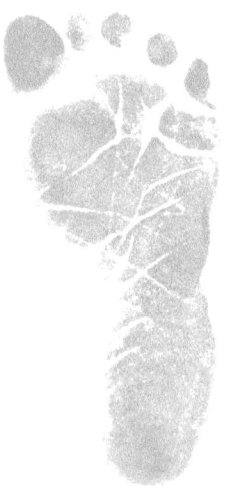

AVERY
Neonatologia
FISIOPATOLOGIA E TRATAMENTO DO RECÉM-NASCIDO

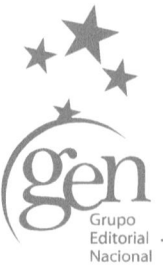

O GEN | Grupo Editorial Nacional – maior plataforma editorial brasileira no segmento científico, técnico e profissional – publica conteúdos nas áreas de ciências da saúde, exatas, humanas, jurídicas e sociais aplicadas, além de prover serviços direcionados à educação continuada e à preparação para concursos.

As editoras que integram o GEN, das mais respeitadas no mercado editorial, construíram catálogos inigualáveis, com obras decisivas para a formação acadêmica e o aperfeiçoamento de várias gerações de profissionais e estudantes, tendo se tornado sinônimo de qualidade e seriedade.

A missão do GEN e dos núcleos de conteúdo que o compõem é prover a melhor informação científica e distribuí-la de maneira flexível e conveniente, a preços justos, gerando benefícios e servindo a autores, docentes, livreiros, funcionários, colaboradores e acionistas.

Nosso comportamento ético incondicional e nossa responsabilidade social e ambiental são reforçados pela natureza educacional de nossa atividade e dão sustentabilidade ao crescimento contínuo e à rentabilidade do grupo.

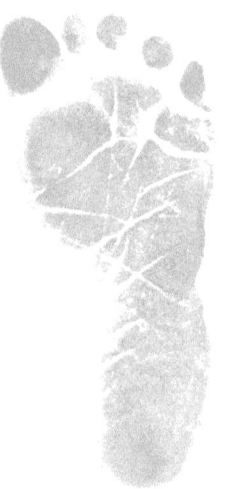

AVERY Neonatologia

FISIOPATOLOGIA E TRATAMENTO DO RECÉM-NASCIDO

Editado por

Mhairi G. MacDonald, MBChB, DCH, FRCP(E), FAAP, FRCPCH
Professor of Pediatrics, George Washington University, School of Medicine and Health Sciences,
Washington, District of Columbia.

Mary M. K. Seshia, MBChB, DCH, FRCP(E), FRCPCH
Professor, Pediatrics, Obstetrics, Gynecology & Reproductive Sciences, University of Manitoba.
Neonatologist, Division of Neonatal-Perinatal Medicine, Health Sciences Centre,
Department of Pediatrics and Child Health, Winnipeg, Manitoba, Canada.

Revisão Técnica

Lilian dos Santos Rodrigues Sadeck
Doutorado e Mestrado em Pediatria pela Faculdade de Medicina da Universidade de São Paulo (FMUSP).
Graduação em Medicina pela FMUSP. Residência Médica em Pediatria e Neonatologia pela FMUSP.
Título de Especialista em Pediatria pela Sociedade Brasileira de Pediatria (SBP).
Título de Neonatologia pela SBP.

Tradução

Sylvia Werdmüller von Elgg Roberto

Sétima edição

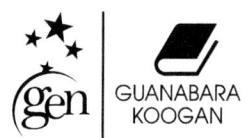

- As autoras deste livro e a EDITORA GUANABARA KOOGAN LTDA. empenharam seus melhores esforços para assegurar que as informações e os procedimentos apresentados no texto estejam em acordo com os padrões aceitos à época da publicação. Entretanto, tendo em conta a evolução das ciências da saúde, as mudanças regulamentares governamentais e o constante fluxo de novas informações sobre terapêutica medicamentosa e reações adversas a fármacos, recomendamos enfaticamente que os leitores consultem sempre outras fontes fidedignas, de modo a se certificarem de que as informações contidas neste livro estão corretas e de que não houve alterações nas dosagens recomendadas ou na legislação regulamentadora.

- As autoras e a editora se empenharam para citar adequadamente e dar o devido crédito a todos os detentores de direitos autorais de qualquer material utilizado neste livro, dispondo-se a possíveis acertos posteriores caso, inadvertida e involuntariamente, a identificação de algum deles tenha sido omitida.

- **Atendimento ao cliente:** (11) 5080-0751 | faleconosco@grupogen.com.br

- Traduzido de:
AVERY'S NEONATOLOGY: PATHOPHYSIOLOGY AND MANAGEMENT OF THE NEWBORN, SEVENTH EDITION
Copyright © 2016 Wolters Kluwer.
Copyright © 2005. Copyright © 1999 Lippincott William &Wilkins, Copyright © 1994, 1987, 1981, 1975 J.B. Lippincott.
All rights reserved.
2001 Market Street
Philadelphia, PA 19103 USA
LWW.com
Published by arrangement with Lippincott Williams & Wilkins, Inc., USA.
Lippincott Williams & Wilkins/Wolters Kluwer Health did not participate in the translation of this title.
ISBN: 978-1-4511-9268-1

- Direitos exclusivos para a língua portuguesa
Copyright © 2018 by
EDITORA GUANABARA KOOGAN LTDA.
Uma editora integrante do GEN | Grupo Editorial Nacional
Travessa do Ouvidor, 11
Rio de Janeiro – RJ – CEP 20040-040
www.grupogen.com.br

- Reservados todos os direitos. É proibida a duplicação ou reprodução deste volume, no todo ou em parte, em quaisquer formas ou por quaisquer meios (eletrônico, mecânico, gravação, fotocópia, distribuição pela Internet ou outros), sem permissão, por escrito, da EDITORA GUANABARA KOOGAN LTDA.

- Capa: Bruno Sales
Editoração eletrônica: Edel

- Ficha catalográfica

A97

Avery neonatologia, fisiopatologia e tratamento do recém-nascido / Mhairi G. MacDonald, Mary M. K. Seshia ; tradução Sylvia Elgg, revisão técnica Lilian Sadeck. - 7. ed. - [Reimpr.] - Rio de Janeiro : Guanabara Koogan, 2025.
il.

Tradução de: Avery's neonatology: pathophysiology and management of the newborn
ISBN 978-85-277-3284-0

1. Recém-nascidos - Doenças. 2. Neonatologia. 3. Diagnóstico pré-natal. I. Avery, Gordon B. II. MacDonald, Mhairi G. III. Seshia, Mary M. K.

18-47488   CDD: 618.9201
                                            CDU: 612.648

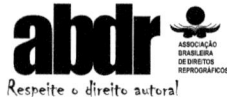

Dedicatória

Dedicamos esta obra a todos os profissionais de saúde que atendem recém-nascidos e priorizam o ensino – nas salas de aula, à beira do leito ou nas publicações. Essas pessoas notáveis doam tempo, apesar de seus múltiplos afazeres profissionais, a um novo campo da medicina, que muitas vezes não é reconhecido em sua complexidade.

"Mas onde está o homem [a mulher] que pode nos aconselhar,
Orgulhoso por ensinar e, ainda assim, humilde em seu conhecimento".
Alexander Pope, 1688-1744

Também queremos expressar nossa gratidão a Ashley Fischer, gestora de desenvolvimento de produtos, por seu apoio constante durante este projeto, muitas vezes, desafiador.

Colaboradores

Nora I. Alfattoh, MD
Consultant Pediatric Infectious Disease
Department of Pediatrics
King Abdulaziz Medical City /King Abdullah Children's Hospital
Riyadh, Kingdom of Saudi Arabia

Ruben E. Alvaro, MD, FAAP
Associate Professor, Pediatrics, Obstetrics, Gynecology &
Reproductive Sciences
University of Manitoba
Medical Director, Division of Neonatal-Perinatal Medicine
St. Boniface General Hospital
Department of Pediatrics and Child Health
Winnipeg, Manitoba, Canada

Marianne Sollosy Anderson, MD
Neonatologist
Sequoia Pediatrics Group
Kaweah Delta Medical Center Hospital
Visalia, California

Stephanie Andriole, MS, CGC
Genetics Counselor
Comprehensive Genetics
Fetal Medicine Foundation of America
New York, New York

Jacob V. Aranda, MD, PhD, FRCPC, FAAP
Professor
Department of Pediatrics and Ophthalmology
Director of Neonatology
Department of Pediatrics
State University of New York Downstate Medical Center
Brooklyn, New York

Kristian Aquilina, MD, FRCS
Honorary Senior Lecturer
Institute of Child Health
University College London
Consultant Pediatrics Neurosurgeon
Department of Neurosurgery
Great Ormond Street Hospital for Children
London, United Kingdom

Robert J. Arceci, MD, PhD
Professor, Department of Child Health
Director, Children's Center for Cancer and Blood Disorders
Department of Hematology/Oncology
Co-Director of the Ron Matricaria Institute of
Molecular Medicine
Phoenix Children's Hospital
Phoenix, Arizona

Judy L. Aschner, MD
Michael I. Cohen Professor and University Chair
Department of Pediatrics and Obstetrics, Gynecology and
Woman's Health
Albert Einstein College of Medicine
Chair and Physician-in-Chief
Department of Pediatrics
Children's Hospital at Montefiore
Bronx, New York

David J. Askenazi, MD, MSPH
Associate Professor
Department of Pediatrics/Nephrology
University of Alabama at Birmingham
Attending Physician
Department of Pediatrics Nephrology
Children's of Alabama Hospital
Birmingham, Alabama

Maria Laura Avila, MD
Clinical Research Fellow
Department of Haematology-Oncology
University of Toronto
The Hospital for Sick Children
Toronto, Ontario, Canada

Andrea T. Badillo, MD
Assistant Professor, Department of Pediatric Surgery
George Washington University
Attending Surgeon, Department of Pediatric Surgery
Children's National Medical Centre
Washington, District of Columbia

Jillian M. Baker, MD, MSc, FRCPC
Assistant Professor
Department of Pediatrics
University of Toronto
Staff Pediatrician and Hematologist
Department of Pediatrics
St. Michael's Hospital
Toronto, Ontario, Canada

Nancy M. Bauman, MD
Professor, George Washington University School
of Medicine
Faculty
Otolaryngology, Head and Neck Surgery
Children's National Medical Center
Washington, District of Columbia

David A. Beckman, PhD
Associate Professor
Department of Pediatrics
Thomas Jefferson University
Philadelphia, Pennsylvania
Nemours Research Programs
Alfred I. duPont Hospital for Children
Wilmington, Delaware

Edward F. Bell, MD
Professor
Department of Pediatrics
University of Iowa
Attending Neonatologist
Department of Pediatrics
University of Iowa Children's Hospital
Iowa City, Iowa

Corinne Benchimol, DO
Clinical Director, Pediatric Nephrology and Hypertension
Assistant Professor of Pediatrics
Department of Pediatrics
Icahn School of Medicine at Mount Sinai
Clinical Director, Pediatric Nephrology and Hypertension
Assistant Professor of Pediatrics
Department of Pediatrics
Kravis Children's Hospital at Mount Sinai
New York, New York

Judy C. Bernbaum, MD
Professor of Pediatrics
Department of Pediatrics
Perelman Medical School
University of Pennsylvania
Medical Director
Neonatal Fellow Up Program
The Children's Hospital of Philadelphia
Philadelphia, Pennsylvania

Roee Birnbaum, MD
Obstetrics and Gynecology Senior Resident
Department of Ultra-Sound in Obstetrics
and Gynecology
LIS Maternity hospital, Tel Aviv Sourasky
Medical Center
Tel Aviv, Israel

Carl L. Bose, MD
Professor
Department of Pediatrics
University of North Carolina
Chapel Hill, North Carolina

Michael J. Boyajian, MD
Assistant Professor
Department of Plastic and Reconstructive Surgery
George Washington University Medical Center
Attending Physician
Department of Plastic and Reconstructive Surgery
Children's National Hospital
Washington, District of Columbia

Robert J. Boyle, MD
Professor Emeritus
Department of Pediatrics
University Virginia School of Medicine
Attending Neonatologist
Chair Ethics Committee
Neonatal Intensive Care
University of Virginia Health System
Charlottesville, Virginia

Robert L. Brent, MD, PhD, Dsc
Distinguished Professor of Pediatrics, Radiology,
and Pathology
Department of Pediatrics
Jefferson Medical College
Philadelphia, Pennsylvania
Head, Clinical and Environmental Teratology
Laboratory
Nemours Research Programs
Alfred I. duPont Hospital for Children
Wilmington, Delaware

Luc P. Brion, MD
Professor of Pediatrics
Director, Fellowship Training Program in Neonatal-Perinatal
Medicine
Department of Pediatrics
University of Texas Southwestern Medical Center
Attending Neonatologist
Department of Pediatrics
Parkland Health & Hospital System
Children's Health
William P. Clements Jr. University Hospital
Dallas, Texas

Laura D. Brown, MD
Assistant Professor
Department of Pediatrics
Children's Hospital Colorado
University of Colorado School of Medicine
Aurora, Colorado

Barbara K. Burton, MD
Professor of Pediatrics
Northwestern University Feinberg School
of Medicine
Clinical Practice Director
Division of Genetics, Birth Defects,
and Metabolism
Ann and Robert H. Lurie Children's Hospital
Chicago, Illinois

Anthony K. C. Chan, MBBS, FRCPC
Professor of Pediatrics
McMaster University
Hamilton, Canada
Consultant
Coagulation Laboratory
Department of Pediatric Laboratory Medicine
The Hospital for Sick Children
Toronto, Ontario, Canada

Josef M. Cortez, MD
Assistant Professor
Department of Pediatrics, Division of Neonatology
University of Florida Health Jacksonville
Associate Neonatologist
Department of Pediatrics, Division of Neonatology
Wolfson Children's Hospital
Jacksonville, Florida

John M. Costello, MD, MPH
Associate Professor of Pediatrics
Department of Pediatrics
Northwestern University Feinberg School
of Medicine
Director, Inpatient Cardiology & Medical Director
Regenstein Cardiac Care Unit
Divisions of Cardiology and Critical Care Medicine
Ann & Robert H. Lurie Children's Hospital
of Chicago
Chicago, Illinois

Olaf Dammann, MD, MS
Research Professor
Public Health and Community Medicine
Tufts University School of Medicine
Boston, Massachusetts

Jonathan M. Davis, MD
Professor
Department of Pediatrics
Tufts University School of Medicine
Chief of Newborn Medicine
Department of Pediatrics and the Tufts Clinical
and Translational Research Institute
The Floating Hospital for Children at Tufts Medical Center
Boston, Massachusetts

Jaime R. Denning, MD, MS
Assistant Professor
Department of Orthopedic Surgery
College of Medicine, University of Cincinnati
Staff Surgeon
Division of Orthopedic Surgery
Cincinnati Children's Hospital Medical Center
Cincinnati, Ohio

James G. Dinulos, MD
Clinical Associate Professor
Department of Surgery (Dermatology)
Geisel School of Medicine at Dartmouth
Hanover, New Hampshire
Clinical Assistant Professor
Department of Dermatology
University of Connecticut
Farmington, Connecticut

Nicole R. Dobson, MD
Assistant Professor
Department of Pediatrics
Uniformed Services University
Bethesda, Maryland
Chief, Neonatology
Department of Pediatrics
Tripler Army Medical Center
Honolulu, Hawaii

Yigal Dror, MD, FRCPC
Associate Professor
Department of Pediatrics
Faculty of Medicine
Institute of Medical Sciences
Clinical Scientist
Department of Pediatrics
Division of Hematology and Oncology
The Hospital for Sick Children
Toronto, Ontario, Canada

Joanne E. Embree, MD, FRCPC
Professor
Department of Pediatrics and Child Health,
Medical Microbiology
University of Manitoba
Consultant, Pediatric Infectious Diseases
Department of Pediatrics and Child Health
Children's Hospital, Health Sciences Centre
Winnipeg, Manitoba, Canada

Mark I. Evans, MD
Professor, Obstetrics & Gynecology
Director, Comprehensive Genetics
President, Fetal Medicine Foundation
of America
Department of Obstetrics and Gynecology
Mount Sinai School of Medicine
New York, New York

Lynda B. Fawcett, PhD
Assistant Professor of Pediatrics
Department of Pediatrics
Jefferson Medical College
Philadelphia, Pennsylvania
Assistant Professor
Nemours Biomedical Research
Alfred I. duPont Hospital for Children
Wilmington, Delaware

Ashanti L. Franklin, MD
Pediatric Surgery Research Fellow
Children's National Health Systems
Surgery Resident
Howard University Hospital
Washington District of Columbia

Penny M. Feldman, MD
Assistant Professor of Pediatrics
Department of Pediatrics
University of Massachusetts Medical School
Pediatric Endocrinologist
UMass Memorial Children's Medical Center
UMass Memorial Health Care
Worcester, Massachusetts

Michael F. Flanagan, MD
Department of Pediatrics
Section of Pediatrics Cardiology
Dartmouth Medical School
Dartmouth–Hitchcock Medical Center
Lebanon, New Hampshire

Joseph T. Flynn, MD, MS
Professor
Department of Pediatrics
University of Washington
Chief
Division of Nephrology
Seattle Children's Hospital
Seattle, Washington

M. Taylor Fordham, MD
Pediatric Otolaryngology
George Washington University
Pediatric Otolaryngology
Children's National Medical Center
Washington, District of Columbia

Regan E. Giesinger, MD, FRCPC
Assistant Professor
Department of Pediatrics
University of Toronto
Neonatologist
Department of Neonatal - Perinatal Medicine
The Hospital for Sick Children
Toronto, Ontario, Canada

Michael K. Georgieff, MD
Professor, Vice Chair
Department of Pediatrics
University of Minnesota
Neonatologist
Department of Pediatrics
University of Minnesota
Amplatz Children's Hospital
Minneapolis, Minnesota

Harold M. Ginzburg, MD, JD, MPH
Adjunct Professor of Psychiatry
Department of Psychiatry
Uniformed Services University of the Health Sciences School of Medicine
Bethesda, Maryland
Associate Director for Research and Development
Department of Behavioral Medicine
Jack C. Montgomery Veterans Affairs Medical Center
Muskogee, Oklahoma

Penny Glass, PhD
Associate Professor
Department of Pediatrics
School of Medicine and Health Sciences
George Washington University
Director
Child Development Program
Psychology/Psychiatry & Behavior Science
Children's National Medical Center
Washington, District of Columbia

Sergio G. Golombek, MD, MPH, FAAP
Professor of Pediatrics and Clinical Public Health
Department of Pediatrics
New York Medical College
Attending Neonatologist
The Regional Neonatal Center – Division of Newborn Medicine
Maria Fareri Children's Hospital at Westchester Medical Center
Valhalla, New York

Stanley N. Graven, MD
Professor, Community and Family Health
Department of Pediatrics
University of South Florida
Staff Physician
Department of Pediatrics
Tampa General Hospital
Tampa, Florida

Fahd Al Gurashi, MBBS, FRCPC, MBA
Assistant Professor
Department of Anesthesia
University of Manitoba
Winnipeg, Manitoba, Canada

Torre Halscott, MD
Fellow
Maternal-Fetal Medicine
Georgetown University School of Medicine
Fellow
Maternal-Fetal Medicine
Washington Hospital Center
Georgetown University Hospital
Washington, District of Columbia

Jane M. Hawdon, MA, MBBS, MRCP, FRCPCH, PhD
Consultant Neonatologist
Clinical Academic Group Director, Women's and Children's Health
Women's and Children's Health CAG
Barts Health NHS Trust
London, United Kingdom

William W. Hay, Jr., MD
Professor
Department of Pediatrics
University of Colorado School of Medicine
Professor of Pediatrics (Neonatology)
Department of Neonatology
University of Colorado Hospital and Children's Hospital Colorado
Aurora, Colorado

Jeffrey C. Hellinger, MD
Medical Director
New York Cardiovascular Institute
Department of Radiology
Lenox Hill Radiology and Medical Imaging
New York, New York

Carl E. Hunt, MD
Research Professor
Department of Pediatrics
Uniformed Services University of the Health Sciences
Neonatologist
Department of Pediatrics
Walter Reed National Military Medical Center
Bethesda, Maryland

Sherwin J. Isenberg, MD
Professor of Ophthalmology
Department of Ophthalmology
Jules Stein Eye Institute
University of California
Los Angeles, California

Amish Jain, MBBS, MRCPCH
Assistant Professor
Department of Pediatrics
University of Toronto
Staff Neonatologist
Department of Pediatrics
Mount Sinai Hospital
Toronto, Ontario, Canada

Jennifer H. Johnston, MD
Assistant Professor
Department of Diagnostic and Interventional Imaging
The University of Texas Medical School at Houston
Staff Radiologist
Department of Diagnostic and Interventional Imaging
Memorial Hermann Hospital - Texas Medical Center
Houston, Texas

George W. Kaplan, MD, MS
Professor of Clinical Surgery and Pediatrics
Division of Urology
Department of Surgery
University of California, San Diego
Attending Pediatric Urologist
Department of Urology
Rady Children's Hospital San Diego
San Diego, California

Winston W. K. Koo, MBBS
Professor
Department of Pediatrics
Chief of Neonatology
Department of Neonatology
Louisiana State University Health Sciences Center (LSUHSC) Shreveport
Shreveport, Louisiana

Gideon Koren MD, FRCPC, FACMT, FACCT
Director and Senior Scientist The Motherisk Program
The Hospital for Sick Children
Professor of Pediatrics, Pharmacology, Pharmacy and Medical Genetics
The University of Toronto
Professor of Physiology/Pharmacology
The University of Western Ontario
Toronto, Ontario, Canada

Lajos Kovacs, MDCM, FRCPC, FAAP
Associate Professor
Department of Pediatrics
McGill University
Neonatologist
Department of Neonatology
Jewish General Hospital
Montreal, Quebec, Canada

Helain J. Landy, MD
Professor and Chief
Department of Obstetrics and Gynecology
Georgetown University School of Medicine
Chair
Department of Obstetrics and Gynecology
MedStar Georgetown University Hospital
Washington, District of Columbia

Mary Min-chin Lee, MD
Professor of Pediatrics and Chair
Department of Pediatrics
University of Massachusetts Medical School
Physician-in-Chief
UMass Memorial Children's Medical Center
UMass Memorial Health Care
Worcester, Massachusetts

Shoo K. Lee, MBBS, FRCPC, PhD
Professor
Department of Paediatrics, Obstetrics & Gynaecology and Public Health
University of Toronto
Pediatrician-in-Chief
Department of Pediatrics
Mount Sinai Hospital
Toronto, Ontario, Canada

Judith Littleford, MD, BSc, FRCPC
Associate Professor
Department of Anesthesia and Perioperative Medicine
University of Manitoba
Winnipeg, Manitoba, Canada

Liz M. Loewen, RN, BFA, MN, CPHIMS-CA
Director
Coordination of Care
Manitoba eHealth
Winnipeg Regional Health Authority
Winnipeg, Manitoba, Canada

Ralph A. Lugo, PharmD
Professor and Chair
Department of Pharmacy Practice
East Tennessee State University
Bill Gatton College of Pharmacy
Johnson City, Tennessee

Carolyn Lund, RN, MS, FAAN
Neonatal Clinical Nurse Specialist
ECMO Coordinator
Neonatal Intensive Care Unit
Children's Hospital & Research
Oakland, California

Mhairi G. MacDonald, MBChB, DCH, FRCP(E), FAAP, FRCPCH
Professor of Pediatrics
George Washington University
School of Medicine and Health Sciences
Washington, District of Columbia

M. Jeffrey Maisels, MD, BCh, DSc
Professor
Department of Pediatrics
William Beaumont School of Medicine
Oakland University
Rochester, Michigan
Chair Emeritus and Director, Academic Affairs
Department of Pediatrics
Beaumont Children's Hospital
Royal Oak, Michigan

Kathleen A. Marinelli, MD, IBCLC, FABM
Associate Professor of Pediatrics
Department of Pediatrics
University of Connecticut School of Medicine
Farmington, Connecticut
Neonatology and Breastfeeding Medicine
Department of Neonatology
Connecticut Children's Medical Center
Hartford, Connecticut

Gilbert I. Martin, MD
Clinical Professor
Department of Pediatrics
Loma Linda Medical Center
Loma Linda, California
Director Emeritus
Neonatal Intensive Care Unit
Citrus Valley Medical Center - Queen of the Valley Campus
West Covina, California

Scott D. McLean, MD
Associate Professor of Human and Molecular Genetics
Associate Professor of Pediatrics
Baylor College of Medicine
Houston, Texas
Clinical Geneticist
Department of Genetics
Children's Hospital of San Antonio
San Antonio, Texas

Irene M. McAleer, MD, JD, MBA
Health Science Clinical Associate Professor,
Department of Urology
University of California, Irvine
Attending, Pediatric Urologist,
Department of Pediatric Urology
Children's Hospital of Orange County
Irvine, California

Patrick McNamara, MD
Professor of Pediatrics and Physiology
Department of Pediatrics
University of Toronto
Staff Neonatologist and Associate Scientist
Department of Pediatrics
Division of Neonatology
The Hospital for Sick Children
Toronto, Ontario, Canada

Nicole Mendelson
Research assistant
New York Cardiovascular Institute
Lenox Hill Radiology and Medical Imaging
New York, New York

Sarah C. Muttitt, MD, FRCPC, MBA
Chief Information Officer and Vice President of Information
Management and Technology
The Hospital for Sick Children
Toronto, Ontario, Canada

Suhas M. Nafday, MD, MRCP, FAAP
Associate Professor of Clinical Pediatrics
Albert Einstein College of Medicine
Director of Newborn Services
Division of Neonatology
Department of Pediatrics
Children's Hospital at Montefiore
Pediatric Hospital for Albert Einstein College of Medicine
Bronx, New York

Michael R. Narvey, MD
Assistant Professor
University of Manitoba
Division Head, Neonatal-Perinatal Medicine
Health Sciences Centre and St. Boniface General Hospital
Department of Pediatrics and Child Health
Winnipeg, Manitoba, Canada

Nguyenvu Nguyen, MD
Assistant Professor of Pediatrics
Department of Pediatrics
Northwestern University Feinberg School of Medicine
Attending Physician
Department of Pediatrics
Division of Cardiology
Ann & Robert Lurie Children's Hospital of Chicago
Chicago, Illinois

William Oh, MD
Professor
Department of Pediatrics
Warren Alpert Medical School of Brown University
Attending Neonatologist
Department of Pediatrics
Women & Infants Hospital of Rhode Island
Providence, Rhode Island

Damjan Osredkar, MD, PhD
Post-doctoral Research Fellow Institute of Basic Medical Sciences
University of Oslo
Oslo, Norway
Pediatric Neurologist
Department of Pediatric Neurology
University Children's Hospital Ljubljana
Ljubljana, Slovenia

Enrique M. Ostrea, Jr., MD
Professor
Department of Pediatrics
Wayne State University
Attending Neonatologist
Department of Pediatrics
Hutzel Women's Hospital
Detroit, Michigan

T. Michael D. O'Shea, Jr., MD, MPH
Professor of Pediatrics and Vice Chair for Research
Department of Pediatrics, Epidemiology and Prevention, and
Social Science and Health Policy
Wake Forest School of Medicine
Neonatology Section Chief, Department of Pediatrics
Brenner Children's Hospital
Winston-Salem, North Carolina

Eugenia K. Pallotto, MD, MSCE
Associate Professor of Pediatrics
Department of Pediatrics
Division of Neonatology
University of Missouri-Kansas City School of Medicine
Medical Director, Intensive Care Nursery
Department of Pediatrics
Division of Neonatology
Children's Mercy Hospital and Clinics
Kansas City, Missouri

Apostolos N. Papageorgiou, MD, FAAP
Professor
Department of Pediatrics
McGill University
Chief
Department of Pediatrics and Neonatology
Jewish General Hospital
Montreal, Quebec, Canada

Stephen W. Patrick, MD, MPH, MS
Assistant Professor
Department of Pediatrics and Health Policy
Attending Physician
Department of Neonatology
Monroe Carell Jr. Children's Hospital at Vanderbilt
Vanderbilt University
Nashville, Tennessee

Rosemary J. Pauley-Hunter
Nurse Practitioner
Pediatric GI
Boystown National Research Hospital
Boystown, Nebraska

Ermelinda Pelausa, MD
Assistant Professor of Pediatrics
McGill University
Montreal, Quebec, Canada
Neonatologist
Department of Neonatology
Jewish General Hospital
Montreal, Quebec, Canada

Mikael Petrosyan, MD
Assistant Professor of Surgery
General and Thoracic Surgery
Children's National Medical Center
Washington, District of Columbia

Stacy L. Pineles, MD
Assistant Professor of Ophthalmology
Department of Ophthalmology
Jules Stein Eye Institute
University of California
Los Angeles, California

J. Edgar Winston C. Posecion, MD
Associate Professor
Department of Pediatrics
West Visayas State University College of Medicine
Chief, Newborn Intensive Care Unit
Department of Pediatrics
West Visayas State University Medical Center
Iloilo City, Philippines

Richard J. Powers, MD
Regional Director of Quality Improvement
Department of Pacific Region
Pediatric Medical Group
Orange, California
Medical Director of Newborn Services
Department of Neonatology
Good Samaritan Hospital
San Jose, California

Gabriella Pridjian, MD
Professor and Chairman
Department of Obstetrics and Gynecology
Tulane University School of Medicine
New Orleans, Louisiana
Professor and Chairman
Department of Obstetrics and Gynecology
Tulane Center for Women's Health
Metairie, Louisiana

Gloria S. Pryhuber, MD
Professor
Department of Pediatrics
Department of Environmental Medicine
University of Rochester Medical Center
Rochester, New York

Virender K. Rehan, MD
Professor of Pediatrics
Chief, Division of Neonatology
Director, Neonatal Intensive Care Unit
Director, Neonatal-Perinatal Fellowship Training Program
Co-Director
Perinatal Research Center Harbor UCLA Medical Center
David Geffen School of Medicine at UCLA
Torrance, California

Sara E. Ramel, MD
Assistant Professor
Department of Pediatrics
University of Minnesota
Neonatologist/Attending Physician
Department of Pediatrics
University of Minnesota Amplatz Children's Hospital
Minneapolis, Minnesota

Mary E. Revenis, MD
Assistant Professor
Department of Pediatrics
School of Medicine and Health Sciences
George Washington University
Attending Neonatologist
Department of Neonatology
Children's National Medical Center
Washington, District of Columbia

Ward R. Rice, MD, PhD
Professor
Department of Pediatrics
University of Cincinnati College of Medicine
Director, Neonatology Fellowship Training
Department of Pediatrics
Cincinnati Children's Hospital Medical Center
Cincinnati, Ohio

Warren N. Rosenfeld, MD
Professor
Department of Pediatrics
Stony Brook School of Medicine
State University of New York
Stony Brook, New York
Chairman
Department of Pediatrics
Children's Medical Center at Winthrop University Hospital
Mineola, New York

Paul J. Rozance, MD
Associate Professor
Department of Pediatrics
University of Colorado School of Medicine
Aurora, Colorado

Samantha L. Russell, MD, ChB, FCA
Fellow
Department of Obstetric Anesthesia
University of Manitoba
Winnipeg, Manitoba, Canada

Jeffrey M. Saland, MD, MS
Chief, Division of Pediatric Nephrology and Hypertension
Director of Pediatric Kidney Transplantation
Associate Professor of Pediatrics
Department of Pediatrics
Icahn School of Medicine at Mount Sinai
Chief, Division of Pediatric Nephrology and Hypertension
Director of Pediatric Kidney Transplantation
Associate Professor of Pediatrics
Department of Pediatrics
Kravis Children's Hospital at Mount Sinai
New York, New York

Anthony D. Sandler, MBCHB, FAAD, FACS
Professor, Surgery and Pediatrics
George Washington University
Surgeon-In-Chief
Joseph E. Robert Center for Surgical Care
Children's National Health System
Washington, District of Columbia

Georg M. Schmölzer, MD, PhD
Postdoctoral Fellow
Department of Pediatrics
University of Alberta
Neonatologist
Department of Neonatology
Royal Alexandria Hospital, Alberta Health Services
Edmonton, Alberta, Canada

Jeffrey L. Segar, MD
Professor
Department of Pediatrics
University of Iowa
Director
Division of Neonatology
Department of Pediatrics
University of Iowa Children's Hospital
Iowa City, Iowa

Mary M. K. Seshia, MBChB, DCH, FRCP(E), FRCPCH
Professor, Pediatrics, Obstetrics, Gynecology & Reproductive Sciences
University of Manitoba
Neonatologist, Division of Neonatal-Perinatal Medicine
Health Sciences Centre
Department of Pediatrics and Child Health
Winnipeg, Manitoba, Canada

Nalini Singh, MD, MPH
Professor Pediatrics Global Health & Epidemiology
Department of Pediatrics
George Washington University
School of Medicine and Health Sciences
Division Chief Infectious Diseases
Children's National Health System
Washington, District of Columbia

Judith A. Smith, MHA
President
Smith Hager Bajo, Inc.
Ashburn, Virginia

Ann R. Stark, MD
Professor
Department of Pediatrics
Vanderbilt University School of Medicine
Attending Neonatologist
Division of Neonatology
Monroe Carell Jr. Children's Hospital at Vanderbilt
Nashville, Tennessee

Anne R. Synnes, MDCM, MHSc, FRCPC
Clinical Professor
Department of Pediatrics
University of British Columbia
Neonatologist and Director
Neonatal Follow-Up Program
Division of Neonatology
British Columbia Women's Hospital and Health Center
Vancouver, British Columbia, Canada

Mark W. Thompson, MD
Assistant Professor
Department of Pediatrics
Uniformed Services University
Bethesda, Maryland
Chief Consultant to Army Surgeon General
US Army Medical Command, Clinical Policy Services Division
Houston, Texas

Marianne Thoresen, MD, PhD
Professor of Physiology and Pediatrics, Institute of Basic Medical Sciences University of Oslo
Oslo, Norway
Consultant Neonatologist
Neonatal Intensive Care Unit, St. Michael's Hospital
Bristol, United Kingdom

Stephanie R. Thorn, PhD
Assistant Professor
Department of Pediatrics
Division of Neonatology
University of Colorado
Aurora, Colorado

Reginald C. Tsang, MBBS
Professor Emeritus of Pediatrics
Department of Pediatrics
Cincinnati Children's Hospital and Medical Center
Cincinnati, Ohio

William E. Truog, MD
Professor and Associate Chair
Department of Pediatrics
School of Medicine
University of Missouri Kansas City
Sosland Endowed Chair in Neonatal Research
Children's Mercy Hospital
Kansas City, Missouri

Elizabeth C. Turney, MD
Fellow
Department of Pediatrics
Division of Neonatal-Perinatal Medicine
University of North Carolina
Chapel Hill, North Carolina

Ma. Esterlita Villanueva Uy, MD
Assistant Research Professor
Institute of Child Health and Human Development
National Institutes of Health, University of the Philippines Manila
Associate Clinical Professor and Attending Neonatologist
Department of Pediatrics
Philippine General Hospital
Manila, Philippines

Bina Valsangkar, MD
Adjunct Assistant Professor of Pediatrics
Department of Pediatrics
George Washington University
Washington, District of Columbia

Jon A. Vanderhoof, MD
Lecturer
Department of Pediatrics
Harvard University
Attending
Pediatric Gastroenterology
Boston Children's
Boston, Massachusetts

Sally H. Vitali, MD
Assistant Professor of Anaesthesia
Harvard Medical School
Associate
Division of Critical Care Medicine
Department of Anesthesia, Perioperative and Pain Medicine
Boston Children's Hospital
Boston, Massachusetts

Robert M. Ward, MD, FAAP, FCP
Professor, Pediatrics; Adjunct Professor,
Pharmacology/Toxicology
Department of Pediatrics & Pharmacology/Toxicology
University of Utah
Attending Neonatologist
Department of Neonatology
Primary Children's Hospital
Salt Lake City, Utah

Jon F. Watchko, MD
Professor of Pediatrics, Obstetrics, Gynecology,
and Reproductive Services
Department of Pediatrics
University of Pittsburgh School of Medicine
Senior Scientist
Department of Pediatrics
Magee-Womens Hospital of UPMC
Pittsburgh, Pennsylvania

Steven N. Weindling, MD
Department of Pediatrics
Section of Pediatric Cardiology
Dartmouth Medical School
Dartmouth–Hitchcock Medical Center
Lebanon, New Hampshire

Howard J. Weinstein, MD
R. Alan Ezekowitz Professor of Pediatrics
Department of Pediatrics
Harvard Medical School
Chief, Pediatric Hematology-Oncology
Massachusetts General Hospital for Children
Boston, Massachusetts

Dany E. Weisz, MD
Lecturer
Department Paediatrics
University of Toronto
Neonatal Intensivist
Department of Newborn and Developmental Paediatrics
Sunnybrook Health Sciences Centre
Toronto, Ontario, Canada

Susan E. Wert, PhD
Associate Professor of Pediatrics
University of Cincinnati College of Medicine
Associate Professor of Pediatrics
Division of Neonatology, Perinatal, and Pulmonary Biology
Perinatal Institute, Cincinnati Children's Hospital Medical Center
Cincinnati, Ohio

Robert D. White, MD
Clinical Assistant Professor
Department of Pediatrics
Indiana University School of Medicine
Notre Dame, Indiana
Director
Regional Newborn Program
Memorial Hospital
South Bend, Indiana

Andrew Whitelaw, MD, FRCPCH
Professor of Neonatal Medicine
School of Clinical Sciences
University of Bristol
Consultant Neonatologist
Neonatal Neuroscience, Level D, St. Michael's Hospital
Bristol, United Kingdom

Jeffrey A. Whitsett, MD
Executive Director of the Perinatal Institute
Professor of Pediatrics
Department of Pediatric
Cincinnati Children's Hospital Medical Center
Cincinnati, Ohio

Craig B. Woda, MD, PhD
Pediatric Hospitalist
Department of Pediatrics
Harvard Medical School
Boston Children's Hospital
Boston, Massachusetts

Karen S. Wood, MD
Professor
Department of Pediatrics
University of North Carolina
Medical Director
Carolina Air Care
University of North Carolina Hospitals
Chapel Hill, North Carolina

Yuval Yaron, MD
Assistant Professor
Department of Obstetrics and Gynecology
Sackler Faculty of Medicine
Tel Aviv University
Director
Prenatal Genetic Diagnosis Unit
Genetic Institute
Tel Aviv Sourasky Medical Center
Tel Aviv, Israel

Scott B. Yeager, MD
Associate Professor
Department of Pediatrics
University of Vermont
Chief
Division of Pediatric Cardiology
Medical Center Hospital of Vermont
Burlington, Vermont

Dimitry Zilberman, DO
MFM Attending
Department of Obstetrics and Gynecology
Division of Maternal Fetal Medicine
Medstar Georgetown University Hospital
Washington, District of Columbia

Apresentação

Quando escrevi o Prefácio da primeira edição desta obra, em janeiro de 1975, a neonatologia ainda não era conhecida por esse nome. Os *Sub-Board Examinations in Neonatal-Perinatal Medicine* só foram realizados mais tarde no mesmo ano. Os berçários para recém-nascidos doentes diferiam muito em termos de estrutura e equipamento. Da mesma forma, não havia uniformidade no treinamento e nas habilidades dos profissionais que atendiam fetos em situação de sofrimento *in utero*, fetos no período de transição do nascimento e recém-nascidos doentes e com condições graves. Era muito trabalhoso coletar informações dos periódicos de ciências básicas a respeito desses pequenos seres humanos que passavam por um período de rápidas alterações e apresentavam condições potencialmente fatais. Não havia padrão nem consistência em nossa atuação.

Assim, um propósito essencial desta obra era reunir informações relevantes sobre anatomia, fisiologia, farmacologia, bacteriologia e genética, e combiná-las com a melhor abordagem disponível sobre o cuidado de condições específicas. Um aspecto especial dos recém-nascidos em sofrimento é que eles sempre apresentam múltiplos problemas interligados. Portanto, o tratamento dessas condições mórbidas e o suporte das funções corporais vitais foram harmonizados.

Nos 40 anos desde a primeira edição, as mudanças foram contínuas e significativas. A genética e a bioquímica "desabrocharam". Intervenções cirúrgicas inusitadas se tornaram quase rotineiras. A instrumentação para dar suporte à respiração e, até mesmo, máquinas de circulação extracorpórea se mostraram efetivas e salvaram inúmeras vidas. A microquímica possibilitou o monitoramento da bioquímica sanguínea usando apenas amostras minúsculas de sangue. Os cateteres de demora têm sido usados tanto para monitoramento como para nutrição intravenosa. Nesses 40 anos, mais de 50% dos artigos de pesquisa nos congressos de pediatria abordaram o feto e o recém-nascido.

Além disso, a prática de pediatria mudou e se tornou mais complexa e dispendiosa. Surgiram questionamentos a respeito dos recursos destinados ao tratamento intensivo neonatal. Debates morais e processuais buscaram definir até que ponto os cuidados são benéficos e quando o tratamento se torna intrusivo e inútil.

Algumas dessas mudanças no exercício da pediatria foram apoiadas por excelentes dados científicos, outras resultaram de ponderação de alguns profissionais com base em sua experiência clínica. A verdade é que a realização de bons estudos clínicos na UTI neonatal é difícil e dispendiosa. Durante o período de 2 a 3 anos de um estudo, muitos detalhes dos cuidados mudam, além do próprio estudo. As variáveis de confundimento são difíceis de controlar no caso de condições potencialmente fatais e intervenções urgentes. Com frequência, a obtenção de números estatisticamente significativos exige um projeto multi-institucional, o que complica sua formulação, a coleta de dados, a randomização, a interpretação dos resultados e a publicação. Esses projetos são muito caros, e existe um imenso desejo de sobrecarregá-los com a coleta de dados sobre questões secundárias. O resultado é o acúmulo de dados em vez de respostas simples (sim ou não) a um questionamento. Parafraseando o comentário de Thomas Jefferson sobre a democracia: "estudos controlados multi-institucionais são a pior forma de avaliar novos tratamentos, exceto por todas as outras formas!"

Com isso em mente, os estudos da NICHD Neonatal Research Network, da Cochrane Network e da Vermont-Oxford Network possibilitaram que um número bem maior das recomendações desta sétima edição de *Avery Neonatalogia* seja objetivo e baseado em estudos controlados do que foi no passado.

A sétima edição está plenamente adaptada à era da informação digital – consegue se ajustar aos novos estudos e descobertas. É uma biblioteca na qual as informações podem ser localizadas rapidamente. O Encarte ganhou novas fotos e ilustrações em cores. Não é apenas um livro-texto, agora é um grande banco de dados. Cada capítulo foi cuidadosamente organizado, idealizado e escrito por um especialista na área correspondente.

Atualmente, a explosão de conhecimento é tão grande que a pesquisa, os cuidados à beira do leito e, na verdade, toda a neonatologia constituem uma empreitada conjunta. Isso é muito bom, porque conseguimos nos ajudar. Pessoalmente, desejo que os cuidados prestados a cada criança e a cada família sempre sejam intensamente pessoais e solidários.

Gordon B. Avery, MD, PhD

Prefácio

Já se passaram quase 50 anos desde que a especialidade neonatologia surgiu nos EUA. Nos primeiros 20 anos, os esforços de pioneiros para resgatar recém-nascidos cada vez menos maturos foram louváveis e bem-sucedidos, embora associados a efeitos colaterais graves, morbidade a longo prazo e inúmeras questões éticas.

Em um mundo perfeito, as tentativas iniciais de tratar recém-nascidos que antes não eram reconhecidos como potencialmente viáveis seriam realizadas na forma de estudos clínicos controlados e meticulosamente elaborados. Todavia, nos primeiros anos, as publicações de neonatologia que apresentavam intervenções terapêuticas inovadoras eram, com frequência, pouco mais que relatos de casos baseados em poucos pacientes e sem acompanhamento adequado. Assim que um tratamento era descrito como "bem-sucedido", tornava-se mais difícil, embora não fosse eticamente proibido, negar tratamento para um grupo-controle cujo desfecho poderia ser de quase 100% de mortalidade. Um exemplo extremo desse fenômeno seria os resumos apresentados na Society for Pediatric Research Conferences nos meados da década 1980, que descreviam pesquisas que incluíam coortes de poucos prematuros extremamente imaturos (aproximadamente 24 semanas de gestação) reanimados "com sucesso" e internados na UTI neonatal. Não foram apresentados dados adequados de acompanhamento; entretanto, pouco depois, nos EUA, tornou-se conduta "padrão" de muitos neonatologistas reanimar recém-nascidos com aproximadamente 24 semanas de idade gestacional sem obter consentimento informado de seus genitores. Nas décadas seguintes, o prognóstico bastante precário para esses recém-nascidos "quase viáveis" mostrou melhora marginal, na melhor das hipóteses, apesar da abundância de tecnologia e de outros avanços na medicina neonatal.

Trinta anos depois, como mencionado pelo Dr. Gordon Avery na Apresentação, estamos na era das redes de pesquisa nacionais e internacionais multi-institucionais que oferecem como principais vantagens os estudos controlados e bem-elaborados, além de grandes coortes. Portanto, a menos que, como disse o Dr. Avery, a "agulha" esteja perdida em um "palheiro" de dados, nossas práticas clínicas agora podem ser fundamentadas em dados de pesquisa mais robustos. Ao mesmo tempo, é crucial que os profissionais de saúde que atuam em neonatologia nunca se esqueçam da importância de conhecer muito bem a fisiopatologia dos processos mórbidos e de avaliar todos os dados em termos de bioplausibilidade.

Recentemente, os aspectos globais dos cuidados neonatais foram cada vez mais realçados e abordados. O leitor deve ler com especial atenção a excelente revisão das condições em todo o planeta, apresentada no Capítulo 1. Para nós, que atuamos em neonatologia em países com recursos, é muito entristecedor perceber que, um em cada cinco recém-nascidos morre nos países em desenvolvimento simplesmente por falta de água limpa, seja para lavá-lo, para lavar as mãos dos cuidadores ou o local de atendimento (ver o relatório "WaterAid" Charity, da Thomson Reuters Foundation, de 17 de março de 2015). Dados recentes das Nações Unidas mostram que 38% das unidades de saúde, em 54 países em desenvolvimento, não têm acesso à água limpa. A Organização Mundial da Saúde relata que aproximadamente um quinto das unidades de saúde nesses países não têm banheiros e mais de um terço não têm instalações para equipe ou pacientes lavarem as mãos.

A sétima edição de *Avery Neonatologia* tem 52 novos autores e quatro capítulos sobre novos assuntos. O Encarte foi incrementado com novas fotografias e ilustrações coloridas.

De todo o coração, queremos reiterar o sentimento expressado pelo Dr. Avery no final de sua Apresentação. Os cuidados prestados atualmente nas unidades de tratamento intensivo neonatal exigem um esforço de equipe. A equipe multidisciplinar precisa valorizar as habilidades profissionais de seus colegas e manter a comunicação interpessoal. Acima de tudo, todos os membros da equipe precisam ter como meta a prestação de assistência individualizada excelente a todos os pacientes e seus familiares.

Mhairi G. MacDonald, MBChB, DCH, FRCP(E), FAAP, FRCPCH
Mary M. K. Seshia, MBChB, DCH, FRCP(E), FRCPCH

Prefácio à Primeira Edição

Neonatologia significa conhecimento do recém-nascido humano. O termo foi cunhado por Alexander Schaffer, cujo livro sobre o assunto, *Diseases of the Newborn*, foi publicado pela primeira vez em 1960. Esse livro, junto com o *Physiology of the Newborn Infant*, de Clement Smith, formou as fundações do campo em desenvolvimento. Nos últimos 15 anos, a Neonatologia deixou de ser uma preocupação de um punhado de pioneiros para tornar-se uma grande especialidade da Pediatria. O conhecimento nessa área expandiu-se tanto, que agora nos parece importante reunir esse material em um trabalho de referência assinado por múltiplos autores.

Embora a taxa de mortalidade perinatal tenha declinado nos últimos 50 anos, as melhores taxas de sobrevida atualmente alcançáveis não são realidade em todo o mundo, e, de fato, os Estados Unidos estão atrás de 15 outros países, a despeito dos seus vastos recursos. Novos conhecimentos e melhorias na coordenação dos serviços para a mãe e a criança são necessários a fim de reduzir mais a mortalidade perinatal. E, finalmente, é preciso dar ênfase bem maior à morbidade, de modo que os neonatos sobreviventes possam ter vidas plenas e produtivas. Espera-se que, no futuro, a medida do sucesso seja a qualidade de vida e não somente a presença da vida.

Na última década, a Neonatologia, como uma especialidade reconhecida dentro da Pediatria, passou a girar em torno do berçário de terapia intensiva de prematuros. Desnecessário dizer, os problemas da prematuridade estão longe de uma solução. Porém, a Neonatologia está pronta para uma ampliação de seus primórdios baseados na prematuridade-doença da membrana hialina. O recém-nascido herda tantos problemas e sua fisiologia é tão singular e rapidamente mutável, que todos os distúrbios do recém-nascido devem permanecer dentro do escopo da nova e crescente disciplina da Neonatologia. Há muito tornou-se rotina internar em berçários de prematuros outros neonatos de alto risco, como os recém-nascidos de mães diabéticas ou toxêmicas. Aqui, o critério é a necessidade de terapia intensiva. Não obstante, o conhecimento especializado do neonatologista deve lhe conferir um papel relevante na assistência a outros neonatos nos primeiros dois a três meses de vida, caso eles precisem de terapia intensiva e caso sejam reinternados por problemas não relacionados com a prematuridade e com o próprio nascimento. O conhecimento detalhado da fisiologia neonatal auxilia no tratamento de anomalias congênitas, distúrbios cirúrgicos do neonato, atraso do crescimento, problemas nutricionais, doenças genéticas, neurológicas e bioquímicas e de uma série de distúrbios relacionados com o atraso da maturação. Assim, pode-se delinear uma especialidade claramente delimitada pela idade ao início da lactância, mas que seja abrangente no seu estudo da interação da fisiologia normal e dos processos patológicos.

A Neonatologia também deve crescer em sua relação com a Obstetrícia e a Biologia Fetal. Nos melhores centros, uma parceria ativa desenvolveu-se entre a Obstetrícia e a Pediatria em torno da assistência de gestações e recém-nascidos de alto risco. Às vezes, o treinamento tornou-se cooperativo, mas, apenas em alguns casos, cientistas básicos dedicados à Biologia Fetal foram recrutados por esse esforço. Passos pioneiros importantes foram dados no estudo da unidade maternofetal, como os estudos endócrinos de Egon Diczfalusy, os estudos cardiopulmonares de Geoffrey Dawes e os estudos imunológicos de Arthur Silverstein. Porém, processos fundamentais, como os controles do crescimento fetal e o início do trabalho de parto, não são compreendidos na época atual. Centros ou institutos que reúnam profissionais de diferentes pontos de vista são necessários para explorar os problemas profundos da Biologia Fetal. Ao nível clínico, a interdependência da Obstetrícia e da Neonatologia é óbvia. Como um desenvolvimento subsequente, essas duas especialidades poderão um dia se fundir em uma nova entidade – Perinatologia –, pelo menos ao nível do treinamento e da certificação. Nesse ínterim, compreensão mútua e interação diária bem maiores são essenciais à assistência ideal às mães e a seus bebês.

Este livro é organizado de acordo com os problemas clínicos e com os sistemas orgânicos. Busca atingir um equilíbrio entre a apresentação das ciências básicas sobre as quais o tratamento racional deve assentar-se e as recomendações acerca da assistência a pacientes, que especialistas de cada área específica estão qualificados a oferecer. Os autores dos capítulos abordaram seus temas de diferentes maneiras, e não se fez nenhuma tentativa de produzir um formato completamente uniforme. Em algumas situações, houve superposição do material apresentado, mas os pontos de vista algo divergentes expostos e o desejo de poupar o leitor de saltitar pelo livro, seguindo múltiplas referências cruzadas, convenceram-me a manter pequenas superposições intactas.

Obviamente, um tratado desta natureza não pode pretender mais do que uma vida útil finita. Mas, enquanto sua vitalidade persistir, espero que ele sirva de guia prático ao tratamento e auxilie na compreensão da fisiopatologia pelo esforço dos profissionais que participam da assistência a recém-nascidos.

Gordon B. Avery, MD, PhD

Sumário

PARTE 1   Considerações Gerais, 1

1. O Escopo e a Organização da Neonatologia | Comparações Globais e Norte-Americanas, 1
   Judy L. Aschner, Stephen W. Patrick, Ann R. Stark e Shoo K. Lee

2. Concepção da Unidade de Terapia Intensiva Neonatal | Considerações Práticas e Científicas, 19
   Gilbert I. Martin, Robert D. White, Judith A. Smith e Stanley N. Graven

3. Organização da Assistência e Qualidade na UTI Neonatal, 27
   Richard J. Powers e Carolyn Lund

4. O Recém-Nascido Vulnerável e o Ambiente da Terapia Intensiva Neonatal, 37
   Penny Glass

5. Transporte Neonatal, 47
   Karen S. Wood, Elizabeth C. Turney e Carl L. Bose

6. Exames de Imagem para o Recém-Nascido, 59
   Jeffrey C. Hellinger, Nicole Mendelson, Mary M.K. Seshia e Mhairi G. MacDonald

7. Telessaúde em Neonatologia, 82
   Sarah C. Muttitt, Mary M. K. Seshia e Liz M. Loewen

8. Prioridades Morais Atuais e Tomada de Decisões em Medicina Neonatal-Perinatal, 90
   Robert J. Boyle

9. Legislação, Garantia de Qualidade e Manejo do Risco, 101
   Harold M. Ginzburg e Mhairi G. MacDonald

PARTE 2   O Paciente Fetal, 119

10. Diagnóstico e Manejo Pré-Natais na Era Molecular | Indicações, Procedimentos e Técnicas Laboratoriais, 119
    Mark I. Evans, Stephanie Andriole, Roee Birnbaum e Yuval Yaron

11. Interações Feto-Maternas | Fisiologia Placentária, Ambiente Intrauterino e Determinantes Fetais de Doenças no Adulto, 142
    Gabriella Pridjian

12. Radiologia Fetal | Ultrassonografia e Ressonância Magnética, 155
    Jennifer H. Johnston

13. Impacto da Doença Materna sobre o Recém-Nascido, 168
    Dimitry Zilberman, Torre Halscott e Helain J. Landy

14. Fármacos Usados pela Mãe e o Feto em Desenvolvimento, 178
    Gideon Koren, David A. Beckman, Lynda B. Fawcett e Robert L. Brent

15. Anestesia e Analgesia Obstétricas | Efeitos sobre o Feto e o Recém-Nascido, 205
    Samantha L. Russell, Fahd Al Gurashi e Judith Littleford

PARTE 3   Transição e Estabilização, 223

16. Adaptações Cardiorrespiratórias ao Nascimento, 223
    Ruben E. Alvaro

17. Assistência na Sala de Parto, 238
    Georg M. Schmölzer e Virender K. Rehan

18. Avaliação Física e Classificação, 254
    Michael R. Narvey e Mhairi G. MacDonald

19. Manejo Hidreletrolítico, 278
    Edward F. Bell, Jeffrey L. Segar e William Oh

20. Nutrição, 294
    Sara E. Ramel e Michael K. Georgieff

21. Aleitamento Materno e Uso de Leite Humano na Unidade de Terapia Intensiva Neonatal, 315
    Kathleen A. Marinelli

22. Recém-Nascido com Extremo Baixo Peso, 354
    Apostolos N. Papageorgiou, Ermelinda Pelausa e Lajos Kovacs

23. Restrição do Crescimento Intrauterino e o Recém-Nascido Pequeno para a Idade Gestacional, 378
    Paul J. Rozance, Laura D. Brown, Stephanie R. Thorn, Marianne Sollosy Anderson e William W. Hay Jr.

24. Gestações Múltiplas, 400
    Mary E. Revenis

PARTE 4   O Recém-Nascido, 409

25. Controle da Respiração | Maturação e Distúrbios Clínicos Associados, 409
    Nicole R. Dobson, Mark W. Thompson e Carl E. Hunt

26. Distúrbios Respiratórios Agudos, 421
    Jeffrey A. Whitsett, Ward R. Rice, Gloria S. Pryhuber e Susan E. Wert

27. Displasia Broncopulmonar, 440
    Jonathan M. Davis e Warren N. Rosenfeld

28. Princípios de Manejo dos Problemas Respiratórios, 457
    Sergio G. Golombek, Eugenia K. Pallotto e William E. Truog

29. Hemodinâmica, 481
    Patrick J. McNamara, Dany E. Weisz, Regan E. Giesinger e Amish Jain

30. Cardiopatias, 514
    Michael F. Flanagan, Scott B. Yeager e Steven N. Weindling

31 **Cuidados Pré-Operatórios e Pós-Operatórios do Recém-Nascido com Cardiopatia Congênita Crítica,** 577
John M. Costello e Nguyenvu Nguye

32 **Icterícia,** 619
M. Jeffrey Maisels e Jon F. Watchko

33 **Homeostase do Cálcio e do Magnésio,** 681
Winston W. K. Koo e Reginald C. Tsang

34 **Homeostase de Carboidratos e Outros Nutrientes,** 707
Jane M. Hawdon

35 **Anomalias Congênitas,** 721
Scott D. McLean

36 **Distúrbios Endócrinos do Recém-Nascido,** 737
Penny M. Feldman e Maria Min-chin Lee

37 **Doenças Gastrintestinais,** 758
Jon A. Vanderhoof e Rosemary J. Pauley-Hunter

38 **Distúrbios Metabólicos Hereditários,** 780
Barbara K. Burton

39 **Doenças Renais,** 790
Suhas M. Nafday, Craig B. Woda, Jeffrey M. Saland, Joseph T. Flynn, David J. Askenazi, Corinne Benchimol e Luc P. Brion

40 **Anormalidades Estruturais do Sistema Geniturinário,** 848
George W. Kaplan e Irene M. McAleer

41 **Assistência Cirúrgica dos Distúrbios Que Se Apresentam no Período Neonatal,** 880
Andrea T. Badillo, Nancy M. Bauman, Michael J. Boyajian, Ashanti L. Franklin, M. Taylor Fordham, Mikael Petrosyan e Anthony D. Sandler

42 **Inflamação, Morbidade Perinatal e Desfecho a Longo Prazo,** 907
Olaf Dammann e T. Michael O'Shea

43 **Hematologia,** 916
Yigal Dror, Anthony K. C. Chan, Jillian M. Baker e Maria Laura Avila

44 **Infecções no Recém-Nascido,** 979
Joanne E. Embree e Nora I. Alfattoh

45 **Infecções Associadas aos Cuidados de Saúde,** 1037
Nalini Singh e Bina Valsangkar

46 **Distúrbios Neurológicos e Neuromusculares,** 1050
Andrew Whitelaw, Damjan Osredkar e Marianne Thoresen

47 **Neurocirurgia do Recém-Nascido,** 1074
Kristian Aquilina

48 **Ortopedia,** 1092
Jaime R. Denning

49 **Neoplasias,** 1105
Robert J. Arceci e Howard J. Weinstein

50 **Distúrbios Oculares,** 1118
Stacy L. Pineles e Sherwin J. Isenberg

51 **Doenças Dermatológicas,** 1131
James G. Dinulos

PARTE 5 Farmacologia, 1151

52 **Farmacoterapia no Recém-Nascido,** 1151
Robert M. Ward, Ralph A. Lugo e Jacob V. Aranda

53 **Anestesia e Analgesia no Recém-Nascido,** 1163
Sally H. Vitali

54 **Recém-Nascido da Mãe Drogadicta,** 1175
Enrique M. Ostrea Jr, J. Edgar Winston Cruz Posecion, Ma. Esterlita Villanueva Uy e Josef M. Cortez

PARTE 6 Depois da Alta, 1209

55 **Atendimento Médico após a Alta,** 1209
Judy C. Bernbaum

56 **Desfecho Desenvolvimental,** 1221
Anne R. Synnes

Índice Alfabético, 1235

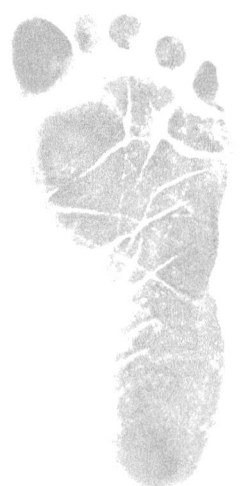

AVERY
Neonatologia
FISIOPATOLOGIA E TRATAMENTO DO RECÉM-NASCIDO

Encarte

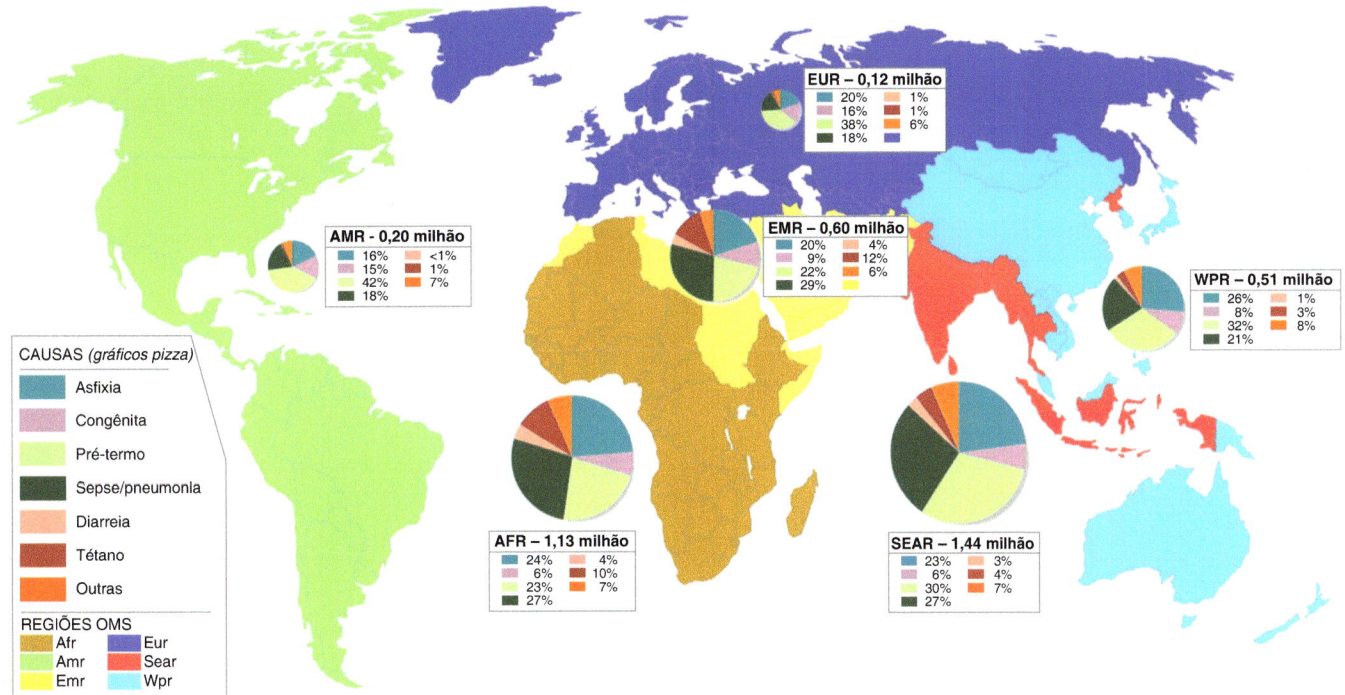

Observação: o tamanho do círculo representa o número de óbitos em cada região: AFR (África), AMR (Américas), EMR (leste do Mediterrâneo), EUR (Europa), SEAR (Sudeste Asiático) e WPR (Pacífico Ocidental)

Figura 1.5 Distribuição estimada de causas para 4 milhões de óbitos neonatais em seis regiões da OMS em 2000. Lawn JE, Wilczynska-Ketende K, Cousens SN. Estimating the causes of 4 million neonatal deaths in the year 2000. *Intern J Epidemiol* 2006;35:706, by permission of the International Epidemiological Association. doi: 10.1093/ije/dyl043.

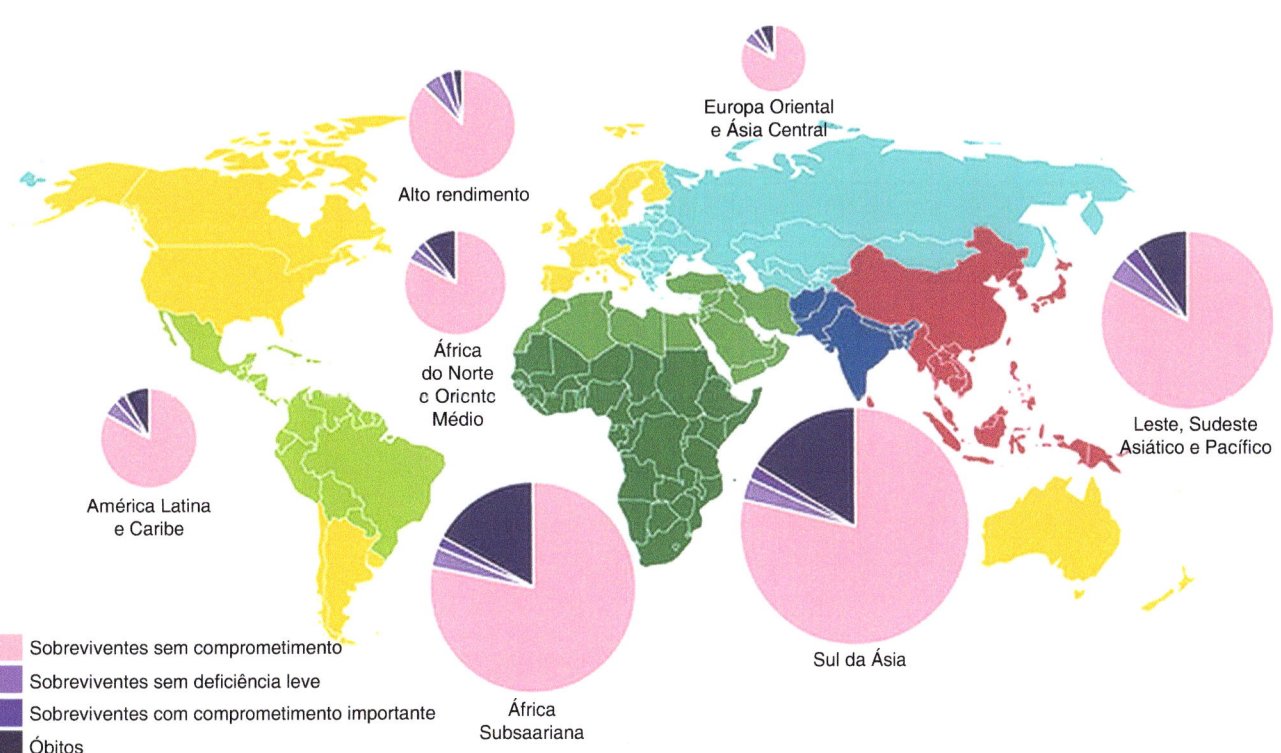

As estimativas mostradas são do modelo tricompartimental descrito na referência 16 deste capítulo. Observe que as estimativas de mortalidade referem-se a todas as mortes de recém-nascidos pré-termo, e não às complicações específicas do pré-termo como causa direta das mortes, as quais as Nações Unidas estimam em um milhão de mortes e a GBD (Global Burden of Diseases) 2010 sugere 900.000. Além disso, um modelo compartimental e o CFR (*case fatality risk*) são mais incertos para estimar a causa da morte.

Figura 1.7 Óbitos e incapacidades globais para recém-nascidos pré-termo em 2010. Blencowe H, Lee ACC, Cousens S *et al*. Preterm birth–associated neurodevelopmental impairment estimates at regional and global levels for 2010. *Pediatr Res* 2013;74:17.

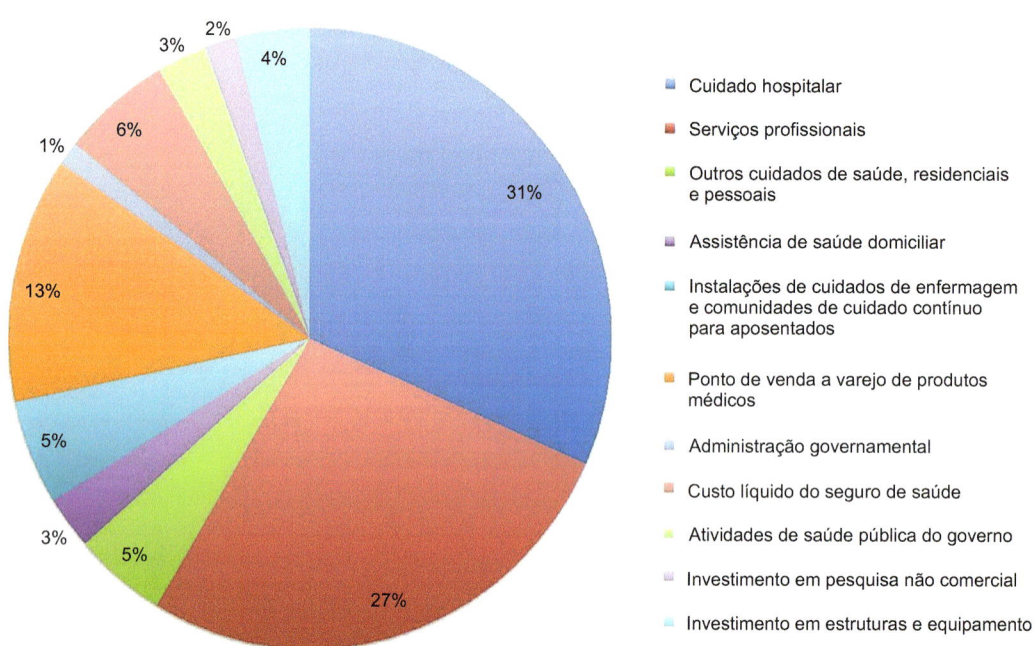

Figura 1.12 Despesas com saúde nos EUA. Martin AB, Hartman M, Whittle L *et al.* National health spending in 2012: rate of health spending growth remained low for the fourth consecutive year. *Health Aff (Millwood)* 2014;33(1):67.

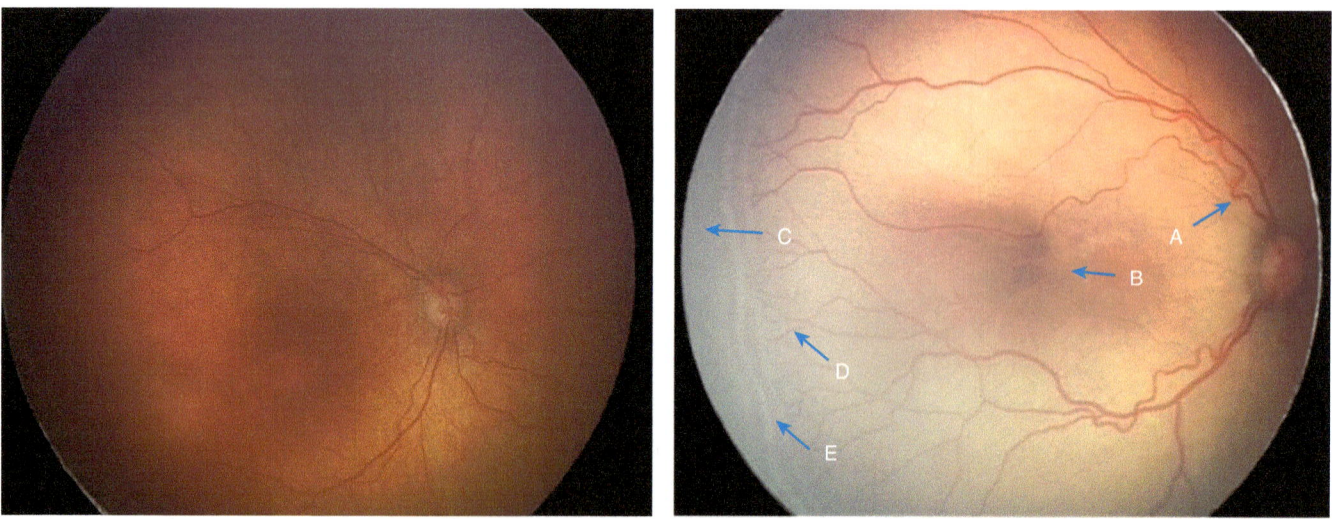

Figura 7.1 Telefototriagem retiniana do olho direito para RDP realizada na UTI neonatal por meio da RetCam. *Esquerda:* retina normal; *Direita:* RDP em estágio 3 na zona 2 com doença adicional (pré-tratamento). *A:* Aumento da tortuosidade e dilatação dos vasos da retina no disco óptico. *B:* Fóvea. *C:* Retina periférica avascular. *D:* Aumento da ramificação vascular posterior à crista. *E:* A RDP em estágio 3 na linha de demarcação entre a retina avascular e vascular. (Cortesia Dr. Ian Clark.)

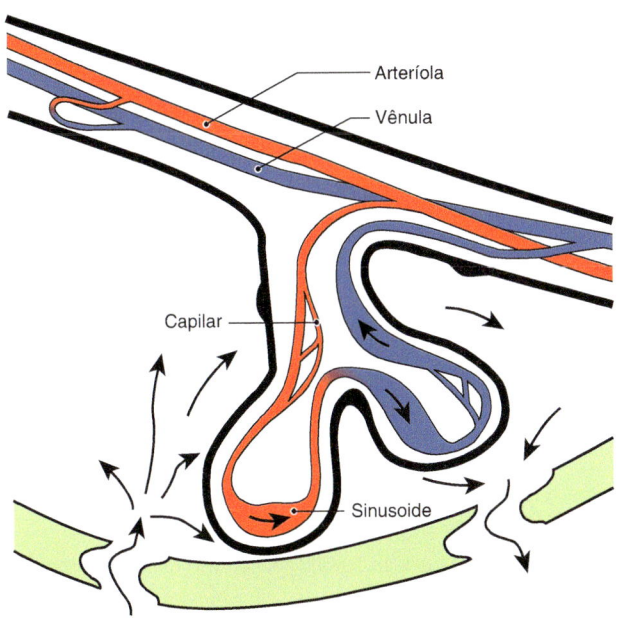

Figura 11.3 Existem áreas de fluxo corrente e contracorrente no sistema de fluxo interviloso da placenta humana.

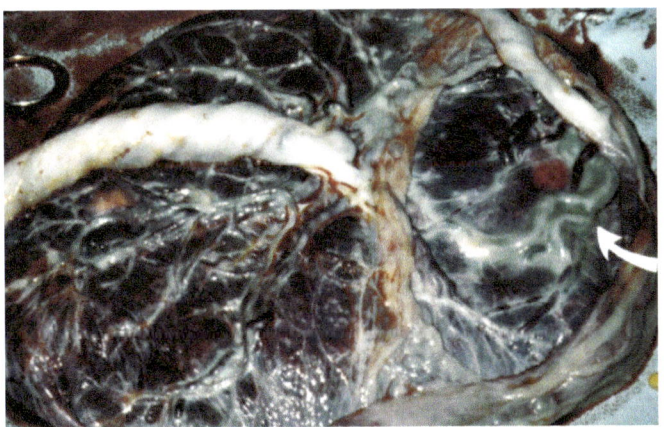

Figura 11.10 Placenta de gêmeos diamnióticos monocoriônicos, com o âmnio interposto enrolado no centro. Observe a vascularização irregular (*seta*). A inserção velamentosa do cordão do gêmeo menor deste par discordante não é um achado incomum em gêmeos monocoriônicos. De Fletcher MA. *Physical diagnosis in neonatology*, 1st ed. Philadelphia, PA: Lippincott-Raven, 1998:88.

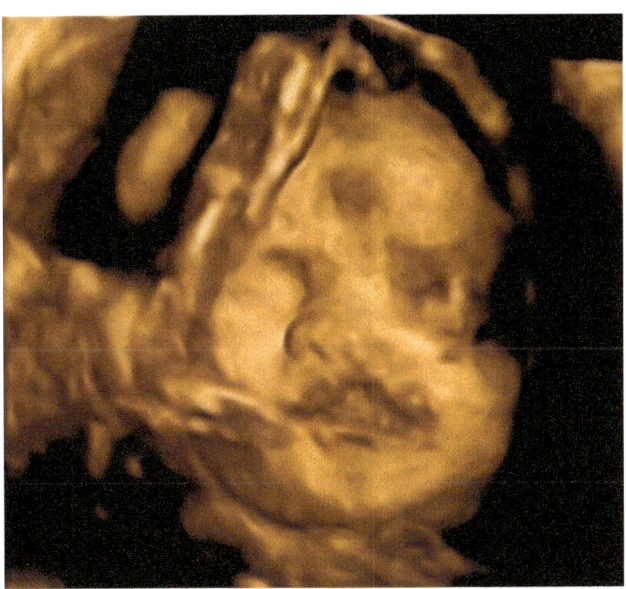

Figura 12.4 Fissura labial unilateral demonstrada em 3D-US com reconstrução por superfície.

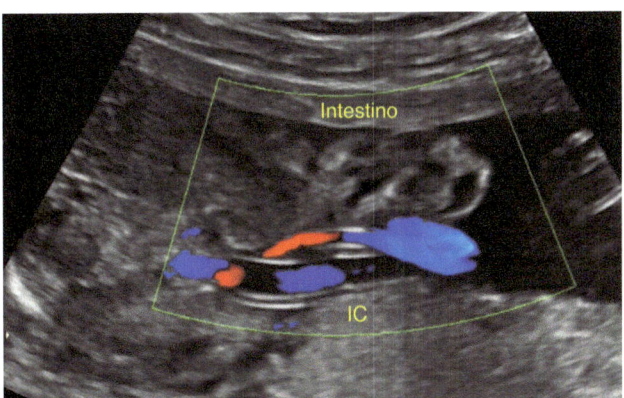

Figura 12.13 Gastrosquise. A US da imagem axial com Doppler através do abdome demonstra alças intestinais herniadas com uma inserção do cordão umbilical normal (IC) à esquerda do defeito.

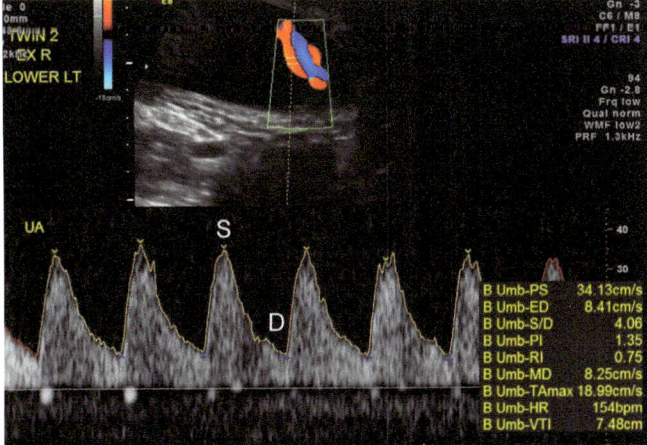

Figura 12.17 Velocimetria da artéria umbilical. S, velocidade sistólica de pico; D, velocidade diastólica final.

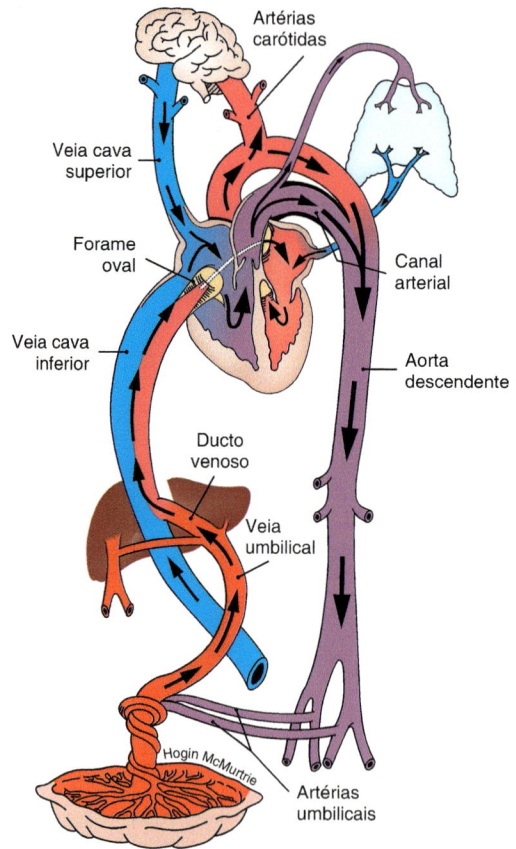

Figura 16.9 Circulação sanguínea fetal. (Reproduzida de Bloom RS. Delivery room resuscitation of the newborn. In: Fanaroff AA, Martin RJ, eds. *Neonatal and perinatal medicine: diseases of the fetus and infant*, 5th ed. St. Louis, MO: Mosby-Yearbook, 1992:302, com permissão.)

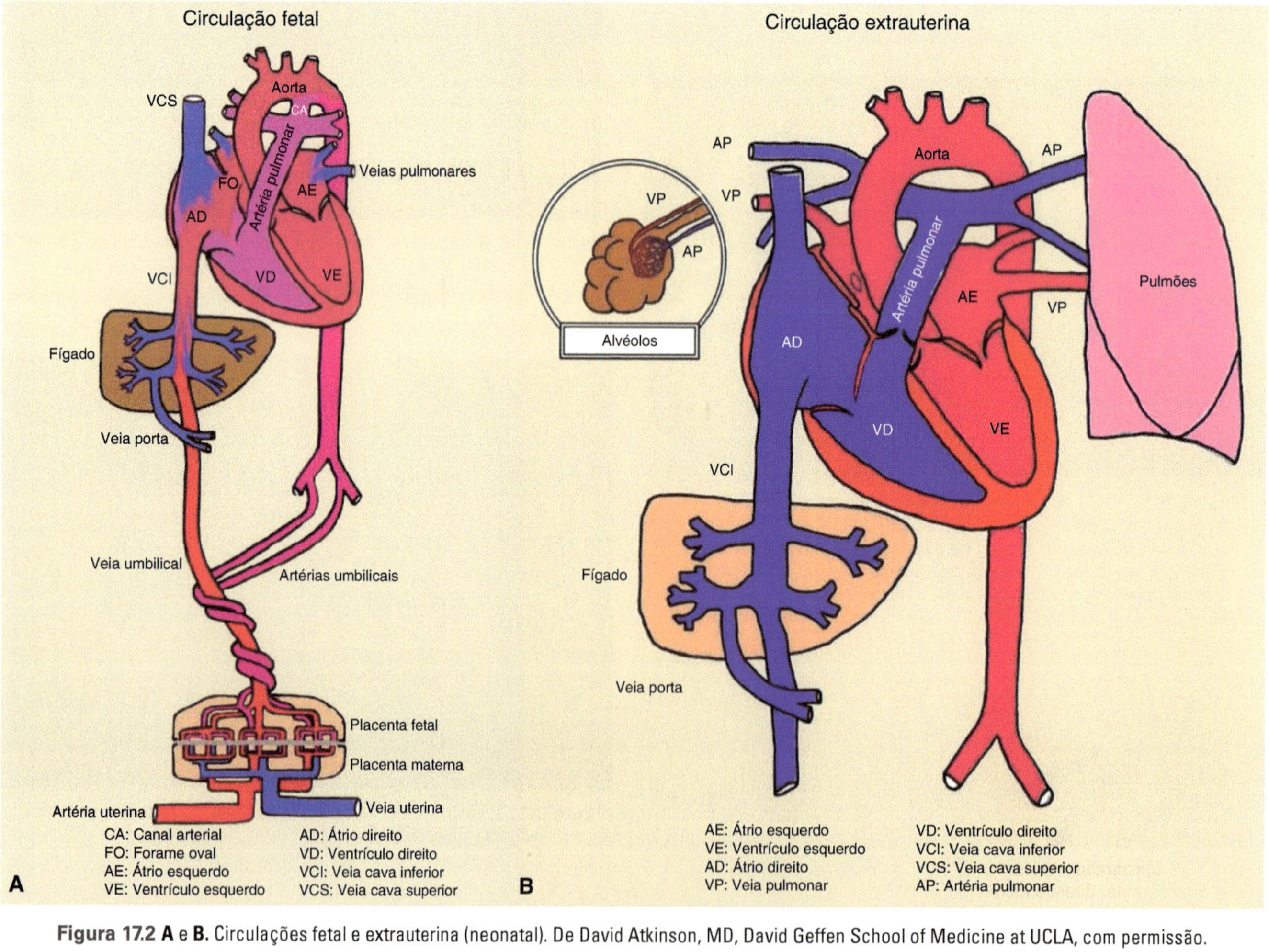

Figura 17.2 A e B. Circulações fetal e extrauterina (neonatal). De David Atkinson, MD, David Geffen School of Medicine at UCLA, com permissão.

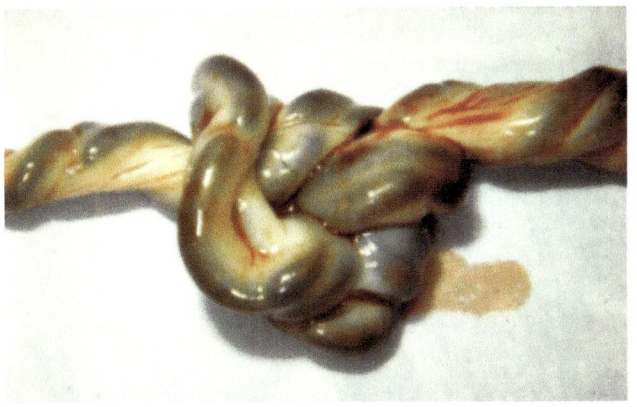 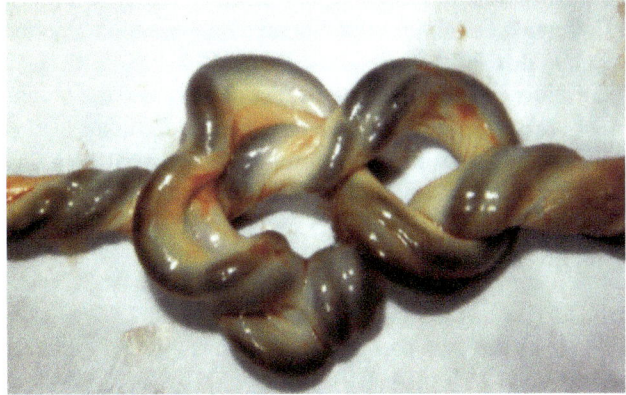

Figura 18.1 Nós verdadeiros e falsos no cordão umbilical. Em Fletcher MA. *Physical diagnosis in the neonatology.* Philadelphia, PA: Lippincott-Raven Publishers, 1998:74.

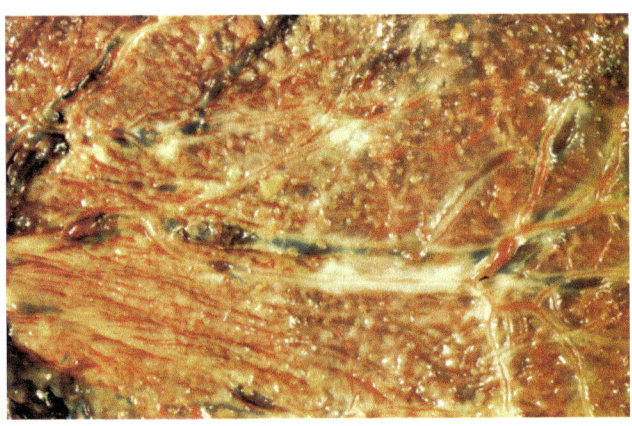

Figura 18.2 Visão aproximada do âmnio nodoso mostra como os nódulos são superficiais e possuem tamanhos variáveis. Qualquer RN com esse achado apresentaria fácies de compressão acentuada e, provavelmente, hipoplasia pulmonar grave. A agenesia renal é a causa mais comum para oligoidrâmnio grave. Em Fletcher MA. *Physical diagnosis in the neonatology.* Philadelphia, PA: Lippincott-Raven Publishers, 1998:83.

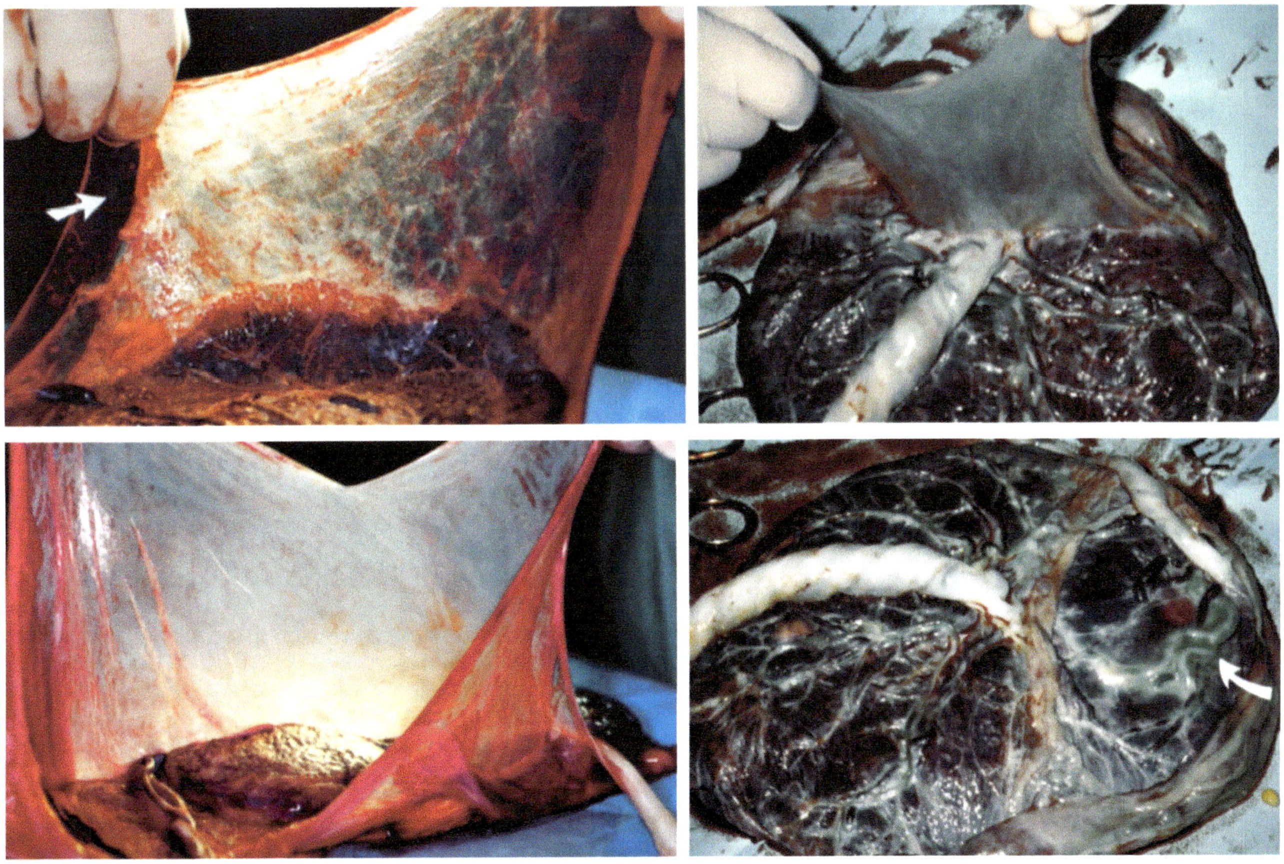

Figura 18.3 Membranas divisoras. A. Membrana com remanescentes coriônicos visíveis. Uma única camada de âmnio (*seta*) que se dilacerou está completamente transparente. Quando há resquícios visíveis em uma membrana divisora, a placenta é dicoriônica. **B.** Membrana transparente divisora em uma placenta diamniótica monocoriônica. Não há resquícios de tecido coriônico. Em Fletcher MA. *Physical diagnosis in the neonatology.* Philadelphia, PA: Lippincott-Raven Publishers, 1998:88.

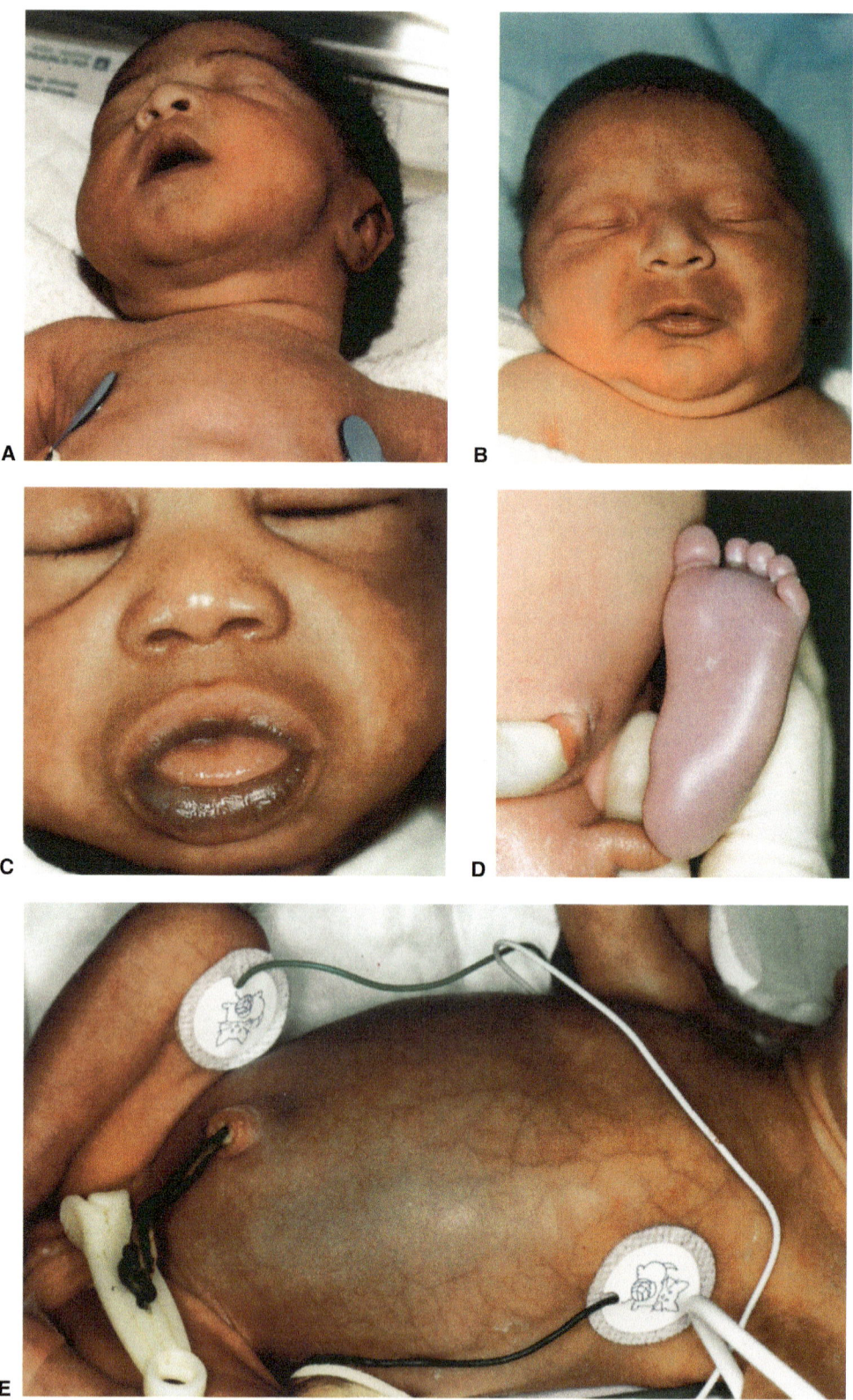

Figura 18.7 Cianose. A. Cianose generalizada devido ao retorno venoso pulmonar anômalo total com um nível de saturação de oxigênio de 80%. **B.** Cianose perioral. As mucosas e a área sobre o tórax permanecem rosa na presença de cianose leve acima dos lábios. As petéquias fazem com que a área da testa pareça azul. **C.** Os lábios parecem azuis devido a deposição de pigmento normal no vermelhão, mas as mucosas são cor-de-rosa. **D.** Acrocianose nos primeiros 30 minutos de vida de um RN de 32 semanas. **E.** Cianose localizada na parede abdominal. A cor azul é causada por peritonite meconeal após perfuração intestinal intrauterina. Se o mecônio peritoneal existir há muito tempo, uma radiografia simples do abdome apresentará calcificações.

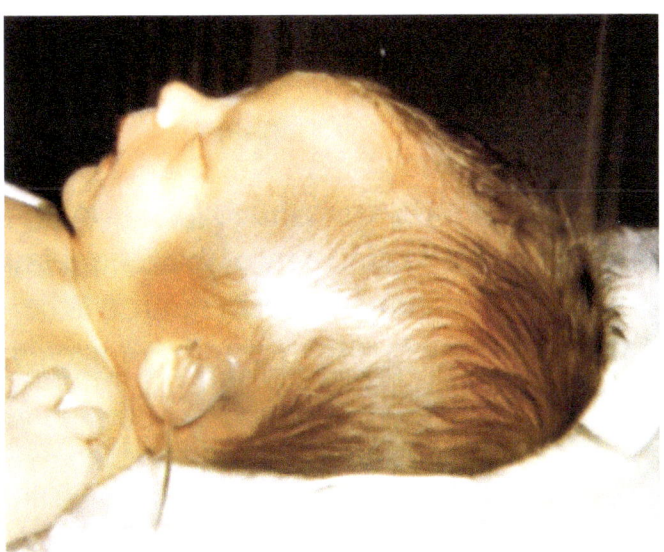

Figura 18.11 Grande hematoma subgaleal. Há coloração e tumefação que se estende ao longo das linhas de sutura no pescoço, até mesmo nas orelhas, causando protuberância do pavilhão auricular. Pode haver algum grau de crepitação à palpação, especialmente nas margens. A área que contém sangue pode avançar bem abaixo da fronte e do pescoço porque existe pouca inibição, e pode ocorrer grande extravasamento de sangue. Em Fletcher MA. *Physical diagnosis in the neonatology.* Philadelphia, PA: Lippincott-Raven Publishers, 1998:185.

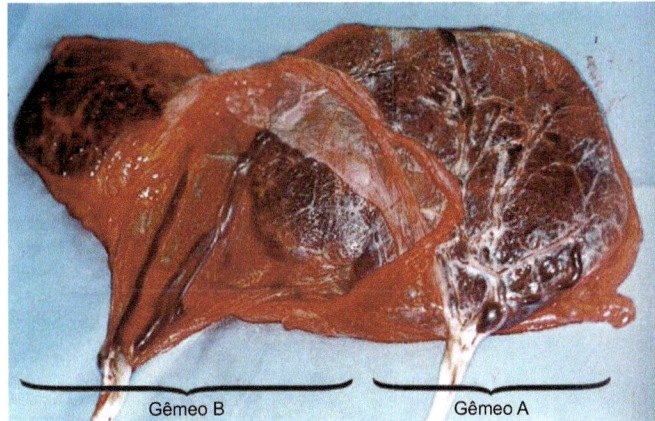

Figura 24.1 Inserções marginais e velamentosas. Esta é uma placenta monocoriônica diamniótica em que o gêmeo à esquerda (gêmeo B) apresenta uma inserção velamentosa em uma placenta de dois lobos. O gêmeo A apresenta uma inserção marginal. Uma ultrassonografia pré-natal foi interpretada erroneamente como dicoriônica devido às placentas aparentemente separadas. A ocorrência de inserções marginal e velamentosa aumenta com o número crescente de fetos (25). O risco de transfusão fetofetal é mais do que três vezes maior quando uma placenta monocoriônica apresenta uma inserção velamentosa (26). Em Fletcher MA. *Physical diagnosis in neonatology.* Philadelphia, PA: Lippincott-Raven Publishers, 1998 (Figura 9, p. 78).

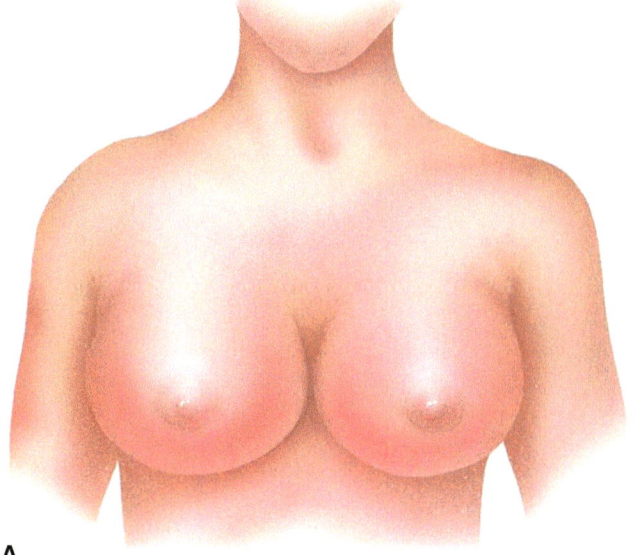

A

Figura 21.7 A. Imagem de mamas ingurgitadas. Observe a tumefação e a inflamação das mamas.

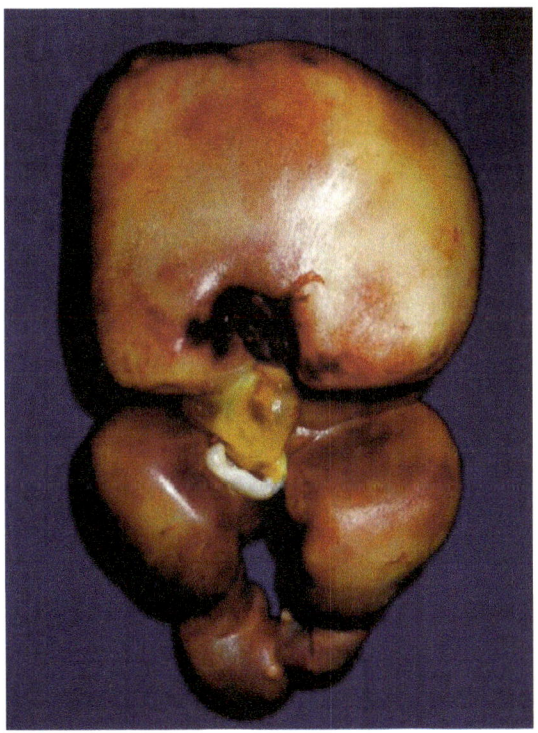

Figura 24.2 Gêmeo acardíaco. O melhor exemplo de STFF é o suporte completo da circulação de um feto pelo outro. Esse gêmeo, com 30 cm de comprimento, pesava quase o dobro do seu gêmeo que lhe dava suporte e lhe provocou grave estresse cardiovascular. Como é típico, não há formação de estruturas acima da parte superior do tórax. Existe ectopia cardíaca rudimentar acima do coto umbilical. Em Fletcher MA. *Physical diagnosis in neonatology.* Philadelphia, PA: Lippincott-Raven Publishers, 1998 (Figura 21, p. 89).

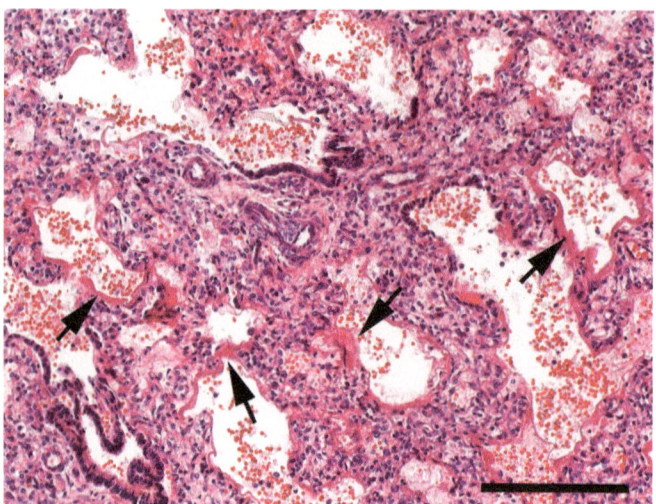

Figura 26.5 Espaços aéreos dilatados, membranas hialinas (*setas*) e atelectasia extensa são observados no pulmão de um recém-nascido prematuro com SAR grave; barra de escala = 200 μm. (Coloração hematoxilina e eosina, cortesia de Dra. Susan Wert, Cincinnati Children's Hospital, Cincinnati, OH.)

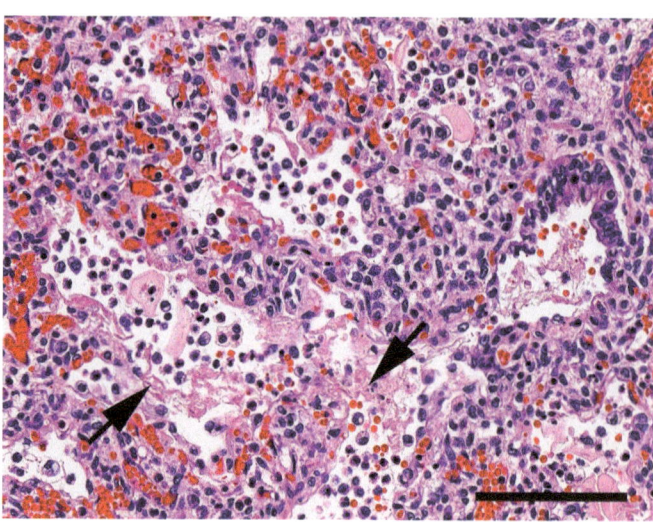

Figura 26.8 Resposta neutrofílica aguda com atelectasia e membranas hialinas (*setas*) no tecido pulmonar de recém-nascido a termo que morreu devido a pneumonia por estreptococos do grupo B; barra de escala = 100 μm. (Coloração hematoxilina e eosina, cortesia de Dr. Michael Baker, Cincinnati Children's Hospital, Cincinnati, OH.)

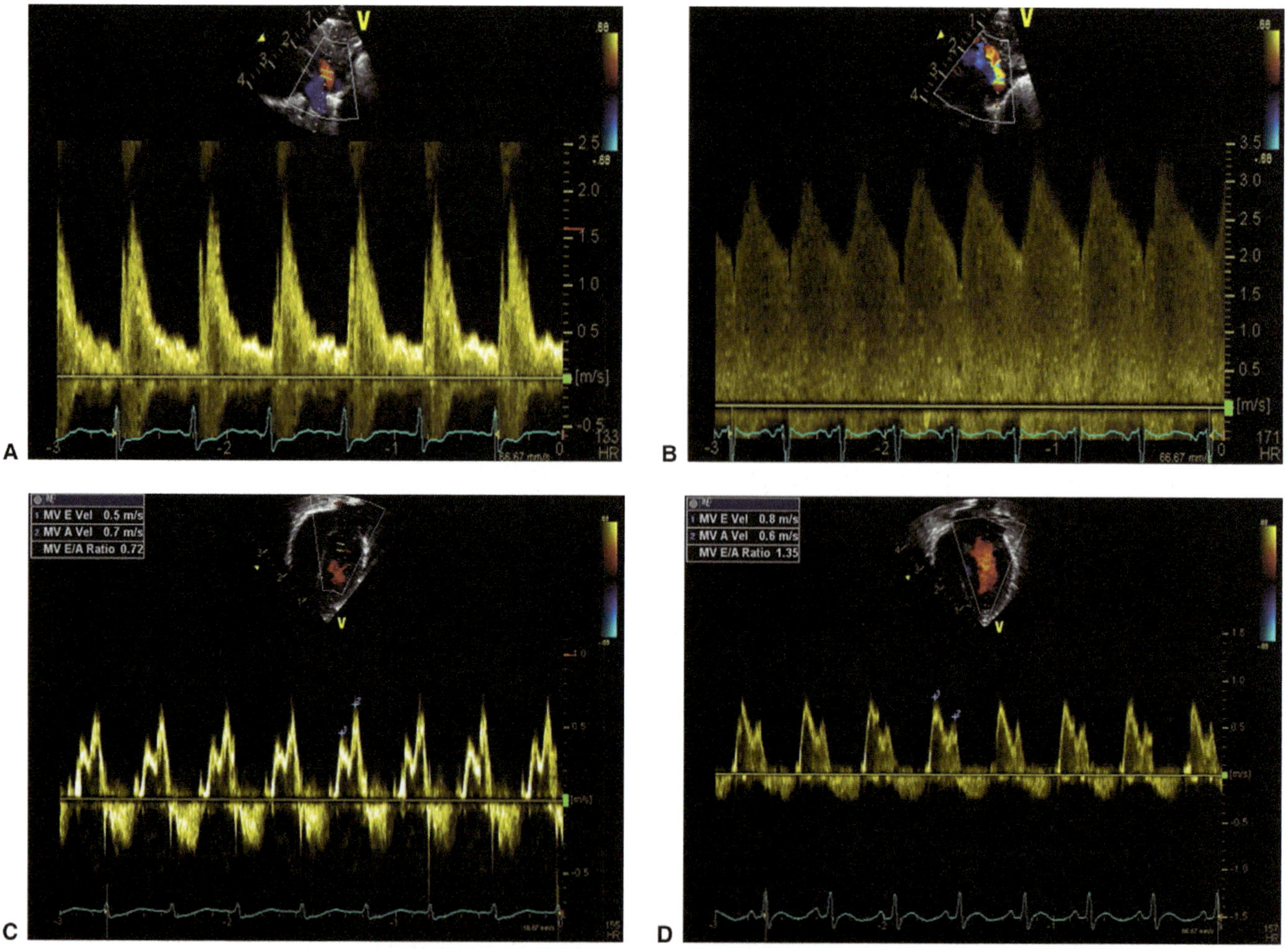

Figura 29.2 Exame com Doppler pulsado de uma PCA (A e B) e fluxo de entrada ventricular esquerdo pela valva mitral (C e D). Um *shunt* ductal esquerda-direita não restritivo (A) apresenta ao Doppler o perfil de uma pulsação arterial, com velocidade diastólica baixa, enquanto um *shunt* restritivo demonstra velocidades sistólicas e diastólicas máximas altas e uma razão da velocidade máxima sistólica e diastólica baixa. O enchimento ventricular esquerdo na diástole é composto pelas fases inicial (E) e tardia (A, durante a contração atrial), com uma razão E:A normal superior a 1. RNs pré-termo sem PCA apresentam influxo normal e uma razão E:A inferior a 1 em virtude da diminuição da complacência miocárdica relacionada à prematuridade e do comprometimento do enchimento inicial (C). Uma PCA grande está associada a sobrecarga de pressão no átrio esquerdo e aumento do enchimento ventricular diastólico inicial, que resulta em uma razão E:A "pseudonormalizada" superior a 1.

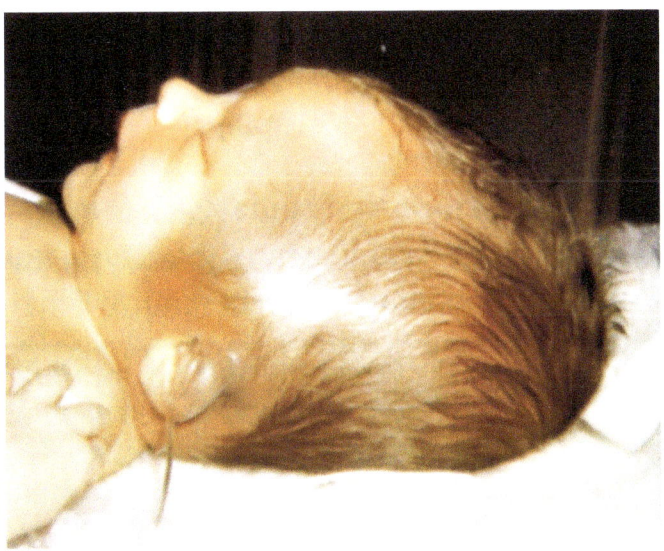

Figura 18.11 Grande hematoma subgaleal. Há coloração e tumefação que se estende ao longo das linhas de sutura no pescoço, até mesmo nas orelhas, causando protuberância do pavilhão auricular. Pode haver algum grau de crepitação à palpação, especialmente nas margens. A área que contém sangue pode avançar bem abaixo da fronte e do pescoço porque existe pouca inibição, e pode ocorrer grande extravasamento de sangue. Em Fletcher MA. *Physical diagnosis in the neonatology.* Philadelphia, PA: Lippincott-Raven Publishers, 1998:185.

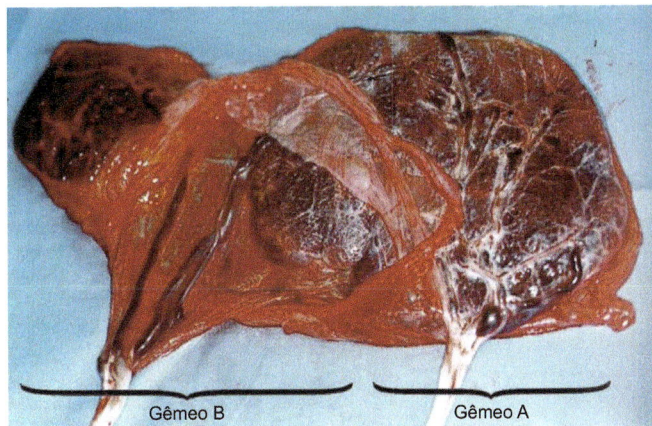

Figura 24.1 Inserções marginais e velamentosas. Esta é uma placenta monocoriônica diamniótica em que o gêmeo à esquerda (gêmeo B) apresenta uma inserção velamentosa em uma placenta de dois lobos. O gêmeo A apresenta uma inserção marginal. Uma ultrassonografia pré-natal foi interpretada erroneamente como dicoriônica devido às placentas aparentemente separadas. A ocorrência de inserções marginal e velamentosa aumenta com o número crescente de fetos (25). O risco de transfusão fetofetal é mais do que três vezes maior quando uma placenta monocoriônica apresenta uma inserção velamentosa (26). Em Fletcher MA. *Physical diagnosis in neonatology.* Philadelphia, PA: Lippincott-Raven Publishers, 1998 (Figura 9, p. 78).

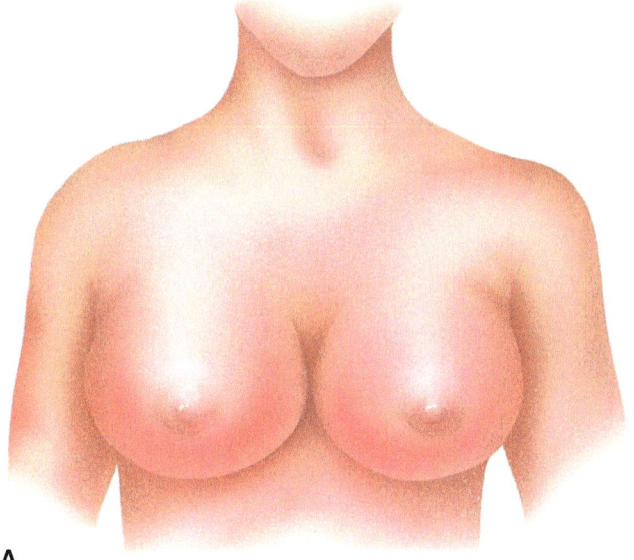

A
Figura 21.7 A. Imagem de mamas ingurgitadas. Observe a tumefação e a inflamação das mamas.

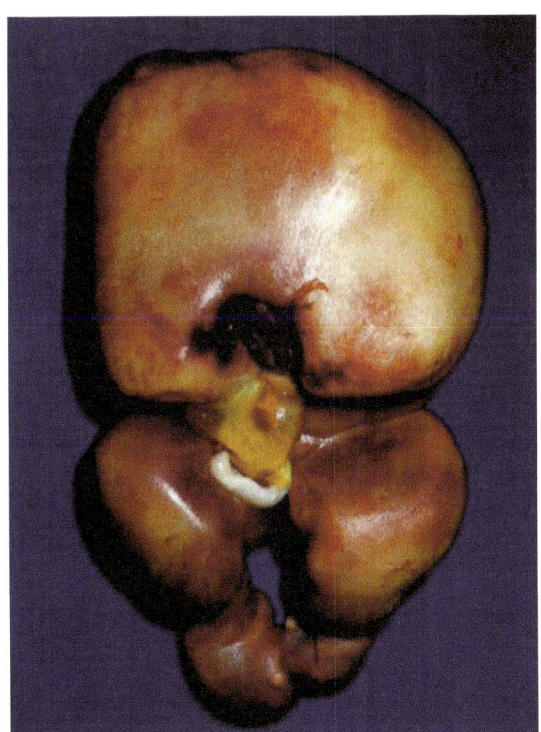

Figura 24.2 Gêmeo acardíaco. O melhor exemplo de STFF é o suporte completo da circulação de um feto pelo outro. Esse gêmeo, com 30 cm de comprimento, pesava quase o dobro do seu gêmeo que lhe dava suporte e lhe provocou grave estresse cardiovascular. Como é típico, não há formação de estruturas acima da parte superior do tórax. Existe ectopia cardíaca rudimentar acima do coto umbilical. Em Fletcher MA. *Physical diagnosis in neonatology.* Philadelphia, PA: Lippincott-Raven Publishers, 1998 (Figura 21, p. 89).

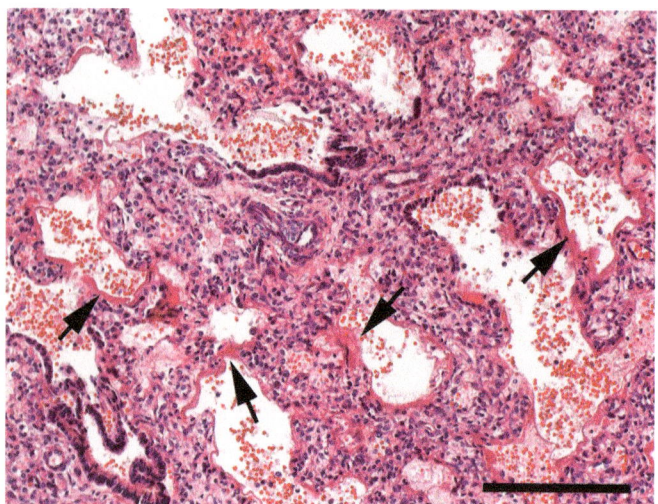

Figura 26.5 Espaços aéreos dilatados, membranas hialinas (*setas*) e atelectasia extensa são observados no pulmão de um recém-nascido prematuro com SAR grave; barra de escala = 200 μm. (Coloração hematoxilina e eosina, cortesia de Dra. Susan Wert, Cincinnati Children's Hospital, Cincinnati, OH.)

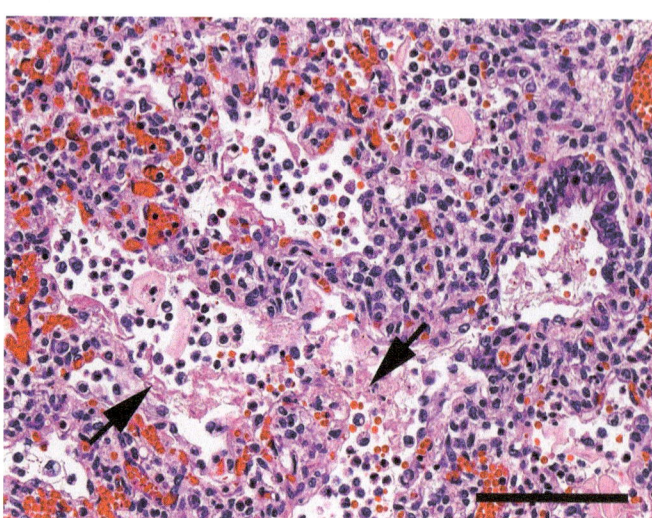

Figura 26.8 Resposta neutrofílica aguda com atelectasia e membranas hialinas (*setas*) no tecido pulmonar de recém-nascido a termo que morreu devido a pneumonia por estreptococos do grupo B; barra de escala = 100 μm. (Coloração hematoxilina e eosina, cortesia de Dr. Michael Baker, Cincinnati Children's Hospital, Cincinnati, OH.)

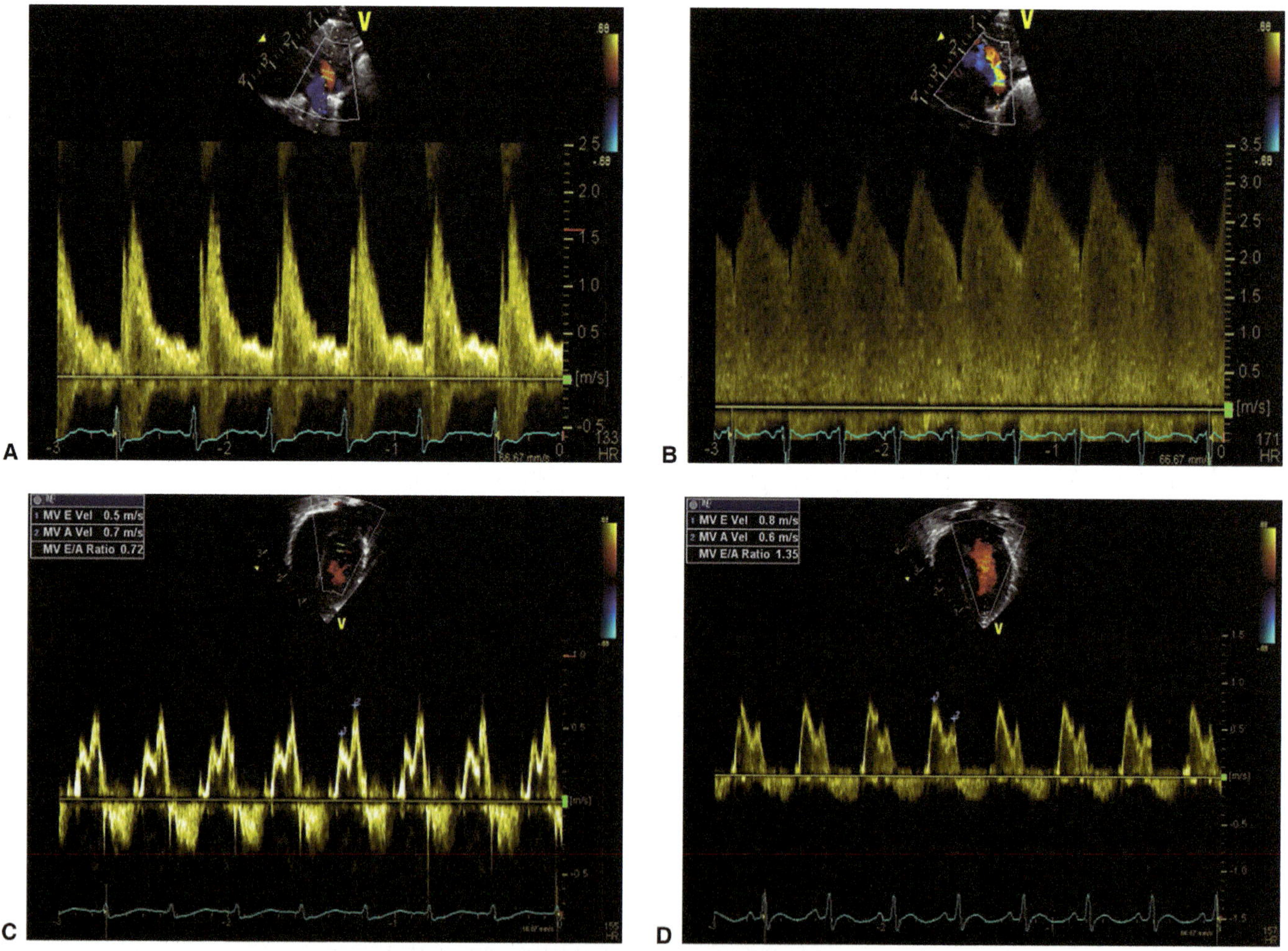

Figura 29.2 Exame com Doppler pulsado de uma PCA (A e B) e fluxo de entrada ventricular esquerdo pela valva mitral (C e D). Um *shunt* ductal esquerda-direita não restritivo (**A**) apresenta ao Doppler o perfil de uma pulsação arterial, com velocidade diastólica baixa, enquanto um *shunt* restritivo demonstra velocidades sistólicas e diastólicas máximas altas e uma razão da velocidade máxima sistólica e diastólica baixa. O enchimento ventricular esquerdo na diástole é composto pelas fases inicial (E) e tardia (A, durante a contração atrial), com uma razão E:A normal superior a 1. RNs pré-termo sem PCA apresentam influxo normal e uma razão E:A inferior a 1 em virtude da diminuição da complacência miocárdica relacionada à prematuridade e do comprometimento do enchimento inicial (**C**). Uma PCA grande está associada a sobrecarga de pressão no átrio esquerdo e aumento do enchimento ventricular diastólico inicial, que resulta em uma razão E:A "pseudonormalizada" superior a 1.

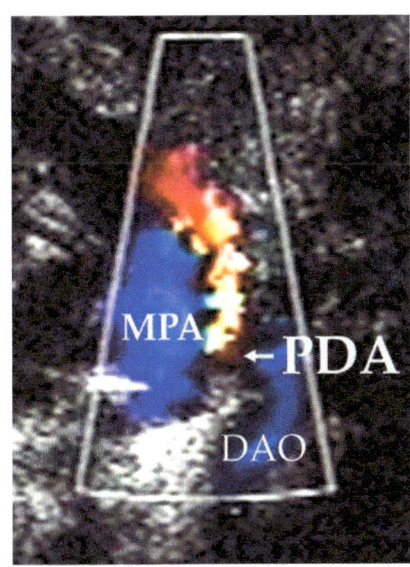

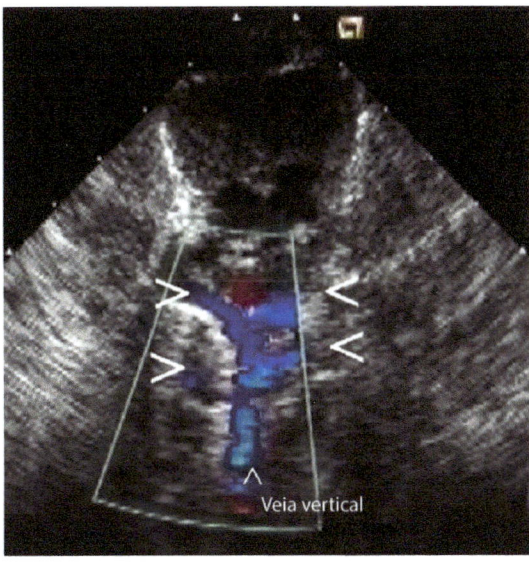

Figura 30.15 A. Ecocardiograma na incidência apical das quatro câmaras durante a sístole. A análise com Doppler em cores do coração direito demonstra um jato de regurgitação tricúspide delineado pelo jato de fluxo azul (*seta branca*).

Figura 30.32 C. Ecocardiograma na incisura supraesternal de outro RN com anatomia semelhante revelou as veias pulmonares lobares esquerdas (<) e as veias pulmonares lobares direitas (>) conectando-se à confluência posterior retrocardíaca, drenadas por uma veia vertical inferior através do diafragma. Imagens adicionais não mostradas demonstraram ligação intra-hepática da veia vertical através de uma constrição do ducto venoso na veia cava inferior. O RN evoluiu bem depois da anastomose cirúrgica emergente da confluência das veias pulmonares para o átrio esquerdo posterior, ligadura da veia vertical inferiormente e fechamento do forame oval.

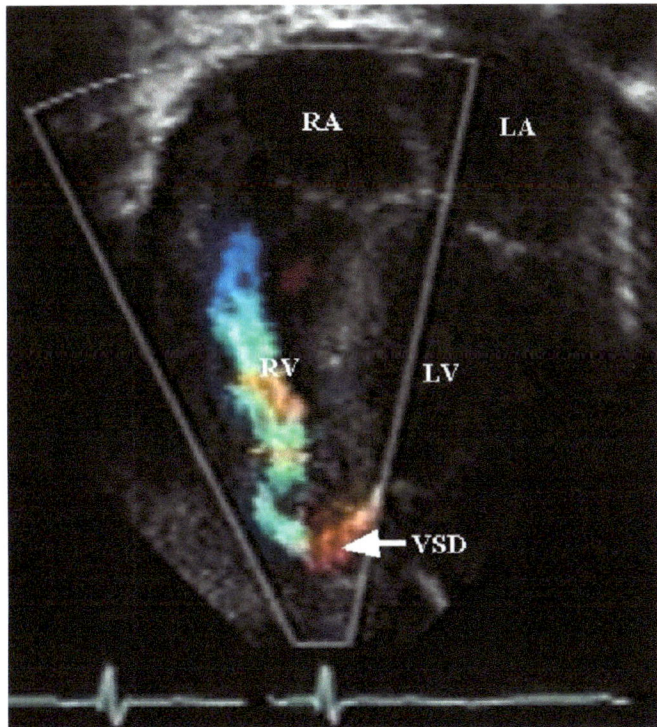

Figura 30.38 Ecocardiograma na incidência de quatro câmaras com análise por Doppler em cores demonstra uma comunicação interventricular muscular apical. LA, átrio esquerdo; LV, ventrículo esquerdo; RA, átrio direito; RV, ventrículo direito; VSD, comunicação interventricular.

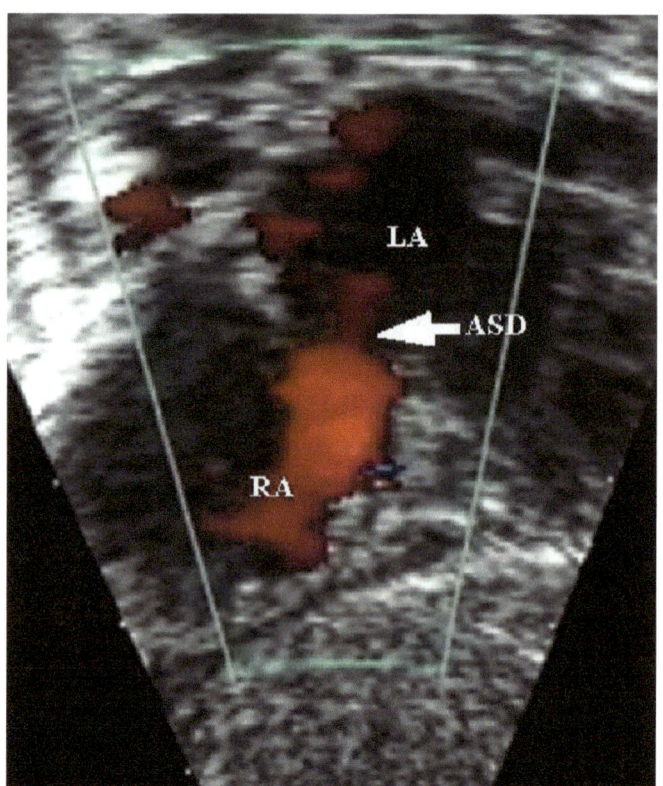

Figura 30.39 Ecocardiograma na incidência subcostal com análise por Doppler em cores demonstra uma comunicação interatrial do tipo óstio secundário. ASD, comunicação interatrial; LA, átrio esquerdo; RA, átrio direito.

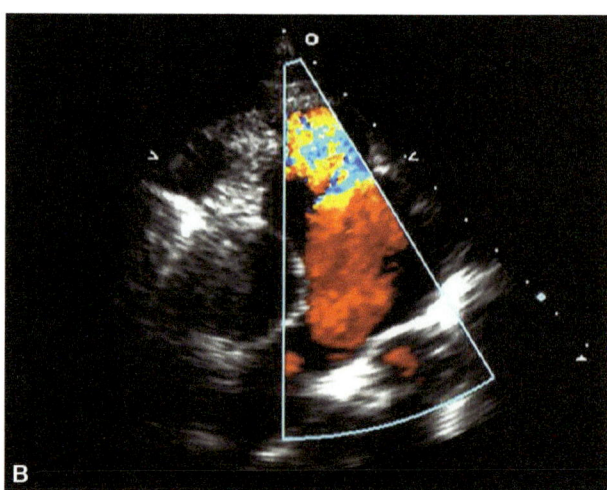

Figura 31.9 Tetralogia de Fallot com valva pulmonar ausente. B. Aplicação do Doppler colorido durante a diástole ventricular, revelando regurgitação livre a partir da artéria pulmonar principal e para dentro da via de saída do ventrículo direito.

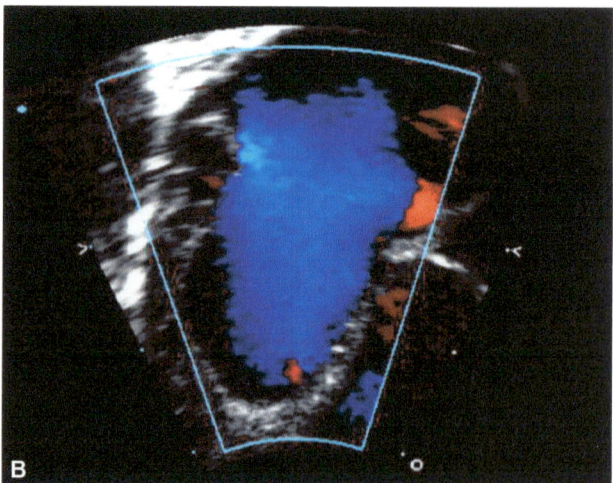

Figura 31.13 Anomalia de Ebstein da valva tricúspide. B. Durante a diástole ventricular, Doppler colorido demonstrando o fluxo retrógrado livre pelo anel da valva tricúspide. VDA, ventrículo direito atrializado; AE, átrio esquerdo; VE, ventrículo esquerdo; AD, átrio direito.

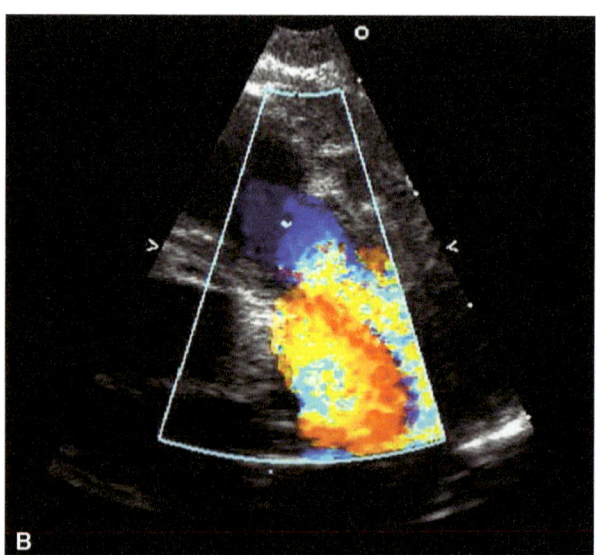

Figura 31.8 Estenose da valva pulmonar crítica. B. A aplicação do Doppler colorido durante a sístole ventricular demonstra um jato de fluxo turbulento com origem nos folhetos da valva pulmonar e que se estende para dentro da artéria pulmonar principal. APM, artéria pulmonar principal; VP, valva pulmonar; VSVD, via de saída do ventrículo direito.

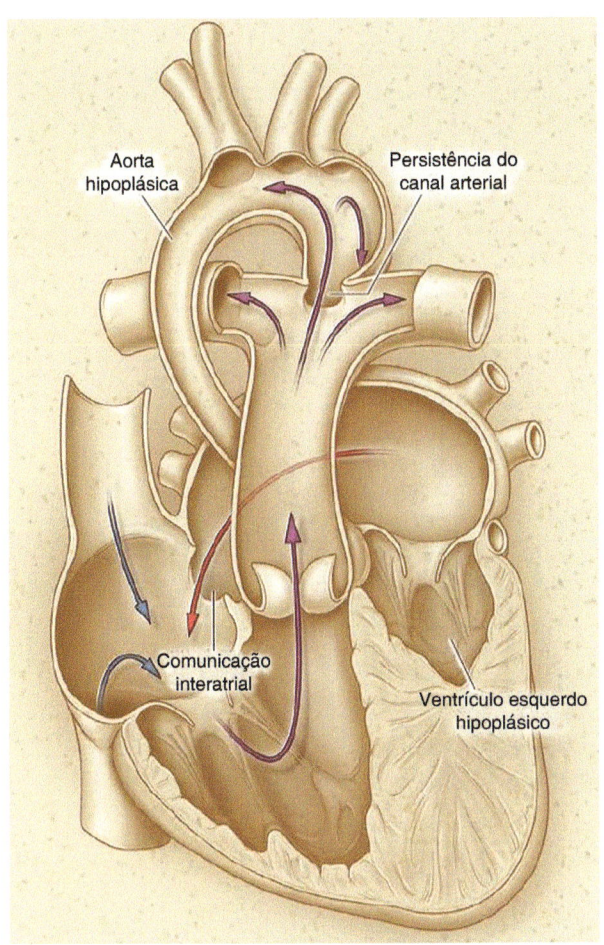

Figura 31.17 Síndrome de hipoplasia do coração esquerdo. O sangue oxigenado reflui do átrio esquerdo cruza uma CIA até se juntar ao sangue desoxigenado no átrio direito. Este sangue misto é ejetado pelo ventrículo direito dentro da artéria pulmonar. Uma parte deste sangue prossegue até os pulmões, e o restante cruza o canal arterial para suprir a circulação sistêmica. De Ohye RG, Sleeper LA, Mahony L et al. Comparison of shunt types in the Norwood procedure for single-ventricle lesions. *N Engl J Med* 2010;362:1980-1992, com permissão.

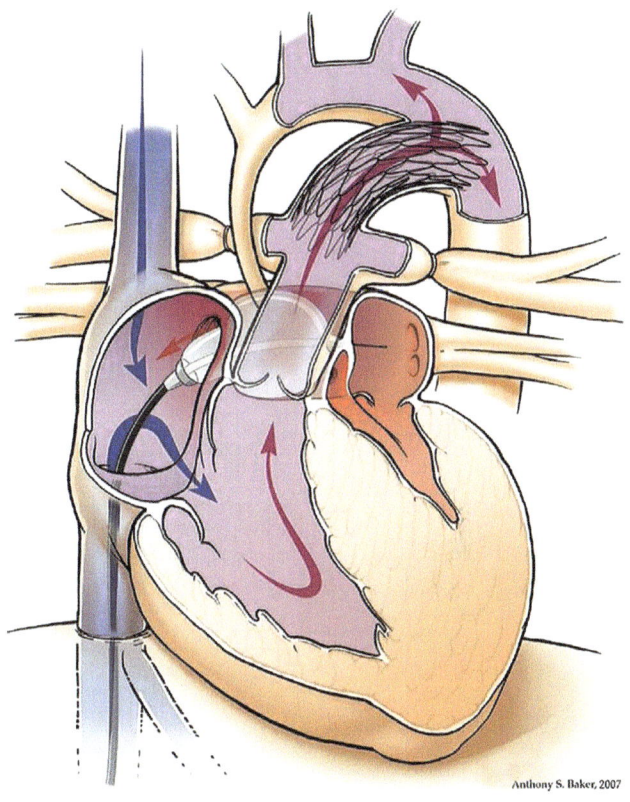

Figura 31.21 A etapa 1 do paliativo híbrido. Bandagens do ramo da artéria pulmonar e um *stent* na PCA são inseridos em um procedimento, enquanto a septostomia atrial com balão é realizada como um procedimento separado. De Galantowicz M, Cheatham JP, Phillips A et al. Hybrid approach for hypoplastic left heart syndrome: intermediate results after the learning curve. *Ann Thorac Surg* 2008;85:2063-2070; discussão 2070-2071, com permissão.

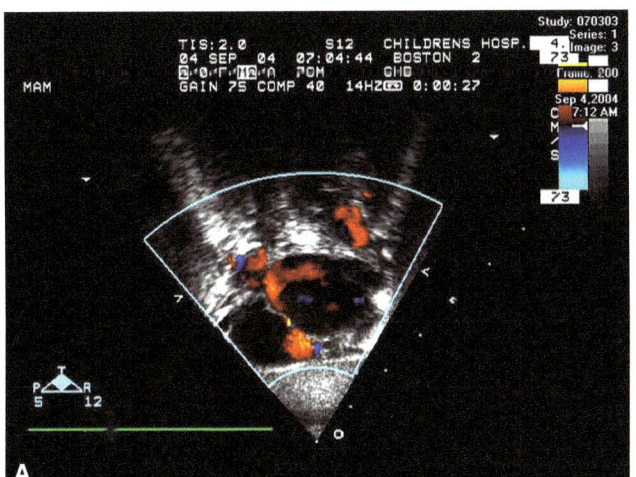
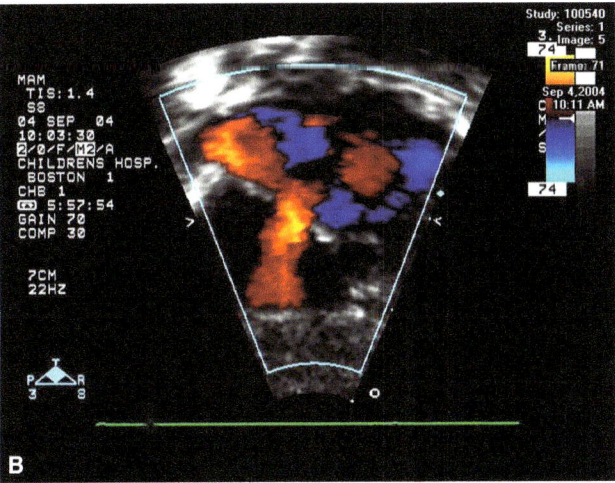

Figura 31.24 Septo interatrial restritivo em um recém-nascido com transposição das grandes artérias. A. Ecocardiograma bidimensional com Doppler colorido da janela subcostal, demonstrando uma pequena PFO com fluxo esquerda-direita pelo septo interatrial. **B.** Após a septostomia atrial com balão de sucesso, agora existe uma ampla comunicação entre os átrios esquerdo e direito.

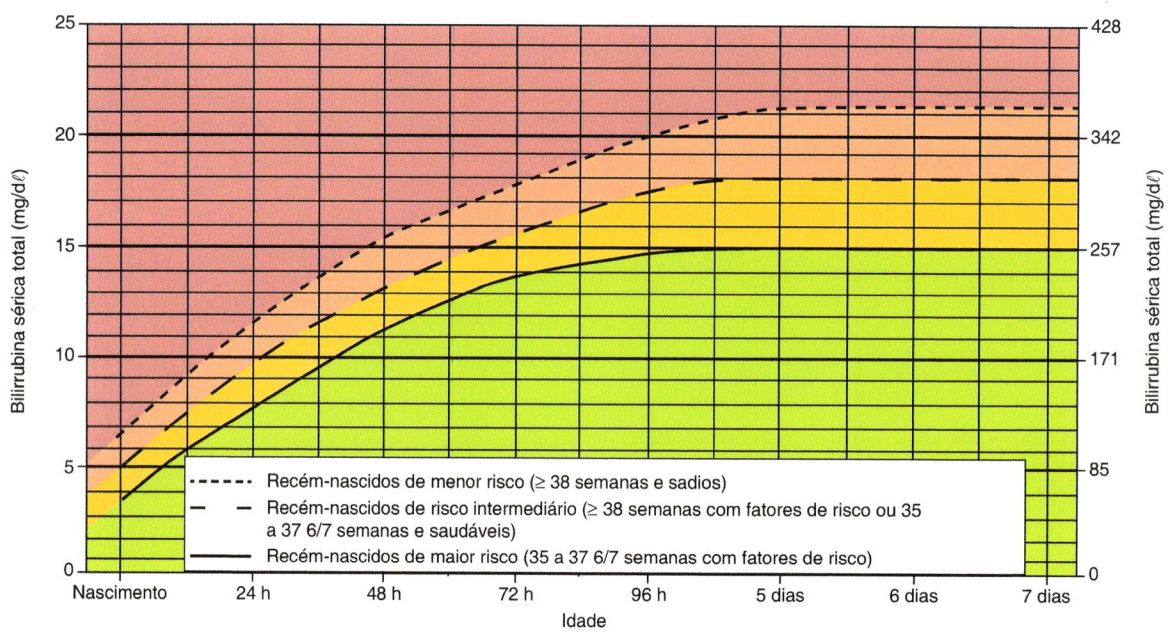

- Utilizar a bilirrubina total. Não subtrair a bilirrubina de reação direta ou conjugada
- Fatores de risco = doença hemolítica isoimune, deficiência de G6PD, asfixia, letargia significativa, instabilidade da temperatura, sepse, acidose ou albumina < 3,0 g/dℓ (quando medida)
- Para recém-nascidos sadios com 35 a 37 6/7 semanas, podem-se ajustar os níveis de BST para intervenção em torno da linha de risco intermediário. A intervenção na presença de níveis mais baixos de BST é uma opção para neonatos próximos a 35 semanas e com níveis de BST mais altos para aqueles mais próximos de 37 6/7 semanas
- A administração de terapia convencional no hospital ou no lar é uma opção na presença de níveis de BST de 2 a 3 mg/dℓ (35 a 50 mmol/ℓ) abaixo daqueles indicados; entretanto, não se deve utilizar a fototerapia domiciliar em qualquer recém-nascido com fatores de risco.

Figura 32.17 Diretrizes da AAP para fototerapia em recém-nascidos hospitalizados com 35 semanas ou mais de gestação (83). *Observação:* essas diretrizes baseiam-se em evidências limitadas, e os níveis fornecidos são aproximações. As diretrizes referem-se ao uso de fototerapia intensiva, que deve ser ministrada quando os níveis de BST ultrapassam a linha indicada para cada categoria. Os bebês são designados como de "maior risco", devido aos efeitos negativos em potencial das condições citadas na ligação da bilirrubina à albumina (84,108), barreira hematencefálica (67) e suscetibilidade das células cerebrais de sofrer lesão pela bilirrubina (62). A "fototerapia intensiva" significa irradiância no espectro azul-verde (comprimentos de onda de aproximadamente 430 a 490 nm) de pelo menos 30 μW/cm²/nm (medida diretamente na pele do recém-nascido abaixo do centro de unidade de fototerapia) e ministrada na maior área de superfície possível. Observe que a irradiância medida abaixo do centro da fonte luminosa é muito maior do que aquela medida na periferia. As medidas devem ser efetuadas com um radiômetro especificado pelo fabricante do sistema de fototerapia. Se os níveis de bilirrubina sérica total estiverem próximos da linha de exsanguinotransfusão ou a ultrapassarem (Figura 32.18), as laterais do berço, da incubadora ou do sistema de aquecimento devem ser revestidas com papel laminado ou material branco (575). Isso aumenta a área de superfície exposta do RN e a eficácia da fototerapia (399). Se a bilirrubina sérica total não diminuir ou continuar aumentando em um recém-nascido submetido a fototerapia intensiva, isso sugere fortemente a presença de hemólise. Os recém-nascidos que recebem fototerapia e que apresentam níveis elevados de bilirrubina de reação direta ou conjugada (icterícia colestática) podem ter a síndrome do bebê bronzeado. Ver na seção sobre fototerapia a sua aplicação nesses recém-nascidos. De Maisels MJ, Baltz RD, Bhutani V *et al*. Management of hyperbilirubinemia in the newborn infant 35 or more weeks of gestation. *Pediatrics* 2004;114:297-316, com permissão.

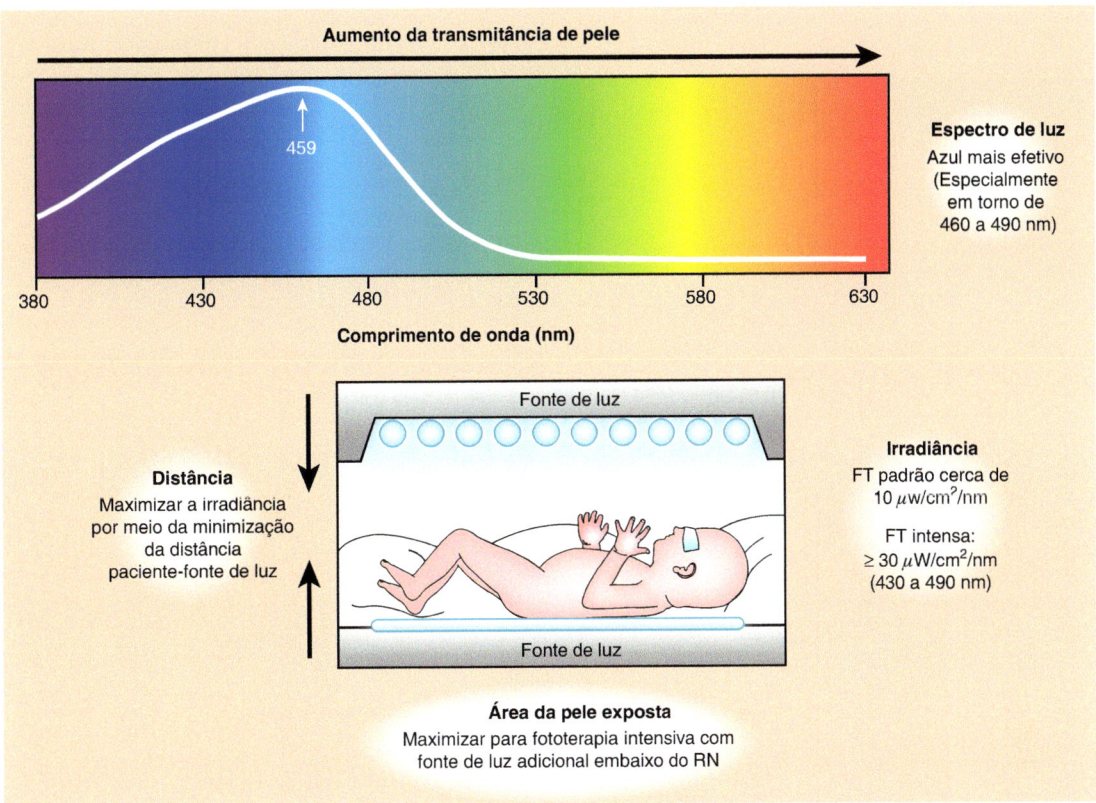

Figura 32.21 Fatores importantes na eficácia da fototerapia. O espectro de absorvância da ligação da bilirrubina à ASH (*linha branca*) é mostrado superposto ao espectro de luz visível. Claramente, a luz azul é mais eficaz para a fototerapia, mas, como a transmitância de pele aumenta com o aumento do comprimento de onda, os melhores comprimentos de onda para uso estão provavelmente na faixa de 460 a 490 nm. Os recém nascidos a termo e quase a termo devem ser tratados em um berço, e não em uma incubadora, a fim de permitir que a fonte de luz esteja de 10 a 15 cm do RN (exceto quando luzes de halogênio ou tungstênio são utilizadas), aumentando a irradiância e eficácia. Para fototerapia intensiva, uma fonte de luz auxiliar (almofada de fibra óptica, colchão de diodos emissores de luz (LED) ou tubos fluorescentes azuis especiais) pode ser colocada abaixo do RN ou berço. Se o RN estiver em uma incubadora, os raios de luz devem ser perpendiculares à superfície da incubadora a fim de minimizar a perda de eficácia devido à refletância. De Maisels MJ, McDonagh AF. Phototherapy for neonatal jaundice. *N Engl J Med* 2008;358:9, com permissão.

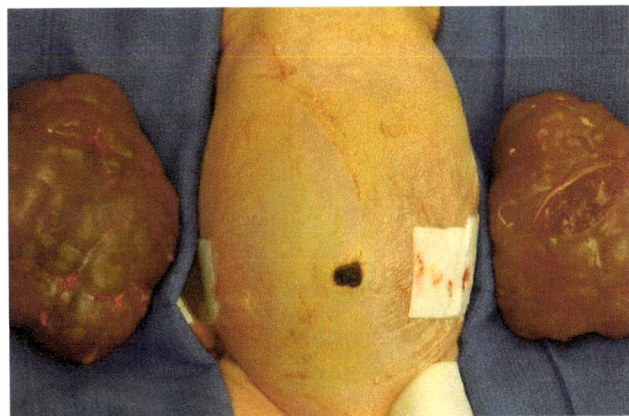

Figura 40.6 C. Recém-nascido mostrando grandes rins ao lado do abdome relativamente pequeno após a remoção dos RPCAR. LT Kidney Long, rim esquerdo, corte longitudinal.

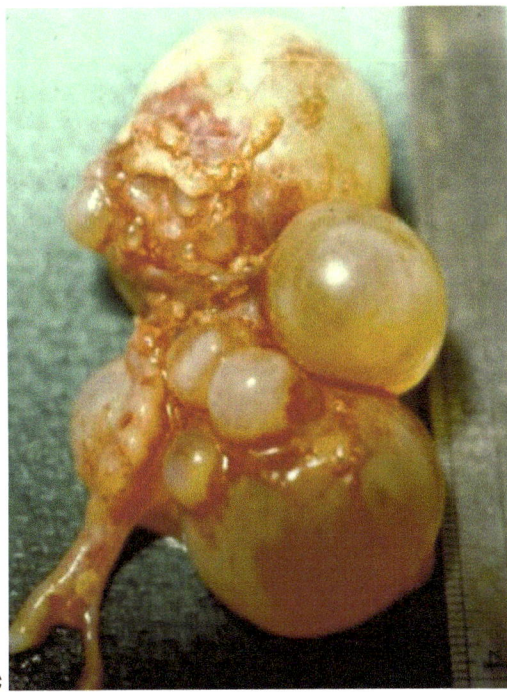

Figura 40.9 C. Aparência macroscópica do RDMC (em outro paciente).

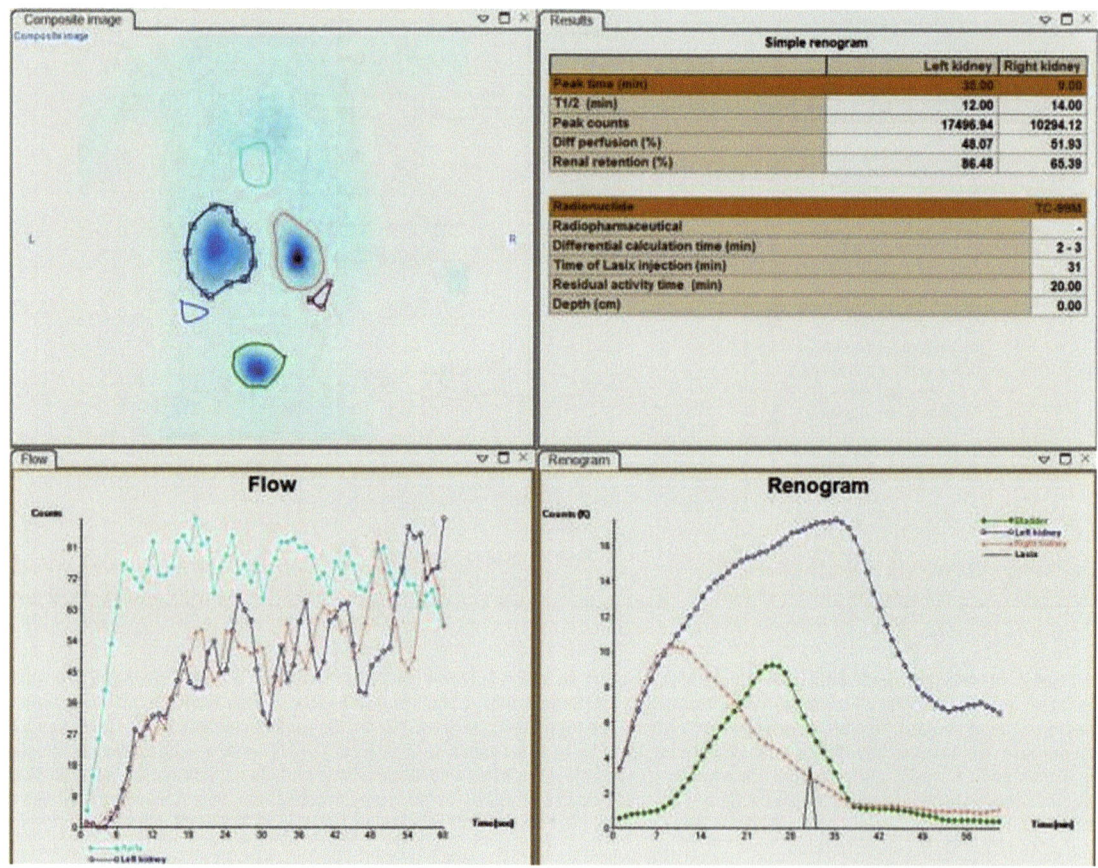

Figura 40.16 D. Cintigrafia renal (paciente diferente) demonstrando função relativa de ambos os rins e provavelmente obstrução no rim esquerdo (ver *setas*). Left kidney long, rim esquerdo, corte longitudinal.

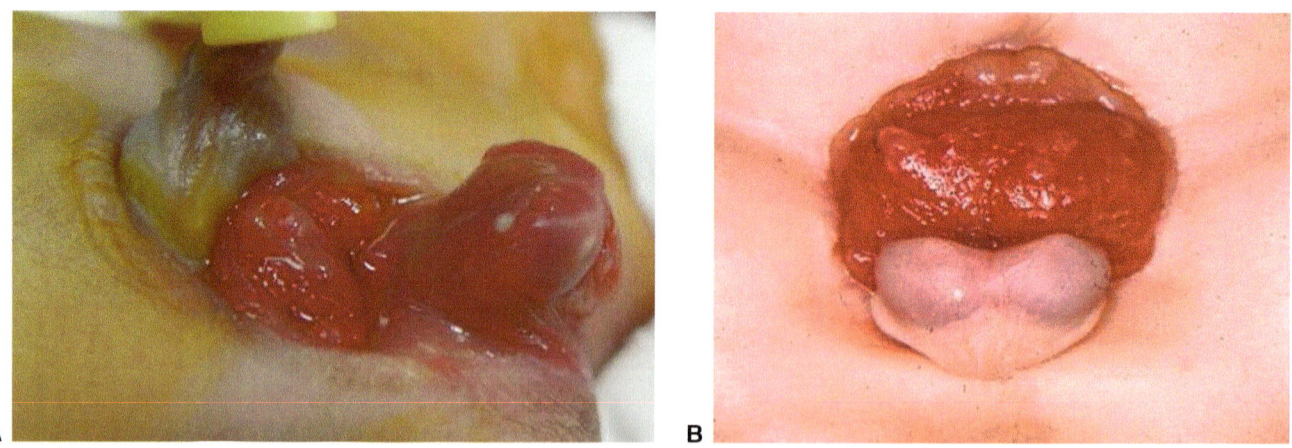

Figura 40.20 A. Extrofia de bexiga clássica em recém-nascido com pequeno defeito da bexiga, mas pênis epispádico com divisão adequada. **B.** Outro recém-nascido com defeito maior da bexiga e pênis epispádico de divisão menor.

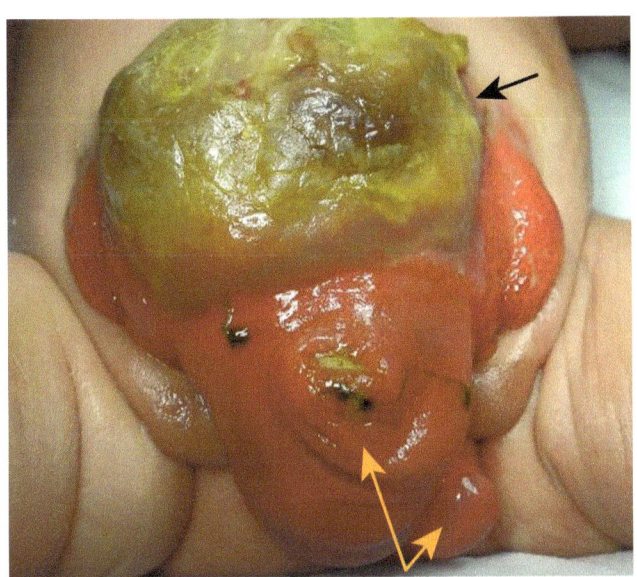

Figura 40.21 Defeito grave de extrofia cloacal (OEIS) em recém-nascido com onfalocele grande com defeito no fígado (*seta preta*), placas de extrofia da bexiga desdobradas, intestino grosso muito curto e íleo aberto no centro da placa intestinal da bexiga (*setas laranja*).

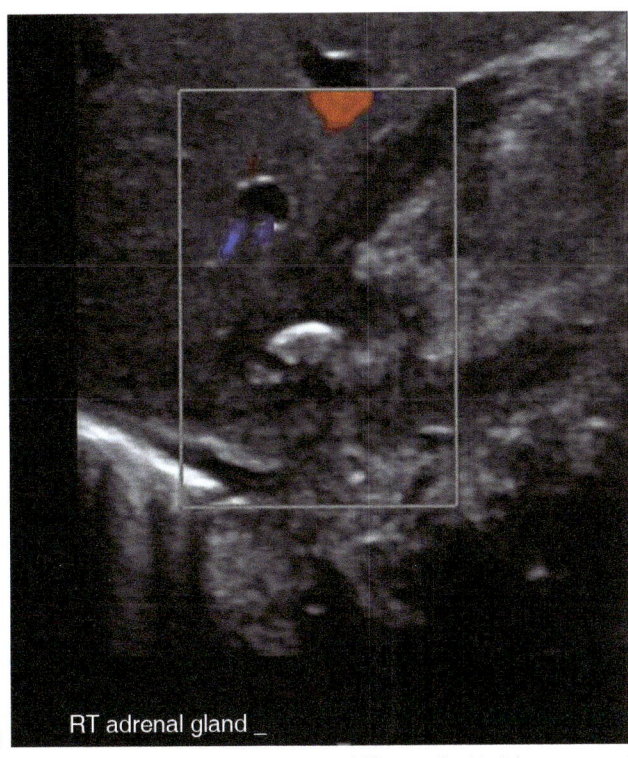

Figura 40.25 B. O mesmo paciente com calcificação da glândula suprarrenal direita (RT adrenal grand) 3 semanas após a hemorragia suprarrenal bilateral vista pela primeira vez na ultrassonografia.

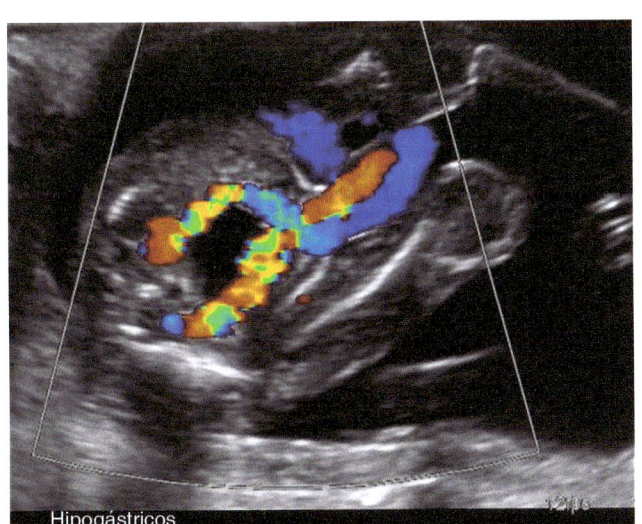
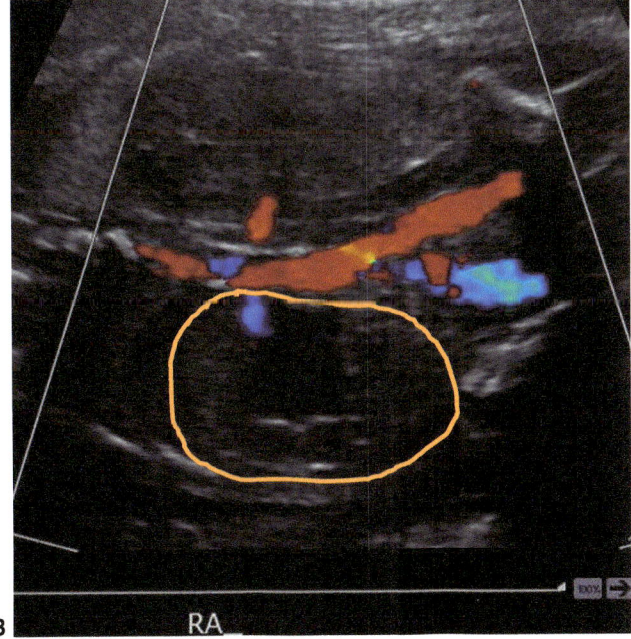

Figura 40.26 A. Ultrassonografia pré-natal no feto de 18 semanas demonstrando a presença de bexiga entre os vasos hipogástricos. **B.** Mesmo feto de 22 semanas de gestação com hidronefrose direita (*círculo*) com artérias renais (RA) vistas com medições de Doppler.

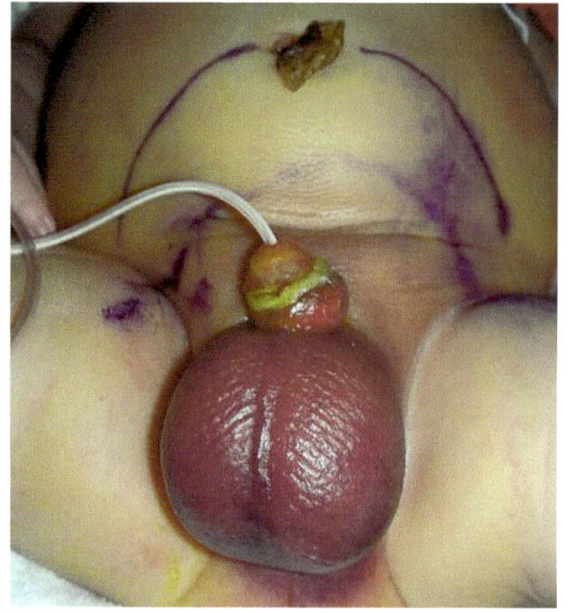
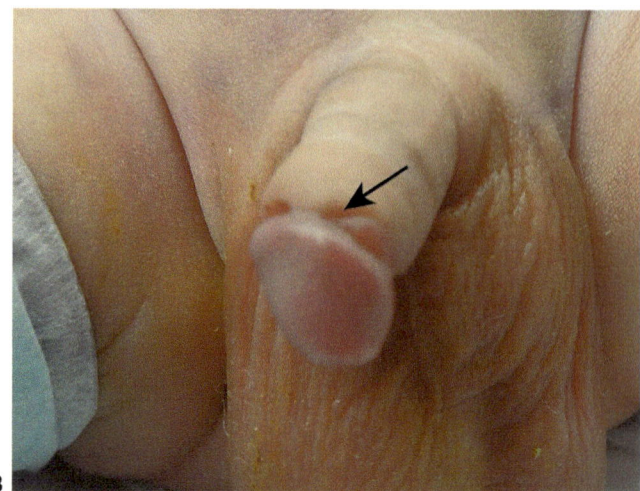
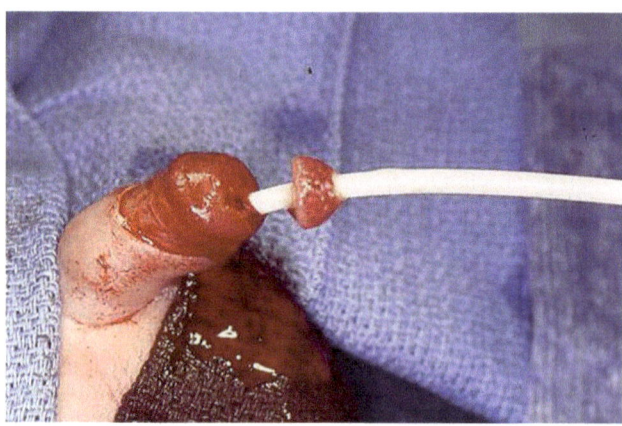

Figura 40.35 A. RN com fasciite necrosante (gangrena de Fournier) depois de uma circuncisão do recém-nascido. Observe áreas de progressão da celulite e induração no escroto. **B.** Ponte de pele peniana 1 semana após a circuncisão do recém-nascido (ver *seta*). **C.** Amputação parcial da glande na circuncisão neonatal com pinça de Mogen.

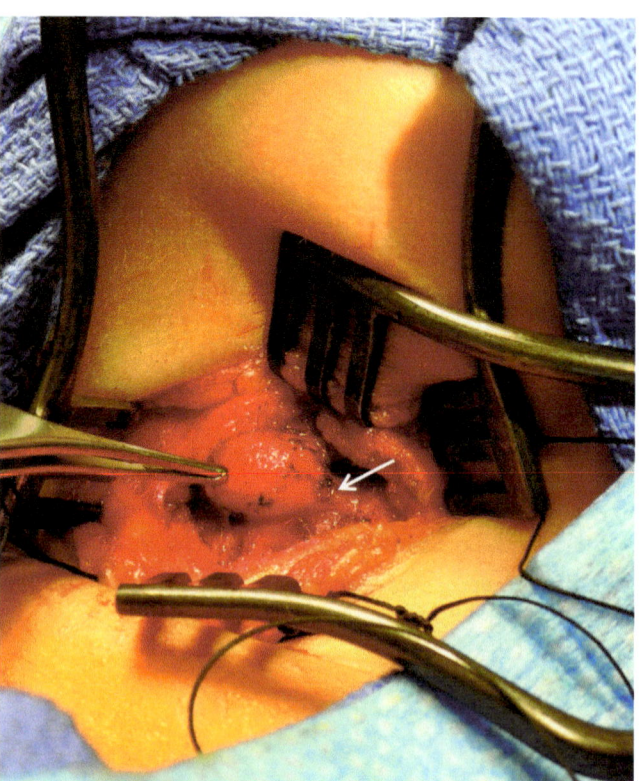

Figura 41.2 Excisão operatória de um cisto do ducto tireoglosso. Observe a localização na linha média da lesão e sua ligação ao osso hioide subjacente (*seta*).

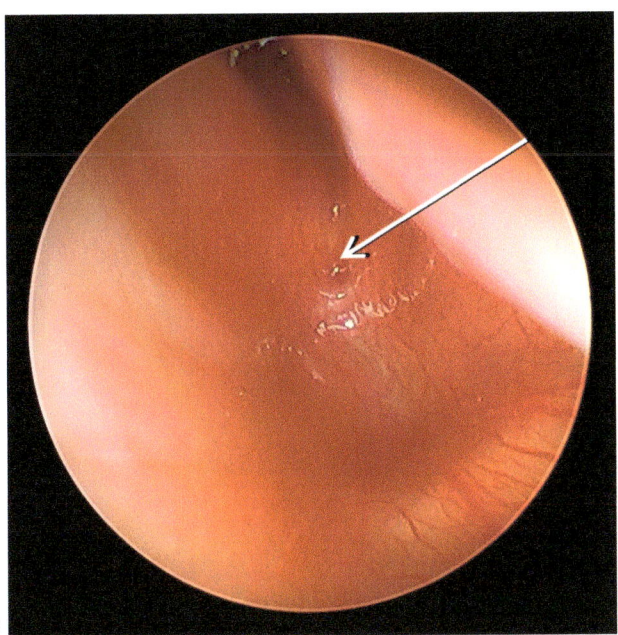

B

Figura 41.5 B. A visualização endoscópica correlativa mostra o fundo cego no cóano (*seta*).

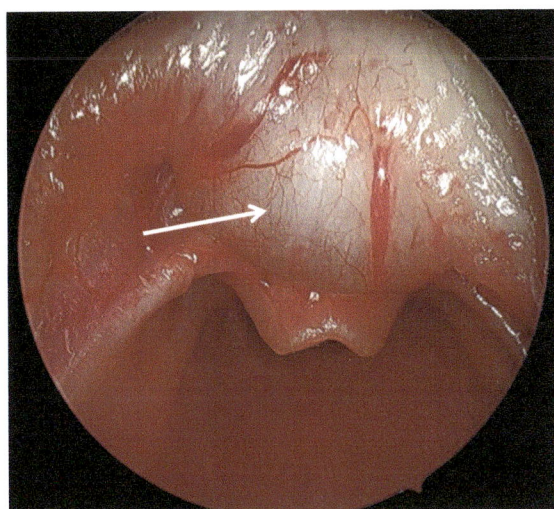

Figura 41.6 Visualização endoscópica pré-operatória de um cisto de valécula (*seta branca*). Observe sua posição, assim como sua associação com a base da língua e o deslocamento do epiglote.

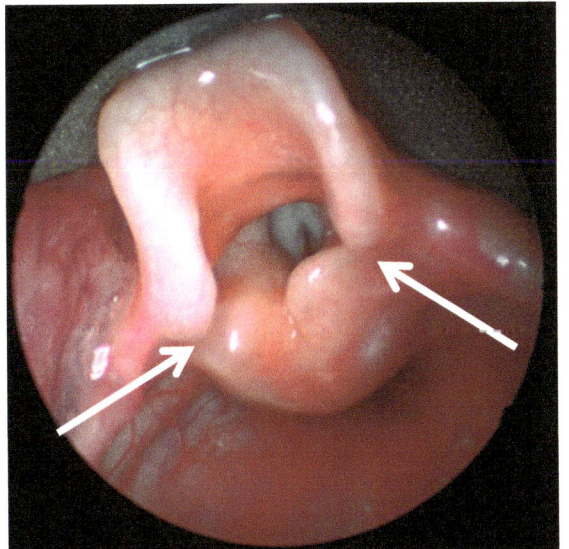

A

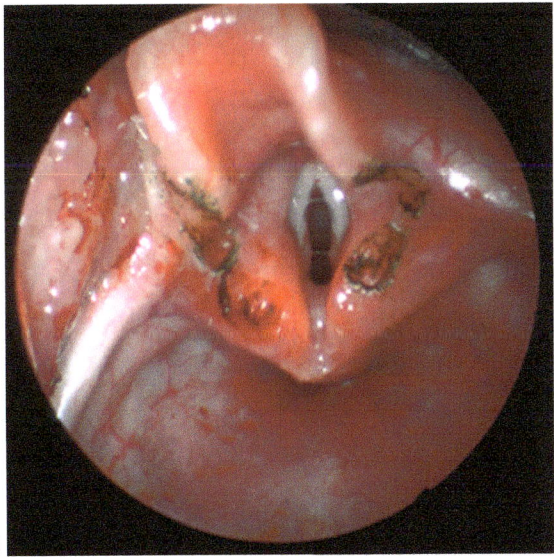

B

Figura 41.7 A. Visualização endoscópica clássica de um paciente com laringomalacia grave. Observe as pregas ariepiglóticas encurtadas (*setas brancas*), assim como o prolapso supraglótico que limita a visualização das cordas vocais subjacentes. **B.** A supraglotoplastia a *laser* foi realizada para aliviar a causa da obstrução e criar melhor visualização das cordas vocais.

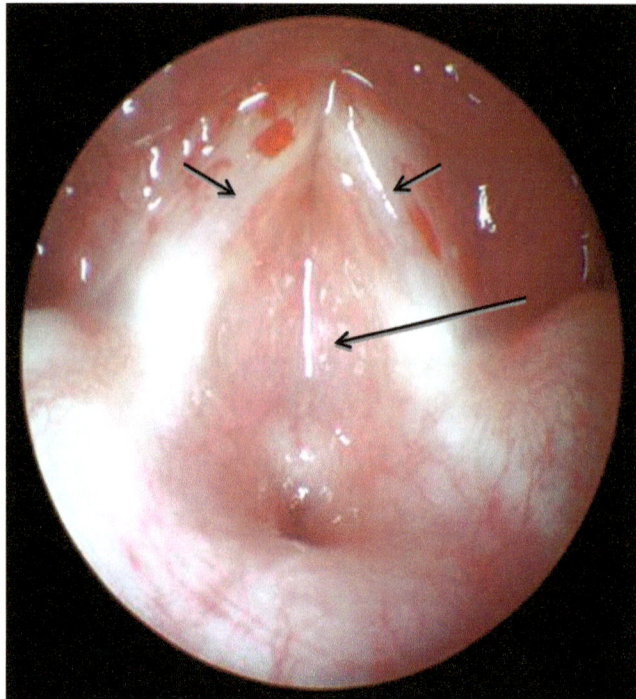

Figura 41.8 Membranas laríngeas congênitas graves. Este paciente necessitou de colocação de tubo de traqueostomia de emergência. O rastreamento pré-natal teria provocado SOCVRS, momento em que um procedimento TIPEX poderia ter sido planejado (*setas pequenas* indicam cordas vocais, *seta grande* indica glote completamente obstruída por membrana congênita).

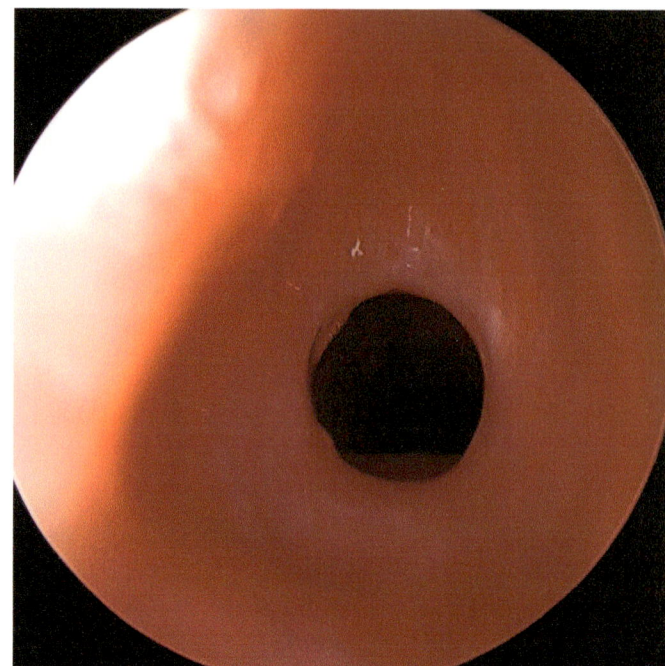

Figura 41.10 Estenose subglótica adquirida de intubação traumática. Observe a fibrose circunferencial madura.

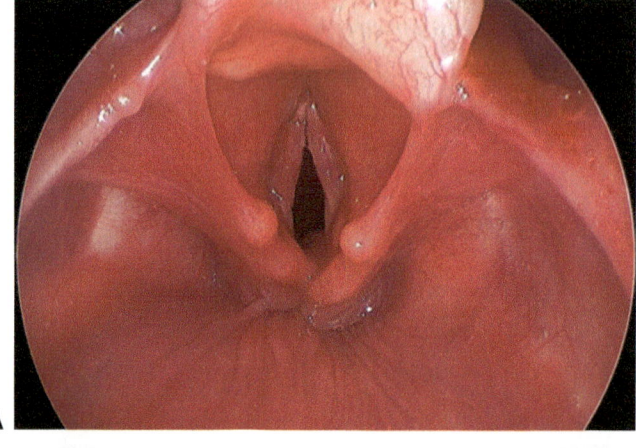

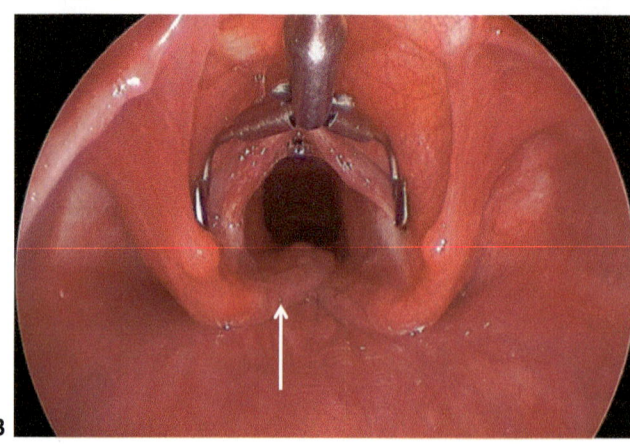

Figura 41.9 A. Visualização endoscópica de um paciente com uma fenda laríngea. É difícil reconhecer a lesão completamente antes do afastamento das cordas vocais. **B.** Com as cordas vocais afastadas, a fenda posterior pode ser reconhecida estendendo-se abaixo do nível das cordas vocais (*seta branca*).

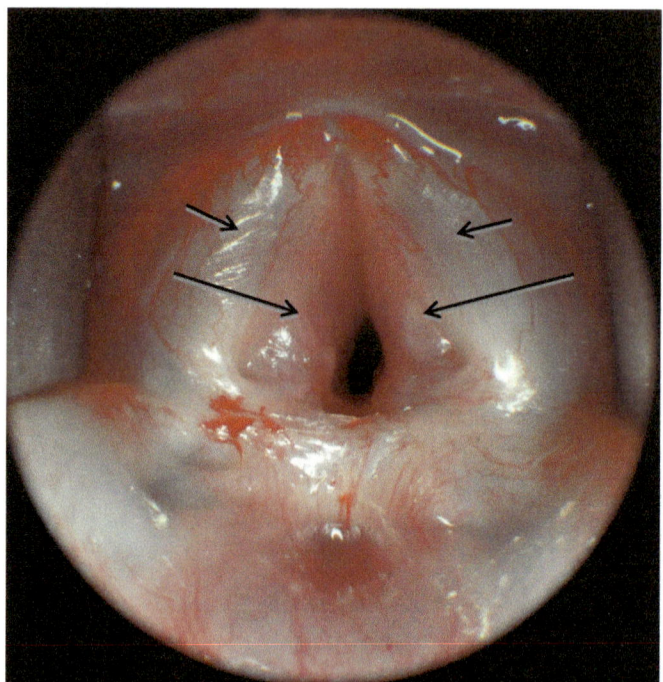

Figura 41.11 Hemangioma subglótico bilateral grande (*setas grandes*) imediatamente adjacente às cordas vocais (*setas pequenas*) causando estridor com piora progressiva.

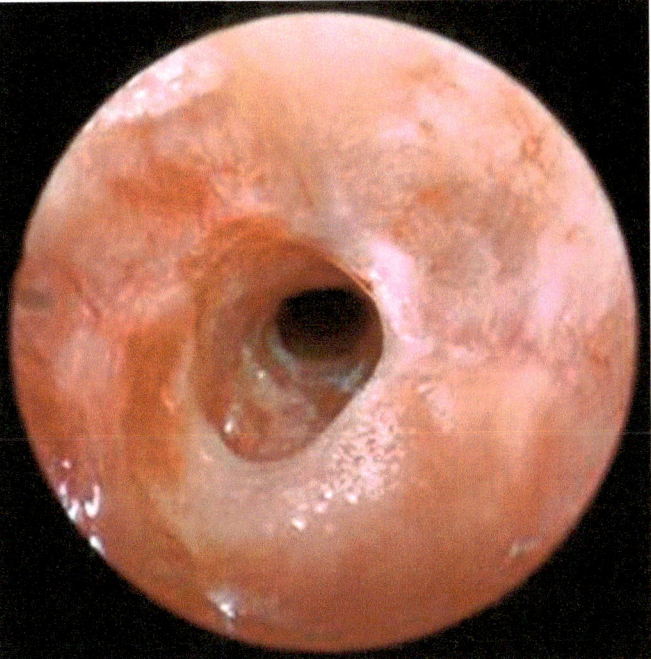

Figura 41.12 Estenose traqueal adquirida de intubação traumática. Observe a estenose em múltiplos níveis com fibrose circunferencial.

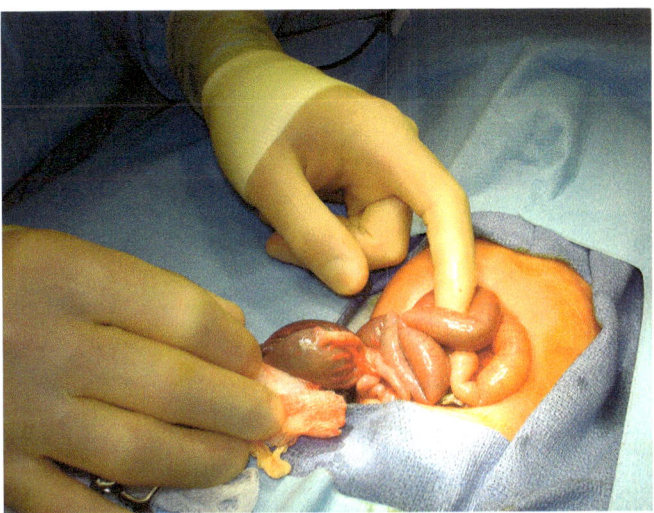

Figura 41.19 Atresia jejunal do tipo 1.

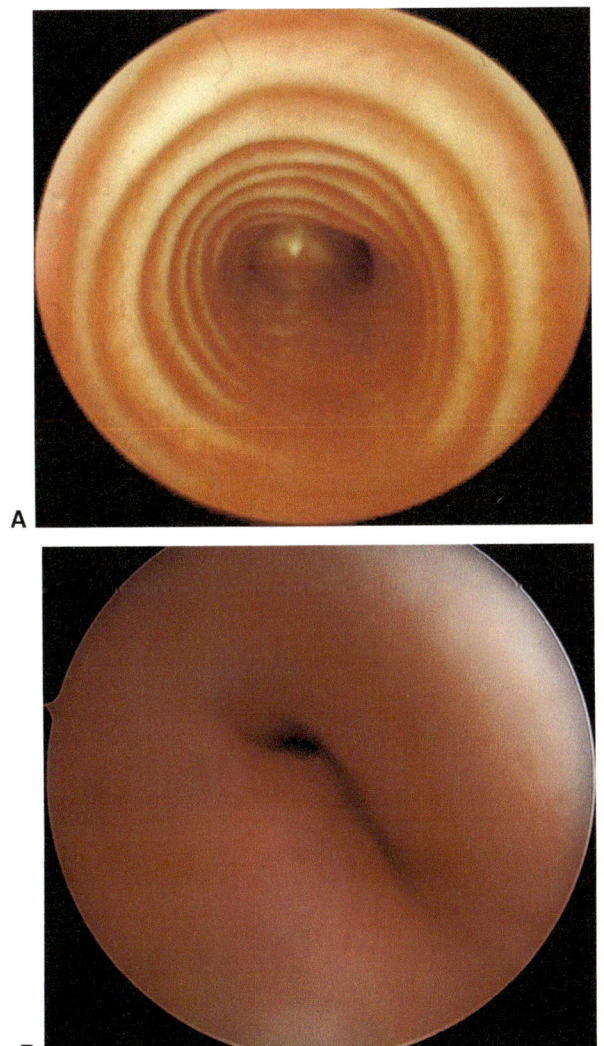

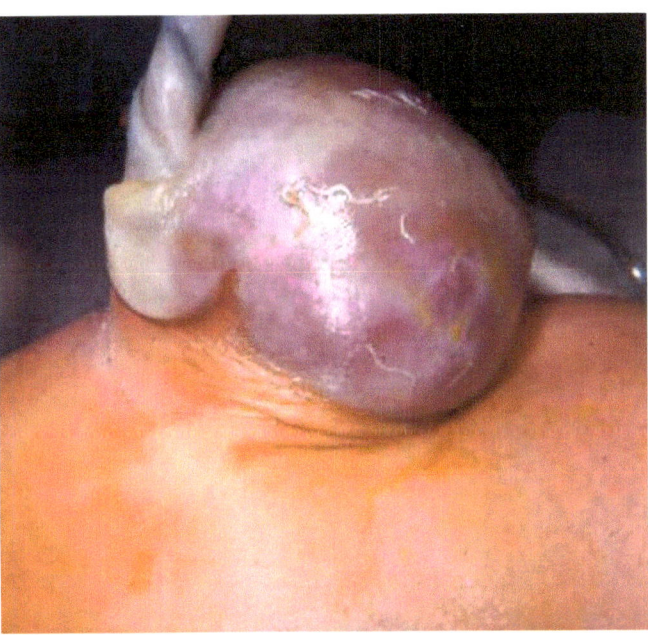

Figura 41.21 A figura mostra onfalocele coberta com saco.

Figura 41.13 A. Traqueia normal que exibe anéis cartilaginosos bem-definidos e parede posterior membranosa. **B.** Traqueomalacia com colapso das vias respiratórias distalmente resultante da compressão vascular a partir de um arco aórtico duplo. Observe o grande componente da parede membranosa.

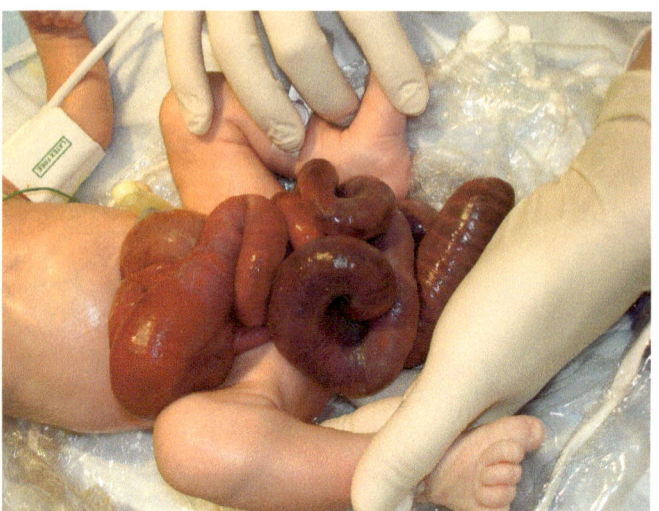

Figura 41.22 **Gastrosquise com intestino opaco e espesso.**

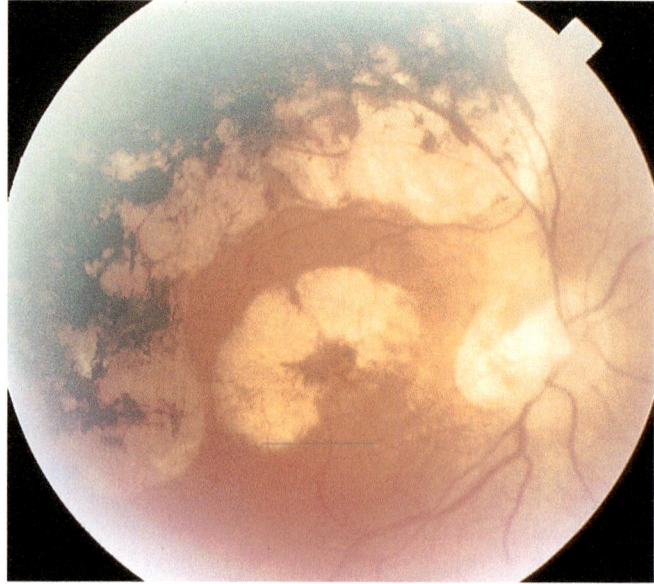

Figura 44.3 **Diversas cicatrizes coriorretinianas em um paciente com histórico de toxoplasmose congênita.** De Gold DH, Weingeist TA. *Color atlas of the eye in systemic disease*. Baltimore, MD: Lippincott Williams & Wilkins, 2001.

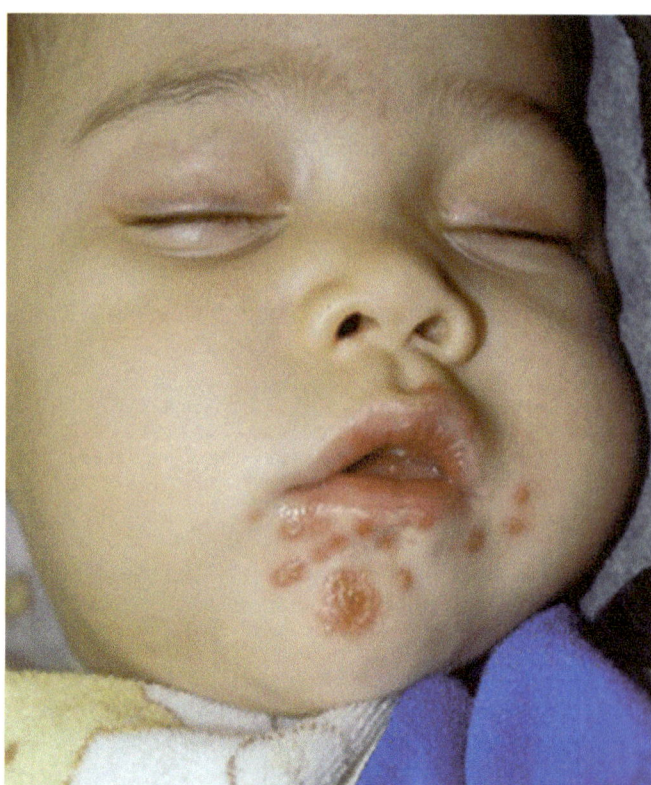

Figura 44.5 **Estomatite viral por herpes-vírus simples.** Recém-nascido com lesões extraorais pelo HSV. Cortesia do Dr. George A. Datto, III.

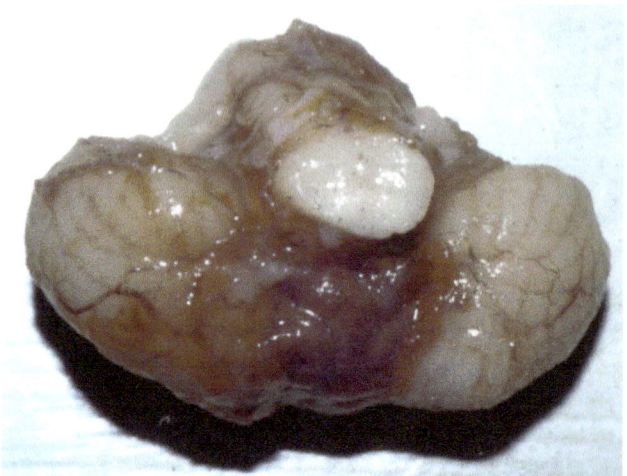

Figura 46.13 **Tronco encefálico e cerebelo *post mortem*, aos 3 meses de idade, de um recém-nascido prematuro com HIVe e DVPH demonstrando deposição de tecido conjuntivo ao redor do tronco encefálico.**

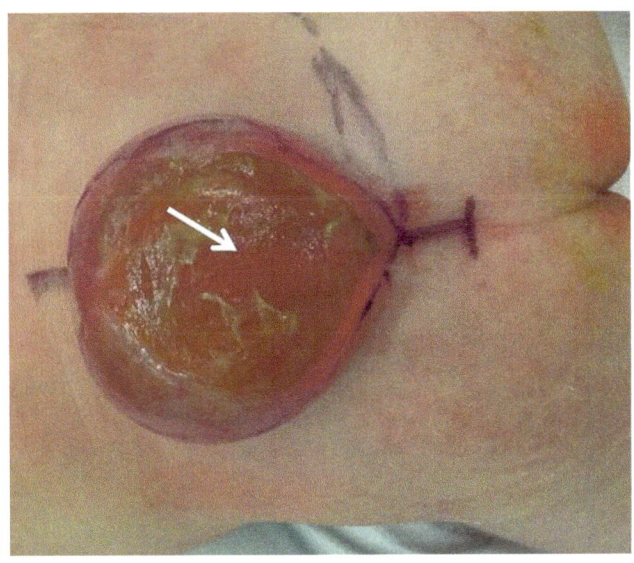

Figura 47.5 A. Fotografia pré-operatória de mielomeningocele lombossacral; a *seta* aponta para a linha média do placoide.

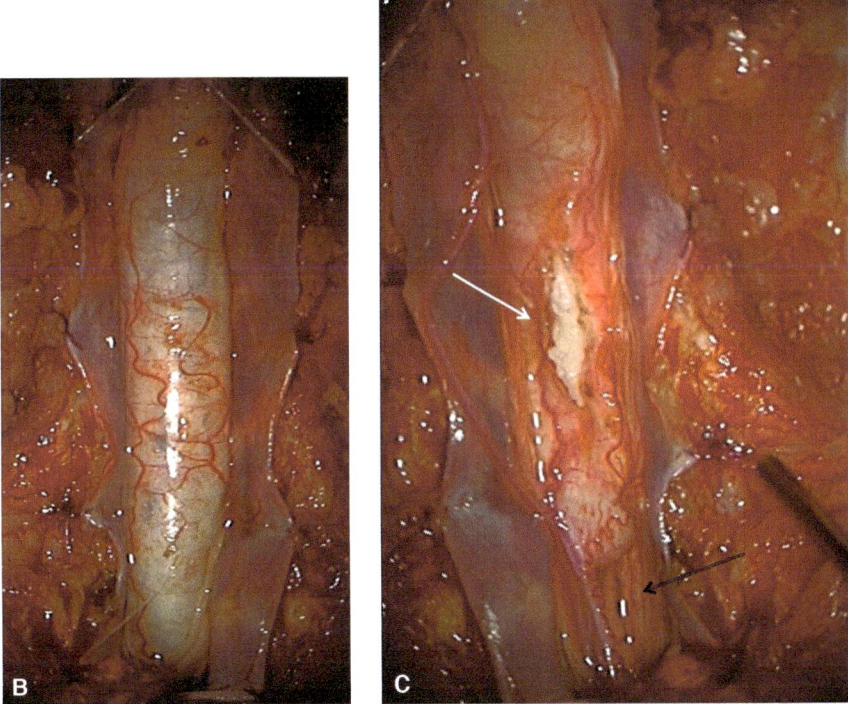

Figura 47.6 B. Fotografia pré-operatória mostrando a dura-máter aberta na linha média; o cisto dermoide está visível no saco dural e extrui queratina branca (*seta branca*) ao ser aberto (**C**); os nervos da cauda equina são evidentes inferiormente (*seta preta*).

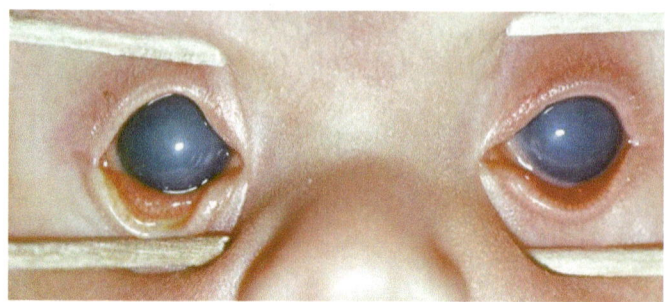

Figura 50.4 Esta córnea está difusamente opacificada e aumentada por causa de glaucoma infantil.

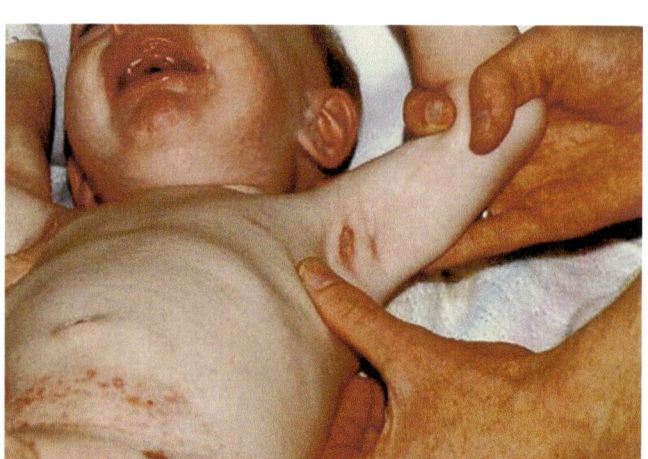

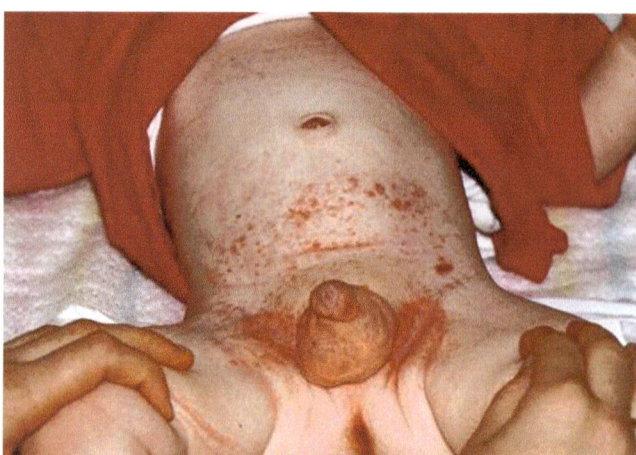

Figura 49.3 Apresentações cutâneas de HCL do recém-nascido.

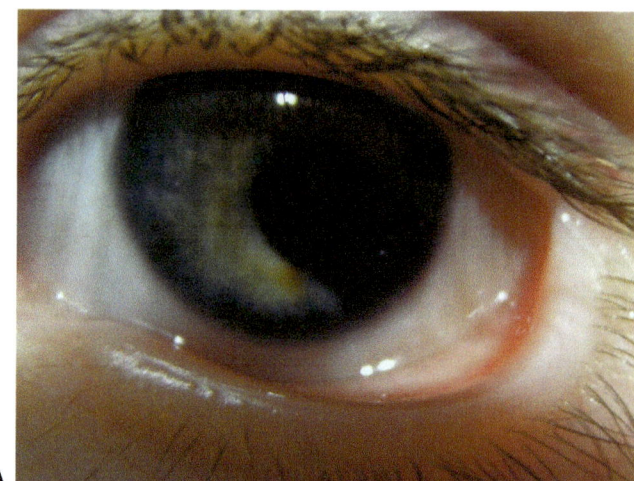

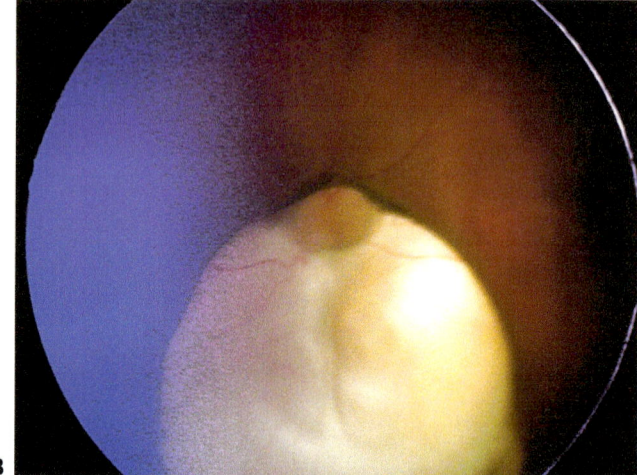

Figura 50.5 A. O defeito inferior da íris, que se assemelha a um buraco de fechadura, não prejudica a visão. **B.** Neste coloboma do polo posterior do fundo de olho, o nervo óptico aparece no topo. Um defeito tão grande quanto este comprometerá a visão, especialmente se as fibras para a mácula forem deficientes.

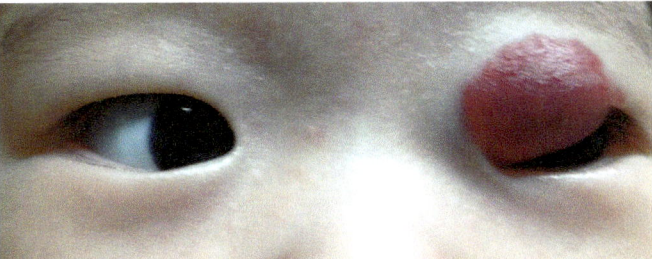

Figura 50.6 Um hemangioma da pálpebra não compromete a visão, ainda que seja grande.

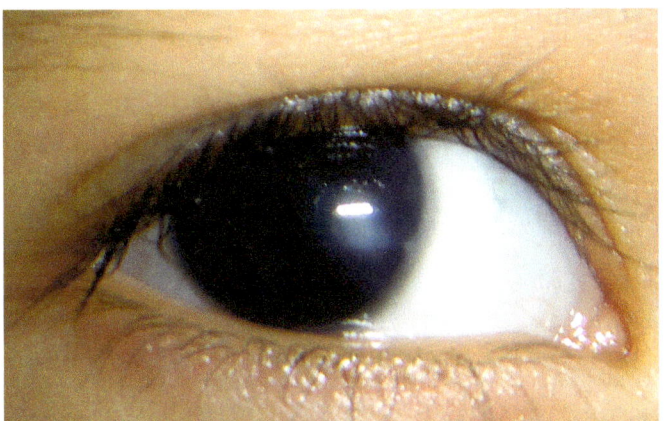

Figura 50.7 Neste caso unilateral de anomalia de Peters, a córnea é opaca no centro e transparente na periferia. Cortesia de Dr. Federico Velez.

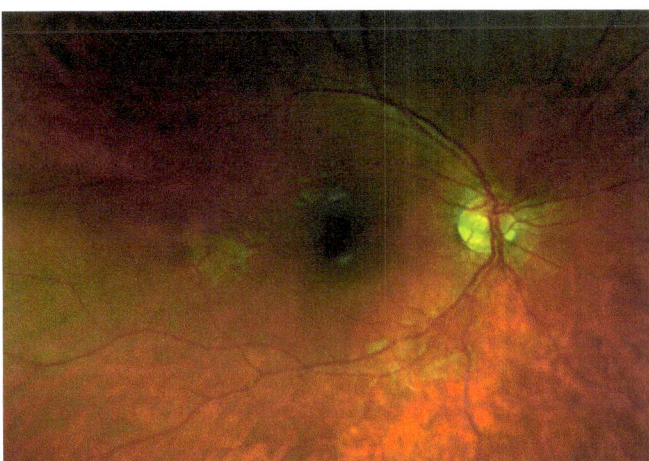

Figura 50.10 O diagnóstico de hipoplasia do nervo óptico, embora não seja extremamente pequeno, é revelado pelos anéis brancos representando a esclera e anéis de pigmentação representando o epitélio pigmentar da retina.

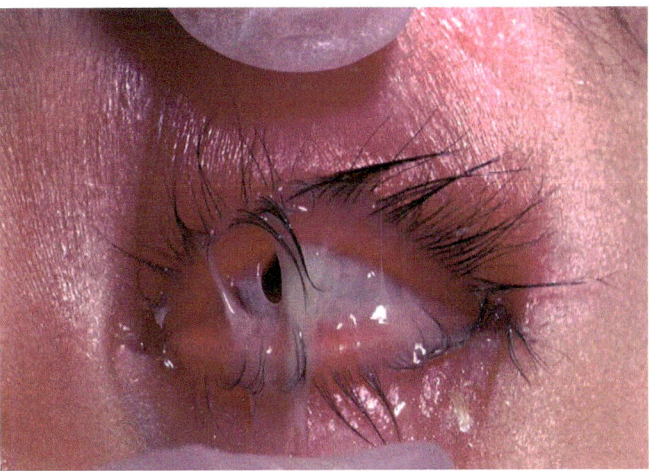

Figura 50.11 Oftalmia neonatal gonocócica.

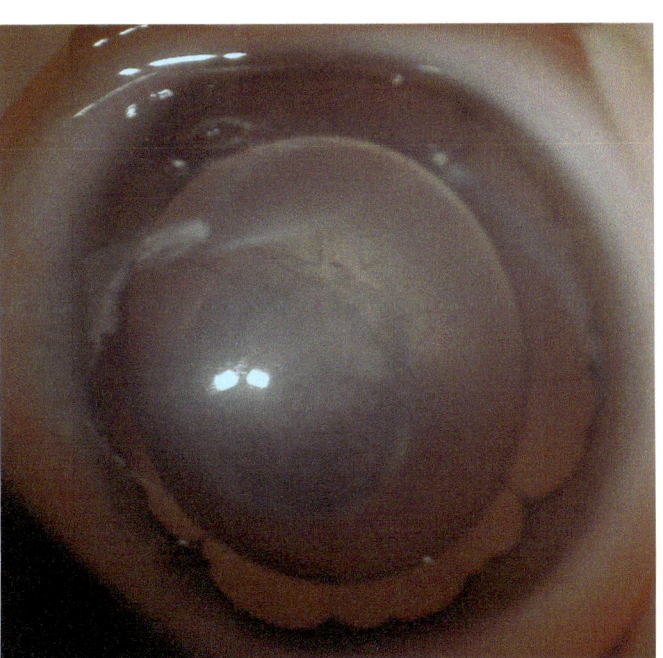

Figura 50.8 A aniridia é evidente pela íris praticamente inexistente. Cortesia de Dr. Federico Velez.

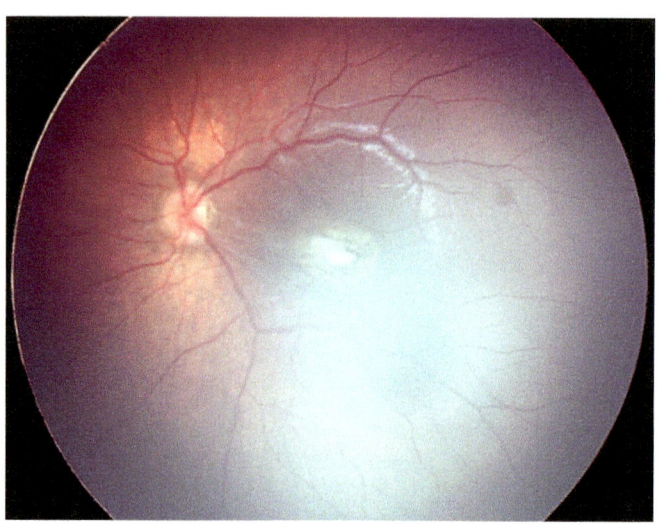

Figura 50.13 **Cicatriz coriorretiniana grande destruiu a fóvea nesta criança com toxoplasmose.** Cortesia de Dra. Irena Tsui.

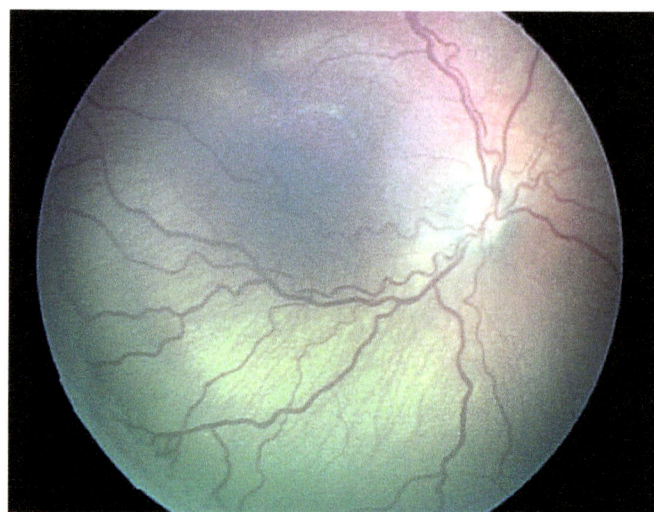

Figura 50.15 **Na retinopatia da prematuridade no estágio 3, aplica-se laser ou crioterapia quando todos os critérios são satisfeitos.** Repare a dilatação e tortuosidade dos vasos retinianos na "doença *plus*".

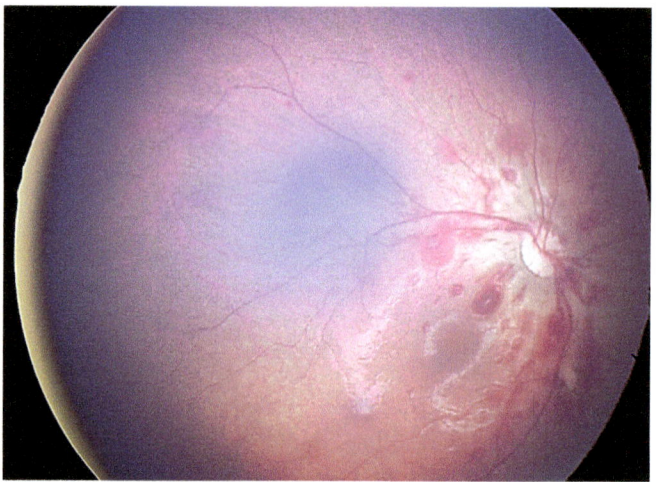

Figura 50.14 **Hemorragias da retina em recém-nascido com 1 dia de vida.** Cortesia de Dra. Irena Tsui.

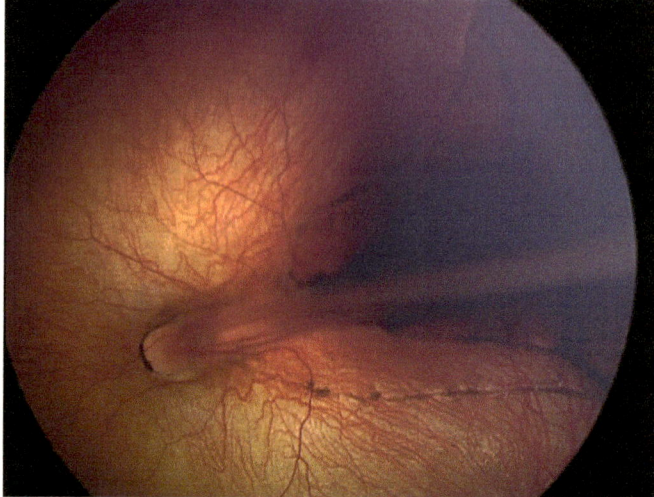

Figura 50.17 **A mácula é arrastada lateralmente entre as pregas retinianas na retinopatia da prematuridade cicatricial.**

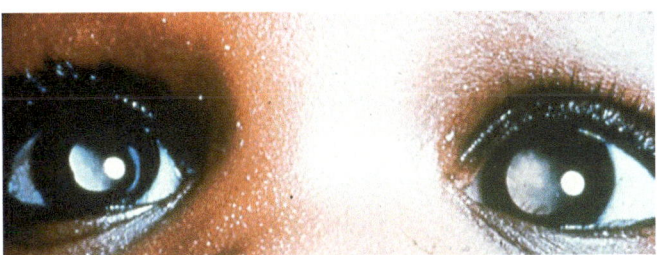

Figura 50.18 Este recém-nascido apresenta leucocoria bilateral. A história familiar de doença de Norrie simplificou o diagnóstico.

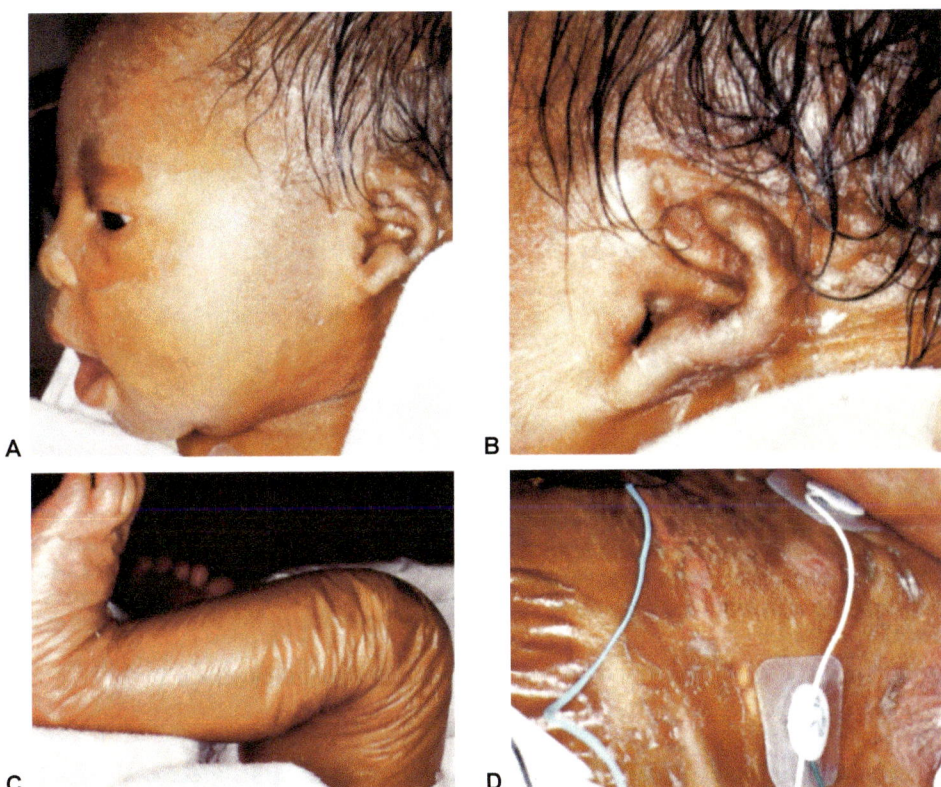

Figura 51.2 Bebê colódio. Descamação lamelar do recém-nascido. A e **C.** O recém-nascido aparece envolvido em uma cobertura que lembra um colódio seco. O rosto está relativamente imóvel, e o crescimento da parte cartilaginosa do nariz está restrito. Existe ectrópio discreto. **B.** As orelhas estão distorcidas com fixação à cabeça. **D.** Alguns dias após o nascimento, surgem fissuras na pele e descamação em lâminas ou escamas grossas, deixando fissuras hemorrágicas e uma base eritematosa. Em Fletcher MA. *Physical diagnosis in neonatology*. Philadelphia, PA: Lippincott-Raven Publishers, 1998:130, Fig. 33a–d.

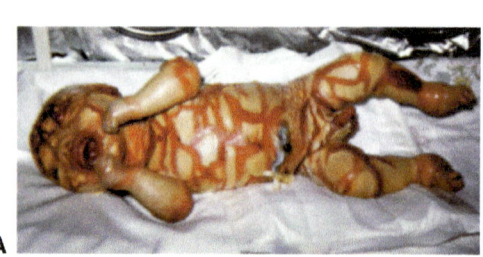
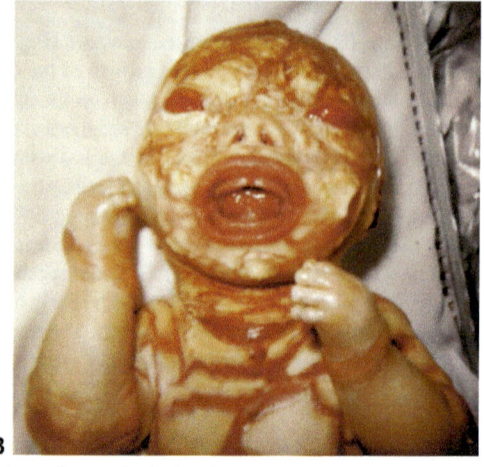

Figura 51.3 Feto arlequim. A. Há comprometimento total com restrição importante do movimento, inclusive das excursões respiratórias. **B.** As mucosas internas estão normais. Observe o ectrópio dos olhos e eclábio da boca, o crescimento restrito nasal e dos olhos e hipoplasia dos dedos e das unhas. Em Fletcher MA. *Physical diagnosis in neonatology.* Philadelphia, PA: Lippincott-Raven Publishers, 1998:130, Fig. 34A and B.

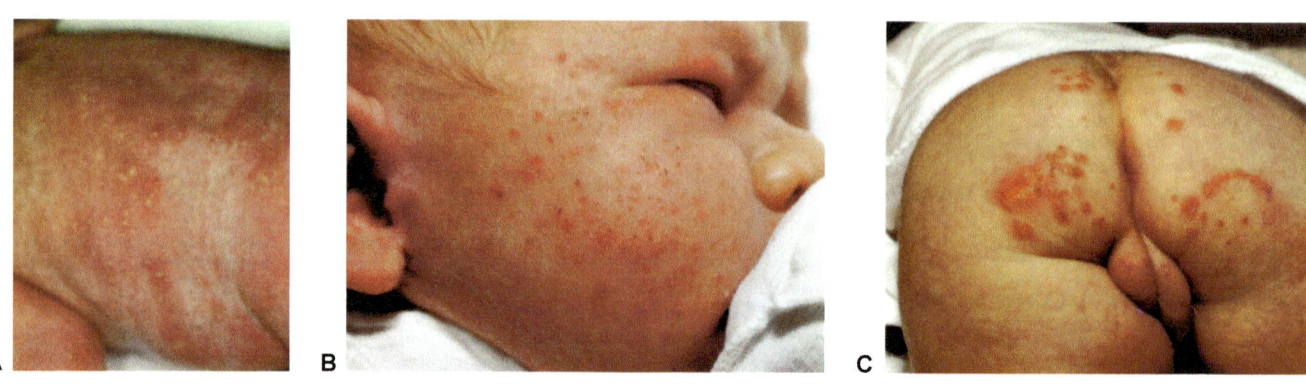

Figura 51.4 Eritema tóxico neonatal (ETN). A. Padrão habitual com a maioria das lesões no tronco e na face, e menos lesões nos membros. **B.** Pápulas crostosas. A formação extrema de crostas ocorre em recém-nascidos de pele mais clara. **C.** Formação extrema de pústulas que parecem infecção por herpes-vírus em um RN sem outras alterações. Em Fletcher MA. *Physical diagnosis in neonatology.* Philadelphia, PA: Lippincott-Raven Publishers, 1998:136, Fig. 39.

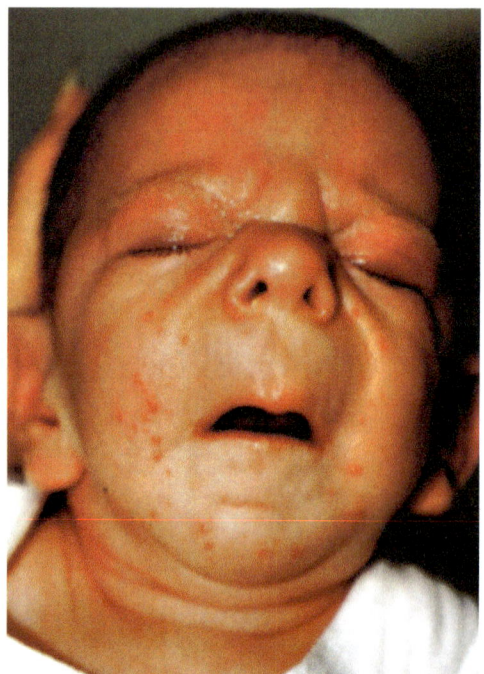

Figura 51.5 Acne neonatal. RN apresenta fácies da síndrome de Lange com evidências de acne pustular na face. Observe a base eritematosa em cada pústula. Em Fletcher MA. *Physical diagnosis in neonatology.* Philadelphia, PA: Lippincott-Raven Publishers, 1998:138, Fig. 42.

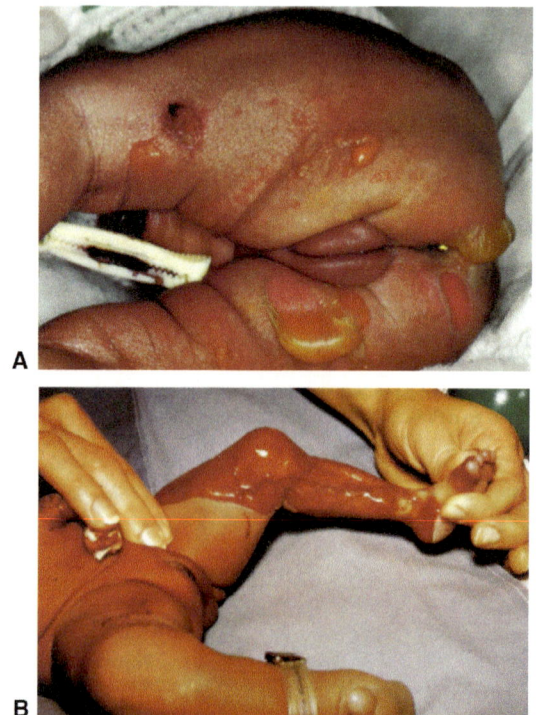

Figura 51.6 Epidermólise bolhosa. A. As áreas de desnudamento estão adjacentes a áreas de bolhas flácidas. O desnudamento inclui a base do umbigo. **B.** Em vez de bolhas flácidas, há desnudamento total do membro inferior subdesenvolvido mostrando anatomia subcutânea. Em Fletcher MA. *Physical diagnosis in neonatology.* Philadelphia, PA: Lippincott-Raven Publishers, 1998:140, Fig. 46A and B.

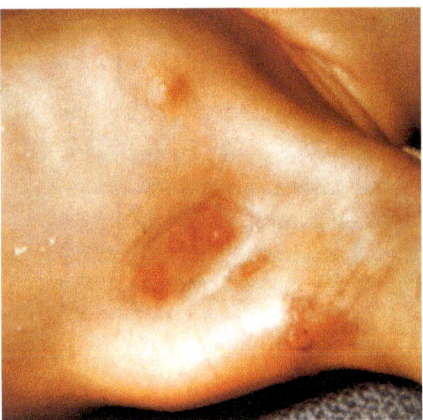

Figura 51.7 Herpes-vírus simples. Aspecto no 12º dia de vida. As primeiras lesões são circulares; a extensão é aparentemente fora da marcação. Em Fletcher MA. *Physical diagnosis in neonatology.* Philadelphia, PA: Lippincott-Raven Publishers,1998:138, Fig. 43.

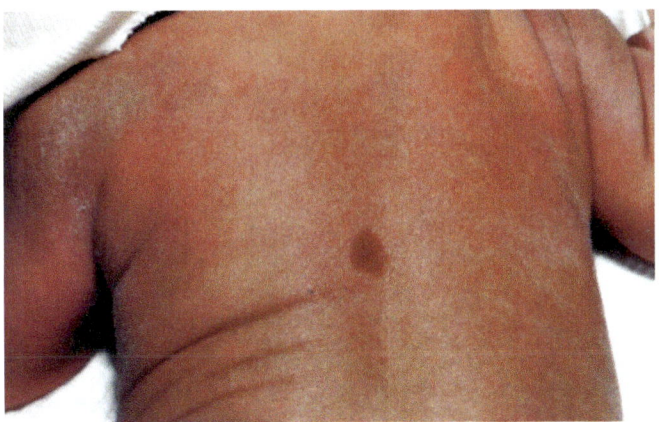

Figura 51.8 Mancha café com leite. Em Fletcher MA. *Physical diagnosis in neonatology.* Philadelphia, PA: Lippincott-Raven Publishers, 1998:156, Fig. 69.

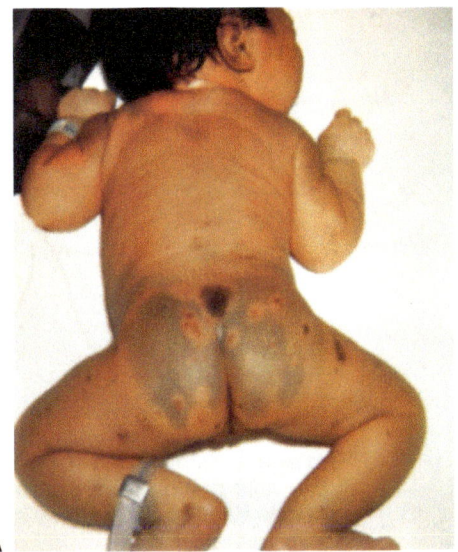

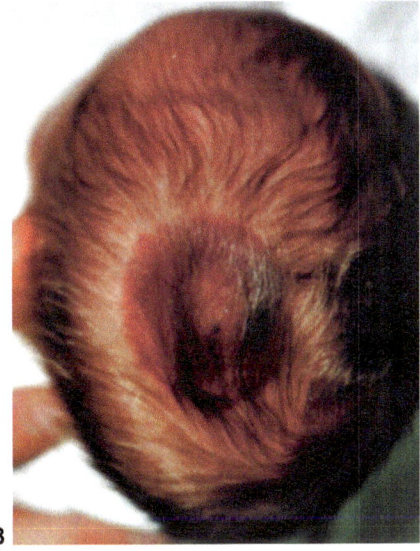

Figura 51.9 A. Nevos melanocíticos congênitos. A localização e o tamanho desse nevo exigem que seja investigada a existência de espinha bífida oculta associada à medula espinal ancorada. Outras lesões que se correlacionam a defeitos subjacentes da coluna vertebral são hemangiomas, lipomas, apêndices cutâneos ou um nevo em cauda de fauno que possui longos tufos de cabelo. Não há manchas mongólicas em torno desses nevos pigmentados. As lesões mais escuras provavelmente irão escurecer ainda mais e desenvolver pelos mais proeminentes durante os 2 primeiros anos de vida. Não é possível determinar ao nascimento se as lesões claras ficarão mais escuras. Quando múltiplas áreas estão comprometidas, o diagnóstico diferencial inclui hematopoese extramedular dérmica, melanoma primário congênito e melanoma metastático; a biopsia pode ser necessária para distinguir a causa. **B.** Nevo sebáceo no couro cabeludo. Em Fletcher MA. *Physical diagnosis in neonatol*

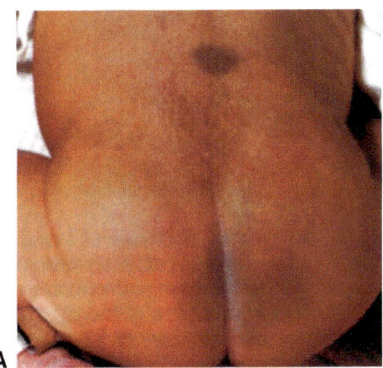

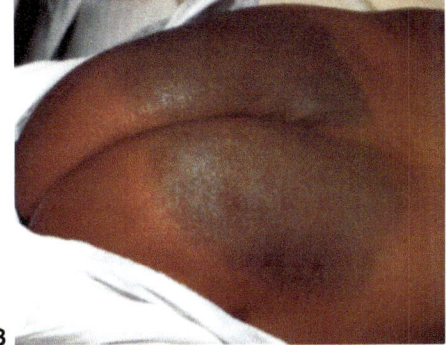

Figura 51.10 Manchas mongólicas. Em Fletcher MA. *Physical diagnosis in neonatology.* Philadelphia, PA: Lippincott-Raven Publishers, 1998:124, Fig. 19.

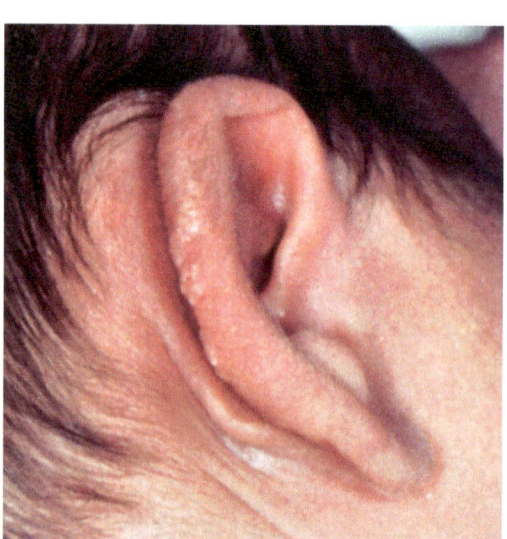

Figura 51.11 Nevo epidérmico na orelha. Normalmente, há pouca coloração associada a nevo epidérmico, a menos que um RN esteja suficientemente ictérico para ficar *amarelo*. Em Fletcher MA. *Physical diagnosis in neonatology*. Philadelphia, PA: Lippincott-Raven Publishers, 1998:147, Fig. 56.

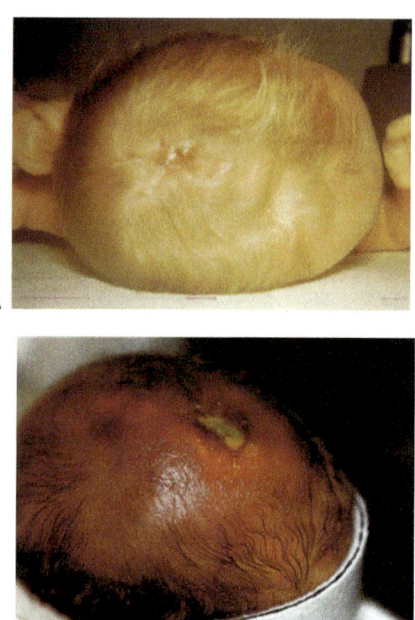

Figura 51.12 Aplasia cutânea do couro cabeludo. A. Resolução da lesão. **B.** Lesão aguda. Em Fletcher MA. *Physical diagnosis in neonatology*. Philadelphia, PA: Lippincott-Raven Publishers, 1998:183, Fig. 9.

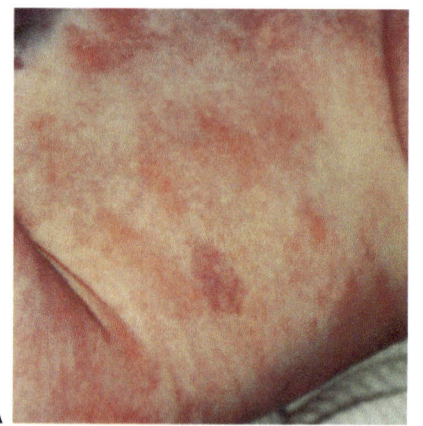
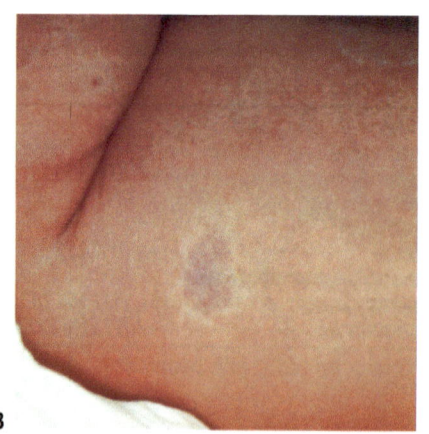
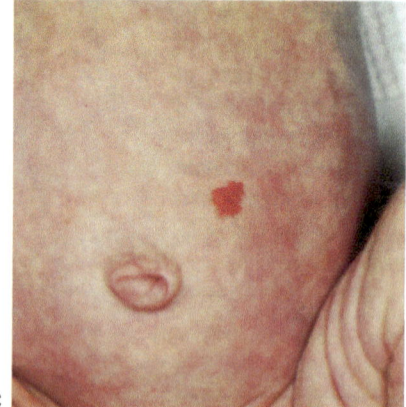
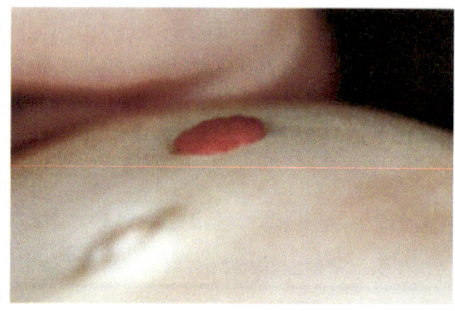

Figura 51.13 A. Hemangioma precoce no abdome à primeira vista parece ser uma equimose, mas embranquece à compressão. **B.** Friccionar a área causa branqueamento na periferia, mas dilatação dos vasos no centro. O RN apresenta eritema tóxico acentuado que é evidente até que ele comece a chorar e a pele fique corada. **C.** Em um RN prematuro com 3 semanas de idade, o hemangioma é vermelho brilhante. Observe o mosqueamento fisiológico. **D.** Na idade gestacional corrigida de 4 meses, o hemangioma atingiu seu tamanho total, mas não começou a involuir. Em Fletcher MA. *Physical diagnosis in neonatology*. Philadelphia, PA: Lippincott-Raven Publishers, 1998:144.

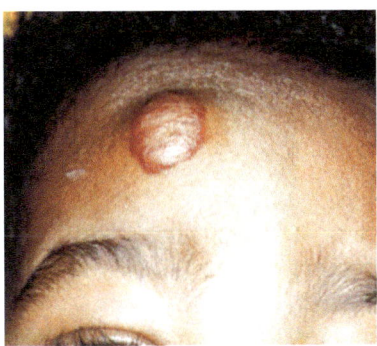

Figura 51.14 Hemangioma começando a involuir com amolecimento; alguma perda de volume no centro e mudança de cor de *vermelho* para *cinza*. Com mais involução, a massa irá retrair. A maioria mal é visível na idade escolar. Em Fletcher MA. *Physical diagnosis in neonatology*. Philadelphia, PA: Lippincott-Raven Publishers, 1998:145, Figura 51.

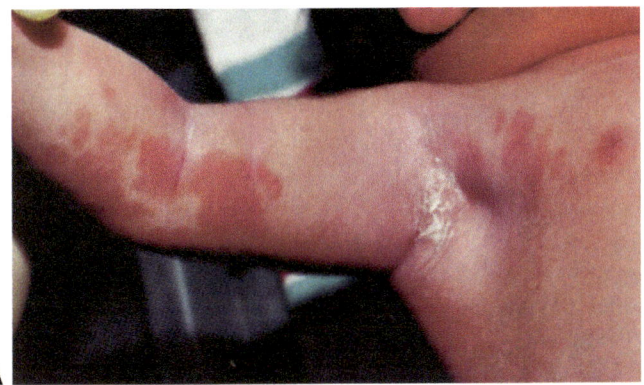

A

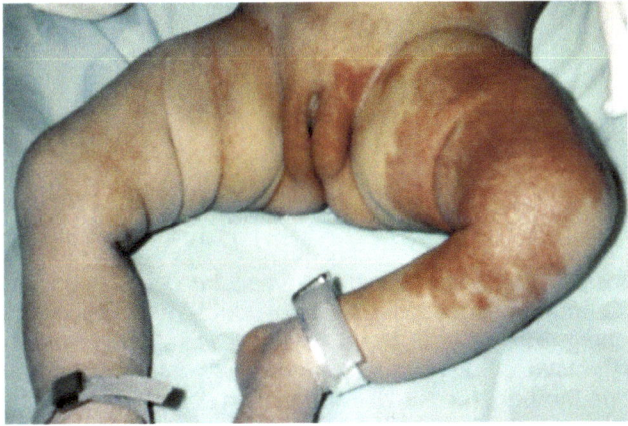

B

Figura 51.15 Pigmentação vascular nos braços e nas pernas. A. A pigmentação vascular sutil provavelmente desaparecerá. **B.** A pigmentação cor de vinho do Porto, mais acentuada, não desaparecerá. No momento do parto, é difícil afirmar com certeza quais lesões são manchas vasculares cujas dimensões não aumentarão e quais são hemangiomas que irão proliferar. Ao final do período neonatal, a distinção será mais fácil. Em Fletcher MA. *Physical diagnosis in neonatology*. Philadelphia, PA: Lippincott-Raven Publishers, 1998:153, Fig. 63.

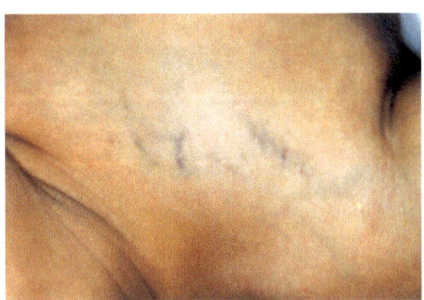

Figura 51.16 Malformação venosa no hemitórax superior direito. Essa lesão demonstra proeminência de vasos superficiais, mas, frequentemente, as malformações vasculares são tão profundas que seu componente vascular não é visível. Essa lesão não apresentou alteração de tamanho ou aspecto no primeiro ano. Em Fletcher MA. *Physical diagnosis in neonatology*. Philadelphia, PA: Lippincott-Raven Publishers, 1998:145, Fig. 54.

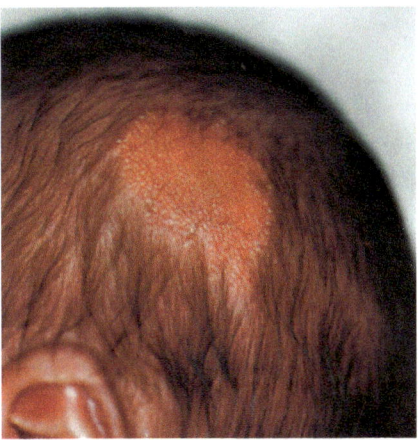

Figura 51.18 Nevo sebáceo no couro cabeludo. Inicialmente rosa-claro ou amarelo, a superfície parece cérea e tem pouco ou nenhum cabelo. Em Fletcher MA. *Physical diagnosis in neonatology*. Philadelphia, PA: Lippincott-Raven Publishers, 1998:148, Fig. 57.

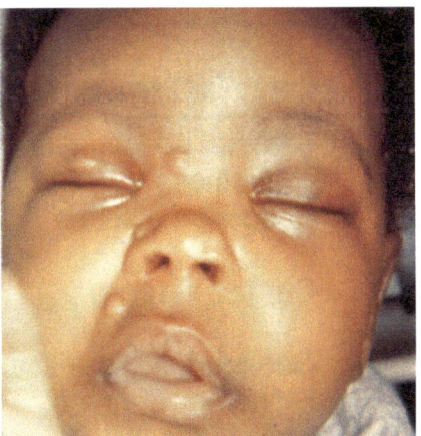

Figura 51.19 Xantogranuloma juvenil. Três lesões aparecem perto da linha média. Uma quarta está na pálpebra direita. Em Fletcher MA. *Physical diagnosis in neonatology*. Philadelphia, PA: Lippincott-Raven Publishers, 1998:147, Fig. 55.

PARTE 1

Considerações Gerais

1 O Escopo e a Organização da Neonatologia | Comparações Globais e Norte-Americanas

Judy L. Aschner, Stephen W. Patrick, Ann R. Stark e Shoo K. Lee

INTRODUÇÃO

Nos últimos 50 anos, testemunhamos extraordinários progressos na medicina perinatal acompanhados por melhorias significativas nos desfechos dos nascimentos. A especialidade da medicina materno-fetal melhorou os desfechos maternos e neonatais para gestantes de alto risco devido a distúrbios fetais, doenças crônicas maternas ou quadros clínicos associados à gravidez, como toxemia e diabetes gestacional. O surgimento da especialidade de neonatologia e a disponibilidade de unidades de terapia intensiva (UTI) neonatal com tecnologia avançada desenvolvida para o RN aumentaram as taxas de sobrevida e melhoraram os desfechos de prematuros ou de RNs com condições cirúrgicas ou clínicas graves. Em países desenvolvidos com amplos recursos, toda uma força de trabalho evoluiu com a especialização nas doenças adquiridas e congênitas e na fisiologia desenvolvimental única do RN. Essa convergência de especialização e recursos descreve as unidades de terapia intensiva neonatal atuais mais modernas dos EUA, Canadá e de países desenvolvidos da Europa e em todo o mundo. O atendimento multidisciplinar tornou-se a regra, e as famílias estão sendo cada vez mais integradas à equipe de assistência de saúde.

A realidade de infraestrutura, recursos e mão de obra são bastante diferentes nos países em desenvolvimento, principalmente na África do Sul e Sudeste Asiático, mas também em países em desenvolvimento das Américas do Norte e do Sul. As disparidades nas taxas de mortalidade materna e neonatal permanecem impressionantes apesar dos recentes investimentos e dos primeiros sinais de progressos em algumas regiões. Este capítulo irá explorar o escopo e a organização da assistência de saúde perinatal e neonatal com um foco nas (1) disparidades que persistem em muitos países com amplos recursos com base na raça, etnia, renda e acesso à assistência de saúde e (2) nas estatísticas de desfechos perinatais preocupantes em países em desenvolvimento com poucos recursos, que continuam sendo nosso desafio coletivo e são, direta ou indiretamente, fruto de desigualdades na distribuição de renda, infraestrutura, conhecimentos na área de saúde e acesso.

TAXAS DE MORTALIDADE INFANTIL, NEONATAL E PERINATAL

Comparações válidas das taxas de mortalidade infantil ao longo do tempo ou em diferentes países ou regiões geográficas exigem aceitação e aplicação de definições padronizadas, coleta de dados completos e confiança tanto no numerador como no denominador. Os dois últimos representam desafios ao tentar comparar os desfechos nos países com recursos, infraestrutura para a coleta de dados e expectativas culturais e valores muito diferentes.

Definições padronizadas

A taxa de mortalidade infantil (TMI), conforme definido pela Organização Mundial da Saúde (OMS) e pelo National Center for Health Statistics (NCHS) dos Centers for Disease Control and Prevention (CDC), é o número de mortes que ocorrem no primeiro ano de vida por 1.000 nascidos vivos. A TMI ainda pode ser dividida em neonatal (morte antes de 29 dias de idade) e pós-neonatal (morte entre 29 dias e 1 ano de idade) (Quadro 1.1). A taxa de mortalidade neonatal é mais frequentemente atribuível a saúde materna deficiente e complicações durante a gravidez ou no momento do parto. A taxa de mortalidade pós-neonatal apresenta uma gama mais ampla de etiologias, incluindo infecções, encefalopatia hipóxico-isquêmica, má nutrição, traumatismo e mortes relacionadas ao sono. A definição de mortalidade perinatal varia, mas tipicamente refere-se ao óbito fetal nas 20 semanas de gestação ou após ou ao óbito de um RN nos primeiros 7 dias de vida. Para fins de comparações internacionais, a taxa de mortalidade perinatal é o óbito de um feto ou RN que ocorre entre a 28ª semana de gestação e o sétimo dia após o parto (Quadro 1.1).

QUADRO 1.1

Definições padronizadas dos principais desfechos perinatais.

Desfecho perinatal	Definição
Taxa de mortalidade infantil	Número de mortes que ocorrem no primeiro ano de vida por 1.000 nascidos vivos
Taxa de mortalidade neonatal	Número de mortes antes de 29 dias de vida por 1.000 nascidos vivos
Taxa de mortalidade pós-neonatal	Número de mortes entre 29 dias de vida e 1 ano de idade por 1.000 nascidos vivos
Taxa de mortalidade perinatal	Número de mortes de fetos ou recém-nascidos desde a 20ª semana de gestação (ou 28ª semana para comparações internacionais) até 7 dias após o nascimento por 1.000 nascidos vivos
Nascimento pré-termo	Um nascido vivo antes de 37 semanas completas de gestação
Extremamente pré-termo	Nascimento antes de 28 semanas de gestação
Muito pré-termo	Nascimento entre 28 e 31 semanas completas de gestação
Pré-termo moderado a tardio	Nascimento entre 32 e 36 semanas completas de gestação
Baixo peso ao nascer	Peso ao nascer < 2.500 g
Muito baixo peso ao nascer	Peso ao nascer < 1.500 g
Peso extremamente baixo ao nascer	Peso ao nascer < 1.000 g

O nascimento pré-termo é definido como um nascido vivo antes de 37 semanas completas de gestação e é dividido em subcategorias, com base na idade gestacional como demonstrado no Quadro 1.1. Embora prematuridade e baixo peso ao nascer (BPN) estejam inter-relacionados, eles não são sinônimos. Somente cerca de dois terços dos RNs com baixo peso são pré-termo. Os RNs a termo que estão abaixo do 10º percentil da distribuição da população índice de pesos ao nascer por gestação são considerados "pequenos para a idade gestacional" (PIG). Além da prematuridade, as causas do BPN incluem restrição do crescimento fetal e síndromes genéticas. Os RNs com baixo peso em qualquer idade gestacional correm maior risco de morte e morbidade. Há várias subcategorias de BPN (Quadro 1.1). Os RNs com muito baixo peso ao nascer (MBPN) apresentam 100 vezes mais probabilidade e RNs com baixo peso apresentam 25 vezes mais probabilidade de morrer no primeiro ano de vida em comparação com RNs que pesam 2.500 g ou mais ao nascer (1).

Taxa de mortalidade infantil nos EUA e em outros países com amplos recursos

Os EUA avaliaram e registraram a TMI, pela primeira vez, em 1915. Como mostrado na Figura 1.1, durante os últimos 100 anos, a TMI nos EUA caiu drasticamente de cerca de 100 óbitos por 1.000 nascidos vivos em 1915 para cerca de 6 óbitos a cada 1.000 nascidos vivos em 2011 (2). A melhoria constante na sobrevivência infantil foi interrompida por um platô em 1955 a 1959 e novamente em 2000 a 2005, quando a TMI parecia estar estagnada em aproximadamente 6,9. No entanto, em 2011, a TMI caiu para 6,05, uma redução de 12% de 2005 até 2011 (2). O progresso observado ao longo do século passado tem sido atribuído às melhorias na alimentação e no saneamento, crescimento econômico, avanços na área médica e um melhor acesso à assistência de saúde (3,4).

Apesar dessas estatísticas motivadoras, 24.000 lactentes nos EUA morreram antes de seu primeiro aniversário em 2011 (5). Além disso, a TMI nos EUA é maior do que em muitos outros países desenvolvidos. Em 2010, os EUA foram classificados como o 26º entre os 29 países da Organization for Economic Cooperation and Development (OECD) (Figura 1.2), com uma TMI de 6,1 (6). Quando nascimentos nas idades gestacionais com menos de 24 semanas foram excluídos para melhor garantir a compatibilidade internacional, a TMI nos EUA foi de 4,2 mortes de RNs a cada 1.000 nascidos vivos, ainda cerca de duas vezes a TMI na Finlândia, na Suécia e na Dinamarca, os três países com as taxas mais baixas após a exclusão das mortes com menos de 24 semanas de gestação. Para os RNs com 24 a 31 semanas de gestação, a TMI nos EUA é comparável às taxas na maioria dos países europeus; no entanto, os EUA estavam entre os países com TMI mais elevada para RNs pré-termo entre 32 e 36 semanas de gestação e a taxa de mortalidade infantil mais elevada em 37 semanas e acima (2,2 a cada 1.000 nascidos vivos em 2010) entre os países da OCDE (6).

Entre 2005 e 2011, a queda na TMI foi de 16% entre mães negras, maior queda do que a observada para outros grupos raciais ou étnicos. Contudo, ainda persistem grandes disparidades de acordo com a raça ou etnia. A TMI para RNs negros não hispânicos (12,40) é mais do que o dobro da TMI para RNs brancos não hispânicos (5,33), com base nos dados de 2009 (Figura 1.3). Os RNs de ameríndias/nativas do Alasca e de Porto Rico também apresentam taxas mais altas de mortalidade infantil (8,47 e 7,18, respectivamente) do que RNs brancos não hispânicos (Figura 1.3) (2).

Malformações congênitas foram a principal causa de morte infantil nos EUA em 2011, seguida por prematuridade, BPN e síndrome de morte súbita do lactente (SMSL) (7). Enquanto defeitos congênitos foram identificados como a principal causa de mortalidade infantil por mais de duas décadas, a prematuridade/BPN é a principal causa de morte infantil em RNs negros (8). A prematuridade está associada a causas múltiplas de morte e quando esses itens são agrupados, o nascimento pré-termo ultrapassa os defeitos congênitos como a principal causa de morte infantil nos EUA, responsável por mais de um terço de todas as mortes de RNs (2,9).

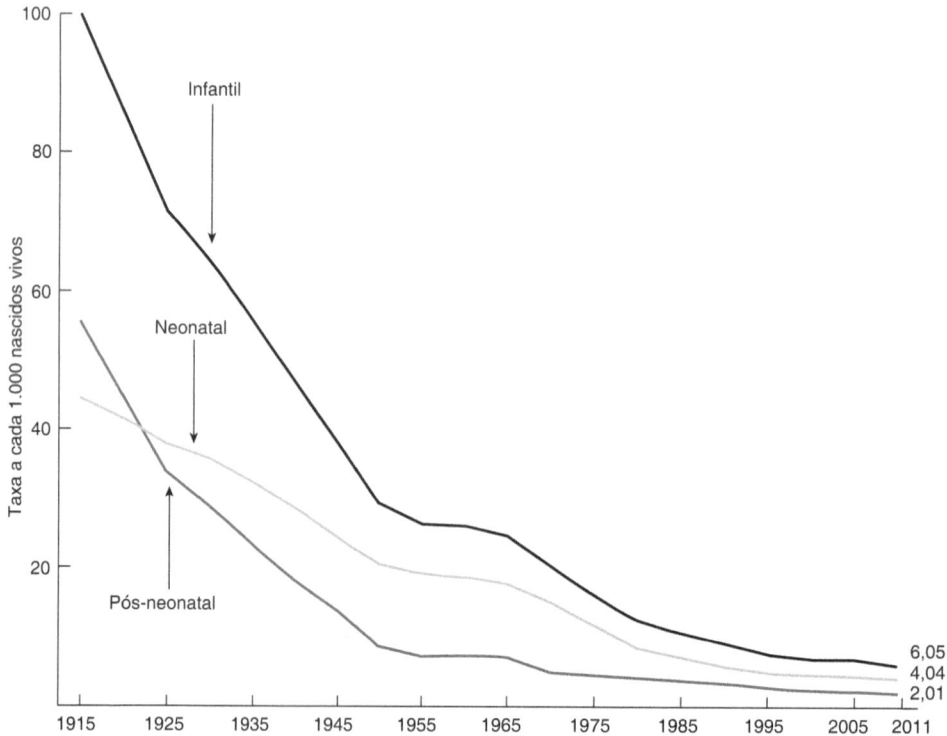

Figura 1.1 Taxas de mortalidade infantil, neonatal e pós-neonatal nos EUA: 1915 a 2011. U.S. Department of Health and Human Services, Health Resources and Services Administration, Maternal and Child Health Bureau. *Child health USA 2013*. Rockville, Maryland: U.S. Department of Health and Human Services, 2013.

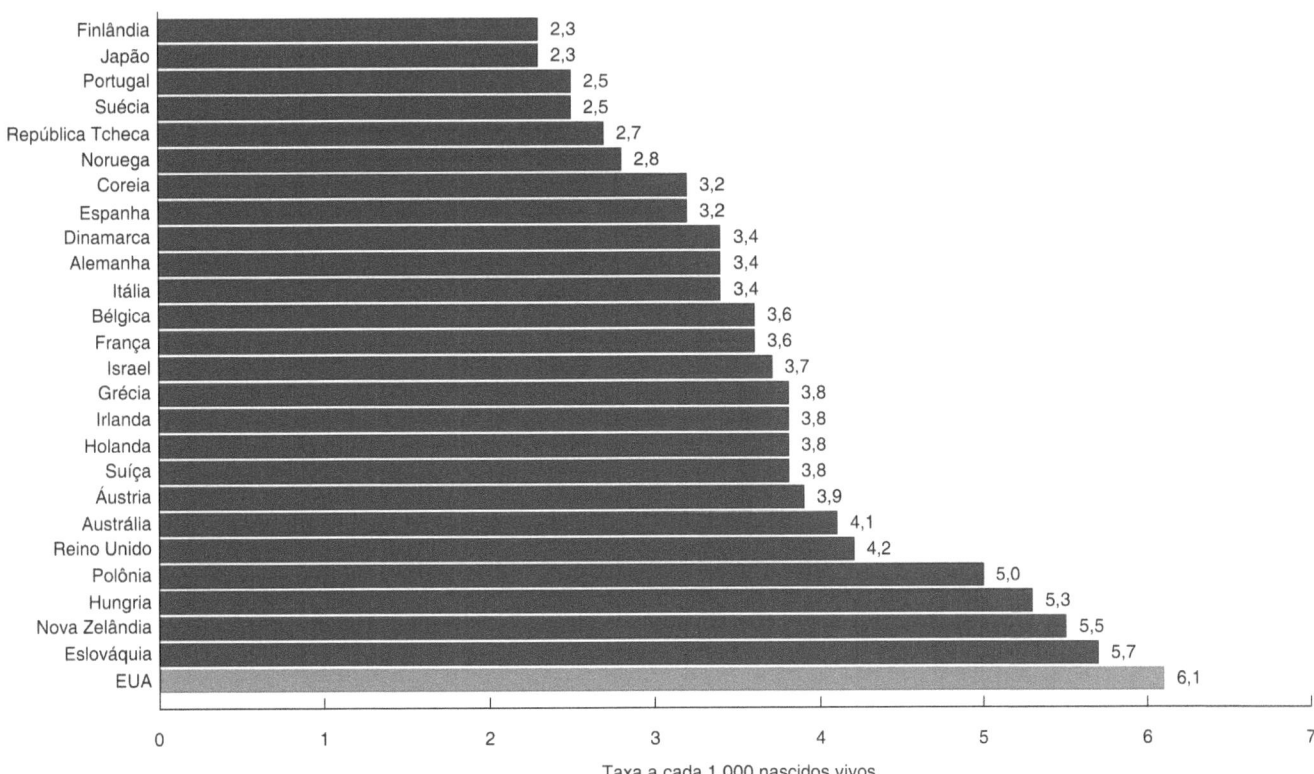

Figura 1.2 Classificação da taxa de mortalidade infantil em 2010 dos EUA e outros países da Organização para a Cooperação e Desenvolvimento Econômico. MacDorman MF, Mathews TJ, Mohangoo AD *et al. International comparisons of infant mortality and related factors: United States and Europe, 2010*; National vital statistics reports vol. 63, no. 5. Hyattsville, MD: National Center for Health Statistics, 2014.

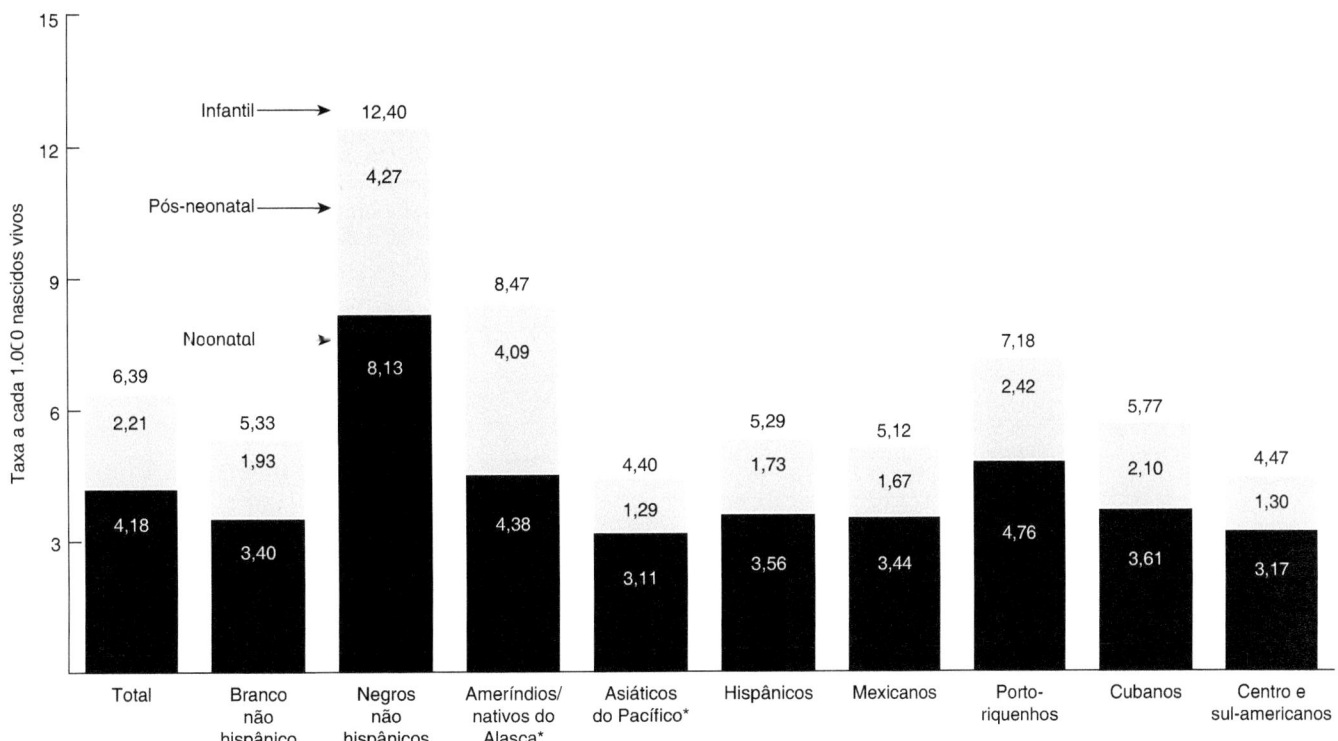

* inclui hispânicos

Figura 1.3 Taxas de mortalidade infantil, neonatal e pós-neonatal por raça e etnia nos EUA, 2009. U.S. Department of Health and Human Services, Health Resources and Services Administration, Maternal and Child Health Bureau. *Child health USA 2013*. Rockville, MD: U.S. Department of Health and Human Services, 2013.

Entre 2005 e 2011, houve uma queda na mortalidade associada a malformações congênitas, prematuridade/BPN, SMSL e complicações maternas, enquanto a mortalidade decorrente de lesões não intencionais aumentou ligeiramente (6). É interessante observar um declínio de 20% nos óbitos relacionados à SMSL dada a campanha educativa para colocar os RNs e lactentes em decúbito dorsal para dormir e outras recomendações relacionadas ao ambiente de sono. No entanto, algumas dessas conquistas notáveis podem estar relacionadas a alterações na forma como a SMSL é diagnosticada e relatada.

Em 2011, a taxa de mortalidade neonatal (morte nos primeiros 28 dias) foi de 4,04 a cada 1.000 nascidos vivos e responsável por cerca de dois terços das mortes de RNs nos EUA (2). As mortes neonatais estão mais frequentemente associadas a malformações congênitas, infecções, asfixia perinatal, nascimento pré-termo, BPN e outros quadros clínicos perinatais relacionados à prematuridade. Semelhante à mortalidade infantil em geral, os RNs de mães negras não hispânicas, seguidas por filhos de mulheres de Porto Rico e ameríndias/nativas do Alasca, tiveram as taxas de mortalidade neonatal mais elevadas (8,13, 4,76 e 4,38, respectivamente) (2).

As mortes pós-neonatais são, mais frequentemente, atribuídas à SMSL, outros óbitos relacionados ao sono, malformações congênitas e lesões não intencionais. Mais uma vez, são notáveis as disparidades raciais e étnicas. A mortalidade pós-neonatal foi mais do que duas vezes mais alta para RNs de mães negras não hispânicas e indígenas americanas/nativas do Alasca (4,27 e 4,09, respectivamente) do que para nascidos de mães brancas não hispânicas (1,93) (2).

A taxa de mortalidade perinatal é outra medida importante da saúde na gestação e leva em consideração óbitos fetais, bem como mortes neonatais precoces (primeira semana de vida). Há uma estimativa de 1 milhão de mortes fetais por ano nos EUA (8). A maioria dos óbitos fetais é causada por asfixia crônica, malformações congênitas e complicações na gestação, como ruptura da placenta, diabetes melito e infecções intrauterinas (10). Embora os óbitos fetais, incluindo os tardios nas 28 semanas de idade gestacional ou após, não tenham apresentado mudanças significativas entre 2006 e 2012, a taxa de mortalidade perinatal (mortes fetais ou de RNs com 28 semanas de idade gestacional até 7 dias após o nascimento a cada 1.000 nascidos vivos) diminuiu 4%: de 6,51 a cada 1.000 em 2006 para 6,26 em 2011 (11). Houve um declínio de 8% na taxa de mortalidade perinatal para negras não hispânicas para 10,8 em 2011, sem nenhuma mudança significativa para brancas não hispânicas e mulheres hispânicas (11). A redução da taxa de mortalidade perinatal resultou de uma queda de 8% nos óbitos neonatais precoces (óbitos com menos de 7 dias a cada 1.000 nascidos vivos) de 3,55 em 2006 para 3,28 em 2011, observada principalmente entre RNs negros não hispânicos dos EUA (11). Relatórios de óbitos fetais mais consistentes e aprimorados são necessários para melhor compreender os fatores de risco associados às estratégias de desenvolvimento e óbito perinatal para a prevenção.

A PERSPECTIVA GLOBAL DA MORTALIDADE INFANTIL

A drástica queda da taxa de mortalidade infantil durante o século passado foi observada não somente em países desenvolvidos, como também em países em desenvolvimento e reflete as melhorias na condição socioeconômica, saneamento e educacionais e na saúde da população, principalmente uma redução da desnutrição e das doenças infecciosas. Na verdade, a TMI global diminuiu de 152/1.000 nascidos vivos em 1950 para 43/1.000 nascidos vivos em 2010 (Figura 1.4) (12). Embora a disparidade entre os países desenvolvidos e os em desenvolvimento tenha diminuído, a lacuna permanece grande, com a TMI variando de 5/1.000 nascidos vivos em países desenvolvidos a 78/1.000 nascidos vivos na África em 2010 (13).

As causas de morte infantil variam de acordo com a região (Figura 1.5), mas as principais causas incluem nascimento pré-termo (35%), infecções neonatais (28%), complicações no nascimento (23%), anomalias congênitas (9%) e outros (6%) (14). O nascimento pré-termo é a principal causa da morte de RNs no mundo, sendo responsável por cerca de 1 milhão de mortes em 2013. A taxa de nascimentos pré-termo varia de 5 a 18%, com a maior incidência ocorrendo em países em desenvolvimento; apesar de estar aumentando em quase todos os países.

O ÔNUS DO NASCIMENTO PRÉ-TERMO | PERSPECTIVAS GLOBAIS E NOS EUA

A taxa de nascimento pré-termo é um fator importante para a TMI de um país e uma das principais causas das incapacidades na infância. Em 2012, March of Dimes, Partnership for Maternal, Newborn and Child Health, Save the Children, e a OMS publicaram o estudo "Born Too Soon: The Global Action Report on Preterm Birth" (Nascidos muito cedo: um relatório de ação global sobre o nascimento pré-termo) (15). Esse relatório apresenta as estimativas de nascimento pré-termo por país. Aproximadamente 15 milhões de RNs, ou seja, cerca de 1 em 10 lactentes, são prematuros anualmente. Mais de 1 milhão desses RNS

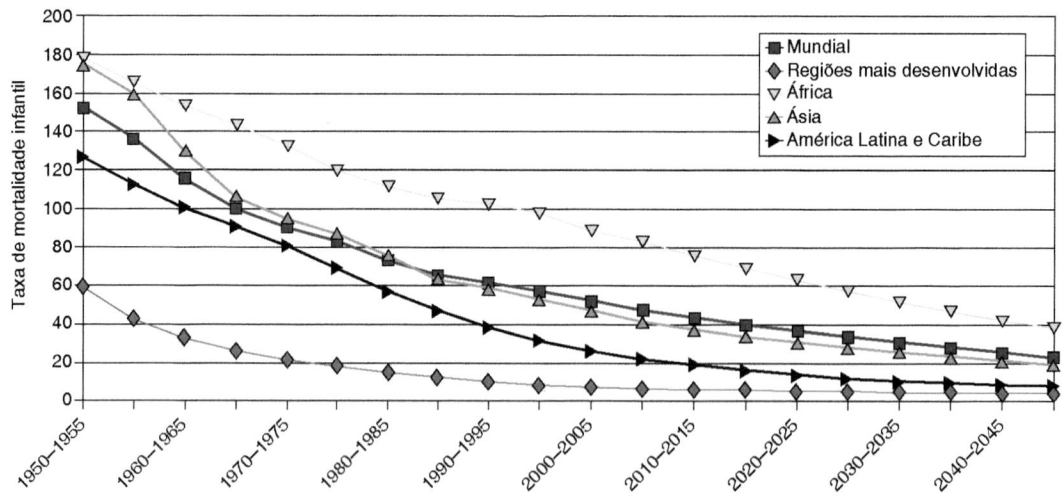

Figura 1.4 Tendências para a taxa de mortalidade infantil global por região, 1950 a 2050. United Nations World Population Prospects. The 2012 revision – United Nations development. Retrieved on December 26, 2014 from http://esa.un.org/unpd/wpp/index.htm.

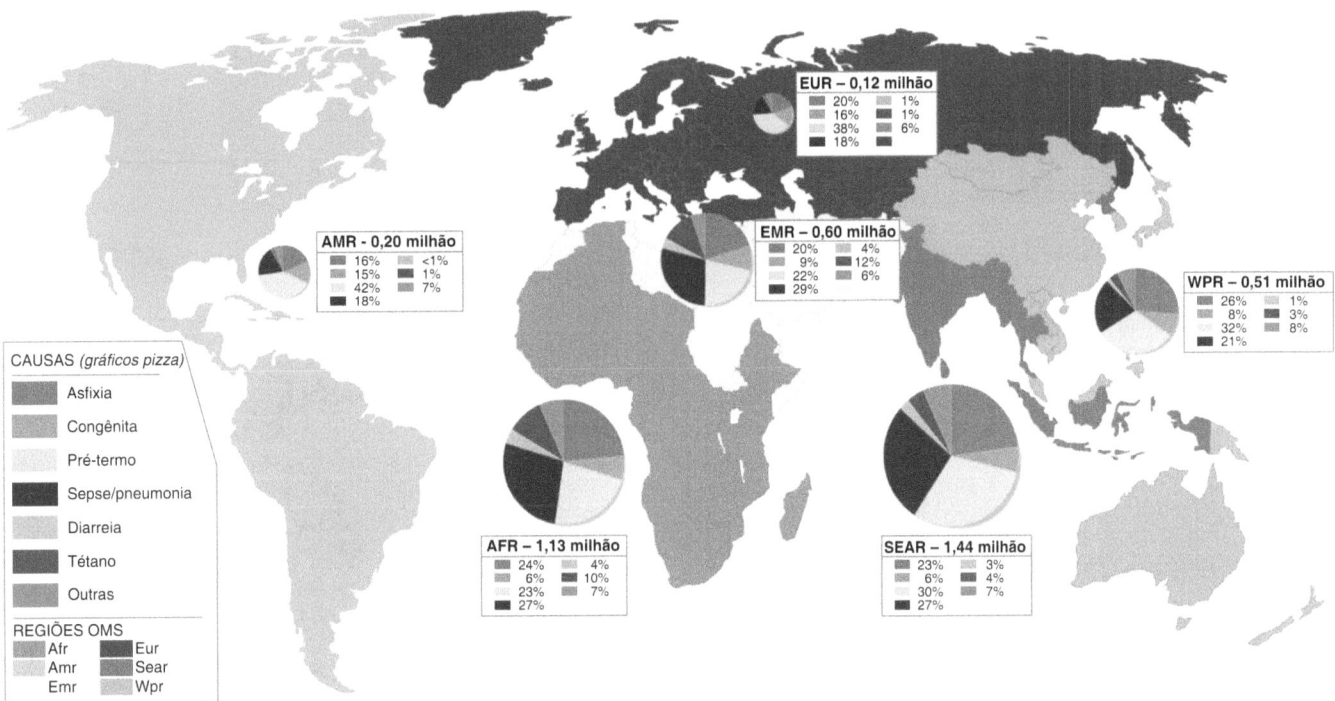

Observação: o tamanho do círculo representa o número de óbitos em cada região: AFR (África), AMR (Américas), EMR (leste do Mediterrâneo), EUR (Europa), SEAR (Sudeste Asiático) e WPR (Pacífico Ocidental)

Figura 1.5 Distribuição estimada de causas para 4 milhões de óbitos neonatais em seis regiões da OMS em 2000. Lawn JE, Wilczynska-Ketende K, Cousens SN. Estimating the causes of 4 million neonatal deaths in the year 2000. *Intern J Epidemiol* 2006;35:706, by permission of the International Epidemiological Association. doi: 10.1093/ije/dyl043. (Esta figura encontra-se reproduzida em cores no Encarte.)

morreram em 2013, o que torna as complicações do nascimento pré-termo a principal causa de morte em crianças menores de 5 anos de idade. Em 184 países, a taxa de nascimento pré-termo variou de 5 a 18% de todos os nascidos vivos (16).

As regiões do mundo com poucos recursos apresentam números excessivos de nascimentos pré-termo, BPN, tamanho pequeno para a idade gestacional (PIG), natimorto e mortes infantil e materna. Mais de 60% dos nascimentos pré-termo ocorrem na África e no Sudeste Asiático (16).

Após a exclusão dos RNs antes de 24 semanas de idade gestacional, os EUA apresentaram a taxa mais alta de nascimentos pré-termo entre os 19 países mostrados na Figura 1.6 (6). O percentual de nascimentos pré-termo nos EUA foi cerca de 40% mais alto do que nos países no Reino Unido e cerca de 75% mais alto do que em alguns países escandinavos (6). Dados recentes dos EUA indicam algum progresso, com a taxa de nascimentos pré-termo caindo anualmente de um pico de 12,8 em 2006 para 11,39 in 2013. Foram relatados declínios nas taxas de pré-termo desde 2006 em 49 estados e do distrito de Colúmbia (17). A redução na porcentagem de prematuros nos EUA provavelmente é um fator contribuinte para o aumento das estatísticas de mortalidade infantil, visto que cerca de dois terços de todas as mortes de RNs são de prematuros.

Existem desigualdades globais alarmantes nas taxas de sobrevida de RNs pré-termo. Em locais pobres, a taxa de mortalidade de RNs com 32 semanas de idade gestacional é de cerca de 50%; quase todos esses RNs sobrevivem em países ricos. Essas nítidas disparidades ocorrem devido à falta de cuidados básicos e essenciais, como calor, apoio à amamentação, antibióticos e oxigênio suplementar. Em países de baixa renda, mais de 90% dos RNs extremamente pré-termo (< 28 semanas de idade gestacional) morrem nos primeiros dias de vida; menos de 10% desses RNs morrem em países ricos (15).

A maioria dos nascimentos pré-termo ocorre espontaneamente, mas, em países ricos, alguns nascimentos pré-termo ocorrem devido à indução precoce do trabalho de parto ou cesariana, por motivos clínicos e não clínicos. Os nascimentos pré-termo tardios representam a grande maioria de todos os nascimentos pré-termo. Em comparação com RNs a termo, esses apresentam maior incidência de morbidade, incluindo síndrome de angústia respiratória, instabilidade térmica e icterícia e têm três vezes a TMI (1,18,19). Os RNs pré-termo tardios passam por hospitalizações mais longas e é mais provável que tenham custos hospitalares mais altos associados a internações na UTI neonatal do que RNs a termo (20). Até mesmo RNs com 37 e 38 semanas de idade gestacional apresentam desfechos piores em comparação com RNs com 39 e 40 semanas de idade gestacional. Apesar de um baixo risco absoluto de morte infantil, RNs de gestação de feto único com 37 semanas de idade gestacional aumentaram as taxas de mortalidade neonatal, em comparação com RNs com 40 semanas de idade gestacional (0,66 e 0,34 a cada 1.000 nascidos vivos, respectivamente) (21). Aqueles que nasceram eletivamente com 37 e 38 semanas de idade gestacional apresentaram um aumento nas taxas de problemas respiratórios e tiveram uma probabilidade maior de serem internados em uma UTI neonatal, em comparação com os nascidos com 39 semanas de idade gestacional (22,23).

A campanha de orientação pública lançada em March of Dimes, chamada "Healthy Babies are Worth the Wait" (Vale a pena esperar para ter um bebê saudável), e uma campanha semelhante chamada "Healthy Start" (Começo saudável), patrocinada pelo Department of Health and Human Services, desencorajam a realização de partos agendados antes de 39 semanas de idade gestacional. Essas medidas voltadas para o público foram acompanhadas por fortes declarações de organizações profissionais, incluindo o American College of Gynecologists e a American Academy of Pediatrics para evitar partos sem indicação clínica antes de 39

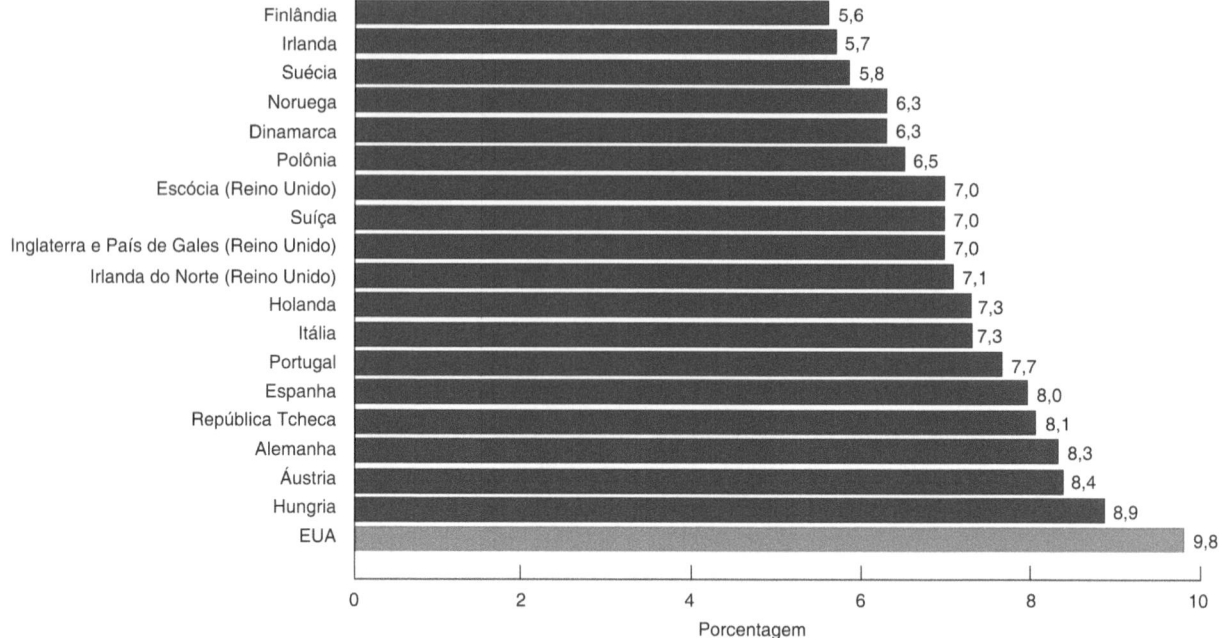

Figura 1.6 Porcentagem de nascimentos pré-termo: comparação dos EUA com alguns países europeus, 2010. MacDorman MF, Mathews TJ, Mohangoo AD *et al. International comparisons of infant mortality and related factors: United States and Europe, 2010*; National vital statistics reports vol. 63, no. 5. Hyattsville, MD: National Center for Health Statistics, 2014.

semanas de idade gestacional. Essas recomendações foram reforçadas pelos colaboradores em qualidade perinatal regionais e de todo o estado (PQCs, *perinatal quality collaboratives*) e as iniciativas levadas a cabo por hospitais individuais e sistemas hospitalares.

PRINCIPAIS MORBIDADES NEONATAIS

O nascimento pré-termo está associado a complicações a curto prazo (infecção, enterocolite necrosante, displasia broncopulmonar, hemorragia intraventricular e retinopatia da prematuridade) e a longo prazo. Os RNs muito pré-termo (< 32 semanas completas de idade gestacional) apresentam um risco mais alto de morte e incapacidade a longo prazo. Muitos prematuros apresentam incapacidade, atrasos do desenvolvimento, dificuldades de aprendizagem e déficits neurossensoriais por toda a vida, com o maior impacto ocorrendo em países em desenvolvimento. Em todo o mundo, estima-se que mais de 911.000 sobreviventes pré-termo (7%) todo ano sofram de incapacidades neurodesenvolvimentais a longo prazo, incluindo 345.000 que são moderada ou significativamente afetados. No que se refere a RNs com menos de 28 semanas de idade gestacional, 52% apresentam algum grau de comprometimento neurodesenvolvimental, em comparação com 24% dos RNs com 28 a 31 semanas de idade gestacional e 5% dos RNs com 32 a 36 semanas de idade gestacional. O Quadro 1.2 (15) lista alguns dos principais desfechos adversos a longo prazo dos RNs pré-termo. A Figura 1.7 mostra a distribuição mundial de mortes e incapacidades de nascimentos pré-termo (16).

FATORES DE RISCO MATERNOS PARA DESFECHOS INSATISFATÓRIOS DA GESTAÇÃO

Causas comuns de nascimento pré-termo incluem gestações múltiplas, infecções e quadros clínicos crônicos, tais como diabetes melito e pressão arterial elevada. Há também uma influência genética. No entanto, com frequência, nenhuma causa é identificada. Os melhores preditores de parto pré-termo são gestação multifetal ou história pregressa de parto/trabalho de parto pré-termo. Os principais fatores de risco para desfecho insatisfatório de gestação em países ricos são mostrados no Quadro 1.3.

Nos países em desenvolvimento, os fatores de risco maternos para desfecho insatisfatório de uma gestação são, com frequência, diferentes daqueles nos países desenvolvidos. Gravidez na adolescência, pobreza e acesso à assistência de saúde estão entre os determinantes mais importantes de desfechos da gestação deficiente (24). Em muitos países, a pobreza está associada a desnutrição, estilos de vida não saudáveis, obesidade e saúde oral deficiente, os quais estão todos associados a desfecho insatisfatório da gestação (25). A OMS estima que 22% da população mundial em 2008 viveram na pobreza absoluta, com as taxas mais altas ocorrendo no sul da Ásia (36%) e na África Subsaariana (47%) (26). A pobreza absoluta é definida como uma condição caracterizada pela privação extrema das necessidades humanas básicas, incluindo alimentos, água potável segura, instalações sanitárias, saúde, moradia, educação e acesso a informações. Depende não somente da renda, mas também do acesso a serviços (27). Baixo peso (*odds ratio* de 1,32) e sobrepeso (*odds ratio* de 1,07) maternos são fatores de risco para nascimento pré-termo e complicações da gestação, incluindo hipertensão arterial, diabetes gestacional, hemorragia pós-parto, natimortalidade e anomalias congênitas (28). Em países com rápido desenvolvimento, como os BRICS (Brasil, Rússia, Índia, China e África do Sul), a obesidade materna e o diabetes melito estão surgindo como problemas de saúde significativos (29). O diabetes materno antes da gestação aumenta o risco de aborto, natimortalidade, parto pré-termo, anomalias congênitas, hipertensão arterial e cesariana (30). A deficiência de ácido fólico está vinculada a defeitos do tubo neural em RNs, e a anemia aumenta o risco de morte materna, BPN, nascimento pré-termo e morte infantil (31). A depressão materna também aumenta o número de nascimentos pré-termo, natimortalidade e depressão periparto

QUADRO 1.2
Impacto a longo prazo do nascimento pré-termo.

Desfechos a longo prazo		Exemplos	Frequência nos sobreviventes
Efeitos físicos específicos	Comprometimento visual	• Cegueira ou miopia alta após retinopatia da prematuridade • Aumento de hipermetropia e miopia	Cerca de 25% de todos os pré-termo afetados Risco também em recém-nascidos moderadamente pré-termo, especialmente se a oxigenoterapia for monitorada de modo insatisfatório
	Deficiência auditiva		Até 5 a 10% dos recém-nascidos extremamente pré-termo
	Doença pulmonar crônica da prematuridade	• Desde tolerância reduzida a exercícios até necessidade de oxigênio domiciliar • Aumento das hospitalizações na infância por causa de IVAI	Até 40% dos recém-nascidos extremamente pré-termo
	Doença cardiovascular a longo prazo e doença não transmissível	• Pressão arterial elevada • Função pulmonar reduzida • Aumento das taxas de asma • Retardo de crescimento no primeiro ano de vida, ganho acelerado de peso na adolescência	Magnitude total de carga ainda a ser quantificada
Neurodesenvolvimento/efeitos comportamentais (83)	Leve Distúrbios da função executiva	• Dificuldades específicas de aprendizagem, dislexia, desempenho acadêmico reduzido	
	Moderado a grave Atraso global do desenvolvimento	• Deficiência cognitiva moderada/grave • Comprometimento motor • Paralisia cerebral	Influenciados pela idade gestacional e dependentes da qualidade do cuidado
	Sequelas comportamentais/psiquiátricas	• Transtorno de déficit de atenção e hiperatividade • Aumento da ansiedade e depressão	
Efeitos na família, na economia e na sociedade	Impacto na família Impacto nos serviços de saúde Intergeracional	• Psicossociais, emocionais e econômicos • Custo da assistência (7) – semi-intensiva e contínua • Risco de nascimento pré-termo dos filhos	Comuns, variando de acordo com os fatores de risco clínico, incapacidade e condições socioeconômicas

March of Dimes, PMNCH, Save the Children, WHO. Born too soon: the global action report on preterm birth. In: Howson CP, Kinney MV, Lawn JE, eds. Geneva, Switzerland: World Health Organization, 2012.

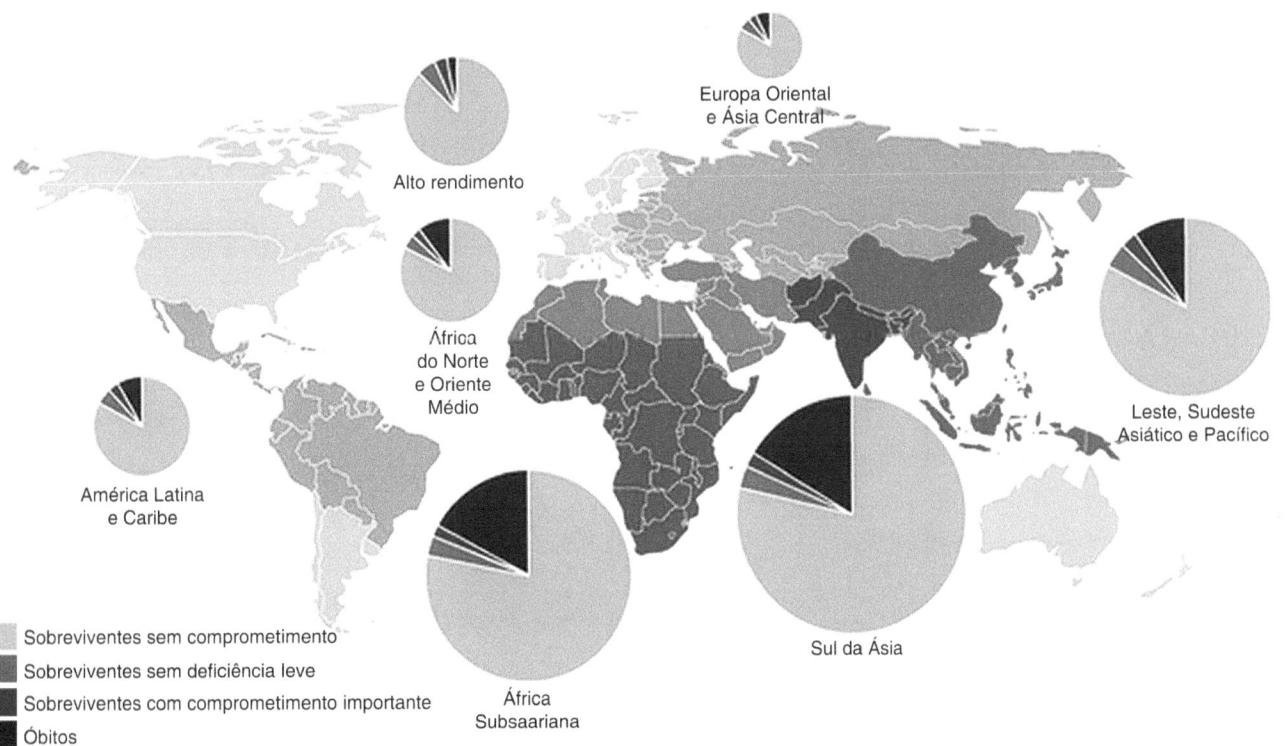

As estimativas mostradas são do modelo tricompartimental descrito na referência 16 deste capítulo. Observe que as estimativas de mortalidade referem-se a todas as mortes de recém-nascidos pré-termo, e não às complicações específicas do pré-termo como causa direta das mortes, as quais as Nações Unidas estimam em um milhão de mortes e a GBD (Global Burden of Diseases) 2010 sugere 900.000. Além disso, um modelo compartimental e o CFR (*case fatality risk*) são mais incertos para estimar a causa da morte.

Figura 1.7 Óbitos e incapacidades globais para recém-nascidos pré-termo em 2010. Blencowe H, Lee ACC, Cousens S *et al.* Preterm birth–associated neurodevelopmental impairment estimates at regional and global levels for 2010. *Pediatr Res* 2013;74:17. (Esta figura encontra-se reproduzida em cores no Encarte.)

QUADRO 1.3
Fatores de risco para nascimento pré-termo e desfechos insatisfatórios da gestação.

Gestação multifetal	Baixo peso antes da gestação
História pregressa de parto pré-termo	Deficiência de ácido fólico
Idade materna < 17 ou > 35 anos	Obesidade
Raça negra	Infecção
Baixo nível socioeconômico	Sangramento
Solteira	Anemia
Morte fetal ou neonatal anterior	Estresse tóxico
Três ou mais perdas fetais espontâneas	Falta de suporte social
Anormalidades uterinas	Tabagismo
Insuficiência istmo-cervical	Uso de drogas ilícitas
Predisposição genética	Etilismo

e pós-parto (32). O uso de substâncias psicoativas é outro risco a se considerar. O tabagismo aumenta o risco de nascimento pré-termo, BPN, problemas respiratórios e comprometimento cognitivo, enquanto o etilismo pode causar síndrome alcoólica fetal e comprometimento intelectual (33,34). Em alguns países, como os da África Subsaariana, infecções, como a malária, representam riscos adicionais (35).

A falta de cuidado pré-natal pode surgir da falta de instituições de saúde, falta de transporte para essas instituições ou falta de recursos financeiros para acesso à assistência, e as condições são frequentemente piores em áreas rurais. Nos países em desenvolvimento, 50% dos nascimentos ainda ocorrem sem um profissional médico capacitado, e as mulheres na África Subsaariana dependem frequentemente de parteiras tradicionais sem treinamento adequado. Proporcionar melhor saúde materna faz parte das United Nations Millenium Development Goals, cujo objetivo é reduzir a taxa de mortalidade materna em três quartos até 2015, por meio de uma estratégia de contracepção, planejamento familiar e uso de obstetras qualificados (36). Embora essas metas possam não ser alcançadas nos prazos definidos, melhorias significativas já foram feitas, o que nos traz esperança de novas melhorias nos próximos anos.

A FORÇA DE TRABALHO NEONATAL

Existem grandes diferenças na forma como os países utilizam os recursos de assistência de saúde para cuidar dos RNs (37). Thompson et al. (37) relataram que o número de pediatras varia de 20/10.000 nascidos vivos no Reino Unido a 144/10.000 nascidos vivos nos EUA. O inverso acontece para médicos de família, com 597 médicos de família/10.000 nascidos vivos no Reino Unido, em comparação com 169 médicos de família/10.000 nascidos vivos nos EUA. Essas variações refletem as diferenças na forma como os profissionais da área de saúde são utilizados e remunerados em diferentes países. Nos EUA, a assistência primária a RNs é realizada por pediatras, enquanto, no Reino Unido, esse serviço costuma ser realizado por médicos de família. De maneira semelhante, os neonatologistas fornecem terapia neonatal de nível II e nível III nos EUA, enquanto fornecem, principalmente, terapia de nível III no Reino Unido. Thompson et al. (37) também relataram que mais recursos de terapia intensiva neonatal não significavam necessariamente menor taxa de mortalidade decorrente do peso ao nascer. Os EUA apresentam alta capacidade de terapia intensiva neonatal, com 6,1 neonatologistas a cada 10.000 nascidos vivos; Austrália, 3,7; Canadá, 3,3; e Reino Unido, 2,7. Para leitos de terapia intensiva, os EUA apresentam 3,3 a cada 10.000 nascimentos; a Austrália e o Canadá, 2,6; e o Reino Unido, 0,67. Essas variações refletem as diferenças na regionalização da terapia, na geografia e na proximidade a instituições de saúde e na organização dos serviços de assistência de saúde. Apesar de haver mais recursos de terapia intensiva neonatal nos EUA, o risco relativo (EUA como referência) de morte neonatal para RNs com menos de 1.000 g foi de 0,84 para a Austrália, 1,12 para o Canadá, e 0,99 para o Reino Unido; para RNs com 1.000 a 2.499 g, o risco relativo foi de 0,97 para a Austrália, 1,26 para o Canadá, e 0,95 para o Reino Unido.

A capacidade dos hospitais norte-americanos para cuidar de RNs pré-termo ou enfermos é influenciada pela disponibilidade de médicos especialistas qualificados. O American Board of Pediatrics sub-board of Neonatal-Perinatal Medicine conduziu sua primeira avaliação para certificação em 1975. Em dezembro de 2013, 5.552 neonatologistas receberam a certificação, 60% dos quais possuem 50 a 70 anos de idade, com média de idade de 56,2 anos. A distribuição dos médicos certificados varia muito entre os estados, variando de 0 em Wyoming a 494 na Califórnia (38). A distribuição também não é uniforme quando o número de neonatologistas com certificação é o comparado à população infantil (Figura 1.8; American Board of Pediatrics).

A capacidade de cuidar de RNs de alto risco foi ampliada com a introdução de profissionais de enfermagem neonatal (PENs) na força de trabalho, sendo formalizados com certificação no início da década de 1980. Os PENs são enfermeiros registrados que têm especialização e treinamento clínico avançado e desempenham várias atividades complexas. Uma declaração de política

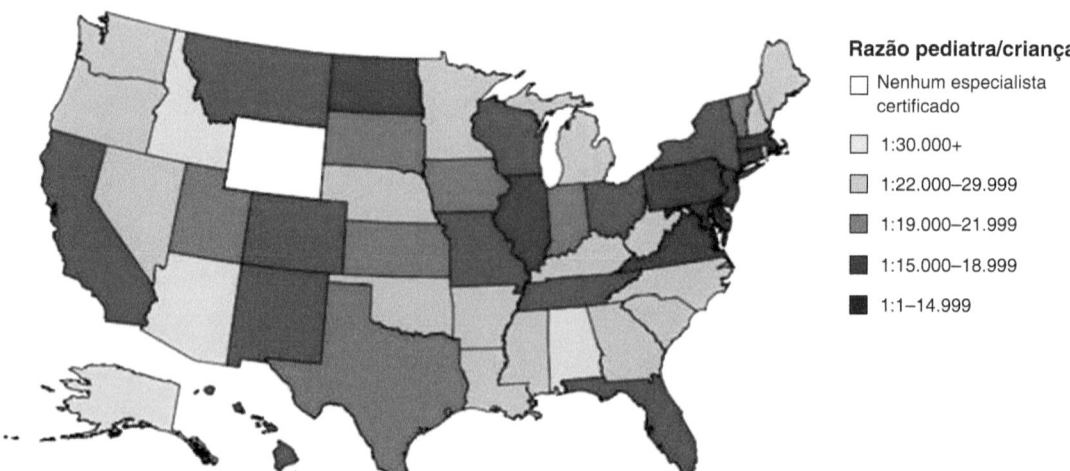

Figura 1.8 Distribuição relativa do American Board of Pediatrics Neonatal–Perinatal Medicine Diplomates por estado, 2013. American Board of Pediatrics. Workforce data 2013–2014. https://www.abp.org/sites/abp/files/pdf/workforcebook.pdf.

da American Academy of Pediatrics Committee of Fetus and Newborn recomendou que a terapia fornecida pelos PENs fosse realizada em colaboração com ou sob a supervisão de um médico, normalmente, um neonatologista (39). Uma pesquisa com 394 PENs nos EUA descobriu que a distribuição do local de prática primária era um hospital comunitário para 54%, um centro médico universitário para 37%, um consultório particular para 5%, e uma organização de gestão de saúde para 4% (40). Era mais provável que esses enfermeiros atuassem com médicos em um contexto de cooperação (41%), supervisionados por um médico (33%) ou em uma prática multidisciplinar incluindo médicos (24%); a prática independente dos PENs foi rara (2%). De maneira semelhante aos neonatologistas, a distribuição dos PENs varia de acordo com a região e frequentemente não atende à demanda. Além disso, devido a fatores que incluem desistência da inscrição em programas, números inadequados de preceptores e planos para que os PENs atualmente em atuação reduzam suas horas de trabalho, existe uma lacuna entre a oferta e a demanda (40-42). Em algumas regiões dos EUA, essa lacuna está sendo preenchida por assistentes médicos* e pediatras que funcionam como médicos hospitalistas da UTI neonatal, sob a supervisão de um neonatologista.

*N.R.T.: Não existe, no Brasil, este profissional de saúde.

NÍVEIS RECOMENDADOS DE CUIDADOS NEONATAIS DA AMERICAN ACADEMY OF PEDIATRICS

O American Academy of Pediatrics Committee on Fetus and Newborn publicou definições para níveis de cuidado neonatal em 2004 que foram posteriormente atualizadas em 2012 (43). Essas definições atualizadas fornecem termos comuns que podem ser usados para comparar os desfechos, uso de recursos e despesas com assistência de saúde. A nomenclatura padronizada é importante para fins de saúde pública e para profissionais de saúde que fornecem cuidado neonatal e para famílias que tomam decisões sobre o hospital onde será realizado o parto. Além disso, essas denominações nacionais podem estimular uma classificação uniforme nos hospitais, governos estaduais e departamentos de saúde e outras organizações para promover a melhoria do cuidado perinatal. A delimitação de níveis de cuidados e competências recomendadas e os tipos de profissionais de saúde para cada um dos quatro níveis de cuidados são mostrados no Quadro 1.4 (43). É importante observar que todos os locais que realizam partos devem ser capazes de realizar reanimação neonatal em todos os partos, com pelo menos um profissional disponível para ser responsável exclusivamente pelo RN, em conformidade com o AAP Neonatal Resuscitation Program (44).

QUADRO 1.4
Definições, competências e tipos de profissional de saúde: níveis de cuidados neonatais.

Nível de cuidados	Recursos	Tipos de profissional[a]
Nível I Berçário do RN estável	• Realiza reanimação neonatal em todo parto • Avalia e fornece assistência pós-natal a RNs a termo estáveis • Estabiliza e fornece assistência a RNs com 35 a 37 semanas de idade gestacional que permanecem estáveis fisiologicamente • Estabiliza RNs enfermos e aqueles com menos de 35 semanas de gestação até a transferência para um nível mais elevado de assistência	Pediatras, médicos de família, enfermeiros e técnicos de enfermagem
Nível II Berçário de cuidados especiais	Recursos do nível I +: • Fornece assistência a RNs com ≥ 32 semanas de gestação e pesando ≥ 1.500 g que apresentam imaturidade fisiológica ou que estão moderadamente enfermos com condições cuja resolução espera-se que seja rápida e não existe a previsão de intervenção de especialistas em caráter de urgência • Fornece assistência para RNs em recuperação após terapia intensiva • Fornece ventilação mecânica de breve duração (< 24 h) ou pressão positiva contínua em vias respiratórias ou ambas • Estabiliza RNs com menos de 32 semanas de idade gestacional e < 1.500 g até a transferência para uma UTI neonatal	Equipe de saúde do nível I +: Pediatras, neonatologistas e enfermagem com capacitação neonatal
Nível III UTI neonatal	Recursos do nível II +: • Fornece constante suporte à vida • Fornece cuidados abrangentes para RNs com menos de 32 semanas de idade gestacional e pesando < 1.500 g e RNs em todas as idades gestacionais e pesos ao nascer com doença grave • Fornece acesso rápido e imediato a uma ampla gama de pediatras especialistas, cirurgiões pediátricos, anestesistas pediátricos e oftalmologistas pediátricos • Fornece suporte respiratório abrangente, que pode incluir ventilação convencional e/ou de alta frequência e óxido nítrico inalatório • Realiza técnicas de imagem avançadas, com interpretação em caráter de urgência, incluindo TC, RM e ecocardiograma	Equipe de saúde do nível II +: Pediatra,[b] *anestesistas com especialização em pediatria,*[b] cirurgiões pediátricos e oftalmologistas pediátricos[b]
Nível IV UTI neonatal regional	Recursos do nível III +: • Localizada em uma instituição com recursos para a realização de correções cirúrgicas de condições congênitas ou adquiridas complexas • Mantém uma ampla gama de pediatras especialistas, cirurgiões pediátricos e anestesistas pediátricos de plantão • Facilita o transporte e fornece educação orientada	Equipe de saúde do nível III +: Cirurgiões pediátricos

[a]Inclui todos na equipe com experiência relevante, treinamento e competência demonstrada. [b]No local ou em uma instituição relacionada por meio de acordo consultivo preestabelecido. American Academy of Pediatrics Committee on Fetus and Newborn. Levels of neonatal care. *Pediatrics* 2012;130:387.

REGIONALIZAÇÃO PERINATAL

A regionalização perinatal é um sistema organizado de cuidados na área geográfica de origem dos RNs ou foram transferidos para hospitais capazes de fornecer o cuidado mais apropriado de acordo com as necessidades de cada lactente. Os hospitais na região são designados de acordo com suas capacidades de fornecer cuidados básicos ou altamente especializados. As instituições com nível mais elevado possuem os profissionais mais especializados, tecnologia avançada e equipamentos apropriados para cuidar dos RNs menores, com condições mais críticas ou mais complexas, garantindo os melhores desfechos. O intuito de fornecer o cuidado adequado à população em relação ao risco em determinada região é obter os melhores desfechos do modo mais custo-efetivo.

Líder das três publicações mais importantes, o March of Dimes tem sido pioneiro nas medidas para uma abordagem racional dos serviços perinatais que produziriam os melhores resultados. Em 1976, o Comitê do March of Dimes em saúde perinatal publicou *Toward Improving the Outcome of Pregnancy* (TIOP I) (Para um melhor desfecho da gestação), uma medida coordenada de The American College of Obstetricians and Gynecologists, The American Academy of Pediatrics, the American Medical Association e the American Academy of Family Physicians. A TIOP I recomendava um sistema regionalizado de cuidados com três níveis de cuidados neonatais (I, II, III) definidos no sistema. Os pacientes de alto risco seriam encaminhados para centros com os recursos e o pessoal apropriados para cuidá-los. Naquela época, a maioria das UTIs neonatais nível III era centros universitários. A TIOP II, publicada em 1993, aderiu aos mesmos princípios de regionalização, mas alterou as definições das UTIs neonatais para Unidades Básica, de Especialidade e de Superespecialidade com critérios ampliados. A TIOP III, a revisão mais recente, novamente promove o princípio de um *continuum* coordenado de serviços perinatais em uma região geográfica para aumentar a sobrevida de lactentes de alto risco (1). Concentrar os casos relativamente raros em alguns locais permite às equipes clínicas desenvolverem competências e centralizarem as tecnologias onerosas. A TIOP III promove a utilização de programas de modelo e iniciativas de qualidade e segurança, incluindo medição, transparência e responsabilização para melhorar os desfechos.

Diversos estudos ao longo de mais de trinta anos têm documentado o aumento do risco de desfechos ruins para RNs MBPN associados ao nascimento fora de um hospital que tenha UTI neonatal de mais alto nível (nível III). Uma revisão sistemática e metanálise de 41 estudos internacionais e dos EUA que incluía mais de 113.000 RNs MBP descobriu um aumento de 62% das chances de morte neonatal ou antes da alta de lactentes nascidos em hospitais sem UTI neonatal nível III em comparação com aqueles que continham UTI neonatal nível III (45). Os estudos que identificaram RNs de muito baixo peso ou aqueles que nasceram com menos de 32 semanas de idade gestacional apresentaram resultados semelhantes. Esse efeito diferencial na taxa de mortalidade foi sustentado, independentemente da década de publicação.

A taxa de mortalidade nos RNs de muito baixo peso com condições específicas de prematuridade também é afetada pelo nível e volume de partos na UTI neonatal. Por exemplo, em um estudo realizado na Califórnia de 2005 a 2011, a taxa de mortalidade foi maior para RNs de muito baixo peso com enterocolite necrosante nascidos em centros com UTIs neonatais de níveis IIIA e IIIB de baixo volume do que para aqueles nascidos em UTIs neonatais de níveis IIIB e IIIC de alto volume (definições da Califórnia) (46). A taxa de morbidade também é maior em RNs pré-termo em locais de nível inferior e transferidos para centros de atendimento terciários. Em um estudo da Canadian Neonatal Network com RNs com menos de 33 semanas de idade gestacional durante 1996 a 1997, maior proporção de RNs fora de um centro terciário apresentou hemorragia intraventricular grave, doença pulmonar crônica, infecção de início tardio e outras morbidades em comparação com RNs no local, mesmo após o ajuste para fatores de riscos perinatais e gravidade da doença no momento da internação (47). Um estudo mais aprofundado revelou que este efeito diferencial estava relacionado à idade gestacional e limitado a RNs com menos de 30 semanas de idade gestacional (48).

No entanto, muitos fatores podem afetar os desfechos de RNs pré-termo que podem ou não estar relacionados ao local do parto. Entre estes, estão: cuidado obstétrico (p. ex., uso pré-natal de esteroides), a experiência da equipe de enfermagem, a razão enfermagem:pacientes ou outras questões de prática, incluindo a abordagem para a reanimação na fronteira da viabilidade. Outros fatores que podem influenciar os desfechos incluem diferenças regionais de raça ou seguro de saúde. Os estudos têm demonstrado resultados conflitantes sobre o efeito do volume de pacientes. Por exemplo, em um estudo retrospectivo com 48.237 RNs de muito baixo peso na Califórnia em comparação com outros nascidos em um centro com uma UTI neonatal de alto nível e alto volume (> 100 RNs de muito baixo peso por ano), a *odds ratio* para óbito aumentou tanto com menor volume como com UTI neonatal de nível inferior (49). Em um estudo de 165 unidades neonatais na Inglaterra, cujos dados contribuíram para um National Neonatal Research Database, a *odds ratio* para morte neonatal diminuiu em RNs com menos de 33 semanas de idade gestacional internados em uma UTI neonatal de alto volume (50). No entanto, a *odds ratio* para morte associada com a internação em uma UTI neonatal de nível terciário foi reduzido apenas em RNs com menos de 27 semanas de gestação. Em contrapartida, embora pareça lógico que a experiência derivada do manejo de um grande número de pacientes com condições semelhantes esteja associada a melhores desfechos, um estudo na Vermont Oxford Network (VON) mostrou que o volume de internações explicava apenas 9% da variação na taxa de mortalidade dos RNs de muito baixo peso nos hospitais participantes (51). Além disso, apesar de os RNs com anomalias congênitas serem tipicamente excluídos das investigações dos efeitos da regionalização, estudos sugerem que o parto e os cuidados em um centro perinatal com uma UTI neonatal nível III melhoram os desfechos neonatais e obstétricos dos RNs com anomalias diagnosticadas no pré-natal (52-55).

Apesar das evidências que embasam a regionalização perinatal e dos cuidados apropriados ao risco para RNs, mudanças na estrutura e na política de reembolso nas últimas três a quatro décadas levaram a alterações no local de parto para RNs de muito baixo peso. Durante os anos de 1987 a 2008, o número de leitos de cuidados especiais aumentou em 89,2%, enquanto o número de nascimentos nos EUA aumentou em 14,6% (Figura 1.9) (1). Da mesma forma, um estudo retrospectivo de dados das áreas metropolitanas dos EUA durante o período de 1980 a 1995 mostrou que, enquanto os nascimentos aumentaram em 18%, os hospitais com leitos da UTI neonatal aumentaram em 99% e o número de neonatologistas aumentou em 268%, com uma baixa taxa de ocupação para UTI neonatal (56). Mais recentemente, na Califórnia, a proporção de RNs de muito baixo peso e inicialmente manejados em hospitais com alto volume e que forneciam o mais elevado nível de cuidados caiu de 42,5% para 26,5% durante o período de 2005 a 2011 (46). Os dados do Maternal Child Health Bureau mostram que a porcentagem de RNs de muito baixo peso cujo parto ocorre em instalações para partos e RNs de alto risco (Performance Measure 17) ainda está longe de ser a ideal (Figura 1.10).

Vários fatores afetam a capacidade de aprimorar os cuidados apropriados ao risco para RNs de muito baixo peso. Nos EUA, existe grande variação nas definições e nos regulamentos dos serviços neonatais e muitas unidades autodesignam o seu nível (57). Fatores clínicos, estruturais e sociais também impactam o local do parto (58). Por exemplo, algumas vezes os partos de RNs de muito baixo peso são prematuros e precipitados, tornando o transporte da gestante inviável. Da mesma forma, mães com um feto que apresenta uma anomalia letal podem se beneficiar de serviços de apoio na sua própria comunidade. A equipe em alguns hospitais não terciários pode acreditar que eles podem manejar de maneira adequada os RNs de muito baixo peso e que sua própria capacidade difere dos dados publicados. Esta situação é agravada pela concorrência entre os hospitais que incentivem a criação de UTIs neonatais que não atendem a todos os critérios para uma unidade terciária. Esta concorrência pode dificultar o transporte materno quando o transporte neonatal está disponível e é eficiente. Por fim, as gestantes podem preferir realizar o parto em um hospital da comunidade com uma equipe conhecida e confiável e pode não concordar com a transferência.

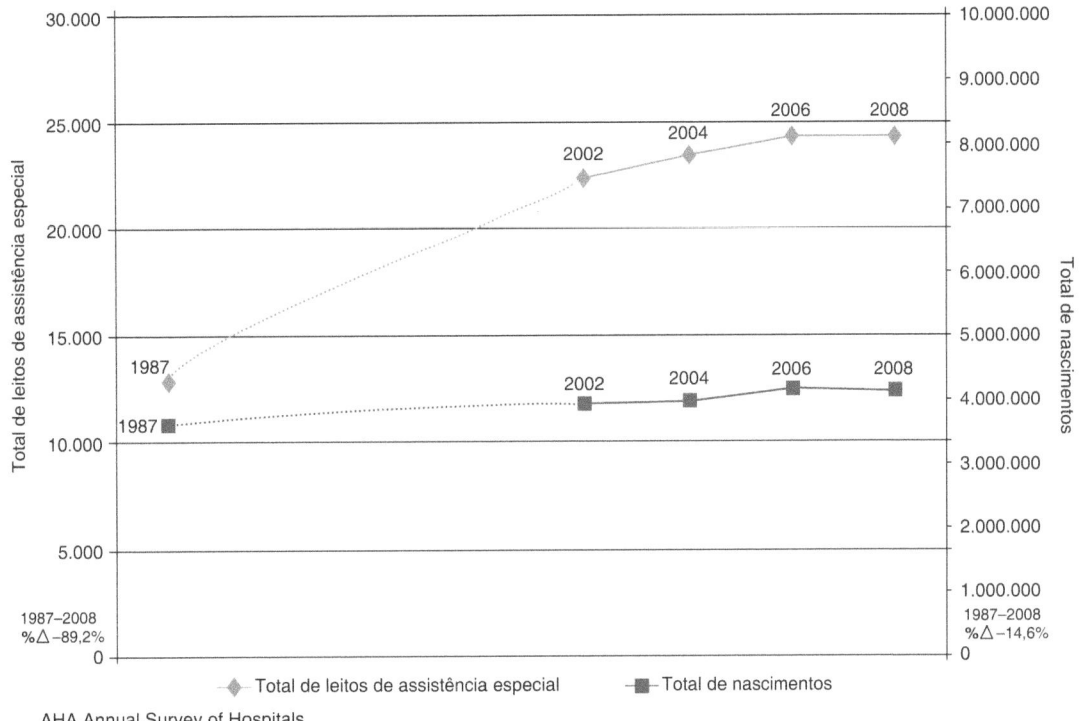

Figura 1.9 Evoluções nos leitos de assistência especial neonatal e nascimentos nos EUA, 1987 a 2008. Berns SD, ed. *Toward improving the outcome of pregnancy III: enhancing perinatal health through quality, safety and performance initiatives.* Reissued edition. White Plains, NY: March of Dimes Foundation, 2011.

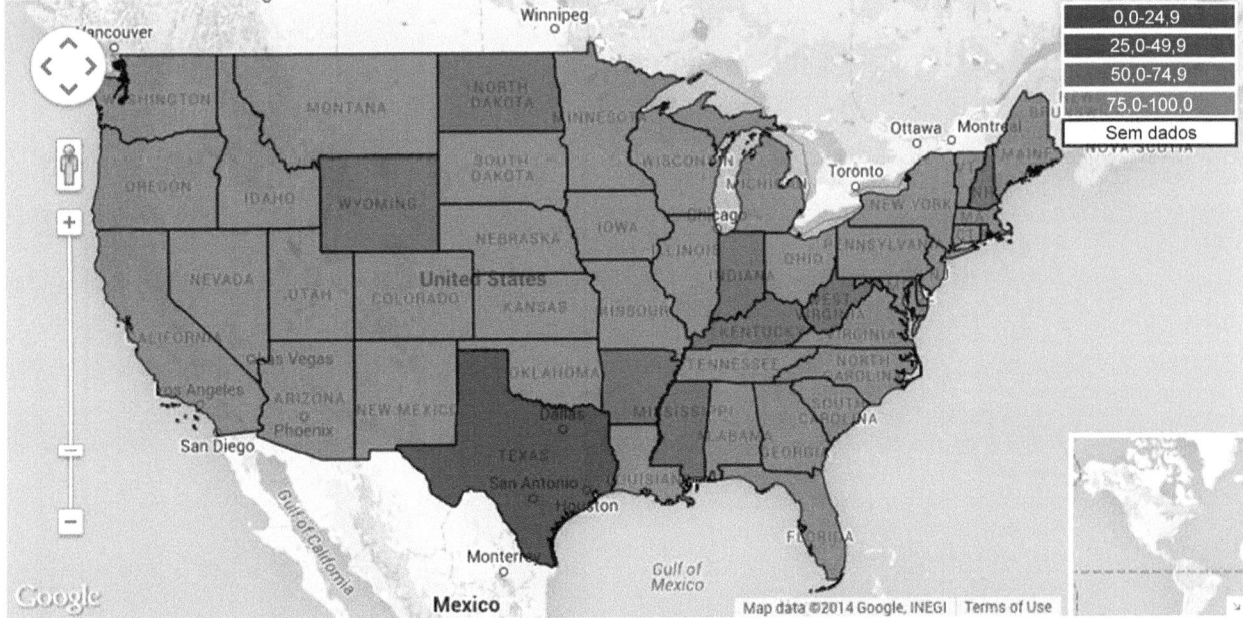

Figura 1.10 National Performance Measure 17: porcentagem de recém-nascidos de muito baixo peso cujo parto ocorreu em locais para partos de alto risco e RNs. Maternal and Child Health. Bureau Title V Block Grant: https://mchdata.hrsa.gov/TVISReports/Charts/PMGMap.aspx?ReportType=NPM&MeasureType=Performance&PMNum=17

Vale notar que, no domínio das especialidades pediátricas, houve progressos na regionalização de cuidados para crianças com programas médicos complexos. Estes têm sido impulsionados pelo sucesso de grandes hospitais infantis regionais e pela escassez de pediatras superespecialistas. Para gestantes e RNs de alto risco, é improvável que ocorra a inversão da "desregionalização" sem requisitos regulamentares impostos pelo estado.

DIFERENÇAS NA ORGANIZAÇÃO E NO ÂMBITO DA ASSISTÊNCIA NEONATAL NO MUNDO DESENVOLVIDO E EM DESENVOLVIMENTO

Os países em desenvolvimento dispõem de menos recursos do que os países desenvolvidos e os empregam de maneira bastante diferente. O Quadro 1.5 compara os recursos neonatais categorizados por taxa de mortalidade neonatal (14). Os 75 países com a maior taxa de mortalidade neonatal representam 60% dos nascimentos e 85% dos óbitos neonatais no mundo, mas têm um PIB mediano de 1.045 dólares em comparação com 4.645 e 27.215 dólares em países com taxa de mortalidade neonatal baixa e intermediária, correspondente aproximadamente a baixo, médio e alto rendimentos, respectivamente. Da mesma forma, os gastos do governo com assistência de saúde *per capita* são de 23 dólares em comparação com 200 e 1.452 dólares, respectivamente. Por conseguinte, existe maior confiança em parteiras tradicionais em países de baixa renda (20%) em comparação com países de média (9%) e alta (0%) rendas. Apenas 60% dos nascimentos em países de baixa renda são realizados com equipe qualificada. Há menos médicos, enfermeiras e parteiras em países de baixa renda (2 médicos/10.000 pessoas da população, 7 enfermeiras e parteiras/10.000 pessoas da população) em comparação com países de renda média (13 médicos/10.000 pessoas da população, 20 enfermeiras e parteiras/10.000 pessoas da população) e alta (29 médicos/10.000 pessoas da população, 57 enfermeiras e parteiras/10.000 pessoas da população). O acesso à assistência de saúde é, portanto, uma questão importante nos países de baixa renda, onde apenas 3% dos nascimentos têm acesso à terapia neonatal intensiva, em comparação com 98% em países de renda média e 100% em países de alta renda. Muitas vezes, também, não há sistemas de transporte que transfiram os RNs com rapidez e segurança para instalações que possam fornecer a assistência de saúde adequada.

Não é de admirar que vários países tenham adotado padrões diferentes para limites da viabilidade e reanimação. Enquanto muitos países ricos oferecem como rotina reanimação ativa para os RNs com 24 a 25 semanas de idade gestacional e, algumas vezes, com até 21 semanas de idade gestacional, este não é o caso dos países de baixa renda.

QUADRO 1.5

Comparações de desfechos de nascimento, infraestrutura e economia entre os países com taxas de mortalidade neonatal baixa, intermediária e alta.

		Grupo de NMR 1, baixa mortalidade, NMR < 5	Grupo de NMR 2, mortalidade intermediária, NMR 5 a < 15	Grupo de NMR 3, alta mortalidade, NMR ≥ 15
Desfechos de nascimento	Nascimentos	13.261.000	41.378.000	80.123.000
	Número de países	46	63	75
	Óbitos neonatais	42.000	437.000	2.589.000
	Natimortalidade	47.000	436.000	2.159.000
	Taxa total de fertilidade (mediana)	1,7	2,3	4,3
Fatores contextuais	PIB *per capita* (US$, mediano)	27.215	4.645	1.045
	Taxa de alfabetização de mulheres (% da mediana)	99	91	62
Serviços de assistência materno-infantil	Atendimento qualificado no nascimento, % (mediana)	100	98	60
	Parteira tradicional, % (mediana)	0	9	20
	Cesariana, % (mediana) (abrangência da mediana)	24	21	4
	Acesso à assistência em UTI neonatal, % de nascimentos (mediana)	100	98 (IIQ: 44 a 99%)	3 (IIQ: 2 a 19%)
	Equipe de enfermagem e parteiras a cada 10.000 pessoas (mediana)	57	20	7
	Número total de enfermeiros e parteiras	8.187.000	6.710.000	3.354.000
	% do total global de enfermeiros e parteiras	45%	37%	18%
	Médicos a cada 10.000 pessoas (mediana)	29	13	2
	Número total de médicos	3.266.000	4.344.000	1.513.000
	% do total global	36%	48%	16%
Recursos do sistema de saúde	Gastos do governo com saúde *per capita* (US$, mediana)	1.452	200	23
	Despesas privadas de saúde como porcentagem das despesas totais em saúde (mediana %)	19	31	41
	Assistência oficial ao desenvolvimento (US$) (mediana [intervalo mín./máx.])			
	Para a mãe/RN a cada nascido vivo	–	5 (0 a 428)	24 (5 a 96)
	Para saúde da criança a cada criança	–	2 (0 a 152)	14 (1 a 51)

Adaptado de Lawn JE, Wilczynska-Ketende K, Cousens SN. Estimating the causes of 4 million neonatal deaths in the year 2000. *Int J Epidemiol* 2006;35:706. doi: 10.1093/ije/dyl043.

CRIAÇÃO DE INFRAESTRUTURA PARA REDUZIR AS TAXAS DE MORTALIDADE MATERNA E INFANTIL NOS PAÍSES EM DESENVOLVIMENTO

O Every Newborn Action Plan (59), Lancet Series on Neonatal Survival (60) e Preterm Birth (61-63) e o Born Too Soon: The Global Action Report on Preterm Birth (15) propõem ações para a definição de políticas, programas e pesquisa por parte de todos os parceiros, dos governos às ONGs para a comunidade empresarial. Estratégias amplas das Metas de Desenvolvimento do Milênio adotadas pelas Nações Unidas incluem a erradicação da pobreza extrema e da fome; a universalização da educação primária especialmente para meninas; promoção da igualdade entre os sexos e a emancipação das mulheres; redução da taxa de mortalidade infantil; melhoria da saúde materna; a luta contra o HIV/AIDS, a malária e outras doenças transmissíveis; garantia de sustentabilidade ambiental; e a criação de uma parceria global para o desenvolvimento. Um pacote de fornecimento de serviços integrados (Figura 1.11) foi proposto para fornecer serviços de assistência médica que abranjam o espectro pré-gestacional ao nascimento e infância. Estima-se que 84% dos óbitos materno-infantis e de prétermos possam ser evitados em 2025 através de adoção universal de um conjunto básico de intervenções (Quadro 1.6) (14).

Como já foi mencionado neste capítulo, um motivo da alta mortalidade em áreas de recursos limitados é o número limitado de profissionais de saúde devidamente qualificados nas maternidades comunitárias (14). O treinamento em cuidados básicos para o RN e reanimação neonatal foi proposto como uma intervenção de baixo custo para reduzir a taxa de mortalidade neonatal. Em 2010, um currículo simplificado e de baixo custo para o ensino de reanimação neonatal em áreas de recursos limitados, Helping Babies Breathe (HBB), foi introduzido por um consórcio liderado pela American Academy of Pediatrics (64). Usando a aprendizagem baseada em habilidades via simulação, orientação por colegas e um plano de ação ilustrado que orienta o cuidado, o HBB tem se mostrado efetivo na redução da taxa de mortalidade neonatal e de natimortalidade (65,66). O sucesso do HBB levou ao delineamento de um programa educativo simplificado, Essential Care for Every Baby (ECEB), com base em princípios do HBB, para ensinar à equipe conhecimentos e habilidades essenciais para

	CUIDADO REPRODUTIVO • Planejamento familiar • DSTs, HIV e imunizações • Cuidado após aborto	CUIDADOS NO PARTO • Cuidado qualificado e cuidado imediato com o recém-nascido (higiene, aquecimento, amamentação) e reanimação • Esteroides antenatais, antibióticos para pPROM • Prevenção da transmissão vertical de HIV • Cuidado obstétrico de emergência, se necessário	CUIDADO DE EMERGÊNCIA PARA O RECÉM-NASCIDO • Cuidado adicional para recém-nascidos pré-termo, incluindo cuidado canguru materno • Cuidado de emergência para recém-nascidos enfermos (específicos ao contexto; por exemplo, CPAP, surfactante)	CUIDADO DE EMERGÊNCIA INFANTIL • Assistência hospitalar para doenças infantis, incluindo cuidados para HIV
Clínicos				
Assistência/ambulatoriais	ASSISTÊNCIA DE SAÚDE REPRODUTIVA • Planejamento familiar, incluindo espaçamento de parto • Prevenção e manejo de DSTs e HIV • Aconselhamento nutricional	CUIDADO ANTENATAL • Pacote ANC com foco em 4 consultas • IPTp e mosquiteiro contra malária • Prevenção e manejo de DSTs e HIV • Suplementação de cálcio • Diagnóstico e tratamento de condições crônicas maternas	CUIDADO PÓS-NATAL • Promoção de comportamentos saudáveis, por exemplo, higiene, amamentação, aquecimento • Detecção precoce da doença e encaminhamento • Cuidado adicional para mães e recém-nascidos em risco • Prevenção da transmissão do HIV materno-infantil	ASSISTÊNCIA PARA A CRIANÇA • Imunizações, nutrição, por exemplo, suplementação de vitamina A e monitoramento do crescimento • IPTi e mosquiteiros contra malária • Cuidado de crianças com HIV, incluindo cotrimoxazol • Avaliação de primeiro nível e cuidado de doenças infantis (IMCI) • Diagnóstico e tratamento de incapacidade associada à prematuridade
Familiares/comunitários	• Nutrição do adolescente e antes da gravidez • Violência sexual • Educação • Prevenção de DSTs e HIV • Otimizar as condições maternas antes da gravidez	Aconselhamento e preparação para cuidado de recém-nascido, amamentação, parto e prontidão para emergência	Onde não houver cuidado qualificado, considere um parto limpo e cuidado imediato para o recém-nascido (higiene, aquecimento e amamentação imediata)	Assistência de saúde domiciliar, incluindo: • Promoção de cuidados preventivos, incluindo cuidados com o recém-nascido (higiene, aquecimento), nutrição (amamentação exclusiva, alimentação complementar e planejamento familiar para as mulheres • Busca por serviços curativos para as mulheres, recém-nascidos e crianças, incluindo sais de reidratação oral para prevenção contra diarreia e, onde o encaminhamento não estiver disponível, considere manejo do caso para pneumonia, malária e sepse neonatal	

INTERSETORIAL: melhor qualidade de vida e condições de trabalho, incluindo moradia, água e saneamento, e **nutrição; educação e capacitação, especialmente de meninas**; fortificação de ácido fólico; ambientes de trabalho saudáveis e seguros para mulheres e gestantes

Antes da gravidez — **Gravidez** — **Parto** — **Recém-nascido/pós-natal** — **Infância**

Observação: as intervenções para partos de pré-termo estão em negrito. Acrônimos usados: ANC = cuidado antenatal; CPAP = pressão positiva contínua em vias respiratórias; HIV = Vírus da imunodeficiência humana; IMCI = Manejo integrado de enfermidades infantis; IPTp = tratamento presumível intermitente durante a gestação para malária; pPROM = ruptura prematura das membranas pré-termo; DST = Doenças sexualmente transmissíveis

Figura 1.11 Pacote de fornecimento de serviços integrados para saúde materno-infantil e do recém-nascido. Lawn JE, Wilczynska-Ketende K, Cousens SN. Estimating the causes of 4 million neonatal deaths in the year 2000. *Intern J Epidemiol* 2006;35:706. doi: 10.1093/ije/dyl043.

QUADRO 1.6
Estimativa de vidas salvas de prematuros em locais com uma cobertura universal de intervenções

Intervenção atingindo 95% de cobertura	Também salva as mães ou outros recém-nascidos	Em 2015		Em 2025	
		% mortes evitadas	Vidas salvas	% mortes evitadas	Vidas salvas
Planejamento familiar[a]	M, SB, N	24	228.000	32	345.000
Corticosteroides antenatais	N	40	373.000	41	444.000
Antibióticos para ruptura prematura de membranas pré-termo	N	9	85.000	9	101.000
Avaliação imediata e cuidado básico de todos os recém-nascidos	N	5	44.000	5	53.000
Reanimação neonatal	N (SB)	7	65.000	7	77.000
Cuidados com a temperatura	N	15	142.000	16	171.000
Cuidado canguru materno	N	48	452.000	48	531.000
Intervenções implementadas em conjunto	M, SB, N	81	757.000	84	921.000

Observação: as intervenções marcadas com M também irão salvar a vida materna, com SB, evitam natimortalidade e, com N, salvar recém-nascidos que morrem devido a outras causas que não o nascimento prematuro. Observe que a assistência obstétrica também teria um impacto, mas não é estimada separadamente.
[a]Planejamento familiar dimensionado para 60% de cobertura ou para um nível no qual a taxa de fertilidade total seja de 2,5.
Lawn JE, Wilczynska-Ketende K, Cousens SN. Estimating the causes of 4 million neonatal deaths in the year 2000. *Intern J Epidemiol* 2006;35:706. doi: 10.1093/ije/dyl043.

a assistência básica ao RN. As diretrizes da assistência básica ao RN incluem reanimação no parto, amamentação precoce e exclusiva, regulação da temperatura, higiene e prevenção de infecções (67). Um estudo que testa a efetividade do treinamento da equipe de parto em comunidades rurais em seis países, usando um programa educativo simplificado e essencial de cuidados com o RN, demonstrou que o ensino de um currículo integrado de cuidados com o RN reduz a taxa de mortalidade perinatal (68).

REDES DE MELHORIA DE QUALIDADE NACIONAIS E REGIONAIS

Em 2000, o Institute of Medicine (IOM) apontou que cerca de 98.000 pessoas morrem a cada ano como resultado de erros médicos que ocorrem nos hospitais (69). Os relatórios "To Err Is Human" e "Crossing the Quality Chasm" serviram para estimular os esforços nacionais e locais para melhorar a assistência de saúde nos hospitais dos EUA (69,70). Os relatórios do IOM chamam a atenção para os problemas dos erros médicos e criaram um construto para emergir como um sistema de saúde mais seguro e igualitário definindo a assistência de saúde ideal como segura, efetiva, centrada no paciente, oportuna, eficiente e equilibrada.

Em 2008, Don Berwick, o então presidente e CEO do Institute for Healthcare Improvement (IHI), com a alegação de que uma mudança efetiva no sistema de saúde precisa ocorrer no *continuum* da assistência, apresentou o "Triple Aim" com três metas interdependentes de assistência médica:

1. Melhorar a experiência individual da assistência médica
2. Melhorar a saúde das populações
3. Reduzir os custos *per capita* da assistência para as populações.

Berwick argumentou que os objetivos de melhoria precisam incluir essas três metas. Por exemplo, reduzir os custos *per capita* para as populações sem levar em consideração sua saúde poderia levar à subutilização sistemática. Alternativamente, reduzir os custos *per capita*, ao mesmo tempo que se mantém a saúde, garantiria a sustentabilidade do sistema de saúde e potencialmente criaria recursos para melhorar a saúde global da população (71).

Melhoria da assistência neonatal

Variações na prática (72) e nos desfechos (73,74) são bem documentadas na assistência neonatal. A existência de variação e a alta taxa inaceitável de complicações evitáveis relacionadas à assistência de saúde (p. ex., infecções na corrente sanguínea associadas ao cateter central) criaram um incentivo para a criação de medidas de melhorias da qualidade locais, estaduais e nacionais. A VON é a organização de aprimoramento mais bem conhecida e implantada, que começou na década de 1980 como uma organização sem fins lucrativos "com o objetivo de melhorar a qualidade e a segurança dos cuidados médicos para RNs e suas famílias por meio de um programa coordenado de pesquisa, orientação e melhoria de qualidade" (75). Ao longo dos anos, a VON cresceu e atualmente engloba mais de 800 UTI neonatais em todo o mundo. A VON inclui medidas colaborativas que têm como foco tópicos específicos, abrangendo infecções e doenças pulmonares crônicas (76) e fornece *feedback* sobre o processo e os indicadores de desfechos. Os centros participantes coletam dados de RNs com muito baixo peso e também podem coletar dados para todos os RNs tratados. Os centros são capazes de comparar seus processos e desfechos com os de outras unidades semelhantes.

A VON fornece desfechos ajustados ao risco para que os centros participantes comparem o desempenho de suas unidades. O ajuste do risco permite aos centros compararem os desfechos responsáveis pela heterogeneidade entre RNs (p. ex., comorbidades). Este processo permite que as diferenças nos desfechos sejam mais bem atribuídas a variações na prática (77). São apresentadas às instituições desfechos reais ou observados (p. ex., mortalidade) *versus* o que seria previsível de ocorrer com base no perfil nosológico dos pacientes. Este *feedback* permite às instituições identificarem áreas a serem aprimoradas (75).

Colaboradores estaduais

Nos EUA, todos os estados estão criando PQCs para melhorar a assistência fornecida aos RNs/lactentes por meio do aprimoramento dos processos e das práticas clínicas baseadas em evidências. PQCs incluem liderança hospitalar, pediatras e neonatologistas, obstetras e perinatologistas, parteiras, enfermeiras e a equipe do departamento de saúde estadual. Os colaboradores estaduais são especialmente posicionados para atrair as partes interessadas locais e estaduais a fim de melhorar a assistência de saúde neonatal e abordar questões que possam ser exclusivas em seus ambientes locais. Em 2014, 33 estados tinham colaboradores perinatais. Medidas no âmbito estadual têm sido efetivas na resolução de problemas específicos, tais como infecções da corrente sanguínea (ICS) associadas a cateter central (78) e, em alguns estados, as medidas de coleta de dados permitiram comparações de desfechos no local de mudança do sistema de base estadual

(p. ex., desregionalização) (46). Não há dúvida de que a assistência de saúde a fornecida nas UTIs neonatais é mais segura hoje do que era há relativamente pouco tempo; no entanto, continua a existir uma oportunidade significativa para diminuir a variabilidade no atendimento e melhorar os desfechos para essa população vulnerável.

MEDIDAS INTERNACIONAIS PARA A MELHORIA DA QUALIDADE

Muitos países em todo o planeta lançaram medidas nacionais e internacionais semelhantes com o objetivo de melhorar a qualidade da assistência de saúde aos RNs, e vários países criaram redes nacionais de avaliação comparativa dos desfechos neonatais. A International Network for Evaluating Outcomes (iNEO) é composta por nove países (Austrália, Canadá, Israel, Japão, Nova Zelândia, Espanha, Suécia, Suíça, Reino Unido) que reúnem dados populacionais de suas redes nacionais para a comparação internacional dos desfechos neonatais para avaliação comparativa e melhoria da qualidade (79). A aprendizagem com outros países produziu muitos benefícios e levou ao desenvolvimento de várias iniciativas importantes, tais como cuidado canguru (80) e cuidados integrados à família (81), que levaram a desfechos do paciente significativamente melhores. O Canadá foi pioneiro na iniciativa Evidence-based Practice for Improving Quality (EPIQ) cujo objetivo é o uso de processos mais objetivos e baseados em evidências para a melhoria da qualidade e demonstrou 32% de redução do risco de infecção hospitalar e redução de 15% na displasia broncopulmonar em um ensaio controlado e randomizado do agrupamento de 12 UTIs neonatais (82). Esta foi seguida de sua implementação em um nível nacional, que resultou em redução de 37% no risco ajustado para desfechos adversos compostos (definidos como morte ou qualquer uma das cinco principais morbidades, incluindo infecção nosocomial, enterocolite necrosante, displasia broncopulmonar, hemorragia intraventricular grave, retinopatia da prematuridade) para RNs com menos de 29 semanas de idade gestacional no Canadá (83). A EPIQ foi agora adotada por muitos hospitais na Ásia, na Europa e na América do Sul.

DESPESAS COM ASSISTÊNCIA DE SAÚDE E A ECONOMIA DO CUIDADO NEONATAL

Despesas com saúde nos EUA

Os EUA gastam mais *per capita* em assistência de saúde do que qualquer outro país industrializado membro da OCDE. Em 2011, os EUA gastaram cerca de US$ 7.200 por pessoa em saúde, quase o dobro da segunda maior nação, Suíça, que gastou US$ 4.300 por pessoa. Os EUA lideram outros países da OCDE na proporção do PIB gasto com saúde, com a porcentagem mais baixa de fundos públicos gastos em saúde anualmente. No entanto, quando comparados com outros países da OCDE, o investimento dos EUA na saúde produz resultados irregulares, ficando atrás de outros países da OCDE em muitos indicadores de saúde, incluindo a mortalidade infantil, apresentando a maior taxa populacional entre os países da OCDE sem cobertura de saúde (84).

Em 2012, as despesas agregadas com saúde dos EUA chegaram a US$2,8 trilhões e representaram 17,2% da economia dos EUA (85). Empresas, famílias e outros locais privados foram responsáveis por 56% das despesas, em comparação com os governos federal e estadual, que representaram 44%. A maior parte das despesas com saúde dos EUA é atribuída a assistência hospitalar (31%) e serviços profissionais, incluindo médicos (27%) (Figura 1.12). Em 2012, todas as facetas das despesas com saúde cresceram, com exceção dos investimentos em pesquisas não comerciais, que caíram 3,1% (85).

Despesas com assistência ao recém-nascido e prematuridade

É difícil estimar as despesas nacionais com saúde para a prestação de cuidados a RNs. Uma análise dos dados de faturamento de um hospital nacional realizada pela Agency for Healthcare Research and Quality (AHRQ) estimou os custos desse hospital em US$12,2 bilhões para os 3,8 milhões de nascimentos que ocorreram em 2011. AHRQ também estimou que os 321.000 RNs pré-termo representaram 57% desses gastos com RNs. Como esperado, a maioria dos RNs pré-termo foi responsável pelas maiores despesas. Em 2011, RNs com peso inferior a 1.500 g representaram apenas 1,3% dos nascimentos, mas US$3,7

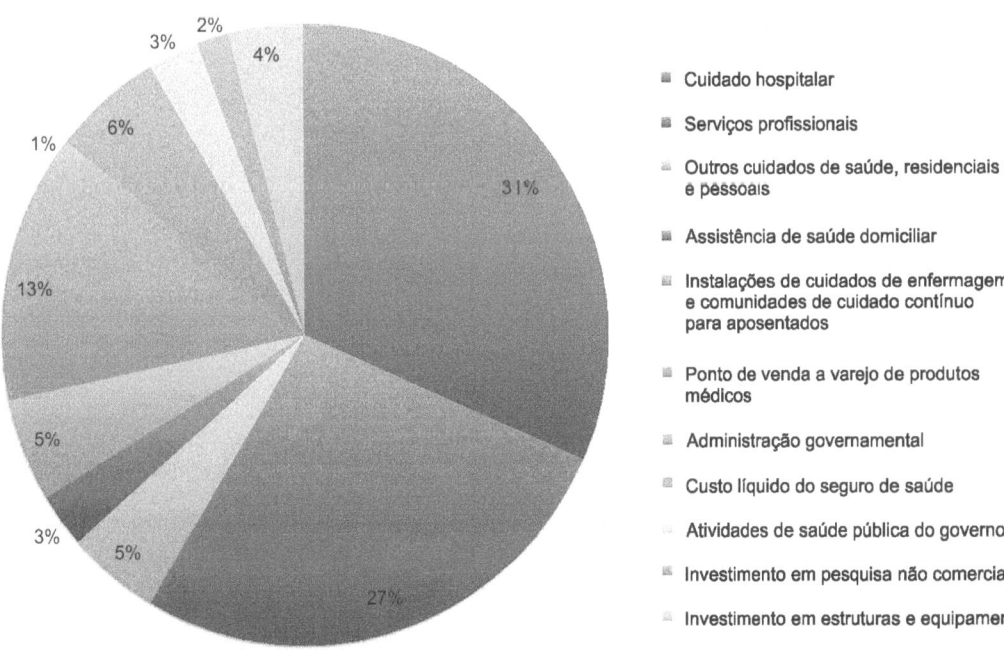

Figura 1.12 **Despesas com saúde nos EUA.** Martin AB, Hartman M, Whittle L *et al.* National health spending in 2012: rate of health spending growth remained low for the fourth consecutive year. *Health Aff (Millwood)* 2014;33(1):67. (Esta figura encontra-se reproduzida em cores no Encarte.)

bilhões (30%) das despesas ou US$76.700 por RN em média (Quadro 1.7) (86). Vale notar que tais estimativas de custo provavelmente subestimam os custos reais, visto que incluem apenas os custos hospitalares, e não os honorários dos profissionais.

O verdadeiro custo da prematuridade, além da internação para o parto, é mais difícil de avaliar. Em 2007, o relatório do IOM "Preterm Birth: Causes, Consequences, and Prevention" estimou despesas anuais relacionadas ao nascimento pré-termo em US$ 26,2 bilhões em 2005, as quais, após ajuste de acordo com a inflação, equivaliam a US$ 31,7 bilhões em 2014. Mais da metade das despesas anuais é gasta com cuidados maternos por ocasião do parto (US$ 2,3 bilhões) e com a internação dos RNs (US$ 20,4 bilhões). O IOM também estimou outros custos diretos da prematuridade, incluindo serviços de intervenção precoce (US$ 700 milhões), educação especial (US$1,3 bilhão), e custos indiretos de produtividade perdida (US$6,9 bilhões; Quadro 1.8). O IOM sugere que as estimativas são provavelmente conservadoras, porque só incluem custos durante o tempo de vida para quatro condições (paralisia cerebral, retardo mental, comprometimento visual e perda auditiva) (87, 88).

Pagamento por cuidados com o recém-nascido

Em 2011, 48,7% dos partos foram pagos por seguros de saúde privados, 44,7% por programas estaduais do Medicaid, 3,6% foram particulares e 3,0% por outras fontes (p. ex., Tricare). A partir de 2008 a 2011, a proporção de nascimentos pagos pelo Medicaid cresceu de 40,5% para 44,7% (86). Existem variações substanciais de acordo com o estado em partos pagos pelo Medicaid, variando de 69% em Louisiana a 24% no Havaí (89).

Atualmente, o Medicaid, também conhecido como Título XIX da Social Security Act, é o maior e único programa de assistência de saúde para os RNs. O programa, que começou em 1965, foi criado para fornecer cobertura a indivíduos de baixa renda, mulheres, crianças e idosos (90). Desde a sua criação, o Medicaid se expandiu e agora cobre mais de 61 milhões de norte-americanos, representando US$ 415 bilhões em despesas anuais. Quando comparadas a outras populações cobertas pelo Medicaid, as crianças representam uma parte relativamente pequena do total das despesas do Medicaid; no total, as crianças representam 49% dos segurados pelo Medicaid e 21% das despesas (91). A importância do programa como uma rede de segurança para as populações carentes tem sido evidente durante o declínio na economia dos EUA. A recente "grande recessão" de 2007 a 2009 coincidiu com aumento do desemprego e da pobreza infantil, mas não houve aumento do número de crianças sem cobertura nos EUA. O delineamento do programa, bem como investimentos adicionais do American Recovery and Reinvestment Act, assegurou que o Medicaid pudesse fazer a cobertura de mais crianças (92).

A participação do Medicaid na cobertura de uma grande proporção de RNs também significa que o programa tem a possibilidade de gerir a qualidade da assistência prestada por meio de incentivos e sanções, conhecido como pagamento por desempenho. Por exemplo, o Patient Protection and Affordable Care Act (PPACA) determinou que o Medicaid não pagasse por determinadas infecções associadas ao hospital, incluindo infecções da corrente sanguínea associadas a cateter central (93).

Outro programa federal que é crucial para os RNs é o Maternal Child Health Grant, também conhecido como Título V da Social Security Act. Em oposição ao Medicaid, que é um programa de elegibilidade, o Título V é um subsídio que fornece um montante fixo aos estados para a saúde materno-infantil. O programa foi promulgado em 1935 e fornece financiamento para mães e lactentes, e tem um foco específico nas crianças com necessidades especiais. Combinando tanto as contribuições federais e estaduais com o programa, um total de US$6 bilhões é gasto por ano com atividades do Título V. O programa especifica que, pelo menos, 30% sejam gastos com serviços de cuidados primários e prevenção para crianças e, pelo menos, 30% sejam alocados para os serviços para crianças com necessidades especiais de assistência de saúde (94).

QUADRO 1.7
Duração média de internação do recém-nascido e custos hospitalares de alguns desfechos clínicos, 2011.

Desfechos	Contagem	Porcentagem	Duração média da estadia (dias)	Média dos custos hospitalares (US$)	Custos hospitalares agregados (milhões de US$)
Todos os nascidos vivos no hospital	3.800.000	100,0	3,4	3.200	12.200
Pré-termo	321.900	8,5	14,3	21.500	6.900
Baixo peso ao nascer	231.900	6,1	17,7	27.200	6.200
Peso < 1.500 g	49.300	1,3	42,6	76.700	3.700
Peso ≥ 1.500 g	181.500	4,8	10,9	14.000	2.500
Síndrome de angústia respiratória	75.100	2,0	31,3	55.000	4.100
Óbito após o nascimento	10.900	0,3	7,4	28.600	300

Observação: As categorias para recém-nascidos pré-termo, recém-nascidos de baixo peso e síndrome de angústia respiratória sobrepõem-se e não são mutuamente exclusivas.
Agency for Healthcare Research and Quality (AHRQ), Healthcare Cost and Utilization Project (HCUP), Nationwide Inpatient Sample (NIS); Kowlessar NM et al. Hospital Stays for Newborns, 2011. HCUP Statistical Brief #163, Agency for Healthcare Research and Quality, Editor 2013, Rockville, MD: Agency for Healthcare Research and Quality, 2013.

QUADRO 1.8
Estimativas de custos agregados e individuais associados à prematuridade em 2014.

	Custos de assistência de saúde			Outros custos				
	Do nascimento até a idade de 5 anos	6 anos ou mais (4 DDs*)	Total	Intervenção precoce	Educação especial (4 DDs*)	Perda de produtividade (4 DDs*)	Parto materno	Total
Agregado (milhões)	US$ 19.200	US$ 1.200	US$ 20.400	US$ 700	US$ 1.300	US$ 6.900	US$ 2.300	US$ 31.700
Por recém-nascido (dólares)	US$ 37.800	US$ 2.300	US$ 40.200	US$ 1.500	US$ 2.600	US$ 13.600	US$ 4.600	US$ 62.400

Institute of Medicine Committee on Understanding Premature Birth and Assuring Healthy Outcomes, Behrman RE, Butler AS, eds. The National Academies Collection: reports funded by National Institutes of Health. *Preterm birth: causes, consequences, and prevention.* Washington, DC: National Academies Press (US) National Academy of Sciences, 2007.
*4 DDs = as quatro incapacidades do desenvolvimento (paralisia cerebral, retardo mental, perda auditiva, comprometimento visual).

Patient Protection and Affordable Care Act

Em março de 2010, essa lei foi aprovada. A promulgação da PPACA representou a maior mudança do sistema de assistência de saúde dos EUA desde a promulgação do Medicaid e Medicare nos anos 1960. A premissa básica da PPACA é expandir a cobertura da assistência de saúde por meio da expansão do Medicaid para grupos anteriormente não elegíveis (p. ex., adultos sem filhos) por meio da criação de permutas de seguros de saúde federal e estadual e da cobertura obrigatória. Vale observar que a PPACA também criou padrões para a cobertura que têm implicações para os RNs pré-termo. Antes dessa lei, estabelecer tetos para despesas anuais e vitalícias não era incomum, especialmente as apólices de seguro individuais (ou seja, não arcado pelo empregador). A PPACA eliminou os tetos para cobertura, garantindo que não seja negada cobertura a qualquer pessoa para condições preexistentes e garantindo a cobertura para assistência obstétrica (95). Se a PPACA terá ou não um impacto benéfico na saúde materno-infantil será avaliado ao longo do tempo.

REFERÊNCIAS BIBLIOGRÁFICAS

1. Berns SD, ed. *Toward improving the outcome of pregnancy III: enhancing perinatal health through quality, safety and performance initiatives*. Reissued edition. White Plains, NY: March of Dimes Foundation, 2011.
2. U.S. Department of Health and Human Services, Health Resources and Services Administration, Maternal and Child Health Bureau. *Child health USA 2013*. Rockville, MD: U.S. Department of Health and Human Services, 2013.
3. Guyer B, Freedman MA, Strobino DM et al. summary of vital statistics: trends in the health of Americans during the 20th century. *Pediatrics* 2000;106:1307.
4. Centers for Disease Control and Prevention. Advancements in public health, 1900–1999: healthier mothers and babies. *MMWR Morb Mortal Wkly Rep* 1999;48:849.
5. National Center for Health Statistics. National Vital Statistics Reports (NVSR). Deaths: final data for 2011.
6. MacDorman MF, Mathews TJ, Mohangoo AD et al. International comparisons of infant mortality and related factors: United States and Europe, 2010. *National vital statistics reports*; vol. 63, no. 5. Hyattsville, MD: National Center for Health Statistics, 2014.
7. Hoyert DL, Xu JQ. *Deaths: preliminary data for 2011. National vital statistics reports*; vol. 61, no. 6. Hyattsville, MD: National Center for Health Statistics, 2012.
8. Horbar LD, Carpenter JH, Badger GJ et al. Mortality and neonatal morbidity among infants 501–1500 grams from 2000 to 2009. *Pediatrics* 2012;129:1019.
9. Mathews TJ, MacDorman MF. *Infant mortality statistics from the 2009 period linked birth/infant death data set. National vital statistics reports*; vol. 61, no. 8. Hyattsville, MD: National Center for Health Statistics, 2013.
10. National Commission on Children. *Beyond rhetoric: a new American agenda for children and families*. Washington, DC: National Commission on Children, 1991:127.
11. Gregory ECW, MacDorman MF, Martin JA. *Trends in fetal and perinatal mortality in the United States, 2006–2012*. NCHS data brief, no. 169. Hyattsville, MD: National Center for Health Statistics, 2014.
12. United Nations World Population Prospects. Revisão de 2012 – desenvolvimento das Nações Unidas. Recuperado em 26 de dezembro de 2014 em http://esa.un.org/unpd/wpp/index.htm
13. United Nations World Population Prospects. Revisão de 2008 – desenvolvimento das Nações Unidas. Recuperado em 26 de dezembro de 2014 em http://en.wikipedia.org/wiki/Infant_mortality#mediaviewer/File:Infant_Mortality_Rate_by_Region_1950-2050.png
14. Lawn JE, Wilczynska-Ketende K, Cousens SN. Estimating the causes of 4 million neonatal deaths in the year 2000. *Int J Epidemiol* 2006;35:706. doi: 10.1093/ije/dyl043
15. March of Dimes, PMNCH, Save the Children, WHO. Born too soon: the global action report on preterm birth. In: Howson CP, Kinney MV, Lawn JE, eds. Geneva, Switzerland: World Health Organization, 2012.
16. Blencowe H, Lee ACC, Cousens S et al. Preterm birth–associated neurodevelopmental impairment estimates at regional and global levels for 2010. *Pediatr Res* 2013;74:17.
17. Martin JA, Hamilton BE, Osterman MJK. *Births in the United States, 2013*. NCHS data brief, no. 175. Hyattsville, MD: National Center for Health Statistics, 2014.
18. McIntire DD, Leveno KJ. Neonatal mortality and morbidity rates in late preterm births compared with births at term. *Obstet Gynecol* 2008;111:35.
19. Tomashek KM, Shapiro-Mendoza CK, Davidoff MJ et al. Differences in mortality between late-preterm and term singleton infants in the United States, 1995–2002. *J Pediatr* 2007;151:450.e1.
20. NICHD Workshop. *Optimizing care and long-term outcome of near-term pregnancy and near-term newborn infant*. July 18–19. Bethesda, MD: NICHD Workshop, 2005.
21. Zhang X, Kramer MS. Variations in mortality and morbidity by gestational age among infants born at term. *J Pediatr* 2009;154:358.e1.
22. Clark SL, Belfort MA, Byrum SL et al. Improved outcomes, fewer cesarean deliveries, and reduced litigation: results of a new paradigm in patient safety. *Am J Obstet Gynecol* 2008;199:105.e1.
23. Tita AT, Landon MB, Spong CY et al. Timing of elective repeat cesarean delivery at term and neonatal outcomes. *N Engl J Med* 2009;360:111.
24. Timmermans S, Bonsel GJ, Steegers-Theunissen RPM et al. Individual accumulation of heterogeneous risks explains perinatal inequalities within deprived neighbourhoods. *Eur J Epidemiol* 2011;26(2):165.
25. Izugbara CO, Ngilangwa D. Women, poverty and adverse maternal outcomes in Nairobi, Kenya. *BMC Womens Health* 2010;10:33. doi: 10.1186/1472-6874-10-33.
26. World Bank 2012. An update to the World Bank estimates of consumption poverty in the developing world. Recuperado em 26 de dezembro de 2014 em http://siteresources.worldbank.org/INTPOVCALNET/Resources/Global_Poverty_Update_2012_02-29-12.pdf
27. United Nations 1995. World Summit for Social Development Programme of Action–Chapter 2 eradication of poverty. Recuperado em 26 de dezembro de 2014 em http://www.un.org/esa/socdev/wssd/text-version/agreements/poach2.htm
28. Dean SV, Imam AM, Lassi ZS et al. Preconception care: nutritional risks and interventions. *Reprod Health* 2014;11(suppl 3):S3. doi: 10.1186/1742-4755-11-S3-S3
29. WHO 2014. Obesity and overweight factsheet. Recuperado em 26 de dezembro de 2014 em http://www.who.int/mediacentre/factsheets/fs311/en/
30. Rosenberg TJ, Garbers S, Lipkind H et al. Maternal obesity and diabetes as risk factors for adverse pregnancy outcomes: differences among 4 racial/ethnic groups. *Am J Public Health* 2005;95(9):1545. doi: 10.2105/AJPH.2005.065680
31. Czeizel AE, Dudas I, Vereczkey A et al. Folic acid deficiency and folic acid supplementation. *Nutrients* 2013;5(11):4760.
32. Grote NK, Bridge JA, Garvin AR et al. A meta-analysis of depression during pregnancy and the risk of preterm birth, low birth weight, and intrauterine growth restriction. *Arch Gen Psychiatry* 2010;67:1012.
33. Parazzini F, Chatenoud L, Surace M et al. Moderate alcohol drinking and risk of preterm birth. *Eur J Clin Nutr* 2003;57(10):1345.
34. Shiono PH, Klebanoff MA, Nugent RP et al. Fetus-placenta-newborn: the impact of cocaine and marijuana use on low birth weight and preterm birth: a multicenter study. *Am J Obstet Gynecol* 1995;172(1 Pt 1):19. doi: 10.1016/0002-9378(95)90078-0. PMID 7847533
35. van den Broek NR, Jean-Baptiste R, Neilson JP. Factors associated with preterm, early preterm and late preterm birth in Malawi. *PLoS One* 2014;9(3):e90128. doi: 10.1371/journal.pone.0090128
36. United Nations Development Programme. Millennium development goals. Recuperado em 26 de dezembro de 2014 em http://www.undp.org/content/dam/undp/library/MDG/english/UNDP_MDGReport_EN_2014Final1.pdf
37. Thompson LA, Goodman DC, Little GA. Is more neonatal intensive care always better? Insights from a cross-national comparison of reproductive care. *Pediatrics* 2002;109(6):1036.
38. American Board of Pediatrics. Dados da força de trabalho de 2013 a 2014. https://www.abp.org/sites/abp/files/pdf/workforcebook.pdf
39. Wallman C; American Academy of Pediatrics Committee on Fetus and Newborn. Advanced practice in neonatal nursing. *Pediatrics* 2009;123:1606 (reaffirmed January 2014).
40. Freed GL, Dunham KM, Lamarand KE et al. Neonatal nurse practitioners: distribution, roles and scope of practice. *Pediatrics* 2010;126:856.
41. Cusson RM, Buus-Frank ME, Flanagan VA et al. A survey of the current neonatal nurse practitioner workforce. *J Perinatol* 2008;12:830.
42. Pressler JL, Kenner CA. The NNP/DNP shortage: transforming neonatal nurse practitioners into DNPs. *J Perinat Neonatal Nurs* 2009;23:272.
43. American Academy of Pediatrics Committee on Fetus and Newborn. Levels of neonatal care. *Pediatrics* 2012;130:387.
44. *Textbook of neonatal resuscitation*. 6th ed. 2011.
45. Lasswell SM, Barfield WD, Rochat RW et al. Perinatal regionalization for very low-birth-weight and very preterm infants: a meta-analysis. *JAMA* 2010;304:992.
46. Kastenberg ZJ, Lee HC, Profit J et al. Effect of deregionalized care on mortality in very-low-birth-weight infants with necrotizing enterocolitis. *JAMA Pediatr* 2015;169(1):26. doi: 10.1001/jamapediatrics.2014.2085
47. Chien LY, Whyte R, Aziz K et al. Canadian Neonatal Network. Improved outcome of preterm infants when delivered in tertiary care centers. *Obstet Gynecol* 2001;98:247.

48. Lee SK, McMillan DD, Ohlsson A et al. The benefit of preterm birth at tertiary care centers is related to gestational age. *Am J Obstet Gynecol* 2003;188(3):617.
49. Phibbs CS, Baker LC, Caughey AB et al. Level and volume of neonatal intensive care and mortality in very-low-birth-weight infants. *N Engl J Med* 2007;356:2165.
50. Watson SI, Arulampalam W, Petrou S et al. The effects of designation and volume of neonatal care on mortality and morbidity outcomes of very preterm infants in England: retrospective population-based cohort study. *BMJ Open* 2014;4:e004856.
51. Rogowski JA, Horbar JD, Staiger DO et al. Indirect vs direct hospital quality indicators for very low birth-weight infants. *JAMA* 2004;291:202.
52. Audibert F. Regionalization of perinatal care: did we forget congenital anomalies? *Ultrasound Obstest Gynecol* 2007;29:247.
53. Calisti A, Oriolo L, Giannino G et al. Delivery in a tertiary center with colocated surgical facilities makes the difference among neonates with prenatally diagnosed major abnormalities. *J Matern Fetal Neonatal Med* 2012;25:1735.
54. Nasr A, Langer JC; Canadian Paediatric Surgery Network. Influence of location of delivery on outcome in neonates with gastroschisis. *J Pediatr Surg* 2012;47:2022.
55. Nasr A, Langer JC, Canadian Paediatric Surgery Network. Influence of location of delivery on outcome in neonates with congenital diaphragmatic hernia. *J Pediatr Surg* 2011;46:814.
56. Howell EM, Richardson D, Ginsburg P et al. Deregionalization of neonatal intensive care in urban areas. *Am J Public Health* 2002;92:119.
57. Blackmon LR, Barfield WD, Stark AR. Hospital neonatal services in the United States: variation in definitions, criteria and regulatory status, 2008. *J Perinatol* 2009;29:788.
58. Freeman VA. Very low birth weight babies delivered at facilities for high-risk neonates: a review of Title V national performance measure 17. 2010; http://mchb.hrsa.gov/grants/natlperformmeasure17rpt.pdf (Acessado em 16.11.14).
59. WHO 2014. Every newborn: an action plan to end preventable deaths. Recuperado em 26 de dezembro de 2014 em http://www.everynewborn.org/Documents/Full-action-plan-EN.pdf
60. Horton R. Newborn survival: putting children at the centre. *Lancet* 2005;365(9462):821.
61. Goldenberg RL, Culhane JF, Iams JD et al. Epidemiology and causes of preterm birth. *Lancet* 2008;371(9606):75.
62. Iams JD, Romero R, Culhane JF et al. Primary, secondary, and tertiary interventions to reduce the morbidity and mortality of preterm birth. *Lancet* 2008;371(9607):164.
63. Saigal S, Doyle LW. An overview of mortality and sequelae of preterm birth from infancy to adulthood. *Lancet* 2008;371(9608):261.
64. Singhal N, Lockyer J, Fidler H et al. Helping Babies Breathe: global neonatal resuscitation program development and formative educational evaluation. *Resuscitation* 2012;83(1):90.
65. Goudar S, Somannavar M, Clark R et al. Stillbirth and newborn mortality in India after helping babies breathe training. *Pediatrics* 2013;131(2):e344. doi: 10.1542/peds.2012-2112
66. Msemo G, Massawe A, Mmbando D et al. Newborn mortality and fresh stillbirth rates in Tanzania after helping babies breathe training. *Pediatrics* 2013;131(2):e353.
67. World Health Organization. *Pregnancy, childbirth, postpartum and newborn care: a guide for essential practice*, 2nd ed. Geneva, Switzerland: World Health Organization, 2006. http://www.who.int/reproductivehealth/publications/maternal_perinatal_health/924159084X/en/
68. Carlo WA, Goudar SS, Jehan I et al. Newborn-care training and perinatal mortality in developing countries. *N Engl J Med* 2010;362(7):614.
69. Institute of Medicine Committee on Quality of Health Care in A. In: Kohn LT, Corrigan JM, Donaldson MS, eds. *To err is human: building a safer health system*. Washington, DC: National Academies Press (US); Copyright 2000 by the National Academy of Sciences. All rights reserved, 2000.
70. Institute of Medicine Committee on Quality of Health Care in A. *Crossing the quality chasm: a new health system for the 21st century*. Washington, DC: National Academies Press (US); Copyright 2001 by the National Academy of Sciences. All rights reserved, 2001.
71. Berwick DM, Nolan TW, Whittington J. The triple aim: care, health, and cost. *Health Aff (Millwood)* 2008;27(3):759.
72. McCormick MC, Escobar GJ, Zheng Z et al. Place of birth and variations in management of late preterm ("near-term") infants. *Semin Perinatol* 2006;30(1):44.
73. Sankaran K, Chien LY, Walker R et al. Variations in mortality rates among Canadian neonatal intensive care units. *Can Med Assoc J* 2002;166(2):173.
74. Vohr BR, Wright LL, Dusick AM et al. Center differences and outcomes of extremely low birth weight infants. *Pediatrics* 2004;113(4):781.
75. Horbar JD, Soll RF, Edwards WH. The Vermont Oxford Network: a community of practice. *Clin Perinatol* 2010;37(1):29.
76. Horbar JD, Rogowski J, Plsek PE et al. Collaborative quality improvement for neonatal intensive care. NIC/Q Project Investigators of the Vermont Oxford Network. *Pediatrics* 2001;107(1):14.
77. Patrick SW, Schumacher RE, Davis MM. Methods of mortality risk adjustment in the NICU: a 20-year review. *Pediatrics* 2013;131(suppl 1):S68.
78. Fisher D, Cochran KM, Provost LP et al. Reducing central line-associated bloodstream infections in North Carolina NICUs. *Pediatrics* 2013;132(6):e1664.
79. Shah P, Lee SK, Lui K et al.; iNEO. The International Network for Evaluating Outcomes of very low birth weight, very preterm neonates (iNeo): a protocol for collaborative comparisons of international health services for quality improvement in neonatal care. *BMC Pediatr* 2014;14:110.
80. Ramanathan K, Paul VK, Deorari AK et al. Kangaroo mother care in very low birth weight infants. *Indian J Pediatr* 2001;68:1019.
81. O'Brien K, Bracht M, Macdonell K et al. A pilot cohort analytic study of Family Integrated Care in a Canadian neonatal intensive care unit. *BMC Pregnancy Childbirth* 2013;13(suppl 1):S12.
82. Lee SK, Aziz K, Singhal N et al. Improving the quality of care for infants: a cluster randomized controlled trial. *CMAJ* 2009;181(8):469.
83. Lee SK, Shah P, Singhal N et al.; Canadian EPIQ Study Group. Association of a quality improvement program with neonatal outcomes in extremely preterm infants: a prospective cohort study. *CMAJ* 2014;186(13):E485.
84. Lorenzoni L, Belloni A, Sassi F. Health-care expenditure and health policy in the USA *versus* other high-spending OECD countries. *Lancet* 2014;(9937):83.
85. Martin AB, Hartman M, Whittle L et al. National health spending in 2012: rate of health spending growth remained low for the fourth consecutive year. *Health Aff (Millwood)* 2014;33(1):67.
86. Kowlessar NM et al. *Hospital Stays for Newborns, 2011*. HCUP Statistical Brief #163, Agency for Healthcare Research and Quality, Editor 2013, Rockville, MD: Agency for Healthcare Research and Quality, 2013.
87. Institute of Medicine Committee on Understanding Premature Birth and Assuring Healthy Outcomes, Behrman RE, Butler AS, eds. The National Academies Collection: reports funded by National Institutes of Health. *Preterm birth: causes, consequences, and prevention*. Washington, DC: National Academies Press (US) National Academy of Sciences, 2007.
88. Bureau of Labor Statistics. Consumer price index. 2014 [cited 2014 July 15]; Available from: http://www.bls.gov/cpi/
89. Markus AR, Andrus E, West KD et al. Medicaid covered births, 2008 through 2010, in the context of the implementation of health reform. *Womens Health Issues* 2013;23(5):e273.
90. Patrick SW, Freed GL. Intergenerational enrollment and expenditure changes in Medicaid: trends from 1991 to 2005. *BMC Health Serv Res* 2012;12:327.
91. State Health Facts. 2014 [citado em 4 de dezembro de 2014]; Disponível em: http://www.statehealthfacts.org
92. Patrick SW, Choi HJ, David M. Increase in federal match associated with significant gains in coverage for children through Medicaid and CHIP. *Health Aff (Millwood)* 2012;31(8):1796.
93. Patrick SW, Kawai AT, Kleinman K et al. Health care-associated infections among critically ill children in the US, 2007–2012. *Pediatrics* 2014;134(4):705.
94. Title V Maternal and Child Health Services Block Grant Program. 2014 [citado em 2 de dezembro de 2014]; Disponível em: http://mchb.hrsa.gov/programs/titlevgrants/
95. Summary of the Affordable Care Act. 2013 [citado em 2 de dezembro de 2014]; Disponível em: http://kff.org/health-reform/fact-sheet/summary-of-the-affordable-care-act/

2 Concepção da Unidade de Terapia Intensiva Neonatal | Considerações Práticas e Científicas

Gilbert I. Martin, Robert D. White, Judith A. Smith e Stanley N. Graven

INTRODUÇÃO

Desde 2015, há aproximadamente 1.100 unidades de terapia intensiva (UTI) neonatal nos EUA e 40 no Canadá. Há atualmente mais de 5.000 neonatologistas credenciados pelo conselho e muito mais pediatras que estão praticando a neonatologia (1). A esse valor, somamos o crescente número de profissionais de enfermagem neonatal, que contribuem substancialmente para os cuidados centrados no recém-nascido (RN) doente. Ao longo do tempo, a definição de níveis de cuidado neonatal tem sido revisada, de maneira que agora existem quatro níveis: Nível I (básico), Nível II (especializado), Níveis III e IV (com subespecializações – abrangendo várias subespecialidades com interface com a neonatologia). Cada um desses níveis de cuidado tem competências bem-definidas e requisitos da equipe da unidade para as UTIs neonatais que fornecem a assistência (2).

Atualmente, para que sejam bem-sucedidos no fornecimento de assistência à mãe e ao lactente, muitos hospitais precisam ter recursos plenos. Avanços na tecnologia e padrões variáveis na demografia da comunidade têm tornado obrigatórios serviços perinatais remodelados e de última geração, principalmente, nas UTIs neonatais.

Embora tenham progredido as questões específicas de planejamento, antes episódicos e hoje baseados em evidências, a declaração de missão básica que governa o desenvolvimento e o remodelamento de uma UTI permanece a mesma: a prestação de assistência de alta qualidade e mais humanitária, que inclua:

- Assistência que respeite a diversidade racial, étnica, cultural, religiosa e socioeconômica das famílias e da equipe
- Educação, informações e apoio emocional
- Acesso aos tratamentos efetivos mais atuais
- Planos terapêuticos integrados, enfatizando a coordenação no *continuum* da assistência
- Incentivo ao apoio e à participação dos familiares
- Prestação de cuidados neonatais modernos, integrados e centrados nas famílias (3).

Quando se chega ao consenso em torno de uma declaração de missão, podem-se definir e aplicar metas e objetivos específicos para a população local, para as práticas assistenciais e competição. A definição dessas metas é a primeira etapa para a tomada de decisões sobre a capacidade de leitos, tipos de equipamento necessário e alterações nas práticas assistenciais. As metas e os objetivos devem ser mensuráveis (p. ex., taxas de sobrevida e morbidade em comparação com os padrões regionais e nacionais, experiência e rodízio dos profissionais, pesquisas de satisfação dos pais, custo por paciente-dia) e realistas, de modo que o valor global do projeto possa ser comparado com as projeções de custos iniciais e revisado de maneira contínua após a conclusão da construção da UTI neonatal. Para que as metas anteriores sejam alcançadas, é necessária uma abordagem do conceito de equipe.

AS EQUIPES

A equipe de planejamento estratégico

A equipe de planejamento estratégico continuará a desenvolver a visão e as metas que levaram à decisão de realizar uma nova unidade. Os membros da equipe devem incluir, no mínimo, um administrador, um neonatologista e um gestor de enfermagem. Este grupo será responsável pela revisão das informações sobre utilização e demografia (obtidas das agências de planejamento e saúde estaduais e municipais, dos planos de saúde e dos setores de epidemiologia estatística) a fim de definir a área de serviço e o número apropriado de leitos para a UTI. O número total de dias de UTI neonatal para uma região definida aproxima-se de 1,25 paciente-dia por nascido vivo – se uma região tiver 10.000 nascidos vivos por ano, ela gerará cerca de 13.000 pacientes-dias de UTI neonatal, ou um número médio de 35 RNs com estadia média de 20 a 25 dias.

A equipe de planejamento estratégico também deve realizar cálculos básicos acerca da contratação de pessoal, principalmente se a unidade for um serviço novo no hospital. De acordo com a composição da população de pacientes, os padrões gerais de pessoal podem exigir até quatro a seis enfermeiros e dois funcionários de apoio (incluindo administração da enfermagem, terapia respiratória, terapia do desenvolvimento, assistência social, secretário da unidade e secretário da manutenção) por turno para cada 10 RNs no censo médio diário.

A equipe de planejamento estratégico deve avaliar o impacto da UTI neonatal nova ou reformada em outros departamentos do hospital, especialmente os serviços de obstetrícia, manutenção e suprimento, laboratorial e almoxarifado.

A equipe de planejamento financeiro

Esse grupo é composto pelos diretores financeiro e operacional do hospital, gestora de enfermagem e quaisquer outros indivíduos que representem áreas do hospital cujos orçamentos serão afetados. Além disso, a equipe de planejamento financeiro deve utilizar consultores que estejam familiarizados com o processo de reembolso e codificação que, por fim, afetará a saúde financeira final do projeto.

A equipe de assistência

Este grande grupo representa os cuidadores na UTI neonatal. Esses indivíduos abrangem as seguintes disciplinas: neonatologia, gestão e equipe de enfermagem, terapia respiratória, assistência social, farmácia, laboratório, radiologia, controle de infecções, nutrição e manutenção. Também é essencial que os pais façam parte dessa equipe. A reavaliação das práticas de assistência atuais utilizando, quando possível, informações baseadas em evidências irá garantir uma abordagem de ponta. O objetivo é fornecer uma assistência excelente para os RNs, um bom ambiente de trabalho para os profissionais e integração das famílias.

A equipe do projeto

Quando forem alcançadas as metas iniciais do projeto, um grupo de arquitetura deve ser selecionado e contratado. A empresa de arquitetura escolhida deve ter todos os especialistas de engenharia e *design* de interiores necessários, bem como um representante de equipamentos e planejador de enfermagem neonatal. Toda a equipe de arquitetura deve estar familiarizada com as mais recentes tendências em projetos de UTI neonatal e os princípios científicos que fundamentam o processo de desenho. Uma vez escolhido, o grupo de arquitetura e a equipe de planejamento estratégico desenvolvem um cronograma para o planejamento e a construção da nova unidade ou remodelamento da unidade existente (3).

VISITAS A UNIDADES

A visita a outras UTIs neonatais pode ser um investimento valioso por muitas razões, independentemente de se estar planejando uma reforma ou nova construção. As visitas oferecem uma análise em primeira mão das características de concepção que tenham ou não funcionado.

O objetivo típico de uma visita durante os estágios iniciais de planejamento é estimular e avaliar ideias. Muitas equipes de UTIs neonatais acham útil ter uma visão geral das outras unidades no processo e continuarem suas visitas durante vários estágios do planejamento e da construção (3).

QUESTÕES ESPECÍFICAS DO PROJETO

Localização dentro do hospital

A UTI neonatal deve ser uma área distinta dentro da instalação e, se possível, estar próxima da unidade de pré-parto e sala de parto. Se os serviços estiverem em andares separados, será necessário um elevador adjacente às unidades que seja utilizado apenas para o serviço entre as salas de pré-parto e parto e a UTI neonatal. Uma sala de reanimação completamente equipada ou uma área de reanimação em cada sala de parto é necessária.

Muitas UTIs neonatais, sobretudo em hospitais de pequeno ou médio porte, compartilham equipe e responsabilidades com o berçário normal ou UTI pediátrica. Quando essas áreas são contíguas, boa parte do espaço de apoio (p. ex., sala de repouso de familiares, armários dos profissionais, armazenamento de equipamento) pode ser compartilhada, e as oportunidades para que as equipes se auxiliem são aumentadas.

Os padrões de tráfego dos RNs que deixam a UTI neonatal para procedimentos devem ser identificados e corredores privados criados sempre que possível, de modo que os RNs enfermos e seus assistentes não precisem utilizar áreas públicas.

Considerações de segurança

A UTI neonatal deve ser elaborada como um componente de um programa de segurança global que garantirá a segurança física dos RNs, das famílias e da equipe e reduzirá os riscos de sequestro. O número de entradas e saídas deve ser limitado e a(s) estação(ões) de controle devem permitir a visualização direta de todos os visitantes. A necessidade de segurança precisa ser equilibrada com a necessidade de conforto e privacidade. A nova tecnologia, que inclui câmeras e outros sistemas de detecção eletrônicos, garantirá uma experiência segura, embora acolhedora, na UTI neonatal.

As saídas de emergência devem ser planejadas cuidadosamente no projeto inicial e demarcadas claramente, bem como a localização dos extintores de incêndio. O Corpo de Bombeiros deve receber a primeira versão do projeto, de modo que quaisquer problemas sejam corrigidos logo.

Área de recepção e espaço de apoio aos familiares

Com a ênfase adicional na assistência centrada na família, a área de recepção formará a primeira impressão da UTI neonatal para a família. O tamanho e o layout da área frequentemente dependem não apenas do tamanho da UTI neonatal, mas de sua própria cultura individual. As formas de se comunicar com um membro da equipe da UTI neonatal devem ser fornecidas na área da recepção. Se possível, deve haver uma pessoa do hospital responsável por essa mesa da recepção. Além da área da recepção, uma sala de estar para os familiares deve ser criada, fornecendo assentos que sejam confortáveis, mas não predisponham ao sono à noite. Essa sala de estar deve conter televisão, material de leitura para os familiares e uma caixa de brinquedos para as crianças. Pode ser fornecido acesso à Internet por meio de uma estação de computadores na área da sala de estar dos familiares e deve haver espaço para os familiares guardarem seus objetos de valor. Devem ser disponibilizados banheiros e telefones próximos.

Além de espaços generosos à beira do leito e na sala de estar das famílias, os pais precisam de espaço para permanecer à noite, reunir-se em particular com a equipe para debater os problemas do RN ou lamentar-se e para amamentar. De acordo com o tamanho da UTI neonatal e suas práticas locais, algumas dessas funções podem ser combinadas, mas nenhuma deve ser ignorada.

O aleitamento materno dos RNs prematuros ou doentes é mal acomodado em muitas UTIs neonatais existentes. As mães devem ser capazes de amamentar seus RNs à beira do leito sem comprometer sua privacidade. A criação de uma sala individual para os familiares já alivia a necessidade de salas adicionais para aleitamento. No entanto, se não for um modelo de sala individual, serão necessárias áreas privadas para a ordenha de leite materno.

Sinalização

A localização e o conteúdo das placas de sinalização muitas vezes são menosprezados durante o planejamento de uma UTI neonatal. Devem-se considerar os padrões de tráfego das famílias e do público desde a(s) entrada(s) do hospital e utilizar as placas para conduzi-los claramente até a UTI neonatal. As informações nas placas devem ser apresentadas calorosamente, de uma forma que deixe as famílias se sentirem bem-vindas, em vez de severamente, de uma forma que as fizesse se sentirem estranhas ou invasoras.

Configuração das unidades

As UTIs neonatais mudaram de configurações do tipo "enfermaria" para módulos especializados, com dois leitos e agora para o quarto com um leito. Esse modelo é agora o mais popular, visto que as famílias desejam acesso contínuo a seus RNs e desejam ficar ao lado do leito, mas isso aumenta o potencial de isolamento tanto dos familiares como dos cuidadores. Os quartos têm de ser grandes o bastante para que os pais possam ali dormir. Recursos de armazenamento e comunicação precisam ser modernizados para que cada quarto seja autossuficiente. A área do espaço familiar deve incluir uma cadeira reclinável adequada para o método canguru ou contato pele a pele, uma cama para os pais, tomadas suficientes para dispositivos eletrônicos e espaço adequado para armazenamento.

Certos princípios podem ser estabelecidos para todos os planos da área de assistência direta de pacientes, independentemente da escolha de um modelo com uma sala grande com vários leitos, múltiplos boxes menores ou quartos particulares. Primeiro, cada leito do paciente precisa ter espaço suficiente para que as famílias permaneçam por longos períodos sem interferir nos afazeres da equipe. Segundo, cada leito do paciente precisa ter luzes, entrada de dados e sistemas de comunicação individualizados. Terceiro, os padrões de tráfego precisam ser bem planejados, com passagens de largura suficiente para acomodar equipamentos diagnósticos e profissionais. As funções da enfermagem devem ser separadas da beira do leito sempre que possível. Deve haver espaço adequado tanto para assistência direta dos pacientes como para assistência não direta dos pacientes (prontuários, relatórios, chamadas telefônicas).

Necessidades de espaço

O espaço completo do RN inclui área útil, corredor, espaço de armazenamento e áreas disponíveis que permitam os móveis necessários. As UTIs neonatais foram historicamente subdimensionadas, mas agora os horizontes estão se expandindo para acomodar novas práticas (principalmente aumentar o acesso dos pais).

Há dois métodos para definir a área útil/leito. O primeiro método recomenda um mínimo de 11 metros quadrados para quartos com vários leitos e 15 metros quadrados para quartos com um leito, excluindo estações para lavar as mãos, colunas e corredores.

Deve haver um corredor adjacente a cada espaço do RN com uma largura mínima de 120 cm; Além disso, um corredor adjacente de, pelo menos, 240 cm permitirá a passagem de equipamentos e da equipe. O segundo método utiliza a área por leito. No passado, recomendavam-se 14 a 18,5 metros quadrados de área bruta por leito. Atualmente, a recomendação aumentou para 56 a 75 metros quadrados de área por leito, que incluem áreas de assistência ao paciente, espaço de escritório, espaço de apoio e espaço necessário para banheiros.

Espaço de apoio geral

O espaço de apoio geral inclui áreas de utilidade limpas e de expurgo, armazenamento de equipamento médico e serviços de gerenciamento da unidade. No expurgo são armazenados materiais contaminados que posteriormente serão eliminados. Essa sala contém um balcão e uma pia para lavar as mãos com torneira automática e separada da pia de utilização para material contaminado. A pia para lavar as mãos é controlada por um mecanismo de sensor automático. A localização da área de expurgo deve ser pensada de maneira que os materiais a serem eliminados não passem pela área de atendimento ao RN. O expurgo deve ter um sistema de ventilação com pressão de ar negativa. A disposição de um espaço para os prontuários também está incluída no espaço de apoio geral. A tecnologia nesta área precisa ser modernizada a fim de permitir prontuários eletrônicos e manter a confidencialidade do paciente. As áreas de armazenamento devem ter um número generoso de tomadas elétricas e prateleiras, de modo que dispositivos operados por bateria possam ser recarregados.

Áreas gerais de armazenamento

É necessário um sistema de armazenamento em três zonas. A primeira área de armazenamento é o almoxarifado central. A segunda área de armazenamento é a sala limpa descrita anteriormente. Materiais usados diariamente (fraldas, fórmulas, roupas de cama, aventais hospitalares, livretos informativos) são armazenados nesse local. O espaço alocado para o equipamento de cada RN deve ter 1,6 metro quadrado por RN em cuidado intermediário e 2,8 metros quadrados por RN em cuidado intensivo. A terceira zona é para itens usados frequentemente no leito do RN. Ainda, o armário deve ter 1,7 metro quadrado por RN em cuidado intermediário e 2,2 metros quadrados por RN em cuidado intensivo.

Área de lavanderia

Recomenda-se incluir uma sala de lavanderia separada onde as roupas, fraldas de pano e brinquedos do RN utilizados na UTI neonatal sejam limpos. Deve ser fornecido um espaço para lavadora e secadora de categoria comercial, com a secadora ventilada por uma parede externa.

Espaço de apoio para serviços auxiliares

Deve-se reservar um espaço separado para preparo de fórmulas e aditivos para o leite materno e fórmulas. Essa sala deve possibilitar o armazenamento de material, fórmulas e leite materno congelado e refrigerado. Para reduzir a contaminação, o sistema de ventilação deve ter a filtragem mínima de 90% com base nos padrões da American Society of Heating, Ventilation, and Air Conditioning Engineers* ou ter um sistema de filtragem de ar de alta eficiência na separação de partículas (HEPA). Toda a água usada no preparo de alimentos deve estar de acordo com as normas federais e ser comercialmente estéril.

Outras áreas para serviços auxiliares, como terapia respiratória, laboratório, farmácia, radiologia e terapia motora e do desenvolvimento. Embora não seja solicitado às farmácias que utilizem uma capela de fluxo laminar para preparar medicação oral, recomenda-se a inclusão de uma ao escolher os equipamentos. A capela de fluxo laminar impede a contaminação das amostras biológicas. O equipamento deve incluir uma lâmpada UV-C germicida para esterilizar a estrutura e o conteúdo quando fora de uso.

Quarto(s) de transição familiar

O(s) quarto(s) dos familiares do RN devem estar adjacentes à UTI neonatal, permitindo que os familiares e o RN tenham um espaço privado de convivência. O(s) quarto(s) deve(m) ter uma pia, um sanitário, um chuveiro, chamada de emergência e ligação com a equipe da UTI neonatal. As instalações para dormir devem incluir, pelo menos, uma cama para os pais e espaço suficiente para o RN e todo o equipamento necessário. A disponibilidade de quartos para os familiares do RN estimula os pais a pernoitarem e propicia uma transição melhor para o domicílio familiar. Se a configuração da unidade incluir apenas leitos para um único paciente, os quartos de transição familiar podem não ser necessários.

Espaço de apoio à equipe

O espaço de apoio à equipe deve atender às necessidades profissionais, pessoais e administrativas de maneira eficiente. São necessários: armários, uma sala de estar, instalações sanitárias e quartos de plantão. Algum espaço para preparar os prontuários, especialmente para a equipe de enfermagem e terapia respiratória, precisa ser alocado dentro dessa área. Deve-se reservar espaço adicional, sobretudo para a preparação dos prontuários e conversa dos médicos e enfermeiros supervisores, ao lado da área de assistência dos pacientes. Os sistemas de comunicação (telefone, terminal de computador, impressora) que ligam a UTI neonatal com o laboratório, farmácia e almoxarifado do hospital geralmente também se situam nessa área.

Várias disciplinas devem ter escritórios administrativos imediatamente adjacentes à UTI neonatal, como assistência social, chefia médica e de enfermagem e terapia respiratória e do desenvolvimento. Quando o apoio aos pais ou equipe de pesquisa participam ativamente das atividades da unidade, também precisam de espaço de escritório nas proximidades. Quartos de plantonistas e uma sala de conferência devem estar situados dentro do complexo, com telefones e computadores, incluindo a transmissão digital de exames radiológicos e banheiros com chuveiro.

Controle de infecções e lavagem das mãos

A higiene das mãos é o componente principal na prevenção e na redução de infecções na UTI neonatal. Uma pia para lavar as mãos com torneira automática deve ser fornecida a, pelo menos, 20 pés de cada leito do RN em quartos com vários leitos e em cada quarto do paciente quando forem fornecidos quartos individuais aos familiares. As pias para lavar as mãos não devem estar mais próximas do que 90 cm do leito do RN, suprimento ou área de trabalho/balcão, a menos que seja fornecido um protetor antirrespingos. As pias para lavar a mãos devem ser grandes o suficiente para controlar os respingos e evitar água empoçada. Devem ser fornecidos: espaço para instruções sobre lavar as mãos, sabonete e toalheiro e um temporizador para controlar o tempo exigido de lavagem das mãos de "três minutos". As pias devem ser grandes e profundas de maneira que uma lavagem cirúrgica plena possa ser realizada com respingos mínimos. As paredes e o assoalho em sua volta devem ser revestidos com superfícies de fácil limpeza. As pias de porcelana costumam ser mais atraentes e de uso mais silencioso do que as de aço. As torneiras devem operar sem a necessidade de tocá-las; e o sabão, material para secar as mãos e recipientes de lixo devem estar bem acessíveis. Esses cestos de lixo devem ser concebidos para evitar contaminação cruzada, ser limpos facilmente e minimizar a produção de ruídos. Pelo menos algumas pias devem estar disponíveis para crianças e indivíduos com necessidades especiais. Sinais em cima de cada pia devem conter instruções escritas e ilustradas sobre como lavar as mãos. *Dispensers* de álcool gel

---

* N.R.T.: Isso é realizado nos EUA. No Brasil, existem várias resoluções do Ministério da Saúde.

devem ser colocados em todos os locais dentro e ao redor da UTI neonatal de maneira que possa ser utilizado pela equipe e pelos familiares. Conforme mencionado, o especialista em controle de infecções é um membro importante da equipe do projeto durante a discussão do *layout* da UTI neonatal e a escolha do acabamento das superfícies.

Iluminação

O planejamento de iluminação apropriada para a UTI neonatal exige análise das necessidades distintas dos RNs e da equipe. Em geral, os RNs precisam de muito pouca luz, mas a exposição a níveis moderados de iluminação durante parte do dia ajuda a estabelecer o ritmo circadiano.

A iluminação será diferente em muitas áreas na UTI neonatal visto que a iluminação de uma área de procedimento é diferente da iluminação de outras áreas. A flexibilidade nos níveis de iluminação é necessária visto que as necessidades das crianças mudam em diferentes estágios de desenvolvimento. O controle da iluminação deve estar acessível tanto a equipe como aos familiares e deve incluir vários interruptores. Se forem usadas lâmpadas fluorescentes lineares, a designação da cor deve ser "RE80". Todas as peças de iluminação devem ter filtros ou anteparos que bloqueiem a radiação ultravioleta e minimizem o risco para os RNs e funcionários, caso uma lâmpada exploda.

A equipe precisa de níveis moderados de iluminação à beira do leito para avaliar os RNs e fazer anotações no prontuário e tarefas manuais. Às vezes, níveis intensos de iluminação são necessários para realizar procedimentos e para a fototerapia para os casos de hiperbilirrubinemia. Há dúvidas em relação à necessidade de os RNs receberem iluminação natural, mas estudos de funcionários e pacientes hospitalizados adultos demonstraram o benefício de janelas para a equipe e as famílias. Um esquema de iluminação multinível deve ser considerado pela equipe do projeto:

- Iluminação do ambiente em áreas de cuidado dos RNs: os níveis de iluminação são ajustáveis em uma faixa de 10 a 600 lx (1 a 60 pé-velas) conforme medido em um plano horizontal. Um termistor de controle deve permitir escurecimento imediato se necessário. Fontes de iluminação elétrica devem ter um índice de rendição de cor (IRC) de não menos do que 80 e um índice da área de gama de cores (GA) de não menos do que 80 e não mais do que 100. Os refletores ópticos na luminária devem ter um acabamento neutro, e deve ser evitada radiação infravermelha e ultravioleta desnecessária. Qualquer iluminação de ambiente utilizada deve evitar a linha de visão direta do RN
- Iluminação para procedimento em áreas de cuidado dos RNs: deve existir um foco de luz separado para procedimento em cada leito de RN e ser capaz de fornecer não menos do que 2.000 lx. Além disso, o foco de luz precisa ter cobertura de modo que a luz não se disperse além de seu campo de iluminação. Aumentos temporários da iluminação podem ser necessários para avaliação clínica ou para realização de um procedimento. É importante não aumentar os níveis de iluminação próximo aos RNs. A luz intensa pode prejudicar o desenvolvimento da retina. É melhor montar uma luz de procedimento do que ter um foco de luz móvel de maneira que o espaço possa ser maximizado e acidentes evitados
- Iluminação das áreas de apoio: todas as áreas de apoio (como local dos prontuários, preparo de medicamentos, lavagem das mãos, recepção) devem estar em conformidade com as especificações atuais da Engineering Society of North America (IES).*
Algumas vezes, as áreas da UTI neonatal podem se sobrepor; se as áreas de cuidado do RN estiverem próximas ao local dos prontuários, é importante certificar-se de que a iluminação não atinja os RNs próximos
- A importância da luz do dia: pelo menos uma fonte de luz natural deve ser visível do quarto do RN. Se uma janela exterior fornecer a luz, esta deverá conter vidro isolante a fim de reduzir a perda ou ganho de calor e deverá estar situada pelo menos a 2 pés de qualquer parte do leito do RN. São necessários dispositivos que criem sombra com cores neutras para as janelas externas. As janelas que permitem a entrada de luz do dia fornecem um benefício psicológico importante para a equipe e para os familiares; no entanto, poderá ocorrer perda ou ganho de calor radiante se os RNs estiverem muito próximos à janela externa.

Ambiente acústico

Aprendemos muito no que se refere ao ambiente acústico e o efeito do ruído no desenvolvimento da audição do RN. Todo o ambiente da UTI neonatal possui tanto com operacional como ruído de fundo. É um desafio desenvolver uma instalação onde a combinação do ruído de fundo e do som operacional não devem ultrapassar um Leq horário de 45 dB e um L10 horário de 50 dB nos quartos dos RNs e nos dormitórios de adultos. Em outras partes da UTI neonatal (local da equipe, familiares e sala de estar), esses níveis podem ser um pouco mais elevados.

Fontes mecânicas de ruído (não incluindo o equipamento médico), como aquecedor, ar-condicionado, encanamento, tubos de vácuos, congeladores, geladeiras e sistemas de comunicação. Lembre-se também de que tubos, ductos e outros condutes podem produzir ruído. O fluxo de ar através dos ductos de aquecimento e resfriamento pode produzir ruído de fundo considerável na UTI neonatal, mas é possível reduzi-lo por meio da escolha de tubos de tamanho e anteparo apropriados. Essas questões devem ser levantadas no processo de concepção do projeto, porque o custo de correção de um erro de projeto após o início da construção é proibitivamente alto.

Hoje, há critérios da classe de transmissão sonora (CTS) que definem esses fatores. Além disso, as superfícies de absorção (ver seção "Acabamento das superfícies") devem ser consideradas em todos os planos. O ambiente acústico da UTI neonatal deve permitir a inteligibilidade da fala. Há classificações de inteligibilidade, conforme definido pela Organização Internacional para Padronização (IOS).

Algumas UTI neonatal localizam-se em comunidades barulhentas, o que exige isolamento extra nas paredes externas para minorar a invasão de ruídos na UTI neonatal. Ruídos de telefone sonoros, alarmes (até mesmo, de incêndio) e fluxo de água através dos tubos também podem aumentar a intensidade do ruído de fundo.

Os padrões de tráfego também exercem um papel na determinação dos níveis de ruído aos quais os RNs e a equipe são expostos. Tanto quanto possível, o tráfego deve ser concebido de modo que um técnico de ecocardiograma, ultrassom, radiografia ou eletroencefalograma deve chegar à beira do leito de cada RN o mais diretamente possível, sem passar com o equipamento por vários outros leitos. Recomendam-se suportes de isolamento acústico embaixo de equipamento e aparelhos permanentes. Conforme mencionado previamente, as áreas de apoio devem ser planejadas de modo que a reposição de estoque transcorra sem criar tráfego desnecessário à beira do leito.

A produção de ruídos também deve ser uma consideração essencial na concepção dos sistemas de monitoramento e comunicação e na seleção do equipamento. Sempre que possível, o equipamento deve ser selecionado com um critério de classificação do ruído inferior a 40.

Acreditamos que um engenheiro acústico pode integrar a equipe de desenvolvimento a fim de garantir que o ambiente acústico esteja de acordo com os padrões atuais.

---
* N.R.T.: Há normas regulamentadoras específicas no Brasil.

Depois que as fontes de ruído desnecessárias são minoradas, a próxima preocupação é o abafamento de ruídos desnecessários como vozes, barulho de equipamento e qualquer som que possa perturbar o sono do RN. Aqui, não existe substituto para espaço adequado, e outro argumento convincente para ambientes individualizados torna-se evidente. O aumento da distância entre leitos reduz a transferência de ruído de um leito para outro, bem como tetos mais altos, especialmente aqueles angulados para refletir o som lateralmente em vez de devolvê-lo para a beira do leito. Obviamente, os materiais do assoalho, paredes e teto são cruciais a esse respeito (ver a seção *Acabamento das superfícies*).

Por fim, as práticas assistenciais devem ser avaliadas como parte do processo de concepção do projeto para avaliar se fontes de ruído produzido pela equipe podem ser reduzidas ou eliminadas. Rádios, celulares, visitas e discussões de casos são exemplos de práticas assistenciais que podem criar ruído considerável à beira do leito, e podem ser modificadas ou eliminadas (3,4).

Acabamento das superfícies

No passado, dava-se pouca atenção à escolha do acabamento das superfícies no projeto da UTI neonatal, que se concentrava na integração das tecnologias mais recentes. Contudo, a escolha do acabamento das paredes, do teto e do assoalho é importante por questões de estética, abafamento de ruídos e controle de infecções.

Teto

O teto é maior área disponível para absorção do ruído. Os materiais do teto devem ser designados com um coeficiente de redução do ruído (NRC) de, pelo menos, 0,90 para 80% de toda a área de superfície ou um NRC médio de 0,85 para todo o teto, incluindo superfícies de absorção sólidas e acústicas. Os tetos nos quartos dos RNs e nos dormitórios de adultos devem ser especificados com uma classe de atenuação do forro (CAC)-29. A CAC fornece um efeito de barreira que oferece proteção contra os sons transmitidos de áreas adjacentes. Os acabamentos do teto não devem conter substâncias sabidamente teratogênicas, mutagênicas, carcinogênicas ou de outra forma prejudiciais. Os componentes orgânicos voláteis (VOCs) e as toxinas bioacumulativas persistentes (PBTs), como cádmio, frequentemente são encontrados em pinturas e telhas do teto e devem ser evitados. Atualmente, muitos estados permitem o uso de certos tipos de telhas acústicas não friáveis que ajudam no abafamento de ruídos.* O método de limpeza do teto e troca de lâmpadas deve ser previsto no processo de realização do projeto, de modo que essas tarefas sejam executadas com mínimo comprometimento da assistência aos pacientes.

Paredes

O acabamento das paredes inclui cada vez mais acolchoados ou esculturas pelas suas qualidades estéticas e de absorção de ruídos. O uso substancial de barras ou molduras é essencial em toda a UTI neonatal, porque as paredes são danificadas facilmente pelo equipamento portátil. Os acabamentos das paredes devem ser duráveis e de fácil limpeza. Os revestimentos da parede que contêm policloreto de vinil (PVC) podem afetar a qualidade do ar interno, devendo ser evitados.

Assoalhos

As superfícies dos assoalhos devem ser de fácil limpeza e devem minimizar o crescimento de microrganismos. Talvez, a questão mais controversa do projeto nesse assunto seja a escolha entre carpete e piso duro. O piso duro (p. ex., vinil, borracha ou linóleo) é facilmente limpo, é durável e oferece pouca resistência a equipamento com rodas. O carpete abafa os ruídos e pode ser mais atraente e mais confortável para aqueles que permanecem em pé durante várias horas do dia. As diferenças entre essas duas opções começaram a diminuir nos últimos anos, pois o carpete tornou-se mais durável e mais fácil de limpar, e o piso duro tornou-se mais resiliente e absorvente de ruídos. Parece claro que o piso de vinil ou borracha é o ideal para as áreas de cuidado do paciente, áreas limpas e expurgo e em volta de pias. Tapetes podem ser desejáveis para algumas áreas públicas de tráfego intenso a fim de limitar o efeito do ruído e melhorar a estética.

Gabinetes

A área que circunda o leito do RN, contendo as tomadas de serviço, prateleiras e armazenamento à beira do leito, é comumente chamada de "gabinete". É o ponto focal para a criação de uma estação de trabalho autônoma em cada beira de leito. Essa área precisa ser facilmente adaptável a alterações no número e na gravidade dos pacientes internados e a alterações futuras nas práticas assistenciais. O sistema deve incluir fácil acesso a conduítes elétricos e tubulação de gás. A flexibilidade deve permitir modificações ou atualizações conforme necessário. O gabinete precisa apoiar e oferecer acesso fácil ao equipamento e suprimentos necessários, bem como ao RN. O desenho da área também deve conter uma área de trabalho confortável para a equipe e espaço para a família, de modo a personalizar o ambiente do RN. Há diversos sistemas de gabinetes, que podem ser montados no local, utilizando componentes móveis ou fixos, que podem ser adaptados.

Um sistema completo de gabinete deve incluir os seguintes itens e recursos:

- Iluminação para realização de tarefas controlada por dimmer (reostato)
- Três saídas de oxigênio
- Três saídas de ar comprimido
- Três saídas de vácuo
- Vinte a 30 tomadas elétricas
- Tomada de telefone
- Tomada para terminal de computador.

Todas as tomadas elétricas, de vácuo e gases precisam ser acessíveis de maneira simultânea e conveniente para que o uso de uma tomada não obstrua as demais, mesmo quando o equipamento contenha tomadas de tamanho grande. Algumas tomadas elétricas devem oferecer energia normal, enquanto outras devem ser abastecidas por sistema de emergência, porque um dos dois sistemas poderia se tornar temporariamente incapacitado.

Uma prateleira fixa ou móvel para conter o equipamento de monitoramento deve estar localizado o mais próximo possível do nível do olho e ser facilmente alcançável. Deve haver um armário com área de trabalho superior e no mínimo 0,7 m^3 de espaço de armazenamento inferior para guardar material. Escaninhos dentro do armário para separar fios e tubos de gases podem minimizar o perigo e a desorganização de um aglomerado de fios, mas devem ser facilmente acessíveis para reparos ou modificações. Vigas de suporte devem ser colocadas para evitar obstrução visual ou problemas de acesso. Uma borda na base do gabinete impedirá que equipamento móvel, como incubadoras ou aquecedores, danifiquem a parede.

O objetivo de um gabinete é permitir uma estação de trabalho independente, bem organizada e eficiente que forneça apoio ao RN.

Sistemas de aquecimento e resfriamento

O aquecimento, a ventilação e o ar condicionado constituem talvez o segmento mais prosaico do projeto de UTI neonatal, e aquele em que a maioria dos membros da equipe do projeto acredita ter menos conhecimento; no entanto, é importante considerá-lo por diversas razões. É necessário um mínimo de seis trocas de ar por hora com, pelo menos, duas trocas de ar sendo feitas com o ar externo. Esses valores precisam ser especificados para as áreas de assistência de pacientes em geral e para as áreas de isolamento e procedimentos em especial. Os valores mínimos costumam ser

---

* N.R.T.: Há normas regulamentadoras específicas no Brasil.

determinados pela legislação estadual. No caso das áreas de isolamento e de expurgo, a instalação de pressão negativa do ar, com 100% do ar removido para o exterior, é obrigatória. Em todos os casos, um sistema de filtragem de alta eficiência é essencial para remover matéria particulada do ar. Um sistema de filtragem de ar de alta eficiência (HEPA) também propicia maior controle de infecções.

O controle da temperatura e umidade é particularmente importante durante a concepção do sistema de aquecimento e refrigeração para a UTI neonatal. O sistema deve ser capaz de manter a temperatura ambiente na UTI neonatal entre 22 e 25,5° centígrados ao longo do ano, mesmo nos extremos de temperatura externa em cada localidade. Também deve-se manter umidade relativa de ar em 30 a 60%. A manutenção da temperatura e umidade dentro desses limites minimiza a perda de calor e água dos RNs e o desconforto para a equipe. Devem ser usadas fontes de calor, quando próximo à parede exterior, para reduzir a condição de "paredes frias" que podem levar a perda de calor por convecção.

O fornecimento de fluxo de ar para a unidade exige ponderação considerável. Os ductos de retorno devem ser situados próximos ao assoalho, de modo que matéria particulada não seja conduzida para o alto. Os ductos de fornecimento devem localizar-se onde correntes de ar não sejam um problema e ser em número generoso, a fim de evitar fluxo de alta velocidade. A localização dos ductos de fornecimento próximo a paredes externas e janelas deve ser planejada cuidadosamente para evitar condensação e minorar a perda ou ganho de calor por convecção para outros RNs. A entrada de ar fresco para o sistema de aquecimento e refrigeração do hospital deve ser planejada de modo a evitar áreas que contenham fumaças de exaustão de veículos, prédios vizinhos, ou do próprio hospital. O ar fornecido à UTI neonatal deve seguir as especificações do Instituto de diretrizes das instalações (FGI).* Um programa de manutenção regular deve ser organizado para garantir o funcionamento adequado de todo o sistema de aquecimento e refrigeração (3,4).

Sistemas de comunicação

Os sistemas de comunicação constituem o segmento do projeto da UTI neonatal que exige a maior previsão de futuras modificações. Os sistemas informatizados que produzem um prontuário médico eletrônico são comuns no ambiente da UTI neonatal hoje em dia. As anotações diárias que permitem o compartilhamento de informações com médicos, enfermeiras, terapeutas respiratórios e outros profissionais possibilitam a comunicação de dados e informações, mas tendem a se tornar repetitivas se não forem atualizadas com frequência. Uma inovação recente que está rapidamente se tornando um padrão é a prescrição médica eletrônica. Essa nova tecnologia reduz os erros médicos e fornece suporte à prática baseada em evidências. Há maior comunicação entre os membros da equipe da UTI neonatal, a farmácia e o departamento de radiologia (5). As exibições audiovisuais vinculadas com o sistema de intercomunicação para os familiares e a equipe comprovadamente aumentam o controle de infecções na UTI neonatal (6).

A comunicação entre a equipe da UTI neonatal precisa ser oportuna e levar em conta o ambiente acústico. Dispositivos automáticos permitem a conexão entre os indivíduos que atuam na UTI neonatal. Além disso, as informações podem ser transmitidas para dispositivos eletrônicos (celulares, *tablets*), o que permite a troca de informações.

Um aspecto da comunicação entre a equipe abrange melhorar a transmissão de informações ao término de uma avaliação do paciente. A Agency for Healthcare Research and Quality (AHRQ) e a Accreditation Council for Graduate Medical Education (ACGME) identificou a transmissão de informações como uma prioridade para a segurança do paciente. Programas de residência são necessários para enfatizar uma ótima comunicação face a face durante o processo de transferência (7).

Os planejadores de uma UTI neonatal devem prever a transferência digital de praticamente todas as informações. As áreas de trabalho do prontuário médico eletrônico computadorizado dentro da área de assistência dos pacientes devem ser projetadas com espaço adequado para acrescentar terminais. A ergonomia e a iluminação devem ser contempladas, de modo que os funcionários possam trabalhar nos terminais com mínimo esforço. Os sistemas de monitoramento serão interligados com todo o equipamento de suporte ao RN, como incubadora, respirador e bombas de infusão intravenosa, e com o prontuário do paciente. Essa interface possibilitará o benefício óbvio da aquisição mais rápida e acurada de dados e também novas alternativas para os sistemas de alarme do paciente. Atualmente, muitas UTIs neonatais ainda dependem de alarmes sonoros para avisar a equipe de que um RN precisa de atenção; mas, no futuro, esses alarmes serão transmitidos digitalmente para a equipe por meio de fones de cabeça, celulares, ou outros dispositivos que melhoram o ambiente acústico.

É necessário um sistema de emergência para que haja acesso imediato a partir das salas de parto, dos centros cirúrgicos e, até mesmo, da UTI neonatal no caso de ocorrer um evento imprevisto. Como o emprego desses sistemas exige adaptação considerável da cultura local na UTI neonatal, a concepção do projeto deve incluir discussões com os usuários, de modo que o sistema escolhido resolva suas necessidades e preocupações.

Além disso, a comunicação entre as UTIs neonatais de mais alto e baixo nível por meio da telemedicina possibilita o acesso ao conhecimento especializado de indivíduos sem sua presença física. Por exemplo, além de compartilhar informações clínicas do paciente, podem ser transmitidas imagens radiográficas e ecocardiográficas (8) (ver Capítulo 7).

Anotações, pedidos e prescrições escritos à mão irão desaparecer com o tempo, e toda a comunicação irá se tornar eletrônica. Embora seja mais impessoal, a redução de erros médicos e uma coleta de dados otimizada de acordo com as diretrizes da lei Health Insurance Portability and Accountability Act (HIPAA) irão melhorar o atendimento da UTI neonatal.*

Planejamento de reformas

A menos que o ritmo de evolução diminua abruptamente, todas as UTIs neonatais enfrentarão a necessidade de atualizar suas instalações a intervalos de poucos anos. Muitas sugestões (citadas previamente) são adaptáveis sem um grande programa de construção (p. ex., redução da iluminação do ambiente; medidas de controle de ruídos; sinalização melhor e mais receptiva). Outras podem ser realizadas por meio de um projeto de reforma no lugar (p. ex., acréscimo de carpete, gabinetes e telhas acústicas; alocação de mais espaço para as famílias), porém algumas são inexequíveis sem uma construção nova e aumentos significativos do espaço disponível. No curso de um novo projeto de construção, é impossível prever todas as alterações que podem ocorrer no cuidado e na tecnologia neonatais no futuro, mas deve-se considerar alguns princípios gerais.

Primeiro, não existe substituto para espaço adequado. A área de superfície necessária para uma UTI neonatal moderna aumentou, porém ainda é menor por paciente do que a área alocada para UTIs neonatais pediátricas ou adultas. A maioria dos projetos de construção de UTI neonatal concluídos nos últimos 20 anos foi forçada a aceitar reduções da área útil devido a questões fiscais, as quais muitas vezes se mostraram imediatistas, uma vez que reformas foram necessárias apenas alguns anos depois. É difícil

---

* N.R.T.: No Brasil, há resoluções do Ministério da Saúde como a Portaria nº 930, de 10 de maio de 2012 que define as diretrizes e os objetivos para a organização da atenção integral e humanizada ao recém-nascido grave ou potencialmente grave e os critérios de classificação e habilitação de leitos de Unidade Neonatal no âmbito do Sistema Único de Saúde (SUS).

* N.R.T.: No Brasil, há resoluções do Ministério da Saúde a esse respeito.

imaginar novos desenvolvimentos que reduzam as necessidades de espaço para a UTI neonatal, mas é fácil sugerir avanços que as aumentem, como aumento do acesso dos pais e desenvolvimento contínuo de tecnologia nova para melhorar o monitoramento, o diagnóstico e, em consequência, a sobrevida e o resultado dos RNs de extremo baixo peso ao nascer.

Segundo, estamos no meio de uma transição marcante da UTI neonatal como um ambiente *high-tech* estéril (em todos os sentidos da palavra) para outro que se assemelha ao quarto de um bebê, com todas as implicações que encerra para o envolvimento dos pais. Isso não significa que a tecnologia desaparecerá, ou que a beira do leito de muitos RNs não continuará a assemelhar-se a um centro cirúrgico. Mas realmente sugere que esta última situação será a exceção, e que as equipes de planejamento da UTI neonatal precisarão considerar como norma uma área onde o RN é circundado por sua família em um ambiente caloroso (3).

SELEÇÃO DO EQUIPAMENTO

A seleção do equipamento é uma parte essencial do processo de planejamento, seja de reforma ou construção nova. É importante reconhecer que as características do equipamento mudam rapidamente e que, com o avanço da tecnologia, planos específicos de alocação de espaço e custo têm de ser passíveis de rápida modificação. As categorias de equipamento que precisam ser especificadas incluem as seguintes:

- Ambiental (incubadoras, aquecedores radiantes)
- Suporte à vida (respiradores, oxigenação por membrana extracorpórea)
- Monitores
- Recursos diagnósticos (aparelhos de raios X, ultrassom, balanças eletrônicas)
- Tratamento (bombas de infusão, fototerapia, aspiradores)
- Comunicações (telefone, terminais de computador, impressoras, sistemas de comunicação sem fio)
- Apoio geral (refrigeradores de leite materno e da farmácia, equipamento para preparo de fórmula).

Todos os usuários, bem como consultores familiarizados com o processo de inventário, planejamento, aquisição e instalação do equipamento e com a manutenção do equipamento devem integrar a equipe de planejamento.

A primeira etapa do processo de seleção do equipamento consiste em preparar uma lista de todo o equipamento fixo e portátil que será necessário. Em seguida, o equipamento existente deve ser avaliado para determinar quais itens poderão ser aproveitados na UTI neonatal recém-construída. Nesse ponto, as dimensões e as necessidades de espaço geral e montagem do equipamento devem ser transmitidas à equipe do projeto, de modo que o planejamento das áreas de assistência dos pacientes e armazenamento possa prosseguir enquanto são tomadas decisões acerca da aquisição de equipamento novo.

A escolha e a aquisição de equipamento novo são um processo em várias etapas. Após decidir exatamente qual equipamento será necessário e o orçamento disponível, a equipe de seleção deve se familiarizar as opções disponíveis no mercado. Se uma quantidade considerável de equipamento novo for esperada, é conveniente organizar 1 dia de apresentação durante o qual todos os principais vendedores possam demonstrar seus produtos para o maior número possível de funcionários. Como alternativa, a maioria dos congressos médicos e de enfermagem possui áreas de exibição dos principais fabricantes.

Ao avaliar um produto novo, as considerações devem incluir facilidade de uso, durabilidade, manutenção, capacidade de interface fácil com os sistemas de computador e monitoramento, perigos como ruído e radiação eletromagnética, tamanho e portabilidade, capacidade de atualização e custo. Depois que todas essas informações forem reunidas, o consultor de equipamento deve organizá-las em um relatório que possa ser oferecido a todas as partes interessadas (usuários e responsáveis pela manutenção e aquisição) para comentário. A aquisição pode então prosseguir com uma solicitação de propostas, e pode-se tomar a decisão final de compra quando estas estiverem disponíveis. Um cronograma de entrega deve ser estabelecido em coordenação com as equipes de elaboração do projeto e construção, de modo que o equipamento chegue em tempo suficiente para ser montado, testado e instalado antes de a UTI neonatal abrir, mas não muito tempo antes, de modo que ocorram atualizações e modificações da tecnologia enquanto o equipamento aguarda no almoxarifado.

Após a seleção do equipamento, a equipe de planejamento financeiro precisa considerar as decisões acerca da compra *versus* leasing e contratos de serviço para cada item. Embora muitos hospitais tenham normas permanentes para essas decisões, ainda vale a pena rever certos fatores. Se uma peça de equipamento for um modelo novo de um item de um fabricante com o qual o hospital tem experiência considerável, o departamento de manutenção biomédica pode sentir-se confortável em assumir a responsabilidade pelo reparo sem o benefício de um contrato de serviço. A compra do item em geral será menos dispendiosa do que o *leasing* a longo prazo (porém, o diretor financeiro deve confirmar isso de acordo com os termos específicos oferecidos). Contudo, se a peça de equipamento for um dispositivo inteiramente novo e apenas um ou dois estão sendo adquiridos, o *leasing* ou a compra com um contrato de serviço pode ser vantajoso, pois os reparos serão realizados por técnicos experientes, e o equipamento defeituoso será substituído mais rapidamente. Seja qual for o caso, o hospital deve ter uma compreensão muito clara da rapidez com que o serviço estará disponível, e se itens de reposição estarão imediatamente disponíveis prontamente caso o reparo não possa ser realizado, sobretudo se o equipamento for essencial ao manejo de uma criança em estado crítico. Esses compromissos devem ser firmados por escrito, e sua confiabilidade garantida por telefonemas para outras unidades que utilizam equipamento semelhante de cada fabricante.

Antes que ocorra a instalação, o consultor de equipamento deve rever as plantas arquitetural, mecânica, elétrica e hidráulica para garantir que todas as especificações estejam atualizadas e compatíveis com o equipamento que foi selecionado. Não existe nada mais frustrante do que tentar instalar um item de equipamento que não cabe ou tem exigências elétricas ou hidráulicas inadequadas. Há também uma dinâmica humana crucial nesse processo, e o consultor de equipamento precisa ser capaz de trabalhar com cada um dos especialistas envolvidos e organizar um processo que seja bem estruturado e implementado com sucesso. De novo, a construção de uma maquete funcional em tamanho natural de uma área de assistência de paciente deve ser considerada parte desse processo, antes da aprovação final das plantas (3).

PROCESSO DE REVISÃO E APROVAÇÃO

Após vários meses de planejamento, os arquitetos reveem os planos concluídos com a equipe do projeto para comentário final e aprovação. A administração do hospital será solicitada a assinar vários documentos da construção antes de submetê-los às empreiteiras, que farão propostas. Embora seja uma informação comum para arquitetos e empreiteiras, muitos membros da equipe do projeto desconhecem que mudanças após essa fase geralmente são dispendiosas e, às vezes, impossíveis. Um projeto com flexibilidade considerável traz um benefício óbvio, de modo que alterações imprevistas nas práticas assistenciais ou no equipamento possam ser acomodadas facilmente. Contudo, quando as propostas para execução do projeto são recebidas, algumas alterações significativas ainda podem ser necessárias, porque as projeções financeiras feitas pelos arquitetos são apenas estimativas, dadas as singularidades dos projetos.

Antes de finalizar as plantas, a equipe do projeto deve despender mais uma sessão explorando todas as fontes possíveis de problemas imprevistos. Qualquer dispositivo ou sistema que possa quebrar ou funcionar mal deve ser reavaliado para verificar se uma mudança no projeto minimizaria o impacto desse evento. Por exemplo, existe algo no teto que possa quebrar ou desprender-se e cair sobre um RN? Existe fiação, tubulação ou ductos embutidos em uma parede cujo acesso poderia ser muito difícil ou problemático? Há alguma passagem que possa ser obstruída por uma peça de equipamento justamente quando uma reanimação se torna necessária? Os arquitetos não podem prever todos esses eventos, que em geral não são discutidos no processo de planejamento, e a equipe tem dificuldade em visualizar o impacto de tais eventos pela inspeção das plantas, portanto, esse processo geralmente é mais bem realizado com vários membros de cada disciplina dedicados a especularem sobre hipóteses durante várias horas. As visitas a outras UTIs neonatais podem ser especialmente valiosas para o profissional interessado nas falhas, assim como nas características positivas do projeto.

Depois que uma proposta é aceita (processo que, a exemplo da escolha de um arquiteto, deve basear-se não apenas no custo, mas na extensão e qualidade da experiência prévia do construtor), deve-se marcar uma reunião com os membros da empreiteira e os membros de todas as equipes de planejamento a fim de garantir que a equipe de construção entendeu o conceito aperfeiçoado tão cuidadosamente durante os meses prévios. Muito além de ser apenas uma empreiteira, a equipe de construção pode oferecer muitas sugestões úteis caso seus membros compreendam os anseios das equipes de planejamento, especialmente no que diz respeito ao fácil acesso a fiações, redução da geração de ruídos pelos sistemas de ar condicionado e ventilação e tubulação hidráulica e assim por diante. Visitas de inspeção devem ser realizadas regularmente durante todo o processo de construção, pois múltiplos problemas que não foram previstos indubitavelmente ocorrerão. Quaisquer alterações resultantes nas plantas arquiteturais devem ser documentadas em desenhos "reais", de modo que reformas futuras não sejam prejudicadas por surpresas desagradáveis (3).

Integração da equipe | Um pré-requisito para o sucesso

Em projetos de reforma, a construção muitas vezes precisa prosseguir em estágios, enquanto a assistência dos pacientes continua na unidade existente. Em novas construções ou reformas, a implementação de novos equipamentos e práticas assistenciais é ao mesmo tempo excitante e estressante, e não é incomum que a carga horária da equipe aumente durante uma mudança. Há duas estratégias contrárias que podem ser usadas para facilitar a transição para uma nova unidade. Uma escola de pensamento sugere a apresentação de equipamento ou práticas novos, tanto quanto for possível, antes de realizar a mudança para minimizar o choque cultural da transição. Uma estratégia alternativa baseia-se no conceito de que a aceitação de novas práticas é mais bem-sucedida quando realizadas em massa, especialmente se algumas questões que provocam ansiedade (p. ex., maior acesso das famílias) sejam compensadas por outras que despertam o interesse da equipe (mais espaço físico, melhor equipamento). Na prática, o período de transição exige a consideração de ambas as filosofias, porque algumas alterações não são possíveis até que uma nova unidade esteja construída (p. ex., alojamento conjunto para os pais), enquanto é desejável que outras sejam implementadas tão logo possível (p. ex., um novo respirador).

Decerto, a estratégia mais importante a esse respeito é integrar a equipe o máximo possível no processo de planejamento, elaboração do projeto e construção. A equipe precisa compreender e aceitar as alterações conceituais implícitas na declaração de missão e que nortearam o processo de formulação do projeto. A participação em reuniões e a discussão das plantas são úteis nesse aspecto, especialmente se os comentários são incentivados e aproveitados. Ademais, a utilização de uma maquete em tamanho natural da área de assistência dos pacientes e visitas eventuais ao local de construção são muito proveitosas para aqueles que têm dificuldade em visualizar desenhos bidimensionais (3).

Conclusão | A UTI neonatal, um trabalho em constante evolução

A etapa final da construção de toda UTI neonatal é um compromisso com a "mudança apropriada". Estamos apenas começando a compreender os efeitos biológicos do ambiente nos RNs prematuros, em particular os efeitos positivos e negativos da iluminação, dos ruídos, do toque, dos movimentos e odores em cada estágio da gestação. Assim, um melhor reconhecimento do papel dos pais e da equipe na assistência e estimulação de seus RNs aperfeiçoará as práticas assistenciais, e avanços tecnológicos são inevitáveis. Cada uma dessas tendências influenciará nosso conceito do projeto de UTI neonatal ideal e deve ser incorporada ao máximo e de modo contínuo a estrutura existente, em vez de esperar até que uma nova construção se torne possível. Um acordo entre todos os participantes do processo de planejamento é que a UTI neonatal será considerada uma obra em andamento, em vez de um edifício acabado, aumentará a disposição de todas as disciplinas para implementar mudanças quando a necessidade se tornar evidente e incentivará a equipe do projeto a acrescentar a maior flexibilidade possível.

REFERÊNCIAS BIBLIOGRÁFICAS

1. Newborn Intensive Care Units (NICUs) and Neonatologists of the USA & Canada. Directory 2011. Section on Perinatal Pediatrics. American Academy of Pediatrics. Sponsored by Mead Johnson Nutrition. (Published by the American Academy of Pediatrics.)
2. Committee on Fetus and Newborn Pediatrics. Levels of neonatal care. *Pediatrics* 2012;130:587.
3. White RD, Martin GI, Smith J, et al. Newborn intensive care unit design: scientific and practical considerations. In: MacDonald MG, Seshia MK, Mullett M, eds. *Avery's neonatology: pathophysiology and management of the newborn*, 6th ed. Philadelphia, PA: Lippincott Williams & Wilkins, 2005, Chapter 6.
4. White RD, Smith JA, Shepley MM, RCa exibe et al. Recommended standards for newborn ICU design, eighth edition. *J Perinatol* 2013;33:S2.
5. Cordero L, Kuehn L, Kumar R, et al. Impact of computerized physician order entry on clinical practice in a newborn intensive care unit. *J Perinatol* 2004;24:88.
6. El-Kafrawy U, Taylor RJ, Francis N, et al. Effectiveness of a neonatal intensive care unit access intercom linked audiovisual display monitor highlighting infection control procedures. *Am J Infect Control* 2013;41(8):749.
7. Starmer AJ, Sectish TC, Simon DW et al. Rates of medical errors and preventable adverse events among hospital children following implementation of a resident handoff bundle. *JAMA* 2013;310(21):2262.
8. aringo A, Friedlich P, Tesoriero I, et al. The use of mobile robotic telemedicine technology in the neonatal intensive care unit. *J Perinatol* 2012;32:55.

3 Organização da Assistência e Qualidade na UTI Neonatal

Richard J. Powers e Carolyn Lund

INTRODUÇÃO

A prestação de assistência na UTI neonatal é um processo complexo que envolve muitas disciplinas e pessoas. Neonatologistas, enfermeiras, fisioterapeutas respiratórios, assistentes sociais, especialistas em cuidado desenvolvimental, farmacêuticos, nutricionistas clínicos, fisioterapeutas e terapeutas ocupacionais atuam no planejamento, na implementação e na avaliação da assistência para os RNs e seus familiares na UTI neonatal. O manejo diário é importante para a organização geral e mantém as operações em curso. No entanto, para melhorar continuamente as práticas e reduzir os erros médicos, um sistema de melhoria contínua da qualidade (MCQ) se faz necessário.

Nas últimas décadas, a medicina tem assistido a uma rápida expansão do conhecimento e da tecnologia. Essa expansão tem ocorrido em paralelo com as pressões financeiras trazidas com os aumentos contínuos *per capita* da assistência médica nos EUA e com as limitações nos recursos financeiros disponíveis para o sistema de saúde. Essas pressões são especialmente aplicáveis às especialidades da terapia intensiva, como na neonatologia, nas quais um número significativo de pesquisas e tecnologia está direcionado e para as quais a prestação de assistência médica pode ser extremamente onerosa.

Nos últimos anos, o número de pesquisas disponíveis aos profissionais para análise e aplicação na prática tem aumentado exponencialmente. No ano de 1966 foram publicados aproximadamente 100 artigos em todos os campos da medicina a partir de ensaios clínicos randomizados (ECR) controlados, e as estimativas atuais são mais de 10.000 ECRs publicados anualmente (1). Apenas na pediatria, há 191 periódicos específicos de especialidade com mais de 22.000 artigos pediátricos publicados em 2010 (2). Além do número de pesquisas publicadas, a indústria de saúde tem sido desafiada a fornecer maior responsabilidade à luz de informações públicas, tais como o relatório do Institute of Medicine (IOM) que estimou 98.000 óbitos hospitalares que poderiam ter sido evitados por ano nos EUA e outros relatórios de erros graves, erros médicos e eventos adversos (3-5).

O campo da neonatologia é especialmente vulnerável à ocorrência de eventos adversos devido ao rápido desenvolvimento da tecnologia com um número limitado de evidências que forneçam apoio à adoção generalizada (6). O tamanho pequeno, as condições clínicas graves e o maior tempo de permanência na UTI neonatal aumentam o risco de exposição às complicações. O Harvard Medical Practice Study relatou que 1,2 a 1,4% dos pacientes da UTI neonatal vivenciaram um erro médico durante sua internação (7,8). Ligi relatou a incidência de eventos iatrogênicos na UTI neonatal em 25,6 a cada 1.000 pacientes/dia e mais de um terço dos eventos iatrogênicos na UTI neonatal podem ser evitados (9).

Tendo em vista as informações crescentes sobre a eficácia clínica dos ECRs de vários tratamentos, a rápida introdução da tecnologia e a alta prevalência de complicações evitáveis, os neonatologistas e as instituições enfrentam grandes desafios. Os neonatologistas nas organizações de saúde precisam avaliar de forma eficiente as novas intervenções e adotar as mais convincentes no momento oportuno, a fim de proporcionar o melhor atendimento ao paciente e evitar complicações preveníveis. É por meio dos princípios de melhoria da qualidade, juntamente com a adaptabilidade organizacional, que a integração contínua da pesquisa, a tecnologia e melhores desfechos de atendimento ao paciente serão obtidos.

HISTÓRIA DA MELHORIA DA QUALIDADE

A qualidade do atendimento é definida pelo IOM como "o grau em que os serviços de saúde para indivíduos e populações aumenta a probabilidade de desfechos em saúde desejáveis e são consistentes com o conhecimento profissional atual." (10) Esta definição, proposta pela primeira vez em 1990, é agora amplamente aceita e ainda é considerada a melhor definição de qualidade de assistência de saúde. O conceito de "serviços de saúde para indivíduos e populações" é especialmente importante em neonatologia, onde a avaliação do tratamento é frequentemente determinada por dados populacionais, tais como taxas de mortalidade infantil e neonatal ou incidência de déficits neurológicos entre um subgrupo específico, como sobreviventes de extremo baixo peso ao nascer.

A definição do IOM também enfatiza que o atendimento de qualidade "aumenta a probabilidade" de desfechos benéficos, um lembrete de que a qualidade não é apenas a obtenção de desfechos positivos. Desfechos ruins ocorrem apesar do atendimento excelente porque as doenças variam em gravidade e podem derrotar até os melhores esforços. Inversamente, os pacientes podem ficar bem apesar da má qualidade do atendimento. Sendo assim, avaliar a qualidade requer atenção tanto aos processos como aos desfechos do atendimento. A última parte da definição de qualidade, "consistente com o conhecimento profissional atual", destaca o corpo de conhecimento dinâmico e evolutivo disponível aos profissionais de saúde e a necessidade de revisar e atualizar as medidas de qualidade conforme novas intervenções se tornam padrões de cuidado.

Problemas na qualidade de atendimento podem ser classificados em três categorias: subuso, uso excessivo e uso abusivo (11). O subuso é a incapacidade de fornecer um serviço de assistência de saúde quando existe uma probabilidade significativa de produzir um desfecho favorável, por exemplo, incapacidade de fornecer surfactante de modo oportuno após o parto de um RN de extremo baixo peso com síndrome de angústia respiratória. O uso excessivo ocorre quando um serviço de assistência de saúde é fornecido apesar do fato de que seu potencial para produzir danos excede o seu benefício possível. O uso generalizado de esteroides pós-natais para doença pulmonar crônica, popular na década de 1990, é um exemplo de uso excessivo na neonatologia. O uso abusivo ocorre quando uma complicação prevenível surge durante a administração de um tratamento adequadamente selecionado. O uso abusivo inclui muitos dos erros médicos comuns que ocorrem durante a internação ou em outras consultas de assistência de saúde.

Os erros médicos têm sido amplamente discutidos (3), levando a inúmeras iniciativas por parte das organizações governamentais e reguladoras com o objetivo de compreender os seres humanos e fatores do sistema que contribuem para os erros (consulte também o Capítulo 9). Os sistemas de relatórios externos que coletam informações sobre eventos adversos e erros são importantes na redução de erros futuros, alertando os profissionais para novos riscos, utilizando a experiência individual dos hospitais, aplicando novos métodos para impedir erros e revelando tendências que requerem atenção (12). Na neonatologia, os erros médicos foram compilados e classificados como parte de um projeto de relatório de erros anônimo em conjunto com o NIC/Q Quality Improvement Collaborative of the Vermont Oxford Network (Figura 3.1) (13).

As agências reguladoras, em conjunto com os governos federal e estadual, têm sido tradicionalmente cobradas pela tarefa de motivar os profissionais e organizações de saúde a manterem e

Medidas de desempenho principais Vermont Oxford Nightingale Electronic Report				
	Rede (2012)			
Medida	RN	%	Q1	Q3
Mortalidade				
Mortalidade	59.353	14,60%	9,10%	18,50%
Mortalidade, exceto óbitos precoces	56.315	10,00%	5,00%	13,20%
Óbito ou Morbidade				
Óbito ou Morbidade	59.297	44,10%	32,00%	50,00%
Doença pulmonar crônica				
Doença pulmonar crônica	50.363	24,30%	11,50%	29,70%
DPC, Recém-nascidos < 33 semanas	46.312	25,70%	12,10%	32,00%
Pneumatórax				
Seu centro	57.596	3,80%	0,00%	4,90%
Qualquer localização	57.597	4,10%	0,00%	5,40%
Infecção bacteriana tardia				
Seu centro	55.139	7,80%	2,10%	11,00%
Qualquer localização	55.139	8,10%	2,30%	11,40%
Estafilococos coagulase-negativos				
Seu centro	55.133	6,10%	0,00%	8,00%
Qualquer localização	55.133	6,30%	0,00%	8,50%
Infecção hospitalar				
Seu centro	55.138	12,20%	4,40%	15,80%
Qualquer localização	55.138	12,60%	4,70%	16,70%
Infecção fúngica				
Seu centro	55.137	1,00%	0,00%	1,20%
Qualquer localização	55.137	1,00%	0,00%	1,30%
Qualquer infecção tardia				
Seu centro	55.138	12,70%	4,70%	16,40%
Qualquer localização	55.138	13,10%	5,00%	17,10%
Qualquer hemorragia intraventricular				
Seu centro	52.422	23,60%	13,60%	27,00%
Qualquer localização	52.458	25,00%	14,70%	29,30%
Hemorragia intraventricular grave				
Qualquer localização	52.458	8,00%	3,30%	10,30%
Retinopatia da prematuridade (RP)				
RP	42.771	31,80%	14,30%	40,00%
RP grave	42.771	6,40%	0,00%	8,50%
Leucomalacia peciventricular cística (LPV)				
LPV cística	53.553	2,90%	0,00%	4,10%
Enterocolite necrosante				
Seu centro	57.592	4,90%	0,00%	6,70%
Qualquer localização	57.592	5,40%	0,90%	7,10%

As informações contidas neste relatório estão sujeitas à Política de uso de dados da Vermont Oxford Network: http://www.vtoxford.org/datause
Relatório gerado em 12/9/2013

Figura 3.1 Medidas de desempenho principais da Vermont Oxford Network: As colunas exibem o número total de recém-nascidos (RNs), a incidência média (%) e os valores do quartil inferior (Q1) e do quartil superior (Q3). Uma taxa inferior ao Q1 significa que pelo menos 75% dos hospitais tinham uma taxa superior. Uma taxa maior do que Q3 significa que pelo menos 75% dos hospitais apresentaram uma menor taxa.

a melhorarem a qualidade. A Joint Commission on Accreditation of Healthcare Organizations (JCAHO), formada em 1951, inicialmente desenvolveu normas para hospitais e avaliou a conformidade com esses padrões, levantando a hipótese de que a conformidade com esses padrões estaria correlacionada com um atendimento de qualidade e desfechos positivos para os pacientes nos hospitais. Na acreditação, a qualidade é avaliada por meio do monitoramento da adesão aos padrões aceitos e por meio da avaliação dos desfechos. Os padrões utilizados pelas organizações de acreditação são derivados de uma variedade de fontes, incluindo governo (via agências reguladoras tanto em nível federal como estadual), bem como padrões de prática baseados na comunidade e profissionais.

A regulação é, para a maior parte, bem-sucedida no estabelecimento de padrões mínimos de desempenho e é um importante meio de proteger o público contra maus profissionais. Possui, no entanto, numerosas limitações. Os padrões são difíceis de ser aplicados uniformemente, e a regulação tende a ser inflexível, com dificuldade de se adaptar rapidamente conforme o conhecimento muda. A regulação também não consegue estimular as organizações a integrarem novas tecnologias ou desenvolvimentos e não as motiva a melhorar continuamente. A melhoria contínua de qualidade pode complementar as deficiências de regulação isoladamente, enquanto fornece um impulso para que indivíduos e organizações se esforcem para um atendimento da mais alta qualidade.

MELHORIA CONTÍNUA DE QUALIDADE

A indústria de saúde aprendeu com o setor industrial que a melhoria contínua de qualidade é um sistema efetivo para reduzir erros. Motiva os bons profissionais a se sobressaírem, enfatiza a identificação de oportunidades de mudança bem-sucedidas e facilita a implementação de mudanças em todos os níveis da organização.

A melhoria contínua de qualidade fornece o arcabouço para que as organizações acompanhem os conhecimentos atuais e as inovações, identifiquem alterações apropriadas e as implementem no momento oportuno. Existem três componentes para a melhoria contínua de qualidade: medição, análise comparativa e ação.

Medição na melhoria contínua de qualidade

Um fundamento importante que deve ser trazido sobre a mudança é a criação da urgência, uma força motivacional que leva ao alinhamento de metas em uma organização. Isso proporciona uma resposta à pergunta "O que precisamos para mudar?" O elemento básico para a definição das prioridades da melhoria da qualidade é a aquisição de dados. A aquisição de dados leva à informação, o que, por sua vez, impulsiona a ação. Nas últimas três décadas, vários sistemas de medição da qualidade foram desenvolvidos, reunindo as áreas de desfechos, processos e satisfação do paciente.

As medidas do desfecho representam os dados mais objetivos e, frequentemente, mais importantes para as organizações de saúde. Quando aplicadas a populações, as medidas de desfecho fornecem *feedback* essencial para os líderes responsáveis pela alocação de recursos, para os gerentes responsáveis pelo desenvolvimento de organizações bem-sucedidas e eficientes, e para os profissionais de saúde individuais.

Devido à variabilidade na gravidade da doença entre os pacientes de diferentes origens socioeconômicas e culturais, bem como as diferenças no tipo de pacientes atendidos em centros terciários altamente especializados em comparação com os hospitais comunitários, os dados baseados em desfechos isolados podem ser inexatos ou enganosos. As medidas do processo também são importantes na avaliação da qualidade geral. As medidas do processo são necessárias para determinar se os padrões aceitos de atendimento estão sendo cumpridos, independentemente de desfechos bons ou ruins.

Nos EUA, várias medidas obrigatórias são solicitadas aos hospitais a fim de manter o credenciamento e receber reembolsos. Entre essas, estão as JCAHO Core Measure Sets, que incluem atendimento nas áreas de infarto agudo do miocárdio, insuficiência cardíaca, pneumonia e atendimento perinatal e cirúrgico. O conjunto de medidas de atendimento perinatal tornou-se requisito para todos os hospitais com mais de 1.100 partos por ano em janeiro de 2014. Há cinco medidas de atendimento perinatal: parto eletivo, parto cesáreo, esteroides pré-natais, infecções na corrente sanguínea associadas à assistência de saúde em RNs e aleitamento materno exclusivo. Infecções na corrente sanguínea, essencialmente infecções na corrente sanguínea associadas a acesso central (CLABSIs), são uma das medidas primárias usadas no esforço de melhoria da qualidade na UTI neonatal e são detectadas na maioria dos bancos de dados da UTI neonatal usando várias definições. A definição da Neonatal Health Services Network (NHSN) do Centers for Disease Control and Prevention (CDC) é a mais comumente usada para CLABSIs (14).

Uma terceira categoria de medida na avaliação da qualidade do atendimento é satisfação do paciente e da família. Este é o resultado da aplicação de técnicas de *marketing* tradicionais à indústria de saúde, e tem acompanhado a adoção dos princípios da melhoria contínua de qualidade da indústria para a assistência de saúde. Também é um resultado natural de um movimento maior em toda a assistência de saúde que reconhece a autonomia e a responsabilidade do paciente e da família. Conforme a comunidade da saúde expande sua expectativa de que os pacientes e suas famílias assumam maior parte da responsabilidade na manutenção de sua própria saúde e bem-estar, o *feedback* obtido dos pacientes e de seus familiares em relação a sua interação com o sistema de saúde é crucial. O Quadro 3.1 mostra exemplos de medidas de qualidade da neonatologia nas três áreas de desfechos, processos e satisfação do paciente.

QUADRO 3.1
Medidas típicas de aprimoramento da qualidade.

Medidas do processo
Antibióticos intraparto para mães com culturas positivas para estreptococos do grupo B
Colocação oportuna de um sensor do oxímetro de pulso na sala de parto
Uso de esteroide pré-natal
Uso de leite materno em RN de extremo baixo peso
Uso de esteroide pós-natal
Administração de surfactante
Incidência de hipocarbia ($PaCO_2 < 30$)

Medidas do desfecho
Escores de Apgar médios de 1 min e 5 min
Taxa de sobrevida
Duração da internação
Incidência de doença pulmonar crônica
Incidência de retinopatia da prematuridade
Incidência de hemorragia intraventricular
Taxa de infecção hospitalar

Medidas de satisfação do paciente (16)
Informações
Atendimento e tratamento
Organização
Participação dos pais
Atitude profissional

Os hospitais coletam informações sobre a satisfação do paciente e da família usando ferramentas internas ou por meio de diversos fornecedores externos. Mais recentemente, o Center for Medicare and Medicaid Services do U.S. Department of Health and Human Services exigiu a realização de uma pesquisa nacional padronizada das perspectivas dos pacientes do atendimento hospitalar. Esta pesquisa, Hospital Consumer Assessment of Healthcare Providers and Systems (HCAHPS), foi desenvolvida para fornecer um padrão nacional para a coleta e a publicação de relatórios de informações sobre a experiência do paciente que permita que sejam realizadas comparações válidas entre os hospitais de nível local, regional e nacional. A pesquisa HCAHPS fornece informações limitadas sobre a experiência dos familiares na UTI neonatal; dessa forma, muitas UTI neonatais ainda dependem de outras ferramentas padronizadas para obter um *feedback* e realizar uma análise comparativa dos desfechos relacionados às experiências da família durante a internação de seus RNs (15,16).

Análise comparativa da melhoria contínua de qualidade

Uso de bancos de dados comparativos

A segunda etapa do processo de melhoria contínua de qualidade é a análise comparativa dos desfechos. Há várias oportunidades de análise comparativa devido ao reconhecimento da contribuição que traz para a melhoria contínua de qualidade. Vários bancos de dados regionais, nacionais e internacionais foram organizados na neonatologia, fornecendo oportunidades de análise comparativa por meio da participação voluntária e relatório confidencial dos desfechos de centros individuais.

Um dos primeiros bancos de dados de neonatologia, e, atualmente, o maior, é a Vermont–Oxford Neonatal (VON) Network. Iniciada em 1990 com 36 hospitais, essa rede cresceu para 750 centros (17-19). A rede inclui dados de mais de 53.000 RNs de muito baixo peso (MBP, ≤ 1.500 g) por ano a partir de instituições participantes dos EUA e internacionais. A rede também mantém um banco de dados expandido de 241 hospitais, gerando relatórios de mais de 106.000 RNs com mais de 1.500 g.

Na VON Network, os centros relatam desfechos, incluindo a sobrevida e a duração da internação para os pacientes internados na UTI neonatal. Eles também relatam incidência de doença pulmonar crônica e complicações, infecção hospitalar, pneumotórax, enterocolite necrosante, hemorragia intraventricular, retinopatia da prematuridade e outras condições. Todos os centros participantes recebem um relatório anual confidencial, mostrando seu desempenho em comparação com o banco de dados como um todo. Cada centro pode avaliar como eles se nivelam com os outros centros e com os centros que estão agrupados em categorias semelhantes por número e tipo de internações na UTI neonatal. Na VON Network, todas as variáveis são relatadas de forma agregada, mostrando a taxa de incidência média e o quartil mais elevado e mais baixo de cada medida. A taxa de mortalidade e o tempo de internação para cada centro também são ajustados de acordo com a gravidade do paciente.

Outros bancos de dados foram formados em níveis regional e nacional. O National Institute of Child Health e a Human Development Neonatal Research Network fornecem um local para que as instituições participantes enviem as medidas dos desfechos; seus dados agregados foram publicados para servir como referência para que outros centros comparem seus desempenhos. Estes incluem sobrevida geral e taxas de complicação em RN de MBP (20) e taxas de anormalidades neurológicas (21,22). O Children's Hospitals Neonatal Database (CHND) contém dados demográficos, de tratamento e desfechos sobre pacientes de mais de 25 UTI neonatais de hospitais infantis dos EUA. Este banco de dados foi elaborado para o desenvolvimento de dados comparativos para o atendimento de RNs que, tipicamente, são atendidos no Children's Hospitals, principalmente os RNs que exigem atendimento cirúrgico ou tratamento de vários especialistas pediátricos. Os exemplos incluem RNs com anomalias cirúrgicas, como, por exemplo, gastrosquise, fístula traqueoesofágica e enterocolite necrosante, ou aqueles com displasia broncopulmonar grave (23).

O Pediatrix Medical Group Clinical Data Warehouse (CDW) captura dados agregados de mais de 20.000 RNs de MBP anualmente por meio da integração do prontuário eletrônico usado para a documentação à beira do leito realizada por neonatologistas. A aquisição passiva de dados do CDW permite um escopo muito mais abrangente de análise, uma vez que as variáveis não são limitadas a conjuntos de dados pré-selecionados (24).

A aquisição passiva de dados tornou-se possível por meio do desenvolvimento de sistemas funcionais de prontuário médico eletrônico que foram projetados para armazenar dados conforme são digitados, em vez da extração retrospectiva de dados dos elementos escritos ou transcritos do prontuário do paciente. A eficiência inerente da aquisição passiva em tempo real, com a eliminação da revisão retrospectiva dos prontuários e etapas adicionais de entrada de dados, pode levar a um banco de dados mais abrangente. Uma grande preocupação sobre os dados adquiridos passivamente é o desafio de manter a acurácia dos dados quando comparados à entrada de dados retrospectivos seguindo critérios rigorosos para definir variáveis clínicas.

Participam da Canadian Neonatal Network todas as UTI neonatais de nível III do Canadá. Também publicou relatórios rastreando desfechos e complicações em RNs de todas as idades gestacionais (25). Nos EUA, inúmeros bancos de dados estaduais foram formados por organizações de neonatologia para promover a participação local em projetos colaborativos de análise comparativa e de melhoria da qualidade. O California Perinatal Quality Care Collaborative (CPQCC) foi o primeiro a ser organizado e foi o modelo para muitos outros estados (26).

Variabilidade nos desfechos da UTI neonatal

A variabilidade nos desfechos neonatais torna-se aparente quando os dados de várias UTI neonatais são analisados em bancos de dados comparativos. Os relatórios anuais VON fornecem a distribuição de desfechos entre centros por meio da classificação dos dados e cálculo dos percentis 25 e 75 para incidência média do desfecho determinado de cada centro. A classificação do percentil dos valores médios dos centros individuais representa um meio simples e eficaz de ilustrar uma classificação do centro entre toda a amostra de participantes. A Figura 3.1 mostra dados recentes do VON, ilustrando essa metodologia para desfechos selecionados (27).

Os investigadores também relataram a variação nos desfechos como parte de ensaios clínicos multicêntricos e prospectivos de intervenção ou retrospectivamente como estudos independentes multicêntricos. Brodie e colaboradores (28) estudaram infecções hospitalares na corrente sanguínea em RN de MBP em seis UTIs neonatais em Boston de 1994 a 1996; a incidência média de infecções foi de 19,1% para todo o grupo, mas variou de 8,5 a 42% nas seis unidades. Após o ajuste de acordo com as variáveis relacionados a paciente e tratamento, a variação significativa persistiu. A variação nas transfusões sanguíneas foi estudada, mostrando um volume total médio de transfusão variando de 95,5 (mais alto) a 35,0 mℓ/kg (mais baixo) (29). Avery e colaboradores (30) descreveram a variabilidade na incidência de doença pulmonar crônica nas 8 unidades pesquisadas. Posteriormente, uma revisão detalhada das práticas relacionadas ao suporte respiratório para RNs com síndrome de angústia respiratória foi realizada em oito unidades, acionando o estudo e a divulgação de várias inovações em práticas de atendimento respiratório da unidade, relatando o melhor desfecho. Encontra-se, com frequência, ampla variação nos desfechos entre os centros quando estes participam de estudos de desfechos comparativos. Mesmo quando os dados foram ajustados para fatores de risco que podem gerar confusão, a variabilidade acentuada ainda existe em muitos casos. Explicações para essa variação persistente incluem diferenças no *case mix*, qualidade de dados e nos achados do caso. No entanto, o último e mais importante fator é frequentemente a variação na efetividade da prática clínica.

Um dos principais benefícios da participação nas análises comparativas das medidas de desfechos encontra-se na compreensão de que as práticas assistenciais clínicas variáveis realmente podem influenciar os seus desfechos. Na maioria dos casos, as unidades individuais encontram desfechos no quartil mais baixo somente para algumas variáveis de seu conjunto de dados, com a maioria ficando no intervalo entre quartis (percentil 25 ao 75) ou até mesmo ultrapassando o percentil 75. Os desfechos do quartil mais baixo fornecem áreas-alvo para as quais os esforços de melhoria concentrados podem ser direcionados. Além disso, os centros no banco de dados que relatam melhores desfechos podem ser usados como recursos para identificar práticas que podem beneficiar os centros no quartil mais baixo.

Os dados publicados também podem ser usados como um ponto de comparação quando os dados simultâneos não estiverem disponíveis. É importante revisar a metodologia e as definições dos dados no documento comparativo publicado a fim de permitir a consistência na aquisição de dados antes que qualquer comparação extrínseca possa ser realizada. Um exemplo é a taxa CLABSI publicada pela National Healthcare Safety Network, a qual é usada por muitas UTI neonatais na análise da prevalência de infecção (14). Essa definição do ponto de comparação, utilizada como o padrão-ouro para a maioria dos sistemas de geração de relatórios públicos, tem sido modificada periodicamente para proporcionar maior precisão na geração de dados comparativos.

Medicina baseada em evidências

A medicina baseada em evidências é definida como "o uso consciente, explícito e criterioso das melhores evidências atuais para a tomada de decisões sobre o atendimento de pacientes individuais" (31). No contexto da melhoria contínua de qualidade, a definição é expandida para além do paciente para decisões relativas a políticas institucionais no atendimento de vários pacientes com diagnósticos afins. Em ambas as aplicações, os princípios são os mesmos: uma pergunta clínica que possa ser respondida é formulada, a melhor evidência é localizada e avaliada criticamente. Essas etapas são essenciais ao responder a uma pergunta relativa ao tratamento de um RN de MBP com persistência do canal arterial ou ao identificar as práticas recomendadas a serem implementadas para o manejo de internações de determinados RNs de muito baixo peso que estejam de acordo com os critérios para o diagnóstico de persistência do canal arterial.

Ensaios clínicos controlados randomizados

Os ensaios clínicos controlados randomizados (ECR) representam o mais alto nível de evidências e são a base para determinar a eficácia das intervenções. A metodologia dos ECRs tem o objetivo de minimizar o viés de seleção pela a alocação aleatória de participantes do estudo no momento do recrutamento. Essa característica única do ECR se estabelece como a base para comparações estatísticas tradicionais tanto na pesquisa científica básica como clínica. A metodologia científica sólida também deve abordar outros vieses possíveis que podem afetar a validade dos resultados. Estes incluem viés de desempenho ou exposição não uniforme para a intervenção; viés de exclusão ou acompanhamento incompleto na obtenção de dados pós-intervenção; e viés de avaliação ou medição imprecisa dos desfechos.

Metanálises

Embora os ECRs sejam considerados a melhor metodologia exclusiva para avaliar uma intervenção, há, com frequência, mais de um ECR para uma determinada intervenção. Vários ECRs podem ser resumidos e analisados por meio de revisões sistemáticas, seja qualitativamente, quando os dados são resumidos sem análise estatística adicional ou quantitativamente, quando os métodos estatísticos são usados para combinar os resultados de vários ECRs. As revisões sistemáticas quantitativas também são conhecidas como metanálises. O acúmulo de ECRs semelhantes pode aumentar o poder estatístico ausente em vários ECRs pequenos ou fornecer mais suporte para a tomada de decisão quando resultados conflitantes são relatados em estudos separados do mesmo tratamento. As técnicas usadas na realização de uma metanálise são rigorosas. A metodologia da metanálise foi formalmente descrita e inclui cinco fases: (a) especificar os objetivos da revisão, (b) identificar e selecionar os estudos, (c) avaliar a validade, (d) combinar resultados de estudos independentes e (e) fazer inferências (32).

As estimativas de efeito do tratamento ou da falta de efeito são muito mais fortes nas metanálises em que há menos heterogeneidade. A heterogeneidade refere-se à observação de grandes diferenças nas estimativas pontuais entre os estudos incluídos. A capacidade para fazer inferências em uma metanálise depende da qualidade metodológica dos ensaios primários nos quais a revisão foi baseada, do grau de consistência dos resultados entre os ensaios que contribuem para a revisão e do grau de confiança de que a pesquisa para todos os ensaios relevantes para a revisão foi abrangente (32).

O processo de metanálise tem seus críticos; as tentativas de acumular resultados de diversos estudos não incluem apenas os vieses dos estudos primários, mas pode adicionar outros vieses atribuíveis à seleção do estudo e à heterogeneidade dos estudos selecionados (33). Além disso, acumular dados de pequenos estudos não alimentados adequadamente não irá conseguir responder perguntas sobre os possíveis efeitos colaterais de novas terapias, em comparação com os grandes ECRs.

Sistemas de classificação de evidências

Embora os ECRs e as metanálises de ECRs representem a melhor fonte de evidências, tais evidências de alta qualidade nem sempre estão disponíveis. Vários sistemas de classificação da força da evidência evoluíram para levar em conta fontes publicadas, que não sejam ECRs. A maioria dos sistemas de classificação valoriza mais as inferências de uma revisão sistemática de ECRs, com evidência de um segundo ECR individual, seguido pela evidência de ensaios bem elaborados sem randomização, evidências de estudos não experimentais e, por fim, opiniões de autoridades respeitadas ou relatórios de comitês de especialistas (34). As fontes que podem não estar de acordo com o padrão-ouro de um ERC são, contudo, importantes quando esse padrão-ouro não estiver disponível ou provavelmente não for acessível. O Quadro 3.2 representa o mais recente sistema de classificação de evidências usado pela U.S. Preventive Services Task Force.

Apesar do valor óbvio da evidência fornecida pelos ECRs e metanálises, os exemplos quantitativo e qualitativo de outras formas de validação podem ser encontrados nos processos colaborativos de análise comparativa. A Vermont Oxford Quality Improvement

QUADRO 3.2
Definições de grau da U.S. Preventive Services Task Force após julho de 2012.

Significado dos graus e sugestões para a prática

Grau	Definição	Sugestões para a prática
A	Há grande certeza de que o benefício efetivo é substancial.	Oferecer ou realizar esse serviço.
B	Há alta certeza de que o benefício efetivo é moderado ou há certeza moderada de que o benefício efetivo é moderado a substancial.	Oferecer ou realizar esse serviço.
C	Há, pelo menos, certeza moderada de que o benefício efetivo é pequeno.	Oferecer ou fornecer esse serviço a pacientes selecionados, dependendo das circunstâncias individuais.
D	A USPSTF não recomenda o serviço.	Desencorajar a utilização desse serviço.
I	Não há evidências ou as evidências são de baixa qualidade ou contraditórias, e o equilíbrio de benefícios e riscos não pode ser determinado.	Se o serviço for oferecido, os pacientes devem compreender a incerteza sobre o equilíbrio dos benefícios e riscos.

Níveis de certeza em relação ao benefício efetivo

Nível de certeza	Descrição
Alto	As evidências disponíveis geralmente incluem resultados consistentes de estudos bem elaborados e bem conduzidos em populações representativas de atendimento primário.
Moderado	As evidências disponíveis são suficientes para determinar os efeitos do serviço preventivo nos desfechos de saúde, mas a confiança na estimativa é limitada por fatores, como: • Número, tamanho ou qualidade de estudos individuais • Inconsistência de achados em estudos individuais • Generalização limitada de achados para práticas assistenciais primárias de rotina • Falta de coerência na cadeia de evidências
Baixo	As evidências disponíveis são insuficientes para avaliar os efeitos nos desfechos de saúde. As evidências são insuficientes devido a: • Número limitado ou tamanho dos estudos • Falhas importantes no projeto ou nos métodos do estudo • Inconsistência de achados em estudos individuais • Lacunas na cadeia de evidências • Achados que não podem ser generalizados para práticas assistenciais primárias de rotina • Falta de informações sobre desfechos de saúde importantes

[a] A USPSTF define certeza como "probabilidade de que a avaliação da USPSTF do benefício efetivo de um serviço preventivo seja correta". O benefício efetivo é definido como o benefício após ser subtraído o dano do serviço preventivo implementado em uma população geral de atendimento primário. A USPSTF atribui um nível de certeza com base na natureza das evidências gerais disponíveis para avaliar o benefício efetivo de um serviço preventivo. http://www.uspreventiveservicestaskforce.org/uspstf/grades.htm

Collaborative for Neonatology relatou que um dos componentes mais fundamentais na redução da infecção hospitalar na UTI neonatal observado consistentemente nas unidades de "melhor desempenho" foi a prestação de contas da equipe responsável por infecções hospitalares (35). A implementação dessa visão valiosa foi fundamental para os participantes colaborativos que desejavam reduzir infecções em suas próprias unidades. Embora não atenda aos critérios habituais de evidência de alta qualidade, visto que não foi formalmente estudada cientificamente, essa forma de dados observacionais, contudo, representa uma importante categoria de evidências, ou seja, evidências obtidas a partir de análise comparativa colaborativa.

Ação da melhoria contínua de qualidade

Ferramentas para melhoria de qualidade (consulte o Capítulo 9)

Fundamentais para a melhoria contínua de qualidade são a identificação e o recrutamento de equipes de melhoria compostas por pessoas que trabalhem em conjunto para resolver problemas ou melhorar os processos em que são atores essenciais. Nessa abordagem, um processo que requer revisão é analisado usando uma série de ferramentas, com várias discussões em grupo entre a equipe, progredindo pelas fases específicas de análise. Essa "jornada diagnóstica" avança pela descrição, análise causa-efeito, elaboração de melhorias possíveis e priorização dessas melhorias com base na pesquisa e no estudo. O resultado final é a identificação e a implementação de uma intervenção específica ou série de intervenções que terá o impacto mais construtivo no processo relacionado.

Declaração do objetivo

A identificação de um processo que precisa ser modificado leva à necessidade de uma definição clara do resultado final. Podemos resumir isso melhor fornecendo respostas às seguintes perguntas: "O que vamos mudar?" e "Como saberemos quando fizemos a alteração?" Os membros das equipes de melhoria contínua de qualidade precisam compartilhar de um entendimento comum do problema e de o que significa, em termos objetivos, o desfecho do projeto de melhoria contínua de qualidade. Um objetivo claramente formulado ou declaração do objetivo provou ser essencial. A declaração do objetivo deve ser realista e específica, com a definição de medidas objetivas que representem melhorias atingíveis. A falha dos projetos de melhoria contínua de qualidade tem sido seguida por declarações de objetivo mal formulados com metas vagamente definidas (36,37).

Descrição e análise do processo

Uma das ferramentas usadas no início da análise de um problema é a descrição ou o fluxograma do processo, o que permite que as equipes descrevam a sequência de atividades que compõem o processo. Fazer anotações da sequência de atividades em um processo pode ajudar a identificar áreas com problemas que se tornam oportunidades potenciais de melhoria. As análises subsequentes que usam outra ferramenta, o diagrama de causa-efeito, permitem que a equipe atribua as causas às áreas com problemas no processo que está sendo estudado. A determinação das causas frequentemente requer análise e revisão do prontuário, com discussão em grupo e consenso determinando a probabilidade da relação de causa-efeito. A análise causa-efeito é auxiliada pela categorização de causas possíveis em termos genéricos, abrangendo fatores comuns, incluindo procedimentos, pessoas, equipamentos, ambiente, materiais etc. O diagrama de espinha de peixe é útil para ilustrar a contribuição de fatores específicos nessas categorias (consulte o exemplo do diagrama de espinha de peixe na Figura 3.2).

Após o consenso do grupo e mais estudos usando uma análise de Pareto (com base na regra "80-20", atribuindo 80% dos problemas a 20% das causas), o próximo passo é a elaboração da relação

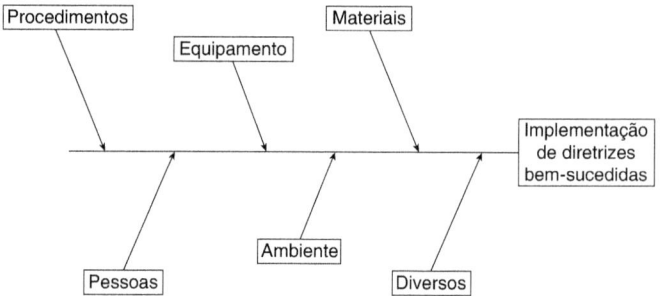

Figura 3.2 Diagrama de espinha de peixe. Este diagrama de espinha de peixe (diagrama de Ishikawa) mostra as categorias básicas de causas possíveis que representam as barreiras para a implementação de uma diretriz clínica. Fatores adicionais em cada uma das categorias são adicionados conforme a análise avança.

entre possíveis problemas identificados e seu efeito relativo no processo global sob análise. O objetivo desse estágio é identificar a relação entre os fatores identificados com o desfecho adverso do processo sob revisão, bem como descrever sistematicamente os fatores que têm maior potencial de influenciar positivamente o processo sob análise.

A melhoria contínua de qualidade tradicional incorpora diversas ferramentas para coleta e análise de dados em andamento. Os dados são essenciais na definição da atividade basal normal ou desfecho de um processo, determinando o papel relativo de várias intervenções em potencial e medindo o processo para documentar a melhoria desejada. Exemplos de ferramentas de coleta de dados incluem simples planilhas de controle, planilhas de dados, entrevistas, auditorias e pesquisas. A análise dos dados frequentemente é realizada usando gráficos de barras, histogramas, gráficos de linhas e diagramas de dispersão. Outra ferramenta importante e mais sofisticada, útil nesse estágio é o gráfico de controle de processo (38-41) em que os dados são representados ao longo do tempo; analisar a variação dos dados permite a distinção da variação de causa especial da variação de causa comum. Isso distingue a variação causada pela influência de fatores extrínsecos da variação normal intrínseca ao processo em si (consulte a Figura 3.3).

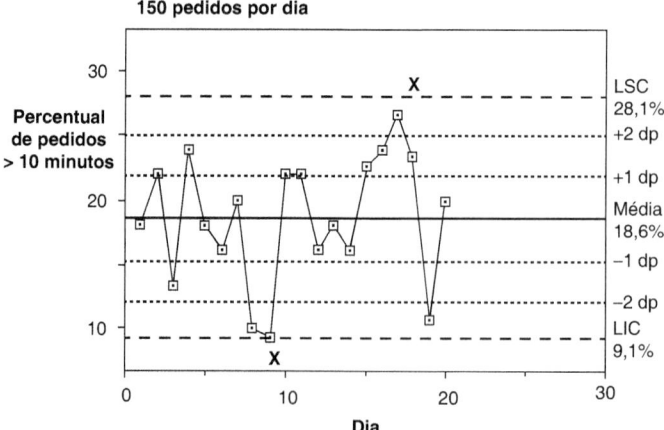

Figura 3.3 Gráfico de controle do processo estatístico. Esse gráfico de controle do processo estatístico ou gráfico p é de uma amostra aleatória de requisições da farmácia pelos quais os pacientes tinham de esperar mais de 10 minutos, mostrado como um percentual dos pedidos totais. A porcentagem média ("Média") é de 18,6%; o limite superior de controle (LSC) e o limite inferior de controle (LIC) são 3 desvios padrão da média e representariam a variação de causa especial de alguns fatores extrínsecos que não fazem parte da variabilidade normal. Em Plsek PE. Quality improvement methods in clinical medicine. *Pediatrics* 1999;103(1 Suppl E):209 (Fig. 4).

Melhoria contínua da qualidade (MCQ) de ciclo rápido

A melhoria contínua da qualidade de ciclo rápido envolve o uso de pequenos testes de alteração, comumente chamados ciclos "PDSA", incorporando a sequência de Plano (P, *Plan*), Fazer (D, *Do*), Estudar (S, *Study*) e Agir (A, *Act*). Originalmente definida por Nolan et al. (36), a MCQ (melhoria contínua da qualidade) de ciclo rápido envolve a identificação de alterações escolhidas como metas por uma organização; introdução de conceitos de mudança em pequenos ciclos ou testes de mudança; e medida dos efeitos da mudança. As intervenções baseadas em provas relevantes no ambiente experimental podem ter resultados variáveis quando aplicadas a uma determinada unidade neonatal com elementos que interagem de maneira que são exclusivas daquele ambiente. Os ciclos de intervenção, com uma prática potencialmente melhor por vez seguida por medida para avaliar os efeitos de cada implementação, fornecem o *feedback* necessário aos membros da equipe de melhoria de qualidade. A adoção de intervenções individuais com pequenos testes de mudança torna-se um meio altamente eficaz de obtenção de mudanças significativas que é consistente com o objetivo geral do projeto. O gráfico de execução comentado, com uma disposição linear de um desfecho ao longo do tempo mostrando intervenções discretas exibidas no seu ponto de implementação, é uma ferramenta útil para avaliar o valor de diferentes testes de alteração (42) (consulte a Figura 3.4).

A MCQ de ciclo rápido tem vários pré-requisitos básicos. Empresas com estruturas menores e com menos hierarquia são mais adequadas para essa metodologia (43). O uso de amostra de menor tamanho na avaliação inicial é outro elemento importante visto que permite um *feedback* mais rápido relativo ao sucesso ou à falha de um teste de alteração. A MCQ de ciclo rápido funciona melhor quando as possíveis soluções ou conceitos de mudança bem-sucedidos estão prontamente disponíveis por meio de aplicações em outros ambientes. No entanto, quando não houver soluções aparentes, a MCQ de ciclo rápido também pode ser eficaz para testar novas abordagens.

PACOTES DE MEDIDAS E CHECKLISTS

O termo "pacote de medidas" refere-se a várias intervenções disseminadas quase em simultâneo para abordar um ou mais problemas administrativos e/ou clínicos inter-relacionados. O conceito foi popularizado pelo Institute for Healthcare Improvement (IHI) (44) e serviu como meio importante para maiores inovações (45).

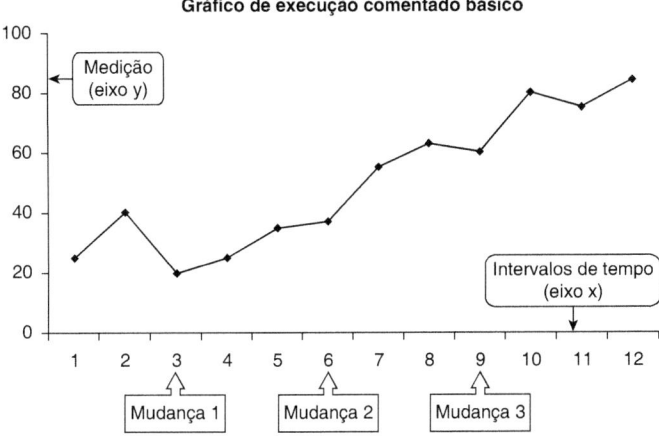

Figura 3.4 Gráfico de execução comentado. O tempo é representado no *eixo x* e a medição é representada no *eixo y*. Quando as alterações são implementadas, o gráfico é comentado para ilustrar um elo temporal entre as várias alterações e a medida. Em Ellsbury DL, Ursprung R. A primer on quality improvement methodology in neonatology. *Clin Perinatol* 2010;37(1):93 (Fig. 4).

A possível eficácia deriva de três eixos para aumentar a compreensão sobre os desafios de implementar a alteração: (a) a apreciação de que declarações ou orientações de consenso são uma forma eficaz para traduzir o conhecimento complexo em práticas eficazes; (b) a perspectiva de que há muitos fatores que contribuem para cada desfecho específico orientado em um esforço de MCQ e (c) a utilidade demonstrada de uma série intervenções na UTI neonatal para promover várias mudanças nas práticas, simultâneas e eficazes (46-49).

Outro suplemento valioso à ação de MCQ é o *checklist*. A implementação de alterações em práticas individuais ou em uma série de práticas é facilitada com o uso de *checklists*. As indústrias complexas bem-sucedidas usam *checklists* simples para tornar o manejo confiável da complexidade uma rotina (50). Exemplos de sucesso inicial com o uso de *checklist* na assistência de saúde envolvem eliminação de cirurgia em local incorreto e coordenação do atendimento na UTI para reduzir infecções da corrente sanguínea (51). Nas indústrias e ambientes de assistência de saúde bem-sucedidos que envolvem complexidade, a função do *checklist* simples é essencial para a rotina e conclusão confiável de todas as tarefas complexas do dia a dia.

COLABORAÇÃO

O conceito de instituições que são colaborativas a fim de melhorar a qualidade geral do atendimento tornou-se corriqueiro, essencial para a assistência de saúde eficiente e bem-sucedida em transformação. Bancos de dados comparativos com instituições que relatam prospectivamente os desfechos para identificar oportunidades de melhoria são um exemplo de como a colaboração pode beneficiar as organizações. A colaboração é igualmente importante para a implementação de práticas que permitam às instituições adotarem novas tecnologias e promoverem métodos aprimorados de fornecer assistência.

Institute for Healthcare Improvement

O IHI implementou seu modelo colaborativo, o "Breakthrough Series", em 1995 para atender a uma lacuna entre a ciência disponível que fornece suporte à assistência de saúde aprimorada e reduz os custos e a verdadeira implementação dessa ciência no trabalho diário das organizações (52). O Breakthrough Series foi desenvolvido com o objetivo de ajudar as organizações a aumentarem o valor de sua atividade, realizando um "avanço" nas melhorias de qualidade ao mesmo tempo que reduzindo os custos. O modelo é baseado em um sistema de aprendizagem a curto prazo que reúne as equipes de vários hospitais para buscar a melhoria em uma área específica ao longo de um período de 6 a 15 meses. O modelo incorpora uma sequência padronizada de atividade, começando com: 1. Seleção de tópico, escolhido pelos diretores do IHI com base nas lacunas conhecidas entre a ciência e a prática; 2. Recrutamento de Corpo Docente, a identificação de especialistas de conteúdo cuja função seja desenvolver uma lista de práticas de modificação baseadas em evidências, atuando como facilitadores para os participantes durante todo o período de duração da colaboração; 3. Inscrição de organizações participantes; 4. Sessões de aprendizagem, reuniões tradicionais presenciais para reunir equipes multiprofissionais e o docente especialista para trocar ideias; e 5. Períodos de ação, durante o qual as equipes implementam as alterações localmente e compartilham seu progresso mensal por meio de chamadas de conferência, visitas a unidades por colegas, discussões pela internet que permitam a eles compartilharem informações. Durante os Períodos de ação, o Breakthrough Series enfatiza o uso local do "Modelo de melhorias", descrito anteriormente e resumido na Figura 3.5.

O modelo colaborativo Breakthrough Series tem sido muito bem-sucedido e amplamente adotado. Os primeiros Breakthrough Series colaborativos ocorreram para a redução de cesariana,

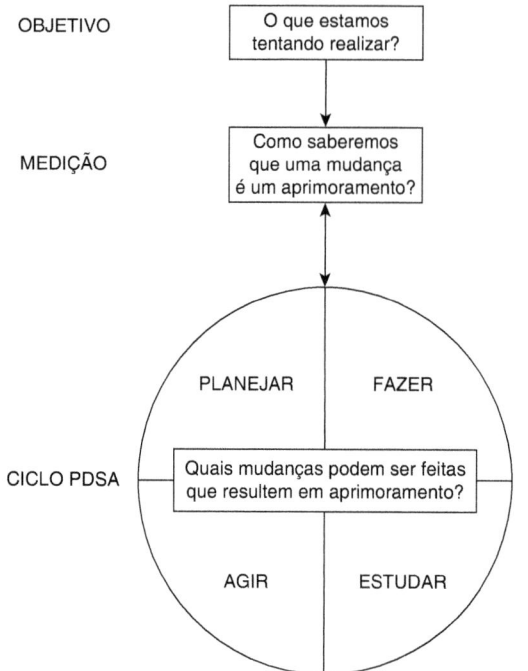

Figura 3.5 Modelo de aprimoramento. Adaptada de Plsek PE. Quality improvement methods in clinical medicine. *Pediatrics* 1999;103(1 Suppl E):206 (Fig. 2).

melhorando o manejo da asma e reduzindo os atrasos e tempos de espera nas Emergências. Uma vez que estes foram introduzidos em 1996, o IHI patrocinou mais de 50 projetos que envolviam mais de 2.000 equipes de 1.000 organizações. O modelo espalhou-se por todo o mundo e foi adotado por vários outros grupos de instituições de saúde, fazendo circular seus projetos colaborativos sob a orientação da organização principal (52).

Vermont Oxford Network

A Vermont Oxford Network, com o seu extenso banco de dados, foi uma fonte natural de melhoria da qualidade colaborativa, motivada pelo solo fértil implantado de acordo com a variação de cada centro relatada nos desfechos clínicos neonatais. A rede tem como foco atividades de melhoria da qualidade há mais de 15 anos, começando com seu modelo colaborativo, o Neonatal Intensive Care Quality (NICQ) Collaborative em 1995, com base no modelo bem-sucedido do New England Cardiovascular Disease Study Group (NNECVSG). O modelo VON enfatiza a ampla colaboração entre os locais participantes, envolvendo um processo de descoberta para revisar e categorizar a evidência para "práticas cada vez melhores" e o compartilhamento de conhecimentos e experiências entre os centros com reuniões presenciais, visitas às unidades para análises comparativas e chamadas de conferência regulares. A VON patrocinou seis modelos colaborativos de NICQ intensivos e nove modelos colaborativos com base na Internet (iNICQ) (53).

Pediatrix Medical Group

A conexão natural entre adquirir dados específicos do paciente, disseminar dados agregados de acordo com o centro e promover a identificação local da variabilidade foi a motivação para outros esforços organizacionais. O prontuário médico eletrônico do Pediatrix Medical Group, que povoa o Pediatrix CDW, é outro exemplo. Ao reconhecer o poder e o benefício potencial desse conjunto de dados, o Pediatrix desenvolveu, por meio de seu Centro de pesquisa e Educação, um sistema de projetos de melhoria de qualidade colaborativos e com base no centro em seus projetos "100.000 Babies" e "Quality Steps". O programa 100.000 Babies identifica cinco práticas clínicas e procedimentos essenciais usados na UTI neonatal com o objetivo de melhorar a qualidade do atendimento em cada uma das seguintes áreas: aprimoramento da nutrição, otimização do uso de acesso central, redução da ventilação mecânica, melhoria do uso de medicamentos e redução da hipotermia no momento da internação. O programas Quality Steps fornece ferramentas de melhoria de qualidade para facilitar a medição local, a implementação de mudanças e o monitoramento do progresso (24).

California Perinatal Quality Care Collaborative

O CPQCC é um exemplo de uma rede regional que combina um conjunto de dados com um sistema de melhoria de qualidade bem-sucedido. O CPQCC foi criado em 1997 como um crescimento regional da VON. Além do banco de dados que fornece desfechos ajustados ao risco comparados com outras UTI neonatais da Califórnia, o CPQCC envolveu um Painel de melhoria da qualidade perinatal, uma comissão multidisciplinar que define os indicadores e análises comparativas, recomenda objetivos da melhoria de qualidade e fornece modelos de melhoria de desempenho (54). A atividade de melhoria da qualidade do CPQCC foi originalmente centrada em um modelo para desenvolver um "*kit* de ferramentas" de atividades para conduzir os processos de melhoria por um painel de especialistas e a disseminação dos *kits* de ferramentas em uma série de *workshops*. Esse método demonstrou ser bem-sucedido (55), mas foi substituído por uma abordagem mais estruturada do modelo Breakthrough Series do IHI a partir de 2008. O CPQCC apresentou três modelos colaborativos bem-sucedidos desde então, abordando as infecções de acesso central (48), a alimentação por leite materno (56) e o manejo da sala de parto (62), além de encontrar-se no meio de um quarto modelo colaborativo para redução do tempo de internação. Vários outros modelos colaborativos regionais bem-sucedidos foram desenvolvidos com base no modelo Breakthrough Series (49,54,57,58).

Os relatórios de projetos de melhoria de qualidade multicêntricos e colaborativos em ambientes clínicos adultos e pediátricos demonstraram melhorias ao longo do tempo ao comparar os desfechos no final do modelo cooperativo com medição da linha de base (48,49,56,59,60). Uma limitação desses estudos é a falta de controles prospectivos, uma vez que as comparações são feitas com a coorte histórica. A maioria dos relatórios de sucessos são baseados em um projeto de pré e pós-coorte usando o centro como seu próprio controle. Uma revisão sistemática recente avaliando a eficácia de modelos colaborativos de melhorias de qualidade aponta o número limitado de estudos com base em um *design* controlado prospectivo (61). Nessa revisão, que incluiu 72 relatórios publicados de melhoria de qualidade colaborativa no ambiente de assistência de saúde, havia apenas 12 relatos que envolviam 9 estudos com um projeto controlado e apenas 2 estudos randomizados. Isso ilustra o valor de um projeto rigoroso e a identificação dos centros de controle no banco de dados ao relatar os sucessos dos esforços de melhoria de qualidade. Em um estudo recente do CPQCC, o modelo do IHI foi comparado a um modelo não colaborativo com base em um centro menos intensivo em um estudo prospectivo. Eles demonstraram a maior melhora no modelo de grupo colaborativo do IHI, com mais ganhos limitados no grupo baseado no centro, mas também mostraram melhora significativa em várias medições no grupo de controle. No atual ambiente de rede e comunicação aberta entre organizações diferentes, as tendências seculares ocorrem com frequência simultaneamente com esforços de melhoria ativos; portanto, um projeto controlado prospectivo é fundamental se o objetivo é demonstrar efeitos atribuídos à intervenção para melhoria de qualidade, além das tendências seculares (62).

APRIMORAMENTO ROBUSTO DE PROCESSOS

Neste capítulo, discutimos o Modelo de melhorias que foi um componente essencial da maioria dos esforços de melhoria contínua de qualidade na comunidade da UTI neonatal ao longo das últimas décadas. Inclui quatro elementos principais da melhoria bem-sucedida: objetivos específicos e mensuráveis, medidas de aprimoramento que são rastreadas ao longo do tempo, alterações principais que irão resultar na melhoria desejada, e uma série de "ciclos" de exames durante o qual as equipes aprendem como aplicar ideias importantes de alteração à sua própria organização. Resultados significativos foram documentados em ensaios controlados onde esta metodologia foi utilizada.

Há críticas ao Modelo de melhoria com base na falta de progresso feita pela indústria saúde dos EUA no que se refere à redução de morbidade e mortalidade principais, resultando em erros médicos preveníveis. Catorze anos após o lançamento do relatório do IOM, *To Err is Human*, legisladores e líderes na área das leis de saúde estão preocupados com a ocorrência contínua de infecções associadas à saúde e erros de medicação prejudiciais (63,64). As lições das High Reliability Organizations (HROs), tais como a energia nuclear e indústrias de aviação, ilustram algumas diferenças básicas entre os grupos e a indústria de saúde. Chassin identifica as qualidades que orientam as HROs, como (a) preocupação com a falha, (b) evitar a simplificação das observações e das experiências de seu ambiente, (c) sensibilidade às operações, (d) compromisso com a resiliência, e (e) colocação de autoridade da tomada de decisão nas mãos de pessoas ou grupo que tenha mais experiência quando ocorre alguma ameaça à segurança (65). Para essa avaliação, Chassin afirma que as organizações de saúde ainda se comportam como se aceitassem a falha como uma característica inevitável de seu trabalho diário, em vez de preocupação em evitar a falha. Outro desafio observado é o número excessivo de comportamentos intimidantes que suprime o relatório de problemas de segurança por profissionais da saúde.

Chassin discute as alterações dos princípios da melhoria de saúde na assistência de saúde proposta pelas JCAHO para habilitar um alinhamento melhor das metas da indústria de saúde com as das HROs. Isso incluiria três alterações principais: (a) o compromisso da liderança com a última meta de dano zero ao paciente, (b) a incorporação de todos os princípios e práticas de uma cultura de segurança em toda a organização, e (c) a ampla adoção e implantação dos métodos e ferramentas mais eficazes de melhoria do processo. As JCAHO introduziram um novo modelo de melhoria de processo que inclui a incorporação de elementos do Lean, Seis Sigma e Manejo de mudanças, denominado "Aprimoramento robusto de processos" (66). Lean é um conjunto de ferramentas bem-definidas com o objetivo de eliminar o desperdício e criar fluxo em toda a corrente de valor. Seis Sigma é o modelo estatístico que mede um processo em termos de defeitos e fornece um conjunto de estratégias, ferramentas e métodos para melhorar os processos para que menos de 3,4 erros por milhão de oportunidades ocorram (representando seis desvios padrão da média). Manejo de mudanças é um conjunto de princípios projetados para aumentar o sucesso e acelerar a implementação de esforços de alterações organizacionais. As JCAHO adotaram esse sistema de Aprimoramento robusto de processos internamente e têm evidências preliminares de seus efeitos aprimorados em quatro projetos colaborativos em que foi utilizado. Estes incluíram melhor higiene das mãos e comunicação de transferência e redução de infecções no local da cirurgia e riscos de cirurgia no local errado (66).

MUDANÇA ORGANIZACIONAL E CULTURA DA UNIDADE

Por causa do desafio de melhorar a assistência de saúde lançado pelas JCAHO e pelo IOM, assim como a identificação de liderança hierárquica e da incapacidade de incluir os membros de referência da equipe de saúde nos esforços de melhoria de qualidade, um esforço significativo para entender mudanças organizacionais e cultura da unidade é imprescindível. A mudança e o preparo de uma organização para a mudança têm sido os tópicos de inúmeros tratados no campo de psicologia industrial. Embora a visão tradicional do manejo de mudanças seja que a mudança começa no topo da pirâmide de uma organização, opiniões recentes enfatizam que a mudança deve ocorrer em todos os níveis da organização, principalmente em um nível individual (43). Três elementos no processo de mudança são (a) energizadores ou motivadores que exigem que as pessoas ajam, (b) impedimentos para mudar e (c) etapas necessárias para que a mudança ocorra. Exemplos de energizadores incluem objetivos, benefícios e consequências negativas. As barreiras à mudança incluem apatia, erros, relacionamentos conturbados, perda de poder, *status* e dinheiro. As etapas de ação são as aquelas para superar barreiras e resistência à mudança. É importante na melhoria contínua de qualidade entender os obstáculos comuns e inter-relações únicas que caracterizam as organizações diferentes em suas demandas para fornecer a mesma qualidade de atendimento (67).

Um dos principais componentes para superar barreiras e a resistência à mudança é a compreensão da importância da unidade ou da cultura organizacional. Cada organização tem uma cultura que é única, representando os indivíduos e relações que compõem essa organização. Como Baker já expressou: "equipes e organizações que tentam implementar a melhoria contínua de qualidade identificam frequentemente a cultura organizacional como uma barreira importante ou como uma facilitadora do sucesso" (43). É provável que a manutenção da melhoria na qualidade e na segurança tenha mais a ver com a cultura da UTI neonatal do que com várias técnicas de melhorias, programas de treinamento isolados e intervenções (68,69). A base para a melhoria de qualidade bem-sucedida envolve forte motivação, trabalho em equipe e liderança que valorize o papel de compreender e melhorar a cultura da unidade. Além disso, depois que as metas de qualidade de sucesso forem atingidas, a "manutenção do ganho" torna-se tão importante como iniciar novas mudanças práticas, e a cultura da unidade é uma parte vital desse processo (70).

CONCLUSÃO

Os pacientes da UTI neonatal não devem ser prejudicados. Aumentar a segurança é vital, assim como a qualidade do atendimento para ajudar nossos pacientes a manterem-se saudáveis, lidar com a doença e com esperança de melhorar ou obter a melhor qualidade de vida (71). A integração de bancos de dados comparativos e da análise comparativa, princípios da medicina baseada em evidências, juntamente com os processos de ciclo rápido que são compatíveis com conceitos como cultura da unidade e ciclos de mudança, vai ajudar uma unidade individual a manter a qualidade em face dos avanços tecnológicos e das mudanças organizacionais. A participação nos projetos colaborativos de melhoria contínua da qualidade pode aumentar a eficácia, criando uma comunidade de prática para compartilhar estratégias bem-sucedidas e motivar a participação do centro. Por fim, a incorporação de modelos adicionais de melhoria da qualidade utilizados pelas HROs é especialmente útil quando há esforços para eliminar erros e aumentar a segurança.

REFERÊNCIAS BIBLIOGRÁFICAS

1. Ellsbury DL. Crossing the quality chasm in neonatal-perinatal medicine. *Clin Perinatol* 2010;37(1):1.
2. Quinn N, Hensey O, McDowell DT. A historical perspective of pediatric publications: a bibliometric analysis. *Pediatrics* 2013;132(3):406.
3. Kohn LT, Corrigan JM, Donaldson MS. *To err is human: building a safer health system*. Washington, DC: National Academy Press, 2000.
4. Kohn L. To err is human: an interview with the Institute of Medicine's Linda Kohn. *Jt Comm J Qual Improv* 2000;26(4):227.
5. Leape LL, Berwick DM, Bates DW. What practices will most improve safety? Evidence-based medicine meets patient safety. *JAMA* 2002;288(4):501.
6. Sekar KC. Iatrogenic complications in the neonatal intensive care unit. *J Perinatol* 2010;30(suppl):S51.

7. Brennan TA, Leape LL, Laird NM, et al. Incidence of adverse events and negligence in hospitalized patients. Results of the Harvard Medical Practice Study I. *N Engl J Med* 1991;324(6):370.
8. Leape LL, Brennan TA, Laird N, et al. The nature of adverse events in hospitalized patients. Results of the Harvard Medical Practice Study II. *N Engl J Med* 1991;324(6):377.
9. Ligi I, Arnaud F, Jouve E, et al. Iatrogenic events in admitted neonates: a prospective cohort study. *Lancet* 2008;371(9610):404.
10. Lohr K. *Medicare: a strategy for quality assurance*. Washington, DC: National Academy Press, 1990.
11. Chassin MR, Galvin RW. The urgent need to improve health care quality. Institute of Medicine National Roundtable on Health Care Quality. *JAMA* 1998;280(11):1000.
12. Leape LL. Reporting of adverse events. *N Engl J Med* 2002;347(20):1633.
13. Suresh G. Don't believe everything you read in the patient's chart. *Pediatrics* 2003;111(5 Pt 1):1108.
14. Edwards JR, Peterson KD, Andrus ML, et al. National Healthcare Safety Network (NHSN) Report, data summary for 2006 through 2007, issued November 2008. *Am J Infect Control* 2008;36(9):609.
15. Conner JM, Nelson EC. Neonatal intensive care: satisfaction measured from a parent's perspective. *Pediatrics* 1999;103(1 Suppl E):336.
16. Latour JM, Duivenvoorden HJ, Hazelzet JA, et al. Development and validation of a neonatal intensive care parent satisfaction instrument. *Pediatr Crit Care Med* 2012;13(5):554.
17. Horbar JD. The Vermont Oxford Network: evidence-based quality improvement for neonatology. *Pediatrics* 1999;103(1 Suppl E):350.
18. Horbar JD. The Vermont-Oxford Neonatal Network: integrating research and clinical practice to improve the quality of medical care. *Semin Perinatol* 1995;19(2):124.
19. Horbar JD, Carpenter JH, Badger GJ, et al. Mortality and neonatal morbidity among infants 501 to 1500 grams from 2000 to 2009. *Pediatrics* 2012;129(6):1019.
20. Stoll BJ, Hansen NI, Bell EF, et al. Neonatal outcomes of extremely preterm infants from the NICHD Neonatal Research Network. *Pediatrics* 2010;126(3):443.
21. Laptook AR, Shankaran S, Ambalavanan N, et al. Outcome of term infants using Apgar scores at 10 minutes following hypoxic-ischemic encephalopathy. *Pediatrics* 2009;124(6):1619.
22. Natarajan G, Shankaran S, Laptook AR, et al. Apgar scores at 10 min and outcomes at 6–7 years following hypoxic-ischaemic encephalopathy. *Arch Dis Child Fetal Neonatal Ed* 2013;98(6):F473.
23. Pallotto EK, Hunt PG, Durand DJ, et al. Topics in neonatal informatics: infants and data in the electronic health record era. *NeoReviews* 2013;14:e57.
24. Spitzer AR, Ellsbury DL, Handler D, et al. The Pediatrix Baby Steps Data Warehouse and the Pediatrix Quality Steps improvement project system—tools for "meaningful use" in continuous quality improvement. *Clin Perinatol* 2010;37(1):49.
25. Ge WJ, Mirea L, Yang J, et al. Prediction of neonatal outcomes in extremely preterm neonates. *Pediatrics* 2013;132(4):e876.
26. Gould JB. The role of regional collaboratives: the California Perinatal Quality Care Collaborative model. *Clin Perinatol* 2010;37(1):71.
27. *Vermont Oxford Network Database of very low birth weight infants*. Vermont Oxford Network, 2013. Generated from Nightingale Internet Reporting System on 12/9/13.
28. Brodie SB, Sands KE, Gray JE, et al. Occurrence of nosocomial bloodstream infections in six neonatal intensive care units. *Pediatr Infect Dis J* 2000;19(1):56.
29. Bednarek FJ, Weisberger S, Richardson DK, et al. Variations in blood transfusions among newborn intensive care units. SNAP II Study Group. *J Pediatr* 1998;133(5):601.
30. Avery ME, Tooley WH, Keller JB, et al. Is chronic lung disease in low birth weight infants preventable? A survey of eight centers. *Pediatrics* 1987;79(1):26.
31. Sackett DL, Rosenberg WM, Gray JA, et al. Evidence based medicine: what it is and what it isn't. *BMJ* 1996;312(7023):71.
32. Sinclair JC, Bracken MB, Horbar JD, et al. Introduction to neonatal systematic reviews. *Pediatrics* 1997;100(5):892.
33. Soll RF. Evaluating the medical evidence for quality improvement. *Clin Perinatol* 2010;37(1):11.
34. AHRQ. U.S. Preventive Services Task Force, Grade Definitions. http://www.uspreventiveservicestaskforce.org/uspstf/grades.htm. Accessed December, 2013.
35. Kilbride HW, Powers R, Wirtschafter DD, et al. Evaluation and development of potentially better practices to prevent neonatal nosocomial bacteremia. *Pediatrics* 2003;111(4 Pt 2):e504.
36. Langley G, Nolan K, Nolan T, et al. *The improvement guide: a practical approach to enhancing organizational performance*. San Francisco, CA: Jossey-Bass, 2009.
37. Nelson EC, Batalden PB, Godfrey MM. *Quality by design: a clinical microsystems approach*. San Francisco, CA: Jossey-Bass, 2007.
38. Plsek PE. Quality improvement methods in clinical medicine. *Pediatrics* 1999;103(1 Suppl E):203.
39. Carey R, Lloyd RC. *Measuring quality improvement in healthcare: a guide to statistical process control applications*. New York: Quality Resources, 1995.
40. Schulman J. *Evaluating the processes of neonatal intensive care*. London, UK: BMJ Publishing Group, 2004.
41. Lloyd RC. Navigating in the turbulent sea of data: the quality measurement journey. *Clin Perinatol* 2010;37(1):101.
42. Ellsbury DL, Ursprung R. A primer on quality improvement methodology in neonatology. *Clin Perinatol* 2010;37(1):87.
43. Baker GR, King H, MacDonald JL, et al. Using organizational assessment surveys for improvement in neonatal intensive care. *Pediatrics* 2003;111(4 Pt 2):e419.
44. Nolan T, Berwick DM. All-or-none measurement raises the bar on performance. *JAMA* 2006;295(10):1168.
45. Levy MM, Pronovost PJ, Dellinger RP, et al. Sepsis change bundles: converting guidelines into meaningful change in behavior and clinical outcome. *Crit Care Med* 2004;32(11 suppl):S595.
46. Kilbride HW, Wirtschafter DD, Powers RJ, et al. Implementation of evidence-based potentially better practices to decrease nosocomial infections. *Pediatrics* 2003;111(4 Pt 2):e519.
47. Golombek SG, Rohan AJ, Parvez B, et al. "Proactive" management of percutaneously inserted central catheters results in decreased incidence of infection in the ELBW population. *J Perinatol* 2002;22(3):209.
48. Wirtschafter DD, Pettit J, Kurtin P, et al. A statewide quality improvement collaborative to reduce neonatal central line-associated blood stream infections. *J Perinatol* 2010;30(3):170.
49. Schulman J, Stricof R, Stevens TP, et al. Statewide NICU central-line-associated bloodstream infection rates decline after bundles and checklists. *Pediatrics* 2011;127(3):436.
50. Gawande A. *The checklist manifesto how to get things right*. New York: Henry Holt and Company, 2009.
51. Pronovost P, Needham D, Berenholtz S, et al. An intervention to decrease catheter-related bloodstream infections in the ICU. *N Engl J Med* 2006;355(26):2725.
52. *The breakthrough series: IHI's collaborative model for achieving breakthrough improvement. IHI Innovation series white paper*. Boston, MA: Institute for Healthcare Improvement, 2003.
53. Horbar JD, Soll RF, Edwards WH. The Vermont Oxford Network: a community of practice. *Clin Perinatol* 2010;37(1):29.
54. Billett AL, Colletti RB, Mandel KE, et al. Exemplar pediatric collaborative improvement networks: achieving results. *Pediatrics* 2013;131(suppl 4):S196.
55. Wirtschafter DD, Powers RJ, Pettit JS, et al. Nosocomial infection reduction in VLBW infants with a statewide quality-improvement model. *Pediatrics* 2011;127(3):419.
56. Lee HC, Kurtin PS, Wight NE, et al. A quality improvement project to increase breast milk use in very low birth weight infants. *Pediatrics* 2012;130(6):e1679.
57. Kuehn BM. Hospitals slash central line infections with program that empowers nurses. *JAMA* 2012;308(16):1617.
58. Kaplan HC, Lannon C, Walsh MC, et al. Ohio statewide quality-improvement collaborative to reduce late-onset sepsis in preterm infants. *Pediatrics* 2011;127(3):427.
59. Mills PD, Weeks WB. Characteristics of successful quality improvement teams: lessons from five collaborative projects in the VHA. *Jt Comm J Qual Saf* 2004;30(3):152.
60. Lannon CM, Peterson LE. Pediatric collaborative improvement networks: background and overview. *Pediatrics* 2013;131(suppl 4):S189.
61. Schouten LM, Hulscher ME, van Everdingen JJ, et al. Evidence for the impact of quality improvement collaboratives: systematic review. *BMJ* 2008;336(7659):1491.
62. Lee HC, Powers RJ, Bennett MV, et al. Implementation methods for delivery room management: a quality improvement comparison study. *Pediatrics* 2014;134:e1378.
63. Aspden P WJ, Bootman L, Cronenwett L. Preventing medication errors. 2007. http://www.nap.edu/openbook.php?record_id=11623&page=Ri. Accessed December 8, 2013.
64. Klevens RM, Edwards JR, Richards CL Jr, et al. Estimating health care-associated infections and deaths in U.S. hospitals, 2002. *Public Health Rep* 2007;122(2):160.
65. Chassin MR, Loeb JM. High-reliability health care: getting there from here. *Milbank Q* 2013;91(3):459.
66. Joint Commission Center for Transforming Healthcare. Robust process improvement. http://www.centerfortransforminghealthcare.org/about/rpi.aspx. Accessed November 2013.
67. O'Connor E, Fiol CM. A roadmap for managing change: energizers, barriers and action steps. In: Lowery JE, ed. *Culture shift: a leader's guide in heath care*. Chicago IL: American Hospital Publishing Inc., 1997:39.
68. Khatri N, Brown GD, Hicks LL. From a blame culture to a just culture in health care. *Health Care Manage Rev* 2009;34(4):312.
69. Ohlinger J, Brown MS, Laudert S, et al. Development of potentially better practices for the neonatal intensive care unit as a culture of collaboration: communication, accountability, respect, and empowerment. *Pediatrics* 2003;111(4 Pt 2):e471.
70. Leonard M, Graham S, Bonacum D. The human factor: the critical importance of effective teamwork and communication in providing safe care. *Qual Saf Health Care* 2004;13(suppl 1):i85.
71. Woolf SH. Patient safety is not enough: targeting quality improvements to optimize the health of the population. *Ann Intern Med* 2004;140(1):33.

4 O Recém-Nascido Vulnerável e o Ambiente da Terapia Intensiva Neonatal

Penny Glass

Os avanços tecnológicos no cuidado dos recém-nascidos (RNs) enfermos levou a reduções significativas das taxas de mortalidade nas últimas três décadas, principalmente para os RNs de muito baixo peso. No entanto, a morbidade dos sobreviventes permanece um problema crítico e contínuo. Ao longo da primeira infância, existem diferenças comportamentais e desenvolvimentais entre RNs pré-termo e a termo sadios. O RN pré-termo apresenta, com frequência, manifestações de organização cerebral alterada, incluindo transtorno do sono, temperamento difícil, hiper e hiporresponsividade a estímulos sensitivos, atenção prolongada para informações redundantes, falta de atenção a novos estímulos e baixa qualidade da função motora (1-5). Esses precursores de déficits de aprendizagem e problemas sociais/emocionais na idade escolar ocorrem em mais de 50% dos sobreviventes de UTI neonatal e não são completamente explicados nos RNs pré-termo, seja pela gravidade da doença como pelo ambiente domiciliar posterior (2). Cada vez mais evidências mostram a vulnerabilidade do encéfalo humano imaturo à dor e ao estresse e a ambientes sociais e sensoriais anormais. Essa ampla base de conhecimento justifica o ímpeto contínuo de mudar a experiência na UTI neonatal tanto para os RNs como para a família.

A UTI neonatal é diferente em praticamente todos os aspectos do ambiente intrauterino do feto e do ambiente familiar do RN a termo. O parto de um RN que precisa de terapia intensiva é imediatamente seguido por sua separação física da mãe e de seu papel protetor coeso, afetando a mãe, o RN e a relação destes. A experiência da UTI neonatal inclui procedimentos aversivos frequentes, excesso de manuseio, comprometimento do repouso, estímulos orais nocivos, barulho e iluminação intensa. Esses eventos e condições geram instabilidade fisiológica e estresse. Os estímulos nocivos comprometem o sono, o que também pode ter consequências biológicas para o RN. Até mesmo algumas complicações clínicas comumente associadas à prematuridade em si, como displasia broncopulmonar e enterocolite necrosante, são, em parte, doenças relacionadas com o estresse (6).

O estímulo sensitivo apropriado é essencial durante a maturação. O período mais vulnerável ocorre durante o rápido crescimento encefálico e a diferenciação neuronal, que corresponde a 28 a 40 semanas de gestação para o feto humano (7-9). As alterações no desenvolvimento encefálico pós-natal têm sido bem demonstradas na população de pré-termos. Presume-se que, para o feto, o ambiente ideal é dentro do útero, e esse ambiente muda conforme a gestação avança. Embora não seja prático ou sequer viável reproduzir o útero, este é um ponto de partida para o desenvolvimento de um ambiente aprimorado em termos sensoriais, sociais e físicos na UTI neonatal.

O objetivo deste capítulo é emprestar uma estrutura às intervenções desenvolvimentais na UTI neonatal, resumindo a maturação de cada sistema sensitivo durante a vida fetal e como esta está relacionada ao desenvolvimento do RN no ambiente da UTI neonatal.

SISTEMAS SENSITIVOS NEONATAIS

A maturação de todos os sistemas sensitivos começa durante a última parte da gestação do feto. O processo não é unitário, nem fixo, no que se refere ao fato de que a informação sensitiva impulsiona, até certo ponto, a maturação (10). A taxa de maturação de cada sistema sensitivo varia, com o início da função geralmente na seguinte ordem: tátil, vestibular, gustatório-olfatório, auditivo e visual (11). Esses sistemas sensitivos também estão inter-relacionados de modo hierárquico – a estimulação dos sentidos de maturação mais precoce (p. ex., tátil, vestibular) possui uma influência positiva sobre o desenvolvimento dos sentidos de maturação mais tardia (p. ex., visual) (12). As pesquisas recentes também indicam que a estimulação inoportuna ou precoce (p. ex., visual) pode alterar o processo normal de maturação de outro sistema sensitivo (p. ex., auditivo) (Philbin MK, *comunicação pessoal*, 1998).

Sistema tátil

É de conhecimento geral que a representação cortical do estímulo tátil é somatotópica e contralateral ao lado estimulado. Também é importante observar que o aumento de estimulação de uma área do corpo pode alterar o padrão de representação no córtex sensitivo. A hipersensibilidade tátil, ou comportamento defensivo tátil, é descrita nos relatos clínicos de crianças com atraso do desenvolvimento, muitas das quais foram prematuras. É também observada em lactentes e crianças de aparência normal nos demais aspectos. Aparece como hiper-reação ao toque, geralmente nas mãos ou na região orofacial. Por causa da hipersensibilidade oral, o RN pode retrair-se, ter náuseas ou ânsia de vômito quando tocado, mesmo ao redor da parte externa da boca. Algumas crianças são intolerantes às roupas normais e podem até mesmo evitar qualquer contato corporal. A hipersensibilidade e a hipossensibilidade afetam de maneira adversa a criação do vínculo pais-lactente.

A exemplo do sistema vestibular, a sensação tátil desenvolve-se precocemente na vida fetal. Existem células receptoras na região perioral do feto já na oitava semana após a concepção e espalham-se por todas as superfícies da pele e mucosas até a 20ª semana. A resposta ao toque na região dos lábios é a primeira a ocorrer (8 semanas) (13) seguida pela resposta à estimulação das superfícies palmares, com a maior parte do corpo sensível ao toque nas primeiras 15 semanas. A via cortical somatossensorial está intacta com 20 a 24 semanas.

O limiar tátil é *muito baixo* no RN pré-termo, aumentando até o termo. Antes da 30ª semana de gestação, um RN pré-termo responde com retração dos membros inferiores a uma pressão que é 1/3 da pressão necessária para obter a mesma resposta em um RN a termo (14). Uma mudança importante e qualitativa na sensibilidade tátil ocorre em torno da 32ª semana após a concepção. RNs pré-termo de menos idade respondem à estimulação repetida com sensibilização e resposta comportamental difusa, enquanto, após as 32 semanas, os RNs demonstram habituação ao mesmo estímulo.

Os estudos clássicos (15) já demonstraram a imensa importância do conforto proporcionado pelo contato para o desenvolvimento normal. De modo paralelo, os RNs pré-termo procuram e mantêm contato com um objeto físico na incubadora, e ainda mais se a fonte tátil promover estimulação rítmica (16).

Experiência fetal inicial

O feto está alojado em um espaço termoneutro, cheio de líquido, que constitui uma fonte de estímulo cutâneo em toda a superfície de seu corpo. O movimento fetal fornece autoestimulação tátil e, talvez, ainda mais importante, evoca com frequência uma resposta materna contingente. À medida que o parto se aproxima, e o espaço intrauterino torna-se mais restritivo, a postura normal de flexão propicia o *feedback* tátil mão-boca, pele-pele e corpo-corpo. O efeito é progressivo, mudando gradualmente ao longo da gestação. Após um nascimento a termo normal, a posição ventral-ventral é preferida pela mãe e pelo RN, com toque seguido de carícia lenta (17). Tradicionalmente, o RN é então envolvido com cueiro e carregado. A proximidade humana é universal em circunstâncias normais.

Toque e manuseio na UTI neonatal

O tipo e a frequência de estimulação tátil imposta ao RN enfermo na UTI neonatal seriam avassaladores mesmo para um adulto sadio. Eles podem ser manuseados por mais de 10 enfermeiros diferentes, além de médicos, terapeutas ocupacionais ou fisioterapeutas, técnicos de laboratório e de radiologia e pelos pais. O manuseio é mais frequente nos RNs mais enfermos; tipicamente, está relacionado com procedimentos, sendo, em geral, desagradável e muitas vezes doloroso. O sono tem importantes consequências biológicas e imunológicas (18,19) e é perturbado por intrusões frequentes. Além disso, o manuseio em excesso tem outras consequências fisiológicas negativas, como efeitos na pressão arterial, no fluxo sanguíneo cerebral e na saturação do oxigênio.

Manipulações mais benignas, como aquelas que ocorrem durante a avaliação do neurodesenvolvimento, estão associadas a níveis elevados de cortisol (20,21). Não está claro se esta é uma resposta à avaliação em si ou ao estresse associado ao choro, mas o manuseio em si parece estressante mesmo para um RN pré-termo estável.

Intervenção tátil na UTI neonatal

As duas abordagens gerais para intervenção tátil na UTI neonatal proporcionam redução do manuseio geral ou oferecem experiências planejadas de toque. O toque pode ser somente a pressão da palma da mão aberta de um adulto em repouso ou pode incluir carícias. Os RNs podem estar agudamente enfermos ou com quadro clínico estável. Essas distinções são importantes.

Como parte de uma abordagem individualizada aos cuidados de desenvolvimento de RNs pré-termo agudamente enfermos, Als e colaboradores (22) forneceram um modelo de "manuseio mínimo" e um conjunto de procedimentos de rotina, além de dispositivos de posicionamento e técnicas para melhorar a flexão postural. Sua abordagem desencadeou uma mudança significativa no papel da enfermeira para o de um cuidador.

Mais especificamente em relação à modalidade tátil, Jay (23) avaliou os efeitos do toque suave por períodos de 12 min, 4 vezes/dia, em RNs pré-termo agudamente enfermos. Essa intervenção consistia em contato manual, porém sem carícia nem manipulação, e foi associada à fração de oxigênio inspirado mais baixa (FI_{O_2}) depois de 5 dias, em comparação com um grupo semelhante sem intervenção.

Uma abordagem diferente foi implantada com sucesso por Field et al., e Scafidi et al., em RNs pré-termos que estavam além de sua fase aguda, já estáveis e crescendo (24,25). O tratamento incluía massagem do RN (ou seja, carícias e mobilização passiva dos membros). Em comparação com grupos sem intervenção, os RNs massageados apresentaram maior ganho de peso (com a mesma quantidade da fórmula), permaneceram mais tempo acordados, mostraram melhor desempenho na avaliação neonatal de Brazelton, receberam alta para o lar 6 dias antes e tiveram melhor desempenho na avaliação do desenvolvimento 8 meses após o nascimento.

Embora os efeitos globais da intervenção tátil tenham sido positivos, a resposta de cada RN é variável, e a cronologia da intervenção pode não ser ideal quando os protocolos são usados. Uma resposta inesperada, como dessaturação de oxigênio, pode ocorrer durante a intervenção ou após, e pode não ser monitorada da maneira apropriada. Também existem diferenças entre os cuidadores. Ao ensinar os pais uma aproximação gradual, que começa precocemente de modo interativo, provavelmente trará benefícios adicionais em termos de aumentar o vínculo e ajudará a estimular o papel dos pais durante as visitas.

O uso de cueiros e de tecidos leves proporciona um estímulo tátil de modo mais constante e é mais amplamente aceito. A colocação mais precoce do cueiro cria limites menos rígidos para os membros em comparação com o cueiro tradicional colocado de modo mais firme. O uso de cueiro na UTI neonatal é necessário se os pais desejarem ter essa opção no lar como meio de acalmar e manter o sono. É difícil reiniciar o uso de cueiro após um período em que não é utilizado. Depois de receberem alta para o lar, os pais tendem a colocar os RNs/lactentes em decúbito ventral para dormir porque dormem mais assim, apesar do ensinamento "de decúbito dorsal para dormir" e da literatura disponibilizada.

Sucção não nutritiva

A sucção não nutritiva (SNN) é uma intervenção tátil oral importante, que sustenta tanto a alimentação como a regulação do comportamento. Representa um ritmo endógeno precoce e uma manifestação de integração sensorimotora (26), relata-se que ocorre no feto (27) e é observada no RN pré-termo antes das 28 semanas de gestação. O número de sucções por episódio aumenta com a maturidade, enquanto a duração do episódio permanece bastante estável.

A experiência de SNN pode facilitar importantes mecanismos fisiológicos e comportamentais e reduzir potencialmente o custo da assistência (28,29). Possui um efeito positivo durante a alimentação por gavagem, mostrando melhora significativa do tempo de trânsito gastrintestinal, aumentando a pressão de sucção e o número de sucções por período e reduzindo as sucções esporádicas. SNN está associada ao início mais precoce de alimentação com mamadeira, maior ganho de peso e menor tempo de permanência no hospital. Entretanto, a contínua disponibilidade de uma chupeta não é benéfica e pode incentivar padrões inapropriados de sucção, particularmente no RN cronicamente enfermo.

A SNN também serve como organizador de comportamento, aumentando o estado calmo/alerta e reduzindo a atividade motora, o que, por sua vez, facilita a interação social. Além disso, a SNN atenua a resposta comportamental do RN após um procedimento doloroso (como circuncisão ou punção do calcanhar), embora não pareça diminuir a resposta do cortisol (20,30,31). Convém assinalar, entretanto, que a sucção de chupeta antes e durante procedimentos dolorosos repetidos é inapropriada, visto que pode ocorrer condicionamento aversivo à chupeta. Essa recomendação de cautela também é incluída em estudos recentes que mostram diminuição semelhante da resposta comportamental à punção do calcanhar durante aleitamento.

Sistema vestibular

O sistema vestibular responde ao movimento, bem como a mudanças direcionais da gravidade. Está situado no labirinto não auditivo da orelha interna e se conecta ao cerebelo, em vez de ao córtex. Acredita-se que a ausência de estimulação vestibular normal em um organismo em desenvolvimento afete a organização neurocomportamental geral (12).

O desenvolvimento vestibular inicial ocorre concomitantemente com o desenvolvimento auditivo, originando-se do mesmo otocisto no início da gestação. Os três canais semicirculares atingem a sua maturidade morfológica até a 14ª semana após a concepção e adquirem o seu tamanho pleno até a 20ª semana (10). Observou-se resposta à estimulação vestibular até a 25ª semana (32). Acredita-se que a apresentação cefálica tradicional do feto a termo resulte da atividade fetal induzida em resposta ao estímulo vestibular.

Experiência vestibular intrauterina

O feto experimenta estimulação vestibular contingente e não contingente, que varia durante a gestação. Os relatos de movimento do feto pelas mães ocorrem, pela primeira vez, em torno da 16ª semana após a concepção. Depois da 28ª semana de gestação, com a diminuição do volume relativo de líquido amniótico, o movimento fetal torna-se parcialmente restrito pelo espaço físico mais limitado. A experiência vestibular é, portanto, menos contingente na autoativação e está mais relacionada com a atividade materna normal e mudança de posição, que ocorre frequentemente em resposta à atividade fetal. Em geral, o nível de atividade materna diminui à medida que se aproxima o parto.

Depois do parto, o RN é segurado normalmente. O movimento é lento, e a mudança de posição é gradual, mesmo nos braços de um pai/mãe experiente. Após, o RN vivencia múltiplos episódios de movimento lento no espaço e mudanças de posição a cada episódio de aleitamento/troca de fraldas ou quando é carregado de um quarto para outro.

A estimulação vestibular em si é, tipicamente, utilizada para afetar o estado – o movimento para a posição ereta para aumentar o estado de vigília ou o balançar monótono de um lado para outro e a caminhada lenta e rítmica dos pais para induzir ao sono. Mudanças de posição mais vigorosas são, habitualmente, iniciadas quando um RN está chorando. O estímulo é, assim, extremamente dependente do comportamento e da resposta do RN, com variação da velocidade, do ritmo e da duração.

Experiência vestibular na UTI neonatal

Na UTI neonatal, o RN é, tipicamente, colocado em uma superfície parada; assim, o estímulo vestibular é limitado à manipulação eficiente ou à mudança de decúbito do RN pelo cuidador e faltam claramente as qualidades temporais ou contingências que o ambiente fetal ou pós-natal típico proporcionaria. Em geral, o movimento espontâneo dos membros é difuso, frequentemente irrestrito e tipicamente desorganizado em seu efeito. Os RNs que precisam de ventilação mecânica sofrem ainda menos mudanças de posição.

Intervenção vestibular na UTI neonatal

A exemplo da sensibilidade tátil, o desenvolvimento precoce do sistema vestibular fornece uma base teórica para a intervenção primária no ambiente da UTI neonatal, mas a implementação varia. Estudos iniciais embasaram o uso de colchão de água oscilatório ou de ar para reduzir a apneia da prematuridade, para melhorar a organização do estado de sono/alerta, para diminuir a irritabilidade, para melhorar os comportamentos motores e para aprimorar o crescimento somático (33-36). É importante assinalar que esses estudos foram limitados a RN pré-termo com quadro clínico estável. Um ensaio clínico posterior (37) não confirmou a redução dos episódios de apneia ou mudanças das respostas neurocomportamentais; no entanto, as coortes do estudo incluíram RNs que necessitavam de suporte ventilatório. Resultados mais recentes demonstraram um efeito positivo do estímulo vestibular na apneia e na saturação do oxigênio (38). Portanto, pareceria razoável considerar o uso de colchão de água oscilatório/colchão de ar para um RN estável, mas com apneia/dessaturações de oxigênio, antes de presumir que é necessário intervenção farmacológica.

Outras fontes de estimulação vestibular, como balanços, redes e cadeiras de balanço/vibratórias, não foram investigadas formalmente. Ao lado de cada berço de RN deve existir uma cadeira de balanço para adulto. O uso de balanços é questionável devido à posição excessivamente ereta do RN e à frequência padronizada de oscilação (muito rápida e invariável), principalmente para um RN com problema de alimentação. Já foi projetado um berço com movimento controlado, semelhante ao andar de uma mulher no final da gestação. A oscilação desse berço parece muito rápida para um RN pré-termo, mas o dispositivo mostrou alguns efeitos na modulação da agitação de RN a termo. A duração do movimento pode ser individualmente controlada e proporcionalmente reduzida com o decorrer do tempo (39).

Posicionamento

A posição física de um RN faz parte da experiência tátil-vestibular na UTI neonatal. No passado, os cuidados prestados ao RN eram realizados rotineiramente com o mesmo em decúbito dorsal e exposto, simplificando, assim, o manuseio, porém não é o ideal para o RN. Mais recentemente, o manuseio em decúbito dorsal incorporou pequenos dispositivos a fim de reduzir os efeitos de abdução dos ombros e do quadril e para incorporar uma flexão mais natural dos membros inferiores e superiores, o que pode trazer benefícios a longo prazo (40). A abordagem de "aconchego" apresenta o efeito adicional de melhorar visualmente a aparência física do RN, um importante benefício para os pais e a equipe.

O posicionamento em decúbito ventral na UTI neonatal tem sido fortemente apoiado em termos fisiológicos, resultando em esvaziamento gástrico acelerado, sono mais tranquilo e menos choro, além de maior P_{AO_2} (41-44). As evidências sugerem que, quando possível, o RN com comprometimento respiratório seja alimentado em decúbito ventral, com uma leve elevação da cabeceira da cama. A elevação da cabeceira é especialmente importante se tiver sido iniciada alimentação enteral.

O dilema é que, devido ao maior risco de síndrome de morte súbita do lactente (SMSL), a colocação em decúbito ventral é contrária à recomendação da American Academy of Pediatrics (AAP). Os pais são altamente influenciados pela maneira como seus RNs são cuidados na UTI neonatal. Apesar das informações fornecidas a eles antes da alta da UTI neonatal sobre "Voltando a dormir", os pais tendem a colocar os RNs/lactentes para dormir em decúbito ventral assim que chegarem em casa, afirmando que eles dormem melhor assim.

Método "canguru"

O método "canguru", que evoluiu primeiro na América do Sul em uma tentativa de dar alta do hospital mais rapidamente a RN quase termo ou pequenos para a idade gestacional, é muito usada nas UTIs neonatais nível III. Tradicionalmente, o RN é enrolado apenas em uma fralda e "aconchegado", em "posição ortostática" sob as roupas da mãe entre as mamas dela, permanecendo nessa posição de acordo com o conforto da mãe e a estabilidade fisiológica do RN e amamentado em esquema de livre demanda. A técnica fornece estimulação multimodal familiar: tátil, vestibular, proprioceptiva, olfatória e auditiva. O método canguru parece ser seguro para RNs termo ou pré-termo maiores com quadro clínico estável, em quem demonstra os maiores benefícios em termos de facilitação e manutenção da lactação e aumento da percepção materna de competência.

Deve-se ter mais cautela com RN com menos de 32 semanas de idade pós-concepção (IPC) ou ainda precisando de ventilação mecânica. A consideração principal deve ser se maior estímulo e manuseio adicional poderiam sobrecarregar o RN imaturo ou enfermo. É importante observar que uma ampla maioria das pesquisas que relatam os benefícios do contato pele a pele não usou formas de manuseio/carícias pelo pai/mãe como comparação, mas comparou RNs recebendo assistência canguru com RNs deitados parados em uma incubadora ou berço (45).

A experiência materna bem-sucedida com o método canguru na UTI neonatal também apresenta uma ressalva importante. Relatórios clínicos mostraram que, após a alta, essa prática pode estimular a mãe a, em casa, colocar o RN para dormir em decúbito ventral em seu tórax (pais exaustos tendem a adormecer também), contrariando as recomendações da AAP em relação à prevenção da SMSL.

Sentidos químicos

Os quimiorreceptores incluem a gustação e o olfato. Os receptores de gustação estão localizados nos botões gustativos, primariamente nas papilas da língua, mas também no palato mole e na epiglote (10,46). Os estímulos gustativos (i. e., doce, ácido, amargo, salgado) são transmitidos para o tronco encefálico e o hipotálamo. As regiões corticais estão envolvidas nas preferências gustativas aprendidas. Os receptores olfatórios localizam-se no revestimento do epitélio olfatório na parte posterior das vias nasais. A via aferente não tem área de projeção cortical, conectando-se diretamente com o sistema límbico. O olfato também é uma parte integrante do vínculo RN/mãe e pode ser tão importante para o vínculo da mãe com seu RN/lactente como o inverso (47).

Os quimiorreceptores já estão bem desenvolvidos no primeiro trimestre (10,46). As papilas gustativas aparecem em torno das 8ª a 9ª semanas, e os receptores são encontrados até a 16ª semana, aumentando até o termo aos níveis dos adultos. A discriminação gustativa ao termo é suficientemente sensível para detectar uma concentração de 0,1 mol/ℓ de NaCl na água (48). Os RNs a termo, bem como os anencefálicos, demonstram expressões faciais que certamente discriminam o doce, o amargo, o ácido e o salgado (49). Em um comportamento descrito como "degustação", os RNs normais discriminam diferentes concentrações de sacarose e até mesmo vários açúcares (48).

No feto, os receptores de gustação são funcionais a partir da 34ª semana, com uma resposta comportamental diferencial para distinguir os sabores injetados no líquido amniótico: deglutição maior dos sabores mais doces e deglutição menor de sabores mais amargos (10). Com 30 semanas de gestação, os RNs pré-termo demonstram sucção mais forte em resposta à glicose, em comparação com a água pura (50). Em RNs pré-termo antes de 28 semanas de gestação, documentou-se uma resposta comportamental a fórmulas lácteas ou ao leite materno administrados na ponta de suas línguas (Zorc L., *dissertação de doutorado não publicada*, 2000).

A estimulação dos receptores gustativos tem importantes implicações para a alimentação precoce e a regulação comportamental. Smotherman e Robinson (51) formularam a hipótese de que o sabor do leite ativa um sistema opioide endógeno mediado centralmente nos RNs, compatível com aquele demonstrado no modelo animal. Isso sugere que, no desenvolvimento normal, o mecanismo que apoia a alimentação precoce poderia ir além da manutenção de um equilíbrio químico ou calórico e torna-se uma "alimentação para desenvolver-se".

O sistema olfatório humano é composto por quatro subsistemas distintos anatomicamente, mas integrados, e cada um deles diferencia-se logo no início da gestação e estão quase maduros antes do nascimento a termo (10,52). Os epitélios das cavidades nasais estão ligados aos bulbos olfatórios principais e, em seguida, à parede ventral do prosencéfalo. Presume-se que o início funcional da olfação humana ocorra antes do nascimento e isso já foi demonstrado em um modelo de rato. Fetos de ratos expostos a um odorante específico (citral) no líquido amniótico procuram seletivamente uma mamadeira com o mesmo odor no período pós-natal (53). A função olfatória pré-natal nos seres humanos é deduzida da sofisticação observada a termo, incluindo discriminação comportamental e preferência pelo odor da mãe. RNs com menos de 12 horas de vida exibem diferentes expressões faciais em resposta a odores agradáveis ou aversivos que podem ser identificadas por adultos (49). Com 28 a 32 semanas de gestação, a maioria dos RNs pré-termo exibe uma resposta comportamental confiável ao estímulo olfatório. Por fim, a exposição repetida a um odor novo pode levar à preferência por esse odor (47).

Distúrbios orogustatórios

Distúrbios alimentares são relatados comumente em RN pré-termo, sobretudo aqueles com doença pulmonar crônica e RN com danos no sistema nervoso central (SNC). Em geral, a causa em RN pré-termo é atribuída a procedimentos estressantes frequentes ao redor da boca (como sucção), bem como à incoordenação da sucção e deglutição. No entanto, o ambiente orogustatório na UTI neonatal difere completamente daquele *in utero*. Nenhum estudo tentou identificar se havia déficits na gustação ou olfato em RNs com distúrbios alimentares; no entanto, parece razoável que, na UTI neonatal, considere-se o impacto potencial de substâncias com odores intensos, como adesivos de peles e agentes usados para limpeza do ambiente.

Experiência intrauterina

O líquido amniótico é uma solução complexa cuja composição química muda durante o mesmo período gestacional quando a maturação orogustatória está acontecendo (10,52,54). Com apenas 18 semanas de gestação, foram identificados mais de 120 compostos em amostras simples de líquido amniótico. A mãe contribui para o conteúdo químico do líquido amniótico através de seus hormônios e até mesmo do tipo de alimento que ela consome. O feto contribui para o estado químico através da urina e secreções da mucosa oral e pulmonares. Mais diretamente, os movimentos respiratórios, a sucção e a deglutição do feto produzem deslocamento pulsátil do líquido amniótico em contato com os quimiorreceptores de maneira que as células receptoras habituem-se menos prontamente (52). Uma ligação foi proposta entre a experiência orogustatória intrauterina e a preferência comportamental seletiva do RN pelo leite de sua mãe, ou seja, o feto está aprendendo o odor e o sabor de sua mãe.

Experiência orogustatória na UTI neonatal

O ambiente na UTI neonatal ainda não foi descrito em termos do conteúdo gustatório ou olfatório, porém evidentemente não está bem adaptado a esse importante processo desenvolvimental. A restrição necessária da alimentação oral em RNs enfermos ou extremamente prematuros apresenta um desvio marcante em relação ao rico ambiente orogustatório fetal. A composição química da alimentação inicial (leite materno ou fórmula láctea) é diferente do líquido amniótico ou do colostro. As alterações comuns na composição das fórmulas lácteas (marca comercial), concentração (diluída ou hipercalórica) e temperatura (muito fria) introduzem uma variabilidade indesejada. O acréscimo de medicamentos orais nocivos e suplementos eletrolíticos à alimentação ativa tipicamente a resposta de náuseas no RN. Experiências negativas, temporalmente associadas com a alimentação, podem resultar em condicionamento aversivo. Por fim, em contraste com o RN a termo sadio, os RNs pré-termo e os termos enfermos internados na UTI neonatal são expostos a múltiplos cuidadores e não têm uma fonte olfatória estável que seria fornecida pelo contato corporal constante de um cuidador consistente em casa.

Intervenção orogustatória na UTI neonatal

Para um RN, especialmente se clinicamente frágil, a presença da mãe pode ser mantida parcialmente quando ela precisar sair da beira do leito, colocando o absorvente usado nas mamas da mãe próximo à cabeça do RN. Não é conhecido o impacto nos RNs, mas é improvável que seja negativo. O importante impacto na mãe é seu reconhecimento de que, mesmo nessas circunstâncias difíceis, ela é capaz de oferecer algo especial para o RN que ninguém mais pode.

Outros estímulos diretos do paladar e do olfato na UTI neonatal também apresentam implicações importantes na melhoria do atendimento. Por exemplo, um período de familiarização com o odor do leite materno ou da fórmula láctea, antes da ingestão, pode facilitar a aquisição de habilidades de alimentação oral (47). A maioria dos RNs com restrição da alimentação oral consegue tolerar seguramente uma pequena gota de leite materno ou fórmula láctea nos lábios ou na ponta da língua. Pequenas porções de fórmula láctea ou (melhor ainda) de leite materno fornecidas antes da colocação do bico da mamadeira reforçam a organização comportamental e facilitam o início da alimentação (54). As limitadas pesquisas disponíveis sugerem que a preparação (*priming*) do intestino no RN extremamente prematuro ou a termo enfermo provavelmente não deve *bypass* a boca por completo. Além disso, as pesquisas realizadas em animais sugerem que o surfactante e o colostro podem ter papéis previamente insuspeitos na implementação da alimentação humana (51).

O gosto de sacarose administrado, geralmente em uma chuca, antes de procedimentos associados à dor tem sido amplamente estudado e tornou-se completamente aceito em UTI neonatal (55), embora o mecanismo de ação não seja claro. O efeito relatado principal foi a atenuação da resposta comportamental à dor, com menos efeito sobre medidas fisiológicas de dor (p. ex., frequência cardíaca, saturação de oxigênio, nível de cortisol). Efeitos a longo prazo dessa intervenção precoce e utilizada frequentemente ainda não foram estudados.

Sistema auditivo

O desenvolvimento do sistema auditivo começa em torno da 3ª a 6ª semanas de gestação e, até a 25ª semana, todas as principais estruturas da orelha já estão em suas posições definitivas (56,57). O núcleo coclear já se diferenciou o suficiente para se tornar funcional, embora, em nível microscópico, a cóclea ainda não esteja madura, mesmo a termo. As células ciliadas frequência-específicas da membrana basilar são organizadas tonotopicamente (frequências de som diferentes fazem com que a membrana basilar vibre em locais diferentes; por isso, as frequências dos estímulos auditivos são codificadas topograficamente no órgão sensorial auditivo; isso é o chamado mapa tonotópico) e mudam sua localização sistematicamente durante esse período inicial (56), provavelmente em resposta ao estímulo. A via aferente desde a cóclea até o córtex auditivo está completa, e já existe mielinização da via auditiva.

Funcionalmente, tanto as respostas evocadas auditivas corticais quanto as respostas evocadas auditivas do tronco encefálico podem ser incitadas até a 25ª a 28ª semanas (58,59); no entanto, a morfologia das ondas é diferente daquela do RN a termo, sendo a latência prolongada. Obteve-se uma resposta de piscadelas à estimulação vibroacústica em fetos humanos com 24 a 25 semanas de idade gestacional. Observa-se uma resposta de comportamento mais complexa ao som até a 28ª semana, que, entretanto, declina rapidamente. A taxa máxima de alteração eletrofisiológica ocorre na resposta evocada auditiva cortical e na resposta evocada auditiva do tronco encefálico entre a 28ª e a 34ª semana de gestação, e é provável que esse seja um período de vulnerabilidade aumentada. O comportamento de orientação para o som de menor intensidade pode ser incitado na 34ª semana.

A maturação do sistema auditivo fetal também se caracteriza por aumento na sensibilidade espectral e por diminuição do limiar auditivo (56,60,61). Os limiares auditivos em um RN de 25 semanas de idade gestacional são de aproximadamente 65 dB, em comparação com 25 dB a termo. A faixa de sensibilidade auditiva no terceiro trimestre é bastante restrita, 500 a 1.000 Hz, em comparação com 500 a 4.000 Hz a termo e 30 a 20.000 Hz na idade adulta.

As evidências da existência de um sistema auditivo funcionante no feto são fortes. Existem locais anatômicos específicos no córtex, que são responsáveis pelo processamento de sons complexos, como a linguagem. Em RNs a termo, já se verifica uma predisposição biológica a responder a padrões acústicos específicos da fala. Por exemplo, os RNs a termo apresentam limiares mais baixos para sons dentro da faixa mais importante de percepção da fala (i. e., 500 a 3.000 Hz) (62). Nessa faixa de frequência, eles respondem diferentemente a estímulos de fala e não fala. Existem até mesmo diferenças hemisféricas nos potenciais evocados auditivos que sustentam essa sensibilidade à linguagem (63).

Por fim, RNs a termo sadios demonstram preferência por sons aos quais foram expostos in utero. As pesquisas revelaram que RNs com 2 a 4 dias de vida preferem a voz da mãe em comparação com outra voz feminina e também preferem a gravação de uma história lida pela mãe durante o período pré-natal à gravação de uma história também lida pela mãe à qual não foram expostos durante o período pré-natal (64 a 68).

Déficits auditivos

RN pré-termo e a termo enfermos apresentam maior risco de perda de audição neurossensorial (principalmente, alta frequência) e de distúrbios do desenvolvimento da linguagem (8).

Os distúrbios da linguagem podem ser disfunções receptivas ou expressivas. Com frequência, os distúrbios de linguagem receptiva são designados como déficits do processamento auditivo. Esses déficits incluem primariamente distúrbios com base nos fonemas, envolvendo a discriminação dos sons da fala, como *ba versus pa*, déficits de memória a curto prazo e dificuldade na interpretação do significado de palavras sugerido pela estrutura gramatical. Os problemas da linguagem expressiva podem incluir distúrbios da fala (como na articulação ou na fluência), dificuldade em encontrar palavras e deficiência ou distúrbio na estrutura da sentença. Os déficits resultam de lesão direta das estruturas encefálicas centrais ou podem ser incidentais a uma disfunção cerebral mais geral. Ocorrem em crianças com limiares auditivos normais e com inteligência normal nos demais aspectos. Eles ocorrem mais comumente nos RNs que receberam alta da UTI neonatal e não estão diretamente relacionados à gravidade da doença (69).

Experiência intrauterina

O sistema auditivo durante a vida fetal está se desenvolvendo em um ambiente que inclui sons rítmicos, estruturados e padronizados provenientes predominantemente da mãe. Os sons internos incluem respiração, borborigmos, ritmos placentário e cardíaco e outros ruídos da mãe. A fala materna é transmitida tanto externa como internamente. A prosódia (*i. e.*, entonação, ritmo, sotaque) é, provavelmente, o aspecto mais evidente da fala disponível para o feto. A intensidade do som registrado internamente no líquido amniótico é de cerca de 70 a 85 db, com predominância de frequência baixa (Figura 4.1) (70). O som externo também é transmitido ao feto, porém é atenuado pelo tempo que leva para atingir a cavidade intrauterina, o que é mais acentuado em frequências mais altas (*i. e.*, 70 dB a 4.000 Hz) do que em frequências mais baixas (*i. e.*, 20 dB a 50 Hz) (71). Com base nessas considerações, é provável que o feto seja minimamente exposto a frequências inferiores a 1.000 Hz (72). As frequências disponíveis *in utero* também acompanham o desenvolvimento da cóclea (65).

O ambiente auditivo no útero provavelmente fornece o substrato mais apropriado para o desenvolvimento normal do sistema sensorial. Depois de um nascimento a termo normal, o ambiente auditivo é quieto em oposição ao ambiente intrauterino. Isso pode servir para aumentar a proeminência da voz humana, e a voz da mãe em particular.

Ambiente auditivo da UTI neonatal

O ambiente acústico na UTI neonatal difere do ambiente intrauterino quanto à intensidade máxima, às características do espectro e ao padrão (Figura 4.1). O ruído do ambiente é gerado por motores, ventiladores, equipamentos individuais de assistência respiratória, pessoas, alarmes, áreas de lavagem das mãos, bandejas de equipamento e interfones, para citar apenas alguns. A intensidade do ruído de fundo é de cerca de 50 a 60 dB e, portanto, não é necessariamente mais alta do que *in utero*, mas salvas episódicas de som de maior intensidade (até 100 dB) ocorrem. A experiência na UTI neonatal varia dependendo de o RN estar em um quarto particular ou em uma UTI neonatal com vários RNs por sala, ou em uma incubadora *versus* um berço aberto. A incubadora tem o potencial de atenuar o ruído de alta frequência da sala, mas produz seu próprio ruído de fundo na faixa de 50 dB. De modo geral, parece que (Figura 4.1) o estímulo da fala para o RN é seletivamente mascarado pelo ambiente auditivo da UTI neonatal.

A exposição a níveis aberrantes de ruídos na UTIN pode causar dano neurossensorial, induzir estresse e contribuir para os distúrbios do processamento da linguagem ou audição no RN pré-termo. Schulte e colaboradores (8) relataram perda auditiva de quase 12% em um acompanhamento de RN pré-termo. Relatou-se a ocorrência de lesão das células ciliadas externas da cóclea de filhotes de cobaia RN após exposição a faixas de ruídos semelhantes em intensidade e frequência ao ruído existente na UTI neonatal (73).

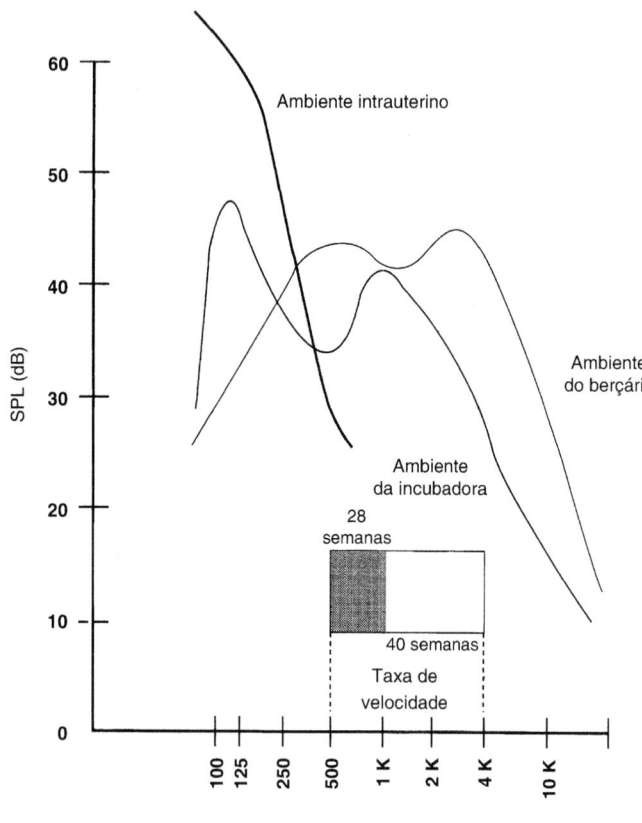

Figura 4.1 Comparação do ambiente auditivo específico quanto à frequência do feto *in utero* e do recém-nascido pré-termo na unidade de terapia intensiva neonatal. SPL, nível de pressão sonora. De Walker D, Grimwade J, Wood C. Intrauterine noise: a component of the fetal environment. *Am J Obstet Gynecol* 1970;109:91, com permissão; e Otho Boone, *comunicação pessoal*, dezembro de 1992, com permissão.

Em outra pesquisa, constatou-se que a combinação de ruído e administração de fármacos ototóxicos (p. ex., aminoglicosídios, diuréticos) a RNs pré-termo enfermos possui efeito potencializador sobre a perda da audição (74-76). Os dados sugerem que a cóclea imatura é mais suscetível a danos durante suas fases finais de desenvolvimento anatômico e diferenciação (76).

Além da possível lesão neurossensorial, o ruído alto pode ter consequências fisiológicas sobre o RN pré-termo na forma de estresse, resultando em alterações nos níveis de corticosteroides e em alterações autônomas. Em RN pré-termo, após exposição a ruídos súbitos, relatou-se a ocorrência de redução da saturação de oxigênio, elevações da pressão intracraniana e vasoconstrição periférica (77). Além disso, o sono é interrompido.

Condições ambientais auditivas anormais poderiam contribuir para problemas da linguagem. Os padrões de habituação auditiva foram comprometidos em pintos criados em um ambiente de ruído semelhante ao da UTI neonatal (78). Relataram-se respostas evocadas auditivas corticais tardias em RNs pré-termo sadios, além de déficits na resposta do tronco encefálico a estímulos linguísticos (69,79).

Intervenção auditiva na unidade de terapia intensiva neonatal

As intervenções auditivas na UTI neonatal incluem esforços para reduzir o ruído ambiental e para introduzir um estímulo auditivo padronizado. Protocolos de redução de ruído têm sido implementados rotineiramente pela equipe de profissionais da UTI neonatal. Momentos tranquilos durante cada turno estão prevalecendo.

As evidências sugerem a possível importância de cuidar dos RN pré-termo de menores idades gestacionais e mais enfermos em uma incubadora, como forma de proteção contra o ruído ambiental. No entanto, inicialmente, o ruído constante da incubadora pode induzir o sono em RNs (80), mas este ruído branco contínuo também mascara estímulos auditivos mais relevantes socialmente. Sugeriu-se a oclusão das orelhas do RN como um procedimento de redução de ruídos (81), mas pode provocar danos e não foi adequadamente pesquisado.

A estimulação auditiva, como modalidade isolada, tem sido estudada no RN pré-termo. Demonstrou-se que os sons dos batimentos cardíacos aumentam a duração do primeiro período de sono tranquilo (80). O sono tranquilo é um estado mais estabilizado que reflete maturidade do SNC. Algumas UTI neonatais usam o som como janela protetora para o RN – quando se toca música, o RN não é perturbado. Essa abordagem responde ao potencial de condicionamento no RN pré-termo. Sons relaxantes são suaves, simples, repetitivos e harmônicos, com amplitude dinâmica limitada. Entretanto, os estímulos da fala e de não fala estimulam de modo diferencial os hemisférios cerebrais (63). A disponibilidade dos sons de fala é, provavelmente, mais importante para o RN do que a música, de modo que qualquer música deve ser desligada quando alguém estiver presente. O silêncio de fundo estimula a fala de adultos próximos e também torna os sons da fala mais audíveis para o RN.

Prematuros saudáveis (28 a 32 semanas de gestação) expostos a voz gravada até chegarem às 36 semanas de IPC demonstraram melhores respostas auditivas e visuais, juntamente com melhor desenvolvimento motor (82). Este estudo destaca mais uma vez que a intervenção em uma modalidade sensorial pode afetar outra modalidade. Mesmo assim, a fala *gravada* não tem a essência da natureza social, contingente e recíproca da comunicação normal entre adultos e RNs e, portanto, não deve ser preferida às interações sociais.

Por fim, tem-se dado muita atenção aos estudos que destacam a importância da leitura para RN (83). Na UTI neonatal, a experiência de leitura incentiva os pais a serem mais verbais quando próximos a seus bebês, mas o aspecto visual associado à leitura deve ser o rosto do pai ou da mãe, em vez das imagens no livro.

Sistema visual

Diz-se que os olhos, como uma protuberância do encéfalo, seriam sua janela, já que contêm dois terços das fibras nervosas aferentes do SNC. A luz necessária para estimular uma única célula fotorreceptora na retina é extremamente pequena – 1 quantum (84) Da mesma forma, em uma noite escura limpa, o olho do adulto consegue detectar a chama de uma vela a 16 km de distância. A representação no córtex é topográfica, porém de cabeça para baixo e invertida.

Com 24 semanas de gestação, já existem estruturas anatômicas macroscópicas dos olhos, e a via visual está completa da retina até o córtex. Uma resposta evocada visual à luz brilhante pode ser obtida, mas aparece como uma onda negativa de longa latência, com fadiga rápida. A resposta comportamental à luz brilhante consiste em fechamento das pálpebras, porém essa também desaparece rapidamente. Não existe reflexo pupilar.

Importantes alterações funcionais ocorrem em torno de 32 semanas de gestação. Uma luz brilhante provoca fechamento imediato das pálpebras, com persistência da resposta. Os olhos podem abrir-se espontaneamente, e o RN fixa um objeto por um breve período de tempo. Isso tem sido descrito como o início da "atenção" (85). Essa atenção pode ser mais bem produzida com uma grande forma de alto contraste mantida mais perto dos olhos do que seria necessário para o RN a termo, porém em condições semelhantes de pouca iluminação (*i. e.*, 5 pé-candelas).

Nas 36 semanas, o estado de alerta é menos sustentado do que a termo, já exibe orientação espontânea em direção a uma luz suave e pode acompanhar um objeto horizontal e verticalmente. Assim como o RN a termo, o pré-termo de 36 semanas mostra preferência por superfícies desenhadas em comparação a não desenhadas.

Em relação a outros sistemas sensitivos, o sistema visual é o menos maduro ao nascimento a termo, e exibe considerável desenvolvimento nos 6 meses seguintes ao nascimento (86). Os RNs são fotofóbicos; por conseguinte, a atenção visual é facilitada sob baixa iluminação; isto é, cerca de 5 pé-candelas.

Apesar das estimativas de acuidade na faixa de 20/200 equivalentes de Snellen, o RN a termo consegue responder a formas, objetos e faces. Especificamente, consegue fixar um detalhe relativamente sutil (uma linha preta de 0,2 cm em um fundo branco a uma distância de 30 cm) e pode demonstrar preferência por padrões ao longo de dimensões de brilho e complexidade (87). A atenção para a face humana pode ser parcialmente explicada como predisposição ao contraste (p. ex., olhos, boca aberta) ou à borda (p. ex., linha dos cabelos), ao movimento lento (p. ex., aceno) e ao estímulo potencial (p. ex., voz suave do adulto).

Déficits visuais

Há um consenso geral de que o sistema visual do RN pré-termo é particularmente suscetível a agravos. O risco de qualquer distúrbio visual está inversamente relacionado com a idade gestacional. O déficit visual mais conhecido é a retinopatia da prematuridade (ROP), uma doença vascular proliferativa de origem multifatorial mais fortemente associada ao grau de imaturidade da retina (88-91). Outros déficits dos olhos (ou seja, menor acuidade, miopia alta, estrabismo e déficits de percepção das cores azul-amarelo) também são mais comuns nos RNs prematuros (92-94).

Além disso, RNs prematuros correm maior risco de apresentarem problemas de processamento de informação visual, os quais são mais corticalmente mediados. O pior desempenho em testes de atenção visual, discriminação de padrões visuais, memória de reconhecimento visual e integração visuomotora indica repetidamente uma vulnerabilidade particular dos lactentes e crianças que nasceram prematuros (1,4,5,44,95).

Os pais de RNs que receberam alta da UTI neonatal comumente relatam o fascínio deles por luzes no teto ou fontes eletrônicas de luz em casa, em detrimento a olharem para o rosto de seus pais.

Ambiente intrauterino

Em geral, o útero é escuro, mas em determinadas condições, a luz pode ser transmitida ao feto. Descreveu-se uma resposta comportamental à luz por um feto (96). A transmissão através das camadas de tecidos limita-se a pequenas quantidades de luz vermelha ou de comprimento de onda longa. Provavelmente apenas 2% da luz incidente alcançam o interior do útero (Sliney D, *comunicação pessoal*, 1992). É pouco provável que a exposição à luz seja uma condição necessária para o feto, ou que a exposição periódica a baixos níveis de luz de comprimento de onda longo seja prejudicial. Os aspectos do ciclo de luz-escuridão que alcançam o feto provavelmente são mediados mais por respostas maternas, como os ciclos de repouso-atividade e hormônios, do que diretamente pela luz.

Ambiente da UTI neonatal

A luz ambiente na UTI neonatal durante a década de 1980 foi relatada como alta, na faixa geral de 30 a 150 pé-candelas, com picos de mais de 1.500 pé-candelas da luz do sol (97,98). Nas últimas duas décadas, a iluminação ambiente foi acentuadamente reduzida na maioria dos berçários de nível III com o reconhecimento dos possíveis efeitos fotobiológicos (99-110) e da tendência a uma abordagem desenvolvimental geral nos cuidados prestados na UTI neonatal, liderada por Als e colaboradores (111).

Para o RN, a exposição à luz é afetada pela localização do berço na sala, berço aberto *versus* incubadora, tamanho/localização/direção das janelas, estação do ano e o clima (ou seja, ensolarado *versus* nublado). A duração da exposição geralmente é de 24 horas por dia, mas estão sendo tomadas medidas para incorporar o ciclo de luz menos intensa/escuridão.

Ao contrário dos berços abertos, as incubadoras frequentemente são protegidas contra luz sobre a cabeça por uma cobertura. A posição física do RN ganha maior importância, pois podem estar virados de frente para uma fonte de luz na sala, embora estejam protegidos contra a luz ambiente sobre a cabeça. O RN pode estar em decúbito ventral e um dos olhos é acidentalmente ocluído.

Intervenção na UTI neonatal | Luz e padrão

O nível ideal de iluminação na UTI neonatal ainda não foi determinado, mas a luz no rosto de um RN é estressante e influencia o comportamento, esteja dormindo ou desperto (109). A luz ambiente mais baixa está associada à organização de um estado de sono mais maduro e aumento de abertura ocular e períodos de vigília. A maior abertura ocular sob luz menos intensa, geralmente na faixa de 5 pé-candelas, torna o RN mais disponível socialmente para o pai ou outro cuidador. A instalação de iluminação ciclada é benéfica conforme aproxima-se a alta do RN.

Níveis da luz ambiente podem levar à sobrecarga sensorial. Sob luz brilhante, o RN exibe resposta aversiva a um estímulo auditivo, mas apresenta resposta de orientação ao mesmo estímulo auditivo sob uma luz menos intensa (112). Essa evidência tem implicações muito importantes para a orientação bem-sucedida dos pais/RN.

A fonte de luz é particularmente importante quando um RN é segurado para ser alimentado ou para interação social. Posicionar a fonte de luz atrás do RN melhora a visibilidade do rosto dos pais. Uma fonte de luz colocada atrás da face dos pais tende a colocar seus rostos na sombra, e a criança é visualmente atraída para a luz.

É particularmente importante saber se ou quando um estímulo visual padronizado deve ser aplicado. A capacidade do RN de responder a determinado nível de estimulação não significa necessariamente que ele deva ser estimulado nesse nível. Por exemplo, RNs respondem mais visualmente a estímulos preto e branco de alto contraste em comparação a tons pastéis, mas não há evidências indicando que a estimulação visual de alta intensidade seja benéfica. Para fins de comparação, embora RNs consigam ouvir com mais facilidade um som alto, este não seria indicado simplesmente porque o RN o escuta melhor. Na verdade, pesquisas com animais têm mostrado que a natureza do ambiente visual influencia a propensão do córtex visual a responder seletivamente à natureza da estimulação visual (ou seja, pontos de luz, grade em preto/branco). Além disso, *maior* atenção ao padrão quadriculado preto/branco nos primeiros meses de vida foi associada a QI *mais baixo* aos 4 anos de idade (113).

Em geral, as evidências sugerem que o ambiente visual ideal para RN seria baixa luz ambiente durante o dia e penumbra à noite, mas evitaria pontos de luz, tais como instalações sobre a cabeça, monitores, telas de televisão, espelhos e luz de móbiles do berço. Um objeto colocado dentro do campo visual do RN deve ser em tons pastéis, e não mais interessante do que o rosto dos pais. A base de um móbile deve estar a, no mínimo, 30 cm do rosto de um RN e orientada em direção à barriga, em vez de em cima do rosto. O RN deve poder escolher olhar, em vez de ser compelido a olhar.

CONCLUSÃO

Vários aspectos do ambiente da UTI neonatal são fontes possíveis de estresse e lesão franca do cérebro do RN pré-termo ou a termo enfermo. O objetivo a longo prazo bem-estabelecido de sobrevida sem sequelas dos sobreviventes da UTI neonatal adquiriu um significado mais amplo; em vez de apenas competência sensitiva, motora e cognitiva, a sobrevida intacta agora também inclui o desenvolvimento emocional/social da criança e o relacionamento dos pais com a criança.

Identificar para cada RN a natureza do ambiente físico, sensitivo e social e como integrar isso em um plano geral de cuidados de assistência médica e de enfermagem é uma necessidade essencial para o RN e sua família. Todos os RNs no momento de admissão em uma UTI neonatal devem receber cuidados protetores com um plano desenvolvimental, que inclua medidas para modular o impacto da separação materna. O plano deve evoluir no decorrer da internação na UTI neonatal e inclui incentivo contínuo à participação e inclusão dos pais.

Um exemplo convincente envolve uma das experiências mais fundamentais na UTI neonatal para os pais e o RN: o processo de alimentação. Além de reduzir os estímulos visuais e auditivos e proporcionar uma ótima experiência olfatória (a mãe), gustativa (leite materno), sucção não nutritiva e, até mesmo, o sistema canguru, há outras experiências individuais que exigem atenção especial em um RN. Por exemplo, é importante observar que é menos provável que um RN clinicamente estável que necessita de alimentação por tubo NG seja segurado rotineiramente do que um RN amamentado normalmente, principalmente se a infusão da dieta for contínua, em vez de em *bolus*. O cuidado desenvolvimental apropriado inclui ser segurado, abraçado e socialmente envolvido na forma de alimentação oral normal por um adulto da família: a cada 3 horas durante o dia e pelo menos uma vez à noite e por uma duração semelhante àquela vivenciada por um RN amamentado normalmente.

Além disso, intervenções formais fornecidas por fisioterapeutas, terapeutas ocupacionais e fonoaudiólogos sempre devem envolver um plano de tratamento integrado com várias disciplinas e devem fornecer rotineiramente modelagem e instruções constantes para os pais e cuidadores/enfermeiros durante a estadia na UTI neonatal. As metas e os objetivos devem ser individualizados e de acordo com as expectativas para a idade pós-concepção e estabilidade clínica do RN, mas também abordam especificamente como o plano terapêutico integrado reduz as fontes de estresse e fornece melhor suporte às necessidades sociais e alimentares do RN. Este plano fornece detalhes importantes sobre a continuidade do atendimento após a alta da UTI neonatal tanto para os pais como para os recursos da comunidade.

A UTI neonatal moderna é um milagre, com sua tecnologia, equipe e capacidade de resgate de RNs extremamente prematuros e correção de muitos defeitos antes considerados letais. Necessitamos é de um segundo milagre: um ambiente acolhedor em meio a este caos aparente, que não seja um útero, nem um quarto de bebê silencioso e confortável em casa, mas que consiga atender às necessidades do sensível sistema nervoso em desenvolvimento desses pequeninos pacientes, que irão se tornar bebês e, depois, crianças com toda uma vida pela frente.

AGRADECIMENTOS

Agradeço a Sra. Teresa Castaneda Bullen por suas importantes contribuições para este capítulo revisado e a Richard D. Walk, PhD, outrora meu orientador.

REFERÊNCIAS BIBLIOGRÁFICAS

1. Kopp C, Sigman M, Parmelee A, et al. Neurological organization and visual fixation in infants at 40 weeks conceptional age. *Dev Psychobiol* 1975;8:165.
2. Parmelee AH, Sigman M. Development of visual behavior and neurological organization in pre-term and full-term infants. In: *Minnesota symposium on child psychology*, vol. 10. Minneapolis, MN: University of Minnesota Press, 1976:119.
3. Sostek AM, Quinn PO, Davitt MX. Behavior, development and neurologic status of premature and full term infants with varying medical complications. In: Field TM, Sostek A, Goldberg S, et al., eds. *Infants born at risk*. New York: Spectrum, 1979:281.
4. Caron A, Caron R. Processing of relational information as an index of infant risk. In: Friedman S, Sigman M, eds. *Preterm birth and psychological development*. New York: Academic Press, 1981:219.
5. Rose SA. Enhancing visual recognition memory in preterm infants. *Dev Psychol* 1980;16:85.
6. Gorski PA. Developmental intervention during neonatal hospitalization. *Pediatr Clin North Am* 1991;38:1469.
7. Weisel TN, Hubel DH. Single cell response in striate cortex of kittens deprived of vision in one eye. *J Neurophysiol* 1963;26:1003.
8. Schulte FJ, Stennert E, Wulbrand H, et al. The ontogeny of sensory perception in preterm infants. *Eur J Pediatr* 1977;126:211.
9. Dobbing J. Later development of the brain and its vulnerability. In: Davis JA, Dobbing J, eds. *Scientific foundations of Paediatrics*. London, UK: Heinemann, 1974:565.
10. Bradley RM, Mistretta CM. Fetal sensory receptors. *Physiol Rev* 1975;55:352.
11. Gottlieb G. The psychobiological approach to developmental issues. In: Mussen PH, ed. *Handbook of child psychology*, vol. II, 2nd ed. New York: John Wiley and Sons, 1983:1.
12. Turkewitz G, Kenny PA. The role of developmental limitations of sensory input on sensory/perceptual organization. *J Dev Behav Pediatr* 1985;6:302.
13. Humphrey T. Correlation between appearance of human fetal reflexes and development of the nervous system. *Prog Brain Res* 1964;4:93.
14. Fitzgerald M, Shaw A, MacIntosh N. Postnatal development of the cutaneous flexor reflex: comparative study of preterm infants and newborn rat pups. *Dev Med Child Neurol* 1988;30:520.
15. Harlow H, Harlow M. The effects of rearing conditions on behavior. *Bull Menninger Clin* 1962;26:213.
16. Thoman EB, Ingersoll EW, Acebo C. Premature infants seek rhythmic stimulation, and the experience facilitates neurobehavioral development. *J Dev Behav Pediatr* 1991;12:11.
17. Klaus MH, Kennell JH. *Maternal–infant bonding*. St. Louis, MO: CV Mosby, 1976.
18. Adam K, Oswald I. Sleep helps healing. *BMJ* 1984;289:1400.
19. Sassin JF, Parker DC, Mace JW, et al. Human growth hormone release: relation to slow-wave sleep and sleep-waking cycles. *Science* 1969;165:513.
20. Gunnar MR. Reactivity of the hypothalmic-pituitary-adrenocortical system to stressors in normal infants and children. *Pediatrics* 1992;90:491.
21. Kuhn CM, Schanberg SM, Field T, et al. Tactile-kinesthetic stimulation effects on sympathetic and adrenocortical function in preterm infants. *J Pediatr* 1991;119:434.
22. Als H, Lawhon G, Brown E, et al. Individualized behavioral and environmental care for the very-low-birth-weight preterm infant at high risk for bronchopulmonary dysplasia: neonatal intensive care unit and developmental outcome. *Pediatrics* 1986;78:1123.
23. Jay S. *The effects of gentle human touch on mechanically ventilated very short gestation infants*. PhD thesis. Pittsburgh, PA: University of Pittsburgh, 1982.
24. Field TM, Schanberg SM, Scafidi F, et al. Tactile/kinesthetic stimulation effects on preterm neonates. *Pediatrics* 1986;77:654.
25. Scafidi FA, Field TM, Schanberg SM, et al. Massage stimulates growth in preterm infants: a replication. *Infant Behav Dev* 1990;13:167.
26. Hack M, Estabecek M, Robertson S. Development of sucking rhythm in preterm infants. *Early Hum Dev* 1985;11:133.
27. Birnholz J, Stephens J, Faria M. Fetal movement patterns: a possible means of defining neurologic developmental milestones in utero. *AJR* 1978;130:537.
28. Bernbaum JC, Pereira GR, Watkins JB, et al. Nonnutritive sucking during gavage feeding enhances growth and maturation in premature infants. *Pediatrics* 1983;71:41.
29. Field T, Ignatoff E, Stringer S, et al. Nonnutritive sucking during tube feedings: effects on preterm neonates in an intensive care unit. *Pediatrics* 1982;70:381.
30. Dixon S, Syder J, Holve R, et al. Behavioral effects of circumcision with and without anesthesia. *J Dev Behav Pediatr* 1984;5:246.
31. Field T, Goldson E. Pacifying effects of nonnutritive sucking on term and preterm neonates during heelstick procedures. *Pediatrics* 1984;74:1012.
32. Hooker D. *The prenatal origin of behavior*. New York: Hafner, 1969.
33. Korner AF. The use of waterbeds in the care of preterm infants. *J Perinatol* 1986;6:142.
34. Cordero L, Clark DL, Schott L. Effects of vestibular stimulation on sleep states in premature infants. *Am J Perinatol* 1986;3:319.
35. Kramer LI, Pierpont ME. Rocking waterbeds and auditory stimuli to enhance growth of preterm infants. *J Pediatr* 1976;88:297.
36. Pelletier JM, Short MA, Nelson DL. Immediate effects of waterbed flotation on approach and avoidance behaviors of premature infants. In: Ottenbacher

KJ, Short-DeGraff MA, eds. *Vestibular processing dysfunction in children.* Binghamton, NY: Haworth Press, 1985:81.
37. Saigal S, Watts J, Campbell D. Randomized clinical trial of an oscillating air mattress in preterm infants: effect on apnea, growth, and development. *J Pediatr* 1986;109:857.
38. Bloch-Salisbury E, Ludic P, Bednarek F, et al. Stabilizing immature breathing patterns of preterm infants using stochastic mechanosensory stimulation. *J Appl Physiol* 2009;107(4):1017.
39. Gatts JD, Fernbach SA, Wallace HD, et al. Reducing crying and irritability in neonates using a continuous controlled learning environment. *J Perinatol* 1995;15(3):215.
40. Grenier A. Prévention des déformations précoces de hanche chez les nouveau-nés à cerveau lésé: maladie de Little sans ciseaux? *Ann Pediatr (Paris)* 1988;35:423.
41. Yu VYH. Effect of body position on gastric emptying in the neonate. *Arch Dis Child* 1975;50:500.
42. Henderson-Smart DJ, Read DJ. Depression of intercostal and abdominal muscle activity and vulnerability to asphyxia during active sleep in the newborn. In: Guilleminault C, Dement W, eds. *Sleep apnea syndromes.* New York: Alan R. Liss, 1978:93.
43. Martin RJ, Herrell N, Rubin D, et al. Effect of supine and prone positions on arterial oxygen tension in the preterm infant. *Pediatrics* 1979;63:528.
44. Wagaman MJ, Shutack JG, Moomijian AS, et al. The effects of different body positions on pulmonary function in neonates recovering from respiratory disease. *Pediatr Res* 1978;12:571 (abstract).
45. Blois M. Birth: care of infant and mother: time sensitive issues. In: Gordon W, Trafton J, eds. *Best practices in the behavioral management of health from preconception to adolescence.* Los Altos, CA: Institute for Dis Manag, 2007:108.
46. Mistretta CM, Bradley RM. Development of the sense of taste. In: Blass EM, ed. *Handbook of behavioral neurobiology.* Vol.8: *developmental psychobiology and developmental neurobiology.* New York: Plenum Press, 1986:205.
47. Porter RH, Balogh RD, Makin JW. Olfactory influences on mother–infant interaction. In: Rovee-Collier C, Lipsitt LP, eds. *Advances in infancy research.* Camden, NJ: Ablex, 1988:39.
48. Werner JS, Lipsitt LP. The infancy of human sensory systems. In: Gollin ES, ed. *Developmental plasticity: behavioral and biological aspects of variations in development.* New York: Academic Press, 1981:35.
49. Steiner JE. Human facial expressions in response to taste and smell stimulation. *Adv Child Dev Behav* 1979;13:257.
50. Tatzer E, Schubert MT, Timischl W, et al. Discrimination of taste and preference for sweet in premature babies. *Early Hum Dev* 1985;12:23.
51. Smotherman WP, Robinson SR. Milk as the proximal mechanism for behavioral change in the newborn. *Acta Paediatr Suppl* 1994;397:64.
52. Schaal B, Orgeur P, Rognon C. Odor Sensing in the human fetus: anatomical, functional, and chemoecological bases. In: Lecanuet J-P, Fifer WP, Krasnegor NA, et al., eds. *Fetal development: a psychobiological perspective.* Hillsdale, NJ: Erlbaum, 1995:205.
53. Pedersen PE, Greer CA, Shepherd GM. Early development of olfactory function. In: Blass EM, ed. *Handbook of behavioral neurobiology.* Vol.8: *developmental psychobiology and developmental neurobiology.* New York: Plenum Press, 1986:163.
54. Smotherman WP, Robinson SR. Dimensions of fetal investigation. In: Smotherman WP, Robinson SR, eds. *Behavior of the fetus.* Caldwell, NJ: Telford, 1988:19.
55. Harrison D, Beggs S, Stevens B. Sucrose for procedural pain management in infants. *Pediatrics* 2012;130:918.
56. Rubel EW. Auditory system development. In: Gottlieb G, Krasnegor N, eds. *Measurement of audition and vision in the first year of postnatal life: a methodological overview.* Camden, NJ: Ablex, 1985:53.
57. Parmelee HP, Sigman MD. Perinatal brain development and behavior. In: Mussen PH, ed. *Handbook of child psychology*, vol. II, 2nd ed. New York: John Wiley and Sons, 1983:95.
58. Birnholz JC, Benacerraf BR. The development of human fetal hearing. *Science* 1983;222:516.
59. Querleu D, Renard X, Boutteville C, et al. Hearing by the human fetus? *Semin Perinatol* 1989;13:409.
60. Aslin RN, Pisoni DB, Jusczyk PW. Auditory development and speech perception in infancy. In: Mussen PH, ed. *Handbook of child psychology*, vol.II, 2nd ed. New York: John Wiley and Sons, 1983:573.
61. Hecox K. Electrophysiological correlates of human auditory development. In: Cohen LB, Salapatek P, eds. *Infant Perception: from sensation to cognition. Perception of space, speech, and sound*, vol. II. New York: Academic Press, 1975:151.
62. Berg KM, Smith M. Behavioral thresholds for tones during infancy. *J Exp Child Psychol* 1983;35:409.
63. Molfese D, Freeman R, Palermo D. Ontogeny of brain lateralization for speech and non-speech stimuli. *Brain Lang* 1975;2:356.
64. Fifer W, Moon C. Psychobiology of newborn auditory preferences. *Semin Perinatol* 1989;13:430.
65. Fifer WP, Moon C. Auditory experience in the fetus. In: Smotherman WP, Robinson SR, eds. *Behavior of the fetus.* Caldwell, NJ: Telford, 1988:175.
66. DeCasper AJ, Fifer WP. Of human bonding: newborns prefer their mothers' voices. *Science* 1980;208:1174.
67. DeCasper AJ, Spence MJ. Prenatal maternal speech influences on newborn's perception of speech sounds. *Infant Behav Dev* 1986;9:133.
68. Spence M, DeCasper A. Newborns prefer a familiar story over an unfamiliar one. *Infant Behav Dev* 1987;10:133.
69. Kurtzberg D, Stapells DR, Wallace IF. Event-related potential assessment of auditory system integrity: implications for language development. In: Vietze PM, Vaughan HG, eds. *Early identification of infants with developmental disabilities.* Philadelphia, PA: Grune & Stratton, 1988:160.
70. Gerherdt K. Characteristics of the fetal sheep sound environment. *Semin Perinatol* 1989;13:362.
71. Armitage SE, Baldwin BA, Vince MA. The fetal sound of sheep. *Science* 1980;208:1174.
72. Walker D, Grimwade J, Wood C. Intrauterine noise: a component of the fetal environment. *Am J Obstet Gynecol* 1970;109:91.
73. Douek E, Dodson HC, Bannister LH, et al. Effects of incubator noise on the cochlea of the newborn. *Lancet* 1976;2:1110.
74. Falk SA. Combined effects of noise and ototoxic drug. *Environ Health Perspect* 1972;2:5.
75. Walton JP, Hendricks-Munoz K. Profile and stability of sensorineural hearing loss in persistent pulmonary hypertension of the newborn. *J Speech Hear Res* 1991;34:1362.
76. Carlier E, Pujol R. Supra-normal sensitivity to ototoxic antibiotic of the developing rat cochlea. *Arch Otorhinolaryngol* 1980;226:129.
77. Long JG, Lucey JF, Philip AGS. Noise and hypoxemia in the intensive care nursery. *Pediatrics* 1980;65:143.
78. Philbin MK, Ballweg DD, Gray L. The effect of an intensive care unit sound environment on the development of habituation in healthy avian neonates. *Dev Psychobiol* 1994;27:11.
79. Salamy A, Mendelson T, Tooley WH, et al. Differential development of brainstem potentials in healthy and high-risk infants. *Science* 1980;210:553.
80. Schmidt K, Rose SA, Bridger WH. Effect of heartbeat sound on the cardiac and behavioral responsiveness to tactual stimulation in sleeping preterm infants. *Dev Psychol* 1980;16:175.
81. Zahr LK, de Traversay J. Premature infant responses to noise reduction by earmuffs: effects on behavioral and physiologic measures. *J Perinatol* 1995;15:448.
82. Katz V. Auditory stimulation and developmental behavior of the premature infant. *Nurs Res* 1971;20:196.
83. Lariviere J, Rennick J. Parent picture-book reading to infants in the neonatal intensive care unit as an intervention supporting parent-infant interaction and later book reading. *J Dev Behav Pediatr* 2011;32:146.
84. Gregory RL. *Eye and brain: the psychology of seeing*, 4th ed. Princeton, NJ: Princeton University Press, 1990.
85. Hack M, Mostow A, Miranda S. Development of attention in preterm infants. *Pediatrics* 1976;58:669.
86. Abramov I, Gordon J, Hendrickson A, et al. Light and the developing visual system. In: Marshall J, ed. *Vision and visual dysfunction.* Boca Raton, FL: CRC Press, 1991.
87. James L, Lanman J. History of oxygen therapy and retrolental fibroplasia. *Pediatrics* 1976;57:590.
88. Lucey J, Dangman B. A reexamination of the role of oxygen in retrolental fibroplasia. *Pediatrics* 1984;73:82.
89. Johns KJ, Johns JA, Feman SS, et al. Retinopathy of prematurity in infants with cyanotic congenital heart disease. *Am J Dis Child* 1991;145:200.
90. Inder TE, Clemett RS, Austin NC, et al. High iron status in very-low-birth-weight infants is associated with an increased risk of retinopathy of prematurity. *J Pediatr* 1997;131:541.
91. Fledelius T. Prematurity and the eye. *Acta Ophthalmol* 1976;128:3.
92. Hoyt C. Long-term visual effects of short-term binocular occlusion of at-risk neonates. *Arch Ophthalmol* 1980;98:1967.
93. Dobson V, Quinn GE, Abramov I, et al. Color vision measured with pseudoisochromatic plates at five-and-a-half-years in eyes of children from the CRYO-ROP study. *Invest Ophthalmol Vis Sci* 1996;37:2467.
94. Miranda SB. Visual abilities and pattern preferences of premature infants and full-term neonates. *J Exp Child Psychol* 1970;10:189.
95. Siegel L. The prediction of possible learning disabilities in preterm and full-term children. In: Field T, Sostek A, eds. *Infants born at risk: physiological, perceptual, and cognitive processes.* New York: Grune & Stratton, 1983:295.
96. Brazelton TB, Field TM. Introduction. In: Gunzenhauser N, ed. *Advances in touch: new implications in human development.* Skillman, NJ: Johnson & Johnson Consumer Products, 1990:xiii.
97. Glass P. Light and the developing retina. *Doc Ophthalmol* 1990;74:195.

98. Landry RJ, Scheidt PC, Hammond RW. Ambient light and phototherapy conditions of eight neonatal care units: a summary report. *Pediatrics* 1985;75:434.
99. Lanum J. The damaging effects of light on the retina: empirical findings, theoretical and practical implications. *Surv Ophthalmol* 1978;22:221.
100. Stefansson E, Wolbarsht ML, Landers MB. In vivo O_2 consumption in rhesus monkeys in light and dark. *Exp Eye Res* 1983;37:251.
101. Glass P, Avery GB, Subramanian KN, et al. Effect of bright light in the hospital nursery on the incidence of retinopathy of prematurity. *N Engl J Med* 1985;313:401.
102. Hommura S, Usuki Y, Takei K, et al. Ophthalmic care of very low birthweight infants, report 4: clinical studies of the influence of light on the incidence of ROP. *Nippon Ganka Gakkai Zasshi* 1988;92:456.
103. Reynolds JD, Hardy RJ, Kennedy KA, et al. Lack of efficacy of light reduction in preventing retinopathy of prematurity. *N Engl J Med* 1998;338:1572.
104. Fielder AR, Robinson J, Shaw DE, et al. Light and retinopathy of prematurity: does retinal location offer a clue? *Pediatrics* 1992;89:648.
105. Monos T, Rosen SD, Karplus M, et al. Fundus pigmentation in retinopathy of prematurity. *Pediatrics* 1996;97:343.
106. Bhatia J, Mims L, Roesel R. The effect of phototherapy on amino acid solutions containing multivitamins. *J Pediatr* 1980;96:284.
107. Maurer H, Fratkin M, McWilliams N, et al. Effects of phototherapy on platelet counts in low-birthweight infants and on platelet production and life span in rabbits. *Pediatrics* 1976;57:506.
108. Rosenfeld W, Sadhev S, Brunot V, et al. Phototherapy effect on the incidence of patent ductus arteriosus in premature infants: prevention with chest shielding. *Pediatrics* 1986;78:10.
109. Glass P, Sostek A. *Sleep organization in preterm infants: the effect of nursery illumination*. Presented at the International Conference of Infancy Studies (poster session), New York, April 21, 1984.
110. Glotzbach SF, Rowlett EA, Edgar DM, et al. Light variability in the modern neonatal nursery: chronobiologic issues. *Med Hypotheses* 1993;41(3):217.
111. Als H. Developmental care in the newborn intensive care unit. *Curr Opin Pediatr* 1998;10(2):138.
112. Haith MM. *Rules that babies look by*. Hillsdale, NJ: Erlbaum, 1980.
113. Sigman M, Cohen S, Beckwith L, et al. Infant attention in relation to intellectual abilities in childhood. *Dev Psychol* 1986;22:788.

5 Transporte Neonatal

Karen S. Wood, Elizabeth C. Turney e Carl L. Bose

HISTÓRIA

O transporte neonatal começou em 1900, com o desenvolvimento da primeira incubadora móvel para recém-nascidos (RNs) prematuros pelo Dr. Joseph DeLee do Lying-In Hospital em Chicago (1). Esta "ambulância manual" oferecia calor durante o transporte de prematuros ao hospital após um parto domiciliar. O desenvolvimento reconheceu a necessidade de criar um ambiente controlado para o transporte de RNs que simulasse as condições hospitalares. Em 1934, o Dr. Martin Couney doou o primeiro veículo dedicado ao transporte neonatal nos EUA à Secretaria de Saúde de Chicago (2), após o fechamento da Chicago World's Fair, onde o veículo fora usado para transportar RNs prematuros à exibição. O primeiro programa de transporte organizado nos EUA começou em 1948, com o desenvolvimento do New York Premature Infant Transport Service pela Secretaria de Saúde de Nova York em parceria com hospitais locais (3,4). Este sistema notável, criado mais de uma década antes do advento das unidades de terapia intensiva neonatal (UTIN), incorporou muitas das características dos modernos programas de transporte neonatal, incluindo a disponibilidade 24 horas por dia de uma equipe formada por enfermeiros dedicados, especialmente treinados, veículos, um funcionário para receber pedidos de encaminhamento e equipamento projetado para o transporte neonatal. Durante um período de 2 anos, este programa transportou 1.209 pacientes, dos quais 194 pesavam menos de 1.000 g (4).

O transporte neonatal ganhou os ares em 1958, com o primeiro transporte por avião de um RN pela Colorado Air National Guard (2). O voo em 1967 de um prematuro até o St. Francis Hospital em Peoria, Illinois, usando o helicóptero do *Peoria Journal Star* marcou o primeiro transporte neonatal por aeronave com rotor (2). O uso rotineiro do transporte aéreo para RN começou em 1972, com o Flight for Life do St. Anthony Hospital em Denver (5).

A proliferação dos programas de transporte organizado ocorreu no fim da década de 1970, juntamente com a regionalização da assistência perinatal. No início, a regionalização reduziu o número de RNs que precisavam de transporte ao promover o transporte materno-fetal. Também deslocou a responsabilidade pelo transporte de RNs de hospitais comunitários para centros de referência. Subsequentemente, a década seguinte testemunhou melhoras nas taxas de mortalidade perinatal (6) e de morbidade neonatal (7) à medida que a porcentagem de RNs de muito baixo peso (MBP) em hospitais de nível III aumentou.

Desde o fim da década de 1980, os padrões de encaminhamento ditados pelos esquemas de regionalização deterioraram em muitas regiões dos EUA (8), o que coincidiu com o aumento dos hospitais de nível II capazes de oferecer algum grau de terapia intensiva neonatal. Em consequência, há um número crescente de RNs em hospitais sem especialistas ou sem os serviços de suporte exigidos por alguns RNs de MBP. A terapia intensiva neonatal baseada na comunidade cria uma necessidade de transportar RNs em um momento crítico de sua doença, às vezes enquanto estão recebendo tratamentos como ventilação de alta frequência ou óxido nítrico inalatório, que não são facilmente portáteis. Mesmo nas regiões onde a assistência perinatal regionalizada persiste e a avaliação do risco pré-natal é rotineira, emergências imprevisíveis podem resultar em nascimentos em hospitais sem instalações apropriadas. Coletivamente, essas situações demandam sistemas de transporte neonatal cada vez mais sofisticados.

ORGANIZAÇÃO E ADMINISTRAÇÃO

O transporte neonatal pode ser realizado pelo hospital comunitário de origem do paciente (transporte unidirecional) ou pelo centro de referência que o receberá (transporte bidirecional). O transporte bidirecional oferece uma vantagem econômica, profissionais geralmente mais bem treinados e experientes (9) e pode resultar em maior sobrevida (10,11). A American Academy of Pediatrics defende o transporte bidirecional (12), e na maioria das regiões perinatais os centros de referência assumiram esta responsabilidade. A principal desvantagem do transporte bidirecional é a demora até a equipe de transporte chegar ao hospital comunitário. O resto deste capítulo descreve apenas o transporte bidirecional.

Pessoal administrativo

Os componentes de um programa de transporte incluem aqueles relacionados com a assistência médica e os elementos não médicos, como transporte, comunicações, finanças e *marketing*. Os componentes médicos têm obrigatoriamente uma chefia médica. O diretor médico é credenciado para supervisionar os pacientes atendidos pelo programa. A direção dos componentes não médicos recai sobre um membro da equipe de administração do hospital (Figura 5.1). A seguir, uma breve descrição de cada um dos colaboradores para a administração de um programa de transporte (13).

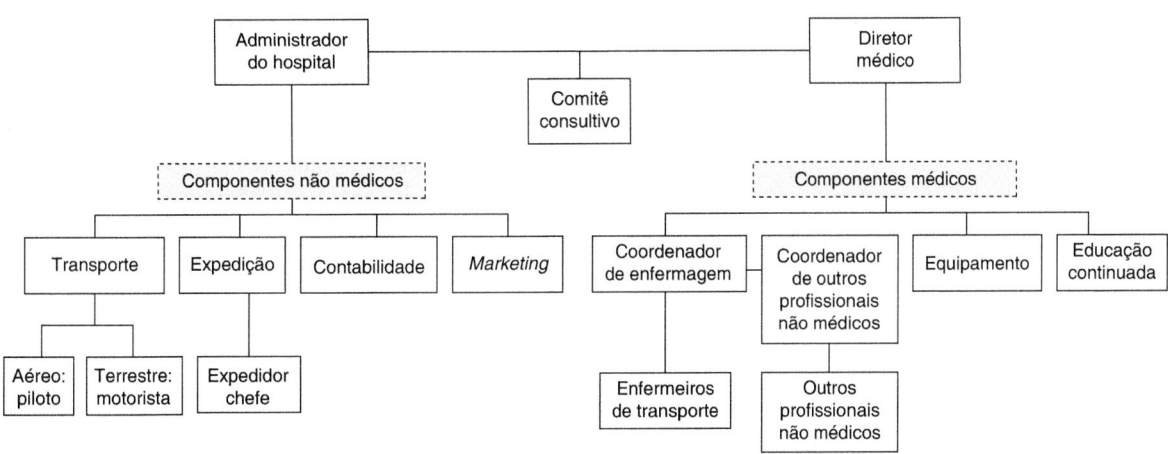

Figura 5.1 A estrutura administrativa de um típico programa de transporte neonatal.

Administrador do hospital

Em geral, o administrador do hospital maneja os aspectos do programa que não estão diretamente relacionados com a assistência dos pacientes. Muitas decisões acerca da operação do programa exigem análise de custo/benefício. Enquanto a equipe médica realiza uma estimativa do benefício, o administrador do hospital precisa avaliar o impacto financeiro. Portanto, ele deve estar preparado para receber orientação da equipe médica e desenvolver os componentes não médicos do programa, levando em conta os recursos financeiros da instituição.

Diretor médico

O diretor médico de um programa de transporte neonatal geralmente é um neonatologista com especialização ou interesse especial em transporte. Ele é o responsável pela qualidade da assistência oferecida pela equipe de transporte; isto é particularmente verdade se nenhum médico participar diretamente do transporte. O diretor médico assume a responsabilidade pelo desenvolvimento e pela atualização dos programas de treinamento, obtenção de equipamento e protocolos de tratamento. Juntamente com o coordenador da equipe não médica, ele precisa garantir que todos os profissionais concluíram as exigências de treinamento com êxito e satisfizeram as normas das agências que regulamentam os diversos grupos profissionais. O diretor médico também precisa desenvolver e manter um sistema de revisão da qualidade da assistência oferecida durante o transporte.

Coordenador da equipe não médica

Este grupo de profissionais (p. ex., enfermeiros, terapeutas respiratórios) integrantes da equipe de transporte deve ter um coordenador designado. O coordenador supervisiona a seleção e o treinamento dos profissionais e desenvolve sistemas de revisão pelos pares. As responsabilidades adicionais do coordenador incluem a preparação da escala de plantões, organização de cursos de educação continuada, solicitação de suprimentos e equipamento, monitoramento dos padrões de documentação, promoção de uma dinâmica interna efetiva e identificação das necessidades dos membros da equipe. É aconselhável designar uma única pessoa como coordenadora das atividades, que interagirá com o diretor médico e, em alguns programas, também com o administrador do hospital.

Neonatologistas e outros especialistas

Nos EUA, durante o transporte de um paciente, é importante, e com frequência exigido por lei estadual, que um médico preste consultoria à equipe de transporte. Este médico costuma ser aquele que receberá o paciente e muitas vezes já terá discutido a assistência do paciente com o médico que o encaminhou/da comunidade e terá oferecido recomendações acerca das medidas que já foram adotadas. Haja vista este amplo papel de consultor para o médico da comunidade e da equipe de transporte, o médico que presta essa consultoria deve ser um profissional com substancial treinamento, em um nível superior ao disponível no hospital comunitário, como um neonatologista, um pediatra com subespecialidade ou um pós-doutor. Ademais, ele precisa conhecer os obstáculos e perigos impostos pelo ambiente de transporte e estar familiarizado com os aspectos operacionais do programa.

COMITÊ CONSULTIVO

O programa de transporte neonatal deve ser considerado uma extensão da unidade hospitalar para a qual ele leva os pacientes. Portanto, a operação do programa deve ser revista periodicamente por representantes de todos os serviços que interagem com a unidade hospitalar. Tais representantes, que compreendem o comitê consultivo, poderiam incluir:

- Diretor Médico da UTI neonatal
- Diretor da Divisão Neonatal
- Administrador da Terapia Respiratória
- Administrador da Enfermagem
- Coordenador de Educação Externa
- Diretor de Relações Públicas
- Representantes dos Hospitais Comunitários Cobertos pelo Programa
- Representante de pais.

Deve-se solicitar a opinião do comitê consultivo sobre todas as grandes alterações do programa em virtude do impacto que essas alterações terão nos seus respectivos serviços.

EQUIPE DE TRANSPORTE

Vários profissionais participam da assistência hospitalar dos RNs, e todos devem ser considerados candidatos a integrar a equipe durante o transporte neonatal. Tais profissionais incluem:

- Neonatologistas
- *Fellows* do setor de neonatologia
- Residentes em pediatria geral
- Auxiliares de Enfermagem
- Enfermeiros de Transporte
- Terapeutas Respiratórios
- Enfermeiros da Equipe da UTI neonatal
- Paramédicos.

A seleção do tipo de profissional para cada programa baseia-se nos aspectos singulares daquele programa; contudo, existem alguns princípios gerais que determinam a conveniência relativa dos vários profissionais. À medida que o número de transportes aumenta, torna-se menos prático enviar médicos na equipe. Os neonatologistas raramente têm tempo para dedicar a transportes frequentes, e o reembolso não é suficiente para justificar sua presença. Embora a participação no transporte possa ser educativa, em programas de alto volume, o tempo despendido no transporte por residentes de pediatria e *fellows* de neonatologia compete com outros aspectos do treinamento. Além disso, o interesse na participação e o treinamento variam sobremodo entre os residentes e *fellows*. Este é um problema especial se a participação for obrigatória. Os residentes de pediatria que participam do transporte devem estar no último ano de treinamento e sob supervisão estreita.

A maioria dos programas de alto volume prefere usar profissionais não médicos durante o transporte. O uso de enfermeiros clínicos neonatais é uma alternativa atraente aos médicos (14,15). Os enfermeiros clínicos são altamente habilitados na estabilização e na assistência neonatais e oferecem uma consistência de treinamento que geralmente não é encontrada em outros profissionais da saúde. Na maioria dos estados nos EUA, são autorizados a realizar todos os procedimentos diagnósticos e terapêuticos necessários durante o transporte. As maiores desvantagens do uso de enfermeiros clínicos neonatais são escassez da força de trabalho em algumas regiões e custo. Além disso, os enfermeiros clínicos neonatais raramente são treinados, ou estão dispostos, a transportar outros pacientes que não RNs.

Como uma alternativa custo-efetiva aos enfermeiros clínicos, muitos centros treinam os enfermeiros da equipe da UTI neonatal para participar do transporte. Nos EUA muitos estados permitem que os enfermeiros realizem procedimentos invasivos como uma extensão de suas funções hospitalares, sob as diretrizes e protocolos do Conselho Regional de Enfermagem. Portanto, os enfermeiros da UTIN podem ser treinados para oferecer toda a assistência exigida por um RN em estado crítico durante o transporte. Contudo, este treinamento é demorado, porque deve incluir o conhecimento cognitivo necessário para diagnosticar distúrbios e a experiência para realizar procedimentos invasivos. Esse treinamento longo tem de ser levado em conta ao estimar o custo de usar enfermeiros da UTIN em comparação com enfermeiros clínicos. A exigência de treinamento é particularmente problemática quando há uma elevada taxa de renovação do pessoal.

A maioria dos pacientes transportados para a UTI neonatal tem insuficiência respiratória que requer ventilação mecânica ou está recebendo oxigênio suplementar. Os terapeutas respiratórios devem ser considerados durante a seleção da equipe de transporte devido à sua habilidade no uso e na manutenção do equipamento de assistência respiratória. A capacidade desses terapeutas de adaptar o equipamento ao ambiente único do transporte pode salvar vidas, sobretudo quando ocorrem eventos inesperados. A desvantagem é o foco estreito do seu treinamento habitual. Cursos adicionais e treinamento cruzado possibilitam a expansão do seu campo de atuação.

A exclusão de médicos da equipe de transporte pode criar problemas que têm de ser previstos. Por exemplo, a liderança da equipe não é definida pelo modelo habitual em que um médico assume esta função. A designação de um membro da equipe de transporte como o líder, responsável pela comunicação, tomada de decisões e documentação pode resolver este problema.

O comitê consultivo no centro de referência, particularmente médicos, muitas vezes não se dispõe a endossar um programa assistencial que não exija avaliação inicial por um médico. Esta resistência geralmente provém da preocupação com o bem-estar do paciente e pode ser superada pela seleção e pelo treinamento de profissionais não médicos competentes. O apoio e o endosso de um diretor médico também podem ser cruciais. Atitude semelhante pode prevalecer em hospitais comunitários. Médicos no hospital de origem podem considerar inaceitável transferir a assistência de um paciente em estado crítico para profissionais não médicos. Em um ambiente no qual centros de referência competem por pacientes, isto pode motivar a manutenção de médicos na equipe de transporte. Contudo, a maioria dos médicos comunitários está preocupada apenas em transferir seus pacientes de maneira segura e em tempo hábil. Experiências informais, bem como estudos retrospectivos e prospectivos, sugerem que enfermeiros selecionados e treinados apropriadamente oferecem um nível de assistência durante o transporte que se aproxima do nível oferecido por médicos (5,16,18). Depois que uma equipe sem médico demonstra competência e eficiência, a preocupação da maioria dos médicos comunitários diminui. Como o emprego de profissionais não médicos especialmente treinados representa uma alternativa segura e econômica à participação de médicos no transporte neonatal, a maioria dos programas atuais utiliza equipes não médicas na assistência aos pacientes.

Os profissionais de transporte têm de ser proficientes no conhecimento cognitivo das doenças neonatais, princípios de tratamento dos problemas agudos e habilidades técnicas. O método e a magnitude do treinamento necessários para atingir a proficiência dependem do tipo de profissional; porém, o padrão de preparação será semelhante para todos os profissionais (19). O conhecimento cognitivo é mais bem apresentado em sessões didáticas, juntamente com exercícios de autoestudo. Os princípios de manejo também podem ser ensinados, em ambiente didático, mas o refinamento dessas habilidades requer experiências repetidas no ambiente hospitalar. A simulação laboratorial de habilidades técnicas e de cenários para assistência do paciente é essencial. Posteriormente, tais habilidades podem ser aprimoradas no ambiente hospitalar, sob supervisão. A demonstração de proficiência nessas áreas deve ser garantida por prova ou observação por um supervisor qualificado. Após a preparação inicial, deve-se instituir um período de treinamento, durante o qual o estagiário acompanha um membro mais experiente da equipe no transporte. A certificação final de competência deve ser concedida pelo diretor médico e pelo coordenador do grupo profissional do estagiário.

COMUNICAÇÃO

A qualidade do sistema de comunicação que apoia um programa de transporte pode ser o determinante-chave do seu sucesso. O sistema de comunicação tem duas funções básicas: fornecer um ponto de acesso para os médicos comunitários e coordenar as atividades da equipe de transporte (20). Uma única chamada do médico comunitário deve garantir acesso ao serviço neonatal do centro de referência. Nos EUA, algumas instituições adotam um centro de transferência ou número de telefone 0-800, muitas vezes associado a um acrônimo de fácil recordação (21). Como alternativa, os médicos comunitários podem ligar para a UTI neonatal diretamente. Se um parecer for solicitado, o médico comunitário deve ser conectado em tempo hábil a um consultor que tenha treinamento apropriado. Se a transferência for solicitada e considerada apropriada, deve-se encontrar um leito disponível na UTI neonatal do centro de referência ou outra alternativa. A alocação do leito e todos os detalhes subsequentes do transporte devem ocorrer sem ligações adicionais do médico comunitário.

Uma vez tomada a decisão de transportar o paciente e encontrado um leito na UTI neonatal do centro de referência, o papel do sistema de comunicação passa a ser o de enviar a equipe e disseminar as informações relativas ao transporte. Neste papel, o sistema é mais bem servido por um centro de comunicações que tenha funcionários e equipamento em condições de executar funções de um serviço médico de emergência. O hospital comunitário deve ser informado do horário estimado de chegada e de quaisquer preparações necessárias para a chegada do veículo. A UTI neonatal que receberá o paciente deve ser notificada e receber os dados médicos necessários para a internação.

Durante o transporte, recomenda-se comunicação periódica entre o centro de expedição e o operador do veículo. Atrasos inesperados ou imprevistos são identificados imediatamente e as medidas apropriadas são tomadas. A maioria dos programas de transporte de alto volume utiliza sistemas de rastreamento via satélite para monitorar o movimento dos veículos de transporte, o que pode ser valioso caso um desvio seja necessário. Quando a equipe de transporte não inclui um médico, a equipe deve ter a capacidade de comunicar-se diretamente com o médico consultor durante todo o tempo. Nos EUA, as normas de atuação da enfermagem em alguns estados exige este nível de comunicação.

Os canais de comunicação costumam ser um problema trivial enquanto a equipe está no hospital comunitário, mas pode tornar-se um desafio durante o trânsito. A gravidade deste problema declina a cada ano com a evolução do equipamento de telecomunicações. Telefones celulares são tipicamente usados durante o transporte terrestre. Os rádios VHF, UHF e SHF são utilizados para a comunicação em helicópteros com controle de tráfego aéreo, controle médico e comunicações gerais usando frequências separadas. Os aviões geralmente usam sistemas de comunicação por satélite.

Muitos centros de comunicação são equipados com dispositivos automatizados que gravam todas as comunicações. Embora não sejam essenciais, as transmissões gravadas podem ser ferramentas valiosas de educação e ajudam a identificar erros do sistema; ademais, muitas vezes são fundamentais para questões médico-legais.

A comunicação não deve acabar com a conclusão do transporte. A equipe de transporte deve entrar em contato com a família do paciente e o hospital comunitário para relatar os eventos do transporte. O médico que recebe o paciente deve fornecer informações atualizadas ao médico comunitário após a internação e contatá-lo em intervalos regulares, inclusive por ocasião da alta do paciente. Esta atualização deve ser agilizada se surgir um evento agudo e deve ser imediata em caso de morte. A falha em comunicar efetivamente informações subsequentes do paciente continua a ser uma das mais comuns críticas dos centros de referência.

CONSIDERAÇÕES FINANCEIRAS

A análise periódica de custo/benefício de um programa de transporte é um aspecto crítico de operação do programa. Os seguintes elementos devem ser incluídos no custo operacional:

- Componentes médicos
  - Salários/benefícios dos profissionais
  - Salário do diretor médico
  - Equipamentos e peças de reposição
  - Medicação
  - Custos relacionados com o treinamento da equipe
- Componentes não médicos
  - Custos administrativos
  - Operação, manutenção e seguro dos veículos
  - Comunicações
  - Material educativo e de marketing.

A identificação dos custos associados ao programa pode ser difícil se suas atividades estiverem financeiramente incorporadas à operação da UTIN. Por exemplo, muitas vezes é difícil quantificar os custos de pessoal porque, exceto em programas de alto volume, os membros da equipe de transporte colaboram com os serviços hospitalares durante o turno de trabalho. Portanto, o custo alocado para o programa de transporte deve ser descontado com base nesta contribuição. A proporção do tempo dedicado pelo diretor médico é ainda mais difícil de quantificar e, muitas vezes, é ignorada na análise financeira. De modo geral, o custo do equipamento pode ser separado do custo dos equipamentos hospitalares, porque o equipamento de transporte raramente é usado para outras finalidades. As estimativas do custo do equipamento devem incluir alíquotas de depreciação e manutenção.

Os componentes não médicos de um programa com frequência são mais dispendiosos que os componentes médicos em virtude das despesas relacionadas com o transporte. Isto é particularmente verdade quando se emprega o transporte aéreo. O uso compartilhado dos recursos com outros hospitais ou instituições pode minimizar essas despesas. As ambulâncias terrestres podem ser compartilhadas com as unidades de serviços médicos de emergência ou empregadas no transporte de pacientes convalescentes. As aeronaves podem ser usadas por um consórcio de hospitais. A principal desvantagem do uso compartilhado é a possibilidade de que um veículo esteja ocupado no momento em que o transporte é solicitado; contudo, o potencial desse conflito eventual é em muito sobrepujado pela redução do custo.

A receita de um programa de transporte provém de três fontes gerais: reembolso, suporte de agências governamentais e suporte de outras organizações extramuro (22). O suporte de agências do governo e organizações de caridade é incomum nos EUA, e os hospitais são cada vez mais dependentes do reembolso para manter os programas de transporte. A maioria das seguradoras reembolsará a maior parte do transporte inicial, desde que a assistência prestada no centro de referência não esteja disponível no hospital comunitário. O reembolso pelo transporte de retorno é menos consistente. Em geral, o custo de um programa de transporte supera sua receita. Assim, a subsistência do programa depende do auxílio financeiro pelo hospital mantenedor.

A decisão de custear um programa de transporte geralmente baseia-se na análise favorável de custo/benefício. Pode-se quantificar o benefício em termos da redução da taxa de mortalidade, da taxa de morbidade e da duração da estada hospitalar. Dentre os RNs de baixo peso (BP) com doença respiratória, demonstrou-se que os serviços de uma equipe de transporte neonatal hospitalar reduzem a hipotermia e a acidose, os maiores indicadores prognósticos da mortalidade (10). No entanto, poucas outras evidências embasam a vantagem de equipes especializadas de transporte neonatal. Em uma tentativa de quantificar o uso de um programa de transporte neonatal, a abordagem mais prudente seria analisar o tipo de pacientes que precisam de transporte para garantir o benefício em potencial. Esses benefícios médicos devem ser combinados com os benefícios não médicos para a instituição, como a melhora das relações públicas e o recrutamento de novos pacientes. Por fim, muitas instituições nos EUA optam por manter um programa de transporte neonatal, a despeito do seu ônus financeiro, a fim de aumentar a taxa de ocupação dos leitos da UTI neonatal.

Uma economia em potencial dos programas de transporte seria a combinação de serviços, seja em um programa ou entre programas. Um exemplo da primeira situação seria oferecer treinamento cruzado a membros das equipes de transporte (p. ex., pediátrico, neonatal e adulto), de modo que o número total de profissionais possa ser reduzido. Esta estratégia sempre resulta em alguma perda de competência, mas pode ser necessária para garantir a viabilidade financeira. A colaboração entre programas inclui o compartilhamento de veículos ou equipes. As instituições menores podem beneficiar-se da terceirização completa, contratando os serviços de transporte de centros médicos maiores.

ASPECTOS TÉCNICOS

O ambiente de transporte

Os princípios da assistência prestada durante o transporte são os mesmos que os da assistência hospitalar. Quaisquer diferenças na prática originam-se das características únicas do ambiente de transporte (23). Muitas características, incluindo o excesso de ruído, vibração, iluminação deficiente, variação da temperatura e umidade do ambiente, alterações da pressão barométrica, espaço confinado e serviços de apoio limitado, podem criar problemas durante o transporte. O impacto desses fatores ambientais relativos ao modo de transporte está resumido na Figura 5.2.

Ruído

Níveis elevados de ruído, na faixa de 60 a 70 dB, são inerentes à UTI neonatal (24-26); porém, os níveis registrados durante o transporte são bem mais altos, da ordem de 90 a 110 dB (27,28). Os efeitos da exposição a altos níveis de ruído no RN não são conhecidos, mas a possibilidade de alterações fisiológicas é sugerida por estudos de RNs hospitalizados (29,30). A exposição breve a níveis de ruído elevados provavelmente tem pouco efeito a longo prazo nos profissionais de transporte; contudo, a exposição repetida ao longo do tempo pode acarretar perda auditiva. Os membros da equipe devem-se proteger da exposição por meio de dispositivos de atenuação do ruído. Provavelmente o problema mais relevante que advém dos altos níveis de ruído é a incapacidade de usar a ausculta para avaliar o paciente. Este obstáculo precisa ser reconhecido antes do transporte, e é crucial ter à mão métodos alternativos para avaliação da frequência cardíaca e da função respiratória durante o transporte.

	TERRESTRE	HELICÓPTERO	AVIÃO
Aceleração	–	–	+
Vibração	+	+	+/–
Ruído	+	+	+/–
Perda de calor	+/–	+/–	+/–
Hipoxia	–	+/–	+/–
Expansão de gases	–	+/–	+/–
IEM	+/–	+	+

IEM = interferência eletromagnética

Figura 5.2 Fatores ambientais e seu impacto em relação aos diferentes modos de transporte.

Vibração

A exposição à vibração é um problema singular do ambiente de transporte (28,31,32). As consequências fisiológicas desta exposição nos pacientes não são conhecidas. Estudos em animais e pesquisas com adultos sadios sugerem a ocorrência de efeitos negativos sobre o sistema nervoso, tanto autônomo como central (33-35). Os efeitos da vibração sobre a equipe de transporte são potencialmente importantes. Por exemplo, um transporte típico por helicóptero resulta em exposição à vibração que reduz a eficiência da equipe (36). Os sintomas francos de cinetose resultantes da vibração de baixa frequência podem ser incapacitantes. Uma manifestação mais sutil de cinetose, denominada síndrome de entorpecimento, também pode acometer os membros da equipe de transporte (37,38). Os sintomas associados a esta síndrome incluem sonolência, incapacidade de concentrar-se e relutância a comunicar-se com os outros. A síndrome de entorpecimento é comum nos profissionais durante o transporte, seja qual for o meio de transporte (39). O impacto na assistência aos pacientes é mal compreendido, mas talvez seja significativo.

O efeito da vibração no equipamento também é importante. Artefatos no monitor são fenômenos comuns. Os profissionais devem estar familiarizados com os artefatos e com o uso de técnicas alternativas de monitoramento. A seleção do equipamento deve levar em conta a resistência aos efeitos da vibração. Deve-se prever falha prematura do equipamento secundária a lesão por vibração, e instituir manutenção preventiva em cronograma acelerado.

Iluminação deficiente

A iluminação inadequada em veículos de transporte é um problema comum. O compartimento de assistência do paciente deve ter iluminação de 400 lx (40). Além disso, deve haver fontes de iluminação direcional de alta intensidade (1.000 a 1.500 lx) para procedimentos. Os olhos do paciente, bem como os do motorista ou piloto, devem ser protegidos das fontes de luz.

Perda de calor

As dificuldades na manutenção de um ambiente térmico neutro são acentuadas durante o transporte em razão das oportunidades aumentadas de perda de calor. A hipotermia pode ser um problema significativo durante o transporte e foi relacionada com aumento da taxa de mortalidade (10). A perda de calor no ambiente de transporte geralmente ocorre por dois mecanismos: convecção e radiação. A perda de calor pode ser minimizada pelo uso de incubadora de parede dupla, redução da abertura desnecessária da incubadora, aquecimento do veículo de transporte e criação de barreiras entre a parede da incubadora e as superfícies frias.

Umidade variável

As equipes de transporte muitas vezes decidem não umidificar os gases respiratórios por simplicidade e a fim de eliminar os efeitos negativos da pressão de vapor d'água nos RNs em insuficiência respiratória. Esta é uma abordagem razoável, desde que o tempo de transporte seja breve; entretanto, os efeitos a longo prazo da umidificação insatisfatória incluem desidratação e aumento da viscosidade das secreções. Portanto, a umidificação dos gases e atenção cuidadosa à hidratação são desejáveis durante transportes com duração superior a 2 horas.

Altitude variável

As alterações na altitude que ocorrem durante o transporte aéreo representam um perigo em potencial para o RN agudamente enfermo por causa dos fenômenos que ocorrem durante a ascensão. À medida que a altitude aumenta, observa-se o seguinte:

- A temperatura do ar diminui
- A pressão parcial dos gases diminui
- A pressão atmosférica total diminui

Para que uma alteração da altitude seja clinicamente relevante, a ascensão tem de ser de magnitude suficiente (acima de 1.500 m). Em temperatura constante, o volume de gases expande-se à medida que a pressão atmosférica cai:

$$P_1 V_1 = P_2 V_2$$

na qual

P_1 = pressão inicial, P_2 = pressão final, V_1 = volume inicial e V_2 = volume final.

Portanto, os gases contidos nos espaços que não estão em continuidade com a atmosfera – como os de tubos endotraqueais com balonete, seios paranasais, canais da orelha média, pneumotórax, pneumatoses, cistos intrapulmonares, enfisema intersticial pulmonar, ar intracraniano e intraocular e alvéolos distais a brônquios obstruídos – podem expandir-se à medida que a pressão atmosférica declina. Deve-se tentar ventilar os gases em espaços fechados para a atmosfera quando se esperam alterações significativas na altitude. Ademais, o impacto da expansão dos gases durante a ascensão pode ser minimizado pelo uso de aeronave pressurizada, caso se preveja mudança significativa na altitude durante o transporte.

Espaço confinado

A limitação do espaço em veículos de transporte pode interferir na assistência. O espaço mínimo recomendado em uma UTI neonatal para o cuidado de um RN em estado crítico é 14 metros quadrados (41). Uma ambulância padrão tem cerca de 4,4 metros quadrados e helicópteros aeromédicos têm 2 a 3,3 metros quadrados de espaço de trabalho. Os profissionais têm de permanecer sentados, com o cinto de segurança afivelado, enquanto o veículo estiver em movimento; portanto, tipicamente apenas um profissional tem acesso ao paciente durante o transporte.

Como minimizar o impacto do ambiente de transporte

Uma avaliação dos problemas criados pelo ambiente de transporte e as estratégias para minimizar seu impacto são essenciais ao transporte seguro. Alguns princípios gerais incluem:

- *Preparar o veículo de transporte.* O veículo deve ser adaptado para simular o ambiente hospitalar tanto quanto seja possível e prático. Isso geralmente requer a adição de iluminação suplementar e isolamento acústico
- *Avaliar e estabilizar atentamente o paciente antes do transporte.* Afora as emergências cirúrgicas, os RNs apresentam problemas que podem ser manejados adequadamente pela equipe de transporte. Raramente há urgência no retorno ao hospital terciário, e o tempo despendido no hospital de origem preparando o paciente para o transporte é crucial. A estabilização preparará o paciente para o período de maior risco, o percurso entre os hospitais
- *Monitorar eletronicamente todos os parâmetros fisiológicos possíveis.* Devido à natureza dinâmica das doenças na maioria dos pacientes transportados e à incapacidade de realizar exame físico dos mesmos em trânsito, o monitoramento eletrônico é crucial para a identificação de alterações significativas na fisiologia
- *Prever a deterioração.* Devem-se prever todas as formas possíveis de deterioração antes do transporte, e planejar estratégias para manter o paciente em caso de deterioração. A aplicação deste princípio pode resultar na execução de procedimentos ou terapias que não seriam necessárias no cenário hospitalar, por exemplo, intubação de um RN que precisa de pressão positiva contínua em vias respiratórias ou colocação de dreno de tórax para drenar um pneumotórax de importância limítrofe.

Equipamento

As principais peças do equipamento usadas durante o transporte neonatal incluem:

- Equipamento essencial
  - Incubadora portátil
  - Respirador mecânico
  - Monitor cardiorrespiratório
  - Transdutor de pressão arterial
  - Monitor não invasivo da pressão arterial
  - Monitor de O_2 transcutâneo ou oxímetro de pulso
  - Bombas infusoras intravasculares
  - Misturador de ar-oxigênio
  - Aparelho de aspiração
- Equipamento desejável
  - Monitor da temperatura corporal
  - Monitor de CO_2 transcutâneo ou do CO_2 corrente final
  - Sistema de umidificação das vias respiratórias
  - Analisador dos gases sanguíneos/de glicemia.

Embora esses dispositivos possam ser adquiridos individualmente e conduzidos separadamente ou conectados à incubadora, em geral é recomendável, e mais econômico, adquirir uma incubadora modular que inclua muitos dos dispositivos citados. As incubadoras de transporte modulares foram criadas a fim de minimizar espaço e peso. Também usam uma bateria comum como fonte de energia para a maioria dos dispositivos. Diversas incubadoras de transporte são comercializadas. A escolha lógica de cada programa muitas vezes depende do tamanho, do peso e da capacidade de aquecimento da unidade.

Por causa do uso crescente do óxido nítrico inalatório, muitas equipes de transporte adquiriram a capacidade de administrar esse gás durante o transporte. O sistema de administração de óxido nítrico inalatório pode ser complicado. Algumas equipes utilizam um dispositivo portátil pequeno, disponível comercialmente, enquanto outras criaram seu próprio sistema para transporte (42).

Os equipamentos pequenos e suprimentos dividem-se em recursos de terapia respiratória e de enfermagem. Tais suprimentos podem ser acondicionados em pacotes ou bolsas (Quadros 5.1 a 5.4). Devem ser organizados de maneira reconhecida e reprodutível. Esta técnica facilitará a localização de um item durante o transporte e a reposição após o uso.

Veículos de transporte

Um componente essencial do transporte neonatal é a garantia de deslocamento rápido e seguro. Os tipos de veículos incluem ambulâncias comuns, ambulâncias terrestres especialmente preparadas, helicópteros e aviões. A seleção de um ou mais desses veículos para um dado programa de transporte neonatal geralmente baseia-se na população de pacientes, nos recursos, na geografia e nas questões práticas, como o uso do veículo por outros serviços do hospital (43,44).

As ambulâncias são econômicas, acessíveis e menos afetadas pelo clima; contudo, em geral necessitam de adaptações para que se tornem aceitáveis ao transporte neonatal. Adaptações substanciais, incluindo a instalação de aquecedor radiante e analisador de gases sanguíneos, aprimoram as capacidades de assistência, mas elevam muito os custos e reduzem a utilidade para outros serviços. A principal desvantagem do transporte por ambulância terrestre é o tempo, que pode ser proibitivo se transportes longos frequentes forem previstos ou o congestionamento do tráfego for inerente.

O helicóptero reduz o tempo de trânsito e, dentro de um raio de 240 km, geralmente oferece o serviço mais rápido. Suas principais desvantagens são a limitação do ambiente de assistência, o alto custo de operação e os riscos inerentes à segurança (45,46) do voo de helicóptero. O custo do transporte por helicóptero geralmente não se justifica, a menos que o veículo seja compartilhado com outros serviços médicos de emergência.

O avião é mais econômico, espaçoso, silencioso e eficiente que o helicóptero; contudo, é obrigatória a existência de aeroportos e, portanto, são necessárias transferências adicionais do paciente. Essas transferências entre o hospital e o aeroporto muitas vezes são incômodas e aumentam a probabilidade de imprevistos. Por essas razões, o transporte aéreo por avião geralmente é vantajoso apenas para distâncias entre hospitais superiores a 240 km.

DOCUMENTAÇÃO

Os programas de transporte mantêm, tipicamente, sistemas de registro que são distintos do prontuário hospitalar. Um registro acurado e minucioso de cada transporte é essencial para manter documentação permanente da assistência prestada. O registro deve seguir os padrões de documentação da instituição mantenedora. Também é uma ferramenta valiosa para garantia da qualidade e educação. Os componentes críticos de um registro de transporte típico incluem:

- Documentação da necessidade clínica/formulário de encaminhamento
- Registro médico do transporte com uma lista das intervenções médicas/protocolos/pedidos programados
- Formulário de consentimento dos pais
- Formulário de cobrança.

Como os sistemas hospitalares utilizam prontuários informatizados, os documentos de transporte também têm de ser eletrônicos, embora não existam atualmente produtos projetados especificamente para pacientes de transporte neonatal. Os sistemas de transporte neonatal precisam, portanto, criar seu próprio modelo eletrônico, que possa ser posteriormente digitalizado para o prontuário informatizado, ou personalizar um registro de transporte eletrônico adulto existente. Juntamente com os sistemas de manutenção de registros eletrônicos vêm o desafio da inserção de dispositivos portáteis ou assistentes pessoais digitais e o problema associado da eficiência da conectividade durante o transporte.

GARANTIA DE QUALIDADE

A revisão do desempenho do programa de transporte deve ser um processo contínuo. Todas as atividades do programa devem ser revistas periodicamente para garantir que os procedimentos operacionais padrão estejam sendo observados. Tais revisões são mais bem realizadas por pessoas diretamente envolvidas nas atividades do programa. Por exemplo, a assistência médica oferecida pela equipe deve ser analisada quanto à adesão aos protocolos e à garantia de qualidade. No caso de equipes desprovidas de médico, o diretor médico ou um profissional designado deve conduzir este nível de revisão. Além disso, para garantir que cada prontuário seja revisto e os problemas descobertos a tempo, a revisão por pares no período pós-transporte imediato é valiosa. Esses processos de revisão foram agilizados pelos sistemas de prontuário eletrônico.

As atividades de garantia de qualidade devem estar estreitamente ligadas a educação e pesquisa. A revisão de registros individuais de transporte pode ser um método extremamente valioso de identificação dos membros da equipe que necessitam de educação e treinamento adicionais. A compilação das revisões e o monitoramento dos desfechos dos pacientes proporcionam uma avaliação da eficácia dos protocolos e procedimentos existentes e podem identificar a necessidade de modificar atividade do programa. Além disso, novas terapias e equipamentos podem ser avaliados à luz das técnicas atuais de garantia de qualidade.

Publicaram-se diretrizes gerais para a criação de programas de garantia de qualidade (47,48). A Association of Air Medical Services criou diretrizes específicas para o transporte aéreo (49). A Commission on Accreditation of Medical Transport Systems (CAMTS) realiza revisões externas de garantia de qualidade dos

QUADRO 5.1
Equipamento de enfermagem neonatal.

Equipamento	Quantidade	Equipamento	Quantidade
Kit de inserção de dreno torácico	1	Transdutor descartável	2
Bolsa estéril para onfalocele	1	Tesoura	1
Lancetas estéreis	4	Pinça hemostática	1
Cateteres venosos		Fita métrica	1
Calibre 18	2	Lubrificante	2
Calibre 22	2	Braçadeiras descartáveis de esfigmomanômetro, tamanhos 2, 3, 4 e 5	1 de cada
Calibre 24	9		
Agulhas intraósseas	2	Chupeta	1
Prancha para imobilizar membro	2	Seringa de bulbo	1
Fitas elásticas	6	Gaze estéril	2
Fita		Torneiras	2
Seda	1 rolo	Equipo de extensão	1
Dermaclear®	1 rolo	Drenos de toracostomia	
Estetoscópio		10 Fr	2
Soluções IV		12 Fr	2
$SG_{10\%}$	1 bolsa de 500 mℓ	Termômetro digital	1
$SG_{5\%}$	1 bolsa de 500 mℓ	Cateteres umbilicais	
RL	1 bolsa de 1.000 mℓ	3,5 Fr	2
SF	1 bolsa de 100 mℓ	5,0 Fr	2
NaCl a 0,45% com $SG_{5\%}$	1 bolsa de 500 mℓ	Válvulas de Heimlich	2
NaCl a 0,22% com $SG_{5\%}$	1 bolsa de 500 mℓ	*Swabs* de álcool e iodo-povidona	10 de cada
Máscaras	2	Conectores em T para extensão IV	2
Seringas		Agulhas *butterfly*	
Luer Lok de 20 mℓ	2	Calibre 21	2
Luer Lok de 60 mℓ	4	Calibre 23	2
Transiluminador	1	Calibre 25	3
Luvas estéreis		Seringas	
Tamanho 6,5	2 pares	10 mℓ	3
Tamanho 7,5	2 pares	3 mℓ	9
Cateteres de aspiração estéreis		1 mℓ	9
6 Fr	2	Seringa de 60 mℓ com ponta em cateter	1
8 Fr	2	Seringa Luer Lok de 60 mℓ	4
Malha tubular elástica (*stockinette*)	2	Agulhas, calibre 19	10
Bolas de algodão	4	Adaptadores de equipo (agulhas não perfurantes)	2
Tubos de alimentação			
8 Fr	2	Cateter de aspiração Replogle®, 10 Fr	2
5 Fr	2	Equipo	
Aventais	2	Extensão minivolume	1
Seringas para coleta de sangue arterial para gasometria	2	Extensão de baixo volume	4
		Equipo com filtro para hemoderivados	1
Tegaderm®	1	Conector em T duplo para extensão IV	1
Manual de protocolos	1		

$SG_{5\%}$, soro glicosado a 5%; $SG_{10\%}$, soro glicosado a 10%; IV, intravenoso; RL, lactato de Ringer; SF, soro fisiológico.

programas de transporte e possibilita que cada programa estabeleça pontos de comparação com padrões mensuráveis (50). Nos EUA, diversos estados exigem credenciamento junto à CAMTS, e alguns estados utilizam a certificação da CAMTS em lugar de leis estaduais (51).

CONSIDERAÇÕES PSICOSSOCIAIS

Impacto psicológico na família

O transporte neonatal cria inúmeros fatores de estresse para uma família. Embora seja impossível eliminar a ansiedade, existem algumas técnicas que ajudam a família a lidar com essa situação difícil. A equipe de transporte deve fornecer à família o máximo possível de informações sobre a natureza da doença da criança, as terapias e o equipamento que serão utilizados, a UTI neonatal para a qual o RN será transportado e os profissionais que participarão da assistência. Um membro da equipe do hospital comunitário deve estar acessível durante esta discussão, em preparação para resolver as questões que possam surgir após a partida da equipe de transporte (52). Estas informações devem ser fornecidas tanto oralmente como por escrito, em linguagem para leigos, com termos apropriados e facilmente compreensíveis. Muitas equipes empregam brochuras que descrevem seu serviço, e oferecem números de telefone relevantes e instrução sobre como chegar no centro de referência e na UTI neonatal.

QUADRO 5.2
Equipamento de terapia respiratória neonatal.

Equipamento	Quantidade
Bolsos externos	
Equipo de oxigênio	2
Cânula nasal infantil	2
Conjunto de ventilação completo com exalação	1 válvula (mais uma na incubadora)
Válvula de exalação extra	1
Tenda facial	1
Material de tratamento	1
Cobertor	1
Protetores auriculares	2
Gorros térmicos	2
Sensores de oxímetro de pulso (N-25 e I-20)	2 de cada
Cateteres de aspiração, 6 Fr, 8 Fr, 10 Fr	3 de cada
Cânulas de NCPAP (Nos 1 e 2)	1 de cada
Sifão de Lukens	1
Interior da mala	
Cânulas	
Máscaras de Laerdal	
Nº 0	2
Nº 1	2
Nº 2	1
Pinça de McGill infantil	1
Cabo de laringoscópio	1
Cabo de laringoscópio de fibra óptica	1
Lâminas de Miller/Shaw Nº 00, Nº 0, Nº 1	1 de cada
Outro equipamento	
Aplicadores de benzoína	6
Lencinhos embebidos com álcool	4
Chave-inglesa ajustável	1
Chave E-tank	1
Fixadores de cabos	10
Tesoura	1
Pilha de 9 volts	1
Lâmpadas de laringoscópio sortidas	4
Equipo de Venturi ajustável	2
Adaptador de silicone	2
Ponta do fluxômetro de oxigênio	2
Válvula unidirecional	1
Conjunto de eletrodos de ECG	2
Agulhas *butterfly*, calibres 23 e 25, de 1,25 cm	3 de cada
Dispositivo *Breath Tracker*	1
Salbutamol	1
Epinefrina racêmica	1
Heliox	1
Fita métrica	1
Ambu, equipo de O_2, válvula de PEEP para recém-nascido	1 (mais uma na incubadora)
Cânula oral infantil	2
Soro fisiológico	4 frascos
Fita de seda	1 rolo
Conectores de oxigênio	2
Pinça hemostática	1
Adaptadores em T de Briggs	2
Adaptador de 15 mm	2
Conectores de O_2 (NCG, OES, P-B)	1 de cada
Conectores de ar (NCG, P-B)	1 de cada
Almofadas de eletrodos de ECG	3
Interruptor paralelo (*three-way*)	2
Bolsas térmicas E-Z	4
Estetoscópio	1
Seringa de 1 e 3 mℓ	3 de cada
Manta de resfriamento e instalação	1
Sonda de temperatura esofágica	1
Kit de gasometria arterial	3
Equipo de extensão de baixo volume	4
Equipo Mini-Med® completo	1
Tubos endotraqueais	
2,5 mm	3
3,0 mm	3
3,5 mm	3
4,0 mm	3
4,5 mm	3
Detector de CO_2 (Pedi-cap®)	2
Monitores de pressão ao final da expiração	2
T-com	
Analisador de sangue portátil (i-STAT®)	1

ECG, eletrocardiograma; Ambu, bolsa de ventilação manual; NCPAP, pressão positiva contínua nas vias respiratórias por via nasal; PEEP, pressão expiratória final positiva.

Os pais devem ver seu RN antes da partida do hospital comunitário. O benefício desta interação sobrepuja qualquer demora na partida (53). Este contato deve ser incentivado antes do transporte até mesmo do RN mais grave, ou quando os pais relutam em ver a criança. Quando possível, deve-se permitir à família fotografar o RN. Na chegada ao centro de referência, a equipe de transporte deve telefonar para a família imediatamente para informar-lhes que o RN já chegou em segurança e discutir quaisquer alterações pertinentes no estado dele desde o transporte. A equipe de transporte deve alertar a equipe do centro de referência sobre quaisquer problemas incomuns que os pais possam ter para lidar com a doença da criança.

Relações com os profissionais do hospital de origem

O transporte de RN de um hospital comunitário para um centro de referência tem o potencial de melhorar sobremodo a relação entre as instituições ou causar dano irreparável. Cada transporte representa uma oportunidade de sucesso ou fracasso. A fim de garantir o sucesso, os profissionais do hospital comunitário precisam ter acesso fácil e resposta rápida da equipe de transporte. A rapidez da resposta é, muitas vezes, crucial do ponto de vista de relações públicas, mesmo quando as condições clínicas do RN não a exigem.

Até mesmo o serviço mais diligente não satisfará o hospital comunitário se a equipe não se conduzir de maneira apropriada. A equipe precisa compreender o ambiente psicológico que circunda

QUADRO 5.3
Conjunto de medicina neonatal

Medicamentos	Quantidade	Medicamentos	Quantidade
Antibióticos		Rocurônio	1
Aciclovir	1	Succinilcolina	1
Ampicilina, 500 mg	1	Cloreto de sódio, 3%	1
Ampicilina, 250 mg	1	Vecurônio	1
Ceftriaxona, 1 g	1	**Medicamentos respiratórios**	
Clindamicina	1	Alfaporactanto	1
Gentamicina, 20 mg	1	Óxido nítrico	1
Metronidazol	1	**Esteroides**	
Vancomicina	1	Dexametasona	1
Medicamentos cardiovasculares		Metilprednisolona	1
Atropina	1	**Outros**	
Adenosina, 6 mg	2	Lágrimas artificiais	1
Amiodarona	2	Difenidramina	1
Alprostadil	1	Gliconato de cálcio	1
Digoxina	1	Cloreto de cálcio, Bristojet®	1
Dobutamina	1	$SG_{50\%}$	1
Dopamina	1	Furosemida	1
Epinefrina 1:1.000, 1 mℓ	1	Cateter heparinizado	2
Epinefrina 1:1.000, 30 mℓ	1	Ondansetrona	1
Hidralazina, 20 mg	1	Lidocaína a 2%, Bristojet®	1
Lidocaína 1%	1	Ampolas de água estéril, 20 mℓ	4
Nitroprussiato	1	Bicarbonato de sódio	1
Medicamentos do SNC		Vitamina K, 1 mg/mℓ	1
Paracetamol	1	**Narcóticos para uso neonatal**	
Etomidato	1	Morfina, 2 mg/mℓ	2
Flumazenil	1	Midazolam, 5 mg/mℓ	1
Naloxona	2	Fenobarbital, 130 mg/mℓ	1
Manitol	1	Fentanila 50 μg/mℓ	1
Magnésio	1	Lorazepam, 2 mg/mℓ	1
Fenitoína	2		

$SG_{50\%}$, glicose a 50%.

um transporte. Com frequência, o evento é emocionalmente carregado em virtude da natureza aguda da doença do RN e dos sentimentos de inadequação por parte dos profissionais do hospital comunitário. Tais sentimentos parecem surgir mesmo quando assistência abrangente e excelente é prestada. Os profissionais do hospital comunitário podem ser muito sensíveis a críticas e, a menos que solicitado, qualquer comentário depreciativo sobre a assistência deve ser postergado. A equipe deve procurar informações sobre a história e o estado do RN antes da sua chegada e, quando for prático, solicitar auxílio dos profissionais do hospital comunitário. Os membros da equipe de transporte devem declarar claramente o reconhecimento pela contribuição dos profissionais do hospital comunitário. Deve-se explicar a necessidade de realizar todos os procedimentos, e isso é particularmente importante quando os profissionais do hospital comunitário tomaram a decisão de não realizar um procedimento devido à incompreensão do ambiente de transporte. Os profissionais não médicos devem evitar conflitos com os médicos comunitários acerca da necessidade de tratamentos ou procedimentos. Qualquer desavença deve ser resolvida por meio de debate entre o médico comunitário e o médico consultor no centro de referência.

CONSIDERAÇÕES LEGAIS

Os profissionais de serviços médicos de emergência prestam um padrão de assistência na cena de um acidente ou dentro do veículo de transporte que é diferente do padrão na realização das mesmas tarefas no ambiente hospitalar (54). Contudo, o transporte neonatal está mais associado à terapia intensiva hospitalar e é menos provável que seja considerado um serviço de emergência. Desse modo, os profissionais do transporte neonatal devem pressupor que eles correm o mesmo risco de serem processados que outros profissionais perinatais.

Embora existam poucos regulamentos e jurisprudência definindo as obrigações legais dos serviços de transporte, o conhecimento dos princípios que provavelmente governam a tomada de decisões legais ajuda a orientar os programas na definição de práticas corretas e redução do risco de litígios civis (55). Os princípios de *respondeat superior* estabelecem que o hospital é a parte responsável pelos protocolos e procedimentos executados por seu pessoal (56). Tais princípios aplicam-se tanto aos serviços móveis quanto à assistência hospitalar. Portanto, o hospital mantenedor do programa de transporte é responsável pela seleção e

QUADRO 5.4
Equipamento para transporte de regresso

Equipamentos ou fármacos	Quantidade	Equipamentos ou fármacos	Quantidade
Equipamento		Mini-Med® completo (infusão)	1
Analisador de sangue portátil (i-STAT®)	1	Mini-Med® parcial	1
Lancetas estéreis	5	Sondas de oximetria	2
Estetoscópio	1	Eletrodos de ECG	6
Seringas		Bolsas térmicas	
1 mℓ	3	Pequena	1
3 mℓ	3	Grande	1
10 mℓ	1	Gorros térmicos	
20 mℓ	1	Pequeno	1
60 mℓ	3	Grande	1
Agulhas, calibre 19	10	Prancha para imobilizar membro	1
Seringa de bulbo	1	Agulha intraóssea	1
Tubos alimentares		Braçadeiras de esfigmomanômetro (2, 3, 4, 5)	1 de cada
5 Fr	1		
8 Fr	1	Tesoura	1
Agulhas *butterfly*		Pinça hemostática	1
Calibre 23	2	Conector em T	2
Calibre 25	2	Angiocath®, calibre 24	4
Tubos ET, 2,5 a 5,0	2 de cada	Alfinetes de segurança	6
Estiletes	2	Fita adesiva	2 rolos
Laringoscópio e lâminas (Miller 0, 1)	1 de cada	Benzoína	1
		Luvas estéreis	
Máscaras faciais, vários tamanhos	1 de cada	Tamanho 6,5	2
Tenda facial	1	Tamanho 7,5	2
Bolsa de ventilação manual	1	Fraldas	3
Equipamento de nebulização	1	Chupetas	1
Equipo de Venturi	2	Equipo de oxigênio	2
Cânula nasal	2	**Medicamentos**	
Swabs de álcool e iodo-povidona	10 de cada	Solução salina isotônica	2
Termômetro	1	Heparina para desobstruir cateteres	2
Cateteres de aspiração		Bicarbonato de sódio	2
6 Fr	2	Epinefrina 1:10.000, Bristojet®	1
8 Fr	2	Atropina, Bristojet®	1
10 Fr	2	Água estéril	2
Aspirador de Yankauer	1	SG$_{10\%}$, 500 mℓ	1
Interruptor paralelo (*three-way*)	2	SG$_{5\%}$, 100 mℓ	1
Equipo IV		NaCl a 2% com glicose$_{5\%}$, 250 mℓ	1
Extensão de baixo volume	2	Soro fisiológico, 250 mℓ	1
Extensão minivolume	1		

SG$_{5\%}$, soro glicosado a 5%; SG$_{10\%}$, soro glicosado a 10%; ECG, eletrocardiograma; ET, endotraqueal; IV, intravenoso.

pelo treinamento dos profissionais e pela definição do âmbito da sua atuação. Logicamente, o diretor médico, como o profissional médico que responde pela qualidade da assistência, também é responsável pela gestão da equipe. Os membros da equipe assumem responsabilidade pessoal apenas se suas atividades extrapolarem o âmbito de atuação outorgado.

Cada programa de transporte deve elaborar um manual de operações que descreva claramente os procedimentos básicos. Deve-se documentar o método utilizado para selecionar, treinar e certificar os membros da equipe. De modo semelhante, os protocolos e procedimentos devem ser registrados e aprovados pelo diretor médico. As atividades dos profissionais não médicos que extrapolam seu âmbito de atuação habitual no ambiente hospitalar devem ser citadas, aprovadas pelos respectivos órgãos institucionais (p. ex., Conselho de Enfermagem) e as habilidades verificadas e atualizadas como rotina. Toda a documentação deve ser mantida em arquivo permanente.

Durante a execução de um transporte, a equipe deve observar os protocolos e procedimentos estabelecidos (57), a menos que as necessidades clínicas do paciente determinem uma exceção. Nesta situação, deve-se solicitar a orientação do médico consultor, e registrar cuidadosamente as recomendações deste no prontuário do paciente.

Os hospitais comunitários que encaminham pacientes têm responsabilidades éticas e legais para com os pacientes que precisam de transferência entre hospitais, e tais responsabilidades estão delineadas principalmente no Consolidated Omnibus Budget Reconciliation Act (COBRA) de 1985 (58). Esta lei federal atribui ao hospital de origem/comunitário a obrigação de estabilizar o paciente adequadamente antes do transporte. O hospital comunitário também tem por obrigação estabelecer um acordo com um hospital para receber o paciente e garantir que o hospital/centro de referência seja capaz de satisfazer as necessidades previstas do mesmo. A emenda a esta lei, em 1989, acrescentou a exigência de que os hospitais de origem façam esforço para obter consentimento por escrito dos pais de um paciente menor antes do transporte. O descumprimento dessas exigências é considerado abandono médico.

Os hospitais de origem e de referência, e seus profissionais, têm responsabilidades distintas para com os pacientes em diferentes pontos do tempo durante a condução de um transporte. Não existe um ponto isolado no qual a responsabilidade se transfira totalmente do hospital de origem para o hospital terciário. Desde o momento do pedido de transporte até a chegada do paciente ao hospital de referência, há um declínio gradual na responsabilidade do hospital de origem (Figura 5.3). Eventos críticos que transferem a responsabilidade incluem:

- Chegada da equipe de transporte ao hospital de origem (comunitário)
- A equipe de transporte assume a assistência direta do paciente
- Partida da equipe e do paciente do hospital de origem (comunitário)
- Chegada ao hospital (centro) de referência (59).

Nos EUA, o âmbito da prática de enfermagem geralmente é estabelecido por dois conjuntos de regulamentos, as regras e normas descritas pelo hospital ou agência empregadora e as leis de prática de enfermagem no estado em questão. O transporte cria problemas singulares acerca do âmbito de prática da enfermagem porque os enfermeiros da equipe de transporte muitas vezes prestam assistência em outro hospital que não sua instituição patrocinadora, e às vezes prestam assistência ao paciente em um estado diferente daquele onde estão licenciados (59). Em geral, os enfermeiros não estão autorizados a atuar sob a supervisão de um médico que não esteja credenciado em seu hospital empregador. Portanto, enquanto estiver prestando assistência no hospital comunitário e dividindo responsabilidades com o médico da comunidade, o enfermeiro de transporte tem de obedecer aos protocolos e procedimentos estabelecidos pela instituição patrocinadora, ou receber ordens verbais do centro de referência. Prevendo a ocorrência de problemas durante o transporte interestadual, muitos estados adjacentes criaram relações recíprocas de licenciamento. Equipes de transporte podem contornar este problema "internando" o paciente no seu hospital no momento do primeiro contato com o paciente e, assim, considera-se que os membros da equipe estão atuando no seu estado de licenciamento.

Nos EUA, os agentes que oferecem transporte para profissionais médicos e pacientes são governados pela legislação estadual ou federal. Nos EUA, o Emergency Medical Services Act, de 1973, atribui a responsabilidade pelo transporte terrestre aos serviços médicos de emergência estaduais. Os serviços de transporte aéreo devem observar a Parte 135 dos regulamentos da Federal Aviation Administration, que governam as operações aéreas médicas.

TRANSPORTE DE REGRESSO

O transporte que leva RNs convalescentes de volta para hospitais comunitários antes da alta para o lar denomina-se transporte de regresso. Os benefícios do transporte de regresso incluem:

- Reserva os recursos do centro de referência para pacientes em estado crítico, reduzindo a aglomeração nessas unidades (60,61)
- Aumenta o uso dos recursos no hospital comunitário e ajuda a preparar suas equipes para a assistência de pacientes com quadros agudos
- Promove as relações entre hospitais de referência e seus hospitais comunitários
- Familiariza os médicos da assistência primária com os RNs antes da alta para o lar
- Promove visitas de familiares e incentiva a ligação família-RN
- Reduz o custo total da assistência médica (62,63).

Também há desvantagens em potencial associadas ao transporte de regresso, a saber:

- Ansiedade dos pais e perda da continuidade da assistência causada pela troca de cuidadores
- Necessidade eventual de reinternação no centro de referência (64)
- Perda de oportunidade para o pessoal do centro de referência de participar na assistência ao convalescente
- Riscos e custo do transporte
- Ausência de reembolso por seguradoras pelo transporte (63).

O transporte de regresso deve ser considerado uma opção para todos os RNs que não precisam mais dos recursos do centro de referência e para os quais o centro de referência não seja o local de assistência primária subsequente (64).

REFERÊNCIAS BIBLIOGRÁFICAS

1. DeLee JB. Infant incubation, with the presentation of a new incubator and a description of the system at the Chicago Lying-In Hospital. *Chic Med Rec* 1902;22:22.
2. Butterfield LJ. Historical perspectives of neonatal transport. *Pediatr Clin North Am* 1993;40(2):221.
3. Losty MA, Orlofsky I, Wallace HM. A transport service for premature babies. *Am J Nurs* 1950;50:10.
4. Wallace HM, Losty MA, Baumgartner L. Report of two years experience in the transportation of premature infants in New York City. *Pediatrics* 1952;22:439.
5. Pettett G, Merenstein GB, Battaglia FC et al. An analysis of air transport results in the sick newborn infant: Part I: the transport team. *Pediatrics* 1975;55(6):774.
6. Cifuentes J, Bronstein J, Phibbs CS et al. Mortality in low birth weight infants according to level of neonatal care at hospital of birth. *Pediatrics* 2002;109(5):745.
7. Hohlagschwandtner M, Husslein P, Klebermass K. Perinatal mortality and morbidity: comparison between maternal transport, neonatal transport and inpatient antenatal treatment. *Arch Dis Child* 2001;265:113.
8. Richardson DK, Reed K, Cutler JC et al. Perinatal regionalization *versus* hospital competition: the Hartford example. *Pediatrics* 1995;96(3):417.
9. Bose CL. Organization and administration of a perinatal transport service. In: MacDonald MG, Miller MK, eds. *Emergency transport of the perinatal patient*. Boston, MA: Little, Brown and Co., 1989:43.
10. Hood JL, Cross A, Hulka B et al. Effectiveness of the neonatal transport team. *Crit Care Med* 1983;11(6):419.

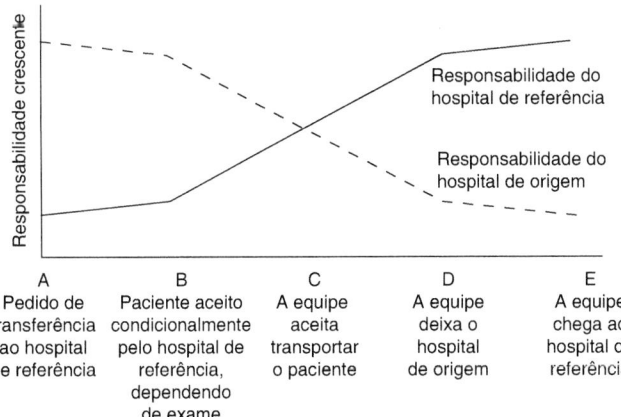

Figura 5.3 Alteração dos níveis de responsabilidade legal para o atendimento do paciente. De Brimhall, DC. The hospital administrator's perspective. In: MacDonald MG, ed., Miller MK, assoc. ed. *Emergency transport of the perinatal patient*. Philadelphia, PA: Little, Brown and Co., 1989:148, com permissão.

11. Chance GW, Matthew JD, Gash J et al. Neonatal transport: a controlled study of skilled assistance. *J Pediatr* 1978;93(4):662.
12. American Academy of Pediatrics, Committee on Fetus and Newborn, and American College of Obstetricians and Gynecologists, Committee on Obstetric Practice. *Guidelines for perinatal care*, 7th ed. Evanston, IL: American Academy of Pediatrics and American College of Obstetricians and Gynecologists, 2007:58.
13. Brimhall D. Developing administrative support for the transport system. In: McCloskey K, Orr R, eds. *Pediatric transport medicine*. St. Louis, MO: CV Mosby, 1995:56.
14. Mitchell A, Watts J, Whyte R et al. Evaluation of graduating neonatal nurse practitioners. *Pediatrics* 1991;88(4):789.
15. Karlowicz MG, McMurray JL. Comparison of neonatal nurse practitioners' and pediatric residents' care of the extremely low-birth-weight infants. *Arch Pediatr Adolesc Med* 2000;154(11):1123.
16. Thompson TR. Neonatal transport nurses: an analysis of their role in the transport of newborn infants. *Pediatrics* 1980;65(5):887.
17. Aylott M. Expanding the role of the neonatal transport nurse: nurse-led teams. *Br J Nurs* 1997;6(14):800.
18. Cook LJ, Kattwinkel J. A prospective study of nurse-supervised *versus* physician-supervised neonatal transports. *JOGN Nurs* 1983;12(6):371.
19. American Academy of Pediatrics, Task Force on Interhospital Transport. *Guidelines for air and ground transport of neonatal and pediatric patients*, 3rd ed. Elk Grove Village, IL: American Academy of Pediatrics, 2007:37.
20. Conn AKT, Bowen CY. The communications network for perinatal transport. In: MacDonald MG, Miller MK, eds. *Emergency transport of the perinatal patient*. Boston, MA: Little, Brown and Co., 1989:93.
21. Perlstein PH, Edwards NK, Sutherland JM. Neonatal hot line telephone network. *Pediatrics* 1979;64(4):419.
22. Risemberg HM. Financing a perinatal transport program in the United States. In: MacDonald MG, Miller MK, eds. *Emergency transport in the perinatal patient*. Boston, MA: Little, Brown and Co., 1989:85.
23. Bose CL. The transport environment. In: MacDonald MG, Miller MK, eds. *Emergency transport of the perinatal patient*. Boston, MA: Little, Brown and Co., 1989:195.
24. Philbin MK, Gray L. Changing levels of quiet in an intensive care nursery. *J Perinatol* 2002;22(6):455.
25. Kellman N. Noise in the intensive care nursery. *Neonatal Netw* 2002;21(1):35.
26. Robertson A, Cooper-Peel C, Vos P. Peak noise distribution in the neonatal intensive care nursery. *J Perinatol* 1998;18(5):361.
27. Shenai JP. Sound levels for neonates in transit. *J Pediatr* 1977;90(5):811.
28. Campbell AN, Lightstone AD, Smith JM et al. Mechanical vibration and sound levels experienced in neonatal transport. *Am J Dis Child* 1984;138:967.
29. Gadeke R, Doring B, Keller R et al. The noise level in a children's hospital and the wake-up threshold in infants. *Acta Paediatr Scand* 1969;58:164.
30. Blackburn S. Environmental impact of the NICU on developmental outcomes. *J Pediatr Nurs* 1998;13(5):279.
31. Shenai JP, Johnson GE, Varney RV. Mechanical vibration in neonatal transport. *Pediatrics* 1981;68(1):55.
32. MacNab A, Chen Y, Gagnon F et al. Vibration and noise in pediatric emergency transport vehicles: a potential cause of morbidity? *Aviat Space Environ Med* 1995;66(3):212.
33. Floyd WN, Broderson AB, Goodno JF. Effect of whole-body vibration on peripheral nerve conduction time in the *rhesus* monkey. *Aerosp Med* 1973;44(3):281.
34. Clark JG, Williams JD, Hood WB et al. Initial cardiovascular response to low frequency whole body vibration in humans and animals. *Aerosp Med* 1967;38(5):464.
35. Ando H, Ishitake T, Miyazaki Y et al. The mechanism of a human reaction to vibration stress by palmar sweating in relation to autonomic nerve tone. *Int Arch Occup Environ Health* 2000;73(1):41.
36. Adey WR, Winters WD, Kado RT et al. EEG in simulated stresses of space flight with special reference to problems of vibration. *Electroencephalogr Clin Neurophysiol* 1963;15:305.
37. Graybiel A, Knepton J. Sopite syndrome: a sometimes sole manifestation of motion sickness. *Aviat Space Environ Med* 1976;47:873.
38. Lawson BD, Mead AM. The sopite syndrome revisited: drowsiness and mood changes during real or apparent motion. *Acta Astronaut* 1998;43(3–6):181.
39. Wright MS, Bose CL, Stiles AD. The incidence and effects of motion sickness among medical attendants during transport. *J Emerg Med* 1995;13(1):15.
40. Patient compartment illumination. *Federal specifications for the Star of Life ambulance KKK-A-1822F*. Washington, DC: National Automotive Center, General Services Administration, 2007. Para 3.8.4.1.
41. American Academy of Pediatrics, Committee on Fetus and Newborn, and American College of Obstetricians and Gynecologists, Committee on Obstetric Practice. *Guidelines for perinatal care*, 5th ed. Evanston, IL: American Academy of Pediatrics and American College of Obstetricians and Gynecologists, 2002:45.
42. Kinsella JP, Griebel J, Schmidt JM et al. Use of inhaled nitric oxide during interhospital transport of newborns with hypoxemic respiratory failure. *Pediatrics* 2002;109(1):158.
43. Schneider C, Gomez M, Lee R. Evaluation of ground ambulance, rotor-wing, and fixed-wing aircraft services. *Crit Care Clin* 1992;8(3):533.
44. Brink LW, Neuman B, Wynn J. Air transport. *Pediatr Clin North Am* 1993;40(2):439.
45. King BR, Woodward GA. Pediatric critical care transport–the safety of the journey: a five-year review of vehicular collisions involving pediatric and neonatal transport teams. *Prehosp Emerg Care* 2002;6(4):449.
46. DeLorenzo RA. Military and civilian emergency aeromedical services: common goals and different approaches. *Aviat Space Environ Med* 1997;68(1):56.
47. Council on Medical Service. Guidelines for quality assurance. *JAMA* 1988;259(17):2572.
48. Joint Commission on the Accreditation of Hospitals and Health Organizations. *Examples of monitoring and evaluation in emergency services*. Chicago, IL: JCAHHO, 1988:13.
49. Eastes L, Jacobson J, eds. *Quality assurance in air medical transport*. Orem, UT: WordPerfect Publishers, 1990.
50. Commission on Accreditation of Medical Transport Systems. *Accreditation standards of the commission on accreditation of medical transport systems*, 9th ed. Anderson SC: Commission on Accreditation of Medical Transport Systems, 2012.
51. Frazier E. How many state EMS agencies require CAMTS accreditation for air ambulance services. *Air Med J* 2012;20(1):8.
52. McBurney B. The role of the community hospital nurse in supporting parents of transported infants. *Neonatal Netw* 1988;6:60.
53. MacNab AJ, Gagnon F, George S et al. The cost of family-oriented communication before air medical interfacility transport. *Air Med J* 2001;20(4):20.
54. Reimer-Brady JM. Legal issues related to stabilization and transport of the critically ill neonate. *J Perinat Neonatal Nurs* 1996;10(3):62.
55. Ginzburg HM. Legal issues in medical transport. In: MacDonald MG, Miller MK, eds. *Emergency transport of the perinatal patient*. Boston, MA: Little, Brown and Co., 1989:152.
56. Tonsic v Wagner, 458 Pa. 246; 329 A 2 d 497;1974.
57. American Academy of Pediatrics, Task Force on Interhospital Transport. *Guidelines for air and ground transport of neonatal and pediatric patients*, 3rd ed. Elk Grove Village, IL: American Academy of Pediatrics, 2006,16.
58. Ross M, Hayes C. Consolidated Omnibus Budget Reconciliation Act of 1985. *Soc Secur Bull* 1986;49(8):22.
59. Brimhall DC. The hospital administrator's perspective. In: MacDonald MG, Miller MK, eds. *Emergency transport of the perinatal patient*. Boston, MA: Little, Brown and Co., 1989:147.
60. Jung AL, Bose CL. Back transport of neonates: improved efficiency of tertiary nursery bed utilization. *Pediatrics* 1983;71:918.
61. Zarif MA, Rest J, Vidyasagar D. Early retransfer: a method of optimal bed utilization of NICU beds. *Crit Care Med* 1979;7:327.
62. Bose CL, LaPine TR, Jung AL. Neonatal back transport: cost effectiveness. *Med Care* 1985;23(1):14.
63. Phibbs CS, Mortensen L. Back transporting infants from neonatal intensive care units to community hospitals for recovery care: effect on total hospital charges. *Pediatrics* 1992;90(1 Pt 1):22.
64. Lynch TM, Jung AL, Bose CL. Neonatal back transport: clinical outcomes. *Pediatrics* 1988;82(6):845.

6 Exames de Imagem para o Recém-Nascido

Jeffrey C. Hellinger, Nicole Mendelson, Mary M.K. Seshia e Mhairi G. MacDonald

INTRODUÇÃO

Os exames de imagem são uma ferramenta clínica essencial para a investigação e o monitoramento da doença neonatal. Estes dados diagnósticos são fundamentais para motivar o manejo ao lado do leito e a tomada de decisões, em particular em um RN em estado crítico na unidade de terapia intensiva (UTI). Os objetivos são obter imagens confiáveis e reproduzíveis, que alcancem ou excedam os padrões estabelecidos para os exames de imagem neonatais. Imagens de qualidade suficiente devem prontamente possibilitar a análise, a compreensão e a interpretação acurada. Embora a alta qualidade diagnóstica seja um pré-requisito para o uso significativo e uma tomada de decisões com confiança, os algoritmos anatômicos e funcionais dos exames de imagem neonatais sempre devem ser orientados para a maior segurança do RN.

As considerações de segurança nos exames de imagem neonatais incluem o tipo de modalidade e o local de exame de imagem, e a efetividade da comunicação entre todos os cuidadores nos cuidados do RN. Radiografia simples, ultrassonografia (US), fluoroscopia, tomografia computadorizada (TC) e ressonância magnética (RM) são modalidades comuns utilizadas para os exames de imagem neonatais. A cintigrafia é menos comumente utilizada. Cada modalidade apresenta benefícios, riscos e limitações intrínsecos, os quais devem ser considerados na escolha de uma estratégia de exame de imagem e na aplicação dos achados interpretativos. Uma consideração primária de risco do exame de imagem neonatal é a exposição à radiação (1). A radiografia, a fluoroscopia, a TC e a cintigrafia dependem de radiação para gerar imagens, enquanto a US e a RM não dependem. Outra consideração sobre o risco é o transporte até o local e a realização do exame por imagem fora da unidade neonatal. A radiografia e a US podem ser realizadas rotineiramente à beira do leito, minimizando os riscos extrínsecos ao tipo de modalidade. A fluoroscopia, a RM e a cintigrafia exigem o transporte do RN até um departamento de radiologia dedicado, o que aumenta os potenciais riscos. Embora em alguns centros seja possível realizar a TC à beira do leito com uma unidade de TC portátil, na maioria dos centros neonatais a TC também é realizada em um departamento de imagem especializado.

A comunicação efetiva à beira do leito entre pediatras, radiologistas, tecnólogos em exames de imagem e outros profissionais de saúde é importante para assegurar o uso e a realização apropriados destas modalidades. Quando as modalidades são aplicadas e operadas adequadamente, o potencial em relação à produção diagnóstica, ao impacto clínico e à segurança neonatal é otimizado. A comunicação efetiva é alcançada por meio de uma abordagem de equipe colaborativa para o compartilhamento dos dados clínicos de um RN. Deste modo, os protocolos e as estratégias dos exames por imagem são mais bem talhados de acordo com apresentação clínica do RN e o processo de doença conhecido ou suspeito, enquanto a duração e o volume dos exames por imagem possivelmente são minimizados. É igualmente importante que exista um relato claro e rápido dos achados, para otimizar a tomada de decisões à beira do leito de modo rápido e apropriado. Protocolos de comprovação total para a transmissão de diagnósticos de exames por imagem urgentes do radiologista para a equipe da UTI neonatal devem estar em vigor e, do outro lado, o pronto acesso a um radiologista para consultas. Na era digital atual, recomenda-se fortemente que a equipe de exames por imagem neonatais, com todos os profissionais de saúde relevantes, reserve um tempo pessoal direto para discussões de consulta regulares e revisões dos pacientes, de seus processos patológicos, do manejo clínico, dos estudos radiológicos e de outros dados diagnósticos. A forte ênfase sobre a comunicação e o trabalho em equipe também é primordial, com a finalidade de minimizar os riscos para o RN durante o transporte para os estudos radiológicos fora da unidade neonatal.

O exame por imagem do RN é diferenciado pelo pequeno tamanho do paciente, pela natureza imatura dos órgãos, pela fisiologia distinta, pela variação dos possíveis distúrbios congênitos de múltiplos órgãos e pela patologia única adquirida *in utero* e no pós-parto precoce. Estas características únicas apresentam desafios tecnológicos e interpretativos para a equipe de exames de imagem, na medida em que ela busca a otimização do desempenho, da segurança do paciente e da produção diagnóstica, junto com a minimização do custo e das possíveis sequelas iatrogênicas em curto e longo prazos dos exames por imagem. Estes desafios destacam ainda mais a importância da força de trabalho em equipe, da comunicação e da consideração dos riscos e dos benefícios das modalidades radiológicas. A abordagem destes desafios e o uso dos exames por imagem diagnósticos multimodalidades com sucesso para o manejo clínico neonatal exigem a compreensão fundamental dos princípios dos exames neonatais por imagem, das modalidades de imagem e dos principais achados da modalidade em relação à patologia neonatal. Este capítulo proporciona uma revisão dos princípios e das modalidades dos exames por imagem e uma visão geral dos achados dos exames por imagem em relação à patologia neonatal com a utilização de uma abordagem por sistemas corporais. Também está inclusa uma revisão da avaliação radiológica dos cateteres neonatais e de outros dispositivos de suporte.

PRINCÍPIOS DE EXAMES POR IMAGEM NEONATAIS

Os órgãos neonatais são altamente sensíveis à radiação, em relação aos órgãos mais maduros em crianças mais velhas e em adolescentes e aos órgãos totalmente desenvolvidos nos adultos. Entretanto, os órgãos apresentam radiossensibilidade variável. O exame por imagem direcionado, com as modalidades dependentes de radiação, resulta em uma fonte adicional de exposição variável dos órgãos. Apesar de os órgãos neonatais apresentarem exposição e susceptibilidade variáveis, deve-se lembrar que a exposição à radiação é cumulativa (2). Cada vez que um RN é submetido a um exame com uma modalidade dependente de radiação, a dose de radiação efetiva produzida é adicionada à exposição efetiva total. A dose de radiação efetiva total do RN em seguida é mensurada em face da exposição de retrospecto natural, que o RN pode vivenciar a partir do ambiente. A exposição à radiação natural é em média de aproximadamente 2,5 milissieverts (mSv) ao ano (1).

Um princípio fundamental para os exames por imagem neonatais é restringir a exposição à radiação a não mais do que 2,5 mSv ao ano. Isto pode não ser possível para todos os RNs, tendo em vista que o processo de doença e o manejo clínico de um RN podem impor exames por imagem frequentes e maior utilização de modalidades dependentes de radiação (2). Ainda assim, devem ser realizadas todas as tentativas para controlar a exposição de um RN à radiação em virtude dos exames médicos por imagem e para reduzir as possíveis sequelas adversas em órgãos-alvo.

A restrição da exposição à radiação clínica de um RNs requer a adesão dos neonatologistas e dos radiologistas aos princípios de ALARA – *Tão Baixa Quanto Razoavelmente*

Possível (3). Para se alcançar a ALARA na prática clínica, é primordial limitar seletivamente o uso e o volume dos estudos dependentes de radiação. Com base na necessidade clínica, isto exige a consideração básica de primeiramente empregar uma modalidade de exame por imagem sem radiação (p. ex., US ou RM), ou uma solução sem exames por imagem para o diagnóstico. Se não houver uma alternativa para a modalidade dependente de radiação, a realização deve seguir as diretrizes estabelecidas, em um esforço para manter a exposição baixa (3,4). Os princípios fundamentais destas diretrizes são que o exame por imagem sempre deve ser baseado em indicações clínicas sólidas, alta probabilidade pré-teste de produção diagnóstica e um possível impacto clínico moderado a alto em virtude dos achados dos exames por imagem. Os exames de repetição (p. ex., TC de crânio de acompanhamento) e de rotina (p. ex., radiografias torácicas diárias) devem ser limitados e realizados apenas quando os benefícios da exposição à radiação superarem os riscos da exposição adicional à radiação efetiva. Quando o exame por imagem é realizado com uma modalidade com radiação, são empregadas estratégias técnicas essenciais para reduzir a exposição à radiação neonatal. Estas incluem (a) protocolos com base no peso para parâmetros apropriados no exame por imagem com radiação (p. ex., quilovoltagem, kV; miliamperagem, mAs) e (b) cobertura protetora para o corpo e órgãos seletivos (3,4).

Embora sempre seja possível realizar o exame por imagem com os parâmetros de kV e mAs mais baixos possíveis, a penalidade pode ser a de imagens de qualidade não diagnóstica. As imagens não diagnósticas também podem resultar do posicionamento neonatal incorreto, da movimentação neonatal e da sobreposição dos dispositivos de suporte (Figura 6.1). O resultado nestes casos é um exame não diagnóstico e a utilização ineficaz dos recursos de assistência de saúde e do tempo. Ainda mais importante para a segurança neonatal, estes exames não diagnósticos também resultam em exposição "desnecessária" à radiação, que não apresenta valor clínico e que apenas é adicionada à dose e ao risco efetivo cumulativos do RN. Em outros casos, as configurações da radiação podem proporcionar um exame de qualidade diagnóstica para a interpretação por parte do radiologista, mas de qualidade insuficiente para que o clínico à beira do leito tome decisões com confiança. O resultado também é o uso ineficaz dos recursos e exposição desnecessária à radiação; a exposição não leva à tomada de decisões e a possíveis alterações no manejo

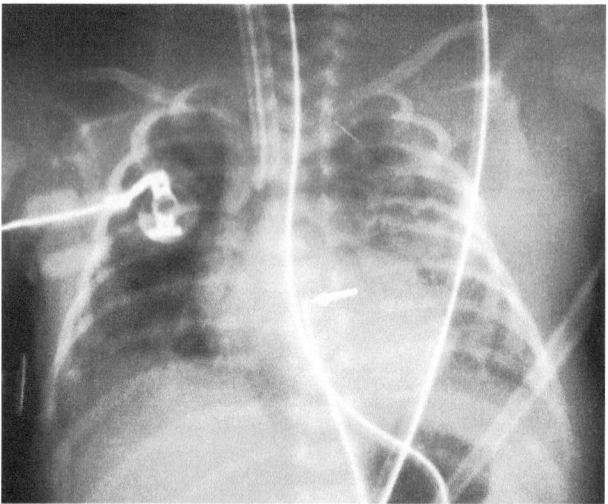

Figura 6.1 A sobreposição de múltiplos dispositivos de suporte pode distrair a atenção do tubo nasogástrico dobrado sobre ele próprio no estômago, com a sua ponta no esôfago (*seta*) e o bisel da cânula ET muito próximo da carina, resultando em ventilação excessiva do pulmão direito e ventilação insuficiente do pulmão esquerdo. De MacDonald MG, Ramasethu J, Rais-Bahrami K. *Atlas of procedures in neonatology.* 5th ed. Philadelphia, PA: Lippincott Williams & Wilkins, 2013:282.

clínico do RN. Na outra extremidade do espectro, evitar completamente as modalidades dependentes de radiação e confiar somente na US e na RM não é custo-efetivo, nem eficiente para o fluxo de trabalho. Em relação a alguns processos de doença, determinada modalidade dependente de radiação terá desempenho diagnóstico superior. A não utilização de uma modalidade com radiação em virtude da preocupação a respeito da exposição à radiação poderia, então, também impactar de modo adverso a utilização de recursos e o manejo clínico.

As medidas de controle da qualidade são criticamente importantes para equilibrar o uso apropriado das modalidades dependentes de radiação e a adesão a ALARA. Os departamentos de radiologia, em colaboração com os neonatologistas, devem apresentar protocolos com base em patologias, que resumam os algoritmos do fluxo de trabalho com as modalidades recomendadas. Isto tem por base o desempenho científico e os riscos, os benefícios e as alternativas das modalidades. Os radiologistas devem ter recomendado o posicionamento e os parâmetros de exposição à radiação (p. ex., kV, mAs) para que os técnicos os apliquem ao empregar uma modalidade dependente de radiação. As instruções para a proteção do corpo em geral e de órgãos de forma seletiva (com base na modalidade e na região examinada) são medidas de controle da radiação adicional. Finalmente, no preparo para o exame, os esforços de controle também devem focar na redução ou na eliminação de possíveis fontes de uma qualidade de imagem inadequada. Os dispositivos de suporte não essenciais para os objetivos do exame de imagem devem ser excluídos do campo de visão, se possível. A movimentação neonatal pode ser controlada por meio de mantas para envolver o bebê ou com o uso de sacarose em alguns exames (5). Para outros exames, a sedação é a chave para o controle da movimentação. Os protocolos de sedação devem ser estabelecidos em colaboração com neonatologistas e anestesiologistas pediátricos, para resultados ideais e a segurança do paciente. Estão disponíveis produtos e *softwares* de terceiros para registrar e monitorar a exposição cumulativa de um RN. O conhecimento sobre a dose cumulativa real de um RN pode ajudar a restringir a exposição à radiação clínica e orientar as estratégias dos exames de imagem.

Revisões de qualidade contínuas são fundamentais para assegurar a utilização da modalidade apropriada e o cumprimento das medidas de controle. Elas também são importantes para assegurar que os exames sejam de qualidade diagnóstica e que sejam de qualidade suficiente para possibilitar interpretações e decisões clínicas com confiança. As revisões devem avaliar todos os aspectos que possam impactar a qualidade do exame, incluindo, entre outros, configurações de exposição à radiação, posicionamento, dispositivos de suporte e movimentação. A contribuição de todos os lados e o *feedback* de toda a equipe estendida do exame por imagem são essenciais para a avaliação da qualidade do programa de exames por imagem neonatais, a identificação de áreas para melhorias e a implementação de alterações que proporcionarão os cuidados clínicos e a segurança neonatais ideais.

Um conjunto final de princípios gerais em relação aos exames por imagem neonatal diz respeito à interpretação do estudo. Para o radiologista e o neonatologista, uma abordagem analítica sistemática para cada tipo de estudo de exame por imagem assegurará a avaliação completa da anatomia neonatal e a identificação de uma possível patologia e fisiopatologia anormal. A avaliação tem início com a qualidade da imagem, prossegue com os dispositivos de suporte no campo de visão examinado por imagem e, finalmente, com a anatomia examinada por imagem. O reconhecimento de fatores que possam degradar a qualidade da imagem é uma etapa primária, tendo em vista que estes fatores possivelmente impactarão, de modo negativo, a sensibilidade, a especificidade e os valores preditivos positivos e negativos do exame. Conhecer as limitações do exame ajuda a estabelecer um nível de confiança na detecção dos dispositivos de suporte, na representação e na identificação da anatomia anormal, e na tomada de decisões subsequentes para o manejo. As determinantes da qualidade da imagem variarão de acordo com a modalidade. Os dispositivos de suporte são recomendados como a segunda etapa, de modo que estes cateteres, tubos e fios não sejam ignorados na análise diagnóstica. O reconhecimento de um dispositivo malposicionado e da possível complicação neonatal iatrogênica somente pode ser realizado por meio da busca ativa. Os dispositivos de suporte também podem fornecer percepção sobre um distúrbio congênito de um RN, uma doença adquirida pós-parto, o manejo clínico, ou uma combinação destes. Na terceira etapa, a anatomia neonatal é avaliada. A revisão essencial aborda o tamanho, o formato e o contorno da anatomia examinada por imagem. As revisões anatômicas e funcionais mais específicas e os achados variarão de acordo com a modalidade e o processo de doença.

Radiografia

A radiografia é uma técnica de exame por imagem com raios X estática e bidimensional (2D), que representa as estruturas com base nas densidades relativas (p. ex., ar, gordura, água, tecido mole, osso). As estruturas radiodensas (p. ex., osso), os dispositivos e os corpos estranhos são bem representados. As silhuetas viscerais e as linhas dos tecidos moles são representadas com detalhes limitados, com base nas densidades diferenciais adjacentes.

A radiografia é a modalidade mais comumente utilizada nos exames por imagem neonatais e historicamente tem sido e permanece como uma das primeiras etapas nas investigações radiológicas para a maior parte dos processos de doenças neonatais. As vantagens da radiografia são que ela é um exame portátil, que é fácil de realizar, processar e interpretar de maneira rápida. Isto a torna um método altamente eficaz para rastrear rapidamente a patologia neonatal e monitorar as respostas ao tratamento clínico e pós-procedimento que envolvem o pescoço, o tórax, o abdome e a pelve, e as estruturas esqueléticas. A avaliação do posicionamento do dispositivo de suporte é uma importante indicação adicional para a obtenção de radiografias no RN. Em cada uma destas aplicações, a anatomia fora da(s) região(ões) de interesse sempre deve ser protegida.

Para algumas apresentações clínicas, é apropriada a radiografia de nível anatômico único. Por exemplo, um RN não cianótico com taquipneia intermitente será submetido inicialmente a uma radiografia torácica anteroposterior (AP). Um RN com distensão abdominal e vômito, mas sem desconforto respiratório, inicialmente será submetido a uma radiografia abdomino-pélvica AP. Um RN hemodinamicamente estável, com uma suspeita de anomalia congênita óssea, será submetido a um exame por imagem ósseo direcionado (p. ex., antebraço para anomalia na matriz do radial). Para RNs mais críticos com necessidades diagnósticas mais sensíveis ao tempo, é apropriada uma radiografia multiníveis. Por exemplo, para um RN com desconforto respiratório, é realizada uma radiografia torácica e abdominopélvica AP combinada. Isto facilita a avaliação da anatomia direcionada, com a categorização da localização visceral, o reconhecimento de uma possível doença congênita cardiovascular e não cardiovascular, e a confirmação do posicionamento adequado de todos os dispositivos de suporte inseridos durante a reanimação neonatal inicial e a avaliação. As radiografias subsequentes então podem ser direcionadas para um único nível de preocupação; por exemplo, radiografia torácica ou abdominopélvica. As radiografias torácicas de acompanhamento devem se estender no mínimo até a parte superior do abdome, para avaliar os graus variáveis de inspiração e confirmar a estabilidade dos dispositivos de suporte. Por exemplo, na Figura 6.1, se a parte superior do abdome não tivesse sido incluída nesta radiografia torácica bem centralizada, a ponta dobrada para trás do tubo nasogástrico poderia ter sido confundida com a ponta de um cateter na artéria umbilical (CAU). Entretanto, o clínico atento reconheceria que o CAU, se fosse inserido adequadamente, correria em paralelo ao lado esquerdo da coluna em um filme AP, e não se desviaria para a direita, conforme demonstrado. Quando os dispositivos de suporte exigem uma avaliação de acompanhamento completa, a cobertura novamente deve se estender ao longo de múltiplos níveis anatômicos, para incluir todas as suas localizações esperadas. Por vezes, projeções laterais podem ser obtidas junto com as radiografias AP padrão para avaliar a anatomia, a patologia suspeita e/ou para confirmar o posicionamento dos dispositivos de suporte (Figuras. 6.2 e 6.3).

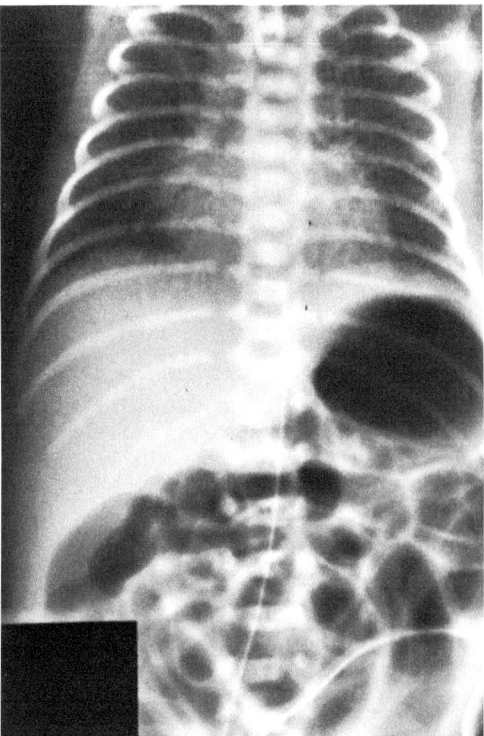
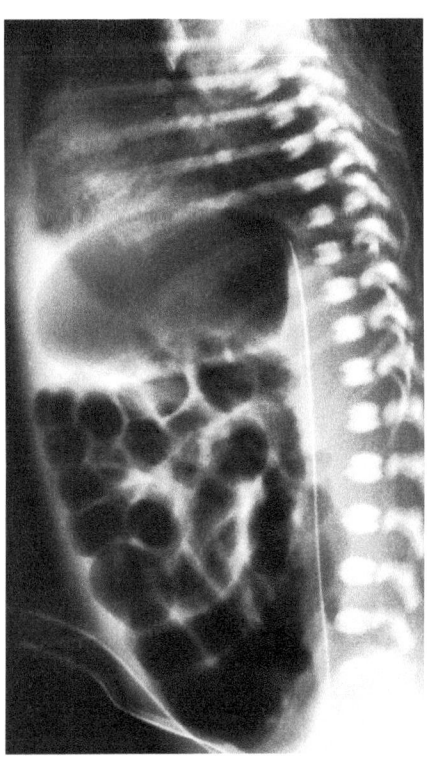

Figura 6.2 (A) CAU em posição alta satisfatória no nível do nono corpo vertebral torácico nas projeções AP e (B) lateral. De MacDonald MG, Ramasethu J, Rais-Bahrami K. *Atlas of procedures in neonatology.* 5th ed. Philadelphia, PA: Lippincott Williams & Wilkins, 2013:159.

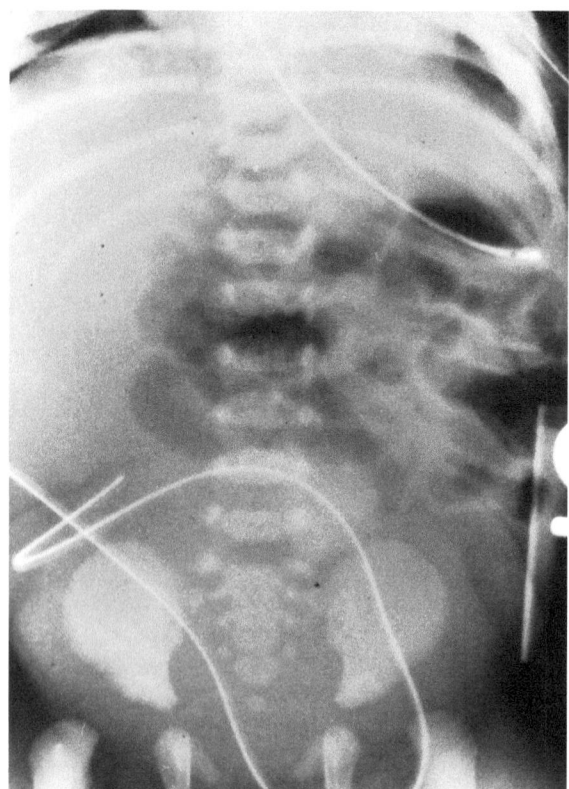 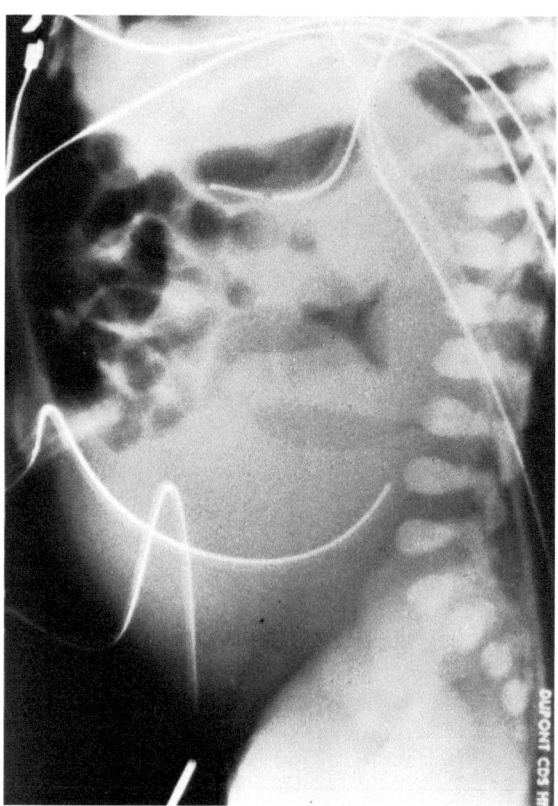

Figura 6.3 Efeito de massa abdominal que simula inserção inadequada do cateter. Os filmes anteroposterior **(A)** e lateral **(B)** demonstram o deslocamento de um CAU por um hematocolpo gigante em um recém-nascido de 1 dia de idade. De MacDonald MG, Ramasethu J, Rais-Bahrami K. *Atlas of procedures in neonatology*. 5th ed. Philadelphia, PA: Lippincott Williams & Wilkins, 2013:168.

A qualidade diagnóstica das radiografias pode ser prejudicada pelo posicionamento incorreto, pela movimentação, pela sobreposição de dispositivos e pelo grau de exposição inadequada ou excessiva (Figura 6.4B). Além disso, volumes inspiratórios baixos podem prejudicar a avaliação das radiografias torácicas.

A radiografia utilizada adequadamente expõe o RN a uma quantidade mínima de radiação, em comparação a outras modalidades dependentes de radiação. A dose típica de uma radiografia torácica AP é de 0,02 mSv, enquanto a dose de uma radiografia torácica e abdominopélvica AP combinada é de até 0,12 mSv (2). Estes valores podem ser aplicados como um meio para compreender a exposição à dose de um RN a partir de outras modalidades de radiação e também ao avaliar a dose cumulativa de um RN. Desta maneira, a exposição à dose é expressa como uma quantidade equivalente de radiografias (p. ex., radiografias torácicas). Embora esta abordagem possa proporcionar uma medida para comunicar e compreender a exposição de um RN e o risco em relação a exames únicos e cumulativos, ela nem sempre é um meio preciso para o relato da exposição. Conforme discutido anteriormente, os órgãos podem apresentar uma exposição diferencial, dependendo da cobertura, da radiossensibilidade do órgão e da proteção.

Ultrassonografia

A ultrassonografia (US) é uma modalidade que utiliza ondas de som de alta frequência para dar origem a imagens anatômicas e dados funcionais. A US em modo B (bidimensional) em tempo real com "escala de cinza" atua como um método primário para investigar patologias congênitas e adquiridas no período neonatal na maioria das regiões anatômicas. Isto inclui a avaliação de patologias intracranianas, intra-abdominais e pélvicas, cardiovasculares e musculoesqueléticas (Figura 6.5). O uso adicional da US com escala de cinza inclui a orientação de intervenções cardiovasculares e não cardiovasculares (Figura 6.6). A US com Doppler colorido e onda pulsátil é uma técnica suplementar, que possibilita a avaliação da fisiologia cardiovascular. A US com Doppler também é utilizada para avaliar o fluxo ureteral e excluir a obstrução ureterovesicular. A US em modo M pode ser aplicada com a sonografia com escala de cinza para avaliar a oscilação diafragmática e quantificar o grau de movimentação. As técnicas de US tridimensionais (3D) fornecem dados volumétricos e demonstrações morfológicas sofisticadas, complementares às demonstrações 2D padrão.

A principal vantagem da US é que não é usada radiação ionizante para gerar as imagens e os dados fisiológicos. Além disso, está amplamente disponível, é portátil e pode ser realizada rapidamente à beira do leito na UTI neonatal. A janela ultrassonográfica pode ser degradada por cateteres, dispositivos metálicos, osso, deformidades anatômicas, edema em tecidos moles, líquidos corporais e regiões de ar normal e anormal. A US também pode ser limitada pela habilidade do operador, o que enfatiza a importância do controle de qualidade e da revisão continuamente.

Fluoroscopia

A fluoroscopia é uma técnica com raios X 2D sequencial rápida, que possibilita o exame em tempo real dinâmico. Assim como a radiografia estática, a fluoroscopia representa as estruturas com base nas densidades relativas de ar, gordura, água, tecido mole e osso. As estruturas radiodensas (p. ex., osso), os dispositivos e os corpos estranhos são bem identificados, enquanto as vísceras e os tecidos moles são representados com detalhes estruturais limitados. Contrastes solúveis em água iodados orais, intracavitários e intravasculares diretos são administrados para intensificar os lumens, gerar novas interfaces de densidade e aumentar a representação estrutural e os detalhes. Múltiplas estratégias técnicas para a redução da radiação específicas são utilizadas simultaneamente durante a fluoroscopia, junto com as estratégias essenciais descritas anteriormente. Estas incluem (a) a utilização de feixes de raios X pulsáteis e

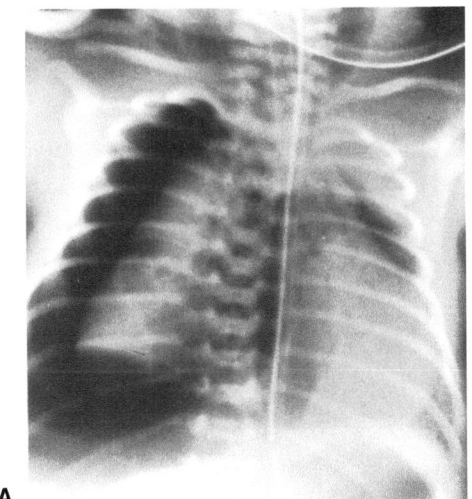
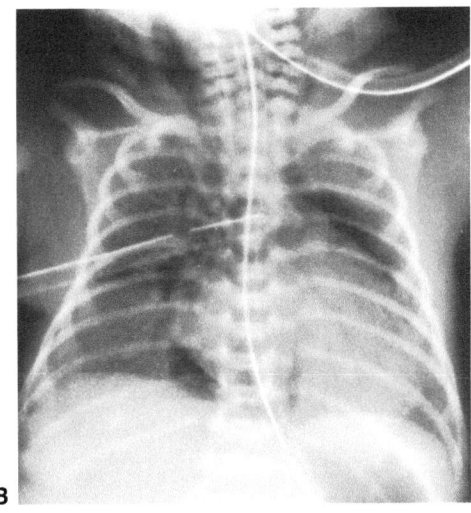
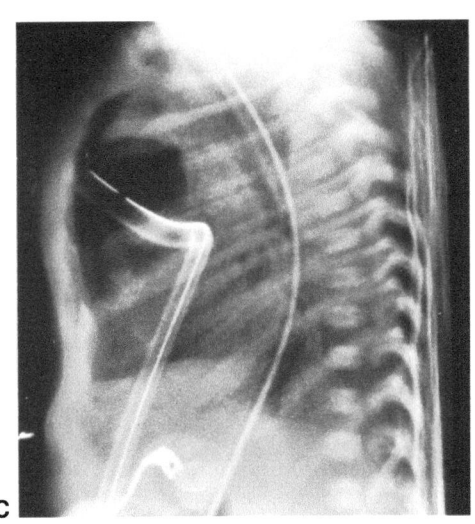

Figura 6.4 **Radiografias sequenciais em um paciente com pneumotórax direito.** Uma coleção de ar em recém-nascidos em decúbito dorsal **(A)** é tratada com mais efetividade com um tubo torácico anteromedial **(B,C)**. A extensão medial é falsamente exagerada pela discreta rotação oblíqua posterior direita do tórax. A tração deste tubo poderia posicionar os orifícios laterais fora do espaço pleural. Existe um pneumomediastino, mais evidente na incidência lateral, não drenado pelo tubo pleural. Observe o ar nucal nas três radiografias. De MacDonald MG, Ramasethu J, Rais-Bahrami K. *Atlas of procedures in neonatology*. 5th ed. Philadelphia, PA: Lippincott Williams & Wilkins, 2013:261.

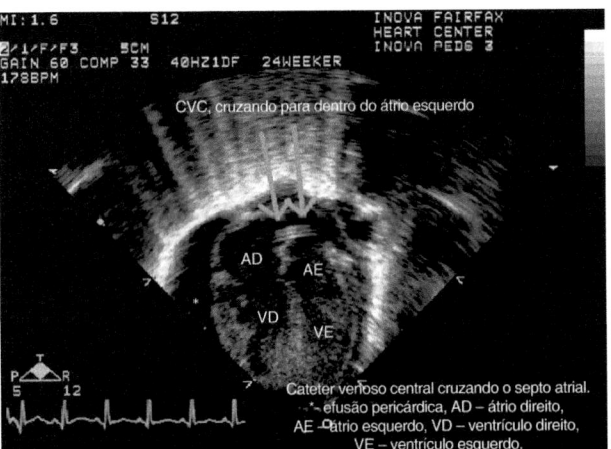

Figura 6.5 **Imagem por ecocardiograma de recém-nascido pré-termo com derrame pericárdico e cateter venoso central (CVC) no átrio esquerdo.** De MacDonald MG, Ramasethu J, Rais-Bahrami K. *Atlas of procedures in neonatology*. 5th ed. Philadelphia, PA: Lippincott Williams & Wilkins, 2013:274.

intermitentes (contrariamente à fluoroscopia constante e contínua) de amplitude estreita e taxas baixas; (b) a captura da maior parte do exame com as opções de "manutenção da última imagem" e "salvar fluoroscopia" (contrariamente às imagens radiográficas reais); (c) a utilização de feixes de raios X e filtros de campo de visão; e (d) a seleção adequada de um campo de visão maior e de maior fonte de radiação para distâncias maiores da pele. (3) Além disso, grades antidifusão devem ser utilizadas de modo limitado.

As aplicações neonatais comuns da fluoroscopia incluem avaliações dos sistemas digestório e geniturinário. Tipicamente, a fluoroscopia é feita após US do abdome, da pelve, ou de ambas. A avaliação fluoroscópica do tubo GI exige opacificação com contraste intraluminal. Uma vez opacificado, o formato, a integridade luminal, a progressão, o calibre e o contorno do tubo GI podem ser avaliados. Para as partes superior e intermediária do tubo GI, é administrado contraste oral (p. ex., deglutição de bário, esofagograma, SEED ou trânsito delgado); o trânsito do contraste é monitorado no sentido anterógrado. Para a parte inferior do tubo GI, é administrado um enema com contraste de modo retrógrado, em direção ao ceco (p. ex., enema de bário). O desempenho do exame GI fluoroscópico apropriado e a seleção do tipo e do volume de contraste corretos dependerá da apresentação clínica do RN e da patologia suspeita. As exposições do RN à dose de radiação de uma SEED e do enema de bário podem ser tão baixas quanto 0,5 e 0,4 mSv, respectivamente (2).

O sistema geniturinário neonatal é avaliado sob fluoroscopia, mais comumente com a uretrocistografia miccional (UCG). Para este exame, o contraste é instilado na bexiga, de modo retrógrado, por meio de um cateter. As imagens são adquiridas durante o preenchimento da bexiga, a distensão máxima e a micção, para avaliar a morfologia da bexiga e da uretra e para excluir refluxo ureteral, obstrução uretral e anomalias congênitas que envolvam a bexiga, os ureteres e a uretra (Figura 6.7). A cateterização para

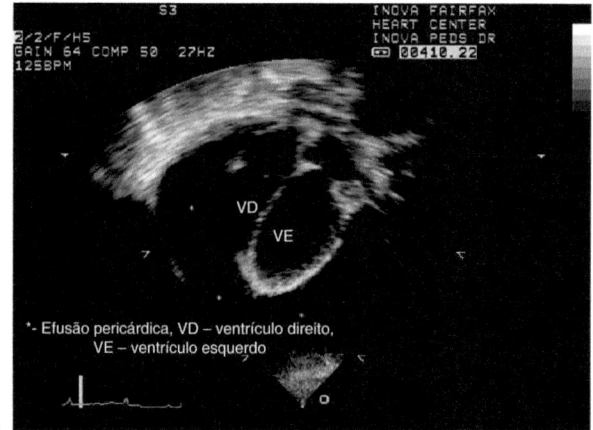
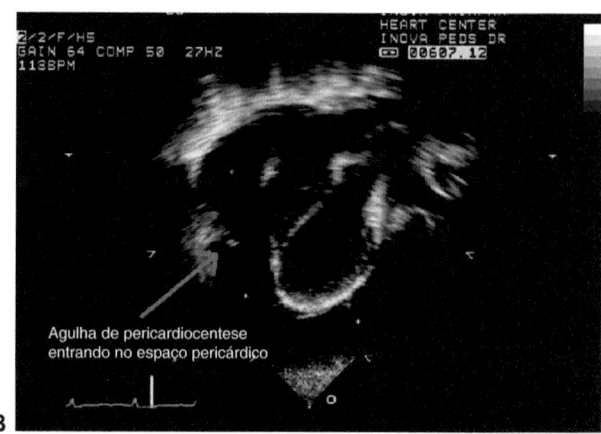
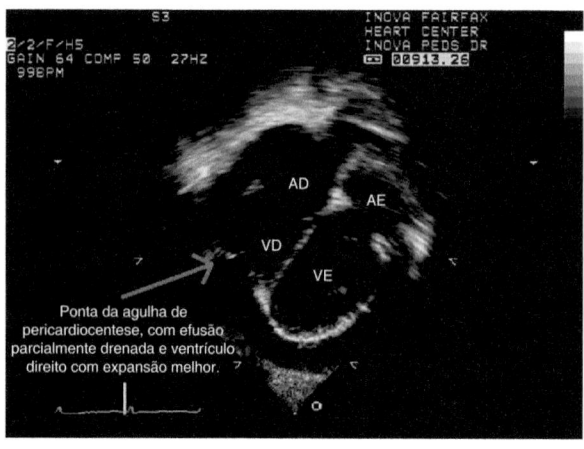

Figura 6.6 Ecocardiograma de pericardiocentese. A. Ecocardiograma de derrame pericárdico. **B.** Ponta da agulha no espaço pericárdico. **C.** Derrame pericárdico parcialmente drenado. De MacDonald MG, Ramasethu J, Rais-Bahrami K. *Atlas of procedures in neonatology.* 5th ed. Philadelphia, PA: Lippincott Williams & Wilkins, 2013:276.

UCG sempre deve ser realizada por um profissional habilitado, com a utilização da técnica estéril adequada. A exposição do RN à dose de radiação durante uma UCG pode ser tão baixa quanto 0,1 mSv (2).

Historicamente, a fluoroscopia também tem sido utilizada para avaliar a movimentação diafragmática, a morfologia das vias respiratórias e o sistema cardiovascular. A fluoroscopia combinada à endoscopia também tem sido utilizada para a avaliação diagnóstica dos ductos biliares e pancreáticos dos RNs (p. ex., colangiopancreatografia retrógrada endoscópica [CPRE]). A fluoroscopia ainda é uma opção para avaliar o diafragma e as vias respiratórias de um RN. Entretanto, a ultrassonografia e a RM atualmente são alternativas mais comuns e sem radiação para avaliar o diafragma, embora ambas a RM e a TC possam ser utilizadas para avaliar as vias respiratórias neonatais. Na maior parte dos centros neonatais, a colangiopancreatografia por RM substituiu CPRE, enquanto a US, a RM, a angiografia por ressonância magnética (ARM) e a angiografia por TC (ATC) são atualmente as modalidades de exames de imagem cardiovascular não invasivas preferidas. A angiografia com cateter invasivo com base em fluoroscopia é realizada seletivamente em RNs para investigar uma cardiopatia congênita (CC), distúrbios vasculares congênitos (DVC) e patologias cardiovasculares adquiridas (ver o Capítulo 30, Figuras 30.22, 30.24 e 30.26).

A fluoroscopia permanece uma técnica primária para as intervenções cardiovasculares e não cardiovasculares guiadas por imagem no RN. A orientação fluoroscópica pode ser combinada com a US para melhorar a orientação técnica e possivelmente diminuir a exposição à radiação. Tecnologias híbridas de TC-fluoroscopia e RM-fluoroscopia também estão disponíveis e podem ser aplicadas para as intervenções neonatais guiadas por imagem. As aplicações cardiovasculares incluem acesso vascular e intervenções para cardiopatias congênitas, DVC e patologias adquiridas. As possíveis aplicações não cardiovasculares incluem acesso entérico (p. ex., posicionamento de tubos para alimentação e de gastrostomia percutânea), colangiografia trans-hepática percutânea e drenagem biliar, colecistostomia percutânea e nefrostomia percutânea. As aplicações não cardiovasculares também incluem a orientação intraoperatória em procedimentos cirúrgicos selecionados. A exposição à radiação durante os procedimentos dependerá da complexidade do procedimento de intervenção, da extensão da doença, dos fatores de risco das comorbidades e da técnica do operador.

Tomografia computadorizada

A TC é uma técnica de feixes de raios X multiprojeções que gera imagens transversais 2D na direção do eixo z ao longo de todos os sistemas corporais. Com os atuais aparelhos de TC, podem ser obtidos cortes submilimétricos. Estes conjuntos de dados possibilitam demonstrações de reconstrução anatômica 3D multiprojeções, que intensificam a interpretação, a compreensão anatômica e o planejamento do tratamento. A alta resolução espacial e a caracterização tecidual superior, combinadas à frequente disponibilidade do exame, aos tempos rápidos de exame e à facilidade de acesso para o paciente tornam a TC uma modalidade desejável em patologias neonatais selecionadas. Os tempos de exame por TC em um RN podem variar de menos de um segundo a cinco a oito segundos, dependendo da tecnologia do aparelho de TC, da variação da cobertura e da técnica prescrita. Embora a movimentação possa prejudicar a qualidade da imagem por TC, aquisições por TC mais rápidas podem possibilitar o exame por imagem do RN independentemente da movimentação e sem necessidade de sedação.

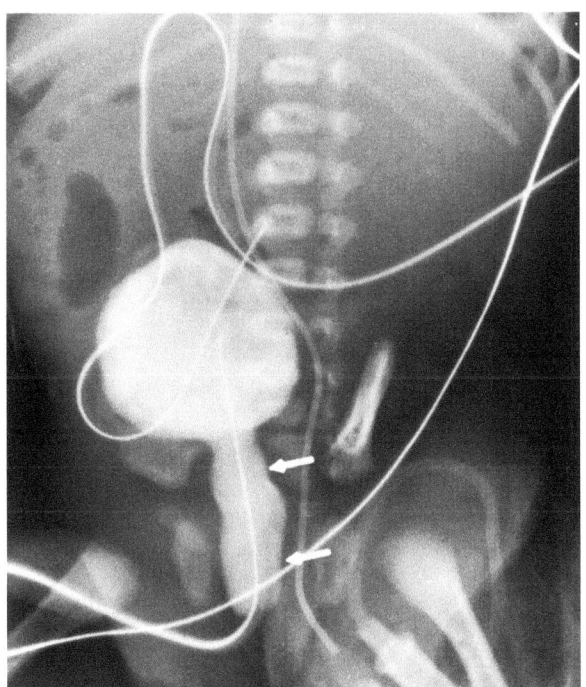 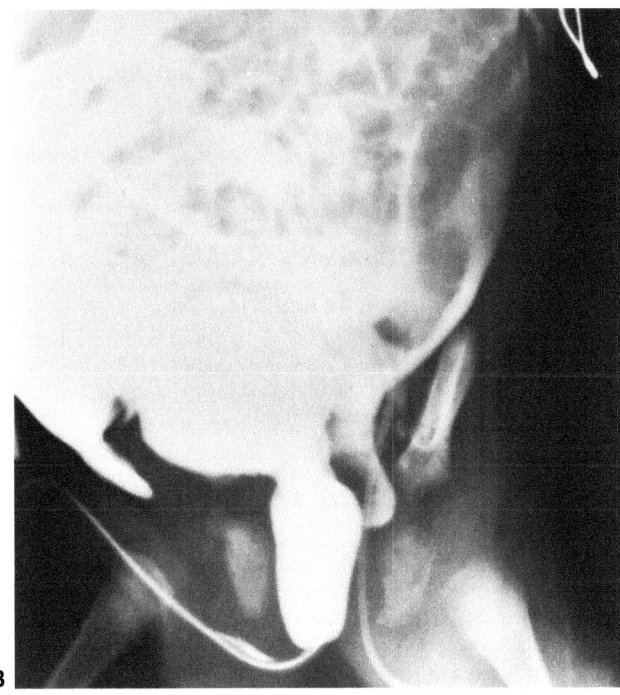

Figura 6.7 A. A uretrocistografia mostra a parte posterior da uretra dilatada (*setas*) secundária às válvulas uretrais posteriores. **B.** A radiografia subsequente demonstra a perfuração da bexiga, com contraste livre na cavidade peritoneal. De MacDonald MG, Ramasethu J, Rais-Bahrami K. *Atlas of procedures in neonatology*. 5th ed. Philadelphia, PA: Lippincott Williams & Wilkins, 2013:118.

Os riscos da radiação impostos pela TC são os maiores impedimentos para a sua utilização em RNs. Entretanto, é possível a exposição a submilissieverts com a utilização de estratégias essenciais e avançadas específicas da TC de redução da radiação (4). A TC com frequência é feita após avaliação por US ou fluoroscopia. Com base nas suas vantagens, a TC é indicada para avaliações de emergência de RNs (p. ex., TC de crânio para a investigação de hemorragia intracraniana [HIC], isquemia, ou traumatismo); para caracterização anatômica mais detalhada (p. ex., TC de tórax para lesões pulmonares congênitas) (ver o Capítulo 41, Figura 41.15); e para um RN que corre riscos altos com sedação ou anestesia geral. A TC é utilizada para definir a atresia dos cóanos (ver Capítulo 41, Figura 41.5A). A TC também é indicada quando a RM não está disponível, é contraindicada (p. ex., durante oxigenação com membrana extracorpórea), não é diagnóstica (p. ex., materiais ferromagnéticos – grampo em persistência do canal arterial [PCA]), ou apresenta uma alta probabilidade pré-teste de produzir um exame não diagnóstico. A TC pode ser realizada sem ou com contraste intravenoso iodado, dependendo das indicações do exame. As imagens por TC intensificadas por contraste intravenoso podem ser adquiridas durante a fase arterial, a fase venosa, ou a fase visceral, produzindo uma arteriografia por TC, venografia por TC, ou exames por TC de rotina, respectivamente. Uma TC abdominopélvica pode ser realizada no RN sem ou com contraste iodado hidrossolúvel oral.

Ressonância magnética

A RM é uma técnica de exame por imagem que utiliza altos campos magnéticos e ondas de rádio para gerar demonstrações anatômicas 2D e 3D em qualquer plano direcionado em relação a um sistema corporal examinado por imagem. Também podem ser adquiridas sequências funcionais para gerar dados fisiológicos. A ausência de exposição à radiação e ao contraste iodado, com a capacidade de, de modo inerente, delinear e caracterizar os tecidos com alta resolução de contraste, deve tornar a RM claramente uma opção ideal para o exame por imagem neonatal.

Entretanto, na prática clínica neonatal, a RM é utilizada como uma modalidade secundária, tipicamente após US ou TC. Isto está relacionado, em parte, aos tempos de exame possivelmente longos e à disponibilidade limitada. Ainda mais importante é que a maioria das RM em um RN exigem sedação consciente ou (menos comumente) anestesia geral para controlar a movimentação neonatal. Isto impõe riscos adicionais ao RN. O monitoramento pode não apenas ser desafiador durante o exame, mas a ventilação mecânica, o oxigênio e os anestésicos podem alterar profundamente a fisiologia circulatória do RN. Além disso, os anestésicos foram associados a possíveis efeitos neuroapoptóticos no cérebro de pacientes jovens (6) (ver o Capítulo 53). Além da movimentação, a qualidade da RM pode ser prejudicada por estruturas metálicas (p. ex., ferromagnéticas) e ar. O rastreamento pré-exame é essencial para planejar a sedação ou a anestesia geral, discutir os riscos adicionais com a família, e identificar objetos e dispositivos metálicos que possam prejudicar a qualidade da imagem (ver o Capítulo 46, Figuras 46.12, 46.14, 46.16 a 46.20).

Cintigrafia

O exame por imagem nuclear é uma técnica que utiliza material radioativo (p. ex., radiofármaco) para mapear a atividade celular em demonstrações anatômicas 2D e 3D. O radiofármaco é administrado tendo por alvo um conjunto de órgãos e sistemas de órgãos com base nas propriedades celulares. A radiação é emitida a partir dos órgãos para a formação de uma imagem, diretamente proporcional à captação por parte do órgão e à atividade metabólica. Isto possibilita a capacidade de avaliar a fisiologia celular normal e anormal e, indiretamente, a morfologia anatômica. As considerações primárias no RN incluem o diagnóstico de atresia biliar (p. ex., exame hepatobiliar) e a localização de uma suspeita de tumor produtor de insulina intrapancreático (p. ex., exame por tomografia por emissão de pósitrons [PET]-TC). Embora avaliações de cérebro, sistema endócrino, coração, pulmões, rins (Figura 40.16D), sistema digestório e sistema esquelético sejam possíveis, outras aplicações no RN ocorrem de modo seletivo, em virtude da exposição à radiação e da capacidade da US, da RM e da TC com dose baixa de proporcionar um diagnóstico confiável. Como um exemplo da possivelmente alta exposição à radiação associada à cintigrafia, uma cintigrafia hepatobiliar em um RN pode resultar na exposição a 6 a 7 mSv (2). Em virtude da alta exposição à radiação, a cintigrafia não é utilizada com frequência para o RN.

ACHADOS RADIOLÓGICOS NEONATAIS
Cateteres e dispositivos de suporte

Os cuidados clínicos de um RN na UTI rotineiramente levam à inserção de diversos diferentes tipos de cateteres, tubos e outros dispositivos. Os dispositivos essenciais da UTI neonatal incluem cânulas endotraqueais (CET), CAU, cateteres de acesso venoso, cateteres de acesso entérico e cateteres intercostais. Após a inserção de um dispositivo e antes que ele seja utilizado, a confirmação do posicionamento adequado é uma prioridade imediata. O pronto reconhecimento de um dispositivo anormalmente posicionado é crítico para o rápido manejo de uma possível lesão iatrogênica e a prevenção de sequelas em curto e longo prazos.

Embora existam diversas medidas clínicas à beira do leito que o clínico pode empregar para confirmar o posicionamento adequado (p. ex., auscultação e monitoramento do dióxido de carbono em relação à inserção de CET), a radiografia desempenha um papel diagnóstico primário essencial no manejo do dispositivo. O posicionamento do dispositivo pode ser alterado durante a evolução clínica do RN. Portanto, radiografias de acompanhamento periódicas desempenham um papel secundário importante no manejo do dispositivo. Além destas funções clínicas essenciais, a avaliação radiográfica dos dispositivos de suporte também desempenha um papel auxiliar importante no reconhecimento e na avaliação da doença cardiovascular e não cardiovascular congênita. A evolução anormal de diversos diferentes dispositivos pode oferecer uma percepção sobre a presença de *situs inversus*, heterotaxia, atresia esofágica, hérnia diafragmática congênita (HDC), defeitos da parede abdominal, persistência do forame oval, defeito de septo atrial, veia cava superior (VCS) esquerda persistente, veia cava inferior (VCI) esquerda persistente, arco da aorta direito e aorta descendente circunflexa.

Além dos princípios gerais dos exames de imagem discutidos anteriormente, existem alguns poucos princípios radiográficos específicos em relação aos dispositivos dos exames por imagem. Primeiramente, para assegurar a representação adequada dos dispositivos, os parâmetros de radiação de kV e mAs podem precisar ser ajustados a partir das configurações neonatais típicas. Em segundo lugar, o campo de visão deve abranger completamente tanto os segmentos internos quanto os externos do dispositivo. Isto pode exigir o exame por imagem de múltiplas regiões anatômicas do RN (p. ex., tórax, abdome e pelve). Em terceiro lugar, todos os segmentos externos dos dispositivos devem ser isolados em uma orientação reta, separados de outros dispositivos e alinhados a um ângulo diferente da orientação interna esperada. Para uma radiografia AP, o isolamento dos segmentos externos dos internos pode exigir o reposicionamento manual do segmento externo ou o posicionamento oblíquo do RN. Em quarto lugar, todos os cabos de monitoramento e outros objetos não relacionados com o dispositivo de suporte devem ser removidos do campo de visão. Em quinto lugar, quando a orientação e a posição final de um dispositivo são indeterminadas com base em uma radiografia AP de qualidade diagnóstica, deve ser obtida uma projeção oblíqua ou lateral adicional (Figura 6.8A e B). Alternativamente, a qualidade da imagem inferior à ideal pode evitar a avaliação diagnóstica do dispositivo. Neste caso, a radiografia AP pode ser repetida com os ajustes adequados para a correção em relação à possível técnica de radiação inadequada, ao posicionamento, à sobreposição dos cabos, ou a uma combinação dos mesmos.

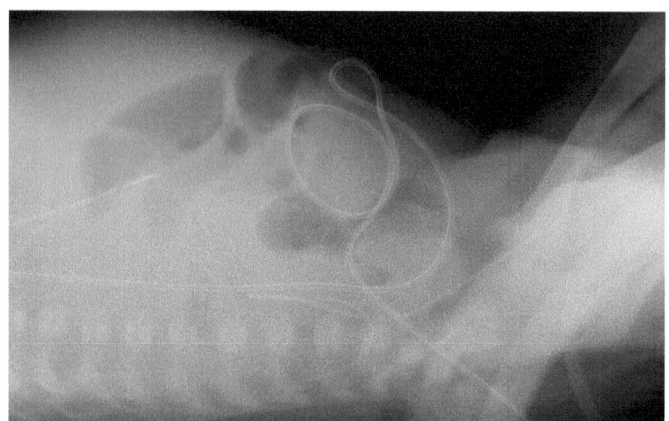
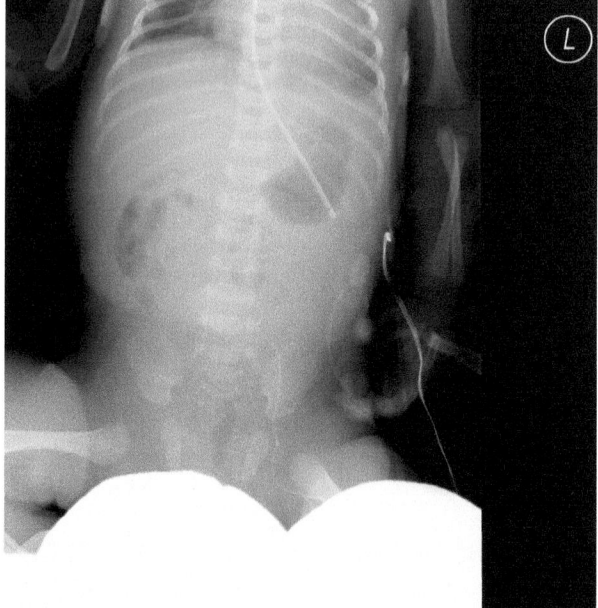

Figura 6.8 A. Incidência lateral, cateter central intravenoso periférico (PICC) inserido na veia safena, entrando no plexo venoso vertebral por meio de uma veia lombar ascendente. Também há um CAU inserido. Observe que isto torna mais difícil detectar o malposicionamento, tendo em vista que o PICC é minimamente radiopaco. **B.** Neste caso, a radiografia AP foi interpretada como demonstrando um CAU bem posicionado, apesar do fato de que o acesso estava no sistema venoso vertebral e não na aorta, era minimamente radiopaco, era de um calibre significativamente menor do que um CAU e não seguiu um trajeto pélvico típico de um CAU. Se houver dúvidas, considere a administração de baixo volume de material radiopaco e obtenha uma incidência lateral. Este RN sofreu lesão neurológica grave como resultado de ter recebido nutrição parenteral por PICC inadequadamente inserido por alguns dias antes do reconhecimento da etiologia da deterioração clínica associada. De MacDonald MG, Ramasethu J, Rais-Bahrami K. *Atlas of procedures in neonatology.* 5th ed. Philadelphia, PA: Lippincott Williams & Wilkins, 2013:209 & 170.

Cânulas endotraqueais

Seja inserida a partir da VO ou nasal, uma CET é orientada ao longo da coluna, ipsolateral ao queixo do RN e é posicionado idealmente com a ponta aproximadamente 1 cm acima da carina (7). A carina é prontamente identificada em uma radiografia torácica AP e é utilizada como um ponto de referência para medir as distâncias em relação ao avanço ou à retração exigidos de uma CET. Ao avaliar radiograficamente o nível da ponta da CET, deve-se considerar a posição do RN. Isto é de particular importância no RN com peso extremamente baixo ao nascimento. A posição da ponta da CET variará com base no posicionamento neutro *versus* lateral da cabeça e na inclinação para cima *versus* para baixo do queixo. O posicionamento com a cabeça lateralizada e o queixo para baixo resultará na localização da ponta da CET mais para cima do que no posicionamento neutro, enquanto uma inclinação do queixo para cima produzirá uma posição da CET mais para baixo. Além de determinar a posição da ponta da CET, é importante excluir radiograficamente a intubação brônquica, a intubação esofágica e uma lesão traumática.

A intubação brônquica ocorrerá mais comumente no brônquio principal direito, tendo em vista que ele apresenta uma saída e uma orientação retificada em relação à traqueia distal (Figura 6.9). O alinhamento mais horizontal do brônquio principal esquerdo cria uma resistência natural, caso a CET avance após a carina. Com uma intubação brônquica direita, não é incomum que a CET se estenda mais adiante no brônquio intermédio e possivelmente até os lobos inferior ou médio direitos (Figura 6.10). Achados auxiliares críticos em uma radiografia torácica podem incluir atelectasia do pulmão esquerdo e do lobo superior direito.

Clinicamente, a intubação esofágica deve ser prontamente detectada. Com a ventilação, haverá ausência de expansão torácica, que coincide com elevação da parede abdominal, diminuição na saturação de oxigênio e ausência de expiração de dióxido de carbono (8). A representação radiográfica torácica AP da intubação esofágica é facilitada pelo posicionamento da cabeça do RN para o lado. Ao compensar a parte anterior da traqueia da parte posterior do esôfago, será demonstrado que a CET está orientada ao longo da coluna, contralateral à parte anterior do queixo.

Durante a inserção da CET, podem ocorrer rupturas ou perfurações da mucosa da faringe ou do esôfago. Estas lesões traumáticas podem nem sempre ser reconhecidas à beira do leito. A lesão pode ser sugerida radiograficamente quando a CET apresenta uma orientação atípica e localização dentro da silhueta mediastinal. A perfuração é diagnosticada radiograficamente quando há pneumomediastino ou enfisema subcutâneo após a inserção da CET. Outra manifestação de lesão de vias respiratórias está ilustrada na Figura 6.11.

Cateteres vasculares

Os cateteres neonatais de acesso vascular que necessitam de exames por imagem radiológicos incluem os CAU, cateteres na veia umbilical (CVU) e cateteres venosos centrais de inserção percutânea (PICC). Os CAU são críticos para o monitoramento dos parâmetros fisiológicos do RN e para a tomada de decisões sobre o manejo. Um CAU entra na artéria umbilical e é orientado de modo retrógrado até uma artéria ilíaca interna e, em seguida, até a artéria ilíaca comum ipsolateral, para o posicionamento na aorta toracoabdominal supramesentérica (T6-11) ou na aorta abdominal infrarrenal (L3-4). Os pontos de referência da coluna torácica e lombar são utilizados radiograficamente para confirmar o posicionamento apropriado. Os acessos com CVU e PICC são inseridos para a administração de líquidos, medicamentos e nutrição parenteral, além da coleta de sangue para análise laboratorial. Os CVU são utilizados nos primeiros dias após o nascimento, enquanto os PICC são utilizados para soluções com acesso venoso em mais longo prazo. Os CVU são orientados a partir da veia umbilical até a veia porta esquerda e, em seguida, cruzam para dentro da VCI por meio do ducto venoso. A ponta do cateter idealmente deve estar na junção da VCI e átrio direito (AD). Isto é prontamente identificado radiograficamente. Os acessos com PICC são inseridos tipicamente em uma veia periférica braquial,

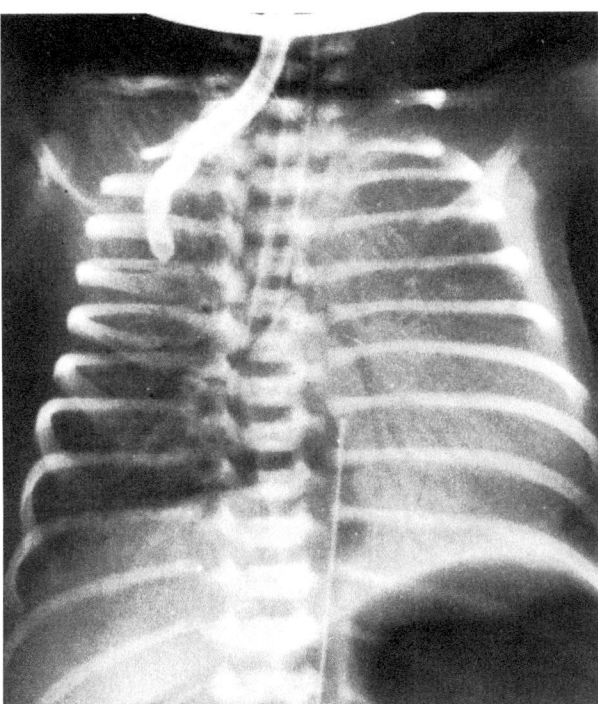
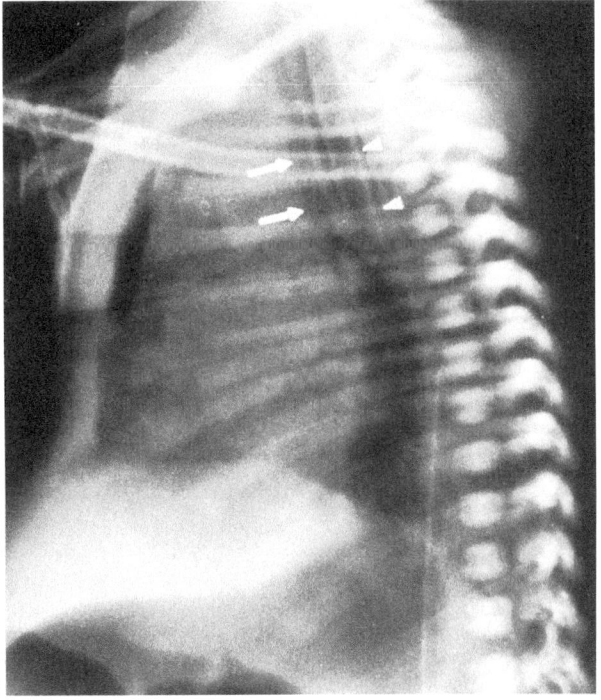

Figura 6.9 A. Radiografia sugerindo que a CET está no brônquio principal direito. Observe a distensão gasosa do estômago. O tubo ondulado sobre o hemitórax direito é externo. **B.** Na vista lateral, visualiza-se facilmente que a mesma CET está no esôfago (*pontas de seta*), posterior à traqueia (*setas*). De MacDonald MG, Ramasethu J, Rais-Bahrami K. *Atlas of procedures in neonatology*. 5th ed. Philadelphia, PA: Lippincott Williams & Wilkins, 2013:248.

basílica em membros superiores ou, menos comumente, uma veia cefálica e são orientados centralmente até o término na junção da CVS e AD. Se o cateter não puder ser avançado até a junção da VCS e AD, a veia braquiocefálica ipsolateral também é aceitável. Ao avaliar radiograficamente um acesso com PICC em membro superior, é importante ter em mente que a posição da ponta do cateter variará, dependendo da abdução e da adução do braço e da veia acessada. Os acessos com PICC também podem ser inseridos por meio da veia femoral comum. Neste caso, o cateter é orientado centralmente até o término na junção da CVI e AD.

Em relação a cada cateter de acesso vascular, uma radiografia pode demonstrar espiralamento, anelamento retrógrado e progressão inadvertida em qualquer nível a partir do seu local de inserção cutânea até a sua localização-alvo. Os CAU possivelmente podem seguir para as artérias mesentéricas e do ramo aórtico renal, bem como para a artéria ilíaca comum contralateral e a árvore arterial do membro inferior (Figura 6.12). Não é incomum que um CVU seja orientado para dentro da veia porta esquerda ou direita (Figura 6.13). Um acesso com PICC em membro superior pode se estender para dentro de uma veia toracodorsal ipsolateral, veia

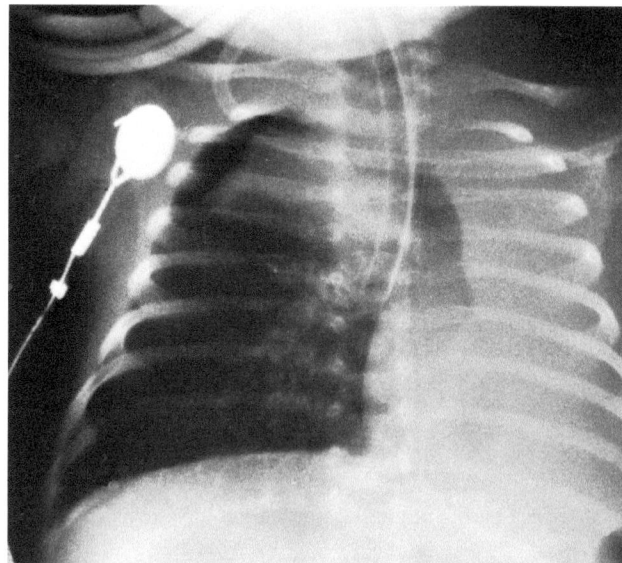

Figura 6.10 Radiografia demonstrando uma CET malposicionada no brônquio intermédio, com resultante atelectasia do lobo superior direito e do pulmão esquerdo. Há uma acentuada aeração excessiva dos lobos médio e inferior direitos, mas sem pneumotórax. De MacDonald MG, Ramasethu J, Rais-Bahrami K. *Atlas of procedures in neonatology*. 5th ed. Philadelphia, PA: Lippincott Williams & Wilkins, 2013:247.

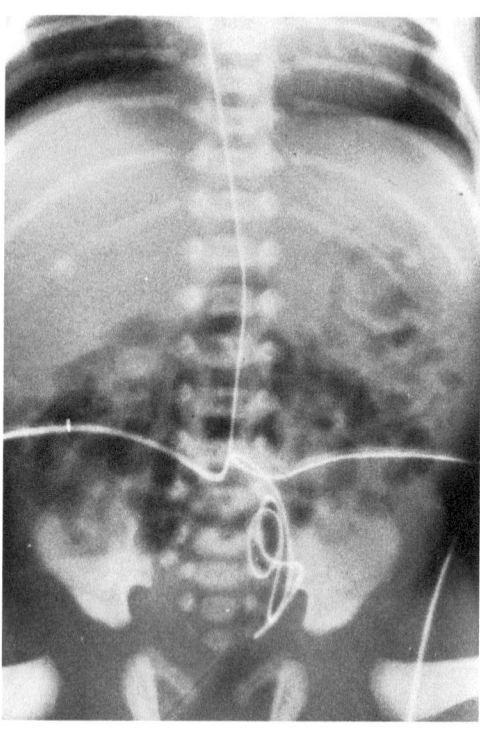

Figura 6.12 CAU em artéria pélvica. De MacDonald MG, Ramasethu J, Rais-Bahrami K. *Atlas of procedures in neonatology*. 5th ed. Philadelphia, PA: Lippincott Williams & Wilkins, 2013:166.

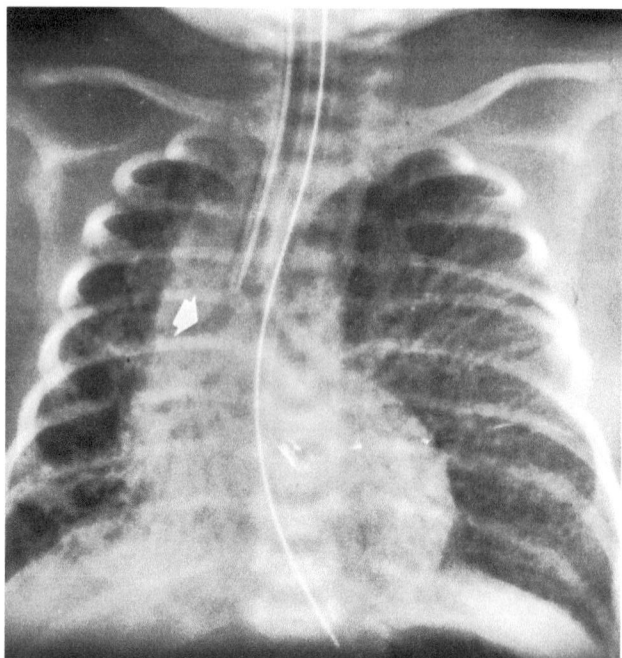

Figura 6.11 Radiografia com quilovoltagem alta e amplificação (2×), demonstrando corte abrupto do brônquio intermédio direito (*seta*) em virtude de um granuloma endobrônquico, com perda de volume secundária na base do pulmão direito. Embora estes granulomas possam ocorrer em virtude de traumatismo pela CET, nesta área mais provavelmente eles estão relacionados à lesão por tubo de sucção. A CET está apenas entrando no brônquio direito. De MacDonald MG, Ramasethu J, Rais-Bahrami K. *Atlas of procedures in neonatology*. 5th ed. Philadelphia, PA: Lippincott Williams & Wilkins, 2013:246.

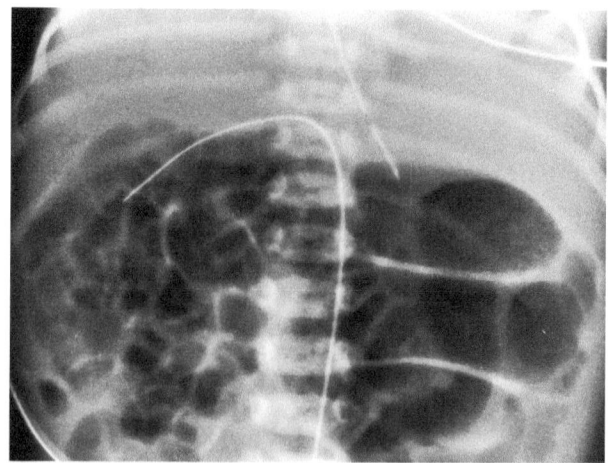

Figura 6.13 CVU na veia porta direita, com embolização aérea secundária dentro do sistema venoso portal. De MacDonald MG, Ramasethu J, Rais-Bahrami K. *Atlas of procedures in neonatology*. 5th ed. Philadelphia, PA: Lippincott Williams & Wilkins, 2013:178.

jugular interna, veia braquiocefálica contralateral, ou veia ázigo, enquanto um acesso com PICC em membro inferior pode se estender para dentro de uma veia lombar ou renal (Figura 6.8 A e B). Se uma radiografia demonstrar que um acesso com PICC em membro superior do lado esquerdo se estende para dentro de uma VCS esquerda (VCS-E) persistente, a retração e o uso do cateter a partir da parte intermediária da VCS-E são apropriados.

Perfuração, hemorragia, trombose *in situ* e tromboembolismo podem ocorrer com a inserção de acessos com CAU, CVU e PICC (Quadro 6.1). Os cateteres venosos que se estendem para dentro das câmaras cardíacas direitas podem levar a arritmias, perfuração da câmara e tamponamento pericárdico (Figura 6.5). Em relação à suspeita de lesões vasculares relacionadas a cateteres, deve ser realizada uma US arterial ou venosa dúplex (*i. e.*, com escala cinza e colorida) de emergência. Conforme indicado com base nos achados sonográficos, a ATC com dose baixa é a próxima modalidade diagnóstica de escolha.

Cateteres entéricos

Os cateteres entéricos incluem os tubos de alimentação nasogástrica, orogástrica e jejunal. Cada um exige a passagem pela faringe e pelo esôfago por meio de inserção em cavidade nasal ou oral. A resistência ao avanço e o anelamento ou o espiralamento retrógrado do cateter podem ocorrer em qualquer nível – até mesmo quando a faringe e a parte alta do tubo GI estão normais. De acordo com isto, as radiografias em relação aos cateteres entéricos abrangem o pescoço, o tórax e a parte superior do abdome do RN.

Conforme discutido brevemente, a orientação e a posição dos cateteres entéricos podem indicar a presença de distúrbios congênitos. Uma obstrução fixa combinada a um cateter anelado na faringe ou no esôfago indicaria atresia esofágica (Figura 6.14). Após a orientação até o diafragma, um cateter entérico com uma posição final sobre o tórax seria muito sugestivo de uma hérnia diafragmática, enquanto e um cateter orientado até a parte superior direita do abdome sugeriria *situs inversus* ou heterotaxia. Após a passagem pelo estômago e a entrada no duodeno, um tubo de alimentação que permanece ipsolateral no abdome e que não é orientado de volta ao longo da coluna lombar sugeriria má rotação intestinal.

A interpretação radiográfica dos cateteres entéricos também precisa descartar as possibilidades de inserção traqueal e lesão traumática. A inserção traqueal é diagnosticada radiograficamente quando o cateter é orientado ipsolateralmente ao queixo e dentro das silhuetas traqueal intratorácica e brônquica principal direita ou esquerda (Figura 6.15). A lesão traumática da faringe ou do esôfago durante a inserção do cateter entérico pode resultar em

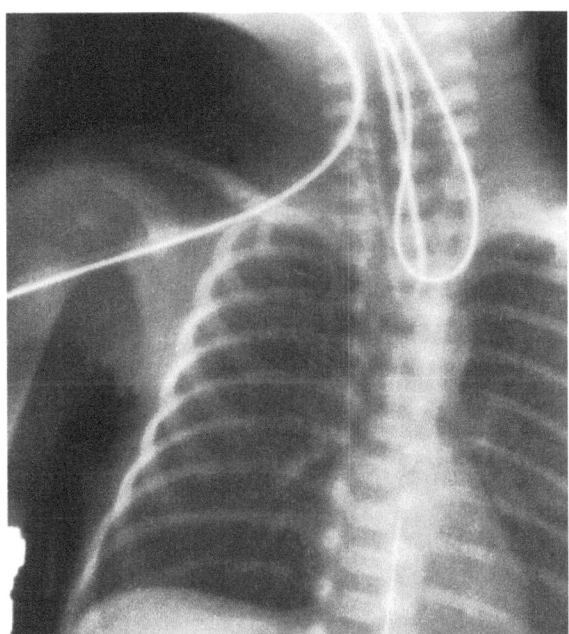

Figura 6.14 Tubo espiralado na orofaringe e na parte superior do esôfago, simulando atresia esofágica. De MacDonald MG, Ramasethu J, Rais-Bahrami K. *Atlas of procedures in neonatology*. 5th ed. Philadelphia, PA: Lippincott Williams & Wilkins, 2013:282.

uma localização atípica do cateter, pneumomediastino, enfisema subcutâneo, derrame pleural, ou uma combinação dos mesmos (Figura 6.16). A inserção traqueal pode resultar em pneumotórax e/ou pneumomediastino traumático.

Cateteres (drenos) intercostais

Os cateteres torácicos intercostais (tubos torácicos) são inseridos no RN para o manejo de derrames pleurais e de pneumotórax. Independentemente da fonte do líquido pleural (p. ex., pós-operatório, derrame quiloso, hemotórax), o cateter torácico é direcionado posteriormente para derrames não loculados simples. O RN estará em decúbito dorsal e o líquido será coletado pela ação da gravidade. De modo contrário, um dreno torácico é direcionado anteriormente para o manejo de um pneumotórax. Idealmente, ele é direcionado para o espaço pleural anteroinferior medial, onde a maior parte do ar será coletada em um RN em posição supina (Figuras 6.4 e 6.17). São obtidas radiografias iniciais

QUADRO 6.1

Diagnóstico de trombose vascular.

Local	Sinais clínicos	Exames por imagem diagnósticos
Trombose venosa associada a CVC	Mau funcionamento do CVC, síndrome de VCS, quilotórax, edema e lividez do membro, dilatação de veias colaterais no tronco ou abdome em casos crônicos	
Trombose em veia cava inferior	Membros inferiores frios, cianóticos e edemaciados	Angiografia contrastada
Trombose em veia cava superior	Edema de membros superiores e cabeça, quilotórax	Ultrassonografia com Doppler
Trombose em veia renal	Massa em flanco, hematúria, trombocitopenia, hipertensão	Ultrassonografia 2D em tempo real
Trombose aórtica ou da artéria renal	Hipertensão arterial sistêmica, hematúria, oligúria	
Trombose arterial periférica ou central (aorta ou ilíaca)	Palidez, frieza, pulso(s) periférico(s) fraco(s) ou ausente(s), descoloração, gangrena	
Trombose atrial direita	Insuficiência cardíaca congestiva	Ecocardiografia
Tromboembolismo pulmonar	Insuficiência respiratória	Cintigrafia de perfusão pulmonar

CVC, cateter venoso central; VCS, veia cava superior
De MacDonald MG, Ramasethu J, Rais-Bahrami K. *Atlas of procedures in neonatology*, 5th ed. Philadelphia, PA: Lippincott Williams & Wilkins, 2013:225.

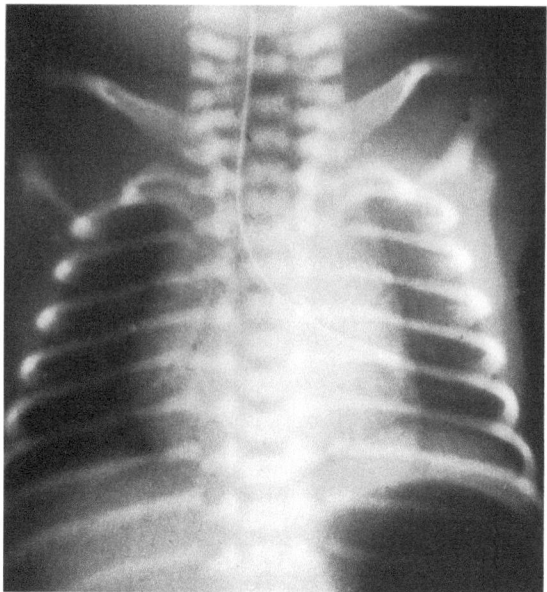

Figura 6.15 Tubo de alimentação no ramo principal do brônquio esquerdo. De MacDonald MG, Ramasethu J, Rais-Bahrami K. *Atlas of procedures in neonatology*. 5th ed. Philadelphia, PA: Lippincott Williams & Wilkins, 2013:282.

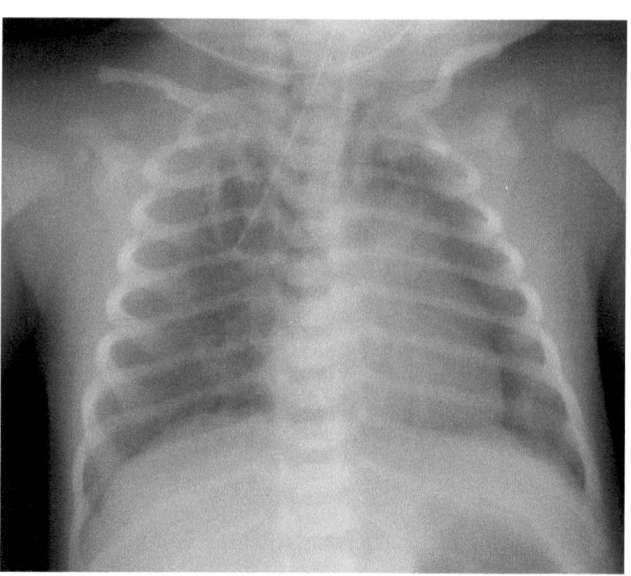

Figura 6.16 Radiografia torácica demonstrando perfuração esofágica por um tubo orogástrico. De MacDonald MG, Ramasethu J, Rais-Bahrami K. *Atlas of procedures in neonatology*. 5th ed. Philadelphia, PA: Lippincott Williams & Wilkins, 2013:283.

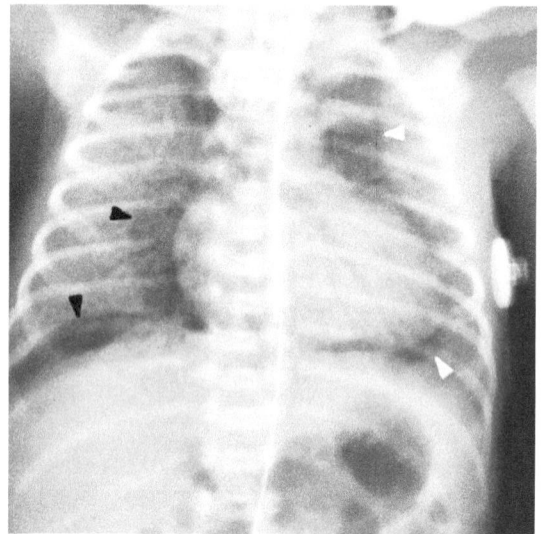

A

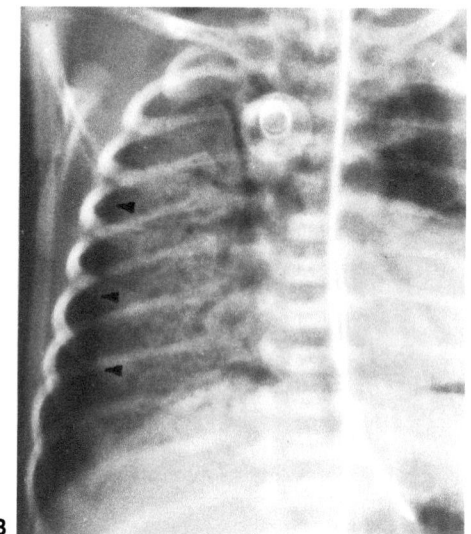

B

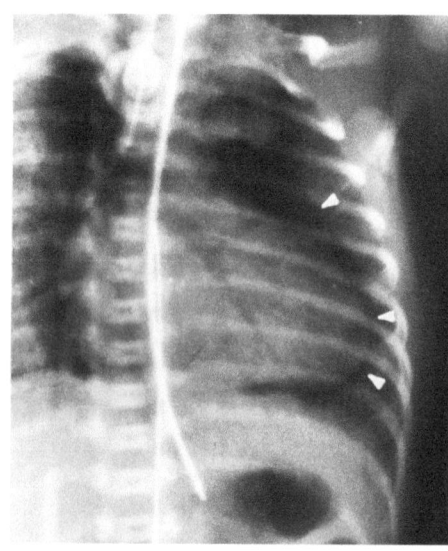

C

Figura 6.17 A. A radiografia AP demonstra ar ventral sobre o hemidiafragma direito e ao redor do coração (*pontas de setas*). A diferenciação, por vezes difícil, entre pneumotórax e pneumomediastino é solucionada por incidências em decúbito. **B.** A radiografia em decúbito lateral esquerdo (*lado direito para cima*) mostra que o gás do lado direito é um pneumotórax (*pontas de seta*). **C.** A radiografia em decúbito direito indica que o ar adventício deixa de abranger completamente o pulmão e está localizado no mediastino (*pontas de seta*). Esta importante distinção se torna óbvia nas radiografias em decúbito. De MacDonald MG, Ramasethu J, Rais-Bahrami K. *Atlas of procedures in neonatology*. 5th ed. Philadelphia, PA: Lippincott Williams & Wilkins, 2013:260.

e seriadas, monitorando as posições dos drenos e a quantidade de líquido ou de ar pleural presente. Derrame ou pneumotórax persistente pode sugerir malposicionamento do cateter, disfunção do cateter, ou loculação (Figura 6.18). Derrame ou pneumotórax persistente justifica a realização de US ou TC de tórax para avaliar a posição do dreno, excluir loculações e septações, e planejar intervenção apropriada (Figura 6.5).

Sistema nervoso central

As condições no sistema nervoso central (SNC) neonatal que justificam a solicitação de exames de imagem incluem lesão hipóxico-isquêmica (LHI), HIC, traumatismo, malformações congênitas, distúrbios neurocutâneos, infecções congênitas, massas e distúrbios metabólicos. A utilização de exames de imagem e os achados nos mesmos variam dependendo da idade do RN e da existência de distúrbios congênitos de comorbidade e dos estressores fisiológicos. No caso de anormalidades estruturais detectadas no período pré-natal (p. ex., malformação de Chiari), a RM cerebral e/ou vertebral pode ser o primeiro exame realizado (ver o Capítulo 47, Figura 47.5B). Para muitos distúrbios neurológicos neonatais com manifestação pós-natal inicial e aspecto previsível no exame de imagem (p. ex., leucomalacia periventricular [LPV], hemorragia intraventricular [HIVe], disrafismo vertebral), a avaliação tem início com US transcraniana ou vertebral. Para apresentações clínicas agudas e achados pré-teste indeterminados, os exames de imagem podem primeiramente prosseguir com TC (p. ex., traumatismo) ou RM (p. ex., hipoxia profunda). Após a US ou a TC, a avaliação diagnóstica adicional pode exigir uma RM. Os exames de imagem de vigilância podem ser US, TC, RM, ou uma combinação dos mesmos, dependendo da patologia, dos achados prévios, da comorbidade e da estabilidade clínica.

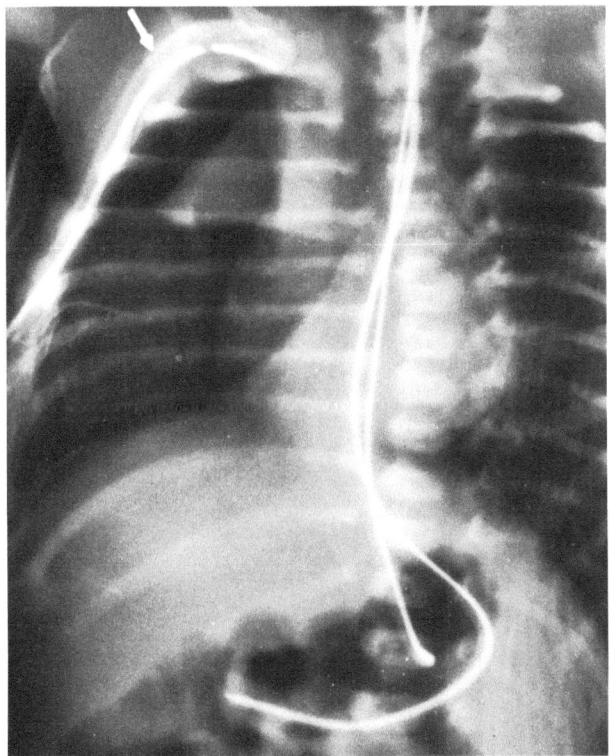

Figura 6.18 O tubo de toracostomia está completamente fora do espaço pleural neste filme torácico discretamente oblíquo. Observe que o tubo transpilórico longo não está em posição adequada para a alimentação. Os dispositivos de suporte à vida podem ser deslocados durante o transporte para os exames de imagem ou durante os procedimentos com exames por imagem. De MacDonald MG, Ramasethu J, Rais-Bahrami K. *Atlas of procedures in neonatology.* 5th ed. Philadelphia, PA: Lippincott Williams & Wilkins, 2013:268.

Lesão hipóxico-isquêmica

A LHI do cérebro é definida como a lesão cerebral celular e parenquimatosa irreversível que resulta da hipoperfusão e da hipoxemia cerebrais. O padrão de lesão cerebral representado por exames de imagem variará dependendo do grau de maturidade cerebral (p. ex., RN pré-termo *versus* a termo), da duração da hipoxia e do momento do exame por imagem (9).

Em um RN a termo com isquemia leve a moderada, a LHI será observada no córtex da zona limítrofe parassagital metabolicamente menos ativo e na substância branca subcortical, tendo em vista que a autorregulação cerebral busca preservar o fluxo sanguíneo para as regiões metabolicamente mais ativas do cérebro (10) (ver o Capítulo 46, Figura 46.9A e B). Quando a hipoperfusão e a isquemia são graves, as medidas regulatórias não conseguem compensar adequadamente o fluxo para as regiões com metabolismo alto. Neste caso, o RN a termo demonstrará LHI na substância cinzenta profunda (tálamo, núcleos da base, tronco encefálico), no cerebelo, no córtex perirrolândico e nos tratos corticoespinais, com progressão até o córtex global e o envolvimento da substância branca, na medida em que a hipoxia persistir (10).

Em um RN pré-termo com hipoxia leve a moderada, a LHI se manifesta como LPV, na qual existe inflamação mediada por citocinas e lesão celular na substância branca periventricular da zona limítrofe mal vascularizada. As regiões suscetíveis são a substância branca posterior e lateral aos ventrículos laterais, o centro semioval, as radiações ópticas e as radiações acústicas (11). A inflamação e a necrose tecidual podem levar à cavitação, à formação de cistos (p. ex., LPV cística) e à destruição parenquimatosa. Os cistos podem coalescer até formar cistos maiores. Alternativamente, pode haver deiscência dos cistos nos ventrículos adjacentes, formando cistos porencefálicos. A destruição parenquimatosa progressiva leva à perda da substância branca, à ventriculomegalia *ex vacuo* secundária e a margens irregulares dos ventrículos (p. ex., LPV em estágio final). Na isquemia grave, além da possível LPV, provavelmente haverá um padrão de LHI semelhante ao dos RNs a termo – com a exceção de menos envolvimento dos núcleos da base e do córtex perirrolândico (11). Finalmente, conforme discutido na próxima seção, um RN prematuro com hipoxia de qualquer grau pode apresentar HIVe da matriz germinativa (MG) concomitante.

De modo não frequente, a LHI em um RN pode se manifestar como isquemia e/ou infarto territorial arterial (p. ex., artéria cerebral média) ou venoso obstrutivo (Figura 6.19). As etiologias subjacentes podem ser multifatoriais. As causas comuns incluem tromboembolismo, coagulopatias e depleção do volume.

Na US, a LPV é representada como a substância branca hiperecoica em locais característicos (ver o Capítulo 46, Figura 46.16). À RM, a substância branca afetada apresentará hiperintensidade nas imagens ponderadas em T2 e difusão restrita na imagem ponderada em difusão (DWI). Cistos, perda de volume da substância branca, ventriculomegalia e margens ventriculares irregulares são todas prontamente demonstradas por US, RM e TC (ver Capítulo 46, Figuras 46.12, 46.14 a 46.20). Outros padrões de LHI serão manifestados na US como aumento inespecífico da ecogenicidade. A localização e o padrão da difusão restrita e da hiperintensidade nas imagens ponderadas em T2 à RM serão necessários para diagnosticar a LHI com acurácia e avaliar a sua gravidade.

Hemorragia intracraniana

A HIC em um RN é uma condição de emergência, na qual os exames de imagem são cruciais para o diagnóstico e o manejo. As etiologias da HIC e as considerações clínicas auxiliares diferem em relação ao RN prematuro *versus* a termo, resultando em diferentes estratégias de exames de imagem.

No RN prematuro (< 34 semanas), a patogênese da HIC é fundamental para as estratégias de exames de imagem e para interpretar os achados nesses exames. Mais comumente, a HIC pré-termo

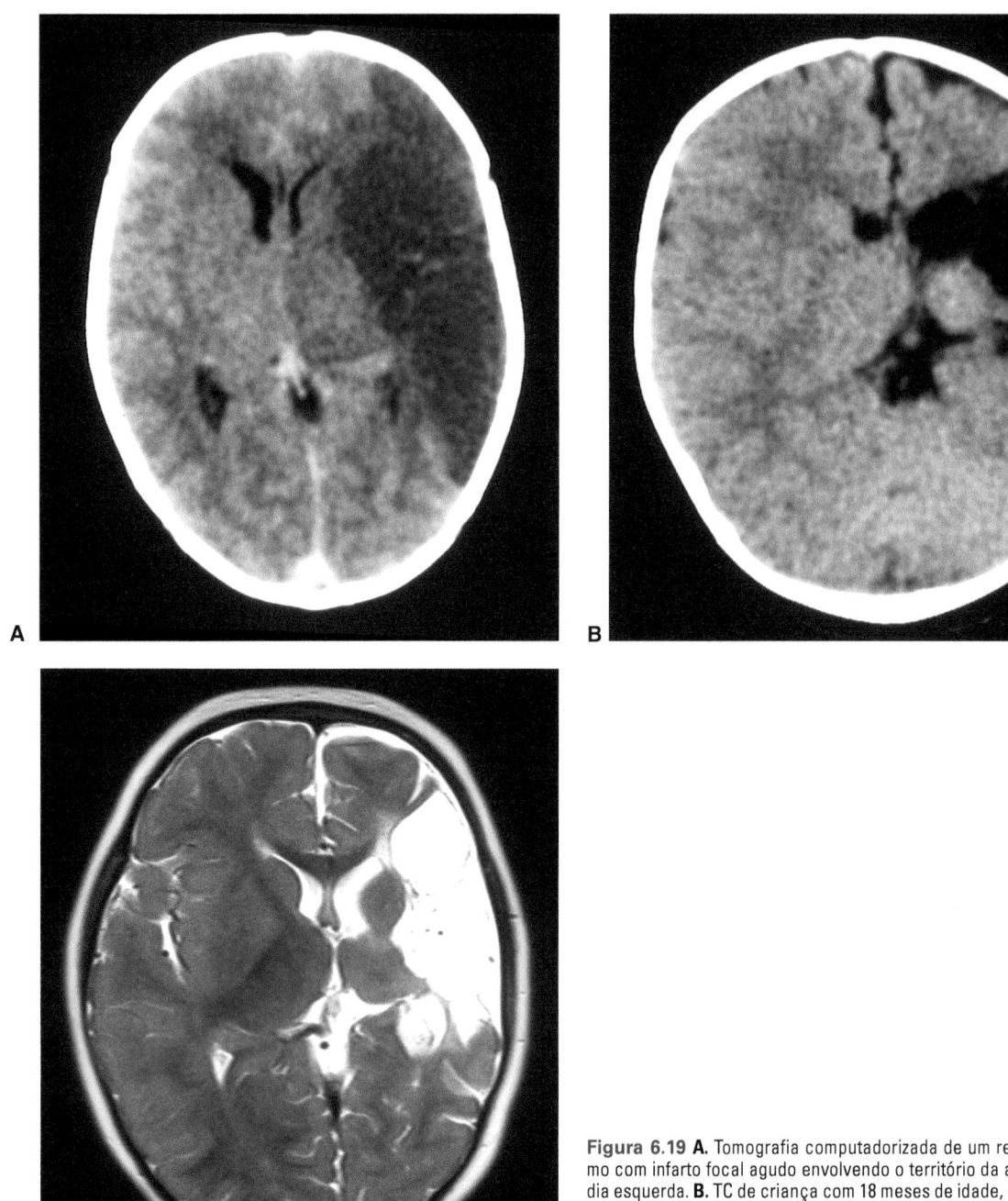

Figura 6.19 A. Tomografia computadorizada de um recém-nascido a termo com infarto focal agudo envolvendo o território da artéria cerebral média esquerda. **B.** TC de criança com 18 meses de idade, demonstrando cisto porencefálico no local de infarto cerebral anterior. **C.** RM de criança com 2 anos de idade, com sinal anormal no local de infarto. *Observe que, se disponível, a RM teria sido a modalidade preferida de exame de imagem para as imagens A e B, para minimizar a exposição à radiação.*

é apresentada como a HIVe da MG, com ou sem LPV hemorrágica e/ou hemorragia intraparenquimatosa (HIP) relacionada à isquemia isolada. A MG é uma região altamente vascularizada nos ventrículos laterais subependimários (adjacentes ao núcleo caudado, ao tálamo e ao sulco caudotalâmico), que contêm precursores de neurônios e células da glia em proliferação. Seus capilares frágeis são altamente suscetíveis a estressores fisiológicos (p. ex., hipoxia, hipertensão, hipotensão, acidose metabólica, reperfusão), que impactam a autorregulação do fluxo sanguíneo cerebral. Dependendo da imaturidade dos capilares da MG e da gravidade e da duração do estresse fisiológico, os capilares podem romper, ou com o sangue sendo confinado na MG ou se difundindo dentro do sistema ventricular. Coagulopatia e anormalidades fibrinolíticas são fatores de risco adicionais que compõem uma hemorragia na MG (11).

A formação de trombos após a hemorragia na MG pode obstruir o fluxo do líquido cerebrospinal, levando à hidrocefalia. Também pode ocorrer obstrução venosa, levando à isquemia e a infartos hemorrágicos da substância branca periventricular (p. ex., LPV hemorrágica). Uma hemorragia na substância branca periventricular com frequência levará à porencefalia, à semelhança da LPV sem hemorragia. Quando a isquemia cerebral é prolongada e grave, também podem ocorrer infartos hemorrágicos arteriais parenquimatosos, levando à HIP remota da HIVe e à LPV hemorrágica.

A US da cabeça é realizada no RN prematuro durante a primeira semana de vida para fins de rastreamento de HIVe. A cronologia (p. ex., dia 1, 3 ou 7) da US dependerá da evolução clínica e dos fatores de risco. O sangue é visto como ecogenicidade coalescente na MG, no ventrículo, no parênquima, ou em uma combinação dos mesmos e é graduado de I a IV. Os exames de imagem de acompanhamento consistem em US, TC e/ou RM, conforme os achados dos exames de imagem iniciais e a evolução clínica. Se não for detectada HIVe durante o período de rastreamento inicial, a vigilância adicional é tipicamente realizada com US. Entretanto, a evolução clínica subsequente e a fisiopatologia clínica neurológica de comorbidade podem exigir uma TC ou RM.

No RN a termo, a HIC está mais comumente relacionada a traumatismo. Outras etiologias menos comuns incluem transformação hemorrágica de um infarto cerebral (p. ex., território de artéria cerebral média) e um raro tumor intracraniano congênito maligno e agressivo. É importante ter em mente que embora estas causas de HIC não sejam frequentes no RN prematuro, isso pode ocorrer.

Em relação à lesão traumática, a HIC pode ser acidental ou não acidental. Dependendo do mecanismo da lesão craniana, um hematoma subdural (HSD) supratentorial ou infratentorial ou, menos comumente, um hematoma epidural, pode vir acompanhado de hemorragia subaracnóidea (HSA), HIP, contusão parenquimatosa, hematoma em couro cabeludo e/ou fratura craniana. Quando existe traumatismo não acidental (TNA), um HSD pode ocorrer com LHI e HSA concomitante. Tendo em vista que tocotraumatismo e maus-tratos infantis (p. ex., síndrome de bebê sacudido) são as duas principais causas de HSD por TNA, o histórico clínico e, possivelmente, exames por imagem adicionais (p. ex., radiografias do esqueleto), são obrigatórios.

A TC é a modalidade de escolha inicial para o diagnóstico acurado e oportuno de HIC traumática e possíveis fraturas associadas, efeito expansivo e desvio da linha média. A RM é útil para datar a hemorragia (p. ex., TNA) e identificar outras possíveis lesões (p. ex., LHI). Para minimizar a exposição à radiação, a RM deve ser utilizada em conjunto com a TC para monitorar a lesão e a resposta à terapia. Alternativamente, a US pode ser realizada para monitorar um HSD moderado a grande (coleção extra-axial ecogênica) e um possível efeito de massa e a alteração.

Malformações congênitas

As anomalias do desenvolvimento do SNC que recomendam exames por imagem no período neonatal incluem defeitos do tubo neural (aberto e fechado), malformações na linha média, anormalidades da fossa posterior e anormalidades da migração neuronal. Em muitas apresentações, o diagnóstico pré-natal foi estabelecido por US e RM pré-natais. Em outros casos, há suspeita do diagnóstico pela primeira vez após o nascimento, por meio de uma combinação da apresentação clínica e US inicial. Em ambos os casos, a RM pós-natal com imagens ponderadas em T1 e T2 multiplanares, além das sequências DWI e DTI, fornece a abordagem mais abrangente para a avaliação e caracterização precisa destas anomalias. A TC pode complementar a investigação, ao fornecer uma representação mais detalhada dos possíveis defeitos concomitantes que envolvem a calvária e/ou a base do crânio (p. ex., cefalocele).

Distúrbios neurocutâneos (facomatoses)

Entre os numerosos distúrbios neurocutâneos, o complexo da esclerose tuberosa (ET), síndrome de Sturge-Weber e síndrome de PHACE comumente resultam na realização de exames de imagem em um RN.

A ET é um distúrbio multissistêmico autossômico dominante. As manifestações intracranianas em um RN incluem túberes corticais, hamartomas subependimários, tumores subependimários de células gigantes e lesões na substância branca (12). Calcificação precoce pode ser encontrada nos hamartomas subependimários. Entretanto, são as manifestações extracranianas da doença que tipicamente levantam a suspeita diagnóstica. Estas incluem rabdomiomas cardíacos, aneurismas arteriais e doença oclusiva estenótica, cistos renais e, raramente, hamartomas retianos e lesões cutâneas (p. ex., adenoma sebáceo) (13,14). A RM cerebral é recomendada como modalidade primária. A TC é a consideração secundária para o que é, tipicamente, uma investigação não de emergência. Se houver um rabdomioma cardíaco ou uma doença vascular concomitantes e conhecidos (p. ex., em virtude de ecocardiografia ou US dúplex vascular anterior), a RM ou a TC cardiovascular também deve ser considerada.

A síndrome de Sturge-Weber é definida por malformação capilar cutânea (na distribuição do nervo trigêmeo) e malformação capilar venosa leptomeníngea intracraniana, associadas ao aumento do plexo corioide e das veias medulares profundas ipsolaterais (15). O envolvimento é tipicamente unilateral. Achados adicionais incluem calcificações corticais giriformes, hemiatrofia cerebral e espessamento craniano. Entretanto, não são típicos em um RN. A RM com ARM de fase arterial e venosa fornece uma avaliação abrangente da malformação vascular intracraniana. A TC de cabeça sem contraste, seguida por ATC, também é uma opção.

A síndrome PHACE é composta por **M**alformações da fossa posterior (p. ex., malformações de Dandy-Walker), **H**emangiomas, **A**nomalias arteriais (p. ex., agenesia cervical e cerebral, hipoplasia, ou dolicoectasia), **A**nomalias cardíacas e **C**oarctação da aorta, **A**nomalias oculares e defeitos anteriores do desenvolvimento da linha média. Hemangiomas infantis de cabeça e pescoço são comumente observados; hemangiomas intracranianos, torácicos e de membros também são possíveis. A RM multissistêmica com ARM é a modalidade de escolha para a avaliação completa cardiovascular e não cardiovascular. A ATC multiníveis com dose baixa também deve ser considerada (16).

Infecções congênitas

As infecções transmitidas por via transplacentária ou transvaginal que podem impactar o SNC incluem *Toxoplasmose gondii*, rubéola, citomegalovírus e herpes-vírus (infecções por TORCH). A manifestação neurológica da doença pode incluir restrição do crescimento intrauterino, microcefalia, convulsões, baixo tônus muscular e perda auditiva neurossensorial. Também podem ocorrer outras manifestações não neurológicas sistêmicas (p. ex., anormalidades congênitas ósseas, cardíacas e oftálmicas). Os principais achados identificados à TC ou à RM são calcificações, malformações corticais, lesões em substância branca, perda de volume, hidrocefalia e dilatação *ex vacuo* dos ventrículos secundária à perda de volume. O padrão e a diversidade destes achados, junto com culturas, titulações e ou outros achados de exames por imagem não neurológicos, apoiarão o diagnóstico (17).

Massas congênitas

Massas congênitas benignas e malignas no cérebro ou na coluna vertebral ocorrem de modo não frequente em um RN. Em alguns casos, a US e a RM pré-natal detectaram massa. O ultrassom pós-natal do cérebro e/ou da coluna vertebral podem ser realizados à beira do leito para confirmar a massa e avaliar em relação às possíveis complicações secundárias (p. ex., hidrocefalia) e anomalias associadas (p. ex., malformações anorretais e genitais, disrafismo vertebral na condição de teratoma sacrococcígeo). Em outros casos, sintomas inespecíficos (p. ex., aumento da circunferência craniana, vômito, convulsões; hipotonia, constipação intestinal) podem levar à avaliação diagnóstica. É necessária uma RM ou TC com contraste para o diagnóstico. O diagnóstico por exame de imagem se fundamenta na localização e nas características da massa.

Lesões císticas congênitas benignas comuns em um RN incluem cisto aracnoide, cisto de plexo corioide (CPC), tumor epidermoide e dermoide. Os cistos aracnoides (preenchidos por líquido cerebrospinal claro) aparecerão anecoicos na US, hipointensos na TC, e hipointensos nas imagens ponderadas em T1 e hiperintensos nas imagens ponderadas em T2 à RM. Não ocorre realce. Quando estes cistos extra-axiais (p. ex., fossa média do crânio, cisterna suprasselar, fossa posterior) forem de tamanho suficiente, ocorrerá a compressão localizada sobre o cérebro em desenvolvimento e possivelmente formação de endentações secundárias na calvária em desenvolvimento. Um cisto de plexo coroide (p. ex., também denominado cisto neuroepitelial intraventricular não coloide, cisto ependimário ou cisto subependimário e frequentemente encontrado nos ventrículos laterais) também é sonolucente, mas pode apresentar borda ecogênica, secundária ao plexo corioide adjacente. À TC, o CPC (com histiócitos preenchidos por lipídios) aparecerá isodenso a hiperdenso e, à RM, apresentará um sinal isointenso a hiperintenso nas imagens ponderadas em T1 e hiperintenso nas imagens ponderadas em T2. Pode ser visualizado realce da borda ou nodular. Os tumores epidermoides (compostos por restos celulares, queratina, água e colesterol) são hipointensos à TC e isointensos a discretamente hiperintensos nas imagens ponderadas em T1 e T2 da RM, refletindo o conteúdo líquido e lipídico. A calcificação ocorre de modo infrequente; a TC mostra mais prontamente esta calcificação. Embora não seja comum, realce da borda pode ser observado na RM. Embora uma localização intracraniana fora da linha média seja mais prevalente (p. ex., localizações em ângulo cerebelopontino, quarto ventrículo e selares-parasselares), um tumor epidermoide pode se desenvolver menos comumente na coluna vertebral. Um dermoide intracraniano se localiza quase sempre na linha média (p. ex., selar, parasselar, frontonasal, fossa posterior da linha média). Diferentemente dos outros cistos intracranianos, ele é composto primariamente por gorduras (p. ex., colesterol líquido) e anexos cutâneos; a sua parede é espessa e com frequência calcificada. A lesão apresentará atenuação pela gordura à TC e apresentará sinal hiperintenso nas imagens ponderadas em T1 e hipointenso a hiperintenso heterogêneo nas imagens ponderadas em T2 à RM. Estas lesões são tipicamente não complicadas no RN e, como tal, não são realçadas. Tanto no tumor epidermoide como no dermoide, é possível encontrar um trajeto fistuloso dérmico. Este pode ser definido na TC assim como na RM (18).

Os teratomas são os tumores congênitos de cérebro e coluna vertebral mais comuns em RNs. Outros tumores cerebrais neonatais comuns são tumores neuroectodérmicos primitivos, astrocitomas, glioblastoma multiforme e papiloma de plexo coroide. Também pode ser observado um neuroblastoma intraspinal (extradural) primário em um RN. A maioria dos tumores intracranianos em um RN é supratentorial; os sintomas e os achados secundários nos exames de imagem (p. ex., desvio da linha média, hidrocefalia) serão um reflexo do tamanho do tumor e do grau de compressão e de deslocamento destas estruturas. Os teratomas são mais comumente teratomas sacrococcígeos (TSC), mas também podem se apresentar como massas intraspinais extradurais na coluna lombar e torácica. Os exames por imagem dos tumores vertebrais também têm por objetivo definir sequelas secundárias (p. ex., efeito de massa localizada e extensão abdominopélvica em um TSC). As características radiológicas primárias pré-contraste e pós-contraste em relação aos tumores congênitos cerebrais e vertebrais dependerão da histologia do tumor. A maioria dos teratomas (com camadas germinativas ectodérmicas, mesodérmicas e endodérmicas) apresenta histologia benigna e madura, com apresentação como uma lesão cística que contém gordura, líquido, tecidos moles e cálcio – todos prontamente diferenciados na US, na RM e na TC. Menos comumente, os teratomas apresentarão elementos neuroectodérmicos celulares imaturos e se apresentarão como massa sólida heterogênea (p. ex., teratoma intracraniano). De modo semelhante a estes teratomas malignos, a densidade na TC, o sinal na RM e o padrão de realce dos tumores neuroepiteliais intracranianos variará com base no grau de celularidade tumoral e da necrose tecidual. A vascularidade do tumor, o suprimento arterial e a drenagem venosa podem todos ser prontamente definidos com a RM e a TC para auxiliar no planejamento cirúrgico (19).

Distúrbios metabólicos

A encefalopatia metabólica em um RN pode resultar como um subproduto de disfunções de vias metabólicas primárias e secundárias: acidose metabólica (p. ex., hiperglicinemia não cetótica; insuficiência renal), hiperamonemia (p. ex., deficiência de ornitina transcarbamilase; doença hepática), ou hipoglicemia (p. ex., deficiências de enzimas hepáticas e mitocondriais; nesidioblastose). O reconhecimento do distúrbio metabólico e o diagnóstico da etiologia específica são tipicamente realizados clinicamente, com base nos sintomas apresentados, no envolvimento de outros órgãos e na análise laboratorial (p. ex., ensaios enzimáticos). Entretanto, a RM cerebral ou espectroscopia e DWI podem auxiliar no diagnóstico (p. ex., elevação do pico da glicina à espectroscopia) e podem detectar anormalidades parenquimatosas cerebrais (p. ex., difusão restrita, edema, mielinopatia) que contribuem para o tratamento imediato e preciso – particularmente em relação aos erros inatos primários do metabolismo.

Sistema pulmonar

Os distúrbios que afetam o sistema pulmonar neonatal e que indicam investigações radiológicas abrangem uma diversidade de patologias congênitas e adquiridas. A radiografia torácica e a TC são críticas para os seus diagnósticos e o manejo.

Anormalidades do desenvolvimento

As anormalidades anatômicas do desenvolvimento que impactam a função pulmonar neonatal incluem agenesia, hipoplasia, malformações do intestino anterior e broncopulmonares e hérnia diafragmática congênita (HDC) (9,20). A agenesia pulmonar unilateral com atresia broncovascular é uma anormalidade do desenvolvimento primária, com frequência associada a outras anomalias congênitas. A radiografia torácica demonstrará opacificação completa do hemitórax com alteração cardiomediastinal ipsolateral. A hipoplasia pulmonar apresenta múltiplas etiologias extrínsecas possíveis, que levam ao desenvolvimento pulmonar anormal, além de erros do desenvolvimento intrínsecos. Estes incluem agenesia renal *in utero* e oligoidrâmnio (p. ex., síndrome de Potter), distúrbios neuromusculares, displasias esqueléticas (que levam a um tórax pequeno) e HDC. Uma radiografia torácica pós-natal demonstrará redução do volume pulmonar unilateral ou bilateral, associada a elevação do hemidiafragma e "aglomeração" das costelas. Se unilateral, também existirá desvio cardiomediastinal ipsolateral. As malformações do intestino anterior e broncopulmonares são um espectro de anomalias do desenvolvimento da árvore traqueobrônquica, que inclui atresia brônquica, hiperinsuflação lobar congênita, cistos brônquicos, malformação congênita de vias respiratórias pulmonares e sequestro. A HDC é um defeito do desenvolvimento diafragmático que resulta em herniação das vísceras abdominais e do mesentério para dentro da cavidade torácica. A radiografia de tórax pode demonstrar opacificação torácica ipsolateral, alteração cardiomediastinal contralateral e diminuição ou ausência de gás intestinal intra-abdominal. Com uma HDC esquerda e a herniação gástrica, o tubo entérico se sobreporá ao hemitórax esquerdo. Quando o ar alcançar as alças intestinais, a herniação das alças intestinais será prontamente identificada no tórax (ver o Capítulo 41, Figura 41.16).

Doença por deficiência de surfactante

A doença por deficiência de surfactante (DDS) é um distúrbio no qual existe produção anormal de surfactante (p. ex., DDS primária), ou comprometimento da função do surfactante (p. ex., DDS secundária), resultando em angústia respiratória neonatal. A DDS primária é observada tipicamente em um RN prematuro, enquanto a DDS secundária é observada em um RN a termo que possa ser exposto a asfixia perinatal, pneumonite aspirativa (p. ex., mecônio) e/ou infecção. Os achados radiográficos clássicos são opacidades intersticiais reticulogranulares em padrão de vidro moído com baixos volumes pulmonares, atelectasia e aerobroncogramas (ver o Capítulo 26, Figura 26.4). O aspecto radiográfico pode variar, dependendo da gravidade da doença e dos fatores de risco secundários (p. ex., aspiração, pneumonia).

Doença pulmonar adquirida

Taquipneia transitória do recém-nascido (TTRN), aspiração, pneumonia, hemorragia pulmonar, doença pulmonar crônica/displasia broncopulmonar (DPC/DBP) (10), derrames pleurais (11) e extravasamentos de ar são patologias adquiridas importantes, que são diagnosticadas primariamente e monitoradas com radiografias de tórax (21,22). Dependendo da evolução clínica da doença e da resposta aos tratamentos, as decisões adicionais sobre o manejo em relação a pneumonias, DPC, derrames pleurais e extravasamentos de ar podem necessitar de exames por imagem suplementares (p. ex., US ou TC).

- TTRN – a demora de reabsorção do líquido fetal fisiológico pode resultar em angústia respiratória a curto prazo (p. ex., 24 a 72 horas). A radiografia de tórax se distingue por edema pulmonar intersticial a alveolar, hiperinsuflação, líquido pleural (derrames em fissuras *versus* pequenos derrames nos pontos mais baixos dos pulmões) e, potencialmente, cardiomegalia. As radiografias de acompanhamento revelarão melhora na resolução segundo um padrão das regiões periféricas para as centrais e das zonas superiores para as inferiores dos pulmões, correspondente à melhora clínica
- Aspiração – o estresse intrauterino (p. ex., asfixia, sepse) pode levar à aspiração do líquido amniótico para os pulmões do RN, mais comumente com mecônio (síndrome de aspiração de mecônio, SAM). Radiograficamente, a aspiração do líquido amniótico simples pode ser manifestada como opacidades intersticiais ou alveolares em evolução. A SAM apresenta características radiográficas típicas (ver o Capítulo 26, Figura 26.6). A obstrução das vias respiratórias com elevação da tensão alveolar e a pneumonite química levam a hiperinsuflação, retenção de ar, atelectasia subsegmentar, opacidades grosseiras e, potencialmente, extravasamento de ar. Mais tipicamente também ocorre DDS secundária, que contribui para opacidades multifocais coalescentes e a opacificação parenquimatosa completa
- Pneumonia – a exposição *in utero* a patógenos (infecções TORCH), no parto (p. ex., estreptococos do grupo B) e pós-parto (rinovírus, vírus sincicial respiratório, influenza, enterovírus; estafilococos, *Escherichia coli*, enterococos; *Candida*) leva a possíveis apresentações neonatais precoces *versus* tardias de infecção pulmonar. As radiografias de tórax podem mostrar padrões intersticiais granulares, grosseiros ou finos, com frequência indistinguíveis de DDS, SAM, ou TTRN, respectivamente. Distribuição heterogênea, opacidades persistentes ou progressivas, hiperinsuflação e derrames pleurais podem auxiliar no diagnóstico radiológico de pneumonia
- Hemorragia pulmonar – os fatores de risco incluem estresse respiratório e estados de fluxo sanguíneo pulmonar alto (p. ex., PCA). A radiografia de tórax mostra opacificação alveolar coalescente progressiva, possivelmente evoluindo até a opacificação pulmonar completa, dependendo da gravidade da hemorragia
- DPC – pressão da ventilação mecânica, alta tensão de oxigênio e pouco surfactante em RNs de alto risco com pulmões imaturos (p. ex., pré-termo) podem levar a inflamação, com lesão broncopulmonar irreversível secundária, estenose brônquica, e cistos parenquimatosos e fibrose (displasia broncopulmonar). Enfisema intersticial pulmonar pode ser observado durante a ventilação mecânica e aumenta a probabilidade do subsequente desenvolvimento de DBP (ver o Capítulo 26, Figura 26.9). Clinicamente, o RN necessitará de oxigênio suplementar durante pelo menos 28 dias, até uma idade corrigida de 36 semanas (21). A radiografia pode confirmar o diagnóstico: opacidades intersticiais reticulares grosseiras, imagens císticas transparentes, hiperinsuflação e aeração heterogênea com atelectasia. As reconstruções 3D das vias respiratórias por TC (p. ex., broncoscopia virtual) são úteis para definir a extensão da doença parenquimatosa (ver o Capítulo 27, Figura 27.4A e B) e definir, de modo não invasivo, as estenoses brônquicas com traqueomegalia potencial
- Derrames pleurais – o líquido no espaço pleural em um RN pode ser congênito (p. ex., hidropisia, quilotórax), ou adquirido (p. ex., lesão iatrogênica, pós-operatório, infecção, insuficiência cardíaca (22). A radiografia pode mostrar sulcos costofrênicos embotados, atenuação do campo pulmonar e hemidiafragmas ipsilaterais obscurecidos, associados a atelectasia ipsilateral parcial a completa e alteração mediastinal contralateral, dependendo do volume do(s) derrame(s) e das condições cardiopulmonares subjacentes. A US é útil para confirmar a existência de derrame, enquanto US e TC podem ser utilizadas na pesquisa de septação e loculação.

Síndrome de extravasamento de ar – barotrauma e volutrauma podem causar o extravasamento de ar para fora da árvore traqueobrônquica e dos alvéolos. O ar fica aprisionado e permanece localizado, possivelmente com a apresentação como enfisema intersticial pulmonar, pneumotórax, pneumomediastino, pneumoperitônio e pneumopericárdio (ver Capítulo 26, Figuras 26.10 a 26.12). Podem ser necessárias incidências laterais e em decúbito suplementares para confirmar o diagnóstico.

Sistema cardiovascular

As patologias cardíacas neonatais incluem anormalidades estruturais pericárdicas, miocárdicas e em câmaras cardíacas. As anormalidades estruturais em câmaras cardíacas podem ser subdivididas em lesões obstrutivas do lado direito, lesões obstrutivas do lado esquerdo, lesões com *shunt* esquerda-direita e lesões morfológicas com mistura. Os distúrbios vasculares incluem aquelas anormalidades que envolvem o sistema coronariano e o sistema arterial e venoso periférico. A maioria destes distúrbios no RN apresenta uma etiologia congênita. Em relação às patologias cardíacas, a radiografia de tórax e a ecocardiografia são os primeiros níveis de exames de imagem, enquanto nos distúrbios vasculares eles são tipicamente a US dúplex vascular e a radiografia direcionada à região clínica de preocupação (p. ex., tórax, abdome, ou membro). RM–ARM e ATC são as considerações de modalidade secundárias em relação aos exames de imagem do sistema cardiovascular.

Pericárdio

As patologias pericárdicas no RN incluem a ausência congênita do pericárdio (ACP), cistos pericárdicos, derrames pericárdicos e pneumopericárdio. O aspecto radiográfico da ACP variará dependendo de ela ser parcial ou completa e unilateral ou bilateral. A radiografia de tórax pode mostrar desvios na posição do coração (p. ex., levoposição com rotação ascendente na ausência completa esquerda), protrusão hilar (p. ex., protrusão de artéria pulmonar principal, átrio esquerdo, ou apêndice atrial esquerdo), ou pulmão interposto a estruturas cardiovasculares e/ou ao diafragma. A ecocardiografia e a RM ou TC, conforme a indicação, são importantes para confirmar a ACP, avaliar em relação às anomalias associadas e excluir herniação e estrangulamento. Um cisto pericárdico é tipicamente um achado incidental em um RN; ele é detectado durante exames de imagem realizados por causa de outras doenças. A radiografia de tórax mostra massa paracardíaca ou opacidade semelhante a massa, enquanto a ecocardiografia, a RM e a TC mostrarão massa paracardíaca preenchida por líquido, hipovascular e bem circunscrita. Derrames pericárdicos (p. ex., líquido do espaço pericárdico) são observados mais comumente no período pós-operatório. Menos comumente, a insuficiência cardíaca congestiva neonatal (p. ex., miocardiopatia) e o traumatismo iatrogênico (p. ex., perfuração por cateter central) podem resultar em derrames. A radiografia revela silhueta cardiomediastinal alargada e globular, com extensão até o arco da aorta e obscurecimento das estruturas hilares. A ecocardiografia, a RM e a TC mostram alargamento do espaço pericárdico com características de líquido (Figuras 6.5 e 6.6). O pneumopericárdio (p. ex., ar no espaço pericárdico) pode ser observado no pós-operatório ou como parte de uma síndrome com extravasamento de ar em um RN pré-termo ventilado mecanicamente. A radiografia demonstrará um halo radiolucente ("sinal do halo") adjacente ao coração, que cruza os hemidiafragmas e se estende até, mas não além da margem superior do arco da aorta (ver o Capítulo 26, Figura 26.12).

Miocárdio

As cardiomiopatias e os tumores cardíacos são os dois grupos principais de patologias nos quais o miocárdio pode ser anormal no RN. Em relação às cardiomiopatias, os achados dos exames por imagem variarão dependendo do tipo, do grau de disfunção cardíaca e da patologia de comorbidade. A radiografia torácica pode demonstrar cardiomegalia regional ou global, congestão venosa pulmonar (CVP), derrames pleurais e derrame pericárdico. A ecocardiografia e a RM conforme necessário são importantes para diferenciar o tipo de miocardiopatia, avaliar a função e a gravidade da doença, e reconhecer anomalias congênitas concomitantes.

Tumores cardíacos são raros em RNs, com a maioria sendo benigna. O tumor mais comum é o rabdomioma; outros incluem teratoma, fibroma, tumores vasculares e mixoma. Dependendo da localização do tumor e do grau de obstrução intracardíaca, as radiografias torácicas podem demonstrar oligoemia (p. ex., obstrução da via de saída direita) ou CVP (p. ex., obstrução da via de saída esquerda); o tamanho do coração pode estar normal ou aumentado. A ecocardiografia com frequência é a primeira modalidade realizada após a radiografia torácica e pode detectar um tumor cardíaco neonatal com alta sensibilidade. A RM (ou alternativamente a TC) com frequência é necessária para uma caracterização tumoral mais detalhada, com a avaliação da função miocárdica.

Lesões obstrutivas intracardíacas do lado direito

Este grupo de lesões das CC inclui anomalia de Ebstein (ver o Capítulo 30, Figura 30.29), atresia de tricúspide, tetralogia de Fallot e atresia e estenose pulmonar. Elas são diferenciadas por uma obstrução mecânica ou funcional que envolve a valva tricúspide, a via de saída ventricular direita (infundíbulo, VSVD), a valva pulmonar, ou uma combinação das mesmas. A obstrução leva à diminuição do fluxo sanguíneo pulmonar anterógrado, acentuada por um *shunt* direita-esquerda intracardíaco obrigatório. Estas lesões são diferenciadas radiograficamente pela oligoemia e graus variáveis de cardiomegalia. Ecocardiografia, RM e TC oferecem a caracterização direta das lesões. Os gradientes de pressão entre as obstruções estruturais podem ser quantificados com ecocardiografia e RM.

Lesões obstrutivas intracardíacas do lado esquerdo

As lesões cardíacas obstrutivas do lado esquerdo incluem *cor triatriatum*, estenose e atresia mitral congênita, síndrome de hipoplasia de coração esquerdo e estenose aórtica congênita. Estas lesões resultam em diminuição da perfusão aórtica sistêmica. Um *shunt* esquerda-direita intracardíaco pode estar presente, para descarregar o coração esquerdo. Radiograficamente, todas demonstrarão CVP variável. O tamanho do coração pode variar de normal a acentuadamente aumentado. Se um *shunt* intracardíaco estiver presente, pode haver um componente de aumento da vascularidade pulmonar. A ecocardiografia definirá a lesão com alta sensibilidade e especificidade. A RM e a TC também podem definir a lesão estrutural.

Lesões com shunt esquerda-direita

O desvio excessivo do sangue da circulação cardíaca da esquerda para a direita no RN pode ocorrer independentemente na condição de lesões com *shunt* intracardíaco e extracardíaco. Os *shunts* intracardíacos incluem defeitos septais atrial e ventricular e uma PCA. Os *shunts* intratorácicos e extracardíacos incluem anomalias venosas pulmonares. O desvio leva ao aumento do fluxo sanguíneo pulmonar, que coincide com a queda na resistência vascular pulmonar. A síndrome de desconforto respiratório e a taquipneia (sem cianose) que se seguem levarão a uma radiografia torácica que é diferenciada por cardiomegalia variável, aumento da artéria pulmonar central e hipercirculação pulmonar, dependendo do local e do tamanho do *shunt*. A análise radiográfica das câmaras cardíacas aumentadas e da silhueta da veia pulmonar com frequência leva a um diagnóstico diferencial confiável. O diagnóstico é tipicamente confirmado por ecocardiografia (p. ex., *shunts* intratorácicos) ou US vascular periférica (p. ex., *shunts* extratorácicos). A RM ou a TC são úteis para avaliar o padrão de drenagem venosa pulmonar completa. A RM cardíaca é particularmente útil para quantificar a intensidade hemodinâmica do desvio (*shunt*).

Lesões morfológicas com mistura

Este grupo de lesões de cardiopatias congênitas é definido por anormalidades estruturais, que levam à mistura direta de sangue desoxigenado e oxigenado. A cianose é a característica resultante da mistura. As lesões incluem ventrículo com entrada dupla (ventrículo único), transposição das grandes artérias, ventrículo direito com saída dupla e *truncus arteriosus*. Anomalias septais, pulmonares, aórticas e coronarianas associadas podem ser encontradas, dependendo da lesão. A ecocardiografia consegue definir as lesões congênitas primárias e associadas com detalhes confiáveis. A RM e a TC cardíacas podem ser indicadas para avaliação adicional da anatomia e das anomalias associadas. A RM também pode ser indicada para quantificar as funções ventricular e valvar e os volumes ventriculares para o planejamento operatório.

Anomalias coronarianas

Existe uma ampla diversidade de possíveis origens anômalas das artérias coronárias. Algumas não impactam a perfusão coronariana, enquanto outras levam à diminuição do fluxo arterial coronariano. Entre as últimas, artérias coronárias direita (ARCAPA) e esquerda (ALCAPA) anômalas com origem na artéria pulmonar podem estar presentes em um RN. Os sinais/sintomas potenciais incluem intolerância alimentar, irritabilidade, palidez, dificuldade respiratória e insuficiência cardíaca congestiva. As radiografias de tórax mostram cardiomegalia e CVP. O diagnóstico e o reconhecimento de anomalias associadas podem ser alcançados com ecocardiografia, ATC com dose ultrabaixa, ou RM. Raramente, doença de Kawasaki acomete um RN. Após a ecocardiografia, a ATC com dose ultrabaixa é recomendada para a avaliação completa do calibre, do lúmen e da parede da artéria coronária e para a exclusão de aneurismas, estenoses e espessamento da parede coronariana.

Patologia vascular pulmonar

O exame de imagem das artérias pulmonares no RN é indicado quando existe a suspeita de aplasia ou hipoplasia unilateral, malformação arteriovenosa pulmonar (MAVP), embolismo pulmonar e hipertensão pulmonar (HTNP) (23). As anomalias aplásicas e hipoplásicas do desenvolvimento podem ser definidas por ecocardiografia, RM-ARM e/ou angiografia pulmonar por TC (APTC). A MAVP resultará em *shunt* direita-esquerda e diminuição da oxigenação. A angiografia por TC e RM de alta resolução pode definir prontamente o nicho, a via de entrada e a via de saída. O embolismo pulmonar em um RN é mais comumente iatrogênico, relacionado a cateteres venosos e tromboembolismo.

Dependendo da apresentação clínica e da presença de cateteres venosos, a avaliação diagnóstica deve prosseguir com venografia dúplex e/ou APTC com dose ultrabaixa. A HTNP pode ser primária (p. ex., idiopática) ou secundária (p. ex., SAM, CC). A ecocardiografia é indicada para excluir CC, definir a vascularização pulmonar central e avaliar a tensão cardíaca direita e a pressão pulmonar. A APTC e a ARM são meios excelentes para avaliar completamente as artérias e as veias pulmonares centrais e periféricas e os critérios morfológicos em relação à tensão cardíaca direita. A RM também pode avaliar a hemodinâmica fisiológica para apoiar o diagnóstico de HTNP. A angiografia com cateter invasiva deve ser reservada para a investigação fisiológica direta e os casos em que a anatomia cardiopulmonar não é bem definida pelas outras modalidades.

Aorta e ramos

Doença obstrutiva da aorta

Os distúrbios obstrutivos neonatais da aorta podem ser categorizados em três grupos. O primeiro inclui as patologias nas quais existe uma obstrução luminal do arco da aorta intrínseca – hipoplasia do arco da aorta, interrupção do arco da aorta e coarctação. Estas lesões resultam primariamente na diminuição da perfusão aórtica sistêmica, à semelhança das lesões obstrutivas do lado esquerdo cardíaco. CC intracardíacas também podem estar presentes, incluindo defeitos septais com desvio esquerda-direita. O aspecto neonatal à radiografia torácica pode não ser diferenciado de outras CC obstrutivas do lado esquerdo, a saber, cardiomegalia e CVP com ou sem aumento da vascularidade pulmonar. A ecocardiografia definirá a lesão obstrutiva do arco com alta sensibilidade e especificidade. RM ou TC pode ser obtida para uma avaliação mais abrangente da CC concomitante (ver o Capítulo 30, Figura 30.35). A ecocardiografia e a RM são úteis para quantificar o gradiente de pressão ao longo da obstrução.

O segundo grupo de doenças obstrutivas da aorta inclui anomalias nas quais o arco da aorta, os arcos aórticos, as artérias do ramo aórtico, as artérias do ramo pulmonar, canal arterial e/ou ligamento arterial circundam e comprimem ou obliteram as estruturas extrínsecas da aorta torácica – por exemplo, traqueia, esôfago, ou ambos. Estas lesões incluem os anéis vasculares (completos ou incompletos), as alças pulmonares e a compressão arterial inominada. A anatomia anômala do arco mais comumente é um arco da aorta duplo ou um arco da aorta do lado direito; menos comumente, um arco da aorta esquerdo ou arco da aorta cervical. A detecção radiográfica das anomalias obstrutivas do arco da aorta exige reconhecer se o arco da aorta está do lado direito ou esquerdo e o nível e a localização do estreitamento traqueal. O aprisionamento de ar é um achado de apoio importante. A ecocardiografia demonstrará se o arco da aorta está do lado direito ou esquerdo e as origens dos ramos das artérias, mas pode não representar completamente os segmentos arteriais distais, nem a morfologia traqueal. RM ou TC podem proporcionar diagnósticos abrangentes definitivos e são particularmente úteis para excluir possível traqueomalacia e anéis traqueais. Raramente, a intolerância alimentar predomina como um sintoma apresentado. Neste caso, inicialmente pode ser obtido um esofagograma. O reconhecimento da obliteração esofágica dá origem à sugestão de um anel vascular ou de uma alça pulmonar. A avaliação adicional deve prosseguir com RM ou TC.

O terceiro grupo de obstruções da aorta é a estenose da parte média da aorta, na qual existe obstrução intrínseca da aorta abdominal. A estenose da parte média da aorta pode ser primária ou secundária (p. ex., displasia fibromuscular, neurofibromatose do tipo 1, esclerose tuberosa, síndrome de William, calcificação arterial do primeiro ano de vida). A apresentação clínica inclui hipertensão arterial e potencialmente isquemia mesentérica e de membros inferiores. US dúplex, ARM ou ATC demonstrará estreitamento difuso ou segmentar da aorta abdominal, frequentemente com envolvimento das artérias renais. O envolvimento do eixo celíaco e da artéria mesentérica superior ocorre com menos frequência. A vigilância de outros territórios vasculares pode ser necessária, dependendo do diagnóstico (p. ex., displasia fibromuscular, esclerose tuberosa, síndrome de William, calcificação arterial do primeiro ano de vida).

Doença aneurismática

A doença aneurismática aórtica e de ramos das artérias raramente ocorre em um RN. As considerações congênitas comuns incluem as síndromes de Marfan, Ehlers-Danlos e Loeys-Dietz, nas quais existe o desenvolvimento e o arranjo anormal de colágeno, elastina e/ou músculo liso dos vasos. A síndrome de Marfan comumente se manifesta como aumento aneurismático da raiz da aorta, com insuficiência aórtica associada, a síndrome de Ehlers-Danlos como aneurismas e dissecção da aorta e de ramos das artérias, e a síndrome de Loeys-Dietz como artérias grandes e médias tortuosas, ectásicas e aneurismáticas. Outras considerações diferenciais em relação a um RN com um aneurisma arterial incluem lesão iatrogênica por CAU com um pseudoaneurisma e um aneurisma micótico. Ecocardiografia, RM cardíaca e ARM ou ATC vascular podem ser necessárias para a avaliação diagnóstica completa. Em relação às aortopatias congênitas, os achados devem ser correlacionados aos fenótipos clínicos e aos testes genéticos.

Vascularização do membro

As indicações para a avaliação radiológica neonatal da vascularização dos membros incluem isquemia (p. ex., lesão arterial iatrogênica por CAU), trombose venosa profunda (p. ex., relacionada a cateter venoso) e malformações de membros. A US dúplex é a modalidade de escolha inicial, possivelmente seguida por angiografia por TC ou RM, dependendo dos achados sonográficos e do manejo. Na avaliação em relação à isquemia arterial de membros inferiores, a avaliação da aorta também é recomendada (além das artérias da via de entrada e da via de saída) para excluir lesão aórtica e trombo concomitantes. Na avaliação do trombo venoso e iliocava de membros inferiores, deve-se dar atenção às veias renais, para excluir o envolvimento concomitante.

Malformações vasculares e tumores vasculares

As malformações vasculares são compostas por malformações capilares de fluxo baixo, venosas e linfáticas (MAV) e fístulas arteriovenosas de fluxo alto e malformações. As apresentações mais comuns em um RN são (a) malformações linfáticas, tais como higroma cístico no pescoço e (b) MAV viscerais (p. ex., malformação da veia de Galeno, Figura 47.11) e MAV de fluxo alto em membros. Os tumores vasculares que podem ser encontrados em um RN incluem hemangiomas congênitos e infantis, hemangioendotelioma hepático e hemangioendotelioma kaposiforme (HEK).

As estratégias de exames de imagem pós-natais para detecção de malformações e tumores vasculares enfocam primariamente na radiografia, na US dúplex e na RM-ARM; entretanto, a ATC também pode ser utilizada. Na radiografia de tórax, um grande higroma em pescoço resultará em desvio traqueal extratorácico e aumento do pescoço. As malformações e os tumores vasculares extracardíacos, extratorácicos e de fluxo alto podem causar um desvio esquerda-direita significativo, seguido por cardiomegalia, aumento pulmonar central e hipercirculação pulmonar não diferenciável dos *shunts* intratorácicos.

Sistema geniturinário

Exames de imagem urogenitais neonatais estão justificados por achados clínicos pré-natais (p. ex., hidronefrose fetal) e diagnósticos, fisiopatologia pós-natal ou uma combinação dos mesmos. As avaliações anatômicas e funcionais por exames de imagem são essenciais para investigar as anormalidades do desenvolvimento, doença renal cística, uropatia obstrutiva, infecção, nefrolitíase, massas renais e hemorragia suprarrenal. A US é a primeira etapa mais importante na avaliação por imagem direta. A UCG é indicada para excluir refluxo vesicoureteral e obstruções em sistema urinário inferior (Figura 6.7A e B). Com base nas avaliações clínicas e de exames de imagem iniciais, a urografia por RM pode ser indicada para avaliar anatômica e funcionalmente o sistema urogenital completo. A TC é utilizada seletivamente para as avaliações urogenitais anatômicas, enquanto a cintigrafia renal é reservada para a avaliação funcional dos rins (ver Capítulo 40).

Anormalidades do desenvolvimento

O desenvolvimento embriológico do rim e dos sistemas coletores superior e inferior é um processo coordenado, no qual um botão ureteral e células mesodérmicas formam um metanefro primitivo na pelve, com um hilo ventral (24). O rim em desenvolvimento é submetido à "subida relativa" até a fossa retroperitoneal esperada, com uma rotação de 90°. A bexiga se desenvolve a partir da cloaca ventral; durante o desenvolvimento fetal, o alantoide (extremidade caudal do saco vitelino) conecta a bexiga ao umbigo. A progressão anormal do desenvolvimento urogenital pode levar a um espectro de anomalias, incluindo agenesia, hipoplasia e displasia renal; duplicação ureteropélvica; ectopia e fusão renal; anomalias do úraco; e complexo extrofia-epispadia de bexiga (ver o Capítulo 40, Figuras 40.3 a 40.5).

Doença renal cística

Os dois grupos principais de doenças renais císticas neonatais incluem a doença renal displásica cística (DRDC) e a doença renal policística (DRP). A DRDC é o tipo de displasia renal no qual existe tecido conjuntivo variável e substituição cística do parênquima renal normal. Os cistos não se comunicam com o sistema coletor. A US mostra cistos junto ao parênquima ecogênico. A etapa importante é diferenciar se a DRDC é uma forma leve da doença, na qual há preservação de algum grau de parênquima real identificável e função, *versus* uma forma grave da doença (p. ex., displasia multicística), na qual há a substituição completa do parênquima renal e ausência de função. Um exame renal é útil para diferenciar redução *versus* ausência da função renal. A DRP inclui duas entidades: doença renal policística autossômica recessiva (DRPAR) e doença renal policística autossômica dominante (DRPAD). Ambas podem ser diagnosticadas no período pré-natal por US fetal. Se não detectada antes do nascimento, a DRPAR tipicamente se manifesta durante o período neonatal, enquanto a DRPAD será apresentada mais comumente durante a infância ou a fase adulta. As características sonográficas da DRPAR incluem rins ecogênicos aumentados, túbulos renais dilatados e "pequenos cistos". Se a DRPAD for detectada durante o período neonatal, a US renal mostra tipicamente um rim ecogênico aumentado, com microcistos e macrocistos, associados à distorção do contorno renal (secundária aos cistos). Em relação a ambos os tipos de doença renal policística, a RM é indicada para mais bem definir o parênquima renal e os cistos (ver o Capítulo 40, Figuras 40.6, 40.7 e 40.9).

Uropatia obstrutiva

Obstrução da junção ureteropélvica (JUP) e válvulas uretrais posteriores (VUP) são duas uropatias obstrutivas anatômicas no RN em relação às quais exames por imagem radiológicos são críticos. A obstrução da JUP ocorre como uma estenose na transição entre a pelve renal e o ureter e pode ser causada por erros intrínsecos no desenvolvimento ureteral, *versus* compressão extrínseca (p. ex., cruzamento de vasos). VUP são membranas (de tecido conjuntivo e músculo) uretrais com obstrução congênita, localizadas na uretra posterior (Figura 6.7A e B). Ambas as obstruções da JUP e VUP podem ser diagnosticadas no pré-natal ou no pós-natal. Na US neonatal, a obstrução da JUP se manifesta como a transição da hidronefrose na JUP, associada a diminuição ou ausência de jatos ureterais. A função renal pode estar diminuída; um exame renal pode demonstrar adiamento da eliminação do radiomarcador. As VUP são diferenciadas na US por dilatação da uretra posterior e em "fechadura", associada ao espessamento da parede da bexiga, provável ureterectese e ectasia pielocalicial e possivelmente displasia renal. A UCG demonstrará uretra posterior dilatada, com alteração abrupta do calibre entre a uretra posterior e anterior, associada ao espessamento da parede da bexiga, hipertrofia do colo da bexiga, refluxo vesicoureteral e possivelmente divertículo em bexiga (ver o Capítulo 40, Figuras 40.10, 40.12, 40.14, 40.18, 40.20 e 40.24).

Infecções

Pode ocorrer pielonefrite (PN) no RN, com frequência relacionada a anomalias estruturais urogenitais de base (p. ex., obstrução congênita) e anormalidades funcionais (p. ex., refluxo). Um exame por imagem não é necessariamente exigido para o diagnóstico da PN, mas sim para avaliar a estrutura e função urogenital. Ao ultrassom, os achados em relação à PN incluem congestão do parênquima com ecogenicidades focais ou multifocais anormais, que correspondem a regiões de infecção, associadas a diminuição ou ausência de fluxo sanguíneo. Pode estar presente líquido perinéfrico ou flegmão. Uma UCM é indicada para excluir refluxo, enquanto um exame renal deve ser considerado para avaliar a inflamação do parênquima renal e possível cicatriz.

Nefrolitíase

A nefrocalcinose medular secundária no RN tem várias etiologias, incluindo medicamentos (p. ex., furosemida), distúrbios endócrinos, DRPAR e acidose tubular renal. Na US corresponde a hiperecogenicidade coalescente da pirâmide renal. Grandes calcificações exibem tipicamente sombras posteriores.

Massas renais

Massas renais neonatais são relativamente raras. Os sintomas clínicos (p. ex., distensão abdominal), ou urinálise ou bioquímicas renais anormais podem levar a solicitação de US, na qual a massa é detectada. As considerações diagnósticas incluiriam nefroma mesoblástico, nefroblastomatose, tumor de Wilms, tumor rabdoide e sarcoma de células claras. Outros exames que podem ser solicitados incluem TC ou RM.

Hemorragia suprarrenal

Formula-se a hipótese de que a hemorragia suprarrenal neonatal resulte do estresse perinatal (p. ex., tocotraumatismo, hipoxia, alterações da pressão arterial e sepse), resultando no desvio do sangue das suprarrenais. Isto leva a um espectro, desde a congestão do parênquima até o infarto hemorrágico. A hemorragia suprarrenal aparece na US como massa suprarrenal ecogênica não vascular, possivelmente com efeito expansivo no rim adjacente. Ao longo do tempo, a liquefação resultará em regiões anecoicas, enquanto a organização crônica levará à hiperecogenicidade com ou sem calcificação (ver o Capítulo 40, Figura 40.25).

Sistema digestório

As patologias do sistema digestório neonatais, que exigem exames de imagem, são um grupo diverso, que envolve o tubo GI, o sistema hepatobiliar e o pâncreas. As radiografias de abdome são importantes no diagnóstico inicial. O padrão de gás intestinal e as sombras viscerais são avaliados com o objetivo de excluir obstrução, vísceras deslocadas, pneumatose, pneumoperitônio e perfuração. A investigação diagnóstica prossegue tipicamente com US, fluoroscopia, TC, RM, ou uma combinação dos mesmos, dependendo da apresentação clínica e dos achados radiográficos iniciais.

Trato gastrintestinal

Três condições patológicas neonatais principais do trato GI recomendam exames por imagem radiológicos. Estas incluem suspeita de obstrução, enterocolite necrosante (ECN) e perfuração intestinal. O espectro de possíveis obstruções inclui atresia esofágica (com fístula traqueoesofágica), estenose pilórica hipertrófica, estenose e atresia duodenal (ver o Capítulo 41, Figura 41.18), atresia de intestino delgado, íleo meconial, má rotação do intestino delgado, atresia colônica, atresia anal e doença Hirschprung. Embora a radiografia possa ser sugestiva em relação à causa, o diagnóstico é confirmado por US ou fluoroscopia, dependendo da patologia.

A enterocolite necrosante ocorre quase que exclusivamente em um RN pré-termo. Os pré-requisitos principais na patogênese incluem isquemia do tubo GI, colonização bacteriana e alimentação enteral. A radiografia abdominal pode demonstrar alças dilatadas de intestino delgado, espessamento de parede, pneumatose intestinal, gás venoso em sistema porta e pneumoperitônio (ver o Capítulo 41, Figura 41.20). A US pode demonstrar espessamento de parede intestinal, diminuição ou ausência de perfusão intestinal, focos ecogênicos em parede intestinal (correspondentes à pneumatose), gás venoso em sistema porta e pneumoperitônio. Se houver descamação de mucosa, serão demonstradas regiões de adelgaçamento de parede.

Pode ocorrer perfuração intestinal *in utero* ou no pós-natal. A perfuração *in utero* ocorre mais tipicamente na condição de obstrução (p. ex., íleo meconial, atresia intestinal) e/ou isquemia intestinal. As características radiográficas e ultrassonográficas da perfuração *in utero* são calcificações peritoneais, que correspondem (ver a Figura 6.20A) ao derramamento intraperitoneal de mecônio entérico e à peritonite estéril secundária. As perfurações *in utero* não seladas resultarão em pneumoperitônio pós-natal (Figura 6.20B). Perfurações intestinais que ocorrem exclusivamente no período pós-natal resultam de obstrução intestinal de grau alto e ECN. As perfurações resultarão em pneumoperitônio, peritonite e potencialmente líquido intra-abdominal e coleções de líquido. Nas radiografias AP, pode ser observado ar livre ao redor das alças intestinais (p. ex., "sinal de Rigler") e o ligamento falciforme (p. ex., "sinal da bola de futebol americano", ver a Figura 6.21), enquanto na incidência em decúbito lateral o ar é observado anteriormente à borda hepática. A US é útil para confirmar peritonite (p. ex., hiperemia peritoneal) e o líquido livre e loculado.

Hepatobiliar

Exames por imagem do sistema hepático e biliar podem ser indicados na condição de icterícia obstrutiva, hepatomegalia e DRPAR. A investigação da icterícia obstrutiva inclui US e possivelmente colangiopancreatografia por RM (CPRM) e cintigrafia. Graças a essa abordagem, atresia biliar e cistos do colédoco são diagnosticados com alta acurácia, com a exclusão de outras possibilidades diferenciais (p. ex., rolha biliar). Embora a hepatomegalia seja secundária à congestão hepática (p. ex., lesão obstrutiva cardíaca direita) ou à icterícia obstrutiva, o rastreamento ultrassonográfico inicial pode detectar massa hepática (p. ex., hemangioma infantil hepático). Dependendo das características na US, a TC ou RM com angiografia é a próxima etapa para massa hepática. A DRPAR está associada à fibrose periporta e a ductos biliares intra-hepáticos ectáticos. O parênquima hepático e os ductos biliares na condição da DRPAR são prontamente avaliados com ultrassom e, conforme o necessário, CPRM.

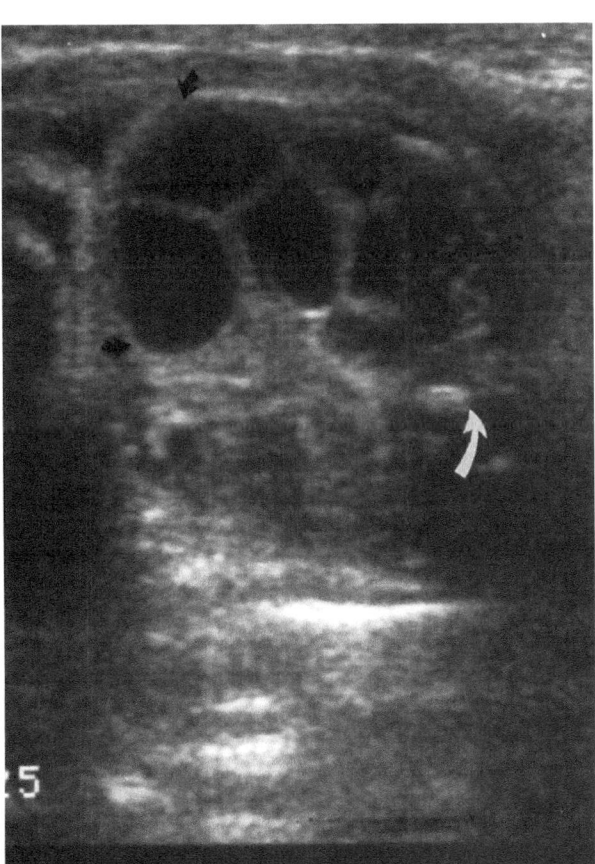 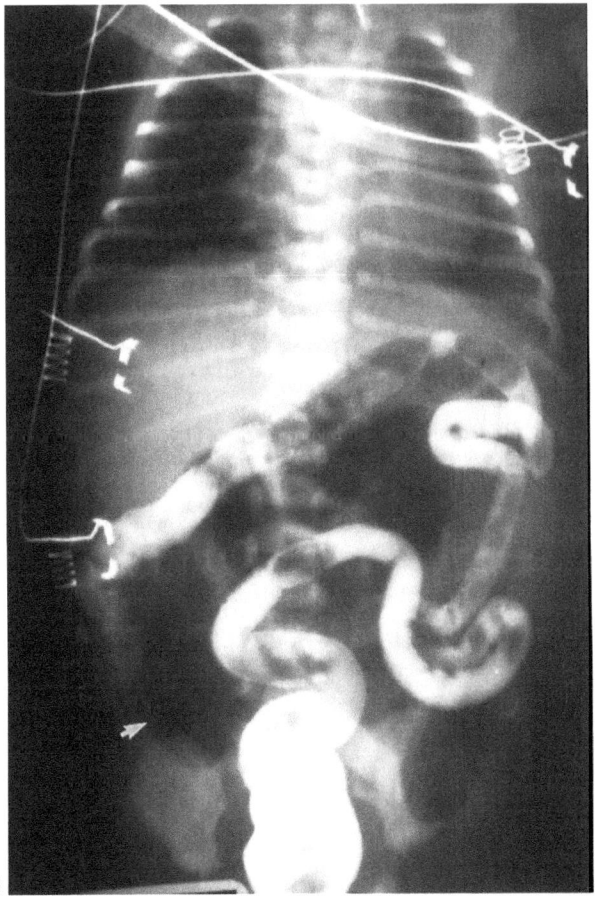

Figura 6.20 A. A imagem transversal do abdome de um feto com 33 semanas de idade gestacional mostra múltiplas alças intestinais dilatadas (*pontas de setas pretas*). O foco ecogênico (*seta branca*) é consistente com calcificação peritoneal. **B.** Após o parto a termo, um enema hidrossolúvel demonstra cólon com calibre normal e alças de intestino delgado dilatadas e preenchidas por ar (*seta*). Foi observada atresia jejunal à cirurgia.

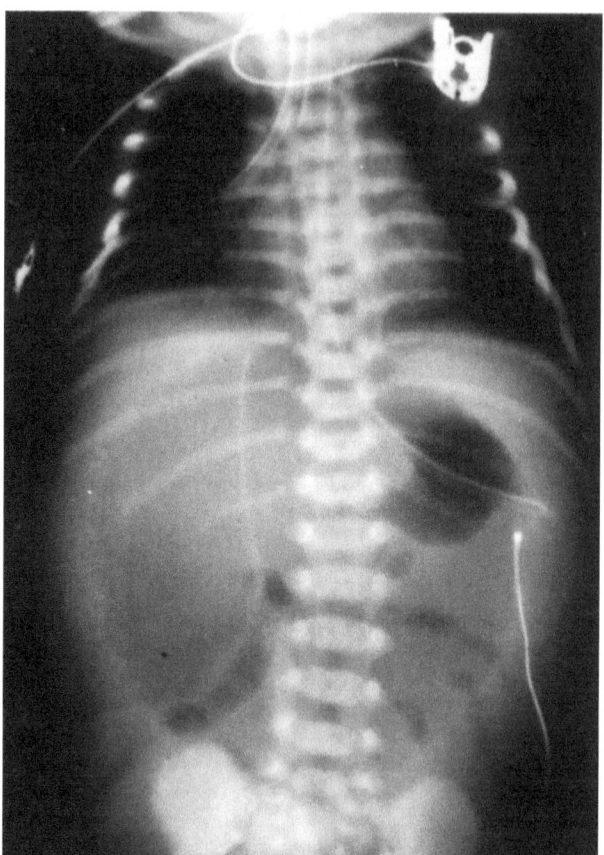

Figura 6.21 A radiografia de abdome em decúbito dorsal mostra uma coleção maciça de ar intraperitoneal. O ar é observado como uma grande bolha central, à qual é superimposta uma opacidade linear densa, produzida pelo ligamento falciforme. O ligamento falciforme forma o cordão para o sinal da bola de futebol americano.

Pâncreas

Além de outra patologia descrita, a DRPAD também se manifesta com cistos pancreáticos, enquanto a DRPAR pode raramente resultar em fibrose pancreática. Esta patologia pode ser avaliada durante as avaliações por US e RM em relação à DRP. De modo semelhante, na avaliação da suspeita de distúrbios ductais biliares, o pâncreas é rotineiramente avaliado durante a US abdominal e a CPRM para excluir anomalias ductais (pâncreas anular). Conforme mencionado anteriormente, uma PET-TC abdominal pode ser indicada para avaliar a suspeita de tumor pancreático produtor de insulina.

Sistema musculoesquelético

Deformidades do desenvolvimento, displasias esqueléticas, doenças metabólicas, infecções congênitas e adquiridas e traumatismos são as principais categorias de distúrbios esqueléticos neonatais. Em relação a estas patologias, a radiografia atua como a modalidade primária de exame por imagem diagnóstico. Em alguns casos, as radiografias podem ser inicialmente obtidas para indicações não esqueléticas. Como um exemplo, em um RN com dificuldade para deglutir secreções, uma radiográfica toracicoabdominal obtida para verificar o posicionamento de um tubo de alimentação pode revelar anelamento do cateter sobre o mediastino, bem como anomalias em corpos vertebrais. Os achados seriam indicativos de atresia esofágica com síndrome VACTERL. Em outros casos, as radiografias ósseas são obtidas especificamente com a intenção de investigar uma patologia esquelética (p. ex., traumatismo). A TC (com apresentação de reconstruções multiplanares e volume 3D) e a RM são utilizadas como modalidades secundárias e complementares para o diagnóstico, o manejo e a vigilância. Em patologias selecionadas, são utilizados a US (p. ex., displasia do desenvolvimento do quadril) e a cintigrafia óssea (p. ex., osteomielite).

Anormalidades do desenvolvimento

As deformidades do desenvolvimento que se manifestam no período neonatal podem envolver o esqueleto axial ou apendicular. As deformações do desenvolvimento mais comuns que levam a um exame de imagem incluem displasia do desenvolvimento do quadril (Figura 48.13), anomalias em membros, anomalias vertebrais e craniossinostose.

Displasias

Mutações genéticas que levam ao desenvolvimento anormal de fibroblastos e células do tecido conjuntivo podem resultar em uma diversidade de displasias esqueléticas raras, que impactam o esqueleto axial e apendicular. As displasias graves mais comumente levam a morte *in utero* ou perinatal, com frequência em virtude de cavidade torácica restrita e hipoplasia pulmonar (p. ex., displasia tanatofórica). O diagnóstico de displasias não letais observadas no período neonatal depende de uma combinação de testes genéticos, fenótipo clínico e achados radiográficos.

Duas das displasias esqueléticas mais comuns observadas em um RN são a acondroplasia e a osteogênese imperfeita (OI). A acondroplasia é a displasia esquelética não letal mais comum. O diferencial inclui hipocondroplasia, acondroplasia homozigota e uma forma menos grave de displasia tanatofórica. A OI se manifesta com gravidade variável (p. ex., tipos I a VIII) de ossos frágeis, fraturas múltiplas (incluindo aquelas de idade variável) e membros deformados, associados a características clínicas específicas, incluindo esclera azul, lassidão articular e crânio mole.

Doença metabólica óssea

No RN, o metabolismo ósseo anormal pode se apresentar clinicamente como duas entidades distintas: osteopenia da prematuridade e raquitismo. Na osteopenia da prematuridade, o armazenamento mineral inadequado, composto pela suplementação inadequada, leva à desmineralização óssea. As radiografias demonstrarão lucência medular e adelgaçamento cortical, com ou sem fraturas. O raquitismo ocorre em RNs a termo, em virtude de deficiência de vitamina D. Os achados radiográficos neonatais característicos incluem trabéculas indistintas, cálices e desgaste metafisários, placas epifisárias espaçadas, centros epifisários inadequadamente mineralizados, reação periosteal e deformidades ósseas. Os achados são mais bem identificados nos joelhos e nos pulsos.

Distúrbios metabólicos do armazenamento lisossômico também podem impactar a estrutura óssea e podem resultar em características radiográficas que se sobrepõem às displasias (p. ex., OI), ao raquitismo e à osteopenia da prematuridade (se pré-termo). Os distúrbios do armazenamento lisossômico que podem estar presentes no período neonatal incluem doença de Gaucher tipo 2, galactossialidose, gangliosidose GM1 e doença de célula I (mucolipidose II). As características radiográficas de diferenciação em relação à doença de Gaucher tipo 2 são as lesões ósseas líticas. A disostose múltipla pode ser observada radiograficamente com os últimos três distúrbios de armazenamento lisossômico (25).

Infecção

A osteomielite congênita (p. ex., transmissões transplacentária e transvaginal) e adquirida (p. ex., transmissão hematógena) no RN apresenta características radiográficas específicas. Vírus da rubéola e CMV são infecções congênitas comuns. Ambos podem exibir estriações radiolucentes metafisárias em ossos longos ("sinal do talo de aipo"). A sífilis ocorre menos comumente, mas a incidência pode estar aumentando. Bandas metafisárias, desgaste da borda metafisária, periostite diafisária e destruição óssea são características radiográficas diferenciáveis; a destruição óssea metafisária medial da tíbia proximal é patognomônica ("sinal de Wimberger").

A osteomielite adquirida é de origem tipicamente bacteriana. As radiografias demonstrarão destruição óssea metafisária, reação periosteal e edema de tecidos moles. Se não inicialmente diagnosticada e tratada, na medida em que a osteomielite progredir as radiografias poderão representar invólucro e sequestro. O envolvimento metafisário no RN levará à artrite séptica e possivelmente a derrames articulares. US pode ser realizada para investigação de artrite séptica e derrames articulares, bem como abscessos periosteais ou em tecidos moles. Em alguns casos, pode ser obtida uma RM ou cintigrafia óssea.

Traumatismo

O traumatismo esquelético acidental pode ocorrer durante o nascimento. Clavícula, úmero e fêmur são locais comuns de fraturas relacionadas ao nascimento (Figura 48.16). Também podem ocorrer fraturas cranianas, porém menos comumente. O diagnóstico é realizado prontamente com radiografias direcionadas. A US e a TC são considerações de modalidades adicionais.

A suspeita de traumatismo não acidental (TNA) esquelético exige investigação radiográfica esquelética axial e apendicular completa. Os seguintes padrões de fraturas falam a favor de TNA em um RN: fraturas múltiplas, fraturas de idade variável, fraturas em espiral diafisárias em ossos longos, fraturas transmetafisárias, fraturas de costela (tipicamente posteromediais, paravertebrais) e fraturas de crânio (lineares a complexas). Quando houver suspeita de TNA intracraniano, intratorácico, ou intra-abdominal, deve ser realizada uma TC para a avaliação esquelética e visceral completa. Ao observar fraturas de idade variável em um RN, o leitor deve lembrar que isso pode ser consequente à osteogênese imperfeita (OI). Os achados clínicos e outros radiográficos diferenciarão o TNA da OI.

LEITURA SUGERIDA

Kirpalani H, Epelman M, Mernagh JR, eds. Imaging of the newborn, 2nd ed. United Kingdom: Cambridge University Press, 2011.

REFERÊNCIAS BIBLIOGRÁFICAS

1. International Commission on Radiological Protection (ICRP). Radiation and your patient: a guide for medical practitioners. A web module produced by Committee 3 of the ICRP. http://www.icrp.org/docs/Rad_for_GP_for_web.pdf
2. Glatz AC, Purrington KS, Klinger A, et al. Cumulative exposure to medical radiation for children requiring surgery for congenital heart disease. *J Pediatr* 2014;164:789.
3. Khong PL, Ringertz H, Donoghue V, et al. ICRP publication 121: radiological protection in paediatric diagnostic and interventional radiology. *Ann ICRP* 2013;42(2):1.
4. Hellinger JC, Pena A, Poon M, et al. Pediatric CT angiography: imaging the cardiovascular system gently. *Radiol Clin North Am* 2010;48 (2):439.
5. Blass EM, Hoffmeyer LB. Sucrose as an analgesic for newborn infants. *Pediatrics* 1991;87:215.
6. Creeley CE, Olney JW. The young: neuroapoptosis induced by anesthetics and what to do about it. *Anesth Analg* 2010;110(2):442.
7. Schmolzer GM, O'Reilly M, Davis PG, et al. Confirmation of correct tracheal tube placement in newborn infants. *Resuscitation* 2013;84(6):731.
8. American Heart Association. 2005 American Heart Association (AHA) guidelines for cardiopulmonary resuscitation (CPR) and emergency cardiovascular care (ECC) of pediatric and neonatal patients: pediatric basic life support. *Pediatrics* 2006;117(5):e989.
9. Blankenberg FG, Loh NN, Bracci P, et al. Sonography, CT, and MR imaging: a prospective comparison of neonates with suspected intracranial ischemia and hemorrhage. *Am J Neuroradiol* 2000;21(1):213.
10. Chao CP, Zaleski CG, Patton AC. Neonatal hypoxic-ischemic encephalopathy: multimodality imaging findings. *Radiographics* 2006;26(Suppl 1):S159.
11. Papile LA, Burstein J, Burstein R, et al. Incidence and evolution of subependymal and intraventricular hemorrhage: a study of infants with birth weights less than 1,500 gm. *J Pediatr* 1978;92(4):519.
12. Brouwer AJ, Groenendaal F, Koopman C, et al. Intracranial hemorrhage in full-term newborns: a hospital-based cohort study. *Neuroradiology* 2010;52(6):567.
13. Isaacs H. Perinatal (fetal and neonatal) tuberous sclerosis: a review. *Am J Perinatol* 2009;26(10):755.
14. Salerno AE, Marsenic O, Meyers KE, et al. Vascular involvement in tuberous sclerosis. *Pediatr Nephrol* 2010;25(8):1555.
15. Vogl TJ, Stemmler J, Bergman C, et al. MR and MR angiography of Sturge-Weber syndrome. *Am J Neuroradiol* 1993;14(2):417.
16. Epelman M, Johnson C, Hellinger JC, et al. Vascular lesions—congenital, acquired, and iatrogenic: imaging in the neonate. Seminars of CT, US, and MRI. 2015. [In press]
17. Del Pizzo J. Focus on diagnosis: congenital infections (TORCH). *Pediatr Rev* 2011;32(12):537.
18. Osborn AG, Preece MT. Intracranial cysts: radiologic—pathologic correlation and imaging approach. *Radiology* 2006;239(3):650.
19. Buetow PC, Smirniotopoulos JG, Done S. Congenital brain tumors: a review of 45 cases. *Am J Neuroradiol* 1990;11(4):793.
20. Epelman M, Kreiger PA, Servaes S, et al. Current imaging of prenatally diagnosed congenital lung lesions. *Semin Ultrasound CT MR* 2010;31:141.
21. Hellinger JC, Daubert M, Lee E, et al. Congenital thoracic vascular anomalies: MDCT and MRI evaluation with advanced imaging. *Radiol Clin North Am* 2011;49(5):969.
22. Rocha G, Fernandes P, Rocha P, et al. *Pleural effusions in the neonate*. Acta Paediatr 2006;95(7):791.
23. Shennan AT, Dunn MS, Ohlsson A, et al. Abnormal pulmonary outcomes in premature infants: prediction from oxygen requirement in the neonatal period. *Pediatrics* 1998;82(4):527.
24. Glodny B, Peterson J, Hofmann KJ, et al. Kidney fusion anomalies revisited: clinical and radiological analysis of 209 cases of crossed fused ectopia and horseshoe kidney. *BJU Int* 2009;103(2):224.
25. Staretz-Chacham O, Lang TC, LaMarca ME, et al. Lysosomal storage disorders in the newborn. *Pediatrics* 2009;123(4):1191.

7 Telessaúde em Neonatologia

Sarah C. Muttitt, Mary M. K. Seshia e Liz M. Loewen

A assistência médica está enfrentando uma pressão crescente para aumentar o acesso e a qualidade e, ao mesmo tempo, reduzir o ônus administrativo e financeiro da assistência. Há uma expectativa crescente de que a tecnologia será fundamental na satisfação dessas demandas. O termo telessaúde, um dos vários aplicativos eHealth que passaram a ser usados no setor da assistência médica, é definido como o uso da tecnologia de informação e de comunicações (TIC) para fornecer serviços de saúde, conhecimentos e informações sobre barreiras de distância, geografia, tempo e cultura (1). Outro termo frequentemente utilizado é telemedicina, e a American Telemedicine Association considera que estas são sinônimos, sendo ambas definidas como "o uso da tecnologia remota de assistência médica para oferecer serviços clínicos" (2).

A telessaúde está sendo usada em um amplo espectro de áreas de serviço do sistema de saúde, incluindo diagnóstico clínico, tratamento e prevenção de doenças, educação continuada de profissionais de saúde e consumidores e pesquisa. Quando bem integrada à prática clínica rotineira, pode aumentar a eficiência e a custo-efetividade do sistema de saúde ao deslocar as pessoas e informações de maneira virtual em vez de física (1). Embora não seja nova, a telessaúde mostrou rápida expansão durante as últimas duas décadas e está sendo utilizada em um número crescente de especialidades médicas, como dermatologia, oncologia, radiologia, cirurgia, cardiologia, saúde mental e assistência médica domiciliar. Apesar de ainda não ter alcançado o volume e a maturidade necessários para estudos randomizados em grande escala, o valor da telessaúde é bem aceito por consumidores e provedores de assistência em saúde (1-3).

A implementação da telessaúde trata de três questões principais: acesso aos serviços de assistência médica; retenção, recrutamento e apoio de médicos e outros profissionais de saúde em zonas rurais; e reduções em potencial do custo para o sistema de saúde e/ou pacientes e suas famílias. A fim de obter assistência de especialistas, moradores de zonas rurais muitas vezes são forçados a viajar por longas distâncias, incorrendo em custo significativo, inconveniência e, em alguns casos, agravamento dos distúrbios médicos subjacentes. Embora alguns centros de assistência terciários ofereçam ambulatórios de especialidades itinerantes, esses serviços podem não estar disponíveis onde e quando um paciente requer atendimento especializado. A viagem de médicos para ambulatórios itinerantes também apresenta riscos e custos, incluindo a perda de tempo valioso durante o deslocamento. Cada vez mais, a telessaúde está sendo usada para fornecer suporte à assistência médica domiciliar onde as barreiras de acesso estão menos relacionadas à distância geográfica e mais à mobilidade e ao acesso a serviços de cuidados primários localmente (3). Independentemente da distância entre o paciente e o profissional, a telessaúde pode oferecer acesso a uma gama mais ampla de serviços de assistência médica primária, secundária e terciária, uma intervenção mais oportuna, retorno mais precoce e maior continuidade de assistência para os pacientes. Os médicos e profissionais de saúde em zonas rurais têm acesso direto limitado aos pares, especialistas, educação e oportunidades para participar na administração da assistência à saúde ou atividades de associações profissionais. Esse senso de isolamento profissional e social muitas vezes contribui para que médicos abandonem empregos prematuramente e para a dificuldade em recrutar médicos bem treinados, deixando as comunidades rurais subassistidas. O acesso à educação e ao apoio de pares por meio da telessaúde pode influenciar a retenção e o recrutamento e permitir que profissionais de saúde em ambientes rurais trabalhem aproveitando todo o potencial do seu campo de atuação e ofereçam assistência mais complexa próximo do lar dos pacientes.

Como com qualquer nova tecnologia, tem-se dado muita atenção aos "aspectos econômicos" da telessaúde. A prevenção de custos e a redução do dispêndio são perseguidas constantemente para compensar os custos substanciais da implementação e operações da telessaúde. Embora haja diminuição dos custos devido à redução de transferências desnecessárias, alta antecipada do paciente para hospitais comunitários ou o lar e redução das viagens por motivos educacionais e administrativos, ainda não se mediu, em uma base sistêmica, a economia a longo prazo associada ao acesso mais oportuno à assistência, resultando em menor consumo dos recursos de assistência médica e melhora dos desfechos terapêuticos (1,4). A capacidade da telessaúde de contribuir para aumentar a eficiência do sistema oferece a oportunidade de redirecionamento de quaisquer economias para a melhora dos serviços aos pacientes. Ainda que a telessaúde não diminua o gasto total com a saúde, o aumento do acesso a serviços de assistência médica de qualidade deve ter grande importância para os pacientes, os profissionais e os financiadores da assistência em saúde (1).

HISTÓRIA DA TELESSAÚDE

A assistência médica a distância, ou telessaúde, é praticada há décadas por meio de tecnologias de comunicações menos sofisticadas do que as atualmente associadas à telessaúde. A National Aeronautics and Space Agency (NASA) desempenhou um papel importante no desenvolvimento inicial da telessaúde. O monitoramento remoto da tripulação, da aeronave espacial e da saúde ambiental tem sido uma parte essencial das operações da NASA. De modo semelhante, as forças militares dos EUA têm se dedicado ativamente às pesquisas e aplicações em telessaúde como um meio de levar experiência médica a feridos em guerra, com menos risco de lesão para a equipe de saúde. Na década de 1960, o Nebraska Psychiatric Institute tornou-se uma das primeiras instituições nos EUA a desenvolver um canal bidirecional via tecnologia de micro-ondas para fornecer educação e consultoria entre especialistas e clínicos gerais. Os esforços da NASA para aumentar as comunicações via satélite gerou a oportunidade para promover a telessaúde em regiões mais remotas como o Alaska no início da década de 1970 (5). A tecnologia dos satélites também facilitou o desenvolvimento do Centro de Telemedicina na Memorial University of Newfoundland (MUN), Canadá, em 1977. Por meio de tecnologia de audioconferência simples e de baixo custo, o programa da MUN interligou hospitais, cursos técnicos, *campi* universitários, escolas, prefeituras e órgãos educacionais em toda a província para fins de programas educacionais e transmissão de dados clínicos (6). Na década de 1980, houve um grande afluxo de atividades de telessaúde na América do Norte, bem como no resto do mundo, com novos projetos na Austrália, na Nova Zelândia, no Reino Unido, na França e na Noruega. Os projetos iniciais se dedicaram basicamente à viabilidade técnica da telessaúde e com frequência foram elaborados em torno de uma única aplicação e um único "campeão" clínico. Em virtude dos seus altos custos, esses projetos também dependiam muito da concessão de bolsas de financiamento. Muitos deles foram extintos com a redução do financiamento ou quando o campeão clínico deslocou-se para outra área de pesquisa.

No fim da década de 1980 e início da década de 1990, a tecnologia de telessaúde tornou-se mais robusta e menos dispendiosa, tornando-a uma alternativa mais viável para prestação de serviços de assistência médica. A última década testemunhou rápida expansão dos locais e aplicações da telessaúde. A American Telemedicine Association relata que existem cerca de 200 redes de telemedicina (3.500 *sites* de serviços) nos EUA (2). Maior compreensão dos fatores humanos associados ao sucesso da telessaúde permitiu avanços no planejamento, desenvolvimento e manutenção dos programas de telessaúde. Contudo, a maior parte das atividades de telessaúde no mundo ainda permanece dependente de bolsas de financiamento ou apoiada por hospitais, com a consequente vulnerabilidade aos ciclos anuais de financiamento. Tornou-se evidente que as soluções de telessaúde devem ser integradas ao sistema de assistência médica tradicional para que sejam sustentáveis. Com atenção meticulosa à relação custo/benefício e à qualidade dos serviços, a telessaúde está destinada a tornar-se um componente básico da prestação de serviços em saúde.

TECNOLOGIA

Existem dois tipos principais de comunicações em telessaúde. O tipo assincrônico, ou armazenamento e transferência, envolve a captura e transmissão subsequente de dados ou imagens para disseminação ou interpretação. A telerradiologia, o envio de radiografias, imagens de tomografia computadorizada (TC) ou outras imagens digitais, é a aplicação de armazenamento e transferência mais comum da telessaúde em uso atualmente, e muitas vezes é integrada a sistemas de arquivamento e comunicação de imagens (PACS) maiores. A patologia e a dermatologia são outras especialidades que tipicamente usam tecnologia de armazenamento e transferência para diagnóstico remoto. O tipo sincrônico, ou em tempo real, subentende a transmissão instantânea de informações e está associado principalmente ao uso de videoconferência interativa para permitir um parecer face a face entre um paciente em uma localização e um profissional em outra. Quase todas as especialidades médicas encontraram uma aplicação para a tecnologia de videoconferência e, com o acréscimo de dispositivos médicos periféricos apropriados, como estetoscópios, otoscópios e câmeras de exame, um exame físico completo pode ser realizado a distância. Algumas aplicações de telessaúde usam uma combinação das tecnologias de armazenamento e transferência e videoconferência para permitir a revisão de imagens fixas e uma consulta interativa com pares e pacientes. Em todos os casos, as necessidades clínicas devem impulsionar a solução técnica. O preço e o desempenho da tecnologia de telessaúde melhoraram sobremodo nos últimos anos e, em muitos casos, o *hardware* à venda para uso geral oferece a funcionalidade necessária a custo bem menor do que os sistemas concebidos especificamente para a telessaúde. Todo o equipamento deve cumprir os padrões técnicos aceitos para garantir qualidade, flexibilidade e compatibilidade entre sistemas.

Além de desfechos, a telessaúde requer uma rede de telecomunicações para facilitar o intercâmbio de informações. Embora a infraestrutura de telecomunicações em zonas urbanas tenha se desenvolvido sobremodo durante a última década, o foco primário da telessaúde tem sido servir às populações rurais e remotas, para as quais a conectividade continua a ser um desafio considerável. As necessidades de largura de banda (capacidade do canal de comunicação) variam segundo a aplicação. Quanto maior a largura de banda, mais informações podem ser enviadas em um dado período de tempo. O sistema POTS (sistema telefônico antigo simples) pode ser apropriado para a transmissão de baixos volumes de imagens radiográficas não urgentes entre duas localidades como um serviço de telerradiologia. Volumes maiores de imagens ou a necessidade de interpretação urgente exigem uma solução com maior largura de banda. De modo semelhante, uma largura de banda mais alta é essencial durante videoconferências interativas de qualidade para aplicações clínicas. Embora localidades urbanas possam escolher entre uma série de soluções viáveis como ISDN (Rede Digital de Serviços Integrados), DSL (Linhas Digitais de Assinantes), ou cabo de alta velocidade, as comunidades geograficamente remotas podem ter acesso à largura de banda necessária apenas via satélite ou outra solução *wireless* de alto custo. Os custos das telecomunicações para a educação rural e redes de assistência médicas são subsidiados em algumas jurisdições, e a divisão dos custos de infraestrutura com outros setores, como educação, justiça ou indústria, aumenta a viabilidade da telessaúde em uma comunidade pequena remota. A disponibilidade de soluções de telecomunicações de baixo custo é crucial para a expansão e sustentabilidade da telessaúde em muitas das áreas mais carentes, incluindo os países em desenvolvimento, onde as redes de telefonia celular também estão mostrando uso possível em alguns aplicativos.

O advento da videoconferência em IP (Protocolo da Internet) influenciou o desenho e as operações das redes de telessaúde em todos os lugares. As redes tradicionais à base de cobre exigiam conexões exclusivas, de modo que a telessaúde muitas vezes era confinada a um único local ou "sala" dentro de uma instituição de assistência médica. Com a instalação de linhas, aluguéis mensais de linhas e tarifas de longa distância associados a cada sessão, os custos de telecomunicações frequentemente respondiam por até 15 a 25% do custo total de telessaúde (2). Com os avanços da compressão de vídeos digitais, sinais compostos de áudio e vídeo podem ser transmitidos por circuitos em rede de IP típicos em uma LAN (rede de área local) dentro de um hospital, uma WAN (rede de área ampla) maior, ou rede privada. Com o acesso quase ubíquo, a telessaúde pode estar disponível no computador de mesa de qualquer médico, à beira do leito do paciente e em todas as dependências de hospitais e instituições de assistência médica primária – oferecendo acesso onde quer e sempre que serviços de assistência médica sejam prestados. Embora exista um custo fixo associado a uma rede de IP, o custo adicional associado ao uso efetivo é pequeno ou nulo. Em consequência, o custo por sessão de telessaúde declina com sua maior utilização. Além das reduções de custo a longo prazo, a convergência de voz, vídeo e dados para uma rede única permitirá que a telessaúde estabeleça uma interface com outras informações em saúde, incluindo o sistema PACS e prontuários eletrônicos. As questões envolvendo qualidade da rede, necessidades de largura de banda e segurança continuam a ser refinadas, mas a telessaúde em redes de IP estão se tornando uma opção atraente para muitos programas.

Aplicativos *wireless* ou móveis (mHealth) estão sendo cada vez mais considerados no espectro dos aplicativos de telessaúde. Esta área emergente inclui videoconferência interativa na Web e aplicativos móveis que podem ser acessados em *smartphones* e *tablets*, bem como em outros aplicativos que conectam os pacientes com lembretes e recomendações de saúde. A escolha da tecnologia correta para a telessaúde é complicada diante dos custos declinantes de equipamento e telecomunicações, depreciação inevitável do capital e inovação técnica rápida. Os usuários clínicos do equipamento precisam participar das decisões de aquisição do equipamento, pois as necessidades clínicas e operacionais determinam as especificações técnicas diretamente; essa participação também promove a aceitação pelos usuários. Em geral, um programa de telessaúde deve adquirir o equipamento de especificação mais alta disponível para satisfazer as expectativas dos usuários ao menor custo possível. De modo semelhante, as decisões acerca da infraestrutura em telecomunicações devem ser baseadas no tamanho dos arquivos, urgência e volume de uso levando em conta as realidades fiscais e a possibilidade de verbas extras ou receitas adicionais compensarem os custos associados do capital e operação. Os programas de telessaúde também devem planejar a manutenção, o suporte e a atualização do equipamento e da rede. As relações com os fornecedores são imprescindíveis ao sucesso dos programas de telessaúde. Além das especificações de preço e tecnologia, devem-se instituir acordos apropriados dos níveis de serviços para garantir operações de alta qualidade, fidedignas e avançadas da telessaúde.

QUESTÕES REGULAMENTARES E MÉDICO-LEGAIS

O dever de assistência e a responsabilidade clínica do médico no contexto de telessaúde obedecem aos mesmos princípios observados nos contatos diretos. Os padrões éticos e de qualidade que governam os clínicos não são modificados pela telessaúde. Uma documentação apropriada, incluindo o consentimento escrito, quando aplicável, deve ser mantida durante todos os encontros em telessaúde. A vantagem da telessaúde é que ela permite a prestação de assistência médica em qualquer lugar, sem o reconhecimento de fronteiras; contudo, essa distinção inerente da assistência pessoal tradicional também levanta novas questões em torno das normas e dos regulamentos relacionados com a prática da assistência médica (7) (ver também o Capítulo 9).

A concessão de registro aos profissionais de saúde é tipicamente uma responsabilidade jurisdicional. Se os médicos e pacientes estão localizados em municípios ou estados diferentes, é importante determinar se o foro de responsabilidade será a localidade do paciente ou do profissional. Caso se acredite que o serviço ocorra na localidade do paciente, o médico pode precisar obter o registro adequado e o credenciamento como se estivesse trabalhando naquela localidade. Várias possibilidades para superar essas questões de registro já foram propostas, incluindo o credenciamento "universal", um registro de finalidade especial para a telessaúde e acordos mútuos, mas ainda há a tarefa significativa de harmonizar os padrões para promover as atividades de telessaúde em várias jurisdições (8).

A ausência de normas acerca do reembolso de médicos por consultas em telessaúde tem sido historicamente uma barreira significativa à adoção difusa da telessaúde. As iniciativas pioneiras de telessaúde foram muitas vezes projetos-piloto ou ensaios clínicos sediados em hospitais ou universidades, e o reembolso de médicos não era uma questão importante, pois a maioria dos médicos considerou sua participação uma iniciativa de pesquisa ou foi compensada por meio de formas de pagamento alternativas (salário ou comissão). Contudo, à medida que mais profissionais incorporam a telessaúde à prática rotineira, a compensação torna-se uma questão central. Embora muitos planos de seguro-saúde ainda exijam que os pacientes sejam atendidos pessoalmente para que um médico possa cobrar, outros criaram códigos de cobrança específicos para os serviços de telessaúde; porém, com frequência há limitações significativas relacionadas com a localização geográfica, instituições específicas, números e tipos de serviços e categoria profissional. O sistema de saúde canadense, de administração pública, também é inconsistente, com alguns municípios permitindo o reembolso direto pelos serviços de telessaúde e outros não. Há um progresso lento no tocante à expansão do reembolso em telessaúde, mas as organizações de assistência médica devem determinar as normas de sua jurisdição acerca do pagamento antes de implementar serviços de telessaúde.

Todos os médicos que oferecem consultas de telessaúde devem certificar-se com suas seguradoras de que a telessaúde esteja incluída dentro de suas apólices de seguro contra erro médico. Até o presente, houve muito poucos casos de litígio associados à telessaúde, mas há algumas questões específicas que têm de ser consideradas. Nem todas as consultas são apropriadas à telessaúde. Os profissionais precisam utilizar seu melhor discernimento clínico para determinar se os serviços podem ser prestados de maneira segura e efetiva por meio da telessaúde. Ademais, é crucial estabelecer um procedimento de *backup* para garantir que os pacientes recebam assistência apropriada e tempestiva no evento de uma falha técnica. Os profissionais podem necessitar de treinamento especializado e experiência para a telessaúde e demonstrar competência tecnológica aceitável antes de oferecer serviços em telessaúde. Protocolos clínicos e diretrizes específicos podem ser necessários para garantir aplicações da telessaúde coerentes e de alta qualidade em determinadas situações. Em todos os momentos, os serviços de telessaúde precisam aderir aos padrões de assistência profissionais e de garantia básica de qualidade (8).

A privacidade das informações pessoais relacionadas com o uso da TIC em saúde tem sido uma questão de importância crescente ao longo da última década. As preocupações em torno do uso da tecnologia para investigar tudo, desde os serviços de assistência médica até os hábitos de consumo, suscitaram o desenvolvimento de normas para regular a proteção da privacidade individual. Os padrões para manter a privacidade das informações em saúde no contexto da telessaúde não diferem daqueles do contato direto; contudo, a introdução da tecnologia amplia as considerações sobre privacidade e segurança (9). Além de preservar a privacidade por meio de medidas mais tradicionais como um ambiente físico e processos organizacionais delimitados, a assistência em telessaúde requer atenção à segurança dos dados durante a transmissão e, em alguns casos, o armazenamento. A garantia da segurança em um ambiente tecnológico em contínua evolução requer uma atitude proativa e progressiva (10). A garantia do sigilo no contexto de telessaúde pode ser mais desafiadora, dados os riscos em potencial de interceptação, possibilidade de gravação em vídeo permanente e pessoas adicionais envolvidas em cada sessão de assistência. Isto é complicado pela variedade do equipamento e complexidade da transmissão de imagens entre duas localidades (10). À medida que a telessaúde evolui das aplicações isoladas em uma única sala para integração às áreas de assistência direta de pacientes, como a unidade de terapia intensiva neonatal (UTI neonatal), a complexidade da tarefa de garantir a privacidade aumenta.

ECONOMIA E AVALIAÇÃO DA TELESSAÚDE

O volume de literatura científica relacionada com a aplicação de telessaúde tem crescido constantemente nos últimos 40 anos. Enquanto a utilização da telessaúde continua a crescer internacionalmente e o volume de literatura científica cresce, continuam a existir alguns estudos conclusivos que demonstram a eficácia da telessaúde e seus impactos econômicos. Várias revisões recentes da literatura examinaram o estado atual do conhecimento de pesquisa relacionada com a telessaúde, e a maioria concluiu que embora a telessaúde seja promissora, as pesquisas e a avaliação da telessaúde ainda precisam amadurecer, com poucos estudos científicos conclusivos realizados até o presente. As revisões concluídas identificaram poucos estudos que satisfazem os critérios para inclusão, variando desde 7 quando se exigiu um estudo controlado randomizado a 50 quando os critérios de inclusão foram ampliados a fim de incluir qualquer *design* controlado (11,12). Os estudos mais fortes que examinaram o impacto clínico demonstraram a validade das iniciativas em teleassistência domiciliar, tratamento de doenças crônicas, psiquiatria, dermatologia, cardiologia, teleradiologia, transmissão de imagens digitais para um parecer neurocirúrgico e transmissão de imagens ecocardiográficas (11-15).

Ao mesmo tempo que a telessaúde é frequentemente identificada como um meio de redução de custos, a literatura nesta área permanece dividida. Os indicadores econômicos para a telessaúde incluem custos relacionados com a viagem e o tempo de viagem para os pacientes e profissionais; transporte de pacientes; equipamento e telecomunicações; transferência da assistência de centros maiores; e recrutamento e retenção relacionados com acesso à educação continuada. Em uma revisão de 2009, Davalos *et al.* (16) não encontraram evidências na literatura demonstrando o impacto econômico da telessaúde. A mais recente análise concluída no Canadá estimou uma redução de custo para o sistema de saúde (além das economias pessoais dos pacientes) de aproximadamente US$ 55 milhões por ano atribuíveis ao uso da telessaúde (17). Essa discrepância pode estar relacionada às medidas usadas; uma revisão sistemática anterior dos estudos da relação de custo/benefício em telemedicina de 1966 a 2000 encontrou 612 artigos que incluíram alguma análise econômica; a maioria dos quais foi considerada de pequena escala ou a curto prazo, com análise econômica deficiente e validade externa limitada (18). Apenas 55 incluíram dados sobre custos, dos quais 24 satisfizeram os requisitos para uma revisão completa. Em neonatologia, Armfield *et al.* (19), na Austrália, demonstraram um importante benefício econômico, além do valor clínico, em utilizar a telemedicina para substituir a consulta por telefone pela consulta neonatal aguda entre os hospitais remotos e terciários, com a maioria do custo-benefício resultante da redução de transferências de recém-nascidos (RNs).

Embora as revisões realizadas até o momento tenham demonstrado que a telessaúde é exequível, as pesquisas em telessaúde ainda não incluíram estudos randomizados em grande escala (11). Um desafio adicional na avaliação da telessaúde é definir se a assistência com contato direto é, de fato, o padrão-ouro com o qual toda prestação inovadora de serviços deve ser comparada (11). À medida que a telessaúde desloca-se para um modelo mais integrado, os métodos de avaliação também precisam utilizar uma abordagem integrada e sistêmica em vez de dedicar-se a indicadores limitados para medir o impacto da tecnologia. O potencial de aumento do acesso à assistência médica resultante das aplicações de telessaúde pode proporcionar benefícios sistêmicos a longo prazo que não são facilmente capturados em um único estudo. Uma revisão que examinou o impacto socioeconômico de várias aplicações de telessaúde constatou benefícios para os pacientes, os profissionais de saúde e o sistema de saúde (1).

APLICAÇÕES DA TELESSAÚDE EM NEONATOLOGIA

Em 1970, a regionalização da assistência perinatal-neonatal foi preconizada após a observação de que a taxa de mortalidade neonatal era mais alta nos hospitais onde havia poucos RNs em comparação com os grandes hospitais com unidades de referência neonatais. Além disso, desde essa época, a assistência do RN enfermo tornou-se cada vez mais dependente de tecnologia, o que constitui uma justificativa adicional para a regionalização da assistência neonatal. Isto resultou no deslocamento de famílias durante gestações complicadas, acesso limitado a recursos especializados para RNs enfermos e dificuldades na garantia de acesso a recursos de acompanhamento.

Nesse mesmo período, os avanços tecnológicos resultaram na capacidade de prestar assistência médica com eficácia a distância. Os profissionais da medicina neonatal-perinatal precisam aproveitar essa tecnologia e incorporá-la nos cuidados diários. Os serviços de teleconsulta (tanto emergentes como eletivos), a televisitação para famílias e a assistência médica de suporte às instituições de nível II após a transferência de uma unidade de nível III devem ser parte da prestação de cuidados de saúde neonatal. Esta seção demonstra como a telessaúde tem sido usada efetivamente ao longo do *continuum* perinatal-neonatal, tanto para prestação de assistência quanto para o treinamento de profissionais de saúde.

Pré-parto

A telessaúde tem sido utilizada com sucesso em uma série de aplicações pré-natais, incluindo o aconselhamento genético e a teleultrassonografia. Em Queensland, Austrália, uma conexão semanal, criada em 1997, permite que especialistas em medicina materno-fetal instruam a pessoa que faz o exame de imagem na localidade das pacientes enquanto visualizam a ultrassonografia fetal em tempo real. Ao fim do exame, o especialista aconselha os pais acerca do diagnóstico, prognóstico e manejo e prepara um laudo para o médico assistente. Além de aumentar o acesso das pacientes ao especialista, a comunicação entre os dois hospitais é aprimorada, a consulta pode ser interdisciplinar, e a transferência de conhecimento entre os profissionais de saúde é facilitada. Uma revisão do programa detectou apenas um diagnóstico fetal omitido dentre 120 casos, e as pacientes estavam muito satisfeitas com o processo de consultoria. A interação em tempo real é considerada um componente fundamental do sucesso desse projeto (20,21). Uma limitação para o uso corrente dessa tecnologia é a disponibilidade de um ultrassonografista no local remoto. Conforme avança a robótica, o uso de um robô para realizar a ultrassonografia remotamente pode se tornar viável.

Neonatal

Os profissionais de saúde que assistem neonatos sabem que uma gravidez de baixo risco pode resultar em uma situação de alto risco para o RN em 2 a 4% dos partos. Ademais, RNs que a princípio parecem bem podem deteriorar rapidamente, em particular por sepse, problemas respiratórios e cardiopatias congênitas. O acesso oportuno a especialistas em assistência neonatal pode ser problemático para instituições de saúde remotas e isoladas. Em 2002, em Manitoba, Canadá, uma conexão de telessaúde foi estabelecida entre uma UTI neonatal terciária e uma enfermaria para RNs em um hospital geral a 760 km norte da UTI neonatal. Os médicos no local remoto podiam solicitar à UTI neonatal de referência um parecer de emergência acerca do tratamento e estabilização. Nesse sistema integrado, as equipes remotas e de referência puderam operar o equipamento e necessitaram de suporte técnico apenas quando surgiram problemas. Com o apoio do MBTelehealth, a UTI neonatal agora pode ser conectada a seis centros que realizam partos de RNs em Manitoba e em duas regiões a noroeste de Ontário. Há um leito virtual na UTI neonatal, que permite a integração completa com padrões de fluxo de trabalho e também a interação multidisciplinar. A resolução de imagem é alta. A interoperabilidade dos sistemas permite que os profissionais de assistência médica da UTI neonatal operem a câmara remota, garantindo assim que os membros da equipe remota não se distraiam do atendimento ao RN. Em algumas situações, um dos pais está presente no local remoto. A interação da equipe de profissionais da UTI neonatal, que frequentemente inclui não só o neonatologista, mas também enfermeiros e fisioterapeutas respiratórios, e o médico encaminhador e o pessoal de enfermagem, não apenas fornece o cuidado clínico, como um canal para educação continuada na assistência neonatal; importante observar que os pais sentem-se confortados pela pronta disponibilidade de um especialista para seus RNs. Essa conexão também permitiu aos pais e a outros familiares a "visitação" aos neonatos no local remoto e participação das decisões terapêuticas quando eles não puderam viajar para a UTI neonatal.

Sabemos que a tecnologia não vai substituir a necessidade de unidades neonatais, mas ela permite a melhoria do acesso à assistência médica e, além disso, proporciona uma oportunidade para a educação, o que aumenta a confiança daqueles prestadores de cuidados de saúde relativamente isolados. A equipe de profissionais da UTI neonatal precisa continuar a incorporar outras aplicações a fim de aprimorar a assistência médica neonatal. Yager *et al.* (22) constataram que a telemedicina também foi uma ferramenta viável para permitir que a equipe médica de sobreaviso prestasse apoio à equipe no leito hospitalar (residentes) de casa durante a madrugada, evitando a necessidade de a equipe ir ao local para fornecer suporte. Para além do apoio já disponível através do telefone, a equipe poderia fazer uma avaliação mais abrangente para confirmar as avaliações do *fellow*, comunicar-se de forma mais eficaz com o paciente/pais e realizar ensino em equipe e comunicações. A telessaúde também tem demonstrado resultados promissores como um instrumento de apoio para os departamentos de emergência distantes no manejo de trauma moderado na população geral de pacientes com o uso da telessaúde resultando na diminuição do tempo de alta e diminuição do uso de transporte sem qualquer impacto negativo nos desfechos do paciente (23).

Telecardiologia

A ecocardiografia digital possibilitou a transmissão de ecocardiogramas de localidades remotas para cardiologistas pediátricos, tanto por meio de armazenamento e transferência como a transmissão sincrônica em tempo real. A transmissão em tempo real permite contato ao vivo contínuo entre o cardiologista, o ultrassonografista e outros profissionais de saúde, e também familiares na localidade remota. Embora esta tecnologia seja usada para todas as faixas etários, Finley et al. (24) descobriram que 51% dos exames de urgência foram para RNs. Webb et al. (25), em um estudo multicêntrico de neonatos com menos de 6 semanas de idade, no qual um cardiologista pediátrico foi consultado para "suspeita de CC", demonstraram que os pacientes submetidos a consulta de telecardiologia apresentam menor probabilidade de serem transferidos e menor probabilidade de receberem suporte inotrópico, sem diferenças na mortalidade. Além do diagnóstico, a utilização da videoconferência interativa permite a discussão do caso e a revisão do ecocardiograma entre a localidade de referência e equipes cirúrgicas remotas de neonatos que serão transferidos para um centro de cirurgia cardíaca. As famílias podem participar desse processo, aumentando sua confiança na assistência do RN.

Com larguras de banda apropriadas, as imagens têm qualidade clínica. Idealmente, o ultrassonografista na localidade remota deve ter experiência em cardiologia pediátrica para garantir que os diagnósticos mais difíceis, como retorno venoso pulmonar anômalo total e coarctação da aorta, não passem despercebidos (26-28). Embora em muitas situações o RN ainda tenha de ser transportado para o centro terciário, com a telecardiologia, alguns transportes são evitados ou realizados de maneira mais eletiva e decisões terapêuticas mais apropriadas são tomadas.

Telefototriagem da retina

A retinopatia da prematuridade (RDP) é uma complicação de RNs prematuros de baixo peso, sendo que cerca de 65% dos RNs com menos de 1.300 g ao nascimento e até 80% daqueles com menos de 1.000 g a apresentam. Uma revisão recente estimou que em 2010, no mundo todo, a RDP ocorreu em uma estimativa de 185.000 RNs prematuros sobreviventes com 53.000 progredindo para comprometimento visual (29).

A maioria das diretrizes sugere que RNs prematuros com menos de 32 semanas de gestação devem passar por uma triagem; o "padrão-ouro" para triagem é oftalmoscopia indireta realizada por um oftalmologista pediátrico com experiência em manejo de RDP. Esses especialistas são escassos, e dada a diversidade geográfica das UTIN dos níveis II e III, a obtenção desse serviço é difícil. Esses RNs precisam realizar uma triagem da retina com frequência, especialmente assim que a RDP for diagnosticada, caso se pretenda evitar a cegueira. A tecnologia de telessaúde, utilizando uma câmera retiniana digital equipada com lente para RDP, tem sido investigada como método alternativo para triagem da retina. O sistema de câmera fornece uma vista imediata em ângulo aberto de 130° e também produz uma imagem em tempo real no monitor do computador (Figura 7.1), que então é armazenada, descomprimida, em um videodisco digital (Figura 7.1). Dois estudos concluíram que a sensibilidade foi insuficiente para sua recomendação como recurso de triagem da RDP (30,31). No entanto, Schwartz et al. (32) sugeriram que essa estratégia de telemedicina pode ser útil para a avaliação da necessidade de um RN precisar da atenção urgente de um médico capaz de avaliar e tratar a RDP liminar. Ells et al. (33) posteriormente adotaram uma abordagem pragmática: em vez de usar essa tecnologia para diferenciar entre as fases 1 e 2 da RDP, ela teve como foco a questão de saber se essa tecnologia poderia identificar aqueles olhos que necessitavam de tratamento, isto é, RDP que mereça encaminhamento. Ao usar essa abordagem, a fotografia digital teve uma sensibilidade de 100% e especificidade de 96% na detecção da RDP que mereça encaminhamento. Um estudo recente multicêntrico financiado pelo National Eye Institute (34) forneceu mais um forte apoio à utilização de um sistema de telemedicina para detectar RDP que mereça encaminhamento e fornece evidências para o uso de um gerador de imagem não médico qualificado para detectar RDP que mereça encaminhamento em lactentes de risco. Conforme os programas de formação são desenvolvidos e a equipe torna-se certificada, o uso da fotografia digital da retina irá se tornar um complemento útil para hospitais em países desenvolvidos que fornecem assistência médica de nível II, bem como para hospitais em países em desenvolvimento. O principal objetivo do estudo e-RDP (35) foi determinar a especificidade e a sensibilidade de detecção de RDP que mereça encaminhamento por leitores qualificados de conjuntos de imagens obtidos por geradores de imagem de retina certificados (incluindo não médicos) quando comparados ao exame oftalmológico indireto do olho por um oftalmologista com experiência em exame RDP. Este estudo bem delineado nos fornece *insight* sobre o futuro potencial da triagem de RDP.

Televisitação

A televisitação é mais bem descrita como um transporte virtual da família do paciente à beira do leito. Ela pode promover uma conexão com o lar do RN antes e após a alta do RN. A videoconferência interativa fornece um elo entre a mãe e sua família.

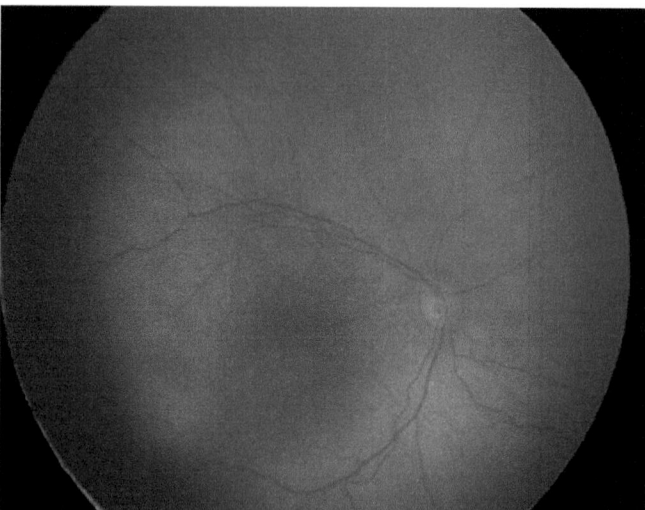
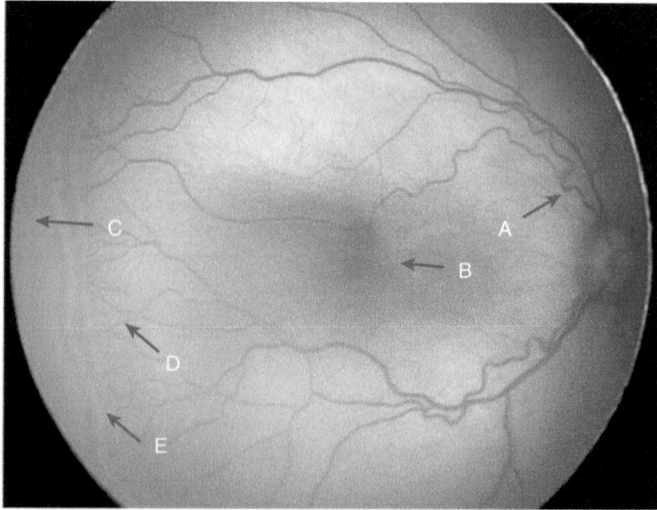

Figura 7.1 Telefototriagem retiniana do olho direito para RDP realizada na UTI neonatal por meio da RetCam. *Esquerda:* retina normal; *Direita:* RDP em estágio 3 na zona 2 com doença adicional (pré-tratamento). *A:* Aumento da tortuosidade e dilatação dos vasos da retina no disco óptico. *B:* Fóvea. *C:* Retina periférica avascular. *D:* Aumento da ramificação vascular posterior à crista. *E:* A RDP em estágio 3 na linha de demarcação entre a retina avascular e vascular. (Cortesia Dr. Ian Clark.) (Esta figura encontra-se reproduzida em cores no Encarte.)

Gray et al. (36) desenvolveram uma solução baseada na Internet concebida para reduzir os custos da assistência, bem como oferecer suporte médico, orientação e apoio emocional às famílias de neonatos de muito baixo peso na UTI neonatal. As famílias podem ter acesso à UTI neonatal a qualquer momento para obter informações sobre seus bebês, bem como informações educacionais e esclarecimentos sobre as experiências de outras famílias. Outro aspecto incorporado, que talvez seja o mais atraente para as famílias, foi a possibilidade de videoconferência interativa. Os pais podem ver o RN e receber informações e apoio da equipe quando eles não podem visitar a unidade. Em um pequeno estudo randomizado sobre essa tecnologia, a estadia hospitalar foi mais curta e as famílias demonstraram maior satisfação com a assistência recebida. O sistema requer a instalação de um computador de fácil utilização no lar. Como o acesso à Internet foi adotado mais rapidamente do que qualquer outro avanço tecnológico na história, o uso dessa tecnologia como meio de prestar assistência centrada na família deve ser expandido. Com o tempo de permanência na UTI neonatal para alguns neonatos variando de semanas a meses, a importância das visitas virtuais à beira do leito por membros da família, especialmente os provenientes de comunidades remotas, não pode ser exagerada.

Teleassistência domiciliar

A teleassistência domiciliar é uma aplicação crescente com potencial considerável para apoiar a neonatologia. Suas aplicações conectam os pacientes em seu ambiente domiciliar com profissionais no hospital ou na comunidade, além de permitirem monitoramento contínuo dos sinais vitais e, quando indicado, contato de videoconferência em horário programado ou urgente. As revisões dessas aplicações em populações não neonatais demonstraram melhor controle de enfermidades crônicas, como diabetes melito e insuficiência cardíaca crônica, bem como altos níveis de satisfação dos pacientes (1,13). Na neonatologia, a teleassistência domiciliar serve de apoio para os pais após a alta, um momento em que as famílias podem se sentir inadequadas e hesitantes ou terem dificuldade no acesso à assistência. Morgan et al. (37) demonstraram com sucesso a aceitabilidade da teleassistência domiciliar para acompanhamento pós-alta a pacientes com cardiopatia congênita grave. A teleassistência domiciliar pode incluir monitoramento regular dos sinais vitais bem como videoconferência para avaliar a cor e o estado respiratório em enfermidades como cardiopatias congênitas ou displasia broncopulmonar.

As aplicações da telessaúde após a alta podem incluir maior acesso a uma ampla gama de disciplinas e sistemas de apoio, como avaliações do desenvolvimento subsequente, avaliações da alimentação, terapia fonoaudiológica, aconselhamento genético e muitos outros. Para os RNs com questões de saúde ativas, a telessaúde também oferece acesso à educação dos pacientes e apoio às famílias em localidades rurais, que podem não ter acesso regular a outras famílias com um RN portador de enfermidade crônica. A telessaúde pode fornecer apoio fundamental aos RNs em sua transição para fora do ambiente institucional, o que pode facilitar a alta antecipada e melhora do prognóstico dos pacientes.

Educação continuada

A educação dos profissionais de saúde envolvidos na assistência neonatal é crucial para maximizar o potencial da telessaúde de aperfeiçoar a assistência neonatal. A educação continuada é um desafio, particularmente para os profissionais que trabalham em um local distante de centros terciários. Recomenda-se que todas as maternidades devem ter um indivíduo certificado no Programa de Reanimação Neonatal presente no momento do parto. Além da certificação inicial, a renovação do certificado é exigida a cada 2 anos. Cronin et al. (38) demonstraram que a instrução por meio de videoconferência interativa, incluindo a verificação das habilidades práticas, pode ser realizada de maneira satisfatória. Da mesma forma, Loewen et al. (39) demonstraram que o programa de estabilização neonatal, S.T.A.B.L.E. (açúcar [*sugar*], temperatura [*temperature*], vias respiratórias [*artificial bything*], pressão arterial [*blood pressure*], trabalho de laboratório [*lab work*] e suporte emocional [*emotional support*]), pode ser realizado de forma eficaz. Em um estudo de 56 profissionais de saúde randomizados para receber o programa ao vivo ou por videoconferência, ambos os grupos, com escores pré-teste semelhantes, tiveram um aumento semelhante, porém significativo nos seus escores pós-teste.

No Canadá, os programas de Bolsas Neonatal-Perinatal reúnem-se praticamente todo mês para uma sessão acadêmica; essas sessões são extremamente interativas e incluem discussões sobre casos clínicos raros, bem como apresentações de tecnologias de ponta por peritos da faculdade.

ETAPAS PRÁTICAS NO ESTABELECIMENTO DA TELESSAÚDE

À medida que a telessaúde evolui de projetos-piloto para redes operacionais, muitas lições têm sido aprendidas e firmou-se algum consenso sobre os fatores críticos para o sucesso. Esta experiência básica oferece um arcabouço para o desenvolvimento de novos serviços ou programas de telessaúde.

Avaliação das necessidades

A experiência provou que o tempo e os recursos despendidos na avaliação das necessidades resultam na capacidade de conceber sistemas que de fato satisfaçam as exigências dos usuários. O processo de avaliação das necessidades inclui a obtenção de informações e ideias de muitos grupos envolvidos na prestação dos serviços de saúde para determinar metas, objetivos e prioridades da telessaúde. As necessidades clínicas identificadas orientarão as metas do programa de telessaúde e o desenho do sistema. O recrutamento precoce da equipe clínica e a promoção do investimento garantirão que as necessidades clínicas permanecerão o foco primário dos programas de telessaúde e desencadearão a mudança no processo assistencial necessária para integrar a telessaúde no fluxo de trabalho clínico. A avaliação bem estruturada das necessidades de telessaúde não apenas define a direção clínica de uma aplicação em potencial ou rede, como também identifica as estratégias para resolver questões que poderiam acrescentar retardos e aumentar os custos da implementação da telessaúde.

Avaliação da capacidade

Antes do investimento em telessaúde, há uma clara necessidade de determinar a "capacidade para telessaúde" das comunidades e organizações a fim de reduzir o risco de fracasso e perdas de tempo, dinheiro e esforços. Embora haja uma exigência fundamental de largura de banda suficiente para permitir a telessaúde, fatores organizacionais não técnicos são igualmente importantes para a implementação bem-sucedida da telessaúde. A percepção da necessidade e a capacidade e disposição dos usuários para adaptar-se às mudanças associadas à introdução da telessaúde podem ter enorme impacto sobre a adoção e utilização do programa. O sucesso da telessaúde depende da seleção das comunidades, organizações e programas que conheçam a telessaúde e seus benefícios, tenham uma necessidade genuína e dedicação à telessaúde e possam oferecer ou adquirir a capacidade para manter e aprimorar a telessaúde após a implementação.

Plano comercial de telessaúde

Para empregar e desenvolver um programa de telessaúde com sucesso, é importante definir um plano comercial. Este serve como guia para a organização e como instrumento de comunicações para os acionistas e financiadores externos. O plano deve ser gerado em colaboração com uma série de profissionais e repensado frequentemente em resposta a alterações do ambiente. O plano deve descrever plenamente a oportunidade, os produtos e os serviços de telessaúde a serem prestados; a estrutura organizacional; os requisitos operacionais e técnicos; o plano de implementação; a estratégia de divulgação e desenvolvimento do negócio; e a análise financeira. Há uma pressão aumentada para que os programas de telessaúde tornem-se empreendimentos comerciais viáveis. Até mesmo em sistemas de saúde com financiamento público, espera-se que a telessaúde dê retorno sobre o investimento por meio de redução dos custos e melhora dos resultados da assistência. O objetivo da análise financeira é definir as fontes em potencial de custeio/receitas, despesas (de capital e operacionais) e recuperação dos custos, bem como identificar e mitigar o risco financeiro. As projeções devem englobar cenários otimistas, realistas e pessimistas a partir de um conjunto de suposições alternativas relacionadas com o crescimento e utilização da rede de telessaúde, custo das operações, recuperação de custos e fontes de custeio/receitas. A atenção meticulosa à sustentabilidade a longo prazo é crucial desde o início. Várias das referências citadas fornecem diretrizes para o desenvolvimento de um plano comercial de telessaúde (2,40).

Manejo do programa

As iniciativas bem-sucedidas em telessaúde são construídas a partir de uma infraestrutura operacional robusta que garanta a prestação eficiente de serviços de telessaúde diariamente. Além da necessidade óbvia de treinamento técnico e suporte aos usuários, existem muitas outras funções essenciais ao manejo efetivo do programa, como organização de horários, desenvolvimento de normas e padrões, desenho de fluxogramas e processos, divulgação e comunicações, pesquisas e avaliação e manejo financeiro. A liderança clínica estratégica também é essencial para garantir a participação de profissionais clínicos fundamentais, validar as aplicações clínicas da telessaúde e desenvolver padrões clínicos e estratégias de manejo dos riscos. A compreensão dessas funções e das habilidades e competências relacionadas permite que um programa de telessaúde implemente uma estrutura organizacional apropriada e um plano de recursos humanos para apoiar as operações. O modelo organizacional ideal também será determinado pelo grau de integração da telessaúde nas estruturas e funções organizacionais existentes.

Avaliação e plano de garantia de qualidade

A avaliação e a garantia de qualidade são vitais para o sucesso das atividades de telessaúde. Até o presente, a avaliação da telessaúde tem se concentrado na acurácia e fidedignidade técnicas, qualidade e eficácia diagnósticas, impacto na assistência clínica, satisfação dos usuários e impacto sobre os custos dos serviços ou programa (10,11). Ainda há uma grande necessidade de padronização dos instrumentos de avaliação, medidas e indicadores-chave para analisar o impacto da telessaúde sobre o custo, a qualidade e a acessibilidade da assistência. Um plano de avaliação efetivo fornecerá evidências às agências de financiamento, administradores do sistema de saúde, profissionais e pacientes e contribuirá sobremodo para o desenvolvimento estratégico e a sustentabilidade de um programa de telessaúde.

As organizações de assistência de saúde, incluindo os programas de telessaúde, estão adotando um foco na melhora da qualidade em resposta às fortes demandas de responsabilidade, maiores expectativas dos consumidores, limitações de recursos e alterações fundamentais nos modelos de prestação de serviços de saúde (41). Há também um foco crescente no conceito de segurança do paciente em vários setores que usam sistemas de informação, e este também está ganhando espaço no campo da saúde. O foco é no avanço das práticas de segurança em todo o ciclo de vida da solução, desde o desenvolvimento do *software* à implementação e às operações em andamento para evitar tanto quanto possível os riscos não intencionais com o uso da tecnologia por meio de processos controlados e gerenciados. Um exemplo disso no Canadá é o recente lançamento das eSafety Guidelines definidas pela COACH: Canada's Health Informatics Association (42). Instrumentos de administração como o *balanced scorecard* estão sendo cada vez mais adaptados ao sistema de saúde para orientar a avaliação contínua e as iniciativas de melhora da qualidade e podem ser ajustados para incluir a telessaúde e outras TIC (43-46). Seja qual for a abordagem escolhida, os serviços de telessaúde devem ser monitorados continuamente por meio de um processo de garantia de qualidade que permita mudanças rápidas e sensíveis na execução e a manutenção de práticas de qualidade. Quando possível, os processos de avaliação e garantia de qualidade devem ser alinhados com iniciativas organizacionais ou do programa mais amplas.

IMPLICAÇÕES PARA O FUTURO

A introdução da TIC avançada está modificando intrinsecamente a forma como a medicina é praticada. Com o advento dos sistemas de informação em saúde, ferramentas de suporte às decisões clínicas e aprendizado *online*, os profissionais médicos estão recebendo ferramentas para manter uma prática de alta qualidade e baseada em evidências. A telessaúde e o prontuário eletrônico permitem acesso aos serviços de assistência médica e informações oriundos de diferentes localidades e profissionais e garantem a continuidade da assistência, removendo as tradicionais fronteiras organizacionais e construindo fundações para a prestação de serviços integrados. Essas tecnologias estão transformando o modo como os profissionais de saúde e os pacientes interagem com o sistema de saúde. As tecnologias baseadas em IP oferecem a convergência de dados com imagens, vídeo e voz em um ambiente rico em mídia. As soluções de rede *wireless* oferecerão acesso móvel ao sistema de saúde e a essas tecnologias adjuvantes.

Drotar *et al.* (47) identificaram diversas questões fundamentais que devem ser consideradas ao se introduzirem tecnologias no cuidado de crianças e adolescentes. Pode ser desanimador para os médicos compreender a variedade de considerações e identificar as práticas recomendadas para a integração da telessaúde em sua prática. No passado, os prestadores de assistência médica, que foram os primeiros a adotar a tecnologia, precisaram olhar para outros setores para incorporar a tecnologia em seu fluxo de trabalho. Felizmente, esse não é mais o caso, visto que hoje existe um corpo crescente de conhecimento acadêmico e experimental. Os médicos que estão entrando no campo são incentivados a colaborar com associações locais relevantes com foco em telemedicina e/ou informática da saúde. Eles fornecem muitos conhecimentos sobre as tendências atuais e emergentes, bem como oportunidades para interagir com colegas que enfrentam desafios de prática semelhantes. Os exemplos incluem a American Telemedicine Association ou HIMSS nos EUA, COACH: Canada's Health Informatics Association, Australasian Telehealth Society e outros grupos semelhantes existentes na maior parte do mundo desenvolvido e em desenvolvimento (2,48,49).

A telessaúde trata das relações e dos processos que permitem a prestação virtual de serviços de assistência médica – não apenas de tecnologia. Os limites à expansão da telessaúde têm menos a ver com acesso a largura de banda e custos de equipamento do que com fatores humanos. As iniciativas de telessaúde precisam ter o tempo e os recursos necessários alocados para não apenas encontrar a solução técnica, como também redesenhar o processo e modificar a organização de modo a incentivar a adoção mais difusa da telessaúde. A menos que os profissionais envolvidos nos programas de telessaúde desenvolvam suas habilidades e *expertise* nessas áreas, os programas correrão o risco de ter uma aceitação limitada pelos usuários e baixa utilização da rede. Com os custos relativamente altos da implementação e operações, uma baixa utilização ameaça a sustentabilidade de qualquer programa de telessaúde.

A neonatologia já foi acusada de dedicar-se à "alta tecnologia". A telessaúde também é vista por alguns como mais uma aplicação da tecnologia. Em última análise, o objetivo fundamental de ambas permanece vinculado à assistência de pacientes e à consecução dos melhores desfechos possíveis para estes. A telessaúde aumenta o acesso à assistência médica, o que significa acesso ao parecer de especialistas para o RN; aumenta o acesso à educação de profissionais de saúde na assistência neonatal; e facilita o envolvimento da família com o RN a distância. As aplicações da telessaúde em neonatologia variam desde serviços de assistência domiciliar com pouca tecnologia até a terapia intensiva e comunicações *wireless* durante transporte, que exigem alta tecnologia. Para ambos, o objetivo final é o mesmo: fornecer um melhor atendimento ao paciente. Para atingir esse objetivo, independentemente da solução técnica escolhida, é essencial garantir aceitação e confiança dos usuários, bem como simplificar o processo de telessaúde para facilitar sua integração no local de trabalho.

REFERÊNCIAS BIBLIOGRÁFICAS

1. Jennett PA, Scott R, Hailey D, et al. *Socio-economic impact of telehealth: evidence now for health care in the future. Volume one: state of the science report.* Calgary, AB: Health Telematics Unit, University of Calgary, 2003.
2. Telemedicine frequently asked questions [homepage on the internet]. Washington, DC: American Telemedicine Association; n.d. [cited January 13, 2014]. Available from: http://www.americantelemed.org/learn/what-is-telemedicine/faqs
3. COACH; Canada's Health Informatics Association *Canadian telehealth report: based on the 2012 telehealth survey.* Toronto, ON: COACH, 2013.
4. Darkins AW, Cary MA. *Telemedicine and telehealth: principles, policies, performance and pitfalls.* New York: Springer Publishing Co., 2000.
5. B.O.H.M. Telemedicine Centre [homepage on the internet]; Brown N. A brief history of telemedicine. [updated May 30, 1995, cited November 30, 2014]. Available from: http://www.bestohm.com/index.php?option=com_content&task=view&id=52&Itemid=66
6. Elford R. Telemedicine activities at memorial University 1975–1997. 2002. Available at http://www.med.mun.ca/telemed/telehist/telemulti.htm. Accessed September 29, 2004.
7. Hasham S, Akalu R, Rossos PG. Medico-legal implications of telehealth in Canada. *Telehealth Law* 2003;4:9.
8. Blum JD. Telemedicine poses new challenges for the law. *Health Law Can* 1999;20:115.
9. COACH; Canada's Health Informatics Association. *Guidelines or the protection of health information.* Toronto, ON: COACH, 2013.
10. National Initiative for Telehealth (NIFTE). National initiative for telehealth framework of guidelines. Ottawa, ON: NIFTE, 2003.
11. Currell R, Urquhart C, Wainwright P, et al. Telemedicine versus face to face patient care: effects on professional practice and health care outcomes. *Cochrane Database Syst Rev* 2000;(2):CD002098.
12. Roine R, Ohinmaa A, Hailey D. Assessing telemedicine: a systematic review of the literature. *CMAJ* 2001;165:765.
13. Hersh WR, Helfand M, Wallace J, et al. Clinical outcomes resulting from telemedicine interventions: a systematic review. *BMC Med Inform Decis Mak* 2001;1:5.
14. Ohinmaa A, Hailey D, Roine R. *The assessment of telemedicine: general principals and a systematic review.* Alberta, Canada: Finish Office for Health Care Technology Assessment and Alberta Heritage Foundation for Medical Research, 1999.
15. Hersch W, Helfand M, Wallace J, et al. A systematic review of the efficacy of telemedicine for making diagnostic and management decisions. *J Telemed Telecare* 2002;8:197.
16. Davalos ME, French MT, Burdick AE, et al. Economic evaluation of telemedicine: review of the literature and research guidelines for benefit-cost analysis. *Telemed J E Health* 2009;15(10):933.
17. Praxia, Gartner (Report commissioned by Canada Health Infoway). Telehealth benefits and adoption: connecting people and providers across Canada. Toronto, 2011.
18. Whitten PS, Mair FS, Haycox A, et al. Systematic review of cost-effectiveness studies of telemedicine interventions. *BMJ* 2002;324:1434.
19. Armfield NR, Donovan D, Bensink ME, et al. The costs and potential savings of telemedicine for acute care neonatal consultation: preliminary findings. *J Telemed Telecare* 2012;18:429.
20. Chan FY, Soong B, Watson D, et al. Realtime fetal ultrasound by telemedicine in Queensland. A successful venture? *J Telemed Telecare* 2001;7 (suppl 2):7.
21. Soong B, Chan FY, Bloomfield S, et al. The fetal tele-ultrasound project in Queensland. *Aust Health Rev* 2002;25:67.
22. Yager PH, Cummings BM, Whalen MJ, et al. Nighttime telecommunication between remote staff intensivists and bedside personnel in a pediatric intensive care unit: a retrospective study. *Crit Care Med* 2012;40(9):2700.
23. Westbrook JI, Coiera EW, Brear M, et al. Impact of an ultrabroadband emergency department telemedicine system on the care of acutely ill patients and clinicians' work. *Med J Aust* 2008;188(12):704.
24. Finley JP, Sharratt GP, Nanton MA, et al. Paediatric echocardiography by telemedicine—nine years' experience. *J Telemed Telecare* 1997;3:200.
25. Webb CL, Waugh CL, Grigsby J, et al. American Society of Echocardiography Telemedicine Collaborators' Group. Impact of telemedicine on hospital transport, length of stay, and medical outcomes in infants with suspected heart disease: a multicenter study. *J Am Soc Echocardiogr* 2013;26(9):1090.
26. Casey FA. Telemedicine in paediatric cardiology. *Arch Dis Child* 1999;80:497.
27. Sable C. Digital echocardiography and telemedicine applications in pediatric cardiology. *Pediatr Cardiol* 2002;23:358.
28. Widmer S, Ghisla R, Ramelli GP, et al. Tele-echocardiography in paediatrics. *Eur J Pediatr* 2003;162:271.
29. Blencowe H, Lawn JE, Vazquez T, et al. Preterm-associated visual impairment and estimates of retinopathy of prematurity at regional and global levels for 2010. *Pediatr Res* 2013;74(suppl 1):35.
30. Roth DB, Morales D, Feuer WJ, et al. Screening for retinopathy of prematurity employing the retcam 120: sensitivity and specificity. *Arch Ophthalmol* 2001;119:268.
31. Yen KG, Hess D, Burke B, et al. Telephotoscreening to detect retinopathy of prematurity: preliminary study of the optimum time to employ digital fundus camera imaging to detect ROP. *J AAPOS* 2002;6:64.
32. Schwartz SD, Harrison SA, Ferrone PJ, et al. Telemedical evaluation and management of retinopathy of prematurity using a fiberoptic digital fundus camera. *Ophthalmology* 2000;107:25.
33. Ells AL, Holmes JM, Astle WF, et al. Telemedicine approach to screening for severe retinopathy of prematurity: a pilot study. *Ophthalmology* 2003;110:2113.
34. Graham EQ; e-ROP Cooperative Group. Telemedicine approaches to evaluating acute-phase retinopathy of prematurity: study design. *Ophthalmic Epidemiol* 2014;21(4):256.
35. Quinn GE, Ying GS, Daniel E, et al.; e-ROP Cooperative Group. Validity of a telemedicine system for the evaluation of acute-phase retinopathy of prematurity. *JAMA Ophthalmol* 2014;132(10):1178.
36. Gray JE, Safran C, Davis RB, et al. Baby CareLink: using the internet and telemedicine to improve care for high-risk infants. *Pediatrics* 2000;106:1318.
37. Morgan GJ, Craig B, Grant B, et al. Home videoconferencing for patients with severe congenital heart disease following discharge. *Congenit Heart Dis* 2008;3:317.
38. Cronin C, Cheang S, Hlynka D, et al. Videoconferencing can be used to assess neonatal resuscitation skills. *Med Educ* 2001;35:1013.
39. Loewen L, Seshia MM, Fraser Askin D, et al. Effective delivery of neonatal stabilization education using videoconferencing in Manitoba. *J Telemed Telecare* 2003;9:334.
40. Health Resources and Services Administration: Rural Health [homepage on the Internet]. [updated November 20, 2012; cited November 30, 2014]. Available from http://telehealth.hrsa.gov/welcome.htm
41. Harrigan M. *Quest for quality in Canadian health care: continuous quality improvement*, 2nd ed. Ottawa, ON: Minister of Public Works and Government Services Canada, 2000.
42. COACH eSafety Guidelines [homepage on the Internet]. [Updated June 2013; cited January 26, 2014]. Available from: https://www.coachorg.com/en/practices/eSafety_Guidelines.asp
43. Baker GR, Pink GH. A balanced scorecard for Canadian hospitals. *Healthc Manage Forum* 1995;8:7.
44. Kaplan RS, Norton DP. *The balanced scorecard: translating strategy into action.* Boston, MA: Harvard Business School Press, 1996.
45. Kaplan RS, Norton DP. *The strategy-focused organization: how balanced scorecard companies thrive in the new business environment.* Boston, MA: Harvard Business School Press, 2001.
46. Castaneda-Mendez K, Mangan K, Lavery AM. The role and application of the balanced scorecard in healthcare quality management. *J Healthc Qual* 1998;20:10.
47. Drotar D, Greenley R, Hoff A, et al. Summary of issues and challenges in the use of new technologies in clinical care and with children and adolescents with chronic illness. *Child Health Care* 2006;35(1):91.
48. Australasian Telehealth Society [homepage on the Internet]. [cited December 1, 2014]. Available from: http://aths.org.au/
49. COACH: Canada's Health Informatics Association. [homepage on the Internet]. [cited December 1, 2014]. Available from: http://www.coachorg.com/

8 Prioridades Morais Atuais e Tomada de Decisões em Medicina Neonatal-Perinatal

Robert J. Boyle

METAS DA MEDICINA NEONATAL-PERINATAL

A primeira parte deste capítulo discute as metas gerais e as prioridades morais da medicina neonatal-perinatal (MNP) em relação aos pacientes e à sociedade em países desenvolvidos e em desenvolvimento. Na segunda parte, algumas questões éticas específicas, que surgem frequentemente na tomada de decisões clínicas no período neonatal, são revisadas.

A medicina é uma profissão orientada para metas. Poder-se-ia argumentar que a cura é a única e primordial meta da medicina. Essa visão não é convincente, porque algumas metas válidas da medicina (p. ex., prevenção) não podem ser embutidas na cura. A prática da MNP ilustra que a medicina possui metas múltiplas, complexas e, às vezes, conflitantes:

- Salvar vidas e curar doenças
- Aliviar a dor, o sofrimento e a incapacidade
- Reabilitar e restaurar a função
- Prevenir doenças
- Melhorar a qualidade da vida e da morte
- Buscar novos conhecimentos.

QUESTÕES SOCIAIS E PROFISSIONAIS

A medicina deve prestar contas à sociedade e à comunidade internacional. Críticos podem argumentar, de modo legítimo, que a medicina e as políticas públicas norte-americanas negligenciaram a prevenção primária e promoveram o imperativo tecnológico. Para rebater essas críticas, as prioridades morais dos especialistas em MNP precisam incluir a defesa da assistência pré-natal abrangente, a melhora da nutrição, a prevenção do parto prematuro, o apoio apropriado às famílias e serviços de acompanhamento para o recém-nascido (RN) após a alta. Nos EUA, a MNP também faz parte de uma comunidade global de ciência, medicina e extensão humanitária. As prioridades morais do campo devem abranger o compromisso com a saúde infantil global. Os países onde RNs correm risco mais alto de morte ou incapacidade vitalícia podem se beneficiar da transferência de conhecimento e tecnologia, por exemplo, suplementação materna de ácido fólico, prevenção da transmissão do HIV, profilaxia com vitamina K, profilaxia ocular da gonorreia e prevenção do tétano neonatal.

Para os EUA, os dados epidemiológicos (ver também Capítulo 1) destacam questões morais que dizem respeito a política pública, financiamento do programa e orientações profissionais:

- Aumento das taxas de parto prematuro, especialmente nas 32ª a 36ª semanas de gestação
- Diferenças significativas nas taxas de prematuridade para diferentes grupos raciais e étnicos
- Uso crescente de tecnologias de reprodução assistida, levando ao aumento da gestação múltipla e do parto prematuro
- Taxas significativamente maiores de prematuridade e de mortalidade em comparação com outros países industrializados
- Seguro de saúde inexistente ou inadequado para mulheres em idade fértil
- Acesso reduzido ao planejamento familiar e aos cuidados pré e pós-natal em comparação com outros países industrializados.

Os indivíduos inférteis que desejam ter um filho genético enfrentam sofrimento psicológico e espiritual. Os tratamentos de infertilidade permitiram que literalmente milhões de mulheres que antes não teriam conseguido conceber, tivessem filhos. No entanto, existem custos elevados, riscos e danos potenciais associados a esses tratamentos. Até o presente, a confiança na autorregulação profissional não tem sido efetiva na redução da gravidez multifetal nos EUA. Atualmente, debate-se se controles sociais de tratamentos e pesquisas da infertilidade são pertinentes para uma sociedade pluralista que valoriza fortemente a liberdade reprodutiva.

Segundo Buchanan, propomos que em uma democracia pluralista, a relação entre a sociedade e a medicina deva ser compreendida como um contrato ou pacto autocorretivo (1). Em vez de basear-se em um valor supremo facilmente capturado pela ideologia, o contrato reflete uma comunidade de valores. Tais valores governam as metas complexas da medicina e os interesses da sociedade na área da saúde. Uma comunidade tem um foco primário de lealdade. Nessa sociedade, o valor prevalecente é fidelidade aos pacientes ou lealdade ao paciente em questão. Por meio de princípios processuais corretos, a medicina centrada no paciente não é incongruente com a percepção do paciente em uma população com necessidades de uma oferta finita de recursos de assistência médica comunitária (2). Dentro dos limites da fidelidade aos pacientes e seus direitos, os médicos devem promover o bem-estar de muitos, promover a justiça no acesso e na distribuição dos recursos e ser eficientes e efetivos em suas práticas. Os médicos nessa sociedade também são membros de uma comunidade científica com altos padrões de evidências na prática da medicina. Orientada por esses valores, a sociedade concede à profissão um lugar privilegiado, permite que seus membros recebam altos salários e subsidia seu treinamento. Em retorno, a sociedade espera que os benefícios finais à saúde advindos da perseguição das metas da medicina sobrepujem os custos finais. Ao longo dos últimos quinze a vinte anos, houve um aumento dramático do número de unidades de terapia intensiva neonatal (UTI neonatal) nos EUA. As UTIs neonatais são frequentemente importantes centros de lucro para um hospital e em uma instituição acadêmica; os rendimentos provenientes da UTI neonatal podem ser uma fonte importante de rendimento para todo o Departamento de Pediatria. No entanto, o investimento crescente na assistência perinatal-neonatal não produziu aumentos proporcionais da sobrevida bruta de RNs nem redução do baixo peso ao nascer.

ÉTICA E DELIBERAÇÃO MORAL

A ética é um corpo de conhecimento prático composto de princípios e valores, juízos sobre casos e normas e crenças e teorias acerca do mundo e das pessoas (3). O conceito de John Dewey da principal finalidade da ética é a integração das crenças sobre o mundo com as crenças sobre os valores e finalidades que devem dirigir a conduta humana (4). A tomada de decisões por lactentes e crianças deve seguir os mesmos métodos gerais adotados para os pacientes incompetentes para tomar decisões.

Fazer avaliações em novas situações pode levar a mudanças nas crenças e práticas básicas. Desde o advento da moderna assistência neonatal na década de 1960, os rápidos avanços da tecnologia e a assistência agressiva de RNs menores e mais enfermos chamaram a atenção (positiva e negativa) de filósofos, teólogos, profissionais, advogados, consumidores e da mídia para o uso da tecnologia e os processos de tomada de decisões em torno das opções de vida ou morte para RNs. Podem-se acompanhar as alterações nas crenças e valores básicos na história da ética na tomada de decisões neonatais por meio de casos "clássicos", em que as decisões médicas por RNs foram esmiuçadas pelo governo federal ou pelo sistema legal nos EUA. O Quadro 8.1 fornece um exemplo de casos importantes, eventos, artigos e estudos dessa história.

Os neonatologistas, enfermeiros e pais de RNs atuais apoiam-se na experiência moral cumulativa do passado. O processo atual de tomada de decisões em MNP é mais transparente e compartilhado entre médicos e pais do que no passado. Contudo, jamais é isento de confusão, especialmente quando as crenças culturais e a medicina colidem. Os médicos estão teoricamente mais bem treinados para identificar as questões éticas, participar da tomada de decisões compartilhadas e buscar ajuda com problemas éticos. Por exemplo, a maioria procura ser empática, imparcial e honesta ao apresentar um prognóstico reservado ou incerto a pais ansiosos.

Os neonatologistas, enfermeiros e seus colegas são falíveis. Esses profissionais já cometeram erros graves quando excluíram os pais das decisões e lhes imputaram culpa por desejarem omitir o tratamento (5). Alguns eventos e casos testam os limites dos conceitos morais: os melhores interesses do RN, a autonomia dos pais, a integridade profissional, a futilidade e a justiça no uso dos recursos, ou a qualidade de vida. Esses casos desencadeiam conflitos que podem desequilibrar neonatologistas experientes, enfermeiros, outros profissionais, pais e administradores e colocá-los em conflito entre si. A ética ajuda os seres humanos a manter o equilíbrio quando seguem caminhos perigosos, intrigantes ou novos na vida social e pessoal, a fim de preservar a percepção moral e o equilíbrio.

QUADRO 8.1

Casos clássicos em ética neonatal.

Ano	Nome do Caso, Evento	Questões clínicas	Desfecho
1963	Baby Hopkins[a]	Trissomia do 21, atresia duodenal; pais recusaram cirurgia	Morreu após 15 dias em decorrência de falta de alimentação/hidratação
1974	Baby Houle[b,c]	Malformações múltiplas; pais recusaram tratamento	Tribunal ordenou a cirurgia; o RN morreu
1973	Duff & Campbell[d]	Omissão seletiva do tratamento de numerosos neonatos com várias condições clínicas	Relatório controverso de uma UTI neonatal
1981	The Danville Twins[e]	Gêmeos siameses, unidos no abdome, com três pernas e uma pelve comum. Os pais e médicos foram acusados de crime por não terem alimentado os bebês	Os pais e médicos foram considerados inocentes
1981	Stinson Baby[f]	RN prematuro; 800 g, 26 semanas; os pais recusaram tratamento indesejado	O lactente morreu aos 6 meses
1982	Bloomington Baby[g]	Trissomia do 21, fístula traqueoesofágica; pais recusaram a cirurgia	A Suprema Corte de Indiana decidiu a favor dos pais
1983	Baby Jane Doe[h]	Espinha bífida, hidrocefalia e microcefalia; pais recusaram a cirurgia	A Corte de Apelações de NY decidiu a favor dos pais
1983	Regulamentos sobre RNs com lesões graves[i]	O Department of HHS do governo federal dos EUA sancionou regulamentos	Exige tratamento de suporte à vida para todos os neonatos
1983	Comissão Presidencial[j]	Esclarece decisões sobre a omissão de tratamento em RNs	Mais moderada do que os regulamentos do Department of HHS do governo federal dos EUA
1984	Child Abuse Protection Act[k]	Lei federal	Para receberem verbas federais destinadas à proteção infantil, os estados precisam ter procedimentos para tais casos
1990	Baby K[l,m,n]	Anencefalia	A mãe exigiu suporte à vida e os tribunais federais decidiram a seu favor
1994	Messenger[o,p,q]	RN prematuro; 780 g, 25 semanas. Os pais solicitaram que o RN não fosse reanimado	O pai desconectou o respirador e o júri concluiu que ele não é culpado de homicídio culposo
1999	Montalvo[r]	RN prematuro; 23 semanas, 679 g. Após 3 anos, os pais moveram ação judicial alegando que não foram informados sobre os riscos	O Tribunal determinou que os pais não têm o direito de omitir o tratamento de suporte à vida na ausência de estado vegetativo persistente. Também, subentendeu que os pais não foram "inteiramente" responsáveis por essas decisões
2000	HCA versus Miller[s,t]	RN prematuro (629 g, 23 semanas) reanimado contra a vontade dos pais	A Corte de Apelações reformulou decisão prévia que concedia $60 milhões de dólares aos pais
2004	Sun Hudson[u]	Displasia tanatofórica	O Tribunal do Texas apoiou o pedido do hospital de retirar o respirador contra a vontade da mãe; Texas' Advance Directives Act

[a]Gustafson JM. Mongolism, parental desires, and the right to life. *Perspect Bio Med* 1973;16:524. [b]Maine Medical Center v Houle, No 74–145, 1974 (Super. Ct. Cumberland Co. Me. Feb. 14, 1974). [c]McCormick RA. To save or let die: the dilemma of modern medicine. *JAMA* 1974;229:172–176. [d]Duff RS, Campbell AGM. Moral and ethical dilemmas in the special care nursery. *N Engl J Med* 1973;289:890. [e]Stinson R, Stinson P. *The long dying of Baby Andrew*. Boston, MA: Little Brown, 1983. [f]Murray TH, Caplan AL. Beyond Babies Doe. In: Murray TH, Caplan AL, eds. *Which babies shall live: humanistic dimensions of the care of imperiled newborns*. Clifton, NJ: Humana Press, 1985:3. [g]State ex rel. Infant Doe v Baker, No. 482 S 140 (Ind. May 27, 1982). [h]Weber v Stony Brook Hosp, 476 NY.S. 2 d 685, 686 (App. Div.); Bowen v American Hospital Association, 476 US. 610 at 611(1986). [i]U.S. Department of Health and Human Services. Nondiscrimination on the basis of handicaps: procedures and guidelines relating to health care for handicapped infants. *Fed Regist* 1984;49: 622–654. [j]U.S. President's Commission for the Study of Ethical Problems in Medicine and Biomedical and Behavioral Research. *Seriously ill newborns, in deciding to forego life-sustaining treatment: a report on the ethical, medical, and legal issues in treatment decisions*. Washington, DC: U.S. Government Printing Office, 1983:197. [k]Child Abuse Protection Act, 42 U.S.C. § 5103 (1982). [l]In re Baby K, 832 F. Supp. 1022 (E.D. Va. 1993); In re Baby K, 16 F. 3 d 5900 (4th Cir.). [m]Annas G. Asking the courts to set the standard of emergency care–the case of Baby K. *N Engl J Med* 1994;330:1542. [n]Paris JJ, Crone RK, Reardon FE. Physician refusal of requested treatment: the case of Baby K. *N Engl J Med* 1990;322:1012. [o]State v Messenger, file 94–67694-FY, Clerk of the Cir. Ct. County of Ingram, Mich. [p]Clark FI. Making sense of State v Messenger. *Pediatrics* 1996;97:579. [q]Paris JJ. Manslaughter or a legitimate parental decision? The Messenger case. *J Perinatol* 1996;16:60. [r]Montalvo v Borkovec, 647 NW 2 d 413(Wis App 2002). [s]HCA v Miller, 2000 WL 1867775, Tex. App. Hous. (Dec. 28, 2000). [t]Paris JJ, Schreiber MD, Reardon F. The "emergent circumstances" exception to the need for consent: the Texas Supreme Court ruling in Miller v HCA. *J Perinatol* 2004;24:337. [u]Hopper L. Houston Chronicle. January 26, 2005, section A, page 01.
HHS, Health and Human Services (departamento de saúde dos EUA); UTI, unidade de terapia intensiva; HCA, Health Care Administration; HCA, Health Corporation of America; RN, recém-nascido.

DIVERSIDADE CULTURAL E RELIGIOSA

A ética é um corpo de conhecimentos práticos autocorretivo e em constante evolução. Portanto, as sociedades abertas precisam de um processo público de debate sobre a continuidade e mudança dos aspectos morais das práticas sociais e profissionais. Os EUA atualmente são o país de maior diversidade religiosa e cultural no mundo inteiro. Essas diferenças são muito difíceis de enquadrar no debate sobre ética. Para mudar a política pública nessa sociedade, os motivos baseados na fé são insuficientes. Motivos seculares e supostamente racionais são necessários para persuadir um tribunal, a legislatura, ou uma comissão. Em decisões controversas sobre assistência médica, há casos envolvendo RNs que rompem os limites da racionalidade. Por exemplo, os médicos devem continuar a respeitar a recusa dos pais, baseada na fé, da futilidade do tratamento quando o RN tem necrose intestinal total ou agenesia renal e hipoplasia pulmonar? Em nossa opinião, o caso do Baby K (6) mostra que os tribunais federais podem aprovar demandas parentais baseadas na fé como um motivo legalmente justificado para continuar o tratamento fútil de um RN anencéfalo, porque a sociedade não está disposta a racionar recursos para essa categoria de RNs.

As questões interculturais complicam sobremodo o debate sobre ética. Por exemplo, deve-se conferir algum peso moral a uma solicitação de suspensão do suporte à vida se os pais de um RN forem imigrantes de uma sociedade com crenças morais muito diferentes sobre a medicina e o que constitui um RN com comprometimento significativo? Devem-se levar em conta os conceitos religiosos dos pais quando o RN está sentindo dor e não se beneficia de procedimentos adicionais, mas os pais rejeitam totalmente o conceito de futilidade, contando apenas com sua fé em milagres?

Este capítulo apresenta uma abordagem amplamente pragmática à ética e às questões interculturais nos debates éticos. De fato, as normas morais e os modos de vida dizem respeito a cultura e personalidade. Contudo, a relatividade cultural e psicológica não subtrai o conteúdo ou a força moral da ética. Embora a ética seja um fenômeno inerente à experiência humana, e não independente dela, ela tem objetividade em dois sentidos. Primeiro, a ética é objetiva como um corpo crescente e evolutivo de conhecimento sobre as práticas na sociedade e nas profissões. Segundo, os imperativos básicos da ética não são "menos objetivos do que a lei ou a medicina" (3) quando a questão são atos destrutivos como assassinato, tortura, o genocídio, o estupro, a crueldade por si mesma e assim por diante. Tais atos "violam nossas convicções mais básicas" sobre o valor intrínseco da vida humana e a comunidade. Como Benjamin escreveu, "se essas coisas não estiverem erradas, nada está" (3). Alguns argumentam que os juízos morais não atravessam fronteiras culturais, ou que a ética é "meramente" uma questão de gosto pessoal. Se a ética for meramente subjetiva ou relativa, não existe base para um juízo moral acerca de qualquer ato hediondo que ocorra em subculturas ou além da cultura de uma dada pessoa, como forçar crianças a participarem de uma guerra contra seus concidadãos ou sofrerem a perda de um membro ou da vida. O caso do Baby K não deve ser julgado para exemplificar "atos hediondos" porque as intenções dos pais são amorosas e não destrutivas. O fracasso moral nesses casos é de natureza social, na incapacidade da sociedade de assumir a responsabilidade de definir democraticamente limites para os recursos alocados em assistência médica. Os fracassos sociais podem ter consequências horrendas, mas os pais e os profissionais implicados nesses casos não estão sujeitos à culpa moral.

Elaboração dos problemas éticos

Embora os valores e princípios morais importantes sejam obrigatórios, não existe uma forma pré-fabricada de solucionar problemas éticos nos casos ou eventos em que os princípios colidem. Quando comparado com abordagens altamente teóricas ou caso a caso, o método do "equilíbrio reflexivo amplo" (7) mostrou-se útil em bioética. Nesse método, examinam-se os problemas éticos nos casos criando um diálogo (interno ou externo) que abrange três elementos interativos: os valores e princípios vigentes, o problema à mão e as crenças e teorias subjacentes relevantes.

O *"Principialismo"* é um método dialético e amplamente utilizado em cursos de ética e literatura de ética neonatal, que analisa problemas éticos em uma estrutura de princípios *prima facie* de ética biomédica (8). No entanto, um método que considera apenas os valores ou princípios e o problema à mão carece de limitações e corretivos maiores. As influências culturais e as tendenciosidades pessoais atuam na seleção dos princípios e na sua aplicação aos casos. Juízos aplicados a casos prévios, como o Baby K (6) e Baby Doe (9), são falíveis e necessitam de avaliação. Crenças e teorias sobre a origem são fontes de distanciamento crítico e limitação – crenças e teorias sobre a natureza da personalidade, comunidade, o mundo como revelado pela ciência e a metafísica, psicologia humana, sociologia e comportamento político e econômico; a natureza de animais não humanos e assim por diante. Em suma, nosso uso de princípios e julgamentos deveria fazer sentido em termos de crenças inteligíveis sobre a origem e conhecimento aprofundado dos assuntos em pauta.

A prática atual de cuidados de terapia intensiva neonatal é uma abordagem complexa, multidisciplinar, de multiespecialidade que pode ser confusa para os médicos e as famílias: trocas frequentes de enfermeiros, residentes e equipe presente; mudança frequente de turnos; má comunicação entre os membros da equipe. A equipe de saúde deve ter um plano de assistência ou opções possíveis de assistência acordadas antes de discuti-las com a família. Clareza, transparência e abertura à participação dos familiares são importantes para a comunicação.

Quando os pais e médicos não conseguem chegar a um acordo sobre a abordagem terapêutica, recursos adicionais devem estar disponíveis para ajudar no processo:

- Assistente social
- Capelão
- Grupos de apoio aos pais
- Comitês de Ética – o processo do comitê varia amplamente de uma instituição para outra em termos da sua composição, participação da família e modelos de tomada de decisões (10)
- Serviço de Consulta Ética – disponível para analisar a situação com os envolvidos, fornecer informações sobre política ou histórico, facilitar a comunicação e, quando necessário, aproximar as partes para trabalhar em busca de um consenso. Na maioria das instituições, as recomendações do comitê ou serviço de consultoria são sugestões em vez de normas obrigatórias (10).

Status moral do recém-nascido

Parte da evolução na ética clínica em MPN envolveu a atribuição de maior *status* moral e proteção dos RNs com condições graves. Nos EUA, houve uma transição dramática da omissão frequente de tratamento da trissomia do 21 (11) para as Baby Doe Rules (12) e suporte à avaliação apropriada dos RNs de extremo baixo peso (EBP) (13). Contudo, persiste a impressão filosófica de que as decisões para omitir ou suspender o tratamento de RNs, especialmente dos extremamente prematuros, são menos problemáticas do que as decisões para crianças maiores e adultos, porque o RN não teria o mesmo valor moral ou não seria uma pessoa completa. Tooley (14) argumentou que como o RN não possui função cerebral avançada nem autoconsciência, capacidade de sofrer ou percepção do futuro, não deveria ser considerado uma pessoa. Engelhardt (15) concorda que os RNs não são pessoas no sentido estrito naquele momento, mas declara que eles são pessoas no sentido social e cultural. Outros aprofundaram esse conceito, identificando a criação do vínculo, o afeto e os cuidados que os pais e outros adultos dedicam aos RNs (16). Janvier documentou que os neonatologistas, bem como outros médicos, advogados e defensores da ética recusariam a reanimação ou terapia agressiva a pedido dos pais de um RN extremamente prematuro mais rapidamente do que para um RN maior, criança pequena ou adulto com um prognóstico de sobrevida muito pior e/ou função a longo prazo. A decisão para o prematuro é semelhante à decisão para os pacientes muito idosos com demência (17-19). Esses autores sugerem que isso reflete um "maior sentido de responsabilidade, culpa, ou... culpabilidade moral no caso do RN incapacitado". A criança mais velha, "já aqui", possivelmente morreria sem terapia, mas qualquer incapacidade seria decorrente da enfermidade. O prematuro pode ser visto como "ainda não aqui" em termos de sua relação com os outros, interações etc. Se o RN prematuro sobreviver com incapacidade significativa, o médico pode entender que "se não fossem nossas ações, não haveria uma criança com incapacidade". Eles definiram uma percepção de "salvar *versus* criar" (20).

Embora os planos detalhados de concepção, ultrassonografias pré-natais e movimentos fetais promovam o vínculo parental no início e ao longo da gravidez, é inegável que essas emoções não são tão fortes no período perinatal, sobretudo quando o RN é extremamente pré-termo, como quando ele tem vários meses ou anos de idade. Além disso, muitos RNs pré-termo decorrem de gestações não planejadas, com frequência indesejadas ou às vezes desconhecidas. Blustein descreveu que o RN "nasce mais fora do círculo familiar do que dentro, aguardando ser incluído ou excluído. O problema moral que a família precisa confrontar é se a criança deve tornar-se parte da unidade familiar" (21). Ross observou que o respeito à pessoa "é devido a todos os indivíduos com base na sua individualidade (e individualidade em desenvolvimento)... proporcional às capacidades realizadas do indivíduo e ao seu potencial de atingir a individualidade plena" (22). Portanto, é problemático que o valor moral do RN seja variável, dependente da aceitação por sua família em vez de alguma característica inata aceita social ou até mesmo legalmente. Esse valor pode mudar ao longo de um curto período de tempo, e essa mudança pode criar diferenças ou dificuldades na tomada de decisões antes do nascimento em comparação com o RN com 1 semana ou 1 mês de vida. As decisões tomadas na sala de parto acerca de um RN que jamais foi visto pelos pais e que corre risco aumentado de retardo mental podem se tornar bem mais difíceis quando é confirmado que o lactente de 6 meses de idade apresenta atraso do desenvolvimento importante.

Tomada de decisões

A tomada de decisões clínicas consistentes deve basear-se em dados corretos, em uma avaliação diagnóstica cuidadosa e completa e, a partir desta, estimativas prognósticas acuradas. Algumas vezes, isso é realizado de maneira relativamente fácil: a trissomia do 13 confirmada tem uma história natural bem-definida. Em outras situações, o diagnóstico não está bem definido ou o prognóstico é incerto. Tanto para o RN de EBP quanto para o RN prematuro com hemorragia intraventricular de grau III, há risco estatístico mais alto de atraso do desenvolvimento, mas não se sabe ao certo como o RN em questão evoluirá. Rhoden (23) definiu as estratégias que foram ou poderiam ser usadas quando há incerteza em torno do prognóstico:

- Aguardar até ter certeza: prosseguir até que o paciente esteja de fato morrendo ou até que sobreviva, mas com deficiência grave definida. Algumas crianças muito gravemente enfermas podem sobreviver com terapia agressiva. Dedica-se pouca atenção ao sofrimento, às razões de ônus/benefício, ou ao número de RN que precisam ser tratados para se obter um sobrevivente intacto adicional
- Prognóstico estatístico: adotar pontos de corte estatísticos e tratar agressivamente os RNs selecionados. Esta poderia ser chamada de "abordagem baseada em evidências". A seleção poderia ser por peso ao nascer ou idade gestacional. Essa abordagem pode ser adotada quando os recursos são limitados. Às vezes existem diretrizes profissionais, regionais ou nacionais que definem os pontos de corte (p. ex., reanimação na 23ª a 24ª semanas). Essa estratégia ignora a variação individual e pode sacrificar alguns RNs potencialmente normais que se comportariam fora da norma. Baseia-se em dados que podem ou não refletir acuradamente a situação clínica em questão. A tomada de decisão é psicologicamente *"mais fácil"*, porque supostamente é *"objetiva"*
- Prognóstico individualizado: decidir acerca de cada RN com base nos dados disponíveis, na situação atual e em uma análise de ônus/benefício. Essa abordagem possibilita evolução clínica, avaliação e reavaliação e comunicação constante. Há um papel maior para a família na tomada de decisões. Também pode ser uma fonte de confusão, incerteza, erro e agonia. Entretanto, Rhoden acredita que isto se justifique, dada a natureza trágica da situação. Fischer e Stevenson (24) e Kraybill (25) expandiram essa abordagem a partir de um "paradigma não probabilístico" de tentar salvar a vida de todo RN de EBP ("terapia intensiva provisória para todos") modificado por uma "estratégia de prognóstico individualizado" quando o prognóstico poderia ser mais bem definido. A American Academy of Pediatrics endossou essa abordagem (26).

Omissão/suspensão da assistência

A maioria concorda que é eticamente superior suspender o tratamento em comparação com omiti-lo (27-29). Se o tratamento for instituído e for efetivo, o paciente se beneficia. Se o tratamento for instituído, mas não for efetivo, pode-se interrompê-lo. Se o tratamento jamais for iniciado, o paciente jamais se beneficiará. O início do tratamento também oferece ao médico tempo adicional para coletar dados, os quais poderão levar a um diagnóstico mais acurado e, em consequência, um prognóstico mais fidedigno e concede à família mais tempo para compreender a situação. Embora a preferência pela suspensão sobre a omissão seja filosoficamente correta, nas situações clínicas reais muitas vezes ocorrem respostas emocionais e em alguns casos restrições religiosas à suspensão do tratamento. É bem mais fácil emocionalmente ser passivo do que tomar uma decisão ativa de suspender a assistência agressiva. Com frequência ouvem-se frases do tipo "desligar o fio da tomada" e "mataram meu bebê". Há um potencial de semanas ou meses de assistência, e dor e sofrimento, antes da morte do lactente ou uma decisão final de suspender o tratamento. A situação clínica pode chegar ao ponto em que não há tratamento agressivo para ser suspenso, e o desfecho é reservado.

Clinicamente, a suspensão de medidas de suporte à vida não exige que o paciente tenha falência de múltiplos sistemas orgânicos ou satisfaça os critérios de morte encefálica. Se o órgão que está insuficiente ou sofreu lesão irreversível for vital, a tomada de decisão deve basear-se no prognóstico de recuperação, sobrevida a longo prazo, qualidade de vida do RN e assim por diante. A tecnologia seria removida e o RN evoluiria para o óbito. "Morte encefálica" ou "morte por critérios neurológicos" é uma definição clínica e legal de um tipo de morte. A morte encefálica não é um requisito para suspensão do tratamento de suporte à vida na maioria das situações. Os critérios de morte encefálica no RN são um pouco diferentes dos de crianças maiores e adultos (30).

O termo *"eutanásia"* tem gerado enorme confusão e debate nas esferas legal, legislativa, midiática e clínica. Eutanásia ativa *versus* passiva, eutanásia voluntária *versus* involuntária, suicídio assistido por médico e outros termos descritores criaram ambiguidade lamentável em torno da questão. Se a eutanásia ou eutanásia ativa for definida como o ato de causar direta e ativamente a morte de um paciente que não esteja iminentemente morrendo ou esteja dependente de tecnologia de suporte à vida, em geral por meio da administração de uma dose letal de medicamento, a lei da maioria dos estados nos EUA e as normas da American Medical Association e da Academia Americana de Pediatria proíbem este ato (31,32). Não se conhece a frequência com que a eutanásia ativa de RN é praticada nos EUA. Surge confusão quando se emprega o termo "eutanásia passiva" para decisões de suspender o tratamento de suporte à vida com a expectativa de que o paciente morrerá (33). A "terapia não evolutiva", ou seja, manutenção do tratamento atual sem intervenção agressiva adicional é uma abordagem mais recente, que costuma reduzir a necessidade da tomada de decisões mais difíceis. O uso de medicação para tratar os sintomas de dor ou dispneia ou outro sofrimento no contexto de assistência paliativa ou de conforto complica ainda mais a confusão, a despeito do dever ético de prestar esse tipo de assistência. Alguns argumentam que a intenção final pode ser igual à da "eutanásia ativa", ou pode fundir-se com esta. Contudo, outros defendem que a intenção é um determinante importante (34). A descrição do que realmente está sendo considerado como plano de assistência e a não utilização da terminologia podem prevenir confusão e a emoção associada.

O papel dos pais

Os pais são responsáveis pelas decisões referentes a seus filhos. Sabe-se que esse papel tem facetas sociais, legais e éticas; algumas estão mais bem definidas do que outras, e algumas estão potencialmente em conflito com as demais. Os pais devem estar na melhor posição para avaliar o que é do melhor interesse de seu filho. Eles serão os que continuarão a cuidar da criança após o período neonatal. Estudos de desfecho documentaram as dificuldades potenciais que as famílias enfrentam após o nascimento de uma criança que terá necessidades clínicas e educacionais a longo prazo (ver Capítulo 56). Os pais são as pessoas que terão de lidar com as consequências das decisões. Eticamente, esse direito e essa responsabilidade dos pais têm sido objeto de análise e comentários consideráveis desde a era do Baby Doe. Os extremos de "ninguém, nem mesmo os pais, deve tomar essas decisões" e "direito absoluto dos pais de tomarem decisões médicas" são simplistas e irreais. Os pais devem ser vistos como guardiões do bem-estar de seus filhos, não proprietários.

Bartholome (35) sugeriu que se adotasse a expressão "permissão", um pouco menos rígida do que "consentimento". Ele vê a atuação dos pais como um dever em vez de um direito, ou seja, o dever de garantir a prestação da assistência médica necessária. "A permissão dos pais para intervenções nas vidas das crianças não deve ser vista como o direito incondicional de exigir ou recusar uma determinada intervenção porque é um exercício apropriado da autoridade parental sobre as vidas das crianças. Deve-se ratificar que as crianças dependem sobremodo, pelo menos durante um tempo, de seus pais, mas a dependência não justifica a condição social de segunda classe implícita pelo direito dos pais de '*consentirem*' nas decisões que afetam a assistência médica de seus filhos". Os regulamentos sobre maus-tratos e negligência infantis frequentemente resultam em desafios à decisão e ao controle dos pais.

Weir (36) propôs que os pais como responsáveis pelas decisões devem:

- Ter conhecimento e informações relevantes sobre os fatos clínicos, o prognóstico e a situação familiar
- Ser imparciais
- Ser emocionalmente estáveis
- Ser coerentes.

A coerência deve garantir que o processo termine com o mesmo resultado em casos semelhantes. Contudo, a fonte e o conteúdo das informações que os pais recebem têm impacto evidente na decisão. O médico tem a obrigação de apresentar informações acuradas e atualizadas. Vários estudos documentaram os diferentes prognósticos apresentados por obstetras *versus* neonatologistas para o RN extremamente prematuro (37). Outros refletem grandes diferenças na abordagem clínica e no aconselhamento dos pais entre intensivistas e médicos de reabilitação para crianças que estão ou podem tornar-se dependentes de respirador (38).

Outras questões no período neonatal complicam o processo em relação a estabilidade emocional e coerência dos pais:

- Separação geográfica prolongada
- Transferência para uma UTI neonatal antes que os pais tenham visto o RN
- Medicação ou doença materna
- Falta de apoio dos outros membros da família
- O pai da criança pode não estar participando do problema
- Fortes sentimentos de tristeza, depressão, negação e medo
- Barreiras linguísticas
- Limitações de tempo na sala de parto ou para procedimentos de emergência.

Padrões para a tomada de decisões

O padrão amplo habitual na tomada de decisões para essa população é considerar o que está nos melhores interesses do RN. Porém, a definição de "*melhores interesses*" pode ser difícil e reflete um problema básico com o uso de termos que têm significados muito distintos para indivíduos diferentes.

Weir e Bale (39) sugerem oito variáveis para a avaliação do "melhor interesse":

- A gravidade da condição clínica do paciente
- A exequibilidade de um tratamento curativo ou corretivo
- As metas médicas importantes no caso (como prolongamento da vida, alívio da dor ou alívio de condições incapacitantes)
- A existência de déficits neurológicos importantes
- O grau de sofrimento do RN
- A multiplicidade de outros problemas clínicos graves
- A esperança de vida do RN
- A proporcionalidade dos benefícios e ônus relacionados com o tratamento.

Não seria o padrão dos "melhores interesses" muito subjetivo e definido de forma diferente por médicos e familiares? Como definir quanto sofrimento e dor em potencial são aceitáveis para um dado desfecho, especialmente quando o desfecho não pode ser previsto de maneira precisa? Como definir um desfecho "aceitável"? Permanecer vivo mas em estado vegetativo é "aceitável"? Um risco de 20% ou 40% ou 70% de morte ou incapacidade desenvolvimental é aceitável? Está dentro dos melhores interesses de uma criança com trissomia do 21 submeter-se a cirurgia para atresia duodenal, ou de uma criança com trissomia do 18 se submeter a cirurgia a céu aberto para correção de cardiopatia congênita? Qual a diferença ao considerar um risco de 25% de desfecho reservado (p. ex., para o RN de muito baixo peso ao nascer [MBP]) *versus* um prognóstico reservado definido conhecido (p. ex., trissomia do 13)? Silverman (40) propôs que abandonássemos o termo "*melhores interesses*" e adotássemos o conceito de "padrão de razoabilidade" proposto por Veatch (41). A questão aqui é com que intensidade a tecnologia é empregada para "realizar objetivos razoáveis definidos por aqueles mais diretamente afetados pelas decisões – os pais".

Os padrões de "*melhores interesses*" ou "*razoabilidade*" são iguais aos de "*qualidade de vida*"? O último termo muitas vezes é visto negativamente porque contém um elemento ainda mais subjetivo. Como definir qualidade de vida boa ou ruim? A definição da "qualidade de vida" como "ruim" reflete um potencial de discriminação contra indivíduos com deficiências? Em resposta à morte de um RN com trissomia do 21 cujos pais recusaram a cirurgia para fístula traqueoesofágica, o governo federal dos EUA propôs em 1982, sob pressão dos defensores do direito à vida e grupos de defesa dos deficientes, regulamentos (12) que proibiram os hospitais de omitir a assistência para RN, excluindo especificamente decisões clínicas com base na qualidade de vida.

No entanto, certas condições foram identificadas como não exigindo tratamento, incluindo anencefalia, trissomia do 13 e EBP.

O que um médico entende como boa qualidade de vida pode ser inaceitável para outro profissional ou um genitor. Uma família pode considerar que a vida de uma criança com déficit visual importante, mas com inteligência normal, tem qualidade ruim. Embora muitas famílias não se sintam sobrecarregadas com uma criança que tem retardo mental moderado, outras consideram inaceitável a deficiência do aprendizado associada à inteligência normal. Os médicos que atendem crianças com déficits do desenvolvimento muitas vezes têm avaliações muito divergentes dos leigos sobre a qualidade de vida nessa população de pacientes.

Contudo, é possível usar a qualidade de vida como base para a tomada de decisões quando se consideram questões mais fundamentais. Richard McCormick (42) propôs uma condição mínima para definir "*qualidade*": a capacidade de ter experiência ou inter-relação social. Se a condição não for satisfeita, como na anencefalia, o tratamento é desnecessário. Coulter e colaboradores (43) definiram os interesses que constituiriam uma "qualidade de vida mínima" como:

- Ausência de dor e sofrimento intratáveis. Retardo mental, paralisia ou paralisia cerebral não seriam considerados sofrimento físico, ao contrário de dispneia ou dor física intratável
- Capacidade de ter experiências e desfrutar da vida – a capacidade de desfrutar de alimentos, do calor ou do toque carinhoso de outra pessoa; a capacidade de dar ou receber amor
- Expectativa de vida continuada – o tratamento heroico, quando a morte é provável em algumas semanas ou meses, pode ser cruel.

Outros abordam a questão de um ponto de vista de não maleficência: evitando uma vida insuportável (44) ou evitando danos (45).

Tem havido um debate considerável sobre quanta atenção deve ser dedicada no processo de tomada de decisões aos interesses de outras pessoas que não a criança. Os pais podem estar devastados pela perspectiva de assistência médica crônica, ônus financeiro, dificuldades na criação de uma criança deficiente, necessidade de educação especial e prejuízo para outras crianças na família. Alguns pais se concentram em seus próprios interesses psicológicos e financeiros, protegendo seu estilo de vida e o de outras crianças no lar. Fost (46) sugere: "a história da infância não apoia noções idílicas dos pais como tomadores de decisões por seus filhos." É ingênuo pressupor identidade de interesse entre o RN e os pais [em todas as situações]. "Os pais protegem seus próprios interesses, os da família como uma unidade e os dos irmãos atuais e futuros – todos os quais podem ser significativamente ameaçados pelo RN" (47). A maioria argumentaria que os pais não devem recusar um tratamento que seria do interesse do RN a fim de evitar ônus para a família (36,48). Outros sugerem que o impacto de uma decisão sobre o bem-estar da família possa ou deva ser levado em conta. Silverman (49) comentou: "os pais de um RN com lesões graves muitas vezes se ressentem de que sua família deve passar por um teste de sacrifício para satisfazer as expectativas morais daqueles que não convivem, diariamente, com as consequências do idealismo difuso. É fácil... exigir o prolongamento da... vida que não demandará os próprios recursos [do médico] para manter aquela vida depois." Utilizando o conceito de "família íntima", Ross (50) propôs um modelo de "autonomia parental limitada", na qual o genitor deve ser orientado pelo bem-estar da criança, mas não é obrigado a desconsiderar todos os interesses pessoais dele ou de outros filhos a fim de satisfazer as necessidades e os interesses dessa criança. Outros concordam que os interesses do RN não devem sempre prevalecer sobre os da família (44). Esta é uma questão que exige sensibilidade para com os pais e a situação familiar, mas ao mesmo tempo equilibrando as necessidades a curto e longo prazos da criança.

Qual o papel do médico na tomada de decisões a respeito do RN? Os pediatras têm maior responsabilidade pelas decisões tomadas acerca da criança do que os médicos que atendem adultos?

A American Academy of Pediatrics define as responsabilidades dos profissionais da seguinte maneira:

> "*O consentimento por procuração traz sérios problemas para... os prestadores. [Eles] têm deveres legais e éticos em relação aos seus pacientes pediátricos e devem prestar os cuidados médicos competentes com base no que o paciente necessita, e não com base naquilo que alguém expressa... As responsabilidades do pediatra para com seu paciente existem independente dos desejos dos pais ou consentimento por procuração*" (51).

Futilidade

Um conflito também pode surgir quando os pais exigem um tratamento que o médico acredita ser impróprio, fútil e potencialmente lesivo para a criança. O médico não tem a obrigação de prestar assistência que ele considera nociva ou antiética. O que é assistência fútil? Quem define a futilidade? Os tipos de futilidade foram assim definidos (52):

- Fisiológica – intervenções que são inadequadas porque não há chance de serem efetivas ou porque já foi constatado que não influenciam a situação clínica em questão
- Quantitativa – quando um tratamento que só é efetivo em $x\%$ – em que ponto deve ser definido o limiar?
- Qualitativa – provavelmente a situação mais comum. O que é fútil aos olhos do médico pode ser benéfico para a criança segundo o ponto de vista dos pais. Manter a criança viva na ventilação mecânica sem chance de recuperação ou com interação social mínima ou nula pode ser suficiente para que os pais prossigam. Os benefícios aliviam o ônus do paciente?

Uma família pode solicitar tratamento não recomendado por vários motivos:

- Desconfiança – dos limites do prognóstico, devido a erro médico prévio, acesso a outras fontes de informação, do sistema de saúde em geral (prevalente, especialmente, entre afro-americanos e hispânicos)
- Questões cognitivas – dificuldade para compreender o estado médico do paciente devido à complexidade da linguagem utilizada para explicar a situação, pressão para tomar uma decisão, confusão sobre informações conflitantes ou desordenadas de diferentes profissionais
- Questões psicológicas e emocionais (discutido anteriormente)
- Valores, religião e milagres (52).

O caso do Baby K complicou essa questão ainda mais quando o tribunal federal dos EUA manteve a demanda materna de reanimação e tratamento agressivo do RN anencéfalo (6). De novo, uma consultoria ética ou a participação do comitê de ética pode facilitar a resolução. O médico pode transferir o paciente para outro médico (ou instituição) que deseje prestar a assistência. Algumas instituições criaram procedimentos para a revisão de casos, os quais podem concluir que o tratamento de suporte à vida pode ser suspenso, mesmo contra a objeção da família (53).

O RECÉM-NASCIDO DE EXTREMO BAIXO PESO

Os RNs com idade gestacional abaixo de 27 semanas ou que pesam menos de 800 g têm sido objeto de intensos debates profissionais, legais e da mídia sobre a omissão de reanimação na sala de parto, solicitações dos pais de assistência agressiva ou nenhuma reanimação, taxas de mortalidade e qualidade do desfecho (a curto prazo até o final do primeiro ano de vida e a longo prazo até a idade escolar) (44,54,55). Existem centenas de estudos de desfecho e revisões a respeito dessa população, muitos dos quais discutidos em outros capítulos deste livro. Os problemas da tomada de decisões (abordados previamente) são dolorosamente evidentes. Por exemplo, o médico tem a obrigação de informar acuradamente aos pais que esperam um RN de EBP sobre a situação clínica, o prognóstico, a evolução clínica prevista e assim por diante. Embora não haja escassez de dados sobre o desfecho, existem amplas variações de desfecho de um estudo para outro. Os estudos também são prejudicados pelo tamanho da amostra de RN em cada gestação, pelos critérios de seleção (todos os nascidos vivos são incluídos ou apenas aqueles internados na UTI neonatal, nascidos apenas no hospital ou fora do hospital etc.) e pelas decisões sobre a viabilidade e a não instituição de reanimação que, então, influenciam a taxa de mortalidade da amostra como um todo. Por definição, a taxa de mortalidade será mais alta se a maioria dos RNs não foi reanimada em virtude da preferência do médico ou da família. O abandono ou acompanhamento incompleto, pequenos números e variação nas definições de morbidade influenciam a utilidade dos estudos sobre o desfecho a longo prazo. Com uma gama tão grande de resultados dos estudos, existe um risco ou tendência para um médico optar por aqueles que apoiam sua abordagem filosófica (conservadora ou agressiva). Felizmente, há vários estudos colaborativos grandes que reduzem o impacto de variáveis não controladas e fornecem dados mais confiáveis sobre os desfechos (56-58). Idealmente, os médicos devem dispor de dados da morbidade e mortalidade de sua própria instituição além das estatísticas nacionais para compartilhar com os pais.

A utilização de critérios de idade gestacional para a tomada de decisão é razoável; cada semana gestacional adicional acrescenta um aumento significativo na porcentagem de sobrevida. Porém, em muitos casos, as idades gestacionais estimadas pelo ultrassom obstétrico e as estimativas baseadas no escore do exame físico do RN não são precisas o suficiente para definir 23 *versus* 24 ou 24 *versus* 25 semanas de gestação (59-61). A prática atual de citar a idade gestacional em frações de 1 semana (p. ex., 23 5/7) transmite um senso de acurácia que não é justificado pelos dados existentes e pode gerar confusão tanto nos pais como nos médicos.

Diretrizes para reanimação/assistência

Diversos grupos profissionais desenvolveram critérios ou diretrizes para a tomada de decisões nessa população de MBP ao nascer. Em 1994, a Canadian Paediatric Society e a Society of Obstetricians and Gynaecologists of Canada publicaram recomendações relativamente específicas:

Na idade gestacional de 22 semanas completas, elas sugerem que "o tratamento deve ser instituído apenas por solicitação de pais plenamente informados ou caso pareça que a idade gestacional foi subestimada". Após 23 a 24 semanas completas de gestação, enfatizam um papel significativo para os desejos dos pais, a opção de reanimação e a importância da discussão com os pais sobre "a necessidade de flexibilidade na decisão sobre instituir ou omitir a reanimação, de acordo com o estado do RN". Por fim, na gestação de 25 semanas, declaram que "a reanimação deve ser instituída para todos os RNs... sem anomalias fetais" (62).

Vale observar que essas diretrizes não foram revisadas.

Tyson e Stoll (63) sugeriram a criação de diretrizes razoavelmente detalhadas baseadas nos dados dos desfechos. Os RNs do sexo feminino e/ou pequenos para a idade gestacional (PIG) seriam reanimados com pesos ao nascer menores do que os meninos e/ou RNs de peso adequado para a idade gestacional. O uso pré-natal de esteroides reduziria o peso recomendado ainda mais. Eles recomendam reanimação obrigatória quando os dados demonstram chance maior do que 50% de sobrevida sem sequelas graves, e reanimação opcional quando a chance for de 25 a 49%. O Programa de Reanimação Neonatal, promovido pela American Academy of Pediatrics e American Heart Association, sugere a omissão das manobras de reanimação para RNs com menos de 23 semanas de idade gestacional e/ou 400 g de peso ao nascer (64). Curiosamente, os médicos "superinterpretaram" esses critérios como se eles exigissem reanimação na idade de 23 semanas ou peso de 400 g ou declarassem que é impróprio reanimar RNs com menos de 23 semanas ou 400 g (63).

Um grupo de trabalho do Nuffield Council on Bioethics desenvolveu um relatório muito detalhado sobre esta questão de uma perspectiva obstétrica e neonatal. Eles propuseram que:

- Abaixo de 22 semanas, nenhum RN deve ser reanimado
- Entre 22 semanas e 0 dia e 22 semanas e 6 dias, a prática padrão deve ser de não reanimar o RN. Somente se os pais solicitarem a reanimação depois de uma discussão aprofundada com um pediatra experiente sobre os riscos e os desfechos a longo prazo, deve ser tentada a reanimação
- Entre 23 semanas e 0 dia e 23 semanas e 6 dias, é muito difícil prever o desfecho de determinado RN. Deve ser dada preferência ao desejo dos pais em relação à reanimação e ao tratamento
- Entre 24 semanas e 0 dia e 24 semanas e 6 dias, na prática normal, deve ser oferecida ao RN terapia intensiva completa, a menos que os pais e os médicos estejam de acordo que, tendo em vista a condição do RN ou seu provável quadro clínico, não será a melhor conduta iniciar terapia intensiva
- Com 25 semanas de gestação ou acima, deve ser iniciada terapia intensiva.

Eles também recomendam que os organismos profissionais que optam por criar orientações semelhantes devem revisá-las regularmente e revê-las para refletir quaisquer alterações nos desfechos nessa população (44).

Nas conversas com a família, deve-se abranger:

- A incerteza da idade gestacional, se esta for a questão
- A vantagem da avaliação e da posterior tomada de decisões
- A possibilidade de suspensão de suporte se for evidente que haverá um desfecho ruim
- A importância da avaliação e da comunicação contínuas.

Para prevenir confusão e conflito, o obstetra e o neonatologista devem coordenar suas abordagens. No caso do RN extremamente imaturo, os pais devem saber que talvez não exista nada que possa ser feito. Pode haver limitações físicas às manobras de reanimação. Na maioria das circunstâncias, devem-se evitar decisões rígidas sobre como proceder. De modo semelhante, termos vagos como "nenhuma medida heroica" ou "faça tudo" podem gerar confusão e conflito. Vários artigos recentes discutiram a importância e as técnicas das discussões antenatais e intraparto (65-67). Quando possível, o uso de materiais educativos, visitas à UTIN ou vídeos de experiências na UTI neonatal ajudam os pais a compreenderem a situação.

Recém-nascidos com encefalopatia grave

Os RNs com lesão hipóxico-isquêmica perinatal têm insuficiência letal de múltiplos sistemas. Com maior frequência, porém, conseguem sobreviver apesar da lesão grave do sistema nervoso central (SNC). Crises convulsivas prolongadas e difíceis de controlar; hipotonia; recusa alimentar; apneia; e incapacidade de manter a temperatura corporal são sinais prognósticos ruins para o desfecho desenvolvimental. Os exames de imagem (tomografia computadorizada [TC], ressonância magnética [RM]) e um eletroencefalograma (EEG) fornecem dados prognósticos adicionais. Alguns RNs são dependentes do respirador em decorrência de um impulso respiratório deficiente. Outros necessitam de alimentação por gastrostomia. A definição do prognóstico é difícil logo após o agravo, mas em algumas situações, os dados clínicos mostram de modo convincente que o prognóstico é extremamente sombrio. Nesse caso, a solicitação de não reanimar e/ou a retirada do respirador são decisões apropriadas. Esta abordagem baseada em um prognóstico ruim extremamente previsível é distinta e não exige uma determinação de morte encefálica.

Recém-nascidos com malformações congênitas/anomalias cromossômicas graves

A abordagem de crianças com anomalias graves mudou drasticamente na história da neonatologia, sobretudo nos últimos dez anos. Em uma série de artigos e comentários a partir de 1973, os pediatras Duff e Campbell (11) descreveram a prática de omissão seletiva do tratamento no Yale-New Haven Hospital que resultou na morte de 43 RNs durante um período de 30 meses. Os médicos e pais decidiram juntos, com os médicos às vezes cedendo aos desejos dos pais. Inquéritos na época confirmaram que muitos pediatras e cirurgiões infantis aceitavam com frequência a omissão seletiva do tratamento de neonatos seriamente comprometidos, incluindo RNs com trissomia do 21 (68,69). No caso Baby Doe, defensores das pessoas deficientes, pediatras do desenvolvimento e grupos de apoio às famílias promoveram uma mudança de abordagem dos RNs com trissomia do 21 ou meningomielocele. O tratamento e as técnicas de reabilitação e educação especial melhoraram; o padrão de assistência atual nos EUA é que os neonatos com trissomia do 21 devem receber o mesmo tratamento que é indicado para uma criança com condição clínica ou cirúrgica semelhante mas que não tem trissomia do 21.

Existem outras condições associadas a prognósticos extremamente reservados em termos de sobrevida ou "qualidade de vida" razoável, incluindo a anencefalia e outras anomalias graves do desenvolvimento do SNC. A maioria desses RNs não sobreviverá além dos primeiros meses de vida. Os que sobreviverem têm atrasos significativos do neurodesenvolvimento. Muitos apresentam condições potencialmente fatais no período neonatal imediato e precisam de intervenção de suporte para prolongar a sobrevida. Nos EUA, as diretrizes do NRP (Neonatal Resuscitation Program) em 2000 sugerem que a não instituição da reanimação é apropriada quando existe diagnóstico confirmado de anencefalia ou de trissomia do 13 ou do 18 (70).

Nessas situações, os pais devem receber aconselhamento adequado sobre o diagnóstico. Quando o diagnóstico é feito *in utero*, um plano definido para assistência na sala de parto (incluindo cesariana por causa de sofrimento fetal, intubação endotraqueal, reanimação agressiva) e durante o período neonatal pode ser muito útil e reconfortante para os pais. De novo, as diretrizes não afirmam que é impróprio tentar a reanimação. Quando uma condição não é diagnosticada antes do nascimento, existe a obrigação habitual de o médico fornecer aos pais informações acuradas e apropriadas de modo oportuno. Algumas famílias desejam instituir tratamento agressivo e seus desejos devem ser levados em conta.

Desde 2000, tem-se realizado uma constante reavaliação da assistência para RNs com trissomia do 13 ou do 18 (71-73). Os sites na Internet e os grupos de apoio aos pais expandiram as opções de tratamento disponíveis para as famílias (74). O termo "condição letal" tem sido criticado como equívoco, uma vez que alguns desses RNs sobrevivem até a primeira infância e além. Os pais estão solicitando cesarianas para aumentar as chances de sobrevida do feto. Embora a cirurgia cardíaca de RN com trissomia do 18 fosse bem incomum no passado, atualmente há solicitações crescentes desses procedimentos (75,76). As trissomias do 13 e do 18 não são mais listadas no NRP como condições sugeridas para não iniciar a reanimação (64). As questões de autonomia parental, melhores interesses e encargos da terapia conforme discutido anteriormente são críticas. Os pais desejam empatia, continuidade da assistência, boa comunicação e a sensação de que o médico valoriza a gestação, o feto e o RN (77). Se for considerada cirurgia para uma anomalia potencialmente fatal, deve-se estabelecer um plano sobre como proceder caso o RN não tolere o procedimento, se torne dependente do respirador e assim por diante. Os pais e os médicos devem estar sempre abertos à modificação de qualquer plano de assistência conforme a situação muda. Se o médico não estiver disposto a oferecer esse nível de assistência, devem-se envidar esforços para transferir a assistência para outro médico ou instituição.

Nutrição e hidratação artificiais

Embora a maioria concorde que a suspensão de nutrição e hidratação artificiais de pacientes com quadros irreversíveis e em estado vegetativo persistente ou agonizantes seja apropriada (78,79), essa questão torna-se menos bem definida na população de RNs, os quais todos dependem de outras pessoas para serem alimentados e a nutrição enteral é o padrão de assistência para muitos até que eles desenvolvam a capacidade de alimentar-se. Há circunstâncias, entretanto, em que a suspensão da nutrição intravenosa ou por gavagem é apropriada (44,80-82). Se o RN estiver morrendo, não há benefício em manter a alimentação ou hidratação, e a experiência sugere que pode haver menos sofrimento por excesso de secreções se o paciente estiver um pouco desidratado (78). Infelizmente, não é raro existir substancial comprometimento neurológico do RN. Contudo, é difícil estabelecer o prognóstico exato para recuperação, e alguns RNs que precisam de suporte alimentar no início podem desenvolver a capacidade de alimentar-se normalmente após um período de recuperação. Quando a avaliação clínica sugere fortemente um desfecho neurológico extremamente reservado, é razoável omitir a alimentação (81). Os fatores a considerar incluem a capacidade de o RN alimentar-se ou se ele demonstra fome ou sociedade. Os RNs podem ter condições clínicas que impedem a alimentação enteral (p. ex., síndrome do intestino extremamente curto) e, portanto, dependem da nutrição parenteral total (NPT). A NPT possui muitas complicações em potencial, incluindo perda de acesso venoso, infecção e hepatotoxicidade. Se a possibilidade de recuperação lenta da capacidade absortiva ou de um transporte intestinal bem-sucedido for remota, a suspensão da NPT é uma opção após a consideração dos critérios discutidos anteriormente. A suspensão da alimentação frequentemente traz mais angústia psicológica e emocional do que a suspensão de outra tecnologia de suporte à vida em virtude das conotações culturais de "alimentação" e "inanição". Muitos médicos relutam mais em considerar a descontinuação da alimentação artificial do que da ventilação mecânica (29), e alguns grupos religiosos concluem que a alimentação e a hidratação são tratamentos que têm de ser fornecidos em quase todas as circunstâncias.

Assistência paliativa/de conforto e analgesia

Quando a assistência agressiva ou tecnologia de suporte à vida é omitida ou suspensa, a assistência não cessa. O médico tem uma forte obrigação ética com o paciente e seus pais de prestar cuidados de conforto, alívio dos sinais/sintomas, controle adequado da dor, calor, alimentação, se desejado, e apoio emocional (83). Catlin e Carter (84) desenvolveram um protocolo para assistência paliativa terminal no período neonatal. Os cuidados paliativos devem estar disponíveis para um RN com uma condição potencialmente fatal, por exemplo, trissomia do 13, ou com uma condição debilitante crônica ou refratária ou para a qual haja pouca esperança de sobrevida a longo prazo. Os cuidados paliativos funcionam em um modelo multidisciplinar que inclui os pais e familiares. Quando possível, a abordagem continua em casa, evoluindo para um programa de *hospice* comunitário. A disponibilidade de cuidados paliativos e residenciais deve ser discutida com os pais no período pré-natal quando um feto é diagnosticado com um quadro clínico suscetível de ser incompatível com a sobrevida prolongada pós-natal (85,86).

Assistência domiciliar de alta tecnologia

Graças aos avanços tecnológicos no hospital veio a aplicação dessa mesma tecnologia no lar – nutrição enteral, oxigênio e respiradores mecânicos. Essa era trouxe numerosas questões éticas no nível do indivíduo e em termos das questões gerais de alocação de recursos, custeio e planejamento da saúde (86,87). O modo como uma família e o médico chegam à conclusão em favor ou não da assistência domiciliar a longo prazo, especialmente a ventilação mecânica, exige atenção especial aos detalhes de informações adequadas, orientação e treinamento dos pais, planejamento do auxílio profissional no lar, suporte e custeio adequados, oportunidade para descanso dos familiares e assim por diante. Os estudos sugerem que há ampla variação na prática dos médicos acerca da oferta de ventilação domiciliar, portanto as famílias recebem informações desencontradas (38). Com a incidência crescente de uso de respiradores no lar, os grupos de apoio aos pais e a Internet oferecem um viés positivo. Os médicos podem acreditar que essa conduta é fiscalmente imprópria, ou que a qualidade de vida da criança será ruim, ou que a família não será capaz de manejar a situação no lar. A ventilação domiciliar de crianças maiores e adultos com vários tipos de doença proporciona uma boa dose de satisfação para muitos deles (88). Toda criança e sua família são singulares em sua situação clínica, prognóstico, metas e energia familiares e recursos. Por outro lado, a simples disponibilidade da tecnologia de ventilação domiciliar não significa que deva ser empregada em todas as circunstâncias. Se a família for incapaz ou não desejar oferecer terapia menos intensiva no lar (p. ex., nutrição enteral ou oxigênio), outras opções precisam ser identificadas. Não é apropriado dar alta a um RN com necessidades substanciais e permanentes de assistência para uma família que esteja despreparada e não tenha apoio adequado de serviços externos.

ABUSO DE SUBSTÂNCIAS PSICOATIVAS NA GRAVIDEZ

O abuso de substâncias psicoativas durante a gestação suscitou grande atenção da mídia e dos meios jurídicos. Nos EUA, promotores e instituições governamentais já acusaram mães de homicídio e maus-tratos infantis, as aprisionaram durante toda a gravidez e subtraíram seus filhos da sua custódia (89-91). Complicando as questões éticas e legais há uma ampla gama de opiniões científicas sobre os efeitos a curto e longo prazos para a criança da exposição in utero a substâncias psicoativas (92,93). Estudos recentes sugerem que o ambiente de criação é muito mais crítico para o desenvolvimento da criança (92). Nos EUA, a triagem rotineira de drogas ilícitas em gestantes sem o seu consentimento foi considerada inconstitucional (94). As abordagens punitivas são, em geral, contraproducentes, mantendo as mulheres longe da assistência pré-natal (89). A triagem rotineira dos RNs deve ser limitada a situações em que há história clínica e/ou sinais ou sintomas compatíveis com exposição ou abstinência de drogas. Realizar testes nos RNs exclusivamente para identificar mães que abusam de substâncias químicas é eticamente controverso: por que o teste está sendo feito, quais são os critérios de avaliação e os testes exigem o consentimento dos pais? A abordagem às mães e seus RNs deve ser solidária e não punitiva (95).

TESTES GENÉTICOS

Nas últimas duas décadas, houve um aumento marcante do conhecimento sobre o genoma humano e a capacidade de rastrear determinadas doenças genéticas, estados de portador, características ou predisposição para doenças. A realização de testes genéticos em um RN levanta questões diferentes daquelas de exames médicos rotineiros que integram a assistência clínica. As informações genéticas relacionam-se não apenas com o indivíduo testado, mas também com outros membros da família. Os resultados dos testes têm impactos psicológico (culpa, ansiedade), social (estigmatização, discriminação) e financeiro (aprovação de seguros, obtenção de emprego) com consequências a longo prazo. Algumas informações genéticas definem apenas o risco e não são preditivas, com qualquer grau de certeza, de uma determinada condição ou desfecho. Por fim, muitas condições definidas não têm necessariamente tratamento efetivo. Por essas razões, as organizações profissionais preocupadas definiram políticas e diretrizes para essas questões. Os testes devem abranger aconselhamento efetivo, consentimento informado e atenção ao sigilo. A investigação genética para confirmar um diagnóstico clínico seria um componente apropriado da assistência médica, por exemplo, análise do DNA para fibrose cística em RN com íleo meconial ou análise cromossômica de um RN com manifestações clínicas da síndrome de Down. A pesquisa de condições que podem beneficiar-se de monitoramento, profilaxia ou tratamento em um indivíduo de resto sadio (p. ex., hiperlipidemia familiar) também estão dentro dos melhores interesses da criança. Porém, a triagem de portadores de doenças que não oferecem risco ao paciente pediátrico deve ser evitada. Do mesmo modo, a triagem de condições de início na idade adulta deve ser adiada até a idade adulta ou até que o adolescente maduro possa consentir. Mudanças recentes na política reconheceram, entretanto, a tradicional deferência dada aos pais sobre como criar seus filhos e que os interesses da criança estão incorporados e dependem do interesse da unidade familiar. "Após cuidadoso aconselhamento genético, é eticamente aceitável prosseguir com testes genéticos preditivos para resolver a extrema ansiedade dos pais ou para apoiar as decisões no planejamento de vida que os pais acreditam sinceramente ser de melhor interesse para a criança." (96).

TOMADA DE DECISÕES ACERCA DA ADEQUAÇÃO DA TRANSFERÊNCIA INTERINSTITUCIONAL

A transferência de RN de um hospital de origem para instituições de referência acrescenta potencialmente uma camada de ambiguidade ao processo de tomada de decisões éticas, sobretudo, se houver incerteza por parte da equipe de MNP no hospital de referência acerca do nível de tratamento recebido pelo RN desde o nascimento. Por exemplo, é improvável que um RN prematuro de 25 semanas de gestação que foi *"deixado de lado"* como inviável, mas é encontrado uma hora depois respirando com dificuldade e é reanimado, se beneficie da transferência para outra instituição, onde receberia tratamento agressivo.

Uma rede regional de hospitais pode reduzir esse problema pela adoção de um conjunto comum de critérios de assistência na sala de parto e de encaminhamento interinstitucional. Fletcher e Paris (97) sugeriram os seguintes mnemônicos para ajudar na formulação dessas políticas de conduta:

- **ACUTE (Agudo, Crítico, Inesperado [*Unexpected*], Tratável e Facilmente [*Easily*] diagnosticado).** Pressupondo que haja cuidado pós-natal imediato no hospital de origem, os RNs incluídos neste grupo são aqueles com prematuridade e síndrome de angústia respiratória; RNs de EBP com idade gestacional conhecida igual ou maior que 25 semanas; RN a termo ou pré-termo com sepse, pneumonia, ou meningite; e RN com malformações passíveis de correção cirúrgica.

    Os autores colocam esses RNs em uma categoria '*definida*' para transferência para uma UTI neonatal capaz de oferecer o nível de assistência necessário

- **UNSURE (Doença desconhecida [*UNknown*], REsposta SUspeita).** Este grupo inclui RN pré-termo com idade gestacional de 23 a 24 semanas ou com MBP ao nascer e idade gestacional incerta, aqueles com asfixia perinatal grave e todos os RNs com uma doença ou síndrome inexplicada que exija esforços diagnósticos adicionais. Nesse grupo, há um número significativo de RNs cuja resposta ao tratamento é imprevisível. Esses RNs devem receber assistência médica plena até que o diagnóstico seja definido ou a resposta ao tratamento seja evidente; as decisões de omitir o tratamento ou não realizar a transferência não devem ser tomadas abruptamente

- **KNOT (Doença conhecida [*Known*], Intratável [*NOT Treatable*]).** Embora apenas um pequeno número de neonatos se enquadre nesta categoria, as decisões terapêuticas para este grupo frequentemente demandam muito tempo. Este grupo inclui RNs com anencefalia e aqueles com distúrbios genéticos letais como as trissomias do 13 e do 18.

A transferência de neonatos com anencefalia para assistência agressiva não é indicada; a transferência de RN com defeitos genéticos letais não é indicada se houver recursos para o diagnóstico acurado e assistência apropriada e aconselhamento no hospital de origem. Quando o hospital de origem não dispõe de recursos diagnósticos, o parecer *in loco* de um especialista oriundo do hospital de referência é uma alternativa apropriada à transferência do RN.

REFERÊNCIAS BIBLIOGRÁFICAS

1. Buchanan AE. Is there a medical profession in the house? In: Spece RG, Shimm DS, Buchanan AE, eds. *Conflict of interest in clinical practice and research*. New York: Oxford University Press, 1996:105.
2. Emanuel EJ. *The ends of human life: medical ethics in a liberal polity*. Cambridge, MA: Harvard University Press, 1991.
3. Benjamin M. *Philosophy and this actual world*. Lanham, MD: Rowman & Littlefield, 2003:112.
4. Dewey J. *Human nature and conduct*. Carbondale, IL: Southern Illinois University Press, 1988:164.
5. Stinson R, Stinson P. *The long dying of Baby Andrew*. Boston, MA: Little Brown, 1983.
6. In re Baby K, 832 F. Supp. 1022 (E.D. Va. 1993); In re Baby K, 16 F. 3 d 5900 (4th Cir.).
7. Brown-Ballard J. Consistency, common morality, and reflective equilibrium. *Kennedy Inst Ethics J* 2003;13:231.
8. Beauchamp TL, Childress JF. *Principles of biomedical ethics*, 7th ed. New York: Oxford University Press, 2013.
9. State ex rel. Infant Doe v Baker, No. 482S 140 (Ind. May 27, 1982).
10. Smith ML. Mission, vision, goals: defining the parameters of ethics consultation. In: Hester DM, Schonfeld T, eds. *Guidance for healthcare ethics committees*. New York: Cambridge University Press, 2012:32.
11. Duff RS, Campbell AGM. Moral and ethical dilemmas in the special care nursery. *N Engl J Med* 1973;289:890.
12. U.S. Department of Health and Human Services. Nondiscrimination on the basis of handicaps: procedures and guidelines relating to health care for handicapped infants. *Fed Regist* 1984;49:622.
13. Paris JJ, Schreiber MD, Reardon F. The "emergent circumstances" exception to the need for consent: the Texas Supreme Court ruling in Miller v HCA. *J Perinatol* 2004;24:337.
14. Tooley M. Abortion and infanticide. *Philos Public Aff* 1972;2:37.
15. Engelhardt HT. *The foundations of bioethics*. New York: Oxford University Press, 1986:116.
16. May WF. Parenting, bonding, and valuing the retarded. In: Kopelman LM, Moskop JC, eds. *Ethics and mental retardation*. Dordrecht, The Netherlands: D. Reidel, 1984.141.
17. Janvier A, Leblanc I, Barrington KJ. The best-interest standard is not applied for neonatal resuscitation decisions. *Pediatrics* 2008;121:963.
18. Laventhal N, Spelke MB, Andrews B et al. Ethics of resuscitation at different stages of life: a survey of perinatal physicians. *Pediatrics* 2011;127:e1221.
19. Fontana MS, Farrell C, Gauvin F et al. Modes of death in pediatrics: differences in the ethical approach in neonatal and pediatric patients. *J Pediatr* 2013;162:1107.
20. Janvier A, Mercurio MR. Saving vs creating: perceptions of intensive care at different ages and the potential for injustice. *J Perinatol* 2013;33:333.
21. Blustein J. The rights approach and the intimacy approach: family suffering and care of defective newborns. *Mt Sinai J Med* 1989;56:164.
22. Ross LF. *Children, families and health care decision-making*. Oxford, UK: Clarendon Press, 1998:47.
23. Rhoden NK. Treating Baby Doe: the ethics of uncertainty. *Hastings Cent Rep* 1986;16:34.
24. Fischer AF, Stevenson DK. The consequences of uncertainty: an empirical approach to medical decision making in neonatal intensive care. *JAMA* 1987;258:1929.
25. Kraybill EN. Ethical issues in the care of extremely low-birth-weight infants. *Semin Perinatol* 1998;22:207.
26. Committee on Fetus and Newborn, American Academy of Pediatrics. The initiation or withdrawal of intensive care for high-risk newborns. *Pediatrics* 2007;119:401.
27. Beauchamp TL, Childress JF. *Principles of medical ethics*, 7th ed. New York: Oxford University Press, 2013:158.
28. Fletcher JC. The decision to forgo life-sustaining treatment when the patient is incapacitated. In: Fletcher JC, Spencer E, Lombardo PA, eds. *Introduction to clinical ethics*. Frederick, MD: University Publishing Group, 2005:212.
29. Feltman DM, Du H, Leuthner SR. Survey of neonatologists' attitudes toward limiting life-sustaining treatments in the neonatal intensive care unit. *J Perinatol* 2012;32:886.
30. Nakagawa TA, Ashwal S, Mathur M et al. Guidelines for the determination of brain death in infants and children: an update of the 1987 Task Force recommendations. *Pediatrics* 2011;128:e720.
31. Council on Ethical and Judicial Affairs, American Medical Association. Euthanasia. In: *Code of medical ethics: current opinions with annotations*. Chicago, IL: American Medical Association, 2012:114.
32. Section on Hospice and Palliative Medicine, and Committee on Hospital Care, American Academy of Pediatrics. Pediatric palliative care and hospice care commitments, guidelines, and recommendations. *Pediatrics* 2013;132:966.
33. Sklansky M. Neonatal euthanasia: moral considerations and criminal liability. *J Med Ethics* 2001;27:5.
34. Edwards SJ. The distinction between withdrawing life-sustaining treatment under the influence of paralyzing agents and euthanasia. The doctrine of double effect is difficult but not impossible to apply. *BMJ* 2001;323:390.
35. Bartholome WG. The child-patient: do parents have the "right to decide." In: Spicker SF, Healey JM, Engelhardt HT, eds. *The law-medicine relation: a philosophical exploration*. Boston, MA: Reidel, 1981:271.
36. Weir R. *Selective treatment of handicapped newborns: moral dilemmas in neonatal medicine*. New York: Oxford University Press, 1984.
37. Haywood JL, Goldenberg RL, Bronstein J et al. Comparison of perceived and actual rates of survival and freedom from handicap in premature infants. *Am J Obstet Gynecol* 1994;171:432.
38. Hardart MKM, Truog RD. Spinal muscular atrophy–type 1. *Arch Dis Child* 2003;88:848.
39. Weir RF, Bale JF Jr. Selective nontreatment of neurologically impaired neonates. *Neurol Clin* 1989;7:807.
40. Silverman WA. Medical decisions: an appeal for reasonableness. *Pediatrics* 1996;98:1182.
41. Veatch RM. Abandoning informed consent. *Hastings Cent Rep* 1995;25:5.
42. McCormick RA. To save or let die: the dilemma of modern medicine. *JAMA* 1974;229:172.
43. Coulter DL, Murray TH, Cerreto MC. Practical ethics in pediatrics. *Curr Probl Pediatr* 1988;18:168.
44. Nuffield Council on Bioethics. *Critical care decisions in fetal and neonatal medicine: ethical issues*. London, UK: Nuffield Council on Bioethics, 2006.
45. Hester DM. Ethical issues in pediatrics. In: Hester DM, Schonfeld T, eds. *Guidance for healthcare ethics committees*. New York: Cambridge University Press, 2012:119.
46. Fost N. Parents as decision makers for children. *Prim Care* 1986;13:285.
47. Dellinger AM, Kuszler PC. Infants: public-policy and legal issues. In: Reich WT, ed. *Encyclopedia of bioethics*. New York: Simon & Schuster and MacMillan, 1995:1214.
48. Beauchamp TL, Childress JF. *Principles of biomedical ethics*, 7th ed. New York: Oxford University Press, 2013:173.
49. Silverman W. Overtreatment of neonates? A personal perspective. *Pediatrics* 1992;90:971.
50. Ross LF. *Children, families and health care decision-making*. Oxford, UK: Clarendon Press, 1998:51.
51. Committee on Bioethics, American Academy of Pediatrics. Informed consent, parental permission, and assent in pediatric practice. *Pediatrics* 1995;95:314.
52. Pope TM. Medical futility. In: Hester DM, Schonfeld T, eds. *Guidance for healthcare ethics committees*. New York: Cambridge University Press, 2012:89.
53. Truog RD. Futility in pediatrics: from case to policy. *J Clin Ethics* 2000;11(2):136.
54. Berlinger N, Jennings B, Wolf SM. *The Hastings center guidelines for decisions on life-sustaining treatment and care near the end of life*. New York: Oxford University Press, 2013:79.
55. Lantos JD. *The Lazarus case: life-and-death issues in neonatal intensive care*. Baltimore, MD: Johns Hopkins University Press, 2001.
56. Neonatal Research Network, NICHD. http://neonatal.rti.org
57. Extremely Preterm Outcomes Data, Neonatal Research Network, NICHD. http://www.nichd.nih.gov/about/org/der/branches/ppb/programs/epbo_case.aspx
58. Moore T, Hennessy EM, Myles J et al. Neurological and developmental outcome in extremely preterm children born in England in 1995 and 2006: the EPICure studies. *BMJ* 2012;345:e7961.
59. Haidet KR, Kurtz AB. Routine ultrasound evaluation of the uncomplicated pregnancy. In: Spitzer AR, ed. *Intensive care of the fetus and neonate*. St. Louis, MO: Mosby-Year Book, 1996:45.
60. American Academy of Pediatrics, Committee on Fetus and Newborn, American College of Obstetricians and Gynecologists, Committee on Obstetric Practice. Perinatal care at the threshold of viability. *Pediatrics* 1995;96:974.
61. Donovan EF, Tyson JE, Ehrenkranz RA et al. Inaccuracy of Ballard scores before 28 weeks gestation. *J Pediatr* 1999;135:147.
62. Fetus and Newborn Committee, Canadian Paediatric Society; Maternal Fetal Medicine Committee, Society of Obstetricians and Gynaecologists of Canada. Management of the woman with threshold birth of an infant of extremely low gestational age. *CMAJ* 1994;151:547.

63. Tyson JE, Stoll BJ. Evidence-based ethics and the care and outcome of extremely premature infants. *Clin Perinatol* 2003;30:363.
64. American Academy of Pediatrics. Ethics and care at the end of life. In: Kattwinkel J, ed. *Textbook of neonatal resuscitation*, 6th ed. Elk Grove Village, IL: American Academy of Pediatrics, 2011:288.
65. Guillen U, Suh S, Munson D et al. Development and pretesting of a decision-aid to use when counseling parents facing imminent extreme premature delivery. *J Pediatr* 2012;160:382.
66. Janvier A, Lorenz JM, Lantos JD. Neonatal counseling for parents facing an extremely preterm birth: limitations of the medical evidence. *Acta Paediatr* 2012;101:800.
67. Govande VP, Brasel KJ, Das UG et al. Prenatal counseling beyond the threshold of viability. *J Perinatol* 2013;33:358.
68. Todres ID, Krane D, Howell MC et al. Pediatricians' attitudes affecting decision-making in defective newborns. *Pediatrics* 1977;60:197.
69. Treating the defective newborn: a survey of physicians' attitudes. *Hastings Cent Rep* 1976;6:2.
70. American Academy of Pediatrics. Special considerations. In: Braner D, Kattwinkel J, Denson S et al., eds. *Textbook of neonatal resuscitation*, 4th ed. Elk Grove Village, IL: American Academy of pediatrics, 2000: Lesson 7.
71. McGraw MP, Perlman JM. Attitudes of neonatologists toward delivery room management of confirmed trisomy 18: potential actors influencing a changing dynamic. *Pediatrics* 2008;121:1106.
72. Wilkinson DJ. Antenatal diagnosis of trisomy 18, harm and parental choice. *J Med Ethics* 2010;36:644.
73. Merritt TA, Catlin A, Wool C et al. Trisomy 18 and trisomy 13: treatment and management decisions. *NeoReviews* 2012;13:e40.
74. Support Organization for Trisomy 18, 13 and Related Disorders. Available online at www.trisomy.org
75. Boss RD, Holmes KW, Althaus J et al. Trisomy 18 and complex congenital heart disease: seeking the threshold benefit. *Pediatrics* 2013;132:161.
76. Yates AR, Hoffman TM, Shepherd E et al. Pediatric subspecialist controversies in the treatment of congenital heart disease in trisomy 13 or 18. *J Genet Couns* 2011;20:495.
77. Janvier A, Farlow B, Wilfond BS. The experience of families with children with trisomy 13 and 18 in social networks. *Pediatrics* 2012;130:293.
78. Lynn J, Childress JF. Must patients always be given food and water? *Hastings Cent Rep* 1983;13:17.
79. American Academy of Pediatrics, Committee on Bioethics. Guidelines for forgoing life-sustaining medical treatment. *Pediatrics* 1994;93:532.
80. Nelson LJ, Rushton CH, Cranford RE et al. Forgoing medically provided nutrition and hydration in pediatric patients. *J Law Med Ethics* 1995;23:33.
81. Carter BS, Leuthner SR. The ethics of withholding/withdrawing nutrition in the newborn. *Semin Perinatol* 2003;27:480.
82. Rapoport A, Shaheed J, Newman C et al. Parental perceptions of forgoing artificial nutrition and hydration during end-of-life care. *Pediatrics* 2013;131:861.
83. Field MJ, Behrman RE, eds. *When children die: improving palliative and end-of-life care for children and their families*. Washington, DC: The National Academies Press, 2003.
84. Catlin A, Carter B. Creation of a neonatal end-of-life protocol. *J Perinatol* 2002;22:184.
85. Carter BS. Comfort care principles for the high-risk newborn. *NeoReviews* 2004;5:e484.
86. Lantos JD, Kohrman AF. Ethical aspects of pediatric home care. *Pediatrics* 1992;89:920.
87. Goldberg AI, Faure EAM, O'Callaghan JJ. High-technology home care: critical issues and ethical choices. In: Monagle JF, Thomasma DC, eds. *Health care ethics: critical issues for the 21 st century*. Gaithersburg, MD: Aspen Publications, 1998:146.
88. Bach JR, Campagnolo D, Hoeman S. Life satisfaction of individuals with Duchenne muscular dystrophy using long-term mechanical ventilatory support. *Am J Phys Med Rehabil* 1991;70:129.
89. Acuff K. Perinatal drug use: state interventions and the implications for HIV-infected women. In: Faden RR, Kass NE, eds. *HIV, AIDS and childbearing: public policy, private lives*. New York: Oxford University Press, 1996:214.
90. American Academy of Pediatrics, Committee on Substance Abuse. Drug-exposed infants. *Pediatrics* 1995;96:364.
91. DeVille KA, Kopelman LM. Substance abuse in pregnancy: moral and social issues regarding pregnant women who use and abuse drugs. *Obstet Gynecol Clin North Am* 1998;25:237.
92. Jos PH, Marshall MF, Perlmutter M. The Charleston policy on cocaine use during pregnancy: a cautionary tale. *J Law Med Ethics* 1995;23:120.
93. Frank DA, Augustyn M, Knight WG et al. Growth, development, and behavior in early childhood following cocaine exposure: a systematic review. *JAMA* 2001;285:1613.
94. Chavkin W. Cocaine and pregnancy–time to look at the evidence. *JAMA* 2001;285:1626.
95. Ferguson v Charleston 532 U.S. 67 (2001).
96. Ross LF, Saal HM, David KL et al. Technical report: ethical and policy issues in genetic testing and screening of children. *Genet Med* 2013;15:234.
97. Fletcher AB, Paris JJ. Bioethical issues surrounding transport of neonates. In: MacDonald MG, eds, Miller MK, assoc. ed. *Emergency transport of the perinatal patient*. Boston, MA: Little Brown & Company, 1989:173.

9 Legislação, Garantia de Qualidade e Manejo do Risco

Harold M. Ginzburg e Mhairi G. MacDonald

CONCEITOS LEGAIS E REGULATÓRIOS BÁSICOS

Introdução

"Aqueles que não conseguem lembrar o passado estão condenados a repeti-lo" é uma frase atribuída a George Santayana, um filósofo, ensaísta, poeta e escritor dos séculos 19 a 20. Edmund Burke escreveu no século 18, "Quem não conhece sua história está condenado a repeti-la". Por isso, forneceremos uma breve visão histórica neste capítulo.

Os faraós tinham seus médicos, enquanto os escravos não tinham. Em toda a história registrada, os ricos tinham acesso exclusivo ou maior a ervas medicinais e curandeiros. Líderes decepcionados baniam ou executavam os curandeiros que não conseguiam curá-los. O Código de Hamurábi da Babilônia, cuja escrita estima-se que tenha ocorrido há 4 mil anos, é considerado o primeiro documento legal codificado que abordava questões médicas, incluindo salários e escala de punições (1). O documento inteiro consistia em 282 leis gravadas em pedra e tábuas de argila. O Affordable Care Act, 2010 (também conhecido como "Obamacare") consiste em mais de 1.000 páginas e é apenas um dos milhares atos legislativos ou leis que regem as práticas de saúde do século 21 nos EUA (2). Nos EUA, cada estado funciona como uma nação soberana e pode ter seus próprios códigos legais e normas que regem os tratamentos e práticas de saúde e os medicamentos prescritos e dispensados. Assim como a medicina evoluiu desde os sacerdotes ou xamãs até os médicos, as punições aplicadas pelo sistema jurídico também evoluíram, na sociedade ocidental, desde o Código de Hamurábi ("olho por olho"/e/ou moeda(s) de prata e de ouro como punição para lesão permanente, consequências indesejadas ou inesperadas ou morte) para o confinamento por atividades criminosas como agressão (tocar um paciente sem autorização e consentimento), a indenizações morais ou pecuniárias por danos físicos e emocionais atuais e futuros relatados.

Foram desenvolvidos parâmetros comunitários para o que seria considerado o mínimo de cuidado básico, abaixo do qual a conduta de um profissional de saúde seria punida. Na Idade Média, na Inglaterra, indenização tinha de ser paga por erros de julgamento clínico ou desfechos não satisfatórios. Em outros domínios, se um médico ou cirurgião barbeiro fosse considerado responsável por assistência médica insatisfatória, ele ou ela poderia ser deformado imitando o dano sofrido pelo paciente. Assim, os médicos e cirurgiões barbeiros não se sentiam motivados para tratar pacientes com enfermidades complicadas, a menos que o paciente e sua família compreendessem claramente que o tratamento seria, na melhor das hipóteses, paliativo.

Hoje, uma comunicação inadequada (do paciente ou da perspectiva da família do paciente), juntamente com expectativas irrealistas do desfecho do tratamento, gera raiva e culpa na família e pode levar ao litígio. A família espera sucesso, seja lá como o define. A definição do neonatologista de sucesso em um caso individual pode diferir substancialmente daquela da família. O litígio pode ser desencadeado quando houve de fato ou alguém acredita ter havido negligência. Comunicação insatisfatória ou incapacidade de transmitir empatia para os membros da família pode ser tão destrutiva para o profissional de saúde como conhecimento deficiente, atuação de maneira não profissional ou com capacidade comprometida. Conhecimento médico e práticas clínicas satisfatórias por si sós não são suficientes para evitar o envolvimento em um processo legal por negligência profissional.

Grandes instituições com um número significativo de profissionais de saúde podem ser percebidas como sendo impessoais. Se, além disso, a comunicação dos membros da equipe de saúde com o paciente ou os familiares for inadequada, a falta de compreensão resultante pode formar a base primária para o litígio.

Os pacientes e suas famílias e o público em geral precisam compreender que os profissionais de saúde não podem ser sempre bem-sucedidos. Algumas vezes, a natureza e a magnitude da doença representam uma grande ameaça à vida ou são debilitantes; em outras, conhecimento de ponta de fisiopatologia e/ou tratamento ainda não foi suficientemente desenvolvido; algumas vezes, as opções de tratamento se acompanham de riscos significativos; por vezes, são erros de prognóstico e de especialidade. Nos últimos anos, alguns estados (nos EUA) adotaram leis que são referidas como leis "Lamento", as quais permitem que os profissionais de saúde falem francamente com um paciente e/ou os seus familiares e expliquem o que pode ter acontecido de errado de uma forma que promova o diálogo e a compaixão e potencialmente evite o litígio subsequente. Coincidente com a redação deste capítulo, em março de 2014, o National Health Service no Reino Unido introduziu normas que obrigam os profissionais de saúde a revelarem e explicarem todos os erros médicos significativos. Além disso, a Joint Commission on Accreditation (TJC) nos EUA agora exige que as organizações de saúde divulguem as lesões ou complicações não previstas, realize análises da causa primária sobre como ocorreu e por que ocorreu e instituam um plano de ação para impedir futuras ocorrências (3). De forma semelhante, a Joint Commission International (TJCI) publica os International Accreditation Standards for Hospitals em países dispostos a aceitarem seus padrões de credenciamento (consulte Accreditation of Health Care Activities") (4). Parece que as agências reguladoras estão desenvolvendo uma compreensão de que este nível de transparência deve ser o padrão-ouro, e uma comunicação franca comprovadamente diminui a incidência de litígios devido a negligências profissionais (5). Antes de meados do século 20, os profissionais de saúde eram uma parte essencial de suas comunidades. Desde a década de 1940, houve uma separação progressiva entre os profissionais de saúde e as comunidades que eles servem; esse processo foi acelerado pelo advento da terapia intensiva altamente especializada e dispendiosa. Os neonatologistas atuam em um ambiente de crise com pouco ou nenhum conhecimento da unidade familiar de seus pacientes.

O isolamento entre pacientes e profissionais de saúde, exceto em tempos de crise, pode acarretar comunicação precária ou limitada e expectativas irreais.

Responsabilidade e risco

Os aspectos corriqueiros da assistência e do tratamento na área da saúde, como marcação de consultas, documentação de procedimentos e compreensão das diretrizes, procedimentos, políticas de saúde, regulamentos e leis federais, estaduais e municipais, frequentemente constituem a base das confrontações entre médicos e cortes de justiça.

A educação de assistência médica nos EUA dedica-se predominantemente à compreensão das ciências básicas e à prestação de serviços clínicos. Dá-se pouca atenção sistemática e educação formal, durante a formação dos profissionais de saúde, à miríade de normas, procedimentos e regulamentos governamentais que controlam todos os aspectos da assistência à saúde.

A assistência à saúde é um contrato jurídico entre o profissional de saúde e o paciente. Em quase todos os casos, se o paciente for incapaz, em decorrência da idade e/ou enfermidade e/ou perspectiva linguística e/ou cultural, de fornecer consentimento informado e esclarecido, seus representantes têm de fornecê-lo. Assim, quando um paciente é registrado em um sistema de saúde, examinado ou entrevistado, a lei e a medicina tornam-se intimamente interligadas.

As considerações legais básicas relativas à assistência e ao tratamento de qualquer paciente, e particularmente um RN, emanam dos quatro conceitos a seguir:

1. O dever de atuar. Quando a relação profissional de saúde–paciente ou instituição de saúde–paciente começa?
2. Conhecimento e aplicação das políticas hospitalares e das leis municipais, estaduais e federais. Quais recursos estão disponíveis para facilitar a transferência de informações às instituições de saúde e aos provedores de serviços?
3. Responsabilidade do profissional de saúde (individual ou institucional) de oferecer assistência e tratamento adequados. Quem é responsável pelas decisões tomadas na prestação de assistência de saúde? Quem monitora a qualidade dos serviços prestados? Quem garante que os serviços prestados sejam coerentes com as políticas hospitalares e as leis municipais, estaduais e federais?
4. Transferência de informações para os pacientes e suas famílias ou responsáveis legais. Quem obtém o consentimento informado e esclarecido, de que maneira e com qual documentação? Quem é responsável pela comunicação de informações clínicas contínuas às famílias ou guardiões de RNs e pela garantia de que as informações, e suas implicações, sejam compreendidas? A legislação estadual e federal dos EUA, como o Health Insurance Portability and Accountability Act (HIPAA) de 1996 (6) e o Patient Protection and Affordable Care Act de 2010 (Obamacare) (2) não estabelece padrões acerca da maneira como um profissional de saúde pode ou deve comunicar-se com o paciente, seus pais ou responsável legal.

Medicina defensiva

Medicina defensiva tornou-se um termo muito atual. Deve significar uma abordagem sistemática ponderada na assistência de saúde, em vez da demonstração de julgamento insatisfatório, como solicitação excessiva de exames complementares em decorrência do medo antecipado de litígio por erro médico. Os processos médico-legais baseiam-se no princípio de negligência. A negligência subentende algum ato errôneo por atuação ou omissão. A essência da negligência é a inobservância e descuido na execução do ato.

Assistência devida

Assistência devida é simplesmente uma conduta razoável (7). Para que a negligência seja demonstrada no tribunal, a pessoa lesionada/autor da ação precisa demonstrar que (a) havia um dever legal para com o autor da ação; (b) houve um descumprimento desse dever (um desvio do padrão de assistência aceito); (c) como resultado do descumprimento desse dever, sobrevieram danos ou lesão; e (d) é possível determinar que os danos ou a lesão foram causados por ou advieram da falta de assistência pelo profissional e/ou instituição de saúde responsável pelo ambiente onde a assistência foi prestada (Figura 9.1).

Os aspectos de garantia da qualidade e gestão de riscos na assistência médica são inovações relativamente recentes desenvolvidas para melhorar a assistência e os desfechos do paciente. As atividades da garantia de qualidade aceitam a posição legal e médica de que o profissional de saúde tem o dever para com o paciente de oferecer assistência médica razoável, consistente com os recursos disponíveis. Existem riscos inerentes e irredutíveis na prestação de assistência e tratamento de saúde, e as avaliações da garantia de qualidade e gestão de riscos procuram identificar e limitar os riscos.

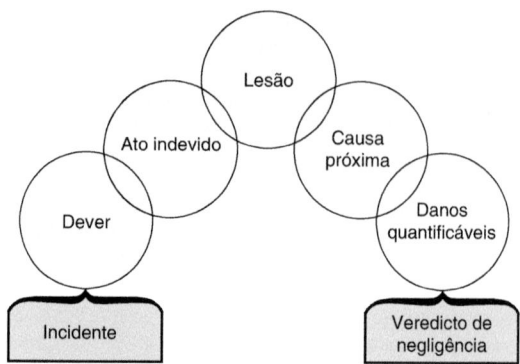

Figura 9.1 Elementos de negligência. A cadeia de eventos tem de ser ininterrupta para que o litígio seja bem-sucedido. Se qualquer elo não for provado, o autor perderá a ação. De Ginzburg HM. Legal issues in patient transport. In: MacDonald MG, ed. *Emergency transport of the perinatal patient.* Philadelphia, PA: Little, Brown and Company, 1989:163, com permissão.

O formulário de consentimento informado que inclui uma avaliação do risco relativo de complicações potenciais pode ser usado para documentar (8) o consentimento informado fundamentado. O consentimento informado escrito fornece um mecanismo escrito para explicar ao paciente e a sua família e guardiões que sempre existem riscos inerentes envolvidos em uma intervenção médica, os quais devem ser pesados em relação aos riscos inerentes envolvidos na não intervenção médica. A ponderação dos riscos relativos deve ser compreendida pelo provedor de assistência médica e pelo paciente e/ou genitor/guardião.

O dever de agir

O dever de agir é determinado quando a relação entre o médico ou instituição de saúde e o paciente começa (7). Um "dever" é uma responsabilidade legal e ética. Na maioria das circunstâncias, não há dever legal de um profissional ou instituição de saúde aceitar assistir um paciente, a menos que eles se apresentem como prestadores de assistência de emergência ou lhes seja exigido por lei, normas regulamentadoras ou contrato. O governo federal norte-americano, por meio do Emergency Medical Treatment and Active Labor Act (EMTALA), afirma que se um centro médico, hospital ou médico representar-se para o público como uma fonte de assistência médica de emergência e/ou assistência de especialistas, e a comunidade cria expectativa em relação a tais assistências, então tais serviços não podem ser arbitrariamente negados a um paciente (9). Depois que um serviço de assistência médica é iniciado, existe uma relação provedor/instituição de saúde–paciente, um dever é criado e então há obrigação legal e moral de não abandonar o paciente. Ademais, a assistência oferecida tem de ser adequada às circunstâncias. Uma obrigação moral e legal se instala, impedindo que o paciente seja abandonado ou "despejado" (9). Não se considera que um hospital que transfere um RN para outra instituição onde ele será assistido esteja abandonando o referido paciente, desde que o motivo da transferência seja clínico e não financeiro. O médico sênior responsável pelo serviço de transporte, esteja localizado no hospital ou assistindo o paciente diretamente durante o transporte, está supervisionando a assistência médica até que a equipe de transporte transfira a assistência para a equipe clínica na instituição médica.

A complexidade da responsabilidade e do risco da assistência médica aumentou rapidamente durante o século 20. As instituições de assistência médica públicas existem desde a Idade Média. Desde o século 13, o Hôtel Dieu em Paris ofereceu assistência a indigentes ao longo de muitos séculos. Nos EUA, os hospitais públicos da cidade, municipais, estaduais e federais fornecem e continuam a fornecer assistência às pessoas carentes. Historicamente, esses médicos e hospitais não foram responsabilizados pelo desfecho da assistência que foi fornecida gratuitamente. Essa doutrina de imunidade da caridade protegia hospitais do risco legal se ocorresse negligência médica dentro de suas instalações. Contudo, a incapacidade de um indivíduo de pagar pela assistência médica não prejudica mais seu direito de exigir e receber serviços que sejam coerentes com aqueles oferecidos aos pacientes que pagam por sua assistência diretamente ou por meio de seguradoras. Assim, a prestação de assistência a pacientes incapazes de pagar não protege mais um profissional ou instituição de saúde contra a responsabilidade por negligência ou erro médico. Os médicos, outros profissionais de saúde, fornecedores e fabricantes de equipamentos, dispositivos médicos e medicamentos podem ser processados por negligência e acusados individualmente ou em grupo por suas ações, por ações de outras pessoas que eles supervisionam e pelas ações executadas por membros da sua equipe de assistência médica.

Registro; prática interestadual-internacional

Nos EUA, os profissionais de saúde (médicos, enfermeiros, técnicos em emergências médicas, fisioterapeutas respiratórios etc.) podem obter registro em mais de um estado. Esses profissionais de saúde, em geral, devem registrar-se no estado em que mantêm seu principal consultório ou local de trabalho. As autoridades na maioria dos estados, mas não todos, não estão preocupadas com a necessidade de um profissional de saúde que entra no estado apenas para transportar um paciente para outra instituição de saúde ser registrado naquele estado; estão preocupadas com a necessidade de que os indivíduos participantes no transporte sejam competentes para realizar o seu trabalho.

Nos EUA um indivíduo que entra em um estado, seja por qual for a razão, está sujeito às leis daquele estado. A analogia mais óbvia é que se um motorista for envolvido em um acidente, ele está sujeito às leis do estado onde o acidente ocorreu, não às do estado que concedeu sua carteira de motorista; esse princípio legal também se aplica aos operadores de veículos de transporte médico (10). A incapacidade de obter consentimento informado para transporte pode resultar em litígio no estado onde ele não foi obtido ou no estado para onde o paciente foi transferido (ver também Capítulo 5).

Os pacientes e seus guardiões podem entrar com uma ação por erro médico no estado onde residem, no estado onde a suposta negligência ocorreu, no estado onde o hospital se localiza ou no estado onde o médico reside. Se o paciente/autor demonstrar que sua residência é em um estado diferente daquele do réu/hospital e réu/profissional de saúde, ele pode começar o litígio em um tribunal federal, porque a questão envolve diversidade de jurisdição, isto é, as partes opostas localizam-se em dois ou mais estados. O réu pode solicitar que a questão seja removida para o tribunal federal devido a diversidade de jurisdição (11). A maioria dos autores prefere tribunais estaduais, especialmente se o réu for de um estado diferente. Alguns tribunais estaduais são conhecidos por terem concedido grandes indenizações aos autores, enquanto outros são conhecidos por sua solidariedade com os réus/profissionais de saúde; realmente ocorre escolha do foro pelo demandante.

Os avanços no que foi anteriormente chamado de assistência por via telefônica (AVT) e agora é conhecido como "telemedicina" incluem videoconferência e compartilhamento de informações eletrônicas através de fronteiras estaduais, nacionais e internacionais (ver também Capítulo 7). Nos EUA, as revisões finais aos padrões de telemedicina, dos Centers for Medicare & Medicaid Services (CMS), apressaram a expansão do compartilhamento de dados. O CMS adotou novas regras (e normas regulamentadoras), abordando o credenciamento de médicos envolvidos em telemedicina (12). Os pacientes confinados à casa podem ser trazidos para a era eletrônica por meio de monitoramento remoto passivo e acesso a dados ativos para seus prontuários médicos. Nos EUA, os pacientes geralmente são considerados como "donos" de seus prontuários. O licenciamento e o escopo das questões da prática profissional estão começando a transcender as fronteiras estaduais e nacionais, resultando em questões de licenciamento e qualidade da assistência para autoridades de licenciamento estaduais. Há mais de quinze anos em todo o mundo, a telemedicina foi integrada à assistência direta ao paciente, monitoramento da evolução do paciente e serviu como uma expansora para a *expertise* e tecnologia de médicos especializados (p. ex., a interpretação de exames radiológicos ou cardiológicos neonatais e traçados eletrocardiográficos em um centro remoto com os resultados sendo comunicados eletronicamente ao hospital de origem) (13). O American Academy of Pediatrics Council on Clinical Information Technology (COCIT) foi fundado em 2002 e foi fundamental para o desenvolvimento do Academy's Child Health Informatics Center (CHIC), cujo objetivo é apoiar o desenvolvimento da tecnologia de informação de saúde (TIS) e utilizar os prontuários eletrônicos (PME).

A telemedicina, como seria de se esperar, compartilha os mesmos problemas que a medicina face a face deve abordar: questões regulatórias, incluindo padrão e qualidade da assistência, credenciamento e licenciamento, responsabilidade e escopo da aplicação prática, consentimento informado, confidencialidade, privacidade e reembolso.

A telemedicina tem sido praticada desde que existe o telefone. Pode-se esperar que o neonatologista, especialmente em um centro médico terciário, envolva-se na "telessaúde". Isso inclui o fornecimento de consulta, organização do transporte e interpretação radiográfica, cardiológica e de outros dados, bem como educação profissional, educação em saúde comunitária e atividades de saúde pública. A American Medical Association e a American Telemedicine Association instaram as sociedades de especialidades médicas a estabelecerem padrões de assistência apropriados. As agências federais dos EUA de assistência médica, tais como Indian Health Service e Department of Veterans Affairs e as organizações não governamentais de assistência gerenciada adotaram a telemedicina. A Louisiana tornou-se, em 1995, o primeiro estado norte-americano a promulgar legislação a respeito do reembolso em telemedicina (14), a qual especifica certo reembolso para os médicos no local de origem e inclui normas proibindo as seguradoras de discriminarem contra a telemedicina como um meio de prestar serviços de assistência médica.

No momento, as questões acerca do registro em diferentes estados ainda são considerados como barreiras em potencial à expansão da telemedicina (15), especialmente agora que o reembolso tornou-se possível. Os estados concedem registro aos médicos e outros profissionais de saúde dentro de suas fronteiras, mas o Department of Health and Human Services (DHHS) e os Centers for Medicare & Medicaid Services (CMS) têm a autoridade de estabelecer padrões de registro nacionais no que diz respeito a programas nacionais como o Medicaid e o Medicare. No futuro, talvez existam métodos alternativos de conceder registro aos profissionais de saúde. Independentemente do resultado final das questões que circundam a telemedicina, os neonatologistas cada vez mais cruzam fronteiras estaduais e internacionais. Assim, precisam reconhecer que as leis de jurisdições políticas em vez de seu estado ou país de origem podem exercer um impacto significativo no modo como eles praticam a medicina e a responsabilidade associada.

Danos e contratos médicos

O sistema legal divide-se em duas grandes áreas: litígio cível e justiça criminal. O litígio cível baseia-se na necessidade de corrigir ou remediar um delito entre um indivíduo (corporação ou sociedade) e outro indivíduo, corporação ou sociedade. A justiça criminal é instituída para reparar um delito contra a comunidade. Em uma ação (ou caso) da área cível, o autor é a parte que inicia o processo e alega o delito; o processo é aberto contra a parte (réu) que é acusada de produzir o dano. Em um processo criminal, o autor é o governo (municipal, estadual, federal) alegando que a comunidade foi prejudicada pela ação ou inação de uma parte (também conhecida como réu).

As questões cíveis que entram em litígio geralmente são disputas contratuais ou danos. Uma disputa de contrato ocorre quando duas ou mais partes celebraram um acordo e uma ou mais partes acreditam que os termos e as condições do acordo, seja um contrato oral ou escrito, foram descumpridos. É importante reconhecer que, no tribunal, a maioria dos contratos orais tem o mesmo peso que os contratos escritos (existem exceções notáveis quando se trata da transferência de propriedade imobiliária).

Dano pessoal é uma lesão a uma pessoa ou a sua reputação ou sentimentos que resulta diretamente da violação de um dever concedido ao autor (nos casos de erro médico, este geralmente é o paciente) e produz prejuízo. A solução de qualquer ação cível, depois que a natureza e a extensão dos danos foram provadas ao tribunal (um juiz com ou sem júri), é determinada pela preponderância das evidências (mais de 50,01%) (16). Assim, "ter um grau de certeza médica razoável" significa que a probabilidade de o dano ter ocorrido é maior do que a de não ter ocorrido, e é esse padrão sobre o qual uma indenização monetária geralmente é atribuída se a ação for declarada favorável ao autor. A regra de preponderância das evidências é um teste de limiar (17). Em geral, ou o autor prova que o dano foi mais provavelmente causado pelo réu do que por qualquer outra fonte e, por conseguinte, ele ou ela receberá compensação plena, ou não satisfaz o ônus da prova e nada lhe é concedido (18). Na maioria dos casos nos EUA, cada parte paga por seus serviços jurídicos, seja qual for o resultado da ação. Em outros países, como no Reino Unido, esse geralmente não é o caso.

Agressão

A agressão é um dano; é um ato intencional e voluntário, sem consentimento, que resulta em um toque causador de dano (p. ex., tocar o corpo de um paciente sem consentimento). Uma agressão técnica pode ocorrer quando não houve dano real, mas o toque ocorreu sem consentimento. A assistência de pacientes, até mesmo com resultado benéfico mas sem consentimento informado, é considerada uma agressão.

Os autores podem abrir processos por uma lesão que adveio de negligência ou dano (físico ou mental), ou ambos. Como a justiça criminal não costuma conceder indenizações monetárias à vítima de um crime e porque o padrão de prova para condenação, nos EUA, é "acima de dúvidas razoáveis" (quantitativamente, isso pode ser conceituado como pelo menos 95% de certeza), os autores preferem abrir processos por danos na justiça cível. No litígio cível, indenizações monetárias podem ser concedidas e, caso se determine que a lesão é flagrante, indenizações punitivas como punição e exemplo para os outros também podem ser concedidas.

Negligência profissional

Negligência é "conduta, não um estado da mente" (19), e ela "envolve um risco inaceitavelmente alto de causar lesão" (19) e "a conduta que recai abaixo do padrão estabelecido pela lei para proteção dos outros contra um risco excessivo de dano" (20,21).

A negligência profissional, ou erro médico, é um caso especial ou tipo de negligência. A profissão médica deve demonstrar um determinado nível mínimo de desempenho baseado na posse, ou alegação de posse, de "conhecimento ou habilidades especiais" que foram adquiridas através da educação e treinamento especializados e experiência.

Ely e colaboradores (22) observaram que, quando médicos de família recordaram erros memoráveis, a maioria enquadrou-se nas seguintes categorias: circunstâncias que distraem o médico (pressa ou sobrecarga), fatores do processo da assistência (fechamento prematuro do processo de diagnóstico e assim falha ao identificar o diagnóstico apropriado), fatores relacionados com o paciente (resultados laboratoriais normais enganosos, histórico psicossocial/médico inadequado ou incorreto) e fatores do médico (falta de conhecimento, manejo impropriamente agressivo do paciente). A compreensão das causas comuns de erro alerta o clínico para situações em que e onde, no processo de tratamento e avaliação, a ocorrência de erros é mais provável.

Elementos de um caso de erro médico

Para estabelecer um caso de erro médico *prima facie* (aquele que permanece óbvio após a revisão das evidências médicas), o paciente/autor deve demonstrar (Figura 9.1) que: (a) há um dever por parte do réu/profissional de saúde e/ou réu/instituição de saúde para com o paciente/autor, (b) o réu foi incapaz de moldar sua conduta ao padrão de assistência exigido pela relação, (c) um dano para o paciente/autor adveio dessa incapacidade, (d) o dano foi a causa próxima, sem outras intervenções exteriores e como um resultado daquela lesão, e (e) danos quantificáveis podem ser calculados – então, um veredito negligente, em favor do requerente, pode ser fornecido (23).

Em geral, a fim de estabelecer uma alegação de erro médico, o autor deve demonstrar, através do depoimento de especialistas médicos, (a) qual é o padrão de assistência aplicável/base de conhecimento no momento do dano, (b) como o réu quebrou ou violou aquele padrão de assistência e (c) que a quebra ou violação (também chamada de negligência) do padrão foi a causa próxima da lesão.

Uma ação de erro médico só prosseguirá se o tribunal determinar que há uma questão genuína do fato material e que os danos são quantificáveis (p. ex., os custos do tratamento futuro, perda do valor econômico das atividades produtivas etc.).

O elemento mais difícil de provar é se a assistência foi adequada ou não. O autor geralmente deve apresentar o depoimento de especialistas para estabelecer o que um profissional de saúde prudente teria feito em circunstâncias semelhantes; o que seria considerado um padrão aceitável de assistência médica em vez de uma assistência ideal ou extraordinária.

Há mais de 130 anos, em Massachusetts, decidiu-se que um médico de uma pequena cidade tinha a obrigação de ter apenas a habilidade de médicos com capacidade e habilidade habituais em localidades similares. O tribunal acreditou que não se pode esperar que um médico de cidade pequena tenha a habilidade de um médico que pratica a mesma especialidade em grandes cidades (24). Também se decidiu que um médico tinha a obrigação de utilizar apenas a habilidade e diligência habituais, a média das habilidades possuídas pela profissão como um todo, e não por aqueles com educação excelente (25). No entanto, na era da Internet e com aulas de educação médica continuada disponíveis localmente e em conferências médicas nacionais, um profissional de saúde já não é perdoado por não acompanhar o progresso da medicina em sua área de especialidade.

Os tribunais aceitam evidências médicas baseadas nas regras de evidências. Em 1993, a Suprema Corte dos EUA, no caso *Daubert versus Merrill Dow Pharmaceuticals, Inc.*, definiu que adotaria os padrões de aceitação de evidências das Federal Rules of Evidence (26). Em *Daubert*, a Suprema Corte incidiu sobre a admissibilidade do depoimento de especialistas científicos. Salienta-se que tal depoimento só é admissível se for relevante e confiável. Em 1996, *Kumho Tire Corporation v. Carmichael*, a Suprema Corte abordou a questão de como *Daubert* aplica-se ao depoimento de engenheiros e de outros especialistas que não são cientistas (27). A Suprema Corte, em Kumho, concluiu que a exploração geral de *Daubert* – expondo a obrigação de "vigilância" geral do juiz do julgamento – não se aplica apenas ao depoimento com base em conhecimentos "científicos", mas também em depoimentos baseados no conhecimento "técnico" e "outros especializados".

O caso *Daubert* foi uma tentativa de impedir que a ciência de quinta categoria distraísse o júri. O tribunal decidiu que as evidências científicas (médicas) deveriam basear-se em princípios científicos relevantes. Os quatro critérios estabelecidos pelo tribunal são: (a) se a teoria ou técnica foi ou não testada; (b) se a teoria ou técnica foi ou não submetida a revisão por pares e publicação; (c) a taxa conhecida ou potencial de erro do método utilizado e a existência e manutenção de padrões que controlam a execução da técnica; e (d) se a teoria ou método foi ou não aceito pela comunidade científica. Assim, a publicação em revista com revisão ou arbitragem por pares exclusivamente não era requisito suficiente para aceitação de uma evidência nos tribunais. Os juízes de tribunais distritais federais e estaduais mantêm a prerrogativa de permitir ou excluir especialistas, com base no mérito científico percebido das informações que eles pretendem oferecer ao tribunal e, por conseguinte, ao júri. A questão fundamental para o clínico não é compreender as regras das evidências e os mecanismos do sistema judiciário cível, mas praticar medicina e atuar de maneira profissional, documentando tudo no prontuário médico do paciente. Se houver informações faltando, normalmente presume-se que os dados clínicos não foram obtidos ou o procedimento não foi realizado.

Muitos estados instituíram painéis de revisão médica por pares. Nesses estados, antes que um caso de erro médico chegue ao tribunal, os fatos do caso são apresentados ao painel revisor médico segundo os argumentos do autor e do réu. Com frequência, as duas partes reforçam os fatos médicos com as opiniões de especialistas médicos. Em alguns estados, o painel revisor médico é formado por advogados e médicos; em outros estados, o painel é presidido por um advogado e formado por médicos de especialidade médica igual ou similar à do médico réu. Mesmo quando o painel de revisão médica se declara favorável ao réu, o autor pode continuar o litígio no tribunal local. Contudo, as conclusões do painel de revisão médica podem ser utilizadas na defesa dos autores ou dos réus.

Res ipsa loquitur

Há circunstâncias em que não há necessidade do depoimento de especialistas para corroborar os achados de negligência. A doutrina *res ipsa loquitur* significa que os fatos falam por si. Sob essas circunstâncias, a negligência é deduzida do próprio ato, isto é, a prova emana das evidências circunstanciais. No clássico caso *Yabarra versus Spangard*, um paciente estava bem antes de ser anestesiado para apendicectomia, mas ao acordar apresentava lesão do braço (28). Claramente, o paciente não sabia a origem da lesão do braço; as equipes do centro cirúrgico e da sala de recuperação não souberam ou não quiseram explicar a etiologia da lesão. O tribunal decidiu em favor do autor sem a apresentação de qualquer depoimento de especialistas porque (a) o autor não fez nada que pudesse de algum modo ter contribuído para a lesão, (b) a lesão não teria ocorrido se não houvesse negligência e (c) os meios (equipe hospitalar e médicos) que supostamente causaram a lesão estavam em todos os momentos sob controle do hospital réu.

Consentimento informado

O consentimento informado exige que informações sensatas, razoáveis, compreensíveis e relevantes sejam fornecidas por um profissional de saúde a um indivíduo competente (paciente ou pais/guardião) com a finalidade de suscitar uma decisão voluntária e esclarecida pelo paciente (ou guardião) acerca da pertinência de se seguir um dado curso de ação clínica em oposição a outro (20). Os médicos e outros profissionais de saúde têm a obrigação de guardar um dever fiduciário para com seus pacientes. Esse dever existe quando um indivíduo depende de outro em consequência da posse desigual de informações. A ausência de obtenção de consentimento informado pode levar o réu/profissional de saúde (normalmente médico) ou réu/hospital a ser processado por agressão em alguns estados ou por negligência em outros.

Segundo a teoria da agressão, o réu é responsabilizado se qualquer ação deliberada (não casual ou acidental) resultou em contato físico. O contato deve ter ocorrido sob circunstâncias em que o autor/paciente não forneceu permissão expressa ou implícita e o réu/profissional de saúde sabia ou deveria saber que a ação era proibida. Se o alcance do consentimento obtido do paciente for ultrapassado, a queixa de agressão é pertinente. A autora no caso *Mohr versus Williams* consentiu com a realização de cirurgia na orelha direita (29). Durante o procedimento, o cirurgião determinou que a orelha direita não estava enferma o suficiente para precisar de cirurgia, porém a orelha *esquerda* deveria ser operada. Como a paciente já estava anestesiada, o cirurgião executou o procedimento. A cirurgia foi um sucesso, mas a paciente o processou por agressão e ganhou. O tribunal decidiu que não havia consentimento informado para uma cirurgia na orelha esquerda. Portanto, não é necessário que tenha havido lesão para que danos sejam concedidos; a demonstração de que houve toque não autorizado pode ser suficiente. Nesse caso, o tribunal concluiu que não havia uma emergência médica ameaçando a autora/paciente se a cirurgia não fosse realizada imediatamente. Se houvesse evidências de uma emergência médica, a decisão do tribunal poderia ter sido diferente.

A incapacidade de identificar especificamente os riscos que acompanham um procedimento cirúrgico também pode gerar uma queixa bem-sucedida de agressão. No caso *Canterbury versus Spence*, o autor/paciente provou com sucesso que não fora informado dos riscos inerentes ao procedimento cirúrgico e que, se tivesse sido, não teria dado permissão (30). O tribunal decidiu que o médico tem o dever de revelar todos os riscos razoáveis de um procedimento cirúrgico e, como ele deixou de cumprir esse dever, o tribunal decidiu que ele era responsável por danos ao paciente. O tribunal observou que o conceito de consentimento informado talvez fosse mais propriamente substituído pelo conceito de consentimento esclarecido (8). O tribunal também elaborou um padrão objetivo que pode ser empregado nos casos legais envolvendo o consentimento informado. Esse padrão objetivo baseia-se em o que uma pessoa razoável em circunstâncias semelhantes às do paciente teria decidido se tivesse recebido uma quantidade adequada de informações. Por conseguinte, a questão central em um caso de agressão médica é se o profissional obteve um consentimento esclarecido, eficaz ou válido para o procedimento que ele realizou.

Um médico não tem a obrigação de revelar todos os riscos possíveis a um paciente por temor de ser culpado de agressão (31). No caso *Cooper versus Roberts*, o tribunal decidiu que "o médico tem a obrigação de revelar apenas os riscos que um homem razoável consideraria relevantes para sua decisão de submeter-se ou não ao tratamento" (32). Assim, o tribunal afirmou que esse padrão não cria uma carga irreal sobre o médico. Contudo, o médico deve apresentar os riscos que são relevantes e as alternativas viáveis que estão disponíveis. As informações devem ser apresentadas em uma linguagem e maneira que reflitam o estado emocional e educacional do paciente ou, quando este for um RN, dos pais ou guardiões. No caso *Davis versus Wyeth Laboratories*, o Tribunal estabeleceu que toda complicação ou risco médico que tenha probabilidade maior do que 1:1.000 deve ser incluído no consentimento informado (33).

Quando um procedimento terapêutico visa ao benefício de um menor, a decisão de prosseguir geralmente pertence ao genitor ou guardião legal. A decisão de um genitor ou guardião de não consentir transfusões sanguíneas ou tratamento com antibiótico (ainda que a recusa se baseie em convicções religiosas sinceras) ou outros procedimentos rotineiros para uma criança pequena que tenham indicação médica inequívoca e sejam essenciais à sobrevida pode ser retificada, nos EUA, pelo médico e/ou hospital, que solicita ao tribunal de jurisdição apropriada a indicação de um guardião legal temporário (34), que possa responder ao Tribunal.

A ausência de um genitor em situação de risco à vida não deve impedir a atuação terapêutica. Assim como o consentimento informado é imputado e o comportamento racional é atribuído a uma vítima de acidente inconsciente que tenha um distúrbio ameaçador à vida e precise de cirurgia imediata, pode-se atribuir esse comportamento racional ao genitor ausente no caso de um RN gravemente enfermo. Contudo, nessas circunstâncias, se o tempo permitir, recomendam-se documentação detalhada e uma consulta à direção hospitalar.

O consentimento informado na medicina neonatal/perinatal não é um gesto vazio para reduzir a responsabilidade, mas antes uma oportunidade para o profissional de saúde e os pais ou guardiões de se tornarem parceiros no processo de tomada de decisões. A documentação do consentimento informado visa ajudar as pessoas a tomarem decisões bem fundamentadas, em vez de apenas ratificar decisões médicas que já foram tomadas (35). Os formulários de consentimento informado precisam ser revistos rotineiramente para determinar se o nível de leitura necessário para compreendê-los é compatível com as experiências educacionais, linguísticas e culturais daqueles que são solicitados a lê-los, compreendê-los e assiná-los ou reconhecê-los (36).

O processo do consentimento informado pode ser extremamente complexo, com diversas "áreas de penumbra" legais. Por exemplo, os direitos da mãe são mais definitivos do que os do pai na tomada de decisões críticas por um feto ou RN? Conflitos podem surgir mesmo quando o suposto ou alegado pai não é o cônjuge legal da mãe. Audiências de emergência à frente de juízes locais podem ser necessárias para resolver opiniões conflitantes, especialmente quando a decisão de um dos pais pode previsivelmente acarretar, em um grau de certeza médica (mais provável de ocorrer do que não ocorrer), consequências significativamente adversas para o bebê. Em janeiro de 2014, um Tribunal do Texas ordenou um hospital local a aceitar que uma gestante entrasse em morte cerebral e que o marido, e não o hospital, poderia optar pelo fim do suporte à vida (37).

É uma das ironias da lei que, na maioria dos estados, uma mãe adolescente solteira tenha a responsabilidade legal final pela assistência de seu filho, a menos que o tribunal seja peticionado a apontar um guardião alternativo. Em muitos estados, o nascimento de uma criança viva, independentemente da idade materna, resulta na declaração da mãe como menor emancipado. Em contraste, uma adolescente não grávida, vivendo no lar dos pais e frequentando a escola ou faculdade, com idade inferior à maioridade (normalmente, 18 anos), pode não ter direito legal de tomar decisões sobre muitos aspectos da sua própria assistência médica.

A revelação dos riscos no processo do consentimento informado tende a salientar a sensação de impotência do genitor e a descrever que o médico também tem alguma impotência. A impotência dos pais e o seu desejo de que o médico seja onipotente criam expectativas irreais acerca dos resultados de procedimentos e do tratamento. Gutheil e colaboradores (38) sugeriram que o médico reconheça o desejo de certeza dos pais e substitua a mística por uma aliança médico-pais na qual a incerteza é aceita como um elemento da assistência médica.

Planejamento antecipado da assistência

A tomada de decisões em situações de vida ou morte não é fácil. Os esforços de planejamento antecipado da assistência surgiram primeiro na assistência de idosos (39). O planejamento antecipado da assistência, ou planejamento da assistência médica contingente, deixou de ser reservado apenas a adultos. O Comitê de Bioética da Academia Americana de Pediatria publicou uma declaração de conduta acerca da permissão e do consentimento informado dos pais (40). Faz-se uma distinção nessa declaração de conduta pública e nas leis norte-americanas entre tratamento médico de emergência, esforços de suporte à vida e procedimentos cirúrgicos eletivos, como a circuncisão ou a remoção de rim de uma criança para ajudar um irmão (41,42). Os neonatos precisam que outros tomem decisões acerca do seu tratamento e viabilidade. Seu tratamento na unidade de terapia intensiva neonatal (UTIN) raramente é uma série de procedimentos eletivos suavemente planejados. Deve haver uma pessoa designada com quem o profissional de saúde comunica-se regularmente e que tenha a incumbência de chegar a um consenso sobre o tratamento. Quando se detectam conflitos em potencial na tomada de decisões, uma conferência entre os indivíduos implicados, com representação da direção hospitalar, pode ser uma medida proveitosa para esclarecer quem de fato tem a autoridade final para tomar decisões. Há momentos durante o tratamento de um paciente nos quais uma pessoa tem de tomar uma decisão imediata, ainda que aquela decisão não seja consenso. As questões de tomada de decisões muitas vezes se tornam confusas quando a mãe do RN é uma adolescente e não está casada com o pai.

Embora os 50 estados norte-americanos e o Distrito de Colúmbia tenham aprovado legislação sobre instruções antecipadas, o reforço do fato de que a aderência a tais instruções é antes obrigatória do que opcional continua a ser problemático (39). A maioria dos estados impõe restrições à tomada de decisões por procuração. Se a identificação do responsável pela tomada de decisões não for clara ou mudar várias vezes, recomenda-se um parecer jurídico, solicitado pelos profissionais de saúde. A maioria das jurisdições tem a capacidade de realizar audiências de emergência quando há um impasse e uma decisão médica deve ser tomada antes que ocorra lesão irreversível ou morte (34).

Credenciamento das atividades de assistência médica

A Joint Commission (TJC), anteriormente conhecida como Joint Commission on Accreditation of Healthcare Organizations (JCAHO) e, antes disso, conhecida como Joint Commission on Accreditation of Hospitals (JCAH), é uma organização sem fins lucrativos que credencia mais de 20.000 organizações e programas de assistência médica nos EUA (4). A TJC não detém um monopólio completo do hospital e das avaliações de assistência médica. Em setembro de 2008, o CMS concedeu autoridade de apreciação dos hospitais a Det Norske Veritas Healthcare Inc. (DNVHC), uma empresa internacional norueguesa. Além disso, existem outras organizações de credenciamento de assistência médica nos EUA que não estão relacionadas a TJC e DNV.

A missão declarada da TJC é "melhorar continuamente a assistência médica para o público, em colaboração com outros acionistas, avaliando as organizações de assistência médica e inspirando-as a sobressaírem-se na prestação de cuidados seguros e eficazes da mais alta qualidade e valor" (4). As normas de credenciamento e metas de segurança do paciente, juntamente com os resultados das avaliações do hospital, são publicados no *site* da Web da TJC de modo que suas avaliações sejam transparentes para todos os acionistas. Os acionistas variam de instituições e profissionais a pacientes e seus guardiões.

O objetivo das National Patient Safety Goals (NPSG) da Joint Commission é promover melhorias específicas na segurança do paciente. Áreas problemáticas na assistência médica são identificadas e são apresentadas abordagens baseadas em especialistas como soluções. Os objetivos realçam as áreas problemáticas na assistência médica e descrevem as evidências para estes problemas em todo o sistema e as soluções baseadas em especialistas.

Enquanto o turismo médico é um problema menor na neonatologia do que em algumas outras especialidades, o credenciamento de assistência médica internacional cresceu em importância quando os centros terciários com habilidades únicas e equipamentos podem estar em uma nação vizinha ou, até mesmo, distante. A Joint Commission International (JCI), um componente do TJC, atualmente credencia hospitais na Ásia, Europa, Oriente Médio e América do Sul. A Austrália, o Canadá, a Índia e o Reino Unido têm as suas próprias organizações de credenciamento (5).

Prontuários médicos

O estatuto federal conhecido como HIPAA (6) e os regulamentos estaduais individuais reconhecem que prontuários médicos são documentos legais. Os prontuários médicos e hospitalares são concebidos para ser um registro contemporâneo das informações clínicas disponíveis, das decisões médicas e de outras pessoas que decorrem das informações clínicas e das interações com o paciente/parentes do paciente. Os prontuários constituem uma oportunidade para documentação adequada. A documentação é crucial para a assistência dos pacientes, e também para a proteção dos médicos contra processos médico-legais, especialmente nas situações em que os pacientes têm uma evolução e apresentação clínica complexas. A conduta terapêutica e a satisfação ou não dos objetivos do tratamento devem ser registradas no prontuário hospitalar. As opções de tratamento, incluindo a de não tratar quando pertinente, devem ser explicadas à família do paciente e, se necessário, a outras pessoas envolvidas no processo de tomada de decisões; essas interações devem ser documentadas no prontuário do paciente. O grau de compreensão pela família do paciente, ou sua ausência, das diversas opções de tratamento também deve ser anotado, sobretudo se houver divergências entre os familiares. Subsequentemente, um membro da família ou guardião tem de ser reconhecido pela família e pelos profissionais de saúde como o responsável pelas decisões. A identificação desse indivíduo no prontuário médico facilitará as decisões terapêuticas e a assistência e o tratamento pós-hospitalares. Essas reuniões de consenso da família com os profissionais de saúde e a consequente documentação podem excluir a necessidade de intervenção judicial.

Um prontuário médico adequado documenta que os riscos de um dado procedimento e os riscos de falha em realizá-lo foram apresentados aos responsáveis pelas decisões do paciente. Um prontuário indicando que efeitos colaterais adversos específicos, ou eventos indesejáveis raros, porém sérios, foram discutidos com a família ou guardiões do paciente, ajuda a proteger o clínico caso um desses eventos indesejáveis ocorra. Nenhum procedimento médico é isento de riscos e, embora as famílias possam ser informadas dos riscos relativos dos vários procedimentos e intervenções farmacológicas, o estresse do momento pode abreviar sua capacidade de atenção, concentração e recordação. Por exemplo, as prescrições no momento da alta cobrem um período de tempo limitado, com o acompanhamento sendo oferecido em uma consulta marcada no ambulatório hospitalar, na clínica ou no consultório particular. As prescrições devem ser escritas claramente, identificando o paciente, a data, a dose, o esquema das doses e a via de administração; se forem usadas prescrições eletrônicas, uma cópia de papel fornecida ao paciente será útil na explicação da necessidade de cada medicamento específico. O genitor ou guardião a quem a prescrição é fornecida deve compreender por que a medicação está sendo prescrita, os efeitos colaterais, os efeitos terapêuticos e as consequências para o bebê caso a medicação não seja fornecida. A documentação no prontuário médico, incluindo as instruções e prescrições à alta, fornece pelo menos um registro contemporâneo de quais informações foram transmitidas. As cópias escritas de instruções para manejo médico e acompanhamento pós-alta, com os pontos de contato, irão minimizar, mas nunca eliminar, uma falha da família.

Os prontuários médicos constituem a base para o reembolso dos custos da assistência e do tratamento do paciente. A descrição da gravidade de uma enfermidade, a justificativa para exames laboratoriais e outras investigações, a necessidade de pareceres e a maneira como as recomendações dos consultores são incorporadas à assistência do paciente devem estar presentes no prontuário médico. Na primavera de 1998, o Ministério da Justiça dos EUA anunciou a contratação de 250 agentes do Federal Bureau of Investigation (FBI) com a finalidade de investigar fraude no Medicare e Medicaid; 15 anos depois, a fraude do Medicare e Medicaid continua a custar vários milhões de dólares para o sistema de saúde. O FBI estimou que 10% dos pagamentos por serviços de assistência médica sob o programa Medicaid resultem de cobrança fraudulenta (43). Nem todo o dinheiro pago por serviços fraudulentos é recuperado; em 2002, recuperou-se 1,6 bilhão de dólares em conexão com casos e questões de fraude na assistência médica (44), mas o Medicaid (programa de seguros dos EUA principalmente, mas não exclusivamente, para crianças) e o Medicare (programa de seguros dos EUA para os idosos e os deficientes de todas as idades) são assolados por US$ 60 bilhões relatados em fraude anualmente, estima o Departamento de Justiça. Enquanto o Medicaid é executado pelos estados, mais de metade dos custos são pagos pelo governo federal, que gastou cerca de US$ 270 bilhões em 2011. As medidas antifraude que envolvem o Medicaid foram deixadas aos estados até 2005, quando uma lei federal destinada a reduzir o déficit criou o Medicaid Integrity Group (45).

A ausência de normas consistentes e abrangentes de reembolso é frequentemente citada como um dos obstáculos mais sérios à integração total da telemedicina na prática da assistência médica. A ausência de normas gerais de reembolso pela telemedicina reflete a multiplicidade de fontes e normas de pagamento dentro do atual sistema de saúde dos EUA. O United States Affordable Care Act de 2010 não aborda questões de reembolso.

A documentação de assistência médica adequada facilita a auditoria médica, permite àqueles que preparam guias de reembolso ou pagamento justificar as categorias ou códigos da Classificação Internacional de Doenças citados nos formulários universais de cobrança (às vezes chamados de formulários CMS-1500 e antigamente conhecidos como formulários HCFA-1500) e previne erros que poderiam resultar na aparência de fraude (46).

Sigilo médico das comunicações orais e manuscritas

O juramento de Hipócrates declara, em parte, que "quaisquer que sejam as coisas, em conexão com minha prática profissional ou sem conexão com ela, que veja ou ouça, na vida dos homens, que não devam ser divulgadas, considerarei como segredo" (47). Esse juramento, proferido por muitos médicos na colação de grau da Faculdade de Medicina, foi sancionado por leis estaduais e federais. As informações do paciente obtidas pelo médico são consideradas "privilegiadas", ou seja, apenas indivíduos específicos para fins específicos devem ser autorizados a analisar os prontuários médicos em questão (48). Porém, o privilégio pertence ao paciente ou seu guardião; não pertence ao médico ou outro profissional de saúde. Um tribunal pode ordenar a um profissional de saúde que viole a confidencialidade médica; a legislação e os regulamentos de saúde do estado podem assim exigir, em especial no que se refere a doenças infecciosas e abuso e negligência (de crianças).

À medida que a assistência médica torna-se mais complexa, indivíduos que geralmente não eram considerados prestadores de serviços médicos estão solicitando acesso a informações médicas confidenciais. Às vezes, parece que as necessidades legítimas de, por exemplo, fisioterapeutas, terapeutas ocupacionais, administradores hospitalares e funcionários de seguradoras de saúde entram em conflito com o princípio de que as informações médicas são confidenciais e devem ser restritas apenas a profissionais diretos de saúde, como médicos. A base ética do sigilo advém do conceito de que a garantia do sigilo encoraja os pacientes a procurarem o auxílio médico de que eles precisam e serem sinceros com seus profissionais de saúde. A base jurídica do sigilo provém dos estatutos que foram sancionados em todos os estados norte-americanos.

Há variação significativa entre os estados sobre quais classes de profissionais de saúde (médicos, enfermeiros, assistentes sociais etc.) podem alegar que não podem compartilhar informações médicas sem a permissão expressa do paciente ou uma ordem de tribunal que lhes obrigue a fazê-lo.

As legislaturas criaram exigências estaduais de notificação de doenças demandando que o sigilo médico seja quebrado, pois historicamente os tribunais firmaram que o estado tem uma necessidade imperiosa de proteger seus cidadãos de certas doenças infecciosas (49). Certos comportamentos, tais como periculosidade, também resultaram em requisitos de relatórios que obrigam um profissional de saúde a notificar as autoridades (50,51). Os comportamentos perigosos incluem violência conjugal e maus-tratos infantis.

Os prontuários médicos também são protegidos por leis estaduais e federais. O U.S. Public Health Service Act estabelece a proteção explícita de prontuários médicos que abordam o tratamento do abuso de drogas (52) e álcool (53). Contudo, até mesmo o conteúdo de prontuários que descrevem o tratamento do abuso de substâncias pode ser liberado "a profissionais médicos na extensão necessária para satisfazer uma emergência médica genuína" (54,55). Se a liberação de um prontuário médico for autorizada por ordem judicial, é preciso definir salvaguardas que impeçam a divulgação não autorizada.

Os tribunais reconhecem que devem equilibrar o interesse público e a necessidade de divulgação contra prejuízos ao paciente, à relação médico–paciente e aos serviços terapêuticos (56,57). "Um prontuário médico hospitalar é propriedade do hospital, mas é mantido em benefício do paciente, do médico e do hospital" (47). O prontuário médico de um paciente é preservado para documentar os eventos de maneira contemporânea para uso subsequente. O uso subsequente inclui assistência médica e tratamento adicionais, documentação para pagamento financeiro por seguradoras e defesa de queixas de erro médico. Enquanto o prontuário médico puder ser propriedade do hospital, o paciente ou o seu guardião pode acessar o prontuário e obter uma cópia deste.

O chefe do arquivo médico da instalação de saúde torna-se responsável pela custódia dos prontuários médicos. A American Association of Medical Record Librarians tem um código que é semelhante ao Juramento Hipocrático proferido por médicos. As normas e os procedimentos hospitalares, coerentes com as leis e estatutos estaduais e federais, impedem que um prontuário médico seja liberado sem a permissão do paciente ou ordem judicial. Sob certas circunstâncias específicas, os prontuários médicos são aceitos como evidências em tribunais. Podem ser autenticados como registros comerciais. Eles também podem ser usados para refrescar a memória do médico e documentar as suas ações durante um depoimento (a realização de uma declaração juramentada) ou durante o testemunho em julgamento (realizado sob juramento).

American Hospital Association, TJC, De Norske Veritas e outras organizações profissionais de assistência médica nacionais e internacionais defendem que os prontuários médicos de um paciente devem ser protegidos do acesso não autorizado e desnecessário. Suas posições costumam ser coerentes com os regulamentos atuais da HIPAA e os estatutos estaduais. Os resultados de exames hematológicos, bioquímica sanguínea, urinários e radiografias, ultrassonografias e testes de eletrodiagnóstico são considerados como englobados pela autorização do paciente ou da ordem judicial para liberação de informações médicas. As seguradoras de saúde, como requisito para o seguro, demandam e quase sempre recebem acesso aos prontuários médicos, bem como os auditores estaduais e federais.

O privilégio do sigilo médico não se estende a terceiros que não integram a equipe de assistência médica. Ou seja, policiais presentes durante uma avaliação ou tratamento não podem ser impedidos de compartilhar com outros integrantes da força policial ou os tribunais quaisquer informações que tenham obtido naquelas circunstâncias. Quando um indivíduo participa de um litígio no qual seu estado físico ou mental está em questão, ele não pode declarar o privilégio de impedir que informações desfavoráveis cheguem ao tribunal. Assim, em um processo judicial por erro médico, o paciente/autor abriu mão de seu direito ao sigilo médico de qualquer comunicação oral, escrita ou eletrônica a respeito de sua história médica, diagnóstico, tratamento ou prognóstico. Os estatutos do sigilo médico foram e são destinados a proteger a privacidade do paciente e encorajar o tratamento de distúrbios que pudessem ter estigmas sociais ou de outra sorte. As leis não foram concebidas para conceder à parte querelante, o paciente/autor em um caso de erro médico, uma vantagem injusta, permitindo que o indivíduo selecione apenas os registros considerados favoráveis ao seu caso. Um prontuário médico não pode ser usado ao mesmo tempo como espada e escudo.

Em 1991, o Institute of Medicine (IOM) preconizou a adoção do prontuário computadorizado como prática médica padrão nos EUA (58); duas décadas mais tarde, prontuários do paciente baseados em computador que são acessíveis a vários profissionais, em diferentes instalações não afiliadas, são a exceção, em vez da regra geral. O governo federal dos EUA proporcionou fundos para facilitar aos hospitais e profissionais o desenvolvimento e a utilização de prontuários eletrônicos; a falha no uso desse sistema pode resultar em uma perda de receitas para os profissionais do Medicaid e Medicare. O prontuário baseado no computador é percebido como a história cronológica contínua da assistência médica de um paciente. O registro da assistência médica pode ser vinculado a vários auxílios, como lembretes e alertas aos clínicos e instrumentos de tomada de decisões clínicas. O prontuário computadorizado aumenta o acesso ao prontuário do paciente e a amplitude dos dados registrados em um único prontuário (59). No entanto, o uso de *hacks* de uma grande base do computador pode resultar em enormes quantidades de informações pessoais sobre saúde sendo expostas. Quanto mais informações houver em um único local de fácil acesso, maiores as precauções necessárias para evitar o uso indevido. Annas, há 25 anos, escreveu que em um contexto da clínica particular, as informações médicas que identificam um paciente devem ser transferidas de um médico a outro apenas com o consentimento informado por escrito do paciente (60). Em contraste, ele explica, dentro de uma instituição médica, as informações costumam ser divulgadas com base no conceito percebido e geralmente autodesignado de "é preciso saber", sem primeiro obter o consentimento informado do paciente. Os indivíduos que recebem sua assistência médica através de centros de assistência gerenciada e sistemas de saúde integrados com múltiplos locais de tratamento e prontuários médicos computadorizados podem prever que os padrões tradicionais do sigilo médico estarão reduzidos. Até mesmo um erro diminuto, como discar um número de fax incorreto e enviar um relatório eletrônico a destinatário indesejado, pode resultar em dano ao paciente e possivelmente custos apurados para o indivíduo e/ou organização que autorizou a transmissão errônea do relatório.

O pedido de liberação de informações médicas pode ser geral ou específico, de acordo com as circunstâncias clínicas e sociais, necessidades dos provedores de assistência médica e instruções do paciente ou guardião. Em geral, as informações médicas são liberadas sob instrução por escrito; contudo, instruções orais muitas vezes são suficientes e necessárias em uma emergência médica. Recomenda-se documentar a permissão oral para liberação das informações médicas.

Health Insurance Portability and Accountability Act (HIPAA) de 1996

A HIPAA (6) trata em geral das comunicações escritas e não orais, especialmente as que ocorrem continuamente no curso do tratamento clínico. A HIPAA estabeleceu padrões nacionais para a proteção das informações de saúde, aplicáveis a três tipos de entidades cobertas: (a) planos de saúde – um plano individual ou em grupo que cobre ou paga o custo da assistência médica, incluindo diagnóstico, cura, paliação, tratamento ou prevenção de doenças; os planos de saúde incluem seguradoras privadas e organizações governamentais que lidam com questões relacionadas à saúde, como Medicaid, Medicare, Department of Defense, Department of Health and Human Services e Department of Veterans Affairs; (b) câmaras de assistência médica – entidade pública ou privada, incluindo serviços de cobrança ou sistema de informações de saúde, que processa dados médicos, financeiros ou outros; e (c) provedores de assistência médica que efetuam certas transações comerciais assistenciais por via eletrônica. Os provedores como médicos, hospitais e clínicas são entidades cobertas caso transmitam informações de saúde por via eletrônica em conexão com uma transação para a qual um padrão da HIPAA foi adotado pelo DHHS. O Affordable Care Act e suas emendas não alteram o conteúdo da HIPAA.

A data de conformidade da HIPAA para profissionais e entidades de saúde terminou; para entidades maiores, era 14 de abril de 2003, e para entidades menores, era 14 de abril de 2004. Se a HIPAA for mais restritiva do que as leis estaduais, ela prepondera; do contrário, a lei estadual prepondera. Em geral, as "entidades cobertas" têm a obrigação de cumprir a HIPAA e as leis estaduais, sempre que possível. A HIPAA sobrepuja qualquer provisão contrária das leis estaduais, incluindo leis estaduais que exijam prontuários escritos em vez de eletrônicos. No entanto, as leis estaduais não são sobrepujadas nas seguintes circunstâncias: regulamentação de seguro ou planos de saúde; prevenção de fraude e abuso; notificação das operações e custos do sistema de saúde; normas acerca das substâncias controladas; exigência pela lei estadual de notificação de uma enfermidade ou lesão; maus-tratos, nascimento ou morte de crianças; vigilância, investigação, ou intervenção da saúde pública; ou quando uma provisão da lei estadual é mais restritiva do que as exigências da HIPAA.

Assim como todas as questões de conflito entre leis estaduais e federais, há exceções. As exceções significam que os advogados especializados em assistência médica precisam ser consultados quando um clínico está inseguro a respeito do seu curso de ação em relação à HIPAA e às leis estaduais de sigilo. Existem outras leis federais que podem ser relevantes para a conduta dos pais, como as normas federais Drug and Alcohol Confidentiality Regulations (52) que governam a liberação de prontuários médicos que contenham informações sobre o uso de drogas e álcool, e as provisões acerca de terrorismo da HIPAA, que conferem acesso aos prontuários médicos caso a segurança nacional esteja implicada.

A HIPAA foi concebida para proteger os prontuários médicos e seu sigilo. Existem outras leis para fazer o mesmo. O Congresso norte-americano declarou, em colaboração com muitos defensores de pacientes, provedores de assistência médica e outros comentaristas, que mais de 1.000 páginas adicionais de leis e regulamentos seriam necessárias. Se a HIPAA servir para demonstrar dois princípios básicos que os profissionais de saúde há muito reconhecem, é que, primeiro, a medicina deixou de ser uma relação um a um, e, segundo, a medicina evoluiu com todas as suas disciplinas, provedores e equipamentos para tornar-se uma grande força econômica e elemento de toda nação desenvolvida ou em desenvolvimento, seja agrária ou industrializada ou mista.

A HIPAA forçou os profissionais de saúde a se comunicarem melhor com os pacientes e seus parentes. Ironicamente, a destruição das torres do World Trade Center, na cidade de Nova York, em 11 de setembro de 2001, e as contínuas atividades terroristas, resultaram em uma demanda por melhor comunicação dos profissionais da área de saúde com possíveis doentes, do público em geral, dos políticos e da mídia. A comunicação de riscos deixou de ser uma técnica oculta utilizada por militares e profissionais atuantes em emergências para tornar-se parte da comunicação diária. Os princípios básicos das comunicações de riscos são simples e totalmente aplicáveis à prática da medicina, especialmente a neonatologia: diga o que sabe – de maneira clara e sucinta, com palavras que até um aluno da sexta série possa compreender. Não adivinhe – as informações devem ser baseadas em dados. Não adivinhe – as informações fornecidas têm de ser orientadas por dados. É melhor dizer que não sabemos agora, e quando soubermos, compartilharemos com vocês, do que fornecer informações incorretas no início, porque no último caso há perda de credibilidade, confiabilidade e cooperação e, subsequentemente, mais confusão, ansiedade e piores resultados. Piores resultados referem-se a piores desfechos clínicos e maior possibilidade de litígio devido a expectativas não atendidas, sejam realistas ou não.

A HIPAA delega às secretarias municipais de saúde a tarefa de coletar estatísticas vitais, como taxas de natalidade, mortalidade e casamentos. Esses dados costumam ser protegidos em certo grau. Os atestados de óbito geralmente não são liberados para outras pessoas que não o médico assistente e/ou magistrado/patologista do Instituto Médico-Legal, a menos que haja autorização para fazê-lo. Os tribunais cíveis ou criminais podem ordenar que o conteúdo de uma necropsia seja revelado, caso auxilie uma parte a fundamentar sua queixa cível, acusação criminal ou defesa contra a denúncia.

Questões legais específicas da assistência gerenciada

Embora a incidência de ações por erro médico contra profissionais de saúde tenha aumentado exponencialmente nos EUA desde a década de 1970, este não é um fenômeno recente. Os casos de litígio documentados contra a profissão médica remontam a 1374, quando um cirurgião na Inglaterra foi processado pelo tratamento negligente de uma ferida (61). No entanto, um híbrido de ações judiciais contra os profissionais de saúde, com foco em questões de assistência gerenciada, evoluiu desde o início do século 21 (62,63). O lucro é a linha inferior no sistema de assistência médica de hoje; hospitais sem fins lucrativos ou organizações sem fins lucrativos usam seu "excedente" para contribuir para o aumento dos salários e despesas de capital. A assistência gerenciada desenvolveu-se em resposta a uma percepção por parte do governo e da sociedade em geral de que se realizavam procedimentos médicos desnecessários com utilização excessiva de recursos e serviços médicos, e uma ausência irrestrita de uniformidade nos custos da assistência médica. A assistência gerenciada preencheu um vácuo; foi desenvolvida e comercializada a partir da necessidade de controle por aqueles que pagavam os custos (os empregadores) e aqueles que gerenciavam os dólares da assistência médica (companhias seguradoras de saúde). Os provedores de assistência médica não entendem completamente e pouco fizeram para informar sua clientela dos problemas em potencial associados à assistência gerenciada.

A assistência gerenciada pode ser definida como "qualquer entidade capaz de negociar para prestar assistência médica a um grupo de clientes a uma taxa *per capita* predeterminada" (64). A American Association of Health Plans afirma que 150 milhões de norte-americanos estavam inscritos em organizações de manutenção da saúde (HMO) ou outras entidades de assistência gerenciada em 1995 (65). Antes do Affordable Care Act, cerca de 75% das pessoas que recebiam seguro-saúde através de seus empregadores foram cobertas por algum tipo de plano de assistência gerenciada (66). O Affordable Care Act of 2010 (2) foi desenvolvido para aumentar o número de indivíduos cobertos por planos de assistência gerenciada em 2014, permitindo que aqueles que não se inscreveram em um plano de saúde possam fazê-lo, com subsídios do governo conforme necessário. Nos termos da lei, existem penalidades fiscais por não se inscrever em um plano de saúde.

A assistência gerenciada tornou-se uma importante entidade corporativa, com os custos administrativos e lucro supostamente absorvendo a maior parte das reduções de custos e eficiências e taxas de reembolso mais baixas. O foco do tomador de decisão ao autorizar ou realizar um serviço ou procedimento ou prescrever uma medicação tem um aspecto atual de motivação real ou percebida de lucro: tem havido cobertura considerável na mídia de programas de assistência gerenciada que controlam rigorosamente os custos em detrimento das pessoas que pagam prêmios e esperam os melhores serviços disponíveis. Em muitos casos, funcionários não qualificados são colocados em uma posição para reformular e sobrepujar as responsabilidades e obrigações de tomada de decisões de médicos. Ocorrem atrasos na concessão de autorização para procedimentos caros ou recusas diretas de procedimentos críticos, porém dispendiosos. Em alguns casos, as chamadas "regras de mordaça" foram inseridas nos contratos com médicos, as quais os proibiam de revelar tratamentos alternativos dispendiosos e potencialmente mais eficazes a seus pacientes (64). Em fevereiro de 1997, porém, o Presidente Clinton ordenou que o DHHS enviasse uma carta a todos os diretores de Medicaid informando-lhes que as "regras de mordaça" estavam proibidas no âmbito das

HMO do Medicaid. Ele também apoiou legislação nacional para banir as "regras de mordaça" de todas as organizações de assistência gerenciada dentro dos EUA. Metade dos estados naquele país sancionou ou introduziu suas próprias leis regulando a "regra de mordaça" em apólices de assistência médica. No caso *Moore versus Regents of the University of California*, a Suprema Corte da Califórnia concluiu que o conceito de consentimento informado é amplo o suficiente para incluir o dever dos médicos de informarem a seus pacientes de que eles têm interesses econômicos que poderiam afetar o discernimento profissional daquele médico (67).

Embora a assistência gerenciada procure reduzir os custos criando economias de escala e coordenando a assistência entre provedores e recursos, seus administradores também tentam reduzir os custos eliminando a assistência desnecessária, como eles a definem. Em alguns casos, os critérios do programa de assistência gerenciada para tratamento de emergência ou extenso e dispendioso entram em conflito com os critérios do médico. O contrato com o médico pode ter uma cláusula na qual uma porcentagem dos honorários é paga apenas se os objetivos de utilização forem alcançados. O contrato com o médico também pode ter uma cláusula de rendimento *per capita*, o que significa que o médico recebe uma remuneração fixa independentemente do nível de serviço prestado a cada paciente. Nas últimas circunstâncias, os médicos tornam-se cosseguradores e podem ter um conflito de interesse na maneira e no grau com que eles oferecem serviços a seus pacientes.

A característica mais singular das HMO é que um paciente paga previamente um valor fixo pelos serviços médicos. Isso é diferente da "remuneração por serviço", quando o paciente paga um valor separado por cada serviço prestado pelo médico independente. As organizações com provedores preferidos (PPO) diferem das HMO no fato de que elas são um grupo organizado de provedores de assistência médica que oferecem seus serviços com desconto. Os serviços são prestados com base em uma remuneração por serviço predefinida. Os membros podem escolher médicos independentemente de eles pertencerem ao plano, mas recebem "descontos" apenas dos médicos listados no plano. Os médicos das PPO têm incentivos financeiros relativamente mínimos para limitar os serviços, e os médicos que trabalham sob esse acordo parecem ter maior controle de sua prática e responsabilidade em potencial.

A HMO pode contratar médicos diretamente e lhes pagar um salário (modelo com funcionários) ou contratar um grupo de médicos. O grupo de médicos pode ou não dedicar a maior parte do seu tempo a atender as necessidades de uma dada HMO. Pode oferecer uma variedade de arranjos financeiros a seus pacientes, incluindo a remuneração por serviço. A HMO pode contratar uma associação de práticas individuais (IPA), em geral uma sociedade ou corporação de médicos, que oferecerá serviços de assistência médica aos clientes da HMO. Então, a IPA estabelece contratos com seus médicos para que ofereçam serviços à HMO. A diferença fundamental entre a IPA e os modelos com funcionários e grupos de médicos é que os médicos da IPA geralmente trabalham em suas próprias instalações, usam seus equipamentos e mantêm seus prontuários. A HMO paga uma taxa *per capita* (um dado valor por cliente ou segurado); a IPA paga aos médicos assistentes em um esquema de remuneração por serviço (68).

Os médicos e suas companhias de assistência gerenciada estão sendo processados conjuntamente. As alegações de erro médico agora são acompanhadas de alegações de má-fé, e as teorias de responsabilidade contratuais estão sendo acrescentadas às tradicionais teorias de responsabilidade por negligência/erro médico (62,63,69). Sob a doutrina *respondeat superior*, as HMO estão recebendo condenações pela negligência alegada de seus empregados – os médicos (70). A doutrina *respondeat superior* estabelece que um empregador é o responsável substituto pela negligência de um empregado atuando dentro do escopo do seu emprego (71). A doutrina não se aplica se a parte negligente for um contratado independente (72). A distinção entre empregado e contratado independente reside no controle ou independência; isto é, um empregado está sujeito a direção e controle imediatos do empregador, enquanto os contratados independentes usam seu próprio discernimento e não estão sujeitos a controle direto. Em alguns casos, uma HMO pode ser declarada responsável substituta pela negligência de um consultor solicitado pelo médico da HMO (73). Essa questão pode ser decidida de acordo com as condições oferecidas no material promocional para os clientes. Um contrato de assistência gerenciada pode aumentar as obrigações do médico para com o paciente; o contrato não pode reduzir nem mesmo limitar as obrigações e a responsabilidade legal do médico para com o paciente. Quando um médico empregado por uma HMO toma uma decisão terapêutica, aquela decisão tem consequências financeiras para a HMO (62). Nos processos por erro médico, atualmente há alegações de que as decisões terapêuticas dos médicos pagos pelas HMO foram motivadas por fatores econômicos em vez de baseadas nos melhores interesses do paciente (62). Antes de um médico aceitar uma obrigação contratual, seja em contrato de emprego com um hospital, prática em grupo, HMO ou outra forma de programa de assistência gerenciada ou pré-paga, recomenda-se fortemente que ele procure auxílio legal acerca dos termos do contrato e das consequências desses termos.

Seja qual for o vínculo empregatício do profissional de saúde, o hospital tem a obrigação de supervisionar a qualidade da assistência e dos serviços aos pacientes (74). Em última análise, porém, os tribunais têm decidido que é responsabilidade do médico zelar pela boa prática médica diante de procedimentos impróprios ou incorretos de redução de custos impostos por HMO ou outras organizações de assistência gerenciada. A Corte de Apelações da Califórnia estabeleceu que, "embora reconheçamos, realisticamente, que a consciência dos custos tornou-se uma característica permanente do sistema de saúde, é essencial que os programas de limitação de custos não corrompam o discernimento médico" (75). A Corte decidiu em favor do autor porque o médico não protestou contra a determinação da seguradora de saúde de que uma hospitalização prolongada seria desnecessária para o seu paciente, com grandes consequências negativas para o paciente (75). Em 2013, ao designar profissionais de saúde e centros médicos, de acordo com o Affordable Care Act, alguns profissionais de seguros no Estado de Washington restringiram o acesso a muitos hospitais de mais alta classificação, incluindo centros médicos especializados em pediatria (76). Assim, muitas empresas de seguros entraram de maneira eletiva nas redes de intercâmbio médico estabelecidas de acordo com o Affordable Care Act, porque estão preocupadas que a grande quantidade de pacientes inscrevendo-se para obter os serviços irá incluir uma grande porcentagem de pacientes em risco e de alta utilização, que anteriormente queriam, mas não podiam pagar pelo seguro. Essas populações claramente incluem mulheres que, quando ficam grávidas, podem ser consideradas de alto risco e exigem terapia mais intensiva e tratamento durante a gravidez, no momento do parto e também assistência médica neonatal pós-parto para seus filhos.

O Employee Retirement Income Security Act (ERISA) de 1974 (77) "sobrepuja qualquer uma e todas as leis estaduais na medida em que elas atual ou futuramente tratem de qualquer benefício para os empregados" (78). No caso *Shea versus Esensten*, um tribunal federal concluiu que a lei ERISA exige que as HMO revelem aos seus clientes o acordo de remuneração entre a HMO e seus médicos (79). Ou seja, há um dever afirmativo pelas HMO de informar aos seus clientes de quaisquer incentivos financeiros que os profissionais de saúde possam receber durante o manejo da assistência de seus pacientes. Esses "incentivos financeiros devem ser revelados e a incapacidade de fazê-lo constitui uma quebra dos deveres fiduciários da lei ERISA" (79). Médicos que contestaram as decisões de organizações de assistência gerenciada a respeito do tratamento de pacientes foram excluídos da lista de profissionais da HMO. Os processos legais para readmissão sob o argumento de que eles foram excluídos sem justa causa e em violação da norma pública e do pacto de boa-fé e conduta justa, tradicionalmente observada nos contratos, obtiveram resultados variáveis (80,81). A prática da medicina, e em particular da neonatologia, evoluiu sobremodo durante as últimas décadas, e o mesmo se deu com o direito de saúde relacionado. Ambos continuarão a mudar, e seu progresso, conflitos e resoluções serão documentados na mídia, revistas profissionais, legislatura e tribunais.

Responsabilidade médica decorrente de provedores não médicos

A exposição a riscos de litígios jurídicos oriundos da supervisão explícita ou implícita aparente de provedores não médicos (PNM) (p. ex., enfermeiro neonatal, especialista em enfermagem clínica, auxiliar de médico) é relativamente nova. Entretanto, pode-se presumir que à medida que os PNM aumentam seus papéis, haverá um aumento concomitante nas alegações de erro de conduta contra eles e os médicos que trabalham com eles, com base no argumento de que os PNM atuam como agentes do médico.

Na medida em que os PNM exercem controle de suas atividades profissionais, eles serão independentemente declarados responsáveis por seus atos de negligência; mas médicos e centros médicos têm contas bancárias mais "recheadas". Segundo a antiga doutrina do "capitão do navio" (*respondeat superior*), presumia-se que o médico era responsável pelas atividades de todos os PNM que com ele trabalhavam. Os tribunais atuais se afastaram dessa teoria e atribuíram a responsabilidade aos profissionais que exercem supervisão direta dos funcionários e seus empregadores. Contudo, isso não elimina o risco de responsabilidade para o médico supervisor. O médico supervisor não tem de estar no centro quando o evento adverso em questão ocorre ao ser citado em litígio.

O Quadro 9.1 cita as áreas em potencial de risco para neonatologistas que trabalham com PNM e os métodos para reduzir o risco.

National Practitioner Data Bank

Algumas seguradoras de apólices de erro médico retêm o direito de fechar acordos acerca de processos médico-legais independentemente dos desejos ou sentimentos do profissional de saúde. O banco de dados estabelecido e operado segundo normas federais National Practitioner Data Bank contém informações disponíveis para os hospitais e os indivíduos, e cita as queixas de erro médico resolvidas por acordo (82). As seguradoras de apólices de erro médico nem sempre conhecem as nuanças específicas de cada especialidade médica.

Os profissionais de saúde devem fazer mais do que comparar preços das apólices de erro médico. Precisam determinar a saúde financeira de cada seguradora e seus direitos de controlar qualquer acordo, e determinar a sofisticação e o conhecimento da representação legal oferecida pela seguradora. Três perguntas essenciais a serem feitas são: (a) "Tenho o direito a não resolver um caso, mas levá-lo a julgamento?" (b) "Posso escolher um advogado para me representar ou essa decisão é tomada pela empresa de seguros contra imperícia?" (c) "Minha empresa de seguros contra imperícia irá me forçar a aceitar a sua escolha de advogado ou, se eu selecionar meu próprio advogado, vou então ser responsável pelos honorários?"

GESTÃO DE RISCOS E MELHORIA DA QUALIDADE

Crescimento da supervisão institucional da assistência médica

Nos EUA, os programas de gestão de riscos e melhoria de qualidade nasceram de mudanças no mercado do seguro contra erros médicos (tornou-se mais difícil e mais caro obter seguro). Como o custo do seguro de responsabilidade aumentou, a criação de

QUADRO 9.1
Responsabilidade legal e redução do risco para neonatologistas que trabalham com profissionais de saúde não médicos.

Áreas de risco	Redução de risco

• Supervisão inadequada pelo médico
• Profissionais de saúde não médicos atuam além do seu âmbito de treinamento
• Pais insatisfeitos com o acesso ao médico do filho
• Médico visto como o "dono do dinheiro" pelo advogado do autor
• Demora do médico para atender paciente em estado crítico
	• Verificar as credenciais dos profissionais de saúde não médicos antes de contratá-los e guardar a documentação
	• Estabelecer e rever pelo menos uma vez por ano as políticas escritas, protocolos e procedimentos para:
	  ○ exame físico de pacientes
	  ○ tratamento
	  ○ delegação
	  ○ supervisão
	  ○ direito do paciente/pais de acesso ao médico
	• Instruir os profissionais de saúde não médicos a aderir o máximo possível aos protocolos de assistência dos pacientes, solicitando a participação do médico quando for necessário desvio significativo dos protocolos; a base racional do desvio deve ser documentada
	• Documentar a conclusão do inventário de habilidades
	• Documentar a competência atual e estabelecer um sistema de monitoramento da qualidade
	• Orientar outros membros da equipe sobre o papel e os limites dos profissionais de saúde não médicos
	• Compreender e manter-se atualizado com as exigências jurídicas para os profissionais de saúde não médicos
	• Usar crachás para identificar o nível profissional dos profissionais de saúde não médicos
	• Apresentar os profissionais de saúde não médicos aos pais e explicar seu papel
	• Rever as anotações dos profissionais de saúde não médicos regularmente e coassinar as prescrições de maneira oportuna
	• Estabelecer um protocolo para que o médico atenda o paciente e os pais a intervalos fixos
	• Obter seguro adequado de responsabilidade para os profissionais de saúde não médicos; a seguradora do médico deve ser informada de que ele supervisiona profissionais de saúde não médicos
	• Garantir que os profissionais de saúde não médicos cumpram os requisitos de credenciamento do hospital e tenham tempo suficiente dedicado à educação profissional continuada; exigir e guardar no arquivo cópias da renovação de registro e certificação
	• Informar aos médicos plantonistas sobre o papel dos profissionais de saúde não médicos

programas de gestão de riscos tornou as instituições de assistência médica mais atraentes para as seguradoras. Quando as instituições estabeleceram seus próprios fundos de autosseguro, os programas de gestão de riscos forneceram algumas garantias aos membros do conselho hospitalar de que a responsabilidade financeira da instituição seria limitada ao máximo possível pelos seus próprios gestores de riscos. De acordo com o tamanho e a complexidade da instituição de saúde envolvida, pode haver um grupo de profissionais que oferecem orientação em gestão de riscos/melhoria de qualidade acerca dos padrões de assistência e um segundo grupo de profissionais sob a liderança de um chefe de adesão que garantem a adesão às exigências dos corpos regulatórios. Garantir a conformidade estatutária e regulamentar requer conhecimento minucioso dos padrões aplicáveis e um compromisso de tempo dedicado especificamente à compreensão da adesão e às questões relacionadas. Em instituições menores, o chefe de adesão e o gestor de riscos podem ser o mesmo indivíduo.

Risco é a possibilidade de dano, a incerteza do perigo e a probabilidade de perda. A essência de um programa de Gestão de riscos e Melhoria de qualidade é que estão tentando maximizar as áreas nas quais há algum controle sobre os resultados e minimizar as áreas onde não há absolutamente nenhum controle sobre os resultados. A existência de risco não significa que sempre haja alternativas.

Usam-se os termos Gestão de riscos e Melhoria de qualidade para descrever um processo de análise de quaisquer alternativas em potencial e, desse modo, influenciar de maneira positiva o nível de risco ao qual os pacientes, os profissionais de saúde e as instituições são expostos. Um resultado da gestão de riscos é a identificação de um nível de dano ou perigo que é o mínimo irredutível. Contudo, a Gestão de riscos e a Melhoria de qualidade diferem na ordem de prioridades dos seus objetivos primários. No contexto de assistência médica, dano ou perigo expresso em termos humanos diz respeito à segurança dos pacientes, visitantes e empregados, e às práticas na prestação de assistência médica; porém, o dano ou perda também pode ser expresso em termos financeiros, como perdas em acordos, veredictos de júris, despesas judiciais e pagamento de prêmios de seguros mais altos. Melhoria da qualidade é o termo utilizado para o processo no qual a principal redução esperada é expressa em termos humanos. Gestão de riscos é o termo usado quando a principal redução esperada em risco é expresso em termos financeiros. A redução do risco é alcançada mediante um processo que envolve investigação, avaliação, planejamento, organização e implementação de procedimentos. O benefício resultante da redução de riscos é o aumento da qualidade e compreensão da assistência de pacientes e também a preservação de recursos financeiros necessários para prestar assistência ideal dos pacientes, quando há menos queixas e menos processos médico-legais iniciados. Os benefícios financeiros e psicológicos também são evidentes quando os casos de erro médico são arquivados ou acordados em valores reduzidos, com base na força dos argumentos da defesa. A discussão a seguir terá como foco a definição de Gestão de risco *versus* Melhoria de qualidade; uma discussão detalhada sobre o mecanismo de um programa de Melhoria de qualidade na UTI neonatal é fornecida no Capítulo 3.

O nível de exposição ao risco no ambiente de assistência médica é inversamente proporcional ao controle mantido pelos prestadores dos serviços. O controle total é impossível diante de enfermidades complexas e da assistência e do tratamento sofisticados realizados em sistemas de assistência médica complexos. No ambiente de terapia intensiva, deve-se estabelecer um programa de redução de riscos que antecipe, identifique e responda ao risco. Quando possível no processo de assistir pacientes, sistemas à prova de falhas são estabelecidos para impedir que erros atinjam o paciente.

Gestão de Riscos e Melhoria de qualidade são abordagens de sistemas que são orientados por dados e protocolo para identificar, avaliar e resolver problemas que envolvem o atendimento ao paciente e tratamento. Estas abordagens vão além da assistência direta ao paciente e podem incluir as operações de infraestrutura da instalação (hospital/centro médico), comunicações de gestão de risco e gerais e relações equipe/funcionários. A Revisão por Pares para Melhoria da Qualidade foi desenvolvida para aumentar a eficiência e a eficácia das intervenções de assistência médica.

Gestão de Riscos e Melhoria da qualidade são processos contínuos: uma forma de medicina preventiva que constantemente e criticamente examina as atividades operacionais e clínicas. A Gestão de riscos e a Melhoria da qualidade analisam as operações de suporte médico, incluindo operações e manutenção do prédio, bem como os serviços efetivos fornecidos pelos profissionais de saúde e a sua equipe auxiliar e de suporte. A Gestão de Riscos e a Melhoria da qualidade, enquanto focadas no paciente, observam o efeito que as instalações físicas podem ter na assistência médica ao paciente e nas atitudes, valores e crenças da família. Cada funcionário, seja um especialista em terapia intensiva, um profissional de saúde licenciado ou um auxiliar de serviços gerais, representa a instituição quando interage direta ou indiretamente com o paciente e sua família e amigos. Uma infecção da ferida, um piso molhado sem sinalização e uma cadeira com defeito podem contribuir para serviços e assistência ao visitante e ao paciente insatisfatórios.

Os erros em assistência médica raramente decorrem de apenas um erro cometido por um indivíduo; em geral, indicam falhas no sistema de assistência médica. A Melhoria de qualidade eficaz trabalha em cooperação estreita com a equipe de Gestão de riscos; ambos trabalham em colaboração com a administração do hospital. O objetivo final é melhorar a assistência e aumentar a segurança dos pacientes e reduzir a exposição a riscos.

Existem dois tipos fundamentais de revisões: As revisões de Melhoria da qualidade são confidenciais e protegidas pelo estatuto federal (83). As revisões da Gestão de risco não são protegidas e podem ser utilizadas para fins administrativos e outros fins de garantia que não seja de qualidade. Uma revisão não protegida pode ser intimada como parte do litígio contínuo, incluindo descoberta antes do julgamento.

Revisões protegidas devem assim ser identificadas com antecedência. Registros e documentos devem ser designados por escrito como sendo para Melhoria da qualidade/Utilização de recursos antes do início da revisão. Os produtos de trabalho da Melhoria da qualidade não podem então ser usados para decisões administrativas tais como credenciamento ou privilégio. As revisões protegidas ou seus produtos – registros de garantia da qualidade médica – são considerados confidenciais, significando não detectáveis em litígio, se os registros e documentos produzidos como parte desse processo forem utilizados para melhorar a qualidade da assistência ou alterar a utilização dos recursos de assistência médica em instalações de atendimento à saúde. Os elementos essenciais da Revisão por pares para Melhoria da qualidade incluem (a) preocupação acerca de um episódio selecionado da assistência; (b) análise das ações específicas básicas e as consequências que envolvem o episódio de assistência; (c) comunicação privilegiada aberta com os profissionais e outros envolvidos no episódio selecionado de prestação de assistência; (d) comunicações sigilosas, incluindo os achados e recomendações aos profissionais sendo revisados; e (d) identificação dos problemas nos sistemas e processos que podem requerer uma ação adicional de investigação/administração, possivelmente pela Equipe de Melhoria da Qualidade. Um par é definido como um profissional de saúde com educação, treinamento, experiência, licenciamento, privilégios clínicos e escopo da aplicação prática comparáveis. Um avaliador do par deve ser capaz de fornecer uma avaliação imparcial e crível das ações tomadas pelo profissional no episódio específico de assistência sob revisão. Assim, o avaliador do par deve: (a) ter a experiência clínica necessária para fazer julgamentos precisos sobre as decisões no episódio de assistência clínica sob revisão, (b) fazer uma avaliação imparcial e crível das ações tomadas por aqueles envolvidos no episódio examinado, (c) ter conhecimento de evidências atuais relevantes com base em padrões de assistência relevantes para o caso, e (d) ter treinamento adequado sobre o processo de revisão por pares e responsabilidades, incluindo requisitos éticos e legais associados ao processo de revisão por pares.

Existem vários aspectos ou critérios para uma revisão de assistência médica, e nem todos podem ser relevantes em qualquer circunstância: (a) escolha de testes diagnósticos e a solicitação pontual de testes diagnósticos, (b) desempenho de um procedimento ou tratamento, (c) abordagem dos resultados dos testes diagnósticos anormais, (d) pontualidade do diagnóstico, (e) pertinência do diagnóstico, (f) pontualidade do tratamento, (g) pertinência do tratamento, (h) nível de especialidade durante os procedimentos, (i) reconhecimento e comunicação de sintomas importantes para o quadro clínico do paciente durante um período de deterioração clínica para outra equipe de saúde e membros da família/guardiões, (j) documentação do prontuário médico, (k) pertinência da supervisão de médicos residentes e (l) outros aspectos relevantes de assistência clínica e não clínica.

Recomenda-se que as informações a seguir ou semelhantes sejam substituídas nos documentos de Garantia de qualidade:

"Os documentos, prontuários e outras informações aqui contidas, que resultaram de (INSIRA AQUI NOME DO LOCAL DO PROGRAMA DE QUALIDADE ESPECÍFICO OU ATIVIDADE DE UTILIZAÇÃO DE RECURSOS) são confidenciais e privilegiados de acordo com as disposições de 38 USC § 5705, e com seus regulamentos de implementação. Este material não pode ser divulgado a qualquer pessoa sem autorização prevista pela lei ou por seus regulamentos. O estatuto prevê multas de até US$20.000 para divulgação não autorizada."

As revisões de gestão, incluindo a Gestão de riscos, não são consideradas uma revisão por pares para a melhoria da qualidade. Essas revisões não são protegidas como confidenciais e privilegiadas pela 38 USC § 5705 (83). As revisões não confidenciais podem ser divulgadas para fins administrativos e jurídicos. Achados a partir dessas revisões podem ser utilizados em ações administrativas, por exemplo, uma mudança de privilégios, decisões sobre as competências de profissionais individuais. Os achados devem ser mantidos administrativamente separados das revisões protegidas. As revisões de gestão incluem: Focused Professional Practice Evaluations (FPPE), Administrative Investigative Boards (AIB), Medical Advisory Opinions (MAO), Ongoing Professional Practice Evaluation (OPPE) e Recomendações por pares para fins de credenciamento e privilégio. Enquanto uma Revisão por Pares para Melhoria da Qualidade e uma revisão de Gestão podem ser realizadas para o mesmo evento e possam ocorrer uma antes da outra, simultaneamente ou uma depois da outra, as informações protegidas e não protegidas e os processos devem ser mantidos separados. Ao realizar a transição entre esses dois tipos diferentes de revisões, apenas o relatório inicial ou um resumo da ocorrência podem ser compartilhados quando a outra revisão começa.

Os gerentes de riscos estão tentando melhorar a qualidade da assistência minimizando os desfechos do paciente. Desfechos adversos dos pacientes e, até mesmo, desfechos favoráveis ao paciente podem levar a queixas de erro médico e/ou queixas de assistência insatisfatória e/ou inadequada e/ou custos excessivos. Tais afirmações podem resultar em estresse emocional e angústia para os profissionais de saúde e têm um impacto financeiro na instituição e nos profissionais de saúde.

A rápida elevação dos custos da assistência médica nos EUA durante as últimas três décadas desencadeou um aumento significativo na investigação governamental. Os resultados de auditorias governamentais criaram uma mudança marcante na opinião pública a respeito do nível de desperdício, fraude e abuso no sistema de saúde. Isso acarretou a aprovação de legislação que criou um fundo para pesquisas e expandiu os poderes de investigação do governo e também aumentou expressivamente as punições por não adesão. O False Claims Act impõe responsabilidade nas pessoas e nas empresas que fraudam programas governamentais federais (84). Por exemplo, um pedido de pagamento por serviços médicos ao Medicaid ou Medicare que seja considerado "fraudulento" sob o False Claims Act exige o pagamento de três vezes o valor indevido mais uma taxa obrigatória de 5.000 a 10.000 dólares por pedido. E como cada serviço individual cobrado é um pedido sob as definições utilizadas no estatuto, as punições podem ser enormes. Por outro lado, pedidos "errôneos" (aqueles resultantes de erros inocentes) exigem apenas a devolução do valor cobrado a mais. Os pedidos fraudulentos resultam de três circunstâncias: (a) conhecimento efetivo de que o pedido é falso, (b) desatenção negligente à validade ou a falsidade do pedido, e (c) ignorância deliberada da validade ou falsidade da informação. A fim de minorar o potencial e as punições correspondentes por não adesão, os programas de adesão voluntários tornaram-se comuns e essenciais no mundo da assistência médica. Os programas de adesão voluntários recomendados aos provedores de serviços de saúde visam detectar e/ou prevenir atividade ilegal por meio de autopoliciamento.

Os provedores que satisfazem os requisitos de um programa de adesão eficaz, citados a seguir, demonstram seu compromisso com a criação de um ambiente no qual as cobranças de pagamento são precisas; o comportamento fraudulento não ocorre; as práticas impróprias são prevenidas, detectadas ou retificadas; as infrações são reduzidas; a responsabilidade administrada é mitigada; e o estado mental de desatenção negligente não é aceito. Embora nem todos os programas de adesão precisem ser iguais e o grau de ênfase em cada elemento varie entre os tipos de práticas e instituições, os programas de adesão devem conter os sete elementos básicos a seguir (85):

1. Estabelecer padrões escritos de conduta, normas e procedimentos
2. Designar um chefe de adesão ou contato
3. Oferecer treinamento e educação obrigatórios
4. Criar e divulgar canais de comunicação acessíveis
5. Auditorar e monitorar a adesão por meio de diretrizes
6. Reforçar a adesão através de medidas disciplinares claras
7. Responder às violações e tomar medidas corretivas.

Os U.S. Department of Health and Human Services, Centers for Medicaid and Medicare, Department of Defense e Department of Veterans Affairs são os principais contribuintes para a assistência médica nos EUA. O Department of Justice (DOJ) procura infratores que fraudam o sistema de saúde e os processa. O DOJ relata que foram recuperados US$ 2,6 bilhões em fraudes ao sistema de saúde no ano fiscal de 2013. Este foi o quarto ano consecutivo que as recuperações ultrapassaram US$ 2 bilhões em casos envolvendo fraudes ao sistema de saúde (86). O DOJ obteve sucesso contra empresas farmacêuticas por práticas enganosas, bem como contra aqueles que violam o Federal Food, Drug and Cosmetic Act ou o Stark Act, e contra médicos que recebem subornos individuais. A Amgen pagou ao governo federal US$ 762 milhões, incluindo US$ 598,5 milhões de acordo com o False Claims Act para a promoção ilegal da Aranesp®, uma droga utilizada para o tratamento de anemia, em doses não aprovadas pela FDA e para uso não indicado no rótulo para tratar quadros clínicos não relacionados à anemia (86). A Ranbaxy EUA Inc. pagou US$ 505 milhões para resolver alegações de falsas queixas a programas de assistência médica, estaduais e federais por drogas adulteradas distribuídas em suas instalações na Índia. A Civil Division of the Department of Justice's Consumer Protection Branch recebeu 16 condenações penais e mais de US$ 1,3 bilhão em multas de natureza penal, confisco e restituição de acordo com o Federal Food, Drug and Cosmetic Act (FDCA) (87). O FDCA protege a saúde e a segurança do público garantindo, entre outras coisas, que os medicamentos para uso em humanos sejam seguros e eficazes para as suas utilizações e que seus rótulos tragam informações verdadeiras, completas e precisas.

O DOJ investiga queixas de acordo com o Stark Act, uma lei federal que coloca limitações em determinados encaminhamentos médicos para pacientes Medicare e Medicaid (relevantes para neonatologistas) se o médico ou um membro imediato da família tem um interesse financeiro na instituição médica (88). Um encaminhamento é definido como um "pedido de um médico de item ou serviço" para serviços clínicos de laboratório, serviços de fisioterapia, serviços de terapia ocupacional, radiologia, incluindo ressonância magnética (RM), imagens de tomografia computadorizada axial (TCA), serviços de ultrassom, serviços e suprimentos de terapia de radiação e equipamento e suprimentos médicos duráveis, nutrição parenteral e enteral, equipamentos e suprimentos; dispositivos para próteses e órteses, serviços e suprimentos médicos domiciliares, medicamentos de prescrição ambulatorial; e serviços hospitalares ambulatoriais e internos. Em outras palavras, o que poderia à primeira vista parecer uma série de leis federais irrelevantes e seus regulamentos abrange cada aspecto da neonatologia clínica e o negócio da neonatologia, mesmo se o neonatologista ou outro profissional de saúde não for da rede particular, mas um funcionário de uma entidade de saúde. Um exemplo significativo da força incorporada com o Stark Act é a recuperação pelo Department of Justice de US$ 26,3 milhões, em uma resolução, de um dermatologista que clinica na Flórida, para resolver alegações de que ele entrou em um acordo de suborno ilegal com um laboratório de patologia que resultou no aumento de queixas a Medicare (86).

Embora não se espere que os neonatologistas sejam especialistas em leis ou regulamentos, eles devem ter um bom conhecimento prático das exigências legais e regulatórias relevantes que digam respeito diretamente aos seus deveres e responsabilidades. Os regulamentos são, com frequência, complexos, ambíguos e às vezes omissos em questões fundamentais. Sempre que houver dúvida sobre uma questão legal ou administrativa, é importante que o neonatologista consulte um especialista antes de prosseguir.

Educação dos funcionários

O pessoal envolvido em Gestão dos riscos ou Melhoria da qualidade são educadores. Toda reunião de comitê, conversa com um membro da equipe ou participação na orientação de um novo funcionário é uma oportunidade para esclarecer informações errôneas e aumentar a compreensão do processo de gestão de riscos.

Os conceitos fundamentais da gestão de riscos não são valorizados nas faculdades de medicina e enfermagem, mas são essenciais para preparar os futuros provedores de serviços de saúde que lidarão com questões de risco no ambiente clínico. O desenvolvimento de um currículo de gestão de riscos confere estrutura aos esforços educacionais e oferece um arcabouço para cobrir os tópicos essenciais, desde a orientação de novos funcionários, médicos da equipe e residentes a seminários para clínicos seniores, chefes de departamento e administradores.

O currículo básico do curso de Gestão de riscos e Melhoria de qualidade devem abordar os seguintes conceitos (85):

- Explicar os conceitos de risco, redução de risco e evento sentinela
- Compreender os elementos básicos de um protocolo de redução de risco
- Descrever as funções de um gestor de riscos, incluindo quando contatá-los
- Reconhecer que alterações processuais precisam ser monitoradas para determinar se são realmente mais eficazes e mais eficientes operacionalmente do que as intervenções ou procedimentos anteriores
- Compreender o relacionamento entre a gestão de riscos e as empresas de responsabilidade profissional.

Todos os profissionais de saúde, incluindo enfermeiros, auxiliares de enfermagem, residentes, internos e funcionários auxiliares, como terapeutas respiratórios e nutricionistas clínicos, devem conhecer as etapas de um processo de investigação da gestão de riscos (Figuras 9.2 e 9.3).

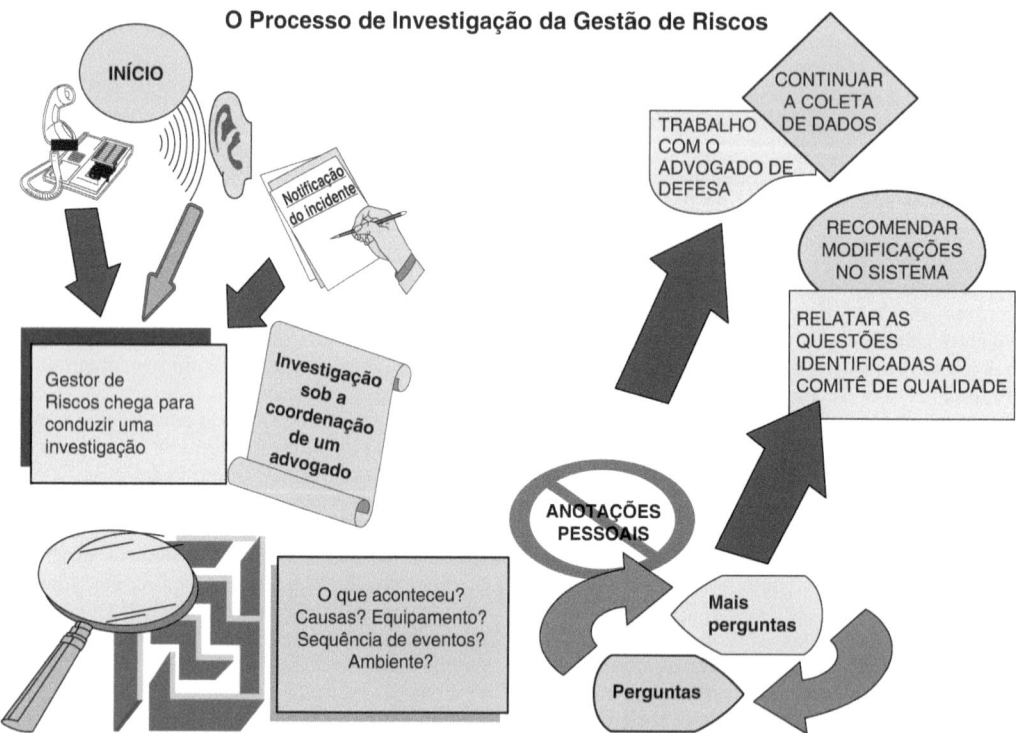

Figura 9.2 O processo de investigação da gestão de riscos começa com a recepção da notícia de que ocorreu um evento adverso. Um advogado conduz algumas investigações nas jurisdições onde as atividades da gestão de riscos não estão protegidas de serem usadas no litígio. As anotações pessoais de profissionais de saúde não estão protegidas de descoberta. Após muitas rodadas de perguntas, as oportunidades de melhoria são relatadas ao chefe do comitê de melhoria de qualidade. Em uma atividade separada, os resultados da investigação conduzida pelo advogado de defesa são enviados a ele.

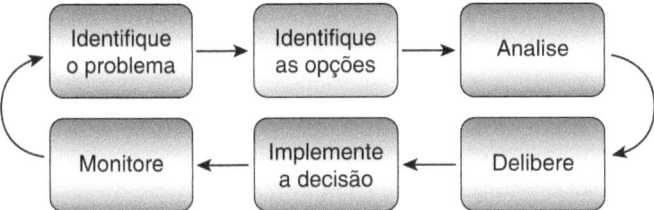

Figura 9.3 Processo de tomada de decisão. Em U.S.NRC 24th Annual Regulatory Information Conference, 30 de março de 2012 (http://www.nrc.gov/about-nrc/organization/commission/comm-george-apostolakis/apostolakis-03-13-2012-ric.pdf).

Os profissionais de saúde devem evitar produzir comentários editoriais nos prontuários de pacientes e não devem manter notas pessoais de eventos clínicos. As impressões clínicas objetivas pertencem ao prontuário médico do paciente; comentários pessoais subjetivos, não. Os médicos, enfermeiros e outros profissionais de saúde devem compreender que as investigações demoram e que os achados podem ser muito diferentes das impressões iniciais da equipe. Deve-se desencorajar a especulação sobre as causas de eventos adversos ou discussões dos eventos fora das áreas de revisão de pares/melhoria de qualidade.

Com uma compreensão dos conceitos fundamentais da redução/gestão de risco, o profissional de saúde deverá ser capaz de analisar a segurança e a eficácia dos sistemas e processos que estão envolvidos na prestação de assistência médica ao paciente. O gestor de riscos analisa a frequência ou intensidade dos eventos adversos ou resultados inesperados e os achados durante o curso das descobertas em processos médico-legais, e então identifica os tópicos que podem ser abordados em um curso avançado de redução de riscos. Estes incluem: revisão retroativa de pares (p. ex., revisão clinicopatológica, revisão regular das estatísticas da assistência perinatal ou neonatal), documentação, comunicação, supervisão, monitoramento e avaliação, coordenação da assistência, administração de medicamentos, falha(s) sistêmica(s) e erro humano e mudanças nas leis ou regulamentos municipais, estaduais ou federais.

Eventos adversos

Eventos adversos sentinela são definidos for TJC como ocorrências inesperadas que impliquem um risco de morte ou lesões físicas ou psicológicas graves. O termo "sentinela" reflete a percepção de que, quando um evento ocorre, outros eventos semelhantes podem ocorrer. Uma análise da causa-raiz permite uma análise intensiva do evento em questão e uma determinação das ações necessárias para prevenir e/ou reduzir eventos semelhantes no futuro. Este tipo de análise permite uma compreensão de (a) o que aconteceu, (b) por que ocorreu, (c) quais fatores foram envolvidos que permitiram que o evento ocorresse, (d) como os eventos poderiam ter sido evitados e (e) que alterações devem ser recomendadas.

Em alguns casos, não é possível esclarecer a sequência exata de eventos. As interrupções no sistema de assistência que são identificadas devem ser reparadas ou redesenhadas para prevenir rupturas futuras. Resultados adversos, inesperados ou negativos de pacientes não necessariamente indicam que um erro foi cometido. É importante não tirar conclusões precipitadas, nem instituir mudanças ou regras até que todos os dados tenham sido apresentados e analisados.

O gestor de riscos deve encarar a recepção de uma notificação de incidente e a investigação dos problemas que ocorreram ou poderiam ter ocorrido como uma oportunidade para melhoria do sistema de assistência médica. Na verdade, o estigma de punição ou retaliação em relação a notificações de incidentes pode ser um obstáculo à obtenção das informações necessárias para compreender e colocar em prática melhorias na assistência médica.

Responsabilidade versus culpa

Os padrões dos sistemas e das práticas assistenciais são o foco de uma investigação pela gestão de riscos. As investigações podem revelar sistemas e padrões que não preveem medidas de segurança suficientes ou eficazes para prevenir o erro humano ou falhas de comunicação. Além de identificar falhas de sistema ou processo que causam e perpetuam desfechos insatisfatórios, investigações de eventos adversos auxiliam na identificação de potenciais médicos de alto risco, bem como populações de alto risco. A identificação de risco leva à redução dos riscos. Um menor número de complicações geralmente está associado à melhoria da assistência médica, menos comparecimentos diante de comitês de gestão de risco e melhoria da qualidade e menos processos judiciais.

Comunicação

Uma assistência não ideal é muitas vezes percebida como sendo o resultado de desatenção, descuido e/ou negligência. Gestão de Riscos e Melhoria da qualidade podem demonstrar que alguns eventos não podiam ser evitados, nem previstos, e não foram causados por falha humana ou mecânica. A comunicação de risco traduz as análises dos eventos em questão em outras de uma maneira coerente e compreensível, sem acusações. Opções alternativas de tratamento ou de intervenção, incluindo a opção de inação, são apresentadas. Abordar o estado do paciente, em termos de circunstâncias alteradas, faz com que o debate vá além de recriminações e acusações. Um exame do que pode ocorrer a seguir oferece uma oportunidade de olhar para o futuro. Deve-se evitar a confrontação. O questionamento deve ser incentivado e não ser encarado como um desafio ao conhecimento do profissional de saúde, às intervenções do tratamento, aos planos ou às habilidades de comunicação. É evidente que as UTIs neonatais são ambientes com forte carga emocional, tanto para os pais e familiares preocupados quanto para os profissionais de saúde. A comunicação de risco precisa ser calma e realizada em um ambiente acolhedor. Os pacientes, suas famílias, igreja, administradores e médicos devem reunir-se em um quarto calmo e privado. Em muitos casos, os processos não decorrem de erro médico, mas são abertos porque o paciente ou sua família acredita que as informações foram omitidas deles ou que eles não souberam da verdade. A aplicação de habilidades de comunicação eficazes na coleta de dados, no desenvolvimento de relações e na abordagem das emoções dos pais ajuda a prevenir a raiva e possivelmente o litígio por erro médico.

A percepção pela família da competência dos médicos, enfermeiros e outros membros da equipe de saúde advém de suas interações com eles. Idealmente, o contato com a família inspira confiança, segurança e franqueza. O contato positivo com a família de um RN baseia-se nos aspectos fundamentais da comunicação: linguagem corporal que transmite atenção para com a família e o bebê, tempo suficiente para responder as perguntas, solicitação da opinião da família acerca do progresso do bebê e utilização de termos que sejam compreensíveis pela família. Essas habilidades clínicas e sociais básicas representam a base das técnicas de medicina defensiva positivas. É importante transmitir aos membros da equipe que assistem o RN que se comuniquem entre si, estejam plenamente conscientes do plano terapêutico e sejam coordenados na sua abordagem da assistência do bebê. Juízos e preconceitos sobre a família devem ser evitados, mesmo em face de comportamentos socialmente inaceitáveis e declarações revoltadas. O estilo de comunicação requer compaixão, sendo social, cultural e moralmente neutro.

Os centros de atendimento terciários e as instalações de ensino têm hierarquias complexas que são desconhecidas e ameaçadoras para as famílias. Assim como a família precisa ter um porta-voz identificado e um comunicador, o hospital ou a UTI neonatal também precisa identificar um indivíduo ou escritório onde os membros da família possam ir e fazer perguntas e receber informações e apoio emocional. Políticas e procedimentos precisam ser explicados de forma que eles não sejam percebidos como sendo arbitrários e inconstantes e apenas para o benefício do hospital, em vez de para o paciente. Em geral, os médicos e outros profissionais de saúde em treinamento não deveriam ser designados como porta-vozes, dada a sua habitual limitada estadia em qualquer unidade ou clínica. Os porta-vozes das instalações de saúde devem compreender que a declaração "Boa pergunta, eu não sei a resposta agora. Mas vou pesquisar e retorno com a resposta" é uma ação positiva e não reflete de forma alguma a competência.

Comunicação de risco

A comunicação de risco é um processo contínuo multidisciplinar, multidimensional e interativo que inclui debate, em vez da apresentação didática das informações. A comunicação de risco é uma oportunidade educacional. A comunicação de risco inclui vários níveis de envolvimento em decisões, ações ou políticas destinadas a gerir ou controlar os riscos para a saúde ou ambiente. A comunicação de risco, na medicina, envolve diretamente as pessoas afetadas pelos eventos em questão. A comunicação de risco se torna uma oportunidade para a resolução de conflitos. A comunicação de risco efetiva é uma troca de informações; é um processo de duas vias. A resolução de conflitos pode ser incluída na comunicação de risco. Os membros da família e os funcionários do hospital, médicos e equipe administrativa podem discordar sobre a natureza ou gravidade da enfermidade. A comunicação de risco é capaz de suportar um processo de criação de consenso; não é projetado para eliminar o dissenso. De acordo com o National Research Council (89), a comunicação de risco é um processo que "pode ser considerado bem-sucedido apenas na medida em que, primeiro, melhora ou aumenta a base de informações precisas que os tomadores de decisão utilizam e, segundo, convence os envolvidos de que eles estão adequadamente informados nos limites do conhecimento disponível".

A comunicação de risco pode melhorar o processo de tomada de decisão. As ansiedades pessoais e institucionais podem ser reduzidas ou aumentadas, de acordo com a qualidade intrínseca das informações fornecidas. O processo de comunicação de risco requer o aumento da comunicação entre as fontes de informação e os destinatários. Também requer o aumento da comunicação entre as partes envolvidas. As famílias precisam ser educadas quanto ao significado do risco relativo. O conceito de probabilidades precisa ser explicado. Termos médicos precisam ser explicados.

PRINCÍPIOS GERAIS DA COMUNICAÇÃO DE RISCO (90)

- Aceitar e envolver o público como um parceiro legítimo
- Planejar com atenção e avaliar as medidas
- Escutar as preocupações específicas do público
- Ser honesto, franco e aberto
- Coordenar e colaborar com outras fontes credíveis
- Atender às necessidades da mídia
- Falar com clareza e compaixão.

Esses princípios gerais são afetados por percepções individuais de risco. Uma percepção da família de um risco de 5%, um risco de 5 chances em 100, é diferente daquela do neonatologista que propõe o procedimento em questão. A perda potencial para a família é maior do que para o médico. A família deve ceder o controle. O neonatologista deve aceitar o controle. A consequência ou desfecho não é compartilhado de maneira uniforme.

Os comunicadores de risco devem fazer a si mesmos as perguntas que sejam diferentes daquelas que fariam a outros. Os comunicadores precisam saber quem é seu público e o que a família quer escutar. Eles devem decidir sobre a mensagem, a abordagem a ser adotada e considerar como será recebido e quais respostas receberá. Eles precisam antecipar problemas culturais, sociais e econômicos. Devem enfatizar que o profissional de saúde, paciente e família são parte de uma única equipe, cada qual trazendo algo novo.

É essencial para uma comunicação de risco ótima e debate a compreensão de que, enquanto houver uma distinção acadêmica entre um desfecho insatisfatório devido à progressão da doença e desfecho insatisfatório devido a circunstâncias/erros/negligência infelizes, a família, ao ver a situação de seu filho, muitas vezes não consegue ver essa distinção.

A ansiedade sobre a incerteza inerente à assistência de neonatos seriamente enfermos pode provocar sensação de impotência. Resultados que são esperados pelo médico mas não foram claramente comunicados aos familiares podem ser um choque para a família. A não ocorrência dos resultados esperados deixa nos pais a impressão de que um erro foi cometido. As famílias que sofrem decepções nos resultados clínicos podem jogar seu luto e desespero sobre o profissional de saúde. O profissional de saúde nunca estará completamente preparado para lidar com a raiva e desconfiança dos pais. Uma aparência insegura, respostas inadequadas a perguntas, pedido de desculpas por si ou pela equipe, desconhecimento das informações disponíveis, exclusão da família no processo de tomada de decisões, não estabelecimento de uma relação, aparência desorganizada e fornecimento de informações equivocadas (como discutir o caso do paciente errado) podem gerar rupturas na comunicação. O reconhecimento de hostilidade é aceitável; isso indica que o profissional de saúde reconhece a realidade da situação. A ansiedade mina a confiança, concentração e energia. Escute o que os outros têm a dizer, ainda que você discorde deles; reconheça as expressões de frustração. Enuncie as conclusões e então forneça os dados em favor delas. *Acima de tudo, não minta.*

Se um evento adverso ocorrer, a resposta honesta, sincera e compassiva da equipe de saúde para a família mais do que reduzirá a opinião da família de que será necessário abrir um processo médico-legal. Uma família muitas vezes precisa ser tranquilizada de que aceitou o risco de boa-fé e com confiança. Não é insensato dizer que lamenta que o desfecho não tenha sido satisfatório e, agora, em muitos estados não será interpretado como uma admissão de culpa ou responsabilidade, mas sim de compaixão. Sem sobrecarregar a família com sensações pessoais de inadequação, arrependimento ou apreensão vaga, é útil mostrar preocupação e expressar empatia acerca do prognóstico do paciente.

A comunicação de risco é uma abordagem filosófica que, quando incorporada em atividades diárias, melhora a comunicação com e entre a equipe médica e o hospital geral ou centro médico. Comunicação otimizada inclui melhor comunicação entre os médicos, pessoal de enfermagem e pessoal serviços gerais. A aplicação dos princípios de comunicação de risco pode diminuir os erros clínicos. Uma comunicação oral e escrita clara é vital na UTI neonatal. Não se pode confiar apenas no prontuário médico para transmitir adequadamente informações urgentes entre os membros da equipe de assistência médica.

O prontuário médico deve ser concebido para permitir comunicação clara com e entre os membros da equipe. As informações clínicas, em um prontuário médico, estão centradas mais no paciente do que em sua família. A tomada de decisão depende de repetidas avaliações, análises, julgamentos e ações destinadas a alcançar objetivos específicos. A documentação no prontuário do paciente possibilita a avaliação contínua da sua evolução e a revisão do plano de tratamento clínico. As contribuições individuais dos membros da equipe de saúde nem sempre são registradas. Tanto a comunicação oral como escrita entre os membros da equipe de tratamento é uma base para o planejamento de cada nova etapa no cuidado do paciente. A documentação da permuta de informações entre os membros da equipe e o registro do resultado da análise das informações por cada membro apoiam as escolhas e avaliações da equipe, independentemente do desfecho. A documentação da assistência prestada ao paciente, contemporânea com os eventos, constitui o quadro clínico que será empregado na defesa da assistência prestada, caso um evento adverso ocorra. Se o prontuário clínico tiver o aspecto de um campo de batalha para facções antagônicas ou defensivas da equipe, ele refletirá a ausência de coesão e direção da equipe, cuja defesa será difícil. O prontuário deve conter os fatos do evento, as avaliações do paciente, os processos de tomada de decisões e as intervenções empreendidas.

Qualquer documentação de uma anormalidade no prontuário médico deve ser acompanhada pelos fatores tranquilizadores que fundamentem a interpretação geral dos achados clínicos. Deve-se anotar todos os fatores que expliquem as decisões tomadas diante do(s) achado(s) anormal(is). De fato, a documentação dos fatores tranquilizadores deve acompanhar o registro dos fatores anormais.

Os achados clínicos devem, se possível, ser graduados em valores numéricos. Adjetivos como "extremo", "grave" ou "maciço" não fornecem informações objetivas e alimentarão o drama de uma apresentação no tribunal. Os profissionais que colaboram com a avaliação e assistência do paciente devem evitar linguagem exagerada, marcações ou pontuações que tentem chamar a atenção para o escrito e dar a entender que, de outro modo, a equipe não estaria atenta aos comentários.

Às vezes, o estado de um RN muda tão rapidamente que não se consegue manter anotações minuciosas contemporâneas no prontuário médico. Embora "não documentado, não realizado" seja um ditado jurídico bem conhecido, é impossível documentar no prontuário todos os fatos que ocorrem no momento de um evento crítico (91). Com frequência, a análise retrospectiva leva o profissional de saúde a concentrar-se em eventos que não foram anotados no prontuário de maneira contemporânea. Deve-se então tomar a decisão de ou fazer um adendo ao prontuário que contribua para a assistência do paciente, ou preencher uma notificação de incidente para o gestor de riscos mencionando as informações adicionais, relacionando-as com questões do sistema. As referências para a conclusão do relatório de incidente ou discussões com o gerente de risco não são apropriadas, e não devem aparecer no prontuário (92); veja a discussão anterior abordando a distinção entre atividades de melhoria da qualidade confidenciais e protegidas (83) e registros de gestão de risco (não protegido). Uma notificação de incidente diz respeito a um evento adverso; o prontuário do paciente reflete a assistência e o tratamento fornecidos, a resposta do paciente e o plano de assistência subsequente.

Quando informações adicionais, identificadas após um evento adverso, são necessárias à assistência do paciente, a comunicação com essas informações é realizada por meio de um adendo ao prontuário médico. Tais anotações têm de incluir a data e a hora em que foram escritas. Em circunstância alguma deve-se fazer uma tentativa de tornar essa anotação parecer contemporânea com o evento adverso. O adendo tem de ser colocado sequencialmente no prontuário no próximo espaço disponível, não em uma página separada, e jamais deve ser inserido no texto de anotações prévias. A finalidade de um adendo não é produzir defesa nem dar justificativas.

Comunicação com consultores

O pedido de parecer "de corredor" entre colegas é coisa do passado. Esse tipo de parecer tende a ser mal documentado, se alguma documentação houver, e pode gerar problemas no tribunal. O Quadro 8.2 fornece as diretrizes para o processo de um parecer.

Quando um consultor é recrutado para um determinado paciente com uma solicitação formal de avaliação e/ou tratamento, o médico assistente e o consultor devem interagir de modo a limitar o risco desnecessário para ambos.

QUADRO 9.2
Etapas no processo de solicitação de parecer.

- Identificar quando é apropriado solicitar um parecer
- Escolher o tipo de consultor (sequenciamento de vários consultores)
- Comunicar à família a finalidade do parecer
- Decidir quais informações devem ser transmitidas ao consultor, incluindo a finalidade do parecer, e enviar um pedido escrito de parecer
- Providenciar um parecer formal ou atribuir essa responsabilidade a um determinado indivíduo
- Definir um período de tempo para o parecer ser realizado
- Acordar com o consultor como o parecer será relatado e quem discutirá os achados com a família/genitor(es)
- Compartilhar o resultado do parecer com a família
- Dizer à família o que será feito com as informações produzidas
- Documentar no prontuário do paciente os motivos da solicitação do parecer, as conversas com a família e o plano terapêutico, incluindo os motivos de as recomendações do consultor serem ou não seguidas

CONCLUSÃO

Há 50 anos, não havia a especialidade hoje conhecida como neonatologia. Há quarenta anos, a telemedicina geralmente era associada ao uso de um telefone. Há trinta anos, o transporte de avião e helicóptero da gestante de alto risco tornou-se uma prática regular nos EUA. Há vinte anos, o acesso a dados eletrônicos e sua transferência, a interpretação remota dos estudos radiográficos e outros de diagnóstico tornaram-se integrados na assistência médica do paciente. Há dez anos, livros de papel continuam a ser substituídos por CDs, DVDs e *sites* da Internet. A ciência evolui, a tecnologia se desenvolve e os esquemas terapêuticos tornam-se mais complexos, mas as competências de comunicação humana e a natureza humana não acompanham essa evolução. Os profissionais de saúde precisam manter e desenvolver suas habilidades especializadas enquanto aprendem mais sobre o ambiente em que clinicam. A prática de qualquer disciplina ou especialidade médica é mais efetiva quando as perspectivas legais, éticas, sociais e culturais são plenamente compreendidas. A comunicação com os pacientes e suas famílias é a primeira e a última etapa no tratamento de um paciente. A qualidade da experiência é uma responsabilidade compartilhada por todos que entram em contato com o paciente e seus familiares.

REFERÊNCIAS BIBLIOGRÁFICAS

1. http://avalon.law.yale.edu/ancient/hammper-asp. Accessed on January 28, 2014.
2. Public Law 111–148—Patient Protection and Affordable Care Act of 2010 (commonly referred to as Obamacare).
3. 2014 Hospital Accreditation Standards, Joint Commission Resources (JCAHO), Oakbrook Terrace, IL.
4. Joint Commission on International Accreditation Standards for Hospitals, Joint Commission International, 5th ed., Oakbrook Terrace, IL, 2013.
5. Pearlmutter M. Physician apologies and general admissions of fault: amending the federal rules of evidence. *Ohio State Law J* 2011;72:688.
6. Public Law 104–191—Health Insurance Portability and Accountability Act of 1996 (commonly referred to as HIPAA).
7. Dobbs DB, Keeton RE, Owen DG. *Prosser and Keeton on the law of torts*, 5th ed. Eagan, MN: West Group, 1984:356.
8. Inglefinger FJ. Informed (but uneducated) consent. *N Engl J Med* 1972; 287:465.
9. The Emergency Medical Treatment and Active Labor Act (EMTALA), passed in 1986 is part of the Consolidated Omnibus Budget Reconciliation Act (COBRA) at 42 USC 1395(dd).
10. *Hess v Paulowski*, 279 US 352 (1927).
11. 28 USC § 1332
12. 2012 Update 1 to the Comprehensive Accreditation Manual for Hospitals and the Comprehensive Accreditation Manual for Critical Access Hospitals, Oakbrook Terrace, IL, 2012.
13. Public Law 104–104, Telecommunications Reform Act of 1996.
14. Senate Bill 773, 1995 Reg. Sess. (La. 1995).
15. http://www.ntia.doc.gov/reports/telemed/index.htm

16. *Jackson v Johns-Manville Sales Corp.*, 727 F2d 506,516 (5th Cir 1984).
17. McCormick C. *McCormick on evidence*, 2nd ed. St. Paul, MN: West Publishing Co., 1972:339.
18. Morgan E. *Basic problems of evidence*, 4th ed. Philadelphia, PA: Joint Committee on Continuing Legal Education, 1963:24.
19. Terry HT. *Negligence. Harv Law Rev* 1915;29:40.
20. *Zebarth v Swedish Hospital Medical Center*, 81 Wash 2d 12,499 (P2d 1 1972).
21. Second Restatement of Torts, § 282
22. Ely JW, Levinson W, Elder EC, et al. Perceived causes of family physicians' errors. *J Fam Pract* 1995;40:337.
23. *Oelling v Rao*, 593 NE2d 189 (1992).
24. *Small v Howard*, 128 Mass 131 (1880).
25. *Peck v Hurchinson*, 88 Iowa 320, 55 NW 511.
26. *Daubert v Merrill Dow Pharmaceuticals, Inc.* 509 US 579 (1993).
27. *Kumho Tire Co. v. Carmichael*, 526 U.S. 137 (1999).
28. *Ybarra v Spangard*, 25 Cal App 2d 486, 154 P2d 687 (1944).
29. *Mohr v Williams*, 104 NW 12, 5 Ct (1905).
30. *Canterbury v Spence*, 464 F2d 772 (DC Cit 1972), cert denied, 409 US 1064 (1972).
31. *Getchell v Mansfield*, 260 Or 174, 4P2d 953 (1971).
32. *Cooper v Roberts*, 286 A2d 647,650 (1971).
33. *Davis v Wyeth Laboratories, Inc.*, 399 F2d 121 (1968).
34. Application of President & Directors of Georgetown College, 331 F2d 1000 (DC Cir), cert denied, 377 US 978 (1964).
35. http://www.latimes.com/science/sciencenow/la-sci-sn-brain-dead-mother-fetus-survival-munoz-20140114,0,1320584.story
36. King NM. Transparency in neonatal intensive care. *Hastings Cent Rep* 1992;22:18.
37. Paasche-Orlow MK, Taylor HA, Brancati FL. Readability standards for informed-consent forms as compared with actual readability. *N Engl J Med* 2003;348:721.
38. Gutheil TG, Bursztajn H, Brodsky A. Malpractice prevention through the sharing of uncertainty. Informed consent and the therapeutic alliance. *N Engl J Med* 1984;311:49.
39. Gillick MR. Advance care planning. *N Engl J Med* 2004;350:7.
40. Committee on Bioethics, American Academy of Pediatrics. Informed consent, parental permission, and assent in pediatric practice. *Pediatrics* 1995;95:314.
41. *Little v Little*, 576 SW2d 493 (1979).
42. In Re Richardson, 284 So2d 185 (1973).
43. Medicaid fraud—a multibillion-dollar crime. Available at: http://www.newsmax.com/archives/articles/2002/12/30/170723s.html
44. U.S. Department of Health and Human Services and U.S. Department of Justice Health Care Fraud and Abuse Control Program. *Annual Report for FY 2002*. Washington, DC: U.S. Government Printing Office, 2003.
45. http://www.bloomberg.com/news/2012-06-14/medicaid-fraud-audits-cost-five-times-amount-u-s-found.html
46. Federal crackdown puts risk managers in hot seat [Editorial]. *Health Care Risk Manage* 1997;19:49.
47. Hayt E, Hayt LR, Groeschel AH. *Law of hospital, physician, and patient*, 2nd ed. New York: Hospital Textbook Co., 1952:637.
48. Beck JC. *Confidentiality versus the duty to protect: foreseeable harm in the practice of psychiatry*. Washington, DC: American Psychiatric Press, 1990.
49. *Reisner v Regents of the University of California* 31 Cal App 4th 1195, 37 CalRptr2d518 (1995).
50. *Tarasoff v Regents of University of California*, 108 Cal Rptr 878 (Cal App 1973), superseded by *Tarasoff v Regents of University of California*, 13 Cal 3d 177, 118 Cal Rptr 129,529 P2d 553 (1974), subsequent op on reh *Tarasoff v Regents of University of California*, 17 Cal 3d 425, 131 Cal Rptr 14,551 P2d 334 (1976).
51. *Lipari v Sears Roebuck & Co.*, 497 F Supp 185 (D Neb 1980).
52. 42 USC §290ee-3
53. 42 USC §290dd-3
54. 42 USC §290ee-3(b)(2)(A)
55. 42 USC §290dd-31(b)(2)(A)
56. 42 USC §290ee-3(tb)(2)(C)
57. 42 USC §290dd-3(b)(2)(C)
58. Dick RS, Steen EB, eds. *The computer-based patient record: an essential technology for health care*. Washington, DC: National Academy Press, 1991.
59. Woodward B. The computer-based patient record and confidentiality. *N Engl J Med* 1995;333:1419.
60. Annas GJ. *The rights of patients: the basic ACLU guide to patient rights*, 2nd ed. Carbondale, IL: Southern Illinois University Press, 1989:178.
61. Kramer C. Medical Malpractice 5 (1976), citing History of Reported Medical Professional Liability Cases, 30 Temple LQ 367 (1957).
62. *Pegram v Herdrich*, 530 US 211 (2000), 154 F3d 362, reversed.
63. Aetna Health Inc. v Davila, 542 US (2004), 307 F3d 298, reversed and remanded.
64. Malone TW, Thaler DH. Managed health care: a plaintiff's perspective. *Tort Insur Law J* 1996;32:123.
65. Clifford RA. Physician's liability in a managed care environment. *Health Lawyer* 1997;10:5.
66. Bodenheimer T. The HMO backlash—righteous or reactionary? *N Engl J Med* 1996;335:1601.
67. *Moore v Regents of the University of California*, 793 P2d 479, 51 Cal 2d 120 (1990).
68. Kanute M. Evolving theories of malpractice liability in HMOs. *Loy Univ Chic Law Rev* 1989;20:841.
69. *Fox v Health Net*, Civ No 21962 (Riverside County Super Ct, Cal 1993).
70. *Sloan v Metropolitan Health Council*, 516 NE2d 1104 (Ind Ct App 1987).
71. Restatement (second) of Agency § 216, 1958.
72. Restatement (second) of Agency § 250, 1958.
73. *Schleier v Kaiser Foundation Health Plan of the Mid-Atlantic States, Inc.*, 876 F2d 174 (DC Cir 1989).
74. *Darling v Charleston Community Memorial Hospital*, 211 NE2d 253 (1965), cert denied, 383 US 946 (1966).
75. *Wickline v State*, 192 Cal App 3d 1630, 239 Cal Rptr 810 (1986).
76. http://seattletimes.com/html/localnews/2022371201_exchangenetworksxml.html
77. 29 USC §§ 1001–1461
78. 29 USC § 1144(a)
79. *Shea v Esensten*, 107 F3d 625 (8th Cir 1997).
80. *Harper v Healthsource New Hampshire*, 674 A2d 962 (NH 1996).
81. *Texas Medical Association v Aetna Life Insurance Co.*, 80 F3d 153 (5th Cir 1996).
82. 42 USCA 11131–11137 (West Supp 1995).
83. 38 USC § 5705
84. 31 USC §§ 3729–3733
85. Kohn LT, Corrigan JM, Donaldson MS, eds. *To err is human: building a safer health system*. Washington DC: National Academy Press, 2000.
86. http://www.justice.gov/opa/pr/2013/December/13-civ-1352.html
87. Food Drug and Cosmetic Act 21 USC §§ 301 et seq
88. 42 USC 1395nn
89. http://odphp.osophs.dhhs.gov/pubs/prevrpt/Archives/95fm1.htm
90. Seven Cardinal Rules of Risk Communication. Pamphlet drafted by Vincent T. Covello and Frederick H. Allen. U.S. Environmental Protection Agency, Washington, DC, April 1988, OPA-87-020.
91. Hartline JV Smith CG. Risk management in medical consultation. In: Donn SM, Fisher CW, eds. *Risk management techniques in perinatal and neonatal practice*. Armonk, NY: Futura Publishing, 1996:617.
92. Chilton JH, Shimmel TR. Inappropriate word choice in the labor and delivery and newborn medical record. In: Donn SM, Fisher CW, eds. *Risk management techniques in perinatal and neonatal practice*. Armonk, NY: Futura Publishing, 1996:603.

PARTE 2

O Paciente Fetal

10 Diagnóstico e Manejo Pré-Natais na Era Molecular | Indicações, Procedimentos e Técnicas Laboratoriais

Mark I. Evans, Stephanie Andriole, Roee Birnbaum e Yuval Yaron

INTRODUÇÃO

No início do século 20, as causas principais de morte de recém-nascidos (aproximadamente 150/1.000) incluíam as doenças infecciosas. Graças ao desenvolvimento dos antibióticos e às terapias clínicas e cirúrgicas cada vez mais sofisticadas, as causas primárias de morte infantil passaram a ser os distúrbios genéticos e congênitos (1). Particularmente em relação às condições sindrômicas, o pediatra comumente é o primeiro médico a levantar a questão de futuras gestações e das possibilidades de diagnóstico pré-natal.

Ao longo das últimas quatro décadas, houve alterações revolucionárias na nossa abordagem para o diagnóstico e o rastreamento pré-natais (2). Nas décadas de 1960 e 1970 evoluímos desde meramente desejar às pacientes "boa sorte", para então indagar "quantos anos você tem"? A idade materna foi, e ainda é, um teste de rastreamento não dispendioso em relação à aneuploidia, mas houve uma explosão de técnicas que aprimoraram dramaticamente o desempenho estatístico dos testes de rastreamento para a identificação de pacientes de alto risco. O rastreamento da elevação dos níveis de alfafetoproteína no soro materno (AFP-SM) em conexão com os defeitos do tubo neural (DTN) teve início na década de 1970 e descobriu-se, na década de 1980, que AFP-SM baixas estão associadas à síndrome de Down (SD) e à trissomia do 18 (3). A translucência nucal (TN) e diversos outros marcadores na ultrassonografia (US) surgiram em seguida, os quais aumentaram a eficácia do rastreamento por US e da detecção de anomalias. Marcadores bioquímicos e, atualmente, moleculares tomaram a frente dos testes de rastreamento e diagnósticos e revolucionaram as nossas capacidades e desafiaram alguns dos princípios básicos das últimas décadas (2).

Observamos um pêndulo se movimentando para frente e para trás entre a primazia do rastreamento e dos testes na medida em que novas tecnologias foram desenvolvidas (Figura 10.1). Em geral, o diagnóstico pré-natal se deslocou ao longo de duas vias paralelas, que por vezes convergem (i. e., diagnósticos por exames de imagem e teciduais) (ver também Capítulos 12 e 35). Em muitos casos, os médicos são especialistas em uma modalidade diagnóstica ou em outra; pouquíssimos são especialistas em ambas. Como resultado, com frequência existe uma enorme variabilidade na abordagem para o rastreamento e o diagnóstico, dependendo de com quem e onde um paciente é consultado. De modo muito simplista, podemos dividir as abordagens gerais em "básicas", "seletivas" e "abrangentes". Na medida em que internalizam os riscos reprodutivos, médicos e pacientes precisam decidir quanto esforço desejam envidar para avaliar esses riscos e o que fariam com os resultados (Figura 10.2). Assim como todos os avanços na medicina e ciência e na cultura dentro de qualquer sociedade, existe uma aceitação e incorporação gradual das novas tecnologias, que progridem em ritmos muito diferentes em diferentes localizações. A Internet acelerou o processo de disseminação; pacientes sofisticadas, até mesmo de áreas remotas, atualmente podem acessar as informações sobre o que está disponível, se desejarem viajar para chegar até elas. Em centros terciários/"quaternários" como o nosso, uma proporção significativa de pacientes percorre distâncias consideráveis para ter acesso a serviços que não estão disponíveis no seu domicílio (4,5).

Milhares de artigos e centenas de livros foram escritos nas últimas décadas a respeito dos assuntos abordados neste capítulo, mas apenas uma minúscula porcentagem da literatura disponível pode ser citada aqui. Forneceremos um resumo dos pontos principais, mas nenhum capítulo curto possivelmente poderia fazer justiça aos enormes avanços técnicos em múltiplas disciplinas que contribuíram para as nossas capacidades de rastrear, diagnosticar e tratar as condições fetais. Neste capítulo, nos concentramos na genética "clássica", enquanto no Capítulo 12 o enfoque é na US e em outros exames por imagem.

ACONSELHAMENTO GENÉTICO

Tendo em vista que a complexidade das informações genéticas aumentou maciçamente em escopo e em quantidade, a necessidade da sua explicação também disparou. A melhor analogia é com os computadores, em relação aos quais a "lei de Moore" previu que as capacidades duplicariam a cada 18 a 24 meses e que o custo diminuiria em 50%. No mínimo a primeira metade da equação foi aplicada à genética. A situação se tornou ainda mais desafiadora porque atualmente os avanços na medicina clínica com frequência estão

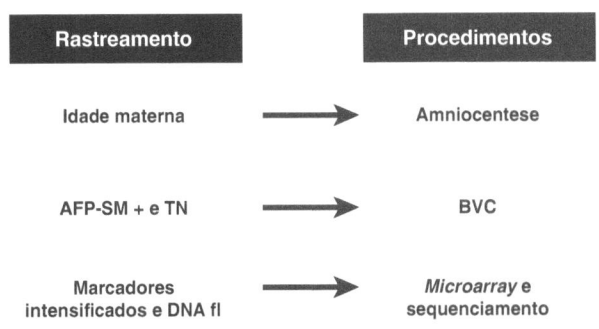

Figura 10.1 Gerações de opções de rastreamento e procedimentos. BVC, biopsia de vilosidades coriônicas; fl, fetal livre.

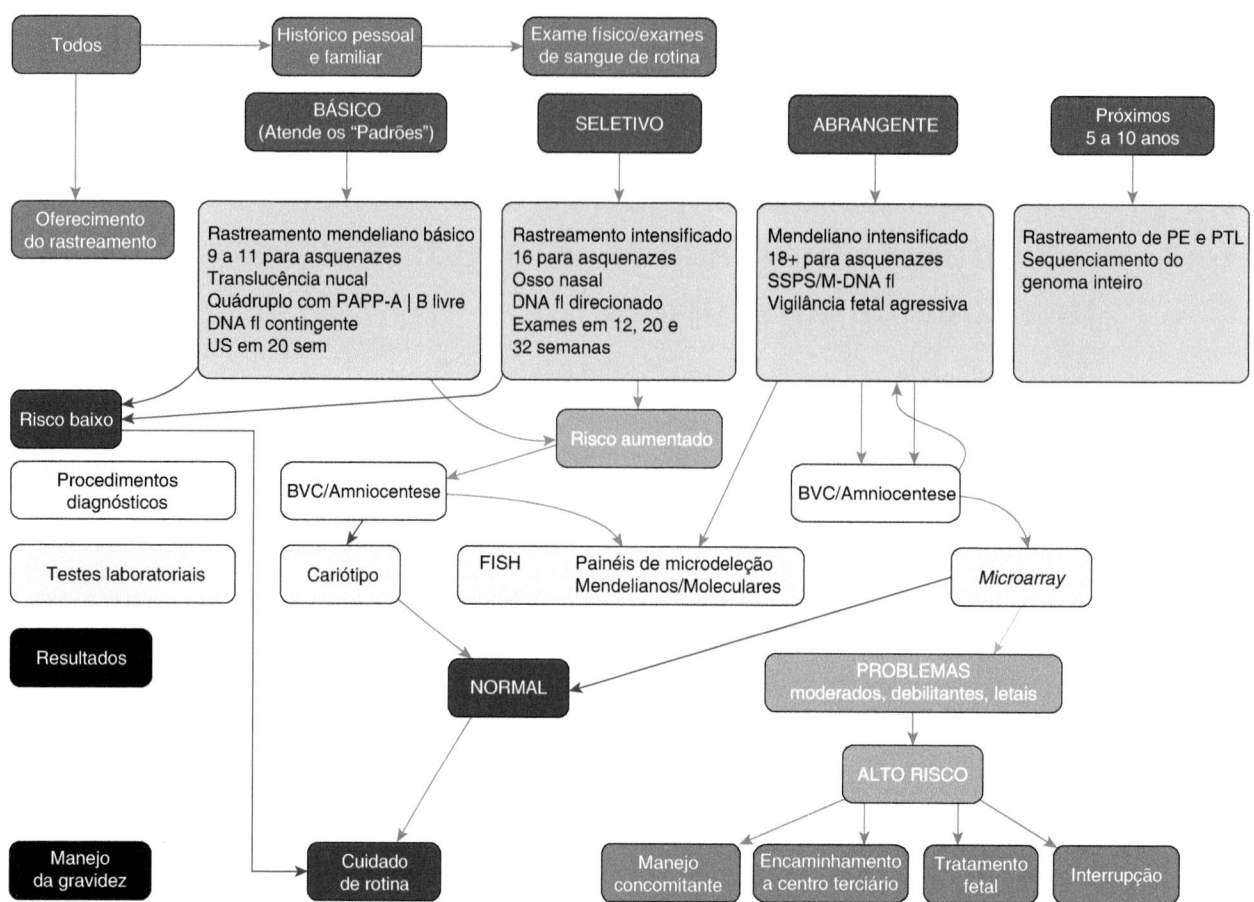

Figura 10.2 Fluxograma para avaliação genética e manejo pré-natais. PAPP-A, proteína A plasmática associada à gravidez; fl, fetal livre; SSPS, sequenciamento *shotgun* paralelo em massa; BVC, biopsia de vilosidades coriônicas; PE: pré-eclâmpsia; PTL: trabalho de parto pré-termo.

ligados aos avanços tecnológicos em disciplinas que estão fora da "cultura" da medicina (6). Por exemplo, muitas das técnicas de rastreamento não invasivas dependem da engenhosidade e das capacidades intelectuais de engenheiros elétricos e de capitalistas empreendedores que não necessariamente aderem à ética que coloca os cuidados do paciente acima de tudo e que forçam a introdução de exames na prática clínica sem testes suficientes, sem revisão de colegas clínicos e sem instrução da usuária/paciente. Surgiram diversas empresas genéticas diretas para o consumidor, que fornecem informações com frequência alarmantes – e com frequência não contextualizadas. De modo semelhante, surgiram "butiques" em centros de compra dos EUA para o fornecimento de "imagens dos bebês" (7). Em ambos os casos, com frequência as pacientes acreditam que receberam serviços completos quando, de fato, questões importantes a respeito da sua situação específica não foram indagadas nem respondidas (7).

O aconselhamento genético é o fundamento da orientação dos pacientes a respeito dos riscos da reprodução, das oportunidades de investigar esses riscos e das opções para lidar com as informações obtidas. Não existe um padrão do aconselhamento genético na prática. Diversos estudos documentaram que a formação da maioria dos obstetras em genética é inferior à ideal; portanto, relativamente poucos médicos que cuidam de gestantes estão em posição de realizar uma discussão substancial a respeito de questões genéticas complexas (8). Existem aproximadamente 200 obstetras e ginecologistas nos EUA que também são treinados e certificados em genética, de modo que aproximadamente 2.000 subespecialistas em medicina maternofetal realizam uma quantidade desproporcional de avaliações genéticas. Entretanto, embora com frequência eles apresentem consideravelmente mais conhecimentos do que os obstetras gerais, os perinatologistas comumente são desafiados o tempo todo e podem não manter uma compreensão de ponta sobre as rápidas alterações nas opções de tecnologia de rastreamento e testes, ou ter tempo para discussões aprofundadas e não apressadas com os pacientes.

O aconselhamento genético como uma profissão surgiu ao longo das últimas poucas décadas. Conselheiros genéticos são indivíduos treinados em mestrado que apresentam conhecimento aprofundado sobre os fundamentos genéticos e compreensão sobre os princípios de rastreamento e as opções de testes. A sua crença inclui o respeito por um dos importantes princípios da genética, ou seja, a apresentação não diretiva de informações. Em muitas condições, os conselheiros apresentam muito mais compreensão sobre as questões genéticas do que o médico do atendimento, o que será a causa de problemas na qualidade do cuidado do paciente, se o cuidado não for considerado como um esforço em equipe. Os autores, todos os quais receberam treinamento formal em genética, acreditam que é ideal a apresentação de uma abordagem com equipe coordenada para o cuidado do paciente. O que ocorre com muita frequência é que uma seleção de possíveis opções de testes, como uma "máquina de vendas", é oferecida aos pacientes sem a orientação adequada. Apenas quando existe um resultado anormal é que o provedor clínico primário busca ajuda para explicar para uma paciente, com frequência em pânico, o que os resultados significam na realidade. Quando possível, acreditamos que centros especializados, que proporcionam uma continuidade do aconselhamento genético, diagnóstico e tratamento, são o ideal. Alternativamente, nesta era digital, deve ser possível criar uma hierarquia de serviços, a partir de provedores em rede, que se aproxime do tipo de cuidado que estaria disponível em um centro abrangente.

INDICAÇÕES

Rastreamento pré-natal

Distúrbios mendelianos

Para o pediatra, o rastreamento em relação aos distúrbios mendelianos tem sido central para o cuidado há décadas (9). O uso rotineiro do rastreamento com o teste do pezinho dos recém-nascidos é quase universal nos EUA e em muitos países desenvolvidos e continua a expandir-se rapidamente na utilização e na quantidade de testes disponíveis (10). Na década de 1970, o rastreamento pré-natal em relação aos distúrbios mendelianos era simples: anemia falciforme para os africanos, Tay-Sachs para os judeus asquenazes, talassemia β para os mediterrâneos e talassemia α para os asiáticos. Desde então, houve uma explosão de possibilidades de testes e houve o desenvolvimento de uma séria desconexão entre o risco individual em relação a um distúrbio específico e a disponibilidade de testes de rastreamento. Por exemplo, o painel de asquenazes aumentou de um a três testes disponíveis na década de 1970 para as atuais 18 ofertas de testes de "rotina" (11) e mais testes estão em desenvolvimento atualmente. Em relação a muitas das doenças testadas, a incidência na população judia de fato não é superior do que em outros grupos étnicos e a incidência de algumas é inferior a 1/100.000. Diversas empresas atualmente estão oferecendo o rastreamento pan-étnico em relação a dúzias de distúrbios (12). Embora tenha havido alguns problemas sérios na implementação destes rastreamentos, incluindo confusão a respeito dos riscos reais de uma doença para casais individuais, finalmente pode haver a comprovação de que o custo/benefício de oferecer o rastreamento em relação a "tudo" é melhor do que para "todos". Entretanto, a referida expansão do rastreamento exigirá um aumento na compreensão dos testes genéticos e na capacidade de comunicar adequadamente as informações, muito além do nível atualmente disponível. Com frequência realizamos consultas com novos pacientes que declaram que já realizaram rastreamento em relação a "tudo" e que ficam muito aborrecidos por descobrir que isto não existe.

A política pública também deverá alcançar a realidade tecnológica (13). Ao mesmo tempo que houve no mínimo uma aceitação parcial do rastreamento em relação a distúrbios raros, como a síndrome de Usher, organizações nacionais, tais como o American College of Obstetrics and Gynecology (ACOG), declinaram em endossar o rastreamento universal em relação a distúrbios tais como X frágil e atrofia da musculatura vertebral (AMV), cujas incidências são muito mais altas (Quadro 10.1). Com os rápidos avanços nas tecnologias dos testes, é esperado que as análises de custo/benefício do quanto "vale a pena fazer" sejam alteradas muitas vezes ao longo dos próximos anos.

QUADRO 10.1

Painel expandido de distúrbios mendelianos.[a]	Gene	Variantes	Taxas de detecção
Hiperinsulinismo relacionado ao gene ABCC8	ABCC8	(3): F1388 del, V187D, 3992-9 G>A	Sul-asiáticos < 10%, judeus asquenazes 90%
Alfamanosidose	MAN2B1	(1): R750W	Sul-asiáticos < 10%, judeus asquenazes 32%
Ataxia-telangiectasia	ATM	(8): R35X, Q1970X, 7517del4, 5762ins137, 2546_2548del, 3245ATC>TGAT, K1192K, E1978X	Sul-asiáticos < 10%, judeus asquenazes 65%
Doença renal policística autossômica recessiva	PKHD1	(4): Leu1965fs, T36M, R496X, V3471G	Sul-asiáticos < 10%, judeus asquenazes 18%
Síndrome de Bardet-Biedl, relacionada ao gene BBS1	BBS1	(1): M390R	Sul-asiáticos 79%, judeus asquenazes 79%
Síndrome de Bardet-Biedl, relacionada ao gene BBS10	BBS10	(1): C91fs	Sul-asiáticos 46%, judeus asquenazes 46%
Deficiência de biotinidase	BTD	(4): G98:d7i3, D252G, Q456H, R538C	Sul-asiáticos 45%, judeus asquenazes 45%
Síndrome de Bloom	BLM	(1): 2281del6ins7	Sul-asiáticos < 10%, judeus asquenazes 99%
Doença de Canavan	ASPA	(4): E285A, Y231X, A305EIVS2-2A>G	Sul-asiáticos 53%, judeus asquenazes 98%
Deficiência de carnitina palmitoiltransferase IA	CPT1A	(1): G710E	Sul-asiáticos < 10%, judeus asquenazes < 10%
Deficiência de carnitina palmitoiltransferase II	CPT2	(3): Q413fs, S113L, R124X	Sul-asiáticos 80%, judeus asquenazes 80%
Hipoplasia de cartilagem-cabelo	RMRP	(1): g.70A>G	Sul-asiáticos 48%, judeus asquenazes 48%
Citrulinemia tipo 1	ASS1	(2): IVS6-2A>G, G390R	Sul-asiáticos 20%, judeus asquenazes 20%
Lipofuscinose ceroide neuronal ligada ao gene CLN3	CLN3	(1): 461_677 del	Sul-asiáticos 96%, judeus asquenazes 96%
Lipofuscinose ceroide neuronal relacionada ao gene CLN5	CLN5	(1): 2467AT	Sul-asiáticos < 10%, judeus asquenazes < 10%
Síndrome de Cohen	VPS13B	(1): 3348_3349delCT	Sul-asiáticos < 10%, judeus asquenazes < 10%
Distúrbio congênito da glicosilação do tipo Ia	PMM2	(4): V231M, F119L, R141H, P113L	Sul-asiáticos < 10%, judeus asquenazes 72%
Distúrbio congênito da glicosilação do tipo Ib	MPI	(1): R295H	Sul-asiáticos < 10%, judeus asquenazes < 10%
Nefrose finlandesa congênita	NPHS1	(2): 121_122del, R1109X	Sul-asiáticos < 10%, judeus asquenazes < 10%
Síndrome de atrofia óptica de Costeff	OPA3	(1): 143-1G>C	Sul-asiáticos < 10%, judeus asquenazes < 10%

(continua)

QUADRO 10.1
Painel expandido de distúrbios mendelianos[a] (continuação).

	Gene	Variantes	Taxas de detecção
Fibrose cística	CFTR	(99): G85E, R117H, R334W, R347P, A455E, G542X, G551D, R553X, R560T, R1162X, W1282X, N1303K, F508del, I507del, 2184delA, 3659delC, 621+1G>T, 711+1G>T, 1717-1G>A, 1898+1G>A, 2789+5G>A, 3120+1G>A, 3849+10kbC>T, E60X, R75X, E92X, Y122X, G178R, R347H, Q493X, V520F, S549N, P574H, M1101K, D1152H, 2143delT, 394delTT, 444 delA, 1078delT, 3876delA, 3905insT, 1812-1G>A, 3272-26A>G, 2183AA>G, S549R(A>C), R117C, L206W, G330X, T338I, R352Q, S364P, G480C, C524X, S549R(T>G), Q552X, A559T, G622D, R709X, K710X, R764X, Q890X, R1066C, W1089X, Y1092X, R1158X, S1196X, W1204X(c.3611G>A), Q1238X, S1251N, S1255X, 3199del6, 574delA, 663delT, 935delA, 936delTA, 1677delTA, 1949del84, 2043delG, 2055del9>A, 2108delA, 3171delC, 3667del4, 3791delC, 1288insTA, 2184insA, 2307insA, 2869insG, 296+12T>C, 405+1G>A, 405+3A>C, 406-1G>A, 711+5G>A, 712-1G>T, 1898+1G>T, 1898+5G>T, 3120G>A, 457TAT>G, 3849+4A>G, Q359K/T360K	Sul-asiáticos 54%, judeus asquenazes 97%
Deficiência de proteína D-bifuncional	HSD17B4	(2): G16S, N457Y	Sul-asiáticos 35%, judeus asquenazes 35%
Disautonomia familiar	IKBKAP	(2): IVS20+6T>C, R696P	Sul-asiáticos < 10%, judeus asquenazes > 99%
Febre familiar do Mediterrâneo	MEFV	(4): M694V, V726A, M680I, M694I	Sul-asiáticos < 10%, judeus asquenazes 75%
Anemia de Fanconi do tipo C	FANCC	(3): IVS4+4A>T, 322delG, R548X	Sul-asiáticos < 10%, judeus asquenazes 99%
Síndrome do X frágil (apenas detecção de repetição tripla)	FMR1	(1): NM_002024.4:c.1-131CGG[1_n].	
Galactosemia	GALT	(8): S135L, Q188R, F171S, L195P, K285N, IVS2-2A>G, T138M, Y209C	Sul-asiáticos 80%, judeus asquenazes 80%
Doença de Gaucher	GBA	(10): N370S, L444P, 84GG IVS2+1G>A, V394L, R496H, D409H, D409V, R463C, R463H	Sul-asiáticos 60%, judeus asquenazes 95%
Perda auditiva e surdez não sindrômicas de DFNB1 relacionadas ao GJB2	GJB2	(7): 35delG, 167delT, 235delC, E120del, W24X, W77R, L90P	Sul-asiáticos < 10%, judeus asquenazes 84%
Acidemia glutárica do tipo 1	GCDH	(1): R402W	Sul-asiáticos 12%, judeus asquenazes 40%
Doença de armazenamento do glicogênio do tipo Ia	G6PC	(7): R83C, Q347X, Q27fsdelC, 459insTA, R83H, G188R, Q242X	Sul-asiáticos 30%, judeus asquenazes 99%
Doença de armazenamento do glicogênio do tipo Ib	SLC37A4	(2): 1211delCT, G339C	Sul-asiáticos < 10%, judeus asquenazes 46%
Doença de armazenamento do glicogênio do tipo III	AGL	(3): 1484delT, Q6X, 17delAG	Sul-asiáticos 45%, judeus asquenazes 45%
Síndrome GRACILE	BCS1L	(1): S78G	Sul-asiáticos < 10%, judeus asquenazes < 10%
Hemoglobinopatia relacionada à cadeia beta de Hb (incluindo talassemia beta e anemia falciforme)	HBB	(28): Hb S, K17X, Q39X, Phe41fs, Ser9fs IVSII-654, IVS-II-745, IVS-II-850, IVS-I-6, IVS-I-110, IVS-I-5, IVS-I-1(G>A), −88C>T, −28A>G, −29A>G, Lys8fs, Phe71fs, IVS-II-849(A>C), IVS-II-849(A>G), Gly24T>A, −87C>G, Hb C, W15X, Gly16fs, Glu6fs, Hb E, Hb D-Punjab, Hb O-Arab	Sul-asiáticos 86%, judeus asquenazes 83%
Intolerância à frutose hereditária	ALDOB	(3): A149P, N334K, A174D	Sul-asiáticos < 10%, judeus asquenazes 75%
Epidermólise bolhosa juncional de Herlitz, relacionada ao LAMA3	LAMA3	(1): R650X	Sul-asiáticos < 10%, judeus asquenazes < 10%
Epidermólise bolhosa juncional de Herlitz, relacionada ao LAMB3	LAMB3	(3): R42X, Q243X, R635X	Sul-asiáticos 48%, judeus asquenazes 48%
Epidermólise bolhosa juncional de Herlitz, relacionada ao LAMC2	LAMC2	(1): R95X	Sul-asiáticos < 10%, judeus asquenazes < 10%
Deficiência de hexosaminidase A (incluindo Doença de Tay-Sachs)	HEXA	(9): 1278insTATC, IVS12+1G>C, G269S, IVS9+1G>A, R178H, IVS7+1G>A, 7,6 kb del, G250D, R170W	Sul-asiáticos 23%, judeus asquenazes 92%

(continua)

QUADRO 10.1

Painel expandido de distúrbios mendelianos[a] (continuação).

	Gene	Variantes	Taxas de detecção
Homocistinúria causada por deficiência de cistationina betassintase	CBS	(1): G307S	Sul-asiáticos 14%, judeus asquenazes 14%
Síndrome de Hurler	IDUA	(2): W402X, Q70X	Sul-asiáticos 67%, judeus asquenazes 67%
Hipofosfatasia, autossômica recessiva	ALPL	(4): 1559delT, F310L, D361V, E174K	Sul-asiáticos < 10%, judeus asquenazes 30%
Miopatia por corpúsculos de inclusão do tipo 2	GNE	(2): M712T, V572L	Sul-asiáticos < 10%, judeus asquenazes < 10%
Acidemia isovalérica	IVD	(1): A311V	Sul-asiáticos 47%, judeus asquenazes 47%
Síndrome de Joubert de tipo 2	TMEM216	(1): 35G>T	Sul-asiáticos < 10%, judeus asquenazes 99%
Doença de Krabbe	GALC	(2): Ex11-17del, T513M	Sul-asiáticos < 10%, judeus asquenazes 58%
Distrofia muscular das cinturas do tipo 2D	SGCA	(1): R77C	Sul-asiáticos < 10%, judeus asquenazes 32%
Distrofia muscular das cinturas do tipo 2E	SGCB	(1): S114F	Sul-asiáticos 12%, judeus asquenazes 12%
Deficiência de lipoamida desidrogenase	DLD	(2): 105insA, G229C	Sul-asiáticos < 10%, judeus asquenazes > 99%
Deficiência de desidrogenase de 3-hidroxiacil-CoA dos ácidos graxos de cadeia longa	HADHA	(1): E474Q	Sul-asiáticos < 10%, judeus asquenazes 87%
Doença da urina em xarope de bordo do tipo 1B	BCKDHB	(3): R183P, G278S, E372X	Sul-asiáticos < 10%, judeus asquenazes 99%
Deficiência da desidrogenase das acil-CoA dos ácidos graxos de cadeia média	ACADM	(2): K304E, Y42H	Sul-asiáticos < 10%, judeus asquenazes 78%
Leucoencefalopatia megalencefálica com cistos subcorticais	MLC1	(4): 135insC, c.176G>A, c.278C>T, IVS2-10T>A	Sul-asiáticos 13%, judeus asquenazes 13%
Leucodistrofia metacromática	ARSA	(5): P426L, IVS2+1G>A, c.1204+1G>A, I179S, p.Thr409Ile	Sul-asiáticos < 10%, judeus asquenazes 53%
Mucolipidose IV	MCOLN1	(2): 511_6944del, IVS3-2A>G	Sul-asiáticos < 10%, judeus asquenazes 96%
Doença músculo-olho-cérebro	POMGNT1	(1): IVS17+1G>A	Sul-asiáticos 15%, judeus asquenazes 15%
Miopatia nemalínica relacionada ao gene NEB	NEB	(1): R2478_D2512del	Sul-asiáticos < 10%, judeus asquenazes 99%
Doença de Niemann-Pick do tipo C	NPC1	(1): I1061T	Sul-asiáticos 15%, judeus asquenazes 17%
Doença de Niemann-Pick, associada a SMPD1	SMPD1	(4): fsP330, L302P, R496L, p.R608del	Sul-asiáticos < 10%, judeus asquenazes 97%
Síndrome de quebras de Nijmegen	NBN	(1): 657del5	Sul-asiáticos < 10%, judeus asquenazes 78%
Lipofuscinose ceroide neuronal 8	CLN8	(1): R24G	Sul-asiáticos < 10%, judeus asquenazes < 10%
Síndrome de Pendred	SLC26A4	(5): IVS8+1G>A, L236P, E384G, T416P, H723R	Sul-asiáticos < 10%, judeus asquenazes 69%
Espectro da síndrome de Zellweger relacionada a PEX1	PEX1	(2): 2097_2098insT, G843D	Sul-asiáticos 68%, judeus asquenazes 68%
Deficiência de fenilalanina hidroxilase	PAH	(13): IVS-10int-546, I65T, R261Q, R408W IVS12+1G>A, R408Q, Y414C, L48S, R158Q, G272X, P281L, E280K, S349P	Sul-asiáticos 43%, judeus asquenazes 43%
Síndrome autoimune poliglandular do tipo 1	AIRE	(2): Y85C, R257X	Sul-asiáticos 65%, judeus asquenazes 65%
Doença de Pompe	GAA	(4): D645E, R854X, IVS1-13T>G, 525delT	Sul-asiáticos < 10%, judeus asquenazes 67%
Lipofuscinose ceroide neuronal relacionada a PPT1	PPT1	(3): T75P, R122W, R151X	Sul-asiáticos 53%, judeus asquenazes 53%
Deficiência primária de carnitina	SLC22A5	(1): 760C>T	Sul-asiáticos < 10%, judeus asquenazes < 10%
Deficiência combinada de hormônios hipofisários relacionada ao PROP1	PROP1	(1): Ser101fs	Sul-asiáticos 55%, judeus asquenazes 55%
Condrodisplasia punctata rizomélica do tipo 1	PEX7	(4): G217R, A218V, L292X, IVS9+1G>C	Sul-asiáticos 70%, judeus asquenazes 70%
Síndrome de Segawa	TH	(1): R233H	Sul-asiáticos < 10%, judeus asquenazes < 10%
Deficiência de acil-CoA desidrogenase de cadeia curta	ACADS	(1): R107C	Sul-asiáticos < 10%, judeus asquenazes 65%
Síndrome de Sjögren-Larsson	ALDH3A2	(1): P315S	Sul-asiáticos < 10%, judeus asquenazes 24%
Síndrome de Smith-Lemli-Opitz	DHCR7	(13): IVS8-1G>C, T93M, W151X(c.452G>A), V326L, R352Q, R352W, R404C, S169L, R242C, R242H, F302L, G410S, E448L	Sul-asiáticos 69%, judeus asquenazes 69%

(continua)

QUADRO 10.1
Painel expandido de distúrbios mendelianos[a] (continuação).

	Gene	Variantes	Taxas de detecção
AMV (apenas análise da quantidade de cópias)	SMN1	(1): Quantidade de cópias de SMN1	Sul-asiáticos 89%, judeus asquenazes 91%
Síndrome nefrótica resistente a esteroides	NPHS2	(2): R138Q, R138X	Sul-asiáticos < 10%, judeus asquenazes 33%
Osteocondrodisplasia relacionada ao transportador de sulfato	SLC26A2	(4): C653S, R178X, R279W, IVS1+2T>C	Sul-asiáticos 75%, judeus asquenazes 75%
Lipofuscinose ceroide neuronal relacionada ao TPP1	TPP1	(3): G284V, R208X, IVS5-1G>C	Sul-asiáticos 60%, judeus asquenazes 60%
Tirosinemia do tipo I	FAH	(6): IVS12+5G>A, Q64H, P261L, W262X, E357X, IVS6-1G>T	Sul-asiáticos < 10%, judeus asquenazes 99%
Síndrome de Usher do tipo 1F	PCDH15	(1): R245X	Sul-asiáticos < 10%, judeus asquenazes 75%
Síndrome de Usher do tipo 3	CLRN1	(1): N48K	Sul-asiáticos < 10%, judeus asquenazes 98%
Deficiência de acil-CoA desidrogenase de cadeia muito longa	ACADVL	(1): V283A	Sul-asiáticos 20%, judeus asquenazes 20%
Síndrome de Walker-Warburg (genotipagem apenas por sequenciamento didesoxi direcionado)	FKTN	(1): 1167dupA	Sul-asiáticos < 10%, judeus asquenazes 95%
Doença de Wilson	ATP7B	(2): H1069Q, R778L	Sul-asiáticos < 10%, judeus asquenazes 40%

[a]Painel de genética da Counsyl de abril de 2015.

Distúrbios cromossômicos

Em 1970, apenas aproximadamente 5% dos nascimentos ocorriam em mulheres com mais de 35 anos de idade, aumentando para 10% em 1990. Nos EUA, atualmente, a quantidade de nascimentos em mulheres com mais de 35 anos de idade alcançou quase 15% e, em áreas selecionadas, tais como Manhattan, é de aproximadamente 20% (14). Em 1970, uma gestante de 40 anos de idade típica estava casada há 20 anos e estava tendo o seu quarto filho. Atualmente, a mulher de 40 anos de idade mais provavelmente é uma mulher profissional que está tendo o seu primeiro filho. Não é surpresa que existam diferenças dramáticas na abordagem, incluindo aceitação e tolerância do risco genético, entre a multípara de 40 anos de idade e a primípara de 40 anos de idade.

Uma grande parte da mudança na atitude adveio de melhoras em nossa capacidade de detectar com precisão o estado da saúde genética do feto. Embora a SD represente apenas uma pequena proporção dos distúrbios genéticos sérios observados mundialmente, ela continua a estar na linha de frente da preocupação dos pacientes, uma vez que é o nome que "eles conhecem" (15) (Quadro 10.2).

A eficácia do rastreamento da SD melhorou ao longo de 50 anos, com a utilização de muitas etapas que usam protocolos em evolução. O tema unificado de todos estes avanços tem sido a tentativa de obter uma sensibilidade superior com taxas inferiores de falso-positivos por meio da utilização de uma ou mais de três categorias de técnicas diferentes (testes bioquímicos, US e, atualmente, marcadores moleculares).

Os testes bioquímicos do segundo trimestre disponíveis aumentaram do simples rastreamento com a utilização da AFP-SM no início da década de 1990 para o rastreamento duplo em relação à AFP-SM e à gonadotropina coriônica humana (hCG), rastreamento triplo com a adição de testes em relação ao estriol não conjugado (uE3) e, atualmente, testes quádruplos por meio da adição da inibina A. De meados até o final da década de 1990, houve o início da alteração do foco para o primeiro trimestre, e os melhores marcadores comprovaram ser a proteína A plasmática associada à gravidez (PAPP-A) e a hCG, mas o componente β livre é muito mais eficaz do que a hCG total (16). Os protocolos que surgirão nos próximos poucos anos incluirão alfafetoproteína (AFP), fator de crescimento placentário (PlGF) e possivelmente outros, tendo em vista que são realizadas tentativas de rastreamento simultâneo em relação a diversas aneuploidias, à pré-eclâmpsia e possivelmente ao trabalho de parto pré-termo (17) (Quadro 10.3).

Ao longo dos anos, foi observada uma alteração no padrão de indicações para o diagnóstico cromossômico pré-natal. Em geral, a indicação mais comum para o aconselhamento genético e o diagnóstico pré-natal ainda é o risco de aneuploidia não disjuncional com origem na "idade materna avançada", que ainda é definida como sendo de 35 anos de idade ou mais no parto, ou a apresentação de um risco equivalente àquele. Outras indicações "clássicas" para a avaliação do cariótipo fetal incluem uma descendência afetada anterior e um rearranjo estrutural equilibrado de cromossomos parentais (18) (Quadro 10.4).

Nas décadas de 1980 e 1990, o aumento do uso do rastreamento sérico bioquímico e do rastreamento ultrassonográfico em relação às anomalias cromossômicas fetais identificou mais pacientes jovens de risco. Anteriormente, mulheres gestantes jovens eram consideradas de baixo risco para uma aneuploidia fetal meramente com base na idade, mas os resultados positivos do rastreamento atualmente possibilitam que elas optem por testes diagnósticos pré-natais. Diversas combinações de rastreamentos séricos duplos, triplos ou quádruplos (multiplicados pelo risco *a priori* da

QUADRO 10.2
Defeitos ao nascimento em todo o planeta.

Defeitos cardíacos congênitos	1.040.835
Defeitos do tubo neural	323.904
Distúrbios da hemoglobina	307.897
Síndrome de Down	217.293
G6-PD	177.032

De Christianson A, Howson CP, Modell B. *Global report on birth defects*. White Plains, NY: March of Dimes Birth Defects Foundation, 2006.

QUADRO 10.3
Protocolos de rastreamento da síndrome de Down nos últimos 50 anos.

Método	Componentes	Período de tempo	Sensibilidade	TFP[a]
Idade materna	Data de nascimento	Década de 1960-presente	35%	15%
AFP-SM baixa + idade	AFP	Década de 1980	50%	Aproximadamente 5%
Duplo	AFP/hCG	Década de 1990	55%	Aproximadamente 5%
Triplo	AFP/hCG/estriol	Década de 1990	60%	Aproximadamente 5%
Quádruplo	AFP/hCG/estriol/inibina	Década de 1990/2000	65%	Aproximadamente 5%
TN	Medições por US	Década de 1990-presente	60%	Aproximadamente 5%
Combinados	β-hCG livre/PAPP-A/TN	2000-presente	85%	Aproximadamente 5%
Sequencial	Combinados + quádruplo	2000-presente	85 a 90%	Aproximadamente 5%
DNA fetal livre	Sequenciamento/direcionado	Desde 2011	98%	0,2 a 1%

[a]Taxa de falso-positivo.

sua idade materna) selecionaram um subgrupo de pacientes, entre as quais aproximadamente 65% das concepções cromossomicamente anormais foram identificados. Com a utilização de um corte do risco em relação a uma aneuploidia fetal igual àquele dos 35 anos de idade, aproximadamente 5% das pacientes gestantes jovens apresentariam um teste de rastreamento positivo, e aproximadamente 1 em 50 amniocenteses realizadas por esta indicação revelariam um concepto cromossomicamente anormal (19). Atualmente, no segundo trimestre, marcadores sonográficos em relação a anomalias cromossômicas fetais são observados em 3 a 5% das gestações (20) e são outra indicação para a cariotipificação fetal (21,22). Benacerraf et al. desenvolveram um sistema de escala no qual uma escala de "2", independentemente da idade materna, era suficientemente alto para recomendar estudos diagnósticos (cariótipo por amniocentese). Houve modificações ao longo dos anos, mas os princípios permanecem (Quadro 10.5).

Também existem muitos marcadores "leves" à US, que por vezes foram associados ao aumento do risco, mas cujas estatísticas não são adequadas para que eles se tornem incorporados ao uso de rotina. Infelizmente, a ausência de compreensão sobre o que os referidos marcadores leves podem e, mais importante, não podem indicar levou a uma diversidade de ações por erro médico infundadas, com a reivindicação de que os pacientes obtiveram uma "clara indicação" para uma amniocentese quando não havia estudos apropriados que demonstrassem o real aumento do risco associado ao achado à US em particular (23). Meramente porque um determinado achado apresenta uma ocorrência estatística razoavelmente superior associada a um determinado desfecho não significa que é razoável, ou custo-efetivo, alterar o plano de cuidado da paciente. Em média, pode haver mais possíveis desfechos deletérios da realização de procedimentos adicionais com pacientes de alto risco incorretamente rotuladas do que problemas fetais reais identificados.

QUADRO 10.4
Indicações de diagnóstico pré-natal.

Aumento do risco de anomalias cromossômicas

    Idade materna avançada

    Já deu à luz filho com anomalias cromossômicas

    Translocação ou inversão equilibrada parental

    Diagnóstico de malformações ou anomalias fetais por US

    Rastreamento bioquímico e por US anormal

Já deu à luz a filho com DTN

Os genitores são portadores de um traço genético mendeliano

O único avanço conceitual mais importante no diagnóstico pré-natal da SD nas últimas duas a três décadas foi a compreensão de que a visualização, à US, da TN fetal era um marcador muito poderoso da SD, quando realizada corretamente (24). Tendo em vista que havia um histórico significativo na literatura da avaliação tecnológica sobre as falhas na expansão do uso de técnicas-piloto de sucesso para a prática clínica de rotina na medida em que a tecnologia surgia (25), organizações tais como a Fetal Medicine Foundation (FMF) em Londres e posteriormente o programa de Revisão de Qualidade da Translucência Nucal da Society for Maternal-Fetal Medicine (SMFM) deram início a programas de avaliação da qualidade e credenciamento (26). Estes programas foram planejados para minimizar a probabilidade de medições, por US, de qualidade inadequada que impactassem a precisão

QUADRO 10.5
Sistema de escore de Benacerraf modificado.

Classificação ajustada para o índice de escore por US

Marcador leve	• Fêmur curto • Cisto de plexo corioide • Pieloectasia • Foco intracardíaco ecogênico
Marcador importante	• Anomalias estruturais importantes • Espessura da prega nucal • Bexiga hiperecoica • Úmero curto

Comparação do índice de escore por US e da técnica com base na razão de probabilidade para a classificação de distúrbio detectado por US

Grupos	Índice de escore por US	Técnica com base na razão de probabilidade
Nenhum marcador	0	0,4
Marcador leve		
Fêmur curto	1	1,5
Cisto de plexo corioide	1	0
Pieloectasia	1	1,5
Foco intracardíaco ecogênico	1	1,8
Bexiga hiperecoica	1	6,7
Úmero curto	1	5,1
Marcador importante		
Anomalias estruturais importantes	2	25
Espessura da prega nucal	2	11

do algoritmo para a avaliação do risco e, portanto, reduzissem a sensibilidade e a especificidade do teste por US. O treinamento credenciado melhorou os desfechos dos testes por US em algum grau, e o surgimento de conceitos, tais como os "Riscos Ajustados ao Desempenho", que incorporam o desempenho do provedor individual no cálculo da "razão da probabilidade" para os pacientes, pode melhorar a detecção em até 3%. Três por cento no nível nacional é uma enorme contribuição (27).

O fundamento do rastreamento durante os últimos 15 anos tem sido o rastreamento "combinado" do primeiro trimestre, que inclui β-hCG livre, PAPP-A e rastreamento por US em relação à TN. A experiência com muito mais de um milhão de pacientes demonstrou que, quando os parâmetros bioquímicos são medidos adequadamente e a US é realizada e interpretada com o controle de qualidade e as medidas de avaliação adequadas, o rastreamento combinado consegue identificar aproximadamente 85% das gestações com SD (16).

As gestações com aumento nas medições da TN e cariótipos normais representam um grupo de risco distinto. Foram observadas mais de 100 condições genéticas nos referidos casos – as mais comuns das quais são as anomalias cardíacas e a síndrome de Noonan (28). Acreditamos que deve ser oferecido a todas as pacientes com medições da TN superiores a 3 mm (alguns dizem 3,5 mm) um ecocardiograma fetal para a pesquisa em relação a anomalias cardíacas, mesmo se o exame da anatomia de 20 semanas for normal. Também é provável que, com o aumento da utilização da análise do *microarray* cromossômico (MAC), seja demonstrado que alguns casos com aumento da TN apresentam deleções ou duplicações não reconhecidas anteriormente (29).

Rastreamento pré-natal não invasivo

O "santo graal" do rastreamento pré-natal foi, durante décadas, o conceito de que as células fetais podem ser obtidas a partir de uma amostra de sangue materno, evitando, portanto, a necessidade e o risco de um procedimento diagnóstico invasivo em relação à aneuploidia (30). O tecido trofoblástico ectópico em mulheres gestantes tem sido documentado desde o final da década de 1890, quando os referidos tecidos foram observados nos pulmões de mulheres que morreram em virtude de eclâmpsia. Na década de 1990, o enfoque estava nos métodos para a separação das raras células fetais (talvez 1/10.000.000) na circulação. Diversos artigos e um grande estudo clínico patrocinado pelo NIH (NIFTY) exploraram diversas estratégias de separação (separação celular ativada por fluorescência e com ativação magnética), mas, ao final, as tecnologias não eram suficientemente substanciais para possibilitar que as células fetais no sangue materno surgissem como uma abordagem de rastreamento viável (30).

Em 1997, Lo e Wainright (31) patentearam e publicaram um método para a coleta do DNA paterno, sua amplificação e utilização para o diagnóstico do sexo fetal. Ao longo dos anos, houve uma diversidade de tentativas de abordagens, por exemplo, utilização de reação em cadeia de polimerase (PCR) digital do DNA e RNA e diferenças da metilação. Estas abordagens tentaram, com sucesso inadequado, investigar o DNA fetal livre (ffDNA) de modo confiável (32). Desde 2011, a principal abordagem tem sido a utilização do sequenciamento de nova geração (NGS), também denominado sequenciamento *shotgun* paralelo em massa (SSPS), no qual a amplificação do DNA é realizada milhões de vezes simultaneamente com o uso de sondas de aproximadamente 36 pares de bases, o que proporciona uma especificidade suficiente para identificar com precisão de qual cromossomo deriva o excesso de fragmentos. Em geral, o genoma é interrogado mais de cem vezes, de modo que existe poder suficiente para determinar, de modo confiável, as concentrações relativas dos fragmentos de DNA em relação a uma determinada região cromossômica, em comparação às concentrações esperadas (33-35). Por exemplo, o cromossomo 21 normalmente abrange aproximadamente 1,32% do DNA do genoma. Se fossem observados aproximadamente 2%, então seria possível concluir prontamente que haveria uma trissomia em relação ao cromossomo 21. Entretanto, obviamente não é realisticamente possível obter uma amostra não invasiva que seja exclusivamente fetal. Portanto, a quantidade de sondas cromossômicas do feto é figurativamente imersa no DNA materno, de modo que o aumento percentual real é de aproximadamente 0,1%. Entretanto, ao contar o genoma mais de 100 vezes com a utilização da abordagem SSPM de sequenciamento *shotgun* paralelo múltiplo, a confiabilidade melhora significativamente.

Além disso, com qualquer parâmetro, sempre existe uma curva em formato de sino das contagens que são passíveis de ser tratadas como uma medida paramétrica. Como tal, o algoritmo observa o desvio padrão (DP) das contagens e considera os valores além de 3+ o DP como sendo anormais. Com o SSPS, isto é feito em relação a todos os cromossomos. Para a sonda direcionada ou os protocolos de sequenciamento direcionados, apenas os cromossomos de interesse são interrogados (34). Naqueles casos "de risco", em seguida são oferecidos procedimentos diagnósticos, tais como amniocentese ou biopsia de vilosidades coriônicas (BVC) para a confirmação; estas técnicas podem produzir tanto falso-positivos quanto falso-negativos. O exame por imagem por US pode ou não ser consistente com a anormalidade. É importante reconhecer que, embora a literatura relate sensibilidades que se aproximam de 99% em relação à SD, uma sensibilidade de 99% NÃO é um valor preditivo positivo de 99% (36).

É um dogma estatístico bem reconhecido que, embora a sensibilidade e a especificidade não variem com a prevalência, os valores preditivos variam (37). Portanto, enquanto em uma mulher de 40 anos de idade com um rastreamento SD+ cffDNA a probabilidade de realmente ter um feto com SD possa ser de 70+ ou tanto, em mulheres mais jovens a probabilidade é muito inferior. Por exemplo, se houver uma sensibilidade de 99% e uma especificidade de 99% (1% de falso-positivos) em uma mulher de 26 anos de idade, o valor preditivo positivo real pode ser tão baixo quanto de 11%. Isto seria comparável a uma medição da TN de 3 mm à US. Após diversos anos de preocupação após a introdução das medições da TN, atualmente é razoavelmente bem compreendido que este achado é apenas um indicador das probabilidades, e não uma resposta definitiva (Figura 10.3).

Os debates de políticas de saúde pública sobre a introdução dos métodos de rastreamento com ffDNA serão muito difíceis, tendo em vista que os custos em relação a estes métodos se aproximam dos reembolsos totais do Medicaid em muitas jurisdições para a atenção aos 9 meses, incluindo o trabalho de parto e o parto (38). Serão necessárias avaliações de custo direto, incluindo as economias com as gestações com problemas sérios que são interrompidas, para determinar uma verdadeira razão de custo/benefício financeiro. Finalmente, acreditamos que, para o rastreamento na população mais jovem e de baixo risco, deve ser desenvolvido um protocolo contingente, de modo que as pacientes de mais alto

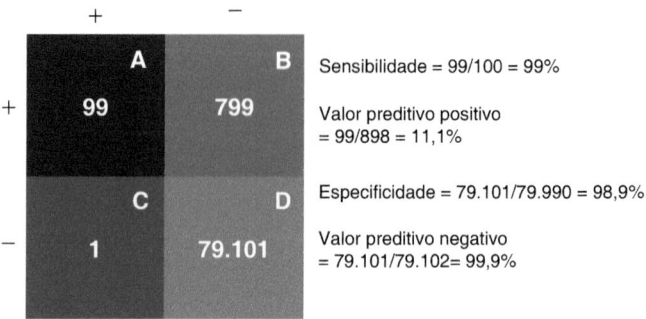

Figura 10.3 A sensibilidade e os valores preditivos positivos podem ser muito diferentes.

risco sejam encaminhadas imediatamente para a BVC, aquelas com risco mais baixo não realizem rastreamentos adicionais, e uma pequena porcentagem do grupo intermediário seja submetida à análise com ffDNA para a sua inserção nos grupos de alto ou baixo risco.

PROCEDIMENTOS DIAGNÓSTICOS PRÉ-NATAIS

Introdução

Procedimentos invasivos para o diagnóstico pré-natal de doenças fetais estão disponíveis durante toda a gestação, a partir da concepção. As tecnologias de reprodução assistida (TRA) possibilitam o diagnóstico (ou a exclusão) de diversos distúrbios no embrião de quatro a oito células, antes da implantação.

O diagnóstico pré-natal exige a avaliação direta do tecido fetal. Desde o final da década de 1960, isto tem sido possível por meio da aspiração do líquido amniótico (LA). Com início na década de 1980, as vilosidades coriônicas têm sido obtidas por meio da via transcervical ou transabdominal. Outros tecidos, tais como pele, músculo e fígado, e sangue fetal, têm sido obtidos ocasionalmente para aqueles diagnósticos que não podem ser alcançados com amostras de LA ou vilosidades. Consideramos estes procedimentos uma continuidade de abordagens, em vez de entidades distintas, que são independentes umas das outras (39) (Quadro 10.6).

Procedimentos invasivos para o diagnóstico de distúrbios genéticos fetais têm estado disponíveis desde que as técnicas para a cultura e a cariotipificação de fibroblastos do LA foram desenvolvidas (40) no final da década de 1960 até o início da década de 1970. O primeiro diagnóstico de uma anomalia cromossômica fetal por meio de amniocentese (41) foi seguido, pouco após, pelo diagnóstico de uma deficiência enzimática em células do LA (42). Em seguida, estudos colaborativos estabeleceram a segurança e a precisão da amniocentese no trimestre intermediário, o que se tornou uma parte rotineira do cuidado pré-natal em pacientes de alto risco e o padrão-ouro ao qual outros procedimentos para o diagnóstico pré-natal são comparados (42). Entretanto, uma importante desvantagem da amniocentese é que os resultados normalmente não estão disponíveis até tardiamente no segundo trimestre, em geral de 17 a 20 semanas de gestação, período no qual a gravidez está muito visível, a mãe sentiu o bebê se movimentar, o processo de ligação está acelerado e a consideração sobre a interrupção é mais onerosa emocional e fisicamente do que mais inicialmente na gestação (43). Melhoras nos equipamentos de ultrassonografia e o aumento da experiência nos procedimentos guiados por US possibilitaram que os médicos, na década de 1980, tentassem o diagnóstico pré-natal no primeiro trimestre, com a introdução da BVC e em seguida da amniocentese precoce. Estes desenvolvimentos técnicos foram respaldados e reforçados pelo aumento da preferência, por parte das pacientes, pelo diagnóstico pré-natal do primeiro trimestre, primariamente a partir da perspectiva de ter "privacidade" nas suas decisões, ou seja, elas poderiam obter uma resposta antes que estivesse fisicamente óbvio de que elas estavam gestantes (44). Na década de 1980, a BVC normalmente era realizada entre nove e 10 semanas, mas atualmente ela é mais comumente realizada entre 11,5 e 13 semanas de gestação, de modo que uma medição da TN pode ser realizada no mesmo US.

A precisão e a segurança da BVC são razoavelmente comparáveis àquelas da amniocentese do trimestre intermediário (45,46), e as preocupações de que o procedimento pudesse causar defeitos por redução dos membros fetais demonstraram não ser justificadas (47). Dados recentes sugerem que a BVC pode ser mais segura do que a amniocentese do trimestre intermediário (48). Uma alternativa à BVC foi oferecida pela amniocentese precoce, realizada entre 10 e 14 semanas de gestação, mas esta técnica foi amplamente abandonada, tendo em vista que, apesar do entusiasmo inicial com o método com base na sua segurança comparativa em comparação à BVC, em virtude do alegado aumento na incidência de defeitos por redução dos membros fetais pela BVC (49), a amniocentese precoce foi subsequentemente associada ao extravasamento de LA, que leva ao pé torto congênito (50). Ironicamente, o procedimento "seguro" apresentava muito mais riscos do que o procedimento "arriscado".

Amniocentese

Há muito se reconhece que os procedimentos diagnósticos pré-natais devem ser realizados por um obstetra treinado e com experiência no procedimento e que ele deve ser precedido pelo aconselhamento genético (51,52), no qual a genealogia da família e o risco genético são avaliados, e as vantagens, as limitações e os riscos dos procedimentos relevantes são explicados.

Um exame por US detalhado deve avaliar a idade gestacional, o volume de LA e a localização fetal e placentária, e incluir um exame anatômico em relação às malformações fetais (51). O tipo sanguíneo e o estado de anticorpos da mãe devem ser conhecidos antes da amniocentese, e mulheres Rh-negativas com rastreamento de anticorpos negativo com um pai do bebê que sabidamente é Rh positivo ou desconhecido devem receber imunoprofilaxia para Rh (RhoGAM®) após o procedimento (52). Historicamente, acreditava-se que em pacientes Rh-negativas, o trajeto selecionado da agulha deveria evitar a placenta, se razoavelmente possível. Entretanto, não hesitamos em passar pela placenta para alcançar uma bolsa de LA, se esta for a melhor abordagem.

QUADRO 10.6

Opções de rastreamento e testes em 2014.

Opções	Método	Sensibilidade	Taxa de falso-positivo	Nenhuma resposta	Detecção	Subcromossômico
Rastreamento	Combinado do 1º TM (B livre, PAPP-A, TN)	84%	Aproximadamente 5%	< 1%	Trissomias do 21, do 18, do 13	Não
	Combinado do 1º TM (total, PAPP-A, TN)	80%	Aproximadamente 5%	< 1%	Trissomias do 21, do 18, do13	Não
	Quádruplo do 2º TM	65%	Aproximadamente 5%	< 1%	Trissomias do 21, do 18, do 13	Não
	NIPS	98%	0,5 a 1%	2 a 8%	Trissomias do 21, do 18, do 13	Não
			Taxa de perda			
Testes	BVC	Aproximadamente 100%	1/400	Aproximadamente 0,2%	Cariótipo total	*Microarray* – sim
	Amniocentese	Aproximadamente 100%	1/400	Aproximadamente 0,2%	Cariótipo total	*Microarray* – sim

TM, trimestre.

Após o preparo estéril da pele, alcançamos a cavidade amniótica pela via transabdominal, normalmente com uma agulha vertebral 20 G de 3,5 polegadas de comprimento. Por vezes, são necessárias agulhas mais longas. A agulha, que é segurada com uma mão, com um dedo sobre o estilete, deve ser inserida suavemente, em um movimento único e rápido, dentro da bolsa de LA. Preferimos usar a agulha 20 G com 15 semanas e posteriormente, tendo em vista que o procedimento pode ser realizado significativamente mais rápido do que com a agulha 22 G. Embora seja essencialmente impossível comprovar, acreditamos que uma importante consideração na segurança dos procedimentos fetais é a velocidade. A agulha maior possibilita uma duração do procedimento normalmente inferior a um minuto. O operador experiente deve ser capaz de sentir a agulha entrando na cavidade amniótica com uma alteração súbita na resistência tecidual. A orientação ultrassonográfica em tempo real durante a amniocentese tem sido a rotina desde a década de 1980, tendo em vista que reduz a frequência de múltiplas inserções da agulha, punções sanguinolentas, traumatismo, drenagem e falha na obtenção do LA (53,54).

Quando a ponta da agulha, observada à US como uma mancha brilhante, é inserida satisfatoriamente na bolsa de LA, o estilete é removido e uma seringa de 3 a 5 mℓ é anexada. Os primeiros 2 a 3 mℓ de líquido são aspirados e descartados, com a finalidade de minimizar o risco de contaminação com células maternas coletadas a partir do trajeto da agulha. Normalmente, 20 mℓ de LA são coletados em seguida para dentro da seringa, transferidos para tubos estéreis e transportados, à temperatura ambiente, até o laboratório para o processamento. (Antes de 15 semanas de idade gestacional, é coletado 1 mℓ/semana de gestação.) Se múltiplos estudos estão sendo realizados, tais *microarray* ou outros testes de DNA, até 30 mℓ podem ser obtidos se o feto tiver mais de 16 semanas de gestação (55).

As pacientes são liberadas após a documentação da viabilidade fetal por US. Após a amniocentese, recomendamos abstenção de atividades sexuais e exercícios intensos por 2 ou 3 dias, mas não acreditamos que o repouso no leito ou grandes limitações das atividades rotineiras façam alguma diferença. As pacientes também são instruídas a relatar imediatamente sinais de infecção, sangramento vaginal intenso, extravasamento de LA e contrações uterinas regulares.

Gestações múltiplas

Com os tratamentos para a infertilidade, os nascimentos múltiplos nos EUA triplicaram para aproximadamente 3% dos nascimentos e representam uma porcentagem ainda maior de pacientes que compareçam para o diagnóstico pré-natal (14). Um terço das gestações múltiplas de ocorrência natural é monozigótico e de aproximadamente todas aquelas com terapias para infertilidade, cerca de 20% dos gêmeos são monozigóticos. Portanto, na maior parte dos casos, é necessária a amostragem separada do LA de ambos os sacos para avaliar corretamente o cariótipo de cada feto. Em geral, a chance de que no mínimo um gêmeo dizigótico apresente um cariótipo anormal é essencialmente o dobro do risco relacionado à idade (55). Entretanto, os riscos dos procedimentos em múltiplos não aparenta aumentar significativamente, provavelmente em virtude de os referidos procedimentos serem desproporcionalmente realizados por subespecialistas (perinatologistas e geneticistas), que em geral apresentam mais experiência e *expertise* (56). Quando a relação anatômica dos sacos e da membrana corioamniótica entre eles é claramente discernível, a amostragem de ambos os sacos com orientação contínua por US em geral é simples.

Historicamente, a injeção de um corante no primeiro saco após a aspiração do LA era considerada um marcador útil (57,58). Nós abandonamos isto. A nossa técnica é, após a obtenção da amostra de um saco, utilizar a seringa de aspiração para retirar outros 5 mℓ de LA e em seguida injetá-lo imediatamente de volta dentro da cavidade. O líquido injetado draga os resíduos na cavidade e cria uma "tempestade de neve", que demarca os diferentes sacos (Figura 10.4).

A AFP do LA anormalmente elevada sem uma causa óbvia, tal como espinha bífida, observável à US, indica a necessidade de teste em relação à acetilcolinesterase (AChE). A combinação de uma AFP do LA anormalmente elevada e uma AChE positiva é associada, na maior parte dos casos, com malformações fetais, ou com a morte fetal. A transferência destes materiais através das membranas pode confundir a interpretação clínica dos resultados da AFP e AChE do LA em gestações gemelares. Resultados da AFP do LA discordantes são mais comuns em gêmeos dizigóticos, talvez em virtude da membrana biamniótica bicoriônica entre os sacos. A AChE é difundida prontamente através das membranas e não pode ser utilizada para determinar qual gêmeo é anormal (59).

Amniocentese "precoce"

A melhora da tecnologia da US, a crescente experiência com a manipulação de agulhas guiada por US e a preferência das pacientes pelo diagnóstico genético mais privado e mais inicial motivaram uma alteração da amniocentese no segundo trimestre em direção a procedimentos mais iniciais, principalmente a BVC. Quando a BVC estava sendo desenvolvida na década de 1980 e a Federal Drug Administration dos EUA limitou gravemente o número de centros que poderiam obter a isenção de dispositivo em investigação para o cateter, muitos centros sentiram-se excluídos e começaram a oferecer a amniocentese "precoce" (AP), que nunca foi definida rigorosamente e que havia sido descrita em relação a procedimentos tão iniciais quanto a partir de 10 semanas até 15 6/7 semanas. Quando a possibilidade de que a BVC pudesse causar defeitos por redução dos membros foi relatada pela primeira vez no início da década de 1990 (47,60), havia um interesse adicional na amniocentese precoce como uma alternativa (61). Entretanto, diversos relatos documentaram um aumento da incidência de pé torto congênito com a AP. Aproximadamente 15% dos procedimentos resultaram em drenagem das membranas com oligoidrâmnio transitório, e em aproximadamente 15% daqueles casos, o pé torto congênito estava presente no recém-nascido. Em geral, o risco total de 1,5% de pé torto congênito era muito alto para ser considerado um risco razoável; portanto, a AP foi amplamente abandonada (62,63).

Segurança e complicações da amniocentese

Múltiplos estudos ao longo das últimas quatro décadas investigaram os riscos da amniocentese (46,64-66). Assim como todos os procedimentos pré-natais, existe uma diversidade de fatores

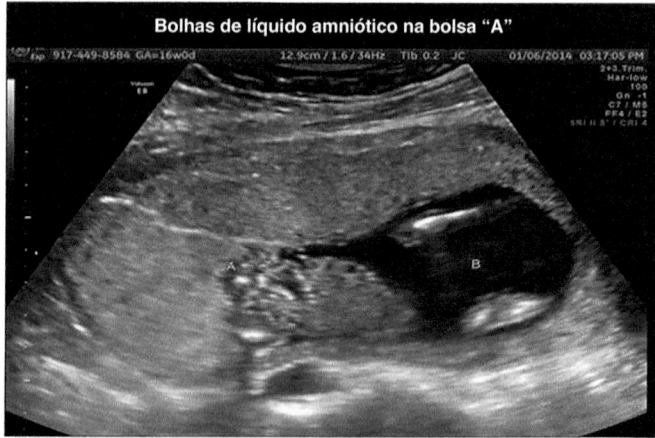

Figura 10.4 Bolhas de líquido amniótico (LA). Após a obtenção da amostra da bolsa "A", 5 mℓ de líquido extra são coletados na seringa e imediatamente injetados de volta no saco, misturando os resíduos no saco e produzindo "bolhas" que delineiam claramente um saco do outro. Após as bolhas, pode agora ser colhida amostra da bolsa "B" clara.

concomitantemente em desenvolvimento que tornam difícil uma avaliação definitiva. Mais importante, existe uma taxa histórica bem compreendida de perda fetal que diminui com o avanço das idades gestacionais, e existe uma correlação dramática entre a idade materna e o risco de perda espontânea. Se os dados forem limitados àqueles fetos sabidamente euploides, a correlação persiste, mas é menos dramática.

O único estudo clínico randomizado da amniocentese *versus* ausência de amniocentese em pacientes de baixo risco foi realizado em meados da década de 1980 por Tabor et al. (64) em Copenhague, que observaram um aumento de aproximadamente 1% na perda da gestação após a amniocentese. Diversos estudos mais recentes sugeriram uma taxa de complicações muito inferior, sendo consenso geral que nas mãos experientes a perda fetal após a amniocentese é aproximadamente 1/300 a 1/350 superior às taxas históricas. O estudo clínico FASTER citado com frequência sugeriu que o risco era tão baixo quanto 1/1.600, mas esta estimativa resultou de um erro na análise estatística (67). O erro adveio da natureza do estudo, no qual os pacientes foram submetidos ao rastreamento da TN do primeiro trimestre, mas todos, com exceção dos riscos mais altos, não foram informados dos seus riscos e continuaram até realizar o rastreamento "quádruplo" do segundo trimestre antes que avaliação do risco fosse realizada. Apenas se, no ponto em que a avaliação do risco foi realizada, a paciente apresentasse uma gravidez viável sem anomalias ao US, uma perda subsequente da gravidez foi contada como uma perda fetal no grupo do estudo. Entretanto, todas as perdas fetais e anomalias à US foram incluídas nos dados do grupo de controle, de modo que os grupos deixaram de ser equivalentes. Quando os grupos foram "nivelados", a diferença real foi de 1/300 (68,69). Uma metanálise por Mujezinovic e Alfierivic (46) demonstrou que as taxas de perda em virtude de amniocentese e BVC eram equivalentes. Dados mais recentes da Dinamarca sugerem que os riscos do procedimento de BVC e amniocentese são os mesmos e que a incidência de complicações em termo tardio de fato é inferior no grupo BVC do que naquelas que realizam uma amniocentese (48).

Complicações maternas, tais como sepse e morte, também são muito raras, mas nunca zero.

Foi relatado traumatismo do feto durante a amniocentese, incluindo lesão em sistema nervoso central e síndrome de banda amniótica (70). Entretanto, a lesão fetal causada pela agulha de amniocentese nunca foi muito comum e atualmente deve ser muito rara, com os procedimentos guiados por US.

Biopsia de vilosidades coriônicas

Desde a introdução da amniocentese na obstetrícia de alto risco na década de 1970, tem havido um desejo constante de realizar os diagnósticos pré-natais tão precoce na gestação quanto possível (2). Em meados da década de 1980, a combinação de exames por imagem por US cada vez mais sofisticados e avanços citogenéticos laboratoriais tornou possível a biopsia de vilosidades coriônicas no primeiro trimestre.

Indicações

Com exceção daquelas pacientes cujo risco primário é em relação a um DTN, virtualmente qualquer paciente consultada no primeiro trimestre que seria considerada uma candidata para a amniocentese também é uma candidata para a BVC (39). A BVC apresenta a vantagem de um diagnóstico mais inicial, o que possibilita uma intervenção mais inicial quando escolhida, e o aumento da privacidade nas opções reprodutivas das pacientes. Os desenvolvimentos no rastreamento, principalmente no protocolo combinado do primeiro trimestre de β-hCG livre, PAPP-A e TN, significam que a maioria das gestações com SD, por exemplo, pode ser identificada no primeiro trimestre. Acreditamos que não é aceitável identificar, de modo rotineiro, o alto risco no primeiro trimestre e em seguida forçar a paciente a aguardar por 1 mês por uma amniocentese quando uma BVC pode proporcionar a resposta muito antes.

Na década de 1980, em geral programávamos as pacientes de BVC para serem avaliadas com aproximadamente 10 semanas após a data da sua última menstruação (DUM). Com o desenvolvimento (a) do rastreamento da TN, que não pode ser realizado de modo confiável até aproximadamente 12 semanas de gestação e, (b) em menor grau, a preocupação a respeito dos defeitos por redução dos membros (DRM), que comprovaram ser infundados, atualmente realizamos a BVC de rotina em aproximadamente 12 semanas. Se for observada uma anormalidade, a paciente pode optar pela interrupção por meio do método de sucção, mais seguro, mais fácil, mais rápido e menos dispendioso, que pode ser utilizado no primeiro trimestre. As técnicas de interrupção do segundo trimestre são mais dispendiosas, apresentam taxas de complicações mais altas e ocorrem sem privacidade, tendo em vista que o estado de gestante da paciente normalmente se tornou óbvio neste período (39).

Gestações múltiplas

Rotineiramente realizamos a BVC em gestações múltiplas, tendo em vista que acreditamos fortemente que a BVC apresenta vantagens significativas sobre a amniocentese. Quando as pacientes optam pela redução embrionária, seja em virtude de uma anormalidade fetal diagnosticada ou em virtude do aumento dos riscos de anormalidades associadas aos múltiplos, a redução embrionária apresenta uma estatística de morbidade e mortalidade muito melhor quando realizada no primeiro trimestre do que posteriormente. Atualmente realizamos a BVC com análise por meio de hibridização *in situ* com fluorescência (FISH) durante a noite, seguida pela redução embrionária na tarde seguinte, em aproximadamente 85 a 90% dos nossos casos de redução (71).

As localizações placentárias e fetais devem ser observadas meticulosamente, com a finalidade de evitar a amostragem duas vezes de um gêmeo e de absolutamente nenhuma do outro (Figura 10.5). Mesmo assim, sempre existe um pequeno risco de contaminação cruzada das amostras. Os médicos precisam ser experientes nas abordagens transabdominal (TA) e transcervical (TC), para maximizar a capacidade de obter amostras e minimizar a chance de contaminação cruzada. Além disso, os médicos precisam se assegurar que estão de fato obtendo as amostras da placenta de um "gêmeo evanescente", que pode ocorrer em até 3% das gestações e que mais provavelmente apresenta anormalidades cromossômicas (71,72).

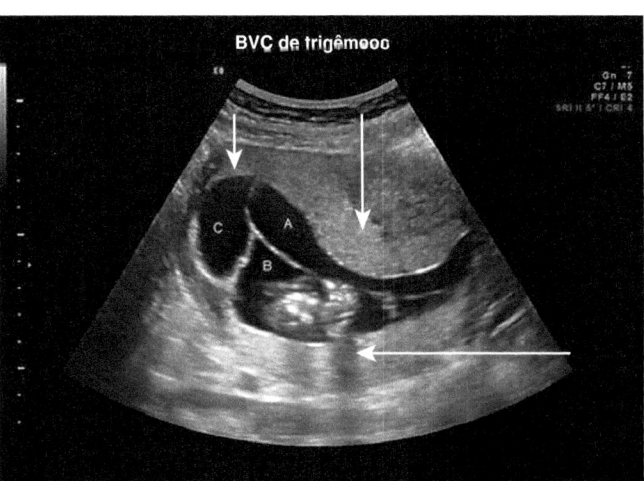

Figura 10.5 Múltiplas BVC. A *seta na horizontal* mostra a placenta "B" posterior, que é alcançada por via transcervical. As *setas na vertical* mostram o trajeto das agulhas de BVC transabdominal das placentas "A" e "C". A célula placentária aparenta ser pequena apenas porque a ilustração demonstra apenas uma pequena parte dela.

Após o aconselhamento, a US confirma a viabilidade fetal. Na nossa experiência, descobre-se que aproximadamente 2% das pacientes apresentam um ovo cego ou morte embrionária/fetal (73,74). As discordâncias no tamanho fetal também devem ser observadas. De preocupação significativa é o feto menor do que o esperado, até mesmo no primeiro trimestre. Observamos que os referidos fetos apresentam aumento do risco de aneuploidia (75) e os referidos casos merecem uma BVC para acelerar o diagnóstico.

Em geral, a localização placentária determina se a abordagem será TC ou TA. Para a maior parte dos casos, esta decisão será simples. Se a placenta for de inserção baixa, posterior, ou prévia, uma abordagem TC é apropriada (72). A BVC é de realização relativamente fácil nestes casos e pode ser tentada por estagiários sob supervisão. Na medida em que a posição placentária se move para cima ou para a lateral, ou se o útero for retrovertido, ou se existirem fibroides, por exemplo, a BVC TC é tecnicamente mais desafiadora. A placenta com frequência pode ser manobrada para uma configuração mais horizontal (TC) ou vertical (TA) por meio da manipulação criteriosa do volume da bexiga e com a utilização do cabo do espéculo para alterar o ângulo do canal cervical. Se a placenta for anterior e funda, normalmente é indicada uma abordagem abdominal. Grandes hematomas subcoriônicos e fibroides devem ser evitados, se possível, e por vezes ditam a abordagem. Em geral, a abordagem TC exige mais experiência do que a TA. Na nossa experiência, tanto a TA quanto a TC são claramente indicadas em aproximadamente 40% dos casos; nos 60% remanescentes, qualquer abordagem pode ser utilizada (72).

Na nossa experiência, a maior parte das pacientes das culturas "ocidentais" prefere uma experiência semelhante a um "papanicolaou" do que um procedimento TA. Apenas as pacientes de culturas muito conservadoras, para as quais o exame de uma mulher por um médico do sexo masculino é problemática, automaticamente preferem a abordagem abdominal. Em gestações múltiplas, a amostragem com ambas as abordagens é rotineira.

Outros fatores devem ser considerados antes de se tentar a BVC. Para pacientes com histórico de herpes simples genital ou uma infecção recente por estreptococos do grupo B (EGB), os referidos casos devem ser individualizados; o risco pequeno mas teórico de introdução de uma infecção nos tecidos fetoplacentários deve ser discutido com a paciente. Embora a cultura de rotina não seja recomendada, a BVC TA, BVC TC, ou amniocentese normalmente é oferecida até mesmo quando um risco significativo de EGB ativo está presente (76).

A BVC TA também tem sido aplicada com sucesso no segundo e no terceiro trimestres para o diagnóstico pré-natal, com resultados comparáveis à amniocentese e provavelmente associada a um risco menor de perda da gravidez do que com a cordocentese. A principal vantagem da BVC tardia é a possibilidade de obtenção de resultados rápidos em situações nas quais as referidas informações são necessárias para decisões a respeito do modo e do momento do parto, da interrupção da gravidez, ou da terapia fetal. As referidas situações incluem o diagnóstico ultrassonográfico tardio de anomalias fetais no segundo trimestre, próximo ao limite legal da idade gestacional após a qual a interrupção da gravidez deixa de ser possível. A BVC tardia também oferece uma vantagem distinta sobre a cordocentese em casos complicados por oligoidrâmnio. A disponibilidade pré-natal do cariótipo fetal em gestações complicadas por restrição do crescimento intrauterino (RCIU) grave ou anomalias fetais pode influenciar o tipo de parto; o manejo da asfixia fetal intraparto, que é um fenômeno comum em fetos com anomalias cromossômicas; ou a decisão por uma intervenção cirúrgica dentro das primeiras horas após o nascimento (72).

Segurança da BVC

Para o diagnóstico no primeiro trimestre, a BVC TA ou a BVC TC é o método de escolha preferido, enquanto a AP carrega um risco significativo de perda fetal e malformações fetais. Ambos os métodos TC e TA são necessários para uma abordagem mais completa, prática e segura para o diagnóstico no primeiro trimestre.

No início da década de 1990, foi sugerido que a BVC pode estar associada a malformações fetais específicas, em particular DRM (47,60). Atualmente, com base nos dados publicados, está claro que não existe aumento do risco em relação a DRM ou qualquer outro defeito ao nascimento quando a BVC é realizada com mais de 70 dias de gestação. Existe um risco mínimo entre 8 e 9 semanas e um risco de aproximadamente 1% de defeitos por redução dos membros se o procedimento for realizado entre 24 e 42 dias pós-fertilização (DUM de 6 a 7 semanas) (72).

Acurácia dos resultados citogenéticos da BVC

Uma importante preocupação com todos os procedimentos diagnósticos pré-natais é a possibilidade de discordância entre o diagnóstico citogenético pré-natal e o cariótipo fetal real. Com a BVC, estas discrepâncias podem ocorrer tanto em virtude de contaminação pelo tecido materno, quanto em virtude de diferenças biológicas verdadeiras entre o tecido extraembrionário (*i. e.*, placenta) e o feto. Felizmente, foi demonstrado na década de 1980 que a avaliação genética das vilosidades coriônicas proporciona um alto nível de acurácia, particularmente a respeito do diagnóstico de trissomias comuns (45,77). Erros clínicos ou interpretação errônea são raros, e a necessidade de repetição do exame continua a diminuir na medida em que são obtidos mais conhecimentos a respeito das características das vilosidades coriônicas. Hoje, aproximadamente 0,5% dos casos de BVC apresentam um achado ambíguo, que exige confirmação adicional por meio de amniocentese (78). Em geral, a BVC é associada a uma baixa taxa de contaminação por células maternas ou anormalidades cromossômicas confinadas à placenta, conforme será descrito a seguir (79).

Mosaicismo confinado à placenta

O mosaicismo ocorre em aproximadamente 1 a 2% de todas as amostras de BVC (77-79) e é confirmado no feto em 10 a 40% destes casos. Contrariamente, o mosaicismo em células do LA é observado em apenas 0,1 ou 0,3% das culturas, mas quando é observado, é confirmado no feto em aproximadamente 70% dos casos (77-79). Sabidamente as discrepâncias fetoplacentárias ocorrem em virtude de as vilosidades coriônicas serem compostas por uma combinação de tecido extraembrionário de diferentes fontes, que se tornam separados e distintos daqueles do embrião nos estágios iniciais do desenvolvimento. Especificamente, no blastocisto de 32 a 64 células, apenas três a quatro blastômeros se diferenciam na massa celular interna (MCI), que forma o embrião, o centro mesenquimal das vilosidades coriônicas, o âmnio, o saco vitelino e o córion, enquanto o restante das células se tornam os precursores dos tecidos extraembrionários (77-79).

Uma aberração cromossômica que não envolve a linhagem celular fetal produzirá um mosaicismo confinado à placenta (MCP), no qual o trofoblasto e talvez o mesoderma extraembrionário possam demonstrar células aneuploides, mas o feto é euploide.

Outro desfecho adverso que pode estar associado ao MCP é aquele da dissomia uniparental (DUP). Na DUP, ambos os cromossomos de um determinado par são herdados de um único progenitor, em vez de um de cada. A DUP resulta quando o embrião trissômico original é "resgatado" pela perda do cromossomo extra. Tendo em vista que embriões trissômicos apresentam dois cromossomos de um dos progenitores e um do outro, existe uma chance teórica em três de que os dois cromossomos remanescentes tenham origem no mesmo progenitor, levando à DUP. Isto pode ter consequências clínicas se o cromossomo envolvido ancora genes impressos cuja expressão varia de acordo com o progenitor de origem, ou se os dois cromossomos remanescentes carregam um gene recessivo mutante, criando um estado homozigoto. Em geral, a DUP tem sido relatada em relação a quase todos os pares cromossômicos, embora as consequências clínicas tenham sido observadas principalmente em casos que envolvem cromossomos específicos (*i. e.*, cromossomos 2, 6, 7, 10, 11, 14, 15, 16, 20) e dependendo do progenitor de origem (80).

Quando as discordâncias entre os cariótipos das células da BVC e do LA foram apreciadas pela primeira vez na década de 1980, elas foram interpretadas como um "problema" da BVC. Atualmente percebemos que, de fato, elas representam uma oportunidade de identificar questões reais, tais como a DUP, que podem apresentar um impacto clínico significativo que de outro modo não seria detectável.

Biopsias de tecido

As biopsias de fígado e músculo fetal ainda são periodicamente necessárias, quando as análises moleculares simples de amniócitos ou vilosidades coriônicas são insuficientes para o diagnóstico. As biopsias são indicadas apenas na ausência de outras alternativas, tendo em vista que o risco de perda da gravidez associado a estes procedimentos invasivos é significativo. Por exemplo, desenvolvemos a biopsia de músculo fetal para casos raros de distrofia muscular de Duchenne (DMD), quando a análise molecular de trofoblastos, amniócitos ou leucócitos fetais não foi diagnóstica, e os estudos familiares não foram informativos. Realizamos diversas biopsias de músculo fetal *in utero* em meados do segundo trimestre para avaliar os níveis de distrofina nos mioblastos por meio de hibridização *in situ* (81,82). A ausência de distrofina sugere um feto afetado. A técnica utiliza uma agulha de biopsia renal, na qual o trocarte inteiro é inserido dentro do músculo glúteo fetal, o trocarte é estendido, e em seguida o acionador é puxado, criando uma biopsia centralizada (Figura 10.6). As amostras de músculo são rapidamente congeladas com gelo seco para o armazenamento e o envio.

A biopsia de fígado fetal pode ser realizada em relação a determinadas deficiências enzimáticas raras. Por exemplo, em um tipo de glicogenólise, a glicose-6-fosfatase está diminuída; esta enzima é expressa apenas no fígado e no rim fetal. Na ausência de técnicas de DNA diretas, a única opção disponível para o diagnóstico pré-natal é a biopsia do fígado fetal, no qual a atividade da glicose-6-fosfatase pode ser medida. A biopsia de fígado fetal também é aplicável em casos raros de deficiência de ornitina transcarbamilase, nos quais os estudos familiares não são informativos, e deleções conhecidas não podem ser detectadas (83,84). Ao longo do tempo, o uso da maior parte destes procedimentos continuará a diminuir, e o diagnóstico pré-natal de virtualmente todos os distúrbios genéticos derivados do DNA será realizado por meio de análise molecular, incluindo alguns distúrbios mitocondriais que podem ser passíveis de diagnóstico pré-natal.

As biopsias de pele fetal foram desenvolvidas originalmente para diagnosticar distúrbios dermatológicos, tais como epidermólise bolhosa letal. Mais recentemente, observamos que a biopsia de pele é uma alternativa melhor para a resolução de discordâncias entre os resultados da BVC e amniocentese do que a cordocentese (84). Algumas trissomias, tais como do 12 e 20, não são detectadas no sangue fetal, e o cromossomo 8 é variável (85). A técnica é a mesma da biopsia de músculo fetal, com a exceção de que o trocarte é estendido antes da penetração da pele, de modo que a biopsia inclui a pele.

Cordocentese

A cordocentese tem sido realizada desde a década de 1980 para múltiplas indicações. Assim como as biopsias de tecido, o seu uso aumentou e em seguida diminuiu dramaticamente. Freda e Adamsons originalmente tentaram avaliar o sistema vascular do feto para o tratamento da isoimunização Rh por meio de histerotomia e exposição fetal (86). Este método logo foi abandonado, em virtude do risco inaceitavelmente alto para a mãe e o feto.

Daffos *et al.* (87) introduziram a amostragem de sangue umbilical percutânea (ASUP) guiada por ultrassonografia em 1983 para o diagnóstico de infecções fetais. O procedimento obteve uma aceitação rápida e ampla. Entretanto, com o desenvolvimento de testes moleculares melhores, o uso da cordocentese diminuiu dramaticamente ao longo da última década. O risco de perda fetal é relativamente pequeno, normalmente de aproximadamente 1% ou menos em mãos muito experientes (87). Diferentes técnicas de orientação (*i. e.*, guias com agulha fixa *versus* mão livre), agulhas de comprimentos que variam de 8 a 15 cm, calibres que variam de 20 a 27 G, e diferentes protocolos de preparo da paciente são utilizados por diversos centros. Nicolaides et al., demonstraram que uma condição ambulatorial no departamento de ultrassonografia, sem a necessidade de jejum materno, sedação, tocolíticos, antibióticos ou paralisia fetal para o procedimento, funciona muito bem (88).

Na trombocitopenia aloimune, a cordocentese possibilita a determinação do fenótipo plaquetário fetal e a contagem. Uma contagem de plaquetas fetais baixa nesta situação pode ser tratada por meio da infusão semanal de plaquetas até o parto (89).

Na isoimunização Rh, a amostragem do sangue fetal foi realizada para a confirmação imediata do estado antigênico fetal, evitando a necessidade de investigação adicional no feto Rh-negativo. Atualmente, podemos alcançar o mesmo por meio do rastreamento pré-natal não invasivo. Se o feto for Rh-positivo, a cordocentese possibilita avaliação mais precisa da anemia fetal e elevação imediata na contagem eritrocitária fetal com a correção por meio da transfusão intravascular. A partir de estudos de casos controle, aparentemente em todas as idades gestacionais e em todos os níveis de gravidade da doença, a correção intravascular da anemia fetal é mais eficiente e menos arriscada para a mãe e o feto do que a abordagem intraperitoneal (90).

O diagnóstico da infecção fetal comumente tem por base a demonstração da imunoglobulina agente-específica (IgM) no sangue fetal, tendo em vista que a grande molécula não cruza a placenta. A amostragem do sangue fetal deve ser programada para possibilitar tempo suficiente, desde a exposição inicial até a infecção, para que a IgM apareça após o desenvolvimento da imunocompetência no feto. Em relação às exposições no primeiro trimestre, o melhor momento para a cordocentese provavelmente é após 20 semanas de gestação. Em alguns poucos casos específicos, o tratamento *in utero* também está disponível. Portanto, após a infecção por toxoplasmose na mãe e a demonstração da IgM específica da toxoplasmose no sangue fetal, o tratamento com antibiótico com espiramicina reduziu significativamente o risco de toxoplasmose congênita, bem como o risco de sequelas tardias (91). A cordocentese também tem sido utilizada para transfusões sanguíneas repetidas *in utero* para fetos hidrópicos com anemia hemolítica causada por infecção pelo parvovírus B_{19} (90).

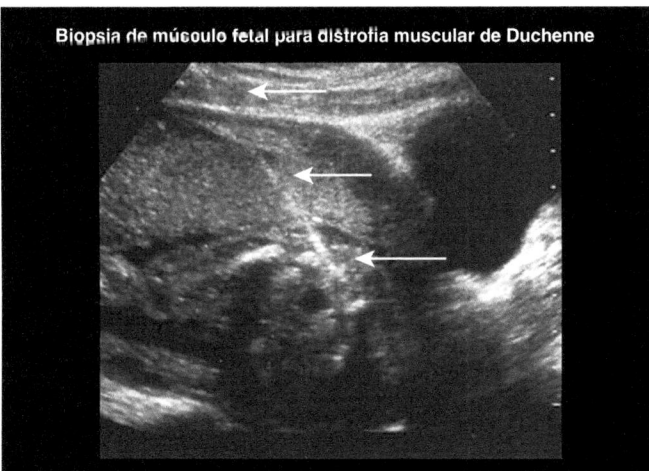

Figura 10.6 Biopsias de músculo fetal. A *seta localizada mais abaixo* mostra a agulha de biopsia central no músculo glúteo fetal. As *demais setas* mostram o trajeto da agulha de BVC através da placenta.

A RCIU grave e de início precoce comumente está associada a anomalias cromossômicas fetais. A cordocentese possibilita a cariotipificação fetal rápida, que pode estar disponível dentro de 48 a 72 horas. O uso rotineiro da amostragem por cordocentese para a análise cromossômica diminuiu dramaticamente e, hoje, normalmente está reservada para a resolução de discrepâncias entre amostras de BVC e amniocentese, embora em geral nós tenhamos preferência pelas biopsias de pele.

Análises laboratoriais

Princípios citogenéticos gerais (ver também o Capítulo 35)

Um *cromossomo* dentro do núcleo celular é composto por uma molécula contínua de *ácido desoxirribonucleico (DNA)* e proteínas associadas específicas. O DNA é uma macromolécula negativamente carregada, que contém o código genético necessário para todos os aspectos do que torna um ser humano um organismo funcional (embriogênese, metabolismo, reprodução etc.).

O *nucleotídio* é o bloco de construção básico do polímero do DNA. Ele é composto por três subunidades, um açúcar desoxirribose, um grupo fosfato e uma de quatro bases nitrogenadas de dois tipos: as *purinas* e as *pirimidinas*. As purinas são a adenina e a guanina, e as pirimidinas são a timina e a citosina (A, G, T e C).

Em cada célula humana, a molécula de DNA está arranjada na forma de uma *dupla-hélice*; ou seja, cada cromossomo é uma longa molécula de DNA com duplos filamentos, mantidos em conjunto por ligações de hidrogênio entre dois nucleotídios opostos dos dois filamentos. Estima-se que o DNA dentro de uma célula contenha 3 bilhões (3×10^9) de *pares de bases* de DNA. O genoma humano contém aproximadamente 20.000 genes codificadores de proteínas, que são responsáveis por aproximadamente 1,5% do genoma. O restante do genoma contém moléculas de RNA não codificadoras, sequências regulatórias, repetições intercaladas longas e curtas (LINE e SINE, respectivamente) e íntrons. Uma grande proporção é composta por sequências de função, no momento, ainda desconhecida. Um *gene* é a unidade funcional fundamental do DNA. A sequência de nucleotídios específica dentro de um gene contém as informações necessárias para codificar um produto proteico mediado por um *ácido ribonucleico mensageiro* (mRNA). Alguns genes codificam RNA não traduzidos, tais como o *RNA ribossômico* (RNAr) ou o *RNA de transferência* (RNAt). Dentro de um gene, o código genético é representado por triplos de nucleotídios, denominados *códons*. Os *aminoácidos* são os blocos de construção básicos da proteína. Cada aminoácido é representado por um códon diferente (ou, por vezes, mais de um códon). A sequência do códon é *transcrita* para o mRNA, e em seguida as informações no mRNA são *traduzidas* na proteína pelos ribossomos, compostos por RNAr. O gene também contém a sequência de nucleotídios necessária para a regulação e a expressão genética.

Em cada célula humana nucleada, o genoma é dividido em 46 cromossomos em 23 pares, com a exceção das células germinativas (células espermáticas e oócitos). Destes, 22 pares são semelhantes em ambos os homens e as mulheres – os *autossomos* – e cada par é numerado de 1 a 22, do mais longo para o mais curto. O par remanescente compreende os *cromossomos sexuais*, compostos por dois cromossomos X nas mulheres, ou um cromossomo X e um cromossomo Y nos homens. Um cromossomo de cada par é herdado do pai por meio do esperma e o outro da mãe por meio do oócito. O nome cromossomo se refere às suas propriedades de coloração com determinados corantes biológicos (*chroma* – cor; *soma* – corpo). Os cromossomos não são uma molécula de DNA de duplos filamentos nua. O DNA dentro do cromossomo é condensado na forma de *cromatina* – um complexo de DNA e proteínas cromossômicas básicas denominadas *histonas* e proteínas associadas, que possibilitam que uma grande quantidade de material genético esteja localizada dentro de um pequeno espaço. Cada cromossomo contém uma área de estreitamento, denominada *centrômero*, fabricada com uma sequência repetitiva de pares de bases. O centrômero apresenta um papel importante na separação da cromátide durante a divisão celular. Na extremidade de cada cromossomo está o *telômero*, responsável pela selagem da extremidade do cromossomo e pela manutenção da sua estabilidade e integridade.

A citogenética é o estudo do genoma no nível cromossômico, conforme avaliado por meio de microscopia óptica. Os cromossomos podem ser visualizados como entidades discretas apenas durante a prófase e a metáfase, com a utilização de técnicas de coloração especiais. Entretanto, durante a maior parte do ciclo celular, os cromossomos estão descondensados. Portanto, devem ser utilizadas técnicas específicas para enriquecer a proporção de células no estágio de metáfase, e diversos protocolos de coloração devem ser aplicados para possibilitar a visualização dos cromossomos. Testes citogenéticos podem ser realizados na maior parte dos tecidos frescos, desde que as células sejam submetidas à replicação. Isto pode incluir linfócitos sanguíneos, células da medula óssea, fibroblastos da pele, amniócitos, vilosidades coriônicas, ou tumores sólidos. Em geral, a investigação das anormalidades cromossômicas envolve o exame das células em divisão por meio da colheita durante a mitose, na ou antes da metáfase. Isto é alcançado com a utilização de um inibidor da formação do eixo, tal como a colchicina. O processamento subsequente inclui o tratamento com uma solução hipotônica para a dilatação das células, seguido por uma série de fixações para preservar as células e intensificar a morfologia dos cromossomos. Após o pré-tratamento apropriado, as células são submetidas a uma coloração especial, que possibilita a identificação dos cromossomos individuais. Finalmente, as células são visualizadas e avaliadas com a utilização de microscopia óptica para criar o *cariótipo*, uma representação fotográfica da constituição cromossômica do indivíduo.

Técnicas citogenéticas padrão

Com a finalidade de observar os cromossomos sob a microscopia óptica e avaliar a sua quantidade e estrutura, é necessário utilizar técnicas de coloração especiais. O mais comumente utilizado é o "bandeamento G" (Giemsa), no qual a tripsina é utilizada primeiramente para desnaturar as proteínas associadas e em seguida o corante Giemsa é aplicado para criar um padrão de coloração característico de bandas escuras e claras (Figura 10.7). As bandas são numeradas consecutivamente, longe do centrômero, em ambos os braços curto (p) e longo (q). A resolução do cariótipo é estabelecida de acordo com o número total de bandas no cariótipo. Quanto mais condensados os cromossomos, menos bandas são visualizadas por cariótipo. Os cariótipos padrão apresentam uma resolução de aproximadamente 350 bandas. Com a utilização do bandeamento G, um citogeneticista experiente pode ser capaz de detectar deleções ou duplicações de 5 a 10 Mb ou mais.

Outras técnicas de coloração incluíam o *bandeamento Q*, no qual os cromossomos são corados com *mostarda de quinacrina*, que reage especificamente com determinadas bases. A quinacrina é intercalada no DNA cromossômico, mas fluoresce com mais brilho em regiões do DNA ricas em AT. Quando visualizada com o microscópio de fluorescência, o bandeamento característico aparece. O *bandeamento C* destaca as regiões centroméricas e as áreas que contêm heterocromatina. O *bandeamento da região organizadora do nucléolo (RON)* possibilita a visualização das RON, que contêm genes em relação ao RNAr, nos braços curtos dos cromossomos acrocêntricos. Para analisar adequadamente os cromossomos em termos de quantidade e conteúdo genômico, é necessário arranjá-los na ordem. Isto atualmente é realizado com a utilização de um *software* de computador especializado. No cariótipo, os cromossomos são arranjados em pares correspondentes alinhados nos seus centrômeros, com o braço mais curto (p) para cima e o braço longo (q) para baixo (ISCN, 2013).

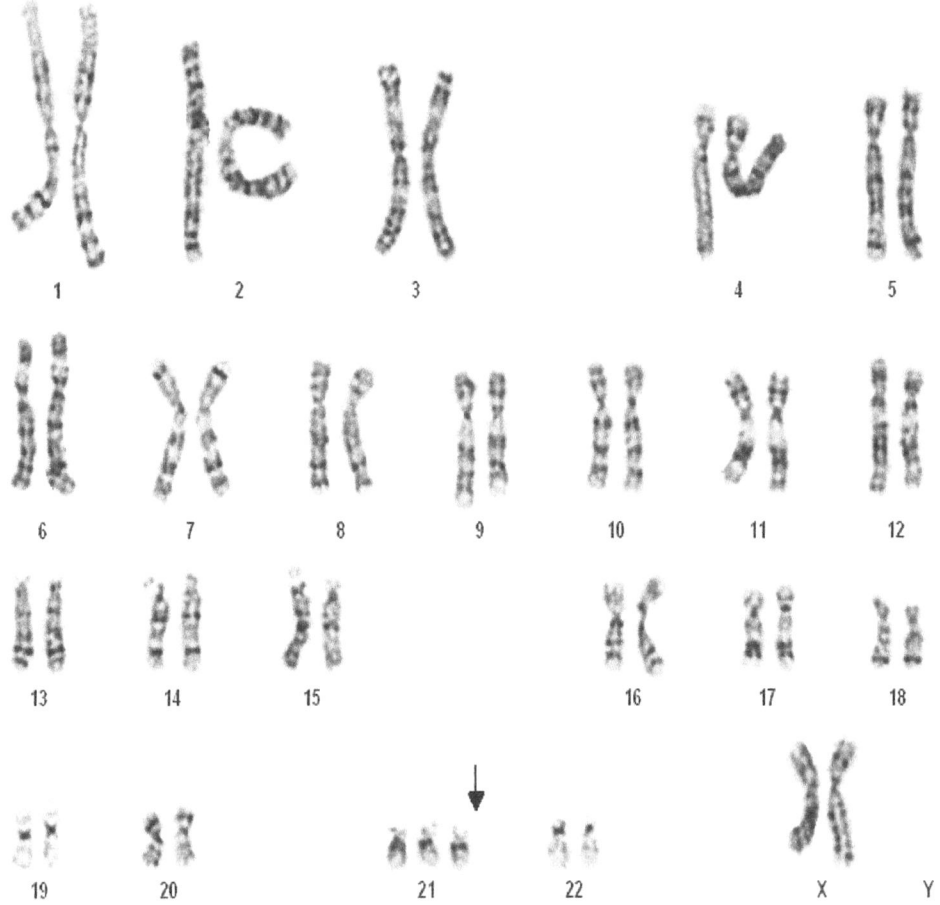

Figura 10.7 Cariótipo da trissomia do 21 com banda G. A *seta* aponta para o cromossomo 21.

Técnicas citogenéticas moleculares

Além das técnicas de citogenética padrão, diversos métodos têm a sua origem na interface entre a citogenética e a biologia molecular, comumente denominada "citogenética molecular". Em geral, estas técnicas utilizam sondas de DNA marcadas de modo fluorescente, que se ligam a uma região cromossômica específica e que, portanto, possibilitam a avaliação da presença e da quantidade de *loci* genômicos específicos dentro de uma célula.

Hibridização *in situ* com fluorescência

A FISH foi introduzida pela primeira vez no início da década de 1990. A FISH atua como uma ponte entre a citogenética convencional e os testes de DNA molecular, que possibilitam uma avaliação sensível e relativamente rápida da quantidade e da localização de grandes partes dos cromossomos por meio da visualização direta de regiões específicas ao microscópio (92). Ela tem por base o fato de que sondas de DNA de filamento único podem realizar a construção dos filamentos de DNA complementares, para formar uma hélice com filamento duplo sob condições adequadas, um processo denominado hibridização (93). A sonda é composta por um segmento de DNA específico, que incorpora nucleotídios modificados identificados por marcadores de fluorescência (94). Também é possível utilizar múltiplas sondas de FISH, cada uma com um fluorocromo diferente em um único procedimento de hibridização. A FISH pode ser utilizada quando existe um alto índice de suspeita clínica em relação a uma condição associada a uma deleção ou duplicação de gene(s) específico(s). Portanto, o elemento mais crítico na FISH é a seleção da sonda específica que ajudará a responder a questão clínica.

As sondas de FISH produzem um sinal fluorescente em qualquer cromossomo com os quais elas hibridizam, ou seja, se um sinal estiver presente, o DNA complementar à sonda está presente. Portanto, uma região cromossômica pareada produz dois pontos. As células monossômicas em relação à região cromossômica (i. e., uma deleção cromossômica) demonstram apenas um único ponto por núcleo, enquanto as células trissômicas demonstram três pontos. Diferentes sondas para diferentes locais no genoma podem ser utilizadas simultaneamente. É importante relembrar que uma falha técnica da hibridização também pode resultar em ausência de sinal, fornecendo um resultado falso-positivo. A redução das taxas de falso-positivos pode ser alcançada por meio da análise de numerosas células.

Uma das principais vantagens da FISH sobre os métodos de bandeamento padrão é a sua capacidade de reconhecer alterações cromossômicas sutis, tais como deleções ou duplicações, que resultam em uma alteração da dose do gene normal (95). Estão disponíveis sondas de FISH comerciais específicas para reconhecer microdeleções específicas; por exemplo, síndrome de DiGeorge/velocardiofacial, que com frequência resulta de uma deleção de 3 Mb na região cromossômica 22q11.2. Contrariamente às técnicas de citogenética padrão que necessitam de células em divisão na metáfase, a FISH pode ser aplicada aos núcleos na interfase de células não em divisão (96), evitando a necessidade de uma cultura celular, que normalmente demanda de 10 a 14 dias (Figura 10.2 – FISH). O uso da FISH abrevia significativamente o tempo de procedimento para a análise de aberrações cromossômicas numéricas no diagnóstico pré-natal e no diagnóstico genético pré-implantação (DGP) (97).

A limitação fundamental da utilização da FISH na condição clínica é que, na maior parte dos casos, o clínico deve apresentar um conhecimento anterior da, ou um alto índice de suspeita em relação à aberração cromossômica específica em questão.

Microarray cromossômico

A limitação fundamental da FISH, que obriga à suspeita clínica e à seleção da sonda direcionada para uma localização cromossômica específica, tornou claro que é necessária uma abordagem citogenética molecular do genoma inteiro para detectar desequilíbrios na quantidade de cópias a mais alta resolução. Nos últimos poucos anos, os avanços nas técnicas citogenéticas moleculares possibilitaram a detecção de pequenas alterações genômicas (p. ex., deleções e duplicações), em geral denominadas "alterações submicroscópicas" (*i. e.*, abaixo da resolução de 5 a 10 Mb para a cariotipificação convencional), em uma escala do genoma inteiro. Algumas destas microdeleções ou microduplicações estão associadas a síndromes clínicas bem descritas, e outras podem apresentar implicações clínicas significativas. Estas condições resultam de alterações na quantidade de material genético ao longo do cromossomo e, portanto, são denominadas variantes do número de cópias (VNC). Estas incluem deleções e duplicações na variação de milhares a milhões de pares de bases. As VNC podem ser benignas ou patogênicas, dependendo da sua localização e do conteúdo genético. Está bem documentado que as referidas alterações são uma causa importante de retardo do desenvolvimento/incapacidade intelectual (RD/II) não explicados, transtornos do espectro autista (TEA) e anomalias congênitas múltiplas (ACM). Em relação às pacientes com estas condições, as VNC são responsáveis por 10 a 20% dos casos, apesar dos resultados normais em estudos citogenéticos convencionais (98). A *análise do microarray cromossômico* (*MAC*) possibilita a análise simultânea do genoma inteiro, para a identificação de deleções e duplicações 100 a 1.000 vezes menores do que aquelas identificadas pelo cariótipo, sem a necessidade de pré-selecionar o alvo. Em geral, a técnica tem por base as propriedades de hibridização do DNA. Uma referida abordagem é a hibridização genômica comparativa (HGC). Esta envolve o DNA da paciente, marcado com um corante verde, e um DNA de controle, marcado com um corante vermelho, misturados em proporções iguais e hibridizados para um arranjo de sequências de DNA genômico únicas, manchadas individualmente sobre uma superfície. As manchas correspondentes às sequências que estão presentes em quantidades iguais no paciente e no controle fornecerão um sinal amarelo. Se o paciente apresentar uma deleção em uma região específica, todas as manchas correspondentes às sequências hibridizarão desproporcionalmente mais do DNA do controle e, portanto, apresentarão uma cor vermelha. Contrariamente, se o paciente apresentar uma duplicação em uma região específica, todas as manchas correspondentes às sequências hibridizarão mais do DNA da paciente e, portanto, apresentarão uma cor verde. Na versão mais inicial da *hibridização genômica comparativa* (HGC), ambos os conjuntos de DNA foram hibridizados para os cromossomos em metáfase normais em uma lâmina e analisados sob um microscópio de fluorescência. Atualmente, é utilizada uma HGC de arranjo de resolução mais alta (também denominada "chips de DNA"), na qual os DNA do teste e de controle são hibridizados com *microarray* que contém sondas correspondentes a regiões específicas do genoma. Uma diversidade de diferentes sondas está em uso clínico, incluindo grandes sondas derivadas do *array* de cromossomos artificiais bacterianos (CAB), pequenas sondas compostas for sequências de oligonucleotídios (*oligoarray*), e até mesmo *array* de polimorfismos de nucleotídios únicos (PNU) menores. A HGC *array* mais inicial continha centenas a milhares de sondas de CAB, que estavam aproximadamente a 1 Mb de distância, possibilitando a detecção de VNC com tamanho superior a 1 Mb. A tecnologia mais nova foi baseada em centenas de milhares de sondas de oligonucleotídios menores e mais densos, proporcionando uma resolução de 50 a 100 kb, que possibilitou a detecção de duplicações e deleções que podem afetar apenas um único gene. Recentemente, tem aumentado o uso de *arrays* de PNU que são capazes de detectar a perda da heterozigose (PDH), característica da DUP. Atualmente, existem desenhos de *array* que incorporam sondas de quantidades de cópias não polimórficas de alta qualidade com sondas de PNU suficientes para identificar as VNC, bem como a PDH e a DUP.

A realização de uma referida análise de todo o genoma não é isenta de falhas. Há muito se sabe que existem VNC significativas no genoma humano que não apresentam efeitos fenotípicos aparentes (2). Tendo em vista o grande grau de polimorfismos citogeneticamente visíveis no cariótipo humano, não é surpresa que haveria ainda mais variação dentro de indivíduos normais a um nível submicroscópico. Quando utilizado como uma ferramenta diagnóstica clínica, não é desejável detectar uma grande quantidade de VNC que sejam benignas ou que representem *variantes de significado clínico incerto*. Por este motivo, os desenhos de *array* clínico dispersam suas sondas sobre aquelas regiões do genoma que contêm sequências de cópias únicas e a maior parte das sequências de codificação conhecidas e genes funcionais, em uma tentativa de maximizar a produção de VNC patogênicas, mas minimizar a detecção de VNC benignas observadas na população normal.

Contudo, a *microarray* cromossômico (MAC) tem sido proveitoso na elucidação de diversas síndromes novas que se manifestam como anomalias congênitas ou desenvolvimento neurocognitivo alterado, incluindo TEA (98 a 101). A análise de MAC fornece informações clinicamente relevantes adicionais em 1,7% (1:60) das gestações com indicações padrão para o diagnóstico pré-natal (tais como idade materna avançada e resultado de rastreamento de aneuploidia positivo). Em casos de uma anomalia diagnosticada à ultrassonografia, informações clinicamente relevantes adicionais a partir do MAC são obtidas em 6,0 a 6,5% dos casos (101,102). A incidência de variantes de origem incerta (VOI) em geral é de 1,1 a 1,5% para todas as indicações (101,102).

Os pediatras abandonaram amplamente o cariótipo como análise citogenética primária em favor do MAC. Algumas autoridades no assunto, incluindo nós, acreditam que o MAC deve substituir a análise citogenética padrão no diagnóstico pré-natal. Obviamente, a taxa de detecção é aumentada, mas existe uma compensação. Rearranjos cromossômicos (translocações e inversões) equilibrados não são detectados com o MAC, porque não existe ganho ou perda de material genético. Portanto, *de novo*, o rearranjo aparentemente equilibrado identificado por meio da cariotipificação padrão estará ausente; isto pode estar associado a algum risco de anormalidades congênitas (103), tais como por meio da interrupção de genes nos pontos de interrupção.

Diversos estudos observaram que, no mínimo, existe um risco basal de 0,5% para a identificação de uma microdeleção ou microduplicação significativa, até mesmo em mulheres com um exame pré-natal sem complicações (29,104). Variantes de origem incerta (VOI) no pré-natal também podem criar desafios no aconselhamento de progenitoras gestantes. Finalmente, acreditamos que a verdadeira incidência de observação de anormalidades significativas ao MAC que não podem ser detectadas por meio do cariótipo tradicional ou da US é de no mínimo 1%, que é um limiar muito superior aos 0,5% observados com os 35 anos de idade materna. Atualmente, oferecemos de modo rotineiro a todas as pacientes – independentemente da idade – um teste diagnóstico (preferencialmente BVC no primeiro trimestre) com análise por MAC.

Diagnóstico genético pré-implantação

Diagnóstico genético pré-implantação (DGP) é um termo utilizado para descrever o teste de embriões humanos em um laboratório em relação a distúrbios genéticos, por meio da obtenção de uma amostra de biopsia celular de um oócito ou embrião humano em desenvolvimento, adquirido por meio de um ciclo de fertilização *in vitro* (FIV), que avalia a composição genética desta amostra e que utiliza estas informações para determinar quais embriões serão os ideais para a subsequente transferência uterina (Figura 10.8). No caso de casais que correm de risco de transmissão de uma doença genética ou de uma aberração cromossômica à sua descendência, o DGP e a transferência de embriões não afetados oferecem uma alternativa ao diagnóstico pré-natal por meio de BVC ou amniocentese, seguida pela interrupção da gravidez de um feto afetado. O DGP molecular foi empregado inicialmente para a sexagem embrionária em casais de risco em relação às doenças ligadas ao X. A técnica utilizava a PCR para amplificar as sequências específicas do cromossomo Y e apenas os embriões do sexo feminino eram transferidos (105). Durante as últimas duas décadas, a variação de anormalidades genéticas que podem ser detectadas pelo DGP aumentou exponencialmente, e o único pré-requisito para o DGP é que a mutação que causa a doença seja conhecida. Até mesmo se a mutação não for especificada, a análise molecular pode ser realizada com o emprego da análise de haplótipo com base em marcador polimórfico ligado de familiares. Inicialmente, o DGP foi empregado em relação a condições graves de início precoce (tais como fibrose cística, X frágil etc.). Entretanto, o DGP também pode ser utilizado para prevenir condições de início tardio, tais como em portadores de genes de predisposição ao câncer (p. ex., polipose adenomatosa familiar, PAF) e outras condições de início tardio. Este último uso dá origem a muitas questões éticas e práticas. Além disso, é possível realizar o DGP e a tipificação por HLA combinados. Isto pode comprovar ser benéfico em casos nos quais os pais já têm um filho afetado com uma doença genética passível de transplante de medula óssea (TMO) (tais como talassemia ou anemia de Fanconi). Com a utilização desta abordagem, o DGP duplo assegura que a descendência subsequente não somente está livre da doença, mas também é de doadores de medula óssea adequados, "irmãos salvadores", para a criança afetada (106).

Tendo em vista que o DGP exige a análise do DNA de células únicas, a reação em cadeia da polimerase (PCR) tem sido o método primário utilizado para a análise.

As dificuldades técnicas em virtude da quantidade mínima de material genético e dos problemas inerentes da PCR, tais como falha de amplificação, exclusão de alelo (*allele dropout* – ADO) e contaminação por DNA estranho (p. ex., genoma paterno), continuam a limitar o uso do DGP. A injeção intracitoplasmática de espermatozoide (IICE), que utiliza um único espermatozoide que é injetado no oócito, elimina completamente a possibilidade de contaminação pelo DNA paterno. Outra fonte de contaminação seria as células do *cumulus oophorus* materno que aderem aos oócitos. A exclusão de alelo (ADO) pode ocorrer quando o aporte inicial de DNA é muito baixo, resultando na falha de amplificação de um ou mais alelos na amostra. Em um embrião que carreia uma mutação dominante autossômica, o ADO poderia ocultar a doença em decorrência de amplificação apenas do alelo não afetado e, portanto, um resultado falso-negativo dará origem a uma gravidez com um feto afetado. Com a finalidade de analisar o material genético do embrião, o DGP tem início com a FIV, seguida pelo crescimento do embrião até o estágio de seis a oito células. Neste ponto, uma única célula é removida do embrião, para fornecer o DNA para o teste diagnóstico (*i. e.*, biopsia embrionária). Isto não compromete o desenvolvimento futuro do embrião.

A PCR, introduzida pela primeira vez em meados da década de 1980, torna possível a análise molecular de uma única célula. A técnica enriquece uma amostra de DNA em relação a um fragmento de oligonucleotídios específico, ao longo de diversas ordens de magnitude, dando origem a milhares até milhões de cópias de um produto da PCR ou amplicon. Finalmente, a composição precisa do fragmento amplificado (*i. e.*, o amplicon) pode ser estudada por sequenciamento direto. Métodos moleculares mais avançados para o DGP podem incluir a PCR multiplex (amplificação simultânea de mais de um fragmento na mesma reação de PCR) (106) e até mesmo a amplificação do genoma inteiro (AGI). Todas as técnicas de PCR amplificam o DNA de uma célula única até um nível detectável. Em distúrbios causados por deleções em grande escala, tal como a DMD, a reação de amplificação com PCR real é suficiente para a obtenção de um diagnóstico, tendo em vista que ele tem por base a ausência de amplificação da parte do gene deletada correspondente. Quando uma mutação genética está em questão, o fragmento amplificado que ancora a mutação é indistinguível do fragmento normal com a utilização dos métodos de visualização padrão, tais como a eletroforese em gel. Nos referidos casos, é necessária a análise adicional do fragmento amplificado para a detecção da mutação.

A HGC *array* é outro método possivelmente importante para o diagnóstico e o rastreamento de aneuploidias na condição do DGP, em maior extensão do que a FISH padrão e que possibilita a detecção de uma quantidade maior de anormalidades (107).

Em 1995, começaram a aparecer os primeiros relatos da "próxima etapa" do DGP, o "rastreamento genético pré-implantação" (RGP). O objetivo do RGP era transferir embriões que já haviam sido rastreados em relação a aneuploidias. A justificativa para este rastreamento deixou de ser a prevenção de uma doença genética, mas um aumento esperado nas taxas de nascimentos vivos após a FIV, tendo em vista que se acreditava que embriões que continham aneuploidias não eram implantados ou não se desenvolviam até o termo e, portanto, contribuíam para as baixas taxas de nascimentos vivos em grupos de pacientes específicos (108,109). Era esperado que o efeito benéfico do RGP fosse maior em mulheres de idade materna avançada (superior a 35 anos), mulheres com histórico de abortos recorrentes, mulheres com histórico de falhas de implantação repetidas (*i. e.*, falhas em diversos ciclos de FIV) e mulheres com um parceiro com esperma de baixa qualidade (fator masculino grave), principalmente tendo em vista que altas porcentagens de aneuploidias eram observadas nos embriões destas mulheres e, mais recentemente, o RGP foi oferecido para mulheres mais jovens (com menos de 35 anos de idade). Infelizmente, a literatura atual mostra claramente que não há evidências de um efeito benéfico do RGP, conforme atualmente conduzido, sobre as taxas de nascimentos vivos após a FIV. Estudos clínicos de múltiplos grupos independentes estabelecidos mostraram os mesmos resultados negativos e, portanto, parece justificado concluir que não há um efeito benéfico do RGP em termos de aumento das taxas de nascimentos vivos (110).

A respeito da questão de a biopsia embrionária poder ter efeitos prejudiciais, estudos clínicos de acompanhamento prospectivo mostraram que nem o peso ao nascimento, nem as taxas de malformações importantes, foram estatisticamente diferentes daquelas de crianças de IICE, as taxas de morte perinatal entre

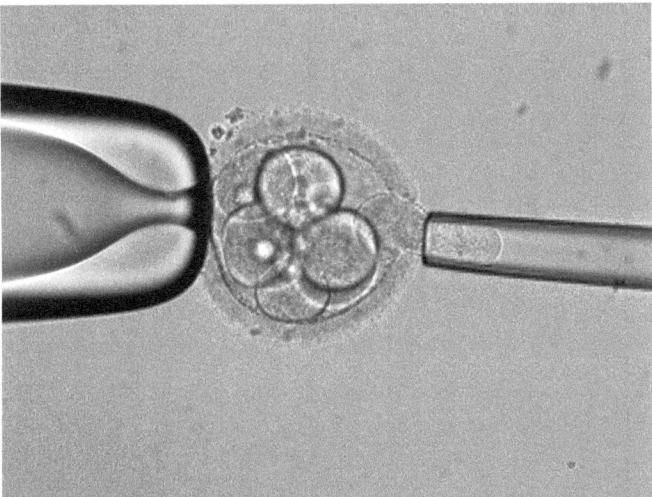

Figura 10.8 Desarticulação unicelular para o diagnóstico genético pré-implantação.

gestações únicas com DGP/RGP e gestações únicas com IICE foram semelhantes, mas foram observadas significativamente mais mortes perinatais em gestações múltiplas pós-GDP/RGP, em comparação às gestações múltiplas com IICE (111).

MANEJO PRÉ-NATAL DE ANORMALIDADES

Interrupção

Um dos argumentos tradicionais contra o diagnóstico pré-natal tem sido que ele é meramente uma missão de "busca e destruição". Muitos anos de experiência e dados demonstram que, em virtude da disponibilidade do diagnóstico pré-natal, muito mais gestações resultaram em nascimentos vivos do que foram interrompidas. Os quatro pontos a seguir são enfatizados (2):

1. Até mesmo em relação aos programas de mais alto risco, somos capazes de dar boas notícias para talvez até 95% das pacientes.
2. Quando observamos uma anomalia, nem todos optam pela interrupção. Publicamos nossos próprios dados, que demonstram uma divisão de 50/50 entre aqueles casais com problemas que optam pela continuação *versus* que optam pela interrupção (112). Não é surpresa que tenha havido uma correlação direta entre a gravidade do problema e a probabilidade de opção pela interrupção. Em áreas liberais dos EUA, a porcentagem que decide pela interrupção chega a 75% e, em áreas conservadoras, a 10%.
3. Existem muitos casais que já têm um filho com uma condição séria – que eles amam muito e que eles não "trocariam" em nenhuma circunstância. Eles gostariam de ter outro filho, mas a família não consegue "arcar" (financeira e emocionalmente) com outro filho com necessidades especiais. Eles solicitam o diagnóstico pré-natal para assegurar que esta criança não tenha o mesmo problema.
4. Anormalidades congênitas, tais como a espinha bífida, podem ser diagnosticadas relativamente cedo na gravidez e, na ocasião do parto, já infligiram um dano fenotípico considerável ao feto. Em alguns casos, podem ser tentados reparos *in utero*, que podem prevenir muitas das manifestações do problema.

Quando os pacientes tomam a decisão de que não querem continuar com a gravidez, por qualquer motivo, existem considerações tanto de procedimentos quanto legais. Em geral, a partir da perspectiva da saúde materna, a interrupção é de fato muito mais segura do que ter o feto (113,114). Também devemos reconhecer que as controvérsias políticas e religiosas nunca serão completamente solucionadas, e que a interrupção e os direitos das mulheres serão sempre uma fonte de conflitos consideráveis na nossa sociedade (114).

A abordagem varia de acordo com a idade gestacional. No primeiro trimestre, o método habitual é a dilatação com aspiração e curetagem, que há mais de 50 anos tem demonstrado ser um procedimento muito seguro e efetivo. Métodos não cirúrgicos, com a utilização de RU486 (uma antiprostaglandina) e uma prostaglandina, podem ser utilizados de modo eficaz até aproximadamente 8 semanas, o que quase sempre é muito cedo para ter sido obtido um diagnóstico pré-natal por meio de qualquer outro método além de uma US que demonstre uma anormalidade grave (115).

Infelizmente, apesar da disponibilidade da BVC e do rastreamento do primeiro trimestre, a maior parte das anormalidades cromossômicas e estruturais não é observada até o segundo trimestre (116). Quando as pacientes escolhem a interrupção, as opções do segundo trimestre são a dilatação e extração, ou a indução do trabalho de parto com prostaglandina. Ambos os procedimentos, quando realizados por médicos experientes, são seguros, mas não de tão baixo risco quanto a dilatação e curetagem do primeiro trimestre. As induções com prostaglandinas apresentam a vantagem de possibilitar necropsia completa em casos sindrômicos, mas demoram mais tempo e podem causar mais angústia emocional para as pacientes e suas famílias do que os procedimentos de dilatação e extração, para os quais a paciente pode ser submetida a uma sedação profunda ou anestesia geral (117).

Com muita frequência, as anestesias não têm um rastreamento ou diagnóstico até que "algo" seja observado, frequentemente ao acaso ou até mesmo acidentalmente, tarde na gravidez. De modo semelhante, as anormalidades fetais podem não ser reconhecidas pelos médicos ou pelas pacientes, que são informadas a respeito de um problema, adiam e não tomam uma decisão a respeito da continuação ou interrupção até que alcancem, se aproximem do ou excedam o limite legal para realizar uma interrupção no local de sua residência (118). Existem, ainda, alguns poucos centros nos quais as interrupções tardias são legais. Estes centros com frequência são o alvo de piquetes e ataques legais e ilegais a eles próprios e aos provedores, e diversos provedores de abortos foram assassinados. Em 2013, o procurador-geral do Kansas, que apresentou centenas de processos e casos contra o Dr. George Tiller antes do seu assassinato em 2009, foi finalmente cassado pela ordem dos advogados em virtude de repetido abuso de poder (119).

A experiência de diversos centros demonstrou que, paradoxalmente, quando o limite superior da idade gestacional é reduzido, a utilização do aborto aumenta e vice-versa. Com as incertezas nos casos individuais, as pacientes podem se dar ao luxo de aguardar por algumas poucas semanas para verificar se o problema melhora ou piora, enquanto, se forçadas a tomar uma decisão imediata, elas provavelmente interromperão (113).

REDUÇÃO EMBRIONÁRIA E INTERRUPÇÃO SELETIVA*

As tecnologias de reprodução assistida literalmente ajudaram milhões de mulheres a terem seus próprios filhos. Houve mais de dois milhões de nascimentos por FIV desde Louise Brown em 1978. Entretanto, o preço a ser pago por aquele sucesso tem sido as gestações múltiplas (149). As reportagens de grande impacto, tais como dos sétuplos McCoy da década de 1990, eram principalmente positivas a respeito dos milagres de ter "tantos filhos" e não focaram nos riscos a longo prazo dessas crianças apresentarem incapacidade/invalidez ou morrerem. Uma importante mudança ocorreu em 2009, quando a história da "mãe polvo", de uma mãe que teve óctuplos (além dos seis filhos que ela já tinha em casa), dos quais dois apresentavam comprometimento/invalidez, aparentemente mudou a percepção de desconforto para aversão total. A incidência, em parte como consequência disso, de todos os múltiplos foi reduzida, com ordens mais altas como sêxtuplos retornando aos níveis observados no final da década de 1980, mas a incidência de gêmeos e trigêmeos ainda é diversas vezes superior às taxas esperadas sem a FIV (Figura 10.9).

Há mais de 25 anos, nós e outros começamos a publicar a respeito da redução embrionária para diminuir os riscos de perda e prematuridade em virtude de múltiplos, principalmente resultantes de tratamentos para infertilidade (120). Nossa experiência tem sido que a redução embrionária resulta em diminuição significativa da perda e da prematuridade (121). A redução de trigêmeos ou quádruplos para gêmeos, ou embrião único, resulta em desfechos da gravidez semelhantes aos de gestações de ordem inicial igual. No caso de quíntuplos ou mais, os desfechos melhoraram muito, mas os resultados na realidade não alcançam os de gestações com menos fetos. Ao longo dos anos, graças ao melhor controle das terapias para a infertilidade, o número inicial médio de fetos diminuiu, e atualmente os casais estão reduzindo gêmeos para feto único (121,122).

---
*N.T.: Recomenda-se a leitura das novas normas de reprodução assistida, disponíveis na Resolução 2.168/2017 do Conselho Federal de Medicina (CFM).

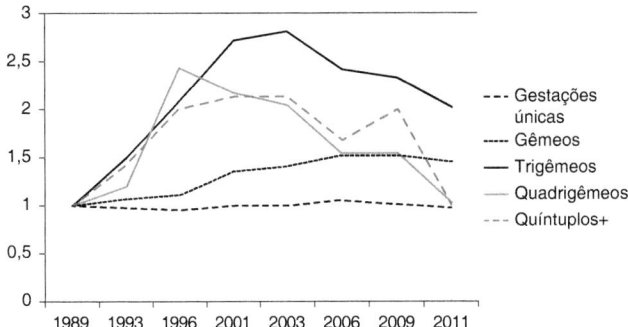

Figura 10.9 Os nascimentos de múltiplos de ordem maior (quádruplos ou mais) em 2011 retornaram ao valor basal de 1989.

Observamos que a realização da BVC com análise por FISH em relação aos cromossomos 21, 18 e 13 e os cromossomos sexuais melhora as chances de crianças saudáveis. Nossos dados sugerem que a realização de BVC e redução embrionária em 2 dias consecutivos minimiza a chance de errar o feto e possibilita aos casais, que precisam se deslocar até o nosso centro, fazerem apenas uma viagem. Embora a FISH não consiga diagnosticar tudo que existe no cariótipo, modelamos o risco residual de um problema como sendo de aproximadamente 1/400 e, recentemente, publicamos nossos dados que mostravam 1/350 (71). Também observamos muitos casais com riscos em relação a distúrbios mendelianos para os quais podemos realizar a BVC de todos os fetos, conduzir as análises e priorizar a redução dos embriões afetados.

Nos anos mais iniciais, embora tenhamos determinado o sexo como parte da avaliação genética, não o consideramos durante a seleção fetal, tendo em vista que aparentemente havia uma tendência na década de 1980 de favorecer o sexo masculino. Nos últimos 15 anos, observamos casais de todas as origens étnicas interessados no sexo e que, agora, aparentemente há um desejo igual por ambos os sexos (123). Em relação aos casais que reduzem para gêmeos, o pedido mais comum é um de cada. Recentemente, observamos uma nova aplicação para a tecnologia molecular. Observamos diversos casais de homens homossexuais utilizando mães substitutas ou solidárias que tinham trigêmeos e desejavam a redução embrionária pelos motivos típicos, mas que em seguida desejavam, se possível, ter gêmeos, com cada um tendo por pai um dos parceiros. Pudemos alcançar isto e cunhamos um novo conceito: "equilíbrio da paternidade" (124).

Uma categoria separada inclui as pacientes com gestações gemelares naturais, nas quais uma anormalidade é detectada em um dos fetos. Diferenciamos entre as reduções embrionárias, que são procedimentos conduzidos principalmente no primeiro trimestre da gravidez e realizados segundo o número de embriões, e as interrupções seletivas (IS), que são conduzidas principalmente no segundo trimestre e que são realizadas em relação a uma anormalidade fetal diagnosticada. Diversos relatos de centros individuais e colaborativos ao longo dos últimos 30 anos demonstraram que, quanto mais cedo o procedimento é realizado, melhor é o desfecho perinatal, o que, portanto, nos leva à conclusão de que, para todas as gestações de múltiplos, oferecer a BVC para o diagnóstico é melhor do que aguardar pela amniocentese. Independentemente de quando o diagnóstico é feito, desde que seja legal na jurisdição, a IS pode ser realizada. Em gêmeos dicoriônicos, a administração intracardíaca de KCl é o método mais efetivo. Nossos dados mais antigos sugeriram que, após 16 semanas, a taxa de perda do sobrevivente aumentou, mas a nossa experiência atualmente mostra que, até mesmo após 20 semanas, os desfechos do gêmeo normal em geral melhoraram com a redução do gêmeo anormal (125).

Esta situação é muito mais complexa em relação ao par de gêmeos monocoriônicos, em relação aos quais a incidência de anomalias fetais estruturais é, de fato, consideravelmente mais alta do que para os gêmeos fraternos (126). A infeliz experiência das décadas de 1970 e 1980 demonstrou que, quando as interrupções com administração de KCl foram realizadas porque a monozigose não foi levada em conta, as taxas de perda se aproximaram de 50%, com até 75% de comprometimento neurológico no sobrevivente (156). Até mesmo com a morte espontânea de um gêmeo, certamente no final do segundo e no terceiro trimestres, existe um risco de comprometimento do sobrevivente de aproximadamente 12%, que resulta do sangramento para a placenta por causa da cessação da pressão intravascular do outro feto quando ele morre. Existe um debate considerável a respeito do manejo ideal do gêmeo anormal, que varia da realização de uma cesariana imediata, a termo, da transfusão intrauterina do gêmeo sobrevivente, ou conduta expectante. Em geral não é possível determinar prospectivamente o risco de danos para o gêmeo remanescente (98).

Na década de 1990, desenvolvemos o conceito de ligadura do cordão umbilical para realizar a IS e minimizar o risco para o sobrevivente (99). Foram utilizadas diversas abordagens, incluindo ligação do cordão literal, cauterização, ou ablação com radiofrequência da artéria hepática, e embolização. Todas apresentam estatísticas de sobrevivência de aproximadamente 90%, mas também apresentam um risco de 6 a 10% de um sobrevivente prejudicado (100).

Terapia fetal

As primeiras tentativas no tratamento fetal são atribuídas a Liley, na Nova Zelândia, na década de 1960, quando ele tentou tratar a anemia hemolítica, principalmente em virtude de isoimunização RH, por meio da realização de transfusões intraperitoneais guiadas por raios X (101). As intervenções fetais foram categorizadas em grupos percutâneos, cirurgias fetais a céu aberto, clínicas e de células-tronco.

Percutânea

Um potencial excitante no início da década de 1980 era tratar a hidrocefalia fetal. A esperança era prevenir o dano em virtude da compressão contínua do SNC. Infelizmente, a realidade foi que os fetos com condições multissistêmicas e sindrômicas que poderiam ter morrido misericordiosamente foram mantidos vivos, mas com comprometimentos (102). Não é uma surpresa que fetos com trissomia do 18 não iriam ficar "bem" meramente porque sua hidrocefalia foi reduzida. Após o doloroso reconhecimento de que a hidrocefalia em geral era um distúrbio multissistêmico e que as capacidades diagnósticas ainda eram limitadas, o procedimento foi abandonado.

O aumento de volume da bexiga, denominado obstrução das vias urinárias inferiores (OVUI), tem sido tratado por desvio (*shunt*) de bexiga percutâneo desde o início da década de 1980 (127). Com mais frequência, a OVUI representa um defeito isolado, de modo que, na teoria, com a resolução da OVUI, todos os outros aspectos do desenvolvimento poderiam ser revertidos até o normal. O consenso geral foi que deveria haver a demonstração da função renal adequada na ocasião do procedimento, tendo em vista que a função renal comprometida a inexistente *in utero* apresenta consequências multissistêmicas graves, que os transplantes neonatais provavelmente não superam. Inicialmente, os critérios para a intervenção incluíam oligoidrâmnio, mas posteriormente, eles foram liberalizados, tendo em vista que, na ocasião em que o oligoidrâmnio era significativo, o dano parenquimatoso renal irreversível já havia ocorrido (127).

Na medida em que os resultados dos estudos a longo prazo se tornaram disponíveis, reconheceu-se que, apesar da resolução do volume do LA pelo restante da gravidez, a incidência de comprometimento e insuficiência renais tardios é muito mais alta do que a esperada, causando, portanto, o questionamento da capacidade de corrigir a função renal fetal após as anormalidades terem se tornado reconhecíveis (128).

Outra terapia percutânea, utilizada raramente, é a do bócio fetal causado por tratamento do hipertireoidismo materno com medicamentos tais como propiltiouracila (PTU) e propranolol, que cruzam a placenta e causam hipertireoidismo fetal (Figura 10.10). Não existe um número suficiente de casos tratados, até o momento, sobre os quais possa ser embasada uma conclusão generalizável a respeito da efetividade deste procedimento.

Ao longo da última década, a terapia percutânea in utero mais utilizada tem sido o tratamento com laser de placentas de gêmeos monocoriônicos em gestações que desenvolveram síndrome de transfusão fetofetal (STFF) (129,130). O procedimento, desenvolvido pela primeira vez na década de 1990, baseado em um conceito não refinado de criação de metades separadas da placenta, evoluiu até a aplicação bem-definida de laser nos vasos comunicantes para preservar um ambiente mais fisiológico. Existe muita literatura sobre os métodos para diagnosticar, classificar e tratar estes casos, com a geração de estatísticas em relação aos desfechos com base na gravidade do problema. Atualmente está muito claro que a STFF é mais bem tratada por meio de laser do que por amniorredução (129,130). Múltiplos estudos relataram desfechos muito variáveis, em parte dependentes da gravidade relativa da condição (estadiamento de Quintero) e da experiência do centro (130) (ver também o Capítulo 24).

Infelizmente, tem sido relatado que o comprometimento neurológico residual nos sobreviventes chega a 10%, e não existem outros biomarcadores reais além da prematuridade, que proporciona meramente os ajustes das probabilidades (100,129,130).

A céu aberto

O modelo clássico é a cirurgia fetal a céu aberto para a hérnia diafragmática congênita (HDC). Mais de uma década de trabalho, que evoluiu a partir da experimentação em animais até determinar a fisiopatologia, a terapêutica e as técnicas cirúrgicas, resultou no primeiro caso de sucesso, relatado por Harrison et al. em 1989 (131,132). Originalmente era esperado que a cirurgia fetal a céu aberto pudesse aumentar a sobrevida do caso na HDC dos 35% resultantes dos métodos de tratamento tradicionais, incluindo ECMO, para aproximadamente 70%. Entretanto, com a padronização e a melhora do tratamento do grupo de "controle" com ECMO, nos mesmos centros terciários que estavam realizando cirurgias fetais, as diferenças na sobrevida essencialmente desapareceram, removendo a justificativa em relação à cirurgia fetal para a HDC (133).

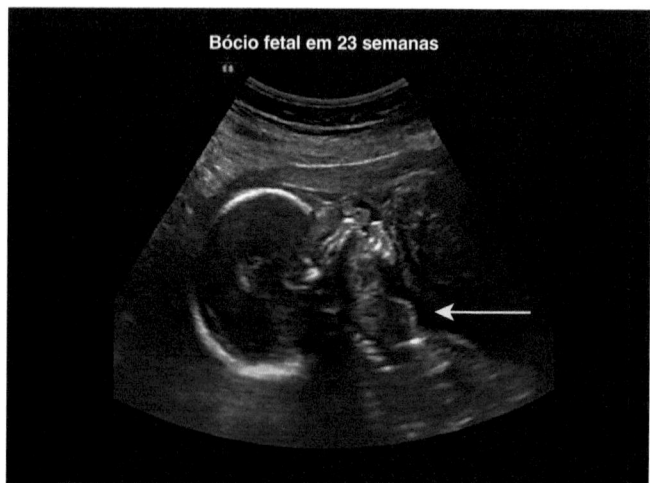

Figura 10.10 Bócio fetal. A seta mostra o bócio fetal. As injeções intra-amnióticas de tiroxina retardaram a progressão do crescimento do bócio.

A cirurgia fetal resulta na melhora da sobrevida em casos graves de malformações adenomatoides císticas congênitas (MACCs) do pulmão, mas atualmente muitos dos casos podem ser tratados por meio da realização de shunts ou da administração de esteroides. De modo semelhante, os teratomas sacrococcígeos podem produzir insuficiência cardíaca com alto débito, e a interrupção do suprimento sanguíneo para o tumor in utero (132).

A principal ênfase para a cirurgia fetal na última década tem sido o tratamento da meningomielocele. Os diversos centros combinados para o estudo clínico "MOMs" demonstraram que, para os casais que mantiveram gestações com fetos afetados por espinha bífida, a função motora foi melhor nos fetos operados in utero do que naqueles que aguardaram pelo tratamento pós-parto. Entretanto, em geral a função neurológica é inferior à esperada em crianças não afetadas, e frequentemente existem comprometimentos a longo prazo significativos com ou sem a cirurgia fetal (134,135).

Um benefício colateral importante dos enormes esforços ampliados para o desenvolvimento da cirurgia fetal tem sido o desenvolvimento do procedimento "EXIT" (tratamento intraparto ex utero), que é utilizado quando existem preocupações a respeito do estabelecimento de uma via respiratória pérvia ao nascimento (91). Nesses casos, enquanto o feto/recém-nascido está ligado à melhor máquina pulmonar e cardíaca do mundo (a placenta), cirurgiões pediátricos/otorrinolaringologistas/neonatologistas conseguem estabelecer a via respiratória e realizar qualquer cirurgia que seja necessária sem o problema de manter a oxigenação após o corte do cordão umbilical. A cesariana tradicional é modificada por meio da meticulosa manutenção da hemostasia à cirurgia e do uso de anestésicos tocolíticos em doses altas para evitar contração uterina. Não é incomum que o tempo cirúrgico total seja prolongado por uma hora para realizar as manipulações fetais.

Clínica

Embora a cirurgia fetal seja mais dramática na medida em que mídia está envolvida, numericamente as terapias clínicas têm sido muito mais prevalentes no caso da prevenção de DTN, universal em muitos países. A terapia fetal única mais efetiva, com importantes implicações para a saúde pública em todo o mundo, é a suplementação de pães e grãos com ácido fólico, que diminuiu a incidência de DTN em mais da metade (136,137). A terapia fetal clínica clássica tem sido a prevenção da masculinização de mulheres com deficiência de 21 hidroxilase com a administração de dexametasona no período pré-natal, com início no primeiro trimestre. Esta terapia bloqueia a conversão do excesso de 17 hidroxiprogesterona em androstenediona e testosterona (138). Desde que publicamos pela primeira vez os resultados desta terapia há quase 30 anos, centenas de fetos foram tratados com sucesso, embora algumas pessoas tenham argumentado que a terapia não é necessária, tendo em vista que a masculinização da genitália pode ser corrigida cirurgicamente e existem preocupações quanto aos efeitos da terapia com esteroides sobre o desenvolvimento fetal (116,138). Outras alterações bioquímicas têm sido tratadas in utero, incluindo o uso da terapia com vitamina B_{12} na acidúria metilmalônica e com biotina na deficiência múltipla de carboxilase, mas a melhora resultante nos desfechos dos pacientes em geral tem sido difícil de comprovar (116,138).

Genética/células-tronco

As anormalidades anatômicas são mais diretamente tratadas com cirurgia. Em relação às anormalidades metabólicas, a abordagem pode ser suplementar ou substituir o produto final pela terapia clínica. Uma abordagem mais elegante é restaurar, para o feto, a capacidade de fabricar o seu próprio produto ausente. Finalmente, a terapia genética poderia ser viável, mas nos últimos 15 anos, um número limitado de transplantes de células-tronco foi realizado. Alcançamos o primeiro tratamento de sucesso de um feto diagnosticado com imunodeficiência combinada grave (IDCG) ligada ao X em meados da década de 1990, por meio da obtenção da medula óssea do pai, da sua "limpeza" (principalmente com a depleção de linfócitos T) e em seguida do seu transplante intraperitoneal (3×), com início na 15ª semana (139). Neste caso, e subsequentemente em outros, foram demonstrados níveis baixos a médios de enxerto, com melhora da doença. Em geral, o tratamento das imunodeficiências apresentou muito mais resultados benéficos do que o tratamento de outros distúrbios metabólicos. Atualmente, a imunocompetência fetal contra os enxertos parece se desenvolver muito mais inicialmente do que o reconhecido anteriormente, mas os resultados de uma década de trabalho atualmente sugerem que a fonte da resposta imune é materna, em vez de fetal (139-142).

CONCLUSÃO

Os avanços na compreensão dos distúrbios genéticos e congênitos, a importante melhora nas capacidades diagnósticas prénatais, tanto clínicas quanto laboratoriais, e a oportunidade de tratamento de uma quantidade selecionada de distúrbios *in utero* alteraram radicalmente os cuidados obstétricos. Portanto, uma proporção muito mais alta de problemas é detectada atualmente *in utero*, e existem significativamente menos surpresas no parto. O transporte do feto (*in utero*), em vez do recém-nascido, para centros terciários/quaternários melhorou claramente os cuidados, combinado à capacidade de planejar com muita antecedência o modo ideal de trabalho de parto e a presença da equipe de especialistas e dos equipamentos apropriados na ocasião do parto. Houve uma diminuição dramática das mortes *in utero* e perinatais, que por vezes foi substituída pelo aumento da morbidade perinatal. Podemos antecipar a ocorrência crescente de doenças agudas na UTI neonatal, tendo em vista que as terapias fetais corrigem, efetivamente, anormalidades leves a moderadas, mas também salvam fetos que anteriormente teriam morrido, mas que atualmente sobrevivem com problemas significativos.

REFERÊNCIAS BIBLIOGRÁFICAS

1. Wegman ME. Infant mortality in the 20th century, dramatic but uneven progress. *J Nutr* 2001;131:401s.
2. Evans MI, Johnson MP, Yaron Y, et al., eds. *Prenatal diagnosis: genetics, reproductive risks, testing, and management*. New York: McGraw Hill Publishing Co., 2006.
3. Gaster B, Haddow JE, Fletcher JC, eds. Maternal serum alpha-fetoprotein: issues in the prenatal screening and diagnosis of neural tube defects. NCHCT Conference Proceedings. US Gov't Printing Office. Washington, DC, 1980.
4. Cohen AH, Hanft RS, eds. *Technology in American Health Care: policy directions for effective evaluation and management*. Ann Arbor, MI: University of Michigan Press, 2004.
5. Evans MI, Hanft RS. The introduction of new technologies. *ACOG Clin Semin* 1997;2:1.
6. Weizman T, Berger AC. *Generating evidence for genomic diagnostic test development: workshop summary*. Washington, DC: Institute of Medicine, 2011.
7. Committee Opinion. *Direct to consumer marketing of genetic testing. Ethics committee*. Washington, DC: American College of Obstetricians and Gynecologists, 2008.
8. Ready K, Hague IS, Srinivasan BS, et al. Knowledge and attitudes regarding expanded genetic carrier screening among women's health care providers. *Fertil Steril* 2012;97:407.
9. National Newborn Screening and Global Resource Center: History and overview of newborn screening. http://www.genes-r-us.uthscsa.edu/resources/newborn/overview.htm
10. President's Council on Bioethics: The Changing Moral focus of newborn screening: an ethical analysis by the president's council on bioethics. http://www.bioethics.georgetown.edu/pcbe/reports/newborn_screening/index.html. Accessed 1/4/14.
11. Ashkenazi Jewish carrier screening: Integrated Genetics. https://www.labcorp.com/wps/portal/!ut/p/c1/04_SB8K8xLLM9MSSzPy8xBz9CP0os3h_U2cv30B_IwN_f3MDA88APyM_byN_Q3cfA30_j_zcVP2CbEdFAPxk0ls!/dl2/d1/L0lDU0lKSWdrbUEhIS9JRFJBQUlpQ2dBBek15cXchL1lCSkoxTkExTkk1MC01RncvN19PNUNKTVFPQ20O0700IPN2NK2O1GD5_WCM&WCM_GLOBAL_CONTEXT=/wps/wcm/connect/IntGeneticsLib/integratedgenetics/home/our+services/reproductive+testing/aj-carrier-test
12. Srinivasan BS, Evans EA, Flannick J, et al. A universal carrier test for the long tail of Mendelian disease. *Reprod Biomed Online* 2010;4:537.
13. National Human Genome Research Institute. *Regulation of genetic tests*. http://www.genome.gov/10002335
14. Martin JA, Hamilton BE, Osterman MJK, et al. Births: final data for 2012. *National Vital Statistics Report: 62 #9*. December 2013.
15. Christianson A, Howson CP, Modell B. *Global report on birth defects*. White Plains, NY: March of Dimes Birth Defects Foundation, 2006.
16. Evans MI, Hallahan TW, Krantz D, et al. Meta-analysis of first trimester Down syndrome screening studies: free beta hCG significantly outperforms intact hCG in a multi-marker protocol. *Am J Obstet Gynecol* 2007;196:198.
17. Hassan S, Romero R, Vidyadhari D, et al. Vaginal progesterone reduces the rate of pre-term birth in women with a sonographic short cervix: a multicenter, randomized, double-blind, placebo-controlled trial. *Ultrasound Obstet Gynecol* 2011;38:18.
18. Shane Michaels H, Nazareth S, Tambini L. Genetic counseling. In: Evans MI, Johnson MP, Yaron Y, Drugan A, eds. *Prenatal diagnosis: genetics, reproductive risks, testing, and management*. New York: McGraw Hill Publishing Co., 2006:71.
19. Drugan A, Reichler A, Bronshtein M, et al. Abnormal biochemical serum screening versus second trimester ultrasound-detected minor anomalies as predictors of aneuploidy in low-risk patients. *Fetal Diagn Ther* 1996;11(5):301.
20. Drugan A, Johnson MP, Evans MI. Ultrasound screening for fetal chromosome anomalies. *Am J Med Genet* 2000;90:98.
21. Benacerraf BR, Nadel A, Bromley B. Identification of second trimester fetuses with autosomal trisomy by use of a sonographic scoring index. *Radiology* 1994;193:135.
22. Wiwantikit V. Adjusted classification for ultrasound scoring index for antenatal detection of fetal trisomy. *Indian J Hum Genet* 2012;18:226.
23. Lau TK, Evans MI. Second trimester sonographic soft markers: what can we learn from the experience of first trimester nuchal translucency screening? *Ultrasound Obstet Gynecol* 2008;32:123.
24. Wright D, Syngelaki A, Bradbury D, et al. First trimester screening for Trisomies 21, 18, and 13 by ultrasound and biochemical testing. *Fetal Diagn Ther* 2014;35:118.
25. Haddow JE, Palomaki GE, Knight GJ, et al. Screening of maternal serum for fetal Down, 1 syndrome in the first trimester. *N Engl J Med* 1998;338:955.
26. D'Alton ME. Nuchal translucency quality monitoring: the transition from research to clinical care. *Obstet Gynecol* 2010;116:806.
27. Evans MI, Cuckle HS. Performance Adjusted Risks (PAR): a method to improve the quality of algorithm performance while allowing all to play. *Prenat Diagn* 2011;31:797.
28. Souka AP, Von Kaisenberg CS, Hyett JA, et al. Increased nuchal translucency with normal karyotype. *Am J Obstet Gynecol* 2005;192:1005.
29. Wapner RJ, Martin CL, Levy B, et al. Chromosomal microarray versus karyotyping for prenatal diagnosis. *N Engl J Med* 2012;367.2175.
30. Bianchi DW, Simpson JL, Jackson LG, et al. Fetal gender and aneuploidy detection using fetal cells in maternal blood: analysis of NIFTY I Data. *Prenat Diagn* 2002;22:609.
31. Lo YM, Corbetta N, Chamberlain PF, et al. Presence of fetal DNA in maternal plasma and serum. *Lancet* 1997;350:485.
32. Lo YMD. Noninvasive prenatal detection of fetal chromosomal aneuploidies by maternal plasma nucleic acid analysis: a review of the current state of the art. *BJOG* 2009;116:152.
33. Ehrich M, Deciu C, Zwiefelhofer T, et al. Noninvasive detection of fetal trisomy 21 by sequencing of DNA in maternal blood: a study in a clinical setting. *Am J Obstet Gynecol* 2011;204:205.e1.
34. Sparks AB, Wang ET, Struble CA, et al. Selective analysis of cell free DNA in maternal blood for evaluation of fetal trisomy. *Prenat Diagn* 2012;32:3.
35. Bianchi DW, Wilkins-Haug L. Integration of noninvasive DNA testing for aneuploidy into prenatal care: what has happened since the rubber met the road? *Clin Chem* 2014;60:78.
36. Chitty LS, Bianchi DW. Noninvasive prenatal testing: the paradigm is shifting rapidly. *Prenat Diagn* 2013;33:511.
37. Galen RS, Gambino SR. *Beyond normality: the predictive value and efficacy of medical diagnoses*. Baltimore, MD: John Wiley and Sons, 1975.
38. Krantz DA, Hallahan TW, Carmichael JB, et al. Utilization of a 1/1000 cutoff in combined screening for Down syndrome in younger women AMA patients provides cost advantages compared with NIPS. *Am J Obstet Gynecol* 2014;210:S111.
39. Evans MI, Wapner RJ. Invasive prenatal diagnostic procedures 2005. In: Reddy U, Mennuti MT, eds. *Semin perinatol*. Philadelphia, PA: Elsevier Publishing Company, 2005;29:215.
40. Steel MW, Breg WR. Chromosome analysis of human amniotic fluid cells. *Lancet* 1966;1:383.
41. Jacobson JB, Barter RH. Intrauterine diagnosis and management of genetic defects. *Am J Obstet Gynecol* 1967;99:795.

42. National Institute of Child Health and Human Development Amniocentesis Registry. *The safety and accuracy of midtrimester amniocentesis*. DHEW publication no (NIH) 78–190. Washington, DC: United States Department of Health, Education and Welfare, 1978.
43. Fletcher JC, Evans MI. Maternal bonding in early fetal ultrasound examinations. *N Engl J Med* 1983;308:392.
44. Evans MI, Drugan A, Koppitch FC, et al. Genetic diagnosis in the first trimester: the norm for the 90s. *Am J Obstet Gynecol* 1989;160:1332.
45. Rhoads GG, Jackson LG, Schlesselman SE, et al. The safety and efficacy of chorionic villus sampling for early prenatal diagnosis of cytogenetic abnormalities. *N Engl J Med* 1989;320:609.
46. Mujezinovic F, Alfierivic Z. Procedure related complications of amniocentesis and chorionic villus sampling: a systematic review. *Obstet Gynecol* 2007; 110:687.
47. Firth HV, Boyd PA, Chamberlain P, et al. Severe limb abnormalities after chorionic villus sampling at 56–66 days' gestation. *Lancet* 1991;337:762.
48. Tabor A. *Amniocentesis vs CVS risks*. Greece: Fetal Medicine Foundation Kos, 2013.
49. Hanson FW, Happ RL, Tennant FR, et al. Ultrasonography-guided early amniocentesis in singleton pregnancies. *Am J Obstet Gynecol* 1990;162:1376.
50. Wilson RD. Early amniocentesis: a clinical review. *Prenat Diagn* 1995; 15:1259.
51. NHS Fetal Anomaly Screening Program. Annual report 2011–2012. http://www.fetalanomaly.screening.nhs.uk
52. Cohn GM, Gould M, Miller RC, et al. The importance of genetic counseling before amniocentesis. *J Perinatol* 1996;16:352.
53. Evans MI, Hume RF, Johnson MP, et al. Integration of genetics and ultrasonography in prenatal diagnosis: just looking is not enough. *Am J Obstet Gynecol* 1996;174:1925.
54. Benaceraff BR, Frigoletto FD. Amniocentesis under continuous ultrasound guidance: a series of 232 cases. *Obstet Gynecol* 1983;62:760.
55. Drugan A, Evans MI. Amniocentesis. In: Evans MI, Johnson MP, Yaron Y, et al., eds. *Prenatal diagnosis: genetics, reproductive risks, testing, and management*. New York: McGraw Hill Publishing Co., 2006:415.
56. Cuckle HS. Epidemiology of aneuploidy. In: Evans MI, Johnson MP, Yaron Y, Drugan A, eds. *Prenatal diagnosis: genetics, reproductive risks, testing, and management*. New York: McGraw Hill Publishing Co., 2006.
57. Yukobowich E, Anteby EY, Cohen SM, et al. Risk of fetal loss in twin pregnancies undergoing second trimester amniocentesis. *Obstet Gynecol* 2001;98:876.
58. Van der Pol JS, Wolf H, Boer K, et al. Jejunal atresia related to the use of methylene blue in genetic amniocentesis in twins. *Br J Obstet Gynaecol* 1992; 99:141.
59. Drugan A, Sokol RJ, Syner FN, et al. Clinical implications of amniotic fluid AFP in twin pregnancies. *J Reprod Med* 1989;34:977.
60. Firth HV, Boyd PA, Chamberlain PF, et al. Analysis of limb reduction defects in babies exposed to chorionic villus sampling. *Lancet* 1994;343(8905):1069.
61. Elejalde BR, deElejalde MM, Acuna JA, et al. Prospective study of amniocentesis performed between weeks 9 and 16 of gestation: its feasibility, risks, complications and use in early genetic prenatal diagnosis. *Am J Med Genet* 1990;35:188.
62. Hanson FW, Tennant F, Hune S, et al. Early amniocentesis: outcome, risks and technical problems at less than 12.8 weeks. *Am J Obstet Gynecol* 1992; 166:1707.
63. Johnson JM, Wilson RD, Winsor EJ, et al. The early amniocentesis study: a randomized clinical trial of early amniocentesis versus midtrimester amniocentesis. *Fetal Diagn Ther* 1996;11:85.
64. Tabor A, Phillip J, Masden M, et al. Randomized controlled trial of genetic amniocentesis in 4606 low risk women. *Lancet* 1986;1:1287.
65. Odibo AO, Gray DL, Dicke JM, et al. Revisiting the fetal loss rate after second trimester genetic amniocentesis: a single center's 16 year experience. *Obstet Gynecol* 2008;111:589.
66. Blessed WB, Lacoste H, Welch RA. Obstetrician-gynecologists performing genetic amniocentesis may be misleading themselves and their patients. *Am J Obstet Gynecol* 2001;184:1340.
67. Eddleman KA, Malone FD, Sullivan L, et al. Pregnancy loss rates after midtrimester amniocentesis. *Obstet Gynecol* 2006;108:1067.
68. 69.Wapner RJ, Evans MI, Platt LD. Pregnancy loss rates after amniocentesis. *Obstet Gynecol* 2007;109:780.
69. Nicolaides KH. Pregnancy loss rates after amniocentesis. *Obstet Gynecol* 2007;109:781.
70. Squier M, Chamberlain P, Zaiwalla Z, et al. Five cases of brain injury following amniocentesis in mid-term pregnancy. *Dev Med Child Neurol* 2000; 42(8):554.
71. Rosner M, Pergament E, Andriole S, et al. Detection of genetic abnormalities using CVS and FISH prior to fetal reduction in sonographically normal appearing fetuses. *Prenat Diagn* 2013;33:940.
72. Evans MI, Rozner G, Yaron Y, et al. CVS. In: Evans MI, Johnson MP, Yaron Y, Drugan A, eds. *Prenatal diagnosis: genetics, reproductive risks, testing, and management*. New York: McGraw Hill Publishing Co., 2006:433.
73. Rudnicki M, Vejerslev LO, Junge J. The vanishing twin: morphologic and cytogenetic evaluation of an ultrasonographic phenomenon. *Gynecol Obstet Invest* 1991;31:141.
74. Johnson MP, Drugan A, Koppitch FC, et al. Postmortem CVS is a better method for cytogenetic evaluation of early fetal loss than culture of abortus material. *Am J Obstet Gynecol* 1990;163:1505.
75. Drugan A, Johnson MP, Isada NB, et al. The smaller than expected first trimester fetus is at increased risk for chromosome anomalies. *Am J Obstet Gynecol* 1992;167:1525.
76. Silverman NS, Sullivan MW, Jungkind DL, et al. Incidence of bacteremia associated with chorionic villus sampling. *Obstet Gynecol* 1994;84(6):1021.
77. Ledbetter DH, Martin AO, Verlinsky Y, et al. Cytogenetic results of chorionic villus sampling: high success rate and diagnostic accuracy in the United States collaborative study. *Am J Obstet Gynecol* 1990;162:495.
78. Brun JL, Mangione R, Gangbo F, et al. Feasibility, accuracy and safety of chorionic villus sampling: a report of 10741 cases. *Prenat Diagn* 2003;23(4):295.
79. Ledbetter DH, Zachary JL, Simpson MS, et al. Cytogenetic results from the US collaborative study on CVS. *Prenat Diagn* 1992;12(5):317.
80. Kotzot D. Abnormal phenotypes in uniparental disomy (UPD): fundamental aspects and a critical review with bibliography of UPD other than 15. *Am J Med Genet* 1999;83(2):265.
81. Evans MI, Greb A, Kazazian Jr HH, et al. In utero fetal muscle biopsy for the diagnosis of Duchenne muscular dystrophy. *Am J Obstet Gynecol* 1991;165:728.
82. Evans MI, Krivchenia EL, Johnson MP, et al. *In utero* fetal muscle biopsy alters diagnosis and carrier risks in Duchenne and Becker muscular dystrophy. *Fetal Diagn Ther* 1995;10(2):71.
83. Holzgreve W, Golbus MS. Prenatal diagnosis of ornithine transcarbamylase deficiency utilizing fetal liver biopsy. *Am J Hum Genet* 1984;36:320.
84. Evans MI, Holzgreve W, Krivchenia EL, et al. Tissue biopsies. In: Evans MI, Johnson MP, Yaron Y, Drugan A, eds. *Prenatal diagnosis: genetics, reproductive risks, testing, and management*. New York: McGraw Hill Publishing Co., 2006:449.
85. Hsu LYF, Kaffe S, Perlis TE. Trisomy 20 mosaicism in prenatal diagnosis—a review and update. *Prenat Diagn* 1987;7(8):581.
86. Freda VJ, Adamson KJ. Exchange transfusion in utero. *Am J Obstet Gynecol* 1964;89:817.
87. Daffos F, Cappella-Pavlovsky M, Forestier F. Fetal blood sampling via the umbilical cord using a needle guided by ultrasound: report of 66 cases. *Prenat Diagn* 1983;3:271.
88. Nicolaides KH, Soothill PW, Rodeck CH, et al. Ultrasound guided sampling of umbilical cord and placental blood to access fetal well being. *Lancet* 1986;1:1065.
89. Berkowitz RL, Bussel JB, McFarland JG. Alloimmune thrombocytopenia: state of the art 2006. *Am J Obstet Gynecol* 2006;195:907.
90. Harman CR, Bowman JM, Manning FA, et al. Intrauterine transfusion: intraperitoneal versus intravascular approach: a case control comparison. *Am J Obstet Gynecol* 1990;162:1053.
91. Moldenhauer JS. Ex utero intrapartum therapy. *Semin Pediatr Surg* 2013;22:44.
92. van Ommen GJ, Breuning MH, Raap AK. FISH in genome research and molecular diagnostics. *Curr Opin Genet Dev* 1995;5(3):304.
93. Trask BJ. Fluorescence in situ hybridization: applications in cytogenetics and gene mapping. *Trends Genet* 1991;7(5):149.
94. Pinkel D, Straume T, Grey JW. Cytogenetic analysis using quantitative, high-sensitivity, fluorescence hybridization. *Proc Natl Acad Sci U S A* 1986;83:2934.
95. Sullivan BA, Leana-Cox J, Schwartz S. Clarification of subtle reciprocal rearrangements using fluorescent in situ hybridization. *Am J Med Genet* 1993;47:223.
96. Evans MI, Klinger KW, Isada NB, et al. Rapid prenatal diagnosis by fluorescent in situ hybridization of chorionic villi: an adjunct to long-term culture and karyotype. *Am J Obstet Gynecol* 1992;167:1522.
97. Verlinsky Y, Cieslak J, Freidine M, et al. Polar body diagnosis of common aneuploidies by FISH. *J Assist Reprod Genet* 1996;13:157.
98. Evans MI, Lau TK. Making decisions when no good options exist: delivery of the survivor after intrauterine death of the co-twin in monochorionic twin pregnancies. *Fetal Diagn Ther* 2010;28:191.
99. Quintero RA, Reich H, Puder KS, et al. Brief report: umbilical cord ligation of an acardiac twin by fetoscopy at 19 weeks of gestation. *N Engl J Med* 1994;330:469.
100. Gebb J, Rosner M, Dar P, et al. Long term neurologic outcomes after fetal interventions: meta analysis. *Am J Obstet Gynecol* 2014;210:S115.
101. Liley AW. Intrauterine transfusion of foetus in haemolytic disease. *Br Med J* 1963;2:1107.
102. Manning FA, Harrison MR, Rodeck C. Catheter shunts for fetal hydronephrosis and hydrocephalus. Report of the international fetal surgery registry. *N Engl J Med* 1986;315:336.
103. Manning M, Hudgins L. Array-based technology and recommendations for utilization in medical genetics practice for detection of chromosomal abnormalities. *Genet Med* 2010;12(11):742.

104. Shaffer LG, Dabell MP, Fisher AJ, et al. Experience with microarray-based comparative genomic hybridization for prenatal diagnosis in over 5000 pregnancies. *Prenat Diagn* 2012;32(10):976.
105. Handyside AH, Robinson MD, Simpson RJ, et al. Isothermal whole genome amplification from single and small numbers of cells: a new era for preimplantation genetic diagnosis of inherited disease. *Mol Hum Reprod* 2004;10(10):767.
106. Eggerding FA. A one-step coupled amplification and oligonucleotide ligation procedure for multiplex genetic typing. *PCR Methods Appl* 1995;4:337.
107. Le Caignec C, Spits C, Sermon K, et al. Single-cell chromosomal imbalances detection by array CGH. *Nucleic Acids Res* 2006;34:e68.
108. Verlinsky Y, Cieslak J, Freidine M, et al. Pregnancies following pre-conception diagnosis of common aneuploidies by fluorescent in-situ hybridization. *Hum Reprod* 1995;10:1923.
109. Wilton L. Preimplantation genetic diagnosis for aneuploidy screening in early human embryos: a review. *Prenat Diagn* 2002;22:512.
110. Mastenbroek S, Twisk M, van der Veen F, et al. Preimplantation genetic screening: a systematic review and meta-analysis of RCTs. *Hum Reprod Update* 2011;17(4):454.
111. Liebaers I, Desmyttere S, Verpoest W, et al. Report on a consecutive series of 581 children born after blastomere biopsy for preimplantation genetic diagnosis. *Hum Reprod* 2010;25(1):275.
112. Pryde PG, Odgers AE, Isada NB, et al. Determinants of parental decision to abort (DTA) or continue for non-aneuploid ultrasound detected abnormalities. *Obstet Gynecol* 1992;80:52.
113. Abortion Resources. Guttmacher Institute. http://www.guttmacher.org/sections/abortion.php, January 2014.
114. Raymond ED, Grimes DA. The comparative safety of legal induced abortion and childbirth in the United States. *Obstet Gynecol* 2012;119:215.
115. Creinin MD, Danielson KG. Medical abortion in early pregnancy. In: Paul M, Lichtenberg S, Borgatta L, et al., eds. *Management of unintended and abnormal pregnancy*. Oxford: Wiley Blackwell, 2009:111.
116. Evans MI, Chrousos GP, Mann DL, et al. Pharmacologic suppression of the fetal adrenal gland in utero: attempted prevention of abnormal external genital masculinization in suspected congenital adrenal hyperplasia. *JAMA* 1985;253:1015.
117. Chasen ST, Kalish RB, Gupta M, et al. Dilatation and evacuation at >or =20 weeks: comparison of operative techniques. *Am J Obstet Gynecol* 2004;190:1180.
118. Hern WM. Fetal diagnostic indications for second and third trimester outpatient pregnancy termination. *Prenat Diagn* 2014;34:438.
119. Phil Kline is indefinitely suspended from practicing law. *Kansas City Star.* Oct 18, 2013. http://www.kansascity.com/2013/10/18/4560734/kline-indefinitely-suspended-from.html
120. Evans MI, Dommergues M, Wapner RJ, et al. Efficacy of transabdominal multifetal pregnancy reduction: collaborative experience among the world's largest centers. *Obstet Gynecol* 1993;82:61.
121. Evans MI, Andriole SA, Britt DW. Fetal reduction – 25 years' experience. *Fetal Diagn Ther* 2014;35.69.
122. Evans MI, Kaufman M, Urban AJ, et al. Fetal reduction from twins to a singleton: a reasonable consideration. *Obstet Gynecol* 2004:104:232.
123. Evans MI, Rosner M, Andriole S, et al. Evolution of gender preferences in multiple pregnancies. *Prenat Diagn* 2013;33:935.
124. Evans MI, Andriole S, Pergament E, et al. Paternity balancing. *Fetal Diagn Ther* 2013;34:135.
125. Evans MI, Goldberg J, Horenstein J, et al. Selective termination (ST) for structural (STR), chromosomal (CHR), and Mendelian (MEN) anomalies: International experience. *Am J Obstet Gynecol* 1999;181(4):893.
126. Hack KE, Derks JB, Elias SG, et al. Increased perinatal mortality and morbidity in monochorionic versus dichorionic twin pregnancies: clinical implications of a large Dutch cohort study. *BJOG* 2008;115:58.
127. Evans MI, Sacks AL, Johnson MP, et al. Sequential invasive assessment of fetal renal function, and the in utero treatment of fetal obstructive uropathies. *Obstet Gynecol* 1991;77:545.
128. Wu S, Johnson MP. Fetal lower urinary tract obstruction. *Clin Perinatol* 2009;36:377.
129. Senat MV, Deprest J, Boulvain M, et al. Endoscopic laser surgery versus serial amnioreduction for severe twin to twin transfusion syndrome. *N Engl J Med* 2004;351:136.
130. Quintero RA, Morales WJ, Allen MH, et al. Staging of twin-twin transfusion syndrome. *J Perinatol* 1999;19:550.
131. Harrison MR, Longaker MT, Adzick NS, et al. Successful repair in utero of a fetal diaphragmatic hernia after removal of herniated viscera from the left thorax. *N Engl J Med* 1990;322:1582.
132. Harrison MR, Evans MI, Adzick NS, eds. *The unborn patient: the art and science of fetal therapy*, 3rd ed. Philadelphia, PA: W.B. Saunders Publishing Company, 2001.
133. Hedrick HL. Management of prenatally diagnosed congenital diaphragmatic hernia. *Semin Pediatr Surg* 2013;22:37.
134. Bruner JP, Tulipan N, Paschall RL, et al. Intrauterine repair of myelomeningocele, "hindbrain restoration" and the incidence of shunt-dependent hydrocephalus. *JAMA* 1999;282:1826.
135. Adzick NS, Thom EA, Spong CV, et al. A randomized trial of prenatal versus postnatal repair of myelomeningocele. *N Engl J Med* 2011;364:993.
136. Czeizel AE, Dudas I. Prevention of the first occurrence of neural-tube defects by periconceptional vitamin supplementation. *N Engl J Med* 1992;327:1832.
137. Evans MI, Llurba E, Landsberger EJ, et al. Impact of folic acid supplementation in the United States: markedly diminished high maternal serum AFPs. *Obstet Gynecol* 2004;103:474.
138. New M, Abraham M, Yuen T, et al. An update on prenatal diagnosis and treatment of congenital adrenal hyperplasia. *Semin Reprod Med* 2012;30:396.
139. Pearson EG, Flake AW. Stem cell and genetic therapies for the fetus. *Semin Pediatr Surg* 2013;22:56.
140. Miller DT, Adam MP, Aradhya S, et al. Consensus statement: chromosomal microarray is a first-tier clinical diagnostic test for individuals with developmental disabilities or congenital anomalies. *Am J Hum Genet* 2010; 86:749.
141. Sagoo GS, Butterworth AS, Sanderson S, et al. Array CGH in patients with learning disability (mental retardation) and congenital anomalies: updated systematic review and meta-analysis of 19 studies and 13,926 subjects. *Genet Med* 2009;11(3):139.
142. Flake AW, Puck JM, Almieda-Porada G, et al. Successful in utero correction of x-linked recessive severe combined immuno-deficiency (X-SCID): fetal intraperitoneal transplantation of CD34 enriched paternal bone marrow cells (EPPBMC). *N Engl J Med* 1996;335:871.

11 Interações Feto-Maternas | Fisiologia Placentária, Ambiente Intrauterino e Determinantes Fetais de Doenças no Adulto

Gabriella Pridjian

A placenta humana funciona como uma barreira altamente evoluída e sofisticada das interações materno-fetais. A placenta também fornece um ambiente *in utero* que influencia não apenas o crescimento e desenvolvimento fetais e neonatais, como também possivelmente o desenvolvimento de doenças na idade adulta.

PLACENTAÇÃO HUMANA

Com base na classificação de Grosser modificada, que separa as placentas segundo o número de camadas interpostas entre as circulações materna e fetal, a placenta humana é hemomonocorial, com apenas o sinciciotrofoblasto, o tecido conjuntivo fetal e o endotélio capilar fetal formando a barreira entre as duas circulações (Figura 11.1) (1). A placenta humana, com esta interface tão próxima, é semelhante à da cobaia e à do macaco. A placentação em outros animais é diferente, e existe grande variação na placentação dos mamíferos (2). A placenta humana é discoide e constituída por 8 a 10 cotilédones. O sangue fetal é fornecido à placenta por duas artérias umbilicais e drenado por uma veia umbilical. Na superfície fetal da placenta, as artérias umbilicais, cruzando sobre veias fetais, diminuem de calibre e ramificam-se à medida que seguem para as bordas placentárias e penetram no disco placentário para irrigar cotilédones individuais. Dentro da substância da placenta, o calibre das artérias diminui até que existam apenas capilares fetais no nível das vilosidades terminais. Os capilares fetais são dilatados, oferecendo uma ampla área de superfície para transferência materno-fetal. O suprimento sanguíneo materno para a placenta origina-se da artéria uterina, que se divide em artérias espirais e infiltra-se no espaço interviloso, banhando as vilosidades terminais.

TRANSFERÊNCIA PLACENTÁRIA

O feto depende quase exclusivamente da placenta para executar suas funções nutricionais, respiratórias e excretoras. Crescendo continuamente à medida que a gestação avança, a placenta acompanha o crescimento fetal. Estudos do crescimento e da fisiologia placentários em estados patológicos sugerem que o crescimento e o tamanho da placenta são determinados pelo feto e modulados por fatores maternos. As razões normais entre os pesos placentário e fetal são de aproximadamente 1:6. À medida que a placenta cresce, os prolongamentos vilosos aumentam de número enquanto a vasculatura fetal se expande, e no terceiro trimestre, uma grande área de superfície está disponível para as circulações materna e fetal.

A maior parte do transporte placentário é transcelular. Embora a placenta seja, com frequência, descrita como uma "membrana separadora", na verdade ela é uma série de membranas. As áreas mais eficientes de troca materno-fetal são as lâminas epiteliais, que consistem em tecido viloso atenuado e extremamente tensionado, que separa o sangue materno no espaço interviloso do sangue fetal nos sinusoides fetais. Para atravessar as lâminas epiteliais do lado materno para o fetal, uma substância precisa transpor:

- A membrana da borda em escova do sinciciotrofoblasto
- O plasma celular dessa célula
- A membrana basal do sinciciotrofoblasto
- O lado materno da célula endotelial do capilar fetal
- O lado fetal da mesma célula endotelial.

A membrana da borda em escova microvilosa do sinciciotrofoblasto parece ser a membrana mais envolvida na regulação do transporte, especialmente o ativo ou mediado por carreadores. Certas substâncias difusíveis atravessam o trofoblasto e a célula endotelial intacta para serem liberadas no lado fetal, outras substâncias são parcial ou totalmente metabolizadas pela placenta e outras participam de intricados sistemas de transporte (Figura 11.2).

Difusão simples

Muitos nutrientes, metabólitos e produtos de excreção atravessam a placenta por difusão. A difusão de substâncias na placenta depende de múltiplos fatores, os quais são resumidos no Quadro 11.1.

A quantidade de um nutriente transportada à placenta é diretamente proporcional a sua concentração na corrente sanguínea materna, que depende da ingestão nutricional e da absorção gastrintestinal. Inanição, doenças gastrintestinais maternas que prejudiquem a absorção, ou doenças pulmonares maternas que interfiram na troca alveolar influenciam muito as concentrações sanguíneas, bem como a transferência e o acúmulo de nutrientes fetais. A carência de nutrientes provoca restrição do crescimento fetal e placentário. Anormalidades nos mecanismos homeostáticos maternos podem provocar insuficiência ou excesso de nutrientes. Por exemplo, no diabetes melito mal controlado, a hiperglicemia, a hiperaminoacidemia e a hipertrigliceridemia maternas possibilitam o transporte irrestrito de nutrientes para o feto, resultando em crescimento excessivo dos órgãos fetais, da gordura corporal e da placenta (3).

O transporte de um nutriente à placenta é diretamente proporcional ao fluxo sanguíneo no espaço interviloso. O volume sanguíneo materno aumenta gradualmente até um nível 30 a 40% maior que o volume pré-gestacional, com 40% direcionados para o útero e a placenta. Cardiopatia materna com débito cardíaco reduzido pode restringir o crescimento fetal e placentário. Até mesmo em mulheres sadias, a posição materna influencia o fluxo sanguíneo para o útero. Gestantes normais têm débito cardíaco 18% menor

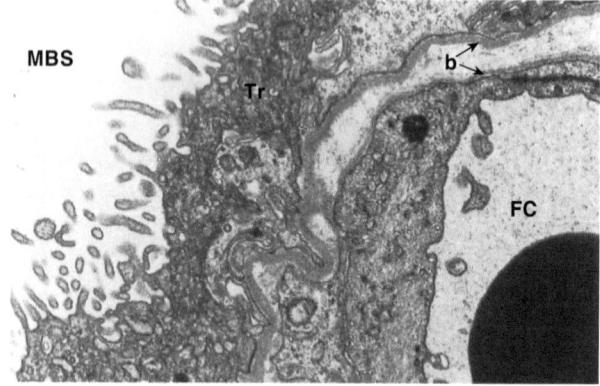

Figura 11.1 Micrografia eletrônica da barreira da placenta humana hemomonocorial a termo. Observe as numerosas vesículas endocitóticas em diversos estágios de formação localizadas na membrana da borda em escova no lado materno do sinciciotrofoblasto. b, membrana basal; FC, capilar fetal; MBS, espaço sanguíneo materno ou espaço interviloso; Tr, sinciciotrofoblasto com membrana da borda em escova microvilosa. De Thornberg KL, Faber JJ. *Placental physiology.* New York: Raven Press, 1983:19, com permissão.

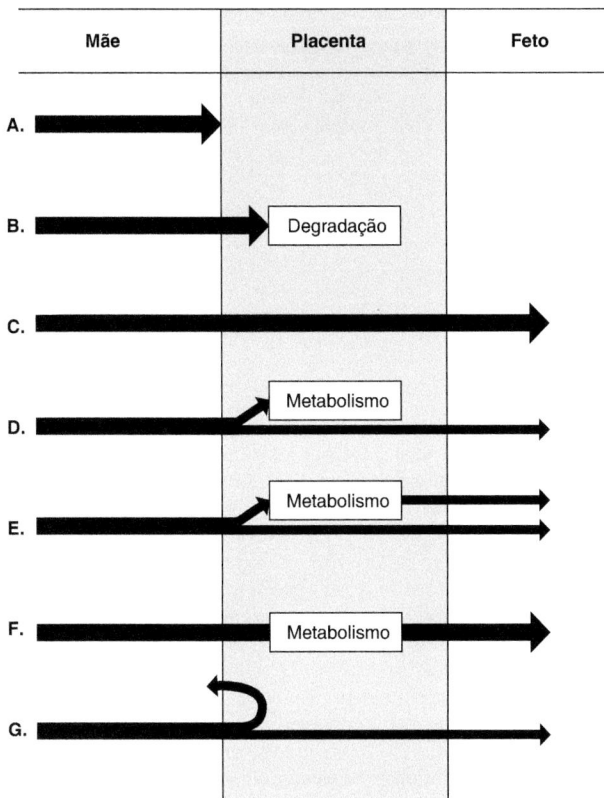

Figura 11.2 Padrões de transporte materno-fetal. A. Captação placentária mínima ou nula e nenhuma transferência fetal (p. ex., succinilcolina, compostos de amônio quaternário com carga elétrica alta). **B.** Captação e degradação placentárias e nenhuma transferência fetal (p. ex., insulina). **C.** Captação placentária e transferência da substância predominantemente não modificada para o feto (p. ex., β-hidroxibutirato, bilirrubina). **D.** Captação placentária, uso parcial e transferência para o feto (p. ex., oxigênio, glicose, aminoácidos, ácidos graxos livres). **E.** Captação, metabolismo parcial e transferência para o feto (p. ex., ciclosporina). **F.** Captação, modificação e transferência para o feto (p. ex., 25-hidroxivitamina D_3, cuja maior parte sofre 1α-hidroxilação na placenta formando 1,25-di-hidroxivitamina D_3). **G.** Captação acoplada a carreador com liberação do ligante para o lado fetal e regeneração do carreador no lado materno (p. ex., complexo transferrina-ferro).

depende do débito cardíaco fetal e do tônus vascular placentário. Normalmente, os vasos fetais na lâmina coriônica estão dilatados ao máximo, oferecendo a menor resistência ao fluxo.

Inúmeros fatores placentários influenciam a difusão. No total, a transferência é governada pela quantidade de lâminas epiteliais, que são regiões especializadas de difusão aumentada onde a barreira inter-hemática ou placentária é menor que alguns micrômetros. A placenta humana possui um sistema de fluxo interviloso no qual os capilares fetais nas vilosidades terminais são banhados em um reservatório de sangue materno continuamente reposto por artérias e drenado por veias (Figura 11.3). Existem fluxos, corrente e contracorrente, em áreas de distribuição desigual do fluxo (i. e., *shunt*), nas quais uma parte da vilosidade é bem suprida por sangue materno, porém mal suprida por sangue fetal; em outras áreas, ocorre o inverso.

As características estereoquímicas de uma substância são fatores determinantes da transferência. Substâncias pequenas, compactas, apolares e lipofílicas são transferidas com maior eficiência. A placenta é relativamente impermeável a moléculas polares grandes que não tenham proteínas carreadoras ou sistemas de transporte específicos, ou que não consigam tirar vantagem de um sistema de transporte análogo para auxiliar na sua transferência. Por exemplo, a α-fetoproteína (AFP), proteína fetal de 70 kDa, não é transferida para o lado materno em quantidades significativas, a despeito de altas concentrações no sangue fetal. A AFP materna

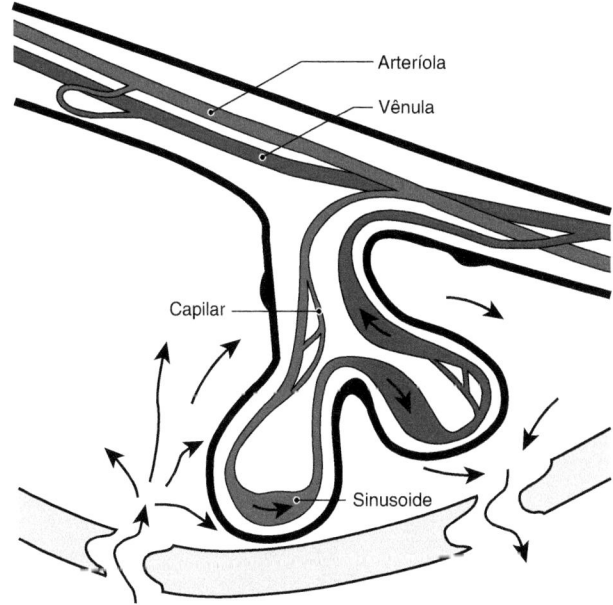

Figura 11.3 Existem áreas de fluxo corrente e contracorrente no sistema de fluxo interviloso da placenta humana. (Esta figura encontra-se reproduzida em cores no Encarte.)

na posição ortostática em comparação com o decúbito lateral, o que talvez explique por que as mulheres que trabalham em pé durante toda sua gravidez tenham recém-nascidos de menor peso.

Os fatores fetais que influenciam a difusão são aqueles que afetam o transporte de nutrientes ao lado fetal da placenta. A concentração de uma substância na artéria umbilical depende do grau de transferência placentária prévia, absorção do líquido amniótico deglutido e metabolismo fetal. O fluxo sanguíneo fetal para o útero

QUADRO 11.1
Fatores que afetam a transferência placentária de uma substância difusível.

Fatores maternos	Fatores placentários	Fator fetal
Quantidade transportada até o espaço interviloso	**Fisiologia da transferência**	**Quantidade transportada até os capilares fetais**
Concentração sanguínea	Área da(s) membrana(s) difusora(s)	Concentração sanguínea
Ofertas exógena e endógena	Resistência à difusão	Produção metabólica ou absorção gastrintestinal fetal
Mecanismos homeostáticos	Características do material transferido (tamanho, carga elétrica, polaridade, formato)	Transferência placentária prévia
Mistura arteriovenosa no espaço interviloso	Características da membrana (composição físico-química, fluidez)	Taxa de fluxo nos capilares fetais
Velocidade de fluxo no espaço interviloso	Pressão de difusão através de cada membrana celular placentária	Fatores hemodinâmicos no feto
Fatores hemodinâmicos na mãe	Gradientes de concentração materno-fetais	Fatores circulatórios locais
Fatores circulatórios locais	Produção ou uso pelas células placentárias	*Shunt*
Shunt	Características do fluxo sanguíneo materno-fetal; fluxo interviloso	

provém da transferência transplacentária a partir do sangue fetal e transferência transmembrana (i. e., corioâmnio) a partir do líquido amniótico. O nível de AFP no sangue fetal na 17ª semana de gestação é de cerca de 3 mg/mℓ, enquanto o nível no sangue materno é de aproximadamente 0,1 mg/mℓ, resultando em um gradiente feto-materno de 30.000:1. O baixo nível de transferência transplacentária feto-materna permite a detecção de níveis séricos maternos elevados por transferência transmembrana (i. e., amniocório) de AFP anormalmente alta no líquido amniótico, o que constitui a base para a triagem dos defeitos do tubo neural pela determinação do nível de AFP no soro materno. Elevações falso-positivas da AFP sérica materna (i. e., nível sérico materno alto com feto de estrutura normal) sugerem microdescolamentos da placenta, ou perda da integridade da barreira materno-fetal, e predizem uma taxa mais alta de morbidade fetal.

As características da membrana regulam o transporte. A fluidez da membrana, determinada pelo grau e pelas características dos fosfolipídios incorporados à membrana, influencia a transferência de determinadas substâncias. Doenças como o diabetes melito influenciam a fluidez da membrana (4).

A principal força propulsora a favor da transferência por difusão é o gradiente de concentração através da placenta; a resistência à difusão é ditada pela natureza da molécula. Os princípios de difusão das moléculas que são geralmente aplicáveis a membranas biológicas são válidos na placenta, embora os aspectos específicos ainda precisem ser definidos. A disponibilidade de uma substância para transferência por difusão através da placenta nem sempre está relacionada com níveis sanguíneos da substância, porque muitos metabólitos, nutrientes e drogas/medicamentos que são pouco hidrossolúveis estão ligados às proteínas.

Embora as proteínas promovam o transporte dessas substâncias à placenta, elas podem, na verdade, dificultar a sua transferência. É a fração livre, não ligada – ou solúvel – de uma substância que está disponível para transferência. Por outro lado, proteínas carreadoras de alta afinidade no lado receptor da placenta impulsionam a transferência por difusão para o seu lado ao reduzir a fração livre do ligante e aumentar seu gradiente materno-fetal. Por exemplo, o oxigênio está 98% ligado à hemoglobina. A diferença transplacentária na pressão parcial de oxigênio dissolvido (P_{O_2}) determina a pressão de difusão. A hemoglobina fetal mais ávida de oxigênio contrabalança a resistência à transferência a partir da circulação materna. O conteúdo de O_2 (i. e., O_2 dissolvido e ligado à hemoglobina) do sangue em cada lado da membrana placentária é determinado principalmente pelas afinidades diferentes das hemoglobinas materna e fetal por oxigênio. Nos seres humanos, a curva de dissociação da oxi-hemoglobina fetal desloca-se à esquerda da curva materna, promovendo uma captação de oxigênio pelo sangue fetal em nível capilar placentário bem maior do que seria possível de outro modo. Em qualquer P_{O_2}, o conteúdo de O_2 bem mais alto é alcançado no sangue fetal do que no sangue materno. O conteúdo de O_2 na veia umbilical (14,5 mℓ/dℓ) é tão alto quanto o da artéria uterina (15,8 mℓ/dℓ), a despeito de uma P_{O_2} venosa umbilical de apenas 27 mmHg (Quadro 11.2). O conteúdo sanguíneo de O_2 relativamente alto confere ao feto a capacidade de transportar oxigênio suficiente para os tecidos periféricos apesar da baixa P_{O_2}. Uma P_{O_2} baixa pode ser essencial à adaptação fisiológica fetal para manter a resistência vascular pulmonar alta e o canal arterial pérvio.

A excreção de bilirrubina constitui um exemplo de interação feto-materna que utiliza propriedades específicas de permeabilidade da placenta para realizar um determinado objetivo (5). Antes do nascimento, o feto elimina bilirrubina por meio de transferência por difusão através da placenta para a mãe. A placenta é extremamente permeável à bilirrubina não conjugada, mas relativamente impermeável à bilirrubina glicuronídeo (i. e., bilirrubina conjugada). No feto, devido à atividade mínima de bilirrubina glicuroniltransferase, a conjugação hepática de bilirrubina é suprimida. Como a bilirrubina fetal é predominantemente não conjugada e extremamente lipossolúvel, ela se difunde livremente do lado fetal para o materno. Após a transferência para a mãe, é conjugada e excretada com eficiência (Figura 11.4).

QUADRO 11.2

Valores normais do oxigênio no sangue materno e no sangue fetal.

Medidas do oxigênio	Artéria uterina	Veia uterina	Veia umbilical	Artéria umbilical
P_{O_2} (mmHg)	95	40	27	15
Saturação de O_2 da hemoglobina (%)	98	76	68	30
Conteúdo de O_2 (mℓ/dℓ)	15,8	12,2	14,5	6,4
Hemoglobina (g/dℓ)	12,0	12,0	16,0	16,0

De Longo L. Disorders of placental transfer. In: Assali NS, ed. *Pathophysiology of gestation*. New York: Academic Press, 1972;2:11, com permissão.

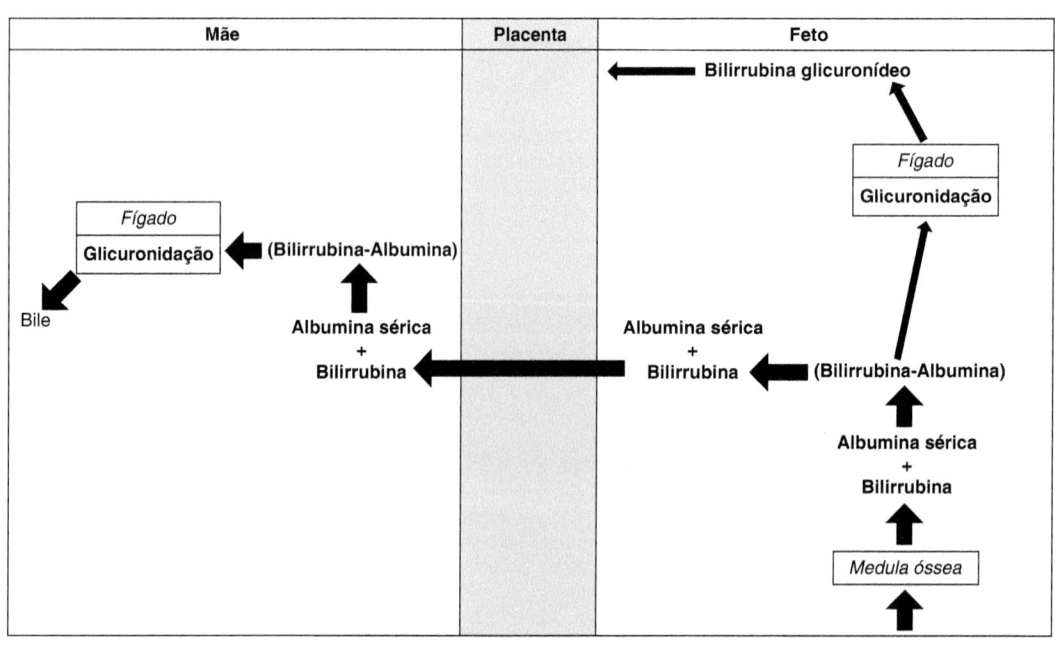

Figura 11.4 Excreção pré-natal de bilirrubina. A bilirrubina fetal é transferida da albumina sérica fetal através da placenta para o soro materno. Então, é conjugada com o ácido glicurônico pelo fígado materno e excretada na bile. A glicuronidação fetal está suprimida. A placenta é relativamente impermeável ao glicuronídeo.

Difusão facilitada

A maioria das substâncias atravessa a placenta por difusão simples. A glicose materna, o principal substrato do metabolismo oxidativo no feto, é uma molécula polar hidrossolúvel que cruza a placenta por difusão facilitada, a qual é um processo dependente do gradiente, mediado por receptor e saturável. Na placenta humana, existe transferência preferencial de D-glicose (sobre a L-glicose). A estereoespecificidade da transferência sugere um processo mediado por carreador que fornece ao feto o isômero apropriado para metabolismo. A existência de genes do transportador de glicose na placenta, que codificam as proteínas transportadoras, confirma evidências experimentais indiretas da existência de uma proteína carreadora de D-glicose ligada à membrana (6,7). Em condições humanas fisiológicas e patológicas, a proteína carreadora de glicose não é saturada, e a quantidade transferida ao feto está relacionada diretamente com a quantidade oferecida à placenta (8).

Transporte ativo

A fim de oferecer nutrientes adequados ao crescimento fetal, mecanismos de transporte específicos dependentes de energia na superfície das microvilosidades ajudam na transferência de substâncias que não são lipossolúveis e são exigidas em grandes quantidades pelo feto.

A maioria dos aminoácidos cruza a placenta por um mecanismo de transporte ativo (9-11). A captação ativa de aminoácidos tem dois objetivos principais: transferência para o feto e produção placentária de hormônios peptídicos.

A transferência da circulação materna para a fetal é especialmente importante para os aminoácidos essenciais ao crescimento fetal, incluindo os aminoácidos essenciais para o adulto histidina, isoleucina, leucina, lisina, metionina, fenilalanina, treonina, triptofano e valina; e os supostos aminoácidos essenciais para o feto cisteína, tirosina, histidina e taurina. No início do desenvolvimento, antes da maturação dos sistemas metabólicos fetais, todos os aminoácidos são essenciais para o feto. Os níveis fetais de aminoácidos são 1,5 a 5 vezes mais altos do que os níveis maternos, confirmando a existência de um processo de transporte contra o gradiente de concentração.

A transferência placentária de aminoácidos é estereoespecífica, com preferência pela forma L natural. O transporte de aminoácidos por células animais é mediado por sistemas carreadores específicos que apresentam reatividades superpostas para substratos. Em fragmentos de tecido viloso humano, existem três sistemas de transporte para aminoácidos neutros (12).

- Sistema A: depende de sódio, é reversível em pH baixo e mais reativo com aminoácidos de cadeias laterais curtas, polares ou lineares (p. ex., alanina, glicina)
- Sistema L: independe de sódio, mais reativo com aminoácidos de cadeia ramificada, grandes, apolares e aromáticos (p. ex., leucina, isoleucina, tirosina, triptofano, valina, fenilalanina, metionina, glutamina)
- Sistema ASC: depende de sódio, implicado no transporte de alanina, serina e cisteína (ASC)
- Sistema B: existe mais provavelmente na placenta para transporte de taurina (13). Embora produzida pelo fígado materno a partir da cisteína e metionina, a taurina é essencial ao desenvolvimento neurológico fetal, mas não é produzida pelo feto.

Certos medicamentos atravessam a placenta por transporte ativo. Verificou-se no modelo de placenta humana perfundida que a zidovudina, usada no tratamento do HIV, atravessa do lado materno para o fetal por transporte ativo dependente de energia (14). Como a zidovudina é um análogo da timidina, ela pode tirar vantagem dos sistemas placentários de transporte da timidina. Os níveis de zidovudina são mais altos no sangue do cordão do que no sangue materno, sugerindo transporte contra gradiente de concentração e mecanismo de transporte ativo.

Endocitose mediada por receptor

Embora muitas moléculas proteicas grandes cruzem a placenta por pinocitose em quantidades extremamente pequenas, processos mediados por receptores específicos aceleram a transferência de certas substâncias maiores que são necessárias para o feto. A borda em escova da microvilosidade rica em receptores do sinciciotrofoblasto e as numerosas vesículas micropinocitóticas revestidas encontradas logo abaixo dela constituem evidências anatômicas da endocitose mediada por receptor (15). Acredita-se que os receptores implicados neste processo, encontrados na superfície do sinciciotrofoblasto, estendam-se através da camada de glicocálice da membrana celular e se liguem à proteína clatrina, formando um complexo da membrana. Depois que os ligantes se fixam em seus receptores, ocorrem agregação e interiorização, formando uma vesícula revestida de citoplasma (Figura 11.5). O destino do conteúdo das vesículas depende do ligante.

As moléculas de imunoglobulina (Ig) maternas são transferidas para o feto por endocitose mediada por receptor. Sabe-se que as subclasses de IgG 1 e 3 e a IgA atravessam a placenta. Uma vez interiorizadas, as moléculas de Ig intactas no interior das vesículas deixam o citoplasma do sinciciotrofoblasto através da célula endotelial capilar e ganham a circulação fetal (16,17). A transferência fetal antenatal de anticorpos IgG maternos pode interferir nos testes sorológicos diagnósticos no feto, exigindo a análise dos anticorpos IgM fetais específicos. Do ponto de vista do desenvolvimento, a transferência de IgG materna para o feto provavelmente é protetora e benéfica, mas esta transferência é contraproducente em algumas situações, como a hidropisia fetal imune (i. e., eritroblastose fetal) e trombocitopenia fetal aloimune. Por meio de endocitose mediada por receptor, anticorpos anti-D ou contra outro grupo sanguíneo atravessam a placenta e causam anemia hemolítica fetal, e anti-Pl^{A1} cruzam a placenta e causam trombocitopenia fetal (18).

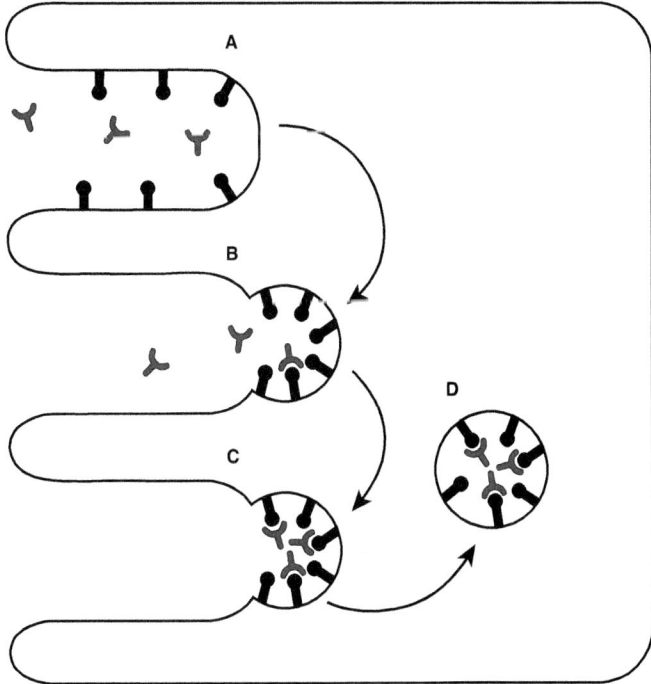

Figura 11.5 **Endocitose mediada por receptor.** O sinciciotrofoblasto placentário com a borda em escova microvilosa (Figura 11.1) tem (**A**) receptores específicos localizados nas projeções microvilosas que (**B**) agregam-se em depressões interpostas à exposição a um dado ligante na corrente sanguínea materna. A endocitose ocorre. **C.** Os complexos ligante-receptor e a parede celular associada invertem-se para formar (**D**) uma vesícula endocitótica que é interiorizada. O destino da vesícula depende do ligante.

A transferência do complexo transferrina-ferro para o sinciciotrofoblasto placentário ocorre por intermédio de endocitose mediada por receptor. Receptores específicos para transferrina na membrana da borda em escova no lado materno do sinciciotrofoblasto fixam o complexo transferrina-ferro, e o agregam e interiorizam, formando vesículas de complexos transferrina-ferro. No citoplasma, os complexos se dissociam formando apotransferrina e ferro ferroso. A apotransferrina é reciclada para a circulação materna, e o ferro ferroso é armazenado transitoriamente como ferritina e liberado na circulação fetal, para formar complexos com a transferrina fetal. Nenhuma transferrina materna ou ferritina placentária é transferida para o feto (19). O transporte de ferro materno-fetal independe dos níveis maternos.

A captação de lipoproteína de baixa densidade (LDL-colesterol) do sangue materno para síntese de progesterona pelo trofoblasto placentário é realizada por endocitose mediada por receptor. Receptores específicos que têm alta afinidade por LDL, mas não por lipoproteína de alta densidade (HDL), estão localizados na borda em escova microvilosa do sinciciotrofoblasto. A LDL liga-se ao seu receptor e é interiorizada ativamente. No citoplasma, as vesículas com LDL fundem-se com lisossomos, onde a hidrólise enzimática de ésteres de colesterol libera colesterol para síntese mitocondrial de progesterona.

Outros mecanismos de transferência

Diversos outros mecanismos de transferência provavelmente atuam na placenta humana. Moléculas proteicas grandes atravessam as membranas placentárias por um processo de pinocitose lento, não mediado por receptor. Íons cruzam as membranas placentárias com o auxílio de bombas iônicas. As evidências sugerem que moléculas pequenas e íons atravessam canais intercelulares.

REMODELAMENTO PLACENTÁRIO

Durante a gestação, as artérias espiraladas uterinas maternas são remodeladas de vasos de alta resistência e fluxo mínimo para vasos de diâmetro maior com baixa resistência e alto fluxo para permitir a perfusão adequada dos espaços intervilosos, um processo chamado de pseudovasculogênese (20). Durante esse processo de remodelamento, os trofoblastos desempenham um papel importante, tanto fisicamente conforme invadem as arteríolas espirais, como endocrinologicamente porque secretam diversas citocinas e fatores de crescimento (21). Existem evidências suficientes para sugerir que anormalidades no remodelamento das artérias espiraladas resultem em restrição do crescimento fetal e pré-eclâmpsia (22).

A apoptose do trofoblasto no primeiro trimestre possibilita que o cório afine para a formação do disco placentário mais tarde no primeiro trimestre. A seguir, a apoptose do trofoblasto ocorre conforme a placenta cresce e forma um disco maduro. Durante o processo de apoptose do trofoblasto, os fragmentos de DNA fetal livre circulante (cffDNA) são liberados no fluxo sanguíneo materno. Este achado é a base do novo exame de rastreamento pré-natal usando cffDNA no sangue materno (23). Esses exames avaliam a quantidade de fragmentos de cffDNA de cada cromossomo. Após 10 semanas de gestação, a fração de cffDNA no sangue materno é suficiente para rastreamento de trissomias do 21, do 18 e do 13 e aneuploidia dos cromossomos sexuais com alta sensibilidade e baixa taxa de falso-positivo (24).

METABOLISMO PLACENTÁRIO

A placenta é um órgão altamente metabólico. Consome oxigênio à taxa de 10 mℓ/min/kg, o que representa o oxigênio materno necessário para suprir as funções metabólicas da placenta e do feto. Cerca de 20% da captação placentária de oxigênio é usada pela própria placenta; o restante difunde-se para o feto. A glicose, principal fonte metabólica de carbono da placenta, é convertida em lactato ou oxidada até CO_2. O tecido placentário requer energia para manutenção dos sistemas de transferência ativa, produção hormonal e metabolismo de substratos.

PLACENTA COMO ÓRGÃO ENDÓCRINO

A placenta mantém o ambiente materno mais favorável à gravidez pela elaboração de grandes quantidades de hormônios esteroides e peptídicos, que são essenciais para manter a unidade fetoplacentária. Em geral, os hormônios esteroides placentários, mas não os peptídicos, atravessam para o lado fetal.

Gonadotropina coriônica humana

Técnicas sensíveis demonstram que a secreção de gonadotropina coriônica humana (hCG) começa durante a implantação, quando o citotrofoblasto diferencia-se em sinciciotrofoblasto. Embora o RNA mensageiro do hCG possa ser encontrado no citotrofoblasto, acredita-se que essa célula não dê origem a este hormônio peptídico, e ganhe a capacidade de secretar hCG após diferenciar-se em sinciciotrofoblasto. O nível plasmático materno de hCG eleva-se após a implantação, atinge seu máximo até a 10ª semana de gestação (menstrual) e declina até um nadir no segundo trimestre, depois do qual os níveis permanecem baixos (Figura 11.6).

A única função bem estabelecida do hCG é a estimulação contínua do corpo lúteo ovariano para produzir 17-hidroxiprogesterona e manter a gravidez. Embora a produção placentária de progesterona ocorra no início da gestação, a transição do ovário para autonomia placentária se dá entre a 10ª e a 12ª semana menstruais. Antes dessa transição, a perda do corpo lúteo resulta em

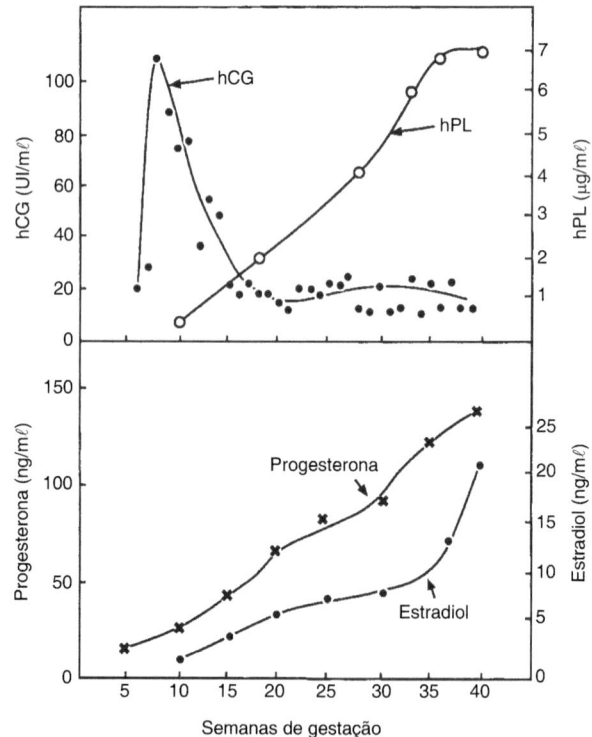

Figura 11.6 Níveis sanguíneos maternos dos principais hormônios produzidos pela placenta ao longo da gestação. De Ashitaka Y, Nishimura R, Takemori M et al. Production and secretion of hCG and hCG subunits by trophoblastic tissue. In: Segal S, ed. *Chorionic gonadotropins*. New York: Plenum Press, 1980:151; Selenkow HA, Varma K, Younger D et al. Patterns of serum immunoreactive human placental lactogen and chorionic gonadotropin in diabetic pregnancy. *Diabetes* 1971;20:696; e Speroff L, Glass RH, Kase NG. *Clinical gynecologic endocrinology and infertility*, 4th ed. Baltimore, MD: Williams & Wilkins, 1989, com permissão.

perda da gestação, a menos que se administre progesterona exógena. O controle primário da produção trofoblástica de hCG não foi determinado, mas a modulação hormonal é evidente (25). As funções propostas para o hCG incluem a proteção imunológica do trofoblasto e a regulação da produção placentária de progesterona. Níveis decrescentes de hCG antes de 10 semanas menstruais anunciam a perda da gestação e estão associados a aborto espontâneo ou gravidez ectópica. Níveis de hCG acima do normal são observados em gestações múltiplas, mola hidatiforme, coriocarcinoma, triploidia fetal quando associada a alterações molares da placenta e síndrome de Down (26).

Lactogênio placentário humano

O lactogênio placentário humano (hPL) é um polipeptídio de cadeia única que tem semelhança de aproximadamente 85% com o hormônio do crescimento humano. A quantidade de hPL sintetizada pelo sinciciotrofoblasto placentário acompanha a massa placentária, atingindo seu pico a termo e caindo abruptamente após expulsão da placenta (dequitação).

Funcionalmente, o hPL pode ser considerado um hormônio de crescimento fetal, porque mantém o ambiente metabólico materno ideal para o transporte de nutrientes ao feto. A despeito do nome, não se demonstrou que o hPL exerça algum efeito lactogênico em seres humanos. O papel fisiológico do hPL parece residir na mudança do padrão de metabolismo energético materno durante a gravidez, daquele com base em carboidratos para um dependente de lipídios. O hormônio promove lipólise e aumenta a disponibilidade de ácidos graxos livres para o metabolismo materno, poupando glicose e aminoácidos que serão transferidos ao feto. Os ácidos graxos livres não atravessam a placenta com a mesma facilidade que os aminoácidos e a glicose.

Acredita-se que os efeitos anti-insulina do hPL sejam mediados pelos ácidos graxos livres elevados, os quais promovem resistência tecidual periférica à insulina. O subsequente aumento da produção pancreática de insulina acarreta infrarregulação dos receptores periféricos da insulina.

Os níveis sanguíneos maternos de hPL correlacionam-se com a função placentária. No passado acreditava-se que baixos níveis de hPL poderiam ser preditivos de gestações com deterioração progressiva da função placentária e de gestações com comprometimento fetal (27). Infelizmente, os níveis de hPL são menos úteis clinicamente do que outros métodos. De modo semelhante, níveis maternos de hPL elevados eram considerados preditivos de diabetes gestacional ou do desfecho no diabetes melito preexistente, mas grandes variações biológicas dos níveis maternos impedem sua utilização na definição do prognóstico ou diagnóstico. Atualmente, não há aplicação clínica para os níveis de hPL.

Estrogênio

A produção de estrogênio pelo sinciciotrofoblasto requer um esforço conjunto elaborado da mãe, do feto e da placenta (Figura 11.7). Como não há atividade de 17-hidroxilase e 17,20-desmolase na placenta humana, os precursores de estrogênio precisam ser obtidos das glândulas suprarrenais do feto. A placenta produz três estrogênios principais – estradiol (E2), estriol (E3) e estrona (E1) – que são secretados predominantemente na circulação materna. Os níveis maternos de estrogênio aumentam com a idade gestacional.

Sabe-se pouco sobre as funções específicas do estrogênio durante a gestação. Os estrogênios efetuam muitas alterações gerais na mãe a fim de preparar e manter a gravidez. O miométrio uterino responde intensamente com aumento da síntese de proteínas e hipertrofia celular. Os estrogênios relaxam a vasculatura e aumentam o fluxo sanguíneo para o útero. A contratilidade uterina é aumentada pelos estrogênios, desempenhando um papel no início do parto. A deficiência de sulfatase placentária, um distúrbio fetal ligado ao X, está associada a baixos níveis de estrogênio. Exceto pelo trabalho de parto disfuncional, as mulheres com esses fetos apresentam gestações normais.

Ainda não foi determinado um papel específico para os estrogênios no feto. O fígado fetal consegue metabolizar E3 em esatetrol (E4), que se liga aos receptores estrogênicos fetais, mas não tem

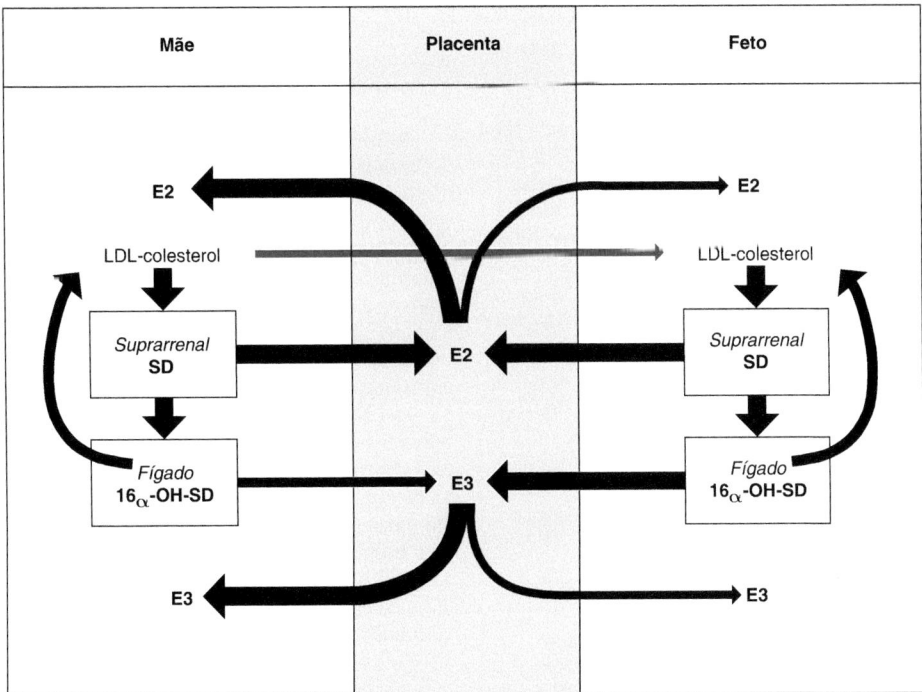

Figura 11.7 Síntese placentária de estrogênio a partir de precursores fetais e maternos. Após 20 semanas de gestação, o compartimento fetal supre a maioria dos precursores de esteroides para produção placentária de estrogênios. As glândulas suprarrenais fetais utilizam o LDL-colesterol, produzido pelo fígado fetal ou transferido do compartimento materno, para sintetizar sulfato de desidroepiandrosterona (SD). O SD é convertido em 16α-OH-SD no fígado fetal. SD e 16α-OH-SD sofrem metabolismo placentário em estradiol (E2) e estriol (E3), respectivamente, que são liberados predominantemente no lado materno.

atividade estrogênica, protegendo os tecidos fetais das quantidades maciças de estrogênio livre.

Progesterona

O sinciciotrofoblasto placentário produz progesterona a partir do LDL-colesterol proveniente da mãe (Figura 11.8). A contribuição fetal para a síntese de progesterona é mínima. Os níveis maternos de progesterona aumentam com a idade gestacional. O principal papel da progesterona é manter a gravidez. A produção inicial de progesterona está a cargo do corpo lúteo ovariano. Após um período transicional de função compartilhada entre a 6ª e a 12ª semana de gestação, a placenta torna-se o principal produtor de progesterona, e a gestação prossegue mesmo que o corpo lúteo seja removido. Baixos níveis de progesterona podem estar associados a aborto espontâneo no primeiro trimestre.

O papel mais importante da progesterona seria o de principal substrato para a produção de glicocorticosteroides e mineralocorticosteroides pelas glândulas suprarrenais fetais. A progesterona atua no parto e na supressão da resposta imunológica materna aos antígenos fetais.

LÍQUIDO AMNIÓTICO

A formação e a circulação de líquido amniótico refletem interações materno-fetais íntimas e dinâmicas. O líquido amniótico provém da água materna. No início da gestação, o líquido amniótico é um transudato celular com a mesma tonicidade, porém com menor nível de proteína que o plasma materno. Até a 8ª semana de gestação, quando as circulações sanguíneas materna e fetal estão bem estabelecidas, acredita-se que a maior parte do líquido amniótico derive da água plasmática materna por transferência direta da circulação materna para os capilares fetais em resposta às forças osmóticas e hidrostáticas. Uma vez circulando no feto, a água é filtrada e excretada pelo sistema urinário para a cavidade amniótica. Na 8ª semana de gestação, a uretra é pérvia, e os rins fetais começam a formar urina; entre a 10ª e a 11ª semanas, a ultrassonografia (US) detecta a bexiga fetal. Simultaneamente, o feto começa a deglutir. O líquido amniótico deglutido é reabsorvido para a circulação fetal e será reexcretado pelos rins ou transferido através da placenta para a mãe. Ao fim do primeiro trimestre, a circulação de líquido amniótico está estabelecida. Antes da queratinização da pele fetal na 22ª semana, pode haver transferência adicional de água diretamente através da pele fetal que é altamente permeável.

O conteúdo do líquido amniótico muda durante a gestação. Os níveis iniciais de eletrólitos são semelhantes aos do líquido extracelular. Quando os rins começam a funcionar, os eletrólitos e produtos excretórios da urina fetal tornam-se os principais componentes. À medida que a gravidez avança, os rins fetais amadurecem e são mais capazes de reter eletrólitos e produzir urina mais diluída. Com 20 semanas, o nível de sódio do líquido amniótico é 136 mEq/ℓ e a osmolalidade, 276 mOsm/ℓ; com 40 semanas, os mesmos parâmetros são 124 mEq/ℓ e 258 mOsm/ℓ.

O líquido amniótico contém produtos excretórios do feto e da mãe, que se difundem diretamente através das membranas fetais a partir do compartimento materno. Além de eletrólitos e proteínas, o líquido amniótico contém carboidratos, aminoácidos, ureia, creatinina, lactato, piruvato, lipídios, enzimas, hormônios e vários outros metabólitos que refletem o meio fetal. A presença desses produtos e de células fetais descamadas permite o diagnóstico de muitas anormalidades fetais por análise bioquímica e genética. O líquido amniótico também contém líquido pulmonar fetal. A utilidade da razão lecitina/esfingomielina na predição da maturidade dos pulmões fetais origina-se das contribuições do líquido pulmonar fetal. Embora a faixa de valores normais do líquido amniótico varie e dependa da idade gestacional, volumes anormais com frequência denunciam uma anormalidade da estrutura ou do crescimento fetal. Fatores maternos podem influenciar o volume de líquido amniótico. O volume plasmático materno correlaciona-se com o volume de líquido amniótico. Em mães hipovolêmicas, a expansão do volume plasmático com albumina aumenta o volume de líquido amniótico (28). O uso materno de diuréticos pode influenciar o volume de líquido amniótico indiretamente ao reduzir o volume intravascular materno e diretamente ao aumentar a diurese fetal após passagem transplacentária.

MEMBRANAS DO FETO

Âmnio e córion fetais, embora tenham desenho anatômico simples, estão intrinsecamente envolvidos nas interações feto-maternas. A camada fina e avascular de células epiteliais que constituem o âmnio origina-se das células ectodérmicas fetais, e o córion, com espessura de várias camadas, origina-se do mesoderma somático extraembrionário e uma camada do trofoblasto. A camada de trofoblasto na área do córion, que está destinada a ser a superfície fetal da placenta a termo, sofre rápida proliferação e ramificação em vilosidades. Com 8 semanas menstruais, a maior parte da camada de trofoblasto do córion remanescente sofre apoptose, resultando em uma camada única, atenuada e microscópica. Essas células microscópicas estão intimamente intercaladas com a camada materna mais externa, a decídua do endométrio gestacional, de modo a permitir a interação parácrina.

As interações parácrinas das células coriônicas do feto com as células da decídua materna podem estar implicadas no controle da produção materna de prolactina e na regulação do volume de líquido amniótico. Estudos do transporte com água tritiada sugerem que o transporte final de água pelo corioâmnio com a decídua aderente é maior no sentido feto-materno, sugerindo um efluxo efetivo de água do compartimento de líquido amniótico para a circulação materna (29). A menor osmolalidade do compartimento de líquido amniótico favorece o movimento de água da cavidade amniótica para o compartimento materno.

As células do âmnio, rico em ácido araquidônico esterificado, são ativas no metabolismo das prostaglandinas e estão pelo menos indiretamente envolvidas na maturação do colo uterino e no início ou manutenção do trabalho de parto. O desencadeamento do parto humano envolveria mecanismos autócrinos e parácrinos nas membranas fetais e, possivelmente, na decídua materna, resultando na produção pelas células do âmnio de prostaglandina E2 (PGE2), potente agente uterotônico e promotor da maturação cervical (30). Embora a produção pelas células do âmnio de PGE2 esteja associada ao início e manutenção do parto, o controle de sua produção é menos bem compreendido. Várias citocinas inflamatórias, em particular fator de necrose tumoral α, interleucina-1α, interleucina-1β, interleucina-6 e interleucina-8, exercem um papel na via comum da produção de PGE2 pelas células do âmnio e no subsequente trabalho de parto (31-34).

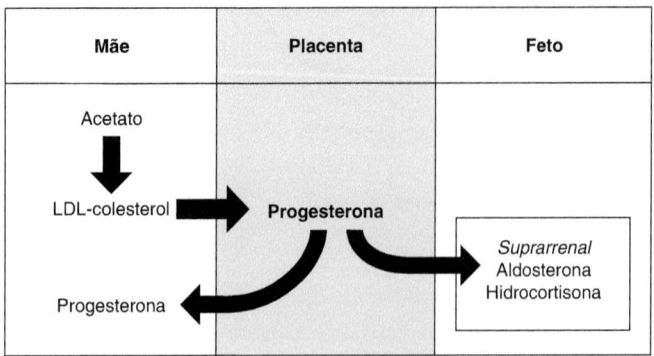

Figura 11.8 A síntese placentária de progesterona depende apenas de precursores maternos.

CORDÃO UMBILICAL

O cordão umbilical contém uma veia e duas artérias fetais, que são sustentadas e protegidas pela geleia de Wharton, tecido conjuntivo semelhante a gel composto por substância amorfa de polissacarídios de cadeias abertas em uma rede de colágeno e microfibrilas (35). Externamente, o cordão é coberto por epitélio amniótico, mas não há epitélio coriônico. A extensão do cordão umbilical varia de 30 a 100 cm (média, 55 cm), com extremos relatados de 0 a 155 cm. Os fetos sem cordão umbilical têm um defeito grave e fatal da parede abdominal devido à ausência de formação do pedículo corporal. A associação de um cordão curto a QI baixo levanta a questão sobre a possível determinação da extensão do cordão por movimentos fetais mediados pela função neurológica pré-natal. Os fetos com cordões umbilicais longos são mais propensos a ter circular de cordão. É mais provável que cordões umbilicais curtos sofram estiramento e avulsão durante a descida do feto, resultando em sinais de sofrimento fetal durante a expulsão ou hemorragia ao nascimento.

A circunferência do cordão umbilical normal aumenta com a gestação até o termo, quando a circunferência média é de 3,8 cm (36). Embora o excesso de geleia de Wharton (i. e., cordões umbilicais espessos) não esteja associado a anormalidades fetais, a ausência desse tecido conjuntivo está associada. Com frequência, um cordão fino é encontrado em fetos com retardo do crescimento, e pode acompanhar-se de estenoses do cordão, ruptura de vasos umbilicais ou trombos (37). Cordões finos são mais propensos a permitir compressão externa sintomática, estiramento, ou oclusão de vasos umbilicais. A resolução de sangramento venoso umbilical após coleta percutânea de amostra de sangue umbilical é facilitada pela geleia de Wharton ao redor do vaso.

FISIOLOGIA PLACENTÁRIA EM ESTADOS PATOLÓGICOS

Pré-eclâmpsia e doença hipertensiva da gravidez

A pré-eclâmpsia, uma síndrome sistêmica hipertensiva específica da gravidez, tem sua gênese na placenta. É mais comum em mulheres com gestações múltiplas (i. e., placentas múltiplas) e gestações molares (i. e., excesso de tecido trofoblástico), e reverte após a expulsão da placenta (38). A placentação alterada pode ser responsável pelo endotélio materno anormal que causa vasospasmo materno, a anormalidade fisiológica básica na pré-eclâmpsia (39). A constrição vascular na maioria dos órgãos maternos resulta em hipoperfusão do útero e da placenta, deixando o feto sob risco de restrição do crescimento intrauterino, descolamento prematuro da placenta e morte fetal.

As placentas de mulheres com pré-eclâmpsia mostram redução significativa do volume total, bem como menor volume das áreas de superfície parenquimatosa e vilosa, do que as placentas de controles normais (40). Há maior proporção de áreas infartadas de localização central em virtude da circulação materna intervilosa insatisfatória. Histologicamente, encontram-se alterações degenerativas celulares (41). Uma abundância de brotamento sincicial é comum nos cortes histológicos e preparações dissecadas de vilosidades. O brotamento, ou formação de nós no sinciciotrofoblasto placentário, consiste na aglomeração do citoplasma dessas células com agregação de núcleos, um achado histológico sugestivo de comprometimento da perfusão.

A resposta vascular materna à placentação é inadequada nas mulheres que apresentam pré-eclâmpsia (42). A "transformação vascular" normal dos citotrofoblastos que invadem as arteríolas espirais é atenuada. Algumas artérias espiraladas não apresentam alterações fisiológicas em toda sua extensão, sugerindo ausência total de invasão por trofoblastos (Figura 11.9). O remodelamento vascular placentário anormal associado a estresse oxidativo também pode ser responsável por alterações dos fatores antiangiogênicos placentários na pré-eclâmpsia. Mais recentemente descoberta, a sFlt1 (tirosinoquinase 1 solúvel do tipo fms) (43) e a endoglina solúvel (44) da placenta produzem disfunção endotelial sistêmica, resultando em anomalias no órgão-alvo observadas na síndrome (45). Razões desses fatores antiangiogênicos estão sendo estudadas como marcadores da síndrome.

Algumas arteríolas espiraladas no local de implantação sofrem aterose aguda. No início, ocorrem degeneração fibrinoide e trombose mural dos vasos deciduais. Então, a parede vascular é substituída por fibrina, e a íntima o é por macrófagos preenchidos por colesterol. Mais tarde, a necrose fibrinoide e obstrução total do lúmen acarretam perda do fluxo sanguíneo materno, o que provavelmente é responsável pelos infartos placentários (46).

Em comparação com placentas normais, os achados placentários nas mulheres com hipertensão arterial crônica ou essencial variam desde menor volume total, menos tecido parenquimatoso e infartos a volumes normais e grandes áreas de superfície vilosas. Os achados diferem nos diversos graus de intensidade da doença, e não há diferenciação entre hipertensão crônica e hipertensão crônica com pré-eclâmpsia superajuntada.

Diabetes melito

Assim como o recém-nascido de mãe diabética pode ter macrossomia, restrição do crescimento ou crescimento normal, a placenta diabética pode exibir diferentes achados. Alguns pesquisadores associam tais achados à intensidade do diabetes melito materno, sobretudo a duração e as complicações da doença, e outros os associam ao grau de controle glicêmico.

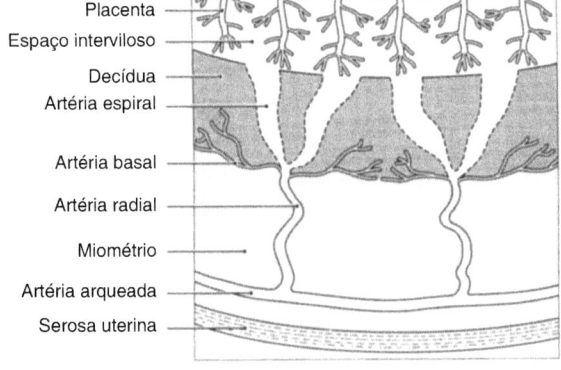
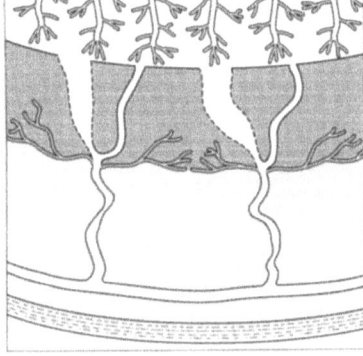

Figura 11.9 Aporte de sangue materno à placenta na gravidez normal (à esquerda) e na pré-eclâmpsia (à direita). Observe que não existe dilatação fisiológica normal das artérias radiais e de alguns segmentos deciduais das artérias espirais na pré-eclâmpsia. De Khong TY, De Wolf F, Robertson WB *et al*. Inadequate maternal vascular response to placentation in pregnancies complicated by preeclampsia and by small for gestational age infants. *Br J Obstet Gynaecol* 1986;93:1049, com permissão.

As placentas de mulheres diabéticas sem doença vascular significativa (i. e., classes de White A a D) diferem das normais por terem mais tecidos parenquimatoso e viloso, maior conteúdo celular e maior área de superfície de troca entre a mãe e o feto em termos das áreas de superfície vilosa e capilar periféricas e volume do espaço interviloso (47-49). Essas placentas maiores conseguem sustentar adequadamente o crescimento de fetos grandes. As placentas de mulheres diabéticas com recém-nascidos apropriados para a idade gestacional (AIG) são morfologicamente mais parecidas com placentas controles não diabéticas. Já as placentas de recém-nascidos macrossômicos são mais pesadas, predominantemente devido ao acúmulo expressivo de tecidos não parenquimatoso e parenquimatoso. Tais placentas exibem retardo da maturação das áreas de superfície em vilosidades terminais. Ao exame macroscópico, são grandes, espessas e pletóricas. Microscopicamente, encontram-se imaturidade focal (i. e., dismaturidade) e edema das vilosidades.

O crescimento excessivo e a dismaturidade dessas placentas sugerem um processo de crescimento acelerado ou perda do processo de crescimento normal que ocorre nas placentas de mulheres sadias. Como a placenta é essencialmente um órgão fetal, que difere dos outros órgãos fetais apenas pelo fato de ser submetido à modulação materna mais direta, não surpreende que fetos macrossômicos tenham placentas grandes. O principal mecanismo de aumento dos órgãos, ou macrossomia, no feto de mulher diabética envolve metabolismo anaeróbico excessivo da glicose e seu depósito na forma de glicogênio e gordura. A placenta de um recém-nascido macrossômico de mulher diabética não tem excesso de gordura nem de glicogênio, o que sugere um mecanismo diferente pelo qual o feto (ou a mãe) aumenta o tamanho placentário e as áreas de superfície das vilosidades terminais para manter a nutrição fetal (o tamanho da placenta e a qualidade e topografia da superfície de transferência regulam a disponibilidade de nutrientes para o feto).

As células placentárias respondem a hormônios maternos ou fetais diretamente por alterações no crescimento e indiretamente por elaboração de certas substâncias que controlam seu próprio crescimento. A insulina e sua família associada de hormônios peptídicos promotores do crescimento, como os fatores de crescimento semelhantes à insulina I e II (IGF-I e IGF-II), foram implicadas no crescimento excessivo da placenta diabética.

Receptores de insulina foram localizados na borda em escova apical do sinciciotrofoblasto (banhada no sangue materno) (50). A insulina materna liga-se a esses receptores, é interiorizada e depois degradada por essa célula. Pesquisadores utilizaram o modelo in vitro de cotilédone placentário humano perfundido para mostrar que a captação placentária facilitada e o metabolismo de glicose não parecem ser regulados pela insulina (51). A ausência de regulação pela insulina do transporte de glicose na placenta intacta correlaciona-se com os genes do transportador de glicose na placenta, GLUT1 e GLUT3, os quais codificam proteínas transportadoras de glicose refratárias à insulina. Então por que há captação ativa de insulina pelo sinciciotrofoblasto placentário? A insulina, mais provavelmente fetal, mas possivelmente materna, pode ter atividade promotora do crescimento na placenta e, desse modo, afetar o tamanho placentário.

A membrana da borda em escova microvilosa do trofoblasto placentário contém receptores heterotetraméricos específicos de IGF-I, encontrados nos trofoblastos a partir de 6 semanas de gestação (52). Esta somatomedina foi medida em culturas de explantes placentários e no líquido de cultura de fibroblastos placentários e acredita-se que esteja envolvida no controle do crescimento da placenta (53). O níveis séricos maternos de IGF-I e a razão da IGF-I para sua proteína de ligação no soro do cordão correlacionam-se com o peso ao nascer (54). Os níveis séricos de IGF-II no cordão umbilical são 50% mais altos em recém-nascidos de mulheres diabéticas do que de não diabéticas. Como a macrossomia fetal nem sempre pode ser prevenida nas gestações de diabéticas, a despeito do excelente controle da glicemia materna, voltou-se a atenção para a transferência placentária excessiva de outros nutrientes fetais além da glicose. Alguns pesquisadores sugerem maior transferência por difusão de ácidos graxos livres nas gestações diabéticas, provavelmente relacionada com maior disponibilidade materna (p. ex., hiperlipidemia materna nas gestações diabéticas) e maior superfície de transferência placentária (55). A transferência placentária excessiva de aminoácidos secretagogos de insulina (p. ex., arginina) também pode ser responsável pela hiperinsulinemia e macrossomia fetais.

As placentas de mulheres diabéticas com complicações vasculares (p. ex., nefropatia, retinopatia, cardiopatia, classe de White F, R ou H) frequentemente exibem infartos e estão associadas a fetos com retardo do crescimento. O peso das placentas dessas mulheres diabéticas é menor do que o das placentas normais de mesma idade gestacional. Não se encontraram achados placentários específicos que explicassem a taxa mais alta de natimortos em fetos macrossômicos de mulheres diabéticas.

Eritroblastose

Na eritroblastose fetal, ou doença hemolítica do recém-nascido, anticorpos IgG específicos formados pela mãe contra antígenos eritrocitários do feto cruzam a placenta por endocitose mediada por receptor e revestem os eritrócitos fetais, causando sequestro esplênico, hemólise intravascular, anemia e hiperbilirrubinemia não conjugada. A bilirrubina não conjugada é facilmente transportada para o lado materno, sendo conjugada e excretada pela mãe. A anemia estimula a hematopoese fetal, especialmente no fígado e no baço, resultando na liberação de precursores eritrocitários imaturos no sangue fetal. A anemia fetal grave causa hidropisia fetal e placentária e, muitas vezes, hipoproteinemia e trombocitopenia. A placenta de recém-nascidos com eritroblastose fetal é pálida e aumentada, exibindo imaturidade vilosa, edema e aumento das células de Hofbauer (i. e., macrófagos). Precursores dos eritrócitos são encontrados nos espaços vasculares. A intensidade das alterações placentárias acompanha a intensidade da doença fetal. Há evidências ultrassonográficas de reversão do espessamento e edema placentários à medida que a hidropisia fetal melhora com o tratamento.

As alterações placentárias são secundárias ao processo da doença e não contribuem para sua formação. As placentas hidrópicas de fetos com eritroblastose fetal são indistinguíveis daquelas com outras causas. Nas placentas de recém-nascidos com eritroblastose fetal, a hematopoese placentária compensatória, especificamente do estroma viloso, é sugerida porque numerosos precursores eritrocitários encontram-se empilhados nos sinusoides vilosos fetais, simulando a síntese original de eritrócitos na placenta; no entanto, não há síntese específica de eritrócitos na placenta.

As placentas hidrópicas produzem títulos elevados de hCG. Os níveis séricos deste hormônio estão significativamente acima do normal em mulheres com fetos e placentas hidrópicos (56). Não está claro se isto decorre de produção excessiva do hormônio ou de produção normal pela massa aumentada de células placentárias. Outros hormônios placentários, como o hPL, são observados em concentrações elevadas no soro de mulheres com placentas hidrópicas.

A pré-eclâmpsia é frequente em mulheres com hidropisia fetal e placentária. A reversão dos sinais e sintomas de pré-eclâmpsia foi observada após a remissão espontânea da hidropisia fetal e placentária, ou após reversão por transfusão fetal (57). Como as placentas hidrópicas liberam mais hormônios placentários e fatores antiangiogênicos na circulação materna, isso apoia o conceito de que o aumento dos fatores antiangiogênicos é a causa da pré-eclâmpsia.

Síndrome de transfusão fetofetal

Uma fisiologia placentária anormal em virtude de malformações vasculares placentárias congênitas em gêmeos monozigóticos é a origem da síndrome de transfusão fetofetal.

Embora os gêmeos dizigóticos sempre tenham placentas e membranas separadas (i. e., gêmeos dicoriônicos diamnióticos), os gêmeos monozigóticos podem ter desde separação total das placentas e membranas (i. e., dicoriônicos diamnióticos) até placentas e cório comuns (i. e., diamnióticos monocoriônicos); placentas, cório e cavidade amniótica comuns (i. e., monoamnióticos monocoriônicos) ou tecidos fetais comuns (i. e., monoamnióticos conjuntos).

A síndrome de transfusão fetofetal é uma doença de gêmeos monocoriônicos. O mesoderma somático extraembrionário que reveste a cavidade extraembrionária do embrião em desenvolvimento dá origem ao cório e ao cerne mesenquimatoso da vilosidade placentária e vasos fetais associados. Os gêmeos monozigóticos com córios comuns (i. e., monocoriônicos) também compartilham as circulações fetais por conexões vasculares. Anastomoses vasculares fetais quase nunca são encontradas nas placentas de gêmeos dicoriônicos, mas geralmente o são naquelas de gêmeos monocoriônicos (58).

Nas placentas de gêmeos monocoriônicos, a razão 1:1 normal entre a artéria que supre e a veia que drena um cotilédone é perdida. Existem padrões vasculares aleatórios (Figura 11.10). Alguns cotilédones são supridos por uma artéria única ou anastomótica de ambos os gêmeos e são drenados por uma ou duas veias. Outros são supridos por uma artéria de um feto e drenados por uma veia do outro. A drenagem pela veia do feto oposto pode ser inaparente quando os capilares deságuam no sistema venoso em um cotilédone contíguo antes de superficializar-se como vaso fetal contralateral. Deve-se suspeitar de *shunt* arteriovenoso fetofetal quando uma artéria que segue para um cotilédone não é acompanhada por uma veia emergente adjacente.

A anastomose vascular fetal mais comum na superfície da placenta é arterioarterial, ocorrendo em dois terços das placentas monocoriônicas (59). As anastomoses venovenosas são as menos comuns, ocorrendo em apenas 1 de 20 placentas monocoriônicas. Acredita-se que as anastomoses arteriovenosas, ou aporte arterial com drenagem venosa fetal contralateral de um cotilédone, que ocorre em dois terços das placentas monocoriônicas, sejam a lesão placentária mais comum que acarreta desigualdade do fluxo sanguíneo e síndrome de transfusão fetofetal. Realizaram-se estudos de injeção placentária de contraste para delinear a anastomose vascular, mas tais estudos apenas demonstram a existência de anastomose e não estabelecem a desigualdade geral do fluxo.

Na síndrome de transfusão fetofetal, o sangue do gêmeo doador flui para o gêmeo receptor por conexões vasculares placentárias entre os gêmeos. As anastomoses remanescentes são insuficientes para permitir o retorno do volume sanguíneo perdido, e existe desequilíbrio no fluxo sanguíneo. O gêmeo doador torna-se hipovolêmico, anêmico e desnutrido e sofre restrição do crescimento; responde com oligúria (i. e., oligoidrâmnio) ou, nos casos graves, anúria (i. e., anidrâmnio). O gêmeo receptor torna-se hipervolêmico e pletórico, apresenta cardiomegalia e poliúria (i. e., poli-hidrâmnio) e, nos casos graves, insuficiência cardíaca e hidropisia fetal. Ao exame macroscópico, a parte placentária do gêmeo doador é anêmica, pálida e em geral menor que a do gêmeo receptor. Se ainda não tiver ocorrido hidropisia, a parte placentária do gêmeo receptor é vermelha, espessa e congesta. Depois que a hidropisia sobrevém, a placenta torna-se pálida por edema das vilosidades. Microscopicamente, observam-se anemia e imaturidade vilosa na parte placentária do doador e policitemia e congestão na do receptor.

A despeito da alta frequência de anastomoses vasculares placentárias cruzadas em placentas monocoriônicas, a incidência da síndrome de transfusão fetofetal clinicamente evidente em pares de gêmeos monocoriônicos é de apenas 5 a 10%. Em alguns pares de gêmeos, as conexões vasculares entre eles podem produzir uma síndrome de transfusão fetofetal crônica na qual o gêmeo maior responde com hiperplasia e hipertrofia cardíacas (60). A hiperplasia cardíaca pode ser compensatória, e certos pares de gêmeos monocoriônicos suportam as desigualdades vasculares durante toda a gestação (i. e., síndrome de transfusão fetofetal subclínica). Em outros, a capacidade de bombeamento do coração aumentado é sobrepujada, e ocorre insuficiência cardíaca. É tentador especular que à medida que o coração aumenta e se torna insuficiente, as delicadas relações de pressão-fluxo na vasculatura placentária são rompidas, exacerbando o *shunt* para o gêmeo receptor.

A síndrome de transfusão fetofetal é um distúrbio que começa precocemente no desenvolvimento vascular embrionário. Benirschke (61) descreveu o exemplo mais jovem, um par de embriões gemelares abortados medindo 7 e 8 cm (10 semanas de gestação) nos quais o coração do gêmeo doador tinha metade do tamanho daquele do receptor. A distribuição vascular entre os gêmeos estabelecida no início do período embrionário pode controlar a distribuição da massa placentária. A desigualdade na distribuição da massa placentária pode ter um efeito precoce direto sobre o crescimento fetal, causando restrição significativa do crescimento em um feto. A avaliação ultrassonográfica pré-natal da placentação no primeiro trimestre, ou do número de camadas nas membranas interpostas nos últimos trimestres, permitiu o diagnóstico da corionicidade com sensibilidade e valor preditivo positivo altos (62). O obstetra pode confirmar a corionicidade e avaliar os padrões vasculares placentários imediatamente após o parto da placenta gemelar e deve comunicar esta informação ao pediatra.

Algumas modalidades de tratamento pré-natal da síndrome de transfusão fetofetal tentam reverter a fisiologia placentária anormal. A terminação seletiva de um feto, em geral do doador, evita transfusão adicional para o receptor. Este tratamento introduz riscos para o gêmeo vivo devido à passagem de êmbolos do gêmeo morto pelos canais anastomóticos (i. e., síndrome de embolização fetofetal). A amniocentese seriada para descomprimir o saco poli-hidramniótico do gêmeo receptor reverteu a síndrome de transfusão fetofetal em alguns casos (62). A perda de pressão do líquido amniótico em uma grande anastomose vascular placentária possibilita alterações no fluxo sanguíneo fetal. Após descompressão do líquido amniótico no poli-hidrâmnio grave, a US detectou placentas espessadas e menos distendidas. A fotocoagulação a *laser* fetoscópica seletiva de anastomose placentária tem sido atualmente muito usada para o tratamento da síndrome de transfusão fetofetal. O procedimento tem sido associado a melhores desfechos quando comparado com a amniorredução (64).

Sangramento fetofetal transplacentário agudo pode ocorrer em gêmeos monocoriônicos e é diferente da síndrome de transfusão fetofetal. O sangramento interfetal agudo ocorre em placentas com

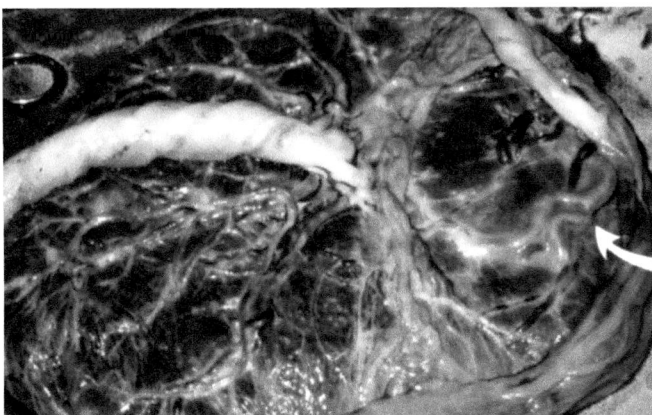

Figura 11.10 **Placenta de gêmeos diamnióticos monocoriônicos, com o âmnio interposto enrolado no centro.** Observe a vascularização irregular (*seta*). A inserção velamentosa do cordão do gêmeo menor deste par discordante não é um achado incomum em gêmeos monocoriônicos. De Fletcher MA. *Physical diagnosis in neonatology*, 1st ed. Philadelphia, PA: Lippincott-Raven, 1998:88. (Esta figura encontra-se reproduzida em cores no Encarte.)

anastomose vascular de calibre médio ou grande quando há perda das relações de pressão-fluxo estabelecidas. O sangramento fetal transplacentário pode ocorrer no momento do parto. Por exemplo, durante as contrações uterinas, a compressão do cordão umbilical pode ocorrer em grau suficiente para diminuir o retorno venoso umbilical, mas não a perfusão arterial. O resultante aumento da resistência no sistema venoso placentário do gêmeo com cordão comprimido favorece o retorno de sangue para o outro gêmeo. Sangramento fetal intraplacentário agudo pode ocorrer após o parto do primeiro feto. A perda das relações de pressão-fluxo placentárias estabelecidas após o pinçamento do cordão umbilical promove o acúmulo intraplacentário do sangue do segundo gêmeo pelas anastomoses, acarretando hipovolemia. Um sangramento fetal transplacentário agudo pode criar hematócritos neonatais díspares, que não refletem os níveis de hematócrito durante a vida fetal.

AMBIENTE *IN UTERO* E DETERMINANTES FETAIS DE DOENÇAS NO ADULTO

O ambiente *in utero* exerce um impacto avassalador sobre o peso ao nascer e os distúrbios neonatais. A constrição da cavidade uterina em virtude de liomiomas (tumores fibrinoides), anomalias uterinas, ou ausência de líquido amniótico pode gerar anormalidades de deformação, como pé torto (65). O oligoidrâmnio grave persistente, em particular nos segundo e terceiro trimestres, pode causar a sequência de Potter (66). Certas anormalidades metabólicas da mãe que produzem um meio uterino metabólico anormal, como diabetes melito (67) ou fenilcetonúria não controlada (68), podem acarretar malformações congênitas, retardo mental e anormalidades do crescimento. Ademais, cada feto possui predisposição genética para vários distúrbios cuja manifestação pode ser influenciada pelo ambiente *in utero*. Por exemplo, a posição intrauterina ou anormalidades do trabalho de parto podem estar associadas a craniossinostose em indivíduos predispostos (69).

Essa hipótese de "origem fetal de doenças no adulto" afirma que o desenvolvimento humano é controlado não apenas por uma combinação de genes predeterminados, mas também pelo efeito sobre o feto das muitas variáveis durante a gestação.

As associações epidemiológicas em favor da programação intrauterina e da hipótese de origem fetal foram publicadas primeiro em 1989 (70). A maior parte das hipóteses de origem fetal anormal está relacionada com crescimento fetal insatisfatório. Em geral, os pesquisadores desses estudos iniciais observaram que os indivíduos com peso anormal ao nascer, sejam recém-nascidos muito grandes ou mais frequentemente muito pequenos, corriam risco mais alto de coronariopatia, hipertensão arterial e diabetes melito do tipo 2. Este conceito em seres humanos tem credibilidade em estudos com animais (71,72). A hipótese de origem fetal sugere especificamente que a ausência de disponibilidade ou o uso de nutrientes fetais *in utero* pode programar o risco de um indivíduo de ter doenças crônicas mais tarde na vida.

A restrição do crescimento fetal intrauterino (RCIU) tem etiologia não apenas heterogênea, como também multifatorial. As fisiologias placentária e materna descritas anteriormente neste capítulo se aplicam. No total, a disponibilidade, o aporte e a utilização de nutrientes influenciam o crescimento do feto. Algumas dessas influências podem ser modificadas, como promoção de nutrição adequada, abandono do tabagismo e otimização do débito cardíaco para o útero e a placenta. Muitas outras etiologias da restrição do crescimento em recém-nascidos são evasivas e não existem medidas terapêuticas e preventivas para as mesmas.

PESO AO NASCER E CORONARIOPATIA

Pesquisadores em epidemiologia encontraram uma associação do peso ao nascer baixo ou alto com risco aumentado de coronariopatia durante a vida (73,74). A maior parte dos dados que apoia essa correlação provém de epidemiologistas britânicos que estudaram os registros de nascimento em três regiões da Inglaterra – Hertfordshire, Sheffield e Preston.

Em um estudo de homens nascidos em Sheffield de 1907 a 1924 (75), a morte por doença cardiovascular avaliada por motivos de mortalidade padronizados caiu nas categorias de peso ao nascer acima de 2.495 g. A razão de mortalidade padronizada por doença cardiovascular caiu de 119 em homens com peso ao nascer menor ou igual a 2.495 g para 74 naqueles que pesavam acima de 3.856 g. Também se observou uma queda significativa das mortes cardiovasculares prematuras, a qual estava associada a menor circunferência cefálica e a índice ponderal mais baixo. Um achado notável do estudo foi que homens de baixo peso ao nascer com placentas grandes (razão placenta/peso ao nascer mais alta) tiveram a taxa de mortalidade mais alta por doença cardiovascular. Além disso, o risco pareceu estar mais associado aos indivíduos que foram recém-nascidos de baixo peso e apresentaram crescimento de recuperação posterior (76).

A associação de baixo peso ao nascer e incidência mais alta de doenças cardiovasculares também foi observada em outras regiões do mundo. Em um estudo de Uppsala de quase 15.000 homens suecos nascidos entre 1915 e 1929, um aumento de 1.000 g no peso ao nascer correlacionou-se com redução de 0,77 na taxa de coronariopatia (77).

A associação de baixo peso ao nascer e mortalidade por coronariopatia parece ser mais forte nos homens do que nas mulheres, mas ainda significativa nas últimas. No Nurses' Health Study, realizado nos EUA, avaliaram-se 70.297 mulheres que completaram questionários entre 1976 e 1992. Observou-se uma relação inversa entre peso ao nascer e doença cardiovascular e acidente vascular cerebral (74).

Os fatores de risco para coronariopatia, como anormalidades do metabolismo do colesterol e do sistema de coagulação, também foram relacionados com baixo peso ao nascer, especialmente a restrição do crescimento com preservação da cabeça. Em um estudo britânico de coortes de Sheffield, a redução da circunferência abdominal e do comprimento corporal ao nascimento foi preditiva de níveis séricos de LDL-colesterol e níveis plasmáticos de fibrinogênio mais altos na idade adulta. Propôs-se que a circunferência abdominal pequena refletiria comprometimento do crescimento do fígado e "reprogramação" do metabolismo hepático (78). Em um estudo britânico semelhante do tamanho neonatal e do perfil lipídico adulto correspondente, constatou-se que homens e mulheres que apresentaram circunferências abdominais menores ao nascimento apresentavam níveis séricos mais altos de colesterol total e LDL-colesterol e apolipoproteína B. A associação independeu de classe social, peso corporal adulto, tabagismo ou etilismo (79).

Pesos ao nascer mais altos também estiveram associados a aumento do risco de doenças de aparecimento no adulto, porém a associação foi menos forte. Os homens nascidos com grande circunferência abdominal (supostamente devido a fígado aumentado) também apresentaram risco mais alto de coronariopatia (80).

PESO AO NASCER E HIPERTENSÃO

O peso ao nascer esteve associado a hipertensão arterial no adulto no estudo realizado em 1985 por Wadsworth et al. (81), que analisaram mais de 5.000 homens de 36 anos de idade e concluíram que, além do peso na fase adulta, o peso neonatal também estava estatisticamente relacionado com elevação da pressão arterial. Law *et al.* (82) estudaram uma amostra nacional de crianças e homens e mulheres britânicos em diversas faixas etárias. Em todas as faixas etárias após o período neonatal, homens e mulheres que tiveram pesos ao nascer inferiores apresentavam pressão arterial mais alta na idade adulta. Pesquisadores do Nurses' Health Study analisaram mulheres de 30 a 55 anos de idade e constataram que seu peso ao nascer (por recordação) era inversamente proporcional à pressão arterial na idade adulta (83).

Barker et al. (84) estudaram a pressão arterial adulta de 327 homens e mulheres de 46 a 54 anos de idade em relação ao peso placentário e aos parâmetros neonatais de comprimento, índice ponderal e circunferência cefálica. Mesmo nessa coorte pequena, houve uma forte tendência de níveis tensionais mais altos na idade adulta naqueles com menor peso ao nascer. Os recém-nascidos com pesos placentários altos também corriam risco mais alto de hipertensão arterial na vida adulta.

A associação de baixo peso ao nascer a risco mais alto de hipertensão na idade adulta não foi encontrada em todos os estudos. Em pelo menos um estudo (85), concluiu-se que o peso ao nascer teve uma influência quase desprezível na hipertensão arterial adulta, em comparação com o efeito no índice de massa corporal no adulto. No último estudo, o peso ao nascer respondeu por apenas 5% do risco de hipertensão adulta, enquanto o índice de massa corporal no adulto foi responsável por 12% do risco.

PESO AO NASCER E DIABETES MELITO

Hales et al. (86) avaliaram as concentrações plasmáticas em jejum de glicose, insulina, proinsulina e proinsulina dividida 32/33, bem como os níveis da glicemia após uma carga de 75 g de glicose, em 468 homens de uma coorte britânica nascida e criada em Hertfordshire. Os homens de menor peso ao nascer tiveram a taxa mais alta de intolerância à glicose e diabetes melito. A associação foi independente da massa corporal adulta na época do estudo. Um nível mais alto de proinsulina fração 32/33 também esteve relacionado com baixo peso ao nascer e foi interpretado como uma evidência de disfunção das células β-pancreáticas. Nessa coorte, a hipertensão na idade adulta também esteve associada a tolerância reduzida à glicose na idade adulta. O baixo peso ao nascer também esteve associado a risco mais alto da síndrome X (diabetes melito do tipo 2, hipertensão arterial e hiperlipidemia) na idade adulta (87).

Em um estudo britânico de 40 homens de 21 anos de idade, a intolerância à glicose após uma carga de 75 g de glicose esteve associada a peso ao nascer mais baixo, independentemente da idade gestacional ao nascimento e da massa corporal, estatura e classe social na idade adulta (88). Em um estudo diferente, o índice ponderal ao nascimento foi correlacionado indiretamente com resistência à insulina na idade adulta avançada, medida pela taxa de queda da concentração de glicose após injeção de insulina (89). Recém-nascidos mais magros tiveram maior intolerância à glicose na idade adulta. Os autores enfatizaram que a magreza ao nascimento e magreza na idade adulta tiveram efeitos opostos. A resistência à insulina e intolerância à glicose aumentaram naqueles com baixo peso ao nascer, mas diminuíram com baixo peso adulto.

Huxley et al. (90), além de outros pesquisadores (91), contestaram a hipótese de origem fetal das doenças adultas. Realizaram uma metanálise de 55 estudos e concluíram que a associação pelo menos de baixo peso fetal e risco mais alto de hipertensão arterial na idade adulta é, na melhor das hipóteses, fraca. Eles acreditam que a força desta associação deveu-se principalmente a erro aleatório, ênfase seletiva de determinados resultados e ajustes inapropriados para o peso adulto e fatores de confundimento.

Os dados epidemiológicos atuais sobre as origens fetais, a programação fetal e os efeitos intrauterinos sobre o aparecimento de doenças em adultos exigem avaliação adicional para confirmar a associação e etiologia (92). Fatores genéticos e ambientais influenciam o crescimento fetal. Por exemplo, é mais provável que mulheres hipertensas (e sob risco de coronariopatia em idade posterior) tenham recém-nascidos com crescimento restrito em consequência da hipertensão durante a gravidez. Esses recém-nascidos com restrição do crescimento correm geneticamente risco maior de hipertensão arterial e, por conseguinte, coronariopatia, independentemente das condições intrauterinas. As variáveis de confundimento exigem avaliação adicional. Resta definir se o pequeno tamanho do recém-nascido é, isoladamente, um fator de risco para doenças que se manifestam na idade adulta. Não obstante, é excitante acreditar que esforços para promover uma gestação sadia e otimizar o crescimento fetal normal possam reduzir a incidência de certas enfermidades adultas comuns e difusas.

REFERÊNCIAS BIBLIOGRÁFICAS

1. Ramsey EM. *The placenta: human and animal*. New York: Praeger, 1982:9.
2. Pridjian G, Moawad AH, Whitington PF. Handling of beta-hydroxybutyrate in the human placenta. In: Society for Gynecologic Investigation, ed. *Scientific program and abstracts*. St Louis, MO: Society for Gynecologic Investigation, 1990:230 (abstract).
3. Lind T, Aspillaga M. Metabolic changes during normal and diabetic pregnancies. In: Reece EA, Coustan DR, eds. *Diabetes mellitus in pregnancy: principles and practice*. New York: Churchill Livingstone, 1988:75.
4. Neufeld ND, Corbo L. Increased fetal insulin receptors and changes in membrane fluidity and lipid composition. *Am J Physiol* 1982;243:E246.
5. Dancis J. Aspects of bilirubin metabolism before and after birth. *Pediatrics* 1959;24:980.
6. Kayano T, Fukumoto H, Eddy RL, et al. Evidence for a family of human glucose transporter-like proteins. *J Biol Chem* 1988;263:15245.
7. Tadakoro C, Yoshimoto Y, Sakata M, et al. Localization of human placental glucose transporter 1 during pregnancy. An immunohistochemical study. *Histol Histopathol* 1996;11:673.
8. Johnson LW, Smith CH. Monosaccharide transport across microvillous membrane of human placenta. *Am J Physiol* 1980;238:C160.
9. Yudelivech DL, Sweiry JH. Transport of amino acids in the placenta. *Biochim Biophys Acta* 1985;822:169.
10. Miller RK, Berndt WO. Characterization of neutral amino acid accumulation by human term placental slices. *Am J Physiol* 1974;227:1236.
11. Schneider H, Mohlen KH, Dancis J. Transfer of amino acids across the in vitro perfused human placenta. *Pediatr Res* 1979;13:236.
12. Enders RH, Judd RM, Donohue TM, et al. Placental amino acid uptake. III Transport systems for neutral amino acids. *Am J Physiol* 1976;230:706.
13. Hibbard JU, Pridjian G, Whitington PF, et al. Taurine transport in the in vitro perfused human placenta. *Pediatr Res* 1990;27:80.
14. Fortunato SJ, Bawdon RE, Swan KF, et al. Transfer of azidothymidine (AZT) across the in vitro perfused human placenta. In: Society for Gynecologic Investigation, ed. *Scientific program and abstracts*. San Diego, CA: Society for Gynecologic Investigation, 1989:82 (abstract).
15. Ockleford CD, Whyte A. Differentiated regions of human placental cell surface associated with the exchange of materials between maternal and fetal blood. The structure, distribution, ultrastructural cytochemistry and biochemical composition of coated vesicles. *J Cell Sci* 1977;25:293.
16. McNabb T, Koh TY, Dorrington KJ, et al. Structure and function of immunoglobulin domains. V. Binding of immunoglobulin G and fragments to placental membrane preparations. *J Immunol* 1976;117:182.
17. Niezgodka M, Mikulska J, Ugorski M, et al. Human placental membrane receptor for IgG-1. Studies on the properties and solubilization of the receptor. *Mol Immunol* 1981;18:163.
18. Bussel JB, Zabusky MR, Berkowitz RL, et al. Fetal alloimmune thrombocytopenia. *N Engl J Med* 1997;337:22.
19. Okuyama T, Tawada MD, Furuya H, et al. The role of transferrin and ferritin in the fetal-maternal-placental unit. *Am J Obstet Gynecol* 1985;152:344.
20. Zhou Y, Fisher SJ, Janatpour M, et al. Human cytotrophoblasts adopt a vascular phenotype as they differentiate. A strategy for successful endovascular invasion? *J Clin Invest* 1997;99:2139.
21. Whitley GS, Cartwright JE. Cellular and molecular regulation of spiral artery remodeling: lessons from the cardiovascular field. *Placenta* 2010;31(6):465.
22. Zhou Y, McMaster M, Woo K, et al. Vascular endothelial growth factor ligands and receptors that regulate human cytotrophoblast survival are dysregulated in severe preeclampsia and hemolysis, elevated liver enzymes and low platelets syndrome. *Am J Pathol* 2002;160:1405.
23. Lo YM, Tein MS, Lau TK, et al. Quantitative analysis of fetal DNA in maternal plasma and serum: implications for noninvasive prenatal diagnosis. *Am J Hum Genet* 1998;62(4):768.
24. Bianchi DW, Platt LD, Goldberg JD, et al. Genome-wide fetal aneuploidy detection by maternal plasma DNA sequencing. *Obstet Gynecol* 2012;119(5):890.
25. Ringler GE, Kallen CB, Strauss JF. Regulation of human trophoblast function by glucocorticoids: dexamethasone promotes increased secretion of chorionic gonadotropin. *Endocrinology* 1989;124:1625.
26. Eldar-Geva T, Hochberg A, deGroot N, et al. High maternal serum chorionic gonadotropin level in Downs' syndrome pregnancies is caused by elevation of both subunits messenger ribonucleic acid level in trophoblasts *J Clin Endocrinol Metab* 1995;80:3528.
27. Cohen M, Haour F, Dumont M, et al. Prognostic value of human chorionic somatomammotropin plasma levels in diabetic patients. *Am J Obstet Gynecol* 1973;115:202.

28. Goodlin RC, Anderson JC, Gallagher TF. Relationship between amniotic fluid volume and maternal plasma volume expansion. *Am J Obstet Gynecol* 1983;146:505.
29. McCoshen JA. Associations between prolactin, prostaglandin E2 and fetal membrane function in human gestation. In: Mitchell BF, ed. *The physiology and biochemistry of human fetal membranes*. Ithaca, NY: Perinatology Press, 1988:117.
30. Okazaki T, Casey ML, Okita JR, et al. Initiation of human parturition. XII. Biosynthesis and metabolism of prostaglandins in human fetal membranes and uterine decidua. *Am J Obstet Gynecol* 1981;139:373.
31. Romero R, Brody DT, Oyarzun E, et al. Infection and labor III. Interleukin-1: a signal for the onset of parturition. *Am J Obstet Gynecol* 1989;160:1117.
32. Keelan JA, Sato T, Mitchell MD. Interleukin (IL)-6 and IL-8 by human amnion: regulation by cytokines, growth factors, glucocorticoids, phorbol esters, and bacterial lipopolysaccharide. *Biol Reprod* 1997;57:1438.
33. Romero R, Avila C, Santhanam U, et al. Amniotic fluid interleukin 6 in preterm labor: association with infection. *J Clin Invest* 1990;85:1392.
34. Goldberg RL, Hauth JC, Andrews WW. Intrauterine infection and preterm delivery. *N Engl J Med* 2000;342:1500.
35. Benirschke K, Kaufmann P. *Pathology of the human placenta*, 2nd ed. New York: Springer-Verlag, 1990:182.
36. Silver RK, Dooley SL, Tamura RK, et al. Umbilical cord size and amniotic fluid volume in prolonged pregnancy. *Am J Obstet Gynecol* 1987;157:716.
37. Robertson RD, Rubinstein LM, Wolfson WL, et al. Constriction of the umbilical cord as a cause of fetal demise following midtrimester amniocentesis. *J Reprod Med* 1981;26:325.
38. Pridjian G, Puschett JB. Preeclampsia part I: clinical and pathophysiologic considerations. *Obstet Gynecol Surv* 2002;57:598.
39. Pridjian G, Puschett JB. Preeclampsia part II: experimental and genetic considerations. *Obstet Gynecol Surv* 2002;57:619.
40. Boyd PA, Scott A. Quantitative structural studies on human placentas associated with preeclampsia, essential hypertension and intrauterine growth retardation. *Br J Obstet Gynaecol* 1985;92(7):714.
41. Cibils LA. The placenta and newborn infant in hypertensive conditions. *Am J Obstet Gynecol* 1974;118:256.
42. Khong TY, De Wolf F, Robertson WB, et al. Inadequate maternal vascular response to placentation in pregnancies complicated by preeclampsia and by small for gestational age infants. *Br J Obstet Gynaecol* 1986;93:1049.
43. Maynard SE, Min JY, Merchan J, et al. Excess placental soluble fms-like tyrosine kinase 1 (sFlt1) may contribute to endothelial dysfunction, hypertension, and proteinuria in preeclampsia. *J Clin Invest* 2003;111(5):649.
44. Levine RJ, Lam C, Qian C, et al. Soluble endoglin and other circulating antiangiogenic factors in preeclampsia. *N Engl J Med* 2006;355:992.
45. Venkatesha S, Toporsian M, Lam C, et al. Soluble endoglin contributes to the pathogenesis of preeclampsia. *Nat Med* 2006;12:642.
46. Zeek PM, Assali NS. Vascular changes in the decidua associated with eclamptogenic toxemia of pregnancy. *Am J Clin Pathol* 1950;20:1099.
47. Teasdale F. Histomorphometry of the placenta of the diabetic woman. Class A diabetes mellitus. *Placenta* 1981;2:241.
48. Teasdale F. Histomorphometry of the human placenta in class B diabetes mellitus. *Placenta* 1983;4:1.
49. Teasdale F. Histomorphometry of the human placenta in class C diabetes mellitus. *Placenta* 1985;6:69.
50. Deal CL, Guyda HJ. Insulin receptors of human term placental cells and choriocarcinoma (JEG-3) cells: characteristics and regulation. *Endocrinology* 1983;112:1512.
51. Challier JC, Hauguel S, Desmaizieres V. Effect of insulin on glucose uptake and metabolism in the human placenta. *J Clin Endocrinol Metab* 1986;62:803.
52. Grizzard JD, D'Ercole AJ, Wilkins JR, et al. Affinity-labeled somatomedin-C receptors and binding proteins from the human fetus. *J Clin Endocrinol Metab* 1984;58:535.
53. Fant M, Monro H, Moses AC. An autocrine/paracrine role for insulin-like growth factors in the regulation of human placental growth. *J Clin Endocrinol Metab* 1986;63:499.
54. Hall K, Hansson U, Lundin G, et al. Serum levels of somatomedins and somatomedin-binding protein in pregnant women with type I or gestational diabetes and their infants. *J Clin Endocrinol Metab* 1986;63:1300.
55. Thomas CR. Placental transfer of non-esterified fatty acids in normal and diabetic pregnancy. *Biol Neonate* 1987;51:94.
56. Hatjis CG. Nonimmunologic fetal hydrops associated with hyperreactio luteinalis. *Obstet Gynecol* 1985;65(suppl):11S.
57. Pryde PG, Nugent CE, Pridjian G, et al. Spontaneous resolution of nonimmune hydrops fetalis secondary to parvovirus B19 infection. *Obstet Gynecol* 1992;79:869.
58. Robertson EG, Neer KJ. Placental injection studies in twin gestation. *Am J Obstet Gynecol* 1983;147:170.
59. Benirschke K, Kaufmann P. *Pathology of the human placenta*, 2nd ed. New York: Springer-Verlag, 1990:658.
60. Pridjian G, Nugent CE, Barr M. Twin gestation: influence of placentation on fetal growth. *Am J Obstet Gynecol* 1991;165:1394.
61. Benirschke K. Prenatal cardiovascular adaptation, comparative pathophysiology of circulatory disturbances. In: Bloor CM, ed. *Advances in experimental medicine and biology*. New York: Plenum Press, 1972:3.
62. D'Alton ME, Dudley DK. The ultrasonographic prediction of chorionicity in twin gestation. *Am J Obstet Gynecol* 1989;160:557.
63. Elliott JP, Urig MA, Clewell WH. Aggressive therapeutic amniocentesis for treatment of twin-twin transfusion syndrome. *Obstet Gynecol* 1991;77:537.
64. Senat MV, Deprest J, Boulvain M, et al. Endoscopic laser surgery versus serial amnioreduction for severe twin-to-twin transfusion syndrome. *N Engl J Med* 2004;351:136.
65. Christianson C, Huff D, McPherson E. Limb deformations in oligohydramnios sequence: effects of gestational age and duration of oligohydramnios. *Am J Med Gen* 1999;86:430.
66. Curry CJ, Jensen K, Holland J, et al. The Potter sequence: a clinical analysis of 80 cases. *Am J Med Genet* 1984;19:679.
67. Simpson JL, Elias S, Martin AO, et al. Diabetes in pregnancy, Northwestern University series (1977–1981). I. Prospective study of anomalies in offspring of mothers with diabetes mellitus. *Am J Obstet Gynecol* 1983;146:263.
68. Rouse B, Azen C, Koch R, et al. Maternal Phenylketonuria Collaborative Study (MPKUCS) offspring: facial anomalies, malformations, and early neurological sequelae. *Am J Med Genet* 1997;69:89.
69. Shahinian HK, Jackle R, Suh Rh, et al. Obstetrical factors governing the etiopathogenesis of lambdoid synostosis. *Am J Perinatol* 1998;15:281.
70. Barker DH, Winter PD, Osmond C, et al. Weight in infancy and death from ischaemic heart disease. *Lancet* 1989;2:577.
71. Koukkou E, Ghosh P, Lowy C, et al. Offspring of normal and diabetic rats fed saturated fat in pregnancy demonstrate vascular dysfunction. *Circulation* 1998;98:2899.
72. Vickers MH, Ikenasio BA, Breier BH. Adult growth hormone treatment reduces hypertension and obesity induced by an adverse prenatal environment. *J Endocrinol* 2002;175:615.
73. Barker DJP, Osmond C. Infant mortality, childhood nutrition, and ischaemic heart disease in England and Wales. *Lancet* 1986;1:1077.
74. Rich-Edwards J, Stampfer M, Manson J, et al. Birth weight and risk of cardiovascular disease in a cohort of women followed up since 1976. *BMJ* 1997;315:396.
75. Barker DJ, Osmond C, Simmonds SJ, et al. The relation of small head circumference and thinness at birth to death from cardiovascular disease in adult life. *BMJ* 1993;306:422.
76. Barker DJ, Eriksson JG, Forsen T, et al. Fetal origins of adult disease: strength of effects and biological basis. *Int J Epidemiol* 2002;31:1235.
77. Leon DA, Lithell HO, Vg D, et al. Reduced fetal growth rate and increased risk of death from ischaemic heart disease: cohort study of 15,000 Swedish men and women born 1915–29. *BMJ* 1998;317:241.
78. Roseboom TJ, van der Meulen JH, Ravelli AC, et al. Plasma fibrinogen and factor VII concentrations in adults after prenatal exposure to famine. *Br J Haematol* 2000;111:112.
79. Barker DJ, Martyn CN, Hales CN, et al. Growth in utero and serum cholesterol concentrations in adult life. *BMJ* 1993;307:1524.
80. Barker DJP, Martyn CN, Osmond C, et al. Abnormal liver growth in utero and death from coronary heart disease. *BMJ* 1995;310:703.
81. Wadsworth ME, Cripps HA, Midwinter RE, et al. Blood pressure in a national birth cohort at the age of 36 related to social and familial factors, smoking and body mass. *BMJ* 1985;291:1534.
82. Law CM, de Swiet M, Osmond C, et al. Initiation of hypertension in utero and its amplification throughout life. *BMJ* 1993;306:24.
83. Curham GC, Chertow GM, Willett WC, et al. Birth weight and adult hypertension and obesity in women. *Circulation* 1996;94:1310.
84. Barker DJ, Godfrey KM, Osmond C, et al. The relation of fetal length, ponderal index and head circumference to blood pressure and the risk of hypertension in adult life. *Paediatr Perinat Epidemiol* 1992;6:35.
85. Holland FJ, Stark O, Ades AE, et al. Birth weight and body mass index in childhood, adolescence, and adulthood as predictors of blood pressure at age 36. *J Epidemiol Community Health* 1993;47(6):432.
86. Hales CN, Barker DJ, Clark PM, et al. Fetal and infant growth and impaired glucose tolerance at age 64. *BMJ* 1991;303:1474.
87. Barker DJ, Hales CN, Fall CH, et al. Type 2 (non-insulin-dependent) diabetes mellitus, hypertension and hyperlipidemia (syndrome X): relation to reduced fetal growth. *Diabetologia* 1993;36:62.
88. Robinson S, Walton RJ, Clark PM, et al. The relation of fetal growth to plasma glucose in young men. *Diabetologia* 1992;35:444.
89. Phillips DI, Barker DJ, Hales CN, et al. Thinness at birth and insulin resistance in adult life. *Diabetologia* 1994;37:150.
90. Huxley R, Neil A, Collins R. Unraveling the fetal origins hypothesis: is there really an inverse association between birthweight and subsequent blood pressure? *Lancet* 2002;360:659.
91. Williams S, Poulton R. Birth size, growth, and blood pressure between the ages of 7 and 26 years: failure to support the fetal origins hypothesis. *Am J Epidemiol* 2002;155:849.
92. Filler G, Yasin A, Kesarwani P, et al. Big mother or small baby: which predicts hypertension? *J Clin Hypertens* 2011;13(1):35.

12 Radiologia Fetal | Ultrassonografia e Ressonância Magnética

Jennifer H. Johnston

O uso de ultrassonografia bidimensional (2D-US) nos exames por imagem no pré-natal revolucionou a vigilância antenatal e a detecção de anomalias estruturais no feto. Os dados obtidos a partir de exames por imagem fetal são cruciais para manejo ao longo de todo o período da gestação, orientando a tomada de decisão clínica e aconselhamento, bem como possíveis intervenções fetais. Técnicas de imagens avançadas, como a ultrassonografia tridimensional (3D-US) e a ressonância magnética (RM) ultrarrápida, normalmente são suplementos valiosos à ultrassonografia (US) convencional.

AVALIAÇÃO ULTRASSONOGRÁFICA ANTENATAL

Os exames ultrassonográficos pré-natais podem ser classificados como: de primeiro trimestre, padrão de segundo ou de terceiro trimestre, limitado ou especializado. Uma US de primeiro trimestre pode ser realizado para documentar a viabilidade fetal, definir a idade gestacional e determinar o número de fetos. A triagem para aneuploidia pode ser executada, e algumas anormalidades estruturais fetais graves podem ser detectáveis. Um exame padrão de segundo ou terceiro trimestre inclui biometria fetal e uma pesquisa anatômica. Os exames limitados são realizados para responder a uma pergunta específica, por exemplo, para confirmar a viabilidade fetal ou determinar a posição fetal. Os exames especializados são realizados quando se suspeita de anomalias fetais e incluem estudos, como US Doppler e ecocardiografia fetal.

Durante o primeiro trimestre, a ultrassonografia pode ser feita por via transabdominal ou transvaginal. Embora a abordagem transabdominal permita melhor visão do útero e anexos, a abordagem transvaginal fornece resolução superior.

ESTIMATIVA DA IDADE FETAL

A data precisa da idade gestacional é essencial para um manejo ideal da gestação, fornecendo pontos de comparação para analisar o crescimento fetal durante toda a gestação e permitindo a estimativa da data do parto. A datação com US comprovou ser um método confiável (1,2). Os parâmetros utilizados para a estimativa de idade gestacional devem ser fáceis de obter, reprodutíveis e precisos. Muitos gráficos de datação estão disponíveis para correlacionar o tamanho de estruturas fetais com idade gestacional. A variabilidade em estimativas de idade aumenta conforme o termo aproxima-se e, portanto, a idade gestacional deve ser definida o mais precocemente possível.

Um saco gestacional pode ser detectado em 5 semanas transabdominalmente, porém, mais precocemente, por meio de ultrassonografia transvaginal. Um embrião normalmente é visto 1 semana depois. Embora a idade gestacional possa ser estimada a partir do diâmetro médio do saco gestacional, o comprimento cabeça-nádega deve ser utilizado quando o embrião é visível, visto que este é o método mais acurado para estimar a idade gestacional (3).

Após 14 semanas de gestação, a combinação de outros parâmetros biométricos é usada para estimar a idade gestacional. O diâmetro biparietal (DBP) correlaciona-se bem com a idade gestacional e é medido a partir da extremidade externa do osso parietal proximal até a extremidade interna do osso parietal distal em uma visão axial padronizada do crânio (Figura 12.1). A medição do DBP no início do segundo trimestre tem uma precisão de ± 1,4 semana (4), mas a acurácia é diminuída pela forma anormal do crânio, por exemplo devido à modelagem do crânio. Nesses casos, um índice cefálico pode ser calculado medindo os eixos longo e curto do crânio. Se este índice não ficar dentro da faixa normal de 70 a 86, o perímetro cefálico fetal (PC) pode ser usado como alternativa, uma vez que é independente da forma. O PC é medido ao redor da superfície exterior da calvária, no mesmo nível que a medida do DBP.

O fêmur é o osso longo mais comumente medido devido ao seu tamanho relativamente grande e visibilidade. O comprimento do fêmur (CF) é medido a partir da metáfise proximal até a metáfise distal em uma imagem alinhada perpendicular ao fêmur (Figura 12.2). Embora menos acurado do que DBP e PC no segundo trimestre, CF é considerado um preditor acurado de idade gestacional durante o terceiro trimestre de gestação e pode ser utilizado isoladamente para atribuir a idade se os parâmetros de

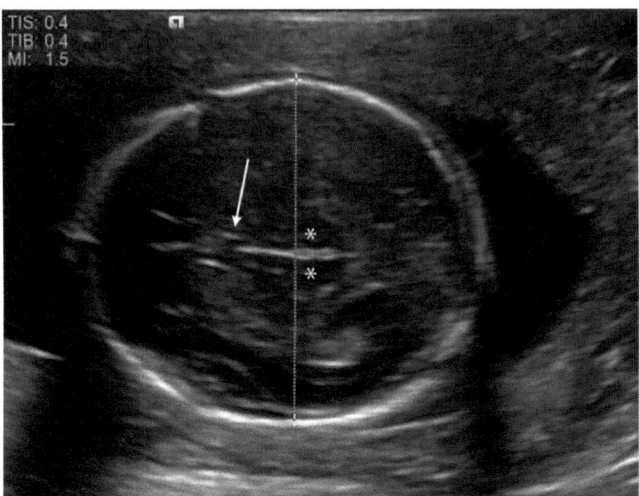

Figura 12.1 Diâmetro biparietal fetal (DBP). Essa medida é obtida em uma imagem axial da cabeça fetal no nível dos tálamos (*asterisco*) e cavo do septo pelúcido (*seta*).

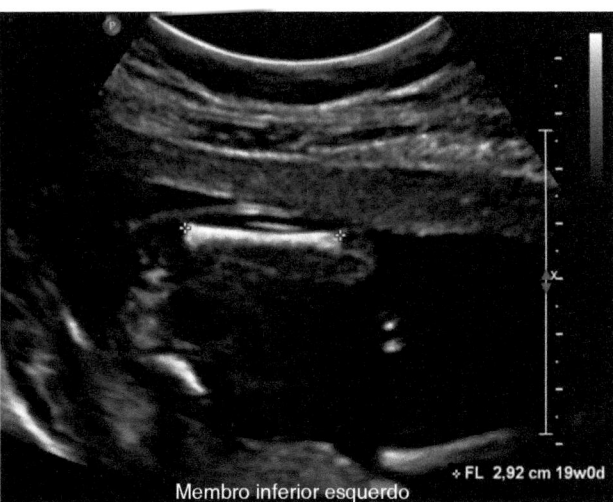

Figura 12.2 Comprimento do fêmur (CF). Este parâmetro é medido da metáfise distal à proximal do fêmur, excluindo as epífises, em uma imagem obtida perpendicularmente ao eixo longo do feto.

cabeça não forem confiáveis devido à patologia. O CF também é um parâmetro importante de crescimento dos membros para avaliação de displasia esquelética.

A circunferência abdominal (CA) é obtida em uma imagem transversa, que contém a veia umbilical no nível do seio portal, traçando ao longo da extremidade externa dos tecidos moles. A CA é considerada menos acurada do que são DBP, PC e CF para a estimativa da idade gestacional e é a mais difícil das quatro de se medir acuradamente. No entanto, é o parâmetro mais útil para o cálculo do peso fetal e avaliação do crescimento fetal.

Estes parâmetros – DBP, PC, CF e CA – tornam-se menos acurados para prever a idade conforme a gestação avança (4). A estimativa mais acurada da idade geralmente é obtida utilizando uma combinação de medições, em vez de depender de uma única medida.

AVALIAÇÃO DO PESO FETAL

O peso fetal estimado (PFE) é derivado de fórmulas que utilizam os mesmos parâmetros biométricos usados para a idade. Várias fórmulas têm sido estudadas com esse propósito, algumas das quais utilizam uma única variável, como DBP ou CA, mas a acurácia é maior quando mais de um parâmetro é incorporado (5). Os dois mais comumente utilizados são a fórmula Shepard (que usa DBP e CA) e a fórmula de Hadlock (que usa CF e CA) (6,7). O PFE calculado pode então ser comparado aos nomogramas publicados para os percentis de peso fetal. É importante observar que o erro na determinação do PFE é significativo, mesmo quando se utilizam vários parâmetros biométricos, variando entre ± 10 e 20%, e tende a aumentar com o tamanho fetal (5,8).

AVALIAÇÃO DO CRESCIMENTO FETAL

Acredita-se que cada feto tem um potencial de crescimento inerente, que será alcançado se a gestação avançar normalmente (8). O crescimento ocorre mais rapidamente no segundo trimestre e depois desacelera até o termo. O PFE calculado pode ser comparado à faixa de peso esperado para uma determinada idade gestacional ou registrado em gráfico de curvas padrão com base na média populacional. Além disso, as curvas de crescimento personalizadas estão disponíveis e ajustam as variáveis que afetam o crescimento fetal, tais como sexo fetal e altura, peso e paridade maternos; esta abordagem pode fornecer alguns benefícios, mas são necessárias mais pesquisas (9). Medição de US seriado do peso fetal é outro método para avaliar o crescimento fetal. O intervalo entre os exames de US para o crescimento fetal não devem ser inferiores a 2 a 4 semanas, já que um período demasiado curto pode produzir diferenças aparentes de peso, decorrentes simplesmente de erros de medição (3).

Restrição do crescimento intrauterino

A restrição do crescimento intrauterino (RCIU) refere-se ao crescimento menor do que o esperado para a idade gestacional e é mais frequentemente definida como PFE abaixo do percentil 10 para a idade. O termo RCIU implica patologia subjacente, que pode ser dividida em problemas fetais (anormalidades cromossômicas, infecção), maternos (hipertensão, tabagismo) e placentários. Contrasta com o feto que é pequeno para a idade gestacional (PIG). Este último carrega um bom prognóstico e descreve um feto que é pequeno, mas atingiu seu potencial de crescimento genético esperado e, após o nascimento, terá uma proporção satisfatória sem outras anormalidades.

A RCIU pode ser classificada como simétrica ou assimétrica. A RCIU simétrica refere-se a um feto que é uniformemente pequeno e normalmente é detectada no início da gestação. As causas de restrição de crescimento simétrica incluem anormalidades cromossômicas, malformações congênitas multifatoriais e infecção in utero. A RCIU assimétrica é mais comum e se manifesta como uma CA pequena em relação ao restante do feto e implica anormalidade materna ou placentária. O feto, que recebe menos do que o necessário de fluxo sanguíneo, desvia sangue para os órgãos vitais, como o cérebro, em detrimento do fígado, músculo e gordura. Se a lesão continuar, eventualmente todo o feto irá se tornar pequeno, visto que perderá a capacidade de compensar e assumirá o aspecto de RCIU "simétrica". Esta pode ser diferenciada da verdadeira RCIU simétrica pelo histórico e, muitas vezes, pela presença de oligoidrâmnio, que é um resultado de estresse crônico no feto. Por outro lado, a RCIU simétrica normalmente vem acompanhada por volume de líquido amniótico (VLA) normal.

Como parâmetro isolado, CA é o preditor mais sensível de RCIU; no entanto, numerosas fórmulas, incluindo CF ou PC, têm sido utilizadas. O crescimento lento em um intervalo também pode indicar a presença de RCIU, medida útil especialmente quando a idade gestacional é incerta.

Recomenda-se acompanhamento rigoroso na definição de RCIU. A avaliação Doppler da artéria umbilical pode ser usada para essa finalidade e pode fornecer pistas para a etiologia da RCIU (ver *Avaliação com Doppler das Velocidades Sanguíneas nos Vasos Umbilicais e Fetais*). Outros métodos de monitoramento incluem avaliação ultrassonográfica seriada de crescimento, teste sem estresse e teste de perfil biofísico (TPB). No entanto, esquemas de vigilância antenatal variam entre instituições devido à escassez de ensaios clínicos randomizados e controlados sobre este tópico (10).

Macrossomia

Um recém-nascido que é macrossômico, ou grande para a idade gestacional (GIG), normalmente é definido com peso de nascimento > 4.000 g ou acima do percentil 90 para a idade gestacional. A macrossomia é mais comumente associada ao diabetes materno, mas outras causas incluem obesidade materna e algumas síndromes genéticas, como a síndrome de Beckwith-Wiedemann. Fetos com macrossomia apresentam risco de distocia do ombro e lesão do plexo braquial. Como é o caso de RCIU, CA é o melhor parâmetro isolado para a predição da macrossomia (11). As estimativas de peso derivadas de fórmulas que utilizam parâmetros biométricos em fetos com suspeita de macrossomia apresentam um erro de ± 10% (8). Também devem ser considerados fatores que afetam o peso de nascimento de fetal, tais como sexo, raça e etnia fetais. Outros métodos têm sido propostos para prever a macrossomia fetal, tais como a medição da espessura da gordura subcutânea. A maior disponibilidade de 3D-US também estimulou o interesse em usar medições volumétricas para este fim (12).

TRIAGEM PARA ANEUPLOIDIAS (VER TAMBÉM CAPÍTULO 10)

A triagem para aneuploidia geralmente é realizada durante o primeiro trimestre e inclui medição da espessura da translucência nucal (TN) fetal. A espessura da TN é uma ferramenta de triagem eficaz para trissomia 21 e outras anormalidades genéticas e está associada a defeitos cardíacos. A fisiopatologia para aumento da espessura da TN não é bem compreendida, mas tem sido atribuída a disfunção cardíaca, congestão venosa na cabeça e no pescoço e comprometimento da drenagem linfática. A região da nuca é preferencialmente avaliada em uma idade gestacional entre 11 e 13 semanas e 6 dias (13). A translucência nucal deve ser medida de acordo com diretrizes padronizadas em uma imagem sagital de linha mediana do feto e aparece como uma faixa sonoluscente ao longo da região posterior do pescoço (Figura 12.3).

A avaliação para risco de aneuploidia é reforçada pela incorporação de marcadores bioquímicos no sangue materno. Em uma população com uma taxa de falso-positivo de 5%, utilizando marcadores bioquímicos associados à medida de TN, tem uma taxa de

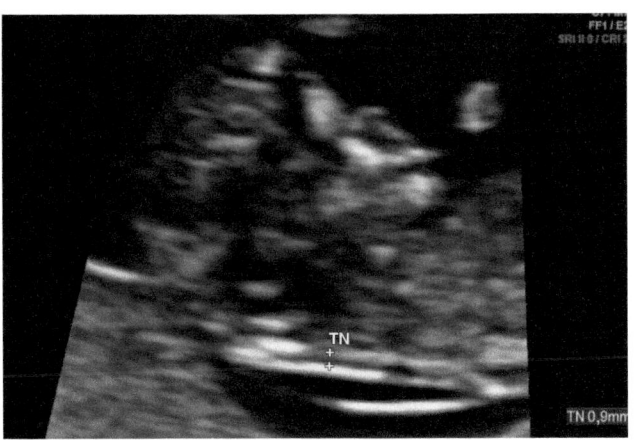

Figura 12.3 Espessura da translucência nucal (TN). É medida em uma imagem sagital de linha mediana ampliada do feto e obtida no espaço mais amplo da TN (cursores) no aspecto posterior do pescoço.

detecção de trissomia 21 de aproximadamente 87%, em comparação a 70% para cada um isoladamente (14). Maior idade materna está associada a um risco aumentado de aneuploidia e deve ser considerada. A triagem combinada de primeiro trimestre que inclui TN fetal, idade materna e marcadores bioquímicos maternos produz uma taxa de detecção de 90% (15). Outros marcadores ultrassonográficos de aneuploidia, tais como ausência de osso nasal, regurgitação tricúspide e maior resistência ao fluxo no ducto venoso, podem aumentar a acurácia (16). O aumento do fluxo na artéria hepática fetal é um marcador descrito mais recentemente para aneuploidia (17).

AVALIAÇÃO DA ANATOMIA FETAL NORMAL E ANORMAL (VER TAMBÉM CAPÍTULO 10)

As malformações congênitas afetam aproximadamente 3% de todos os nascidos vivos e são uma causa significativa da mortalidade infantil, resultando em cerca de 20% das mortes de recém-nascidos (18,19). A detecção pré-natal precoce das anomalias é importante para aconselhamento, intervenção de planejamento e orientação do manejo ideal na sala de parto.

O ultrassom é a modalidade de exame por imagem de preferência para a avaliação fetal inicial. Um estudo da anatomia fetal é mais bem executado após 18 semanas de gestação, embora certas anormalidades estruturais possam ser observadas antes (3,20). A avaliação ultrassonográfica deve incluir cérebro, crânio, face, pescoço, pulmões, coração, estômago, rins, bexiga urinária, inserção do cordão umbilical abdominal, coluna, extremidades e genitália. Quando forem detectadas anormalidades, podem ser realizadas avaliações ultrassonográficas mais detalhadas. Um exame de acompanhamento em uma idade gestacional posterior pode ser útil, visto que alguns achados anormais podem apresentar melhora (p. ex., malformações congênitas das vias respiratórias pulmonares [MCVAPs]) e outros só podem se tornar evidentes com a maturação do feto (p. ex., hidrocefalia, defeitos cardíacos e sinais cranianos de espinha bífida). Quando são observados achados de US preocupantes, a amniocentese pode ser realizada durante o segundo trimestre para detectar anormalidades cromossômicas.

Enquanto a 2D-US continua sendo a principal modalidade de exame por imagem fetal, a 3D-US pode ser uma valiosa ferramenta complementar. Os exames por imagem com 3D-US permitem a digitalização e o armazenamento de dados volumétricos que podem ser manipulados em um momento posterior e reexibidos em qualquer plano desejado. Também permitem a criação de imagens reconstruídas pela superfície 3D e são particularmente úteis na avaliação da face, extremidades e defeitos no tubo neural (DTNs) e na coluna vertebral (Figura 12.4) (21). Como a 2D-US, a 3D-US tem a vantagem de não ser invasiva e de ser segura durante a gestação. As limitações da 3D-US geralmente são semelhantes às da 2D-US, mas incluem maior sensibilidade ao movimento fetal.

Ressonância magnética fetal

Com o advento das sequências de escâneres ultrarrápidos, a RM tornou-se um método viável de exame por imagem pré-natal e um útil auxílio para a US. As vantagens da RM incluem contraste superior do tecido mole, maior campo de visão e menos limitações relacionadas à ossificação da calvária fetal, biotipo materno, posição fetal e pouco VLA (22,23).

Ao determinar a idade gestacional em que a RM fetal deve ser realizada, deve-se considerar fatores técnicos e informações clínicas buscadas. Antes das 18 a 20 semanas, a RM fetal pode não ser muito detalhada devido ao movimento fetal e à baixa resolução decorrente do tamanho pequeno do feto. Apesar de a RM no terceiro trimestre proporcionar uma excelente resolução, deve haver um equilíbrio entre o diagnóstico precoce e a espera além do ponto de possível intervenção fetal.

Embora a segurança da RM durante a gestação não tenha sido comprovada definitivamente, os estudos até a data não têm demonstrado efeitos deletérios em pacientes que foram submetidos à RM *in utero* (24,25). Embora alguns estudos em animais já tenham levantado algumas preocupações no que diz respeito aos possíveis efeitos teratogênicos, nenhum estudo retrospectivo em humanos demonstrou achados adversos (26). Outro problema de segurança possível são danos acústicos ao feto devido a altos ruídos de estalidos produzidos durante o exame de RM; no entanto, um pequeno estudo não encontrou qualquer evidência de danos auditivos (27). Os efeitos a longo prazo em crianças que foram submetidas a RM pré-natal também não foram demonstrados (27-29), embora esses estudos geralmente tenham sido limitados pelo pequeno tamanho de amostras e curto prazo de acompanhamento.

Depois de se ponderarem os riscos e benefícios, a RM fetal pode ser considerada em situações em que se podem fornecer informações que não poderiam ser obtidas por US, que irão afetar a assistência médica ao paciente ou ao feto ou que serão úteis no aconselhamento das famílias durante a tomada de decisão clínica.

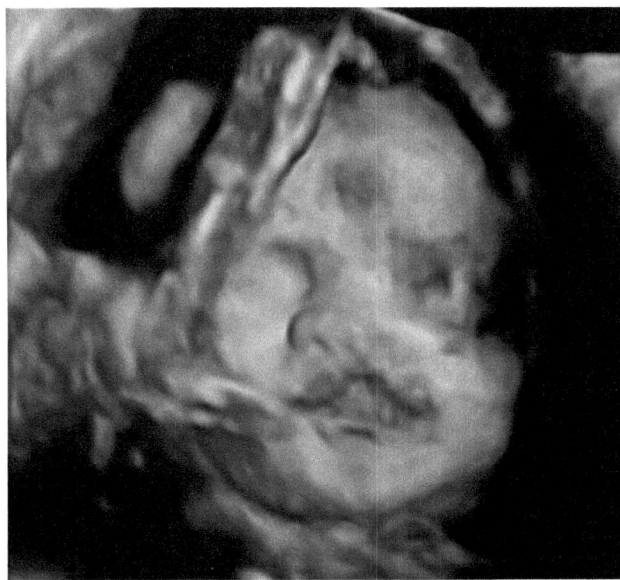

Figura 12.4 Fissura labial unilateral demonstrada em 3D-US com reconstrução por superfície. (Esta figura encontra-se reproduzida em cores no Encarte.)

Anormalidades do sistema nervoso central fetal

A triagem pré-natal para anormalidades do sistema nervoso central (SNC) normalmente é realizada por US de rotina ou devido a alfafetoproteína (AFP) materna elevada. Embora grandes anomalias do SNC possam ser visíveis no primeiro trimestre e início do segundo, o momento mais favorável para avaliação ultrassonográfica do SNC é em torno das vinte semanas de gestação (30). A avaliação ultrassonográfica do cérebro consiste em três cortes axiais padrão, com imagens coronal e sagital, adicionais conforme necessário. As características do SNC que podem ser avaliadas por US incluem parênquima cerebral, padrão de sulcos, corpo caloso, fossa posterior e calvária.

Na presença de achados de US anormais, a RM pode fornecer informações adicionais úteis. No SNC, as vantagens de RM incluem maior contraste dos tecidos moles e a ausência de artefato de reverberação da calvária, tornando a RM uma ferramenta sensível para avaliar a microestrutura e composição do cérebro (31). O padrão de sulcos é facilmente observado pela RM fetal e serve como um marcador para maturidade cerebral. O tamanho ventricular e a configuração também são facilmente avaliados. Algumas estruturas anatômicas não visualizadas rotineiramente por US podem ser identificadas na RM, tais como o bulbo olfatório, orelha interna, quiasma óptico e hipófise (22). As trocas de sinal no cérebro igualmente espelham a evolução da composição do parênquima e ocorrem devido a uma progressiva diminuição no teor de água, aumentando a densidade celular e a mielinização (31).

Ventriculomegalia

A ventriculomegalia refere-se ao alargamento anormal do sistema ventricular e é uma anormalidade relativamente comum detectada pela US obstétrica. O termo hidrocefalia é utilizado especificamente em casos devido ao aumento da pressão, mais comumente devido à obstrução ao fluxo do líquido cefalorraquidiano. A ventriculomegalia também pode resultar do desenvolvimento ventricular anormal ou da destruição do parênquima devido a processos, tais como as lesões vasculares ou infecção. As principais causas da ventriculomegalia são estenose aquedutal, malformação de Chiari tipo II, agenesia do corpo caloso, malformação de Dandy-Walker e aneuploidia fetal (32).

Como a ventriculomegalia é uma das formas mais comuns de achados falso-positivos durante a avaliação anatômica fetal pela US, a avaliação ultrassonográfica acurada do sistema ventricular é essencial. A medição dos ventrículos laterais é realizada no nível do átrio dos ventrículos em uma visão axial da cabeça fetal (Figura 12.5A) (30). As malformações (tanto aquelas do SNC como as que não são do SNC) são mais comumente encontradas na ventriculomegalia grave (> 15 mm) com uma taxa que varia entre 58 e 65% (33). O índice relatado de malformações em ventriculomegalia menos grave varia amplamente na literatura, mas é provavelmente maior na ventriculomegalia moderada (12,1 a 14,9 mm) do que na ventriculomegalia leve (10 a 12 mm) (34). A aneuploidia subjacente também é uma preocupação, especialmente quando malformações estruturais adicionais estão presentes.

A RM fetal é uma valiosa ferramenta adjuvante em casos de ventriculomegalia para avaliar a etiologia e quaisquer anormalidades adicionais (Figuras 12.5B e 12.6). A porcentagem de casos relatados em que a RM detecta uma anormalidade adicional não observada na US varia entre 5 e 50% (33).

O indicador mais importante do prognóstico é a presença e o tipo de anormalidades estruturais ou cromossômicas adicionais. O desfecho da ventriculomegalia isolada, por contraste, varia de acordo com o grau de alargamento ventricular. Na ventriculomegalia leve isolada, as taxas de morte perinatal e neonatal e

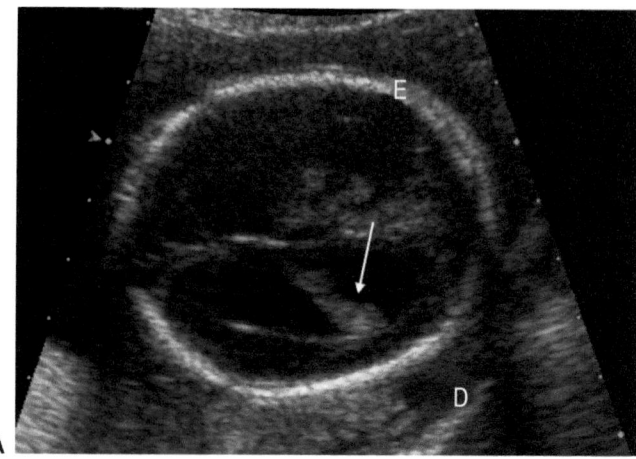

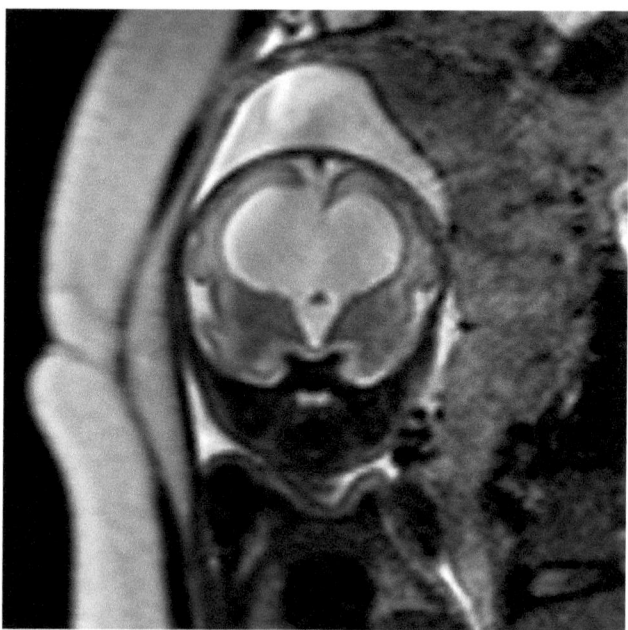

Figura 12.5 Estenose aquedutal com ventriculomegalia. A. A visão axial através do cérebro demonstra aumento dos ventrículos laterais bilateralmente. O plexo coroide (*seta*) no ventrículo lateral direito parece dobrar-se para baixo, o que representa o sinal de cisto coroide observado na ventriculomegalia. **B.** A imagem coronal com ponderação em T2 através do cérebro do feto com estenose de aqueduto demonstra dilatação acentuada dos ventrículos laterais e terceiro ventrículo.

de atraso no neurodesenvolvimento são inferiores quando comparadas à ventriculomegalia moderada ou grave (34). Uma coorte substancial de pacientes com ventriculomegalia isolada leve a moderada também detectou a resolução de dilatação ventricular *in utero* (35).

Defeitos do tubo neural

Os DTNs são decorrentes de falha no fechamento completo do tubo neural no início da gestação. Normalmente, esses defeitos são a primeira suspeita quando se obtêm resultados anormais na triagem da AFP do soro materno. A US pré-natal pode detectar anormalidades na coluna vertebral, avaliar anormalidades associadas e não associadas ao SNC (p. ex., pé torto) e analisar o crescimento fetal. Os achados de mielomeningocele incluem pedículos vertebrais alargados e um saco sobrejacente ao defeito na coluna vertebral (Figura 12.7). Para uma avaliação detalhada da lesão na

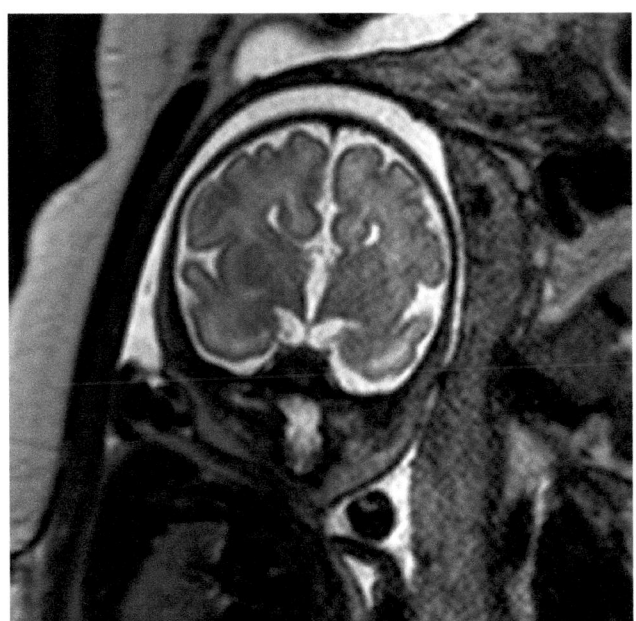

Figura 12.6 Agenesia do corpo caloso com posição elevada do terceiro ventrículo demonstrada em uma imagem coronal com ponderação em T2 do cérebro.

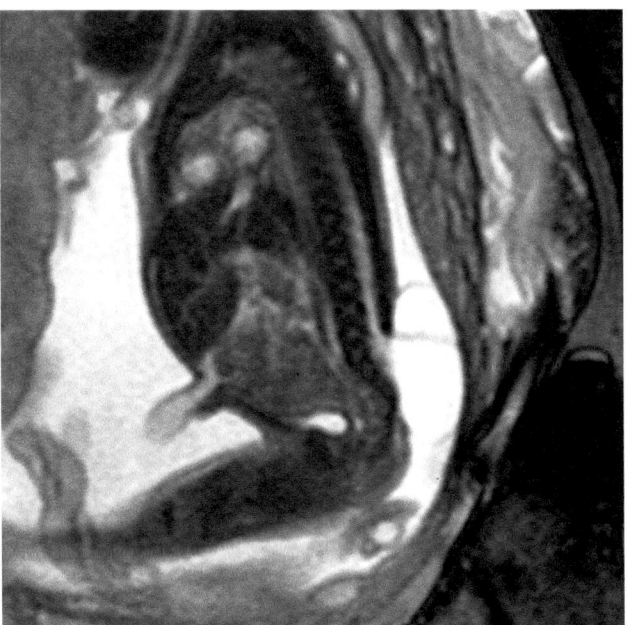

Figura 12.7 Mielomeningocele. A imagem sagital com ponderação em T2 retrata os elementos neurais que atravessam o defeito da coluna vertebral e o saco de mielomeningocele na região inferior da coluna vertebral.

coluna vertebral, a 3D-US é útil porque permite a manipulação de planos de imagens após a aquisição inicial e pode ser exibida com vários algoritmos de renderização para realçar estruturas ósseas ou a pele sobrejacente. Além disso, a 3D-US é especialmente útil na representação do nível específico onde está o defeito de disrafismo. A malformação de Chiari tipo II normalmente é vista com um DTN aberto e abrange herniação descendente das amígdalas cerebelares no canal cervical superior com apinhamento da fossa posterior. Os achados intracranianos incluem uma cisterna magna comprimida e um cerebelo anormalmente arredondado (sinal da banana), contorno côncavo dos ossos frontais (sinal do limão), DBP e PC pequenos e ventriculomegalia (36).

Embora algumas características de Chiari tipo II possam ser reconhecidas por US, alguns achados intracranianos, tais como grau de herniação tonsilar e bico tectal, são mais bem representados por RM. Outras anormalidades do SNC associadas ao DTN e Chiari II incluem heterotopia de substância cinzenta, disgenesia calosa, holoprosencefalia, displasia cerebelar e diastematomielia (37).

Anomalias torácicas fetais

O crescimento adequado dos pulmões requer espaço torácico adequado, bem como líquido amniótico e pulmonar para fornecer pressão transpulmonar positiva (38). Uma variedade de anormalidades do tórax fetal pode ser detectada por US no segundo trimestre.

Os pulmões normalmente são homogêneos e, em comparação ao parênquima hepático, mais ecogênicos na US e hiperintensos na RM. A traqueia e os brônquios principais são representados como estruturas tubulares ramificadas cheias de líquido. O diafragma pode ser visto como uma fina linha curva hipoecoica entre os pulmões e o abdome na US. Desvio mediastinal e heterogeneidade dos pulmões pode ser a primeira pista para a presença de uma lesão que ocupa espaço.

Na definição de hipoplasia pulmonar, pouco volume pulmonar pode ser analisado por meio de parâmetros de 2D-US, como pequena circunferência torácica ou área torácica. Os volumes pulmonares também podem ser medidos diretamente de forma volumétrica por US e RM (39,40). Tórax em sino pode estar presente. A causa possível de hipoplasia pulmonar é algumas vezes detectada no exame por imagem, mais frequentemente pelo oligoidrâmnio ou anomalias geniturinárias, incluindo também derrames pleurais e malformações esqueléticas (Figura 12.8).

As massas intratorácicas, se suficientemente grandes, também causam hipoplasia pulmonar. As MCVAPs, também chamadas de malformações adenomatosas císticas (MAC), são as mais frequentes e são classificadas de acordo com o tamanho dos cistos nas lesões (Figura 12.9). As lesões do tipo I são caracterizadas por grandes cistos de mais de 2 cm, lesões do tipo II por cistos de tamanho variável (≤ 2 cm) e lesões do tipo III por cistos microscópicos que parecem homogêneos no exame por imagem (41). Os sequestros broncopulmonares são partes do pulmão com um aporte arterial sistêmico e sem uma comunicação traqueobrônquica (42). O vaso anômalo que abastece a lesão é muitas vezes visto por US Doppler ou RM. Enfisema lobar congênito (ELC) é caracterizado por tecido pulmonar normal, que está hiperexpandido devido à compressão brônquica (43). Essas lesões se manifestam como regiões homogêneas no pulmão sem distorção vascular pulmonar significativa e, muitas vezes, com um brônquio dilatado cheio de líquido.

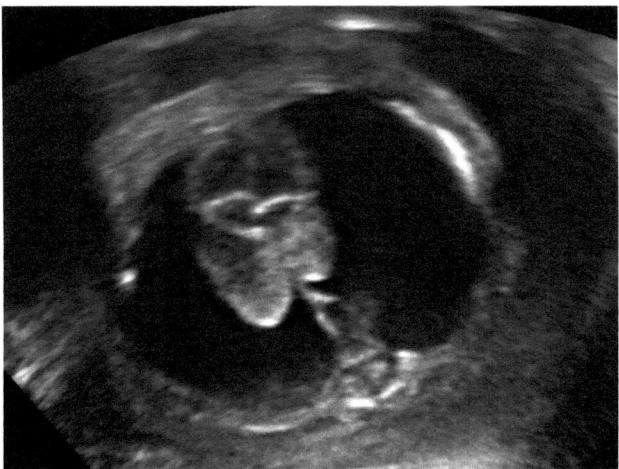

Figura 12.8 Grandes derrames pleurais bilaterais. A imagem ultrassonográfica transversa através do tórax demonstra também compressão associada de ambos os pulmões.

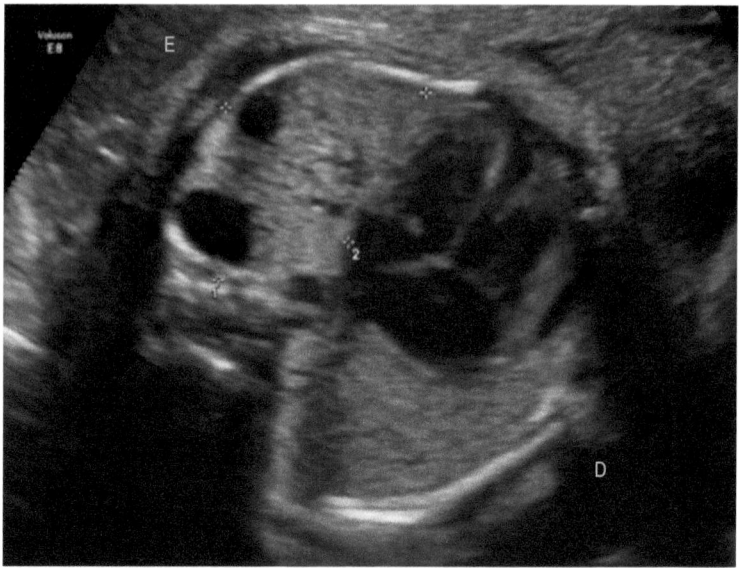 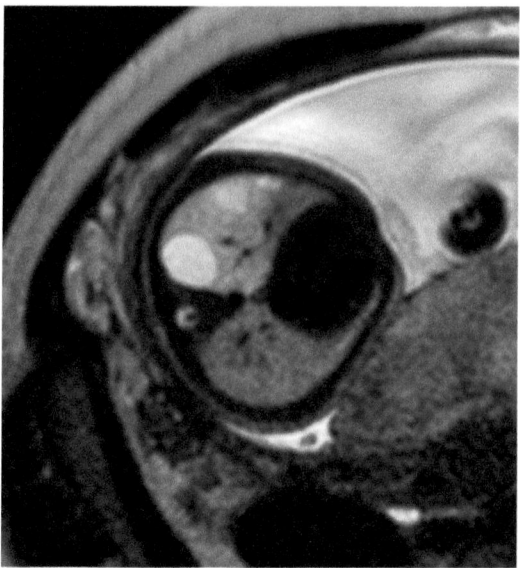

Figura 12.9 Malformação congênita das vias respiratórias e pulmão (MCVAP). A. A imagem ultrassonográfica axial através do tórax demonstra uma lesão ecogênica no pulmão esquerdo com cistos dispersos perifericamente. **B.** A imagem axial com ponderação em T2 mostra a lesão predominantemente hiperexpandida com cistos dispersos e leve desvio contralateral do mediastino.

Uma observação cuidadosa é necessária para avaliar o crescimento das massas pulmonares e para detectar alterações hidrópicas no feto. Grandes lesões intratorácicas causam desvio mediastinal e comprimem a veia cava, comprometendo o retorno venoso ao coração. Elas podem também comprimir o esôfago e causar polidrâmnios. Fetos que desenvolvem hidropisia correm alto risco de morte *in utero* (44).

Hérnia diafragmática congênita

A hérnia diafragmática congênita (HDC) é causada pela ausência ou fusão anormal dos sulcos pleuroperitoneais durante a formação do diafragma. Aproximadamente 85 a 90% são defeitos no lado esquerdo, com 10 a 15% sendo do lado direito e apenas 2% bilaterais (45). A maioria dos casos é isolada, mas até 40% apresentam anomalias associadas, mais comumente cardíacas, urogenitais, esqueléticas e do SNC (46). A HDC geralmente é esporádica, mas anormalidades cromossômicas estão presentes em cerca de 15% dos casos. As síndromes não cromossômicas em que HDC pode ocorrer incluem Fryns e Lange. Como os defeitos cardíacos associados e as anomalias genéticas afetam a sobrevivência, o exame clínico pré-natal deve incluir ecocardiografia fetal e a análise cromossômica.

O prognóstico varia muito e parece estar relacionado ao volume do conteúdo herniado e momento (47). Nos casos mais graves, a mortalidade pode ser de até 75% (48). Os principais determinantes de sobrevivência na HDC são grau de hipoplasia pulmonar e hipertensão pulmonar.

Alguns achados ultrassonográficos da HDC, tais como alças intestinais cheias de líquido no tórax e desvio mediastinal contralateral, podem simular lesões pulmonares císticas. Achados mais específicos são o peristaltismo intestinal ou o fígado no tórax e ausência de estômago intra-abdominal (Figura 12.10). A identificação de arqueamento do segmento umbilical da veia porta ou a visualização direta das veias portas na cavidade torácica no exame por imagem com Doppler ajuda a confirmar a herniação hepática.

Os mais importantes indicadores de desfechos insatisfatórios incluem herniação hepática e relação pulmão/cabeça (RPC), que compara a área pulmonar direita ao PC. A RM é útil para avaliar o volume pulmonar residual e do fígado herniado e para detectar anomalias associadas. Foram usadas medições de Doppler dos vasos pulmonares para prever o risco de hipertensão pulmonar.

Cardiopatias congênitas

Os defeitos cardíacos congênitos são uma causa importante de morbidade e mortalidade infantil, contribuindo para 5,7 a 23,3% de todas as mortes infantis no mundo de 1950 a 1994 (49). A US cardíaco fetal normalmente é realizada entre 18 e 22 semanas para a detecção dessas anormalidades (50).

A vista axial das quatro câmaras é a vista básica realizada na US cardíaca fetal. Frequência e ritmo cardíacos normais, e eixo e posição cardíacos devem ser confirmados. Os átrios e ventrículos, que são identificados morfologicamente em vez de espacialmente, bem como as válvulas atrioventriculares podem ser avaliados. Apenas o átrio direito e uma pequena porção do ventrículo direito devem ficar à direita da linha mediana (Figura 12.11) (51), e os ventrículos devem ser aproximadamente iguais em tamanho. O índice cardiotorácico, que é a relação entre as circunferências cardíaca e torácica, sendo normalmente de 0,5, é útil para a avaliação do tamanho do coração. O coração pode ser anormalmente pequeno nos casos de hipoplasia ventricular ou compressão externa por massa intratorácica. Por outro lado, diversas anomalias cardíacas congênitas, cardiomiopatia, aneurisma e tumor podem causar um alargamento do coração. Vistas adicionais, tais como da via de saída do ventrículo esquerdo (VSVE) e via de saída do ventrículo direito (VSVD), podem ser obtidas visto que são mais sensíveis para anormalidades conotruncais, como transposição das grandes artérias. Um ecocardiograma fetal detalhado deve ser realizado em casos de alto risco, que incluem cenários como cariótipo fetal anormal, TN aumentada, grandes anomalias fetais extracardíacas, exposição a teratógenos maternos e histórico familiar de cardiopatia congênita. Técnicas avançadas de ultrassonografia também podem fornecer informações adicionais. O ecocardiograma modo M é utilizado para avaliar o ritmo cardíaco, a espessura da parede e o movimento das válvulas. A US com Doppler em cores pode identificar áreas de regurgitação ou estenose valvar pulmonar e conexões venosas sistêmicas e pulmonares e melhora a detecção de pequenos defeitos do septo (52).

Sistema digestório fetal

O estômago é geralmente visto na US com dez semanas de gestação e um estômago cheio de líquido será quase sempre identificável nos segundo e terceiro trimestres (53). Um estômago ausente ou pequeno, especialmente na identificação de polidrâmnio

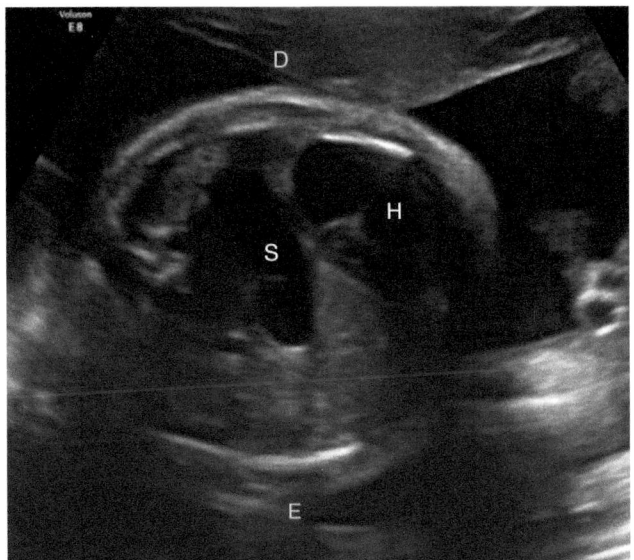

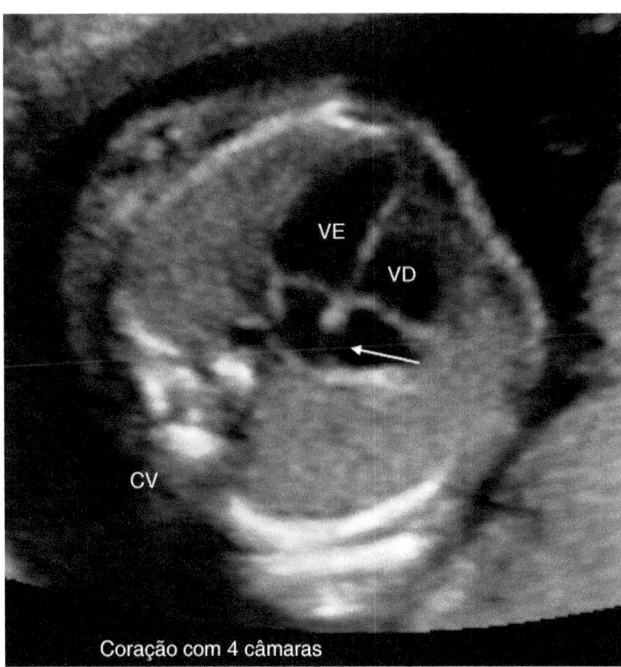

Figura 12.11 Vista normal das quatro câmaras do coração em um feto de 21 semanas. O ápice cardíaco é direcionado para o lado esquerdo do feto. O ventrículo direito (VD) é a câmara posicionada mais anteriormente e está separado do ventrículo esquerdo (VE) pelo septo interventricular. O átrio esquerdo é a câmara mais posterior, localizada logo antes da coluna vertebral (CV). O forame oval (seta) é observado entre os átrios direito e esquerdo.

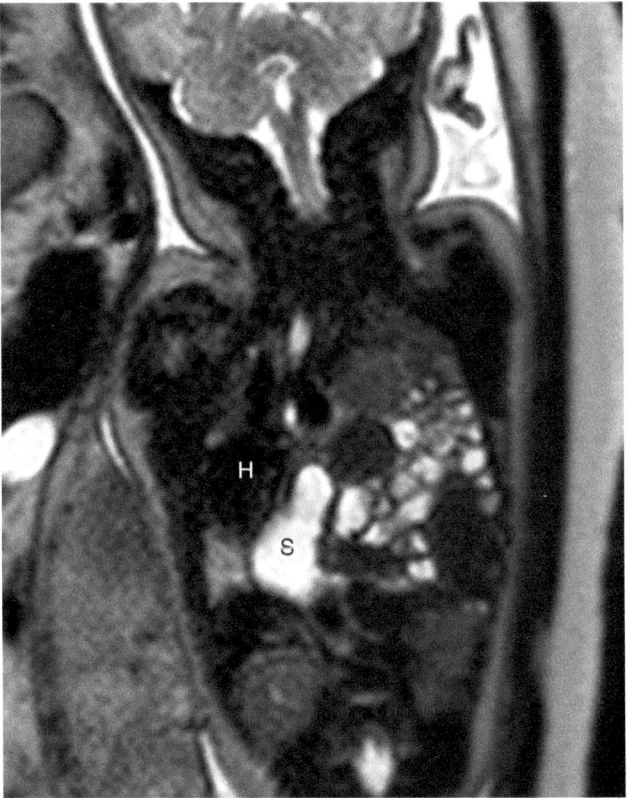

Figura 12.10 Hérnia diafragmática congênita do lado esquerdo. A. A imagem axial ultrassonográfica através do tórax demonstra o estômago (S) dentro do tórax, posterior ao coração (H), que é deslocado para a direita. **B.** A RM coronal através do tórax mostra várias alças intestinais cheias de líquido e o estômago no hemitórax esquerdo e o coração à direita.

inexplicado, é decorrente de obstrução do sistema digestório, especialmente atresia de esôfago com ou sem uma fístula traqueoesofágica associada.

O esôfago é representado como uma estrutura ecogênica colapsada posterior ao coração, começando no final do primeiro trimestre. Uma bolsa esofágica proximal dilatada é sugestiva de atresia de esôfago, mas não é observada consistentemente em todos os casos (54). Embora as taxas de detecção tenham aumentado, o diagnóstico de atresia de esôfago e de fístula traqueoesofágica permanece desafiador: em uma pesquisa com base na população europeia utilizando dados de 1987 a 2006, as taxas de detecção pré-natal variaram de < 10 a 65% (55). O valor preditivo positivo de um estômago ausente com polidrâmnios é relativamente modesto, visto que existem outras causas possíveis (56).

Durante o primeiro trimestre, o intestino delgado e o cólon geralmente não são representados como estruturas distintas. No segundo trimestre, o intestino deve estar ligeiramente mais ecogênico na US do que é o fígado (57). O intestino ecogênico pode ser associado a uma variedade de anomalias fetais, incluindo aneuploidia (especialmente, trissomia 21), hemorragia intra-amniótica, fibrose cística, atresia intestinal e infecções virais congênitas (58).

O duodeno dilatado e o "sinal da dupla bolha", que abrange o estômago dilatado e o bulbo duodenal, ocorrem com mais frequência devido à atresia duodenal, mas outras causas de obstrução duodenal incluem diafragma duodenal, pâncreas anular ou vólvulo do intestino médio (Figura 12.12).

A dilatação anormal de pequenas alças intestinais, que não deve exceder 7 mm de diâmetro (59), sugere obstrução intestinal. O número de alças intestinais dilatadas e a presença ou ausência de polidrâmnios dependem do nível de obstrução. A obstrução intestinal é mais comumente causada por atresia intestinal, mas também por íleo meconial, vólvulo do intestino médio e intussuscepção. Quando a obstrução leva à perfuração, o mecônio derramado dentro do abdome pode resultar em peritonite meconial. As calcificações intraperitoniais são caracteristicamente observadas nesta definição, e ascite e pseudocistos meconiais também estão ocasionalmente presentes. A obstrução do intestino grosso é um diagnóstico mais desafiador, já que o cólon naturalmente varia muito de tamanho e pode ser bastante proeminente durante o terceiro trimestre em um feto normal (53).

A RM pode ser útil na avaliação do sistema digestório fetal devido à sua excelente representação das alças intestinais e distribuição de mecônio. O intestino delgado geralmente é preenchido com líquido que é hipertenso em T1 e hipointenso em T2. O íleo terminal e o cólon são eventualmente preenchidos com mecônio hipertenso em T1 e hipointenso em T2. A partir das 20 semanas

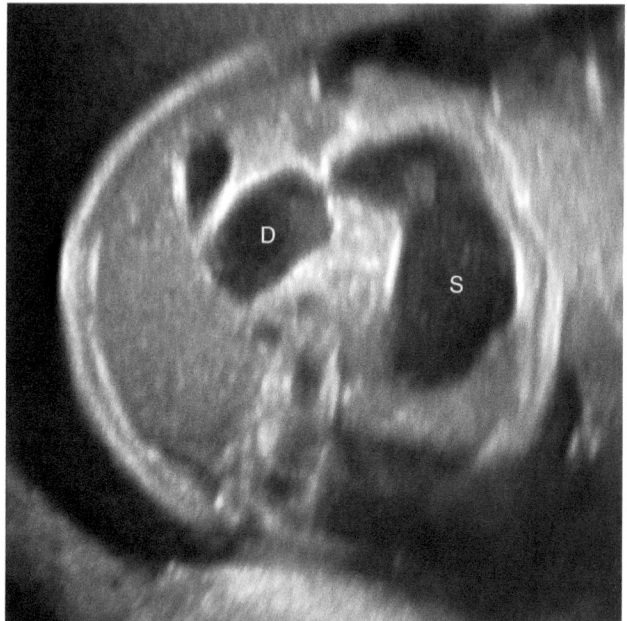

Figura 12.12 Atresia duodenal. A imagem ultrassonográfica axial através do abdome mostra estômago (S) e bulbo duodenal (D) dilatados.

de gestação em diante, o mecônio deve ser visto no reto devido ao fechamento fisiológico do esfíncter anal. Na definição da obstrução intestinal, a intensidade do sinal no intestino dilatado pode ser útil na localização do nível de obstrução (60). As alças intestinais dilatadas que são predominantemente hiperintensas em T2 e hipointensas em T1 são mais consistentes com uma obstrução duodenal ou jejunal. Alças intestinais dilatadas que contêm sinal intermediário em T1 são sugestivas de uma obstrução ileal distal. A falha ao detectar o mecônio no reto nas 20 semanas ou após é relacionada a uma anomalia anorretal e requer mais avaliações.

Defeitos da parede abdominal

Os defeitos mais comuns da parede abdominal anterior fetal são onfalocele e gastrosquise (61). A herniação fisiológica do intestino grosso é mais evidente durante as semanas 9 a 10 e não deve ser considerada antes de o feto completar doze semanas. Sendo assim, defeitos da parede abdominal devem ser diagnosticados com cautela antes do segundo trimestre. A presença de um defeito patológico da parede pode ser sugerida pela AFP elevada no soro materno.

Considera-se que as onfaloceles devem-se à falha das alças intestinais herniadas fisiologicamente em retornar para o abdome na 12ª semana, resultando em herniação do conteúdo abdominal através da base do cordão umbilical em um saco fechado. O cordão umbilical normalmente se insere na membrana do saco. As onfaloceles estão associadas a um risco aumentado de aneuploidia (aproximadamente 50%), mais comumente trissomia 18 (62). Outras anomalias associadas incluem a síndrome Beckwith-Wiedemann, pentalogia de Cantrell (ectopia cardíaca) e complexo OEIS (onfalocele-extrofia-ânus imperfurado-defeitos na coluna vertebral) (61). O prognóstico depende principalmente da gravidade das anormalidades associadas e, portanto, uma futura avaliação implica uma pesquisa anatômica mais cuidadosa e geralmente ecocardiografia e cariótipo.

A gastrosquise é a herniação do conteúdo abdominal através de um defeito na parede abdominal anterior sem uma membrana de cobertura. O defeito geralmente ocorre no lado direito do cordão umbilical, que se insere normalmente na parede abdominal (Figura 12.13). Ao contrário da onfalocele, a gastrosquise não está estreitamente associada à aneuploidia. No entanto, existe maior risco de complicações intestinais pós-natais devido a lesão das alças intestinais expostas ao líquido amniótico. O principal fator prognóstico é o grau da patologia dos intestinos no nascimento, que varia de uma inflamação leve à necrose intestinal ou atresia.

O diagnóstico correto dos defeitos da parede abdominal é importante para orientações de avaliações futuras e para o manejo do planejamento. Uma característica essencial do diagnóstico é a posição de inserção do cordão umbilical no que se refere ao defeito abdominal. A US seriada deve ser realizada em gastrosquise para detectar possíveis complicações, tais como polidrâmnio e dilatação do intestino (63).

Trato geniturinário fetal

A ultrassonografia é a principal modalidade para avaliação do trato geniturinário fetal. A detecção mais precoce dessas anomalias permite um aconselhamento pré-natal e manejo perinatal ideais e contribui para a tomada de decisões sobre intervenções fetais destinadas a evitar futuras lesões renais. Em um estudo europeu contendo dados sobre 709.030 gestações, a prevalência média de anomalias renais foi de 1,6 a cada mil nascimentos (64). A sensibilidade global da triagem da US pré-natal foi de 81,8%. Do total de 1.130 malformações renais, a malformação mais comum foi a dilatação do trato urinário superior (27%).

Os rins podem ser vistos na ultrassonografia na 15ª semana de gestação. A medição acurada dos tamanhos renais e a comparação com a média normal para a idade gestacional são importantes para o diagnóstico de anomalias associadas com tamanho renal anormal, tais como doença renal policística autossômica recessiva. Áreas hipoecoicas espaçadas regularmente sob o córtex renal representam as pirâmides medulares. O sistema coletor renal e os ureteres não são vistos como estruturas distintas, a menos que anormalmente distendidas devido à obstrução ou refluxo vesicoureteral (RVU). A US com Doppler em cores é útil para confirmar a presença de ambas as artérias renais. A RM pode ser útil, especialmente quando o oligoidrâmnio limita os detalhes ultrassonográficos e quando há suspeita de malformações geniturinárias complexas, como extrofia cloacal ou vesical.

A hidronefrose fetal é definida como a dilatação da pelve renal mais de 10 mm no diâmetro AP. A dilatação da pelve renal requer uma avaliação mais detalhada para determinar se a causa é obstrutiva, ou por RVU, ou relacionada a megaureter congênito. Apesar de ser difícil prever quais casos de hidronefrose irão resultar em disfunção renal pós-natal, a hidronefrose bilateral ou grave, o parênquima renal hiperecogênico, os cistos renais e a presença de oligodrâmnio são mais suscetíveis de serem associados com pior função renal.

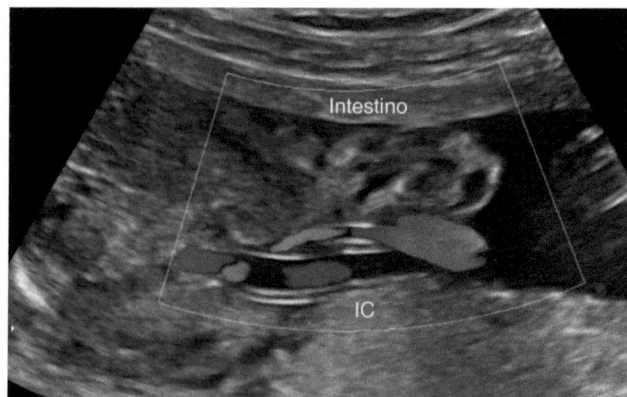

Figura 12.13 Gastrosquise. A US da imagem axial com Doppler através do abdome demonstra alças intestinais herniadas com uma inserção do cordão umbilical normal (IC) à esquerda do defeito. (Esta figura encontra-se reproduzida em cores no Encarte.)

Anomalias congênitas dos rins não caracterizadas predominantemente por hidronefrose incluem agenesia renal, anormalidades de forma e posição (rins em ferradura, ectopia cruzada, rim pélvico) e anormalidades parenquimatosas, tais como doença renal cística.

Uropatia obstrutiva

A causa mais comum de hidronefrose fetal é a obstrução da junção ureteropiélica (JUP). O envolvimento bilateral ocorre em 30% dos casos (65). Causas menos comuns são a estenose da junção ureterovesical e megaureter congênito (primário), que se acredita ser uma obstrução funcional relacionada a peristaltismo ureteral insatisfatório.

Na detecção de hidronefrose e hidroureter bilaterais, a principal suspeita é a obstrução da saída da bexiga, que ocorre em 2,2 a cada 10.000 nascimentos (66). No feto do sexo masculino, a obstrução ocorre mais frequentemente devido a válvula uretraposterior e normalmente resulta na aparência de um "buraco de fechadura" criado pela bexiga dilatada e uretra posterior (Figura 12.14). Este diagnóstico só pode ser confirmado após o nascimento pela uretrocistografia miccional e exige frequentemente a ablação da válvula. O diagnóstico diferencial para obstrução da saída vesical inclui estenose uretral, anomalias cloacais e síndrome de *prune belly* (barriga em ameixa). A avaliação antenatal deve englobar cariotipagem fetal e determinação do sexo fetal, que são essenciais para um diagnóstico acurado. A análise urinária fetal também pode ser realizada para avaliar a função renal a fim de garantir que intervenções fetais, tais como *shunt* vesicoamniótico e cistoscopia fetal, sejam benéficas (67).

Doença renal cística

As doenças císticas renais podem ser separadas em tipos geneticamente transmitidos (doenças do rim policístico autossômica dominante e recessiva) e tipos não genéticos (displasia renal obstrutiva, rins displásicos multicísticos) (68,69). A avaliação sonográfica para doenças císticas renais deve incluir a medição de comprimento dos rins e comparação com nomogramas estabelecidos, bem como avaliação da ecogenicidade do parênquima renal. A presença de diferenciação corticomedular, que deve ser vista no segundo trimestre, deve ser observada. Quaisquer cistos renais devem ser caracterizados em relação ao número, tamanho e localização.

A doença renal policística autossômica recessiva apresenta com mais frequência rins hiperintensos ou hiperecoicos e marcadamente distendidos sem diferenciação corticomedular (Figura 12.15). A maior ecogenicidade na US ocorre devido a inúmeras interfaces acústicas dos túbulos coletores dilatados. Outra aparência típica na US são grandes rins com uma diferenciação corticomedular inversa (córtex hipoecoico e medula hiperecoica).

O rim displásico multicístico geralmente se manifesta unilateralmente com múltiplos cistos não comunicantes, de tamanhos variados e pouco ou nenhum parênquima renal identificável. O envolvimento bilateral é incomum, mas prenuncia um prognóstico extremamente insatisfatório, devido a oligoidrâmnio e hipoplasia pulmonar. Anomalias associadas incluem malformações genitais em ambos os sexos (hemiútero, agenesia da vesícula seminal e cistos) e anormalidades no rim contralateral, como obstrução ureteropiélica, RVU e hipoplasia renal (69). O rim displásico multicístico é gerido de forma conservadora, visto que a maioria involui aos dez anos de idade (65).

Displasia esquelética

As displasias esqueléticas compreendem um grupo heterogêneo e diversificado de distúrbios que envolvem o desenvolvimento de ossos e cartilagem. A prevalência é aproximadamente 3,2 a cada 10.000 nascimentos (70). A alta mortalidade perinatal é típica, com cerca de metade das gestações resultando em natimortos ou óbito no período neonatal. As displasias mais comuns são osteogênese imperfeita, nanismo tanatofórico e acondroplasia, o último dos quais não é letal.

O esqueleto fetal é facilmente visto sonograficamente na 14ª semana, e a medição do CF faz parte da US de rotina do segundo trimestre. Um caso de suspeita de displasia esquelética requer avaliação sistemática de todo o esqueleto. Cada osso longo deve ser avaliado para comprimento, forma e curvatura. O encurtamento dos segmentos proximal, médio, distal e inteiro do membro é denominado rizomélico, mesomélico, acromélico ou micromélico, respectivamente. Ossos irregulares ou com ângulos anormais sugerem fraturas (Figura 12.16). A coluna vertebral deve ser avaliada para escoliose ou cifose, anomalias de segmentação e diminuição da altura do corpo vertebral. As craniossinostoses

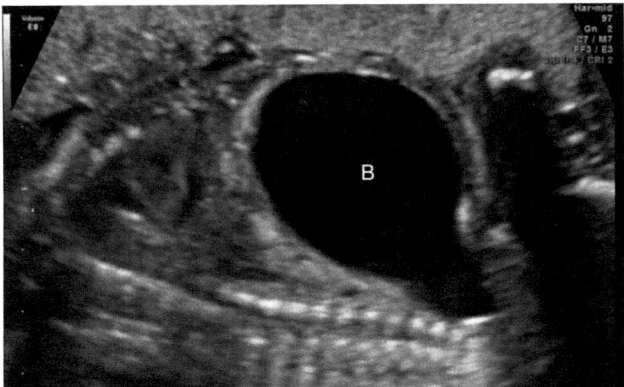

Figura 12.14 Válvula uretral posterior. Imagem sagital ultrassonográfica através do abdome e pelve mostra distensão líquida significativa da bexiga urinária (*B*) e a uretra posterior, resultando em uma aparência de "buraco de fechadura".

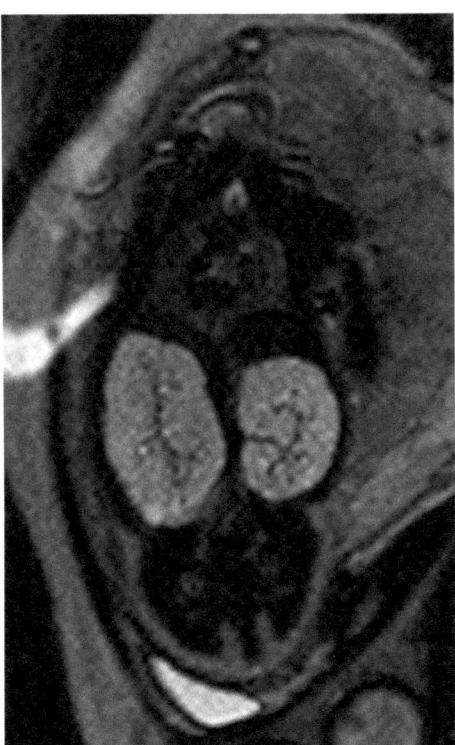

Figura 12.15 Doença renal policística. A imagem coronal com ponderação em T2 através do tórax e abdome demonstra nitidamente rins aumentados. Dois cistos isolados são vistos no polo inferior do rim direito.

podem estar presentes, e um crânio compressível e anormalmente sonolucente pode ser observado na osteogênese imperfeita e hipofosfatasia. Entre as possíveis anomalias faciais, estão hipertelorismo, orelhas de implantação baixa, ponte nasal achatada, micro ou retrognatia e fronte olímpica. As mãos e os pés podem exibir polidactilia, sindactilia, clinodactilia e pé torto. A letalidade na displasia esquelética ocorre geralmente devido a hipoplasia pulmonar relacionada ao encurtamento das costelas e tórax pequeno. Outros sinais de possível letalidade são baixa proporção CA/CF, polidrâmnio e hidropisia.

Embora a US seja confiável para detecção e predição de letalidade, um diagnóstico pré-natal acurado do tipo exato de displasia esquelética pode ser desafiador. Um histórico familiar completo é crucial e testes de genética molecular podem fornecer dados adicionais. A US tridimensional e 3D-TC em dose baixa também podem ser úteis para detectar anormalidades adicionais e melhorar a acurácia do diagnóstico (71,72). A US tridimensional é particularmente sensível para características faciais dismórficas e anormalidades das mãos e dos pés (73). As vantagens da 3D-TC são a capacidade de criar uma imagem de todo o feto simultaneamente e remover estruturas maternas sobrejacentes durante o pós-processamento. A TC tridimensional é particularmente vantajosa para a visualização de ossos pélvicos, morfologia do corpo vertebral e sinostoses ósseas.

DETECÇÃO DE ASFIXIA FETAL

Apesar do ambiente uterino relativamente hipóxico, o feto é capaz de manter níveis de oxigênio semelhantes àqueles de um neonato. Isso é possível parcialmente devido ao alto débito cardíaco, maior afinidade da hemoglobina fetal pelo oxigênio e desvio anatômico do sangue venoso umbilical para o cérebro e o miocárdio (74). A hipoxia fetal aguda pode ser o resultado de eventos intraparto, incluindo complicações do cordão umbilical (prolapso, nó verdadeiro, compressão devido a oligoidrâmnio), descolamento prematuro da placenta ou ruptura uterina. Eventos anteparto tais como anemia materna e hipotensão arterial representam uma proporção menor de casos.

O feto responde à hipoxemia aguda principalmente com a adaptação da sua frequência cardíaca e com a redistribuição do fluxo sanguíneo preferencialmente para os órgãos nobres (74). Embora a resposta inicial seja a bradicardia, se a hipoxia for prolongada, a frequência cardíaca fetal (FCF) regressa progressivamente à, ou ligeiramente acima da, linha de base. O cérebro e o coração também recebem aumento do fluxo sanguíneo, enquanto a perfusão para outros órgãos, como o intestino e os rins, permanece constante ou diminuída, dependendo do grau de hipoxemia. A redução do fluxo sanguíneo renal leva a uma diminuição da produção de urina e, no caso de hipoxia crônica, oligoidrâmnio. Em experimentos com fetos de ovelhas, a hipoxemia aguda fetal resultou em redução dos movimentos e respiração do feto (75,76). São também observados em pacientes hipoxêmicos menor tônus fetal e perda das acelerações espontâneas da FCF associadas ao movimento fetal.

Um objetivo de vigilância fetal é detectar sinais fisiológicos de asfixia fetal antes de ocorrer dano irreversível aos órgãos. Depois que o feto comprometido for identificado, as avaliações de reanimação podem ser iniciadas na tentativa de melhorar a perfusão uteroplacentária e a oxigenação fetal, seguidas por um parto rápido se tais tentativas forem infrutíferas (77).

O teste de estresse das contrações (TEC) demonstra a resposta da FCF a contrações uterinas. A premissa deste teste é que, quando submetido a maior diminuição no aporte de oxigênio provocada por contrações, o feto hipóxico responde de maneira previsível com desacelerações tardias na FCF. Um TEC normal é aquele em que não são detectadas desacelerações tardias ou significativas. As principais desvantagens são a necessidade de estimular as contrações com ocitocina e frequência relativamente alta de falso-positivos. Existem também determinadas condições (p. ex., placenta prévia) em que a indução das contrações é contraindicada (78). Em contraste com o TEC, um teste sem estresse (TSE) registra as alterações da FCF associadas ao movimento fetal em um ambiente sem estresse. Um teste reativo com acelerações da FCF é considerado uma indicação de um sistema nervoso autônomo normal, que regula a FCF através de sinais do tronco encefálico. A perda das acelerações pode ser observada com qualquer causa de depressão do SNC, incluindo acidose fetal (79). Uma desvantagem do TEC e do TSE são frequências de falso-positivo relativamente elevadas, até 67% para TEC e 75 a 90% para TSE (79-81).

O método mais acurado de detectar o comprometimento fetal incorpora a avaliação da FCF com a avaliação das atividades biofísicas fetais. O TPB combina TSE com avaliação sonográfica de quatro parâmetros fetais: respiração, tônus, movimento e VLA (82). Vantagens do TPB incluem o fato de não ser invasivo, ser preciso e relativamente fácil de aprender e implementar. Os parâmetros avaliados são fáceis de medir e são suscetíveis à avaliação objetiva. O TPB incorpora indicadores agudos (TSE, respiração, tônus, movimento) e um indicador crônico (VLA) de hipoxia fetal. Normalmente a ausência de qualquer indicador agudo deve-se a sono fetal normal; porém, quanto maior for o número de indicadores anormais, mais provável será a presença de um processo patológico. Cada componente é avaliado segundo os critérios definidos e recebe um escore de 2 quando é normal e 0 quando ausente ou anormal (Quadro 12.1). Um escore de TPB de 8 ou 10 é considerado como tranquilizador, com a ressalva de que oligoidrâmnio inexplicado deve ser sempre investigado.

Os centros regulatórios que regem as atividades biofísicas avaliadas pelo TPB têm diferentes sensibilidades para privação de oxigênio. Conforme caem as concentrações de oxigênio, normalmente ocorre a supressão desses parâmetros em uma ordem previsível: A reatividade da FCF e os movimentos de respiração fetal são afetados em primeiro lugar, seguidos pelo movimento fetal e, por último, o tônus fetal. A ordem sequencial em que isso acontece pode ser útil clinicamente na estimativa do grau de comprometimento fetal. O tônus fetal anormal, a última atividade biofísica afetada pela hipoxia, está associado à taxa mais elevada de morte perinatal (42,8%) (83).

Vários estudos demonstraram boa correlação entre o TPB e a mortalidade perinatal, com uma baixa taxa de falso-negativo. Em um estudo de 12.620 gestações de alto risco, por exemplo, Manning et al. (84) relataram mortalidade perinatal global que variou de 0,652 a cada 1.000 testes para os escores TPB ≥ 8 a 187 a cada 1.000 para um TPB completamente anormal com escore 0. Em um estudo de acompanhamento conduzido em uma série de mais de 19.000 gestações, o risco de morte fetal em 1 semana de um TPB

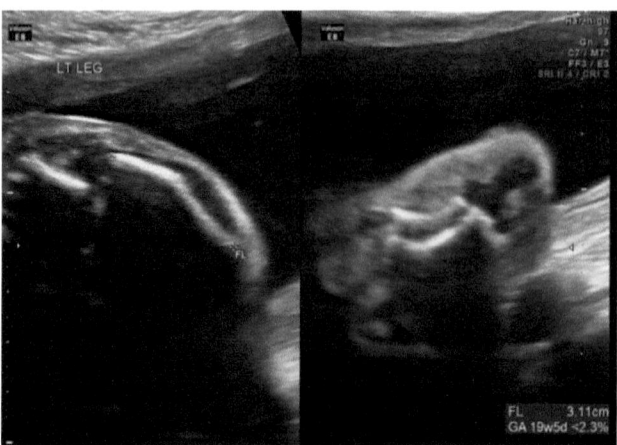

Figura 12.16 Osteogênese imperfeita. O fêmur esquerdo é curto e demonstra angulação no centro, consistente com uma fratura **(esquerda)**. A tíbia e a fíbula esquerdas são também curtas e curvadas **(direita)**.

QUADRO 12.1

Escore do perfil biofísico: técnica e interpretação.

Variável biofísica	Normal (escore 2)	Anormal (escore 0)
MRFs	Pelo menos um episódio de MRF com duração mínima de 30 s em um período de observação de 30 min	Ausentes ou nenhum episódio de ≥ 30 s em 30 min
Movimentos corporais grosseiros	Pelo menos três movimentos distintos do corpo ou membros em 30 min (episódios de movimento contínuo ativo são considerados um único movimento)	Dois ou menos episódios de movimentos do corpo ou membros em 30 min
Tônus fetal	Pelo menos um episódio de extensão ativa com retorno à flexão do(s) membro(s) ou tronco fetais; abertura e fechamento da mão considerados tônus normal	Extensão lenta com retorno à flexão parcial ou movimento de um membro em extensão plena ou movimentos fetais ausentes
FCF reativa	Pelo menos dois episódios em 20 min de aceleração da FCF de ≥ 15 bpm ou pelo menos duração de 15 s associada ao movimento fetal	Menos de dois episódios de aceleração da FCF ou aceleração de < 15 bpm em 20 min
VLA qualitativo	Pelo menos uma bolsa de LA medindo no mínimo 1 cm em dois planos perpendiculares	Nenhuma bolsa de LA ou uma bolsa de < 1 cm em dois planos perpendiculares

LA, líquido amniótico; VLA, volume de líquido amniótico; bpm, batimentos por minuto; MRF, movimentos respiratórios fetais; FCF, frequência cardíaca fetal.
De Manning FA, Morrison I, Lange IR et al. Fetal assessment based on fetal biophysical profile scoring: experience in 12,620 referred high risk pregnancies. I. Perinatal mortality by frequency and etiology. *Am J Obstet Gynecol* 1985;151:343-350, com permissão.

normal foi 0,726 a cada 1.000 nascidos vivos (85). Acredita-se que esses casos de falso-negativo devam-se provavelmente a eventos catastróficos agudos que não seriam necessariamente previstos por TPB, por exemplo, o descolamento prematuro da placenta e o prolapso do cordão umbilical. No entanto, o TPB tem uma taxa de falso-positivo significativa de 40 a 50% (80,86) e é mais eficaz quando usado no contexto das considerações maternas e obstétricas. Atuar em um escore baixo de TPB sem considerar todo o cenário clínico pode resultar em parto precoce, muitas vezes em cesariana e, possivelmente, prematuridade evitável.

O TPB modificado (mTPB) simplifica o processo de teste por se concentrar em parâmetros mais preditivos do desfecho. Este teste utiliza TSE como o indicador agudo e VLA como o indicador crônico do estado de oxigenação fetal (87). Se TSE ou VLA forem anormais, uma nova avaliação com um TPB completo ou outro teste para comprometimento fetal são necessários. A taxa de falso-negativo do mTPB (0,8 a cada 1.000 gestações) é comparável àquela do TPB completo (86).

AVALIAÇÃO COM DOPPLER DAS VELOCIDADES SANGUÍNEAS NOS VASOS UMBILICAIS E FETAIS

A US com Doppler permite uma avaliação não invasiva do estado hemodinâmico da circulação fetal e placentária. Muitos vasos têm sido estudados para utilização na vigilância fetal, incluindo artéria uterina materna, artéria umbilical, ducto venoso, artéria cerebral média fetal e outros vasos fetais (88).

Os métodos de Doppler são baseados na interação de ondas sonoras transmitidas a partir do transdutor de ultrassom e um objeto em movimento, como hemácias no vaso. Quando uma onda de ultrassom é refletida de volta pelas células sanguíneas em movimento, a frequência da onda muda (efeito Doppler). A quantidade de alterações é diretamente proporcional à velocidade do sangue em movimento. Se a frequência transmitida e o ângulo entre a onda de ultrassom e o vaso sanguíneo forem conhecidos, então a velocidade do fluxo sanguíneo pode ser calculada. Índices que comparam o pico de velocidades sistólica e diastólica final também têm sido definidos para medir a impedância do fluxo. Os mais comumente usados são a relação da velocidade sistólica de pico/diastólica final (relação S/D), a diferença entre a velocidade sistólica de pico e a diastólica final dividida pela velocidade sistólica de pico (índice resistivo), e a diferença entre a velocidade sistólica de pico e a diastólica final dividida pela velocidade de fluxo médio (índice de pulsatilidade).

A avaliação com Doppler da artéria umbilical pode ser uma ferramenta útil para vigilância fetal, particularmente nos casos de RCIU ou pré-eclâmpsia. Em uma gestação normal, a diminuição da resistência da placenta com o progresso da gestação resulta no aumento progressivo do fluxo diastólico final na artéria umbilical e na consequente diminuição da relação S/D (Figura 12.17). Um aumento da impedância na artéria uterina materna tem sido associado ao aumento do risco de pré-eclâmpsia e restrição do crescimento. A utilidade clínica do Doppler da artéria umbilical é baseada na diminuição do fluxo diastólico observado em complicações na gestação, tais como restrição de crescimento e hipoxia fetal, indicando um aumento da impedância no fluxo sanguíneo no leito vascular fetoplacentário. Em um nível microvascular, as formas de onda arterial umbilical anormal foram correlacionadas com a obliteração das pequenas artérias nas vilosidades terciárias da placenta (89). Uma relação S/D > 3,0 na artéria umbilical após 28 semanas de gestação pode ser observada nos fetos de crescimento restringido e como um sinal precoce de comprometimento fetal. Um fluxo diastólico final ausente ou reverso (FDFAR) que ocorre em casos mais graves está associado a hipoxia fetal e acidose (90) bem como níveis de mortalidade perinatal significativamente elevados (29%) (91). O desenvolvimento de FDFAR é um achado preocupante e poderá requerer intervenção e possivelmente parto, dependendo dos resultados dos testes de vigilância fetal adicionais. Em geral, o prognóstico é pior quanto mais precoce a anormalidade de Doppler se tornar aparente.

No caso de índices Doppler anormais na artéria umbilical, deve se solicitar nova avaliação do sistema circulatório fetal. Normalmente, são seguidos pela diminuição da impedância para o fluxo sanguíneo na artéria cerebral média (92), o vaso cerebral mais comumente avaliado devido à facilidade de acesso. É secundário à dilatação vascular cerebral compensatória em resposta à hipoxia fetal ("efeito de preservação cerebral") e se manifesta como

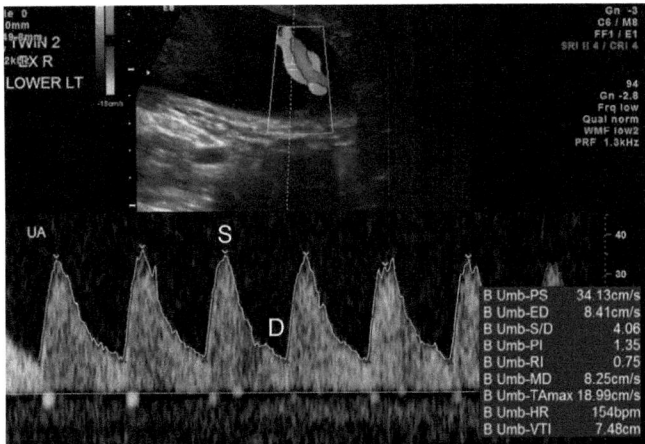

Figura 12.17 Velocimetria da artéria umbilical. S, velocidade sistólica de pico; D, velocidade diastólica final. (Esta figura encontra-se reproduzida em cores no Encarte.)

maior velocidade diastólica final e menor relação S/D. Achados de Doppler tardios de comprometimento fetal podem ser observados nas veias precordiais. O ducto venoso tem um importante papel regulatório na distribuição de sangue rico em oxigênio através do forame oval e no lado esquerdo do coração. Os padrões de fluxo no ducto venoso são sensíveis à hipoxemia fetal, e as formas de onda anormais refletem o aumento do pós-carga do lado direito do coração e menor complacência cardíaca (93). O Doppler do ducto venoso é mais útil em condições que levam à complacência cardiovascular, incluindo RCIU, síndrome de transfusão gemeogemelar, hidropisia não imune e certos tipos de arritmias fetais (94).

Há evidências clínicas de que o uso de US com Doppler melhora os desfechos em gestantes de alto risco. Uma revisão de 18 estudos encontraram uma redução de 29% em mortes perinatais, bem como menos induções ao parto e de cesarianas (95). A triagem com Doppler da artéria uterina de 19 a 23 semanas tem sido preconizada em gestações com fatores de risco para RCIU a fim de identificar fetos em risco de complicações, como natimortos (96). Em contrapartida, nenhum benefício em desfechos com avaliação Doppler de rotina em gestações de baixo risco foi demonstrado (97).

RESUMO

Os exames por imagem pré-natal desempenham um papel fundamental no diagnóstico e na avaliação de anomalias fetais e na vigilância antenatal, esclarecendo, assim, a tomada de decisão clínica e o aconselhamento familiar. A principal técnica de exame por imagem é a 2D-US devido a sua grande disponibilidade, facilidade de utilização e baixo custo, mas técnicas avançadas, tais como US com Doppler, RM e 3D-US provaram ser modalidades de exame por imagem complementares. A ultrassonografia e a RM facilitam o diagnóstico mais preciso e precoce de anomalias fetais e podem fornecer informações importantes para predizer o prognóstico. O exame por imagens também é um componente essencial na vigilância antenatal e na detecção de complicações *in utero*.

REFERÊNCIAS BIBLIOGRÁFICAS

1. Savitz DA, Terry JW Jr, Dole N et al. Comparison of pregnancy dating by last menstrual period, ultrasound scanning, and their combination. *Am J Obstet Gynecol* 2002;187:1660.
2. Bottomley C, Bourne T. Dating and growth in the first trimester. *Best Pract Res Clin Obstet Gynaecol* 2009;23:439.
3. American Institute of Ultrasound in Medicine. AIUM practice guideline for the performance of obstetric ultrasound examinations. *J Ultrasound Med* 2013;32:1083.
4. Benson CB, Doubilet PM. Sonographic prediction of gestational age: accuracy of second- and third-trimester fetal measurements. *AJR Am J Roentgenol* 1991;157:1275.
5. Scioscia M, Vimercati A, Ceci O et al. Estimation of birth weight by two-dimensional ultrasonography: a critical appraisal of its accuracy. *Obstet Gynecol* 2008;111:57.
6. Hadlock FP, Harrist RB, Carpenter RJ et al. Sonographic estimation of fetal weight. The value of femur length in addition to head and abdomen measurements. *Radiology* 1984;150:535.
7. Shepard MJ, Richards VA, Berkowitz RL et al. An evaluation of two equations for predicting fetal weight by ultrasound. *Am J Obstet Gynecol* 1982;142:47.
8. Degani S. Fetal biometry: clinical, pathological, and technical considerations. *Obstet Gynecol Surv* 2001;56:159.
9. Lausman A, McCarthy FP, Walker M et al. Screening, diagnosis, and management of intrauterine growth restriction. *J Obstet Gynaecol Can* 2012;34:17.
10. Grivell RM, Wong L, Bhatia V. Regimens of fetal surveillance for impaired fetal growth. *Cochrane Database Syst Rev* 2012;(6):CD007113.
11. Rosati P, Arduini M, Giri C et al. Ultrasonographic weight estimation in large for gestational age fetuses: a comparison of 17 sonographic formulas and four models algorithms. *J Matern Fetal Neonatal Med* 2010;23:675.
12. Song TB, Moore TR, Lee JI et al. Fetal weight prediction by thigh volume measurement with three-dimensional ultrasonography. *Obstet Gynecol* 2000;96:157.
13. Salomon LJ, Alfirevic Z, Bilardo CM et al. ISUOG practice guidelines: performance of first-trimester fetal ultrasound scan. *Ultrasound Obstet Gynecol* 2013;41:102.
14. Malone FD, Canick JA, Ball RH et al. First-trimester or second-trimester screening, or both, for Down's syndrome. *N Engl J Med* 2005;353:2001.
15. Nicolaides KH, Spencer K, Avgidou K et al. Multicenter study of first-trimester screening for trisomy 21 in 75,821 pregnancies: results and estimation of the potential impact of individual risk-orientated two-stage first-trimester screening. *Ultrasound Obstet Gynecol* 2005;25:221.
16. Nicolaides KH. Screening for fetal aneuploidies at 11 to 13 weeks. *Prenat Diagn* 2011;31:7.
17. Zvanca M, Gielchinsky Y, Abdeljawad F et al. Hepatic artery Doppler in trisomy 21 and euploid fetuses at 11 a 13 weeks. *Prenat Diagn* 2011;31:22.
18. Hoyert DL, Mathews TJ, Menacker F et al. Annual summary of vital statistics: 2004. *Pediatrics* 2006;117:168.
19. Centers for Disease Control and Prevention (CDC). Update on overall prevalence of major birth defects–Atlanta, Georgia, 1978–2005. *MMWR Morb Mortal Wkly Rep* 2008;57:1.
20. Rossi AC, Prefumo F. Accuracy of ultrasonography at 11–14 weeks of gestation for detection of fetal structural anomalies: a systematic review. *Obstet Gynecol* 2013;122:1160.
21. Dyson RL, Pretorius DH, Budorick NE et al. Three-dimensional ultrasound in the evaluation of fetal anomalies. *Ultrasound Obstet Gynecol* 2000;16:321.
22. Guibaud L. Contribution of fetal cerebral MRI for diagnosis of structural anomalies. *Prenat Diagn* 2009;29:420.
23. Pistorius LR, Hellmann PM, Visser GH et al. Fetal neuroimaging: ultrasound, MRI, or both? *Obstet Gynecol Surv* 2008;63:733.
24. Bulas D, Egloff A. Benefits and risks of MRI in pregnancy. *Semin Perinatol* 2013;37:301.
25. American College of Radiology (ACR), Society for Pediatric Radiology (SPR). ACR-SPR practice guideline for the safe and optimal performance of fetal magnetic resonance imaging (MRI). Reston, VA: American College of Radiology (ACR), 2010:10.
26. De Wilde JP, Rivers AW, Price DL. A review of the current use of magnetic resonance imaging in pregnancy and safety implications for the fetus. *Prog Biophys Mol Biol* 2005;87:335.
27. Baker PN, Johnson IR, Harvey PR et al. A three-year follow-up of children imaged in utero with echo-planar magnetic resonance. *Am J Obstet Gynecol* 1994;170:32.
28. Kok RD, de Vries MM, Heerschap A et al. Absence of harmful effects of magnetic resonance exposure at 1.5 T in utero during the third trimester of pregnancy: a follow-up study. *Magn Reson Imaging* 2004;22:851.
29. Clements H, Duncan KR, Fielding K et al. Infants exposed to MRI in utero have a normal paediatric assessment at 9 months of age. *Br J Radiol* 2000;73:190.
30. International Society of Ultrasound in Obstetrics and Gynecology Education Committee. Sonographic examination of the fetal central nervous system: guidelines for performing the "basic examination" and the "fetal neurosonogram". *Ultrasound Obstet Gynecol* 2007;29:109.
31. Girard NJ, Chaumoitre K. The brain in the belly: what and how of fetal neuroimaging? *J Magn Reson Imaging* 2012;36:788.
32. D'Addario V, Pinto V, Di Cagno L et al. Sonographic diagnosis of fetal cerebral ventriculomegaly: an update. *J Matern Fetal Neonatal Med* 2007;20:7.
33. Gaglioti P, Oberto M, Todros T. The significance of fetal ventriculomegaly: etiology, short- and long-term outcomes. *Prenat Diagn* 2009;29:381.
34. Gaglioti P, Danelon D, Bontempo S et al. Fetal cerebral ventriculomegaly: outcome in 176 cases. *Ultrasound Obstet Gynecol* 2005;25:372.
35. Parilla BV, Endres LK, Dinsmoor MJ et al. In utero progression of mild fetal ventriculomegaly. *Int J Gynaecol Obstet* 2006;93:106.
36. Bulas D. Fetal evaluation of spine dysraphism. *Pediatr Radiol* 2010;40:1029.
37. Juranek J, Salman MS. Anomalous development of brain structure and function in spina bifida myelomeningocele. *Dev Disabil Res Rev* 2010;16:23.
38. Laudy JA, Wladimiroff JW. The fetal lung. 1: Developmental aspects. *Ultrasound Obstet Gynecol* 2000;16:284.
39. Rypens F, Metens T, Rocourt N et al. Fetal lung volume: estimation at MR imaging-initial results. *Radiology* 2001;219:236.
40. Gerards FA, Twisk JW, Fetter WP et al. Predicting pulmonary hypoplasia with 2- or 3-dimensional ultrasonography in complicated pregnancies. *Am J Obstet Gynecol* 2008;198:140.e1.
41. Mann S, Wilson RD, Bebbington MW et al. Antenatal diagnosis and management of congenital cystic adenomatoid malformation. *Semin Fetal Neonatal Med* 2007;12:477.
42. Biyyam DR, Chapman T, Ferguson MR et al. Congenital lung abnormalities: embryologic features, prenatal diagnosis, and postnatal radiologic-pathologic correlation. *Radiographics* 2010;30:1721.
43. Langston C. New concepts in the pathology of congenital lung malformations. *Semin Pediatr Surg* 2003;12:17.
44. Adzick NS, Harrison MR, Crombleholme TM et al. Fetal lung lesions: management and outcome. *Am J Obstet Gynecol* 1998;179:884.
45. Kline-Fath BM. Current advances in prenatal imaging of congenital diaphragmatic hernia. *Pediatr Radiol* 2012;42:S74.
46. Stoll C, Alembik Y, Dott B et al. Associated malformations in cases with congenital diaphragmatic hernia. *Genet Couns* 2008;19:331.

47. Harrison MR, Langer JC, Adzick NS et al. Correction of congenital diaphragmatic hernia in utero. V. Initial clinical experience. *J Pediatr Surg* 1990;25:47; discussion 6.
48. Skari H, Bjornland K, Haugen G et al. Congenital diaphragmatic hernia: a meta-analysis of mortality factors. *J Pediatr Surg* 2000;35:1187.
49. Rosano A, Botto LD, Botting B et al. Infant mortality and congenital anomalies from 1950 to 1994: an international perspective. *J Epidemiol Community Health* 2000;54:660.
50. International Society of Ultrasound in Obstetrics and Gynecology. Cardiac screening examination of the fetus: guidelines for performing the 'basic' and 'extended basic' cardiac scan. *Ultrasound Obstet Gynecol* 2006;27:107.
51. Goldstein RB. A practical approach to fetal chest masses. *Ultrasound Q* 2006;22:177.
52. Rajiah P, Mak C, Dubinksy TJ et al. Ultrasound of fetal cardiac anomalies. *AJR Am J Roentgenol* 2011;197:W747.
53. Hertzberg BS. The fetal gastrintestinal tract. *Semin Roentgenol* 1998;33:360.
54. Langer JC, Hussain H, Khan A et al. Prenatal diagnosis of esophageal atresia using sonography and magnetic resonance imaging. *J Pediatr Surg* 2001;36:804.
55. Pedersen RN, Calzolari E, Husby S et al. Oesophageal atresia: prevalence, prenatal diagnosis and associated anomalies in 23 European regions. *Arch Dis Child* 2012;97:227.
56. Houben CH, Curry JI. Current status of prenatal diagnosis, operative management and outcome of esophageal atresia/tracheo-esophageal fistula. *Prenat Diagn* 2008;28:667.
57. Blaas HG, Eik-Nes SH. Sonographic development of the normal foetal thorax and abdome across gestation. *Prenat Diagn* 2008;28:568.
58. De Oronzo MA. Hyperechogenic fetal bowel: an ultrasonographic marker for adverse fetal and neonatal outcome? *J Prenat Med* 2011;5:9.
59. Nyberg DA, Mack LA, Patten RM et al. Fetal bowel. Normal sonographic findings. *J Ultrasound Med* 1987;6:3.
60. Huisman TA, Kellenberger CJ. MR imaging characteristics of the normal fetal gastrintestinal tract and abdome. *Eur J Radiol* 2008;65:170.
61. Prefumo F, Izzi C. Fetal abdominal wall defects. *Best Pract Res Clin Obstet Gynaecol.* 2014;28:391.
62. Khalil A, Arnaoutoglou C, Pacilli M et al. Outcome of fetal exomphalos diagnosed at 11–14 weeks of gestation. *Ultrasound Obstet Gynecol* 2012;39:401.
63. David AL, Tan A, Curry J. Gastroschisis: sonographic diagnosis, associations, management and outcome. *Prenat Diagn* 2008;28:633.
64. Wiesel A, Queisser-Luft A, Clementi M et al. Prenatal detection of congenital renal malformations by fetal ultrasonographic examination: an analysis of 709,030 births in 12 European countries. *Eur J Med Genet* 2005;48:131.
65. Cohen HL, Sansgiri R, Smothers C et al. Topics in perinatal genitourinary system ultrasound evaluation. *Ultrasound Q* 2011;27:229.
66. Anumba DO, Scott JE, Plant ND et al. Diagnosis and outcome of fetal lower urinary tract obstruction in the northern region of England. *Prenat Diagn* 2005;25:7.
67. Lissauer D, Morris RK, Kilby MD. Fetal lower urinary tract obstruction. *Semin Fetal Neonatal Med* 2007;12:464.
68. Avni FE, Garel L, Cassart M et al. Perinatal assessment of hereditary cystic renal diseases: the contribution of sonography. *Pediatr Radiol* 2006;36:405.
69. FE, Garel L, Cassart M et al. Imaging and classification of congenital cystic renal diseases. *AJR Am J Roentgenol* 2012;198:1004.
70. Barbosa-Buck CO, Orioli IM, da Graca Dutra M et al. Clinical epidemiology of skeletal dysplasias in South America. *Am J Med Genet A* 2012;158A:1038.
71. Ruano R, Molho M, Roume J et al. Prenatal diagnosis of fetal skeletal dysplasias by combining two-dimensional and three-dimensional ultrasound and intrauterine three-dimensional helical computer tomography. *Ultrasound Obstet Gynecol* 2004;24:134.
72. Victoria T, Epelman M, Coleman BG et al. Low-dose fetal CT in the prenatal evaluation of skeletal dysplasias and other severe skeletal abnormalities. *AJR Am J Roentgenol* 2013;200:989.
73. Krakow D, Williams J III, Poehl M et al. Use of three-dimensional ultrasound imaging in the diagnosis of prenatal-onset skeletal dysplasias. *Ultrasound Obstet Gynecol* 2003;21:467.
74. Martin CB Jr. Normal fetal physiology and behavior, and adaptive responses with hypoxemia. *Semin Perinatol* 2008;32:239.
75. Boddy K, Dawes GS, Fisher R et al. Foetal respiratory movements, electrocortical and cardiovascular responses to hypoxaemia and hypercapnia in sheep. *J Physiol* 1974;243:599.
76. Natale R, Clewlow F, Dawes GS. Measurement of fetal forelimb movements in the lamb in utero. *Am J Obstet Gynecol* 1981;140:545.
77. Vento M, Teramo K. Evaluating the fetus at risk for cardiopulmonary compromise. *Semin Fetal Neonatal Med* 2013;18:324.
78. Freeman RK. The use of the oxytocin challenge test for antepartum clinical evaluation of uteroplacental respiratory function. *Am J Obstet Gynecol* 1975;121:481.
79. Walton JR, Peaceman AM. Identification, assessment and management of fetal compromise. *Clin Perinatol* 2012;39:753.
80. Manning FA, Lange IR, Morrison I et al. Fetal biophysical profile score and the nonstress test: a comparative trial. *Obstet Gynecol* 1984;64:326.
81. Staisch KJ, Westlake JR, Bashore RA. Blind oxytocin challenge test and perinatal outcome. *Am J Obstet Gynecol* 1980;138:399.
82. Manning FA, Platt LD, Sipos L. Antepartum fetal evaluation: development of a fetal biophysical profile. *Am J Obstet Gynecol* 1980;136:787.
83. Vintzileos AM, Campbell WA, Ingardia CJ et al. The fetal biophysical profile and its predictive value. *Obstet Gynecol* 1983;62:271.
84. Manning FA, Morrison I, Lange IR et al. Fetal assessment based on fetal biophysical profile scoring: experience in 12,620 referred high-risk pregnancies. I. Perinatal mortality by frequency and etiology. *Am J Obstet Gynecol* 1985;151:343.
85. Manning FA, Morrison I, Harman CR et al. Fetal assessment based on fetal biophysical profile scoring: experience in 19,221 referred high-risk pregnancies. II. An analysis of false-negative fetal deaths. *Am J Obstet Gynecol* 1987;157:880.
86. Miller DA, Rabello YA, Paul RH. The modified biophysical profile: antepartum testing in the 1990 s. *Am J Obstet Gynecol* 1996;174:812.
87. Nageotte MP, Towers CV, Asrat T et al. Perinatal outcome with the modified biophysical profile. *Am J Obstet Gynecol* 1994;170:1672.
88. Kalache KD, Duckelmann AM. Doppler in obstetrics: beyond the umbilical artery. *Clin Obstet Gynecol* 2012;55:288.
89. Giles WB, Trudinger BJ, Baird PJ. Fetal umbilical artery flow velocity waveforms and placental resistance: pathological correlation. *Br J Obstet Gynaecol* 1985;92:31.
90. Nicolaides KH, Bilardo CM, Soothill PW et al. Absence of end diastolic frequencies in umbilical artery: a sign of fetal hypoxia and acidosis. *BMJ* 1988;297:1026.
91. Karsdorp VH, van Vugt JM, van Geijn HP et al. Clinical significance of absent or reversed end diastolic velocity waveforms in umbilical artery. *Lancet* 1994;344:1664.
92. Hecher K, Bilardo CM, Stigter RH et al. Monitoring of fetuses with intrauterine growth restriction: a longitudinal study. *Ultrasound Obstet Gynecol* 2001;18:564.
93. Hecher K, Campbell S, Doyle P et al. Assessment of fetal compromise by Doppler ultrasound investigation of the fetal circulation. Arterial, intracardiac, and venous blood flow velocity studies. *Circulation* 1995;91:129.
94. Baschat AA. Ductus venosus Doppler for fetal surveillance in high-risk pregnancies. *Clin Obstet Gynecol* 2010;53:858.
95. Alfirevic Z, Stampalija T, Gyte GM. Fetal and umbilical Doppler ultrasound in high-risk pregnancies. *Cochrane Database Syst Rev* 2013;(11):CD007529.
96. Lausman A, Kingdom J; Maternal Fetal Medicine Committee et al. Intrauterine growth restriction: screening, diagnosis, and management. *J Obstet Gynaecol Can* 2013;35:741.
97. Alfirevic Z, Stampalija T, Gyte GM. Fetal and umbilical Doppler ultrasound in normal pregnancy. *Cochrane Database Syst Rev* 2010;(8):CD001450.

13 Impacto da Doença Materna sobre o Recém-Nascido

Dimitry Zilberman, Torre Halscott e Helain J. Landy

INTRODUÇÃO

As doenças maternas crônicas e agudas podem ter implicações no desenvolvimento do feto e do recém-nascido, algumas delas permanentes. Tendo em vista que o tópico é muito amplo para uma abrangência adequada em um único capítulo, enfocamos em diversas áreas importantes que dizem respeito ao efeito da doença materna sobre o feto em desenvolvimento e o recém-nascido.

PARTO PRÉ-TERMO

O parto pré-termo (PPT) é o maior contribuinte para a morbidade e a mortalidade neonatais globais (1). Em 2010, mais de 10% dos recém-nascidos foram prematuros em todo o mundo, e a taxa nos EUA foi de quase 12% (1). O PPT é um fator contribuinte para no mínimo metade de todas as mortes e morbidades neonatais, algumas das quais podem ser permanentes, incluindo questões de neurodesenvolvimento, doença pulmonar crônica, aumento do risco de infecções, comprometimento visual, disfunção gastrintestinal (GI) e renal, ganho ponderal inadequado e hospitalizações prolongadas (1,2). Evidências crescentes sugerem que o PPT sinaliza outras preocupações a longo prazo, incluindo questões clínicas tais como hipertensão arterial e doença cardiovascular e, possivelmente, impactos sobre a vida familiar e os sistemas de atenção à saúde (1,2).

Os motivos subjacentes do PPT são muitos, variados e, com frequência, multifatoriais. As causas do PPT podem ser agrupadas em espontâneas (trabalho de parto pré-termo com membranas intactas, ou após a ruptura prematura de membranas pré-termo [RPMPT]) e indicadas (indução do trabalho de parto ou parto por cesariana por indicações maternas ou fetais) (1-3). Já foram identificados diversos fatores com o PPT espontâneo, embora a causa básica permaneça desconhecida. Os esforços para a erradicação ou a redução do PPT falharam. Atualmente, entende-se que o PPT é a via comum final em relação a múltiplos processos fisiopatológicos que levam ao início e à progressão do parto pré-termo (2). Os fatores de risco importantes são história pregressa de PPT (2) e distensão uterina excessiva, como nas gestações múltiplas, que apresentam uma taxa de parto pré-termo de aproximadamente 10 vezes aquela da gravidez única (1). Outros fatores importantes incluem infecção (infecções urinárias, infecções sexualmente transmissíveis, infecções intrauterinas ascendentes); inflamação, possivelmente resultante de insuficiência cervical; propensão genética e exposições ambientais, tais como a fumaça de cigarro (1,2). Existem diferenças raciais e são observadas taxas mais altas de PPT nas mulheres afro-americanas e afro-caribenhas, apenas parcialmente em virtude da baixa condição socioeconômica e da baixa escolaridade (2). O PPT pode ser indicado por diversas condições maternas (tais como cicatriz uterina anterior, pré-eclâmpsia ou eclâmpsia) ou condições fetais (tais como gestações múltiplas ou restrição do crescimento fetal [RCF]) (4).

O American College of Obstetricians and Gynecologists (ACOG) e a Society for Maternal Fetal Medicine endossaram uma nova definição do termo gravidez, substituindo o rótulo "a termo" por a termo inicial, a termo pleno, a termo tardio e pós-termo (Quadro 13.1) (5). Além disso, o ACOG publicou recomendações em relação à cronologia do parto para várias condições maternas e fetais, para auxiliar nas decisões nas quais os riscos maternos e neonatais devam ser avaliados em relação ao risco de parto precoce (Quadro 13.2) (6).

QUADRO 13.1

Definição recomendada atual do termo da gravidez (5).

Denominação	Idade gestacional mais precoce (semanas de gestação)	Idade gestacional mais tardia (semanas de gestação)
A termo precoce	37 0/7	38 6/7
A termo	39 0/7	40 6/7
A termo tardio	41 0/7	41 6/7
Pós-termo	42 0/7 e posteriormente	—

QUADRO 13.2

Recomendações para o momento do parto com complicações na gravidez (6).

Condição		Momento sugerido para o parto
Questões obstétricas/ placentárias/ uterinas	Placenta prévia	36 0/7 a 37 0/7 semanas; 34 0/7 a 35 6/7 semanas com placenta acreta, increta ou percreta
	Cesárea prévia clássica anterior	36 0/7 a 37 6/7 semanas
	Miomectomia anterior	37 0/7 a 38 6/7 semanas
	RPMPT	34 0/7 semanas
Questões fetais	RCF	38 0/7 a 39 6/7 semanas, se não complicada (feto único); 34 0/7 a 37 6/7 semanas, com complicações (oligoidrâmnio, testes fetais anormais, comorbidade materna)
	Oligoidrâmnio	36 0/7 a 37 6/7 semanas
Gêmeos	Dicoriônicos, diamnióticos	38 0/7 a 38 6/7 semanas, se não complicada; 32 0/7 a 37 6/7 semanas, com RCF isolada ou outra comorbidade fetal ou materna
	Monocoriônicos, diamnióticos	34 0/7 a 37 6/7 semanas, se não complicada; 32 0/7 a 36 6/7 semanas, com RCF isolada
Questões maternas		
Hipertensão arterial	Hipertensão crônica	36 0/7 a 39 6/7 semanas, dependendo da capacidade de controle e do uso de medicamentos
	Hipertensão gestacional	37 0/7 a 38 6/7 semanas
	Pré-eclâmpsia	No diagnóstico, após 37 0/7 semanas, ou após 34 0/7 semanas (pré-eclâmpsia com sinais/sintomas graves), se possível
DM	DM pré-gestacional	37 0/7 a 39 6/7 semanas, se inadequadamente controlado ou complicações vasculares maternas
	DM gestacional, inadequadamente controlado	Individualizado

RPMPT, ruptura prematura de membranas pré-termo; RCF, restrição do crescimento fetal; DM, diabetes melito.

Rastreamento

Diversos sistemas de escore de risco, que dependem predominantemente da história obstétrica prévia, não identificaram, de modo confiável, as mulheres que correm risco de parto pré-termo. Além disso, não foram determinados protocolos de rastreamento ideais em mulheres de risco baixo (3). A medida do comprimento cervical por US transvaginal tornou-se uma importante ferramenta na avaliação do risco de PPT (4,7). Um comprimento cervical curto, em geral antes da 24ª a 28ª semanas de gestação e geralmente definido como inferior a 25 mm, é associado a aumento do risco de PPT (5). A combinação de medidas do comprimento do colo do útero com o teste de fibronectina fetal (FNf), um biomarcador nas secreções vaginais, estratifica adicionalmente o risco individual de uma paciente (4,8). Entretanto, os estudos foram inconsistentes e o benefício do teste de FNf encontra-se no seu alto valor preditivo negativo (96%), excluindo, assim, um risco de PPT elevado (4,8).

Intervenções

Já foram propostas muitas intervenções para reduzir o risco de PPT. Modificação da atividade, suplementos nutricionais, cuidados pré-natais intensivos, monitoramento uterino domiciliar ou antibioticoterapia para vaginose bacteriana não foram bem-sucedidos (3,4). Entretanto, o uso de suplementação de progesterona é um tratamento promissor, que se tornou o manejo padrão para reduzir o PPT recorrente. Em mulheres com PPT anterior, a administração intramuscular semanal de 250 mg de caproato de 17-alfa hidroxiprogesterona, a 16ª até a 36ª semana de gestação, reduziu comprovadamente o risco de parto pré-termo recorrente em aproximadamente um terço (9). Foram relatadas reduções semelhantes do risco de PPT recorrente com o uso de progesterona vaginal, embora ensaios clínicos estejam em andamento (10). Em algumas situações, com base na história pregressa ou no achado na US de colo do útero curto (< 25 mm antes da 24ª semana de gestação), a realização de cerclagem pode ser benéfica (3,4).

Após a ocorrência de trabalho de parto pré-termo e alterações cervicais progressivas, o prolongamento significativo da gestação pode não ser viável. Entretanto, podem ser implementadas modalidades de tratamento para reduzir as taxas de morbidade e mortalidade neonatais associadas à prematuridade. Uma abordagem importante é a transferência materna, antes do parto, para uma unidade equipada para cuidar de recém-nascidos pré-termo (3). Outro enfoque tem sido a administração materna de corticosteroides (12 mg de betametasona IM, 2 doses com 24 horas de intervalo, ou 6 mg de dexametasona IM, 4 doses com 12 horas de intervalo) entre a 24ª e a 34ª semanas de gestação, para diminuir as taxas de morbidade e mortalidade neonatais em virtude de angústia respiratória, hemorragia intraventricular, enterocolite necrosante, persistência do canal arterial (PCA) e displasia broncopulmonar, bem como para reduzir a taxa de mortalidade global (3). Diversos agentes tocolíticos (sulfato de magnésio, bloqueadores de canais de cálcio, ou agentes anti-inflamatórios não esteroides, tais como indometacina) conseguem reduzir a contratilidade uterina. A maior parte dos dados demonstra, na melhor das hipóteses, um adiamento no parto apenas por até 48 horas, para possibilitar a administração de corticosteroide (3,4,11). Recentemente, demonstrou-se que a administração materna de sulfato de magnésio pode exercer um benefício adicional na redução do risco de morbidade neurodesenvolvimental neonatal associada ao PPT, sobretudo paralisia cerebral (12). Em pacientes com RPMPT que não progridem para o parto pré-termo ativo, antibióticos de amplo espectro conseguem prolongar a gestação em até 1 semana, possibilitando a administração de corticosteroide, diminuindo a morbidade infecciosa materna e neonatal e reduzindo a morbidade neonatal consequente a parto em idades gestacionais mais baixas (13).

FATORES DE RISCO MODIFICÁVEIS

O aconselhamento pré-concepcional é enfocado na identificação de fatores de risco modificáveis e não modificáveis com o objetivo de gestações bem-sucedidas e otimização do desfecho neonatal. Os fatores de risco não modificáveis, tais como idade materna, doença genética ou estado de portador de mutação, podem direcionar a adequada avaliação do parceiro e promover conversas a respeito das opções, tais como diagnóstico genético pré-implantação ou procedimentos diagnósticos pré-natais para uma gravidez futura.

Um dos fatores de risco modificáveis antes da gravidez mais importantes é o tabagismo (cigarros). A prevalência do tabagismo pode variar de 5 a 35%, dependendo da região estudada (14). O tabagismo primário e o tabagismo secundário (fumaça ambiental) estão associados ao PPT, à RPMPT, ao descolamento prematuro da placenta, a recém-nascidos pequenos para a idade gestacional (PIG) e à síndrome de morte súbita do lactente. A farmacoterapia adjuvante (terapia de reposição de nicotina e bupropiona) pode ser prescrita durante a gravidez para auxiliar no abandono do tabagismo, se necessário.

O exemplo mais significativo da importância do cuidado pré-concepcional é o diabetes melito (DM) pré-gestacional, com seus riscos aumentados de aborto e anomalias fetais em virtude da hiperglicemia por ocasião da concepção e durante as primeiras semanas do desenvolvimento embrionário (15). Doenças da tireoide, fenilcetonúria, transtornos epilépticos, hipertensão arterial, lúpus eritematoso sistêmico (LES), artrite reumatoide (AR), doença renal crônica, doença cardiovascular, trombofilia e asma são outras questões clínicas subjacentes para as quais o aconselhamento pré-concepcional pode ser útil, especialmente na discussão sobre como evitar os agentes que possam ser teratogênicos (15).

OBESIDADE E EFEITO DA CIRURGIA BARIÁTRICA

Dois terços das mulheres que engravidam nos EUA têm sobrepeso (índice de massa corporal [IMC] de no mínimo 25 kg/m^2), e 25% são obesas (IMC de no mínimo 30 kg/m^2). As mulheres com sobrepeso e obesidade apresentam mais infertilidade e aborto na fase inicial da gravidez, bem como riscos mais altos de complicações maternas e defeitos congênitos. Não está claro se a obesidade por si própria, ou se as comorbidades associadas, tais como DM e resistência insulínica, são as causas destas complicações relacionadas à gravidez nestas mulheres. Gestantes obesas correm riscos mais altos de anomalias congênitas (defeitos do tubo neural [DTN], espinha bífida e anormalidades cardiovasculares), embora a obesidade materna pareça proteger contra a gastrosquise fetal (16).

Durante a gravidez, mulheres obesas correm riscos mais altos de desenvolvimento de diabetes melito gestacional (DMG) e pré-eclâmpsia, bem como de PPT indicado, predominantemente para o benefício materno ou fetal. Alguns estudos também mostram taxas mais altas de PPT espontâneo (17). A obesidade também confere os riscos adicionais associados ao aumento das taxas de parto por cesariana (eletiva e de emergência) e de parto de um recém-nascido macrossômico (acima de 4.500 g), que podem predispor a tocotraumatismos e à distocia do ombro (18). Até mesmo na ausência de DMG e doenças hipertensivas da gravidez, as mulheres obesas apresentam risco elevado de natimortos (18,19).

O ganho de peso ideal na gravidez ainda não foi bem estabelecido. O ganho ponderal excessivo em mulheres com sobrepeso pode aumentar o risco de distúrbios hipertensivos, diabetes gestacional, parto por cesariana e retenção do peso após o parto, além de afetar o risco futuro da criança de desenvolver DM, hipertensão arterial e doença cardiovascular (20,21). Em 2009, o Institute of Medicine lançou diretrizes sobre o ganho de peso na gravidez, para todas as classes de peso, para gestações únicas e gemelares (22) (Quadro 13.3). Antes da concepção, o IMC da mulher deve idealmente estar dentro da faixa da normalidade (18 a 25 kg/m^2).

QUADRO 13.3
Recomendações para o ganho ponderal na gravidez do Institute of Medicine de 2009 (22).

IMC pré-gravidez (kg/m²)	Ganho ponderal na gestação única (kg)	Ganho ponderal na gestação gemelar (kg)
< 18,5	12,8 a 18	N/A
18,5 a 24,9	11,5 a 16	17 a 24,5
25,0 a 29,9	6,8 a 11,4	14 a 23
> 30	5 a 9	11,4 a 19,5

N/A, dados insuficientes para a realização de recomendações.

A cirurgia bariátrica tornou-se um método cada vez mais comum para que indivíduos com obesidade mórbida (IMC de 40 a 44,9 kg/m²) percam peso de modo sustentável. Tendo em vista que 40% destes procedimentos são realizados em mulheres em idade fértil, gestações são comuns. É recomendado o adiamento da gravidez durante pelo menos 12 a 24 meses após a cirurgia bariátrica para correção de questões cirúrgicas, manejo de deficiências nutricionais, possibilitar a perda de peso ideal e maximizar o desfecho da gravidez (23). O momento da gravidez deve ser individualizado com base no peso pré-procedimento, nas comorbidades e no tipo de procedimento (restritivo, tal como banda gástrica, ou disabsortivo, tal como *bypass* gástrico em Y de Roux). A cirurgia bariátrica, sobretudo os procedimentos disabsortivos, têm sido associados a aumento de duas vezes em recém-nascidos PIG, embora, apesar dos déficits nutricionais, o risco de anomalias congênitas não seja diferente da população geral (23).

DISTÚRBIOS HIPERTENSIVOS E PRÉ-ECLÂMPSIA

A pré-eclâmpsia é uma síndrome caracterizada por hipertensão arterial e proteinúria após a 20ª semana de gestação. Embora a base molecular não seja conhecida, acredita-se que a invasão trofoblástica anormal e o remodelamento anormal das artérias espiraladas estejam envolvidos na patogênese (24). A placentação anormal resulta em hipoperfusão e hipoxia placentária, com consequente liberação de fatores angiogênicos na circulação materna. A disfunção endotelial causa alterações microangiopáticas nos rins, no cérebro e no fígado da gestante, bem como no leito placentário, que resultam na síndrome clínica de pré-eclâmpsia.

A pré-eclâmpsia afeta aproximadamente 5 a 8% das gestações. Os principais fatores de risco incluem extremos de idade; nuliparidade; gestações múltiplas; história pregressa de pré-eclâmpsia ou síndrome hemolítica, elevação de enzimas hepáticas e trombocitopenia (síndrome HELLP); DM pré-gestacional e anticorpos antifosfolipídio. As doenças hipertensivas da gravidez podem ser classificadas em quatro categorias (Quadro 13.4): hipertensão gestacional, pré-eclâmpsia, hipertensão crônica e pré-eclâmpsia superajuntada à hipertensão crônica (25,26). Recentemente, o ACOG publicou um resumo que modifica algumas das distinções e definições históricas (25).

É provável que diferentes mecanismos patogênicos sejam responsáveis pela pré-eclâmpsia de início precoce (antes de 34 semanas), em comparação à doença de início tardio. Em geral, a pré-eclâmpsia de início precoce está associada à restrição do crescimento fetal e recém-nascidos PIG; a pré-eclâmpsia de início tardio está, com mais frequência, associada a recém-nascidos com peso normal ou GIG (26). A pré-eclâmpsia de início precoce tem sido associada de modo mais próximo a desfecho neonatal adverso e à necessidade de parto prematuro (27). Visto que a terapia anti-hipertensiva na vigência de pré-eclâmpsia não altera a evolução clínica da doença, o uso rotineiro é desencorajado (28).

QUADRO 13.4
Categorias de distúrbios hipertensivos na gravidez (25,31).

Categoria	Definição
Pré-eclâmpsia – eclâmpsia	Pré-eclâmpsia: Hipertensão arterial (pressão arterial de pelo menos 140 mmHg [sistólica] ou pelo menos 90 mmHg [diastólica] em no mínimo duas ocasiões, com intervalo de no mínimo 4 h, enquanto a paciente está em repouso no leito sem uso de terapia anti-hipertensiva) e proteinúria (300 mg ou mais de proteína na urina de 24 h, razão proteína/creatinina de no mínimo 0,3, ou leitura de fita reagente de 1+). Sem proteinúria, a pré-eclâmpsia é definida como hipertensão arterial combinada ao início recente de características graves: • Trombocitopenia (contagem de plaquetas < 100.000/mℓ) • Comprometimento da função hepática (elevação dos níveis séricos de transaminases hepáticas para duas vezes a concentração normal), dor em hipocôndrio direito ou epigástrica persistente grave • Insuficiência renal progressiva (elevação da creatinina sérica > 1,1 mg/dℓ, ou duplicação dos valores de creatinina sérica na ausência de outra doença renal) • Edema pulmonar • Distúrbios cerebrais ou visuais de início recente[a] Eclâmpsia: Convulsões associadas à hipertensão gestacional ou pré-eclâmpsia
Hipertensão crônica (de qualquer causa)	Hipertensão que é anterior à gravidez
Hipertensão crônica com pré-eclâmpsia superimposta	Hipertensão crônica associada à pré-eclâmpsia
Hipertensão gestacional	Elevação da pressão arterial após 20 semanas de gestação na ausência de proteinúria ou achados sistêmicos graves (anteriores)

[a]A Task Force on Hypertension in Pregnancy of the American College of Obstetricians and Gynecologists eliminou a proteinúria e o achado da restrição do crescimento fetal como achados indicativos de pré-eclâmpsia grave (27).

O descolamento prematuro da placenta é observado mais comumente em gestantes com pré-eclâmpsia do que naquelas sem pré-eclâmpsia (3% *versus* 1%). Valores de pressão arterial muito elevados, superiores a 160/105 mmHg, e história pregressa de descolamento da placenta são os fatores de risco mais fortes em relação ao descolamento da placenta; entretanto, esta complicação pode ser observada até mesmo com pressões arteriais discretamente elevadas. Em geral, o tratamento para a pré-eclâmpsia é o parto. Em casos de pré-eclâmpsia leve, o parto pode ser adiado até as 37 semanas (29). Para os casos de pré-eclâmpsia com características graves ou síndrome HELLP, o parto é geralmente indicado após 34 semanas, embora a conduta expectante possa ser utilizada em casos cuidadosamente selecionados, com a supervisão de ginecologistas-obstetras com especialização em Medicina Fetal Materna (30). Antes da 34ª semana de gestação, se a mãe e o feto estiverem estáveis, o parto pode ser postergado, com a finalidade de administrar corticosteroides para acelerar a maturação pulmonar fetal (30).

Convulsões podem ser uma das consequências mais sérias da doença hipertensiva da gravidez, com riscos altos de morbidade e mortalidade materna e neonatal. A maioria dos episódios de convulsão é autolimitada e dura de 1 a 3 minutos; bradicardia fetal e padrões anormais de frequência cardíaca fetal são comuns. O parto imediato é fortemente desencorajado, em virtude dos riscos significativos de morbidade materna; a melhora na condição fetal ocorre com o sucesso da reanimação e a estabilização da gestante. O sulfato de magnésio parenteral é a terapia de primeira linha para prevenir convulsões recorrentes ou de início recente em mulheres com pré-eclâmpsia e pré-eclâmpsia grave (31). Diminuição da variabilidade da frequência cardíaca fetal e alguma depressão neonatal, que geralmente responde à reanimação neonatal padrão, podem ser observadas com a administração materna de sulfato de magnésio. A prevenção da pré-eclâmpsia tem sido mal-sucedida na maioria dos casos (30). A administração de doses baixas de ácido acetilsalicílico (AAS) apresentou resultados conflitantes na redução do risco de pré-eclâmpsia, embora redução leve a moderada do risco tenha sido demonstrada em algumas mulheres de risco alto (25,30). A suplementação com cálcio, vitamina C e ômega 3 não preveniu a pré-eclâmpsia em mulheres de risco baixo (30).

DIABETES MELITO

Aproximadamente 6 a 7% das gestações são complicadas pelo DM, 90% das quais ocorrem em virtude de diabetes gestacional, que é definido como o diabetes melito diagnosticado durante a gravidez (32). O restante inclui DM que existe antes da gravidez (DM pré-gestacional). Em todo o mundo, as taxas em relação ao DM (tipo 1 e tipo 2) pré-gestacional e o diabetes gestacional aumentaram; a prevalência de diabetes gestacional é proporcional à prevalência do DM2 em uma determinada população (32,33).

DM pré-gestacional

O DM pré-gestacional não é incomum nas mulheres em idade fértil, em virtude do aumento da obesidade, da concepção tardia e dos sucessos do tratamento para mulheres com DM1. A avaliação pré-gestacional em relação à disfunção de órgãos-alvo e ao envolvimento vascular podem ajudar a determinar os riscos de desfechos adversos da gravidez. A doença vascular ou o envolvimento renal conferem riscos mais altos de pré-eclâmpsia, RCF e parto pré-termo. A hipertensão arterial, que ocorre em 5 a 10% das mulheres com DM pré-gestacional, aumenta os riscos de pré-eclâmpsia, recém-nascidos PIG e natimortos, especialmente em caso de doença renal coexistente (34,35).

O aconselhamento pré-concepcional é crítico para as mulheres com DM pré-gestacional, tendo em vista que as taxas de anomalias fetais e natimortos são mais altas com hiperglicemia e níveis elevados de hemoglobina glicosilada na concepção e no início do primeiro trimestre (15,34). Anomalias congênitas maiores são a causa mais frequente de mortalidade perinatal de recém-nascidos cujas mães são diabéticas. As anormalidades mais comuns incluem DTN, cardiopatias congênitas complexas e malformações esqueléticas, tais como agenesia sacral. É recomendada a suplementação de ácido fólico pré-concepção para prevenir DTN, embora as doses mais altas, recomendadas por alguns, não tenham sido endossadas universalmente (34). Excelente controle glicêmico é essencial durante a gravidez. Uma estratégia comum inclui dieta, exercícios físicos e terapia insulínica (múltiplas doses diárias, sobretudo para mulheres com DM2, ou cuidadoso monitoramento de bombas de insulina em mulheres com DM1). O rastreamento ultrassonográfico em relação a anomalias, com atenção em particular para o coração fetal, é recomendado para todas as pacientes e especialmente para aquelas com controle glicêmico inadequado. As recomendações adicionais incluem ultrassonografias seriadas para acompanhamento do crescimento fetal e realização de testes pré-natais do terceiro trimestre. O parto por cesariana é recomendado para fetos com pesos estimados superiores a 4.500 g, para prevenir lesões traumáticas ao nascimento (34). Durante o trabalho de parto, é administrada insulina parenteral para reduzir o risco de hipoglicemia neonatal após o nascimento. No período pós-parto, as demandas de insulina diminuem significativamente e as doses de insulina precisam ser ajustadas sob cuidadosa supervisão.

DM gestacional

Nos EUA são observadas taxas mais altas de DM gestacional (DMG) nas mulheres afro-americanas, hispânicas, asiáticas, indígenas e naturais das ilhas do Pacífico e naquelas com história pregressa de DMG, obesidade, sedentarismo e história familiar de DM (34,36). Uma proporção significativa das mulheres com DMG apresentará DMG recorrente em outra gravidez (37) e desenvolverá DM óbvio e doença cardiovascular posteriormente na vida (34). O rastreamento de DMG nos EUA se fundamenta em uma abordagem em duas etapas – teste de tolerância à glicose (TTG) oral de 1 h com 50 g, seguido por um TTG oral diagnóstico de 3 h com 100 g, realizado na 24ª a 28ª semanas de gestação, se o teste de 1 h for anormal. Fora dos EUA, tem sido utilizada a abordagem em uma etapa – TTG oral de 2 horas com 75 g. Ambas as estratégias identificam de 80 a 90% dos casos de DMG. Mulheres de risco alto podem ser rastreadas mais inicialmente na gravidez (34). O DMG está associado a aumento dos riscos de desfechos adversos da gravidez, tais como hipertensão gestacional, pré-eclâmpsia e parto vaginal operatório ou por cesariana, bem como complicações fetais e neonatais, tais como macrossomia, poli-hidrâmnio, tocotraumatismo, distocia de ombro, morte perinatal e complicações respiratórias e metabólicas neonatais, tais como hipoglicemia ou hiperbilirrubinemia (34).

O manejo nutricional é o pilar do tratamento do DMG, embora fármacos sejam prescritos quando a dieta não é bem-sucedida. Historicamente, a insulina tem sido o padrão-ouro para o tratamento na gravidez, mas recentemente foi demonstrado o sucesso do uso de agentes hipoglicemiantes orais (gliburida e metformina) (38,39). A gliburida é o agente preferido, em virtude de um perfil de efeitos colaterais favorável e da facilidade de administração, e o sucesso do tratamento do DMG pode ser alcançado em 80% dos casos leves (38). Ambos os agentes aparentam ser seguros na gravidez, sem desfechos adversos neonatais significativos (37). Nos últimos anos, tem sido demonstrado que o tratamento até mesmo do DMG leve consegue reduzir os desfechos adversos da gravidez (39).

DOENÇAS DA TIREOIDE

As doenças da tireoide são alguns dos problemas endócrinos mais comuns observados durante a gestação. Durante a gravidez, os níveis da gonadotropina coriônica humana (hCG) inibem parcialmente a liberação do hormônio tireoestimulante (TSH) por meio da reação cruzada com a subunidade alfa da hCG, que exerce discreto efeito tireoestimulante (40,41). Estas alterações fisiológicas na parte inicial da gravidez podem causar hipertiroxinemia autolimitada leve, que em geral se acredita não ter significância clínica para a saúde materna ou para o desenvolvimento fetal (40,41). Encontram-se disponíveis os valores de TSH e tiroxina livre específicos para a gravidez e para os trimestres que possibilitam diagnósticos acurados de doença da tireoide durante a gravidez e para orientar quaisquer recomendações terapêuticas.

O hipotireoidismo ocorre em aproximadamente 0,5% das gestações e o hipotireoidismo subclínico ocorre em aproximadamente 2 a 5% das gestações (40–42). Mulheres com hipotireoidismo correm risco mais alto de aborto e natimortos, parto pré-termo, pré-eclâmpsia, RCF e descolamento prematuro da placenta (40–42). Tendo em vista que o hormônio tireoidiano é crítico para o desenvolvimento fetal normal, todas as mulheres com hipotireoidismo devem receber terapia de reposição tireoidiana (43). São relatados menos desfechos adversos da gravidez após o tratamento das gestantes com hipotireoidismo (44); entretanto, a reposição tireoidiana em mulheres com hipotireoidismo subclínico não mostrou benefícios evidentes (40,42,45). Atualmente, o rastreamento universal em relação ao hipotireoidismo subclínico é motivo de controvérsia e não é recomendado (41).

O hipertireoidismo ocorre em aproximadamente 0,2% das gestações. A doença de Graves é a etiologia mais comum do hipertireoidismo, causando 95% dos casos, embora outras causas possam ser doença trofoblástica gestacional e outras condições autoimunes (40,41). Os anticorpos maternos (imunoglobulina tireoestimulante [TSI] e imunoglobulina inibidora da ligação do TSH) conseguem cruzar a placenta na doença de Graves e na tireoidite autoimune crônica, possivelmente causando bócio neonatal e disfunção tireoidiana (40,41). A tireotoxicose neonatal é rara e existem relatos de que ela se desenvolva em 1% dos recém-nascidos de mulheres com TSI em virtude de doença de Graves (40). A tempestade tireoidiana ou crise tireotóxica é uma emergência clínica, que ocorre em 1% das gestantes com hipertireoidismo, por vezes associada à insuficiência cardíaca. Os achados mais consistentes incluem febre, taquicardia, inquietação, vômito, diarreia e arritmia. O tratamento envolve medidas de suporte combinadas a tioamidas, com o objetivo de inibir a síntese de tireoglobulina, antipiréticos, reposição hidreletrolítica, dexametasona e betabloqueadores para o controle da taquicardia materna (40,41). A tioamida mais prescrita durante a gravidez nos EUA é a propiltiouracila (PTU), o tratamento de escolha durante o primeiro trimestre; o metimazol é o tratamento de escolha na Europa e no Canadá no segundo e terceiro trimestres (40). Ambos os agentes cruzam a placenta. A tireoidectomia é reservada para as gestantes que não respondem ao tratamento com tioamida (41). A ablação tireoidiana por iodo radioativo é contraindicada para mulheres que estejam contemplando uma gravidez em 4 meses ou em gestantes, em virtude do risco de destruição do tecido tireoidiano fetal (41).

DISTÚRBIOS AUTOIMUNES

A gravidez pode ser afetada por doenças autoimunes maternas que envolvam inflamação crônica, autoanticorpos circulantes e/ou deposição de imunocomplexos. Os distúrbios reumatológicos mais comumente observados em mulheres jovens são LES, artrite reumatoide, esclerodermia (também conhecida como esclerose sistêmica) e síndrome de Sjögren. São utilizados diversos tratamentos para controlar a atividade da doença e alguns deles podem causar preocupações durante a gravidez (46,47). Estas condições, questões clínicas, opções de tratamento e possíveis efeitos fetais/neonatais são comparados no Quadro 13.5.

O lúpus eritematoso sistêmico (LES) é o distúrbio do tecido conjuntivo mais comumente observado em mulheres em idade fértil. Comorbidades significativas ou complicações em gestações anteriores aumentam o risco de desfechos adversos da gravidez (48). O risco de natimortos aumenta na parte final da gestação (49). Pode haver desenvolvimento de lúpus em recém-nascidos de mulheres com LES, resultante da passagem transplacentária de anticorpos maternos (geralmente anticorpos anti-Ro/SSA e anti-La/SSB). A manifestação mais grave disso é o bloqueio atrioventricular (BAV) congênito (50). Os sinais/sintomas de AR tipicamente diminuem durante a gravidez, embora sejam observadas recidivas pós-parto em aproximadamente 90% das pacientes (51). Mulheres com esclerodermia correm risco mais alto de desfechos adversos da gravidez, embora a atividade da doença não seja afetada pela gravidez; anteriormente, estas mulheres eram aconselhadas a não engravidar (52,53). A síndrome de Sjögren, o mais raro dos distúrbios autoimunes observados em gestantes, está tanto clínica quanto imunologicamente relacionada ao LES, com preocupações semelhantes em relação a perda fetal e BAV congênito em virtude do lúpus neonatal (54).

Os anticorpos antifosfolipídicos circulantes e a síndrome antifosfolipídica são associados a desfechos adversos da gravidez (natimortos e RCF), trombocitopenia autoimune e trombose. Os anticorpos antifosfolipídicos mais comuns são o anticoagulante lúpico, os anticorpos anticardiolipina e os anticorpos antibeta-2 glicoproteína I (55). Embora os anticorpos antifosfolipídicos circulantes possam ser encontrados na população normal, com frequência eles são detectados em pacientes com LES. As complicações da gravidez incluem abortos recorrentes, natimortalidade inexplicada, pré-eclâmpsia e RCF (55). O tratamento inclui anticoagulação (heparina não fracionada ou de baixo peso molecular), com ou sem dose baixa de AAS.

TRANSTORNOS CONVULSIVOS

Os transtornos convulsivos afetam de 0,5 a 1% das gestantes e a maioria das pacientes apresenta gestações sem complicação, embora os relatos sejam conflitantes (56,57). Contracepção bem-sucedida e planejamento da gravidez são recomendados com a finalidade de alcançar desfechos ideais da gravidez, reconhecendo-se que a maioria das mulheres com transtornos convulsivos utiliza agente antiepilépticos (AAE) (56). Os fracassos de contracepção podem ser mais frequentes quando os agentes contraceptivos orais são utilizados com determinados antiepilépticos, em especial os

QUADRO 13.5

Comparações de diferentes distúrbios autoimunes em gestantes (46-48,50-54).

Distúrbio	Lúpus eritematoso sistêmico	Artrite reumatoide	Esclerodermia	Síndrome de sjögren
Questões clínicas	Poliartrite, nefrite, doença de Raynaud, anemia, trombocitopenia, autoanticorpos	Diminuição dos sinais/sintomas na gravidez (poliartrite, deformidades articulares). Recidivas pós-parto muito comuns	Manifestações clínicas diversas: espessamento da pele, doença de Raynaud, envolvimento de múltiplos órgãos (complicações fibróticas e/ou vasculares). Alta mortalidade materna	Distúrbio raro, clinicamente semelhante ao LES. Distúrbio inflamatório crônico com diminuição de saliva e lágrimas. Achado de autoanticorpos
Tratamento durante a gravidez	Corticosteroides, AINE, salicilatos, medicamentos antimaláricos, azatioprina, ciclosporina. Agentes mais novos (agentes biológicos) com riscos desconhecidos	Glicocorticosteroides, AINE, dose baixa de ácido acetilsalicílico, ouro, fármacos antimaláricos. Agentes mais novos (inibidores do FNT com riscos desconhecidos. Muitos tratamentos pré-gravidez contraindicados	Semelhante ao LES	Semelhante ao LES
Questões fetais/neonatais	Risco alto de perda fetal. Risco de lúpus neonatal (2% de risco de BAV congênito; lesões cutâneas)	A maior parte dos relatos não identifica aumento dos riscos	Taxa de mortalidade fetal alta. Relatados casos raros de esclerodermia neonatal	Globalmente, desfechos normais. Risco de LES neonatal (4% de risco de BAV congênito)

AINE, anti-inflamatório não esteroide; BAV, bloqueio atrioventricular; LES, lúpus eritematoso sistêmico; FNT, fator de necrose tumoral.

mais antigos (fenitoína, fenobarbital ou carbamazepina), tendo em vista que eles aumentam a depuração hepática dos contraceptivos orais por meio da indução do citocromo P-450 (58). Em virtude da conhecida teratogenicidade dos agentes antiepilépticos, é fundamental otimizar o esquema medicamentoso antes da concepção. Embora nenhum agente antiepiléptico específico seja preferido durante a gravidez, o risco de defeitos congênitos pode ser minimizado com a utilização de monoterapia na mais baixa dose possível para prevenir os episódios epilépticos (58). A exposição a carbamazepina, fenobarbital, primidona, fenitoína, valproato e lamotrigina tem sido associada a riscos significativos de anomalias congênitas, especificamente DTN, anomalias cardíacas e defeitos de redução em membros (58–60). As diretrizes publicadas sugerem que o valproato não seja utilizado em mulheres em idade fértil (58,60).

O ácido fólico pode estar envolvido na patogênese destas anomalias, embora o mecanismo não esteja claro (59). A suplementação de ácido fólico para a prevenção de DTN é recomendada para todas as mulheres (0,4 a 0,8 mg/dia) e em doses mais altas (4 mg/dia) para aquelas mulheres com história familiar pertinente (61). A dose diária ideal da suplementação de folato para as mulheres que usam antiepilépticos é motivo de controvérsia, variando de no mínimo 0,4 mg pré-concepção e no início da gravidez nos EUA, no Canadá, na Noruega e na Dinamarca, a doses mais altas se antiepilépticos mais antigos estiverem sendo utilizados e 5 mg no Reino Unido (59).

Além da suplementação de ácido fólico, o manejo durante a gravidez deve incluir o rastreamento de anomalias fetais (com alfafetoproteína sérica materna e US obstétrica), ecocardiografia fetal e monitoramento dos níveis plasmáticos dos agentes antiepilépticos. Não há evidências suficientes para recomendar a suplementação de rotina da vitamina K ao final do terceiro trimestre para reduzir as complicações hemorrágicas neonatais; entretanto, todos os recém-nascidos recebem vitamina K logo após o nascimento (62). As mulheres que utilizam agentes antiepilépticos podem amamentar com segurança (62).

INFECÇÕES PERINATAIS

Qualquer infecção que ocorra durante a gravidez apresenta o potencial de causar complicações teratogênicas ou infecciosas no feto, algumas com efeitos devastadores. As infecções podem alcançar o feto por meio de duas vias: hematogênica, via placenta, ou ascendente, a partir da vagina e/ou do colo do útero. Quaisquer possíveis efeitos fetais dependem do agente infeccioso, da cronologia da infecção na gestação, da carga infecciosa e do envolvimento de órgãos e sistemas.

Influenza

A gripe (influenza) durante a gravidez, sobretudo no terceiro trimestre e inicialmente no período pós-parto, pode estar associada a efeitos mais graves do que na população não gestante. Necessidade de hospitalização, complicações respiratórias graves e até mesmo morte, conforme observado na pandemia de H1N1 de 2009, são mais comuns em gestantes (63,64). A imunização antigripal com vacina inativada é segura durante a gravidez e é recomendada durante as estações do outono/inverno para diminuir o risco da doença (64). A vacinação materna induz a produção de anticorpos IgG específicos contra o vírus influenza e de IgA no leite materno, ambos os quais conferem proteção neonatal no período periparto.

Citomegalovírus

A infecção pelo citomegalovírus (CMV) é a infecção viral perinatal mais comum. Tanto a infecção primária como a recorrente pode impor riscos fetais ou neonatais. A transmissão fetal é mais comum nas infecções primárias e os riscos neonatais são particularmente altos quando a exposição ocorre no primeiro trimestre. A taxa de transmissão aumenta na medida em que a gestação avança – 35% no primeiro trimestre, 40% no segundo trimestre e 65% no terceiro trimestre (65). A infecção materna pode ser muito leve ou, mais comumente, assintomática. No pré-natal, podem ser observadas anormalidades na US (calcificações periventriculares, ventriculomegalia e RCF). A soroconversão de IgM contra CMV materna ou o achado de IgG de baixa avidez é extremamente suspeita de infecção recente. A reação em cadeia da polimerase (PCR) para CMV no líquido amniótico pode ser utilizada para o diagnóstico e a predição de riscos neonatais ao nascimento (66). A maioria dos recém-nascidos é assintomática por ocasião do parto, embora 5 a 10% possam ser pequenos para a idade gestacional (PIG) e/ou apresentar ventriculomegalia, trombocitopenia, coriorretinite ou hepatite. Dez por cento dos recém-nascidos infectados apresentará sequelas neurodesenvolvimentais, evidentes nos primeiros anos de vida, e metade dos quais apresentará anormalidades neurocognitivas a longo prazo (67). A taxa de mortalidade dos recém-nascidos sintomáticos é de 5%. A prevenção primária inclui boa higiene das mãos e transfusão de hemoderivados CMV-negativos durante a gestação. Nenhuma vacina contra CMV está disponível para uso humano e os dados a respeito do uso de terapia com hiperimunoglobulina para a infecção congênita pelo CMV são limitados.

Toxoplasmose

A infecção humana ocorre primariamente por meio do consumo de cistos de *Toxoplasma* em carne malcozida e do contato com oocistos nas fezes de gatos infectados. A infecção primária por *Toxoplasma* durante a gravidez pode exercer efeitos significativos no feto em desenvolvimento. A infecção materna é, de modo geral, assintomática, ou pode se apresentar como uma doença semelhante à mononucleose. A idade gestacional mais tardia no momento da exposição está associada a maior chance de transmissão, embora a infecção no início da gravidez esteja associada a efeitos fetais ou neonatais mais graves (68). A US pré-natal pode revelar ventriculomegalia, calcificações intracranianas, microcefalia, ascite ou RCF. Com frequência não são observados achados clínicos por ocasião do nascimento; entretanto, 55 a 85% dos recém-nascidos desenvolverá sintomas (coriorretinite que provoca comprometimento visual grave, perda auditiva, retardo mental) e 4% morrerá no primeiro ano de vida. O tratamento pós-exposição com espiramicina ou pirimetamina-sulfonamida não elimina o risco de infecção congênita (69).

Vírus da imunodeficiência humana

O cuidado perinatal em mulheres com infecção pelo vírus da imunodeficiência humana (HIV) tem evoluído nas últimas três décadas. O início precoce do tratamento antirretroviral (TAR), a adesão materna e a profilaxia neonatal reduziram a taxa de transmissão perinatal (70). As taxas de transmissão perinatal são tão baixas quanto 1% quando as cargas virais maternas são inferiores a 400 cópias/mℓ (70). Os riscos mais altos de transmissão do HIV são relatados com comportamentos possivelmente modificáveis, tais como tabagismo, uso de drogas ilícitas e aquisição de outras infecções sexualmente transmissíveis (71). Um esquema de TAR com múltiplos fármacos (inibidor de protease [IP] combinado a inibidor de transcriptase reversa) é recomendado para todas as gestantes, com a finalidade de otimizar a saúde materna e reduzir o risco de transmissão perinatal. O parto por cesariana é recomendado quando a carga viral for superior a 1.000 cópias/mℓ. O aleitamento materno não é preconizado quando existirem outras opções.

DOENÇA HEPÁTICA

Distúrbios hepáticos, tanto os preexistentes quanto aqueles que se desenvolvem durante a gravidez, podem complicar até 3% das gestações (72).

Hepatite

A hepatite viral é uma das infecções mais comuns e potencialmente sérias durante a gravidez, causada pelos vírus da hepatite A, B, C, D e E, herpes-vírus simples (HSVO), vírus Epstein-Barr (EBV) e CMV. Em conjunto, estas infecções são responsáveis por 40% dos casos de icterícia na gravidez (73,74). Endêmico em partes da Ásia, da África, do Oriente Médio e da América Central, o vírus da hepatite E aguda é a causa mais comum de hepatite viral durante a gravidez em todo o mundo (73). Nos EUA, a hepatite B é um problema importante, que varia de acordo com a raça e a etnia – 6% nas mulheres asiáticas, 1% nas mulheres afro-americanas, 0,6% nas mulheres brancas e 0,14% nas mulheres hispânicas (75).

O vírus da hepatite B (HBV) é transmitido por exposição sexual e parenteral a líquidos corporais contaminados. Infecção crônica por HBV ocorre com mais frequência em recém-nascidos e crianças pequenas, que contraem a doença verticalmente durante a gravidez e no parto. A transmissão perinatal é a causa mais importante de infecção crônica por HBV, embora a maior parte das infecções recentes seja relatada em adultos (76). A transmissão neonatal pode ocorrer por via transplacentária, na ocasião do parto, ou a partir da amamentação (72). O aumento dos riscos de transmissão vertical pode chegar a 90%, sobretudo quando a mãe é HBsAg-positiva ou quando apresenta uma carga viral alta (72,75). Os principais esforços para reduzir a transmissão vertical enfocaram no rastreamento pré-natal de rotina, implementado pela primeira vez nos EUA em 1988, e na administração neonatal de imunoprofilaxia passivo-ativa, imunoglobulina específica para hepatite B e vacinação contra hepatite B nas primeiras 12 h após o nascimento (75). A infecção por HBV ativa durante a gravidez quase sempre é autolimitada, exigindo apenas medidas de suporte (73), embora 1% das infecções agudas progridam para a insuficiência hepática e até mesmo a morte (74,76). Alguns dados sugerem riscos de transmissão mais altos com o prolongamento do tempo após a ruptura das membranas. Entretanto, o tipo de parto mais seguro não foi determinado (72,73). O uso de fármacos antivirais durante o terceiro trimestre da gravidez para reduzir as cargas virais é controverso e a vacinação durante a gravidez é segura, embora nenhum método de prevenção efetivo tenha sido determinado (72). O aleitamento materno é seguro (73).

Entre 1 e 8% das gestantes em todo o mundo e de 0,5 a 3% nos EUA estão infectadas pelo vírus da hepatite C (HCV) (73). Nos EUA, o uso de drogas intravenosas é responsável por 70 a 95% dos casos (77). A taxa de transmissão vertical é de 3 a 10%, com taxas mais altas associadas ao RNA do VHC materno detectado por meio de teste por PCR, cargas virais altas no momento do parto, genótipos 1 ou 3 e coinfecção pelo HIV (73,77). Embora a amamentação seja considerada segura, o HCV já foi identificado no leite materno; mulheres com mamilos sangrantes ou fissurados são aconselhadas a se abster da amamentação (73).

A hepatite autoimune e as doenças hepáticas crônicas de etiologia desconhecida são associadas à inflamação hepatocelular progressiva e à necrose e, com frequência, evoluem para cirrose (78). A base do tratamento é a imunossupressão; os medicamentos comuns incluem corticosteroides, azatioprina e tacrolimo (73,78,79). São relatados desfechos piores da gravidez quando as mulheres apresentam cirrose hepática, a qual também pode estar associada a taxas altas de exacerbações da doença e eventos adversos sérios (78,79). São relatados natimortos, perda fetal e parto pré-termo e os desfechos adversos maternos incluem insuficiência hepática, morte, ou necessidade de transplante de fígado (78,79).

Colestase intra-hepática da gravidez

A colestase intra-hepática da gravidez (CIG) é uma condição única da gravidez, que é descrita como um prurido reversível associado a níveis altos de ácidos biliares, tipicamente com apresentação no terceiro trimestre (73). A prevalência varia de acordo com a etnia, ocorrendo em 0,3 a 5,6% das gestações nos EUA (73). Pré-eclâmpsia, PPT espontâneo, hemorragia materna, asfixia fetal, manchas de mecônio e, mais importante, natimortos, que ocorrem em até 3,5% dos casos, são descritos em associação à CIG (73,80,81). A etiologia não está clara, embora fatores múltiplos e genéticos sejam postulados em virtude das diferentes taxas de prevalência observadas entre os diversos grupos étnicos. Acredita-se que estejam envolvidas variantes nos genes que codificam os transportadores hepatobiliares (73,80). A apresentação clássica inclui o prurido intratável, com frequência com início em solas e palmas antes de se tornar difuso, associado à elevação das provas de função hepática e ao aumento nos níveis de ácidos biliares totais. O distúrbio tende a recorrer com as gestações subsequentes (73,81). O tratamento materno é sintomático, com a utilização de ácido ursodesoxicólico ou colestiramina para reduzir os níveis de ácidos biliares. A vigilância pré-parto, embora tenha sido implementada, não demonstrou reduzir ou prevenir os natimortos (80). A maior parte dos artigos sugere o manejo ativo da CIG com o parto antecipado antes de 38 semanas para prevenir natimortos, embora os riscos da prematuridade devam ser considerados (81).

Esteatose hepática aguda da gravidez

A esteatose hepática aguda da gravidez (EHAG) é uma condição rara, porém possivelmente de risco à vida na gravidez, descrita entre 1 em 7.000 e 1 em 20.000 gestações (73,82). Tipicamente, a EHAG é apresentada no terceiro trimestre, com os sintomas inespecíficos de náuseas, vômito, anorexia, cefaleia e dor abdominal, finalmente localizada no quadrante superior direito e que possivelmente progride para icterícia e encefalopatia hepática (73). As anormalidades laboratoriais incluem níveis altos de enzimas hepáticas, bilirrubina, ácido úrico e estudos de coagulação anormais (73). A apresentação pode ser confundida com hepatite viral e pré-eclâmpsia ou síndrome HELLP; a hipoglicemia é característica e pode ser um sinal de prognóstico desfavorável (73). Até mesmo quando reconhecida, natimortos podem ocorrer em até 10% e mortalidade materna em 2 a 21% dos casos (82). Quando a EHAG é diagnosticada, o parto é recomendado, independentemente da idade gestacional, com a terapia materna e o tratamento de suporte que objetivam a correção das anormalidades laboratoriais. Embora a etiologia seja desconhecida, foi identificada uma associação com mutações recessivas no gene da hidroxiacil coenzima A desidrogenase (LCHAD) de cadeia longa (73,82).

Doença da vesícula biliar e colecistite

A gravidez é uma causa de base da alteração da contratilidade da vesícula biliar e da formação de cálculos biliares, com relato de ocorrência de cálculos biliares em 1 a 3% de todas as gestantes (83). A colecistite aguda afeta 0,1% das gestantes. A apresentação clínica é semelhante àquela da paciente não gestante (dor em hipocôndrio direito, febre, taquicardia, leucocitose e inflamação da parede da vesícula biliar). A US transabdominal é a modalidade mais útil para confirmar o diagnóstico (83). A colangiopancreatografia retrógrada endoscópica pode ser tanto diagnóstica quanto terapêutica, embora exista um risco teórico de exposição do feto à radiação (83). Se o tratamento conservador não for suficiente, ou se ocorrer deterioração (tal como sepse, íleo paralítico ou perfuração), é recomendada a terapia cirúrgica definitiva. É recomendada uma abordagem laparoscópica durante o primeiro e segundo trimestres (84).

CÂNCER

O câncer afeta 1 de cada 1.000 gestações e prevê-se que a taxa irá aumentar, tendo em vista que a idade da concepção aumentou (85). Os cânceres mais comuns durante a gravidez são o cervical, de mama, leucemias e linfomas agudos e carcinoma colorretal

(85). Estágio a estágio, o carcinoma identificado durante a gravidez pode ser mais avançado, comparando-se as mulheres gestantes e não gestantes, provavelmente refletindo um adiamento no diagnóstico em virtude das alterações fisiológicas da gravidez, em vez de doença mais agressiva durante a gravidez (86). Não se observou que o término da gravidez modifique a progressão do câncer (86). Foram descritas metástases para o feto ou para a placenta em menos de 70 casos, na maioria cânceres de mama, colo do útero, melanoma, tireoide e leucemia e linfoma (87).

As diretrizes para a utilização da imagem radiológica para a avaliação da gestante com câncer devem limitar a exposição desnecessária à radiação ionizante, para minimizar o risco fetal (85). Muito inicialmente na gestação (antes de 8 semanas), os principais riscos incluem aborto, malformações fetais e retardo mental (88,89). A exposição durante o tempo do desenvolvimento fetal máximo (8 a 20 semanas) está associada a taxas mais altas de microcefalia, microftalmia, retardo mental, RCF, catarata e defeitos comportamentais (90).

O exame de imagem básico inclui US (que é segura durante a gravidez), radiografia de tórax e mamografia, com proteção abdominal conforme apropriado. Doses de radiação inferiores a 5 a 10 cGy (5 a 15 rads) em geral são consideradas aceitáveis, se indicadas, tendo em vista que as referidas doses estão associadas a poucos riscos fetais (85). A tomografia computadorizada pode expor o feto a pequenas quantidades de radiação ionizante (1 a 4 rads) (91); a ressonância magnética não envolve o uso de radiação ionizante, embora existam relatos de malformações em modelos em animais (85). Biopsias teciduais ou procedimentos cirúrgicos podem ser realizados a qualquer momento, embora preferencialmente durante o segundo trimestre.

As decisões a respeito do manejo das malignidades durante a gravidez são compostas pelo momento na gestação, bem como pela avaliação dos riscos para ambos, mãe e feto. As estratégias de tratamento devem ser coordenadas por meio de uma equipe multiprofissional que envolva o obstetra, um especialista em Medicina Materno-Fetal, um oncologista clínico e/ou oncologista radiologista, neonatologista, cirurgião e psicólogo. A quimioterapia citotóxica deve ser evitada no primeiro trimestre, embora a sua utilização no segundo e terceiro trimestres seja considerada relativamente segura. As preocupações incluem os riscos de natimortos, RCF e parto prematuro (85). A radiação deve ser adiada até o pós-parto. A maioria das autoridades recomenda o parto após 32 a 34 semanas quando houver uma alta probabilidade de maturidade fetal e sobrevida. O acompanhamento materno e neonatal adequado é crítico.

Uma área emergente na atenção à saúde é a fertilidade e a gravidez nas sobreviventes de câncer, muitas das quais foram tratadas para câncer durante a infância. Pode haver desenvolvimento de insuficiência ovariana após a quimioterapia ou radioterapia. A exposição à radiação da pelve pode resultar em lesão uterina e alguns relatos sugerem riscos mais altos de aborto, trabalho de parto e parto pré-termo, RCF, peso baixo ao nascimento, natimortos e placenta acreta (92,93).

GRAVIDEZ APÓS TRANSPLANTE

A primeira gravidez de sucesso após um transplante de órgão ocorreu em 1958, em uma mulher que recebeu um rim de sua irmã gêmea idêntica (94). Desde então, milhares de gestações de sucesso foram concluídas após transplantes de órgãos (rim, coração, pulmão, fígado, intestino, pâncreas, medula óssea e combinações de órgãos); a maior parte dos dados existentes é em relação a gestações após transplantes de rim (94–96). Foi alcançado grande sucesso nesta área, embora a gravidez possa apresentar desafios únicos após o transplante. Pode haver preocupações clínicas em virtude da condição de base que leva ao transplante – por exemplo, para mulheres com transplante de rim, as questões específicas incluem hipertensão arterial, elevação dos níveis de creatinina ou proteinúria. Outras preocupações são em relação à teratogenicidade em virtude dos medicamentos imunossupressores (Quadro 13.6), insuficiência/rejeição do enxerto e riscos globais das complicações da gravidez.

Os dados atualizados a respeito dos desfechos da gravidez entre receptoras de transplante, em especial a respeito do uso de agentes imunossupressores mais novos, são coletados pelo National Transplantation Pregnancy Registry, que foi estabelecido em 1991 (95). Acredita-se que os defeitos ao nascimento, que são relatados em 5 a 40% dos recém-nascidos de pacientes após transplante, em comparação à taxa de retrospecto de 1 a 2%, estejam relacionados à exposição a medicamentos durante a organogênese (95,97). O Quadro 13.6 descreve alguns dos agentes imunossupressores mais utilizados e as possíveis preocupações durante a gestação. Foi relatada amamentação em diversas receptoras de transplante, embora existam questões não respondidas a respeito dos possíveis efeitos neonatais em virtude dos agentes imunossupressores no leite materno (95). Os leitores são encaminhados à base de dados Reprotox (www.reprotox.org), um sistema de informações *on-line* detalhado a respeito de diversos medicamentos, exposições ambientais e seu possível impacto sobre a reprodução e o desenvolvimento humano (98).

A gravidez após transplante deve ocorrer após a discussão com o médico do transplante e um especialista em Medicina Materno-Fetal, se possível antes da concepção. A maior parte dos especialistas recomenda esperar 1 ou 2 anos após o transplante antes da concepção. Insuficiência do enxerto ou rejeição da hospedeira ocorrem raramente durante a gestação, embora possam ocorrer inesperadamente, e a função do órgão enxertado não aparenta ser afetada pela gravidez se estava estável antes da concepção (94). Recém-nascidos prematuros e com baixo peso ao nascimento são comumente observados em gestações entre pacientes de transplante (94).

QUADRO 13.6

Medicamentos comumente utilizados para imunossupressão após transplante de órgãos (adaptado das referências 94,95,98-100).

Agente/categoria de gravidez da FDA	Possíveis efeitos fetais/neonatais associados ao uso durante a gravidez
Corticosteroides (prednisona, prednisolona, metilprednisolona)/B	Fissuras orais (fissura labial/fenda palatina), restrição do crescimento fetal
Azatioprina/D	Supressão da medula óssea fetal
Ciclosporina/C	Restrição do crescimento fetal
Tacrolimo/C	Prematuridade, hiperpotassemia neonatal
Miofenolato de mofetila/C	Aborto, perda da gravidez, nascimentos prematuros; restrição do crescimento fetal, malformações estruturais. Uso não recomendado durante a gravidez
Sirolimo/C	Baixo peso ao nascimento. Uso não recomendado durante a gravidez
Basiliximabe/B	Desconhecidos
Daclizumabe/C	Desconhecidos
Muromonabe-CD3 (OKT3)/C	Desconhecidos

Categorias de Fármacos da Food and Drug Administration: A: Estudos controlados falharam em demonstrar risco fetal na gravidez; a possibilidade de dano fetal aparenta ser remota. B: Estudos em animais não demonstraram risco fetal durante a gravidez; sem estudos controlados em gestantes. C: São observados efeitos adversos em estudos em animais; sem estudos controlados em gestantes. Os fármacos devem ser administrados se o possível benefício for justificado *versus* o possível risco. D: Existe risco fetal humano, mas o benefício do uso pode ser aceitável, especialmente se necessário em circunstância grave.

RESUMO

Muitas condições maternas são relevantes para a gravidez em desenvolvimento. O aconselhamento de gestantes com distúrbios clínicos subjacentes deve incluir os possíveis efeitos da doença sobre a gravidez, os efeitos da gravidez sobre a condição e os possíveis riscos fetais e neonatais. Ainda é necessária a ocorrência de um grande progresso para que se reduza ainda mais as taxas de partos prematuros e para melhorar a saúde das mulheres antes da e durante a gravidez.

REFERÊNCIAS BIBLIOGRÁFICAS

1. Howson CP, Kinney MV, Lawn JE, eds. *March of Dimes, PMNCH, Save The Children, WHO. Born Too Soon: The Global Action Report on Preterm Birth.* Geneva, Switzerland: World Health Organization, 2012.
2. Goldenberg RL, Culhane JF, Iams JD, et al. Epidemiology and causes of preterm birth. *Lancet* 2008;371:75.
3. Iams JD, Romero R, Culhane JF, et al. Primary, secondary, and tertiary interventions to reduce the morbidity and mortality of preterm birth. *Lancet* 2008;371:164.
4. American College of Obstetricians and Gynecologists. Practice Bulletin No. 130: prediction and prevention of preterm birth. *Obstet Gynecol* 2012;120(4):964.
5. American College of Obstetricians and Gynecologists. Committee Opinion No. 579: definition of term pregnancy. *Obstet Gynecol* 2013;122:1139.
6. American College of Obstetricians and Gynecologists. Medically indicated late-preterm and early-term deliveries. American College of Obstetricians and Gynecologists Committee Opinion No. 560. *Obstet Gynecol* 2013;121:908.
7. Colombo DF, Iams JD. Cervical length and preterm labor. *Clin Obstet Gynecol* 2000;43:735.
8. Schmitz T, Maillard F, Bessard-Bacquaert S, et al. Selective use of fetal fibronectin detection after cervical length measurement to predict spontaneous preterm delivery in women with preterm labor. *Am J Obstet Gynecol* 2006;194:138.
9. Meis PJ, Klebanoff M, Thom E, et al. Prevention of recurrent preterm delivery by 17 alpha hydroxyprogesterone caproate. *N Engl J Med* 2003;348:2379.
10. da Fonseca EB, Bittar RE, Carvalho MHB, et al. Prophylactic administration of progesterone by vaginal suppository to reduce the incidence if spontaneous preterm birth in women at increased risk: a randomized placebo-controlled double-blind study. *Am J Obstet Gynecol* 2003;188:419.
11. American College of Obstetricians and Gynecologists. Management of preterm labor. Practice Bulletin No. 127. *Obstet Gynecol* 2012;119(6):1308.
12. Rouse DJ, Hirtz DG, Thom E, et al.; Eunice Kennedy Shriver NICHD Maternal-Fetal Medicine Units Network. A randomized, controlled trial of magnesium sulfate for the prevention of cerebral palsy. *N Engl J Med* 2008;359:895.
13. Kenyon S, Boulvain M, Neilson JP. Antibiotics for preterm rupture of membranes. *Cochrane Database Syst Rev* 2010;(8):CD001058. doi: 10.1002/14651858.CD001058
14. Tong VT, Jones JR, Dietz PM, et al. Trends in smoking before, during, and after pregnancy—Pregnancy Risk Assessment Monitoring System (PRAMS), United States, 31 sites, 2000–2005. *MMWR Surveill Summ* 2009;58(4):1.
15. Dunlop AL, Hack BW, Bottalico JN, et al. The clinical content of preconception care: women with chronic medical conditions. *Am J Obstet Gynecol* 2008;199(6 supp 2):S310.
16. Stothard KJ, Tennant PW, Bell R, et al. Maternal overweight and obesity and the risk of congenital anomalies: a systematic review and meta-analysis. *JAMA* 2009;301(6):636.
17. Ehrenberg HM, Iams JD, Goldenberg RL, et al. Maternal obesity, uterine activity, and the risk of spontaneous preterm birth. *Obstet Gynecol* 2009;113:48.
18. Ovesen P, Rasmussen S, Kesmodel U. Effect of prepregnancy maternal overweight and obesity on pregnancy outcome. *Obstet Gynecol* 2011;118(2 Pt 1):305.
19. Nohr EA, Bech BH, Davies MJ, et al. Prepregnancy obesity and fetal death: a study within the Danish National Birth Cohort. *Obstet Gynecol* 2005;106:250.
20. Dietz PM, Callaghan WM, Cogswell ME, et al. Combined effects of prepregnancy body mass index and weight gain during pregnancy on the risk of preterm delivery. *Epidemiology* 2006;17(2):170.
21. Johnson J, Clifton RG, Roberts JM, et al. Above or below the 2009 Institute of Medicine Guidelines. *Obstet Gynecol* 2013;121:969.
22. Institute of Medicine and National Research Council. *Weight gain during pregnancy: reexamining the guidelines.* Washington, DC: The National Academies Press, 2009.
23. Kjaer MM, Lauenborg J, Breum BM, et al. The risk of adverse pregnancy outcome after bariatric surgery: a nationwide register-based matched cohort study. *Am J Obstet Gynecol* 2013;208(6):464.e461.
24. Avagliano L, Bulfamante GP, Morabito A, et al. Abnormal spiral artery remodeling in the decidual segment during pregnancy: from histology to clinical correlation. *J Clin Pathol* 2011;64(12):1064.
25. American College of Obstetricians and Gynecologists. Hypertension in pregnancy: executive summary. *Obstet Gynecol* 2013;122(5):1122.
26. Odegård RA, Vatten LJ, Nilsen ST, et al. Preeclampsia and fetal growth. *Obstet Gynecol* 2000;96(6):950.
27. Lees C, Marlow N, Arabin B, et al. Perinatal morbidity and mortality in early-onset fetal growth restriction: cohort outcomes of the trial of randomized umbilical and fetal flow in Europe (TRUFFLE). *Ultrasound Obstet Gynecol* 2013;42(4):400.
28. Abalos E, Duley L, Steyn DW, et al. Antihypertensive drug therapy for mild to moderate hypertension during pregnancy. *Cochrane Database Syst Rev* 2001;(1):CD002252.
29. Koopmans CM, Bijlenga D, Groen H, et al. Induction of labour versus expectant monitoring for gestational hypertension or mild preeclampsia after 36 weeks' gestation (HYPITAT): a multicentre, open-label randomised controlled trial. *Lancet* 2009;374(9694):979.
30. Sibai B, Dekker G, Kupferminc M. Pre-eclampsia. *Lancet* 2005;365:8800.
31. Sibai BM. Magnesium sulfate prophylaxis in preeclampsia: lessons learned from recent trials. *Am J Obstet Gynecol* 2004;190(6):1520.
32. American College of Obstetricians and Gynecologists. Gestational diabetes mellitus. Practice Bulletin No. 137. *Obstet Gynecol* 2013;122:406.
33. Pridjian G. Pregestational diabetes. *Obstet Gynecol Clin North Am* 2010;37:143.
34. American College of Obstetricians and Gynecologists. Pregestational diabetes mellitus. Practice Bulletin No. 60. *Obstet Gynecol* 2005;105:675.
35. Yanit KE, Snowden JM, Cheng YW, et al. The impact of chronic hypertension and pregestational diabetes on pregnancy outcomes. *Am J Obstet Gynecol* 2012;207:333.e1.
36. Anna V, van der Ploeg HP, Cheung NW, et al. Sociodemographic correlates of the increasing trend in prevalence of gestational diabetes mellitus in a large population of women between 1995 and 2005. *Diabetes Care* 2008;31(12):2288.
37. Moore LE, Clokey D, Rappaport VJ, et al. Metformin compared with glyburide in gestational diabetes: a randomized controlled trial. *Obstet Gynecol* 2010;115(1):55.
38. Langer O, Conway DL, Berkus MD, et al. A comparison of glyburide and insulin in women with gestational diabetes mellitus. *N Engl J Med* 2000;343(16):1134.
39. Landon MB, Spong CY, Thom E, et al.; Eunice Kennedy Shriver National Institute of Child Health and Human Development Maternal-Fetal Medicine Units Network. A multicenter, randomized trial of treatment for mild gestational diabetes. *N Engl J Med* 2009;361(14):1339.
40. Neale DM, Cootauco AC, Burrow G. Thyroid disease in pregnancy. *Clin Perinatol* 2007;34:543.
41. American College of Obstetricians and Gynecologist. Thyroid disease in pregnancy. Practice Bulletin No. 37. *Obstet Gynecol* 2011;100(2):387.
42. Casey BM, Dashe JS, Wells CE, et al. Subclinical hypothyroidism and pregnancy outcomes. *Obstet Gynecol* 2005;105(2):239.
43. Haddow JE, Palomaki GE, Allan WC, et al. Maternal thyroid deficiency during pregnancy and subsequent neuropsychological development of the child. *N Engl J Med* 1999;341(8):549.
44. Negro R, Schwartz A, Gismondi R, et al. Universal screening versus case finding for detection and treatment of thyroid hormonal dysfunction during pregnancy. *J Clin Endocrinol Metab* 2010;95(4):1699.
45. Lazarus JH, Bestwick JP, Channon S, et al. Antenatal thyroid screening and childhood cognitive function. *N Engl J Med* 2012;366(6):493.
46. American College of Rheumatology Ad Hoc Committee on Clinical Guidelines. Guidelines for monitoring drug therapy in rheumatoid arthritis. *Arthritis Rheum* 1996;39(5):723.
47. Ateka-Barrutia O, Khamashta MA. The challenge of pregnancy for patients with SLE. *Lupus* 2013;22:1295.
48. Ruiz-Irastorza G, Khamashta MA. Lupus and pregnancy: ten questions and some answers. *Lupus* 2008;17:416.
49. Faussett MF, Branch DW. Autoimmunity and pregnancy loss. *Semin Reprod Med* 2000;18:379.
50. Capone CC, Buyon JP, Friedman DM, et al. Cardiac manifestations of neonatal lupus: a review of autoantibody associated congenital heart block and its impact in an adult population. *Cardiol Rev* 2012;20(2):72.
51. Nelson JL, Ostensen M. Pregnancy and rheumatoid arthritis. *Rheum Dis Clin North Am* 1997;23:195.
52. Miniati I, Guiducci S, Mecacci F, et al. Pregnancy in systemic sclerosis. *Rheumatology* 2008;47:iii16.
53. Steen VD. Pregnancy in scleroderma. *Rheum Dis Clin North Am* 2007;33:345.
54. Julkunen H, Kaaja R, Kurki P, et al. Fetal outcome in women with primary Sjögren's syndrome. A retrospective case–control study. *Clin Exp Rheumatol* 1995;13:65.

55. American College of Obstetricians and Gynecologists. Antiphospholipid syndrome. Practice Bulletin No. 132. *Obstet Gynecol* 2012;120:1514.
56. Kaaja E, Kaaja R, Hiilesmaa V. Major malformations in offspring of women with epilepsy. *Neurology* 2003;60(4):575.
57. McPherson JA, Herper LM, Odibo AO, et al. Maternal seizure disorder and risk of adverse pregnancy outcomes. *Am J Obstet Gynecol* 2013;208:378.e1.
58. French JA, Pedley TA. Initial management of epilepsy. *N Engl J Med* 2008;359:166.
59. Kjaer D, Horvath-Puho E, Christensen J, et al. Antiepileptic drug use, folic acid supplementation, and congenital abnormalities: a population-based case–control study. *BJOG* 2005;115:98.
60. Jentink J, Loane MA, Dolk H, et al.; EUROCAT Antiepileptic Study Working Group. Valproic acid monotherapy in pregnancy and major congenital malformations. *N Engl J Med* 2010;362(23):2185.
61. American College of Obstetricians and Gynecologists. Neural tube defects. Practice Bulletin No. 44 (reaffirmed 2013). *Obstet Gynecol* 2003;102:203.
62. Harden CL, Pennell PB, Koppel BS, et al. Practice parameter update: management issues for women with epilepsy—focus on pregnancy (an evidence-based review): vitamin K, folic acid, blood levels, and breastfeeding: report of the Quality Standards Subcommittee and Therapeutics and Technology Assessment Subcommittee of the American Academy of Neurology and American Epilepsy Society, American Academy of Neurology; American Epilepsy Society. *Neurology* 2009;73(2):142.
63. Mertz D, Kim TH, Johnstone J, et al. Populations at risk for severe or complicated influenza illness: systematic review and meta-analysis. *BMJ* 2013;347:f5061.
64. Fiore AF, Uyeki TM, Broder K, et al. Prevention and control of seasonal influenza with vaccines: recommendations of the Advisory Committee on Immunization Practices (ACIP), 2010: Center for Disease Control and Prevention [published update MMWR Morb Mortal Wkly Rep 2010;59(31):989; published errata MMWR Morb Mortal Wkly Rep 2010;59(31):993 and 2010;59(35):1147]. *MMWR Recomm Rep* 2010;59 (RRr08):1.
65. Picone O, Vauloup-Fellous C, Cordier AG, et al. A series of 238 cytomegalovirus primary infections during pregnancy: description and outcome. *Prenat Diagn* 2013;33(8):751.
66. Lazzarotto T, Varani S, Guerra B, et al. Prenatal indicators of congenital cytomegalovirus infection. *J Pediatr* 2000;137(1):90.
67. Fowler KB, McCollister FP, Dahle AJ, et al. Progressive and fluctuating sensorineural hearing loss in children with asymptomatic congenital cytomegalovirus infection. *J Pediatr* 1997;130(4):624.
68. Thiébaut R, Leproust S, Chêne G, et al.; SYROCOT Systematic Review on Congenital Toxoplasmosis) Study Group. Effectiveness of prenatal treatment for congenital toxoplasmosis: a meta-analysis of individual patients' data. *Lancet* 2007;369(9556):115.
69. American College of Obstetricians and Gynecologists. Perinatal viral and parasitic infections. Practice Bulletin No. 20 2000 (Reaffirmed 2013).
70. Cooper ER, Charurat M, Mofenson L, et al.; Women and Infants' Transmission Study Group. Combination antiretroviral strategies for the treatment of pregnant HIV-1-infected women and prevention of perinatal HIV-1 transmission. *J Acquir Immune Defic Syndr* 2002;29(5):484.
71. Rodriguez EM, Mofenson LM, Chang BH, et al. Association of maternal drug use during pregnancy with maternal HIV culture positivity and perinatal HIV transmission. *AIDS* 1996;10(3):273.
72. Joshi D, James A, Quaglia A, et al. Liver disease in pregnancy. *Lancet* 2010; 375:594.
73. Mufti AR, Reau N. Liver disease in pregnancy. *Clin Liver Dis* 2012;16(2): 247.
74. American College of Obstetricians and Gynecologists. Viral hepatitis in pregnancy. Practice Bulletin No. 86 (Reaffirmed 2012). *Obstet Gynecol* 2007;110:941.
75. Buchanan C, Tran TT. Chronic hepatitis B in pregnancy. *Clin Liver Dis* 2010;14(3):495.
76. Gambarin-Gelwan M. Hepatitis B in pregnancy. *Clin Liver Dis* 2007;11:945.
77. Berkley EMF, Leslie KK, Arora S, et al. Chronic hepatitis C in pregnancy. *Obstet Gynecol* 2008;112:304.
78. Aggarwal N, Chopra S, Suri V, et al. Pregnancy outcome in women with autoimmune hepatitis. *Arch Gynecol Obstet* 2011;284(1):19.
79. Westbrook RH, Yeoman AD, Kriese S, et al. Outcomes of pregnancy in women with autoimmune hepatitis. *J Autoimmun* 2012;38(2–3):J239.
80. Mays JK. The active management of intrahepatic cholestasis of pregnancy. *Curr Opin Obstet Gynecol* 2010;22:100.
81. Wikstrom Shemer E, Marshchall HU, Ludvigsson JF, et al. Intrahepatic cholestasis of pregnancy and associated adverse pregnancy and fetal outcomes: a 12-year population-based cohort study. *BJOG* 2013;120(6):717.
82. Knight M, Nelson-Piercy C, Kurinczuk JJ, et al. A prospective national study of acute fatty liver of pregnancy in the UK. *Gut* 2008;57:951.
83. Gilo NB, Amini D, Landy HJ. Appendicitis and cholecystitis in pregnancy. *Clin Obstet Gynecol* 2009;52(4):586.
84. Jelin EB, Smink DS, Vernon AH, et al. Management of biliary tract disease during pregnancy: a decision analysis. *Surg Endosc* 2008;22:54.
85. Pentheroudakis G, Orecchia R, Hoekstra HJ, et al. Cancer, fertility and pregnancy: ESMO clinical practice guidelines for diagnosis, treatment and follow-up. *Ann Oncol* 2010;21:V226.
86. Schwartz PE. Cancer in pregnancy. In: Reece EA, Hobbins JC, Mahoney MJ, eds. *Medicine of the fetus and mother*. Philadelphia, PA: JB Lippincott, 1992:1257.
87. Dildy GA, Moise KJ, Carpenter RJ, et al. Maternal malignancy metastatic to the products of conception: a review. *Obstet Gynecol Surv* 1989;44:535.
88. Debakan A. Abnormalities in children exposed to x-irradiation during various stages of gestation: tentative timetable of radiation injury to the human fetus. Part I. *J Nucl Med* 1968;9:471.
89. Brent RC. The effect of embryonic and fetal exposure to x-ray, microwaves, and ultrasound: counseling the pregnant and non-pregnant patient about these risks. *Semin Oncol* 1989;16:347.
90. Chen MM, Coakley FV, Kaimal A, et al. Guidelines for computed tomography and magnetic resonance imaging use during pregnancy and lactation. *Obstet Gynecol* 2008;112(2):333.
91. Kennedy A. Assessment of acute abdominal pain in the pregnant patient. *Semin Ultrasound CT MR* 2000;21:64.
92. Chiarelli AM, Marrett LD, Darlington GA. Pregnancy outcomes in females after treatment for childhood cancer. *Epidemiology* 2000;11(2):161.
93. Green DM, Whitton JA, Stovall M, et al. Pregnancy outcome of female survivors of childhood cancer: a report from the Childhood Cancer Survivor Study. *Am J Obstet Gynecol* 2002;187(4):1070.
94. Mastrobattista JM, Katz AR. Pregnancy after organ transplant. *Obstet Gynecol Clin North Am* 2004;31:415.
95. Armenti VT, Constantinescu S, Moritz MJ, et al. Pregnancy after transplantation. *Transplant Rev* 2008;22:223.
96. Deshpande NA, James NT, Kucirka LM, et al. Pregnancy outcomes in kidney transplant recipients: a systematic review and meta-analysis. *Am J Transplant* 2011;11(11):2388.
97. Hou S. Pregnancy in transplant recipients. *Med Clin North Am* 1989;73:667.
98. The Reproductive Toxicology Center. A non-profit foundation, Bethesda, MD. www.reprotox.org
99. Food and Drug Administration. Requirements on content and format of labeling for human prescription drug and biological products. *Fed Regist* 2006;71:3921.
100. Sifontis NM, Coscia LA, Constantinescu S, et al. Pregnancy outcomes in solid organ transplant recipients with exposure to mycophenolate mofetil or sirolimus. *Transplantation* 2006;82:1698.

14 Fármacos Usados pela Mãe e o Feto em Desenvolvimento

Gideon Koren, David A. Beckman, Lynda B. Fawcett e Robert L. Brent

Apesar de a maioria dos medicamentos não ser preconizada para uso na gestação, milhões de gestantes apresentam quadros clínicos que precisam ser tratados, incluindo diabetes melito, infecções urinárias e náuseas e vômitos. O conhecimento limitado sobre o impacto dos medicamentos no feto resulta em grandes desafios para os profissionais, coloca a mãe em risco de terapia subótima para sua condição e coloca o feto sob risco potencial de toxicidade (1,2).

Desde o desastre da talidomida, a medicina é praticada por muitos como se todos os medicamentos fossem teratogênicos para o feto, levando médicos e gestantes a se absterem do uso de medicamentos, mesmo para o manejo de condições clínicas potencialmente fatais. Na realidade, muito poucos fármacos são comprovadamente teratogênicos em seres humanos.

Neste capítulo, vamos tentar dar uma perspectiva clínica ao conhecimento existente, permitindo aos leitores compreenderem melhor o risco fetal dos fármacos, os riscos da desinformação sobre os fármacos seguros e o melhor aconselhamento da gestante.

MECANISMOS DOS EVENTOS ADVERSOS DOS MEDICAMENTOS NO FETO

Em alguns casos, a exposição intrauterina a um fármaco pode afetar as funções e estruturas fetais em rápido desenvolvimento no momento da exposição. O termo teratogênese inclui um grupo de eventos adversos, tais como aborto, natimortalidade, restrição do crescimento intrauterino, grandes malformações, anormalidades cromossômicas, prematuridade e atrasos do desenvolvimento a longo prazo. Os mecanismos precisam ser caracterizados e compreendidos para cada um desses eventos adversos a fim de observá-los de uma perspectiva clínica.

Aborto

Toda concepção corre o risco de terminar em aborto (aborto espontâneo) ou anomalia congênita grave (Quadros 14.1 e 14.2).

QUADRO 14.1
Frequência de riscos reprodutivos no ser humano.

Risco reprodutivo	Frequência
Abortos espontâneos clínica e imunologicamente diagnosticados por 10^6 concepções	350.000
Abortos espontâneos reconhecidos clinicamente por 10^6 gestações	150.000
Doenças genéticas por 10^6 nascimentos	110.000
Multifatoriais ou poligênicos (interações genética-ambiente)	90.000
Doenças de herança dominante	10.000
Doenças genéticas autossômicas e ligadas ao sexo	1.200
Citogenética (anormalidades cromossômicas)	5.000
Mutações novas	3.000
Malformações congênitas importantes por 106 nascimentos	30.000
Prematuridade por 10^6 nascimentos	40.000
Retardo do crescimento fetal por 10^6 nascimentos	30.000
Natimortos por 10^6 gestações (> 20 semanas)	20.900

Modificado de Brent RL. Environmental factors: miscellaneous. In: Brent RL, Harris ML, eds. *Prevention of embryonic fetal and perinatal disease*. Bethesda, MD: DHEW (NIH), 1976:211-218, com permissão.

A definição de aborto espontâneo é a perda do feto quando não foi possível sua viabilidade fora do útero. Atualmente, considera-se que este estágio seja de 20 semanas de gestação ou menos e um peso fetal inferior a 500 gramas, embora esses critérios não sejam aceitos universalmente. Quando a morte fetal ocorre após 20 semanas de idade gestacional, define-se como natimorto.

A frequência do aborto espontâneo varia de acordo com o estágio de gestação (Quadro 14.2); mais de 80% dos abortos ocorrem no primeiro trimestre, e há um declínio constante do risco de aborto à medida que a gestação evolui. Portanto, é essencial que os estudos epidemiológicos sobre a causa do aborto comparem populações controladas e "expostas" no mesmo estágio médio de gestação e faixa de risco de aborto (Quadro 14.3).

Quanto mais precoce for o aborto, mais alta é a incidência de anormalidades cromossômicas (3,4). Cerca de 53% dos abortos espontâneos no primeiro trimestre resultam de anormalidades cromossômicas fetais, 36% resultam de anormalidades cromossômicas no segundo trimestre, e apenas 5% dos natimortos no terceiro trimestre resultam da mesma causa. Mais de 95% dos abortos com anormalidades cromossômicas resultam de trissomia autossômica, trissomia dupla, monossomia, triploidia ou tetraploidia (5,6). A maioria das anormalidades cromossômicas não causa aborto repetitivo, porém em cerca de 4% dos casais com dois ou mais

QUADRO 14.2
Desfecho estimado de 100 gestações *versus* tempo desde a concepção.

Tempo desde a concepção	Percentual de sobrevida até o termo	Último momento para 1ndução de malformações específicas[a]
Pré-implantação		
0 a 6 dias	25	
Pós-implantação		
7 a 13 dias	55	
14 a 20 dias	73	
3 a 5 semanas	79,5	22 a 23 dias; ciclopia, sirenomelia, microtia 26 dias; anencefalia 28 dias; meningomielocele 34 dias; transposição dos grandes vasos
6 a 9 semanas	90	36 dias; fenda labial 6 semanas; hérnia diafragmática, atresia retal, comunicação interventricular, sindactilia 9 semanas; fenda palatina
10 a 13 semanas	92	10 semanas; onfalocele
14 a 17 semanas	96,26	12 semanas; hipospadia
18 a 21 semanas	97,56	
22 a 25 semanas	98,39	
26 a 29 semanas	98,69	
30 a 33 semanas	98,98	
34 a 37 semanas	99,26	
+38 semanas	99,32	+38 semanas; depleção de células do sistema nervoso central (SNC)

[a]Modificado de Schardein JL, ed. *Chemically induced birth defects*. New York: Marcel Dekker, 1993.

QUADRO 14.3
Etiologia do aborto espontâneo no ser humano.

Anormalidades cromossômicas

Anormalidades cromossômicas de gonadócitos maternos ou paternos representam 50 a 70% dos abortos

Abortos com cromossomos normais (euploidia)

Anormalidades genéticas: mutações dominantes (letais), anormalidades genéticas poligênicas, doenças recessivas a partir de gonadócitos maternos, paternos, ou de ambos

Enfermidades maternas graves: diabetes, hipotireoidismo, hepatite, doenças do colágeno, hipertireoidismo não tratado, desnutrição grave

Deficiência do corpo lúteo ou de progesterona placentária (deficiência da fase lútea)

Infecção materna resultando em infecção fetal: *Treponema pallidum, Plasmodium falciparum, Toxoplasma gondii*, herpes-vírus simples, parvovírus B19 ou citomegalovírus

Anticorpos antifosfolipídio: anticoagulante lúpico, anticorpos anticardiolipina

Histocompatibilidade materno-fetal

Gametas hipermaduros

Problemas mecânicos ou físicos: anormalidades uterinas, gestações múltiplas, muito raramente traumatismo

Incompetência cervical

Placentação anormal: trofoblasto hipoplásico, implantação circunvalada

Embriões e fetos com malformações graves ou restrição ao crescimento

QUADRO 14.4
Etiologia das malformações congênitas humanas observadas durante o primeiro ano de vida.

Causa suspeita	Percentual do total
Desconhecidas	65 a 75
Poligênica	
Multifatorial (interações genética-ambiente)	
Erros espontâneos do desenvolvimento	
Interações sinérgicas de teratógenos	
Genéticas	15 a 25
Doenças genéticas autossômicas e ligadas ao sexo hereditárias	
Citogenética (anormalidades cromossômicas)	
Mutações novas	
Ambientais	10
Distúrbios maternos: alcoolismo; diabetes melito; endocrinopatias; fenilcetonúria; tabagismo e nicotina; inanição; déficits nutricionais	4
Agentes infecciosos: rubéola, toxoplasmose, sífilis, herpes-vírus simples, citomegalovírus, vírus varicela-zóster, vírus da encefalite equina da Venezuela, parvovírus B19	3
Problemas mecânicos (deformações): constrições por faixas amnióticas; compressão do cordão umbilical; disparidade entre o tamanho uterino e o seu conteúdo	1 a 2
Substâncias químicas, fármacos, radiação ionizante em alta dose, hipertermia	< 1

Modificado de Brent RL. Environmental factors: miscellaneous. In: Brent RL, Harris ML, eds. *Prevention of embryonic fetal and perinatal disease*. Bethesda, MD: DHEW (NIH), 1976:211-218; Brent RL. Definition of a teratogen and the relationship of teratogenicity to carcinogenicity [Editorial]. *Teratology* 1986;34:359-360.

abortos espontâneos, um genitor de aparência normal pode ser portador de uma translocação balanceada ou mosaico com células anormais na linhagem de células germinativas. As exposições ambientais durante a gravidez não explicam nenhum desses abortos, porque a maioria das aneuploidias resulta de não disjunção meiótica durante a gametogênese antes da concepção.

Houve vários estudos indicando que embriões malformados ou frustros são uma causa de aborto. Essas perdas embrionárias podem ocorrer mais tarde no primeiro trimestre e têm cariótipos normais (5). A etiologia desses abortos é variada e inclui as seguintes:

Anormalidades genéticas

Mutações dominantes, anormalidades genéticas poligênicas e doenças recessivas explicam, raramente, abortos repetitivos, porém na maioria dos casos ocorrem esporadicamente. Uma revisão de nocautes e mutações gênicos em camundongos sugere que a morte embrionária resulta da disruptura de funções celulares maternas básicas, circulação vascular e hematopoese ou interferência na oferta nutricional da mãe, em vez de comprometimento dos sistemas orgânicos embrionários (5).

Malformações congênitas

A etiologia das malformações congênitas pode ser dividida em três categorias: desconhecida, genética e ambiental (Quadro 14.4). A etiologia de 65 a 75% das malformações humanas é desconhecida. Uma proporção significativa das malformações congênitas de etiologia desconhecida provavelmente tem um componente genético importante. As malformações com risco de recorrência maior, como fendas labial e palatina, anencefalia, espinha bífida, determinadas cardiopatias congênitas, estenose pilórica, hipospadia, hérnia inguinal, tálipe equinovaro e luxação congênita do quadril, enquadram-se nas categorias de doenças multifatoriais e de doenças hereditárias poligênicas (7). A hipótese do limiar/multifatorial postula a modulação de um espectro de características genéticas por fatores intrínsecos e extrínsecos (ambientais) (7). Embora desconhecidos, os fatores moduladores provavelmente incluem: fluxo sanguíneo placentário, transporte placentário, local de implantação, enfermidades maternas, desnutrição materna, infecções, fármacos, substâncias químicas e erros espontâneos do desenvolvimento.

Erros espontâneos do desenvolvimento explicam algumas das malformações que ocorrem sem anormalidades aparentes do genoma ou influência ambiental. Propomos que há alguma probabilidade de erro com base no fato de que o desenvolvimento embrionário é um processo muito complicado. Estima-se que 75% de todas as concepções sejam perdidas antes do termo, e 50% nas primeiras 3 semanas de desenvolvimento (1,2). A Organização Mundial da Saúde estimou que 15% de todas as gestações clinicamente reconhecíveis terminam em aborto espontâneo, 50 a 60% das quais em decorrência de anormalidades cromossômicas (6 a 10). Por fim, 3 a 6% da prole é malformada, o que representa o risco básico de mau desenvolvimento humano. Isto significa que, como estimativa conservadora, 1.176 gestações clinicamente reconhecidas resultarão em 176 abortos e 30 a 60 recém-nascidos (RNs) terão anormalidades congênitas nos demais 1.000 nascidos vivos. A incidência real de aborto é bem mais alta porque as gestações não documentadas não foram incluídas nesta estimativa de risco.

Com base em revisão da literatura, Wilson (11) propôs um modelo teórico de mecanismos teratogênicos: mutação; aberrações cromossômicas; interferência mitótica; alteração da síntese e função dos ácidos nucleicos; ausência de precursores, substratos, ou coenzimas para biossíntese; alteração das fontes de energia; inibição de enzimas; desequilíbrio osmolar, alterações nas pressões, viscosidades e pressões osmóticas de líquidos; e alteração das características das membranas. Sugerimos uma lista revisada de mecanismos de teratogênese (Quadro 14.5).

Embora determinado agente possa produzir um ou mais desses processos patológicos, a exposição a esse agente não significa que ocorrerá comprometimento do desenvolvimento. Ademais, é

> **QUADRO 14.5**
> **Mecanismos de teratogênese.**
>
> Morte celular ou retardo mitótico além da capacidade de recuperação do embrião ou feto
> Inibição da migração, da diferenciação e da comunicação celulares
> Interferência na histogênese por processos como depleção celular, necrose, calcificação, ou formação de cicatriz
> Efeitos biológicos e farmacológicos no desenvolvimento mediados por receptores
> Inibição metabólica ou deficiências nutricionais
> Constrição física, disruptura vascular, lesões inflamatórias, síndrome de faixas amnióticas

provável que um fármaco, substância química ou outro agente tenham mais de um efeito na gestante e no concepto; portanto, a natureza da substância ou seus efeitos bioquímicos ou farmacológicos não predizem um efeito teratogênico em seres humanos. De fato, a descoberta de teratógenos humanos adveio primariamente de estudos epidemiológicos humanos. Estudos com animais e estudos *in vitro* podem ser muito úteis na determinação do mecanismo de teratogênese e da farmacocinética relacionada com a teratogênese (12). Contudo, ainda que se compreendam os efeitos patológicos de um agente, não é possível prever o risco teratogênico de uma exposição sem levar em conta o estágio do desenvolvimento, a magnitude da exposição e o potencial de reparo do embrião.

Sabe-se que diversas infecções virais, bacterianas e parasitárias maternas comprometem o desenvolvimento em seres humanos, incluindo citomegalovírus (CMV), herpes-vírus simples (HSV do tipo 1 ou 2), parvovírus B19 (eritema infeccioso), vírus da rubéola, sífilis congênita (*Treponema pallidum*), infecção pelo *T. gondii*, vírus varicela-zóster e vírus da encefalite equina da Venezuela (13). A incidência de anticorpos séricos contra o vírus da imunodeficiência humana (HIV) em gestantes está aumentando desde a estimativa, em 1991, de 1,5 por 1.000 mulheres que deram à luz nos EUA (14); a incidência chega a 31% das gestantes em algumas cidades africanas (15). Vários estudos apoiam a conclusão de que gestantes com infecção pelo HIV assintomática não correm risco mais alto de malformações congênitas, baixo peso ao nascer ou aborto (16-19). É provável que as doenças sexualmente transmissíveis (DST), infecções maternas oportunistas e infecção pelo HIV sintomática elevem o risco de baixo peso ao nascer e morbidade na prole não infectada.

Os efeitos letais ou prejudiciais ao desenvolvimento dos agentes infecciosos resultam de inibição mitótica, citotoxicidade direta ou necrose. Os processos de reparo podem resultar em metaplasia, tecido fibrótico ou calcificação, o que causa lesão adicional por interferência na histogênese. Os agentes infecciosos parecem ser exceções a alguns dos princípios de teratogênese porque a relevância da dose e a época de exposição não são demonstráveis facilmente para os agentes teratogênicos replicantes. A transmissão transplacentária de um agente infeccioso não necessariamente gera malformações congênitas, restrição do crescimento, ou letalidade.

A ruptura vascular é um evento raro associado a morte intrauterina e a uma extensa gama de anomalias estruturais, incluindo infartos cerebrais, certos tipos de malformações viscerais e do sistema urinário, amputações congênitas de membros do tipo assimétrico; e malformações orofaciais como hipoplasia mandibular, fenda palatina e síndrome de Möbius, que variam excessivamente para constituir uma síndrome reconhecida. Algumas anomalias associadas a gestações gemelares podem ser explicadas por disruptura vascular resultante de anastomoses placentárias na placenta compartilhada de gêmeos monozigóticos, anastomoses em uma pequena porcentagem de placentas dicoriônicas, no caso de gêmeos dizigóticos, ou morte de um gêmeo, acarretando embolia, coagulação intravascular e alteração da hemodinâmica fetal no gêmeo sobrevivente (20,21). A ruptura vascular também pode originar-se de traumatismo físico causando sangramento coriônico, como coleta de amostra das vilosidades coriônicas e exposição a algumas substâncias tóxicas para o desenvolvimento, como cocaína e misoprostol. Embora um sangramento uterino durante o primeiro trimestre possa causar anomalias fetais, as malformações associadas à ruptura vascular também ocorrem mais tarde na gestação. Este tópico, ilustrado com fármacos específicos, é discutido em mais detalhes a seguir.

Efeitos colaterais produzidos mais tarde na gravidez

O período fetal caracteriza-se por histogênese envolvendo crescimento, diferenciação e migração celulares. As substâncias que provocam depleção celular permanente, disruptura vascular, necrose, patologia em tecidos ou órgãos específicos, descompensação fisiológica ou restrição importante do crescimento têm o potencial de causar efeitos deletérios durante toda a gestação. A sensibilidade do feto à indução de retardo mental e microcefalia é maior no fim do primeiro e início do segundo trimestre. Outros efeitos neurológicos permanentes podem ser induzidos no segundo e terceiro trimestres.

O exemplo clássico de fármaco que oferece pouco risco ao embrião em desenvolvimento durante a organogênese, mas, se for usado em altas doses, pode interferir no feto quase a termo é o ácido acetilsalicílico. É possível que outros anti-inflamatórios apresentem risco semelhante.

FATORES QUE INFLUENCIAM A SUSCETIBILIDADE AOS EFEITOS DELETÉRIOS DOS FÁRMACOS

Um conceito central da embriotoxicidade e da fetotoxicidade produzida pelo ambiente são os efeitos de agentes teratogênicos ou abortigênicos que exibem certas características em comum e seguem determinados princípios básicos. Tais princípios determinam os aspectos quantitativos e qualitativos da toxicidade desenvolvimental (Quadro 14.6).

> **QUADRO 14.6**
> **Fatores que influenciam a suscetibilidade a substâncias tóxicas para o desenvolvimento.**
>
> *Estágio de desenvolvimento*: o período do desenvolvimento em que uma exposição ocorre determina quais estruturas são mais suscetíveis aos efeitos adversos de substâncias químicas e fármacos e o quanto o embrião consegue reparar a lesão
>
> *Magnitude da exposição*: a intensidade e a incidência dos efeitos tóxicos aumentam com a dose
>
> *Fenômeno do limiar*: a dose limiar é aquela abaixo da qual a incidência de morte, malformação, retardo do crescimento ou déficit funcional não é estatisticamente maior que a de indivíduos não expostos
>
> *Farmacocinética e metabolismo*: as alterações fisiológicas na gestante e durante o desenvolvimento fetal e a bioconversão de compostos podem influenciar sobremodo a toxicidade para o desenvolvimento de fármacos e substâncias químicas em decorrência de interferência na absorção, distribuição corporal, metabólitos ativos e excreção
>
> *Doenças maternas*: uma doença materna pode aumentar o risco de anomalias fetais ou aborto, com ou sem exposição a uma substância química ou fármaco
>
> *Transporte placentário*: a maioria dos fármacos e substâncias químicas atravessa a placenta. A velocidade e o grau em que um fármaco ou substância química cruza a placenta são influenciados pelo peso molecular, lipossolubilidade, polaridade ou grau de ionização, ligação a proteínas plasmáticas, mediação de receptor, fluxo sanguíneo placentário, gradiente do pH entre o soro e tecidos maternos e fetais e o metabolismo placentário da substância química ou fármaco
>
> *Genótipo*: os genótipos materno e fetal podem resultar em diferenças na sensibilidade celular, transporte placentário, absorção, metabolismo, ligação a receptores e distribuição de um agente, e explicar algumas variações nos efeitos tóxicos entre indivíduos e espécies

Estágio de desenvolvimento

A indução de toxicidade desenvolvimental por agentes ambientais geralmente acarreta um espectro de anomalias morfológicas ou morte intrauterina, cuja incidência varia segundo o estágio da exposição e a dose. O período do desenvolvimento em que a exposição ocorre determina quais estruturas são mais suscetíveis aos efeitos nocivos do fármaco ou da substância química e o quanto o embrião consegue reparar a lesão. O período de sensibilidade pode ser estreito ou amplo, de acordo com o agente ambiental e a malformação em questão. Os defeitos nos membros produzidos pela talidomida têm um período de suscetibilidade muito curto (Quadro 14.7), enquanto a microcefalia secundária à irradiação apresenta longo período de suscetibilidade. Nosso conhecimento do estágio suscetível do embrião a diversas influências ambientais está continuamente se expandindo, e é vital à avaliação da importância de exposições específicas e aos estudos epidemiológicos.

Durante o primeiro período de desenvolvimento embrionário, da fertilização ao estágio pós-implantação inicial, o embrião é mais sensível aos efeitos embrioletais de fármacos e substâncias químicas. Os embriões sobreviventes têm taxas de malformações semelhantes às dos controles, não porque as malformações não possam ser induzidas neste estágio, mas porque uma perda celular significativa ou anormalidades cromossômicas nesses estágios iniciais encerram alta probabilidade de matar o embrião. Ainda, graças ao enorme potencial das células embrionárias iniciais, os embriões sobreviventes têm capacidade muito maior de normalizar seu potencial de desenvolvimento. Wilson *et al.* (22), utilizando radiação X ionizante como teratógeno experimental, demonstraram que o fenômeno tudo ou nada, ou resistência acentuada a teratógenos, desaparece após um período de algumas horas no rato durante a organogênese inicial.

O termo fenômeno tudo ou nada foi mal interpretado por alguns pesquisadores, como se indicasse que as malformações não podem ser produzidas nesse estágio. Pelo contrário, é provável que determinados fármacos, substâncias químicas ou outros agravos durante esse estágio de desenvolvimento gerem uma prole malformada, mas a natureza do desenvolvimento embrionário nesse estágio ainda reflete a característica básica do fenômeno tudo ou nada, que é uma propensão à letalidade do embrião em vez da sobrevida de embriões malformados.

O período de organogênese (do 18º dia a aproximadamente 40 dias pós-concepção em seres humanos) é o de maior sensibilidade aos insultos teratogênicos, e a época em que a maioria das malformações anatômicas flagrantes pode ser induzida. A maioria das malformações maiores produzidas pelo ambiente ocorre antes do 36º dia de gestação no ser humano. As exceções são malformações dos sistemas genital e urinário, do palato e do cérebro ou deformidades secundárias a problemas de constrição, ruptura ou destruição. Restrição grave do crescimento de todo o embrião ou feto também pode resultar em efeitos deletérios permanentes em muitos órgãos ou tecidos.

O período fetal caracteriza-se por histogênese envolvendo crescimento, diferenciação e migração celulares. Os agentes teratogênicos, que induzem depleção celular permanente, disruptura vascular, necrose, patologia em tecidos ou órgãos específicos, descompensação fisiológica e/ou restrição grave do crescimento, têm o potencial de causar efeitos deletérios em toda a gravidez. Ademais, a sensibilidade do feto à indução de retardo mental e microcefalia é maior no fim do primeiro trimestre e no início do segundo. Outros efeitos neurológicos permanentes podem ser induzidos no segundo e terceiro trimestres. Efeitos como depleção celular ou anormalidades funcionais, inaparentes ao nascimento, podem dar origem a alterações no comportamento ou na fertilidade, que se evidenciarão apenas em idade maior. O Quadro 14.2 apresenta o último dia aproximado da gestação em que certas malformações podem ser induzidas no ser humano.

Relação de dose-resposta

A relação de dose-resposta é importantíssima quando se comparam os efeitos entre espécies diferentes, pois as doses na escala mg/kg são, na melhor das hipóteses, uma aproximação. A equivalência de doses entre espécies só pode ser alcançada pela realização de estudos de farmacocinética, estudos metabólicos e pesquisas de dose-resposta no ser humano e na espécie em questão. Além disso, a resposta deve ser interpretada de um modo biologicamente sensato. Um exemplo é que uma substância fornecida em doses suficientes para causar toxicidade materna, provavelmente também terá efeitos nocivos no embrião, como morte, restrição do crescimento ou atraso do desenvolvimento. Outro exemplo é que, como os receptores de esteroides, que são essenciais à ação de progestinas de ocorrência natural e sintéticas, não existem nos tecidos não reprodutivos nas fases iniciais do desenvolvimento, as evidências sugerem que a progesterona ou seus análogos sintéticos não participam da teratogênese não genital (23,24).

Um conceito que gera muita ansiedade é que a interação de dois ou mais fármacos ou substâncias químicas potencializa seus efeitos no desenvolvimento. Embora seja dificílimo testar esta hipótese em seres humanos, esta é uma questão particularmente importante porque a exposição a múltiplas substâncias químicas ou terapêuticas é comum. Fraser (25) alertou que a existência de um fenômeno do limiar quando doses não teratogênicas de dois teratógenos são combinadas poderia ser facilmente mal interpretada como potencialização ou sinergia. Deve-se adotar a potencialização ou sinergia apenas quando a exposição a duas ou mais substâncias se dá logo abaixo de seus limiares individuais de toxicidade.

Várias considerações afetam a interpretação das relações de dose-resposta:

- Metabólitos ativos: os metabólitos podem ser o teratógeno em vez da substância administrada; ou seja, os metabólitos mostarda fosforamida e acroleína podem comprometer o desenvolvimento em virtude da exposição à ciclofosfamida (26)
- Duração da exposição: a exposição crônica a um fármaco prescrito pode contribuir para aumentar o risco teratogênico, por exemplo, terapia anticonvulsivante; por outro lado, uma exposição aguda ao mesmo agente pode ter pouco ou nenhum risco teratogênico
- Lipossolubilidade: as substâncias lipossolúveis como os bifenis policlorados (27) podem comprometer o desenvolvimento fetal por um longo período após a última ingestão materna ou exposição porque têm meia-vida extremamente longa.

QUADRO 14.7

Sensibilidade segundo o estágio de desenvolvimento aos defeitos de redução de membros induzidos pela talidomida no ser humano.

Dias desde a concepção para indução de defeitos	Defeitos de redução dos membros
21 a 26	Aplasia do polegar
22 e 23	Microtia
23 e 34	Luxação do quadril
24 a 29	Amelia, membros superiores
24 a 33	Focomelia, membros superiores
25 a 31	Aplasia pré-axial, membros superiores
27 a 31	Amelia, membros inferiores
28 a 33	Aplasia pré-axial, membros inferiores; focomelia, membros inferiores; hipoplasia femoral; hipoplasia da cintura dos membros
30 a 36	Polegar trifalângico

Modificado de Brent RL, Holmes LB. Clinical and basic science lessons from the thalidomide tragedy: what have we learned about the causes of limb defects? *Teratology* 1988;38:241-251, com permissão.

Fenômeno do limiar

A dose limiar é aquela abaixo da qual a incidência de morte, malformação, restrição do crescimento ou déficit funcional não é estatisticamente maior que a dos controles. O limiar de exposição geralmente varia de menos de uma a três ordens de magnitude abaixo da dose teratogênica ou embriopática de fármacos ou substâncias químicas que mata ou produz malformações em metade dos embriões expostos. Portanto, um agente teratogênico tem uma dose de efeito nulo em comparação com agentes mutagênicos ou carcinógenos, que exibem uma curva de dose-resposta estocástica. O Quadro 14.8 compara os fenômenos do limiar com os fenômenos estocásticos. A intensidade e a incidência de malformações induzidas por todos os agentes teratogênicos exógenos que foram adequadamente testados exibiram fenômenos do limiar durante a organogênese (11).

Farmacocinética da unidade materno-placentária-fetal

A maioria dos fármacos usados na gestação atravessa a placenta e expõe o feto em desenvolvimento aos seus possíveis efeitos farmacológicos e teratogênicos. Os fatores críticos que afetam a transferência do fármaco através da placenta e seus efeitos no feto incluem: (a) as propriedades físico-químicas do fármaco; (b) a taxa e a magnitude com que o fármaco atravessa a placenta; (c) a duração da exposição; (d) a distribuição em diferentes tecidos fetais; (e) o estágio de desenvolvimento no momento da exposição; e (f) os efeitos dos fármacos usados em combinação (28).

Propriedades físico-químicas

A transferência do fármaco através da placenta é dependente da lipossolubilidade e do grau de ionização do fármaco. Os fármacos lipofílicos tendem a se difundir facilmente através da placenta para entrar na circulação fetal. Fármacos altamente ionizados, como a succinilcolina e a tubocurarina, utilizadas em cesarianas, atravessam a placenta lentamente e atingem concentrações muito baixas no feto, em comparação com o tiopental lipossolúvel. A impermeabilidade da placenta para os compostos polares é relativa em vez de absoluta. Se gradientes de concentração materno-fetal suficientemente elevados forem alcançados, os compostos polares atravessam a placenta em quantidades mensuráveis. O salicilato, que é quase totalmente ionizado em pH fisiológico, atravessa a placenta rapidamente. Isso ocorre porque a pequena quantidade de salicilato que não é ionizada é altamente lipossolúvel.

O peso molecular do fármaco afeta a taxa de transferência e a quantidade de fármaco transferida através da placenta. Fármacos com pesos moleculares de 250 a 500 conseguem atravessar a placenta facilmente, dependendo de lipossolubilidade e do grau de ionização; aqueles com pesos moleculares de 500 a 1.000 atravessam a placenta com mais dificuldade; e aqueles com pesos moleculares maiores do que 1.000 atravessam muito pouco. Uma aplicação clássica dessa propriedade é a escolha de heparina como anticoagulante para gestantes. Como é uma molécula grande (e polar), a heparina não atravessa a placenta. Ao contrário da varfarina, que é teratogênica e deve ser evitada durante o primeiro trimestre, a heparina é administrada com segurança a gestantes que precisam de anticoagulantes. No entanto, a placenta contém transportadores de fármacos, que conseguem transportar moléculas maiores para o feto. Por exemplo, vários anticorpos IgG maternos atravessam a placenta e podem causar morbidade fetal, como na incompatibilidade de Rh e como é o caso de alguns dos novos medicamentos biológicos.

Como o sangue materno tem um pH de 7,4, em comparação ao pH do sangue fetal de 7,3, os medicamentos com pKa acima de 7,4 serão mais ionizados no compartimento fetal, levando ao aprisionamento de íons e, por conseguinte, a níveis fetais mais elevados.

Transportadores placentários de fármacos

Durante as duas últimas décadas, numerosos transportadores de fármacos têm sido identificados na placenta, com reconhecimento crescente dos seus efeitos potenciais na transferência de fármacos para o feto. Por exemplo, os transportadores de glicoproteína P codificados pelo gene *MDR1* "derramam" na circulação materna vários fármacos, incluindo antineoplásicos (p. ex., doxorrubicina) e outros agentes. Da mesma forma, os inibidores de protease viral, que são substratos para a glicoproteína P, atingem apenas baixas concentrações no feto – um efeito que pode aumentar o risco de transmissão vertical pelo HIV da mãe para o feto. O hipoglicemiante glibenclamida apresenta concentrações muito menores no feto do que na mãe. Trabalhos recentes documentaram que esse agente sai da circulação fetal graças ao transportador BCRP, bem como ao transportador MRP3 localizado na borda em escova da membrana placentária. Além disso, uma ligação proteica materna muito elevada em glibenclamida (> 98,8%) contribui para reduzir os níveis fetais em comparação com as concentrações maternas. Isso pode explicar parcialmente a segurança fetal aparente da glibenclamida (29,30).

Ligação fármaco-proteína

O quanto o fármaco está ligado às proteínas plasmáticas (especialmente, albumina) também pode afetar a taxa de transferência e a quantidade transferida. No entanto, se um composto for muito lipossolúvel (p. ex., alguns gases anestésicos), não será muito afetado pela ligação proteica. A transferência desses fármacos mais lipossolúveis e suas taxas globais de equilíbrio são mais dependentes do (e proporcionais ao) fluxo sanguíneo placentário. Isso ocorre porque fármacos muito lipossolúveis difundem-se através das membranas placentárias tão rapidamente que suas taxas globais de equilíbrio não dependem de as concentrações livres do fármaco tornarem-se iguais em ambos os lados. Em contrapartida, se um fármaco for pouco lipossolúvel e ionizado, sua transferência será lenta e provavelmente será afetada por sua ligação às proteínas do plasma materno. A ligação proteica diferencial também é

QUADRO 14.8

Relações dose-resposta estocásticas e liminares de doenças produzidas por agentes ambientais.					
Relação	Patologia	Local	Doenças	Risco	Definição
Fenômenos estocásticos	Lesão de uma única célula pode acarretar doença	Ácido desoxirribonucleico	Câncer, mutação	Existe algum risco em todas as doses; em exposições baixas, o risco é inferior ao risco espontâneo	Incidência da doença aumenta, mas sua intensidade e natureza permanecem iguais
Fenômeno do limiar	Lesão multicelular	Forte variação na etiologia, afetando muitos processos celulares e orgânicos	Malformação, retardo do crescimento, morte, toxicidade química etc.	Não há aumento do risco abaixo da dose limiar	A intensidade e a incidência da doença aumentam com a dose

Modificado de Brent RL. Definition of a teratogen and the relationship of teratogenicity to carcinogenicity [Editorial]. *Teratology* 1986;34:359-360, com permissão.

importante, uma vez que alguns fármacos apresentam maior ligação proteica no plasma materno do que no plasma fetal em virtude de uma afinidade de ligação inferior das proteínas fetais. Esse fenômeno foi demonstrado para sulfonamidas, barbitúricos, fenitoína e agentes anestésicos locais.

Metabolismo do fármaco

Demonstrou-se que vários tipos diferentes de reações de oxidação aromáticas (p. ex., hidroxilação, N-desalquilação, demetilação) ocorrem no tecido placentário (31). O pentobarbital é oxidado desta forma. Em contrapartida, é possível que a capacidade metabólica da placenta resulte na criação de metabólitos tóxicos, e a placenta pode, por conseguinte, aumentar a toxicidade (p. ex., etanol, benzopirenos) (2). Os fármacos que atravessam a placenta entram na circulação fetal pela veia umbilical. Cerca de 40 a 60% de fluxo de sangue venoso umbilical entra no fígado fetal; o restante transpõe o fígado e entra na circulação fetal geral. Um fármaco que entra no fígado pode ser parcialmente metabolizado lá antes de entrar na circulação fetal. Além disso, uma grande proporção do fármaco presente na artéria umbilical (retornando à placenta) pode ser desviada através da placenta de volta para a veia umbilical e para o fígado novamente. Deve-se observar que os metabólitos de alguns fármacos são mais ativos do que o composto precursor e podem afetar o feto negativamente.

Farmacodinâmica fetal

A terapêutica fetal é uma área emergente na perinatologia. Ela envolve a administração de fármacos na gestante ou diretamente no feto, sendo este o alvo do medicamento. Como exemplo, são usados corticosteroides para estimular a maturação pulmonar fetal quando se espera um nascimento pré-termo. Já foi constatado que o fenobarbital, quando administrado em gestantes próximas do termo, induz enzimas hepáticas do feto responsáveis pela glicuronidação da bilirrubina, e a incidência de icterícia é inferior em RNs quando as mães recebem fenobarbital do que quando não o utilizam. Antes de a fototerapia tornar-se o modo preferido de terapia para a hiperbilirrubinemia indireta neonatal, o fenobarbital era utilizado para esta indicação. Embora a administração de fenobarbital para a mãe tenha sido sugerida recentemente como um meio de diminuir o risco de hemorragia intracraniana em RNs, grandes estudos randomizados não conseguiram confirmar esse efeito. Fármacos antiarrítmicos também têm sido administrados nas mães para tratamento de arritmias cardíacas fetais. Embora sua eficácia ainda não tenha sido determinada por estudos controlados, foi constatado em uma série de casos que digoxina, flecainida, procainamida, verapamil e outros agentes antiarrítmicos são efetivos.

Toxicidade fetal previsível

Com frequência, o feto responde aos fármacos com efeitos adversos previsíveis da resposta do adulto. O uso crônico de opioides, inibidores seletivos da recaptação de serotonina (ISRS), álcool etílico e sedativos hipnóticos pela mãe podem produzir dependência no feto e no RN. Esta dependência pode ser manifestada após o parto como síndrome de abstinência neonatal. Uma toxicidade fetal medicamentosa menos bem compreendida é causada pelo uso de inibidores da enzima conversora da angiotensina (ECA) durante a gestação. Esses fármacos podem resultar em dano renal significativo e irreversível no feto e, portanto, são contraindicados em gestantes. Os efeitos adversos podem também ser tardios, como no caso de fetos femininos expostos a dietilestilbestrol, que podem apresentar maior risco de adenocarcinoma da vagina após a puberdade.

Estudos preditivos *ex vivo* com a placenta humana

Um importante determinante na avaliação dos riscos fetais de fármacos é a estimativa da exposição fetal, que é realizada por meio da quantificação do volume de fármaco que atravessa a placenta humana. A avaliação da cinética da passagem transplacentária de fármacos em seres humanos tem numerosas limitações éticas que decorrem de preocupações relativas à segurança do feto e da gestante e do fato de a unidade fetoplacentária não ser facilmente acessível até o parto. Os estudos em animais não podem ser diretamente extrapolados para os seres humanos porque a placenta é o órgão de mamíferos mais espécie-específico (32). A cultura de células e os modelos de vesícula com membrana são limitados principalmente para a investigação de mecanismos específicos de transferência, tais como transporte ativo ou difusão passiva, e não apresentam integridade anatômica e fluxo sanguíneo.

Um modelo ideal, que contorna as limitações já mencionadas, é o lóbulo placentário humano perfundido *ex-vivo*. Ao contrário das preparações subcelulares ou homogeneizados do tecido, o tecido intacto perfundido que mantém sua integridade estrutural e sua organização célula-célula gera dados que refletem a situação *in vivo*. Além disso, as influências metabólicas e fisiológicas de origem materna e/ou fetal que podem gerar confusão são eliminadas, e as condições experimentais podem ser controladas. A placenta é o único órgão do corpo humano que pode ser armazenado após o nascimento e mantido vivo e funcional nas 4 a 6 horas seguintes a sua expulsão do útero, permitindo estudos de transferência e metabolismo do fármaco e da toxicologia placentária direta em seres humanos, em vez de em espécies de animais.

Um lóbulo placentário ou cotilédone é considerado a unidade funcional da placenta humana. No lado fetal, os vasos umbilicais ramificam-se na superfície da placenta e formam 40 a 70 troncos vilosos no termo. Esses troncos ramificam-se posteriormente para formar árvores vilosas ou cotilédones fetais. As vilosidades fetais são cobertas por uma camada de sinciciotrofoblastos, que separam as circulações materna e fetal, e através da qual ocorre a troca de passagem transplacentária. O lado materno da placenta consiste em 10 a 40 protuberâncias de formato irregular, cada uma das quais é ocupada por vários lóbulos (33). O lóbulo placentário é a estrutura perfundida nesse modelo de perfusão.

A primeira perfusão de um lóbulo placentário humano isolado foi descrita por Panigel *et al.* em 1967 (34,35) e foi posteriormente modificada por Schneider e Miller (31,33). Um par de veia-artéria fetal que promove um cotilédone bem-definido é identificado, e a superfície materna correspondente é confirmada para não haver trauma evidente e uma placa basal intacta. Os vasos fetais são canulados, e o fluxo de perfusato é estabelecido. O lóbulo é clampeado em uma câmara com o lado fetal para baixo, e o tecido placentário em excesso é removido. A solução salina tamponada na câmara suporta o peso do lóbulo e é colocada em banho-maria para manter a temperatura fisiológica. Amostras venosas da circulação materna são coletadas a partir de múltiplas aberturas venosas na placa decidual.

Os experimentos são realizados em uma configuração fechada (recirculante) ou aberta (passagem única ou não recirculante). Na configuração fechada, o perfusato é reciclado para imitar as condições fisiológicas. A transferência de fármacos, bem como a distribuição materno-placentária-fetal pode ser avaliada. A configuração aberta permite o cálculo da depuração do fármaco nas concentrações em equilíbrio dinâmico. O fármaco também pode ser adicionado igualmente às duas circulações na configuração fechada para quantificar o acúmulo em relação a um gradiente de concentração (34,35).

Efeitos fetais adversos da doença materna (ver também Capítulo 13)

Enfermidades maternas como diabetes melito, epilepsia, fenilcetonúria e endocrinopatias estão associadas a efeitos adversos sobre o feto. Em alguns casos, é difícil estabelecer se uma doença materna ou seu tratamento atua na etiologia das malformações fetais. Por exemplo, os fatores genéticos e ambientais que causam epilepsia também contribuem para o mau desenvolvimento associado à exposição à difenil-hidantoína (36).

O papel da desnutrição materna é uma área importante de pesquisa porque pode ser um fator contribuinte em muitas situações teratogênicas. Uma série de pesquisas forneceu evidências sugerindo que a suplementação de ácido fólico poderia reduzir a incidência de recorrência de defeitos do tubo neural em seres humanos (37-40). Depois, mostrou-se de maneira convincente que a suplementação de ácido fólico, 4 mg/dia, durante a concepção, reduz o risco de recorrência de defeitos do tubo neural em irmãos subsequentes de crianças com estes defeitos (41). Ademais, relatou-se que uma dose baixa de ácido fólico, 0,8 mg/dia, diminui a incidência de defeitos do tubo neural em uma população que não corria risco aumentado destes defeitos (42). Embora reduza a incidência de tais malformações, a suplementação de folato não previne todos os defeitos e não se sabe se ela corrige um defeito metabólico indefinido ou deficiência nutricional.

Genótipo

A constituição genética do organismo é um fator importante na suscetibilidade de determinada espécie a um fármaco ou substância química. Já foram descritos mais de 30 distúrbios com aumento da sensibilidade à toxicidade ou efeitos medicamentosos no ser humano em consequência de um traço hereditário (43). O efeito de um fármaco ou substância química depende dos genótipos materno e fetal e pode resultar em diferenças na sensibilidade celular, no transporte placentário, na absorção, no metabolismo (ativação, inativação, metabólitos ativos), na ligação a receptor e na distribuição de um agente. Isso explica algumas variações nos efeitos teratogênicos entre as espécies e os indivíduos.

ESTIMATIVA DOS RISCOS PARA O DESENVOLVIMENTO COM O USO DE FÁRMACOS DURANTE A GRAVIDEZ HUMANA

Avaliação dos dados disponíveis para o ser humano

Embora as substâncias químicas e os fármacos possam ser avaliados quanto ao potencial fetotóxico por meio de estudos com animais *in vivo* e sistemas *in vitro*, deve-se reconhecer que esses procedimentos de análise são apenas um componente no processo de avaliação do risco teratogênico em potencial de fármacos e substâncias químicas no ser humano. A investigação da teratogenicidade de fármacos e substâncias químicas deve incluir, quando possível, (a) dados obtidos de estudos epidemiológicos humanos, (b) dados de tendência secular em seres humanos, (c) estudos de toxicidade ao desenvolvimento em animais, (d) a relação de dose-resposta para a toxicidade desenvolvimental e a relação com a dose equivalente farmacocinética humana nos estudos com animais e (e) considerações da plausibilidade biológica (Quadro 14.9) (44,45). Esta abordagem tem maior valor quando empregada na avaliação de substâncias químicas e fármacos que são usados há algum tempo ou de novas substâncias que tenham um mecanismo de ação, estrutura, farmacologia e finalidade semelhantes a outros agentes muito estudados. A capacidade de definir uma relação causal entre um agente ambiental e o efeito abortigênico é mais difícil, pelos seguintes motivos:

- O aborto é um evento reprodutivo muito frequente e sua incidência varia sobremodo entre diferentes populações de mulheres. As diferenças na incidência de aborto entre duas populações em um único estudo podem advir apenas do acaso
- Existem múltiplas causas de aborto, e a maioria dos estudos epidemiológicos sobre o aborto não faz qualquer tentativa de determinar sua etiologia. Como a maioria dos abortos decorre de eventos pré ou periconcepção, é dificílimo parear pacientes nos estudos de casos-controle e seria necessário ter aumentos grandes de uma categoria etiológica de aborto induzido pelo ambiente para demonstrar uma elevação estatisticamente significativa na incidência de aborto espontâneo em uma população "exposta" de gestantes
- Os fatores de confundimento parecem ser mais significativos em estudos de aborto do que em estudos de defeitos congênitos (cocaína, fumo, álcool, sífilis, narcóticos, cafeína). Isso reduz ainda mais a possibilidade de que o agente em estudo tenha efeito abortigênico direto
- Na maioria dos estudos epidemiológicos, é difícil estimar ou controlar a incidência de abortos terapêuticos (46,47).

Uma das vantagens dos efeitos reprodutivos é que há frequentemente, mas nem sempre, concordância dos efeitos envolvendo mais de um parâmetro (crescimento, malformações, aborto, natimortalidade, prematuridade etc.). Os estudos sobre aborto isolado que não avaliam a totalidade dos efeitos reprodutivos estão em séria desvantagem, porque resultados espúrios ou não etiológicos podem ser erroneamente interpretados como relacionados causalmente a um fármaco ou tóxico ambiental.

Alguns pesquisadores e agências reguladoras dividem os fármacos e as substâncias químicas em compostos tóxicos e atóxicos para o desenvolvimento. Na verdade, pode-se avaliar a toxicidade em potencial para o desenvolvimento somente se forem considerados, no mínimo, o agente, a dose, a espécie e o estágio da gestação. O Quadro 14.10 sugere definições funcionais para toxicidade desenvolvimental no ser humano.

Os teratógenos e abortifacientes humanos em potencial compreendem um grande grupo de substâncias porque incluem todos os fármacos e substâncias químicas que podem induzir efeitos embriotóxicos e fetotóxicos em alguma exposição. Como essas exposições não são utilizadas nem alcançadas no ser humano, elas representam riscos mínimos ou nulos para o embrião humano.

Conceitos equivocados na avaliação da toxicidade ao desenvolvimento no ser humano

Conceitos equivocados têm gerado confusão em torno dos efeitos em potencial até mesmo de teratógenos comprovados. Os exemplos de conceitos errôneos incluem: se um agente consegue induzir um tipo de malformação, ele pode provocar qualquer malformação; um agente representa um risco em qualquer dose, uma vez comprovado que ele é teratogênico; e um agente que seja teratogênico provavelmente é abortigênico.

QUADRO 14.9

Evidências de toxicidade em potencial para o desenvolvimento no ser humano.

Estudos epidemiológicos: estudos epidemiológicos demonstram de modo consistente maior incidência de abortamento ou de um dado espectro de efeitos fetais nas populações humanas expostas

Dados de tendência secular: tendências seculares demonstram uma relação entre a incidência de abortamento ou um determinado efeito fetal e as exposições e variações nas populações humanas. O percentual da população exposta deve ser alto para esta análise

Estudos de toxicidade ao desenvolvimento em animais: um modelo animal simula o efeito no desenvolvimento humano em exposições clinicamente comparáveis. Como a simulação pode ocorrer em apenas uma espécie animal, se alguma vez ocorrer, não necessariamente seria observada durante um estudo inicial de toxicologia para o desenvolvimento. Portanto, os estudos da toxicidade ao desenvolvimento indicam um perigo em potencial geral em vez do potencial de um efeito adverso específico sobre o feto

Relação dose-resposta: a toxicidade ao desenvolvimento humano aumenta com a dose, e a toxicidade ao desenvolvimento em animais ocorre em uma dose que é farmacocineticamente equivalente à dose humana

Plausibilidade biológica: os mecanismos de toxicidade ao desenvolvimento são compreendidos ou os resultados são biologicamente plausíveis

Modificado de Brent RL. Method of evaluating alleged human teratogens [Editorial]. *Teratology* 1978;17:83; Brent RL. Definition of a teratogen and the relationship of teratogenicity to carcinogenicity [Editorial]. *Teratology* 1986;34:359-360, com permissão.

QUADRO 14.10
Definições do potencial de toxicidade ao desenvolvimento no ser humano.

Tóxico ao desenvolvimento: agente ou situação ambiental que comprovadamente provoca alterações permanentes ou morte no embrião ou feto após exposições intrauterinas que geralmente ocorrem ou podem ocorrer no ser humano

Potencial de toxicidade ao desenvolvimento: agente ou situação ambiental que não se demonstrou ser capaz de produzir alterações permanentes ou morte no embrião ou feto após exposições intrauterinas que geralmente ocorrem ou podem ocorrer no ser humano, mas pode afetar o embrião ou feto se a exposição foi intensificada substancialmente acima da exposição habitual. A maioria das substâncias químicas e fármacos tem o potencial de interromper uma gravidez intrauterina ou induzir defeitos do desenvolvimento se a exposição for aumentada o suficiente

Pouco ou nenhum potencial de toxicidade ao desenvolvimento: agente ou situação ambiental que comprovadamente não é embriotóxico ou fetotóxico em qualquer dose alcançável no ser humano. Por outro lado, um agente ambiental pode ser tão tóxico que não exerce efeito tóxico ao desenvolvimento humano porque mata a mãe antes ou na mesma dose em que começa a ter efeitos adversos sobre o embrião

Modificado de Brent RL. Method of evaluating alleged human teratogens [Editorial]. *Teratology* 1978;17:83, com permissão

Este conceito está incorreto. Os dados indicam claramente que teratógenos comprovados não têm a capacidade de produzir todos os defeitos congênitos. Muitos teratógenos são identificados com base nas malformações que eles produzem. Assim, o conceito de síndrome provavelmente é mais apropriado em teratologia clínica do que em qualquer outra área da medicina clínica. Alguns sinais ou sintomas aparecem em muitas síndromes teratogênicas, como restrição do crescimento ou retardo mental, portanto, não são discriminadores. Por outro lado, efeitos raros ou específicos, como surdez, retinite, ou um padrão de calcificações cerebrais, podem assinalar um dado teratógeno. Também é verdade que há superposição considerável nas síndromes de malformações, as quais nem sempre são distinguíveis. Defeitos congênitos produzidos pelo ambiente podem ser confundidos com malformações determinadas geneticamente. Usando a talidomida como exemplo, um paciente com aplasia bilateral e comunicação interventricular (CIV) pode ter a síndrome de Holt Oram ou a síndrome da talidomida. Pode ou não ser possível definir um diagnóstico com absoluta certeza, ainda que se obtenha história de ingestão de talidomida durante a gravidez. Porém, é possível refutar a sugestão de que a talidomida seja responsável por malformações congênitas em um indivíduo com base na natureza da malformação nos membros.

A especificidade de alguns teratógenos às vezes indica o mecanismo ou local de ação. Por exemplo, os efeitos predominantes no sistema nervoso central induzidos pelo metilmercúrio são compreendidos quando se conhece a propensão do mercúrio orgânico a ser armazenado em lipídios.

Alguns epidemiologistas têm discernimento precário ao agrupar as malformações. Como exemplo, os defeitos de redução dos membros são frequentemente estudados acerca de sua associação a teratógenos ambientais, mas em alguns estudos, defeitos dos membros que estão claramente relacionados com problemas da organogênese são agrupados com amputações congênitas, embora seja muito improvável que qualquer agente seja responsável por ambos os tipos de malformações. É evidente que os estudos epidemiológicos poderiam ser aprimorados se houvesse maior participação de teratologistas clínicos no planejamento e na execução dos estudos.

Os estudos de casos-controle sobre aborto espontâneo contêm sérios erros, a menos que as populações em estudo sejam semelhantes no tocante ao estágio da gravidez em que o aborto ocorreu. Este desenho de estudo diminui a possibilidade de que a taxa de abortos diferirá devido ao processo de seleção em vez do fármaco ou agente ambiental em questão. Infelizmente, a maioria dos estudos epidemiológicos que tratam de abortos induzidos por fármacos ou pelo ambiente não tenta determinar a etiologia do aborto.

EMBRIOTOXICIDADE E FETOTOXICIDADE EM POTENCIAL DE ALGUNS FÁRMACOS PRESCRITOS E AUTOADMINISTRADOS

Avaliamos a literatura a respeito de alguns fármacos que causam ou são suspeitos de causar efeitos deletérios durante a gravidez em seres humanos. Os dados incluíram estudos epidemiológicos humanos, dados de tendência secular em seres humanos quando apropriado e estudos de toxicidade ao desenvolvimento em animais. Em nossa análise, consideramos a relação de dose-resposta da teratogenicidade, a relação com a dose equivalente farmacocinética humana nos estudos em animais e a plausibilidade biológica (Quadro 14.9) (43,44). O Quadro 14.11 descreve esses fármacos/substâncias, citando seus efeitos adversos em potencial no ser humano. Embora respondam por uma pequena porcentagem de todas as malformações e abortos, essas substâncias são importantes porque as exposições são preveníveis.

Álcool etílico (etanol)

Os efeitos adversos na prole do consumo excessivo de etanol durante a gravidez são reconhecidos há mais de 200 anos (48). Contudo, foram Jones e colaboradores (49) que definiram a síndrome alcoólica fetal (SAF) em crianças com restrição do crescimento intrauterino, microcefalia, retardo mental, hipoplasia maxilar, filtro plano, lábio superior fino e redução da largura das fissuras palpebrais. Também se observaram anormalidades cardíacas. Muitos dos filhos de alcoólatras tinham SAF, e todas as crianças afetadas apresentavam atraso do desenvolvimento (49,50).

Um período de maior suscetibilidade não está claramente definido, mas o risco de efeitos adversos aumenta com o maior consumo, e episódios de embriaguez no início da gestação podem elevar o risco de efeitos relacionados com álcool etílico (51). O risco de redução do crescimento cerebral e da sua diferenciação, que advém do alto consumo de etanol, é maior durante o segundo e o terceiro trimestre. O consumo crônico de 180 g de álcool etílico por dia constitui alto risco, porém a SAF é improvável quando a mãe consome menos de dois drinques (equivalente a 30 g de álcool) por dia (52). A diminuição do consumo ou a abstinência no início da gestação reduzirá a incidência e intensidade dos efeitos relacionados com o etanol (51,53), mas não elimina totalmente o risco de algum grau de comprometimento físico ou comportamental. É provável que a síndrome humana envolva os efeitos diretos do álcool etílico e os efeitos indiretos da suscetibilidade genética e nutrição insatisfatória. O alcoolismo pode ter efeitos deletérios no metabolismo intermediário e na nutrição da mãe, especialmente se houver cirrose alcoólica, o que pode contribuir para um ambiente adverso ao embrião em desenvolvimento.

Embora muitas mães alcoólatras fumem e consumam outras substâncias, não resta dúvida a partir dos dados em seres humanos e animais de que a ingestão de álcool etílico isolada pode ter um efeito desastroso sobre o embrião ou feto em desenvolvimento. A incidência relatada de SAF varia amplamente em diferentes estudos, mas parece ser de cerca de 6% na prole de mulheres com consumos altos de etanol durante a gestação (54). A síndrome alcoólica fetal talvez seja a causa mais comumente reconhecida de deficiência mental induzida pelo ambiente; pelo menos várias centenas de crianças nascem a cada ano com SAF plena, e provavelmente muitas outras sofrem efeitos fetais mais sutis do álcool (52,55).

Na última década, o termo SAF foi substituído por transtorno do espectro alcoólico fetal, que mais bem descreve a vasta gama de possíveis patologias para o encéfalo em desenvolvimento.

QUADRO 14.11

Efeitos e riscos estimados de alguns fármacos prescritos e substâncias autoadministradas durante a gravidez humana.

Alguns fármacos e substâncias	Efeitos ou associações relatadas e riscos estimados	Comentários[a]
Ácido acetilsalicílico	Não há aumento do risco de malformações ou de aborto com baixas doses (60 a 150 mg/dia). O ácido acetilsalicílico deve ser suspenso 1 semana antes do parto previsto para reduzir o risco de sangramento materno ou neonatal	Usado no tratamento da pré-eclâmpsia, insuficiência placentária idiopática, lúpus eritematoso sistêmico, hiperagregação plaquetária
Ácido valproico	As malformações são principalmente defeitos do tubo neural e dismorfologia facial. As características faciais associadas a este fármaco não foram diagnosticadas. Cabeça pequena e atrasos no desenvolvimento foram relatados com altas doses. O risco de espinha bífida é de aproximadamente 1%, mas o risco de dismorfologia facial é maior. Como as exposições terapêuticas aumentam a incidência de defeitos do tubo neural, espera-se um pequeno aumento na incidência de abortos	Qualidade das informações disponíveis: boa. Anticonvulsivante; pouco se sabe sobre a ação teratogênica do ácido valproico
Álcool etílico	Síndrome alcoólica fetal: restrição do crescimento intrauterino, hipoplasia maxilar, redução da largura das fissuras palpebrais, feições típicas, porém não diagnósticas, microcefalia, retardo mental. Relatou-se aumento dos abortos espontâneos, mas como as gestantes que abusam de álcool têm múltiplos outros fatores de risco, é difícil determinar se este é um efeito direto sobre o embrião. O consumo de 180 g de álcool ou mais por dia constitui alto risco, porém é provável que ocorram efeitos nocivos em exposições menores	Qualidade das informações disponíveis: boa a excelente. Efeitos citotóxicos diretos do etanol e efeitos indiretos do alcoolismo. Embora provável, a dose teratogênica limiar varia entre os indivíduos em virtude de múltiplos fatores
Aminopterina, metotrexato	Microcefalia, hidrocefalia, fenda palatina, meningomielocele, restrição do crescimento intrauterino, ossificação craniana anormal, redução dos derivados do primeiro arco branquial, retardo mental, restrição ao crescimento pós-natal. A aminopterina pode induzir aborto dentro de sua faixa terapêutica; é usada com esta finalidade para eliminar embriões ectópicos. O risco de doses terapêuticas não é conhecido, mas parece ser moderado a alto	Qualidade das informações disponíveis: boa. Agentes antineoplásicos, antimetabólicos; antagonistas do ácido fólico que inibem a di-hidrofolato redutase, resultando em morte celular
Androgênios	Masculinização do embrião feminino: clitoromegalia com ou sem fusão dos lábios menores do pudendo. Malformações não genitais não foram relatadas. As exposições a androgênios que resultam em masculinização têm baixo potencial de induzir aborto. Com base em estudos com animais, a masculinização comportamental da fêmea humana é rara	Qualidade das informações disponíveis: boa. Os efeitos dependem da dose e do estágio; estimulam o crescimento e a diferenciação de tecidos que contêm receptores dos esteroides sexuais
Antibióticos	*Estreptomicina*: a estreptomicina e um grupo de fármacos ototóxicos podem afetar o oitavo nervo craniano e comprometer a audição; este é um fenômeno de risco relativamente baixo. Não há dados suficientes para estimar o potencial abortigênico da estreptomicina. Como o efeito deletério limita-se ao NC VIII, é improvável que modifique a incidência de aborto *Tetraciclina*: manchas nos ossos e nos dentes podem ocorrer com doses terapêuticas. Doses altas persistentes podem causar hipoplasia do esmalte dentário. O risco de outras malformações congênitas não é aumentado. As doses terapêuticas habituais não constituem risco mais alto de aborto para o embrião ou feto A penicilina G benzatina usada no tratamento da sífilis não provoca efeitos fetais adversos nos esquemas terapêuticos habituais A ceftriaxona e a doxiciclina usadas no tratamento da gonorreia não provocam efeitos fetais adversos nos esquemas terapêuticos habituais A eritromicina base ou seu sal estearato, usada no tratamento de infecção por *Chlamydia*, envolve um possível aumento do risco de hepatite colestática nas doses terapêuticas habituais	Qualidade das informações disponíveis: razoável a boa. Terapia materna prolongada na gravidez está associada a deficiência auditiva na prole Qualidade das informações disponíveis: boa. Efeitos observados apenas se a exposição for tardio no primeiro ou no segundo ou no terceiro trimestres, porque as tetraciclinas têm de interagir com tecido calcificado Esses antibióticos são usados no final da gravidez para tratar doenças sexualmente transmissíveis
Anti-hipertensivos (excluindo inibidores da ECA)	*Clonidina*: agonista alfa-adrenérgico direto que parece ser relativamente seguro durante a gravidez, mas há poucos dados disponíveis *Hidralazina*: vasodilatador frequentemente usado em combinação com a metildopa e considerado seguro *Metildopa*: antagonista adrenérgico de ação central e atualmente o anti-hipertensivo mais seguro disponível para uso durante a gestação, sem efeitos adversos relatados sobre o feto ou o desenvolvimento físico e mental *Nifedipino*: bloqueador dos canais de cálcio cujo potencial de efeitos adversos no uso prolongado como anti-hipertensivo é desconhecido *Propranolol*: betabloqueador cujo uso prolongado aumenta o risco de restrição do crescimento intrauterino	–
Azul de metileno	Anemia hemolítica e icterícia no período neonatal após exposição no final da gravidez. Pode haver risco baixo de atresia intestinal, mas isso ainda não está claro. Não há evidências de aumento do risco de aborto	Qualidade das informações disponíveis: ruim a razoável. Usado para marcar a cavidade amniótica durante a amniocentese

(continua)

QUADRO 14.11

Efeitos e riscos estimados de alguns fármacos prescritos e substâncias autoadministradas durante a gravidez humana. (*Continuação*)

Alguns fármacos e substâncias	Efeitos ou associações relatadas e riscos estimados	Comentários[a]
Benzodiazepínicos	Os benzodiazepínicos parecem causar aumento mínimo do risco de malformações nas faixas terapêuticas; exposições mais altas podem elevar o risco. O risco de aborto é desconhecido *Clordiazepóxido* parece ter risco mínimo de anomalias congênitas e nenhum aumento do risco de aborto em doses terapêuticas. Exposições mais altas provavelmente elevam o risco de efeitos adversos sobre o feto, mas a magnitude da elevação é desconhecida *Diazepam*: exposição no terceiro trimestre pode afetar o feto e o RN de maneira reversível; há aumento mínimo do risco de malformações congênitas e nenhum aumento demonstrado do risco de aborto nas exposições terapêuticas *Meprobamato*: fracamente associado a uma variedade de malformações congênitas, porém os dados são insuficientes para confirmar ou excluir um pequeno aumento do risco de malformações devidas a exposições no início da gravidez	Os benzodiazepínicos são amplamente usados como ansiolíticos durante a gravidez
Cafeína	A cafeína é teratogênica em espécies de roedores com doses de 150 mg/kg. Não há dados convincentes de que a exposição moderada ou habitual (300 mg/dia ou menos) constitua um risco mensurável de malformação ou grupo de malformações para o ser humano. Por outro lado, o consumo excessivo de cafeína (acima de 300 mg/dia) durante a gestação está associado a retardo do crescimento e perda embrionária	Qualidade das informações disponíveis: razoável a boa. Efeitos comportamentais já foram relatados e parecem ser transitórios ou temporários; mais informações são necessárias acerca da população com exposições mais altas
Carbamazepina	Defeitos craniofaciais leves (inclinação ascendente das fissuras palpebrais, pregas epicânticas, nariz curto com filtro longo), hipoplasia ungueal nas mãos e atraso do desenvolvimento. Risco teratogênico é desconhecido, mas provavelmente significativo para os defeitos menores. Os dados são escassos para determinar se a carbamazepina eleva o risco de aborto. Como é mais provável o aborto de embriões com múltiplas malformações, parece que a carbamazepina encerra baixo risco, uma vez que estes tipos de malformações não foram relatados	Qualidade das informações disponíveis: razoável a boa. Anticonvulsivante; sabe-se pouco sobre o mecanismo. A epilepsia contribui para o aumento do risco de anomalias fetais
Carbonato de lítio	Embora os estudos com animais tenham demonstrado risco teratogênico claro, o efeito em seres humanos é incerto. Relatos iniciais indicaram aumento da incidência da anomalia de Ebstein, outros defeitos do coração e grandes vasos, porém com a publicação de novos estudos, a força desta associação diminuiu. Níveis de lítio dentro da faixa terapêutica (< 1,2 mg%) não aumentam o risco de aborto	Qualidade das informações disponíveis: razoável a boa. Antidepressivo; mecanismo indefinido
Ciclofosfamida	Restrição ao crescimento, ectrodactilia, sindactilia, anomalias cardiovasculares e outras anomalias menores. O risco teratogênico parece estar aumentado, porém a magnitude do risco é incerta. Quase todos os agentes quimioterápicos têm o potencial de induzir aborto. O risco está relacionado com a dose; nas doses terapêuticas menores, o risco é baixo	Qualidade das informações disponíveis: razoável. Agente alquilante antineoplásico; requer ativação da monooxidase do citocromo P450; interage com o DNA, resultando na morte celular
Cocaína	Parto pré-termo; perda fetal; descolamento prematuro da placenta; retardo do crescimento intrauterino; microcefalia; anormalidades neurocomportamentais; fenômenos disruptivos vasculares resultando em amputação de membros, infartos cerebrais e certos tipos de malformações viscerais e do sistema urinário. Os dados são escassos para indicar se a cocaína aumenta o risco de aborto no primeiro trimestre. O risco levemente aumentado de fenômenos disruptivos vasculares devido ao comprometimento vascular do útero grávido resulta mais provavelmente em aborto no segundo trimestre ou natimortalidade. É possível que doses mais altas acarretem aborto precoce. O risco de efeitos deletérios sobre o destecho fetal é significativo; o risco de grandes efeitos disruptivos é baixo, mas pode ocorrer na parte final do primeiro trimestre e no segundo e no terceiro trimestres	Qualidade das informações disponíveis: razoável a boa. A cocaína causa um padrão complexo de efeitos cardiovasculares em decorrência de suas atividades anestésicas locais e simpaticomiméticas na mãe. A fetopatologia provavelmente resulta do hipofluxo sanguíneo uterino e efeitos vasculares fetais. Devido ao mecanismo de teratogenicidade da cocaína, uma síndrome da cocaína bem definida é improvável. Desnutrição acompanha o abuso da cocaína, e abuso de múltiplas substâncias é comum
Derivados cumarínicos	Hipoplasia nasal; pontilhado das epífises secundárias; retardo do crescimento intrauterino; anomalias dos olhos, mãos, pescoço; defeitos anatômicos variáveis do sistema nervoso central (ausência do corpo caloso, hidrocefalia, hipoplasia cerebral assimétrica). Risco da exposição é de 10 a 25% da 8ª à 14ª semana de gestação. Também há elevação do risco de perda da gravidez. Há risco de sangramento para a mãe e o feto por ocasião do trabalho de parto e do parto	Qualidade das informações disponíveis: boa. Anticoagulante; sangramento é uma explicação improvável para os efeitos produzidos no primeiro trimestre. Os defeitos no SNC podem ocorrer em qualquer época durante o segundo e terceiro trimestres, e podem estar relacionados com sangramento
Dietilestilbestrol (DES)	O adenocarcinoma de células claras da vagina ocorre em aproximadamente 1:1.000 a 1:10.000 meninas expostas *in utero* Adenose vaginal ocorre em cerca de 75% das meninas expostas *in utero* antes da 9ª semana de gestação. Anomalias no útero e na cérvice podem comprometer a fertilidade e ocasionar maior incidência de prematuridade, embora a maioria das mulheres expostas ao DES *in utero* consiga engravidar e dar à luz RNs normais. A exposição	Qualidade das informações disponíveis: razoável a boa. Estrogênio sintético; estimula os tecidos que contêm receptor de estrogênios; pode causar tecido genital ectópico, que tem maior propensão ao câncer

(*continua*)

QUADRO 14.11

Efeitos e riscos estimados de alguns fármacos prescritos e substâncias autoadministradas durante a gravidez humana. (*Continuação*)

Alguns fármacos e substâncias	Efeitos ou associações relatadas e riscos estimados	Comentários[a]
Dietilestilbestrol (DES) (*continuação*)	*in utero* ao DES aumentou a incidência de lesões genitourinárias e infertilidade em homens. O DES pode interferir na sobrevida do zigoto, porém não interfere na sobrevida do embrião quando fornecido na dose habitual após a implantação. A prole exposta ao DES *in utero* corre risco aumentado de prematuridade, mas não parece ter risco mais alto de aborto no primeiro trimestre	
Difenil-hidantoína	Síndrome da hidantoína: microcefalia, retardo mental, fenda labial/palatina, unhas e falanges distais hipoplásicas; feições típicas, porém não diagnósticas. Associações documentadas apenas com exposição crônica. Ampla variação no risco relatado de malformações, mas parece ser de no máximo 10%. Os poucos dados epidemiológicos indicam risco baixo de aborto nas exposições terapêuticas por causa de epilepsia. No tratamento a curto prazo, por exemplo, terapia profilática de traumatismo craniano, não há risco considerável	Qualidade das informações disponíveis: razoável a boa. Anticonvulsivante; efeito direto nas membranas celulares, folato e metabolismo da vitamina K. Intermediário metabólico (epóxido) foi sugerido como agente teratogênico
Digoxina	Nenhum efeito fetal adverso relatado nos esquemas terapêuticos habituais	Usada no tratamento de arritmias fetais
D-Penicilamina	Cútis flácida, hiperflexibilidade das articulações. O distúrbio parece ser reversível, e o risco é baixo. Não há dados humanos sobre o risco de aborto	Qualidade das informações disponíveis: razoável a boa. Agente quelante de cobre; provoca deficiência de cobre, inibindo a síntese e a maturação do colágeno
Fenobarbital	Nenhum efeito fetal adverso relatado nos esquemas terapêuticos habituais	Pode ser usado na prevenção ou redução da hemorragia intraventricular em RNs prematuros
Glicocorticosteroides	*Dexametasona, Betametasona, Hidrocortisona, Metilprednisona*: os glicocorticosteroides não se mostraram teratogênicos, porém a terapia crônica pode resultar em prematuridade e retardo do crescimento intrauterino	Os glicocorticosteroides são usados no final da gravidez para reduzir a dificuldade respiratória em RNs prematuros e tratar a hiperplasia suprarrenal congênita. Também são usados no tratamento de doenças reumáticas, outras afecções inflamatórias agudas e crônicas e transplante de órgãos
Imunoglobulina anti-Rh	Não há efeitos fetais adversos associados à profilaxia da imunização contra Rh com imunoglobulinas específicas	–
Indometacina	Pode prolongar o trabalho de parto e predispor o RN à enterocolite necrosante quando usada como agente tocolítico	Usada para prevenção ou redução da hemorragia intraventricular em RNs prematuros e no tratamento do poli-hidrâmnio
Misoprostol	O misoprostol é análogo sintético das prostaglandinas, usado por milhões de mulheres para aborto ilegal. Relatou-se baixa incidência de fenômenos de ruptura vascular, como defeitos de redução dos membros e a síndrome de Möbius	Qualidade das informações disponíveis: razoável. Estudos clássicos de teratologia com animais seriam inúteis na descoberta desses efeitos, porque os efeitos de ruptura vascular ocorrem após o período de organogênese inicial
Oxazolidina-2,4-dionas (trimetadiona, parametadiona)	Síndrome da trimetadiona fetal: sobrancelhas em forma de V, orelhas de implantação baixa com hélice dobrada anteriormente, palato em ogiva, dentes irregulares, anomalias do SNC, atraso grave do desenvolvimento. Ampla variação no risco relatado. Feições típicas documentadas apenas na exposição crônica. O potencial abortifaciente não foi estudado adequadamente, mas parece ser mínimo	Qualidade das informações disponíveis: boa a excelente. Anticonvulsivantes; atuam na permeabilidade das membranas celulares. Mecanismo de ação indeterminado
Progestinas	Masculinização do embrião feminino exposto a altas doses de algumas progestinas derivadas da testosterona, e podem interagir com receptores da progesterona no fígado e cérebro mais tarde na gravidez A dose de progestinas presentes nos contraceptivos orais modernos não constitui risco de masculinização ou feminização. Todas as progestinas não acarretam risco de malformações não genitais. Muitas progestinas sintéticas e a progesterona natural são usadas para tratar a deficiência da fase lútea, embriões implantados por meio de fertilização *in vitro* (FIV) com ameaça de aborto ou sangramento na gestação, com resultados variáveis. Por outro lado, as progestinas sintéticas que interferem na função da progesterona podem causar perda precoce da gravidez; mifepristona (RU-486) (a mifepristona é proibida no Brasil) atualmente é usada com esta finalidade	Qualidade das informações disponíveis: boa. Estimula ou interfere nos tecidos que contêm receptores dos esteroides sexuais
Retinoides sistêmicos (isotretinoína, etretinato)	Aumento do risco de defeitos no SNC, coração e aorta, orelhas e fendas. Microtia, anotia, aplasia tímica e de outro arco branquial, anormalidades do arco aórtico e certas malformações cardíacas congênitas. Os embriões expostos estão sob risco mais alto de aborto. Isso é plausível, porque muitas das malformações, como defeitos do tubo neural, estão associadas a risco elevado de aborto	Qualidade das informações disponíveis: razoável. Usados no tratamento de dermatoses crônicas. Os retinoides podem causar citotoxicidade direta e alterar a morte celular programada; afetam muitos tipos celulares, porém as células da crista neural são especialmente sensíveis

(*continua*)

QUADRO 14.11

Efeitos e riscos estimados de alguns fármacos prescritos e substâncias autoadministradas durante a gravidez humana. (*Continuação*)

Alguns fármacos e substâncias	Efeitos ou associações relatadas e riscos estimados	Comentários[a]
Retinoides tópicos (tretinoína)	Estudos epidemiológicos, estudos com animais e estudos de absorção em seres humanos não sugerem risco teratogênico. Independentemente dos riscos associados aos retinoides administrados por via sistêmica, os retinoides tópicos constituem risco baixo ou nulo de retardo do crescimento intrauterino, teratogênese ou aborto porque são minimamente absorvidos e apenas uma pequena porcentagem da pele é exposta	Qualidade das informações disponíveis: ruim. A administração tópica de doses terapêuticas de tretinoína em animais não é teratogênica, porém exposições maciças podem produzir toxicidade materna e efeitos reprodutivos. O mais importante, a administração tópica em seres humanos produz níveis sanguíneos não mensuráveis
Tabagismo e nicotina	Lesões placentárias; retardo do crescimento intrauterino; aumento das taxas de morbidade e mortalidade pós-natais. Embora haja alguns estudos que relatam aumento de malformações anatômicas, a maioria dos estudos não relata essa associação. Não existe uma síndrome associada ao tabagismo materno. As complicações maternas ou placentárias podem acarretar morte fetal. As exposições à nicotina e à fumaça do tabaco encerram risco significativo de perda da gravidez no primeiro e segundo trimestres	Qualidade das informações disponíveis: boa a excelente. Embora a fumaça de tabaco contenha muitos elementos, a nicotina pode induzir vasculite com espasmo vascular, o que resultou na incidência mais alta de patologia placentária
Talidomida	Defeitos de redução dos membros (efeitos pré-axiais preferenciais, focomelia), hemangioma facial, atresia esofágica ou duodenal, anomalias das orelhas externas, olhos, rins e coração, incidência mais alta de mortalidade neonatal e infantil. A síndrome da talidomida, embora típica e reconhecível, pode ser simulada por algumas doenças genéticas. Os dados são escassos acerca do seu potencial abortigênico, mas parece haver aumento do risco de aborto	Qualidade das informações disponíveis: boa a excelente. Agente sedativo-hipnótico. A etiologia da teratogênese da talidomida não foi esclarecida de maneira definitiva
Tireoide: iodetos, agentes antitireóideos (tioamidas)	Hipotireoidismo ou bócio fetal com lesão neurológica e auricular variável. Hipotireoidismo materno está associado a aumento da infertilidade e aborto. A ingestão materna de 12 mg de iodeto por dia ou mais eleva o risco de bócio fetal. As tioamidas podem causar bócio fetal, mas pode-se ajustar a dose para minorar este efeito	Qualidade das informações disponíveis: boa. Efeito fetopático dos iodetos e agentes antitireóideos envolve bloqueio metabólico, redução da síntese de hormônios tireóideos e o desenvolvimento da glândula
Tocolíticos	Não há relatos de resultado fetal adverso secundário à exposição a doses terapêuticas de terbutalina, ritodrina ou sulfato de magnésio	–
Tolueno	Retardo do crescimento intrauterino; anomalias craniofaciais; microcefalia. É provável que exposições altas por abuso ou intoxicação aumentem o risco de teratogênese e aborto. Exposições ocupacionais não devem elevar o risco teratogênico ou abortigênico. A magnitude do aumento do risco de teratogênese e aborto nas pessoas que abusam de tolueno não é conhecida, porque esta exposição é variável demais	Qualidade das informações disponíveis: ruim a razoável. Neurotoxicidade é produzida em adultos que abusam de tolueno; efeito semelhante pode ocorrer no feto
Tuberculostáticos	Os fármacos prescritos para tuberculose incluem aminoglicosídios, etambutol, isoniazida, rifampicina e etionamida. Os efeitos ototóxicos da estreptomicina (discutidos anteriormente) são o único efeito adverso comprovado sobre o feto. As exposições terapêuticas a outros tuberculostáticos parecem representar um risco muito baixo de teratogênese e risco ainda menor de aborto	–
Vitaminas	*Biotina*: não há efeitos fetais adversos nos esquemas terapêuticos habituais *Cianocobalamina*: não há efeitos fetais adversos nos esquemas terapêuticos habituais *Ácido fólico*: a eficácia da suplementação de ácido fólico para reduzir a recorrência de defeitos do tubo neural pode ser limitada a um segmento da população. Não há efeitos fetais adversos nos esquemas terapêuticos habituais *Vitamina A*: as mesmas malformações relatadas com os retinoides foram descritas com doses muito altas de vitamina A (retinol). Exposições inferiores a 10.000 UI não constituem risco para o feto. Na sua dose recomendada, a vitamina A não encerra risco aumentado de aborto *Vitamina D*: altas doses de vitamina D estão possivelmente implicadas na etiologia da estenose aórtica supravalvar, fácies de elfo e retardo mental. Não há dados sobre o efeito abortigênico da vitamina D	Usada no tratamento da deficiência de múltiplas carboxilases Usada no tratamento da acidemia metilmalônica responsiva à vitamina B_{12} Usado para reduzir a recorrência de defeitos do tubo neural Qualidade das informações disponíveis: boa. Concentrações altas de ácido retinoico são citotóxicas; pode interagir com DNA, retardando a diferenciação e/ou inibindo a síntese de proteínas Qualidade das informações disponíveis: ruim. O mecanismo provavelmente envolve ruptura da regulação do cálcio celular por doses excessivas

[a] Modificado de Friedman JM, Prolifka JE. *Teratogenic effects of drugs (TERIS)*, 2nd ed. Baltimore, MD: Johns Hopkins University Press, 2000.

Aminopterina e metotrexato

A aminopterina e o metotrexato (metilaminopterina) são antagonistas do ácido fólico que inibem a di-hidrofolato-redutase, resultando em morte celular durante a fase S do ciclo celular (56). Abortos terapêuticos induzidos pela aminopterina geraram malformações (hidrocefalia, fenda palatina, meningomielocele e restrição do crescimento) em alguns dos abortos (57-59). Três relatos de casos de crianças expostas à aminopterina in utero incluíram observações de restrição do crescimento, ossificação craniana anormal, palato em ogiva e redução nos derivados do primeiro arco branquial (60). O padrão de malformações associadas à exposição a um dos compostos foi denominado síndrome da aminopterina/metotrexato fetal (61). As manifestações essenciais deste padrão de malformações abrangem deficiência do crescimento pré-natal, ossificação craniana anormal, micrognatia, orelhas pequenas de implantação baixa e anormalidades dos membros. Também há três relatos de casos até o presente de atraso grave do desenvolvimento em crianças com síndrome do metotrexato (62-64). O metotrexato é usado terapeuticamente como abortifaciente, para tratamento da artrite reumatoide e outras doenças autoimunes e como agente antineoplásico. Skalko e Gold demonstraram um efeito de limiar e aumento dependente da dose nas malformações em camundongos expostos ao metotrexato in utero (65). Embora tenham-se induzido malformações em ratos em doses superiores às usadas no ser humano (66), doses menores do que aquelas usadas no ser humano resultaram em malformações em coelhos (67). A análise dos dados humanos indica um período crítico de exposição ao metotrexato entre 6 e 8 semanas após a concepção em doses acima de 10 mg/semana para o desenvolvimento da síndrome da aminopterina/metotrexato (68). O risco de efeitos adversos causados por aminopterina na faixa terapêutica habitual não está definido precisamente, mas parece ser moderado a alto (59). Um estudo multicêntrico de coorte prospectivo recente demonstrou aumento de riscos teratogênicos a partir de uma dose pequena de metotrexato utilizada no tratamento de doença reumática, se tomada durante o primeiro trimestre (69).

Androgênios

A masculinização da genitália externa da menina foi relatada após exposição in utero a altas doses de testosterona, metiltestosterona e enantato de testosterona (70,71). A masculinização caracteriza-se por clitoromegalia com ou sem fusão dos lábios menores do pudendo, sem malformações congênitas associadas. As meninas afetadas apresentam desenvolvimento sexual secundário normal na puberdade (72).

Muitos modelos em animais mostram os efeitos masculinizantes dos androgênios. Estudos bem conhecidos foram realizados por Greene e colaboradores no rato, Raynaud no camundongo, Bruner e Witschi no hamster, Jost no coelho e Wells e Van Wagenen no macaco (73-77). Esses estudos demonstraram a masculinização do seio urogenital, seus derivados e da genitália externa, embora houvesse pouco efeito nos ductos de Müller e não tenha ocorrido inversão ovariana. Com base em estudos experimentais com animais de comportamento sexualmente dimórfico alterado em cobaias do sexo feminino (78-83), a masculinização comportamental da fêmea em decorrência da exposição pré-natal a androgênios no ser humano será rara. A literatura disponível indica que os efeitos dos androgênios no feto dependem da dose e do estágio de desenvolvimento em que a exposição ocorreu.

Inibidores da enzima conversora da angiotensina

O primeiro inibidor da enzima conversora da angiotensina (ECA), captopril, foi introduzido em 1981 no tratamento da hipertensão arterial grave refratária. Desde então, o número de inibidores da ECA aumentou e atualmente inclui enalapril, lisinopril, quinapril, perindopril, fosinopril, ramipril e cilazapril (84). Sua relativa eficácia, combinada com a escassez de efeitos colaterais em comparação com outros anti-hipertensivos, tornou-os extremamente populares no tratamento de todos os tipos de hipertensão, insuficiência cardíaca congestiva e nefropatia diabética.

Esses medicamentos são inibidores competitivos da ECA, uma carboxipeptidase que é parte essencial do sistema da renina-angiotensina (84). A ECA catalisa a conversão de angiotensina I em angiotensina II, um dos vasoconstritores conhecidos mais potentes. É a mesma enzima que a cininase II, e também catalisa a degradação da bradicinina. Um peptídio vasodilatador, a bradicinina estimula a liberação de outras substâncias vasodilatadoras, incluindo as prostaglandinas e o fator de relaxamento derivado do endotélio (85). Ambos os mecanismos de ação contribuem para a redução da pressão arterial resultante da inibição da ECA (86).

Embora seja considerado relativamente seguro no tratamento da hipertensão arterial, o uso dos inibidores da ECA durante a gravidez esteve associado a desfechos fetais adversos em seres humanos e animais de laboratório. O primeiro caso de desfecho fetal adverso em seres humanos foi descrito em 1981 (87). Neste relato, o tratamento com captopril começou na 26ª semana de gestação, detectou-se oligoidrâmnio 2 semanas depois e realizou-se parto cesáreo na semana seguinte. O RN era anúrico e hipotenso e morreu com 7 dias. Os rins e a bexiga eram morfologicamente normais, mas encontraram-se focos hemorrágicos no córtex e na medula renais. Desde então, relataram-se inúmeros casos de efeitos fetais adversos graves e com frequência letais associados ao uso de inibidores da ECA durante a gravidez (88-90). Os achados mais constantes estão relacionados com disfunção renal fetal, acarretando oligoidrâmnio e anúria neonatal acompanhados por hipotensão grave (88-90). Também se descreveram restrição do crescimento intrauterino, hipoplasia pulmonar, hipocalvária, persistência do canal arterial e disgenesia tubular renal (90-92). Alguns desses efeitos também podem resultar do distúrbio para o qual os inibidores da ECA foram prescritos (88). Esses efeitos estão associados ao tratamento com inibidores da ECA apenas durante o segundo e terceiro trimestres. Não há relatos de desfecho fetal adverso associado ao uso de inibidor da ECA durante o primeiro trimestre (90,92). Como não parecem afetar a organogênese em seres humanos ou em estudos com animais, os inibidores da ECA não são teratógenos clássicos. Por esta razão, Pryde e colaboradores (90) propuseram o termo fetopatia por inibidores da ECA para descrever a síndrome típica que advém do uso desta classe de medicamentos durante a gravidez.

A maioria dos efeitos fetais adversos associados ao uso de inibidores da ECA na gestação decorre da ação terapêutica direta desses agentes sobre o feto. Os inibidores da ECA cruzam a placenta prontamente e inibem a atividade da ECA fetal (90,93). O hipofluxo sanguíneo renal causado por dilatação das arteríolas eferentes renais diminui a pressão de filtração glomerular, levando à anúria fetal e ao oligoidrâmnio (93,94). Esta, por sua vez, pode causar outros desfechos fetais adversos, como hipoplasia pulmonar. A produção de urina e a função tubular fetais começam por volta de 9 a 12 semanas de gestação; isso provavelmente explica a ausência de efeitos fetais adversos quando o tratamento com inibidores da ECA é suspenso no primeiro trimestre. Em alguns fetos acometidos, também se observou displasia renal, sobretudo ausência de diferenciação dos túbulos proximais renais (91,94,95).

A exposição aos inibidores da ECA durante a gravidez também acarretou casos graves de hipocalvária, um defeito da ossificação dos ossos membranosos do crânio que deixa o encéfalo fetal sem proteção adequada (90,91). Embora a patogenia ainda seja desconhecida, a perfusão inadequada do osso em desenvolvimento em decorrência da hipotensão fetal combinada com a pressão dos músculos uterinos secundária ao oligoidrâmnio pode explicar este defeito (91,92). Também foi sugerido que os inibidores da ECA influenciam a ossificação ao atuar nos fatores de crescimento derivados dos osteoblastos (91).

A despeito dos relatos consistentes de fetopatia devida aos inibidores da ECA, não há estudos controlados disponíveis para se avaliarem os riscos associados ao seu uso durante a gravidez. Como não há relato da incidência de efeitos fetais adversos do uso de inibidores da ECA durante o primeiro trimestre, não há contraindicação a este uso nas mulheres em idade fértil. Se a mulher engravidar, prescreve-se outro anti-hipertensivo que represente menos risco ao feto.

Uma recente metanálise não conseguiu mostrar aumento do risco teratogênico dos inibidores da ECA após o primeiro trimestre de exposição (96).

Antibióticos

Os fármacos antibacterianos estão entre os medicamentos mais utilizados pelas gestantes. A maioria dos antibióticos é segura para uso na gestação (p. ex., cefalosporinas, ácido clavulânico, macrolídios, metronidazol, nitrofurantoína, penicilinas e quinolonas). Em relação à nitrofurantoína, tem-se sugerido o aumento do risco de anemia hemolítica do RN, com a recomendação de interrupção quando o feto atinge a 37ª semana de gestação.

Alguns antibióticos não são considerados seguros na gestação, tais como tetraciclinas e trimetoprima-sulfonamidas. As tetraciclinas estão associadas à supressão do crescimento ósseo e coloração dos dentes após 4 meses de gestação. As trimetoprima-sulfonamidas têm sido associadas com aumento do risco no primeiro trimestre de defeitos do tubo neural e não são recomendadas em idade gestacional superior a 32 semanas devido ao risco de deslocamento da bilirrubina e *kernicterus*.

Os dados sobre alguns antibacterianos são limitados, embora os dados existentes sejam tranquilizantes (p. ex., clindamicina, isoniazida, rifampicina, vancomicina) (97).

Quinolonas

As fluoroquinolonas (ciprofloxacino, norfloxacino, ofloxacino) são usadas no tratamento de infecções urinárias. Relatos do uso no início da gestação não revelaram risco teratogênico ou desenvolvimental (98-105). Estudos em cães e roedores imaturos revelaram potencial de artropatia e erosão das cartilagens (106). Não se observou disfunção musculoesquelética em um estudo controlado prospectivo multicêntrico de 200 mulheres expostas às fluoroquinolonas durante a gravidez (99). Os efeitos sobre as cartilagens e os ossos seriam improváveis no primeiro trimestre, e há poucos estudos que analisem os efeitos a longo prazo da exposição no final da gravidez. Com base nas evidências disponíveis, os antibióticos quinolonas não parecem oferecer risco ao feto em doses terapêuticas, porém mais estudos são necessários para avaliar o potencial de osteotoxicidade em neonatos e crianças.

Uma metanálise de todos os estudos sobre a exposição no primeiro trimestre não conseguiu mostrar um efeito teratogênico (107).

Sulfonamidas

As sulfonamidas geralmente são combinadas com outros antibióticos, como sulfametoxazol-trimetoprima. Devido à possibilidade de icterícia no RN, as sulfonamidas não devem ser usadas durante o último trimestre, ou durante a amamentação. A trimetoprima é um antagonista do metabolismo do folato e, assim, tem o potencial de efeitos embrionários e fetais adversos (ver Trimetoprima, adiante).

Tetraciclinas

Esta classe de antibióticos inclui tetraciclina e doxiciclina. A tetraciclina atravessa a placenta, mas não é concentrada pelo feto. As tetraciclinas formam complexo com o cálcio e a matriz orgânica do osso recém-formado sem alterar a estrutura cristalina da hidroxiapatita (108). Embora se tenha mostrado que a tetraciclina mancha os dentes sem interferir na probabilidade de cáries (109,110), doses muito altas podem deprimir o crescimento ósseo do esqueleto. Nenhuma malformação congênita de qualquer outro sistema orgânico foi associada a exposições pré-natais à tetraciclina (111). Vários relatos de casos de defeitos de redução dos membros em embriões humanos expostos à tetraciclina não são apoiados por estudos epidemiológicos ou estudos com animais. Doses terapêuticas de tetraciclina estão associadas a aumento mínimo ou nulo do risco de malformações congênitas, mas é provável que provoquem algum grau de manchas dentárias, que não parece ter efeito deletério na prole.

A infecção por *Neisseria gonorrhoeae* não tratada pode ter sérias consequências para a mulher infectada. O tratamento com ceftriaxona mais doxiciclina não tem efeitos adversos relatados sobre o feto.

Trimetoprima

A trimetoprima inibe a di-hidrofolato redutase microbiana, e em geral é combinada com uma sulfonamida para o tratamento das infecções urinárias. Os estudos iniciais não mostraram associação entre exposição a trimetoprima durante a gravidez e anomalias congênitas (112-115). Contudo, estudos mais recentes a partir de populações de estudo bem maiores descreveram aumento da incidência de defeitos do tubo neural, fendas orofaciais e defeitos cardiovasculares entre neonatos expostos a trimetoprima durante o primeiro trimestre da gestação (116-119). O uso de suplemento vitamínico contendo ácido fólico durante o tratamento reduziu o risco nesses estudos.

A trimetoprima não foi teratogênica em roedores que receberam menos de 10 vezes a dose terapêutica humana para o tratamento de infecções urinárias, mas causou malformações e morte intrauterina em altas doses (> 16 vezes as doses terapêuticas) (120-122). A relevância desses achados para o risco humano em doses terapêuticas é incerta.

Devido ao potencial de efeitos adversos no metabolismo do folato na gestante e no feto, deve-se evitar a trimetoprima durante a gravidez.

Antidepressivos

Nos EUA, a segunda principal causa de doença em mulheres consiste nos transtornos depressivos maiores (63). Até 20% das mulheres em idade fértil são afligidas pela depressão (123) e entre 1 e 8% das gestantes são tratadas com antidepressivos (124). Os ISRS têm sido clinicamente usados nas últimas duas décadas e são geralmente considerados seguros na gestação, em termos de dismorfologia e em medidas de neurodesenvolvimento (125). Os inibidores seletivos da recaptação de serotonina e norepinefrina (ISRSN), por exemplo, venlafaxina, duloxetina e desvenlafaxina e antidepressivos tricíclicos (ADTs) também são considerados seguros (126-128).

Importância do tratamento

O controle adequado da doença psiquiátrica materna durante a gestação é necessário para proporcionar o melhor desfecho para o RN e a mãe. A depressão não tratada na gestação tem sido relacionada ao aumento do risco de aborto, pré-eclâmpsia (hipertensão arterial induzida pela gestação), complicações perinatais, sangramento durante a gestação e sangramento pós-parto (69), aumento das internações na UTI neonatal e aumento do risco de depressão pós-parto (DPP) (129).

Interrupção abrupta

A interrupção abrupta desses medicamentos pode levar tanto a sintomas de abstinência fisiológicos como psicológicos (manifestações afetivas, gastrintestinais e somáticas gerais, além de transtornos do sono), incluindo pensamentos suicidas e recidiva da doença psiquiátrica (130).

Abortos espontâneos

Os estudos têm relatado um risco elevado de abortos espontâneos de 5,5 a 13,0% com uso de antidepressivos, com um risco relativo/ *odds ratio* de 1,63 a 2,09 (130,131). No entanto, não se sabe se este efeito é induzido pelos antidepressivos ou pela própria depressão.

Sintomas de má adaptação neonatal

A exposição a um ISRS ou um ISRSN durante a gestação tem sido associada a dificuldade de alimentação e respiração, estado de hiperexcitabilidade, hipoglicemia e sinais/sintomas neurológicos (aumento da atividade motora e transtornos do sono) (132). Na maioria dos casos, os sinais/sintomas melhoram em 1 semana, mas podem persistir por até 3 semanas. A maioria dos estudos documenta que 10 a 30% dos RNs expostos a ISRS *in utero* apresentam sinais/sintomas de má adaptação neonatal (SMAN), com mais da metade apresentando sintomas leves (132,133).

Os RNs expostos a ISRS ou a ISRSN (principalmente no terceiro trimestre) devem receber acompanhamento rigoroso durante vários dias após o nascimento. Os sinais/sintomas tendem a ser autolimitados com cuidados de suporte.

Hipertensão pulmonar persistente no recém-nascido

Vários estudos têm associado a exposição a ISRS no final da gestação com hipertensão pulmonar persistente no RN (HPPRN) (134-136). No entanto, outros estudos não conseguiram demonstrar essa associação (136-139). Kielers relatou que as mulheres que não tomaram antidepressivos na gestação, mas que foram hospitalizadas por motivos psiquiátricos, apresentavam maior probabilidade de dar à luz a RNs com hipertensão pulmonar (*odds ratio* = 1,3; IC: 1,1 a 1,7) em comparação com uma população de gestantes sem doenças psiquiátricas (140). A HPPRN pode ocorrer em menos de 1% dos fetos expostos a ISRS (141). Além disso, não foi documentada morte em qualquer RN exposto a ISRS *in utero* que desenvolveu HPPRN, em comparação com a taxa de mortalidade de 10 a 15% nos RNs com HPPRN devido a outras causas (142).

Nascimento pré-termo

Vários estudos observacionais prospectivos que envolvem milhares de gestantes têm indicado um pequeno aumento em nascimentos prematuros em fetos expostos a antidepressivos no final da gestação. No entanto, não se sabe se esse desfecho é resultante dos antidepressivos ou da própria depressão (143-145).

Teratogenicidade

As informações publicadas em 2004 e posteriormente sugerem, com base em registros, que alguns ISRS estão associados ao aumento do risco de malformações cardiovasculares, principalmente CIV. No entanto, para cada estudo que postulou tal risco, houve dois estudos que refutaram a associação. Deve levar-se em consideração que existe uma tendenciosidade de verificação substancial porque mulheres deprimidas que usam antidepressivos são submetidas com mais frequência a estudos ecocardiográficos e ultrassonográficos. Por conseguinte, é muito mais provável que seus RNs sejam diagnosticados com malformações congênitas *in utero* (146). Os desfechos de mais de 20.000 mulheres expostas a todas as classes de antidepressivos não documentaram aumento do risco global de malformações congênitas (147,148).

A razão risco/benefício do uso de antidepressivos durante a gestação está fortemente inclinada para o uso da medicação em mulheres sintomáticas, devido aos altos e graves riscos de não tratar gestantes depressivas, incluindo a hospitalização, tentativas de suicídio e aumento do risco de depressão pós-parto.

Terapias biológicas

Anticorpos monoclonais IgG são o fundamento para um número cada vez maior de terapias biológicas. Existe um número limitado de informações atualmente disponíveis sobre o uso de terapias biológicas durante a gestação, mas elas não parecem elevar o risco de malformações congênitas acima do risco inicial na população em geral (149-155). O elevado peso molecular dos agentes biológicos não lhes permite atravessar a placenta no início da gestação; no entanto, eles a cruzam posteriormente (como outros IgGs quando a placenta desenvolve níveis mais elevados do transportador de Fc), e muitos deles atingem níveis neonatais que ultrapassam as concentrações maternas. Os agentes biológicos, exceto IgG (p. ex., certolizumabe pegol), atravessam minimamente a placenta, mesmo no final da gestação (156). Um caso de um RN que não resistiu à vaccínia após o uso materno de infliximabe apontou um risco potencial de imunodeficiência em RNs expostos (156).

É de conhecimento geral que as vacinas vivas são contraindicadas em pacientes que recebem terapias biológicas, visto que os medicamentos biológicos foram encontrados em lactentes expostos até 6 meses após o nascimento. O World Congress of Gastroenterology afirma que: "A vacinação de recém-nascidos expostos à terapia biológica *in utero* deve ser realizada segundo os esquemas padrões, exceto para vacinas vivas, cuja administração não se recomenda caso sejam detectados agentes biológicos circulantes no recém-nascido" (156).

Carbamazepina

Embora os estudos epidemiológicos e relatos de casos não tenham fornecido resultados consistentes, a exposição à carbamazepina está associada a defeitos craniofaciais leves, hipoplasia das unhas das mãos e atraso do desenvolvimento (157,158), redução do peso ao nascer, do comprimento e da circunferência cefálica (159) e defeitos do tubo neural. A questão é complicada pela possibilidade de a própria epilepsia aumentar o risco de malformações (160). Contudo, uma tentativa de suicídio envolvendo a carbamazepina produziu níveis sanguíneos de 27 a 28 µg/mℓ (faixa terapêutica, 8 a 12 µg/mℓ) durante um período estimado de 3 a 4 semanas pós-concepção (161). Depois, determinou-se que o feto tinha mielosquise, e a carbamazepina foi o único fator de risco exógeno conhecido. Isto sugere que a carbamazepina tem o potencial de produzir defeitos do tubo neural em aproximadamente duas a três vezes o nível terapêutico. Parece que o risco de defeitos menores é significativo, mas não é conhecido o risco para todos os efeitos teratogênicos. O risco de aborto também é desconhecido, mas parece ser baixo.

Cocaína

A cocaína (benzoilmetilecgonina) é uma das drogas ilícitas mais usadas por mulheres em idade fértil. As estimativas relatadas de uso de cocaína durante a gravidez variam de 3 a 17%, as taxas mais altas ocorrendo em populações urbanas desfavorecidas (162). Em virtude de seu uso difuso durante a gestação e do custo crescente da assistência de RNs expostos à cocaína, há uma preocupação crescente com os riscos associados ao uso pré-natal de cocaína para a saúde materno-fetal. Porém, a despeito de numerosos estudos clínicos que vincularam o uso pré-natal de cocaína a uma variedade de efeitos maternos e fetais adversos, limitações metodológicas nesses estudos dificultam a definição de uma relação causal entre os supostos efeitos e o uso materno de cocaína. É muito difícil determinar a cronologia, a frequência e a dose de uso de cocaína, assim como é difícil dissociar as repercussões adversas de nível socioeconômico baixo, nutrição precária, uso de múltiplas drogas, infecções e ausência de assistência pré-natal do uso isolado de cocaína (162). Desse modo, a questão do grau de risco fetal associado ao uso de cocaína durante a gravidez não está resolvida. Não obstante, um volume crescente de literatura apoia o conceito de que a cocaína é uma substância tóxica para o desenvolvimento. Os efeitos adversos atribuídos à exposição pré-natal à cocaína incluem incidência mais alta de aborto espontâneo, descolamento prematuro da placenta, natimortalidade, prematuridade, baixo peso ao nascer, restrição do crescimento, redução da circunferência cefálica, hemorragia intracerebral, defeitos congênitos, anormalidades neurocomportamentais e uma possível associação a aumento do risco da síndrome de morte súbita do lactente (SMSL) (162,163). Tais efeitos são reduzidos, mas não eliminados nas mães que recebem assistência pré-natal adequada. A exemplo de outras toxinas desenvolvimentais, o desfecho depende da dose e da época de uso.

A maioria dos efeitos adversos associados ao uso de cocaína durante a gestação parece advir dos altos níveis de abuso de cocaína nos estágios mais avançados da gravidez em vez do primeiro trimestre ou durante a organogênese (164). O uso moderado de cocaína apenas no primeiro trimestre não parece produzir um desfecho fetal adverso, e pode não encerrar risco aumentado para o feto (165).

Acredita-se que os desfechos fetais adversos associados ao uso materno de cocaína decorrem principalmente dos efeitos constritores da cocaína sobre as vasculaturas materna e fetal (164). A constrição das artérias uterinas, que normalmente sofrem dilatação plena durante a gravidez, pode comprometer o crescimento e o desenvolvimento do feto. Estudos em animais confirmaram que a cocaína reduz o fluxo sanguíneo nas artérias uterinas e na placenta, resultando em menor oferta de oxigênio e nutrientes para o feto (166). Os efeitos cardiovasculares fetais resultantes da vasoconstrição uterina incluem hipertensão arterial, taquicardia, hipoxia e aumento do fluxo sanguíneo cerebral (167). A cocaína também atravessa a placenta e exerce um efeito direto no fluxo da vasculatura fetal (166). A hipertensão fetal combinada com hiperfluxo sanguíneo cerebral pode acarretar hemorragia intracerebral ou infarto, o qual foi relatado em fetos expostos à cocaína em estudos humanos e animais (168-170).

A ruptura da vasculatura uterina e fetal também pode induzir várias anomalias congênitas que estão associadas ao abuso de cocaína. Observou-se associação significativa entre uso de cocaína e aumento da incidência de malformações dos sistemas genital e urinário (171). Outros defeitos relatados incluem defeitos de redução dos membros, atresia intestinal não duodenal, anomalias cardíacas, hipospadia, síndrome de ausência ou deficiência da musculatura abdominal (síndrome de Eagle-Barrett ou abdome em ameixa seca) em decorrência de obstrução uretral, hidronefrose e ectopia renal cruzada (167-170). Também já foram relatados dois casos de complexos membros-parede corporal (172). Exceto as malformações dos sistemas genital e urinário, o tamanho da amostra nesses estudos clínicos não foi suficiente para determinar uma relação estatisticamente significativa entre o uso de cocaína e as anomalias congênitas (173).

Derivados cumarínicos

Hipoplasia nasal após exposição a vários fármacos, incluindo a varfarina, durante a gravidez foi descrita por DiSaia (174). Kerber et al. (175) foram os primeiros a sugerir que a varfarina era o agente teratogênico. Desde então, os anticoagulantes cumarínicos foram associados a hipoplasia nasal, calcificação pontilhada da epífise secundária e anormalidades do SNC. Descreveu-se a embriopatia da varfarina, e publicou-se uma revisão das dificuldades para se correlacionar uma malformação congênita com uma causa ambiental (176,177). Estima-se que haja um risco de 10% para os RNs após exposição durante o período da 8ª a 14ª semana de gestação, embora algumas séries tenham relatado um risco bem menor, e parecem existir outros fatores além da dose e estágio gestacional (177). A varfarina em dose baixa (5 mg/dia ou menos) durante toda a gravidez não resultou em quaisquer efeitos adversos em 20 RNs (178).

A varfarina inibe a formação de resíduos carboxiglutamil a partir de resíduos glutamil, reduzindo a capacidade das proteínas de se ligarem ao cálcio. A inibição da ligação ao cálcio por proteínas durante o desenvolvimento embrionário/fetal, especialmente durante um período crítico de ossificação, poderia explicar a hipoplasia nasal, a calcificação pontilhada e as anormalidades esqueléticas da embriopatia da varfarina (177). Sangramento microscópico não parece ser responsável por esses problemas no início do desenvolvimento (176).

Um relato de caso foi singular no fato de que a época de exposição à varfarina foi entre 8 e 12 semanas de idade gestacional, e o neonato apresentou a malformação de Dandy-Walker, defeitos oculares e agenesia do corpo caloso (179). Este relato de caso é a evidência mais clara de um efeito direto da varfarina sobre o SNC em desenvolvimento em vez de um efeito mediado por hemorragia, porque a exposição foi bem definida e ocorreu antes do aparecimento dos fatores da coagulação dependentes de vitamina K. Evidências favoráveis adicionais de um papel patogênico direto da varfarina provêm do relato de um RN com deficiência hereditária de múltiplos fatores da coagulação dependentes de vitamina K cujas anomalias congênitas foram semelhantes à síndrome da varfarina, sem exposição a esta (180). O risco de natimortalidade e aborto espontâneo está aumentado em gestantes tratadas com varfarina, porém pode ser menor se a exposição ocorrer na segunda metade da gravidez. O risco de efeitos adversos secundários à hemorragia aumenta com a gestação.

Ciclofosfamida

A ciclofosfamida, agente antineoplásico amplamente prescrito, também é usada na doença reumática grave. Provavelmente é teratogênica para o ser humano, mas a magnitude do risco é incerta. Os defeitos relatados incluem restrição do crescimento, ectrodactilia, sindactilia, anomalias cardiovasculares e outras anomalias menores (181-183). Relataram-se 10 gestações normais após exposição à ciclofosfamida (184).

O mecanismo de teratogênese da ciclofosfamida envolve monooxigenases do citocromo P-450, convertendo a ciclofosfamida em 4-hidrociclofosfamida, que por sua vez degrada-se em mostarda fosforamida e acroleína. A mostarda fosforamida provoca efeitos teratogênicos por interação com o DNA celular de maneira ainda indefinida. A acroleína atua de modo diferente, possivelmente interferindo em ligações sulfidrila nas proteínas (185). Acredita-se que a sensibilidade tecidual à mostarda fosforamida e à acroleína esteja relacionada com processos como desintoxicação e reparo celular.

Dietilestilbestrol

A primeira anormalidade relatada após exposição ao dietilestilbestrol (DES) durante o primeiro trimestre foi clitoromegalia em RNs (186). Herbst et al. (187,188) e Greenwald et al. (189) relataram a associação ao adenocarcinoma vaginal na prole feminina após exposições no primeiro trimestre. O DES é o único fármaco com ação carcinogênica transplacentária comprovada no ser humano. Quase todos os cânceres ocorreram após 14 anos de idade e somente naquelas expostas antes da 18ª semana de gestação. Há um risco de 75% de adenose vaginal para as exposições que ocorrem antes da 9ª semana; o risco de adenocarcinoma é de 1:1.000 a 1:10.000 (190,191). Embora a incidência de adenose vaginal esteja relacionada com a dose de DES administrada, a incidência de carcinoma vaginal não parece ter qualquer relação com a dose materna.

Embora não pareça haver um efeito adverso sobre a função do ciclo menstrual ou a taxa de concepção, as anormalidades anatômicas do útero e colo uterino induzidas por exposição intrauterina ao DES, incluindo útero em forma de T, faixas fibrosas transversas e hipoplasia uterina, causam a incidência mais alta de gravidez ectópica, abortos espontâneos e parto prematuro nas gestações de mulheres expostas ao DES in utero (192-195).

Houve relatos de que homens expostos ao DES *in utero* exibiram lesões genitais e espermatozoides anormais (196,197). Outros estudos relataram que não houve aumento, em pacientes masculinos, do risco de anormalidades genituinárias ou infertilidade (198). Uma associação entre exposição *in utero* ao DES e câncer testicular na prole masculina foi sugerida, mas os dados são inconclusivos (198,199). A natureza controversa dos efeitos da exposição ao DES em meninos pode ser atribuível ao desenho dos estudos ou, mais provavelmente, ao fato de que os níveis de dose variaram muito de acordo com esquemas diferentes: as exposições durante a primeira metade da gravidez variaram de 1,5 a 150 mg/dia, com doses totais de 135 mg a 18 g (190,191).

O dietilestilbestrol é um potente estrogênio não esteroide e, como é o caso dos estrogênios esteroides, precisa interagir com proteínas receptoras presentes apenas nos tecidos responsivos aos estrogênios antes de exercer seus efeitos de estimulação da síntese de ácido ribonucleico (RNA), proteínas e DNA. O efeito carcinogênico do DES é mais provavelmente indireto: a exposição ao DES resulta na presença de epitélio colunar na vagina, e este tecido ectópico tem maior suscetibilidade ao adenocarcinoma, assim como teratomas e outros tecidos ectópicos são mais suscetíveis à degeneração maligna.

Difenil-hidantoína

Hanson e Smith (191) caracterizaram a síndrome da hidantoína fetal em RNs de mulheres que foram tratadas de epilepsia com o anticonvulsivante hidantoína. Sugeriu-se que a exposição crônica à difenil-hidantoína constitui um risco máximo de 10% para a síndrome plena e 30% para algumas anomalias (193-196). Embora já tenham sido descritas fendas labial e palatina, cardiopatias congênitas e microcefalia, hipoplasia das unhas e falanges distais são possivelmente as malformações mais comuns nos fetos expostos (197,198). Hanson *et al.* observaram que, embora a síndrome da hidantoína fosse detectada em 11% dos indivíduos em seu estudo, um número três vezes maior exibiu déficits mentais (199). Estudos prospectivos demonstraram uma frequência muito menor de efeitos, e alguns não apresentaram qualquer efeito; assim, o risco prospectivo geral pode ser bem menor para os efeitos clássicos descritos.

Fatores associados à epilepsia podem contribuir para a etiologia dessas malformações (200). Com base no Collaborative Perinatal Project nos EUA e em um grande cadastro finlandês, a incidência de malformações foi 10,5% quando a mãe era epiléptica, 8,3% quando o pai era epiléptico e 6,4% quando nenhum dos pais era afetado (201).

Fendas labial e palatina, anomalias esqueléticas e defeitos cardíacos foram induzidos em coelhos (202), camundongos (203-206) e ratos (207,208), e a taxa de malformações foi dose-dependente (209).

Glicocorticosteroides

Os glicocorticosteroides (dexametasona, betametasona, hidrocortisona, metilprednisolona) efetivamente reduzem a incidência da síndrome de angústia respiratória em RNs prematuros graças à indução da maturação pulmonar precoce, conforme suposto por Liggins (209). Os glicocorticosteroides endógenos mediam a maturação pulmonar normal. Usam-se glicocorticosteroides exógenos para estimular a produção de surfactante. Os efeitos fetais adversos observados em animais de laboratório expostos a doses farmacológicas não são observados em seres humanos que recebem doses terapêuticas (210-213).

A dexametasona é usada para suprimir as glândulas suprarrenais fetais nos casos de hiperplasia suprarrenal congênita (214). A deficiência de 21-hidroxilase prejudica a conversão de colesterol em cortisol e resulta em excesso de 17-hidroxiprogesterona, que por sua vez acarreta níveis excessivos de androgênios. A masculinização dos fetos femininos com hiperplasia suprarrenal congênita varia desde hipertrofia do clitóris à formação de um falo. Doses de reposição maternas de dexametasona suprimem as glândulas suprarrenais maternas e fetais e previnem a masculinização da maioria das pacientes (215).

Os glicocorticosteroides também são usados no tratamento de doenças reumáticas, outras afecções inflamatórias agudas e crônicas e transplante de órgãos. Embora alguns estudos tenham relatado frequência mais alta de morte perinatal, prematuridade e restrição do crescimento intrauterino com o tratamento crônico, as mulheres nesses estudos apresentavam tipicamente doenças autoimunes ou outras enfermidades graves, ou história de perda fetal exigindo tratamento, portanto tais achados não podem ser atribuídos à terapia com glicocorticosteroides (216-222). A dexametasona encerra risco teratogênico mínimo ou nulo em doses terapêuticas em seres humanos e os benefícios dos glicocorticosteroides são claros, particularmente a dexametasona, na prevenção da masculinização secundária à hiperplasia suprarrenal congênita, e a betametasona na prevenção da síndrome de angústia respiratória em neonatos prematuros, e potencialmente de outras complicações oriundas da prematuridade (223-227).

Indometacina

A indometacina é um inibidor da prostaglandina-sintetase, usado como agente analgésico, anti-inflamatório e antipirético. Também é efetiva no tratamento do poli-hidrâmnio idiopático ou relacionado com diabetes melito materno. Mostrou-se que a administração de indometacina durante o primeiro trimestre não aumenta a frequência de malformações congênitas. Em estágios subsequentes da gravidez, a administração materna de indometacina pode causar oligoidrâmnio, constrição do canal arterial (as prostaglandinas são essenciais para manter a perviedade do canal arterial fetal), hidropisia fetal e hipertensão pulmonar persistente no RN. Estes são efeitos colaterais potencialmente sérios que justificam vigilância fetal e neonatal estreita (228-231). O risco de fechamento prematuro do canal arterial aumenta com o tratamento após 32 semanas (232-234). Também se pode usar a indometacina para prevenir o trabalho de parto prematuro ou a hemorragia intraventricular; contudo, sua eficácia quando usada para esta finalidade é motivo de controvérsia. A indometacina também pode predispor o RN à enterocolite necrosante quando usada como tocolítico (235).

Leflunomida

A leflunomida é um inibidor da biossíntese de pirimidina com atividade antiproliferativa. O medicamento é comercializado para artrite reumatoide. A bula do produto contém uma advertência para não usar esse fármaco como tratamento durante a gestação, com base em estudos com animais que registraram elevação de malformações congênitas. A leflunomida é transformada em um metabólito ativo que tem longa meia-vida de eliminação de cerca de 2 semanas. Devido a preocupações quanto à exposição à leflunomida na gestação, o rótulo aconselha tratamento com colestiramina por 11 dias para aumentar a eliminação da droga e dois níveis plasmáticos medidos com intervalo de 14 dias que não demonstrem qualquer fármaco detectável (236).

A organização Teratology Information Specialists avaliou a segurança da leflunomida quando administrada no início da gestação. Em 64 gestações expostas à leflunomida, não houve aumento na taxa de malformações graves e/ou secundárias. Após correção dos fatores de confundimento, não foi relatado aumento de prematuridade ou de RNs pequenos para a idade gestacional (237). Outro estudo com 16 gestantes expostas também não revelou risco elevado de malformações ou outros eventos adversos na gestação (238). Este é um exemplo de um agente em que, em concentrações séricas iguais, as espécies animais são muito mais sensíveis à teratogenicidade do que os seres humanos, devido à maior afinidade do fármaco com a enzima.

Carbonato de lítio

O carbonato de lítio, amplamente usado no tratamento dos transtornos maníaco-depressivos, esteve associado pela primeira vez a malformações congênitas humanas em 1970 (239). As malformações descritas incluem anomalias do coração e grandes vasos, anomalia de Ebstein, defeitos do tubo neural, tálipe, microtia e anormalidades da tireoide (240-242). O lítio atravessa a placenta rapidamente (243) e parece ser teratógeno humano em doses terapêuticas, mas encerra baixo risco. Embora os relatos iniciais sugerissem associação forte da exposição pré-natal do lítio a defeitos cardíacos, sobretudo à anomalia de Ebstein, evidências mais recentes de estudos epidemiológicos controlados sugerem que o risco de malformações é bem inferior ao que se acreditava originalmente (244,245). Os resultados de um estudo retrospectivo sugerem que o lítio também pode aumentar o risco de parto prematuro (246), porém de novo a magnitude do risco provavelmente é pequena. Publicou-se um único estudo de acompanhamento que examinou os efeitos a longo prazo do lítio no desenvolvimento inicial. Neste estudo, crianças expostas no período pré-natal ao lítio sem anormalidades congênitas ao nascimento não mostraram quaisquer sinais de atraso do desenvolvimento após 7,3 anos de acompanhamento (247). A toxicidade fetal esteve associada ao uso materno de lítio na gestação avançada, com e sem toxicidade materna óbvia. Um efeito colateral relatado é diabetes insípido nefrogênico (248-250) e poli-hidrâmnio associado, o que pode aumentar o risco de parto prematuro (251). Efeitos tóxicos transitórios também foram relatados em RNs expostos no fim da gestação. Incluem hipotireoidismo, letargia, hipotonia, sopro cardíaco, toxicidade renal, circulação fetal persistente e diabetes insípido (251-254). Para prevenir intoxicação por lítio no RN, deve-se ajustar a dose de lítio da paciente a fim de evitar níveis séricos altos no segundo e terceiro trimestres.

O lítio pode induzir desenvolvimento anormal em vários animais de laboratório, mas os mecanismos da ação teratogênica são desconhecidos (255-257). A atividade neurotrópica do lítio sugere que malformações do SNC podem advir de alterações das membranas celulares que afetam o fechamento do tubo neural (258).

Em virtude do valor do carbonato de lítio no tratamento da psicose maníaco-depressiva, o risco de recidiva psiquiátrica à suspensão do lítio pode ser clinicamente mais importante do que o risco teratogênico. Ademais, o risco de agentes farmacológicos alternativos no tratamento do transtorno bipolar pode exceder o risco associado ao carbonato de lítio (259).

Misoprostol

O misoprostol é um metil-análogo sintético da prostaglandina E1 usado na prevenção de úlceras gástricas induzidas por anti-inflamatórios não esteroides. Tem propriedades abortifacientes conhecidas, porém não muito efetivas. Gonzalez et al. (260) relataram recentemente vários RNs com fenômenos disruptivos vasculares (defeitos de redução dos membros, síndrome de Möbius) cujas mães usaram misoprostol no início da gravidez na tentativa de induzir aborto. Embora haja evidências de que o misoprostol é usado ilegalmente por milhares de gestantes no Brasil como abortifaciente (261-263), não há estudos epidemiológicos de casos-controle ou de coortes controladas do desfecho fetal em abortos fracassados. Os dados disponíveis são inconclusivos, mas o sangramento uterino produzido pelo misoprostol e o tipo de malformações geradas sugerem um mecanismo disruptivo vascular para a teratogênese induzida pelo misoprostol.

No que diz respeito à disruptura vascular, ela é produzida mais provavelmente nos estágios subsequentes da gravidez. Portanto, experimentos clássicos de teratologia animal não detectam o efeito disruptivo vascular de fármacos ou substâncias químicas, a menos que a exposição se dê após o período de organogênese inicial (264). Ademais, tornou-se claro que se um agente provocar ruptura vascular, este é um evento raro e, por conseguinte, é necessário estudar grandes populações para que o efeito seja descoberto (265).

Os relatos de casos prévios também ajudam pouco. Collins e Mahoney (266) descreveram um RN com hidrocefalia e falanges digitais atenuadas após exposição intravaginal a 15-metil alfaprostaglandina F2 5 semanas após a concepção. Schuler e colaboradores (267) relataram que 29% das mulheres que usaram o misoprostol como abortifaciente no Brasil não abortaram. Observou-se que 17 crianças não abortadas não apresentavam malformações. Woods e colaboradores (268) relataram um neonato exposto à ocitocina e prostaglandina E2 com a finalidade de interromper a gravidez, que apresentava hidrocefalia e restrição do crescimento. Schonhofer (269) e Fonseca et al. (270) descreveram cinco RNs brasileiros com defeitos do crânio e do couro cabeludo sobrejacente que foram expostos ao misoprostol in utero. Esses relatos de casos indicam o baixo risco de exposição ao misoprostol e a possibilidade de que algumas das manifestações descritas possam não resultar do misoprostol (271). É cedo demais para saber a magnitude dos efeitos do misoprostol, mas é biologicamente plausível que eles devem incluir todas as características de ruptura vascular.

Micofenolato de mofetila

O micofenolato de mofetila (MMF) é um inibidor da síntese das purinas em uso como um imunossupressor na artrite reumatoide e transplante de órgãos. Existe um padrão de malformações associadas à exposição ao micofenolato de mofetila durante a gestação (272,273). As malformações mais comuns incluem desenvolvimento anormal da orelha, fendas faciais, defeitos cardíacos, esqueléticos e oculares (274,275). Também se tem documentado maior risco de abortos espontâneos e de parto prematuro; no entanto, esses podem estar relacionados a um transtorno materno em vez de a exposição à medicação.

Fenobarbital

O fenobarbital é usado como sedativo e anticonvulsivante. O risco de anomalias congênitas é muito baixo com exposição eventual a doses terapêuticas de fenobarbital durante a gravidez. O uso de fenobarbital como tratamento prolongado de distúrbios convulsivos está associado a um risco pequeno a mínimo de aumento de malformações congênitas, como fenda palatina e cardiopatias congênitas (276-280). Alguns desses efeitos estão diretamente relacionados com a doença que está sendo tratada, em vez de com o fenobarbital (281). O risco parece ser maior quando o fenobarbital foi combinado com outros fármacos, como a fenitoína (282-285). Alguns estudos não observaram aumento do risco de anomalias congênitas com o uso de fenobarbital no tratamento da epilepsia. Contudo, outros estudos relataram incidência mais alta de anomalias congênitas menores sob monoterapia com fenobarbital, com um padrão típico de características dismórficas menores, denominado "síndrome do anticonvulsivante fetal", que inclui hipoplasia ungueal e mesofacial e depressão da ponte nasal (286-288).

Em dois estudos prospectivos de pacientes em grupos de alto risco para hemorragia intraventricular neonatal, a administração pré-natal intravenosa de fenobarbital reduziu significativamente a incidência de casos graves de hemorragia intraventricular graças ao aumento da resistência vascular cerebral (289). O fenobarbital diminui a pressão arterial máxima, desse modo reduzindo o risco de hemorragia intraventricular, uma das principais complicações do neonato pré-termo de muito baixo peso (290). A administração de fenobarbital intravenoso no início do período neonatal provavelmente é tarde demais para obter os benefícios em potencial desta intervenção.

Progestinas

Com frequência se menospreza o fato de que, embora várias progestinas utilizadas terapeuticamente como agentes progestacionais atuem por meio de receptores semelhantes, seus efeitos androgênicos em potencial são muito diferentes. Este ponto é crítico para a avaliação dos efeitos virilizantes desses compostos no ser humano. Mostrou-se, por exemplo, que os parâmetros farmacocinéticos que estimam a biodisponibilidade e o metabolismo dos esteroides exibem grande variabilidade entre os indivíduos e entre os esteroides, que são agrupados, por conveniência, como "progestinas" (291). Deve-se pressupor que essas diferenças na biodisponibilidade e no metabolismo reflitam diferenças na atividade biológica dos esteroides em seres humanos.

Em contraste com a progesterona e o caproato de 17α-hidroxiprogesterona, relatou-se que altas doses de algumas das progestinas sintéticas causam efeitos virilizantes em seres humanos. A exposição durante o primeiro trimestre a altas doses de 17α-etiniltestosterona esteve associada a masculinização da genitália externa de fetos femininos (292). Associações semelhantes resultam da exposição a altas doses de 17α-etinil-19-nortestosterona (noretindrona) (293) e 17α-etinil-17-OH-5(10)estreno-3-ona. As progestinas sintéticas, como a progesterona, só conseguem influenciar os tecidos com os receptores de esteroides apropriados. As preparações com propriedades androgênicas podem causar anormalidades no desenvolvimento genital das meninas apenas se estiverem presentes em quantidades suficientes durante os períodos críticos de desenvolvimento. Em 1959, Grumbach e colaboradores salientaram que a fusão labioscrotal poderia ser induzida por altas doses se os fetos fossem expostos antes da 13ª semana de gestação, enquanto a clitoromegalia seria induzida após este período, ilustrando que uma forma específica de mau desenvolvimento pode ser induzida apenas quando os tecidos embrionários estão em um estágio suscetível do desenvolvimento.

A Organização Mundial da Saúde (292) relatou a suspeita de que contraceptivos orais combinados ou progestógenos seriam fracamente teratogênicos, mas a magnitude do risco relativo é pequena. Em um grande estudo retrospectivo, Heinonen e colaboradores (293) descreveram uma associação positiva entre defeitos cardiovasculares e exposição in utero a hormônios sexuais femininos. Contudo, uma reavaliação dos dados por Wiseman e Dodds-Smith (294) não apoiou a associação descrita. Embora os estudos não pudessem refutar a associação positiva relatada por Heinonen e colaboradores (293), seus achados a tornam menos provável.

Estudos epidemiológicos relataram associação entre exposição aos hormônios sexuais femininos, contraceptivos orais ou progestógenos, e defeitos congênitos do tubo neural (295-297) e dos membros (298). Estudos adicionais e reavaliações não confirmaram nenhuma dessas associações.

Apoio adicional à ausência de efeito não genital das progestinas provém de (a) correlação negativa entre o uso de hormônios sexuais durante a gravidez e malformações, (b) ausência de aumento da incidência de malformações após terapia com progesterona para manter a gravidez e (c) ausência de aumento da incidência de malformações após exposição no primeiro trimestre a progestógenos (principalmente medroxiprogesterona) administrados a gestantes que tiveram sinais de sangramento. A agência Food and Drug Administration reconheceu que as evidências não apoiam um risco aumentado de defeitos de redução dos membros, cardiopatias congênitas, ou defeitos do tubo neural após exposição a contraceptivos orais ou progestinas (299).

É geralmente aceito que as ações dos hormônios esteroides são mediadas por receptores específicos (300), portanto, somente os tecidos com esses receptores podem ser afetados por hormônios esteroides.

Retinoides, administração sistêmica (isotretinoína, etretinato)

Os congêneres da vitamina A, incluindo retinol, retinal, ácido all-trans-retinoico (tretinoína) e ácido 13-cis-retinoico (isotretinoína), são teratogênicos em numerosas espécies. A isotretinoína, comercializada para tratamento da acne grave, e o etretinato, prescrito para tratamento da psoríase, continham alertas dos fabricantes contra a exposição durante a gravidez. Infelizmente, ocorreram exposições. As análises das malformações resultantes foram revistas (301,302). As malformações humanas incluíram defeitos do SNC e anomalias do coração e da aorta, microtia e fendas e, com mais controvérsia, defeitos dos membros. A isotretinoína tem meia-vida sérica de 10 a 12 horas; não há risco aparente para o feto se o uso materno for interrompido antes da concepção (303). Contudo, o risco de malformações e resultados subnormais em testes de inteligência padronizados é alto para a prole de mulheres que foram tratadas com doses terapêuticas de isotretinoína nos primeiros 60 dias após a concepção (304).

A exposição ao etretinato durante os primeiros 60 dias de gravidez está associada a alto risco de malformações. O etretinato persiste no corpo por até 2 anos (305,306). Não se sabe se as concentrações mais baixas de etretinato que permanecem na circulação materna por longos períodos aumentam o risco de malformações, mas se houver aumento do risco, provavelmente será pequeno.

Evidências experimentais sugerem que o ácido retinoico endógeno pode atuar como morfógeno natural. Os retinoides exógenos atuam diretamente, resultando em citotoxicidade, ou por vias mediadas por receptores para interagir com o DNA e alterar a morte celular programada (307,308). É provável que especificidades diferentes das proteínas de ligação aos retinoides (309) expliquem as variações na transferência placentária. Embora os retinoides possam influenciar muitos tipos de células, Lammer (299) enfatizou que células do rombencéfalo derivadas do neuroectoderma são particularmente sensíveis e que a resultante anormalidade das células da crista neural difere daquela resultante da displasia oculoauriculovertebral ou síndrome de Goldenhar. A suscetibilidade de tipos celulares específicos aos efeitos dos retinoides pode ser determinada pela concentração intracelular de proteína de ligação ao retinoide (301).

Retinoides, administração tópica (tretinoína)

Houve uma série de relatos de casos de malformações congênitas na prole de mães que usaram tretinoína tópica durante a gravidez. A agência norte-americana FDA recebeu relatos de reações adversas de 17 RNs de mulheres que usaram tretinoína tópica durante a gestação, com representação superior à esperada de holoprosencefalia (Rosa F, comunicação pessoal, 1974). Embora não exista um grande número de estudos epidemiológicos envolvendo a tretinoína tópica, há três relatos. Usando os dados do Medicaid de Michigan, a incidência de defeitos congênitos em 147 gestações expostas à tretinoína tópica foi comparada com a mesma incidência em 104.092 gestações não expostas; o risco relativo foi 0,8 na população exposta (Rosa F, comunicação pessoal, 1974). Um risco relativo de 0,7 para defeitos congênitos foi determinado em 215 gestações expostas à tretinoína tópica, em comparação com 430 mães não expostas em dados do Group Health of Puget Sound (310). DeWals et al. (309) avaliaram a associação da ocorrência de holoprosencefalia com exposição à tretinoína tópica. Dentre 502.189 nascimentos, havia 31 neonatos com holoprosencefalia. Oito pacientes apresentavam cariótipo anormal e 16 tinham cariótipo normal. Nenhum dos pacientes com cariótipo normal foi exposto à tretinoína tópica durante a gravidez.

Como todos os teratógenos estudados apropriadamente têm uma dose sem efeito, seria fundamental que a administração tópica de um teratógeno conhecido como a tretinoína fosse absorvida e produzisse concentrações teratogênicas no sangue (311). Em doses convencionais, os níveis sanguíneos durante a administração tópica são bem inferiores à dose teratogênica. Parece que o uso prudente desse medicamento tópico não constitui risco para o embrião, porque não haveria exposição teratogênica. A farmacocinética, os estudos com animais e os estudos em humanos apoiam esta conclusão.

Tabagismo e nicotina

Cerca de 30% das mulheres em idade fértil fumam, e cerca de 25% das fumantes continuam a fumar depois de engravidar (312). As evidências em seres humanos indicam que o tabagismo atinge o feto diretamente de maneira dose-relacionada e, provavelmente, envolve mais de um componente da fumaça (313). Lesões placentárias e restrição do crescimento fetal foram relatados constantemente em estudos epidemiológicos de mulheres grávidas que fumavam cigarros (314-316). A incidência de morte fetal é 20 a 80% mais alta entre mulheres que fumavam cigarros durante a gravidez (316). Contudo, a despeito das sugestões de que o fumo durante a gestação aumenta o risco de anomalias nos membros, não existe relação comprovada entre o tabagismo e malformações específicas ou gerais (317-319). Em virtude do grande número de mulheres grávidas que fumam e dos efeitos documentados do tabagismo sobre o feto, pode-se concluir que o fumo constitui um risco significativo para o feto, incluindo restrição do crescimento e aborto.

Talidomida

Lenz e Knapp (320) foram os primeiros a correlacionar a exposição à talidomida durante a gravidez com defeitos de redução dos membros e outras manifestações da síndrome da talidomida. Os defeitos dos membros resultaram da exposição limitada a um período de 2 semanas do 22º ao 36º dias pós-concepção: exposições entre o 27º e 30º dias afetaram mais frequentemente apenas o braço, enquanto exposições do 30º ao 33º dias produziram anormalidades nas pernas e nos braços (321,322). Embora não haja associação de retardo mental, malformações cerebrais, ou fenda palatina, outras anormalidades incluíram hemangioma facial, microtia, atresia esofágica ou duodenal, surdez e anomalias dos olhos, rins, coração e orelhas externas e incidência mais alta de abortos e mortalidade neonatal (323,324). Uma alta proporção dos fetos expostos durante o período crítico, cerca de 20%, foi afetada. O uso atual da talidomida no Brasil para tratamento da hanseníase gerou casos mais recentes de embriopatia, incluindo pelo menos 29 crianças com a síndrome da talidomida (325,326). Embora o mecanismo de ação teratogênica da talidomida ainda esteja indefinido, o assunto foi revisto criticamente por Stephens (327).

Tiopurinas

As tiopurinas azatioprina (AZA) e 6-mercaptopurina (6-MP) são medicamentos eficazes para doença intestinal inflamatória (DII), gerando uma remissão clínica e endoscópica livre de esteroides. Esses medicamentos estão sendo usados mais extensivamente na gestação, e eles não demonstraram causar aumento das taxas de malformação em estudos observacionais e metanálise.

Com base em estudos recentes, a exposição à azatioprina não está associada ao aumento do risco de malformações congênitas, e abortos espontâneos, natimortalidade ou deficiência cognitiva, riscos de outros desfechos adversos da gestação, como restrição de crescimento intrauterino, prematuridade e imunossupressão têm sido relatados, embora estes possam ser resultados da própria DII.

Tireoide | Iodetos, agentes antitireóideos (tioamidas)

Existem vários relatos de casos de bócio congênito como resultado de exposições *in utero* a medicamentos contendo iodeto (328); a ingestão materna de apenas 12 mg/dia de iodeto pode resultar em bócio fetal. Relatou-se que os agentes de contraste iodados utilizados para amniofetografia podem afetar a função tireóidea fetal (329).

As tioamidas são prescritas para o tratamento da tireotoxicose fetal. A tireotoxicose fetal é induzida por imunoglobulinas tireoestimulantes produzidas por mães eutireóideas e/ou hipotireóideas. Os efeitos fetais adversos, por exemplo, craniossinostose, comprometimento intelectual e aumento da taxa de mortalidade, são causados por produção excessiva de hormônios tireóideos. As tioamidas bloqueiam a síntese de hormônios tireóideos por inibição da oxidação de iodeto ou iodotirosil. Ao contrário de outras tioamidas, a propiltiouracila também inibe a desiodação periférica de tiroxina em tri-iodotironina. Todas as tioamidas estão associadas a risco significativo de bócio fetal e teratogênese. Contudo, no caso da propiltiouracila, o bócio fetal pode ser reduzido com injeções intra-amnióticas de tiroxina (330), que também previnem outras anormalidades causadas por inibição da função tireóidea fetal.

Tolueno

Embora a exposição ocupacional ao tolueno não esteja associada a malformações congênitas na prole, há relatos de casos de malformações resultantes do abuso de tolueno. A primeira descrição de um RN com manifestações semelhantes à SAF cuja mãe era usuária crônica de tolueno apareceu em 1979 (331,332). Este e 22 casos adicionais foram descritos em detalhes (333,334). Trinta e nove por cento dos fetos expostos ao tolueno nasceram prematuramente, e 9% morreram no período perinatal. Nos RNs sobreviventes, 52% exibiram deficiência do crescimento, 67% microcefalia e 80% atraso do desenvolvimento. Características craniofaciais semelhantes às da SAF foram observadas em 89%. Uma incidência aumentada de prematuridade, morte perinatal, atraso do crescimento e desenvolvimento e manifestações fenotípicas semelhantes à SAF foram relatados em 35 gestações de 15 mulheres que abusavam do tolueno (335.336). Pearson *et al.* (333,334) sugeriram que a interpretação dos dados clínicos e experimentais permite deduzir que álcool etílico e tolueno têm um mecanismo comum de teratogênese facial. O tolueno parece ter o potencial de toxicidade ao desenvolvimento no ser humano, porém a magnitude do risco é mínima nas exposições ocupacionais habituais, mas pode ser moderado a alto nas gestantes que abusam do tolueno por inalação.

Ansiolíticos

Os ansiolíticos provavelmente são os agentes terapêuticos mais frequentemente prescritos. Dentro deste grupo, os carbonatos de propanediol e os benzodiazepínicos, as duas classes mais usadas, estão associados a efeitos teratogênicos. A associação mais forte foi entre o diazepam e fenda labial com ou sem fenda palatina, porém até mesmo esta associação provavelmente não é causal (337,338). Como esses fármacos são muito utilizados, seria de se esperar que até mesmo um pequeno aumento do risco resultasse em mais efeitos adversos relatados do que tem sido o caso. Vigilância contínua se justifica, porque muitas gestantes são expostas a esses fármacos.

Ácido valproico

O ácido valproico (ácido dipropilacético) é usado no tratamento de diversos tipos de epilepsia. Dalens *et al.* (339,340) foram os primeiros a relatar a associação do ácido valproico a malformações congênitas no ser humano. Dentre os relatos subsequentes, Robert (341) descreveu as malformações associadas, que compreendem principalmente os defeitos do tubo neural, e sua incidência em detalhes. O defeito do tubo neural observado geralmente é espinha bífida na região lombar ou sacral, e o risco aumentado parece correlacionar-se com níveis séricos mais altos (342). Outras anomalias incluem restrição do crescimento pós-natal, microcefalia, hipoplasia mesofacial, micrognatia e pregas epicânticas. Doses terapêuticas durante a gravidez encerram um risco teratogênico de espinha bífida de aproximadamente 1% (343), porém o risco de dismorfologia facial talvez seja mais alto. O ácido valproico atravessa a placenta (344), mas as concentrações séricas fetais não são conhecidas.

Estudos recentes confirmaram outras malformações fetais causadas pelo ácido valproico, incluindo malformações cardíacas e nos membros e hipospadia. As doses acima de 1 g/dia estão associadas à redução das funções cognitivas (345,346).

ACONSELHAMENTO DE MULHERES SOBRE RISCOS TERATOGÊNICOS

A prevenção é a forma mais efetiva de combater a doença, e há amplo consenso de que uma assistência de saúde ideal deve incluir cuidados preventivos baseados em aconselhamento (347,348). A consulta pré-concepcional (CPC) tem por objetivo identificar e modificar os riscos relacionados aos desfechos da gestação e saúde materna, antes da gestação. A base da CPC é a prevenção. Deve-se aproveitar a CPC para fornecer informações essenciais sobre a gestação, bem como orientação sobre possíveis riscos e opções de manejo disponíveis. Algumas vezes, a CPC oferece uma oportunidade única de intervenção, antes da gestação, o que pode reduzir riscos específicos. Embora, ocasionalmente, a CPC seja relevante para todas as mulheres, existem populações maternas específicas que se beneficiam mais da CPC do que outras, no que se refere à otimização do desfecho da gestação. Tais populações incluem mulheres com exposições a medicamentos e toxinas, mulheres com condições clínicas crônicas e mulheres com déficits nutricionais específicos (349,350).

Base racional da CPC

Apesar da melhora da sobrevida perinatal ao longo dos anos, o aumento da proporção de partos prematuros, associado à alta taxa de mortalidade neonatal desses RNs, resultou em um declínio muito lento nas taxas de mortalidade infantil. Esse declínio insatisfatório nas taxas de mortalidade enfatiza a necessidade de agir antes da gestação e do primeiro ano de vida e estimular a prevenção, a proteção e a promoção da saúde.

Em muitas condições, os cuidados pré-natais podem ser muito tardios. Até o momento em que a maioria das mulheres descobre estar grávida todos os órgãos fetais já estão formados e é muito tarde para intervir e tentar a prevenção de muitas das malformações congênitas. Como as mulheres têm engravidado mais tardiamente, a prevalência de doenças e o uso de medicações aumentam. Há evidências de que, entre as mulheres que poderiam engravidar, 3% tomam medicamentos sabidamente teratogênicos, 4% apresentam condições clínicas preexistentes que poderiam afetar de forma adversa a gestação, caso não recebam o manejo apropriado antes da concepção.

As duas principais causas de morte no primeiro ano de vida – defeitos congênitos e distúrbios causados por parto pré-termo – podem ser significativamente reduzidas pela CPC. Os dados de ensaios clínicos constataram melhores desfechos após CPC em muitas circunstâncias clínicas, tais como doenças metabólicas (diabetes melito, fenilcetonúria etc.) e autoimunes (tais como LES). Além disso, o uso de várias medicações teratogênicas deve ser novamente levado à discussão, alterado ou interrompido (como isotretinoína, varfarina, antiepilépticos).

Oportunidades e obstáculos

Os cuidados pré-concepcionais têm sido recomendados por anos como padrão de atendimento; mas a maioria dos provedores não oferece a CPC e a maioria dos consumidores não o solicita. Jack e Culpepper identificaram, em um comentário de 1990 no JAMA, as seguintes sete barreiras aos cuidados pré-concepcionais: as pessoas que mais necessitam dos serviços são as com a menor probabilidade de recebê-los; a prestação de serviços é frequentemente fragmentada; não há serviços disponíveis para situações de alto risco; o reembolso das atividades de promoção da saúde é insuficiente; as mensagens de promoção da saúde não são efetivas a menos que sejam recebidas por um casal motivado; apenas algumas condições possuem dados que apoiam a intervenção antes da concepção em vez de intervenção no início da gravidez; e muitos programas de treinamento clínico não enfatizam a avaliação de risco e as habilidades de promoção da saúde. Estas barreiras para fornecer cuidados pré-conceptivos são tão relevantes hoje como eram há mais de vinte anos.

Embora, de forma ideal, a CPC devesse ser programada pela mulher antes de engravidar, a realidade é geralmente diferente. A maioria das mulheres começa os cuidados pré-natais no primeiro trimestre de gestação ou mais tarde; assim, a primeira consulta pré-natal ocorre com "vários meses de atraso". Geralmente acontece depois que já ocorreu exposição no primeiro trimestre a um possível teratógeno e não é mais possível modificar os riscos.

Nos EUA e no Canadá, apenas cerca de metade das gestações são planejadas (351); portanto, os cuidados pré-conceptivos devem ocorrer sempre que um profissional de saúde atende uma mulher em idade fértil. Isso pode ser alcançado se os profissionais de saúde tornarem esses cuidados uma prioridade e se planejarem realizá-los sempre que houver uma oportunidade. Existem várias oportunidades para a CPC, incluindo consultas marcadas pela mulher por outros motivos principais: exame médico periódico, investigação de DST, contracepção, fertilidade ou aconselhamento antes do casamento, para acompanhamento de um aborto espontâneo ou parto. Mesmo circunstâncias de emergência não relacionadas podem ser consideradas uma oportunidade.

Além de a gestação não planejada ser uma barreira importante, o aspecto financeiro é outro obstáculo significativo. Muitas seguradoras não cobrem os testes de triagem realizados fora da gestação. Além disso, as mulheres de classes socioeconômicas mais baixas, que são mais suscetíveis a apresentarem múltiplos fatores de risco modificáveis, são menos experientes e mais relutantes a procurar cuidado pré-natal oneroso.

Por fim, a formação inadequada e a ausência de coordenação entre os diferentes profissionais de saúde pode ser uma barreira para o cuidado ótimo. Casos que vão além da especialização do profissional devem ser encaminhados para um serviço especializado adequado.

Componentes da CPC

A literatura inclui uma gama de tópicos e intervenções que são propostos para serem incluídos na CPC. Alguns são baseados em evidências científicas, enquanto outros são baseados no senso comum e na prática padrão atual.

Os principais componentes da CPC incluem avaliação dos riscos maternos, orientação materna e início das intervenções.

Avaliação dos riscos maternos

Para isso, são essenciais uma anamnese e um exame físico meticulosos. Deve incluir: planejamento familiar e intervalos entre as gestações; história familiar; história genética – materna e paterna; história patológica pregressa; medicamentos atuais; abuso de substâncias psicoativas; nutrição; violência doméstica e bem-estar psicossocial; exposições infecciosas, ambientais e ocupacionais; imunidade e imunização; fatores de risco para DST; história obstétrica e ginecológica; exame físico geral e índice de massa corporal (IMC) e, por fim, avaliação do nível socioeconômico, da escolaridade e do contexto cultural.

Orientação materna

Isso inclui uma discussão sobre o impacto potencial da gestação nas condições clínicas maternas, bem como a forma como essas condições ou exposições podem afetar a gestação e o feto. Vale mencionar que as medicações e exposições maternas, incluindo medicamentos de venda livre, suplementos nutricionais e medicamentos prescritos, são discutidas para determinar teratogenicidade e alternativas possíveis. É crucial a avaliação dos hábitos alimentares e o IMC materno, bem como outros hábitos de saúde e abuso de substâncias psicoativas.

Início da intervenção

Após a avaliação dos riscos maternos e orientação, as intervenções são destinadas a proporcionar o melhor cuidado para distúrbios clínicos crônicos, dando início à vacinação apropriada (rubéola, varicela, hepatite B) e a solicitação de exames de triagem (HIV, distúrbios genéticos etc.), bem como minimização de exposições e hábitos potencialmente prejudiciais. Às vezes, o encaminhamento para um serviço especializado é a melhor atitude. Existem boas evidências da efetividade de várias intervenções, incluindo administração de ácido fólico, eliminação de teratógenos, controle da glicemia pré-conceptivo e manejo ideal de doenças crônicas (352). Dar início a um método de contracepção, até se obter a estabilização adequada da condição, também é uma intervenção adequada em casos selecionados.

REFERÊNCIAS BIBLIOGRÁFICAS

1. McBride WG. Teratogenic action of thalidomide. *Lancet* 1978;1(8078):1362.
2. Koren G. Treating the mother, protecting the unborn: the motherisk approach. *J Pediatr Pharmacol Ther* 2013;18(1):4.
3. Hertig AT. The overall problem in man. In: Benirschke K, ed. *Comparative aspects of reproductive failure*. Berlin, Germany: Springer-Verlag, 1967:11.
4. Robert CJ, Lowe CR. Where have all the conceptions gone? *Lancet* 1975; 1:498.
5. Kajii T, Ferrier A, Niikawa N, et al. Anatomic and chromosomal anomalies in 639 spontaneous abortions. *Hum Genet* 1980;55:87.
6. Simpson JL. Genes, chromosomes and reproductive failure. *Fertil Steril* 1980;33:116.
7. Fraser FC. The multifactorial/threshold concept-uses and misuses. *Teratology* 1976;14:762.
8. Copp AJ. Death before birth: clues from gene knockouts and mutations. *Trends Genet* 1995;11:87.
9. World Health Organization. *Spontaneous and induced abortion*. Geneva, Switzerland: World Health Organization, 1970.
10. Boue J, Boue A, Lazar P. Retrospective and prospective epidemiological studies of 1,500 karyotyped spontaneous abortions. *Teratology* 1975;12:11.
11. Wilson JG. *Environment and birth defects*. New York: Academic Press, 1973.
12. Brent RL. Predicting teratogenic and reproductive risks in humans from exposure to various environmental agents using in vitro techniques and in vivo animal studies. *Cong Anomalies* 1988;28(suppl):S41.
13. Sever JL. Infections in pregnancy: highlights from the collaborative perinatal project. *Teratology* 1982;25:227.
14. Gwinn M, Pappaioanou M, George JR, et al. Prevalence of HIV infection in childbearing women in the United States. *JAMA* 1991;265:1704.
15. Braddick MR, Kreiss JK, Embree JE, et al. Impact of maternal HIV infection on obstetrical and early neonatal outcome. *AIDS* 1990;4:1001.
16. Blanche S, Rouzioux C, Moscato MLG, et al. A prospective study of infants born to women seropositive for human immunodeficiency virus type 1. *N Engl J Med* 1989:320. 1643.
17. Embree JE, Braddick MR, Datta P, et al. Lack of correlation of maternal human immunodeficiency virus infection with neonatal malformations. *Pediatr Infect Dis J* 1989;8:700.
18. European Collaborative Study. Mother-to-child transmission of HIV infection. *Lancet* 1988;II:1039.
19. Qazi QH, Sheikh TM, Fikrig S, et al. Lack of evidence for craniofacial dysmorphism in perinatal human immunodeficiency virus infection. *J Pediatr* 1988;112:7.
20. Van Allen MI. Structural anomalies resulting from vascular disruption. *Pediatr Clin North Am* 1992;39:255.
21. Van Allen MI, Siegel-Bartelt J, Dixon J, et al. Construction bands and limb reduction defects in two newborns with fetal ultrasound evidence for vascular disruption. *Am J Med Genet* 1992;44:598.
22. Wilson JG, Brent RL, Jordan HC. Differentiation as a determinant of the reaction of rat embryo to x-irradiation. *Proc Soc Exp Biol Med* 1953;82:67.
23. Briggs MH, Briggs M. Sex hormone exposure during pregnancy and malformations. In: Briggs MH, Corbin A, eds. *Advances in steroid biochemistry and pharmacology*. London, UK: Academic Press, 1979:51.
24. Wilson JG, Brent RL. Are female sex hormones teratogenic? *Am J Obstet Gynecol* 1981;114:567.
25. Fraser FC. Interactions and multiple causes. In: Wilson JG, Fraser FC, eds. *Handbook of teratology*. New York: Plenum Press, 1977:445.
26. Mirkes PE. Cyclophosphamide teratogenesis: a review. *Teratog Carcinog Mutagen* 1985;5:75.
27. Miller RK. Placental transfer and function: the interface for drugs and chemicals in the conceptus. In: Fabro S, Scialli AR, eds. *Drug and chemical action in pregnancy: pharmacologic and toxicologic principles*. New York: Marcel Dekker, 1986:123.
28. Etwel F, Hutson J, Madadi M, et al. Fetal and perinatal exposure to drugs and chemicals: novel biomarkers of risk. *Annu Rev Pharmacol Toxicol* 2013;54:295.
29. Pollex EK, Anger G, Hutson J, et al. Breast cancer resistance protein (BCRP)-mediated glyburide transport: effect of the C421A/Q141K BCRP single-nucleotide polymorphism. *Drug Metab Dispos* 2010;38(5):740.
30. Hutson JR, Koren G, Matthews SG. Placental P-glycoprotein and breast cancer resistance protein: influence of polymorphisms on fetal drug exposure and physiology. *Placenta* 2010;31(5):351.
31. Malek A, Mattison DR. Drugs and medicines in pregnancy: the placental disposition of opioids. *Curr Pharm Biotechnol* 2011;12(5):797.
32. Ala-Kokko TI, Myllynen P, Vahakangas K. Ex vivo perfusion of the human placental cotyledon: implications for anesthetic pharmacology. *Int J Obstet Anesth* 2000;9:26.
33. Miller RK, Wier PJ, Maulik D, et al. Human placenta in vitro: characterization during 12 h of dual perfusion. *Contrib Gynecol Obstet* 1985;13:77.
34. Panigel M, Pascaud M, Brun JL. Radioangiographic study of circulation in the villi and intervillous space of isolated human placental cotyledon kept viable by perfusion. *J Physiol (Paris)* 1967;59:277.
35. Kraemer J, Klein J, Lubetsky A, et al. Perfusion studies of glyburide transfer across the human placenta: implications for fetal safety. *Am J Obstet Gynecol* 2006;195:270.
36. Hanson JW. Teratogen update: fetal hydantoin effects. *Teratology* 1986; 33:349.
37. Laurence KM, James N, Miller MH, et al. Double-blind randomized controlled trial of folate treatment before conception to prevent recurrence of neural tube defects. *Br Med J* 1981;282:1509.
38. Smithells RW, Seller MJ, Nevin NC, et al. Further experience of vitamin supplementation for prevention of neural tube defect recurrences. *Lancet* 1983;1:1027.
39. Smithells RW, Shepard S, Schorah CJ, et al. Apparent prevention of neural tube defects by periconceptional vitamin supplementation. *Arch Dis Child* 1981;56:911.
40. Smithells RW, Sheppard S, Wild J, et al. Prevention of neural tube defect recurrences in Yorkshire: final report. *Lancet* 1989;2:498.
41. Medical Research Council. Prevention of neural tube defects: results of the Medical Research Council Vitamin Study. *Lancet* 1991;338:131.
42. Cziezel AE, Dudas I. Prevention of the first occurrence of neural-tube defects by periconceptional vitamin supplementation. *N Engl J Med* 1992;327:1832.
43. McKusick VA. *Mendelian inheritance in man: catalogs of autosomal dominant, autosomal recessive, and X-linked phenotypes*. Baltimore, MD: Johns Hopkins University Press, 1988.
44. Brent RL. Method of evaluating alleged human teratogens [Editorial]. *Teratology* 1978;17:83.
45. Brent RL. Definition of a teratogen and the relationship of teratogenicity to carcinogenicity [Editorial]. *Teratology* 1986;34:359.
46. Susser E. Spontaneous abortion and induced abortion: an adjustment for the presence of induced abortion when estimating the rate of spontaneous abortion from cross-sectional studies. *Am J Epidemiol* 1983;117:305.
47. Olsen J. Calculating the risk ratios for spontaneous abortions: the problem of induced abortion. *Int J Epidemiol* 1984;13:347.
48. Warner RH, Rosett HL. The effects of drinking on offspring: an historical survey of the American and British literature. *J Stud Alcohol* 1975;36:1395.
49. Jones KL, Smith DW, Streissguth AP, et al. Outcome in offspring of chronic alcoholic women. *Lancet* 1974;1:1076.
50. Streissguth AP, Grant TM, Barr HM, et al. Cocaine and the use of alcohol and other drugs during pregnancy. *Am J Obstet Gynecol* 1991;164:1239.
51. Streissguth AP, Sampson PD, Marr HM. Neurobehavioral dose–response effects of prenatal alcohol exposure in humans from infancy to adulthood. *Ann N Y Acad Sci* 1989;562:145.
52. Streissguth AP, Landesman-Dwyer C, Martin JC, et al. Teratogenic effect of alcohol in humans and laboratory animals. *Science* 1980;209:353.
53. Autti-Ramo I, Granstrom M-L. The psychomotor development during the first year of life of infants exposed to intrauterine alcohol of various durations. Fetal alcohol exposure and development. *Neuropediatrics* 1991;22:59.
54. Day NL, Richardson GA. Prenatal alcohol exposure: a continuum of effects. *Semin Perinatol* 1991;15:271.
55. Clarren SK, Smith DW. The fetal alcohol syndrome. *N Engl J Med* 1978; 298:1063.
56. Skipper HT, Schabel FM Jr. Quantitative and cytokinetic studies in experimental tumor models. In: Holland JF, Frei E III, eds. *Cancer medicine*. Philadelphia, PA: Lea and Febiger, 1973:629.
57. Thiersch JB. Therapeutic abortions with a folic acid (4-amino PGA). *Am J Obstet Gynecol* 1952;63:1298.
58. Goetsch C. An evaluation of aminopterin as an abortifacient. *Am J Obstet Gynecol* 1962;83:1474.
59. Warkany J. Aminopterin and methotrexate: folic acid deficiency. *Teratology* 1978;17:353.
60. Warkany J, Beautry PH, Horstein S. Attempted abortion with aminopterin (4-aminopteroylglutamic acid). *Am J Dis Child* 1959;97:274.
61. Jones KL. Fetal aminopterin/methotrexate syndrome. In: Jones KL, ed. *Smith's recognizable patterns of human malformation*. Philadelphia, PA: WB Saunders, 1997:570.
62. Del Campo M, Kosaki K, Bennett FC, et al. Developmental delay in fetal aminopterin/methotrexate syndrome. *Teratology* 1999;60:10.
63. Bawle EV, Conard JV, Weiss L. Adult and two children with fetal methotrexate syndrome. *Teratology* 1998;57:51.
64. Shaw EB, Steinbach HL. Aminopterin-induced fetal malformation: survival of infant after attempted abortion. *Am J Dis Child* 1968;115:477.
65. Skalko RG, Gold MP. Teratogenicity of methotrexate in mice. *Teratology* 1974;9:159.
66. Baranov VS. Characteristics of the teratogenic effect of aminopterin compared to that of other teratogenic agents. *Bull Exp Biol Med* 1966;61:77.
67. Goeringer GC, DeSesso JM. Developmental toxicity in rabbits of the antifolate aminopterin and its amelioration by leucovorin. *Teratology* 1990;41:560.

68. Feldkamp M, Carey JC. Clinical teratology counseling and consultation case report: low dose methotrexate exposure in the early weeks of pregnancy. *Teratology* 1993;47:533.
69. Weber-Schoendorfer C, Chambers C, Wacker E, et al.; Network of French Pharmacovigilance. Pregnancy outcome after methotrexate treatment for rheumatic disease prior to or during early pregnancy: a prospective multicenter cohort study. *Arthritis Rheumatol* 2014;66(5):1101.
70. Grumbach MM, Conte FA. Disorders of sex differentiation. In: Williams RH, ed. *Textbook of endocrinology.* Philadelphia, PA: WB Saunders, 1981:422.
71. Hoffman F, Overzier C, Uhde G. Zur frage der hormonalen erzengung fotaler zwittenbildugen beim menschen. *Geburtshilfe Frauerheikd* 1955;15:1061.
72. Reschini E, Giustina G, D'Alberton A, et al. Female pseudohermaphroditism due to maternal androgen administration: 25-year follow-up. *Lancet* 1985;1:1226.
73. Greene RR, Burrill MW, Ivy AC. Experimental intersexuality: the effect of antenatal androgens on sexual development of female rats. *Am J Anat* 1939;65:415.
74. Raynaud A. Observations dur de development normal des ebauches de la glande mammaire des foetus maleset femelle de souris. *Ann Endocrinol* 1947;8:349.
75. Brunner JA, Witschi E. Testosterone-induced modifications of sexual development in female hamsters. *Am J Anat* 1946;79:293.
76. Jost A. Problems of fetal endocrinology: the gonadal and hypophyseal hormones. *Recent Prog Horm Res* 1953;8:379.
77. Wells LJ, Van Wagenen G. Androgen induced female pseudohermaphroditism in the monkey (macaca mulatta) anatomy of the reproductive organs. *Carnegie Institute Contrib Embryol* 1954;35:93.
78. Dohler KD, Hancke JL, Srivastava SS, et al. Participation of estrogens in female sexual differentiation of the brain: neuroanatomical, neuroendocrine and behavioral evidence. *Prog Brain Res* 1984;6:99.
79. Goy RW, Bercovitch FB, McBrair MC. Behavioral masculinization is independent of genital masculinization in prenatally androgenized female rhesus macaques. *Horm Behav* 1988;22:552.
80. Goy RW, Bridson WE, Young WC. Period of maximal susceptibility of the prenatal female guinea pig to masculinizing actions of the testosterone propionate. *J Comp Physiol Psychol* 1964;57:166.
81. Hoepfner BA, Ward IL. Prenatal and neonatal androgen exposure interact to affect sexual differentiation in female rats. *Behav Neurosci* 1988;102:61.
82. Huffman L, Hendricks SE. Prenatally injected testosterone propionate and sexual behavior of female rats. *Physiol Behav* 1981;26:773.
83. Phoenix CH, Goy RW, Gerall AA, et al. Organizing action of prenatally administered testosterone propionate on the tissues mediating mating behavior in the female guinea pig. *Endocrinology* 1959;65:369.
84. Maxwell SRJ, Kendall MJ. ACE inhibition in the 1900s. *Br J Clin Pract* 1993;47:30.
85. German J, Kowal A, Ehlers KH. Trimethadione and human teratogenesis. *Teratology* 1970;3:349.
86. Gavras I, Gavras H. Ace inhibitors: a decade of clinical experience. *Hosp Pract (Off Ed)* 1993;28:117.
87. Guignard JP, Burgener F, Calame A. Persistent anuria in neonate: a side effect of captopril. *Int J Pediatr Nephrol* 1981;2:133.
88. Hanssens M, Keirse MJNC, Vankelecom F, et al. Fetal and neonatal effects of treatment with angiotensin-converting enzyme inhibitors in pregnancy. *Obstet Gynecol* 1991;79:128.
89. Piper JM, Ray WA, Rosa FW. Pregnancy outcome following exposure to angiotensin converting enzyme inhibitors. *Obstet Gynecol* 1992;80:429.
90. Pryde PG, Sedman AB, Nugent CE, et al. Angiotensin-converting enzyme inhibitor fetopathy. *J Am Soc Nephrol* 1993;3:1575.
91. Barr M Jr, Cohen MM Jr. ACE inhibitor fetopathy and hypocalvaria: the kidney-skull connection. *Teratology* 1991;44:485.
92. Brent RL, Beckman DA. Angiotensin-converting enzyme inhibitors, an embryopathic class of drugs with unique properties: information for clinical teratology counselors. *Teratology* 1991;43:543.
93. Guignard JP. Effect of drugs on the immature kidney. *Adv Nephrol Necker Hosp* 1993;22:193.
94. Martin RA, Jones KL, Mendoza A, et al. Effect of ACE inhibition in the fetal kidney: decreased renal blood flow. *Teratology* 1992;46:317.
95. Cunniff C, Jones K, Phillipson J, et al. Oligohydramnios sequence and renal tubular malformation associated with maternal enalapril use. *Am J Obstet Gynecol* 1990;162:187.
96. Walfisch A, Al-maawali A, Moretti ME, et al. Teratogenicity of angiotensin converting enzyme inhibitors or receptor blockers. *J Obstet Gynaecol* 2011;31(6):465.
97. Nahum GG, Uhl K, Kennedy DL. Antibiotic use in pregnancy and lactation: what is and is not known about teratogenic and toxic risks. *Obstet Gynecol* 2006;107(5):1120.
98. Schaefer C, Amoura-Elefant E, Vial T, et al. Pregnancy outcome after prenatal quinolone exposure. Evaluation of a case registry of the European Network of Teratology Information Services. *Eur J Obstet Gynecol Reprod Biol* 1996;69:83.
99. Loebstein R, Addis A, Ho E, et al. Pregnancy outcome following gestational exposure to fluoroquinolones: a multicenter prospective controlled study. *Antimicrob Agents Chemother* 1998;42:1336.
100. Berkovitch M, Pastuszak A, Gazarian M, et al. Safety of the new quinolones in pregnancy. *Obstet Gynecol* 1994;84:535.
101. Koren G. Use of the new quinolones during pregnancy. *Can Fam Physician* 1996;42:1097.
102. Pagnini G, Pelagalli GV, Di Carlo F. Effect of nalidixic acid on the chick embryo and on pregnancy and embryonic development in rabbits and rats. *Atti Soc Ital Sci Vet* 1971;25:137.
103. Sato T, Kaneko Y, Saegusa T, et al. Reproduction studies of cinoxacin in rats. *Chemotherapy* 1980;28(suppl 4):484.
104. Sato T, Kobayashi F. Teratological study on cinoxacin in rabbits. *Chemotherapy* 1980;28(suppl 4):508.
105. Murray EDS. Nalidixic acid in pregnancy. *Br Med J* 1981;282:224.
106. Ingham B, Brentnall DW, Dale EA, et al. Arthropathy induced by antibacterial fused N-alkyl-4-pyridone-3-carboxylic acids. *Toxicol Lett* 1977;6:21.
107. Bar-Oz B, Moretti ME, Boskovic R, et al. The safety of quinolones—a meta-analysis of pregnancy outcomes. *Eur J Obstet Gynecol Reprod Biol* 2009;143(2):75.
108. Cohlan SQ, Bevelander G, Tiamsic T. Growth inhibition of prematures receiving tetracycline: clinical and laboratory investigation. *Am J Dis Child* 1963;105:453.
109. Baden E. Environmental pathology of the teeth. In: Gorlin RJ, Goldman HM, eds. *Thomas' oral pathology.* St Louis, MO: Mosby, 1970:189.
110. Rebich T, Kumar J, Brustman B. Dental caries and tetracycline-stained dentition in an American-Indian population. *J Dent Res* 1985;64:462.
111. Heinonen OP, Slone D, Shapiro S, eds. *Birth defects and drugs in pregnancy.* Littleton, MA: Publishing Sciences Group, 1977.
112. Colley DP, Kay J, Gibson GT. A study of the use in pregnancy of co-trimoxazole and sulfamethizole. *Aust J Pharm* 1982;63:570.
113. Bailey RR. Single-dose antibacterial treatment for bacteriuria in pregnancy. *Drugs* 1984;27:183.
114. Williams JD, Brumfitt W, Condie AP, et al. The treatment of bacteriuria in pregnant women with sulphamethoxazole and trimethoprim. *Postgrad Med J* 1969;45(suppl):71.
115. Bailey RR, Bishop V, Peddie PA. Comparison of single dose with a 5-day course of co-trimoxazole for asymptomatic (covert) bacteriuria of pregnancy. *Aust N Z J Obstet Gynaecol* 1983;23:139.
116. Hernandez-Diaz S, Mitchell AA. Folic acid antagonists during pregnancy and risk of birth defects. *N Engl J Med* 2001;344:934.
117. Hernandez-Diaz S, Werler MM, Walker AM, et al. Folic acid antagonists during pregnancy and the risk of birth defects. *N Engl J Med* 2000;343:1608.
118. Hernandez-Diaz S, Werler MM, Walker AM, et al. Neural tube defects in relation to use of folic acid antagonists during pregnancy. *Am J Epidemiol* 2001;153:961.
119. Cziezel AE, Rockenbauer M, Sorensen HT, et al. The teratogenic risk of trimethoprim-sulfonamides: a population based case control study. *Reprod Toxicol* 2001;15:637.
120. Elmazar MMA, Nau H. Trimethoprim potentiates valproic acid-induced neural tube defects (NTDs) in mice. *Reprod Toxicol* 1993;7:249.
121. Kreutz R. Investigation on the influence of trimethoprim at the intrauterine development of the rat. *Anat Anz* 1981;149:1832.
122. Udall V. Toxicology of sulphonamide-trimethoprim combinations. *Postgrad Med J* 1969;45(suppl):42.
123. Bennett HA, Einarson A, Taddio A, et al. Prevalence of depression during pregnancy: systematic review. *Obstet Gynecol* 2004;103(4):698.
124. Engeland A, Bramness JG, Daltveit AK, et al. Prescription drug use among fathers and mothers before and during pregnancy. A population-based cohort study of 106,000 pregnancies in Norway 2004–2006. *Br J Clin Pharmacol* 2008;65(5):653.
125. Koren G, Nordeng H. Antidepressant use during pregnancy: the benefit-risk ratio. *Am J Obstet Gynecol* 2012;207(3):157.
126. Einarson A, Smart K, Vial T, et al. Rates of major malformations in infants following exposure to duloxetine during pregnancy: a preliminary report. *J Clin Psychiatry* 2012;73(11):1471.
127. Moses-Kolko EL, Bogen D, Perel J, et al. Neonatal signs after late in utero exposure to serotonin reuptake inhibitors: literature review and implications for clinical applications. *JAMA.* 2005;293(19):2372.
128. Santos RP, Pergolizzi JJ. Transient neonatal jitteriness due to maternal use of sertraline (Zoloft). *J Perinatol* 2004;24(6):392.
129. Reis M, Källén B. Delivery outcome after maternal use of antidepressant drugs in pregnancy: an update using Swedish data. *Psychol Med* 2010;40:1723.
130. Bonari L, Pinto N, Ahn E, et al. Perinatal risks of untreated depression during pregnancy. *Can J Psychiatry* 2004;49:726.
131. Einarson A, Choi J, Einarson TR, et al. Rates of spontaneous and therapeutic abortions following use of antidepressants in pregnancy: results from a large prospective database. *J Obstet Gynaecol Can* 2009;31(5):452.
132. Nakhai-Pour HR, Broy P, Bérard A. Use of antidepressants during pregnancy and the risk of spontaneous abortion. *CMAJ* 2010;182(10):1031.

133. Costei AM, Kozer E, Ho T, et al. Perinatal outcome following third trimester exposure to paroxetine. *Arch Pediatr Adolesc Med* 2002;156(11):1129.
134. Chambers CD, Hernandez-Diaz S, Van Marter LJ, et al. Selective serotonin-reuptake inhibitors and risk of persistent pulmonary hypertension of the newborn. *N Engl J Med* 2006;354(6):579.
135. Källén B, Olausson PO. Maternal use of selective serotonin re-uptake inhibitors and persistent pulmonary hypertension of the newborn. *Pharmacoepidemiol Drug Saf* 2008;17(8):801.
136. Kieler H, Artama M, Engeland A, et al. Selective serotonin reuptake inhibitors during pregnancy and risk of persistent pulmonary hypertension in the newborn: population based cohort study from the five Nordic countries. *BMJ* 2012;344:d8012.
137. Wichman CL, Moore KM, Lang TR, et al. Congenital heart disease associated with selective serotonin reuptake inhibitor use during pregnancy. *Mayo Clin Proc* 2009;84(1):23.
138. Andrade SE, McPhillips H, Loren D, et al. Antidepressant medication use and risk of persistent pulmonary hypertension of the newborn. *Pharmacoepidemiol Drug Saf* 2009;18(3):246.
139. Wilson KL, Zelig CM, Harvey JP, et al. Persistent pulmonary hypertension of the newborn is associated with mode of delivery and not with maternal use of selective serotonin reuptake inhibitors. *Am J Perinatol* 2011;28(1):19.
140. Koren G, Nordeng H. SSRIs and persistent pulmonary hypertension of the newborn. *BMJ* 2011;344:d7642.
141. Jong GW, Einarson T, Koren G, et al. Antidepressant use in pregnancy and persistent pulmonary hypertension of the newborn (PPHN): a systematic review. *Reprod Toxicol* 2012;34(3):293.
142. Occhiogrosso M, Omran SS, Altemus M. Persistent pulmonary hypertension of the newborn and selective serotonin reuptake inhibitors: lessons from clinical and translational studies. *Am J Psychiatry* 2012;169(2):134.
143. Wisner KL, Sit DK, Hanusa BH, et al. Major depression and antidepressant treatment: impact on pregnancy and neonatal outcomes. *Am J Psychiatry* 2009;166(5):557.
144. Einarson A, Choi J, Einarson TR, et al. Adverse effects of antidepressant use in pregnancy: an evaluation of fetal growth and preterm birth. *Depress Anxiety* 2010;27(1):35.
145. Lewis AJ, Galbally M, Opie G, et al. Neonatal growth outcomes at birth and one month postpartum following in utero exposure to antidepressant medication. *Aust N Z J Psychiatry* 2010;44(5):482.
146. Bar-Oz B, Einarson T, Einarson A, et al. Paroxetine and congenital malformations: metaanalysis and consideration of potential confounding factors. *Clin Ther* 2007;29:918.
147. Koren G, Nordeng HM. Selective serotonin reuptake inhibitors and malformations: case closed? *Semin Fetal Neonatal Med* 2013;18(1):19.
148. Riggin L, Frankel Z, Moretti M, et al. The fetal safety of fluoxetine: a systematic review and meta-analysis. *J Obstet Gynaecol Can* 2013;35(4):362.
149. Mahadevan U, Kane S, Sandborn WJ, et al. Intentional infliximab use during pregnancy for induction or maintenance of remission in Crohn's disease. *Aliment Pharmacol Ther* 2005;21(6):733.
150. Abstracts of Digestive Disease Week and the 108th Annual Meeting of the American Gastroenterological Association Institute, May 19–24, 2007, Washington, DC, USA. *Gastroenterology* 2007;132(4 suppl 2):A144.
151. Johnson D, Luo Y, Jones KL, et al. Pregnancy outcomes in women exposed to adalimumab: an update on the autoimmune diseases in pregnancy project [abstract]. *Arthritis Rheum* 2011;63(suppl 10):1874.
152. Abstracts of the 72nd Annual Scientific Meeting of the American College of Rheumatology and the 43rd Annual Scientific Meeting of the Association of Rheumatology Health Professionals. October 24–29, 2008. San Francisco, California, USA. *Arthritis Rheum* 2008;58(suppl 9):S161.
153. Ojeda-Uribe M, Gilliot C, Jung G, et al. Administration of rituximab during the first trimester of pregnancy without consequences for the newborn. *J Perinatol* 2006;26(4):252.
154. Food and Drug Administration Dermatologic and Ophthalmic Drugs Advisory Committee, Briefing Document for Ustekinumab(CNTO 1275). Accessed at http://www.fda.gov/ohrms/dockets/ac/08/briefing/2008-4361b1-02-CENTOCOR.pdf on October 15, 2012.
155. Mahadevan U, Wolf DC, Dubinsky M, et al. Placental transfer of anti-tumor necrosis factor agents in pregnant patients with inflammatory bowel disease. *Clin Gastroenterol Hepatol* 2013;11(3):286.
156. Mahadevan U, Cucchiara S, Hyams JS, et al. The London Position Statement of the World Congress of Gastroenterology on Biological Therapy for IBD with the European Crohn's and Colitis Organisation: pregnancy and pediatrics. *Am J Gastroenterol* 2011;106(2):214.
157. Jones KL, Lacro RV, Johnson KA, et al. Pattern of malformations in the children of women treated with carbamazepine during pregnancy. *N Engl J Med* 1989;320:1661.
158. Nielsen M, Froscher W. Finger and toenail hypoplasia after carbamazepine monotherapy in late pregnancy. *Neuropediatrics* 1985;16:167.
159. Bertollini R, Kallen B, Mastroiacovo P, et al. Anticonvulsant drugs in monotherapy: effect on the fetus. *Eur J Epidemiol* 1987;3:164.
160. Janz D. Antiepileptic drugs and pregnancy: altered utilization patterns and teratogenesis. *Epilepsia* 1982;23:S53.
161. Little BB, Santos-Ramos R, Newell JF, et al. Megadose carbamazepine during the period of neural tube closure. *Obstet Gynecol* 1993;82:705.
162. Slutsker L. Risk associated with cocaine use during pregnancy. *Obstet Gynecol* 1992;79:778.
163. Young SL, Vosper HJ, Phillips SA. Cocaine: its effects on maternal and child health. *Pharmacotherapy* 1992;12:2.
164. Jones KL. Developmental pathogenesis of defects associated with prenatal cocaine exposure: fetal vascular disruption. *Clin Perinatol* 1991;18:139.
165. Koren G, Graham K. Cocaine in pregnancy: analysis of fetal risk. *Vet Hum Toxicol* 1992;34:263.
166. Woods JR, Plessinger MA. Maternal-fetal cardiovascular system: a target of cocaine. *NIDA Res Monogr* 1991;108:7.
167. Plessinger MA, Woods JR. Maternal, placental, and fetal pathophysiology of cocaine exposure during pregnancy. *Clin Obstet Gynecol* 1993;36:267.
168. Chasnoff IJ, Chisum GM, Kaplan WE. Maternal cocaine use and genitourinary tract malformations. *Teratology* 1988;37:201.
169. Dogra VS, Menon PA, Poblete J, et al. Neurosonographic imaging of small for gestational age neonates exposed and not exposed to cocaine and cytomegalovirus. *J Clin Ultrasound* 1994;22:93.
170. Hoyme EH, Jones KL, Dixon SD. Prenatal cocaine exposure and prenatal vascular disruption. *Pediatrics* 1990;85:743.
171. Chavez GF, Mulinare J, Cordero JF. Maternal cocaine use during early pregnancy as a risk factor for congenital urogenital anomalies. *JAMA* 1989;262:795.
172. Viscarello RR, Ferguson DD, Nores J, et al. Limb–body wall complex associated with cocaine abuse: further evidence of cocaine's teratogenicity. *Obstet Gynecol* 1992;80:523.
173. Lutiger BK, Graham K, Einarson TR, et al. Relationship between gestational cocaine use and pregnancy outcome: a meta analysis. *Teratology* 1991;44:405.
174. DiSaia PJ. Pregnancy and delivery of a patient with a Starr-Edwards mitral valve prosthesis: report of a case. *Obstet Gynecol* 1966;29:469.
175. Kerber IJ, Warr OS, Richardson C. Pregnancy in a patient with prosthetic mitral valve. *JAMA* 1968;203:223.
176. Barr M, Burdi AR. Warfarin-associated embryopathy in a 17-week abortus. *Teratology* 1976;14:129.
177. Hall JG, Pauli RM, Wilson RM. Maternal and fetal sequelae of anticoagulation during pregnancy. *Am J Med* 1980;68:122.
178. Cotrufo M, deLuca TSL, Calabro R, et al. Coumarin anticoagulation during pregnancy in patients with mechanical valve prostheses. *Eur J Cardiothorac Surg* 1991;5:300.
179. Kaplan LC. Congenital Dandy Walker malformation associated with first trimester warfarin: a case report and literature review. *Teratology* 1985;32:333.
180. Pauli RM, Lian JB, Mosher DF. Association of congenital deficiency of multiple vitamin K-dependent coagulation factors and the phenotype of the warfarin embryopathy: clues to the mechanism of coumarin derivatives. *Am J Hum Genet* 1987;41:566.
181. Greenberg LH, Tanaka KR. Congenital anomalies probably induced by cyclophosphamide. *JAMA* 1964;188:423.
182. Scott JR. Fetal growth retardation associated with maternal administration of immunosuppressive drugs. *Am J Obstet Gynecol* 1977;128:668.
183. Toledo TM, Harper RC, Moser RH. Fetal effects during cyclophosphamide and irradiation therapy. *Ann Intern Med* 1971;74:87.
184. Blatt J, Mulvihill JJ, Ziegler JL, et al. Pregnancy outcome following cancer chemotherapy. *Am J Med* 1980;69:828.
185. Hales BF. Effects of phosphoramide mustard and acrolein, cytotoxic metabolites of cyclophosphamide, on mouse limb development in vitro. *Teratology* 1989;40:11.
186. Bongiovanni AM, DiGeorge AM, Grumbach MM. Masculinization of the female infant associated with estrogenic therapy alone during gestation: four cases. *J Clin Endocrinol Metab* 1959;19:1004.
187. Herbst AL, Ulfelder H, Poskanzer DC. Adenocarcinoma of the vagina: association of maternal stilbestrol therapy with tumor appearance in young women. *N Engl J Med* 1971;284:878.
188. Herbst AL, Kurman RJ, Scully RE, et al. Clear-cell adenocarcinoma of the genital tract in young females. *N Engl J Med* 1972;287:1259.
189. Greenwald P, Barlow JJ, Nasca PC, et al. Vaginal cancer after maternal treatment with synthetic estrogens. *N Engl J Med* 1971;285:390.
190. Herbst AL, Robboy SJ, Scully RE, et al. Clear-cell adenocarcinoma of the vagina and cervix. *Am J Obstet Gynecol* 1974;119(5):713.
191. Hanson JW, Smith DW. The fetal hydantoin syndrome. *J Pediatr* 1975;87:285.
192. Speidel BD, Meadow SR. Maternal epilepsy and abnormalities of the fetus and newborn. *Lancet* 1972;2:839.
193. Frederick J. Epilepsy and pregnancy: a report from the Oxford record linkage study. *Br Med J* 1973;2:442.

194. Monson RR, Rosenberg L, Hartz SC, et al. Diphenylhydantoin and selected malformations. *N Engl J Med* 1973;289:1049.
195. Albengres E, Tillement JP. Phenytoin in pregnancy: a review of the reported risks. *Biol Res Pregnancy Perinatol* 1983;4:71.
196. Barr M, Pozanski AK, Shmickel RD. Digital hypoplasia and anticonvulsants during gestation, a teratogenic syndrome. *J Pediatr* 1974;4:254.
197. Hill RM, Verland WM, Horning MG, et al. Infants exposed in utero to antiepileptic drugs. *Am J Dis Child* 1974;127:645.
198. Hanson JW, Myrianthopoulos NC, Harvey MAS, et al. Risks to the offspring of women treated with hydantoin anticonvulsants, with emphasis on the fetal hydantoin syndrome. *J Pediatr* 1976;89:662.
199. Keneko S. Antiepileptic drug therapy and reproductive consequences: functional and morphological effects. *Reprod Toxicol* 1991;5:179.
200. Shapiro S, Slone D, Hartz SC, et al. Anticonvulsants and parental epilepsy in the development of birth defects. *Lancet* 1976;1:272.
201. McClain RM, Langhoff L. Teratogenicity of diphenylhydantoin in the New Zealand White rabbit. *Teratology* 1980;21:371.
202. Collins MD, Fradkin R, Scott WI. Induction of postaxial forelimb ectrodactyly with anticonvulsant agents in A/J mice. *Teratology* 1990;41:61.
203. Finnell RH, Abbott LC, Taylor SM. The fetal hydantoin syndrome: answers from a mouse model. *Reprod Toxicol* 1989;3:127.
204. Elshave J. Cleft palate in the offspring of female mice treated with phenytoin. *Lancet* 1969;2:1074.
205. Harbinson RD, Becker BA. Relation of dosage and time of administration of diphenylhydantoin to its teratogenic effect in mice. *Teratology* 1969;2:305.
206. Rowland JF, Binkerd PE, Hendrickx AG. Developmental toxicity and pharmacokinetics of oral and intravenous phenytoin in the rat. *Reprod Toxicol* 1990;4:191.
207. Zengel AE, Keith DA, Tassinari MS. Prenatal exposure to phenytoin and its effect on postnatal growth and craniofacial proportion in the rat. *J Craniofac Genet Dev Biol* 1989;9:147.
208. Finnell RH. Phenytoin-induced teratogenesis: a mouse model. *Science* 1981;211:483.
209. Liggins GC, Howie RN. A controlled trial of antepartum glucocorticoid treatment for prevention of the respiratory distress syndrome in premature infants. *Pediatrics* 1972;50:515.
210. Collaborative Group on Antenatal Steroid Therapy. Effect of antenatal dexamethasone administration in the prevention of respiratory distress syndrome. *Am J Obstet Gynecol* 1981;141:276.
211. Cziezel AE, Rockenbauer M. Population based case–control study of teratogenic potential of corticosteroids. *Teratology* 1997;56:335.
212. Liu D-L, Zhou Z-L. Enhancement of fetal lung maturity by intra-amniotic instillation of dexamethasone. *Chin Med J* 1985;98:915.
213. Chrousos GP, Evans MI, Loriaux DL, et al. Prenatal therapy in congenital adrenal hyperplasia. Attempted prevention of abnormal external genital masculinization by pharmacologic suppression of the fetal adrenal gland in utero. *Ann N Y Acad Sci* 1985;458:156.
214. Pang S. Congenital adrenal hypoplasia. *Endocrinol Metab Clin North Am* 1997;26:853.
215. Bar J, Fisch B, Wittenberg C, et al. Prednisone dosage and pregnancy outcome in renal allograft recipients. *Nephrol Dial Transplant* 1997;12:760.
216. Kallen B. Drug treatment of rheumatic diseases during pregnancy: the teratogenicity of antirheumatic drugs—what is the evidence? *Scand J Rheumatol* suppl 1998;107:119.
217. Kwak J, Gilman-Sachs A, Beaman K, et al. Reproductive outcome in women with recurrent spontaneous abortion of alloimmune and autoimmune causes: preconception versus postconception treatment. *Am J Obstet Gynecol* 1992;166:1787.
218. Laskin C, Bombardier C, Hannah M, et al. Prednisone and aspirin in women with autoantibodies and unexplained fetal loss. *N Engl J Med* 1997;337:148.
219. Le Huong D, Wechsler B, Vauthier-Brouzes D, et al. Outcome of planned pregnancies in systemic lupus erythematosis: a prospective study on 62 pregnancies. *Br J Rheumatol* 1997;36:772.
220. Cowchuck FS, Reece EA, Balaban D, et al. Repeated fetal losses associated with antiphospholipid antibodies: a collaborative randomized trial comparing prednisone with low-dose heparin treatment. *Am J Obstet Gynecol* 1992;166:1318.
221. Reinisch JM, Simon NG. Prenatal exposure to prednisone in humans and animals retards intrauterine growth. *Science* 1978;202:436.
222. Higgins R, Mendelsohn A, DeFeo M, et al. Antenatal dexamethasone and decreased severity of retinopathy of prematurity. *Arch Opthalmol* 1998;116:601.
223. Leylek O, Ergur A, Senocak F, et al. Prophylaxis of the occurrence of hyperbilirubinemia in relation to maternal oxytocin infusion with steroid treatment. *Gynecol Obstet Invest* 1998;46:164.
224. Spinello A, Capuzzo E, Ometto A, et al. Value of antenatal corticosteroid therapy in preterm birth. *Early Hum Dev* 1995;42:37.
225. Silver R, Vyskocil C, Solomon S, et al. Randomized trial of antenatal dexamethasone in surfactant-treated infants delivered before 30 weeks gestation. *Obstet Gynecol* 1996;87:683.
226. Ward RA. Pharmacologic enhancement of fetal lung maturation. *Clin Perinatol* 1994;21:523.
227. Moise KJ. Indomethacin therapy in the treatment of symptomatic polyhydramnios. *Clin Obstet Gynecol* 1991;24:310.
228. Bessinger R, Niebyl J, Keyes W, et al. Randomized comparative trial of indomethacin and ritodrine for the long-term treatment of preterm labor. *Am J Obstet Gynecol* 1991;164:981.
229. Bivens H, Newman R, Fyfe D, et al. Randomized trial of oral indomethacin and terbutaline sulfate for the long-term suppression of preterm labor. *Am J Obstet Gynecol* 1993;169:1065.
230. Mohen D, Newnham J, D'Orsonga L. Indomethacin for the treatment of polyhydramnios: a case of constriction of the ductus arteriosus. *Aust N Z J Obstet Gynaecol* 1992;32:243.
231. Eronen M. The hemodynamic effects of antenatal indomethacin and a beta-sympathomimetic agent of the fetus and the newborn: a randomized study. *Pediatr Res* 1993;33:615.
232. Moise KJ. Effect of advancing gestational age on the frequency of fetal ductal constriction in association with maternal indomethacin use. *Am J Obstet Gynecol* 1993;168:1350.
233. Norton M. Teratogen update: fetal effects of indomethacin administration during pregnancy. *Teratology* 1997;56:282.
234. Fejgin MD, Delpino ML, Bidiwala KS. Isolated small bowel perforation following intrauterine treatment with indomethacin administration. *Am J Perinatol* 1994;11:295.
235. Major CA, Lewis DF, Harding JA, et al. Tocolysis with indomethacin increases in incidence of necrotizing enterocolitis in the low-birth-weight neonate. *Am J Obstet Gynecol* 1994;170:102.
236. Hajdyla-Banaś I, Banas T, Rydz-Stryszowska I, et al. Pregnancy course and neonatal outcome after exposure to leflunomide—2 cases report and review of literature. *Przegl Lek* 2009;66(12):1069.
237. Chambers CD, Johnson DL, Robinson LK; Organization of Teratology Information Specialists Collaborative Research Group. Birth outcomes in women who have taken leflunomide during pregnancy. *Arthritis Rheum* 2010;62(5):1494.
238. Cassina M, Johnson DL, Robinsson LK, et al.; Organization of Teratology Information Specialists Collaborative Research Group. Pregnancy outcome in women exposed to leflunomide before or during pregnancy. *Arthritis Rheum* 2012;64(7):2085.
239. Vacaflor L, Lehmann HE, Ban TA. Side effects and teratogenicity of lithium carbonate treatment. *J Clin Pharmacol* 1970;10:387.
240. Frankenberg RR, Lipinski JF. Congenital malformations. *N Engl J Med* 1983;309:311.
241. Warkany J. Teratogen update: lithium. *Teratology* 1988;38:593.
242. Schardein JL, ed. *Chemically induced birth defects*. New York: Marcel Dekker, 1993.
243. Rane A, Tomson G, Bjarke B. Effects of maternal lithium therapy in a newborn infant. *J Pediatr* 1974;93:296.
244. Jacobson SJ, Jones K, Johnson K, et al. Prospective multicentre study of pregnancy outcome after lithium exposure during first trimester. *Lancet* 1992;339:530.
245. Cohen LS, Friedman JM, Jefferson JW, et al. A reevaluation of risk of in utero exposure to lithium. *JAMA* 1994;271:146.
246. Troyer WA, Pereira G, Lannon RA, et al. Association of maternal lithium exposure and premature delivery. *J Perinatol* 1993;13:123.
247. Schou M. What happened later to the lithium babies? A follow-up study of children born without malformations. *Acta Psychiatr Scand*. 1976;54:193.
248. Holtzman EJ, Ausiello DA. Nephrogenic diabetes insipidus: causes revealed. *Hosp Pract* 1994;29:89–93,97–98,103.
249. Krause S, Ebbsen F, Lange AP. Polyhydramnios with maternal lithium treatment. *Obstet Gynecol* 1990;75:504.
250. Lam SS, Kjellstrand C. Emergency treatment of lithium-induced diabetes insipidus with non-steroidal anti-inflammatory drugs. *Ren Fail* 1997;19:183.
251. Nars PW, Girad J. Lithium carbonate intake during pregnancy leading to a large goiter in a premature infant. *Am J Dis Child* 1977;131:123.
252. Filtenborg JA. Persistent pulmonary hypertension after lithium intoxication in the newborn. *Eur J Pediatr* 1982;138:321.
253. Morrell P, Sutherland GR, Buamah PK, et al. Lithium toxicity in the neonate. *Arch Dis Child* 1983;58:539.
254. Wilson N, Forfar JD, Godman MJ. Atrial flutter in the newborn resulting from lithium ingestion. *Arch Dis Child* 1983;58:538.
255. Weinstein MR, Goldfield M. Cardiovascular malformations with lithium use during pregnancy. *Am J Psychiatry* 1975;132:529.
256. Hansen DK, Walker RC, Grafton TF. Effect of lithium carbonate on mouse and rat embryos in vitro. *Teratology* 1990;41:155.
257. Klug S, Collins M, Nagao T, et al. Effect of lithium on rat embryos in culture: growth, development, compartmental distribution and lack of protective effect of inositol. *Arch Toxicol* 1992;66:719.
258. Jurand A. Teratogenic activity of lithium carbonate: an experimental update. *Teratology* 1988;38:101.

259. Llewellyn A, Stowe ZN, Strader JR. The use of lithium and management of women with bipolar disorder during pregnancy and lactation. *J Clin Psychiatry* 1998;59:57.
260. Gonzalez CH, Vargas FR, Perez ABA, et al. Limb deficiency with or without Moebius sequence in seven Brazilian children associated with misoprostol use in the first trimester of pregnancy. *Am J Med Genet* 1993;46:59.
261. Coelho HLL, Misago C, Fonsecam WVC, et al. Selling abortifacients over the counter in pharmacies in Fortaleza, Brazil. *Lancet* 1991;338:247.
262. Costa SH, Vessey MP. Misoprostol and illegal abortion in Rio de Janeiro, Brazil. *Lancet* 1993;341:1258.
263. Luna-Coelho HL, Teixeria AC, Santos AP, et al. Misoprostol and illegal abortion in Fortaleza, Brazil. *Lancet* 1993;341:1261.
264. Pastuszak AL, Schüler L, Speck-Martins CE, et al. Use of misoprostol during pregnancy and Möbius' syndrome in infants. *N Engl J Med*. 1998; 338(26):1881.
265. NICHD Workshop. CVS and limb reduction defects. *Teratology* 1993;48:7.
266. Collins FS, Mahoney MJ. Hydrocephalus and abnormal digits after failed first trimester prostaglandin abortion attempt. *J Pediatr* 1983;102:620.
267. Schuler LS, Ashto PW, Sanseverino MT. Teratogenicity of misoprostol. *Lancet* 1992;339:437.
268. Woods JR, Plessinger MA, Clark KE. Effect on cocaine on uterine blood flow and fetal oxygenation. *JAMA* 1987;257:957.
269. Schonhofer PS. Brazil: misuse of misoprostol as a abortifacient may induce malformations. *Lancet* 1991;337:1534.
270. Fonseca W, Alencar AJC, Mota FSB, et al. Misoprostol and congenital malformations. *Lancet* 1991;336:56.
271. Castilla EE, Orioli IM. Teratogenicity of misoprostol: data from the Latin-American collaborative study of congenital malformations (ECLAMC). *Am J Med Genet* 1994;51:161.
272. Hoeltzenbein M, Elefant E, Vial T, et al . Teratogenicity of mycophenolate confirmed in a prospective study of the European Network of Teratology Information Services. *Am J Med Genet A* 2012;158A(3):588.
273. Coscia LA, Constantinescu S, Moritz MJ, et al. Report from the National Transplantation Pregnancy Registry (NTPR): outcomes of pregnancy after transplantation. *Clin Transpl* 2010:65.
274. Merlob P, Stahl B, Klinger G. Tetrada of the possible mycophenolate mofetil embryopathy: a review. *Reprod Toxicol.* 2009;28(1):105.
275. Perez-Aytes A, Ledo A, Boso V, et al. Immunosuppressive drugs and pregnancy: mycophenolate mofetil embryopathy. *Neoreviews* 2010;11:e578.
276. Greenberg G, Inman W, Weatherall J, et al. Maternal drug histories and congenital abnormalities. *Br Med J* 1977;2:853.
277. Nakane Y, Okuma T, Takahashi R, et al. Multi-institutional study on the teratogenicity and fetal toxicity of antiepileptic drugs: a report of a collaborative study group in Japan. *Epilepsia* 1980;21:663.
278. Robert E, Lofkvist E, Mauguiere F, et al. Evaluation of drug therapy and teratogenic risk in a Rhone-Alps district population of pregnant epileptic women. *Eur Neurol* 1986;25:436.
279. Dansky L, Finnell R. Parental epilepsy, anticonvulsant drugs, and reproductive outcome: epidemiologic and experimental findings spanning three decades; 2, Human studies. *Reprod Toxicol* 1991;5:301.
280. Waters C, Belai Y, Gott P, et al. Outcomes of pregnancy associated with antiepileptic drugs. *Arch Neurol* 1994;51:250.
281. Kelly T. Teratogenicity of anticonvulsant drugs I: review of the literature. *Am J Med Genet* 1984;19:413.
282. Dravet C, Julian C, Legras C, et al. Epilepsy, antiepileptic drugs, and malformations in children of women with epilepsy: a French prospective cohort study. *Neurology* 1992;42:75.
283. Lindhout D, Meinardi H, Meijer JWA, et al. Antiepileptic drugs and teratogenesis in two consecutive cohorts: changes in prescription policy paralleled by changes in pattern of malformations. *Neurology* 1992;42:94.
284. Tanganelli P, Regesta G. Epilepsy, pregnancy, and major birth anomalies: an Italian prospective controlled study. *Neurology* 1992;42:89.
285. Seip M. Growth retardation, dysmorphic facies and minor malformations following massive exposure to phenobarbitone in utero. *Acta Paediatr Scand* 1976;65:617.
286. Jones K, Johnson K, Chamber C. Pregnancy outcome in women treated with phenobarbital monotherapy. *Teratology* 1992;45:452.
287. Koch S, Losche G, Jager-Roman E, et al. Major and minor birth malformations and antiepileptic drugs. *Neurology* 1992;42:83.
288. Morales WJ. Antenatal therapy to minimize neonatal intraventricular hemorrhage. *Clin Obstet Gynecol* 1991;34:328.
289. Morales WJ. Effect of intraventricular hemorrhage on the one-year mental and neurologic handicaps of the very low birth weight infant. *Obstet Gynecol* 1987;70:111.
290. Fotherby K. A new look at progestins. *Clin Obstet Gynecol* 1984;11:701.
291. Wilkins L. Masculinization due to orally given progestins. *JAMA* 1960; 172:1028.
292. World Health Organization. *The effect of female sex hormones on fetal development and infant health.* Geneva, Switzerland: World Health Organization, 1981.
293. Heinonen OP, Slone D, Monson RR, et al. Cardiovascular birth defects and antenatal exposure to female sex hormones. *N Engl J Med* 1977;296:67.
294. Wiseman RA, Dodds-Smith IC. Cardiovascular birth defects and antenatal exposure to female sex hormones: a reevaluation of some base data. *Teratology* 1984;30:359.
295. Gal I. Risks and benefits of the use of hormonal pregnancy test tablets. *Nature* 1972;240:241.
296. Janerich DT, Piper JM, Glebatis DM. Oral contraceptives and congenital limb reduction defects. *N Engl J Med* 1974;291:697.
297. Brent RL. The magnitude of the problem of congenital malformations. In: Marois M, ed. *Prevention of physical and mental congenital defect part a basic and medical Science, education and future strategies.* New York: Alan R. Liss, 1985:55.
298. O'Malley BW, Schrader DT. The receptors of steroid hormones. *Sci Am* 1976;234:32.
299. Lammer EJ. Developmental toxicity of synthetic retinoids in humans. *Prog Clin Biol Res* 1988;281:193.
300. Rosa FW. Teratogen update: penicillamine. *Teratology* 1986;33:127.
301. Dai WS, Hsu M, Itri LM. Safety of pregnancy after discontinuation of isotretinoin. *Arch Dermatol* 1989;125:362.
302. Dai WS, LaBraico JM, Stern RS. Epidemiology of isotretinoin exposure during pregnancy. *J Am Acad Dermatol* 1992;26:599.
303. DiGiovanna JJ, Zech LA, Ruddel ME, et al. Etretinate: persistent serum levels of a potent teratogen. *Clin Res* 1984;32:579A.
304. Rinck G, Gollnick H, Organos CE. Duration of contraception after etretinate. *Lancet* 1989;1:845.
305. Alles AJ, Sulik KK. Retinoic-acid-induced limb-reduction defects: perturbation of zones of programmed cell death as a pathogenetic mechanism. *Teratology* 1989;40:163.
306. Yasuda Y, Konishi H, Kihara T, et al. Developmental anomalies induced by all-trans-retinoic acid in fetal mice: II. Induction of abnormal neuroepithelium. *Teratology* 1987;35:355.
307. Ong DE, Chytil F. Changes in levels of cellular retinol- and retinoic-acid-binding proteins of liver and lung during perinatal development rat. *Proc Natl Acad Sci USA* 1976;73:3976.
308. Jick SS, Terris BZ, Jick H. First trimester topical tretinoin and congenital disorders. *Lancet* 1993;341:1181.
309. DeWals P, Bloch D, Calabro A, et al. Association between holoprosencephaly and exposure to topical retinoids: results of the EUROCAT survey. *Paediatr Perinat Epidemiol* 1991;5:445.
310. Bowman JM. Antenatal suppression of Rh alloimmunization. *Clin Obstet Gynecol* 1991;34:296.
311. Koren G, Pastuszak A, Ito S. Drugs in pregnancy. *N Engl J Med* 1998; 338(16):1128.
312. Prager K, Malin H, Speigler D, et al. Smoking and drinking behavior before and during pregnancy of married mothers of liveborn and stillborn infants. *Public Health Rep* 1984;99:117.
313. Naeye RL. Effects of maternal cigarette smoking on the fetus and placenta. *Br J Obstet Gynaecol* 1979;85:732.
314. Chattingius S. Does age potentiate the smoking-related risk of fetal growth retardation? *Early Hum Dev* 1989;20:203.
315. Hjortdal JO, Hjortdal VE, Foldspang A. Tobacco smoking and fetal growth: a review. *Scand J Soc Med* 1989;45:1.
316. Stillman RJ, Rosenberg MJ, Sachs BP. Smoking and reproduction. *Fertil Steril* 1986;46:545.
317. Erickson JD. Risk factors for birth defects: data from the Atlanta defects case-control study. *Teratology* 1991;43:41.
318. Tikkanen J, Heinonen OP. Maternal exposure to chemical and physical factors during pregnancy and cardiovascular malformations in the offspring. *Teratology* 1991;43:591.
319. Werler MM, Pober BR, Holmes LB. Smoking and pregnancy. *Teratology* 1985;32:473.
320. Lenz W, Knapp K. Thalidomide embryopathy. *Arch Environ Health* 1962; 5:100.
321. Brent RL, Holmes LB. Clinical and basic science lessons from the thalidomide tragedy: what have we learned about the causes of limb defects? *Teratology* 1988;38:241.
322. Lenz W. A short history of thalidomide embryopathy. *Teratology* 1988; 38:203.
323. Kida M. *Thalidomide embryopathy in Japan.* Tokyo, Japan: Kodansha, 1987.
324. Ruffing L. Evaluation of thalidomide children. *Birth Defects Orig Artic Ser* 1977;13:287.
325. Cutler J. Thalidomide revisited. *Lancet* 1994;343:795.
326. Jones GRN. Thalidomide: 35 years on and still deforming. *Lancet* 1994; 343:1041.
327. Stephens TD. Proposed mechanisms of action in thalidomide embryopathy. *Teratology* 1988;38:229.
328. Carswell F, Kerr MM, Hutchinson JH. Congenital goiter and hypothyroidism produced by maternal ingestion of iodides. *Lancet* 1970;1:1241.

329. Rodesch F, Camus M, Ermans AM, et al. Adverse effect of amniofetography on fetal thyroid function. *Am J Obstet Gynecol* 1976;126:723.
330. Clewell WP. In utero treatment of thyrotoxicosis. In: Evans MI, et al., eds. *Fetal diagnosis and therapy: science, ethics, and the law*. Philadelphia, PA: JB Lippincott, 1984:124.
331. Smith CV. Reversing acute intrapartum fetal distress using tocolytic drugs. *Clin Obstet Gynecol* 1991;34:353.
332. Toutant C, Lippman S. Fetal solvents syndrome. *Lancet* 1979;1:1356.
333. Caritis SN, Darby MJ, Chan L. Pharmacologic treatment of preterm labor. *Clin Obstet Gynecol* 1988;31:635.
334. Pearson MA, Hoyme HE, Seaver LH, et al. Toluene embryopathy: delineation of the phenotype and comparison with fetal alcohol syndrome. *Pediatrics* 1994;93:211.
335. Egarter CH, Husslein PW, Rayburn WF. Uterine hyperstimulation after low-dose prostaglandin E2 therapy: tocolytic treatment in 181 cases. *Am J Obstet Gynecol* 1990;163:794.
336. Arnold GL, Kirby RS, Langendoerfer S, et al. Toluene embryopathy: clinical delineation and developmental follow-up. *Pediatrics* 1994;93:216.
337. Mendez-Bauer C, Shekarloo A, Cook V, et al. Treatment of acute intrapartum fetal distress by beta 2-sympatomimetics. *Am J Obstet Gynecol* 1987;148:104.
338. Safra MJ, Oakley GP. Valium: an oral cleft teratogen? *Cleft Palate J* 1976;13:198.
339. Reece EA, Chervenak FA, Romero R, et al. Magnesium sulfate in the management of acute intrapartum fetal distress. *Am J Obstet Gynecol* 1984;148:104.
340. Dalens B, Raynaud E-J, Gaulme J. Teratogenicity of valproic acid. *J Pediatr* 1980;97:332.
341. Robert E. Valproic acid as a human teratogen. *Congenit Anom Kyoto* 1988;28:S71.
342. Omtzigt JGC, Nau H, Los FJ, et al. The disposition of valproate and its metabolites in the late first trimester and early second trimester of pregnancy in maternal serum, urine and amniotic fluid: effect of dose, co-medication, and the presence of spina bifida. *Eur J Clin Pharmacol* 1992;43:381.
343. Lammer EJ, Sever LE, Oakley GP. Valproic acid. *Teratology* 1987;35:465.
344. Dickinson RG, Hapland RC, Lynn RK, et al. Transmission of valproic acid across the placenta: half-lives of the drug in mother and baby. *J Pediatr* 1979;94:832.
345. Vajda FJ, O'Brien TJ, Graham JE, et al. Dose dependence of fetal malformations associated with valproate. *Neurology* 2013;81(11):999.
346. Banach R, Boskovic R, Einarson T, et al. Long-term developmental outcome of children of women with epilepsy, unexposed or exposed prenatally to antiepileptic drugs: a meta-analysis of cohort studies. *Drug Saf* 2010;33(1):73.
347. The U.S. Preventative Services Task Forces' Guide to Clinical Preventive Services. 2006. Available at: http://www.ahrq.gov/ clinic/uspstfix.htm. Accessed January 18, 2009.
348. Atrash H, Jack BW, Johnson K, et al. Where is the "W"oman in MCH? *Am J Obstet Gynecol* 2008;199(suppl 2):S259.
349. Platt LD, Koch R, Hanley WB, et al. The international study of pregnancy outcome in women with maternal phenylketonuria: report of a 12-year study. *Am J Obstet Gynecol* 2000;182(2):326.
350. Milunsky A, Jick H, Jick SS, et al. Multivitamin/folic acid supplementation in early pregnancy reduces the prevalence of neural tube defects. *JAMA* 1989;262:2847.
351. Ray JG, O'Brien TE, Chan WS. Preconception care and the risk of congenital anomalies in the offspring of women with diabetes mellitus: a meta-analysis. *QJM* 2001;94:435.
352. National Center for Health Statistics. *Health, United States, 2007; with chartbook on trends in the health of Americans*. Hyattsville, MD, 2007.

15 Anestesia e Analgesia Obstétricas | Efeitos sobre o Feto e o Recém-Nascido

Samantha L. Russell, Fahd Al Gurashi e Judith Littleford

Muitas substâncias e várias técnicas são usadas para conferir anestesia e analgesia durante uma cirurgia na gravidez, durante o parto e o período pós-parto. Entre meados do século 19 e a década de 1950, relatos descritivos do suposto efeito no feto e no recém-nascido (RN) de medicamentos administrados à mãe apareceram esporadicamente na literatura (1). Dois eventos acabaram encorajando os médicos a reconhecer os problemas em potencial associados à transferência placentária de agentes anestésicos:

1. O reconhecimento de que a morfina, ingrediente popular de remédios comercializados, causava drogadição, e que os sinais de abstinência poderiam ser identificados no feto (movimentos fetais violentos e/ou morte fetal súbita) quando o uso materno intenso de opioide era reduzido
2. Achado de clorofórmio no sangue do cordão umbilical de RNs.

Em 1952, o trabalho pioneiro da anestesiologista Virginia Apgar converteu um fenômeno intangível – o estado clínico do RN – em uma medida definida formalmente. Desde então, o bem-estar do RN tornou-se um critério importante na avaliação da assistência clínica e anestésica de gestantes.

Este capítulo descreve os aspectos clínicos da anestesia e analgesia obstétricas e examina seus efeitos no feto e RN.

AVALIAÇÃO DO BEM-ESTAR

Vários métodos de avaliação foram adotados à medida que os anestesiologistas tentaram discernir entre os efeitos fetais/neonatais de suas intervenções e o manejo médico e de enfermagem concomitante e da influência de doenças maternas preexistentes.

Monitoramento fetal eletrônico

O monitoramento fetal eletrônico visa melhorar os desfechos por meio da identificação de fetos com acidemia hipóxica em um ponto no qual o processo ainda é reversível por reanimação intrauterina ou antecipação do parto. A frequência cardíaca fetal (FCF), incluindo variabilidade, acelerações e desacelerações, se houver alguma, é registrada eletronicamente em um traçado, como pode-se observar na Figura 15.1. A FCF básica normalmente varia entre 110 e 160 bpm. Define-se a cardiotocografia (CTG) reativa (normal ou tranquilizadora) pelo achado de acelerações. Variabilidade reduzida e ocorrência de desacelerações são achados anormais (2).

A dificuldade na interpretação visual dos padrões de CTG durante o trabalho de parto pode acarretar intervenção cirúrgica desnecessária, enquanto algumas alterações significativas passam

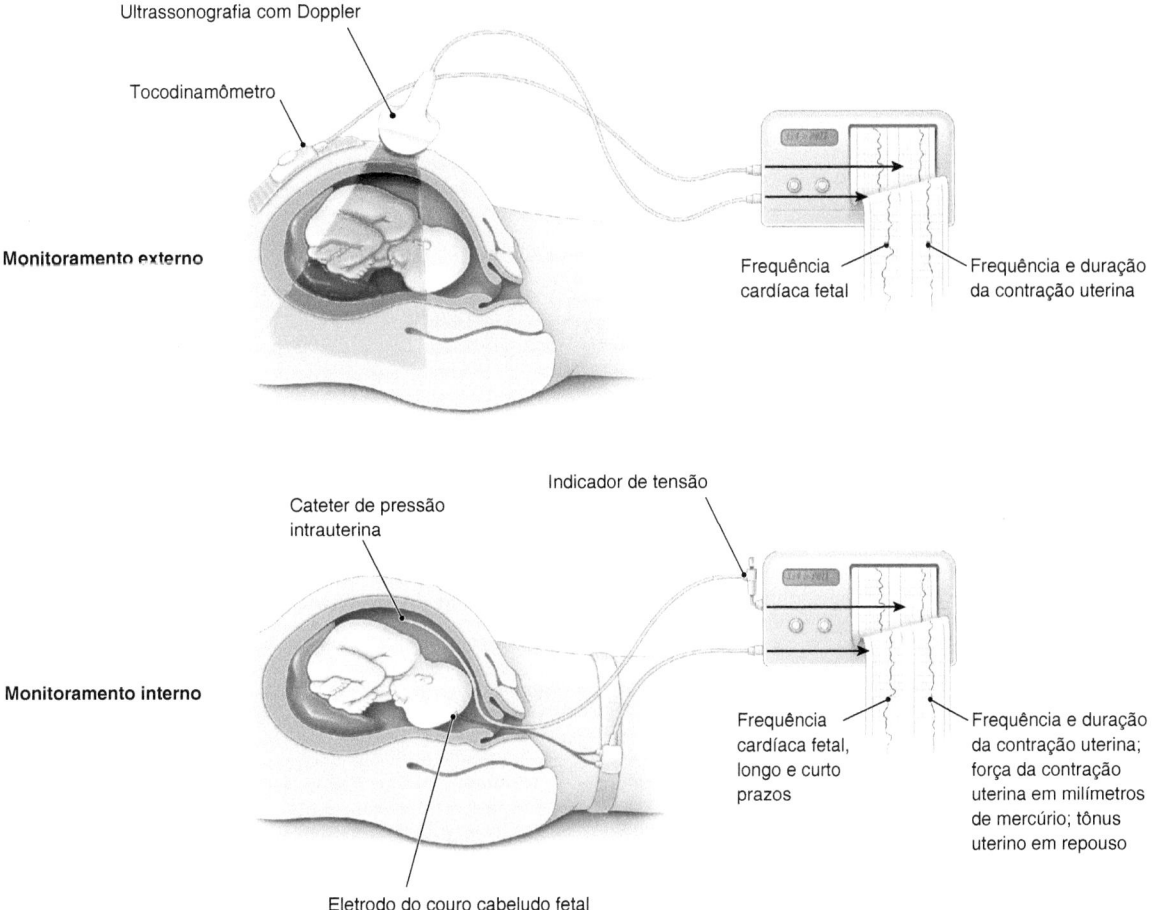

Figura 15.1 Cardiotocografia. Modificada a partir de Beckman CRB, Ling FW, Barzansky BM *et al. Obstetrics and gynecology*, 6th ed. Philadelphia, PA: Wolters Kluwer/Lippincott Williams & Wilkins, 2010:104.

despercebidas. Os sistemas de CTG computadorizada, que não dependem da leitura do traçado da FCF pelo observador, são mais acurados e confiáveis. A avaliação do padrão da FCF é fornecida *on-line* continuamente, e avisos são exibidos se houver perda de sinal ou um traçado anormalmente plano ou de desaceleração (3). A análise retrospectiva de vários milhares de registros permitiu aos pesquisadores concluir que o parâmetro mais fidedigno do estado fetal foi a variabilidade (a curto e longo prazos). Ausência de acelerações, ocorrência de desacelerações, redução do número de movimentos e alterações na FCF básica ocorreram às vezes em fetos normais (4).

Os anestesiologistas usam os registros da CTG para avaliar o efeito da analgesia materna intraparto na FCF e na variabilidade. Solt et al. (5) demonstraram que a administração intravenosa (IV) intraparto de 50 mg de meperidina e 25 mg de prometazina diminuiu a variabilidade e o número de acelerações na CTG computadorizada durante todo o registro de 40 minutos. Era incerto se o efeito poderia ser atribuído a uma das duas substâncias ou à combinação, porém esta é uma típica resposta fetal à administração sistêmica materna de opioides.

A anestesia regional (AR), administrada com ou sem opioide concomitante, parece não ter efeito sobre as características intraparto da FCF medida por análise computadorizada (6). Um estudo randomizado da anestesia peridural contínua (utilizando bupivacaína) com ou sem narcóticos não encontrou diferença na FCF básica, nas acelerações ou na variabilidade pré e pós-solução peridural entre os grupos (7). Em um estudo duplo-cego randomizado do efeito de bólus de opioide peridural sobre a variabilidade da FCF, 2 mg de butorfanol, 50 μg de fentanila, 15 μg de sufentanila ou solução salina em combinação com bupivacaína a 0,25% não mudaram a variabilidade a curto ou longo prazo da FCF (8).

O monitoramento fetal eletrônico apresenta alta sensibilidade (85%), baixa especificidade (40 a 50%), e baixo valor preditivo positivo em termos de previsão de hipoxia e acidose no feto (6,9).

Gasometria do sangue do couro cabeludo fetal

Este método é empregado para aumentar a especificidade do monitoramento da FCF (2), mas não tem sido usado por anestesiologistas para medir os efeitos fetais de suas intervenções.

Escore do perfil biofísico

O escore do perfil biofísico (EPB) é um método baseado na ultrassonografia que combina medidas de variáveis biofísicas agudas, respiração fetal, acelerações da frequência cardíaca, movimentos corporais grosseiros e tônus fetal com o volume de líquido amniótico. As primeiras quatro variáveis refletem o estado fetal agudo, enquanto a última reflete o estado fetal crônico. O período de observação dura 30 minutos porque se sabe que os fetos dormem por intervalos de aproximadamente 30 minutos. Quando é normal (≥ 8 de um total possível de 10), o EPB é uma medida direta, fidedigna e acurada da oxigenação tecidual normal. Um escore normal jamais está associado a pH fetal anormal. Escores ≤ 6/10 durante uma avaliação pré-parto rotineira indicam aporte insuficiente de oxigênio aos órgãos-alvo para manter a função. Quanto menor o escore, maior a probabilidade de que haja acidemia central (10).

A transferência placentária para o feto de medicação narcótica intramuscular (IM) ministrada à mãe (10 mg de diamorfina ou 10 ou 15 mg de morfina com dimenidrinato) resultou em diminuição transitória da atividade fetal e, em consequência, menor EPB durante o efeito da substância (11,12). Uma dose baixa de fentanila IV (50 μg) fornecida no início do trabalho de parto esteve associada a abolição da respiração fetal 10 minutos após a dose, menos movimentos corporais e redução da variabilidade (13). O efeito durou cerca de 30 minutos, o que é coerente com o perfil farmacodinâmico da fentanila. Deve-se levar em conta esta informação quando a fentanila é administrada próximo ao momento do parto. Neste estudo, nenhum dos RNs precisou de reanimação, e todos tiveram valores do pH arterial umbilical maiores do que 7,2.

Doppler fetal

As formas de ondas da velocidade do fluxo vistas na ultrassonografia dos vasos maternos (artérias uterinas), circulação placentária (artérias umbilicais) e vasos sistêmicos fetais (p. ex., artéria cerebral média), coletivamente conhecidas como avaliação por Doppler, fornecem detalhes do diagnóstico e prognóstico acerca da placentação e adaptação fetal (14).

A pesquisa do ducto venoso (DV) produziu os mais robustos dados sobre o estado neonatal até a data e pode servir como o melhor "gatilho" para o parto quando forem encontradas anomalias (9). Diferentes alterações no fluxo do DV durante a hipoxia indicam disfunção diastólica e risco de acidose (15). Contudo, existem limitações técnicas da ultrassonografia com Doppler, e estas, juntamente com as alterações fisiológicas da gestante durante o trabalho de parto, exigem a avaliação dos parâmetros adicionais para determinar o estado do feto (15,16). São necessários mais estudos clínicos para documentar a eficácia (17).

A regulação da circulação é um comportamento fetal complexo, influenciado pela idade gestacional e pelo ambiente materno. Em circunstâncias normais, a redução do tônus simpático criada pela analgesia peridural não interfere nas características do fluxo no Doppler das artérias uterinas ou umbilicais porque as arteríolas espirais estão dilatadas ao máximo e a circulação fetoplacentária é estável e tolerante a alterações ambientais (16,18). Em parturientes com doença hipertensiva específica da gravidez, mostrou-se que a analgesia peridural aumenta a perfusão uteroplacentária e reduz a pressão arterial materna (19). Isso oferece benefícios em potencial ao feto e à mãe: quando a perfusão uteroplacentária aumenta, a oxigenação e o equilíbrio acidobásico fetal melhoram, e quando a pressão arterial é restaurada em níveis normais, o risco de acidentes vasculares e lesão orgânica diminui.

Oximetria de pulso fetal

No momento atual, nem o American College of Obstetricians and Gynecologists nem a Society of Obstetricians and Gynecologists do Canadá defendem o monitoramento contínuo da saturação de oxigênio fetal pela oximetria de pulso fetal (2,6).

Escore de Apgar

O escore de Apgar é usado para registrar o estado do RN e da eficácia da reanimação. Cinco sinais físicos tradicionalmente utilizados pelos anestesiologistas para monitorar a condição do paciente são avaliados: frequência cardíaca, esforço respiratório, tônus muscular, reflexo de irritabilidade e cor. Apgar demonstrou que seu escore era suficientemente sensível para detectar diferenças entre neonatos cujas mães receberam anestesia raquidiana *versus* geral (AG) para um parto cesáreo. O escore de Apgar é um instrumento valioso para analisar o estado do bebê ao nascimento (20), porém não é específico para os efeitos da anestesia no RN.

Avaliação do neurocomportamento neonatal

Historicamente, os pesquisadores em anestesia obstétrica têm favorecido o Escore Neurológico e de Capacidade Adaptativa (NACS) em relação a outros sistemas de classificação para avaliar os efeitos de fármacos anestésicos no neurocomportamento de RNs a termo e saudáveis. O NACS enfatizou a avaliação do tônus muscular, evitou estímulos adversos, podia ser concluído rapidamente e foi considerado mais fácil de aprender. Uma revisão sistemática da literatura a respeito do uso de NACS na anestesia obstétrica concluiu que não havia avaliações de confiabilidade e validade da ferramenta (21). Subsequentemente, determinou-se que o NACS tinha baixa fidedignidade quando usado para detectar os efeitos de drogas intraparto e outras intervenções sobre o RN (22).

Gasometria do sangue do cordão umbilical

A gasometria do sangue do cordão é o padrão-ouro para avaliação do estado acidobásico fetal e da função uteroplacentária ao nascimento. O pH, o excesso de base e a P_{CO_2} da artéria umbilical refletem o estado fetal e neonatal imediato, enquanto os valores da veia umbilical refletem o estado acidobásico materno e a função placentária.

Os valores "normais" variam de acordo com a definição de normalidade e a influência de fatores (p. ex., altitude, paridade, parto vaginal pélvico e duração do trabalho de parto) na população estudada (23). O limite inferior geralmente aceito do pH arterial umbilical normal é de 7,10 e do excesso de base é –12 mmol/ℓ (23,24).

Os valores do pH, P_{CO_2} e excesso de base também variam com diferenças na técnica de coleta da amostra. Pode-se introduzir um erro pré-analítico se o cordão não for ligado imediatamente, houver quantidade excessiva de heparina em relação ao volume de sangue coletado, houver ar na seringa, ou a amostra for mantida à temperatura ambiente por mais de 15 minutos. Tirar sangue da "extremidade placentária" *versus* a "extremidade umbilical" do cordão afeta o pH, o P_{O_2}, o P_{CO_2} e os valores de saturação de oxigênio devido à influência contínua da troca gasosa dentro da placenta. As diretrizes atuais indicam que as amostras de sangue podem ser obtidas a partir de uma parte clampeada do cordão por até 1 hora; no entanto, quanto maior for o cordão ligado, mais provável será que o excesso de base e os níveis de lactato não sejam confiáveis (24,25). Esta observação é relevante já que os níveis de lactato superiores a 8 mmol/ℓ apoiam um diagnóstico de asfixia intraparto significativa (26).

A oferta de oxigênio e a remoção de ácidos voláteis (CO_2) e fixos (p. ex., lactato) pela placenta para excreção, respectivamente, pelos pulmões e rins maternos permitem que o feto mantenha seu equilíbrio acidobásico dentro de uma faixa estreita. A interrupção desses processos pode acarretar acidemia no feto. Em geral, a acidose respiratória isolada não está associada a complicações neonatais; antes, reflete diminuição abrupta da perfusão uteroplacentária ou umbilical, como descolamento prematuro da placenta ou prolapso do cordão imediatamente antes do parto. Os valores do excesso de base têm maior utilidade que o pH porque não mudam significativamente com a acidose respiratória e demonstram correlação linear em vez de logarítmica com o grau de acidose metabólica. O excesso de base na artéria umbilical é a medida mais direta da acidose metabólica fetal. O processo do trabalho de parto normal sem intervenção anestésica sobrecarrega o feto, de modo que ocorre acidose leve em quase todos os partos.

Reynolds *et al.* (27) realizaram uma metanálise que comparou a analgesia peridural com aquelas por opioides sistêmicos para determinar o efeito dessas intervenções anestésicas no estado acidobásico ao nascimento. Eles concluíram que a analgesia peridural esteve associada à melhora do excesso de base, sugerindo que a troca placentária é bem preservada com esta técnica.

Embora o pH, excesso de base e P_{CO_2} da artéria umbilical sejam considerados indicadores sensíveis e objetivos de hipoxia fetal durante o trabalho de parto, os resultados representam uma "foto instantânea" do estado fetal e delineiam o efluente misto de todos os tecidos fetais. As bases do cordão umbilical não distinguem entre distúrbios fetais primários, efeitos fetais de distúrbios maternos (p. ex., distúrbios acidobásicos), ou a influência de fluxo sanguíneo placentário insuficiente. Também não indicam em que direção o estado do feto está se movendo, ou em que ritmo, tampouco refletem os eventos que ocorreram muito tempo antes do parto.

Resumo

Porém, não existe um teste único que separe claramente os efeitos sobre o feto/RN, se algum, dos medicamentos administrados à mãe durante o trabalho de parto e parto.

TRATAMENTO DA DOR

Para a maioria das mulheres, o parto é um dos eventos mais dolorosos de suas vidas. Existem aspectos fisiológicos e psicológicos na dor e seu tratamento (28).

A dor do parto suscita uma resposta de estresse neuroendócrino generalizada que exerce efeitos fisiológicos difusos na parturiente e no feto (29). O modelo neuroendócrino, apresentado na Figura 15.2, examina as consequências nocivas em potencial da dor não tratada. As sequelas da hiperventilação, secreção de hormônios relacionados com o estresse e aumento do consumo de oxigênio podem ser prevenidas, minoradas ou abolidas por bloqueio central do neuroeixo (anestesia peridural ou raquidiana) (30).

As pesquisas em seres humanos apoiam elementos do modelo neuroendócrino (31), mas os estudos não necessariamente são concebidos para considerar os efeitos de medidas terapêuticas de ocorrência simultânea sobre essas mesmas respostas fisiológicas. "Esta crítica é necessária porque é algo ilógico supor que o processo fisiológico do parto e nascimento tivesse por natureza efeitos nocivos a uma mãe e seu feto sadios" (32). Um exemplo de uma medida terapêutica concomitante é a administração de "bebidas para desportistas" isotônicas *versus* apenas água durante o trabalho de parto (33). Mostrou-se que as bebidas para desportistas previnem o desenvolvimento de cetose materna sem aumentar o volume gástrico, mas não houve diferença entre os grupos quanto ao resultado neonatal.

Dor no trabalho de parto | Implicações para o feto

As vias neurais e os sistemas neuroquímicos envolvidos na percepção da dor são funcionantes a partir de metade da gestação e estão bem desenvolvidos no terceiro trimestre. Gitau *et al.* (34) realizaram um estudo paralelo das respostas hormonais fetais e maternas à transfusão sanguínea fetal. Eles confirmaram que o feto produz uma resposta hipotálamo-hipófise-suprarrenal à transfusão pela veia intra-hepática, a qual requer perfurar o abdome fetal, mas não a transfusão na veia umbilical na sua inserção placentária, que não tem inervação sensitiva. A elevação do cortisol e endorfina fetal ocorreu independentemente da reação materna. O pré-tratamento do feto com fentanila para este mesmo procedimento atenuou a elevação da β-endorfina (35).

As respostas de estresse hormonais não fornecem um índice direto da dor. Embora seja verdade que se observa elevação do cortisol e endorfina em consequência de estímulos dolorosos em crianças, outras situações não dolorosas (p. ex., exercício) também estão associadas a aumento dos níveis desses hormônios. Não obstante, uma revisão editorial do estudo por Fisk sobre pré-tratamento com fentanila sugere que a analgesia fetal seja ministrada durante procedimentos invasivos *in utero* (36).

Atualmente, não há literatura sobre a "dor" fetal durante o trabalho de parto e parto.

Dor no trabalho de parto e parto | Implicações para a mãe

A dor visceral predomina durante o primeiro estágio do trabalho de parto. As informações nociceptivas oriundas das contrações uterinas, distensão do segmento uterino inferior e dilatação cervical são conduzidas em fibras aferentes C para o corno dorsal da medula espinal nos níveis T10 a L1. À medida que o trabalho de parto avança, uma mistura de dor visceral e somática (fibras Adelta) resulta da tração das estruturas no assoalho pélvico que circundam a abóbada vaginal, e depois da distensão e estiramento da vagina e períneo (L2–S1). A dor do parto (Estágio II) é de natureza somática e transmitida ao longo do nervo pudendo (S2–S4). A transmissão sináptica no corno dorsal, medida por neurotransmissores e substâncias químicas (p. ex., aminoácidos excitatórios), é conduzida pelo trato espinotalâmico até centros superiores, incluindo a formação reticular, o hipotálamo e o sistema límbico.

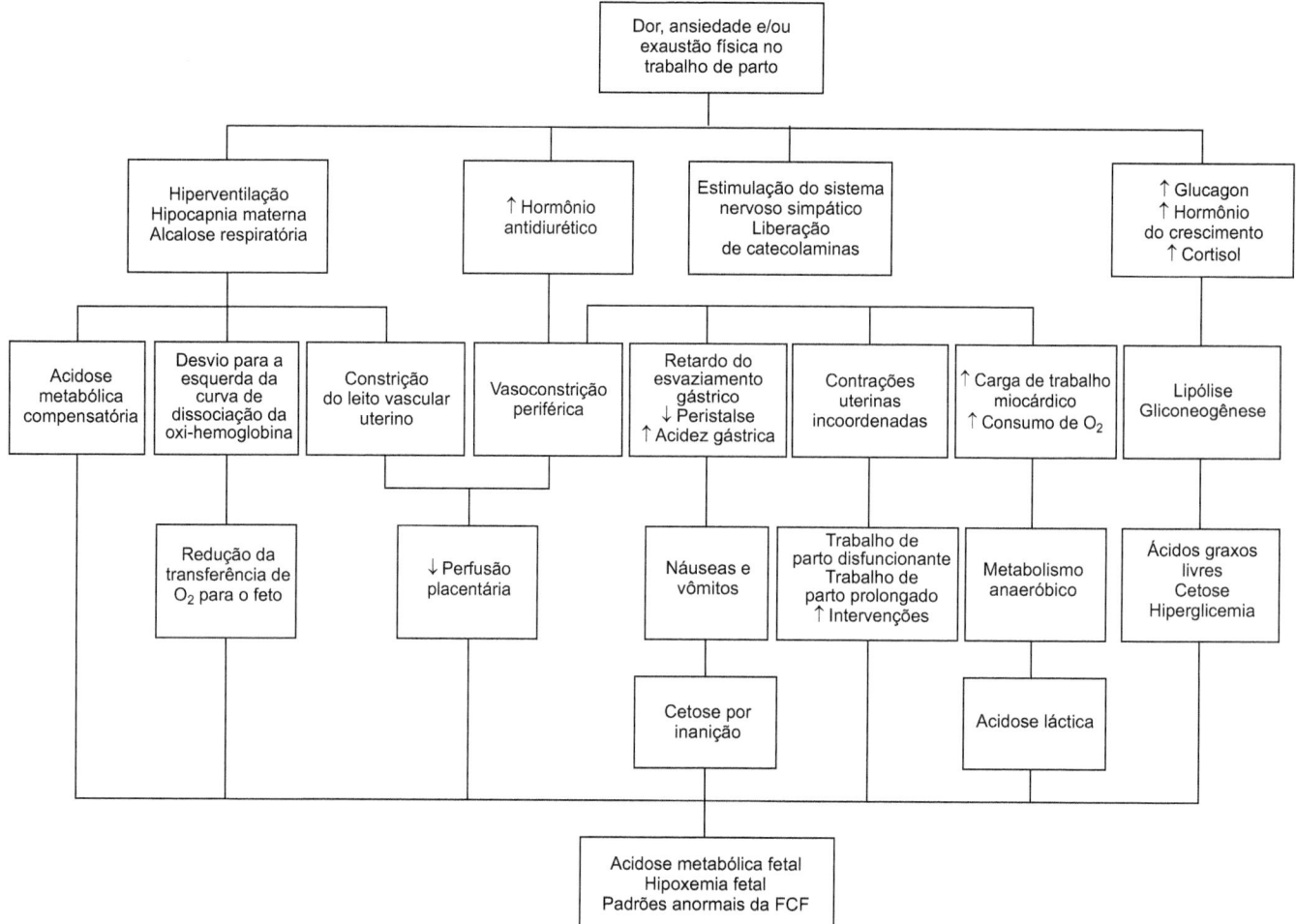

Figura 15.2 **Efeitos adversos potenciais no feto da dor materna não tratada.** Modificada de Brownridge P, Cohen SE, Ward ME. Neural blockade for obstetrics and gynecologic surgery. In: Cousins MJ, Bridenbaugh PO, eds. *Neural blockade in clinical anesthesia and management of pain*, 3rd ed. Philadelphia, PA: Lippincott Williams & Wilkins, 1998:557-604.

Os neurônios do corno dorsal também desencadeiam reflexos espinais segmentares. Os tratos espinais descendentes, opioides endógenos e outros sistemas inibitórios modulam a nocicepção centralmente na medula espinal. O mecanismo neural do trabalho de parto compartilha características com outras formas de dor aguda (37).

Entender a dor do parto apenas como uma experiência sensitiva e neuroendócrina é limitante e menospreza a complexidade desse fenômeno (32). A dor é apenas um componente da totalidade da experiência do parto e nascimento. Mostrou-se que assistir as mulheres a lidarem com os componentes afetivos ou aflitivos do parto e nascimento em um ambiente acolhedor reduz a necessidade de analgésicos e a incidência de parto cirúrgico, eleva os escores de Apgar e aumenta o sucesso do aleitamento materno (28).

O tratamento da dor e ansiedade no trabalho de parto é um objetivo valioso, independentemente de as técnicas usadas serem não farmacológicas, farmacológicas, ou incluírem uma combinação de ambas. A escolha depende das preferências da paciente, estado médico da mãe e do feto, progresso do trabalho de parto e recursos disponíveis na instituição para tratamento da dor e das complicações em potencial.

Publicaram-se diretrizes, incluindo uma seção dedicada a técnicas de analgesia, para aumentar a qualidade da assistência anestésica a pacientes obstétricas (38). Da mesma forma, um protocolo escrito por obstetras que descreve as opções de analgesia para pacientes tem o duplo objetivo de facilitar a comunicação com os pacientes e os colegas da anestesia e neonatologia (39).

Técnicas analgésicas para o trabalho de parto | Efeitos sobre o feto e o recém-nascido

Analgesia refere-se ao alívio da dor sem perda da consciência. A analgesia regional significa bloqueio sensitivo parcial em uma determinada área corporal, com ou sem bloqueio motor parcial. Os termos analgesia neuraxial referem-se à administração de analgésicos por meio de técnicas caudais, raquidianas e/ou peridurais. Os fármacos para a gestante podem afetar o feto diretamente, através de transferência placentária ou indiretamente alterando a fisiologia e bioquímica materna (30).

Nem todos os métodos de analgesia estão disponíveis ou são desejáveis em todos os centros, e certos métodos são mais populares em regiões diferentes do mundo (40).

Métodos não farmacológicos

Os proponentes dos métodos não farmacológicos argumentam que esses métodos reduzem as necessidades de analgesia durante o primeiro estágio do parto. Isto não necessariamente significa que as mulheres tratadas com essas técnicas tenham menos dor, mas sim que elas são capazes de lidar com o trabalho de parto usando menos analgesia. Métodos não farmacológicos podem ser combinados ou usados sequencialmente com métodos baseados em fármacos (41).

Em uma revisão sistemática das medidas que visam ao conforto, Simkin e O'Hara (42) descreveram a avaliação científica de cinco métodos quanto à eficácia na redução dos indicadores de dor no parto. Esta revisão também mencionou os resultados como intervenções obstétricas e duração do parto. *Apoio contínuo durante o trabalho de parto* esteve associado a diminuição da duração do trabalho de parto, da necessidade de analgesia, das taxas de partos instrumentais e cesáreas e da ocorrência de escores de Apgar menores. O uso de *banhos* ofereceu alívio temporário da dor e foi considerado seguro, desde que as temperaturas da água fossem mantidas iguais ou menores que a temperatura corporal materna e que a duração da imersão fosse controlada. A morbidade e mortalidade perinatais não aumentaram, ainda que as membranas se rompessem. Os autores concluíram que os estudos foram insuficientes para fornecer conclusões claras acerca do *toque/massagem*, embora esta intervenção tenha demonstrado alívio emocional e físico. *Os bloqueios intradérmicos com água* foram eficazes na redução da dorsalgia intensa. A redução das cesarianas inicialmente relatada com esta técnica foi refutada recentemente (43). Por fim, relatou-se que os *movimentos e posição maternos* influenciam o alívio da dor no trabalho de parto e diversas variáveis relacionadas com o bem-estar fetal e neonatal.

Jones *et al.* publicou uma revisão abrangente de Cochrane intitulada: *Pain management for women in labor: an overview of systematic reviews*, observando a eficácia e a segurança de ambos os manejos não farmacológico e farmacológico durante o trabalho de parto. A evidência para opções não farmacológicas foi geralmente limitada a pequenos estudos clínicos com métodos globais de baixa qualidade. Os autores concluíram que as intervenções com algum impacto incluíram hidroterapia (alívio da dor com maior satisfação ao vivenciar o parto), acupuntura (maior satisfação e alívio da dor com menos partos vaginal assistido e por cesariana), técnicas de relaxamento (maior satisfação, alívio da dor e menos parto vaginal assistido) e massagem (redução na intensidade da dor). Não foram observados resultados conclusivos em estudos relativos a hipnose, *biofeedback*, injeções de água estéril, aromaterapia e estimulação dos nervos por via transcutânea (44).

Opioides sistêmicos

Da perspectiva materna, a eficácia e a incidência de efeitos colaterais da analgesia por opioides sistêmicos dependem principalmente da dose em vez do fármaco (30). Não há evidências sugerindo que um agente seja intrinsecamente superior. Com maior frequência, a escolha baseia-se na tradição institucional ou na preferência pessoal.

Os opioides podem atuar no feto diretamente em decorrência de transferência placentária e/ou indiretamente, por exemplo, ao alterar a ventilação minuto materna ou o tônus uterino. Como grupo, essas drogas de baixo peso molecular são bases fracas lipossolúveis que cruzam a placenta prontamente (45). Isto significa que os gradientes entre as concentrações materna e fetal são importantes; apenas a droga livre, não ligada à proteína, está disponível para transferência. A quantidade de droga "livre" transportada até a placenta depende do fluxo sanguíneo placentário (transferência dependente do fluxo) e do grau de ligação às proteínas maternas. A quantidade de droga disponível para o feto depende do grau de captação placentária, metabolismo e depuração (30). Em estudos sobre doses únicas de uma droga, os fatores essenciais que influenciaram a razão entre as concentrações da droga na veia umbilical/circulação materna foram a lipossolubilidade e o tempo de trânsito através do leito placentário. Com múltiplas doses de uma droga (p. ex., sistemas de administração de analgesia controlada pela paciente [ACP] com narcótico), os fatores essenciais que influenciaram os níveis da droga no feto foram o grau de ionização e o grau de ligação às proteínas fetais (Figura 15.3).

O pH fetal é menor que o materno; em consequência, a fração de opioide (e outras drogas básicas) em estado ionizado é mais alta no feto do que na mãe. A ionização resulta em fixação da droga. O grau de ionização depende do pKa do agente; o efeito é maior com a meperidina (pKa de aproximadamente 8,5) que com a morfina (pKa de aproximadamente 8,0), e mais significativo quando o feto está acidótico. Esta é uma aplicação simplista, embora correta, da farmacocinética dos opioides, um tema complexo, difícil de prever e avaliado incompletamente.

Todos os opioides têm o potencial de reduzir a FCF básica e reduzir a variabilidade, tornando a interpretação dos registros da CTG fetal potencialmente problemática. Estudos observacionais documentaram que os narcóticos parenterais podem estar associados a depressão respiratória neonatal, redução da vigília neonatal, inibição da sucção e atraso na alimentação eficaz. Em uma revisão sistemática das evidências sobre o uso de opioides parenterais como analgesia durante o parto (46), observou-se que nenhum dos estudos teve potência suficiente para avaliar a principal medida do resultado de necessidade de reanimação neonatal, que é uma medida de segurança. Um opioide IM foi comparado com placebo, outro opioide IM, o mesmo opioide IM, mas em dose diferente e o mesmo opioide fornecido IV; um opioide IV foi comparado com outro opioide IV e o mesmo opioide IV, mas em modos de administração diferentes. As informações reunidas foram insuficientes para extrair conclusões acerca de qualquer uma das medidas secundárias do resultado, incluindo sofrimento fetal, administração de naloxona, escore de Apgar inferior a 7 no 5º minuto, morte neonatal, internação em unidade de terapia intensiva, problemas alimentares e problemas na interação mãe-bebê.

O conceito controverso de *printing* genético ao nascimento para adição a opiáceos ou anfetaminas na vida posterior estava associado à administração sistêmica de analgésicos (narcóticos, barbitúricos, ou óxido nitroso [N_2O]) (46) durante o parto. Mais recentemente, um estudo de coorte não mostrou associação entre a administração de petidina intraparto e transtorno por abuso de substâncias em idade mais avançada (47).

A meperidina é o opioide mais comumente usado para analgesia durante o parto no mundo todo. Mostrou-se que, à medida que aumenta o tempo desde a administração por via intramuscular de uma única dose de 1,5 mg/kg de meperidina durante o trabalho de parto, o nível de meperidina no feto também aumenta (48). As concentrações fetais máximas atingem um platô entre 1 e 5 horas após a dose; assim, os bebês que nascem entre 1 e 5 horas após a dose de meperidina ser administrada à mãe correm risco mais alto de depressão induzida por narcótico. Por outro lado, múltiplas doses de meperidina fornecidas ao longo de muitas horas levaram ao acúmulo do metabólito normeperidina na mãe e no feto (49). Meias-vidas de 17 a 25 horas para este metabólito são comuns na mãe; e a meia-vida ultrapassa 60 horas no feto/RN. A normeperidina está associada a depressão respiratória, que não é reversível por naloxona, e a convulsões. Devido a preocupações com a meperidina, as pesquisas têm tido como foco os opioides

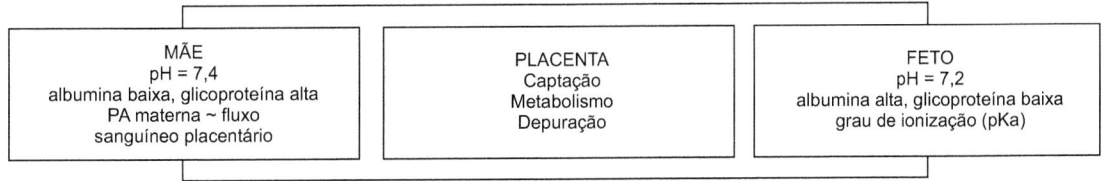

Figura 15.3 Fatores que influenciam os níveis de droga no feto com administração de narcótico por ACP.

de curta duração mais recentes sem metabólitos ativos como no ensaio do IDiVP que comparou a diamorfina IM com meperidina IM (50).

A fentanila está disponível clinicamente há mais de 30 anos. Oferece analgesia imediata, com curta duração da ação e sem metabólitos ativos. Os níveis materno e fetal da droga declinam de maneira paralela após uma dose única do fármaco. No primeiro relato de sua administração a parturientes, comparou-se a fentanila (50 a 100 µg IV 1/1 h) com a meperidina (25 a 50 mg IV a cada 2 a 3 h) (51). Mais mães tiveram náuseas e sedação e mais bebês necessitaram de naloxona no grupo da meperidina. Uma vantagem da fentanila é a capacidade de administrar a medicação através de várias vias, incluindo IV, subcutânea e oral (52). Em um estudo recente multicêntrico randomizado comparando a analgesia peridural controlada pelo paciente (APCP), utilizando bupivacaína com fentanila por ACP, não houve diferenças no modo de parto, porém mais RNs no grupo da APCP necessitaram de naloxona e apresentaram escores de Apgar de 1 minuto inferiores (30).

A sufentanila é o mais lipossolúvel (coeficiente de separação octanol:água, 1.778) dos opioides comumente usados (45). Esta característica deve aumentar a transferência placentária após uma única dose, mas a transferência é impedida pelo grau de ligação às proteínas plasmáticas maternas (α1-glicoproteína ácida) e captação pela placenta. A concentração de sufentanila no feto sobe lentamente, atingindo um platô entre 45 e 80 minutos após a administração (53). É um analgésico materno útil para alívio da dor durante o segundo estágio, quando o parto do feto é iminente (< 45 minutos).

A remifentanila é um opioide de ação ultracurta. Possui o início do efeito máximo mais rápido (aproximadamente 1 minuto), meia-vida sensível ao contexto mais curta (aproximadamente 3 a 5 minutos) e maior depuração (40 ml/kg/min) dos opioides em uso comum (45). Embora os perfis de efeitos cardiovasculares e colaterais sejam semelhantes aos outros congêneres da fentanila, a remifentanila é quimicamente distinta em virtude de suas ligações éster. A estrutura éster torna-o suscetível a hidrólise por esterases eritrocitárias e teciduais inespecíficas, resultando em rápido metabolismo. A concentração de remifentanila diminui em 50% dentro de 3 a 5 minutos após a suspensão da droga, seja qual for a duração da infusão (45).

A dor no trabalho de parto ocorre a intervalos e aumenta de intensidade com o tempo. A recuperação rápida entre as contrações e após o parto é desejável. Portanto, o meio mais eficaz de administrar remifentanila à parturiente, levando vantagem das características do agente, é via analgesia controlada pelo paciente (ACP) com infusão básica. Podem-se titular a dose em bólus, o tempo de bloqueio e a taxa de infusão. O fármaco cruza a placenta rapidamente e logo é metabolizado pelas esterases fetais. Observaram-se dessaturação de oxigênio e sedação maternas e redução da variabilidade da FCF. Foi relatada parada respiratória materna com parada cardíaca consequente (54,55). O uso de remifentanila deve ser restringido a ambientes hospitalares altamente controlados sob a supervisão de um anestesista e com cuidado de enfermagem individualizado, monitoramento e intervenção para tratamento de sedação materna, insuficiência respiratória e dessaturação (56,57).

RNs expostos à remifentanila in utero até o momento do parto mostraram-se vigorosos. Não houve relato de queda dos escores de Apgar, valores inaceitáveis dos gases no sangue do cordão umbilical, ou depressão respiratória que exigisse uso de naloxona (57,58).

Usa-se a naloxona para reverter a depressão respiratória em RNs expostos a narcóticos. É contraindicada em RNs de mães dependentes de narcóticos, pois sua administração poderia precipitar síndrome de abstinência aguda e convulsões. Jamais se comprovou que a naloxona reduza a necessidade de ventilação mecânica ou as taxas de internação em berçários de terapia especial (59). Nenhum estudo avaliou o efeito da naloxona no tempo até a respiração eficaz espontânea ou o resultado a longo prazo.

Opioides agonistas-antagonistas

A nalbufina é usada como analgésico sistêmico durante o parto. Os relatos de depressão cardiovascular e respiratória perinatal grave levaram Nicolle et al. (60) a realizar um estudo com o objetivo de delinear a transferência placentária e distribuição da nalbufina no neonato. A meia-vida estimada foi 4,1 horas (versus 0,9 hora em lactentes e 2 horas em adultos). Dado que o fígado metaboliza a nalbufina extensivamente, os autores especularam que a taxa neonatal mais lenta de desaparecimento do plasma em comparação com lactentes ou adultos poderia advir em parte da função hepática imatura ou de desvio do fígado através do DV. Todos os 28 neonatos tiveram escores de Apgar no 5º minuto de 10. Cinquenta e quatro por cento dos traçados da FCF mostraram variabilidade reduzida durante 10 a 35 minutos e FCF sinusoidal após a injeção materna.

Um uso em potencial desta classe de fármacos é no tratamento de mulheres grávidas dependentes de opioides. Os RNs de mães assistidas em programa de manutenção com buprenorfina mostraram pouca ou nenhuma síndrome de abstinência neonatal clinicamente mensurável, em contraste com os achados nos programas de manutenção com metadona, morfina, ou heroína (61).

Óxido nitroso

O N_2O é um agente inalante inodoro que exerce atividade analgésica fraca porém imediata. É combinado com oxigênio em uma mistura 50:50 para uso obstétrico e é autoadministrada pela paciente através de circuito respiratório especializado equipado com válvula de demanda. A pressão negativa gerada no início da inspiração abre a válvula, que permanece aberta durante a inspiração e fecha quando a paciente começa a exalar. A analgesia por inalação com N_2O durante o parto isolada, como coanalgésico, ou como medida temporizadora à espera de outras formas de analgesia é menos comum nos EUA do que em outros países desenvolvidos.

O N_2O é um gás relativamente insolúvel à temperatura ambiente, portanto se equilibra rapidamente entre os alvéolos, sangue e cérebro. Para ser plenamente eficaz, a inalação deve ser sincronizada com as contrações, de modo que a paciente comece a respirar o gás 10 a 15 segundos antes da próxima contração. Isto sincroniza o efeito máximo do N_2O com o ápice da dor, supondo que a contração média dure 60 segundos e seja máxima no ponto médio.

Toda paciente sob risco de deficiência de vitamina B_{12} (p. ex., anemia perniciosa ou dieta vegetariana) não deve usar o N_2O, pois ele oxida a vitamina B_{12} de maneira irreversível, reduzindo a atividade da metionina-sintetase (essencial à formação de mielina) e outras enzimas dependentes da vitamina B_{12}. Muitos países estabeleceram limites ambientais máximos para o N_2O (um gás de efeito estufa), o que exige o emprego de sistemas de ventilação que permitam a remoção do gás exalado (62,63).

O N_2O cruza a placenta prontamente. A razão entre as concentrações materna/fetal atinge 0,8 dentro de 15 minutos de inalação contínua. Não exerce qualquer efeito sobre as contrações uterinas ou a FCF. Não é metabolizado e é eliminado de maneira rápida e completa pelos pulmões com o início da respiração ao nascimento. Isto é verdade independentemente de a mãe ter inalado N_2O por 5 minutos ou 5 horas. O N_2O não afeta os escores de Apgar nem o comportamento de sucção (64).

Bloqueio paracervical

O bloqueio paracervical oferece uma alternativa terapêutica para a dor no primeiro estágio do parto, quando o bloqueio neuraxial central é contraindicado ou não está disponível. A técnica consiste na injeção transvaginal de anestesia local (AL) em ambos os lados do colo uterino para interromper a transmissão da dor no nível dos plexos uterino e cervical (localizados na base do ligamento largo). O bloqueio paracervical (BPC) é relativamente fácil de realizar e, quando eficaz, confere analgesia boa a excelente durante 1 a 2 horas.

Desde a introdução do BPC na década de 1940, relatos de sequelas sérias, como injeção de AL diretamente nas artérias uterinas ou cabeça fetal, morte fetal e bradicardia profunda, resultaram em modificação da técnica de injeção e da concentração e tipo de AL usado. Há declarações alertando contra o emprego deste bloqueio em situações de insuficiência uteroplacentária ou traçados não tranquilizadores da FCF. Em uma revisão do BPC que usava soluções de bupivacaína diluída, a incidência de bradicardia fetal foi de 2,2% com início entre 2 e 10 minutos após a injeção e duração de 30 minutos. Nenhum destes episódios de bradicardia levou à cesariana, e os escores de Apgar e as determinações do pH venoso e arterial umbilical dos neonatos estavam dentro da faixa normal. A etiologia exata da bradicardia é desconhecida; no entanto, o BPC está associado a um pequeno, mas significativo, aumento na impedância da artéria uterina, indicando vasoconstrição arterial uterina (56).

Analgesia neuraxial

As técnicas raquidiana, peridural e raquiperidural combinadas (RPC) são comumente usadas no tratamento da dor associada ao parto. Consistem na administração de opioides, AL e outros adjuvantes que modulam a dor. Coletivamente, esses métodos são considerados as formas mais eficazes de analgesia disponíveis para parturientes.

Embora seja usada desde 1899, a raquianestesia tornou-se uma possibilidade viável apenas na década de 1970, após a descoberta de receptores opioides específicos no cérebro e medula espinal. Do ponto de vista prático, porém, não era uma opção para as parturientes daquela época por duas razões: havia incidência inaceitavelmente alta de cefaleia pós-raquianestesia (também conhecida como cefaleia pós-punção dural) na população feminina jovem; e não se podia confiar na técnica de uma única injeção para conferir analgesia por mais de 1 a 2 horas. A vantagem de ter um cateter peridural instalado, seja para administração de bólus subsequentes ou para infusão contínua, é a garantia de analgesia ininterrupta entre a instalação do cateter e a expulsão do bebê.

A (re)introdução das agulhas espinais de calibre fino, atraumáticas (incapazes de cortar) em ponta de lápis, no fim da década de 1980, renovou o interesse na injeção subaracnóidea (intratecal) (65). Com o advento do equipamento de RPC e a técnica "agulha-dentro-de-agulha", uma injeção subaracnóidea em nível único, seguida imediatamente por instalação de cateter peridural no mesmo ponto, tornou-se possível (66). O procedimento de RPC tornou-se sinônimo de injeção subaracnóidea de opioide (± uma dose baixa de AL) e início simultâneo de infusão peridural em dose baixa. As vantagens percebidas da RPC em comparação com os métodos mais tradicionais continuam a ser debatidas, assim como as consequências da punção dural rotineira (66,67).

A analgesia isolada por cateter peridural é popular há muitos anos. Dependendo da escolha dos agentes utilizados, proporciona um nível superior de alívio da dor e maior satisfação geral durante o primeiro e segundo estágios do trabalho de parto em comparação com as modalidades mencionadas anteriormente. A analgesia peridural pode ser convertida em anestesia peridural se necessário para cesariana, parto normal instrumentado, remoção manual da placenta ou reparo de episiotomia.

Opioides neuraxiais

Os opioides injetados no espaço intratecal lombar se distribuem entre o tecido neural e líquido cefalorraquidiano (LCR) com base nos seus coeficientes de separação (lipossolubilidade). Os opioides injetados no espaço peridural primeiro difundem-se através da dura-máter para atingir o espaço subaracnóideo, então se comportam como os agentes intratecais.

A morfina, o menos lipossolúvel dos opioides comumente usados, difunde-se lentamente do LCR para a substância gelatinosa do corno dorsal a fim de ativar os receptores opioides. Isso acarreta início tardio e duração de ação prolongada. A morfina também se estende rostralmente, movendo-se por fluxo com o LCR até atingir os centros vasomotores, respiratórios e do vômito no tronco encefálico. Em contraste, a fentanila e sufentanila altamente lipofílicas penetram o tecido neural rapidamente. Possuem um início de atividade mais rápido, combinado com menor duração da ação. A remifentanila não está aprovada para uso no espaço intratecal porque contém um conservante de glicina.

Todos os opioides exibem algumas propriedades intrínsecas menores de AL, mas tais efeitos são marcantes com a meperidina (45), permitindo que ela seja usada como agente único, até mesmo no parto cesáreo, no raro evento de alergia aos AL contendo amida. A meperidina intratecal produz bloqueio motor e simpático significativo bem como efeitos colaterais opioides típicos, como náuseas e prurido. Tem pouco valor como adjuvante à analgesia regional durante o trabalho de parto.

As vantagens do uso de agentes opioides para induzir analgesia neuraxial no parto incluem:

- Preservação da função motora, mantendo a capacidade de deambular durante o primeiro estágio e de empurrar durante o segundo estágio
- Omissão da simpatectomia induzida por AL, que pode estar associada a sequelas cardiovasculares indesejáveis como hipotensão
- Redução dos efeitos colaterais sistêmicos dos próprios opioides, dada a via específica para o receptor e a diminuta quantidade de fármaco necessária para exercer o efeito desejado. Menor quantidade total de opioide significa menos chance de transferência do fármaco para o feto e menos efeitos colaterais maternos desagradáveis, como náuseas, vômitos, prurido, retenção urinária e sedação.

A bradicardia fetal pode ocorrer após administração de opioide intratecal, porém sua ocorrência pode suceder qualquer tipo de analgesia eficaz do trabalho de parto (68). Embora possam observar-se etiologias específicas de cada técnica (p. ex., hipotensão materna ou toxicidade fetal dos AL), a hipertonia uterina como mecanismo de queda transitória mas profunda da frequência cardíaca foi relatada pela primeira vez em 1994 (69).

A analgesia pode interferir na função uterina. Hunter relatou em 1962 que o bloqueio simpático lombar bilateral para a dor no primeiro estágio do parto fez com que padrões anormais de contrações uterinas se normalizassem e padrões previamente normais se tornassem hiperativos (70). Embora, provavelmente, exista mais de um mecanismo, acredita-se que a etiologia esteja relacionada com uma alteração no equilíbrio das catecolaminas circulantes que acompanha o advento de analgesia, favorecendo a ativação α sobre a β nos receptores do músculo liso (31). O tônus muscular uterino e a resistência vascular aumentam devido ao predomínio da influência da norepinefrina de induzir contrações sobre o efeito da epinefrina de relaxar as contrações. A FCF diminui em virtude de uma redução no fluxo sanguíneo uteroplacentário. O efeito pode ser mais marcante na presença de estimulação com ocitocina.

Do ponto de vista anestésico, qualquer bloqueio que inclua os segmentos T10 a T12 (as fibras aferentes uterinas para dor entram na medula espinal no nível T10–L1) interferirá nos nervos eferentes para a medula suprarrenal (31). Há relação temporal entre a rapidez do início da analgesia no parto e o aparecimento, se houver, de bradicardia. Ocorre mais rápido com a analgesia raquidiana (< 10 minutos) e mais lentamente com a analgesia peridural (15 a 30 minutos) (71). Porém, conforme Van de Velde et al. (72) salientaram, a rapidez do início da analgesia não pode ser o único fator em ação. Traçados não tranquilizadores da FCF não ocorreram após RPC usando uma mistura de bupivacaína e sufentanila (1,5 μg) em comparação com uma dose mais alta de sufentanila intratecal (7,5 μg) isolada, a despeito do alívio da dor igualmente rápido. Uma metanálise realizada durante revisão sistemática escrupulosa deste tema revelou aumento significativo do risco de bradicardia fetal devido a opioide intratecal (*odds ratio* de 1,8, intervalo de confiança de 95%, 1,0 a 3,1) (73).

As implicações clínicas não são óbvias porque a ocorrência de alterações da FCF em resposta à analgesia no parto não suscitou um aumento da taxa de partos intervencionistas (30,73). A hipertonia geralmente dura menos de 10 minutos e pode ser aliviada pela administração de um doador de óxido nítrico, como a nitroglicerina (50 a 100 µg IV) nos casos de bradicardia fetal prolongada. As alterações observadas na FCF não se correlacionaram com diferenças clínicas observáveis no resultado neonatal, incluindo os escores de Apgar, pH do cordão, prevalência de pH do cordão < 7,15, ou taxa de internação na unidade de terapia intensiva neonatal (72).

A despeito da utilidade dos opioides como agentes neuraxiais durante o trabalho de parto, seu uso sem AL é confinado ao início do trabalho de parto; sozinhos, não oferecem alívio adequado à medida que o parto avança e a dor se intensifica (66).

Anestésicos locais neuraxiais

Os AL exercem seu efeito ao penetrar no epineuro e na membrana celular neural na forma básica lipossolúvel (não ionizada), atingindo o axoplasma. A integridade e o metabolismo celulares não são afetados. Uma vez dentro da célula, as moléculas revertem para forma ionizada e não ionizada em equilíbrio. A forma carregada bloqueia os canais de sódio, desse modo prejudicando a condutância do sódio e impedindo a despolarização. Esta interação entre os AL e os canais de sódio é reversível e termina quando a concentração de AL cai abaixo de um nível mínimo crítico.

Há diversos fatores que influenciam a escolha do agente AL e a concentração empregada para analgesia peridural ou caudal. Incluem o sistema de administração utilizado (bólus intermitente, infusão contínua, ou bólus peridural controlado pela paciente ± infusão básica), rapidez de início desejada, natureza da dor, progresso do trabalho de parto, grau de bloqueio motor tolerável pela paciente e pelo anestesiologista, prática e experiência locais e custo. Não há praticamente qualquer diferença nos efeitos fetais com a utilização de bupivacaína, levobupivacaína ou ropivacaína. A lidocaína, que produz maior bloqueio motor, taquifilaxia e toxicidade por AL cumulativa, não deve ser usada para prolongar a analgesia de parto (30).

Em geral, quando um AL é usado sozinho, são necessárias soluções concentradas para alcançar analgesia. Como a densidade do bloqueio depende da dose, quanto mais concentrada for a solução, maior o grau de bloqueio motor esperado; isto foi implicado na malposição fetal induzida por relaxamento dos músculos pélvicos, incapacidade materna de empurrar e necessidade de parto instrumental (74). Em metanálise que comparou estudos clínicos randomizados sobre técnicas que usaram AL peridural isolado com opioide intratecal isolado (75), os autores não obtiveram informações suficientes para comentar sobre as semelhanças ou diferenças nos resultados maternos ou fetais.

Os AL sozinhos não costumam ser usados para analgesia raquidiana, e o uso da técnica caudal para alívio da dor no parto é incomum.

Combinação de opioides, anestésicos locais e analgésicos adjuvantes

Quando as técnicas raquidianas, peridurais e RPC envolvem combinações de fármacos moduladores da dor (agentes bloqueadores dos canais de sódio, agonistas dos receptores opioides, agonistas adrenérgicos α e/ou inibidores da acetilcolinesterase) que atuam por mecanismos diferentes, há um potencial de conferir analgesia com bloqueio motor mínimo e outros efeitos colaterais relevantes (76,77). Doses menores de agentes individuais em combinação frequentemente produzem um efeito analgésico pelo menos cumulativo e, às vezes, sinérgico (37). A adição de clonidina à ropivacaína por via peridural apresentou benefícios marginais de analgesia, mas os neonatos apresentaram escores de Apgar reduzidos e acidose. A clonidina e a neostigmina atualmente não são recomendadas para uso em anestesia obstétrica devido a preocupações de segurança (78).

Anestesia peridural e resultado do parto

Uma revisão histórica erudita e interessante da anestesia durante o parto por Caton *et al.* (79) propicia a base para uma discussão das controvérsias e questões pendentes em torno da influência da analgesia peridural nos resultados maternos que interferem no feto e RN.

Há revisões sistemáticas (44,80–82) que compararam os métodos de analgesia peridurais e não peridurais. Todos se concentraram de algum modo no dilema clínico de ponderar o alívio da dor materna com o possível aumento dos efeitos colaterais e/ou resultados adversos para a mãe e o bebê. As estratégias de pesquisa, a escolha de critérios de inclusão e exclusão, a avaliação da validade de cada estudo, os resultados primários e secundários e o método de síntese das informações variaram. Vale a pena refletir sobre o comentário de duas das revisões que foram conduzidas em paralelo (83).

A seguir, um resumo simplificado das informações oferecidas pelas revisões:

- A concentração da solução peridural e a técnica variaram enormemente ao longo do período de 45 anos coberto. Em consequência, havia algumas diferenças qualitativas nos efeitos do tratamento (heterogeneidade)
- Todos os revisores concluíram que havia evidências insuficientes para apoiar maior incidência de parto cesáreo com o uso da analgesia peridural
- Os dados sobre os RNs foram escassos, afora medidas grosseiras como os escores de Apgar e resultados da gasometria no sangue do cordão umbilical. Algumas questões permanecem obscuras; por exemplo, a sugestão de que "a analgesia peridural está associada a menos uso de naloxona e escores de Apgar de primeiro minuto mais altos". Não surgiu nenhum quadro coerente acerca da incidência de efeitos adversos neonatais associados à peridural. Há poucas evidências sobre os efeitos da peridural nos mecanismos fisiológicos fetais
- A analgesia peridural esteve associada a (não necessariamente uma relação causal):
  - Segundo estágio do trabalho de parto mais longo (cerca de 14 minutos)
  - Malposição fetal (occipício posterior), possivelmente devido a ausência de rotação ou porque o trabalho de parto com um feto nessa posição é mais doloroso, o que acarreta a necessidade de analgesia peridural
  - Taxa mais alta de partos vaginais instrumentais
  - Febre materna
  - Aumento do uso de ocitocina. Este é um exemplo do debate "associação *versus* causal" (84). Os protocolos de tratamento ativo do trabalho de parto, incluindo o uso rotineiro de ocitocina, podem simplesmente estar associados a maior demanda de analgesia peridural.

Halpern *et al.* (82) observaram que a qualidade dos estudos clínicos incluídos em sua revisão melhorou com o tempo; todos os estudos após 1995 relataram os resultados com pacientes agrupados pela intenção de tratar. A análise realizada desse modo (*i. e.*, por grupos para os quais as pacientes foram randomizadas) é vital porque as mulheres que preferem a peridural diferem demograficamente daquelas que preferem outros métodos de analgesia no parto. As primeiras são mais propensas a ser nulíparas, ser hospitalizadas mais cedo com posição mais alta da cabeça fetal, têm taxas menores de dilatação cervical, possuem bebês mais pesados e necessitam de estimulação com ocitocina mais frequentemente.

Todos estes fatores e o grau de dor materna predizem, independentemente, a necessidade de parto cesáreo por distocia (parto não progressivo ou parto prolongado) (85).

Nas revisões citadas antes, os "métodos controles" de analgesia não peridural consistiram principalmente na administração por via intramuscular ou IV de opioides. Recentemente, comparou-se a peridural por infusão contínua com a RPC (67) e analgesia peridural controlada pela paciente (86). Uma revisão sistemática realizada por Marucci et al. (87) não mostrou diferença no parto instrumental ou por cesariana com inserção por via peridural precoce ou tardia para analgesia do trabalho de parto; no entanto, com a administração precoce de opioides por via parenteral e posterior inserção da peridural, os neonatos apresentaram menor pH da artéria umbilical do que aqueles em cujos partos a mãe recebeu anestesia peridural precocemente.

Tais publicações servem para enfatizar as modificações da técnica peridural, como a escolha da substância, a dose (volume e concentração) e o método de administração, que ocorreram ao longo do tempo.

Um subconjunto de mães que preferem analgesia peridural tem maior probabilidade de ter febre durante o parto (88,89). O elo entre analgesia peridural, febre materna e o suposto aumento de investigações para sepse neonatal e cesarianas é menos claro (88,89); a preocupação é que os neonatos são mais propensos a ser tratados com antibióticos, pois atualmente não é possível distinguir entre febre materna de causas infecciosas e não infecciosas durante o parto. Muitos pesquisadores acreditam que a associação da analgesia peridural à febre provavelmente é atribuível a causas não infecciosas, por exemplo, alteração da termorregulação e resposta inflamatória resultantes da analgesia peridural. Os RNs de mães que recebem analgesia peridural não correm risco aumentado de sepse (74,89). As intervenções obstétricas proativas para diminuir a duração do trabalho de parto reduzem o risco de febre intraparto (88).

Uma revisão sucinta e escrupulosa do aleitamento materno concluiu que a analgesia peridural intraparto não prejudica a capacidade materna de amamentar (90). Os fatores mais críticos para o sucesso do aleitamento materno são o apoio e a orientação da mãe.

Por último, em termos de anestesia peridural e desfecho, uma revisão retrospectiva de uma coorte de base populacional de crianças nascidas de parto normal mostrou que o uso de analgesia neuraxial não foi independentemente associado ao desenvolvimento de dificuldades de aprendizagem (91).

Anestesia peridural e manejo obstétrico

O manejo obstétrico é importante em termos do progresso e desfecho do parto (74). Por exemplo, o bloqueio peridural às vezes reduz o limiar do obstetra para instituir um parto instrumental, bem como para permitir um parto instrumental com a finalidade de ensinar residentes. O manejo ativo do parto (estimulação rotineira com ocitocina e/ou ruptura artificial das membranas), a prensa abdominal tardia no segundo estágio e a promoção da deambulação já foram sugeridos como métodos para reduzir as intervenções obstétricas e aumentar o número de partos vaginais espontâneos (77).

As tentativas de parto vaginal operatório (extração a vácuo ou fórceps) colocam o feto sob risco de lesão, incluindo eventos hemorrágicos como hematoma subgaleal e hemorragia cerebral (92). O uso de fórceps também está associado a lesão do nervo facial e do plexo braquial (93). Em um estudo que comparou o uso de fórceps e extração a vácuo, os fetos nascidos por extração a vácuo apresentaram incidência mais alta de céfalo-hematomas, porém necessidade de reanimação ao nascimento, internação em UTI neonatal e taxa de mortalidade neonatal não diferiram (94).

A analgesia peridural esteve associada a taxa mais alta de partos vaginais operatórios (80–82). O grupo de estudo "Comparative Obstetric Mobile Epidural Trial" (COMET) (95) mostrou que houve menor incidência de parto vaginal instrumental quando se empregaram doses menores de medicação (RPC, AL em baixa dose mais infusão de opioide) durante o parto em comparação com doses convencionais de AL (bupivacaína a 0,25%). O suposto mecanismo é a preservação do tônus motor e do reflexo de abaixamento. Depressão neonatal leve que exigiu reanimação foi mais comum entre os RNs cujas mães estavam no grupo de AL em dose baixa mais infusão peridural de opioide, mais provavelmente devido ao efeito cumulativo do opioide ao longo do tempo. Nem os escores de Apgar no 5º minuto nem as taxas de internação em UTI neonatal diferiram entre os grupos. Os métodos mais recentes de analgesia peridural oferecem a melhor chance de parto espontâneo com controle satisfatório da dor (96).

O estudo "Pushing Early or Pushing Late with Epidural" (PEOPLE), um ensaio controlado, randomizado e multicêntrico, comparou a conduta convencional de instituir a prensa abdominal à dilatação cervical plena com a prensa tardia, ≥ 2 horas após dilatação plena. O parto operatório foi reduzido com a prensa tardia; contudo, um pH arterial umbilical pH < 7,10 ocorreu com maior frequência entre os filhos de mulheres do grupo de prensa tardia. Os dois grupos tiveram taxas semelhantes de morbidade neonatal, incluindo asfixia. Os protocolos que preconizam prensa abdominal tardia resultam em prolongamento do segundo estágio e aumento da incidência de febre materna (97).

CIRURGIA DURANTE A GRAVIDEZ

Uma cirurgia urgente durante a gravidez requer modificação das técnicas anestésicas e cirúrgicas para garantir a segurança da mãe e do seu feto (63,98,99). As considerações anestésicas são listadas no Quadro 15.1.

A escolha da técnica anestésica é guiada pelas indicações maternas, levando-se em conta o local e a natureza da cirurgia. Envidam-se esforços para reduzir a exposição fetal a substâncias psicoativas e, com tranquilização, aliviar a ansiedade materna. Quando possível, preferem-se as técnicas regionais porque o manejo das vias respiratórias de uma gestante encerra desafios singulares. O edema, o ganho ponderal e o aumento do tamanho das mamas tornam a intubação traqueal tecnicamente mais difícil. O declínio da capacidade residual funcional combinada com o aumento do consumo de oxigênio predispõe a mãe a dessaturação rápida durante a indução da anestesia geral (AG). A lassidão do esfíncter esofágico inferior induz refluxo do conteúdo gástrico, aumentando o risco de aspiração depois que os reflexos protetores das vias respiratórias são abolidos. Não obstante, a maioria dos procedimentos abdominais requer AG de modo a obter relaxamento muscular suficiente para facilitar a exposição cirúrgica.

Cerca de 2% das gestantes precisam de uma cirurgia (99). O procedimento pode estar relacionado diretamente (p. ex., cerclagem cervical), indiretamente (p. ex., cistectomia ovariana), ou não relacionado (p. ex., apendicectomia) com a gravidez. Técnicas especiais, incluindo laparoscopia, circulação extracorpórea, transplante e hipotermia induzida, já foram realizadas com segurança

---

QUADRO 15.1

Considerações anestésicas para cirurgia não obstétrica em uma gestante.

- Tratamento dos fatores de risco maternos que resultam da adaptação fisiológica às demandas de um feto em crescimento e apoio contínuo à unidade placentária
- Manutenção da gravidez
- Otimização da perfusão uteroplacentária e da oxigenação fetal, e manutenção de um ambiente intrauterino estável
- Atenção às ações diretas e indiretas dos medicamentos administrados à mãe sobre o bem-estar fetal
- Atenuação da dor e do estresse durante a cirurgia

durante a gravidez (98). Tipicamente, procedimentos semieletivos e não emergentes são programados para evitar o período vulnerável inicial de organogênese (cerca de 15 a 60 dias de gestação) e as dificuldades técnicas de operar em torno de um útero grávido grande ou manejar as vias respiratórias maternas em um estágio avançado da gravidez. No entanto, novas pesquisas suscitam questões significativas sobre o impacto fetal da anestesia materna no segundo trimestre, momento no qual há desenvolvimento ativo do encéfalo fetal caracterizado por neurogênese e migração neuronal. Estudos em animais indicam que os agentes anestésicos afetam o desenvolvimento cerebral precoce tanto histologicamente como funcionalmente (100,101).

O parto prematuro representa o risco mais alto para o feto no período peroperatório. A mortalidade neonatal nos EUA é de aproximadamente 40% com 28 semanas de gestação, caindo para cerca de 1% com 32 semanas (102). O adiamento da cirurgia durante esse período de maturação fetal rápida deve ponderar as vantagens para o feto contra os perigos impostos à mãe. Não há evidências sugerindo que qualquer agente anestésico, dose ou técnica influencie o risco de parto pré-termo (99). Em vez, está mais provavelmente relacionado com a cirurgia *per se*, manipulação do útero, ou o estado subjacente da mãe (p. ex., infecção). Quanto mais avançada for a gravidez, maior a probabilidade de irritabilidade uterina. Podem-se usar certos medicamentos como parte da técnica anestésica para promover a quiescência uterina (p. ex., sulfato de magnésio, agentes anestésicos inalantes, ou β2 agonistas), e empregar técnicas cirúrgicas a fim de evitar a manipulação do útero. A administração por via intravenosa, sublingual ou transcutânea de nitroglicerina geralmente é reservada para o relaxamento uterino durante procedimentos breves ou tratamento da atividade uterina refratária (103).

A decisão de monitorar o feto durante a cirurgia exige que alguém esteja disponível para interpretação contínua do bem-estar fetal e que haja um plano de intervenção para o caso de sofrimento fetal ser diagnosticado ou suspeito. Os indicadores de sofrimento fetal muitas vezes são indistintos, porque as limitações técnicas em diversas idades gestacionais impossibilitam a aquisição de dados, e a variabilidade da FCF é reduzida ou eliminada por determinados anestésicos. A intervenção pode incluir parto, reavaliação da profundidade da anestesia, ou uma abordagem mais agressiva para maximizar o fluxo sanguíneo uterino, tocólise e/ou oxigenação materna. Caso se planeje que o parto do feto ocorra ao mesmo tempo que a cirurgia, uma abordagem coordenada em equipe envolvendo anestesia, obstetrícia, cirurgia, enfermagem, terapia respiratória e neonatologia é crucial (98,104).

O bem-estar do feto depende da adequação do suprimento sanguíneo materno para a placenta, que provém principalmente das artérias uterinas (105). O fluxo sanguíneo das artérias uterinas aumenta durante a gravidez e aproxima-se de 500 a 800 mℓ/min (10 a 15% do débito cardíaco materno) a termo. O leito vascular uterino é um sistema de baixa resistência, incapaz de dilatação adicional e desprovido de autorregulação. Portanto, o fluxo sanguíneo placentário varia diretamente com a pressão de perfusão final (pressão arterial uterina – pressão venosa uterina) através do espaço interviloso, e inversamente com a resistência vascular uterina. Na situação de hipotensão materna, a fim de preservar a perfusão uteroplacentária em um sistema "passivo à pressão", uma abordagem terapêutica mais agressiva (etapa rápida de hidratação, terapia com vasopressores, posição de Trendelenburg e decúbito lateral esquerdo) é necessária em comparação com as estratégias na paciente não grávida (106). A hipotensão pode ter muitas etiologias diferentes, mas resulta comumente de compressão aortocava em decúbito dorsal, AG ou raquidiana alta, ou hemorragia. O posicionamento em decúbito lateral esquerdo previne compressão aortocava no segundo e terceiro trimestres. Pode ser adotado solicitando-se que a mãe deite sobre o lado esquerdo ou elevando-se o quadril direito com uma cunha, como mostra a Figura 15.4. O sangramento por vasos uterinos pode ser bastante intenso e levar rapidamente a hemorragia potencialmente fatal. A manutenção da homeostase no ambiente intrauterino também requer atenção a oxigenação, temperatura e equilíbrio acidobásico (respiratório e metabólico) maternos.

A maioria dos agentes anestésicos não é considerada teratogênica. Ao avaliar a possibilidade de teratogenicidade por anestésicos administrados à mãe, os pontos a considerar incluem (62,98,107):

- A incidência de anomalias congênitas no mundo desenvolvido é de 3%
- É impossível realizar estudos de teratogenicidade humana por motivos éticos
- A extrapolação de estudos em animais pode não ser válida
- A hipoxemia e a hipotensão causam anormalidades fisiológicas que podem ser teratogênicas.

Pesquisas nesta área estão em curso; por exemplo, fármacos que bloqueiam os receptores de glutamato *N*-metil-D-aspartato (NMDA) (tais como cetamina) ou promovem a neurotransmissão inibitória nos receptores do ácido γ-aminobutírico (GABA) (como o midazolam) desencadeiam apoptoses neurodesenvolvimentais. A importância clínica desses achados sobre o neurodesenvolvimento humano está sendo estudada em ensaios clínicos a longo prazo como o estudo Pediatric Anesthesia and Neurodevelopment Assessment (PANDA) (108). Até então, as metanálises demonstraram que a cirurgia não obstétrica não aumenta o risco de defeitos congênitos graves (63).

O tratamento da dor pós-operatória pode incluir bloqueios de plexo ou analgesia peridural, quando apropriada, para limitar a exposição fetal aos agentes anestésicos. Os opioides e o paracetamol

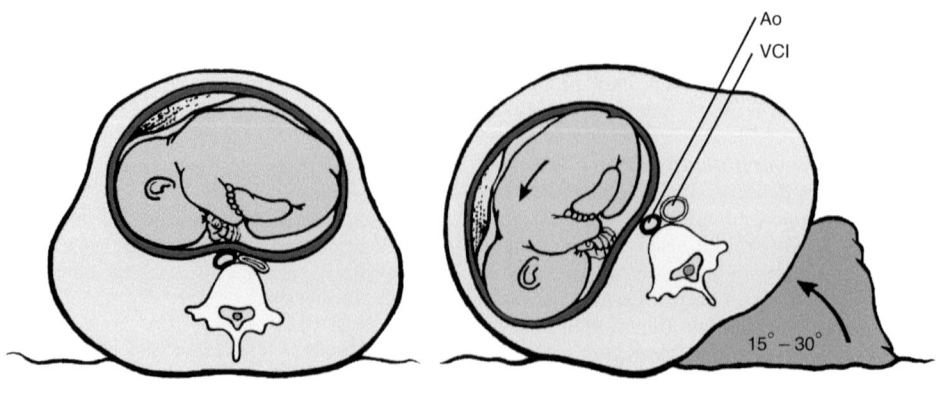

Figura 15.4 **Inclinação lateral esquerda para aliviar a compressão aortocava.**

são usados amplamente. O uso prolongado de anti-inflamatórios não esteroides (AINE) é evitado por preocupações com a constrição prematura do canal arterial e o aparecimento de oligoidrâmnio.

Cirurgia fetal

Cirurgia fetal é a realização de procedimentos no feto ou na placenta com o objetivo de modificar a história natural de uma doença fetal. A cirurgia intrauterina para corrigir malformações físicas congênitas raramente é realizada porque não demonstrou melhora no prognóstico para as condições tratadas até então.

A sedação fetal por transferência placentária de medicação administrada à mãe não é confiável e não garante um feto anestesiado ou imóvel. Se houver tempo suficiente e dependendo de suas solubilidades individuais, os agentes anestésicos inalantes usados para AG e relaxamento uterino da gestante equilibram-se nos tecidos fetais. A anestesia profunda por inalação materna pode acarretar acidose fetal progressiva por um mecanismo incerto. A pressão arterial, a frequência cardíaca, a saturação de oxigênio e o excesso de base fetal podem diminuir devido ao comprometimento direto da contratilidade miocárdica fetal, redistribuição do fluxo sanguíneo fetal, ou alterações na perfusão uterina. O sofrimento fetal e a resposta às manobras podem ser reconhecidos e tratados por meio de medição da frequência cardíaca, pressão arterial, ecocardiografia fetal e fluxo sanguíneo umbilical, e do monitoramento do pH, P_{CO_2}, P_{O_2}, déficit de base, glicose e eletrólitos. O acesso vascular facilita isso e a administração de líquido, hemoderivados e/ou fármacos (109).

Pode-se oferecer anestesia fetal adicional por administração por via intramuscular ou intravascular (por meio da veia umbilical) direta de opioides e agentes bloqueadores neuromusculares. O pancurônio muitas vezes é escolhido para obter paralisia fetal em virtude de sua longa duração e propriedades vagolíticas, o que ajuda a elevar a FCF e manter o débito cardíaco. A fentanila, em doses relativamente altas (12,5 a 25 µg/kg de peso fetal estimado), atenua a resposta de estresse autônoma e hormonal durante procedimentos potencialmente dolorosos (35,109). Se houver tocólise uterina intensa, a manutenção da pressão arterial materna pode exigir terapia vasopressora concomitante.

O tratamento intraparto *ex utero* foi desenvolvido para fetos que tenham comprometimento das vias respiratórias, seja em virtude de cirurgia *in utero* prévia (p. ex., para tratar a hérnia diafragmática congênita) ou devido a massa obstrutiva, como higroma cístico ou síndrome de obstrução congênita das vias respiratórias superiores (SOCVRS). O parto ocorre por cesariana planejada, com uma abordagem anestésica que mantém o relaxamento uterino. Realiza-se incisão de histerotomia com um dispositivo que limita o sangramento uterino, e o feto é parcialmente retirado através da incisão. O cirurgião realiza a laringoscopia ou traqueostomia e garante a via respiratória (tubo endotraqueal ou de traqueostomia) enquanto o feto ainda está ligado ao cordão umbilical e mantido pela perfusão uteroplacentária. Dá-se atenção para prevenir hipotermia fetal. Os pulmões fetais são expandidos e o surfactante é administrado se o RN for prematuro. O cordão umbilical é clampeado e realiza-se o resto da cesariana da maneira habitual. O bem-estar fetal e as condições operatórias foram mantidos por até 2 horas durante procedimentos intraparto *ex utero*. Uma abordagem multidisciplinar é importante para obter os melhores desfechos (110,111).

A possibilidade de o feto sentir dor ou não, e a partir de qual idade gestacional, tem gerado vigoroso debate (112,113). Antes de 22 semanas, o feto não tem as vias neuroanatômicas prontas para sentir dor; entre 22 e 26 semanas, as fibras talamocorticais, consideradas imprescindíveis à nocicepção, estão se formando; e após 26 semanas, o feto possui o desenvolvimento neurológico necessário para sentir dor; no entanto, o EEG sugere que provavelmente a capacidade de perceber a dor não exista antes das 29 semanas de idade pós-concepção (114). Os pesquisadores utilizaram desfechos substitutos, como movimento "reflexo" fetal para longe de estímulos nocivos e resposta bioquímica de estresse a tais estímulos, na tentativa de definir marcadores da dor. Observam-se respostas de estresse hormonais e circulatórias a procedimentos invasivos a partir de 20 semanas (34-36). Melhor definição da maturação neuroanatômica e neurofisiológica das vias sensitivas envolvidas nos resultados da dor no feto humano poderá oferecer informações mais diretas sobre a experiência fetal de dor.

QUESTÕES DE REANIMAÇÃO DURANTE A GRAVIDEZ

Reanimação intrauterina do feto comprometido

Os termos "sofrimento fetal" são usados para identificar um estado de asfixia fetal progressiva, com hipoxia e acidose, que, se não corrigido, resulta em descompensação e lesão orgânica permanente. É diagnosticado ou suspeito quando achados tipicamente "anormais" surgem em um ou mais dos exames usados para avaliar o bem-estar fetal.

A reanimação intrauterina consiste em uma série de manobras que visam reverter as causas tratáveis de asfixia fetal, restaurar a oxigenação fetal e corrigir a acidose fetal. Essas manobras são fundamentais à prática da anestesia obstétrica e foram resumidas, utilizando um formato com base em evidências, por Thurlow e Kinsella (115). As circunstâncias do início do sofrimento fetal determinam a ordem de aplicação e quais aspectos da reanimação intrauterina são apropriados a um dado paciente. Os objetivos e as medidas são exibidos no Quadro 15.2.

Parada cardíaca materna

O manejo da parada cardíaca na gestação é descrito em *Part 12: Cardiac Arrest in Special Situations: 2010 American Heart Association Guidelines for Cardiopulmonary Resuscitation and Emergency Cardiovascular Care* (116) e *Seção 8 da European Resuscitation Guidelines for Resuscitation 2010* (117). Os protocolos de suporte cardíaco agudo à vida são modificados na gravidez, porém os algoritmos adultos básicos para medicação, intubação e desfibrilação permanecem oportunos.

A chave para reanimação do feto é a reanimação da mãe. O alívio da compressão aortocava é crucial. A gestante deve ser posicionada em decúbito dorsal com deslocamento uterino manual

---

QUADRO 15.2

Objetivos e medidas para reanimação fetal *in utero*.

Aumentar o fluxo sanguíneo para a placenta
- Tratar a hipotensão materna agressivamente com administração rápida de solução IV cristaloide/coloide sem glicose, interrupção da infusão peridural e instituição de terapia vasopressora
- Aliviar a compressão aortocava por mudança da posição materna até que ocorra melhora da FCF (decúbito lateral esquerdo, seguido por lateral direito e, finalmente, posição genupeitoral)
- Reverter a constrição arterial uterina induzida por hipocapnia devida à hiperventilação materna por tratamento da dor e tranquilização verbal

Relaxar o músculo uterino
- Interromper a infusão de ocitocina
- Administrar um tocolítico, como 50 a 100 µg de nitroglicerina IV

Aumentar a oxigenação fetal
- Administrar oxigênio a 100% à mãe por máscara facial
- Aliviar a compressão do cordão umbilical por mudança da posição da mãe ou, se houver oligoidrâmnio, considerar amnioinfusão

Excluir prolapso do cordão umbilical ou, se presente, proceder à elevação manual da parte de apresentação através da vagina, mantendo o calor e a umidade do cordão umbilical até o parto de emergência

Confirmar a asfixia fetal por um segundo teste

Preparar para o parto de emergência

à esquerda (116). As compressões torácicas são realizadas em um ponto mais alto do esterno em virtude do desvio do conteúdo abdominal em direção à cabeça. A consideração de etiologias da parada peculiares da gravidez (p. ex., embolia por líquido amniótico) e de diagnósticos exacerbados pelas alterações fisiológicas da gestação (p. ex., miocardiopatias periparto) é importante se não houver resposta aos esforços de reanimação. Todas as infusões de medicamentos, como sulfato de magnésio, ocitocina, ou peridural, são suspensas e a intubação precoce é favorecida para reduzir o risco de aspiração. Os monitores de vigilância fetal (p. ex., eletrodo no couro cabeludo) têm de ser removidos antes da desfibrilação. A hipotermia materna terapêutica com monitoramento fetal contínuo pós-parada cardíaca foi descrita no início da gestação (116).

A decisão de realizar massagem cardíaca com tórax aberto ou parto cesáreo de emergência deve ser tomada antes cedo do que tarde se a circulação não for restaurada pelas medidas habituais. A cesariana *perimortem* (parto cirúrgico de emergência do feto através de uma incisão uterina clássica quando a gestante está sendo reanimada) é uma parte do processo de reanimação em gestantes quase a termo e apresenta maior chance de melhorar o desfecho tanto da gestante quanto do RN quando o tamanho uterino é maior do que 20 semanas (alguns diriam > 24 semanas) e o parto ocorre nos primeiros 5 minutos após o início da parada (118).

Morte encefálica em pacientes gestantes

Em raros casos em que se declara morte encefálica de uma gestante, uma decisão tem de ser tomada para que seja realizado imediatamente o parto de um feto viável, continue-se o suporte somático à gestante a fim de possibilitar maior maturação fetal ou finalizar o suporte à vida.

A prevalência de morte encefálica em gestantes não é conhecida. Apenas dados limitados são publicados relativos ao parto após o suporte somático materno. A duração mais longa registrada entre a declaração da morte encefálica e o parto bem-sucedido (RN de 32 semanas) é de 107 dias.

Além de considerações éticas e legais, as alterações fisiológicas resultantes do pós-morte encefálica precisam ser meticulosamente gerenciadas para um desfecho fetal ideal. Estes incluem suporte cardiovascular a fim de manter a perfusão uteroplacentária adequada e ventilação mecânica para fornecer tanto a oxigenação fetal como para manter o gradiente de difusão para o dióxido de carbono da circulação fetal para a materna. Anormalidades no sistema endócrino e comprometimento da termorregulação materna podem ser antecipados e devem ser abordados junto com provisão de suporte nutricional materno e atenção para medidas de controle de infecção. Vários métodos de monitoramento fetal são empregados para determinar o tempo ideal para o parto do RN (119).

TÉCNICAS ANESTÉSICAS NO PARTO CESÁREO | EFEITOS SOBRE O FETO E O RECÉM-NASCIDO

Anestesia geral

A AG é um estado reversível caracterizado por perda da consciência e ausência de dor, com ou sem relaxamento dos músculos esqueléticos. "Adormecer", "permanecer dormindo" e "acordar" são conhecidos como indução, manutenção e despertar. O estado de AG é alcançado através do uso de substâncias administradas em ordem específica, a saber, agentes indutores (possivelmente incluindo narcóticos), bloqueadores neuromusculares, agentes inalantes, analgésicos e agentes de reversão.

Dado tempo suficiente, todos os medicamentos ministrados à mãe cruzam a placenta e entram na veia umbilical, assim, é importante titular a administração de substâncias durante as fases de indução e manutenção da AG. Um fator relevante que influencia o desfecho neonatal é o intervalo de tempo decorrido desde a indução da anestesia até a ligadura do cordão umbilical, pois representa a duração da exposição fetal à medicação administrada à mãe. Um segundo fator é o tempo da incisão uterina até a expulsão do feto. Um intervalo de tempo longo desde a incisão até a expulsão está associado a aumento da incidência de acidose fetal, supostamente causada por vasoconstrição uteroplacentária. Se possível, o intervalo de tempo desde a indução até a ligadura deve ser de 10 minutos e o tempo de incisão uterina até a expulsão, de 3 minutos (120).

Os três determinantes da transferência placentária de substâncias para o feto incluem as propriedades físico-químicas da substância, as características das circulações materna, placentária e fetal e a anatomia e a fisiologia placentárias. Os efeitos farmacológicos fetais e neonatais dos agentes anestésicos fornecidos à mãe durante uma cesariana realizada sob AG dependem da quantidade da droga que chega ao feto. Estimar este efeito não é fácil.

Há dificuldades associadas a estudos *in vivo* humanos da transferência placentária durante a gravidez (121). A unidade fetoplacentária é inacessível *in situ*, e há considerações éticas juntamente com a segurança materna e fetal. Os estudos *in vivo* são realizados mais comumente ao nascimento através da coleta de amostras de sangue venoso materno e arterial e venoso do cordão umbilical. É difícil extrair conclusões com base em um conjunto de medições. Do mesmo modo, a aplicabilidade das placentas de animais como modelos da placenta humana é limitada porque a estrutura e função da placenta são específicas de cada espécie. Muitos estudos da farmacologia anestésica até o presente foram realizados por meio de modelos animais. A alternativa é usar um modelo de perfusão placentária *ex vivo* humano. O estudo dos anestésicos por esta metodologia levará tempo. As conclusões alcançadas na maioria dos estudos citados na discussão a seguir provêm de dados de animais e de coleta de sangue *in vivo*.

O método padrão de indução da AG para o parto cesáreo é a indução em sequência rápida. O processo consiste em fornecer oxigênio a 100% por máscara, administração por via intravenosa de um agente indutor ± narcótico e bloqueador neuromuscular seguido por aplicação de pressão sobre a cartilagem cricóidea e intubação da traqueia. Os agentes indutores usados no início da AG incluem tiopental sódico, cetamina, propofol e midazolam. A cetamina geralmente é reservada para situações de instabilidade de hemodinâmica materna porque preserva o débito simpático. O midazolam e o propofol estão associados a tempos de indução mais longos, um plano mais superficial de anestesia materna (medido por EEG) e escores de Apgar mais baixos. O tiopental sódico e o metoexital são altamente lipossolúveis. Tempos da indução até ligadura do cordão umbilical de aproximadamente 10 minutos coincidem com o declínio dos níveis fetais desses agentes, portanto, geram pouca depressão neonatal. O tiopental está atualmente indisponível na América do Norte devido a ameaças de processos relacionadas a sua inclusão no coquetel de injeção letal usado para executar os prisioneiros.

Os agentes bloqueadores neuromusculares possuem semelhança estrutural, um íon amônio quaternário, que alentece mas não elimina a transferência dessas substâncias através da placenta (120). A succinilcolina é o único agente despolarizante disponível para uso clínico. Na parturiente normal, é degradada tão rapidamente pela colinesterase plasmática que praticamente nada chega ao feto, enquanto a porcentagem de bloqueadores neuromusculares não despolarizantes (p. ex., rocurônio, pancurônio e atracúrio) que cruza a placenta varia de 7 a 22%, dependendo da substância. A literatura é vaga a respeito dos efeitos no RN. Contudo, no contexto de bloqueio neuromuscular não despolarizante em alta dose (p. ex., procedimentos intraparto *ex utero*), pode ser necessário assistir a ventilação neonatal durante um período de tempo ou administrar agentes de reversão.

Os anestésicos inalantes (excluindo N_2O) também são conhecidos como agentes voláteis. O isoflurano, o desflurano e o sevoflurano são exemplos de fármacos usados para manter a anestesia durante o parto cesáreo. A obtenção da profundidade adequada de anestesia inalada depende de quão rapidamente as pressões parciais de um dado agente volátil se equilibram nos compartimentos alveolar, sanguíneo e cerebral. Quanto menos solúvel for o agente, mais rápida será a obtenção de um plano profundo de anestesia. O desflurano e o sevoflurano são bem menos solúveis que o isoflurano, portanto, teoricamente, cruzam a placenta e se equilibram nos tecidos fetais mais rapidamente, o que poderia acarretar um RN mais deprimido. Entretanto, também se espera que, uma vez estabelecida a ventilação neonatal, os pulmões excretem mais rapidamente esses fármacos relativamente insolúveis. O desflurano é mais pungente e irritante para as vias respiratórias e pode induzir laringospasmo; isso deve ser levado em conta durante a aspiração do RN cuja mãe recebeu desflurano (120). Em comparação com o isoflurano a 0,5%, observou-se que o sevoflurano a 1% (concentração equianestésica) produz resultados maternos e neonatais semelhantes (122). Os gases no sangue do cordão umbilical e os escores de Apgar foram equivalentes. O desflurano em dose subanestésica (a 3%), misturado com N_2O-O_2, foi considerado seguro e efetivo na cesariana de gestantes sadias. Doses mais altas de desflurano retardaram o tempo até respiração constante no RN (123).

A administração de AG a uma parturiente é um processo exigente e variável em termos das substâncias e técnicas utilizadas para atingir o mesmo estado em uma paciente cirúrgica eletiva. Exceto na cesariana eletiva planejada, as circunstâncias do trabalho de parto e do parto são difíceis de controlar. Em consequência, a paciente obstétrica raramente chega no centro cirúrgico em condições ideais. Combine isso com o efeito na parturiente das alterações fisiológicas da gravidez, acrescente o fato de que a mãe e o feto têm necessidades anestésicas distintas, e até mesmo uma mulher sadia passa a correr alto risco anestésico.

As complicações da AG na cesariana permanecem a principal causa de morte relacionada com a anestesia. A razão entre as taxas de letalidade da AG *versus* AR durante o parto obstétrico no período de 1997 a 2002 foi de 1,7 (124). Nas parturientes que morrem por complicações da AG, os problemas com as vias respiratórias (falha da intubação ou aspiração) representam a causa mais frequente de morte (125,126). A incidência de falha da intubação em pacientes obstétricas é 1:224 a 1:280, em comparação com 1:2.230 para a AG no centro cirúrgico principal (127); assim, é sete vezes mais provável que o anestesiologista que trabalha no centro obstétrico se depare com um fracasso de intubação. O uso da AG na cesariana está declinando em favor das técnicas de AR (128), o que levanta preocupações acerca do número de oportunidades para os residentes aprenderem, e os anestesiologistas manterem técnicas de manejo das vias respiratórias obstétricas (124,129).

Os estudos epidemiológicos não relatam aumento da incidência de transtornos de aprendizagem em crianças cujas mães foram submetidas a uma cesariana sob AG em comparação com aquelas que receberam AR, desafiando reivindicações prevalentes em literaturas especializadas (130).

A AG continua a ser indicada em determinadas situações, incluindo, mas não limitadas a, parto acelerado, AR tecnicamente impossível ou insucesso da AR, coagulopatia, instabilidade cardiovascular, previsão de hemorragia, medula espinal ancorada e preferência da paciente.

Anestesia regional

A AR é a perda de toda a sensibilidade, função motora e atividade reflexa em uma região específica do corpo. A conduta cirúrgica na cesariana sob AR requer bloqueio sensitivo nos níveis do quarto ao sexto dermátomos torácicos (T4-T6). Embora a incisão seja mais comumente no abdome inferior, a tração do peritônio ± a exteriorização uterina pode causar desconforto, a menos que a área estendendo-se dos níveis torácicos médios aos sacrais seja bloqueada. Uma técnica peridural ou raquidiana será suficiente, porém doses mais altas de AL e opioides são necessárias do que quando as mesmas técnicas são usadas com a finalidade de analgesia no trabalho de parto. Em consequência, o feto/RN pode ser diretamente comprometido pela transferência placentária de AL e opioides, ou indiretamente por bloqueio simpático, com resultantes alterações na perfusão uteroplacentária (120).

A toxicidade dos AL manifesta-se sistemicamente como uma escala progressiva de sinais/sintomas, começando com dormência da língua e zumbido, distúrbios visuais e espasmos musculares, por fim, evoluindo para convulsões, coma, arritmias e parada respiratória. Níveis tóxicos de AL são produzidos mais frequentemente por injeção IV inadvertida; contudo, a toxicidade pode advir de absorção no espaço peridural, sobretudo com a alta dose de AL necessária para induzir bloqueio de T4. A procura por AL com perfis "tóxicos" baixos gerou os quatro agentes da era moderna: lidocaína, bupivacaína, ropivacaína e levobupivacaína (131). A lidocaína muitas vezes é misturada com baixa dose de epinefrina para retardar sua absorção habitualmente rápida no espaço peridural. Seu perfil de toxicidade inclui hiperatividade do sistema nervoso central (SNC) em vez de cardíaca. A bupivacaína é comercializada como uma mistura racêmica. Na década de 1970 e início dos anos 1980, a anestesia peridural com concentrações mais altas de bupivacaína esteve associada a arritmias ventriculares letais e colapso cardiovascular. Detectou-se que o enantiômero R era responsável. A bupivacaína ainda é amplamente usada hoje em dia, porém doses bem menores são empregadas na analgesia do trabalho de parto e não costuma ser usada no espaço peridural para anestesia na cesariana. A ropivacaína e a levobupivacaína são AL com enantiômero único (forma L). As evidências de diversas experiências com várias espécies sugerem redução da toxicidade (131).

A analgesia peridural no trabalho de parto pode ser estendida e tornada mais densa se a parturiente evoluir para o parto cesáreo. Em condições maternas e fetais normais, AG e AR bem realizadas são quase equivalentes em termos de bem-estar neonatal (132).

Não obstante, tendo em vista os riscos para a mãe e a associação de escores de Apgar menores à AG, prefere-se a AR para a cesariana eletiva e, às vezes, para a cesariana de emergência (38,124,128,133). Um feto comprometido pode até beneficiar-se da instalação preventiva de um cateter peridural na gestante em trabalho de parto, quando há alto risco de cesariana (38). A AR resulta em menos exposição fetal a substâncias psicoativas (sobretudo quando a técnica raquidiana é usada), permite que a mãe e seu companheiro participem do nascimento do feto e proporciona à mãe melhor analgesia pós-operatória (134).

Apesar de todas as vantagens da anestesia raquidiana, como simplicidade da técnica, início rápido, risco reduzido de toxicidade sistêmica, densidade do bloqueio anestésico e analgesia pós-operatória conferida pela morfina neuraxial, o potencial de hipotensão encerra maior ameaça à mãe e ao feto (76). A incidência de hipotensão é semelhante nas anestesias peridural e raquidiana, porém ocorre mais cedo e mais rapidamente com a última. A hipotensão decorre de simpatectomia temporária, um componente indesejável, mas inevitável, do bloqueio torácico médio. A redução da pré-carga (aumento da capacitância venosa e retenção do volume sanguíneo no leito esplâncnico e nos membros inferiores) e da pós-carga (queda da resistência vascular sistêmica) diminui a pressão arterial média (PAM) materna, levando a náuseas, tontura e disforia, e redução da perfusão uteroplacentária. Quando a PAM materna é mantida, os sinais/sintomas maternos são prevenidos e a perfusão uteroplacentária melhora.

Em seu estudo epidemiológico de 5.806 cesarianas, Mueller *et al.* (135) concluíram que a acidemia fetal foi significativamente aumentada após anestesia raquidiana, e a hipotensão arterial materna foi inegavelmente o problema mais comum. A prevalência de acidemia fetal com AR no parto cesáreo foi confirmada em metanálise (136). A acidemia isolada (pH arterial umbilical baixo) não se correlaciona com os escores de Apgar e é um indicador precário de desfecho. Em vez disso, são os valores do excesso de base negativo superiores a –12 mmol/ℓ que têm uma associação com encefalopatia do RN moderada a grave (137). Acompanhamento minucioso e manutenção da pressão arterial materna são as prioridades do anestesiologista obstétrico.

As medidas rotineiras instituídas para manter a perfusão uteroplacentária incluem decúbito dorsal com inclinação lateral esquerda, meias compressivas nas pernas e hidratação IV (105,138). A terapia vasopressora é reservada para os casos de hipotensão. O uso de efedrina tem sido associado a valores inferiores do pH arterial umbilical em comparação com a fenilefrina em revisões sistemáticas (139). A literatura está repleta do debate acerca de qual vasopressor, um αβ agonista misto (p. ex., efedrina) ou agonista α puro (p. ex., fenilefrina), seria mais apropriado no tratamento da hipotensão durante a anestesia raquidiana na cesariana (140,141). A controvérsia gira em torno da etiologia da acidemia fetal: ela decorre dos efeitos metabólicos da β-estimulação no feto ou da manutenção deficiente da perfusão uteroplacentária secundária pela incapacidade de recuperar o sangue sequestrado do leito esplâncnico a fim de aumentar a pré-carga? De qualquer modo, a escolha do agente vasopressor talvez seja menos importante do que a prevenção da hipotensão (142).

Efeitos fetais da administração de oxigênio à mãe

O oxigênio fornecido à mãe não aumenta a oxigenação fetal na mesma magnitude por causa do metabolismo placentário intermediário. Em comparação, a oxigenoterapia neonatal tem o potencial de elevar a Pa_{O_2} neonatal de modo substancial. Há um volume crescente de evidências clínicas e experimentais que indica que a prática de administração rotineira de oxigênio suplementar para o RN durante a reanimação neonatal pode ser lesiva (143).

O estresse oxidativo é implicado como um mecanismo subjacente comum em vários distúrbios neonatais, incluindo enterocolite necrosante, retinopatia da prematuridade, leucomalacia periventricular e doença pulmonar crônica (144). O interesse pelos radicais livres como precursores de doenças levou pesquisadores a explorarem os efeitos fetais em potencial da administração de oxigênio às mães. Assim, contestou-se o processo de administração rotineira de oxigênio às parturientes sadias submetidas a parto cesáreo eletivo com AR (145).

Os radicais livres têm uma breve duração, o que dificulta sua detecção. Desse modo, os estudos que investigam o estresse oxidativo geralmente medem marcadores substitutos, como os produtos do ataque por radicais livres aos lipídios, proteínas e nucleotídios. Usou-se esta metodologia para examinar o efeito no RN da administração de ar ou ar enriquecido com oxigênio a parturientes durante cesariana eletiva (146). Houve uma clara diferença entre os grupos, com maior atividade de radicais livres nos RNs cujas mães receberam ar enriquecido com oxigênio. O principal local de geração de radicais livres foi a placenta, o que foi evidenciado pela concentração mais alta de radicais livres na veia umbilical em comparação com a artéria umbilical. Khaw et al. posteriormente realizaram um estudo prospectivo randomizado duplo-cego em pacientes submetidas a cesariana de emergência por suspeita de comprometimento fetal. A oxigenação e a peroxidação lipídica fetais foram comparadas entre as mães que receberam 60% de oxigênio via máscara facial e para as mães que não receberam oxigênio suplementar até o parto do feto. Os resultados não mostraram diferenças na peroxidação lipídica entre os dois grupos (147).

ANALGESIA PÓS-PARTO

A gênese da dor pós-parto é multifatorial. As etiologias pós-cirúrgicas incluem episiotomia, remoção manual da placenta, laqueadura tubária pós-parto e/ou dor visceral/incisional pós-cesariana. Em algumas mulheres, as cólicas oriundas da involução uterina ou a dor localizada de lacerações do períneo geram desconforto intenso. A mãe pode sofrer de cefaleia pós-punção espinal como complicação da analgesia ou AR. Qualquer método que reduza a magnitude dessas experiências dolorosas é desejável. Esta seção limita-se ao tratamento farmacológico e suas implicações para a lactante.

A meta de um esquema de tratamento da dor é prevenir ou controlar a dor em um grau que seja aceitável pela paciente e ao mesmo tempo facilite as atividades da vida diária e promova a qualidade de vida. Há desafios adicionais na analgesia para mulheres que acabaram de dar à luz. As mães novas são motivadas a deambular precocemente e cuidar de seus RNs, o que exige que elas estejam com o sensório preservado e tenham efeitos colaterais mínimos dos analgésicos. A preocupação de que a analgesia pós-parto tenha implicações para o RN pode fazer com que a mãe hesite em aceitar um analgésico e, assim, sofrerá desnecessariamente.

A tendência atual é usar uma abordagem multimodal balanceada. Efeitos analgésicos cumulativos ou sinérgicos, com menos efeitos colaterais, foram demonstrados pela combinação de agentes com mecanismos de ação distintos em doses menores do que seria necessário se cada agente fosse usado individualmente.

A cronologia da amamentação em relação à administração da substância influencia a quantidade que aparece no leite materno. A exposição ao fármaco pode ser minimizada se a mãe tomar a medicação de curta ação imediatamente após amamentar. A dose neonatal da maioria dos medicamentos obtidos através da amamentação é de 1 a 2% da dose materna (107).

O conteúdo do leite materno também se reflete no grau de transferência do fármaco a partir do plasma materno. Por exemplo, as substâncias lipossolúveis são menos propensas a acumular-se no colostro, que contém pouca gordura. O colostro tem o mesmo pH que o plasma materno, o que é vantajoso no que diz respeito aos narcóticos. Essas bases fracas não são sequestradas no colostro por meio de fixação de íons e, portanto, não se acumulam. As concentrações de morfina no colostro foram medidas durante as primeiras 48 horas de ACP por via intravenosa após cesariana (148). A razão entre as concentrações de morfina no leite e no plasma materno foi inferior a 1. A morfina foi detectada em concentrações muito baixas em menos de metade das amostras de leite. Os autores concluíram que a quantidade de fármaco provavelmente transferida para o RN que recebe aleitamento materno foi desprezível. Apenas quantidades pequenas de colostro são secretadas durante os primeiros dias após o parto (10 a 120 mℓ/dia), assim a exposição do RN ao volume é limitada. Em última análise, a concentração da substância no plasma neonatal é mais importante que a concentração da mesma no colostro ou leite materno. Isto depende da absorção pelo sistema digestório, do volume de distribuição e da magnitude do metabolismo e da excreção no RN (149). Sabe-se pouco sobre a biodisponibilidade dos analgésicos e seus metabólitos devido às questões éticas que cercam a coleta repetida de amostras de sangue em RNs (150).

Os picos de dor pós-cesariana ocorrem no segundo dia após a cirurgia (151). Posteriormente, o uso de analgésico começa a diminuir. A composição do leite continua a mudar durante os primeiros 10 dias após o parto. Há elevação gradual dos níveis de lipídios e lactose e redução da proteína e do pH. Até o 10º dia de puerpério, fatores como alta lipossolubilidade, baixo peso molecular, ligação mínima às proteínas e o estado não ionizado propiciam a secreção dos medicamentos para o leite materno maduro. As mulheres que amamentam e precisam de AG para uma cirurgia geralmente são aconselhadas a amamentar seu RN antes da cirurgia e interromper temporariamente o aleitamento no pós-operatório, desprezando a primeira amostra de leite (o leite é extraído com bomba e descartado). Em seguida, se a mãe se sentir bem e não houver contraindicações cirúrgicas, ela é encorajada a reiniciar a amamentação.

A Academy of Breastfeeding Medicine publicou orientações para analgesia em lactantes e considera o paracetamol, a maioria dos AINE (incluindo o cetorolaco, que contém uma tarja preta da U.S. Food and Drug Administration [FDA] para lactantes) e a morfina compatíveis com a amamentação (152).

O uso de codeína por algumas lactantes resultou em dificuldades de alimentação, depressão neonatal do SNC, apneia e morte neonatais. Constatou-se que essas mães tinham duplicação do gene CYP2D6, tornando-as metabolizadoras CYP2D6 ultrarrápidas do profármaco codeína, resultando em níveis significativamente elevados de morfina no leite materno (153). Codeína, hidrocodona e oxicodona são profármacos. Seus metabólitos têm propriedades depressoras do SNC que causam níveis variáveis de depressão do SNC no RN amamentado dependendo da farmacogenética materna e neonatal (150,152,153). Considerando-se que existe uma alta concordância da depressão do SNC materno com depressão do SNC neonatal, se a mãe apresentar sinais/sintomas, o RN deve ser avaliado por um pediatra (150). Uma similaridade entre os relatos de caso que chamou a atenção para estes eventos neonatais adversos foi que as mães tomaram um ou mais dos opioides profármacos por mais de 4 dias após o parto. Tanto a Health Canada como a FDA publicaram advertências de saúde pública alertando os profissionais de saúde e pacientes sobre o uso de codeína por lactantes (150,154).

As recomendações para a prescrição de analgesia para lactantes são apresentadas no Quadro 15.3 (150,152,153).

CONCLUSÃO

Analgesia/anestesia ideais para o trabalho de parto e parto atenderiam aos seguintes critérios.

- Oferecem alívio da dor rápido, efetivo e contínuo enquanto mantêm a capacidade da parturiente de mover-se e deambular durante todo o trabalho de parto, e realizar a prensa abdominal durante o parto vaginal
- Não interferem no progresso do parto e, possivelmente, melhoram a evolução de um parto disfuncional
- São tecnicamente simples e sem efeitos colaterais inaceitáveis, complicações ou riscos
- Não ameaçam o feto
- Garantem condições satisfatórias para o parto
- Possibilitam a interação precoce mãe-RN
- Não têm efeitos deletérios a curto ou longo prazo no desfecho neonatal.

Como seria esperado, nenhuma técnica de analgesia ou anestesia satisfaz todos esses critérios. O desafio para o anestesiologista é ponderar as necessidades da mãe e do feto e adaptar a abordagem à medida que as circunstâncias exigirem.

AGRADECIMENTOS

Agradecemos a Tania Gottschalk, bibliotecária de serviços educacionais da Neil John Maclean Health Sciences Library da University of Manitoba por seu apoio.

QUADRO 15.3
Recomendações para analgesia em lactantes.

- Comece com o paracetamol e AINE como agentes de primeira linha para lactantes
- Evite a codeína para a terapia a longo prazo
- Use a menor dose eficaz de opioide com o mínimo de propriedades sedativas disponíveis
- Monitore a sedação neonatal após a administração materna de opioides
- Deve-se ter cuidado especial nas primeiras semanas de vida, uma vez que a maioria dos efeitos adversos ocorre durante este período de tempo
- O RN e a gestante devem ser monitorados quanto a depressão do SNC se for necessário prolongamento da analgesia

REFERÊNCIAS BIBLIOGRÁFICAS

1. Caton D. The history of obstetric anesthesia. In: Chestnut DH, ed. *Obstetric anesthesia, principles and practice*, 4th ed. Philadelphia, PA: Mosby Elsevier, 2009:3.
2. Liston R, Sawchuck D, Young D. Fetal health surveillance: antepartum and intrapartum consensus guideline. *J Obstet Gynaecol Can* 2007;29(9 suppl 4):S3.
3. Dawes G, Meir YJ, Mandruzzato GP. Computerized evaluation of fetal heart-rate patterns. *J Perinat Med* 1994;22(6):491.
4. Neilson J. Fetal electrocardiogram (ECG) for fetal monitoring during labour (Review). *Cochrane Database Syst Rev* 2013;(5):1.
5. Solt I, Ganadry S, Weiner Z. The effect of meperidine and promethazine on fetal heart rate indices during the active phase of labor. *Isr Med Assoc J* 2002;4(3):178.
6. Schwartz N, Young BK. Intrapartum fetal monitoring today. *J Perinat Med* 2006;34(2):99.
7. Hoffman CT III, Guzman ER, Richardson MJ, et al. Effects of narcotic and non-narcotic continuous epidural anesthesia on intrapartum fetal heart rate tracings as measured by computer analysis. *J Matern Fetal Med* 1997;6(4):200.
8. St Amant MS, Koffel B, Malinow AM. The effects of epidural opioids on fetal heart rate variability when coadministered with 0.25% bupivacaine for labor analgesia. *Am J Perinatol* 1998;15(6):351.
9. Smith JF. Fetal health assessment using prenatal diagnostic techniques. *Curr Opin Obstet Gynecol* 2008;20(2):152.
10. Oyelese Y, Vintzileos AM. The uses and limitations of the fetal biophysical profile. *Clin Perinatol* 2011;38(1):47.
11. Farrell T, Owen P, Harrold A. Fetal movements following intrapartum maternal opiate administration. *Clin Exp Obstet Gynecol* 1996;23(3):144.
12. Kopecky EA, Ryan ML, Barrett JF, et al. Fetal response to maternally administered morphine. *Am J Obstet Gynecol* 2000;183(2):424.
13. Smith CV, Rayburn WF, Allen KV, et al. Influence of intravenous fentanyl on fetal biophysical parameters during labor. *J Matern Fetal Med* 1996;5(2):89.
14. Harman CR, Baschat AA. Comprehensive assessment of fetal wellbeing: which Doppler tests should be performed? *Curr Opin Obstet Gynecol* 2003;15(2):147.
15. Szunyogh N, Mikus J, Zubor P, et al. Ductus venosus Doppler measurement during labor. *J Perinat Med* 2007;35(5):403.
16. Mihu D, Diculescu D, Costin N, et al. Applications of Doppler ultrasound during labor. *Med Ultrason* 2011;13(2):141.
17. O'Neill E, Thorp J. Antepartum evaluation of the fetus and fetal well being. *Clin Obstet Gynecol* 2012;55(3):722.
18. Chen L-K, Yang Y-M, Yang Y-H, et al. Doppler measurement of the changes of fetal umbilical and middle cerebral artery velocimetric indices during continuous epidural labor analgesia. *Reg Anesth Pain Med* 2011;36(3):249.
19. Ramos-Santos E, Devoe LD, Wakefield ML, et al. The effects of epidural anesthesia on the Doppler velocimetry of umbilical and uterine arteries in normal and hypertensive patients during active term labor. *Obstet Gynecol* 1991;77(1):20.
20. Papile LA. The Apgar score in the 21st century. *N Engl J Med* 2001;344(7):519.
21. Brockhurst NJ, Littleford JA, Halpern SH. The neurologic and adaptive capacity score: a systematic review of its use in obstetric anesthesia research. *Anesthesiology* 2000;92(1):237.
22. Halpern SH, Littleford JA, Brockhurst NJ, et al. The neurologic and adaptive capacity score is not a reliable method of newborn evaluation. *Anesthesiology* 2001;94(6):958.
23. Thorp JA, Rushing RS. Umbilical cord blood gas analysis. *Obstet Gynecol Clin North Am* 1999;26(4):695.
24. Blickstein I, Green T. Umbilical cord blood gases. *Clin Perinatol* 2007;34(3):451.
25. Valero J, Desantes D, Perales-Puchalt A, et al. Effect of delayed umbilical cord clamping on blood gas analysis. *Eur J Obstet Gynecol Reprod Biol* 2012;162(1):21.
26. Gjerris AC, Staer-Jensen J, Jørgensen JS, et al. Umbilical cord blood lactate: a valuable tool in the assessment of fetal metabolic acidosis. *Eur J Obstet Gynecol Reprod Biol* 2008;139(1):16.
27. Reynolds F, Sharma SK, Seed PT. Analgesia in labour and fetal acid–base balance: a meta-analysis comparing epidural with systemic opioid analgesia. *BJOG* 2002;109(12):1344.
28. May AE, Elton CD. The effects of pain and its management on mother and fetus. *Baillieres Clin Obstet Gynaecol* 1998;12(3):423.
29. Brownridge P. The nature and consequences of childbirth pain. *Eur J Obstet Gynecol Reprod Biol* 1995;59(suppl):S9.
30. Reynolds F. Labour analgesia and the baby: good news is no news. *Int J Obstet Anesth* 2011;20(1):38.
31. Neumark J, Hammerle AF, Biegelmayer C. Effects of epidural analgesia on plasma catecholamines and cortisol in parturition. *Acta Anaesthesiol Scand* 1985;29(6):555.
32. Lowe NK. The nature of labor pain. *Am J Obstet Gynecol* 2002;186(5 Suppl Nature):S16.

33. Kubli M, Scrutton MJ, Seed PT, et al. An evaluation of isotonic "sport drinks" during labor. *Anesth Analg* 2002;94(2):404.
34. Gitau R, Fisk NM, Teixeira JM, et al. Fetal hypothalamic-pituitary-adrenal stress responses to invasive procedures are independent of maternal responses. *J Clin Endocrinol Metab* 2001;86(1):104.
35. Fisk NM, Gitau R, Teixeira JM, et al. Effect of direct fetal opioid analgesia on fetal hormonal and hemodynamic stress response to intrauterine needling. *Anesthesiology.* 2001;95(4):828.
36. Anand KJ, Maze M. Fetuses, fentanyl, and the stress response: signals from the beginnings of pain? *Anesthesiology.* 2001;95(4):823.
37. Hawkins JL. Epidural analgesia for labor and delivery. *N Engl J Med* 2010;362(16):1503.
38. American Society of Anesthesiologists Task Force on Obstetric Anesthesia. Practice guidelines for obstetric anesthesia. *Anesthesiology.* 2007;106:843.
39. American College of Obstetrics and Gynecology. Obstetric analgesia and anesthesia. *Int J Gynaecol Obstet* 2002;78(36):321.
40. Marmor TR, Krol DM. Labor pain management in the United States: understanding patterns and the issue of choice. *Am J Obstet Gynecol* 2002;186(5 suppl Nature):S173.
41. Rooks JP. Labor pain management other than neuraxial: what do we know and where do we go next? *Birth* 2012;39(4):318.
42. Simkin PP, O'Hara M. Nonpharmacologic relief of pain during labor: systematic reviews of five methods. *Am J Obstet Gynecol* 2002;186(5 suppl Nature):S131.
43. Derry S, Straube S, Moore R, et al. Intracutaneous or subcutaneous sterile water injection compared with blinded controls for pain management in labour. *Cochrane Database Syst Rev* 2012;(1):1.
44. Jones L, Othman M, Dowswell T, et al. Pain management for women in labour: an overview of systematic reviews. *Cochrane Database Syst Rev* 2012;(3):1.
45. Fukuda K. Opioids. In: Miller RD, ed. *Miller's anesthesia*, 7th ed. Maryland Heights, MO: Churchill Livingstone, 2009:769.
46. Bricker L, Lavender T. Parenteral opioids for labor pain relief: a systematic review. *Am J Obstet Gynecol* 2002;186(5 suppl Nature):S94.
47. Pereira RR, Kanhai H, Rosendaal F, et al. Parenteral Pethidine for labour pain relief and substance use disorder: 20-year follow-up cohort study in offspring. *BMJ Open* 2012;2(3):e000719. doi: 10.1136/bmjopen-2011-000719
48. Tomson G, Garle RI, Thalme B, et al. Maternal kinetics and transplacental passage of pethidine during labour. *Br J Clin Pharmacol* 1982;13(5):653.
49. Kuhnert BR, Kuhnert PM, Philipson EH, et al. Disposition of meperidine and normeperidine following multiple doses during labor. II. Fetus and neonate. *Am J Obstet Gynecol* 1985;151(3):410.
50. Wee MYK, Tuckey JP, Thomas P, et al. The IDvIP trial: a two-centre randomised double-blind controlled trial comparing intramuscular diamorphine and intramuscular pethidine for labour analgesia. *BMC Pregnancy Childbirth.* 2011;11(1):51.
51. Rayburn WF, Smith CV, Parriott JE, et al. Randomized comparison of meperidine and fentanyl during labor. *Obstet Gynecol* 1989;74(4):604.
52. Evron S, Ezri T. Options for systemic labor analgesia. *Curr Opin Anaesthesiol* 2007;20:181.
53. Krishna BR, Zakowski MI, Grant GJ. Sufentanil transfer in the human placenta during in vitro perfusion. *Can J Anaesth* 1997;44(9):996.
54. Marr R, Hyams J, Bythell V. Cardiac arrest in an obstetric patient using remifentanil patient-controlled analgesia. *Anaesthesia* 2013;68(3):283.
55. Bonner JC, McClymont W. Respiratory arrest in an obstetric patient using remifentanil patient-controlled analgesia. *Anaesthesia.* 2012;67(5):538.
56. Volmanen P, Palomäki O, Ahonen J. Alternatives to neuraxial analgesia for labor. *Curr Opin Anaesthesiol* 2011;24:235.
57. Hinova A, Fernando R. Systemic remifentanil for labor analgesia. *Anesth Analg* 2009;109(6):1925.
58. Douma M, Verwey R, Kam-Endtz C, et al. Obstetric analgesia: a comparison of patient-controlled meperidine, remifentanil, and fentanyl in labour. *Br J Anaesth* 2010;104(2):209.
59. Moe-Byrne T, Brown J, Mcguire W. Naloxone for opiate-exposed newborn infants (Review). *Cochrane Database Syst Rev* 2013;(2):CD003478.
60. Nicolle E, Devillier P, Delanoy B, et al. Therapeutic monitoring of nalbuphine: transplacental transfer and estimated pharmacokinetics in the neonate. *Eur J Clin Pharmacol* 1996;49:485.
61. Schindler SD, Eder H, Ortner R, et al. Neonatal outcome following buprenorphine maintenance during conception and throughout pregnancy. *Addiction* 2003;98(1):103.
62. Ní Mhuireachtaigh R, O'Gorman DA. Anesthesia in pregnant patients for nonobstetric surgery. *J Clin Anesth* 2006;18(1):60.
63. Cheek TG, Baird E. Anesthesia for nonobstetric surgery: maternal and fetal considerations. *Clin Obstet Gynecol* 2009;52(4):535.
64. Rosen MA. Nitrous oxide for relief of labor pain: a systematic review. *Am J Obstet Gynecol* 2002;186(5 suppl Nature):S110.
65. Morgan P. Spinal anaesthesia in obstetrics. *Can J Anaesth* 1995;42(12):1145.
66. Birnbach DJ, Ojea LS. Combined spinal-epidural (CSE) for labor and delivery. *Int Anesthesiol Clin* 2002;40(4):27.
67. Simmons S, Taghizadeh N, Dennis A, et al. Combined spinal-epidural versus epidural analgesia in labour (Review). *Cochrane Database Syst Rev* 2012;(10):1.
68. Van de Velde M. Neuraxial analgesia and fetal bradycardia. *Curr Opin Anaesthesiol* 2005;18(3):253.
69. Clarke VT, Smiley RM, Finster M. Uterine hyperactivity after intrathecal injection of fentanyl for analgesia during labor: a cause of fetal bradycardia? *Anesthesiology* 1994;81(4):1083.
70. Hunter CAJ. Uterine motility studies during labor. Observations on bilateral sympathetic nerve block in the normal and abnormal first stage of labor. *Am J Obstet Gynecol* 1963;85:681.
71. Norris MC. Intrathecal opioids and fetal bradycardia: is there a link? *Int J Obstet Anesth* 2000;9:264.
72. Van de Velde M, Vercauteren M, Vandermeersch E. Fetal heart rate abnormalities after regional analgesia for labor pain: the effect of intrathecal opioids. *Reg Anesth Pain Med* 2001;26(3):257.
73. Mardirosoff C, Dumont L, Boulvain M, et al. Fetal bradycardia due to intrathecal opioids for labour analgesia: a systematic review. *BJOG* 2002;109(3):274.
74. Eltzschig HK, Lieberman ES, Camann WR. Regional anesthesia and analgesia for labor and delivery. *N Engl J Med* 2003;348(4):319.
75. Bucklin BA, Chestnut DH, Hawkins JL. Intrathecal opioids versus epidural local anesthetics for labor analgesia: a meta-analysis. *Reg Anesth Pain Med* 2002;27(1):23.
76. Richardson MG. Regional anesthesia for obstetrics. *Anesthesiol Clin North America* 2000;18(2):383.
77. Mayberry LJ, Clemmens D, De A. Epidural analgesia side effects, cointerventions, and care of women during childbirth: a systematic review. *Am J Obstet Gynecol* 2002;186(5 suppl Nature):S81.
78. Loubert C, Hinova A, Fernando R. Update on modern neuraxial analgesia in labour: a review of the literature of the last 5 years. *Anaesthesia.* 2011;66(3):191.
79. Caton D, Frolich MA, Euliano TY. Anesthesia for childbirth: controversy and change. *Am J Obstet Gynecol* 2002;186(5 suppl Nature):S25.
80. Lieberman E, O'donoghue C. Unintended effects of epidural analgesia during labor: a systematic review. *Am J Obstet Gynecol* 2002;186(5 suppl Nature):S31.
81. Leighton BL, Halpern SH. The effects of epidural analgesia on labor, maternal, and neonatal outcomes: a systematic review. *Am J Obstet Gynecol* 2002;186(5 suppl Nature):S69.
82. Halpern SH, Leighton BL, Ohlsson A, et al. Effect of epidural vs parenteral opioid analgesia on the progress of labor: a meta-analysis. *JAMA* 1998;280(24):2105.
83. Thacker SB, Stroup DF. Methods and interpretation in systematic reviews: commentary on two parallel reviews of epidural analgesia during labor. *Am J Obstet Gynecol* 2002;186(5 suppl Nature):S78.
84. Breen TW. Databases and obstetric anesthesia research: opportunity and limitations. *Int J Obstet Anesth* 2003;12(1):1.
85. Segal BS, Birnbach DJ. Epidurals and cesarean deliveries: a new look at an old problem. *Anesth Analg* 2000;90(4):775.
86. Halpern SH, Carvalho B. Patient-controlled epidural analgesia for labor. *Anesth Analg* 2009;108(3):921.
87. Marucci M, Cinnella G, Perchiazzi G, et al. Patient-requested neuraxial analgesia for labor: impact on rates of cesarean and instrumental delivery. *Anesthesiology* 2007;(5):1035.
88. Goetzl L. Epidural analgesia and maternal fever: a clinical and research update. *Curr Opin Anaesthesiol* 2012;25(3):292.
89. Viscomi CM, Manullang T. Maternal fever, neonatal sepsis evaluation, and epidural labor analgesia. *Reg Anesth Pain Med* 2000;25(5):549.
90. Gaiser R. Neonatal effects of labor analgesia. *Int Anesthesiol Clin* 2002;40(4):49.
91. Flick RP, Lee K, Hofer RE, et al. Neuraxial labor analgesia for vaginal delivery and its effects on childhood learning disabilities. *Anesth Analg* 2011;112(6):1424.
92. Benedetti T. Birth injury and method of delivery. *N Engl J Med* 1999;341:1758.
93. Towner D, Castro MA, Eby-Wilkens E, et al. Effect of mode of delivery in nulliparous women on neonatal intracranial injury. *N Engl J Med* 1999;341(23):1709.
94. Weerasekera DS, Premaratne S. A randomised prospective trial of the obstetric forceps versus vacuum extraction using defined criteria. *J Obstet Gynaecol* 2002;22(4):344.
95. Comparative Obstetric Mobile Epidural Trial (COMET) Study Group UK. Effect of low-dose mobile versus traditional epidural techniques on mode of delivery: a randomised controlled trial. *Lancet* 2001;358(9275):19.
96. Thornton JG, Capogna G. Reducing likelihood of instrumental delivery with epidural anaesthesia. *Lancet* 2001;358(9275):2.
97. Fraser WD, Marcoux S, Krauss I, et al. Multicenter, randomized, controlled trial of delayed pushing for nulliparous women in the second stage of labor with continuous epidural analgesia. The PEOPLE (Pushing Early or Pushing Late with Epidural) Study Group. *Am J Obstet Gynecol* 2000;182(5):1165.

98. Goodman S. Anesthesia for nonobstetric surgery in the pregnant patient. *Semin Perinatol* 2002;26(2):136.
99. Beilin Y. Anesthesia for nonobstetric surgery during pregnancy. *Mt Sinai J Med* 1998;65(4):265.
100. Palanisamy A. Maternal anesthesia and fetal neurodevelopment. *Int J Obstet Anesth* 2012;21(2):152.
101. Vutskits L. General anaesthesia: a gateway to modulate synapse formation and neural plasticity? *Anesth Analg* 2012;115(5):1174.
102. Sayres WG. Preterm labor. *Am Fam Physician* 2010;81(4):477.
103. Dufour P, Vinatier D, Orazi G, et al. The use of intravenous nitroglycerin for emergency cervico-uterine relaxation. *Acta Obstet Gynecol Scand* 1997;76(3):287.
104. American College of Obstetricians and Gynecologists. Nonobstetric surgery during pregnancy. Committee Opinion No. 474. *Obstet Gynecol* 2011;117(474):420.
105. Alahuhta S, Jouppila P. How to maintain uteroplacental perfusion during obstetric anaesthesia. *Acta Anaesthesiol Scand* 1997;110:106.
106. Reitman E, Flood P. Anaesthetic considerations for non-obstetric surgery during pregnancy. *Br J Anaesth* 2011;107(suppl):i72.
107. Rathmell JP, Viscomi M. Management of Nonobstetric pain during pregnancy and lactation. *Anesth Analg* 1997;85:1074.
108. Eisenach J. Anesthetic Effects on the Developing Brain. *Anesthesiology* 2009;110:1.
109. Rosen MA. Anesthesia for fetal procedures and surgery. *Yonsei Med J* 2001;42(6):669.
110. Abraham R, Sau A, Maxwell D. A review of the EXIT (Ex utero Intrapartum Treatment) procedure. *J Obstet Gynaecol* 2010;30(1):1.
111. Tran KM. Anesthesia for fetal surgery. *Semin Fetal Neonatal Med* 2010;15(1):40.
112. Smith RP, Gitau R, Glover V, et al. Pain and stress in the human fetus. *Eur J Obstet Gynecol Reprod Biol* 2000;92(1):161.
113. Lowery CL, Hardman MP, Manning N, et al. Neurodevelopmental changes of fetal pain. *Semin Perinatol* 2007;31(5):275.
114. Lee SJ, Ralston HJP, Drey EA, Partridge JC, Rosen MA. Fetal Pain. *JAMA* 2005;294(8):947.
115. Thurlow JA, Kinsella SM. Intrauterine resuscitation: active management of fetal distress. *Int J Obstet Anesth* 2002;11(2):105.
116. Van den Hoek TL, Morrison LJ, Shuster M, et al. Part 12: Cardiac Arrest in Special Situations: 2010 American Heart Association Guidelines for Cardiopulmonary Resuscitation and Emergency Cardiovascular Care. *Circulation* 2010;122(18 suppl 3):S829.
117. Soar J, Perkins GD, Abbas G, et al. European Resuscitation Council Guidelines for Resuscitation 2010 Section 8. Cardiac arrest in special circumstances: Electrolyte abnormalities, poisoning, drowning, accidental hypothermia, hyperthermia, asthma, anaphylaxis, cardiac surgery, trauma, pregnancy, electrocution. *Resuscitation* 2010;81(10):1400.
118. Jones R, Baird SM, Thurman S, et al. Maternal cardiac arrest: an overview. *J Perinat Neonatal Nurs* 2012;26(2):117.
119. Mallampalli A, Guy E. Cardiac arrest in pregnancy and somatic support after brain death. *Crit Care Med* 2005;33(suppl):S325.
120. D'Alessio JG, Ramanathan J. Effects of maternal anesthesia in the neonate. *Semin Perinatol* 1998;22:350.
121. Myren M, Mose T, Mathiesen L, et al. The human placenta—an alternative for studying foetal exposure. *Toxicol In Vitro* 2007;21(7):1332.
122. Gambling DR, Sharma SK, White PF, et al. Use of sevoflurane during elective cesarean birth: a comparison with isoflurane and spinal anesthesia. *Anesth Analg* 1995;81(1):90.
123. Abboud TK, Zhu J, Richardson M, et al. Desflurane: a new volatile anesthetic for cesarean section. Maternal and neonatal effects. *Acta Anaesthesiol Scand* 1995;39(6):723.
124. Rollins M, Lucero J. Overview of anesthetic considerations for cesarean delivery. *Br Med Bull* 2012;101:105.
125. Centre for Maternal and Child Enquiries (CMACE). Saving Mothers' Lives: reviewing maternal deaths to make motherhood safer: 2006–2008. The Eighth Report on Confidential Enquiries into Maternal Deaths in the United Kingdom. *Br J Obstet Gynaecol* 2011;118(suppl 1):1.
126. Arendt KW, Segal S. Present and emerging strategies for reducing anesthesia-related maternal morbidity and mortality. *Curr Opin Anaesthesiol* 2009;22(3):330.
127. Quinn A, Milne D, Columb M, et al. Failed tracheal intubation in obstetric anaesthesia: 2 yr national case–control study in the UK. *Br J Anaesth* 2013;110(1):74.
128. Kodali B, Tsen L. Can general anesthesia for cesarean delivery be completely avoided? An anesthetic opinion. *Expert Rev Obstet Gynaecol* 2010;5:517.
129. Gori F, Pasqualucci A, Corradetti F, et al. Maternal and neonatal outcome after cesarean section: the impact of anesthesia. *J Matern Fetal Neonatal Med* 2007;20(1):53.
130. Sprung J, Flick RP, Wilder RT, et al. Anesthesia for cesarean delivery and learning disabilities in a population-based birth cohort. *Anesthesiology* 2009;111(2):302.
131. Drysdale SM, Muir H. New techniques and drugs for epidural labor analgesia. *Semin Perinatol* 2002;26(2):99.
132. Afolabi B, Lesi F. Regional versus general anaesthesia for caesarean section (Review). *Cochrane Database Syst Rev* 2012;(10):CD004350.
133. Soltanifar S, Russell R. The National Institute for Health and Clinical Excellence (NICE) guidelines for caesarean section, 2011 update: implications for the anaesthetist. *Int J Obstet Anesth* 2012;21(3):264.
134. Wiggans S, Ekambaram R, Cross R. Regional anaesthesia for caesarean section (and what to do when it fails). *Anaesth Intensive Care Med* 2013;14(8):328.
135. Mueller MD, Bruhwiler H, Schupfer GK, et al. Higher rate of fetal acidemia after regional anesthesia for elective cesarean delivery. *Obstet Gynecol* 1997;90(1):131.
136. Reynolds F, Seed PT. Anaesthesia for Caesarean section and neonatal acid–base status: a meta-analysis. *Anaesthesia* 2005;60(7):636.
137. Ross MG, Gala R. Use of umbilical artery base excess: algorithm for the timing of hypoxic injury. *Am J Obstet Gynecol* 2002;187(1):1.
138. Emmett RS, Cyna AM, Andrew M, et al. Techniques for preventing hypotension during spinal anaesthesia for caesarean section. *Cochrane Database Syst Rev* 2001;(4):CD002251.
139. Veeser M, Hofmann T, Roth R, et al. Vasopressors for the management of hypotension after spinal anaesthesia for elective caesarean section. Systematic review and cumulative meta-analysis. *Acta Anaesthesiol Scand* 2012;56(7):810.
140. Cooper DW. Caesarean delivery vasopressor management. *Curr Opin Anaesthesiol* 2012;25(3):300.
141. Habib AS. A review of the impact of phenylephrine administration on maternal hemodynamics and maternal and neonatal outcomes in women undergoing cesarean delivery under spinal anesthesia. *Anesth Analg* 2012;114(2):377.
142. Wright PM, Iftikhar M, Fitzpatrick KT, et al. Vasopressor therapy for hypotension during epidural anesthesia for cesarean section: effects on maternal and fetal flow velocity ratios. *Anesth Analg* 1992;75(1):56.
143. Saugstad OD. Is oxygen more toxic than currently believed? *Pediatrics* 2001;108(5):1203.
144. Khaw KS. Resuscitation with room air instead of 100% oxygen prevents oxidative stress in moderately asphyxiated term neonates. *Pediatrics* 2001;107(4):642.
145. Cogliano MS, Graham AC, Clark VA. Supplementary oxygen administration for elective Caesarean section under spinal anaesthesia. *Anaesthesia* 2002;57(1):66.
146. Khaw KS, Wang CC, Ngan Kee WD. Effects of high inspired oxygen fraction during elective caesarean section under spinal anaesthesia on maternal and fetal oxygenation and lipid peroxidation. *Br J Anaesth* 2002;88(1):18.
147. Khaw KS, Wang CC, Ngan Kee WD, et al. Supplementary oxygen for emergency Caesarean section under regional anaesthesia. *Br J Anaesth* 2009;102(1):90.
148. Baka N, Bayoumeu F, Boutroy M, et al. Colostrum morphine concentrations during postcesarean intravenous patient-controlled analgesia. *Anesth Analg* 2002;94:184.
149. Bloor M, Paech M. Nonsteroidal anti-inflammatory drugs during pregnancy and the initiation of lactation. *Anesth Analg* 2013;116(5):1063.
150. Hendrickson RG, McKeown NJ. Is maternal opioid use hazardous to breast-fed infants? *Clin Toxicol (Phila)* 2012;50(1):1.
151. Angle P, Halpern S, Leighton BL, et al. A randomized controlled trial examining the effect of naproxen on analgesia during the second day after cesarean delivery. *Anesth Analg* 2002;95:741.
152. Montgomery A, Hale TW. ABM clinical protocol #15: analgesia and anesthesia for the breastfeeding mother, revised 2012. *Breastfeed Med* 2012;7(6):547.
153. Van den Anker JN. Is it safe to use opioids for obstetric pain while breastfeeding? *J Pediatr* 2012;160(1):4.
154. Child Health Alert. Rx medication: a caution about breast feeding while using codeine. *Child Health Alert* 2006;24:4.

Parte 3

Transição e Estabilização

16 Adaptações Cardiorrespiratórias ao Nascimento
Ruben E. Alvaro

INTRODUÇÃO

Os fisiologistas respiratórios e os médicos estão há muito tempo interessados nos eventos respiratórios e cardiovasculares que ocorrem ao nascimento. Porém, afora referências eventuais à circulação pulmonar, a circulação fetal só passou a receber consideração séria em meados do século 20, quando foi reconhecida a ocorrência de alterações substanciais no fluxo sanguíneo através dos pulmões após o nascimento.

A primeira descrição detalhada da circulação no feto de mamífero foi produzida por Harvey, em 1628 (1). Embora tenha descrito corretamente o fluxo sanguíneo da veia cava inferior através do forame oval, ele acreditava que o sangue teria de entrar nas veias pulmonares antes de retornar ao átrio esquerdo. Ele também se mostrou perplexo pelo fato de o feto sobreviver *in utero* sem o auxílio da respiração. A resposta à última pergunta veio em 1799, quando Scheel (2) observou sangue vermelho-vivo na veia umbilical e sangue vermelho-escuro na artéria umbilical de fetos de ovelha, bem como escurecimento da cor quando a ovelha grávida era asfixiada. Porém, foi Zweifel (3), em 1876, quem declarou categoricamente que a placenta era o pulmão do feto, e descreveu a existência de oxi-hemoglobina no sangue umbilical antes que qualquer respiração ocorresse.

A crença convencional durante o século 19 era que o fluxo sanguíneo pulmonar fetal aumentava progressivamente durante a gestação e era relativamente maior no feto do que após o nascimento (4,5). Somente na primeira parte do século 20 demonstrou-se que a pressão ventricular direita caía e o fluxo sanguíneo pulmonar aumentava após o estabelecimento da respiração (6,7). Há apenas 60 anos atrás Dawes et al. (8) demonstraram por medições diretas em fetos de ovelhas que o fluxo sanguíneo pulmonar aumentava quando os pulmões eram ventilados com ar. Durante os últimos 60 anos, as alterações da circulação pulmonar ao longo do desenvolvimento e suas respostas a hipoxia, elevações das pressões arteriais e do fluxo sanguíneo pulmonares tornaram-se objeto de pesquisas intensas (9).

A transição da placenta para os pulmões ao nascimento é realizada por três processos cardiopulmonares principais:

- Início da respiração, resultando em expansão pulmonar com redução concomitante da resistência vascular pulmonar e aumento do fluxo sanguíneo pulmonar
- Aumento do conteúdo sanguíneo de oxigênio, o que reduz mais a resistência vascular pulmonar
- Perda da circulação placentária com resultante aumento da resistência vascular, levando ao fechamento das derivações (*shunts* cardiovasculares fetais e à transição da circulação fetal para a neonatal).

Assim, para que os pulmões se estabeleçam como o local da troca gasosa após o nascimento, alterações significativas nas circulações cardíaca e pulmonar e o início da ventilação pulmonar precisam ocorrer. Outras adaptações indispensáveis à vida extrauterina são alterações na função endócrina, no metabolismo do substrato e na termogênese. Muitas condições maternas, placentárias e fetais podem interferir nessa transição fisiológica e comprometer o recém-nascido (RN).

O estabelecimento da ventilação pulmonar efetiva ao nascimento exige que os pulmões se desenvolvam até um estágio em que os alvéolos possam ser insuflados a fim de realizar uma troca gasosa adequada. Também demanda diminuição da resistência vascular pulmonar (RVP) para permitir o aumento do fluxo sanguíneo pulmonar que acomodará todo o débito cardíaco. A transição bem-sucedida também exige que o volume líquido pulmonar seja removido dos espaços alveolares e o material tensoativo seja secretado nos ácinos para promover expansão física satisfatória e contínua após as primeiras incursões respiratórias pós-natais. Um impulso neurológico adequado para gerar e manter a respiração contínua espontânea é essencial à ventilação pós-natal.

Este capítulo revê algumas das adaptações cardiorrespiratórias importantes que ocorrem no momento do parto, as quais permitem ao feto realizar uma transição extrauterina bem-sucedida.

ADAPTAÇÃO PULMONAR

Líquido nos pulmões fetais

Durante a vida fetal, o volume interno dos pulmões é mantido pela secreção de líquido para o lúmen pulmonar. A expansão por líquido de alvéolos potenciais é essencial ao crescimento e ao desenvolvimento da estrutura pulmonar normal antes do nascimento, a qual, por sua vez, influencia a função pulmonar pós-natal (10).

Durante muitos anos, acreditou-se que o líquido no pulmão fetal fosse líquido amniótico aspirado em decorrência dos movimentos respiratórios fetais (11). Em 1941, Potter e Bohlender (12) observaram líquido alveolar em dois fetos humanos com malformações do sistema respiratório que bloqueavam a entrada de líquido amniótico, estabelecendo assim que o líquido pulmonar era secretado, em vez de inalado. Experiências realizadas em outras espécies confirmaram que o líquido nos pulmões do feto era de fato gerado nos pulmões (13-15).

Hoje sabemos que o líquido nos pulmões do feto não é um mero ultrafiltrado do plasma nem líquido amniótico aspirado. Em comparação com o plasma, o líquido pulmonar é rico em cloreto e potássio, tem uma concentração significativamente menor de bicarbonato e concentração semelhante de sódio. Também é bastante diferente do líquido amniótico, com osmolalidade e concentrações de Na^+ e Cl^- muito mais altas e concentrações de K^+, proteína e ureia bem menores (Quadro 16.1) (10,16-18). Esta composição distinta do líquido pulmonar muda muito pouco durante a gestação (17,19). O nível de Cl^- alto e de proteína baixo do líquido pulmonar resulta, respectivamente, da secreção ativa de Cl^- e de zônulas de oclusão entre as células epiteliais.

Não se sabe exatamente quando a atividade secretora começa, mas durante o estágio glandular do desenvolvimento pulmonar, por volta de 3 meses de gestação, o epitélio pulmonar secreta

QUADRO 16.1
Composição do líquido luminal pulmonar, do líquido amniótico e do plasma de fetos de ovelha.

	Líquido pulmonar	Líquido amniótico	Plasma
pH	6,27 ± 0,01	7,07 ± 0,22	7,34 ± 0,04
Osmolalidade	300 ± 6	257 ± 14	291 ± 8
Na^+ (mEq/ℓ)	150 ± 1	113 ± 6	150 ± 1
Cl^- (mEq/ℓ)	157 ± 4	87 ± 5	107 ± 1
HCO_3^- (mEq/ℓ)	3 ± 1	19 ± 3	24 ± 1
Proteínas (g/dℓ)	0,03 ± 0,01	0,1 ± 0,1	4,1 ± 0,3

Os valores são a média ± EPM (erro padrão da média) e foram extraídos dos trabalhos de Adams FH, Moss AJ, Fagan L. The tracheal fluid in the fetal lamb. Biol Neonate 1963;5:151; Adamson TM, Boyd RDH, Platt HS et al. Composition of alveolar liquid in the fetal lamb. J Physiol 1969;204:159; e Humphreys PW, Normand ICS, Reynolds EOR et al. Pulmonary lymph flow and the uptake of liquid from the lungs of the lamb at the start of breathing. J Physiol 1967;193:1.

líquido ativamente (20,21). Nessa época, o epitélio já desenvolveu zônulas de oclusão, que são evidentes ao exame morfológico e também pela baixa concentração de proteína existente no líquido pulmonar em relação ao plasma. Nos fetos de ovelha, o volume de líquido pulmonar aumenta de cerca de 5 mℓ/kg de peso corporal no meio da gestação (18) para 30 a 50 mℓ/kg a termo (18,22-25). A secreção aumenta de aproximadamente 2 mℓ/kg de peso corporal no meio da gestação (18) para 5 mℓ/kg a termo (25,26). A secreção de líquido pulmonar diminui com o aumento da pressão hidrostática luminal induzida por obstrução prolongada da traqueia fetal, e aumenta quando a pressão luminal cai abaixo da pressão do líquido amniótico e quando os movimentos respiratórios fetais são abolidos (24).

O líquido secretado pelos pulmões fetais flui de maneira intermitente para a traqueia com os movimentos respiratórios fetais. Parte do líquido é deglutida e o restante contribui diretamente para a formação de líquido amniótico, representando 25 a 50% da renovação de líquido amniótico no feto de ovelha, com o resto sendo formado pela urina fetal (10). O mecanismo pelo qual o líquido amniótico não é aspirado para os pulmões foi demonstrado por Brown et al. (27) em 1983, quando eles comprovaram que a laringe atua como uma válvula unidirecional permitindo apenas o efluxo de líquido em circunstâncias normais. A secreção contínua de líquido pelos pulmões confrontados com um obstáculo ao fluxo produzido pela laringe e a pressão do líquido amniótico cria uma pressão intrapulmonar positiva pequena, mas importante, que é essencial ao crescimento normal e à maturação estrutural e bioquímica do pulmão em desenvolvimento (10,27,28). Assim, no feto de ovelha, o extravasamento livre de líquido traqueal reduz o tamanho dos pulmões ao interromper o crescimento tecidual pulmonar, enquanto a obstrução prolongada do efluxo traqueal acarreta hiperplasia pulmonar (28,29). Nardo et al. (30) mostraram que a hipoplasia pulmonar em fetos de ovelha pode ser melhorada consideravelmente pouco tempo após a obstrução da traqueia. Por outro lado, a hipoplasia pulmonar em seres humanos é observada em distúrbios como hérnia diafragmática, derrame pleural, ou oligoidrâmnio grave (síndrome de Potter) em decorrência de compressão dos pulmões fetais e redução do seu volume interno (31,32).

A síndrome de obstrução congênita das vias respiratórias superiores (SOCVRS) é uma condição clínica causada por obstrução total ou quase total das vias respiratórias fetais que resulta em elevação da pressão intratraqueal, distensão da árvore traqueobrônquica e hiperplasia pulmonar. Os pulmões aumentados podem causar compressão cardíaca e da veia cava, levando à insuficiência cardíaca in utero manifestada por ascite, hidropisia fetal e placentomegalia (33,34).

A produção de líquido pulmonar fetal depende de um sistema de transporte iônico ativo através das células alveolares do tipo II do epitélio pulmonar (10,35,36). Olver e Strang (37) demonstraram que a secreção de líquido pulmonar é acoplada ao transporte ativo de Cl^- em direção ao lúmen pulmonar, gerando uma diferença de potencial elétrico de -5 mV (negativo no lúmen). Essa secreção de cloreto gera um gradiente osmótico que induz o líquido a fluir da microcirculação através do interstício para os espaços aéreos virtuais. A secreção de cloreto se dá através dos canais de cloro na membrana apical (lado alveolar) e depende principalmente do influxo de cloreto em um sistema cotransportador de $Na^+-K^+-2Cl^-$ (NKCC) sensível à bumetanida na membrana basolateral (lado intersticial) (38). Assim, o Cl^- entra na célula em um cotransportador vinculado ao K^+ e Na^+ a favor do gradiente de potencial eletroquímico para o Na^+ gerado pela $Na^+-K^+-ATPase$ na membrana basolateral da célula. Em consequência, a concentração de Cl^- aumenta dentro da célula, acima do seu potencial de equilíbrio, o que constitui um gradiente eletroquímico para a saída de Cl^- através da membrana luminal da célula epitelial por meio de canais iônicos permeáveis ao Cl^- (10). O acréscimo do diurético de alça bumetanida ou furosemida (inibidores específicos de NKCC) ao líquido pulmonar fetal reduz a secreção de líquido ao reduzir a entrada de Cl^- na célula epitelial através da membrana basolateral.

Remoção do líquido ao nascimento

Para que a troca gasosa pós-natal adequada ocorra, o líquido pulmonar, que é essencial ao desenvolvimento pulmonar fetal, precisa ser removido rapidamente ao nascimento (39-41). Assim, a transição da vida intrauterina para a extrauterina exige a remoção efetiva do líquido pulmonar para permitir a respiração de ar e a conversão do epitélio pulmonar nos alvéolos distais de secreção para absorção de líquido. O comprometimento deste processo foi implicado em diversos estados patológicos, como a taquipneia transitória do recém-nascido (TTRN) e a doença da membrana hialina (DMH) (40,42-44). O parto pré-termo e a cesariana sem trabalho de parto prévio resultam na retenção excessiva de líquido pulmonar e contribuem para o comprometimento respiratório do RN (43,45-49).

Embora ainda não se tenha alcançado uma compreensão completa, sabe-se atualmente que os mecanismos pelos quais os pulmões fetais são capazes de eliminar seu próprio líquido no nascimento são multidimensionais e podem ocorrer por meio de vários processos antes, durante e após o parto (50).

Remoção do líquido das vias respiratórias antes do nascimento

É um fato conhecido que a remoção final de líquido alveolar ocorre rapidamente no final da gestação e que esta remoção é impulsionada por elevações da epinefrina endógena. O elo crítico entre a estimulação beta-adrenérgica e a remoção de líquido pulmonar foi detectado em 1978 por Walters e Olver (51), quando demonstraram que a infusão intravenosa de epinefrina causava rápida absorção de líquido pulmonar em fetos de ovelha quase a termo e que esta resposta poderia ser inibida por tratamento prévio com propranolol. A epinefrina IV provocou um aumento imediato e reversível da eletronegatividade luminal, estimulando o transporte ativo de Na^+ fora da luz pulmonar (52). Na ausência de estimulação adrenérgica, os canais de Na^+ sensíveis à amilorida permanecem fechados (estado secretor). Assim, o estado aberto ou fechado dos canais de Na^+ determina se os pulmões fetais, em qualquer dado momento, são secretores ou reabsorventes (10). A reabsorção induzida com a epinefrina aumenta sobremodo com o avanço da idade gestacional e pode ser promovida por pré-tratamento dos fetos de ovelha com a combinação de corticosteroides e tri-iodotironina (27). Estes dois hormônios são necessários para mudar o efeito da estimulação beta-adrenérgica de secreção efetiva de cloreto e líquido para absorção efetiva de sódio e líquido (53-56).

Estudos com culturas, animais e em humanos têm mostrado que a ativação dos canais de sódio (ENaCs) por meio do aumento dos níveis circulantes de epinefrina e vasopressina são importantes mecanismos da reabsorção do líquido pulmonar durante o trabalho de parto (10,27,40,52-54,57).

O movimento de sódio através do epitélio pulmonar a partir do lúmen alveolar para o interstício, com subsequente absorção para a vasculatura, pode ser considerado um processo em duas etapas. Na primeira, o sódio entra passivamente na membrana apical da célula alveolar do tipo II por intermédio dos canais de Na^+ sensíveis à amilorida (ENaCs). Na segunda etapa, o sódio é bombeado ativamente para fora da célula para o interstício através da membrana basolateral pela Na^+–K^+–ATPase inibível pela ouabaína. Assim, a inibição da bomba Na^+–K^+–ATPase com a ouabaína reduz consistentemente a remoção do líquido em várias espécies (58-63). Para equilibrar a pressão osmótica, gerada pelo movimento de Na^+, a água difunde-se do espaço alveolar para o intersticial através de canais específicos (aquaporinas) ou através das junções paracelulares (40,64,65). O gene do canal de sódio epitelial sensível à amilorida foi clonado; consiste em três subunidades homólogas denominadas α-, β- e γ-ENaC. A subunidade α é imprescindível para qualquer atividade do canal. A expressão das três subunidades é necessária para transporte iônico máximo (66). As três subunidades aumentam acentuadamente na época do nascimento, atingindo seu máximo e depois caindo paralelamente à concentração plasmática de epinefrina endógena durante a primeira semana de vida.

Outro fator que parece ser particularmente importante na mudança do fluxo de líquido transepitelial de secreção para absorção é o acentuado aumento da P_{O_2} alveolar que ocorre ao nascimento. Mostrou-se recentemente que a P_{O_2} fetal favorece o desenvolvimento de estruturas semelhantes a cistos preenchidas por líquido, enquanto a elevação da P_{O_2} para níveis pós-natais reduz o líquido nos cistos (67). O efeito de oxigênio parece ser o resultado de um aumento na atividade da Na^+-K^+-ATPase, e a resposta também é reforçada por glicocorticosteroides e hormônios tireoidianos. Assim, ao nascimento, a epinefrina, o oxigênio, os glicocorticosteroides e os hormônios tireoidianos interagem para promover uma mudança permanente de secreção para absorção no epitélio distal.

Remoção de líquido das vias respiratórias após o nascimento

Até recentemente, acreditava-se que a ativação dos canais de sódio do epitélio pulmonar fosse o principal mecanismo responsável pela remoção de líquido das vias respiratórias no nascimento, promovendo sua reabsorção por meio da inversão do gradiente osmótico no epitélio pulmonar. No entanto, é improvável que a ativação do ENaC seja o único mecanismo de remoção de líquido das vias respiratórias no nascimento por vários motivos. Em primeiro lugar, como a troca gasosa efetiva ocorre segundos ou minutos após o nascimento, a remoção de líquido do pulmão precisa ser realizada rapidamente. No entanto, estudos em animais mostraram que a reabsorção do líquido das vias respiratórias pela ativação de receptores de ENaC por meio de doses farmacológicas de epinefrina demora várias horas (51,68). Estudos recentes usando radiografias têm demonstrado que a aeração pulmonar ocorre a uma taxa de cerca de 3 mℓ/kg/s durante a inspiração, que é consideravelmente maior do que aquela que pode ser obtida com epinefrina (aproximadamente 0,003 mℓ/kg/s) (51,68-70). Em segundo lugar, a supressão das subunidades de β- e γ-ENaC não causa insuficiência respiratória em animais recém-nascidos, apesar de reduzirem em seis vezes a atividade de ENaC (71). Além disso, Bonny e Rossier (72) descreveram recentemente RN com atividade de ENaC reduzida significativamente devido a mutações genéticas que não apresentam insuficiência respiratória neonatal. Em terceiro lugar, estudos em animais mostraram que a inibição do transporte de sódio epitelial pela amilorida atrasa, mas não bloqueia, a remoção de líquido das vias respiratórias no nascimento (73).

Estudos recentes em filhotes de coelhos usando radiografias por contraste na fase de intervalo de tempo demonstraram que as pressões hidrostáticas transpulmonares geradas durante a inspiração são importantes na remoção do líquido das vias respiratórias e no desenvolvimento de CRF no nascimento (69,70). Esses estudos têm mostrado que a CRF acumula-se a cada respiração, e o aumento do volume de CRF é igual ao volume do líquido removido das vias respiratórias, resultando em um aumento semelhante na CRF a cada respiração (Figura 16.1) (69,70). O mesmo grupo de pesquisa observou recentemente que o desenvolvimento da CRF não dependia da atividade de ENaC e que pressões mais elevadas das vias respiratórias conseguiam compensar a ausência da atividade de ENaC e facilitar a remoção do líquido. Nesse estudo, embora a inibição da atividade de ENaC com amilorida tenha apresentado pouco impacto na aeração pulmonar, provocou uma maior perda da CRF entre as insuflações. Isso sugere que a atividade de ENaC, ao gerar um gradiente osmótico que se opõe à elevada pressão do tecido intersticial causada pelo acúmulo de líquido no compartimento do tecido intersticial na expiração final, impede que a reentrada de líquido nos alvéolos quando os gradientes de pressão hidrostática transpulmonar estão baixos (74).

Assim, a insuflação de ar, por reabsorção passiva a favor do gradiente de pressão transpulmonar associado à ventilação, desloca o líquido do lúmen pulmonar para o interstício ao redor de espaços perivasculares distensíveis dos grandes vasos sanguíneos pulmonares e das vias respiratórias. Essas bainhas perivasculares diminuem de tamanho progressivamente à medida que o líquido é removido por pequenos vasos sanguíneos pulmonares e vasos linfáticos. Bland et al. (75) mostraram que a circulação pulmonar absorve a maior parte do líquido residual nos alvéolos potenciais ao nascimento e que a elevação da pressão atrial esquerda ou redução da concentração plasmática de proteína alentece a remoção de líquido em animais maduros (75-77).

ADAPTAÇÃO RESPIRATÓRIA

Respiração fetal

A descoberta da respiração fetal no fim da década de 1960 suscitou imediatamente interesse pelos fatores que controlam a respiração *in utero* (78-80). Embora de finalidade desconhecida, uma vez que não há troca gasosa, a respiração fetal representa a preparação *in utero* para uma importante função vital. Logo após sua descoberta, o grupo de Oxford mostrou que, embora a respiração fetal fosse influenciada pelo comportamento fetal, ocorrendo essencialmente durante o sono de movimentos oculares rápidos (REM), ela era claramente regulada por outros fatores químicos, como as concentrações de dióxido de carbono e oxigênio (81). Trabalhos subsequentes confirmaram e expandiram tais achados por meio do registro da atividade elétrica do diafragma e da demonstração clara da origem central do débito respiratório *in utero* (82-86). Por meio de tecnologia ultrassonográfica, os movimentos respiratórios também foram identificados no feto humano, existindo durante aproximadamente 40% do tempo durante o fim da gravidez, um percentual semelhante ao dos fetos de ovelha (78,87-89).

A descoberta da respiração fetal não apenas estimulou o desenvolvimento da área de avaliação fetal, como também trouxe uma nova dimensão aos eventos que ocorrem ao nascimento. O que era tradicionalmente chamado de "início da respiração ao nascimento" atualmente precisa ser descrito como "estabelecimento da respiração contínua ao nascimento". A respiração começa muito antes do nascimento. A questão não é o que determina o aparecimento da respiração ao nascimento, mas o que a torna contínua. De outro ângulo, o que torna a respiração fetal episódica no fim da gestação e presente apenas durante a atividade eletrocortical de baixa voltagem? A resposta a esta pergunta permanece desconhecida.

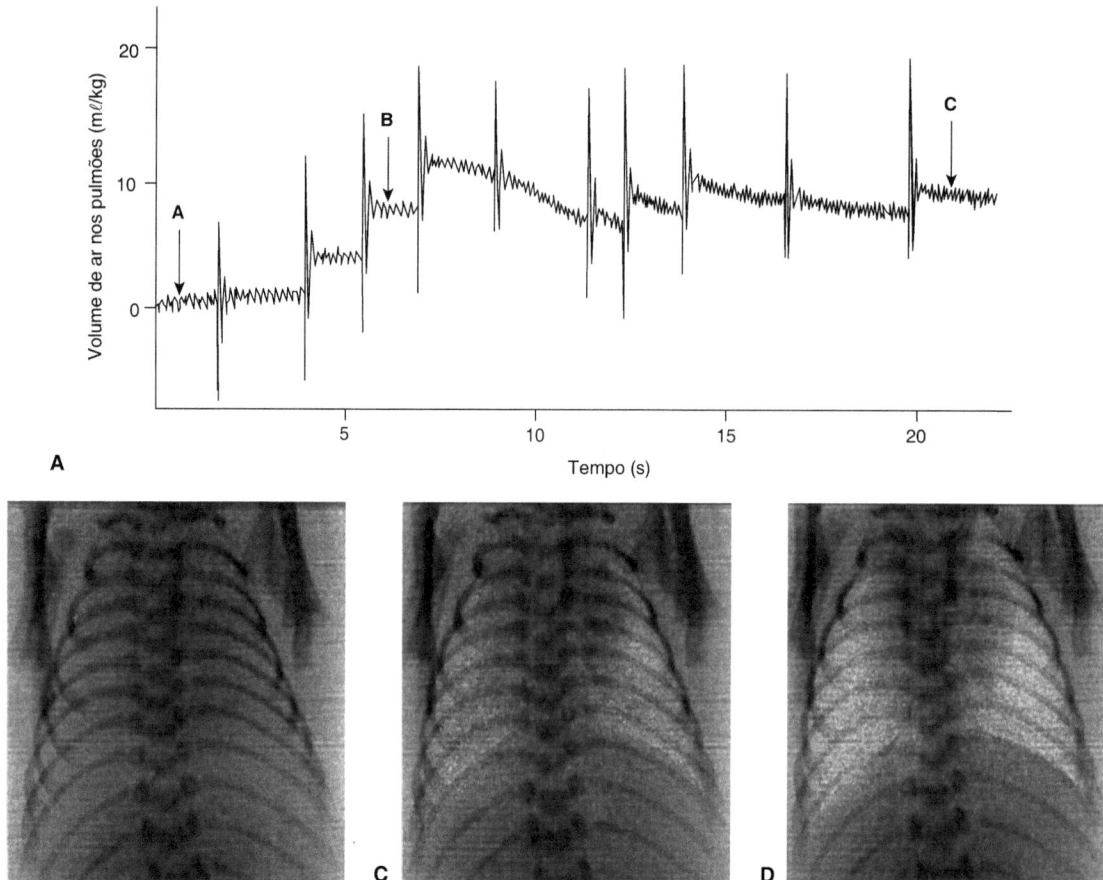

Figura 16.1 A. Registro da pletismografia da respiração espontânea de um coelho recém-nascido quase a termo imediatamente após o nascimento. A capacidade residual funcional (CRF) foi recrutada após cada respiração espontânea (grande aumento do volume de gás), resultando em uma CRF de 10 mℓ/kg após apenas quatro respirações. A rápida flutuação periódica no volume entre as respirações (quando o pulmão está na CRF) é o batimento cardíaco. **B** a **D.** As radiografias por contraste de fase foram feitas em cada momento especificado no traçado da plestimografia. Na imagem **(B)**, como não existe ar nos pulmões, eles não eram visíveis, mas conforme diferentes regiões do pulmão tornam-se aeradas, eles se tornam visíveis (imagens **C** e **D**). O grau de aeração nas imagens corresponde diretamente ao volume de ar nos pulmões, conforme medido por pletismografia. Adaptada de Hooper SB *et al.* Establishing functional residual capacity in the nonbreathing infant. *Semin Fetal Neonatal Med* 2013;18:336, com permissão.

A respiração em fetos de ovelhas é contínua durante a maior parte do tempo no início da gestação (90 a 115 dias), mas torna-se episódica no fim da gestação, ocorrendo principalmente durante períodos de atividade eletrocortical de baixa voltagem (79,80,86,90,91). Durante a atividade eletrocortical de alta voltagem, não há respiração estabelecida, mas incursões eventuais podem ocorrer após descargas musculares tônicas, generalizadas e episódicas associadas aos movimentos corporais (Figura 16.2) (86). Durante a atividade eletrocortical de baixa voltagem, a respiração é irregular, e a eletromiografia (EMG) diafragmática caracteriza-se por início e fim abruptos. O mecanismo fisiológico responsável pela ocorrência de respiração fetal apenas durante a atividade eletrocortical de baixa voltagem permanece desconhecido.

Muitos estudos mostram claramente que o sistema respiratório fetal consegue responder bem aos estímulos químicos e outros agentes que sabidamente modificam a respiração pós-natal. Assim, tornou-se evidente que o feto responde a um aumento da Pa_{CO_2} com aumento da respiração (81,87,92-96). A atividade

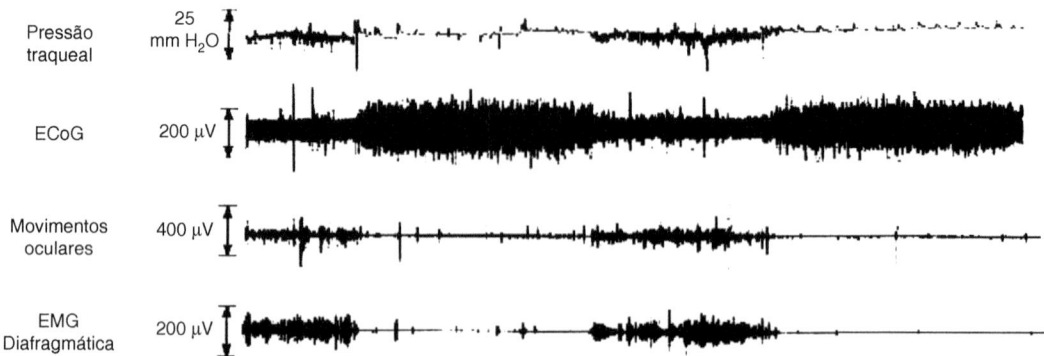

Figura 16.2 Respiração de feto de ovelha de 134 dias de gestação. As deflexões na pressão traqueal e na atividade diafragmática ocorrem durante períodos de movimentos oculares rápidos (REM) apenas na atividade eletrocortical (ECoG) de baixa voltagem. Durante a atividade eletrocortical de alta voltagem (sono quieto), não há respiração. Reproduzida a partir de Rigatto H. Regulation of fetal breathing. *Reprod Fertil Dev* 1996;8:23-33, com permissão.

respiratória aumentada prolonga-se na atividade eletrocortical de alta voltagem (ECoG) transicional, mas não continua quando a ECoG de alta voltagem se estabelece (Figura 16.3). Há muitas evidências sugerindo que as ações do CO_2 são centrais.

A administração de pouco oxigênio ao feto por meio de fornecimento à ovelha grávida misturas hipóxicas aboliu a respiração fetal; este efeito acompanhou-se de redução dos movimentos corporais e da amplitude da ECoG (81,97,98). A transecção do encéfalo no nível superior da ponte evita a ação inibitória da hipoxia e induz respiração contínua. Por outro lado, o aumento da P_{O_2} arterial em níveis acima de 200 mmHg por meio da administração de O_2 a 100% ao feto por tubo endotraqueal estimulou a respiração e induziu respiração contínua em 35% das experiências em fetos de ovelhas (99). Tais achados sugerem que uma tensão parcial de O_2 baixa no feto em repouso é um mecanismo normal que inibe a respiração *in utero*.

Estabelecimento da respiração contínua ao nascimento

A visão tradicional é a de que o parto e o nascimento provocam asfixia fetal transitória, que estimula os quimiorreceptores periféricos a induzirem a primeira incursão respiratória. Então, a respiração seria mantida por outros estímulos, como frio ou tato (100,101). Observações mais recentes questionaram esta visão geral. *Primeiro*, a denervação dos quimiorreceptores carotídeos e aórticos não modifica a respiração fetal nem o início da respiração contínua ao nascimento (102,103). *Segundo*, a respiração contínua pode ser estabelecida *in utero*, com manifestações de despertar, pela elevação da P_{O_2} fetal e oclusão do cordão umbilical (Figura 16.4) (99). Essas observações durante a administração de O_2 alto ou a oclusão do cordão umbilical sugerem que o feto pode ser induzido a comportar-se como um neonato *in utero* sem a hipoxemia transitória para estimular os quimiorreceptores periféricos e sem qualquer um dos estímulos sensitivos, como o frio, outrora considerados importantes no estabelecimento da respiração contínua ao nascimento.

Tem-se discutido se os fatores essenciais na indução dessas alterações na respiração fetal ao nascimento são intrínsecos ao cérebro fetal ou residem na placenta. Como a separação placentária ao nascimento está associada ao início da respiração contínua, nós, e outros pesquisadores, supusemos que fatores placentários

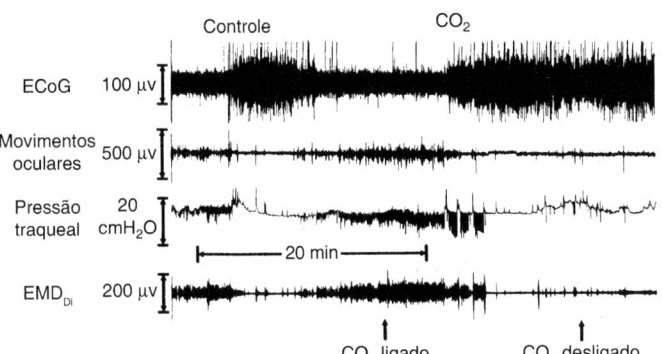

Figura 16.3 Respiração fetal durante uma situação controle e durante reinalação de CO_2. Observe o aumento da pressão traqueal e da atividade diafragmática durante a reinalação de CO_2. A respiração fetal foi prolongada na ECoG transicional de baixa para alta voltagem, mas cessou na ECoG de alta voltagem estabelecida. Reproduzida a partir de Rigatto H. Regulation of fetal breathing. *Reprod Fertil Dev* 1996;8:23-33, com permissão.

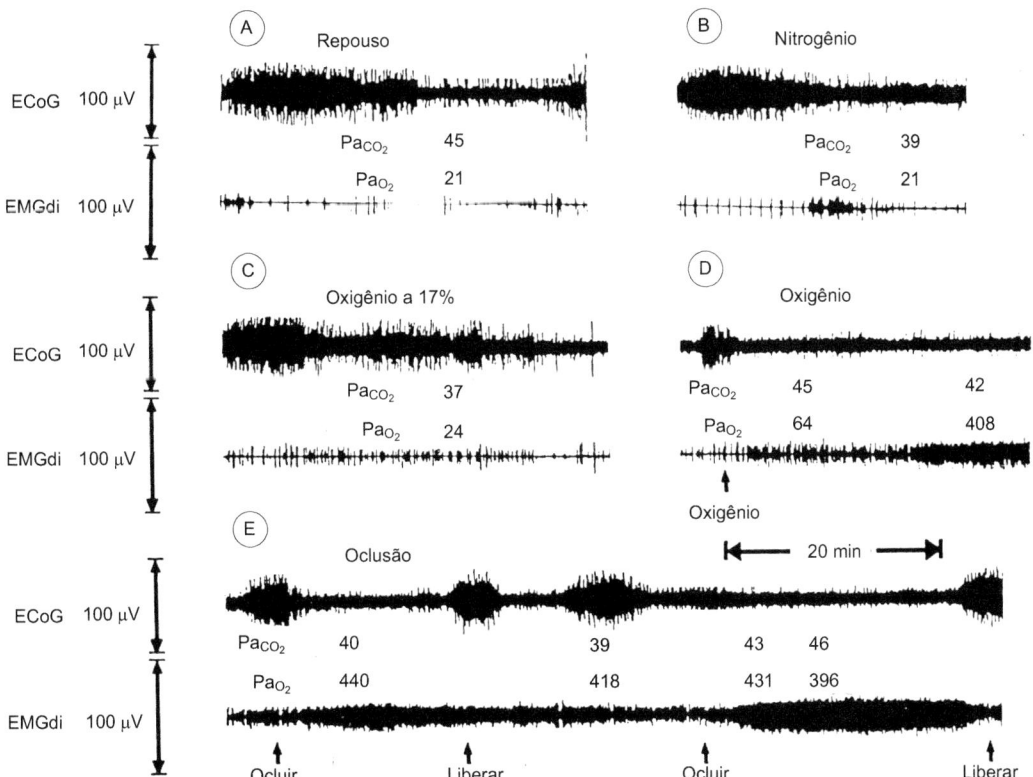

Figura 16.4 Traçado representativo mostrando o efeito da FI_{O_2} fetal sobre a respiração e a atividade eletrocortical do feto. *(A)* Ciclo controle mostrando pouca respiração no feto no início do trabalho de parto com 143 dias de gestação. *(B)* Distensão pulmonar (pressão média das vias respiratórias 30 cmH₂O) e N₂ inspirado não afetam o traçado basal. *(C)* O_2 a 17% também não modifica a respiração. *(D)* O_2 a 100% induz respiração contínua. *(E)* A oclusão em duas ocasiões induz respiração mais vigorosa do que a observada apenas com O_2. Observe que a respiração contínua foi desencadeada apesar da prevenção contra o aumento de Pa_{CO_2} por meio de ventilação do feto com ventilação de alta frequência (15 Hz, contato = 7 cmH₂O). Reproduzida a partir de Rigatto H. Regulation of fetal breathing. *Reprod Fertil Dev* 1996;8:23-33, com permissão.

poderiam ser responsáveis pela inibição da respiração fetal (104-109). Esta linha de raciocínio baseia-se na suposição de que a liberação pela placenta de um fator na circulação fetal impede que a respiração do feto seja contínua, com inibição durante a ECoG de alta voltagem, e presente apenas durante períodos de ativação reticular, como ocorre na ECoG de baixa voltagem. Na ausência deste fator placentário ao nascimento, após a ligadura do cordão umbilical, a inibição relacionada com o estado observada durante a ECoG de alta voltagem é insuficiente para interromper a respiração contínua. Teleologicamente, é interessante que a natureza tenha delegado à placenta o importante papel de oferecer ao feto troca gasosa e nutrientes, e é concebível que ela também possa ter capacitado a placenta com alguma forma de atividade quimiorreceptora que regule a respiração e o comportamento fetal, pela secreção de substâncias químicas na circulação fetal.

Evidências mais diretas de um papel placentário existem desde que Dawes (100) e Harned e Ferreiro (101) mostraram que somente após a ligadura do cordão umbilical a ovelha recém-nascida começa a respirar e comportar-se como um neonato. Subsequentemente, Adamson et al. (106) induziram respiração no feto por oclusão do cordão umbilical e oferta de O_2 por meio de um cateter endotraqueal. À liberação do cordão umbilical, a respiração cessava imediatamente, antes de qualquer alteração nos gases sanguíneos ou no pH, sugerindo a possível participação de um fator placentário. Em nosso laboratório, conseguimos induzir respiração contínua e vigília em fetos de ovelhas por oclusão do cordão umbilical, desde que oferecêssemos uma área de troca gasosa ao feto por meio de tubo endotraqueal (105,108-111). Tais experiências sugerem a origem placentária de um composto que inibe a respiração e a atividade fetal.

Na tentativa de provar a hipótese de que um fator é liberado pela placenta, injetamos um extrato placentário (suco de cotilédones dissecados agudamente, fatiados e imersos em solução de Krebs) em fetos de ovelhas após indução da respiração contínua por oclusão do cordão umbilical (Figura 16.5) (105). Em todas as experiências, o extrato placentário reduziu ou aboliu a respiração. A infusão do extrato placentário na circulação fetal também inibiu a respiração fetal espontânea presente durante a atividade eletrocortical de baixa voltagem sem induzir alterações significativas nas tensões de gases sanguíneos, pH, frequência cardíaca e pressão arterial (112). Este fator pareceu ser específico da placenta, porque a resposta respiratória estava ausente com extratos de outros tecidos, como o fígado, músculo, ou sangue. Demonstramos recentemente que este fator no extrato placentário provavelmente é uma prostaglandina, porque o tratamento do extrato com indometacina/ácido acetilsalicílico (AAS), que reduziram significativamente as concentrações de prostaglandinas, eliminou a atividade do extrato (Figura 16.6) (113).

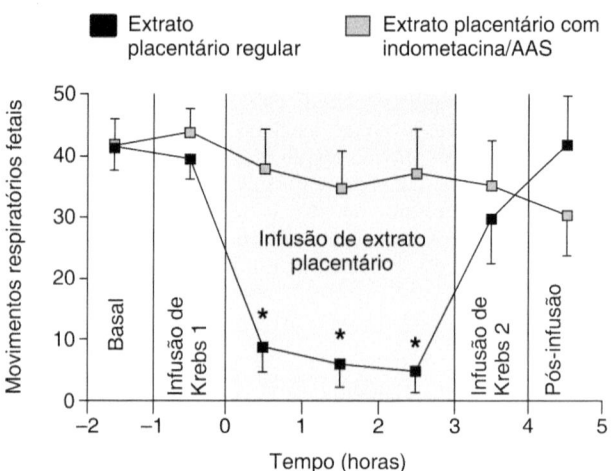

Figura 16.6 Incidência de movimentos respiratórios fetais durante a infusão de extratos placentários. Os extratos placentários regulares (*quadrados pretos*) induziram inibição profunda da respiração fetal, que se recuperou progressivamente após a suspensão das infusões. Este efeito desapareceu quando os extratos foram tratados com indometacina/AAS (*quadrados cinzas*). Os valores são a média ± EP. * $p < 0,05$.

Evidências indiretas de que prostaglandinas placentárias, especialmente a prostaglandina E2 (PGE_2), sejam os mediadores responsáveis pela inibição da respiração na vida fetal foram obtidas por Kitterman et al. (114) e Wallen et al. (115) os quais mostraram que a infusão de PGE_2 na circulação de fetos de ovelhas induziu suspensão imediata e completa dos movimentos respiratórios. Ademais, a incidência de movimentos respiratórios fetais correlacionou-se inversamente com a dose de PGE_2 e a concentração média de PGE_2. Por outro lado, a infusão intravenosa de inibidores da prostaglandina sintetase, como indometacina ou meclofenamato, induz respiração contínua durante muitas horas no feto (114,116,117). Assim, a taxa de produção placentária de prostaglandina exerce um papel relevante na definição do nível de atividade respiratória fetal ao constituir um mecanismo inibitório relacionado com o sono no tronco encefálico fetal.

Contudo, é improvável que as prostaglandinas estejam envolvidas na inibição da respiração fetal observada durante a hipoxia, porque esta inibição persiste após a administração de inibidores das prostaglandinas. Vários estudos mostraram que a adenosina é o mediador provável da depressão respiratória observada durante a hipoxia, porque a administração intravascular de adenosina inibe a respiração e os movimentos oculares fetais (118) e a infusão de antagonistas do receptor de adenosina embota esta inibição (118,119). Ademais, lesões cerebrais que eliminam a inibição

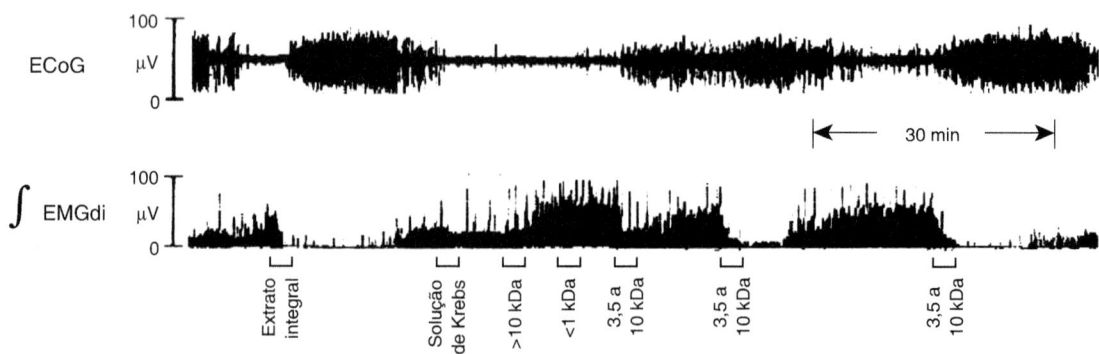

Figura 16.5 Traçado representativo mostrando os efeitos de diferentes extratos placentários na respiração fetal e na ECoG. O extrato placentário integral e a subfração 3,5 a 10 kDa reduziram ou aboliram a respiração em todos os casos, e quando fornecidos na ECoG de baixa voltagem, acompanhou-se de mudança para alta voltagem. Não se observaram efeitos significativos com extratos que tinham massa molecular acima de 10 kDa ou abaixo de 1 kDa. Reproduzida a partir de Rigatto H. Regulation of fetal breathing. *Reprod Fertil Dev* 1996;8:23-33, com permissão.

hipóxica da respiração também abolem os efeitos depressores da adenosina (120). Koos et al. (121) mostraram que a hipoxia inibe a respiração fetal por meio da ativação dos receptores centrais da adenosina, especialmente o subtipo A(2A).

Mecânica das primeiras incursões respiratórias pós-natais

Houve muitas explicações e controvérsias sobre a forma como o ar entra nos pulmões por ocasião do nascimento. Vários autores relataram que a primeira inspiração de RNs de parto normal não demanda contração diafragmática (122,123). Pfister et al. (124) encontraram uma alta pressão intrapulmonar negativa no feto de ovelha durante o parto, o que implicava que o volume pulmonar fosse menor que a capacidade residual funcional (CRF). A elasticidade da parede torácica, depois de passar pelo canal do parto, causaria influxo passivo do ar sem contração diafragmática. No entanto, usando a radiocinematografia, a gravação dos padrões respiratórios e, mais recentemente, a radiografia por contraste de fase dos pulmões, vários autores demonstraram que a entrada de ar nos pulmões ao nascimento depende da geração de uma pressão transpulmonar criada principalmente a partir da contração do diafragma (70,123,125,126). Essa primeira inspiração de ar também é associada à dilatação da parte intratorácica da traqueia e ao movimento do ar para porções posteriores dos pulmões (126).

Embora o líquido pulmonar seja reabsorvido parcialmente durante o trabalho de parto e o parto, ainda existe um volume significativo de líquido nos pulmões quando o RN está pronto para realizar a primeira incursão respiratória pós-natal. Em RNs com respiração espontânea, uma pressão transpulmonar aproximada de 60 cmH_2O é necessária para fazer esse líquido fluir através das vias respiratórias com a primeira inspiração (127). Vyas et al. (128) observaram que os RNs conseguiam gerar pressões inspiratória e expiratória positiva muito elevadas durante a primeira respiração para atingir esses volumes inspirados. No entanto, segundo a equação de Laplace para um estado cilíndrico (P = t/r), seria necessário um gradiente de pressão muito mais elevado entre a abertura da boca e os alvéolos para superar as elevadas tensões superficiais se as vias respiratórias não estiverem parcialmente distendidas por líquido devido ao pequeno raio da curvatura (Figura 16.7) (129). Assim, o conteúdo de líquido normal do pulmão ao nascimento facilita a primeira incursão ao reduzir a pressão de abertura e garantir um enchimento mais homogêneo do pulmão com ar. Uma redução significativa do volume de líquido pulmonar fetal, às vezes encontrada em partos pós-termo, não é benéfica por ocasião do nascimento (130). Primeiro, pressões mais altas serão necessárias para insuflar os alvéolos nos pulmões isentos de líquido, e segundo, a distribuição do ar inspirado durante a primeira incursão não é tão uniforme. Faridy (129) demonstrou que a pressão de abertura mais alta é observada nos pulmões sem líquido e a mais baixa em pulmões contendo um volume de líquido de aproximadamente 25% do volume pulmonar máximo.

A pressão transpulmonar necessária para aerar os pulmões ao nascimento também depende da complacência do tecido alveolar e das forças superficiais na interface ar-líquido. Durante o trabalho de parto e o parto, a liberação maciça de surfactante no líquido pulmonar facilita a abertura do pulmão ao reduzir a pressão de abertura por meio da diminuição das forças superficiais e da melhora da complacência pulmonar (129-132). Assim, como mostra a Figura 16.8, a primeira incursão respiratória pós-natal (I) começa sem volume de ar nos pulmões e sem gradiente de pressão transpulmonar. À medida que a parede torácica se expande, a pressão transpulmonar aumenta até superar a tensão superficial das pequenas vias respiratórias e alvéolos. Neste ponto, o ar inspirado ativamente começa a entrar nos pulmões e, segundo a equação de Laplace, à medida que o raio aumenta, a pressão distensora necessária para abrir essas unidades diminui.

Embora o primeiro esforço inspiratório seja extremamente importante para a abertura pulmonar, a criação da CRF ao fim do primeiro esforço expiratório é essencial à adaptação pulmonar normal ao nascimento. É óbvio que se todo o ar que entrou no pulmão tivesse de deixá-lo, cada incursão respiratória necessariamente se assemelharia à primeira (133). Vários são os mecanismos necessários para manter a CRF após o nascimento. Já foi descrito que a primeira respiração pós-natal tende a ser a mais profunda e a mais lenta do padrão respiratório inicial principalmente devido a uma inspiração profunda curta seguida por um período expiratório prolongado (134). Essas incursões iniciais são ativamente exaladas pelas altas pressões transpulmonares negativas (Figura 16.8). Tais esforços expiratórios também estão associados a interrupções do fluxo expiratório que ajudam a manter a CRF. Há dois mecanismos para interromper ou alentecer o fluxo expiratório. O primeiro é a atividade diafragmática pós-inspiratória que reduz a taxa de desinsuflação pulmonar ao contrabalançar sua elasticidade passiva. A segunda é o fechamento ou estreitamento da região da faringe/laringe, como indicado pelos estudos radiográficos de Bosma et al. (125). Te Pas et al. (135) constataram recentemente que essa interrupção da respiração é alcançada mais comumente pelo choro. Siew et al. (136) demonstraram recentemente que, embora o gradiente de pressão hidrostática transpulmonar gerado durante

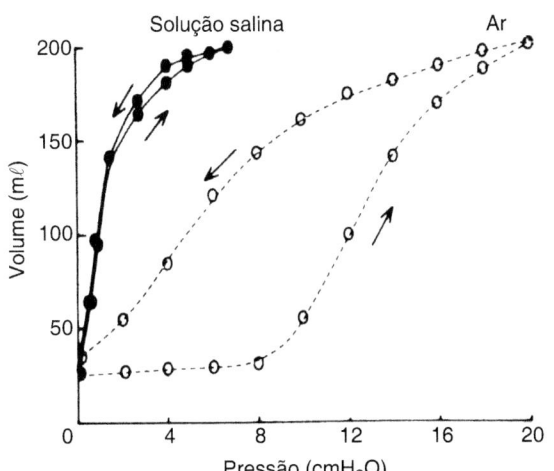

Figura 16.7 Curvas de pressão-volume após expansão com ar *versus* líquido do pulmão. De Radford EP. In: Remington JW, ed. *Tissue elasticity*. Washington, DC: American Physiological Society, 1957, com permissão.

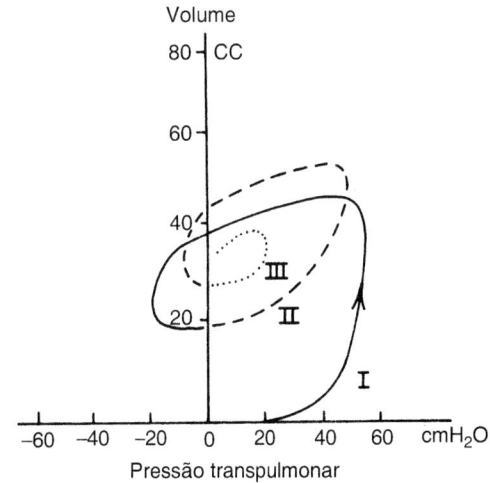

Figura 16.8 Curvas de pressão-volume das primeiras três incursões respiratórias extrauterinas. De Smith CA, Nelson NM. *Physiology of the newborn infant*, 4th ed. Springfield, IL: Charles C. Thomas, 1976:125, com permissão.

a inspiração consiga remover o líquido das vias respiratórias, a CRF tende a diminuir entre as incursões respiratórias em coelhos recém-nascidos pré-termo e a termo ventilados mecanicamente e com respiração espontânea (69,74,135,136). Esta redução progressiva da CRF provavelmente representa a reentrada do líquido nas vias respiratórias do compartimento do tecido intersticial quando os gradientes de pressão hidrostática transpulmonar são baixos, como durante a expiração (70). A pressão positiva resultante nas vias respiratórias gerada pelos mecanismos de interrupção da expiração não apenas promove a absorção de líquido, como também aumenta a retenção de ar ao fim da expiração, além de melhorar a complacência pulmonar.

O surfactante também é importante na manutenção da CRF. A tensão superficial quase zero e a formação de bolhas produzidas pelo surfactante possibilitam a retenção de grandes volumes de ar ao fim da primeira expiração. Quando há deficiência de surfactante, as consequências são uma tendência à ausência de ar a cada expiração e a aplicação de altas pressões inspiratórias para manter a respiração. Isso acarreta retrações intensas tão comumente associadas à atelectasia e à DMH observadas em RN pré-termo com deficiência de surfactante.

ADAPTAÇÃO CIRCULATÓRIA

Circulação fetal

Uma combinação de fluxo preferencial e direcionamento através de *shunts* estruturais no fígado (ducto venoso) e coração (forame oval e canal arterial) permite que o sangue de conteúdo de oxigênio mais alto proveniente da placenta siga para o coração, o cérebro e a parte superior do tronco (Figura 16.9). Esse fluxo relativamente paralelo contrasta com o fluxo em série e sem *shunts* da circulação do adulto. Assim, o volume de sangue nos ventrículos cardíacos fetais não é igual. De fato, o ventrículo direito ejeta aproximadamente dois terços do débito cardíaco fetal total (300 mℓ/kg/min), enquanto o ventrículo esquerdo ejeta um pouco mais do que um terço (150 mℓ/kg/min)(137).

O sangue placentário é transportado ao feto por meio da veia umbilical. Cerca de 50% do sangue umbilical segue pelo ducto venoso diretamente para a veia cava inferior e mistura-se com a drenagem venosa sistêmica da parte inferior do corpo. Os outros 50% do fluxo sanguíneo umbilical juntam-se ao sistema venoso porta hepático e percorrem a vasculatura hepática (138). O direcionamento preferencial possibilita que o sangue bem oxigenado oriundo do ducto venoso siga mais próximo à parede posterior e esquerda da veia cava inferior (139). Um retalho tecidual denominado válvula de Eustáquio, situado na junção da veia cava inferior com o átrio direito, direciona o sangue altamente oxigenado proveniente do ducto venoso através do forame oval até o átrio esquerdo, depois para o ventrículo esquerdo e a aorta ascendente (139-141). A corrente anterior menos oxigenada (principalmente sangue da parte distal do corpo e da circulação hepática) junta-se ao sangue pouco oxigenado da veia cava superior (que drena a cabeça e a metade superior do corpo) e o seio coronário (que conduz o retorno venoso do miocárdio) no átrio direito, direcionando o sangue através da valva tricúspide para o ventrículo direito (Figura 16.9).

Como a placenta é responsável pela troca gasosa *in utero*, muito pouco fluxo sanguíneo segue para os pulmões. A circulação pulmonar é um circuito de alta resistência e baixo fluxo que recebe menos de 10% do débito ventricular. Em vez de fluir para as artérias pulmonares, a maior parte do sangue do ventrículo direito desvia-se dos pulmões através do canal arterial amplamente pérvio para a aorta descendente, seguindo pelas artérias umbilicais até a placenta para oxigenação.

O sangue bem oxigenado que atravessa o forame oval junta-se ao pequeno volume sanguíneo que retorna dos pulmões pelas veias pulmonares no átrio esquerdo e atravessa a valva mitral para

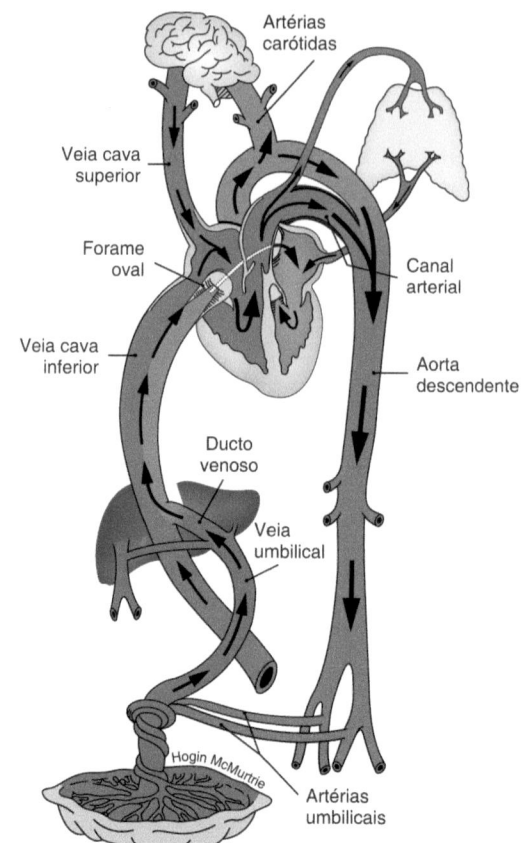

Figura 16.9 Circulação sanguínea fetal. (Reproduzida de Bloom RS. Delivery room resuscitation of the newborn. In: Fanaroff AA, Martin RJ, eds. *Neonatal and perinatal medicine: diseases of the fetus and infant*, 5th ed. St. Louis, MO: Mosby-Yearbook, 1992:302, com permissão. Esta figura encontra-se reproduzida em cores no Encarte.)

o ventrículo esquerdo. O sangue é, então, ejetado através da valva aórtica para a aorta ascendente, levando sangue bem oxigenado para o miocárdio, cérebro, cabeça e parte superior do tronco (ver Figura 16.9).

Regulação da resistência vascular pulmonar fetal

Há uma associação próxima entre o desenvolvimento arterial pulmonar e o das vias respiratórias. À medida que a gestação avança, ocorre sincronização da ramificação das vias respiratórias e dos vasos, sugerindo que eles sejam regulados por mediadores comuns ou troquem moléculas mensageiras (142,143). Os canais endoteliais embrionários depois adquirem uma camada de músculo liso e, assim, a capacidade de regular o tônus vascular e o fluxo sanguíneo.

Nas fases iniciais da gestação, o fluxo sanguíneo pulmonar é limitado pela escassez de vasos pulmonares. Contudo, embora o número de pequenos vasos sanguíneos por unidade de volume pulmonar aumente dez vezes durante o último trimestre, o fluxo sanguíneo pulmonar permanece baixo em virtude da alta resistência vascular pulmonar (RVP) (Figura 16.10). Além da compressão mecânica dos vasos pulmonares pelos pulmões atelectásicos cheios de líquido e da ausência de distensão rítmica, este estado de alta resistência e baixo fluxo provavelmente é mantido em parte por vasoconstrição porque o leito vascular pulmonar fetal responde a vasodilatadores prontamente.

A descoberta de que os efeitos de alguns agentes vasodilatadores, como acetilcolina, bradicinina e histamina, dependiam da liberação de um fator relaxante derivado do endotélio (EDRF), depois identificado como óxido nítrico (NO) (144,145), levou à exploração do seu possível papel na diminuição perinatal da RVP. O óxido nítrico, um radical livre gasoso inorgânico descoberto no

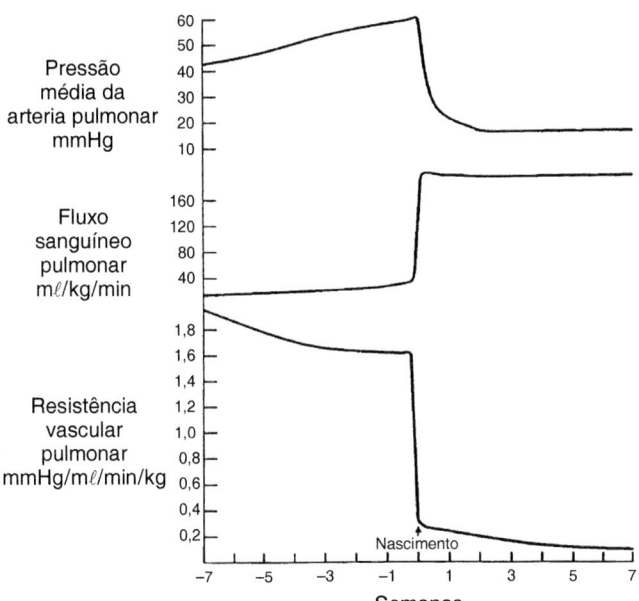

Figura 16.10 Alterações representativas da hemodinâmica pulmonar durante a transição da circulação fetal final a termo para a circulação neonatal. A RVP diminui progressivamente durante o final da gestação em virtude do crescimento pulmonar e do aumento da área transversal para o fluxo. A RVP diminui abruptamente ao nascimento devido ao efeito vasodilatador da aeração pulmonar. A RVP continua a cair mais gradualmente durante as primeiras 6 a 8 semanas de vida. O fluxo sanguíneo pulmonar permanece em níveis relativamente baixos durante o crescimento fetal, então aumenta abruptamente com a expansão pulmonar e a rápida queda da RVP. A pressão arterial pulmonar média cai rapidamente logo após o nascimento porque a vasodilatação pulmonar leva a RVP a cair mais do que o aumento do fluxo sanguíneo pulmonar. Adaptada de Rudolph AM. Fetal circulation and cardiovascular adjustment after birth. In: Rudolph AM, Hoffman JIE, Rudolph CD, eds. *Rudolph's pediatrics*, 19th ed. Norwalk, CT: Appleton & Lange, 1991:1309-1313, com permissão.

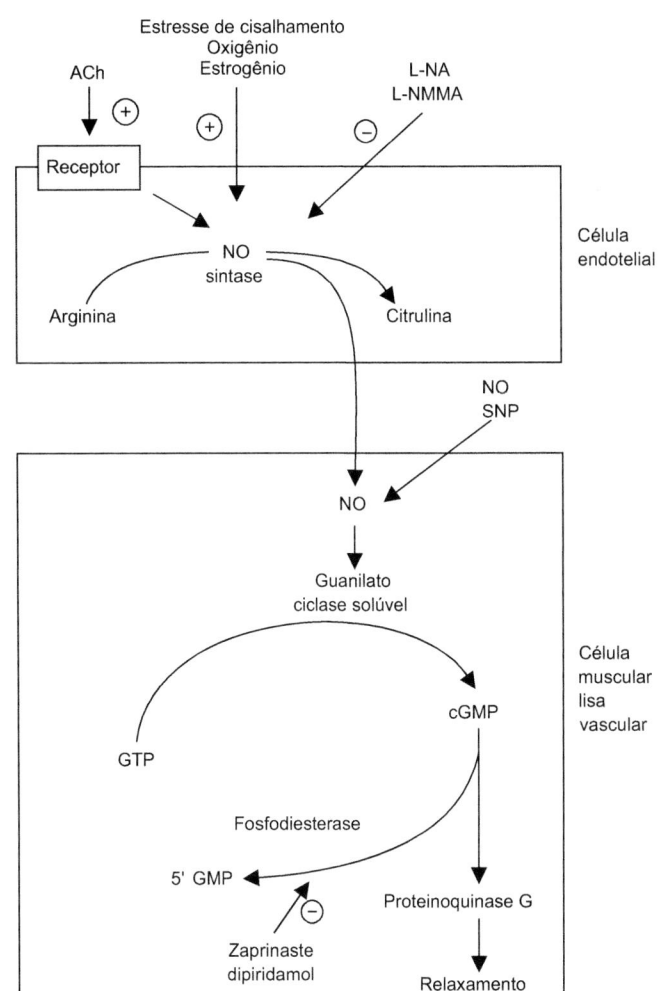

Figura 16.11 O mecanismo proposto de síntese e ação do óxido nítrico. O óxido nítrico (NO) é produzido no endotélio a partir do nitrogênio guanidino terminal da L-arginina pela NO-sintase. Esta enzima pode ser estimulada por agentes farmacológicos, como a acetilcolina ou bradicinina, e pelo nascimento, estresse de cisalhamento e oxigênio. A produção endotelial de NO pode ser bloqueada por análogos da arginina que tenham modificações do nitrogênio guanidino da molécula. O óxido nítrico ativa a guanilato ciclase solúvel, aumenta as concentrações de GMPc no músculo liso vascular e desencadeia a cascata que resulta no relaxamento do músculo liso. A magnitude e a duração do efeito do GMPc são controladas por sua inativação por fosfodiesterases específicas. Reproduzida de Lakshminrusimha S, Steinhorn R. Pulmonary vascular biology during neonatal transition. In: Jain L, Keenan W, Guest eds. *Clinics of perinatology*. Philadelphia, PA: W. B. Saunders Company, 1999: Vol. 26(3), com permissão.

fim da década de 1980, é produzido pelas células endoteliais a partir do nitrogênio terminal da L-arginina pela enzima óxido nítrico sintase (NOS). A NOS pode ser estimulada por agentes farmacológicos, como acetilcolina ou bradicinina, e pelo nascimento, por estresse de cisalhamento e por oxigênio. O óxido nítrico ativa a guanilato ciclase solúvel (GMPc), que provoca relaxamento do músculo liso por ativação da proteinoquinase C (Figura 16.11) (146). A hidrólise do GMPc é realizada por fosfodiesterases que controlam a intensidade e a duração da transdução de sinais por GMPc (147). Na vida fetal, a produção do NO também é estimulada pela ativação de canais de K+ dependentes de ATP. Documentou-se aumento maturacional do relaxamento mediado por NO durante o período fetal final e pós-natal inicial, o qual acompanha a queda abrupta da RVP ao nascimento (148-152). Em fetos de ovelhas, a inibição da síntese de NO aumenta a RVP em repouso e inibe a queda induzida pela ventilação da RVP. Um aumento da tensão de oxigênio eleva a liberação basal e estimulada de NO, e a inibição de NO bloqueia praticamente todo o aumento do fluxo sanguíneo pulmonar fetal causado por oxigenação hiperbárica sem ventilação (153-155). O estresse de cisalhamento resultante do aumento do fluxo sanguíneo pulmonar e distensão rítmica do pulmão sem modificar a tensão de oxigênio também induz a expressão do gene da NOS endotelial e contribui para a vasodilatação pulmonar ao nascimento (156,157).

A endotelina-1 (ET-1), peptídio de 21 aminoácidos também produzido por células endoteliais vasculares, exerce potentes atividades vasoativas (158). Embora a ET-1 pareça desempenhar um papel importante e ativo na mediação da RVP, estudos *in vivo* indicam que os efeitos da endotelina exógena são complexos e dependem do local, da idade do desenvolvimento e do tônus do leito vascular (159-161). Assim, a ET-1 exógena promove predominantemente vasodilatação das circulações pulmonar fetal e neonatal atuando nos receptores de ET_B localizados nas células endoteliais, mas causa constrição na circulação pulmonar adulta por ativação nos receptores de ET_B situados nas células musculares lisas (162,163). Dados crescentes também sugerem que o NO e a ET-1 endógenos participam da regulação mútua por meio de uma alça de *feedback* autócrina. Assim, a ET-1 estimula a liberação de NO, e o NO inibe o sistema da ET-1 (164,165).

A baixa tensão de oxigênio na vida fetal é um estímulo fisiológico à constrição da vasculatura pulmonar. Essa vasoconstrição pulmonar hipóxica desenvolve-se durante o período da gestação em que a área transversal do leito vascular está aumentando rapidamente. A redução da tensão de oxigênio no feto de 103 dias de gestação não eleva a RVP, mas no feto de 132 a 138 dias dobra-a. Por outro lado, o aumento da tensão de oxigênio antes de 100 dias de gestação não reduz a RVP, mas no 135º dia a reduz substancialmente e aumenta o fluxo sanguíneo pulmonar até níveis neonatais normais. Seu mecanismo de ação é, em parte, por meio da regulação da atividade e da expressão gênica dos canais de K^+ regulados por voltagem (166), óxido nítrico sintase (NOS) e/ou endotelina (167,168).

Ao contrário da circulação pulmonar madura, a vasculatura pulmonar fetal parece regular o fluxo por meio de uma resposta miogênica. A vasculatura pulmonar fetal exibe dilatação limitada pelo tempo em resposta a estímulos vasodilatadores, incluindo estresse de cisalhamento, oxigênio e muitos agentes farmacológicos, com retorno ao estado contraído em repouso a despeito da exposição contínua ao estímulo vasodilatador. Este mecanismo singular limita o fluxo sanguíneo pulmonar e preserva a perfusão e a troca gasosa placentária.

Transição para a circulação extrauterina

Ao nascimento, vários eventos complexos precisam ocorrer. A circulação fetal, que depende da placenta para a troca gasosa e de *shunts* intracardíacos e extracardíacos para transportar sangue oxigenado para o coração e o cérebro, muda para a circulação neonatal, na qual a troca gasosa é transferida para os pulmões e os *shunts* fetais são eliminados. Uma diminuição rápida e persistente da RVP durante as primeiras incursões respiratórias facilita esta adaptação. Embora a transição vascular pulmonar normal ocorra de maneira espontânea e rápida na maioria dos RNs; a falha dessa transição resulta na hipertensão pulmonar persistente do recém-nascido (HPPRN). Este distúrbio, com taxas de morbidade e mortalidade significativas, surge quando a RVP não diminui adequadamente durante a transição para a vida extrauterina. Um ambiente intrauterino alterado, provocando alterações estruturais na circulação pulmonar ou hipoxemia, acidose e/ou hipercapnia secundária à aspiração de mecônio, deficiência de surfactante, ou pneumonia ao nascimento provocam constrição anormal da circulação pulmonar transicional. Nessa condição, os *shunts* direita-esquerda nos níveis dos átrios e do canal arterial persistem em virtude da alta RVP, provocando hipoxemia significativa, que, por sua vez, intensifica a vasoconstrição pulmonar. Assim, dois eventos hemodinâmicos importantes precisam ocorrer no momento do parto para possibilitar uma transição normal da circulação fetal para a neonatal.

Vasodilatação pulmonar

Ao nascimento, o fluxo sanguíneo da artéria pulmonar aumenta oito a dez vezes e a RVP diminui em 50% nas primeiras 24 horas, à medida que o pulmão assume a função de troca gasosa (Figura 16.12) (169-173). Essa redução da RVP é desencadeada por vasodilatação ativa, que é regulada por uma interação complexa e incompletamente compreendida de fatores metabólicos, hormonais e mecânicos, desencadeados por diversos estímulos relacionados com o nascimento. Três fatores principais contribuem para o aumento do fluxo sanguíneo pulmonar durante esta transição: ventilação dos pulmões, aumento da oxigenação e forças hemodinâmicas como aumento do estresse de cisalhamento. Os efeitos desses fatores sobre a circulação pulmonar ao nascimento parecem ser mediados principalmente pela liberação de NO a partir do endotélio vascular, que resulta no relaxamento do músculo liso por meio da ativação da proteinoquinase intracelular dependente de GMPc (174). O aumento parcial inicial da vasodilatação pulmonar pode independer da oxigenação e ser causado por expansão física dos pulmões e produção de prostaglandinas (173). A obtenção da vasodilatação pulmonar máxima associada à oxigenação pode decorrer principalmente da síntese de NO. O aumento das forças de cisalhamento relacionado com o maior fluxo sanguíneo pulmonar estimula as células endoteliais a produzirem NO, o que ajuda a manter a vasodilatação pulmonar (Figura 16.12).

1. *Ventilação dos pulmões*: sabe-se há muito tempo que o início da respiração rítmica provoca vasodilatação, mesmo na ausência de aumento da tensão de oxigênio (Figura 16.12) (8,170).

Contudo, a expansão física dos pulmões isolada provoca apenas aumento parcial do fluxo sanguíneo pulmonar e redução da RVP. Uma pequena proporção disso relaciona-se com a distensão mecânica dos pulmões e o estabelecimento de uma interface ar-líquido, pois o líquido alveolar é substituído por gás, que aumenta o raio vascular ao exercer pressão dilatadora negativa sobre as pequenas artérias e veias pulmonares (175,176). A ventilação do pulmão também libera substâncias vasoativas como a prostaciclina I2 (PGI_2) das paredes dos vasos, o que aumenta o fluxo sanguíneo pulmonar e reduz a RVP (177). A inibição da ciclo-oxigenase, que bloqueia a produção de PGI_2, impede a redução normal da RVP com a expansão pulmonar, mas não as alterações que ocorrem com a oxigenação (177-180). Outras prostaglandinas, como a prostaglandina D2 (PGD_2), e a histamina liberada pelos mastócitos durante a expansão pulmonar também contribuem para a vasodilatação pulmonar pós-natal inicial (181). A inibição da NOS e dos canais de K_{ca} também dificultam a vasodilatação pulmonar induzida pela ventilação (182,183).

2. *Aumento da oxigenação*: o oxigênio é um potente estímulo para a vasodilatação pulmonar. Mesmo na ausência de ventilação, o aumento da tensão de oxigênio reduz a RVP. A ventilação mais a tensão de oxigênio elevada provocam vasodilatação pulmonar completa, e ambas são cruciais na transição normal para a circulação pós-natal e troca gasosa pulmonar (Figura 16.12) (170). Embora os mecanismos da vasodilatação pulmonar induzida por oxigênio não sejam plenamente compreendidos, diversos fatores parecem contribuir para esta resposta. Sabe-se que os canais de K^+ são os principais reguladores do potencial de membrana em repouso nas células musculares lisas das artérias pulmonares, e que a hipoxia reduz a corrente de K^+ ao reprimir a expressão dos genes dos canais de K^+ (157,187). Assim, as alterações da atividade dos canais de K^+ podem ocorrer graças a um efeito direto da tensão de oxigênio sobre os canais (185) ou, de outro modo, os canais se abrem em resposta a alterações na concentração de um segundo mensageiro como o NO (155,156). Muitos estudos mostraram que o efeito do oxigênio na circulação pulmonar perinatal parece ser mediado principalmente pelos efeitos do NO nos canais de K^+ nas células musculares lisas arteriais diretamente ou por meio de uma quinase sensível ao GMPc (184,186-188). O NO derivado do endotélio modula o tônus vascular pulmonar em condições basais no feto e durante a transição da circulação pulmonar ao nascimento. Vários estudos demonstraram que o aumento *in utero* do fluxo sanguíneo pulmonar observado em resposta à ventilação com

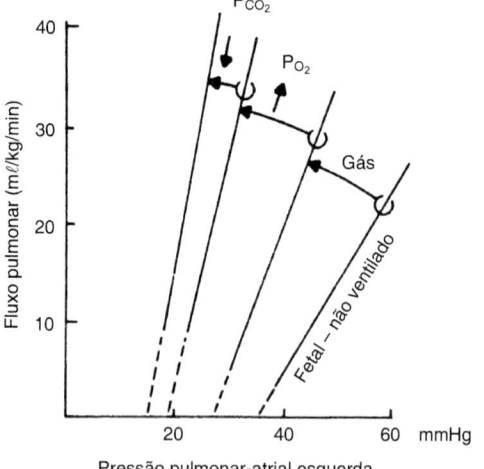

Figura 16.12 A condutância vascular pulmonar aumenta com o início da ventilação. Curvas separadas delineiam as contribuições da insuflação gasosa, elevação da P_{O_2} e redução da P_{CO_2}. Adaptada de Strang LB. The lungs at birth. *Arch Dis Child* 1965;40:575, com permissão.

oxigênio ou à exposição materna ao oxigênio hiperbárico pode ser atenuado intensamente por meio de inibição da síntese de NO (155). Também, mostrou-se que a elevação maturacional da produção de NO vista desde o final da gestação até 4 semanas de vida pós-natal é modulada pelo oxigênio. Assim, o aumento súbito da tensão de oxigênio que ocorre ao nascimento parece intensificar a síntese de NO, e a inibição da NOS embota a redução da RVP induzida pelo oxigênio. Embora se presuma que o oxigênio atue diretamente nas células endoteliais a fim de aumentar a produção de NO, é possível que ele estimule a liberação de outro agente, como a bradicinina, peptídio relacionado com o gene da calcitonina, ou adrenomedulina, que por sua vez estimula a produção de NO (189,190).

O oxigênio também poderia aumentar o trifosfato de adenosina (ATP) plasmático e eritrocitário, que libera NO das células endoteliais e é um potente vasodilatador pulmonar fetal (191). Sabe-se que a liberação de NO por células endoteliais vasculares humanas cultivadas é estimulada por ATP e que a inibição da NOS por N-nitro-L-arginina atenua a vasodilatação causada por ATP e seus metabólitos na circulação fetal. Konduri e Mattei (192) recentemente sugeriram que um aumento da fosforilação oxidativa e da liberação de ATP também podem mediar a vasodilatação pulmonar dependente do endotélio que ocorre em resposta à exposição ao oxigênio.

Outros estudos mostraram que a liberação de NO e o vasorrelaxamento pulmonar também podem ser mediados pela ativação de adrenorreceptores α_2 endoteliais (193-195). Magnenant et al. (196) sugeriram que os adrenorreceptores α_2 estão implicados no controle do tônus vascular pulmonar basal e no efeito vasodilatador pulmonar da norepinefrina durante a vida fetal por meio da ativação da vasodilatação pulmonar dependente de NO.

Estudos recentes também fortaleceram a hipótese de que a hipoxia causa inibição dos canais de K^+ mediada por ET_A, a qual acarreta despolarização vascular e influxo de cálcio, resultando em vasoconstrição (197-200). Goirand et al. (201) mostraram recentemente que o bloqueio dos receptores de ET_A dificulta a vasoconstrição pulmonar hipóxica no pulmão perfundido isolado de rato por meio da supressão da inibição dos canais de K^+ por ET-1 endógena. Assim, o aumento do oxigênio, juntamente com a redução perinatal da mensagem do receptor da endotelina A (ETA), provavelmente também contribui para a redução da vasoconstrição pulmonar hipóxica observada ao nascimento.

3. *Aumento do estresse de cisalhamento*: a compressão parcial ou total do canal arterial *in utero* eleva o fluxo sanguíneo pulmonar e causa queda progressiva da resistência vascular pulmonar em resposta à vasodilatação pulmonar induzida por fluxo ou estresse de cisalhamento (202,203). O aumento inicial do fluxo sanguíneo pulmonar que acompanha a expansão pulmonar e a oxigenação ao nascimento eleva o estresse de cisalhamento no endotélio vascular pulmonar, causando vasodilatação pulmonar adicional (173). Esta vasodilatação pulmonar dependente do fluxo sanguíneo é causada principalmente pelo NO, que é produzido por aumento do estresse de cisalhamento sobre o endotélio vascular (203-205). A liberação de NO pelas células endoteliais arteriais e venosas contribui para a manutenção do tônus vascular pulmonar fisiologicamente baixo. Elevações graduais do fluxo aumentaram o NO exalado, e a inibição não seletiva de NOS bloqueia completamente a vasodilatação pulmonar induzida pelo estresse de cisalhamento (203,205). Esta vasodilatação por NO induzida pelo estresse de cisalhamento é mediada pela ativação dos canais de K^+dependentes da voltagem e de Ca^{2+} (204-207). Ralevic et al. (208) mostraram que as células endoteliais vasculares também liberam ATP quando são expostas ao estresse de cisalhamento. A inibição de receptores do ATP atenua a vasodilatação pulmonar que ocorre em resposta a aumentos graduais do fluxo (209).

Perda da circulação placentária e fechamento dos *shunts* fetais

Ao nascimento, a circulação umbilical é abolida quando o músculo liso vascular do cordão umbilical entra em espasmo em resposta ao estiramento longitudinal abrupto e à maior oxigenação (210). A remoção do leito de baixa resistência da placenta produz boa parte do aumento da resistência vascular sistêmica ao nascimento. Sem o fluxo venoso umbilical, o ducto venoso recebe pouco fluxo sanguíneo, e constrição passiva, assim como ativa, começa. O fechamento total do ducto venoso geralmente ocorre até o final da primeira semana de vida. Existem duas razões para o fechamento do forame oval ao nascimento. Primeira, a oclusão do cordão umbilical reduz o volume de sangue que ascende pela veia cava inferior, reduzindo a diferença de pressão entre os átrios direito e esquerdo. Segunda, o aumento do retorno venoso pulmonar para o átrio esquerdo em resposta ao acentuado aumento do fluxo sanguíneo pulmonar eleva a pressão atrial esquerda. A diferença de pressão reversa através do forame oval "empurra" o retalho do forame contra o septo interatrial, fechando o *shunt*. O forame oval permanece pérvio, sem fluxo através dele por semanas ou meses. O fechamento do terceiro *shunt* fetal, o canal arterial, depende predominantemente do equilíbrio efetivo entre vasodilatadores, principalmente oxigênio e prostaglandinas e outras substâncias vasoativas (211,212). O aumento da tensão de oxigênio é comprovadamente um potente estímulo para a constrição do músculo liso do canal arterial após o nascimento (212). As prostaglandinas, principalmente a PGE_2, são mediadores importantes do relaxamento do canal antes e após o nascimento. A rápida queda das prostaglandinas circulantes ao nascimento, causada por aumento do metabolismo pulmonar (devido ao aumento do fluxo sanguíneo pulmonar) e pela perda das prostaglandinas placentárias, promove os efeitos constritores do oxigênio no tecido do canal arterial. Embora o fechamento funcional do canal arterial ocorra nas primeiras 72 horas de vida (213), o fechamento permanente ou anatômico demora vários dias a semanas e é realizado por destruição endotelial, proliferação da subíntima e formação de tecido conjuntivo (214). Quando o canal arterial não se fecha ou reabre nos primeiros dias de vida, como frequentemente é o caso em RN pré-termo pequenos, pode ocorrer *shunt* esquerda-direita significativo. A incidência de reabertura é inversamente proporcional ao peso ao nascer. O fechamento do canal arterial persistente separa efetivamente as circulações pulmonar e sistêmica e estabelece o padrão circulatório pós-natal normal.

CONCLUSÃO

A transição da vida fetal para a neonatal representa um dos períodos mais difíceis e dinâmicos do ciclo evolutivo humano. Adaptações neuro-hormonais, metabólicas e cardiorrespiratórias importantes precisam ocorrer ao longo de horas ou dias durante o parto para garantir a transição suave e bem-sucedida à vida extrauterina. Tais alterações são suscitadas por vários processos, incluindo salvas perinatais de hormônios, trabalho de parto, nascimento, ventilação gasosa e oxigenação dos pulmões, oclusão do cordão umbilical e redução da temperatura ambiente. Pesquisas intensas durante o século 20 aumentaram bastante nossa compreensão do desenvolvimento normal do sistema cardiorrespiratório, que permite ao feto adaptar-se de maneira rápida e eficiente à respiração de ar ao nascimento. Este período transicional caracteriza-se por remoção do volume de líquido pulmonar dos espaços alveolares e secreção de material surfactante no ácino, garantindo a expansão física satisfatória dos pulmões após as primeiras incursões respiratórias pós-natais. Para manter a ventilação e a oxigenação adequadas, o RN também precisa trocar a respiração fetal intermitente pela respiração contínua ao nascimento, processo que ainda não é plenamente compreendido. A mudança de troca gasosa placentária para pulmonar também requer a eliminação dos *shunts* fetais e uma diminuição rápida e persistente da RVP a fim de permitir o aumento significativo do fluxo sanguíneo pulmonar. Desse modo, a circulação muda de um padrão caracterizado por débito ventricular combinado relativamente baixo, dominância ventricular direita e vasoconstrição pulmonar, para uma circulação em série com alto débito cardíaco igualmente dividido entre os dois ventrículos e um leito vascular pulmonar intensamente dilatado. Muitos fatores podem interferir nesse processo fisiológico, causando morbidade e mortalidade significativas.

REFERÊNCIAS BIBLIOGRÁFICAS

1. Harvey W. *Exercitatio anatomica de motu cordis et sanguinis in animalibus.* London, UK: 1628. Translated by Barnes WR. Surrey, England, 1847.
2. Scheel P. Comentatio de Liquoris amnii aspiras arteriae foetuum humanorum natura et usu. *HFNIAE* 1799;86.
3. Zweifel P. Die respiration des fötus. *Arch Gynakol* 1876;9:291.
4. Bichat X. *Anatomie générale, àppliqueé à la physiologie et à la médecine.* Paris, France: Brosson, Gabon, 1801.
5. Kilian HF. *Ueber den Kreislauf des Blutes im Kinde, welches noch nicht geathmet hat.* Karlsruhe, Germany: Muller, 1826.
6. Hamilton WF, Woodbury RA, Woods EB. The relation between systemic and pulmonary blood pressures in the fetus. *Am J Physiol* 1937;119:206.
7. Barclay AE, Barcroft J, Barron DH et al. A radiographic demonstration of the circulation through the heart in the adult and in the foetus, and the identification of the ductus arteriosus. *Br J Radiol* 1939;12:505.
8. Dawes GS, Mott JC, Widdicombe JG et al. Changes in the lungs of the newborn lamb. *J Physiol* 1953;121:141.
9. Rudolph AM. Fetal and neonatal pulmonary circulation. *Ann Rev Physiol* 1979;41:383.
10. Strang LB. Fetal lung liquid: secretion and reabsorption. *Physiol Rev* 1991;71:991.
11. Preyer W. *Specielle Physiologic des Embryo.* Leipzig, Germany: Greeben Verlag (L.Fernau), 1885:149.
12. Potter EL, Bohlender GP. Intrauterine respiration in relation to development of the fetal lung. *Am J Obstet Gynecol* 1941;42:14.
13. Jost A, Policard A. Contribution experimental a l'etude du development prenatal du poumon chez le lapin. *Arch Anat Microsc* 1948;37:323.
14. Reynolds SRM. A source of amniotic fluid in the lamb nasopharyngeal and buccal cavities. *Nature* 1953;175:307.
15. Dawes GS, Mott JC, Widdicombe JG. The foetal circulation in the lamb. *J Physiol* 1954;126(3):563.
16. Adams, FH, Moss AJ, Fagan L. The tracheal fluid in the fetal lamb. *Biol Neonate* 1963;5:151.
17. Adamson TM, Boyd RDH, Platt HS et al. Composition of alveolar liquid in the fetal lamb. *J Physiol* 1969;204:159.
18. Olver RE, Schneeberger EE, Walters DV. Epithelial solute permeability, ion transport and tight junction morphology in the developing lung of the fetal lamb. *J Physiol* 1981;315:395.
19. Mescher EJ, Platzker ACG, Ballard PL et al. Ontogeny of tracheal fluid, pulmonary surfactant, and plasma corticoids in the fetal lamb. *J Appl Physiol* 1975;39:1017.
20. Burri PH, Fetal and postnatal development of the lung. *Annu Rev Physiol* 1984;46:617.
21. Adamson IYR. Development of lung structure. In: Crystal RG, West JB, Barnes PJ et al., eds. *The lung: scientific foundations.* New York: Raven Press, 1991:663.
22. Humphreys PW, Normand ICS, Reynolds EOR et al. Pulmonary lymph flow and the uptake of liquid from the lungs of the lamb at the start of breathing. *J Physiol* 1967;193:1.
23. Normand ICS, Olver RE, Reynolds OR et al. Permeability of lung capillaries and alveoli to non-electrolytes in the fetal lamb. *J Physiol* 1971;219:303.
24. Harding R, Hooper S. Regulation of lung expansion and lung growth before birth. *J Appl Physiol* 1996;81:209.
25. Hooper SB, Harding R. Fetal lung liquid; a major determinant of the growth and functional development of the fetal lung. *Clin Exp Pharmacol Physiol* 1995;22:235.
26. Adamson TM, Brodecky V, Lambert TF et al. Lung liquid production and composition in the 'in utero' foetal lamb. *Aust J Exp Biol Med Sci* 1975;53:65.
27. Brown MJ, Olver RE, Ramsden CA et al. Effects of adrenaline and of spontaneous labour on the secretion and absorption of lung liquid in the fetal lamb. *J Physiol* 1983;344:137.
28. Alcorn D, Adamson TM, Lambert TF et al. Morphological effects of chronic tracheal ligation and drainage in the fetal lamb lung. *J Anat* 1977;123:649.
29. Fewell JE, Johnson P. Upper airway dynamics during breathing and during apnea in fetal lambs. *J Physiol* 1983;339:495.
30. Nardo I, Hopper SB, Harding R. Lung hypoplasia can be reversed by short-term obstruction of the trachea in fetal sheep. *Pediatr Res* 1995;38:690.
31. Scurry JP, Adamson TM, Cussen LJ. Fetal lung growth in laryngeal atresia and tracheal agenesis. *Aust Paediatr J* 1989;25:47.
32. Souza P, O'Brodovich H, Post M. Lung fluid restriction affects growth, but not airway branching of embryonic rat lung. *Int J Dev Biol* 1995;39:629.
33. Crombleholme TM, Albanese CT. The fetus with airway obstruction. In: Harrison MR, Evans MI, Adzick NS et al., eds. *The unborn patient: the art and science of fetal therapy*, 3rd ed. Philadelphia, PA: Saunders, 2001:357.
34. Lim F, Crombleholme M, Hedrick HL et al. Congenital high airway obstruction syndrome: natural history and management. *J Pediatr Surg* 2003;38:940.
35. Matalon S. Mechanisms and regulation of ion transport in adult mammalian alveolar type II pneumocytes. *Am J Physiol* 1991;261:C727.
36. Saumon G, Basset G. Electrolyte and fluid transport across the mature alveolar epithelium. *J Appl Physiol* 1993;74:1.
37. Olver RE, Strang LB. Ion fluxes across the pulmonary epithelium and the secretion of the lung liquor in the fetal lamb. *J Physiol* 1974;241:327.
38. Frizzell RA, Field M, Schultz SG. Sodium-coupled chloride transport by epithelial tissues. *Am J Physiol* 1979;236:F1.
39. Bland RD, Nielson DW. Developmental changes in lung epithelial ion transport and liquid movement. *Annu Rev Physiol* 1992;54:373.
40. O'Brodovich HM. Immature epithelial Na^+ channel expression is one of the pathogenetic mechanisms leading to human neonatal respiratory distress syndrome. *Proc Assoc Am Physicians* 1996;108:345.
41. Adams FH, Yanagisawa M, Kuzela D et al. The disappearance of fetal lung fluid following birth. *J Pediatr* 1971;78:837.
42. O'Brodovich HM, Hannam V. Exogenous surfactant rapidly increases Pa_{O_2} in mature rabbits with lungs that contain large amounts of saline. *Am Rev Respir Dis* 1993;147:1087.
43. Egan EA, Dillon WP, Zorn S. Fetal lung liquid absorption and alveolar epithelial solute permeability in surfactant deficient, breathing fetal lambs. *Pediatr Res* 1984;18:566.
44. Barker PM, Gowen CW, Lawson EE et al. Decreased sodium ion absorption across nasal epithelium of very premature infants with respiratory distress syndrome. *J Pediatr* 1997;130:373.
45. Aherne W, Dawkins MJR. The removal of fluid from the pulmonary airways after birth in the rabbit, and the effect on this of prematurity and pre-natal hypoxia. *Biol Neonate* 1964;7:214.
46. Bland RD et al. Lung fluid balance in lambs before and after premature birth. *J Clin Invest* 1989;84:568.
47. Bland RD, McMillan DD, Bressack MA et al. Clearance of liquid from lungs of newborn rabbits. *J Appl Physiol* 1980;49:171.
48. Sundell HW et al. Lung water and vascular permeability-surface area in newborn lambs delivered by cesarean section compared with the 3-5 day old lamb and adult sheep. *J Dev Physiol* 1980;2:191.
49. Sundell HW et al. Lung water and vascular permeability-surface area in premature newborn lambs with hyaline membrane disease. *Circ Res* 1987; 60:923.
50. Hooper SB et al. Establishing functional residual capacity in the non-breathing infant. *Semin Fetal Neonatal Med* 2013;18:336.
51. Walters DV, Olver RE. The role of catecholamines in lung liquid absorption at birth. *Pediatr Res* 1978;12:239.
52. Olver RE, Ramsden CA, Strang LB et al. The role of amiloride-blockable sodium transport in adrenaline-induced lung liquor reabsorption in the fetal lamb. *J Physiol* 1986;376:321.
53. Walters DV, Ramsden CA, Olver RE. Dibutyryl cAMP induces a gestation-dependant absorption of fetal lung liquid. *J Appl Physiol* 1990;68:2054.
54. Chapman DL, Carlton DP, Cummings JJ et al. Intrapulmonary terbutaline and aminophylline decrease lung liquid in fetal lambs. *Pediatr Res* 1991;29:357.
55. Krochmal-Mokrzan EM, Barker PM, Gatzy JT. Effects of hormones on potential difference and liquid balance across explants from proximal and distal fetal rate lung. *J Physiol* 1993;463:647.
56. Cott GR, Rao AK. Hydrocortisone promotes the maturation of the Na^+ dependent ion transport across the fetal pulmonary epithelium. *Am J Respir Cell Mol Biol* 1993;9:166.
57. Hooper SB, Wallace MJ, Harding R. Amiloride blocks the inhibition of fetal lung liquid secretion caused by AVP but not by asphyxia. *J Appl Physiol* 1993;74:111.
58. Basset G, Crone C, Saumon G. Significance of active ion transport in transalveolar water absorption: a study on isolated rat lung. *J Physiol* 1987;384:311.
59. Sakuma T, Okaniwa G, Nakada T et al. Alveolar fluid clearance in the resected human lung. *Am J Resir Crit Care Med* 1994;150:305.
60. Sakuma T, Pittet JF, Jayr C et al. Alveolar liquid and protein clearance in the absence of blood flow or ventilation in sheep. *J Appl Physiol* 1993;74:176.
61. Jayr C, Garat C, Meignan M et al. Alveolar liquid and protein clearance in anesthetized ventilated rats. *J Appl Physiol* 1994;76:2636.
62. Icard P, Saumon G. Alveolar sodium and liquid transport in mice. *Am J Physiol Lung Cell Mol Physiol* 1999;277:L1232.
63. Matthay MA, Folkesson HG, Clerici C. Lung epithelial fluid transport and the resolution of pulmonary edema. *Physiol Rev* 2002;82:569.
64. Walters DV. Fetal lung liquid: secretion and absorption. In: Hanson MA, Spencer JAD, Rodeck CH et al., eds. *Fetus and neonate: physiology and clinical*

application. Cambridge, MA: Cambridge University Press, 1994:43, Vol. 2: Breathing.
65. Umenishi F, Carter EP, Yang B et al. Sharp increase in rat lung water channel expression in the perinatal period. *Am J Respir Cell Mol Biol* 1996;15:673.
66. Canessa CM, Schild L, Buell G et al. Amiloride-sensitive epithelial Na$^+$ channel is made of three homologous subunits. *Nature* 1994;367:412.
67. Barker PM, Gatzy JT. Effects of gas composition on liquid secretion by explants of distal lung of fetal rat in submersion culture. *Am J Physiol Lung Cell Mol Physiol* 1993;265:L512.
68. Oliver RE et al. The role of amiloride-blockable sodium transport in adrenaline-induced lung liquid reabsorption in the fetal lamb. *J Physiol* 1986;376:321.
69. Siew ML et al. Inspiration regulates the rate and temporal pattern of lung liquid clearance and lung aeration at birth. *J Appl Physiol* 2009;106:1888.
70. Hooper SB et al. Imaging lung aeration and lung liquid clearance at birth. *FASEB J* 2007;21:3329.
71. Hummler E, Planes C. Importance of ENaC-mediated sodium transport in alveolar fluid clearance using genetically-engineered mice. *Cell Physiol Biochem* 2010;25:63.
72. Bonny O, Rossier BC. Disturbances of Na/K balance: pseudohypoaldosteronism revisited. *J Am Soc Nephrol* 2002;13:2399.
73. O'Brodovich H et al. Amiloride impairs lung water clearance in newborn guinea pigs. *J Appl Physiol* 1990;68:1758.
74. Siew ML et al. The role of lung inflation and sodium transport in airway liquid clearance during lung aeration in newborn rabbits. *Pediatr Res* 2013;73:443.
75. Bland RD. Lung fluid balance in lambs before and after birth, *J Appl Physiol* 1982;53:992.
76. Raj JU, Bland RD. Lung luminal liquid clearance in newborn lambs. Effect of pulmonary microvascular pressure elevation. *Am Rev Respir Dis* 1986;134:305.
77. Cummings JJ et al. Hypoproteinemia slows lung liquid clearance in young lambs. *J Appl Physiol* 1993;74:153.
78. Dawes GS, Fox HE, Leduc BM et al. Respiratory movements and paradoxical sleep in the fetal lamb. *J Physiol* 1970;210:47 P.
79. Merlet C, Hoerter J, Devilleneuve C et al. Mise en evidence de mouvements respiratoires chez le foetus d'agneau au cours du dernier mois de la gestation. *C R Acad Sci* 1970;270:2462.
80. Dawes GS, Fox HE, Leduc MB et al. Respiratory movements and rapid eye movement sleep in the fetal lamb. *J Physiol* 1972;220:119.
81. Boddy K, Dawes GS, Fisher R et al. Fetal respiratory movements, electrocortical and cardiovascular responses to hypoxaemia and hypercapnia in sheep. *J Physiol* 1974;243:599.
82. Maloney JE, Adamson TM, Brodecky V et al. Modification of respiratory center output in the unanesthetized fetal sheep "in utero". *J Appl Physiol* 1975;39:552.
83. Maloney JE, Bowes G, Wilkinson M. "Fetal breathing" and the development of patterns of respiration before birth. *Sleep* 1980;3:299.
84. Ioffe S, Jansen AH, Russell BJ et al. Respiratory response to somatic stimulation in fetal lambs during sleep and wakefulness. *Pflugers Arch* 1980;388:143.
85. Ioffe S, Jansen AH, Russell BJ et al. Sleep, wakefulness and the monosynaptic reflex in fetal and newborn lambs. *Pflugers Arch* 1980;388:149.
86. Rigatto H, Moore M, Cates D. Fetal breathing and behavior measured through a double-wall Plexiglas window in sheep. *J Appl Physiol* 1986;61:160.
87. Boddy K, Dawes GS. Fetal breathing. *Br Med Bull* 1975;31:3.
88. Patrick J, Campbell K, Carmichael L et al. A definition of human fetal apnea and the distribution of fetal apneic intervals during the last ten weeks of pregnancy. *Am J Obstet Gynecol* 1980;136:471.
89. Patrick J, Campbell K, Carmichael L et al. Patterns of human fetal breathing during the last 10 weeks of pregnancy. *Obstet Gynecol* 1980;56:24.
90. Dawes GS. Breathing before birth in animals and man. *N Engl J Med* 1974;290:557.
91. Kitterman JA, Liggins GC, Clements JA et al. Stimulation of breathing movements in fetal sheep by inhibitors of prostaglandin synthesis. *J Dev Physiol* 1979;1:453.
92. Dawes GS, Gardner WN, Johnston BM et al. Effects of hypercapnia on tracheal pressure, diaphragm and intercostal electromyograms in unanesthetized fetal lambs. *J Physiol* 1982;326:461.
93. Jansen AH, Ioffe S, Russell BJ et al. Influence of sleep state on the response to hypercapnia in fetal lambs. *Respir Physiol* 1982;48:125.
94. Moss IR & Scarpelli EM. Generation and regulation of breathing in utero: fetal CO_2 response test. *J Appl Physiol Respir Environ Exerc Physiol* 1979;47:527.
95. Rigatto H. A new window on the chronic fetal sheep model. In: Nathanielsz PW, ed. *Animal models in fetal medicine*. Ithaca, NY: Perinatology Press, 1984:57.
96. Rigatto H, Hasan SU, Jansen A et al. The effect of total peripheral chemodenervation on fetal breathing and on the establishment of breathing at birth in sheep. In: Jones CT, ed. *Fetal and neonatal development*. Ithaca, NY/Oxford, UK: Perinatology Press, 1988:613.
97. Clewlow F, Dawes GS, Johnston BM et al. Changes in breathing, electrocortical and muscle activity in unanesthetized fetal lambs with age. *J Physiol* 1983;341:463.
98. Koos BJ, Sameshima H, Power GG. Fetal breathing, sleep state, and cardiovascular responses to graded hypoxia in sheep. *J Appl Physiol* 1987;62:1033.
99. Baier RJ, Hasan SU, Cates DB et al. Effects of various concentrations of O_2 and umbilical cord occlusion on fetal breathing and behavior. *J Appl Physiol* 1990;68:1597.
100. Dawes GS. The establishment of pulmonary respiration. In: *Foetal and neonatal physiology*. Chicago, IL: Year Book Medical Publishers, 1968:125.
101. Harned H, Ferreiro J. Initiation of breathing by cold stimulation: effects of change in ambient temperature on respiratory activity of the full-term fetal lambs. *J Pediatr* 1973;88:663.
102. Jansen AH, Ioffe S, Russell BJ et al. Effect of carotid chemoreceptor denervation on breathing in utero and after birth. *J Appl Physiol Respir Environ Exerc Physiol* 1981;51:630.
103. Rigatto H, Lee D, Davi M et al. Effect of increased arterial CO_2 on fetal breathing and behavior in sheep. *J Appl Physiol* 1988;64:982.
104. Alvaro R, Weintraub Z, Alvarez J et al. The effects of 21 or 30% O_2 plus umbilical cord occlusion on fetal breathing and behavior. *J Dev Physiol* 1992;18:237.
105. Alvaro R, deAlmeida V, Al-Alaiyan S et al. A placental extract inhibits breathing induced by umbilical cord occlusion in fetal sheep. *J Dev Physiol* 1993;19:23.
106. Adamson SL, Richardson BS, Homan J. Initiation of pulmonary gas exchange by fetal sheep in utero. *J Appl Physiol* 1987;62:989.
107. Adamson SL, Kuiper IM, Olson DM. Umbilical cord occlusion stimulates breathing independent of blood gases and pH. *J Appl Physiol* 1991;70:1796.
108. Thorburn GD. The placenta and the control of fetal breathing movements. *Reprod Fertil Dev* 1995;7:577.
109. Alvarez JE, Baier RJ, Fajardo CA et al. The effect of 10% O2 on the continuous breathing induced by O2 or O2 plus cord occlusion in the fetal sheep. *J Dev Physiol* 1992;17:227.
110. Baier, RJ, Fajardo CA, Alvarez J et al. The effects of gestational age and labour on the breathing and behavior response to oxygen and umbilical cord occlusion in the fetal sheep. *J Dev Physiol* 1992;18:93.
111. Baier, RJ, Hasan SU, Cates DB et al. Hyperoxemia profoundly alters breathing pattern and arouses the fetal sheep. *J Dev Physiol* 1992;18:143.
112. Alvaro RE, Robertson M, Lemke R et al. Effects of a prolonged infusion of a placental extract on breathing and electrocortical activity in the fetal sheep. *Pediatr Res* 1997;41:300.
113. Alvaro RE, Hasan S, Chemtob S et al. The inhibition of breathing observed with a placental extract in fetal sheep is due to prostaglandin. *Pediatr Res* 2002;51:332A.
114. Kitterman J, Liggins GC, Fewell JE et al. Inhibition of breathing movements in fetal sheep by prostaglandins. *J Appl Physiol Respir Environ Exerc Physiol* 1983;54:687.
115. Wallen LD, Mural DT, Clyman RI et al. Regulation of breathing movements in fetal sheep by prostaglandin E_2. *J Appl Physiol* 1986;60:526.
116. Koos BJ. Central stimulation of breathing movements in fetal lambs by prostaglandin synthetase inhibitors. *J Physiol* 1985;362:455.
117. Kitterman J. Arachidonic acid metabolites and control of breathing in the fetus and newborn. *Semin Perinatol* 1987;11:43.
118. Koos BJ, Maeda T. Fetal breathing, sleep state and cardiovascular response to adenosine in sheep. *J Appl Physiol* 1989;68:489.
119. Bissonette JM, Hohimer AR, Knopps SJ. The effect of centrally administered adenosine on fetal breathing movements. *Respir Physiol* 1991;84:273.
120. Koos BJ, Maeda T, Jan C. Adenosine A_1 and A_{2A} receptors modulate sleep state and breathing in fetal sheep. *J Appl Physiol* 2001;91:343.
121. Koos BJ, Phil D, Takatsugu M et al. Adenosine A_{2A} receptors mediate hypoxic inhibition of fetal breathing in sheep. *Am J Obstet Gynecol* 2002;186:663.
122. Karlberg P. The adaptive changes in the immediate postnatal period, with particular reference to respiration. *J Pediatr* 1960;56:585.
123. Karlberg P, Cherry RB, Escardo FE et al. Respiratory studies in newborn infants. II Pulmonary ventilation and mechanics of breathing in the first minutes of life, including the onset of respiration. *Acta Paediatr* 1962;51:121.
124. Pfister RE, Ramsden CA, Neil HL et al. Volume and secretion rate of lung liquid in the final days of gestation and labour in the fetal sheep. *J Physiol* 2001;535(3):889.
125. Bosma JF, Lind J, Gentz N. Motions of the pharynx associated with initial aeration of the lungs of the newborn infant. *Acta Paediatr Suppl* 1959;48:117.
126. Fawcitt J, Lind J, Wegelius C. The first breath: a preliminary communication describing some methods of investigation of the first breath of a baby and the results obtained from them. *Acta Paediatr Suppl* 1960;49:15.
127. Agostoni E, Talietti A, Agostoni AF et al. Mechanical aspects of the first breath. *J Appl Physiol* 1958;13:344.
128. Vyas H, Field D, Milner AD et al. Determinants of the first inspiratory volume and functional residual capacity at birth. *Pediatr Pulmonol* 1986;2:189.

129. Faridy EE. Air opening pressure in fluid filled lungs. *Respir Physiol* 1987;68:279.
130. Faridy EE. Fetal lung development in surgically induced prolonged gestation. *Respir Physiol* 1981;45:153.
131. Faridy EE. Air opening pressure in fetal lungs. *Respir Physiol* 1987;68:293.
132. Lowson EE, Brown ER, Torday DL et al. The effect of epinephrine on tracheal fluid flow and surfactant efflux in fetal sheep. *Am Rev Respir Dis* 1978;118:1023.
133. Avery ME, Mead J. Surface properties in relation to atelectasis and hyaline membrane disease. *Am J Dis Child* 1959;97:517.
134. Mortola JP, Fisher JT, Smith JB et al. Onset of respiration in infants delivered by cesarean section. *J Appl Physiol* 1982;52(3):716.
135. Te Pas AB et al. Breathing patterns in preterm and term infants immediately after birth. *Paediatr Res* 2009;65:352.
136. Siew ML et al. Positive end-expiratory pressure enhances development of a functional residual capacity in preterm rabbits ventilated from birth. *J Appl Physiol* 2009;106:1487.
137. Heymann MA, Creasy RK, Rudolph AM. Quantitation of blood flow patterns in the foetal lamb in utero. In: *Proceedings of the Sir Joseph Barcroft Centenary Symposium: Foetal and Neonatal Physiology*. Cambridge, MA: Cambridge University Press, 1973a.
138. Edelstone DI, Rudolph AM, Heymann MA. Liver and ductus venosus blood flows in fetal lambs in utero. *Circ Res* 1978;42:426.
139. Edelstone DI, Rudolph AM. Preferential streaming of ductus venosus blood to the brain and heart in fetal lambs. *Am J Physiol* 1979;237:1172.
140. Berhman RE, Lees MH, Peterson EN et al. Distribution of the circulation in the normal and asphyxiated fetal primate. *Am J Obstet Gynecol* 1970;108:957.
141. Reuss ML, Rudolph AM, Heymann MA. Selective distribution of microspheres injected into the umbilical veins and inferior venae cavae of fetal sheep. *Am J Obstet Gynecol* 1981;141:427.
142. Hislop A, Reid L. Intrapulmonary arterial development during fetal life: branching pattern and structure. *J Anat* 1972;113:35.
143. Hislop A, Reid L. Formation of the pulmonary vasculature. In: Wa H, ed. *Development of the lung*. New York: Marcel Dekker, 1977:37.
144. Furchgott Rf, Zawadzki JV. The obligatory role of endothelial cell in the relaxation of arterial smooth muscle by acetylcholine. *Nature* 1980;288:373.
145. Ignarro LJ, Byrns RE, Buga GM et al. Endothelium-derived relaxing factor from pulmonary artery and vein possesses pharmacologic and chemical properties identical to those of nitric oxide radical. *Circ Res* 1987;61:866.
146. Warner T, Mitchell J, Sheng H et al. Effects of cyclic GMP on smooth muscle relaxation. In: Murad F, ed. *Advances in pharmacology*, Vol. 26. San Diego, CA: Academic Press, 1984:171.
147. Thompson W. Cyclic nucleotide phosphodiesterases: pharmacology, biochemistry and function. *Pharmacol Ther* 1991;51:13.
148. Perreault T, De Marte JM. Maturational changes in endothelium-derived relaxation in newborn piglet pulmonary circulation. *Am J Physiol* 1993;264:H302.
149. Steinhorn RH, Morin FC III, Gugino SF et al. Developmental differences in endothelium-dependent responses in isolated ovine pulmonary arteries and veins. *Am J Physiol* 1993;264:H2162.
150. Shaul PW, Farrar MA, Magness RR. Pulmonary endothelial nitric oxide production is developmentally regulated in the fetus and newborn. *Am J Physiol* 1993;265:H1056.
151. North AJ, Star RA, Brannon TS et al. Nitric oxide synthase type I and type III gene expression are developmentally regulated in rat lung. *Am J Physiol* 1994;266:L635.
152. Bloch KD, Filippov G, Sanchez LS et al. Pulmonary soluble guanylate cyclase, a nitric oxide receptor, is increased during the perinatal period. *Am J Physiol* 1997;272:L400.
153. Moore P, Velvis H, Fineman JR et al. EDRF inhibition attenuates the increase in pulmonary blood flow due to O_2 ventilation in fetal lambs. *J Appl Physiol* 1992;73:2151.
154. McQueston JA, Cornfield DN, McMurtry IF et al. Effects of oxygen and exogenous L-arginine on EDRF activity in fetal pulmonary circulation. *Am J Physiol* 1993;264:H865.
155. Tiktinsky MH, Morin FC III. Increasing oxygen tension dilates fetal pulmonary circulation via endothelium-derived relaxing factor. *Am J Physiol Heart Circ Physiol* 1993;265:H376.
156. Abman SH, Chatfield BA, Hall SL et al. Role of endothelium-derived relaxing factor during transition of pulmonary circulation at birth. *Am J Physiol* 1990;259:H1921.
157. Cornfield DN, Reeve HL, Tolarova S et al. Oxygen causes fetal pulmonary vasodilation through activation of a calcium-dependent potassium channel. *Proc Natl Acad Sci U S A* 1996;93:8089.
158. Yangisawa M, Kurihara H, Kimura S et al. A novel potent vasoconstrictor peptide produced by vascular endothelial cells. *Nature* 1998;332:411.
159. Chatfield BA, McMurtry IF, Hall SL et al. Hemodynamic effects of endothelin-1 on ovine fetal pulmonary circulation. *Am J Physiol* 1991;261:R182.
160. Hislop AA, Zhao YD, Springall DR et al. Postnatal changes in endothelin-1 binding in porcine pulmonary vessels and airways. *Am J Respir Cell Mol Biol* 1995;12:557.
161. Wong J, Vanderford PA, Fineman JR et al. Developmental effects of endothelin-1 on the pulmonary circulation in sheep. *Pediatr Res* 1994;36:394.
162. Arai H, Hori S, Aramori I et al. Cloning and expression of a cDNA encoding an endothelin receptor. *Nature* 1990;348:730.
163. Sakurai T, Yanagisawa M, Takuwa Y et al. Cloning of a cDNA encoding a non-isopeptide-selective subtype of the endothelin receptor. *Nature* 1990;348:732.
164. Boulanger, C, Luscher TF. Release of endothelin from the porcine aorta. Inhibition by endothelium-derived nitric oxide. *J Clin Invest* 1990;85:587.
165. . Luscher, TF, Yang Z, Tschudi M et al. Interaction between endothelin-1 and endothelium-derived relaxing factor in human arteries and veins. *Circ Res* 1990;66:1088.
166. Gosch JR. Oxygen dilation in fetal pulmonary arterioles: role of K^+ channels. *J Surg Res* 2001;97:159.
167. Weir EK, Archer SL. The mechanism of acute hypoxic pulmonary vasoconstriction: the tale of two channels. *FASEB J* 1995;9:183.
168. Sham JS, Crenshaw EB Jr, Deng LH et al. Effects of hypoxia in porcine pulmonary arterial myocytes: roles of K(V) channel and endothelin-1. *Am J Physiol* 2000;279:L262.
169. Dawes GS, Mott JC. Vascular tone of the foetal lung. *J Physiol* 1962;164:465.
170. Cassin S, Dawes GS, Ross BB. Pulmonary blood flow and vascular resistance in immature foetal lambs. *J Physiol* 1964;171:80.
171. Emmanouilides GC, Moss AJ, Duffie ER et al. Pulmonary arterial pressure changes in human newborn infants from birth to 3 days of age. *J Pediatr* 1964;65:327.
172. . Heymann MA, Soifer SJ. Control of fetal and neonatal pulmonary circulation. In: Weir EK, Reeves JT, eds. *Pulmonary vascular physiology and pathophysiology*. New York: Marcel Dekker, 1989:33.
173. Heymann MA. Control of the pulmonary circulation in the fetus and during the transitional period to air breathing. *Eur J Obstet Gynecol Reprod Biol* 1999;84:127.
174. Raj U, Shimoda L. Oxygen-dependent signaling in pulmonary vascular smooth muscle. *Am J Physiol Lung Cell Mol Physiol* 2002;283:L671.
175. Enhorning G, Adams FH, Norman A. Effect of lung expansion on the fetal lamb circulation. *Acta Paediatr Scand* 1996;55:441.
176. Gilbert RD, Hessler JR, Eitzman DV et al. Site of pulmonary vascular resistance in fetal goats. *J Appl Physiol* 1972;32:47.
177. Leffler C, Hessler J, Green R. Mechanism of stimulation of pulmonary prostacyclin synthesis at birth. *Prostaglandins* 1984;28:877.
178. Leffler CW, Hessler JR, Green RS. The onset of breathing stimulates pulmonary vascular prostacyclin synthesis. *Pediatr Res* 1984;18:938.
179. Leffler C, Tyler T, Cassin S. Effect of indomethacin on pulmonary vascular response to ventilation of fetal goats. *Am J Physiol* 1978;234:H346.
180. Leffler CW, Hessler JR, Terragno NA. Ventilation-induced release of prostaglandin-like material from fetal lungs. *Am J Physiol* 1980;238:H282.
181. Soifer SJ, Morin FC III, Kaslow DC et al. The developmental effects of prostaglandin D_2 on the pulmonary and systemic circulations in the newborn lamb. *J Dev Physiol* 1983;5:237.
182. Cornfield DN, Resnik ER, Herron JM et al. Pulmonary vascular K^+ channel expression and vasoreactivity in a model of congenital heart disease. *Am J Physiol Lung Cell Mol Physiol* 2002;283:L1210.
183. Tristani-Firouzi M, Martin E, Tolarova S et al. Ventilation-induced pulmonary vasodilation at birth is modulated by potassium channel activity. *Am J Physiol* 1996;271:H2353.
184. Archer SL, Huang JMC, Hampl V et al. Nitric oxide and cGMP cause vasorelaxation by activation of a charybdotoxin-sensitive K channel by cGMP-dependent protein kinase. *Proc Natl Acad Sci U S A* 1994;91:7583.
185. Hulme JT, Coppock EA, Felipe A et al. Oxygen sensitivity of cloned voltage-gated K^+ channels expressed in the pulmonary vasculature. *Circ Res* 1999;85:489.
186. Bolotina VM, Najibi S, Palacino JJ et al. Nitric oxide directly activates calcium-dependent potassium channels in vascular smooth muscle. *Nature* 1994;368:850.
187. Robertson BE, Schubert R, Hescheler J et al. cGMP dependent protein kinase activates Ca-activated K channels in cerebral artery smooth muscle cells. *Am J Physiol* 1993;265:C299.
188. Saqueton CB, Miller RB, Porter VA et al. NO causes perinatal pulmonary vasodilation through K^+–channels activation and intracellular Ca^{2+} release. *Am J Physiol* 1999;276:L925.
189. De Vroomen M Takahashi Y, Roman C, et al. Calcitonin gene-related peptide increases pulmonary blood flow in fetal sheep. *Am J Physiol* 1998;274:H277.
190. Godecke A, Decking U, Ding Z et al. Coronary hemodynamics in endothelial NO synthase knockout mice. *Circ Res* 1998;82:186.
191. Konduri G, Woodard L. Selective pulmonary vasodilation by low-dose infusion of adenosine triphosphate in newborn lambs. *J Pediatr* 1991;199:94.
192. Konduri GG, Mattei J. Role of oxidative phosphorylation and ATP release in mediating birth-related pulmonary vasodilation in fetal lambs. *Am J Physiol Heart Circ Physiol* 2002;283:H1600.
193. Pepke-Zaba J, Higenbottam TW, Dinh-Xuan AT et al. Alpha-adrenergic stimulation of porcine pulmonary arteries. *Eur J Pharmacol* 1993;235:169.

194. MacLean MR, McCulloch KM, McGrath JC. Influences of the endothelium and hypoxia on α_2-adrenoceptor-mediated responses in the rabbit isolated pulmonary artery. *Br J Pharmacol* 1993;108:155.
195. Miller VM. Vanhoutte PM. Endothelial α_2-adrenoceptors in canine pulmonary and systemic blood vessels. *Eur J Pharmacol* 1985;118:123.
196. Magnenant E, Jaillard S, Deruelle P et al. Role of the alpha$_2$-adrenoceptors on the pulmonary circulation in the ovine fetus. *Pediatr Res* 2003;54:1.
197. Shimoda LA, Sylvester JT, Sham JS. Inhibition of voltage-aged K⁺ current in rat intrapulmonary arterial myocytes by endothelin-1. *Am J Physiol* 1998;274:L842.
198. Barman SA. Pulmonary vasoreactivity to endothelin-1 at elevated vascular tone is modulated by potassium channels. *J Appl Physiol* 1996;80:91.
199. Li H, Elton TS, Chen YF et al. Increased endothelin receptor gene expression in hypoxic rat lung. *Am J Physiol* 1994;266:L553.
200. Peng W, Michael JR, Hoidal JR et al. ET-1 modulates Kca-channel activity and arterial tension in normoxic and hypoxic human pulmonary vasculature. *Am J Physiol* 1998;275:L729.
201. Goirand F, Bardou M, Guerard P et al. ET$_A$, mixed ET$_A$/ET$_B$ receptor antagonists, and protein kinase C inhibitor prevent acute hypoxic pulmonary vasoconstriction: influence of potassium channels. *J Cardiovasc Pharmacol* 2003;41:117.
202. Adman SH, Accurso FJ. Acute effects of partial compression of ductus arteriosus on fetal pulmonary circulation. *Am J Physiol* 1989;257:H626.
203. Rairigh RL, Storme L, Parker TA et al. Inducible NO synthase inhibition attenuates shear stress-induced pulmonary vasodilation in the ovine fetus. *Am J Physiol* 1999;276:L513.
204. Cornfield DN, Chatfield BA, McQueston JA et al. Effects of birth-related stimuli on L-arginine-dependent pulmonary vasodilation in ovine fetus. *Am J Physiol* 1992;262:H1474.
205. Ogasa T, Nakano H, Ide H et al. Flow-mediated release of nitric oxide in isolated, perfused rabbit lungs. *J Appl Physiol* 2001;91(1):363.
206. Storme L, Rairigh RL, Parker TA et al. K+-channel blockade inhibits shear stress-induced pulmonary vasodilation in the ovine fetus. *Am J Physiol* 1999;276:L220.
207. Cooke JP, Rossitch E Jr, Andon NA et al. Flow activates an endothelial potassium channel to release an endogenous nitrovasodilator. *J Clin Invest* 1991;88:1663.
208. Ralevic V, Milner P, Kirkpatrick KA et al. Flow-induced release of adenosine 5'-triphosphate from endothelial cells of the rat mesenteric arterial bed. *Experientia* 1992;48:31.
209. Hassessian H. Bodin P, Burnstock G. Blockade by glibenclamide of the flow-evoked endothelial release of ATP that contributes to vasodilation in the pulmonary vascular bed of the rat. *Br J Pharmacol* 1993;109:466.
210. Nelson N. Physiology of transition. In: Avery GB, Fletcher MA, MacDonald MG, eds. *Neonatology: pathophysiology and management of the newborn*, 4th ed. Philadelphia, PA: J.B. Lippincott Company, 1994:223.
211. Starling MB, Elliott RB. The effects of prostaglandins, prostaglandin inhibitors, and oxygen on the closure of the ductus arteriosus, pulmonary arteries and umbilical vessels *in vitro*. *Prostaglandins*. 1974;8(3):187.
212. Sharpe GL, Larsson KS. Studies on closure of the ductus arteriosus. X. *In vivo* effect of prostaglandin. *Prostaglandins* 1975;9(5):703.
213. Lim MK, Hanretty K, Houston AB. Intermittent ductal patency in healthy newborn infants: demonstration by colour Doppler flow mapping. *Arch Dis Child* 1992;67:1218.
214. Hammerman C. Patent ductus arteriosus: clinical relevance of prostaglandins and prostaglandin inhibitors in PDA pathophysiology and treatment. *Clin Perinatol* 1995;22(2):457.

17 Assistência na Sala de Parto

Georg M. Schmölzer e Virender K. Rehan

INTRODUÇÃO

A maior parte dos recém-nascidos (RNs) realiza uma transição fetal-neonatal tranquila; no entanto, cerca de 10% deles requerem suporte respiratório (1) e cerca de 0,08% dos RNs a termo e pré-termo tardio requerem compressões torácicas (2,3). A maioria das reanimações, entretanto, acontece inesperadamente e, portanto, deve haver, pelo menos, uma pessoa treinada e capacitada em reanimação neonatal presente em cada parto (4). Se a necessidade de reanimação for prevista (p. ex., RN pré-termo, anormalidades congênitas), deve-se solicitar a participação de equipe qualificada adicional antes do parto. O ideal seria haver um líder da equipe em toda reanimação cujas tarefas incluiriam conhecer o ambiente, ter comunicação efetiva no sentido profissional, delegar funções, antecipar e implementar o plano de reanimação, usando todas as informações e recursos disponíveis e pedindo ajuda, quando necessário. Além disso, como muitos partos de alto risco ocorrem em hospitais não universitários e comunitários, todos os profissionais envolvidos na assistência do RN na sala de parto devem ser adequadamente treinados em todos os aspectos da reanimação neonatal. Todo o equipamento necessário para reanimar o RN deve ser verificado e estar em boas condições antes de cada parto.

A transição fetal-neonatal no parto representa um desafio fisiológico importante para os RNs. Os pulmões do RN precisam ser aerados, e o sistema cardiovascular precisa passar por mudanças importantes. Tendo em vista a complexidade, a magnitude e a rapidez dessas alterações fisiológicas, é surpreendente que a maioria dos RNs tenha uma transição tranquila. Alguns RNs, porém, especialmente os muito pré-termo, não conseguem fazer essa transição sem assistência considerável. Há risco de asfixia, definida como uma combinação de hipoxemia, hipercapnia e acidose, durante o trabalho de parto, o parto e os primeiros minutos de vida. Isso ocorre porque o RN precisa insuflar os pulmões e realizar adaptações circulatórias imediatamente após o nascimento. O insucesso de qualquer um desses dois eventos acarreta asfixia. As alterações essenciais durante a transição fetal-neonatal são o estabelecimento de troca gasosa efetiva, além da oclusão das vias circulatórias fetais, que incluem os *shunts* direita-esquerda através do forame oval e do canal arterial. A reanimação habilidosa de RN com dificuldade na transição pode minimizar as taxas de morbidade e mortalidade subsequentes. O conhecimento das alterações fisiológicas nos sistemas respiratório e circulatório que ocorrem normalmente quando o RN adapta-se à vida extrauterina é imprescindível à abordagem racional e efetiva à reanimação.

ADAPTAÇÃO RESPIRATÓRIA

Antes do nascimento, as vias respiratórias estão cheias de líquido, e os pulmões não participam da troca gasosa (5). No nascimento, o líquido pulmonar precisa ser removido das vias respiratórias a fim de permitir a entrada de ar e o estabelecimento de capacidade residual funcional (CRF) (5). O objetivo das primeiras respirações após o nascimento é remover o líquido pulmonar, estabelecer CRF e dar início à respiração espontânea ao mesmo tempo que viabiliza a troca gasosa (6). Minutos após o parto, a resistência vascular pulmonar cai dez vezes, resultando em aumento do fluxo sanguíneo pulmonar (7). A primeira incursão respiratória deve gerar pressão transpulmonar alta de modo a superar a viscosidade do líquido pulmonar e a tensão superficial intra-alveolar. Também ajuda a impelir o líquido alveolar através do epitélio alveolar. A expansão e a aeração dos pulmões também estimulam a liberação do surfactante com o estabelecimento resultante de uma interface líquido-ar e desenvolvimento da CRF (5,7,8) (Figura 17.1).

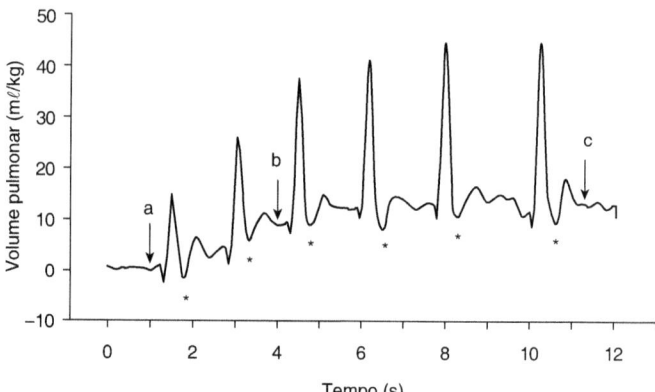

Figura 17.1 Registro pletismográfico da atividade respiratória e do aumento dos volumes expiratórios finais de gás pulmonar desde o parto de um coelho recém-nascido quase termo com respiração espontânea. O registro demonstra que os filhotes conseguem gerar rapidamente um volume de ar pulmonar no final da expiração de aproximadamente 16 mℓ/kg em 10 a 12 segundos após o início da respiração. Observe que o volume expiratório final de ar pulmonar aumenta com cada respiração. As radiografias por contraste de fase foram obtidas nos momentos indicados pelas setas no registro pletismográfico e demonstram o aumento da aeração pulmonar associada a cada respiração (*a, b, c*). As reduções no volume de gás imediatamente após a inspiração (asterisco) são artefatos de registro. De Hooper SB, Siew M, Kitchen MJ *et al*. Imaging lung aeration and lung liquid clearance at birth. *FASEB J* 2007;21:3329, com permissão.

ADAPTAÇÃO CIRCULATÓRIA

Para que os pulmões realizem trocas gasosas adequadas após o nascimento, as vias respiratórias e os alvéolos precisam eliminar o líquido pulmonar fetal e é crucial que ocorra aumento do fluxo sanguíneo pulmonar. *In utero*, a resistência vascular pulmonar fetal é alta e a resistência vascular sistêmica é baixa; 90% do débito cardíaco é desviado dos pulmões e é direcionado para a placenta, onde se dá a troca gasosa fetoplacentária (Figura 17.2). Após o clampeamento do cordão umbilical, o RN precisa alterar imediatamente seu local de troca gasosa da placenta para os pulmões, e é crucial que redirecione parte do débito cardíaco para os pulmões para iniciar a troca gasosa pulmonar. Ao nascimento, o clampeamento do cordão umbilical eleva a resistência vascular sistêmica, o que resulta em aumento das pressões ventricular esquerda e aórtica. A aeração pulmonar e a subsequente troca gasosa elevam a Pa_{O_2} e o pH, que resultam em vasodilatação pulmonar. Tais alterações fisiológicas aumentam o fluxo sanguíneo para o átrio esquerdo pelas veias pulmonares, de modo que a pressão atrial esquerda excede a pressão atrial direita, levando ao fechamento funcional do forame oval (Figura 17.2). Quando a resistência vascular pulmonar diminui até um nível inferior à resistência vascular sistêmica, o canal arterial fecha-se funcionalmente. Em decorrência da interrupção do retorno venoso umbilical, o clampeamento do cordão umbilical também induz o fechamento do ducto venoso.

Durante a transição neonatal, a frequência cardíaca (FC) é o indicador clínico objetivo mais importante da saúde dos RNs. O aumento progressivo da FC é considerado um bom marcador da efetividade da reanimação (9), e uma FC superior a 100 bpm (bpm) é considerada normal (4). Recentemente, Dawson *et al*. (10) relataram um nomograma de alterações da FC nos primeiros 10 minutos. Esses dados sugerem que mais de 50% dos RNs apresentam uma FC inferior a 100 bpm com 1 minuto de vida e 21% com 2 minutos (Figura 17.3). Deve-se

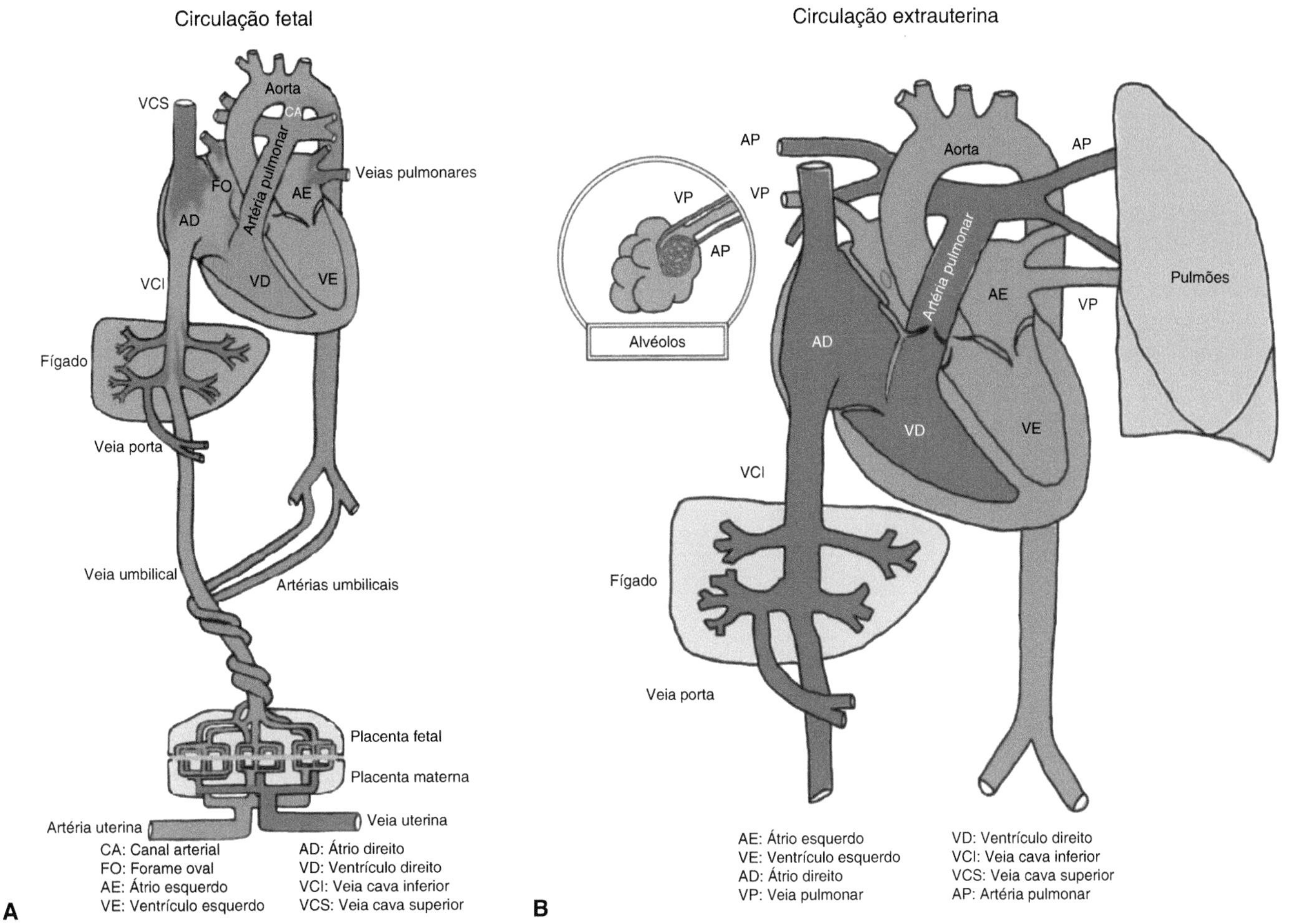

Figura 17.2 A e B. Circulações fetal e extrauterina (neonatal). De David Atkinson, MD, David Geffen School of Medicine at UCLA, com permissão. (Esta figura encontra-se reproduzida em cores no Encarte.)

observar que uma FC inferior a 60 bpm foi encontrada nesses RNs com um bom tônus muscular e esforço respiratório normal com 1 e 2 minutos, em 17% e 7%, respectivamente (Figura 17.3). Além disso, em RN pré-termo e naqueles nascidos de cesariana, a FC aumentou mais lentamente do que em partos vaginais de RN a termo. Portanto, baixas FCs nos primeiros 2 minutos podem ser consideradas "normais" e, se não houver outros sinais, não devem ser uma indicação de ventilação imediata (10).

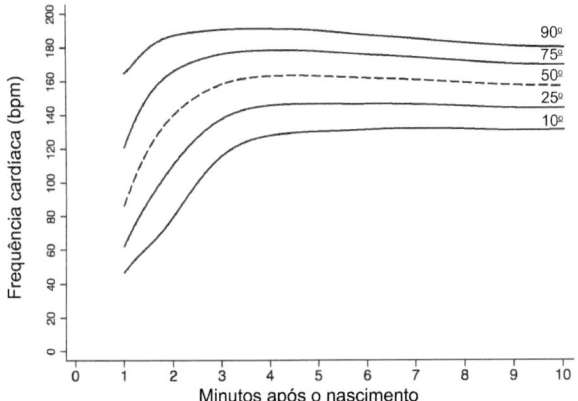

Figura 17.3 Os percentis de FC 10, 25, 50, 75 e 90 para todos os recém-nascidos sem intervenção médica após o parto. bpm, batimentos por minuto. Em Dawson J, Kamlin O, Wong C *et al.* Changes in heart rate in the first minutes after birth. *Arch Dis Child Fetal Neonatal Ed* 2010;95:F177.

GESTAÇÕES DE ALTO RISCO

Certas situações durante a gravidez, o trabalho de parto ou o parto encerram risco aumentado de asfixia perinatal. Se essas gestações de alto risco forem identificadas antes do nascimento, deve-se monitorar seu progresso durante o parto e o nascimento meticulosamente, e pode-se instituir a reanimação ao nascimento. Os Quadros 17.1 e 17.2 citam alguns dos fatores que alertam o médico para um parto de alto risco. O manejo ideal desses casos demanda boa comunicação entre o obstetra, o anestesiologista e o pediatra.

REANIMAÇÃO DO RECÉM-NASCIDO ASFIXIADO

Caso se preveja asfixia grave, uma equipe de reanimação tem de estar presente por ocasião do parto. Na maioria dos casos, a boa comunicação entre o obstetra e a equipe neonatal garantirá um aviso oportuno do nascimento iminente de um RN asfixiado. O grau de reanimação necessário pode ser determinado quando alguém com experiência clínica considerável avaliar as condições do RN. Convém determinar a responsabilidade de cada membro da equipe de reanimação antes do parto (Quadro 17.3). Embora o conhecimento esteja aumentando graças a ensaios randomizados, a maioria dessas recomendações está baseada em dados observacionais em animais e humanos, mas ainda não foram rigorosamente testadas. Espera-se que no futuro algumas dessas recomendações sejam submetidas ao escrutínio e possível modificação.

QUADRO 17.1

Alguns fatores que predispõem o recém-nascido a alto risco de asfixia.

Condições maternas	Condições relacionadas com o trabalho de parto e o parto	Condições fetais
Diabetes melito	Parto a fórceps, exceto o baixo eletivo, ou com extração a vácuo	Parto prematuro
Pré-eclâmpsia, hipertensão arterial, doença renal crônica	Apresentação pélvica ou outra apresentação anormal	Parto pós-maturo
Anemia (ou seja, hemoglobina < 10 g/dℓ)	Desproporção cefalopélvica; distocia de ombro, segundo estágio prolongado	Acidose determinada por sangue capilar do couro cabeludo fetal
Aloimunização pelo tipo ou grupo sanguíneo	Cesariana	Padrão anormal da FC ou arritmia
Descolamento prematuro de placenta, placenta prévia ou outro tipo de hemorragia pré-natal	Prolapso do cordão umbilical	Líquido amniótico meconial; oligoidrâmnio; poli-hidrâmnio
Uso de narcótico, barbitúrico, tranquilizante, ou alucinógeno ou intoxicação por álcool	Compressão do cordão umbilical (p. ex., cordão nucal, nó de cordão, compressão pela cabeça derradeira no parto pélvico)	Velocidade de crescimento reduzida: tamanho uterino ou fetal determinado pela ultrassonografia
História de perda perinatal prévia	Hipotensão ou hemorragia materna	Macrossomia
Amniorrexe prolongada		Imaturidade do sistema de surfactante pulmonar
Lúpus		Malformações fetais diagnosticadas à ultrassonografia
Cardiopatia materna		Hidropisia fetal
Febre materna ou outra evidência de amnionite		Perfil biofísico baixo
Velocidade do Doppler anormal na artéria umbilical		Nascimento múltiplo; sobretudo gêmeo discordante, retido ou monoamniótico

QUADRO 17.2

Padrões da frequência cardíaca fetal associados a sofrimento fetal e neonatal.

Padrão de frequência cardíaca	Problemas fetais ou neonatais
Bradicardia intensa (i. e., < 80 bpm) persistente, com perda da variabilidade	Hemorragia fetal, asfixia fetal
Taquicardia sustentada, não complicada por outros padrões anormais	Infecção, muitas vezes com apneia
Desacelerações tardias com perda da variabilidade	Asfixia
Desacelerações variáveis intensas e recorrentes, com perda da variabilidade	Asfixia e possível hipovolemia
Sinusoidal	Anemia grave com asfixia

Etapas iniciais na transição e reanimação

A avaliação inicial, realizada imediatamente após o nascimento, estabelece o grau de reanimação necessário. Inclui determinar se o RN está respirando, se o tônus muscular é bom e se parece ser a termo ou pré-termo (4). Se ele for a termo, vigoroso, sem quaisquer fatores de risco conhecidos, e o líquido amniótico for claro, ele pode permanecer com a mãe para continuar os cuidados. O controle térmico pode ser fornecido colocando-o sobre o tórax materno (contato pele a pele direto), enxugando-o e cobrindo-o com um campo seco (4).

Se o RN apresentar apneia, *gasping* e hipotonia, a reanimação imediata é necessária. Coloque-o em um berço com emissor de calor radiante; enxugue-o rapidamente se maior do que 28 semanas de idade gestacional ou coloque-o dentro de um saco de plástico se menor do que 28 semanas de idade gestacional (4); desobstrua as vias respiratórias pela colocação da cabeça em leve extensão (11); forneça estimulação tátil (p. ex., esfregando delicadamente o dorso) (4). Na maioria dos casos, com essas medidas iniciais, o RN começará a respirar adequadamente. Porém, se o RN não iniciar a respiração ou sua frequência cardíaca (FC) for menor que 100 bpm, deve-se instituir ventilação com pressão positiva (VPP).

Há um amplo corpo de evidências de que os níveis de oxigênio no sangue em RNs não comprometidos geralmente não atingem valores extrauterinos até aproximadamente 10 minutos após o parto. A saturação de oxigênio normalmente pode permanecer na faixa de 70 a 80% por vários minutos após o parto, resultando, assim, na aparência de cianose durante esse período (4). Um estudo observacional na sala de parto relatou que há variabilidade interexaminador e intraexaminador significativa na avaliação clínica da cor da pele (12). Assim, os especialistas recomendaram o uso de oximetria de pulso para medir a oxigenação neste cenário (13). O manejo ideal de oxigênio durante a reanimação neonatal torna-se especialmente importante por causa das evidências de que tanto a oxigenação insuficiente como a excessiva podem ser prejudiciais ao RN (14,15). Os percentis de saturação de oxigênio de acordo com tempo desde o parto em RNs a termo não comprometidos foram publicados recentemente (Figura 17.4) (16). Para comparar de maneira apropriada as saturações de oxigênio com dados semelhantes publicados, a sonda deve ser ligada a um ponto pré-ductal (ou seja, membro superior direito, geralmente na superfície medial da palma da mão). Durante o suporte respiratório, deve-se dar ênfase especial para prevenir a lesão pulmonar induzida por oxigênio, fornecendo o nível mais baixo de suplementação de oxigênio que mantenha aporte de oxigênio adequado para os tecidos (17-19). Os estudos sugerem que a reanimação com oxigênio a 100% gera radicais livres de oxigênio que podem lesionar os tecidos, particularmente no cérebro (15,20,21). Assim, o monitoramento contínuo da saturação de oxigênio deve começar na sala de parto usando nomogramas recentemente publicados (Figura 17.4) para reduzir as exposições gerais ao oxigênio

QUADRO 17.3
Atribuição de responsabilidades da equipe durante a reanimação neonatal.

Membro A	Membro B	Membro C
Responsável pelo sistema respiratório	Responsável pelo sistema cardiovascular	Responsável pelo suporte
Avaliação inicial do RN	Verificar a FC e, se necessário, realizar compressão torácica	Enxugar o RN; instalar os eletrodos do monitor do eletrocardiograma (ECG), servocontrole do monitor radiante e sensor de oxigênio transcutâneo
Manejo das vias respiratórias	Cateterizar os vasos umbilicais e manter a perviedade do cateter	Manter um registro escrito e cronometrado da reanimação e sinais vitais e atribuir os escores de Apgar no 1º e no 5º minutos e depois a cada 5 min até que o escore seja igual ou maior que 7; registrar a hora, a velocidade e o volume das infusões
Fornecer PP ou CPAP	Administrar líquidos e medicação	Ajudar o membro A realizando aspiração do TE, ajuste da F_{IO_2} e fixação do TE
Intubar se necessário	Medir as pressões arteriais, avaliar a perfusão, coletar amostras de sangue e gás sanguíneo e obter hemoculturas	Ajudar o membro B fornecendo os medicamentos e expansores do volume sanguíneo em seringas estéreis; B trabalha em campo estéril no início da reanimação
Fixar o TET	Auscultar o tórax para verificar a posição correta do TE e a qualidade da troca gasosa	Monitorar a temperatura e a glicemia capilar do RN
	Continuar a avaliação do RN	

(16). As diretrizes de reanimação atuais recomendam começar a reanimação no ar ambiente em todos os RNs a termo (4). Embora, para os RNs pré-termo, não tenham sido feitas recomendações definitivas (4), há evidências crescentes de que a reanimação na sala de parto de RN pré-termo com oxigênio inicial de menos de 30% é viável, reduz a exposição ao oxigênio sem aumentar a necessidade de reanimação adicional e reduz o estresse oxidativo (18,19,22). Na ausência de estudos na sala de parto que comparem importantes desfechos clínicos, como displasia broncopulmonar e neurodesenvolvimento a longo prazo, a reanimação neonatal de RN pré-termo deve ser iniciada com ar ou uma mistura de oxigênio e ajustando a concentração do oxigênio para obter um valor de saturação do oxigênio na faixa interquartil das saturações pré-ductais medidas por oxímetro de pulso (Figura 17.4) (4,16).

Suporte respiratório
PEEP e CPAP

A pressão expiratória final positiva (PEEP) é usada na UTI neonatal durante a ventilação mecânica para ajudar a manter o volume pulmonar expiratório final, e a pressão positiva contínua nas vias respiratórias (CPAP) mantém o volume pulmonar e aumenta a troca gasosa em RN não intubados com insuficiência respiratória. Nenhuma delas é considerada obrigatória nas diretrizes de reanimação neonatal (4). O RN muito pré-termo apresenta dificuldades de manter a CRF e a desobstrução das vias respiratórias superiores por muitos motivos. CPAP ou PEEP pode reduzir a possibilidade de atelectraumatismo e melhora de diferentes maneiras a função respiratória: (a) CPAP reduz a obstrução das vias respiratórias superiores, diminuindo a resistência das vias respiratórias superiores e aumentando a área transversal da faringe; (b) ambas, CPAP e PEEP, aumentam a CRF; (c) CPAP e PEEP reduzem a resistência inspiratória por meio da dilatação das vias respiratórias e permitem maior volume corrente para uma determinada pressão com redução do trabalho de respiração; (d) CPAP e PEEP aumentam a adesão e o volume corrente dos pulmões rígidos com uma CRF baixa, estabilizando a parede torácica; (e) CPAP e PEEP aumentam a pressão média nas vias respiratórias e melhoram a relação ventilação/perfusão; (f) PEEP conserva o surfactante na superfície alveolar; (g) como CPAP e PEEP aumentam o volume pulmonar, a oxigenação também melhora (23).

Os estudos que usam modelos animais de reanimação apoiam o uso de PEEP na sala de parto (24,25). Polglase et al. (25) mostraram que PEEP de 4 a 8 cmH$_2$O mantém a oxigenação arterial e diminui o fluxo sanguíneo vascular pulmonar sem efeitos adversos no sistema cardiovascular. Probyn et al. (24) ventilaram cordeiros pré-termo em níveis de PEEP de 0, 4, 8 e 12 cmH$_2$O. Todos os cordeiros ventilados com PEEP acima de zero demonstraram melhora na oxigenação, mas o aumento da PEEP para 12 cm H$_2$O resultou em pneumatórax (24). Os níveis da PEEP de até 8 cm H$_2$O devem ser considerados para reanimação de RNs pré-termo. No entanto, são necessários ensaios controlados randomizados de níveis diferentes de PEEP durante a reanimação de RNs humanos.

Embora a maioria dos RNs respire e chore imediatamente após o nascimento (26), a VPP é necessária se o RN não conseguir iniciar a respiração espontânea após o nascimento. A VPP normalmente é usada na sala de parto e é fundamental no suporte respiratório após o nascimento (4). Uma declaração de consenso internacional recomenda que RNs com respiração inadequada ou bradicardia recebam VPP via máscara facial com um balão autoinflável, bolsa inflável de fluxo (também chamada de bolsa de anestesia) ou dispositivo de peça T (4). Cada

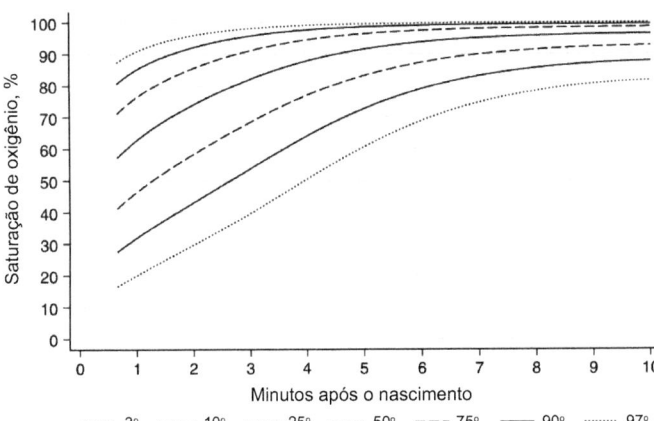

Figura 17.4 Sp$_{O_2}$ de terceiro, 10º, 25º, 50º, 75º, 90º e 97º percentis para todos os recém-nascidos sem intervenção médica após o nascimento. Em Dawson J, Vento M, Kamlin O et al. Defining the reference range for oxygen saturation for infants after birth. Pediatrics 2010;125:e1340.

tipo tem suas vantagens e desvantagens, e os profissionais que irão utilizá-los devem estar familiarizados com o tipo de dispositivo usado em sua instituição (27-29). O objetivo da VPP é determinar CRF e gerar volume corrente adequado para obter troca gasosa eficaz (5). A adequação da ventilação é, então, analisada por meio da avaliação da FC (4). Porém, se a FC não aumentar, os movimentos da parede do tórax devem ser avaliados para medir a adequação da ventilação (4,5).

Os estudos em manequim e na sala de parto mostraram que a VPP é difícil, e o vazamento de ar e a obstrução das vias respiratórias são problemas comuns durante a VPP (Figuras 17.5 e 17.6)

(30–34). No entanto, o aporte de VPP adequada na sala de parto é dependente de uma boa técnica com máscara facial. Vários fatores podem reduzir a efetividade da VPP. Entre eles estão ajuste inadequado da máscara facial, resultando em vazamento ou obstrução das vias respiratórias (7,12,17,18), movimentos espontâneos do RN, movimentos feitos pelo ressuscitador ou distração do ressuscitador (34) e procedimentos, como retirada dos campos úmidos ou a colocação da touca (7,17,18). Além disso, o posicionamento correto da cabeça e do pescoço do RN com manobras para desobstrução das vias respiratórias (como tração da mandíbula ou elevação do queixo) é uma etapa crucial durante a ventilação com máscara (4,11).

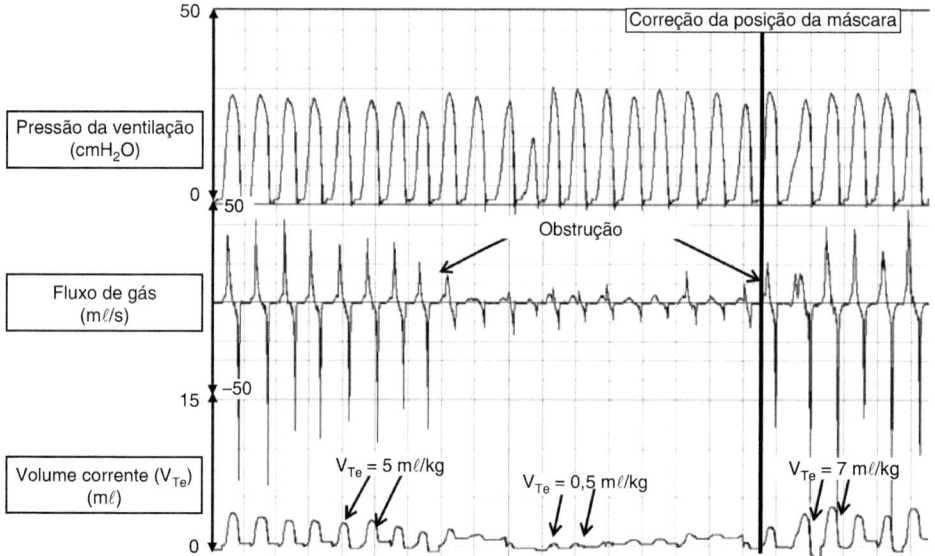

Figura 17.5 Obstrução das vias respiratórias durante a VPP com máscara em um RN muito pré-termo com uma bolsa autoinflável. Inicialmente, a VPP forneceu um volume corrente expirado (V_{Te}) de 5 mℓ/kg. Tanto as ondas de fluxo de insuflação e expiratória foram rapidamente reduzidas em tamanho. Isso se reflete na curva V_T, que exibe uma redução de 90% no V_{Te}. Ao corrigir a posição da máscara facial, o volume corrente é restaurado. Ao longo da VPP, a pressão de insuflação pico é alcançada. De Schmölzer GM, Dawson J, Kamlin O et al. Airway obstruction and gas leak during mask ventilation of preterm infants in the delivery room. *Arch Dis Child Fetal Neonatal Ed* 2011;96:F254, com permissão.

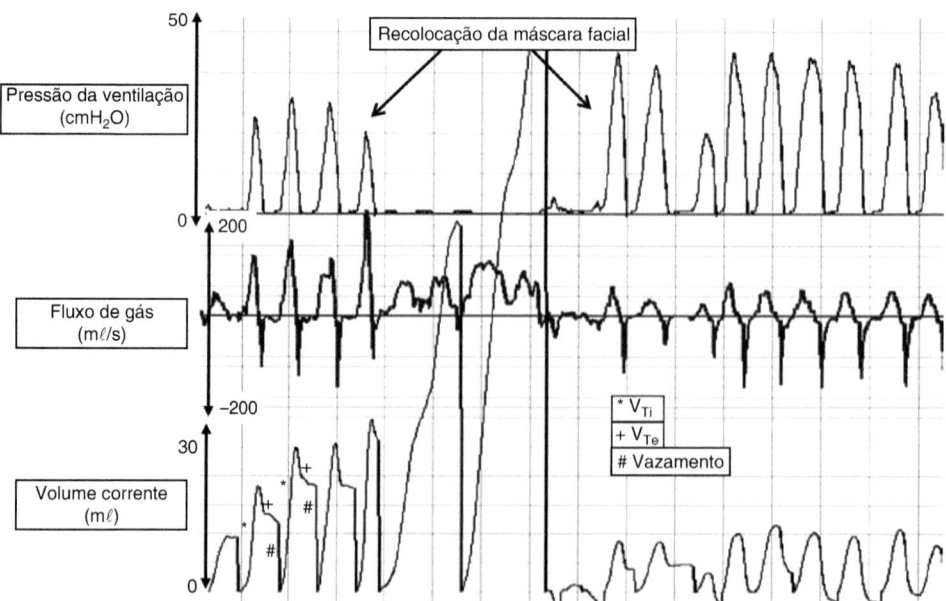

Figura 17.6 Grande vazamento na máscara em um RN muito pré-termo ventilado com bolsa autoinflável. Após a quarta insuflação, por cerca de 4 segundos, a curva de fluxo inspiratório de repente mostra apenas o fluxo de gás em direção à máscara facial e nenhum fluxo expiratório. Isso demonstra um vazamento muito grande ao redor da máscara facial. A curva do volume corrente mostra um amplo fluxo de gás fora da máscara facial, mas pouco gás retornando, indicando um vazamento de cerca de 80 a 100%. Após corrigir a posição da máscara facial, há redução do vazamento para 15%, com fluxo de gás adequado entrando e saindo dos pulmões. V_{Te}, volume corrente expirado; V_{Ti}, volume corrente inspirado. De Schmölzer GM, Dawson J, Kamlin O et al. Airway obstruction and gas leak during mask ventilation of preterm infants in the delivery room. *Arch Dis Child Fetal Neonatal Ed* 2011;96:F254, com permissão.

Em RNs termo e pré-termo, a VPP é fornecida com frequência de 40 a 60 incursões/minuto com uma pressão de insuflação máxima inicial de 20 cmH$_2$O (4). Entretanto, pode ser necessária maior pressão de insuflação máxima, especialmente em RNs sem ventilação espontânea (4). Na maioria dos casos, a administração de VPP apropriada é seguida por aumento da FC e respiração espontânea (9,35). Devem-se reduzir a frequência e as pressões da VPP gradualmente antes de decidir testar se o RN tolerará sua suspensão. Alguns dos fatores que determinam o sucesso da VPP com máscara incluem escolha de uma máscara de tamanho correto, posicionamento apropriado do RN, obtenção de ajuste pleno entre a face e a máscara e uso de pressão inspiratória adequada (36). Se, apesar da VPP correta, não for observado aumento da FC para mais de 60 bpm ou continuar a piorar, considere começar compressões torácicas e intubação endotraqueal.

É importante saber que os RNs reagem à insuflação pulmonar inicial pela incitação de várias de respostas fisiológicas. O RN pode responder pela "resposta de rejeição", na qual responde à VPP com pressão intraesofágica positiva para resistir à insuflação, isto é, ele resiste ativamente às tentativas de insuflar os pulmões pela geração de expiração ativa. Esta resposta não apenas reduz a insuflação pulmonar, como também provoca altas pressões de insuflação transitórias. Outra resposta é a "resposta paradoxal de Head", na qual o RN responde à VPP com um esforço inspiratório, causando pressão intraesofágica negativa. Este esforço inspiratório, com a resultante pressão negativa, provoca queda das pressões de insuflação, mas resulta em aumento transitório do volume corrente. Obviamente, o RN pode não demonstrar resposta à tentativa de insuflação, isto é, não há alteração da pressão intraesofágica durante a VPP, e em seguida ocorre desinsuflação passiva. É importante reconhecer que essas respostas fisiológicas à VPP na sala de parto podem causar grande variabilidade no volume corrente e nas pressões intrapulmonares, a despeito da pressão de insuflação constante.

Compressões torácicas

Embora as compressões torácicas não sejam um evento frequente em RN, estudos de desfechos de reanimações na sala de parto relataram altas taxas de mortalidade e comprometimento neurodesenvolvimental nos RNs que recebem compressão torácica ou epinefrina (2,3). As diretrizes de reanimação atuais recomendam realizar compressão torácica e ventilação coordenada usando uma razão 3:1 compressão:ventilação (C:V) (Figura 17.7) (4). Além disso, as diretrizes de reanimação atuais recomendam 120 eventos por minuto, que abrange 90 compressões torácicas e 30 insuflações (um e dois e três e respira e um e dois e três e respira e...) (4). Se a FC permanecer inferior a 60 bpm, apesar dos 30 segundos de VPP efetiva, as compressões torácicas devem ser iniciadas. As compressões torácicas devem ser realizadas usando a técnica dos dois polegares (4). As compressões torácicas são realizadas colocando os dois polegares sobre o esterno logo acima do apêndice xifoide (4). A fim de realizar uma compressão torácica efetiva, a profundidade da compressão torácica deve ser um terço do diâmetro anteroposterior do tórax. Durante a compressão torácica, os polegares devem permanecer em contato com o tórax todo o tempo, mas o médico que realiza a massagem cardíaca precisa evitar apoiar-se sobre o tórax e ser cuidadoso, concentrando a pressão no coração, e não em todo o tórax (37). A compressão torácica precisa ser coordenada com a ventilação para não interferir na insuflação dos pulmões (38). Após cada 45 segundos, a FC deve ser reavaliada e continuar a compressão torácica até que a FC seja maior do que 60 bpm. Depois que a frequência cardíaca for maior que 60 bpm, continue a ventilação até que o próprio esforço respiratório do RN seja adequado. A intubação pode ser considerada a qualquer momento durante a compressão torácica. Porém, se a FC permanecer inferior a 60 bpm, apesar da compressão torácica efetiva e da VPP via máscara facial, deve-se considerar a intubação. A epinefrina pode ser administrada via tubo endotraqueal (TET); no entanto, a via preferida é a intravenosa (4). A causa mais importante para bradicardia persistente durante a

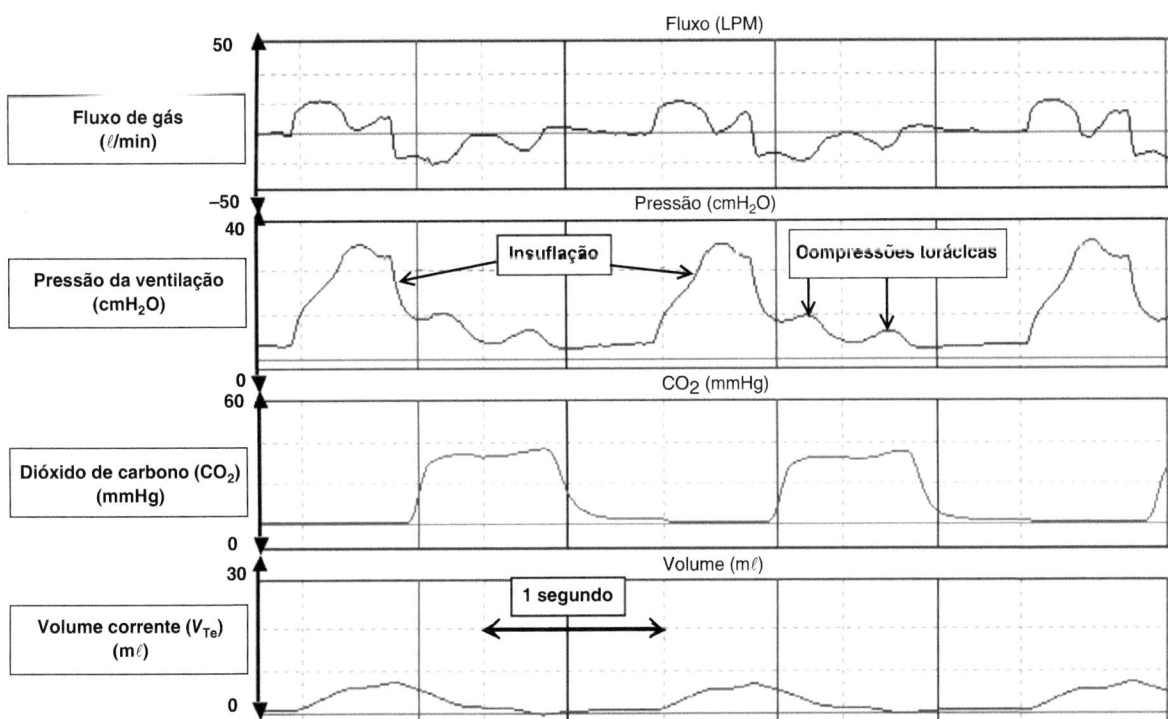

Figura 17.7 A onda respiratória formada durante a compressão torácica na razão 3:1. (Fluxo de gás, pressão nas vias respiratórias, ECO$_2$ e volume corrente.) De Schmölzer GM, O'Reilly M, LaBossiere J *et al.* Cardiopulmonary resuscitation with chest compressions during sustained inflations: a new technique of neonatal resuscitation that improves recovery and survival in a neonatal porcine model. *Circulation* 2013;128:2495, com permissão.

reanimação é a incapacidade de estabelecer ventilação efetiva em vez de asfixia perinatal. Dessa forma, é importante tomar todas as medidas possíveis para otimizar a ventilação antes da compressão torácica, e considerar a administração de medicamentos.

Intubação endotraqueal

Durante a reanimação neonatal, recomenda-se a intubação endotraqueal quando a VPP via máscara facial não for efetiva ou for prolongada, quando forem necessárias compressões torácicas ou quando forem administrados medicamentos, incluindo surfactante (4). Embora continue sendo um procedimento comum na sala de parto, é tecnicamente difícil, e a taxa de sucesso do posicionamento correto do TET por médicos menos experientes é inferior a 50%, sendo comum a intubação do esôfago (4–8). Um profissional treinado na intubação endotraqueal deve estar disponível para ajudar em todos os partos. Portanto, se o responsável pela reanimação não estiver confortável com a intubação endotraqueal, ele pode instituir VPP com máscara efetiva até a chegada de alguém experiente neste procedimento.

O tamanho correto da lâmina do laringoscópio é Nº 1 para um RN a termo e Nº 0 para um RN pré-termo. Quando o RN é de muito baixo peso (MBP), pode-se usar uma lâmina tamanho 00. O TET deve ter diâmetro interno uniforme, porque tubos com rebordo podem obstruir a linha de visão durante a inserção e são mais propensos a lesionar as cordas vocais. A escolha do TET baseia-se no peso ou na idade gestacional do RN: para aqueles com peso inferior a 1.000 g (idade gestacional 28 semanas), use tubo com DI de 2,5 mm; para aqueles com peso de 1.000 a 2.000 g (idade gestacional de 28 a 34 semanas), o tubo deve ter DI de 3,0 mm; RNs com peso de 2.000 a 3.000 g (34 a 38 semanas de idade gestacional) devem receber um tubo com DI de 3,5 mm; e para RNs maiores, pode-se usar um tubo com DI de 3,5 a 4,0 mm. A fim de minimizar o risco de traumatismo das cordas vocais e o subsequente desenvolvimento de estenose laríngea, deve-se garantir que o tubo endotraqueal inserido não tenha um ajuste apertado demais na laringe.

O uso de um fio-guia durante a inserção do TET é opcional. Um estudo randomizado recente comparando a inserção do TET com fio-guia *versus* sem não relatou qualquer diferença na taxa de sucesso entre os grupos (39). Se um fio-guia for usado para enrijecer o TET, deve-se garantir que sua ponta esteja aproximadamente 0,5 cm proximal à ponta do tubo. Ademais, o fio-guia deve estar bem fixado, de modo que não avance mais dentro do TET durante a intubação. Se estender-se além da ponta do TET, o fio-guia pode lesionar as vias respiratórias.

Para a intubação, estabilize a cabeça do RN na posição de leve extensão, introduza o laringoscópio na boca e empurre-o delicadamente além da base da língua, levante a lâmina e observe os pontos de referência, aspirando se necessário. Quando as cordas vocais forem visualizadas (como uma letra V invertida [Λ] na glote), insira o TET delicadamente até que a marca no tubo esteja no nível das cordas vocais. A compressão da cartilagem cricóidea pode facilitar a intubação (40). A oxigenação do RN antes de tentar a intubação e a limitação das tentativas de intubação a no máximo 30 segundos minimizam a hipoxia associada à intubação. Se a intubação for malsucedida em 30 segundos, ventile o RN com Ambu durante no mínimo 1 minuto antes de tentar de novo. Outras complicações da intubação incluem apneia e bradicardia; contusão ou laceração da língua, das gengivas ou das vias respiratórias; perfuração da traqueia ou esôfago; infecção; e pneumotórax. Com todas essas complicações possíveis, intube com delicadeza.

Se o TET for inserido para aspirar mecônio, conecte um aspirador de mecônio imediatamente e ligue a aspiração enquanto remove o tubo gradualmente. Repita o procedimento quando necessário até que se aspire pouco mecônio adicional ou até que a FC do RN indique a necessidade de VPP. Se o TET for inserido para ventilar o RN, após a inserção, verifique imediatamente se o TET está na traqueia, usando sinais clínicos (p. ex., observando a elevação do tórax a cada incursão respiratória, auscultando o murmúrio vesicular nas axilas a cada incursão, constatando a ausência de murmúrio vesicular sobre o estômago e aumento da FC) e mudança de cor em um detector de CO_2 ligado ao TET (4,41). Vale observar que em pulmões não aerados, em caso de grande vazamento ou baixo aporte de volume corrente, o detector de CO_2 pode exibir resultados falso-negativos (Figura 17.8A a C) (40,42).

O posicionamento correto do TET na traqueia é orientado pela distância dos lábios à ponta em centímetros (6 + o peso corporal do RN em quilogramas), a qual deixa a ponta do TE a meio caminho entre as cordas vocais e a carina (43,44). A posição correta é ainda sugerida pela ausculta de uma entrada de ar igual nos dois lados do tórax, nas axilas. Se o murmúrio vesicular estiver mais alto no lado direito do tórax, o TET provavelmente está no brônquio principal direito e deve ser puxado lentamente até que se ausculte murmúrio respiratório por igual nos dois lados do tórax, antes de fixá-lo com fita. Se for necessário manter o TET no lugar após a reanimação inicial, deve-se solicitar uma radiografia de tórax para confirmar sua posição apropriada (45).

Medicamentos

Mais de 99% dos RNs que precisam de reanimação melhoram com a instituição oportuna e hábil das etapas iniciais de reanimação e o estabelecimento de ventilação efetiva (4). Apenas uma pequena parcela dos RNs precisa de medicamentos durante a reanimação (2,3). Toda sala de parto deve ter um pôster que exiba as doses e concentrações apropriadas de todos os medicamentos usados em reanimação neonatal. Todas as substâncias essenciais à reanimação podem ser administradas via TET ou cateter venoso umbilical (4,46).

A epinefrina geralmente é o primeiro agente administrado durante a reanimação. É indicada quando a FC permanece abaixo de 60 bpm após 30 segundos de VPP adequada e outros 30 segundos de compressões torácicas e VPP. É administrada via TET ou veia umbilical (4). A administração por via umbilical é recomendada, porém pode ser retardada devido ao tempo necessário para instalar um acesso venoso umbilical. Como alternativa, a epinefrina pode ser administrada via TET; no entanto, sua efetividade tem sido questionada. A dose intravenosa recomendada é 0,1 a 0,3 mℓ/kg (0,01 a 0,03 mg/kg) de uma solução a 1:10.000, administrada rapidamente. Se administrada via TET, a dose é 0,5 a 1 mℓ/kg (0,05 a 0,1 mg/kg) de uma solução a 1:10.000. A epinefrina estimula os quatro tipos de receptores adrenérgicos. A epinefrina causa vasoconstrição via estimulação dos receptores α_1 no músculo liso vascular, e, via estimulação dos receptores α_2, causa inibição pré-sináptica da liberação de norepinefrina no SNC e na constrição coronária. Por meio dos receptores β_1, aumenta a FC (cronotropia), a velocidade de condução (dromotropia), a contratilidade (inotropia) e a taxa de relaxamento do miocárdio (lusitropia) e, via estimulação dos receptores β_2, causa relaxamento do músculo liso e, no miocárdio, maior contratilidade (47).

Após a administração da epinefrina, deve-se observar aumento da FC; se não for observado aumento da FC, a epinefrina pode ser repetida a cada 3 a 5 min (4). A epinefrina não deve ser administrada antes de estabelecer ventilação adequada, porque na ausência de oxigênio disponível pode causar lesão miocárdica ao aumentar a carga de trabalho e o consumo de oxigênio do miocárdio.

Se houver evidências de perda de sangue, um expansor de volume (solução cristaloide isotônica (soro fisiológico) ou concentrado de hemácias (sangue O negativo cruzado com o sangue da mãe) pode ser dado. Embora seja fornecido mais comumente via cateter venoso umbilical, pode-se usar também a via intraóssea (4). A dose recomendada é 10 mℓ/kg. Se suspeitar de baixo volume sanguíneo no período pré-natal, o sangue deve estar disponível e pronto para administração antes do parto.

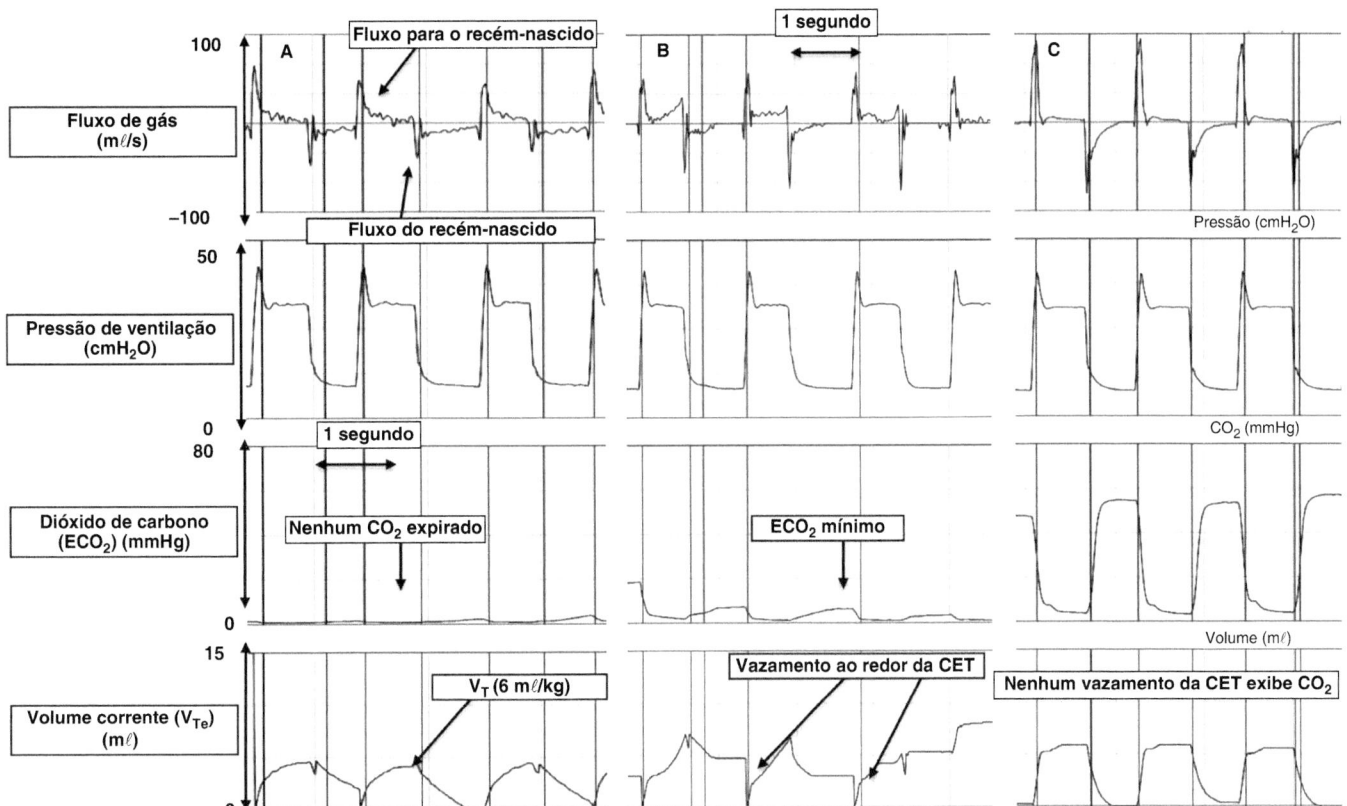

Figura 17.8 A. O posicionamento correto do TET em um recém-nascido de 25 semanas sem ECO_2. Ambas as curvas de insuflação e fluxo expiratório retornam à linha de base, indicando o posicionamento correto do TET. A curva V_T mostra volume igual de gás entrando e saindo dos pulmões e nenhum vazamento. No entanto, nenhum ECO_2 é medido apesar do posicionamento correto do TET. **B.** Vazamento no TET e correção após reintubação. A VPP após o posicionamento correto de um TET muito pequeno resulta em grande vazamento e ventilação não efetiva conforme exibido por ECO_2. A curva de fluxo expiratório e inspiratório retorna à linha de base, indicando o fluxo de gás de e para os pulmões do recém-nascido. As áreas abaixo das curvas do fluxo de expiração são menores em comparação com a curva de fluxo de insuflação, o que indica vazamento ao redor do TET, que é refletido na curva V_T, exibindo 80% de vazamento ao redor de TET. Além disso, em apenas uma das três insuflações, ECO_2 é medido. **C.** Após a reintubação com um TET maior, as áreas abaixo das curvas de fluxo de insuflação e expiração são muito semelhantes, o que significa que um volume igual de gás entrou e saiu das vias respiratórias. A curva VT mostra que um volume igual de gás entrou e saiu dos pulmões e não ocorreu vazamento. A curva ECO_2 mostra ECO_2, o que também confirma o posicionamento correto do TET. Em van Os S, Cheung PY, Pichler G et al. Exhaled carbon dioxide can be used to guide respiratory support in the delivery room. *Acta Paediatr* 2014;103(8):796.

Pode-se repetir o expansor do volume se o RN apresentar melhora mínima após a primeira dose e as evidências de hipovolemia persistirem (palidez persistente apesar da oxigenação adequada, pulsos débeis e resposta precária à reanimação adequada). Embora a hipovolemia deva ser corrigida de maneira razoavelmente rápida, há preocupação de que uma infusão rápida demais do expansor do volume possa acarretar hemorragia intracraniana, especialmente no RN pré-termo. Portanto, cada infusão deve ser administrada durante 5 a 10 minutos (47).

O uso de outros medicamentos, incluindo o bicarbonato de sódio ($NaHCO_3$), *tris*(hidroximetil)-aminometano (acetato de THAM) ou cloridrato de naloxona durante a reanimação, não é mais recomendado (4,48,49).

Cateterismo dos vasos umbilicais

O cateterismo dos vasos umbilicais é de grande utilidade durante a reanimação neonatal. A veia umbilical está prontamente acessível no RN e é rapidamente cateterizada. É usada mais frequentemente para administração de medicamentos e expansores do volume. Para estas finalidades, deve-se inserir o cateter por apenas 3 a 5 cm, ou até que o fluxo livre de sangue se estabeleça, a fim de evitar a posição da ponta na circulação portal (4).

A artéria umbilical pode ser cateterizada para obter sangue para gasometria arterial e outras amostras, bem como monitorar a pressão arterial. O cateter arterial umbilical pode ser conectado a um transdutor de pressão pré-calibrado, de modo que a pressão arterial pode ser monitorada continuamente. De outro modo, pode ser conectado a um transdutor antecipadamente e a pressão arterial é registrada tão logo o cateter chegue na aorta. Isso também reduz o risco de injetar bolhas de ar acidentalmente através do cateter para a circulação neonatal enquanto o cateter é conectado ao transdutor.

Conforme descrito a seguir, é importante obter os valores do pH e da Pa_{CO_2} para definir que a ventilação não é adequada nem excessiva e para detectar acidose metabólica. Embora a análise dos gases sanguíneos da veia umbilical seja menos representativa do que a gasometria arterial, é suficiente como exame inicial para detectar acidose grave e determinar se a Pa_{CO_2} está ou não próximo à faixa normal. A Pa_{CO_2} venosa é cerca de 6 mmHg mais alta e o pH cerca de 0,03 unidade menor que no sangue arterial.

SUSPENSÃO DA REANIMAÇÃO

A suspensão da reanimação em um RN com parada cardiorrespiratória deve ser considerada fortemente, e pode ser apropriada, se, a despeito de todas as medidas de reanimação, os batimentos cardíacos permanecerem ausentes após 10 minutos ou a reanimação continuada por 20 minutos não resultar em melhoria significativa. Os dados atuais apoiam o conceito de que após 10 minutos de assistolia é muito improvável que um RN sobreviva, e aqueles que sobreviverem provavelmente apresentarão sequelas neurológicas graves (4). Os pais devem ter uma participação importante na determinação da assistência ao RN e do grau de reanimação oferecido. Com base nos dados disponíveis, devem-se envidar todos os esforços para planejar a abordagem de reanimação antes do parto, com a ressalva de que o plano pode mudar de acordo com o estado do RN e sua resposta aos esforços de reanimação. No entanto, antes de decidir pela interrupção da reanimação, deve-se debater essa decisão com a equipe e os pais, se possível. Após a interrupção, remova todos os tubos, fitas, monitores ou equipamentos que não forem mais necessários, e limpe com cuidado o RN antes de cobri-lo e oferecer aos pais a oportunidade de segurá-lo. No entanto, deve-se estar ciente de que o RN pode não apresentar assistolia durante um longo período de tempo, principalmente se foi usada epinefrina para a reanimação. Além disso, os pais devem ser preparados para a possibilidade de que pode demorar um pouco para ocorrer a morte do RN e este pode apresentar respiração agônica, o que não significa que esteja respirando de forma satisfatória. Depois da morte do RN, deixe que os pais e a família passem o tempo que precisarem com o RN em um ambiente confortável e privado, mas um funcionário deve verificar regularmente se precisam de algo. O hospital deve empenhar-se para criar uma "caixa de lembranças", a qual contenha marcas das mãos ou pés, fotos ou outros itens, como uma mecha de cabelo do RN. Sempre que possível, deve-se respeitar a solicitação da família de um líder religioso específico de sua cultura para realizar uma prece ou dar sua benção para o RN morto. Uma consulta de acompanhamento deve ser marcada a fim de esclarecer as dúvidas pendentes, analisar os resultados do momento da morte ou da necropsia e avaliar as necessidades da família. E, por fim, uma sessão de avaliação com os membros da equipe que participaram dos cuidados com o RN e a família deve ser realizada logo após a morte do RN para que suas dúvidas e impressões possam ser discutidas abertamente em um espaço imparcial, de apoio e profissional.

Situações nas quais é razoável a omissão da reanimação

Nos últimos anos, tem havido debate considerável sobre o conceito de limite inferior de viabilidade e outras circunstâncias em que pode-se recomendar a não iniciação das manobras de reanimação (50-55). Embora não existam respostas claras para este tema tão delicado, a não iniciação do tratamento pode ser apropriada para RN com gestação confirmada de menos de 23 semanas e/ou peso ao nascer inferior a 400 g ou trissomia do 13 ou 18 confirmada. Atualmente, é alta a taxa de mortalidade desses RNs e, quando sobrevivem, pelo menos 50% apresentam comprometimento grave. Contudo, nas situações de prognóstico incerto, incluindo idade gestacional obscura (a previsão pré-natal da idade gestacional é variável), as opções de conduta incluem uma tentativa de reanimação, não iniciação, ou suspensão da reanimação após avaliação do RN (50-53, 55). Se após a avaliação inicial ainda houver dúvidas, a reanimação plena e a continuação do suporte à vida concederão tempo para obter informações clínicas mais completas e o ponto de vista da família, e permitirão o aconselhamento da família acerca da continuação *versus* suspensão do suporte. Então, se houver consenso, a suspensão do suporte pode ser apropriada. Em geral, é má ideia decidir inicialmente não reanimar e, minutos depois, mudar a decisão para reanimação agressiva.

Cuidados de suporte continuados após reanimação

Após o estabelecimento de ventilação e circulação adequadas, o RN ainda corre risco de deterioração. Em consequência, pode estar indicada a continuação do monitoramento cuidadoso da FC, da frequência respiratória, da pressão arterial, da saturação arterial de oxigênio, da gasometria arterial, da glicemia e da concentração de oxigênio administrada. A equipe clínica pode tratar hipoglicemia, suspeita de infecção ou crises convulsivas. Recentemente, surgiram numerosas evidências indicando a utilidade da hipotermia terapêutica pós-reanimação iniciada em até 6 horas após o parto em RN ≥ 36 semanas de idade gestacional e encefalopatia isquêmica hipóxica moderada a grave (56-58). A documentação completa de todas as observações, etapas de reanimação e do horário das intervenções é absolutamente essencial não apenas à boa assistência clínica, mas também por questões médico-legais. O período após a reanimação pode também ser a primeira oportunidade de conhecer a família nas situações em que isto não foi possível antes do parto. A família deve ser informada sobre o estado do RN o mais cedo possível, as medidas de reanimação instituídas e por que elas foram necessárias, e os pais devem ser incentivados a interagir com o RN tão logo possível.

Monitoramento das condições respiratórias

Durante este período de tempo, o RN deve ser monitorado cuidadosamente à procura de complicações da assistência ventilatória. O TET pode ser deslocado da traqueia e entrar no esôfago (59). O tubo pode se deslocar para o brônquio principal direito, impedindo a ventilação de todo o pulmão esquerdo e do lobo superior do pulmão direito (45). Esta é a complicação grave mais comum da intubação endotraqueal. Pode ser preciso confirmar a suspeita clínica com uma radiografia de tórax (45). Uma consequência da ventilação assistida por meio de máscara facial é ar no estômago. O abdome deve, portanto, ser examinado à procura de distensão. Qualquer ar pode elevar o diafragma e interferir na ventilação, o que pode ser aliviado por um tubo orogástrico. Além disso, um tubo orogástrico ou nasogástrico ou radiografias de abdome ou tórax podem fornecer o diagnóstico de doenças intestinais atrésicas ou obstrutivas (60).

Após uma reanimação bem-sucedida, a função pulmonar pode mudar rapidamente, o que pode levar a mudanças na Pa_{O_2}, hiperoxia, hipocapnia e melhora da complacência pulmonar. A Pa_{O_2} aumentará conforme diminuir o desequilíbrio ventilação/perfusão, potencialmente causando hiperoxia. A hiperoxia deve ser tratada por meio da redução da concentração de oxigênio orientada pelo oxímetro de pulso. Além disso, a melhora da ventilação pode acarretar hipocapnia (61), que reduzirá o fluxo sanguíneo cerebral e miocárdico. A hipocapnia pode ser tratada por meio da redução do suporte ventilatório. Conforme melhora a complacência pulmonar, as pressões ventilatórias podem se tornar excessivas, o que pode agravar a hipocapnia e causar impedância do retorno venoso. Se for necessária ventilação mecânica após estabilização inicial, o RN deve ser ventilado por estratégia de ventilação com volume garantido (62,63).

O pneumotórax hipertensivo pode ocorrer durante a ventilação espontânea ou assistida de qualquer RN (64). Um pneumotórax hipertensivo de tamanho pequeno ou moderado pode restringir a ventilação e causar hipoxia e hipercapnia. Além disso, uma mudança mediastinal pode resultar em deslocamento do *ictus cordis*. Às vezes é difícil firmar o diagnóstico de pneumotórax com base apenas no exame físico. O murmúrio vesicular pode ser desigual entre os lados, mas com frequência permanece igual. A parte superior do hemitórax acometido tende a retardar-se em relação ao hemitórax normal durante a insuflação dos pulmões. A transiluminação com luz fria de fibra óptica pode fazer o lado acometido reluzir; porém, a ausência deste sinal não exclui o pneumotórax, sobretudo no RN maior com parede torácica espessa. O diagnóstico de pneumotórax é mais bem definido por uma radiografia de tórax, porém é difícil obter este exame rapidamente no local da reanimação. As pressões arterial e venosa central podem não ser alteradas por pneumotórax pequenos. Caso hipoxia e hipercapnia se tornem graves, pode ser preciso realizar uma toracocentese diagnóstica com angiocateter de calibre fino e seringa antes de obter a radiografia. A situação muda quando o pneumotórax é grande e hipertensivo. O retorno venoso para o coração e o débito cardíaco podem cair rapidamente a níveis baixíssimos.

Se a pressão arterial, Pa_{O_2} e Pa_{CO_2} estiverem sendo medidas, esta situação crítica será diagnosticada facilmente porque o início da hipoxia e hipercapnia acompanha-se de hipotensão grave em vez da hipertensão da asfixia. Esta situação justifica a intervenção, que é tão urgente quanto na parada cardíaca. Não se pode esperar por uma radiografia para confirmar o diagnóstico. A descompressão satisfatória de um pneumotórax hipertensivo geralmente requer a inserção de dreno de toracostomia e aspiração contínua aplicada ao dreno através do sistema em selo d'água ou conectado a uma válvula de Heimlich. A aspiração com agulha e seringa em geral confere alívio apenas breve. Porém, enquanto se providencia o equipamento para descompressão do pneumotórax, introduza um angiocateter calibre 18 ou 20 conectado a uma torneirinha de 3 vias e seringa de 30 mℓ. Este é um método conveniente e relativamente seguro de descompressão temporária do pneumotórax.

Por outro lado, se a isquemia tiver causado asfixia mais grave com lesão pulmonar, pode haver desconforto respiratório persistente, que é indistinguível da doença da membrana hialina precoce. Isto exigirá continuação da assistência ventilatória.

Os RNs com síndrome de desconforto respiratório (SDR) podem receber surfactante exógeno, de acordo com as diretrizes nacionais e institucionais (65). Antes da administração de surfactante, a posição do TET deve ser verificada via radiografia do tórax para que esteja adequadamente posicionada, com sua ponta acima da carina. O surfactante profilático não deve ser administrado, visto que os estudos não mostraram qualquer benefício no uso dessa abordagem (66). Por outro lado, os RNs que recebem suporte por CPAP nasal podem ser tratados com intubação rápida para administração de surfactante e extubação imediata (abordagem InSurE) (67). Neste estágio inicial da evolução do RN, muitas vezes é impossível distinguir entre doença da membrana hialina, desconforto respiratório pós-asfixia e pneumonia congênita. Isto não deve servir de razão para adiar o tratamento com surfactante, porque praticamente não tem efeitos adversos (sob monitoramento apropriado) e pode oferecer algum benefício a alguns RNs com outras doenças pulmonares.

Monitoramento do estado circulatório

A asfixia reduz a capacidade do RN de compensar a perda significativa do volume sanguíneo. Contudo, a maioria dos RNs asfixiados tem um volume sanguíneo normal. Em consequência, o choque hipovolêmico não ocorre na maioria dos RNs asfixiados. Porém, dentre os poucos RNs que apresentam choque hipovolêmico nas primeiras horas de vida, quase todos sofreram asfixia intraparto. A expansão do volume sanguíneo é essencial para o RN em choque hipovolêmico, mas pode ser nociva para o RN asfixiado cujo volume sanguíneo é normal.

Como algumas alterações circulatórias causadas pela asfixia podem simular ou ocultar o choque hipovolêmico, é impossível identificar os RNs que precisam de expansão do volume sanguíneo até que a reanimação tenha produzido oxigenação adequada do sangue arterial e Pa_{CO_2} normal. A hipocapnia aguda causa hipotensão sistêmica, e a hiperventilação acentuada pode reduzir o fluxo sanguíneo sistêmico (ver parágrafo anterior). Nenhum desses dois estados requer expansão do volume sanguíneo.

Os sinais sugestivos de volume sanguíneo inadequado incluem pressão aórtica baixa e onda aórtica estreita e anormal (Figuras 17.9 e 17.10), queda progressiva do hematócrito, acidose metabólica persistente, P_{O_2} venosa central baixa (i. e., < 30 mmHg) após correção da hipoxia arterial, membros frios e enchimento lento (i. e., > 3 segundos) dos capilares da pele após seu empalidecimento por compressão, desde que a temperatura corporal seja normal. Com frequência não ocorre taquicardia nos estágios iniciais do choque grave e, como tem um número demasiado grande de outras causas, não é confiável como sinal.

Se alguns achados sugerirem choque, mas o diagnóstico for incerto, convém monitorar diretamente a pressão venosa central por meio do cateter venoso umbilical, cuja ponta é posicionada

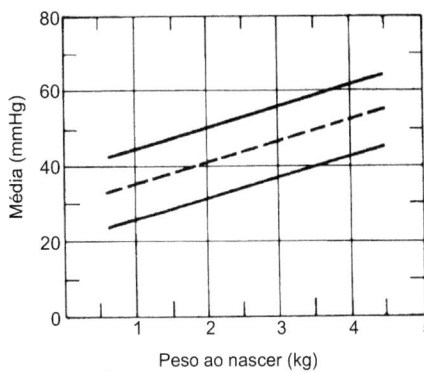

Figura 17.9 A pressão arterial aórtica foi obtida de um cateter arterial umbilical. A *linha pontilhada* é a pressão arterial média para cada peso ao nascer, e as *linhas contínuas* são os limites de confiança de 95% desta relação. Os valores da pressão arterial abaixo do limite de confiança inferior denotam hipotensão. De Versmold HT, Kitterman JA, Phibbs RH et al. Aortic blood pressure during the first twelve hours of life in infants with birth weights 610-4220 grams. *Pediatrics* 1981;67:607.

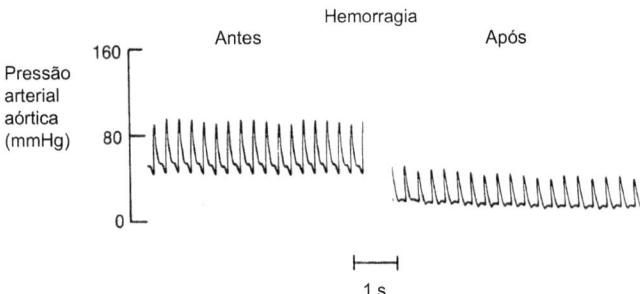

Figura 17.10 Alterações na pressão arterial aórtica durante hemorragia rápida em ovelha recém-nascida. A pressão arterial cai e a pressão diferencial (i. e., sistólica menos diastólica) se estreita. Veja a diferença na forma de onda antes e depois da hemorragia. Antes da hemorragia, a pressão continua a diminuir após a incisura dicrótica, indicando fluxo sistêmico contínuo durante a diástole. Isto desaparece após a hemorragia, indicando pouco ou nenhum fluxo sistêmico durante a diástole. A FC ainda não aumentou, mas o fará depois. De Kitterman JA, Phibbs RH, Tooley WH. Catheterization of umbilical vessels in newborn infants. *Pediatr Clin North Am* 1970;17:895.

na veia cava inferior ou no átrio direito. A pressão venosa central pode ser baixa ou normal durante o choque hipovolêmico, mas será alta no tamponamento circulatório consequente a VPP excessiva, pneumotórax hipertensivo, ou miocardiopatia pós-asfixia. Os achados de pressão venosa central baixa ou normal em combinação com sinais de hipoperfusão sistêmica apoiam uma prova terapêutica de expansão do volume. Um teor de oxigênio venoso central baixo é um indicador muito sensível, porém inespecífico, de aumento da extração de oxigênio na microcirculação em resposta ao transporte de oxigênio insuficiente de qualquer etiologia. É uma das primeiras alterações durante o choque hipovolêmico.

O choque hipovolêmico na sala de parto é uma situação de emergência, que deve ser tratada com concentrados de hemácias. Se não houver eritrócitos disponíveis, use soro fisiológico na reanimação inicial, depois infunda concentrado de hemácias tão logo possível. Porém, esta conduta é menos efetiva do que fornecer sangue já no início. O objetivo do tratamento é a restauração imediata da perfusão tecidual adequada. Isto tem de ser realizado com a rapidez necessária para evitar os efeitos nocivos cumulativos da hipoperfusão tecidual prolongada. A última pode acarretar os efeitos secundários do choque, como aumento da permeabilidade capilar e doença pulmonar, os quais dificultam o tratamento. A reposição de volume muito rápida também é perigosa. Alguns leitos vasculares, como o cerebral, dilatam em resposta à hipotensão sistêmica. Se o tratamento gerar elevação abrupta da pressão sistêmica, não há tempo suficiente para constrição parcial da vasculatura e, em consequência, a pressão mais alta é transmitida aos capilares, onde pode causar lesão capilar, edema, ou hemorragia. Em alguns casos, com a correção inicial da hipovolemia, a vasoconstrição sistêmica é aliviada, e a pressão cai de novo, exigindo expansão adicional do volume, desde que outros sinais de hipoperfusão persistam. Às vezes, quando houve hemorragia maciça, é preciso repor o volume mais rapidamente. Neste caso, monitore a pressão aórtica continuamente para evitar elevações abruptas das pressões. Insuficiência miocárdica transitória pode ocorrer após a asfixia. A resultante insuficiência circulatória é distinguida daquela causada por choque hipovolêmico pela pressão venosa central elevada. A miocardiopatia pós-asfíxica responde à infusão contínua de agentes inotrópicos com aumento da perfusão sistêmica e redução da pressão venosa central. Se for possível, deve ser corrigida a hipoxia e a acidose para melhorar a função miocárdica antes de iniciar os inotrópicos. Se a vasoconstrição e a hipertensão pulmonares coexistirem com hipotensão sistêmica causada por insuficiência miocárdica, com frequência ocorre *shunt* venoso-arterial de sangue através do forame oval e do canal arterial. Isto resulta em hipoxemia sistêmica adicional e acidose metabólica progressiva. Ao corrigir a acidose nesta situação, é importante evitar a hiperventilação, porque a hipocapnia promove contração da circulação coronariana e causa hipotensão sistêmica. Alguns RNs de diabéticas mal controladas apresentam uma forma particularmente grave de miocardiopatia. Os antecedentes desta miocardiopatia são asfixia mais hipoglicemia mais hipocalcemia, e todos estes achados precisam ser corrigidos para melhorar o desempenho miocárdico.

PROBLEMAS ESPECIAIS

Líquido amniótico meconial

Mecônio é encontrado no líquido amniótico em 10 a 15% de todos os partos (68). Fetos maduros eliminam mecônio em resposta a diversos estímulos, incluindo hipoxia. A presença de mecônio diminui à medida que a idade gestacional cai e é rara antes de 34 semanas de gestação, enquanto é bastante comum em fetos pós-maturos. O mecônio pode ser aspirado para as vias respiratórias durante uma arfada (*gasping*), que pode ocorrer *in utero* ou por inalação após o nascimento. A aspiração de mecônio pode causar doença pulmonar por obstrução das vias respiratórias ou por indução de pneumonite química. Uma doença pulmonar clínica é mais provável se a eliminação de mecônio ocorrer antes do segundo estágio do parto, se o líquido meconial for espesso com material particulado, se o RN estiver deprimido no parto e se houver mecônio abaixo das cordas vocais. No entanto, uma proporção significativa dos RNs com síndrome de aspiração de mecônio (SAM) apresenta líquido amniótico meconial de consistência rala ou são vigorosos ao nascimento (68,69).

Em muitos casos, os RNs com aspiração de mecônio apresentam sintomas imediatamente após o nascimento. Às vezes, porém, eles estão clinicamente bem por ocasião do parto e manifestam sintomas de SAM durante as primeiras horas após o nascimento. Uma doença grave pode acometer os RNs com este início mais gradual dos sintomas. É dez vezes mais provável a ocorrência de extravasamentos de ar pulmonar em RN com aspiração de mecônio do que naqueles com líquido amniótico claro; o extravasamento de ar muitas vezes ocorre durante a reanimação. Os RNs com aspiração de mecônio correm maior risco de hipoxemia, acidose, hipercapnia e da resultante síndrome de hipertensão pulmonar persistente (SHPP) do RN. Um terço dos RNs com SAM tem SHPP, e dois terços dos RNs com SHPP têm SAM associada.

Quando o mecônio for identificado antes do parto, profissionais treinados em todos os aspectos da reanimação neonatal precisam estar presentes na sala de parto. Historicamente, várias técnicas são recomendadas para reduzir a incidência de SAM. A aspiração da orofaringe antes da saída dos ombros foi considerada rotineira até que um ensaio clínico, controlado e randomizado demonstrou que essa abordagem não é útil (70). Recomendações anteriores também incluíam intubação endotraqueal eletiva e de rotina e aspiração direta da traqueia de todos os RNs tintos por mecônio até que um ensaio clínico, controlado randomizado demonstrou que esse procedimento era inútil em RNs vigorosos ao nascimento (71).

Portanto, as recomendações atuais incluem intubação endotraqueal e aspiração logo após o parto apenas se o RN *não estiver vigoroso*, ou seja, se ele apresentar depressão respiratória, hipotonia muscular e/ou FC inferior a 100 bpm (4). Embora RNs *não vigorosos* com líquido amniótico meconial corram risco elevado de desenvolver SAM (68,69), a aspiração traqueal não foi associada à redução da incidência de SAM ou da taxa de mortalidade nesses RNs (72). A única evidência advém da comparação com controles históricos (73). Em casos nos quais a intubação endotraqueal rotineira e eletiva e aspiração direta da traqueia forem realizadas, devem ser adiados o início da respiração, a estimulação vigorosa e a secagem até que intubação e aspiração sejam realizadas nesses RNs. A intubação endotraqueal e a aspiração devem ser repetidas até que pouco mecônio adicional seja removido, ou até que o RN apresente bradicardia significativa que exija ventilação com pressão positiva (VPP) ou compressões torácicas. Portanto, durante a aspiração endotraqueal, uma segunda pessoa deve monitorar a FC continuamente. Outras medidas para prevenir a aspiração de mecônio como compressão do tórax neonatal, fisioterapia torácica, ou introdução de um dedo na boca do RN, que às vezes são realizadas, não foram testadas rigorosamente e podem até ser prejudiciais. Esses procedimentos não são recomendados, e devem ser desincentivados.

Recém-nascidos pré-termo

O estabelecimento da respiração e a melhora da oxigenação após o nascimento são vitais para a sobrevida e a saúde a longo prazo dos RNs pré-termo. No entanto, quando os RNs não conseguem respirar após o parto, um consenso internacional recomenda VPP intermitente (VPPI) junto com pressão expiratória final positiva de nível basal (PEEP) (4). As metas da VPPI são estabelecer uma CRF, fornecer volume corrente adequado para facilitar a troca gasosa e estimular a respiração ao mesmo tempo que minimiza a lesão pulmonar (6). No nascimento, os pulmões dos RNs muito pré-termo são especialmente suscetíveis à lesão porque são estruturalmente imaturos, deficientes de surfactante, cheios de líquido e não possuem o suporte de uma parede torácica resistente (5). Sendo assim, os pulmões dos RNs extremamente pré-termo são facilmente danificados pela ventilação mecânica. Os RNs pré-termo, especialmente aqueles com idade gestacional muito baixa, correm risco de desenvolvimento de displasia broncopulmonar. As evidências mostram a ocorrência de lesão pulmonar após um curto período de VPP (74). Por conseguinte, em RNs pré-termo, uma estratégia de proteção pulmonar deve ser iniciada ao nascimento para dar suporte à remoção do líquido pulmonar e estabelecer a CRF (5,6). Para facilitar o desenvolvimento precoce de CRF efetiva, para reduzir a lesão pulmonar ao nascimento, por meio da redução do estresse de cisalhamento causado pela expansão e desinsuflação rápida dos pulmões não aerados uniformemente, e para aumentar a oxigenação durante a fase de transição levanta-se a hipótese de que a PEEP e a insuflação sustentada devem ser aplicadas no nascimento. Metanálise recente que compara a ventilação não invasiva *versus* a invasiva ao nascimento concluiu que CPAP na sala de parto é um modo mais gentil de ventilação e uma estratégia eficaz para prevenir o desenvolvimento da displasia broncopulmonar (75). Esta metanálise demonstrou que o risco relativo de desfecho combinado de morte ou displasia broncopulmonar em RN com 36 semanas de idade gestacional corrigida tratados com CPAP nasal é 0,90 (intervalo de confiança de 95% de 0,83 a 0,98), diferença de risco de –0,04 (intervalo de confiança de 95% –0,08 a –0,00, número necessário para tratar 25). Além disso, existem algumas evidências de que a insuflação sustentada no início da VPP melhore a aeração pulmonar; no entanto, são necessários mais estudos antes que esta possa ser recomendada (76-78). No entanto, deve-se monitorar se a VPP com máscara proporciona o volume corrente necessário e ajustá-la durante a reanimação (79,80). Um estudo recente randomizado demonstrou que os ajustes do volume corrente durante a VPP com máscara na sala de parto é viável e pode reduzir o grande aporte de volume corrente (79); no entanto, não demonstrou reduzir a displasia broncopulmonar. À medida que a função pulmonar melhora e esses RNs menores são desmamados da ventilação assistida, é importante lembrar que muitos deles não conseguem manter CRF adequada, mesmo na ausência de doença pulmonar, e atelectasia progressiva ocorrerá gradualmente, a menos que se aplique pressão expiratória final positiva aos pulmões (81).

Assim como na prevenção de volutrauma, também se deve dar ênfase especial à prevenção da lesão pulmonar induzida pelo oxigênio, fornecendo o menor nível de suplementação de oxigênio que mantenha um transporte de oxigênio adequado para os tecidos (17-19). Ademais, dados recentes sugerem que a reanimação com oxigênio a 100% pode gerar radicais livres de oxigênio que podem causar lesão tecidual, particularmente no cérebro (15,20,21). Assim, o monitoramento contínuo da saturação de oxigênio deve começar na sala de parto usando nomogramas recentemente publicados (Figura 17.4) para reduzir as exposições excessivas ao oxigênio (16). As diretrizes de reanimação atuais recomendam começar a reanimação em ar ambiente em todos os RNs a termo (4). Embora, para RNs pré-termo, não tenham sido feitas recomendações definitivas (4), há evidências crescentes de que a reanimação na sala de parto de RN pré-termo com oxigênio inicial de menos de 30% é viável, reduz a exposição ao oxigênio sem aumentar a necessidade de reanimação adicional e reduz o estresse oxidativo (18,19,22). Além disso, a baixa concentração de oxigênio inicial durante a reanimação na sala de parto parece diminuir os dias de ventilação mecânica e o risco de displasia broncopulmonar (18). Na ausência de estudos na sala de parto que comparem importantes desfechos clínicos, como displasia broncopulmonar e neurodesenvolvimento a longo prazo, a reanimação neonatal de RNs pré-termo deve ser iniciada com ar ou uma mistura de oxigênio e ajustando a concentração do oxigênio para obter um valor de saturação do oxigênio na faixa interquartil das saturações pré-ductais medidas por oxímetro de pulso (Figura 17.4) (4,16).

Os ensaios clínicos têm demonstrado que a terapia com surfactante reduz a taxa de mortalidade e a displasia broncopulmonar ou morte nos 28 dias de idade (65,67,82,83). Metanálise recente relatou que os benefícios do surfactante profilático não são mais evidentes em grupos de RNs inicialmente tratados com CPAP (82). Por conseguinte, o Committee of Fetus and Newborn da American Academy of Pediatrics recomenda o uso de CPAP imediatamente após o nascimento com subsequente administração seletiva de surfactante como uma alternativa para a intubação de rotina com a administração precoce de surfactante ou profilática em RNs pré-termo (Evidência Nível: 1, Recomendação Forte) (65). No entanto, se for provável a necessidade de suporte respiratório com respirador, a administração precoce de surfactante seguida por rápida extubação é preferível à ventilação prolongada (Evidência Nível: 1, Recomendação Forte) (65).

Por causa da razão área de superfície/massa corporal relativamente maior, pele fina e permeável, quantidade reduzida de gordura subcutânea e resposta metabólica diminuída ao estresse do frio, os RNs prematuros correm alto risco de hipotermia. A hipotermia, sobretudo em RN extremamente pré-termo, pode ter desfechos adversos; portanto, durante o parto de prematuros, especialmente quando a idade gestacional for igual ou menor que 28 semanas, a prevenção da perda de calor deve ser uma prioridade. Devem-se tomar todas as medidas necessárias para reduzir a perda de calor, ainda que esses RNs a princípio não pareçam precisar de reanimação. O calor radiante necessário para manter a temperatura corporal normal durante a reanimação evapora água da pele do RN. Isso pode produzir perdas hídricas insensíveis muito altas em RNs muito prematuros. Depois que o TET e o cateter umbilical forem instalados e fixados e outros procedimentos de emergência forem concluídos, o RN deve ser envolto por plástico claro para reduzir a perda hídrica insensível. Um estudo sugeriu que o envolvimento de RNs prematuros com um saco de polietileno imediatamente após o parto previne perda de calor. Esta medida precisa ser mais bem avaliada para determinar seu valor potencial na modificação do desfecho de RN extremamente pré-termo.

Ademais, os RNs pré-termo possuem uma rede de capilares muito frágeis na matriz germinativa do cérebro e, portanto, correm alto risco de hemorragia intraventricular e distúrbios neurodesenvolvimentais a longo prazo. Tanto a leucomalacia periventricular como a hemorragia intraventricular estão ligadas a asfixia perinatal, necessidade de reanimação, instabilidade hemodinâmica, hipocapnia significativa precoce, acidose metabólica e pressão intratorácica excessiva. Para evitar a ruptura de vasos sanguíneos na matriz germinativa, os RNs devem ser manuseados com muita delicadeza, evitando posicioná-los com a cabeça mais baixa que o corpo (posição de Trendelenburg), evitando também o aporte de pressão excessiva durante a VPP ou CPAP e administração muito rápida de sangue e de expansores de volume. Além disso, após a reanimação inicial bem-sucedida de RNs pré-termo, eles devem ser monitorados cuidadosamente à procura de hipoglicemia, apneia e bradicardia, infecção, quantidade de oxigênio e ventilação fornecida, com a instituição lenta e cuidadosa da amamentação após um período inicial de suporte nutricional exclusivamente intravenoso.

Recém-nascido com vias respiratórias comprometidas

O manejo de um RN com vias respiratórias comprometidas pode ser difícil e requer a identificação cuidadosa da fonte de obstrução das vias respiratórias. Nas situações leves, o posicionamento apropriado da cabeça e do pescoço do bebê ou a instituição de VPP por breve período pode ser suficiente (11). Contudo, em RNs com obstrução grave das vias respiratórias ou com múltiplos problemas, pode ser necessário colocação de máscara laríngea, intubação (oral ou nasal) por endoscopia de fibra óptica, ou traqueostomia de emergência (40,84,85). Se for conhecido antes do nascimento, o problema exige uma abordagem em equipe envolvendo obstetra, neonatologista, anestesiologista e otorrinolaringologista. Em algumas situações, um tratamento intraparto *ex utero* (TIEX) após cesariana no qual a circulação placentária maternofetal é prolongada por vários minutos após o parto pode salvar a vida do RN. A máscara laríngea é um dispositivo contemporizador útil até que se possa providenciar uma intervenção mais definitiva para as vias respiratórias comprometidas (84). É particularmente útil quando a visualização traqueal é dificultada por glossoptose, macroglossia, mandíbula hipoplásica, ou imobilidade cervical. No entanto, seu uso requer não apenas prática considerável, mas também não permite aspiração traqueal e administração de medicamentos por via intratraqueal, e nem sempre pode ser utilizada em RN com menos de 2 kg (84).

Recém-nascido com condições cirúrgicas

Os princípios gerais de estabilização de qualquer RN também se aplicam àquele que precisa de intervenção cirúrgica durante a assistência inicial. Incluem estabelecer vias respiratórias pérvias e ventilação adequada, circulação efetiva, corrigir o equilíbrio hidreletrolítico, dedicar atenção especial à termorregulação e instituir cobertura apropriada com antibióticos (60). Contudo, o tratamento inicial específico depende do distúrbio subjacente. Nos RNs com gastrosquise ou onfalocele, a prevenção de traumatismo direto e isquêmico aos órgãos eviscerados pelo posicionamento apropriado do RN, o acompanhamento das perdas excessivas de líquido e calor pelas vísceras expostas e a prevenção da infecção do conteúdo abdominal exposto são os maiores desafios. No RN com suspeita de hérnia diafragmática congênita (HDC), a maior ênfase durante o manejo inicial deve ser evitar a VPP com máscara e realizar intubação endotraqueal imediata (86). Introduza tubo orogástrico no estômago e aspire seu conteúdo imediatamente. Isto reduz o risco de regurgitação e aspiração, que pode ocorrer apesar do TET. Também previne a compressão diafragmática nos pulmões já hipoplásicos. Se o diagnóstico for desconhecido antes do parto, um abdome escafoide e dificuldade na obtenção de ventilação adequada sugerem HDC. Mudança do ápice para a direita aumenta a probabilidade, visto que mais de 80% das HDC ocorrem à esquerda. Além disso, invariavelmente há hipertensão pulmonar associada, estratégias como sedação, paralisia, correção da acidose, prevenção de hipotensão sistêmica e vasodilatação pulmonar seletiva podem ser necessárias desde o início. Os RNs com defeitos do tubo neural exigem coordenação multidisciplinar de cuidados, incluindo parecer de neurocirurgião. A avaliação pré-natal da magnitude e da gravidade do acometimento do SNC juntamente com a existência ou não de outras anomalias associadas ajudam no aconselhamento e na orientação do manejo na sala de parto. Alguns RNs com defeitos do tubo neural só precisam das medidas de reanimação de rotina; contudo, alguns RNs requerem medidas de reanimação agressivas. No parto, os RNs com defeitos do tubo neural devem ser colocados em decúbito ventral ou lateral para evitar a ruptura da membrana de cobertura e proteção do tecido neural exposto. Compressas de gaze embebidas em soro fisiológico estéril devem cobrir o defeito, sobre a qual se deve aplicar uma cobertura de plástico. Após a coleta de sangue para cultura, deve-se iniciar empiricamente a administração de antibióticos. Devido à alta taxa de alergia ao látex, esses RNs devem ser manipulados com material sem látex desde a sala de parto.

Hidropisia

A reanimação e o manejo na sala de parto de um RN com hidropisia fetal constituem um conjunto singular de problemas para o neonatologista. Em geral, o diagnóstico é conhecido antes do parto. Devem-se envidar todos os esforços para definir a causa da hidropisia antes do parto, a fim de ajudar a preparar a reanimação neonatal (87,88). Deve-se realizar ultrassonografia antes do parto para verificar se existe derrames pleurais e ascite e determinar seus volumes.

Graças aos avanços da assistência neonatal, a hidropisia secundária a aloimunização por Rh diminuiu sobremodo e atualmente a hidropisia de causas não imunes é bem mais frequente. Maior número de profissionais é necessário para a reanimação de neonatos com hidropisia do que a reanimação rotineira. Ter na sala de reanimação concentrados de hemácias O negativo, cruzados com o sangue da mãe. Além dos recursos habituais para a reanimação, o equipamento necessário para exsanguinotransfusão parcial, toracocentese e paracentese e tubos para exames complementares devem estar disponíveis. Dois cateteres vasculares umbilicais devem ser conectados a transdutores de pressão e um gravador com um canal calibrado para pressão arterial e o outro para pressão venosa. Deve-se coletar sangue do cordão umbilical ao nascimento para medir o hematócrito ou a hemoglobina imediatamente. A insuflação pulmonar e a ventilação são, com frequência, difíceis em RNs hidrópicos porque os pulmões estão comprimidos por grandes derrames pleurais e pelo diafragma, que é elevado pela ascite. Se a ultrassonografia pré-parto sugerir derrames pleurais e ascite, então estes devem ser drenados na sala de parto. A VPP poderia ser também complicada devido à baixa complacência pulmonar por causa do excesso de água nos pulmões. A reanimação geralmente requer intubação endotraqueal imediata e ventilação. A pressão nas vias respiratórias e o oxigênio devem ser ajustados de acordo com as necessidades da criança. Se for realizada paracentese para reduzir a ascite, deve-se realizá-la na região do flanco para evitar a punção de um fígado ou baço potencialmente aumentados. Mesmo após a retirada de líquido do abdome e do tórax, muitos desses RNs continuam a precisar de pressões mais elevadas nas vias respiratórias para alcançar a ventilação adequada em decorrência do excesso de água pulmonar, deficiência de surfactante e hipoplasia pulmonar (87,88).

Enquanto o RN está sendo ventilado e os derrames reduzidos, outro membro da equipe deve cateterizar a veia e artéria umbilicais para medir as pressões venosa e arterial e coletar sangue para gasometria arterial para avaliar o estado da circulação e o nível de hemoglobina. Certifique-se de que o cateter umbilical venoso esteja no átrio direito antes de diagnosticar níveis elevados de pressão venosa central (PVC), visto que a pressão na circulação porta é maior do que a PVC de modo variável. A anemia compromete a oxigenação tecidual, e os RNs hidrópicos anêmicos geralmente não respondem bem às medidas de reanimação até que o hematócrito seja de pelo menos 30 a 35%. Caso as pressões intravasculares indiquem que o volume sanguíneo é adequado, realize uma exsanguinotransfusão parcial e mantenha o volume sanguíneo constante. Se apresentar anemia, corrija por meio de transfusão do concentrado de hemácias O negativo. O plasma fresco congelado pode corrigir parcialmente os defeitos da coagulação que são comuns nesses RNs. A maioria dos RNs com hidropisia aloimune tem concentrações séricas de albumina muito baixas e pressão oncótica plasmática baixa. Metade dos RNs com hidropisia não imune também tem hipoalbuminemia. Contudo, não há evidências de que a infusão de albumina ou a correção da hipoproteinemia seja benéfica. Além disso, há a preocupação de que a administração de albumina e plasma fresco congelado a esses RNs durante a reanimação possa elevar a pressão oncótica plasmática o suficiente para atrair volumes excessivos de líquido para a circulação e agravar o edema pulmonar. Se isso ocorrer, são necessários ajustes apropriados no suporte ventilatório. A vasoconstrição pulmonar é particularmente comum em RN com hidropisia. Preveja e corrija prontamente as anormalidades metabólicas, como acidose e hipoglicemia. A deficiência de surfactante e a hipoplasia pulmonar podem estar associadas à hidropisia, e são manejadas da maneira habitual. Portanto, se a perfusão pulmonar não melhorar durante a reanimação, é necessário correção da acidose metabólica. Após a conclusão da reanimação, geralmente ocorre doença pulmonar que requer ventilação assistida, podendo incluir doença de membrana hialina, hipoplasia pulmonar ou alguma combinação.

Múltiplos nascimentos

Algumas características dos nascimentos múltiplos que complicam a assistência na sala de parto são:

- Maior incidência de trabalho de parto e nascimento prematuros. Isto influencia a assistência aumentando o número de profissionais necessários para a reanimação. O risco de asfixia intraparto é um pouco mais alto para o segundo gêmeo
- Maior incidência de anomalias congênitas em nascimentos múltiplos monozigóticos
- Risco mais alto de restrição de crescimento intrauterino porque a placenta pode ser compartilhada de maneira desigual entre os fetos. Isto resulta nos problemas habituais associados a restrição do crescimento intrauterino, por exemplo, asfixia intraparto, policitemia, hipoglicemia e hemorragia pulmonar (ver Capítulo 12)

- A síndrome fetofetal tem como sua forma mais grave a "síndrome do gêmeo contido". A síndrome de transfusão fetofetal, que ocorre em pelo menos 5% das gestações múltiplas, resulta de anastomoses vasculares entre as circulações de gêmeos monozigóticos, principalmente com uma placenta monocoriônica. O grau de transfusão de um feto para o outro e a duração são bastante variáveis e determinam a apresentação clínica ao nascimento. A transfusão pode ter sido relativamente recente ou ter começado no segundo trimestre e se prolongado até o nascimento. Se a transfusão ocorrer predominantemente em uma direção, o gêmeo doador torna-se anêmico e o receptor, policitêmico. Com a transfusão contínua, o gêmeo doador torna-se cada vez menor para a idade gestacional. À medida que o processo avança, sobrevém poli-hidrâmnio no feto receptor e oligoidrâmnio no doador. Por fim, qualquer um dos gêmeos pode tornar-se hidrópico, um por sobrecarga de volume e o outro por anemia. Nos casos graves, o gêmeo doador pode morrer (88).

Quando gêmeos acometidos por esta síndrome nascem, o tratamento durante a reanimação pode ser extremamente complicado. Os achados na mãe devem levar à vigilância ultrassonográfica cuidadosa dos fetos e ao reconhecimento pré-natal da síndrome de transfusão fetofetal unidirecional. O RN policitêmico poderia precisar de redução do hematócrito por meio de exsanguinotransfusão parcial. O manejo do doador anêmico é menos simples. Uma perda sanguínea recente requer o mesmo tratamento de qualquer outro RN hipovolêmico (ver seção "Monitoramento do estado circulatório"). Com maior frequência, a anemia é prolongada e grave, assim a circulação do doador pode estar comprometida e pode não tolerar a expansão do volume sanguíneo. Neste contexto, a terapia apropriada é exsanguinotransfusão parcial com concentrado de hemácias para elevar o hematócrito até um nível normal. As pressões arterial e venosa central devem ser monitoradas imediatamente após o nascimento para avaliar o estado circulatório e realizar os devidos ajustes no hematócrito e volume intravascular. Meça rapidamente o hematócrito ou a hemoglobina em ambos os gêmeos e institua o tratamento apropriado.

Em gêmeos monocoriônicos, as anastomoses vasculares podem ser multidirecionais, de modo que a direção do fluxo é determinada pelo menos em parte pela diferença na resistência circulatória entre os gêmeos. Tais transfusões fetofetais não são diagnosticadas facilmente, tampouco os valores da hemoglobina são necessariamente diferentes ao nascimento, embora os volumes sanguíneos o sejam.

A "síndrome do gêmeo contido" é um fenômeno mal compreendido em gêmeos monocoriônicos. Há crescimento discordante com oligoidrâmnio no feto com restrição do crescimento e poli-hidrâmnio no feto apropriado para a idade gestacional. O feto com crescimento restrito torna-se comprimido em um pequeno volume dentro do útero. O crescimento pulmonar muitas vezes é restrito, acarretando hipoplasia pulmonar que, se for grave, é letal. Se for leve, requer VPP em altas pressões e frequências. Em alguns casos, há disfunção miocárdica acentuada em um ou ambos os gêmeos, a qual é detectável por ecocardiograma no pré-natal. As preparações para o parto são iguais às de qualquer outra síndrome de transfusão fetofetal grave.

Tocotraumatismo

Tocotraumatismo grave e asfixia intraparto muitas vezes ocorrem juntos. O principal problema da assistência na sala de parto desses RNs é hemorragia significativa pelos tecidos lesionados, o que complica a reanimação. A perda sanguínea quase sempre é interna e, portanto, não é evidente imediatamente. Uma perda sanguínea moderada pode ocorrer em membros fraturados ou no períneo durante um parto pélvico difícil. Os locais de grande perda sanguínea incluem a cavidade intracraniana, o mediastino e o interior do abdome (p. ex., ruptura de baço, hematoma hepático subcapsular). Um hematoma subgaleal pode produzir perda maciça do volume sanguíneo em virtude do espaço potencial extremamente grande. Qualquer um desses hematomas pode conter várias centenas de mililitros de sangue, e eles são particularmente perigosos porque podem consumir grandes quantidades de fatores da coagulação e originar sangramento generalizado, o que perpetua a hipovolemia. Nos casos graves, somente o tratamento precoce e agressivo pode trazer a situação sob controle. O tratamento inclui reposição do volume sanguíneo perdido e da massa de eritrócitos e, se houver depleção de fatores da coagulação, administração de plasma fresco congelado, plaquetas e, às vezes, crioprecipitado.

A detecção precoce de hemorragia interna por tocotraumatismo é crucial. Distensão e alteração da cor do abdome sugerem sangramento intra-abdominal, e pode ser preciso pesquisá-lo por ultrassonografia abdominal, tomografia computadorizada, ressonância magnética, ou aspiração com agulha. O controle de um sangramento intra-abdominal pode exigir cirurgia. Uma hemorragia intracraniana suficiente para causar hipovolemia geralmente se manifesta por fontanela abaulada e pode ser confirmada por ultrassonografia. Hemorragias intracranianas pequenas também podem causar instabilidade circulatória através de seus efeitos sobre o sistema nervoso autônomo. Um hematoma mediastinal não se declara por sinais físicos, mas uma radiografia de tórax com frequência sugere sua presença quando o mediastino está alargado. Quando há suspeita, pode-se diagnosticá-lo rapidamente por ultrassonografia do mediastino. A tumefação precoce da nuca por um hematoma subgaleal pode ser difícil de reconhecer, mas uma hemorragia subgaleal expansiva empurra as orelhas lateralmente e para a frente. Quando um RN está em risco, as medidas seriadas da circunferência occipitofrontal são necessárias e fornecem uma estimativa do volume de sangue sequestrado. Muitas vezes, este é o primeiro sinal do distúrbio. A hemorragia subgaleal também pode ser confirmada por ultrassonografia.

Em geral, realizaram-se progressos notáveis desde a primeira publicação das diretrizes de reanimação neonatal pela American Academy of Pediatrics e American Heart Association em 1985. Contudo, muitas recomendações da reanimação neonatal ainda se baseiam na prática aceita em vez de dados de pesquisa. Muitas recomendações têm sido contestadas, e agora estão sendo testadas de maneira rigorosa. Decerto, a partir da análise dos novos dados, surgirão novas recomendações. Felizmente, com intervenções hábeis, a reanimação de um RN costuma ser bem-sucedida, ao contrário das tentativas de reanimação em crianças maiores e adultos.

AGRADECIMENTOS

GMS recebe uma bolsa Banting de pós-doutorado e do Canadian Institutes of Health Research e Alberta Innovates–Health Solution Clinical. VKR recebe subvenções do NIH (HD51857, HD058948 e HD071731). Gostaríamos de agradecer a David Atkinson por sua contribuição a este capítulo da obra.

REFERÊNCIAS BIBLIOGRÁFICAS

1. Aziz K, Chadwick M, Baker M, et al. Ante- and intra-partum factors that predict increased need for neonatal resuscitation. *Resuscitation* 2008;79:444.
2. Wyckoff MH, Perlman M. Cardiopulmonary resuscitation in very low birth weight infants. *Pediatrics* 2000;106:618.
3. Stoll B, Wyckoff MH, Salhab WA, et al. Outcome of extremely low birth weight infants who received delivery room cardiopulmonary resuscitation. *J Pediatr* 2012;160:239.
4. Kattwinkel J, Wyckoff MH, Perlman M, et al. Part 15: neonatal resuscitation: 2010 American Heart Association Guidelines for Cardiopulmonary Resuscitation and Emergency Cardiovascular Care. *Circulation* 2010;122:S909.
5. Paste AB, Davis PG, Hooper SB, et al. From liquid to air: breathing after birth. *J Pediatr* 2008;152:607.
6. Schmölzer GM, Paste AB, Davis PG, et al. Reducing lung injury during neonatal resuscitation of preterm infants. *J Pediatr* 2008;153:741.

7. Hooper SB, Siew M, Kitchen MJ, et al. Establishing functional residual capacity in the non-breathing infant. *Semin Fetal Neonatal Med* 2013;18:336.
8. Hooper SB, Siew M, Kitchen MJ, et al. Imaging lung aeration and lung liquid clearance at birth. *FASEB J* 2007;21:3329.
9. Yam CH, Dawson J, Schmölzer GM, et al. Heart rate changes during resuscitation of newly born infants. *Arch Dis Child Fetal Neonatal Ed* 2011;96:F102.
10. Dawson J, Kamlin O, Wong C, et al. Changes in heart rate in the first minutes after birth. *Arch Dis Child Fetal Neonatal Ed* 2010;95:F177.
11. Chua C, Schmölzer GM, Davis PG. Airway manoeuvres to achieve upper airway patency during mask ventilation in newborn infants—an historical perspective. *Resuscitation* 2012;83:411.
12. O'Donnell CP, Kamlin O, Davis PG, et al. Clinical assessment of infant colour at delivery. *Arch Dis Child Fetal Neonatal Ed* 2007;92:F465.
13. Dawson J, Vento M, Finer N, et al. Managing oxygen therapy during delivery room stabilization of preterm infants. *J Pediatr* 2012;160:158.
14. Saugstad OD, Aune D. Optimal oxygenation of extremely low birth weight infants: a meta-analysis and systematic review of the oxygen saturation target studies. *Neonatology* 2014;105:55.
15. Vento M, Saugstad OD. Oxygen supplementation in the delivery room: updated information. *J Pediatr* 2011;158:e5.
16. Dawson J, Vento M, Kamlin O, et al. Defining the reference range for oxygen saturation for infants after birth. *Pediatrics* 2010;125:e1340.
17. Vento M, Moro M, Escrig R, et al. Preterm resuscitation with low oxygen causes less oxidative stress, inflammation, and chronic lung disease. *Pediatrics* 2009;124:e439.
18. Wyckoff MH, Allen JR, Kapadia VS, et al. Resuscitation of preterm neonates with limited versus high oxygen strategy. *Pediatrics* 2013;132:e1488.
19. Rabi Y, Singhal N, Nettel-Aguirre A. Room-air versus oxygen administration for resuscitation of preterm infants: the ROAR study. *Pediatrics* 2011;128:e374.
20. Saugstad OD, Aune D. In search of the optimal oxygen saturation for extremely low birth weight infants: a systematic review and meta-analysis. *Neonatology* 2011;100:1.
21. Saugstad OD. Oxidative stress in the newborn—a 30-year perspective. *Biol Neonate* 2005;88:228.
22. Vento M, Escrig R, Arruza L, et al. Achievement of targeted saturation values in extremely low gestational age neonates resuscitated with low or high oxygen concentrations: a prospective, randomized trial. *Pediatrics* 2008;121:875.
23. Morley CJ. Continuous distending pressure. *Arch Dis Child Fetal Neonatal Ed* 1999;81:F152.
24. Probyn M, Hooper SB, Dargaville PA, et al. Positive end expiratory pressure during resuscitation of premature lambs rapidly improves blood gases without adversely affecting arterial pressure. *Pediatr Res* 2004;56:198.
25. Polglase GR, Morley CJ, Crossley KJ, et al. Positive end-expiratory pressure differentially alters pulmonary hemodynamics and oxygenation in ventilated, very premature lambs. *J Appl Physiol* 2005;99:1453.
26. O'Donnell CP, Kamlin O, Davis PG, et al. Crying and breathing by extremely preterm infants immediately after birth. *J Pediatr* 2010;156:846.
27. Wyllie JP, Oddie S, Scally A. Use of self-inflating bags for neonatal resuscitation. *Resuscitation* 2005;67:109.
28. Hawkes CP, Dempsey EM, Oni OA, et al. Potential hazard of the Neopuff T-piece resuscitator in the absence of flow limitation. *Arch Dis Child Fetal Neonatal Ed* 2009;94:F461.
29. Ryan CA, Hawkes CP, Dempsey EM. Comparison of the T-piece resuscitator with other neonatal manual ventilation devices: a qualitative review. *Resuscitation* 2012;83:797.
30. Schmölzer GM, Dawson J, Kamlin O, et al. Airway obstruction and gas leak during mask ventilation of preterm infants in the delivery room. *Arch Dis Child Fetal Neonatal Ed* 2011;96:F254.
31. Finer N, Rich W, Wang C, et al. Airway obstruction during mask ventilation of very low birth weight infants during neonatal resuscitation. *Pediatrics* 2009;123:865.
32. Schilleman K, Paste AB, Witlox RS, et al. Leak and obstruction with mask ventilation during simulated neonatal resuscitation. *Arch Dis Child Fetal Neonatal Ed* 2010;95:F398.
33. Wood FE, Dawson J, Morley CJ, et al. Assessing the effectiveness of two round neonatal resuscitation masks: study 1. *Arch Dis Child Fetal Neonatal Ed* 2008;93:F235.
34. Schmölzer GM, Kamlin O, O'Donnell CP, et al. Assessment of tidal volume and gas leak during mask ventilation of preterm infants in the delivery room. *Arch Dis Child Fetal Neonatal Ed* 2010;95:F393.
35. Palme-Kilander C, Tunell R. Pulmonary gas exchange during facemask ventilation immediately after birth. *Arch Dis Child* 1993;68:11.
36. Wood FE, Morley CJ. Face mask ventilation—the dos and don'ts. *Semin Fetal Neonatal Med* 2013;18:344.
37. Cheung P-Y, Schmölzer GM. Learning not to lean when you push ... some hard-pressed issues of cardiac compressions during cardiopulmonary resuscitation of neonates. *Resuscitation* 2013;84:1637.
38. Schmölzer GM, O'Reilly M, LaBossiere J, et al. 3:1 Compression to ventilation ratio versus continuous chest compression with asynchronous ventilation in a porcine model of neonatal resuscitation. *Resuscitation* 2014;85(2):270.
39. Kamlin O, Dawson J, O'Donnell CP, et al. A randomized trial of stylets for intubating newborn infants. *Pediatrics* 2013;131:e198.
40. Schmölzer GM, O'Reilly M, Davis PG, et al. Confirmation of correct tracheal tube placement in newborn infants. *Resuscitation* 2013;84:731.
41. Finer N, Leone TA, Lange A, et al. Disposable colorimetric carbon dioxide detector use as an indicator of a patent airway during noninvasive mask ventilation. *Pediatrics* 2006;118:e202.
42. Schmölzer GM, Dawson J, Poulton DA, et al. Assessment of flow waves and colorimetric CO_2 detector for endotracheal tube placement during neonatal resuscitation. *Resuscitation* 2011;82:307.
43. Tochen ML. Orotracheal intubation in the newborn infant: a method for determining depth of tube insertion. *J Pediatr* 1979;95:1050.
44. Peterson J, Johnson N, Deakins K, et al. Accuracy of the 7-8-9 Rule for endotracheal tube placement in the neonate. *J Perinatol* 2006;26:333.
45. Kuhns LR, Poznanski AK. Endotracheal tube position in the infant. *J Pediatr* 1971;78:991.
46. Wyllie JP, Wyckoff MH. Endotracheal delivery of medications during neonatal resuscitation. *Clin Perinatol* 2006;33:153.
47. Wyckoff MH, Kapadia VS. Seminars in fetal & neonatal medicine. *Semin Fetal Neonatal Med* 2013;18:357.
48. Halliday HL. Useless perinatal therapies. *Neonatology* 2010;97:358.
49. Aschner JL, Poland RL. Sodium bicarbonate: basically useless therapy. *Pediatrics* 2008;122:831.
50. Manley BJ, Dawson J, Kamlin O, et al. Clinical assessment of extremely premature infants in the delivery room is a poor predictor of survival. *Pediatrics* 2010;125:e559.
51. Janvier A, Barrington KJ. The ethics of neonatal resuscitation at the margins of viability: informed consent and outcomes. *J Pediatr* 2005;147:579.
52. Laventhal N, Spelke MB, Andrews B, et al. Ethics of resuscitation at different stages of life: a survey of perinatal physicians. *Pediatrics* 2011;127:e1221.
53. Batton D, Batton B. Advocating for equality for preterm infants. *CMAJ* 2013;185:1559.
54. Janvier A, Watkins A. Medical interventions for children with trisomy 13 and trisomy 18: what is the value of a short disabled life? *Acta Paediatr* 2013;102:1112.
55. Batton D. Resuscitation of extremely low gestational age infants: an Advisory Committee's Dilemmas. *Acta Paediatr* 2010;99:810.
56. Shankaran S. Hypoxic-ischemic encephalopathy and novel strategies for neuroprotection. *Clin Perinatol* 2012;39:919.
57. Tagin MA, Woolcott CG, Vincer MJ, et al. Hypothermia for neonatal hypoxic ischemic encephalopathy. *Arch Pediatr Adolesc Med* 2012;(6):558.
58. Edwards AD, Brocklehurst P, Gunn AJ, et al. Neurological outcomes at 18 months of age after moderate hypothermia for perinatal hypoxic ischaemic encephalopathy: synthesis and meta-analysis of trial data. *BMJ* 2010;340:c363.
59. Schmölzer GM, Kamlin O, Dawson J, et al. Respiratory monitoring of neonatal resuscitation. *Arch Dis Child Fetal Neonatal Ed* 2010;95:F295.
60. Ringer S, Aziz K. Neonatal stabilization and postresuscitation care. *Clin Perinatol* 2012;39:901.
61. Tracy MB, Downe L, Holberton J. How safe is intermittent positive pressure ventilation in preterm babies ventilated from delivery to newborn intensive care unit? *Arch Dis Child Fetal Neonatal Ed* 2004;89:F84.
62. Klingenberg C, Wheeler KI, Davis PG, et al. A practical guide to neonatal volume guarantee ventilation. *J Perinatol* 2011;31:575.
63. Wheeler KI, Klingenberg C, Morley CJ, et al. Volume-targeted versus pressure-limited ventilation for preterm infants: a systematic review and meta-analysis. *Neonatology* 2011;100:219.
64. Bhatia R, Davis PG, Doyle LW, et al. Identification of pneumothorax in very preterm infants. *J Pediatr* 2011;159:115.
65. Polin RA. Surfactant replacement therapy for preterm and term neonates with respiratory distress. *Pediatrics* 2014;133:156.
66. Bahadue FL, Soll R. Early versus delayed selective surfactant treatment for neonatal respiratory distress syndrome. *Cochrane Database Syst Rev* 2012;(11):CD001456.
67. Stevens T, Harrington EW, Blennow M, et al. Early surfactant administration with brief ventilation vs. selective surfactant and continued mechanical ventilation for preterm infants with or at risk for respiratory distress syndrome. *Cochrane Database Syst Rev* 2007;(4):CD003063.
68. Gupta V, Bhatia BD, Mishra OP. Meconium stained amniotic fluid: antenatal, intrapartum and neonatal attributes. *Indian Pediatr* 1996;33:293.
69. Usta IM, Mercer BM, Sibai BM. Risk factors for meconium aspiration syndrome. *Obstet Gynecol* 1995;86:230.
70. Szyld EG, Vain NE, Prudent LM, et al. Oropharyngeal and nasopharyngeal suctioning of meconium-stained neonates before delivery of their shoulders: multicentre, randomised controlled trial. *Lancet* 2004;364:597.
71. Wiswell TE, Gannon CM, Jacob J, et al. Delivery room management of the apparently vigorous meconium-stained neonate: results of the multicenter, international collaborative trial. *Pediatrics* 2000;105:1.
72. Takroni Al AM, Parvathi CK, Mendis KB, et al. Selective tracheal suctioning to prevent meconium aspiration syndrome. *Int J Gynaecol Obstet* 1998;63:259.
73. Gregory GA, Gooding CA, Phibbs RH. Meconium aspiration in infants—a prospective study. *J Pediatr* 1974;85:848.

74. Kramer BW, Hillman NH, Moss TJM, et al. Brief, large tidal volume ventilation initiates lung injury and a systemic response in fetal sheep. *Am J Respir Crit Care Med* 2007;176:575.
75. Schmölzer GM, Kumar M, Pichler G, et al. Non-invasive versus invasive respiratory support in preterm infants at birth: systematic review and meta-analysis. *BMJ* 2013;347:f5980.
76. te Pas AB, Walther FJ. A randomized, controlled trial of delivery-room respiratory management in very preterm infants. *Pediatrics* 2007;120:322.
77. Harling AE, Beresford MW, Vince GS, et al. Does sustained lung inflation at resuscitation reduce lung injury in the preterm infant? *Arch Dis Child Fetal Neonatal Ed* 2005;90:F406.
78. Lindner W, Högel J, Pohlandt F. Sustained pressure—controlled inflation or intermittent mandatory ventilation in preterm infants in the delivery room? A randomized, controlled trial on initial respiratory support via nasopharyngeal tube. *Acta Paediatr* 2005;94:303.
79. Schmölzer GM, Morley CJ, Wong C, et al. Respiratory function monitor guidance of mask ventilation in the delivery room: a feasibility study. *J Pediatr* 2012;160:377.
80. Kattwinkel J, Stewart C, Walsh B, et al. Responding to compliance changes in a lung model during manual ventilation: perhaps volume, rather than pressure, should be displayed. *Pediatrics* 2009;123:e465.
81. Halamek LP, Morley CJ. Continuous positive airway pressure during neonatal resuscitation. *Clin Perinatol* 2006;33:83.
82. Rojas-Reyes MX, Morley CJ, Soll R. Prophylactic versus selective use of surfactant in preventing morbidity and mortality in preterm infants. *Cochrane Database Syst Rev* 2012;(3):CD000510.
83. Soll R, Özek E. Multiple versus single doses of exogenous surfactant for the prevention or treatment of neonatal respiratory distress syndrome. *Cochrane Database Syst Rev* 2009;(1):CD000141.
84. Schmölzer GM, Agarwal M, Kamlin O, et al. Supraglottic airway devices during neonatal resuscitation: an historical perspective, systematic review and meta-analysis of available clinical trials. *Resuscitation* 2013;84:722.
85. Finer N, Muzyka D. Flexible endoscopic intubation of the neonate. *Pediatr Pulmonol* 1992;12:48.
86. Pas te AB, Kamlin O, Dawson J, et al. Ventilation and spontaneous breathing at birth of infants with congenital diaphragmatic hernia. *J Pediatr* 2009;154:369.
87. McMahan MJ, Donovan EF. The delivery room resuscitation of the hydropic neonate. *Semin Perinatol* 1995;19:474.
88. Abrams ME, Meredith KS, Kinnard P, et al. Hydrops fetalis: a retrospective review of cases reported to a large national database and identification of risk factors associated with death. *Pediatrics* 2007;120:84.

18 Avaliação Física e Classificação

Michael R. Narvey e Mhairi G. MacDonald

INTRODUÇÃO

O recém-nascido (RN) é incapaz de cooperar com o examinador, mas requer uma avaliação sistemática completa que, por necessidade, é flexível na abordagem. Durante um momento tranquilo, podem-se analisar as bulhas cardíacas ou o murmúrio vesicular. Do mesmo modo, durante um período acordado e ativo, a simples observação fornece muitas informações acerca do estado neurológico do RN. No RN agudamente enfermo, convém adiar o exame físico completo até o momento em que ele possa ser manipulado com segurança. A inspeção, a palpação, a percussão e a ausculta são recursos importantes do exame físico em qualquer idade e são incorporados à avaliação neonatal.

A triagem pré-natal com ultrassonografia ou ressonância magnética (RM) à procura de anomalias fetais proporciona aos médicos o preparo necessário para o parto de RNs com problemas previstos (consulte o Capítulo 11). Por exemplo, a descoberta pré-natal de hérnia diafragmática congênita possibilita um parto planejado em hospital de assistência terciária/quaternária com a equipe neonatal presente na sala de parto. A despeito dos avanços na triagem dos partos, o exame físico ao nascimento continua a ser um recurso crucial no planejamento da assistência de todos os RNs. No exemplo acima, o diagnóstico por si só não é suficiente para planejar um manejo clínico detalhado; sinais vitais, esforço respiratório, cor e a existência de outras anomalias congênitas têm de ser determinados. Em outros casos, existem anomalias significativas, mas seu impacto no RN não é reconhecido até o exame físico ser repetido após o término do período de transição fisiológica fetal-neonatal.

A avaliação física dos RNs serve para determinar a normalidade anatômica, mas pode representar um desafio na determinação de quais achados serão transitórios, quais são variações do normal e quais são marcadores de grandes malformações ou síndromes. Por exemplo, em RNs extremamente prematuros com síndrome de Down, podem não existir achados típicos por ocasião do nascimento, mas, após crescimento e maturação, tornam-se claramente detectáveis.

Existe uma considerável sobreposição entre os processos normais associados a alterações fisiológicas que ocorrem durante o período de transição pós-natal e aqueles dos estados patológicos. Depois que o examinador definir que os achados representam um processo patológico, é necessário decidir o quão enfermo o RN está ou provavelmente ficará. Com esta finalidade, vários escores de acuidade das doenças foram desenvolvidos, variando desde sistemas muito simples a complexos e incluindo o monitoramento fisiológico e valores laboratoriais (1-4). A principal vantagem desses sistemas de escores está em exigir uma avaliação sistemática e quantitativa que pode ser comparada entre observadores e ao longo do tempo. Tais escores têm sido usados como indicadores do risco de mortalidade (4).

O primeiro exame neonatal ocorre imediatamente após o nascimento durante a atribuição do escore de Apgar no 1º e 5º minutos de vida e a cada 5 minutos até que o total seja superior a 7. A pontuação é baseada na atribuição de valores de 0, 1 ou 2 para as observações de cor, frequência cardíaca, esforço respiratório, tônus e atividade muscular. Nesse momento, dá-se prioridade à determinação do sexo e à identificação das principais anormalidades. Se nenhum desses fatores for motivo de preocupação, um exame mais aprofundado pode ser concluído nas primeiras 24 horas, depois da transição inicial e durante o primeiro banho. Os RNs que recebem alta antes de 48 horas de idade pós-natal devem ser reexaminados em 48 horas após a alta por um profissional de saúde competente em avaliação neonatal (5).

Depois de realizarem a transição para o convívio em comunidade, os seguintes sistemas devem ser avaliados nas consultas de acompanhamento para anomalias que não estavam presentes quando no hospital:

- Olhos para descartar catarata
- Quadris para descartar instabilidade
- Audição (se não rastreada no hospital)
- Pele para descartar hiperbilirrubinemia.

Veja a seguir uma breve descrição das etapas na avaliação de RNs e da interpretação de alguns dos achados. Para uma abordagem abrangente e detalhada desse tópico, o leitor deve usar como referência um excelente livro editado por M.A. Fletcher (5).

HISTÓRIA NEONATAL

A menos que um RN esteja gravemente enfermo, o exame deve ser precedido de uma revisão do partograma para identificar detalhes, inclusive aqueles descritos a seguir, que podem elevar o índice de suspeita para determinadas condições.

Elementos importantes do histórico materno incluem:

- Idade, gravidez, paridade, nascimentos prematuros/desfechos, perdas fetais anteriores e problemas de fertilidade
- Doenças antes/durante a gravidez, histórico familiar, consanguinidade, extensão da assistência pré-natal
- Droga, álcool e tabagismo; medicações utilizadas, prescritas ou não
- Testes de pré-natal, especialmente para hepatite, vírus da imunodeficiência humana (HIV) e *Streptococcus* do grupo B
- Trabalho de parto: duração, avaliações de saúde fetal, medicamentos administrados, tipo do parto
- Informações sociais, nível educacional, vocação e origem étnica ou racial.

Exame da placenta e o cordão umbilical

Na maior parte do século 20, se a placenta e o cordão umbilical fossem examinados era para determinar a causa de morte perinatal. Porém, as informações obtidas a partir da análise da placenta e do cordão umbilical podem ser, na verdade, tão ou mais importantes, em casos individuais, do que o histórico gestacional no planejamento do manejo clínico de um RN vivo. O cordão umbilical é avaliado quanto à aparência, ao comprimento e diâmetro, ao número de vasos e ao local de inserção. Exibe uma cor de marfim uniforme e mede 30 a 100 cm em comprimento; um cordão menor sugere movimentos fetais reduzidos e é uma razão para sofrimento fetal, falha de descida, ou avulsão. Uma coloração verde-escura do cordão assinala sofrimento fetal prévio, que ocasionou eliminação de mecônio no mínimo várias horas antes do parto. Uma coloração superficial reflete eliminação muito recente de mecônio. Cordões mais longos são propensos a emaranhar-se no feto ou sofrer prolapso. A termo, o diâmetro médio do cordão é 1,5 cm e relativamente uniforme em toda sua extensão, sem estreitamentos. Se a base do cordão umbilical for especialmente larga ou permanecer flutuante depois que as pulsações vasculares cessaram, pode haver herniação do conteúdo abdominal para dentro do cordão.

Ao nascimento, deve-se identificar a presença de duas artérias e uma veia. Artéria umbilical única ocorre em aproximadamente 1% das gestações, e quase 10% dos casos identificados apresentam outra malformação congênita. Um cordão umbilical fino com escassez de geleia de Wharton é encontrado em RN com restrição de crescimento intrauterino (RCIU) e pode ser comprimido mais facilmente pelas partes fetais. O cordão umbilical deve ser analisado em todo o seu comprimento à procura de nós verdadeiros ou falsos (Figura 18.1A e B). Várias características da placenta podem ser prontamente avaliadas ao exame macroscópico no momento do parto. A espessura e a densidade devem ser uniformes em toda sua extensão. Depressões e coágulos aderentes ou alterações da consistência na superfície materna sugerem descolamento prematuro ou infarto. A placenta normal tem apenas um leve odor de sangue fresco.

A cor da superfície fetal muda com a idade gestacional (IG), mas palidez ou pletora sugerem aberrações do volume sanguíneo ou do nível de hemoglobina fetal. A bilirrubina elevada no líquido amniótico tinge a placenta de amarelo-claro. Tanto o sangue antigo como o mecônio tornam a superfície fetal castanho-esverdeada. Se tiver ocorrido eliminação de mecônio ou sangramento mais de 1 dia antes do parto, é difícil diferenciar entre os dois ao exame macroscópico.

Deve-se examinar a superfície fetal à procura de opacidade das membranas fetais, o que sugere reação inflamatória, mas não necessariamente decorre de infecção. Nódulos sobre a superfície fetal do âmnio (âmnio nodoso) indicam oligoidrâmnio extremo e prolongado. Os nódulos geralmente possuem apenas alguns milímetros de diâmetro e são placas arredondadas ou ovais levemente aumentadas com uma superfície brilhante e deixam uma depressão quando retirados (Figura 18.2). A hipoplasia pulmonar fetal é altamente provável neste contexto e um achado-chave na agenesia renal. A presença de nódulos amnióticos sugere a futilidade se as manobras de reanimação estiverem sendo realizadas.

Nas gestações múltiplas com placenta única, devem-se avaliar as membranas divisórias. Com uma placenta dicoriônica ou placentas totalmente separadas e gêmeos do mesmo sexo, não se pode dizer se eles são gêmeos idênticos ou fraternos a partir

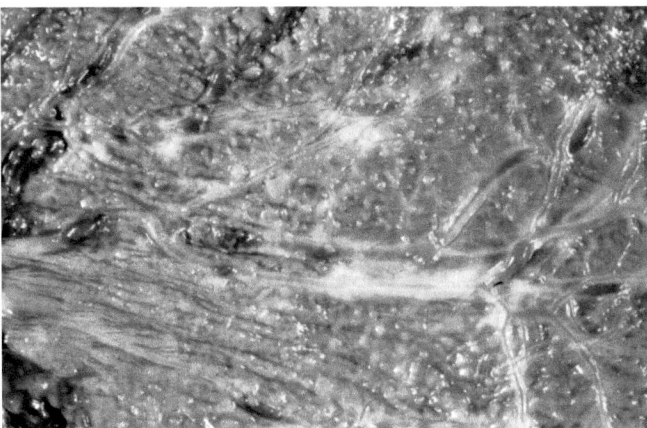

Figura 18.2 Visão aproximada do âmnio nodoso mostra como os nódulos são superficiais e possuem tamanhos variáveis. Qualquer RN com esse achado apresentaria fácies de compressão acentuada e, provavelmente, hipoplasia pulmonar grave. A agenesia renal é a causa mais comum para oligoidrâmnio grave. Em Fletcher MA. *Physical diagnosis in the neonatology*. Philadelphia, PA: Lippincott-Raven Publishers, 1998:83. (Esta figura encontra-se reproduzida em cores no Encarte.)

do exame da placenta. A monocorionicidade era tradicionalmente vista como patognomônica de gêmeos idênticos; contudo, um relato recente refutou esta afirmação (6). Assim como gêmeos monozigóticos podem ter placentas distintas, gêmeos dizigóticos podem ter placentas estreitamente fundidas que parecem ser uma só massa. Se houver quaisquer remanescentes de vasos vistos em membranas divisórias visualizadas por translucência contra a luz, existem quatro camadas de membranas. Se houver apenas uma membrana transparente sem remanescentes coriônicos, ela provavelmente contém apenas âmnio (Figura 18.3A e B).

Para situações clínicas nas quais os exames macroscópio e microscópico por um patologista podem oferecer outras informações importantes sobre o diagnóstico, veja os Quadros 18.1 e 18.2.

AVALIAÇÃO DA IDADE GESTACIONAL

A determinação da idade gestacional (IG) e do peso ao nascimento é necessária tanto para a determinação da normalidade como para o relato acurado de estatísticas de saúde. A ultrassonografia de primeiro trimestre aumentou a exatidão da definição da IG; no entanto, após este período ou se não tiver sido realizada assistência pré-natal, a avaliação física continua a ser o determinante clínico principal da IG.

A IG é registrada em semanas completas após o primeiro dia da data da última menstruação (DUM). A determinação acurada é essencial para a discussão dos desfechos para um determinado RN com base no grupo comparativo adequado. O American College of Obstetricians and Gynecologists aprovou recentemente uma nova classificação para RNs entre 37 e 42 semanas de gestação, desenvolvida em um *workshop* em 2012 (7):

- **Termo precoce:** entre 37 semanas, 0 dia e 38 semanas 6 dias
- **Termo pleno:** entre 39 semanas, 0 dia e 40 semanas 6 dias
- **Termo tardio:** entre 41 semanas, 0 dia e 41 semanas 6 dias
- **Pós-termo:** 42 semanas e além.

O principal motivo dessa mudança na terminologia é a taxa inaceitavelmente elevada de partos precoces desnecessários, por indução ou por cesariana, quando se sabe muito bem que os riscos para o feto nascido antes de 39 semanas e após 40 semanas são significativamente mais elevados do que os riscos para os fetos nascidos entre 39 e 40 semanas. No entanto, enfatiza-se claramente que o grupo de RNs a termo precoce é classificado principalmente como de risco elevado como resultado de parto

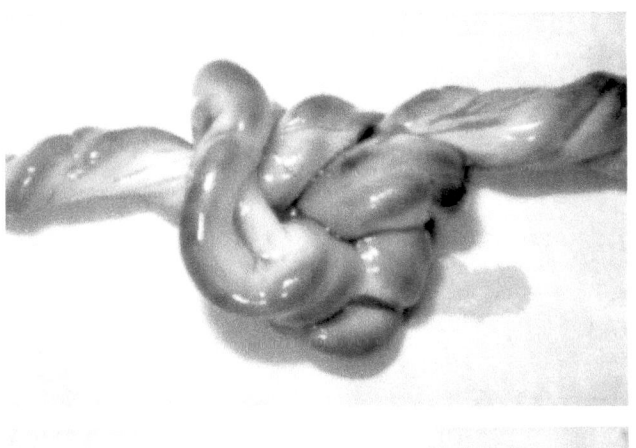
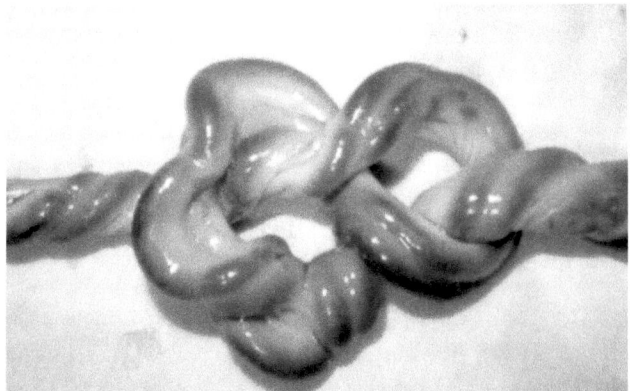

Figura 18.1 Nós verdadeiros e falsos no cordão umbilical. Em Fletcher MA. *Physical diagnosis in the neonatology*. Philadelphia, PA: Lippincott-Raven Publishers, 1998:74. (Esta figura encontra-se reproduzida em cores no Encarte.)

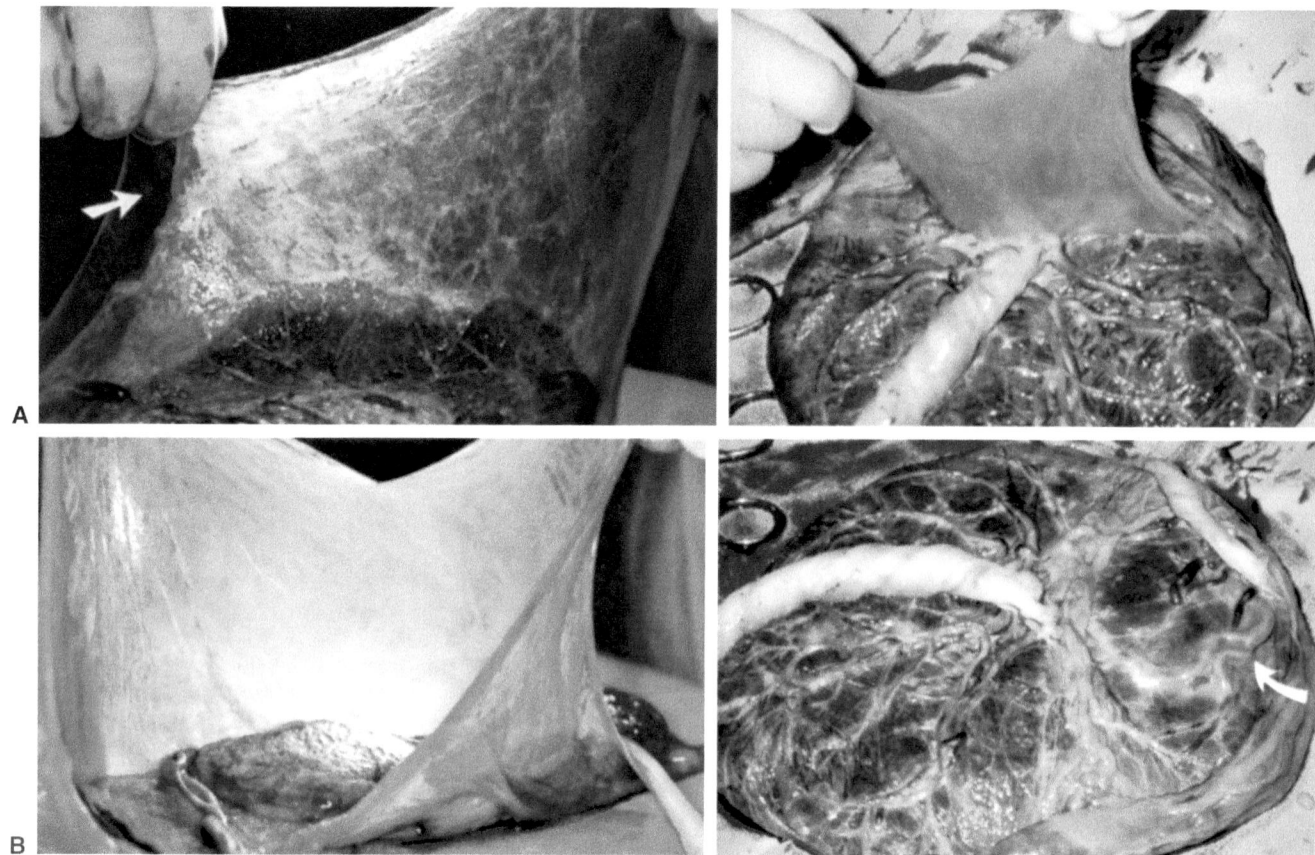

Figura 18.3 **Membranas divisoras. A.** Membrana com remanescentes coriônicos visíveis. Uma única camada de âmnio (*seta*) que se dilacerou está completamente transparente. Quando há resquícios visíveis em uma membrana divisora, a placenta é dicoriônica. **B.** Membrana transparente divisora em uma placenta diamniótica monocoriônica. Não há resquícios de tecido coriônico. Em Fletcher MA. *Physical diagnosis in the neonatology.* Philadelphia, PA: Lippincott-Raven Publishers, 1998:88. (Esta figura encontra-se reproduzida em cores no Encarte.)

QUADRO 18.1
Principais características da placenta nos distúrbios maternos.

Distúrbios	Principais características marcantes	Principais características microscópicas	Comentário
Toxemia da gravidez	Baixo peso, infartos (> 5%), hematoma retroplacental	Vilosidades: maturação acelerada, hiperplasia citotrofoblástica proeminente, espessamento da membrana basal trofoblástica; aterose aguda das artérias maternas (necrose fibrinoide, macrófagos lipídicos); trombose de vasos pode estar presente	A placenta pode ser normal em casos leves; lesões graves tendem a ocorrer em casos graves; seções adicionais das membranas e superfície materna da placenta podem ser necessárias para se obter uma amostra adequada de artérias maternas; a síndrome HELLP mostra lesões semelhantes, porém mais graves
Hipertensão materna	Baixo peso, infartos (5%), hematoma retroplacentário	Vilosidades: o mesmo que na toxemia, exceto por menos proeminência dos nós sinciciais; hiperplasia da íntima das artérias maternas e espessamento medial	A toxemia da gravidez pode ser sobreposta à hipertensão
Diabetes materno	Aumento do peso, palidez generalizada, alta incidência de uma única artéria umbilical, palidez localizada devido a trombose da artéria fetal	Vilosidades: edema, maturidade variável (normal, tardia ou acelerada) e endarterite obliterante da vascularização, trombose das artérias das hastes fetais	Lesões vasculares maternas não são vistas no diabetes sem hipertensão ou toxemia da gravidez; a placenta pode ser normal; as lesões são menos graves e menos frequentes no diabetes gestacional
Aborto	Torção, estreitamento e verdadeiro nó do cordão, trombose subcorial maciça, mola hidatiforme parcial, infarto do assoalho materno	Vilosidades: (a) normal ou (b) fibrose estromal com trofoblasto proeminente ou (c) alteração hidrópica com hipo ou avascularidade de vilosidades ou (d) alteração hidatiforme quando mola parcial ou (e) vilosidades hipoplásicas	Na alteração hidrópica, não há hiperplasia trofoblástica circunferencial: a análise de DNA no tecido placentário por citometria de fluxo e/ou citometria de imagem deve ser realizada se ocorrer alteração hidatiforme
Trabalho de parto prematuro e parto	Achados placentários relacionados a condição materna ou obstétrica associada, como descolamento prematuro de placenta, pré-eclâmpsia, hipertensão, diabetes, corioamnionite	Achados placentários em, outrora, gestações normais; maturação de vilosidades variáveis (em atraso, acelerada ou normal para a idade gestacional), maior incidência de necrose fibrinoide de vilosidades	Em muitos casos, não há condição associada detectável; a placenta pode ser normal para a idade gestacional

(continua)

QUADRO 18.1

Principais características da placenta nos distúrbios maternos. (*Continuação*)

Distúrbios	Principais características marcantes	Principais características microscópicas	Comentário
Pós-maturidade	Placenta pesada, infarto e calcificação (não mais frequente do que em placenta a termo)	Vilosidades: fibrose estromal, trofoblasto proeminente, espessamento da membrana basal trofoblástica, endarterite obliterante das artérias de hastes fetais, vascularidade variável (normal, hipovascular)	Alguns casos podem ser erroneamente diagnosticados devido ao cálculo incorreto da idade gestacional
Polidrâmnio	Observado em associação com malformações fetais (p. ex., atresia de esôfago), síndrome de transfusão feto-fetal, diabetes materno e corioangioma	Sem modificações histológicas relacionadas ao polidrâmnio	Os achados placentários estão relacionados à condição materna ou fetal presente no caso específico (p. ex., anastomoses vasculares na síndrome de transfusão feto-fetal)
Ruptura prematura, pré-termo e prolongada das membranas	O hematoma retroplacentário tende a ocorrer mais frequentemente em pacientes com ruptura de membranas	Corioamnionite aguda	As coletas devem ser realizadas na sala de parto em todos esses casos
Febre materna		Corioamnionite, vilosite e funisite relacionados a vírus específicos, bactérias, fungos ou parasitas são as principais lesões observadas na placenta	Parasitas da malária podem estar presentes no espaço interviloso nos casos de malária materna; a placenta pode não exibir qualquer lesão em alguns casos de febre materna
Abuso materno de substâncias	Baixo peso, hematoma retroplacentário, ruptura prematura de membranas e coloração de mecônio são observados com maior frequência em diferentes tipos de abuso de substâncias	Corioamnionite, vilosite, hipovascularização de vilosidades e fibrose estromal	A placenta pode ser normal; as lesões irão variar dependendo do tipo de substância de abuso
Descolamento prematuro de placenta	Hematoma retroplacentário com/sem infarto do território placentário sobrejacente	Lesões associadas a pré-eclâmpsia e hipertensão observadas quando essas condições estão presentes	O hematoma retroplacentário está presente em apenas 30% dos casos de descolamento prematuro de placenta; o coágulo de sangue pode se soltar e não ser reconhecido; a depressão na superfície materna, com ou sem acompanhamento de um coágulo de sangue, pode ser considerada uma evidência de hematoma retroplacentário
Lúpus eritematoso sistêmico (LES)	Infarto (> 25%), hematoma retroplacentário	Envelhecimento prematuro de vilosidades, aterose aguda das artérias maternas e podem ocorrer alterações obliterantes nas artérias de hastes fetais	Aterose aguda com trombose também pode ocorrer em mulheres com anticoagulante lúpico na ausência de LES; a pré-eclâmpsia pode ser sobreposta no LES; portanto as lesões vasculares provavelmente refletem a pré-eclâmpsia

Em Joshi VV. *Handbook of placental pathology.* New York: Igaku-Shoin, 1994.

QUADRO 18.2

Principais características da placenta em distúrbios fetais.

Distúrbio	Principais características macroscópicas	Principais características microscópicas	Comentário
Parto gemelar com placenta monocoriônica, diamniótica	Um disco placentário, dois sacos amnióticos de iguais ou diferentes tamanhos, e septo divisor ligado à superfície fetal são observados; inserção marginal ou velamentosa e uma única artéria umbilical são mais frequentes; anastomoses vasculares são encontradas em 85 a 100% dos casos; palidez do doador e congestão do receptor são observadas quando ocorre síndrome de transfusão feto-fetal; âmnio nodoso pode ser encontrado no doador	Existem achados histológicos que refletem os achados macroscópicos; o septo divisor é composto por dois âmnios apenas, sem cório interveniente	As anastomoses vasculares superficiais podem ser visualizadas ao exame a olho nu; estudos de injeção podem ser realizados para confirmar esses achados; estudos injetáveis são a única forma de demonstrar anastomoses arteriovenosas mais profundas por meio de um lóbulo compartilhado. A síndrome de transfusão feto-fetal é observada em 15 a 30% de gêmeos com placenta monocoriônica, diamniótica
Parto gemelar com placenta dicoriônica, diamniótica	Dois discos placentários podem ser completamente separados ou fundidos, assemelhando-se à placenta monocoriônica, diamniótica; a fusão pode ser parcial, com fusão de apenas uma parte das membranas; existe um septo divisor em placentas fundidas. As anastomoses vasculares são extremamente raras	O septo divisor mostra cório entre os dois âmnios	A transfusão feto-fetal é extremamente rara; a patologia de placentas dicoriônicas, diamnióticas separadas é o mesmo que o de placenta de gestação de feto único[a]

(*continua*)

QUADRO 18.2
Principais características da placenta em distúrbios fetais. (*Continuação*)

Distúrbio	Principais características macroscópicas	Principais características microscópicas	Comentário
Parto gemelar com placenta monocoriônica, monoamniótica	Apenas um saco amniótico e uma única prega amniótica do disco de colocação que representa o septo rompido de uma placenta dicoriônica, diamniótica anterior pode estar presente; anastomoses vasculares são comuns; achados da síndrome de transfusão feto-fetal descritos anteriormente podem ser observados; os cordões umbilicais ficam enroscados com frequência	Sem características específicas diferentes de anastomoses vasculares	A demonstração de anastomoses vasculares deve ser realizada quando a síndrome de transfusão feto-fetal for realizada e presente. Este é o tipo mais raro de colocação gemelar com uma alta incidência de morbidade fetal
Gêmeos evanescentes	Placas de fibrina pré-vilosa, resquício embrionário nas membranas, e um segundo saco amniótico, com ou sem um embrião, pode ser encontrado; o remanescente embrionário aparece como uma placa amarela achatada, com ou sem pigmento ocular	O resquício embrionário mostra tecidos embrionários autolisados	Existem poucos relatos que descrevem as características patológicas da placenta; a placenta deve ser cuidadosamente examinada para detecção do resquício embrionário; o gêmeo é perdido por via vaginal
Feto papiráceo/feto comprimido (FP/FC)	O FP/FC que representa um gêmeo morto é identificável como uma placa de remanescente desidratado, com ou sem partes fetais identificáveis; torção ou infarto maciço do cordão umbilical pode causar morte fetal	Achados histológicos refletem anormalidades graves; os tecidos fetais autolisados são observados nas seções do FP/FC	Um exame macroscópico cuidadoso é essencial para detectar FP/FC; podem-se realizar radiografias para mostrar o esqueleto do FP/FC; as causas de morte fetal podem não ser evidentes
Gêmeo acárdico	Placenta monocoriônica, monoamniótica com anastomoses entre artérias e veias e territórios placentários do gêmeo acárdico	Nenhuma característica microscópica específica, exceto anastomoses vasculares	As anastomoses vasculares devem ser pesquisadas; o gêmeo acárdico não tem coração ou um coração gravemente malformado; outras malformações também podem ser encontradas
Restrição do crescimento intrauterino (RCIU)	A RCIU está associada a fatores maternos (pré-eclâmpsia, doença renal crônica, abuso de substâncias etc.), fatores fetais (graves anomalias congênitas, distúrbios cromossômicos, infartos intrauterinos etc.), e fatores placentários (placenta extracorial, inserção velamentosa do cordão, infartos do assoalho materno, vilite de etiologia desconhecida (VED), extenso infarto ou depósito de fibrina pré-vilosa etc.); achados da placenta relacionados a fatores placentários, fetais e maternos são observados	Achados histológicos relacionados a fatores placentários, maternos e fetais são observados	A placenta é pequena, o que pode ser um reflexo, em vez de uma causa de RCIU; a causa da RCIU pode não ser evidente, podendo ser normal, exceto pelo seu tamanho
Eritroblastose fetal	Peso e tamanho aumentados, palidez e trombose intervilosa	Vilosidades; imaturos com citotrofoblasto persistente, numerosos normoblastos em capilares, edema das vilosidades, hemossiderina nos macrófagos coriônicos	A gravidade das alterações placentárias está relacionada à gravidade da anemia fetal; o feto é hidrópico
Hidropisia fetal não imune (HFNI)	As causas da HFNI incluem fatores genéticos e distúrbios metabólicos, anormalidades cromossômicas, anomalias cardíacas e pulmonares, talassemia, hemorragia feto-materna, infecção fetal, tumores fetais, arritmias, síndrome nefrítica congênita; achados placentários relacionados aos distúrbios estão presentes	Achados histológicos relacionados à condição associada são observados	Em aproximadamente 22% dos casos de HFNI, nenhuma condição associada pode ser encontrada
Distúrbios cromossômicos (trissomia do 13, do 18, do 21)	Placenta pequena, alta incidência de artéria umbilical única	Vilosidades: atraso na maturação, hipovascularização, células trofoblásticas ou de Hofbauer atípicas e grandes	A cariotipagem pode ser realizada no córion ou âmnio
Distúrbios metabólicos	Grande placenta hidrópica	Vacúolos nos sinciciotrofoblastos, trofoblasto intermediário, células de Hofbauer, endotélio e leucócitos fetais em capilares vilosos	Os vacúolos representam o metabólito acumulado, que é dissolvido durante o processamento; a microscopia eletrônica pode fornecer pistas sobre o diagnóstico preciso (p. ex., doença de Niemann-Pick, glicogenose tipo IV); o estudo bioquímico do tecido placentário fresco de congelamento instantâneo é essencial para a demonstração definitiva de deficiência enzimática
Natimorto pré-parto, morte fetal intrauterina (MFIU)	Infarto maciço, hematoma retroplacentário, grande corioangioma, nó verdadeiro, estreitamento ou torção do cordão, cordão nucal, infecção intrauterina, infarto do assoalho materno e depósito de fibrina pré-vilosa extensa são lesões placentárias que podem levar a MFIU	Achados histológicos que refletem essas lesões placentárias são observados; a avaliação do intervalo entre MFIU e o parto pode ser feita na base de achados histológicos	Condições maternas (p. ex., pré-eclâmpsia) e condições fetais (p. ex., eritroblastose fetal) também podem causar MFIU; certas anormalidades da placenta, como fibrose estromal, hipovascularização, trombose de edema das vilosidades são secundárias à MFIU; pode ocorrer mosaicismo confinado à placenta em casos raros

[a]Ainda pode haver transfusão significativa feto-placenta após o parto do primeiro gêmeo, mas a verdadeira transfusão feto-fetal é tão improvável quanto a necessidade de procurar uma etiologia diferente, caso esta seja considerada.

De Joshi VV. *Handbook of placental pathology*. New York: Igaku-Shoin, 1994, com autorização.

cirúrgico ou induzido (ou seja, trabalho de parto não iniciado pelo feto), assim os riscos e benefícios devem ser cuidadosamente ponderados.

A idade gestacional nunca deve ser arredondada para cima, de maneira que um recém-nascido de 24 semanas e 6 dias seja classificado como 24 semanas, e não como 25 semanas de IG. Pós-data é um termo obstétrico que descreve a gestação que continuou por algum tempo após a data esperada do parto, mas não necessariamente é pós-termo.

Técnicas de avaliação

A estimativa da IG pelo exame físico é possível porque há um padrão previsível de alterações físicas que ocorrem ao longo da gestação. O escore de avaliação da IG mais popular foi originalmente criado em parte por Saint-Anne-Dargassies (8), Amiel-Tison (9) e Dubowitz et al. (10). A coorte original, na qual este sistema baseava-se, tinha IG mais avançada e, portanto, avaliações na IG inferior a 28 semanas foram frequentemente não acuradas. A modificação de Ballard et al. (11), que incluiu RNs com IGs ≥ 26 semanas, supostamente aumentou a confiabilidade, mas resultou em um erro de 1 a 2 semanas, em RNs com menos de 1.500 g (12-15). Uma modificação final produziu o New Ballard Score (NBS), o qual alega aumentar a exatidão da avaliação da idade para dentro de 1 semana por meio da inclusão de maior número de RNs entre 20 e 26 semanas na coorte estudada (Quadro 18.3) (16). Um estudo recente de RNs prematuros de 24 a 27 semanas refutou tais achados, mostrando erros de cálculo persistentes de até 2 semanas (17). Alguns atribuíram a tendência a superestimar a IG verdadeira à maturidade neurológica acelerada ao estresse *in utero* (12,16). Em um estudo multicêntrico, os RNs que eram pequenos para a IG sofreram superestimativa constante de sua IG secundária a mais elevada classificação neurológica (12). É por isso que a DUM materna e a ultrassonografia precoce continuam a ser o padrão-ouro para a determinação da IG, especialmente no limite da viabilidade quando os planos para o cuidado dependem das melhores estimativas da IG (consulte também o Capítulo 11). Na falta deles, o NBS continua a ser o melhor método para estimar a IG, mas pode ser influenciada por fatores adicionais, tais como:

- Medicações ou drogas maternas
- Posição no útero
- Estado de sono
- Hipertonia e hipotonia significativas.

Por fim, a realização do exame físico tão logo possível após a estabilização inicial ou até 12 horas de vida aumenta a exatidão da avaliação em gestações com menos de 28 semanas (16).

Maturidade neuromuscular

O tônus aumenta em direção caudocefálica até o padrão de flexão plena a termo (Figura 18.4). Para avaliar de maneira adequada o tônus, o RN precisa estar em estado de repouso irrestrito.

Avalia-se fletindo o punho e medindo o ângulo mínimo entre a palma e a face flexora do antebraço. Com o avançar da IG, este ângulo diminui, e vale notar que esta progressão avança mais lentamente *ex utero* do que se o feto tivesse continuado a evoluir sem intercorrências no útero.

O sinal do cachecol, indicativo de tônus axial superior e do ombro, é avaliado puxando-se o braço transversalmente sobre o tórax, para circundar o pescoço como um cachecol, e observando-se a posição do cotovelo em relação à linha média. A avaliação do tônus cervical é demonstrada na Figura 18.5. Os fatores que podem levar ao aumento do escore da IG por meio da limitação da mobilidade incluem obesidade acentuada, edema da parede torácica e hipertonia da cintura escapular, enquanto as condições que causam hipotonia generalizada têm o efeito oposto.

QUADRO 18.3

Achados orais neonatais.

Achado	Branco	Não branco (%)	Comentários
Cistos palatinos (p. ex., nódulos de Bohn, pérolas de Epstein)	73 a 85	65 a 79	Cistos elevados branco-amarelados com 1 mm de diâmetro; ninhos de células epiteliais na rafe palatina média nos pontos de fusão dos palatos mole e duro
Cistos alveolares ou gengivais	54	40	São semelhantes aos cistos palatinos
Linfangioma alveolar	0	4	Cistos cheios de líquido de cúpula azulada nas regiões posteriores; não mais que um por quadrante; podem causar desconforto durante a alimentação se forem grandes
Erupção alveolar de cistos com ou sem dentes	< 0,1	< 0,1	Cistos claros cheios de líquido; incisivo central mandibular; taxas variam de 1:2.500 em Hong Kong a 1:3.392 no Canadá
Leucoedema	11	43	Coloração esbranquiçada da mucosa, como se fosse uma película, não empalidece à compressão; não tem importância em comparação com o monilíase oral
Incisura alveolar mediana	16	26	Diminui quando os dentes nascem ou persiste como uma incisura entre os incisivos centrais
Anquiloglossia	Cerca de 2	Cerca de 2	Razão entre meninos e meninas de 3:1; frênulo lingual impede a protrusão da língua, estende-se à superfície papilada da língua, ou causa fissura na ponta
Depressões labiais comissurais	1	3	Depressões em fundo cego nos ângulos da boca; autossômicas dominantes; associadas a depressões pré-auriculares; depressões mediais mais sindrômicas
Monilíase oral (sapinho)			Placas brancas aderentes sobre a língua e superfícies bucal e palatina; desprendem-se; causadas por *Candida* sp.
Úvula bífida	< 1	< 1	Associada a fenda palatina submucosa
Rânula	<< 1	<< 1	Cisto da glândula salivar sublingual
Epúlide	<< 1	<< 1	Cisto pedunculado grande na região dos incisivos

Em Fletcher MA. *Physical diagnosis in neonatology*. Philadelphia, PA: Lippincott-Raven Publishers, 1998.

Maturidade Neuromuscular

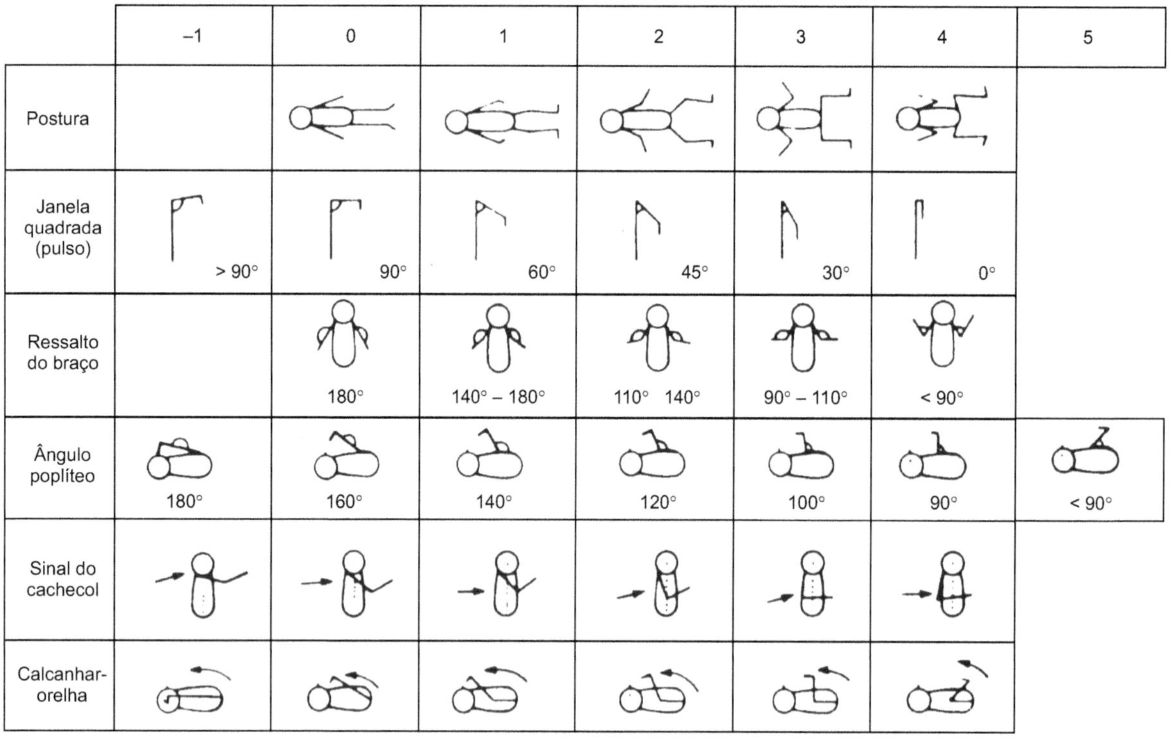

	−1	0	1	2	3	4	5
Postura							
Janela quadrada (pulso)	> 90°	90°	60°	45°	30°	0°	
Ressalto do braço		180°	140° – 180°	110° 140°	90° – 110°	< 90°	
Ângulo poplíteo	180°	160°	140°	120°	100°	90°	< 90°
Sinal do cachecol							
Calcanhar-orelha							

Maturidade Física

Pele	pegajosa friável transparente	gelatinosa vermelha transparente	lisa, rósea veias visíveis	descamação superficial e/ou exantema, poucas veias	rachaduras áreas pálidas veias raras	pergaminho rachaduras profundas não há vasos	coriácea rachada enrugada
Lanugem	nenhum	esparso	abundante	adelgaçamento	áreas sem pelos	a maior parte não tem pelos	
Face plantar	calcanhar-dedos 40 a 50 mm: − 1 < 40 mm: − 2	> 50 mm sem pregas	marcas vermelhas tênues	pregas transversais apenas anteriores	pregas nos 2/3 anteriores	pregas em toda a planta	
Mama	imperceptível	mal é perceptível	aréola plana, não há botão	aréola pontilhada, botão de 1 a 2 mm	aréola elevada, botão de 3 a 4 mm	aréola plena, botão de 5 a 10 mm	
Olho/orelha	pálpebras fundidas frouxamente: − 1 estreitamente: − 2	pálpebras abertas pavilhão plano permanece dobrado	pavilhão um pouco encurvado; mole; ressalto lento	pavilhão bem encurvado; mole mas ressalto rápido	formada e firme; ressalto instantâneo	cartilagem espessa orelha rígida	
Genitália masculina	bolsa escrotal plana, lisa	bolsa escrotal vazia rugas tênues	testículos no canal superior rugas raras	testículos descendentes poucas rugas	testículos descidos, boas rugas	testículos pendentes rugas profundas	
Genitália feminina	clitóris proeminente lábios planos	clitóris proeminente lábios menores pequenos	clitóris proeminente lábios menores crescentes	lábios maiores e menores igualmente proeminentes	lábios maiores grandes, menores pequenos	lábios maiores cobrem o clitóris e os lábios menores	

Classificação da Maturidade

Escore	Semanas
−10	20
−5	22
0	24
5	26
10	28
15	30
20	32
25	34
30	36
35	38
40	40
45	42
50	44

Figura 18.4 Avaliação de maturidade pelo escore de Ballard expandido. Em Donovan EF, Tyson JE, Ehrenkranz RA *et al.* Inaccuracy of Ballard scores before 28 weeks gestation. *J Pediatr* 1998;135:147-152.

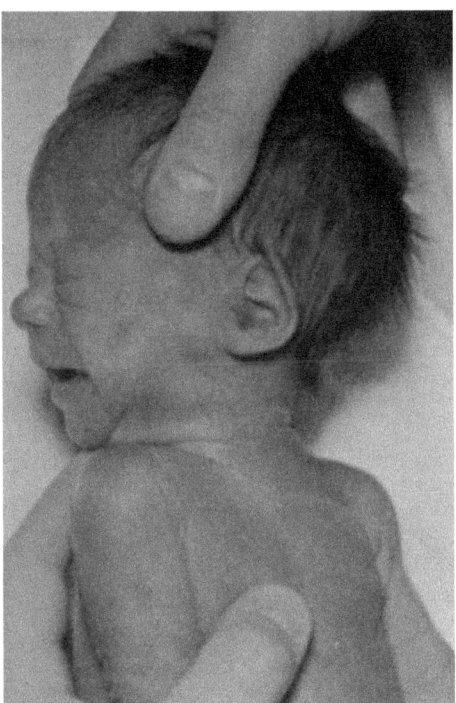

Figura 18.5 Avaliação do tônus cervical em um recém-nascido prematuro. O queixo do RN prematuro ultrapassa o ombro com posicionamento passivo suave.

O recolhimento do braço é avaliado posicionando o RN em decúbito dorsal com o braço totalmente flexionando no cotovelo. Depois de segurá-lo nesta posição por alguns segundos, estenda totalmente o antebraço e solte. Observa-se o grau no qual o braço retorna a um estado de flexão. Semelhante ao sinal do cachecol, as condições que afetam o tônus muscular podem ter um impacto significativo no escore.

Para determinar o ângulo poplíteo, os quadris são fletidos e as coxas são *aproximadas* do abdome. Mantendo a pelve plana, estende-se o joelho o máximo possível a fim de estimar o ângulo poplíteo. A apresentação pélvica franca *in utero* pode produzir maior ângulo do que o esperado para uma determinada IG.

Na manobra calcanhar-orelha, as pernas são seguras juntas *sobre* o abdome e levadas o máximo possível em direção às orelhas, sem levantar a pelve da mesa. O ângulo formado entre o dorso do calcanhar e a mesa diminui com a maturidade.

Maturidade física

A pele varia de quase transparente no RN prematuro a opaca com rachaduras no RN pós-maturo.

A lanugem, que é um pelo fino e claro (distinto do pelo do corpo escuro observado em RNs de pele média a escura) distribuído uniformemente pelo corpo, aparece pela primeira vez em 19 a 20 semanas de IG e se torna totalmente aparente nas 27 a 28 semanas. Após esse estágio, a lanugem começa a cair nas áreas de maior contato.

A avaliação da face plantar inclui a medição do pé porque sua extensão corresponde fidedignamente à IG precoce. Com a atividade muscular e compressão uterina normais, pregas desenvolvem-se nas plantas dos pés, a partir dos dedos em direção ao calcanhar. Dificuldades neuromotoras que afetam os membros inferiores podem levar a redução das pregas ou apenas pregas verticais profundas, enquanto o oposto pode ser visto na presença de oligoidrâmnio.

A mama desenvolve-se aumentando a cor e o pontilhado da aréola e o volume do tecido mamário. O volume pode ser afetado pelo estado nutricional do feto e é menos consistente com o avanço da IG do que com o desenvolvimento areolar, que é, portanto, melhor medida de maturidade.

Com o avanço da IG, o número de dobras da orelha e a firmeza da cartilagem auricular aumentam. A pressão extrínseca pode prejudicar este processo e render um escore menor do que o esperado para uma determinada IG. A desfusão das pálpebras pode começar na 22ª semana, sendo concluída no máximo na 28ª semana (16).

A progressão dos testículos para o escroto é um marcador confiável da IG. Os testículos estão em posição alta na bolsa escrotal com 36 semanas e terão descido totalmente com 40 semanas. A presença de um saco escrotal maduro (pendente, rugoso) indica que ocorreu a descida testicular mesmo se o saco estiver vazio no momento do nascimento, como pode ocorrer devido a um comprometimento vascular *in utero* no final da gestação.

Assim como com o volume da mama, os lábios maiores podem parecer subdesenvolvidos na condição de má nutrição *in utero*. O clitóris, no entanto, aproxima-se do tamanho a termo bem antes de 38 semanas e, por isso, parece desproporcionalmente grande em meninas prematuras (18,19). A presença de uma linha vertical pigmentada, a linha negra, que se origina acima do púbis em direção ao umbigo, sugere uma IG mínima de 36 semanas.

CRESCIMENTO

Técnicas de medição

A classificação do peso relacionado à IG ajuda a determinar os níveis de risco para mortalidade e morbidade neonatal e a longo prazo. Os pesos são classificados como baixo peso ao nascer (BP) se inferior a 2.500 g; muito BP (MBP) se inferior a 1.500 g e peso extremamente baixo ao nascer (EBP) se inferior a 1.000 g.

O comprimento vértice-calcanhar está mais sujeito a variabilidade e pode ser necessário repetir as medições se não for coerente com o peso ou circunferência da cabeça. O posicionamento adequado envolve a extensão completa do RN em decúbito dorsal com a parte superior da cabeça e a parte inferior dos pés em ângulos de 90° com a horizontal. Anomalias dos membros inferiores tornam a medição precisa do comprimento vértice-calcanhar impossível; no entanto, a medida vértice-nádegas ainda pode ser utilizada. O comprimento vértice-nádegas é medido com o RN em decúbito dorsal e os quadris fletidos em 90°. Classificam-se como portadores de nanismo congênito os RNs com tronco curto, membros curtos, ou ambos. Tais subtipos podem ser prontamente diferenciados pela razão entre comprimento vértice-nádegas e o comprimento total. De 27 a 41 semanas de gestação, o valor é razoavelmente constante em 0,665 ± 0,027 (20). Reduções proporcionais do comprimento das partes superior e inferior do corpo rendem uma razão normal. A razão é aumentada se as pernas forem encurtadas em maior grau e reduzida se o tronco for mais encurtado. Dispõe-se de padrões para os comprimentos separados dos membros superiores e inferiores (21,22).

A circunferência occipitofrontal (COF) é a maior dimensão da cabeça obtida com uma fita justaposta sobre as orelhas. A circunferência cefálica sofre aumento acentuado durante o último trimestre, alcançando em média 25 cm com 28 semanas e 35 cm a termo (23). A circunferência cefálica neonatal média é 0,5 cm maior em meninos em comparação com meninas (24). Devido à maior fidedignidade de medições repetidas, devem-se usar fitas de papel em vez de fitas de tecido reutilizáveis (25). A modelagem observada após apresentação pélvica prolongada pode tornar a medição do COF até 2 cm maior do que a medida após sua resolução.

Se a COF diferir do comprimento em mais de um quartil, deve-se pesquisar a causa porque o tamanho da cabeça reflete em parte o crescimento cerebral. O motivo mais frequente para um percentil cefálico exceder aquele do comprimento é familiar e, tipicamente, acompanha uma curva de crescimento persistentemente mais elevada, mas consistente, ao longo da infância. Em contraste, a macrocefalia patológica tende a atravessar para curvas de percentis superiores à medida que evolui. Uma taxa reduzida de crescimento da cabeça, manifestada por uma curva retificada ou queda para um menor percentil, pode indicar crescimento cerebral deficiente, atrofia, ou fusão prematura das suturas (craniossinostose [CS]).

Interpretação dos parâmetros de crescimento – ver também Capítulo 23

A interpretação dos parâmetros de crescimento requer o registro das medições em gráficos de percentis com base em dados de uma população semelhante. Se o peso ao nascer estiver entre os percentis 10 e 90 para uma dada IG, o RN é apropriado para a idade gestacional (AIG); se estiver abaixo do percentil 10, é pequeno para a idade gestacional (PIG); e acima do percentil 90, ele é grande para a idade gestacional (GIG). Parte da literatura cita os percentis 3 e 97 como limites, mas para a maioria das finalidades clínicas, esta faixa mais ampla deixa de selecionar alguns RNs de risco, sobretudo na faixa de peso inferior. Os RNs AIG a termo correm menor risco de problemas associados a morbidade e mortalidade neonatais.

Os RNs são considerados simétricos se os três parâmetros de peso, comprimento e circunferência cefálica estiverem a 25 pontos de percentil uns dos outros. Um RN é assimétrico se os seus parâmetros estiverem em curvas diferentes com mais de 25 pontos de percentil de diferença, em geral com o peso em uma curva inferior à da circunferência cefálica ou comprimento. Se um RN tiver lentidão da velocidade de crescimento intrauterino documentada por ultrassonografia fetal seriada ou suposta lentidão devido a um peso muito baixo para o comprimento medido, ele é classificado com crescimento intrauterino restrito (CIUR). Todos os RNs abaixo do percentil 10 para o peso são PIG e têm RCIU. Aqueles cujo peso está acima do percentil 10 são AIG, mas podem ter RCIU, como o RN que demonstra desaceleração do crescimento do percentil 50 para o 20 durante o último trimestre em consequência de hipertensão materna. Um RN a termo que sofreu RCIU e é PIG por causa de tireotoxicose neonatal é mostrado na Figura 18.6. RNs com esta condição também correm risco aumentado de fusão prematura das suturas cranianas.

Os RNs que são PIG ou GIG ou têm RCIU correm risco de problemas perinatais e a longo prazo. Problemas encontrados por RNs GIG incluem:

- Prematuridade iatrogênica devida a superestimativa da IG baseadas no tamanho *in utero*
- Maior necessidade de parto cesáreo
- Hipertensão pulmonar
- Distocia do ombro
- Tocotraumatismos (plexo braquial, fraturas, céfalo-hematoma)
- Equimoses com aumento do risco de hiperbilirrubinemia a partir de degradação eritrocitária
- Aumento do risco de cardiopatia cianótica, especialmente, transposição dos grandes vasos
- Complicações associadas a diabetes materno mal controlado ou obesidade materna, incluindo hipoglicemia
- Adiponecrose local associada a parto instrumentado
- Policitemia com síndrome de hiperviscosidade
- Convulsões
- Trombose da veia renal
- Aumento do volume sanguíneo total
- Recusa alimentar.

EXAME FÍSICO

Condições do exame

O exame neonatal rotineiro, normalmente de 5 a 10 minutos de duração, deve ocorrer em ambiente aquecido e tranquilo. A iluminação deve ser tal que as marcas cutâneas e a cor da pele sejam visíveis e pode-se solicitar a diminuição da luminosidade para incentivar a abertura dos olhos. Se o RN estiver enfermo, o exame

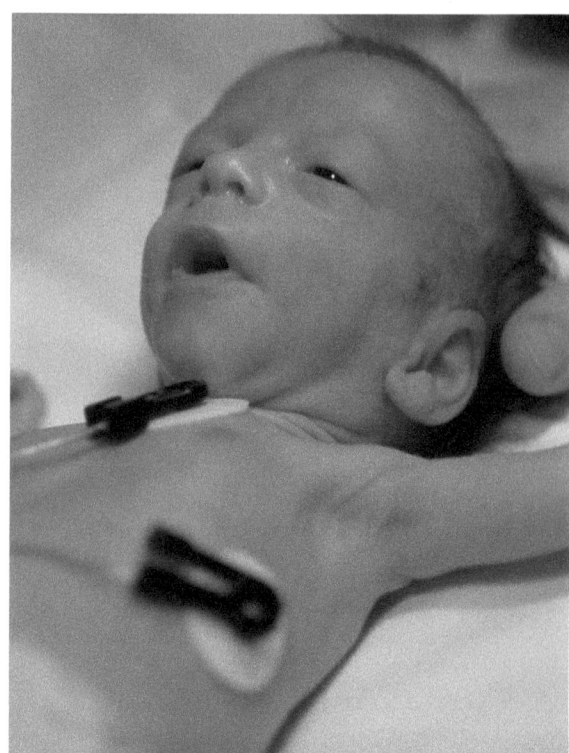

Figura 18.6 Um recém-nascido PIG a termo com tireotoxicose. A fusão prematura das suturas cranianas não foi detectada no nascimento, mas apareceu nos primeiros meses de vida.

físico deverá ter como foco esses achados que são importantes para determinar a abordagem, com o adiamento de um exame mais abrangente até que a condição clínica seja mais estável. Se os RNs saudáveis já toleram pouco um exame demorado, os RNs enfermos menos ainda.

A realização do exame físico na presença de um ou de ambos os pais oferece uma oportunidade para explicar quaisquer achados relevantes e esclarecer quaisquer dúvidas que possam ter.

Avaliação geral

Os detalhes do exame neonatal são descritos nas seções seguintes. Alguns sistemas que são discutidos em maiores detalhes em outros capítulos receberão menos ênfase neste capítulo do que merecem em um exame físico.

Inspeção

A inspeção começa a partir de uma distância suficiente para visualizar o RN como um todo. Uma avaliação imediata do bem-estar provém de simplesmente observar o estado, a cor, o esforço respiratório, a postura e a atividade espontânea. Até mesmo observações simples dos movimentos espontâneos podem sugerir futuros déficits neurológicos ou o bem-estar (26).

Estado

Os indicadores importantes do bem-estar do RN são os estados ou níveis de vigília que ele atinge durante o exame e ao longo do dia, conforme a descrição dos pais ou da equipe de enfermagem. A categorização dos estados citada aqui foi originalmente definida por Prechtl e Beintema (26); modificações foram feitas, mas não são clinicamente importantes para as avaliações gerais (28-31):

- Sono profundo
- Sono leve
- Vigília, movimentos periféricos leves
- Vigília, movimentos amplos, sem choro
- Vigília com choro.

Durante o exame, um RN sadio deve demonstrar vários níveis de vigília. As condições do exame são ótimas durante o sono leve e estado de vigília. As partes do exame que exigem a cooperação do RN, tais como ausculta, são mais bem realizadas durante os estado de sono e vigília; já os componentes do exame que requerem a manipulação do RN é melhor serem deixados para o fim. Como o sono profundo que sucede uma refeição recente pode conferir uma aparência de letargia ao despertar, conhecer a história e o padrão alimentar é pré-requisito para determinar a adequação do estado.

Os RNs despendem quase dois terços de cada dia dormindo (32). Cada período de 24 horas compreende ciclos com períodos de sono ativo (SA) e sono tranquilo com o estresse desviando o equilíbrio para o sono ativo (32). Estes períodos também são conhecidos, respectivamente, como sono com movimentos oculares rápidos (REM) e sono não REM. Durante o sono ativo, os RNs apresentam movimentos fásicos dos membros, movimentos oculares e incursões respiratórias irregulares. A respiração é tipicamente rápida e superficial, intercalada com períodos de respiração mais regular (33). Em comparação, o sono tranquilo caracteriza-se por incursões respiratórias regulares e ausência de movimentos oculares e dos membros. À medida que a IG aumenta, a proporção de tempo despendida no sono tranquilo aumenta (34).

O choro não estimulado normalmente é limitado nas primeiras 24 horas e deverá ser resolvido com toque suave ou conversa. Um choro excessivo que requer mais do que consolo rotineiro, particularmente se não houver intervalos de estado alerta quieto, indica irritabilidade anormal, mas outras causas incluem uma resposta apropriada à dor ou a um ambiente frio (35,36).

Cor

A avaliação da cor inclui análise da perfusão e cor da pele para pesquisa de cianose, icterícia, palidez, pletora ou qualquer pigmentação incomum (Figura 18.7).

Esforço respiratório

O examinador observa a frequência respiratória, a profundidade das incursões respiratórias, o uso dos músculos acessórios com retrações ou batimento das asas do nariz, quaisquer ruídos durante o ciclo respiratório (p. ex., gemidos ou sibilos) e o padrão de choro. A identificação do padrão de esforço respiratório do RN pode sugerir uma doença específica e orientar o exame físico. À medida que a gravidade de um distúrbio aumenta, essas distinções podem se perder (Quadro 18.4).

Postura

A postura em repouso normal para a IG é determinada em primeiro lugar (Figura 18.4). Enquanto observa a posição do pescoço, o examinador analisa a simetria entre os lados e compara os membros superiores e inferiores. Se houver assimetria lateral e a cabeça estiver virada para um lado, pode ser que exista postura assimétrica do reflexo tônico-cervical, com os membros no lado mentoniano em extensão e os do lado occipital em flexão. Neste caso, deve-se girar a cabeça para o lado oposto a fim de verificar se a assimetria reverte. Um reflexo tônico cervical assimétrico fixo (resistente à inversão passiva) indica anormalidade neurológica.

Atividade espontânea

Durante os estados de sono e vigília, o RN se alonga, move todos os membros igualmente, abre e fecha as mãos, procura com a boca e começa a sugar quando algo toca sua face e boceja com expressão facial, ou permanece parado e move-se apenas em resposta à estimulação?

Os RNs prematuros despendem mais tempo dormindo, mas devem ter atividade espontânea e posturas em repouso coerentes com sua IG (42). É fundamental que essa inspeção seja feita antes do manejo, visto que os prematuros podem se estressar rapidamente e pode ocorrer declínio nos níveis de atividade em resposta.

Sinais vitais

Temperatura

É incomum que RNs tenham febre, exceto em resposta à elevação da temperatura ambiente. Se a temperatura cutânea do RN estiver acima de 38°C e permanecer elevada depois que a temperatura ambiente for reduzida, deve-se medir a temperatura retal. A menos que a temperatura esteja elevada há muito tempo, a temperatura retal é menos propensa a ser afetada pelo ambiente, e indica-se a investigação de causas infecciosas ou neurológicas (43). A hipotermia recorrente ou profunda também requer avaliação adicional.

Em um ambiente quente, o uso excessivo de vestes e cobertores pode elevar a temperatura até a faixa febril. Se não houver comprometimento neuromuscular, a resposta postural do RN à hipertermia é extensão dos braços e das pernas, redução da atividade espontânea e aumento da duração do sono a fim de dissipar calor ao máximo. Por outro lado, RNs hipotérmicos adotam uma postura fletida para conservar calor. Vale observar que apenas 30% dos RNs normais abaixo de 30 semanas são capazes de estender os membros na primeira semana de vida, porém após 2 semanas este número aumenta para 87% (44).

Os RNs a termo no primeiro dia de vida transpiram em resposta ao aquecimento excessivo, mas não com a eficiência de uma criança ou adulto (45). Em comparação, os RNs com menos de 36 semanas não suam no primeiro dia de vida, mas o fazem até a segunda semana de idade (46). Além disso, a temperatura mínima necessária para induzir sudorese é mais alta em RNs pré-termo do que a termo. A primeira transpiração aparece na fronte, com o recrutamento de outras áreas ocorrendo no sentido caudal. Sudorese visível em repouso ou durante a alimentação em um RN afebril é anormal e pode indicar sofrimento, tipicamente por uma cardiopatia.

Frequências respiratória e cardíaca

A frequência respiratória é medida por meio da observação da parte superior do abdome durante um minuto inteiro. Assim que o RN é tocado, a frequência e a profundidade respiratórias mudam. A frequência respiratória normal é de 30 a 60 inspirações por minuto no RN a termo, mas durante o primeiro dia de vida, pode-se observar taquipneia intermitente em alguns RNs normais. Esses RNs são capazes de se alimentar bem apesar desses episódios.

A frequência cardíaca é de 110 a 160 batimentos por minuto (bpm) em RNs a termo sadios, mas varia significativamente durante os estados de sono profundo e vigília ativa. Os RNs pré-termo apresentam frequências cardíacas em repouso no extremo mais alto da faixa normal. A taquicardia, quando a frequência está persistentemente acima de 160 bpm, pode ser um sinal de muitos distúrbios, como irritabilidade do sistema nervoso central (SNC), insuficiência cardíaca congestiva, sepse, anemia, febre, ou hipertireoidismo. Por outro lado, frequências cardíacas em repouso baixas podem ser observadas após asfixia perinatal leve.

Pressão arterial

A medição da pressão arterial não é rotina na maioria dos berçários neonatais, mas é realizada naqueles que precisam de assistência especial e durante a triagem de coarctação da aorta. Existem grandes variações da pressão arterial normal em diferentes IGs (47-49), e quaisquer valores coerentes com a hipertensão requerem três medições repetidas para confirmar a anormalidade (50).

A faixa da pressão arterial normal em RNs depende do método usado para avaliação e da IG. A pressão arterial é mais bem aferida com o RN tranquilo, utilizando uma braçadeira com uma largura de dois terços do comprimento do braço superior. O método de rubor para obtenção da pressão média é mais fácil em um RN ativo e requer apenas um esfigmomanômetro, mas fornece apenas um

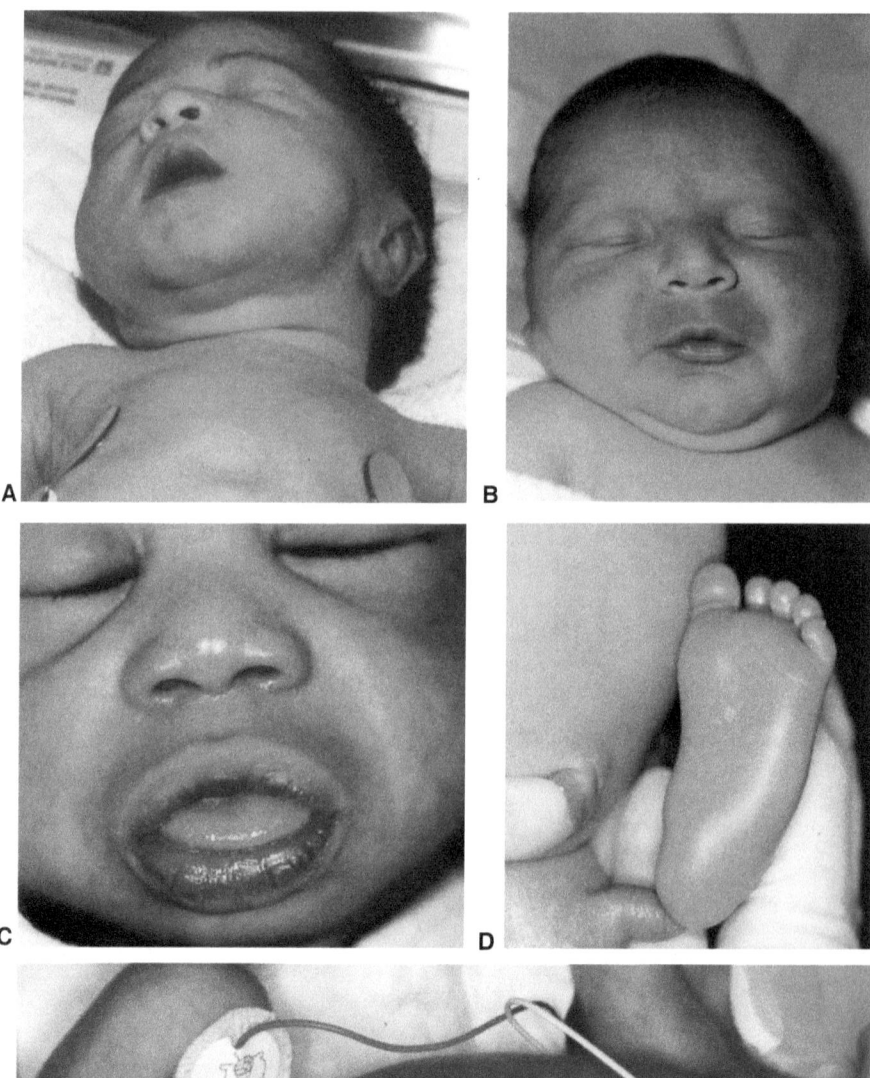

Figura 18.7 Cianose. A. Cianose generalizada devido ao retorno venoso pulmonar anômalo total com um nível de saturação de oxigênio de 80%. **B.** Cianose perioral. As mucosas e a área sobre o tórax permanecem rosa na presença de cianose leve acima dos lábios. As petéquias fazem com que a área da testa pareça azul. **C.** Os lábios parecem azuis devido a deposição de pigmento normal no vermelhão, mas as mucosas são cor-de-rosa. **D.** Acrocianose nos primeiros 30 minutos de vida de um RN de 32 semanas. **E.** Cianose localizada na parede abdominal. A cor azul é causada por peritonite meconeal após perfuração intestinal intrauterina. Se o mecônio peritoneal existir há muito tempo, uma radiografia simples do abdome apresentará calcificações. (Esta figura encontra-se reproduzida em cores no Encarte.)

QUADRO 18.4
Padrões do esforço respiratório neonatal.[a]

Condições	Padrão observado
Vias respiratórias distais ou parênquima pulmonar	Retrações intercostais, retrações esternais, batimento das asas do nariz, taquipneia, gemência, aumento do esforço respiratório
Obstrução das vias respiratórias superiores	Retrações supraesternais, retrações subcostais
Padrão cardíaco	Taquipneia sem esforço, neonato está quieto, mas não sonolento
Neurodepressão	Esforço precário em comparação com a necessidade fisiológica, apneia
Acidose metabólica da sepse	Taquipneia, apneia, letargia, gemência, retrações mínimas

[a]No início do processo patológico, antes que os padrões se fundam com envolvimento de múltiplos sistemas.

valor médio (50). As medições não invasivas tendem a ser inferiores do que aquelas registradas por monitoramento intravascular direto ou com Doppler. Métodos com Doppler, embora ofereçam as pressões sistólica e diastólica, exigem equipamento eletrônico e um paciente mais quieto.

Fácies

A avaliação da fácies inclui a pesquisa de simetria, tamanho, forma e as relações de todas as partes da face e como o RN as mantém ou utiliza. Um aspecto facial aparentemente incomum determina que se analisem os componentes individuais para decidir se a constelação representa malformação, deformação, uma síndrome, ou apenas a aparência familiar (Figura 18.8).

Cabeça e pescoço

A inspeção da cabeça inclui a avaliação da forma e do tamanho em relação ao resto do corpo, estrutura facial, distribuição e características dos pelos e o couro cabeludo subjacente.

A circunferência cefálica foi descrita previamente. Mesmo quando a COF é normal, é importante observar se o tamanho da cabeça parece apropriado ao tamanho da face. A forma da abóbada craniana reflete a interação de forças internas (*i. e.*, anatomia cerebral, volume, pressão intracraniana) contra forças externas (*i. e.*, modelagem intrauterina e extrauterina, mobilidade das suturas). A modelagem intrauterina normal para uma apresentação de vértice acarreta diâmetro biparietal estreitado e dimensão occipitomentoniana máxima. Após apresentação pélvica, pode haver acentuação marcante da dimensão occipitofrontal e achatamento parietal, uma prateleira occipital e proeminência frontal. Esta forma normal associada à apresentação pélvica requer diferenciação da proeminência occipital anormal encontrada nas massas da fossa posterior (p. ex., malformação de Dandy-Walker), da proeminência frontal devida a aumento do volume craniano, ou da escafocefalia em forma de barco por sinostose da sutura sagital. A modelagem normal resolve-se dentro de algumas semanas, mas outras aberrações progridem.

Formas incomuns da cabeça são encontradas em aproximadamente 10% dos RNs, sendo a anormalidade mais comum a plagiocefalia (*i. e.*, achatamento) posterior ou lateral (51). Os fatores de risco associados são primiparidade, parto assistido, trabalho de parto prolongado e gestações gemelares (51). O achatamento no lado direito é mais frequente que no lado esquerdo em virtude da descida anterior occipital esquerda mais comum durante o nascimento. As iniciativas para reduzir a incidência de síndrome de morte súbita do lactente por meio do posicionamento em decúbito dorsal para dormir podem acentuar a plagiocefalia, pois os lactentes podem deitar sobre o lado do achatamento preexistente (51). Com frequência, a plagiocefalia e o torcicolo coexistem; achatamento occipital com proeminência frontal contralateral exige que se determine a amplitude dos movimentos do pescoço. A cabeça do RN deve girar até o ombro nas duas direções; a amplitude é maior no prematuro (Figura 18.5). A plagiocefalia fronto-occipital pode manifestar-se como prega epicântica unilateral ou posição assimétrica das orelhas (52). Para avaliar a posição plenamente, devem-se inspecionar as orelhas em relação à face e a partir do topo da cabeça.

Cabelos e couro cabeludo

Os cabelos são inspecionados quanto a cor, textura, distribuição e padrões direcionais. Embora a cor dos cabelos possa mudar, deve haver concordância racial. Por exemplo, cabelos ruivos ou louros em um RN de pele escura são um indício de albinismo. Polioses são segmentos aleatórios de cabelos brancos e podem ser de caráter familiar ou esporádico e sem maiores consequências, porém topetes brancos com outros defeitos da pigmentação e anomalias estão associados a surdez e retardo (53). A textura do cabelo a termo é relativamente fina e torna-se cada vez mais escassa e fina com a diminuição da IG.

A linha de implantação do cabelo pode variar na margem frontal, e RNs normais, porém hirsutos exibem cabelos avançando pela frente, mas sem sínofre (confluência das sombrancelhas). A linha de implantação posterior do cabelo tem uma limitação mais constante, de modo que raízes pilosas bem abaixo das cristas cervicais, particularmente nas margens laterais, sugerem síndromes associadas a pescoço curto ou alado.

Em 97,5% dos RNs, existe uma única espiral ou redemoinho dos cabelos parietais, localizada sobre a linha média ou logo à direita aproximadamente 80% das vezes (54). Quase 90% dos verticilos exibem rotação em sentido horário. Apenas 10% dos RNs negros têm espiral identificável, devido a cabelos encarapinhados, de modo que a ausência não deve ser motivo para alarme. Em qualquer RN, mais de duas espirais, uma espiral frontal isolada ou em posição significativamente anormal podem ser um sinal de desenvolvimento anormal das estruturas subjacentes. Cabelos indisciplinados com várias direções de crescimento, especialmente com fácies incomuns, microcefalia ou PIG, podem ser observados na síndrome de Down ou na síndrome de Cornelia de Lange ou refletem crescimento cerebral deficiente com início precoce na vida fetal (55).

Equimoses superficiais e abrasões do couro cabeludo são comuns após partos vaginais, especialmente após extração por fórceps ou vácuo. Os locais de incisão para eletrodos do couro cabeludo fetal ou coleta de sangue devem ser pequenos e irrelevantes, porém alguns são profundos o bastante para exigir fechamento. Um pequeno defeito do couro cabeludo, aplasia da cútis, que aparece por coincidência em um local de monitoramento em potencial pode ser confundido com lesão por eletrodo porque às vezes parece equimótico e bolhoso. Lesões telangiectásicas ou da pigmentação aparecem sobre o couro cabeludo, pescoço e face, variando desde o nevo flâmeo superficial e transitório até a mancha em vinho do Porto permanente e mais intensa. Nódulos no couro cabeludo com menos de 3 cm de tamanho e cobertos por uma mancha em vinho do Porto não são benignos. Esta lesão, circundada por uma espiral longa e espessa de cabelos, é conhecida como "sinal do colar de pelos". Todos esses nódulos contêm uma pequena encefalocele, portanto um exame de neuroimagem é indicado (56).

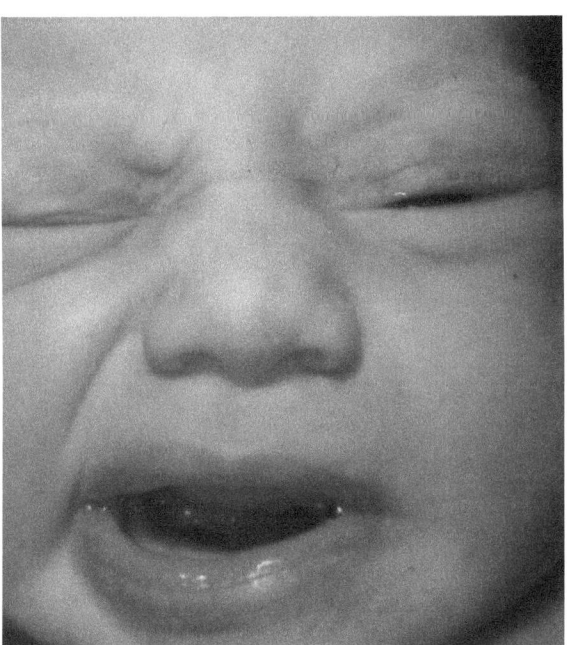

Figura 18.8 Paralisia facial.

Um achado incomum são rugas no couro cabeludo, associadas a um padrão normal dos cabelos que indicam que o crânio sob as rugas sofreu um colapso durante o desenvolvimento fetal. As rugas anunciam um desfecho neurológico muito ruim (57).

A transiluminação do crânio pode detectar grandes coleções líquidas, porém o método foi suplantado por técnicas diagnósticas mais precisas.

Palpação da cabeça

A palpação detecta a motilidade e firmeza de ossos adjacentes, o tamanho das suturas e defeitos ósseos ou cutâneos. Existem seis lâminas ósseas na abóbada craniana: uma frontal, duas parietais, duas temporais e uma occipital. Normalmente no nascimento, esses ossos são separados por linhas de sutura, das quais também surgem seis: metópica, sagital e duas coronais e duas lambdoides (Figura 18.9). Pode ser observada leve sobreposição das suturas com a modelagem, mas se deve sentir as placas ósseas móveis. As suturas que estão fundidas se parecem mais com uma cordilheira, com elevação igual nos dois lados, e não mudam com a pressão. A CS primária significa que a fusão da sutura está presente ao nascimento, enquanto a CS secundária ocorre quando o crescimento cerebral deficiente culmina no fechamento prematuro das suturas e está associada ao neurodesenvolvimento adverso. Se houver CS secundária, devem-se pesquisar outros sinais de tireotoxicose e excluí-la das causas possíveis (58). O crescimento das lâminas cranianas se dá perpendicular às linhas de sutura. Se as suturas se fundirem prematuramente, o crescimento é comprometido, dando origem às diversas formas de CS (Figura 18.10). A CS isolada

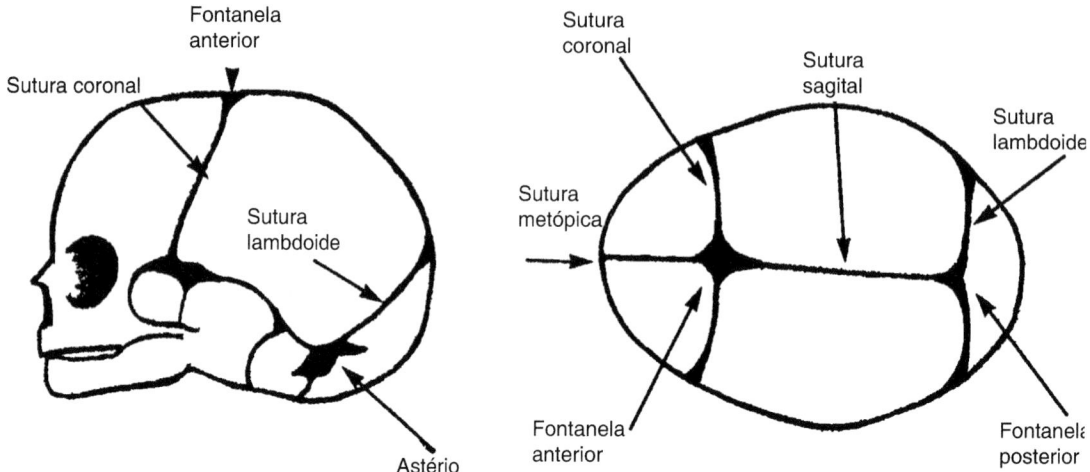

Figura 18.9 Vistas lateral e sagital das suturas cranianas. Em Fletcher MA. *Physical diagnosis in the neonatology.* Philadelphia, PA: Lippincott-Raven Publishers, 1998:175.

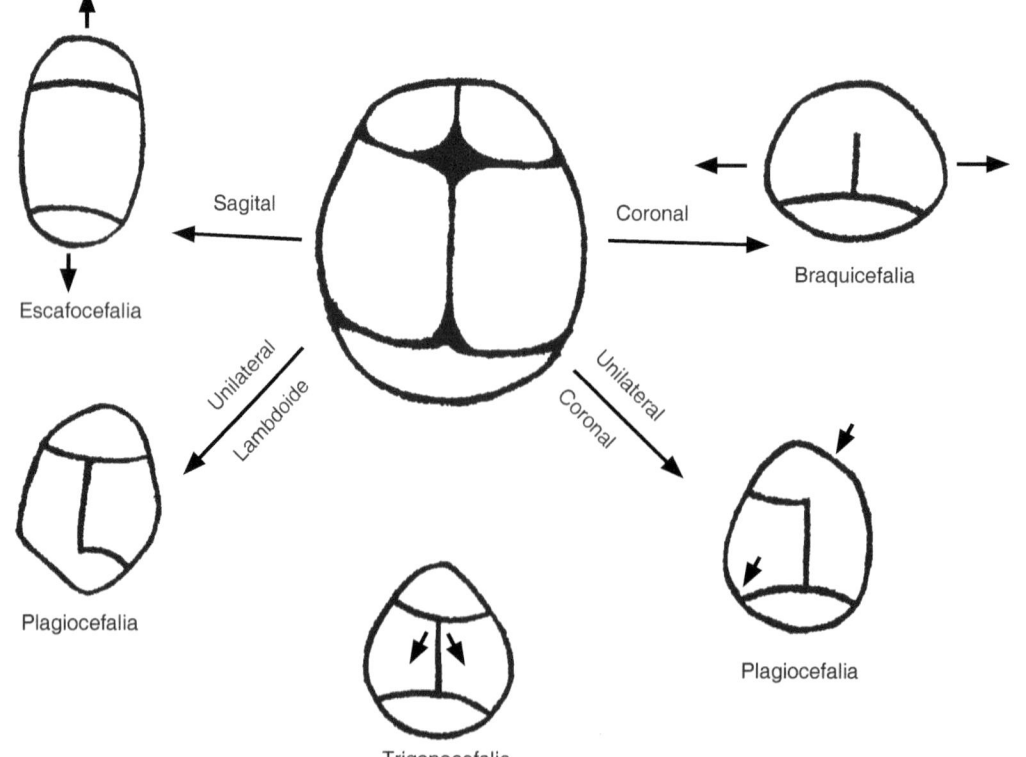

Figura 18.10 As várias formas de craniossinostose exibindo falta de crescimento perpendicular à linha de sutura fechada prematuramente. Modificada a partir de Fletcher MA. *Physical diagnosis in the neonatology.* Philadelphia, PA: Lippincott-Raven Publishers, 1998:186.

ocorre em 0,6 por 1.000 nascidos vivos, com uma razão entre os sexos masculino e feminino de 2 a 3:1, e as suturas mais afetadas são metópica (50%), sagital (28%), coronal (16,5%) e lambdoide (5,5%) (59).

Qualquer sutura, em particular a metópica, pode estar normalmente alargada na ausência de hipertensão intracraniana; a exceção é uma sutura lambdoide alargada, a qual indica elevação da pressão intracraniana. A palpação dos ossos adjacentes à sutura sagital pode revelar uma sensação semelhante à que ocorre quando se comprime com cuidado uma lata de alumínio. Essas áreas mais moles, indicativas de craniotabes, são mais frequentes em RNs prematuros ou a termo se a cabeça fetal foi comprimida contra a pelve óssea materna durante várias semanas (fisiológicas), mas também podem ser um sinal de raquitismo neonatal ou sífilis. O craniotabes fisiológico desaparece em algumas semanas após o nascimento (60).

As fontanelas variam em tamanho entre as raças, dentro de uma mesma raça e de acordo com a IG (61-63). Independentemente do tamanho, uma fontanela abaulada e pulsátil é um forte indicador de hipertensão intracraniana. A velocidade de fechamento das fontanelas independe do sexo, dos parâmetros do crescimento e da idade óssea (62,64,65). Os RNs com a fontanela posterior fechada ao nascimento têm uma fontanela anterior menor, e aqueles com a fontanela anterior menor também têm circunferência cefálica menor (63). Embora se observem fontanelas aberrantemente grandes em síndromes genéticas e doenças metabólicas ou endócrinas, elas não são patognomônicas.

Existem vários outros achados à palpação da cabeça peculiares ao período neonatal. O mais frequente, a bossa serossanguínea, apresenta-se ao nascimento com edema depressível e inicialmente é mais proeminente na área de apresentação. A bossa representa acúmulo de líquido dentro e embaixo do couro cabeludo. Embora no início possa ser delimitada sobre um único osso, a bossa desloca-se para regiões próximas e transpõe suturas.

O céfalo-hematoma é menos comum e raramente está presente imediatamente após o nascimento. Qualquer tumefação não flutuante que seja palpável na sala de parto é mais provavelmente bossa. Tipicamente, o céfalo-hematoma desenvolve-se após o parto e expande-se durante as primeiras horas à medida que o sangue se acumula entre a superfície de um osso da calvária e sua membrana pericraniana. O céfalo-hematoma é arredondado, distinto e flutuante, com suas bordas limitadas pelas linhas de sutura. Em virtude da reflexão periosteal nas margens, com frequência há uma falsa sensação de depressão óssea subjacente. O sangue contido no céfalo-hematoma pode levar várias semanas para reabsorver e prolongar a icterícia neonatal. A aspiração de um céfalo-hematoma nunca deve ser realizada, exceto em situação muito rara quando se torna infectado.

A lesão do couro cabeludo menos frequente é um hematoma subgaleal, que pode ser crepitante e menos depressível, porém com mais alteração da cor do que a bossa (Figura 18.11). Como há pouca restrição anatômica ao acúmulo de líquido embaixo da aponeurose, grandes volumes podem se redistribuir na nuca e comprometer a volemia total na hemorragia subgaleal maciça (56). Os céfalo-hematomas e hematomas subgaleais são mais frequentes após extrações a vácuo ou com fórceps difíceis, mas também surgem espontaneamente até mesmo em partos cesáreos ou vaginais não assistidos (66). Medições seriadas da COF e monitoramento dos sinais vitais, incluindo a PA, devem ser realizadas nas primeiras 24 horas em todos os casos de suspeita de hemorragia subgaleal, a fim de antecipar a necessidade de reposição de volume.

O exame físico cuidadoso da cabeça inclui a ausculta à procura de sopros sobre as artérias temporais e a fontanela anterior, particularmente se houver distúrbios associados a insuficiência cardíaca de alto débito ou neuropatologia.

O pescoço deve ser estendido para a pesquisa de fendas ou cistos branquiais em qualquer local desde a orelha, ao longo da borda anterior do esternocleidomastóideo. A tireoide normal raramente

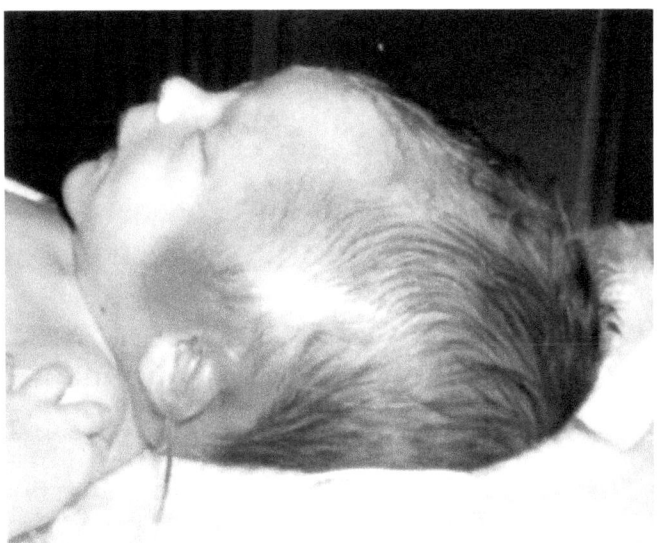

Figura 18.11 Grande hematoma subgaleal. Há coloração e tumefação que se estende ao longo das linhas de sutura no pescoço, até mesmo nas orelhas, causando protuberância do pavilhão auricular. Pode haver algum grau de crepitação à palpação, especialmente nas margens. A área que contém sangue pode avançar bem abaixo da fronte e do pescoço porque existe pouca inibição, e pode ocorrer grande extravasamento de sangue. Em Fletcher MA. *Physical diagnosis in the neonatology.* Philadelphia, PA: Lippincott-Raven Publishers, 1998:185. (Esta figura encontra-se reproduzida em cores no Encarte.)

é palpável, mas aumentos na linha média podem representar um bócio ou outra massa congênita, tais como higroma cístico, linfangioma ou teratoma cervical (consulte também o Capítulo 40). Um teratoma geralmente é encontrado na linha média anterior com extensão à direita, o que difere do bócio situado mais exclusivamente na linha média (67). Qualquer massa pode produzir dificuldades alimentares, torcicolo e dificuldade respiratória, se houver compressão das vias respiratórias. Por fim, massa firme no ventre do esternocleidomastóideo é um fibroma, que pode causar torcicolo. Se presente, a cabeça inclina-se para o lado, com o queixo apontando para longe do músculo envolvido.

Olhos

O exame dos olhos de um RN requer paciência e um RN cooperativo. Tentar forçar a abertura dos olhos torna, em geral, a realização do exame mais difícil devido ao choro, assim adiá-lo para um momento posterior, muitas vezes, é prudente. Estimular a sucção ou trazê-lo da posição em decúbito para uma posição sentada e balançá-lo delicadamente para a frente e para trás podem incentivar a abertura espontânea dos olhos sob iluminação fraca.

A ênfase do exame oftalmológico neonatal recai sobre a estrutura e o aspecto do olho e da região circundante, em vez da avaliação da acuidade visual ou dos músculos extraoculares. O exame pode prosseguir das estruturas anteriores para as posteriores: sobrancelha, pálpebras, cílios, órbita, conjuntiva, esclera, córnea, íris e pupila.

Examinam-se as sobrancelhas para simetria e separação normal. A sínofre pode ser observada em várias síndromes, como Cornelia de Lange (consulte o Capítulo 34). Com a abertura das pálpebras, a falha em elevar um lado pode indicar uma ptose congênita. Uma pupila miótica ipsolateral sugere a presença da síndrome de Horner congênita. Distúrbios do ectoderma podem estar presentes com ausência de cílios.

Cada olho é comparado para verificar tamanho relativo, forma e posição na órbita (afundado ou saliente) e se as pupilas se contraem na presença de luz. Quaisquer preocupações com a posição do olho na órbita devem levar em consideração o tamanho e a forma do crânio circundante. Modelagem acentuada com depressão da fronte pode dar a impressão de que olhos normais sobressaem demais, a menos que se considere sua posição em relação às bochechas. Medições padrão dos olhos estão disponíveis (68).

Após o parto vaginal, as hemorragias subconjuntivais transitórias podem estar presentes devido ao aumento da pressão intravascular.

Lacrimejamento ou crostas persistentes nos olhos após os primeiros 2 dias exigem avaliação de glaucoma, infecção, abrasão da córnea, lesões expansivas com obstrução do ducto nasolacrimal, ou ausência dos pontos lacrimais. Os sinais de glaucoma congênito que podem ser evidentes durante o exame neonatal incluem fotofobia, lacrimejamento excessivo, córnea turva, ou olhos grandes (consulte o Capítulo 49).

Um quarto com pouca iluminação com uma luz moderadamente brilhante deve ser usado para suscitar a reação pupilar à luz. Uma luz muito brilhante pode ocasionar fechamento ocular reflexivo. O diâmetro da pupila diminui próximo ao termo, pois sua resposta à luz aumenta. A reação pupilar ocorre consistentemente após 32 semanas de gestação, mas pode estar presente desde 28 semanas de idade gestacional. As pupilas de RNs a termo estão anormalmente dilatadas se o seu diâmetro for maior que 5,4 mm ou anormalmente reduzidas se menor que 1,8 mm (69). As pupilas podem exibir tamanho discrepante (anisocoria); se a diferença de diâmetro for maior que 1 mm, deve-se pesquisar a causa (70,71).

A cor da íris é mal definida ao nascimento. A íris deve formar um círculo contínuo sem interrupções ou extensões ou faixas incomuns. Em RNs com menos de 28 semanas de gestação, a turvação da córnea permite apenas uma inspeção limitada da íris e pupila (72).

A avaliação da visão é melhor quando o RN está alerta e quieto, mas sobressalto em resposta a uma luz forte através das pálpebras fechadas, mesmo com o RN dormindo, indica que as vias ópticas são intactas. O reflexo vermelho é mais bem visualizado com um oftalmoscópio direto com o maior feixe de luz possível, seguro a 30 cm do RN de modo que os dois olhos estejam dentro do campo da luz (73). Um reflexo vermelho anormal indica anormalidade ocular em qualquer estrutura da córnea à retina, e justifica avaliação oftalmológica urgente para determinar sua localização exata. A falha ao visualizar o reflexo vermelho pode ser secundária a patologia, como catarata, ou a condições benignas como edema corneano normalmente presentes nos primeiros 2 dias após o nascimento ou observadas em RNs com olhos de pigmentação escura.

Orelhas

Cada orelha é examinada quanto a forma, tamanho, posição, existência de meato acústico e quaisquer apêndices ou depressões extraordinários. Se for encontrada anormalidade, deve-se solicitar uma inspeção mais detalhada do meato acústico. Esta pode precisar ser adiada até após os primeiros dias de vida, visto que o vernix caseoso pode obstruir a visualização da membrana timpânica. Malformações fixas das orelhas secundárias à compressão externa ou fraqueza dos músculos auriculares são bastante incomuns, com uma estimativa recente de 0,011% de RNs com malformação fixa no nascimento (74). Medições do comprimento da orelha em diferentes IG estão disponíveis (75), mas podem ser aproximadas como a distância vertical do arco da sobrancelha ao nível no qual a columela nasal encontra-se com o lábio superior. Orelhas que sofreram rotação posterior ou implantação baixa ocorrem quando a migração cranial e a rotação anterior não se completam. A modelagem ou deformação secundária ao processo do parto pode dar uma falsa impressão de posição anormal da orelha, mas esta se resolverá após alguns dias. A posição a termo deve ser igual nos dois lados, com pelo menos 30% do pavilhão auricular situado acima de uma linha projetada entre os ângulos mediais dos olhos (76). Usar o ângulo lateral como um marcador pode dar a falsa impressão de que as orelhas possuem implantação baixa em indivíduos com inclinação ascendente das fissuras palpebrais.

Uma reação comportamental a um ruído padronizado exclui somente déficits bilaterais marcantes, mas deve ser obtida em todos os RNs. A triagem universal da audição no nascimento agora é padrão em muitas instituições em todo o mundo. Qualquer preocupação no que se refere à audição ou à presença de fatores de risco para perda auditiva deve suscitar mais avaliações formais. Entre os riscos comuns para déficit auditivo, estão hiperbilirrubinemia grave, infecções congênitas ou anomalias óbvias das estruturas auditivas externas.

Nariz

Avalia-se o nariz em sua forma, tamanho, perviedade, presença de tumefação sobre o ducto nasolacrimal, tamanho do filtro e a definição dos sulcos nasolabiais. O nariz deve ter tamanho apropriado e na linha média para a face quando visto de perfil e de frente.

O desvio da linha média pode ocorrer como resultado da compressão e moldagem facial durante o parto. Raramente, a cartilagem triangular é deslocada, causando desvio de septo, o qual é mais bem tratado por relocação do septo durante a primeira semana de vida (77). Quando se comprime a ponta do nariz, um septo deslocado parece ainda mais angulado dentro das narinas, mas um septo normal é apenas comprimido. Após a liberação, o septo deslocado não retorna à posição elevada, tampouco pode ser moldado na forma normal (Figura 18.12).

A passagem de um pequeno cateter através de cada narina até o estômago ou a detecção de fluxo de ar por meio do movimento de um algodão segurado em frente à narina aberta, enquanto a outra está alternadamente obstruída, confirma a perviedade nasal.

A obstrução congênita do ducto nasolacrimal ocorre em aproximadamente 20% dos RNs, 95% dos quais são sintomáticos no primeiro mês de vida (78). Outros sinais incluem:

- Grande menisco lacrimal na pálpebra inferior
- Lacrimejamento sem estimulação
- Resíduo mucoide ressecado após o sono
- Secreção durante a vigília.

Diagnostica-se a obstrução distal do ducto nasolacrimal comprimindo o saco lacrimal e deslizando o dedo ao longo do trajeto do ducto até o olho para expelir material pelo ponto lacrimal. Dacriocistocele é uma dilatação do sistema de drenagem lacrimal devida a obstrução em ambas as extremidades e preenchimento do espaço fechado. As dacriocistoceles são observadas ao nascimento como tumefações císticas imóveis, tensas e às vezes cinza-azuladas com extensão não maior do que 1 cm, localizadas logo abaixo do tendão do ângulo medial (79).

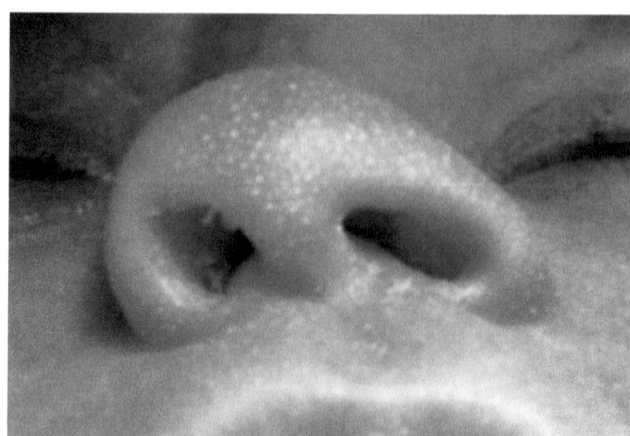

Figura 18.12 Em repouso, é difícil distinguir um desvio verdadeiro. Em Fletcher MA. *Physical diagnosis in the neonatology.* Philadelphia, PA: Lippincott-Raven Publishers, 1998:211.

Boca e faringe

A forma da boca é um marcador da posição e da atividade neuromotora fetais. A fenda do palato duro pode provocar uma resistência insuficiente para a movimentação da língua *in utero*, culminando no subdesenvolvimento da mandíbula. Se o palato duro estiver intacto mas a língua for inativa, o palato duro poderá exibir uma forma em ogiva ou cristas palatinas laterais proeminentes.

Os achados orais mais comuns são descritos na dermatologia neonatal e são benignos (Quadro 18.4). Deve-se observar a simetria da abertura da boca com o RN em repouso e chorando. Entre as causas de abertura assimétrica, estão:

- Inclinação da cabeça *in utero* durante um período prolongado
- Paresia do nervo facial (Figura 18.8) com achatamento ipsolateral do sulco nasolabial (80)
- Ausência do músculo depressor do ângulo da boca (nenhum achatamento do sulco nasolabial).

Assimetria oral significativa provoca dificuldade na amamentação de um lado em comparação ao outro.

A língua, a superfície bucal, o palato, a úvula e a parte posterior da boca devem ser visualizados. As gengivas e o palato duro são mais bem avaliados por palpação com um dedo enluvado, ao mesmo tempo que a força da sucção e o reflexo nauseoso também são analisados. Uma úvula bífida deve alertar para a presença de uma fenda palatina submucosa.

Os cistos orais em diversas localizações estão presentes em até 80% dos RNs (81). Um a seis pares de cistos pequenos benignos na linha média, conhecidos como "pérolas de Epstein", podem estar presentes na junção dos palatos duro e mole. Podem-se encontrar outros cistos benignos ao longo das cristas alveolares maxilares ou mandibulares ou nas superfícies bucais, que se resolvem com 3 meses de idade. As pérolas de Epstein sempre são encontradas na linha média, exceto quando há uma fenda submucosa; neste caso, aparecem como pares de cistos ao longo de cada lado da rafe mediana (81).

Os dentes natais, com frequência em pares, são encontrados mais comumente ao longo das cristas alveolares mandibulares. Esses dentes razoavelmente móveis estão presentes em 1:2.000 a 3.500 nascidos vivos e costumam ser removidos devido à preocupação com a aspiração (82) ou ulceração da língua (doença de Riga-Fede) (83). No entanto, a remoção desses dentes nem sempre é indicada. Cerca de 95% dos dentes natais são parte do complemento normal da dentição decídua; o que indica que os dentes natais supranumerários são raros. Assim, os dentes natais normalmente devem ser mantidos se possível quando forem classificados como Hebling grau 3 ou 4 (83). A classificação Hebling dos dentes natais é mostrada a seguir (Figura 18.13A e B):

- Hebling 1 – coroa em forma de concha mal fixada ao alvéolo por tecido gengival, com ausência de uma raiz
- Hebling 2 – coroa sólida mal fixada ao alvéolo por tecido gengival, com pouca ou nenhuma raiz
- Hebling 3 – Erupção da margem incisal da coroa através do tecido gengival
- Hebling 4 – Edema do tecido gengival com um dente palpável, mas incluso.

Um frênulo curto proeminente (anquiloglossia ou "língua presa") foi citado como causa de pega deficiente e dor no mamilo materno durante a amamentação (Figura 18.14). Pode-se considerar frenuloplastia para o RN com graves problemas de alimentação persistente ou dor mamilar refratária às intervenções terapêuticas habituais (ver Capítulo 21) (84).

Outras anormalidades que acometem a língua incluem a macroglossia, que impede o fechamento da boca, e a protrusão lingual secundária a hipotonia orofacial ou uma cavidade oral pequena.

Pele e linfonodos

A pele é avaliada quanto a:

- Cor geral
- Existência de marcas extraordinárias ou erupções
- Textura
- Turgor
- Edema ou áreas de induração
- Espessura da gordura subjacente
- Maturidade.

A icterícia progride em um padrão cefalocaudal e é mais bem reconhecida à luz natural ou por compressão delicada da pele para remover o sangue dos capilares cutâneos. Os níveis que exigem fototerapia raramente são alcançados se não houver icterícia abaixo da linha mamilar (85).

Também se devem registrar a distribuição e os tipos de pigmentação. É importante documentar as áreas de hipo ou hiperpigmentação, como manchas café com leite e padrões circulares, pois podem estar associadas a doenças neurológicas.

Um achado benigno comum é uma linha de demarcação com palidez acima e eritema profundo na área inferior (alteração da cor em arlequim). Outro padrão cutâneo frequente é um aspecto marmóreo dos membros por vasoconstrição (cútis marmórea), que ocorre quando o RN sofre estresse hipotérmico.

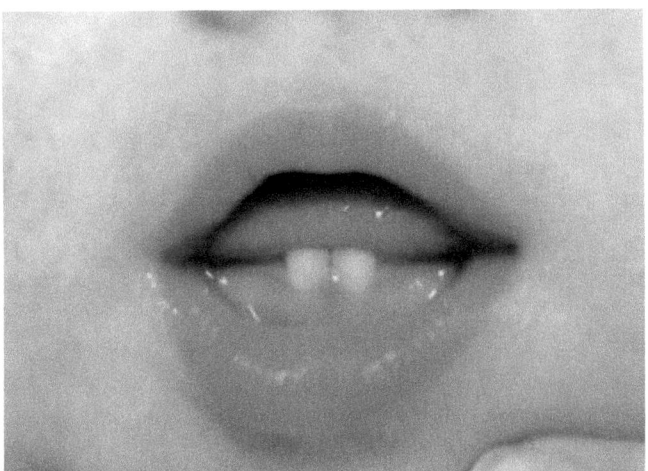
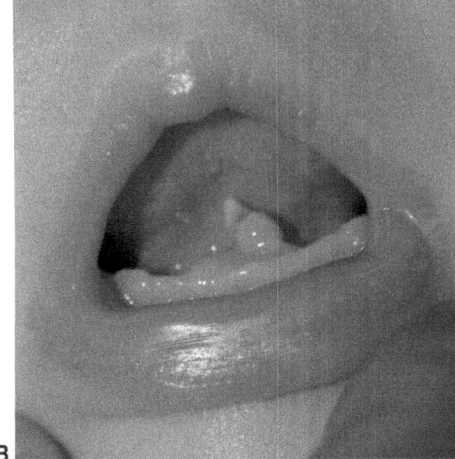

Figura 18.13 A. Classificação Hebling 3, dente neonatal não indicado para extração. **B.** Classificação Hebling 2, dente neonatal; este dente foi extraído. Em Chung J, Morgan SH. Management of natal and neonatal teeth. In: MacDonald MG, ed. *Atlas of procedures in neonatology*, 5th ed. Philadelphia, PA: Lippincott Williams & Wilkins, 2012:390-391.

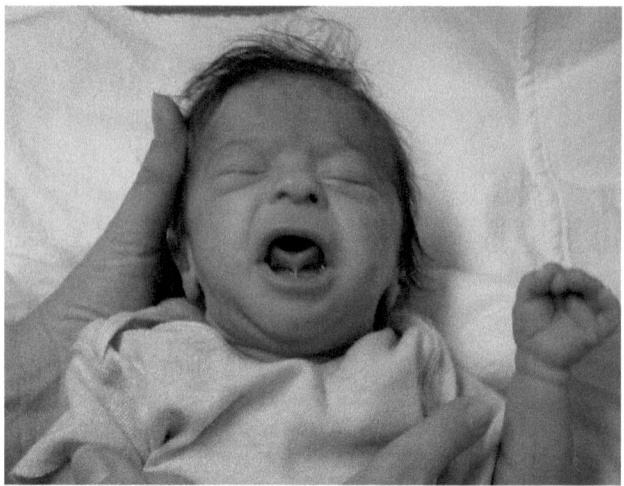

Figura 18.14 Recém-nascido com anquiloglossia significativa. Observe a língua em forma de coração, a incapacidade de erguer a ponta da língua em direção ao céu da boca. Em Marinelli K. Lingual frenotomy. In: MacDonald MG, ed. *Atlas of procedures in neonatology*, 5th ed. Philadelphia, PA: Lippincott Williams & Wilkins, 2012:397.

Observa-se que muitos RNs apresentam um ou mais "sinais de nascença". Compreender o que é comum e benigno é essencial para a avaliação adequada do RN.

Os linfonodos são palpáveis em mais de um terço de todos os RNs, mais comumente na região inguinal e independentemente da história perinatal. Tais linfonodos, com diâmetro de 3 a 12 mm, tendem a persistir (86).

As massas congênitas anormais mais frequentes são os higromas ou linfangiomas císticos, que são massas moles, compressíveis e muitas vezes mal definidas em praticamente qualquer região do corpo, porém comumente na cabeça, no pescoço, no abdome e na axila. A ultrassonografia pode ajudar a determinar a constituição da massa.

Tórax e abdome

Tamanho e simetria

O tórax é normalmente simétrico, com costelas flexíveis que podem ser comprimidas por forças externas e internas. Por exemplo, a compressão pelo próprio braço do RN ou por uma parte do corpo de irmão gêmeo pode gerar assimetria intensa da forma torácica e do padrão inspiratório. Incentivando-se o RN a adotar a posição fetal, a causa de uma deformação torácica pode tornar-se evidente.

O abdome deve ser levemente saliente, com maior plenitude acima do umbigo do que abaixo. Se houver um defeito diafragmático, a herniação do conteúdo abdominal para o tórax pode produzir um abdome escafoide. As condições que levam à distensão da parte alta do tubo gastrintestinal ou hepatomegalia podem causar maior distensão acima do umbigo, enquanto a obstrução da bexiga pode levar ao aumento de volume abaixo deste ponto. A diástase dos retos, separação dos músculos retos do abdome, é um achado normal no RN.

Retrações

Retrações subcostais e intercostais leves são comuns até mesmo em RNs sadios em virtude da sua parede torácica flexível. As retrações supraesternais, que indicam resistência das vias respiratórias proximais, são normalmente menos proeminentes; as retrações supraclaviculares jamais são normais. Devido à parede torácica flexível, a existência de doença parenquimatosa pode resultar no movimento paradoxal da parede do tórax, com seu colapso na inspiração. A descida forçada do diafragma nesta instância faz com que o abdome se expanda, levando a um "movimento" de gangorra.

Como o diafragma é o principal músculo da respiração, com pouca contribuição dos músculos acessórios, a respiração tranquila é abdominal, e há apenas retrações subcostais leves, porém iguais. Em um RN com respiração espontânea sem anormalidades abdominais, qualquer desvio lateral do umbigo à inspiração sugere paresia diafragmática, e o desvio ocorre em direção ao lado não funcionante; o "sinal da dançarina do ventre" (69).

Ausculta do murmúrio respiratório

Os murmúrios respiratórios devem ser simétricos e são normalmente mais brônquicos que vesiculares em virtude da transmissão melhor dos ruídos das grandes vias respiratórias através de um tórax pequeno. A redução dos murmúrios respiratórios de um lado pode indicar uma coleção líquida, vazamento de ar ou herniação do conteúdo abdominal no diafragma. As alterações na tonalidade dos ruídos brônquicos de um lado para o outro ou entre as regiões dos pulmões representam mais provavelmente estreitamento do brônquio-fonte ou dos brônquios menores. Os estertores crepitantes no início da inspiração geralmente sinalizam secreções das vias respiratórias proximais, enquanto aqueles no final da inspiração são ouvidos quando áreas da microatelectasia abrem-se. O nível de obstrução extratorácica no estridor inspiratório pode ser determinado pela ausculta em vários pontos ao longo das vias respiratórias superiores.

Um ruído de isopor esmagado ou andar sobre neve seca é característico de enfisema intersticial pulmonar.

Clavículas

A fratura clavicular assintomática é a forma mais comum de trauma ao nascimento, geralmente observada como um achado incidental em raios X do tórax. Estas fraturas ocorrem mais comumente em gestações complicadas pela macrossomia, distocia de ombro ou parto vaginal operatório e têm sido encontradas em, pelo menos, 1,7 a 2,9% de partos a termo e mais frequentemente no lado direito (87). Quando sintomática, a observação à beira do leito seguida pela palpação superficial pode revelar o contorno do osso assimétrico, inchaço no local do hematoma e crepitações. Pode haver uma lesão do plexo braquial ou pseudoparesia associada, com poucos movimentos no braço afetado e reflexo de Moro assimétrico. O RN pode não estar disposto a mamar de um lado devido ao desconforto com a posição ou pode chorar com movimentação passiva. Por fim, as clavículas podem ser hipoplásicas ou ausentes, como na disostose cleidocraniana. Se estiverem ausentes, os ombros podem ser passivamente posicionados para quase tocar a linha média anterior.

Mamilos

As mamas de RNs a termo variam em diâmetro desde 0,5 a vários centímetros, com diferenças clinicamente insignificantes entre os sexos. A distância intermamilar varia segundo a IG e o peso corporal, porém é considerada grande se a distância intermamilar dividida pela circunferência torácica for maior que 0,28 cm (88). Mamas maiores, influenciadas pelos hormônios maternos, podem secretar uma substância leitosa rala ("leite de bruxa") por alguns dias ou semanas. Embora o grau de aumento possa não ser igual nas duas mamas, elas jamais devem ser quentes, eritematosas, ou intensamente doloridas.

Mamilos supranumerários ocorrem em 1,2 a 1,6% dos RN de pigmentação escura, porém são mais incomuns naqueles de pele clara. Tais mamilos supranumerários, vistos na linha mamária abaixo e lateral à mama verdadeira, são geralmente rudimentares, às vezes apenas distinguíveis devido à existência de uma pequena depressão ou marca pigmentada, mas o tecido mamário subjacente pode produzir leite mais tardiamente em pós-parturientes.

Umbigo

Normalmente, o umbigo localiza-se no ponto médio entre o processo xifoide e o púbis. Uma inserção no cordão mais caudal ocorre nos distúrbios com regressão caudal, ou segmento corporal inferior subdesenvolvido. A aparência neonatal do umbigo não indica como será a aparência no adulto.

À medida que resseca, o cordão deve permanecer inodoro e a base não deve parecer vermelha nem endurecida. Após a queda do coto umbilical, o sangramento intermitente pode indicar granuloma; vazamento contínuo de líquido requer uma investigação para descartar úraco persistente.

Palpação do abdome

O RN tolera a palpação abdominal melhor quando o examinador traz os órgãos até a sua mão em vez de empurrar os dedos para dentro do abdome e procurar pelos órgãos. Colocando-se à direita do RN, com a mão esquerda elevando as pernas e levantando um pouco a pelve do colchão para relaxar os músculos abdominais, o examinador mantém a mão direita espalmada e utiliza os coxins em vez das pontas dos dedos para palpar os órgãos abdominais. A palpação deve começar abaixo do umbigo nos dois lados e avançar em direção ao diafragma. Em alguns casos, convém palpar o abdome com o RN em decúbito lateral ou ventral, permitindo que o conteúdo abdominal caia em direção à mão (89). O fígado é normalmente palpável 3,0 ± 0,7 cm abaixo da margem costal na linha hemiclavicular e através da linha mediana do abdome. Uma borda hepática palpável mais de 4,4 cm abaixo da margem costal indica hepatomegalia, porém a hiperinsuflação dos pulmões pode dar falsamente esta impressão (90). A avaliação da hepatimetria neste contexto oferece uma estimativa melhor do tamanho do fígado (91). Com 34 semanas de gestação, a hepatimetria normal, determinada por percussão das margens superior e inferior, é de pelo menos 6 cm na linha hemiclavicular, mas pode ser reduzida em 1 cm nos RNs PIG (92). Arranhar delicadamente o fígado (ou qualquer massa abdominal sólida) enquanto a ausculta delineia as margens e fornece um método alternativo para avaliação da altura. A tonalidade do ruído de arranhado aumenta quando ocorre sobre a massa sólida do fígado.

A borda normal do fígado é delgada e mole, e a superfície hepática é lisa. Uma borda cheia ou firme pode ser encontrada:

- Na insuficiência cardíaca congestiva (achado tardio)
- Quando há aumento acentuado do volume sanguíneo total
- Quando há aumento da hematopoese extramedular
- Em caso de infecção crônica
- Quando há cirrose incipiente
- Quando há processo infiltrativo.

Nas primeiras 24 a 48 horas após o nascimento, o fígado muitas vezes diminui intensamente de tamanho, o que provavelmente reflete redistribuição do volume sanguíneo circulante.

Embora difícil em alguns RNs, a palpação do baço começa a partir do quadrante inferior direito, palpando-se delicadamente com a mão direita em direção cranial e para o lado esquerdo do abdome, até que os dedos estejam situados embaixo da margem subcostal esquerda. A palpação bem-sucedida pode ser facilitada pela colocação da mão esquerda embaixo da margem subcostal posterior esquerda e aplicação de pressão anterior suave, levando o baço para a frente. Se esta manobra for infrutífera, a colocação do neonato em decúbito lateral direito pode deslocar o baço em direção anteromedial, o que facilita a palpação.

Os rins são palpáveis se o abdome estiver flácido, e são moderadamente firmes e arredondados. Com frequência é mais fácil palpar o rim direito, pois é deslocado mais caudalmente pelo fígado. A presença de um volume na parte inferior do abdome pode ser a bexiga distendida em um RN com micções infrequentes.

O RN revela dor abdominal por uma careta, choro, ou retração das pernas à palpação superficial. A presença de defesa verdadeira é incomum. A presença de edema localizado ou alteração da cor da parede abdominal abaixo do umbigo é um indicador importante de doença intraperitoneal (Figura 18.7E). Exceções incomuns são equimose causada por extravasamento de um vaso umbilical, ou o edema urinário do úraco persistente que extravasa para o espaço subcutâneo acima do peritônio. Uma parede abdominal fina permite a transiluminação de massas cheias de líquido ou gás a fim de delinear sua posição e tamanho. Alças intestinais cheias de mecônio não se transiluminam, mas o estômago ou intestino distendido com ar, rins hidronefróticos, ou uma bexiga distendida o fazem. Um padrão de transiluminação que muda com a rotação do paciente sugere ar livre.

A ausculta do abdome inclui a análise da tonalidade e atividade do borborigmo e a pesquisa de sopros. Os neonatos normalmente têm borborigmo relativamente inativo no primeiro dia de vida ou, se forem extremamente prematuros e não receberem alimentação, por vários dias ou semanas. Até mesmo em RNs com íleo paralítico clínico, o borborigmo tende a persistir em certo grau; contudo, a ausência real de borborigmo sempre é significativa. A detecção de alterações no padrão do borborigmo é mais útil do que os achados em um único exame físico. A ausculta pode revelar a presença de um sopro sobre o fígado, indicando fístula arteriovenosa, ou sobre os rins se houver estenose da artéria renal.

Sistema cardiovascular

O papel da maioria dos clínicos no exame neonatal não é definir precisamente a anatomia cardíaca, mas excluir cardiopatias e, no RN sintomático, determinar se a causa dos sintomas é cardíaca. O momento dos sinais de apresentação pode oferecer pistas para a condição cardiovascular. Por exemplo, o RN com cianose como uma preocupação no primeiro dia de vida pode apresentar lesões dependentes do canal arterial com um *shunt* esquerda-direita (p. ex., atresia pulmonar), enquanto o RN com choque cardiogênico em 1 semana de idade apresenta dependência em um *shunt* direita-esquerda ductal (p. ex., síndrome do coração esquerdo hipoplásico) até que se prove o contrário.

O médico deve estabelecer a urgência da situação através de algumas perguntas básicas:

- Há uma cardiopatia que poderia ser fatal se não for imediatamente diagnosticada e tratada (p. ex., lesões dependentes do canal arterial)?
- Sua presença está agravando ou aliviando outros distúrbios (p. ex., persistência do canal arterial [PCA] na presença de doença pulmonar ou hipertensão pulmonar)?
- O problema exige acompanhamento do paciente e talvez uma intervenção futura (p. ex., estenose pulmonar leve)?

A palpação do tórax pode ser informativa em diversos aspectos. Na presença de insuficiência cardíaca, o *ictus cordis* (IC) pode estar deslocado para baixo e lateralmente de seu local comum no quarto ou quinto espaços intercostais na linha hemiclavicular. Um *ictus cordis* deslocado de maneira semelhante, com impulso máximo, com ou sem elevação paraesternal, é indicativo de aumento significativo biventricular ou do lado direito. Frêmitos podem estar presentes com sopros significativos.

A menos que ocorra taquicardia significativa, a ausculta cuidadosa do tórax revela duas bulhas cardíacas com desdobramento eventual da segunda bulha devido a alterações no fluxo sanguíneo pulmonar com a respiração normal. Além de examinar as bulhas cardíacas, é importante palpar a força dos pulsos periféricos, com atenção especial à intensidade do pulso femoral em relação ao pulso braquial. É muito difícil analisar um atraso femoral radial, mas a diminuição da força do pulso distal pode ser analisada e, quando presente, requer investigação ecocardiográfica urgente para descartar a coarctação da aorta. Por outro lado, pulsos periféricos céleres são indicativos de uma situação de *circulação*, como um PCA ou, menos comumente, malformação arteriovenosa com baixa pressão arterial diastólica resultante.

Embora os sopros que persistem após as primeiras 12 horas provavelmente reflitam anormalidades estruturais, nem todos serão hemodinamicamente significativos. A decisão de realizar um ecocardiograma depende de uma série de fatores, incluindo a capacidade de reexaminar o paciente ao longo do tempo e o histórico familiar e outros achados pertinentes no exame clínico. Em um estudo de RNs encaminhados à cardiologia pediátrica para avaliação de sopros entre idades de 12 horas a 14 dias de vida, 84% tinham lesões cardíacas identificáveis, sendo as mais comuns as comunicações interventriculares (39%), estenose pulmonar (15%) e PCA (15%) (93). Os demais 16% tinham coração normal com sopros inocentes devido a insuficiência tricúspide ou estenose pulmonar periférica. Muito comumente, um sopro sistólico de um canal arterial persistente em fechamento está presente nas primeiras 24 a 48 horas de vida e é diagnosticado pelo típico desaparecimento em exames repetidos. Vale observar que os RNs com as formas mais graves de cardiopatia congênita podem não ter sopro, porque os defeitos nos quais o sangue está fluindo podem ser tão grandes que a interrupção do fluxo de sangue necessária para produzir um sopro não ocorre.

No nascimento, pode-se observar uma linha de demarcação, com a cabeça, braço direito e lado direito do tórax róseos e o resto do neonato pálido ou cianótico, até que haja fechamento funcional do canal arterial. O desaparecimento desta demarcação com choro vigoroso indica queda apropriada da resistência vascular pulmonar e do *shunt* através do canal. Outro marco tranquilizador da transição cardíaca frequentemente observado no primeiro banho é um rubor breve porém vermelho-brilhante de todo o corpo e membros. O rubor não é observado em neonatos com cardiopatia cianótica. O Quadro 18.5 delineia os pontos a serem considerados no exame cardíaco.

QUADRO 18.5

Exame cardíaco neonatal.

Achado	Localização essencial	Pontos a considerar
Cor	Toda a superfície, exceto a parte de apresentação; mucosas orais	A cianose periférica pode incluir a área circum-oral, mas não as mucosas Plexo capilar venoso proeminente ao redor da boca e dos olhos simula cianose A acrocianose dos membros reverte com aquecimento Cianose leve pode aparecer como palidez ou pele mosqueada RN com roubo de fluxo pelo PCA parece "desbotado", particularmente nos pés
Padrão respiratório	Vista lateral do tórax e abdome Asas do nariz	A maioria tem frequência respiratória na faixa normal RN pode ser cianótico, mas taquipneico sem angústia respiratória (p. ex., retrações, respiração laboriosa), a menos que haja edema pulmonar ou acidose grave
Ritmo e frequência cardíacos	*Ictus cordis* (IC)	Frequência em repouso 120 a 130 bpm (faixa 100 a 150); mais alta na segunda à quarta semana e em RNs prematuros A maioria das extrassístoles é transitória e benigna
Abaulamento precordial	Tórax comparado lado a lado e com o abdome	Assimetria torácica indica abaulamento com MAV, regurgitação tricúspide (*i. e.*, anomalia de Ebstein), tetralogia com ausência da VP, arritmia intrauterina, ou miocardiopatia Mais comumente, assimetria indica pneumotórax, hérnia diafragmática, atelectasia, ou enfisema lobar
IC	Área paraesternal esquerda	Visível até 4 a 6 h de vida durante a transição; após 12 h, associado a lesões com sobrecarga de volume (p. ex., *shunt* AP, transposição, ou obstrução da via de saída) Normalmente mais visível em prematuros, porém aumenta com PCA É anormal que o *ictus cordis* esteja mais de 1 a 2 cm à esquerda da borda esternal esquerda antes de 1 semana de idade No lado direito indica dextrocardia *versus* desvio devido a pressões intratorácicas Ausência de aumento do *ictus cordis* com cianose indica atresia pulmonar, tetralogia e/ou atresia de tricúspide Aumento com cianose indica transposição Frêmito: insuficiência franca de valva AV, estenose pulmonar grave, ausência da VP
PA	Braço e perna direitos	Na primeira semana, a pressão nos membros inferiores é igual ou minimamente mais alta do que nos membros superiores As pressões são preservadas pelo fluxo no canal arterial na doença obstrutiva grave no lado esquerdo As normas variam de acordo com as idades gestacional e cronológica e o método de medição
Pulsos	Braquial direito e esquerdo, e braquial direito e femoral simultâneos	Pesquisar igualdade da intensidade e cronologia, sincronicidade, inclinação da curva do impulso, ausência de retardo no pico entre os pulsos pré- e pós-ductais Pulsos axilares facilmente vistos sugerem escape ou pressão diferencial ampla
Pressão diferencial	PA sistólica menos PA diastólica	25 a 30 cmH$_2$O a termo; 15 a 25 cmH$_2$O no pré-termo Pressão diferencial estreita indica insuficiência miocárdica, vasoconstrição e/ou colapso vascular Pressão diferencial alargada indica malformação AV, tronco arterioso, janela AP e/ou PCA; pode não estar alargada até que a resistência vascular pulmonar caia
B$_1$	Borda externa esquerda superior	Em geral única e relativamente hiperfonética; desdobramento audível indica anomalia de Ebstein ou frequência cardíaca baixa; hipofonética na ICC, condução AV prolongada
	Borda esternal esquerda inferior	Aumento da hiperfonese com hiperfluxo através da valva AV indica PCA, IM, CIV, DAVPT, MAV e/ou tetralogia

(continua)

QUADRO 18.5

Exame cardíaco neonatal. (*Continuação*)

Achado	Localização essencial	Pontos a considerar
B_2	Borda esternal esquerda superior	Dois componentes devem ser auscultados até 6 a 12 h de idade Bulha única indica atresia aórtica, atresia pulmonar, tronco arterioso e/ou transposição das grandes artérias Desdobramento amplo indica estenose pulmonar, anomalia de Ebstein, DAVPT, tetralogia e/ou às vezes *shunt* atrial esquerda-direita Hiperfonese indica hipertensão sistêmica ou pulmonar
B_3 e B_4	Base ou ápice	B_3 indica hiperfluxo em valva AV, PCA e/ou ICC B_4 indica miocardiopatia grave com complacência reduzida do VE
Clique	Borda esternal esquerda inferior	Benigno nas primeiras horas de vida; anormal após transição Dilatação dos grandes vasos indica tronco arterioso, tetralogia de Fallot, obstruções da via de saída do ventrículo esquerdo ou direito
Sopro	Precórdio, dorso, abaixo de ambas as axilas	Muitas malformações cardíacas sérias não apresentam seus sopros clássicos no período neonatal precoce, mas terão alguma combinação de sinais que sugere a patologia; a ausência de sopro não exclui malformação grave (p. ex., transposição, DAVPT) Pelo menos 60% dos RNs têm sopros durante as primeiras 48 h de vida; PCA, estenose pulmonar periférica e/ou insuficiência tricúspide podem ser indicadas Um ambiente tranquilo é essencial para auscultar sopros; pode ser preciso desconectar o RN do respirador por alguns batimentos Sopros persistentes auscultados logo após o nascimento indicam obstrução da via de saída ventricular; mais frequentemente, estenose pulmonar
Pulso venoso	Veia jugular, fígado	Ondas a e v jugulares no RN adormecido Na presença de cianose, fígado pulsátil sugere obstrução do AD ou VD
Abdome	Fígado (esquerda e direita)	Hepatimetria > 5,5 cm em RN a termo; sinal tardio de ICC, o achado de fígado à esquerda ou central sugere provável anomalia cardíaca
Edema	Pré-sacro, pálpebras, pernas e pés Tórax: hidropisia	Causas são mais frequentemente não cardíacas, exceto quando associado a anormalidades do fluxo sanguíneo renal (p. ex., obstrução do lado esquerdo com hidropisia grave associada a miocardiopatia, como anemia grave)

AP, aortopulmonar; AV, atrioventricular; MAV, malformação arteriovenosa; PA, pressão arterial; bpm, batimentos por minuto; ICC, insuficiência cardíaca congestiva; AE, átrio esquerdo; VE, ventrículo esquerdo; IM, insuficiência mitral; PCA, persistência do canal arterial; VP, valva pulmonar; AD, átrio direito; VD, ventrículo direito; B_1, primeira bulha cardíaca; B_2, segunda bulha cardíaca; B_3, terceira bulha cardíaca; B_4, quarta bulha cardíaca; DAVPT, drenagem anômala de veias pulmonares total; CIV, comunicação interventricular.
Em Goldbloom RB, ed. *Pediatric clinical skills*, 2nd ed. New York: Churchill Livingstone, 1997; Smith DW, Takashima H. Ear muscles and ear form. *Birth Defects Orig Artic Ser* 1980;16:299-302.

Sistema geniturinário

Na sala de parto, uma das primeiras observações documentadas do RN é a atribuição do sexo. Anormalidades genitais são relativamente incomuns, mas causam estresse intenso nos pais, por isso é importante distinguir urgentemente entre as variações do normal e malformações patológicas, usando as investigações apropriadas se necessário.

No RN do sexo masculino, esticar o pênis deve produzir um comprimento peniano no termo de pelo menos 2,5 cm. A presença de curvatura ventral impede que o pênis seja totalmente esticado, mas uma rafe mediana retorcida não tem importância. Em neonatos obesos, o corpo do pênis pode estar retraído e coberto por gordura suprapúbica, parecendo ser pequeno demais, a menos que seja esticado. Qualquer hipospadia glandular significativa geralmente acompanha-se de prepúcio incompleto, portanto é evidente à simples inspeção. O RN normal do sexo masculino prontamente fornece uma oportunidade de observar a origem, direção e força do seu fluxo de urina.

A presença de dois testículos profundamente na bolsa escrotal indica uma gestação a termo. Se um testículo não for palpável na bolsa ou no canal, desliza-se um dedo a partir da crista ilíaca anterior ao longo do canal, enquanto se palpa a bolsa escrotal. Deve-se estimar o volume dos testículos. O Quadro 18.6 resume os valores normais para o volume testicular. Se a bolsa escrotal ou um testículo estiver distendido, mas continuar mole e indolor, a transiluminação pode revelar hidrocele. Uma coloração escura sugere hematoma ou torção e exige avaliação cirúrgica imediata. A cianose escrotal superficial pode representar equimose benigna após apresentação pélvica. Apenas em casos raros de coloração escrotal escura encontra-se um testículo que poderá ser salvo, pois com maior frequência sofreu um insulto vascular remoto e foi reabsorvido antes do nascimento ("testículo desaparecido").

QUADRO 18.6

Genitália neonatal.

	Parâmetro	Faixa normal	Faixa anormal
Pênis	Comprimento	3,5 ± 1 cm	< 2,5 cm
	Largura	0,9 a 1,2 cm	
Testículo	Volume	1 a 2 cm	
Ânus			
Localização, sexo masculino	Ânus à bolsa escrotal/ cóccix à bolsa escrotal	0,58 ± 0,06 cm	< 0,46 cm
Localização, sexo feminino	Ânus ao frênulo/cóccix ao frênulo	0,44 ± 0,05 cm	< 0,34 cm
Tamanho	Diâmetro	7 mm + (1,3 × peso em kg)	
Masculinização (*i. e.*, fusão labioescrotal)	Ânus ao frênulo/ânus ao clitóris	< 0,5 cm	> 0,5 cm

Em Ruder RO, Graham JM Jr. Evaluation and treatment of the deformed and malformed auricle. *Clin Pediatr (Phila)* 1996;35:461-465; Sivan Y, Merlob P, Reisner SH. Assessment of ear length and low set ears in newborn infants. *J Med Genet* 1983;20:213-215.

Deve-se inspecionar a genitália feminina quanto ao tamanho e à localização dos lábios, clitóris, meato, óstio vaginal e as relações do frênulo posterior com o ânus (Quadro 18.7). Praticamente todas as meninas RNs têm tecido himenal redundante, que tende a ser anular com uma borda lisa ou fimbriada e um óstio central ou deslocado ventralmente. Apêndices de tecido podem estender-se por 1 a 15 mm além da borda do hímen, ocorrem em pelo menos 13% das meninas ao nascimento, mas desaparecem em algumas semanas. Uma revisão completa das variações do hímen nas RNs está disponível (94). O hímen imperfurado pode apresentar-se como hidrometrocolpo, acúmulo de secreções mucoides ou sanguinolentas que resulta em massa que se projeta a partir da vagina, que geralmente resolve-se com ruptura ou regressão espontânea, mas pode aumentar bastante e causar obstrução urinária ou desconforto evidente.

QUADRO 18.7

Exame neurológico neonatal.

Teste	Técnica	Normal para termo	Desviante para termo
Postura em repouso	Observar RN descoberto sem contato nos estados de vigília quieta, vigília ativa ou sono leve	Flexão moderada dos 4 membros, mantidos acima do leito Igual entre os lados e os membros superiores e inferiores, se cabeça na linha média Extensão do pescoço na apresentação de face ou das pernas na apresentação pélvica	Flexão tensa constante Extensão total, flácida ou forçada Joelhos abduzidos sobre o leito (i. e., posição de rã) Cotovelos fletidos com dorso das mãos sobre o leito Mãos fechadas persistentes RTCA persistente por ≥ 30 s Preferência lateral forte
Estado	Sono profundo Sono leve Vigília, movimentos periféricos leves Vigília, movimentos amplos, sem choro Vigília com choro	Move-se de um para outro estado com estímulos apropriados Acalma-se Choro modulado com expressão	É difícil mover-se de um para outro Permanece alerta demais ou chora sem razão física Não alcança o estado de vigília plena Choro fraco ou monótono
Atividade motora	Observar durante todo o exame físico	Apropriada ao estado de vigília Simétrica, razoavelmente suave Face expressiva durante bocejo ou choro	Movimentos de pedalar, atividade brusca sem estímulo Assimétrica, fraca Abalos durante sucção Expressão facial apagada
Tônus fásico (i. e., passivo): resistência aos movimentos Reflexos tendíneos	Medir resistência à extensão (ressalto do membro) Sinal do cachecol, calcanhar-orelha Testar reflexo patelar com cabeça na linha média	Resposta apropriada à idade gestacional Reflexo patelar é o único presente ao nascimento	Resiste demais ou de menos Assimetria Clônus persistente
Tônus postural (i. e., ativo): resistência à gravidade			
Teste de tração	Puxar o RN pelas mãos até a posição sentada	O RN repuxa com flexão nos cotovelos, joelhos e tornozelos A cabeça acompanha o tronco com retardo mínimo e cai para a frente quando chega à posição sentada	Assimetria na resposta Ausência de resistência Retardo total da cabeça Puxa até a posição em pé A cabeça não cai para a frente quando o RN está ereto
Suspensão vertical	Suspender o RN de frente para o examinador com as mãos nas axilas	RN se sustenta, depois cede lentamente Mantém a cabeça ereta, flete os quadris, joelhos e tornozelos Olhos se abrem	RN cai entre as mãos imediatamente As pernas se estendem Olhos não se abrem RN não relaxa e cai após 1 min
Suspensão ventral	Segurar o RN embaixo do tórax e suspender na posição de bruços Galant: golpe adjacente à coluna vertebral Landau: golpe caudocranial ao longo da coluna	Flete os braços, estende o pescoço, mantém o dorso reto Curva-se em direção ao estímulo Estende o dorso, levanta a cabeça e pelve, urina	Pende flacidamente ou excessivamente rígido Curva assimétrica Resposta fraca ou ausente
Apoio positivo	Segurar o RN apoiando o tronco e seus pés tocam superfície firme e plana	RN estende os quadris para sustentar seu peso e relaxa após 1 min	RN não sustenta seu peso ou estende demais ou por tempo demais
Reflexos integrados Reflexo de Moro	Manter o RN em decúbito dorsal; segurar a cabeça e o pescoço com a mão; permitir que a cabeça caia, ainda segurando-a	Extensão: braços abduzem, estendem-se; mãos se abrem Abraço: braços aduzem e fletem; mãos se fecham	Lateralidade desigual Ausência de extensão Assimetria Exagero com desorganização do estado
Reflexo tônico-cervical	RN em decúbito dorsal, posição neutra; girar cabeça para um lado; repetir para o lado oposto	Extensão mentoniana e flexão occipital, principalmente dos braços; não permanece na posição por > 30 s	Resposta exagerada e permanece na posição por > 30 s
Reflexo de retirada	Estímulo doloroso em um pé	Retirada do pé estimulado; extensão variável da perna oposta	Ausência de flexão na perna estimulada

RTCA, reflexo tônico-cervical assimétrico.

A avaliação de virilização nas RNs é difícil porque existem graus variáveis de hipertrofia do clitóris e fusão labioescrotal. Com o tamanho do clitóris concluído até a 27ª semana de gestação, mas pouco depósito de gordura nos lábios do pudendo, há muita confusão acerca de hipertrofia do clitóris nas RNs prematuras. Até o termo, os lábios maiores do pudendo devem cobrir completamente os lábios menores. A masculinização causa fusão posterior das pregas labioescrotais independentemente de hipertrofia do clitóris. A distância do ânus ao frênulo posterior varia segundo a IG e o tamanho corporal, porém sua relação com outros marcos genitais é mais constante (Quadro 18.6). As medições são realizadas com os quadris fletidos e a RN relaxada, de modo que o períneo não abaúle. É importante identificar, em ambos os sexos, a posição normal do ânus. O deslocamento anterior do ânus, embora não seja problemático nos primeiros meses de vida, frequentemente causa constipação intestinal significativa depois que as fezes se tornam mais moldadas.

Sistema musculoesquelético

O exame da coluna vertebral inclui a observação de curvaturas anormais e manifestações cutâneas de deformidades subjacentes. Tufos de pelos longos, um hemangioma sobrejacente, lipoma ou nevo pigmentado podem indicar espinha bífida oculta ou medula espinal ancorada, salvo se estiverem bem abaixo da origem da cauda equina. Suspeita-se de um seio pilonidal quando o fundo de uma depressão sacral não pode ser visualizado ou se houver umidade em uma área normalmente seca.

O teratoma sacrococcígeo é massa fixa, lateral à linha média, e o disrafismo espinal apresenta-se como massa na linha média, mais frequentemente sem cobertura completa da pele.

Os membros são avaliados em termos de simetria, tamanho e comprimento, amplitude dos movimentos ativos e passivos e deformidade óbvia. O comprimento dos membros superiores deve permitir que os dedos alcancem a parte superior das coxas à extensão. Os músculos não estão bem definidos, mas não devem ser atróficos nem fibróticos à palpação.

O exame das mãos consiste em observar sua atividade e aparência, incluindo as unhas, articulações e cristas palmares. O encurtamento da falange média do quinto dedo leva a curva denominada clinodactilia, que geralmente é maior do que dez a quinze graus. O polegar deve alcançar logo depois da base do dedo indicador. Dedos extras que são pós-axiais no lado ulnar são mais frequentemente equivalentes a apêndices cutâneos e não têm importância; podem ser familiares, com maior frequência em famílias de origem não caucasiana. Dedos extras no lado pré-axial ou radial estão associados a anormalidades hematológicas e cardíacas e justificam avaliação adicional, seja qual for a constituição racial.

Os quadris requerem avaliação contínua após a alta porque luxações podem não ser detectáveis em cada exame (consulte o Capítulo 47). Se o fêmur luxar-se livremente, ele pode parecer saltar espontaneamente quando o RN voluntariamente estende ou flete o quadril. As pernas devem ser simétricas em comprimento à extensão e com os joelhos fletidos e os pés apoiados sobre o leito. Se forem desiguais, sugerindo luxação da perna menor (i. e., sinal de Galeazzi), a próxima manobra é tentar a redução do lado mais curto enquanto se estabilizar a pelve (i. e., manobra de Ortolani). Com o quadril e o joelho fletidos, segura-se a coxa com o terceiro dedo sobre o trocanter maior e o polegar próximo ao trocanter menor. A outra mão estabiliza a pelve. À medida que se abduz a coxa, aplica-se pressão delicada sobre o trocanter maior para reduzir a cabeça femoral luxada de volta ao acetábulo, o que gera uma sensação de clique. Os cliques benignos comumente percebidos são distintos dos cliques patológicos, e ocorrem com frequência quando a cabeça femoral se reposiciona. Se as pernas tiverem o mesmo comprimento ou se estiverem repousando em abdução total, a primeira manobra é tentar luxar a cabeça femoral (i. e., manobra de Barlow). Com o quadril e joelho fletidos, a coxa é segura e aduzida até 15° além da linha média durante aplicação de pressão para baixo. Se o quadril luxar-se durante a manobra, a manobra de Ortolani deve reduzi-lo. Se o quadril chegar à borda mas não sair do acetábulo durante a manobra de Barlow, ele é subluxável. Ainda que a luxação não seja detectável, pode haver variação na extensão da perna à movimentação livre do fêmur para cima e para baixo, indicando algum grau de instabilidade. A manobra de Ortolani pode ser falso-negativa se uma displasia teratológica do quadril não puder ser reduzida. A menos que ambos os quadris estejam envolvidos, deve haver discrepância no comprimento das pernas e incapacidade de abduzir o lado afetado totalmente.

Sistema nervoso

Pode-se aprender muito sobre o estado neurológico pela simples observação do que o RN faz por conta própria; não é necessário muito mais, a menos que as observações indiquem alguma anormalidade ou existam fatores de risco especiais. Diferenças sutis no tônus ou na função exigem avaliação mais específica. Para RNs prematuros, muitas dessas informações podem já ter sido obtidas a partir de avaliação do tônus e da simetria durante a avaliação da IG.

Um RN com assimetria facial durante o choro e um sulco nasolabial apagado ou ausente apresenta paralisia facial (Figura 18.8). Este déficit é adquirido mais frequentemente durante o parto a fórceps e tem incidência de 1,8 por 1.000 partos. Espera-se que mais de 90% dos bebês se recuperem nos primeiros anos de vida (95).

Os RNs exibem padrões de atividade muscular espontânea chamados de movimentos gerais. Nos primeiros 3 meses de vida, eles são tipicamente de contorção, velocidade leve a moderada e baixa amplitude (96). Anormalidades são caracterizadas como sendo confinadas a uma ou poucas partes corporais, envolvendo contração simultânea de todos os músculos dos membros e tronco (densamente sincronizados) ou caóticos com alta amplitude. Os movimentos mais preocupantes são os "densamente sincronizados", pois estão mais estreitamente ligados ao desenvolvimento de paralisia cerebral (80,97).

A lesão mais comum dos nervos periféricos associada ao parto vaginal envolve o plexo braquial. A tração no braço pode danificar as raízes C5 e C6, deixando o RN com um braço em pronação e adução. O reparo cirúrgico pode ser considerado se a função não for recuperada até os 3 meses de idade (95). Lesões bilaterais podem ser confundidas com acometimento da medula espinal; no entanto, o exame irá revelar se os membros inferiores conservaram o seu tônus e movimento. Lesões acima do nível C5 podem prejudicar a função do diafragma e apresentam instabilidade cardiovascular associada, que pode também falsamente implicar lesão da medula espinal (95).

Abalos, caracterizados por tremores rítmicos de igual amplitude em torno de um eixo fixo de um membro ou da mandíbula, ocorrem em 41 a 44% dos RNs sadios nas primeiras horas de vida, portanto merecem comentário especial (98). São mais frequentes durante a vigília, após um sobressalto, ou após o choro. Também pode haver sintomas associados de irritação do SNC, hipertonia e baixo limiar para sobressalto. Os abalos são distinguíveis de atividade convulsiva clônica porque têm frequência mais rápida e podem ser interrompidos em resposta a pressão gentil ou por estimulação da sucção; com maior frequência, é uma atividade fisiológica. Abalos que não cessem durante a sucção podem ser um sinal de hipoglicemia, hipocalcemia ou abstinência de drogas (98). Os abalos podem persistir por muitos meses, sendo que os RNs que apresentam sintomas do SNC mais graves demonstram persistência mais longa (37).

A base do exame neurológico neonatal inclui avaliação do estado; quantidade, qualidade e força da atividade muscular espontânea; tônus muscular passivo e ativo; e função dos nervos cranianos (Quadro 18.8).

QUADRO 18.8
Exame dos nervos cranianos.

Nervo craniano	Avaliação	Ressalvas
I	Afastamento ou careta com odor forte (p. ex., pimenta, óleo de cravo)	Raramente testado clinicamente; habituação rápida
II	Resposta comportamental à luz (i. e., fixação do piscar, acompanhamento, rotação para a fonte de luz); nistagmo de busca	Ambiente iluminado demais; RN em sono profundo; hiperestimulação de outros sentidos
III, IV, VI	Movimentos oculares, olhos de boneca, resposta oculovestibular, tamanho pupilar, reflexo vermelho bilateral	Não se deve forçar a abertura ocular; alinhamento ocular geralmente deficiente em RNs; a luz para a resposta pupilar causa fechamento ocular
VII	Tônus dos músculos faciais em repouso e durante o choro	Abertura deficiente da boca devida a ausência do músculo depressor do ângulo da boca
V, VII, XII	Força da sucção, reflexo dos pontos cardeais	Depende da idade gestacional; o RN deve estar com fome
VIII, parte auditiva	Resposta comportamental a um sino (i. e., piscar com olhos bem abertos); acalma com uma voz	Ambiente ruidoso demais; difícil distinguir perda unilateral; habituação rápida
IX, X	Deglutição com reflexo nauseoso normal	Orofaringe irritada após sucção
VII, IX	Expressão facial a um sabor forte	Habituação rápida
XII	Língua: fasciculação, protrusão, capacidade de modelar-se ao redor do mamilo	Macroglossia

REFERÊNCIAS BIBLIOGRÁFICAS

1. Morley CJ, Thornton AJ, Cole TJ, et al. Baby Check: a scoring system to grade the severity of acute systemic illness in babies under 6 months old. *Arch Dis Child* 1991;66:100.
2. Gray JE, Richardson DK, McCormick MC, et al. Neonatal therapeutic intervention scoring system: a therapy-based severity-of-illness index. *Pediatrics* 1992;90:561.
3. Richardson DK, Gray JE, McCormick MC, et al. Score for Neonatal Acute Physiology: a physiologic severity index for neonatal intensive care. *Pediatrics* 1993;91:617.
4. Richardson DK, Corcoran JD, Escobar GJ, et al. SNAP-II and SNAPPE-II: simplified newborn illness severity and mortality risk scores. *J Pediatr* 2001;138:92.
5. Fletcher MA. *Physical diagnosis in neonatology*. Philadelphia, PA: Lippincott-Raven Publishers, 1998.
6. Souter VL, Kapur RP, Nyholt DR, et al. A report of dizygous monochorionic twins. *N Engl J Med* 2003;349:154.
7. Ecker J, et al. *American College of Ob/Gyn Committee Opinion*, 2013, http://www.acog.org/About-ACOG/News-Room/News-Releases/2013/Ob-Gyns-Redefine-Meaning-of-Term-Pregnancy
8. Saint-Anne-Dargassies S. *Neurological development in the full-term and premature neonate*, 1st ed. Amsterdam, The Netherlands: Elsevier, 1977.
9. Amiel-Tison C. Neurological evaluation of the maturity of newborn infants. *Arch Dis Child* 1968;43:89.
10. Dubowitz LM, Dubowitz V, Goldberg C. Clinical assessment of gestational age in the newborn infant. *J Pediatr* 1970;77:1.
11. Ballard JL, Novak KK, Driver M. A simplified score for assessment of fetal maturation of newly born infants. *J Pediatr* 1979;95:769.
12. Constantine NA, Kraemer HC, Kendall-Tackett KA, et al. Use of physical and neurologic observations in assessment of GA in low birth weight infants. *J Pediatr* 1987;110:921.
13. Sanders M, Allen M, Alexander GR, et al. Gestational age assessment in preterm neonates weighing less than 1500 grams. *Pediatrics* 1991;88:542.
14. Alexander GR, de Caunes F, Hulsey TC, et al. Validity of postnatal assessment of gestational age: a comparison of the method of Ballard et al. and early ultrasonography. *Am J Obstet Gynecol* 1992;166:891.
15. Wariyar U, Tin W, Hey E. Gestational assessment assessed. *Arch Dis Child* 1997;77:F216.
16. Ballard JL, Khoury JC, Wedig K, et al. New Ballard score, expanded to include extremely premature infants. *J Pediatr* 1991;119:417.
17. Donovan EF, Tyson JE, Ehrenkranz RA, et al. Inaccuracy of Ballard scores before 28 weeks' gestation. *J Pediatr* 1998;135:147.
18. Oberfield SE, Mondok A, Shahrivar F, et al. Clitoral size in full-term infants. *Am J Perinatol* 1989;6:453.
19. Merlob P, Sivan Y, Reisner SH. Ratio of crown-rump distance to total length in preterm and term infants. *J Med Genet* 1986;23:338.
20. Sivan Y, Merlob P, Reisner SH. Upper limb standards in newborns. *Am J Dis Child* 1983;137:829.
21. Merlob P, Sivan Y, Reisner SH. Lower limb standard in newborns. *Am J Dis Child* 1984;138:140.
22. Amiel-Tison C, Gosselin J, Infante-Rivard C. Head growth and cranial assessment at neurological examination in infancy. *Dev Med Child Neurol* 2002;44:643.
23. Raymond GV, Holmes LB. Head circumference standards in neonates. *J Child Neurol* 1994;9:63.
24. Sutter K, Engstrom JL, Johnson TS. Reliability of head circumference measurements in preterm infants. *Pediatr Nurs* 1997;23:485.
25. Prechtl HF, Einspieler C, Cioni G, et al. An early marker for neurological deficits after perinatal brain lesions. *Lancet* 1997;349:1361.
26. Prechtl H, Beintema D. *The neurologic examination of the full-term newborn infant. Clinics in developmental medicine, vol. 12*. London, UK: SIMP Heinemann, 1964.
27. Brazelton TB. *Neonatal behavioral assessment scale. Clinics in developmental medicine*, Vol. 88, 2nd ed. Philadelphia, PA: JB Lippincott, 1984.
28. Lester BM, Boukydis CF, McGrath M, et al. Behavioral and psychophysiologic assessment of the preterm infant. *Clin Perinatol* 1990;17:155.
29. Thoman EB. Sleeping and waking states in infants: a functional perspective. *Neurosci Biobehav Rev* 1990;14:93.
30. Haddad GG, Jeng HJ, Lai TL, et al. Determination of sleep state in infants using respiratory variability. *Pediatr Res* 1987;21:556.
31. Sadeh A, Dark I, Vohr BR. Newborns' sleep-wake patterns: the role of maternal delivery and infant factors. *Early Hum Dev* 1996;44:113.
32. Hathorn MK. The rate and depth of breathing in new-born infants in different sleep states. *J Physiol* 1974;243:101.
33. Stern E, Parmelee AH, Akiyama Y, et al. Sleep cycle characteristics in infants. *Pediatrics* 1969;43:65.
34. Poole SR. The infant with acute, unexplained, excessive crying. *Pediatrics* 1991;88:450.
35. Heine RG, Jaquiery A, Lubitz L, et al. Role of gastro-oesophageal reflux in infant irritability. *Arch Dis Child* 1995;73:121.
36. Als H, Lester BM, Tronick EC, et al. Manual for the assessment of preterm infants' behavior (APIB). In: Fitzgerald HE, Lester BM, Yogman MW, eds. *Theory and research in behavioral pediatrics*, Vol. 1. New York: Plenum Press, 1982:65.
37. Jorgenson RJ, Shapiro SD, Salinas CF, et al. Intraoral findings and anomalies in neonates. *Pediatrics* 1982;69:577.
38. Levin LS, Jorgenson RJ, Jarvey BA. Lymphangiomas of the alveolar ridge in neonates. *Pediatrics* 1976;58:88.
39. Fromm A. Epstein's pearls, Bohn's nodules and inclusion-cysts of the oral cavity. *J Dent Child* 1967;34:275.
40. King NM, Lee AMP. Prematurely erupted teeth in newborn infants. *J Pediatr* 1989;114:807.
41. Leung AKC. Natal teeth. *Am J Dis Child* 1986;140:249.
42. Grover G, Berkowitz CD, Lewis RJ, et al. The effects of bundling on infant temperature. *Pediatrics* 1994;94:669.
43. Harpin VA, Chellappah G, Rutter N. Responses of the newborn infant to overheating. *Biol Neonate* 1983;44:65.
44. Rutter N, Hull D. Response of term babies to a warm environment. *Arch Dis Child* 1979;54:178.
45. Harpin VA, Rutter N. Sweating in preterm babies. *J Pediatr* 1982;100:614.
46. Hegyi T, Carbone MT, Anwar M, et al. Blood pressure ranges in premature infants. I. The first hours of life. *J Pediatr* 1994;124:627.
47. Park MK, Lee DH. Normative arm and calf blood pressure values in the newborn. *Pediatrics* 1989;83:240.
48. Engle WD. Blood pressure in the very low birth weight neonate. *Early Hum Dev* 2001;62:97.

49. American Academy of Pediatrics Committee on Fetus and Newborn. Routine evaluation of blood pressure, hematocrit, and glucose in newborns. *Pediatrics* 1993;92:474.
50. Peitsch WK, Keefer CH, LaBrie RA, et al. Incidence of cranial asymmetry in healthy newborns. *Pediatrics* 2002;110:e72.
51. Jones MD. Unilateral epicanthal fold: diagnostic significance. *J Pediatr* 1986;108:702.
52. Jones KL, ed. *Smith's recognizable patterns of human malformation*, 4th ed. Philadelphia, PA: WB Saunders, 1988.
53. Samlaska CP, James WD, Sperling LC. Scalp whorls. *J Am Acad Dermatol* 1989;21:553.
54. Smith DW, Greely MJ. Unruly scalp hair in infancy: its nature and relevance to problems of brain morphogenesis. *Pediatrics* 1978;61:783.
55. Drolet BA, Clowrey L Jr, McTigue MK, et al. The hair collar sign; marker for cranial dysraphism. *Pediatrics* 1995;96:309.
56. Govaert P, Vanhaesebrouck P, De Praeter C, et al. Vacuum extraction, bone injury and neonatal subgaleal bleeding. *Eur J Pediatr* 1992;151:532.
57. Johnsonbaugh RE, Bryan RN, Hierlwimmer R, et al. Premature craniosynostosis: a common complication of juvenile thyrotoxicosis. *J Pediatr* 1978;93:188.
58. Shuper A, Merlob P, Grunebaum M, et al. The incidence of isolated craniosynostosis in the newborn infant. *Am J Dis Child* 1985;139:85.
59. Graham JM Jr, Smith DW. Parietal craniotabes in the neonate: its origin and significance. *J Pediatr* 1979;95:114.
60. Faix RG. Fontanelle size in black and white term newborn infants. *J Pediatr* 1982;100:304.
61. Duc G, Largo RH. Anterior fontanel: size and closure in term and preterm infants. *Pediatrics* 1986;78:904.
62. Adeyemo AA, Omotade OO. Variations in fontanelle size with gestational age. *Early Hum Dev* 1999;54:207.
63. Lloyd FA, Finkelstein SI. Normal head growth in infant with nonidentifiable anterior fontanel. *J Pediatr* 1975;87:490.
64. Kataria S, Frutiger AD, Lanford B, et al. Anterior fontanelle closure in healthy term infants. *Infant Behav Dev* 1988;11:229.
65. Benaron D. Subgaleal hematoma causing hypovolemic shock during delivery after failed vacuum extraction: a case report. *J Perinatol* 1993;13:228.
66. Carr MM, Thorner P, Phillips JH. Congenital teratomas of the head and neck. *J Otolaryngol* 1997;26:246.
67. Sivan Y, Merlob P, Reisner H. Eye measurements in preterm and term newborn infants. *J Craniofac Genet Dev Biol* 1982;2:239.
68. Isenberg SJ, Vazquez M. Are the pupils of premature infants affected by intraventricular hemorrhage? *J Child Neurol* 1994;9:440.
69. Joseph PR, Rosenfeld W. Clavicular fractures in neonates. *Am J Dis Child* 1990;144:165.
70. Goldbloom RB, ed. *Pediatric clinical skills*, 2nd ed. New York: Churchill Livingstone, 1997.
71. Roarty JD, Keltner JL. Normal pupil size and anisocoria in newborn infants. *Arch Ophthalmol* 1990;108:94.
72. Isenberg SJ. Clinical application of the pupil examination in neonates. *J Pediatr* 1991;118:650.
73. Smith DW, Takashima H. Ear muscles and ear form. *Birth Defects Orig Artic Ser* 1980;16:299.
74. Ruder RO, Graham JM Jr. Evaluation and treatment of the deformed and malformed auricle. *Clin Pediatr (Phila)* 1996;35:461.
75. Sivan Y, Merlob P, Reisner SH. Assessment of ear length and low set ears in newborn infants. *J Med Genet* 1983;20:213.
76. MacDonald MG. Relocation of a dislocated nasal septum. In: MacDonald MG, Ramasethu J, Rais-Bahrami K, eds. *Chapter 56 in Atlas of procedures in neonatology*, 5th ed. Philadelphia, PA: Wolters Kluwer/Lippincott Williams & Wilkins, 2013.
77. MacEwen CJ, Young JD. Epiphora during the first year of life. *Eye* 1991;5:596.
78. Ogawa GS, Gonnering RS. Congenital nasolacrimal duct obstruction. *J Pediatr* 1991;119:12.
79. Richard BM, Qiu CX, Ferguson MW. Neonatal palatal cysts and their morphology in cleft lip and palate. *Br J Plast Surg* 2000;53:555.
80. Linder N, Moser AM, Asli I, et al. Suckling stimulation test for neonatal tremor. *Arch Dis Child* 1989;64:44.
81. Hayes PA. Hamartomas, eruption cyst, natal tooth and Epstein pearls in a newborn. *ASDC J Dent Child* 2000;67:365.
82. Ritwick P, Musselman RJ. Management of natal and neonatal teeth. In: MacDonald MG, Ramasethu J, Rais-Bahrami K, eds. *Chapter 55 in Atlas of procedures in neonatology*, 5th ed. Philadelphia, PA: Wolters Kluwer/Lippincott Williams & Wilkins, 2013.
83. Marinelli KA. Lingual frenotomy. In: MacDonald MG, Ramasethu J, Rais-Bahrami K, eds. *Chapter 57 in Atlas of procedures in neonatology*, 5th ed. Philadelphia, PA: Wolters Kluwer/Lippincott Williams & Wilkins, 2013.
84. Moyer VA, Ahn C, Sneed S. Accuracy of clinical judgment in neonatal jaundice. *Arch Pediatr Adolesc Med* 2000;154:391.
85. Bamji M, Stone RK, Kaul A, et al. Palpable lymph nodes in healthy newborns and infants. *Pediatrics* 1986;78:573.
86. Nichols MM. Shifting umbilicus in neonatal phrenic palsy (the belly dancer's sign). *Clin Pediatr (Phila)* 1976;15:342.
87. Hassan A, Karna P, Dolansky EA. Intermamillary indices in premature infants. *Am J Perinatol* 1988;5:54.
88. Senquiz AL. Use of decubitus position for finding the "olive" of pyloric stenosis. *Pediatrics* 1991;87:266.
89. Reiff MI, Osborn LM. Clinical estimation of liver size in newborn infants. *Pediatrics* 1983;71:46.
90. Ashkenazi S, Mimouni P, et al. Size of liver edge in full-term, healthy infants. *Am J Dis Child* 1984;138:377.
91. Brion L, Avni FA. Clinical estimation of liver size in newborn infants. *Pediatrics* 1985;75:127.
92. Du ZD, Roquin N, Barak M. Clinical and echocardiographic evaluation of neonates with heart murmurs. *Acta Paediatr* 1997;86:752.
93. Berenson A, Heger A, Andrews S. Appearance of the hymen in newborns. *Pediatrics* 1991;87:458.
94. Medlock MD, Hanigan WC. Neurologic birth trauma. Intracranial, spinal cord, and brachial plexus injury. *Clin Perinatol* 1997;24:845.
95. Einspieler C, Prechtl HF, Ferrari F. The qualitative assessment of general movements in the preterm, term and young infants—review of the methodology. *Early Hum Dev* 1997;50:47.
96. Prechtl HF, Einspieler C, Cioni G, et al. An early marker for neurological deficits after perinatal brain lesions. *Lancet* 1997;349:1361.
97. Ferrari F, Cioni G, Einspieler C, et al. Cramped synchronized general movements in preterm infants as an early marker for cerebral palsy. *Arch Pediatr Adolesc Med* 2002;156:460.
98. Kramer U, Nevo Y, Harel S. Jittery babies: a short-term follow-up. *Brain Dev* 1994;16:112.

19 Manejo Hidreletrolítico

Edward F. Bell, Jeffrey L. Segar e William Oh

A constância do ambiente interno é a condição para uma vida livre e independente: o mecanismo que torna isso possível é aquele que garante a manutenção, com o ambiente interno, de todas as condições necessárias para a vida dos elementos

Claude Bernard

Em: *Lectures on the Phenomena of Life Common to Animals and Plants* (1878), traduzido por Hebbel E. Hoff, Roger Guillemin e Lucienne Guillemin (1974)

INTRODUÇÃO

Os recém-nascidos (RNs) prematuros ou aqueles que estão em estado crítico não conseguem regular sua própria ingestão de líquidos e nutrientes. Com frequência, a alimentação enteral é limitada por intolerância alimentar ou condições clínicas que impedem ou limitam o uso do sistema digestório para a alimentação. Em outros casos, o RN desenvolve desequilíbrio hidreletrolítico em virtude de uma doença subjacente. Em todas essas situações, a água e os eletrólitos precisam ser fornecidos por prescrição médica. O fornecimento das quantidades corretas de água e eletrólitos ajuda a garantir a recuperação saudável do RN.

Os objetivos do manejo hidreletrolítico incluem (a) fornecimento das demandas de manutenção, de maneira a manter o equilíbrio normal dessas substâncias essenciais durante o crescimento e a recuperação da doença; (b) reparo de déficits agudos de água e eletrólitos; (c) correção da concentração, volume e relações de pH anormais e (d) reposição de perdas contínuas anormais. Um objetivo subsidiário nos primeiros dias de vida é permitir a transição bem-sucedida do ambiente aquático do feto para o meio extrauterino. Exceto durante esse período único da vida, os princípios do manejo hidreletrolítico no período neonatal são relativamente semelhantes aos estabelecidos para crianças maiores, salvo algumas variações e características específicas da composição corporal, perda hídrica insensível (PHI), função renal e controle neuroendócrino do equilíbrio hidreletrolítico.

A terapia hídrica apropriada de RNs exige que o pediatra compreenda os mecanismos fisiológicos normais que governam o equilíbrio hidreletrolítico e as variações nesses mecanismos que ocorrem com o desenvolvimento, bem como em RNs enfermos ou prematuros. O pediatra deve elaborar um método sistemático de estimativas das necessidades hidreletrolíticas para corrigir os déficits e repor as perdas contínuas, normais e anormais. Por fim, os resultados do manejo hidreletrolítico precisam ser monitorados cuidadosamente, de modo que os aportes de água e eletrólitos sejam ajustados conforme as necessidades.

COMPOSIÇÃO CORPORAL DO FETO E RECÉM-NASCIDO

Alterações na água corporal durante o crescimento

A agua é, por peso, o principal componente do corpo. A água corporal total (ACT) divide-se em dois compartimentos principais, água intracelular (AIC) e água extracelular (AEC). A AEC é subdividida em água intersticial e em volume plasmático, o último sendo o componente intravascular da AEC (Figura 19.1).

Os compartimentos do líquido corporal mudam com o desenvolvimento (1). Estimou-se que a ACT represente 94% do peso corporal durante o terceiro mês de vida fetal. À medida que a gestação avança, a ACT por quilograma declina. Após 24 semanas, a ACT é de aproximadamente 86%, e a termo representa 78% do peso corporal (Figura 19.2). Também há alterações típicas na divisão da água corporal entre AEC e AIC durante o desenvolvimento.

A AEC diminui de 59% do peso corporal com 24 semanas de gestação para 44% a termo, e a AIC aumenta de 27% para 34% do peso corporal durante o mesmo período (Quadro 19.1) (1-6). Assim, os RNs prematuros apresentam ACT e AEC mais altas por quilograma do que RNs a termo (7-9), e os RNs pequenos para a idade gestacional têm ACT mais alta por quilograma do que RNs adequados para a idade gestacional (8).

Após o nascimento, a ACT por quilograma de peso corporal continua a cair, devido basicamente à contração da AEC (4,7,9-11). Esta mobilização do líquido extracelular acompanha-se de alterações da função renal que ocorrem após o nascimento (12,13), que advêm de aumento do fluxo sanguíneo renal e da taxa de filtração glomerular e expressão e atividade dos transportadores epiteliais envolvidos na função tubular renal (14-17). Também se sugeriu que o peptídio natriurético atrial (ANP) atue na contração

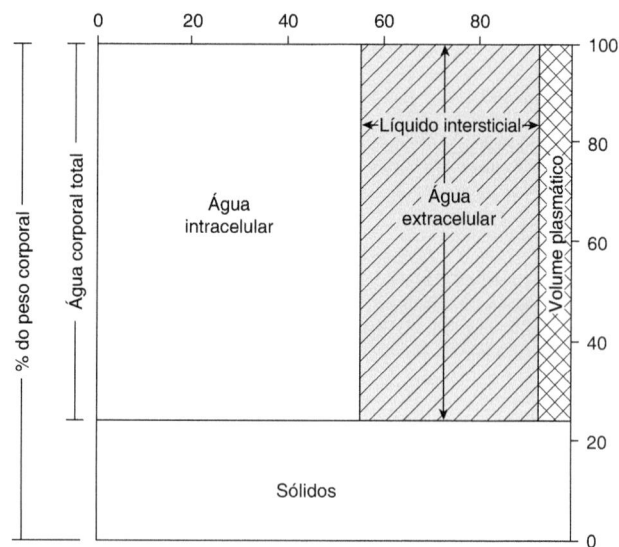

Figura 19.1 Distribuição da água corporal em recém-nascido a termo.

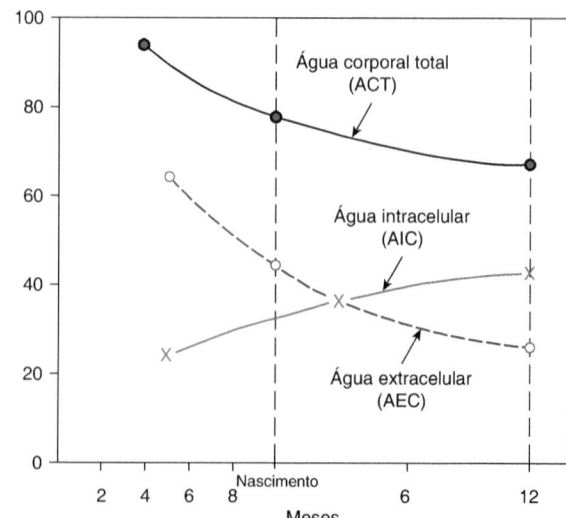

Figura 19.2 Alterações da água corporal durante a gestação e o primeiro ano de vida. Adaptada de Friis-Hansen B. Changes in body water compartments during growth. *Acta Paediatr Suppl* 1957;46:1-68, com permissão.

QUADRO 19.1

Alterações na composição da água e eletrólitos corporais durante as vidas intrauterina e pós-natal precoce.

Componente	Idade gestacional (semanas)					1 a 4 semanas após nascimento a termo
	24	28	32	36	40	
Água corporal total (%)	86	84	82	80	78	74
Água extracelular (%)	59	56	52	48	44	41
Água intracelular (%)	27	28	30	32	34	33
Sódio (mEq/kg)	99	91	85	80	77	73
Potássio (mEq/kg)	40	41	40	41	41	42
Cloreto (mEq/kg)	70	67	62	56	51	48

Dados de referências (2-6).

pós-natal da AEC (11). Diversos estudos mostraram aumento, redução, ou nenhuma alteração da AIC após o nascimento. A AIC aumenta de maneira proporcional ao peso corporal nas primeiras semanas de vida pós-natal (4,7,9). Depois disso, a AIC aumenta mais rápido do que o peso corporal e até o terceiro mês de vida ultrapassa a AEC (Figura 19.2) (1,4). Essas alterações pós-natais da água corporal e sua divisão entre AEC e AIC são influenciadas por alterações do desenvolvimento nos sistemas neuroendócrinos, bem como pela ingestão de água e eletrólitos (18,19). Quando não ocorre a contração pós-natal normal da AEC em RNs prematuros, com frequência como resultado de aporte inadequadamente elevado de água ou eletrólitos, a consequência é o aumento do risco de persistência do canal arterial (PCA) (20), enterocolite necrosante (ECN) (21-23) e displasia broncopulmonar (DBP) (24,25). No passado, a ausência de perda de peso pós-natal era associada a risco maior de displasia broncopulmonar em RN de muito baixo peso, mas com a melhora da nutrição iniciada precocemente, a perda de peso pós-natal não é mais inevitável, uma vez que a redução da AEC provavelmente será compensada com ganho de massa corporal magra (26,27).

Distribuição de solutos nos líquidos corporais

Cada compartimento corporal de água tem uma composição diferente de eletrólitos (Figura 19.3) (28). O principal cátion no plasma sanguíneo é o sódio. Potássio, cálcio e magnésio constituem o restante da fração de cátions. O principal ânion é o cloreto, e as proteínas, o bicarbonato e alguns ânions indeterminados são os demais ânions. O líquido intersticial (i. e., AEC não plasmática) tem uma composição de solutos que é semelhante ao plasma, exceto que sua concentração de proteína é menor. A AIC contém potássio e magnésio como seus principais cátions, e o fosfato orgânico e inorgânico é o principal ânion, com o bicarbonato contribuindo com menor fração.

A composição de eletrólitos dos líquidos corporais do RN é determinada pela idade gestacional. Os prematuros contêm mais sódio e cloreto por quilograma de peso corporal do que os RNs a termo (2,3,5,6) em virtude de sua AEC maior (Quadro 19.1). O potássio corporal total reflete basicamente a AIC e é semelhante ou um pouco menor por quilograma de peso corporal nos RNs prematuros do que nos a termo (5,6). Estes conceitos são importantes no manejo da terapia hidreletrolítica de RNs.

No feto, o equilíbrio hidreletrolítico depende da homeostase materna e da troca placentária. Assim, o estado hidreletrolítico ao nascimento é influenciado pelo manejo hidreletrolítico da mãe durante o parto (29,30).

PERDA HÍDRICA INSENSÍVEL

A perda de água por evaporação da pele e do sistema respiratório é conhecida como perda hídrica insensível (PHI). Cerca de 30% da PHI ocorrem normalmente através do sistema respiratório como umidade no gás expirado (31-33), com os demais 70% perdidos através da pele. A PHI depende mais da área de superfície (m^2) que do peso, porém é comumente expressa por quilograma (kg) porque é mais fácil determinar o peso do que a área de superfície.

A PHI é uma função do dispêndio de energia, embora vários outros fatores sabidamente influenciem a PHI de modo previsível (Quadro 19.2) (31-55). Quando expressa por quilograma de peso corporal, a PHI é inversamente proporcional ao peso ao nascer e à idade gestacional (Figuras 19.4 e 19.5) (51,54). Em outras palavras, RNs menores e mais imaturos têm maior PHI por quilograma (Quadro 19.3). O mesmo é verdade se a PHI for expressa por metro quadrado de superfície corporal (43). Portanto, embora a PHI maior de RNs prematuros menores seja em parte devida à razão mais alta da área de superfície (pele e sistema respiratório) para o peso corporal, acredita-se que também esteja relacionada com sua pele mais fina, fluxo sanguíneo cutâneo mais alto, maior água corporal por quilograma de peso corporal e frequência respiratória mais alta. Como a permeabilidade da pele à água varia inversamente com a idade gestacional, o grau de imaturidade é um determinante importante da PHI cutânea independentemente do peso ao nascer.

QUADRO 19.2

Fatores que afetam a perda hídrica insensível em recém-nascidos.

Fator	Efeito sobre a PHI
Nível de maturidade (43,51,54)	Inversamente proporcional ao peso ao nascer e à idade gestacional (Figura 19.4)
Dificuldade respiratória (hiperpneia) (44)	PHI respiratória aumenta com a elevação da ventilação minuto quando o RN respira ar seco
Temperatura ambiente acima da zona térmica neutra (36)	Aumento proporcional ao incremento da temperatura
Temperatura corporal elevada (52)	Aumento de até 300%
Ruptura ou lesão da pele	Aumento de magnitude incerta
Defeito cutâneo congênito (p. ex., gastrosquise, onfalocele, defeito do tubo neural)	Aumento de magnitude incerta até a correção cirúrgica
Berço com calor radiante (37,38,45,54)	Aumento de cerca de 50%
Fototerapia (40,42,50,54)	Aumento de cerca de 50%
Atividade motora e choro (31,39,55)	Aumento de até 70%
Alta umidade do ambiente ou do ar inspirado (31,32)	Redução de 30% quando a pressão de vapor do ambiente é aumentada em 200%
Escudo térmico de plástico (35,38)	Redução de 30 a 70%
Cobertor (34,35,48) ou ou câmara (34,41) de plástico	Redução de 30 a 70%
Membrana semipermeável (46,47)	Redução de 50%
Agentes tópicos (49)	Redução de 50%

QUADRO 19.3

Perda hídrica insensível média (ml/kg/dia) de recém-nascidos prematuros em incubadoras.

Idade (d)	Faixa de peso ao nascer (kg)					
	0,50 a 0,75	0,75 a 1,00	1,00 a 1,25	1,25 a 1,50	1,50 a 1,75	1,75 a 2,00
0 a 7	100[a]	65	55	40	20	15
7 a 14	80	60	50	40	30	20

[a]Perda hídrica insensível (ml/kg/dia).
Dados de referências (43,51,54).

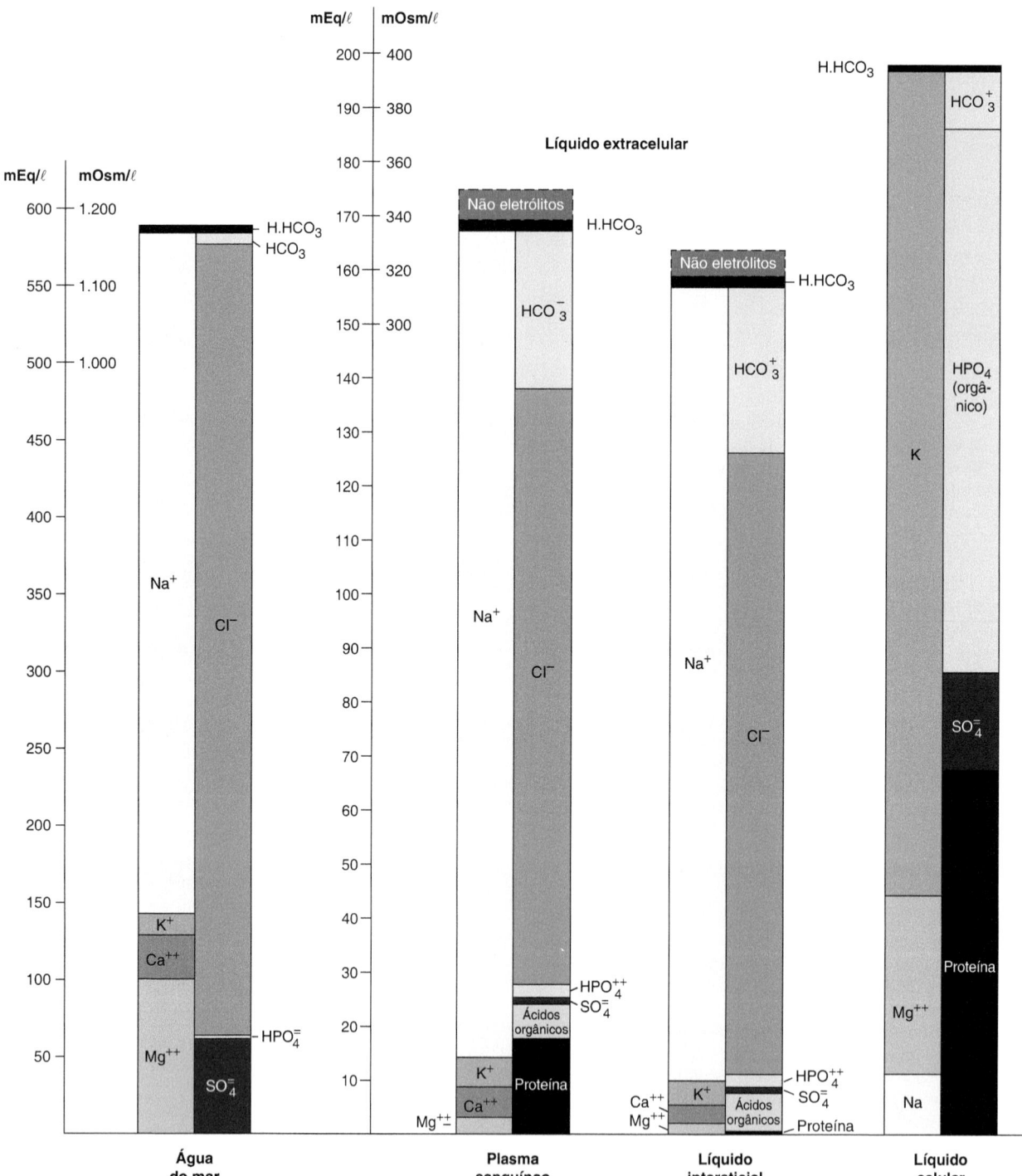

Figura 19.3 Distribuição de íons na água do mar, no plasma sanguíneo, no líquido extracelular e no compartimento de líquido intracelular. A semelhança entre a água do mar e o líquido extracelular é surpreendente. Conforme observado por Macallum (28): "O rim dos vertebrados, portanto, por meio de seu controle da concentração dos elementos inorgânicos no plasma sanguíneo e por meio de sua manutenção nele contida das taxas da era Paleozoica, perpetuou, assim, no sangue dos vertebrados, a água oceânica do início da era Cambriana, se não do final da era Proterozoica."

Fatores que aumentam a perda hídrica insensível

Um aumento da ventilação minuto, como pode ocorrer em RN com cardiopatia, disfunção pulmonar ou acidose metabólica, eleva a PHI respiratória (44), desde que a pressão de vapor d'água seja menor no gás inspirado do que no expirado. Os RNs pré-termo que recebem ventilação mecânica pela respiração de misturas gasosas que tenham sido aquecidas (31,5°C) e umidificadas (100%) apresentam uma redução de cerca de 30% na PHI respiratória em comparação com RNs não intubados (32). A temperatura ambiente acima da zona térmica neutra aumenta a PHI de maneira proporcional ao incremento da temperatura (31,36,52). Este efeito pode ocorrer mesmo sem elevação da temperatura corporal. Em contraste, uma temperatura ambiente subneutra não está associada à redução da PHI, embora a produção metabólica de calor aumente (36). Uma temperatura corporal elevada, seja causada por febre ou hiperaquecimento ambiental, eleva a PHI (31,52).

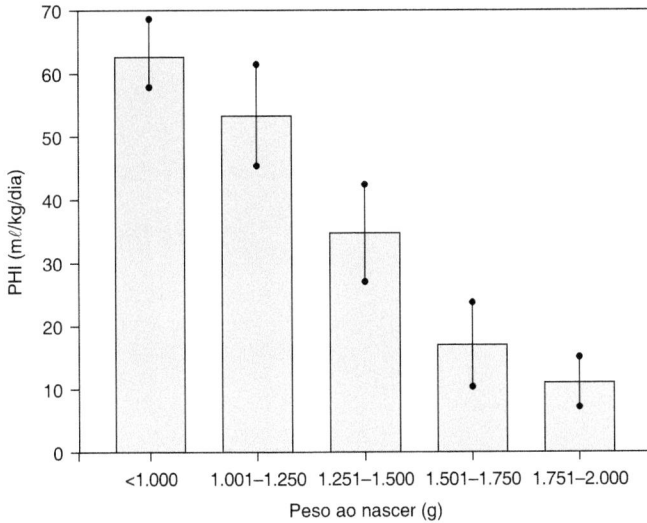

Figura 19.4 Relação entre a perda hídrica insensível (PHI) e o peso ao nascer de recém-nascidos com 5 dias de vida (média) em incubadoras. Dados de Wu PY, Hodgman JE. Insensible water loss in preterm infants: changes with postnatal development and non-ionizing radiant energy. *Pediatrics* 1974;54:704-712, conforme redesenhada em Shaffer SG, Weismann DN. Fluid requirements in the preterm infant. *Clin Perinatol* 1992;19:233-250, com permissão.

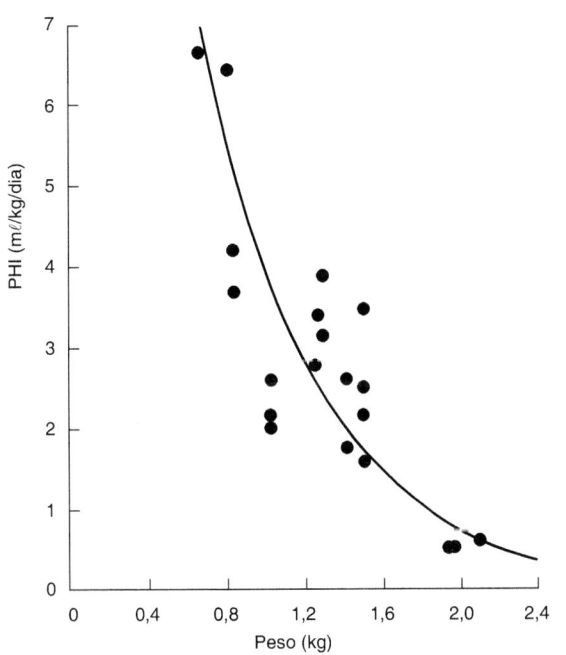

Figura 19.5 Perda hídrica insensível (PHI) como função do peso ao nascer em recém-nascidos prematuros assistidos sob berços com calor radiante. Adaptada de Costarino AT, Jr., Gruskay JA, Corcoran L *et al.* Sodium restriction versus daily maintenance replacement in very low birth weight premature neonates: a randomized, blind therapeutic trial. *J Pediatr* 1992;120:99-106.

Uma ruptura ou lesão da pele remove a barreira contra a evaporação cutânea e eleva a PHI. Traumatismo cutâneo por lesão térmica, química ou mecânica é comum em RNs prematuros, pequenos e criticamente enfermos. Essa lesão pode resultar da remoção de fita e dispositivos de monitoramento aderentes ou da exposição prolongada da pele a soluções desinfetantes. A PHI também é aumentada juntamente com as manifestações cutâneas da deficiência de ácidos graxos essenciais, um problema em potencial em RNs que recebem nutrição parenteral sem lipídios. Os defeitos

QUADRO 19.4
Umidade (relativa e absoluta) em relação à perda hídrica insensível em incubadoras e sob berço com calor radiante.

Medição	Incubadora	Berço com calor radiante
Temperatura do ar (°C)	35,0	27,6
Pressão de saturação (mmHg)	42,1	27,7
Umidade relativa (%)	31,4	39,0
Umidade absoluta (mmHg)	13,2	10,8
PHI (mℓ/kg/h)	2,37	3,40

Dados de Bell EF, Weinstein MR, Oh W. Heat balance in premature infants: comparative effects of convectively heated incubator and radiant warmer, with without plastic heat shield. J. Pediatr 1980; 96:460-465.

cutâneos congênitos, como aqueles vistos na gastrosquise, onfalocele e defeitos do tubo neural, estão associados à elevação da PHI até que sejam corrigidos cirurgicamente.

Mostrou-se que o uso de energia radiante não ionizante, na forma de um aquecedor radiante ou fototerapia, aumenta a PHI em cerca de 50% (37,38,40,42,45,50,54). Para RNs em incubadoras com temperatura do ar controlada, o aumento da PHI com a fototerapia acima da incubadora decorre mais provavelmente de aumento da temperatura corporal em virtude do aquecimento das paredes da incubadora (50). Para RNs em incubadoras operadas para controlar a temperatura cutânea, a elevação da PHI sob fototerapia pode ser explicada pela redução da umidade absoluta resultante da menor temperatura do ar que acompanha o aquecimento das paredes da incubadora pela fototerapia. O impacto na PHI da fototerapia fornecida por cobertores ou almofadas de fibra óptica é desconhecido, mas provavelmente é desprezível, a menos que o cobertor produza um microambiente mais quente ou mais úmido em volta do RN. Pesquisadores que utilizaram medições diretas da perda hídrica transepidérmica e respiratória obtiveram resultados conflitantes acerca do efeito da fototerapia acima da incubadora na PHI. Um grupo (42) encontrou aumento da perda hídrica transepidérmica sob fototerapia, ao contrário de outro grupo (56,57). Em contraste com a fototerapia convencional, a fototerapia com diodos emissores de luz (LED) não resulta em alterações na PHI transepidérmica (58).

Se a PHI de um RN for medida à mesma temperatura cutânea sob berço com calor radiante e dentro de uma incubadora, a PHI é mais alta (em cerca de 50%) sob o berço de calor radiante. A PHI é mais alta porque a umidade absoluta (pressão de vapor d'água) é menor sob o berço de calor radiante do que na incubadora (38). Isto pode ser verdade ainda que a umidade relativa seja mais alta sob o berço de calor radiante (37,38) porque a temperatura do ar mais baixa com o berço de calor radiante significa que a pressão de saturação do vapor d'água é consideravelmente menor do que na incubadora (Quadro 19.4). Este achado foi confirmado através de medições diretas da perda de água transepidérmica (45). Atualmente sabe-se que a PHI mais alta com os berços com calor radiante advém da pressão de vapor d'água ambiente inferior, e não de uma velocidade de ar mais alta ou um efeito direto da radiação não ionizante sobre a pele. O mesmo fenômeno explica o efeito da fototerapia sobre a PHI de RN em incubadoras operadas por servocontrole da temperatura cutânea. Os efeitos sobre a PHI de berços com calor radiante e da fototerapia são aditivos; a PHI com a combinação é aproximadamente o dobro daquela na incubadora sem fototerapia (37,40).

O aumento da atividade motora e o choro elevam a PHI em até 70% (31,39,55). Este efeito pode advir, em parte, do aumento da ventilação minuto.

Fatores que reduzem a perda hídrica insensível

O aumento da umidade ou pressão de vapor d'água do gás inspirado reduz a PHI respiratória. A umidade inspirada é elevada por umidificação da mistura de ar-oxigênio fornecida a um capacete ou diretamente às vias respiratórias superiores do RN (p. ex., através de cânula nasal, máscara facial, ou tubo endotraqueal) se assistência respiratória for necessária. Se a temperatura e o teor de água do gás inspirado e expirado forem iguais, a PHI respiratória será totalmente eliminada. O aumento da umidade ambiente, por exemplo dentro de uma incubadora, reduz a PHI total, mas a PHI respiratória é reduzida mais do que a PHI cutânea (31); um aumento de três vezes da pressão de vapor d'água ambiente, de uma média de 7 para 25 mmHg, resultou em redução de 30% da PHI total. O aumento da umidade ambiente é facilitado pelo *design* de certos modelos recentes de incubadoras. O uso de sistemas de umidificação de incubadora não deve ser menosprezado como uma forma de reduzir a PHI e a necessidade hídrica total (59). As incubadoras modernas permitem o ajuste da umidade ambiente, o que, por sua vez, afeta a PHI e a demanda de água.

Os escudos térmicos de Plexiglas® são eficazes na redução da PHI de prematuros pequenos em incubadoras (38), especialmente se as extremidades estiverem pelo menos parcialmente cobertas para diminuir o movimento de ar próximo à pele. Os escudos térmicos de Plexiglas® não são efetivos para RN sob berço com calor radiante (35,38), pois os escudos Plexiglas® são opacos à energia infravermelha produzida pelos berços com calor radiante. Barreiras finas de Saran® (plástico) e outros materiais reduzem a PHI de RNs sob berço com calor radiante e, ao mesmo tempo, permitem que o calor infravermelho chegue à pele (35). Tais escudos térmicos supostamente reduzem a PHI graças à limitação do movimento de ar e à elevação da pressão de vapor d'água próximo à superfície corporal do RN.

Demonstrou-se que os cobertores de plástico fino reduzem a PHI em 30 a 70% para RNs sob berços de calor radiante e em incubadoras (34,35,48). As câmaras feitas de material plástico fino também reduzem a PHI em grau semelhante (34,41). As membranas semipermeáveis (46,47) e os agentes tópicos à prova d'água (49) oferecem uma redução média da PHI das áreas cobertas de aproximadamente 50%.

O conhecimento desses fatores que afetam a PHI é essencial à estimativa da taxa hídrica necessária para RNs e à realização de ajustes apropriados do aporte hídrico com mudanças do tratamento. De todos os RNs, os prematuros e os criticamente enfermos são aqueles cuja PHI é influenciada profundamente por esses fatores. Isso é especialmente verdade acerca dos RNs extremamente prematuros. Contudo, estes são exatamente os RNs para os quais a manutenção precisa do equilíbrio hidreletrolítico é mais importante e cuja margem de erro é mínima.

FUNÇÃO RENAL EM RELAÇÃO À TERAPIA HIDRELETROLÍTICA

A maioria dos aspectos da função renal está incompletamente desenvolvida ao nascimento, sobretudo em prematuros (12,60-91) (ver também o Capítulo 39). A nefrogênese, a formação de novos néfrons, continua até aproximadamente a 34ª semana de gestação (Figura 19.6) (69). Quando os RNs têm menos de 34 semana de idade gestacional, eles continuam a se beneficiar da formação de novos néfrons. No entanto, o desenvolvimento desses novos néfrons pode ser afetado por fatores presentes no ambiente extrauterino, incluindo exposição a agentes nefrotóxicos. O fluxo sanguíneo renal e a taxa de filtração glomerular (TFG) são baixos no feto e aumentam rapidamente ao nascer associados à maior pressão arterial sistêmica, diminuindo a resistência vascular renal e a redistribuição do fluxo sanguíneo glomerular intrarrenal na zona externa do córtex (86). A TFG aumenta com a idade gestacional

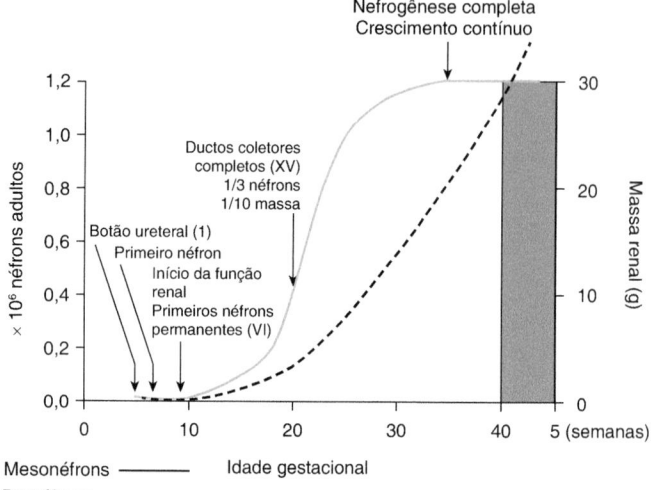

Figura 19.6 Desenvolvimento do rim humano ao longo de 40 semanas de idade gestacional. O período mais rápido da nefrogênese ocorre entre a 20ª e a 30ª semana de gestação. A nefrogênese completa-se na 34ª semana de gestação, embora o tamanho do néfron e a massa renal continuem a aumentar para além desse período. A nefrogênese é representada pela *linha contínua*, e a massa renal é representada pela *linha pontilhada*. Em Harrison MR, Golbus MS, Filly RA et al. Management of the fetus with congenital hydronephrosis. *J Pediatr Surg* 1982;17:728-742.

ao nascimento e com a idade pós-natal. Este desenvolvimento parece depender mais diretamente da idade pós-concepção (idade gestacional ao nascimento mais idade pós-natal) e ocorre aproximadamente na mesma taxa, independentemente de já ser um RN ou ainda *in utero* (62,73,89).

De maneira semelhante, a função tubular aumenta com a idade gestacional bem como com a idade pós-natal. A fração de excreção de sódio é alta no feto e diminui significativamente nas primeiras 2 semanas de vida. Esta grande redução ocorre independentemente da idade gestacional no nascimento, embora a fração de excreção de sódio permaneça inversamente proporcional à idade gestacional (Figura 19.7) (70). O aumento da expressão e da atividade de sódio-potássio-ATPase e do permutador de sódio-hidrogênio da membrana luminal no túbulo proximal contribui para essas adaptações fisiológicas pós-natais (63).

A homeostase da água corporal é mantida pelas perdas de água renal, igualando o aporte de água menos a perda de água extrarrenal. A regulação da perda de água renal é orientada principalmente por canais de água ou aquaporinas (AQP), que permitem a reabsorção transcelular de água no néfron (71,91). A maior parte do ultrafiltrado glomerular é reabsorvida no néfron proximal via AQP1. Embora a reabsorção de água seja acionada por gradientes osmóticos, o transporte de água via AQPs é muito mais rápido do que a difusão de água pela dupla camada lipídica das membranas plasmáticas. Maior refinamento da reabsorção de água é atribuído principalmente à regulação dinâmica das AQPs. Na AQP2 especificamente, o alvo principal para a arginina-vasopressina (AVP) é de grande importância na capacidade de concentração urinária. A AVP atua na orientação do recrutamento das vesículas que contêm AQP2 para a membrana apical das principais células do ducto coletor. O padrão de desenvolvimento da AQP2 no rim se compara ao desenvolvimento da capacidade de concentração, que atinge a maturação plena com cerca de 18 meses de idade. A baixa capacidade de concentração do rim do RN pré-termo e a termo leva a perdas hídricas obrigatoriamente maiores e predispõe à desidratação hipertônica.

As limitações da função renal em prematuros contribuem para os problemas da regulação hidreletrolítica em diversos estados patológicos. As funções glomerular e tubular de prematuros lhes

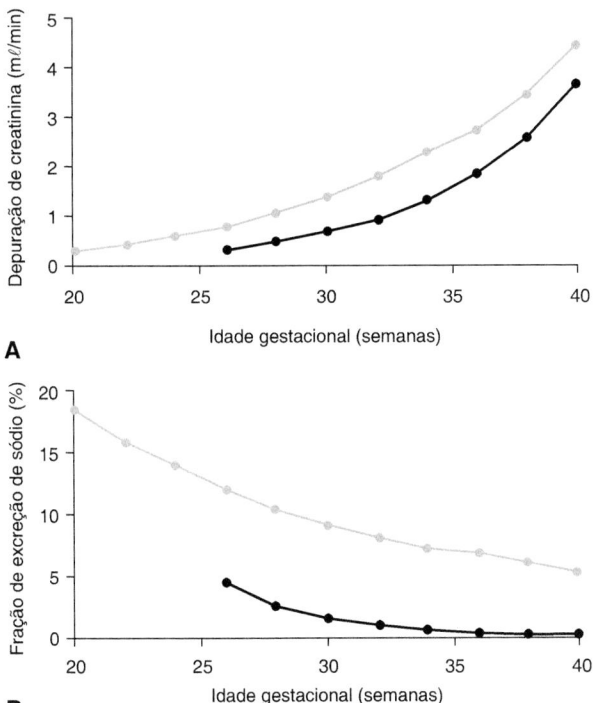

Figura 19.7 Alterações de desenvolvimento na depuração (*clearance*) de creatinina estimada (A) e fração de excreção de sódio calculada (B) entre a 20ª e a 40ª semana de gestação no feto humano (cinza) e RN (preto). Modificada de Haycock GB. Development of glomerular filtration and tubular sodium reabsorption in the human fetus and newborn. *Br J Urol* 1998;81(suppl 2):33-38.

permitem manejar algumas variações fisiológicas na carga de água e eletrólitos, mas rapidamente sobrevém desequilíbrio quando as estimativas das necessidades de água e eletrólitos são mal calculadas, sobretudo no caso de RNs extremamente prematuros.

CONTROLE NEUROENDÓCRINO DO EQUILÍBRIO HIDRELETROLÍTICO

A glândula hipófise, o córtex suprarrenal, as glândulas paratireoides e o coração são os principais órgãos produtores de hormônios implicados na regulação do equilíbrio hidreletrolítico corporal. Os mecanismos básicos pelos quais o hormônio antidiurético, arginina-vasopressina (AVP), é produzido e secretado pela neuro-hipófise parecem estar intactos em RNs (77,90), mesmo naqueles que são prematuros (81). Não está claro em que idade se estabelece o controle hipotalâmico quantitativo preciso da produção de AVP. Não obstante, sabe-se que até mesmo na primeira semana de vida, os RNs que recebem aleitamento materno liberam vasopressina em resposta à perda de 10% do peso corporal (77). Alterações da maturação na capacidade de concentração renal, assim como capacidade limitada de concentração urinária na vigência de níveis elevados de AVP podem refletir menor capacidade de resposta ao hormônio ou menor número de receptores de AVP (76).

A despeito da imaturidade de alguns aspectos da função tubular renal ao nascimento, os túbulos parecem responder à AVP desde o primeiro dia de vida, até mesmo em prematuros pequenos (81). Entretanto, a concentração urinária máxima de RNs prematuros, tipicamente 600 mOsm/ℓ, é menor que a de RNs a termo (800 mOsm/ℓ) ou adultos (1.200 mOsm/ℓ) (65,68). Os RNs a termo e prematuros conseguem excretar urina com osmolaridade de apenas 50 mOsm/ℓ quando submetidos a uma carga aguda de água (60,65). Embora possam produzir urina diluída, os RNs não conseguem excretar uma carga hídrica tão rapidamente quanto adultos (79).

A aldosterona é o mineralocorticosteroide mais potente produzido e secretado pelo córtex suprarrenal. A aldosterona funciona para aumentar a reabsorção do sódio no sistema do ducto coletor distal ativando o canal de sódio epitelial (ENaC). A síntese de aldosterona é regulada pelo sistema da renina-angiotensina, ACTH e concentrações plasmáticas de sódio e potássio. Esses mecanismos parecem estar intactos em RNs, mesmo nos prematuros (72). O aumento da perda urinária de sódio de prematuros em relação a RNs maiores na presença de altas concentrações plasmáticas de aldosterona e excreção urinária de aldosterona elevada sugere que o túbulo renal é menos responsivo em prematuros do que em RNs a termo (60). Consistente com essa observação é a baixa expressão mineralocorticosteroide no néfron distal ao nascer (78). Contudo, sob condições de baixa ingestão de sódio, a alta concentração plasmática de aldosterona observada em RNs enfermos parece promover a reabsorção de sódio no néfron distal (72).

O peptídio natriurético atrial (PNA) está presente no coração fetal desde o desenvolvimento inicial (85). No feto humano, os níveis atriais cardíacos de PNA aumentam durante a gestação e, no início do terceiro trimestre, ultrapassam os níveis de adultos humanos; durante o mesmo período, os níveis ventriculares fetais de ANP diminuem (80). Os níveis plasmáticos de PNA elevam-se após o nascimento e são mais elevados em RNs prematuros do que em RNs a termo (88). Os níveis atingem o auge no momento de diurese pós-natal máxima, em geral 48 a 72 horas após o nascimento, então retornam a níveis inferiores àqueles ao nascimento (75,83,84). A secreção de PNA é estimulada por uma carga de volume (82), e os níveis de PNA correlacionam-se com o tamanho atrial (64). Por sua vez, o PNA estimula a diurese e a natriurese e parece exercer um papel importante na regulação do volume de líquido extracelular em RNs (64,87). Apesar dos altos níveis circulantes de PNA durante o desenvolvimento e o período neonatal, as respostas natriuréticas e diuréticas ao PNA são atenuadas. Não se sabe se esse é um fenômeno pré-receptor ou pós-receptor. Contudo, estudos sobre os efeitos da suplementação de sódio nos níveis de PNA e na excreção de sódio (87) indicam que os RNs prematuros são menos responsivos ao PNA do que adultos.

A concentração de cálcio no sangue de RNs é regulada pelo equilíbrio entre o paratormônio (PTH), que é produzido pelas glândulas paratireoides, e calcitonina, produzido na tireoide. A concentração sérica de PTH é baixa ao nascimento e eleva-se lentamente durante os primeiros dias de vida, em RNs a termo e prematuros (66,92). Observou-se o mesmo padrão nas concentrações séricas de calcitonina, baixas ao nascimento e em seguida crescentes (66,92). A infusão intravenosa de cálcio a RNs prematuros grandes e a termo causa elevação da calcitonina sérica e uma queda correspondente do PTH sérico (93). Juntos, tais dados indicam que a regulação hormonal do metabolismo de cálcio está basicamente intacta em RNs, mesmo nos prematuros.

PRINCÍPIOS DA TERAPIA HIDRELETROLÍTICA

Assim como em crianças maiores, devem-se seguir quatro etapas no tratamento de RNs com distúrbios hidreletrolíticos:

1. Entender os requisitos hidreletrolíticos de manutenção.
2. Estimar os déficits de água e eletrólitos.
3. Calcular as taxas de líquido e eletrólitos necessárias para a reposição de déficits, provisão de manutenção e reposição das perdas anormais ativas.
4. Instituir um sistema de monitoramento da resposta ao tratamento.

Durante o período neonatal precoce, as tarefas principais são aquelas listadas nos itens 1, 3 e 4. Os déficits hidreletrolíticos são incomuns, a menos que o RN apresente perdas hidreletrolíticas anormais.

Líquido e eletrólitos de manutenção

A PHI, a urina, a água fecal e a água retida em tecidos novos durante o crescimento são os quatro componentes que precisam ser levados em conta na estimativa das necessidades hídricas diárias de manutenção. A perda de água fecal é de aproximadamente 5 a 10 mℓ/kg/dia (94). A água retida para crescimento é de 10 mℓ/kg/dia, pressupondo um ganho ponderal de 10 a 20 g/kg/dia, 60 a 70% do qual é água (6). Na primeira semana de vida, a perda hídrica fecal é pequena e nenhuma água se deposita em tecidos novos porque o crescimento ainda não começou. De fato, a água é perdida dos tecidos corporais durante o período de desidratação extracelular fisiológica. Depois que o crescimento começa, a reposição da água fecal e para o crescimento pode exigir até 20 mℓ/kg/dia, mas esta quantidade é pequena em comparação com as perdas hídricas insensível e urinária, as duas principais vias de perda hídrica que devem ser levadas em conta na estimativa do aporte hídrico necessário para manter o balanço hídrico desejável.

Uma pequena parcela da água usada para repor essas perdas normais provém da oxidação dos nutrientes metabólicos (*i.e.*, carboidrato, proteína e lipídio). Esta água da oxidação consiste em cerca de 0,60 mℓ/g de carboidrato oxidado, 0,43 mℓ/g de proteína e 1,07 mℓ/g de lipídio (95). Um RN costuma produzir 5 a 10 mℓ/kg/dia como água de oxidação. Esta quantidade é pequena o suficiente para ser desprezada na maioria dos cálculos mas, para fins práticos, pode-se considerar que ela compensa a perda hídrica fecal normal de 5 a 10 mℓ/kg/dia.

Para um RN a termo sob condições basais, a PHI é de aproximadamente 20 mℓ/kg/dia (31). O volume urinário depende do excesso da entrada de água sobre as perdas por outras vias (*i.e.*, PHI, fezes, crescimento), e a concentração urinária é determinada pelo volume urinário e carga de solutos renais. A faixa de perda hídrica urinária dentro da qual os rins do RN imaturo excretam seguramente a carga total de solutos renais é determinada pelos limites da concentração urinária (volume = carga de solutos/concentração urinária). Uma carga de solutos renais de 15 a 30 mOsm/kg/dia requer volume urinário de 50 a 100 mℓ/kg/dia para manter uma concentração urinária média de 300 mOsm/ℓ. Esta concentração situa-se próximo ao meio da faixa de osmolaridade urinária que pode ser produzida pelos rins do RN, e permite margem de segurança se houver super ou subestimativa de outras necessidades hídricas.

Nos primeiros dias de vida, o RN a termo que esteja recebendo líquido e eletrólitos intravenosos precisa excretar cerca de 15 mOsm/kg/dia, pressupondo que a produção de solutos endógenos e o depósito tecidual de soluto sejam desprezíveis. O volume urinário de 50 mℓ/kg/dia mais a PHI de 20 mℓ/kg/dia geram uma necessidade hídrica de manutenção total de 70 mℓ/kg/dia; este valor pressupõe que os volumes da água de crescimento e da água fecal são pequenos o suficiente para serem compensados pela água de oxidação. Caso se permita um balanço hídrico negativo de 10 mℓ/kg/dia, a necessidade hídrica verdadeira ao nascimento é de 60 mℓ/kg/dia. Com o aumento da idade pós-natal e a alimentação enteral, a carga de solutos renais e a água fecal aumentam, e a água deposita-se nos tecidos novos quando o crescimento começa. Excretar uma carga de soluto de 40 mOsm/100 kcal/dia, como ocorre com fórmulas à base de leite, supondo-se uma concentração urinária de 300 mOsm/ℓ, exige aproximadamente 125 mℓ/kg/dia de aporte de água. Assim, na segunda semana de vida, um RN a termo em crescimento necessita de 120 a 150 mℓ/kg/dia.

Em RNs prematuros, a necessidade hídrica de manutenção é maior devido à PHI mais alta (51,54). Portanto, deve-se aumentar o componente de PHI da taxa hídrica de manutenção à medida que o peso ao nascer ou a idade gestacional decresce. Durante os primeiros dias de vida, a carga de solutos renais é menor nesta população porque menos solutos exógenos são fornecidos. Se o cloreto de sódio for administrado à taxa de 2 mEq/kg/dia (4 mOsm/kg/dia) e supondo-se que uma carga de solutos de 8 mOsm/kg/dia resultante do catabolismo tecidual tenha de ser excretada (96), é necessário um volume urinário de apenas 40 mℓ/kg/dia para excretar esses solutos com concentração urinária de 300 mOsm/ℓ. Assim, um RN prematuro pequeno requer cerca de 80 mℓ/kg/dia no primeiro dia (60 de PHI + 40 de urina – 20 de balanço negativo). A necessidade hídrica desse mesmo RN seria de 150 mℓ/kg/dia na segunda ou terceira semana (55 de PHI + 85 de urina + 10 de fezes + 10 de crescimento – 10 de oxidação). No entanto, um RN para o qual se deseja menor ingestão hídrica, como um RN com doença pulmonar crônica, irá facilmente tolerar redução no aporte de líquidos de 20 a 30 mℓ/kg/dia, produzindo uma urina mais concentrada. Os RNs extremamente prematuros (< 25 semanas de idade gestacional) podem ter uma PHI bem mais alta durante a primeira semana de vida, elevando a necessidade hídrica total para 200 ou 300 mℓ/kg/dia ou até mais, especialmente se assistidos em ar seco. O aporte hídrico mínimo de RNs prematuros também é mais alto que o de RN a termo em virtude da capacidade de concentração urinária levemente menor (65,68). Contudo, os volumes urinários mencionados antes (40 a 100 mℓ/kg/dia) foram selecionados para evitar sobrecarregar este limite da concentração, por isso não são influenciados por este efeito da imaturidade.

A quota da PHI deve ser aumentada em cerca de 50% para RNs sob berços com calor radiante (37,38,54) ou que estejam recebendo fototerapia em posição acima do RN (50,54). Se ambos forem usados, deve-se aumentar a quota da PHI em cerca de 100% (37). Fototerapia com cobertores ou colchão de fibra óptica e sistemas de fototerapia com LED têm um efeito muito menor, se tiverem, na PHI (58,97). A PHI de RNs em incubadoras também é aumentada se a temperatura corporal ou ambiente for alta demais (31,36,52). Pode-se reduzir a PHI aumentando a umidade do ambiente ou do ar inspirado (31,32) ou usando certos tipos de escudo térmico (42,54,62), cobertores (34,35,48) ou câmaras (34,41) de plástico, membranas semipermeáveis (46,47), ou agentes tópicos à prova d'água como parafina (49) (Quadro 19.2).

As necessidades de manutenção do RN de sódio, potássio e cloreto podem ser estimadas acrescentando-se as perdas cutâneas, urinárias e fecais às quantidades retidas nos tecidos corporais durante o crescimento. As necessidades estimadas de sódio, potássio e cloreto são, cada uma, de 2 a 4 mEq/kg/dia (98). Os RNs prematuros pequenos podem precisar de sódio adicional devido a maiores perdas urinárias obrigatórias (99), especialmente durante a segunda e a terceira semana de vida. A magnitude da excreção urinária de sódio é inversamente proporcional à idade gestacional (Figura 19.8) (100).

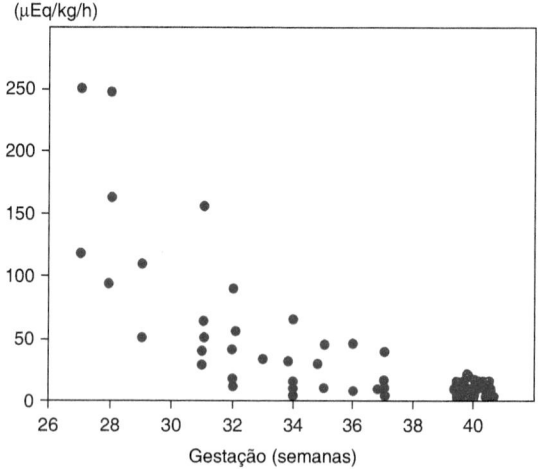

Figura 19.8 Excreção urinária de sódio em RNs de 27 a 40 semanas de gestação. De Siegel SR, Oh W. Renal function as a marker of human fetal maturation. *Acta Paediatr Scand* 1976;65:481-485.

A alteração na concentração sérica de sódio serve como o principal indicador de balanço hídrico. A hipernatremia é mais frequentemente causada por aporte reduzido de água ou maior perda hídrica em vez de aporte excessivo de sódio, enquanto a hiponatremia mais frequentemente resulta de um aporte excessivo de água em vez de ingestão deficiente de sódio. Grandes flutuações no sódio sérico podem ser evitadas ao se atentar para o manejo de líquidos.

Estimativa dos déficits hidreletrolíticos

Déficit hídrico

Pode-se estimar o déficit de água corporal com base no grau de desidratação. Se medidas seriadas do peso corporal estiverem disponíveis, considera-se que a perda ponderal aguda represente o déficit de água. Durante a primeira semana de vida, contudo, uma perda de peso pode ocorrer normalmente em virtude da contração da AEC e do catabolismo tecidual. RNs prematuros pequenos no passado perderam em média 10% do peso corporal durante os primeiros 5 dias de vida (101,102), mas com boa prática nutricional, incluindo início do suporte nutricional parenteral no dia do nascimento, a perda de peso pós-natal é muito menor e, em alguns casos, inexistente (26,27). A perda de peso ideal desejável durante a primeira semana de vida não foi estabelecida devido à ausência de dados fisiológicos confiáveis. Em geral, RNs menores tendem a perder maiores frações de seu peso após o nascimento (102), provavelmente devido à sua proporção de ACT relativamente maior, especificamente de AEC. Em RNs a termo, a perda de peso que ultrapassa 12% do peso de nascimento é considerada preocupante e, muitas vezes, resulta de ingestão inadequada, principalmente no RN amamentado em que estão ocorrendo dificuldades para iniciar e manter o aleitamento materno. A orientação antecipatória para mães que amamentam e o envolvimento de um consultor de lactação irá ajudar a limitar essa complicação. Após a primeira semana de vida, deve-se considerar que uma perda de peso aguda indica desidratação não fisiológica e repor o déficit hídrico calculado.

Se não houver dados seriados do peso corporal, podem-se usar o volume e a concentração urinários e os sinais físicos para estimar o grau de desidratação. Os RNs com desidratação isotônica (i.e., concentração sérica de sódio de 130 a 150 mEq/ℓ) de 5% exibem mucosas secas, produção subnormal de lágrimas durante o choro, fontanela anterior plana ou levemente deprimida (quando quieto na posição ortostática) e oligúria (< 1 mℓ de urina/kg/h). Os RNs com desidratação isotônica de 10% apresentam mucosas secas, lágrimas ausentes, olhos e fontanela fundos, membros frios, turgor cutâneo reduzido e oligúria. Aqueles com desidratação isotônica de 15% têm os sinais mencionados anteriormente e sinais de choque, como hipotensão, taquicardia, pulsos débeis, pele mosqueada e alteração do sensório. Os RNs com desidratação hipertônica (i.e., concentração sérica de sódio acima de 150 mEq/ℓ) apresentam manifestações menos graves que os RNs com desidratação isotônica que perderam a mesma fração de água corporal, pois o volume de líquido extracelular está menos contraído do que o volume intracelular. No entanto, RNs com desidratação hipotônica (i.e., sódio sérico inferior a 130 mEq/ℓ) podem ter manifestações mais graves com o mesmo grau de desidratação.

Os sinais clínicos mencionados anteriormente de desidratação são mais difíceis de avaliar em prematuros pequenos. A pele e as mucosas desses RNs podem parecer secas em decorrência de lesão térmica ou mecânica, particularmente naqueles mantidos sob berços com calor radiante. Ademais, é mais difícil estimar o turgor cutâneo devido à ausência de gordura subcutânea.

Déficits de eletrólitos

Com base na concentração sérica de sódio, os distúrbios eletrolíticos são divididos em anormalidades isotônicas (concentração sérica de sódio de 130 a 150 mEq/ℓ), hipertônicas (concentração sérica de sódio > 150 mEq/ℓ) e hipotônicas (concentração sérica de sódio < 130 mEq/ℓ). A natureza e a magnitude das alterações eletrolíticas muitas vezes são mais frequentemente determinadas a partir da anamnese e do exame físico e por medição das concentrações séricas de eletrólitos. Por exemplo, diarreia aguda grave geralmente acarreta desidratação isotônica. Uma PHI alta, como pode ocorrer em RNs prematuros pequenos sob berços com calor radiante, pode acarretar desidratação hipernatrêmica. Nessa situação, o déficit de água é maior do que o de eletrólitos. Embora possa ser possível antecipar o tipo de distúrbio eletrolítico que acompanha a desidratação em algumas situações, é preciso obter confirmação pela medição das concentrações séricas de eletrólitos.

Cálculo das necessidades de líquido e eletrólitos

As necessidades neonatais de água e eletrólitos são determinadas pelas taxas de perda dessas substâncias do corpo por diversas vias e pelas quantidades finais retidas pelos tecidos corporais durante as mudanças no peso e composição corporais, e pela necessidade de reposição de quaisquer déficits de líquido e eletrólitos. O conhecimento das taxas habituais de perda e das alterações esperadas no peso e composição corporais nos primeiros dias pós-natais e durante o crescimento subsequente ajuda a estimar as necessidades de água e eletrólitos. Então, usam-se essas estimativas para orientar o manejo da terapia hidreletrolítica.

Reposição dos déficits de líquido e eletrólitos

O déficit hídrico é calculado a partir do grau estimado de desidratação, determinado pela perda medida de peso corporal ou pelo exame físico. A taxa e a composição da reposição hídrica inicial dependem da intensidade da desidratação. Além disso, se a terapia de déficit tiver que ser racional, uma estimativa razoável da proporção do déficit que representa o líquido extracelular (LEC) e o líquido intracelular (LIC) deve ser feita. Como regra, a desidratação de início agudo e duração breve requer correção mais rápida. Uma exceção a esta regra é o caso da desidratação hipertônica, na qual a expansão rápida da água corporal pode causar edema cerebral e convulsões.

O déficit de eletrólitos é calculado com base na composição das perdas hídricas presumidas do corpo. Em geral, a fase extracelular (140 mEq/ℓ [Na$^+$], 100 mEq/ℓ [Cl$^-$]) detém 60% da perda, sendo o equilíbrio sustentado pelo LIC (150 mEq [K$^+$]). Por exemplo, em um indivíduo com desidratação isotônica e uma estimativa de 10% de déficit de água (100 mℓ/kg), estima-se que esse déficit seja composto de 60 mℓ/kg de LEC e 40 mℓ do LIC. O déficit extracelular por kg consiste, então, em 60 mℓ de água, 8,4 mEq Na (0,06 ℓ/kg × 140 mEq Na/ℓ = 8,4 mEq/kg) e 6,0 mEq Cl (0,06 ℓ/kg × 100 mEq Cl/ℓ = 6,0 mEq Cl). De modo semelhante, os déficits intracelulares por kg seriam de 40 mℓ de água e 6,0 mEq K (0,04 ℓ/kg × 150 mEqK/ℓ = 6,0 mEq K). O cálculo de água e de eletrólitos a serem administrados em um paciente de 5 kg com 10% de desidratação isotônica é ilustrado como um exemplo (Quadro 19.5). Lembre-se de incluir os requisitos de manutenção bem como as perdas anormais contínuas (ver a seguir) nos cálculos de terapia hidreletrolítica. É comum repor metade do déficit hídrico durante as primeiras 8 horas e a segunda metade durante as 16 horas seguintes. O déficit de sódio é reposto ao longo de 24 horas; uma reposição mais rápida é desnecessária e corre o risco de ser excessiva. Se o déficit de potássio for alto, deve-se repô-lo durante um período mais longo (i.e., de 24 a 48 horas) para permitir a verificação da função renal adequada e evitar os possíveis efeitos cardíacos associados a uma infusão rápida de potássio. A melhor conduta é adiar a instituição da reposição de potássio até que um bom fluxo urinário se estabeleça.

Exemplo de cálculo de líquido e eletrólitos

Considere um RN de 5 kg que se apresenta com desidratação isotônica de 10% (i.e., Na sérico = 140 mEq/ℓ). Nas primeiras 24 horas de tratamento, o RN deve receber 57 mEq de cloreto de sódio

QUADRO 19.5
Requisitos da terapia de déficit para RN de 5 kg com desidratação isotônica moderada (10%).

	Eletrólitos			
	Água (mℓ)	Na (mEq)	K (mEq)	Cl (mEq)
Manutenção (para um período de 24 h)^a	500	15	10	10
Déficit (500 mℓ)				
Déficit de LEC (60% de 500 mℓ)	300	42		30
Déficit de LIC (40% de 500 mℓ)	200		30	
Total	**1.000**	**57**	**40**	**40**

^{a}Cálculos de manutenção com base nas necessidades para RNs antes saudáveis, inclusive água (100 mℓ/kg; até 10 kg), sódio (3 mEq/kg), potássio (2 mEq/kg) e cloreto (2 mEq/kg). Estimou-se que o LEC contenha 140 mEq/ℓ de Na e 100 mEq/ℓ de Cl; estimou-se que o LIC contenha 150 mEq/ℓ de K. Na prática, essa criança pode receber 1.000 mℓ de NaCl a 0,22% em soro glicosado a 5% mais 20 mEq de NaCl por litro mais 40 mEq de K (fosfato por litro). Prefere-se que o K não seja adicionado à solução até que débito urinário seja estabelecido.

e 40 mEq de potássio (como cloreto e/ou sal de fosfato) em 1.000 mℓ de água como solução glicosada (Quadro 19.5). Para repor metade do déficit hídrico e de sódio durante as primeiras 8 horas, então, pode-se definir a seguinte prescrição: 600 mℓ de solução glicosada com 60 mEq NaCl/ℓ e 30 mEq KCl/ℓ, a ser infundida a 60 mℓ/h. Depois de 8 horas, a velocidade de infusão, então, passa a ser reduzida para 30 mℓ/h. Se o RN também apresentar acidose metabólica significativa com uma baixa concentração sérica de bicarbonato, pode-se fornecer parte ou todo o sódio como bicarbonato ou acetato de sódio.

A concentração inicial de glicose é determinada pela necessidade hídrica estimada e pela velocidade de infusão de glicose desejada, que geralmente é de 5 a 8 mg/kg/minuto. Como precisam de mais água e têm menor tolerância à glicose, os RNs mais prematuros e menores geralmente recebem soluções iniciais contendo concentrações mais baixas de glicose (p. ex., 5 g/dℓ); os RNs maiores a termo ou quase a termo precisam de concentrações de glicose mais altas (p. ex., 10 g/dℓ).

As necessidades de líquido e eletrólitos e as mudanças durante a terapia de déficit de RNs prematuros muito pequenos variam amplamente e são difíceis de predizer. Portanto, o monitoramento cuidadoso do balanço hidreletrolítico é especialmente importante, de modo que qualquer desequilíbrio seja detectado tão logo possível.

Desidratação hipernatrêmica

A hipernatremia é uma complicação séria de desidratação. Ela pode ocorrer no RN extremamente pré-termo com PHI alta, no RN sendo amamentado de maneira não efetiva, no RN com diabetes insípido, no RN com diarreia ou no RN alimentado com fórmula com carga de soluto ou Na altamente inadequada. Como o volume extracelular é contraído menos do que o volume intracelular, o grau de desidratação é facilmente subestimado no exame clínico. O tratamento é difícil e exige manejo cuidadoso para evitar uma rápida redução na concentração extracelular, reidratação rápida e hiper-hidratação posterior das células no sistema nervoso central (SNC) com consequente edema cerebral. A reidratação deve ocorrer lentamente, e os líquidos para reidratação precisam conter sódio suficiente para evitar que a concentração sérica de sódio seja reduzida em mais de 15 mEq durante um período de 24 horas. O déficit hídrico total é melhor estimado pelo histórico e monitoramento sequencial acurado de peso, se disponível, mas raramente é inferior a 100 mℓ/kg (10% de desidratação). O "déficit de água livre" pode ser calculado a partir da elevação do sódio sérico, com cada aumento de 1 mEq acima de 145 mEq/ℓ indicando um déficit de água de cerca de 4 mℓ/kg. O restante do déficit hídrico vem dos compartimentos extracelular e intracelular.

O exemplo a seguir é ilustrativo da terapia hídrica inicial em um RN de 5 kg com desidratação hipernatrêmica (Na = 165 mEq/ℓ) (Quadro 19.6). Suponha um déficit hídrico corporal total de 10% (500 mℓ). Dessa fração ([165 – 145] × 4 mℓ/kg × 5 kg), 400 mℓ são o déficit de água livre. No entanto, como desejamos reduzir o sódio sérico em não mais do que 15 mEq nas primeiras 24 horas, recalculamos o déficit que será reposto em ([165 – 150] × 4 × 5) 300 mℓ. O restante do déficit (500 – 300), 200 mℓ, é reposto como terapia de déficit isotônico e dividido como 60% de LEC e 40% de LIC. Deve-se tomar cuidado para limitar a ingestão total de água àquela calculada, e a velocidade de administração precisa manter-se constante. Se o aporte de água for administrado mais rapidamente do que o calculado, a redução aguda do sódio sérico pode causar edema cerebral.

Perdas anormais ativas de líquido e eletrólitos

As perdas anormais ativas têm de ser repostas juntamente com a correção dos déficits estabelecidos e a satisfação das taxas de manutenção de líquido e eletrólitos. As perdas anormais podem ocorrer com vômitos ou diarreia, débito de ileostomia, ou remoção por aspiração de líquido gastrintestinal, pleural, peritoneal ou cefalorraquidiano. Pode-se determinar o volume de água extra necessário por meio da medição cuidadosa do volume perdido. Estimam-se as quantidades adicionais de eletrólitos necessários medindo suas concentrações em uma alíquota de líquido (Quadro 19.7).

Monitoramento da efetividade da terapia hidreletrolítica

Durante o curso da terapia hídrica parenteral, uma coleta detalhada e organizada de dados é essencial para monitorar a adequação dos aportes de líquido e eletrólitos. Os dados que devem ser coletados e registrados regularmente em intervalos estabelecidos incluem as taxas de água e eletrólitos por todas as vias, débito hídrico mensurável, alteração do peso corporal e concentrações

QUADRO 19.6
Requisitos da terapia inicial (24 h) em RN com 5 kg e desidratação hipertônica (níveis séricos de Na = 165 mEq/ℓ, pressupondo-se 10% de desidratação).

	Eletrólitos			
	Água (mℓ)	Na (mEq)	K (mEq)	Cl (mEq)
Manutenção (para um período de 24 h)^a	500	15	10	10
Déficit (500 mℓ)				
Déficit sem eletrólitos ([165 – 150] × 4 mℓ/kg × 5 kg)	300			
Restante do déficit (500 – 300)	200			
Déficit de LEC (60% de 200 mℓ)	120	17		12
Déficit de LIC (40% de 200 mℓ)	80		12	
Total	**1.000**	**32**	**22**	**22**

^{a}Cálculos de manutenção com base nas necessidades para RNs antes saudáveis, inclusive água (100 mℓ/kg; até 10 kg), sódio (3 mEq/kg), potássio (2 mEq/kg) e cloreto (2 mEq/kg). O déficit sem eletrólitos é na verdade ([165 – 145] × 4 mℓ/kg × 5 kg) = 400 mℓ; porém, para evitar redução do sódio sérico em mais de 15 mEq nas primeiras 24 h, é calculado como ([165 – 150] × 4 mℓ/kg × 5 kg) = 300 mℓ. Quatro mililitros por quilograma representa o volume de água necessário por kg de peso corporal para causar a queda de sódio sérico em 1 mEq/ℓ e 5 kg representa o peso. Estimou-se que o LEC contenha 140 mEq/ℓ de Na e 100 mEq/ℓ de Cl; estimou-se que o LIC contenha 150 mEq/ℓ de K. Na prática, essa criança pode receber 1.000 mℓ de NaCl a 0,22% em soro glicosado a 5% mais 20 mEq de K (fosfato por litro). Prefere-se que não seja adicionado potássio à solução até que o débito urinário seja estabelecido. Apesar da desidratação grave, deve-se tomar cuidado para limitar o aporte total de água ao valor calculado, e a velocidade de administração precisa manter-se constante. Se o aporte de água for fornecido mais rapidamente do que calculado, pode ocorrer redução aguda do sódio sérico, precipitando o edema cerebral.

QUADRO 19.7
Níveis de eletrólitos dos líquidos corporais.

Origem do líquido	Sódio (mEq/ℓ)	Potássio (mEq/ℓ)	Cloreto (mEq/ℓ)
Estômago	20 a 80	5 a 20	100 a 150
Intestino delgado	100 a 140	5 a 15	90 a 120
Bile	120 a 140	5 a 15	90 a 120
Ileostomia	45 a 135	3 a 15	20 a 120
Fezes diarreicas	10 a 90	10 a 80	10 a 110
Líquido cefalorraquidiano	130 a 150	2 a 5	110 a 130

séricas de eletrólitos; além disso, a avaliação clínica deve pesquisar a presença de desidratação, edema ou sobrecarga hídrica aguda. Deve-se usar uma bomba de infusão calibrada para garantir a administração correta das soluções parenterais prescritas. A medição acurada do volume urinário é difícil em RNs pequenos, embora se possa estimar o volume urinário por comparação dos pesos de fraldas secas e molhadas, desde que a fralda seja pesada logo para evitar a evaporação da urina.

Um volume insuficiente de líquido pode ser administrado se a necessidade hídrica de manutenção for subestimada, ou se um déficit preexistente ou perda ativa for negligenciada ou subestimada. Ingestão insuficiente de água resulta em redução do volume urinário e maior concentração urinária. Se essas medidas de compensação forem inadequadas, a água é mobilizada das reservas corporais para prover a perda insensível obrigatória e permitir a excreção de solutos. Isto resulta em perda de peso, sinais clínicos de desidratação, acidose metabólica e hemoconcentração. À medida que a osmolaridade sérica aumenta, podem ocorrer sequelas neurológicas de hipertonicidade. Nos casos graves, a desidratação não tratada pode causar redução do volume sanguíneo circulante, insuficiência renal aguda e finalmente morte por colapso cardiovascular.

Um aporte hídrico excessivo aumenta a excreção de urina diluída. Se esses mecanismos compensatórios forem insuficientes, o corpo reterá água, resultando em edema, ganho ponderal e, possivelmente, hiponatremia. Hiper-hidratação rápida pode produzir insuficiência cardíaca congestiva e edema pulmonar, particularmente em neonatos enfermos com distúrbios cardiopulmonares. Até mesmo a administração diária gradual de água em excesso (i.e., volumes maiores do que a capacidade renal de eliminação) aumenta o risco de insuficiência cardíaca por PCA em RNs prematuros (20).

Se a terapia hídrica instituída for apropriada, o peso corporal deve ser estável ou aumentar lentamente após a primeira semana de vida, e não deve haver evidências de desidratação ou sobrecarga hídrica. Os esforços para compensar a contração da AEC pelo aumento da ingestão de água na primeira semana de vida são recomendados para pacientes enfermos e podem levar a sobrecarga hídrica, edema, PCA significativa e maior risco de doença pulmonar crônica (24). O registro dos pesos diários em gráfico padrão de crescimento pós-natal (102) ajuda a detectar a perda ou ganho de peso indevido.

A medição rotineira das concentrações séricas de eletrólitos é a melhor maneira de monitorar os níveis de água e de eletrólitos corporais e a adequação ou excesso do aporte de água e de eletrólitos. Não é necessário acrescentar sódio à solução parenteral durante as primeiras 24 horas de vida; na verdade, a administração de sódio no primeiro dia de vida pode retardar a contração fisiológica do compartimento de AEC (103,104). Por outro lado, o acréscimo de algum sódio como bicarbonato ou acetato pode facilitar o uso da hipercapnia permissiva para reduzir a lesão pulmonar e, ao mesmo tempo, manter um pH arterial aceitável. De qualquer modo, é aconselhável determinar as concentrações séricas de eletrólitos logo após o nascimento nos RNs que precisam de hidratação parenteral; se a mãe tiver recebido líquidos sem sódio durante o parto, o RN pode estar hiponatrêmico (29,30) e precisar do acréscimo imediato de sódio à solução prescrita. Durante a primeira semana de vida, os RNs em geral mantêm um balanço de sódio negativo em virtude da mobilização do sódio juntamente com água do compartimento extracelular. Este balanço negativo deve ser permitido, desde que a concentração sérica de sódio permaneça normal. A partir do segundo dia de vida ou após, deve-se administrar sódio na forma de cloreto de sódio ou acetato de sódio na dose de 2 a 4 mEq/kg/dia. O momento ideal para dar início à suplementação de sódio não é conhecido, embora certamente deve ser administrado depois de permitir a contração do espaço extracelular ou se o nível sérico de sódio for inferior a 135 mEq/ℓ. É preciso o reconhecimento da ingestão acidental de sódio durante os primeiros dias de vida por intermédio de medicações administradas. O uso do sal de acetato ajuda a corrigir a acidose metabólica às vezes observada em RNs prematuros em consequência da imaturidade renal; também ajuda no tamponamento da acidose respiratória secundária à hipercapnia permissiva. Na segunda e terceira semanas de vida, os RNs prematuros pequenos podem precisar de mais sódio para repor as grandes quantidades que são perdidas na urina (99). É importante compreender que a maioria dos casos de hiponatremia ou hipernatremia resulta de um aporte hídrico excessivo ou deficiente.

A suplementação de potássio (2 mEq/kg/dia) pode ser instituída depois que o RN urina, a menos que a concentração sérica de potássio esteja elevada. Na maioria dos RNs, deve-se acrescentar potássio às soluções infundidas no segundo dia. Contudo, em RNs prematuros muito pequenos e criticamente enfermos, convém esperar até que a concentração sérica de potássio caia abaixo de 4 mEq/ℓ antes de administrá-lo; esses RNs estão sob risco mais alto de hiperpotassemia devido ao catabolismo, o movimento do potássio das células para o compartimento extracelular como um resultado da atividade de Na^+, K^+–ATPase reduzida nos eritrócitos (105), e menor excreção renal de potássio (106 108). Dar início à administração de aminoácidos (> 2 g/kg/dia) logo depois do nascimento parece modificar o metabolismo do potássio, reduzindo a hiperpotassemia não oligúrica e as perdas urinárias de potássio (109).

A hiperpotassemia é a anormalidade eletrolítica ameaçadora à vida mais comum em RNs. Se o laboratório relatar um nível sérico de potássio elevado, não se deve atribuí-lo à hemólise *in vitro* sem verificação do resultado com outra amostra sanguínea obtida com boa técnica para minorar a hemólise. Se a segunda concentração sérica de potássio for maior que 6 mEq/ℓ, devem-se administrar apenas soluções sem potássio. Se a concentração sérica de potássio estiver acima de 7 mEq/ℓ, deve-se considerar a administração retal de sulfonato de poliestireno sódico ou outra resina quelante de potássio. As resinas quelantes, se usadas, devem ser fornecidas com cautela para limitar o risco de necrose e perfuração colônicas (110,111). Caso ocorra arritmia cardíaca na vigência de hiperpotassemia, devem-se ministrar cálcio, bicarbonato e insulina com glicose para forçar a entrada do potássio nas células corporais. Se o RN não estiver sendo ventilado, o aumento da ventilação minuto irá reduzir agudamente a P_{CO_2}, aumentar o pH e facilitar a troca de H^+ intracelular por K^+ extracelular. Em RNs prematuros pequenos, as arritmias hiperpotassêmicas incluem bradicardia sinusal – especialmente se ocorrer sem hipoxia – e taquicardia ventricular.

Os níveis de creatinina sérica ou no plasma (Figura 19.9) (112) são úteis para avaliar a função renal; o nitrogênio ureico também pode ser elevado com a desidratação.

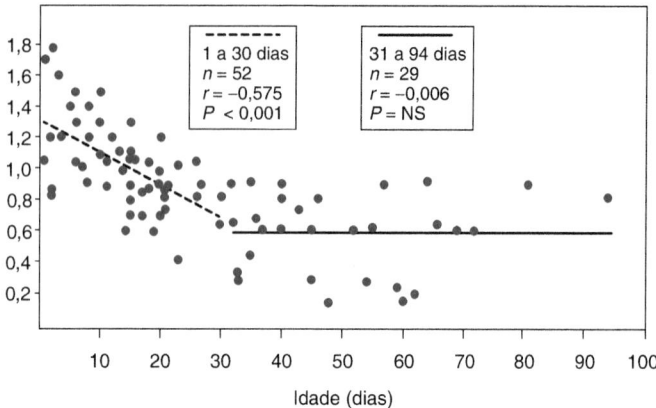

Figura 19.9 Níveis plasmáticos de creatinina de RNs prematuros durante os primeiros 3 meses de vida. De Stonestreet BS, Oh W. Plasma creatinine levels in low-birth-weight infants during the first three months of life. *Pediatrics* 1978;61:788-789.

EQUILÍBRIO ACIDOBÁSICO

O sistema de tamponamento fisiológico – principalmente bicarbonato e seu ácido fraco equivalente, ácido carbônico – e os sistemas compensatórios, renal e respiratório são os principais mecanismos responsáveis pela manutenção do equilíbrio acidobásico normal nos líquidos corporais. As alterações na concentração de íon hidrogênio nos líquidos corporais são governadas pela equação de Henderson-Hasselbach:

$$pH = 6,1 + \log([HCO_3^-]/[H_2CO_3]),$$

na qual 6,1 é a pK ou constante de dissociação para o ácido carbônico (113) e [H_2CO_3] é a concentração de ácido carbônico. Esta equação demonstra que um aumento ou redução da concentração de bicarbonato (HCO_3^-) resulta, respectivamente, em *alcalose metabólica* ou *acidose metabólica*. Como o H_2CO_3 está ligado de maneira permutável à P_{CO_2} sob a influência da anidrase carbônica, qualquer alteração da P_{CO_2} no líquido corporal também altera o pH. Assim, a hiperventilação, ao reduzir a P_{CO_2}, produz *alcalose respiratória*, e a hipoventilação, ao aumentar a P_{CO_2}, causa *acidose respiratória*.

A alcalose metabólica ocorre na estenose pilórica porque vômitos persistentes levam à perda de ácido clorídrico e, assim, produzem excesso relativo de bicarbonato. A acidose metabólica é mais comumente observada em consequência do acúmulo de ácido láctico do metabolismo anaeróbico resultante da hipoxia tecidual, ou em RNs prematuros em decorrência de perdas urinárias excessivas de bicarbonato. A alcalose respiratória pode ocorrer em um RN devido ao excesso de ventilação mecânica. A acidose respiratória ocorre como resultado de ventilação alveolar inadequada e hipercapnia. Em todos os tipos de distúrbios acidobásicos, ocorre compensação pelos pulmões ou rins para restaurar o pH em direção a 7,4. Os distúrbios acidobásicos metabólicos são corrigidos por alteração da ventilação, e os distúrbios respiratórios são compensados por alteração na excreção renal de bicarbonato. Se a compensação for suficiente para normalizar o pH, diz-se que o distúrbio acidobásico está compensado. Por exemplo, se um RN com síndrome de angústia respiratória (SAR) tiver pH de 7,38, P_{CO_2} de 32 torr, concentração de bicarbonato de 18 mEq/ℓ e excesso de base de –5 mEq/ℓ, seu estado acidobásico seria denominado *acidose metabólica compensada*. Se o mesmo RN tivesse pH de 7,38, P_{CO_2} de 50 torr, concentração de bicarbonato de 29 mEq/ℓ e excesso de base de +3 mEq/ℓ, o estado acidobásico seria *acidose respiratória compensada*.

PROBLEMAS HIDRELETROLÍTICOS ASSOCIADOS A SITUAÇÕES CLÍNICAS ESPECÍFICAS

Prematuridade extrema

Os RNs com idades gestacionais inferiores a 26 semanas apresentam problemas especiais no manejo hidreletrolítico. Eles têm PHI alta (43), em alguns casos mais de 200 mℓ/kg/dia se o RN for assistido sob berço de calor radiante. A alta PHI de RNs extremamente prematuros resulta de sua barreira cutânea precária à evaporação e sua alta razão área de superfície/peso corporal. Estima-se que a necessidade hídrica média para um RN com 500 a 750 g na primeira semana de vida seja de cerca de 170 mℓ/kg/dia, se ele estiver em incubadora com baixa umidade ambiente e sem fototerapia. A necessidade será de 210 a 220 mℓ/kg/dia se um berço de calor radiante ou fototerapia acima do RN for utilizado, e 250 a 270 mℓ/kg/dia se ambos os dispositivos forem usados (114). Na primeira semana de vida, a necessidade hídrica pode ser ainda mais alta em RNs de apenas 22 ou 23 semanas de idade gestacional. Nesses RNs extremamente prematuros, a PHI cutânea e, em consequência, a necessidade hídrica total diminuem próximo ao fim da primeira semana de vida, à medida que o estrato córneo amadurece e torna-se menos permeável à água.

Os RNs extremamente prematuros, salvo se hiponatrêmicos por hipotonicidade materna (29,30), devem receber no início soluções glicosadas sem eletrólitos ou soluções que forneçam sódio na dose de 1 a 3 mEq/kg/dia como acetato de sódio ou bicarbonato de sódio. As últimas bases fornecem compensação da acidose respiratória leve, enquanto permitem hipercapnia com o objetivo de minimizar o traumatismo pulmonar por meio de ventilação mais delicada. A suplementação tardia de sódio possibilita a perda fisiológica de água corporal que é parte da adaptação pós-natal normal (104). Em um pequeno ensaio envolvendo RN pré-termo de 25 a 30 semanas de idade gestacional, atrasando a suplementação de sódio até uma perda de peso de 6%, em comparação com início da administração de sódio de 4 mmol/kg/dia no 2º dia de vida, obteve-se um percentual significativamente maior de RN em ar ambiente aos 7 dias de vida sem alterações no tempo para a recuperação do peso de nascimento e do peso com 36 semanas e 6 meses de idade pós-menstrual (115). Consistente com esse achado, RN de muito baixo peso com menor diminuição da depuração de água livre apresentam necessidade prolongada de suporte respiratório, incluindo oxigênio suplementar (116). A importância do manejo atento de água e sódio é destacada pelo achado de que grandes alterações nos níveis séricos de sódio durante o primeiro mês de vida em RN muito pré-termo estão associadas a maior risco de comprometimento neurodesenvolvimental aos 2 anos de idade (117).

A hiperpotassemia é um problema comum em RNs extremamente prematuros durante a primeira semana de vida. Essa condição potencialmente perigosa provavelmente decorre de imaturidade da Na^+, K^+-ATPase, permitindo um deslocamento do potássio do líquido intracelular para o extracelular (115) e a liberação de potássio das células catabolizadas, na presença de função tubular renal distal imatura (107,108). A exposição ao esteroide pré-natal parece proteger contra hiperpotassemia não oligúrica durante os primeiros dias de vida, apesar da menor excreção de potássio (118). A hiperpotassemia é exacerbada se ocorrerem desidratação e oligúria em virtude de uma porte hídrico insuficiente. Não se deve fornecer potássio a RNs extremamente prematuros até que a concentração sérica de potássio caia abaixo de 4 mEq/ℓ. Se a concentração sérica de potássio ultrapassar 7 mEq/ℓ, deve-se considerar a administração retal de resina quelante de potássio.

Síndrome de angústia respiratória e displasia broncopulmonar

A função renal de RNs com SAR é semelhante à de RN da mesma idade gestacional sem dificuldade respiratória, desde que a função cardiorrespiratória não seja comprometida significativamente

(119,120). Contudo, se os RNs com SAR se tornarem hipóxicos e acidóticos, eles podem sofrer diminuição da taxa de filtração glomerular, do fluxo sanguíneo renal e do limiar renal do bicarbonato (119,121,122). Observou-se que a melhora clínica em RNs com SAR é acompanhada de aumento do volume urinário, que ocorre no segundo e terceiro dias de vida (123) e, ao mesmo tempo, elevação dos níveis circulantes do peptídio natriurético atrial (PNA) (11). Não está claro se esta diurese causa ou é causada pela melhora da função pulmonar, ou se uma intensifica a outra. Na verdade, esses eventos associados podem não ter qualquer relação causal porque este é o momento em que todos os RNs, especialmente os prematuros, estão em balanço hídrico negativo (124,125) e sofrem contração da AEC. Apesar da associação observada entre a diurese e a melhora da função pulmonar, não há dados que apoiem a administração rotineira de diuréticos no RN pré-termo para o tratamento de SAR (126).

Além de quaisquer alterações da função renal que podem ocorrer com a disfunção pulmonar resultante da SAR grave, a ventilação com pressão positiva também pode causar retenção de água através de efeitos diretos e indiretos sobre a função renal. A ventilação com pressão positiva pode diminuir o retorno venoso para o coração (pré-carga), resultando em débito cardíaco reduzido e, em última instância, diminuição do fluxo sanguíneo renal. A ventilação com pressão positiva também pode comprometer a excreção de água e sódio através de mecanismos neuro-hormonais que aumentam a atividade renina-angiotensina-aldosterona (127) e aumentam a produção de hormônio antidiurético (128). Os RNs com SAR e outros distúrbios pulmonares podem sofrer aumento da secreção de hormônio antidiurético, especialmente se tiverem pneumotórax (90,129,130). Quando utilizada com cuidado, a ventilação com pressão positiva, seja convencional ou de alta frequência, não compromete a diurese nem causa retenção hídrica (131). A SDR está comumente associada a acidose respiratória e metabólica mista resultante de hipercapnia e acidemia láctica leve. Se a acidose for principalmente metabólica, a causa subjacente deve ser identificada e corrigida. Há poucas evidências para apoiar um efeito benéfico do uso de bicarbonato em RN com SAR (21,132) ou em RN com outras causas de acidose metabólica (133).

A PCA é um problema que atinge RNs prematuros; aqueles com SAR são mais propensos a manifestar sinais cardiorrespiratórios relacionados com a PCA do que os sem SAR. É menos provável que RNs tratados com aportes hídricos cuidadosamente limitados desenvolvam PCA significativa (20-22).

Asfixia perinatal

Os RNs com hipoxia ou isquemia do cérebro e rins durante o período perinatal podem sofrer lesão cerebral ou renal. A maior secreção de AVP (vasopressina) frequentemente acompanha encefalopatia hipóxica (90,134); ademais, a insuficiência renal aguda pode advir da isquemia renal nesses RNs (135). Ambos os distúrbios causam oligúria e, desse modo, reduzem a necessidade de água exógena. Após asfixia perinatal, é aconselhável restringir o aporte hídrico em antecipação ao possível aumento da secreção de AVP (também conhecido como secreção inapropriada de hormônio antidiurético) ou insuficiência renal aguda. Durante as primeiras 24 h de vida, o aporte hídrico dos RNs asfixiados deve ser limitado à PHI mais o débito urinário menos cerca de 20 mℓ/kg/dia para permitir alguma contração fisiológica do volume de AEC. O monitoramento cuidadoso do aporte, do débito urinário e da concentração sérica de sódio, que é uma indicação do volume de água no compartimento extracelular, é essencial. Se a produção urinária for normal no terceiro dia pós-natal, o aporte hídrico, geralmente, pode ser restaurado até um nível normal.

Durante a fase oligúrica da insuficiência renal aguda, não se deve administrar potássio, a menos que a concentração sérica de potássio seja inferior a 3,5 mEq/ℓ. Com insuficiência renal aguda resultante de hipoxia ou isquemia, o período inicial de oligúria pode ser seguido por uma fase diurética com poliúria. Se o débito urinário aumentar e o peso corporal cair abaixo do nível esperado (*i.e.*, o peso antes de a retenção hídrica ter começado), o aporte hídrico deve ser aumentado para prevenir desidratação. A fase diurética pode ser acompanhada de grandes perdas urinárias de sódio e outros eletrólitos, que devem ser repostos. A reposição das perdas urinárias de sódio é facilitada pela medição do volume e da concentração de sódio em uma alíquota de urina obtida em coleta programada.

Lesão do sistema nervoso central

Os RNs com lesão cerebral por outras causas, como hemorragia intracraniana ou infecção do SNC, também podem ter oligúria e retenção hídrica em decorrência da secreção inapropriada de AVP (90).

Sepse e enterocolite necrosante

Revisões sistemáticas de ensaios clínicos randomizados de aportes hídricos variáveis em RNs prematuros identificaram a hiperhidratação como fator de risco na patogenia da enterocolite necrosante (ECN) (21-23). Os RNs com septicemia que também têm meningite podem ter secreção inapropriada de AVP, reduzindo sua necessidade hídrica. Os RNs com septicemia ou ECN também podem apresentar choque pela produção de endotoxina ou por hipovolemia devida a perda de água intravascular e proteína para os espaços intersticial e peritoneal ou para o lúmen intestinal, ou por hemorragia franca resultante de trombocitopenia, coagulopatia intravascular disseminada ou lesão intestinal. Naqueles com choque, é essencial repor a água e os solutos perdidos na forma de hemoderivados ou outras soluções contendo solutos. Mesmo quando tratado adequadamente, o choque séptico pode causar lesão renal, complicando ainda mais o manejo hidreletrolítico.

Estenose pilórica

Durante a estenose pilórica, ocorre perda gástrica de água, eletrólitos e íons hidrogênio em virtude dos vômitos repetidos do conteúdo gástrico. Se for grave, os RNs com estenose pilórica podem ficar desidratados e, classicamente, desenvolvem alcalose metabólica hipoclorêmica. A hipopotassemia também pode ocorrer como resultado da compensação renal da perda de prótons, assim como a troca de potássio extracelular para os prótons intracelulares para corrigir o desequilíbrio do pH. A alcalose pode causar letargia, hipoventilação e, nos casos graves, tetania.

A terapia hídrica parenteral consiste em repor os déficits de água, potássio e cloreto. No início, o cloreto deve ser fornecido como cloreto de sódio. O cloreto de potássio deve ser acrescentado após o estabelecimento de diurese adequada. O tratamento específico da alcalose metabólica com agentes ácidos é desnecessário. Na maioria dos casos, a interrupção dos vômitos devido à suspensão da ingestão oral, a correção da desidratação e a reposição dos déficits de cloreto e potássio restauram o equilíbrio acidobásico sanguíneo normal.

Defeitos da parede abdominal

Os RNs com defeitos da parede abdominal (gastrosquise ou onfalocele) sofrem aumento da PHI pelas vísceras expostas e exigem água extra antes do reparo cirúrgico. Isso é especialmente verdade acerca dos RNs com gastrosquise porque não há membrana cobrindo os órgãos expostos. Depois que a parede abdominal for fechada, a perda de água por evaporação não estará mais aumentada, embora ainda possa haver perda anormal de água para a cavidade peritoneal ou do compartimento de líquido intersticial.

Diarreia

Os princípios da terapia hídrica parenteral da desidratação por diarreia no RN são semelhantes àqueles aplicados a lactentes maiores e crianças. Devido à sua capacidade de concentração renal limitada, os RNs apresentam mais rapidamente desidratação grave, hipovolemia e colapso cardiovascular. Portanto, a instalação rápida de acesso intravenoso para expansão vascular é fundamental em RNs com desidratação moderada a grave por diarreia. Após a estabilização, devem-se estimar os déficits hídrico e eletrolítico conforme descrito antes neste capítulo. Devem-se administrar água e eletrólitos para corrigir os déficits identificados, satisfazer as necessidades de manutenção e repor perdas ativas.

A acidose metabólica é um achado frequente na desidratação por diarreia. Durante a reexpansão inicial do volume, a acidose preexistente pode agravar-se pois o bicarbonato corporal é diluído com soluções de reposição sem bicarbonato. A azotemia pré-renal é comum na desidratação por diarreia. Em geral, corrige-se espontaneamente em alguns dias, à medida que o RN é reidratado.

Para a desidratação moderada a grave no RN, prefere-se hidratação intravenosa. A continuação do aleitamento materno deve ser considerada. Para RNs maiores com desidratação leve a moderada, pode-se tentar reidratação enteral, com soluções de reidratação oral. Pode ser necessário o uso de uma sonda nasogástrica.

Manejo hidreletrolítico de pacientes cirúrgicos neonatais

Se uma afecção que exige cirurgia (p. ex., estenose do piloro) acarretar desidratação e anormalidades eletrolíticas ou acidobásicas, deve-se proceder tão logo possível à restauração do equilíbrio hídrico, eletrolítico e acidobásico antes da cirurgia. Do contrário, os riscos da anestesia e cirurgia seriam aumentados por desidratação, acidose, alcalose, ou concentração sérica de potássio anormal.

Durante a cirurgia, a terapia hidreletrolítica prescrita deve ser continuada com a mesma composição hídrica e taxa de infusão, a menos que perdas intraoperatórias adicionais exijam reposição. O anestesiologista e cirurgiões devem ser informados do plano de terapia hídrica parenteral a fim de evitar erros resultantes da falta de comunicação. As perdas operatórias de líquido e sangue devem ser registradas e repostas durante a cirurgia ou logo em seguida.

Durante o período pós-operatório inicial, alguns RNs apresentam redução do débito urinário em virtude da perda hídrica do compartimento vascular ou aumento da secreção de AVP. Portanto, pode ser necessário reduzir o volume de líquido de manutenção fornecido durante o período pós-operatório imediato. Contudo, esta redução pode ser compensada pelo líquido extra e eletrólitos necessários para repor as perdas operatórias e pós-operatórias anormais. Um sistema de monitoramento cuidadoso do balanço hidreletrolítico é essencial no paciente cirúrgico, como em outros RNs enfermos.

ASPECTOS TÉCNICOS DA TERAPIA HÍDRICA PARENTERAL

Coleta de amostras sanguíneas

A coleta de sangue capilar por punção do calcanhar é uma técnica segura e comumente usada em RNs. As lancetas automatizadas providas de mola oferecem um meio seguro e simples para criar uma incisão de comprimento e profundidade padronizados. O sangue capilar é adequado para determinação das concentrações séricas de eletrólitos e ureia, porque a maioria desses valores assemelha-se estreitamente aos de amostras venosas. A concentração sérica de potássio é um pouco mais alta quando obtida por punção de calcanhar, mas a diferença é minimizada se o sangue fluir livremente pela ferida, de modo que não seja necessário comprimir o calcanhar. Pode-se aumentar o fluxo sanguíneo por aquecimento prévio do pé. Como o volume de sangue que pode ser obtido por punção do calcanhar é limitado, o serviço de neonatologia deve ser auxiliado por um laboratório em estreita proximidade aos berçários que seja capaz de realizar as análises necessárias em amostras sanguíneas pequenas. Esse suporte laboratorial também é crucial para minorar as transfusões sanguíneas, que em parte são realizadas devido às perdas sanguíneas em flebotomias.

As amostras sanguíneas para determinação dos gases e equilíbrio acidobásico também podem ser obtidas por punção do calcanhar. Sua fidedignidade é aumentada por aquecimento da pele até 44°C, que reduz as diferenças arteriocapilares nos gases e no pH sanguíneos; contudo, isso raramente é necessário. As medições de P_{O_2} em amostras obtidas por punção do calcanhar tendem a subestimar a P_{O_2} arterial verdadeira e não devem ser usadas para determinação da oxigenação. Em geral, obtêm-se informações suficientes para o tratamento clínico através do uso dos valores capilares da P_{CO_2} e do estado acidobásico juntamente com os níveis da saturação de oxigênio determinados por oximetria de pulso contínua.

Infusão de soluções intravenosas

Cateteres curtos inseridos em veias periféricas em um membro ou no couro cabeludo são usados para infusão de água, eletrólitos e soluções de nutrientes. As soluções hipertônicas e vasoconstritoras devem ser infundidas com cautela em veias periféricas. A infusão periférica de soluções contendo glicose em concentrações superiores a 12,5 g/dℓ em geral é contraindicada. Um acesso venoso central, se disponível, é preferível para tais infusões. A raspagem do cabelo do RN para expor as veias é desconfortável para muitos pais; o couro cabeludo deve ser usado apenas se os locais nos membros estiverem exauridos e somente após o procedimento ser explicado aos pais. Os locais de acesso intravenoso devem ser inspecionados cuidadosamente em cada plantão da enfermagem à procura de evidências de infecção no ponto de inserção ou de extravasamento da solução, o que poderia lesionar os tecidos subcutâneos.

Os cateteres longos feitos de materiais como poliuretano ou silicone podem ser inseridos SC, de modo que sua extremidade esteja posicionada centralmente em uma grande veia dentro do abdome ou tórax. Tais cateteres podem ser usados em acesso intravenoso prolongado com riscos de infecção e trombose menores que com os cateteres venosos centrais inseridos cirurgicamente. Contudo, complicações infecciosas são uma ameaça onipresente. Além disso, são possíveis complicações ameaçadoras à vida, como derrame pleural e tamponamento cardíaco (136).

A dissecção venosa para acesso vascular raramente é necessária se houver profissionais hábeis disponíveis para inserir e manter cateteres intravenosos convencionais. A dissecção cirúrgica para acesso venoso encerra riscos de infecção local ou septicemia e obstrução venosa permanente. Ademais, os cateteres inseridos por dissecção costumam durar menos em RNs do que em crianças maiores e adultos.

Pode-se usar um cateter na veia umbilical com sua extremidade na veia cava inferior para infusão de líquido, eletrólitos e nutrientes durante os primeiros dias, até que uma infecção em potencial possa ser tratada e um acesso venoso central percutâneo seja estabelecido, se necessário. Em geral, os cateteres na veia umbilical devem ser removidos dentro de alguns dias após o nascimento, em virtude dos riscos de infecção, flebite portal e lesão hepática. Os cateteres venosos umbilicais também podem ser empregados para monitoramento da pressão venosa central e exsanguinotransfusões. Exceto em circunstâncias nas quais os riscos da remoção superam os benefícios, como em um RN de extremo baixo peso que não pode tolerar os procedimentos invasivos, um cateter de veia umbilical deve ser removido ao final da primeira semana de vida. Se a utilização de um cateter venoso umbilical for continuada além da primeira semana, ela deve ser utilizada com cuidado da mesma forma que qualquer outro cateter venoso central, pois os riscos de infecção e trombose aumentam com a duração do uso.

Seja qual for a via de administração de líquidos parenterais a RNs, é essencial usar bombas infusoras que possam ser reguladas precisamente e fornecer soluções com velocidades absolutamente constantes, mesmo quando velocidades de fluxo muito lentas são definidas. Uma velocidade de infusão flutuante pode causar administração errática de água, glicose e outros nutrientes, ou fármacos.

REFERÊNCIAS BIBLIOGRÁFICAS

1. Friis-Hansen B. Changes in body water compartments during growth. *Acta Paediatr Suppl* 1957;46:1.
2. Cheek DB. Observations on total body chloride in children. *Pediatrics* 1954;14:5.
3. Forbes GB, Perley A. Estimation of total body sodium by isotopic dilution. II. Studies on infants and children: an example of a constant differential growth ratio. *J Clin Invest* 1951;30:566.
4. Friis-Hansen B. Body water compartments in children: changes during growth and related changes in body composition. *Pediatrics* 1961;28:169.
5. Romahn A, Burmeister W. [Body composition during the first two years of life: analysis with the potassium 40 method (author's transl)]. *Klin Padiatr* 1977;189:321.
6. Ziegler EE, O'Donnell AM, Nelson SE, et al. Body composition of the reference fetus. *Growth* 1976;40:329.
7. Bauer K, Bovermann G, Roithmaier A, et al. Body composition, nutrition, and fluid balance during the first two weeks of life in preterm neonates weighing less than 1500 grams. *J Pediatr* 1991;118:615.
8. Hartnoll G, Betremieux P, Modi N. Body water content of extremely preterm infants at birth. *Arch Dis Child Fetal Neonatal Ed* 2000;83:F56.
9. Shaffer SG, Bradt SK, Hall RT. Postnatal changes in total body water and extracellular volume in the preterm infant with respiratory distress syndrome. *J Pediatr* 1986;109:509.
10. Heimler R, Doumas BT, Jendrzejczak BM, et al. Relationship between nutrition, weight change, and fluid compartments in preterm infants during the first week of life. *J Pediatr* 1993;122:110.
11. Modi N, Betremieux P, Midgley J, et al. Postnatal weight loss and contraction of the extracellular compartment is triggered by atrial natriuretic peptide. *Early Hum Dev* 2000;59:201.
12. Aperia A, Broberger O, Elinder G, et al. Postnatal development of renal function in pre-term and full-term infants. *Acta Paediatr Scand* 1981;70:183.
13. Oh W, Oh MA, Lind J. Renal function and blood volume in newborn infant related to placental transfusion. *Acta Paediatr Scand* 1966;55:197.
14. Cleary GM, Higgins ST, Merton DA, et al. Developmental changes in renal artery blood flow velocity during the first three weeks of life in preterm neonates. *J Pediatr* 1996;129:251.
15. Delgado MM, Rohatgi R, Khan S, et al. Sodium and potassium clearances by the maturing kidney: clinical-molecular correlates. *Pediatr Nephrol* 2003;18:759.
16. Horster M. Embryonic epithelial membrane transporters. *Am J Physiol Renal Physiol* 2000;279:F982.
17. van der Heijden AJ, Grose WF, Ambagtsheer JJ, et al. Glomerular filtration rate in the preterm infant: the relation to gestational and postnatal age. *Eur J Pediatr* 1988;148:24.
18. Bonilla-Felix M. Development of water transport in the collecting duct. *Am J Physiol Renal Physiol* 2004;287:F1093.
19. Stonestreet BS, Bell EF, Warburton D, et al. Renal response in low birth-weight neonates. Results of prolonged intake of two different amounts of fluid and sodium. *Am J Dis Child* 1983;137:215.
20. Bell EF, Warburton D, Stonestreet BS, et al. Effect of fluid administration on the development of symptomatic patent ductus arteriosus and congestive heart failure in premature infants. *N Engl J Med* 1980;302:598.
21. Bell EF. Effective care of the newborn infant. In: Sinclair JC, Bracken MB, eds. *Fluid therapy*. New York: Oxford University Press, 1992:59.
22. Bell EF, Acarregui MJ. Restricted versus liberal water intake for preventing morbidity and mortality in preterm infants. *Cochrane Database Syst Rev* 2014:CD000503.
23. Bell EF, Warburton D, Stonestreet BS, et al. High-volume fluid intake predisposes premature infants to necrotising enterocolitis. *Lancet* 1979;2:90.
24. Oh W, Poindexter BB, Perritt R, et al. Association between fluid intake and weight loss during the first ten days of life and risk of bronchopulmonary dysplasia in extremely low birth weight infants. *J Pediatr* 2005;147:786.
25. Van Marter LJ, Leviton A, Allred EN, et al. Hydration during the first days of life and the risk of bronchopulmonary dysplasia in low birth weight infants. *J Pediatr* 1990;116:942.
26. Elstgeest LE, Martens SE, Lopriore E, et al. Does parenteral nutrition influence electrolyte and fluid balance in preterm infants in the first days after birth? *PLoS One* 2010;5:e9033.
27. Ziegler EE, Carlson SJ, Nelson SE. Interventional strategies to promote appropriate growth. *Nestle Nutr Inst Workshop Ser* 2013;74:181.
28. Macallum AB. The paleochemistry of the body fluids and tissues. *Physiol Rev* 1926;6:316.
29. Battaglia F, Prystowsky H, Smisson C, et al. Fetal blood studies. XIII. The effect of the administration of fluids intravenously to mothers upon the concentrations of water and electrolytes in plasma of human fetuses. *Pediatrics* 1960;25:2.
30. Zimmer EZ, Goldstein I, Feldman E, et al. Maternal and newborn levels of glucose, sodium and osmolality after preloading with three intravenous solutions during elective cesarean sections. *Eur J Obstet Gynecol Reprod Biol* 1986;23:61.
31. Hey EN, Katz G. Evaporative water loss in the new-born baby. *J Physiol* 1969;200:605.
32. Sosulski R, Polin RA, Baumgart S. Respiratory water loss and heat balance in intubated infants receiving humidified air. *J Pediatr* 1983;103:307.
33. Sulyok E, Jequier E, Prod'hom LS. Respiratory contribution to the thermal balance of the newborn infant under various ambient conditions. *Pediatrics* 1973;51:641.
34. Baumgart S, Engle WD, Fox WW, et al. Effect of heat shielding on convective and evaporative heat losses and on radiant heat transfer in the premature infant. *J Pediatr* 1981;99:948.
35. Baumgart S, Fox WW, Polin RA. Physiologic implications of two different heat shields for infants under radiant warmers. *J Pediatr* 1982;100:787.
36. Bell EF, Gray JC, Weinstein MR, et al. The effects of thermal environment on heat balance and insensible water loss in low-birth-weight infants. *J Pediatr* 1980;96:452.
37. Bell EF, Neidich GA, Cashore WJ, et al. Combined effect of radiant warmer and phototherapy on insensible water loss in low-birth-weight infants. *J Pediatr* 1979;94:810.
38. Bell EF, Weinstein MR, Oh W. Heat balance in premature infants: comparative effects of convectively heated incubator and radiant warmer, with without plastic heat shield. *J Pediatr* 1980;96:460.
39. Day R. Respiratory metabolism in infancy and in childhood XXVII—regulation of body temperature of premature infants. *Am J Dis Child* 1943;65:376.
40. Engle WD, Baumgart S, Schwartz JG, et al. Insensible water loss in the critically III neonate. Combined effect of radiant-warmer power and phototherapy. *Am J Dis Child* 1981;135:516.
41. Fitch CW, Korones SB. Heat shield reduces water loss. *Arch Dis Child* 1984;59:886.
42. Grunhagen DJ, de Boer MG, de Beaufort AJ, et al. Transepidermal water loss during halogen spotlight phototherapy in preterm infants. *Pediatr Res* 2002;51:402.
43. Hammarlund K, Sedin G. Transepidermal water loss in newborn infants. III. Relation to gestational age. *Acta Paediatr Scand* 1979;68:795.
44. Hooper JM, Evans IW, Stapleton T. Resting pulmonary water loss in the newborn infant. *Pediatrics* 1954;13:206.
45. Kjartansson S, Arsan S, Hammarlund K, et al. Water loss from the skin of term and preterm infants nursed under a radiant heater. *Pediatr Res* 1995;37:233.
46. Knauth A, Gordin M, McNelis W, et al. Semipermeable polyurethane membrane as an artificial skin for the premature neonate. *Pediatrics* 1989;83:945.
47. Mancini AJ, Sookdeo-Drost S, Madison KC, et al. Semipermeable dressings improve epidermal barrier function in premature infants. *Pediatr Res* 1994;36:306.
48. Marks KH, Friedman Z, Maisels MJ. A simple device for reducing insensible water loss in low-birth-weight infants. *Pediatrics* 1977;60:223.
49. Nopper AJ, Horii KA, Sookdeo-Drost S, et al. Topical ointment therapy benefits premature infants. *J Pediatr* 1996;128:660.
50. Oh W, Karecki H. Phototherapy and insensible water loss in the newborn infant. *Am J Dis Child* 1972;124:230.
51. Okken A, Jonxis JH, Rispens P, et al. Insensible water loss and metabolic rate in low birthweight newborn infants. *Pediatr Res* 1979;13:1072.
52. Rutter N, Hull D. Response of term babies to a warm environment. *Arch Dis Child* 1979;54:178.
53. Shaffer SG, Weismann DN. Fluid requirements in the preterm infant. *Clin Perinatol* 1992;19:233.
54. Wu PY, Hodgman JE. Insensible water loss in preterm infants: changes with postnatal development and non-ionizing radiant energy. *Pediatrics* 1974;54:704.
55. Zweymuller E, Preining O. The insensible water loss of the newborn infant. *Acta Paediatr Scand Suppl* 1970;205(suppl 205):1+.
56. Kjartansson S, Hammarlund K, Riesenfeld T, et al. Respiratory water loss and oxygen consumption in newborn infants during phototherapy. *Acta Paediatr* 1992;81:769.
57. Kjartansson S, Hammarlund K, Sedin G. Insensible water loss from the skin during phototherapy in term and preterm infants. *Acta Paediatr* 1992;81:764.

58. Bertini G, Perugi S, Elia S, et al. Transepidermal water loss and cerebral hemodynamics in preterm infants: conventional versus LED phototherapy. *Eur J Pediatr* 2008;167:37.
59. Kim SM, Lee EY, Chen J, et al. Improved care and growth outcomes by using hybrid humidified incubators in very preterm infants. *Pediatrics* 2010;125:e137.
60. Aperia A, Broberger O, Herin P, et al. Sodium excretion in relation to sodium intake and aldosterone excretion in newborn pre-term and full-term infants. *Acta Paediatr Scand* 1979;68:813.
61. Aperia A, Herin P, Lundin S, et al. Regulation of renal water excretion in newborn full-term infants. *Acta Paediatr Scand* 1984;73:717.
62. Arant BS, Jr. Developmental patterns of renal functional maturation compared in the human neonate. *J Pediatr* 1978;92:705.
63. Baum M, Quigley R. Ontogeny of renal sodium transport. *Semin Perinatol* 2004;28:91.
64. Bierd TM, Kattwinkel J, Chevalier RL, et al. Interrelationship of atrial natriuretic peptide, atrial volume, and renal function in premature infants. *J Pediatr* 1990;116:753.
65. Calcagno PL, Rubin MI, Weintraub DH. Studies on the renal concentrating and diluting mechanisms in the premature infant. *J Clin Invest* 1954;33:91.
66. David L, Salle B, Chopard P, et al. Studies on circulating immunoreactive calcitonin in low birth weight infants during the first 48 hours of life. *Helv Paediatr Acta* 1977;32:39.
67. Dillon MJ, Rajani KB, Shah V, et al. Renin and aldosterone response in human newborns to acute change in blood volume. *Arch Dis Child* 1978;53:461.
68. Hansen JD, Smith CA. Effects of withholding fluid in the immediate postnatal period. *Pediatrics* 1953;12:99.
69. Harrison MR, Golbus MS, Filly RA, et al. Management of the fetus with congenital hydronephrosis. *J Pediatr Surg* 1982;17:728.
70. Haycock GB. Development of glomerular filtration and tubular sodium reabsorption in the human fetus and newborn. *Br J Urol* 1998;81(suppl 2):33.
71. Holtback U, Aperia AC. Molecular determinants of sodium and water balance during early human development. *Semin Neonatol* 2003;8:291.
72. Kojima T, Fukuda Y, Hirata Y, et al. Effects of aldosterone and atrial natriuretic peptide on water and electrolyte homeostasis of sick neonates. *Pediatr Res* 1989;25:591.
73. Leake RD, Trygstad CW, Oh W. Inulin clearance in the newborn infant: relationship to gestational and postnatal age. *Pediatr Res* 1976;10:759.
74. Leake RD, Zakauddin S, Trygstad CW, et al. The effects of large volume intravenous fluid infusion on neonatal renal function. *J Pediatr* 1976;89:968.
75. Liechty EA, Johnson MD, Myerberg DZ, et al. Daily sequential changes in plasma atrial natriuretic factor concentrations in mechanically ventilated low-birth-weight infants. Effect of surfactant replacement. *Biol Neonate* 1989;55:244.
76. Linshaw MA. Concentration and dilution of the urine. In: Polin RA, Fox WW, Abman SH, eds. *Fetal and neonatal physiology*. Philadelphia, PA: Elsevier Saunders, 2011:1392.
77. Marchini G, Stock S. Thirst and vasopressin secretion counteract dehydration in newborn infants. *J Pediatr* 1997;130:736.
78. Martinerie L, Viengchareun S, Delezoide AL, et al. Low renal mineralocorticoid receptor expression at birth contributes to partial aldosterone resistance in neonates. *Endocrinology* 2009;150:4414.
79. McCance RA, Naylor NJ, Widdowson EM. The response of infants to a large dose of water. *Arch Dis Child* 1954;29:104.
80. Mercadier JJ, Zongazo MA, Wisnewsky C, et al. Atrial natriuretic factor messenger ribonucleic acid and peptide in the human heart during ontogenic development. *Biochem Biophys Res Commun* 1989;159:777.
81. Rees L, Brook CG, Shaw JC, et al. Hyponatraemia in the first week of life in preterm infants. Part I. Arginine vasopressin secretion. *Arch Dis Child* 1984;59:414.
82. Robillard JE, Weiner C. Atrial natriuretic factor in the human fetus: effect of volume expansion. *J Pediatr* 1988;113:552.
83. Rozycki HJ, Baumgart S. Atrial natriuretic factor and postnatal diuresis in respiratory distress syndrome. *Arch Dis Child* 1991;66:43.
84. Shaffer SG, Geer PG, Goetz KL. Elevated atrial natriuretic factor in neonates with respiratory distress syndrome. *J Pediatr* 1986;109:1028.
85. Smith FG, Sato T, Varille VA, et al. Atrial natriuretic factor during fetal and postnatal life: a review. *J Dev Physiol* 1989;12:55.
86. Solhaug MJ, Jose PA. Postnatal maturation of renal blood flow. In: Polin RA, Fox WW, Abman SH, eds. *Fetal and neonatal physiology*. Philadelphia, PA: Elsevier Saunders, 2011:1323.
87. Tulassay T, Rascher W, Seyberth HW, et al. Role of atrial natriuretic peptide in sodium homeostasis in premature infants. *J Pediatr* 1986;109:1023.
88. Tulassay T, Seri I, Rascher W. Atrial natriuretic peptide and extracellular volume contraction after birth. *Acta Paediatr Scand* 1987;76:444.
89. Wilkins BH. Renal function in sick very low birthweight infants: 1. Glomerular filtration rate. *Arch Dis Child* 1992;67:1140.
90. Wiriyathian S, Rosenfeld CR, Arant BS, Jr, et al. Urinary arginine vasopressin: pattern of excretion in the neonatal period. *Pediatr Res* 1986;20:103.
91. Zelenina M, Zelenin S, Aperia A. Water channels (aquaporins) and their role for postnatal adaptation. *Pediatr Res* 2005;57:47R.
92. Hillman LS, Rojanasathit S, Slatopolsky E, et al. Serial measurements of serum calcium, magnesium, parathyroid hormone, calcitonin, and 25-hydroxy-vitamin D in premature and term infants during the first week of life. *Pediatr Res* 1977;11:739.
93. David L, Salle BL, Putet G, et al. Serum immunoreactive calcitonin in low birth weight infants. Description of early changes; effect of intravenous calcium infusion; relationships with early changes in serum calcium, phosphorus, magnesium, parathyroid hormone, and gastrin levels. *Pediatr Res* 1981;15:803.
94. Lemoh JN, Brooke OG. Frequency and weight of normal stools in infancy. *Arch Dis Child* 1979;54:719.
95. Williams GS, Klenk EL, Winters RW. The body fluids in pediatrics. Medical, surgical, and neonatal disorders of acid-base status, hydration, and oxygenation. In: Winters RW, ed. *Acute renal failure in pediatrics*. Boston, MA: Little, Brown, and Company, 1973:523.
96. Sinclair JC, Driscoll JM, Jr, Heird WC, et al. Supportive management of the sick neonate. Parenteral calories, water, and electrolytes. *Pediatr Clin North Am* 1970;17:863.
97. Dani C, Martelli E, Reali MF, et al. Fiberoptic and conventional phototherapy effects on the skin of premature infants. *J Pediatr* 2001;138:438.
98. Ziegler EE. Nutrient requirements of premature infants. *Nestle Nutr Workshop Ser Pediatr Program*. 2007;59:161.
99. Al-Dahhan J, Haycock GB, Chantler C, et al. Sodium homeostasis in term and preterm neonates. I. Renal aspects. *Arch Dis Child* 1983;58:335.
100. Siegel SR, Oh W. Renal function as a marker of human fetal maturation. *Acta Paediatr Scand* 1976;65:481.
101. Brosius KK, Ritter DA, Kenny JD. Postnatal growth curve of the infant with extremely low birth weight who was fed enterally. *Pediatrics* 1984;74:778.
102. Shaffer SG, Quimiro CL, Anderson JV, et al. Postnatal weight changes in low birth weight infants. *Pediatrics* 1987;79:702.
103. Costarino AT Jr, Gruskay JA, Corcoran L, et al. Sodium restriction versus daily maintenance replacement in very low birth weight premature neonates: a randomized, blind therapeutic trial. *J Pediatr* 1992;120:99.
104. Hartnoll G, Betremieux P, Modi N. Randomised controlled trial of postnatal sodium supplementation on body composition in 25 to 30 week gestational age infants. *Arch Dis Child Fetal Neonatal Ed* 2000;82:F24.
105. Stefano JL, Norman ME, Morales MC, et al. Decreased erythrocyte Na$^+$, K$^+$–ATPase activity associated with cellular potassium loss in extremely low birth weight infants with nonoliguric hyperkalemia. *J Pediatr* 1993;122:276.
106. Brion LP, Schwartz GJ, Campbell D, et al. Early hyperkalaemia in very low birth-weight infants in the absence of oliguria. *Arch Dis Child* 1989;64:270.
107. Gruskay J, Costarino AT, Polin RA, et al. Nonoliguric hyperkalemia in the premature infant weighing less than 1000 grams. *J Pediatr* 1988;113:381.
108. Shaffer SG, Kilbride HW, Hayen LK, et al. Hyperkalemia in very low birth weight infants. *J Pediatr* 1992;121:275.
109. Bonsante F, Iacobelli S, Chantegret C, et al. The effect of parenteral nitrogen and energy intake on electrolyte balance in the preterm infant. *Eur J Clin Nutr* 2011;65:1088.
110. Bennett LN, Myers TF, Lambert GH. Cecal perforation associated with sodium polystyrene sulfonate-sorbitol enemas in a 650 gram infant with hyperkalemia. *Am J Perinatol* 1996;13:167.
111. Grammatikopoulos T, Greenough A, Pallidis C, et al. Benefits and risks of calcium resonium therapy in hyperkalaemic preterm infants. *Acta Paediatr* 2003;92:118.
112. Stonestreet BS, Oh W. Plasma creatinine levels in low-birth-weight infants during the first three months of life. *Pediatrics* 1978;61:788.
113. Karlowicz MG, Simmons MA, Brusilow SW, et al. Carbonic acid dissociation constant (pK1) in critically ill newborns. *Pediatr Res* 1984;18:1287.
114. Bell EF. Nutritional support. In: Goldsmith JP, Karotkin EH, eds. *Assisted ventilation of the neonate*. St. Louis, MO: Elsevier Saunders, 2011:466.
115. Hartnoll G, Betremieux P, Modi N. Randomised controlled trial of postnatal sodium supplementation on oxygen dependency and body weight in 25–30 week gestational age infants. *Arch Dis Child Fetal Neonatal Ed* 2000;82:F19.
116. Vuohelainen T, Ojala R, Virtanen A, et al. Decreased free water clearance is associated with worse respiratory outcomes in premature infants. *PLoS One* 2011;6:e16995.
117. Baraton L, Ancel PY, Flamant C, et al. Impact of changes in serum sodium levels on 2-year neurologic outcomes for very preterm neonates. *Pediatrics* 2009;124:e655.
118. Omar SA, DeCristofaro JD, Agarwal BI, et al. Effect of prenatal steroids on potassium balance in extremely low birth weight neonates. *Pediatrics* 2000;106:561.
119. Broberger U, Aperia A. Renal function in idiopathic respiratory distress syndrome. *Acta Paediatr Scand* 1978;67:313.

120. Siegel SR, Fisher DA, Oh W. Renal function and serum aldosterone levels in infants with respiratory distress syndrome. *J Pediatr* 1973;83:854.
121. Guignard JP, Torrado A, Mazouni SM, et al. Renal function in respiratory distress syndrome. *J Pediatr* 1976;88:845.
122. Torrado A, Guignard JP, Prod'hom LS, et al. Hypoxaemia and renal function in newborns with respiratory distress syndrome (RDS). *Helv Paediatr Acta* 1974;29:399.
123. Langman CB, Engle WD, Baumgart S, et al. The diuretic phase of respiratory distress syndrome and its relationship to oxygenation. *J Pediatr* 1981;98:462.
124. Bidiwala KS, Lorenz JM, Kleinman LI. Renal function correlates of postnatal diuresis in preterm infants. *Pediatrics* 1988;82:50.
125. Lorenz JM, Kleinman LI, Ahmed G, et al. Phases of fluid and electrolyte homeostasis in the extremely low birth weight infant. *Pediatrics* 1995;96:484.
126. Stewart A, Brion LP, Soll R. Diuretics for respiratory distress syndrome in preterm infants. *Cochrane Database Syst Rev* 2011:CD001454.
127. Cox JR, Davies-Jones GA, Leonard PJ, et al. The effect of positive pressure respiration on urinary aldosterone excretion. *Clin Sci* 1963;24:1.
128. Hemmer M, Viquerat CE, Suter PM, et al. Urinary antidiuretic hormone excretion during mechanical ventilation and weaning in man. *Anesthesiology* 1980;52:395.
129. Paxson CL, Jr., Stoerner JW, Denson SE, et al. Syndrome of inappropriate antidiuretic hormone secretion in neonates with pneumothorax or atelectasis. *J Pediatr* 1977;91:459.
130. Stern P, LaRochelle FT, Jr, Little GA. Vasopressin and pneumothorax in the neonate. *Pediatrics* 1981;68:499.
131. Bauer K, Buschkamp S, Marcinkowski M, et al. Postnatal changes of extracellular volume, atrial natriuretic factor, and diuresis in a randomized controlled trial of high-frequency oscillatory ventilation versus intermittent positive-pressure ventilation in premature infants <30 weeks gestation. *Crit Care Med* 2000;28:2064.
132. Corbet AJ, Adams JM, Kenny JD, et al. Controlled trial of bicarbonate therapy in high-risk premature newborn infants. *J Pediatr* 1977;91:771.
133. Aschner JL, Poland RL. Sodium bicarbonate: basically useless therapy. *Pediatrics* 2008;122:831.
134. Speer ME, Gorman WA, Kaplan SL, et al. Elevation of plasma concentrations of arginine vasopressin following perinatal asphyxia. *Acta Paediatr Scand* 1984;73:610.
135. Dauber IM, Krauss AN, Symchych PS, et al. Renal failure following perinatal anoxia. *J Pediatr* 1976;88:851.
136. Beardsall K, White DK, Pinto EM, et al. Pericardial effusion and cardiac tamponade as complications of neonatal long lines: are they really a problem? *Arch Dis Child Fetal Neonatal Ed* 2003;88:F292.

20 Nutrição

Sara E. Ramel e Michael K. Georgieff

INTRODUÇÃO

A nutrição dos recém-nascidos (RNs) a termo e pré-termo continua a ser um dos aspectos mais importantes da assistência neonatal. Com as taxas de sobrevida crescentes de RNs enfermos, a nutrição assumiu um papel cada vez maior na UTI neonatal nos últimos 25 anos, especialmente porque o vínculo entre o manejo nutricional e o neurodesenvolvimento em RNs pré-termo tornou-se mais evidente. Grandes passos foram dados na compreensão da fisiologia e fisiopatologia da nutrição neonatal nesses anos, permitindo que os médicos estimem mais precisamente as necessidades nutricionais dos RNs sob sua assistência. O conhecimento das necessidades nutricionais dos RNs e de suas capacidades neurológicas, gastrintestinais e metabólicas é um pré-requisito para a tomada de decisões informadas sobre a terapia nutricional no berçário. Também é importante compreender as ferramentas disponíveis à avaliação do estado nutricional neonatal.

O objetivo da terapia nutricional no RN a termo é garantir uma transição bem-sucedida do crescimento do período fetal para o pós-natal. No RN pré-termo, o objetivo tem sido continuar o processo de crescimento intrauterino no ambiente extrauterino até 40 semanas após a concepção e promover o crescimento de recuperação e a acreção de nutrientes no período após a alta hospitalar. Até recentemente, o objetivo para o RN pré-termo em crescimento era equiparar as taxas intrauterinas de ganho ponderal, crescimento linear e crescimento cerebral no terceiro trimestre. Ainda que essas taxas sejam alcançadas, a composição corporal do RN pré-termo nutrido em ambiente extrauterino permanece notavelmente diferente daquela do feto de mesma idade pós-concepção que permaneceu *in utero* (1,2). Os esforços atuais visam compreender os processos metabólicos que determinam a composição corporal do RN pré-termo (3). O RN pré-termo corre risco de estar bem abaixo das curvas de crescimento intraútero padrão no momento da alta do hospital em virtude dos déficits de nutrientes que se acumularam durante o período prolongado de doença neonatal (4). O efeito das doenças sobre o metabolismo neonatal e as necessidades nutricionais está sendo reconhecido (3). Distúrbios patológicos, como displasia broncopulmonar (DBP), insuficiência cardíaca congestiva (ICC), angústia respiratória aguda, restrição do crescimento intrauterino e sepse (e seus tratamentos) exercem efeitos negativos sobre as necessidades neonatais de energia, proteína, minerais e vitaminas. Também podem interferir nas capacidades digestivas e absortivas do RN.

Neste capítulo, as necessidades nutricionais, as capacidades digestivas e o crescimento esperado de RNs a termo e pré-termo são revisadas. Tais fatores serão descritos no contexto das três fases temporais do desenvolvimento nutricional neonatal: transição, crescimento no hospital e pós-alta. O capítulo também fornece uma introdução aos diversos sistemas de administração de nutrientes, enterais e parenterais. Por fim, o capítulo aborda as técnicas de avaliação nutricional e oferece sugestões sobre o monitoramento apropriado do estado nutricional de RNs.

CAPACIDADES NUTRICIONAIS DO RECÉM-NASCIDO

O manejo nutricional informado dos RNs depende do conhecimento de suas capacidades nutricionais. A capacidade de sugar e deglutir o leite materno de maneira coordenada e, então, processar os nutrientes para utilização corporal é uma das tarefas do desenvolvimento mais complexas enfrentadas pelo RN. O sucesso depende de um certo grau de maturidade neurológica, digestiva, absortiva e metabólica. O RN a termo é bastante maduro nesses aspectos. Contudo, a fisiologia do RN pré-termo torna-se progressivamente mais madura à medida que a idade gestacional e a experiência aumentam. É importante ser capaz de distinguir os processos que são dependentes da experiência dos que são independentes desta para definir planos de alimentação e expectativas razoáveis.

Maturidade neurológica

O RN a termo neurologicamente intacto é capaz de sugar e deglutir de maneira coordenada dentro de minutos após o nascimento. No RN pré-termo, o reflexo de sucção é forte no limite de viabilidade (23 semanas) e provavelmente antes dessa idade (5). Porém, a capacidade de coordenar o reflexo de sucção com a deglutição, garantindo que o alimento seja propelido até o sistema digestório e não para as vias respiratórias, surge em torno da 34ª semana de gestação (5). A idade em que o RN amadurece varia amplamente, e alguns RNs pré-termo conseguem sugar e deglutir de maneira coordenada na 32ª semana pós-concepção. Este reflexo de coordenação da sucção e deglutição parece ser amplamente mediado pela idade pós-concepção, embora a revisão de Cochrane tenha confirmado que a introdução de sucção não nutritiva (por exemplo, prática) antes de tentativas de alimentação oral reduz o tempo de internação mesmo que não tenha efeito na idade em alimentação oral plena (6).

A motilidade do sistema digestório também depende da maturação neurológica (7). Por exemplo, o esôfago exibe um padrão muito incoordenado de peristalse com 24 semanas de gestação, com ondas peristálticas fracas começando esporadicamente e propagando-se em sentido rostral ou caudal (7). No RN a termo, a peristalse já amadureceu e exibe padrão coordenado que propele o alimento para baixo até o estômago (7). O esfíncter esofágico inferior do RN muito prematuro é imaturo e oferece pouca barreira ao refluxo gastresofágico (RGE). A doença devida ao RGE no RN pré-termo pode resultar em síndromes de aspiração e intolerância alimentar. No RN a termo, embora permaneça demonstrável na maioria dos RNs, o RGE não costuma ser o problema potencialmente ameaçador à vida observado em idades gestacionais menores.

O estômago também sofre maturação durante o terceiro trimestre. No RN pré-termo, o estômago não "comprime" seu conteúdo de maneira coordenada do antro para o piloro, e frequentemente está sujeito a períodos de antiperistalse, que por sua vez leva a episódios de RGE (8). Além disso, a imaturidade da função pilórica causa esvaziamento gástrico mais lento no RN pré-termo (8). A pequena capacidade do estômago do RN pré-termo requer alimentação frequente em pequenos volumes. Contudo, o tempo de esvaziamento gástrico prolongado causa retenção do alimento no estômago e subsequentes "resíduos" ou "pré-aspirados" antes da refeição seguinte. Como a existência de resíduo também pode significar íleo paralítico associado a doenças graves como enterocolite necrosante (ECN), o achado de resíduos costuma levar à suspensão das refeições. A pertinência clínica de avaliar os resíduos como rotina é questionável, uma vez que o valor preditivo positivo para ECN é muito baixo e a suspensão ou a redução de volume da alimentação com cada evento de resíduo agrega déficit de nutrientes acumulados durante o período de hospitalização.

A maturação da motilidade do intestino delgado foi bastante estudada (8). A progressão ordenada de frequência, amplitude e duração da peristalse aumenta com a idade gestacional. Uma periodicidade de 2 horas para o peristaltismo é encontrada em RNs de muito baixo peso (MBP) (8), que podem influenciar os horários da alimentação. A ausência de um padrão de motilidade coordenado em RNs pré-termo aumenta a probabilidade de que eles apresentem sinais de intolerância alimentar, em geral caracterizada por distensão abdominal. Em comparação com adultos, os RNs retêm os alimentos no intestino delgado por períodos proporcionalmente mais longos e no cólon por períodos mais breves. A capacidade do RN de modular o conteúdo fecal de água e eletrólitos é imatura em comparação com a dos adultos.

Em suma, múltiplos fatores neuromaturacionais atuam contra a capacidade do RN pré-termo de receber alimentação enteral com o mesmo sucesso que o RN a termo (5-8).

Capacidades digestivas e absortivas

O RN não tem a capacidade de digerir e absorver nutrientes de uma dieta complexa (5). Felizmente, o RN humano a termo possui uma fonte pronta de nutrição na forma do leite materno (9). O leite humano está notavelmente adaptado às capacidades digestivas do RN a termo e às necessidades nutricionais durante, no mínimo, o primeiro semestre de vida (ver também Capítulo 21) (9). Comentários recentes enfatizam o valor nutricional, imunológico e neurodesenvolvimental de alimentar RNs pré-termo com leite humano (10). O leite humano é agora considerado o padrão-ouro para a alimentação do RN pré-termo. Isso representa uma grande mudança de pensamento nos últimos 25 anos. No início da história da neonatologia moderna, o leite humano foi considerado inadequado para RNs pré-termo devido ao seu baixo teor de proteínas, energia, sódio, cálcio, fósforo e ferro. No entanto, com sua fortificação, o leite humano tornou-se a dieta preferencial devido a seus efeitos imunoprotetores e de maturação cerebral (10).

A imaturidade funcional dos sistemas digestório, hepático e renal no RN exerce um impacto no aporte de todas as classes de nutrientes: macronutrientes, minerais, oligoelementos e vitaminas.

Proteínas

A digestão de proteínas começa no estômago com a ação da pepsina sobre a proteína intacta. A pepsina é ativada por hidrólise ácida de sua molécula precursora, pepsinogênio. O RN consegue criar um ambiente gástrico ácido com 1 semana de idade; assim, acredita-se que a ativação da pepsina esteja intacta. Então, a proteína da dieta é processada pelas peptidases pancreáticas liberadas no duodeno. Estas enzimas incluem tripsina, quimotripsina, carboxipeptidases A e B e elastase, e são seletivas para aminoácidos em termos dos sítios de clivagem, resultando em peptídios de extensão relativamente pequena. Os peptídios são então clivados mais uma vez por peptidases localizadas nas células da mucosa intestinal, absorvidos como aminoácidos ou dipeptídios e transportados ao fígado. A digestão e a absorção de proteína em adultos são muito eficientes; até 95% de uma carga de proteína é digerida. Embora os RNs a termo e pré-termo tenham concentrações relativamente baixas de quimotripsina, carboxipeptidases e elastase (11), eles alcançam uma digestão de mais de 80% da proteína.

Lipídios

A eficiência da digestão de lipídios pelo RN tem sido um tópico controverso. Enquanto os adultos absorvem cerca de 95% de uma refeição gordurosa e RNs a termo absorvem 85 a 90%, estudos iniciais indicaram que os RNs pré-termo absorvem apenas 50%, de acordo com o tipo de lipídio que lhes é oferecido (12). Esses estudos não levam em conta lipases que são encontradas no leite da própria mãe não pasteurizado (mas não na fórmula para lactentes) que suportam a absorção de gordura a uma taxa superior a 90% (12). A digestão de baixa taxa de gordura em RNs pré-termo alimentados com fórmula específica levou à modificação da mistura lipídica nas fórmulas.

A digestão lipídica pelo RN começa no estômago, com a ação de uma lipase secretada na boca (lipase lingual) ou pela mucosa gástrica (lipase gástrica) (12). As duas lipases são idênticas, funcionam idealmente em pH ácido, atuam principalmente sobre triglicerídios de cadeia média (TCM) e não exigem sais biliares. As lipases, gástrica e oral, podem ser responsáveis por até 50% da digestão lipídica no RN (12). Os RNs alimentados com leite humano não pasteurizado têm o benefício adicional de uma lipase secretada no leite pela mãe (12). A lipase do leite materno é encontrada em todos os carnívoros (mas não em herbívoros) e funciona como as lipases pancreáticas ou intestinais encontradas em adultos. É destruída pelo processo de pasteurização. Na prática, isso significa que o leite humano pasteurizado de doadora será menos absorvido do que o leite da própria mãe fresco/congelado. A lipase do leite materno atua sobretudo em triglicerídios de cadeia longa em pH neutro, como ocorre no intestino, e requer sais biliares. A lipase do leite materno pode ser responsável pela digestão de até 20% dos lipídios alimentares (12). A combinação de lipases gástrica, lingual e do leite materno denominam-se "lipases compensatórias" do RN e funcionam em lugar das lipases pancreáticas e intestinais vistas em seres humanos mais maduros (12).

Os ácidos graxos de cadeia longa dependem dos sais biliares para sofrer micelização adequada e captação pelos vasos linfáticos intestinais. Dali, as micelas são levadas ao sistema venoso por meio do ducto torácico e destinam-se ao fígado. Os ácidos graxos de cadeia média não precisam de micelização e podem ser absorvidos diretamente para a corrente sanguínea. Os reservatórios de ácidos biliares e, portanto, de sais biliares, do RN são escassos, o que restringe potencialmente sua capacidade de absorção lipídica (13). A administração pré-natal de glicocorticosteroides à mãe pode amadurecer o reservatório fetal de sais biliares no RN pré-termo com menos de 34 semanas de gestação até o nível do RN a termo (13). Sem essa preparação, contudo, o RN pré-termo tem comprometimento significativo da absorção de lipídios (incluindo vitaminas lipossolúveis) antes de 34 semanas de gestação. A mistura lipídica nas fórmulas concebidas para RNs com menos de 34 semanas de gestação é modificada com a finalidade de otimizar a absorção. Tais fórmulas contêm uma porcentagem mais alta de TCM e níveis maiores das vitaminas A, D e E do que as fórmulas para RNs a termo.

Carboidratos

Como os lipídios, os carboidratos podem constituir um desafio significativo à digestão (14). O RN tem uma capacidade limitada de digerir carboidratos complexos em virtude das quantidades relativamente pequenas de amilase pancreática. Assim, alimentos à base de cereais raramente representam uma parte expressiva da dieta do RN até 4 meses de idade. Os RNs a termo e pré-termo usam glicose prontamente, que pode ser fornecida por via enteral ou parenteral. A captação de glicose intestinal é observada desde a 10ª semana de idade gestacional, muito tempo antes de o feto ser viável (14). Contudo, a oferta de todas as calorias de carboidratos como glicose resultaria na exposição do intestino neonatal a uma solução hiperosmolar, com potencial para causar lesão da mucosa.

O principal carboidrato encontrado no leite de mamíferos é o dissacarídio lactose. Assim como outros dissacarídios (sacarose, maltose, isomaltose), precisa ocorrer clivagem enzimática por uma dissacaridase para que os monossacarídios possam ser absorvidos. No caso da lactose, a glicose e galactose são produzidas pela ação da lactase. As dissacaridases sacarase e maltase aparecem muito cedo na gestação e parecem ser enzimas induzíveis. Em contraste, a lactase começa a aparecer com 24 semanas de gestação e sua concentração eleva-se lentamente até o termo (14). Não parece ser uma enzima particularmente induzível com alimentação de lactose (14). Assim, o RN pré-termo pode apresentar-se como intolerante funcionalmente à lactose e terá sintomas de formação de gases, diarreia e fezes ácidas, típicos de má absorção de lactose quando alimentado com doses altas de lactose. As fórmulas para RNs pré-termo contêm níveis de lactose menores do que as fórmulas para RNs a termo por esse motivo.

Até 60% das calorias de carboidratos nas fórmulas para prematuros provêm de polímeros lineares de glicose, que produzem uma carga osmolar menor do que o número equivalente de moléculas de glicose individuais. A enzima necessária para digerir polímeros de glicose (glicoamilase) existe desde a 24ª semana de gestação (14). O nível menor de lactose também está presente. As fórmulas próprias para a alta de prematuro têm teores menores de lactose, embora seja provável que o RN pré-termo esteja totalmente maduro no que diz respeito à absorção de lactose por ocasião da alta (14).

NECESSIDADES DE NUTRIENTES PARA RECÉM-NASCIDOS A TERMO E PRÉ-TERMO

A estimativa das necessidades de nutrientes é um processo inexato, sobretudo quando o objetivo é incerto. Até o presente, o objetivo tem sido alcançar as mesmas taxas de crescimento e composição corporal do RN de "referência". Para RNs a termo, o "padrão-ouro" continua a ser o RN saudável em aleitamento materno exclusivo, cujo crescimento ideal foi elucidado pela Organização Mundial da Saúde (OMS) com a publicação de gráficos de crescimento padrão (15). A composição do leite humano varia muito entre as mães, e o período de tempo em que ele permanece suficiente para satisfazer as necessidades de todos os nutrientes não é uniforme. Os RNs em aleitamento exclusivo podem ter reservas de ferro menores (16) e correr maior risco de deficiência de vitamina D do que os alimentados com fórmula (17).

A determinação do crescimento ideal para o RN prematuro é bem mais problemática. De fato, a taxa de crescimento ideal e a composição corporal do RN pré-termo "sadio" continuam desconhecidas e provavelmente são diferentes daquelas de fetos de idade gestacional equivalente. Até recentemente, as taxas de acreção diária e semanal de diversos nutrientes no RN pré-termo foram estimadas a partir das taxas de acreção *in utero* desses nutrientes em fetos de idade gestacional equivalente. O "feto de referência" descrito por Widdowson e de novo por Ziegler serviu como modelo com o qual nutricionistas neonatais avaliaram o crescimento e a composição corporal fetal (2). No entanto, é provável que as demandas energéticas sejam diferentes em um RN de 28 semanas de idade gestacional exposto ao estresse térmico da vida extrauterina e em um feto de 28 semanas confortavelmente circundado por líquido amniótico.

As taxas de ganho ponderal, crescimento linear e crescimento da cabeça entre as idades de 24 e 36 semanas de gestação podem ser calculadas a partir das curvas de crescimento padrão geradas para RNs prematuros (18).

É preciso reconhecer que os dados usados para gerar esses gráficos são necessariamente transversais, portanto, precisam de ajuste para criar o aspecto de uma curva. Ademais, como o nascimento prematuro é um evento anormal e até 30% dos RNs de MBP são pequenos para a idade gestacional (mais provavelmente devido a deficiências da gravidez ao longo do tempo), a fidedignidade de usar dados neonatais para avaliar a velocidade de crescimento de fetos sadios é suspeita. Não obstante, tais curvas são amplamente usadas como referência para o crescimento neonatal do RN pré-termo. Em média, essas curvas predizem que o RN pré-termo deve ganhar 15 a 18 g/kg de peso corporal a cada dia, crescer 1 cm por semana linearmente e 1 cm por semana de aumento da circunferência craniana. No entanto, maior velocidade de ganho de peso (20 a 30 g/kg/dia) pode ser necessária para que os RNs pré-termo atinjam os escores z normais de peso do nascimento ao termo.

As necessidades de nutrientes de RNs a termo e pré-termo podem ser calculadas com base nos números de referência fetais, estudos de medição, valores séricos de nutrientes, ou uma combinação destes.

Demandas energéticas

As demandas energéticas precisam levar em conta o volume e a densidade calórica da solução ingerida, a via de administração (enteral *versus* parenteral), a quantidade perdida nas fezes ou urina e as necessidades energéticas corporais (p. ex., taxa metabólica basal, custo do crescimento, custo energético do processamento de alimentos pelo corpo). Muitos desses parâmetros atualmente são mensuráveis, e podem-se obter estimativas razoáveis das necessidades de energia para manter ganho de peso e velocidades de crescimento linear ideais em RNs a termo e pré-termo.

A energia provém predominantemente dos carboidratos e lipídios na dieta, que fornecem, respectivamente, 4 e 9 kcal/g. O RN alimentado com leite humano recebe calorias predominantemente dos lipídios, enquanto aquele alimentado com fórmula recebe calorias distribuídas mais uniformemente entre lipídios e carboidratos (19). As calorias derivadas dessas fontes são usadas primeiro para satisfazer a necessidade de energia total do RN, que abrange a taxa metabólica basal, o efeito térmico da alimentação e a atividade física. O aporte energético acima deste nível basal é armazenado e registrado como ganho ponderal. A proteína normalmente não é utilizada como fonte de energia, a menos que a taxa de energia total seja menor que o gasto energético total do RN. Nesses casos, determinados aminoácidos podem ser desaminados e desviados para as vias gliconeogênicas, onde geram cerca de 4 kcal/g de proteína (20). Esta ênfase na manutenção da administração de glicose é uma consequência da alta taxa metabólica do cérebro neonatal, que se baseia principalmente na glicose como seu substrato energético.

As necessidades de energia podem ser afetadas por numerosos fatores, incluindo a via de administração e a enfermidade. As demandas energéticas são aproximadamente 10% menores quando os RNs são nutridos por via parenteral em vez de enteral, porque não há excreção de energia nas fezes. As doenças que aumentam as demandas energéticas incluem ICC (21), DBP (22), doença respiratória aguda (23) e sepse grave (24). As doenças que reduzem as demandas energéticas incluem a encefalopatia hipóxico-isquêmica e distúrbios neurológicos degenerativos, nos quais há escassez de movimentos físicos. As terapias também podem alterar as demandas energéticas. Infusões de catecolaminas e cafeína podem aumentar o gasto energético (25), enquanto a ventilação mecânica, a oxigenação por membrana extracorpórea (ECMO) e o total resfriamento corporal conseguem reduzi-lo.

Recém-nascidos a termo

Os RNs a termo sadio que recebem leite materno exibem crescimento adequado ainda que recebam apenas 85 a 100 kcal/kg de peso corporal por dia durante os primeiros 4 meses de vida (26). Os RNs alimentados com fórmula têm demandas energéticas mais altas (100 a 110 kcal/kg), mais provavelmente devido a menor eficiência de digestão e absorção de lipídios (12). Consulte a seção "Capacidades digestivas e absortivas", anteriormente.

Recém-nascidos pré-termo

Os RNs pré-termo têm necessidades de energia mais altas que os a termo em virtude de gasto energético em repouso mais alto e maiores perdas fecais secundárias a capacidades absortivas imaturas (ver a seção "Capacidades digestivas e absortivas"). Enquanto o gasto energético em repouso do RN a termo é 45 a 50 kcal/kg/dia, o pré-termo com menos de 34 semanas de gestação consome 50 a 60 kcal/kg/dia (27). As perdas fecais variam entre 10 e 40% da ingestão, de acordo com a dieta. Por exemplo, uma dieta em que os 100% dos carboidratos são lactose e os lipídios são predominantemente triglicerídios de cadeia longa promove mais perdas fecais em decorrência dos baixos níveis de lactase e do pequeno reservatório de sais biliares no prematuro. A reposição de até 50% da lactose com polímeros de glicose e de 10 a 40% dos lipídios com triglicerídios de cadeia média (TCM) parece reduzir a má absorção a cerca de 10% (28). O RN pré-termo necessita de 50 a 60 kcal/kg/dia além do gasto energético diário e da perda de energia nas fezes para manter o ganho ponderal ao longo da curva de crescimento intrauterino (15 a 18 g/kg/dia). Assim, excluindo quaisquer necessidades adicionais impostas por doenças que elevam o consumo de oxigênio ou por má absorção, o RN pré-termo terá ganho ponderal paralelo à curva de crescimento se receber aproximadamente 120 kcal/kg/dia. Pressupondo que sejam necessárias 2,5 kcal para atingir 1 grama de ganho ponderal, o ajuste para um ganho mais rápido de peso (de 20 a 30 g/kg/dia) exigiria o fornecimento de mais 10 a 15 kcal/kg de peso corporal por dia ao RN pré-termo. Assim, é provável que o aporte energético na ordem de 130 a 135 kcal/kg/dia seja um alvo mais razoável para o RN prematuro do que a ingestão previamente recomendada de 120 kcal/kg/dia, especialmente dado que a maioria dos RNs terá caído da curva durante o período de enfermidade e apresentará déficits acumulados que precisam ser repostos além do ganho de peso padrão esperado (4). Muitos hesitam em aumentar a oferta calórica devido a preocupações de aumento da adiposidade e risco metabólico a longo prazo; no entanto, até a data, estes não têm sido verificados na literatura. Ao aumentar a oferta calórica (tanto quanto 150 kcal/kg/dia), aumenta o ganho de massa magra e o crescimento linear sem aumento da massa de gordura (29). São necessárias mais investigações para avaliar a velocidade de ganho de peso ideal, levando em conta tanto os desfechos metabólicos quanto de neurodesenvolvimeto a longo prazo. Além disso, todos os parâmetros de crescimento (peso, comprimento, circunferência craniana, composição corporal) precisam ser levados em conta ao avaliar as demandas energéticas dos RNs pré-termo.

Fontes de energia

Carboidratos

Os RNs são extremamente dependentes de uma fonte de glicose para seu metabolismo cerebral normal (30). A principal fonte de glicose no RN a termo é a lactose no leite humano e em fórmulas à base de leite de vaca. As fórmulas à base de soja fornecem glicose a partir do metabolismo da sacarose ou polímeros de glicose. Os RNs pré-termo também recebem glicose, inicialmente como dextrose nas soluções parenterais, mas depois por via enteral a partir de lactose ou de polímeros de glicose. A galactose também é importante para o RN, pois é essencial ao armazenamento de glicogênio. O RN utiliza tipicamente 4 a 8 mg/kg/minuto de glicose (30). Esse valor é comumente usado como a velocidade de infusão de glicose em nutrição parenteral. Em virtude de suas menores reservas de glicogênio e capacidades gliconeogênicas inferiores, os RNs pré-termo são mais propensos à hipoglicemia do que os RNs a termo. Velocidades de infusão mais altas de glicose (até 15 mg/kg/minuto) podem ser necessárias em lactentes com restrição de crescimento e em RNs de mães diabéticas para manter a concentração normal de glicose.

Velocidades de infusão intravenosa de glicose de até 12,5 mg/kg/minuto são comumente usadas em RNs pré-termo a fim de promover a recuperação do ganho de peso. Acima dessa taxa, é preciso realizar uma análise de custo/benefício. Embora níveis mais rápidos de ganho ponderal sejam alcançáveis por velocidades de infusão de glicose mais altas (especialmente se a glicemia for controlada com infusão de insulina exógena) (31), também ocorrerão uma taxa metabólica mais alta e alteração do quociente respiratório. Assim, o aumento do consumo de oxigênio associado a uma quantidade proporcionalmente maior de dióxido de carbono gerado pelas células pode afetar significativamente a tensão de dióxido de carbono e as necessidades ventilatórias. Além disso, as "taxas de crescimento" maiores demonstradas com altas velocidades de infusão de glicose resultam do ganho ponderal de gordura, sem aumento do crescimento linear ou cerebral (31). Além das preocupações a curto prazo de maior adiposidade, há preocupações relativas a efeitos a longo prazo de hiperglicemia precoce, com crescimento e desfechos neurodesenvolvimentais agravados naqueles RNs com mais dias de hiperglicemia (32). Portanto, os riscos e benefícios do suporte agressivo com altas (> 12,5) velocidades de infusão de glicose devem ser cuidadosamente considerados.

Lipídios

Os lipídios são uma grande fonte de energia para RNs. Certos ácidos graxos, como o linoleico (ômega-6, 18:2) e o linolênico (ômega-3, 18:3), são essenciais na dieta, e sua ausência acarreta síndromes de deficiência. Concentrações de ácidos graxos essenciais declinam rapidamente em 1 semana após a suspensão da administração de lipídios. Os RNs que recebem nutrição parenteral ou uma dieta enteral restrita em lipídios precisam de, pelo menos, 0,5 mg/kg/dia de uma mistura lipídica intravenosa contendo esses ácidos graxos, no mínimo 3 vezes/semana para prevenir deficiência grave de ácidos graxos essenciais. A American Academy of Pediatrics (AAP) recomenda que, pelo menos, 3% do aporte energético total de RNs sejam fornecidos por ácido linoleico (33).

O aporte de lipídios na dieta varia, sobremodo, de acordo com o método de administração (enteral *versus* parenteral) e o alimento (leite humano *versus* fórmula). Os RNs a termo alimentados por via enteral consomem aproximadamente 5 a 6 g/kg/dia de lipídios, enquanto aqueles alimentados por via parenteral raramente recebem mais de 3,5 g/kg/dia. Os RNs alimentados com leite humano (sobretudo aquele expresso de mães que deram à luz RNs pré-termo) podem receber até 7 g/kg/dia.

Os RNs alimentados com leite humano recebem uma mistura singular de lipídios que não pode ser replicada com precisão nas fórmulas infantis. Os lipídios do leite de vaca geralmente não são bem tolerados pelos RNs, o que levou os fabricantes a usarem óleos vegetais como substitutos. O espectro de ácidos graxos encontrados na fórmula para RNs é nitidamente distinto dos lipídios do leite humano.

O papel dos ácidos graxos ômega, como os ácidos docosaexaenoico (DHA) e araquidônico (AA), na dieta do RN continua a ser objeto de intensas pesquisas. Esses ácidos graxos são produtos de uma via de alongamento do ácido linoleico e importantes na estrutura da membrana celular, em cascatas de sinalização celular e na mielinização (34). De modo geral, as vias sintéticas são imaturas nos RNs pré-termo e por um período de tempo indeterminado após o nascimento em RNs a termo (34). Os níveis de DHA e AA declinam imediatamente após o nascimento (35). As fontes desses ácidos graxos incluem a placenta e o leite humano. Por outro lado, os lipídios do leite de vaca e o óleo vegetal não os contêm. Como o RN pré-termo pode ser menos capaz de sintetizá-los e os teria recebido *in utero*, a European Society for Pediatric Gastroenterology and Nutrition recomendou o acréscimo de uma fonte desses ácidos graxos à fórmula para prematuros (36). As evidências da sua eficácia abrangem estudos que demonstram melhor acuidade visual, eletrorretinogramas (ERG) mais maduros e ganhos a curto prazo no neurodesenvolvimento geral nos RNs que recebem suplementos (37). Estudos dos desfechos de crescimento e desenvolvimento a mais longo prazo de RNs que receberam suplementos desses ácidos graxos sugerem efeitos positivos contínuos no sistema visual com 1 ano de idade (37). Resta esclarecer se os ganhos neurodesenvolvimentais iniciais potenciais permanecem após o primeiro ano. As revisões de Cochrane que avaliam se a suplementação de ácido graxo poli-insaturado de cadeia longa (LC-PUFA) na fórmula para o RN melhora o neurodesenvolvimento nos RNs a termo (38) e pré-termo (39) foram realizadas várias vezes nos últimos 12 anos. A mais recente, que incluía 25 ensaios de alta qualidade em RNs a termo e 13 ensaios de alta qualidade em RNs pré-termo, concluiu que os estudos não dão embasamento a um efeito positivo neurodesenvolvimental a longo prazo após suplementação via fórmula específica no período neonatal (38,39). Por outro lado, não foram observados efeitos adversos. Uma questão importante a ser considerada no acréscimo de qualquer composto na dieta de um RN é se o componente exerce seu efeito nutricional de maneira isolada ou em combinação com outros compostos. Com base em seu estado "geralmente reconhecido como seguro" (GRS), DHA e AA foram adicionados às fórmulas dos RNs a termo, pré-termo no hospital e pré-termo após a alta pelos principais fabricantes de fórmulas.

A ausência de um efeito neurodesenvolvimental consistente pode advir de doses baixas dos compostos ou pode representar uma eliminação de efeitos iniciais ao longo do tempo. No entanto, o neurodesenvolvimento não é o único desfecho de relevância para esses compostos. Martin et al. relataram que mesmo pequenas reduções no DHA e no AA estão associadas ao agravo de doença pulmonar crônica e sepse de início tardio em RNs pré-termo (35).

A carnitina é outro composto implicado no metabolismo lipídico no RN. Embora a deficiência de carnitina seja rara no RN alimentado por via enteral devido aos altos níveis no leite humano e à suplementação das fórmulas, continua a ser uma preocupação nos RNs que recebem nutrição parenteral exclusiva a longo prazo sem suplementação. Podem-se acrescentar suplementos de carnitina à nutrição parenteral total (NPT), e são recomendados para RNs que recebem NPT por mais de 3 semanas. No entanto, a suplementação rotineira de carnitina em RNs pré-termo desde o nascimento não tem efeito positivo no crescimento, apneia ou duração da internação, não sendo, assim, indicada (40).

Necessidades de proteína

As necessidades de proteína em seres humanos são determinadas por diversos fatores, incluindo a qualidade e a quantidade de proteína, a taxa de energia fornecida e o estado nutricional proteico do indivíduo. O último é influenciado pelo grau de desnutrição prévia, pela velocidade de crescimento de recuperação e potencialmente por processos inflamatórios. O RN enfermo é exposto a muitas dessas influências. Além disso, ele tem uma necessidade basal alta de acreção de proteína, baseada nas taxas de acreção de nitrogênio in utero (2). Uma taxa de energia adequada é importante para promover a utilização ideal das proteínas, e uma razão calorias não proteicas/grama de nitrogênio de 200:1 é considerada ideal. A taxa de proteína no RN foi recentemente limitada a 4 g/kg/dia devido a preocupações referentes à incapacidade do rim imaturo de excretar ácido titulável, ureia e íon amônio. No entanto, os dados mais recentes confirmaram que os níveis de 4,5 a 5 g/kg/dia são tolerados sem aumento dos níveis de ureia ou acidose metabólica (41).

As necessidades de proteína, em geral, e de aminoácidos de cadeia ramificada, em particular, são aumentadas em adultos com instabilidade fisiológica secundária a sepse ou uma enfermidade cirúrgica. A possibilidade de que alterações semelhantes possam ocorrer em RNs enfermos foi motivo de investigações (23,24). Nem uma doença respiratória aguda, nem sepse, nem a ligadura cirúrgica do canal arterial persistente (PCA) aumentam as necessidades de proteína (23,24). Atualmente, não se recomenda elevação da taxa de proteína rotineiramente com base na presença de uma doença ou instabilidade fisiológica. Por outro lado, os clínicos muitas vezes limitam a taxa de nutrientes durante uma enfermidade a partir da preocupação de que cargas altas sobrecarreguem o metabolismo. Até 3 g de proteína por kg de peso corporal podem ser administrados diariamente para RNs pré-termo enfermos com início nas primeiras 24 horas após o nascimento (42) e atualmente as recomendações são para progredir para pelo menos 4 g/kg/dia conforme tolerado.

Recém-nascidos a termo

O RN a termo alimentado ao seio cresce adequadamente e mantém níveis normais de proteína sérica e somática (i.e., muscular) com apenas 1,5 g/kg/dia de proteína. Embora o teor de proteína seja baixo (1,1%), a qualidade da proteína do leite humano é excelente, porque o espectro de aminoácidos oferece uma "compatibilidade" singular com as necessidades neonatais de aminoácidos. A proteína predominante é a lactalbumina em lugar da caseína, o que proporciona coágulos de leite menores e com maior digestibilidade. Além disso, o leite humano é rico em fontes de nitrogênios não alimentares, como nucleotídios que estimulam o sistema imune; imunoglobulinas e outros fatores antimicrobianos, que ajudam a proteger o epitélio intestinal; fatores de crescimento, que promovem o crescimento intestinal; e enzimas (p. ex., lipases), que auxiliam a digestão (9).

O RN a termo alimentado com fórmula à base de leite de vaca ou soja requer maior taxa de proteína, mais provavelmente para compensar a qualidade inferior das proteínas oferecidas. Assim, o RN em uso de fórmula de leite de vaca precisa de 2,14 g/kg/dia, e aquele alimentado com fórmula de soja, de até 2,7 g/kg/dia de proteína (19). A proteína do leite de vaca é predominantemente caseína, porém várias fórmulas à base de leite de vaca são modificadas para ter predomínio de lactalbumina. As fórmulas de soja também promovem o crescimento adequado da massa corporal magra. Contudo, essas fórmulas contêm menor porcentagem de nitrogênio disponível como aminoácidos essenciais ou semiessenciais (19).

Também pode-se fornecer proteína ao RN a termo por meio de hidrolisado proteico ou fórmulas de aminoácidos elementares. Tais fórmulas visam especificamente reduzir a exposição do RN a proteínas do leite de vaca ou de soja potencialmente antigênicas. Através da hidrólise da proteína do leite de vaca, de modo que mais de 90% das proteínas tenham peso molecular igual ou menor que 1.250 Da, a doença secundária à alergia ao leite de vaca pode ser tratada ou potencialmente prevenida. Essas fórmulas oferecem cerca de 2,8 g/kg/dia de proteína e energia de 100 kcal/kg/dia.

Recém-nascidos pré-termo

As recomendações para o aporte de proteína em RNs prematuros seguem muitos dos mesmos parâmetros do RN a termo. Contudo, as necessidades do prematuro parecem ser maiores. Os RNs pré-termo necessitam iniciar a administração de proteína imediatamente após o parto para evitar a perda das reservas endógenas (43). Além disso, os RNs apresentam déficits de proteína devido a enfermidades ou à transição para a alimentação enteral e, portanto, provavelmente exigirão quantidades maiores posteriormente para corrigir as perdas iniciais (43). Estudos sobre as necessidades e a distribuição (síntese versus degradação) de proteína em RNs de extremo baixo peso ao nascer (EBP) demonstram que a média de 3,2 g/kg de proteína é necessária para rebater o balanço nitrogenado negativo da doença neonatal e para reproduzir a taxa de acreção de proteína in utero esperada (43). Os desfechos de crescimento e desenvolvimento são melhorados quando taxas de proteínas mais próximas de 4 a 5 g/kg/dia são estabelecidas precocemente e mantidas durante toda a internação. Olsen et al. (41) mostraram que os lactentes que receberam 4,6 a 5,5 g/kg/dia apresentam menos declínio nos escores z de comprimento. O crescimento a longo prazo (peso, comprimento e ganhos de massa magra) e os desfechos de desenvolvimento também melhoraram com o aumento da taxa de proteína (aproximadamente 4,5 g/kg/dia) (3). Além da taxa de proteína total, estudos analisaram quais aminoácidos podem limitar a acreção de proteína no RN pré-termo. Os termos aminoácidos "essenciais" e "não essenciais" foram substituídos no léxico neonatal por "indispensáveis" ou "limitantes" e "dispensáveis" porque estes termos são mais descritivos dos efeitos dos aminoácidos no metabolismo das proteínas. A treonina e lisina são claramente indispensáveis porque não podem ser sintetizadas originalmente a partir de produtos do metabolismo intermediário do carbono (44).

Por fim, as doenças ou os medicamentos que aumentam a renovação de proteína ou a degradação muscular podem influenciar a taxa de proteína. Van Goudoever et al. (45) demonstraram que os esteroides usados no tratamento da DBP causam balanço nitrogenado negativo através do aumento da taxa de degradação de proteína, mas têm pouco efeito na síntese de proteína. Mais recentemente, a influência da doença e da inflamação no crescimento linear e nos ganhos de massa magra (marcadores da acreção de proteína) foi reconhecida e documentada (3). O aumento dos marcadores inflamatórios e doença continua a influenciar negativamente o crescimento linear até 24 meses de idade corrigida para prematuridade (3).

Muitos RNs pré-termo recebem proteína inicialmente como parte de um esquema de nutrição parenteral. As soluções de aminoácidos intravenosas evoluíram a ponto de serem concebidas especificamente para RNs pré-termo. Elas procuram normalizar o perfil de aminoácidos plasmáticos do RN sadio, promovendo níveis semelhantes aos de um lactente de 1 mês de idade que recebe leite materno. RN/lactentes que recebem soluções de aminoácidos precocemente melhoraram o balanço positivo de nitrogênio e os escores de desenvolvimento aos 18 meses (3,42,44). Por esses motivos, as recomendações atuais para administração de aminoácidos são: iniciar 3 g/kg/dia imediatamente após o nascimento e aumentar de 0,5 a 1 g/kg/dia para aproximadamente 4 g/kg/dia (42,44).

Os RNs pré-termo que começam a alimentação enteral nos primeiros dias após o nascimento sofrem restrição relativa de proteína porque costumam receber leite humano ou pequenos volumes de fórmula para RNs pré-termo. Embora o leite humano de mães que tiveram parto prematuro inicialmente contenha mais proteína em comparação com o leite humano a termo (10), o conteúdo ainda é relativamente baixo e diminui rapidamente no período pós-natal a níveis a termo. Além disso, a criança irá receber, inicialmente, volumes baixos enquanto progride lentamente para a alimentação enteral. O enriquecimento do leite humano com um fortificante específico resolve esta questão do baixo teor de proteína; no entanto, pode ainda não ser o suficiente. Mais recentemente, o enriquecimento individualizado com suplementos e a suplementação de proteínas adicionais são recomendados (46). Os lactentes que recebem esse enriquecimento individualizado demonstraram maiores ganhos de peso e circunferência craniana (46).

Necessidades de minerais e elementos

As necessidades de minerais em RNs são influenciadas pela imaturidade renal, pelo grau de prematuridade e por medicamentos que interferiam no metabolismo dos minerais (33). Em geral, os RNs pré-termo necessitam de quantidades mais altas de minerais que os RNs a termo. As necessidades diárias de alguns minerais (p. ex., sódio, potássio, cloreto) são determinadas pela medição dos níveis séricos, enquanto outras (p. ex., cálcio, fósforo) são estimadas a partir das taxas de acreção *in utero* (2). Uma discussão mais abrangente dessas necessidades pode ser encontrada em outros capítulos neste livro (p. ex., ver Capítulos 19 e 33).

Ferro

A maior parte do ferro corporal total no RN a termo é acumulada durante o terceiro trimestre (2). O feto mantém um conteúdo corporal total de ferro constante de 75 mg/kg durante o último trimestre, aumentando de 35 a 40 mg com 24 semanas de gestação para 225 mg a termo. O parto prematuro compromete este processo, portanto, os RNs pré-termo, incluindo os pré-termo tardios, nascem com reservas de ferro mais baixas que os a termo (47). Os RNs pequenos para a idade gestacional frequentemente nascem com baixas reservas de ferro, supostamente devido a uma redução do transporte placentário de ferro (47). Os RNs de mães diabéticas nascem com baixas reservas porque boa parte do ferro fetal está na massa eritrocitária expandida (47). Também parecem ter um ferro corporal total reduzido, mais provavelmente em decorrência da alteração no transporte de ferro pela placenta diabética, de modo que a necessidade de ferro aumentada dos RNs de mães diabéticas excede a capacidade de transporte placentário (47). O Quadro 20.1 descreve as necessidades de ferro para RNs de diferentes categorias de peso e idade gestacional ao nascer.

Recém-nascidos a termo

O RN apropriado para a idade gestacional amamentado que se beneficia da ligadura tardia do cordão umbilical e cresce a uma taxa prevista pela curva padrão da OMS tem ferro corporal total suficiente para permanecer sem anemia por 6 meses (48). O RN pequeno para a idade gestacional tem uma reserva de quase 2 meses e apresenta alto risco de deficiência de ferro pós-natal se não for adequadamente suplementado com ferro na dieta. A necessidade de ferro diária estimada para o RN a termo alimentado com fórmula é de 1 mg/kg/dia (49) (Quadro 20.1) (consulte também o Capítulo 43).

A principal fonte de ferro da dieta para o RN a termo sadio é o leite humano ou fórmula infantil enriquecida com ferro (49). Embora o leite humano tenha um nível de ferro baixo (0,3 mg/ℓ) em comparação com a fórmula enriquecida com ferro (10 a 12 mg/ℓ) ou a fórmula "pobre em ferro" (4,5 mg/ℓ), o ferro é mais biodisponível (49). As fórmulas contendo 4 ou 7 mg/ℓ permanecem suficientes em ferro (50).

Recém-nascidos pré-termo

O RN pré-termo que não sofreu restrição do crescimento intrauterino começa sua vida extrauterina com as mesmas reservas de ferro por quilograma de peso corporal que o RN a termo (cerca de 12 mg/kg). As concentrações séricas de ferritina, que refletem as reservas de ferro, são um pouco inferiores em RNs pré-termo (47). Contudo, é exposto a diversos fatores de estresse que perturbam o balanço de ferro, de modo que, por ocasião da alta hospitalar, o RN pode ter deficiência ou sobrecarga de ferro. A variação dos níveis de ferro do RN pré-termo na idade pós-concepção de 40 semanas parece ser bem mais ampla que a do RN a termo, porém não há estudos sistemáticos.

O RN pré-termo frequentemente entra em balanço de ferro negativo devido à perda de sangue durante as flebotomias associada a alta taxa de crescimento (e expansão da massa eritrocitária) durante o período convalescente (ver também Capítulo 43). A necessidade enteral diária de ferro para o RN pré-termo que não recebe eritropoetina recombinante é 2 a 4 mg/kg/dia, com aumento da necessidade no RN mais prematuro (51). Os lactentes tratados com eritropoetina recombinante precisam de no mínimo 6 mg/kg/dia de ferro (Quadro 20.1) (51).

A questão de quando começar a suplementação de ferro no RN pré-termo é controversa. O ferro é essencial ao crescimento e desenvolvimento normais de todos os tecidos, incluindo o cérebro. Uma rica literatura sustenta a hipótese de que a deficiência de

QUADRO 20.1

Dosagem de ferro para recém-nascidos com base na idade gestacional, na adequação para a idade gestacional e na dieta.

Idade gestacional	Adequação para a idade	Dieta	Dose diária de ferro (mg/kg de peso corporal)
A termo	AIG	Aleitamento materno	0
A termo	AIG	Fórmula	1
A termo	PIG	Aleitamento materno	1 a 2
Pré-termo > 30 semanas	AIG	Mista	2
Pré-termo < 30 semanas	AIG	Mista	4
Pré-termo; tratado com rhEpo	AIG	Mista	6

ferro precoce acarreta sequelas ao neurodesenvolvimento no momento da deficiência e bem depois da reposição de ferro (52). A deficiência de ferro em RNs pré-termo alentece a condução nervosa (53). Não obstante, o ferro também é um potente estressor oxidante, porque catalisa a reação de Fenton, produzindo espécies de oxigênio reativas. Como os RNs pré-termo têm sistemas antioxidantes imaturos, há a preocupação de que o ferro livre (i.e., acima da capacidade total de ligação ao ferro) possa exacerbar doenças relacionadas etiologicamente com estresse oxidativo, como DBP, ECN, lesão neuronal e retinopatia da prematuridade (ROP) (54). RNs que receberam ferro parenteral estão sob o risco de ter ferro livre circulante e aumento dos marcadores do estresse oxidativo (55). Haja vista tais preocupações, o ferro parenteral deve ser usado com parcimônia. Por outro lado, as doses diárias de ferro enteral de até 18 mg/kg foram administradas sem sequelas (56). Como os RNs têm reservas de ferro adequadas, não há necessidade em começar a suplementação de ferro em um RN pré-termo enfermo, que não está em crescimento. Desse modo, a suplementação de ferro enteral não deve ser começada antes de 2 semanas de idade pós-natal (33). Por outro lado, o adiamento da suplementação de ferro até depois de 2 meses acarreta um risco alto de deficiência de ferro no período após a alta.

Deve-se usar o leite humano sempre que possível em RNs pré-termo. Contudo, em virtude do baixo conteúdo de ferro do leite humano e da alta taxa de crescimento desses lactentes, a suplementação de ferro adicional é necessária. Ademais, aqueles que recebem eritropoetina humana recombinante devem começar a suplementação com sulfato de ferro mais cedo para que tenham uma resposta eritropoética adequada. As fórmulas para prematuros são enriquecidas com ferro e devem oferecer quantidades adequadas para o RN pré-termo maior. Entretanto, aqueles com menos de 30 semanas de gestação precisarão de suplementação de ferro enteral além da fórmula para prematuros ou leite humano fortificado, de modo a aproximar sua dose total de 4 mg/kg/dia. Aqueles com concentrações séricas de ferritina abaixo de 75 μg/ℓ podem necessitar de ferro adicional, visto que esse nível em RNs tem sido associado a sequelas neurológicas (53).

Oligoelementos

Dez oligoelementos são nutricionalmente essenciais para o ser humano: zinco, cobre, selênio, cromo, manganês, molibdênio, cobalto, flúor, iodo e ferro (57). Existem na literatura revisões excelentes sobre as necessidades de oligoelementos em RNs (57). A maioria dos oligoelementos é acrescida durante o último trimestre. Assim, o RN a termo apropriado para a idade gestacional (AIG) possui reservas plenas e precisa de uma ingestão alimentar modesta desses elementos. O leite humano e as fórmulas infantis garantem taxas adequadas. O RN pré-termo ou aquele a termo sob NPT prolongada entraria em balanço negativo de qualquer um dos oligoelementos se não recebesse uma fonte exógena. Durante a NPT, os RNs devem receber oligoelementos neonatais. As fórmulas para RNs prematuros e o leite humano pré-termo parecem suprir quantidades adequadas de oligoelementos ao RN prematuro alimentado por via enteral (57).

O selênio é um potente antioxidante. Os RNs pré-termo têm reservas de selênio menores que os RNs a termo (57). Estudos que relacionam a insuficiência de selênio ou suplementação de selênio a doença possivelmente induzida por estresse oxidante, como DBP ou ROP, não foram convincentes (58), mas o consenso geral é de que o estado de selênio deve ser apoiado no RN pré-termo, uma vez que também é importante para o desenvolvimento cerebral e reduz o risco de sepse (58). O selênio não é encontrado em produtos comerciais e deve ser acrescentado em separado à NPT, na taxa de 2 μg/kg/dia (57). O iodo não é adicionado à NPT. Recomendou-se uma dose de 1 μg/kg/dia aos lactentes em NPT por mais de 6 semanas (57).

Vitaminas

As necessidades de vitaminas em RNs são mais facilmente conceitualizadas, considerando-se as vitaminas hidro e lipossolúveis em separado. Uma revisão abrangente de todas as vitaminas e suas deficiências está além do escopo deste capítulo, e o leitor poderá consultar fontes dedicadas ao assunto (59). Esta seção descreve as vitaminas que são de relevância especial para RNs e aqueles sob risco específico de deficiência.

Vitaminas hidrossolúveis

Os RNs a termo raramente são deficientes nas vitaminas hidrossolúveis do grupo B (59). Assim como todos os seres humanos, os RNs necessitam de uma fonte diária de vitamina C e folato. Estes são fornecidos em concentrações adequadas no leite humano, em fórmulas infantis e em preparações multivitamínicas acrescentadas à nutrição parenteral. A AAP declarou que RNs a termo alimentados ao seio não precisam de suplementação das vitaminas hidrossolúveis no primeiro semestre, salvo em circunstâncias excepcionais (9). Os RNs pré-termo também não parecem precisar de vitaminas hidrossolúveis suplementares, depois que estiverem recebendo uma quantidade adequada de fórmula ou leite humano enriquecido. A quantidade mínima de alimentação enteral necessária para manter a suficiência de vitaminas varia entre as fórmulas e os enriquecedores do leite humano disponíveis.

Vitaminas lipossolúveis

As deficiências de vitaminas lipossolúveis também são um problema raro em RNs a termo sadios alimentados com leite humano ou fórmula infantil. Contudo, certos grupos de RNs estão sob risco de deficiência de vitamina D (59). Estes incluem os RNs alimentados ao seio cujas mães são deficientes em vitamina D em decorrência da sua dieta (vegetariana) ou protegem totalmente a própria pele da luz solar. Os RNs das últimas, quando expostos a menos de 30 min de luz solar por dia, estão sob o risco mais alto. A AAP recomenda que todos os lactentes recebam 400 UI de vitamina D ao dia (17).

Praticamente todos os RNs recebem vitamina K na sala de parto para prevenir a doença hemorrágica do RN. A prevalência deste distúrbio é muito baixa, mas as consequências neurológicas são tão desastrosas e preveníveis que a recomendação atual é continuar a fornecer a vitamina K ao nascimento. Depois que a flora intestinal se estabelece nos primeiros 2 dias pós-natais, a deficiência de vitamina K é raríssima. No entanto, os RNs que recebem antibióticos de amplo espectro, os quais reduzem a flora intestinal intensamente, devem ser tratados com suplementos de vitamina K pelo menos 2 vezes/semana (59).

Enquanto os RNs não são totalmente dependentes das fontes alimentares das vitaminas D (sintetizada originalmente a partir de esteróis precursores com 1 semana de idade) e K (suprida pelas bactérias intestinais), as vitaminas E e A devem ser fornecidas na dieta. O RN a termo que consome leite humano ou fórmula infantil recebe uma quantidade adequada de ambas, pressupondo-se que não exista obstáculo à absorção de lipídios, como a fibrose cística ou a síndrome do intestino curto. Em RNs com estes distúrbios, deve-se utilizar uma preparação hidrossolúvel das vitaminas A e E e monitorar os níveis séricos.

Há questões significativas acerca das vitaminas lipossolúveis, principalmente A e E, em RNs pré-termo abaixo de 34 semanas de gestação em virtude da sua digestão relativamente precária de lipídios. Assim como os lactentes a termo, a vitamina K e, mais provavelmente, a D não são um grande problema, porém as fórmulas para RNs prematuros são suplementadas com mais vitamina D que as fórmulas para RNs a termo.

Até mesmo os RNs mais prematuros são capazes de sintetizar o metabólito ativo da vitamina D na idade de 1 semana (60).

A deficiência de vitamina A em mamíferos em crescimento resulta em fibrose tecidual significativa, particularmente do pulmão e fígado. Os RNs pré-termo têm baixos níveis de reservas hepáticas de vitamina A (61). Ademais, os RNs pré-termo com síndrome de angústia respiratória cujas concentrações de vitamina A no sangue do cordão eram baixas são mais propensos a desenvolver a DBP (61).

Uma revisão recente de Cochrane confirma que a suplementação rotineira de vitamina A de RNs pré-termo reduz o risco de doença pulmonar crônica (62). Neste momento, o tratamento com vitamina A para todos os RNs sob risco de DBP não é aceitável se os valores séricos não forem monitorados rotineiramente (consulte a seção "Monitoramento nutricional"). Os riscos são relativamente baixos, mas incluem três injeções intramusculares semanais por 4 semanas em RNs com pouca massa muscular e a possibilidade relativamente remota de toxicidade da vitamina A. Os níveis séricos de vitamina A devem ser acompanhados 1 vez/semana para monitorar a toxicidade e eficácia. Outra abordagem é medir os níveis de vitamina A em RNs pré-termo sob risco de DBP ao nascimento e tratar apenas aqueles com baixas concentrações séricas, tendo em mente que as concentrações séricas não são a medida mais fidedigna do estado de vitamina A tecidual (62).

Desde que se observou que a deficiência de vitamina E provoca anemia hemolítica, estudos subsequentes têm avaliado a relação da vitamina E com doenças que podem envolver estresse oxidativo em RNs pré-termo, como DBP e ROP (63). Claramente, as membranas fosfolipídicas correm alto risco de estresse oxidativo. Se não forem protegidas adequadamente por antioxidantes circulantes como a vitamina E, o selênio e a superóxido-dismutase, as membranas serão danificadas, com subsequente morte celular. Assim, esperava-se que a suplementação de vitamina E no RN pré-termo que tem um sistema antioxidante imaturo pudesse prevenir ou atenuar a DBP ou a ROP estabelecida. Os estudos que seguiram essas linhas foram decepcionantes. Uma metanálise dos estudos da suplementação de vitamina E para prevenir a ocorrência ou progressão da ROP não mostrou efeito significativo (63). Ademais, os altos níveis de vitamina E após a suplementação parecem elevar o risco de sepse (63).

As fórmulas para lactentes pré-termo são enriquecidas com vitaminas E e A. Para a maioria dos lactentes alimentados com tais fórmulas, os níveis séricos das vitaminas E e A permanecem na faixa normal. Contudo, a avaliação rotineira desses níveis no RN de alto risco com menos de 1.500 g talvez seja prudente, pois é provável que o estado de deficiência não seja vantajoso para o RN em crescimento.

Efeito de doenças neonatais sobre as necessidades nutricionais

A maioria dos estudos das necessidades nutricionais neonatais procurou definir as necessidades do RN a termo ou pré-termo sadio em crescimento. No entanto, os adultos e as crianças maiores que estão enfermos sofrem alterações profundas no metabolismo, incluindo a capacidade de absorver e utilizar nutrientes, de acordo com o tipo e o grau da doença. Cerra et al. (64) investigaram os efeitos independentes de cirurgia, traumatismo e sepse sobre o metabolismo adulto e observaram alterações consistentes nas necessidades de proteína-energia. Cada incidente aumenta o consumo celular de oxigênio e promove um balanço nitrogenado mais negativo; a sepse exerce os efeitos mais profundos. Citocinas como fator de necrose tumoral (FNT-alfa), interleucina-6 (IL-6) e interleucina-1 (IL-1) parecem ser mediadores importantes da resposta (64). Estão elevadas em RNs pré-termo e a termo com sepse (65). Estudos em adultos sugerem que a administração de energia e aminoácidos deve ser modificada significativamente em pacientes enfermos. Em particular, estes parecem precisar de uma taxa mais alta de energia e mais proteína para permanecer em balanço nitrogenado neutro ou positivo. Menos estudos exploraram essas questões em RNs pré-termo e a termo. Não obstante, alguns dos efeitos metabólicos de uma doença pulmonar aguda, doença pulmonar crônica, ICC e sepse foram estudados. Uma pesquisa recente também mostrou associações com doença precoce e ganhos a longo prazo na massa magra e no comprimento, que são ambos marcadores da acreção de proteína (3). Esses achados, especificamente para ganhos de comprimento, persistem até pelo menos 24 meses de idade corrigida (3) e podem sugerir uma associação entre inflamação e supressão do eixo do hormônio de crescimento. Além das alterações metabólicas associadas à doença, a nutrição é muitas vezes suspensa durante os períodos de doença aguda. Este acúmulo precoce de déficits nutricionais é pelo menos em parte responsável pelas consequências a longo prazo de crescimento e neurodesenvolvimento inferiores (66). As conclusões desses estudos fortalecem o conceito de que a simples oferta dos nutrientes normalmente necessários no RN sadio não é suficiente para lactentes com essas enfermidades.

Conduta geral baseada no estágio da doença em recém-nascidos pré-termo

Em 1995, a Canadian Pediatric Society propôs uma nova conduta para nutrição neonatal, destinada principalmente a lactentes pré-termo, mas adaptável àqueles a termo (67). Essa conduta reconhecia que as necessidades nutricionais de RNs prematuros mudam de acordo com as demandas metabólicas da fase das suas doenças. A fase "transicional" inicial caracteriza-se como a época da doença neonatal e instabilidade fisiológica. Embora definida como os primeiros dez dias de vida, o período é flexível de acordo com a duração da doença neonatal. O RN prematuro enfermo tende a ser relativamente resistente à insulina e a ter níveis aumentados de hormônios contrarreguladores (gliconeogênicos) circulantes, incluindo o cortisol e glucagon. A terapia vasopressora com dopamina, dobutamina, ou epinefrina pode ter efeitos semelhantes aos dos hormônios endógenos. Tais fatores, combinados com a liberação de citocinas durante uma enfermidade, colocam o RN em estado catabólico em vez de anabólico. Nessas circunstâncias, os fatores de crescimento são sub regulados e não há crescimento. Os RNs pré-termo mostram tipicamente perda de peso, supressão de crescimento linear e ausência de crescimento da cabeça durante seu período de doença (3,4). A estratégia nutricional para esta primeira fase ainda não está plenamente definida. Os princípios da terapia intensiva adulta sugerem que a taxa de energia deve pelo menos satisfazer o gasto energético em repouso para prevenir a degradação adicional de glicogênio, músculo e gordura para a gliconeogênese. Assim que o gasto energético em repouso for satisfeito no RN estável em crescimento (cerca de 60 kcal/kg/dia), as calorias adicionais são dirigidas para o crescimento, com um custo aproximado de 2,5 calorias por grama de ganho ponderal. Contudo, no RN enfermo resistente à insulina com fatores de crescimento infrarregulados, essas calorias extras provavelmente aumentam a taxa metabólica celular, mas não resultam em crescimento. Além disso, os carboidratos, com seu quociente respiratório de 1,0, geram mais dióxido de carbono que os lipídios. A principal fonte de nutrição durante a enfermidade geralmente é parenteral, com uma contribuição mínima da alimentação trófica. A administração de proteína desde o nascimento é benéfica durante este período a fim de reduzir o grau de balanço nitrogenado negativo. A segurança e a eficácia de 3 g de proteína/kg de peso corporal no 1º dia de vida pós-natal foram estabelecidas, e este se tornou o padrão para a terapia nutricional neonatal (42). O uso de misturas especializadas de proteínas para repor os aminoácidos específicos perdidos durante a enfermidade ainda não foi estudado extensamente.

Após ter sido resolvida a fase inicial de doença, a criança entra no período de crescimento no hospital, que se caracteriza pela estabilidade fisiológica e um estado anabólico. O objetivo durante este período é reproduzir as taxas de crescimento intrauterino e acreção mineral e recuperar o terreno perdido durante o período de restrição nutricional e catabolismo durante o período da doença (3,4). Para os RNs pré-termo abaixo de 34 semanas pós-concepção, a administração de nutrientes deve ser ajustada levando-se em conta a imaturidade digestiva e absortiva. A dieta preferida é o próprio leite da mãe enriquecido, mas o enriquecimento do leite de doadora e das fórmulas do RN prematuro também resolve estas questões.

Os RNs prematuros na fase pós-alta também estão anabólicos e em crescimento. Em comparação à fase de crescimento no hospital, sua fisiologia é caracterizada por um sistema digestivo e absortivo maduro semelhante ao do RN a termo. Ao contrário dos últimos, porém, eles acumularam grandes déficits de energia, proteína e minerais (3,4), e seus índices de crescimento frequentemente estão abaixo do percentil 5 para sua idade ajustada à prematuridade. A fórmula de alta para o RN prematuro e o enriquecimento/a suplementação do leite humano após a alta hospitalar parecem ser indicados com base nos déficits de nutrientes projetados acumulados durante a hospitalização. As fórmulas para a alta de RNs pré-termo têm mais energia, proteína, cálcio, fósforo, ferro e vitaminas A e D do que as fórmulas para lactentes a termo. Ainda não se confirmou se os RNs alimentados com essas fórmulas apresentaram recuperação do crescimento e mineralização mais rápidos do que os lactentes prematuros alimentados com fórmula para RNs a termo. Uma recente revisão sistemática Cochrane não conseguiu demonstrar crescimento mais rápido ou maior neurodesenvolvimento com a utilização de fórmulas de alta, mas mostrou um efeito positivo se fórmulas para o RN pré-termo (80 kcal/100 mℓ) forem utilizadas (68).

Em suma, um sistema trifásico procura adaptar a administração nutricional ao RN pré-termo com base na fisiologia e necessidades de nutrientes. Melhor definição das necessidades de nutrientes específicos (p. ex., aminoácidos, fatores de crescimento) para cada fase e o desenvolvimento de fórmulas não inflamatórias a serem ministradas por via enteral durante a transição ou períodos de instabilidade clínica são indicados.

Efeitos de doenças específicas sobre as necessidades de nutrientes

Persiste a controvérsia sobre a possibilidade de uma doença pulmonar aguda, como a doença da membrana hialina, aumentar o consumo de oxigênio em proporção direta ao grau da doença respiratória (42,43). Ao contrário dos adultos, contudo, o balanço nitrogenado em RNs não parece ser afetado por doenças respiratórias agudas. A necessidade média de proteína para manter o balanço nitrogenado neutro durante uma doença respiratória é 1,5 a 2,0 g/kg/dia. Uma doença respiratória grave está associada a incidência mais alta de hipocalcemia e hipoglicemia. Não parece haver indicação para aumentar a taxa de proteína além do que seria fornecido normalmente; por exemplo, 4 g/kg/dia.

Em contraste com a doença respiratória aguda, a doença pulmonar crônica significativa aumenta o gasto energético em repouso em até 30% (22), e RNs com DBP irão precisar de maiores taxas de energia para crescerem de maneira adequada. As necessidades de proteína não foram extensamente estudadas em lactentes com DBP, mas aqueles que são tratados com esteroides sofrem aumento da degradação muscular, balanço nitrogenado mais negativo e velocidade de crescimento linear reduzida (3,45). Claramente, a desnutrição exerce um papel importante na gênese da doença e na velocidade de recuperação (22).

A ICC tem um efeito profundo sobre o gasto energético em repouso. Os RNs com ICC secundária a cardiopatia estrutural podem precisar de até 150 kcal/kg/dia em consequência do aumento da taxa metabólica e da má absorção resultante do edema intestinal. A necessidade de proteína dos RNs com ICC ainda não foi estudada, embora seja evidente que muitos têm atraso do crescimento e massa muscular reduzida. Isso pode ocorrer em parte devido à ingestão limitada de proteínas (devido à restrição de líquido) e aumento da degradação de proteína durante uma resposta inflamatória sistêmica induzida pela cirurgia e suas complicações. É prudente aumentar o aporte de proteína de maneira proporcional ao aumento do aporte energético, mantendo uma razão de 25 a 30 kcal para cada 1 g de proteína (ver também Capítulo 30). A cianose persistente gera estresse nutricional adicional ao aumentar a necessidade de ferro do RN. Como muitos desses RNs apresentam policitemia secundária, é preciso que haja ferro suficiente na dieta para suprir a eritropoese aumentada. A incapacidade de um RN cianótico manter níveis elevados de hemoglobina pode advir de deficiência de ferro, cuja triagem pode incluir a medição da concentração de ferritina e avaliação dos índices eritrocitários à procura de microcitose.

O efeito da sepse no estado nutricional neonatal não foi avaliado completamente. Estudos de amostras relativamente pequenas demonstram que RNs sépticos têm níveis de fator de necrose tumoral e de IL-6 associados ao balanço nitrogenado negativo, mas os seus níveis não são tão elevados como nos adultos sépticos (24,65). A sepse aumenta o consumo de oxigênio (69) – embora isso possa ser uma resposta inespecífica à doença, porque é observada em outros distúrbios não sépticos. Nenhum estudo avaliou se as intervenções nutricionais, por exemplo, mais proteínas ou fornecimento de energia, alteram essa condição fisiológica. Os papéis da infecção e da inflamação no estado nutricional neonatal e nas necessidades de nutrientes claramente precisam de mais estudos à luz do achado de que o número de dias de antibióticos está associado a crescimento linear e desfechos de neurodesenvolvimento inferiores (3).

ADMINISTRAÇÃO DE NUTRIENTES

Quase todos os RNs a termo e alguns prematuros acima de 33 semanas de gestação alimentam-se oralmente por demanda imediatamente após o nascimento. Contudo, RNs a termo enfermos e prematuros que não estão fisiologicamente maduros ou que estão instáveis e um número significativo de RNs pré-termo tardios necessitam de formas alternativas de administração de nutrientes. A primeira decisão gira em torno de definir se o RN pode receber alimentação enteral ou se a nutrição parenteral suplementar está indicada. Caso se preveja nutrição parenteral a longo prazo, é preciso decidir entre instalar um cateter central ou fornecer os nutrientes através de uma veia periférica. Se o RN for alimentado por via enteral com gavagem, o clínico tem múltiplas opções acerca da posição da sonda, da velocidade de progressão da alimentação e do esquema de alimentação em gotejamento contínuo ou bolo.

Nutrição parenteral
Indicações

A nutrição parenteral é indicada a todos os RNs nos quais a nutrição enteral esteja contraindicada ou forneça menos de 75% das necessidades totais de proteína e energia. Embora a nutrição parenteral tenha se tornado um recurso nutricional mais refinado com menos complicações ao longo de décadas de assistência nutricional neonatal, a via enteral permanece preferível na alimentação de RNs. As recomendações atuais são de que a alimentação trófica, de preferência do leite da própria mãe do lactente, seja iniciada no 1º dia independentemente do grau da doença, em conjunto com rápida administração de uma solução parenteral que inclua proteína. A introdução antecipada da nutrição parenteral é um fator associado a percentis mais altos de peso, comprimento e circunferência craniana à alta e melhor resultado do desenvolvimento a longo prazo. A tendência nos últimos dez anos tem sido começar a alimentação enteral mais cedo em RNs pré-termo para promover a maturidade ativa do sistema digestório, evitar atrofia vilosa em decorrência de desuso e incentivar a atividade hormonal intestinal (70). Assim, os RNs que ainda precisam de assistência respiratória moderada recebem refeições "tróficas". Essas refeições são hipocalóricas, e a nutrição parenteral lhes é indicada. No entanto, uma revisão recente de Cochrane de alimentação trófica precoce *versus* jejum enteral para RNs muito pré-termo não conseguiu demonstrar qualquer benefício (ou risco) à prática. Em particular, não houve efeito da alimentação trófica sobre a incidência de ECN, intolerância alimentar ou taxas de crescimento (70).

Vias de administração

A decisão acerca da administração da nutrição parenteral por veia central ou periférica requer a ponderação dos benefícios *versus* riscos. A nutrição parenteral administrada por um cateter central possibilita um aporte energético maior porque podem ser utilizadas soluções com concentrações de glicose acima de 12,5%. As concentrações de glicose dessa magnitude e as infusões de cálcio são mal toleradas por veias periféricas e causam alta taxa de esclerose venosa. Provavelmente ocorrerá descamação cutânea se a solução extravasar da veia. Pelos mesmos motivos, muitos berçários de terapia intensiva não permitem ou limitam a dose de cálcio a ser ministrada por cateter em veia periférica. Esta prática é sensata, mas limita a dose de cálcio e fósforo a ser fornecida a um RN que já corre alto risco de osteopenia.

Os riscos da NPT central dizem respeito principalmente à posição e à manutenção do cateter venoso central. Os cateteres venosos umbilicais instalados ao nascimento são tradicionalmente usados como cateter central primário, mas a incidência de trombose venosa é alta. Detectam-se coágulos tão cedo quanto 24 horas após a introdução do cateter. Os coágulos muitas vezes são infectados com *Staphylococcus* coagulase-negativos. Igualmente preocupante é o risco de septicemia por *Candida* observada com uma alta infusão de glicose e glicemias elevadas.

Um risco da NPT periférica é a subnutrição. O RN que recebe concentrações máximas de glicose (soro glicosado a 12,5%), aminoácidos (3,0 g/kg/dia) e lipídios intravenosos (3,5 g/kg/dia) em uma velocidade de infusão média de 150 ml/kg/dia receberá aproximadamente 95 kcal não proteicas/kg/dia. Embora essa velocidade de infusão satisfaça o gasto energético em repouso do RN prematuro (65 kcal/kg/dia), não há calorias "extras" suficientes para manter um ganho ponderal de 15 a 18 g/kg/dia. Assim, a NPT periférica a longo prazo induz os RNs pré-termo a se afastarem lentamente da curva de crescimento. O aporte de cálcio também será restrito, seja por uma contraindicação absoluta (em alguns berçários) ou por questões de osmolaridade. Cada dia de NPT periférica resulta em maior déficit do balanço de cálcio e risco mais alto de osteopenia da prematuridade.

Quando existe a expectativa de que os RNs conseguirão tolerar alimentação oral 1 semana após o início da nutrição parenteral, deve ser colocado um cateter central e iniciada nutrição parenteral central. A escolha do acesso venoso também encerra riscos e benefícios. A colocação cirúrgica de um cateter ancorado (p. ex., Broviac®) é um procedimento mais arriscado do que a instalação de um cateter central inserido perifericamente (PICC). Contudo, é provável que o Broviac®, instalado nas condições estéreis do centro cirúrgico, dure mais tempo. Ademais, a escolha de cateteres (lúmen único *versus* duplo, diferenças de calibre) é maior com os acessos obtidos cirurgicamente, e muitas vezes pode-se coletar sangue de um dos acessos para monitoramento laboratorial. Por outro lado, os PICC são facilmente instalados na unidade, podem ter um calibre de apenas 27 e são de Silastic® (material menos propenso a formação de coágulos e infecção). Sua desvantagem é que em geral não podem ser usados para coleta de sangue.

Manejo nutricional

Se a nutrição parenteral for indicada, esta deve ser instituída imediatamente após o nascimento e a estabilização, porque as soluções glicosadas não satisfazem as necessidades de energia em repouso ou as necessidades de proteína do RN. A infusão de glicose deve, tipicamente, começar entre 4 e 6 mg/kg/min e pode ser aumentada conforme tolerado pelas seguintes concentrações séricas de glicose (consulte "Monitoramento nutricional"). Os RNs extremamente pré-termo são, com frequência, intolerantes à glicose em virtude da hipoatividade relativa da insulina e da utilização periférica deficiente de glicose. Embora suas necessidades de energia sejam mais altas devido às maiores taxas metabólicas basais e razões dos pesos cerebral/hepático mais altas, eles frequentemente apresentam hiperglicemia e glicosúria. Estas são complicações sérias que precisam ser tratadas imediatamente. Velocidades de infusão de glicose superiores a 12,5 mg/kg/min não são incentivadas devido ao efeito negativo significativo no quociente respiratório. Contudo, outros preconizaram velocidades de infusão de até 20 mg/kg/min, auxiliadas pela administração de insulina para manter a normoglicemia (31). O risco dessa abordagem está no fato de que o ganho ponderal resultante é predominantemente de gordura em vez de massa corporal magra, e o custo metabólico da síntese de gordura a partir da glicose é alto em termos do consumo de oxigênio e da produção de dióxido de carbono. Por outro lado, a insulina é muito útil no tratamento da hiperglicemia vista em RNs de extremo baixo peso na primeira semana de vida, nos quais a intolerância à glicose pode exigir a redução da infusão de glicose a velocidades inaceitavelmente baixas que não atendem ao gasto energético em repouso (< 7 mg/kg/minuto).

A proteína na forma de soluções de aminoácidos concebidas para RNs deve ser administrada desde as primeiras horas após o nascimento. Existem poucas contraindicações para fornecimento precoce de proteínas, e há evidências de que as soluções de aminoácidos melhorem o balanço nitrogenado (42,43). No caso de aportes de energia acima do gasto energético em repouso (65 kcal/kg/dia), o principal determinante de um balanço nitrogenado positivo é o aporte de nitrogênio. O objetivo é alcançar as taxas de acreção de nitrogênio *in utero*, ao mesmo tempo que são compensadas as perdas de nitrogênio, secundárias a doenças. Isto parece ser possível com taxas de administração de aminoácidos de 4,0 g/kg/dia (42,43). Embora as necessidades de proteína possam ser mais altas em decorrência de desnutrição prévia, doenças que aumentam a renovação do nitrogênio, ou a recuperação do crescimento, raramente é prático fornecer mais de 4,0 g/kg/dia de aminoácidos parenterais. Estudos recentes demonstraram que a administração de aminoácidos é segura para todos os RNs desde o primeiro ou segundo dia. A maioria dos RNs pode começar a receber 3 g/kg/dia seguramente, com incrementos de 1 g/kg/dia até no máximo 4,0 g/kg/dia, garantindo, assim, que eles receberão um aporte de proteína pleno dentro de 24 a 48 horas. Os RNs pré-termo muito instáveis e aqueles com disfunção renal secundária à administração de indometacina, cirurgia, PCA ou choque podem precisar de aumentos mais lentos do aporte de proteína. O monitoramento dos níveis sanguíneos da ureia possibilita decidir se o aporte de proteína pode ser aumentado. Níveis sanguíneos crescentes de ureia indicam que o RN não está removendo as escórias nitrogenadas e que a velocidade de infusão de aminoácidos não deve ser aumentada.

Os lipídios intravenosos constituem uma fonte de calorias em baixos volumes e deslocam o metabolismo celular para menor produção de dióxido de carbono, talvez melhorando a carga respiratória do RN. Podem ser utilizados nos primeiros 2 dias de vida e são importantes na prevenção da deficiência de ácidos graxos essenciais (71). Os níveis séricos de triglicerídios são frequentemente monitorados durante a terapia com lipídios intravenosos (consulte "Monitoramento nutricional"). As soluções lipídicas intravenosas podem ser começadas em uma velocidade de infusão de 1 g/kg/dia e aumentadas até no máximo 4 g/kg/dia. O total de calorias lipídicas intravenosas deve ser inferior a 60% da dieta e situa-se tipicamente na faixa de 30 a 40%. Como a incorporação dos lipídios pelas células depende da insulina, a intolerância aos lipídios em RNs de MBP manifesta-se mais provavelmente por hipertrigliceridemia ou, curiosamente, hiperglicemia, exigindo incrementos menores (0,5 g/kg/dia) ou interrupção da administração de lipídios. As emulsões lipídicas são predominantemente soluções a 20% e em geral infundidas durante não menos de 16 horas para possibilitar sua remoção do soro. É importante fornecê-las separadas de outras soluções, de modo a não perturbar a estabilidade da emulsão, e proteger a solução da luz, para reduzir sua degradação. As soluções podem ser reunidas com a solução contendo aminoácidos por meio de um conector em Y próximo ao ponto de infusão no RN. A maioria das soluções com lipídios intravenosas disponíveis comercialmente são à base de óleo de soja. Foram suscitadas preocupações com o perfil lipídico anormal que estas induzem e que a colestase é uma consequência da administração prolongada. Recentemente, novas emulsões lipídicas intravenosas que não possuem óleo de soja como sua única fonte de ácidos graxos foram estudadas fora dos EUA, predominantemente na Europa. Esses produtos utilizam várias combinações de óleo de soja, azeite de oliva, óleo de peixe e TCM (SMOF). Apesar de não estarem amplamente disponíveis nos EUA, estes prometem a normalização do perfil de ácidos graxos e a redução ou tratamento da colestase de NPT grave. Ensaios clínicos randomizados (ECRs) duplos-cegos que avaliam essas preparações em RNs pré-termo sugerem que elas são seguras e bem toleradas ao mesmo tempo que promovem um perfil de ácidos graxos mais benéfico e taxas inferiores de colestase e/ou sepse (71). Uma revisão sistemática recomendou ensaios de maior escala para determinar os efeitos do desfecho a longo prazo (71). Enquanto os ensaios com SMOF foram prospectivos, começando no início de NPT, outra emulsão lipídica que é exclusivamente à base de óleo de peixe tem sido utilizada (em combinação com outras emulsões lipídicas) para tratar lactentes com colestase de NPT grave, geralmente na condição de síndrome do intestino curto (72). Os resultados foram motivadores na reversão da insuficiência hepática colestática em RNs que, inicialmente, receberam emulsões lipídicas exclusivamente à base de óleo de soja (72). Estas duas estratégias lipídicas, juntamente com as variações de seus respectivos temas, provavelmente irão se tornar mais comuns no futuro conforme ensaios maiores são realizados.

Como os RNs primeiro apresentam diurese de água livre antes de uma diurese de sal, o sódio precisa permanecer baixo até o quarto dia de vida. Depois, as necessidades de sódio e potássio aumentam rapidamente e as concentrações séricas devem ser monitoradas pelo menos 1 vez/dia, enquanto os RNs recebem soluções intravenosas. As necessidades de cada um podem chegar a 10 mEq/kg/dia se houver perdas urinárias excessivas. O cloreto é o ânion habitual que acompanha o sódio e o potássio; porém, esses cátions também podem ser fornecidos com acetato, o que permite o refinamento do equilíbrio acidobásico. As soluções de aminoácidos contêm uma carga inerente de cloreto e acetato.

O cálcio e o fósforo são os minerais mais difíceis de manter em balanço positivo no RN pré-termo em virtude das grandes necessidades para mineralização adequada, perdas excessivas devidas aos diuréticos calciúricos e esteroides e à solubilidade limitada desses nutrientes na NPT. Uma razão cálcio/fósforo de 1,7/2 parece ser ideal à mineralização. Por questões de solubilidade, concentrações de cálcio acima de 16,6 mEq/ℓ com uma concentração de fósforo concomitante de 8,3 mM raramente são obtidas. Em um RN que recebe 150 mℓ/kg/dia, esses valores equivalem a uma taxa de cálcio de 50 mg/kg/dia e de fósforo de 25 mg/kg/dia – muito menos do que a taxa de acreção *in utero*. As estratégias para aumentar a retenção de cálcio e a mineralização óssea têm sido malsucedidas, mas incluíram a infusão de cálcio em um cateter e de fósforo em outro e infusões alternadas de doses mais altas dos dois minerais. O monitoramento dos níveis de cálcio e fósforo sérico durante NPT é importante (ver "Monitoramento nutricional"). Os RNs são propensos à hipocalcemia nas primeiras 72 horas em decorrência do hipoparatireoidismo transitório e da hipofosfatemia. O cálcio e o fósforo devem ser acrescentados à NPT precocemente. A administração de cálcio sem fósforo deve ser evitada devido à probabilidade de hipofosfatemia grave. Esta complicação tende a ocorrer nas primeiras 72 a 96 horas em virtude da ênfase no diagnóstico e tratamento da hipocalcemia neonatal. Soluções de NPT mais ácidas parecem ter menor probabilidade de causar precipitação de cálcio-fósforo.

Os RNs sob NPT recebem 0,2 mℓ/kg de peso corporal de uma solução neonatal de oligoelementos que fornece 0,02 mg/kg de cobre, 0,3 mg/kg de zinco, 5 μg/kg de manganês e 0,17 μg/kg de cromo. Este suplemento deve ser adicionado à NPT desde o início e fornecido diariamente. Deve-se acrescentar selênio em 2 μg/kg após 2 semanas de NPT (58,73). Embora não meçamos rotineiramente os níveis de zinco, cobre, cromo, manganês, ou selênio em RNs sob NPT, o clínico deve ter em mente que os RNs pré-termo possuem baixas reservas desses oligoelementos e que foram descritas deficiências (57,73). Além disso, determinadas condições médicas (p. ex., colestase ou insuficiência renal) podem alterar o seu metabolismo e resultar em sobrecarga (consulte "Monitoramento nutricional"; Quadro 20.2). Acrescentam-se vitaminas hidro e lipossolúveis como uma solução multivitamínica pediátrica de acordo com as diretrizes para doses parenterais recomendadas (73). Este suplemento deve ser adicionado no início da NPT e fornecido diariamente.

Complicações da NPT

A administração de nutrição parenteral continua a ser ciência inexata. Como não é o modo normal de nutrição, não surpreende que ocorram complicações. Na sua maioria, as complicações dividem-se entre as associadas ao cateter e as relacionadas com os próprios nutrientes.

Os lipídios intravenosos estão associados a hipoxia, hipertensão pulmonar, hiperbilirrubinemia, colestase e infecção (74). Os RNs com doença respiratória têm valores da Pa_{O_2} minimamente reduzidos quando recebem lipídios intravenosos, mais provavelmente porque os lipídios diminuem a vasoconstrição hipóxica. Normalmente, para otimizar a relação ventilação/

QUADRO 20.2

Monitoramento nutricional de recém-nascidos durante a transição: fases especiais.				
Nutriente	**Circunstância**	**Recursos de avaliação**	**Frequência**	**Valor(es) de ação**
Carnitina	NPT prolongada	Sérico [carnitina livre]	Semanalmente após 2 a 4 semanas de NPT	< 20 μM/ℓ
Cobre	Sobrecarga com NPT prolongada + colestase	Sérico [cobre]	Semanalmente após 2 semanas de NPT	< 20; > 70 μg/ℓ
Zinco	Sobrecarga com NPT prolongada ou insuficiência renal; deficiência após cirurgia de IG	Sérico [zinco]	Semanalmente após 2 semanas de NPT após cirurgia gastrintestinal	< 70; > 130 μg/ℓ
Manganês	Sobrecarga com NPT prolongada + colestase	Sérico [manganês]	Semanalmente após 2 semanas de NPT ou bilirrubina direta > 2,0	> 2,0 μg/ℓ

perfusão, a vasculatura pulmonar que supre uma área alveolar mal oxigenada irá contrair-se. Este efeito é reduzido pela infusão de lipídios, mais provavelmente moderada pela serotonina. Os estudos que avaliaram se a administração precoce de lipídios intravenosos causa ou protege os RNs pré-termo de doença pulmonar crônica obtiveram resultados conflitantes. Em geral, dados o grau profundo e o início precoce do atraso do crescimento em RNs com doença pulmonar grave, parece prudente fornecer lipídios desde o início da vida.

Os ácidos graxos livres podem deslocar a bilirrubina dos sítios de ligação à albumina, o que levou alguns clínicos a limitarem a dose de lipídios a RNs pré-termo muito pequenos. Um estudo de RNs com peso entre 670 e 3.360 g demonstrou ligação adequada da bilirrubina à albumina e ausência de efeito sobre os níveis séricos de bilirrubina (75). Não há nenhum relato de que as emulsões lipídicas aumentem a incidência de *kernicterus*. Teoricamente, os quilomícrons podem ser captados pelo sistema reticuloendotelial e interferir no combate às infecções. As emulsões lipídicas também são bons meios para fungos, como *Candida albicans* e *Malassezia furfur*. Ainda não se estudou se tais riscos sobrepujam clinicamente os benefícios de uma taxa de energia mais alta em RNs pré-termo pequenos. Atualmente, é provável que os lipídios intravenosos aumentem a sobrevida de RNs através da melhora do crescimento.

Como observado anteriormente, os RNs que recebem NPT por mais de 3 semanas apresentam alto risco de colestase, especialmente aqueles com síndrome do intestino curto, ECN e sepse. A permanência na dieta enteral zero parece aumentar muito o risco, incitando assim diversas investigações sobre o papel do pequeno volume de alimentação enteral para proteger e estimular o intestino (ver adiante). Refeições tróficas em pequenos volumes podem reduzir a prevalência de colestase, ao estimular o fluxo biliar por meio da colecistoquinina. O fluxo biliar reduzido pela NPT prolongada está também associado à litíase biliar. Em casos raros, a NPT prolongada sem ingestão enteral acarreta cirrose. Embora a causa exata de colestase seja desconhecida, a pesquisa atual tem focado menos no papel dos aminoácidos e mais no papel dos perfis de ácidos graxos anormais, induzida pela administração intravenosa de emulsões à base de soja. Assim, tem-se dedicado muito esforço para elaborar mais soluções intralipídicas ideais (71,72).

Os aminoácidos parenterais também estão associados à toxicidade. A administração excessiva de aminoácidos eleva os níveis séricos de ureia e amônia em consequência da função renal e hepática relativamente imaturas do RN. Preocupações anteriores relativas a aminoácidos parenterais serem a causa da colestase parecem ter sido infundadas.

A toxicidade do alumínio deve ser considerada em lactentes tratados com NPT há mais de 3 semanas. A maior parte da contaminação provém dos sais de cálcio e fósforo que são acrescentados (76,77). O risco para o RN é duplo. O alumínio acumula-se nos ossos de RNs sob NPT, pelos quais é avidamente captado devido à osteopenia da prematuridade subjacente (76). Mais preocupante é a possibilidade de que o alumínio atravesse a barreira hematencefálica e induza encefalopatia aguda ou crônica, conforme descrito em pacientes adultos (76). A capacidade renal reduzida de excretar alumínio parecer ser um fator essencial à ocorrência de toxicidade, mas não é incomum que RNs pré-termo sofram disfunção renal significativa após tratamento com indometacina. Alguns propuseram que a toxicidade do alumínio pode ser um fator no neurodesenvolvimento deficiente de RNs prematuros (76,77). Como o corpo não precisa de alumínio, os fabricantes estão sendo pressionados para reduzir o conteúdo de alumínio de suas soluções (77).

Monitoramento de eficácia e toxicidade da NPT

O monitoramento cuidadoso do crescimento é indicado para todo RN sob NPT ou nutrição parenteral parcial. Deve-se medir o peso diariamente e o comprimento e a circunferência craniana 1 vez/semana. A área muscular do braço e a área adiposa do braço podem ser medidas usando uma fita métrica e um paquímetro cutâneo. O estado da proteína pode ser avaliado de duas formas: depósito de proteína somática (área muscular do braço, massa magra [MM], crescimento linear) e estado da proteína sérica (albumina sérica, pré-albumina e ureia). O primeiro fornece uma visão longitudinal da acreção de proteína, enquanto a última reflete o reservatório de proteínas que é renovado mais rapidamente. A avaliação das concentrações séricas de proteínas com meias-vidas curtas, como a pré-albumina, reflete o aporte de proteína recente e prediz o ganho ponderal futuro (78). A pré-albumina, também conhecida como transtiretina, tem meia-vida de 1,9 dia e pode ser medida 1 ou 2 vezes/semana, de modo a fornecer informações nutricionais úteis. Se a concentração sérica permanecer estável ou se elevar, deduz-se que o RN está em balanço nitrogenado razoável e ganhará peso subsequentemente (78). Uma redução de mais de 10% do valor prévio sugere desnutrição proteico-energética relativa e a necessidade de elevar a velocidade de administração. A exemplo das proteínas renovadas mais rapidamente, a pré-albumina atua como reagente da fase aguda e eleva-se rapidamente no contexto de estresse, infecção e administração de glicocorticosteroides, tornando-a inútil como marcador nutricional. Os níveis sanguíneos de ureia podem ser utilizados de forma semelhante para determinar aproximadamente o balanço de nitrogênio enquanto não houver insuficiência renal. A albumina sérica, que tem meia-vida de 21 dias, pode ser monitorada a cada 2 a 4 semanas.

É importante monitorar os RNs em nutrição parenteral em virtude da toxicidade associada à sua administração (Quadros 20.2 a 20.4). No mínimo, os RNs recebendo NPT devem ter os eletrólitos e a glicemia verificados diariamente até estabilização e, a seguir, algumas vezes por semana. As concentrações séricas de triglicerídios devem ser medidas pelo menos 2 vezes/semana, ou mais frequentemente caso o RN exiba sinais de intolerância aos lipídios. Os RNs de extremo baixo peso e aqueles com sepse são especialmente propensos à hipertrigliceridemia, ainda que tenham tolerado os lipídios intravenosos previamente. Os glicocorticosteroides aumentam a probabilidade de intolerância à glicose e aos lipídios em RNs pré-termo. Um nível elevado de triglicerídios deve ser considerado um sinal de intolerância, e a dose de lipídio não deve ser aumentada ou, se possível, deve ser reduzida. Como a hipertrigliceridemia persistente representa um risco para o sistema pulmonar, devem-se monitorar os níveis séricos de triglicerídios diariamente no RN que apresenta intolerância.

O estado de cálcio deve ser monitorado cuidadosamente nos primeiros dias de vida pós-natal porque a hipocalcemia é frequente em RNs enfermos. Os RNs pré-termo, aqueles com retardo do crescimento e RNs de mães diabéticas parecem ser particularmente propensos à hipocalcemia. Os lactentes que recebem grandes volumes de hemoderivados citratados, como após uma cirurgia, que estão sob ECMO ou que apresentam coagulação intravascular disseminada, precisarão de grandes quantidades de cálcio. De modo semelhante, a manutenção da normofosfatemia é importante ao metabolismo normal. Portanto, devem-se monitorar os níveis séricos de cálcio, fósforo e magnésio diariamente na primeira semana de vida, ou até a estabilidade, e depois 1 vez/semana (Quadros 20.3 e 20.4).

A mineralização óssea é problemática para o RN prematuro sob nutrição parenteral a longo prazo; assim, indica-se monitoramento estreito. Infelizmente, isso é bem difícil. Embora a osteopenia da prematuridade decorra predominantemente de aportes deficientes de cálcio e fósforo, os níveis séricos desses minerais são mantidos à custa dos ossos. Assim, medições seriadas do cálcio não ajudam no monitoramento dessa complicação. A fosfatase alcalina sérica é uma medida indireta da osteopenia porque o seu nível aumenta com a remodelagem óssea que ocorre para suprir o *pool* sérico de cálcio. O nível deve ser monitorado 1 vez/semana, sobretudo em RNs pré-termo e com

QUADRO 20.3
Monitoramento nutricional de recém-nascidos durante a transição: transição.

Nutriente	Recursos de avaliação	Frequência	Valor(es) de ação
Proteínas	Ureia[a]	Em dias alternados	< 5
	Pré-albumina[b]	Duas vezes/semana	< 5 ou redução em 10% da anterior
	Comprimento	Semanal	< 1 cm/semana
Energia	Sérico [glicose]	Diária	< 70; > 150
	Sérico [triglicerídios]	Quinzenal se em NPT	> 200
	Peso	Diária	< 15 a 18 g/kg
Cálcio	Sérico [cálcio]	Diariamente × 3 dias	< 6,5; > 10,0
	Sérico ionizado [cálcio]	Diariamente × 3 dias	< 4,0; > 6,0
Fósforo	Sérico [fósforo]	Diariamente × 3 dias	< 3,5; > 8,5
Magnésio	Sérico [magnésio]	Diariamente × 3 dias[c]	< 1,3; > 3,0 mEq/ℓ
Ferro	[Hemoglobina]	Ao nascer; flebotomia conforme a necessidade	Variável baseada na necessidade da FiO_2
	Sérico [ferritina]	Ao nascer	< 40 μg/ℓ
Vitamina A	Sérico [retinol]	Ao nascer[d]	< 20
Vitamina E	Sérico [tocoferol]	Ao nascer[e]	< 6; > 14 mg/ℓ

[a]Pressupõe função renal adequada.
[b]Pressupõe que não foram usados glicocorticosteroides nas 2 semanas anteriores.
[c]Mais longo se a função renal estiver comprometida.
[d]Se em risco de doença pulmonar crônica.
[e]Se efetivamente dosado com vitamina E.

QUADRO 20.4
Monitoramento nutricional de recém-nascidos durante a transição: crescimento estável no hospital.

Nutriente	Recursos de avaliação	Frequência	Valor(es) de ação
Proteínas	BUN[a]	Duas vezes/semana	< 5
	Pré-albumina[b]	Duas vezes/semana	< 5 ou redução em 10% da anterior
	Comprimento	Semanal	< 1 cm/semana
Energia	Peso	Diária	< 15 a 18 g/kg/dia
	Comprimento	Semanal	< 1 cm/semana
	Circunferência craniana[c]	Semanal	< 1 cm/semana
Mineralização óssea	Fosfatase alcalina	Semanal	> 450
	Sérico [fósforo]	Semanal	< 4,5
	Radiografias	Somente se houver suspeita de fratura	A desmineralização nas radiografias indica > 33% de perda óssea
Ferro	[Hemoglobina]	Semanal	Variável baseada na necessidade da FiO_2
	% de reticulócitos	Semanal[d]	< 3% se anêmico
	Sérico [ferritina]	Semanal[e]	< 100 μg/ℓ
Vitamina A	Sérico [retinol]	Semanal até 34 semanas pós-concepção	< 20
Vitamina E	Sérico [tocoferol]	Semanal até 34 semanas pós-concepção[e]	< 6; > 14 mg/ℓ

[a]Pressupõe função renal adequada.
[b]Pressupõe que não foram usados glicocorticosteroides nas 2 semanas anteriores.
[c]Apenas sensível para desnutrição grave.
[d]Se anêmico.
[e]Se efetivamente dosado com vitamina E.

restrição do crescimento. Pode ser difícil interpretar este nível, pois a fosfatase alcalina eleva-se na presença de doença hepática colestática (uma complicação da própria nutrição parenteral) e de lesão intestinal (como ECN). Pode-se fracionar o nível de fosfatase alcalina em seus componentes ósseo e não ósseo, mas o procedimento pode demorar semanas caso o laboratório não tenha recursos para fazê-lo. Assim como o monitoramento da concentração de pré-albumina, o aspecto mais importante do acompanhamento da fosfatase alcalina é a sua tendência. Níveis crescentes de fosfatase alcalina geralmente significam remodelagem óssea agressiva e risco mais alto de osteopenia. Devem-se considerar estratégias para aumentar a administração de cálcio e fósforo.

A incidência e a gravidade da toxicidade hepática na nutrição parenteral têm entrado em declínio, mas ainda complicam os cursos de RNs submetidos exclusivamente a dieta enteral zero e NPT. A toxicidade envolve tipicamente colestase, com elevação inicial dos ácidos biliares séricos seguida de aumento da bilirrubina direta, fosfatase alcalina e gamaglutamiltransferase. Veem-se elevações das transaminases apenas nos casos muitos graves. As concentrações de bilirrubina total e direta são monitoradas em todos os RNs na primeira semana de vida. Os RNs sob NPT prolongada devem ter medições semanais da bilirrubina direta. Se estiver elevada, as demais provas de função hepática devem ser analisadas e seguidas semanalmente.

Os oligoelementos raramente estão deficientes em lactentes sob NPT devido à suplementação. No entanto, a importância de manter níveis de zinco normais para o crescimento e a utilização de proteínas (57,73) torna apropriado monitorar a concentração sérica de zinco mensalmente, sobretudo se o lactente não mostrar crescimento adequado ou tiver sinais físicos de deficiência de zinco. Oligoelementos também podem acumular-se com colestase. Os níveis devem ser monitorados, e os suplementos, ajustados.

Com a exceção das vitaminas E e A, o estado de vitaminas geralmente não precisa ser avaliado em lactentes sob NPT. A maioria dos ensaios de vitaminas é trabalhosa e reflete mal a carga corporal total. Os níveis séricos das vitaminas E e A também não necessariamente refletem as reservas corporais totais. Não obstante, a associação de baixos níveis séricos de retinol (vitamina A circulante) à elevação do risco de DBP no RN de MBP sugere que o monitoramento é apropriado (62). Uma medição inicial em todos os RNs abaixo de 1.500 g com doença respiratória deve indicar o grau de risco. Os lactentes com níveis inferiores a 20 μg/dℓ devem ser suplementados e seus níveis seguidos semanalmente. As metodologias para análise da vitamina A (cromatografia líquida de alto desempenho ou fluorometria) são iguais às da vitamina E, e os valores de ambas podem ser obtidos ao mesmo tempo. Assim como a vitamina A, é importante manter as concentrações de vitamina E na faixa normal, pois uma concentração insuficiente esteve associada à anemia, porém níveis tóxicos elevam o risco de sepse (63).

Nutrição enteral
Alimentação oral

O objetivo de praticamente todos os RNs antes da alta hospitalar é alimentação oral plena, de preferência ao seio (ver também Capítulo 21). A alimentação oral ocorre naturalmente em RNs a termo, mas pode ser um desafio para RNs prematuros saudáveis. Eles raramente mostram algum interesse pela alimentação oral até aproximadamente 32 semanas de gestação e raramente têm um padrão alimentar maduro e seguro antes de 34 semanas (7,8). Recentemente, tem-se prestado mais atenção aos desafios da alimentação oral para o RN pré-termo tardio nas 35 a 37 semanas de idade gestacional, visto que esse aspecto de sua terapia é um fator importante para prolongar a sua internação. A coordenação da sucção, deglutição e respiração é o mais difícil; a questão está predominantemente na interface deglutição-respiração inadequada em vez da interação sucção-deglutição (7-9). Os RNs prematuros alimentados ao seio tiveram períodos mais longos de sucção com menos apneia obstrutiva e episódios de dessaturação do que RNs de tamanho comparável alimentados com mamadeira (10). Isso pode estar relacionado com o ritmo mais cadenciado do fluxo de leite. É importante observar que RNs pré-termo são frequentemente expostos a chupetas para estimular a sucção não nutritiva, o que aumenta a motilidade gástrica e provavelmente o fluxo de hormônios gastrintestinais relevantes (8,10). Não está claro se esta sucção não nutritiva em uma idade anterior pós-concepcional afeta o sucesso do aleitamento materno em 34 semanas de gestação, mas a revisão de Cochrane sobre o assunto detectou uma redução significativa no tempo de internação e uma transição mais precoce da alimentação por sonda para o uso da mamadeira em RNs pré-termo (6).

Existem fortes argumentos para se defender a alimentação do RN pré-termo com leite humano, seja por gavagem ou por amamentação, haja vista seu desempenho superior no que diz respeito ao sistema imune, a proteção contra ECN, o estabelecimento de um microbioma normal e o neurodesenvolvimento, dentre outras vantagens (10,79). Para ter sucesso na amamentação do RN prematuro, a mãe precisa estar disponível para começar o processo quando o RN aproxima-se de 33 semanas de gestação. Antes desse momento, é importante que ela mantenha seu suprimento de leite. O berçário de terapia intensiva pode ajudar, oferecendo um local para amamentar, bombas elétricas para as mamas, recipientes de armazenamento e um congelador para guardar o leite. Um programa organizado com um líder informado é bastante proveitoso na escolha do momento de introduzir a amamentação e na supervisão do progresso feito por cada RN. Com este programa, mais de 60% dos RNs pré-termo cujas mães desejam amamentar alcançam a alimentação ao seio bem-sucedida por ocasião da alta.

Os RNs pré-termo que são alimentados com mamadeira também precisam de observação estreita durante sua transição da gavagem para a alimentação com mamadeira. Há um custo de energia na alimentação com mamadeira. O processamento da alimentação por gavagem despende menos energia, e a alimentação oral excessiva pode fatigar o RN e reduzir a velocidade do ganho ponderal. Tipicamente, as tentativas de uso da mamadeira devem começar por volta de 33 semanas de gestação, com uma mamada por dia. Se o RN não mostrar interesse ou tiver apneia obstrutiva significativa, é prudente esperar vários dias antes de tentar de novo. A frequência de mamadas pode ser aumentada à medida que o RN mostrar mais aptidão. Depois que o RN alcançar a alimentação oral plena, é importante avaliar se o ganho ponderal se mantém em um esquema alimentar por demanda *ad libitum* antes da alta. A consistência das pessoas que alimentam o RN aumenta o seu desempenho e a mãe deveria fornecer a maioria das refeições. A adoção de um programa alimentar com base em indícios, no qual os profissionais prestam atenção aos indícios alimentares exibidos pelo RN, pode reduzir o número de episódios em que ele recusa a refeição devido a fadiga e aversão.

A aversão oral é um problema significativo nos RNs que estiveram em dieta zero ou sob ventilação mecânica durante longos períodos de tempo. Os sintomas incluem comportamento de aversão como protrusão da língua, desvio da cabeça, acúmulo de leite na boca e, às vezes, episódios apneicos de suspensão da respiração. Um deglutograma com fluoroscopia ajuda a identificar se o problema é anatômico, ou se advém de incoordenação, imaturidade ou patologia neurológica. Nos RNs com graves dificuldades, a pior conduta é forçar a alimentação oral. A participação de um terapeuta ocupacional ou fonoaudiólogo é de grande valor para dessensibilizar a região oral.

Alimentação por gavagem

A alimentação por gavagem está indicada aos RNs que podem ser alimentados por via enteral mas não oral. Na maioria das vezes, este método é usado em RNs prematuros que são neurologicamente imaturos com a expectativa de que eles se alimentarão VO. Os RNs que não são candidatos à alimentação oral em decorrência de distúrbios anatômicos ou neurológicas podem ser submetidos à colocação de um tubo de gastrostomia. A alimentação por gavagem é realizada mais frequentemente com a instalação de um tubo naso ou orogástrico e administração intermitente das refeições em bólus. Alguns médicos preferem utilizar um tubo transpilórico permanente para reduzir o resíduo e garantir o aporte dos nutrientes. Os RNs podem receber alimentação por gotejamento contínuo ou em bólus; uma revisão de Cochrane afirma que não há evidências de que uma seja vantajosa em relação à outra (80).

A alimentação por tubo oro ou nasogástrico pode ser iniciada com um cateter mole de Silastic® nº 5 ou 8. O tubo é posicionado mais comumente no estômago antes de uma refeição e o conteúdo gástrico é aspirado para garantir que não haja resíduo da refeição prévia. A alimentação é fornecida por ação da gravidade ou induzida por meio de uma seringa. A alimentação de RNs com esvaziamento gástrico muito lento pode ter um volume de 3 horas titulado em 1 hora ou mais. Tipicamente, o tubo é removido logo após a refeição, embora haja um risco aumentado de o RN vomitar em resposta a este estímulo. Pode-se instalar um cateter permanente para uso a longo prazo, mas este tipo de cateter perde a flexibilidade ao longo do tempo e aumenta o risco de perfuração gástrica.

A alimentação por gavagem gástrica pode ser fornecida em um esquema a cada uma a quatro horas. Os RNs menores podem não tolerar distensão gástrica excessiva com refeições volumosas e podem exibir comprometimento respiratório. Pode ser necessário alimentá-los com pequenos volumes com maior frequência. Os RNs com menos de 1.000 g podem ser alimentados em bólus a cada uma a duas horas ou com gotejamento contínuo. Os RNs podem ser alimentados neste esquema até pesarem 1.250 a 1.500 g, quando então refeições em intervalos de três horas são mais apropriadas. Porém, RNs maiores que não toleram a alimentação em bólus, permanecem em ventilação mecânica ou apresentam apneia e bradicardia graves podem tolerar alimentação por gotejamento. Os RNs a termo que precisam de alimentação por gavagem podem se sair melhor com refeições a cada três ou quatro horas.

A instalação e manutenção do tubo podem gerar problemas significativos no RN. O tubo pode ser introduzido nas vias respiratórias em vez de no estômago. À introdução de qualquer tubo novo, é importante documentar sua posição pela ausculta e medição do pH do conteúdo gástrico aspirado. A introdução do tubo pode causar estimulação vagal acentuada, resultando em apneia ou bradicardia. A presença de uma sonda permanente pode acarretar apneia e bradicardia por estimulação vagal excessiva ou, mais comumente, por obstrução das vias respiratórias superiores.

Embora sejam mais estáveis, as sondas nasogástricas parecem gerar mais problemas de obstrução das vias respiratórias. As perfurações gástricas e esofágicas são raras, mas devem ser consideradas se houver alteração significativa no comportamento ou exame físico do RN.

A alimentação por gavagem também pode ser fornecida através de uma sonda transpilórica. As vantagens deste tipo de alimentação incluem a administração garantida de nutrientes e menor chance de refluxo gastresofágico (RGE) e pneumonia de aspiração. Este método traz desvantagens mecânicas e nutricionais importantes. Os problemas mecânicos incluem a dificuldade em instalar a sonda, embora se torne mais fácil com a prática. Durante o procedimento, o RN é colocado em decúbito lateral direito e a sonda é inserida no estômago com pequenas quantidades de ar injetado. Enquanto o RN permanecer em decúbito direito, o tubo tem uma chance razoável de atravessar o piloro e chegar ao duodeno. O tubo terá alcançado o duodeno quando se aspira líquido tinto de bile ou quando o pH do líquido aspirado muda de ácido (pH 3) para alcalino (pH 5 a 7). Os RNs em uso de agentes bloqueadores da histamina 2 não podem ser avaliados dessa forma. Também pode-se realizar o procedimento na sala de radiologia sob orientação da fluoroscopia, com a sonda contendo um peso na extremidade. A posição do tubo é confirmada na radiografia. Com frequência, a ponta do tubo curva-se sobre si mesma ou apenas retorna para o estômago, e será necessário repetir o processo. Embora rara, a complicação mais devastadora da alimentação transpilórica é a perfuração intestinal e peritonite.

A alimentação transpilórica também encerra riscos nutricionais significativos (81). A transposição do estômago reduz a digestão e a absorção de lipídios, uma vez que até 50% do processamento lipídico se dá no estômago pelas enzimas lipases lingual e gástrica. Ademais, a secreção de hormônios gastrintestinais como a colecistoquinina e gastrina depende em parte da distensão gástrica por uma refeição. A acreção de potássio pode ser comprometida. A colonização bacteriana do intestino normalmente estéril é um risco significativo, pois se anulou o mecanismo normal pelo qual o ácido gástrico destrói as bactérias. A revisão de Cochrane confirmou a maior taxa de distúrbios gastrintestinais e de mortalidade com alimentação transpilórica (81).

A instituição da alimentação por gavagem por qualquer um dos tubos mencionados anteriormente demanda avaliação cuidadosa do RN. O RN estável com peso acima de 1.500 g costuma ser alimentado poucas horas após o nascimento, mas se ele tiver menos de 35 semanas de idade gestacional é prudente aumentar lentamente a concentração e o volume das refeições. A progressão da dieta a uma taxa de 20 mℓ/kg de peso corporal por dia parece ser segura, desde que o RN não mostre sinais de intolerância alimentar. Uma pesquisa com 174 UTIs neonatais revelou que os profissionais raramente progridem com a alimentação mais rapidamente que esta taxa (82). Ainda, uma revisão de Cochrane de velocidades de progressão rápidas (30 a 35 mℓ/kg/dia) *versus* lentas (15 a 20 mℓ/kg/dia) revelou que velocidades mais rápidas estiveram associadas a um tempo menor para recuperar o peso ao nascer e alcançar alimentação enteral plena sem aumento da morbidade, incluindo ECN (83). Os RNs com peso maior do que 1.500 g podem começar com refeições a cada 3 h; aqueles com peso entre 1.000 e 1.500 g, a cada 2 horas; e os RNs abaixo de 1.000 g, de hora em hora, a cada 2 horas ou em gotejamento contínuo. Deve-se ter em mente que, embora a alimentação em pequenos volumes seja mais bem tolerada do ponto de vista respiratório, o tempo de esvaziamento gástrico do RN prematuro muitas vezes situa-se entre 60 e 90 minutos. Portanto, é provável que haja resíduo gástrico em um RN alimentado de hora em hora ou por gotejamento contínuo. A disponibilidade e facilidade da administração de nutrição parenteral são um forte argumento a favor de uma conduta conservadora na progressão da dieta em RNs pré-termo.

Alimentação trófica

O início precoce e a progressão lenta da alimentação são recomendados no RN que esteve enfermo e provavelmente teve íleo paralítico. Não há evidências de que adiar a introdução da alimentação enteral além de 4 dias após o parto reduza o risco de ECN (84). A tendência nos últimos 15 anos tem sido começar com alimentação trófica em RNs que no passado teriam permanecido em dieta zero, incluindo aqueles em ventilação mecânica (82). A alimentação trófica é, tipicamente, definida como refeições a um equivalente de 1 mℓ/hora ou menos. Enquanto estudos individuais de RNs com peso extremamente baixo assistidos com refeições tróficas na primeira semana de vida mostraram menor incidência de intolerância alimentar e ECN, sistema digestório mais maduro e menor duração de tempo na recuperação do peso ao nascer, uma revisão de Cochrane de 9 ensaios (754 assuntos) concluiu que não havia evidências de que as refeições tróficas afetassem a tolerância alimentar ou a velocidade de crescimento (70). No entanto, deve-se observar que os ensaios clínicos incluídos na revisão foram principalmente com RNs com peso de nascimento superior a 1.000 g e com mais de 28 semanas de idade gestacional (70). A alimentação trófica pode ser considerada mais como "medicação oral" do que alimentação verdadeira porque ela oferece pouco nutricionalmente. A ventilação mecânica e o cateter arterial umbilical não são, por si sós, uma contraindicação absoluta ao início da alimentação para a maioria dos médicos (82).

DIETA DO RECÉM-NASCIDO

O tipo de alimento a ser oferecido aos RNs baseia-se na compreensão da fisiologia do sistema digestório do RN, nas necessidades do RN para crescimento e composição corporal normais e dos mecanismos disponíveis de administração de nutrientes. Não surpreende que os RNs a termo se desenvolvam com diferentes volumes e tipos de alimentos, ao contrário dos prematuros, mas é preciso considerar o efeito das doenças sobre as necessidades nutricionais em ambos os grupos.

Recém-nascidos a termo

Leite humano

O leite humano é um alimento espécie-específico para seres humanos (9). Portanto, representa a melhor opção alimentar para o RN. Os alimentos substitutos, geralmente preparados a partir do leite de um animal, estão disponíveis há centenas de anos e foram altamente refinados durante o último século. No entanto, nenhum alimento manufaturado pode equiparar-se ao conteúdo do leite humano por diversos motivos. O leite humano é fornecido fresco e não tem "prazo de validade". Esta simples propriedade permite que as células vivas, fatores de crescimento, enzimas e fatores imunes permaneçam intactos e ativos. As fórmulas, concebidas para ter um prazo de validade de 1 a 2 anos (de acordo com o tipo de produto), não incorporam a maioria desses fatores porque as tornaria instáveis e se degradariam com o tempo.

Existem poucas contraindicações absolutas ao aleitamento materno (ver também Capítulo 21). Os RNs com galactosemia não devem receber leite humano, tampouco aqueles cujas mães usam drogas ilícitas. As mães com tuberculose ativa e aquelas em países do primeiro mundo portadoras do vírus da imunodeficiência humana (HIV) também não devem amamentar. As mães que usam certos medicamentos (p. ex., metotrexato, bromocriptina, cimetidina, clemastina, ciclosfosfamida, ergotamina, sais de ouro, metimazol, fenindiona, tiouracila) não devem amamentar. Existem listas completas dos medicamentos maternos que contraindicam o aleitamento materno. Distúrbios temporários, como mastite ou ingurgitamento mamário materno, não são contraindicações à amamentação.

Fórmula infantil

Muitas mulheres escolhem a alimentação com fórmula em vez da amamentação para seus lactentes. As fórmulas para RNs promovem crescimento e desenvolvimento excelentes quando usadas como alternativa ao leite humano, mas seu desempenho ainda é inferior ao do leite humano. Devem ser fornecidas durante o primeiro ano (85). Os fabricantes de fórmulas tentam aperfeiçoar seus produtos continuamente, com o objetivo de equiparar-se à composição ou ao desempenho do leite humano. A maioria das fórmulas infantis baseia-se no leite de vaca e é preparada para conter 67 calorias por 100 mℓ. As alternativas incluem a fórmula à base de soja e as fórmulas elementares.

Os carboidratos constituem 40 a 45% das calorias na fórmula. As fórmulas à base de leite de vaca, mais comumente usadas, contêm lactose como principal carboidrato, enquanto as fórmulas de soja contêm sacarose ou polímeros de glicose.

A proteína nas fórmulas fornece aproximadamente 10% do total de calorias. A proteína do leite de vaca é predominantemente caseína, que produz um coágulo de tensão mais alta do que a lactoalbumina. Os fabricantes de fórmulas têm processado a proteína do leite de vaca cada vez mais para deixar as fórmulas com predomínio de lactoalbumina. No leite humano, a razão é 70/30 (10). As fórmulas de soja contêm proteínas da soja, que também promovem o crescimento linear e a acreção muscular normais. O conteúdo de proteína das fórmulas de soja é mais alto que o das fórmulas de leite de vaca. As fórmulas de soja contêm ácido fítico, que pode ligar-se a cátions divalentes (Ca, Mg) na fórmula. Por esse motivo, o nível de cálcio das fórmulas de soja é mais alto que o das fórmulas de leite de vaca. A mineralização óssea e o crescimento ósseo linear dos RNs a termo alimentados com fórmulas de soja parecem ser adequados.

Os lipídios constituem 40 a 55% das calorias nas fórmulas infantis e geralmente são uma mistura de óleos vegetais, como milho, coco, soja, ou oleína de palma. Os óleos vegetais são acrescentados às fórmulas baseadas em leite de vaca porque os lactentes não toleram bem a gordura da manteiga. Pesquisas buscaram esclarecer se os LC-PUFAs, como DHA e ARA, são essenciais na dieta de RNs e qual papel desempenham na imunidade e desenvolvimento neurológico do RN. O leite humano os contém, ao contrário do leite de vaca. Os RNs exibem capacidade relativamente limitada de sintetizá-los ao nascimento, porém as taxas de maturação das vias enzimáticas (alongamento e dessaturação) no período pós-natal variam entre os RNs. O conteúdo de DHA no leite humano diminui rapidamente após 44 semanas de idade pós-concepção, porém os RNs mantêm níveis de DHA adequados, sugerindo que o processo de síntese esteja intacto próximo a essa idade. O acréscimo de DHA às fórmulas para RNs a termo produziu resultados conflitantes no que diz respeito a crescimento e neurodesenvolvimento (38). Do ponto de vista da segurança, a FDA declarou que não tem dúvidas sobre o acréscimo de LC-PUFAs derivados de fontes fúngicas ser GRAS, conforme alegado pelos fabricantes. Com base nesta denominação de segurança, os principais fabricantes de fórmulas nos EUA acrescentaram DHA e ARA a suas fórmulas para RNs a termo.

Alterações substanciais são necessárias para tornar o leite de vaca integral uma fórmula que seja tolerável e promova o desenvolvimento do RN. O leite de vaca integral é hiperosmolar, pobre em cálcio, rico em fósforo, pobre nas vitaminas A e D e muito pobre em ferro biodisponível. Ajustes significativos de todos esses nutrientes, além de manipulações das proteínas e lipídios, são essenciais antes que uma fórmula infantil seja segura para RNs.

As fórmulas de soja são indicadas para RNs com galactosemia ou deficiência de lactase e RNs de mães que escolhem uma dieta vegetariana para sua família (86). Por outro lado, não há evidências de que a fórmula de soja previna a doença atópica. As fórmulas de soja não aliviam cólicas e não são indicadas a RNs prematuros (ver a seção "Recém-nascidos pré-termo") (86).

As fórmulas elementares e de hidrolisado de caseína continuam a representar a maior parte do mercado de fórmulas infantis, a despeito do seu alto custo. Sua principal aplicação tem sido no tratamento e na prevenção das alergias, porque 90% dos fragmentos de proteína têm peso molecular inferior a 1.250 Da. Os fragmentos de baixo peso molecular são menos antigênicos que a proteína do leite de vaca. Não obstante, pode ocorrer anafilaxia a essas fórmulas. Ademais, a taxa de alergia verdadeira à proteína do leite de vaca é inferior a 3%. Todas as fórmulas de hidrolisado promovem crescimento e retenção de nitrogênio adequados. Os hidrolisados não são indicados na realimentação de lactentes após gastrenterite e no tratamento de cólicas. São mais osmolares do que as fórmulas comuns de leite de vaca ou soja, portanto encerram um risco em potencial ao epitélio intestinal, sobretudo no prematuro.

Recém-nascidos pré-termo

Leite humano

As mães que dão à luz produzem leite que apresenta conteúdo de proteína mais alto, maior densidade calórica e níveis de cálcio e sódio mais altos do que o leite de mães cujo parto é a termo (10). Até certo ponto, essas concentrações mais altas são apropriadas às necessidades aumentadas desses nutrientes nos RNs pré-termo. A composição do leite humano pré-termo muda durante o primeiro mês após o parto e torna-se mais parecida com a do leite humano a termo (ver também Capítulo 21).

O leite humano confere múltiplas vantagens nutricionais para o RN de baixo peso (10). A despeito das suas vantagens, a alimentação de RNs pré-termo com leite humano traz vários problemas nutricionais, sobretudo aqueles abaixo de 1.500 g (10). Os RNs pré-termo alimentados com leite humano sem suplemento apresentam baixas taxas de crescimento e taxas mais altas de hiponatremia e osteopenia (87). Tais achados sugerem que, a despeito do conteúdo alterado do leite humano pré-termo, ainda não há energia, proteína, cálcio, fósforo e sódio suficientes para manter o crescimento e a mineralização óssea adequados. Assim, o leite humano fornecido a todos os RNs com menos de 1.500 g deve ser enriquecido com produtos que aumentem seus níveis de calorias, proteína, sódio e cálcio (10). Esses produtos induziram crescimento e mineralização óssea melhores que o leite humano pré-termo não enriquecido, quando suplementados até uma densidade calórica de 80 kcal/100 mℓ.

Há grande variabilidade no leite ordenhado pelas mães cujo parto foi prematuro. Assim, o monitoramento do estado nutricional e a personalização da suplementação são cruciais em RNs pré-termo alimentados com leite humano enriquecido. Em particular, as taxas de crescimento, concentrações séricas de sódio e mineralização óssea (nível sérico de fosfatase alcalina, excreção urinária de fósforo) devem ser avaliadas regularmente nessas crianças. Um ganho ponderal insuficiente (< 15 g/kg/dia consistentemente durante 1 semana) pode ser tratado fornecendo-se ao RN mais leite humano posterior na dieta. O crescimento linear insuficiente pode ser parcialmente abordado pela adição de proteínas ao leite. Elevações persistentes das concentrações séricas de fosfatase alcalina a despeito do enriquecimento do leite humano podem exigir o acréscimo de algumas refeições com fórmula para RNs prematuros.

Deve-se ter cautela ao manipular o leite humano para proteger suas vantagens nutricionais e imunológicas. O leite humano fresco é melhor, mas com frequência é pouco prático, sobretudo quando a mãe não está disponível regularmente. O leite fresco pode ser mantido refrigerado por até 24 horas, mas depois deve ser congelado. Embora as células vivas sejam destruídas por congelamento profundo, as proteínas, incluindo a importante enzima lactase que melhora a absorção de lipídios de 50% para mais de 90%, permanecem amplamente intactas. Um congelamento subótimo resulta em degradação dos lipídios. O reaquecimento do leite humano congelado pode ser perigoso, porque a colocação do leite em forno de micro-ondas o aquece desigualmente e pode causar queimaduras esofágicas ou gástricas. É mais prudente descongelar uma alíquota de leite para todo o turno ou dia e fornecê-lo após aquecimento em banho-maria.

O início, a progressão e a manutenção da alimentação com leite humano para o RN pré-termo que não pode ser alimentado VO podem ser realizados de muitas maneiras. Ao contrário das fórmulas específicas para RNs pré-termo, o leite humano não precisa ser diluído, porque os aspirados gástricos são menos problemáticos com o leite humano, graças ao melhor esvaziamento gástrico.

Com a aceitação do próprio leite da mãe como o padrão-ouro para alimentação de RNs pré-termo, inevitavelmente foi levantada a questão do papel do leite de doadora na nutrição do RN pré-termo (10). Em teoria, o leite de doadora, que passou por triagem e foi pasteurizado, poderia manter muitas das vantagens da composição do próprio leite materno, incluindo proteínas e lipídios que são específicos da espécie. A primeira reduziria a exposição do RN pré-termo à proteína do leite de vaca, e a última incluiria uma certa quantidade dos LC-PUFAs. No entanto, outros componentes tais como células vivas e lactase são perdidos no processamento. O leite de doadora tem uma composição parecida com o leite da mãe do RN prematuro, mas não terá os anticorpos maternos específicos que são gerados pelo cuidado pele a pele com o RN. O próprio leite materno protege o RN pré-termo da ECN (10,79). Uma metanálise mostra que esse efeito também parece existir no leite de doadora, mas está associado ao crescimento mais lento, talvez devido à subestimação do teor de nutrientes e fortificação inadequada (88). Algumas UTIs neonatais oferecem leite de doadora aos RNs pré-termo durante o período de maior risco de ECN, enquanto outros o receitam para todos os lactentes.

O leite humano após a alta também pode ser a base para nutrição pós-alta. Muitos RNs pré-termo recebem alta com uma combinação dietética: aleitamento materno, uso de mamadeira com leite humano e alimentação intermitente com fórmulas de alta para o RN pré-termo. A principal preocupação é que os RNs com peso inferior a 1.500 g terão grandes déficits no momento da alta (3,4). As alimentações com leite materno ordenhado ou fórmulas de alta para RNs pré-termo oferecem uma oportunidade para suplementação de nutrientes que mais provavelmente apresentam déficit: energia, proteína, cálcio, fósforo e ferro. A fortificação do leite materno fornecido na mamadeira pode ser realizada por acréscimo da fórmula em pó (seja uma fórmula de alta para o RN pré-termo ou uma fórmula para o RN a termo) ao leite da mãe. O número de alimentações com fórmula suplementada ou fortificada por dia deve ser titulado em relação ao painel de monitoramento do paciente, incluindo padrões de antropometria e índices séricos de mineralização óssea e estado do ferro.

Fórmulas para RNs pré-termo

As fórmulas concebidas especificamente para o RN pré-termo representam um avanço importante na nutrição desses RNs. Antes do advento dessas fórmulas no fim da década de 1970 até meados da década de 1980, os RNs prematuros eram alimentados com diversas preparações destinadas a RNs com maturidade intestinal, capacidade de assimilação de nutrientes e necessidades nutricionais muito diferentes. A ciência aplicada no desenvolvimento de fórmulas para RNs pré-termo mediu cuidadosamente as necessidades de nutrientes do RN pré-termo com base no feto de referência (descritas em "Necessidades de nutrientes para RNs a termo e pré-termo") (2) e suas capacidades digestivas e absortivas. Quando estes dois fatores foram considerados juntos, surgiu uma formulação única para prematuros. Na sua maior parte, as fórmulas para RNs pré-termo foram criadas tendo-se em mente a fisiologia do RN abaixo de 34 semanas de idade gestacional. Os RNs com idade gestacional igual ou maior que 34 semanas cujas mães decidem não amamentar podem receber fórmulas para RNs a termo. Caso eles mostrem sinais de intolerância (em geral diarreia, excesso de gases, distensão abdominal), deve-se suspeitar de insuficiência relativa de lactase em virtude do desenvolvimento intestinal imaturo, e pode-se usar uma fórmula para prematuros.

A fonte de carboidrato nas fórmulas para o RN pré-termo é uma combinação de lactose e polímeros de glicose. O conteúdo de lactose é menor em comparação com as fórmulas para RNs a termo, devido à concentração de lactase relativamente menor no intestino do prematuro. Os polímeros de glicose são digeridos facilmente e hiposmolares.

A fonte de proteína é o leite de vaca, adaptado para ter predomínio de lactoalbumina. A concentração de proteína é bastante alta, fornecendo até 4,5 g/kg/dia quando a fórmula é fornecida com um volume típico de 150 mℓ/kg/dia. Essa elevada velocidade de administração visa equiparar a acreção intrauterina de nitrogênio (43,44). Os níveis de proteína com este volume mantêm uma acreção razoável de massa muscular e concentrações séricas de albumina e pré-albumina normais.

Assim como nas fórmulas para RNs a termo, a mistura lipídica é derivada de óleos vegetais. Contudo, as fórmulas para prematuros contêm entre 10 e 50% do teor de lipídios como TCM. A necessidade de TCM permanece motivo de controvérsia (28). O acréscimo de TCM foi estimulado pelo achado de que as lipases lingual e gástrica são efetivas sobretudo na hidrólise de ácidos graxos com este comprimento, e porque a absorção dos ácidos graxos de cadeia longa exige um reservatório adequado de sais biliares. Conforme discutido previamente, os RNs pré-termo têm reservatórios reduzidos de sais biliares, o que contribui para sua taxa mais alta de má absorção de lipídios. Excesso de TCM não é indicado, porque são mal utilizados para armazenamento de gordura. São uma excelente fonte de energia, sendo o excesso excretado na forma de ácidos dicarboxílicos. Em virtude da denominação GRAS dos LC-PUFAs nas fórmulas infantis, os fabricantes de fórmulas para prematuros estão acrescentando DHA e ARA a seus produtos.

Os níveis de sódio e potássio das fórmulas para RNs pré-termo são mais altos do que os das fórmulas para RNs a termo a fim de compensar a imaturidade tubular renal. De modo semelhante, os níveis de oligoelementos são mais altos. As fórmulas para RNs pré-termo contêm os níveis mais altos de cálcio e fósforo dentre todas as fórmulas disponíveis. As fórmulas atuais, quando ministradas no volume de 150 mℓ/kg/dia, fornecem cerca de 225 mg/kg/dia de cálcio e 110 mg/kg/dia de fósforo. Estes valores estão bem acima das taxas de acreção intrauterina, o que permite que essas fórmulas sejam utilizadas para garantir a mineralização óssea de recuperação dos RNs que permaneceram sob nutrição parenteral prolongada ou fórmulas diluídas. Apesar desse conteúdo elevado, muitos RNs prematuros abaixo de 1.500 g têm evidências de osteopenia da prematuridade por ocasião da alta. Os ossos de RNs com muito baixo peso podem permanecer desmineralizados por ocasião da alta. As fórmulas para RNs pré-termo são suplementadas com ferro em reconhecimento ao fato de que os RNs prematuros nascem com baixas reservas de ferro em comparação com os RNs a termo, e que uma rápida expansão da massa eritrocitária, quando ocorre a recuperação do crescimento, impõe um grande estresse à manutenção do balanço de ferro.

As fórmulas para RNs pré-termo são ricas em vitaminas hidrossolúveis e lipossolúveis. Os dois produtos disponíveis exibem concentrações das vitaminas D, E e A mais altas em comparação com as fórmulas para lactentes a termo, haja vista a absorção deficiente de lipídios em RNs prematuros e a preocupação com as consequências de estados de deficiência nos RNs. Estudos que avaliam os níveis das vitaminas A e E em RNs pré-termo alimentados com fórmulas específicas contendo níveis de vitaminas A e E mais altos demonstraram que a suplementação adicional é desnecessária depois que o RN estiver consumindo pelo menos 150 ml/kg de peso corporal diariamente.

As técnicas para o início, a progressão e a manutenção da alimentação com fórmula para RNs pré-termo variam amplamente. A maioria dos RNs está recebendo nutrição parenteral enquanto as enterais são aumentadas progressivamente. Embora as opiniões variem amplamente acerca da conveniência de aumentar primeiro o volume ou a concentração da fórmula, deve-se ter em mente que 1 ml de nutrição parenteral periférica plena (SG12,5%, 3,0 g/kg/dia de aminoácidos, 3,5 g/kg/dia de lipídios) é aproximadamente equivalente à fórmula em 75% da concentração plena. Assim, a substituição volume a volume da NPT por fórmula 50% diluída reduzirá a densidade calórica do RN, enquanto a substituição por fórmula plena a aumentará. Uma pesquisa recente de práticas nutricionais nas UTIs neonatais revelou que a maioria das unidades não dilui o leite materno e muito poucas usam fórmula diluída. É interessante observar que uma revisão recente de Cochrane demonstrou que iniciar a alimentação em RNs de baixo peso com fórmula diluída resultou em obtenção mais rápida de aporte energético adequado (89). Isso ocorreu apesar de não haver diferenças na tolerância da alimentação.

Outras fórmulas

Embora se tenha utilizado um grande número de outras fórmulas para RNs pré-termo, nenhuma é concebida especificamente para satisfazer as necessidades nutricionais desses RNs. Qualquer vantagem em potencial das fórmulas precisa ser ponderada em relação a efeitos colaterais razoavelmente sérios. Por exemplo, as vitaminas de soja foram muito usadas no fim da década de 1970 e início da década de 1980 para RNs pré-termo porque não contêm lactose e devido à preocupação de que o intestino do prematuro seria particularmente permeável à translocação de proteínas do leite antigênicas. Contudo, a absorção de cálcio das fórmulas de soja é precária, pois os fitatos na soja quelam os cátions divalentes. A incidência de osteopenia e raquitismo em RNs pré-termo que são alimentados com fórmulas de soja é alta demais para justificar a recomendação desses produtos.

De modo semelhante, sugeriu-se a possibilidade de utilizar fórmulas elementares ou de hidrolisado de caseína para RNs pré-termo. O apelo dessas fórmulas origina-se de sua natureza mais elementar, desse modo impondo menor desafio digestivo ao intestino imaturo do RN pré-termo. Infelizmente, essas fórmulas possuem composição nutricional inadequada para o RN pré-termo no que diz respeito às vitaminas lipossolúveis e aos minerais. Os níveis de vitaminas E e A dos hidrolisados são 25 a 50% daqueles em fórmulas para RNs pré-termo. Os níveis de vitamina D significativamente menores, níveis de cálcio reduzidos e a razão cálcio/fósforo insatisfatória (1,4/1) deixam o RN pré-termo que corre alto risco de osteopenia da prematuridade. Por fim, a osmolaridade dessas fórmulas varia de 290 a 330 mOsm/l na concentração de 67 kcal/100 ml, 25% mais alta do que as fórmulas para RNs pré-termo, as quais apresentam osmolaridade de 210 a 220 mOsm/l a 67 kcal/100 ml e 250 a 270 mOsm/l a 80 kcal/100 ml. A hiperosmolaridade é considerada um fator de risco de ECN em RNs pré-termo. Em sua composição atual, as fórmulas elementares ou de hidrolisado de caseína não são recomendadas para uso rotineiro em RNs pré-termo.

Fórmulas para alta de prematuros

As fórmulas de acompanhamento para RNs pré-termo devem ser utilizadas para continuar o processo de recuperação do crescimento no período após a alta. Esse processo está incompleto no momento da alta com déficit significativo de energia, proteínas e minerais (90). A restrição de crescimento pode continuar por anos depois (3). Antes da sua introdução, os RNs prematuros geralmente mudavam para uma fórmula concebida para RNs a termo antes da alta hospitalar. Isso fazia sentido do ponto de vista digestivo, pois a maioria das capacidades intestinais é semelhante ao termo na idade pós-concepção de 34 semanas e os RNs pré-termo raramente deixam o hospital antes dessa idade. No entanto, essa prática não levava em conta os grandes déficits nas reservas musculares, reservas adiposas e mineralização óssea que ocorrem em muitos desses lactentes (3,4,90), tampouco consideravam as altas taxas de crescimento em RNs pré-termo durante o primeiro ano.

As fórmulas de acompanhamento representam um híbrido entre aquelas para RNs pré-termo e a termo. Os produtos comercializados nos EUA são apresentados em pó para diluição até 73,5 kcal/100 ml, mas podem ser preparados em diferentes concentrações. Na concentração de 73,5 kcal/100 ml, têm um conteúdo de cálcio e vitamina D 50% mais alto que o das fórmulas baseadas em leite de vaca para RNs a termo. O conteúdo de carboidrato é uma mistura de lactose e polímeros de glicose, e a mistura lipídica contém TCM à semelhança das fórmulas para RNs pré-termo. Há menos vitamina A e menos sódio do que nas fórmulas para prematuros, porém mais vitaminas A e D do que nas fórmulas para RNs a termo. A recomendação tem sido fornecer essas fórmulas durante, no mínimo, os primeiros 6 meses após a alta, porém os fabricantes afirmam que as fórmulas são seguras durante todo o primeiro ano pós-natal. Apesar de estudos preliminares promissores, uma revisão recente de Cochrane não conseguiu mostrar que essas fórmulas promovam melhores taxas de crescimento e estado mineral do que a fórmula para o RN a termo administrada a RNs pré-termo nas avaliações de acompanhamento (68). Este é um conceito importante devido aos grandes déficits nutricionais que se acumulam no RN pré-termo na UTIN e à associação entre crescimento hospitalar insuficiente e comprometimento do neurodesenvolvimento (3,91). O déficit de proteína-energia à alta hospitalar é calculado em 25 g de proteína e 1.000 kcal/kg de peso corporal (p. ex., 50 g de proteína e 2.000 kcal de energia para o RN prematuro médio com 2 kg à alta) (90).

Uma abordagem alternativa é continuar a fornecer a fórmula para RNs prematuros ao paciente após a alta (68). Dois problemas advêm desta conduta: as fórmulas não são comercializadas, e a maior capacidade de digestão lipídica do RN após 34 semanas de idade pós-concepção traz a possibilidade de absorção excessiva de vitamina A. Além disso, as fórmulas para RNs pré-termo foram concebidas para a fisiologia especial de RNs com menos de 1.500 g e com idade pós-concepção inferior a 34 semanas.

MONITORAMENTO NUTRICIONAL (QUADROS 20.2 A 20.5)

Todo plano nutricional para RNs deve incluir medidas para monitorar o estado nutricional. No caso de RNs a termo, o registro periódico do peso, do comprimento e da circunferência craniana em curvas de crescimento padrão é suficiente. As curvas da OMS agora fornecem uma curva de crescimento padrão, como oposição à referência, para RNs a termo em todo o mundo (15). A avaliação desses parâmetros oferece uma medida da qualidade do crescimento fetal, bem como um ponto de partida para o monitoramento pós-natal. Os RNs de baixo peso para a idade gestacional devem ser examinados à procura de sinais e sintomas de restrição ao crescimento intrauterino. Os sinais de emaciação intrauterina também podem ser encontrados em alguns RNs com peso apropriado para a idade gestacional e irão se manifestar como tendo peso inapropriadamente baixo para seu comprimento.

De modo semelhante, curvas apropriadas são empregadas para analisar o crescimento e o estado nutricional de RNs pré-termo (92). Antes de 40 semanas de idade gestacional, existem duas curvas comumente usadas que foram dados transversais plotados de RNs prematuros e mais recentemente foram estratificadas por sexo (18,93). Essas curvas se estendem da 22ª semana de idade gestacional até a 42ª semana de idade gestacional e acredita-se

QUADRO 20.5
Monitoramento nutricional de recém-nascidos durante a transição: pós-alta.

Nutriente	Recursos de avaliação	Frequência	Valor(es) de ação
Proteínas	Comprimento	Mensal	Velocidade reduzida com base nos padrões da OMS
Energia	Peso	Variável	Velocidade reduzida ou aumentada com base nos padrões da OMS
	Peso por comprimento	Mensal	Crescimento assimétrico
	Circunferência craniana[a]	Mensal	Velocidade reduzida ou aumentada com base nos padrões da OMS
Mineralização óssea	Fosfatase alcalina	Em 4 semanas após a alta se indicado[b]	> 450
	Sérico [fósforo]	Em 4 semanas após a alta se indicado[b]	< 4,5
	Radiografias	Somente se houver suspeita de fratura	A desmineralização nas radiografias indica > 33% de perda óssea
Ferro	[Hemoglobina]	Em 4 semanas após a alta; Em 6 meses pós-termo[c]	Hemoglobina < 105 g/ℓ
	Sérico [ferritina]	Em 4 semanas após a alta; Em 6 meses pós-termo[c]	< 30 µg/ℓ em 4 semanas; < 12 µg/ℓ em 6 meses

[a]Sensível apenas para desnutrição grave.
[b]As indicações incluem doença óssea ativa na alta, osteopenia grave, em uso de diuréticos calciúricos ou glicocorticosteroides.
[c]Verifique o nível de ferro em RNs prematuros e RNs a termo pequenos para a idade gestacional (PIG) antes do que em RNs a termo AIG.

que se assemelhem ao crescimento do feto *in utero*. Após esse período, os RNs podem ser plotados em dois tipos de curvas. As curvas de crescimento do IHDP (Infant Health and Development Program, Ross Laboratories) são curvas de referência que refletem o crescimento de RNs pré-termo nos anos 1980 e têm gráficos distintos para RNs de MBP e BP e para meninos e meninas (94). Podem ser usadas durante os primeiros 2 anos pós-natais. Embora esses gráficos reflitam o crescimento típico de RNs pré-termo, esse necessariamente não é o crescimento ideal e, portanto, não pode ser um objetivo adequado. Além disso, esses gráficos foram desenvolvidos antes que as fórmulas para RNs e suplementos fossem um padrão, resultando provavelmente em RNs menores com crescimento mais lento. Em 2006, a OMS publicou curvas padrão desenvolvidas a partir de RNs nascidos a termo, que receberam aleitamento materno e com crescimento "ideal" (15). Essas curvas não incluem RNs pré-termo; no entanto, dada a meta AAP de crescimento do RN prematuro semelhante ao do feto *in utero*, esta pode ser uma curva mais adequada. Ao utilizar essa curva, os RNs pré-termo devem ser plotados em sua idade corrigida. São necessárias mais pesquisas com base nos desfechos para elucidar qual padrão de crescimento levará aos melhores desfechos metabólicos, de crescimento e neurodesenvolvimentais para esses RNs (92).

Nunca é demais enfatizar a importância de monitorar o estado proteico-energético no RN hospitalizado. O ideal é que as UTIN com números substanciais de RNs sob risco nutricional tenham equipes de suporte nutricional que revisem o estado de cada RN diariamente e forneçam recomendações nutricionais. Idealmente, essas equipes de suporte nutricional devem incluir um nutricionista, um farmacêutico e um médico. Todos devem ter formação ou treinamento adicional nos princípios de nutrologia neonatal. Tais equipes apresentam um efeito positivo no estado nutricional dos RNs pré-termo à alta (95).

As determinações diárias do peso e semanais do comprimento e da circunferência craniana devem ser realizadas rotineiramente e registradas em curvas. O efeito da manipulação do aporte de proteína-energia deve ser refletido na taxa de ganho ponderal; todavia, a interpretação do estado proteína-energia nas medidas de peso pode ser complicada pela retenção de líquido ou desidratação. As medidas de comprimento são as menos confiáveis devido à dificuldade de obtenção de valores reprodutíveis, mas são importantes em termos de avaliação da acreção de proteína, que, por sua vez, está relacionada ao desfecho neurodesenvolvimental (3). Um método mais acurado de avaliação de comprimento do RN é o uso rotineiro de um antropômetro. Também se podem obter avaliações das demandas energéticas por calorimetria indireta para estimar o gasto energético em repouso. Essas medições exigem equipamento especial e oferecem apenas uma noção vaga e breve (em geral 20 minutos) da utilização de energia. O gasto energético diário é extrapolado a partir da medida a curto prazo, com os erros potenciais resultantes da extrapolação. As técnicas de isótopos estáveis como a água duplamente marcada são usadas em instituições de pesquisas, não no monitoramento clínico. De modo semelhante, a absorciometria de raios X com fótons duplos (DEXA) tem sido usada em estudos de pesquisa para avaliar a gordura e a massa corporal magra. Mais recentemente, a pletismografia de deslocamento aéreo tornou-se disponível como um método de medição da composição corporal em RNs tão pequenos quanto 1 kg e foi validada para uso na população de RNs pré-termo (96). Este método é rápido (a medição leva de 1 a 2 minutos) e não é invasivo; no entanto, os RNs precisam estar estáveis, sem suporte respiratório ou acesso venoso central. Dado que esta ferramenta é mais útil durante os períodos de crescimento posteriores à internação e pós-alta, a maioria dos RNs consegue tolerar a medição a curto prazo sem suporte. A medição das dobras cutâneas e cálculo da área adiposa do braço, bem como as avaliações de peso por comprimento, são métodos adicionais não invasivos e baratos de avaliação do estado adiposo relativo do RN.

O estado de proteína é avaliado por medições das proteínas somáticas ou séricas ou das concentrações sanguíneas de ureia e creatinina na ausência de doença renal. A ureia reflete a entrada recente de nitrogênio, enquanto a creatinina sérica é um índice da massa muscular. Valores baixos são marcadores de triagem válidos de um estado de proteína somática deficiente. O estado proteico somático também é refletido na área muscular do braço, que é calculada a partir da circunferência do braço e da espessura da prega cutânea. O reservatório muscular somático renova-se com relativa lentidão e medições seriadas, como as do comprimento, não fornecem informações agudas acerca das manipulações nutricionais recentes. As proteínas séricas têm diferentes meias-vidas e, assim, fornecem informações temporais diferenciais. As concentrações séricas de pré-albumina (transtiretina) refletem o aporte recente de proteína e predizem a velocidade de ganho ponderal subsequente (78). Sua meia-vida é 1,9 dia; portanto, uma avaliação semanal da pré-albumina sérica é oportuna. A albumina sérica tem meia-vida de 10 a 21 dias, pode ser usada como marcador do estado de proteína crônico e, se necessário, medida uma vez por mês. Não é sensível a manipulações recentes do aporte de proteína. O balanço nitrogenado, a excreção urinária de 3-metil-histidina e os exames com isótopos estáveis usando N-15-glicina ou H-3-leucina são ferramentas de pesquisa que avaliam o estado de proteína. Avaliações de rotina frequentes da massa magra (MM) são outro método de medição potencial da acreção de proteína e se tornaram mais plausíveis com a disponibilidade da pletismografia de deslocamento aéreo do RN (96,97).

As alterações rápidas do estado de glicose, minerais e eletrólitos são mais bem monitoradas por meio dos níveis séricos. Os níveis de sódio e potássio devem ser acompanhados nos RNs que estejam recebendo NPT ou diuréticos. De modo semelhante, é preciso monitorar as concentrações séricas de glicose daqueles sob NPT. Nos primeiros dias após o nascimento, os RNs enfermos devem ter avaliações dos níveis séricos de cálcio, magnésio e fósforo.

O estado de cálcio crônico e a mineralização óssea não devem ser monitorados exclusivamente pelos níveis séricos de cálcio e fósforo, pois estes costumam estar na faixa normal a normal-baixa. A concentração sérica de fosfatase alcalina é uma medida indireta da mineralização óssea, pois está estreitamente ligada à renovação óssea rápida. Um RN que esteja se tornando osteopênico sofrerá renovação óssea mais rápida e terá um nível de fosfatase alcalina mais alto e de fósforo mais baixo (98). Uma rápida elevação do nível de fosfatase alcalina semanal frequentemente indica osteopenia ativa. Alterações radiográficas demonstrando desmineralização são achados tardios e indicam que os ossos já sofrem desmineralização de 33%. A elevação da excreção urinária de fósforo também é observada durante a osteopenia da prematuridade (98). Também pode-se usar a DEXA para avaliar a mineralização óssea, porém sua aplicação ainda se restringe principalmente às pesquisas (98).

Em geral, é desnecessário monitorar rotineiramente o estado de oligoelementos ou de vitaminas no RN prematuro sadio em crescimento. Contudo, os RNs de mais alto risco devem ser monitorados periodicamente, de acordo com o micronutriente em questão e a presença de doença no RN. Os RNs com menos de 1.500 g que correm alto risco de DBP devem ter o nível de vitamina A medido ao nascimento e ser tratados com vitamina A suplementar se o nível for menor que 20 µg/dℓ. Também podem-se obter medições concomitantes da vitamina E. Convém acompanhar os níveis das vitaminas A e E semanalmente nos RNs tratados para deficiência dessas vitaminas.

O uso da eritropoetina humana recombinante tornou o monitoramento do estado de ferro uma questão importante no RN prematuro. O estado de ferro do RN prematuro flutua amplamente; os RNs que recebem múltiplas transfusões exibem concentrações de ferritina altíssimas. Por outro lado, as escassas reservas de ferro dos que recebem poucas ou nenhuma transfusão serão rapidamente consumidas pela eritropoese. Aqueles tratados com eritropoetina recombinante apresentam redução dos seus níveis de ferritina (51). Eles provavelmente precisam de suplementação mais cedo que os RNs prematuros que foram transfundidos. Valores de referência para ferritina foram publicados para RNs (47). Como o ferro tem uma razão terapêutica/tóxica estreita, são necessárias normas mais claras para avaliação do estado de ferro em RN prematuro. O Quadro 20.4 ilustra o monitoramento típico durante a fase de crescimento do pré-termo na internação.

O monitoramento nutricional não termina com a alta hospitalar visto que o RN prematuro leva consigo os déficits de nutrientes acumulados na unidade e continua recebendo formulações especiais e suplementos por períodos de tempo variáveis após a alta. Os nutrientes em risco especial incluem energia, proteína, cálcio/fósforo e ferro. Embora não existam recomendações oficiais para acompanhamento após a alta, o Quadro 20.5 apresenta sugestões.

REFERÊNCIAS BIBLIOGRÁFICAS

1. Johnson MJ, Wootton SA, Leaf AA, et al. Preterm birth and body composition at term equivalent age: a systematic review and meta-analysis. *Pediatrics* 2012;130(3):E640. doi: 10.1542/peds.2011-3379
2. Ziegler EE, O'Donnell AM, Nelson SE, et al. Body composition of the reference fetus. *Growth* 1976;40:239.
3. Ramel SE, Demerath EW, Gray HL, et al. The relationship of poor linear growth velocity with neonatal illness and two year neurodevelopment in preterm infants. *Neonatology* 2012;102:19.
4. Ehrenkranz RA, Younes N, Lemons JA, et al. Longitudinal growth of hospitalized very low birth weight infants. *Pediatrics* 1999;104:280.
5. Montgomery RK, Mulberg AW, Grand RJ. Development of the human gastrointestinal tract: twenty years of progress. *Gastroenterology* 1999;116:702.
6. Pinelli J, Symington A. Non-nutritive sucking for promoting physiologic stability and nutrition in preterm infants. *Cochrane Database Syst Rev* 2005;(4):CD001071.
7. Commare CE, Tappenden KA. Development of the infant intestine: implications for nutrition support. *Nutr Clin Pract* 2007;22(2):159.
8. Berseth CL. Feeding methods for the preterm infant. *Semin Neonatol* 2001;6(5):417.
9. Section on Breastfeeding. Breastfeeding and the use of human milk. *Pediatrics* 2012;129(3):e827.
10. Schanler RJ. Outcomes of human milk-fed premature infants. *Semin Perinatol* 2011;35(1):29.
11. Hadorn B, Zoppi G, Schmerling DH. Quantitative assessment of exocrine pancreatic function in infants and children. *J Pediatr* 1968;73:39.
12. Lindquist S, Hernell O. Lipid digestion and absorption in early life: an update. *Curr Opin Clin Nutr Metab Care* 2010;13(3):314.
13. Watkins JB, Szczepanik P, Gould JB, et al. Bile salt metabolism in the human premature infant. *Gastroenterology* 1975;69:706.
14. Shulman RJ, Wong WW, Smith EO. Influence of changes in lactase activity and small-intestinal mucosal growth on lactose digestion and absorption in preterm infants. *Am J Clin Nutr* 2005;81(2):472.
15. WHO. Child growth standards based on length/height, weight and age. *Acta Paediatr Suppl* 2006;450:76.
16. Maguire JL, Salehi L, Birken CS, et al. Association between total duration of breastfeeding and Iron deficiency. *Pediatrics* 2013;131(5):e1530.
17. Wagner CL, Greer FR. Prevention of rickets and vitamin D deficiency in infants, children, and adolescents. *Pediatrics* 2008;122(5):1142.
18. Olsen IE, Groveman SA, Lawson ML, et al. New intrauterine growth curves based on United States data. *Pediatrics* 2010;125(2):e214.
19. Ross Pediatrics. *Composition of feedings for infants and young children.* Ross Ready Reference. Columbus, Ohio: Ross Products Division, Abbott Laboratories, 1996.
20. Motil KJ. Meeting protein needs. In: Tsang RC, Zlotkin SH, Nichols B, et al., eds. *Nutrition during infancy*, 2nd ed. Cincinnati: Digipub, 1997:83.
21. Stocker FP, Wilkoff W, Mietinen OS, et al. Oxygen consumption in infants with heart disease. *J Pediatr* 1972;80:43.
22. Dani C, Poggi C. Nutrition and bronchopulmonary dysplasia. *J Matern Fetal Neonatal Med* 2012;25(suppl 3):37.
23. Wahlig TM, Gatto CW, Boros SJ. Metabolic response of preterm infants to variable degrees of respiratory illness. *J Pediatr* 1994;124:283.
24. Mrozek JD, Georgieff MK, Blazar BR, et al. Neonatal sepsis: effect on protein and energy metabolism. *Pediatr Res* 1997;41:237A.
25. Bauer J, Maier K, Linderkamp O, et al. Effect of caffeine on oxygen consumption and metabolic rate in very low birth weight infants with idiopathic apnea. *Pediatrics* 2001;107(4):660.
26. Heinig MJ, Nommsen LA, Peerson JM, et al. Energy and protein intakes of breast-fed and formula-fed infants during the first year of life and their association with growth velocity. The DARLING study. *Am J Clin Nutr* 1993;58:152.
27. Sauer PJJ, Dane HF, Visser HKA. Longitudinal studies on metabolic rate, heat loss, and energy cost of growth in low birth weight infants. *Pediatr Res* 1984;18:254.
28. Klein CJ. Nutrient requirements for preterm infant formulas. *J Nutr* 2002;132(6 suppl 1):1395S.
29. Costa-Orvay JA, Figueras-Aloy J, Romera G, et al. The effects of varying protein and energy intakes on the growth and body composition of very low birth weight infants. *Nutr J* 2011;10:140.
30. Hay WW Jr. Fetal and neonatal glucose homeostasis and their relation to small for gestation age infants. *Semin Perinatol* 1984;8:101.
31. Collins JW Jr, Hoppe M, Brow K, et al. A controlled trial of insulin infusion and parenteral nutrition in extremely low birth weight infants with glucose intolerance. *J Pediatr* 1991;118:921.
32. Ramel SE, Long JD, Gray H, et al. Neonatal hyperglycemia and diminished long-term growth in very low birth weight preterm infants. *J Perinatol* 2013;33(11):882.
33. American Academy of Pediatrics. Nutritional needs of preterm infants. In: Kleinman R, ed. *Pediatric nutrition handbook*, 5th. ed. Elk Grove Village, IL: AAP, 2004:23.
34. Innis SM. Polyunsaturated fatty acid nutrition in infants born at term. In: Dobbing J, ed. *Developing brain and behaviour: the role of lipids in infant formula.* San Diego, CA: Academic Press, 1997:103.
35. Martin CR, Dasilva DA, Cluette-brown JE, et al. Decreased postnatal docosahexaenoic and arachidonic acid blood levels in premature infants are associated with neonatal morbidities. *J Pediatr* 2011;159(5):743.

36. European Society of Paediatric Gastroenterology and Nutrition (ESPGAN). Nutrition and feeding of preterm infants. *Acta Paediatr Scand* 1987;336(suppl):1.
37. Jensen CL, Heird WC. Lipids with an emphasis on long-chain polyunsaturated fatty acids. *Clin Perinatol* 2002;29:261.
38. Simmer K, Patole SK, Rao SC. Long-chain polyunsaturated fatty acid supplementation in infants born at term. *Cochrane Database Syst Rev* 2011;(12):CD000376.
39. Schulzke SM, Patole SK, Simmer K. Long-chain polyunsaturated fatty acid supplementation in preterm infants. *Cochrane Database Syst Rev* 2011;(2):CD000375.
40. Whitfield J, Smith T, Sollohub H, et al. Clinical effects of L-carnitine supplementation on apnea and growth in very low birth weight infants. *Pediatrics* 2003;111(3):477.
41. Olsen IE, Harris CL, Lawson L, et al. Higher protein intake improves length, not weight, z-scores in preterm infants. *J Pediatr Gastroenterol Nutr* 2014;58:409.
42. Thureen PJ, Melara D, Fennessey PV, et al. Effect of low versus high intravenous amino acid intake on very low birth weight infants in the early neonatal period. *Pediatr Res* 2003;53:24.
43. Denne SC. Protein and energy requirements in preterm infants. *Semin Neonatol* 2001;6:377.
44. Rigo J. Protein, amino acid and other nitrogen compounds. In: Tsang R, Uauy R, Koletzko B, Zlotkin S, eds. *Nutritional requirements of the premature infant*. Cincinnati, OH: Digipub, 2005:45.
45. Van Goudoever JB, Wattimena JD, Carnielli VP, et al. Effect of dexamethasone on protein metabolism in infants with bronchopulmonary dysplasia. *J Pediatr* 1994;124(1):112.
46. Di Natale C, Coclite E, Di Ventura L, et al. Fortification of maternal milk for preterm infants. *J Matern Fetal Neonatal Med* 2011;24(suppl 1):41.
47. Siddappa AJ, Rao R, Long JD, et al. The assessment of newborn iron stores at birth: a review of the literature and standards for ferritin concentrations. *Neonatology* 2007;92:73.
48. Yang Z, Lonnerdal B, Adu-Afarwuah S, et al. Prevalence and predictors of iron deficiency in fully breastfed infants at 6 mo of age: comparison of data from 6 studies. *Am J Clin Nutr* 2009;89:1433.
49. American Academy of Pediatrics. Iron deficiency. In: Kleinman R, ed. *Pediatric nutrition handbook*, 4th ed. Elk Grove Village, IL: AAP, 2004:233.
50. Lonnerdal B, Hernell O. Iron, zinc, copper and selenium status of breast-fed infants and infants fed trace element fortified milk-based infant formula. *Acta Paediatr* 1994;83:367.
51. Carnielli VP, Da Riol R, Montini G. Iron supplementation enhances response to high doses of recombinant human erythropoietin in preterm infants. *Arch Dis Child Fetal Neonatal Ed* 1998;79(1):F44.
52. Lozoff B, Georgieff MK. Iron deficiency and brain development. *Semin Pediatr Neurol* 2006;13(3):158.
53. Amin SB, Orlando M, Eddins A, et al. In utero iron status and auditory neural maturation in premature infants as evaluated by auditory brainstem response. *J Pediatr* 2010;156(3):377.
54. Jansson LT. Iron, oxygen stress and the preterm infant. In: Lonnerdal B, ed. *Iron metabolism in infants*. Boca Raton, FL: CRC Press, 1990:73.
55. Pollak J, Hayde M, Hayn M, et al. Effect of intravenous iron supplementation on erythropoiesis in erythropoietin treated premature infants. *Pediatrics* 2001;107:78.
56. Braekke K, Bechensteen AG, Halvorsen BL, et al. Oxidative stress markers and antioxidant status after oral iron supplementation to very low birth weight infants. *J Pediatr* 2007;151(1):23.
57. Zlotkin SH, Atkinson S, Lockitch G. Trace elements in nutrition for premature infants. *Clin Perinatol* 1995;22:223.
58. Darlow BA, Austin NC. Selenium supplementation to prevent short-term morbidity in preterm neonates. *Cochrane Database Syst Rev* 2003;(4):CD003312.
59. American Academy of Pediatrics. Vitamins. In: Kleinman R, ed. *Pediatric nutrition handbook*, 5th ed. Elk Grove Village, IL: AAP, 2004:339.
60. Hillman L, Hoff N, Salmons SJ, et al. Mineral homeostasis in very premature infants: serial evaluation of serum 25 hydroxy vitamin D, serum minerals and bone mineralization. *J Pediatr* 1985;106:970.
61. Shenai JP, Chytil F, Stahlman MT. Vitamin A status of neonates with bronchopulmonary dysplasia. *Pediatr Res* 1985;19:185.
62. Darlow BA, Graham PJ. Vitamin A supplementation to prevent mortality and short and long-term morbidity in very low birthweight infants. *Cochrane Database Syst Rev* 2007;(4):CD000501.
63. Brion LP, Bell EF, Raghuveer TS. Vitamin E supplementation for prevention of morbidity and mortality in preterm infants. *Cochrane Database Syst Rev* 2003;(4):CD003665.
64. Cerra FB, Siegel JH, Coleman B, et al. Septic autocannibalism: a failure of exogenous nutritional support. *Ann Surg* 1980;192:570.
65. Harris MC, Costarino AT, Sullivan JS, et al. Cytokine elevations in critically ill infants with sepsis and necrotizing enterocolitis. *J Pediatr* 1994;124:105.
66. Ehrenkranz RA, Das A, Wrage LA, et al. Early nutrition mediates the influence of severity of illness on extremely LBW infants. *Pediatr Res* 2011;69(6):522.
67. Canadian Paediatric Society and Nutrition Committee. Nutrient needs and feeding of premature infants. *CMAJ* 1995;152:1765.
68. Young L, Morgan J, McCormick FM, et al. Nutrient-enriched formula versus standard term formula for preterm infants following hospital discharge. *Cochrane Database Syst Rev* 2012;(3):CD004696.
69. Bauer J, Hentschel R, Linderkamp O. Effect of sepsis syndrome on neonatal oxygen consumption and energy expenditure. *Pediatrics* 2002;110(6):e69.
70. Morgan J, Bombell S, McGuire W. Early trophic feeding versus enteral fasting for very preterm or very low birth weight infants. *Cochrane Database Syst Rev* 2013;(3):CD000504.
71. Vlaardingerbroek H, Veldhorst MA, Spronk S, et al. Parenteral lipid administration to very-low-birth-weight infants—early introduction of lipids and use of new lipid emulsions: a systematic review and meta-analysis. *Am J Clin Nutr* 2012;96(2):255.
72. Angsten G, Finkel Y, Lucas S, et al. Improved outcome in neonatal short bowel syndrome using parenteral fish oil in combination with ω-6/9 lipid emulsions. *JPEN J Parenter Enteral Nutr* 2012;36(5):587.
73. Greene H, Hambridge K, Schanler R, et al. Guidelines for the use of vitamins, trace elements, calcium, magnesium, and phosphorus in infants and children receiving total parenteral nutrition: report of the Subcommittee on Pediatric Parenteral Nutrient Requirements from the Committee on Clinical Practice Issues of the American Society for Clinical Nutrition. *Am J Clin Nutr* 1988;48:1324.
74. Stahl GE, Spear ML, Hamosh M. Intravenous administration of lipid emulsions to premature infants. *Clin Perinatol* 1986;13:133.
75. Adamkin DH, Radmacher PG, Klingbeil RL. Use of intravenous lipid and hyperbilirubinemia in the first week. *JPEN J Parenter Enteral Nutr* 1992;14:135.
76. Fewtrell MS, Edmonds CJ, Isaacs E, et al. Aluminum exposure from parenteral nutrition in preterm infants and later health outcomes during childhood and adolescence. *Proc Nutr Soc* 2011;70(3):299.
77. Poole RL, Pieroni KP, Gaskari S, et al. Aluminum exposure in neonatal patients using the least contaminated parenteral nutrition solution products. *Nutrients* 2012;4(11):1566.
78. Georgieff MK, Sasanow SR, Pereira GR. Serum transthyretin levels and protein intake as predictors of weight gain velocity in premature infants. *J Pediatr Gastroenterol Nutr* 1987;6:775.
79. Cristofalo EA, Schanler RJ, Blanco CL, et al. Randomized trial of exclusive human milk versus preterm formula diets in extremely premature infants. *J Pediatr* 2013;163(6):1592.
80. Premji SS, Chessell L. Continuous nasogastric milk feeding versus intermittent bolus milk feeding for premature infants less than 1500 grams. *Cochrane Database Syst Rev* 2011;(11):CD001819.
81. Watson J, McGuire W. Transpyloric versus gastric tube feeding for preterm infants. *Cochrane Database Syst Rev* 2013;(2):CD003487.
82. Hans DM, Pylipow M, Long JD, et al. Nutritional practices in the neonatal intensive care unit: analysis of a 2006 neonatal nutrition survey. *Pediatrics* 2009;123(1):51.
83. Morgan J, Young L, McGuire W. Slow advancement of enteral feed volumes to prevent necrotising enterocolitis in very low birth weight infants. *Cochrane Database Syst Rev* 2013;(3):CD001241.
84. Morgan J, Young L, Mcguire W. Delayed introduction of progressive enteral feeds to prevent necrotising enterocolitis in very low birth weight infants. *Cochrane Database Syst Rev* 2013;(5):CD001970.
85. American Academy of Pediatrics. Complementary feeding. In: Kleinman RE, ed. *Pediatric nutrition handbook*, 6th ed. Elk Grove Village, IL: AAP, 2009:113.
86. Bhatia J, Greer F. Use of soy protein-based formulas in infant feeding. *Pediatrics* 2008;121(5):1062.
87. Atkinson SA, Bryan MH, Anderson GH. Human milk feeding in premature infants: protein, fat and carbohydrate balances in the first 2 weeks of life. *J Pediatr* 1981;99:617.
88. Boyd CA, Quigley MA, Brocklehurst P. Donor breast milk versus infant formula for preterm infants: systematic review and meta-analysis. *Arch Dis Child Fetal Neonatal Ed* 2007;92(3):F169.
89. Basuki F, Hadiati DR, Turner T, et al. Dilute versus full strength formula in exclusively formula-fed preterm or low birth weight infants. *Cochrane Database Syst Rev* 2013;(11):CD007263.
90. Cooke RJ, Griffin IJ, McCormick K, et al. Feeding preterm infants after hospital discharge: effect of dietary manipulation on nutrient intake and growth. *Pediatr Res* 1998;43:355.
91. Ehrenkranz RA, Dusick AM, Vohr BR, et al. Growth in the neonatal intensive care unit influences neurodevelopment and growth outcomes of extremely low birth weight infants. *Pediatrics* 2006;117:1253.
92. Rabner M, Meurling J, Ahlberg C, et al. The impact of growth curve changes in assessing premature infant growth. *J Perinatol* 2014;34(1):49.
93. Fenton TR, Kim JH. A systematic review and meta-analysis to revise the Fenton growth chart for preterm infants. *BMC Pediatr* 2013;13:59.
94. Casey PH, Kraemer HC, Berbaum J, et al. Growth status and growth rates of a varied sample of low birth weight, preterm infants: a longitudinal cohort from birth to three years of age. *J Pediatr* 1991;119:599.
95. Loÿs CM, Maucort-boulch D, Guy B, et al. Extremely low birthweight infants: how neonatal intensive care unit teams can reduce postnatal malnutrition and prevent growth retardation. *Acta Paediatr* 2013;102(3):242.
96. Ramel SE, Gray HL, Davern BA, et al. Body composition at birth in preterm infants between 30–36 weeks gestation. *Pediatric Obesity* 2014. [Epub ahead of print] doi: 11111/j.2047-6310.2013.00215.x
97. Roggero P, Giannì ML, Amato O, et al. Evaluation of air-displacement plethysmography for body composition assessment in preterm infants. *Pediatr Res* 2012;72(3):316.
98. Koo WW. Laboratory assessment of nutritional bone disease in infants. *Clin Biochem* 1996;29:429.

21 Aleitamento Materno e Uso de Leite Humano na Unidade de Terapia Intensiva Neonatal

Kathleen A. Marinelli

VISÃO GERAL

Nas últimas décadas, os avanços da tecnologia ampliaram sobremodo nosso sucesso em medicina neonatal. Ao mesmo tempo, reconhecemos que a nutrição é a base da assistência que oferecemos a recém-nascidos enfermos e pré-termo. A instituição e o aprimoramento da nutrição parenteral total (NPT) e o desenvolvimento de fórmulas enterais especializadas para prematuros ocorreram paralelamente à obtenção de melhores desfechos (ver também Capítulo 20). Durante este mesmo período de tempo, também houve uma percepção cada vez maior pelo público geral e pela comunidade médica das vantagens a curto e longo prazos do leite humano e do aleitamento materno em comparação com o uso da fórmula. Não podem mais restar dúvidas de que o leite humano é a única forma superior de nutrição de lactentes durante os primeiros 6 meses de vida, mantendo aleitamento contínuo/leite humano por doze meses com o acréscimo de alimentos complementares adequados e, em seguida, amamentação/leite humano continuado por 2 anos ou mais enquanto mutuamente desejado pela mãe e pela criança. A declaração de política de saúde mais recente da American Academy of Pediatrics (AAP) sobre o uso do leite humano enfatizou que a amamentação e o leite humano, sendo os padrões normativos para alimentação e nutrição de recém-nascidos e dadas as vantagens para o neurodesenvolvimento e clínicas documentadas a curto e longo prazos da amamentação, devem ser considerados uma questão de saúde pública, e não uma escolha de estilo de vida da nutrição de recém-nascidos (1).

Esta declaração é endossada e compartilhada pelo American College of Obstetrics and Gynecology (2), pela American Academy of Family Physicians (3), pela Academy of Nutrition and Dietetics (4) e pelo Health Canada Joint Working Group (5). As evidências das vantagens do leite humano não apenas para os recém-nascidos/lactentes, mas também para as mães, as famílias e a sociedade em áreas tão diversas quanto saúde, nutrição, desenvolvimento e imunologia, com impactos psicológicos, sociais, econômicos e ambientais (1-5), são tão convincentes que o governo dos EUA tornou o apoio e incentivo ao aleitamento materno uma prioridade de saúde pública nacional. Com a publicação do *Call to Action to Support Breastfeeding* pelo Surgeon General (6) e do trabalho do United States Breastfeeding Committee (www.usbreastfeeding.org), o governo federal dos EUA passou a apoiar as metas de amamentação do Healthy People 2020 (Quadro 21.1) (7).

A realidade de uma internação na unidade de terapia intensiva neonatal (UTI neonatal) é um contraste gritante com o cenário de pós-parto idealizado no qual o recém-nascido a termo, sadio e robusto, é colocado imediatamente sobre o tórax da mãe, nos primeiros 30 a 60 minutos, busca sozinho de maneira inata o mamilo, avidamente o agarra e mama bem com a mãe que teve um parto descomplicado e apoiada e empoderada por sua capacidade de continuar a nutrir seu filho. A incerteza, o estresse, a tecnologia, a natureza constantemente variável e crítica de nossos pacientes e nosso ambiente são incompatíveis com o conceito de aleitamento materno? Ao contrário, para os mais vulneráveis de nossos pacientes e suas famílias, o volume exponencialmente crescente de pesquisas fala a favor da oferta de leite humano e o aleitamento materno, que é mais do que apenas fornecer leite; eles são não apenas tão importantes quanto na população a termo, como também podem ser mais cruciais para o prognóstico final da saúde e do desenvolvimento dos recém-nascidos enfermos e prematuros. A declaração de política da AAP recomenda especificamente leite humano como a alimentação preferencial não só para recém-nascidos a termo saudáveis, mas também para recém-nascidos prematuros e enfermos (1), e das 20 medidas de ação da Ministra da Saúde dos EUA, Regina Benjamin, em Health Care, ela dedicou a nº 12 a "Identificar e eliminar os obstáculos à maior disponibilidade de leite humano seguro de doadora armazenado em banco para recém-nascidos/lactentes frágeis" (6).

Cabe a nós, médicos, ter o conhecimento e a habilidade para promover o apoio com sucesso da lactação na população da UTI neonatal. Infelizmente, a maioria de nós recebeu, no máximo, um ensino superficial sobre lactação, durante a faculdade de medicina, residência e estágio. Pode-se dizer o mesmo acerca do treinamento dos enfermeiros e auxiliares de enfermagem. Isto é evidenciado pela ausência de conhecimento e de segurança dos médicos em instruir sobre o assunto, que tem demonstrado melhorar com o ensino (8,9), e as informações variáveis e não baseadas em evidências contidas nos livros atuais de pediatria geral e de enfermagem (10,11). Este capítulo apresenta nosso conhecimento atual dos benefícios singulares do uso do leite humano na população da UTI neonatal de recém-nascidos prematuros e enfermos. Esse conhecimento apoia o valor do uso do leite humano no esquema terapêutico. Também são detalhados os desafios na oferta de leite humano, incluindo decisões de ordenhar o leite humano e amamentar, iniciar e manter a lactação com coleta do leite por meio

QUADRO 21.1

Metas de amamentação do Healthy People 2020.

Número MICH[a]	Objetivo	Linha de base (ano medido) %	Meta de 2020 %
MICH-21	Aumento da proporção de recém-nascidos que são amamentados	(Nascimentos de 2006)	
MICH-21.1	Já amamentado	74,0	81,9
MICH-21.2	Aos 6 meses	43,5	60,6
MICH-21.3	Com 1 ano	22,7	34,1
MICH-21.4	Exclusivamente ao longo de 3 meses	33,6	46,2
MICH-21.5	Exclusivamente ao longo de 6 meses	14,1	25,5
MICH-22	Aumento da proporção de funcionários capacitados em programas de apoio à lactação no local de trabalho	25,0 (2009)	38,0
MICH-23	Redução da proporção de recém-nascidos amamentados que receberam suplementação com fórmula nos primeiros 2 dias de vida	24,2 (nascimentos de 2006)	14,2
MICH-24	Aumento da proporção de nascidos vivos em instalações que proporcionam cuidados recomendados para mães lactantes e seus bebês	2,9 (2009)	8,1

[a]Número MICH, Maternal Infant Child Health number.
HealthyPeople.gov. 2020 Objectives, Maternal, Infant, and Child Health Data Details, MICH-21–MICH-24 Disponível em: http://www.healthypeople.gov/2020/topics-objectives/topic/maternal-infant-and-child-health/objectives (acesso em 11/9/2014).

de bomba, a oferta de leite materno, o uso de leite humano de doadora, a progressão ao longo do desenvolvimento até o aleitamento materno, o uso de métodos alimentares alternativos e o apoio ao aleitamento materno na UTIN e após a alta com uma abordagem voltada para a família

HISTÓRIA

Antes do advento das UTIs neonatais e da tecnologia que as tornou possíveis, a maioria dos recém-nascidos prematuros não sobrevivia. Aqueles que haviam se desenvolvido e amadurecido fisiologicamente o suficiente sobreviviam se fossem mantidos aquecidos e alimentados. A fonte dessa alimentação era o leite humano. Então, não é nenhum exagero dizer que, até o século passado, a sobrevida de recém-nascidos prematuros dependia em grande parte do fornecimento de leite humano. Já em 1907, Pierre Budin, em L'Hôpital Maternité em Paris, incentivava as mamães de bebês prematuros a amamentarem para aumentar a sobrevida (12). Julius Hess, que inaugurou em Chicago o primeiro centro para recém-nascidos prematuros em operação contínua nos EUA, escreveu em 1922 que, "inegavelmente, os melhores resultados são alcançados no recém-nascido prematuro com peso inferior a 1.500 gramas quando ele é alimentado com leite humano" (13). Ele preconizava que o leite humano era a escolha para alimentar recém-nascidos prematuros, e que o leite artificial era um substituto comparativamente precário, resultando em aumento da mortalidade. É impressionante que naquela época houvesse até mesmo discussão positiva sobre a sobrevida de recém-nascidos de muito baixo peso ao nascer, quanto mais a associação de aumento da sobrevida à alimentação com leite humano.

Então, por que só recentemente estamos "redescobrindo" o valor do leite humano na unidade neonatal? Em 1947, Gordon mostrou que os recém-nascidos prematuros alimentados com duas fórmulas lácteas distintas baseadas no leite de vaca ganharam peso mais rápido do que recém-nascidos alimentados com leite humano (14). Também se mostrou previamente que o leite humano não promovia a mineralização óssea em recém-nascidos prematuros, a menos que fossem suplementados com cálcio e fósforo (15). Com base em estudos como estes, o leite humano foi abandonado nos EUA em favor de fórmulas que ofereciam taxas de proteína e minerais mais altas. Embora a última vantagem fosse uma observação importante, o que não se percebeu naquele tempo foi o quanto se perdeu para obter essa vantagem.

INCIDÊNCIA DE ALEITAMENTO MATERNO OU FORNECIMENTO DE LEITE HUMANO

Antes de julho de 2001, a única fonte contínua em grande escala de dados sobre aleitamento materno nos EUA era a Ross Laboratories Mothers Survey (16), que foi criada em 1954 e periodicamente atualizada. A empresa Ross Products, anteriormente uma divisão dos Laboratórios Abbott, fabricou fórmulas para lactentes. Questionários foram enviados pelo correio para grande número de mães que haviam dado à luz no último ano. As preocupações no emprego desse banco de dados para definir a frequência e objetivos do aleitamento materno nos EUA incluem as baixas taxas de resposta (em média 28% por mês) (16), a incapacidade de determinar a exclusividade do aleitamento materno, ausência de diferenciação entre aleitamento materno e alimentação com leite humano e possível conflito de interesses apresentado por uma companhia fabricante de fórmula monitorando as taxas de aleitamento materno. Embora a população de recém-nascidos na UTI neonatal ou de bebês prematuros não tenha sido analisada, dados foram relatados sobre o subgrupo de recém-nascidos com peso ao nascer abaixo de 2.500 g, os quais abrangeram prematuros e recém-nascidos a termo pequenos para a idade gestacional (IG). Para 1990, a taxa para a categoria inferior a 2.500 g foi de 36,5% (em comparação com a taxa de aleitamento materno da população geral de 51,5%), com aumentos constantes até 62,7% (na população geral, aumento para 69,5%) em 2001 (16). Em 2001, os Centers for Disease Control and Prevention (CDC) começaram a coleta de dados confiáveis sobre amamentação nos EUA, inicialmente durante a Pesquisa Nacional de Imunização dos EUA. Desde esse momento, acrescentaram a coleta de dados de aleitamento materno e práticas de cuidado na maternidade por meio do Boletim de amamentação de cada estado, o Estudo II de práticas de alimentação do recém-nascido e o seu acompanhamento de 6 anos, a Maternity Care Practices Survey, a National Health and Nutrition Examination Survey (NHANES), a National Survey of Family Growth (NSFG), o Pediatric Nutrition Surveillance System (PedNSS), o Pregnancy Surveillance System (PNSS), o Pregnancy Risk Assessment Monitoring System (PRAMS) e o National Birth Certificate Data (17). A análise dos dasos do PRAMS a partir de 2000 a 2003 revelou que 70% das mães de UTI neonatal iniciavam a amamentação (18), em comparação com 72,6 ± 0,9 na população geral, em 2003 (Figura 21.1) (19). Esses dados, embora potencialmente menos tendenciosos comercialmente, são difíceis de interpretar e comparar com outros estudos como resultado da inconsistência das definições. A definição de iniciação do aleitamento materno varia entre os estudos, e com frequência inclui qualquer tentativa de colocar o bebê para mamar ou iniciar a lactação com uma bomba de sucção da mama nos primeiros dias de vida ou durante a hospitalização inicial. Os dados também não indicam se outros líquidos além do leite humano são também fornecidos.

Esses mesmos relatos tentaram avaliar a duração do aleitamento materno inquirindo sobre qualquer atividade de amamentação ao longo do primeiro ano de vida. Os estudos Ross Mothers Surveys descreveram aumento da continuação do aleitamento materno aos 6 meses em recém-nascidos com peso ao nascer abaixo de 2.500 g de 9,5% em 1990 para 22,1% em 2001 (com alterações concomitantes na população geral de 17,6% para 32,5%) (16). Esses dados derivaram de lactentes recebendo "qualquer aleitamento materno", incluindo exclusivamente amamentação, leite materno/amamentação mista com fórmulas (não houve quantificação) e leite materno/amamentação eventual (também sem quantificação). Amamentação exclusiva foi definida como "alimentado apenas com leite humano; sem complementação com fórmula e/ou leite de vaca". Não se obtiveram informações sobre alimentos sólidos ou outros suplementos que não fórmula (p. ex., água, sucos) fornecidos aos lactentes (16). O estudo do PRAMS observou o aleitamento materno "predominante" 10 semanas após o parto e mostrou reduções entre 1993 e 1998 de 58,5% para 57,9% em toda a população, de 47,9% para 45,1% no subgrupo baixo peso ao nascer e de 55,1% para 47,3% no subgrupo da UTI neonatal (18). Quando dados sobre a duração são fornecidos, têm incluído historicamente qualquer aleitamento materno ou consumo de leite humano, sem diferenciar a ingestão de outros líquidos ou sólidos. Esta questão foi abordada em 1988 pelo Interagency Group for Action on Breastfeeding, que criou uma série de definições para padronizar a terminologia. Assim, no sistema descrito por eles, o aleitamento materno pleno é distinguido do parcial, e o primeiro subdivide-se em categorias de aleitamento materno exclusivo e quase exclusivo, enquanto o aleitamento materno parcial inclui três níveis (20). A esperança era que a implementação difusa coerente dessas definições ajudaria os pesquisadores e as instituições a descreverem, interpretarem e compararem as práticas de aleitamento materno de maneira precisa. Decerto, isso não ocorreu (21).

Ao tentar elucidar as tendências no aleitamento materno e o consumo de leite humano especificamente em uma população da UTIN, podem-se examinar diversos relatos de UTIN individuais. Por exemplo, na UTIN desse autor, as taxas de aleitamento materno foram acompanhadas durante um período de 25 anos. Nesse período, a promoção e o apoio ao aleitamento materno aumentaram intensamente (o que será detalhado adiante neste capítulo).

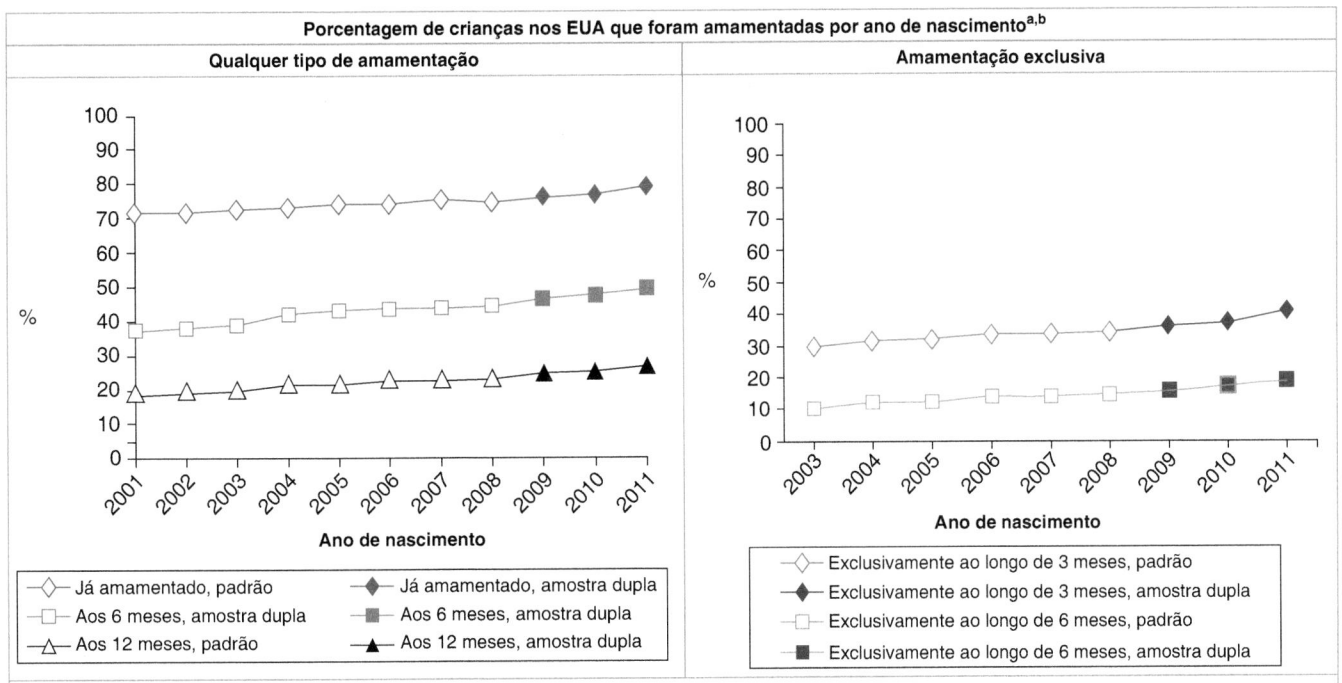

Figura 21.1 Porcentagem de crianças que foram amamentadas por ano de nascimento. CDC. Breastfeeding data and statistics. Disponível em: http://www.cdc.gov/breastfeeding/data/index.htm (último acesso em 9/11/2014).

Em toda a população da UTIN, apenas 20,2% dos recém-nascidos receberam algum leite humano (seja por amamentação ou por método alimentar alternativo) em 1989. Esta porcentagem aumentou progressivamente para 79,2% de todas as internações em 2013. O consumo continuado de qualquer leite humano no momento da alta aumentou de 5,9% para 71,1% de todas as altas da UTIN ao longo do mesmo período de tempo. Ainda mais impressionantes são os dados para a população com menos de 1.500 g: o início aumentou de 10,6% para 83,5%, com a continuação do fornecimento de qualquer leite humano na alta aumentando de 1,6% para 42,4% (Marinelli K. *Personal communication from Connecticut Children's Medical Center's NICU database*, 2014). Como esses recém-nascidos não recebem alta para casa com o leite da doadora, esses dados representam que todos os dados de alta têm como base lactentes que recebem o leite da sua própria mãe.

Embora os números variem, as tendências globais mostram aumento da iniciação e continuação do aleitamento materno, com taxas de aleitamento materno significativamente menores em qualquer ponto do tempo de recém-nascidos de baixo peso ao nascer ou da UTI neonatal do que entre recém-nascidos a termo sadios. Relatos anteriores de instituições isoladas confirmaram que as taxas de aleitamento materno na UTIN são menores do que em populações equivalentes de recém-nascidos sadios (22,23), com perda rápida ao longo da hospitalização e após a alta (23-26). Os fatores frequentemente associados à lactação continuada nesta população são mães de mais idade, casadas, da raça branca, com escolaridade superior, bom sistema de apoio social e maior peso ao nascer dos recém-nascidos (22,24,26). Há também evidências de que o local de atendimento seja um importante fator independente associado ao uso do leite humano (27), como o são programas específicos da UTI neonatal, como os que englobam a exposição ao Método Canguru e apoio à lactação, educação pré-natal e acompanhamento da oferta de leite materno durante a primeira semana após a alta hospitalar (28,29). Isso levanta questões sobre diferenças entre hospitais, que têm maior ou menor empenho em promover o aleitamento materno bem-sucedido no ambiente de terapia intensiva. É importante salientar que essas tendências nas UTIs neonatais norte-americanas não necessariamente se reproduzem em outras regiões do mundo. Desde a década de 1980, relatos de unidades da Europa, Brasil e Austrália demonstraram que as taxas de iniciação, duração e exclusividade subsequente do aleitamento materno em recém-nascidos prematuros são iguais ou mais altas do que as taxas atualmente observadas em nossa população de recém-nascidos a termo sadios (30,31). Um fato importante é que esses países têm culturas pró-aleitamento materno, nas quais o aleitamento materno é a norma na população a termo sadia, com iniciação de quase 100%. Também existe uma cultura de UTI neonatal diferente, em que os pais basicamente vivem com seus bebês na unidade neonatal. Discutiremos esse assunto mais à frente em "UTI neonatal amigável para o recém-nascido".

VANTAGENS DO LEITE HUMANO PARA RECÉM-NASCIDOS PREMATUROS E ENFERMOS

O leite humano é um líquido vivo, dinâmico e adaptativo. Contém mais de 200 componentes conhecidos, como linfócitos, macrófagos e neutrófilos vivos; imunoglobulinas, complemento, oligossacarídios e outros fatores de defesa do hospedeiro; lactoferrina; enzimas e hormônios como corticosteroides, eritropoetina e insulina para citar alguns, além de seus nutrientes. Ocorrem interações complexas desses componentes, as quais provavelmente intensificam e contribuem para suas funções. O leite humano está em constante adaptação, do início ao fim de uma mamada, ao longo do dia e durante o ciclo de lactação. Jamais será reproduzido, a despeito de toda a propaganda que se faz do contrário. Adicionar um "novo" componente à fórmula artificial porque está presente no leite humano não garante que sua função ou desempenho serão idênticos. O leite humano mudou e adaptou-se durante a evolução humana para oferecer exatamente o que os lactentes humanos necessitam. Difere do leite de outras espécies de mamíferos, incluindo bovinos, que também evoluíram concomitantemente para oferecer o que os bebês de cada espécie precisam para crescer e amadurecer de maneira ideal.

Aceitando-se que o leite humano é o padrão específico da espécie para a nutrição de bebês humanos, os resultados associados ao seu uso tornam-se a norma com a qual outras formas de nutrição são comparadas. Assim, em vez de discutir os "benefícios do aleitamento materno", seria mais apropriado avaliar os "riscos da alimentação artificial". Existe um grande volume de literatura baseada em evidências acerca dos melhores resultados para a saúde e o desenvolvimento de recém-nascidos a termo alimentados com leite humano e suas mães, em comparação com recém-nascidos alimentados com leite artificial, literatura essa que foi bem revisada em outras publicações (1-5,32,33). A economia de recursos para as famílias, seguradoras, patrões e a sociedade também foi estudada. Uma análise de custos publicada em 2010 para todas as doenças pediátricas para a qual a Agency for Healthcare Research and Quality relatou taxas de riscos que favoreceram a amamentação revelou que, se 90% das famílias norte-americanas estivessem em conformidade com as recomendações médicas de amamentação exclusiva por 6 meses, os EUA poderiam economizar 13 bilhões de dólares por ano e evitar o número adicional de 911 mortes, quase todas de recém-nascidos (34). Em uma análise de 2013, presumindo que as associações observadas entre a duração da amamentação e a saúde materna são causais, estimou-se que as taxas atuais de aleitamento materno nos EUA resultam em um número adicional de 4.981 casos de câncer de mama, 53.847 casos de hipertensão e 13.946 casos de infarto do miocárdio por ano na população de mulheres que não amamentaram seus filhos em comparação com uma coorte de 1,88 milhão de mulheres norte-americanas que amamentaram da maneira ideal. A amamentação ineficaz foi calculada como tendo um custo total para a sociedade de 17,4 bilhões de dólares, resultantes de morte prematura, além de 733,7 milhões de dólares em custos diretos e 126,1 milhões de dólares em custos de morbidade indireta (35). Essas desvantagens do uso de fórmulas artificiais são resumidas no Quadro 21.2.

Há todas as razões para se acreditar que as mesmas vantagens do leite humano para recém-nascidos a termo sadios e suas mães também se apliquem aos recém-nascidos pré-termo e enfermos e suas mães. Ademais, existem evidências crescentes baseadas em pesquisas de efeitos positivos a curto e longo prazos sobre distúrbios relacionados com a prematuridade, incluindo a nutrição, a função gastrintestinal (GI), a defesa do hospedeiro, o desenvolvimento neurológico e o bem-estar fisiológico.

Vantagens nutricionais

A AAP (1) recomenda fortemente que o leite humano seja a nutrição indicada não apenas para recém-nascidos a termo sadios, mas para todos os recém-nascidos, incluindo os prematuros e enfermos, com raras exceções (1). O Capítulo 20 oferece uma revisão aprofundada excelente deste tópico. O leitor também pode consultar um artigo de revisão recente sobre o uso do leite humano em recém-nascidos prematuros (36).

Vale a pena, no entanto, enfatizar vários aspectos. O leite pré-termo é significativamente diferente do leite a termo (Quadro 21.3). Possui concentrações mais altas de proteína, ácidos graxos, sódio e cloreto (37,38), os quais curiosamente são necessários em maiores quantidades para bebês pré-termo. Este fenômeno foi atribuído inicialmente aos menores volumes de leite produzidos por mães de recém-nascidos pré-termo, causando, assim, um efeito concentrador sobre esses nutrientes. Porém, contrariando esta teoria, outros componentes do leite pré-termo estão presentes nas mesmas concentrações que o leite a termo. Subsequentemente, mostrou-se que o leite pré-termo tem volumes semelhantes ao leite a termo. Alguns inicialmente especularam que seria uma adaptação materna ao parto do recém-nascido prematuro, enquanto essas diferenças provavelmente decorreriam da interrupção da maturação da glândula mamária durante a gravidez. Em estudo que avaliou as concentrações totais de nitrogênio, lipídios, lactose e carboidratos no leite humano, a IG ao nascimento correlacionou-se inversamente com a concentração de carboidrato; a idade pós-menstrual (IPM; indicador dos processos de desenvolvimento autônomos, não afetados pelo momento do nascimento) não se relacionou com a composição do leite; e a idade pós-natal (IPN) esteve associada à redução da concentração total de nitrogênio e ao aumento da de lactose. Esses dados foram interpretados indicando que a IPM influencia fortemente o desenvolvimento da

QUADRO 21.2

Resumo das desvantagens da alimentação com fórmula.

Lactente/Criança:
  Aumento da incidência/gravidade de:
    Doenças diarreicas
    Infecções respiratórias
    Otite média
    Infecções do trato urinário
    Botulismo infantil
    Síndrome de morte súbita do lactente
    Sepse
    Meningite
    Doenças alérgicas
    Diabetes melito tipo 1
    Doença celíaca
    Alguns cânceres infantis (leucemias, linfomas)
    Doença inflamatória intestinal

Mãe:
  Aumento do risco em potencial de:
    Perda sanguínea puerperal
    Anemia
    Câncer de mama pré-menopausa
    Câncer de ovário
    Osteoporose
  Incapacidade de tirar vantagem de método de planejamento familiar (amenorreia pela lactação)

Econômicas:
  Famílias:
    Custo da fórmula
    Aumento de consultas pediátricas por enfermidade
    Aumento de uso e custos dos medicamentos
    Perda de remuneração para cuidar da criança enferma
  Empregadores:
    Ausência do empregado para cuidar da criança enferma
    Redução da produtividade
    Potencial de taxas mais altas do seguro-saúde
  Seguradoras:
    Aumento dos honorários de médicos
    Aumento do custo de visitas ao pronto-socorro
    Custos de exames laboratoriais/radiografias
    Maior uso de prescrições
    Custos de hospitalização
  Sociedade:
    Uso dos recursos naturais na produção de alimentação artificial
    Custos ambientais da produção e resíduos gerados

QUADRO 21.3

Comparação do leite humano pré-termo e a termo.[a]

Alterado no leite pré-termo		Não alterado no leite pré-termo
Aumentado	**Diminuído**	
Nitrogênio total	Lactose	Volume
Proteína verdadeira		
Ácidos graxos de cadeia longa		
Ácidos graxos de cadeia média		
Ácidos graxos de cadeia curta		Ácido linolênico
Sódio		Potássio
Cloreto		Cálcio
Magnésio (?)		Fosfato
Ferro		Cobre
Gordura (nos primeiros dias de vida)		Zinco
Oligossacarídeos (primeiras 2 semanas de vida)		Osmolalidade
Energia		Vitaminas B_1-B_{12}

[a]É importante observar que há uma grande variação no leite de cada mãe.
Modificado a partir de Lawrence KA, Lawrence RM, eds. *Breastfeeding: a guide for the medical profession*. Philadelphia, PA: Mosby, 2005:521; Gidrewicz DA, Fenton TR. A systematic review and meta-analysis of the nutrient content of preterm and term breast milk. *BMC Pediatr* 2014;14:216.

composição do leite humano muito pré-termo, a IG afeta o conteúdo de carboidrato com efeito desprezível sobre o valor nutricional do leite e a IPM não exerce qualquer efeito (39) consistente com as mudanças na maturação da glândula mamária.

As concentrações mais altas de nutrientes no leite humano pré-termo diminuem para aproximadamente os níveis do leite a termo durante o curso do primeiro mês pós-natal, seja qual for a IG ao nascer do recém-nascido, porém as necessidades aumentadas do recém-nascido prematuro continuam até aproximadamente a IG corrigida a termo. Com a perda da vantagem das concentrações iniciais mais altas, sobretudo de proteína e eletrólitos, do leite prematuro, muitas vezes temos de enriquecer o leite humano para os recém-nascidos menores após obter os volumes adequados. Mostrou-se que os recém-nascidos abaixo de 1.500 g precisam do enriquecimento com mais calorias, proteína, cálcio, fósforo, cloreto de sódio e algumas vitaminas a fim de evitar baixas taxas de crescimento, hiponatremia, hipocloremia e osteopenia (36). Os recém-nascidos maiores e mais maduros se desenvolvem bem apenas com o leite materno. Como a composição do leite humano difere não apenas durante o período de lactação, como também durante uma mesma refeição ou sessão de extração de leite, em diferentes momentos do dia e, para aqueles recém-nascidos que exigem alimentação por métodos alternativos, segundo o método usado, é crucial monitorar as taxas de crescimento, os níveis séricos de sódio e a mineralização óssea dos recém-nascidos de muito baixo peso (ver também os Capítulos 20 e 33). Discussões recentes têm sugerido que devido a variações durante todo o dia em alguns componentes do leite humano, pode ser prudente que as mães coletem seu leite em alíquotas de 24 horas, que, quando misturadas com cuidado, teoricamente renderiam uma alimentação menos variável. Isso ainda não foi estudado.

Proteínas

A proteína do leite humano é composta por lactoalbumina em 80%, ao contrário da proteína do leite bovino, que contém 80% de caseína. A lactoalbumina do leite humano, α-lactoalbumina, é digerida bem mais facilmente do que a lactoalbumina bovina, β-lactoalbumina, um fator importante a considerar em recém-nascidos prematuros com função intestinal imatura. Além disso, a proteína do leite humano também inclui nucleotídios, imunoglobulina A secretória (IgAs) e outras imunoglobulinas, e uma enzima, lisozima, os quais auxiliam na defesa do hospedeiro; fatores de crescimento que estimulam o crescimento e a maturação do intestino; diversos hormônios; e enzimas (p. ex., amilase, lipases mamárias) que ampliam a capacidade do trato intestinal imaturo de digerir nutrientes. O aminoácido taurina, que desempenha muitas funções no recém-nascido, como a conjugação dos ácidos biliares, osmorregulação e neurotransmissão e atua como um antioxidante e fator de crescimento, está presente em altas concentrações no leite humano e quase ausente no leite de vaca. Por isso, é agora acrescentado às fórmulas artificiais. À diferença do leite bovino, o leite humano também é pobre em fenilalanina e tirosina, os quais os recém-nascidos e prematuros estão mal equipados para metabolizar. Por essas razões, dentre outras, a composição proteica do leite humano está bem adaptada às necessidades dos recém-nascidos prematuros (ver Capítulos 20 e 22) (40).

Lipídios

Os lipídios do leite humano suscitaram o maior interesse entre componentes do leite, com o volume crescente de literatura sobre os efeitos positivos para o neurodesenvolvimento dos ácidos graxos poli-insaturados de cadeia longa (LC-PUFA), em particular os ácidos docosaexaenoico (DHA) e araquidônico (ARA). Eles são encontrados nos fosfolipídios do cérebro, retina e membranas dos eritrócitos. Os LC-PUFA não são sintetizados por recém-nascidos pré-termo, e são normalmente transferidos através da placenta ao longo do terceiro trimestre. Ocorrem naturalmente no leite humano, mas não são encontrados no leite bovino. Para os recém-nascidos prematuros, os LC-PUFA devem ser fornecidos por uma fonte externa, neste caso facilmente pelo leite humano. Em decorrência dos estudos que mostraram melhor prognóstico do neurodesenvolvimento e da função visual em recém-nascidos pré-termo alimentados ao seio ou alimentados com fórmula suplementada com fontes exógenas de LC-PUFA, DHA e ARA são atualmente acrescentados às fórmulas comerciais para bebês a termo e pré-termo. Uma preocupação para a função principal é que esses aditivos são de origem vegetal e estruturalmente diferentes dos LC-PUFA humanos (ver "Vantagens para o neurodesenvolvimento").

Os lipídios do leite humano são uma fonte facilmente digerida de energia, em parte graças à sua composição e ao seu acondicionamento com lipases estimuladas pelos sais biliares presentes no leite, respondendo por cerca de 50% das calorias totais do leite. Ademais, fornecem colesterol, que é um componente essencial das membranas. Os recém-nascidos alimentados com leite humano exibem níveis plasmáticos de colesterol significativamente mais altos que aqueles alimentados com fórmula ou de alimentação mista (41). Embora se possa esperar que recém-nascidos alimentados com leite humano apresentem níveis mais elevados de colesterol do que os recém-nascidos alimentados com fórmula quando forem jovens adultos, descobriu-se que o oposto é verdadeiro, além de terem proteína C reativa inferior, uma medida do processo inflamatório associado à aterosclerose (42). Além disso, um estudo mostrou que homens amamentados quando recém-nascidos apresentaram melhor função endotelial quando adultos jovens do que homens que foram alimentados com fórmula, demonstrando que a amamentação foi inversamente associada à aterosclerose, medida pela espessura da íntima-média, distensibilidade arterial ou prevalência de placas carotídeas (43). Propôs-se que a exposição exógena precoce ao colesterol, um nutriente essencial, mantém a produção endógena de colesterol sub-regulada, resultando assim em níveis de colesterol inferiores na idade adulta. Os mecanismos ainda não foram elucidados.

Carboidratos

O dissacarídeo lactose é o carboidrato predominante no leite humano. É uma fonte imediata de energia e degradado pela enzima lactase, localizada na borda em escova da mucosa intestinal, em galactose e glicose, essenciais à oferta de energia para o cérebro em rápido crescimento. A atividade de lactase é baixa em recém-nascidos prematuros, mas é prontamente induzível por exposição à lactose, capacitando-os a absorver mais de 90% do leite humano. A lactose não absorvida remanescente contribui para a consistência amolecida das fezes, e a colonização do intestino pela flora fecal não patogênica. A lactose também promove a absorção de cálcio, crucial à prevenção do raquitismo nutricional em prematuros. Os oligossacarídios, o terceiro componente mais abudante no leite humano, atuam na defesa do hospedeiro ao impedir a fixação de bactérias à mucosa intestinal, desse modo exercendo um papel protetor para o recém-nascido pré-termo relativamente imunocomprometido. Mais de uma centena de diferentes oligossacarídeos foram identificados e sua composição varia entre as mães, bem como ao longo da lactação (44).

Energia

Vários estudos anteriores sugeriram que recém-nascidos a termo (45,46) e pré-termo (47,48) alimentados com leite humano apresentam menor dispêndio de energia durante o sono em comparação com bebês alimentados com fórmula. Um estudo randomizado *crossover* de recém-nascidos pré-termo alimentados por gavagem mostrou redução significativa do dispêndio energético nos bebês alimentados com leite humano em medições antes, durante e depois da alimentação (49). Com a enorme diferença na composição dos nutrientes e outros fatores entre o leite humano e o artificial, é impossível definir o que causa esta diferença, mas esta é uma questão intrigante que ainda precisa ser investigada.

Vantagens gastrintestinais

Além da especificidade para a espécie e digestibilidade superior dos nutrientes no leite humano para bebês prematuros, o leite humano também afeta favoravelmente a função e maturação do sistema digestório. O leite humano *in vivo* mostrou reduzir a permeabilidade intestinal em recém-nascidos pré-termo em comparação com a fórmula para prematuros (50). Diversos estudos concluíram que o leite humano promove o esvaziamento gástrico mais rápido do que a fórmula artificial (51,52), e um estudo observou que, em média, o leite humano esvaziou-se duas vezes mais rápido que a fórmula (52). Isto tem implicações na prática clínica. O esvaziamento gástrico tardio, que em geral apresenta-se clinicamente como resíduos gástricos ou vômitos mensuráveis, impede a progressão da nutrição enteral. Os bebês que não alcançam refeições enterais plenas precisam de períodos mais longos de nutrição parenteral, com os riscos concomitantes inerentes do uso prolongado de cateter intravenoso (p. ex., infecção, trombose, infiltrações químicas) e nutrição intravenosa prolongada (p. ex., desequilíbrio de minerais e eletrólitos, lesão hepática). Qualquer um desses efeitos pode ter impacto na duração da internação hospitalar (DIH), o que por sua vez tem implicações econômicas e sociais/familiares, todos os quais são fatores importantes a considerar no plano terapêutico em nossas UTIN atuais.

Outro achado relacionado é a indução da atividade de lactase pelas refeições. A lactase, enzima responsável pela digestão da lactose, está presente no intestino fetal no início da gestação, mostrando maior aumento durante o terceiro trimestre. Os recém-nascidos prematuros são relativamente deficientes em lactase ao nascimento. Em um estudo, a atividade de lactase foi induzida em bebês pré-termo (gestação de 26 a 30 semanas) pelo início de alimentação enteral. Os achados mais relevantes foram os níveis mais altos de atividade enzimática encontrados com a introdução da alimentação "precoce" (aos 4 dias de idade) em comparação com a alimentação "padrão" (aos 15 dias) e com a alimentação com leite humano *versus* fórmula (53). Também houve correlação inversa entre a atividade de lactase aos 28 dias e o tempo até atingir refeições enterais plenas. Parece que o nível de atividade de lactase pode ser um marcador da maturidade intestinal, com uma relação direta entre o uso do leite humano e a progressão da maturidade intestinal.

Existe um grande número de "componentes bioativos" no leite humano que estão ausentes das fórmulas. Exercem de maneira variada efeitos anti-inflamatórios ou proteção contra agentes infecciosos; são hormônios e fatores de crescimento que influenciam o desenvolvimento; ou são moduladores da função imune (54-56). Esta é uma área ativa de pesquisa. Pelo menos alguns desses fatores bioativos possuem atividade sugestiva de que eles estão implicados na maturação, crescimento e motilidade do sistema digestório (54). O fator de crescimento epidérmico (EGF) é uma importante citocina promotora do crescimento que estimula a proliferação da mucosa intestinal e do epitélio e fortalece a barreira mucosa contra antígenos (54). Em um modelo de animais de 1993, mostrou-se que o EGF isolado do leite humano facilitou a recuperação do intestino após lesão induzida (57). Desde então, o EGF demonstrou ser crítico para maturação e cicatrização da mucosa intestinal. Resistente a pH baixo e enzimas digestivas, estimula os enterócitos do intestino a aumentarem a síntese de ácido desoxirribonucleico (DNA), divisão celular, absorbância de água e glicose e a síntese de proteínas. O EGF inibe a morte celular programada e corrige alterações nas proteínas de junções estreitas do fígado e intestino induzidas pelo fator de necrose tumoral (TNF-alfa) pró-inflamatório. O EGF ligado a heparina é o principal fator de crescimento responsável pela resolução de danos após hipoxia, lesão de isquemia-reperfusão, lesão por choque hemorrágico/reanimação e enterocolite necrosante (ECN). O nível médio do EGF no colostro é 2 mil vezes maior e no leite maduro é cem vezes maior do que no soro materno. O leite do pré-termo contém níveis mais elevados de EGF do que o leite a termo (54). Outros fatores identificados no leite humano, conhecidos como fatores de crescimento humano I, II e III e fator de crescimento insulina-*like*, exibiram funções promotoras do crescimento, incluindo a estimulação da síntese de DNA e proliferação celular. Estudos *in vivo* em espécies de animais demonstraram aumentos notáveis na massa da mucosa intestinal após alimentação com colostro, o qual contém esses fatores, mas não depois da alimentação com leite artificial (58,59).

Vantagens para a defesa do hospedeiro

Outra das vantagens extraordinárias do uso do leite humano em lugar da fórmula no paciente pré-termo e da UTIN é o efeito sobre a defesa do hospedeiro e as infecções. Esta vantagem isolada já é suficiente para tornar o uso do leite humano o padrão nessa população. A miríade de hormônios, fatores, citocinas, proteínas, enzimas, nucleotídios, antioxidantes, imunoglobulinas e tipos de células vivas e funcionantes, como linfócitos, macrófagos, neutrófilos e células NK (*natural killer*), bem como bactérias probióticas no leite humano (54-56), suas interações e o meio no qual exercem seus efeitos não são e jamais serão reproduzidos em um leite artificial. Quanto mais se descobre, mais nos damos conta do quanto ainda temos a descobrir.

Pode-se falar do leite humano não apenas como a forma perfeita de nutrição, mas também como "a primeira imunização do bebê". Um tipo de imunização é a transferência passiva de anticorpos. Os exemplos incluem o uso de imunoglobulina intravenosa, imunoglobulina antitetânica ou imunoglobulina antirrábica. As imunoglobulinas contidas no leite materno são uma história dos muitos agentes infecciosos aos quais ela foi exposta durante a vida e desenvolveu anticorpos contra eles. Ao transferir esses anticorpos ao seu bebê através do leite, ela está de fato "imunizando-o" contra os microrganismos. Este processo é a continuação daquele iniciado *in utero* pela passagem de anticorpos maternos por via transplacentária. Levando o raciocínio adiante, há o conceito de sistema imune enteromamário, proposto pela primeira vez em 1979 por Kleinman e Walker (60) (Figura 21.2). Neste esquema, um antígeno apresentado à boca e ao intestino materno ganha proximidade dos folículos linfoides no sistema digestório da mãe, conhecido como tecido linfoide associado ao intestino (GALT). A presença do antígeno consigna linfoblastos maternos à produção de IgA específica contra ele. Esses linfoblastos migram através dos

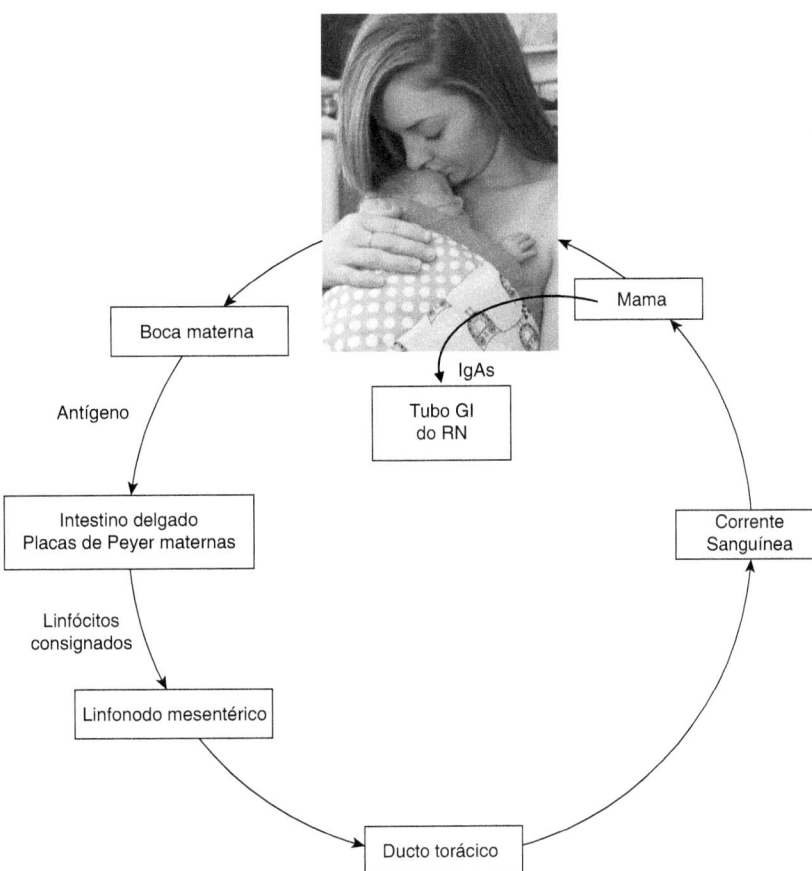

Figura 21.2 O sistema imune enteromamário. GI: gastrintestinal; RN: recém-nascido. Adaptada de Kleinman RE, Walker WA. The enteromammary immune system: an important new concept in breast milk host defense. *Dig Dis Sci* 1979;24:880.

linfonodos mesentéricos e ducto torácico para a circulação sistêmica, na qual seguem para o tecido mamário ativo. Lá, as células produzem IgAs, que é secretada no leite. Quando o bebê ingere o leite, a imunoglobulina executa funções no intestino do recém-nascido, como proteção contra um patógeno específico. A maior parte da IgAs não é absorvida no intestino do bebê, mas exerce um papel ativo na defesa da mucosa. Embora se tenha encontrado imunoglobulina intacta na urina de lactentes, o que significa alguma absorção sistêmica, a maioria permanece intacta no tubo GI e é excretada nas fezes. O ambiente da UTI neonatal é repleto de microrganismos potencialmente patogênicos. O que torna o conceito do sistema imune enteromamário ainda mais atraente é que durante os cuidados pele a pele (mãe canguru), o bebê mantido pela mãe no colo é tocado, beijado e acariciado. A mãe se expõe a quaisquer patógenos em potencial com os quais o bebê esteja em contato. Através do sistema imune enteromamário, ela produz anticorpos contra aqueles microrganismos, e durante mamadas subsequentes, ela transfere os anticorpos ao bebê. Imagine: imunizações individualmente preparadas para ajudar a proteger cada lactente na UTI neonatal!

À semelhança de nossa discussão prévia sobre as concentrações de nutrientes específicos, muitos desses moduladores imunes exibem concentração mais alta no leite pré-termo do que a termo, ajudando a compensar a função imune imatura do prematuro (Quadro 21.4). Quando os principais fatores foram quantificados e comparados entre o colostro de mães que deram à luz prematuramente (28 a 36 semanas) e a termo (38 a 40 semanas), verificou-se que as concentrações médias de IgA, lisozima, lactoferrina e as contagens absolutas de células totais, macrófagos, linfócitos e neutrófilos foram significativamente mais altas no colostro pré-termo (61). O grau de prematuridade não influenciou os níveis de anti-infecciosos do colostro. Contudo, as células totais e os macrófagos foram significativamente mais numerosos no colostro das mães que deram à luz com 28 a 32 semanas de gestação em comparação com 33 a 36 semanas ($p < 0,05$) (61). Tais diferenças tornam o uso do colostro e leite humano cruciais na assistência de recém-nascidos prematuros e enfermos, tanto na prevenção quanto possivelmente no tratamento das doenças infecciosas.

Outro fator na promoção da defesa imune com o uso do leite humano é o efeito sobre a flora fecal. A flora normal do intestino de um bebê alimentado ao seio compõe-se predominantemente

QUADRO 21.4

Comparação das propriedades anti-infecciosas do colostro materno pré-termo e a termo.

	Colostro pré-termo	Colostro a termo
Proteína total (g/ℓ)	0,43 ± 1,3	0,31 ± 0,05*
IgA (mg/g de proteína)	310,5 ± 70	168,2 ± 21*
IgG (mg/g de proteína)	7,6 ± 3,9	8,4 ± 1
IgM (mg/g de proteína)	39,6 ± 23	36,1 ± 16
Lisozima (mg/g de proteína)	1,5 ± 0,5	1,1 ± 0,3*
Lactoferrina (mg/g de proteína)	165 ± 37	102 ± 25*
Total de células/mℓ³	6.794 ± 1.946	3.064 ± 424*
Macrófagos	4.041 ± 1.420	1.597 ± 303*
Linfócitos	1.850 ± 543	954 ± 143*
Neutrófilos	842 ± 404	512 ± 178**

*$p < 0,001$; **$p < 0,005$
Modificado de Mathur NB, Dwarkadas AM, Sharma VK *et al*. Anti-infective factors in preterm human colostrum. *Acta Paediatr Scand* 1990;79:1039-1044.

das bactérias gram-positivas *Lactobacillus bifidus*. Os bebês não alimentados com leite humano são colonizados com muito mais tipos de bactérias, dos quais a maioria é de bactérias gram-negativas patogênicas. Com o estabelecimento do *Lactobacillus* como a flora predominante que habita o sistema digestório do recém-nascido prematuro, espera-se que a probabilidade de uma infecção por gram-negativos séria ou ameaçadora à vida diminua.

Sabe-se há muito tempo que os bebês alimentados ao seio correm menor risco de uma série de doenças infecciosas – infecções respiratórias, otite média, gastrenterite e diarreia – e têm risco reduzido de mortalidade. Tais proteções se acumulam de maneira dose-dependente – isto é, quanto mais leite humano um bebê recebe, mais protegido ele está estatisticamente. Embora a maior parte dos trabalhos anteriores tenha sido realizada em países em desenvolvimento, atualmente há muitos estudos mostrando impacto significativo também nessas populações no mundo desenvolvido (32,33). Como foi discutido anteriormente, um estudo estima um número adicional de 911 mortes por ano nos EUA devido à falta de amamentação, quase todas de recém-nascidos (34). Provavelmente, é razoável supor que os recém-nascidos internados na UTI neonatal, depois de atingirem a IG corrigida a termo e receberem alta para o lar, obterão vantagens semelhantes da amamentação/leite humano às dos recém-nascidos a termo sadios nesses estudos. Porém, ainda mais importante para nossa população, um volume crescente de pesquisas tem se acumulado observando os efeitos de uma dieta à base de leite humano em comparação com fórmula para prematuros em recém-nascidos pré-termo e de baixo peso ao nascer, no que diz respeito às infecções clínicas. Os dados são claros – recém-nascidos prematuros alimentados com leite humano estão sob risco significativamente menor de doenças sérias, como a ECN, infecções do trato urinário, sepse e meningite.

Já em 1971, um relato da Suécia mostrou efeito protetor do aleitamento materno contra a sepse no recém-nascido (62). Em 1980, Narayanan e seu grupo na Índia relataram que até mesmo o uso parcial de leite humano (63) e, subsequentemente, o uso exclusivo (64) reduziam significativamente a incidência de infecção em uma população de recém-nascidos prematuros e de baixo peso ao nascer. As infecções registradas foram sepse, diarreia, pneumonia, meningite, conjuntivite, piodermite, candidíase oral e infecções respiratórias altas. O efeito mais forte foi observado nos recém-nascidos que recebiam leite humano exclusivo, seguidos por aqueles alimentados parcialmente com leite humano, indicando assim um efeito dose-resposta. Hylander *et al.* estudaram não apenas a incidência de infecção entre os recém-nascidos de muito baixo peso ao nascer em relação ao tipo de alimentação, como também controlaram para fatores de confusão. Eles concluíram que a incidência de infecção (leite humano 29,3% *versus* fórmula 47,2%) e sepse/meningite (leite humano 19,5% *versus* fórmula 32,6%) diferiu significativamente segundo o tipo de alimentação (Figura 21.3) (65).

Em 1999, Schanler *et al.* (66) mostraram que em um grupo de recém-nascidos prematuros de 26 a 30 semanas de idade gestacional, aqueles alimentados predominantemente com leite humano enriquecido receberam alta mais cedo (73 ± 19 *versus* 88 ± 47 dias) e tiveram menor incidência de ECN e sepse de início tardio do que recém-nascidos alimentados com fórmula para recém-nascidos pré-termo. Esses dados sobre ECN confirmam um estudo prévio por Lucas e Cole (67), os quais mostraram que, em uma coorte de 926 recém-nascidos de peso ao nascer inferior a 1.850 g, os recém-nascidos alimentados com fórmula tiveram uma probabilidade seis a dez vezes mais alta de apresentar ECN do que os recém-nascidos alimentados com leite humano exclusivo, e três vezes mais alta do que aqueles alimentados com uma combinação de leite humano e fórmula, demonstrando novamente o efeito dose-resposta do leite humano. Estudos recentes mostram que o uso de uma dieta exclusivamente com leite humano (leite humano, seja da própria mãe ou de doadora com suplemento derivado de leite humano se necessário) pode reduzir a incidência de ECN a praticamente zero (68,69). São necessários mais estudos

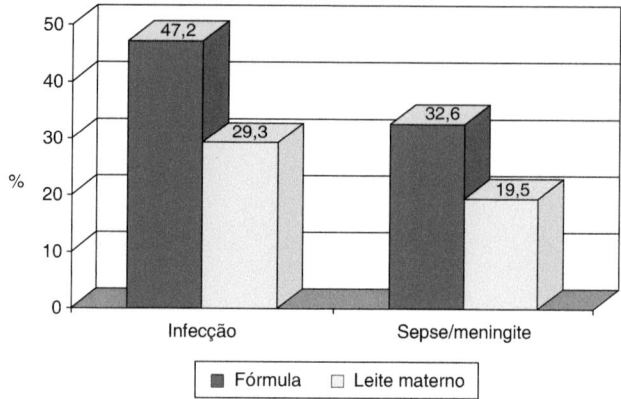

Figura 21.3 Alimentação com leite humano e infecções entre recém-nascidos de muito baixo peso. A incidência de todas as infecções e de infecções significativas (sepse/meningite) em recém-nascidos de MBP nos grupos alimentados com fórmula *versus* leite materno é significativamente diferente, mesmo após controle para fatores de confundimento. OR de infecção = 0,43; IC de 95% 0,23 a 0,81; OR de sepse/meningite = 0,47; IC de 95% 0,23 a 9,95, n = 212. Em Hylander MA, Strobino DM, Dhanireddy R. Human milk feedings and infection among very low birth weight infants. *Pediatrics* 1998;102:e38.

sobre a utilização de leite de doadora em comparação com leite da própria mãe e explorar questões relativas ao alto custo do único fabricante atual de suplemento derivado de leite humano (o que impede sua utilização por muitas UTIs neonatais). Na revisão dos dados sobre ECN, também é importante assinalar que, além das reduções clinicamente significativas da incidência, também houve diminuição concomitante expressiva dos custos econômicos. Esta é uma questão importante para os médicos, para o sistema de saúde como um todo e, decerto, para as famílias assistidas. Uma redução dos casos de ECN resultaria em economia significativa nas despesas médicas e na DIH. Bisquera *et al.* (70) mostraram que os recém-nascidos com ECN cirúrgica tiveram uma DIH 60 dias mais longa do que controles equivalentes, e aqueles com ECN clínica, 22 dias mais longa do que controles. Com base na DIH, a conta hospitalar total estimada por recém-nascido para a ECN cirúrgica foi em média 186.200 dólares mais alta do que controles, e para a ECN clínica, 73.700 dólares mais alta. Isso se traduziu em despesas hospitalares anuais adicionais devido à ECN na instituição dos autores de 6,5 milhões de dólares, ou 216.666 dólares por sobrevivente. Um modelo que usa dados do presente estudo mostrou que, considerando estes custos da ECN e o custo de fornecimento de suplemento derivado do leite humano, economias significativas de custo poderiam ser adotadas tratando todas as crianças com menos de 1.250 g de peso de nascimento exclusivamente com produtos de leite humano (71).

Parece claro que uma dieta exclusivamente de leite humano é protetora em frágeis recém-nascidos pré-termo. No estudo de Hylander *et al.* já mencionado (65), o grupo alimentado com leite humano também recebeu suplementos de fórmula e ainda assim mostrou benefício significativo. Lucas e Cole mostraram que, observando a ECN, a alimentação parcial com leite humano foi protetora, porém menos do que a alimentação exclusiva com leite humano (67). Furman *et al.* (72) estudaram 119 recém-nascidos de MBP e identificaram uma quantidade diária de 50 mℓ/kg/dia de leite materno até a 4ª semana de vida como o mínimo necessário para reduzir as taxas de sepse nesse grupo. Também mostrou-se que os sintomas respiratórios altos são reduzidos nos recém-nascidos de baixo peso ao nascer até 7 meses de idade corrigida quando eles continuam a receber leite humano após a alta da UTI neonatal e também diminui a ocorrência de nova internação no primeiro ano de vida (73). Embora não seja significativa, parece haver uma tendência similar para a otite média, bronquiolite e gastrenterite. São necessários mais estudos com coortes maiores para confirmar esses dados.

Já não há qualquer dúvida de que, ao fornecer leite humano, fazemos uma diferença na incidência e impacto de graves morbidades potenciais até mesmo no menor de nossos pacientes de uma maneira dose-resposta. Se este for o caso, com toda a morbidade em potencial que nossos pacientes enfrentam, e os custos econômicos e emocionais para as famílias e a sociedade, é imperativo que tornemos o leite humano o padrão para a nutrição na terapia intensiva neonatal.

Vantagens para o neurodesenvolvimento

Demonstrou-se melhora do desenvolvimento cognitivo em recém-nascidos prematuros que recebem leite humano. Em 1988, Morley e colaboradores mostraram uma vantagem cognitiva de oito pontos através das Escalas Bayley de Desenvolvimento Infantil em 771 lactentes com peso ao nascer inferior a 1.850 g (74). Após controle para fatores demográficos e perinatais, uma vantagem de 4,3 pontos permaneceu. Quando essa coorte foi acompanhada até 7,5 a 8 anos de idade, os lactentes que haviam recebido leite humano por tubo (em vez de amamentação) continuaram a ter uma vantagem de 8,3 pontos no QI (mais de metade de um desvio padrão) mesmo depois de ajustes (75). Eles também demonstraram uma relação de dose-resposta entre a proporção de leite humano na dieta e o QI subsequente. Foi realizada uma metanálise dos estudos controlados que observavam a questão do leite humano e desenvolvimento cognitivo, que demonstrou um escore 3,16 pontos mais altos para o desenvolvimento cognitivo nos recém-nascidos alimentados com leite humano em comparação com fórmula após ajuste para fatores covariantes relevantes. (76). Esta diferença foi observada já aos 6 meses e persistiu até 15 anos de idade, a última medição fidedigna. Uma duração mais longa do aleitamento materno foi acompanhada de maiores diferenças no desenvolvimento cognitivo (resposta relacionada com a dose). Enquanto os recém-nascidos de peso normal mostraram uma diferença de 2,66 pontos nos escores do QI entre os grupos alimentados com leite humano e com fórmula, uma diferença de 5,18 pontos foi demonstrada em recém-nascidos de baixo peso. Os resultados dessa metanálise sugerem que não apenas o leite humano contribui para o neurodesenvolvimento ideal, como também o efeito é ainda mais marcante em recém-nascidos de baixo peso com risco mais alto.

Vohr *et al.* (77,78) acompanharam uma coorte de 1.035 recém-nascidos com menos de 800 g ao nascer, inscritos em um ensaio clínico sobre glutamina da National Institute of Child Health and Human Development Neonatal Research Network aos 18 e 30 meses de idade corrigida. Análises multivariadas, ajustadas para fatores de confusão, confirmaram uma associação independente significativa do leite humano em todos os quatro desfechos primários: a média do Índice de desenvolvimento mental de Bayley, Índice de desenvolvimento psicomotor, Escala de classificação do comportamento e incidência de reinternação hospitalar. Em 18 meses, para cada acréscimo de 10 mℓ/kg/dia no leite humano ingerido, o Índice de desenvolvimento mental aumentou em 0,53 ponto, o Índice de desenvolvimento psicomotor aumentou em 0,63 ponto, o escore do percentil da Escala de classificação do comportamento aumentou em 0,82 ponto, e a probabilidade de reinternação hospitalar diminuiu 6%. Em um esforço para identificar um efeito limiar do leite humano, a média do volume de leite humano por quilograma por dia durante a internação foi calculada e recém-nascidos no grupo de leite humano foram divididos em quintis de leite humano ingerido, ajustados para fatores de confusão. Como cada 10 mℓ/kg/dia de leite humano contribuíram em 0,53 ponto para o Índice de Desenvolvimento mental de Bayley, os autores sugerem que o impacto da ingestão de leite humano durante a internação para lactentes no quintil mais elevado (110 mℓ/kg/dia) do Índice de Desenvolvimento mental de Bayley seria 10 × 0,53 ou 5,3 pontos. Eles postulam que um aumento de 5 pontos do QI nesta população (um terço de um desvio padrão) poderia ser significativamente suficiente para impactar a necessidade de serviços de intervenção precoce e educação especial (77). Em trinta meses de idade corrigida, os benefícios permaneceram. Para cada acréscimo de 10 mℓ/kg/dia no leite humano, o Índice de desenvolvimento mental aumentou em 0,59 ponto, o Índice de desenvolvimento psicomotor em 0,56 ponto, o escore do percentil comportamental total em 0,99 ponto, e o risco de reinternação entre a alta e os 30 meses diminuiu 5% (78).

Um fator proposto como responsável por pelo menos parte das vantagens do leite humano para o neurodesenvolvimento é a presença de ácidos graxos poli-insaturados de cadeia longa, que até recentemente não existiam nas fórmulas (veja revisão mais aprofundada no Capítulo 20). O ácido docosaexaenoico (DHA) normalmente representa mais de um terço dos ácidos graxos totais da substância cinzenta cerebral e da retina ocular (79). A maior parte do acúmulo pré-natal do DHA nesses tecidos ocorre no terceiro trimestre – assim, por definição, os recém-nascidos prematuros são deficientes em comparação com recém-nascidos a termo. Estudos em animais mostraram que a deficiência de DHA nos tecidos neurais durante o desenvolvimento acarreta alterações comportamentais e retinianas.

Outros exemplos dos efeitos do leite humano sobre a maturação neurológica também foram observados. Mostrou-se que os recém-nascidos prematuros que recebem leite humano apresentam maturação mais rápida do tronco encefálico do que os alimentados com fórmula (80). A acuidade visual e a ocorrência de retinopatia da prematuridade (RP) também foram estudadas. Diversos estudos foram realizados antes do acréscimo rotineiro dos ácidos graxos poli-insaturados de cadeia longa às fórmulas para recém-nascidos pré-termo. Em um deles, observou-se melhora da função da retina em recém-nascidos de MBP com suficiência de ácidos graxos poli-insaturados de cadeia longa alimentados com leite humano ou fórmula suplementada com LC-PUFA em comparação com o grupo que recebeu fórmula não suplementada (81). Observaram-se potenciais evocados e acuidade visual melhores em recém-nascidos pré-termo e a termo na idade pós-concepção de 57 semanas naqueles alimentados com leite humano *versus* fórmula (82). Ademais, outro estudo interessante selecionou recém-nascidos a termo sadios que foram amamentados até 4 ou 6 meses e então desmamados e alocados aleatoriamente para receber fórmulas comerciais com ou sem suplementos de DHA e ácido araquidônico (AA). Com 1 ano de idade, o nível de DHA medido nos eritrócitos estava reduzido em 50% em relação ao nível no desmame no grupo não suplementado, enquanto houve aumento de 24% no grupo suplementado (83). As conclusões extraídas deste estudo foram que o período crítico durante o qual a suplementação alimentar de DHA e AA pode contribuir para otimizar o desenvolvimento visual em recém-nascidos a termo estende-se ao primeiro ano de vida. Isso apoia a recomendação da AAP de que o aleitamento materno deve continuar ao longo do primeiro ano de vida (1), e requer consideração sobre o período de tempo em que a amamentação deve ser incentivada e apoiada para os recém-nascidos prematuros. A incidência de RP em relação à alimentação por leite humano tem sido investigada. Uma análise secundária dos dados coletados durante dois ensaios controlados e randomizados (ECRs) multicêntricos na Itália revelou que a incidência de RP (em qualquer fase) foi significativamente menor em lactentes alimentados com leite materno em relação aos alimentados com fórmula; a mesma diferença de incidência foi observada para RP limiar (84). Outro estudo recente que observa os desfechos a curto prazo em recém-nascidos pré-termo detectou taxas inferiores de RP em um subgrupo de lactentes amamentados com IG de 24 a 28 semanas; a diferença não atingiu significância estatística usando-a análise univariada ($p = 0,06$). No entanto, ao usar a análise multivariada, a incidência de RP estágio III entre este subgrupo foi significativamente menor ($p = 0,022$) (85). A etiologia de RP é claramente complicada e não é baseada simplesmente na natureza da alimentação enteral fornecida. Os componentes no leite humano que possuem efeitos protetores, sejam eles os ácidos graxos poli-insaturados de cadeia longa ou fatores bioativos, exigem um estudo mais aprofundado.

Vantagens fisiológicas

O aleitamento materno é amplamente considerado mais estressante do que a alimentação com mamadeira para recém-nascidos prematuros, uma suposição que continua a levar muitas UTIs à introdução das mamadeiras nas primeiras refeições orais e ao adiamento das tentativas de amamentação até que os recém-nascidos "se mostrem capazes com a mamadeira". Com frequência, também há preocupações com a capacidade de recém-nascidos prematuros pequenos manterem a temperatura durante a amamentação, levando a "regras" de restringir o início do aleitamento materno até que um determinado peso corporal seja alcançado. Ademais, há a crença difundida de que o mecanismo de "sucção-deglutição-respiração" não está maduro até aproximadamente 34 semanas de gestação. O temor de que recém-nascidos prematuros possam engasgar, dessaturar e aspirar gerou mais "regras" de não iniciar a alimentação oral, incluindo a amamentação, até a idade gestacional corrigida de pelo menos 34 semanas. É importante ressaltar que não há evidências científicas para fundamentar qualquer uma dessas afirmações. Ao contrário, o inverso é válido, como iremos discutir. Também é importante compreender que essas normas, além de infundadas cientificamente, também são nocivas pois (a) impedem prematuros e suas mães de terem experiências de amamentação no início; (b) permitem que recém-nascidos cujas mães desejam amamentar aprendam a sugar uma mamadeira, o que muitas vezes dificulta a troca pelo aleitamento materno e (c) introduz o aleitamento materno tão tarde na internação hospitalar que, além de lutar para superar o que eles aprenderam com um bico artificial, a mãe e o recém-nascido frequentemente recebem alta antes que tenham tido tempo para aprender juntos e desenvolver a confiança e habilidades necessárias para o aleitamento materno bem-sucedido, principalmente com a ajuda que podem receber da equipe de lactação da UTI neonatal. É importante repetir nosso dito médico nesta circunstância: *Primum non nocere*.

Existem dados que nos permitem estabelecer normas de aleitamento materno que são fisiológicas, seguras e favoráveis ao aleitamento. Desde a década de 1980, Meier publicou dados acerca da estabilidade fisiológica da amamentação em comparação com a mamadeira. Ela demonstrou que em recém-nascidos abaixo de 1.500 g no momento da primeira mamada, mecanismos de sucção diferentes eram empregados para a mama e a mamadeira, com melhor coordenação da sucção-deglutição-respiração durante a amamentação, sobretudo nos recém-nascidos menos maduros e menores. Concomitantemente, os padrões de pressão de oxigênio transcutânea (PO_2tc) registrados são nitidamente distintos para os dois métodos de alimentação. Os padrões de PO_2tc sugerem menos interrupção da ventilação durante a amamentação do que durante a alimentação com mamadeira, com maiores quedas da PO_2tc registradas ao longo de uma sessão de alimentação com mamadeira. Além disso, os recém-nascidos ficam significativamente mais quentes durante a amamentação (86-88). Estudos semelhantes realizados por Bier e colaboradores em recém-nascidos de MBP (89) e depois de extremamente baixo peso (EBP) (90) mostraram que eles toleraram iniciar a amamentação e a mamadeira na mesma idade pós-natal (IPN), tiveram menor probabilidade de sofrer dessaturações de oxigênio abaixo de 90% durante a amamentação; e apresentaram ingestão menor durante a amamentação. Ingestões inferiores foram observadas em uma série de estudos. Postula-se que isso ocorra devido a vários fatores: melhor controle de sucção-deglutição-respiração durante a amamentação do que durante a mamadeira, em que o bico artificial libera fluido independentemente de o recém-nascido estar pronto para aceitar um bolo alimentar ou não, possíveis volumes mais baixos de leite em algumas das mães amamentando e sucção mais fraca em alguns dos lactentes, resultando em menos leite liberado com a amamentação. Estes todos podem ser fatores no estado fisiológico relativamente mais seguro quando se opta pela amamentação em vez da mamadeira. Considerando que não há dados que apoiem a segurança de utilizar alimentação com bicos artificiais nas primeiras refeições, mas que existem dados mostrando que durante o aleitamento materno os prematuros são mais estáveis fisiologicamente, parece razoável, seguro e cientificamente apropriado, no entanto, para as mães, colocarem seus recém-nascidos aninhados em suas mamas e começar os primeiros passos rumo ao aleitamento materno, quando estiverem fisiologicamente prontos, e não há fundamento para utilizar a mamadeira nas primeiras refeições se a mãe deseja amamentar.

DESAFIOS À OFERTA DE LEITE HUMANO

Decisão de extrair o leite humano e amamentar

A extração do leite humano e o subsequente fornecimento do mesmo para um recém-nascido prematuro foram descritos como uma contribuição para a assistência do recém-nascido que apenas a mãe pode realizar. Esta é uma oportunidade tangível para essas mães, em uma situação em que de outro modo se sentiriam impotentes. Ademais, esta escolha alimentar é considerada o único aspecto dos cuidados naturais que a mãe não é privada de fazer quando ela dá à luz um bebê enfermo ou prematuro. No passado, a decisão de oferecer leite humano ordenhado para o recém-nascido prematuro ou enfermo era tida como uma questão de escolha dos pais, e os profissionais teriam a responsabilidade limitada a implementar a decisão deles. Com as evidências crescentes e irrefutáveis de que o leite humano apoia a saúde o desenvolvimento e a nutrição de recém-nascidos enfermos e prematuros, os profissionais de saúde da UTIN devem incentivar ativamente as mães a iniciarem a lactação e oferecerem leite a seus recém-nascidos, ainda que elas não planejem manter o aleitamento.

As decisões dos pais acerca da alimentação do recém-nascido devem ser baseadas em escolhas informadas. Enfatizar a importância do leite humano para a saúde do recém-nascido/lactente ajuda a mãe e seu acompanhante a tomarem decisões informadas sobre o método de alimentação. Os profissionais de saúde devem compartilhar as evidências baseadas em pesquisas sobre a superioridade do leite humano e o valor crítico desta intervenção para o recém-nascido enfermo ou prematuro. As mães devem garantir que serão tomadas todas as medidas possíveis para apoiar a ordenha do colostro e a produção de uma oferta de leite (consulte a seção "Iniciação e manutenção da lactação com bomba" a seguir). De maneira ideal, o leite da doadora (ver "Uso de leite humano de doadora" a seguir) está disponível na UTI neonatal para iniciar a alimentação se o leite da mãe ainda não estiver disponível ou para suplementar posteriormente o leite da mãe conforme aumenta a demanda. Também é importante comunicar os benefícios maternos da lactação para as mães, tanto em termos da sua capacidade imediata de participar ativamente da assistência ao filho, por mais enfermo que ele esteja, quanto em termos dos benefícios à sua própria saúde (1-5). Idealmente, essas informações devem ser discutidas com a família tão logo o nascimento prematuro do recém-nascido e/ou sua internação na UTI neonatal se torne uma possibilidade. Algumas vezes, o tempo permitirá uma consulta pré-natal; em outras, esta discussão ocorre na unidade de trabalho de parto e parto, com o parto iminente. Com a compreensão de que essas opções nem sempre são exequíveis, a discussão deve ocorrer tão logo possível após o nascimento, de modo que a ordenha do leite possa ser iniciada e o colostro extraído no momento em que os hormônios que controlam a lactação são ideais. Até mesmo mulheres que afirmaram antes do parto que desejavam alimentar seus filhos com fórmula frequentemente tornam-se mais dispostas a realizar a extração do leite a fim de obter colostro, quando elas compreendem as vantagens que ele oferece. Informações por escrito devem reforçar que o leite humano inicial é considerado um "remédio" capaz de prevenir contra infecção e de ajudar a amadurecer o sistema digestório nessa população vulnerável. Embora a equipe de saúde possa se preocupar por esta abordagem ser coercitiva ou por deixar as mães com sentimento de culpa acerca dos planos alimentares iniciais, as mulheres que são orientadas a escolher uma opção informada de fornecer leite humano aos seus filhos demonstram gratidão pelas informações que as ajudaram a apoiar a saúde deles. Mães que não receberam estas informações iniciais relataram posteriormente sentirem-se indignadas com o fato de não terem recebido as informações necessárias para tomar uma decisão acertada. É importante que as famílias compreendam que a decisão de iniciar a extração do leite não as obriga à amamentação; elas podem optar por parar a qualquer momento. Essas informações empoderam as mulheres, que, por terem um filho que precisa de terapia intensiva, sentem a perda do controle materno normal. As pesquisas demonstraram que os programas estruturados de orientação e apoio na UTIN aumentam efetivamente as taxas de iniciação da lactação, muitas vezes em mães que pretendiam adotar a alimentação com fórmula (91). É crucial que sejam dadas mensagens consistentes. Uma revisão observou os tipos de suporte exigidos pelas mães que fornecem seu leite para os recém-nascidos/lactentes na UTI neonatal. Os resultados revelaram que o suporte emocional e prático para mães da UTI neonatal diferem dos previstos para outras mães amamentando. Mães de recém-nascidos na UTI neonatal precisam de apoio emocional contínuo dos profissionais de saúde, que também precisam monitorar a produção de leite delas e fornecer estímulo com informações que antecipem os desafios da amamentação, especialmente quando a mãe está bombeando durante um período prolongado de tempo enquanto seu filho está internado (92). De acordo com as perspectivas dos pais, a oferta de leite bem-sucedida na UTI neonatal depende do conhecimento coerente e acurado de técnicas e benefícios, reforço da motivação das mães e o alinhamento das rotinas da UTI neonatal com as necessidades dos pais. Os genitores percebem a sua própria experiência atual de oferta de leite e do relacionamento genitor-profissional como útil ou inútil, dependendo das circunstâncias (93). Os desfechos positivos do aleitamento materno de programas da UTI neonatal que se concentram no apoio consistente às famílias das lactantes esclarecem o papel crucial dos profissionais de saúde na divulgação da ciência do leite humano para as mães, de modo que elas possam tomar decisões informadas sobre a alimentação infantil.

Iniciação e manutenção da lactação com bomba

As mulheres que fornecem leite e depois amamentam seus filhos prematuros promovem inicialmente sua oferta de leite por meio de técnicas manuais ou mecânicas de expressão do leite. Essas técnicas são subótimas quando comparadas com o aleitamento na estimulação e manutenção de uma oferta de leite plena. Em consequência, a redução da produção de leite é uma limitação bem documentada do aleitamento materno prolongado na díade mãe-prematuro. A compreensão da fisiologia da lactogênese e dos efeitos de diversas bombas e estilos de bombeamento na produção de leite é crucial para compreender esta questão e ajudar as mães a estabelecerem e manterem volumes adequados de leite.

A transição da gravidez para a lactação denomina-se lactogênese. A primeira metade da gestação caracteriza-se por crescimento e proliferação do sistema ductal mamário; durante a segunda metade, a atividade secretora aumenta e os alvéolos tornam-se distendidos pelo acúmulo de colostro (40). A capacidade da glândula mamária de secretar leite após aproximadamente 16 semanas de gestação é chamada de lactogênese I. O início da secreção copiosa de leite 2 a 8 dias após o nascimento denomina-se lactogênese II. Desencadeada pela rápida queda dos níveis séricos de progesterona após a expulsão da placenta, a lactogênese II resulta em elevação rápida dos volumes de leite entre 36 e 96 horas após o parto. A lactação contínua depende da interação delicada de hormônios e da estimulação e esvaziamento efetivos das mamas. A interferência nesses processos pode retardar e/ou suprimir a produção de leite (40).

A prolactina e a ocitocina são os hormônios predominantes da lactação (Figura 21.4). A prolactina, o hormônio da produção de leite, é essencial à iniciação e à manutenção da oferta de leite. Como os níveis de progesterona e estrogênio caem abruptamente após o nascimento, a adeno-hipófise deixa de ser inibida por esses hormônios e libera de modo pulsátil prolactina em resposta à sucção na mama. A amamentação frequente no início da lactação estimula o desenvolvimento de receptores da prolactina nas glândulas mamárias e resulta em aumento mais rápido da síntese de leite (40). O número de receptores da prolactina aumenta no início do aleitamento materno e depois permanece constante (94,95). Portanto, a estimulação precoce das mamas durante este período crítico é um preditor da produção subsequente de leite. A ocitocina é o hormônio responsável pela remoção do leite da mama. Excretada pela neuro-hipófise em resposta à sucção, induz a contração das células mioepiteliais em volta dos alvéolos e a ejeção de leite dos ductos, onde está disponível para o recém-nascido. A secreção de ocitocina é afetada negativamente por estresse e dor. Portanto, o parto de um recém-nascido prematuro (muitas vezes por cesariana) e os estressores subsequentes associados a este evento podem interferir no reflexo de ejeção do leite ou "descida" do leite da mama e, por fim, interferem na produção de leite.

Após os primeiros dias de puerpério, a lactação muda de controle endócrino (impelido por hormônios) para o controle autócrino (impelido pela remoção do leite). A galactopoese (a manutenção da produção láctea) é impulsionada pela qualidade e pela quantidade da remoção de leite. Enquanto o leite for removido das mamas, as células alveolares continuam a produzi-lo. Este fenômeno de oferta-demanda regula a produção de leite para acompanhar a ingestão pelo recém-nascido (40).

O nascimento de um prematuro pode influenciar negativamente a produção de leite. Se a mãe tiver dado à luz muito prematuramente, o desenvolvimento mamário pode ser deficiente porque ela não recebeu todo o aporte de hormônios relacionados com a gestação para preparar as mamas para a lactação (96). Além disso, o contato íntimo com o recém-nascido que a maioria das

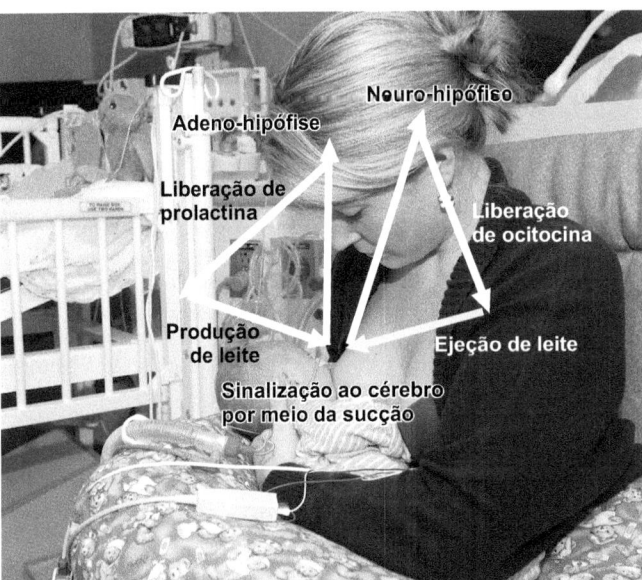

Figura 21.4 Liberação hormonal com sucção e efeitos na produção e ejeção de leite. A fotografia é cortesia de Mike McCarter, Connecticut Children's Medical Center.

mães tem após o parto a termo é, geralmente, limitado ou inexistente após o parto prematuro. Em consequência, o estímulo neuro-hormonal dos hormônios lactogênicos é prejudicado. Uma barreira adicional à extração ótima do leite materno é o fato de que a ansiedade, a fadiga e o estresse emocional, todos poderosos inibidores da lactação, existem no dia a dia de quase todas as mães de prematuros (97). Desse modo, para as mães de recém-nascidos prematuros, as preocupações relacionadas com a produção de leite e transferência adequada de leite para o recém-nascido são motivos primários para a suspensão da amamentação/ordenha ou introdução de suplementos. A estimulação precoce, frequente e ideal da oferta de leite materno, com esvaziamento das mamas por meio de uma bomba ou ordenha manual, precisa substituir, e se repetir o máximo possível, o processo natural de aleitamento materno para garantir produção de leite adequada e duração da amamentação nessa população.

As pesquisas atuais assinalaram três fatores que estão associados independentemente à otimização da produção de leite em mães que estão extraindo leite para um recém-nascido pré-termo. Após controle para a idade, raça, estado civil e escolaridade da mãe, os fatores associados significativamente à oferta contínua de leite e amamentação a termo incluem a iniciação da ordenha das mamas antes de 6 horas após o parto (intervalo de tempo que foi relatado nos estudos), bombeamento mais de 6 vezes/dia e contato pele a pele com o recém-nascido (26,98,99). Um fator adicional que otimiza a produção contínua de leite é a extração de leite durante um período suficiente para esvaziar as mamas totalmente (99). O grau de esvaziamento mamário é um forte estímulo para a síntese de leite, pode ser ainda mais importante do que a frequência de bombeamento e difere de mulher para mulher. Recentemente, Jane Morton em Stanford demonstrou a eficácia clínica na população de prematuros de iniciar a ordenha manual nos primeiros 3 dias e utilizando as mãos, no qual as mães usam o massageamento das mamas, compressão, esterilização e, se necessário, ordenha manual durante o bombeamento mecânico quando começar a produção abundante de leite. Ela demonstrou que o estímulo da ordenha manual com o bombeamento mecânico nos primeiros 3 dias está associado com maiores volumes de leite nas 2ª e 3ª semanas (100). E, além disso, demonstrou que o teor de gordura do leite (62,5 g/ℓ) dessas mulheres estava próximo ao dobro dos padrões relatados (25 a 45 g/ℓ), e o valor calórico médio do leite de 892,7 kcal/ℓ (26,4 kcal/oz), significativamente acima do que geralmente é obtido (101). Vídeos educativos de passo a passo estão disponíveis no *site* de Stanford demonstrando essas técnicas:

http://newborns.stanford.edu/Breastfeeding/HandExpression.html
http://newborns.stanford.edu/Breastfeeding/MaxProduction.html

Testamos a hipótese de que o aumento de volume estava relacionado à ordenha manual na primeira semana, randomizando mães de recém-nascidos com menos de 1.500 g para ordenha manual ou bomba elétrica hospitalar durante os primeiros 7 dias e, a seguir, permitindo que utilizem o método preferido em cada sessão de ordenha ao longo de 28 dias. Não foi possível demonstrar uma correlação entre o método durante a primeira semana e os volumes em 28 dias (102). O aconselhamento clínico deve incluir o bombeamento precoce (< 6 horas após o parto, com algumas sugestões recentes de que o ideal é na primeira hora após o parto), frequente (8 a 12 vezes em 24 horas) e eficaz para atingir volumes de leite entre 800 e 1.000 mℓ/dia 2 semanas após o parto (Quadro 21.5). Esse excesso relativo de oferta de leite constitui uma reserva para o caso de diminuição da produção de leite mais tarde na lactação.

As mães que iniciam a ordenha de leite a longo prazo necessitam de uma bomba elétrica hospitalar. O desafio clínico é garantir que essas bombas estejam disponíveis sem atraso. Durante a internação, as bombas devem ser disponibilizadas imediatamente no trabalho de parto e parto e na unidade de pós-parto até a alta. Deve haver bombas disponíveis em toda a UTI neonatal (o ideal é uma para cada leito) (Figura 21.5). Antes da alta para casa, uma bomba elétrica hospitalar deve estar disponível para a mãe em casa. Com o advento do Affordable Care Act nos EUA, as bombas tira-leite são um benefício coberto durante o primeiro ano de vida da criança. As "bombas hospitalares duplas extratoras" são cobertas para locação apenas conforme clinicamente necessário, como para apoiar o início da lactação para mães e recém-nascidos, separados devido a enfermidades, com uma prescrição fornecida. Elas são disponibilizadas por fornecedores de equipamentos médicos duráveis, um fornecedor de suporte à lactação aprovado, um fabricante de bombas ou seu representante, um provedor interno da rede, incluindo algumas UTIs neonatais, que são muito convenientes para as famílias. O United States Breastfeeding Committee em colaboração com o National Breastfeeding Center escreveu um documento para as empresas de seguros sobre esta cobertura, o que é muito útil para os fornecedores bem como para navegar nesse sistema (103). Quando falamos de ordenha de leite, é importante ressaltar que todas as mães que estão amamentando, sejam recém-nascidos a termo saudáveis ou aqueles internados na UTI neonatal, devem aprender a técnica de ordenha manual (Figura 21.6). É útil em caso de emergência quando a mãe está separada fisicamente do recém-nascido e não tem acesso a uma bomba elétrica, suas mamas estão ingurgitadas e é necessário ordenhar um pouco de leite para aplicar no mamilo e na aréola e formar o "bico" para facilitar o aleitamento (Figura 21.7), quando ocorre queda de energia e a mãe depende da bomba para extrair leite ou pode ser usada em vez de uma bomba elétrica (comum para mães de UTI neonatal nos países em desenvolvimento sem energia elétrica).

Oferta de leite humano

A despeito dos seus melhores esforços, as mães de prematuros podem não ter leite, apresentar baixos volumes de leite persistentes ou uma produção de leite decrescente. Médicos descreveram um fenômeno frequente de oferta de leite decrescente durante o segundo mês de bombeamento, o qual é muito comumente visto

---

QUADRO 21.5

Esquema ideal de expressão inicial de leite.

Lactogênese I – estabelecimento da oferta inicial de leite
- Começar a expressão de leite tão logo possível após o nascimento (idealmente, dentro de 6 h)
- Ensinar a mãe a ordenhar manualmente e utilizar para ajudar a remover o colostro
- Ordenhar frequentemente (não < 8 vezes em 24 h, até 12 vezes)
- Ordenhar pelo menos uma vez à noite (entre 1 h e 4 h)
- Ao utilizar uma bomba mecânica, utilize bomba elétrica de tamanho grande (hospitalar) com a capacidade de bombear as duas mamas ao mesmo tempo
- Aumentar a sucção da bomba até que o leite flua e o conforto seja mantido
- Segurar o bebê pele a pele antes de bombear e durante, se possível
- Massagear a mama antes e durante a extração (coleta) do leite
- Ordenhar durante 10 a 15 min e/ou até que o fluxo de leite cesse
- Maximizar o repouso e minorar o estresse tanto quanto possível

Lactogênese II – produção abundante de leite: manutenção da oferta de leite
- Continuar com o esquema acima
- Utilizar bomba elétrica de tamanho grande (hospitalar) com a capacidade de bombear as duas mamas ao mesmo tempo e usar as mãos para ajudar (ver texto) (101,102)
- Para garantir que as mamas sejam esvaziadas, não bombear durante um período de tempo específico, mas até que o fluxo de leite cesse, durante 2 a 3 min

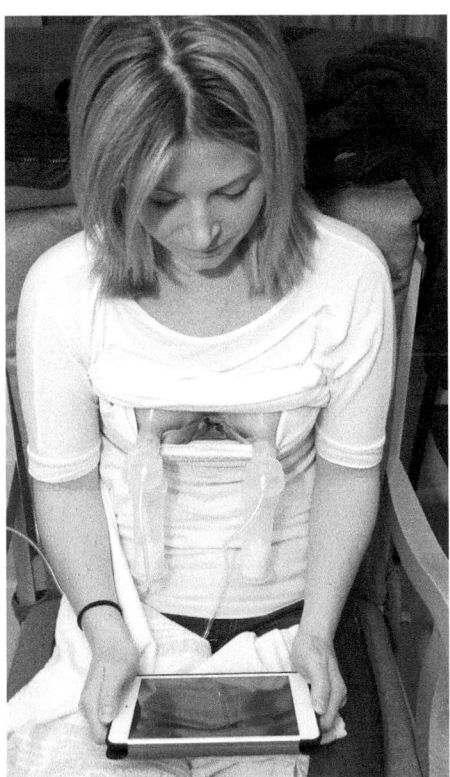

Figura 21.5 Mãe de UTI neonatal extraindo leite de suas mamas com as mãos livres para mexer em seu celular (na beira do leito ou pode assistir a um vídeo de seu bebê para ajudar o leite a descer). A fotografia é cortesia de Mike McCarter, Connecticut Children's Medical Center.

pela autora deste capítulo. Como a bomba não simula o contato físico, a intimidade e o estímulo de um recém-nascido durante a amamentação, uma estimulação hormonal subótima pode exercer um papel na redução da oferta de leite. Sabe-se pouco sobre a resposta fisiológica de produção de leite à extração mecânica de leite. Recentemente, foram realizados trabalhos de investigação da fisiologia da sucção e da tradução dessas informações em mudanças na tecnologia das bombas tira-leite, especialmente pelo laboratório Hartmann na Austrália, onde essas bombas são geralmente usadas na UTI neonatal. As estratégias para tratar os baixos volumes de leite em mães de recém-nascidos na UTI neonatal concentram-se na promoção farmacológica e não farmacológica da secreção de prolactina.

O contato pele a pele é um método não farmacológico efetivo de aumentar a produção de leite materno (Figuras 21.8 a 21.13). Esse contato íntimo, em que o lactente é colocado com apenas uma fralda sobre o tórax nu da mãe e é coberto com uma manta leve, estimula a liberação de hormônios da lactação e influi positivamente na oferta de leite materno (104-106). As mães que se dedicam ao contato pele a pele frequentemente descrevem sensações de ejeção de leite e relatam a extração de volumes maiores imediatamente após segurarem seus recém-nascidos/lactentes pele a pele. Hurst et al. (104) relataram que as mulheres que seguraram seus filhos no contato pele a pele durante 30 minutos por dia tiveram volumes de leite significativamente maiores no início (2 semanas) e mais tarde (4 semanas) no período pós-parto. As mães que praticam o contato pele a pele com recém-nascidos prematuros comprovadamente amamentaram por um tempo significativamente maior (5,08 meses *versus* 2,05 meses) e mais aleitamento exclusivo na alta, 1,5, 3 e 6 meses (106). O método canguru na sua definição acurada é muito mais do que o contato pele a pele intermitente. Os recém-nascidos são realmente cuidados no tórax de suas mães (ou de outra pessoa quando a mãe precisar de uma

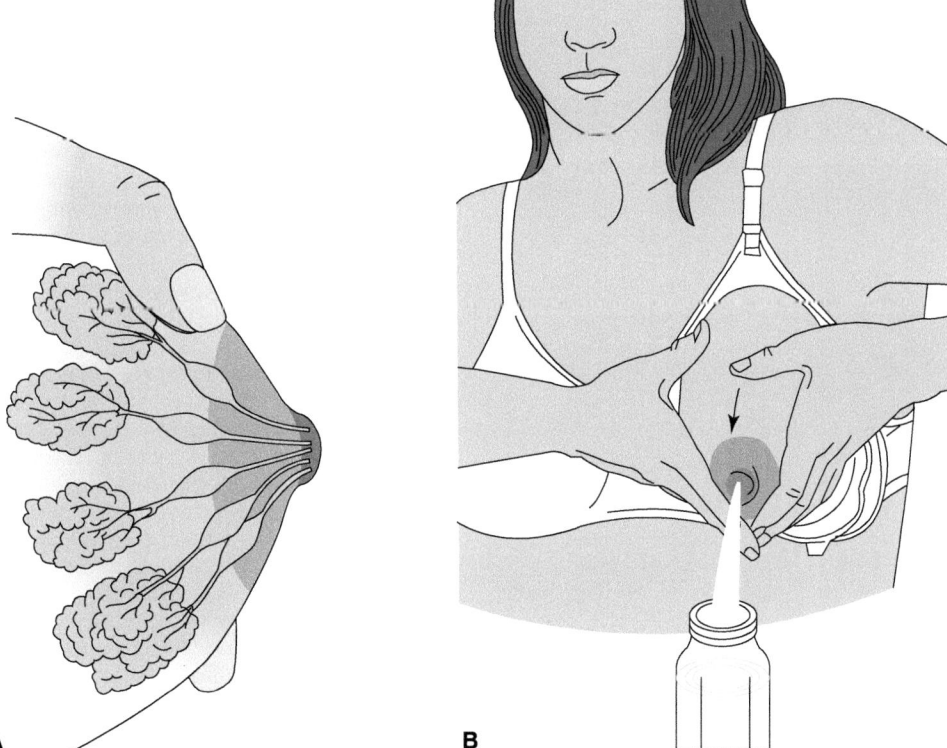

Figura 21.6 Ordenha manual de leite materno. A. Orientar a mãe para massagear as próprias mamas em um movimento circular antes de iniciar a ordenha (semelhante ao autoexame das mamas). Em seguida, coloque a mão dela na própria mama, formando um C a aproximadamente 2,5 cm da aréola. **B.** Peça a mãe comprima essa mão em direção à parede torácica, apertando a mama entre os dedos e relaxando. Pode demorar vários ciclos de pressão, compressão e relaxamento até que o leite comece a fluir. De Pillitteri A. *Maternal and child nursing*, 4th ed. Philadelphia, PA: Lippincott Williams & Wilkins, 2003.

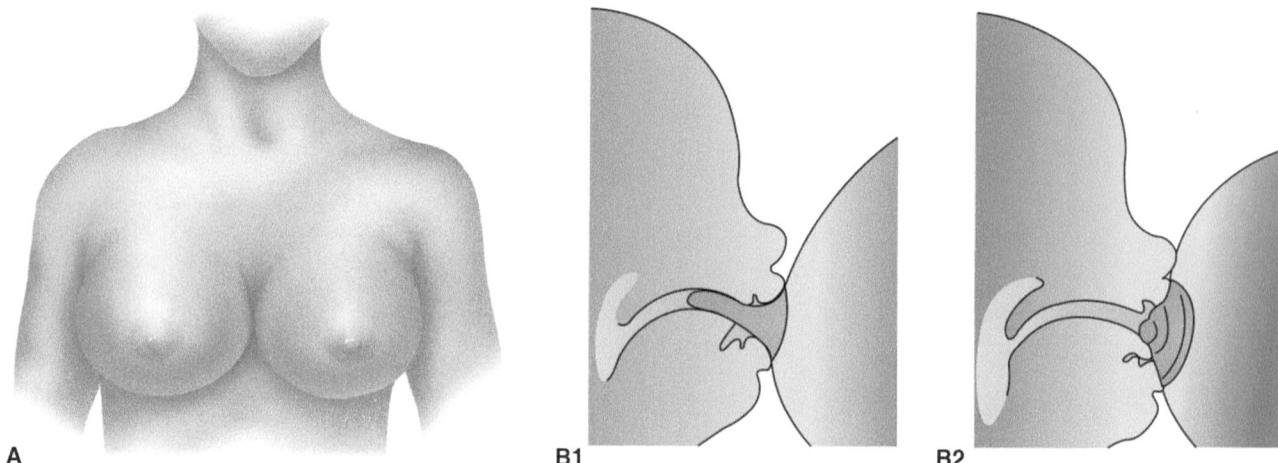

Figura 21.7 A. Imagem de mamas ingurgitadas. Observe a tumefação e a inflamação das mamas. (Esta figura encontra-se reproduzida em cores no Encarte.) **B.** O ingurgitamento mamário pode comprometer a amamentação. **B1.** Ao sugar em uma mama normal, os lábios do recém-nascido comprimem a aréola e se encaixam perfeitamente nos lados do mamilo. O recém-nascido/lactente também tem espaço suficiente para respirar. **B2.** Quando a mama está ingurgitada, contudo, o recém-nascido/lactente tem dificuldade de segurar o mamilo e a capacidade de respirar é comprometida. De Pilliteri A. *Maternal and child nursing*, 6th ed. Philadelphia, PA: Lippincott Williams & Wilkins, 2010.

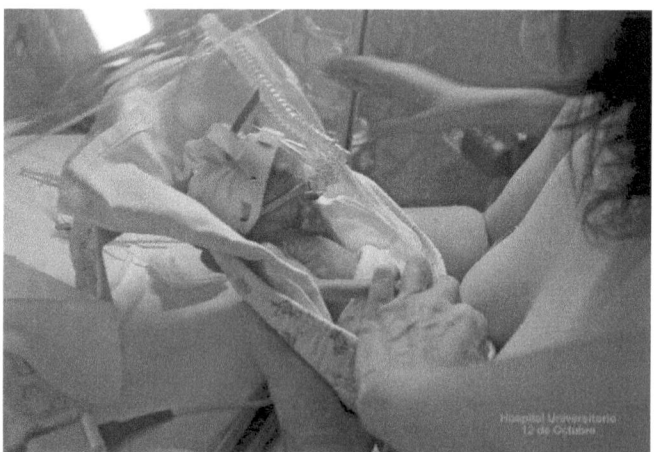

Figura 21.8 Transferência de um recém-nascido de MBP em CPAP para cuidado pele a pele com a mãe. A fotografia é cortesia da Dra. Carmen Rosa Pallás, Hospital Universitario, 12 de outubro, Madri, Espanha.

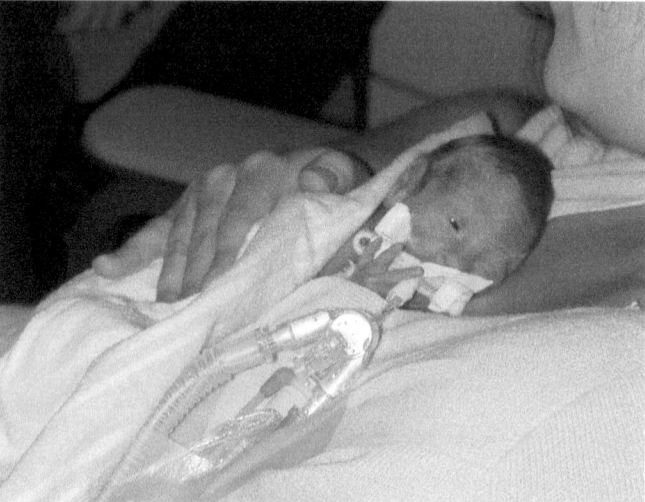

Figura 21.9 Mãe e recém-nascido de 600 gramas e 23 semanas envolvidos nos cuidados pele a pele. A fotografia é cortesia de K. Marinelli, MD.

pausa, como o pai, um irmão ou um avô) 24 horas por dia, incluindo recém-nascidos intubados e com cateteres. Praticamente todos os cuidados ocorrem sobre o tórax da mãe. Além das vantagens para a amamentação e fisiologia estável, estamos apenas começando a aprender sobre os benefícios neurodesenvolvimentais.

Também se demonstrou que a massagem mamária aumenta o volume de leite extraído. É realizada de maneira semelhante ao autoexame da mama. Usando a face palmar dos três dedos médios, a mãe começa próximo à parede torácica e massageia lentamente em movimentos circulares, seguindo em direção à aréola. As mães devem ser instruídas a palparem cada mama após a expressão e depois massagearem as áreas mais firmes para promover o esvaziamento total das mamas. É semelhante à técnica usada na bomba de mão (anteriormente) (100,101).

A observação clínica contínua dos volumes de leite ordenhados garante intervenções oportunas para prevenir a produção láctea inadequada. Como a maioria dos recém-nascidos prematuros requer no mínimo 500 mℓ/dia à alta, a intervenção para aumentar os volumes de leite deve ser iniciada quando os volumes de leite caem abaixo deste nível. As intervenções não farmacológicas para elevar o volume de leite incluem aumento da frequência de bombeamento e reinício e/ou aumento do bombeamento noturno, bombeamento à beira do leito do recém-nascido ou enquanto a mãe segura uma foto ou peça da roupa de cama ou vestuário do recém-nascido/lactente; assistir ou escutar um vídeo em um dispositivo portátil do recém-nascido/lactente durante o aleitamento (Figura 21.5); como alternativa, ordenha em ambiente tranquilo e sem estresse; e cobertura dos frascos de coleta de leite com um cobertor ou toalha durante a extração do leite para evitar que a mãe se estresse ao se concentrar no volume de leite produzido. Deve-se considerar medidas farmacológicas quando as estratégias alternativas para aumentar o volume de leite foram empregadas sem sucesso durante 5 a 7 dias, a oferta de leite não está plenamente estabelecida a despeito da estimulação ideal das mamas e/ou a oferta de leite diminuiu significativamente (em 50% ou para < 500 mℓ/dia) após iniciação ideal.

Os promotores farmacológicos da prolactina são uma estratégia usada para ajudar a aumentar a oferta de leite (107). Galactagogos são medicamentos ou outras substâncias as quais se acredita que ajudem no início ou na manutenção de produção de leite materno. Como a baixa oferta de leite é um dos motivos mais comuns para o abandono da amamentação, tanto as mães como os médicos têm buscado ajuda para este problema. Indicações comuns

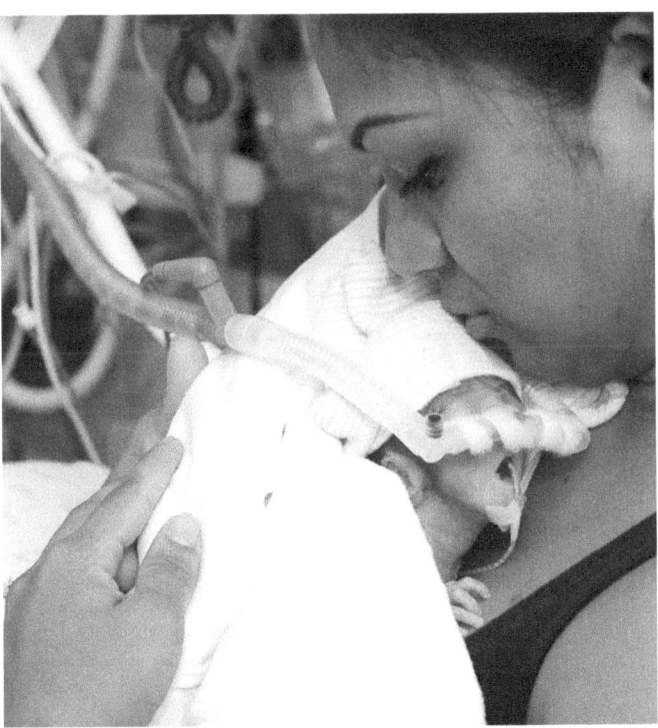

Figura 21.10 Mãe e recém-nascido de 24 semanas durante o primeiro contato pele a pele com 4 dias de vida. A fotografia é cortesia de Mike McCarter, Connecticut Children's Medical Center.

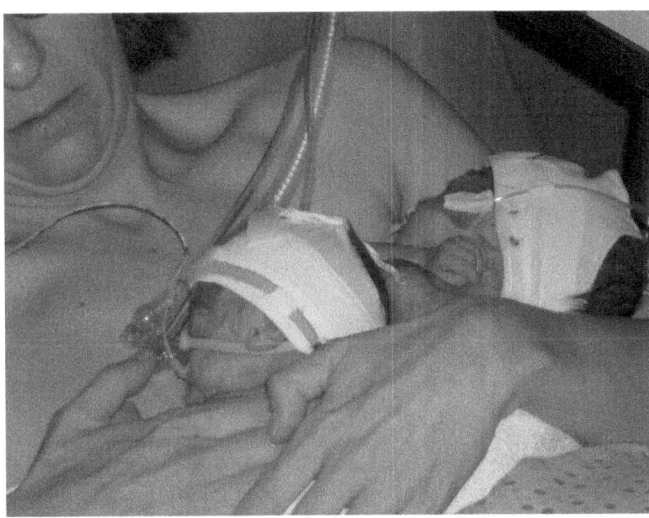

Figura 21.12 Mãe e seus gêmeos de 24 semanas, agora 4 semanas mais velhos, ainda no CPAP, durante o cuidado pele a pele. A fotografia é cortesia de K. Marinelli, MD.

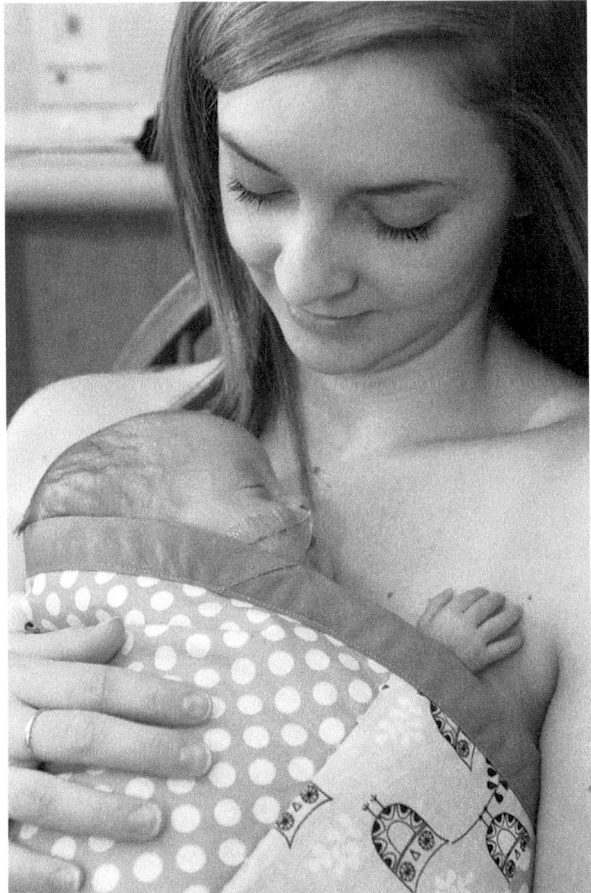

Figura 21.11 Mãe e recém-nascido durante o cuidado pele a pele. A fotografia é cortesia de Mike McCarter, Connecticut Children's Medical Center.

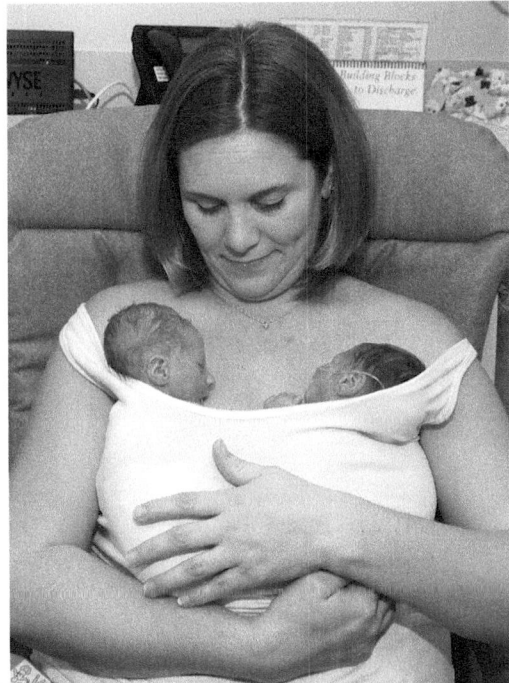

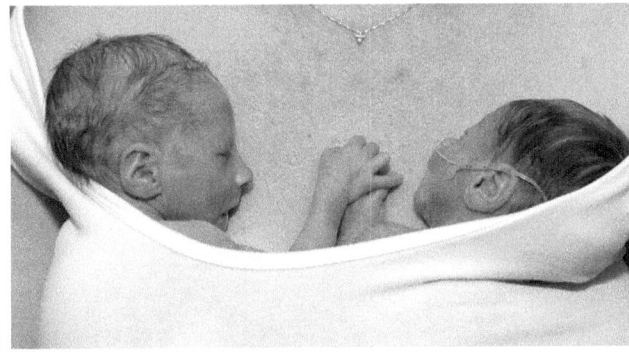

Figura 21.13 Mãe segurando gêmeos pele a pele juntos pela primeira vez. A. Segurando os gêmeos dentro de sua camisa elástica, conveniente para pele a pele. **B.** Irmão espontaneamente pegou a mão de sua irmã. As fotografias são de Mike McCarter, Connecticut Children's Medical Center.

de galactagogos são: amamentação adotiva, relactação e melhora da oferta diminuída de leite. Antes de se utilizar qualquer medicação para aumentar a oferta, deve-se direcionar a atenção para melhora da oferta por meio de uma avaliação da frequência e o rigor da remoção de leite. A mãe deve receber informações sobre qualquer medicação e ser acompanhada pelo médico que a prescreveu. A utilização a curto prazo dessas medicações pode ter sido estudada, mas seu uso a longo prazo, não. Têm-se usado os inibidores da dopamina como a metoclopramida e domperidona para induzir a lactação em situações clínicas, com resultados variáveis (108,109). Ambos aumentam os níveis circulantes de prolactina e, com a estimulação mamária associada, supostamente aumentam os receptores de prolactina e a produção subsequente de leite. Em consequência, esses medicamentos são mais eficazes no período pós-parto inicial quando o tecido mamário é sensível à formação dos receptores de prolactina. Como a domperidona não atravessa a barreira hematencefálica, ela não apresenta efeitos colaterais no sistema nervoso central materno que a metoclopramida normalmente apresenta (p. ex., irritabilidade, depressão). Os fabricantes dessas substâncias não endossam seu emprego como galactagogos, portanto elas são usadas sem aprovação oficial para esta finalidade (Quadro 21.6). A metoclopramida é barata e prontamente disponível; embora a domperidona esteja disponível para venda livre em muitos países, não é aprovada pela Food and Drug Administration (FDA) nos EUA e assim só está disponível em farmácias de manipulação e é bastante cara. Há preocupações de que a domperidona aumente a ocorrência de síndrome de QT longo, arritmias e morte súbita cardíaca em populações que fazem uso deste fármaco para suas indicações como um medicamento gastrintestinal estatisticamente nas mesmas doses usadas para os efeitos dos galactogogos (109). Aconselha-se atenção e, no mínimo, discutir com a mãe sobre qualquer histórico de doença cardíaca com a consideração de um ECG antes de iniciar o fármaco. Quando outras estratégias para aumentar a oferta de leite foram implementadas sem êxito, podem-se considerar alternativas farmacológicas para otimizar a produção de leite e apoiar o aleitamento materno contínuo (107).

USO DO LEITE MATERNO EM TERAPIA INTENSIVA NEONATAL

As diretrizes para a coleta e o armazenamento do leite humano garantem a qualidade ideal do leite humano que é coletado e fornecido a recém-nascidos prematuros e enfermos. O armazenamento e a manipulação do leite são um pouco diferentes para o recém-nascido a termo sadio em comparação com o recém-nascido enfermo/prematuro/hospitalizado (110). A técnica de coleta, o recipiente de coleta e as condições de armazenamento exercem um papel na preservação dos componentes únicos do leite humano e na redução da colonização bacteriana. Mesmo com técnica meticulosa, o leite materno não é estéril. No entanto, a atenção à lavagem das mãos e a limpeza do equipamento de expressão são importantíssimas para diminuir a colonização por outros patógenos que não a flora do leite humano e cutânea normal. As mães precisam de instruções para garantir que qualquer coisa que entre em contato com o leite ou as mamas seja limpo escrupulosamente antes de cada sessão de bombeamento. Cada mãe deve ter o seu próprio

QUADRO 21.6
Galactagogos: aumento da oferta de leite materno.

Medicamentos	Mecanismo de ação	Efeitos colaterais na mãe	Efeitos no lactente	Dose
Metoclopramida	Antagonista da dopamina; ↑prolactina	Inquietação, fadiga, cefaleia, depressão, confusão, ansiedade. Reações distônicas agudas raras, mas geralmente irreversíveis, fazendo com que a FDA coloque um "aviso de tarja preta" nesse fármaco nos EUA	Nenhuma observação	10 mg VO, 3 a 4 vezes/dia. Fornecido por 7 a 14 dias em diversos estudos
Domperidona[a]	Antagonista da dopamina	Xerostomia, cefaleia, cólicas abdominais, risco de intervalo QTc prolongado no ECG	Nenhuma observação	10 mg VO 3 vezes/dia durante 2 semanas
Hormônio de crescimento humano[b]	Estimula o crescimento múltiplo e os efeitos anabólicos e anticatabólicos	Nenhum observado	Nenhuma observação	0,2 UI/kg/dia IM ou SC durante 7 dias
Hormônio liberador de tireotropina[c]	Estimula a liberação de hormônio tireoestimulante (TSH) e prolactina pela adeno-hipófise	Níveis elevados de TSH e hipertireoidismo, interage com vários outros hormônios	Nenhuma observação	1 mg 4 vezes diariamente por *spray* nasal por 10 dias
Fitoterápicos				
Feno-grego (*Trigonella foenum-graecum*)	Tempero comumente usado; ingredientes ativos trigonelina, 4-hidroxi-isoleucina e soltolon	Odor de suor e urina, glicemia mais baixa, diarreia, alergia cruzada com família Asteraceae/Compositae (ambrósia e plantas relacionadas), *amendoins* e família Fabaceae, como grão de soja e ervilhas verdes – *possível anafilaxia*	Nenhuma observação	1 a 4 "cápsulas" orais (580 a 610 mg) 3 a 4 vezes/dia; chá forte, uma xícara 3 vezes/dia (1/4 colher de sementes mergulhadas em 250 mℓ de água por 10 min)
Arruda-caprária (*Galega officinalis*)		Nenhuma observação	Letargia em 2 recém-nascidos	1 colher de chá de folhas secas em 250 mℓ de água como chá 3 vezes/dia
Cardo-mariano (*Silybum marianum*)		Nenhuma observação	Nenhuma observação	1 colher de chá de sementes trituradas em 250 mℓ de água como chá 3 vezes/dia

[a]Não está disponível nos EUA, exceto em farmácias de manipulação.
[b]Caro; exige injeção; a utilidade parece ser limitada.
[c]Caro; o uso prolongado não foi avaliado. Não utilizado comumente.
Modificado a partir de The Academy of Breastfeeding Medicine Clinical Protocol #9 (www.bfmed.org).

kit pessoal de bombeamento para usar as bombas do hospital. As instruções devem incluir lavar o *kit* com água fria para remover resíduos de leite, em seguida lavar todas as peças da bomba com água morna e sabão após cada bombeamento. Como alternativa, as peças podem ser lavadas no suporte superior de uma máquina de lavar louças (110). A maioria das UTI neonatais oferece recipientes de plástico duro estéreis para a coleta de leite humano no hospital e no lar. Esses recipientes protegem a estabilidade dos componentes hidrossolúveis e as imunoglobulinas. Os sacos plásticos de coleta de leite não são recomendados para a coleta de leite para recém-nascidos hospitalizados em virtude da perda de componentes do leite e do risco de extravasamento e contaminação durante o armazenamento e a manipulação. A temperatura em que o leite é armazenado determina a duração do armazenamento. O leite fresco, considerado ideal para bebês prematuros, deve ser usado ou refrigerado dentro de uma hora da expressão. Se a refrigeração não estiver disponível, é aceitável armazenar à temperatura ambiente por até 4 horas (111). Se o recém-nascido não for alimentado imediatamente, o leite expresso fresco pode ser mantido no refrigerador com segurança por 48 horas. Se o leite não for aproveitado dentro desse período, deve-se congelá-lo. O leite que foi enriquecido com aditivos deve ser usado dentro de 24 horas, e jamais deve ser congelado (Quadro 21.7).

Todo leite que é usado para alimentação neonatal deve ser armazenado no hospital sob condições controladas. As questões ambientais são um aspecto importante do controle de qualidade. Isto inclui monitoramento das temperaturas do refrigerador/congelador e limpeza e manutenção rotineiras das unidades de armazenamento e áreas de preparação de leite. Todo leite deve ser identificado claramente com o nome do recém-nascido, o número do prontuário médico e a data e hora de coleta e mantido em local que elimine o risco de adulteração (Quadro 21.7). Muitas UTIs neonatais estão agora criando salas de preparação de leite nas quais tanto o leite da própria mãe como o leite da doadora são coletados, armazenados, suplementados e liberados e podem ser mantidos fechados e invioláveis.

O leite humano é um fluido nutritivo vivo e um excelente meio de cultivo. A lavagem adequada das mãos durante a preparação e administração previne a contaminação bacteriana em potencial. Não são necessárias precauções universais, embora o uso de luvas no ambiente hospitalar seja uma opção pessoal e é sugerido para profissionais de saúde em situações em que o contato com o leite humano seja frequente, por exemplo, em um banco de leite (112). Padrões rigorosos de controle de qualidade são necessários para reduzir o potencial de erros de administração (Quadro 21.7). Entre eles, estão: um sistema de verificação da identificação por dois enfermeiros e a mais recente introdução de sistemas de digitalização eletrônicos comerciais usando códigos de barra tanto para o leite da própria mãe como para o leite da doadora utilizados pela primeira vez nos bancos de doação de leite.

Uso de leite humano de doadora

Nenhum capítulo sobre o uso de leite humano na unidade de terapia intensiva neonatal está completo sem uma discussão sobre o leite humano de doadora e suas aplicações. Foge ao objetivo deste capítulo apresentar o assunto em profundidade – o leitor pode consultar revisões mais abrangentes (113,114).

Se o leite humano é o alimento perfeito para o recém-nascido enfermo ou prematuro dos pontos de vista nutricional, imunológico e do desenvolvimento, o que acontece quando ele não está disponível? E se a mãe morrer no período pós-parto; se, apesar de seus melhores esforços, não estiver fornecendo volumes adequados para as necessidades do seu bebê; se ela for HIV-positiva em um país desenvolvido; se ela realizou um parto prematuro porque foi diagnosticada com câncer de mama durante a gravidez e agora deve ser submetida a mastectomia e/ou quimioterapia; se apesar de estar suficientemente informada, ela decidiu não fornecer o seu leite e agora seu bebê tem colite alérgica grave e não está aceitando qualquer umas das caras fórmulas elementares hipoalergênicas? Essas perguntas parecem exageradas? Elas não são. Todas essas situações ocorreram em nossa memória recente dentro de nossa unidade de terapia intensiva neonatal. A resposta sempre costumava ser "ofereça fórmula" ou "vá trocando de fórmulas até você encontrar uma que funcione". Mas, esta é a melhor resposta? A Organização Mundial da Saúde (OMS) e o Fundo das Nações Unidas para a Infância (UNICEF) recomendaram, na sua publicação de 2003 *Global Strategy for Infant and Young Child Feeding*, o leite humano de doadora armazenado em banco como a segunda opção quando o leite da própria mãe não está disponível (115). A AAP endossou o uso do leite da doadora para recém-nascidos prematuros na sua declaração de 2012 quando o leite da própria mãe estiver indisponível apesar do suporte significativo à lactação (1). Tal como anteriormente referido, nas 20 medidas de ação da Ministra da Saúde dos EUA Regina Benjamin, em *Call to Action to Support Breastfeeding*, em Health Care, a nº 12 é "Identificar e eliminar os obstáculos à maior disponibilidade de leite humano seguro de doadora armazenado em banco para lactentes frágeis" (6). A organização médica internacional de aleitamento materno

---

QUADRO 21.7
Leite humano para recém-nascidos enfermos hospitalizados.

A seguir, alguns pontos importantes sobre a assistência a mães na oferta de leite humano ao recém-nascido hospitalizado

A. Ordenha (coleta) do leite humano no hospital:
Use um *kit* adequado para bombeamento de mama de saída dupla, com uma bomba hospitalar
Oriente a mãe sobre o uso correto da bomba e sobre a higiene adequada
Use um único recipiente de armazenamento de leite limpo e de plástico duro para coleta
Os medicamentos que a mãe está tomando devem ser anotados na etiqueta do recipiente e os medicamentos contraindicados discutidos com o médico da mãe sobre uma mudança para que a mãe possa continuar a utilizar com segurança seu leite
Sinais e sintomas de infecção materna devem ser monitorados e tratados conforme necessário. Pouquíssimas doenças maternas exigem interrupção do aleitamento

B. Manipulação do leite humano: a equipe do hospital deve seguir as precauções padrão ao manusear o leite humano ordenhado. Luvas não são recomendadas, a menos que sejam manipulados grandes volumes de leite humano, como em um banco de leite

C. Etiquetagem de leite humano: o rótulo do leite humano deve conter o nome do paciente e a identificação e data/horário do leite ordenhado e data/hora de descongelamento se previamente congelado. Coloque em um recipiente identificado com o nome do paciente na geladeira e/ou congelador exclusivo para esse propósito. O leite destinado para uso em um período de 24 a 48 h deve ser refrigerado. O leite que contém suplementos ou aditivos pode ser refrigerado por 24 h. O leite humano pode ser armazenado em um *freezer* independente da geladeira, ou seja, porta separada, a > 0°C durante 3 meses ou em um congelador, a ≤ 0°C durante 6 meses

D. Transporte de leite humano: use um recipiente protegido por saco térmico com gel

E. Identificação do leite humano: a identificação do paciente deve ser conferida por dois enfermeiros antes do uso ou do acréscimo de aditivos ou por um dos sistemas de códigos de barra do leite humano disponíveis comercialmente

F. Descongelamento do leite congelado: use o colostro antes do leite maduro. Verifique a data de validade e utilize os mais antigos primeiro. Descongele no próprio recipiente do paciente com água morna, sem ultrapassar a borda (não permita que a água toque a tampa) ou use os sistemas comerciais de aquecimento do leite humano disponíveis. Etiqueta com hora e data de descongelamento. Não leve ao micro-ondas. Agite levemente, invertendo o recipiente algumas vezes para distribuir componentes do leite antes de alimentar o lactente

e multiespecialidades, Academy of Breastfeeding Medicine, apoia o leite humano de doadora como o suplemento preferido do leite humano em seu protocolo clínico publicado para alimentação suplementar em recém-nascidos a termo sadios no hospital (116). Muitos outros países, principalmente na Europa e América do Sul, possuem bancos de leite de doadoras e fazem uso extenso do leite humano de doadora.

Na América do Norte, a Human Milk Banking Association of North America (HMBANA) estabeleceu diretrizes que são obrigatórias para todos os bancos de leite filiados (117). Exigem triagem e exames de todas as doadoras (semelhantes àqueles necessários para doadores de órgãos ou sangue), pasteurização de todo o leite e controle de qualidade bacteriológica de todo leite distribuído. O processo de pasteurização destrói todos os vírus (incluindo citomegalovírus [CMV] e HIV) e bactérias conhecidas até o presente. Têm sido manifestadas preocupações sobre os efeitos adversos do armazenamento e processamento do leite nas propriedades anti-infecciosas do leite da doadora. Quando comparadas ao leite fresco, as concentrações de proteínas imunomoduladoras, como lisozima, lactoferrina, lactoperoxidase e IgA secretória são reduzidas em 50 a 80% pela pasteurização e menos ainda por congelamento. Os níveis de outras citocinas immunoativas (interferona, FNT e interleucina) e muitos fatores de crescimento importantes (fator estimulador de colônias de granulócitos, fator de crescimento dos hepatócitos, fator de crescimento semelhante a epidérmico ligado à heparina, fator de crescimento transformador [TGF] e eritropoetina) e antioxidantes também são reduzidos pela pasteurização pelo método Holder (114). No entanto, mesmo com essas reduções, o leite de doadora ainda possui mais imunoglobulina, lisozima, lactoferrina, citocinas e antioxidantes do que as fórmulas. A pasteurização tem pouco efeito nos LC-PUFA, e os importantes oligossacarídeos não são afetados de forma alguma (114). Em 2013, os 16 bancos de leite pertencentes à HMBANA distribuíram 92.164,28 ℓ de leite, 70% dos quais destinados a ambientes hospitalares (*Personal communication* em Sakamoto P. MS, RN, PHN, President, Human Milk Banking Association of North America, 31 de dezembro de 2014). Estima-se que, para fornecer todo o leite de doadora necessário na América do Norte, seria necessário um volume quatro a seis vezes maior.

Os benefícios do uso de leite da doadora continuam a ser avaliados em relação à utilização de fórmulas para pré-termos como suplemento ao leite da própria mãe ou como única alimentação quando o leite da própria mãe não está disponível. Muitos dos primeiros estudos na Europa sobre a prevenção da ECN e o prognóstico do neurodesenvolvimento foram realizados usando-se leite de doadora quando o leite materno não estava disponível. Uma revisão sistemática do banco de dados Cochrane de 2007 de oito ECRs descobriu que alimentar recém-nascidos muito pré-termo (< 32 semanas de idade gestacional e < 1.800 g de peso ao nascer) com fórmula em comparação com leite da doadora resultou em taxas mais elevadas de crescimento em todos os três parâmetros com alimentação com fórmula a curto prazo. No entanto, não houve evidências de efeito nas taxas de crescimento a longo prazo ou nos desfechos de neurodesenvolvimento (118). Esta revisão e duas outras revisões sistemáticas mostraram um impressionante aumento de quatro vezes no ECN em recém-nascidos pré-termo alimentados com fórmulas em comparação com leite humano da doadora (118-120). Ainda não foi completamente compreendida a questão da proteção contra infecção pelo leite de doadora. Uma grande coorte nacional da Noruega de recém-nascidos pré-termo de extremamente baixo peso constatou que a alimentação precoce com leite de doadora ou leite da própria mãe foi associada a uma impressionante redução nas taxas de sepse de início tardio (121). Uma revisão sistemática em 2004 descobriu que, embora todos os nove estudos revisados tenham mostrado um efeito protetor quando comparado à fórmula, os estudos foram tão equivocados metodologicamente que os autores afirmaram que os benefícios da alimentação com leite humano (da própria mãe e de doadora em comparação com leite da mãe suplementado com fórmula para pré-termo) na prevenção contra infecção em recém-nascidos pré-termo de muito baixo peso não foram conclusivamente comprovados por meio das evidências disponíveis no momento (122). Houve também a preocupação de que, com o leite de doadora disponível, as mães simplesmente parariam de se esforçar para fornecer seu próprio leite. Em nosso estudo comparando todos os recém-nascidos com ≤ 1.500 g durante dois períodos de tempo antes e depois da implementação de uma política de leite de doadora (Quadro 21.8), demonstramos exposição reduzida à fórmula, aumento da proporção de lactentes alimentados exclusivamente com leite humano, com início precoce de alimentação e nenhuma redução na utilização do leite da própria mãe (123).

Além da prematuridade e oferta escassa ou inexistente de leite materno, outras indicações do leite de doadora na UTI neonatal incluem intolerância/alergia a fórmula; síndrome do intestino curto; outras causas de má absorção como gastrosquise; múltiplos nascimentos; recuperação da ECN; suplementação do recém-nascido hipoglicêmico (que pode ocorrer na unidade de pós-parto); e suplementação do recém-nascido com desidratação ou hiperbilirrubinemia que é amamentado pela mãe. O leite de doadora requer prescrição ou requisição de um médico. Embora o leite seja doado aos bancos de leite em vez de vendido, há tarifas de processamento cobradas para ajudar a cobrir os custos de triagem das doadoras e processamento do leite. Essa taxa para o leite dos bancos de leite da HMBANA é atualmente cerca de 3,00 a 5,00 dólares a cada 30 mℓ, além das taxas de envio. No Canadá, o uso do leite de doadora é coberto pelo seguro-saúde nacional. Nos EUA, a cobertura por seguros e planos de saúde é variável. Com frequência, exige um esforço extra pelo médico para falar com o diretor médico do seguro-saúde e orientá-lo sobre os benefícios do uso do leite de doadora. Embora o custo possa parecer exorbitante, foram realizadas várias estimativas dos custos economizados com uma dieta de leite humano. Há especial preocupação em relação ao alto custo do suplemento derivado de leite humano comercialmente disponível (6,25 dólares/mℓ), que, quando usado com o leite da própria mãe e leite humano de doadora se necessário, fornece uma dieta de leite totalmente humano, mostrando reduzir praticamente a zero o risco de ECN (68). Recentemente, um estudo avaliou a relação custo-eficácia de uma dieta 100% à base de leite humano composta de leite materno complementado com leite de doadora quando necessário e enriquecido com suplemento de leite humano à base de leite humano de doadora *versus* leite materno suplementado com fórmulas para pré-termos quando necessário e enriquecido com suplemento de leite humano à base de leite de vaca para iniciar a nutrição enteral entre recém-nascidos extremamente prematuros na UTI neonatal (utilizando os dados de um estudo anterior (68,124). Os custos incrementais ajustados de ECN clínica e ECN cirúrgica além e acima dos custos médios incorridos para recém-nascidos extremamente prematuros sem ECN, em 2011, foram 74.004 dólares (IC de 95%, 47.051 dólares a 100.957 dólares) e 198.040 dólares (IC de 95%, 159.261 dólares a 236.819 dólares) por lactente, respectivamente. Recém-nascidos extremamente prematuros alimentados com produtos 100% à base de leite humano resultaram em economia líquida direta de 3,9 dias de UTI neonatal e 8.167,17 dólares (IC de 95%, 4.405 a 11.930 dólares) por recém-nascido extremamente prematuro ($p < 0,0001$). Dados como estes ajudam a defender uma dieta de leite completamente humano na UTI neonatal.

A maior parte do leite doado a bancos de leite provém de mães que deram à luz a termo. No entanto, eles recebem leite de mães de pré-termos – mães com grandes ofertas de leite, mães com natimortos que ordenham o leite quando ele desce para conforto ou para ajudar com o luto e, até mesmo, mães cujos bebês acabaram de falecer na UTI neonatal, mas doam o seu leite já ordenhado e podem continuar a ordenhar por um período como parte do processo de luto. O leite pré-termo e o a termo são processados de maneira separada. O leite pré-termo de doadora pode ser

QUADRO 21.8
Modelo de política de doação de leite humano para a UTI neonatal.

Connecticut Children's Medical Center – Manual de políticas e procedimentos

Prestação de cuidados, tratamento e serviços

Leite humano de doadora

I. Objetivo
Geralmente, o leite é fornecido pela própria mãe do recém-nascido, mas nem sempre isso é possível. Quando não for possível e o leite humano for indicado para o recém-nascido, o leite humano de doadora pode ser usado. O objetivo desta política é descrever as etapas que os profissionais de saúde do Connecticut Children's Medical Center devem seguir ao solicitar, ordenhar e armazenar leite humano.

II. Política
É política do Connecticut Children's Medical Center (Connecticut Children's) que o leite humano de doadora seja fornecido aos pacientes que atendam aos critérios conforme descrito a seguir, com base em um pedido de profissional credenciado.

III. Critérios
   A. Os lactentes que atenderem a qualquer um dos critérios a seguir serão elegíveis para receber leite materno de doadora:
      1. Nascido com ≤ 1.800 g
      2. Menos de 32 semanas de IG
      3. Alto risco de enterocolite necrosante e/ou insuficiência nutricional
      4. Se um recém-nascido de gestação múltipla se qualificar para receber leite materno de doadora, qualquer irmão(s) internado(s) está automaticamente aprovado para receber o leite materno de doadora, independentemente do seu peso ao nascimento.
   B. A duração de utilização do leite materno de doadora será:
      1. Durante um período de dez semanas
      2. Até que tenha sido obtida 50% de alimentação oral plena ou até que o paciente tenha recebido alta, o que ocorrer primeiro.

IV. Procedimento
   A. Membros da equipe de saúde (médicos, profissionais credenciados, enfermeiros, nutricionistas clínicos e consultores de lactação) irão determinar se um paciente é um destinatário apropriado do leite materno de doadora.
   B. Um médico credenciado deve obter o consentimento dos pais para receber leite materno de doadora. Em casos de gestação múltipla, em que mais de um irmão for elegível, um consentimento assinado pelos pais/responsáveis é necessário para cada lactente que receber leite materno de doadora.
   C. Um genitor pode recusar o leite de doadora. Isso deve ser documentado no termo de consentimento livre e esclarecido, selecionando a opção associada à declaração, "Eu recuso a alimentação com leite humano de doadora para o paciente nomeado anteriormente e, em vez disso, escolho a fórmula quando o leite da própria mãe não estiver disponível".
   D. Um pedido do profissional credenciado é necessário para obter e receber o leite materno de doadora.
   E. Para aqueles recém-nascidos que não se enquadrarem nas diretrizes da política, mas cuja família tiver solicitado leite materno de doadora, este poderá ser solicitado a um banco de leite aprovado (consulte os documentos relacionados – catálogo do *site* da Human Milk Banking Association of America) e recebido em sua casa. Os pais devem levar o leite ao hospital e entregá-lo ao profissional registrado do paciente, que irá identificá-lo com uma etiqueta de leite materno de doadora aprovado pelo Connecticut Children's com a etiqueta de identificação do paciente. Os pais devem arcar com o custo do leite materno de doadora nesses casos.
   F. Um pedido permanente para entrega semanal de leite materno de doadora será emitido por pessoal administrativo ou representante usando um número de ordem de compra. Os profissionais da dieta irão notificar o pessoal administrativo ou representante das quantidades semanais necessárias para pacientes hospitalizados que não estejam na UTI neonatal.
   G. Um assistente de fornecimento ou representante irá monitorar os níveis normais nas segundas-feiras e quintas-feiras (estes dias estão relacionados à programação de remessas padrão). Se os volumes totais de leite estiverem abaixo dos baixos níveis críticos estabelecidos, o assistente de fornecimento ou representante notificará o consultor de lactação ou representante, que fará imediatamente um novo pedido.
   H. O pessoal de suporte administrativo ou representante notificará o departamento de expedição e envio sobre a próxima entrega de leite materno de doadora e solicitará transporte imediato para a unidade apropriada.
   I. O assistente de fornecimento ou representante colocará o leite materno de doadora no *freezer* adequado. O leite materno de doadora que estiver completamente congelado ou parcialmente descongelado e ainda contiver cristais de gelo pode ser colocado no *freezer*. Qualquer leite que estiver completamente descongelado deve ser identificado com uma etiqueta de leite humano de doadora do Connecticut Children e utilizado nas próximas 24 h ou descartado. Se o leite chegar descongelado, o consultor de lactação ou representante notificará o banco de leite de doadora que o enviou.
   J. Depois que um enfermeiro tiver descongelado o leite materno de doadora, este deve ser identificado com uma etiqueta de leite humano de doadora aprovada pelo Connecticut Children com a data e a hora do descongelamento, data de validade e número de lote escrito na etiqueta. O leite materno de doadora que tiver sido descongelado e colocado na geladeira vence em 24 h.
   K. Depois que o leite de doadora for completamente descongelado e levemente agitado para a mistura apropriada, os volumes poderão ser retirados com uma seringa para que a garrafa possa ser usada por mais de um paciente.
   L. Quando um lactente for alimentado com leite humano de doadora, o número de lote deverá ser escrito na seção de comentários ao lado do horário adequado de alimentação no prontuário.

V. Referências
Sullivan S *et al.* An exclusively human milk-based diet is associated with a lower rate of necrotizing enterocolitis than a diet of human milk and bovine milk-based products. *J Pediatr* 2010;156:562-567.e1.
The Human Milk Banking Association of North America at www.hmbana.org.

VI. Documentos relacionados
Human Milk Handling and Usage Policy.
Listing of Human Milk Banks in the United States, Human Milk Banking Association of North America Web site, http://www.hmbana.org/index/locations/
Consent for use of pasteurized DHM.

De Connecticut Children's Medical Center, Hartford, CT.

especificamente solicitado, como pode o leite de vaca isento de proteína, leite de mães em dietas restritas, se disponível. O leite é enviado congelado em remessa noturna. Vale a pena estabelecer normas para o transporte oportuno do leite da recepção do hospital até sua unidade, onde deve ser transferido para o congelador à chegada. O Quadro 21.8 contém um exemplo de norma de manejo do leite humano de doadora. A prática no meu hospital é que o leite humano esteja prontamente disponível para todos os recém-nascidos que atendam aos critérios (Quadro 21.8), cujo custo é coberto pela instituição. Como é necessário o consentimento para uso de leite de doadora (Quadro 21.9) (alguns hospitais não exigem autorização), a sua utilização não é referida como "padrão de cuidado", mas sim como "primeira preferência".

ENRIQUECIMENTO DO LEITE HUMANO PARA RECÉM-NASCIDOS DE MUITO BAIXO PESO AO NASCER

Existem muitos casos em que recém-nascidos na UTIN não mostram crescimento e ganho ponderal aceitáveis. Para os recém-nascidos que estão recebendo leite humano, várias medidas podem ser tomadas. Uma das mais óbvias, e frequentemente menosprezada, é aumentar o volume. Como neonatologistas, sedimentamos em nossa mente que não podemos ultrapassar 140 a 160 mℓ/kg/dia. Para alguns recém-nascidos, isso pode ser verdade – em particular aqueles sob restrição hídrica, em uso de diuréticos, ou que não toleram volumes enterais superiores àquela taxa. Porém, também sabemos que recém-nascidos a termo, quando se alimentam *ad libitum*, muitas vezes ingerem mais de 200 a 220 mℓ/kg/dia. Portanto, vale a pena lembrar que pelo menos em parte da nossa população não temos de aderir a um controle hídrico tão restrito. Quando não é possível aumentar o volume, em geral há duas formas de elevar as calorias do leite materno: uso do leite posterior e uso de suplementos comerciais.

Leite posterior

O teor de lipídios do leite humano aumenta durante o curso de uma mamada ou sessão de expressão de leite. Podemos tirar vantagem desse fato para fornecer leite de maior valor calórico a um recém-nascido que esteja recebendo leite humano através de método alternativo ou que esteja sendo amamentado. O leite posterior refere-se ao leite extraído no fim da mamada, que é mais rico em lipídios; o leite anterior é aquele extraído na parte inicial da mamada e é mais pobre em lipídios. Como o teor lipídico varia de maneira contínua, este conceito é artificial, porém ainda assim útil. Para que a mãe forneça o leite posterior, ela deve estar produzindo mais do que a necessidade diária de leite do bebê. O procedimento básico consiste em pedir à mãe que ordenhe um determinado volume de leite no início de uma sessão, troque de recipiente e então continue a ordenhar até "esvaziar" a mama. Quando os dois recipientes são comparados, o leite anterior parece ralo e azulado (teor lipídico menor) enquanto o leite posterior é mais branco e cremoso. A decisão sobre o quanto é leite anterior

---

QUADRO 21.9

Modelo de consentimento para uso de leite de doadora.

Connecticut Children's Medical Center
Consentimento para uso de leite humano de doadora

Autorizo a utilização de leite humano de doadora para _____ em Connecticut Children's Medical
                                                              (nome do paciente)

Center sob a direção do Dr. _____ e/ou seus assistentes, incluindo residentes que possam ser selecionados por ele/ela.

☐ Autorizo a alimentação com leite humano de doadora fornecido por um banco de leite humano para o paciente citado acima. Compreendo que o leite humano fornecido por bancos de leite é regulado por orientações desenvolvidas pela Human Milk Banking Association of North America.

Compreendo que os bancos de leite realizam uma triagem de saúde com as doadoras que fornecem o leite humano. As doadoras realizaram exames de sangue para várias doenças, inclusive HIV, hepatite e sífilis, e foram consideradas saudáveis para esse objetivo pelo seu profissional de saúde. Entendo que o leite é pasteurizado (tratado com calor) e depois congelado antes do fracionamento.

Recebi informações educativas sobre a natureza e a finalidade do uso do leite humano de doadora para alimentar meu bebê.

Compreendo que este é um serviço fornecido por um Banco de Leite Humano e, portanto, Connecticut Children's não pode dar garantias sobre a qualidade do leite. Li e compreendi as informações fornecidas pelo banco de leite.

☐ Por meio deste, recuso a alimentação com leite humano de doadora para o paciente citado acima.

Assinatura do Responsável Legal e parentesco com o paciente	Data	Hora
Assinatura do médico	Data	Hora

Consentimento por telefone/verbal obtido de: _____
                                            Nome   Número de telefone   Data/Hora

Testemunha/Data   Intérprete/Data

Atualize (se aplicável) CONSENTIMENTO VÁLIDO POR NOVENTA DIAS (A MENOS QUE UMA MUDANÇA SIGNIFICATIVA OCORRA)

Assinatura do paciente	Data	Hora
Assinatura do Responsável Legal e parentesco com o paciente	Data	Hora
Assinatura do médico	Data	Hora

De Connecticut Children's Medical Center, Hartford, CT.

e posterior baseia-se no volume de leite que a mãe produz e no volume necessário para uma mamada. Por exemplo, se ela costuma ordenhar 120 mℓ de leite no total e o bebê recebe 60 mℓ em cada mamada, pediríamos que ordenhasse cerca de 30 mℓ de cada mama como seu leite anterior, então mais 30 mℓ de cada mama como seu leite posterior. Os recipientes devem permanecer separados e rotulados, respectivamente, de leite anterior e posterior. Se o recém-nascido estiver recebendo parte ou toda sua nutrição via aleitamento materno, este método ainda pode ser usado. A mãe pode extrair os 30 mℓ iniciais da mama, então o recém-nascido suga a mama para receber o leite de teor lipídico mais alto. Este método foi usado com sucesso em um país em desenvolvimento para aumentar o crescimento quando não havia suplementos comerciais (125). Uma palavra de cautela – o leite posterior é mais rico apenas em lipídios e, portanto, em calorias. Ele não fornece proteína, vitaminas ou minerais adicionais; estas são fornecidas pelo suplemento comercial. Contudo, caso um recém-nascido em uso de leite fortificado não apresente taxa de ganho ponderal aceitável, pode-se lograr êxito com o leite posterior enriquecido (126).

Suplementos comerciais

Tradicionalmente, o enriquecimento do leite humano foi realizado com misturas de nutrientes fabricadas comercialmente em pó ou líquidas. Os suplementos em pó acrescentam nutrientes sem diluir os componentes contidos no leite humano. Os suplementos líquidos foram originalmente adicionados em volume igual ao leite humano, diluindo, assim, seus componentes à metade, porém mais recentemente têm sido muito concentrados para que, na densidade calórica presumida de 24 Cal/30 mℓ, o leite humano esteja presente em 83% do volume. Surgiram diversos relatos de infecções significativas por *Cronobacter* spp., que anteriormente acreditava-se ser *Enterobacter sakazakii* em recém-nascidos, incluindo sepse, meningite e ECN, com os recém-nascidos prematuros e enfermos correndo risco mais alto (127). As infecções por esses microrganismos têm sido associadas ao uso de fórmulas infantis em pó baseadas no leite de diversos fabricantes. As fórmulas lácteas infantis em pó não são estéreis; são tratadas com calor durante o processamento, mas ao contrário das fórmulas líquidas, não são submetidas a altas temperaturas por tempo suficiente para tornar o produto comercialmente estéril (127). Assim, as empresas de fórmulas foram impulsionadas a desenvolver suplementos de leite humano concentrados e estéreis à base de proteína bovina, que agora são comumente utilizados, embora formulações em pó ainda estejam no mercado.

A proteína desses suplementos, derivada do leite de vaca, suscita preocupação em muitos neonatologistas e nutricionistas. Um dos riscos da alimentação artificial, em comparação com o leite humano, é o desenvolvimento de sinais/sintomas GI de alergia e, por fim, possivelmente colite alérgica completa que pode se apresentar como ECN, à proteína bovina que contém (128). O enriquecimento ideal do leite para prematuros seria obtido por um processo conhecido como lactoengenharia, no qual componentes específicos são removidos do leite materno que sobrou, ou do leite de doadora, e então acrescentados ao leite humano fornecido para aumentar os nutrientes necessários para o volume destinado. Nos EUA uma empresa privada produziu suplemento de leite humano à base de leite humano, que conforme discutido anteriormente, quando usado com uma dieta de leite da própria mãe e de leite da doadora se necessário, leva a incidência de ECN a praticamente zero (68). O problema é o custo, com quatro concentrações disponíveis oferecendo conteúdo calórico final relatado em 24 a 30 Cal/30 mℓ, em concentrações de 50 a 70% de leite materno. Também se relatou um aumento da proteína de 2,3 para 3,7/100 mℓ de nutrição. Para realizar isso, de 20 a 50 mℓ desse suplemento devem ser utilizados para completar 100 mℓ de leite humano além do suplemento, dependendo de qual das quatro ingestões calóricas-alvo você está visando. A 6,25 dólares/mℓ (123), observa-se por que motivo as administrações da UTI neonatal hesitam; ainda, especialmente para os mais jovens, imaturos e vulneráveis de nossos recém-nascidos, mas também deve-se reconhecer o aumento dos dados de pesquisas de apoio. Também é importante neste ponto discutir a questão de enriquecimento direcionado do leite humano com a utilização de analisadores do leite. Quando suplementos pré-embalados são adicionados ao leite humano, estamos basicamente adivinhando o final do produto, visto que o teor de nutrientes de cada ordenha de leite materno é diferente e diferentes mães produzem leite com diferentes teores. Um método para obter um produto mais homogêneo do próprio leite da mãe é que ela colete todo o seu leite em um período de 24 horas em um grande recipiente (encontrar tais recipientes pode ser difícil) e agite o conteúdo para misturar antes de remover as alíquotas para alimentação ou congelamento. Hospitais com salas de preparação de leite estão mais bem equipados para isso. Alguns bancos de leite estão usando analisadores e podem relatar o possível teor de proteínas, tornando o enriquecimento mais acurado, mas este não é uniforme entre os bancos de leite da HMBANA. O enriquecimento direcionado nas UTIs neonatais tornou-se mais popular recentemente com a disponibilidade comercial de analisadores menos onerosos (mas possivelmente menos acurados). Vale observar que a FDA dos EUA ainda não aprovou essas unidades para uso clínico; no momento da redação deste capítulo, haviam sido aprovadas apenas para fins de investigação. No entanto, as unidades estão sendo usadas clinicamente nos EUA, o que preocupa aqueles de nós que ainda estão em fase de pesquisa para determinar quando e como, e talvez até se esses analisadores podem ser utilizados de maneira segura e eficaz para melhorar os desfechos de nossos pacientes.

Uma crença disseminada entre profissionais em todos os níveis das UTIs neonatais é que o acréscimo de suplementos comerciais ao leite humano aumenta a intolerância alimentar. A revisão Cochrane mais recente (2004) relata que não há nenhum aumento no ECN, mas muitos estudos suprimiram lactentes com intolerância alimentar e não relataram os resultados (129). Também há a preocupação de que aditivos nutricionais ao leite humano podem alterar seu sistema complexo de propriedades anti-infecciosas/defesa do hospedeiro. Pesquisas laboratoriais nesta área mostraram que o enriquecimento não afeta o nível total de IgA (130,131), porém de fato reduz a atividade de lisozima em 19%, o que não foi considerado significativo (130). Quando o leite humano enriquecido foi avaliado sob condições simuladas de um berçário, as contagens de colônias bacterianas não subiram de maneira expressiva nas primeiras 20 horas de refrigeração, mas aumentaram cerca de 10 vezes nas quatro horas seguintes sob condições de incubadora (131). Mais recentemente, Chan avaliou o efeito na atividade antibacteriana do acréscimo de suplementos em pó ao leite humano. O leite humano isolado inibiu o crescimento de *Escherichia coli*, *Staphylococcus aureus*, *E. sakazakii* e *Streptococcus* do grupo B. Os suplementos que contêm ferro, e apenas ferro, prejudicaram a atividade antibacteriana do leite, que não produziu zona de inibição para qualquer um desses microrganismos (132). O suplemento desprovido de ferro teve efeitos inibitórios semelhantes aos do leite humano isolado. Propôs-se que o ferro pode ter saturado a lactoferrina no leite, reduzindo assim sua atividade antibacteriana. Outro estudo *in vitro* analisou o efeito de um suplemento acrescentado ao leite humano sobre a concentração de TGF-α. O TGF-α é um peptídio intestinal encontrado no leite humano que se acredita exercer efeito promotor da maturação do intestino neonatal. Os resultados indicaram que o acréscimo do suplemento não afetou o nível de TGF-α no leite total ou em sua parte aquosa, mas reduziu sobremodo sua concentração na fração lipídica, além de alterar as características do seu perfil de massa molecular (133). Um estudo mais recente *in vitro* analisou o efeito da acidificação do leite humano, que é uma prática atual com enriquecimento. A acidificação causou redução de 76% dos leucócitos, redução de 56% da atividade de lipase e redução de 14% da proteína total, mas aumentou em 36% o crematócrito (uma medida do teor de gordura) (134). Até o presente, os dados não sugerem mudança em nossa prática atual de enriquecimento, mas sugerem mais pesquisas. Resta definir se esses achados laboratoriais têm importância clínica. Mas vale a pena ter em mente que o acréscimo de substâncias exógenas ao leite humano, embora com boas intenções, talvez altere e comprometa o equilíbrio de nutrientes, enzimas, hormônios, fatores imunológicos e outros fatores e, por conseguinte, seus efeitos.

Um comentário final sobre o enriquecimento – a mãe de um recém-nascido na UTI neonatal já está lidando com muitas situações de estresse, dentre as quais se destacam as circunstâncias que trouxeram ela e seu recém-nascido para a UTI neonatal. Devemos sempre ter muita cautela ao conversar com ela sobre "crescimento inadequado" e "enriquecimento". Fornecer leite materno é a única coisa que apenas ela pode fazer para o recém-nascido. Se formos inábeis ao abordar esses assuntos, a mensagem que ela receberá é a de que seu leite é inadequado, e que a causa do baixo crescimento do seu recém-nascido tem a ver com algo que ela não está fazendo corretamente. É importante enfatizar que o leite dela é a melhor nutrição possível para o recém-nascido e está contribuindo para o combate a infecções, e ela está prestando uma ajuda valiosa ao fornecê-lo. A questão é que o recém-nascido pequeno tem enormes necessidades nutricionais, que podem ser satisfeitas pelo leite posterior e/ou suplementos comerciais. É importante salientar também que esta é uma questão de duração limitada, e quando o recém-nascido crescer, amadurecer e tornar-se mais sadio, seu leite será mais do que suficiente para todas as necessidades nutricionais contínuas.

Cuidados orais com colostro

Sabe-se que existe IgAs em grandes quantidades no colostro prematuro (Quadro 21.4). Quase 75% da IgA ingerida no leite humano sobrevive à passagem pelos intestinos e é excretada nas fezes (40). Essa imunoglobulina confere proteção contra antígenos (incluindo vírus e bactérias) que atravessam a barreira mucosa imatura permeável (135). No início de 1983, Narayanan *et al.* (136) da Índia relataram que pequenas quantidades de colostro (10 m*l* 3 vezes/dia) administradas a recém-nascidos de baixo peso ao nascer produziam redução significativa da incidência de infecção em comparação com controles alimentados exclusivamente com fórmula. É prática comum nas UTIN realizar cuidados orais nos recém-nascidos que não estejam recebendo alimentação oral – incluindo os recém-nascidos de EBP e MBP recentemente internados e ventilados e aqueles com instabilidade cardiovascular significativa. Isso em geral consiste em água estéril fornecida por meio de um *swab* com ponta de algodão ou um pedaço de gaze. Em nossa unidade, instituímos a prática de "cuidados orais com colostro", na qual todo recém-nascido que não esteja sob alimentação enteral recebe cuidados orais com colostro ordenhado da mãe (Figura 21.14). A justificativa é a evidência de que a IgAs é ativa na proteção das superfícies mucosas desses bebês imunocomprometidos, portanto a aplicação de colostro na cavidade oral oferece alguma proteção à mucosa oral, a parte alta do tubo GI, se alguma quantidade for deglutida e possivelmente ao trato respiratório superior. Além disso, nas primeiras horas, antes que se possa usar na alimentação o leite que ela está se esforçando ao máximo para ordenhar, ela exerce um papel vital na assistência do recém-nascido. Este procedimento pode ser iniciado nas primeiras horas após o nascimento, até mesmo nos recém-nascidos mais prematuros ou enfermos. A equipe da UTI neonatal ou preferencialmente os pais mergulham um *swab* estéril no recipiente com colostro e o aplicam sobre a língua e mucosa oral. Não se deve mergulhar o mesmo *swab* de novo no recipiente. A aplicação pode ser realizada até mesmo a intervalos de 4 horas, juntamente com a assistência diária. Depois que a alimentação enteral mínima for instituída, deve-se usar o colostro remanescente nas primeiras refeições e, para continuar a realizar os cuidados orais

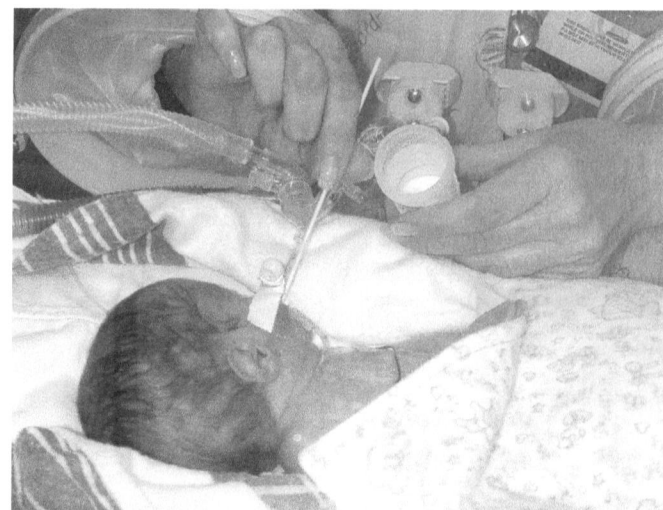

Figura 21.14 Cuidado oral com colostro a ser realizado na incubadora. A fotografia é cortesia de K. Marinelli, MD.

de maneira rotineira para revestir a parte alta do tubo GI, deve-se começar cuidado oral contínuo com o leite materno até que comece a alimentação oral. Existem algumas evidências de que a alimentação enteral é iniciada mais cedo e a alimentação plena é alcançada mais cedo com cuidado oral com colostro (137). Mais investigações são necessárias para determinar os efeitos imunológicos completos, entretanto, por enquanto, há boas evidências para a prática clínica.

PROGRESSÃO DO DESENVOLVIMENTO AO LONGO DO ALEITAMENTO MATERNO

No manejo hospitalar do aleitamento materno, o processo de estabelecê-lo na população pré-termo começa com a facilitação do contato pele a pele frequente (Figuras 21.8 a 21.13). Originalmente proposta por Rey e colaboradores em Bogotá, Colômbia, como necessidade para manter os recém-nascidos prematuros aquecidos e estáveis (138), estudos subsequentes em países desenvolvidos demonstraram que a prática é segura, benéfica e um componente essencial da terapia intensiva neonatal de alta qualidade (139-142). O cuidado pele a pele também está associado a aumento da produção de leite, maior competência materna na amamentação e lactação ampliada (104,142-144). As mães que oferecem contato pele a pele relatam que seu recém-nascido/lactente faz movimentos de procura e sucção em direção ao mamilo, observam sensações de ejeção e extravasamento do leite e muitas vezes ordenham volumes maiores de leite imediatamente após uma sessão de cuidado pele a pele (104,145). O cuidado pele a pele dá à mãe a oportunidade de tornar-se mais confiante na manipulação do seu pequeno recém-nascido. As mães que participam do cuidado pele a pele descrevem sensação de eficácia, aumento da autoestima e segurança nos cuidados aos seus recém-nascidos/lactentes (146). O cuidado pele a pele também oferece ao recém-nascido acesso frequente à mama, aumenta a oportunidade de sucção não nutritiva e ajuda na transição gradual para a amamentação. É a posição ideal para um recém-nascido receber alimentação por gavagem antes do estabelecimento da amamentação e durante as refeições suplementares. Tornhage *et al.* (147) relataram que os níveis plasmáticos de colecistocinina do recém-nascido aumentam quando recebe alimentação nasogástrica durante contato pele a pele, que estimula a função GI e o crescimento infantil. O método canguru é o cuidado pele a pele prolongado no qual o recém-nascido é cuidado quase continuamente sobre o tórax de um dos genitores 24 horas por dia. Ele é usado em diferentes locais, como em UTIs neonatais na Escandinávia e em países de recursos limitados. Uma revisão Cochrane recente das taxas de morbidade e mortalidade de recém-nascidos de muito baixo peso atendidos com o método canguru (2014) revelou que este método estava associado a redução do risco de mortalidade e infecção grave/sepse. Além disso, descobriu-se que o método canguru aumenta algumas medidas de crescimento infantil, amamentação e vínculo materno-infantil. Não houve diferenças significativas entre recém-nascidos que receberam assistência do tipo canguru e controles em termos de comprometimento do neurodesenvolvimento e neurossensorial com 1 ano de idade corrigida (148). Esta não é uma prática habitual nas UTIs neonatais dos EUA. Infelizmente, não há suporte na forma de licença-maternidade remunerada, que permitiria que as mães passassem o tempo necessário com seus recém-nascido/lactente.

A transição das refeições com leite humano para a amamentação para aquelas mães que desejam é crítica. Quando é estabelecido com sucesso no ambiente hospitalar, é mais provável que o aleitamento materno seja mantido no lar. Contudo, o processo de amamentação pode ser mais complicado para o recém-nascido prematuro, a mãe e o profissional de saúde. A fase de transição da alimentação com leite humano ordenhado para a amamentação nutritiva não foi estudada extensamente. Os fatores a considerar nessa transição do prematuro de mamadeiras com leite materno para o verdadeiro aleitamento incluem a avaliação da prontidão para mamar, otimização da oportunidade para amamentação precoce, incentivo ao aumento da amamentação à medida que o bebê se aproxima da alta e garantia de apoio após a alta de acordo com as necessidades individuais da mãe e do recém-nascido.

A avaliação da prontidão para mamar é determinada pela maturação do recém-nascido e influencia o desenvolvimento das habilidades alimentares. A capacidade de mamar uma mamadeira do recém-nascido prematuro foi correlacionada positivamente com o desenvolvimento das habilidades de sucção e é também uma função da maturação (149). O bebê deve ser capaz de coordenar salvas de sucção intercaladas com pausas para a respiração para dar conta da alimentação com mamadeira. Esta capacidade é variável, mas com frequência ocorre em torno de 34 semanas de idade gestacional.

As restrições às práticas de aleitamento materno de recém-nascidos pré-termo são comumente baseadas em estudos da alimentação com mamadeira, nos quais definiu-se que recém-nascidos com controle cardiorrespiratório imaturo mostram um padrão menos coordenado de sucção-deglutição-respiração, resultando em apneia, hipoxia e bradicardia (150). Contudo, na mama o recém-nascido pré-termo coordena sucção, deglutição e respiração com flutuações mínimas da pressão de oxigênio transcutânea (86-88), e, conforme discutido antes, é mais estável fisiologicamente.

Não há evidências científicas que validem a IG, os marcos do crescimento/peso, ou a capacidade de beber de uma mamadeira como evidências de prontidão para mamar no recém-nascido prematuro. Embora a maturação exerça um papel, os clínicos observam uma ampla gama de variabilidade relacionada com a capacidade e competência na amamentação entre recém-nascidos prematuros, com recém-nascidos tão jovens quanto 28 semanas fazendo a transferência para o leite e recém-nascidos de 34 semanas de idade gestacional recebendo amamentação plena enquanto alguns recém-nascidos a termo demoram várias semanas para o aleitamento materno ser efetivo (Figura 21.15). Isto sugere que o aparecimento da competência na amamentação em recém-nascidos pré-termo é um processo multifatorial que depende de fatores neonatais e maternos. O papel da experiência e do aprendizado na aquisição das habilidades de mamar foi investigado (151). Nyqvist et al. (151) sugerem que o desenvolvimento da sucção nutritiva não é exclusivamente maturacional, mas uma consequência do aprendizado e de fatores extrínsecos como a interação mãe-recém-nascido e a frequência e o tempo despendido na amamentação. Os mesmos pesquisadores examinaram o comportamento

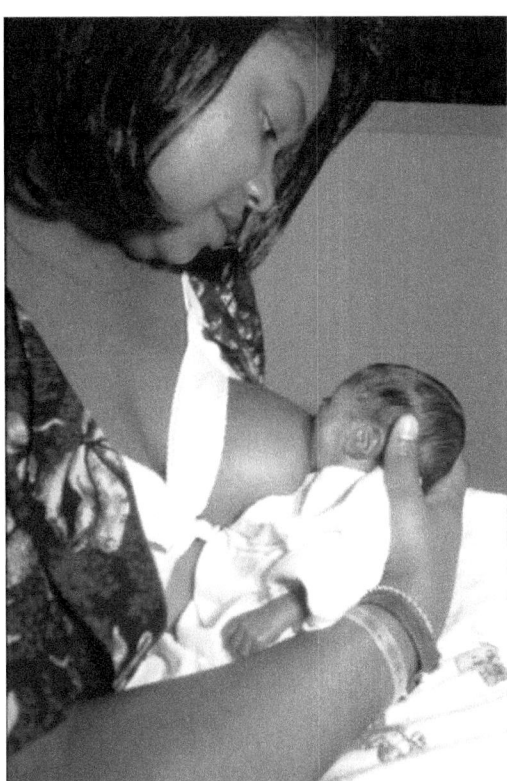

Figura 21.15 Um recém-nascido de IG corrigida de 28 semanas faz transferência para aleitamento materno. A fotografia é cortesia de K. Marinelli, MD.

oral precoce de prematuros durante a amamentação por meio de estudo eletromiográfico (152). Os dados forneceram evidências de competência precoce na sucção durante a amamentação, com amplas variações individuais. Os autores concluíram que os prematuros conseguem sugar as mamas da mãe em baixos níveis de maturação, e que a maturação e a experiência são importantes para o sucesso do aleitamento materno (152). Com mais experiência e maturação, os prematuros demonstram competência crescente para abocanhar a mama e manter a pega. Ao longo do tempo, eles se tornam capazes de mamar com maior eficiência e demonstram aumento gradual do vigor, da velocidade e do volume de leite ingerido na mamada.

Os critérios de prontidão para sessões iniciais de amamentação incluem a avaliação individual da estabilidade fisiológica durante o cuidado pele a pele, períodos de vigília durante a alimentação, movimentos de fuçar quando está com fome e períodos de sucção não nutritiva. O objetivo da amamentação precoce para um recém-nascido prematuro é promover uma experiência agradável para a mãe e o recém-nascido e, ao mesmo tempo, começar a trabalhar a pega correta à mama (Figura 21.16). Algum aleitamento materno é possível já com 28 e 30 semanas de idade gestacional; com 32 a 34 semanas de idade gestacional, alguns recém-nascidos conseguem realizar uma mamada completa 1 ou 2 vezes/dia, enquanto outros tornam-se mais proficientes; a partir de 35 semanas, a amamentação eficiente, propícia ao crescimento, é possível.

As sessões iniciais de amamentação fornecem oportunidades para apresentar o aleitamento materno como a primeira experiência alimentar oral do recém-nascido prematuro. Na verdade, estas são sessões práticas. As mães não se sentem pressionadas a "ter de dar certo" porque a nutrição do bebê não depende do seu sucesso. Assim, elas estão mais confortáveis para segurar o bebê e treinar as habilidades de posicionar-se e pegar a mama, enquanto desfrutam o processo e o tempo despendido com seu bebê. Essas sessões também são momentos excelentes para fornecer ao bebê uma refeição por gavagem, ensinando também ao

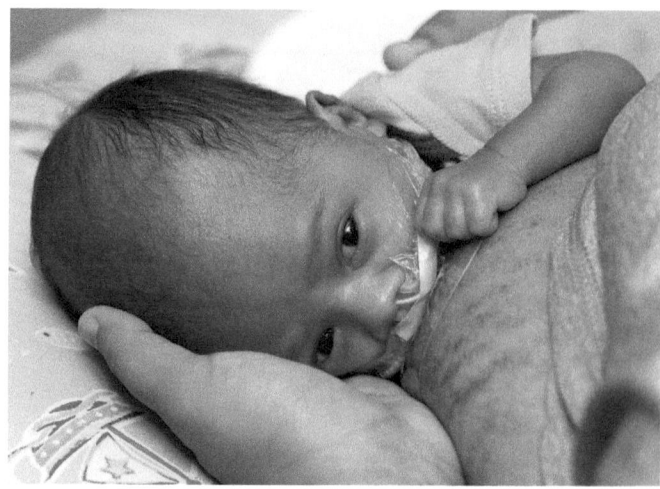

Figura 21.17 Recém-nascido prematuro durante alimentação por gavagem. A fotografia é cortesia de Mike McCarter, Connecticut Children's Medical Center.

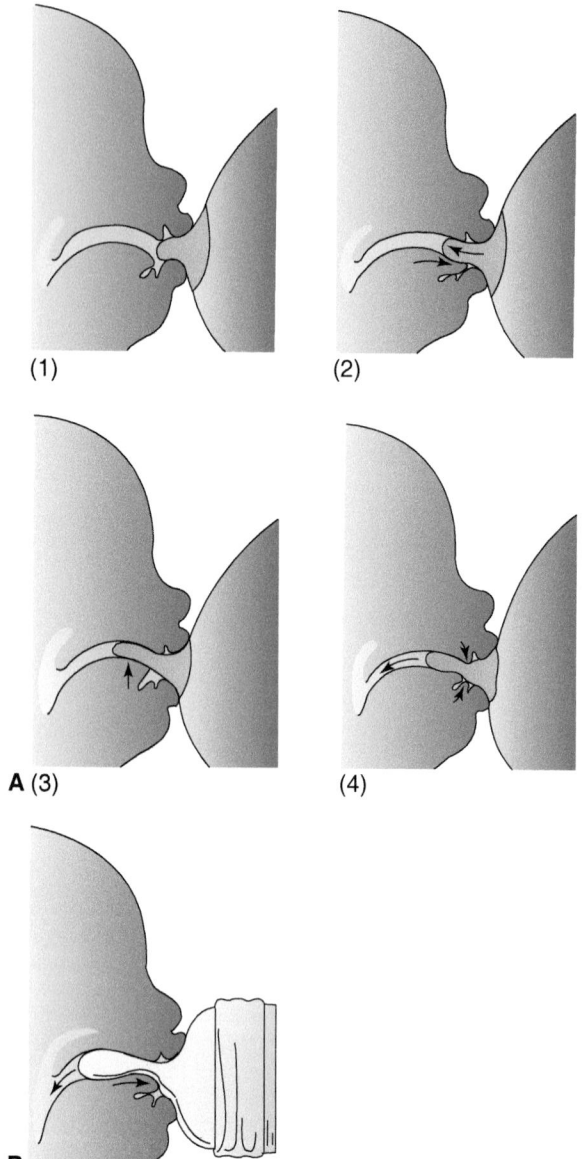

Figura 21.16 Diferenças no mecanismo de sucção. A. As mamas. (1) Vedação dos lábios do recém-nascido em formato de C. A musculatura das bochechas se contrai para desenvolver a sucção. (2) A língua se move para a frente para agarrar o mamilo e aréola. (3) O mamilo é pressionado contra o palato duro conforme a língua puxa para trás, trazendo a aréola para dentro da boca. (4) A língua comprime a aréola contra o palato duro, espirrando leite no fundo da garganta. **B.** Mamadeira. O grande bico de borracha de uma mamadeira alcança o palato mole e interfere na ação da língua. A língua se move para frente contra as gengivas para controlar o excesso de leite para o esôfago. Adaptada de Pillitteri A. *Maternal and child nursing*, 6th ed. Philadelphia, PA: Lippincott Williams & Wilkins, 2010.

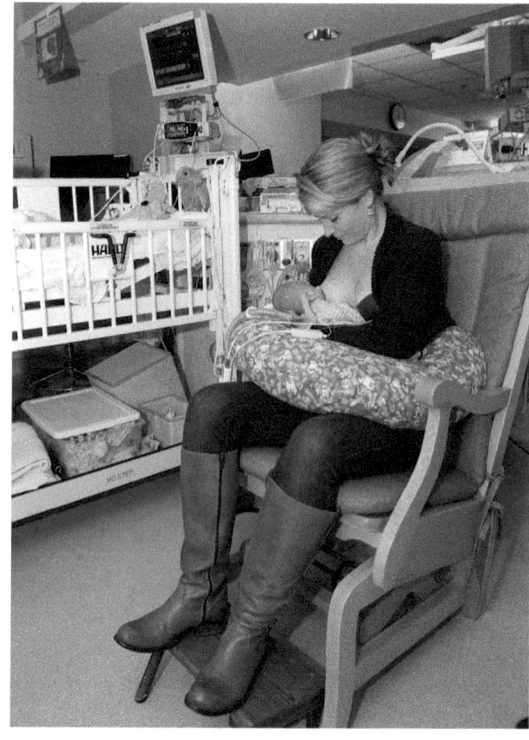

Figura 21.18 Mãe na UTI neonatal amamentando seu recém-nascido em uma cadeira confortável almofadada, com apoio de travesseiro e um banquinho para ajudar a permanecer em uma posição confortável, sem tensão no dorso ou nos braços. A fotografia é cortesia de Mike McCarter, Connecticut Children's Medical Center.

bebê (Figura 21.17). Com o tempo, o bebê se torna "condicionado" com "aqui estou eu, este é o gosto e o odor da minha mãe (e talvez até um pouco do gosto do leite que pode ser ordenhado sobre o mamilo!) e esta é a sensação boa que tenho quando meu estômago está cheio". Durante este estágio inicial do aleitamento materno, as mães devem ser incentivadas a colocar o recém-nascido na mama 1 ou 2 vezes/dia. O fundamental é deixar a mãe e o recém-nascido tão confortáveis quanto possível (Figura 21.18). As cadeiras usadas pelas puérperas devem ser acolchoadas e oferecer à mãe apoio sólido com espaço suficiente para mexer-se e acomodar o corpo do recém-nascido. As grandes poltronas reclináveis utilizadas em enfermarias geriátricas ou unidades de diálise são muito boas para o aleitamento materno ou contato pele a pele. Com frequência, as mães se sentem melhor quando utilizam um banquinho embaixo dos pés para elevar um pouco as pernas. Travesseiros podem ser necessários para apoiar os braços da mãe para que ela não fique tensa. O recém-nascido também precisa ser apoiado (Figura 21.19). Os travesseiros comerciais para o aleitamento materno, fabricados com material de qualidade hospitalar que podem ser lavados com desinfetantes entre os recém-nascidos, estão disponíveis e funcionam bem. Podem ser cobertos com uma toalha ou cobertor para aumentar o conforto. De outro modo, alguns travesseiros possuem capas removíveis e laváveis que podem ser trocadas entre os recém-nascidos. Em nossa experiência,

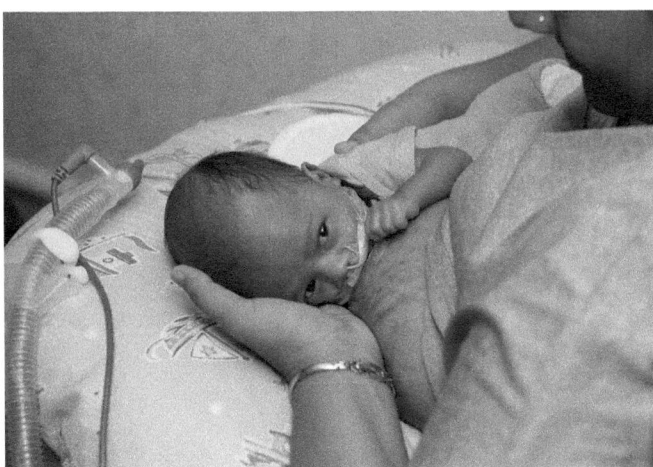

Figura 21.19 Recém-nascido prematuro pequeno bem apoiado por almofada e as posições do braço e mão da mãe. A fotografia é cortesia de Mike McCarter, Connecticut Children's Medical Center.

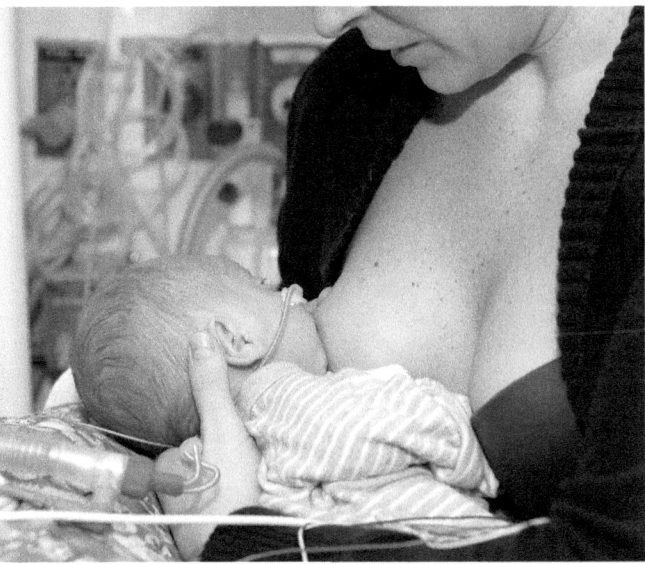

Figura 21.20 O recém-nascido prematuro amamentado em posição transversal com bom suporte ao pescoço. A fotografia é cortesia de Mike McCarter, Connecticut Children's Medical Center.

funcionam melhor do que os travesseiros de cama, que são outra opção. A equipe neonatal deve manter presença constante para tranquilizar a mãe, salientar os aspectos positivos da amamentação precoce, garantir a estabilidade do recém-nascido e otimizar a pega da mama pelo recém-nascido prematuro. O recém-nascido prematuro tem características singulares que podem interferir na pega à mama. Estas incluem hipotonia muscular, energia limitada e propensão a adormecer na mama por fadiga em vez de saciedade. Em comparação com o recém-nascido a termo, as características físicas compreendem uma cabeça proporcionalmente maior, músculos cervicais mais fracos e uma boca que é menor em relação à aréola e à mama. Essas características exigem posições durante a amamentação que ajudem o recém-nascido a abocanhar a aréola. A ausência de apoio do recém-nascido nessa posição ideal resulta em incapacidade de comprimir os seios lactíferos, redução da transferência de leite e traumatismo do mamilo. Além disso, a ausência de apoio adequado ao recém-nascido prematuro na mama pode fazer com que o mesmo deslize e "perca" a pega da mama e cansar-se facilmente em virtude do esforço adicional despendido durante a amamentação para manter a pega. As mães podem desanimar. É importante tranquilizá-las de que essas preocupações terão duração limitada. À medida que o recém-nascido crescer e desenvolver-se, a hipotonia melhorará. No período inicial de muitas dessas díades mãe- recém-nascido/lactente, o problema de "tentar encaixar o mamilo do tamanho de uma moeda de 25 centavos dentro da boca do tamanho de uma moeda de 10 centavos" é real. É fácil explicar à mãe frustrada que enquanto seu mamilo não crescerá mais, a boca do bebê certamente crescerá.

As técnicas eficazes para ajudar o recém-nascido prematuro a abocanhar a mama variam e dependem da configuração da mama e da força e habilidade do bebê. Dados sobre a sucção não nutritiva e a alimentação com mamadeira revelam que a intensidade da sucção que o recém-nascido prematuro gera na mama depende da maturação (153). Em virtude desta limitação, os recém-nascidos prematuros pequenos precisam ser "colocados" e "mantidos" no mamilo/aréola, porque a sucção limitada inibe sua capacidade de trazer e manter o mamilo/aréola na posição correta para extração de leite. As mães de recém-nascidos prematuros pequenos precisam de instrução para posicionar e apoiar o bebê na mama. Isto inclui apoiar a cabeça do bebê pela nuca durante a pega e toda a amamentação (Figuras 21.20 a 21.24). O apoio adicional da cabeça ajuda a musculatura cervical fraca do bebê prematuro para manter a estabilidade do pescoço e evitar movimentos da cabeça que possam acarretar colapso das vias respiratórias, apneia e bradicardia. Para algumas mães com mamas grandes, convém

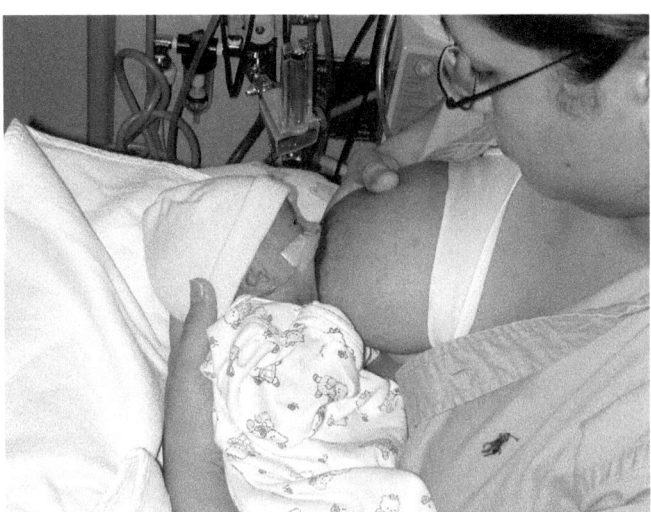

Figura 21.21 Mãe com mamas grandes de recém-nascido de muito baixo peso apoiado sobre uma manta enrolada. A fotografia é cortesia de K. Marinolli, MD.

enrolar uma toalha ou cobertor para colocá-lo embaixo da mama e mantê-la elevada, facilitando que a mãe veja-a enquanto posiciona o bebê e que o bebê permaneça engatado à mama sustentada (Figura 21.21). As posições adequadas para amamentar o recém-nascido prematuro incluem a posição embaixo do braço, semelhante a uma bola de futebol americano (Figura 21.22), e a posição transversal no colo (Figuras 21.15, 21.18 a 21.21, 21.23 e 21.24). Essas posições sustentam a cabeça e o tronco do bebê, orientam-no para a área do mamilo/aréola, garantem uma pega ideal e subsequentemente mantêm o bebê fletido durante toda a alimentação. Para estabilizar as vias respiratórias e ajudar a deglutição na posição transversal no colo, é importante que o corpo do bebê fique de frente para a mãe, mantendo orelha, ombro e quadril do bebê em linha reta e fletindo suas pernas em torno do corpo da mãe (Figuras 21.17 a 21.21, 21.23 a 21.24). Na posição de bola de futebol americano, deve-se ter a cautela de garantir que o pescoço do recém-nascido não seja fletido excessivamente (Figura 21.22). A clássica posição de amamentação da Madonna, que a maioria das mães conhece e tentará naturalmente, na qual o bebê é seguro com o braço ipsolateral à mama que ele suga, não é apropriada para recém-nascidos prematuros e outros bebês hipotônicos. A cabeça do recém-nascido, que se apoia na curva do braço materno, tende a cair e não é apoiada o suficiente durante a amamentação.

Quando uma posição ideal é alcançada, a cabeça do recém-nascido/lactente pode ser dirigida para a mama pela mãe que sustenta o pescoço e a cabeça. Então, a mãe pode roçar o mamilo contra a boca do recém-nascido. O recém-nascido/lactente abrirá a boca espontaneamente, quando estiver pronto. A mãe deve então dirigir o recém-nascido/lactente delicadamente para a área do mamilo/aréola. A mãe com mamilos evertidos a alongados pode considerar mais fácil obter uma resposta de sucção porque o mamilo automaticamente estimula o palato do recém-nascido/lactente e provoca o reflexo de sucção. As mães com mamilos mais planos podem precisar de auxílio adicional para obter a pega. Isto pode incluir manipular o mamilo para fazer um "bico", que estimulará o reflexo de sucção. Isso pode ser realizado seja pelo uso da bomba elétrica logo antes da mamada para exteriorizar o mamilo, ou a mãe pode enrolar o mamilo entre os dedos polegar e indicador. Essas manobras exigem o auxílio da equipe de enfermagem ou um consultor em lactação durante as primeiras sessões de amamentação ou até que o bebê demonstre uma pega eficaz. Um conceito mais recente é o da "amamentação barriga com barriga" em que uma gama de posturas semirreclinadas com suporte completo interagem com a posição adotada pelo recém-nascido/lactente, possibilitando comportamentos instintivos maternos e reflexos neonatais primitivos que estimulam o aleitamento materno (Figura 21.25) (154). Tradicionalmente, considerava-se que o recém-nascido humano desse preferência à alimentação na posição dorsal com pressão necessária no seu dorso. Esta pesquisa

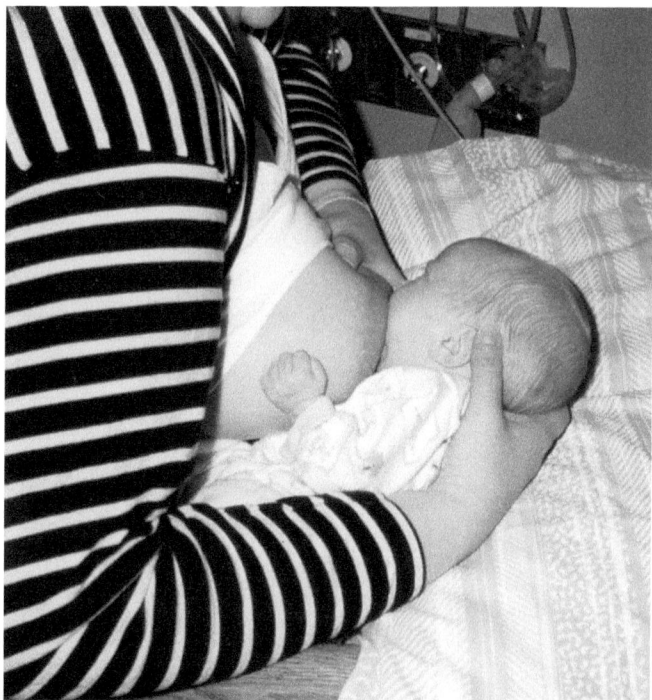

Figura 21.22 Um recém-nascido de muito baixo peso na posição de pegada de bola de futebol americano; a mãe está realizando a compressão da mama durante os períodos de sucção do recém-nascido para aumentar o fluxo de leite. A fotografia é cortesia de K. Marinelli, MD.

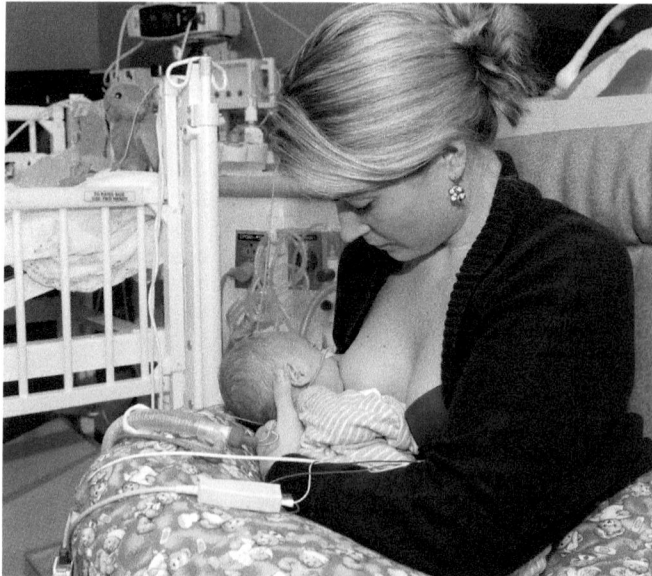

Figura 21.24 O lactente em posição transversal com bom posicionamento e apoio para o pescoço. A fotografia é cortesia de Mike McCarter, Connecticut Children's Medical Center.

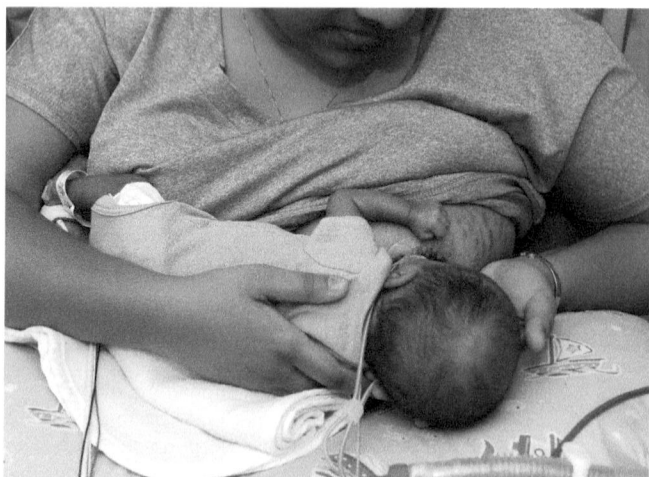

Figura 21.23 Posição transversal com bom apoio para o pescoço e alinhamento do corpo para este recém-nascido prematuro. A fotografia é cortesia de Mike McCarter, Connecticut Children's Medical Center.

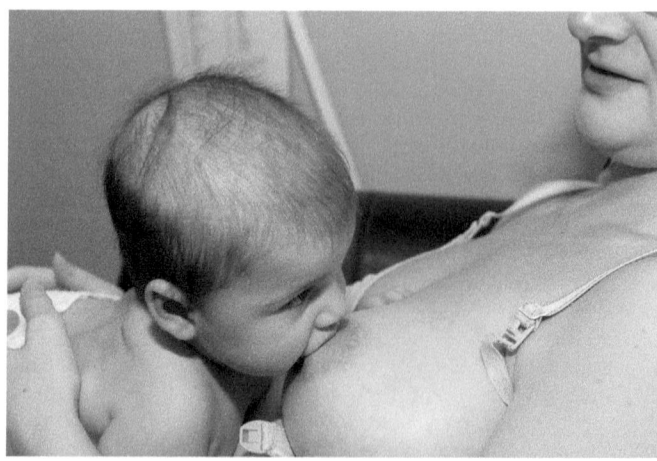

Figura 21.25 Recém-nascido a termo de 5 meses de idade e mãe, demonstrando amamentação barriga com barriga. A fotografia é cortesia de Mike McCarter, Connecticut Children's Medical Center.

mostra que o recém-nascido prefere a posição ventral e, como alguns outros animais, exibe reflexos antigravidade que realmente ajudam na pega. Sugere-se que o início do aleitamento materno é inato tanto para a mãe como para o recém-nascido, não aprendido, o que desafia o ensino de competências de rotina de posicionamento e assistência com a pega atualmente como central para o apoio à amamentação (154). Embora a maior parte desse trabalho tenha sido realizada com recém-nascidos a termo, também existem relatos de êxito com recém-nascidos prematuros. Este é um espaço propício para exploração.

É importante discutir o conceito de alimentação "por demanda". Nas unidades neonatais, estamos empenhados em calcular, prescrever, medir e registrar o volume ingerido exato e os intervalos em que as refeições devem ocorrer. Estas são medidas cruciais da assistência de nossos pacientes muitos pequenos ou enfermos. Contudo, temos de aprender a relaxar um pouco esse nível de exigência quando começamos o processo de amamentação. Se tiver chegado a hora programada para uma mamada, mas o recém-nascido/lactente estiver dormindo, muitas vezes é inútil tentar colocá-lo para mamar naquele momento. Uma hora depois, antes da próxima refeição programada, quando o recém-nascido/lactente estiver acordado e a mãe à beira do leito ou estiverem em contato pele a pele, é o momento correto para permitir que eles pratiquem o aleitamento materno. Se o recém-nascido/lactente nada suga ou se engole apenas alguns mililitros, não importa; mas sim que o par teve a oportunidade perfeita para aprender. À medida que o recém-nascido/lactente amadurece, a equipe muitas vezes percebe um padrão em seus períodos de vigília; não é incomum que eles ocorram à noite. Assim, a mãe que visita a unidade toda tarde para tentar amamentar um recém-nascido adormecido pode não ter progresso algum. Mas, se ela mudar seu padrão e visitar a unidade à noite, quando o recém-nascido está mais ativo, suas habilidades de amamentação podem se desenvolver rapidamente. À medida que o recém-nascido/lactente se torna mais desperto para as mamadas, pode-se aumentar o número de refeições por demanda. Se o recém-nascido acordar duas horas após a última mamada e mostrar sinais de que deseja mamar, é perfeitamente razoável amamentá-lo de novo, ainda que seja "cedo demais" na programação. É assim que a mãe agirá quando estiver no lar – este é o nosso objetivo antes da alta.

As mães precisam ser ensinadas sobre os indicadores de transferência/deglutição de leite na mama. Isso inclui o ruído suave da deglutição. Inclui também o padrão abrir-pausa-fechar da sucção, durante o qual a pausa de boca aberta do recém-nascido/lactente indica que ele está deglutindo o leite. Quando as evidências de transferência de leite diminuem durante a mamada, a troca de mama e a compressão da mama podem aumentar o volume de leite ingerido. Durante a compressão da mama, a mãe usa sua mão "livre", que estava apoiando a mama, para segurá-la em forma de C (polegar de um lado, demais dedos no outro lado) e, quando o recém-nascido/lactente estiver sugando, comprime a mama entre os dedos para ejetar mais leite (Figura 21.22). Esta manobra com frequência mantém o recém-nascido/lactente interessado e sugando ativamente. Quando esses indicadores são evidentes durante a amamentação e é importante medir a ingestão de modo acurado, pode-se estimar o volume ingerido durante a mamada com acurácia medindo o peso antes e após cada mamada ("verificação do peso") (Figura 21.26) (155). A diferença entre essas duas medidas em gramas é igual ao volume de leite transferido em mililitros. O volume ingerido em cada mamada pode ser extremamente variável. Contudo, é impossível estimar pela simples observação, mesmo quando o observador é um especialista em lactação. A maioria dos recém-nascidos prematuros obtém uma ingestão mínima no início da amamentação. Porém, alguns recém-nascidos consomem quantidades adequadas de leite durante o início da amamentação porque as mães têm oferta copiosa de leite e ele flui facilmente. Assim, o volume e a ejeção de leite podem compensar a sucção menos efetiva de alguns recém-nascidos prematuros pequenos.

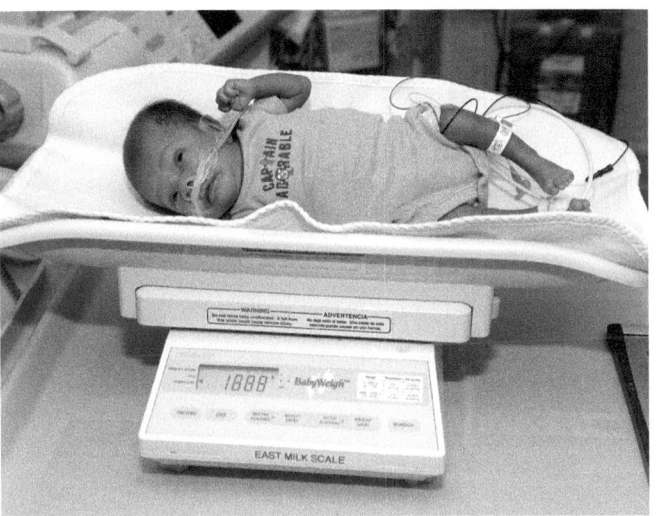

Figura 21.26 **Medição de peso de um recém-nascido na UTI neonatal após ser amamentado (ver Figura 21.23).** A fotografia é cortesia de Mike McCarter, Connecticut Children's Medical Center.

A verificação do peso (em condições idênticas, antes e depois das mamadas) ajuda a determinar a capacidade do recém-nascido de estimular a transferência de leite, o volume de suplementação necessário e a oferta de leite materno. A balança utilizada deve ser eletrônica e precisa (± 2 g). "Em condições idênticas" significa que o recém-nascido/lactente precisa ser pesado imediatamente antes e depois da mama, com a mesma roupa, fralda, cobertores, eletrodos, tubos etc. nas duas medições. Usando esses dados, em vez de tentar estimar o volume de suplementação a ser fornecido, pode-se calcular a diferença entre o volume prescrito e o ingerido e fornecê-la por gavagem. Os valores do peso antes e depois da refeição também fornecem um indicador do progresso da amamentação e, portanto, podem tranquilizar a mãe e a equipe. A medição do peso nas primeiras mamadas não é apropriada; deve ser realizada quando parecer que a transferência de leite está ocorrendo ou quando a alta for iminente. Essa informação ajudará a adaptar o apoio contínuo à amamentação e a preparação para a alta.

SESSÕES DE ALEITAMENTO MATERNO CONTINUADO

Uso de métodos alimentares alternativos

O objetivo das sessões de aleitamento materno continuado é ajudar o recém-nascido a consumir volumes adequados de leite materno em preparação para a alta. Volumes médios de transferência/ingestão de leite no início da amamentação com frequência são mínimos, mas a ingestão na mamada é variável e pode ser bem alta. As sessões de aleitamento materno inicial quase sempre são suplementadas por gavagem, o que otimiza o aprendizado inicial. Tipicamente, outros métodos de alimentação suplementar são instituídos quando maturidade, energia e capacidade de sucção do recém-nascido aumentam. Incluem alimentação com mamadeira, copo, dedo e tubo de alimentação na mama. Atualmente, há evidências limitadas para orientar as práticas hospitalares relacionadas com a transição do recém-nascido prematuro para o aleitamento materno. Embora os protocolos para eliminar ou minorar o uso de mamadeira tenham sido publicados e sejam usados clinicamente (156), a maioria não foi avaliada em ECRs. Não obstante, as normas e práticas hospitalares relacionadas com o uso de alimentação suplementar podem interferir nos resultados do aleitamento materno (157) (Quadros 21.10 e 21.11).

A maioria das unidades neonatais introduz a alimentação com mamadeira como um método de suplementação para o recém-nascido pré-termo que não é alimentado exclusivamente

QUADRO 21.10

Transição do recém-nascido prematuro amamentado/alimentado com leite materno da unidade de terapia intensiva neonatal para casa.[a]

Este protocolo aborda o cuidado de recém-nascidos prematuros com < 37 semanas de idade gestacional e < 2.500 g ao nascer, que estão sendo transferidos do hospital para casa. O crescimento mais lento desses recém-nascidos, com exceção do recém-nascido de peso extremamente baixo, é mais atribuído à ingestão absoluta do que à composição do leite, de modo que todas as medidas para garantir o volume de leite ideal devem ser empregadas antes de trocar as mamadas pelo leite da mãe enriquecido ou fórmula

O apoio geral às mães de recém-nascidos prematuros que desejam amamentar inclui incentivar o contato pele a pele precoce, ordenha de leite logo que possível após o parto e oito vezes em 24 h. As mães devem compreender que as tentativas de alimentação iniciais são graduais, trabalhando rumo à alimentação plena. A equipe de amamentação qualificada deve ajudar a avaliar regularmente o progresso do aleitamento materno

I. Antes da alta: planejamento da alta
  A. O médico deve trabalhar com a mãe para conceber um plano de alimentação bem antes da data real da alta. O plano pode incluir uma combinação de leite materno (diretamente da mama e/ou ordenhado) ou leite materno e fórmula, conforme indicado
  B. Os seguintes aspectos do plano de alimentação atual devem ser avaliados: tipo de alimentação, volume de alimentação, método de alimentação, adequação do crescimento e adequação da nutrição
    1. A nutrição ótima inclui toda a ingestão, crescimento normal e índices bioquímicos normais
    2. A nutrição insuficiente inclui *qualquer* dos seguintes: a ingestão é < 160 mℓ/kg/dia, não consegue consumir todas as alimentações oralmente, o crescimento é inadequado e/ou os índices bioquímicos são anormais
  C. Para lactentes com avaliação nutricional ótima: mudança de dieta para leite humano não fortificado à vontade, por aleitamento e/ou métodos de alimentação alternativos, 1 semana antes da alta programada. Adicionar ferro, 2 mg/kg/dia e um complexo multivitamínico completo. Monitorar o consumo de leite e de crescimento (peso e comprimento) durante esta semana. Se a ingestão e o crescimento forem adequados, continuar essa dieta após a alta
  D. Para lactentes com avaliação subótima: mudança de dieta para o leite humano não fortificado, na mama se possível e desejado, além de duas a três alimentações com leite materno enriquecido ou fórmula preparada após a alta de acordo com instruções do fabricante (cerca de 22 kcal/30 mℓ) pelo menos 1 semana antes da alta programada. A mãe deve continuar a ordenha do leite pelo menos 3 vezes/dia. Avaliar a adequação do aleitamento materno e resolver problemas com a pega, volume de leite, frequência das mamadas, satisfação materna e considerar um dispositivo de tubo de alimentação ou protetor. Se a ingestão e o crescimento forem adequados durante a semana após a troca, adicionar ferro e complexo multivitamínico (1/2 da dose plena, dependendo do volume de fórmula administrada)
  E. Marcar uma consulta para a mãe e o recém-nascido com um profissional qualificado no apoio à amamentação para recém-nascido em recuperação na UTI neonatal 1 a 2 dias após a alta da UTI neonatal. Certifique-se de que a mãe tenha um número de telefone para onde ligar e pedir ajuda e que consiga ligar para a UTI neonatal para suporte daqueles com quem já esteja familiarizada e de quem tenha recebido cuidados até migrar para a assistência comunitária. É igualmente importante estabelecer o suporte entre as mães na comunidade

II. Avaliação após a alta
  A. A nutrição deve ser monitorada 1 semana após alta hospitalar com avaliação de crescimento e índices bioquímicos. Reavaliar o estado nutricional como ideal ou insuficiente. Se for ideal, reavaliar em 1 mês. Se a avaliação for subótima, considere as questões relacionadas à adequação da amamentação como pega, volume, frequência etc. Ajuste conforme necessário, incluindo alimentação complementar e acompanhamento em 1 semana

A avaliação do aleitamento é tão importante como a avaliação nutricional e precisa ser constante, culturalmente competente e conveniente para a mãe

[a]Modificado de The Academy of Breastfeeding Medicine clinical protocol #12, encontrado em Lawrence RA, Lawrence RM. *Breastfeeding: a guide for the medical profession*. Philadelphia, PA: Mosby, 2011:1030.

QUADRO 21.11

Bioquímica[a] **e monitoramento do crescimento de recém-nascidos prematuros no período após a alta.**[b]

Parâmetro	Valores de ação
Crescimento	
Ganho ponderal	< 20 g/dia
Aumento do comprimento	< 0,5 cm/semana
Aumento da circunferência cefálica	< 0,5 cm/semana
Marcadores bioquímicos	
Fósforo	< 4,5 mg/dℓ
Fosfatase alcalina	> 450 UI/ℓ
Ureia	< 5 mg/dℓ

[a]Reconhece-se que o monitoramento bioquímico não é viável em todos os locais; a existência ou não de raquitismo clínico passa, então, a ser um parâmetro substituto.
[b]Modificado de Hall RA. Nutritional follow-up of the breastfeeding premature infant after hospital discharge. *Pediatr Clin North Am* 2001;48:453; Schanler RJ. Nutrition support of the low birth weight infant. In: Walker WA, Watkins JB, Duggan CP, eds. *Nutrition in pediatrics*, 3rd ed. Hamilton, ON, Canada: BC Decker Inc., 2003:392.

com leite materno durante a hospitalização neonatal. O grau de interferência do uso da mamadeira na aquisição das habilidades de amamentação é motivo de controvérsia. A maioria dos especialistas concorda que a dinâmica oral do aleitamento materno e da alimentação com mamadeira é significativamente diferente (Figura 21.16) (158,159). A amamentação depende da ação de massagem da língua e mandíbula, enquanto a alimentação com mamadeira depende mais da sucção. Além disso, a característica do fluxo de leite da mamadeira é diferente do fluxo de leite a partir da mama. Um fluxo mais rápido que oferece recompensa imediata por sucção mínima pode ser outro fator na preferência pela mamadeira em relação à mama. Portanto, o padrão de sucção aprendido durante a alimentação com mamadeira pode levar o recém-nascido a resistir a abocanhar a mama, recusar a mama ou ter dificuldade na pega. Pesquisas indicam que o uso de bicos artificiais interfere no sucesso do aleitamento materno em recém-nascidos a termo, e que também pode ser prejudicial em prematuros. Em consequência, nos recém-nascidos prematuros que recebem alimentação suplementar com mamadeira, o aleitamento materno subsequente pode ser difícil. Métodos alimentares alternativos que não prejudiquem a duração da amamentação nesta população são altamente desejáveis. Esta necessidade, combinada com as recomendações oriundas do programa Baby Friendly Initiative da OMS/UNICEF em 1991 para recém-nascidos a termo (160) de que bicos artificiais ou chupetas não sejam usados para que o aleitamento materno se estabeleça, resultou em aumento do uso de métodos alimentares alternativos em unidades neonatais. Os métodos que podem promover a transição de recém-nascidos prematuros até o aleitamento materno pleno incluem a alimentação enteral continuada, por copo, por dedo, ou tubo suplementar (dispositivo de tubo de alimentação). Um protetor de mamilo também é uma consideração neste estágio da amamentação. Atualmente, não há consenso sobre o melhor método de suplementação para o recém-nascido prematuro ou sobre a cronologia da transição do prematuro para o aleitamento materno. O método de suplementação e a cronologia baseiam-se em uma combinação de fatores maternos e neonatais. Diversos níveis de evidências fundamentam cada estratégia.

Até que o recém-nascido prematuro estabeleça um padrão de alimentação oral nutritiva, a alimentação periódica por tubo gástrico é necessária. Embora as diretrizes e os protocolos da alimentação gástrica difiram, a manutenção de um tubo nasogástrico é o protocolo mais comum, e os tamanhos do tubo incluem números 5, 6.5 e 8 French (Figuras 21.17 e 21.21). A alimentação nasogástrica está associada a impactos negativos na respiração e na sucção, irritação das narinas e retardo na transição para alimentação oral. Um estudo prospectivo randomizado avaliou o impacto de um tubo de alimentação permanente de pequeno calibre (número 3.4 French) durante a transição para o aleitamento materno como uma alternativa à suplementação por mamadeira. Os recém-nascidos que receberam suplementação nasogástrica tinham probabilidade 4,5 vezes mais alta de ter amamentação parcial e 9,4 vezes mais alta para a amamentação plena à alta em comparação com o grupo alimentado com mamadeira (161). O método de suplementação continuou a ser preditivo do aleitamento materno a longo prazo (161). Embora haja riscos e fatores de estresse associados à alimentação nasogástrica contínua (maior frequência de apneia e bradicardia exigindo estimulação), os autores sugerem que este método pode ser usado com segurança durante a hospitalização para incentivar a amamentação continuada.

A alimentação por copo tem sido usada principalmente em recém-nascidos a termo como um método provisório de fornecer suplemento ao aleitamento materno (Figura 21.27). Os relatos iniciais sugeriram que o uso do copo é uma alternativa segura para a suplementação em recém-nascidos pré-termo a partir de 30 semanas de IG. Demonstramos a segurança da alimentação por copo e comparação com a alimentação com mamadeira em um estudo

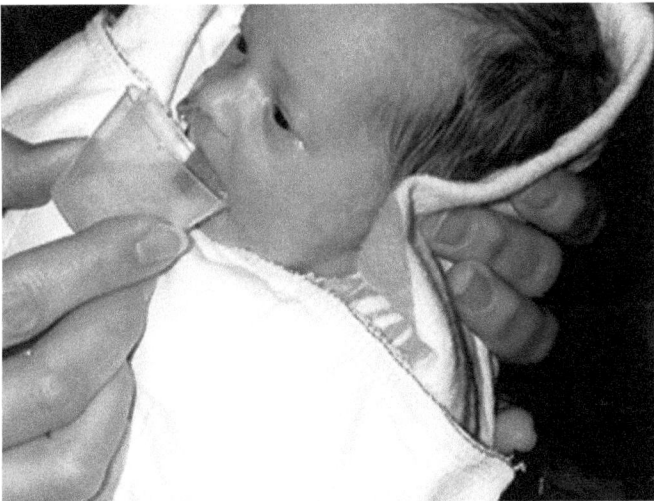

Figura 21.27 Alimentação por copo. Observe a protrusão da língua do recém-nascido no copo. A fotografia é cortesia de K. Marinelli, MD.

prospectivo cruzado e randomizado de 56 recém-nascidos com ≤ 34 semanas (162). Os resultados indicam que houve aumento de 10 vezes na frequência de dessaturação durante a alimentação com mamadeira em comparação com copo. Embora os volumes ingeridos fossem menores e a duração das refeições mais longa durante a alimentação por copo, o estudo apoiou o uso do copo como um método alimentar alternativo seguro para recém-nascidos prematuros que estão aprendendo a mamar (162). Uma revisão Cochrane de 2007 determinou, a partir dos três estudos incluídos, que a alimentação por copo não pode ser recomendada no lugar da alimentação com mamadeira como um suplemento à amamentação porque não confere benefício significativo na manutenção da amamentação além da alta hospitalar e implica internação mais prolongada – algo inaceitável (163). No entanto, resultados opostos são relatados em um estudo de 2014 com 822 recém-nascidos com 32 a 35 semanas de idade gestacional e randomizados para alimentação por copo ou mamadeira. Ele demonstrou que a alimentação por copo aumentou significativamente a probabilidade de recém-nascidos prematuros tardios serem exclusivamente amamentados na alta hospitalar e 3 e 6 meses após a alta, mas não aumentou o período de internação (164). O extravasamento é uma ocorrência comum durante a alimentação por copo, indicando que este talvez não seja um método tão fácil para o recém-nascido ou cuidador conforme descrito.

A alimentação por dedo é outro método alternativo que elimina a necessidade de mamadeira enquanto o recém-nascido prematuro está aprendendo a mamar ou próximo à alta. A alimentação por dedo foi proposta como um método alimentar que auxilia no desenvolvimento da posição apropriada da língua e nos movimentos de sucção. É considerada por alguns mais semelhante à amamentação do que a alimentação com mamadeira e pode ser usada enquanto o recém-nascido/lactente aprende a mamar, está cansado demais para mamar ou a mãe não está disponível. Existem poucos dados para avaliar a alimentação por dedo como método alimentar alternativo. Oddy e Glenn avaliaram a efetividade da alimentação por dedo para incentivar a sucção do tipo do aleitamento materno e os resultados deste em recém-nascidos pré-termo que precisavam de suplementação (165). Coletaram-se dados sobre as taxas de amamentação à alta antes e depois da introdução desse método alimentar alternativo. Os resultados indicaram taxas mais altas de aleitamento materno à alta em recém-nascidos pré-termo que receberam alimentação por dedo *versus* mamadeira (165). Uma das preocupações com a alimentação por dedo é com a introdução de uma superfície dura na boca do recém-nascido, que muda de acordo com a pessoa que alimenta o recém-nascido, e pode não haver qualquer melhora dos resultados obtidos com o uso de mamadeiras com bicos artificiais. É um recurso que é usado de maneira ampla e bem-sucedida no "treinamento da sucção" de recém-nascidos (Figura 21.28) (166). Embora seja necessário mais investigação para avaliar essa estratégia, a alimentação por dedo pode ser uma opção de apoio à aprendizagem do aleitamento materno nessa população.

Os métodos alternativos de transição do bebê prematuro para o aleitamento materno podem ser usados quando a mãe está presente; incluem proteção para o mamilo e dispositivo de tubo de alimentação na mama (alimentador suplementar) (Figura 21.29). A literatura recente descreve o uso de uma delgada proteção de silicone para o mamilo, que ajuda o recém-nascido a manter a pega quando ele não consegue abocanhar mamilo/aréola suficiente, a aréola é flácida demais ou o mamilo muito grande (167,168). Como o protetor é menos flexível que o mamilo materno, ele pode estimular um reflexo de sucção mais forte. Supôs-se que o protetor de mamilo funcione aumentando a efetividade da sucção ao permanecer na posição correta dentro da boca do recém-nascido na ausência de pressões de sucção fortes. O protetor de mamilo mantém seu formato quando o recém-nascido para de sugar, mantendo-o engatado com pouco esforço e reduzindo a tendência a escorregar durante as mamadas. Ademais, depois que o recém-

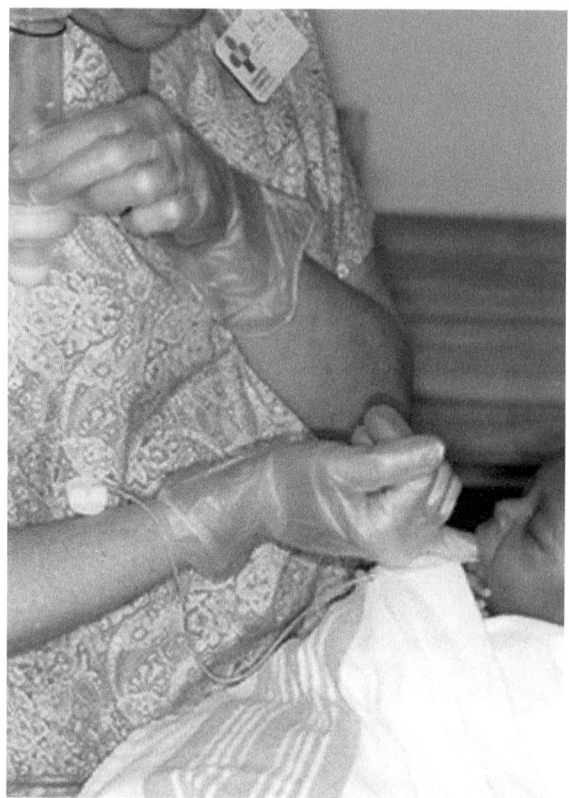

Figura 21.28 Alimentação por dedo de um recém-nascido na UTI neonatal, sendo usada como parte do treinamento de sucção por um especialista em cuidado desenvolvimental da UTI neonatal. A fotografia é cortesia de K. Marinelli, MD.

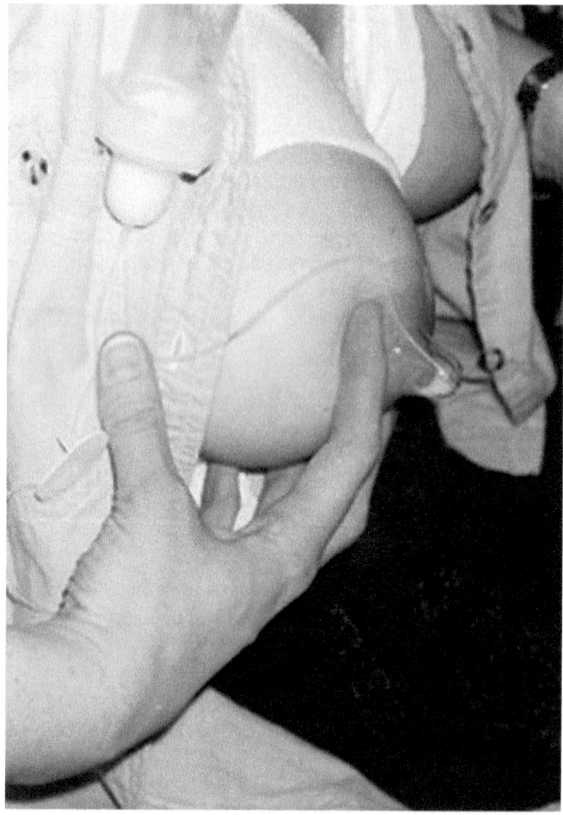

Figura 21.29 Protetor de silicone para o mamilo com tubo de alimentação inserido. A fotografia é cortesia de K. Marinelli, MD.

nascido começa a sugar, parece haver geração de pressão negativa no espaço virtual entre o mamilo e a ponta do protetor. Propôs-se que essas pressões compensam a sucção mais débil do recém-nascido, permitindo que o leite se acumule na câmara e, assim, tornando-o mais facilmente disponível (168). Nestas circunstâncias, o protetor de mamilo pode facilitar a pega do recém-nascido prematuro à mama e a extração de leite. Em consequência, o uso temporário de proteção para o mamilo pode aumentar a duração da sucção e o volume de leite consumido durante a amamentação (167,168) (Figura 21.30). No passado, os protetores de mamilo eram considerados um tabu no campo da lactação. Eles eram fabricados de borracha espessa, e muitas mães sofriam redução da oferta de leite em virtude da menor estimulação sensitiva da mama, levando então à interrupção do aleitamento materno. Os novos protetores de silicone para o mamilo são menos propensos a desencadear esses resultados negativos. Os prematuros que podem se beneficiar do uso de um protetor de silicone fino incluem aqueles com salvas curtas e ineficientes de sucção, energia limitada e sucção débil da mama, que adormecem rapidamente na mama, ou cujas mães possuem mamilos planos ou mal definidos, os quais dificultam o abocanhamento e a pega persistente. O protetor de mamilo costuma ser bem aceito pelas mães, porque permite que o recém-nascido/lactente mame com aumento do vigor, dos períodos de alerta e da ingestão (167,168).

Deve-se tentar desmamar o recém-nascido do protetor de mamilo antes da alta. Contudo, se ele conseguir manter a ingestão enteral total apenas usando o protetor, pode-se considerar a alta para o lar se houver apoio especializado contínuo à lactação. O par mãe-recém-nascido/lactente deve ter acompanhamento estreito, com a intenção de remover o protetor quando o recém-nascido/lactente for capaz de sugar sem ele. São necessárias pesquisas adicionais para explorar o uso do protetor de silicone do mamilo como um dispositivo temporário de transferência de leite para recém-nascidos prematuros.

Um tubo de alimentação na mama (alimentador suplementar) pode ser benéfico para a mãe com oferta de leite limitada ou para o recém-nascido que consegue uma boa pega, mas é incapaz de transferir volumes de leite adequados (169). Este dispositivo reforça a posição e a pega no aleitamento materno, fornece volume adicional de ingestão na mama sem gasto de tempo e energia extras, e aumenta a oferta de leite materno por estimulação ideal das

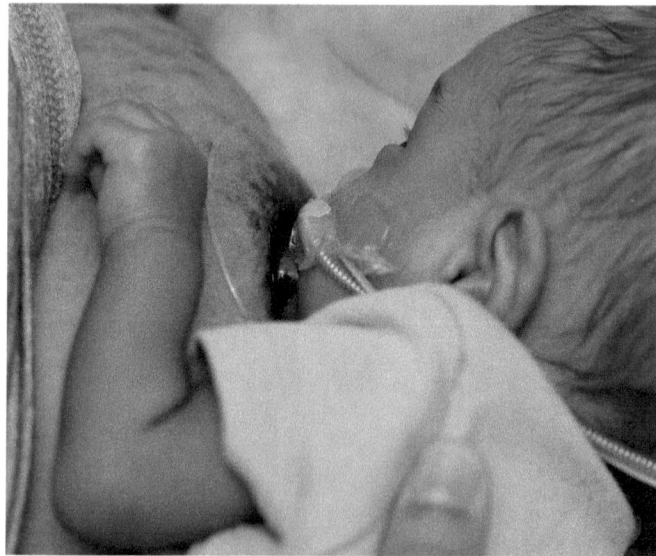

Figura 21.30 Um recém-nascido de muito baixo peso mamando com um protetor de mamilo. Observe o fino círculo transparente acima da aréola da mãe. A fotografia é cortesia de Mike McCarter, Connecticut Children's Medical Center.

mamas (Figura 21.31). Inicialmente, muitas mães se sentem inábeis com a colocação do tubo de alimentação e, em seguida, a pega do recém-nascido/lactente, mas com o auxílio de profissionais e um pouco de prática, o procedimento se torna mais fácil para elas. O tubo deve ser posicionado de modo que a ponta esteja próxima ao mamilo, mas não sobre ou além da ponta dele; se isso ocorrer, os recém-nascidos/lactentes aprendem rapidamente a usá-la como canudo em vez de abocanhar a mama corretamente! Pode-se instalar um dispositivo de tubo de alimentação dentro de um protetor de mamilo para auxiliar o recém-nascido/lactente na transferência de leite, especialmente se a mãe tiver baixa oferta de leite, ou se o recém-nascido/lactente tiver energia limitada e precisar de ajuda na transferência eficiente de leite (Figura 21.29).

É importante reconhecer que a segurança, a eficácia e os desfechos em termos da amamentação de todos os métodos de suplementação para o recém-nascido prematuro durante a transição até a amamentação plena não foram analisados de maneira sistemática em estudos controlados. Portanto, o método, o momento e a duração da suplementação devem basear-se na avaliação individual do recém-nascido e da mãe e contar com a assinatura prévia do consentimento informado.

PLANEJAMENTO DA ALTA

A transição para o aleitamento materno pleno com base na demanda do bebê ocorre ao longo do tempo, e a maioria dos recém-nascidos prematuros é capaz de alcançar este marco na época equivalente ao termo. Este processo é facilitado por aumento da frequência da amamentação, à medida que aumenta a capacidade neonatal de transferir leite da mama. A literatura contém protocolos que viabilizam esse desfecho (170,171). A alimentação de recém-nascidos prematuros em resposta a sua fome e indicadores de saciedade, em vez de em intervalos programados e com um volume predefinido de leite, é chamada de alimentação por demanda parcial. Uma revisão Cochrane concluiu que existem algumas evidências as quais sugerem que a alimentação de recém-nascidos prematuros em resposta à sua própria fome pode resultar em alta hospitalar mais rápida e menor duração da transição do tubo para alimentação oral plena (172). Um estudo da Dinamarca, em que mais de 1.200 mães foram internadas na UTI neonatal com seus recém-nascidos variando de 24 a 37 semanas, resultou em 99% iniciando a amamentação e 68% sendo exclusivamente amamentados na alta hospitalar. De todos os recém-nascidos, 27% iniciaram o contato pele a pele imediatamente após o parto, 27% começaram posteriormente, 6 h após o parto e 27% entre 6 e 24 horas após o parto. Os recém-nascidos com 24 a 27 6/7 e 28 a 31 6/7 semanas iniciaram a amamentação em uma média de idade pós-menstrual de 31,8 e 32,0 semanas, respectivamente. Os fatores significativamente associados ao estabelecimento anterior de aleitamento materno exclusivo foram a admissão da mãe na UTI neonatal junto com o recém-nascido diretamente após o parto, reduzindo o uso de chupeta durante a transição para o aleitamento materno, e continuando o contato pele a pele diariamente após assistência na incubadora (30). Conforme surgem mais evidências sobre práticas que apoiam o estabelecimento e a exclusividade do aleitamento materno nessa população, protocolos e políticas podem ser retificados, porém, o mais importante, precisam ser aceitos e colocados em prática. Para algumas dessas práticas emergentes, isso significará grandes adaptações na nossa prática. Todos exigem avaliação contínua da adequação e da efetividade do aleitamento materno após as intervenções.

A avaliação do aleitamento materno deve incluir avaliação visual regular do recém-nascido/lactente durante a mamada por profissionais com conhecimento e experiência na assistência de famílias que estão praticando o aleitamento materno. Todos na equipe de profissionais da UTI neonatal devem ser competentes para avaliar e apoiar a díade mãe-recém-nascido/lactente na amamentação, visto que nosso objetivo é educar a maioria das famílias a tomar uma decisão informada sobre a amamentação como a melhor nutrição.

À medida que o recém-nascido amadurece, as mães devem ter a oportunidade de amamentar não apenas por demanda, mas também à vontade. A amamentação frequente por demanda ou baseada em indicadores fornece informações sobre o nível de energia do recém-nascido/lactente para participar do aleitamento materno pleno, a taxa de crescimento sob este plano e ajuda a definir metas realistas para a preparação da alta e a alimentação no lar. As opções de alimentação devem ser debatidas com os pais e outras pessoas de suporte para garantir que eles participem e estejam plenamente informados sobre os planos individuais de aleitamento materno. Um plano individualizado de transição para o lar deve ser implementado para cada díade mãe-recém-nascido/lactente, de acordo com as habilidades do recém-nascido, a produção materna de leite e as necessidades calóricas neonatais. Como os índices comportamentais de vontade de alimentar-se do recém-nascido pré-termo são menos nítidos que os do recém-nascido a termo, as mães precisam de tempo e aprendizado para interpretá-los corretamente (151). A disponibilidade de um quarto privativo ou uma sala para estada noturna dos pais facilita este aprendizado, permitindo acesso máximo ao recém-nascido e uma experiência de amamentação *ad libitum* baseada na demanda (Figura 21.32). Esta oportunidade também oferece informações valiosas sobre a oferta de leite materno e a adequação da ingestão do recém-nascido/lactente. Antes da alta, se houver instalações, os pais devem ser incentivados a permanecer no hospital com seu recém-nascido/lactente por no mínimo 24 horas. Isso ajuda a dissipar quaisquer preocupações ou questões que surgirem e a construir a confiança dos pais de que eles serão capazes de resolvê-las no lar.

Muitos recém-nascidos prematuros estão prontos para a alta antes de atingir a idade equivalente ao termo. A ausência de maturidade pode continuar a interferir na sua capacidade de receber amamentação plena. Outros recém-nascidos prematuros recebem alta a termo, mas têm limitações do tamanho e de energia que os impedem de receber aleitamento materno pleno. Portanto, pode ser preciso que as mães modifiquem suas expectativas sobre o potencial de aleitamento materno do seu recém-nascido à alta. Todas as mães necessitam de um plano alimentar detalhado à alta que descreva as necessidades nutricionais do recém-nascido durante o apoio ao aleitamento materno continuado. Este plano deve fortalecer o conhecimento da mãe sobre os padrões alimentares esperados, a avaliação da suplementação (método, frequência

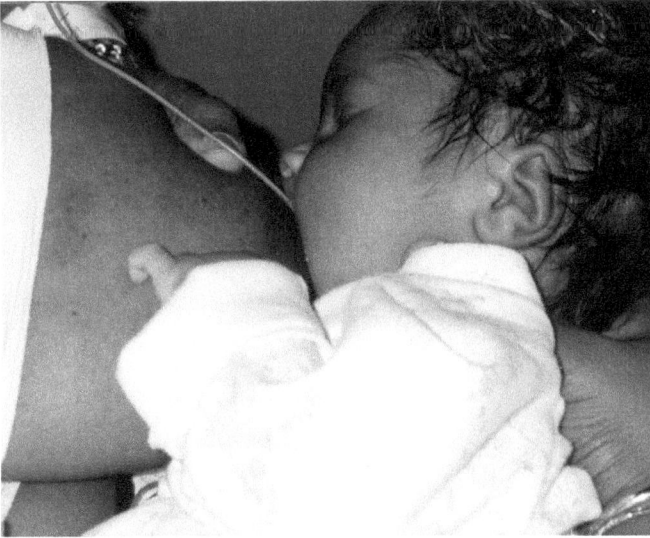

Figura 21.31 Dispositivo de tubo de alimentação na mama. A fotografia é cortesia de K. Marinelli, MD.

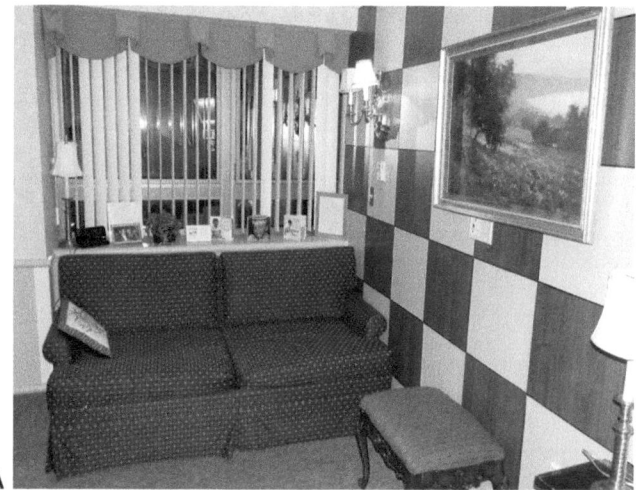 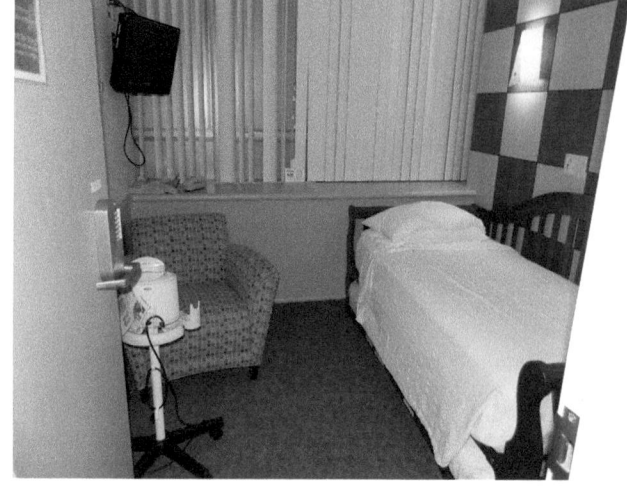

Figura 21.32 Exemplos de acomodações para famílias em uma UTI neonatal que não tem quartos privativos. A. Capacidade de leito monitorado em um quarto com um sofá que se torna uma cama de tamanho *queen* com banheiro adjacente. **B.** Quarto não monitorado com uma cama individual e uma cadeira confortável que pode ser usada para acomodação dos pais em estada noturna, como uma sala para as famílias durante o dia, uma sala de repouso para as mães ou um lugar tranquilo para ordenhar o leite. As fotografias são cortesia de K. Marinelli, MD.

e volume) para garantir uma ingestão adequada para crescimento e a necessidade de ordenha de leite contínua para promover a produção plena de leite até que o recém-nascido receba o aleitamento pleno. É necessário que o plano seja desenvolvido não apenas em colaboração com os pais, mas também que eles o recebam por escrito para futura consulta no lar. O plano também deve ser enviado ao profissional de assistência primária e ao especialista em lactação que acompanharão a díade mãe-recém-nascido/lactente atentamente no lar (Quadro 21.10). Também é importante que seja prático. Com frequência, as mães são convidadas a realizar a "alimentação tripla": amamentar o recém-nascido/lactente, fornecer o suplemento imediatamente com leite ordenhado (possivelmente enriquecido) ou fórmula enriquecida e ordenhar para manter ou aumentar a sua produção de leite. Quando terminar, é hora de começar novamente. Entretanto, ela está em casa e tem de cuidar de si mesma, já não tem a equipe de profissionais da UTI neonatal para ajudá-la com o recém-nascido/lactente, pode ter outros filhos e tem a sua casa para administrar também. Todo esse estresse fará com que ela pare de amamentar. Leve em consideração tudo que está solicitando a ela quando estiver desenvolvendo o plano de alimentação de alta. É crucial que essas famílias tenham tanto local especializado para cuidados de lactação imediatamente após a alta quanto suporte de mãe para mãe para que passem por esse momento estressante sem prejudicar a amamentação.

INCENTIVO AO ALEITAMENTO MATERNO NA UNIDADE DE TERAPIA INTENSIVA NEONATAL E APÓS A ALTA

É fundamental que a UTIN seja "entusiasta do aleitamento materno" para otimizar as chances de amamentação bem-sucedida de cada díade mãe-recém-nascido/lactente. Um dos maiores obstáculos a este objetivo são as informações imprecisas e inconsistentes que as mães e famílias recebem de profissionais de saúde (além de parentes e amigos). Grande parte deste problema advém de lacunas de conhecimento sobre a lactação, atitudes pessoais e crenças não baseadas em evidências e fatores pessoais como idade, escolaridade e as próprias experiências de amamentação (173,174). Ademais, os enfermeiros, que despendem mais tempo à beira do leito do que quaisquer outros profissionais de saúde, são tidos pelas famílias como autoridades em aleitamento materno, independentemente de seu conhecimento ou treinamento reais. Dos estudos que exploraram o efeito da educação nas atitudes dos profissionais acerca do aleitamento materno, apenas um examinou a questão na UTI neonatal. Analisamos a mudança no conhecimento e nas atitudes acerca do aleitamento materno em nossa equipe de UTI neonatal após um programa educativo estruturado obrigatório de oito horas (175). O conhecimento sobre aleitamento materno e algumas atitudes dos enfermeiros melhoraram significativamente, com a indicação de que outras atitudes também mudaram. Embora mais estudos sejam necessários, parece que o tempo e o esforço despendidos na capacitação da equipe da UTI neonatal para que os conselhos e a assistência sejam mais consistentes têm o potencial de gerar mudanças benéficas.

O ambiente também deve ser amigável para amamentação (Figura 21.33). Muitas mães são muito tímidas acerca da amamentação em público, portanto sua privacidade deve ser respeitada. Como o volume de leite costuma aumentar quando a mãe faz a

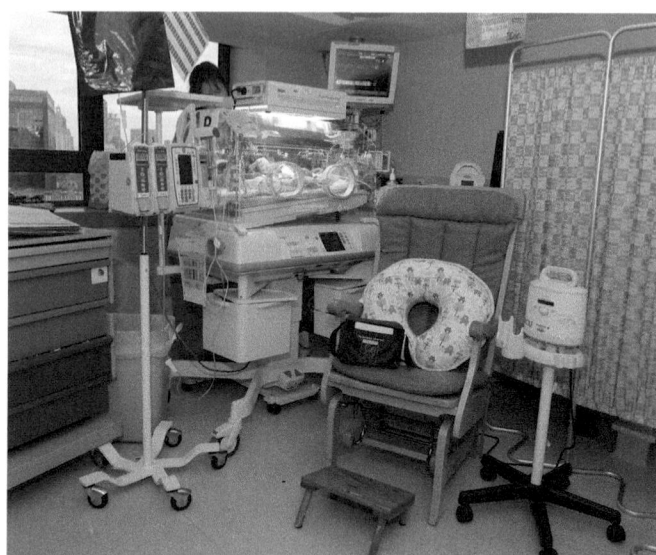

Figura 21.33 Um ambiente de UTI neonatal amigável para amamentação com cadeira acolchoada confortável, travesseiro para amamentação, bomba de leite, aquecedor de leite humano, apoio para os pés, biombos portáteis e uma bolsa térmica de boas-vindas para amamentação específica da UTI neonatal (ver **Figura 21.34**). A fotografia é cortesia de Mike McCarter, Connecticut Children's Medical Center.

ordenha no leito do seu bebê, esta é outra atividade que requer alguma privacidade. Se a unidade não dispuser de quartos privativos, biombos portáteis em números suficientes são uma maneira fácil para isolar uma área pequena. É interessante observar que depois que ordenhar o leite e a amamentação tornam-se a norma cultural em uma dada unidade, muitas vezes as mães solicitam menos os biombos de isolamento. A disponibilidade de bombas elétricas portáteis de qualidade hospitalar, idealmente uma por leito; poltronas confortáveis para contato pele a pele e amamentação, travesseiros para aleitamento materno e apoios para os pés é igualmente importante. Se o espaço permitir, pequenos quartos onde as mães possam descansar entre sessões de amamentação, ordenhar o leite ou levar seus bebês à medida que a alta se aproxima são ideais, bem como quartos para estada noturna/alojamento conjunto (Figura 21.32).

UTI neonatal amigável para o recém-nascido

Outra questão importante é a influência dos fabricantes de fórmula/companhias farmacêuticas na cultura das nossas UTIN e da medicina em geral. A distribuição de amostras grátis de fórmula e pacotes de presentes à alta esteve associada à redução da duração do aleitamento materno na população de recém-nascidos sadios menos vulneráveis (176). A Baby-Friendly Hospital Initiative (BFHI) foi concebida pelo UNICEF e pela OMS como uma intervenção para elevar as taxas de aleitamento materno na população a termo e para melhorar as práticas de cuidado na maternidade (160). Uma das questões abordadas na iniciativa é a influência negativa desses "brindes", que são ofertados especialmente para mães de UTI neonatal. Mesmo aqueles identificados como para a "mãe amamentando" contêm uma lata de fórmula, "como precaução", com uma mensagem muito específica, minando a confiança da mãe na sua capacidade de ser bem-sucedida. Todos os materiais escritos, mesmo os livretos, e informações para a mãe que amamenta, levam o logotipo da empresa e passam mensagens de que a amamentação é a melhor opção, mas quando precisar de nós (a empresa de fórmulas), estamos aqui. A aprovação implícita ocorreu uma série de vezes quando os produtos da AAP foram incluídos nestes pacotes de alta (177) ou materiais da AAP foram comprados a granel e distribuídos com o logotipo da empresa da fórmula neles (178). Muitos hospitais nos EUA pararam de fornecer qualquer produto de fórmula (parte do programa BFHI) e aderiram ao movimento "Ban the Bag" (proibição dos sacos, em tradução livre) (http://banthebags.org/bag-free-hospitals/). Em vez de dar um pacote de brindes enviado por fabricante de fórmula por ocasião da alta da UTI neonatal a uma família cujo aleitamento materno é vulnerável, algumas unidades criaram seu próprio pacote de brindes com informações não comerciais e suprimentos para apoiá-los (Figura 21.34). Dois estudos norte-americanos recentes, um em UTIN, mostraram que essa iniciativa aumentou as taxas de iniciação do aleitamento materno (179,180). As informações sobre aleitamento materno nunca devem provir de entidades comerciais que usam esse material para vender o seu produto e o profissional de saúde que o distribui como seu vendedor. Os materiais utilizados devem ser desenvolvidos pelos próprios hospitais ou devem ser oriundos dos muitos materiais que foram produzidos por agências governamentais e organizações cujo único interesse é educar sobre a lactação. Um esforço internacional está sendo empreendido para adaptar a iniciativa BFHI à UTI neonatal. O grupo Nordic-Canadian desenvolveu três princípios orientadores e dez etapas para uma UTI neonatal amigável para o recém-nascido e está reunindo dados pilotos em diversos países (182-183). Nos EUA, já foi lançada a Baby-Friendly NICU Task Force, colaborando com o trabalho internacional em andamento (https://www.babyfriendlyusa.org/about-us/baby-friendly-usa-nicu-initiative/).

O período imediatamente após a alta da unidade neonatal é um momento de extrema vulnerabilidade para as mães e pode desencadear uma crise no aleitamento materno. A assistência

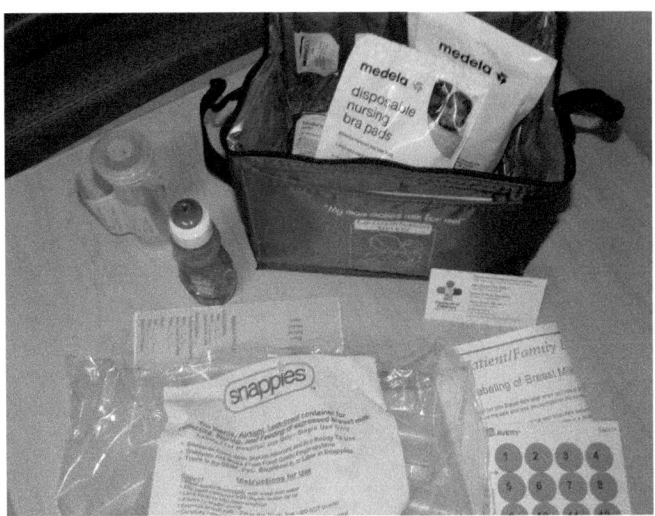

Figura 21.34 A "bolsa de boas-vindas da UTIN" do Connecticut Children's Medical Center é uma bolsa térmica que pode ser utilizada para o transporte do leite ordenhado de casa para a UTI neonatal, incluindo uma embalagem congeladora reutilizável, recipientes para coleta de colostro, informações sobre a coleta e o armazenamento do leite e de serviços de suporte na UTI neonatal, absorventes para mama descartáveis, etiquetas para leite e um frasco de detergente de lavar louça. A fotografia é cortesia de K. Marinelli, MD.

subsequente na comunidade é crucial e deve ser providenciada e oferecida antes da alta para o lar. Mostrou-se que o acesso a um número de telefone de auxílio e o encaminhamento a especialista em lactação ou ambulatório de aleitamento materno facilitam a transição para o lar e apoiam a continuação do aleitamento materno nesse grupo vulnerável (Quadro 21.10).

CIRCUNSTÂNCIAS ESPECIAIS

Recém-nascidos pré-termo tardio e a termo precoce

As definições recentemente revisadas incluem:

- Pré-termo tardio: 34 0/7 semanas até 36 6/7 semanas
- Termo precoce: 37 0/7 semanas até 38 6/7 semanas
- A termo: 39 0/7 semanas até 40 6/7 semanas.

No passado, esses pequenos recém-nascidos pré-termo tardios e a termo precoces, mas fisicamente estáveis, eram assistidos em berçário de terapia especial até cerca de 40 semanas de gestação. Atualmente, a maioria dos recém-nascidos prematuros tardios e a termo precoces estáveis é colocada na unidade pós-parto com suas mães e tratada como se fosse a termo. Muitos desses recém-nascidos parecem enganosamente vigorosos à primeira inspeção, mas possuem imaturidade sutil que pode comprometer seu desfecho. Os desafios clínicos no controle da temperatura e estabilidade glicêmica/metabólica são exemplos dessa imaturidade. As dificuldades em potencial para estabelecer e manter o aleitamento materno constituem um desafio adicional nessa população.

Os problemas comuns da amamentação apresentados por recém-nascidos a termo e suas mães são ampliados nos recém-nascidos quase a termo. Incluem a capacidade de abocanhar a mama, a incidência de icterícia, a perda ponderal nos primeiros dias ou semanas de vida e o estabelecimento da oferta de leite materno. Em consequência, o recém-nascido prematuro tardio ou a termo precoce corre risco de hipoglicemia, desidratação e crescimento lento/atraso do crescimento. A literatura recente descreveu aumento da incidência de *kernicterus* nos recém-nascidos sob aleitamento materno; os relatos identificaram os recém-nascidos abaixo de 37 semanas de idade gestacional como um grupo sob risco mais alto dessa doença devastadora e prevenível (ver Capítulo 32).

A característica predominante do recém-nascido prematuro tardio ou a termo precoce que interfere no aleitamento materno é a redução da energia. Esta característica resulta em sucção menos efetiva na mama, redução da transferência de leite e estimulação subótima das mamas. Ademais, o ciclo de sucção, deglutição e respiração do recém-nascido prematuro tardio ou a termo precoce pode não estar plenamente desenvolvido, comprometendo ainda mais a ingestão de leite na mama. A hipotonia muscular também contribui para a fadiga e amamentação subótima. Um padrão comum nesses recém-nascidos/lactentes é abocanhar e sugar a mama por um curto período de tempo, então eles param para descansar e têm dificuldade para retomar um padrão de sucção nutritiva. A incapacidade desses recém-nascidos/lactentes de manter um padrão de sucção/deglutição/respiração limita a transferência de leite e contribui para a ingestão insuficiente durante o aleitamento materno. Este cenário predispõe esses recém-nascidos a morbidade no período neonatal inicial.

Os dois princípios básicos no incentivo ao aleitamento materno do prematuro tardio ou recém-nascido a termo precoce são garantir a nutrição neonatal adequada e ajudar a estabelecer e manter a oferta de leite materno. Eles requerem nutrição adequada com gasto calórico/energético mínimo. A amamentação precoce e frequente deve ser acompanhada por avaliação da pega e da ingestão de leite. Depois que a lactogênese II se estabelece, a medição da ingestão durante o aleitamento materno com uma balança eletrônica (verificação de peso) (Figura 21.26) pode fornecer informações sobre a capacidade do recém-nascido de transferir leite de modo efetivo e a oferta de leite materno (155). Após a amamentação, pode ser necessário fornecer um suplemento com pequenas quantidades de leite materno ordenhado, leite de doadora ou fórmula. Uma oferta de leite plena/generosa auxilia o recém-nascido/lactente a receber leite suficiente durante a mamada com esforço mínimo. Como o recém-nascido prematuro tardio ou a termo precoce pode não ter a capacidade de estimular ao máximo a produção de leite, as mães devem ser incentivadas a utilizar uma bomba elétrica hospitalar de tamanho adequado após a amamentação para garantir o esvaziamento das mamas e a oferta de leite inicial e subsequente. A alta hospitalar deve ser precedida por um plano de alta que seja comunicado e aprovado pela família e pelos profissionais de saúde. O acompanhamento precoce e contínuo é essencial para garantir a saúde e nutrição do recém-nascido e a saúde e oferta de leite materno. Com apoio continuado, a maioria dos recém-nascidos prematuros tardios ou a termo precoces realiza a transição para aleitamento materno pleno aproximadamente na IG a termo corrigida.

Outros recém-nascidos que têm energia reduzida e potencial de aleitamento materno deficiente também se beneficiam dessa abordagem. O recém-nascido que se recupera na UTIN pode receber alta a termo ou mais cedo, mas não apresentar as características de recém-nascidos a termo. Os recém-nascidos de mães diabéticas, os recém-nascidos a termo que estavam enfermos ao nascimento e os recém-nascidos a termo com dificuldades físicas ou neurológicas que interferem na energia ou alimentação podem ter comprometimento da capacidade de mamar semelhante ao dos recém-nascidos prematuros tardios ou a termo precoces. Esses recém-nascidos vulneráveis devem ser avaliados cuidadosamente quanto à competência para a amamentação e apoiados até que realizem a transição para o aleitamento materno pleno. Podem-se obter mais informações no Protocolo nº 10 da Academy of Breastfeeding Medicine, em www.bfmed.org.

Hipoglicemia e o recém-nascido que é amamentado pela mãe

É importante mencionar sucintamente a questão da hipoglicemia e o aleitamento materno, do ponto de vista da prevenção e da manutenção da amamentação. Os tópicos da adaptação metabólica à vida extrauterina, homeostase da glicose e causas de hipoglicemia são bem abordados no Capítulo 34. Existem dois princípios que nos orientam na prevenção da hipoglicemia: (a) o aleitamento materno precoce e exclusivo atende às necessidades nutricionais de recém-nascidos a termo sadios; e (b) recém-nascidos a termo sadios não apresentam hipoglicemia sintomática em decorrência de déficit alimentar. Um excelente guia à prevenção e tratamento da hipoglicemia é o Protocolo Clínico nº 1 da Academy of Breastfeeding Medicine: Guidelines for Blood Glucose Monitoring and Treatment of Hypoglycemia in Term and Late-preterm Neonates, revised 2014 (184). Em resumo, colocamos em prática esses princípios por meio do posicionamento dos recém-nascidos/lactentes em contato pele a pele com sua mãe, o que facilita a adaptação térmica e metabólica normal para iniciar o aleitamento materno nos primeiros 30 a 60 minutos após o parto, e a concessão para que eles permaneçam em alojamento conjunto e mamem por demanda até 10 a 12 vezes ou mais em 24 horas. Dadas essas condições, não há necessidade de monitorar "rotineiramente" a glicemia de recém-nascidos a termo sadios sob aleitamento materno pleno (1,184). Caso ocorra hipoglicemia, pode ser mantido o aleitamento materno frequente nos recém-nascidos assintomáticos, com acompanhamento e monitoramento cuidadosos. Se surgir a necessidade de glicose intravenosa, assim que o recém-nascido estiver estável e capaz de alimentar-se, deve-se reinstituir a amamentação enquanto ocorre a retirada gradual da glicose IV. Existe uma tendência recente de incentivar as gestantes diabéticas a ordenharem e armazenarem o colostro antes do parto para ter disponível para o recém-nascido no hospital como suplemento em caso de necessidade. Atualmente não existem dados suficientes para informar a segurança ou a eficácia desta prática, mas um ECR está em andamento (185).

Icterícia e aleitamento materno

Foge ao escopo deste capítulo abordar este tópico em detalhes. O leitor pode consultar artigos aprofundados sobre icterícia (186,187) e o Capítulo 32 que descrevem a fisiopatologia e a prevenção da icterícia "por carência" não fisiológica de leite materno e "icterícia de leite materno" fisiológica prolongada. Com o aumento crescente de casos de *kernicterus*, nunca é demais enfatizar a importância de uma boa assistência e o acompanhamento frequente dos recém-nascidos sob aleitamento materno, especialmente aqueles que estão se alimentando mal, cujas mães não desenvolveram uma boa oferta de leite, ou que manifestam icterícia. É fundamental que, quando um recém-nascido sob aleitamento materno necessita de intervenção ou é hospitalizado para tratamento de desidratação ou icterícia, enfatize-se à mãe e à família que a amamentação não é nociva nem perigosa para o recém-nascido/lactente. Nunca é demais repetir isso. As mães captam imediatamente a mensagem de que fizeram algo errado, levando o recém-nascido/lactente a desenvolver icterícia e necessitando de internação. Muitas vezes, os profissionais de saúde, durante sua explicação da fisiopatologia, responsabilizam a falha do aleitamento materno, de maneira que as mães imediatamente interiorizam enorme culpa. Isso vem acompanhado de pressão dentro delas mesmas ou de seus familiares para que abandonem o aleitamento materno e comecem a alimentação com fórmula. É crucial incentivar essas mães a continuarem o aleitamento materno durante essa crise familiar. O incentivo no ambiente hospitalar inclui a continuação do aleitamento materno; solicitação de que profissionais qualificados (especialista em lactação, membro da equipe treinado) avaliem imediatamente e comecem a trabalhar para aumentar a oferta de leite da mãe e a pega e transferência de leite do recém-nascido; e permissão para que a mãe fique em alojamento conjunto com seu recém-nascido/lactente. Caso haja necessidade de suplementação, e o recém-nascido consiga produzir a pega, considere o uso de um dispositivo de tubo de alimentação na mama (Figura 21.31), de modo que a mãe continue a estimular as mamas a produzirem mais leite, e o recém-nascido/lactente continue a ser amamentado. O primeiro suplemento apropriado é o leite da própria mãe e depois o leite de doadora, sendo a fórmula a última opção. Existem dados que sugerem que, se a fórmula for usada, um hidrolisado de caseína é associado a diminuição mais rápida do nível de bilirrubina, atribuído à presença de um inibidor de betaglicuronidase (188). Se a oferta de leite for um problema, avalie as causas possíveis. Mais comumente, encontram-se recém-nascido com pega fraca ou inadequada; mãe com mamilos rachados e um círculo vicioso de menos estimulação às mamas resultando em menor oferta de leite. Se os mamilos da mãe estiverem muito doloridos e traumatizados em virtude de pega insatisfatória, ela pode precisar de repouso da amamentação. Em qualquer desses cenários, é crucial que ela possa utilizar uma bomba elétrica de qualidade hospitalar para realizar a ordenha frequente do leite para esvaziar as mamas e aumentar sua oferta de leite (ver Quadro 21.5). Isso pode ocorrer logo que o recém-nascido/lactente for internado no setor de emergência para avaliação – o tempo é essencial para avaliar e auxiliar na oferta de leite. O apoio delicado a essa mãe e sua família é tão importante quanto o diagnóstico e o tratamento da desidratação e icterícia.

CONTRAINDICAÇÕES À AMAMENTAÇÃO

Existem, surpreendentemente, poucas contraindicações à oferta de leite humano e ao aleitamento materno. Abordaremos algumas mais importantes aqui (o leitor encontrará revisão mais detalhada nas referências [189]).

Infecções

Vírus da imunodeficiência humana

Nos países desenvolvidos, a única contraindicação infecciosa bem-definida ao aleitamento materno é a infecção materna pelo HIV (190) (ver também Capítulo 44). O HIV por ser transmitido pelo leite humano. Sem intervenção, o risco total de transmissão do vírus de mãe para filho (transmissão vertical) varia de 20 a 45%. Em populações que não amamentam, com intervenções específicas, o risco de transmissão vertical pode ser inferior a 1% e 2 a 5% em populações que amamentam (191). Nos países desenvolvidos, nos quais há substitutos facilmente acessíveis ao leite materno, as mulheres devem ser fortemente aconselhadas a não amamentar. Nos países em desenvolvimento onde alimentação adequada, viável, aceitável, sustentável e segura não está disponível e onde as doenças infecciosas causam alta taxa de mortalidade infantil, o aleitamento materno continua a ser a nutrição de escolha. Existem vários estudos prospectivos demonstrando possíveis situações de aleitamento materno contínuo por mãe infectada pelo HIV-1 enquanto a mãe e/ou o lactente recebem esquemas de medicação antirretroviral efetivos durante todo o período de amamentação que podem melhorar a sobrevida do recém-nascido sem infecção pelo HIV (191). No entanto, as recomendações atuais nos EUA continuam e continuarão a ser reavaliadas à medida que surgirem novas pesquisas sobre as particularidades da transmissão do HIV e o impacto da terapia antirretroviral materna e infantil.

Vírus linfotrópico de células T humanas

HTLV-1 e HTLV-2 são retrovírus semelhantes ao HIV. Esses vírus são transmitidos no leite humano, portanto, as mulheres com essa infecção são aconselhadas a não amamentar. As recomendações nos países desenvolvidos são iguais às do HIV (191).

Hepatite

O risco de transmissão do vírus da hepatite A é baixo, portanto, o aleitamento materno é incentivado. A amamentação não eleva o risco de transmissão do vírus da hepatite B. Os recém-nascidos de mães positivas para o vírus da hepatite B devem ser tratados de acordo com as diretrizes recomendadas. Não há necessidade de adiar o início do aleitamento materno. A transmissão do vírus da hepatite C por meio do leite humano não foi documentada. As mães devem ser informadas de que teoricamente é possível, mas a hepatite C materna não é uma contraindicação ao aleitamento materno (191).

Citomegalovírus

A infecção materna pelo citomegalovírus (CMV) é mais complicada. É um vírus onipresente e transmite-se pelo leite humano. A aquisição do CMV por recém-nascidos a termo sadios não resulta em doença clínica, o que é chamado de "vacinação natural". O aumento dos relatos de transmissão pós-natal do leite humano para recém-nascidos prematuros, alguns dos quais, os mais imaturos, manifestaram doença significativa, gerou preocupação (192). Para os recém-nascidos menores e mais imunossuprimidos, algumas unidades utilizam apenas leite congelado, o que pode reduzir a carga viral.

O leite pasteurizado é o único método conhecido para erradicar completamente o CMV, mas é preciso considerar a perda de propriedades imunológicas e a dificuldade de pasteurização do leite da própria mãe. Não foram publicadas diretrizes por autoridades.

MEDICAMENTOS E DROGAS

A grande maioria dos medicamentos é compatível com a lactação. Muitos profissionais de saúde dizem à mãe para suspender a amamentação quando recebem um medicamento prescrito. Isso raramente é indicado, e sempre vale a pena pesquisar a substância prescrita em fonte confiável. Caso se descubra que determinado medicamento é contraindicado, quase sempre é possível encontrar outro que seja eficaz e compatível com o aleitamento materno. Medicamentos que exijam cautela quando usados em mães amamentando recém-nascidos ou prematuros incluem as sulfonamidas (possível icterícia; não use em caso de deficiência de G6PD); ergotamina e bromocriptina (reduzem a oferta de leite); pseudoefedrina e estrógenos (podem inibir a oferta de leite); meperidina (sedação neonatal relatada); codeína (morte infantil relatada quando a mãe descobriu ser metabolizadora ultrarrápida de codeína, causando excreção de grandes quantidades de morfina no leite materno), fluoxetina (tremores, cólicas, choro e hipotonia relatados); inibidores da enzima de conversão da angiotensina (podem predispor à hipotensão neonatal) e agentes anticancerígenos (193). Abuso de drogas, como cocaína, heroína, fenciclidina, é sempre contraindicado na lactação, embora haja controvérsias sobre os dados limitados sobre a maconha (194). Quando houver dúvida relativa a medicações – jamais diga à mãe que bombeie e descarte o leite ou suspenda a amamentação – procure uma fonte confiável e pesquise!

Fontes de consulta para uso de medicamentos durante a lactação

Publicações

- Sachs HC, Committee on Drugs. The transfer of drugs and therapeutics into human breast milk: an update on selected topics. *Pediatrics*. 2013;132(3):e796–809
- Briggs GG, Freeman RK. *Drugs in pregnancy and lactation: a reference guide to fetal and neonatal risk*, 10th ed. Philadelphia, PA: Wolters Kluwer Health, 2015
- Hale, Thomas W. *Medications and mother's milk*, 16th ed. Plano, TX: Hale Publishing, 2014
- Berens, Pamela and Hale, Thomas W. *Clinical therapy in breastfeeding patients*, 3rd ed. Plano, TX: Hale Publishing, 2010
- Lawrence, Ruth A and Lawrence Robert M. *Breastfeeding: a guide for the medical profession*, 7th ed. St. Louis, MO: Mosby/Saunders, 2010.

Consulta telefônica

- Lactation Study Center, University of Rochester: 1-585-275-0088
- Dr. Thomas Hale, Infant Risk Center, Texas Tech University 1-806-354-5529
- Poison and Drug Control Centers: (verifique a disponibilidade de informações sobre drogas no seu centro local de controle toxicológico)
- Bunik M. Breastfeeding Telephone Triage and Advice. American Academy of Pediatrics. 4 de outubro de 2012

Internet

- U.S. National Library of Medicine LactMed: A Toxnet Database; Drugs and Lactation Database http://toxnet.nlm.nih.gov/newtoxnet/lactmed.htm
- Breastfeeding Pharmacology–Dr. Thomas Hale http://www.infantrisk.com/
- Site E-lactancia A para pediatras na Espanha, inglês e espanhol, com medicações, fitoterapia (plantas), homeopatia e outros produtos alternativos, cosméticos e procedimentos clínicos, contaminantes, doenças materno-infantis e mais: http://e-lactancia.org/

CONCLUSÃO

No mundo *high-tech* atual da terapia intensiva neonatal, existe uma intervenção relativamente simples que nós neonatologistas podemos oferecer com um pouco de esforço, compreensão e informação – a dádiva do leite materno. As pesquisas o apoiam. A razão custo/benefício é muito favorável. As vantagens para nossos pacientes e suas mães, famílias e sociedade são inúmeras. As desvantagens são poucas, se houver. A promoção, o incentivo e o apoio para que as mães tenham sucesso são um preço muito baixo a se pagar. É importante ensinar e abraçar o conceito subjacente de que *todos os recém-nascidos/lactentes devem ser amamentados*.

AGRADECIMENTOS

Com profunda gratidão a Kathy Hamlin, RN, minha coautora na nossa primeira edição; Linda Kaczmarczyk, bibliotecária da pediatria clínica no Connecticut Children's Medical Center, por sua inestimável ajuda na preparação deste capítulo; e a todas as mães, pais e crianças que me ensinaram as coisas mais importantes que eu conheço.

REFERÊNCIAS BIBLIOGRÁFICAS

1. Johnston M. Breastfeeding and the use of human milk. *Pediatrics* 2012; 129(3):e827.
2. American College of Obstetricians and Gynecologists Women's Health Care Physicians; Committee on Health Care for Underserved Women. Committee opinion No. 570: breastfeeding in underserved women: increasing initiation and continuation of breastfeeding. *Obstet Gynecol* 2013;122(2 Pt 1):423.
3. AAFP Breastfeeding Advisory Committee Breastfeeding, Family Physicians Supporting (Position Paper). 2014. Available at: http://www.aafp.org/about/policies/all/breastfeeding-support.html (Last accessed October 28, 2014).
4. James DC, Lessen R. Position of the American Dietetic Association: promoting and supporting breastfeeding. *J Am Diet Assoc* 2009;109(11):1926.
5. Health Canada Joint Working Group. Nutrition for healthy term infants: recommendations from birth to six months. Available at: http://www.hc-sc.gc.ca/fn-an/nutrition/infant-nourisson/recom/index-eng.php#tphp (Last accessed September 11, 2014).
6. U.S. Department of Health and Human Services. *The surgeon general's call to action to support breastfeeding*. Washington, DC: U.S. Department of Health and Human Services, Office of the Surgeon General, 2011. Available at: http://www.surgeongeneral.gov/library/calls/breastfeeding/calltoactiontosupportbreastfeeding.pdf (Last accessed September 11, 2014).
7. HealthyPeople.gov. 2020 Objectives, Maternal, Infant, and Child Health Data Details, MICH-21—MICH-24 Available at: http://www.healthypeople.gov/2020/topics-objectives/topic/maternal-infant-and-child-health/objectives (Last accessed September 11, 2014).
8. Pound CM, Williams K, Grenon R, et al. Breastfeeding knowledge, confidence, beliefs, and attitudes of Canadian physicians. *J Hum Lact* 2014;30(3):298.
9. Holmes AV, McLeod AY, Thesing C, et al. Physician breastfeeding education leads to practice changes and improved clinical outcomes. *Breastfeed Med* 2012;7(6):403.
10. Philipp BL, Merewood A, Gerendas EJ, et al. Breastfeeding information in pediatric textbooks needs improvement. *J Hum Lact* 2004;20(2):206.
11. Philipp BL, McMahon MJ, Davies S, et al. Breastfeeding information in nursing textbooks needs improvement. *J Hum Lact* 2007;23(4):345.
12. Budin P. *The nursling: the feeding and hygiene of premature and full-term infants*. Maloney WJ, translator. London, UK: Caxton Publishing, 1907.
13. Hess JH. *Premature and congenitally diseased infants*. Philadelphia, PA: Lea and Febiger, 1922.
14. Gordon HH, Levine SZ, McNamara H. Feeding of premature infants. A comparison of human and cow's milk. *Am J Dis Child* 1947;73:442.
15. Benjamin MH, Gordon HH, Marples E. Calcium and phosphorus requirements of premature infants. *Am J Dis Child* 1943;65:412.
16. Ryan AS, Wenjun Z, Acosta A. Breastfeeding continues to increase into the new millennium. *Pediatrics* 2002;110:1103.
17. CDC. Breastfeeding data and statistics. Available at: http://www.cdc.gov/breastfeeding/data/index.htm (Last accessed November 9, 2014).
18. Ahluwalia I, Morrow B, Hsia J, et al. Who is breast-feeding? Recent trends from the pregnancy risk assessment and monitoring system. *J Pediatr* 2003;142:486.
19. CDC. Breastfeeding among U.S. children born 2001–2011, CDC National Immunization Survey. Available at: http://www.cdc.gov/breastfeeding/data/nis_data/index.htm (Last accessed November 9, 2014).
20. Labbok M, Krasovec K. Toward consistency in breastfeeding definitions. *Stud Fam Plann* 1990;21:226.
21. Labbok MH, Starling A. Definitions of breastfeeding: call for the development and use of consistent definitions in research and peer-reviewed literature. *Breastfeed Med* 2012;7(6):397.
22. Furman L, Minich NM, Hack M. Breastfeeding of very low birth weight infants. *J Hum Lact* 1998;14(1):29.
23. Hill PD, Ledbetter RJ, Kavanaugh KL. Breastfeeding patterns of low-birth-weight infants after hospital discharge. *JOGN Nurs* 1997;26(2):189.
24. Marinelli K, Page K, Burke G. Influence of NICU admission on choice and duration of breastfeeding in mothers of preterm infants. *Acad Breastfeed Med News Views* 1998;4:23.
25. Killersreiter B, Grimmer I, Buhrer C, et al. Early cessation of breast milk feeding in very low birthweight infants. *Early Hum Dev* 2001;60:193.
26. Furman L, Minich N, Hack M. Correlates of lactation in mothers of very low birth weight infants. *Pediatrics* 2002;109(4):e57.
27. Powers NG, Bloom B, Peabody J, et al. Site of care influences breast milk feedings at NICU discharge. *J Perinatol* 2003;23:10.
28. Lee HC, Kurtin PS. A quality improvement project to increase breast milk use in very low birth weight infants. *Pediatrics* 2012;130(6):e1679.
29. Briere CE, Cong X, Cusson R. An integrative review of factors that influence breastfeeding duration for premature infants after NICU hospitalization. *J Obstet Gynecol Neonatal Nurs* 2014;43(3):272.
30. Maastrup R, Hansen BM, Kronborg H, et al. Breastfeeding progression in preterm infants is influenced by factors in infants, mothers and clinical practice: the results of a national cohort study with high breastfeeding initiation rates. *PLoS One* 2014;9(9):e108208.
31. Husebye ES, Kleven IA, Kroken LK, et al. Targeted program for provision of mother's own milk to very low birth weight infants. *Pediatrics* 2014;134(2):e489.
32. Ip S, Chung M. Breastfeeding and maternal and infant health outcomes in developed countries. *Evid Rep Technol Assess (Full Rep)* 2007(153):1.
33. Dieterich CM, Felice JP, O'Sullivan E, et al. Breastfeeding and health outcomes for the mother-infant dyad. *Pediatr Clin North Am* 2013;60(1):31.
34. Bartick M, Reinhold A. The burden of suboptimal breastfeeding in the United States: a pediatric cost analysis. *Pediatrics* 2010;125(5):e1048.
35. Bartick MC, Stuebe AM, Schwarz EB, et al. Cost analysis of maternal disease associated with suboptimal breastfeeding. *Obstet Gynecol* 2013;122(1):111.
36. Underwood MA. Human milk for the premature infant. *Pediatr Clin North Am* 2013;60(1):189.
37. Gross SJ, David RJ, Bauman L, et al. Nutritional composition of milk produced by mothers delivering preterm. *J Pediatr* 1980;96:641.
38. Hibberd CM, Brooke OG, Carter ND, et al. Variations in the composition of breast milk during the first five weeks of lactation: implications for the feeding of preterm infants. *Arch Dis Child* 1982;57:658.
39. Maas YGH, Gerritsen J, Hart AAM, et al. Development of macronutrient composition of very preterm human milk. *Br J Nutr* 1998;80:35.
40. Lawrence RA, Lawrence RM. *Breastfeeding: a guide for the medical profession*. Philadelphia, PA: Mosby, 2011.
41. Harit D, Faridi MM, Aggarwal A, et al. Lipid profile of term infants on exclusive breastfeeding and mixed feeding: a comparative study. *Eur J Clin Nutr* 2008;62(2):203.

42. Singhal A, Cole TJ, Fewtrell M, et al. Breastmilk feeding and lipoprotein profile in adolescents born preterm: follow-up of a prospective randomised study. *Lancet* 2004;363(9421):1571.
43. Järvisalo MJ, Hutri-Kähönen N, Juonala M, et al. Breast feeding in infancy and arterial endothelial function later in life. The Cardiovascular Risk in Young Finns Study. *Eur J Clin Nutr* 2009;63(5):640.
44. Marx C, Bridge R, Wolf AK, et al. Human milk oligosaccharide composition differs between donor milk and mother's own milk in the NICU. *J Hum Lact* 2014;30(1):54.
45. Butte NF, Wong WW, Ferlic L, et al. Energy expenditure and deposition of breast-fed and formula-fed infants during early infancy. *Pediatr Res* 1990;28:631.
46. Butte NF, Smith EO, Garza C. Energy utilization of breast-fed and formula-fed infants. *Am J Clin Nutr* 1990;51:350.
47. Putet G, Senterre J, Rigo J, et al. Nutrient balance, energy utilization and composition of weight gain in very-low-birth-weight infants fed pooled human milk or preterm formula. *J Pediatr* 1984;105:79.
48. Whyte RK, Haslam R, Vlainic C, et al. Energy balance and nitrogen balance in growing low birthweight infants fed human milk or formula. *Pediatr Res* 1983;17:891.
49. Lubetzky RL, Vaisman N, Mimouni FB, et al. Energy expenditure in human milk- versus formula-fed preterm infants. *J Pediatr* 2003;143:750.
50. Shulman RJ, Schanler RJ, Lau C, et al. Early feeding, antenatal glucocorticoids, and human milk decrease intestinal permeability in preterm infants. *Pediatr Res* 1998;44:519.
51. Cavell B. Gastric emptying in infants fed human milk or infant formula. *Acta Paediatr Scand* 1981;70:639.
52. Ewer AK, Durbin GM, Morgan MEI, et al. Gastric emptying in preterm infants. *Arch Dis Child* 1994;71:E24.
53. Shulman RJ, Schanler RJ, Lau C, et al. Early feeding, feeding tolerance, and lactase activity in preterm infants. *J Pediatr* 1998;133:645.
54. Ballard O, Morrow AL. Human milk composition: nutrients and bioactive factors. *Pediatr Clin North Am* 2013;60(1):49.
55. Gregory KE, Walker WA. Immunologic factors in human milk and disease prevention in the preterm infant. *Curr Pediatr Rep* 2013;1(4). doi: 10.1007/s40124-013-0028-2
56. Jakaitis BM, Denning PW. Human breast milk and the gastrointestinal innate immune system. *Clin Perinatol* 2014;41(2):423.
57. Petschow BW, Carter DL, Hutton GD. Influence of orally administered epidermal growth factor on normal and damaged intestinal mucosa of rats. *J Pediatr Gastroenterol Nutr* 1993;17:49.
58. Peterson CA, Gillingham MB, Mohapatra NK, et al. Enterotrophic effect of insulin-like growth factor-I but not growth hormone and localized expression of insulin-like growth factor-I, insulin-like growth factor binding protein-3 and -5 mRNAs in jejunum of parenterally fed rats. *J Parenter Enteral Nutr* 2000;24(5):288.
59. Murali SG, Nelson DW, Draxler AK, et al. Insulin-like growth factor-I (IGF-I) attenuates jejunal atrophy in association with increased expression of IGF-I binding protein-5 in parenterally fed mice. *J Nutr* 2005;135(11):2553.
60. Kleinman RE, Walker WA. The enteromammary immune system. An important new concept in breast milk host defense. *Dig Dis Sci* 1979;24:876.
61. Mathur NB, Dwarkadas AM, Sharma VK, et al. Anti-infective factors in preterm human colostrum. *Acta Paediatr Scand* 1990;79:1039.
62. Winberg J, Wessner G. Does breast milk protect against septicaemia in the newborn? *Lancet* 1971;1:1091.
63. Narayanan I, Prakash K, Bala S, et al. Partial supplementation with breast-milk for prevention of infection in low-birth-weight infants. *Lancet* 1980;2:561.
64. Narayanan I, Prakash K, Gujral VV. The value of human milk in the prevention of infection in the high-risk low-birth-weight infant. *J Pediatr* 1981;99:496.
65. Hylander MA, Strobino DM, Dhanireddy R. Human milk feedings and infection among very low birth weight infants. *Pediatrics* 1998;102:e38.
66. Schanler RJ, Shulman RJ, Lau C. Feeding strategies for premature infants: beneficial outcomes of feeding fortified human milk versus preterm formula. *Pediatrics* 1999;103:1150.
67. Lucas A, Cole TJ. Breast milk and neonatal necrotising enterocolitis. *Lancet* 1990;336:1519.
68. Sullivan S, Schanler RJ, Kim J, et al. An exclusively human milk-based diet is associated with a lower rate of necrotizing enterocolitis than a diet of human milk and bovine milk-based products. *J Pediatr* 2010;156:562.
69. Herrmann K, Carroll K. An exclusively human milk diet reduces necrotizing enterocolitis. *Breastfeed Med* 2014;9(4):184.
70. Bisquera JA, Cooper TR, Berseth CL. Impact of necrotizing enterocolitis on length of stay and hospital charges in very low birth weight infants. *Pediatrics* 2002;109:423.
71. Ganapathy V, Hay JW, Kim JH. Costs of necrotizing enterocolitis and cost-effectiveness of exclusively human milk-based products in feeding extremely premature infants. *Breastfeed Med* 2012;7:29.
72. Furman L, Taylor G, Minich N, et al. The effect of maternal milk on neonatal morbidity of very-low-birth-weight infants. *Arch Pediatr Adolesc Med* 2003;157:66.
73. Blaymore Bier JA, Oliver T, Ferguson A, et al. Human milk reduces outpatient upper respiratory symptoms in premature infants during their first year of life. *J Perinatol* 2002;22:354.
74. Morley R, Cole TJ, Powell R, et al. Mother's choice to provide breast milk and developmental outcome. *Arch Dis Child* 1988;63:1382.
75. Lucas A, Morley R, Cole TJ, et al. Breast milk and subsequent intelligence quotient in children born preterm. *Lancet* 1992;339:261.
76. Anderson JW, Johnstone BM, Remley DT. Breast-feeding and cognitive development: a meta-analysis. *Am J Clin Nutr* 1999;70:525.
77. Vohr BR, Poindexter BB, Dusick AM, et al. Beneficial effects of breast milk in the neonatal intensive care unit on the developmental outcome of extremely low birth weight infants at 18 months of age. *Pediatrics* 2006;118(1):e115.
78. Vohr BR, Poindexter BB, Dusick AM, et al. Persistent beneficial effects of breast milk ingested in the neonatal intensive care unit on outcomes of extremely low birth weight infants at 30 months of age. *Pediatrics* 2007;120(4):e953.
79. Carlson SE, Werkman SH, Rhodes PG, et al. Visual-acuity development in healthy preterm infants: effect of marine-oil supplementation. *Am J Clin Nutr* 1993;58:35.
80. Amin SB, Merle KS, Orlando MS, et al. Brainstem maturation in premature infants as a function of enteral feeding type. *Pediatrics* 2000;106:318.
81. Uauy RD, Birch DG, Birch EE, et al. Effect of dietary omega-3 fatty acids on retinal function of very-low-birth-weight neonates. *Pediatr Res* 1990;28:485.
82. Birch E, Birch D, Hoffmann D, et al. Breast-feeding and optimal visual development. *J Pediatr Ophthalmol Strabismus* 1993;30:33.
83. Hoffman DR, Birch EE, Castaneda YS, et al. Visual function in breast-fed term infants weaned to formula with or without long-chain polyunsaturates at 4 to 6 months: a randomized clinical trial. *J Pediatr* 2003;142:669.
84. Manzoni P, Stolfi I, Pedicino R, et al. Human milk feeding prevents retinopathy of prematurity (ROP) in preterm VLBW neonates. *Early Hum Dev* 2013;89 suppl 1:S64.
85. Maayan-Metzger A, Avivi S, Schushan-Eisen I, et al. Human milk versus formula feeding among preterm infants: short-term outcomes. *Am J Perinatol* 2012;29(2):121.
86. Meier P. Bottle- and breast-feeding: effects on transcutaneous oxygen pressure and temperature in preterm infants. *Nurs Res* 1988;37:36.
87. Meier P. Suck-breathe patterning during bottle and breastfeeding for preterm infants. In: David TJ, ed. *Major controversies in infant nutrition, International Congress and Symposium, series 215*. London, UK: Royal Society of Medicine Press, 1996:9.
88. Meier P, Anderson GC. Responses of small preterm infants to bottle- and breast-feeding. *MCN Am J Matern Child Nurs* 1987;12:97.
89. Blaymore Bier J, Ferguson A, Anderson L, et al. Breast-feeding of very low birth weight infants. *J Pediatr* 1993;123:773.
90. Blaymore Bier JA, Ferguson AE, Morales Y, et al. Breastfeeding infants who were extremely low birth weight. *Pediatrics* 1997;100:e3.
91. Meier PP. Supporting lactation in mothers with very low birth weight infants. *Pediatr Ann* 2003;32:317.
92. Lucas R, Paquette R, Briere CE, et al. Furthering our understanding of the needs of mothers who are pumping breast milk for infants in the NICU: an integrative review. *Adv Neonatal Care* 2014;14(4):241.
93. Alves E, Rodrigues C, Fraga S, et al. Parents' views on factors that help or hinder breast milk supply in neonatal care units: systematic review. *Arch Dis Child Fetal Neonatal Ed* 2013;98(6):F511.
94. Hinds LA, Tyndale-Biscoe CH. Prolactin in the marsupial Macropus eugenii during the estrous cycle, pregnancy and lactation. *Biol Reprod* 1982;26:391.
95. Zuppa AA, Tornesello A, Papacci P, et al. Relationship between maternal parity, basal prolactin levels and neonatal breast milk intake. *Biol Neonate* 1988;53(3):144.
96. Ellis L, Picciano MF. Prolactin variants in term and preterm milk: altered structural characteristic, biological activity and immunoreactivity. *Endocr Regul* 1993;27:193.
97. Chatterton RT, Hill PD, Aldag JC, et al. Relation of plasma oxytocin and prolactin concentrations to milk production in mothers of preterm infants: influence of stress. *J Clin Endocrinol Metab* 2000;85(10):3661.
98. Hill PD, Aldag JC, Chatterton RT. Effects of pumping style on milk production in mothers of non-nursing preterm infants. *J Hum Lact* 1999;15(3):209.
99. Hill PD, Aldag JC, Chatterton RT. Initiation and frequency of pumping and milk production in mothers of non-nursing preterm infants. *J Hum Lact* 2001;17(1):9.
100. Morton J, Hall JY, Wong RJ, et al. Combining hand techniques with electric pumping increases milk production in mothers of preterm infants. *J Perinatol* 2009;29(11):757.
101. Morton J, Wong RJ, Hall JY, et al. Combining hand techniques with electric pumping increases the caloric content of milk in mothers of preterm infants. *J Perinatol* 2012;32(10):791.
102. Lussier M, Brownell M, Proulx T, et al. Daily breast milk volume in mothers of very low birth weight neonates: a repeated measures randomized trial of hand expression versus electric expression. *Breastfeed Med* 2014;9:S1, viii-S-21.

103. United States Breastfeeding Committee, National Breastfeeding Center. *Model policy: payer coverage of breastfeeding support and counseling services, pumps and supplies.* 2nd rev ed. Washington, DC: United States Breastfeeding Committee and National Breastfeeding Center, 2014. Available at: http://www.usbreastfeeding.org/p/cm/ld/fid=194 (Last accessed April 4, 2015).
104. Hurst NM, Valentine CJ, Renfro L, et al. Skin-to-skin holding in the neonatal intensive care unit influences maternal milk volume. *J Perinatol* 1997;17(3):213.
105. Hake-Brooks SJ, Anderson GC. Kangaroo care and breastfeeding of mother-preterm infant dyads 0-18 months: a randomized, controlled trial. *Neonatal Netw* 2008;27(3):151.
106. Bier JA, Ferguson AE, Morales Y, et al. Comparison of skin-to-skin contact with standard contact in low-birth-weight infants who are breast-fed. *Arch Pediatr Adolesc Med* 1996;150(12):1265.
107. The Academy of Breastfeeding Medicine Protocol Committee. ABM clinical protocol #9: use of galactogogues in initiating or augmenting the rate of maternal milk secretion (First Revision January 2011). *Breastfeed Med* 2011;6(1):41.
108. Ingram J, Churchill C. Metoclopramide or domperidone for increasing maternal breast milk output: a randomised controlled trial. *Arch Dis Child Fetal Neonatal Ed* 2012;97(4):F241.
109. Paul C, Zénut M, Dorut A, et al. Use of Domperidone as a galactagogue drug: a systematic review of the benefit-risk ratio. *J Hum Lact* 2014;31(1):57.
110. Jones F; Human Milk Banking Association of North America. *Best practice for expressing, storing and handling human milk in hospitals, homes, and child care settings.* 3rd ed. Raleigh, NC: Human Milk Banking Association of North America, 2011.
111. Pardou A, Serruys E. Human milk banking: influence of storage processes and of bacterial contamination on some milk constituents. *Biol Neonate* 1994;65(5):302.
112. CDC. Perspectives in Disease Prevention and Health Promotion Update: Universal Precautions for Prevention of Transmission of Human Immunodeficiency Virus, Hepatitis B Virus, and Other Bloodborne Pathogens in Health-Care Settings. *MMWR* 1988;37(24):377. Available at: http://www.cdc.gov/mmwr/preview/mmwrhtml/00000039.htm (Last accessed December 22, 2014).
113. ESPGHAN Committee on Nutrition; Arslanoglu S, Corpeleijn W, et al. Donor human milk for preterm infants: current evidence and research directions. *J Pediatr Gastroenterol Nutr* 2013;57(4):535.
114. Landers S, Hartmann BT. Donor human milk banking and the emergence of milk sharing. *Pediatr Clin North Am* 2013;60(1):247.
115. World Health Organization. *Global strategy for infant and young child feeding.* Geneva, Switzerland: WHO, 2003.
116. Protocol Committee Academy of Breastfeeding Medicine. Clinical Protocol Number 3: hospital guidelines for the use of supplementary feedings in the healthy term breastfed neonate. Revised 2009. *Breastfeed Med* 2009;4(3):175.
117. Human Milk Banking Association of North America (HMBANA). *Guidelines for the establishment and operation of a donor human milk bank.* 16th ed. Fort Worth, TX: HMBANA, 2011.
118. Quigley MA, Henderson G, Anthony MT, et al. Formula milk versus donor breast milk for feeding preterm or low birth weight infants. *Cochrane Database Syst Rev* 2007;(4):CD002971. doi: 10.1002/14651858.CD002971.pub3
119. Boyd CA, Quigley MA, Brocklehurst P. Donor breast milk versus infant formula for preterm infants: systematic review and meta-analysis. *Arch Dis Child Fetal Neonatal Ed* 2007;92:F169.
120. McGuire W, Anthony MY. Donor human milk versus formula for preventing necrotizing enterocolitis in preterm infants: systematic review. *Arch Dis Child Fetal Neonatal Ed* 2003;88:F11.
121. Ronnestad A, Abrahamsen TG, Medbo S, et al. Late onset septicemia in Norwegian national cohort of extremely premature infants receiving very early full human milk feeding. *Pediatrics* 2005;115(3):269.
122. DeSilva A, Jones PW, Spencer SA. Does human milk reduce infection rates in preterm infants? A systematic review. *Arch Dis Child Fetal Neonatal Ed* 2004;89:F509.
123. Marinelli KA, Lussier MM, Brownell E, et al. The effect of a donor milk policy on the diet of very low birth weight infants. *J Hum Lact* 2014;30(3):310.
124. Vaidyanathan G, Hay JW, Kim JH. Costs of necrotizing enterocolitis and cost-effectiveness of exclusively human milk-based products in feeding extremely premature infants. *Breastfeed Med* 2012;7:29.
125. Slusher T, Hampton R, Bode-Thomas F, et al. Promoting the exclusive feeding of own mother's milk through the use of hindmilk and increased maternal milk volume for hospitalized, low birth weight infants (<1800 grams) in Nigeria: a feasibility study. *J Hum Lact* 2003;19:191.
126. Valentine CJ, Hurst NM, Schanler RJ. Hindmilk improves weight gain in low-birth-weight infants fed human milk. *J Pediatr Gastroenterol Nutr* 1994;18:474.
127. Hunter CJ, Bean JF. Cronobacter: an emerging opportunistic pathogen associated with neonatal meningitis, sepsis and necrotizing enterocolitis. *J Perinatol* 2013;33(8):581.
128. Matson AP, Marinelli KA; The Academy of Breastfeeding Medicine. ABM clinical protocol #24: allergic proctocolitis in the exclusively breastfed infant. *Breastfeed Med* 2011;6(6):435.
129. Kuschel CA, Harding JE. Multicomponent fortified human milk for promoting growth in preterm infants. *Cochrane Database Syst Rev* 2004;CD000343. doi: 10.1002/14651858.CD000343.pub2.
130. Quan R, Yang C, Rubinstein S, et al. The effect of nutritional additives on anti-infective factors in human milk. *Clin Pediatr* 1994;33:325.
131. Jocson MAL, Mason EO, Schanler RJ. The effects of nutrient fortification on varying storage conditions on host defense properties of human milk. *Pediatrics* 1997;100:240.
132. Chan GM. Effects of powdered human milk fortifiers on the antibacterial actions of human milk. *J Perinatol* 2002;23:620.
133. Lessaris KJ, Forsythe DW, Wagner CL. Effect of human milk fortifier on the immunodetection and molecular mass profile of transforming growth factor-alpha. *Biol Neonate* 2000;77:156.
134. Erickson T, Gill G, Chan GM. The effects of acidification on human milk's cellular and nutritional content. *J Perinatol* 2013;33(5):371.
135. Walker WA. Antigen penetration across the immature gut: effect of immunologic and maturational factors in colostrum. In: Ogra PL, Dayton D, eds. *Immunology of breast milk.* New York, NY: Raven Press, 1979.
136. Narayanan I, Prakash K, Verma RK, et al. Administration of colostrum for the prevention of infection in the low birth weight infant in a developing country. *J Trop Pediatr* 1983;29:197.
137. Gephart SM, Weller M. Colostrum as oral immune therapy to promote neonatal health. *Adv Neonatal Care* 2014;14(1):44.
138. Gomez HM, Sanabria ER, Marquette CM. The mother kangaroo programme. *Int Child Health* 1992;3:55.
139. Cattaneo A, Davanzo R. Recommendations for the implementation of kangaroo mother care for low birth weight infants. The International Network for Kangaroo Mother Care. *Acta Paediatr* 1998;87:440.
140. Ludington SM, Ferreira CN, Goldstein MR. Kangaroo care with a ventilated preterm infant. *Acta Paediatr* 1998;87:711.
141. Tornhage CJ, Stuge E, Lindberg T, et al. First week kangaroo care in sick very preterm infants. *Acta Paediatr* 1999;88:1402.
142. Whitelaw A, Heisterkamp G, Sleath K, et al. Skin to skin contact for very low birthweight infants and their mothers. *Arch Dis Child* 1998;63:1377.
143. Charpak N, Ruiz-Pelaez JG, Figueroa de CZ, et al. A randomized, controlled trial of kangaroo mother care: results of follow-up at 1 year of corrected age. *Pediatrics* 2001;108:1072.
144. Kirsten GF, Bergamn NJ, Hann FM. Kangaroo mother care in the nursery. *Pediatr Clin North Am* 2001;48:443.
145. Anderson GC. Current knowledge about skin-to-skin (kangaroo care) for preterm infants. *J Perinatol* 1991;11:216.
146. Furman L, Kennell J. Breast milk and skin-to-skin kangaroo care for premature infants. Avoiding bonding failure. *Acta Paediatr* 2000;89:1280.
147. Tornhage CJ, Serenius F, Uvnas-Moberg K, et al. Plasma somatostatin and cholecystokinin levels in preterm infants during kangaroo care with and without tube-feeding. *J Pediatr Endocrinol Metab* 1998;11:645.
148. Conde-Agudelo A, Díaz-Rossello JL. Kangaroo mother care to reduce morbidity and mortality in low birthweight infants. *Cochrane Database Syst Rev* 2014;(4):CD002771. doi: 10.1002/14651858.CD002771.pub3
149. Lau C, Alaguagurusamy R, Schanler RJ, et al. Characterization of the developmental stage of sucking in preterm infants during bottle feeding. *Acta Paediatr* 2000;89:846.
150. Daniels H, Devlieger H, Minami T, et al. Infant feeding and cardiorespiratory maturation. *Neuropediatrics* 1990;21:9.
151. Nyqvist KH, Sjoden P, Ewald U. The development of preterm infants' breast-feeding behavior. *Early Hum Dev* 1999;55:247.
152. Nyqvist KH, Farnstrand C, Eeg-Olofsson KE, et al. Early oral behavior in preterm infants during breastfeeding: an electromyographic study. *Acta Paediatr* 2001;90:658.
153. Lau C, Sheena HR, Shulman RJ, et al. Oral feeding in low birth weight infants. *J Pediatr* 1997;130(4):561.
154. Colson SD, Meek JH, Hawdon JM. Optimal positions for the release of primitive neonatal reflexes stimulating breastfeeding. *Early Hum Dev* 2008;84(7):441.
155. Haase B, Barreira J, Murphy PK, et al. The development of an accurate test weighing technique for preterm and high-risk hospitalized infants. *Breastfeed Med* 2009;4(3):151.
156. Stine MJ. Breastfeeding the premature newborn: a protocol without bottles. *J Hum Lact* 1990;6(4):167.
157. Nyqvist KH. Lack of knowledge persists about early breastfeeding competence in preterm infants. *J Hum Lact* 2013;29(3):296.
158. Woolridge MW. The anatomy of infant sucking. *Midwifery* 1986;2:164.
159. Righard L, Alade MO. Sucking technique and its effect on success of breastfeeding. *Birth* 1992;19:185.
160. World Health Organization, Division of Child Health and Development. *Evidence for the ten steps to successful breastfeeding.* Geneva, Switzerland: World Health Organization, 1998.

161. Kliethermes PA, Cross ML, Lanese MG, et al. Transitioning preterm infants with nasogastric tube supplementation: increased likelihood of breastfeeding. *J Obstet Gynecol Neonatal Nurs* 1999;28:264.
162. Marinelli KA, Burke GS, Dodd VL. A comparison of the safety of cup feedings and bottle feedings in premature infants whose mothers intend to breastfeeding. *J Perinatol* 2001;21(6):350.
163. Flint A, New K, Davies MW. Cup feeding versus other forms of supplemental enteral feeding for newborn infants unable to fully breastfeed. *Cochrane Database Syst Rev* 2007;(2):CD005092. doi: 10.1002/14651858.CD005092.pub2
164. Yilmaz G, Caylan N, Karacan CD, et al. Effect of cup feeding and bottle feeding on breastfeeding in late preterm infants: a randomized controlled study. *J Hum Lact* 2014;30(2):174.
165. Oddy WH, Glenn K. Implementing the baby friendly hospital initiative: the role of finger feeding. *Breastfeed Rev* 2003;11(1):5.
166. Wolf LS, Glass RP. *Feeding and swallowing disorders in infancy.* San Antonio, TX: Therapy Skill Builders, 1992.
167. Clum D, Primomo J. Use of a silicone nipple shield with premature infants. *J Hum Lact* 1996;12:287.
168. Meier PP, Brown LP, Hurst NM, et al. Nipple shields for preterm infants: effect on milk transfer and duration of breastfeeding. *J Hum Lact* 2000;16:106.
169. Borucki LC. Breastfeeding mothers' experiences using a supplemental feeding tube device: finding an alternative. *J Hum Lact* 2005;21(4):429.
170. McCain GC, Gartside PS, Greenberg JM, et al. A feeding protocol for healthy preterm infants that shortens time to oral feeding. *J Pediatr* 2001;139(3):374.
171. Davanzo R, Strajn T, Kennedy J, et al. From tube to breast: the bridging role of semi-demand breastfeeding. *J Hum Lact* 2014;30(4):405.
172. Cormick FM, Tosh K, McGuire W. Ad libitum or demand/semi-demand feeding versus scheduled interval feeding for preterm infants. *Cochrane Database Syst Rev* 2010;(2):CD005255. doi: 10.1002/14651858.CD005255.pub3
173. Winikoff B, Laukaran V, Meyers D, et al. Dynamics of mother-infant feeding: mothers, professionals, and the institutional context in a large urban hospital. *Pediatrics* 1986;77:357.
174. Bernaix L. Nurses' attitudes, subjective norms, and behavioral intentions toward support of breastfeeding mothers. *J Hum Lact* 2000;16:201.
175. Siddell E, Marinelli K, Froman R, et al. Evaluation of an educational intervention on breastfeeding for NICU nurses. *J Hum Lact* 2003;19(3):293.
176. Sadacharan R, Grossman X, Matlak S, et al. Hospital discharge bags and breastfeeding at 6 months: data from the infant feeding practices study II. *J Hum Lact* 2014;30(1):73.
177. Brodribb W, Eidelman A, Taylor J, et al. ABM Executive Committee urges AAP to discontinue formula marketing relationship. 2013. Available at: https://bfmed.wordpress.com/2013/12/26/abm-executive-committee-urges-aap-to-discontinue-formula-marketing-relationship/ (Last accessed December 22, 2014).
178. Petersen M. The Media Business: Advertising; Pediatric Book on Breast-Feeding Stirs Controversy With Its Cover. *The New York Times* September 18, 2002. Available at: http://www.nytimes.com/2002/09/18/business/media-business-advertising-pediatric-book-breast-feeding-stirs-controversy-with.html (Last accessed December 22, 2014).
179. Philipp BL, Merewood A, Miller LW, et al. Baby-friendly hospital initiative improves breastfeeding initiation rates in a US hospital setting. *Pediatrics* 2001;108:677.
180. Merewood A, Phillip BL, Vchawala N, et al. The baby-friendly hospital initiative increases breastfeeding rates in a US neonatal intensive care unit. *J Hum Lact* 2003;19:166.
181. Nyqvist KH, Häggkvist AP, Hansen MN, et al. Expansion of the ten steps to successful breastfeeding into neonatal intensive care: expert group recommendations for three guiding principles. *J Hum Lact* 2012;28(3):289.
182. Nyqvist KH, Häggkvist AP, Hansen MN, et al. Expansion of the baby-friendly hospital initiative ten steps to successful breastfeeding into neonatal intensive care: expert group recommendations. *J Hum Lact* 2013;29(3):300.
183. Nyqvist KH, Maastrup R, Hansen MN, et al. Neo-BFHI: The Baby-friendly Hospital Initiative for Neonatal Wards. Core document with recommended standards and criteria. Nordic and Quebec Working Group. 2015. http://www.ilca.org/files/resources/Neo-BFHI-Core-document-2015-Edition.pdf (Last accessed April 4, 2015).
184. Wight N, Marinelli KA; Academy of Breastfeeding Medicine. ABM clinical protocol #1: guidelines for blood glucose monitoring and treatment of hypoglycemia in term and late-preterm neonates, revised 2014. *Breastfeed Med* 2014;9(4):173.
185. East CE, Dolan WJ, Forster DA. Antenatal breast milk expression by women with diabetes for improving infant outcomes. *Cochrane Database Syst Rev* 2014(7):CD010408. doi: 10.1002/14651858.CD010408.pub2.
186. Academy of Breastfeeding Medicine Protocol Committee. ABM clinical protocol #22: guidelines for management of jaundice in the breastfeeding infant equal to or greater than 35 weeks' gestation. *Breastfeed Med* 2010;5(2):87.
187. Gartner LM, Herschel M. Jaundice and breastfeeding. *Pediatr Clin North Am* 2001;48:389.
188. Gourley GR, Kreamer B, Cohnen M, et al. Neonatal jaundice and diet. *Arch Pediatr Adolesc Med* 1999;153(2):184.
189. Lawrence RM. Circumstances when breastfeeding is contraindicated. *Pediatr Clin North Am* 2013;60(1):295.
190. World Health Organization. HIV and infant feeding: a review of HIV transmission through breastfeeding. 2007 Update. Available at: http://whqlibdoc.who.int/publications/2008/9789241596596_eng.pdf?ua=1 (Last accessed December 22, 2014).
191. Lyall H. Mother to child transmission of HIV: what works and how much is enough? *J Infect* 2014;69(1):S56.
192. Josephson CD, Caliendo AM, Easley KA, et al. Blood transfusion and breast milk transmission of cytomegalovirus in very low-birth-weight infants: a prospective cohort study. *JAMA Pediatr* 2014;168(11):1054.
193. Rowe H, Baker T, Hale TW. Maternal medication, drug use, and breastfeeding. *Pediatr Clin North Am* 2013;60(1):275.
194. Reece-Stremtan S, Marinelli K. ABM Clinical Protocol #21: Guidelines for breastfeeding and substance use or substance use disorder, Revised 2015. *Breastfeeding Medicine* 2015;10(3):135.

22 Recém-Nascido com Extremo Baixo Peso

Apostolos N. Papageorgiou, Ermelinda Pelausa e Lajos Kovacs

INTRODUÇÃO

O enorme progresso da tecnologia, ciências básicas neonatais e práticas baseadas em evidências tem se traduzido em melhor atendimento clínico geral e sobrevida de recém-nascidos (RNs) que, apenas há algumas décadas, não sobreviveriam. Os RNs de extremo baixo peso (EBP), definidos como peso ao nascer inferior a 1.000 g, constituem agora uma base constante de pacientes na UTI neonatal; evidenciando a realidade de nascimentos prematuros, gestações problemáticas e desafios complexos contínuos do atendimento nos limites da viabilidade humana.

RNs de EBP são uma coorte não homogênea que pode ser classificada em dois subgrupos: (a) RNs extremamente prematuros (EP), com menos de 28 semanas de idade gestacional, e (b) RNs de idade gestacional mais avançada com restrição do crescimento intrauterino (RCIU), sendo pequenos para a idade gestacional (PIG) (consulte também o Capítulo 24). Esta distinção é importante devido aos diferentes processos fisiopatológicos em jogo nesses subgrupos, com consequências potencialmente muito diferentes para o feto e o RN em desenvolvimento. Assim, ultrassonografias (US) precoces acuradas que datam da gravidez (idealmente, nas 11ª a 13ª semanas de idade pós-menstrual) são cruciais.

Durante o último um quarto de um século, testemunhamos também a sobrevida de uma nova coorte de RNs com menos de 500 gramas ao nascimento, ou seja, abaixo do limite de peso que a Organização Mundial da Saúde estabelecera para definir os nascidos vivos. Esses RNs, chamados por alguns autores de "recém-nascidos fetais" ou "microprematuros", são ocorrências raras; entretanto, têm desafiado os limites tradicionais da viabilidade humana. Embora sua assistência demonstre o imenso progresso clínico e tecnológico alcançado nos últimos anos, a sobrevida deles também acarretou uma demanda adicional substancial de recursos humanos e financeiros, bem como grandes dilemas éticos (consulte também o Capítulo 8). Como a maioria desses RNs são extremamente prematuros e PIG, o prognóstico a longo prazo dos sobreviventes não tem sido tranquilizador, o que torna seu tratamento uma questão calorosamente debatida (1,2).

Nos últimos anos, poucas especialidades médicas apresentaram tanto progresso e sucesso quanto a neonatologia. Com a regionalização da assistência perinatal, tecnologia aperfeiçoada e maior compreensão de sua fisiopatologia e necessidades específicas, a sobrevida de RNs de EBP aumentou bastante (3,4). De fato, na maioria dos centros perinatais na América do Norte e Europa, são incomuns as mortes de RNs com peso acima de 1.000 g, na ausência de anomalias congênitas. Relatos recentes demonstram a melhora das taxas de mortalidade perinatal e neonatal geral e a sobrevida crescente de RNs com EBP ao longo do tempo. A sobrevida no período de 2008 a 2012 foi a seguinte: 23 semanas = 50%, 24 semanas = 57%, 25 semanas = 75%, 26 semanas = 86% e 27 semanas = 94%. Assim, a assistência de RNs com EBP ocupa uma parte importante das atividades diárias de todas as UTIs neonatais e contribui sobremodo para o custo da assistência neonatal (5).

À medida que a taxa de mortalidade caía significativamente, surgiram preocupações para avaliar se a morbidade acompanharia essa melhora (4,6-9). As evidências atuais são de que, para RNs com peso acima de 750 g, o declínio da morbidade é significativo, embora não acompanhe a redução da taxa de mortalidade. Contudo, para RNs com peso inferior a 750 g, o prognóstico a longo prazo permanece menos favorável. Embora a incidência de paralisia cerebral (PC) e outras deficiências físicas sejam relativamente baixas, a incidência de disfunção cerebral de início tardio é bastante elevada, exigindo recursos adicionais para tratar dificuldades comportamentais e escolares na segunda infância. O objetivo deste capítulo é apresentar uma abordagem geral à assistência dos RNs de EBP, com ênfase nos problemas e questões terapêuticas que lhes são peculiares. O Quadro 22.1 cita os principais problemas relacionados com RNs de EBP. O leitor poderá consultar os capítulos específicos neste livro para obter uma revisão mais abrangente de cada problema.

Boa parte do que está escrito neste capítulo baseia-se em nossa própria experiência no manejo de RNs com EBP, com referências apropriadas aos dados publicados mais recentes. Sabemos que nossa experiência pode ser diferente da de muitos em outras regiões do mundo. É importante considerar que o sistema de assistência médica canadense, que oferece acesso universal à assistência médica, enfatiza a prevenção e possui uma política de referência pré-natal muito bem-sucedida, estando a grande maioria dos RNs com muito baixo peso em centros de assistência perinatal terciária.

EPIDEMIOLOGIA

A precisão da distinção entre RNs AIG e PIG com menos de 28 semanas de idade gestacional aumentou apenas nos últimos anos, graças à US no início da gravidez. No Canadá, e

---

QUADRO 22.1

Principais problemas em recém-nascidos de extremo baixo peso.

Respiratórios
  Síndrome de angústia respiratória
  Insuficiência respiratória
  Apneia
  Extravasamentos de ar
  Doença pulmonar crônica

Cardiovasculares
  Persistência do canal arterial

Sistema nervoso central
  Hemorragia intraventricular
  Leucomalacia periventricular
  Convulsões

Renais
  Desequilíbrio eletrolítico
  Perturbações acidobásicas
  Insuficiência renal

Oftalmológicos
  Retinopatia da prematuridade
  Estrabismo
  Miopia

Gastrintestinais-nutricionais
  Intolerância alimentar
  Enterocolite necrosante
  Hérnias inguinais
  Icterícia colestática
  Restrição ao crescimento pós-natal

Imunológicos
  Defesa precária contra infecções

Infecção
  Infecções perinatais
  Infecções hospitalares

particularmente na província de Quebec, a realização sistemática de US entre a 11ª e a 13ª semana de idade gestacional possibilita não apenas a detecção precoce de anomalias congênitas importantes e o potencial de interrupção da gravidez, como também estima de maneira razoavelmente acurada a duração de quase todas as gestações. A definição precisa da idade gestacional, juntamente com o peso de RNs prematuros, possibilita relacionar problemas específicos, diagnósticos e prognósticos com o grau de imaturidade, e reconhecer as implicações da RCIU em uma idade gestacional muito baixa. Em nosso centro perinatal, a incidência de RCIU, definido como peso ao nascer mais de dois desvios padrão (DP) abaixo da média para uma determinada idade gestacional, tem sido de 27,8% para os RNs com peso inferior a 1.000 g (Quadro 22.2).

Embora as taxas de mortalidade dos RNs de EBP estejam declinando, a incidência desses nascimentos não mudou significativamente. Estima-se que a taxa de nascidos vivos pesando 500 a 999 g no Canadá seja de 0,4% (10). Os fatores há muito reconhecidos como associados à prematuridade incluem extremos da idade materna, nível socioeconômico, baixo nível de escolaridade, hábitos sociais adversos, doenças maternas, infecções ginecológicas e, mais recentemente, gestações múltiplas secundárias às tecnologias de reprodução assistida (11).

Os fatores preditivos significativos para a sobrevida de RNs com EBP são idade gestacional maior, peso ao nascer mais alto, sexo feminino, raça afrodescendente, nascimento único e restrição leve a moderada do crescimento fetal (12). Os Quadros 22.2 e 22.3 indicam a taxa de sobrevida de RNs com peso inferior a 1.000 g em nossa instituição entre 2005 e 2011, analisada segundo o peso e a idade gestacional. Em nossa experiência, os RNs com 27 semanas de idade gestacional e peso mais de 2 DP abaixo da média estão em desvantagem em comparação com os RNs AIG em termos de problemas agudos e crônicos, sendo a complicação mais marcante a maior incidência de retinopatia da prematuridade (RP) (13) (consulte também o Capítulo 51).

Em termos de avaliação epidemiológica global dos desfechos dos RNs de EBP, muitos fatores contribuem para a inexatidão dos dados. Muitos países e, particularmente, alguns em desenvolvimento, não mantêm estatísticas acerca de RNs com menos de 28 semanas de idade gestacional. Em outros países, a morte, quando ocorre rapidamente no primeiro dia de vida, ou especificamente na sala de parto, não é computada como morte neonatal. As taxas de sobrevida podem ser registadas aos 7 dias, aos 28 dias ou no momento da alta, sem verdadeira distinção. Ademais, as informações oriundas de pequenas instituições privadas podem não ser acuradas e difíceis de controlar. Os dados nacionais e regionais também podem ser seriamente prejudicados pela razão entre RNs no hospital e transferidos para centros terciários e o número de RNs extremamente prematuros que são reanimados (consulte também o Capítulo 1). De fato, existem grandes variações em termos da intervenção e reanimação na sala de parto entre instituições e países, e elas refletem não apenas diferenças na capacidade de algumas instituições de tratar RNs próximo aos limites de viabilidade, como também diferenças de filosofia. O Quadro 22.4 indica as taxas de sobrevida recentes conforme relatado em diferentes partes do mundo. Os Quadros 22.3, 22.5 e 22.6 indicam a sobrevida, o tratamento e as complicações dos RNs de EBP em nosso centro ao longo dos anos de 2005 a 2011.

QUADRO 22.2

Perfil populacional de 273 recém-nascidos de EBP, Jewish General Hospital, McGill University, 2005–2011.

Peso ao nascer (g)	Nascidos vivos Nº de neonatos	Sobreviventes Nº de recém-nascidos	%
< 500	11	2	18,2
500 a 749	117	78	66,7
750 a 999	145	125	86,2
500 a 999	262	203	77,5
< 1.000	273	205	75,1
Idade gestacional (média ± DP)	26,2 ± 1,8 semanas		
Peso ao nascer (média ± DP)	762 ± 143 g		
Apgar no 1º min (média ± DP)	4,2 ± 2,2		
Apgar no 5º min (média ± DP)	6,4 ± 2,2		
Taxa de PIG	27,8%		
Taxa de cesarianas	64,7%		
Dias no hospital dos sobreviventes (média ± DP)	99 ± 40		

QUADRO 22.3

Taxa de sobrevida por idade gestacional de 262 recém-nascidos com peso de 500 a 999 g no Jewish General Hospital, McGill University, de 2005 a 2011.

Idade gestacional (semanas)	Total de nascimentos	Sobreviventes
< 23	1	0 (0,0%)
23 a 24	66	37 (56,1%)
25 a 26	108	86 (79,6%)
27 a 28	66	61 (92,4%)
29 a 30	17	16 (94,1%)
31 a 32	4	3 (75,0%)
Todas as idades	262	203 (77,5%)

QUADRO 22.4

Estudos sobre a sobrevida na alta hospitalar de recém-nascidos extremamente prematuros, incluindo não reanimados e aqueles que morreram na sala de parto.

Estudo	Local	Nº de nascidos vivos	≤ 22 semanas	23 semanas	24 semanas	25 semanas
CNN (14)	Canadá	582	18%	42%	59%	81%
Express Group (15)	Suécia	501	10%	53%	67%	82%
Itabashi et al. (16)	Japão	1.303	34%	54%	76%	85%
NICHD NRN, 2003–2007 (17)	EUA	4.160	6%	26%	55%	72%
EPICure 2, 2006 (18)	Inglaterra	1.454	2%	19%	40%	66%
Markestad et al. (19)	Noruega	182	0%	26%	55%	77%
Bolisetty et al. (20)	Austrália	355	N/A	50%	62%	72%

QUADRO 22.5

Desfecho de 262 recém-nascidos com peso de 500 a 999 g no Jewish General Hospital, McGill University, de 2005 a 2011.

	Nº de recém-nascidos (n = 262)	%
Sobrevida	203	77,5
Betametasona pré-natal	228	87,0
Cesariana	169	64,5
Ventilação	235	89,7
Síndrome de angústia respiratória	189	72,1
Surfactante para a síndrome de angústia respiratória	177/189	93,7
Drenagem de pneumotórax	13	5,0
Apenas enfisema intersticial pulmonar	12	4,6
Hemorragia intraventricular, todos os graus	51	19,5
HIVe graus III-IV	17	6,5
Persistência do canal arterial	167	63,7
Enterocolite necrosante cirúrgica	6	2,3
Apneia	194	74,0

QUADRO 22.6

Complicações de 203 sobreviventes de 500 a 999 g no Jewish General Hospital, McGill University, de 2005 a 2011.

	Nº de recém-nascidos (n = 203)	%
Ventilação	186	91,6
28 dias de oxigênio	158	77,8
Oxigênio com 36 semanas de IPC	80	39,4
O$_2$ domiciliar	16	7,9
HIVe de todos os graus	29	14,3
HIVe graus III-IV	6	3,0
Leucomalacia periventricular	9	4,4
Ventriculomegalia	26	12,8
Retinopatia da prematuridade em todos os estágios	70	34,5
≥ Estágio III	27	13,3
Limiar	12	5,9
Laser	10	4,9
Bevacizumabe	4	2,0
Persistência do canal arterial	134	66,0
Fechamento com inibidores da COX	122/134	91,0
Cirurgia	46/134	34,3
Sepse	103	50,7
Enterocolite necrosante cirúrgica	2	1,0
Dias no hospital	100 ± 42	

ASSISTÊNCIA PERINATAL

Pré-natal

Com o advento da US precoce rotineira, a idade gestacional está razoavelmente bem estabelecida à internação na unidade obstétrica para a grande maioria das mulheres que se apresentam em trabalho de parto prematuro, amniorrexe prematura ou outros problemas diagnosticados no segundo trimestre de gravidez. Tais pacientes precisam ser imediatamente assistidas por um especialista em medicina materno-fetal, que coordenará a avaliação e o tratamento e garantirá a comunicação e o aconselhamento apropriados. Com base na investigação das causas do problema em questão, na avaliação do grau de dilatação cervical, no estado das membranas, na presença ou ausência de corioamnionite e na avaliação mais recente do bem-estar fetal por US, o especialista em medicina materno-fetal pode decidir sobre a melhor conduta, idealmente uma consulta com o neonatologista, incluindo uma estimativa da probabilidade de controlar o trabalho de parto com tocólise para conceder tempo adequado à terapia pré-natal com corticosteroides (21) e sulfato de magnésio para neuroproteção (22).

Os futuros pais precisam receber informações acuradas sobre todos os aspectos do tratamento proposto, incluindo a possível necessidade de cesariana, e informações sobre o tratamento subsequente do RN, como os riscos em potencial relacionados com o grau de prematuridade e as intervenções terapêuticas que poderão ser necessárias para mantê-lo vivo. Idealmente, essas informações devem ser oferecidas em conjunto pelo especialista em medicina materno-fetal e o neonatologista, e baseadas não apenas em informações estatísticas gerais, mas também na experiência da instituição com os desfechos de RNs de idade gestacional semelhante. Em nosso centro, o neonatologista faz um parecer por escrito para todas as pacientes internadas na unidade obstétrica de alto risco. Entrevistamos a família, oferecemos revisão extensa de nossa experiência com casos semelhantes e respondemos suas perguntas a respeito dos riscos e desfechos. O pai e a mãe são convidados a visitar a UTIN e a familiarizar-se com o ambiente e os profissionais.

A menor idade gestacional em que a reanimação deve ser instituída tem sido debatida há muito tempo (consulte também o Capítulo 8). Há diretrizes dos Comitês Americano e Canadense de Medicina Fetal e Neonatal (3,23,24). Com base em nossa experiência, apresentamos uma opinião otimista em termos da sobrevida e morbidade em potencial para gestações a partir de 25 semanas. Entre 24 e 25 semanas, embora enfatizemos que as chances de sobrevida são bem altas, também salientamos o risco mais alto de complicações, como hemorragia intraventricular (HIVe), leucomalacia periventricular (LPV), retinopatia da prematuridade (RP), doença pulmonar crônica (DPC), déficits neurossensoriais e dificuldades escolares e comportamentais subsequentes. Para as gestações de 23 a 24 semanas, descrevemos a incidência aumentada de complicações já mencionadas e a menor taxa de sobrevida; contudo, também mencionamos a possibilidade de sobrevida intacta ou com mínimas deficiências. Por fim, nas gestações abaixo de 23 semanas, não recomendamos intervenção. Para os pais que solicitam intervenção plena, recomendamos fortemente que a reanimação seja realizada apenas se o RN tiver no mínimo o grau de maturidade previsto pela data da última menstruação e/ou US e se, na avaliação do neonatologista presente na sala de parto, o RN tiver chances razoáveis de responder à reanimação. Sempre deixamos claro para os pais que o início da reanimação e as intervenções subsequentes na UTI neonatal não impedem a suspensão do tratamento se uma complicação séria como HIVe grave for detectada nas primeiras horas ou dias após o nascimento. A presença de um neonatologista na sala de parto é um componente essencial de nosso protocolo de assistência dos RNs de EBP.

Uma das perguntas mais difíceis que os pais fazem, e sobre a qual nossos colegas obstetras debatem continuamente, é a via de parto mais segura quando a apresentação é pélvica ou existem evidências de sofrimento fetal (25). Em nossa instituição, com base em nossos resultados, e conforme recomendado pela Canadian Pediatric Society (3), recomendamos a cesariana nessas situações até 25 semanas de idade gestacional. Entre 24 e 25 semanas, a decisão é mais delicada, e muitos fatores precisam ser levados em consideração, particularmente em vista do fato de que muitas vezes é necessário fazer uma incisão clássica. A decisão de seguir com esta conduta é tomada quando os pais têm uma clara compreensão de todas as implicações clínicas para a mãe e o RN. Por fim, nas gestações com menos de 24 semanas, a cesariana é realizada estritamente por indicações maternas, como perda sanguínea materna grave ou pré-eclâmpsia.

Outra situação difícil do tratamento diz respeito à amniorrexe entre 18 e 22 semanas de idade gestacional, resultando em oligoidrâmnio grave, com o risco inerente de subdesenvolvimento pulmonar (26). USs seriadas conseguem avaliar o grau de reacúmulo do líquido amniótico e permitir uma decisão mais esclarecida em relação à recomendação de continuação da gravidez (27). Contudo, na grande maioria dos casos, o desfecho é muito reservado, e a interrupção da gravidez é uma opção razoável, sobretudo se a ruptura das membranas ocorreu antes de 20 semanas de idade gestacional com pouco reacúmulo de líquido amniótico.

Parto iminente

O manejo da paciente com parto prematuro iminente deve incluir: avaliação da idade gestacional segundo a data da última menstruação e/ou US precoce, tamanho e posição fetais, estado das membranas fetais, volume de líquido amniótico e evidências de corioamnionite e outras complicações obstétricas como sangramento ou pré-eclâmpsia. Também devem-se realizar culturas vaginorretais para detecção da colonização por estreptococos do grupo B e instituição de tratamento com penicilina ou uma alternativa apropriada (28). Em todas as pacientes a partir de 23 semanas de idade gestacional, propomos tocólise, sulfato de magnésio para neuroproteção e administração de duas doses de 12 mg de betametasona, IM, com intervalo de 24 horas (21). Também monitoramos a temperatura corporal e alterações na contagem de leucócitos, tendo em mente a possível leucocitose transitória após a administração de betametasona.

Se a paciente tiver febre ou demonstrar outros sinais de corioamnionite, instituem-se antibióticos de amplo espectro. Quando as membranas estão rotas, usamos a associação de ampicilina e eritromicina e tentamos deter temporariamente o trabalho de parto e administrar esteroides (29).

Manejo na sala de parto

O tratamento bem-sucedido do RN de EBP começa na sala de parto (Quadro 22.7). Uma sala de parto bem organizada e equipada e uma equipe competente liderada por um neonatologista experiente são elementos essenciais à recepção apropriada de RNs muito frágeis. O princípio básico que orienta o tratamento bem-sucedido visa à prevenção de qualquer desvio fisiológico da normalidade, como hipotermia, acidose ou hipoxia. Ao mesmo tempo, é importante que cada intervenção durante o processo de reanimação seja cuidadosamente adaptada ao tamanho e às necessidades do RN. Manobras vigorosas, pressão positiva excessiva durante a ventilação com ambu, ou administração excessiva de fármacos e líquidos podem induzir lesões permanentes do sistema nervoso central (SNC) ou dos pulmões.

É particularmente inadequado quando mães de alto risco são encaminhadas a um centro de assistência terciária para obter assistência perinatal especializada e seus RNs prematuros são assistidos na sala de parto e durante as primeiras horas críticas de suas vidas por profissionais inexperientes em treinamento, sem supervisão. Decisões importantes, como instituir ou não a reanimação e durante quanto tempo, precisam ser tomadas em períodos de tempo extremamente curtos e sob intensa pressão para RNs no limite da viabilidade. Estas decisões só podem ser tomadas por profissionais experientes (3).

Em nosso centro, um RN com EBP sempre é assistido por um neonatologista, além do residente de pediatria, um enfermeiro da UTI neonatal e um terapeuta respiratório. Usa-se equipamento apropriado, de acordo com as diretrizes da American Heart Association e American Academy of Pediatrics (AAP) para reanimação neonatal, com ênfase especial no controle da temperatura, ou seja, aquecedor radiante na temperatura máxima e cobertores preaquecidos (30).

Durante as etapas iniciais da estabilização, o RN é imediatamente colocado sob um aquecedor radiante e em um saco de polietileno. Após o posicionamento e sucção, a maioria dos RNs de EBP necessitam do início imediato de pressão contínua distensora das vias respiratórias ou o início da ventilação mecânica com pressão positiva com ambu e máscara ou um reanimador de peça em T. A reanimação inicial é iniciada com concentração de oxigênio inspirado de 30 a 40%, que é rapidamente adaptada ao estado do RN e às leituras pré-ductais de saturação de oxigênio. Observamos que, em RNs de EBP, a ventilação é mais efetiva se for realizada em uma frequência mais alta que no RN a termo. Usamos ambus anestésicos e ventilamos à frequência de 60 a 80 incursões por minuto, ajustamos a pressão para obter entrada de ar bilateral e excursão adequada da parede torácica. No caso de RNs extremamente prematuros com pouca expansão torácica ou bradicardia persistente, pode-se realizar a intubação na sala de parto rapidamente.

Com ventilação apropriada, em nossa experiência, raramente o RN precisará de compressões torácicas ou epinefrina. O prognóstico dos RNs com EBP que precisam deste grau de reanimação é muito reservado, sobretudo se o peso ao nascer for inferior a 750 g. A reposição volêmica só é instituída quando existe a suspeita de perda sanguínea significativa.

Mesmo após reanimação ideal, os escores de Apgar de RNs com EBP raramente excedem 6 ou 7 em virtude de sua hipotonia e reatividade reduzida, esforço respiratório precário e perfusão periférica inicialmente baixa (31). Assim, a frequência cardíaca e a saturação de oxigênio do RN são as melhores medidas da eficácia dos esforços de reanimação.

O tópico do manejo na sala de parto não estaria concluído sem mencionar os dilemas éticos enfrentados pelo neonatologista quando as opiniões dos pais e dos médicos acerca da reanimação diferem, ou quando um RN com EBP sofre asfixia grave e precisa de reanimação prolongada (consulte também os Capítulos 8 e 17). Nosso ponto de vista é que as opiniões razoáveis dos pais devam ser respeitadas após discussão ampla e honesta das chances de sobrevida significativa do RN.

QUADRO 22.7
Os primeiros 60 minutos de vida.

1. **Reanimação especializada na sala de parto**
2. **Boa termorregulação**
   a. Manter o recém-nascido quente e envolto em um saco plástico na sala de parto
   b. Oferecer ambiente de alta umidade na incubadora
3. **Manipulação mínima e prevenção de manobras bruscas**
4. **Suporte cardiorrespiratório especializado**
   a. Uso liberal de CPAP nasofaríngeo
   b. Intubação quando indicada, evitando pressões ventilatórias excessivas
   c. Administração precoce de surfactante, quando indicada. Ajuste rápido da assistência ventilatória
   d. Monitoramento contínuo da oxigenação com oximetria de pulso
   e. Monitoramento da pressão arterial. Administração prudente dos expansores de volume
   f. Cateterismo dos vasos umbilicais, quando indicado
   g. Avaliação radiográfica de patologia pulmonar e posição de cateteres
5. **Nutrição parenteral precoce e antibióticos quando indicado**
6. **Transmissão de informações aos pais**

MANEJO NEONATAL

Organização da UTI neonatal

O cuidado dos RNs de EBP e extremamente prematuros é mais bem realizado em UTIs neonatais de nível terciário/quaternário, que têm a experiência, pessoal, recursos e ambiente necessários. Avanços tecnológicos e clínicos no atendimento neonatal exigem conhecimento especializado que é mais bem fornecido por uma equipe de UTI neonatal multidisciplinar dedicada e bem coordenada. Os profissionais que constituem a equipe de UTI neonatal podem ser agrupados como segue: (a) *clínicos*, tais como médicos, auxiliares de enfermagem, enfermeiros, farmacêuticos, nutricionistas e fisioterapeutas respiratórios; (b) *desenvolvimentais*, tais como assistentes sociais, terapeutas ocupacionais, fisioterapeutas e consultores de lactação; e (c) *apoio*, como escriturários, engenharia biomédica e serviços ambientais. Uma equipe experiente com conhecimento avançado e habilidades é a mais competente para fornecer o atendimento complexo que os RNs de EBP e extremamente prematuros necessitam, para compreender o estado emocional vulnerável das famílias e para trafegar pela complexa interface social e clínica vivenciada pelas famílias e pela equipe da UTI neonatal ao longo da internação prolongada e muitas vezes desafiadora de tais RNs frágeis. Os pais são membros essenciais desta equipe de UTI neonatal, sendo as influências mais importantes e constantes na vida de seus RNs na UTI neonatal e após a alta hospitalar. Parcerias colaborativas fortalecem as famílias para que se tornem competentes cuidadores de seus RNs com habilidades parentais confiáveis e eficazes e assumam o compromisso do atendimento centrado na família na UTI neonatal (32).

Na última década, reconheceu-se que o ambiente físico da UTI neonatal é um componente essencial no fornecimento ideal do atendimento complexo, intensivo e de apoio ao desenvolvimento que os RNs frágeis e suas famílias vulneráveis necessitam e, ao mesmo tempo, no apoio das atividades e do bem-estar da equipe de UTI neonatal (consulte também o Capítulo 2). Atendimento seguro com espaço e iluminação adequados, controle de ruídos, controle de infecção, bem como promoção de interação da equipe, comunicação e carga de trabalho adequada são imperativos clínicos. Conforto, privacidade e atendimento individualizado são considerações importantes para as famílias (33).

Internação na unidade de terapia intensiva neonatal

A assistência especializada na sala de parto e durante as primeiras horas após a internação na UTIN é fundamental para prevenir complicações imediatas e a longo prazo no RN de EBP. Está bem estabelecido que a maioria das lesões cerebrais ocorre em torno do momento do nascimento ou no período pós-natal imediato. Alterações agudas no fluxo sanguíneo cerebral podem predispor à ruptura a rede muito frágil de vasos periventriculares. Portanto, é crucial manejar esses RNs muito frágeis com extremo cuidado, evitando perturbações desnecessárias e antes prevenindo do que corrigindo desvios fisiológicos do equilíbrio acidobásico, gases sanguíneos, pressão arterial, ou temperatura corporal. Ademais, uma ventilação indevidamente agressiva na sala de parto ou na UTIN pode acarretar problemas pulmonares agudos ou crônicos como hiperinsuflação e perda da elasticidade dos alvéolos, enfisema intersticial pulmonar (EIP), pneumotórax e, mais tarde, DPC. O início de pressão positiva contínua em vias respiratórias (CPAP) ou cânula nasal de fluxo elevado são a primeira abordagem. Estas são iniciadas na sala de parto e continuadas na UTI neonatal.

A grande maioria dos RNs de EBP que necessitam de assistência ventilatória é intubada na UTI neonatal. Apenas em situações excepcionais, quando o RN não responde à ventilação com ambu e máscara, realiza-se intubação na sala de parto. Usamos a via nasotraqueal e um tubo endotraqueal (TET) de 2,5 mm de diâmetro para RNs com EBP. Acreditamos que é importante utilizar um tubo TET de pequeno calibre, mesmo correndo o risco de haver algum vazamento ao redor do TET, para evitar traumatismo subglótico, estreitamentos e mais tarde estenose.

Na grande maioria desses RNs, os vasos umbilicais são canulados. O cateter arterial é utilizado para coleta de sangue ou para o monitoramento invasivo da pressão arterial. Preferimos a posição "alta" da ponta do cateter, logo acima do nível do diafragma. Após cada coleta sanguínea, o cateter é lavado com solução heparinizada de NaCl a 0,45%. Utilizamos o cateter venoso para iniciar a alimentação parenteral durante a inserção precoce planejada de um cateter venoso central por via percutânea (PCVC), evitando assim o manejo excessivo e perturbações ao RN durante as primeiras 24 a 48 horas de vida. A ponta do cateter é posicionada na junção da veia cava inferior e do átrio direito, desse modo evitando o fígado.

As amostras de sangue são enviadas para análise da glicose, gases sanguíneos, hemoglobina e contagem de leucócitos. A alimentação intravenosa é iniciada a uma taxa de 65 a 85 mℓ/kg/dia, e o RN é colocado em incubadora com alta umidade. Os níveis de glicemia são monitorados estreitamente, e a taxa de infusão de glicose é ajustada de acordo. Para RNs muito pequenos, quando mais de 10% da volemia do RN foi removida, repomos com transfusão de concentrado de hemácias. Tentamos reduzir o número de exposições a doadores, separando o sangue em pequenas bolsas, que podem ser usadas por até várias semanas (34). Os pais que desejam doar sangue para o filho podem fazê-lo, desde que sejam de grupo sanguíneo compatível e não tenham doenças virais e outras infecções. Os RNs muito enfermos recebem assistência de enfermagem 1:1 até que seu estado se estabilize, quando então a razão enfermeiros/RNs torna-se 1:2.

Um cateter venoso central de inserção percutânea (PCVC) é inserido assim que o RN estiver estável (35). Como porta de entrada, favorecemos os membros superiores do RN, e tentamos posicionar a ponta do cateter na veia cava superior, tendo o cuidado de evitar uma posição intracardíaca, com seus riscos inerentes de erosão para o espaço pericárdico (36). No caso de falha na instalação do cateter central em uma posição apropriada, mantém-se acesso venoso periférico. A nutrição parenteral total (NPT) é iniciada nas primeiras horas de vida. Os eletrólitos são medidos entre 12 e 18 horas de vida. Durante as primeiras 72 horas, o peso corporal é medido a cada 8 horas, e o aporte hídrico é ajustado de acordo. Incubadoras possuem balanças incorporadas, permitindo, assim, medir o peso sem manipulação excessiva e mobilização do RN. Elas também oferecem alto nível de umidade, reduzindo substancialmente a necessidade de líquido.

Para auxiliar no prognóstico, é importante obter uma US craniana nas primeiras 24 horas de vida (37). Este exame deve ser repetido no mínimo 1 semana depois, ou com a frequência necessária, de acordo com a patologia detectada à internação ou a deterioração do estado do RN compatível com o envolvimento do SNC. Antes da alta hospitalar, também é importante repetir a US transfontanela para avaliar a existência ou não de LPV (38). Idealmente, este último ultrassom deve ser realizado na idade pós-menstrual de 35 a 36 semanas.

Suporte respiratório

A grande maioria dos RNs de EBP necessitará de alguma forma de assistência respiratória para sobreviver (consulte também o Capítulo 28). Para RNs vigorosos, a CPAP por via nasal, a ventilação nasal e a cânula nasal de fluxo elevado são os modos de suporte preferíveis (39). Há alguma controvérsia em torno da cronologia e dos critérios para iniciar a ventilação assistida. Em geral, os lactentes que necessitam de uma $F_{IO_2} > 0,35$ a 0,40 nas primeiras horas de vida ou com pressão parcial de CO_2 (P_{CO_2}) significativamente elevada são considerados bons candidatos para a ventilação mecânica. Com um número crescente de RNs que requerem somente CPAP após o nascimento, conforme declaração de política realizada pela American Academy of Pediatrics (40), o número de lactentes que recebem surfactante exógeno diminuiu.

O advento da terapia com surfactante exógeno reduziu significativamente a mortalidade de todos os RNs que sofrem insuficiência respiratória secundária à síndrome de angústia respiratória (SAR), porém seu impacto tem sido particularmente importante entre os RNs mais prematuros (41). A administração de surfactante a esses RNs muito pequenos requer cuidados extras, pois alterações rápidas da complacência pulmonar podem não apenas lesionar os pulmões ao aumentar o risco de hiperinsuflação e hiperdistensão, como também predispor a alterações agudas na circulação ductal, o que por sua vez pode produzir hemorragia cerebral e/ou pulmonar. Com a rápida melhora da oxigenação, a hiperoxia persistente também pode ser nociva para os olhos. Portanto, a administração de surfactante deve ser realizada por um profissional experiente, com monitoramento estreito dos parâmetros ventilatórios, e com rápida redução das pressões inspiratórias máximas (PIM) e concentrações de oxigênio inspirado. Se necessário, pode-se fornecer uma segunda dose de surfactante desde 6 horas após a primeira dose. Em nossa experiência, se a resposta à segunda dose for insatisfatória, é altamente improvável que o distúrbio melhore com a administração adicional de surfactante. A maioria dos RNs melhora rapidamente após a primeira dose, de maneira que uma segunda dose de surfactante raramente é administrada. As preparações de surfactante natural são praticamente as únicas usadas (42), embora algumas das preparações mais novas de surfactante sintético contendo peptídeos artificiais possam ser uma boa alternativa (43). Também tem havido descrições recentes de RNs não intubados que recebem terapia de surfactante com êxito usando técnicas minimamente invasivas, como por instilação através de um pequeno cateter de alimentação inserido na traqueia sob visualização direta, seguida pela administração de pressão contínua distensora das vias respiratórias (44).

Ao instituir a ventilação mecânica, é fundamental empregar parâmetros eficazes mínimos (45). Estudos mostraram que a hiperventilação e a hiperinsuflação dos pulmões aumentam a perda de fosfolipídios tensoativos (46). Ademais, a hiperinsuflação predispõe a extravasamentos de ar e, particularmente, ao EIP. O último é uma complicação séria no RN pequeno, e relativamente frequente. Provavelmente está relacionado com imaturidade estrutural dos pulmões, sobretudo a relativa ausência de tecido elástico, que normalmente aumenta ao longo da gestação de maneira progressiva (47). Ademais, o interstício é maior no RN mais imaturo em decorrência da alveolização insuficiente. Embora a drenagem de um pneumotórax induza melhora rápida, o tratamento do EIP é bem mais complicado. Como a complacência pulmonar se reduz, há necessidade de aumentar a PIM para manter a ventilação adequada. Isto resulta em maior barotrauma para as vias respiratórias pequenas. A corioamnionite foi relatada como um fator de risco que predispõe ao EIP (48). A incidência mais alta de EIP em RNs pequenos foi observada quando a pneumonia intrauterina complica a SAR. As estratégias para administrar o EIP incluem aceitação de níveis mais altos de P_{CO_2} e níveis mais baixos de pH, redução da pressão expiratória final positiva (PEEP), aumento do tempo expiratório, posição do RN sobre o lado afetado, intubação seletiva do pulmão contralateral e terapia com corticosteroides sistêmicos. O uso da ventilação de alta frequência provavelmente é o tratamento mais eficaz (49).

Inúmeras estratégias ventilatórias foram preconizadas para manter a ventilação satisfatória e reduzir o risco de complicações, como PIM alta-frequência baixa, PIM baixa-frequência alta, variação na razão I:E, variações no fluxo, hipercapnia permissiva, tolerância de um pH inferior e, mais recentemente, ventilação de alta frequência e até mesmo ventilação por meio de prongas nasais. Nos últimos anos, contudo, a tendência geral tem sido usar a menor PIM possível para obter ventilação e oxigenação aceitáveis (50). Naturalmente, a questão é o que é considerado "aceitável". Alguns neonatologistas toleram um pH de apenas 7,20 e uma P_{CO_2} tão alta quanto 65 mmHg. A maioria dos centros procura obter valores da Pa_{O_2} entre 50 e 70 mmHg. Nossas PIM raramente excedem 14 a 15 cmH$_2$O, e ajustamos a PEEP para 5 cmH$_2$O, com frequências iniciais de 65 a 70 por minuto. Procuramos manter os valores de saturação do oxigênio na faixa entre 85 e 93%, que é suficiente para abolir a produção de ácido láctico e, ao mesmo tempo, permanecer relativamente perto dos valores intrauterinos. Acreditamos que este grau modesto de oxigenação ofereça a vantagem de reduzir a necessidade de administração de altas concentrações de oxigênio, minorando assim a toxicidade pulmonar, e pode ajudar a prevenir lesão retiniana. O Quadro 22.6 mostra nossa incidência de DPC e RP. Acreditamos que através do uso da menor PIM possível e, no início, uma frequência respiratória relativamente rápida reduzimos a hiperdistensão e o barotrauma e minimizamos o risco de lesão pulmonar. Também observamos que, com frequências respiratórias inicialmente mais altas, o RN pequeno logo deixa de lutar com o ventilador mecânico, desse modo, tornando a troca gasosa mais suave e, possivelmente, reduzindo a incidência de extravasamentos de ar. Frequências respiratórias relativamente altas também parecem ser mais fisiológicas para o RN muito imaturo, conforme observado por Greenough et al. (51). Para toalete das vias respiratórias, utilizamos o circuito de aspiração fechado de Ballard, o que evita desconectar o RN do respirador (52). Restringimos as aspirações durante os primeiros dias de vida, quando o volume de secreções é mínimo. Analgesia/sedação é administrada antes da intubação não emergente e, em casos raros, pode ser necessária para RNs que permanecem agitados durante a ventilação mecânica, especialmente para aqueles em suporte ventilatório de alta frequência.

Tão logo os procedimentos de intubação e cateterismo dos vasos umbilicais estejam concluídos, realizamos uma radiografia de tórax e abdome para avaliar a posição do TET e dos cateteres umbilicais e, ao mesmo tempo, estimar a gravidade da patologia pulmonar. Trinta minutos após o início da ventilação, obtemos uma gasometria arterial para ajustar os parâmetros ventilatórios. Usamos o princípio da "hipercapnia permissiva", procurando alcançar um pH acima de 7,25 e P_{CO_2} entre 45 e 55 mmHg, mas quando as PIM estão elevadas ou na presença de EIP, toleramos valores de P_{CO_2} de até 65 mmHg, desde que o pH seja no mínimo 7,20. Os TETs são fixados com fita adesiva a um suporte de TET NeoBar® (Neotech Products, Inc., Valencia, CA). Registramos o nível em que o TET foi fixado, evitando assim a necessidade de repetir a radiografia de tórax para avaliar a posição do tubo quando a reintubação for necessária. Na verdade, realizamos muito poucas radiografias, e confiamos extensamente em avaliação clínica, gases sanguíneos, capnometria transcutânea e oximetria de pulso. Contudo, uma radiografia de tórax será realizada se houver deterioração clínica significativa ou preocupação com a posição do TET ou o desenvolvimento de qualquer forma de extravasamento de ar.

Avery et al. (53) relataram, em 1987, que a incidência de DPC variava entre as unidades neonatais (consulte também o Capítulo 27). A unidade com a incidência mais baixa utilizava CPAP com frequência bem maior do que as demais unidades. Dados epidemiológicos de 36 unidades na Vermont-Oxford Trial Network também indicaram grandes diferenças na incidência de DPC, de 16 a 70% para RNs com peso entre 501 e 1.500 g (54). A incidência de DBP foi mais baixa nas unidades que permitem níveis de P_{CO_2} mais altos. Mais evidências da associação entre DPC e P_{CO_2} foram geradas por Kraybil et al. (55). Garland et al. (56) relataram a incidência mais alta de DPC entre RNs com a P_{CO_2} mais baixa antes da administração de surfactante.

O conceito de hipercapnia permissiva para pacientes que precisam de ventilação mecânica dá prioridade à prevenção ou à limitação da hiperinsuflação pulmonar grave sobre a manutenção de ventilação normal. O princípio consiste em permitir que a P_{CO_2} suba ao minorar as pressões do respirador e o volume corrente (57). Os riscos em potencial de valores mais altos da P_{CO_2} incluem aumento da perfusão cerebral, aumento da perfusão retiniana, elevação da resistência vascular pulmonar e redução do pH. A partir de observações epidemiológicas, parece que a acidose respiratória, ao contrário da acidose metabólica, não está associada a desfechos neurológicos ruins. Vannucci et al. (58) demonstraram achados semelhantes em estudos com ratos.

Diversos relatos na literatura expressaram preocupação com os efeitos colaterais em potencial de baixos níveis de P_{CO_2} (59). Graziani et al. (60) relataram que, juntamente com outros fatores, a hipocapnia acentuada durante os primeiros 3 dias pós-natais estava associada a aumento do risco de lesão da substância branca periventricular em RNs prematuros. O modelo teórico de lesão cerebral isquêmica foi descrito por Wigglesworth e Pape (61). Estes autores construíram a hipótese de que o fluxo sanguíneo cerebral poderia ser reduzido por vários fatores, como hipotensão, hiperoxia, hipocapnia e pressões venosas elevadas. Também expressou-se, na literatura, preocupação com a ventilação de alta frequência, a qual pode gerar baixos níveis de P_{CO_2} em decorrência da ventilação alveolar efetiva (62). Entretanto, os dados acerca do desenvolvimento de LPV entre RNs tratados com esses dispositivos permanecem controversos. Porém, a maioria dos autores concorda que, para ser perigosa ao cérebro, a hipocapnia tem de atingir níveis inferiores a 30 mmHg. Nossa conduta é evitar valores da P_{CO_2} abaixo de 40 mmHg, reduzindo primeiro a PIM antes de reduzir as frequências respiratórias.

A ventilação oscilatória de alta frequência (VOAF) tem sido usada nos últimos anos na tentativa de diminuir a incidência de complicações ventilatórias precoces e prevenir a DPC. Os relatos publicados muitas vezes são contraditórios e, até o presente, não há evidências claras de que a VOAF ofereça alguma vantagem sobre a ventilação convencional (63). Porém, a VOAF é vantajosa durante o tratamento de RNs com EIP ou hipertensão pulmonar grave (64).

Mais recentemente, os efeitos da ventilação desencadeada pelo paciente com garantia de volume foram explorados no tratamento de RNs pré-termo (65). Esta técnica efetua ajustes automáticos da pressão inspiratória máxima a fim de garantir um volume corrente mecânico definido mínimo.

O momento da extubação de RNs de EBP é muito importante, porque eles são propensos a apresentar apneia, com o risco em potencial de lesão cerebral. Nos dias atuais, com a administração precoce de surfactante e a melhora da complacência pulmonar e a introdução precoce de cafeína, a extubação rápida e instalação de CPAP nasal ou ventilação nasal são possíveis para a maioria dos RNs com EBP. Contudo, alguns RNs extremamente prematuros apresentam vários episódios de apneia e dessaturação, com frequência exigindo reintubação. Por isso, para os RNs com menos de 750 mg, muitas vezes preferimos um processo de desmame mais progressivo, mantendo-os alguns dias extras sob PIM muito baixa de 10 a 12 mmHg e frequências de 20 a 25 por minuto, enquanto oferecemos alimentação intravenosa e oral máxima (66). Após a extubação, o lactente é colocado no suporte de CPAP nasal ou de cânula nasal de alto fluxo, o último dos quais tem sido usado com êxito crescente nos últimos anos (67). Esse suporte é suspenso quando ele mantém boa oxigenação sem apneia significativa, bradicardia e dessaturações. Se um RN recebendo CPAP nasal mostrar sinais de fadiga, manifestada por apneia recorrente e retenção de CO_2, institui-se a ventilação nasal antes da reintubação. Em muitas circunstâncias, esta abordagem oferece a ajuda extra que esses RNs precisam para evitar a reintubação (68).

Suporte cardiovascular

É extremamente importante prestar atenção aos sinais clínicos de estabilidade cardiovascular; entre eles estão hipoperfusão da pele, com palidez e pele mosqueada, taquicardia e baixa pressão arterial. O monitoramento contínuo da pressão arterial central por meio de um cateter arterial propicia melhor rastreamento de alterações ao longo do tempo nos primeiros dias de vida. Como regra prática, procuramos alcançar uma pressão arterial média (PAM) que seja numericamente um pouco acima da idade gestacional do RN em semanas. Observamos com cuidado um RN estável com boa perfusão apesar da baixa medição inicial da pressão arterial. Nos RNs sintomáticos, utilizamos com cuidado a expansão do volume com bólus de solução salina isotônica e/ou infusão contínua de dopamina. Descobriu-se que o acréscimo de hidrocortisona também é útil em casos de hipotensão persistente (69). Se houver a suspeita de perda aguda de sangue perinatal, uma transfusão de concentrado de hemácias é realizada, evitando infusões rápidas para reduzir ainda mais o risco de hemorragia intracraniana nestes RNs de EBP já em risco. O uso da ecocardiografia funcional no momento do atendimento pode ter benefícios potenciais na clarificação da fisiopatologia de um RN com instabilidade cardiovascular à beira do leito, oferecendo, assim, mais uma intervenção específica e monitoramento da efetividade do tratamento (70).

Persistência do canal arterial

O problema cardiovascular predominante nos RNs de EBP é a persistência do canal arterial (PCA) (consulte também o Capítulo 30). Um precórdio ativo, com pulsos céleres e pressão diferencial alargada, frequentemente precede a ausculta de um sopro. Encontrada facilmente nos primeiros dias de vida por ecocardiografia, espera-se a perviedade no RN de EBP, dada a fisiologia do canal do prematuro e sua relativa resistência a efeitos vasoconstritores de oxigênio. A persistência do canal arterial é inversamente proporcional à idade gestacional, de modo que até o 7º dia de vida, 98% dos RNs prematuros de mais de 30 semanas de idade gestacional irão demonstrar fechamento do canal arterial, versus apenas 13% em RNs com menos de 24 semanas de idade gestacional (71). Em outro estudo, o fechamento espontâneo do canal arterial em RNs de EBP foi relatado como 20% no 3º dia, 34% no 8º dia e 37% no momento da alta para casa (72). A pesquisa ativa para compreender os fatores que modulam a perviedade do canal arterial revelou possíveis fatores genéticos, por exemplo, genes que codificam a endoperóxido sintase 1 da prostaglandina (PTGS1), a endoperóxido sintase 2 da prostaglandina (PTGS2) e o receptor de prostaglandina (PTGER4) (73). Aporte excessivo de líquido e sepse de início tardio também têm sido associados à persistência da PCA (74). A administração de surfactante exógeno pode levar a sinais clínicos mais precoces de PCA, devido à rápida queda da resistência vascular pulmonar com melhora da função pulmonar, levando a shunt da esquerda para a direita (75).

O manejo ideal da PCA em RNs prematuros é atualmente um tema de debate acirrado, apesar das mais de três décadas de estudo ativo. A estratégia convencional de tratamento médico, especificamente inibidores da ciclo-oxigenase (ICOXs), com fechamento cirúrgico como tratamento adjuvante ou alternativo, tem sido contestada, visto que comentários recentes e algumas metanálises não conseguiram demonstrar os benefícios do tratamento. Ao contrário do que se acreditava anteriormente, a ligadura cirúrgica da PCA pode estar associada a maior chance de DPC, RP grave, hospitalização prolongada, comprometimento neurodesenvolvimental e mortalidade (76). Como resultado, uma mudança no manejo da PCA está ocorrendo e a abordagem tem sido mais conservadora.

Muitos RNs ainda não se beneficiam de tratamento clínico ou cirúrgico da PCA. Na verdade, mortalidade muito maior foi observada por Brooks et al. (77) com PCA persistente não tratada. Os riscos de *shunt* ductal hemodinamicamente significativo do desvio da esquerda para a direita podem ser "circulação pulmonar excessiva" (edema pulmonar, insuficiência respiratória, DPC), alterações da resistência vascular pulmonar (hipertensão pulmonar) e hipoperfusão sistêmica (HIVe, enterocolite necrosante [ECN], insuficiência renal e acidose metabólica). Ainda não foi determinada a melhor forma de qualificar a PCA como clinicamente significativa e, então, como e quando tratá-la.

Até que esses problemas sejam resolvidos, neonatologistas têm de lidar com a realidade de realizar o atendimento de um RN prematuro enfermo com um respirador ou com dificuldade respiratória contínua com um diagnóstico de grande PCA. Muitas vezes, uma PCA clinicamente significativa está correlacionada a seu tamanho, embora outras variáveis possam estar contribuindo para a hemodinâmica. Uma PCA pode ser considerada significativa, com mais de 90% de sensibilidade e especificidade, com diâmetro arterial de 1,4 mm/kg/peso corporal, razão entre o átrio esquerdo e a raiz da aorta de 1,4:1, velocidade média da artéria pulmonar esquerda de 0,42 m/s, ou velocidade diastólica da artéria pulmonar esquerda de 0,2 m/s (78).

Quando um grande canal é confirmado pelo ecocardiograma, analisamos o RN para sinais de comprometimento clínico, como piora do estado cardiorrespiratório. Se o RN estiver estável, vamos observar a criança e prosseguir com cuidado. Iniciamos medidas de apoio, tais como manejo criterioso de líquidos enquanto mantemos uma boa nutrição, diurese se for observada sobrecarga de volume, transfusão de concentrado de hemácias para manter o hematócrito acima de 0,4 (40%) e pressão distensora nas vias respiratórias conforme necessário para obter o suporte respiratório ideal. Se a PCA persistir ou aumentar de diâmetro e o RN permanecer instável e sob ventilação mecânica, o fechamento farmacológico com COXI é iniciado, contanto que não haja contraindicações para o seu uso, tais como insuficiência renal, sangramento ativo, trombocitopenia ou icterícia grave. HIVe grave não é uma contraindicação específica desde que não haja progressão recente do sangramento. Reduzimos o aporte de líquido em 110 a 130 mℓ/kg/dia antes de iniciar a terapia. Um protocolo para vigilância dos sinais vitais; débito urinário; pesagem 2 vezes/dia; e contagem diária de plaquetas, ureia, creatinina e bilirrubina é seguido durante o tratamento. De modo geral, a alimentação por via enteral não é suprimida, embora muitas vezes não aumentemos o volume das alimentações até que o tratamento seja concluído.

O COXI preferido na Europa e América do Norte é o ibuprofeno, visto que parece ter um perfil de segurança mais favorável do que a indometacina (79). Ele é administrado por via intravenosa com a primeira dose de 10 mg/kg, seguida de duas doses de 5 mg/kg administradas com um intervalo de 24 horas (80). Vale observar que se tem relatado que o ibuprofeno oral tem uma taxa inferior de falha de fechamento do que a formulação intravenosa e pode ser uma opção de tratamento no futuro (81). Além disso, estudos observacionais do paracetamol intravenoso (inibidor do componente da peroxidase de prostaglandina-sintetase) resultaram em fechamento de 100% das PCAs clinicamente significativas sem efeitos adversos e também pode ser uma opção de tratamento futuro (82).

Relata-se que a taxa de fechamento clínico da PCA com ibuprofeno bem-sucedida é de 20 a 40% com o primeiro curso (83). Dois cursos de ibuprofeno e muito raramente um terceiro curso são a nossa estratégia habitual. Se a PCA permanecer significativa após a falha do tratamento ou se houver disfunção renal ou diátese hemorrágica que impeça o tratamento com COXI, então a ligadura cirúrgica é planejada para otimizar o atendimento ao RN.

A experiência do Canadá com PCA é apresentada nas Figuras 22.1 e 22.2, ilustrando a dependência principalmente no fechamento clínico da PCA para o RN de EBP. Essa distribuição pode sofrer alterações adicionais ao longo da próxima década, refletindo a mudança atual na prática clínica para uma estratégia menos agressiva.

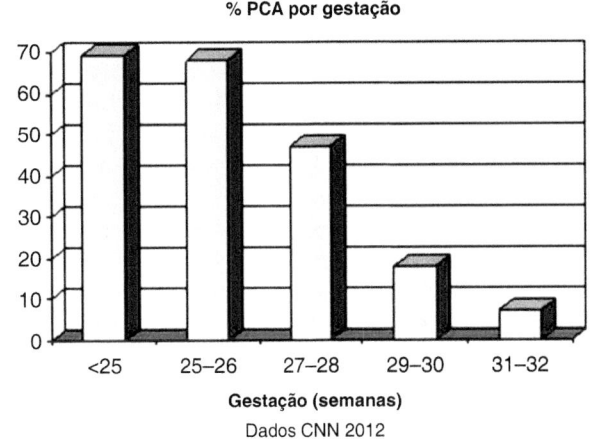

Figura 22.1 Porcentagem de PCA de acordo com a idade gestacional ao nascer. Dados adaptados de Canadian Neonatal Network 2012 Annual Report.

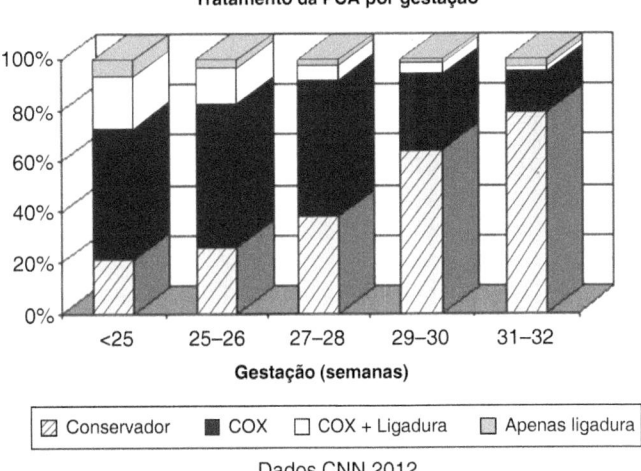

Figura 22.2 Manejo da PCA de acordo com a idade gestacional ao nascer. Dados adaptados de Canadian Neonatal Network 2012 Annual Report.

Líquidos e eletrólitos

A administração de líquidos e eletrólitos é um importante aspecto na assistência do RN de EBP (consulte também o Capítulo 19). O conhecimento da composição corporal desses RNs e a melhor compreensão da sua função renal ajudaram a determinar suas necessidades (84).

É importante recordar que o corpo do RN de EBP é constituído de 85 a 90% de água, a qual distribui-se como um terço de água intracelular e dois terços de água extracelular (AEC). Imediatamente após o nascimento, a taxa de filtração glomerular (TFG) e a excreção fracionada de sódio (EFNa) são baixas e o débito urinário é mínimo. Isto é seguido por uma fase diurética, que resulta em diminuição do compartimento de AEC. Além disso, em virtude da elevada razão da área de superfície corporal para o peso corporal e da epiderme subdesenvolvida do RN com EBP, as perdas evaporativas podem ser significativas, ou seja, 5,7 mℓ/kg/h (85). Ademais, o rim imaturo, com sua capacidade de concentração limitada (< 700 mOsm), produz grandes volumes de urina diluída. Assim, sem controle meticuloso do aporte hídrico e do ambiente do RN, ele é muito vulnerável a desidratação e hipertonicidade, que predispõem a HIVe. Também é preciso ter cautela para não sobrecarregar o RN com líquidos, porque isso teria um impacto na PCA, com possível insuficiência cardíaca congestiva, edema pulmonar, piora da função pulmonar e DPC (86).

RNs de EBP são colocados em uma incubadora, mantendo umidade de 75 a 80% durante os primeiros dias de vida. Esta abordagem reduz sobremodo a perda de água e calor e permite limitar o aporte hídrico entre 65 e 85 mℓ/kg/dia nas primeiras 24 h de vida. Monitoramos o peso do RN a cada 8 horas durante os primeiros dias de vida, o que é facilmente exequível com as modernas incubadoras que possuem balanças incorporadas e ajustam o aporte de líquido de acordo com esses dados. Nessas condições, raramente é necessário ultrapassar um aporte de 150 a 160 mℓ/kg/dia até mesmo para RNs com peso inferior a 600 g.

Anormalidades eletrolíticas como hipernatremia, hiponatremia e hiperpotassemia são frequentes em RNs de EBP. A hipernatremia em geral advém de perda hídrica insensível acentuada. A hiponatremia é observada com maior frequência devido à elevada EFNa durante a fase diurética. Também pode ser observada durante o primeiro dia de vida se a mãe tiver recebido grandes volumes de soluções hipotônicas por via intravenosa (IV). A hiponatremia também é encontrada após o tratamento com inibidores da COX sem a devida redução prévia do aporte hídrico, e mais tarde quando se usam diuréticos para o tratamento da DPC.

A nutrição parenteral é iniciada com 1,5 g/kg/dia de lipídios, 2,5 g/kg/dia de proteínas e 8 a 10 g/kg/dia de carboidratos. Monitoramos a glicemia e os eletrólitos estreitamente e ajustamos a alimentação intravenosa de acordo. Começamos a suplementação de sódio apenas quando sua concentração sérica for inferior a 140 mmol/ℓ (140 mEq/ℓ), que costuma ocorrer entre o segundo e terceiro dias de vida.

A hiperpotassemia é um problema agudo grave neste grupo de RNs com EBP, mesmo na ausência de oligúria e administração de potássio (87). Pode haver elevação rápida do potássio sérico durante as primeiras 24 horas de vida, especialmente nos RNs mais imaturos. É prudente obter uma medida inicial dos eletrólitos em 12 a 18 horas de vida. Alguns mecanismos foram propostos para este fenômeno, ou seja, hipoaldosteronismo relativo, imaturidade dos túbulos distais renais e deslocamento do potássio interno do espaço intracelular para o extracelular. A hiperpotassemia também é mais grave em RNs com HIVe ou hemorragia pulmonar, equimoses extensas, ou insuficiência renal.

Nos últimos anos, com a introdução mais precoce da nutrição parenteral, observamos redução acentuada da incidência de hiperpotassemia nos RNs de EBP. Isso pode ser explicado pela estimulação da secreção de insulina endógena pela administração precoce de aminoácidos e glicose (88). No entanto, na presença de uma concentração de potássio sérico superior a 7 mmol/ℓ, vamos começar a terapia com insulina para permitir um deslocamento intracelular do potássio e com gliconato de cálcio para a estabilização do miocárdio, tomando cuidado também para corrigir a acidose metabólica, se presente. Os suplementos de potássio são introduzidos somente depois que o nível sérico estiver estabilizado abaixo de 5 mmol/ℓ (5 mEq/ℓ).

Também monitoramos o débito urinário, e usamos densidade e osmolalidade urinárias como guia adicional para avaliar a função renal e o grau de hidratação do RN. Tipicamente, o pH urinário do RN de EBP é superior a 7 nos primeiros dias de vida, reduzindo subsequentemente à medida que a reabsorção tubular de bicarbonato aumenta. O monitoramento de glicosúria pode ser um bom indicador da homeostase de carboidratos do RN. Os RNs extremamente prematuros têm baixo limiar tubular renal de glicose e são predispostos à diurese osmótica.

O manejo do aporte hídrico dos RNs com EBP é absolutamente dependente da instalação de um acesso intravenoso. A veia umbilical geralmente oferece acesso fácil durante os primeiros dias. Em nosso centro, preferimos utilizar a inserção precoce de um cateter venoso central por via percutânea, que oferece acesso venoso contínuo durante o período de tempo que for necessário (35).

Homeostase de glicose, cálcio e fósforo

A hipoglicemia precoce é encontrada com frequência nos RNs de EBP, em virtude das baixas reservas de glicogênio e da imaturidade do mecanismo adaptativo pós-natal do controle endócrino e enzimático da glicemia (consulte também os Capítulos 20 e 34). Em particular, a cetogênese e a lipogênese, que levam à produção de combustíveis alternativos, são limitadas nos RNs muito prematuros, que se tornam mais dependentes da glicose (89). Monitoramos a glicemia 1 h após o nascimento e na frequência necessária até a estabilização. Para o tratamento da hipoglicemia aguda e grave, pode-se administrar um bólus de não mais do que 200 mg/kg de glicose, enquanto ajusta-se a velocidade de infusão IV de glicose. A infusão de 8 a 10 mg de glicose/kg de peso corporal/min é necessária para manter a normoglicemia.

A hiperglicemia é também uma complicação frequente e desafiadora, particularmente em RNs extremamente prematuros de 23 a 24 semanas de idade gestacional e naqueles com RCIU. Em geral, essa condição resulta de infusão rápida de glicose, mas também pode advir da supressão incompleta da produção hepática de glicose na vigência de hiperglicemia, refletindo a imaturidade mencionada previamente dos mecanismos reguladores (90). A hiperglicemia implica risco de diurese osmótica e, portanto, de aumento da perda hídrica, que acaba tendo implicações cerebrais. Pode-se usar insulina para controlar a hiperglicemia. Embora seu mecanismo exato de ação no RN extremamente prematuro não esteja claro, acredita-se que atue reduzindo a produção hepática de glicose e aumentando a utilização de glicose pelos tecidos periféricos.

Toleramos valores da glicemia de até 10 mmol/ℓ (180 mg/dℓ), desde que não haja glicosúria. Se uma infusão de insulina for utilizada, deve-se lembrar de pré-lavar o equipo com a solução a ser infundida, porque a insulina adere ao plástico e, a menos que os locais de ligação sejam saturados antes da infusão, pode ocorrer infusão muito errática de insulina, o que dificulta a interpretação dos níveis de glicemia (91). O início súbito de glicosúria em um RN previamente estável pode ser um sinal precoce de infecção.

O acréscimo de cálcio é necessário para RNs com EBP nos primeiros dias de vida e depois, quando suas limitadas reservas de cálcio são rapidamente exauridas durante este período de rápido crescimento (consulte também o Capítulo 33). Contudo, é importante saber que, em virtude da albumina sérica baixa do RN imaturo, o cálcio sérico total raramente excede 1,75 mmol/ℓ (7 mg/dℓ). Obviamente, a medição do cálcio ionizado é o meio ideal de avaliar a hipocalcemia. Como a hipocalcemia também pode induzir apneia, é prudente verificar os níveis de cálcio após as primeiras 24 horas de vida. É importante ter em mente que a acidose metabólica pode gerar níveis falsamente tranquilizadores de cálcio sérico, os quais podem, então, declinar rapidamente com a melhora do equilíbrio acidobásico. Os mecanismos implicados nas manifestações precoces da hipocalcemia incluem disfunção paratireóidea, imaturidade renal e estimulação da calcitonina. O tratamento da hipocalcemia consiste em administrar 500 mg/kg/dia de gliconato de cálcio. Tão logo introduzimos a NPT, acrescentamos 300 mg/kg/dia de gliconato de cálcio à solução, além de múltiplas vitaminas. Com a introdução antecipada NPT nos últimos anos, a hipocalcemia precoce agora é raramente observada. Na presença de hipocalcemia persistente, é importante medir os níveis séricos de magnésio. A dose diária recomendada de vitamina D em RNs de EBP é entre 800 e 1.000 UI (92).

Equilíbrio acidobásico

Em RNs de EBP, tanto as alterações metabólicas como respiratórias necessitam de ajustes frequentes, especialmente em RNs com respirador. A homeostase acidobásica varia em relação ao grau de maturidade renal. O limiar renal de bicarbonato pode ser de apenas 15 mEq/ℓ. Daí, em RNs com EBP, muitas vezes há necessidade de tamponamento adicional acrescentando sódio ou acetato de potássio à NPT (93). A acidose metabólica tardia da prematuridade também está relacionada com uma combinação de aumento da carga de nitrogênio e baixo limiar renal.

Embora a acidose seja a maior preocupação nos primeiros dias de vida, alguns desses RNs pequenos podem depois apresentar alcalose metabólica em decorrência da administração de diuréticos, em combinação com a restrição hídrica, como parte do tratamento da DPC.

Pele do recém-nascido de EBP

A pele de um RN de 23 a 26 semanas de idade gestacional é extremamente imatura. A maturidade da epiderme está presente ao nascimento apenas após 32 semanas de idade gestacional (94). Antes dessa idade gestacional, a epiderme está subdesenvolvida, sobretudo o estrato córneo, predispondo à perda hídrica transepidérmica muito alta, e ao risco de traumatismo e absorção percutânea de agentes tóxicos. A pele também é permeável a gases, o que permite a difusão de oxigênio e dióxido de carbono. A enorme perda hídrica transepidérmica do RN de EBP predispõe a desidratação, desequilíbrio eletrolítico e perda evaporativa de calor. Traumatismo da pele pode fornecer uma porta de entrada para microrganismos infecciosos. Felizmente, após o nascimento, há aceleração da maturação epidérmica, de modo que, após 2 semanas de idade, a pele do RN prematuro quase assemelha-se à do RN a termo. A preservação da integridade cutânea e a prevenção da perda hídrica transepidérmica foram e ainda são áreas de desafio em neonatologia. O aumento da umidade do ambiente da incubadora para 80% nos primeiros poucos dias pode ajudar a reduzir ao mínimo a perda hídrica transepidérmica.

Suporte nutricional

A nutrição é uma parte essencial da assistência do RN de EBP (consulte também o Capítulo 20). Esses RNs minúsculos têm reservas muito baixas de gordura e carboidratos, e rapidamente desenvolvem deficiências nutricionais de cálcio, fósforo, ferro, oligoelementos e vitaminas. Sua capacidade endócrina e enzimática é limitada em consequência da imaturidade. Após o nascimento, entram rapidamente em estado catabólico, a menos que recebam nutrientes suficientes. Por outro lado, a reversão desse estado catabólico muitas vezes é difícil devido à tolerância alimentar restrita. O sistema digestório é imaturo em termos das vias digestivas e função motora, elevando o risco de ECN.

O primeiro objetivo da nutrição é prevenir o catabolismo. Em geral, é alcançado pela oferta de no mínimo 50 kcal/kg/dia. O crescimento exigirá um aporte calórico adicional. A obtenção de crescimento constante é essencial para o RN de EBP, porque a velocidade do crescimento intrauterino entre a 25ª e a 30ª semanas de idade gestacional é relativamente mais alta do que a termo. Se não for oferecido um aporte calórico razoável, o crescimento ideal talvez jamais seja alcançado.

Nos primeiros dias de vida, uma nutrição satisfatória nunca pode ser fornecida exclusivamente com leite. A nutrição parenteral (NPT) fornecerá as calorias adicionais (95). Ao contrário da nutrição enteral, a NPT a partir de 80 a 85 kcal/kg/dia oferece as calorias necessárias ao crescimento. Quando o RN deixa de receber NPT, 100 a 120 kcal/kg/dia são essenciais para manter o crescimento. Contudo, este nível de aporte calórico pode ser insuficiente nos RNs que sofrem de DPC ou outros distúrbios que exigem altos níveis de energia (96) (consulte o Capítulo 20).

Em nosso centro, começamos a NPT tão logo o RN seja internado na UTI neonatal com 2,5 g/kg/dia de aminoácidos, 1,5 g/kg/dia de lipídios e 8 a 10 g/kg/dia de glicose. Também acrescentam-se cálcio, fósforo, vitaminas e oligoelementos. O sódio e potássio são acrescentados segundo o perfil eletrolítico. O aporte de aminoácidos e lipídios é rapidamente aumentado até no máximo 4 g/kg/dia. Os lipídios são restritos quando existe hiperbilirrubinemia indireta grave. Também ajustamos o aporte de aminoácidos de acordo com a ureia e o pH séricos. O monitoramento da ureia, da creatinina, dos eletrólitos, da glicose e da bilirrubina é realizado diariamente nos primeiros 3 ou 4 dias de vida e, então, reduzido para 2 vezes/semana. Quando a ingestão chega à metade da necessidade calórica total, realiza-se o monitoramento apenas 1 vez/semana.

A nutrição enteral é atualmente um foco do estudo ativo e inovação (ver Capítulo 20). Começamos com a imunoterapia oral (OIT), na qual colostro ou leite materno fresco é colocado nos lábios e na mucosa oral do RN a cada 2 horas logo após o nascimento. Tentamos iniciar refeições mínimas, começando desde 24 horas de vida nos RNs estáveis. Usamos leite materno (97) ou, muito raramente, uma fórmula específica para prematuros (68 kcal/100 mℓ). Contudo, a tolerância varia muito de um RN para outro. O avanço da nutrição enteral e o acréscimo de suplementos que enriquecem o leite materno variam de uma UTI neonatal para outra. Nos menores RNs, aumentamos o volume por refeição em 1 mℓ, a cada 24 horas. Em geral, acrescentamos um suplemento para enriquecer o leite materno quando o aporte enteral é de 80 a 100 mℓ/kg/dia, aumentando assim o teor calórico para 81 kcal/100 mℓ. Conforme necessário, podemos introduzir uma formulação mais densa em termos calóricos (> 81 kcal/100 mℓ). A intolerância à alimentação não é infrequente. Em nossa experiência, a intolerância à alimentação enteral plena varia inversamente ao grau de imaturidade.

Intolerância alimentar e refluxo gastresofágico

A baixa tolerância da alimentação enteral é comum em RNs extremamente prematuros, especialmente se eles também forem PIG. Vários mecanismos têm sido apresentados, tais como esvaziamento gástrico lento, diminuição da motilidade intestinal, diminuição da produção de fezes e pode haver também uma associação com a rapidez da progressão da alimentação, o volume da alimentação, a osmolaridade do leite e a administração concomitante de medicação. Muitos processos fisiológicos e fisiopatológicos provavelmente estão em jogo. Critérios rigorosos para diagnosticar a intolerância alimentar não são estabelecidos e um manejo coerente não foi delineado (98). Assim, a intolerância alimentar muitas vezes apresenta desafios significativos para nutrição e crescimento ideais, implicando riscos de administração de NPT e hospitalização prolongadas.

Quando as alimentações são estabelecidas, o refluxo gastresofágico (RGE) normalmente é diagnosticado. A doença do refluxo gastresofágico (DRGE, com morbidade inerente como atraso do crescimento, pneumonia por aspiração, apneia) é muito menos comum. A patogênese do RGE é multifatorial, em parte devido a fatores anatômicos e fisiológicos deficientes e imaturos que envolvem esfíncter esofágico inferior, diminuição da motilidade esofágica, esvaziamento gástrico e a condições subjacentes, tais como DPC (99). A relação entre RGE e apneia permanece controversa. Muitas das crianças recebem apoio e tratamento farmacológico enquanto estão na UTI neonatal e após a alta para casa. Alterações no tipo de leite, no modo de alimentação (bolo *versus* contínua; transpilórica) e no posicionamento (decúbito ventral *versus* decúbito dorsal, elevação da cabeceira da cama) têm mostrado resultados inconsistentes. Deve-se tomar cuidado com o uso de espessantes do leite comercial visto que há relatos de um aumento potencial no risco de ECN (100). Estratégias farmacológicas usando agentes de supressão ácida (p. ex., ranitidina, cimetidina, omeprazol) e agentes pró-cinéticos (p. ex., metoclopramida, cisaprida, eritromicina) têm mostrado pouco benefício, bem como possíveis morbidades. Antagonistas dos receptores H2 alteram o pH gástrico, o que pode resultar em alterações na colonização gástrica e ligação inerente com ECN, sepse, pneumonia e outras infecções (101). A administração de cisaprida tem sido associada com um risco aumentado de arritmia ventricular (102). Assim, qualquer tratamento farmacológico deve ser realizado com cautela.

Nutrição e crescimento ideais são essenciais no atendimento desses RNs frágeis. A falha no crescimento pós-natal é predominante. Como um exemplo, Fanaroff et al. (103) relataram que a prevalência de PIG de acordo com as curvas de crescimento de referência em uma determinada coorte de RNs de muito baixo peso aumentou de 22% no momento do nascimento para 91% com 36 semanas de idade pós-menstrual. Cuidados nutricionais intensivos e agressivos iniciados assim que possível após o nascimento podem reduzir a falha no crescimento pós-natal e diminuem a necessidade posterior de maior suplementação de nutrientes para fornecer crescimento de recuperação, o que pode levar a efeitos metabólicos indesejáveis que predispõem a doenças cardiovasculares e diabetes mais tarde na vida (104).

Controle da dor, sobrecarga sensorial e assistência ao desenvolvimento

Durante a internação na UTI neonatal, os RNs prematuros são expostos a estímulos externos que são muito diferentes daqueles vivenciados pelo feto *in utero*: ruído, luzes, perturbações frequentes, dor e um ambiente sem líquido promovendo movimentos e posturas corporais alterados (consulte também o Capítulo 4). Embora a dor neonatal fosse ignorada no passado, o consenso atual é que todos os RNs, incluindo os de EBP, sentem dor. Além disso, como as vias ascendentes da dor estão bem desenvolvidas após 24 semanas de idade pós-menstrual, mas como as vias descendentes com opiáceos endógenos que podem modular os impulsos para dor aferentes não estão presentes antes de 32 semanas, é provável que a dor sentida pelo RN extremamente prematuro seja na verdade mais intensa (105). O manejo adequado do estresse e da dor neonatal é um aspecto muito importante dos cuidados neonatais modernos, não só como uma prática ética e humana, mas também, possivelmente, para prevenir consequências a longo prazo de estresse relacionado a dor neonatal no neurodesenvolvimento (106,107). Propuseram-se muitos métodos não farmacológicos para minimizar a dor e o estresse sofridos por RNs durante procedimentos pequenos e grandes, como o envolvimento em lençol apertado, sucção não nutritiva, aglomeração das intervenções e habilidade na execução dos procedimentos. As opções farmacológicas incluem o uso de analgésicos opiáceos e não opiáceos e anestésicos locais. O uso de anestésicos locais não se mostrou eficaz em RNs de EBP. A sedação e a analgesia para intubação eletiva mantêm a estabilidade fisiológica do RN e facilitam o procedimento para o RN e o profissional de saúde (108). Embora a administração oral de sacarose a 24% atenue a resposta de dor a procedimentos menos invasivos como punturas do calcanhar, inserção IV e aspiração do TET, ainda não foi esclarecido se os tratamentos repetidos com sacarose em RNs extremamente prematuros podem ser associados a efeitos adversos a longo prazo (109). Claramente, são necessárias pesquisas adicionais para compreender melhor os efeitos a longo prazo de episódios repetidos de estresse e dor sobre o crescimento e o desenvolvimento do cérebro prematuro do RN extremamente prematuro para demonstrar a segurança a longo prazo de repetidas exposições a opiáceos exógenos e para determinar a utilidade de várias estratégias para controlar o estresse e a dor neonatais.

Não se sabe como a estimulação sensorial *ex utero* recebida pelo RN extremamente prematuro afeta o desenvolvimento das vias e sistemas cerebrais, incluindo o processo de apoptose. Essas vias são estabelecidas após o período de migração neuronal, que se conclui em torno da 24ª semana de gestação. Infelizmente, essa época muitas vezes se caracteriza por instabilidade clínica no RN extremamente prematuro, por exemplo, devido a SAR, anormalidades eletrolíticas, PCA e aportes limitados de energia e nutrientes, todas as quais podem acarretar um efeito adverso ao desenvolvimento do cérebro prematuro.

Essas preocupações incentivaram a ampla implementação pela maioria das UTIN de práticas de assistência global favoráveis ao desenvolvimento (p. ex., controle da luz e do ruído, assistência canguru, massagem e musicoterapia) e assistência individualizada favorável ao desenvolvimento (p. ex., Newborn Individualized Developmental Care and Assessment Program [NIDCAP]) para minorar o estresse no RN, limitar a sobrecarga sensorial e, desse modo, otimizar a saúde e o neurodesenvolvimento de cada RN e facilitar o vínculo genitor–RN (110). Muitos estudos foram publicados acerca da assistência ao desenvolvimento. Revisões sistemáticas da efetividade da assistência favorável ao desenvolvimento confirmam benefícios a curto prazo, como melhores desfechos do crescimento, menor duração da ventilação mecânica e suplementação de oxigênio, redução da estadia e do custo de hospitalização e melhores desfechos neurodesenvolvimentais aos 9 a 12 meses de idade corrigida, mas não demonstraram uma diferença em 18 meses de idade corrigida ou posterior na infância (111).

Em nosso berçário, os médicos e enfermeiros foram sensibilizados para essas questões ao longo dos anos. Foi implementado o contato genitor-RN usando o método canguru. O enfermeiro à beira do leito é responsável pela implementação e manutenção da assistência favorável ao desenvolvimento e pelo conforto do RN, com aglomeração da assistência para minorar as intervenções externas e eliminar perturbações desnecessárias, enquanto promove o vínculo genitor–bebê estreito. Dá-se atenção especial às necessidades dos pais durante a hospitalização. A preparação para a alta envolve as equipes multiprofissionais da UTIN e do acompanhamento neonatal, em colaboração com a família. Reuniões de grupos de pais ocorrem regularmente, permitindo a discussão livre de problemas e preocupações comuns e oferecendo um grupo de apoio disponível.

Tratamento de icterícia (consulte também o Capítulo 32)

Raramente, um RN de EBP escapará da necessidade de fototerapia. A imaturidade hepática e a duração reduzida dos eritrócitos, incompatibilidades de grupos sanguíneos, extravasamento extenso de sangue e aumento da circulação êntero-hepática secundário à motilidade intestinal precária contribuem para o fato de que esses RNs são muito propensos à icterícia. Como a capacidade de ligação à bilirrubina sérica está reduzida em RNs extremamente prematuros em decorrência da concentração de albumina sérica mais baixa, o nível em que pode ocorrer toxicidade para o cérebro e os nervos acústicos é muito menor do que no RN mais maduro. Têm sido propostas diretrizes para o início da fototerapia em RNs extremamente prematuros, mas estas não são fortemente baseadas em evidências, não sendo, assim, aceitas unanimemente (112). Contudo, alguns princípios básicos são universalmente aceitos e governam o tratamento da icterícia. Incluem a idade do RN em horas ou dias a partir do nascimento, a idade gestacional, a existência de doença hemolítica, o grau de formação de equimoses ou outro extravasamento de sangue e o nível sérico de albumina. Consideramos útil em nossa decisão de iniciar ou suspender a fototerapia estimar a capacidade de ligação à bilirrubina sérica a partir do nível sérico de albumina (113). Com base neste princípio, não observamos um único caso de *kernicterus* clinicamente ou em material de necropsia. Embora não iniciemos a fototerapia imediatamente no nascimento, acreditamos que o início da fototerapia relativamente precoce possa reduzir sobremodo a necessidade de exsanguinotransfusão, que pode ser mal tolerada pelo RN muito imaturo. Em geral, instituímos a fototerapia quando o nível de bilirrubina atingiu 85 μmol/ℓ (5 mg/dℓ) nas primeiras 24 horas de vida, ou se observarmos um incremento superior a 40 μmol/ℓ (2,4 mg/dℓ). Quando a fototerapia é usada, é importante aumentar o aporte hídrico em 10 a 15% para evitar perda hídrica insensível excessiva e monitorar o peso mais frequentemente. Quando o nível de bilirrubina se aproxima do nível de exsanguinotransfusão, devem-se evitar variações no equilíbrio acidobásico, altos níveis de infusão de lipídios, hipotermia e determinados medicamentos, que podem competir com a bilirrubina e deslocá-la da albumina, desse modo precipitando *kernicterus*.

Hérnias inguinais e umbilicais

As hérnias inguinais são frequentes em RNs com EBP, com incidência relatada de 14 a 30% (114). Em nosso centro, a incidência de hérnia inguinal diagnosticada antes da alta para o lar varia de 10 a 15%. Os fatores predisponentes incluem fraqueza da musculatura abdominal e dos tecidos do canal inguinal e elevação da pressão intra-abdominal, especialmente na vigência de DPC. As hérnias podem apresentar-se desde 2 semanas de idade, com frequência tornando-se muito grandes e causando intolerância alimentar intermitente, distensão abdominal ou episódios de choro e irritabilidade. Deve-se planejar a correção cirúrgica em colaboração com um cirurgião infantil antes ou após a alta para o lar. A recorrência no primeiro ano de vida é comum. Embora hérnias umbilicais não sejam incomuns entre RNs de extrem baixo peso, elas geralmente são consideradas benignas, resolvendo-se sem a necessidade de intervenção específica.

MORBIDADES PRINCIPAIS DO RECÉM-NASCIDO DE EBP

Apneia da prematuridade

A apneia da prematuridade ocorre em quase todos os RNs de EBP: (consulte também o Capítulo 25) incidência e frequência diminuem com o aumento da idade gestacional, mas às vezes é observada em até 42 semanas de idade pós-menstrual (115). Na população com EBP, é uma indicação frequente para assistência respiratória, expondo esses RNs às complicações em potencial.

A apneia geralmente é definida como a interrupção da respiração durante 20 segundos ou mais, ou de menor duração se associada a cianose ou bradicardia. Padrões diferentes foram observados em RNs prematuros: apneia central (ausência de movimentos respiratórios), apneia obstrutiva (movimentos respiratórios, mas sem fluxo de ar) ou apneia mista (central e obstrutiva) (116). Os RNs de EBP são particularmente propensos à apneia obstrutiva, sobretudo quando em decúbito dorsal com o pescoço na linha média, em virtude da fraqueza dos músculos da orotaringe. Também relatou-se apneia secundária à obstrução das vias respiratórias inferiores, sugerindo imaturidade da mecânica pulmonar. A cessação da troca gasosa durante um episódio de apneia significativa manifesta-se por hipoxemia e/ou bradicardia. Episódios recorrentes de apneia podem afetar o desfecho neurodesenvolvimental. Embora seja difícil relacionar a frequência e a intensidade da apneia com o desfecho, pode-se apenas enfatizar a importância de monitorar esses RNs com oximetria de pulso. Como os episódios de apneia podem ocorrer em RNs prematuros em virtude de várias doenças subjacentes, devem-se investigar outras causas patológicas antes de firmar o diagnóstico de apneia da prematuridade pura.

O tratamento do paciente depende da intensidade e da frequência dos episódios de apneia. A cafeína, que estimula o centro respiratório, é a terapia farmacológica mais eficaz para a apneia da prematuridade. A cafeína, além de reduzir a frequência de pausas apneicas, tem outras ações que são igualmente importantes. Aumenta a frequência respiratória, o volume corrente e a ventilação minuto e reduz a fadiga diafragmática. Também aumenta a sensibilidade dos quimiorreceptores ao CO_2 e eleva a pressão arterial e o débito cardíaco (117). Usamos a cafeína base na dose de ataque de 10 mg/kg, seguida 24 horas depois por uma dose diária única de 2,5 mg/kg. Pode-se administrá-la IV ou oral. Quando fornecida IV, a injeção deve ser lenta, pois do contrário é bastante dolorosa. Medimos o nível sérico de cafeína nos casos de apneia intratável ou na presença de sinais clínicos de toxicidade. A cafeína também é o fármaco de escolha para desmame de um RN extremamente prematuro da ventilação mecânica. Aumenta a probabilidade de extubação (118) bem-sucedida e, em vista de seus benefícios a longo prazo, iniciamos o tratamento precocemente.

Se não pudermos controlar a apneia de maneira satisfatória com a cafeína, rapidamente instituímos cânula nasal de fluxo elevado, CPAP nasal ou ventilação nasal, que, em combinação com a cafeína, oferece estabilização muito boa na maioria dos casos. Por fim, se a apneia persistir, não hesitamos em intubar e ventilar o RN com baixas pressões e frequências. Nos RNs com apneia persistente e dessaturações após 40 semanas de idade pós-menstrual, realizamos um respirograma antes da alta para o lar. Antes de encerrar a discussão sobre apneia, é importante salientar o fato de que a "apneia de prematuridade" pura deve ser considerada somente após a investigação apropriada ter eliminado qualquer distúrbio subjacente que exija tratamento específico, como anemia, infecção, ou afecções metabólicas.

Enterocolite necrosante

A ECN é o principal distúrbio GI que afeta seletivamente o RN prematuro de risco (consulte também os Capítulos 37 e 41). A etiologia da ECN é multifatorial e inclui fatores predisponentes como imaturidade intestinal, motilidade intestinal deficiente, hipoxemia, isquemia, PCA, uso de cateter umbilical, RCIU, prática alimentares, exsanguinotransfusão e infecções sistêmicas (119).

A administração pré-natal de esteroides parece acelerar a maturação intestinal e conferir proteção adicional contra a ECN ao RN prematuro (120). A incidência de ECN varia amplamente de um centro para outro, e é estimada entre 9 e 25% para RNs com EBP (121). Nossa incidência de ECN cirúrgica entre 2005 e 2011 foi de 2,3% (Quadro 22.5). A variação na incidência provavelmente reflete diferenças nos critérios de diagnóstico e nas práticas clínicas. De fato, a redução bem-sucedida da incidência de ECN está relacionada essencialmente ao amplo uso de leite materno e à prevenção, evitando-se todos os fatores predisponentes conhecidos e intervindo-se e interrompendo-se a cascata de progressão da doença aos primeiros sinais, os quais muitos de nós gostamos de chamar de "pré-ECN". Tais sinais incluem aumento do resíduo gástrico, distensão abdominal, instabilidade cardiovascular, deterioração da perfusão cutânea, salvas de episódios de apneia e glicosúria e lipemia inexplicadas. Na presença desses sinais e de acordo com sua intensidade, nossa conduta é interromper a alimentação temporariamente ou reduzir o volume da alimentação em 50% e reavaliar a situação após algumas horas. Na presença de distensão abdominal adicional, não hesitamos em suspender a alimentação oral e inserir uma sonda orogástrica sob aspiração baixa contínua. Na maioria dos casos de distensão benigna, a descompressão intestinal restabelece o suprimento vascular intestinal e, dentro de 2 a 4 horas, o abdome retorna ao normal. Em um RN ativo e com aparência de resto sadia, não necessariamente instituímos antibióticos, a menos que haja sangue nas fezes ou a radiografia abdominal demonstre, além de alças intestinais dilatadas, sinais compatíveis com ECN em evolução, como pneumatose intestinal. Os critérios modificados de Bell (122) geralmente são usados para classificar a gravidade da doença. Em casos graves, realiza-se investigação para sepse e instituem-se antibióticos imediatamente. Nosso tratamento inicial é uma combinação de gentamicina e ampicilina, aos quais acrescenta-se metronidazol se houver deterioração adicional, ou quando a apresentação é com ECN devastadora. Uma das situações mais aflitivas em neonatologia ocorre quando um RN prematuro previamente estável, no qual a ingestão de leite evoluía bem, subitamente manifesta distensão abdominal fulminante acompanhada por sepse, acidose metabólica profunda, neutropenia, trombocitopenia e choque cardiovascular seguido de morte rápida. Felizmente, esta apresentação clínica dramática é rara, pois é difícil antecipá-la ou preveni-la, quanto mais tratá-la.

Para os RNs tratados clinicamente, o momento de reintrodução da alimentação oral é crucial. Em geral, reiniciamos as refeições enterais após 7 a 14 dias de tratamento, de acordo com a rapidez da resolução dos sinais clínicos e radiológicos. A ausculta de peristalse normal, um quadro estável e boa perfusão do RN sem apneia significativa são os requisitos básicos para recomeçar a alimentação oral. Quando disponível, leite fresco da própria mãe é usado. Se o leite materno não estiver disponível, utilizamos, inicialmente, fórmula enteral e avançamos lentamente até refeições entéricas plenas durante um período de 7 dias ou mais, conforme tolerado. Estenoses intestinais pós-ECN não são incomuns e podem apresentar-se várias semanas após o episódio inicial, com intolerância ao leite, vômitos e distensão abdominal. As estenoses também podem advir de lesão subclínica do intestino e ser encontradas em RNs que não receberam o diagnóstico de ECN previamente.

Infecções neonatais

O RN de EBP é particularmente vulnerável a infecções bacterianas, virais e fúngicas (consulte também os Capítulos 44 e 45). Um número significativo de partos prematuros provavelmente é precipitado por infecção. A corioamnionite é um achado frequente após um parto prematuro, sobretudo na presença de ruptura prolongada das membranas. Como os sinais clínicos de infecção muitas vezes são inespecíficos, o índice de suspeição e a preocupação com a possibilidade de infecção intrauterina devem ser muito altos na presença de prematuridade. Assim, a triagem de infecções deve ser uma parte essencial da avaliação do RN com EBP. O diagnóstico de infecção neonatal às vezes é difícil, pois as infecções neonatais precoces frequentemente se manifestam com sintomatologia respiratória, que também é a patologia predominante da prematuridade. Isto é particularmente verdade na presença de pneumonia estreptocócica do grupo B, que muitas vezes é clínica e radiologicamente indistinguível da SAR (123). Contudo, o aparecimento precoce de apneia recorrente, má perfusão, hipotensão e acidose metabólica significativa, com frequência na presença de contagem de leucócitos anormal, são elementos muito fortes em favor da infecção. Tem-se despertado também um recente interesse no monitoramento preditivo utilizando características de variabilidade da frequência cardíaca, o que pode resultar em detecção mais precoce da infecção e em redução da mortalidade neonatal (124). Essa ferramenta inovadora ainda precisa ser implementada em maior escala à beira do leito.

Em RNs sintomáticos, obtemos um hemograma completo e hemocultura e instituímos antibioticoterapia de amplo espectro com ampicilina e gentamicina. Não realizamos punção lombar à internação de maneira rotineira. Porém, se a hemocultura for positiva ou se houver evidências clínicas de deterioração compatíveis com meningite, realiza-se a punção lombar. Se o resultado sugerir meningite, ajustamos a duração do tratamento e a cobertura e doses dos antibióticos. Se o estado do RN melhorar rapidamente, a hemocultura for negativa e os reagentes da fase aguda forem normais, suspendemos os antibióticos após 2 a 5 dias.

Infecções hospitalares são relativamente comuns nos RNs extremamente prematuros (consulte também o Capítulo 45). Afora a imaturidade do sistema imune, os fatores predisponentes incluem assistência ventilatória, NPT via cateteres centrais ou periféricos e exposição a substancial manipulação. Nos últimos anos, *Staphylococcus epidermidis* surgiu como o microrganismo mais comum (125). Contudo, nos RNs ventilados e naqueles com DPC, *Pseudomonas*, *Klebsiella* e *S. aureus* são os microrganismos predominantes. Infecções fúngicas devem ser suspeitadas quando ocorrem trombocitopenia inexplicada, hipertermia (126) e sinais clínicos de deterioração progressiva. As revisões recentes de Cochrane (127) relatam que a administração profilática de fluconazol em RNs de muito baixo peso reduz significativamente o risco de infecção fúngica invasiva e de mortalidade global. Nas UTIs neonatais com alta prevalência de fungos e alta incidência de infecção fúngica invasiva, o uso profilático de fluconazol em RNs sob risco seria apropriado.

Em muitas UTIs neonatais, é prática comum iniciar a terapia intravenosa com vancomicina e uma cefalosporina de terceira geração diante da suspeita de sepse hospitalar. Porém, deve-se ter em mente que o uso difuso de antibióticos altamente potentes em qualquer UTI neonatal pode levar rapidamente ao desenvolvimento de cepas bacterianas resistentes aos fármacos (128). Uma abordagem mais conservadora, descrita recentemente por Blayney et al. (129), pode ser iniciar o tratamento com uma combinação de altas doses de cloxacilina e gentamicina. Mesmo nos casos de sepse por *S. epidermidis*, em que se relata que o organismo é relativamente resistente à cloxacilina, respostas bacteriológicas e clínicas foram descritas. Diante de culturas persistentemente positivas ou de culturas positivas para organismos, exceto *S. epidermidis*, o esquema de antibióticos pode ser modificado de acordo com as sensibilidades.

Nossa política é não tratar a colonização de TET com antibióticos, a menos que haja sinais de pneumonia associada ao ventilador (130) ou infecção sistêmica. Na ausência de sinais de infecção, a maioria de nossos RNs ventilados permanece sem cobertura de antibióticos sob observação estreita, com monitoramento semanal da colonização do TET e da sensibilidade aos antibióticos. Estas informações podem ser usadas no caso de deterioração clínica sugestiva de infecção.

Levantou-se preocupação acerca do risco de infecção em RNs em incubadoras com alta umidade. Nossa experiência, usando as novas incubadoras que oferecem umidade de até 80%, tem sido geralmente positiva. Porém, após as primeiras 48 horas de vida, reduzimos o nível de umidade para 60 a 65%.

No passado, envidou-se esforço considerável nas medidas que se acreditava protegerem o RN das infecções hospitalares. Tais esforços incluíam a restrição de visitantes e o uso de aventais, luvas, máscaras e toucas. Contudo, nenhum estudo mostrou qualquer evidência que apoiasse essas medidas (131). Em nossa UTI neonatal, embora tenhamos deixado de usar aventais há vários anos, não observamos qualquer alteração na incidência de infecção. Recomendamos o uso de avental apenas quando o isolamento estrito for necessário (p. ex., na presença de colonização por MRSA ou VRE). As visitas dos pais são irrestritas, e permite-se que os irmãos visitem se estiverem sadios. Em nossa opinião, a base de uma incidência relativamente baixa de infecção hospitalar tem sido um programa bastante rigoroso de higiene das mãos para visitantes e profissionais. Além da lavagem rotineira das mãos antes e após os contatos com pacientes, um gel à base de álcool para as mãos também está disponível à beira do leito para o caso de intervenções imprevistas (132).

Nos últimos anos, foram tomadas medidas consideráveis para reduzir a incidência de infecções da corrente sanguínea associadas a cateter central (CLABSIs). O cumprimento rigoroso de uma série de intervenções por uma equipe dedicada de profissionais de saúde parece ser a melhor abordagem nesse momento. Entre elas, podem estar indicações estritas para inserção e remoção de cateteres, troca de equipamento e curativos no momento oportuno, e uso de técnica asséptica sempre que em contato com o cateter (133).

Distúrbios hematológicos (ver também Capítulo 43)
Anemia
Baixas reservas de ferro, múltiplos exames sanguíneos, perda sanguínea devida a hemorragia orgânica ou hemólise e crescimento rápido são alguns dos fatores que tornam a anemia uma complicação hematológica praticamente inevitável de qualquer RN com EBP O RN de EBP geralmente tem concentração de hemoglobina de 140 a 160 g/ℓ (14 a 16 mg/dℓ) ao nascimento. Aqueles que sofreram RCIU podem ter concentração de hemoglobina que chega a 200 g/ℓ 20 mg/dℓ). O volume sanguíneo é de 85 a 90 mℓ/kg. Contudo, esses valores podem ser afetados pelo grau de transfusão placentária durante o nascimento. Em geral, recomendamos uma transfusão placentária breve em RNs com EBP sem RCIU. Embora os dados ainda sejam escassos para RNs de EBP, Niermeyer et al. (134) sugerem, em uma recente revisão sobre o assunto, que a ligadura pode ser tardia em um RN estável até o início da respiração espontânea em vez de por um período fixo de tempo.

A necessidade de transfusão de hemoderivados é uma fonte de ansiedade para os pais. Toda medida que possa reduzir a frequência e a intensidade da anemia deve ser implementada. Tais medidas incluem limitação dos exames de sangue àqueles imprescindíveis ao tratamento apropriado do RN, uso de microtécnicas e uso da oximetria de pulso e outra capnometria transcutânea.

A administração de eritropoetina com suplementação de ferro não elimina totalmente a necessidade de transfusão sanguínea. Pode, no entanto, reduzir o número de transfusões (135). A ausência de uso universal de eritropoetina deve-se ao fato de que é dispendiosa e, pelo menos em RNs extremamente prematuros, não reduz significativamente o número de exposições a doadores.

Para reduzir o risco de infecção relacionada à transfusão, pode-se usar uma unidade de concentrado de hemácias, de um único doador devidamente submetido a triagem, dividida em diversas bolsas pequenas (bolsas satélites), para o mesmo RN ao longo de várias semanas (136). Consideramos esta abordagem proveitosa e mais satisfatória para os pais.

Também implementamos um protocolo de doação direta de sangue por pais compatíveis que sejam negativos para citomegalovírus, vírus da imunodeficiência humana e hepatites B e C. O sangue é irradiado antes da transfusão para evitar a doença enxerto-versus-hospedeiro (DEVH). Contudo, a preparação desse tipo de sangue demanda tempo. A questão da transfusão sanguínea é discutida com a família, sempre que possível, antes do nascimento, ou logo após a internação do RN na UTI neonatal e é documentado no prontuário.

Nossas diretrizes para tratamento da anemia com transfusão sanguínea de RNs com EBP são as seguintes: (a) RNs com anemia grave e/ou choque hipovolêmico; (b) reposição de sangue coletado de um cateter umbilical nos primeiros dias de vida para monitoramento sanguíneo frequente e superior a 10% da volemia do RN; (c) manutenção do hematócrito entre 0,35 e 0,40 (35 e 40%) durante a primeira semana de vida e entre 0,30 e 0,35 (30 e 35%) durante a segunda semana de vida; (d) manutenção do hematócrito acima de 0,35 (35%) em RNs com PCA e ventilados; (e) em RNs com DPC, mantemos o hematócrito entre 0,30 e 0,35 (30 e 35%); e (f) após a segunda semana, permite-se que a hemoglobina caia, desde que o RN não tenha sinais ou sintomas de anemia como recusa alimentar, insuficiência cardíaca de alto débito, apneia, edema, incapacidade de ganhar peso, taquicardia e taquipneia. Por fim, introduz-se a suplementação com 4 a 6 mg/kg/dia de ferro elementar a partir de 4 a 6 semanas de vida.

Quando a transfusão é necessária, deve-se administrá-la lentamente, sobretudo durante as primeiras semanas de vida, quando qualquer alteração aguda no volume sanguíneo pode traduzir-se em alterações no fluxo sanguíneo cerebral, desse modo predispondo à HIVe, e quando há instabilidade cardiorrespiratória. Em geral, transfundimos um volume de 10 mℓ/kg de concentrado de hemácias, o qual pode ser repetido após 12 horas, de acordo com a necessidade. Pode-se fornecer furosemida, em uma dose de 1 mg/kg, com as transfusões.

Foi recentemente relatada na literatura a enterocolite associada à transfusão (137). Ainda é uma questão de debate se a própria transfusão ou a anemia que antecede a transfusão é a responsável.

Hemostasia e diátese hemorrágica
A vitamina K e os fatores de coagulação dela dependentes estão presentes em baixas concentrações ao nascimento (138). Em consequência, todos os nossos RNs com EBP recebem 0,5 mg de vitamina K IM imediatamente após o nascimento. Ademais, a NPT é suplementada com vitamina K.

Os distúrbios que exigem administração imediata de vitamina K adicional incluem edema pulmonar hemorrágico, hemorragia pulmonar ou gástrica e coagulação intravascular disseminada. O tratamento destes distúrbios muitas vezes requer, além da vitamina K, a administração de plasma fresco congelado, transfusão de plaquetas e tratamento do distúrbio subjacente.

A trombocitopenia é comumente observada em RNs de EBP e, se grave o suficiente, deixa o RN sob risco de HIVe. É mais frequente em RNs de mães com pré-eclâmpsia e naqueles com RCIU (139). Observa-se destruição plaquetária acelerada em RNs com sepse, cateteres permanentes, ou sangramento ativo, ou após uma exsanguinotransfusão. Na prática, transfundimos plaquetas aos RNs com contagem plaquetária inferior a 30 a 40 × 10^9/ℓ. Contudo, no caso de sangramento ativo e uma contagem plaquetária abaixo de 60 × 10^9/ℓ, deve-se considerar a transfusão de plaquetas. A possibilidade de trombocitopenia aloimune também deve ser considerada no diagnóstico diferencial.

Doença pulmonar crônica (consulte também o Capítulo 27)
Um grande número de RNs com EBP continua a precisar de suplementação de oxigênio 1 mês após o nascimento, e muitos deles permanecerão dependentes de oxigênio depois de 36 semanas de idade pós-menstrual. Ambas as datas têm sido propostas na literatura para definir a DPC e os National Institutes of Health refinaram ainda mais a definição, classificando a gravidade da DPC como leve, moderada ou grave (140). Cerca de 40% dos RNs de EBP apresentam DPC, e uma parcela importante dos sobreviventes recebe alta para o lar em uso de suplementação de oxigênio (14). Assim, para muitos RNs com EBP, a DPC parece ser praticamente inevitável.

Foge ao escopo deste capítulo descrever a patogenia e a fisiopatologia da DPC, e sugerimos que o leitor consulte o Capítulo 27. Limitaremos nossa discussão a alguns aspectos do problema que são mais específicos do RN de EBP. DPC abrange mais do que a clássica "displasia broncopulmonar" descrita por Northway et al. em 1969 (141), visto que hoje acredita-se ocorrer, pelo menos, parcialmente devido à imaturidade estrutural do pulmão (142). Ao longo dos anos, observamos dois grupos distintos de RNs que apresentam DPC (66). O primeiro grupo consiste em RNs com SAR grave, que necessitam de intubação precoce e ventilação mecânica. Em nosso centro, todos esses RNs recebem surfactante exógeno. Isto é seguido por rápida redução da necessidade de oxigênio e de suporte ventilatório. No 3º dia de vida, a maioria desses RNs está respirando ar ambiente ou precisa de uma quantidade mínima de oxigênio suplementar. Entretanto, na maioria desses RNs, esta melhora é transitória, e mais suporte ventilatório e a suplementação de oxigênio tornam-se necessários após 7 a 10 dias de vida, com resolução posterior do problema respiratório ao longo das semanas seguintes. O período de deterioração geralmente coincide com o aparecimento de PCA e é acompanhado por aumento de secreções nas vias respiratórias, o que exige aspiração frequente. O segundo grupo compõe-se de RNs sem patologia pulmonar inicial que necessitaram de intubação devido a imaturidade e/ou apneia, mas cuja suplementação de oxigênio foi mínima ou não feita. Uma parcela desses RNs depois apresenta sinais clínicos e radiológicos de DPC. Eles seguem o mesmo padrão de deterioração e melhora posterior do grupo com patologia pulmonar inicial.

Em nossa população de sobreviventes de RNs de EBP, 77,8% necessitaram de suplementação de oxigênio com 28 dias de vida e 39,4% com 36 semanas de idade pós-menstrual, e 7,9% dos RNs precisaram de oxigênio suplementar após a alta para o lar (Quadro 22.6).

O tratamento preconizado do RN com DPC baseia-se em uma combinação das seguintes intervenções:

Suporte respiratório. Aceitação de uma P_{CO_2} de até 65 mmHg, desde que o pH mínimo situe-se ao redor de 7,25. Depois que o RN atingiu uma idade pós-menstrual de 35 semanas, procuramos obter uma saturação de oxigênio constante acima de 92% na oximetria de pulso para prevenir *cor pulmonale*. O hematócrito geralmente é mantido acima de 0,35 (35%).

Prevenção de sobrecarga hídrica. Manejo criterioso do aporte hídrico e, possivelmente, administração crônica de diuréticos, isto é, hidroclorotiazida, 1 mg/kg/dose, e espironolactona, 1 mg/kg/dose a cada 12 h. Pode-se obter diurese adicional com furosemida, quando necessário.

Suporte nutricional. Tem-se reconhecido cada vez mais que os RNs com DPC precisam de atenção especial ao suporte nutricional. Eles podem ter atraso do crescimento em decorrência de aumento do gasto energético associado ao maior trabalho da respiração, e o aporte enteral pode ser insatisfatório devido à ocorrência frequente de intolerância alimentar e RGE. O crescimento pulmonar e o reparo do tecido pulmonar lesionado exigem aporte adequado de todos os nutrientes (143). Assim, procuramos fornecer um aporte energético de 120 a 140 kcal/kg/dia, incentivamos a administração precoce de alimentação enteral e usamos diuréticos, quando necessário, para eliminar o excesso de líquido.

Controle de infecções hospitalares. Como os TETs frequentemente tornam-se colonizados com microrganismos, é importante enviar secreções periodicamente para cultura e antibiograma. Contudo, não tratamos o RN colonizado se o seu estado permanecer estável, mas o monitoramos cuidadosamente para sinais clínicos e laboratoriais compatíveis com infecção. Não obstante, podemos tratar RNs colonizados com *Ureaplasma, Mycoplasma,* ou *Chlamydia* com eritromicina se a função respiratória apresentar deterioração incomum.

Controle de inflamação. Como a resposta inflamatória parece ser um mecanismo importante que acarreta a DPC, os corticosteroides foram usados extensamente durante a década de 1990 para reduzir o edema pulmonar, prevenir inflamação e aumentar a produção de surfactante e antioxidantes. A dexametasona sistêmica era o fármaco de escolha no passado, e propuseram-se vários protocolos em termos do início e duração do tratamento (144). A maioria dos RNs respondia de maneira favorável, com extubação rápida e diminuição significativa da necessidade de oxigênio. No início, acreditava-se que os efeitos colaterais desse tratamento se limitassem a hipertensão e hiperglicemia transitórias, aumento do risco de infecção, miocardiopatia hipertrófica reversível e achatamento da curva de crescimento.

Conforme os dados são disponibilizados em relação aos desfechos a longo prazo de RNs tratados com esteroides, suscitando sérias preocupações relativas ao crescimento cerebral deficiente e ao desenvolvimento de PC (145), a AAP e a Canadian Pediatric Society emitiram uma declaração conjunta na qual o uso rotineiro de dexametasona sistêmica para a prevenção ou tratamento de DPC não é mais recomendado (146). A administração de esteroides sistêmicos deve ser limitada aos RNs dependentes do respirador mais instáveis com DPC grave e ameaçadora à vida.

Nos últimos anos, preferimos a hidrocortisona, administrada em doses muito baixas, no tratamento de DPC (147). A eficácia das preparações de esteroides inalantes tem sido limitada por métodos inadequados de administração pulmonar (148).

Broncodilatadores. Em RNs com entrada de ar reduzida e sibilância, observamos que a administração de salbutamol, na dose de 100 a 200 μg, via inalação de dose calibrada, pode ser útil. Com frequência observamos que, imediatamente após uma nebulização, a entrada de ar aumenta e a remoção das secreções torna-se mais fácil, particularmente em combinação com fisioterapia torácica. Por outro lado, uma revisão sistemática recente de administração de broncodilatador nessa população não forneceu evidências suficientes para recomendar o uso rotineiro dessa terapia (149).

Oxigenoterapia domiciliar. A despeito do tratamento máximo, alguns RNs permanecem dependentes de oxigênio suplementar após 40 semanas de idade pós-menstrual. Em nosso centro, esses RNs são avaliados e acompanhados após a alta por um pneumologista pediátrico. Os pais recebem treinamento específico em oxigenoterapia domiciliar. Antes da alta, a participação é organizada com um programa de assistência multidisciplinar, cujos membros incluem pneumologista pediátrico, nutricionista e terapeuta ocupacional. A incidência no uso de oxigenoterapia domiciliar varia muito entre os centros.

Distúrbios neurológicos (consulte também o Capítulo 46)

O exame neurológico do RN está relacionado com a idade gestacional e é intensamente afetado por qualquer anormalidade do SNC. O RN com EBP é tipicamente hipotônico. Os reflexos primitivos estão ausentes, mas a função do tronco encefálico (reflexos corneopalpebral, nauseoso e oculocefálico, caretas, cócegas nasais) pode ser testada. A migração neuronal geralmente é concluída com 24 semanas de idade gestacional, mas o desenvolvimento sináptico e a mielinização estão apenas começando nessa idade.

Hemorragia intraventricular

A HIVe é morbidade importante no RN de EBP, com sequelas graves em potencial nos lactentes sobreviventes, que incluem infarto periventricular hemorrágico, hidrocefalia pós-hemorrágica, convulsões, LPV e, a longo prazo, deficiências neurossensoriais e do neurodesenvolvimento. A despeito dos avanços modernos na neonatologia, a HIVe continua a ser um problema comum, com incidência de até 40% em coortes de EBP (17, 103). Felizmente, a maioria dos RNs de EBP desenvolve HIVe menos grave (grau I ou II), e há evidências de que a incidência geral de HIVe esteja diminuindo nos últimos anos (8,17,103). Bode et al. (8) descobriram uma redução significativa em HIVe grave em uma coorte de RNs prematuros de ≤ 30 semanas de idade gestacional, cujo nascimento se deu em um intervalo de 20 anos, de 10% na coorte de 1985 a 1986 para 5% na coorte de 2005 a 2006 ($p = 0,008$). Observou-se variação significativa nas taxas de todos os graus de HIVe entre centros.

O grau de prematuridade é um fator preditivo muito forte de HIVe, com a idade gestacional e o peso ao nascer sendo inversamente correlacionados com a incidência e a intensidade de HIVe. Em relação ao peso ao nascer, relatos recentes descreveram a incidência de HIVe grave em 5 a 12% dos RNs com

EBP (103), em contraste com 1 a 6% dos RNs com pesos ao nascer acima de 1.000 g. No que se refere à idade gestacional, a HIVe grave foi encontrada em 8 a 30% dos RNs com idade gestacional inferior a 25 semanas, em contraste com 3 a 7% daqueles cuja idade gestacional durou mais de 25 semanas (8). Assim, os RNs menores e mais jovens correm risco mais alto de graus mais graves de HIVe.

Em nosso centro, dentre 262 RNs com EBP entre 2005 e 2011, observamos uma incidência global de 19,5% para qualquer HIVe e 6,5% para a HIVe grave (graus III e IV) (Quadro 22.5). Na avaliação da incidência de HIVe, é importante saber se ela é representativa de toda a população com peso ao nascer abaixo de 1.000 g ou apenas dos sobreviventes, nos quais a incidência de HIVe seria bem menor. De fato, entre nossos sobreviventes, a incidência de HIVe foi 14,3% para todos os graus e 3,0% para HIVe grave (Quadro 22.6).

As variações na incidência de HIVe também podem ser explicadas pela patogenia multifatorial proposta por Volpe (150), que engloba fatores intravasculares, vasculares e extravasculares, superpostos à fragilidade da matriz germinativa e à limitada autorregulação do fluxo sanguíneo cerebral em RNs com EBP.

A HIVe pode apresentar-se agudamente, levando ao choque e à morte. Pode ser clinicamente silenciosa ou, mais comumente, apresentar-se com instabilidade cardiorrespiratória progressiva. O momento de ocorrência da HIVe foi bem investigado e nossa experiência é semelhante aos dados publicados. Cerca de 50% dos sangramentos ocorrem durante o primeiro dia de vida, 25% durante o segundo dia e 15% no terceiro dia (151). É incomum que um RN sofra HIVe após 7 dias de vida.

A ultrassonografia é a técnica de neuroimagem mais segura e fidedigna para diagnosticar HIVe em RNs extremamente prematuros (152). Obtemos um ultrassom transfontanela nas primeiras 24 horas de vida. Se a HIVe não for detectada, o exame é repetido 1 semana depois, ou mais cedo se o RN apresentar qualquer evento agudo neste ínterim. Se houver uma patologia, pode-se repetir a US em intervalos de 48 a 72 horas, até a estabilização da patologia intracraniana, e quando clinicamente justificado para facilitar o aconselhamento dos pais e as decisões terapêuticas.

O tratamento imediato da HIVe envolve estabilização do sistema cardiovascular, correção de qualquer diátese hemorrágica e monitoramento de hiperbilirrubinemia e hiperpotassemia. Um exame neurológico cuidadoso e medições seriadas da circunferência cefálica, juntamente com USs transfontanela seriadas, devem ser planejados para a detecção precoce e o tratamento da hidrocefalia pós-hemorrágica progressiva. Se houver dilatação rápida dos ventrículos, uma intervenção neurocirúrgica pode ser necessária para a drenagem temporária ou permanente do líquido cerebrospinal. Não consideramos punções lombares repetidas efetivas como técnica contemporizadora para controlar a hidrocefalia pós-hemorrágica progressiva.

A mortalidade e a morbidade a longo prazo estão relacionadas com a extensão da lesão cerebral, refletida principalmente pelo grau do sangramento. A HIVe grave com isquemia hemorrágica periventricular na coorte de RN com EBP tem uma taxa de mortalidade superior a 50% e induz dilatação ventricular progressiva em 80% dos RNs. Muitos estudos confirmaram a associação significativa entre HIVe grau IV, LPV e ventriculomegalia com PC (153, 154).

Acreditamos que o transporte *in utero*, esteroides pré-natais, neuroproteção com sulfato de magnésio, assistência obstétrica criteriosa, estabilização hábil na sala de parto e assistência especializada na UTI neonatal são medidas importantes para evitar HIVe. As estratégias farmacológicas, especificamente a administração de indometacina nas primeiras 12 horas de vida a RN de EBP, reduzem a incidência de HIVe grave (155), mas sem benefício a longo prazo significativo aos 18 meses (156), portanto não é a prática atual ou recomendada em nosso centro. Estudos sobre a ligadura tardia do cordão umbilical têm mostrado uma redução de até 50% em todos os graus de HIVe em RNs pré-termo (157). Questões que envolvem o momento ideal de ligadura do cordão e considerações tais como idade gestacional, RCIU e asfixia precisam de mais clareza para uma prática segura e consistente. São necessárias pesquisas inovadoras adicionais para minorar esta complicação séria em RNs de EBP.

Leucomalacia periventricular

A LPV é a outra lesão importante do cérebro prematuro em desenvolvimento, com incidência estimada de 4 a 15%. Em nosso centro, a LPV apresenta incidência de 4,4%. Acredita-se que advenha de eventos hipóxico-isquêmicos, levando à necrose da substância branca (158). As áreas mais comumente afetadas são a substância branca próxima ao trígono dos ventrículos laterais e ao redor do forame de Monro. Embora com frequência diagnosticada em associação à HIVe, a LPV também pode ocorrer de maneira independente, como uma lesão isolada. Às vezes, a origem é claramente intrauterina. A corioamnionite é reconhecida como um fator de risco da LPV (158). Após o nascimento, a LPV adquirida é vista com maior frequência em RNs masculinos, RNs com SAR grave, com septicemia e com instabilidade cardiovascular significativa ou apneia inicial (159).

A LPV cística em RNs extremamente prematuros é o melhor fator preditivo de desfechos adversos neurológicos a longo prazo (160). Relatou-se que a frequência de PC após a LPV cística varia entre 62 e 100% (6). Sua manifestação típica é paresia espástica envolvendo predominantemente os membros inferiores (diplegia espástica), e em geral é diagnosticada nos primeiros 2 anos de vida. Embora incomum, incapacidade grave com tetraplegia espástica, estrabismo e redução da acuidade visual, atraso do desenvolvimento, déficit cognitivo e convulsões podem ser observados na primeira infância.

O diagnóstico de LPV é definido primariamente pela US transfontanela. Quando as lesões ocorreram *in utero*, é possível firmar o diagnóstico logo após o nascimento, no primeiro ou no segundo exame. Contudo, a LPV pré-natal ou adquirida pós-natal geralmente não é diagnosticada antes de 2 a 3 semanas, pois tempo é necessário para que ocorra cavitação da substância branca periventricular lesionada. Um estudo de ultrassom realizado com 1 mês ou depois fornece, assim, informações importantes sobre o prognóstico do neurodesenvolvimento do RN, facilitando o aconselhamento dos pais e o planejamento do acompanhamento multidisciplinar a longo prazo.

A ressonância magnética (RM) permite melhor detecção das anormalidades da substância branca do que a US. Porém, os estudos de acompanhamento são insuficientes para indicar se os achados adicionais fornecem mais informações sobre o prognóstico do neurodesenvolvimento. Portanto, o uso rotineiro da RM e de outras técnicas de neuroimagem avançadas para a detecção de LPV e outras lesões cerebrais no RN de EBP ainda não é uma abordagem padrão e permanece no campo das pesquisas em curso (154). Em virtude do aparecimento subsequente de lesões císticas ou dilatação ventricular residual secundária à involução da substância branca periventricular e à reabsorção dos cistos, é importante repetir a US transfontanela entre 36 e 40 semanas de idade pós-menstrual (154).

Convulsões

As convulsões são relativamente raras no RN de EBP, a despeito de muitos fatores de risco em potencial, como HIVe, hipoglicemia e anormalidades eletrolíticas. Em comparação com RNs a termo, as crises convulsivas em RNs EP são ainda mais difíceis de diagnosticar, devido principalmente à imaturidade coerente com a idade gestacional. As crises sutis, tônicas ou mioclônicas podem ser difíceis de diferenciar dos movimentos incoordenados gerais, tremores e abalos mioclônicos vistos com frequência em RNs EP. As etiologias das convulsões no RN com EBP, assim como no RN a termo, incluem patologia do SNC, distúrbios metabólicos (p. ex., hipoglicemia, hipocalcemia, hiponatremia grave), infecção e abstinência de drogas.

A investigação e o tratamento das convulsões são descritos em detalhes no Capítulo 46. Basta dizer que é difícil interpretar o eletroencefalograma (EEG), porque o EEG de superfície convencional pode não detectar a atividade elétrica de estruturas corticais e subcorticais mais profundas. O tratamento das convulsões em RNs com EBP envolve a correção de quaisquer distúrbios metabólicos, antibioticoterapia apropriada de infecções quando oportuno e controle da atividade convulsiva para evitar lesão cerebral secundária à alteração do metabolismo de energia cerebral. No que diz respeito a RNs a termo, o prognóstico diante de convulsões neonatais depende principalmente da causa subjacente; no entanto, o prognóstico geralmente é pior para o RN de EBP. Nossa preferência para controle clínico das crises é o fenobarbital na dose de ataque de 20 mg/kg, que pode ser aumentada em mais de 10 mg/kg se o controle não for alcançado (dose de ataque máxima 30 a 40 mg/kg). Se o controle não for alcançado, acrescenta-se a fenitoína na dose de ataque de 15 mg/kg (dose de ataque máxima 30 a 40 mg/kg). Raramente, pode-se considerar o uso de anticonvulsivantes sedativo-hipnóticos como lorazepam (0,05 a 0,1 mg/kg/dose) ou diazepam (0,1 a 0,2 mg/kg/dose), prestando atenção devida aos efeitos adversos desses agentes em RNs extremamente prematuros, como a exacerbação possível de icterícia secundária ao deslocamento da bilirrubina do seu sítio de ligação à albumina pelo benzoato de sódio no diazepam e os movimentos anormais (espasmos musculares, mioclonias) vistos com o lorazepam (161). Os agentes terapêuticos mais recentes que estão aparecendo, como topiramato, levetiracetam ou bumetanida, podem ser considerados para convulsões refratárias (162).

Déficit auditivo

Os RNs de EBP correm risco mais alto de deficiência auditiva em virtude de doenças multissistêmicas e do uso frequente de medicamentos potencialmente ototóxicos, como aminoglicosídios e diuréticos (163). Nos RNs extremamente prematuros sobreviventes, a prevalência estimada para todas as gravidades de deficiência auditiva é de 3,1% e para perda profunda/grave é de 1,9% (163). A triagem da audição neonatal é um padrão de cuidado de todos os RNs de risco, com o potencial evocado auditivo do tronco encefálico (BERA) sendo obrigatório para a detecção de perda auditiva neural (neuropatia auditiva/dissincronia auditiva) (164,165). Em nossa unidade, obtém-se a triagem auditiva antes da alta por meio de OEA. O diagnóstico precoce de perda auditiva e a intervenção com amplificação aos 6 meses de idade, juntamente com terapia fonoaudiológica e programas de intervenção precoce, têm como objetivo reduzir a incapacidade progressiva no desenvolvimento da fala e linguagem e no neurodesenvolvimento geral causado pela deficiência auditiva. A perda auditiva de início tardio pode ser observada em até 10% das coortes de RNs extremamente prematuros, especialmente nos RNs com necessidade prolongada de oxigênio suplementar/insuficiência respiratória e ototoxicidade (163). A declaração de conduta de 2007 prevê para RNs sob risco de perda de início tardio, que passaram no teste neonatal, a recomendação de avaliação auditiva diagnóstica nos 24 a 30 meses de idade (164). Uma recente publicação de Synnes et al. descreveu aumento na incidência e gravidade de déficit auditivo em uma coorte de RNs de extremamente baixo peso (peso de nascimento < 800 g) de 5% para 13% ao longo de um período de 24 anos, que não era imputável a um aumento na taxa de sobrevida. Também foi observada diminuição na idade mediana de diagnóstico de perda auditiva de 13 para 8 meses (165). Mais pesquisas são claramente necessárias para identificar as variáveis modificáveis no ambiente da UTI neonatal e práticas atuais que podem ter impacto no desenvolvimento normal da audição.

Retinopatia da prematuridade

A RP continua a ser um diagnóstico frequente em RNs de EBP e pode resultar em déficit visual significativo, que varia desde miopia e astigmatismo corrigíveis a cegueira bilateral. A incidência e a gravidade da RP são inversamente proporcionais ao peso ao nascer e à idade gestacional (166). Assim, à medida que a sobrevida aumentou, o mesmo ocorreu com o número de RNs com EBP sobreviventes com RP grave, particularmente entre os que nascem nos limites de viabilidade entre 23 e 24 semanas (167). A RP grave é definida como doença unilateral ou bilateral no estágio 4 ou 5, ou doença exigindo terapia a *laser* ou bevacizumabe em pelo menos um olho. Schmidt et al. (168) encontraram incidência de cerca de 7% em uma coorte de RNs com EBP sobreviventes. Contudo, a cegueira tornou-se um desfecho raro, com prevalência estimada de 2% nos sobreviventes de EBP (168). O Quadro 22.6 mostra a incidência e a gravidade da RP em nosso centro.

A etiologia e a patogenia são complexas e discutidas em maiores detalhes no Capítulo 50. A tensão arterial de oxigênio permanece como um grande fator de risco, a despeito do uso contínuo de oximetria de pulso e do suposto controle mais estrito da P_{O_2} arterial. Além de imaturidade, relatamos que a combinação de RCIU e prematuridade acentuada aumenta o risco de RP grave (13).

Com base no conhecimento atual dos fatores predisponentes e em anos de observação cuidadosa, desenvolvemos um protocolo de controle rigoroso da saturação de oxigênio arterial (Sa_{O_2}) para todos os RNs com peso ao nascer inferior a 1.000 g nas primeiras semanas de vida. Estabelecemos diretrizes para a oximetria de pulso, baseadas principalmente na idade gestacional e no peso ao nascer. Nossa antiga conduta de aceitar limites inferiores da Sa_{O_2} e evitar variações bruscas está de acordo com as publicações que apoiam a segurança desta prática na tentativa de reduzir a incidência de RP (169). Além disso, relatou-se que a prevenção de oscilações da normoxemia para hiperoxemia e hipoxemia diminui a incidência de RP (170). Embora estudos recentes tenham descoberto taxas mais altas de sobrevida em RNs com menos de 28 semanas de idade gestacional com maior saturação de oxigênio prevista (91% para 95% *versus* 85% para 89%), taxas inferiores de saturação foram associadas a menores riscos de RP e tem-se mantido uma baixa taxa de mortalidade ao longo dos anos. Sendo assim, nossa prática não foi alterada (171). Para RNs de EBP, definimos o limite superior da Sa_{O_2} em 93%, e tentamos evitar flutuações rápidas. Novas pesquisas serão aguardadas para que se defina a oxigenoterapia ideal. Somos a favor da hipercapnia permissiva, embora evitemos a hipercapnia prolongada, com valores da P_{CO_2} acima de 60 mmHg nas primeiras semanas de vida. Temos baixa tolerância para apneia recorrente associada à dessaturação de oxigênio significativa. Nestes casos, não hesitamos em usar suporte respiratório (cânula nasal de fluxo elevado, CPAP/ventilação nasal; ou ventilação mecânica) se os episódios não forem prontamente controlados por medicação estimulante da respiração, como cafeína.

O diagnóstico e o tratamento precoces da RP preliminar e liminar são essenciais para preservar a acuidade visual máxima e prevenir a ocorrência de cegueira. Isto é alcançado por exames oftalmológicos seriados por especialista, conforme descrito na declaração conjunta da AAP, American Academy of Ophthalmology, American Association of Pediatric Ophthalmology and Strabismus e American Association of Certified Orthoptists, de modo que todos os RNs com EBP devem ser submetidos à triagem da RP, com o primeiro exame em 31 semanas de idade pós-menstrual ou 4 semanas de idade pós-natal, o que ocorrer depois (172).

Assim como outros, observamos alguns casos imprevistos de doença "urgente" desenvolvendo-se precocemente, entre 30 e 33 semanas, ou evoluindo em idades gestacionais corrigidas maiores, após um período de quiescência no estágio 1 ou 2. Em consequência, em nosso centro, marcamos a primeira triagem oftalmológica para 4 semanas após o nascimento ou com 30 semanas de idade pós-menstrual, das duas a que ocorrer primeiro. Esta prática é coerente com a publicação recente de Subhani et al. (173), os quais recomendaram triagem mais precoce em RNs de EBP, desde 5 a 6 semanas de idade usando o critério da idade pós-natal e não aguardando pela idade pós-menstrual corrigida. A declaração conjunta não aconselha avaliação anterior para RNs com menos de 25 semanas de idade gestacional ao nascer, com base na sua evolução clínica e comorbidades. Os exames subsequentes são programados de acordo com os achados (p. ex., grau de vascularização, zona e estágio das alterações retinianas, tortuosidade, doença *plus*) em intervalos de 1 a 2 semanas. Se o processo patológico parecer acelerar-se, realizam-se exames 2 vezes/semana. Os lactentes com doença liminar e *plus* podem ser candidatos à terapia com *laser*.

Como na maioria das UTIs neonatais, há uma série de RNs com RP liminar que recebem injeções intraoculares de bevacizumabe (Avastin®) em vez da terapia a *laser* e, até agora, nossa limitada experiência tem sido positiva. Essa modalidade terapêutica deve ser abordada com cautela. Muitos determinantes de tratamento ainda precisam ser esclarecidos, tais como dose, tempo de tratamento, efeitos fisiológicos e efeitos colaterais a curto e a longo prazo (174).

Vale observar uma recente publicação sobre o uso oral de propranolol para impedir a progressão da RP (175). No entanto, essa possível terapia requer mais estudos, devido a preocupações relativas à segurança, não podendo ser recomendada neste momento.

PLANEJAMENTO DA ALTA HOSPITALAR

A alta para casa da UTI neonatal é uma etapa importante para os RNs de EBP e seus pais. Muito aguardada, ela é também carregada de sobressaltos emocionais, com alguns pais pressionando pela alta precoce e outros claramente temerosos de levar seu filho para casa. A avaliação da capacidade clínica do RN com EBP de receber alta e a preparação dos pais para cuidados em casa são de igual importância. Ambos são os objetivos de um processo de alta ordenado que deve ser multidisciplinar, envolvendo a equipe de profissionais de saúde da UTI neonatal, as especialidades envolvidas nos cuidados pós-alta e acompanhamento neonatal, que é altamente recomendado para todos os RNs de EBP (176).

Não é de surpreender que haja uma variação significativa nas práticas de alta da UTI neonatal. Uma alta segura para casa é o desfecho desejado. A alta precoce tem muitos benefícios, incluindo a redução dos efeitos adversos no ambiente de internação prolongada, capacitando os pais, e a redução dos custos com atendimento, mas requer uma extensa preparação parental, atendimento pós-alta qualificado e supervisão neonatologista (177).

Nossos critérios de alta são os seguintes: idade pós-menstrual ≥ 35 semanas, peso ≥ 2 kg e crescimento adequado, sinais vitais estáveis no ar ambiente (incluindo temperatura) enquanto estiver no berço, sem apneia ou dessaturações sem cafeína durante pelo menos 5 dias, boa alimentação (sem necessidade de gavagem) durante pelo menos 2 a 3 dias, micção e fezes normais. Todos os problemas médicos ativos devem estar estáveis e o acompanhamento precisa ter sido organizado para quaisquer questões remanescentes. A ultrassonografia craniana pré-alta serve para acompanhamento ou exclusão de patologia intracraniana. Durante a estação do RSV, a administração de globulina hiperimune intramuscular antes da alta está planejada a fim de diminuir o risco de infecção. O teste do assento do carro deve ser realizado antes da alta, especialmente quando se espera um longo tempo de viagem até a casa.

A preparação dos pais é uma continuação do seu envolvimento no cuidado do RN na UTI neonatal. Avaliamos a sua competência, confiança e participação no cuidado. Os pais são ensinados sobre atendimentos básicos ao RN e estratégias para que se sintam mais seguros em casa, por exemplo, não fumar e colocar o RN em decúbito dorsal para dormir a fim de diminuir os riscos de síndrome de morte súbita do lactente (SMSL). A equipe de saúde da UTI neonatal observa como os pais interagem com seu filho, observam indícios do RN, seu cuidado diário e o que fazem para se preparar para a chegada de seu filho em casa. O apoio à amamentação e a manutenção da produção de leite são uma prioridade. Circunstâncias especiais, como oxigenoterapia domiciliar, precisam de ainda mais planejamento, preparação e instruções claras aos pais. Os pais devem ser instruídos acerca de sinais preocupantes e devem suscitar avaliação do RN por um profissional de saúde. Se os pais desejarem, eles são direcionados para cursos de RCP do RN.

Antes da alta, deve haver uma revisão dos diagnósticos de seus filhos e evolução na UTI neonatal, com uma explicação clara do atendimento de acompanhamento das complicações médicas identificadas. Deve haver também uma discussão antecipada sobre questões relativas a saúde e desenvolvimento mais comumente observadas no RN de EBP nos primeiros 2 anos e a mais longo prazo, que serão abordadas no acompanhamento neonatal. O médico de assistência primária do RN deve ser identificado para atendimento geral do RN, tais como vacinas e verificações de puericultura. Quem chamar e como proceder em caso de emergência também deve ficar claro. Na província de Quebec, visitas domiciliares por uma enfermeira de assistência de saúde são rotina. Marcamos a primeira consulta clínica de acompanhamento para 1 a 2 semanas após a alta, principalmente a fim de tranquilizar os pais de que eles estão indo bem, quando revimos o ganho ponderal do RN, alimentação, bem-estar, medimos a hemoglobina para pesquisar anemia tardia de prematuridade e confirmamos as avaliações planejadas (p. ex., oftalmologia).

Assim, a transição da UTIN para o lar deve ser planejada de tal modo que os pais não se sintam excluídos da segurança da UTIN e tenham segurança na sua capacidade de proteger e nutrir seu filho valioso.

ACOMPANHAMENTO DO RECÉM-NASCIDO DE EBP (CONSULTE TAMBÉM O CAPÍTULO 55)

O objetivo maior da terapia intensiva neonatal de RNs de EBP é aumentar a sobrevida sem sequelas. Maior sobrevida para RNs de EBP tem sido alcançada, resultando em aumento do número de RNs de EBP que recebem alta da UTI neonatal. Se a promessa dessa maior sobrevida neonatal será acompanhada por melhora dos desfechos a curto e a longo prazos ainda será determinado, o que se limita pelo intervalo inerente ao acompanhamento neonatal.

A pergunta mais difícil realizada pelos pais antes do nascimento prematuro, na UTI neonatal e na alta para casa, é "Meu filho será normal?" (consulte também o Capítulo 56). Idade gestacional, peso de nascimento e gênero são fortes fatores prognósticos diretamente relacionados à sobrevida e a um bom desfecho funcional. Outros fatores prognósticos importantes incluem patologia intracraniana grave, DPC, RP grave e avaliação neurodesenvolvimental em menos de 3 anos de idade. No entanto, um desfecho a longo prazo individual de um RN ainda não pode ser inteiramente previsto por essas variáveis. Ainda não se sabe se o prognóstico precoce será melhorado pela ressonância magnética na UTI neonatal (178). Assim, os pais continuam a vivenciar um grau muito elevado de incerteza sobre o desfecho de seu RN de EBP, que se estende ao longo dos primeiros anos de vida da criança; uma incerteza que inclui ansiedade e esperança e muitas vezes é um peso para a família. Problemas de saúde, deficiência física e preocupações com o desenvolvimento inicial são geralmente evidentes nos primeiros 1 a 2 anos. Problemas de neurodesenvolvimento, linguagem e comportamento são normalmente identificados nos primeiros 5 anos, considerando que problemas com cognição, aprendizagem, comportamento e funções executivas manifestam-se mais tarde na infância e depois, revelados pelos desafios acadêmicos e sociais impostos pela escola e pelo mundo exterior.

Saúde

RNs de EBP sobreviventes permanecem sob risco mais elevado de mortalidade pós-UTI neonatal e SMSL. Embora se tenha verificado uma diminuição significativa na SMSL global e uma redução de mais de 60% na SMSL para RNs com 24 a 28 semanas para uma taxa de 1,23 morte por SMSL a cada 10.000 nascimentos, o risco de SMSL permanece 2,57 vezes (IC de 95%: 2,08 a 3,17) maior no RN extremamente prematuro em comparação com o RN a termo. Nos RNs prematuros de 24 a 28 semanas de idade gestacional, observou-se uma idade mais avançada para morte pós-natal atribuível a SMSL, ocorrendo em 21,1 semanas *versus* 14,6 semanas em RNs a termo, embora ainda em uma idade pós-menstrual anterior (47,1 semanas) em comparação com 53,5 semanas em RNs a termo (179). As principais causas de óbitos pós-neonatais, exceto SMSL, estão associadas a condições clínicas secundárias à prematuridade extrema, por exemplo, DPC, broncopneumonia.

As reinternações são comuns, com mais da metade dos RNs de EBP reinternados pelo menos uma vez durante os primeiros 2 anos de vida, principalmente como resultado de doenças respiratórias, incluindo infecções do trato respiratório inferior e bronquiolite por RSV (180). A profilaxia contra RSV durante a estação do RSV diminuiu significativamente a gravidade da doença e a reinternação (181). A maioria das reinternações cirúrgicas são para reparo de hérnia inguinal. Outros problemas de saúde comuns que levam à internação ou que requerem serviços médicos incluem otite média, broncospasmo, gastrenterite, convulsões e dificuldades de alimentação. Aos 10 a 12 anos de idade, as crianças que nasceram antes de 26 semanas ainda apresentavam grande necessidade de serviços, como consultas médicas e de enfermagem, procedimentos médicos e terapia ocupacional e fisioterapia. Na adolescência, uma redução na utilização dos recursos de saúde e na prevalência de distúrbios de saúde foi observada. Na idade adulta, não há diferença nos distúrbios de saúde agudos ou na utilização de recursos de saúde, embora distúrbios de saúde crônicos tenham permanecido mais elevados no grupo de RNs muito prematuros. Pressão arterial sistólica elevada em adultos jovens de EBP também foi relatada (182). EBP com DPC apresentam ainda mais atendimentos de saúde e internações na infância precoce e quando se tornam jovens adultos persistem as funções pulmonares inferiores, particularmente relacionadas ao fluxo de ar.

As dificuldades de alimentação, refluxo gastresofágico e falha de crescimento são comumente observadas nos primeiros anos após a alta. Embora a maioria dos EBP alcance a estatura adulta normalmente na faixa normal, eles são menores do que seus controles de peso ao nascer normal e apresentaram escores z de altura inferiores aos de seus pais. Escores z de índice de massa corporal (IMC) mostram um aumento persistente a partir dos 3 anos até a idade adulta, que aponta para uma aceleração posterior no ganho de peso após a falha de crescimento nos primeiros meses de vida e que poderia prever maior taxa de doenças cardiovasculares e diabetes tipo 2 para EBP (183).

Houve uma diminuição significativa nas taxas atuais de cegueira e/ou grave comprometimento visual, com taxas de 1 a 2% para idades gestacionais de 26 a 27 semanas e 4 a 8% com gestação ≤ 25 semanas. Miopia e hipermetropia são vistas em cerca de 25% das crianças nascidas antes de 28 semanas. Saigal *et al.* relataram que 36% dos adolescentes de EBP usavam óculos de grau *versus* 10% em controles de peso ao nascer normal; como adultos, esses números foram de 64% para EBP *versus* 37%, respectivamente. O descolamento tardio de retina ocorreu em 4 a 5% dos EBP no final da adolescência (183). As taxas de deficiência auditiva grave entre 3 e 5% permaneceram estáveis ao longo dos anos. Marlow *et al.* relataram que aparelhos auditivos foram necessários em 6% de crianças de 6 anos nascidas antes de 26 semanas de idade gestacional e outros 4% apresentaram perda auditiva leve (184).

Neurodesenvolvimento e comportamento (consulte também o Capítulo 56)

Deficiências do neurodesenvolvimento como PC, retardo mental, deficiências sensoriais (audição, visão) e atrasos de desenvolvimento significativos são mais elevadas no mais imaturo. Deficiências graves afetam cerca de 25 a 30% dos EBP sobreviventes, em comparação com 4% nas coortes de RNs a termo (185). Existe uma alta prevalência de disfunção neuromotora e má coordenação. Dificuldades motoras finas e grosseiras podem ser observadas em RNs extremamente pré-termo sem PC e com inteligência normal. Atrasos no desenvolvimento da fala e da linguagem também são prevalentes.

Com o aumento da sobrevida, havia a preocupação de que houvesse um aumento na taxa de PC e deficiência neurossensorial. Na verdade, nos últimos anos, observou-se uma queda nas taxas de PC (186). Wilson-Costello *et al.* (9) observaram que, para RNs de EBP aos 20 meses, houve uma diminuição na taxa de deficiência neurossensorial a uma taxa de 9% na coorte de 2000 a 2002, em comparação a 18% na coorte de 1982 a 1989; a taxa de PC também diminuiu de 8% para 5%, nos respectivos períodos de tempo.

Déficits cognitivos, mau desempenho acadêmico e maior necessidade de assistência corretiva são prevalentes na metade da infância e adolescência. Saigal *et al.* (187) constataram que 72% dos adolescentes com PN < 750 g, 53% com PN 750 a 1.000 g e 13% dos controles de peso ao nascer normal apresentaram dificuldades escolares. Disfunção em outras áreas cognitivas, como atenção, processamento visual, progresso acadêmico e função executiva são comuns e persistem no final da adolescência e no início da vida adulta. Problemas comportamentais como transtorno de déficit de atenção e hiperatividade, desatenção, dificuldades emocionais e autismo, estão crescendo nesses RNs muito prematuros. Moster *et al.* (188) descreveram uma taxa superior de autismo em idades gestacionais inferiores, com uma taxa de 0,6% em 23 a 27 semanas de idade gestacional em comparação com 0,05% a termo. Timidez, falta de assertividade, ansiedade, desadaptação social e depressão têm sido observados e podem persistir até a adolescência e início da vida adulta. Vale notar que essa população apresenta taxas inferiores de delinquência e comportamentos de risco em comparação aos adultos de controle. Embora existam taxas inferiores de desempenho escolar, emprego e vida independente para adolescentes e adultos nascidos muito prematuros, eles não se percebem diferentes de seus pares controles (183). As taxas de fecundidade dos adultos sobreviventes de prematuridade extrema são inferiores. Em um estudo vinculado à população da Noruega, as taxas de reprodução absolutas foram de 25% para as mulheres e 13,9% para homens nascidos com 22 a 27 semanas de idade gestacional, em comparação com as taxas de 68,4% para as mulheres e 50,4% para homens nascidos a termo (189). A assistência financeira para deficiência é maior nos adultos de EBP/EP em comparação aos controles nascidos a termo (188).

Recém-nascido de EBP sem comprometimento

Publicações recentes têm se concentrado nos sobreviventes EBP/EP que são "normais", definidos como apresentando escores de testes psicométricos ou de desenvolvimento normais e ausência de comprometimento neurológico (PC, cegueira, surdez e habilidades funcionais). A incidência relatada de resultados de desfechos desenvolvimentais sem comprometimento em EBP/EP é variável, embora a maioria se reúna em torno da estimativa de 30%.

Kumar *et al.* (190) observaram 714 RNs de EBP com 30 meses, dos quais 32,6% não apresentaram comprometimento. Desfechos sem comprometimento foram associados a fatores biológicos (sexo feminino, idade gestacional, peso ao nascimento), fatores ambientais (escolaridade materna ≥ ensino médio), práticas médicas (uso de esteroides antenatais, ingestão de leite materno) e a ausência de morbidades neonatais importantes. Estes resultados foram obtidos em conformidade com os de Schmidt *et al.* (191), que descobriram que ter uma das três principais morbidades (lesão cerebral grave, DBP e RP grave) dobrava o risco de desfecho insatisfatório e ter duas morbidades triplicava o risco, com infecção e ECN agregando riscos independentes. Rees *et al.* (192) descobriram que a ECN avançada e cirúrgica dobrava o risco de comprometimento neurodesenvolvimental. Uma análise posterior do ensaio TIPP também mostrou que o fechamento cirúrgico da PCA foi associado a maior risco de comprometimento neurossensorial em RNs de EBP (193). O efeito benéfico dos esteroides antenatais corroborou os achados de Carlo *et al.* (194), que mostraram que os esteroides no período pré-natal conferiram menor risco de PC e comprometimento neurolodesenvolvimental dos 18 aos 22 meses. Este estudo verificou também os efeitos benéficos do leite materno descritos por Vohr *et al.* (195) com escores de índice de desenvolvimento mental (IDM) e escores de comportamento Bayley mais elevados e menos reinternações entre a alta da UTI neonatal e os 30 meses, com a estimativa de que para cada acréscimo de 10 mℓ/kg/dia na ingestão de leite humano, o IDM aumentou em 0,59 ponto e o risco de reinternação diminuiu para 5%. A análise da distribuição dos escores de IDM demonstrou que o RN de EBP sem comprometimento atuou na extremidade inferior do normal. Este resultado está em consonância com as observações de taxas mais altas de transtornos na aprendizagem, baixo desempenho acadêmico e funções executivas. Consequentemente, Kumar *et al.* (190) recomendaram cautela sobre a expectativa "normal" para os pais de RNs de EBP.

Programas de intervenção precoce

Dada a alta prevalência de problemas neurodesenvolvimentais em RNs de EBP/EP, é encorajador que novas pesquisas apontem para possíveis benefícios de programas de intervenção precoce. Em 2007, uma metanálise de Cochrane sobre programas de intervenção precoce mostrou uma influência positiva nos desfechos cognitivos e motores durante os primeiros meses de vida, com benefícios cognitivos persistentes em idade pré-escolar, especialmente para os programas que tiveram como foco as relações pais-RN (196). Van Hus *et al.* (197) descreveram o Infant Behavioral Assessment and Intervention Program (IBAIP) que tinha como foco os fatores ambientais, comportamentais e de desenvolvimento precoce. Um ensaio multicêntrico randomizado e controlado para RNs de muito baixo peso mostrou maior desenvolvimento mental, motor e comportamental e interação mãe/filho aos 6 meses; aos 5 anos, o IBAIP melhorou o desempenho de QI dos RNs, as habilidades motoras no que se refere à manipulação de uma bola e a integração visuomotora (197).

Família

O nascimento muito prematuro cria angústia emocional e psicológica significativa na família, maior no 1º mês e persistente para além dos 3 anos de vida. O efeito sobre a família está associado à gravidade do estado clínico e aos déficits funcionais do RN e do ambiente familiar, tanto que famílias de baixa renda e menor escolaridade sofrem maiores dificuldades. A taxa de divórcio é maior em famílias com um RN com incapacidades (26% *versus* 14%). Os pais experienciam consequências negativas no seu local de trabalho e uma redução nas atividades sociais. Mesmo depois da adolescência, as famílias de RNs de EBP ainda relataram maior desconforto emocional, mas interações positivas no seio familiar e com os amigos reforçaram o sentimento pessoal de controle e sucesso (198).

A experiência geral até o presente com os RNs de EBP nos permite extrair as seguintes conclusões:

a. A grande maioria dos RNs com EBP sobreviventes pode esperar por uma vida bastante significativa.
b. À medida que a sobrevida de RNs de menos de 26 semanas aumentou, houve um aumento do número absoluto de RNs com EBP que são sadios, e também de RNs com complicações a longo prazo.
c. Um número substancial de RNs com EBP terá deficiências físicas, intelectuais e comportamentais que acarretam incapacidade funcional significativa, a qual pode persistir na adolescência e idade adulta.
d. Evidências de lesão cerebral significativa, como HIVe grau III ou IV, LPV cística e dilatação ventricular, são um fator preditivo funesto de futuras deficiências. Os diagnósticos concomitantes de DPC na idade corrigida de 36 semanas e de RP grave aumentam a probabilidade de problemas do neurodesenvolvimento. Sepse neonatal, ECN avançada e cirúrgica e ligadura cirúrgica da PCA também aumentaram o risco de deficiências do neurodesenvolvimento. Esta é uma informação importante a ser comunicada aos pais durante a assistência na UTIN e antes da alta para o lar.
e. As práticas de atendimento pré-natal e neonatal que impactam positivamente o desfecho a longo prazo incluem esteroides no período pré-natal e aleitamento materno e devem ser amplamente praticadas.
f. Os programas de intervenção precoce podem contribuir significativamente para melhoras contínuas dos desfechos de RNs de EBP e extremamente prematuros.
g. Em virtude das sequelas do nascimento extremamente prematuro, é importante ter um programa de acompanhamento a longo prazo e organizado como parte da assistência após a alta de RNs de EBP, para garantir o diagnóstico apropriado e oferecer tratamento, recursos e apoio à criança e à família.

Os desafios atuais para os programas de acompanhamento de RNs são a defesa dos recursos e serviços apropriados a essas crianças de alto risco e suas famílias, bem como a obtenção de acompanhamento a longo prazo, idealmente até a admissão escolar, que é nossa política. O valor do acompanhamento dos RNs de EBP parece evidente e amplamente desejado tanto pelos profissionais de saúde como pelos pais/familiares. As muitas controvérsias existentes sobre a estrutura e a duração ideais do acompanhamento neonatal em uma época de limitação de recursos e restrições fiscais significativas contribuem para a falta de uniformidade na prática e compilação da montanha de dados que foram coletados dos RNs de EBP e outros de alto risco. Uma iniciativa recente e motivadora do Canadá de tentar abordar algumas dessas questões é a Canadian Neonatal Follow-up Network (CNFUN). Esse grupo criou um banco de dados eletrônico nacional de desfechos a longo prazo, com a ligação aos bancos de dados nacionais perinatais e neonatais preexistentes. Usando definições padronizadas de desfechos e avaliações nas idades especificadas, eles esperam fornecer avaliações precisas e baseadas em evidências de práticas de atendimento perinatal e neonatal, que pode inevitavelmente levar a melhor tomada de decisão para esses RNs em risco durante a hospitalização.

No passado, as circunstâncias excepcionais do nascimento na prematuridade extrema não ofereciam chance de sobrevida. Embora um caminho muito difícil, repleto de complicações médicas importantes, estresse dos pais e dilemas éticos irrespondíveis, a assistência neonatal moderna desses RNs extremamente prematuros e de EBP tem oferecido a muitos pais a oportunidade de realizar sua esperança de levar para o lar um RN sadio com bom potencial no futuro.

CAMINHOS FUTUROS E QUESTÕES ÉTICAS

Embora a barreira do peso ao nascer de 500 gramas tenha sido vencida (2), o debate acerca da ética dos limites de viabilidade permanece aberto (199).

O acompanhamento inicial de RNs com peso abaixo de 500 gramas não é muito tranquilizador (1). É óbvio que além do ônus significativo em termos de recursos humanos e financeiros na UTI neonatal, esses RNs precisarão de avaliação e apoio substanciais e cuidadosos. Seu desempenho na idade escolar e no início da vida adulta ainda não está claro.

Contudo, parece improvável no presente que seu tratamento seja interrompido. Assim, é nossa responsabilidade como neonatologistas fornecer informações acuradas a curto e longo prazos aos pais e à sociedade, se quisermos defender nossas intervenções com credibilidade. É crucial estabelecer diretrizes gerais e institucionais e abordar as questões éticas, financeiras e filosóficas relativas a nossas intervenções. É preciso respeitar as decisões dos pais, mas estes também precisam ser informados dos riscos potenciais. É provável que, com o avanço do conhecimento e tecnologia médicos, prevenções de grandes complicações e melhor nutrição, o desfecho dos RNs de EBP venha a melhorar. Porém, enquanto acompanhamos com grande interesse o futuro dessas crianças nascidas no limite da viabilidade, é importante focar nossa atenção no aperfeiçoamento do tratamento em nossas UTIN em vez de tentar romper novas barreiras.

Também é evidente que nem todos os neonatologistas e nem todas as UTIs neonatais devem realizar o tratamento de RNs com EBP. O tratamento desses RNs demanda grande competência e recursos abundantes. Massa crítica é essencial para manter altos padrões de medicina e enfermagem. Idealmente, apenas centros perinatais regionais devem envolver-se na assistência de RNs com EBP, e o tratamento deve ser empreendido apenas quando recursos adequados estiverem disponíveis, sem comprometer a assistência de RNs mais maduros, com maiores chances de sobrevida sem sequelas. Por fim, a decisão final acerca do tratamento e do grau de intervenção na sala de parto continua a ser responsabilidade do neonatologista, porque muito frequentemente não há tempo para múltiplos pareceres e, afinal, o neonatologista é o profissional com a maior experiência para tomar essas decisões. Em nossa opinião, o alvo móvel no tratamento do RN com EBP não deve mais ser a idade gestacional ou o peso ao nascer, mas sim o estado do RN ao nascer, seu potencial de sobrevida, o desejo dos pais e nossa avaliação honesta das capacidades, dedicação e recursos em nosso próprio ambiente para oferecer suporte prolongado ao RN e a sua família.

AGRADECIMENTOS

Desejamos expressar nossa profunda gratidão à equipe de enfermagem da UTIN por muitos anos de assistência competente e devota aos nossos RNs de EBP. Nossa profunda gratidão a Judi Garon por sua dedicação e habilidades secretariais.

REFERÊNCIAS BIBLIOGRÁFICAS

1. Rowan CA, Lucey JF, Shiono P, et al. Fetal infants: the fate of 4172 inborn infants with birth weights of 401–500 grams. The experience of the Vermont Oxford Network (1996–2000). *Pediatr Res* 2003;53:397A.
2. Fanaroff AA, Poole K, Duara S, et al. Micronates: 401–500 grams: the NICHD Neonatal Research Network Experience 1996–2001. *Pediatr Res* 2003;53:398A.
3. Jefferies AL, Kirpalani HM; Canadian Pediatric Society Fetus and Newborn Committee. Counselling and management for anticipated extremely preterm birth. *Paediatr Child Health* 2012;17:443.
4. Moore T, Hennessy EM, Myles J, et al. Neurological and developmental outcome in extremely preterm children born in England in 1995 and 2006: the EPICure studies. *BMJ* 2012;345:e7961.
5. Doyle LW. Evaluation of neonatal intensive care for extremely-low-birth-weight infants. *Semin Fetal Neonatal Med* 2006;11:139.
6. van Haastert IC, Groenendaal F, Uiterwaal CS, et al. Decreasing incidence and severity of cerebral palsy in prematurely born children. *J Pediatr* 2011;159:86.
7. Hintz SR, Kendrick DE, Wilson-Costello DE, et al. Early-childhood neurodevelopmental outcomes are not improving for infants born at <25 weeks' gestational age. *Pediatrics* 2011;127:62.
8. Bode MM, d'Eugenio DB, Forsyth N, et al. Outcome of extreme prematurity: a prospective comparison of 2 regional cohorts born 20 years apart. *Pediatrics* 2009;124:866.
9. Wilson-Costello D. Is there evidence that long-term outcomes have improved with intensive care? *Semin Fetal Neonatal Med* 2007;12:344.
10. Statistics Canada. Table 102–4509—live births, by birth weight and sex, Canada, provinces and territories, annual, CANSIM (database).
11. Vasa R, Vidyasagar D, Winegar A, et al. Perinatal factors influencing the outcome of 501 to 1000 gram newborns. *Clin Perinatol* 1986;13:267.
12. Ott WJ. Small for gestational age fetus and neonatal outcome: reevaluation of the relationship. *Am J Perinatol* 1995;12:396.
13. Bardin C, Zelkowitz P, Papageorgiou A. Comparison of outcomes of AGA and SGA infants born between 24 and 27 weeks gestation. *Pediatrics* 1997;100:1.
14. Canadian Neonatal Network. 2012 Annual Report. Available at http://www.canadianneonatalnetwork.org/Portal/LinkClick.aspx?fileticket=lsGgJQ_EDJ8%3d&tabid=39
15. EXPRESS Group; Fellman V, Hellström-Westas L, et al. One-year survival of extremely preterm infants after active perinatal care in Sweden. *JAMA* 2009;301:2225.
16. Itabashi K, Horiuchi T, Kusuda S, et al. Mortality rates for extremely low birth weight infants born in Japan in 2005. *Pediatrics* 2009;123:445.
17. Stoll BJ, Hansen NI, Bell EF, et al.; Eunice Kennedy Shriver National Institute of Child Health and Human Development Neonatal Research Network. Neonatal outcomes of extremely preterm infants from the NICHD Neonatal Research Network. *Pediatrics* 2010;126:443.
18. Costeloe KL, Hennessy EM, Haider S, et al. Short term outcomes after extreme preterm births in England: comparison of two birth cohorts in 1995 and 2006 (the EPICure studies). *BMJ* 2012;345:e7976.
19. Markestad T, Kaaresen PI, Rønnestad A, et al.; Norwegian Extreme Prematurity Study Group. Early death, morbidity, and need of treatment among extremely premature infants. *Pediatrics* 2005;115:1289.
20. Bolisetty S, Bajuk B, Abdel-Latif ME, et al. Preterm outcome table (POT): a simple tool to aid counselling parents of very preterm infants. *Aust N Z J Obstet Gynaecol* 2006;46:189.
21. Crowley P, Chalmers I, Keirse MJ. The effects of corticosteroid administration before preterm delivery: an overview of evidence from controlled trials. *Br J Obstet Gynaecol* 1990;97:11.
22. Magee L, Sawchuck D, Synnes A, et al. SOGC Clinical Practice Guideline. Magnesium sulphate for fetal neuroprotection. *J Obstet Gynaecol Can* 2011;33:516.
23. Batton DG; Committee on Fetus and Newborn. Clinical report—antenatal counseling regarding resuscitation at an extremely low gestational age. *Pediatrics* 2009;124:422.
24. MacDonald H; American Academy of Pediatrics, Committee on Fetus and Newborn. Perinatal care at the threshold of viability. *Pediatrics* 2002;110:1024.
25. Bottoms SF, Paul RH, Iams JD, et al. Obstetric determinants of neonatal survival: influence of willingness to perform cesarean delivery on survival of extremely low birth weight infants. *Am J Obstet Gynecol* 1997;176:960.
26. Al-Riyami N, Al-Shezawi F, Al-Ruheili I. Perinatal outcome in pregnancies with extreme preterm premature rupture of membranes (mid-trimester PROM). *Sultan Qaboos Univ Med J* 2013;13:51.
27. van Teeffelen AS, Van Der Heijden J, Oei SG, et al. Accuracy of imaging parameters in the prediction of lethal pulmonary hypoplasia secondary to mid-trimester prelabor rupture of fetal membranes: a systematic review and meta-analysis. *Ultrasound Obstet Gynecol* 2012;39:495.
28. Verani JR, McGee L, Schrag SJ, et al.; Division of Bacterial Diseases, National Center for Immunization and Respiratory Diseases, Centers for Disease Control and Prevention (CDC). Prevention of perinatal group B streptococcal disease—revised guidelines from CDC, 2010. *MMWR Recomm Rep* 2010;59:1.
29. Mercer BM, Arheart KL. Antimicrobial therapy in expectant management of preterm premature rupture of the membranes. *Lancet* 1995;346:1271.
30. Kattwinkel J, ed. *Neonatal resuscitation textbook*, 6th ed. Elk Grove Village, IL: American Academy of Pediatrics and American Heart Association, 2011.
31. Hegyi T, Carbone T, Anwar M, et al. The Apgar score and its components in the preterm infant. *Pediatrics* 1998;107:77.

32. Barbosa VM. Teamwork in the neonatal intensive care unit. *Phys Occup Ther Pediatr* 2013;33:5.
33. Shahheidari M, Homer C. Impact of the design of neonatal intensive care units on neonates, staff and families: a systematic literature review. *J Perinat Neonatal Nurs* 2012;26:260.
34. Sloan SR. Neonatal transfusion review. *Pediatr Anesth* 2011;21:25.
35. Chathas MK, Paton JB, Fisher DE. Percutaneous central venous catheterization. *Am J Dis Child* 1990;144:1246.
36. Nowlen TT, Rosenthal GL, Johnson GL, et al. Pericardial effusion and tamponade in infants with central catheters. *Pediatrics* 2002;110:137.
37. Bolisetty S, Dhawan A, Abdel-Latif M; New South Wales and Australian Capital Territory Neonatal Intensive Care Units' Data Collection. Intraventricular hemorrhage and neurodevelopmental outcomes in extreme preterm infants. *Pediatrics* 2014;133:55.
38. Rodríguez J, Claus D, Verellen G, et al. Periventricular leukomalacia: ultrasonic and neuropathological correlations. *Dev Med Child Neurol* 1990;32:347.
39. Sant'Anna GM, Keszler M. Developing a neonatal unit ventilation protocol for the preterm baby. *Early Hum Dev* 2012;88:925.
40. American Academy of Pediatrics Policy Statement, Committee on Fetus and Newborn. Respiratory support in preterm infants at birth. *Pediatrics* 2014;133:171.
41. Speer CP, Sweet DG, Halliday HL. Surfactant therapy: past, present and future. *Early Hum Dev* 2013;89(suppl 1):S22.
42. Soll R, Blanco F. Natural surfactant extract versus synthetic surfactant for neonatal respiratory distress syndrome. *Cochrane Database Syst Rev* 2001;(2):CD000144.
43. Piehl E, Fernandez-Bustamante A. Lucinactant for the treatment of respiratory distress syndrome in neonates. *Drugs Today (Barc)* 2012;48:587.
44. Dargaville PA. Innovation in surfactant therapy I: surfactant lavage and surfactant administration by fluid bolus using minimally invasive techniques. *Neonatology* 2012;101:326.
45. Ambalavanan N, Carlo WA. Ventilatory strategies in the prevention and management of bronchopulmonary dysplasia. *Semin Perinatol* 2006;30:192.
46. Wyszogrodski I, Kyei-Aboagye K, Taeush HW, et al. Surfactant inactivation by hyperventilation: conservation by end-expiratory pressure. *J Appl Physiol* 1975;38:461.
47. Cunningham K, Paes BA, Symington A. Pulmonary interstitial emphysema: a review. *Neonatal Netw* 1992;11:7.
48. Heneghan MA, Sosulski R, Alarcon MB. Early pulmonary interstitial emphysema in the newborn: a grave prognostic sign. *Clin Pediatr* 1987;26:361.
49. Squires KA, De Paoli AG, Williams C, et al. High-frequency oscillatory ventilation with low oscillatory frequency in pulmonary interstitial emphysema. *Neonatology* 2013;104:243.
50. Brown MK, DiBlasi RM. Mechanical ventilation of the premature neonate. *Respir Care* 2011;56:1298.
51. Greenough A, Greenall F, Gamsu H. Synchronous respiration: which ventilator rates are better? *Acta Paediatr Scand* 1987;76:813.
52. Pirr SM, Lange M, Hartmann C, et al. Closed versus open endotracheal suctioning in extremely low-birth-weight neonates: a randomized, crossover trial. *Neonatology* 2013;103:124.
53. Avery ME, Tooley WH, Keller JB, et al. Is chronic lung disease in low birth weight infants preventable? A survey of eight centers. *Pediatrics* 1987;73:20.
54. Vermont-Oxford Network Database Project. Very low birth weight outcomes for 1990. *Pediatrics* 1993;91:540.
55. Kraybil EN, Runyan DK, Bose CL, et al. Risk factors for chronic lung disease in infants with birth weight of 751 to 1000 grams. *J Pediatr* 1989;115:115.
56. Garland JS, Buck RK, Allred EN, et al. Hypocarbia before surfactant therapy appears to increase the bronchopulmonary dysplasia risk in infants with respiratory distress syndrome. *Arch Pediatr Adolesc Med* 1995;149:617.
57. Feihl F, Perret C. Permissive hypercapnia. *Am J Respir Crit Care* 1994;150:1722.
58. Vannucci RC, Towfigh J, Heitjan DF, et al. Carbon dioxide protects the perinatal brain from hypoxic ischemic damage: an experimental study in the immature rat. *Pediatrics* 1995;95:868.
59. Fujimoto S, Togari H, Yamaguchi N, et al. Hypocarbia and cystic periventricular leukomalacia in premature infants. *Arch Dis Child* 1994;71:F107.
60. Graziani LJ, Spitzer AR, Mitchell DG, et al. Mechanical ventilation in preterm infants: neurosonographic and developmental studies. *Pediatrics* 1992;90:515.
61. Wigglesworth JS, Pape KE. An integrated model for hemorrhagic and ischaemic lesions in the newborn brain. *Early Hum Dev* 1978;2:179.
62. Wiswell TE, Graziani LS, Kornhauser MS, et al. Effects of hypocarbia on the development of cystic periventricular leukomalacia in premature infants treated with high frequency jet ventilation. *Pediatrics* 1996;98:918.
63. Johnson AH, Peacock JL, Greenough A, et al. High-frequency oscillatory ventilation for prevention of chronic lung disease of prematurity. *N Engl J Med* 2002;347:633.
64. Priebe GP. High-frequency oscillatory ventilation in pediatric patients. *Respir Care Clin N Am* 2001;7:633.
65. Herrera CM, Gerhardt T, Claure N, et al. Effects of volume-guaranteed synchronized intermittent mandatory ventilation in preterm infants recovering from respiratory failure. *Pediatrics* 2002;110:529.
66. Le Guennec JC, Rufai M, Papageorgiou A. Spectrum of oxygen dependency in surviving infants weighing 600 to 1000 grams: decreased incidence of severe chronic lung disease. *Am J Perinatol* 1993;10:292.
67. Manley BJ, Owen LS, Doyle LW, et al. High-flow nasal cannulae in very preterm infants after extubation. *N Engl J Med* 2013;369:1425.
68. DePaoli AG, Davis PG, Lemyre B. Nasal continuous airway pressure versus nasal intermittent positive ventilation for preterm neonates: a systematic review and meta-analysis. *Acta Paediatr* 2003;92:70.
69. Higgins S, Friedlich P, Seri I. Hydrocortisone for hypotension and vasopressor dependence in preterm neonates: a meta-analysis. *J Perinatol* 2010;30:373.
70. Sehgal A, McNamara PJ. Does point-of-care functional echocardiography enhance cardiovascular care in the NICU? *J Perinatol* 2008;28:729.
71. Clyman RI, Couto J, Murphy GM. Patent ductus arteriosus: are current neonatal treatment options better or worse than no treatment at all? *Semin Perinatol* 2012;36:123.
72. Benitz WE. Treatment of persistent patent ductus arteriosus in preterm infants: time to accept the null hypothesis? *J Perinatol* 2010;30:241.
73. Mitra S, Rønnestad A, Holmstrøm H. Management of patent ductus arteriosus in preterm infants—where do we stand? *Congenit Heart Dis* 2013;8:500.
74. Bell EF, Acarregui MJ. Restricted versus liberal water intake for preventing morbidity and mortality in preterm infants. *Cochrane Database Syst Rev* 2008:CD000503.
75. Fujiwara T, Maeta H, Chida S, et al. Artificial surfactant therapy in hyaline-membrane disease. *Lancet* 1980;1:55.
76. Adrouche-Amrani L, Green RS, Gluck KM, et al. Failure of a repeat course of cyclooxygenase inhibitor to close a PDA is a risk factor for developing chronic lung disease in ELBW infants. *BMC Pediatr* 2012;12:10.
77. Brooks JM, Travadi JN, Patole SK, et al. Is surgical ligation of patent ductus arteriosus necessary? The Western Australian experience of conservative management. *Arch Dis Child Fetal Neonatal Ed* 2005;90:F235.
78. El Hajjar M, Vaksmann G, Rakza T, et al. Severity of the ductal shunt: a comparison of different markers. *Arch Dis Child Fetal Neonatal Ed* 2005;90:F419.
79. Van Overmeire B. A comparison of ibuprofen and indomethacin for closure of patent ductus arteriosus. *N Engl J Med* 2000;343:674.
80. Varvarigou A, Bardin CL, Beharry K, et al. Early ibuprofen administration to prevent patent ductus arteriosus in premature newborn infants. *JAMA* 1996;275:539.
81. Olukman O, Calkavur S, Ercan G, et al. Comparison of oral and intravenous ibuprofen for medical closure of patent ductus arteriosus: which one is better? *Congenit Heart Dis* 2012;7:534.
82. Hammerman C, Bin-Nun A, Markovitch E, et al. Ductal closure with paracetamol: a surprising new approach to patent ductus arteriosus treatment. *Pediatrics* 2011;128:e1618.
83. Ohlsson A, Walia R, Shah SS. Ibuprofen for the treatment of patent ductus arteriosus in preterm and/or low birth weight infants. *Cochrane Database Syst Rev* 2013;(1):CD003481.
84. Hellerstein S. Fluids and electrolytes: physiology. *Pediatr Rev* 1993;14:70.
85. Lorenz JM, Kleinman LI, Ahmed G, et al. Phases of fluid and electrolyte homeostasis in the extremely low birth weight infant. *Pediatrics* 1995;96:484.
86. Takahashi N, Hoshi J, Nishida H. Water balance, electrolytes, and acid–base balance in extremely premature infants. *Acta Paediatr Jpn* 1994;36:250.
87. Sato K, Kondo T, Iwao H, et al. Internal potassium shift in premature infants: cause of nonoliguric hyperkalemia. *J Pediatr* 1995;126:109.
88. Gadhia MM, Maliszewski AM, O'Meara MC, et al. Increased amino acid supply potentiates glucose-stimulated insulin secretion but does not increase β-cell mass in fetal sheep. *Am J Physiol Endocrinol Metab* 2013;304:E352.
89. Ogata E. Carbohydrate metabolism in the fetus and neonate and altered neonatal glucoregulation. *Pediatr Clin North Am* 1989;33:25.
90. Heimann K, Karges B, Goecke TW, et al. Hyperglycaemia and preterm infants: a chapter of its own. *Z Geburtshilfe Neonatol* 2013;217:50.
91. Fuloria M, Friedburg MA, DuRant RH, et al. Effect of flow rate and insulin priming on the recovery of insulin from microbore infusion tubing. *Pediatrics* 2000;105:915.
92. Salle BL, Delvin EE, Lapillone A, et al. Perinatal metabolism of vitamin D. *Am J Clin Nutr* 2000;71:1317S.
93. Peters O, Ryan S, Matthew L, et al. Randomized controlled trial of acetate in preterm neonates receiving parenteral nutrition. *Arch Dis Child Fetal Neonatal Ed* 1997;77:F12.
94. Rutter N. The immature skin. *Eur J Pediatr* 1996;155:18.
95. Moyses HE, Johnson MJ, Leaf AA, et al. Early parenteral nutrition and growth outcomes in preterm infants: a systematic review and meta-analysis. *Am J Clin Nutr* 2013;97:816.
96. Theile AR, Radmacher PG, Anschutz TW, et al. Nutritional strategies and growth in extremely low birth weight infants with bronchopulmonary dysplasia over the past 10 years. *J Perinatol* 2012;32:117.
97. Gartner LM, Morton J, Lawrence RA; American Academy of Pediatrics Section on Breastfeeding. Breastfeeding and the use of human milk. *Pediatrics* 2005;115:496.

98. Jadcherla SR, Kliegman RM. Studies of feeding intolerance in very low birth weight infants: definition and significance. *Pediatrics* 2002;109:516.
99. Omari TI, Barnett CP, Benninga MA, et al. Mechanisms of gastro-oesophageal reflux in preterm and term infants with reflux disease. *Gut* 2002;51:475.
100. Woods CW, Oliver T, Lewis K, et al. Development of necrotizing enterocolitis in premature infants receiving thickened feeds using SimplyThidk®. *J Perinatol* 2012;32:150.
101. Tipnis NA, Tipnis SM. Controversies in the treatment of gastroesophageal reflux disease in preterm infants. *Clin Perinatol* 2009;36:153.
102. Khoshoo V, Edell D, Clarke R. Effect of cisapride on the QT interval in infants with gastroesophageal reflux. *Pediatrics* 2000;105:E24.
103. Fanaroff AA, Stoll BJ, Wright LL, et al. Trends in neonatal morbidity and mortality for very low birthweight infants. *Am J Obstet Gynecol* 2007;196:147.e1.
104. ESPGHAN Committee on Nutrition; Aggett PJ, Agostoni C, et al. Feeding preterm infants after hospital discharge: a commentary by the ESPGHAN Committee on Nutrition. *J Pediatr Gastroenterol Nutr* 2006;42:596.
105. Anand KJ. Clinical importance of pain and stress in preterm neonates. *Biol Neonate* 1998;73:1.
106. American Academy of Pediatrics, Committee on Fetus and Newborn, Canadian Paediatric Society, Fetus and Newborn Committee. Prevention and management of pain in the neonate. An update. *Adv Neonatal Care* 2007;7:151.
107. Doesburg SM, Chau CM, Cheung TP, et al. Neonatal pain-related stress, functional cortical activity and visual-perceptual abilities in school-age children born at extremely low gestational age. *Pain* 2013;154:1946.
108. DeBoer SL, Peterson LV. Sedation for nonemergent neonatal intubation. *Neonatal Netw* 2001;20:19.
109. Harrison D, Beggs S, Stevens B. Sucrose for procedural pain management in infants. *Pediatrics* 2012;130:918.
110. Als H, Lawhon G, Duffy FH, et al. Individualized developmental care for the very low birth weight preterm infant-medical and neuro-functional effects. *JAMA* 1994;272:853.
111. Ohlsson A, Jacobs SE. NIDCAP: as systematic review and meta-analyses of randomized controlled trials. *Pediatrics* 2013;131:e881.
112. Maisels MJ, Watchko JF, Bhutani VK, et al. An approach to the management of hyperbilirubinemia in the preterm infant less than 35 weeks of gestation. *J Perinatol* 2012;32:660.
113. Odell GB, Storey GNB, Rosenberg LA. Studies in kernicterus: the saturation of serum protein bilirubin during neonatal life and its relationship to brain damage at 5 years. *J Pediatr* 1970;76:12.
114. Kumar VH, Clive J, Rosenkrantz TS, et al. Inguinal hernia in preterm infants (<or + 32-week gestation). *Pediatr Surg Int* 2002;18:147.
115. Poets C, Samuels M, Southall DP. Epidemiology and pathophysiology of apnea of prematurity. *Biol Neonate* 1994;65:211.
116. Finer NN, Barrington KJ, Hayes BJ, et al. Obstructive mixed and central apnea in the neonate: physiologic correlates. *J Pediatr* 1992;121:943.
117. Fesslova V, Caccano ML, Salice P, et al. Assessment of cardiovascular effects of theophylline in premature newborns by means of echocardiography. *Acta Paediatr Scand* 1984;73:404.
118. Schmidt B, Roberts RS, Davis P, et al.; Caffeine for Apnea of Prematurity Trial Group. Caffeine therapy for apnea of prematurity. *N Engl J Med* 2006;354:2112.
119. Covert RF, Neu J, Elliot MJ, et al. Factors associated with age of onset of necrotizing enterocolitis. *Am J Perinatol* 1989;6:455.
120. Bauer CR, Morrison JC, Poole WK, et al. A decreased incidence of necrotizing enterocolitis after prenatal glucocorticoid therapy. *Pediatrics* 1984;73:682.
121. Mauy RD, Fanaroff AA, Korones SB, et al. Necrotizing enterocolitis in very low birth weight infants. Biodemographic and clinical correlates. *J Pediatr* 1991;119:630.
122. Walsh MC, Kliegman RM. Necrotizing enterocolitis: treatment based on staging criteria. *Pediatr Clin North Am* 1986;33:179.
123. Baker CJ. Group B streptococcal infections. *Clin Perinatol* 1997;24:59.
124. Fairchild KD. Predictive monitoring for early detection of sepsis in neonatal ICU patients. *Curr Opin Pediatr* 2013;25:172.
125. Marchant EA, Boyce GK, Sadarangani M, et al. Neonatal sepsis due to coagulase-negative staphylococci. *Clin Dev Immunol* 2013;2013:586076.
126. Makhoul IR, Kassis I, Smolkin T, et al. Review of 49 neonates with acquired fungal sepsis: further characterization. *Pediatrics* 2001;107:61.
127. Austin N, McGuire W. Prophylactic systemic antifungal agents to prevent mortality and morbidity in very low birth weight infants. *Cochrane Database Syst Rev* 2013;(4):CD003850.
128. Du B, Chen D, Liu D, et al. Restriction of third-generation cephalosporin use decreases infection-related mortality. *Crit Care Med* 2003;31:1088.
129. Blayney MP, Al Madani M. Coagulase-negative staphylococcal infections in a neonatal intensive care unit: *in vivo* response to cloxacillin. *Paediatr Child Health* 2006;11:659.
130. Afjeh SA, Sabzehei MK, Karimi A, et al. Surveillance of ventilator-associated pneumonia in a neonatal intensive care unit: characteristics, risk factors, and outcome. *Arch Iran Med* 2012;15:567.
131. Donowitz LG. Failure of the overgown to prevent nosocomial infection in a pediatric intensive care unit. *Pediatrics* 1986;77:35.
132. Harbarth S, Pittet D, Grady L, et al. Interventional study to evaluate the impact of an alcohol-based hand gel in improving hand hygiene compliance. *Pediatr Infect Dis J* 2002;21:489.
133. Ceballos K, Waterman K, Hulett T, et al. Nurse-driven quality improvement interventions to reduce hospital-acquired infection in the NICU. *Adv Neonatal Care* 2013;13:154.
134. Niermeyer S, Velaphi S. Promoting physiologic transition at birth: re-examining resuscitation and the timing of cord clamping. *Semin Fetal Neonatal Med* 2013;18:385.
135. Phibbs RH. Erythropoietin therapy for the extremely premature infant. *J Perinat Med* 1995;23:127.
136. Strauss RG, Villhauer PJ, Cordle DG. A method to collect, store and issue multiple aliquots of packed red blood cells for neonatal transfusion. *Vox Sang* 1995;68:77.
137. Paul DA, Mackley A, Novitsky A, et al. Increased odds of necrotizing enterocolitis after transfusion of red blood cells in premature infants. *Pediatrics* 2011;127:635.
138. Van Winckel M, De Bruyne R, Van De Velde S, et al. Vitamin K, an update for the paediatrician. *Eur J Pediatr* 2009;168:127.
139. Christensen RD, Henry E, Del Vecchio A. Thrombocytosis and thrombocytopenia in the NICU: incidence, mechanisms and treatments. *J Matern Fetal Neonatal Med* 2012;25(suppl 4):15.
140. Jobe AH, Bancalari E. Bronchopulmonary dysplasia. *Am J Respir Crit Care Med* 2001;163:1723.
141. Northway WH Jr, Rosan RC, Porter DY. Pulmonary disease following respirator therapy of hyaline membrane disease. Bronchopulmonary dysplasia. *N Engl J Med* 1967;276:357.
142. Jobe AH. The new bronchopulmonary dysplasia. *Curr Opin Pediatr* 2011;23:167.
143. Vaucher YE. Bronchopulmonary dysplasia: an enduring challenge. *Pediatr Rev* 2002;23:349.
144. Cummings JJ, D'Eugenio DB, Gross SJ. A controlled trial of dexamethasone in preterm infants at high risk for bronchopulmonary dysplasia. *N Engl J Med* 1989;320:1505.
145. Shinwell ES. Early postnatal dexamethasone treatment and increased incidence of cerebral palsy. *Arch Dis Child Fetal Neonatal Ed* 2000;83:F177.
146. American Academy of Pediatrics, Committee on Fetus and Newborn and Canadian Paediatric Society, Fetus and Newborn Committee. Postnatal corticosteroids to treat or prevent chronic lung disease in preterm infants. *Pediatrics* 2002;109:330.
147. Watterberg KL, Gerdes JS, Gifford KL, et al. Prophylaxis against early adrenal insufficiency to prevent chronic lung disease in premature infants. *Pediatrics* 1999;104:1258.
148. Shah V, Ohlsson A, Halliday HL, et al. Early administration of inhaled corticosteroids for preventing chronic lung disease in ventilated very low birth weight preterm neonates (Cochrane Review). *Cochrane Database Syst Rev* 2000;(2):CD001969.
149. Ng G, da Silva O, Ohlsson A. Bronchodilators for the prevention and treatment of chronic lung disease in preterm infants. *Cochrane Database Syst Rev* 2012;(6):CD003214.
150. Volpe JJ. Brain injury in premature infants: a complex amalgam of destructive and developmental disturbances. *Lancet Neurol* 2009;8:110.
151. Dolfin T, Skidmore MB, Fongk W, et al. Incidence, severity and timing of subependymal and intraventricular hemorrhages in preterm infants born in a perinatal unit as detected by serial real-time ultrasound. *Pediatrics* 1983;71:541.
152. Perlman JM, Rollins N. Surveillance protocol for the detection of intracranial abnormalities in premature neonates. *Arch Pediatr Adolesc Med* 2000;154:822.
153. Pinto-Martin JA, Whitaker AG, Feldman J, et al. Relationship of cranial ultrasound abnormalities in low-birth-weight infants to motor or cognitive performance at 2, 6 and 9 years. *Dev Med Child Neurol* 1999;41:826.
154. Ment L, Bada HS, Barnes P, et al. Practice parameters: neuroimaging of the neonate: report of the Quality Standards Subcommittee of the American Academy of Neurology and the Practice Committee of the Child Neurology Society. *Neurology* 2002;58:1726.
155. Ment LR, Oh W, Ehrenkranz RA, et al. Low-dose indomethacin and prevention of intraventricular hemorrhage: a multicenter randomized trial. *Pediatrics* 1994;93:543.
156. Schmidt B, Davis P, Moddemann D, et al. Long-term effects of indomethacin prophylaxis in extremely-low-birth-weight infants. *N Engl J Med* 2001;344:1966.
157. Rabe H, Diaz-Rossello JL, Duley L, et al. Effect of timing of umbilical cord clamping and other strategies to influence placental transfusion at preterm birth on maternal and infant outcomes. *Cochrane Database Syst Rev* 2012;(8):CD003248.
158. Perlman JM, Risser R, Broyles RS. Bilateral cystic periventricular leukomalacia in premature infants: associated risk factors. *Pediatrics* 1996;97:822.

159. Okumura A, Hayakawa F, Kato T, et al. Hypocarbia in preterm infants with periventricular leukomalacia: the relation between hypocarbia and mechanical ventilation. *Pediatrics* 2001;107:469.
160. Hamrick SE, Miller SP, Leonard C, et al. Trends in severe brain injury and neurodevelopmental outcome in premature newborn infants: the role of cystic periventricular leukomalacia. *J Pediatr* 2004;145:593.
161. Sexson WR, Thigpen J, Stajich GV. Stereotypic movements after lorazepam administration in premature neonates: a series and review of the literature. *J Perinatol* 1995;15:146.
162. Pressler RM, Mangum B. Newly emerging therapies for neonatal seizures. *Semin Fetal Neonatal Med* 2013;18:216.
163. Robertson CM, Howarth TM, Bork DL, et al. Permanent bilateral sensory and neural hearing loss of children after neonatal intensive care because of extreme prematurity: a thirty-year study. *Pediatrics* 2009;123:e797.
164. American Academy of Pediatrics, Joint Committee on Infant Hearing. Year 2007 position statement: principles and guidelines for early hearing detection and intervention programs. *Pediatrics* 2007;120:898.
165. Patel H, Feldman M. Universal newborn hearing screening. *Paediatr Child Health* 2011;16:301.
166. Hellström A, Smith LE, Dammann O. Retinopathy of prematurity. *Lancet* 2013;382:1445.
167. Gunn DJ, Cartwright DW, Gole GA. Incidence of retinopathy of prematurity in extremely premature infants over an 18-year period. *Clin Experiment Ophthalmol* 2012;40:93.
168. Schmidt B, Asztalos EV, Toberts RS, et al. Impact of bronchopulmonary dysplasia, brain injury and severe retinopathy of prematurity on the outcome of extremely low-birth-weight infants at 18 months. *JAMA* 2003;289:1124.
169. Tin W, Milligan DWA, Pennefather P, et al. Pulse oximetry, severe retinopathy, and outcome at one year in babies of less than 28 weeks gestation. *Arch Dis Child Fetal Neonatal Ed* 2001;84:F106.
170. Chow LC, Wright KW, Sola A; CSMC Oxygen Administration Study Group. Can changes in clinical practice decrease the incidence of severe retinopathy of prematurity in very low birth weight infants? *Pediatrics* 2003;111:139.
171. Saugstad OD, Aune D. Optimal oxygenation of extremely low birth weight infants: a meta-analysis and systematic review of the oxygen saturation target studies. *Neonatology* 2014;105:55.
172. Fierson WM; American Academy of Pediatrics Section on Ophthalmology, American Academy of Ophthalmology, American Association for Pediatric Ophthalmology and Strabismus, American Association of Certified Orthoptists. Screening examination of premature infants for retinopathy of prematurity. *Pediatrics* 2013;131:189.
173. Subhani M, Combs A, Weber P, et al. Screening guidelines for retinopathy of prematurity: the need for revision in extremely low birth weight infants. *Pediatrics* 2001;107:656.
174. Darlow BA, Ells AL, Gilbert CE, et al. Are we there yet? Bevacizumab therapy for retinopathy of prematurity. *Arch Dis Child Fetal Neonatal Ed* 2013; 98:F170.335.
175. Filippi L, Cavallaro G, Bagnoli P, et al. Oral propranolol for retinopathy of prematurity: risks, safety concerns, and perspectives. *J Pediatr* 2013; 163:1570.
176. Committee on Fetus and Newborn. Hospital discharge of the high-risk neonate. *Pediatrics* 2008;122:1119.
177. Merritt TA, Pillers D, Prows SL. Early NICU discharge of very low birth weight infants: a critical review and analysis. *Semin Neonatol* 2003;8:95.
178. de Vries LS, Benders MJ, Gorenendaal F. Imaging the premature brain: ultrasound or MRI? *Neuroradiology* 2013;33(suppl 2):13.
179. Malloy MH. Prematurity and sudden infant death syndrome: United States 2005–2007. *J Perinatol* 2013;33:470.
180. Doyle LW, Ford G, Davis N. Health and hospitalisations after discharge in extremely low birth weight infants. *Semin Neonatol* 2003;8:137.
181. Robinson JL; Canadian Pediatric Society, Infectious Diseases and Immunization Committee. Preventing respiratory syncytial virus infections. *Paediatr Child Health* 2011;16:487.
182. Hack M, Schluchter M, Cartar L, et al. Blood pressure among very low birth weight (<1.5 kg) young adults. *Pediatr Res* 2005;58:677.
183. Saigal S, Doyle LW. An overview of mortality and sequelae of preterm birth from infancy to adulthood. *Lancet* 2008;371:261.
184. Marlow N, Wolke D, Bracewell MA, et al. Neurologic and developmental disability at six years of age after extremely preterm birth. *N Engl J Med* 2005;352:9.
185. Doyle LW; Victorian Infant Collaborative Study Group. Neonatal intensive care at borderline viability—is it worth it? *Early Hum Dev* 2004;80:103.
186. Robertson CM, Watt MJ, Yasui Y. Changes in the prevalence of cerebral palsy for children born very prematurely within a population-based program over 30 years. *JAMA* 2007;297:2733.
187. Saigal S, Hoult LA, Streiner DL, et al. School difficulties at adolescence in a regional cohort of children who were extremely low birth weight. *Pediatrics* 2000;105:325.
188. Moster D, Lie RT, Markestad T. Long-term medical and social consequences of preterm birth. *N Engl J Med* 2008;359:262.
189. Swamy GK, Ostbye T, Skjaerven R. Association of preterm birth with long-term survival, reproduction, and next-generation preterm birth. *JAMA* 2008;299:1429.
190. Kumar P, Shankaran S, Ambalavanan N, et al.; NICHD Neonatal Research Network. Characteristics of extremely low-birth-weight infant survivors with unimpaired outcomes at 30 months of age. *J Perinatol* 2013;33:800.
191. Schmidt B, Asztalos EV, Roberts RS, et al. Impact of bronchopulmonary dysplasia, brain injury, and severe retinopathy on the outcome of extremely low-birth-weight infants at 18 months: results from the trial of indomethacin prophylaxis in preterms. *JAMA* 2003;289:1124.
192. Rees CM, Pierro A, Eaton S. Neurodevelopmental outcomes of neonates with medically and surgically treated necrotizing enterocolitis. *Arch Dis Child Fetal Neonatal Ed* 2007;92:F193.
193. Kabra NS, Schmidt B, Roberts RS, et al. Neurosensory impairment after surgical closure of patent ductus arteriosus in extremely low birth weight infants: results from the Trial of Indomethacin Prophylaxis in Preterms. *J Pediatr* 2007;150:229.
194. Carlo WA, McDonald SA, Fanaroff AA, et al. Association of antenatal corticosteroids with mortality and neurodevelopmental outcomes among infants born at 22 to 25 weeks' gestation. *JAMA* 2011;306:2348.
195. Vohr BR, Poindexter BB, Dusick AM, et al. Persistent beneficial effects of breast milk ingested in the neonatal intensive care unit on outcomes of extremely low birth weight infants at 30 months of age. *Pediatrics* 2007;120:e953.
196. Spittle A, Orton J, Anderson P, et al. Early developmental intervention programmes post-hospital discharge to prevent motor and cognitive impairments in preterm infants. *Cochrane Database Syst Rev* 2012;(12):CD005495.
197. Van Hus JW, Jeukens-Visser M, Koldewijn K, et al. Sustained developmental effects of the infant behavioural assessment and intervention program in very low birth weight infants at 5.5 years corrected age. *J Pediatr* 2013;162:1112.
198. Saigal S, Burrows E, Stoskopf BL, et al. Impact of extreme prematurity on families of adolescent children. *J Pediatr* 2000;137:701.
199. Fanaroff JM, Hascoet J-M, Hansen TWR, et al. The ethics and practice of neonatal resuscitation at the limits of viability: an international perspective. *Acta Paediatr* 2014;103:701.

23 Restrição do Crescimento Intrauterino e o Recém-Nascido Pequeno para a Idade Gestacional

Paul J. Rozance, Laura D. Brown, Stephanie R. Thorn, Marianne Sollosy Anderson e William W. Hay Jr.

INTRODUÇÃO

O interesse em estudar a restrição do crescimento intrauterino (RCIU) que produz recém-nascidos (RNs) pequenos para a idade gestacional (PIG) começou com a observação de que os RNs classificados segundo o peso como pequenos, adequados ou grandes para a idade gestacional (PIG, AIG e GIG, respectivamente) mostravam morbidades específicas e taxas de mortalidade que eram peculiares a cada uma dessas classes de peso ao nascer segundo a idade gestacional (1). Constatou-se que os RNs PIG e RCIU apresentam problemas mais frequentes com depressão perinatal ("asfixia"), hipotermia, hipoglicemia, policitemia, déficits do crescimento a longo prazo, déficits neurodesenvolvimentais e taxas mais altas de mortalidade fetal e neonatal (Figura 23.1). Além disso, os estudos epidemiológicos mostraram de modo consistente fortes associações entre RCIU/PIG e aumento do risco de desenvolvimento de cardiopatia, diabetes e obesidade mais tarde na vida (2). Embora tenha havido enormes avanços no diagnóstico e tratamento perinatais, a RCIU grave e o parto de RNs intensamente PIG continuam a ser problemas frequentes, e as taxas de morbidade e mortalidade perinatais de fetos com RCIU e RNs PIG continuam a exceder aquelas de fetos e RNs normais.

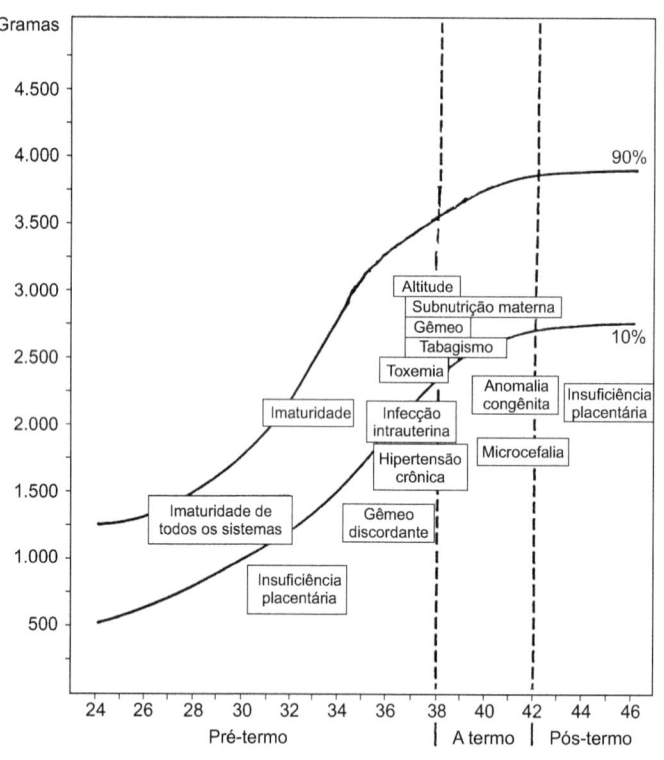

Figura 23.1 Morbidades específicas de recém-nascidos PIG. Adaptada de Lubchenco LO. The high risk infant. In: Schaffer AJ, Markowitz M, eds. *Major problems in clinical pediatrics*, Vol. XIV. Philadelphia, PA: WB Saunders, 1976:6.

DEFINIÇÕES

Pequeno para a idade gestacional

Os RNs PIG são definidos como tendo peso mais de dois desvios padrão abaixo da média, ou inferior ao percentil 10 de um gráfico específico de peso ao nascimento *versus* idade gestacional. Definições mais amplas incluem índices antropométricos menores que os normais, como o comprimento e a circunferência cefálica, e diferenças acentuadas entre os parâmetros de crescimento, mesmo quando estão dentro da faixa normal. Por exemplo, pode-se considerar um RN "relativamente" PIG quando seu peso está no percentil 25, mas seu comprimento e sua circunferência cefálica estão no percentil 75. Neste caso, a razão comprimento/peso (ou índice ponderal [peso (g)]/[comprimento (cm)]^3) é inferior ao normal, demonstrando que as taxas de crescimento dos órgãos internos, tecido adiposo e musculoesquelético, os principais determinantes do peso, foram menores que o normal.

Restrição do crescimento intrauterino

A RCIU é definida como taxa de crescimento fetal inferior ao normal para a população e ao potencial de crescimento de um RN específico. A RCIU resulta, portanto, em RNs PIG, mas também RNs que são AIG e sofreram redução das taxas de crescimento fetal *in utero*. Os RNs PIG podem advir de taxas de crescimento fetal normais porém inferiores às taxas médias, como os RNs constitucionalmente pequenos (1). Assim, o tamanho pequeno ao nascimento pode ser um desfecho normal ou decorrer de fatores intrínsecos ou extrínsecos que limitam o potencial de crescimento fetal. Essa distinção é importante porque diagnósticos por meio de achados pré-natais de RCIU, como velocimetria Doppler e anormalidades da frequência cardíaca fetal, são mais preditivos da necessidade de hospitalização e da mortalidade do que a classificação de PIG ou AIG de acordo com as curvas de crescimento neonatal padrão (1).

Classificação do crescimento segundo o peso ao nascer

Muitos termos são usados para descrever as variações no crescimento fetal (ver Quadro 23.1 para a classificação padrão do crescimento fetal). A classificação baseada apenas no peso diz pouco sobre a taxa de crescimento fetal, no entanto, porque a maioria dos RNs com pesos ao nascer abaixo do normal decorre de uma gestação abreviada, ou seja, eles são pré-termo. De modo semelhante, a classificação dos RNs como pré-termo ou a termo com base no peso ao nascer é errônea, pois aqueles com RCIU são menores que o normal em qualquer idade gestacional.

Variações normais e avaliação do crescimento fetal

O crescimento fetal normal varia em quase 100%. Por exemplo, o peso ao nascer médio para RNs da Nova Guiné é de 2.400 g, considerando que o peso de nascimento normal em outras populações pode exceder 4.000 g. Tais variações estão relacionadas a fatores genéticos e ambientais, incluindo dietas locais. O peso ao nascer nem sempre representa diferenças na composição corporal, assim como os padrões de crescimento intrauterino nem sempre contribuem para o equilíbrio relativo da gordura *versus* massa magra. Por exemplo, lactentes nascidos na Índia em comparação com lactentes nascidos no Reino Unido são mais leves, mais baixos e

QUADRO 23.1
Classificação do crescimento fetal.

PIG: pequeno para a idade gestacional (peso ao nascer < percentil 10 para idade gestacional)

AIG: adequado para a idade gestacional (peso ao nascer entre percentil 10 e 90 para idade gestacional)

GIG: grande para a idade gestacional (peso ao nascer > percentil 90 para idade gestacional)

Peso ao nascer normal: > 2.500 g na gestação a termo

Baixo peso ao nascer (BPN): peso ao nascer < 2.500 g

Muito baixo peso ao nascer (MBP): peso ao nascer < 1.500 g

Extremo baixo peso ao nascer (EBP): peso ao nascer < 1.000 g

Adaptado de Philip AGS, Stevenson DK, Hay WW Jr. Intrauterine growth restriction. In: Stevenson DK, Benitz W, Sunshine P et al., eds. *Fetal and neonatal brain injury*, 4th ed. Cambridge UK: Cambridge University Press, 2009:75-95.

mais esguios, mas apresentam a mesma espessura da prega cutânea subescapular, indicando menor massa muscular, mas reservas de gordura (3). Estas e outras variações antropométricas normais devem ser consideradas em relação ao diagnóstico de RCIU em fetos e do estado de PIG em RNs.

Restrição simétrica e assimétrica do crescimento

Os RNs PIG podem ser classificados como tendo RCIU simétrica ou assimétrica (Figuras 23.2 e 23.3). A RCIU simétrica significa que os crescimentos do cérebro e do corpo foram limitados de maneira relativamente igual. O crescimento assimétrico indica que o crescimento corporal foi restrito em grau bem maior que o da cabeça (e, portanto, do cérebro) (1). Nos casos assimétricos, considera-se que o crescimento cerebral foi "preservado". Embora o crescimento cerebral seja poupado em relação ao crescimento fetal global, a circunferência da cabeça está frequentemente abaixo do percentil 10 para a idade gestacional (4), e há redução do

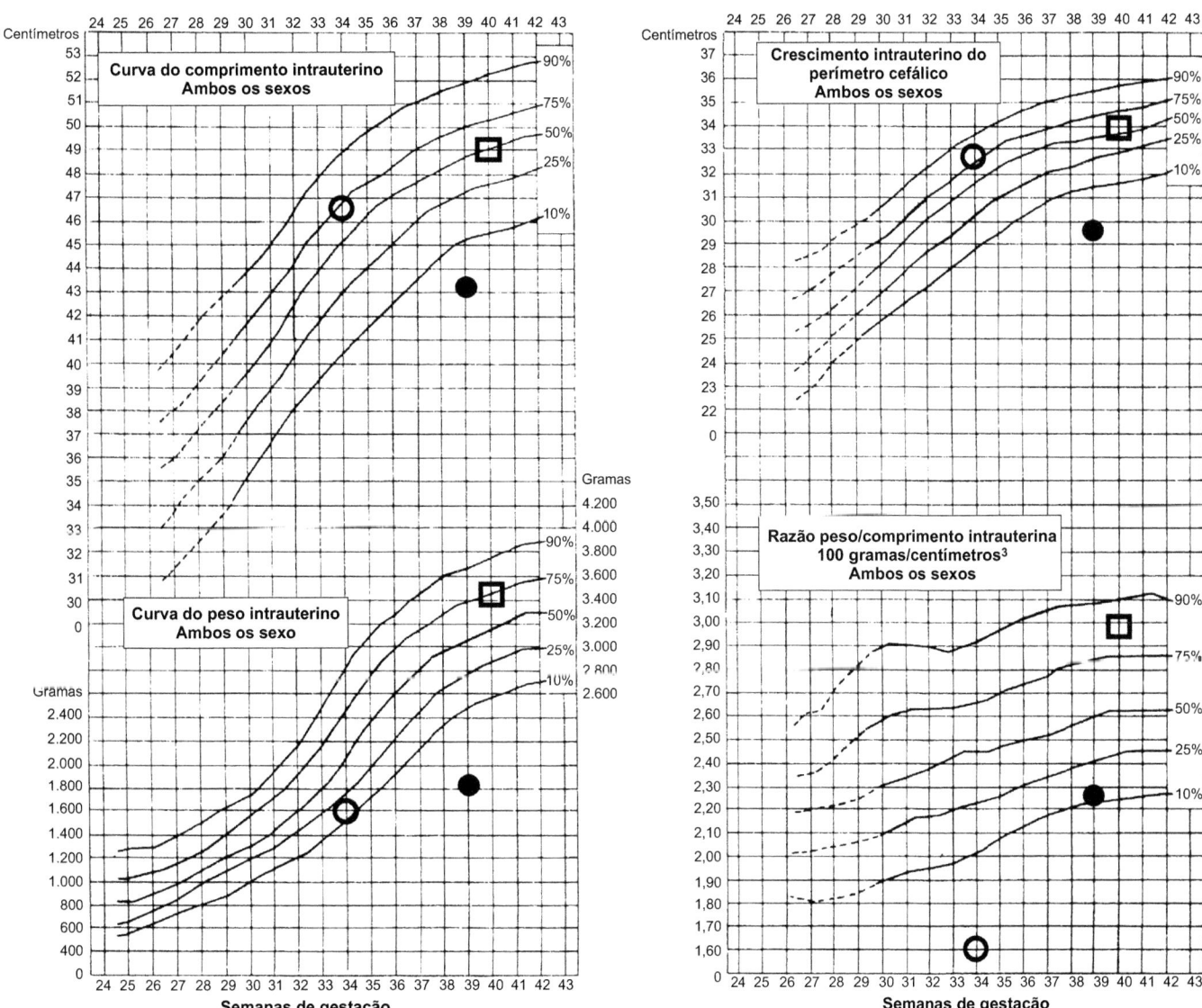

Figura 23.2 As curvas de crescimento intrauterino com símbolos que definem as medidas antropométricas dos três recém-nascidos apresentados na Figura 23.3. (O) Recém-nascido pré-termo de 34 semanas de idade gestacional mostrando assimetria do peso (percentil 15) *versus* o comprimento e circunferência cefálica (percentil 75), produzindo uma razão peso/comprimento (percentil 10); (●) recém-nascido grave porém simetricamente PIG de 39 semanas mostra peso, comprimento, circunferência cefálica todos com redução aproximadamente igual e intensa menor do que percentil 10; e (□) recém-nascido AIG simétrico de 40 semanas exibindo peso, comprimento, circunferência cefálica e razão peso/comprimento entre os percentis 65 e 75. Curvas de crescimento adaptadas de Lubchenco LO, Hansman C, Boyd E. Intrauterine growth in length and head circumference as estimated from live births at gestational ages from 26 to 42 weeks. *Pediatrics* 1966;37:403.

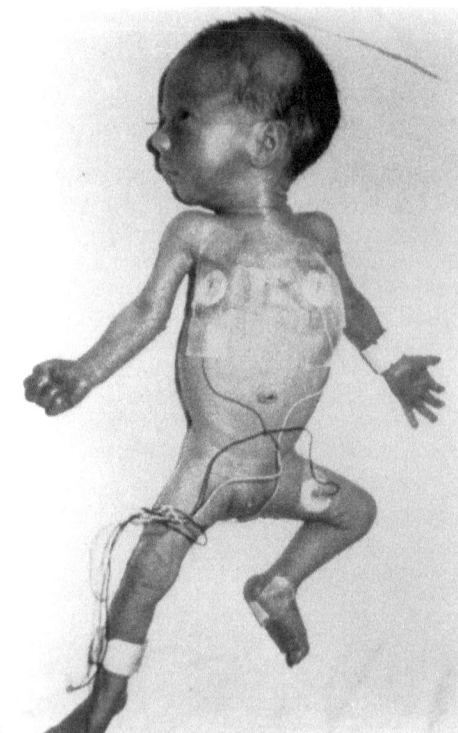
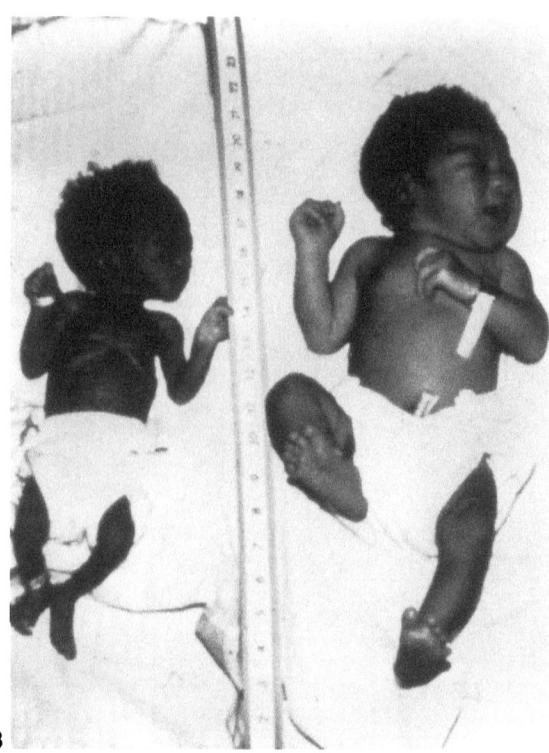

Figura 23.3 Recém-nascido pré-termo PIG com 34 semanas de idade gestacional (*à esquerda*), recém-nascido gravemente PIG com 39 semanas (*meio*) e recém-nascido AIG com 40 semanas (*à direita*).

volume cerebral (5). O coração também é maior para o peso corporal e "poupado" nesses RNs, considerando que o fígado e o timo são menores para o peso corporal.

Os mecanismos que permitem ao crescimento cerebral continuar em ritmo mais rápido que o tecidos periféricos não são totalmente conhecidos. Os fatores implicados podem incluir maior taxa de fluxo sanguíneo cerebral em relação às circulações umbilical e sistêmica (6). Em alguns modelos experimentais, as concentrações do transportador cerebral de glicose são preservadas a despeito da hipoglicemia fetal, fornecendo assistência à capacidade de captação cerebral de glicose (7).

Em geral, fatores intrínsecos do feto causam restrição simétrica do crescimento, enquanto fatores externos causam crescimento assimétrico. Os fatores intrínsecos que limitam o crescimento do cérebro e corpo fetais incluem anomalias cromossômicas (p. ex., em particular trissomias), infecções congênitas (toxoplasmose, rubéola, citomegalovírus), síndromes de nanismo, alguns erros inatos do metabolismo e determinadas substâncias. Os padrões de restrição simétrica do crescimento surgem durante o início da vida fetal, refletindo sua natureza intrínseca.

A restrição assimétrica do crescimento desenvolve-se classicamente durante o fim do segundo e o terceiro trimestres. Isso ocorre devido a reduções leves no suprimento de substratos de energia para o feto, limitando o armazenamento de gordura e glicogênio e o crescimento do músculo esquelético, mas permitindo a continuação do crescimento ósseo e cerebral. Na verdade, RNs extremamente pré-termo, com frequência, são PIG e apresentam crescimento assimétrico, provavelmente refletindo a patologia subjacente, como insuficiência placentária, que provocou a restrição do crescimento e o parto prematuro. As limitações mais extremas de nutrientes durante períodos mais longos afetam tanto o crescimento como o armazenamento de energia, produzindo reduções no comprimento e na circunferência da cabeça, bem como no peso corporal e na massa de tecidos moles. A época de ocorrência é importante; se a redução da oferta de nutrientes ocorrer no início da gestação, o crescimento de todos os órgãos corporais será restrito, enquanto uma redução mais tarde na gestação restringe principalmente o crescimento, tecido adiposo e músculo esquelético.

INTERPRETAÇÃO DAS CURVAS DE CRESCIMENTO FETAL

Curvas de crescimento baseadas em medições neonatais

Criaram-se curvas de crescimento transversais a partir de dados antropométricos em populações de RNs de diferentes idades gestacionais (8,9). Usam-se tais curvas para demonstrar se o peso de um RN está dentro da faixa normal para uma dada idade gestacional e, assim, estimar se o seu crescimento *in utero* foi maior ou menor que o normal.

Cada curva baseia-se em populações com composição variável da idade, paridade, nível socioeconômico, raça, formação étnica, tamanho corporal, grau de obesidade ou magreza, saúde, problemas gestacionais e nutrição maternos. Em particular, a estimativa da idade gestacional sofre erro considerável. Tal erro deriva da variabilidade na definição da data de concepção em decorrência de sangramento materno após a implantação e menstruações irregulares, ampla variabilidade nas características físicas da maturação do RN e variabilidade entre observados na avaliação do estágio de desenvolvimento do RN.

Enquanto as curvas de crescimento mostradas na Figura 23.2 de Lubchenco *et al.* (10) em Denver, Colorado, publicada em 1966, possuem um viés de pesos ao nascer um pouco menores em comparação com muitas outras curvas de crescimento, são as únicas a mostrar a razão comprimento/peso. Essa razão é importante para demonstrar a falha em utilizar o ganho de peso em relação ao comprimento e crescimento do circunferência cefálica como prova de subnutrição, enquanto a maior razão seria uma forte evidência de ingestão calórica excessiva, um problema crescente hoje em populações com maior frequência de obesidade e diabetes entre as mulheres grávidas. A curvas de crescimento semelhantes às de Lubchenco *et al.* (10) foram produzidas ao nível do mar entre grupos socioeconômicos e raciais semelhantes. Algumas delas são mostradas na Figura 23.4, juntamente com a curva de crescimento de Fenton atualizada que foi derivada de seis países desenvolvidos. Independentemente da população estudada ou curvas de crescimento derivadas, o recurso principal, que é comum a todos, é a rápida taxa de crescimento fetal a partir do início da viabilidade pós-natal em torno de 24 semanas de idade gestacional até o termo.

Curvas de crescimento baseadas nas medições fetais

As curvas de crescimento fetal também foram criadas a partir de medições ultrassonográficas seriadas de fetos que depois nasceram a termo em bom estado de saúde e com medições antropométricas normais, oferecendo índices contínuos em vez de transversais do crescimento fetal. Estas curvas se correlacionam melhor com a taxa esperada de crescimento fetal normal do que as curvas de crescimento transversais populacionais de RNs de idades gestacionais diferentes, uma vez que o crescimento intrauterino desses RNs foi provavelmente afetado pelos mesmos fatores patológicos que levaram a seu nascimento pré-termo. Assim, provavelmente não existe uma curva de crescimento fetal ideal derivada de medições transversais realizadas após o nascimento. As medições ultrassonográficas seriadas do crescimento fetal também podem definir mais precisamente como os fatores ambientais, como uma doença ou subnutrição materna aguda, podem inibir o crescimento fetal e como melhor nutrição pode evitar uma restrição do crescimento tão aguda. As curvas de crescimento *in utero* de um dado RN devem basear-se na determinação mais escrupulosa e exata dos parâmetros do crescimento fetal através de medições ultrassonográficas em gestações com datas de concepção claramente conhecidas e parto a termo de RNs com crescimento e desenvolvimento normais.

RESTRIÇÃO DO CRESCIMENTO INTRAUTERINO E NASCIMENTO PRÉ-TERMO

Nos casos de RCIU grave, os processos fisiopatológicos que provocam a RCIU também podem provocar trabalho de parto e parto prematuros. Assim, a RCIU ocorre frequentemente em vários distúrbios maternos que estão associados ao parto prematuro (Quadro 23.2).

Uma área de superfície endometrial insuficiente para a invasão e o crescimento placentários, mais perfusão anormal da placenta, pode restringir o transporte de nutrientes para o feto, resultando em RCIU. Crescimento e função placentários deficientes limitam a oferta placentária de hormônios promotores do crescimento ao feto, por exemplo, lactogênio placentário humano (hPL), hormônios esteroides e fator de crescimento semelhante à insulina-I (IGF-I) (11,12), e limitam a troca materno-fetal efetiva de nutrientes. A RCIU ocorre em condições como infecção fetal, anemia, insuficiência cardíaca e distúrbios neuromusculares. As infecções fetais intrauterinas podem limitar o crescimento fetal ao lesionar o cérebro fetal e o eixo neuroendócrino, que apoia o crescimento fetal por meio de fatores de crescimento semelhantes à insulina (IGF) e insulina. As infecções intrauterinas também podem lesionar o coração fetal, induzindo menor débito cardíaco, hipoperfusão placentária e captação inadequada dos substratos nutrientes. As mulheres com pré-eclâmpsia têm suporte vascular endometrial precário para crescimento da placenta, levando ao atraso do crescimento placentário, déficits de nutrientes fetais e RCIU (13). Hipoglicemia, hipoxemia e acidose fetais geralmente estão presentes nesses casos de deficiência do desenvolvimento e da perfusão placentários. Tais fatores elevam a produção de prostaglandinas e ativam as citocinas indutoras do trabalho de parto, levando ao parto prematuro (14). As mulheres no limite da idade fértil produzem RNs com RCIU que muitas vezes nascem prematuramente. Mecanismos nutricionais, uterinos e vasculares podem ser comuns nessas situações. As adolescentes jovens, ainda em crescimento, parecem ser menos capazes de mobilizar as reservas de gordura no fim da gravidez, aparentemente reservando-as para o seu próprio desenvolvimento (15). A RCIU nos casos de tabagismo e abuso de substâncias psicoativas maternos pode advir de hipofluxo sanguíneo placentário, inibição do desenvolvimento vascular uteroplacentário, ou toxicidade fetal direta.

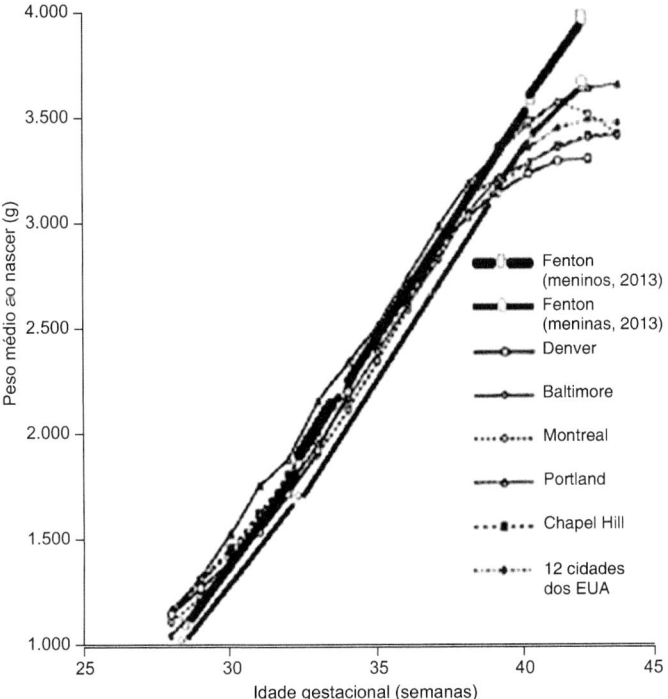

Figura 23.4 Peso ao nascer médio por idade gestacional de seis fontes precoces. Adaptada de Naeye R, Dixon J. Distortions in fetal growth standards. *Pediatr Res* 1978;12:987 e do mais novo gráfico de crescimento de Fenton para meninos e meninas pré-termo em Fenton TR, Kim JH. A systematic review and meta-analysis to revise the Fenton growth chart for preterm infants. *BMC Pediatr* 2013;13:59.

QUADRO 23.2

Distúrbios maternos associados à restrição do crescimento intrauterino e ao parto pré-termo.

Idade materna muito baixa ou avançada
Baixa estatura e magreza maternas antes da gravidez
Ganho ponderal materno insuficiente durante o terceiro trimestre da gravidez
Doença materna durante a gestação
Nuliparidade em meninas adolescentes muito jovens
Ausência de assistência médica normal durante a gravidez
Nível socioeconômico inferior
Raça negra (nos EUA)
Gestação múltipla
Anomalias uterinas e placentárias
Poli-hidrâmnio
Pré-eclâmpsia
Hipertensão crônica e hipertensão gestacional
Diabetes agudo e crônico
Infecções intrauterinas
Tabagismo, uso de cocaína e abuso de outras substâncias

O parto prematuro iatrogênico é realizado no contexto de suspeita de acidose fetal e anormalidades de frequência cardíaca em gestações gravemente afetadas por RCIU. Em muitos desses casos o parto é realizado prematuramente para proteger a mãe de pré-eclâmpsia. A avaliação com Doppler da artéria umbilical é o método recomendado de vigilância fetal uma vez que se suspeite de gestação com RCIU (ver também Capítulo 12). Durante as condições de insuficiência placentária, o fluxo sanguíneo na artéria umbilical diminui durante a diástole, progredindo de maior pulsatilidade do fluxo sanguíneo para fluxo sanguíneo ausente e então reversão do fluxo sanguíneo (ver Figura 12.17). Mostrou-se que as anormalidades da velocimetria com Doppler desenvolvem-se de forma sequencial conforme a insuficiência placentária progressivamente piora e podem prever risco de acidose e mortalidade perinatal, bem como ajudar a prever a cronologia ideal do parto (16).

CRESCIMENTO DOS COMPONENTES CORPORAIS NO FETO

Água e minerais nos recém-nascidos pequenos para a idade gestacional com RCIU

O conteúdo de água corporal fetal, expresso como uma fração do peso corporal, diminui ao longo da gestação em decorrência de aumentos relativos na acreção de proteína e minerais e do desenvolvimento de volumes relativamente elevados de tecido adiposo no terceiro trimestre (17). Os fetos com RCIU grave e RNs PIG com teor de gordura corporal reduzido têm uma fração um pouco maior de água corporal. As medições do espaço extracelular em RNs PIG geralmente são normais para a idade gestacional, pois a acreção de tecido adiposo, músculo esquelético e minerais diminui aproximadamente no mesmo grau (18).

O teor de cálcio em fetos PIG e AIG aumenta exponencialmente com o aumento linear do comprimento, porque densidade, área e circunferência ósseas aumentam exponencialmente em relação ao crescimento linear. A acreção de outros minerais varia mais diretamente com o peso corporal e segundo a distribuição dos minerais nos espaços extracelular (p. ex., sódio) ou intracelular (p. ex., potássio).

Acreção de nitrogênio e proteína em recém-nascidos pequenos para a idade gestacional com RCIU

Dentre RNs PIG, os níveis de nitrogênio e proteína estão reduzidos para o peso corporal, principalmente em virtude da produção deficiente de massa muscular. O crescimento do músculo esquelético é particularmente vulnerável porque o fluxo sanguíneo e oferta de nutrientes são preferencialmente desviados para órgãos vitais em resposta à diminuição da oxigenação fetal (19). Na verdade, a massa muscular esquelética bem como a gordura são reduzidas no RN com RCIU durante o final da gestação quando em comparação com os controles de AIG (20,21). Achados de musculatura reduzida estendem-se para o período neonatal, bem como para a infância (22).

Teor de glicogênio em recém-nascidos pequenos para a idade gestacional com RCIU

Muitos tecidos no feto, incluindo cérebro, fígado, pulmão, coração e músculo esquelético, produzem glicogênio durante a segunda metade da gravidez. O teor hepático de glicogênio, que aumenta com a gestação, é a reserva mais importante de carboidrato para as necessidades sistêmicas de glicose, porque apenas o fígado contém glicose-6-fosfatase suficiente para a liberação de glicose na circulação. O conteúdo de glicogênio no músculo esquelético aumenta durante o fim da gestação e constitui uma fonte rápida de glicose para glicólise dentro dos miócitos. O teor pulmonar de glicogênio diminui no fim da gestação com a mudança de tipo celular, levando à perda do epitélio alveolar contendo glicogênio, desenvolvimento de pneumócitos do tipo II e início da produção de surfactante. A concentração cardíaca de glicogênio diminui com a gestação, devido à hipertrofia celular, mas o glicogênio cardíaco parece ser essencial ao metabolismo energético e à função contrátil cardíaca pós-natais.

O teor hepático de glicogênio em ovelhas fetais com RCIU é semelhante ou até mesmo maior em relação às ovelhas fetais de gestação tardia normais (23). RNs AIG e PIG humanos apresentam taxas semelhantes de glicogenólise, sugerindo reservas hepáticas de glicogênio semelhantes (24). Estimativas anteriores de menor teor de glicogênio em tais RNs provavelmente refletiam os estudos feitos pós-natalmente em RNs que recebiam nutrição intravenosa com ou sem nutrição enteral muito limitada. Em RNs pré-termo, RCIU/PIG ou não, a gliconeogênese representa quase 70% do total das taxas de produção de glicose, indicando um papel menor para glicogenólise, o que pode ser reflexo de menores reservas de glicogênio hepático após o nascimento e em resposta à nutrição pós-natal precoce insuficiente.

Teor de gordura reduzido no tecido adiposo em recém-nascidos pequenos para a idade gestacional com RCIU

A termo, o conteúdo fetal de gordura, expresso como uma fração do peso fetal, varia sobremodo entre as espécies. O conteúdo de gordura do RN a termo de quase todos os mamíferos terrestres é de 1 a 3%, o que é bem menos do que o percentual de gordura de 15 a 20% de RNs humanos a termo. Entre 26 e 30 semanas de idade gestacional, os componentes adiposo e não adiposo contribuem igualmente para o conteúdo de carbono do corpo fetal (25). Após esse período, o acúmulo de gordura excede o de componentes não adiposos. A termo, o depósito de gordura representa mais de 90% do carbono acumulado pelo feto.

Os RNs humanos com RCIU apresentam menor conteúdo de gordura corporal total do que RNs AIG, muitas vezes menos de 10% do peso corporal (26). Nesses casos, a placenta menor limita a oferta de ácidos graxos e triglicerídios ao feto. De modo semelhante, a placenta menor reduz a oferta de glicose fetal, o que reduz a produção de glicerol e a síntese de triglicerídios. A diminuição da produção de insulina e menores concentrações de insulina plasmática em RNs com RCIU/PIG, resultado da diminuição da oferta de glicose e aminoácidos para o feto, também limita a síntese de lipídios e atividade de lipase das lipoproteínas periféricas, necessários para liberar ácidos graxos das lipoproteínas circulantes para a captação de adipócito e síntese de triglicerídios. Como resultado da redução da insulina e da redução da massa de tecido adiposo, fetos e RNs com RCIU/PIG também apresentaram redução da leptina e de outras concentrações de adipocitocina, que podem originar mecanismos de aumento da adiposidade posteriormente na vida (27).

Deficiência de acreção calórica em recém-nascidos pequenos para a idade gestacional

O crescimento dos tecidos adiposo e não adiposo (proteína mais outros) é metabolicamente vinculado através da oferta de energia, que é usada na síntese de proteína e na produção de hormônios anabólicos. Estes promovem o crescimento positivo de proteína, gordura e carboidrato. Assim, a restrição da oferta de nutrientes produz déficits de crescimento de todos os tecidos, incluindo músculo, glicogênio e gordura. Por exemplo, a restrição calórica seletiva crônica (de glicose) no modelo experimental de ovelhas fetais eleva a degradação de proteína e reduz as taxas de crescimento e o teor lipídico fetais (28). Dados recentes em um modelo de ovelhas fetais com RCIU demonstram que a ingestão fetal líquida combinada de glicose, lactato e aminoácidos, expressa como quocientes nutriente/oxigênio, foi reduzida para quase 1,0 em comparação com 1,3 em fetos com crescimento normal. Isso demonstra que a oferta efetiva de carbono para os fetos com RCIU é suficiente apenas para manter o metabolismo oxidativo, sem carbono adicional disponível para o crescimento fetal (29).

REGULAÇÃO DO CRESCIMENTO FETAL

O crescimento fetal é regulado por fatores maternos, placentários e fetais, representando um conjunto de mecanismos genéticos e influências ambientais por meio dos quais o potencial de crescimento genético é expresso e modulado.

Considerações epidemiológicas

É difícil determinar a incidência de RCIU, uma vez que as medições reais do crescimento fetal *versus* o seu potencial de crescimento não estão disponíveis. Entre os fatores de risco materno para RCIU, estão: estado nutricional materno, IMC materno, genética materna, abuso de substâncias pela mãe, determinantes sociais e poluentes ambientais.

Fatores genéticos

Muitos genes contribuem para o crescimento fetal (Quadro 23.3). O genótipo materno é mais importante que o genótipo fetal na regulação geral do crescimento fetal. Contudo, o genótipo paterno é essencial para o desenvolvimento do trofoblasto, que regula secundariamente o crescimento fetal pela provisão placentária de nutrientes.

Anormalidades cromossômicas normalmente restringem o crescimento fetal, observadas principalmente em lactentes com trissomia 21, 13, e 18, mas também entre os lactentes com triploidia, diversas síndromes causadas por deleção e aqueles com síndromes com múltiplos ou "super" X (XXY, XXXY, XXXX). Como apenas 2 a 5% dos RNs com RCIU apresentam anormalidades cromossômicas, a incidência aumenta quando ambos RCIU e retardo mental estão presentes. Muitos fetos com restrição de crescimento apresentam malformações congênitas e/ou síndromes dismórficas, como nanismo tanatofórico; leprechaunismo; síndromes de Potter, Cornelia De Lange, Smith-Lemli-Opitz, Seckel, Silver ou Williams; ou associações de VATER ou VACTERL (vertebral, anal, cardiovascular, traqueoesofágica, renal, radial e dos membros). Lactentes com vários tipos de distúrbios cardiovasculares, tais como cardiopatia congênita, principalmente síndrome do coração esquerdo hipoplásico, e aqueles com artérias umbilicais únicas, frequentemente apresentam RCIU. Gêmeos monozigóticos normalmente apresentam algum grau de RCIU que excede aquele de gêmeos dizigóticos, todos os fetos de gestação múltipla são propensos a RCIU. Os fetos doadores na síndrome de transfusão fetofetal tendem a apresentar restrição de crescimento. Esses distúrbios não são comuns, representando menos de 2% dos RNs com RCIU. Determinados distúrbios genéticos, metabólicos e endócrinos estão associados a RCIU. Os exemplos incluem lactentes com diabetes melito neonatal transitório, tireotoxicose neonatal, síndrome de Menkes, hipofosfatasia, doença de célula I e doença de sobrecarga de ferro.

Doenças infecciosas

Uma relação causal para RCIU envolve principalmente rubéola, infecção por citomegalovírus e toxoplasmose. Essas infecções inibem diretamente a divisão celular e/ou morte celular (incluindo apoptose), levando a uma redução do número de células fetais. Infecções intrauterinas com outros organismos, incluindo sífilis, varicela-zóster, vírus da imunodeficiência humana (HIV), *Trypanosoma* e a malária também têm sido associadas a RCIU, mas não está claro nesses casos se é o agente infeccioso em si ou a saúde materna e a nutrição deficientes que são causais. As infecções congênitas são responsáveis por muito poucos casos de RCIU, talvez apenas 3%.

Fatores maternos não genéticos

Sob condições habituais, o crescimento fetal acompanha seu potencial genético, a menos que a mãe seja incomumente pequena e limite o crescimento fetal por uma variedade de fatores considerados coletivamente como "coerção materna". A coerção materna representa um tamanho uterino relativamente limitado, incluindo a área de superfície de implantação placentária e a circulação uterina, e, portanto, a capacidade de apoiar o crescimento placentário e a oferta de nutrientes para o feto. Um exemplo claro de coerção materna é a taxa reduzida de crescimento fetal de múltiplos fetos em uma espécie – a humana – que idealmente apoia apenas um feto (1) (Figura 23.5). Obviamente, fetos pequenos de pais pequenos não refletem restrição do crescimento fetal; na verdade, suas taxas de crescimento são normais para o seu genoma e para o tamanho da mãe. A menos que a coerção materna seja particular, eles poderiam crescer um pouco mais se a área de superfície endometrial uterina materna, e assim a área de implantação e crescimento placentários, fosse aumentada.

O estresse materno de diversos tipos, mas particularmente observado em um trabalho de parto árduo, talvez devido ao aumento da secreção de cortisol, pode restringir o crescimento fetal. Um estudo na Tailândia, por exemplo, indicou que o risco de parto de um lactente PIG foi maior para as gestantes que trabalham mais de 50 horas por semana, especialmente nas mulheres cujo trabalho envolveu agachamento prolongado e para aquelas cujo trabalho demanda grande esforço psicológico (30).

QUADRO 23.3

Fatores que determinam a variância do peso ao nascer.	
	Percentual da variância
Fetais	
Genótipo	16
Sexo	2
Total	18
Maternos	
Genótipo	20
Ambiente materno	24
Idade materna	1
Paridade	7
Total	52
Desconhecidas	30

Em Penrose LS. Proceedings of the Ninth International Congress of Genetics, Part 1, 520, 1954, com permissão.
Em Milner RDG, Gluckman PD. Regulation of intrauterine growth. In: Gluckman PD, Heymann MA eds. *Pediatrics & perinatology: the scientific basis*, 2nd ed. London, UK: Arnold, 1993:284, com permissão.

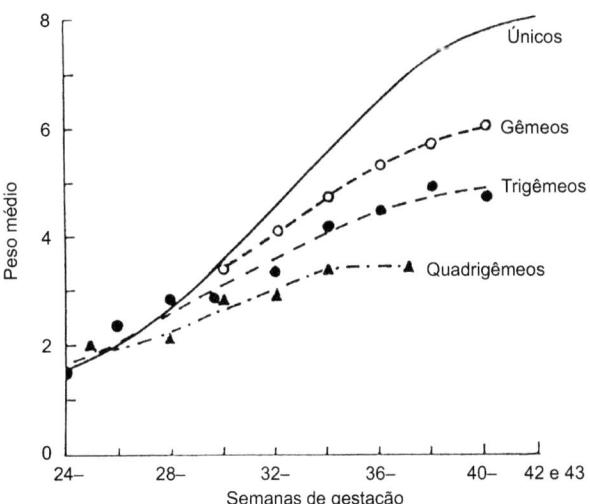

Figura 23.5 Peso ao nascer médio de fetos humanos únicos e múltiplos em relação à duração da gestação. Adaptada de McKeown T, Record RG. Observation on foetal growth in multiple pregnancy in man. *J Endocrinol* 1952;8:386, com permissão.

Nutrição materna

A influência ambiental mais importante que atua sobre o crescimento fetal é disponibilidade de nutrição para o feto. Contudo, as variações normais na nutrição materna exercem impacto relativamente pequeno sobre o crescimento fetal e a intensidade da RCIU. Isto se dá porque alterações na nutrição materna, salvo se extremas e prolongadas, não modificam significativamente as concentrações plasmáticas maternas de substratos nutrientes ou a taxa de fluxo sanguíneo uterino, os principais determinantes do transporte de nutrientes para o feto pela placenta. Dados epidemiológicos humanos de situações de inanição prolongada e da privação nutricional em animais de laboratório indicam que mesmo limitações graves da nutrição materna restringem o crescimento fetal em apenas 10 a 20%. Dados epidemiológicos da Holanda durante o Inverno de Fome de 1944 mostraram redução média do peso fetal a termo de 300 g (31). Em modelos de animais, restrições experimentais das taxas de calorias e proteínas a menos de 50% do normal por um período considerável da gestação são necessárias antes que se observem reduções acentuadas do crescimento fetal. Essas condições graves muitas vezes acarretam perda fetal antes que o impacto da taxa de crescimento fetal no fim da gestação e o tamanho fetal ao nascimento se manifestem. As tentativas de aumentar o ganho ponderal fetal com suplementos nutricionais maternos produziram resultados mistos. Uma alimentação mais calórica aumenta a adiposidade fetal, não o crescimento da massa muscular ou o ganho em comprimento ou circunferência cefálica (32). Em contraste, os suplementos ricos em proteína tendem a retardar o crescimento fetal (32). Os mecanismos responsáveis por esses desfechos díspares não são conhecidos, embora experiências resultantes de infusões de aminoácidos experimentais em ovelhas grávidas estejam sendo propostas, incluindo inibição competitiva entre aminoácidos coinjetados para transportadores comuns através da placenta, bem como uma possível incompatibilidade entre o fornecimento de aminoácidos e a disponibilidade do fator de crescimento fetal (ou seja, insulina e IGF-1, que também são reduzidos em fetos com RCIU), limitando a capacidade anabólica mesmo quando o suprimento de aminoácidos pode ser aumentado (33).

As deficiências de micronutrientes específicos também podem restringir o crescimento fetal mesmo na presença de ingestão de proteínas e calórica adequada. A deficiência de zinco em gestantes tem sido associada ao aumento das taxas de parto prematuro e a RCIU fetal (34), o que pode ser minimizado pela suplementação materna de zinco. A deficiência de tiamina em gestantes também tem sido associada a RCIU, embora seja difícil distinguir do aporte nutricional inadequado simultâneo, hiperêmese, abuso de etanol e várias infecções, incluindo HIV (35). A subnutrição materna grave/desnutrição é comum em países subdesenvolvidos e existe nas áreas de subpopulação em países desenvolvidos, onde não há nutrição adequada, suplementação nutricional ou consulta nutricional. Também é observada em gestantes com doença gastrintestinal grave, tais como doença de Crohn ou colite ulcerativa e em mulheres com hiperêmese incessante crônica. Ambos os estudos em animais e humanos têm demonstrado que a subnutrição nos meses imediatamente anteriores à gestação aumenta o risco de RCIU (36).

Doença crônica materna (consulte também o Capítulo 13)

Hipertensão crônica, hipertensão gestacional e pré-eclâmpsia, bem como outros distúrbios vasculares como o diabetes melito grave e prolongado e doenças autoimunes sérias associadas ao anticoagulante lúpico (anticorpos antifosfolípido com lúpus eritematoso sistêmico [LES]) têm um efeito comum de limitar a invasão do trofoblasto, o crescimento e desenvolvimento placentários, o fluxo sanguíneo uteroplacentário e a oferta fetal de oxigênio e nutrientes (1,37). Uma cardiopatia congênita cianótica materna pode limitar a oferta de oxigênio fetal, o que limita o crescimento fetal (38). Crises falcêmicas graves podem danificar a vasculatura uterina, prejudicando as capacidades de crescimento e transporte placentários (1). Mulheres com anemias crônicas, tais como anemia falciforme, anemia falciforme C e talassemia, produzem mais frequentemente RCIU/PIG. É bastante reconhecido também que as mulheres com um histórico de desfechos deficientes na gestação correm maior risco de RCIU nas gestações subsequentes, duplicando após um RN com RCIU e quadruplicando após dois de tais desfechos (39). Esses autores salientaram que as mães de RNs com restrição de crescimento devem ser submetidas a uma avaliação abrangente para pesquisar um transtorno materno subjacente se a razão para a RCIU não for aparente.

Hipoxia materna que produz hipoxia fetal também reduz significativamente o crescimento fetal. O exemplo mais comum é a hipoxia em altitude elevada, mas em geral isto é clinicamente significativo apenas em mulheres não autóctones que migram para altitudes acima de 3.000 m (40). Os lactentes nascidos de mães que vivem a 3.000 m ou mais acima do nível do mar pesam aproximadamente 250 g menos ao nascer do que os lactentes nascidos de mães que vivem ao nível do mar (41), aumentando para reduções de peso de até 15% em altitudes superiores a 4.500 m. É interessante notar que as placentas desses RNs com RCIU pesavam mais do as daqueles próximos do nível do mar, indicando o desenvolvimento compensatório de mecanismos para fornecimento de nutrientes (42). Estudos mais recentes têm mostrado que a adaptação a longo prazo a maior altitude, envolvendo o aumento do fluxo sanguíneo uterino, aumenta o peso de nascimento, enquanto RNs menores geralmente vêm de imigrantes recentes para altitude elevada (43). A ancestralidade indígena da altitude elevada também protege contra a hipoxia fetal associada à redução do crescimento de uma maneira dependente da dose coerente com o envolvimento de fatores genéticos. Além disso, alguns dos genes envolvidos parecem ser influenciados por efeitos do país de origem, assim como a transmissão materna restringe e a transmissão paterna aumenta o crescimento fetal através de efeitos de crescimento na placenta (44).

Fármacos e drogas maternos (consulte também os Capítulos 14 e 54)

Os efeitos específicos de substâncias sobre o crescimento fetal (Quadro 23.4) muitas vezes são difíceis de distinguir clinicamente, pois muitas mulheres que abusam de drogas o fazem com muitas substâncias de maneira intermitente, em doses diferentes e em períodos distintos de vulnerabilidade fetal. Com frequência, tais mulheres também sofrem de outros distúrbios que podem comprometer o crescimento fetal, como desnutrição, doenças agudas recorrentes e enfermidades crônicas. A restrição do crescimento fetal é uma parte importante da síndrome alcoólica fetal. Não está claro em que época durante a gestação podem ocorrer os efeitos específicos do álcool sobre o crescimento fetal. O álcool pode exercer seus efeitos não teratogênicos limitando o transporte de aminoácidos da placenta para o feto (45). A cocaína provavelmente exerce seus efeitos primários de restrição do crescimento fetal ao causar vasoconstrição uterina e talvez umbilical e redução da perfusão placentária (46). Há também evidências de que a maconha possa reduzir o crescimento fetal, embora os mecanismos não sejam claros; esse problema potencial merece estudo urgente, visto que a legalização da maconha está se expandindo nos EUA, e não há atualmente qualquer restrição legal a seu uso durante a gestação (47).

A droga mais consistente que diminui o crescimento fetal é a nicotina do cigarro (48). Déficits de pelo menos 300 g (cerca de 10% do peso a termo normal) não são incomuns. Um mecanismo provável é o efeito constritivo da nicotina, e das catecolaminas liberadas em resposta, na vasculatura uterina e talvez a umbilical,

QUADRO 23.4
Drogas/fármacos associados à restrição do crescimento intrauterino.

Anfetaminas
Antimetabólitos (p. ex., aminopterina, bussulfano, metotrexato)
Brometos
Cocaína
Etanol
Heroína e outros narcóticos, como morfina e metadona
Hidantoína
Isotretinoína
Metais como mercúrio e chumbo
Fenciclidina
Bifenis policlorados (BPC)
Propranolol
Esteroides
Tabaco (monóxido de carbono, nicotina, tiocianeto)
Tolueno
Trimetadiona
Varfarina

reduzindo a perfusão placentária. O monóxido de carbono, cianeto e outras toxinas celulares podem limitar o transporte de oxigênio para os tecidos fetais e a respiração celular. A cafeína, especialmente quando consumida em quantidades superiores a 300 mg/dia, tem sido associada a RCIU, embora os efeitos da cafeína sejam muitas vezes difíceis de separar daqueles do tabagismo simultâneo (49). A toxicidade do mercúrio que causa restrição de crescimento foi observada durante os anos 1950 a 1970 nas epidemias de envenenamento por mercúrio no Japão e Iraque. O mercúrio metílico apresenta a maior toxicidade, à medida que atravessa a placenta imediatamente, produzindo tanto efeitos de crescimento teratogênicos como adversos no feto (48). A exposição a radiação, toxinas de produtos agrícolas comuns (como, bisfenol A, atrazina) e alimentos ou água contaminados, durante longos períodos de tempo ou em fases críticas do desenvolvimento fetal, parecem aumentar o risco de RCIU. A incidência e a gravidade da restrição do crescimento devido a estes fatores não são atualmente conhecidas.

Placenta (consulte também o Capítulo 11)

O tamanho da placenta e suas funções de transporte de nutrientes são os principais reguladores da oferta de nutrientes para o feto e para o crescimento fetal. Quase todos os casos de RCIU estão associados a uma placenta menor que o normal. A Figura 23.6 mostra uma relação direta entre os pesos fetal e placentário em seres humanos, demonstrando que os RNs PIG, AIG e GIG estão diretamente associados a placentas PIG, AIG e GIG (50). O crescimento da placenta normalmente precede o crescimento fetal e a falha do crescimento placentário está diretamente associada à diminuição do crescimento fetal, embora haja redundância considerável na capacidade funcional da placenta, tanto que até 30% da perda de função da placenta ainda pode permitir o crescimento fetal normal. Limitações variáveis na capacidade placentária de transferência de nutrientes modulam este efeito primário do tamanho placentário sobre o crescimento fetal. Em alguns casos de redução experimental do tamanho placentário, por exemplo, o peso fetal não é reduzido proporcionalmente (50). Isto indica que a capacidade da placenta menor de transportar nutrientes para o feto aumenta de maneira adaptativa, ou o feto desenvolve maior capacidade de crescer. Mais tipicamente, porém, o crescimento fetal cai primeiro, ou em relação direta com a redução da oferta de nutrientes. Na presença de atraso primário do crescimento fetal, o crescimento placentário pode aumentar de maneira desproporcional, resultando em uma razão entre os pesos placentário e fetal maior que o normal para a idade gestacional. Isto é observado tipicamente sob condições de hipoxia crônica de exposição a alta altitude ou anemia materna, e foi visto em certas situações experimentais de subnutrição materna no início da gestação (51). Uma variedade de condições patológicas placentárias está associada a RCIU (Quadro 23.5). Na maioria desses casos, a

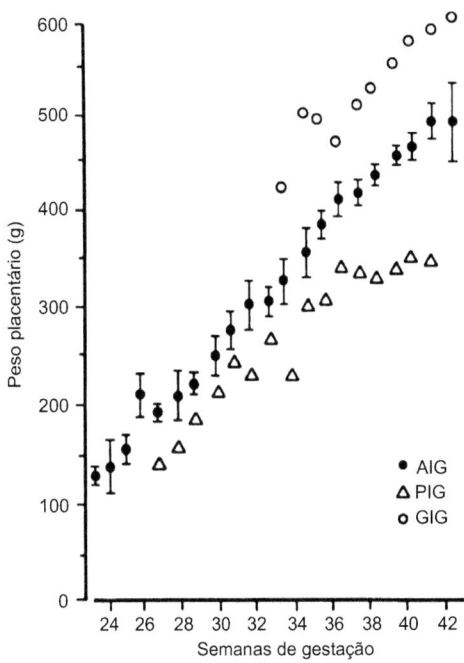

Figura 23.6 Pesos placentários médios de recém-nascidos GIG (○), AIG (●) e PIG (△) em cada idade gestacional. ± EPM fornecidos apenas para recém-nascidos AIG. Em Molteni RA, Stys SJ, Battaglia FC. Relationship of fetal and placental weight in human beings: fetal/placental weight ratios at various gestational ages and birth weight distributions. *J Reprod Med* 1978;21:327, com permissão.

QUADRO 23.5
Distúrbios do crescimento placentário que acarretam ou estão associados à restrição do crescimento intrauterino.

Inserções vasculares umbilicais anormais (circunvalada, velamentosa)
Descolamento prematuro da placenta (crônico, parcial)
Vilosidades avasculares
Arterite decídua
Fibrinose, alterações ateromatosas, hiperplasia do citotrofoblasto, espessamento da membrana basal
Vilite infecciosa (como nas infecções TORCH)
Necrose vilosa isquêmica e tromboses vasculares umbilicais
Gestação múltipla (área de superfície endometrial limitada, anastomoses vasculares)
Múltiplos infartos
Gravidez molar parcial
Placenta prévia
Artéria umbilical única
Vasculite das artérias helicoidais, erosão ausente ou limitada do espaço interviloso
Nós sinciciais
Tumores, incluindo corioangioma e hemangiomas

placenta é simplesmente menor que o normal. Em muitos, também há desenvolvimento anormal do trofoblasto, incluindo crescimento vascular anormal das vilosidades trofoblásticas, frequentemente associado à perfusão vascular uterina limitada dos espaços intervilosos.

Os crescimentos placentário e fetal dependem de suprimento adequado de sangue materno para a placenta. A RCIU está associada ao desenvolvimento inadequado da circulação uteroplacentária, e estudos com radioisótopos demonstraram redução do fluxo sanguíneo de mais de duas vezes em comparação com gestações normais (52). A RCIU na segunda metade da gravidez decorre principalmente de incapacidade da árvore vascular vilosa normal, sobretudo na fase de angiogênese sem ramificação, porque as vilosidades terminais são decisivas no transporte de oxigênio e nutrientes ao feto (53). Por sua vez, esta angiogênese depende da invasão pelo citotrofoblasto do útero e suas arteríolas. A invasão pelo citotrofoblasto é, na verdade, um processo de diferenciação através do qual as células perdem a capacidade de proliferar e modulam sua expressão de antígenos específicos do estado. Tais antígenos incluem membros da família de integrinas de receptores da célula-matriz extracelular, que são essenciais à migração e à invasão do endométrio e da decídua uterina (54).

A condição mais comum da gestante com restrição do crescimento e função placentários é a pré-eclâmpsia. As placentas com pré-eclâmpsia diminuíram o crescimento das vilosidades terminais, o que limita o transporte de oxigênio, glicose e aminoácidos para o feto. A pré-eclâmpsia começa com a invasão superficial do citotrofoblasto (55). Também ocorre diferenciação anormal do citotrofoblasto, evidenciada pela incapacidade das células de acionarem seu repertório de integrinas (56). As mesmas observações foram feitas em células cultivadas do citotrofoblasto normal em ambiente hipóxico (57). Esses resultados *in vitro* indicam que qualquer fator indutor de hipoxia das células citotrofoblásticas invasoras aumenta a proliferação sobre a diferenciação e invasão do citotrofoblasto, desse modo preparando o terreno para o desenvolvimento placentário deficiente que pode acarretar oferta precária de nutrientes e fatores de crescimento para o feto e, em consequência, restrição do crescimento fetal.

Em estágios mais avançados do desenvolvimento placentário, a placenta começa a produzir fatores de crescimento e hormônios reguladores do crescimento, levando à regulação autócrina significativa do crescimento placentário e à regulação placentária dos processos do crescimento fetal. O lactogênio placentário humano (hPl) é sintetizado e secretado pelas células do sinciciotrofoblasto da placenta (58). As ações do lactogênio placentário promotoras do crescimento fetal são mediadas pela estimulação da produção de IGF no feto e por aumento da disponibilidade de nutrientes para os tecidos fetais (59). Obviamente, o atraso do crescimento placentário e/ou o déficit de nutrientes para a placenta podem reduzir a produção placentária de fatores de crescimento, o que então induz atraso do crescimento fetal.

CAPTAÇÃO E METABOLISMO DE NUTRIENTES FETAIS E REGULAÇÃO DO CRESCIMENTO FETAL

A RCIU resultante de diminuição da oferta de nutrientes pode ser interpretada como uma adaptação bem-sucedida, embora imperfeita, para manter a sobrevida fetal.

Captação de glicose, metabolismo e regulação do crescimento fetal

Quase todos os fetos com RCIU, seja estudados experimentalmente em modelos de animais ou em mulheres por cordocentese (coleta direta de amostras do sangue umbilical), têm concentrações plasmáticas de glicose relativamente menores em comparação com fetos em crescimento normal (60,61). A "hipoglicemia" fetal tem várias consequências importantes para a adaptação e sobrevida fetais quando a oferta de glicose materna é limitada. Primeiro, a hipoglicemia fetal relativa é um mecanismo compensatório natural e importante que ajuda a manter o gradiente materno-fetal de concentração de glicose e, assim, o transporte de glicose através da placenta para o feto. A despeito dessa compensação, a hipoglicemia fetal limita a captação tecidual de glicose diretamente, por diminuição da ação de massa e, indiretamente, por limitação da secreção de insulina fetal e, por conseguinte, pelo efeito da insulina de promover a captação tecidual de glicose pelo músculo esquelético, coração, tecido adiposo e fígado. Apenas o fornecimento reduzido de glicose diminui a taxa de crescimento fetal e a taxa de consumo de oxigênio (taxa metabólica) proporcionalmente, mostrando a estreita ligação do fornecimento de energia e do crescimento durante períodos de rápido crescimento como ocorre no feto (62). A insulina também suprime normalmente a produção e liberação hepáticas de glicose, e atua como hormônio anabólico que aumenta o balanço de proteína final por inibição da degradação das proteínas. Portanto, a redução da concentração plasmática de insulina fetal pode permitir que ocorra produção fetal de glicose (63), fornecendo assim glicose para as necessidades fetais e placentárias, mas subsequentemente, combinada com a hipoglicemia, aumenta a degradação de proteína e reduz a acreção de proteína (64). Interessante observar que estudos em animais demonstraram aumento da sensibilidade à insulina para eliminação de glicose em fetos com RCIU e na prole pós-natal (63).

As concentrações circulantes e a expressão específica em tecidos dos fatores de crescimento, como IGF-I (ver "Metabolismo fetal de aminoácidos"), também são reduzidas durante a hipoglicemia fetal (65), o que pode contribuir para a maior degradação fetal de proteína e as menores taxas de crescimento fetal. Assim, a hipoglicemia fetal em resposta à oferta de glicose materna reduzida atua para manter a oferta de glicose fetal, mas também diminui as concentrações de hormônios anabólicos, o que limita a taxa de crescimento fetal, reduzindo assim as necessidades fetais de nutrientes.

Metabolismo fetal de aminoácidos

A placenta contém uma grande variedade de transportadores de aminoácidos, que utilizam energia para concentrar os aminoácidos ativamente no trofoblasto, que, após a difusão para o plasma fetal, produz concentrações mais altas que as do plasma materno. Com placentas pequenas, a oferta fetal de aminoácidos é reduzida, bem como as concentrações fetais de nutrientes, a síntese fetal de proteína, o balanço fetal de proteína e nitrogênio e, por fim, a taxa de crescimento fetal. Uma característica constante nas gestações humanas com RCIU é a transferência placentária reduzida de determinados aminoácidos essenciais. Além disso, a gravidade da RCIU se correlaciona com a gravidade da redução da transferência de aminoácidos (66).

A menor oferta de energia para a placenta também reduz o transporte de aminoácidos para o feto. Este é especialmente o caso na presença de déficit de oxigênio, seja por hipoxemia primária ou por hipofluxo sanguíneo uteroplacentário, e déficit de glicose por hipoglicemia materna e fetal crônica (67,68). Obviamente, a hipoxemia e a hipoglicemia podem reduzir o crescimento fetal, independentemente da redução do transporte de aminoácidos, por exemplo, ao limitar a produção de hormônios anabólicos e fatores de crescimento ou reduzir a oferta de energia, os quais são essenciais à síntese de proteína e à prevenção da degradação de proteína nos tecidos fetais.

A importância das ofertas de aminoácidos e energia para o balanço fetal de proteína e nitrogênio e para o crescimento fetal é ilustrada na Figura 23.7. Esta figura mostra os resultados de experimentos em ovelhas fetais durante a segunda metade da gestação, comparando as taxas fracionadas de síntese de proteínas derivadas de dados de aminoácidos marcadores e taxas fracionadas de

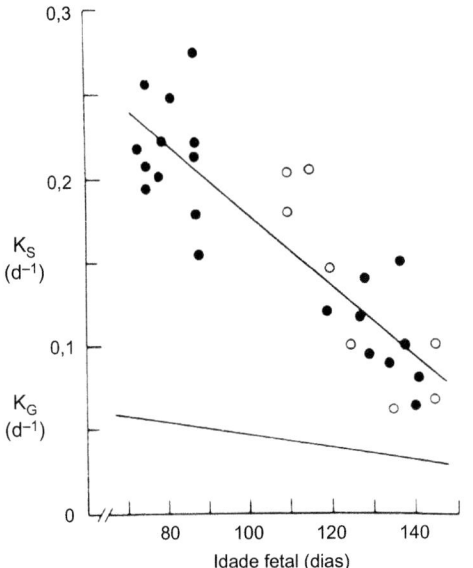

Figura 23.7 Taxa fracionada de síntese de proteína (K_s) durante a gestação em ovelhas fetais estudadas com marcadores radioativos de leucina (●) e lisina (○), em comparação com a taxa fracionada de crescimento (K_G) na parte inferior da figura (—). Em Meier PR, Peterson RG, Bonds DR et al. Rates of protein synthesis and turnover in fetal life. *Am J Physiol* 1981;240:E320.

Efeitos sobre o crescimento fetal dos fatores de crescimento de ação autócrina/parácrina e fatores endócrinos fetais

Os hormônios fetais promovem o crescimento (e desenvolvimento) *in utero* por meio da alteração do metabolismo e expressão gênica dos tecidos fetais (11,12). Essas ações hormonais garantem que a taxa de crescimento fetal seja proporcional à oferta de nutrientes. O Quadro 23.6 cita os hormônios cuja deficiência suscita a redução do crescimento fetal.

Insulina

A insulina exerce efeitos mitogênicos diretos sobre o desenvolvimento celular e o número de células. Também intensifica o consumo de glicose e limita a degradação de proteína. Os últimos efeitos estão associados à redução do crescimento fetal quando a concentração de insulina é baixa. A restrição do crescimento fetal foi produzida diretamente por ablação cirúrgica (70) e química (71) experimental do pâncreas e/ou da função secretora de insulina das células beta pancreáticas, e foi observada clinicamente em lactentes que apresentam agenesia pancreática (72). Boa parte da redução do crescimento com a hipoinsulinemia por pancreatectomia é causada pela anulação do papel inibidor normal da insulina sobre a produção de glicose, resultando em hiperglicemia fetal, diminuição secundária do gradiente materno-fetal de concentração de glicose e, em consequência, redução do transporte de glicose para o feto. Com a carência de glicose, o crescimento fetal diminui, conforme demonstrado pela restrição experimental da oferta de glicose placentária ao feto (65).

A captação fetal de aminoácidos diminui nas mesmas circunstâncias. Assim, a deficiência de insulina reduz, direta e indiretamente, a oferta de nutrientes para o feto. No início, a degradação de proteínas fetais resulta na liberação de aminoácidos fetais para energia (por meio de oxidação direta de aminoácidos no ciclo dos ácidos tricarboxílicos [do ácido cítrico]) e produção de glicose. Depois, a taxa reduzida de crescimento fetal durante condições de baixas concentrações de insulina, glicose e aminoácidos é preservada por aumento da degradação de proteína (28); os aminoácidos são usados para manter a taxa de renovação de proteína e não para acreção de proteína, oxidação, ou produção de glicose. Taxas mais elevadas de produção de glicose e maior expressão do gene gliconeogênico têm sido encontradas em modelos de ovelhas com RCIU (63,73), e ambas são resistentes à supressão com insulina, sugerindo a resistência à insulina. No entanto, tecidos periféricos

crescimento corporal derivadas de dados da análise de carcaças. A taxa fracionada de renovação de proteína por unidade de peso úmido do feto é várias vezes mais alta no período de 50 a 60% da gestação a termo (equivalente a 20 a 24 semanas da gestação humana). Essas altas taxas de renovação de proteína exigem uma taxa bem maior de oferta de aminoácidos e energia do que a termo, quando a taxa de renovação de proteína é bem menor. De fato, em ovelhas fetais no meio da gestação, as taxas de utilização de glicose por peso fetal total e as taxas de consumo de oxigênio por peso seco fetal são bem mais altas no feto precoce do que a termo (69). Essas condições resultam em uma taxa 50% mais alta de acreção final de proteína e taxa fracionada de crescimento fetal no meio da gestação do que a termo. Claramente, os déficits de aminoácidos e energia prejudicam a taxa de crescimento do feto nos estágios iniciais da gestação, quando o crescimento fetal normalmente é bem mais rápido do que a termo.

QUADRO 23.6

Efeitos de deficiências endócrinas específicas sobre o peso corporal e o comprimento vértice-nádegas, e tecidos comprometidos pelo tratamento em ovelhas fetais nascidas próximo ao termo (> 95% da gestação).

Deficiência endócrina	Procedimento	Idade gestacional no início (dias)	Peso corporal	Comprimento vértice-nádegas	Tecidos com anormalidades específicas do desenvolvimento
Insulina	Estreptozocina	70 a 80	↓50%	↓20%	Nenhum
	Pancreatectomia	115 a 120	↓30%	↓15%	Nenhum
Hormônios tireóideos	Tireoidectomia	80 a 96	↓30%	↓10%	Esqueleto, pele, pulmões, sistema nervoso
		105 a 115	↓20%	↓10%	Esqueleto, sistema nervoso
Hormônios suprarrenais	Adrenalectomia	110 a 120	↑10 a 15%	Nenhuma alteração	Fígado, pulmões, intestino, hipófise
Hormônios hipofisários	Hipofisectomia	70 a 79	↓30%	↓8%	Ossos, fígado, pulmões, placenta
		105 a 110	↓20%	↓10%	Ossos, fígado, pulmões, placenta, glândulas suprarrenais, gônadas
		110 a 125	Nenhuma alteração até ↓15%	Nenhuma alteração	Ossos, gônadas, suprarrenais, fígado
	Corte do pedículo hipofisário	108 a 112	↓15%	Nenhuma alteração	Suprarrenais, outros tecidos

Em Fowden AL. Endocrine regulation of fetal growth. In: Harding R, Genkin G, Grant A, eds. Progress in perinatal physiology. *Reprod Fertil Dev* 1995;7:50, com permissão.

permanecem sensíveis à insulina em termos de eliminação de glicose em fetos com RCIU (63), apoiando as adaptações específicas do tecido em RCIU.

O aporte de glicose fetal cronicamente reduzido é suficiente para diminuir a secreção pancreática de insulina em resposta à glicose, principalmente devido à redução da massa pancreática e celular β e não é corrigível com insulina (65). Vale observar que a hipoglicemia crônica em ovelhas fetais induz a gliconeogênese hepática e, em oposição à RCIU, é suprimida com insulina (73).

Fator de crescimento semelhante à insulina I

O hormônio do crescimento, que é o principal regulador hormonal do crescimento pós-natal, não tem efeito demonstrável no crescimento fetal (12). Em vez disso, IGF-1 é um importante hormônio anabólico no desenvolvimento fetal. O IGF-I é regulado positivamente pela oferta de glicose no feto. A infusão de IGF-I em ovelhas fetais reduz a degradação de proteína, especialmente quando esta é aumentada por hipoglicemia induzida por jejum. Os efeitos metabólicos de uma concentração plasmática de IGF-I reduzida não foram estudados, porém, assim como a insulina, é difícil separá-los das alterações simultâneas na oferta e concentração de substratos nutrientes. Assim, a IGF-I provavelmente regula processos metabólicos que afetam o balanço de proteína e crescimento fetais, mas tem sido difícil medir esses efeitos.

As concentrações plasmáticas de IGF-I estão relacionadas positivamente com o tamanho fetal ao nascimento. De fato, fetos humanos com RCIU diminuíram as concentrações plasmáticas de IGF-I (74). Vários modelos animais de dieta materna restrita e/ou insuficiência placentária também demonstram diminuição das concentrações plasmáticas fetais de IGF-1 circulantes (75). Mutações nos genes *Igf1* e *Igf1r* em humanos causam tanto a restrição de crescimento intrauterino como pós-natal (76). Outros modelos transgênicos com expressão aumentada de IGF-I estiveram associados a aumento do crescimento cerebral (77). O IGF-I promove o aumento dos oligodendrócitos e do número de neurônios, e a expansão neuronal com aumento da arborização dendrítica e das terminações axonais (78). Como o IGF-I é diretamente reduzido por menor oferta de nutrientes, particularmente a glicose, e fator de crescimento semelhante à insulina 1 (IGFBP-1) reduz-se nessas circunstâncias, a estrutura neuronal mais densamente organizada do cérebro subnutrido que é observada em alguns RNs com RCIU pode ter sido mediada pela regulação por nutrientes da expressão de IGF-I e IGFBP-1. Tais limitações poderiam ser responsáveis pelo desfecho neurodesenvolvimental mais reservado de RNs extremamente PIG que apresentam microcefalia relativa.

Fator de crescimento semelhante à insulina II [IGF-II], proteína 2 de ligação ao fator de crescimento semelhante à insulina [IGFBP-2], proteína 3 de ligação ao fator de crescimento semelhante à insulina [IGFBP-3] e polipeptídio intestinal vasoativo

Embora as concentrações séricas de IGF-II não se correlacionem com o tamanho fetal ao nascimento em RNs humanos, mostrou-se conclusivamente que a mutação dirigida do gene do IGF-II reduz o tamanho fetal em camundongos (79). Ademais, o IGF-II é o IGF predominante expresso nos tecidos de embriões e fetos de todas as espécies. Assim como IGF-I e IGFBP-1, a hiperexpressão transgênica de IGF-II e IGFBP-2 mostra que o crescimento celular depende do equilíbrio entre a proteína de ligação e a própria molécula IGF. O peptídio intestinal vasoativo (VIP) é outro fator de crescimento no feto que influencia o crescimento neuronal e corporal total (80). Antagonistas do VIP em camundongos-fêmeas grávidas produzem fetos menores que são particularmente microcefálicos (81), com neurônios do sistema nervoso central que exibem mitoses e migração reduzidas. Tais efeitos do VIP ocorrem na primeira metade da gestação, coincidindo com concentrações de VIP transitoriamente altas no plasma materno (82).

Hormônios tireóideos

Em todas as espécies, a deficiência de hormônio da tireoide fetal ou redução da tiroxina livre (T4) produz anormalidades de desenvolvimento em certos tecidos e crescimento reduzido (11). O hipotireoidismo fetal reduz o consumo de oxigênio e a oxidação de glicose, desse modo potencialmente diminuindo a oferta fetal de energia para o crescimento. O hipotireoidismo também pode reduzir as concentrações circulantes e teciduais de IGF-I (11).

Cortisol

Aumentar as concentrações de cortisol fetal perto do final da gestação causa uma mudança nos tecidos fetais de acreção para diferenciação e são importantes na maturação das vias enzimáticas específicas do tecido (11). Estas incluem o depósito de glicogênio, gliconeogênese, oxidação de ácidos graxos, indução da produção e liberação de surfactante, maturação estrutural dos alvéolos, maturação estrutural do sistema digestório, maior expressão de enzimas digestivas, aumento da função das suprarrenais, mudança da síntese de hemoglobina fetal para adulta e outras. Muitos fetos com RCIU exibem concentrações de cortisol elevadas que parecem advir de estresse hipóxico intermitente. Maiores concentrações de cortisol fetal podem induzir a diferenciação prematura dos órgãos, podendo ser responsável por grande parte do aparente aumento da maturação de fetos com RCIU, mesmo quando nascidos prematuramente (11). O cortisol também aumenta as vias catabólicas nos tecidos, incluindo a degradação de proteína no músculo esquelético e a glicogenólise no fígado e pode restringir o crescimento placentário e o transporte de nutrientes, o que pode resultar em taxas de crescimento fetal global reduzidas (11).

ASSISTÊNCIA ANTENATAL DO FETO COM CRESCIMENTO INTRAUTERINO RESTRITO

Diagnóstico da restrição do crescimento intrauterino

O diagnóstico pré-natal de RCIU é difícil e muitas vezes impreciso. A despeito da atenção cuidadosa à estimativa da idade gestacional pela história materna e avaliação ultrassonográfica fetal precoce e seriada, exames físicos maternos frequentes e avaliação repetida dos riscos de RCIU, muitos RNs com RCIU não são identificados antes do nascimento (1).

A avaliação ultrassonográfica seriada da taxa de crescimento fetal e das proporções corporais fetais e a velocimetria com Doppler das circulações uterina, placentária e fetal são atualmente as técnicas diagnósticas padrão para determinar a gravidade da RCIU (1). O sofrimento fetal crônico resultante de insuficiência placentária, hipoxia e isquemia (com ou sem acidose) está associado ao aumento das amplitudes da forma de onda arterial no Doppler, o que reflete aumento da resistência vascular e redução do fluxo sistêmico na aorta descendente fetal e artéria umbilical. Usam-se também diversas razões das formas de onda (amplitudes) da velocidade de fluxo sistólica-diastólica, incluindo a razão sistólica-diastólica, razão sistólica-diastólica/sistólica (índice de resistência) e razão sistólica-diastólica/média (índice de pulsatilidade). Razões ou índices mais de dois desvios padrão acima da média estão associados a RCIU, enquanto formas de onda diastólicas ausentes representam hipoxia fetal grave e aumento do risco de morte fetal. Os fetos com RCIU mais gravemente afetados com risco mais alto de morte demonstram ausência ou reversão do fluxo diastólico nas artérias fetais sistêmicas, juntamente com aumento da dilatação e do *shunt* através do ducto venoso (83). Curiosamente, esses mesmos fetos muitas vezes apresentam redução do índice de pulsatilidade cerebral (artéria carótida interna), indicando aumento do fluxo sanguíneo cerebral (6,84). Este padrão de fluxo foi interpretado como uma forma de preservar o crescimento cerebral, pois a taxa de crescimento corporal diminui em decorrência de isquemia placentária e/ou atraso do crescimento placentário. Mostrou-se que as anormalidades da velocimetria Doppler desenvolvem-se de forma sequencial conforme a insuficiência placentária progressivamente piora e podem prever risco de acidose e mortalidade perinatal, bem como ajudar a prever o momento ideal do parto (16). No entanto, são necessários mais estudos para avaliar os efeitos da vigilância perinatal pela velocimetria com Doppler fetal e umbilical nos desfechos perinatal, neonatal e a longo prazo.

O feto também deve ser examinado com US à procura de anormalidades anatômicas que indiquem malformações congênitas, síndromes genéticas e deformações. O índice de líquido amniótico também é útil para identificar oligoidrâmnio. O oligoidrâmnio é um fator de risco para anomalias congênitas, RCIU grave com redução da produção de urina, hipoplasia pulmonar, desacelerações variáveis por compressão do cordão e morte intrauterina em até 5 a 10% dos fetos acometidos.

Diagnóstico e tratamento futuro da restrição do crescimento intrauterino

Uma taxa de crescimento fetal reduzida e a fisiopatologia associada a RCIU geralmente surgem de maneira insidiosa, de modo que quando essas anormalidades são clinicamente óbvias já terá ocorrido lesão. Desse modo, é importante desenvolver e aplicar técnicas diagnósticas para o feto que estabeleçam precisamente até mesmo alterações mínimas na taxa de crescimento e na função fisiológica. Atualmente, as medições com ultrassom Doppler do débito cardíaco fetal, fluxo sanguíneo sistêmico e suprimento sanguíneo orgânico estão perto de alcançar este objetivo, particularmente no que diz respeito à circulação placentária.

Também é importante que se desenvolvam técnicas diagnósticas para avaliar o tipo de lesão que está ocorrendo nos casos mais extremos de RCIU. As técnicas atuais incluem ressonância magnética, medições por Doppler do fluxo sanguíneo para órgãos específicos e cordocentese (85). Com base nesses avanços do diagnóstico fetal, talvez seja possível em breve avaliar se as alterações detectadas na taxa de crescimento fetal e a fisiopatologia fetal associada a RCIU são, de fato, tão sérias e indicativas de deficiência futura como os estudos atuais de acompanhamento pós-natal têm mostrado.

Um volume bem maior de pesquisas é necessário para determinar quando e como a lesão do feto pode ser revertida ou minorada. Alguns esforços têm sido realizados em modelos humanos e animais para melhorar a nutrição materna e fetal, reforçar o crescimento fetal por meio da manipulação das concentrações de hormônio anabólico fetal (33,86) e aumentar o fluxo sanguíneo uterino e o fornecimento de nutrientes (87). Trabalho contínuo é necessário para avaliar os efeitos de tais tratamentos no crescimento e no desenvolvimento a longo prazo de todos os órgãos afetados, principalmente o encéfalo, para melhorar os desfechos neurodesenvolvimentais. Realizar intervenções em um feto que já se adaptou a uma oferta reduzida de nutrientes pode resultar em mais danos do que benefícios, enfatizando a necessidade de dar continuidade aos estudos pré-clínicos (88,89).

Tratamento pré-natal

Existem poucas medidas terapêuticas, se alguma, para a RCIU. Repouso no leito e tratamento de enfermidades agudas e crônicas parecem ser benéficos. A suplementação de oxigênio à mãe aumenta a oxigenação fetal e, em alguns estudos de fetos com RCIU grave que apresentavam sinais de sofrimento crônico, obteve melhores taxas de crescimento fetal e reduziu a velocidade do fluxo sanguíneo aórtico fetal (aumento do fluxo) (90).

Os ensaios de terapia com ácido acetilsalicílico em dose baixa iniciados precocemente, visando principalmente tratar a pré-eclâmpsia, podem demonstrar alguns benefícios na melhora do crescimento fetal (91). A correção das deficiências nutricionais maternas também é proveitosa, sobretudo quando a mãe tem subnutrição acentuada. A suplementação da dieta materna com zinco aumentou o crescimento fetal quando a deficiência de zinco era proeminente. Taxas de proteínas altas não ajudaram e, na verdade, estiveram associadas a piora da RCIU e da morbidade e mortalidade perinatais (32).

As técnicas de vigilância fetal devem ser instituídas para determinar se o estado fetal está começando a deteriorar e se o parto teria maior probabilidade de resultar em desfecho bem-sucedido da gravidez, conforme discutido anteriormente. As técnicas tradicionais de vigilância fetal incluem registros da atividade fetal, o teste de provocação com ocitocina, que mede alterações da frequência cardíaca fetal após contrações uterinas induzidas pela ocitocina, e o teste sem estresse, que mede a aceleração e a variabilidade batimento a batimento da frequência cardíaca fetal após movimento fetal espontâneo. Tais exames, embora ainda realizados, foram substituídos pela velocimetria com Doppler e o perfil biofísico (consulte também o Capítulo 12), que combinam análises dos movimentos respiratórios fetais, movimentos corporais grosseiros, frequência cardíaca fetal, reatividade da frequência cardíaca fetal ao movimento e estimativa do volume de líquido amniótico. O uso combinado da velocimetria com Doppler e do perfil biofísico melhorou a assistência pré-natal da RCIU. Um perfil biofísico baixo correlaciona-se com hipoxia fetal, determinada por ausência ou reversão do fluxo diastólico na artéria umbilical e por medições dos gases sanguíneos fetais e do estado acidobásico obtidas por cordocentese, e com morte fetal iminente.

A maioria dos obstetras evita o trabalho de parto quando as técnicas combinadas de vigilância fetal mostram restrição grave do crescimento fetal e evidências de sofrimento crônico grave, incluindo a ausência ou reversão do fluxo diastólico na aorta fetal, aumento da pulsação e/ou fluxo revertido nas artérias umbilicais e baixo escore do perfil biofísico. Os fetos nesse estado também costumam ter um resultado não reativo no teste sem estresse e um padrão basal liso na variabilidade da frequência cardíaca fetal. Tais fetos toleram mal o trabalho de parto e desenvolvem sinais de sofrimento agudo rapidamente. Em todos os casos graves, o parto deve ser coordenado com o serviço de neonatologia para garantir avaliação e assistência pós-natais imediatas e preparar a reanimação de um RN deprimido ou asfixiado.

Na ausência de observações repetidas de RCIU grave ou progressivamente pior e de sinais de sofrimento fetal, os fetos com RCIU moderada devem ser deixados *in utero*, enquanto instituindo-se boa nutrição, talvez repouso no leito e assistência de saúde ideal para a mãe, e vigilância fetal continuada. A decisão pelo parto prematuro desses fetos para prevenir morte fetal deve ser ponderada pelas dificuldades em diagnosticar precisamente a piora do estado fetal e manejar com sucesso todos os problemas neonatais em potencial de um RN pré-termo. Embora a maturidade pulmonar possa estar presente, os muitos outros problemas associados ao parto pré-termo devem aumentar a cautela diante da decisão de instituir o parto precoce, especialmente antes de 31 a 32 semanas de idade gestacional.

AVALIAÇÃO CLÍNICA E TRATAMENTO DO RECÉM-NASCIDO PEQUENO PARA A IDADE GESTACIONAL

Avaliação geral na sala de parto (consulte também o Capítulo 18)

Muitos RNs PIG apresentam várias condições clínicas imediatamente após o nascimento, na sala de parto. Em virtude da sua grande área de superfície em relação ao peso corporal, os RNs PIG perdem calor rapidamente. Para evitar a hipotermia, deve-se proporcionar um ambiente termoneutro imediatamente. Os RNs muito PIG que sofreram privação acentuada de oxigênio e substratos *in utero* podem ter dificuldades cardiopulmonares ao nascimento. Mais próximo ao termo, eles podem eliminar mecônio e apresentar-se com a síndrome de aspiração de mecônio, mostrar sinais de asfixia, incluindo hipoxemia, hipotensão, acidose metabólica e respiratória mista e hipertensão pulmonar persistente. Imediatamente após o nascimento, tais RNs precisam de atenção diligente e cuidadosa às vias respiratórias, respiração e necessitam de oxigênio.

Exame físico breve na sala de parto

Os RNs PIG exibem várias características típicas, mesmo quando aqueles com anomalias e síndromes óbvias e os RNs de mães com doença grave ou desnutrição são excluídos (92). Os RNs intensamente PIG que sofreram RCIU grave têm uma cabeça relativamente grande para o tronco e membros subdesenvolvidos. Com frequência, o abdome parece encolhido ou "escafoide" e tem de ser distinguido dos RNs com hérnia diafragmática. Os membros têm aspecto emaciado, com pregas cutâneas finas, e há evidências de diminuição da gordura subcutânea e do músculo esquelético. A pele é frouxa e muitas vezes áspera, seca e descamativa. Nos RNs PIG a termo e pós-termo, as unhas podem ser longas e as mãos e os pés tendem a parecer grandes para o tamanho do corpo. A face parece encolhida ou "murcha". As suturas cranianas podem ser alargadas ou acavalgadas, e a fontanela anterior pode ser maior do que o esperado, representando redução da formação de osso membranoso. O cordão umbilical com frequência é mais fino que o habitual. Quando houve eliminação de mecônio *in utero*, o cordão exibe coloração verde-amarelada, assim como as unhas e a pele.

Avaliação da idade gestacional do recém-nascido pequeno para a idade gestacional

A avaliação da idade gestacional baseada em critérios físicos é errônea (92). O verniz caseoso frequentemente está reduzido ou ausente em decorrência da menor perfusão cutânea durante períodos de sofrimento fetal, ou devido à síntese deprimida de estriol, que normalmente aumenta a produção de verniz. Na ausência dessa cobertura protetora, a pele é continuamente exposta ao líquido amniótico e começa a descamar. As pregas plantares e palmares parecem mais maduras em virtude do aumento do enrugamento secundário à exposição ao líquido amniótico. A formação de tecido mamário também depende do fluxo sanguíneo periférico e dos níveis de estriol e está reduzida em RNs PIG. A genitália externa feminina parece menos madura devido à ausência do tecido adiposo perineal cobrindo os lábios. A cartilagem da orelha também pode estar diminuída. A maturidade de órgãos específicos prossegue em taxas normais de desenvolvimento a despeito da redução do crescimento somático na maioria dos RNs com RCIU.

Exame neurológico do recém-nascido pequeno para a idade gestacional

O exame neurológico para avaliação da idade gestacional pode ser pouco afetado pela RCIU (92). Esses RNs com frequência parecem ter maturidade neurológica avançada, porém esta observação é derivada principalmente de comparações com RNs de peso ao nascer semelhante, não idade gestacional semelhante. A velocidade da condução nervosa periférica e as respostas evocadas visuais ou auditivas correlacionam-se bem com a idade gestacional e não são influenciadas pela presença de RCIU. Tais aspectos da maturidade neurológica não são sensíveis à privação nutricional. O tônus ativo e passivo e a postura geralmente são normais em RNs PIG e são guias fidedignos da idade gestacional, desde que os RNs com doenças metabólicas e anormalidades significativas do sistema nervoso central sejam excluídos.

Observações comportamentais

Os RNs PIG demonstram, com frequência, comportamentos anormais específicos. Muitos deles exibem aparência "hiperalerta" ou "faminta", e com frequência observam-se abalos musculares e hipertonia, mesmo sem hipoglicemia simultânea. Eles podem ser hiperexcitáveis, mostrando aberrações do tônus desde hipertonia a hipotonia e, em muitos casos, apatia. A resposta de Moro está aumentada, com extensão e abdução exageradas dos braços, movimentos em moinho de vento e prolongamento da postura tônico-cervical (93). Quando a RCIU é muito grave, os RNs PIG tendem a mostrar ciclos de sono anormais e um quadro mais consistente de diminuição do tônus muscular, dos reflexos tendíneos profundos e dos reflexos táteis faciais, da atividade física geral e da capacidade de resposta. Tais RNs intensamente PIG muitas vezes são hipotônicos e se mostram exaustos mais facilmente à manipulação (94). Os distúrbios do comportamento ocorrem até mesmo na ausência de doença significativa do sistema nervoso central. A hipoexcitabilidade indica um efeito adverso sobre a propagação polissináptica dos reflexos e sugere que a maturidade funcional do sistema nervoso central não necessariamente prossegue independentemente dos eventos intrauterinos que resultam em RCIU.

Adiamento do exame físico para a unidade de terapia intensiva neonatal

Uma avaliação minuciosa é importante, pois há incidência aumentada de malformações graves, anormalidades cromossômicas e infecção congênita nos RNs PIG (92). Características dismórficas, "fácies peculiar", mãos e pés anormais e a presença de pregas palmares, além de anomalias francas, sugerem síndromes de malformações congênitas, defeitos cromossômicos ou exposição a teratógenos. Distúrbios oculares, como coriorretinite, cataratas, glaucoma e córnea turva, além de hepatoesplenomegalia, icterícia e exantema "em *muffin* de mirtilo", sugerem uma infecção congênita. As infecções maternas, como toxoplasmose, sífilis, hepatite, herpes-zóster, rubéola, citomegalovírus e herpes-vírus simples, resultando em RCIU são incomuns na ausência de outros sinais clínicos de infecção congênita crônica; a triagem do sangue do cordão para anticorpos e antígenos específicos de certas infecções (que podem ser aprimoradas por técnicas da reação em cadeia da polimerase) e uma urocultura para citomegalovírus podem estar indicadas. O exame radiográfico dos ossos longos, para avaliar possíveis anomalias e a qualidade da mineralização, pode ser útil. A US transfontanela detecta anormalidades anatômicas congênitas ou evidências de infecção congênita que são úteis para o diagnóstico.

PROBLEMAS CLÍNICOS DO RECÉM-NASCIDO PEQUENO PARA A IDADE GESTACIONAL

Morbidade e mortalidade

As consequências do tamanho pequeno para a idade gestacional dependem de etiologia, intensidade e duração da restrição do crescimento. O intenso debate sobre este assunto continua. Estudos anteriores incluíram grupos heterogêneos de RNs PIG, RCIU, prematuros e sindrômicos, os quais esperava-se que apresentassem problemas e desfechos clínicos substancialmente diferentes. Além disso, estudos foram realizados durante longos períodos de tratamento perinatal variável e taxas de sobrevida crescentes de RNs menores e mais pré-termo, de crescimento normal e anormal. Por exemplo, alguns estudos indicaram que o feto responde ao "estresse" da restrição do crescimento com aceleração da maturidade. Há evidências de que RNs PIG extremamente pré-termo apresentam menor incidência de síndrome de angústia respiratória e deficiência de surfactante em comparação aos controles AIG de idade gestacional equivalente, fato talvez relacionado à secreção de cortisol induzida pelo estresse no momento do nascimento (95). No entanto, a mesma população de RNs pré-termo PIG apresentava requisitos de ventilação mecânica por mais tempo e maior necessidade de administração de esteroides pós-natais, potencialmente indicando maior incidência de doença pulmonar crônica, apesar de menor evidência precoce da clássica síndrome de angústia respiratória (95). Esta possibilidade é suportada pela diminuição da alveolarização mostrada na ovelha fetal com RCIU (96). Já foi constatado que ser PIG é comprovadamente um fator preditivo que independe de aumento das taxas de mortalidade fetal, perinatal e neonatal (95). De fato, quando uma coorte de RNs PIG foi comparada às coortes de AIG de idade gestacional equivalente e de peso equivalente ao nascer, a mortalidade bem como várias outras morbidades, como dias de respirador, persistência do canal arterial, dias para chegar a alimentação enteral plena e dias de consumo total de oxigênio foram maiores na coorte de RCIU em comparação com a coorte de idade gestacional equivalente.

Além disso, morbidades como hipoglicemia, hiperbilirrubinemia direta, enterocolite necrosante (ECN), trombocitopenia, doença pulmonar crônica e dificuldades de alimentação foram maiores na coorte PIG do que em qualquer um dos dois grupos de comparação (97). Em suma, há poucas evidências em favor do conceito de aumento da sobrevida ou evolução clínica após o estresse perinatal em RNs PIG (Quadro 23.7).

Restrição do crescimento intrauterino/pequeno para a idade gestacional *versus* nascimento pré-termo | Efeitos na morbidade e mortalidade

RNs pré-termo, bem como RNs a termo, podem ser afetados por RCIU. Como foi discutido anteriormente, o comprometimento fetal progressivo como resultado do agravamento da insuficiência

QUADRO 23.7

Condições clínicas do recém-nascido PIG.

Condição	Patogenia/Fisiopatologia	Prevenção/Tratamento
Morte intrauterina	Hipoxia crônica	Vigilância pré-natal
	Insuficiência placentária	Crescimento fetal à US
	Atraso do crescimento	Perfil biofísico
	Malformação	Velocimetria com Doppler
	Infecção	Tratamento materno: repouso no leito, O_2
	Infarto/descolamento prematuro	Parto se sofrimento fetal grave/crescente
	Pré-eclâmpsia	
Asfixia	Hipoxia/descolamento prematuro agudo	Monitoramento pré-parto/intraparto
	Hipoxia crônica	Reanimação neonatal adequada
	Insuficiência placentária/pré-eclâmpsia	
	Acidose	
	Depleção de glicogênio	
Aspiração de mecônio franca, grave	Hipoxia	Reanimação incluindo remoção traqueal se houve aspiração
Hipotermia	Estresse do frio	Proteger contra aumento da perda de calor
	Hipoxia	Secar recém-nascido
	Hipoglicemia	Aquecedor radiante
	Reservas de gordura reduzidas	Gorro
	Redução do isolamento subcutâneo	Ambiente termoneutro
	Maior área de superfície	Suporte nutricional
	Depleção de catecolaminas	
Hipertensão pulmonar persistente	Hipoxia crônica	Suporte cardiovascular
		Ventilação mecânica, óxido nítrico
Hipoglicemia	Redução das fontes alternativas de energia	Medição frequente da glicemia
	Perda de calor	Infusão precoce de glicose intravenosa
	Hipoxia	
	Redução da gliconeogênese	
	Redução dos hormônios contrarreguladores	
	Aumento da sensibilidade à insulina	
Hiperglicemia	Baixa taxa de secreção de insulina	Monitoramento da glicemia
	Administração excessiva de glicose	Infusão de glicose < 10 mg/kg/min
	Aumento dos efeitos da catecolamina e do glucagon	Administração de insulina efeitos do glucagon
Policitemia/hiperviscosidade	Hipoxia crônica	Glicose, oxigênio
	Transfusão maternofetal	Exsanguinotransfusão parcial
	Aumento da eritropoese	
Perfuração gastrintestinal	Isquemia focal	Alimentação enteral cautelosa
	Hipoperistalse	
Insuficiência renal aguda	Hipoxia/isquemia	Suporte cardiovascular
Imunodeficiência	Desnutrição	Nutrição precoce ideal
	Infecção congênita	Antibióticos específicos e terapia imunológica

placentária e RCIU é frequentemente uma indicação de parto prematuro. Ao avaliar o efeito da RCIU na morbidade e mortalidade perinatal e a longo prazo, é importante reconhecer que RNs pré-termo e com RCIU apresentam problemas independentes e coincidentes. À medida que a idade gestacional diminui, os problemas da prematuridade exercem um papel maior no desfecho dos RNs PIG e AIG. No entanto, quando RNs pré-termo PIG e AIG são comparados, RNs PIG têm maior risco de mortalidade perinatal e desfechos neurodesenvolvimentais a longo prazo deficientes (95,98). Quando a RCIU for prolongada e grave, os RNs apresentam maior taxa de morbidade e mortalidade neonatal do que os seus homólogos AIG, ou aqueles RNs com RCIU que tenham sido afetados mais levemente (99). Hipoxia fetal, depressão perinatal, distúrbios multissistêmicos dos órgãos, ECN, distúrbios de coagulação, complacência imune e anomalias congênitas letais são os principais fatores que contribuem para a elevada taxa de mortalidade dos fetos e RNs com RCIU. O aumento da sobrevida depende de alcançar-se um equilíbrio ideal entre as consequências do parto pré-termo eletivo e os riscos da RCIU continuada.

Depressão perinatal

A depressão perinatal ("asfixia"), embora incomum, ocorre com mais frequência em RNs PIG e complica a evolução neonatal imediata dos RNs com restrição do crescimento. Os RNs PIG frequentemente não toleram o trabalho de parto e o parto vaginal, e sinais de sofrimento fetal são comuns. Em tais caos, o feto cronicamente hipóxico, já comprometido, é exposto ao estresse agudo da redução do fluxo sanguíneo durante as contrações uterinas. As concentrações de lactato no sangue do cordão umbilical são frequentemente maiores, especialmente nos fetos com RCIU mais gravemente afetados (100). Os RNs PIG pré-termo nascem de parto cesáreo com o dobro da frequência dos RNs AIG pré-termo (101). Os RNs PIG apresentam maior incidência de baixos escores de Apgar em todas as idades gestacionais (101), frequentemente necessitam de reanimação e é mais provável que necessitem de suporte vasopressor pós-natal (102).

A necessidade de reanimação neonatal pode formar insultos *in utero*. As sequelas da depressão perinatal podem abranger disfunção de múltiplos sistemas orgânicos, como encefalopatia hipóxico-isquêmica, insuficiência cardíaca por hipoxia-isquemia e depleção de glicogênio, síndrome de aspiração de mecônio, hipertensão pulmonar persistente, hipoperistalse gastrintestinal e necrose induzida por isquemia com perfuração focal ou ECN, hipocalcemia, necrose tubular renal aguda e insuficiência renal.

Metabolismo neonatal

Hipoglicemia (consulte também os Capítulos 20 e 34)

A hipoglicemia é extremamente comum em RNs PIG, e sua incidência aumenta com a intensidade da RCIU (Figura 23.8) (103). O risco de hipoglicemia é maior durante os primeiros 3 dias de vida, mas a hipoglicemia em jejum, com ou sem cetonemia, pode persistir ou ocorrer repetidamente por semanas após o nascimento. A hipoglicemia precoce é agravada pela depleção de substratos alternativos para energia, incluindo a redução das concentrações de ácidos graxos e lactato. Hiperinsulinismo, gliconeogênese deficiente ou deficiência de hormônios contrarreguladores também podem contribuir para a hipoglicemia neonatal. A resolução da hipoglicemia persistente coincide com maior capacidade e aumento das taxas de gliconeogênese (104–107).

A hipoglicemia em jejum está se tornando menos comum em RNs PIG visto que o suporte nutricional padrão inclui proteína e glicose intravenosas precoces e alimentação enteral. Todos os RNs PIG devem ter medições precoces e frequentes das concentrações de glicose no sangue ou plasma. Nos primeiros dias de vida, concentrações de glicemia superiores a 50 mg/dℓ são consideradas

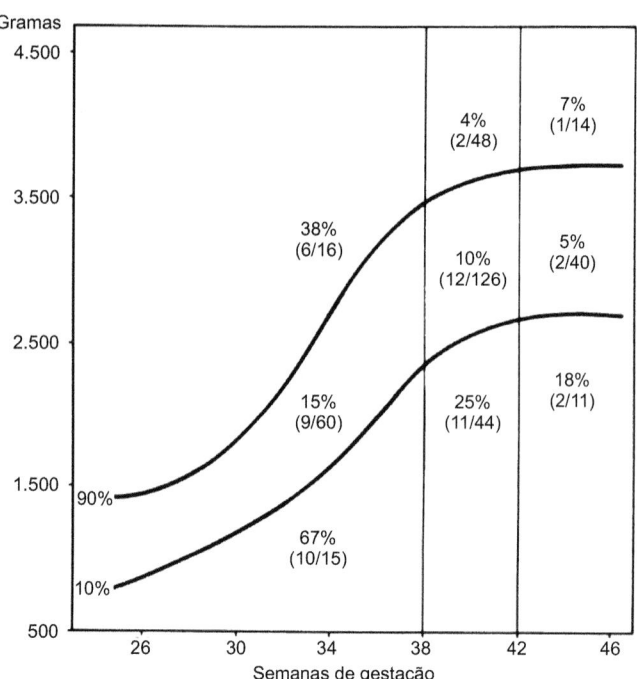

Figura 23.8 Incidência de hipoglicemia antes da primeira refeição (glicemia < 30 mg/dℓ) entre recém-nascidos GIG, AIG e PIG, demonstrando a incidência bem mais alta de hipoglicemia precoce entre recém-nascidos PIG em todas as idades gestacionais. Em Lubchenco LO, Bard H. Incidence of hypoglycemia in newborn infants classified by birth weight and gestational age. *Pediatrics* 1971;47:831, com permissão.

ideais. Para RNs maduros, a alimentação enteral precoce, algumas vezes com enriquecimento da fórmula, pode impedir hipoglicemia. Quando os RNs são menos maduros ou têm outros problemas clínicos, a infusão de glicose intravenosa deve ser começada em 4 a 8 mg/kg/min tão logo possível após o nascimento – de preferência até 30 minutos de idade. Como o cérebro é relativamente grande em muitos RNs com RCIU (especialmente se assimétrico) e depende quase completamente da glicose para o metabolismo energético, os requisitos estimados de glicose devem ser baseados em qual seria o peso de uma razão circunferência cefálica simétrica/peso corporal (p. ex., com base em um peso consistente com o tamanho da cabeça, em vez do peso corporal real).

A velocidade de infusão inicial de glicose deve ser ajustada em resposta às medições da glicemia a cada 30 a 60 minutos, até que os valores encontrados estejam persistentemente acima de 50 mg/dℓ. Mensurações menos frequentes devem ser feitas até que o RN esteja tolerando refeições enterais razoavelmente plenas. Os RNs com hipoglicemia grave (< 20 mg/dℓ) devem ser tratados imediatamente com um "minibólus" intravenoso de solução glicosada a 10% na dose de 200 mg/kg (2 mℓ/kg), seguido por infusão de solução glicosada (4 a 8 mg/kg/min). As concentrações de glicose devem ser medidas no mínimo a cada 30 minutos até que os as concentrações sanguíneas de glicose estejam consistentemente acima de 50 mg/dℓ. Os RNs sob risco mais alto de hipoglicemia grave são os que apresentaram comprometimento neonatal e os mais magros segundo o índice ponderal, representando aqueles com o menor valor de reservas nutricionais.

Hiperglicemia

As concentrações de insulina que são inferiores em RNs AIG da mesma gestação ou infusões de glicose desnecessariamente rápidas (> 11 a 14 mg/min/kg) podem contribuir para a hiperglicemia, algumas vezes observada em RNs PIG (105,108). Concentrações altas dos hormônios contrarreguladores, como a epinefrina, glucagon e cortisol, podem contribuir, embora haja apenas evidências limitadas em favor desta suposição comumente citada (109). Em contraste, a administração de insulina até mesmo a RNs PIG pré-termo geralmente produz reduções imediatas da concentração de glicose, indicando sensibilidade à insulina no mínimo normal e provavelmente superior à normal (110).

Metabolismo lipídico

Os RNs PIG têm concentrações plasmáticas de ácidos graxos mais baixas que os RNs que cresceram normalmente. As glicemias em jejum em RNs PIG correlacionam-se diretamente com as concentrações plasmáticas de ácidos graxos livres e corpos cetônicos. Além disso, os RNs PIG mostram utilização deficiente dos triglicerídios intravenosos. Após a administração intravenosa de emulsão de triglicerídios, os RNs PIG exibem altas concentrações de ácidos graxos livres e triglicerídios, mas a formação de corpos cetônicos está reduzida (111,112). Tais observações indicam que a utilização e oxidação de ácidos graxos livres e triglicerídios estão reduzidas em RNs PIG. A oxidação de ácidos graxos livres é importante porque poupa o uso de glicose pelos tecidos periféricos, enquanto a oxidação hepática de ácidos graxos livres pode contribuir com os equivalentes redutores e a energia necessários para a gliconeogênese hepática. A oferta ou a oxidação deficientes de ácidos graxos pode ser parcialmente responsável pela ocorrência de hipoglicemia em jejum nos RNs PIG.

Metabolismo energético

Quando assistidos em um ambiente termoneutro, os RNs PIG demonstram o declínio habitual do quociente respiratório após o nascimento, representando uma mudança para a oxidação de ácidos graxos livres. Durante as primeiras 12 horas após o nascimento, o consumo basal de oxigênio pode ser diminuído em RNs PIG. Observações semelhantes foram registradas in utero em fetos de ovelha espontaneamente PIG, indicando deficiência de substratos potencialmente oxidáveis em ambas as situações. Em favor desta hipótese há o acentuado incremento do consumo de oxigênio que ocorre em RNs PIG bem alimentados (113), semelhante ao aumento da produção de energia após reabilitação nutricional de lactentes com kwashiorkor marasmático. O aumento do consumo de oxigênio após desnutrição fetal ou infantil representa o custo de energia do crescimento. Em parte devido ao aumento da ingestão calórica, e porque a taxa metabólica e o consumo de oxigênio estão mais relacionados com a idade gestacional do que o peso ao nascer, os RNs PIG apresentam taxa de consumo de oxigênio mais alta e maior taxa de dispêndio total de energia (principalmente em virtude de aumento do dispêndio de energia em repouso) do que RNs menos maduros (112,114). Embora alguns estudos do equilíbrio nutricional de RNs PIG pré-termo tenham demonstrado aumento da perda fecal de lipídio e proteína, estudos mais recentes indicam níveis adequados de digestão e retenção percentual de nutrientes metabolizáveis recebidos. Assim, tais RNs podem alcançar taxas normais e às vezes mais rápidas de crescimento em comparação com RNs AIG pré-termo de peso semelhante (115).

Metabolismo de aminoácidos e proteína

Os RNs PIG são particularmente deficientes em massa muscular (22). A melhora da nutrição do músculo esquelético e da proteína corporal total é uma prioridade nesses RNs. Contudo, há informações conflitantes de um número limitado de estudos sobre o quão bem os RNs PIG toleram a administração agressiva de aminoácidos e proteína. Os RNs PIG de EBPN e MBPN apresentam taxas mais altas de perda nas fezes de proteína e lipídios (112) com taxas de absorção de 11 a 14% menores. Isto pode ser em parte compensado por taxas de ingestão mais altas, o que normalizaria a ingestão de proteína metabolizável. Ademais, embora a taxa de crescimento de RNs PIG possa ser aumentada por maior ingestão de proteína e calorias não proteicas, as evidências específicas em favor disso provêm basicamente de RNs pré-termo, alguns AIG e outros PIG. Estudos em animais também mostraram desenvolvimento pancreático neonatal e fetal (116) e tamanho intestinal mais limitados na prole PIG (117), o que pode restringir a tolerância à alimentação, digestão de proteína e produção de insulina. De fato, há evidências de que RNs PIG têm mais alfa-aminonitrogênio no soro e na urina, bem como concentrações de ácidos biliares totais no soro, em comparação com RNs AIG, quando administrada maior ingestão de proteína, sugerindo que RNs PIG são mais sensíveis a uma ingestão excessiva de proteína do que RNs AIG (118).

Alguns estudos, no entanto, mostraram que as taxas de renovação de aminoácidos são mais altas em RNs PIG de BPN (119), mas outros estudos não encontraram diferenças (120). Os RNs PIG talvez tenham maior eficiência energética na síntese de proteína (120). Assim, os RNs PIG possivelmente toleram uma taxa de proteína mais alta, porém o benefício desse aumento não está claro. Estudos adicionais são urgentemente necessários para determinar o melhor aporte de proteínas para RNs PIG e com RCIU a fim de maximizar a massa magra e o crescimento linear.

Problemas nutricionais e tratamento

Em ovelhas fetais com deficiência aguda de glicose, aminoácidos são usados na oxidação e produção de glicose (121). Não está claro se RNs humanos após padrões semelhantes de RCIU e deficiência de nutrientes terão os mesmos esquemas de metabolismo após o nascimento, tampouco se sabe quais tipos e quantidades de nutrientes são ideais para esses RNs a fim de restaurar o metabolismo normal e restabelecer taxas normais de crescimento o mais rapidamente possível. Uma taxa rápida de oferta de glicose pode acarretar hiperglicemia intensa, especialmente no RN PIG pré-termo com extremo baixo peso (EBP). Se houver deficiência de insulina e IGF-I nesses RNs, também se esperariam taxas anabólicas menores até a restauração das ofertas e concentrações de glicose e aminoácidos e das taxas de produção desses fatores de crescimento. Questões similares se aplicam à tolerância aos lipídios. Tais considerações suscitaram alguma relutância a alimentar o RN PIG de maneira tão agressiva quanto seu estado nutricional precário indicaria, mas não se realizaram estudos rigorosos em larga escala de diferentes taxas e quantidades de nutrição para esses RNs. Tais estudos são necessários para determinar se os RNs PIG tolerarão suporte nutricional mais agressivo e se isto resultará, com segurança, em melhora da reabilitação nutricional, do crescimento e, talvez, do desfecho neurodesenvolvimental.

Regulação da temperatura

Observa-se aumento normal da termogênese sem tremores em RNs PIG porque alguma gordura marrom está disponível (122). O estresse in utero que exaure as reservas de catecolaminas pode contribuir para a incapacidade da gordura marrom de produzir calor. Em comparação com RNs a termo, os PIG têm uma faixa termoneutra estreita. A produção de calor não consegue acompanhar a taxa de perda de calor quando há estresse do frio contínuo. A rápida perda térmica secundária à alta razão cabeça/corpo e área de superfície aumentada observada em todos os RNs é exacerbada no RN PIG assimétrico. O calor também se perde mais rapidamente através de uma fina camada de isolamento de gordura subcutânea (122). Porém, RNs PIG com mais de 30 semanas de idade gestacional podem ter maior maturidade cutânea e menos perda evaporativa de calor do que RNs AIG pré-termo de peso equivalente, indicando que o ambiente termoneutro deve basear-se antes na idade gestacional do que no peso. A produção de calor pode ser prejudicada pela ocorrência concomitante de hipoglicemia e hipoxia, as quais são comuns nesses pacientes. A resposta normal ao frio envolve aumento da atividade muscular e da liberação de catecolaminas (norepinefrina). A depressão do sistema nervoso central pode impedir esta resposta (122).

Durante as primeiras horas de vida, o consumo de oxigênio e a produção de calor podem ser menores que o esperado em virtude da baixa disponibilidade de substratos. Menos ácidos graxos estão disponíveis para oxidação. Depois, quando o suporte nutricional é instituído, o RN pode ter um consumo de oxigênio superior ao esperado. As necessidades cerebrais de oxigênio são altas, e no RN PIG o tecido cerebral representa uma grande parcela do peso corporal. A disponibilidade limitada de glicose *in utero* restringe a taxa metabólica. Após o parto, com a oferta do substrato glicose, o cérebro eleva sua taxa metabólica e consumo de oxigênio. De acordo com o tamanho cerebral, taxas aumentadas de consumo de oxigênio são apropriadas no RN PIG. Portanto, é crucial que o RN PIG seja reanimado e assistido em um ambiente termoneutro. O RN deve ser colocado imediatamente sob um aquecedor radiante, bem seco e protegido das correntes de ar com cobertores aquecidos. Como alternativa, muitos RNs PIG podem ser colocados úmidos em um saco plástico para intestinos, com a cabeça para fora seca e coberta. Colchões químicos também podem ser usados para evitar a perda de calor, mas deve-se tomar cuidado para evitar o superaquecimento. Um gorro preaquecido minora a perda de calor excessiva pela cabeça.

Síndrome de policitemia-hiperviscosidade

Os RNs PIG sofrem incidência mais alta de policitemia e hiperviscosidade resultante (123). O aumento do volume de eritrócitos provavelmente está relacionado com hipoxia *in utero* crônica, a qual promove a eritropoese (124). Mesmo quando não são policitêmicos (hematócrito venoso > 60%), os RNs PIG têm hematócrito acima do normal (124). Metade de todos os RNs PIG a termo apresenta hematócrito central acima de 60%, e 17% têm um hematócrito central maior que 65% em contraste com apenas 5% em RNs AIG a termo (123). A viscosidade está diretamente relacionada com o hematócrito, e o aumento da viscosidade interfere na perfusão tecidual normal. A maioria dos RNs policitêmicos permanece assintomática, mas os RNs PIG estão sob risco mais alto de sintomas e consequências clínicas (123). Curiosamente, os RNs PIG do sexo masculino correm risco mais alto. A policitemia contribui para a hipoglicemia e a hipoxia. A viscosidade aumentada prejudica a hemodinâmica neonatal e resulta em adaptação cardiopulmonar e metabólica pós-natal prejudicada. Também há elevação do risco de perda de ECN. Além de corrigir a hipoxia e a hipoglicemia nesses RNs, deve-se considerar uma exsanguinotransfusão parcial para diminuir o hematócrito e minorar as morbidades associadas.

Enterocolite necrosante

A etiologia exata da ECN permanece incerta, mas a isquemia do intestino e a suscetibilidade à infecção são geralmente consideradas parte do distúrbio. Com base no aumento da incidência de hipoxia, acidose e hiperviscosidade em casos graves de RCIU, é compreensível como o fluxo de sangue para o intestino dos RNs com RCIU pode ser comprometido. O aumento da suscetibilidade à infecção ocasiona risco adicional. Portanto, não surpreende que RNs com RCIU/PIG apresentem um aumento na incidência de ECN (125), cuja previsão é mais bem realizada não tanto com base no tamanho do RN, mas na ausência de fluxo diastólico final nos estudos de Doppler fetal (126). Em tais casos, geralmente recomenda-se retardar o início do avanço rápido e/ou grandes volumes de alimentação enteral. A alimentação enteral mínima, especialmente com leite materno, pode, no entanto, aumentar o fluxo sanguíneo intestinal, melhorar a integridade GI e a imunidade.

Função imune e risco de doenças infecciosas

A função imunológica de RNs PIG pode estar deprimida ao nascimento e persistir assim na segunda infância, como em lactentes maiores com início pós-natal de desnutrição (127). Apesar de os estudos para avaliar o risco de infecção serem limitados, há evidências de que os RNs PIG apresentem maior risco de episódios de infecção e sepse comprovados por cultura no período neonatal (128).

Outros problemas

Ao nascimento, os níveis de pré-albumina no sangue do cordão e de minerais ósseos são menores em RNs PIG a termo (129). As reservas de cálcio e ferro podem estar baixas em virtude do hipofluxo sanguíneo placentário crônico e oferta insuficiente de nutrientes. Hipocalcemia significativa pode ocorrer após um nascimento estressante complicado por acidose. Trombocitopenia, neutropenia, prolongamento dos tempos de trombina e parcial de tromboplastina e elevação dos produtos de degradação da fibrina também são problemas entre RNs PIG. A síndrome de morte súbita do lactente pode ser mais comum após a RCIU. As hérnias inguinais também estão presentes de maneira desproporcional entre RNs pré-termo com RCIU.

DESFECHOS E CONSEQUÊNCIAS A LONGO PRAZO DE RECÉM-NASCIDOS PEQUENOS PARA A IDADE GESTACIONAL

Hospitalização

Como comprometimento fetal devido à RCIU é uma indicação para o parto prematuro, RNs com RCIU têm apresentado internações mais longas secundárias a morbidades relacionadas com a prematuridade e a condição de PIG. Mas mesmo quando nascidos a termo, os RNs PIG são internados mais frequentemente na UTI e têm estadias hospitalares mais longas do que os AIG. Da mesma forma, RNs PIG pré-termo tardios (34 a 36 6/7 semanas de idade gestacional) apresentam tempo de internação mais longo e aumento da morbidade em comparação a RNs AIG pré-termo tardios (130).

Desfechos de crescimento e desenvolvimento (consulte também o Capítulo 56)

A maioria dos estudos sobre o crescimento e o desenvolvimento fetais normais e restritos apoia o conceito de que existem janelas de tempo críticas no desenvolvimento humano, durante as quais deve ocorrer crescimento normal de certos tecidos (p. ex., gordura, músculos, ossos) ou órgãos (pâncreas, cérebro). Insultos nesses momentos limitam o crescimento e podem programar alterações persistentes e até mesmo vitalícias no crescimento e desenvolvimento. Em ratos, por exemplo, a subnutrição em um período vulnerável do desenvolvimento cerebral reduz permanentemente o tamanho cerebral, número de células cerebrais, comprimento do axônio, arborização dendrítica e formação sináptica, bem como desenvolvimento comportamental em idade mais avançada, aprendizagem e memória (131). Déficits permanentes podem sobrevir se houver atraso do crescimento durante esses períodos críticos (132). Não surpreendente, portanto, que estudos de desfechos de mais longo prazo tenham relacionado com mais frequência os desfechos de neurodesenvolvimento deficientes naqueles RNs com RCIU/PIG a circunferências cefálicas menores do que as normais (133).

Os RNs PIG são um grupo heterogêneo com o potencial de vários desfechos. Alguns são pequenos por causas genéticas ou familiares e, portanto, espera-se que possam alcançar seu potencial de crescimento pleno e tenham neurodesenvolvimento normal. Outros têm erros cromossômicos específicos ou lesões por infecções, que tendem a provocar atraso grave e irrecuperável do crescimento e desenvolvimento. A maioria tem um motivo menos bem definido para seu crescimento *in utero* anormal. O RN com restrição simétrica do crescimento pode ter poucas chances de crescimento de recuperação pós-natal após o comprometimento global precoce do crescimento. Os desfechos são ainda menos bem definidos para a população de RNs que tiveram crescimento normal na gestação precoce, mas desenvolveram restrição de crescimento a partir da disponibilidade limitada de nutrientes no final da gestação com evidência de crescimento cerebral preservado. Os estudos de RNs com restrição do crescimento são assolados por problemas metodológicos. Muitos dos estudos iniciais incluíam todos os RNs PIG sem uma distinção adequada entre aqueles que nasceram em diferentes idades gestacionais, com evidência de restrição de crescimento fetal medido por velocimetria Doppler ou por medições da trajetória de crescimento fetal, e aqueles com potencial limitado de crescimento genético ou familiar. Também foram incluídos RNs com anormalidades cromossômicas óbvias e evidências de infecção congênita. Apenas a partir de um período relativamente recente, os estudos diferenciaram RNs PIG dos AIG com RCIU para mostrar que a etiologia do tamanho pequeno ao nascimento encerra grande valor para o prognóstico. Até mesmo, estudos recentes deste assunto foram limitados por fatores de confundimento não controlados. A morbidade perinatal, incluindo o grau de prematuridade, o fato de ter nascido no hospital ou em outra instituição (exigindo transporte), presença de formas de onda anormais da artéria umbilical e uma variedade de complicações neonatais, como asfixia, hipoglicemia, policitemia e estresse do frio, exerce impacto no desfecho final. A gestação múltipla e até mesmo a ordem do nascimento podem influenciar o futuro potencial de crescimento.

O nível socioeconômico e o ambiente figuram dentre as variáveis mais importantes, porém difíceis de medir, que interferem no crescimento e desenvolvimento de RNs PIG. Há fortes associações entre fatores socioeconômicos e o desenvolvimento cognitivo e rendimento escolar de crianças que sofreram restrição do crescimento (134).

Crescimento físico pós-natal de recém-nascidos pequenos para a idade gestacional

Embora as medições do peso, do comprimento (ou estatura) e da circunferência cefálica sejam padronizadas e reproduzíveis, muitos autores dedicaram mais atenção a uma medição sobre as outras ou preocuparam-se mais com uma inter-relação específica das medições, como o índice ponderal. Em geral, os RNs PIG continuam a ser menores e de peso relativamente baixo para a idade à medida que crescem, até mesmo na adolescência e no início da idade adulta (Figura 23.9). Mais comumente, esses RNs serão adolescentes e adultos de baixa estatura, o que indica déficit permanente do crescimento.

Observaram-se diferenças nos padrões de crescimento inicial de RNs PIG. Os RNs normais exibem um período de rápido crescimento durante os primeiros 3 anos de vida. O tamanho adulto correlaciona-se com a curva de crescimento individual após este período. Os RNs PIG moderadamente afetados que sofreram principalmente redução do peso no terceiro trimestre de gestação seguem o mesmo padrão de crescimento neonatal e infantil normal, mas tendem a ter uma velocidade acelerada de crescimento durante o primeiro semestre. Este crescimento de recuperação ocorre principalmente entre o nascimento e 6 meses de idade, e alguns lactentes continuam a ter uma taxa acelerada de crescimento durante o primeiro ano. Alguns desses lactentes alcançarão um percentil de crescimento normal e, depois, taxa de crescimento semelhante à das crianças de crescimento apropriado. A circunferência cefálica acompanha o crescimento em comprimento durante os períodos de crescimento de recuperação e persistente, enquanto o crescimento pós-natal da massa magra e da musculatura permanecem restritos (22,135). Como o tamanho da cabeça correlaciona-se com o tamanho, volume, peso e celularidade do cérebro, o crescimento da cabeça ao nascimento e o grau de crescimento de recuperação subsequente indicam o prognóstico do futuro neurodesenvolvimento. Acredita-se que o crescimento deficiente da cabeça fetal, reconhecido por microcefalia relativa ao nascimento, seja a termo ou pré-termo, seja um indicador de mau prognóstico, porque reflete a intensidade e a duração do atraso do crescimento. A ausência de preservação da cabeça e uma circunferência occipitofrontal pequena estão associados a desfechos neurológico e psicológico reservado (136). O tamanho da cabeça, se o crescimento de recuperação não tiver ocorrido até 8 meses de idade, prediz

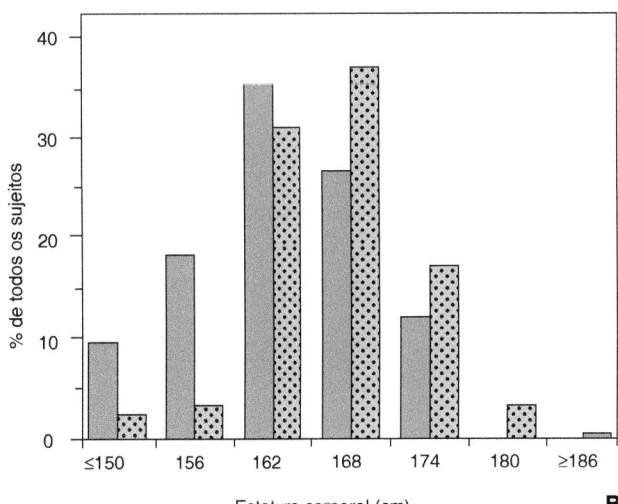

Figura 23.9 Distribuição da estatura aos 17 anos de idade em 30 rapazes (A) e 34 moças (B) nascidos PIG (*barras cheias*) e seus pares nascidos em idade gestacional apropriada (*barras pontilhadas*). Em Paz I, Seidman DS, Danon YL et al. Are children born SGA at increased risk of short stature? *AM J Dis Child* 1993;147:337, com permissão.

escores mais baixos do teste de inteligência aos 3 anos de idade (137). Esta correlação parece independer dos riscos ambientais ou outros.

Desfecho neurodesenvolvimental pós-natal em recém-nascidos a termo pequenos para a idade gestacional

Os distúrbios neurológicos e outras morbidades são mais comuns em RNs PIG como um grupo (138). Por exemplo, em um estudo de uma grande população de lactentes nascidos com mais de 35 semanas de idade gestacional, a restrição de crescimento fetal teve uma contribuição significativa para o aumento do risco de paralisia cerebral e morte neonatal (139). Contudo, em RNs a termo leve a moderadamente PIG que têm crescimento cerebral normal, sem lesão hipóxico-isquêmica e bom suporte ambiental, a RCIU exerce pouco impacto no comportamento ou na capacidade mental na adolescência ou idade adulta (132,136).

Embora a ausência de déficit neurológico flagrante no RN PIG a termo seja tranquilizadora, as evidências de disfunção cerebral leve nessas crianças continuam a preocupar. Muitos estudos revelaram sinais de lesão cerebral leve, incluindo hiperatividade, baixa capacidade de atenção, problemas do aprendizado, coordenação motora fina precária e hiper-reflexia. O eletroencefalograma (EEG) mostra número aumentado de anormalidades difusas (140). Uma grande fração dos RNs a termo PIG apresentam problemas da fala, incluindo início tardio da fala, vocabulário imaturo com articulação infantil persistente e habilidades receptivas e expressivas insuficientes para a idade. Em contrapartida, apenas 1,5% da população geral e cerca de 5% dos seus irmãos tinham dificuldades da fala. Atrasos no desenvolvimento da linguagem nessa população têm sido mais correlacionados a um crescimento cefálico relativo mais lento (141). Na adolescência, observaram-se tendências a escores de testes inferiores, especialmente em matemática, e maior incidência de déficits do aprendizado (142).

Desfecho neurodesenvolvimental pós-natal em recém-nascidos pré-termo pequenos para a idade gestacional

O prognóstico de RNs pré-termo PIG está menos claro e é facilmente confundido por outros problemas do nascimento pré-termo. Em geral, a restrição do crescimento para a idade gestacional está associada a mais déficit cognitivo em RNs pré-termo (143,144). Há evidências crescentes mostrando que os RNs que sofrem duplo agravo, ou seja, nascimento prematuro e restrição do crescimento, correm maior risco de déficit neurodesenvolvimental (95,98).

Uma lesão cerebral difusa devida a hipoxia e hipofluxo sanguíneo intrauterino, especialmente para o cérebro, provavelmente responde pelas diferenças na expressão da lesão cerebral encontrada em RNs AIG e PIG (145). A necessidade de avaliação especial é mais alta e evidencia-se em uma idade menor nos RNs pré-termo PIG quando eles chegam à idade escolar (145).

Distúrbios do adulto resultantes de restrição do crescimento intrauterino

Evidências epidemiológicas recentes indicam que obesidade, resistência à insulina, diabetes melito do tipo 2 e doenças cardiovasculares são mais comuns em adultos que foram menores que o normal ao nascimento e muito provavelmente PIG em decorrência de RCIU, sobretudo aqueles que apresentaram razão peso placentário/peso fetal alta (2,146). Diversos estudos em animais apoiam este conceito, incluindo maior incidência de obesidade, intolerância à glicose, anormalidades dos lipídios plasmáticos e hipertensão na prole cujas mães receberam dieta hipoproteica durante a gravidez. Esses estudos sugerem que certas patologias na idade adulta podem ser consequências inevitáveis de condições impostas pelo ambiente, como subnutrição fetal grave e prolongada, as quais acarretam restrição do crescimento fetal para garantir a sobrevida do feto. Tais condições podem representar exemplos de "programação", na qual um insulto, quando aplicado em um estágio crítico ou sensível do desenvolvimento, pode exercer efeito duradouro, até mesmo vitalício, na estrutura ou função do organismo (2). Por conseguinte, a RCIU é cada vez mais vista como um processo fisiológico adaptativo, embora possa produzir consequências fetais, neonatais e potencialmente adultas adversas (Quadro 23.8). Os mecanismos responsáveis por essa morbidade na vida subsequente em adultos que sofreram restrição *in utero* ainda não foram estabelecidos. Há evidências em animais de diminuição do crescimento e desenvolvimento pancreáticos (116), que poderiam apresentar-se na vida posterior como disfunção pancreática, quando o adulto começa e depois continua a ingerir uma dieta rica em carboidratos simples e lipídios. A resistência periférica à insulina pode surgir de maneira semelhante, possivelmente devido a reduções persistentes da massa muscular após insuficiência placentária crônica (147). Os dados epidemiológicos humanos indicam que adultos que tinham RCIU correm um risco aumentado de desenvolver produção hepática de glicose incontrolável (148), com resistência à insulina hepática originária durante a vida fetal (63). Os distúrbios cardiovasculares e hipertensão arterial na idade adulta podem advir de alteração do desenvolvimento suprarrenal em resposta a RCIU (149).

QUADRO 23.8

Distúrbios fetais, neonatais/infantis e adultos que poderiam resultar de programação fetal em consequência da subnutrição fetal em diferentes estágios da gestação.

	Trimestre de gestação		
	Primeiro	**Segundo**	**Terceiro**
Consequências	Trajetória de baixo crescimento	Relação fetoplacentária perturbada	Crescimento cerebral preservado, mas não do corpo
Adaptação fetal	Infrarregulação do crescimento fetal	Resistência à insulina	Resistência/deficiência de fator(es) de crescimento
Antropometria	Simétrica	Mista	Assimétrica
Crescimento infantil	Crescimento infantil reduzido	Crescimento infantil reduzido	Crescimento de recuperação possível
Idade adulta	HA aumentada	HA aumentada, diabetes melito do tipo 2	HA aumentada, diabetes melito do tipo 2, hipercolesterolemia, cardiopatia isquêmica

HA, hipertensão arterial; DMNID, diabetes melito não insulinodependente.
Em Barker D. *Mothers, babies, and diseases later in life*. London, UK: BMJ Books, 1994, com permissão.

REFERÊNCIAS BIBLIOGRÁFICAS

1. Platz E, Newman R. Diagnosis of IUGR: traditional biometry. *Semin Perinatol* 2008;32(3):140.
2. Gluckman PD, Hanson MA, Cooper C, et al. Effect of in utero and early-life conditions on adult health and disease. *N Engl J Med* 2008;1:61.
3. Yajnik CS, Fall CH, Coyaji KJ, et al. Neonatal anthropometry: the thin-fat Indian baby. The Pune Maternal Nutrition Study. *Int J Obes Relat Metab Disord* 2003;(2):173.
4. Karmer MS, McLean FH, Olivier M, et al. Body proportionality and head and length 'sparing' in growth-retarded neonates: a critical reappraisal. *Pediatrics* 1989;84:717.
5. Toft PF, Leth H, Ring PB, et al. Volumetric analysis of the normal infant brain and in intrauterine growth retardation. *Early Hum Dev* 1995;43:15.
6. Cruz-Martinez R, Figueras F, Hernandez-Andrade E, et al. Fetal brain Doppler to predict cesarean delivery for nonreassuring fetal status in term small-for-gestational-age fetuses. *Obstet Gynecol* 2011;117(3):618.
7. Simmons RA, Gounis AS, Bangalore SA, et al. Intrauterine growth retardation: fetal glucose transport is diminished in lung but spared in brain. *Pediatr Res* 1992;32:59.
8. Fenton TR, Kim JH. A systematic review and meta-analysis to revise the Fenton growth chart for preterm infants. *BMC Pediatr* 2013;13:59.
9. Olsen IE, Groveman SA, Lawson ML, et al. New intrauterine growth curves based on United States Data. *Pediatrics* 2010;13:e214. doi: 10.1542/peds.2009-0913.
10. Lubchenco LO, Hansman C, Boyd E. Intrauterine growth in length and head circumference as estimated from live births at gestational ages from 26 to 42 weeks. *Pediatrics* 1966;37:403.
11. Sferruzzi-Perri AN, Vaughan OR, Forhead AJ, et al. Hormonal and nutritional drivers of intrauterine growth. *Curr Opin Clin Nutr Metab Care* 2013;16(3):298.
12. Fowden A. Endocrine regulation of fetal growth. *Reprod Fertil Dev* 1995;7:469.
13. Krebs C, Macara LM, Leiser R, et al. Intrauterine growth restriction with absent end-diastolic flow velocity in the umbilical artery is associated with maldevelopment of the placental terminal villous tree. *Am J Obstet Gynecol* 1996;175:1534.
14. Nicolaides KH, Economides DL, Soothill PW. Blood gases, pH, and lactate in appropriate- and small-for-gestational-age fetuses. *Am J Obstet Gynecol* 1989;161:996.
15. Scholl TO, Hediger ML, Schall JO, et al. Maternal growth during pregnancy and the competition for nutrients. *Am J Clin Nutr* 1994;60:183.
16. Ferrazzi E, Bozzo M, Rigano S, et al. Temporal sequence of abnormal Doppler changes in the peripheral and central circulatory systems of the severely growth-restricted fetus. *Ultrasound Obstet Gynecol* 2002;19(2):140.
17. Ziegler EE, O'Donnell AM, Nelson SE, et al. Body composition of the reference fetus. *Growth* 1976;40:329.
18. Nimrod CA. The biology of normal and deviant fetal growth. In: Reece EA, Hobbins JC, Mahoney MJ, et al., eds. *Medicine of the fetus & mother*. Philadelphia, PA: JB Lippincott, 1992:285.
19. Tchirikov M, Rybakowski C, Hüneke B, et al. Blood flow through the ductus venosus in singleton and multifetal pregnancies and in fetuses with intrauterine growth retardation. *Am J Obstet Gynecol* 1988;178(5):943.
20. Larciprete G, Valensise H, Di Pierro G, et al. Intrauterine growth restriction and fetal body composition. *Ultrasound Obstet Gynecol* 2005;26(30):258.
21. Padoan A, Rigano S, Ferrazzi E, et al. Differences in fat and lean mass proportions in normal and growth-restricted fetuses. *Am J Obstet Gynecol* 2004;191(4):1459.
22. Baker J, Workman M, Bedrick E, et al. Brains versus brawn: an empirical test of Barker's brain sparing model. *Am J Hum Biol* 2010;22(2):206.
23. Limesand WW, Rozance PJ, Smith D, et al. Increased insulin sensitivity and maintenance of glucose utilization rates in fetal sheep with placental insufficiency and intrauterine growth restriction. *Am J Physiol Endocrinol Metab* 2007;293(6):E1716.
24. van Kempen AA, Ackermans MT, Endert E, et al. Glucose production in response to glucagon is comparable in preterm AGA and SGA infants. *Clin Nutr* 2005;24(5):727.
25. Sparks JW, Girard J, Battaglia FC. An estimate of the caloric requirements of the human fetus. *Biol Neonate* 1980;38:113.
26. Law TL, Korte JE, Katikaneni LD, et al. Ultrasound assessment of intrauterine growth restriction: relationship to neonatal body composition. *Am J Obstet Gynecol* 2011;205(3):255.
27. Symonds ME, Pope M, Sharkey D, et al. Adipose tissue and fetal programming. *Diabetologia* 2012;55(6):1597.
28. Carver TD, Quick AN Jr, Teng CC, et al. Leucine metabolism in chronically hypoglycemic, hypoinsulinemic growth restricted fetal sheep. *Am J Physiol* 1997;272:E107.
29. Regnault TR, de Vrijer B, Galan HL, et al. Umbilical uptakes and transplacental concentration ratios of amino acids in severe fetal growth restriction. *Pediatr Res* 2013;73(5):502.
30. Tuntiseranee P, Geater A, Ghongsuvivatwong V, et al. The effect of heavy maternal workload on fetal growth retardation and preterm delivery. A study among southern Thai women. *J Occup Environ Med* 1998;40:1013.
31. Lumey LH. Decreased birthweights in infants after maternal in utero exposure to the Dutch famine of 1944–1945. *Paediatr Perinat Epidemiol* 1992;6:240.
32. Rush D, Stein Z, Susser M. A randomized controlled trial of prenatal nutritional supplementation in New York City. *Pediatrics* 1980;68:683.
33. Brown LD, Green AS, Limesand SW, et al. Maternal amino acid supplementation for intrauterine growth restriction. *Front Biosci (Schol Ed)* 2011;1(3):428.
34. Jameson S. Zinc status in pregnancy: The effect of zinc therapy on perinatal mortality, prematurity, and placental ablation. *Ann N Y Acad Sci* 1993;678:178.
35. Butterworth RF. Maternal thiamine deficiency. A factor in intrauterine growth retardation. *Ann N Y Acad Sci* 1993;678:325.
36. Rumball CW, Bloomfield FH, Oliver MH, et al. Different periods of periconceptional undernutrition have different effects on growth, metabolic and endocrine status in fetal sheep. *Pediatr Res* 2009;66(6):605.
37. Sibai B, Anderson GD. Pregnancy outcome of intensive therapy in severe hypertension in first trimester. *Obstet Gynecol* 1986;67:517.
38. Novy MJ, Peterson EN, Metcalfe J. Respiratory characteristics of maternal and fetal blood in cyanotic congenital heart disease. *Am J Obstet Gynecol* 1968;100:821.
39. Wolfe HM, Gross TL, Sokol RJ. Recurrent small for gestational age birth: perinatal risks and outcomes. *Am J Obstet Gynecol* 1987;157:288.
40. Soria R, Julian CG, Vargas E, et al. Graduated effects of high-altitude hypoxia and highland ancestry on birth size. *Pediatr Res* 2013;74(6):633.
41. Unger C, Weiser JK, McCullough RE, et al. Altitude, low birth weight, and infant mortality in Colorado. *JAMA* 1988;259:3427.
42. Mayhew TM. Changes in fetal capillaries during preplacental hypoxia: growth, shape remodeling and villous capillarization in placentae from high-altitude pregnancies. *Placenta* 2003;24(2–3):191.
43. Wilson MJ, Lopez M, Vargas M, et al. Greater uterine artery blood flow during pregnancy in multigenerational (Andean) than shorter-term (European) high-altitude residents. *Am J Physio Regul Integr Comp Physiol* 2007;293:R1313.
44. Bennett A, Sain SR, Vargas E, et al. Evidence that parent-of-origin affects birth-weight reductions at high altitude. *Am J Hum Biol* 2008;20:592.
45. Mills JL, Graubard BI, Harley EE, et al. Maternal alcohol consumption and birth weight. How much drinking during pregnancy is safe? *JAMA* 1984;252:1875.
46. Little BB, Snell LM. Brain growth among fetuses exposed to cocaine in utero: asymmetrical growth retardation. *Obstet Gynecol* 1991;77:361.
47. Frank DA, Bauchner H, Parker S, et al. Neonatal body proportionality and body composition after in utero exposure to cocaine and marijuana. *J Pediatr* 1990;117:622.
48. Triche EW, Hossain N. Environmental factors implicated in the causation of diverse pregnancy outcome. *Semin Perinatol* 2007;31(4):240.
49. Golding J. Reproduction and caffeine consumption—a literature review. *Early Hum Dev* 1995;43:1.
50. Molteni RA, Stys SJ, Battaglia FC. Relationship of fetal and placental weight in human beings: fetal/placental weight ratios at various gestational ages and birth weight distributions. *J Reprod Med* 1978;21:327.
51. Beischer NA, Sivasamboo R, Vohra S, et al. Placental hypertrophy in severe pregnancy anaemia. *J Obstet Gynaecol Br Commonw* 1970;77:398.
52. Nylund L, Lunell NO, Lewander R, et al. Uteroplacental blood flow index in intrauterine growth retardation of fetal or maternal origin. *Br J Obstet Gynaecol* 1983;90:16.
53. Macara L, Kingdom JC, Kaufman P, et al. Structural analysis of placental terminal villi from growth-restricted pregnancies with abnormal umbilical artery Doppler waveforms. *Placenta* 1996;17:37.
54. Damsky CH, Fitzgerald ML, Fisher SJ. Distribution of extracellular matrix components and adhesion receptors are intricately modulated during first trimester cytotrophoblast differentiation along the invasive pathway, in vivo. *J Clin Invest* 1992;89:210.
55. Damsky CH, Librach C, Lim K-H, et al. Integrin switching regulates normal trophoblast invasion. *Development* 1994;120:3057.
56. Zhou Y, Damsky CH, Chiu K, et al. Preeclampsia is associated with abnormal expression of adhesion molecules by invasive cytotrophoblasts. *J Clin Invest* 1993;91:950.
57. Genbacev O, Joslin RJ, Damsky CH, et al. Hypoxia alters early gestation human cytotrophoblast differentiation/invasion in vitro and models the placental defects that occur in preeclampsia. *J Clin Invest* 1996;97:540.
58. Handwerger S. The physiology of placental lactogen in human pregnancy. *Endocr Rev* 1992;12:329.
59. Freemark M, Handwerger S. The role of placental lactogen in the regulation of fetal metabolism. *J Pediatr Gastroenterol Nutr* 1989;8:281.
60. Thureen PJ, Trembler KA, Meschia G, et al. Placental glucose transport in heat induced fetal growth retardation. *Am J Physiol* 1992;263:R578.
61. Marconi AM, Cetin I, Davoli E, et al. An evaluation of fetal gluconeogenesis in intrauterine growth retarded pregnancies. *Metabolism* 1993;42:860.

62. DiGiacomo JE, Hay WW Jr. Fetal glucose metabolism and oxygen consumption during sustained maternal and fetal hypoglycemia. *Metabolism* 1990;39:193.
63. Thorn SR, Brown LD, Rozance PJ, et al. Increased hepatic glucose production in fetal sheep with intrauterine growth restrictions is not suppressed by insulin. *Diabetes* 2013;62(1):65.
64. Ross JC, Fennessey PV, Wilkening RB, et al. Placental transport and fetal utilization of leucine in a model of fetal growth retardation. *Am J Physiol* 1996;270:E491.
65. Lavezzi JR, Thorn SR, O'Meara MC, et al. Increased fetal insulin concentrations for one week fail to improve insulin secretion or β-cell mass in fetal sheep with chronically reduced glucose supply. *Am J Physiol Regul Integr Comp Physiol* 2013;304(1):R50.
66. Marconi AM, Paolini CL, Stramare L, et al. Steady state maternal-fetal leucine enrichments in normal and intrauterine growth-restricted pregnancies. *Pediatr Res* 1999;46(1):114.
67. Milley JR. Ovine fetal leucine kinetics and protein metabolism during decreased oxygen availability. *Am J Physiol* 1998;274:E618.
68. Milley JR. Ovine fetal protein metabolism during decreased glucose delivery. *Am J Physiol* 1993;265:E525.
69. Bell AW, Kennaugh JM, Battaglia FC, et al. Metabolic and circulatory studies of the fetal lamb at mid gestation. *Am J Physiol* 1986;250:E538.
70. Fowden AL, Hay WW Jr. The effects of pancreatectomy on the rates of glucose utilization, oxidation and production in the sheep fetus. *Q J Exp Physiol* 1988;73:973.
71. Hay WW Jr, Meznarich HK, Fowden AL. The effects of streptozotocin on rates of glucose utilization, oxidation and production in the sheep fetus. *Metabolism* 1988;38:30.
72. Sherwood WG, Chance GW, Hill DE. A new syndrome of pancreatic agenesis. The role of insulin and glucagon in cell and cell growth. *Pediatr Res* 1974;8:360.
73. Thorn SR, Sekar SM, Lavezzi JR, et al. A physiological increase in insulin suppresses gluconeogenic gene activation in fetal sheep with sustained hypoglycemia. *Am J Physiol Regul Integr Comp Physiol* 2012;303(8):R861.
74. Iñiguez G, Ong K, Bazaes R, et al. Longitudinal changes in insulin-like growth factor-I, insulin sensitivity, and secretion from birth to age three years in small-for-gestational-age children. *J Clin Endocrinol Metab* 2006;91(11):4645.
75. Fowden Al. The insulin-like growth factors and feto-placental growth. *Placenta* 2003;24(8–9):803.
76. Abuzzahab MJ, Schneider A, Goddard A, et al.; Intrauterine Growth Retardation (IUGR) Study Group. IFG-I receptor mutations resulting in intrauterine and postnatal growth retardation. *N Engl J Med* 2003;349(23):2211.
77. Mathews LS, Hammer RE, Behringer RR, et al. Growth enhancement of transgenic mice expressing human insulin-like growth factor I. *Endocrinology* 1988;123:2827.
78. Ye P, Carson J, D'Ercole AJ. In vivo actions of insulin-like growth factor-I (IGF-I) on brain myelination: studies of IGF-I and IGF binding protein-1 (IGFBP-1) transgenic mice. *J Neurosci* 1995;15:7344.
79. Wood TL, Rogler L, Streck RD, et al. Targeted disruption of IGFBP-2 gene. *Growth Regul* 1993;3:3.
80. Gressens P, Hill JM, Gozes I, et al. Growth factor function of vasoactive intestinal peptide in whole cultured mouse embryos. *Nature* 1993;362:155.
81. Gressens P, Hill JM, Paindaveine B, et al. Severe microcephaly induced by blockade of vasoactive intestinal peptide function in the primitive neuroepithelium of the mouse. *J Clin Invest* 1994;94:2020.
82. Hill JM, McCune SK, Alvero RJ, et al. Maternal vasoactive intestinal peptide and the regulation of embryonic growth in the rodent. *J Clin Invest* 1996;97:202.
83. Tchirikov M, Schröder HHJ, Hecher K. Ductus venosus shunting in the fetal venous circulation: regulatory mechanisms, diagnostic methods and medical importance. *Ultrasound Obstet Gynecol* 2006;27(4):452.
84. Grivell RM, Wong L, Bhatia V. Regimens of fetal surveillance for impaired fetal growth. *Cochrane Database Syst Rev* 2012;(6):CD007113.
85. Pardi G, Marconi AM, Cetin I, et al. Fetal blood sampling during pregnancy: risks and diagnostic advantages. *J Perinat Med* 1994;22:513.
86. Eremia SC, de Boo HA, Bloomfield FH, et al. Fetal and amniotic insulin-like growth factor-I supplements improve growth rate in intrauterine growth restriction fetal sheep. *Endocrinology* 2007;148(6):2963.
87. Satterfield MC, Bazer FW, Spencer TE, et al. Sildenafil citrate treatment enhances amino acid availability in the conceptus and fetal growth in an ovine model of intrauterine growth restriction. *J Nutr* 2010;140(2):251.
88. Rozance PJ, Limesand SW, Barry JS, et al. Glucose replacement to euglycemia causes hypoxia, acidosis, and decreased insulin secretion in fetal sheep with intrauterine growth restriction. *Pediatr Res* 2009;65(1):72.
89. de Boo HA, Eremia SC, Bloomfield FH, et al. Treatment of intrauterine growth restriction with maternal growth hormone supplementation in sheep. *Am J Obstet Gynecol* 2008;199(5):599. e1–e9.
90. Battaglia FC, Battaglia C, Artini PG, et al. Maternal hyperoxygenation in the treatment of intrauterine growth retardation. *Am J Obstet Gynecol* 1992;167:430.
91. Bujold E, Roberg S, Lacasse Y, et al. Prevention of preeclampsia and intrauterine growth restriction with aspirin started in early pregnancy: a meta-analysis. *Obstet Gynecol* 2010;116(2 Pt 1):402.
92. Rosenberg A. The IUGR newborn. *Semin Perinatol* 2008;32(3):219.
93. Michaelis R, Schulte FS, Nolte R. Motor behavior of small for gestation age newborn infants. *J Pediatr* 1970;76:208.
94. Als H, Tronick E, Adamson L, et al. The behavior of the full-term but underweight newborn infant. *Dev Med Child Neurol* 1976;18:590.
95. De Jesus LC, Pappas A, Shankaran S, et al.; Eunice Kennedy Shriver National Institute of Health and Human Development Neonatal Research Network. Outcomes of small for gestational age infants born at <27 weeks' gestation. *J Pediatr* 2013;163(1):55.
96. Rozance JP, Seedorf GJ, Brown A, et al. Intrauterine growth restriction decreases pulmonary alveolar and vessel growth and causes pulmonary artery endothelial cell dysfunction in vitro in fetal sheep. *Am J Physiol Lung Cell Mol Physiol* 2011;301(6):L860.
97. Aucott SW, Donohue PK, Northington FJ. Increased morbidity in severe early intrauterine growth restriction. *J Perinatol* 2004;24(7):435.
98. Guellec I, Lappillonne A, Renolleau S, et al. Neurologic outcomes at school age in very preterm infants born with severe or mild growth restriction. *Pediatrics* 2011;127(4):e883.
99. Marconi AM, Ronzoni S, Vailati S, et al. Neonatal morbidity and mortality in intrauterine growth restricted (IUGR) pregnancies is predicted upon prenatal diagnosis of clinical severity. *Reprod Sci* 2009;16(4):373.
100. Marconi AM, Paolini CL, Zerbe G, et al. Lacticidemia in intrauterine growth restricted (IUGR) pregnancies: relationship to clinical severity, oxygenation and placental weight. *Pediatr Res* 2006;59(4 Pt 1):570.
101. Wennergren M, Wennergren G, Vilbergasson G. Obstetric characteristics and neonatal performance in a four-year small for gestational age population. *Obstet Gynecol* 1988;72:615.
102. Metz TD, Lynch AM, Wolfe P, et al. Effect of small for gestational age on hemodynamic parameters in the neonatal period. *J Matern Fetal Neonatal Med* 2012;25(10):2093.
103. Harris DL, Weston PJ, Harding JE. Incidence of neonatal hypoglycemia in babies identified as at risk. *J Pediatr* 2012;161(5):787.
104. Arya VB, Flanagan SE, Kumaran A, et al. Clinical and molecular characterization of hyperinsulinaemic hypoglycaemia in infants born small-for-gestational age. *Arch Dis Child Fetal Neonatal Ed* 2013;98(4):F356.
105. Bazaes RA, Salazar TE, Pittaluga E, et al. Glucose and lipid metabolism in small for gestational age infants at 48 hours of age. *Pediatrics* 2003;111(4 Pt 1):804.
106. Williams PR, Fiser RH Jr, Sperling MA, et al. Effects of oral alanine feeding on blood glucose, plasma glucagon, and insulin concentrations in small for gestational age infants. *N Engl J Med* 1975;292:612.
107. Hawdon JM, Weddell A, Aynsley-Green A, et al. Hormonal and metabolic response to hypoglycemia in small for gestational age infants. *Arch Dis Child* 1993;68:269.
108. Cowett RM, Oh W, Pollak A, et al. Glucose disposal of low birth weight infants: steady state hyperglycemia produced by constant intravenous glucose infusion. *Pediatrics* 1979;63:389.
109. Macko AR, Yates DT, Chen X, et al. Elevated plasma norepinephrine inhibits insulin secretion, but adrenergic blockade reveals enhanced β-cell responsiveness in an ovine model of placental insufficiency at 0.7 of gestation. *J Dev Orig Health Dis* 2013;4(5).
110. Hay WW Jr. Fetal and neonatal glucose homeostasis and their relation to the small for gestational age infant. *Semin Perinatol* 1984;8:101.
111. Bougneres PF, Castano L, Rocchiccioli F, et al. Medium-chain fatty acids increase glucose production in normal and low birth weight newborns. *Am J Physiol* 1989;256:E692.
112. Sabel K, Olegard R, Mellander M, et al. Interrelation between fatty acid oxidation and control of gluconeogenic substrates in small for gestational age (SGA) infants with hypoglycemic and with normoglycemia. *Acta Paediatr Scand* 1982;71:53.
113. Wahlig TM, Georgieff MK. The effect of illness on neonatal metabolism and nutritional management. *Clin Perinatol* 1995;22:77.
114. Bauer J, Masin M, Brodner K. Resting energy expenditure and metabolic parameters in small for gestational age moderately preterm infants. *Horm Res Paediatr* 2011;76(3):202.
115. Böhler T, Krämer T, Janecke AR, et al. Increased energy expenditure and fecal fat excretion do not impair weight gain in small-for-gestational-age preterm infants. *Early Hum Dev* 1999;54(3):223.
116. Limesand SW, Rozance PJ, Zerbe GO, et al. Attenuated insulin release and storage in fetal sheep pancreatic islets with intrauterine growth restriction. *Endocrinology* 2006;147(3):1488.
117. Lebenthal E, Nitzan M, Lee PC, et al. Effect of intrauterine growth retardation on the activities of fetal intestinal enzymes in rats. *Biol Neonate* 1981;39:14.
118. Boehm G, Senger H, Müller D, et al. Metabolic differences between AGAp and SGA-infants of very low birthweight. II. Relationship to protein intake. *Acta Paediatr Scand* 1988;77(5):642.

119. Pencharz PB, Masson M, Desgranges F, et al. Total-body protein turnover in human premature neonates: effects of birth weight, intrauterine nutritional status and diet. *Clin Sci* 1981;61:207.
120. Cauderay M, Schutz Y, Micheli JL, et al. Energy-nitrogen balances and protein turnover in small and appropriate for gestational age low birthweight infants. *Eur J Clin Nutr* 1988;42:125.
121. Van Veen LCP, Ten C, Hay WW Jr, et al. Leucine disposal and oxidation rates in the fetal lamb. *Metabolism* 1987;36:48.
122. Sinclair J. Heat production and thermoregulation in the small for date infant. *Pediatr Clin North Am* 1970;17:147.
123. Humbert JR, Abelson H, Hathaway WE, et al. Polycythemia in small for gestational age infants. *J Pediatr* 1969;75:812.
124. Snijders RJM, Abbas A, Melby O, et al. Fetal plasma erythropoietin concentration in severe growth retardation. *Am J Obstet Gynecol* 1993;168:615.
125. Bernstein IM, Horbar JD, Badger GJ, et al. Morbidity and mortality among very-low-birth-weight neonates with intrauterine growth restriction. The Vermont Oxford Network. *Am J Obstet Gynecol* 2000;182(1 Pt 1):198.
126. Hackett GA, Campbell S, Gamsu H, et al. Doppler studies in the growth retarded fetus and prediction of neonatal necrotising enterocolitis, haemorrhage, and neonatal morbidity. *Br Med J* 1987;294:13.
127. Ferguson S. Prolonged impairment of cellular immunity in children with intrauterine growth retardation. *J Pediatr* 1978;93:52.
128. Simchen MJ, Beiner ME, Strauss-Liviathan N, et al. Neonatal outcome in growth-restricted versus appropriately grown preterm infants. *Am J Perinatol* 2000;17(4):187.
129. Minton S, Steichen JJ, Tsang RC. Decreased bone mineral content in small for gestational age infants compared with appropriate for gestational age infants: normal serum 25-hydroxyvitamin D and decreasing parathyroid hormone. *Pediatrics* 1983;71:383.
130. Ortigosa Rocha C, Bittar RE, Zugaib M. Neonatal outcomes of late-preterm birth associated or not with intrauterine growth restriction. *Obstet Gynecol Int* 2010;2010:231842.
131. Smart J. Undernutrition, learning and memory: review of experimental studies. In: Taylor TG, Jenkins NK, eds. *Proceedings of XII International Congress of Nutrition*. London, UK: John Libbey, 1986:74.
132. Hack M. Effects of intrauterine growth retardation on mental performance and behavior outcomes during adolescence and adulthood. *Eur J Clin Nutr* 1998;52:S65.
133. Strauss RS. Adult functional outcome of those born small for gestational age: twenty-six-year follow-up of the 1970 British Birth Cohort. *JAMA* 2000;283:625.
134. Pallotto EK, Killbride HW. Perinatal outcome and later implications of intrauterine growth restriction. *Clin Obstet Gynecol* 2006;49(2):257.
135. Hediger ML, Overpeck MD, McGlynn A, et al. Growth and fatness at three to six years of age of children born small-or large-for-gestational age. *Pediatrics* 1999;104(3):e33.
136. Berg AT. Indices of fetal growth retardation, perinatal hypoxia-related factors and childhood neurological morbidity. *Early Hum Dev* 1989;19:271.
137. Hack M, Breslau N, Weissman B, et al. Effect of very low birth weight and subnormal head size on cognitive abilities at school age. *N Engl J Med* 1991;325:231.
138. van Wassenaer A. Neurodevelopmental consequences of being born SGA. *Pediatr Endocrinol Rev* 2005;2(3):373.
139. McIntyre S, Blair E, Badawi N, et al. Antecedents of cerebral palsy and perinatal death in term and late preterm singletons. *Obstet Gynecol* 2013;122(4):869.
140. Yerushalmy-Feler A, Marom R, Peylan T, et al. Electroencephalographic characteristics in preterm infants born with intrauterine growth restriction. *J Pediatr* 2014;164(4):756.doi: 10.1016/jpeds.2013.12.030
141. Simić Klarić A, Kolundžić Z, Galić S, et al. Language development in preschool children born after asymmetrical intrauterine growth retardation. *Eur J Paediatr Neurol* 2012;16(2):132.
142. Westwood M, Kramer MS, Munz D, et al. Growth and development of full-term nonasphyxiated small-for-gestational-age newborns: follow-up through adolescence. *Pediatrics* 1983;71:376.
143. Hutton JL, Pharoah POD, Cooke RWI, et al. Differential effects of preterm birth and small gestational age on cognitive and motor development. *Arch Dis Child* 1997;76:F75.
144. McCarton CM, Wallace IF, Divon M, et al. Cognitive and neurologic development of the premature, small for gestational age infant through age 6: comparison by birth weight and gestational age. *Pediatrics* 1996;98:1167.
145. Kok JH, den Ouden A, Verloove-Vanhorick SP, et al. Outcome of very preterm small for gestational age infants: the first nine years of life. *Br J Obstet Gynaecol* 1998;105:162.
146. Barker DJP. Fetal and infant origins of adult disease. *BMJ* 1993;301:1111.
147. Brown L. Endocrine regulation of fetal skeletal muscle growth: impact on future metabolic health. *J Endocrinol* 2014;221(2):R13.
148. Gluckman PD, Hanson MA, Buklijasd T, et al. Epigenetic mechanisms that underpin metabolic and cardiovascular diseases. *Nat Rev Endocrinol* 2009;5(7):401.
149. Baum M, Ortiz L, Quan A. Fetal origins of cardiovascular disease. *Curr Opin Pediatr* 2003;15(2):166.

24 Gestações Múltiplas
Mary E. Revenis

INTRODUÇÃO

A incidência de gêmeos, trigêmeos e gestações múltiplas de ordem mais alta atualmente perfaz cerca de 3% de todas as gestações nos EUA. Os produtos das gestações múltiplas constituem um número desproporcional das internações em UTIs neonatais e sofrem maior morbidade do que os recém-nascidos (RNs) únicos. Em 2002, 16% de todos os partos prematuros nos EUA advieram de gestações múltiplas (1). Além da prematuridade, os produtos de gestações múltiplas são suscetíveis a problemas singulares, que aumentam à medida que os números de fetos aumentam. Uma revisão dos principais problemas ajuda o médico a prever as necessidades clínicas e preparar os pais para o que eles enfrentarão. A maioria das questões discutidas aqui aplica-se a todas as gestações múltiplas.

EPIDEMIOLOGIA

A incidência de gestações múltiplas nos EUA aumentou substancialmente nas últimas três décadas em consequência do deslocamento na distribuição etária materna para idades mais altas, bem como do uso mais frequente de terapia de aumento da fertilidade. A taxa de nascimentos de gêmeos e de múltiplos de maior ordem aumentou, respectivamente, para 31,1 e 1,84 por 1.000 nascidos vivos em 2002 (1). A taxa real de concepções gemelares é bem mais alta porque a perda fetal precoce com desaparecimento de um gêmeo é bem mais comum do que se reconhece clinicamente (2). Em 1.000 gestações estudadas desde o início com ultrassonografia, Landy et al. (2) encontraram uma taxa de concepção gemelar de 3,29%, com redução subsequente para feto único em 21,2% das últimas gestações.

A incidência de nascimentos múltiplos mais altos concebidos naturalmente é descrita matematicamente pela lei de Hellin-Zeleny, a qual afirma que se os gêmeos ocorrem na frequência de $1/N$, os trigêmeos ocorrem na frequência de $(1/N)^2$, os quadrigêmeos em $(1/N)^3$ etc. Como a maioria dos estudos epidemiológicos exclui os dados de gêmeos quando não há nascidos vivos, eles subestimam intensamente a incidência de gestações múltiplas.

Os gêmeos monozigóticos naturais, conforme relatado, ocorrem na taxa razoavelmente constante de 3,5 a 4 por 1.000 nascidos vivos, com variação limitada entre as populações, mas provavelmente é subestimado devido à perdas precoces. A ocorrência de monozigosidade não é afetada por ambiente, raça, características físicas ou fertilidade. O risco de gêmeos monozigóticos na concepção assistida é duas a quatro vezes maior do que em concepções naturais. As tecnologias reprodutivas relativamente novas de manipulação da zona, de injeção intracitoplasmática de espermatozoides e de transferência de blastocisto aumentam o sucesso da tecnologia de reprodução artificial, mas também estão associadas à elevação acentuada da gravidez gemelar monoamniótica. A zona pode atuar contendo a massa celular em divisão, assim sua ruptura pode facilitar o aparecimento de gêmeos monozigóticos (3).

Em contraste, as taxas de gêmeos dizigóticos variam sobremodo entre as populações, de 5 a 6 por 1.000 nascidos vivos no Japão a 40 por 1.000 na Nigéria. Outros fatores que influenciam a incidência de gêmeos dizigóticos incluem uma tendência familiar de transmissão materna, raça, nutrição, paridade, idade materna avançada, frequência de coitos e sazonalidade. Os gêmeos são encontrados com maior frequência em populações negras e com menor frequência em asiáticos. Uma preocupação durante a atual obesidade epidêmica é o fato de as mulheres mais altas e mais pesadas conceberem gêmeos em uma taxa 25 a 30% mais alta que mulheres baixas e subnutridas (3,4). A paridade é um fator de risco independente, e as mulheres multíparas têm maior probabilidade de ter múltiplas gestações. A idade materna avançada predispõe a gêmeos dizigóticos, com incidência máxima aos 37 anos de idade. A frequência de coitos tem um efeito positivo, com alta taxa de concepções gemelares nos primeiros 3 meses de casamento. Outro fator é o efeito das estações climáticas. No Hemisfério Norte, a maioria dos gêmeos dizigóticos nasce no outono, refletindo mais ovulações múltiplas durante os meses de inverno e primavera. A sazonalidade dos nascimentos múltiplos não coincide com os meses de maior frequência de nascimentos únicos (5).

Altos níveis circulantes dos hormônios foliculoestimulante (FSH) e luteinizante (LH) levam à liberação de mais de um óvulo por ciclo menstrual, tornando as concepções multizigóticas mais prováveis. Os estimulantes da concepção como citrato de clomifeno (Clomid®, Serophene®), que atuam estimulando a secreção endógena de gonadotropinas, elevam a incidência de gestações múltiplas em 6,8 a 17%; as gonadotropinas exógenas como as menotropinas (FSH e LH; Pergonal®) ou a gonadotropina coriônica humana (APL®, Follutein®, Pregnyl®, Profasi® HP) podem aumentar a incidência em até 18 a 53,5% (6). As mulheres da tribo Iorubá nigeriana, que possuem níveis de FSH e LH naturalmente elevados, apresentam uma taxa notavelmente alta de gestações gemelares dizigóticas espontâneas (1 em 20) (7). Martin et al. (8) examinaram outra população e concluíram que as mulheres com gêmeos dizigóticos têm níveis mais altos de FSH e estradiol do que as mulheres com fetos únicos. Um fenômeno provavelmente secundário ao aumento da liberação hipofisária de gonadotropinas é a incidência duas vezes mais alta de concepções gemelares nos 2 primeiros meses após a cessação dos contraceptivos orais (9). Altos níveis de FSH e LH provavelmente respondem pela variação sazonal de partos gemelares observada em muitos países (10).

IMPACTO DA TECNOLOGIA REPRODUTIVA

O uso crescente de substâncias indutoras da ovulação e da tecnologia reprodutiva assistida (TRA) (fertilização *in vitro* [FIV], injeção intracitoplasmática de espermatozoides, transferência de blastocisto e transferência intrafalopiana de zigotos contribuiu para o aumento de 65% dos nascimentos múltiplos nas últimas quatro décadas. Em 2011, 36% de nascimentos gemelares e 77% de trigemelares e nascimentos de ordem mais alta resultaram da concepção assistida por tratamentos de fertilidade. A incidência observada de nascimentos gemelares aumentou em um fator de 1,9 de 1971 a 2009. A incidência de trigêmeos e nascimentos de ordem mais alta aumentou em um fator de 6,7 de 1971 a 1998 e depois diminuiu em 29% de 1998 a 2011. Essa diminuição coincidiu com uma redução de 70% na transferência de 3 ou mais embriões durante a FIV e com uma redução de 33% na proporção de nascimentos trigêmeos e de ordem superior atribuíveis à FIV (11). Estima-se que o número de tratamentos da fertilidade sem TRA (indução da ovulação e inseminação intrauterina) seja comparável ao de procedimentos de TRA e associado a frequência ainda maior de trigêmeos e gestações múltiplas de ordem mais alta. Em 2000, apenas 18% dos trigêmeos foram concebidos naturalmente, com 40% secundários a TRA e um percentual estimado de 40% de indução da ovulação (3,11). Após o ajuste para idade materna, a taxa nacional de nascimentos gemelares aumentou em um fator de 1,6 de 1971 a 2009, e a taxa nacional de nascimentos trigemelares e de ordem mais alta aumentou em um fator de 4,8 de 1971 a 1998, o ano em que a taxa mais elevada foi observada (3). Além do aumento esperado nos gêmeos dizigóticos após a reprodução assistida, gêmeos monozigóticos com sua incidência mais alta de complicações também são mais frequentes nas gestações múltiplas após reprodução assistida, com incidência de 3,2%, oito vezes mais do que nas gestações concebidas espontaneamente (3).

Os nascimentos múltiplos resultantes de TRA são os principais fatores responsáveis pelo aumento dos partos prematuros para 12,1% até 29% em 1981. O uso da TRA é responsável por 3,5% dos RNs com baixo peso e 4,3% dos RNs de muito baixo peso (MBP) nos EUA em decorrência do aumento absoluto de gestações múltiplas e também devido às taxas mais altas de RNs de baixo peso em fetos únicos concebidos com essa tecnologia (12).

O número de embriões transferidos durante procedimentos de TRA está diretamente relacionado com o risco de gestações múltiplas. A taxa de gestações múltiplas aumenta de 33,9% com a transferência de dois embriões para 41,4%, 43,2% e 46,5% com a transferência de três, quatro ou cinco ou mais embriões, respectivamente. A taxa de trigêmeos aumenta de 0,8% com a transferência de dois embriões para 7,4%, 8,4% e 10,7% com a transferência de três, quatro ou cinco ou mais embriões (13).

Cada ciclo de TRA é dispendioso e muitas vezes não é coberto pelo seguro-saúde. Na tentativa de aumentar o sucesso da gravidez, incentivou-se a transferência de múltiplos embriões durante cada procedimento, especialmente em mulheres mais velhas. Como o aumento do número de embriões transferidos com a TRA eleva o risco de gestações múltiplas e, portanto, o risco de complicações, a taxa de nascidos vivos nem sempre aumenta. Para mulheres abaixo de 35 anos de idade, a taxa de nascidos vivos para cada embrião transferido é mais alta quando apenas dois embriões são transferidos (42%) do que quando três (39,7%), quatro (35,4%) ou cinco ou mais (33%) embriões são transferidos (13-15).

O aumento das gestações múltiplas devidas a procedimentos de fertilidade com e sem TRA está associado a gastos significativos em virtude da maior necessidade de vigilância e intervenção perinatais, maior utilização da terapia intensiva neonatal e custos a longo prazo de deficiências crônicas como paralisia cerebral. Para reduzir os custos da assistência de saúde, vários países europeus aprovaram normas ou diretrizes que tratam do número de embriões transferidos permitidos durante procedimentos de TRA (16) ou concordaram em custear os ciclos de TRA se for transferido um número reduzido de embriões. Nos EUA, a taxa progressivamente crescente de nascimentos múltiplos de ordem mais alta finalmente caiu 9% de 193,5 por 100.000 nascidos vivos em 1998 para 180,5 em 2000 (1), possivelmente indicando moderação no número de embriões transferidos durante procedimentos de TRA. Nos EUA, existe um debate ativo sobre a efetividade de normas para reduzir o número de gestações múltiplas após procedimentos de TRA e melhorar o desfecho com menor custo (15,17).

ZIGOSIDADE

A zigosidade é determinada pelo número de óvulos fertilizados. As gestações de ordem mais alta podem ser monozigóticas, dizigóticas, ou multizigóticas. Em 1955, Corner (18) propôs que os gêmeos monozigóticos se desenvolveriam por divisão do concepto em qualquer momento entre o 2º dia após a concepção e o 15º ao 17º dia. O momento da divisão determina se os gêmeos monozigóticos são dicoriônicos, monocoriônicos, ou unidos. As gestações dizigóticas ou multizigóticas ocorrem quando mais de um óvulo foi fertilizado no mesmo coito ou até mesmo em momentos distintos ou com parceiros diferentes.

Ao nascimento, pode-se determinar a zigosidade por diferenças sexuais ou por exame direto da placenta. Outras técnicas incluem a tipagem sanguínea, os dermatóglifos e o bandeamento cromossômico (19,20). A técnica mais precisa são os polimorfismos do comprimento de fragmentos de restrição do DNA (21). Como os gêmeos monozigóticos correm risco significativamente mais alto de morbidade e mortalidade nos períodos pré e pós-natal, a definição da zigosidade de todas as gestações múltiplas é importante clinicamente. Estão sendo envidados esforços para definir a zigosidade no período pré-natal através da ultrassonografia ou técnicas de identificação genética.

PLACENTAÇÃO

A placenta de uma gestação gemelar pode ser monocoriônica ou dicoriônica; no último caso, pode ser fundida ou separada, tornando quatro tipos de placentação possíveis:

1. Diamniótica, dicoriônica separada
2. Diamniótica, dicoriônica fundida
3. Diamniótica, monocoriônica
4. Monoamniótica, monocoriônica.

Todos os gêmeos dizigóticos têm uma placenta diamniótica, dicoriônica; todos os gêmeos monocoriônicos são monozigóticos. A zigosidade deve ser determinada no caso de gêmeos do mesmo sexo se a placenta não for monocoriônica, porque eles podem ser mono ou dizigóticos. A fusão da placenta não distingue a zigosidade. O Quadro 24.1 cita a determinação da zigosidade com base no exame da placenta.

Benirschke (23) descreveu um método para determinar a corionicidade de uma placenta fundida com base no exame das membranas divisoras. O âmnio não contém vasos sanguíneos e é mais transparente que o córion, que contém vasos fetais e remanescentes do tecido viloso. Na placenta monocoriônica, o septo compõe-se de um âmnio delgado e translúcido que pode ser facilmente separado e levantado da lâmina coriônica. O septo da placenta dicoriônica é mais espesso e mais opaco. Não se separa tão facilmente da lâmina coriônica. A ultrassonografia das membranas divisoras no início da gestação é útil em alguns casos para determinar a corionicidade, mas nem sempre é tecnicamente exequível (24). O exame da placenta e das membranas deve ser sempre realizado no parto, visto que a avaliação de ultrassom pode estar errada (Figura 18.3 e Figura 24.1).

Uma placenta monocoriônica monoamniótica forma-se por divisão do disco embrionário no 7º ao 13º dias, o que ocorre após diferenciação do âmnio. Apenas 1 a 2% dos gêmeos monozigóticos são monoamnióticos; a taxa de mortalidade fetal é de até 50%, principalmente devido a torção, acotovelamento, ou emaranhamento dos cordões umbilicais (27). Os gêmeos unidos com sua placenta necessariamente monoamniótica resultam da divisão tardia e incompleta do disco embrionário no 13º ao 15º dia de gestação. A placenta monocoriônica diamniótica com uma membrana divisora composta de duas camadas de âmnio sem córion interposto forma-se por volta de 5 dias de gestação. As placentas dicoriônicas diamnióticas formam-se mais cedo, nos primeiros 3 dias após a concepção.

COMPLICAÇÕES ANTEPARTO

Muitas complicações da gravidez são mais frequentes nas gestações múltiplas. O trabalho de parto prematuro é a complicação

QUADRO 24.1

Determinação da zigosidade.

Achado clínico	Porcentagem do total de partos	Zigosidade
Sexos diferentes	35	Dizigóticos
Placenta monocoriônica	20	Monozigóticos
Mesmo sexo e placenta dicoriônica	45	8% de monozigóticos e 37% de dizigóticos[a]

[a]Pode-se realizar diferenciação adicional por genotipagem.
De Cameron AH. The Birmingham twin survey. *Proc R Soc Med* 1968;61:229-234, com permissão. Ref. (22)

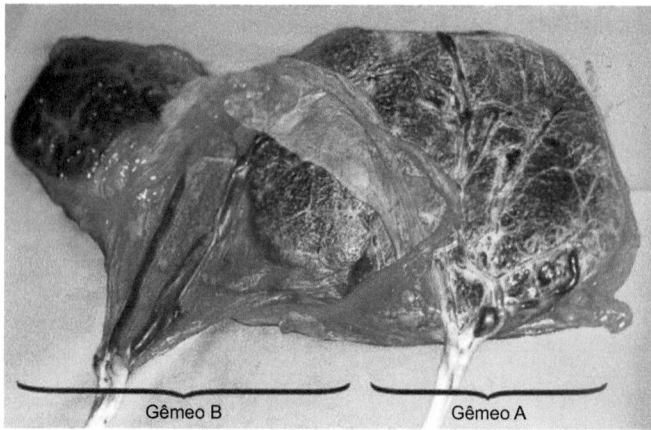

Figura 24.1 Inserções marginais e velamentosas. Esta é uma placenta monocoriônica diamniótica em que o gêmeo à esquerda (gêmeo B) apresenta uma inserção velamentosa em uma placenta de dois lobos. O gêmeo A apresenta uma inserção marginal. Uma ultrassonografia pré-natal foi interpretada erroneamente como dicoriônica devido às placentas aparentemente separadas. A ocorrência de inserções marginal e velamentosa aumenta com o número crescente de fetos (25). O risco de transfusão fetofetal é mais do que três vezes maior quando uma placenta monocoriônica apresenta uma inserção velamentosa (26). Em Fletcher MA. *Physical diagnosis in neonatology*. Philadelphia, PA: Lippincott-Raven Publishers, 1998 (Figura 9, p. 78). (Esta figura encontra-se reproduzida em cores no Encarte.)

mais comum, ocorrendo em 20 a 50% das gestações múltiplas, mais provavelmente devido a hiperdistensão uterina. A hipertensão arterial induzida pela gestação, placenta prévia, hemorragia pré-natal e intraparto, hiperêmese gravídica e ruptura prematura das membranas ocorrem em taxas mais altas (28,29). O poli-hidrâmnio, uma complicação quase esperada das gestações múltiplas, é transitório quando não existem outras complicações. Se persistente, o poli-hidrâmnio sugere distúrbios fetais, como a síndrome de transfusão fetofetal (STFF), ou anomalias congênitas (28,29).

TRATAMENTO PRÉ-NATAL

As recomendações sobre a assistência de gestações múltiplas são controversas. O único aspecto incontestável da assistência é o benefício do diagnóstico precoce, o que facilita o encaminhamento a um centro apropriado para fetos de alto risco. A assistência pré-natal compreende os seguintes componentes:

- Diagnóstico precoce
- Intervenção nutricional
- Cerclagem cervical
- Tocólise profilática
- Estimulação com esteroides da maturidade pulmonar fetal
- Amniocentese terapêutica
- Redução multifetal
- Repouso no leito.

Costuma-se recomendar o repouso no leito desde antes de 28 semanas para reduzir a mortalidade perinatal (30). O National Institutes of Health (NIH) Collaborative Study mostrou ausência de efeito significativo da terapia pré-natal com betametasona na indução da maturidade pulmonar fetal em gêmeos, mas é importante salientar que o estudo recrutou um número relativamente pequeno de gêmeos (31). A Declaração de Consenso do NIH em 1994 sobre o uso pré-natal de corticosteroides recomenda a betametasona a todos os fetos entre 24 e 34 semanas de idade gestacional, incluindo gestações múltiplas (32).

Existem diversos métodos para limitar as complicações observadas em gestações múltiplas de ordem mais alta. O primeiro é limitar o número de embriões transferidos durante a FIV a um ou a dois. Isto reduz as complicações pré e pós-natais na mãe e nos bebês, mas pode reduzir as taxas de bebês levados para o lar (14,15). Uma alternativa é a redução multifetal. A redução, mais frequentemente para gêmeos, geralmente é realizada com 9 a 12 semanas de idade gestacional por via transvaginal ou transabdominal (33). A redução de quadrigêmeos para gêmeos melhora o desfecho geral, porém os estudos sobre o efeito da redução de trigêmeos para gêmeos obtiveram resultados conflitantes (33). Em uma recente revisão de trigêmeos tricoriônicos, houve aumento da taxa de aborto (8,1% *versus* 4,4%) e diminuição da taxa de parto prematuro precoce (10,5% *versus* 26,7%) para gestações com redução embrionária em comparação com aquelas em abordagem expectante. A razão das reduções feita para prevenção de um parto prematuro precoce foi de 7:1 (34). Os RNs que são produtos de gestações gemelares reduzidas apresentam incidência mais alta de crescimento fetal deficiente e idade gestacional menor ao nascimento em comparação com gêmeos não reduzidos (12). A interrupção seletiva é realizada durante o segundo trimestre nas gestações em que um gêmeo é discordante para uma doença genética ou anomalia grave (35).

PARTO E NASCIMENTO

A duração total do trabalho de parto em uma gestação gemelar é semelhante a uma gestação única, com algumas diferenças entre as durações de cada etapa, como uma fase latente inferior durante o trabalho de parto, uma fase ativa e uma segunda etapa mais longas, possivelmente devido ao trabalho de parto disfuncional em um útero superdistendido.

Há muitas complicações em potencial associadas ao parto de gestações múltiplas, como má apresentação, prolapso de cordão, emaranhamento de cordões, vasos prévios, gêmeos engatados e sofrimento fetal. Os gêmeos engatados ocorrem mais frequentemente quando os queixos se engatam, impedindo a expulsão ou extração do primeiro gêmeo. Engatamento ocorre na taxa de 1 por 817 gestações gemelares, e hipertonia uterina, gêmeos monoamnióticos, morte fetal e redução do líquido amniótico são fatores contributivos (36).

O melhor método de parto depende do número de fetos, da apresentação do primeiro feto e da idade gestacional. O Quadro 24.2 detalha as frequências de cada variação de apresentação. Se ambos os gêmeos estiverem em apresentação cefálica, não há evidências de que o parto cesáreo melhore o desfecho (36). Nas gestações gemelares em apresentação cefálica-não cefálica com mais de 32 semanas, recomenda-se o parto vaginal (36). O parto do segundo gêmeo não cefálico pode ser por extração pélvica total ou versão cefálica externa sob orientação de ultrassom e a anestesia peridural se o peso estimado for superior a 1.500 g, embora o desfecho seja melhor com parto pélvico do segundo gêmeo, em vez da versão manual (36). Se o primeiro gêmeo estiver em apresentação não cefálica, o parto geralmente é por via cesárea (36).

A modalidade de parto da gestação múltipla de prematuro depende de muitos fatores, apenas um dos quais é a apresentação fetal. Se os gêmeos prematuros estiverem em apresentação cefálica-cefálica sem outras complicações, tenta-se o parto vaginal,

QUADRO 24.2

Apresentação de gêmeos.	
Parto (G1–G2)[a]	Porcentagem do total de partos
Cefálica-cefálica	42,5
Cefálica-não cefálica	38,4
Não cefálica	19,1

[a]G1, primeiro gêmeo a nascer; G2, segundo gêmeo a nascer.
De Young BK, Suidan J, Antoine C et al. Differences in twins: the importance of birth order. *Am J Obstet Gynecol* 1985;151:915–921, com permissão. Ref. (63)

enquanto recomenda-se a cesariana para todas as outras combinações de apresentação se a idade gestacional for inferior a 34 semanas (36). Quando essas recomendações são seguidas, não há efeito do tipo de parto ou da ordem de nascimento sobre a incidência de hemorragia intracraniana em gêmeos de muito baixo peso ao nascer (37,38). Mostrou-se que os gêmeos de extremo baixo peso ao nascer (< 1.000 gramas) se beneficiam do parto cesáreo, independentemente de sua posição, com redução da mortalidade pós-natal (39).

Relatou-se o parto de gestações múltiplas com intervalo prolongado (40,41). A assistência envolve tipicamente a instalação de cerclagem cervical, tocólise e antibioticoterapia após o nascimento do primeiro feto para adiar o nascimento dos demais fetos, desde que não haja sofrimento fetal. O período de extensão da gravidez é altamente variável, com uma série alcançando prolongamento médio de 49 dias (41). O adiamento do parto permite a maturação fetal através da administração pré-natal de esteroides ou do aumento da idade gestacional.

MORTALIDADE

As gestações múltiplas respondem por 10 a 12% das mortes perinatais (1). As frequências mais altas de prematuridade, pré-eclâmpsia, poli-hidrâmnio, placenta prévia, descolamento abrupto da placenta e prolapso de cordão contribuem para o aumento da mortalidade. A frequência de morte fetal única nas gestações múltiplas é relatada em 0,5 a 6,8%, porém a ultrassonografia precoce sugere uma taxa bem mais alta de perda precoce e estima-se que, para todo par de gêmeos nascidos vivos, existem pelo menos seis RNs únicos que são os únicos sobreviventes das concepções gemelares, com a maioria das perdas antes de 8 semanas de idade gestacional (2,42). As causas de morte anteparto incluem acidentes do cordão, anastomoses vasculares com desvios maciços do volume sanguíneo e inserção velamentosa do cordão umbilical. A inserção velamentosa, que torna o cordão mais vulnerável a traumatismo por torção e compressão, é seis a nove vezes mais comum na gestação gemelar e aumenta os riscos de sofrimento fetal e de vasos prévios com hemorragia fetal. A maioria das mortes intrauterinas em gêmeos está associada a placentação monocoriônica (43).

Após a morte de um gêmeo fetal, o feto sobrevivente está sob risco aumentado de sofrimento, apresentação anormal, ou distocia, e a mãe corre risco de toxemia, corioamnionite, ou coagulação intravascular disseminada. Nos gêmeos dicoriônicos, se a causa da morte for exclusiva daquele feto, as complicações do gêmeo sobrevivente são raras, exceto por parto prematuro espontâneo. Quando um gêmeo morre após pelo menos 15 semanas nas gestações diamnióticas, surge um feto papiráceo. O feto perde todo o conteúdo de água, torna-se comprimido e, devido ao oligoidrâmnio, pode ser erroneamente identificado na ultrassonografia como gêmeo contido (ver a seguir). Um gêmeo retido pode ser grande o bastante para prejudicar o parto mecanicamente, exigindo parto cesáreo (43). Se o gêmeo morre antes de 15 semanas de idade gestacional, ele é reabsorvido; esse fenômeno é conhecido como o gêmeo evanescente (44).

A síndrome de transfusão fetal pode estar relacionada com muitas das mortes anteparto que complicam as gestações gemelares (42). Para gêmeos monocoriônicos, se as conexões vasculares estiverem presentes, o gêmeo sobrevivente corre risco de complicações relacionadas à transfusão sanguínea interfetal (43), o que pode contribuir para o desenvolvimento de paralisia cerebral e outras anomalias congênitas (45). Após a morte de um gêmeo, o descolamento abrupto parcial da placenta, que se separa mais durante o parto, pode causar asfixia ou morte do outro gêmeo.

A mortalidade fetal de gêmeos com idade gestacional igual ou maior que 20 semanas declinou de 31,2 para 20,7 mortes fetais por 1.000 nascidos vivos gêmeos entre 1981 e 1997 (46,47). Este avanço está associado a aumento da taxa de nascimento prematuro e redução das complicações da placenta, cordão umbilical e membranas, hipoxia intrauterina e asfixia perinatal, sugerindo assistência pré-natal intensificada e intervenções obstétricas mais precoces. Helmerhorst revisou estudos controlados de nascimentos gemelares de 1985 a 2002 e encontrou um desfecho semelhante em termos de peso de nascimento, idade gestacional, terapia intensiva neonatal e taxa de mortalidade para concepções assistidas em comparação com aqueles naturalmente concebidos (48).

A taxa de mortalidade nas gestações múltiplas com mais de dois fetos é maior do que nas gestações gemelares em virtude do menor tamanho fetal e do comprometimento da placenta ou do cordão umbilical pela competição por espaço (49). A taxa de mortalidade perinatal das gestações trigemelares foi relatada em 7 a 23% e está fortemente relacionada com a idade gestacional ao parto (50).

A despeito do aumento recente das taxas de parto prematuro de gêmeos, a taxa de mortalidade infantil de gêmeos melhorou nos EUA e Canadá (46,47), com redução de 54 por 1.000 nascidos vivos em 1983 a 1984 para 30 por 1.000 nascidos vivos em 1996 (46), em comparação com uma taxa de mortalidade infantil geral de 6,9 por 1.000 nascidos vivos em 2000 (1).

SÍNDROME DE TRANSFUSÃO FETOFETAL

A transfusão sanguínea interfetal ocorre quase exclusivamente nos gêmeos monocoriônicos com circulações compartilhadas através de anastomoses vasculares, que estão presentes na maioria das placentas monocoriônicas (27). Apenas 5 a 18% dessas comunicações são relatadas como sendo desequilibradas o suficiente para produzir STFF, mas a taxa real seria mais alta se todos os casos de morte fetal precoce de um gêmeo fossem identificados. Mostrou-se que as placentas de gestações gemelares complicadas por STFF possuem significativamente menos anastomoses vasculares, as quais exibem localização mais comumente profunda do que superficial, em comparação com placentas monocoriônicas em gestações não complicadas por STFF. As anastomoses vasculares e STFF são raras nas placentas dicoriônicas fundidas de gêmeos dizigóticos ou monozigóticos (27).

Descreveram-se formas aguda e crônica de STFF (27,29). O início dos sintomas depende do tipo de vasos que estão em comunicação, com uma anastomose arteriovenosa desequilibrada e *shunt* unidirecional gerando sintomas mais precoces e profundos. Se as anastomoses forem equilibradas (i. e., artéria para artéria, veia para veia), o início e a intensidade dos sintomas dependem de alterações nas pressões de perfusão, que podem ser temporárias e variar ao longo da gestação ou tornar-se problemáticas apenas após a morte de um gêmeo ou no parto.

A STFF unidirecional crônica manifesta-se em qualquer época após 16 semanas e pode ocorrer quando uma anastomose arteriovenosa une um sistema de alta pressão com um sistema de baixa pressão. O gêmeo doador apresenta progressivamente anemia, hipovolemia, retardo do crescimento e oligoidrâmnio, e está sob risco de hipoxia tecidual e acidose pela hipoperfusão (29). O gêmeo receptor torna-se policitêmico e hipervolêmico, e sobrevém poli-hidrâmnio devido ao aumento da produção de urina para aliviar a sobrecarga de volume circulatória. Relataram-se disparidades no peso do coração e outras vísceras e no tamanho dos glomérulos e arteríolas pulmonares e sistêmicas. Ambos os gêmeos estão sob risco de isquemia, tromboembolia, coagulação intravascular disseminada e morte. No gêmeo doador, há hipotensão e hipoperfusão tecidual; no receptor, a perfusão tecidual também é precária em razão de hiperviscosidade e policitemia. Embora a transfusão final seja na direção do receptor, trombos podem transfundir-se livremente nas duas direções através das anastomoses vasculares, resultando em infartos ou morte de qualquer um dos gêmeos.

As manifestações das taxas de STFF variam em intensidade desde diferenças leves no hematócrito sanguíneo até os extremos de anemia e policitemia afetando o par. Nos casos mais graves, o gêmeo doador com retardo do crescimento pode morrer de hipoxia crônica; o receptor manifesta insuficiência cardíaca congestiva e hidropisia e pode morrer. Ruptura prematura das membranas, trabalho de parto prematuro e nascimento de prematuros e comprometidos são as sequelas habituais. A taxa de mortalidade perinatal é de até 65%. O prognóstico é melhor se os sintomas, o diagnóstico e o parto ocorrerem em idade gestacional maior ou se não houver hidropisia (29).

Em casos raros, após a morte de um gêmeo por STFF, o poli-hidrâmnio desaparece e um sobrevivente sadio nasce posteriormente. Contudo, o sobrevivente pode perder volumes de sangue significativos para o gêmeo morto. Outra morbidade provavelmente resulta da liberação de material trombogênico pelos tecidos fetais em degeneração, resultando em coagulação intravascular disseminada, múltiplos infartos e necrose tecidual no gêmeo vivo. Defeitos graves, como porencefalia, encefalomalacia multicística, necrose cortical renal, infartos esplênicos, aplasia cutânea, atresia do intestino delgado, atresia colônica e apendicular com rim em ferradura, microssomia hemifacial e membro necrótico, foram observados no sobrevivente de gêmeos monocoriônicos após uma morte fetal (45). Não se relatou aumento da incidência desses defeitos em gêmeos dicoriônicos sobreviventes após a morte de um gêmeo.

Critérios utilizados anteriormente para o diagnóstico de STFF crônica incluíam discordância em peso fetal estimado de pelo menos 20% e diferença de pelo menos 5 g/dℓ na concentração de hemoglobina de gêmeos do mesmo sexo (51). Esses critérios foram abandonados porque nem sempre foi possível demonstrar essas características no período pré-natal por US e porque eles também são frequentes em gêmeos dicoriônicos (51). O gêmeo menor pode ter policitemia, secundária a restrição do crescimento intrauterino. Estudos de transfusão fetal utilizando células adultas como marcadores indicaram transfusão sanguínea interfetal significativa, suficiente para causar crescimento e volumes de líquido amniótico discordantes, ocorrendo com frequência bem mais alta do que as diferenças nas concentrações de hemoglobina sugerem (52). Como a STFF em todos os graus limita-se às placentações monocoriônicas, a definição do tipo de placenta e a detecção de anastomoses vasculares são importantes. Mostrou-se que a medição das diferenças no índice de pulsatilidade entre fetos por meio de exame com Doppler do fluxo sanguíneo arterial umbilical é útil no diagnóstico da STFF mesmo antes do aparecimento de hidropisia fetal (53). A STFF agora é definida por ultrassom como oligodrâmnio e poli-hidrâmnio nos sacos de doadores e do receptor, respectivamente (35,51).

A gemelaridade acardíaca (i. e., síndrome de perfusão arterial revertida) é uma variação rara, porém interessante da STFF, ocorrendo em 1% dos gêmeos monozigóticos (54). A sobrevida do gêmeo acardíaco inviável depende da existência de anastomoses arterioarteriais e venovenosas para o outro gêmeo. O gêmeo estruturalmente normal fornece a circulação para si mesmo e para seu gêmeo acardíaco, permitindo o lento crescimento do último. Esta situação pode ser detectada por exames do fluxo com Doppler pulsado e colorido, que demonstra o fluxo sanguíneo arterial perfundindo o gêmeo acardíaco. A direção invertida do fluxo nas artérias umbilicais do gêmeo acardíaco (35) acarreta anomalias congênitas incomuns. Com frequência exibindo um aspecto amorfo, o polo cefálico é afetado mais gravemente, porque é a região mais distal à perfusão retrógrada. A parte inferior do corpo, mais próxima e mais bem perfundida, é relativamente preservada (Figura 24.2). Pode-se suspeitar do diagnóstico de gemelaridade acardíaca no período pré-natal pela ausência ou deficiência acentuada do crescimento do coração, cabeça e tronco e por aumento dos tecidos moles corporais (29,35) do gêmeo acardíaco. Complicações frequentes incluem insuficiência cardíaca congestiva do gêmeo normal, surgindo entre 22 e 30 semanas de idade gestacional com cardiomegalia, hepatomegalia, hidropisia, atraso do crescimento intrauterino, poli-hidrâmnio materno, parto prematuro, má apresentação e sofrimento fetal (54). Aumento do átrio direito, aumento do fluxo reverso na veia cava inferior, fluxo invertido no

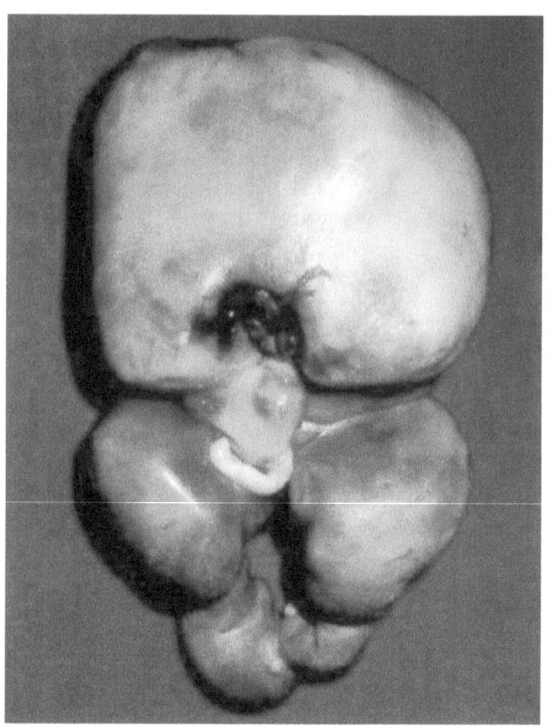

Figura 24.2 Gêmeo acardíaco. O melhor exemplo de STFF é o suporte completo da circulação de um feto pelo outro. Esse gêmeo, com 30 cm de comprimento, pesava quase o dobro do seu gêmeo que lhe dava suporte e lhe provocou grave estresse cardiovascular. Como é típico, não há formação de estruturas acima da parte superior do tórax. Existe ectopia cardíaca rudimentar acima do coto umbilical. Em Fletcher MA. *Physical diagnosis in neonatology*. Philadelphia, PA: Lippincott-Raven Publishers, 1998 (Figura 21, p. 89). (Esta figura encontra-se reproduzida em cores no Encarte.)

ducto venoso e fluxo pulsátil na veia umbilical são indícios precoces de descompensação hemodinâmica no gêmeo normal (35) e podem orientar a escolha do momento de intervir. A taxa de mortalidade do gêmeo normal é 50 a 75%, principalmente devido a sobrecarga hemodinâmica ou prematuridade (54).

Uma forma aguda de STFF ocorre com a transferência rápida de sangue através de grandes anastomoses arterioarteriais ou venovenosas superficiais durante parto e nascimento, resultando em um doador hipovolêmico e receptor hipervolêmico com pesos ao nascer semelhantes. A transfusão se faz do primeiro para o segundo gêmeo durante o parto do primeiro. Contudo, se a ligadura do primeiro cordão for retardada, sangue do gêmeo intrauterino pode ser transfundido para o primeiro RN. O potencial de alterações agudas do volume durante o parto e nascimento de gêmeos monocoriônicos contribui para sua vulnerabilidade, necessidade de reanimação e tratamento do volume.

O poli-hidrâmnio agudo, que muitas vezes complica a STFF, é controlado por amniocenteses seriadas de líquido amniótico suficiente para reduzir os sintomas fetais (55). A digoxina foi usada com sucesso para tratar a insuficiência cardíaca em um gêmeo receptor (56). Recorre-se à coagulação endoscópica a *laser* dos vasos conectores para tratar a STFF grave (35,51). Quando se prevê a morte de ambos os gêmeos, o feticídio seletivo ou fetectomia do gêmeo doador pode permitir a sobrevida do gêmeo receptor. Em alguns casos, a redução do poli-hidrâmnio parece deter ou melhorar a transfusão interfetal abruptamente. O ensaio randomizado Eurofetus demonstrou que antes de 26 semanas de idade gestacional, o tratamento com fotocoagulação a *laser* permite que, pelo menos, um gêmeo sobreviva ao período neonatal e com a sobrevivência intacta aos 6 meses de idade em 76% e 76% dos casos, respectivamente, em comparação com 56% e 51% dos casos tratados pela amniorredução serial (57).

GÊMEO CONTIDO

O fenômeno do gêmeo contido ocorre na gestação diamniótica se houver início relativamente agudo de disparidade intensa nos volumes de líquido amniótico, com um gêmeo com retardo do crescimento em um saco oligoidrâmnico comprimido contra a parede uterina. Se o oligoidrâmnio for intenso o bastante, esse gêmeo pode sofrer todas as complicações da compressão prolongada, incluindo hipoplasia pulmonar, fácies anormal e deformação ortopédica. O outro gêmeo está em um saco poli-hidrâmnico distendido, contribuindo para a compressão do gêmeo menor (58).

O fenômeno do gêmeo contido ocorre em certo grau em até 35% das gestações gemelares monocoriônicas diamnióticas, e pode ocorrer nas gestações dicoriônicas (59). Nos gêmeos monocoriônicos, o fenômeno pode estar relacionado com a STFF. Outras causas, independentemente da placentação, incluem disfunção uteroplacentária, infecção congênita, aneuploidia discordante e malformações estruturais. Ambos os gêmeos são estruturalmente normais em 95% dos casos. A disparidade nos volumes de líquido amniótico pode ocorrer se um gêmeo tiver anomalias estruturais que acarretem poli-hidrâmnio (p. ex., defeito do tubo neural, obstrução gastrintestinal alta, cardiopatia congênita) ou oligoidrâmnio (p. ex., ruptura do âmnio, anomalias do trato urinário, restrição do crescimento) (60). O início geralmente se dá entre 18 e 30 semanas de idade gestacional (59). O parto prematuro, possivelmente relacionado com distensão uterina por poli-hidrâmnio e ruptura pré-termo das membranas, ocorre na maioria dos casos. Sem intervenção para reverter a compressão fetal e a hiperdistensão uterina, a chance de sobrevida dos dois gêmeos é inferior a 20% (61).

ASFIXIA

Smith et al. revisaram a taxa de mortalidade perinatal de 4.545 gêmeos e registraram uma taxa de mortalidade de 3,4/1.000 após parto vaginal do segundo gêmeo. Nenhuma morte foi observada nos 454 segundos gêmeos cujo parto foi realizado por cesariana (62). A apresentação pélvica é mais frequente nos segundos gêmeos, bem como grandes descolamentos abruptos da placenta. As diferenças no escore de Apgar de 1 minuto, pH venoso umbilical, pressão de oxigênio e pressão parcial de dióxido de carbono favorecem o primeiro gêmeo, independentemente da via de parto, placentação, intervalo entre os gêmeos ou apresentação (63). O segundo gêmeo corre risco potencialmente maior de hipoxia e traumatismo, seja qual for a via de parto, sugerindo alterações fisiológicas após o nascimento do primeiro gêmeo. Os achados nos gases sanguíneos venosos sugerem que um fator importante é o comprometimento do fluxo sanguíneo placentário interviloso após o parto do primeiro gêmeo.

Nas gestações de trigêmeos, embora o trabalho de parto prematuro seja a complicação mais frequente e o fator mais importante na morbidade e mortalidade perinatais, o modo de parto também é relevante. Se o parto for por cesariana, o terceiro gêmeo (G3) tem um escore de Apgar de 5 minutos mais alto, e os gêmeos G2 e G3 apresentam sobrevida maior em comparação com trigêmeos nascidos por via vaginal (64). Se os trigêmeos nascerem via cesariana, os três têm um estado acidobásico semelhante, apesar do achado de escores de Apgar de 1 minuto menores para o gêmeo G3 (65). A influência da ordem de nascimento sobre o estado acidobásico torna-se significativa durante partos vaginais, se houver um tempo mais longo *in utero* após o nascimento do primeiro trigêmeo. Trigêmeos com mais de 34 semanas de idade gestacional e com pesos ao nascer acima de 2.000 g para cada feto toleram o parto vaginal melhor do que trigêmeos menores (64).

CRESCIMENTO

O exame de fetos entre 8 e 21 semanas de idade gestacional mostra razões peso/comprimento semelhantes para fetos únicos e gemelares (66). Os pesos ao nascer de gêmeos nascidos vivos com até 30 semanas de idade gestacional são um pouco menores porém similares aos de fetos únicos de mesma idade gestacional, indicando que a taxa de crescimento é semelhante em gêmeos e fetos únicos até 30 semanas (Quadro 24.3) (70-72). Após a 30ª semana, o feto único exibe crescimento exponencial acelerado, enquanto os fetos gêmeos têm uma taxa de crescimento mais linear (73). Relatou-se previamente que o crescimento de trigêmeos declina progressivamente após a 27ª semana de idade gestacional. Estudos mais recentes indicaram que o crescimento de trigêmeos individuais e de grupos de trigêmeos permanece linear durante todo o terceiro trimestre (74).

O crescimento melhor no terceiro trimestre de gestações múltiplas reflete o impacto positivo da assistência obstétrica e nutricional materna mais agressiva. Em um estudo prospectivo de intervenção nutricional, a incidência de parto prematuro, RNs de baixo peso e MBP foi reduzida em 30%, 25% e 50%, respectivamente, em comparação com gestações gemelares sem intervenção nutricional, mas as taxas de restrição do crescimento intrauterino não foram afetadas (75). Fetos únicos são mais propensos a ter BPN se houver mais de um coração fetal na US precoce, e gêmeos são mais propensos a ter BPN se houve mais de dois corações fetais (12), indicando um efeito persistente do estado previamente múltiplo.

As gestações múltiplas representam 17% dos casos de restrição do crescimento intrauterino, com taxas de mortalidade mais altas dos fetos afetados, particularmente do gêmeo com retardo do crescimento caso apenas um seja afetado (70). Os gêmeos monocoriônicos exibem graus maiores de variação do peso ao nascer entre si do que gêmeos dicoriônicos, e a restrição verdadeira do crescimento intrauterino é mais frequente em gêmeos monocoriônicos. Os membros individuais de pares de gêmeos frequentemente são discordantes para a taxa de crescimento em virtude de STFF, insuficiência placentária, aglomeração intrauterina ou impacto desigual das complicações maternas que dificultam o crescimento, como pré-eclâmpsia. O fator subjacente na maioria dos casos é a limitação da nutrição intrauterina, que pode ser compartilhada de maneira desigual pelos fetos.

A incidência de crescimento fetal discordante medido pelo diâmetro biparietal aumenta significativamente à medida que a gestação avança. É importante distinguir entre crescimento discordante devido à STFF, na qual os dois gêmeos correm risco aumentado de morbidade e mortalidade frequentemente antes do último trimestre, e uma gestação gemelar na qual apenas um feto mostra restrição do crescimento. Quando existe crescimento discordante não devido à STFF, o prognóstico do feto com retardo do crescimento depende da intensidade desse retardo e de sua causa, e o prognóstico do feto com crescimento normal não é comprometido. Durante o período pós-natal, o menor dos gêmeos discordantes tem incidência mais alta de hipoglicemia e é mais provável que apresente atraso do crescimento e desenvolvimento durante a infância (76,77). Ainda está sendo investigado se as consequências a

QUADRO 24.3

Estatísticas neonatais das gestações múltiplas.

	Idade gestacional (média em semanas)	Peso ao nascer (média em gramas)
Gêmeos[a]	37,1	2.390
Trigêmeos[b]	33,0	1.720
Quadrigêmeos[c]	31,4	1.482

[a]De Newton W, Keith L, Keith D. The Northwestern University multihospital twin study. IV. Duration of gestation according to fetal sex. *Am J Obstet Gynecol* 1984;149:655-658, com permissão. Ref. (67)

[b]De Sassoon DA, Castro LC, Davis JL *et al*. Perinatal outcome in triplet versus twin gestations. *Obstet Gynecol* 1990;75:817-820, com permissão. Ref. (68)

[c]De Collins MS, Bleyl JA. Seventy-one quadruplet pregnancies: management and outcome. *Am J Obstet Gynecol* 1990;162:1384-1391, com permissão. Ref. (69)

longo prazo da restrição de crescimento fetal, tais como a doença cardiovascular, obesidade e diabetes tipo 2 observadas em nascimentos únicos, também se aplicam a gestações múltiplas (78).

ANOMALIAS CONGÊNITAS E PARALISIA CEREBRAL

Os gêmeos monozigóticos têm uma frequência aumentada de anomalias congênitas em comparação com gêmeos dizigóticos ou fetos únicos. Alguns defeitos estruturais estão relacionados com o processo de formação dos gêmeos monozigóticos, como gêmeos unidos ou alguns gêmeos amorfos. As malformações embrionárias precoces e complexos de malformações como sirenomelia, holoprosencefalia e anencefalia estão aumentados nos gêmeos monozigóticos. Os defeitos estruturais que resultam de ruptura de tecidos previamente normais estão associados à transfusão da circulação em gêmeos monocoriônicos com conexões vasculares. Os defeitos para os quais sugeriu-se uma causa de ruptura vascular incluem os defeitos do sistema nervoso central (p. ex., microcefalia, cistos porencefálicos, hidranencefalia), defeitos gastrintestinais (p. ex., atresia intestinal), necrose cortical renal, microssomia hemifacial, aplasia cutânea e defeitos na parte terminal dos membros. Os gêmeos monozigóticos frequentemente são discordantes para malformações ou para a gravidade de uma dada malformação. Após o controle de prematuridade por meio da comparação das taxas de prevalência de paralisia cerebral específicas do peso ao nascer em gêmeos e fetos únicos, o aumento da taxa de paralisia cerebral entre gêmeos ocorreu exclusivamente devido ao aumento de três vezes entre gêmeos de peso de nascimento normal ≥ 2.500 g (4,2/1.000 sobreviventes) e fetos únicos ≥ 2.500 g (1,4/1.000 sobreviventes) (79). A transfusão fetofetal foi proposta como etiologia da paralisia cerebral e de outras anomalias congênitas, cujas manifestações são determinadas pela cronologia durante a gestação, duração e gravidade (45). Uma proposta fascinante é que alguns casos de paralisia cerebral e outras anomalias congênitas observados em fetos únicos e em uma apresentação discordante em gêmeos dizigóticos são, na verdade, o resultado de uma concepção de gêmeos monozigóticos em que um dos membros morreu antes da detecção (45). As deformações devidas a aglomeração e modelagem por coerção do feto normal *in utero* durante o final da gestação são semelhantes em tipo e frequência nos gêmeos di e monozigóticos e incluem deformações posicionais dos pés. Os sistemas de vigilância atuais nos EUA não são adequados para determinar se os produtos das gestações múltiplas que provêm do uso de procedimentos TRA e não TRA de promoção da fertilidade não correm maior risco de grandes malformações congênitas em comparação com múltiplos concebidos naturalmente (80). Dados limitados mostram aumento leve porém significativo da taxa de anomalias espontâneas dos cromossomos sexuais (0,8%) (81) (aneuploidias e aberrações autossômicas estruturais originais) após injeção intracitoplasmática de espermatozoides (que é usada nos casos de infertilidade masculina), em comparação com 0,2% na população geral. A maioria das anormalidades é transmitida pelo pai, o que é coerente com a incidência mais alta de anormalidades cromossômicas nos espermatozoides de homens com infertilidade.

Os gêmeos unidos representam um defeito estrutural singular dos gêmeos monozigóticos monoamnióticos. As partes não separadas de gêmeos de resto normais permanecem fundidas durante todo o período remanescente de desenvolvimento (82). A incidência de gêmeos unidos varia entre 1 em 80.000 e 1 em 25.000 nascimentos, e 70 a 80% dos casos são do sexo feminino. Cerca de 40% são unidos no tórax (toracópago), 34% na parede abdominal anterior (xifópago ou onfalópago), 18% nas nádegas (pigópago), 6% no ísquio (isquiópago) e 2% na cabeça (craniópago). Com a ultrassonografia, pode-se estabelecer o diagnóstico de gêmeos unidos desde a 12ª semana de gestação (83). Quarenta por cento dos gêmeos unidos são natimortos, e 35% adicionais sobrevivem apenas 1 dia (84). A sobrevida a longo prazo com ou sem separação cirúrgica depende da localização anatômica da fixação e da extensão do compartilhamento de órgãos.

DISTÚRBIOS NEONATAIS

Prematuridade

A taxa de parto prematuro de gêmeos nos EUA aumentou de 40,9% das gestações em 1981 para 55% em 1997. Este aumento relacionou-se com vigilância pré-natal mais agressiva, aumento da indução do parto e maior taxa de cesarianas de primeira vez (46). De modo semelhante, os dados canadenses mostram aumento da taxa de parto prematuro de gêmeos, com declínio das taxas de natimortos e de gestação quase a termo (47). A despeito das taxas maiores de parto prematuro de gêmeos, a taxa de mortalidade infantil de gêmeos melhorou nos EUA e no Canadá (46,47). Noventa por cento dos trigêmeos nascem prematuramente. Em 2002, 12% dos gêmeos, 36% dos trigêmeos e 60% dos quadrigêmeos nasceram antes de completar 32 semanas de idade gestacional (1). Múltiplos prematuros, como RNs únicos prematuros, correm risco de complicações associadas à prematuridade, tais como doença de membrana hialina, displasia broncopulmonar, enterocolite necrosante, hemorragia intraventricular e retinopatia da prematuridade. A asfixia pré-natal ou intraparto de um produto de parto múltiplo aumenta o risco de complicações nesse RN.

Infecção

Um estudo inicial relatou aumento da taxa de doença por estreptococos do grupo B de início precoce em gêmeos de BPN em comparação com RNs únicos de baixo peso (85). Grandes estudos populacionais subsequentes não mostraram aumento do risco de doença estreptocócica do grupo B de início precoce em gestações múltiplas independentemente da prematuridade (86,87). Se apenas um de um par de gêmeos for infectado ou colonizado por *Streptococcus* do grupo B *in utero*, é mais provavelmente o gêmeo situado adjacente ao colo uterino, com a exposição devida à disseminação ascendente do *Streptococcus* do grupo B através das membranas. A disseminação da infecção através das conexões vasculares entre gêmeos monocoriônicos não foi documentada, mas teoricamente é possível. Contudo, a disseminação de *Streptococcus* do grupo B do líquido amniótico de um gêmeo exposto para seu cogêmeo pode ocorrer através de membranas divisoras intactas (88).

O risco de listeriose neonatal está aumentado nas gestações múltiplas em 2,8 e 21 vezes o risco inicial, respectivamente, nas gestações de gêmeos e trigêmeos em comparação com RNs únicos (89). O risco é especialmente aumentado quando a idade materna é maior que 35 anos. É possível que a produção mais alta de hormônios ou outros inibidores em virtude da massa placentária maior com gestações múltiplas *versus* gestações únicas reduza a imunidade à *Listeria*. A discordância da infecção é de 66%, e o gêmeo G1 corre risco mais alto.

Um estudo mostrou que os RNs prematuros de múltiplos nascimentos com displasia broncopulmonar correm risco aumentado de doença devida ao vírus sincicial respiratório e pneumonia em comparação com RNs únicos de idade gestacional equivalente, e que se um membro de uma gestação múltipla apresentar doença devida ao vírus sincicial respiratório, em geral o(s) outro(s) membro(s) também o fará(ão). Outro fator de risco que contribuiu foi uma densidade mais alta de adultos e crianças nos domicílios com gestações múltiplas (90).

Síndrome de morte súbita do lactente

Os gêmeos monozigóticos e dizigóticos correm risco algo aumentado da síndrome de morte súbita do lactente (SMSL) em comparação com RNs únicos, e isto é especialmente verdadeiro para pares de BPN. Se os pesos ao nascer dos gêmeos diferirem significativamente, em geral é o menor que morre de SMSL. Para gêmeos de tamanho discordante, o risco de SMSL para o menor gêmeo é mais alto do que em RNs únicos de BPN e prematuros ou outros grupos de lactentes sob alto risco de SMSL. É incomum que o gêmeo sobrevivente também morra de SMSL (91). A prática de um leito compartilhado para gêmeos e múltiplos de ordem superior no ambiente hospitalar deve ser desencorajada visto que não foram comprovados os benefícios e pode aumentar as práticas inseguras de sono após a alta (92).

ASSISTÊNCIA E ACOMPANHAMENTO PÓS-NEONATAIS

O uso do leite materno deve ser encorajado e, com apoio, as mães de gêmeos e de gestações superiores podem ser bem-sucedidas na alimentação exclusiva com leite materno (93). Além do impacto a longo prazo de alguns dos distúrbios perinatais previamente mencionados, gêmeos e múltiplos RNs de ordem mais alta continuam sob risco de problemas clínicos, sociais e do desenvolvimento mais do que RNs de idades gestacionais semelhantes. Alguns fatores devem ser considerados para acompanhamento e medidas preventivas, conforme segue:

Estresse dos pais durante a criação da criança (94,95)
Maus-tratos e negligência infantis (95,96)
Favoritismo de um dos gêmeos (97)
Atraso do desenvolvimento (p. ex., desempenho abaixo da idade cronológica, especialmente na fala e linguagem) (98)
Retardo mental (99,100)
Paralisia cerebral (79)
Atraso do crescimento (99,101)
Intolerância à glicose (102)

REFERÊNCIAS BIBLIOGRÁFICAS

1. Martin JA, Hamilton BE, Sutton PD, et al. Births: final data for 2002. *National Vital Statistics Reports* 52(10). Hyattsville, MD: Centers for Disease Control and Prevention/National Center for Health Statistics, 2003.
2. Landy HJ, Weiner S, Corson SL, et al. The "vanishing twin": ultrasonographic assessment of fetal disappearance in the first trimester. *Am J Obstet Gynecol* 1986;155:14.
3. Vitthala S, Gelbaya TA, Brison DR, et al. The risk of monozygotic twins after assisted reproductive technology: a systematic review and meta-analysis. *Hum Reprod Update* 2008;15:45.
4. Reddy UM, Branum AM, Klebanoff MA. Relationship of maternal body mass index and height to twinning. *Obstet Gynecol* 2005;105:593.
5. Hoekstra C, Zhen Zhao Z, Lambalk CB, et al. Dizygotic twinning. *Hum Reprod Update* 2007;14:37.
6. Schenker JG, Yarkoni S, Granat M. Multiple pregnancies following induction of ovulation. *Fertil Steril* 1981;35:105.
7. Nylander PP. Serum levels of gonadotrophins in relation to multiple pregnancy in Nigeria. *J Obstet Gynaecol Br Commonw* 1973;80:651.
8. Martin NG, Olsen ME, Theile H, et al. Pituitary-ovarian function in mothers who have had two sets of dizygotic twins. *Fertil Steril* 1984;41:878.
9. Bracken MB. Oral contraception and twinning: an epidemiologic study. *Am J Obstet Gynecol* 1979;133:432.
10. Elwood JM. Maternal and environmental factors affecting twin births in Canadian cities. *Br J Obstet Gynaecol* 1978;85:351.
11. Kulkarni AD, Jamieson DJ, Jones HW, et al. Fertility treatments and multiple births in the United States. *N Engl J Med* 2013;369:2218.
12. Schieve LA, Meikle SF, Ferre C, et al. Low and very low birth weight in infants conceived with use of assisted reproductive technology. *N Engl J Med* 2002;346:731.
13. Wright VC, Schieve LA, Reynolds MA, et al. Assisted reproductive technology surveillance—United States, 2000. *MMWR Surveill Summ* 2003;52:1.
14. Templeton A, Morris JK. Reducing the risk of multiple births by transfer of two embryos after in vitro fertilization. *N Engl J Med* 1998;339:573.
15. Dickey RP, Sartor BM, Pyrzak R. What is the most relevant standard of success in assisted reproduction? No single outcome measure is satisfactory when evaluating success in assisted reproduction; both twin births and singleton births should be counted as successes. *Hum Reprod* 2004;19:783.
16. Katz P, Nachtigall R, Showstack J. The economic impact of the assisted reproductive technologies. *Nat Cell Biol* 2002;4(suppl):S29.
17. Schieve LA, Reynolds MA. What is the most relevant standard of success in assisted reproduction? Challenges in measuring and reporting success rates for assisted reproductive technology treatments: what is optimal? *Hum Reprod* 2004;19:778.
18. Corner GW. The observed embryology of human single-ovum twins and other multiple births. *Am J Obstet Gynecol* 1955;70:933.
19. Robertson JG. Blood grouping in twin pregnancy. *J Obstet Gynaecol Br Commonw* 1969;76:154.
20. McCracken AA, Daly PA, Zolnick MR, et al. Twins and Q-banded chromosome polymorphisms. *Hum Genet* 1978;45:253.
21. Hill AV, Jeffreys AJ. Use of minisatellite DNA probes for determination of twin zygosity at birth. *Lancet* 1985;2:1394.
22. Cameron AH. The Birmingham twin survey. *Proc R Soc Med* 1968;61:229.
23. Benirschke K. Multiple pregnancy. In: Fox W, Polin R, eds. *Fetal and neonatal physiology*. Philadelphia, PA: WB Saunders, 1998:115.
24. Robinson JN, Abuhamad AZ. Determining chorionicity and amnionicity in multiple pregnancies. *Contemp Obstet/Gynecol* 2002;6:92.
25. Benirschke K. The placenta in the litigation process. *Am J Obstet Gynecol* 1990;162:1445.
26. Fries MH, Goldstein Rb, Kiplatrick SJ, et al. The role of velamentous cord insertion in the etiology of twin-twin transfusion syndrome. *Obstet Gynecol* 1993;81:569.
27. Nikkels PGJ, Hack KEA, van Gemert MJC. Pathology of twin placentas with special attention to monochorionic twin placentas. *J Clin Pathol* 2008;61:1247.
28. Ayres A, Johnson TR. Management of multiple pregnancy: prenatal care—part 1. *Obstet Gynecol Surv* 2005;60:527.
29. Ayres A, Johnson TRB. Management of multiple pregnancy: prenatal care—part 2. *Obstet Gynecol Surv* 2005;60:538.
30. Gilstrap LC III, Hauth JC, Hankins GD, et al. Twins: prophylactic hospitalization and ward rest at an early gestational age. *Obstet Gynecol* 1987;69:578.
31. Collaborative Group on Antenatal Steroid Therapy. Effect of antenatal dexamethasone administration on the prevention of respiratory distress syndrome. *Am J Obstet Gynecol* 1981;141:276.
32. Effect of corticosteroids for fetal maturation on perinatal outcomes. *NIH Consens Statement* 1994;12:1.
33. Bush M, Eddleman KA. Multifetal pregnancy reduction and selective termination. *Clin Perinatol* 2003;30:623.
34. Papageorghiou AT, Avgidou K, Bakoulas V, et al. Risks of miscarriage and early preterm birth in trichorionic triplet pregnancies with embryo reduction versus expectant management: new data and systematic review. *Hum Reprod* 2006;21:1912.
35. Chmait R, Kontopoulos E, Quintero R. Fetoscopic management of complicated monochorionic twins. *Clin Obstet Gynecol* 2009;52:647.
36. Robinson C, Chauhan SP. Intrapartum management of twins. *Clin Obstet Gynecol* 2004;47:248.
37. Morales WJ, O'Brien WF, Knuppel RA, et al. The effect of mode of delivery on the risk of intraventricular hemorrhage in nondiscordant twin gestations under 1500 g. *Obstet Gynecol* 1989;73:107.
38. Pearlman SA, Batton DG. Effect of birth order on intraventricular hemorrhage in very low birth weight twins. *Obstet Gynecol* 1988;71:358.
39. Zhang J, Bowes WA Jr, Grey TW, et al. Twin delivery and neonatal and infant mortality: a population-based study. *Obstet Gynecol* 1996;88:593.
40. Lavery JP, Austin RJ, Schaefer DS, et al. Asynchronous multiple birth. A report of five cases. *J Reprod Med* 1994;39:55.
41. Arias F. Delayed delivery of multifetal pregnancies with premature rupture of membranes in the second trimester. *Am J Obstet Gynecol* 1994;170:1233.
42. Boklage CE. Survival probability of human conceptions from fertilization to term. *Int J Fertil* 1990;35:75.
43. Cleary-Goldman J, D'Alton M. Management of single fetal demise in a multiple gestation. *Obstet Gynecol Surv* 2004;59:285.
44. Landy HJ, Keith L. The vanishing twin: a review. *Hum Reprod Update* 1998;4:177.
45. Pharoah POD, Dundar Y. Monozygotic twinning, cerebral palsy and congenital anomalies. *Hum Reprod Update* 2009;15:639.
46. Kogan MD, Alexander GR, Kotelchrch M, et al. Trends in twin birth outcomes and prenatal care utilization in the United States, 1981–1997. *JAMA* 2000;284:335.
47. Joseph KS, Marcoux S, Ohlsson A, et al. Changes in stillbirth and infant mortality associated with increases in preterm birth among twins. *Pediatrics* 2001;108:1055.
48. Helmerhorst FM, Perquin DAM, Donder D, et al. Perinatal outcome of singletons and twins after assisted conception: a systematic review of controlled studies. *Br Med J* 2004;328:261.
49. McKeown T, Record RG. Observations on foetal growth in multiple pregnancy in man. *J Endocrinol* 1952;8:386.
50. Egwuata VE. Triplet pregnancy: a review of 27 cases. *Int J Gynaecol Obstet* 1980;18:460.
51. Yamamoto M, Ville Y. Twin-to-twin transfusion syndrome: management options and outcomes. *Clin Obstet Gynecol* 2005;48:973.
52. Fisk NM, Borrell A, Hubinont C, et al. Fetofetal transfusion syndrome: do the neonatal criteria apply in utero? *Arch Dis Child* 1990;65:657.

53. Ohno Y, Ando H, Tanamura A, et al. The value of Doppler ultrasound in the diagnosis and management of twin-to-twin transfusion syndrome. *Arch Gynecol Obstet* 1994;255:37.
54. Moore TR, Gale S, Benirschke K. Perinatal outcome of forty-nine pregnancies complicated by acardiac twinning. *Am J Obstet Gynecol* 1990;163:907.
55. Radestad A, Thomassen PA. Acute polyhydramnios in twin pregnancy. A retrospective study with special reference to therapeutic amniocentesis. *Acta Obstet Gynecol Scand* 1990;69:297.
56. De Lia J, Emery MG, Sheafor SA, et al. Twin transfusion syndrome: successful *in utero* treatment with digoxin. *Int J Gynaecol Obstet* 1985;23:197.
57. Senat MV, Deprest J, Boulvain M, et al. Endoscopic laser surgery versus serial amnioreduction for severe twin-to-twin transfusion syndrome. *N Engl J Med* 2004;351:136.
58. Urig MA, Clewell WH, Elliott JP. Twin-twin transfusion syndrome. *Am J Obstet Gynecol* 1990;163:1522.
59. Chescheir NC, Seeds JW. Polyhydramnios and oligohydramnios in twin gestations. *Obstet Gynecol* 1988;71:882.
60. Pretorius DH, Mahony BS. Twin gestations. In: Nyberg DA, Mahony BS, Pretorius DH, eds. *Diagnostic ultrasound of fetal anomalies*. Chicago, IL: Year Book Medical, 1990:609.
61. Mahony BS, Petty CN, Nyberg DA, et al. The "stuck twin" phenomenon: ultrasonographic findings, pregnancy outcome, and management with serial amniocenteses. *Am J Obstet Gynecol* 1990;163:1513.
62. Smith GCS, Pell JP, Dobbie R. Birth order, gestational age, and risk of delivery related perinatal death in twins: retrospective cohort study. *BMJ* 2002;325:1004.
63. Young BK, Suidan J, Antoine C, et al. Differences in twins: the importance of birth order. *Am J Obstet Gynecol* 1985;151:915.
64. Deale CJ, Cronje HS. A review of 367 triplet pregnancies. *S Afr Med J* 1984;66:92.
65. Creinin M, MacGregor S, Socol M, et al. The Northwestern University triplet study. IV. Biochemical parameters. *Am J Obstet Gynecol* 1988;159:1140.
66. Iffy L, Lavenhar MA, Jakobovits A, et al. The rate of early intrauterine growth in twin gestation. *Am J Obstet Gynecol* 1983;146:970.
67. Newton W, Keith L, Keith D. The Northwestern University multihospital twin study. IV. Duration of gestation according to fetal sex. *Am J Obstet Gynecol* 1984;149:655.
68. Sassoon DA, Castro LC, Davis JL, et al. Perinatal outcome in triplet versus twin gestations. *Obstet Gynecol* 1990;75:817.
69. Collins MS, Bleyl JA. Seventy-one quadruplet pregnancies: management and outcome. *Am J Obstet Gynecol* 1990;162:1384.
70. Hendricks CH. Twinning in relation to birth weight, mortality, and congenital anomalies. *Obstet Gynecol* 1966;27:47.
71. Naeye RL, Benirschke K, Hagstrom JW, et al. Intrauterine growth of twins as estimated from liveborn birth-weight data. *Pediatrics* 1966;37:409.
72. Wilson RS. Twins: measures of birth size at different gestational ages. *Ann Hum Biol* 1974;1:57.
73. Arbuckle TE, Sherman GJ. An analysis of birth weight by gestational age in Canada. *CMAJ* 1989;140:157.
74. Jones JS, Newman RB, Miller MC. Cross-sectional analysis of triplet birth weight. *Am J Obstet Gynecol* 1991;164:135.
75. Dubois S, Dougherty C, Duquette MP, et al. Twin pregnancy: the impact of the Higgins Nutrition Intervention Program on maternal and neonatal outcomes. *Am J Clin Nutr* 1991;53:1397.
76. Reisner SH, Forbes AE, Cornblath M. The smaller of twins and hypoglycemia. *Lancet* 1965;144:524.
77. Babson SG, Phillips DS. Growth and development of twins dissimilar in size at birth. *N Engl J Med* 1973;289:937.
78. Muhlhauser BS, Hancock SN, Bloomfield FH, et al. Are twins growth restricted? *Pediatr Res* 2011;70:117.
79. Petterson B, Nelson KB, Watson L, et al. Twins, triplets and cerebral palsy in births in Western Australia in the 1980s. *BMJ* 1993;307:1239.
80. Erickson A, Kallen B. Congenital malformations in infants born after IVF: a population based study. *Hum Reprod* 2001;16:504.
81. Van Steirteghem A, Bonduelle M, Liebaers I, et al. Children born after assisted reproductive technology. *Am J Perinatol* 2002;19:59.
82. Benirschke K, Temple WW, Bloor CM. Conjoined twins: nosology and congenital malformations. *Birth Defects Orig Artic Ser* 1978;16:179.
83. Schmidt W, Heberling D, Kubli F. Antepartum ultrasonographic diagnosis of conjoined twins in early pregnancy. *Am J Obstet Gynecol* 1981;139:961.
84. Edmonds LD, Layde PM. Conjoined twins in the United States, 1970–1977. *Teratology* 1985;25:30.
85. Pass MA, Khare S, Dillon HC Jr. Twin pregnancies: incidence of group B streptococcal colonization and disease. *J Pediatr* 1980;97:635.
86. Schuchat A, Oxtoby M, Cochi S, et al. Population-based risk factors for neonatal group B streptococcal disease: results of a cohort study in metropolitan Atlanta. *J Infect Dis* 1990;162:672.
87. Schuchat A, Deaver-Robinson K, Plikaytis BD, et al. Multistate case–control study of maternal risk factors for neonatal group B streptococcal disease. *Pediatr Infect Dis J* 1994;13:623.
88. Benirschke K. Routes and types of infection in the fetus and the newborn. *Am J Dis Child* 1960;99:714.
89. Mascola L, Ewert DP, Eller A. Listeriosis: a previously unreported medical complication in women with multiple gestations. *Am J Obstet Gynecol* 1994;170:1328.
90. Simoes EA, King SJ, Lehr MV, et al. Preterm twins and triplets. A high-risk group for severe respiratory syncytial virus infection. *Am J Dis Child* 1993;147:303.
91. Beal S. Sudden infant death syndrome in twins. *Pediatrics* 1989;84:1038.
92. Tomashek KM, Wallman C. Cobedding twins and higher-order multiples in a hospital setting. *Pediatrics* 2007;120:1359.
93. Flidel-Rimon O, Shinwell ES. Breast feeding twins and high multiples. *Arch Dis Child Fetal Neonatal Ed* 2006;91:F377.
94. Goshen-Gottstein ER. The mothering of twins, triplets and quadruplets. *Psychiatry* 1980;43:189.
95. Tanimura M, Matsui I, Kobayashi N. Child abuse of one of a pair of twins in Japan. *Lancet* 1990;336:1298.
96. Groothuis JR, Altemeier WA, Rubarge JP, et al. Increased child abuse in families with twins. *Pediatrics* 1982;70:769.
97. Minde K, Corter C, Goldberg S, et al. Maternal preference between premature twins up to age four. *J Am Acad Child Adolesc Psychiatry* 1990;29:367.
98. Record RG, McKeown T, Edwards JH. An investigation of the difference in measured intelligence between twins and single births. *Ann Hum Genet* 1970;34:11.
99. Silva PA, Crosado B. The growth and development of twins compared with singletons at ages 9 and 11. *Aust Paediatr J* 1985;21:265.
100. Kragt H, Huisjes HJ, Touwen BC. Neurobiological morbidity in newborn twins. *Eur J Obstet Gynecol Reprod Biol* 1985;19:75.
101. Morley R, Cole TJ, Powell R, et al. Growth and development in premature twins. *Arch Dis Child* 1989;64:1042.
102. Jefferies CA, Hofman PL, Knoblauch H, et al. Insulin resistance in healthy prepubertal twins. *J Pediatr* 2004;144:608.

PARTE 4

O Recém-Nascido

25 Controle da Respiração | Maturação e Distúrbios Clínicos Associados

Nicole R. Dobson, Mark W. Thompson e Carl E. Hunt

INTRODUÇÃO

O feto realiza movimentos respiratórios *in utero* cujas características e frequência se modificam durante toda a gestação. Além de ser importante para o desenvolvimento pulmonar, a maturação do controle respiratório é essencial para assegurar o sucesso da transição da respiração fetal episódica para a respiração pós-natal contínua. O controle da respiração é imaturo em recém-nascidos (RNs) pré-termo e é progressivamente mais imaturo quanto menor for a idade gestacional ao nascimento. Em consequência desta imaturidade, sinais/sintomas clínicos relacionados a apneia, bradicardia e hipoxia intermitente são comuns nas semanas iniciais da vida e podem continuar além da idade equivalente ao termo em RNs extremamente pré-termo. Neste capítulo, a respiração fetal, o início da respiração ao nascimento e a imaturidade do controle da respiração em RNs pré-termo são revisados primeiro. Em seguida, descrevemos as manifestações clínicas da respiração imatura, incluindo as pausas respiratórias e a respiração periódica, apneia, apneia da prematuridade e suas possíveis consequências clínicas adversas. Finalmente, revisamos também três distúrbios clínicos em virtude dos quais os RNs pré-termo correm risco aumentado após a alta da UTI neonatal: síndrome de morte súbita do lactente (SMSL), eventos com aparente risco à vida (ALTE) e transtornos respiratórios do sono (TRS) (apneia do sono).

MATURAÇÃO DO CONTROLE AUTÔNOMO DA RESPIRAÇÃO

Respiração fetal

Estudos em modelos animais e fetos humanos demonstraram uma progressão da maturação nos movimentos respiratórios fetais durante a gestação, que podem ser alterados por uma diversidade de informações farmacológicas e fisiológicas. Em seres humanos, os movimentos respiratórios fetais têm sido caracterizados em resposta à condição materna e como um possível indicador da condição fetal global. Independentemente da idade gestacional, a respiração fetal não é um processo contínuo; períodos de apneia significativos, com duração de até 2 horas, ocorrem até mesmo em fetos próximos do termo e em geral são mais frequentes e de mais longa duração nas idades gestacionais mais jovens (1). Durante os períodos de movimentação respiratória frequente, os padrões de ambas as respirações regulares e irregulares são documentados por meio das movimentações da parede torácica/abdominal e por meio de ultrassonografia com Doppler que avalia o fluxo do líquido traqueal (2). Os movimentos respiratórios fetais exibem um ritmo circadiano, com aumentos bem documentados durante determinados períodos do dia. A condição materna, em particular o estado da glicemia materna, pode apresentar efeitos significativos sobre a frequência respiratória fetal, com aumentos bem documentados na frequência respiratória fetal após uma sobrecarga de glicose à mãe. Esta resposta à sobrecarga de glicose materna é mais pronunciada quando a mãe está em jejum (3).

A respiração fetal apresenta alguma utilidade clínica na avaliação do bem-estar fetal. Diversos estudos documentaram a diminuição da atividade respiratória fetal associada à saúde fetal inadequada, e esta diminuição da atividade, junto a outras medidas do bem-estar fetal, pode ser útil na orientação do manejo obstétrico (4). O padrão respiratório fetal responde a uma diversidade de manipulações farmacológicas e fisiológicas. A respiração fetal aumenta se a mãe inala CO_2 (5). A hiperóxia materna não altera os movimentos respiratórios fetais ou o padrão em fetos com crescimento normal, próximos ao termo, mas os fetos com crescimento restrito exibem um aumento na frequência respiratória com a hiperóxia materna (6). Tocolíticos, indometacina e terbutalina aumentam os movimentos respiratórios fetais quando administrados durante o trabalho de parto prematuro (7).

Estudos em animais aumentam os dados ultrassonográficos de seres humanos e proporcionam um quadro mais claro do desenvolvimento da maturação do controle respiratório. A atividade respiratória fetal em ovelhas tem início precocemente na prenhez, surge a partir de estímulos mediados centralmente e ocorre primariamente durante períodos de atividade eletrocortical de baixa voltagem (sono REM) (8). O sono REM compreende aproximadamente 40% da vida fetal durante o último trimestre em ovelhas. A respiração também ocorre durante períodos de atividade eletrocortical de alta voltagem (sono tranquilo), mas é apenas episódica e em geral associada a descargas musculares (9). Dados em animais também confirmaram que o padrão respiratório fetal é alterado em resposta a distúrbios fisiológicos (ou seja, hipercarbia, hipoxia, hiperóxia) (10,11). Em resposta à hipercapnia, o feto aumenta a frequência respiratória e o volume corrente, o que sugere a quimiorrecepção central intacta. A resposta fetal à hipoxia aparenta ser mediada centralmente e resulta na diminuição da atividade neuronal e na diminuição ou ausência de movimentos respiratórios fetais, mas os quimiorreceptores periféricos também podem contribuir para a ausência da resposta "adulta" à hipoxia de um aumento na frequência respiratória e no volume corrente.

Início da respiração ao nascimento

Apesar da intensificação da compreensão sobre a maturação do controle respiratório fetal, a nossa compreensão permanece incompleta a respeito dos fatores responsáveis pelo início e pela manutenção de um padrão regular ao nascimento (12). O desenvolvimento e a manutenção da respiração no RN provavelmente ocorrem em virtude de uma interação complexa dos estímulos sensoriais e das informações de ambos os quimiorreceptores centrais e periféricos (Figura 25.1). O nível basal da descarga do quimiorreceptor fetal se adapta à Pa_{O_2} fetal e o aumento de diversas vezes na Pa_{O_2} ao nascimento silencia os quimiorreceptores (13). Entretanto, durante a transição fetal para neonatal, os quimiorreceptores periféricos podem não ser silenciados completamente, conforme evidenciado pelo fato de que o O_2 suplementar,

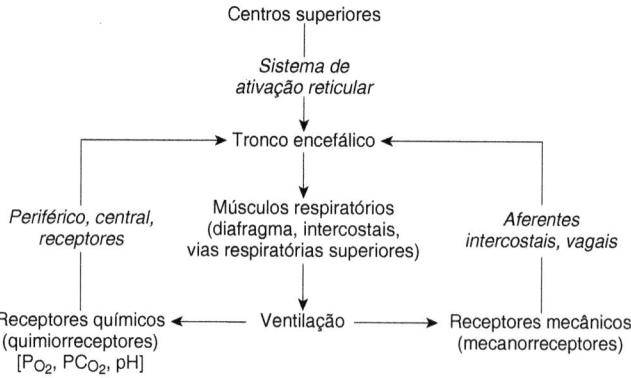

Figura 25.1 Principais fatores que influenciam o controle respiratório. P_{CO_2}, pressão parcial de dióxido de carbono; P_{O_2}, pressão de oxigênio. Reimpressa de Martin RJ, Miller MJ, Carlo WA. Pathogenesis of apnea in preterm infants. *J Pediatr* 1986;109:733-741, com permissão.

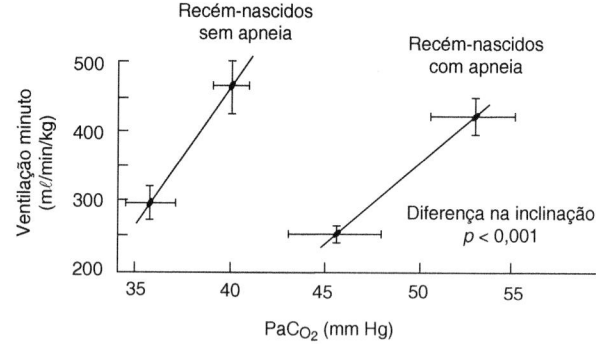

Figura 25.2 Curvas de resposta ao CO_2 para recém-nascidos pré-termo com e sem apneia da prematuridade. Pa_{CO_2}, pressão de dióxido de carbono arterial. Reimpressa de Gerhardt T, Bancalari E. Apnea of prematurity: I. Lung function and regulation of breathing. *Pediatrics* 1984;74:58-62, com permissão.

em comparação ao ar ambiente ao nascimento, pode adiar o início do primeiro choro e da ventilação contínua posteriormente. O grau de maturação nos centros respiratórios centrais também parece ser importante, tendo em vista que as respostas aos estímulos respiratórios no RN a termo são mais desenvolvidas do que no RN prematuro.

Respiração neonatal

Estudos em RNs humanos e animais forneceram percepções importantes para a compreensão da geração do ritmo respiratório (14). O controle e a manutenção da respiração normal estão localizados em grande parte nos centros de controle respiratório da região bulbopontina do tronco encefálico. Os neurônios nessa área respondem a múltiplas informações aferentes para a modulação do seu próprio ritmo inerente e fornecem resultados eferentes para os músculos do controle respiratório. As múltiplas informações aferentes induzem a modulação dos resultados eferentes do centro respiratório central para os pulmões e os músculos respiratórios e das vias respiratórias. Estas informações aferentes são "categorizadas" pelo centro de controle respiratório; algumas informações causam uma resposta instantânea no resultado do centro de controle, enquanto outras atuam apenas para "modelar" a resposta respiratória, resultando em pequenas alterações no resultado muscular, no volume corrente e no tônus das vias respiratórias (15). Entre estas informações encontram-se os sinais dos quimiorreceptores centrais e periféricos, receptores da distensão pulmonar, e neurônios corticais e do sistema reticular ativador. Esses aportes aferentes e respostas eferentes do centro respiratório central estão resumidos na Figura 25.1. O sono também pode apresentar um efeito profundo sobre o padrão respiratório, embora com frequência seja difícil classificar o estado do sono em RNs pré-termo.

No adulto, estas múltiplas informações aferentes atuam nos neurônios dentro do centro de controle respiratório e proporcionam uma resposta bem integrada às perturbações no sistema e padrões respiratórios característicos. Por exemplo, o aumento da frequência e da profundidade respiratória resultará, caracteristicamente, da ativação de quimiorreceptores centrais em resposta à hipercarbia. Entretanto, no RN e especialmente no RN pré-termo, estas não são tão bem organizadas e são de menor magnitude, e a apneia com dessaturação e/ou bradicardia associada é um resultado comum desta resposta desorganizada ou imatura às múltiplas informações aferentes.

A quimiossensibilidade central à hipercarbia é diminuída em RNs pré-termo e não está relacionada a quaisquer limitações mecânicas da ventilação (16). A inclinação da curva de resposta ao CO_2 (Figura 25.2) aumenta significativamente entre 29 a 32 e 33 a 36 semanas de gestação, especialmente em RNs sem apneia clinicamente evidente. A causa desta diminuição da sensibilidade dos centros respiratórios centrais ao CO_2 em RNs pré-termo está relacionada à imaturidade do sistema nervoso central, conforme indicado pela diminuição das conexões sinápticas e pela arborização dendrítica incompleta.

RNs pré-termo e a termo, até aproximadamente 3 semanas de idade pós-natal, apresentam uma resposta bifásica característica à hipoxia, que é razoavelmente diferente daquela de crianças mais velhas. Em contraste com a hiperventilação sustentada em RNs mais velhos, os RNs pré-termo apresentam apenas hiperventilação transitória, com duração de 30 segundos a um minuto, seguida pela depressão ventilatória progressiva, apesar da continuação das baixas concentrações de oxigênio inspirado. A resposta hiperventilatória inicial pode estar completamente reduzida em RNs extremamente prematuros. Esta hiperventilação transitória inicial provavelmente ocorre em resposta às informações de quimiorreceptores periféricos, e a depressão hipóxica subsequente aparenta ocorrer no mínimo primariamente em virtude da diminuição da atividade de quimiorreceptores periféricos mediados centralmente secundária à inibição descendente do tronco encefálico superior, mesencéfalo ou de estruturas mais superiores (16).

Além da maturação da quimiorrecepção central, os quimiorreceptores periféricos amadurecem progressivamente ao longo das primeiras semanas de vida em RNs a termo e pré-termo, conforme manifestado por meio da diminuição na ventilação com hiperóxia e da resposta ventilatória hipóxica (13). A magnitude da depressão ventilatória que ocorre com a hiperóxia aguda é relativamente reduzida em RNs pré-termo e a magnitude da depressão ventilatória hipóxica é maior em RNs pré-termo com AP sintomática. Entretanto, ainda não está claro em qual extensão, se houver, a quimiorrecepção periférica imatura ou madura está associada aos sintomas da apneia. A ativação dos quimiorreceptores periféricos desempenha um papel no término da apneia, mas a ativação excessiva dos quimiorreceptores periféricos pode desestabilizar o padrão respiratório na apneia da prematuridade e exacerbar a magnitude da apneia e da bradicardia associada e da hipoxia intermitente. Portanto, os quimiorreceptores carotídeos podem ser importantes, não apenas na excitação da estimulação em virtude da dessaturação associada à apneia e, portanto, no término da apneia, mas também na potencialização do risco da ocorrência. A magnitude da apneia não aparenta estar correlacionada à maturação da resposta ventilatória à hipoxia aguda, com menos apneia e hipoxia intermitente presentes nas semanas iniciais da vida e o aumento dos sintomas relacionados à apneia nas semanas mais posteriores com a maturação da quimiorreceptividade carotídea e a maior sensibilidade à hipoxia aguda (13).

Portanto, é provável que os aportes centrais e periféricos sejam importantes no início e no término da apneia (16). A coordenação dos aportes fásicos e tônicos para a determinação dos ritmos respiratórios ainda não é completamente compreendida, mas o controle autônomo estável da respiração parece envolver múltiplos aportes fásicos, aleatórios e descendentes. Os reflexos das vias respiratórias superiores também podem atuar na inibição da respiração, particularmente em RNs pré-termo. Existem múltiplas fibras sensoriais aferentes nas vias respiratórias superiores e a estimulação destas fibras por diversos mecanismos pode resultar em respostas respiratórias anormais. As respostas à estimulação das fibras aferentes das vias respiratórias superiores podem ser muito modificadas com a maturação. A pressão negativa nas vias respiratórias superiores em RNs humanos resulta na depressão da ventilação. Esta inibição pode contribuir para a apneia central que, com frequência, segue as respirações obstruídas (Figura 25.3). Quando ocorre a obstrução das vias respiratórias superiores, o RN realiza esforços respiratórios contra esta obstrução, e o resultante aumento da pressão negativa nas vias respiratórias superiores pode resultar na inibição reflexa da contração diafragmática. Por causa da resposta embotada à hipercarbia e à depressão ventilatória hipóxica, RNs pré-termo menos maduros com apneia podem não conseguir se recuperar espontaneamente e, portanto, é mais provável que precisem de intervenção ativa.

A ativação dos receptores da mucosa laríngea pode desencadear fortes reflexos protetores das vias respiratórias em ambos os RNs, a termo e pré-termo. Este quimiorreflexo laríngeo pode resultar em respostas autônomas, incluindo apneia, bradicardia, hipotensão, fechamento de vias respiratórias superiores e deglutição (16). Embora este quimiorreflexo seja um contribuinte importante para a apneia relacionada à aspiração e para a bradicardia, não existe uma relação clara com a apneia da prematuridade.

Genética do controle da respiração

Estudos genéticos recentes relacionados à regulação autônoma do tronco encefálico intensificaram a nossa compreensão sobre o desenvolvimento normal da regulação respiratória (17). Estudos em animais de inativação direcionada de genes identificaram múltiplos genes envolvidos no desenvolvimento do controle respiratório pelo tronco encefálico pré-natal, incluindo a responsividade à excitação. Durante a embriogênese, a sobrevida de populações celulares específicas que compõem a rede neuronal respiratória é regulada por neurotrofinas, uma família de multigenes de fatores de crescimento e receptores. O fator neurotrófico derivado do cérebro (BDNF) é necessário para o desenvolvimento do comportamento respiratório normal em camundongos, e camundongos recém-nascidos com ausência do BDNF funcional exibem depressão ventilatória associada à aparente perda de aporte quimioaferente periférico. A ventilação está deprimida e o impulso ventilatório hipóxico é deficiente ou não existe.

O *Krox-20*, um gene homeobox, aparenta ser necessário para o desenvolvimento normal do gerador do padrão respiratório (18). Mutantes nulos do *Krox-20* exibem um ritmo respiratório anormalmente lento e aumento da incidência de pausas respiratórias, e esta depressão respiratória pode ser adicionalmente modulada pelas encefalinas endógenas. A ausência do *Krox-20* pode resultar na ausência de um grupo de neurônios reticulares promotores do ritmo localizado na ponte caudal e, portanto, pode ser uma causa de apneia com risco à vida.

As vias colinérgicas muscarínicas do tronco encefálico são importantes na responsividade ventilatória ao dióxido de carbono (CO_2). O sistema muscarínico se desenvolve a partir da crista neural e o proto-oncogene *ret* é importante para este desenvolvimento (17). Camundongos *knockout ret* apresentam depressão da resposta ventilatória à hipercarbia, que implica a ausência do

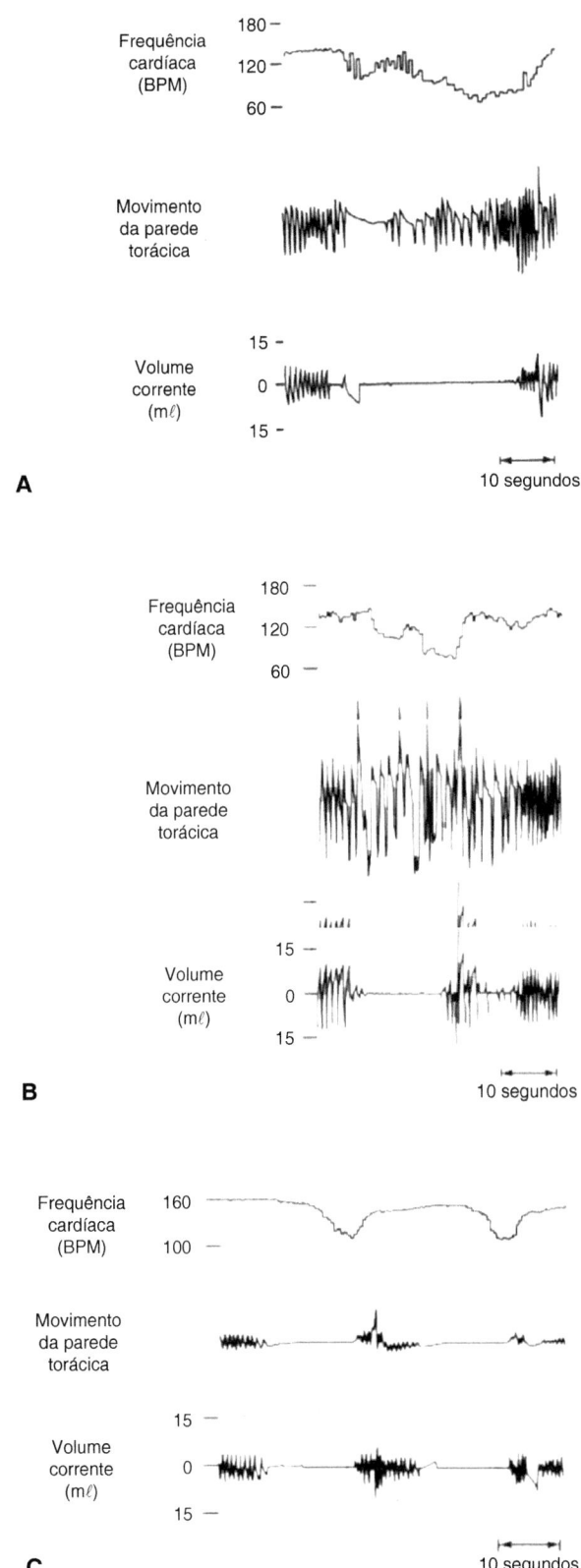

Figura 25.3 Exemplos de episódios de apneia mista, obstrutiva e central que ocorrem na apneia da prematuridade. A. Apneia mista. Respirações obstruídas precedem e seguem uma pausa respiratória central. **B.** Apneia obstrutiva. Os esforços respiratórios continuam, embora não haja fluxo de ar nasal. **C.** Apneia central. Não há fluxo de ar nasal nem esforços respiratórios. BPM, batimentos por minuto. Reimpressa de Miller MJ, Martin RJ, Carlo WA. Diagnostic methods and clinical disorders in children. In: Edelman NH, Santiago TV, eds. *Breathing disorders of sleep.* New York: Churchill Livingstone, 1986:157-180, com permissão.

gene *ret* como uma causa do comprometimento da responsividade hipercárbica. A diminuição da responsividade ventilatória à hipercarbia também foi demonstrada em camundongos recém-nascidos machos heterozigotos em relação ao *Mash-1*. Existe uma ligação molecular entre o *ret* e o *Mash-1* e o último é expresso em neurônios embrionários em derivados da crista neural vagal e nos neurônios do *locus* cerúleo do tronco encefálico, uma área envolvida na responsividade à excitação.

A serotonina (5-HT) é um neurotransmissor difuso, que afeta o controle cardiovascular e modula a atividade do relógio circadiano. Os receptores serotoninérgicos no tronco encefálico são componentes críticos do impulso respiratório. Múltiplos genes estão envolvidos no controle da síntese, do armazenamento, da captação pelas membranas e do metabolismo da serotonina (17). Já foram identificados polimorfismos na região promotora do gene da proteína transportadora da 5-HT localizado no cromossomo 17 e as variações na região promotora do gene aparentam participar na captação pela membrana e na regulação da serotonina. Já foram descritos diversos polimorfismos de transportadores, que podem ocorrer com maior frequência na SMSL do que em RNs de controle, mas não estão disponíveis dados relacionados à maturação do controle da respiração em RNs pré-termo em geral ou na apneia da prematuridade em particular. Portanto, não existem dados sobre o possível papel dos polimorfismos relacionados à serotonina na determinação da extensão das manifestações clínicas da apneia da prematuridade. Entretanto, a maior concordância em relação à apneia da prematuridade entre gêmeos monozigóticos do que em gêmeos dizigóticos do mesmo sexo sugere uma contribuição genética (19).

Estes estudos ilustram os fundamentos genéticos possivelmente importantes do controle da respiração neonatal. Contudo, são necessários estudos adicionais para compreender melhor a regulação do desenvolvimento destes genes direcionados e a sua influência sobre a maturação dos centros respiratórios e dos quimiorreceptores periféricos fetais/neonatais.

MANIFESTAÇÕES CLÍNICAS DA RESPIRAÇÃO IMATURA

Pausas respiratórias e respiração periódica

As manifestações clínicas da regulação autônoma imatura da respiração incluem pausas respiratórias breves, apneia, bradicardia e dessaturação. As pausas respiratórias ocorrem comumente em ambos os RNs pré-termo e a termo e se manifestam tipicamente como a respiração periódica. A respiração periódica é um padrão de respiração regular, que é alternada com pausas respiratórias, que persistem por até no mínimo três ciclos da respiração. As pausas têm uma duração de no mínimo três segundos e podem durar por 5 a 10 segundos ou mais (20). Tem sido relatado que a prevalência da respiração periódica é tão elevada quanto de 80% em RNs a termo e pode se aproximar dos 100% em RNs pré-termo com peso extremamente baixo ao nascimento (21,22). A prevalência diminui com o aumento da idade pós-natal e pós-menstrual (IPM) e aparenta alcançar o nadir em aproximadamente 44 semanas de IPM (23). A respiração periódica resulta primariamente da quimiorrecepção central imatura, mas a resposta dos quimiorreceptores periféricos à hipoxia intermitente também pode contribuir para a respiração periódica (16).

A respiração periódica é comum, especialmente em RNs pré-termo, mas este padrão respiratório provavelmente não é benigno quando associado a pausas respiratórias mais longas ou a apneia, hipoxia intermitente e/ou bradicardia. Particularmente em RNs pré-termo mais imaturos, a ventilação minuto pode diminuir significativamente durante os episódios de respiração periódica, e a saturação de oxigênio pode diminuir até níveis hipoxêmicos, associados a pausas respiratórias mais longas e aumento do tempo despendido na respiração periódica. A taxa de diminuição na saturação de oxigênio associada às pausas respiratórias também pode estar relacionada à oxigenação basal, que em RNs pré-termo pode ser adversamente afetada não apenas pela redução dos volumes pulmonares, mas também pela extensão da doença pulmonar. As pausas respiratórias intermitentes da respiração periódica estão tipicamente associadas à hipoxia intermitente e às desacelerações da frequência cardíaca ou até mesmo à bradicardia, e cada vez mais evidências sugerem que a hipoxia intermitente pode estar associada a consequências adversas em mais longo prazo (discutidas em mais detalhes na seção posterior) (24,25). A hipoxia intermitente e a bradicardia intermitente associadas à respiração periódica típica não são clinicamente evidentes e são documentadas apenas por meio da revisão dos registros da oximetria de pulso contínua (26,27).

A respiração periódica aparenta ocorrer predominantemente durante o sono REM, mas também ocorre durante o sono tranquilo (20). Durante o sono tranquilo, a respiração periódica é "regular", com durações consistentes dos períodos apneicos e respiratórios, enquanto durante o sono REM, a respiração periódica tende a ser irregular, com durações inconsistentes do ciclo. Tendo em vista que os RNs mais imaturos em geral passam mais tempo dormindo e que a maior parte deste tempo de sono é caracterizada pela respiração periódica, estes RNs podem vivenciar quantidades significativas de hipoxia intermitente (27).

Apneia

Contrariamente às pausas respiratórias mais breves observadas com a respiração periódica, as cessações da ventilação com duração superior a 15 a 20 segundos em geral são rotuladas como apneia, especialmente se associadas a bradicardia e/ou dessaturação. O mecanismo da bradicardia associada à apneia em RNs pré-termo não foi totalmente elucidado (16). Algumas evidências sugerem que esta bradicardia é uma consequência da estimulação hipóxica dos quimiorreceptores carotídeos relacionada à apneia, mas em alguns casos, a bradicardia ocorre coincidentemente à apneia, sugerindo um mecanismo do tronco encefálico (Figura 25.4). A bradicardia ocorre com mais frequência com as durações mais longas da apneia e normalmente em seguida à dessaturação de oxigênio (28). Ocasionalmente, a bradicardia pode seguir a apneia sem dessaturação. Estes eventos podem ser mediados pela estimulação do nervo vago.

Os episódios apneicos são subclassificados como centrais, obstrutivos, ou mistos (29). A Figura 25.3 demonstra os padrões respiratórios durante estes eventos. As apneias centrais resultam da

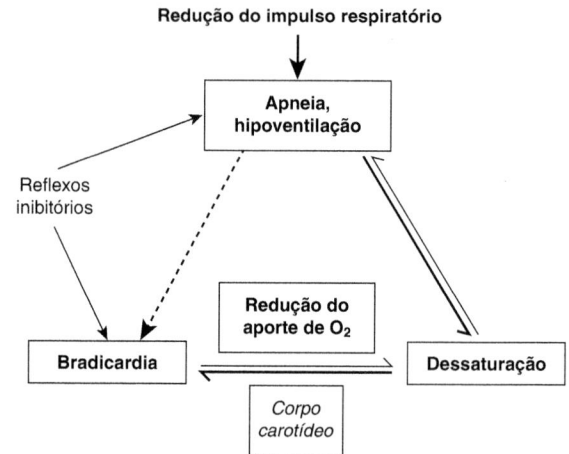

Figura 25.4 Mecanismos fisiológicos propostos por meio dos quais a apneia resulta em bradicardia reflexa. Isto pode ocorrer secundariamente à hipoxemia ou por meio da estimulação dos aferentes das vias respiratórias superiores. Reimpressa de Martin RJ, Wilson CG. Apnea of prematurity. *Compr Physiol* 2012;2:2923–2931, com permissão.

ausência de esforço respiratório. As apneias obstrutivas (respirações obstruídas) também são de origem central, mas estão relacionadas à ausência de controle neuromuscular da permeabilidade das vias respiratórias superiores, e não à ausência de estimulação diafragmática inspiratória. As apneias obstrutivas são caracterizadas pela cessação do fluxo de ar inspiratório para dentro dos pulmões, apesar da persistência do esforço respiratório. As apneias mistas representam uma combinação de ausência de esforço respiratório (apneia central) e respirações obstruídas.

Existem múltiplos possíveis fatores etiológicos que levam à apneia sintomática nos RNs pré-termo e a termo (Quadros 25.1 e 25.2). São necessárias avaliações clínicas e laboratoriais para excluir condições em relação às quais é indicado um tratamento específico. Não existem dados sistemáticos sobre a prevalência em relação à apneia sintomática em RNs a termo, mas a maior parte das ocorrências apresentará uma causa clínica identificável (Quadro 25.2). Aproximadamente 70% dos RNs pré-termo com menos de 1.500 g apresentarão pelo menos um episódio clinicamente observado de apneia sintomática durante a estadia na UTI neonatal, e aproximadamente 20% destes RNs apresentarão uma causa clínica específica (Quadro 25.1). Os outros 80% dos RNs pré-termo com apneia sintomática não apresentam outra causa patológica específica além da imaturidade do controle da respiração e, por exclusão, considera-se então que eles apresentam apneia da prematuridade, a manifestação mais importante e prevalente da imaturidade do controle respiratório em RNs pré-termo.

Apneia da prematuridade

Fisiopatologia

A maturação do controle cardiorrespiratório e a evolução clínica dos RNs prematuros com apneia da prematuridade são paralelas entre si. A apneia da prematuridade é uma consequência direta da imaturidade dos centros de controle respiratório do tronco encefálico, mas diversos fatores contribuem para o desenvolvimento da apneia, incluindo a alteração das respostas ventilatórias à hipercapnia e à hipoxia (ver a seção "Respiração neonatal"). Além disso, a fadiga diafragmática pode contribuir para o desenvolvimento da apneia da prematuridade (28). Não é possível, com parte do cuidado clínico de rotina, quantificar o grau de imaturidade dos sistemas de controle cardiorrespiratório autônomos do tronco encefálico. Entretanto, a maturação auditiva do tronco encefálico pode ser quantificada por mensurações seriadas do tempo de condução do tronco encefálico a partir da resposta evocada auditiva (intervalo da onda VI) (30), e os núcleos auditivos do tronco encefálico estão localizados bem próximo aos centros cardiorrespiratórios. A diminuição dos tempos de condução auditiva do tronco encefálico ocorre com o avanço da idade gestacional, em virtude da melhora da eficiência sináptica e da mielinização. Os tempos de condução do tronco encefálico longos em relação às respostas evocadas auditivas estão fortemente associados aos episódios clínicos de apneia da prematuridade. Tendo em vista que nem todos os RNs pré-termo de muito baixo peso (MBP) desenvolvem apneia da prematuridade e que a gravidade varia entre os RNs afetados da mesma idade gestacional, outros fatores genéticos e/ou ambientais também são importantes. O modelo dos gêmeos tem sido utilizado para estimar as contribuições relativas das influências genéticas e ambientais na AP (19). Neste estudo, houve maior concordância em relação à apneia da prematuridade entre os gêmeos monozigóticos do que entre os gêmeos dizigóticos do mesmo sexo, sugerindo uma contribuição genética. A análise de adequação ao modelo avançada revelou uma forte influência genética em relação à apneia da prematuridade e a hereditariedade global foi de 87%. Os fatores genéticos contribuíram significativamente para a suscetibilidade à apneia da prematuridade no sexo masculino, mas houve uma combinação de fatores genéticos e ambientais nas RNs. A importância dos fatores de risco genéticos específicos e das interações dos genes com o ambiente ainda deve ser esclarecida.

Incidência e diagnóstico

Os critérios limiares para o diagnóstico não foram definidos objetivamente e não existem testes diagnósticos estabelecidos para apneia da prematuridade. Portanto, os dados de incidência relatados

QUADRO 25.1

Etiologia da apneia em recém-nascidos pré-termo.

Causa	Comentário
Idiopática	Apneia da prematuridade, com imaturidade do controle da respiração; modificada pelo estado do sono
Sistema nervoso central	Hemorragia intracraniana, convulsões, fármacos depressores, hipoxemia, hipotermia, hipertermia
Respiratória	Pneumonia, lesões obstrutivas em vias respiratórias, síndrome de angústia respiratória, reflexo laríngeo, paralisia frênica ou de cordas vocais, pneumotórax, hipoxemia, hipercarbia, oclusão nasal causada por tampões oculares para fototerapia, oclusão traqueal causada por flexão do pescoço
Cardiovascular	Insuficiência cardíaca, hipotensão, hipertensão arterial, hipovolemia, aumento do tônus vagal
Gastrintestinais	Distensão abdominal, peritonite. A apneia aumenta a probabilidade de RGE após um evento apneico. Não existem evidências que apoiem o RGE como causa da apneia
Infecções	Pneumonia, sepse, meningite
Metabólicas	Acidose, hipoglicemia, hipocalcemia, hiponatremia, hipernatremia
Hematológicas	Anemia

RGE, refluxo gastresofágico.
Adaptado de Hunt CE. Apnea and sudden infant death syndrome in strategies. In: Kliegman RM, ed. *Pediatric diagnosis and Therapy*. Philadelphia, PA: W.B. Saunders Co., 1996.

QUADRO 25.2

Etiologia da apneia em recém-nascidos a termo.

Causa	Comentário
Asfixia intraparto	Hipoxemia, acidose, depressão do tronco encefálico
Transferência placentária de depressor do sistema nervoso central	Narcóticos, sulfato de magnésio, anestésicos gerais
Obstruções de vias respiratórias	Atresia dos cóanos, macroglossia-hipoplasia mandibular (sequência de Pierre-Robin), membrana ou estenose traqueal, lesões expansivas em vias respiratórias
Distúrbios neuromusculares	Sucção/deglutição ausentes ou descoordenadas, sucção e respiração descoordenadas, miopatias ou neuropatias congênitas
Traumatismos	Hemorragia intracraniana, transecção da medula espinal, paralisia do nervo frênico
Infecções	Pneumonia, sepse, meningite
Sistema nervoso central	Convulsões, síndrome de hipoventilação central congênita, malformação de Arnold-Chiari, malformação de Dandy-Walker

Adaptado de Hunt CE. Apnea and sudden death syndrome in strategies. In: Kliegman RM, ed. *Pediatric diagnosis and Therapy*. Philadelphia, PA: W.B. Saunders Co., 1996.

não são baseados em critérios padronizados para o diagnóstico e variam de um valor mínimo inferior a 10% em RNs com apneia da prematuridade com 34 semanas de idade gestacional ou mais, até aproximadamente 60% nos com pesos ao nascimento inferiores a 1.500 g, e até um valor máximo superior a 85% entre os RNs com menos de 28 semanas de gestação (31,32). Os sintomas clínicos podem se manifestar no primeiro dia de vida em RNs com respiração espontânea, mas a frequência de ocorrência aumenta progressivamente depois disto. O pico da incidência ocorre 4 a 6 semanas após o nascimento, um período de tempo que corresponde ao aumento da quimiossensibilidade periférica e, portanto, de maior instabilidade respiratória (ver a seção "Respiração neonatal") (13,16,25).

Dos três tipos de episódios de apneia (central, obstrutivo, ou misto), as apneias mistas constituem a maioria dos episódios de apneia da prematuridade (Figura 25.3). Os episódios mistos começam com as respirações obstruídas ou com a apneia central, e podem ocorrer múltiplas alternâncias entre as respirações obstruídas e a apneia central em um único episódio. A identificação dos episódios individuais de apneia da prematuridade é baseada tipicamente nas observações, ao lado do leito, de apneia prolongada e cianose observada clinicamente, ou por meio da detecção da apneia central que dura no mínimo 20 segundos com a utilização de monitoramento cardiorrespiratório com base em impedância padrão, especialmente se acompanhada de bradicardia e/ou dessaturação de oxigênio suficiente para acionar o alarme do monitor. Para validar a significância clínica dos alarmes do monitor, os episódios aparentes detectados inicialmente pelo alarme necessitam de confirmação visual. Os episódios de apneia com confirmação visual associados às desacelerações da frequência cardíaca e à dessaturação são classificados como episódios sintomáticos. Não existe consenso em relação ao número limiar de episódios clínicos para fazer um "diagnóstico" da apneia da prematuridade, mas a maior parte dos médicos exige no mínimo um episódio sintomático confirmado visualmente, não relacionado a outra causa clínica (Quadro 25.1). A gravidade da apneia da prematuridade em pacientes individuais e o limiar para o início do tratamento são determinados pela frequência e pela gravidade dos episódios clinicamente observados subsequentes, mas a prática clínica é razoavelmente variável. Tendo em vista que os monitores cardiorrespiratórios com base em impedância não conseguem detectar diretamente as apneias obstrutivas, os episódios de apneia da prematuridade não serão detectados pelo monitoramento à beira do leito até que a apneia central tenha persistido por tempo suficiente para acionar o alarme do monitor, o limiar da bradicardia tenha sido alcançado, ou o alarme do oxímetro de pulso em relação a uma saturação de oxigênio baixa tenha soado. A respiração periódica e as pausas respiratórias isoladas inferiores a 20 segundos sem bradicardia ou dessaturação associada não são suficientes para justificar um diagnóstico de apneia da prematuridade.

Tratamento

Após a exclusão de outras causas clínicas de apneia (Quadros 25.1 e 25.2) e o estabelecimento do diagnóstico de apneia da prematuridade, estão disponíveis múltiplas estratégias de tratamento. RNs com anemia e hipoxemia intermitente em virtude de episódios de apneia da prematuridade podem apresentar redução do fornecimento de oxigênio tecidual e exacerbação adicional dos sintomas da apneia da prematuridade. Entretanto, estudos que avaliaram os efeitos de transfusões de sangue sobre a AP apresentaram resultados conflitantes (33,34). Alguns estudos sugerem que a transfusão pode ser útil para a melhora dos sintomas da AP apenas se o hematócrito basal for inferior a 25%. Os médicos devem abordar as questões a seguir ao considerar uma transfusão para a melhora dos sintomas relacionados à apneia da prematuridade (35):

Os sintomas estão relacionados à apneia da prematuridade de origem recente?

A apneia da prematuridade piorou à medida que a anemia se agravou?
O RN está recebendo oxigênio ou outro suporte ventilatório?
A frequência cardíaca basal aumentou?
As outras alterações do ritmo respiratório, tais como a respiração periódica, estão mais proeminentes?

As respostas afirmativas a estas questões aumentam a probabilidade de que uma transfusão possa melhorar os sintomas clínicos atribuídos à apneia da prematuridade.

Os critérios para a terapia farmacológica ou o suporte respiratório para a apneia da prematuridade variam entre os neonatologistas, e não existem diretrizes clínicas estabelecidas. Entretanto, o tratamento é indicado sempre que os episódios clínicos sejam recorrentes, não desapareçam espontaneamente ou em resposta à estimulação mínima, e estejam associados à bradicardia e à hipoxemia intermitente. Existem diversas terapias não farmacológicas para a apneia da prematuridade, mas a primeira linha de terapia em geral é uma metilxantina, normalmente a cafeína.

Metilxantinas | Cafeína, aminofilina, teofilina

As metilxantinas atuam tanto central quanto perifericamente para estimular a respiração. Elas ativam os centros respiratórios medulares e aumentam a sensibilidade ao CO_2, induzem a broncodilatação e intensificam a função diafragmática, levando ao aumento da ventilação minuto, à melhora do padrão respiratório e à redução da depressão respiratória hipóxica (36). Os efeitos colaterais das metilxantinas resultam de um aumento da taxa metabólica e da estimulação das catecolaminas, possivelmente levando ao retardo transitório do crescimento, à taquicardia e à irritabilidade. As metilxantinas podem ser administradas por via oral ou por via intravenosa. Todas as metilxantinas reduzem efetivamente a incidência de apneia, mas a cafeína em geral é preferida em virtude de menos efeitos colaterais, diferença entre nível terapêutico e tóxico mais ampla e meia-vida longa, que possibilita a administração 1 vez/dia (37,38). O Quadro 25.3 resume a administração recomendada de cafeína. O nível terapêutico recomendado para a cafeína é de 5 a 25 μg/mℓ, e geralmente não são observadas toxicidades até que os níveis excedam 40 μg/mℓ. O monitoramento de rotina do nível do fármaco não é recomendado, exceto se o RN demonstrar sintomas consistentes com toxicidade ou continuar a apresentar apneia com uma dose alta de manutenção.

Além de reduzirem a quantidade de episódios apneicos, as metilxantinas facilitam a extubação e reduzem a necessidade de ventilação mecânica (39). Estudos recentes revelaram diversos outros benefícios da cafeína, incluindo redução na displasia broncopulmonar (DBP), na necessidade de tratamento para a persistência do canal arterial (PCA) e da gravidade da retinopatia da

QUADRO 25.3		
Esquemas posológicos de citrato de cafeína.		
Idade (IPM)	Dose padrão (mg/kg)[a]	Dose alta (mg/kg)[a]
Nascimento até 34 semanas		
Dose de ataque	20	40 a 80
Dose de manutenção (1 vez/dia)	5 a 10	15 a 20
Dose de manutenção após 34 semanas	Nenhuma estabelecida	Não estudada

Não existe uma idade gestacional mínima ao nascimento conhecida para o tratamento. De modo geral, o tratamento é iniciado na primeira semana pós-natal e é tipicamente descontinuado após a resolução dos sintomas relacionados à apneia da prematuridade clinicamente aparentes.
[a]A dose de base de cafeína é 50% da dose de citrato de cafeína. As doses são idênticas para administração parenteral e oral.
Adaptado do Quadro 1, Dobson NR, Hunt CE. Caffeine use in neonates: indications, pharmacokinetics, clinical effects, outcomes. *Neoreviews* 2013;14(11):e540-e550.

prematuridade (ROP), bem como alguns benefícios para o neurodesenvolvimento a longo prazo (40,41). O Quadro 25.4 resume os benefícios e o risco da terapia com cafeína em RNs. O início do tratamento com cafeína nos primeiros 3 dias após o nascimento e o uso de doses de manutenção mais altas podem apresentar efeitos benéficos adicionais sobre os desfechos posteriores (36,42). A duração necessária do tratamento com uma metilxantina é altamente variável. A apneia da prematuridade melhora na medida em que os centros de controle respiratório do tronco encefálico amadurecem progressivamente, mas existe uma variação individual considerável na IPM, na qual a maturação é suficiente para eliminar os episódios clinicamente documentados. Em geral, quanto menor a idade gestacional ao nascimento, mais tardiamente os sintomas relacionados à apneia da prematuridade são resolvidos, com os RNs mais prematuros por vezes demonstrando sintomas relacionados à AP além da idade equivalente ao termo. Contudo, até a 33ª a 36ª semanas de IPM, ocorre resolução da maior parte dos sintomas óbvios relacionados à apneia e a terapia com metilxantina rotineiramente é descontinuada. Não existe um limiar objetivo para definir a resolução da apneia da prematuridade, de modo que os neonatologistas normalmente utilizarão uma combinação da IPM, do período de tempo desde o último episódio clínico documentado, e do estado clínico geral para decidir quando interromper o tratamento. Após a cessação da terapia, a maior parte dos médicos continuará a monitorar o RN por um período de tempo variável (3 a 8 dias) durante a queda do nível sérico, eliminação do fármaco, antes de concluir que o RN está pronto para receber alta. RNs com sintomas clínicos recorrentes de bradicardia ou cianose, relacionados à apneia da prematuridade, podem necessitar de reinstituição do tratamento clínico.

Suporte respiratório

Diversas formas de suporte respiratório tratam efetivamente a apneia da prematuridade, incluindo a pressão positiva contínua nas vias respiratórias nasais (CPAP), a ventilação com pressão positiva intermitente nasal, a cânula nasal com fluxo alto e a ventilação mecânica (ver o Capítulo 28 para uma discussão mais detalhada de cada modalidade). A CPAP, geralmente administrada com cânulas nasais (pressão positiva contínua nas vias respiratórias nasais [CPAPn]) a 4 a 6 cmH$_2$O, ajuda a prevenir o colapso laríngeo, levando a reduções significativas nos episódios de apneias obstrutivas e mistas. A CPAP reduz o trabalho da respiração e aumenta a capacidade residual funcional por meio da redução da atelectasia alveolar, o que melhora a oxigenação. A cânula nasal de alto fluxo também consegue produzir pressão de distensão contínua, especialmente em RNs de MBP, e pode apresentar benefícios comparáveis à CPAPn no tratamento da apneia da prematuridade (43). Entretanto, ainda existem preocupações a respeito da segurança e da eficácia da cânula nasal de alto fluxo em RNs prematuros, tendo em vista que a pressão de distensão contínua que é produzida é variável e imprevisível, dependente do tamanho do RN, do tamanho da cânula e da velocidade do fluxo (44,45). Se um RN continua a manifestar episódios sintomáticos recorrentes de apneia apesar da terapia com CPAP e metilxantina, a ventilação com pressão positiva intermitente nasal demonstra ser eficaz no tratamento da AP (46). Se um RN continua a apresentar episódios clinicamente significativos de bradicardia e/ou cianose secundárias à AP, apesar da terapia farmacológica ideal e da pressão positiva nas vias respiratórias não invasiva, então a intubação endotraqueal e a ventilação com pressão positiva são o último recurso para o tratamento. Tendo em vista que a intubação para o tratamento da AP é incomum, RNs com AP que necessitam de intubação também devem ser avaliados em relação a doenças intercorrentes, tais como sepse/meningite e convulsões.

Outras intervenções

O doxapram é um estimulante inespecífico do sistema nervoso central, por vezes utilizado na AP (29,47). RNs prematuros com apneia persistente, apesar da terapia com metilxantina máxima e da CPAPn, podem se beneficiar do doxapram. Em virtude da sua meia-vida curta e da absorção oral ou retal inadequada, o doxapram necessita de infusão intravenosa contínua. Em doses baixas, o doxapram intensifica a função de quimiorreceptores carotídeos, enquanto em doses mais altas, ele estimula diretamente os neurônios do controle respiratório central. Em doses baixas, efeitos colaterais significativos são incomuns, mas podem ocorrer aumento da pressão arterial e outros efeitos colaterais da estimulação das catecolaminas, incluindo hipertensão, taquicardia, irritabilidade, estado de hiperexcitabilidade, êmese e redução do limiar convulsivo (47). Embora ainda disponível em alguns países, incluindo nos EUA, o doxapram não é recomendado para uso em RNs, em virtude da preocupação a respeito do conservante álcool benzílico (29).

Outras intervenções não farmacológicas com eficácia incerta para a AP incluem estimulação sensorial, inalação de dióxido de carbono e cânula nasal que administra ar ambiente em fluxo baixo (29,48). Pequenos estudos ilustraram alguns benefícios destas terapias ao longo de períodos de tempo curtos, mas a teofilina é comprovadamente mais efetiva do que a inalação de CO_2 (49). São necessários estudos maiores, que investiguem a efetividade destas intervenções ao longo de períodos de tratamento mais longos, antes que estas terapias possam ser recomendadas para os cuidados de rotina.

Refluxo gastresofágico

Existia uma controvérsia significativa a respeito de o refluxo gastresofágico (RGE) realizar uma contribuição significativa para os episódios de apneia da prematuridade. Embora estudos indiquem que a estimulação das vias respiratórias superiores e, especialmente, dos receptores laríngeos, possa levar a influências inibitórias sobre os centros respiratórios centrais e à apneia subsequente, a preponderância dos dados de estudos em seres humanos indica que não existe ligação causal entre RGE e apneia da prematuridade (27,50,51). Apesar da visão clínica comum de que o refluxo

---

QUADRO 25.4

Benefícios e riscos da terapia com cafeína em recém-nascidos pré-termo.

Benefícios estabelecidos
  Trata a apneia da prematuridade
  Facilita a extubação e abrevia a duração da intubação
  Abrevia a duração da ventilação com pressão positiva e o uso de oxigênio suplementar
  Reduz a incidência de DBP
  Diminui a necessidade de tratamento da persistência do canal arterial
  Reduz a gravidade da retinopatia da prematuridade
  Melhora a função motora e a percepção visual no acompanhamento de 5 anos

Possíveis benefícios
  Previne a hipoxia intermitente associada a sintomas relacionados à apneia da prematuridade
  Previne a apneia pós-operatória em recém-nascidos pré-termo submetidos à anestesia geral
  Previne a apneia associada à bronquiolite viral em lactentes jovens
  Induz um perfil de citocinas anti-inflamatórias

Efeitos adversos
  Curto prazo: taquicardia, irritabilidade, diminuição do ganho de peso
  Longo prazo: nenhum conhecido

Adaptado do Quadro 2, Dobson NR, Hunt CE. Caffeine use in neonates: indications, pharmacokinetics, clinical effects, outcomes. *Neoreviews* 2013;14(11):e540-e550.

do conteúdo gástrico pode causar ou exacerbar os sintomas relacionados à apneia da prematuridade, os dados são contrários, indicando que, quando temporalmente associada, a apneia apresenta mais probabilidade de levar ao RGE do que *vice-versa* (50). A apneia pode preceder a perda do tônus do esfíncter esofágico inferior, com aumento potencial da probabilidade de ocorrência de refluxo após um evento apneico (52). Um aspecto importante é que os medicamentos antirrefluxo não reduzem o número de episódios relacionados à apneia da prematuridade atribuídos ao RGE em RNs pré-termo (53,54). Portanto, RGE e apneia da prematuridade podem coexistir em RNs pré-termo e ambos necessitam de tratamento, mas o tratamento para os sintomas específicos do RGE não melhora os sinais/sintomas da apneia da prematuridade.

Sintomas relacionados à alimentação

Muitos RNs apresentarão resolução dos seus sintomas clínicos da apneia da prematuridade e alcançarão a alimentação oral coordenada e de sucesso aproximadamente ao mesmo tempo no desenvolvimento. Entretanto, a alimentação oral pode agravar ainda mais os episódios de apneia da prematuridade se as áreas do tronco encefálico relacionadas ao controle ventilatório e à coordenação orofaríngea não estiverem suficientemente maduras (29). A alimentação é uma tarefa motora complexa, que envolve três etapas coordenadas: sucção, deglutição e respiração. Embora RNs a termo respirem durante a sucção, RNs pré-termo apresentam maior dificuldade com esta tarefa motora. RNs a termo, sem doença pulmonar e com mecanismo de sucção/deglutição maduro, podem apresentar um breve período de dessaturação leve durante a alimentação oral, mas raramente isto leva à bradicardia e à apneia. Por outro lado, RNs pré-termo, com condição respiratória limítrofe e resposta de sucção/deglutição imatura, podem hipoventilar durante a alimentação, levando a episódios de dessaturação e bradicardia (29). Se um RN com apneia da prematuridade apresenta aumento significativo de eventos relacionados à apneia da prematuridade com a alimentação, pode ser necessária a diminuição da ingestão oral até que ocorra maturação adicional do controle orofaríngeo e ventilatório. A administração de oxigênio suplementar imediatamente antes da e durante a alimentação pode mitigar os sintomas, mas a saturação de oxigênio deve ser cuidadosamente monitorada, para assegurar que permaneça dentro da variação desejada para a IPM.

História natural | Implicações para o planejamento da alta e dos cuidados domiciliares

A apneia da prematuridade melhora progressivamente com o aumento da IPM e, em geral, desaparece até a 34ª a 36ª semanas de IPM. Entretanto, nos RNs mais imaturos, os sintomas relacionados à apneia podem persistir até 43 a 44 semanas de IPM (55). A persistência dos eventos cardiorrespiratórios pode adiar a alta hospitalar para alguns RNs. Estes RNs raramente apresentam apneia com duração superior a 20 segundos; em vez disto, com frequência eles exibem hipoxia e bradicardia intermitentes, com pausas respiratórias curtas (26,27). Diversos estudos tentaram estabelecer o número mínimo de dias de hospitalização sem sintomas e sem tratamento necessário para assegurar que os sintomas não recorrerão após a alta para o domicílio (56–58). Entretanto, não foi estabelecido um consenso a respeito de um padrão de tratamento claro, e a prática individual é extremamente variável. Alguns centros dão alta para os RNs pré-termo com no mínimo 3 dias, ou com no máximo 5 a 7 dias ou mais sem um evento clínico. Nenhum dado sugere que o risco relativo de apresentação de um ALTE ou de morte súbita inesperada do RN seja de qualquer maneira maior em RNs que recebem alta após apenas 3 dias *versus* 5 a 7 dias ou mais, ou que o risco relativo seja maior em RNs nos quais o período livre de eventos seja determinado apenas por meio da observação clínica, *versus* registros cardiorrespiratórios noturnos.

Episódios de hipoxia e bradicardia intermitente clinicamente não aparentes com frequência continuam após a resolução da apneia clinicamente aparente, mas em geral são muito breves para acionar o alarme do monitor, ou para serem associados à cianose (26). Entretanto, o uso de oxímetros de pulso com tempos de aferição da média muito breves e o uso de registros contínuos revelaram que com frequência ocorrem diminuições intermitentes na saturação de oxigênio em RNs pré-termo que se aproximam do momento da alta da UTI neonatal e da alta para o domicílio (22,26,59,60). No CHIME (Collaborative Home Monitoring Evaluation), 20% dos RNs pré-termo assintomáticos na alta apresentaram no mínimo um evento extremo no domicílio, definido como a apneia de no mínimo 30 segundos, ou a frequência cardíaca inferior a 50 a 60 bpm durante pelo menos cinco segundos. Em comparação aos RNs a termo saudáveis, os RNs pré-termo apresentaram maior probabilidade de vivenciar no mínimo um evento extremo, especialmente os RNs pré-termo com menos de 34 semanas de gestação e com peso ao nascimento inferior a 1.750 g. Entre os RNs pré-termo com histórico de apneia da prematuridade na UTI neonatal, o risco relativo de no mínimo um evento extremo no domicílio foi mais alto naqueles que apresentaram sintomas relacionados à apneia nos últimos 5 dias antes da alta da UTI neonatal, em comparação àqueles que não apresentaram eventos relacionados à apneia clinicamente aparentes por no mínimo 5 dias antes da alta. Nos grupos pré-termo, o risco permaneceu mais alto do que nos RNs a termo saudáveis até aproximadamente 43 semanas de IPM (22). Estes estudos demonstraram que os sintomas relacionados à apneia, especialmente a hipoxia intermitente, podem persistir após a alta hospitalar, mas não esclareceram se os eventos são clinicamente importantes e associados a qualquer morbidade subsequente.

RNs prematuros com história pregressa de apneia da prematuridade correm risco aumentado de sintomas relacionados à apneia posteriores em outras circunstâncias. A infecção pelo vírus sincicial respiratório (RSV) coloca os RNs em risco de episódios de apneia, e a apneia pode ser o sinal inicial de uma infecção por RSV (61). O mecanismo da apneia na infecção pelo RSV permanece incerto, mas o RSV pode alterar a sensibilidade dos quimiorreceptores laríngeos. Com a recuperação da infecção pelo RSV, os episódios de apneia também são resolvidos.

A exposição à anestesia geral também coloca os RNs prematuros em risco de episódios apneicos recorrentes (62–64). A incidência de sintomas relacionados à apneia após a alta da sala de recuperação pode ser de até 5% em 48 a 50 semanas de IPM e não diminui para menos de 1% até 45 a 56 semanas de IPM (62). Estes sintomas relacionados à apneia podem estar associados à anemia, especialmente nos níveis de hematócrito inferiores a 30% (65). Portanto, RNs prematuros abaixo destes limites de IPM, especialmente com níveis de hematócrito inferiores, precisam receber monitoramento adequado no pós-operatório para evitar os eventos com risco à vida.

Desfecho neurodesenvolvimental

RNs prematuros apresentam múltiplas complicações durante a sua hospitalização, que podem contribuir para o comprometimento do neurodesenvolvimento. Embora relatos anteriores tenham observado poucas evidências de qualquer risco para o neurodesenvolvimento diretamente atribuído a história pregressa de apneia da prematuridade, estes estudos foram limitados, em virtude dos critérios não padronizados e imprecisos para a identificação e a avaliação da gravidade dos sintomas relacionados à apneia da prematuridade na UTI neonatal e em virtude das estratégias de tratamento variáveis. O problema da correlação dos sintomas relacionados à apneia ao desfecho também foi complicado pela dependência dos relatos dos eventos à beira do leito, que podem não ser confiáveis, e pela ausência de tecnologias de registro em uso rotineiro capazes de detectar eventos mistos e obstrutivos (16).

Ainda assim, foi relatado que a apneia pré-alta medida com precisão é preditiva de índices de desenvolvimento inferiores aos 2 anos de idade (66). A utilização do tratamento com doxapram como marcador de apneia da prematuridade grave em RNs pré-termo, a duração do tratamento com doxapram e a dose total recebida foram significativamente superiores em crianças com retardo mental isolado aos 18 meses, em comparação aos controles correspondentes que não receberam doxapram (67). Um estudo retrospectivo recente com 175 RNs prematuros mostrou que uma quantidade cada vez maior de dias com no mínimo uma apneia foi associada a um desfecho de neurodesenvolvimento pior aos 2 anos (68). No estudo de coorte prospectivo mais recente, uma evolução mais grave da apneia e da bradicardia, ou a resolução em uma idade posterior, foi associada ao aumento do risco de comprometimento do neurodesenvolvimento posterior (69).

Estudos do desfecho neurodesenvolvimental em RNs com apneia da prematuridade também não consideraram o impacto dos eventos cardiorrespiratórios que ocorrem no domicílio durante os primeiros meses de vida, muito embora a persistência além da gestação a termo pareça ser comum, especialmente nos com pesos mais baixos ao nascimento (22,55). O estudo CHIME fornece algumas percepções a respeito do risco de sequelas para o neurodesenvolvimento, com aqueles RNs que vivenciam mais eventos cardiorrespiratórios detectados por monitoramento cardiorrespiratório domiciliar após a alta apresentando um risco maior de comprometimento do desfecho neurodesenvolvimental (24). Não se sabe em qual medida estes retardos no desenvolvimento em RNs pré-termo podem ser reduzidos ou eliminados por meio de melhoras no tratamento hospitalar dos sintomas relacionados à apneia da prematuridade ou por meio da prevenção da hipoxia intermitente persistente após a alta para o domicílio (25,26). Contudo, tendo em vista que a apneia da prematuridade apresenta o potencial de diminuir significativamente a oxigenação cerebral, a hipoxia e a bradicardia intermitentes associadas à apneia da prematuridade podem contribuir para os desfechos neurodesenvolvimentais mais desfavoráveis observados nos RNs prematuros sobreviventes.

Mesmo após a resolução da apneia clinicamente aparente, os RNs prematuros continuam a vivenciar hipoxia intermitente na medida em que se aproximam da idade equivalente ao termo (26). As consequências desta hipoxia intermitente a longo prazo não são conhecidas, mas estudos em crianças mais velhas e adultos com transtornos respiratórios do sono (apneia do sono obstrutiva) documentaram consequências adversas significativas da hipoxia intermitente sobre a função executora, o neurocomportamento, a cognição e as habilidades da memória (70,71). Em adultos com transtornos respiratórios do sono (TRS), RMs de alta resolução documentaram perda da substância cinzenta de modo dependente da gravidade do quadro e que afeta múltiplos locais, incluindo córtex frontal e parietal, lobos temporais, córtex cingulado anterior, hipocampo e cerebelo (72). Com uma considerável neuromaturação ainda por ocorrer, a hipoxia intermitente persistente em RNs prematuros próximos do termo pode apresentar um potencial de desfechos neurodesenvolvimentais adversos igual ou superior ao da hipoxia intermitente associada ao TRS.

SÍNDROME DE MORTE SÚBITA DO LACTENTE

A SMSL é definida como a morte súbita e inesperada de um lactente, que não é explicada por um exame *post-mortem* completo, que inclui necropsia completa, a investigação da cena da morte e a revisão do prontuário (17,73). A SMSL é a terceira causa de morte de RNs nos EUA, representando 40 a 50% de todas as mortes de lactentes entre 1 mês e 1 ano de idade. A SMSL representa aproximadamente 8% de todas as mortes de lactentes, posicionada abaixo das anomalias congênitas (21%) e dos distúrbios relacionados à gestação curta/ao peso baixo ao nascimento (15%). Não existe uma causa única de SMSL. Em vez disto, um modelo de risco triplo ilustra melhor as múltiplas etiologias (Figura 25.5). A frequência de SMSL alcança o pico de 1 a 4 meses de idade, indicando um período crítico do desenvolvimento. O pico da incidência ocorre de 2 a 4 meses de idade, e 95% de todos os casos ocorrem até 6 a 8 meses de idade. A SMSL foi considerada rara com menos de 1 mês de idade, mas de 2004 a 2006, quase 10% dos casos ocorreram no primeiro mês (74).

Diversos fatores de risco extrínsecos ou ambientais contribuem para o risco de SMSL, muitos dos quais estão relacionados aos ambientes de sono não seguros, incluindo o sono na posição prona ou lateral. A taxa anual de SMSL nos EUA permaneceu estável antes de 1992, em 1,3 a 1,4/1.000 nascimentos vivos (aproximadamente 7.000 RNs por ano), anteriormente ao início da campanha nacional Back to Sleep em 1994. A taxa de SMSL declinou progressivamente depois disto, mas em seguida foi nivelada por volta de 2001 em 0,55/1.000 nascimentos vivos (2.234 RNs). Em 2009, a taxa foi de 0,54/1.000 nascimentos vivos (2.231 RNs). O declínio na quantidade de mortes por SMSL nos EUA e em outros países foi atribuído ao uso crescente do decúbito dorsal para o sono. Em 1992, 82% dos RNs amostrados nos EUA foram colocados em decúbito ventral para dormir. Embora diversos outros países relatem uma prevalência do sono em decúbito dorsal superior a 90%, apenas aproximadamente 75% dos RNs brancos e 50% dos RNs negros foram colocados em decúbito dorsal para dormir nos EUA em 2009 (74). O compartilhamento da cama entre os pais e o RN e a utilização de roupas de camas macias também são mais comuns nas famílias negras, em comparação aos outros grupos raciais/étnicos, o que pode contribuir para as taxas mais altas de SMSL em RNs negros.

O terceiro e igualmente importante componente do modelo de risco triplo é o RN vulnerável (Figura 25.5). A disfunção do tronco encefálico é um componente importante, relacionado no mínimo em parte aos fatores de risco genéticos. Entretanto, a vulnerabilidade também é impactada pelo tabagismo materno durante a gravidez e ao nascimento pré-termo. Os motivos para que a SMSL seja mais comum em RNs pré-termo não são bem compreendidos, mas estão relacionados, no mínimo em parte, à persistência ou ao adiamento da maturação no controle da respiração. Além disso, os fatores de risco em relação à prematuridade também se sobrepõem aos fatores de risco em relação à SMSL (Figura 25.5) (73). Também é possível que algumas das consequências iniciais do controle imaturo da respiração, incluindo a hipoxia intermitente associada e/ou o tratamento com

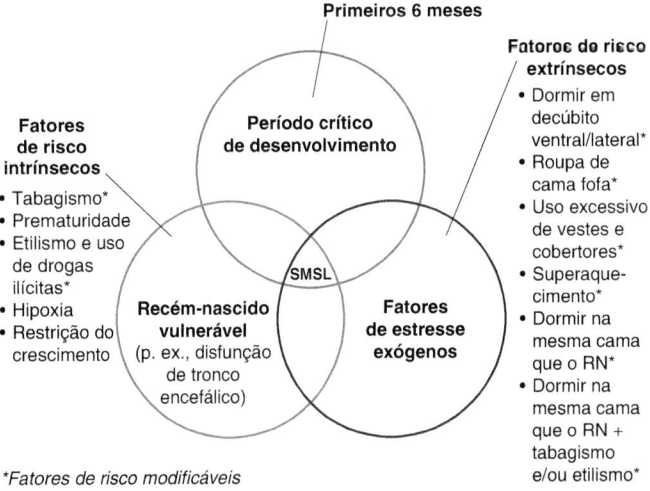

Figura 25.5 O modelo de risco triplo para SMSL. Adaptada de Filiano JJ, Kinney HC. A perspective on the neuropathologic findings in victims of the sudden infant death syndrome: the triple risk model. *Biol Neon* 1994;65:194-197.

metilxatina, possam levar a alterações epigenéticas, resultando no aumento do risco de SMSL, bem como de TRS, mas isto requer estudos adicionais (25). O aumento do risco de SMSL em RNs pré-termo também pode estar relacionado, em parte, à associação entre dormir em decúbito ventral e a SMSL, que pode ser mais forte do que em RNs a termo (74). Embora a American Academy of Pediatrics recomende que os RNs pré-termo devem ser colocados em decúbito dorsal para dormir com 32 semanas de IPM, um estudo relatou que apenas 50% dos RNs pré-termo na UTI neonatal foram colocados em decúbito dorsal para dormir quando foram transferidos para um berço aberto e 20% nunca foram colocados em decúbito dorsal, ou foram colocados em decúbito dorsal apenas nos últimos dias antes da alta (74).

Os dados de 2005 a 2007 sobre RNs confirmam que o risco de SMSL em RNs pré-termo permanece maior, em comparação ao nascimento a termo (75). A *odds ratio* (OR) ajustada sofreu aumento em relação aos RNs que nasceram de 24 a 28 semanas. A OR diminuiu progressivamente à medida que a idade gestacional ao nascimento aumentou, mas ainda aumentou significativamente para todas as idades gestacionais, em comparação aos RNs a termo. Também é digno de nota que a idade pós-natal à morte diminui na medida em que a idade gestacional aumenta; a diferença é mais marcante de 24 a 28 semanas de gestação, mas também está evidente em todos os RNs pré-termo. São necessárias intervenções educacionais contínuas e a melhora da implementação das estratégias para a redução do risco estabelecido por parte dos profissionais de saúde e das famílias de alto risco sociodemográfico para reduzir ainda mais a discrepância entre os riscos de SMSL em RNs pré-termo e RNs a termo. Não existem dados que sugiram que os monitores domiciliares possam prevenir a SMSL e, portanto, a American Academy of Pediatrics recomenda que os monitores domiciliares não devem ser utilizados para esta finalidade (74).

EVENTOS COM APARENTE RISCO À VIDA

RNs pré-termo apresentam aumento do risco em relação a um ALTE (17). Um ALTE é definido como uma alteração súbita e inesperada em um RN que é assustadora para o cuidador e percebida como potencialmente fatal (76). Os episódios são caracterizados por alguma combinação de apneia, alteração da coloração, alteração no tônus muscular, asfixia e sufocação (77). Aproximadamente metade dos ALTE não podem ser explicados pela anamnese e pela avaliação clínica e, portanto, são classificados como não explicados ou idiopáticos. A porcentagem de casos idiopáticos provavelmente é mais alta quando os sintomas estão relacionados ao sono. O grau de correlação entre um ALTE e SMSL permanece controverso. O ALTE idiopático e a SMSL, contudo, compartilham alguns mecanismos. O risco de SMSL pode ser de até três a cinco vezes maior em RNs que apresentaram um ALTE não explicado, em comparação aos RNs de controle saudáveis, e um histórico de um ALTE idiopático ou não explicado anterior está presente em 5 a 9% dos RNs com SMSL (73). É digno de nota que os estudos genéticos do ALTE idiopático e da SMSL sugerem que estas duas entidades podem ser uma diferente expressão fenotípica de uma base genética em comum (78).

As taxas de incidência em relação a um ALTE variam de 0,5 a 10,0 por 1.000 nascimentos vivos; esta diferença de 20 vezes provavelmente está relacionada às diferentes definições dos casos e aos métodos de verificação. Em um estudo da incidência com base em população dos Países Baixos, a incidência de ALTE foi de 0,58 por 1.000 nascimentos vivos, 48% dos quais foram idiopáticos (79). A incidência em RNs pré-termo foi estimada como estando na variação de 8 a 10%. No estudo CHIME, 30% dos RNs que apresentaram um ALTE tinham menos de 38 semanas de gestação ao nascimento, e 29,5% dos RNs que apresentaram um ALTE no estudo dos Países Baixos nasceram pré-termo (23,79). Portanto, os RNs pré-termo correm risco aumentado de ALTE, mas não se sabe em qual medida isto pode estar relacionado a alterações epigenéticas relacionadas a história pregressa de apneia da prematuridade ou ao seu tratamento, ou à duração ou à gravidade dos sintomas, incluindo a hipoxia intermitente persistente.

A American Academy of Pediatrics Task Force on Sudden Infant Death Syndrome inclui uma breve discussão a respeito dos RNs que apresentaram um ALTE e conclui que monitores domiciliares são úteis para alguns RNs (74).

TRANSTORNOS RESPIRATÓRIOS DO SONO

Embora as estimativas variem, até 4% das crianças apresentam TRS, e os RNs pré-termo correm risco aumentado de TRS (16,80,81). Estudos relataram um aumento de duas a três vezes nos TRS em crianças nascidas pré-termo, em comparação aos seus pares a termo. É particularmente digno de nota que a associação entre os TRS e o comprometimento cognitivo, provavelmente em virtude primariamente da hipoxia intermitente associada, é mais forte em RNs pré-termo (16,26,80). O mecanismo ou os mecanismos responsáveis por esta associação não estão claros, embora a alteração do desenvolvimento dos pulmões, das vias respiratórias e do sistema nervoso tenham todas sido implicadas (80). Além disso, o nascimento prematuro e a AP podem apresentar efeitos duradouros sobre os mecanismos do controle respiratório periférico e central. Em um estudo de RNs pré-termo dos 8 aos 11 anos de idade, a condição de minoria, mães solteiras e a exposição à pré-eclâmpsia leve foram todos associados ao aumento do risco em relação aos TRS. Não houve correlação com a idade gestacional ao nascimento, a DBP e os achados ultrassonográficos de crânio anormais, mas isto provavelmente foi relacionado a um tamanho de amostra insuficiente neste relato (80). A reanimação cardiopulmonar ou a intubação no período neonatal inicial, contudo, foi associada a um aumento de duas a quatro vezes na chance de TRS. RNs pré-termo também com risco aumentado de obesidade posterior, e crianças com um índice de massa corporal superior ao 90º percentil apresentam um aumento de 2,8 vezes da chance de apresentar TRS (82).

É particularmente digno de nota que o uso anterior de xantina foi associado a um aumento superior a duas vezes da chance de TRS, e este foi apenas discretamente inferior quando ajustado para a raça (80). O diagnóstico de apneia da prematuridade não foi associado diretamente ao TRS, mas isto pode ter ocorrido em virtude da ausência de abordagem padronizada e objetiva para o diagnóstico da apneia da prematuridade nesta coorte retrospectiva. Esta associação com o tratamento com xantina pode refletir simplesmente o uso seletivo para a apneia da prematuridade mais grave e, portanto, uma associação com a extensão da imaturidade de base no controle da respiração. O uso de xantinas também pode ser um marcador em relação à gravidade da hipoxia intermitente, uma consequência importante do controle imaturo da respiração. Este aumento do risco de TRS observado em RNs pré-termo com apneia da prematuridade e a exposição prévia a xantinas destaca a necessidade de melhor compreensão da relação entre a hipoxia intermitente neonatal, a plasticidade neural e a quimiorrecepção central e periférica.

ISENÇÃO DE RESPONSABILIDADE

As opiniões expressas neste capítulo são aquelas dos autores e não necessariamente refletem a política oficial ou a posição do Departamento do Exército, do Departamento de Defesa, ou do Governo dos EUA. Alguns autores são militares ou funcionários do

Governo dos EUA. Este artigo foi preparado como parte de suas funções oficiais. O Título 17 do Código dos EUA (U.S.C.), parágrafo 105, estipula que "A proteção dos direitos autorais sob este título não está disponível em relação a qualquer artigo do Governo dos EUA". O Título 17 do U.S.C., parágrafo 101, define um artigo do Governo dos EUA como um artigo elaborado por um militar ou funcionário do Governo dos EUA como parte dos deveres oficiais daquela pessoa.

REFERÊNCIAS BIBLIOGRÁFICAS

1. Natale R, Nasello-Paterson C, Connors G. Patterns of fetal breathing activity in the human fetus at 24 to 28 weeks of gestation. *Am J Obstet Gynecol* 1988;158(2):317.
2. Kalache KD, et al. Differentiation between human fetal breathing patterns by investigation of breathing-related tracheal fluid flow velocity using Doppler sonography. *Prenat Diagn* 2000;20(1):45.
3. Goodman JD. The effect of intravenous glucose on human fetal breathing measured by Doppler ultrasound. *Br J Obstet Gynaecol* 1980;87(12):1080.
4. Manning FA, Platt LD. Fetal breathing movements: antepartum monitoring of fetal condition. *Clin Obstet Gynaecol* 1979;6(2):335.
5. Ritchie JW, Lakhani K. Fetal breathing movements in response to maternal inhalation of 5% carbon dioxide. *Am J Obstet Gynecol* 1980;136(3):386.
6. Bekedam DJ, et al. The effects of maternal hyperoxia on fetal breathing movements, body movements and heart rate variation in growth retarded fetuses. *Early Hum Dev* 1991;27(3):223.
7. Hallak M, et al. The effect of tocolytic agents (indomethacin and terbutaline) on fetal breathing and body movements: a prospective, randomized, double-blind, placebo-controlled clinical trial. *Am J Obstet Gynecol* 1992;167(4 Pt 1):1059.
8. Dawes GS. Breathing before birth in animals and man. An essay in developmental medicine. *N Engl J Med* 1974;290(10):557.
9. Rigatto H, Moore M, Cates D. Fetal breathing and behavior measured through a double-wall Plexiglas window in sheep. *J Appl Physiol (1985)* 1986;61(1):160.
10. Clewlow F, et al. Changes in breathing, electrocortical and muscle activity in unanaesthetized fetal lambs with age. *J Physiol* 1983;341:463.
11. Dawes GS, et al. Effects of hypercapnia on tracheal pressure, diaphragm and intercostal electromyograms in unanaesthetized fetal lambs. *J Physiol* 1982;326:461.
12. van Vonderen JJ, et al. Measuring physiological changes during the transition to life after birth. *Neonatology* 2014;105(3):230.
13. MacFarlane PM, Ribeiro AP, Martin RJ. Carotid chemoreceptor development and neonatal apnea. *Respir Physiol Neurobiol* 2013;185(1):170.
14. Bianchi AL, Gestreau C. The brainstem respiratory network: an overview of a half century of research. *Respir Physiol Neurobiol* 2009;168(1–2):4.
15. Haddad G. Respiratory control in the newborn: comparative physiology and clinical disorders. In: Mathew OP, ed. *Respiratory control and disorders in the newborn*. New York: Marcel Dekker, 2003:1.
16. Martin RJ, Wilson CG. Apnea of prematurity. *Compr Physiol* 2012;2(4):2923.
17. Hunt CE, Hauck FR. Gene and gene-environment risk factors in sudden unexpected death in infants. *Curr Pediatr Rev* 2010;6:56.
18. Fortin G, et al. Genetic and developmental models for the neural control of breathing in vertebrates. *Respir Physiol* 2000;122(2–3):247.
19. Bloch Salisbury E, et al. Heritability of apnea of prematurity: a retrospective twin study. *Pediatrics* 2010;126(4):e779.
20. Rigatto H. Breathing and sleep in preterm infants. In: Loughlin GM, Carroll JL, Marcus CL, eds. *Sleep and breathing in children, a developmental approach*. New York: Marcel Dekker, 2000:495.
21. Glotzbach SF, et al. Periodic breathing in preterm infants: incidence and characteristics. *Pediatrics* 1989;84(5):785.
22. Ramanathan R, et al. Cardiorespiratory events recorded on home monitors: comparison of healthy infants with those at increased risk for SIDS. *JAMA* 2001;285(17):2199.
23. Hunt CE, et al. Longitudinal assessment of hemoglobin oxygen saturation in preterm and term infants in the first six months of life. *J Pediatr* 2011;159(3):377.e1.
24. Hunt CE, et al. Cardiorespiratory events detected by home memory monitoring and one-year neurodevelopmental outcome. *J Pediatr* 2004;145(4):465.
25. Martin RJ, et al. Physiologic basis for intermittent hypoxic episodes in preterm infants. In: Nurse CA, et al., eds. *Arterial chemoreception*. The Netherlands: Springer, 2012:351.
26. Rhein LM, et al. *Effects of caffeine on intermittent hypoxia in infants born prematurely: a randomized clinical trial*. JAMA Pediatr 2014;168(3):250.
27. Di Fiore J, et al. Characterization of cardiorespiratory events following gastroesophageal reflux in preterm infants. *J Perinatol* 2010;30(10):683.
28. Poets CF. Apnea of prematurity: what can observational studies tell us about pathophysiology? *Sleep Med* 2010;11(7):701.
29. Mathew OP. Apnea of prematurity: pathogenesis and management strategies. *J Perinatol* 2011;31(5):302.
30. Henderson-Smart DJ, Pettigrew AG, Campbell DJ. Clinical apnea and brainstem neural function in preterm infants. *N Engl J Med* 1983;308(7):353.
31. Barrington K, Finer N. The natural history of the appearance of apnea of prematurity. *Pediatr Res* 1991;29(4 Pt 1):372.
32. Hunt CE. Apnea and sudden infant death syndrome. In: Kliegman RM, Nieder ML, Super DM, eds. *Practical strategies in pediatric diagnosis and therapy*. Philadelphia, PA: WB Saunders, 1996:135.
33. Zagol K, et al. Anemia, apnea of prematurity, and blood transfusions. *J Pediatr* 2012;161(3):417.e1.
34. Bell EF, et al. Randomized trial of liberal versus restrictive guidelines for red blood cell transfusion in preterm infants. *Pediatrics* 2005;115(6):1685.
35. Lawson EE. Nonpharmacological management of idiopathic apnea of the premature infant. In: Mathew OP, ed. *Respiratory control and disorders in the newborn*. New York: Marcel Dekker, 2003:335.
36. Dobson NR, Hunt CE. Caffeine use in neonates: indications, pharmacokinetics, clinical effects, outcomes. *Neoreviews* 2013;14(11):e540.
37. Henderson-Smart DJ, De Paoli AG. Methylxanthine treatment for apnoea in preterm infants. *Cochrane Database Syst Rev* 2010;(12):CD000140.
38. Henderson-Smart DJ, Steer PA. Caffeine versus theophylline for apnea in preterm infants. *Cochrane Database Syst Rev* 2010;(1):CD000273.
39. Henderson-Smart DJ, Davis PG. Prophylactic methylxanthines for endotracheal extubation in preterm infants. *Cochrane Database Syst Rev* 2010;(12):CD000139.
40. Schmidt B, et al. Survival without disability to age 5 years after neonatal caffeine therapy for apnea of prematurity. *JAMA* 2012;307(3):275.
41. Schmidt B, et al. Long-term effects of caffeine therapy for apnea of prematurity. *N Engl J Med* 2007;357(19):1893.
42. Dobson NR, et al. Trends in caffeine use and association between clinical outcomes and timing of therapy in very low birth weight infants. *J Pediatr* 2014;164(5):992.
43. Sreenan C, et al. High-flow nasal cannulae in the management of apnea of prematurity: a comparison with conventional nasal continuous positive airway pressure. *Pediatrics* 2001;107(5):1081.
44. Dani C, et al. High flow nasal cannula therapy as respiratory support in the preterm infant. *Pediatr Pulmonol* 2009;44(7):629.
45. Manley BJ, et al. High-flow nasal cannulae for respiratory support of preterm infants: a review of the evidence. *Neonatology* 2012;102(4):300.
46. Lemyre B, Davis PG, de Paoli AG. Nasal intermittent positive pressure ventilation (NIPPV) versus nasal continuous positive airway pressure (NCPAP) for apnea of prematurity. *Cochrane Database Syst Rev* 2002;(1):CD002272.
47. Yost CS. A new look at the respiratory stimulant doxapram. *CNS Drug Rev* 2006;12(3–4):236.
48. Zhao J, Gonzalez F, Mu D. Apnea of prematurity: from cause to treatment. *Eur J Pediatr* 2011;170(9):1097.
49. Alvaro RE, et al. CO(2) inhalation as a treatment for apnea of prematurity: a randomized double-blind controlled trial. *J Pediatr* 2012;160(2):252.e1.
50. Abu Jawdeh EG, Martin RJ. Neonatal apnea and gastroesophageal reflux (GER): is there a problem? *Early Hum Dev* 2013;89(suppl 1):S14.
51. Peter CS, et al. Gastroesophageal reflux and apnea of prematurity: no temporal relationship. *Pediatrics* 2002;109(1):8.
52. Omari TI. Apnea-associated reduction in lower esophageal sphincter tone in premature infants. *J Pediatr* 2009;154(3):374.
53. Kimball AL, Carlton DP. Gastroesophageal reflux medications in the treatment of apnea in premature infants. *J Pediatr* 2001;138(3):355.
54. Wheatley E, Kennedy KA. Cross-over trial of treatment for bradycardia attributed to gastroesophageal reflux in preterm infants. *J Pediatr* 2009;155(4):516.
55. Eichenwald EC, Aina A, Stark AR. Apnea frequently persists beyond term gestation in infants delivered at 24 to 28 weeks. *Pediatrics* 1997;100(3 Pt 1):354.
56. Di Fiore JM, et al. Cardiorespiratory events in preterm infants referred for apnea monitoring studies. *Pediatrics* 2001;108(6):1304.
57. Darnall RA, et al. Margin of safety for discharge after apnea in preterm infants. *Pediatrics* 1997;100(5):795.
58. Barrington KJ, Finer N, Li D. Predischarge respiratory recordings in very low birth weight newborn infants. *J Pediatr* 1996;129(6):934.
59. Hofstetter AO, et al. Cardiorespiratory development in extremely preterm infants: vulnerability to infection and persistence of events beyond term-equivalent age. *Acta Paediatr* 2008;97(3):285.
60. Hunt CE, et al. Longitudinal assessment of hemoglobin oxygen saturation in healthy infants during the first 6 months of age. Collaborative Home Infant Monitoring Evaluation (CHIME) Study Group. *J Pediatr* 1999;135(5):580.
61. Ralston S, Hill V. Incidence of apnea in infants hospitalized with respiratory syncytial virus bronchiolitis: a systematic review. *J Pediatr* 2009;155(5):728.
62. Cote CJ, et al. Postoperative apnea in former preterm infants after inguinal herniorrhaphy. A combined analysis. *Anesthesiology* 1995;82(4):809.

63. Murphy JJ, et al. The frequency of apneas in premature infants after inguinal hernia repair: do they need overnight monitoring in the intensive care unit? *J Pediatr Surg* 2008;43(5):865.
64. Sale SM. Neonatal apnoea. *Best Pract Res Clin Anaesthesiol* 2010;24(3):323.
65. Welborn LG, et al. Anemia and postoperative apnea in former preterm infants. *Anesthesiology* 1991;74(6):1003.
66. Cheung PY, et al. Early childhood neurodevelopment in very low birth weight infants with predischarge apnea. *Pediatr Pulmonol* 1999;27(1):14.
67. Sreenan C, et al. Isolated mental developmental delay in very low birth weight infants: association with prolonged doxapram therapy for apnea. *J Pediatr* 2001;139(6):832.
68. Janvier A, et al. Apnea is associated with neurodevelopmental impairment in very low birth weight infants. *J Perinatol* 2004;24(12):763.
69. Pillekamp F, et al. Factors influencing apnea and bradycardia of prematurity—implications for neurodevelopment. *Neonatology* 2007; 91(3):155.
70. Hunt CE. Neurocognitive outcomes in sleep-disordered breathing. *J Pediatr* 2004;145(4):430.
71. Gozal D. Sleep-disordered breathing and school performance in children. *Pediatrics* 1998;102(3 Pt 1):616.
72. Macey PM, et al. Brain morphology associated with obstructive sleep apnea. *Am J Respir Crit Care Med* 2002;166(10):1382.
73. Hunt CE, Hauck FR. Sudden infant death syndrome. In: Kliegman RM, et al., eds. *Nelson textbook of pediatrics*. Philadelphia, PA: Elsevier, 2014 (in press).
74. Task Force on Sudden Infant Death Syndrome; Moon RY. SIDS and other sleep-related infant deaths: expansion of recommendations for a safe infant sleeping environment. *Pediatrics* 2011;128(5):e1341.
75. Malloy MH. Prematurity and sudden infant death syndrome: United States 2005–2007. *J Perinatol* 2013;33(6):470.
76. Samuels MP. Apparent life-threatening events: pathogenesis and management. In: Loughlin GM, Carroll JL, Marcus CL, eds. *Sleep and breathing in children: a developmental approach*. New York: Marcel Dekker, 2000:423.
77. National Institutes of Health Consensus Development Conference on Infantile Apnea and Home Monitoring, Sept 29 to Oct 1, 1986. *Pediatrics* 1987;79(2):292.
78. Filonzi L, et al. Serotonin transporter role in identifying similarities between SIDS and idiopathic ALTE. *Pediatrics* 2012;130(1):e138.
79. Semmekrot BA, et al. Surveillance study of apparent life-threatening events (ALTE) in the Netherlands. *Eur J Pediatr* 2010;169(2):229.
80. Hibbs AM, et al. Prenatal and neonatal risk factors for sleep disordered breathing in school-aged children born preterm. *J Pediatr* 2008;153(2):176.
81. Paavonen EJ, et al. Very low birth weight increases risk for sleep-disordered breathing in young adulthood: the Helsinki Study of Very Low Birth Weight Adults. *Pediatrics* 2007;120(4):778.
82. Stokes TA, et al. Preterm infants of lower gestational age at birth have greater waist circumference-length ratio and ponderal index at term age than preterm infants of higher gestational ages. *J Pediatr* 2012;161(4):735.e1.

26 Distúrbios Respiratórios Agudos

Jeffrey A. Whitsett, Ward R. Rice, Gloria S. Pryhuber e Susan E. Wert

INTRODUÇÃO

A adaptação bem-sucedida à respiração de ar no momento do nascimento é o ápice do processo ordenado de crescimento e diferenciação das células pulmonares, tornando as superfícies alveolares e capilares capazes de fornecer oxigênio e eliminar dióxido de carbono. A incapacidade de alcançar troca gasosa adequada ao nascimento representa uma causa importante de morbidade e mortalidade perinatais. Este capítulo revê os distúrbios comuns da adaptação respiratória neonatal, como síndrome de angústia respiratória (SAR), síndrome de aspiração de mecônio (SAM) pulmonar, hipertensão pulmonar, pneumonia, extravasamento de ar, hemorragia pulmonar, taquipneia transitória do recém-nascido (TTRN) e outras causas de disfunção respiratória aguda no período perinatal. As manifestações clínicas e o tratamento destes distúrbios são discutidos no contexto dos fatores morfológicos, bioquímicos e fisiológicos que são críticos ao crescimento, à maturação e à função pulmonares normais no recém-nascido (RN).

DESENVOLVIMENTO PULMONAR HUMANO

O desenvolvimento pulmonar humano normalmente divide-se em cinco estágios distintos de organogênese, que descrevem as alterações histológicas que o pulmão sofre durante a morfogênese e a maturação de seus elementos estruturais (1,2). Os cinco estágios denominam-se estágios embrionário, pseudoglandular, canalicular, sacular e alveolar do desenvolvimento pulmonar. O desenvolvimento pulmonar humano começa durante o período embrionário inicial da gestação (3 a 7 semanas pós-coito) como uma pequena evaginação sacular do intestino anterior ventral, denominada divertículo respiratório. Durante o estágio pseudoglandular subsequente (5 a 17 semanas pós-coito), a formação das vias respiratórias condutoras, ou seja, a árvore traqueobrônquica, ocorre por alongamento e ramificação repetitiva dos túbulos brônquicos primitivos. A vascularização do mesênquima circundante com a formação da barreira hematoaérea, ou seja, a membrana alveolocapilar, ocorre durante o estágio canalicular do desenvolvimento pulmonar (16 a 26 semanas pós-coito). A citodiferenciação das células epiteliais bronquiolares e alveolares também começa durante este estágio. O aumento e a expansão dos espaços aéreos periféricos ocorrem durante o estágio sacular (24 a 38 semanas pós-coito), resultando na formação dos alvéolos primitivos saciformes e septos interalveolares espessos. A formação de septos alveolares secundários finos e a remodelagem do leito capilar ocorrem durante o estágio alveolar do desenvolvimento pulmonar (36 semanas pós-coito até 8 anos de idade), dando origem à organização alveolar madura do pulmão adulto (Figura 26.1).

O pulmão humano é um derivado do endoderma do intestino anterior primitivo e do mesoderma esplâncnico circundante (3). O divertículo respiratório primitivo surge com 3 semanas de gestação como uma expansão da extremidade caudal do sulco laringotraqueal localizado no sulco faríngeo mediano, que é uma evaginação da parede ventral do esôfago primitivo. Durante a quarta semana de gestação, o divertículo respiratório aumenta e subdivide-se em brônquios principais esquerdo e direito (ver Figura 26.1A e B). O pulmão primitivo cresce no sentido caudal, expandindo-se para o mesênquima que circunda o intestino anterior primitivo, enquanto a traqueia se separa do esôfago por uma faixa de tecido mesenquimal denominada septo traqueoesofágico. Entre a 4ª e a 5ª semanas de idade gestacional, os brônquios principais esquerdo e direito se subdividem produzindo os brônquios secundários, ou lobares (ver Figura 26.1C e D). A subdivisão adicional dos brônquios lobares em brônquios terciários ou segmentares ocorre durante a sexta semana de gestação, quando o pulmão assume um aspecto lobulado à medida que os brotos segmentares são formados (ver Figura 26.1E e F). O sistema respiratório em desenvolvimento é revestido por epitélio derivado do endoderma que forma as vias respiratórias condutoras e os alvéolos. O mesoderma circundante compõe-se de células mesenquimais, as quais se diferenciarão em componentes do tecido conjuntivo, incluindo vasos sanguíneos e linfáticos, fibroblastos, células musculares lisas e cartilagem.

Os vasos sanguíneos pré-acinares aparecem pela primeira vez no fim da 4ª semana (4,5). As artérias pulmonares originam-se do sexto par de arcos aórticos e crescem para dentro do mesênquima, no qual acompanham as vias respiratórias em desenvolvimento, segmentando-se a cada subdivisão brônquica. As veias pulmonares desenvolvem-se como evaginações do átrio esquerdo cardíaco e subdividem-se várias vezes antes de conectar-se ao leito vascular pulmonar. Os vasos intra-acinares desenvolvem-se mais tarde, paralelamente à formação alveolar.

O estágio pseudoglandular do desenvolvimento pulmonar fetal estende-se de aproximadamente 5 até 17 semanas de gestação e caracteriza-se pela formação da parte brônquica do pulmão. Isto ocorre através de um processo conhecido como morfogênese de ramificação (6), durante o qual os túbulos segmentares do pulmão em desenvolvimento sofrem ramificação dicotômica lateral e terminal repetitiva para formar a árvore brônquica primitiva (ver Figura 26.1 G e H). Na 17ª semana de gestação, os brônquios segmentares se subdividiram produzindo cerca de 23 gerações de túbulos brônquicos que terminam nos bronquíolos terminais. Esses túbulos brônquicos são revestidos inicialmente por um epitélio colunar pseudoestratificado contendo grandes reservas de glicogênio. Uma membrana basal proeminente sustenta o epitélio, e as células mesenquimais adjacentes aos túbulos diferenciam-se em fibroblastos, que se organizam em orientação circunferencial, perpendiculares ao eixo longitudinal dos túbulos. À medida que a ramificação avança, o epitélio colunar pseudoestratificado reduz-se a um epitélio colunar alto, especialmente nas regiões distais da árvore brônquica. Durante este período, a citodiferenciação do epitélio das vias respiratórias ocorre no sentido centrífugo, e as células ciliadas, secretórias não ciliadas, caliciformes, neuroendócrinas e basais aparecem primeiro nas vias respiratórias mais proximais (7,8). Cartilagem, células musculares lisas e glândulas mucosas também são encontradas na traqueia durante o estágio pseudoglandular do desenvolvimento e estendem-se até os brônquios segmentares.

O estágio canalicular do desenvolvimento pulmonar fetal estende-se da 16ª à 26ª semanas de gestação. No fim da 16ª semana, os bronquíolos terminais se dividiram em dois ou mais bronquíolos respiratórios, que se subdividiram em pequenos grupos de túbulos acinares curtos e brotos revestidos por epitélio cuboide. Essas estruturas sofrem diferenciação e maturação adicionais para tornar-se a unidade respiratória adulta, ou ácino pulmonar, consistindo em bronquíolo respiratório alveolado, ductos alveolares e alvéolos. Grupos de túbulos e brotos acinares continuam a crescer por alongamento, subdivisão e alargamento à custa do mesênquima circundante (Figura 26.2A). Esse crescimento periférico acompanha-se da formação de capilares intra-acinares, que se alinham ao redor dos espaços aéreos, estabelecendo contato com o epitélio cuboide sobrejacente. Durante este estágio do desenvolvimento pulmonar, ocorre diferenciação das células epiteliais do tipo II com formação de corpúsculos multivesiculares intracelulares e corpúsculos multilamelares, a forma de armazenamento dos fosfolipídios do surfactante pulmonar (9). A diferenciação das células epiteliais do tipo I ocorre juntamente com o desenvolvimento da barreira hematoaérea, onde quer que as células endoteliais do sistema capilar em desenvolvimento entrem em contato com as células epiteliais sobrejacentes.

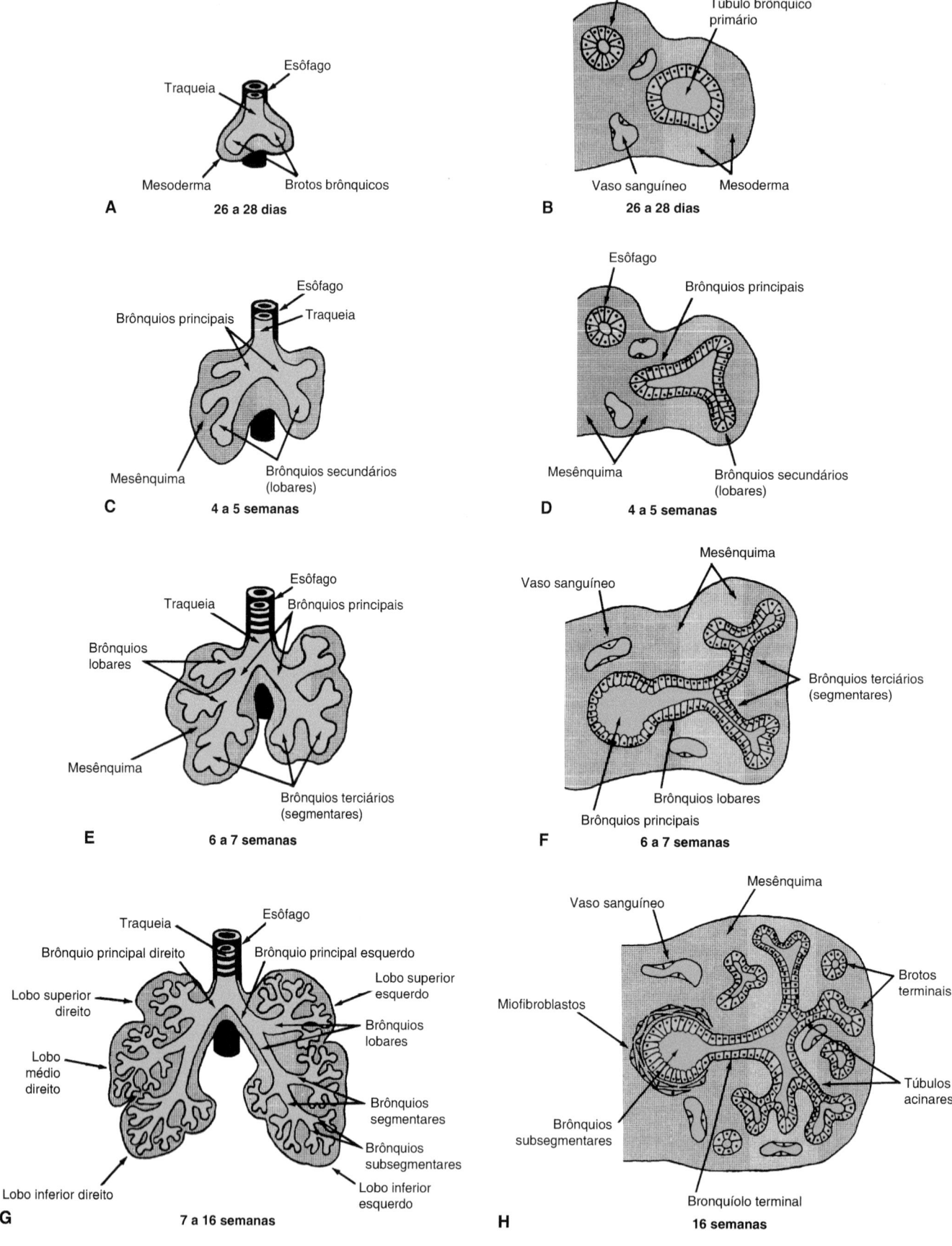

Figura 26.1 Desenvolvimento pulmonar durante os estágios embrionário (A a F) e pseudoglandular (G e H) de organogênese. O padrão geral de ramificação do pulmão primitivo (*painéis à esquerda*) resulta no desenvolvimento da árvore brônquica. A organização histológica do pulmão fetal torna-se mais complexa à medida que a morfogênese de ramificação avança através desses estágios (*painéis à direita*).

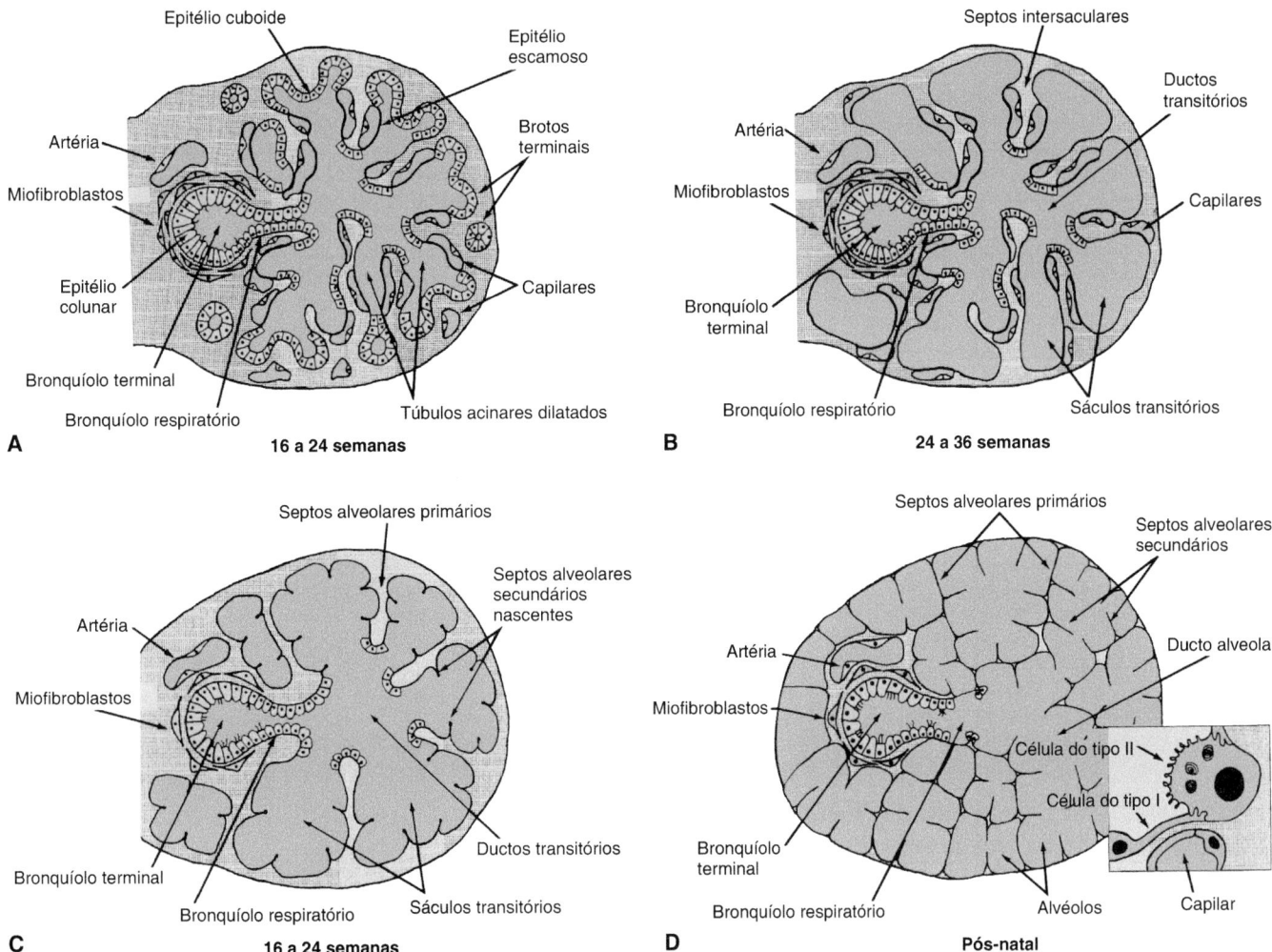

Figura 26.2 Desenvolvimento pulmonar durante os estágios canalicular (A), sacular (B) e alveolar de organogênese (C e D). Ocorrem alterações histológicas marcantes na organização tecidual durante esses períodos. O epitélio alveolar adulto compõe-se de células escamosas do tipo I e células cuboides do tipo II (*no detalhe*).

Durante o estágio sacular do desenvolvimento pulmonar fetal, que se estende da 24ª à 38ª semana de gestação, os grupos terminais de túbulos e brotos acinares começam a dilatar-se e expandir-se em ductos e sáculos transitórios finos e de paredes lisas que depois se tornarão os ductos alveolares e alvéolos verdadeiros do adulto (Figura 26.2B). Durante este estágio, há redução acentuada da quantidade de tecido intersticial. Surgem septos intersaculares e interductais, que contêm uma rede delicada de fibras de colágeno e o leito capilar intra-acinar. Próximo ao fim deste estágio, a elastina se deposita nas regiões onde os futuros septos interalveolares se formarão (10). Quantidades crescentes de mielina tubular, a forma secretora do surfactante pulmonar, são encontradas nos espaços aéreos.

O estágio alveolar, que se estende da 36ª semana de gestação até entre 2 e 8 anos de idade, é o estágio final do desenvolvimento pulmonar e caracteriza-se pela formação de septos alveolares secundários, que dividem os ductos e sáculos transitórios em ductos alveolares e alvéolos verdadeiros (Figura 26.2C e D). Este processo de alveolarização aumenta sobremodo a área de superfície do pulmão disponível para troca gasosa. No início deste período, os septos interalveolares secundários consistem em brotos curtos ou projeções de tecido conjuntivo que contêm uma rede capilar dupla e células intersticiais que estão sintetizando colágeno e fibras elásticas ativamente. Aos 5 meses de idade, os septos interalveolares secundários se alongaram e adelgaçaram, e agora contêm uma única rede capilar. Embora se possam encontrar alvéolos definitivos no pulmão humano com 36 semanas de gestação, 85 a 90% dos alvéolos são formados nos primeiros 6 meses de vida (11). No total, o número de alvéolos aumenta aproximadamente seis vezes entre o nascimento e a idade adulta, isto é, de uma média de 50 milhões de alvéolos no pulmão a termo para 480 milhões (faixa: 274 a 790 milhões) no pulmão humano adulto (12). Após o primeiro semestre de vida, a formação alveolar prossegue em menor ritmo até 2 a 8 anos de idade, quando o crescimento adicional do pulmão torna-se proporcional ao crescimento corporal (13). A área de superfície disponível para troca gasosa e sua capacidade de difusão aumentam linearmente com o peso corporal até 18 anos de idade (13). As vias respiratórias condutoras também aumentam em comprimento e diâmetro, enquanto o volume dos espaços aéreos e dos capilares aumenta de maneira coordenada em detrimento do volume intersticial.

ANOMALIAS DO DESENVOLVIMENTO

Cada um desses estágios do desenvolvimento pulmonar inclui alterações distintas na organização tecidual e diferenciação celular que são importantes ao crescimento e maturação subsequentes do pulmão. Defeitos estruturais e funcionais no desenvolvimento pulmonar ao nascimento muitas vezes podem ser relacionados com uma parada ou aberração do desenvolvimento durante um desses períodos de organogênese, frequentemente, em virtude de mutações em genes críticos para a padronização e o crescimento do pulmão, como o gene *GLI3* (síndrome de Pallister-Hall) (14), que é um componente da via de sinalização *Sonic Hedgehog*, e o gene do receptor do fator de crescimento de fibroblastos, FGFR2 (síndromes de Pfeiffer, Apert e Crouzon) (15,16) que é necessário para a sinalização do FGF. A morfogênese de pulmão é determinada por interações complexas das células no mesênquima esplâncnico e endoderma do intestino anterior que são regulamentadas por várias vias de sinalização e mecanismos transcricionais (17). As anomalias do desenvolvimento pulmonar decorrem de defeitos na divisão e diferenciação do broto pulmonar, do broto brônquico esquerdo ou direito ou da traqueia e esôfago. Agenesia pulmonar, malformações traqueais e brônquicas, fístulas traqueoesofágicas, lobos ectópicos, cistos broncogênicos e malformações adenomatoides císticas do pulmão (MACP) originam-se durante os estágios embrionário e pseudoglandular do desenvolvimento pulmonar (2). Defeitos na morfogênese e crescimento pulmonar são subjacentes a distúrbios clínicos comuns associados a hipoplasia ou displasia pulmonar, como hérnia diafragmática congênita (HDC) e displasia capilar alveolar com desalinhamento das veias pulmonares (ACD/MPV). A hipoplasia pulmonar pode ser causada por redução do espaço dentro da cavidade pleural, em geral devido a outro defeito primário do desenvolvimento, como HDC, ou por redução da quantidade de líquido amniótico após ruptura prematura das membranas ou em associação à disgenesia renal da síndrome de Potter (18,19). A SAR e a displasia broncopulmonar (DBP) estão associadas ao parto prematuro, em um momento no qual as funções bioquímicas (p. ex., produção de surfactante) e estruturais (p. ex., elasticidade) do pulmão ainda estão subdesenvolvidas.

Causas hereditárias–genéticas de insuficiência respiratória aguda no recém-nascido

Mutações nos genes das proteínas B (*SFTPB*) e C (*SFTPC*) do surfactante, *ABCA3* e fator de transcrição da tireoide 1 (*TTF-1*) são causas raras de insuficiência respiratória aguda em RNs (20-22). A deficiência hereditária de SP-B e ABCA3 causa dificuldade respiratória, geralmente em RNs a termo, no primeiro dia de vida. A insuficiência respiratória evolui a despeito do suporte ventilatório, reposição de surfactante ou oxigenação por membrana extracorpórea (OMEC), em geral causando morte por insuficiência respiratória nos primeiros meses de vida (23,24). As mutações no gene *ABCA3* e *SFTPB* são herdadas de modo autossômico recessivo, o que resulta na ausência de surfactante nas vias respiratórias, causando atelectasia e insuficiência respiratória. As síndromes de deficiência hereditária de SFTPB e ABCA3 são, geralmente, letais, porém alguns RNs receberam tratamento com transplante pulmonar. Enquanto a maioria das mutações homozigóticas no *ABCA3* é letal no período neonatal, várias mutações menos graves estão associadas a doença pulmonar crônica no primeiro ano de vida e na infância. As mutações no gene *SFTPC* costumam ser herdadas de modo autossômico dominante, e causam doença pulmonar intersticial aguda e crônica em RNs, lactentes e adultos (25,26). A doença pulmonar relacionada a SFTPC está associada à falta de proteína SP-C no lavado alveolar e com mutações de dobradura na proteína proSP-C que se acumula nas células alveolares do tipo II causando lesão celular. Mutações ou deleções hemizigóticas no *NKX2-1*, o gene que codifica o fator de transcrição TTF-1, causam, de modo variável, doença pulmonar penetrante, hipotireoidismo e anomalias do sistema nervoso central (SNC), resultando em doença respiratória aguda no nascimento ou doença respiratória crônica no primeiro ano de vida (20). Estudos genéticos recentes de RNs com insuficiência respiratória aguda causada por ACD/MPV identificaram mutações no fator de transcrição, *FOXF1* (*Forkhead orthologue F1*) (27). Atualmente, o diagnóstico definitivo desses distúrbios genéticos que causam insuficiência respiratória em RNs é mais bem realizado pela identificação das mutações do gene pelo sequenciamento de DNA.

SISTEMA DO SURFACTANTE

A fronteira físico-química singular entre os gases alveolares e as moléculas altamente solúveis na superfície apical do epitélio respiratório gera uma região de alta tensão superficial produzida pela distribuição desigual de forças moleculares entre as moléculas de água na interface hidroaérea. O material tensoativo nessa interface nos alvéolos exerce atividade redutora da tensão superficial, o que contribui para as notáveis relações de pressão-volume típicas do pulmão. Esse material tensoativo, denominado surfactante, foi objeto de intensos estudos nas últimas décadas (9,28,29).

A deficiência ou disfunção de surfactante pulmonar tem participação crítica na patogenia das doenças respiratórias no período neonatal. O surfactante pulmonar existe em várias formas físicas quando isolado do lavado alveolar pulmonar. Essas formas físicas incluem formas lamelada e vesicular e mielina tubular altamente organizada. A mielina tubular é altamente tensoativa e, embora composta predominantemente de fosfolipídios, sua estrutura peculiar depende do Ca^{2+} e das proteínas do surfactante pulmonar A (SP-A), B (SP-B) e D (SP-D). A mielina tubular representa o maior *pool* extracelular de surfactante a partir do qual uma película lipídica de monocamada/multicamada é gerada, produzindo uma interface entre as superfícies celulares hidratadas e o gás alveolar (Figura 26.3). As formas lamelada e vesicular de surfactante representam formas nascentes e catabólica do material surfactante, respectivamente; a última é captada pelas células epiteliais do tipo II e reciclada. As proteínas A, B, C e D do surfactante exercem papéis importantes na organização e função do complexo de surfactante que regula a sua homeostase. As concentrações alveolares de surfactante são rigorosamente controladas por uma variedade de mecanismos que modulam síntese, armazenamento, secreção e reciclagem de lipídios e proteínas (30,31).

Composição do surfactante

O surfactante pulmonar compõe-se principalmente dos fosfolipídios fosfatidilcolina (FC) e fosfatidilglicerol (FG) (32,33). Essas moléculas lipídicas são enriquecidas em grupos dipalmitoil-acil fixados a um arcabouço de glicerol que se acumulam estreitamente e geram baixas pressões superficiais. A expansão rápida e a estabilidade do surfactante pulmonar são alcançadas pelas interações das proteínas e fosfolipídios do surfactante. O surfactante é sintetizado e secretado pelas células epiteliais do tipo II no alvéolo. A síntese de FC, proteínas do surfactante e corpúsculos lamelares, uma forma de armazenamento intracelular do surfactante, aumenta com o avanço da gestação. Os corpúsculos lamelares são secretados no líquido pulmonar que contribui para o líquido amniótico. A medição da FC, dipalmitoilfosfatidilcolina (DPFC), FG, ou das proteínas do surfactante no líquido amniótico fornece marcadores bioquímicos úteis que predizem a maturação pulmonar e a adequação da função pulmonar ao nascimento (p. ex., razão lecitina/esfingomielina [L/E], contagem de corpúsculos lamelares e níveis de FG). A função do surfactante pode ser avaliada por uma variedade de testes físicos e fisiológicos que medem sua capacidade de reduzir a tensão superficial em uma interface hidroaérea e de expandir-se rapidamente durante compressão e expansão dinâmicas. A balança de Wilhelmy, a cuba de Langmuir, o surfactômetro de bolha pulsátil e uma variedade de modelos animais têm sido usados para avaliar a eficácia do surfactante e da reposição de surfactante (33-35).

Controle da síntese e secreção de surfactante

A síntese de surfactante pulmonar está intimamente relacionada com a diferenciação morfológica e bioquímica das células alveolares do tipo II no epitélio respiratório periférico. As interações das células mesenquimais e epiteliais, mediadas por contato intercelular direto ou por fatores parácrinos, contribuem para o processo de diferenciação (14). Fatores endócrinos também modulam a diferenciação das células epiteliais do tipo II e a síntese de

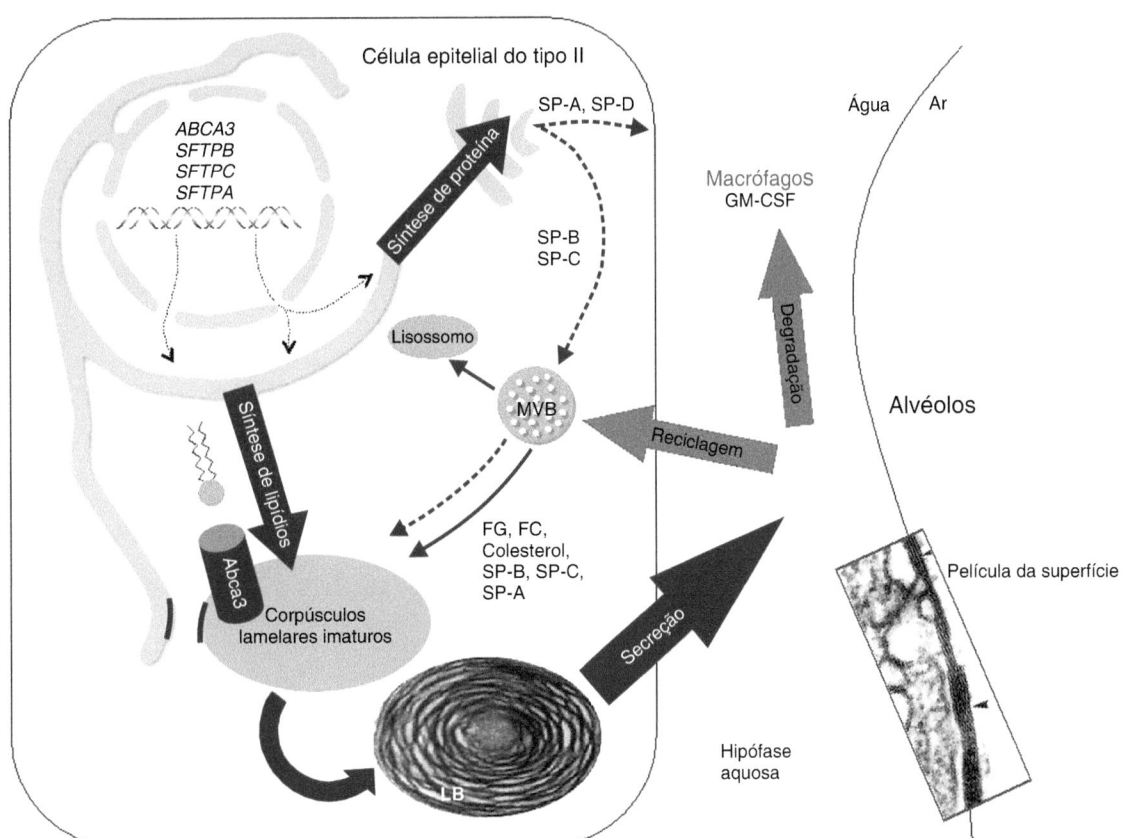

Figura 26.3 Síntese de surfactante e metabolismo por células epiteliais alveolares tipo II. As proteínas hidrofóbicas de surfactante, SP-B e SP-C, e o transportador fosfolipídico, ABCA3, são sintetizados no retículo endoplasmático (RE) e substancialmente modificados durante o trânsito através do RE, aparelho de Golgi e corpúsculos multivesiculares (CMVes) (*setas tracejadas*). Os CMVes fundem-se, então, com o corpúsculo lamelar (CL), onde o acondicionamento final das proteínas do surfactante e fosfolipídios ocorre antes da secreção para o alvéolo (*setas tracejadas*). FC e FG são os lipídios surfactantes mais abundantes e são transportados para o corpúsculo lamelar pela ABCA3, localizada na membrana externa do corpúsculo lamelar. As proteínas hidrofílicas de surfactante, SP-A e SP-D, também são sintetizadas no RE, glicosiladas no aparelho de Golgi e secretadas para o alvéolo (*setas largas pretas*). Após a secreção, os fosfolipídios e as proteínas surfactantes são reorganizados em uma película de superfície bioativa em multicamadas, que reduz a tensão da superfície no alvéolo. Os fosfolipídios e as proteínas surfactantes secretados são captados pelas células do tipo II e são catabolizados nos lisossomos ou transportados para o corpúsculo lamelar para reciclagem (*setas finas contínuas*). Uma fração das proteínas e fosfolipídios surfactantes secretados também é captada e degradada por macrófagos alveolares em um processo que exige fator estimulante do crescimento de macrófagos e granulócitos (GM-CSF). Diagrama cortesia de Timothy Weaver, Cincinnati Children's Hospital Medical Center, Cincinnati, OH.

componentes do surfactante. Evidências *in vivo* e *in vitro* apoiam o papel dos glicocorticosteroides na modulação da diferenciação morfológica e produção de fosfolipídios e proteínas do surfactante pelo pulmão (36,37).

Síntese de fosfolipídios

A FC é produzida pelas células epiteliais do tipo II usando substrato extracelular e as reservas de glicogênio que se acumulam nas pré-células do tipo II do pulmão fetal. As vias metabólicas produtoras de FC dependem da produção de ácido fosfatídico e um arcabouço de glicerofosfato; o último é produzido como um intermediário da via glicolítica (32,33). A síntese de FC envolve a desacilação do ácido fosfatídico e sua reação com citidina-difosfocolina (CDF-colina) (32,33).

Formas dessaturadas de FC podem-se formar originalmente, usando precursores acil dessaturados ou por remodelagem, ou seja, via de recuperação de fosfolipídios por reações de desacilação e reacilação. A produção de CDF-colina é crucial à síntese de FC e é obtida por fosforilação da colina e transferência de trifosfato de citidina em uma reação dependente de colinoquinase e citidililtransferase de fosfato de colina. Aciltransferases, por exemplo, LPCATs, regulam a abundância e a especificidade da cadeia de acila em FC. As atividades de muitas das enzimas na via sintética da FC aumentam no pulmão com o avanço da gestação e, em geral, intensificam-se no último trimestre (32, 33).

Promoção da maturação pulmonar por glicocorticosteroides

Diversos fatores hormonais influenciam a taxa de produção das enzimas que controlam a síntese de FC no pulmão em desenvolvimento (32,33). Dentre eles, os glicocorticosteroides são os agentes mais úteis e clinicamente relevantes (36,37). Estudos em ovelhas fetais e seres humanos demonstraram que a administração de glicocorticosteroides à mãe promoveu a função respiratória precoce na prole prematura. Os estudos clínicos iniciais de Liggins e Howie constataram que a administração materna de glicocorticosteroides reduziu a incidência de dificuldade respiratória em RNs prematuros (38). Embora não se conheçam os mecanismos precisos pelos quais os glicocorticosteroides induzem maturação e função pulmonares em RNs prematuros, observam-se aumento da síntese de FC e da remodelagem morfológica da arquitetura alveolar, incluindo o adelgaçamento dos componentes intersticiais do pulmão fetal, após o tratamento com glicocorticosteroides. Os glicocorticosteroides regulam muitos genes que estão associados à diferenciação do pulmão fetal, como os genes que regulam a diferenciação mesenquimal pulmonar e aqueles que codificam enzimas implicadas na síntese de FC e das proteínas do surfactante. Os efeitos dos glicocorticosteroides sobre a diferenciação das células pulmonares são mediados por receptores específicos, os quais, quando ocupados por hormônios, influenciam a transcrição gênica e a estabilidade do mRNA, modificando a abundância das proteínas sintetizadas pelas células pulmonares. A terapia pré-natal com glicocorticosteroides é útil na prevenção da SAR em RNs pré-termo.

Outras influências hormonais

Os hormônios tireóideos, ou seja, T_3 e T_4, hormônio de liberação da tireotropina (TRH), estrogênios, prolactina, fator de crescimento epidérmico, agentes beta-adrenérgicos e outros agentes que elevam os níveis celulares de monofosfato de adenosina cíclico (cAMP) influenciam a maturação pulmonar ou os índices bioquímicos da maturação pulmonar (39,40). T_3 e T_4 aumentam a síntese de fosfolipídios no pulmão de mamíferos, mas não atravessam a placenta.

Secreção de surfactante

O surfactante é armazenado nas células do tipo II em organelas grandes ricas em lipídios denominadas corpúsculos lamelares. A secreção de corpúsculos lamelares ocorre por um processo de exocitose que é regulado por uma série de fatores físicos e hormonais. O estiramento, o modo de ventilação e o trabalho de parto aumentam a secreção de surfactante e o tamanho do *pool* extracelular de surfactante ao nascimento. As catecolaminas e os agonistas dos purinoceptores (p. ex., trifosfato de adenosina) que ativam proteinoquinases aumentam a secreção de fosfolipídios pelas células do tipo II *in vitro* (33). Estudos recentes identificaram o papel de um receptor acoplado à proteína G, GPR116, presente em tamanhos células epiteliais alveolares, que regula os tamanhos do *pool* de lipídio surfactante (41). A hiperglicemia e a hiperinsulinemia inibem a secreção de fosfolipídios do surfactante (42). O surfactante recém-secretado entra no espaço extracelular e sofre reorganização estrutural marcante para formar a mielina tubular, um processo dependente de SP-A, Ca^{2+}, fosfolipídios e SP-B (33). Os fosfolipídios devem mover-se da mielina tubular para formar monocamadas e multicamadas na interface hidroaérea, desse modo reduzindo as forças colapsantes dentro dos alvéolos.

Reciclagem e catabolismo do surfactante

O processo de insuflação e esvaziamento produz formas gastas de fosfolipídios do surfactante que são captadas pelas células do tipo II e são reutilizadas ou catabolizadas (30,43). As proteínas B e C do surfactante aumentam a recaptação de fosfolipídios *in vitro*. No pulmão de coelho adulto, a meia-vida dos fosfolipídios do surfactante é de aproximadamente 6 a 8 horas, e em animais RNs a meia-vida é 3,5 dias (43). Os *pools* intra e extracelular de surfactante costumam ser maiores no animal RNs do que em adultos. Uma fração relativamente pequena do *pool* de surfactante alveolar é removida por catabolismo e macrófagos alveolares, e a maior parte dos fosfolipídios do surfactante é reciclada ou catabolizada pelas células epiteliais do tipo II. O fator estimulador de colônias de granulócitos e macrófagos (GM-CSF) e os receptores desempenham um papel essencial na regulação do lipídio surfactante e remoção de proteínas, agindo no macrófago alveolar. Defeitos na sinalização do GM-CSF, causados por autoanticorpos contra GM-CSF ou mutações de seus receptores, inibem a degradação mediada por macrófagos alveolares de lipídios e proteínas surfactantes, levando a acúmulo no pulmão pós-natal, o que, por sua vez, acarreta a síndrome de proteinose alveolar pulmonar (44). O fosfolipídio surfactante exógeno administrado é reutilizado de maneira eficiente por pulmões adultos e neonatais (43). Portanto, os efeitos da terapia de reposição de surfactante estão relacionados com as propriedades de redução direta da tensão superficial do surfactante introduzido nas vias respiratórias e a reciclagem dos fosfolipídios exógenos pelas células do tipo II.

Papel do surfactante nas doenças pulmonares

Anormalidades quantitativas e qualitativas do surfactante pulmonar contribuem para a patogenia das doenças pulmonares no RN. Em RNs prematuros, as deficiências na produção e secreção de surfactante diminuem os *pools* intracelular e extracelular de surfactante, levando a insuficiência de surfactante alveolar e atelectasia. As anormalidades qualitativas do surfactante também estão associadas a muitos tipos de lesão pulmonar. Extravasamento alveolocapilar, hemorragia, edema pulmonar e lesão de células alveolares preenchem o alvéolo com material proteináceo, que inativa o surfactante. Proteínas séricas e não séricas, como albumina, fibrinogênio, hemoglobina e mecônio, são inativadores potentes do surfactante pulmonar *in vivo* e *in vitro*; a SP-A, SP-B e SP-C atuam sinergicamente estabilizando as propriedades superficiais dos fosfolipídios na presença dessas proteínas inativadoras. Os fatores inibitórios associados à disfunção do surfactante na lesão pulmonar aguda podem ser superados pela administração de surfactantes exógenos que contenham as proteínas do surfactante.

Reposição de surfactante

A primeira terapia de reposição de surfactante bem-sucedida em seres humanos foi relatada por Fujiwara *et al.* em 1980 (45). Surfactantes naturais sintéticos e semissintéticos foram administrados com sucesso nos pulmões de RNs prematuros no tratamento da SAR e da aspiração de mecônio, e estão sendo testados no tratamento de outras afecções pulmonares. A reposição de surfactante tornou-se o padrão para a prevenção e o tratamento da SAR. Preparações de surfactante animal contendo fosfolipídios, SP-B e SP-C (p. ex., Survanta®, Curosurf®, Infasurf®, BLES®) e preparações sintéticas compostas principalmente de fosfolipídios misturados com peptídios semelhantes a proteínas surfactantes sintéticos estão em uso clínico (35), porém as preparações de origem animal são usadas mais amplamente. As preparações contendo proteínas do surfactante fornecem material altamente tensoativo para o alvéolo. A reposição de surfactante também contribui para o tamanho do *pool* de fosfolipídios do surfactante, fornecendo substrato para a síntese de surfactante pelas vias de reciclagem.

SÍNDROME DA ANGÚSTIA RESPIRATÓRIA

SAR, antigamente chamada de doença da membrana hialina, é uma causa comum de morbidade e mortalidade associada ao parto prematuro. É um distúrbio do desenvolvimento em vez de um processo patológico *per se* e, em geral, está associado à prematuridade. A incidência e a gravidade da SAR geralmente aumentam com a redução da idade gestacional ao nascimento e costumam ser piores em RNs do sexo masculino. Os RNs de mães diabéticas com controle metabólico precário e aqueles nascidos após asfixia fetal, hemorragia maternofetal, ou após gestações complicadas por múltiplos fetos correm maior risco de SAR. A SAR acomete aproximadamente 20.000 a 30.000 RNs por ano nos EUA e complica cerca de 1% das gestações. Cerca de 50% dos RNs com 26 a 28 semanas de gestação manifestam SAR, enquanto menos de 20 a 30% daqueles com 30 a 31 semanas têm o distúrbio.

Apresentação clínica

Os RNs com SAR apresentam-se ao nascimento ou nas primeiras horas após o nascimento com sinais clínicos de dificuldade respiratória, como taquipneia, gemência, retrações e cianose, acompanhados de aumento das necessidades de oxigênio. Os achados físicos incluem estertores, troca de ar deficiente, uso dos músculos acessórios da respiração, batimento das asas do nariz e padrões anormais da respiração que podem ser complicados por apneia. As radiografias de tórax caracterizam-se por atelectasia, broncogramas aéreos e infiltrados reticulogranulares difusos, muitas vezes evoluindo para opacidade bilateral grave caracterizada pela designação "pulmão branco" (Figura 26.4). Os padrões radiográficos na SAR são variáveis e podem não refletir o grau de comprometimento respiratório.

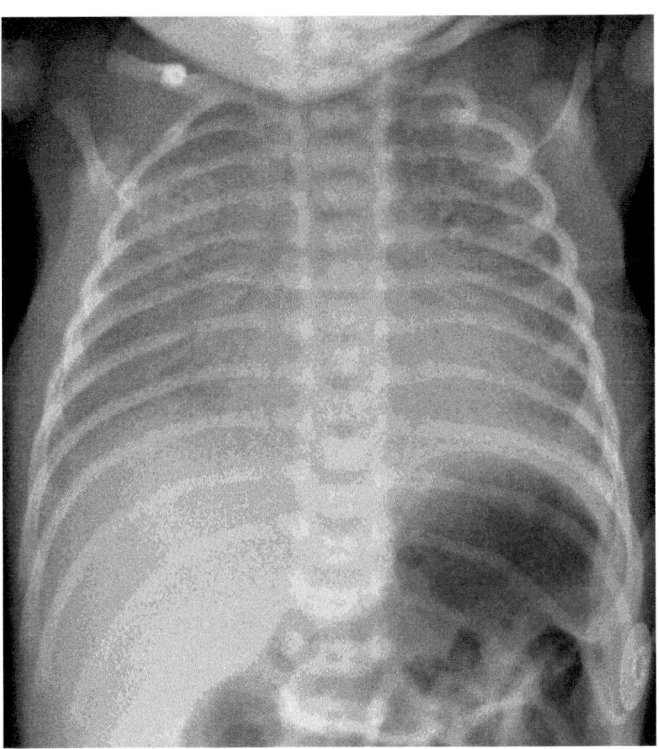

Figura 26.4 Este recém-nascido prematuro apresentou-se com gemidos, retrações e cianose após o nascimento. A opacificação reticulogranular difusa, aerobroncogramas e volumes pulmonares reduzidos na radiografia de tórax indicam a SAR.

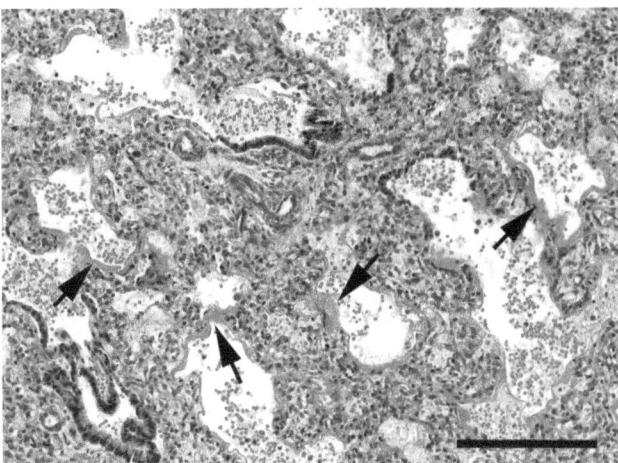

Figura 26.5 Espaços aéreos dilatados, membranas hialinas (*setas*) e atelectasia extensa são observados no pulmão de um recém-nascido prematuro com SAR grave; barra de escala = 200 μm. (Coloração hematoxilina e eosina, cortesia de Dra. Susan Wert, Cincinnati Children's Hospital, Cincinnati, OH.) (Esta figura encontra-se reproduzida em cores no Encarte.)

O RN tenta manter o volume alveolar prolongando a expiração e elevando as pressões expiratórias exalando contra a glote parcialmente fechada, o que produz o ruído de gemência típico de SAR, mas também observado com frequência em outros distúrbios respiratórios. O aumento das necessidades de oxigênio e a indicação de suporte ventilatório ocorrem rapidamente nas primeiras 24 horas de vida e então persistem por vários dias. A evolução clínica depende da gravidade da SAR e do tamanho e da maturidade do RN. Na SAR não complicada, tipicamente encontrada em RNs mais maduros, a recuperação se dá ao longo de vários dias, e em geral os RNs não precisam mais de oxigenoterapia ou suporte ventilatório após a primeira semana de vida. Os RNs mais prematuros correm risco mais alto de SAR grave e frequentemente sofrem complicações, incluindo hemorragia do SNC, persistência do canal arterial (PCA), extravasamento de ar e infecção, que contribuem para prolongar as necessidades de oxigênio e assistência ventilatória.

Histopatologia

Os achados histopatológicos no início da evolução da SAR incluem atelectasia, edema pulmonar, congestão vascular pulmonar, hemorragia pulmonar e evidências de lesão direta do epitélio respiratório (Figura 26.5). A lesão das células epiteliais é especialmente evidente na região bronquiolar do pulmão. Os achados histológicos incluem membranas hialinas, o material eosinofílico típico derivado da lesão das células epiteliais brônquicas bronquiolares. Os espaços alveolares geralmente não são insuflados e, à necropsia, os pulmões de RNs com SAR muitas vezes não contêm ar ao esvaziamento passivo. Não se observa infiltração de leucócitos no início da evolução da SAR, a menos que seja complicada por infecção. Edema pulmonar, hemorragia e edema hemorrágico são características patológicas comuns na SAR, sobretudo se a evolução clínica for complicada por PCA e insuficiência cardíaca congestiva.

Fisiopatologia

Avery e Mead foram os primeiros a demonstrar a escassez de surfactante alveolar nos pulmões de RNs que morreram de SAR (46). As anormalidades quantitativas e qualitativas do sistema de surfactante pulmonar são críticas à patogenia da SAR em RNs prematuros. A falta de surfactante pulmonar leva a atelectasia progressiva, perda da capacidade residual funcional e alterações na razão de ventilação/perfusão e distribuição desigual da ventilação. A SAR é ainda complicada pelos músculos respiratórios relativamente fracos e a parede torácica complacente do RN prematuro, que dificultam a ventilação alveolar. Oxigenação reduzida, cianose (ver Pranchas Coloridas) e acidose respiratória e metabólica contribuem para a elevação da resistência vascular pulmonar (RVP). Um *shunt* direita-esquerda através do canal arterial ou forame oval e a desigualdade da ventilação-perfusão intrapulmonar exacerbam a hipoxemia.

Prevenção

Embora a incidência de parto prematuro nos EUA (cerca de 10%) não tenha mudado significativamente nas últimas décadas, a incidência de SAR grave diminuiu em cada idade gestacional na medida em que os avanços na assistência materna e atenção rigorosa à prevenção da asfixia e infecção ao nascimento tornaram-se padrão de assistência. O monitoramento fetal cuidadoso, o tratamento de distúrbios maternos subjacentes, a determinação no líquido amniótico do número de corpúsculos lamelares ou outros indicadores bioquímicos da maturidade pulmonar fetal e a administração de tocolíticos e glicocorticosteroides maternos reduziram a incidência de SAR. Embora um ciclo único de esteroides pré-natais melhore a função pulmonar e reduza o risco de morte neonatal, as evidências atuais de estudos clínicos e em animais sugerem que ciclos adicionais de esteroides não oferecem melhora adicional da função pulmonar e estão associados a riscos de consequências adversas (47). A reposição de surfactante diminui mais a incidência e a intensidade da SAR. A restauração rápida do volume sanguíneo após hemorragia e correção e prevenção da anemia, acidose e hipotermia também melhoram os desfechos clínicos na SAR. A ventilação com pressão positiva e a pressão positiva contínua em vias respiratórias (CPAP) melhoram a evolução da SAR grave, mas não previnem a doença.

Tratamento

A terapia pós-natal da SAR começa com avaliação cuidadosa e reanimação. É crucial garantir ventilação, oxigenação, circulação e temperatura adequadas antes de transferir o RN da sala de parto para a unidade de assistência apropriada. A terapia de reposição de surfactante pode ser instituída ao nascimento quando existe risco de SAR ou mais tarde, quando os sinais/sintomas de SAR são detectados e o diagnóstico é confirmado. A assistência ventilatória dos distúrbios respiratórios neonatais foi revista e é detalhada no Capítulo 27.

A adequação da ventilação e oxigenação deve ser estabelecida tão logo possível para evitar vasoconstrição pulmonar, anormalidades adicionais da ventilação-perfusão e atelectasia. Ventilação com pressão positiva, CPAP e oxigenoterapia podem ser necessárias a qualquer momento durante a evolução da SAR e devem estar prontamente disponíveis para o RN. O monitoramento cuidadoso de pH, saturação de oxigênio, pressão parcial de CO_2 (P_{CO_2}) e pressão parcial de oxigênio (P_{O_2}) por monitores transcutâneos e por cateterismo arterial ou coleta de amostras de sangue capilar arterializado são fundamentais para orientar a ventilação mecânica e as necessidades de oxigênio ambiente. A terapia de reposição de surfactante é fornecida pelo tubo endotraqueal e, com frequência, é usada várias vezes durante a evolução inicial da SAR para manter a função pulmonar. A intubação transiente para aporte de surfactante com retorno ao CPAP após o tratamento tem se mostrado efetiva. Os surfactantes exógenos são ministrados por instilação intratraqueal de doses aproximadas de 100 a 150 mg de fosfolipídio por kg de peso corporal. A terapia de reposição de surfactante tem sido empregada profilaticamente, com sucesso clínico, logo após o parto, bem como após o início de angústia respiratória. Estudos multicêntricos apoiam o uso de surfactante para prevenir ou tratar SAR e para evitar a morte neonatal, embora a evidência favoreça "resgate precoce", em vez de tratamento "profilático".

A SAR leve a moderada pode ser tratada com CPAP aplicada por máscara, cânula nasal, prongas nasais, ou tubo endotraqueal ou nasofaríngeo. Em geral, institui-se uma pressão de 4 a 6 cm de água (H_2O) às vias respiratórias do RN. A CPAP costuma melhorar rapidamente a oxigenação e o esforço respiratório. Pode haver flutuações abruptas dos gases sanguíneos, o que exige monitoramento cuidadoso de P_{CO_2} e P_{O_2}. Como as necessidades de oxigênio inspiratório diminuem durante a recuperação, reduz-se a pressão nas vias respiratórias e desmama-se o oxigênio do RN por meio de capacete ou cânula nasal. Apneia, inadequação da ventilação, atelectasia, obstrução por tampão mucoso, hiperaeração ou extravasamento de ar podem complicar a assistência de RNs com SAR.

É preciso dar atenção especial aos detalhes mecânicos da aplicação da CPAP ou da ventilação mecânica. A ventilação mandatória deve ser instituída bem antes da ocorrência de insuficiência respiratória e acidose respiratória grave para evitar hipoxemia grave e atelectasia. A ventilação é mantida através de um tubo endotraqueal, que pode ser instalado por via nasal ou oral, para administração de oxigênio e pressão positiva. Historicamente, os respiradores ciclados a pressão foram o modo de ventilação usado com mais frequência na UTI neonatal e controlados pela definição da pressão inspiratória positiva, da frequência, dos tempos inspiratório-expiratórios e da pressão expiratória final positiva (PEEP). Graças aos recentes progressos técnicos, respiradores ciclados a volume, os quais fornecem volumes fixos que definem o ciclo respiratório, são usados cada vez mais no cuidado de RNs. Como em toda assistência respiratória, atenção minuciosa à adequação da ventilação, avaliada por P_{O_2}, P_{CO_2}, pH e saturação de oxigênio transcutânea, é essencial de maneira contínua a fim de ajustar-se às rápidas alterações do estado respiratório que ocorrem nesses RNs em estado crítico. O barotrauma, o volutrauma e a intoxicação por oxigênio no pulmão representam complicações pulmonares significativas do tratamento da SAR. Devem-se evitar excessos da ventilação, de pressão máxima ou média nas vias respiratórias e da oxigenoterapia. Como a hiperoxia está associada à fibroplasia retrolenticular, causa importante de cegueira em RNs prematuros, deve-se monitorar a P_{O_2} arterial cuidadosamente, em geral mantendo a P_{O_2} entre 50 e 80 mmHg. Outras formas de ventilação, como os respiradores oscilatórios ou a jato, muitas vezes são usadas em combinação com surfactante exógeno no tratamento da SAR. Essas intervenções são consideradas para o tratamento de RNs em estado grave cuja ventilação não esteja recebendo suporte adequado pela ventilação mandatória convencional e terapia com surfactante. Embora alguns estudos controlados indiquem que a ventilação de alta frequência possa reduzir o risco de doença pulmonar crônica em prematuros, este modo de tratamento pode aumentar os desfechos neurológicos adversos habituais e, portanto, deve ser utilizado com cautela (48). O óxido nítrico (NO) também tem sido usado com sucesso na assistência da insuficiência respiratória em RNs a termo. Para RNs prematuros, contudo, não houve uma demonstração clara de melhora em qualquer variável clinicamente relevante nos estudos randomizados realizados até o presente (49).

Complicações

Hemorragia no SNC, hemorragia intraventricular (HIVe) e PCA representam problemas clínicos significativos que dificultam a assistência de RNs com SAR. A PCA e a insuficiência cardíaca congestiva e o edema pulmonar subsequentes comprometem a função respiratória, ao reduzir a complacência pulmonar e talvez inativar o surfactante pulmonar. O diagnóstico imediato e o manejo clínico de uma PCA significativa hemodinamicamente são indicados durante o tratamento da SAR. Existe considerável controvérsia quanto à indicação e ao momento certo da ligadura cirúrgica. A hemorragia aguda no SNC muitas vezes acompanha-se de choque, comprometimento pulmonar e hemorragia pulmonar. Flutuações no estado respiratório podem contribuir para a HIVe e podem ser minimizadas por atenção minuciosa à assistência respiratória e pelo uso criterioso de sedação. A hidratação intravenosa e a alimentação oral devem ser ajustadas cautelosamente durante a assistência aguda e convalescente de RNs com SAR. A administração hídrica excessiva prejudica a função respiratória e eleva o risco de SAR.

SÍNDROME DE ASPIRAÇÃO DE MECÔNIO

Líquido amniótico tinto de mecônio (LATM) ocorre em aproximadamente 8 a 25% dos nascidos vivos (50), destes 2 a 10% desenvolvem SAM, antes definida como angústia respiratória, em RNs que apresentam LATM (50,51). Mudanças na prática clínica para evitar gestação além 41 semanas reduziram drasticamente a incidência de SAM. A causa, a fisiopatologia e o tratamento do LATM e da SAM foram revistos recentemente (50,52).

O mecônio aparece no íleo fecal entre 10 e 16 semanas de gestação como um líquido viscoso verde composto de secreções gastrintestinais, restos celulares, bile e suco pancreático, muco, sangue, lanugem, verniz e 72 a 80% de água. Relata-se que o mecônio foi eliminado no líquido amniótico até cerca de 20 semanas de idade gestacional quando o tônus do esfíncter anal desenvolve-se. A eliminação de mecônio entre a 20ª e 34ª semanas é infrequente, e LATM raramente ocorre antes de 38 semanas de idade gestacional (< 6% dos RNs em cada semana de gestação após 24 semanas). A incidência de LATM aumenta a partir dessa idade gestacional, e cerca de 30% dos RNs com 42 semanas ou mais têm LATM (51). O aumento da incidência de LATM com o avanço da idade gestacional provavelmente reflete a maturação da peristalse no intestino fetal. A motilina, peptídio intestinal que estimula a contração do músculo intestinal, está em concentrações menores no intestino de RNs prematuros *versus* pós-termo. A concentração de motilina no cordão umbilical é mais alta em RNs que eliminam mecônio do que naqueles com líquido amniótico claro. A inervação e a mielinização parassimpáticas intestinais também aumentam ao longo da gestação e podem ter um papel no aumento da incidência de eliminação de mecônio no fim da gestação.

A eliminação de mecônio *in utero* também está associada à asfixia fetal e à redução da P_{O_2} no sangue venoso umbilical. Experimentalmente, a isquemia intestinal provoca um período transitório de hiperperistalse e relaxamento do tônus do esfíncter anal, levando à eliminação de mecônio. O reflexo do mergulho fetal, que desvia sangue preferencialmente dos órgãos viscerais para o cérebro e o coração durante a hipoxia, pode intensificar a isquemia intestinal. Os esforços respiratórios arquejantes que acompanham a asfixia fetal contribuem para a entrada de mecônio no sistema respiratório, resultando na SAM.

Como a eliminação do mecônio pode ser induzida por hipoxia fetal, o achado de mecônio no líquido amniótico é um indicador de comprometimento fetal e exige avaliação crítica do bem-estar fetal. Contudo, a maioria dos RNs com LATM não apresenta depressão ao nascer, nem mais acidose ou acometimento clínico do que RNs com líquido amniótico claro. Os padrões da frequência cardíaca fetal anormal, no entanto, são realmente preditivos de quais RNs correm risco mais alto de SAM significativa e desfecho insatisfatório. A taxa de morbidade perinatal é maior em RNs com LATM associado a taxas anormais de frequência cardíaca fetal, e esses RNs apresentam maior risco de SAM. De modo geral, os desfechos neonatais de partos complicados por LATM associado a taquicardia fetal ou menor variabilidade da frequência cardíaca fetal são semelhantes aos de RNs não tintos de mecônio com anormalidades similares da frequência cardíaca fetal. Em contraste, em RNs com padrão normal de frequência cardíaca fetal, o LATM geralmente encerra baixo risco de morbidade perinatal, comparável a partos com líquido amniótico claro.

Apresentação clínica

A SAM descreve uma doença respiratória de amplo espectro, abrangendo desde dificuldade respiratória leve a doença grave e morte, a despeito da ventilação mecânica. A doença grave agrava-se com o progresso da idade gestacional com a incidência variando de 0,1% nas 37 a 38 semanas de idade gestacional a 0,5% nas 42 semanas (50). A SAM apresenta-se tipicamente como dificuldade respiratória, taquipneia, fase expiratória prolongada e hipoxemia logo após o parto em um RN intensamente tinto de mecônio nas unhas, nos cabelos e no cordão umbilical ou nascido através de mecônio espesso. Muitos RNs com SAM grave exibem aumento da dimensão anteroposterior do tórax, ou tórax "em barril", secundário à retenção de ar nas vias respiratórias. Hipertensão pulmonar persistente do recém-nascido (HPPRN) também é observada frequentemente em RNs com SAM grave. A aspiração de mecônio menos grave, tipicamente de mecônio não particulado, pode apresentar-se com o aparecimento de pneumonite com início mais gradual e aumento discreto do trabalho da respiração ou taquipneia tranquila, que chega ao auge com 1 a 3 dias e resolve-se lentamente ao longo da primeira semana de vida.

As radiografias de tórax de RNs com SAM, especialmente quando associada a mecônio particulado espesso, são heterogêneas e demonstram infiltrados irregulares grosseiros, com condensação difusa e áreas de hiperaeração (Figura 26.6). Detectam-se derrames pleurais em cerca de 30% dos RNs com SAM. Há aumento do risco de pneumotórax ou pneumomediastino, que ocorrem em 25% dos RNs gravemente afetados. As radiografias de tórax são anormais em mais de metade dos RNs que tiveram mecônio detectado abaixo das cordas vocais, porém menos de 50% daqueles com radiografias anormais têm dificuldade respiratória significativa. A resolução radiográfica geralmente ocorre lentamente ao longo de sete a dez dias. A intensidade das anormalidades da radiografia de tórax não se correlaciona bem com a gravidade da doença clínica.

Patologia

O exame *post-mortem* dos pulmões de RNs com SAM grave revela mecônio, verniz, células escamosas fetais e restos celulares nos espaços aéreos desde as vias respiratórias até os alvéolos.

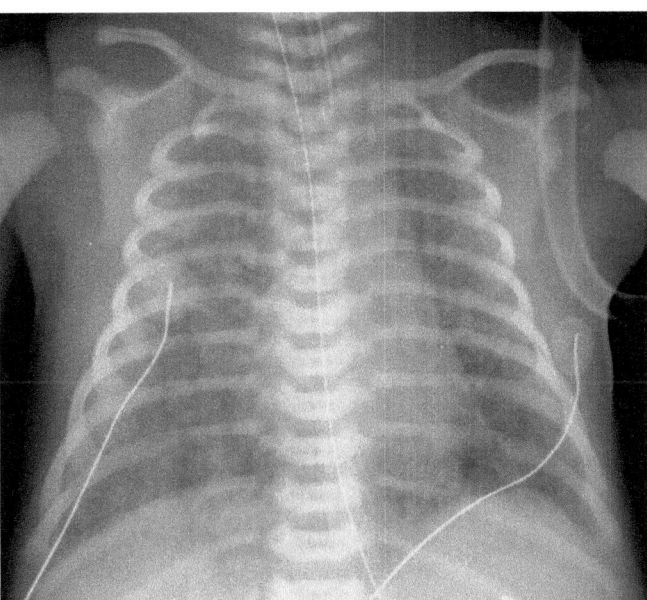

Figura 26.6 Este recém-nascido a termo apresentou bradicardia fetal e mecônio espesso no líquido amniótico. Minutos após o nascimento, apresentou cianose e dificuldade respiratória. A radiografia de tórax demonstra infiltrados irregulares e grosseiros, hiperinsuflação (hemidiafragmas esquerdo e direito na altura das 10ª a 11ª costelas) e derrame pleural direito indicativos da SAM. Tubos endotraqueal e nasogástrico estão instalados.

Pode-se encontrar uma resposta inflamatória com leucócitos polimorfonucleares, macrófagos e edema alveolar, mas muito mecônio pode ser encontrado sem sinais histológicos de inflamação. Podem ocorrer formação de membrana hialina, hemorragia pulmonar e necrose de microvasculatura e parênquima pulmonares. Em alguns RNs que morreram de SAM, descreveram-se microtrombos ricos em plaquetas nas pequenas arteríolas e aumento da muscularização das arteríolas distais.

Fisiopatologia

As anormalidades pulmonares na SAM estão relacionadas principalmente com obstrução aguda das vias respiratórias, redução da complacência do tecido pulmonar e lesão do parênquima pulmonar (ver Figura 26.7). A instilação de mecônio na traqueia de coelhos adultos e cães recém-nascidos causa obstrução mecânica aguda

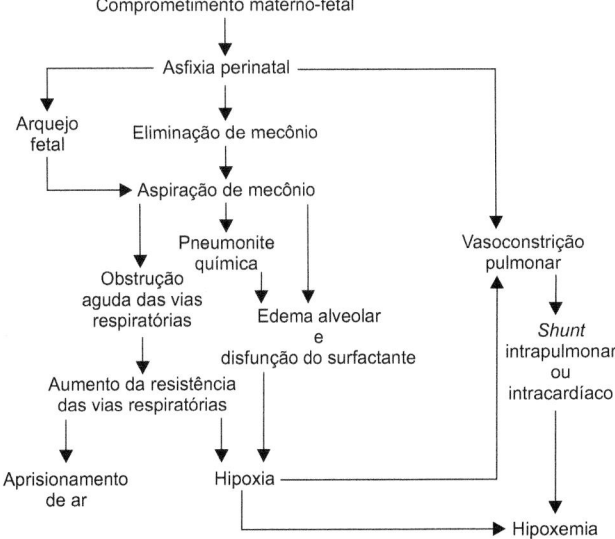

Figura 26.7 Patogenia da síndrome de aspiração de mecônio.

das vias respiratórias proximais e distais (53). Um mecanismo de válvula esférica produzindo obstrução parcial das vias respiratórias contribui para a retenção de ar, o que aumenta o diâmetro anteroposterior (AP) do tórax, a resistência à expiração e a capacidade residual funcional. A obstrução total das vias respiratórias pequenas pode resultar em atelectasia regional e desigualdades da ventilação-perfusão. O comprometimento da função do surfactante por proteínas séricas e não séricas e ácidos graxos contribui para atelectasia, redução da complacência e resultante hipoxia. Ademais, o mecônio pode ser tóxico para as células epiteliais pulmonares e pode conter e estimular a produção de mediadores pró-inflamatórios, incluindo A_2, IL-8, fator ativador plaquetário e TNF-α.

Em mais de metade dos RNs com SAM grave, a hipertensão pulmonar com *shunt* direita-esquerda contribui para a hipoxemia tipicamente grave e, às vezes, refratária. A hipertensão pulmonar clínica correlaciona-se com aumento da muscularização dos vasos pulmonares distais ao exame histopatológico e, experimentalmente, com hipoxia intrauterina crônica. A asfixia perinatal é um fator subjacente crítico na patogenia da SAM, elevando os riscos de hipertensão pulmonar e aspiração de mecônio.

Prevenção

Entre os anos 1960 e final dos 1970, acreditava-se que a aspiração de líquido amniótico e mecônio ocorresse durante as primeiras incursões após o nascimento. O tratamento visava prevenir a SAM no momento do parto por sucção de DeLee da nasofaringe antes do desprendimento dos ombros e da primeira incursão respiratória e, após o parto, intubação imediata e aspiração da traqueia para limitar a aspiração de mecônio da orofaringe e traqueia para o pulmão distal. A taxa de mortalidade da SAM diminuía quando se realizava sucção da traqueia imediatamente após o nascimento (54). A sucção de DeLee da nasofaringe enquanto o feto estava no períneo também reduzia as taxas de morbidade e mortalidade da SAM. Contudo, a SAM continuou a ocorrer nos RNs que recebem sucção adequada na sala de parto. A aspiração de mecônio ou líquido amniótico *in utero* provavelmente ocorre em alguns RNs com SAM, sobretudo naqueles com asfixia perinatal. Em geral, o líquido pulmonar fetal flui para fora dos pulmões para o saco amniótico. Entretanto, estudos com contraste radiopaco e eritrócitos marcados com ^{51}Cr injetados no saco amniótico demonstraram que algum líquido amniótico entra no pulmão fetal até mesmo no feto humano não asfixiado. Arquejos associados à inalação de líquido amniótico ou mecônio ocorrem em ovelhas, macacos *rhesus* e seres humanos.

A incidência de SAM diminuiu para cerca de 0,1 a 1,8% dos nascidos vivos nos países desenvolvidos, a qual tem sido atribuída à redução dos partos com ≥ 41 semanas e à intervenção para o sofrimento fetal. Portanto, diagnóstico e tratamento pré-natais da asfixia fetal são cruciais à prevenção da SAM. A amnioinfusão, a infusão de líquido isotônico no saco amniótico, reduz a compressão do cordão umbilical e dilui o mecônio, podendo minorar sua toxicidade após a aspiração (55). No entanto, os estudos clínicos não embasaram a utilização generalizada de amnioinfusão intraparto em LATM (56).

O manejo na sala de parto de RNs com LATM mudou consideravelmente desde 2004. Com base em um estudo controlado e randomizado de mais de 2.500 RNs mostrando a diferença na morbidade relacionada a LATM, o American College of Obstetricians and Gynecologists não mais recomenda aspiração de DeLee orofaríngea e nasofaríngea antes do parto quando existir LATM (57). Além disso, com base em vários estudos que não conseguiram mostrar melhoria no desfecho com intubação traqueal, sugerindo que o benefício da intubação imediata na sala de parto de RNs com LATM possa ser sobrepujado pelos riscos do procedimento, as orientações do International Liaison Committee on Resuscitation e do American Heart Association Neonatal Resuscitation Program (AHA) não mais recomendam aspiração endotraqueal do RN vigoroso com LATM. Nesse momento, em parte devido à falta de evidências que sugiram o contrário, a intubação traqueal imediata e a aspiração continua a ser recomendada se o lactente com LATM não for vigoroso ao nascer (depressão respiratória ou respiração ausente, menor tônus muscular ou frequência cardíaca inferior a 100 bpm). Independentemente do LATM, no entanto, a desobstrução das vias respiratórias e o estabelecimento da respiração e oxigenação continuam a ser básicos para a reanimação de todos os RNs.

Tratamento

O tratamento pós-natal da SAM começa com observação e monitoramento contínuos dos RNs sob risco. O tratamento vigoroso das sequelas não respiratórias de estresse fetal e asfixia perinatal, incluindo instabilidade da temperatura, hipoglicemia, hipocalcemia, hipotensão e disfunção cardíaca, é imprescindível para promover a transição fisiológica fetal-neonatal. Também é preciso dar atenção aos efeitos em potencial da hipoxemia e isquemia de múltiplos órgãos, incluindo disfunção renal, redução da produção hepática de fatores da coagulação, hipoalbuminemia, edema cerebral e convulsões. Do ponto de vista respiratório, a correção de hipoxemia e acidose é indicada para prevenir vasoconstrição pulmonar e transição deficiente da circulação fetal para a neonatal que está associada a SAM. Hiperventilação, hiperoxia e infusão de bicarbonato de sódio para tratar a acidose metabólica já não são mais recomendadas no tratamento da SAM. A fisioterapia torácica e a remoção do mecônio particulado podem ser úteis se houver obstrução das vias respiratórias e o RN mantiver oxigenação adequada durante o tratamento. O surfactante exógeno foi utilizado com sucesso no tratamento da aspiração de mecônio, reduzindo o extravasamento de ar e a necessidade de ECMO. Alguns estudos têm apoiado o uso de lavagem pulmonar com surfactante diluído, mas metanálise recente sugere cautela e a necessidade de mais estudos para refinar a técnica e confirmar qualquer efeito positivo (58). Deve-se instituir monitoramento contínuo da oxigenação por dispositivo transcutâneo ou oximetria de pulso e avaliação de Pa_{O_2}, Pa_{CO_2} e pH para orientar a aplicação de oxigenoterapia e ventilação mecânica. A ocorrência e a gravidade da hipertensão sistêmica devem ser avaliadas e tratadas por reposição volêmica e vasopressores, enquanto a hipertensão pulmonar deve ser avaliada por ecocardiograma no RN hipoxêmico com SAM. Medidas de saturação de oxigênio da extremidade superior diferencial lábil em relação à da extremidade inferior são comuns em SAM grave, especialmente com agitação, sugerindo HPPRN. O tratamento de HPPRN é abordado separadamente neste capítulo. Usam-se antibióticos de amplo espectro rotineiramente no tratamento da SAM em RNs com achados radiográficos anormais e dificuldade respiratória: sua eficácia na SAM, no entanto, permanece não comprovada e não são indicados se a infecção tiver sido descartada. O tratamento da SAM aguda com glicocorticosteroides não demonstrou ser benéfico.

Terapia com surfactante

Pesquisas sugerem efeitos benéficos da terapia de reposição de surfactante, óxido nítrico inalatório (NOI) e ventilação oscilatória de alta frequência (VOAF) para a SAM. A teoria da igualdade otimizada da ventilação/perfusão apoia o uso dessas modalidades em combinação. O mecônio instilado nos pulmões de cães ou porcos ou misturado com surfactante *in vitro* inativa a função do surfactante, levando à redução da complacência pulmonar e dos volumes pulmonares, causando atelectasia e disparidade ventilação/perfusão (V/Q) e reduzindo, assim, a oxigenação. A inativação do surfactante pode ser superada pela administração de surfactante exógeno. Vários estudos sugerem que a terapia com surfactante possa diminuir a insuficiência respiratória associada à SAM e metanálise de estudos disponíveis embasa essa abordagem para SAM (59).

Suporte ventilatório

A ventilação mecânica é frequentemente necessária para tratamento de RNs com SAM grave e deve ser instituída com cautela. O uso de ventilação mecânica convencional e CPAP em SAM foi recentemente analisado (60). Embora tenha-se observado melhora da oxigenação em pacientes com SAM tratados com PEEP de 4 a 7 cmH$_2$O, são necessários estudos adicionais para confirmar a segurança e a eficácia da PEEP na SAM. A CPAP ou PEEP pode agravar a hiperinsuflação associada à SAM e deve ser usada com cuidado. O pneumotórax ou pneumomediastino ocorre frequentemente durante a evolução da SAM em virtude do efeito de válvula esférica do mecônio e pode ocorrer antes da aplicação da ventilação com pressão positiva. O prolongamento do tempo expiratório do ciclo ventilatório pode reduzir a hiperinsuflação. A sedação frequentemente é necessária para lactentes intubados para SAM.

A VOAF foi estudada de maneira isolada e em combinação com o NOI no tratamento da SAM. Kinsella *et al.* (61) observaram que a taxa de resposta de RNs com SAM à VOAF mais NOI foi maior que a taxa de resposta à VOAF ou NOI com ventilação convencional. A ECMO tem sido usada com sucesso no tratamento de resgate da SAM grave refratária à ventilação convencional. A taxa de sobrevida de RNs com SAM tratados com ECMO permanece superior a 95% (62).

HIPERTENSÃO PULMONAR PERSISTENTE DO RECÉM-NASCIDO

Gersony *et al.* (63) descreveram a hipoxemia em dois RNs com "características fisiológicas persistentes da circulação fetal (CFP) na ausência de doença cardíaca, pulmonar, hematológica, ou do sistema nervoso central reconhecível". Como a placenta não está mais presente e o canal arterial pode ou não estar pérvio, atualmente usa-se a designação HPPRN para descrever este distúrbio. A fisiopatologia da HPPRN está relacionada com a incapacidade de fazer a transição da RVP alta e fluxo sanguíneo pulmonar baixo, típicos do feto, para a RVP relativamente baixa e fluxo sanguíneo pulmonar alto do RN. A síndrome clínica de HPPRN foi revista recentemente (64).

Fisiopatologia

A fisiopatologia da HPPRN é mais bem estudada no contexto do conhecimento atual da circulação transicional. A transição normal pode ser pensada em quatro fases: a fase *in utero*, a fase imediata que ocorre nos primeiros minutos após o nascimento, a fase rápida nas primeiras 12 a 24 horas e a fase final, que requer dias ou meses para ser concluída.

Circulação *in utero*

A fase *in utero* caracteriza-se por RVP que excede a resistência vascular sistêmica, resultando em pressões atrial e ventricular direitas superiores às pressões atrial e ventricular esquerdas. Em consequência deste diferencial de pressão, mais de um terço do sangue oxigenado que retorna da placenta pela veia cava inferior segue através do forame oval persistente (FOP), é ejetado pelo ventrículo esquerdo e perfunde os vasos da cabeça e do pescoço e da parte inferior do corpo. O sangue venoso que retorna pela veia cava superior flui preferencialmente para o ventrículo direito e para a artéria pulmonar principal. Um pequeno volume desse sangue desoxigenado, compreendendo cerca de 8% do débito cardíaco e com P$_{O_2}$ inferior a 20 mmHg, perfunde os pulmões, mas, em virtude da alta RVP, a maior parte é desviada através do canal arterial persistente e mistura-se com o sangue na aorta distal às artérias cervicais e subclávias. Portanto, a parte inferior do corpo é perfundida com sangue relativamente menos oxigenado do que a cabeça e o pescoço. Em decorrência do *shunt* direita-esquerda grande no FOP e na PCA, o sangue desvia-se dos pulmões *in utero*.

A persistência da RVP elevada após o nascimento, sem o benefício da circulação placentária, resulta na hipoxemia profunda típica da HPPRN. Os mecanismos que mantêm o estado fetal de RVP elevada incluem acidose e hipoxia relativas e mediadores vasoconstritores, como a endotelina-1 e o fator de ativação das plaquetas. A vasoconstrição pulmonar induzida por hipoxia persistente perinatal, acidose sistêmica e alterações no metabolismo do NO e ácido araquidônico contribuem para a fisiopatologia da HPPRN.

Fase imediata

O segundo estágio da transição normal, a fase imediata, é realizado no primeiro minuto após o nascimento, quando os pulmões fetais cheios de líquido são distendidos com ar durante a primeira incursão respiratória. Ocorre declínio rápido da RVP com a distensão mecânica do leito vascular pulmonar, permitindo que mais sangue oxigenado perfunda os pulmões. Estresse de cisalhamento e oxigenação induzem a sintase do óxido nítrico da célula endotelial (eNOS) e iniciam a síntese de NO, um potente relaxante da célula muscular lisa. A entrada de ar nos alvéolos aumenta ainda mais a oxigenação do leito vascular pulmonar, reduzindo a RVP.

Fase rápida

A fase rápida da circulação transicional ocorre por 12 a 24 horas após o nascimento e responde pela maior redução da RVP. A queda da RVP está associada à produção de vasodilatadores, como a prostaciclina (PGI$_2$) e o fator relaxante derivado do endotélio, ou seja, NO. A PGI$_2$ é produzida no pulmão neonatal em resposta à distensão rítmica dos pulmões. O pré-tratamento da ovelha fetal com inibidor da ciclo-oxigenase reduziu a produção de PGI$_2$ e impediu a queda tardia da RVP. O papel da ciclo-oxigenase e da PGI$_2$ na circulação transicional pode ter implicações clínicas. A HPPRN foi observada em filhos de gestantes que fizeram uso de ácido acetilsalicílico (AAS) ou anti-inflamatórios não esteroides (AINEs) que inibem a atividade da ciclo-oxigenase (COX). Contudo, a indução da PGI$_2$ ao nascimento é transitória, e não é responsável pela vasodilatação pulmonar que decorre da elevação da tensão de oxigênio. De modo semelhante, a indometacina não reverteu a diminuição da RVP causada por oxigênio hiperbárico. O papel da produção pulmonar dos vasodilatadores potentes leucotrienos, que também ocorre durante o início da ventilação, é incerto.

A vasodilatação pulmonar e o aumento do fluxo sanguíneo pulmonar que ocorre em resposta à oxigenação podem ser praticamente anulados por inibidores do fator relaxante derivado do endotélio, NO. O NO é induzido por oxigênio, trifosfato de adenosina e estresse de cisalhamento e está elevado nas artérias e veias pulmonares de ovelhas de 1 dia de vida em comparação com fetos quase a termo e ovelhas de semanas de vida. O NO causa vasodilatação por indução da enzima guanilato-ciclase em células musculares lisas. O resultante aumento do monofosfato de guanosina cíclico (GMPc) ativa, por sua vez, uma proteinoquinase dependente de GMPc que reduz o cálcio intracelular, permitindo o relaxamento das células musculares lisas. Os efeitos vasculares do NO são específicos e localizados em virtude de sua grande afinidade pela hemoglobina, especialmente a desoxi-hemoglobina. Assim, o NOI medeia a vasodilatação pulmonar sem hipotensão sistêmica. Acredita-se que as prostaglandinas, em particular a PGI$_2$, e o NO sejam os principais agentes responsáveis pela redução da RVP na fase rápida da transição para a respiração de ar.

Fase final

A fase final da transição vascular pulmonar neonatal envolve a remodelagem da musculatura vascular pulmonar (65). No pulmão fetal a termo normal, artérias pré-acinares de paredes espessas totalmente muscularizadas estendem-se até o nível dos bronquíolos terminais. As artérias intra-acinares e das paredes alveolares não são muscularizadas. Dentro de dias após o nascimento, a espessura da túnica média da parede dos vasos pré-acinares com diâmetro inferior a 250 mm diminui e, dentro de meses, a espessura da túnica média da parede dos vasos maiores que 250 e menores que 500 mm também diminui. A hipoxia ao nascimento impede a remodelagem e a regressão do músculo liso das artérias bronquiolares pré-acinares. *In utero*, ou após o nascimento, os estados de alto fluxo e hipoxia crônica estimulam as células das artérias intra-acinares e alveolares a se diferenciarem em tecido muscular liso e conjuntivo, resultando em musculatura anormalmente diferenciada e arteriolar reativa. A extensão distal do músculo liso com aumento do número de fibroblastos na adventícia e matriz extracelular foi descrita nas artérias pulmonares de RNs que morreram de SAM grave com HPPRN.

Etiologia

A HPPRN do RN tem várias causas, que podem ser classificadas segundo a anormalidade predominante (Quadro 26.1). A identificação da causa e da subclasse de HPPRN ajuda a predizer a intensidade e a reversibilidade da HPPRN no RN. A avaliação da gravidade clínica da HPPRN ajuda a determinar a necessidade de encaminhar o paciente para unidades com recursos de ECMO e NO.

Apresentação clínica

Clinicamente, a HPPRN apresenta-se como hipoxemia lábil que muitas vezes é desproporcional ao grau de doença parenquimatosa pulmonar. Os RNs com HPPRN são comumente apropriados para a idade gestacional e próximo do termo. A história perinatal com frequência inclui fatores associados à asfixia perinatal. Os sintomas clínicos abrangem taquipneia, angústia respiratória e, em muitos casos, cianose rapidamente progressiva, particularmente em resposta à estimulação do RN. O exame cardiovascular pode ser normal ou revelar um impulso ventricular direito, B2 com desdobramento estreitado ou hiperfonética única e sopro sistólico de tom baixo da insuficiência tricúspide, sugerindo que a pressão arterial pulmonar é igual ou maior que a pressão arterial sistêmica. Um gradiente de 10 mmHg entre as pressões de oxigênio no braço direito e nos membros inferiores sugere *shunt* direita-esquerda no canal arterial e é compatível com, embora não seja essencial, o diagnóstico de HPPRN. A HPPRN pode ocorrer sem saturações de oxigênio diferenciais se o canal arterial estiver fechado e a mistura de sangue cianótico e oxigenado ocorrer dentro dos pulmões e em outros locais intracardíacos. O diagnóstico diferencial de HPPRN inclui doenças parenquimatosas pulmonares graves, como SAM grave, SAR, pneumonia, ou hemorragia pulmonar, e cardiopatias congênitas, como a transposição das grandes artérias. Estenose pulmonar crítica, hipoplasia do ventrículo esquerdo, displasia alveolocapilar ou coarctação grave devem ser consideradas no diagnóstico diferencial. O Quadro 26.2 cita os métodos usados para diferenciar entre HPPRN e doença parenquimatosa pulmonar ou cardiopatias.

A oxigenação de RNs com doença parenquimatosa pulmonar grave sem HPPRN geralmente melhora após oxigenoterapia ou ventilação mecânica. Os RNs com HPPRN podem ter pouca ou

QUADRO 26.1

Sistema de classificação da HPPRN.

Patologia	Doenças associadas	Mecanismo proposto	Prognóstico
Vasoconstrição funcional; desenvolvimento vascular pulmonar normal	Hipoxia perinatal aguda Aspiração aguda de mecônio Sepse ou pneumonia (especialmente estreptococos do grupo B) Síndrome da angústia respiratória Hipoventilação Depressão do SNC Hipotermia Hipoglicemia	Resposta à hipoxia aguda, sobretudo na vigência de acidemia	Bom; reversível

Diâmetro reduzido fixo; extensão anormal e hipertrofia do músculo liso vascular pulmonar distal	Insuficiência placentária
	Gestação prolongada
	Fechamento *in utero* do canal arterial
	  Ácido acetilsalicílico
	  Anti-inflamatórios não esteroides (AINEs)
	Ventrículo único sem estenose pulmonar
	Hipertensão venosa pulmonar crônica
	  RVPAT
	  Lesões obstrutivas no lado esquerdo do coração
	  Doenças idiopáticas
		Resposta à hipoxia crônica
		Hiperfluxo sanguíneo pulmonar *in utero*
		
		Elevação da pressão venosa pulmonar
			Reservado; lesão estrutural fixa

Redução da área transversal do leito vascular pulmonar	Lesões expansivas
	Hérnia diafragmática
	  Disgenesia pulmonar
	  Derrames pleurais
	Hipoplasia pulmonar congênita
	  Restrição do crescimento intrauterino grave
	  Ruptura prolongada grave das membranas
	  Síndrome de Potter
	  Distrofias torácicas
		Hipoplasia dos alvéolos e vasos associados	Reservado; lesão estrutural fixa

Obstrução funcional ao fluxo sanguíneo pulmonar	Policitemia Hiperfibrinogenemia	Aumento da viscosidade sanguínea	Bom, exceto se crônica

SNC, sistema nervoso central; RVPAT, retorno venoso pulmonar anômalo total.

QUADRO 26.2
Avaliação diagnóstica da hipoxemia neonatal grave.

Exame	Método	Resultado	Diagnóstico sugerido
Hiperoxia	Expor a F_{IO_2} de 100% por 5 a 10 min	Pa_{O_2} aumenta para > 100 mmHg Pa_{O_2} aumenta < 20 mmHg	Doença parenquimatosa pulmonar HPPRN ou CCC
Hiperventilação-hiperoxia	Ventilação mecânica com F_{IO_2} de 100% e frequência respiratória de 100 a 150 incursões/min	Pa_{O_2} aumenta para > 100 mmHg sem hiperventilação, Pa_{O_2} aumenta em uma P_{CO_2} crítica, com frequência < 25 mmHg Não há aumento da Pa_{O_2}, a despeito da hiperventilação	Doença parenquimatosa pulmonar HPPRN Cardiopatia congênita cianótica ou hipertensão pulmonar grave fixa
P_{O_2} pré-ductal e pós-ductal simultâneas	Comparar P_{O_2} do braço ou ombro direito com a do abdome inferior ou membros inferiores	P_{O_2} pré-ductal ≥ 15 mmHg sobre a P_{O_2} pós-ductal	Persistência do canal arterial com *shunt* direita-esquerda
Ecocardiograma	Modo M	Elevação do PPEVD e TEVD	Razão do intervalo de tempo sistólico do ventrículo direito (ITSVD = PPEVD/TEVD > 0,5) prediz HPPRN
	Injeção de contraste venoso	Aparece simultaneamente na AP e no AE	Forame oval persistente
	Ecocardiograma bidimensional	Desvio do septo interatrial para a esquerda; excluir defeito cardíaco congênito	Elevação da pressão arterial pulmonar
	Doppler	Falha da aceleração do fluxo sanguíneo sistólico entre a artéria pulmonar principal e as pequenas artérias pulmonares periféricas	Sugere *shunt* direita-esquerda na PCA ou intracardíaco

AE, átrio esquerdo; AP, artéria pulmonar; PCA, persistência do canal arterial; HPPRN, hipertensão pulmonar persistente do recém-nascido; TEVD, tempo de ejeção do ventrículo direito; PPEVD, período pré-ejeção do ventrículo direito.

nenhuma doença do parênquima pulmonar. Eles são ventilados facilmente mas permanecem hipóxicos a despeito da alta fração de oxigênio inspirado (F_{IO_2}). A oxigenação frequentemente melhora muito com o aumento da ventilação e/ou correção da acidose metabólica em RNs com HPPRN. Em contraste, as cardiopatias congênitas cianóticas (CCC) geralmente estão associadas à mistura estrutural fixa do sangue venoso e do sangue arterial. Nos RNs com CCC, a hipoxemia costuma ser refratária ao aumento do oxigênio exógeno, ventilação mecânica, hiperventilação, ou alcalinização. O diagnóstico de HPPRN pode ser complicado pela coexistência de hipertensão pulmonar, doença do parênquima pulmonar, ou CCC. O ecocardiograma é útil no diagnóstico das cardiopatias estruturais e na avaliação da hipertensão pulmonar neste contexto clínico.

Tratamento

A assistência médica de apoio inclui a correção das anormalidades subjacentes, que podem ser choque, policitemia, hipoglicemia, hipotermia, hérnia diafragmática, ou CCC. Devem-se corrigir a acidose metabólica e a hipotensão. O tratamento específico da HPPRN visa aumentar o fluxo sanguíneo pulmonar e reduzir o *shunt* direita-esquerda e a desigualdade da V/Q. Oxigênio ambiente alto e ventilação mecânica são as intervenções principais para o tratamento da HPPRN. A ligadura do canal arterial persistente é inútil, e pode ser nociva. Insuficiência cardíaca pode ocorrer após ligadura da PCA, pois o ventrículo direito entra em insuficiência diante da alta resistência vascular pulmonar sem a válvula de segurança do canal persistente. O *shunt* entre as circulações pulmonar e sistêmica, como através do canal arterial ou do forame oval persistente, depende das pressões relativas de cada sistema. Portanto, o tratamento ideal reduz a pressão arterial pulmonar e ao mesmo tempo eleva ou não altera a pressão arterial sistêmica e o débito cardíaco.

Os RNs com HPPRN grave muitas vezes são sensíveis a atividade e agitação. A estimulação deve ser reduzida durante a assistência desses RNs. O equipamento de monitoramento transcutâneo e intravascular e o agrupamento temporal das intervenções reduzem a agitação. Os miorrelaxantes (p. ex., pancurônio) e sedativos frequentemente são benéficos, mas devem ser usados com cautela. A paralisia pode comprometer ainda mais a ventilação e mascarar sinais clínicos de insuficiência respiratória. Devem-se escolher sedativos para minimizar os efeitos colaterais cardiovasculares, como hipotensão sistêmica. Os RNs com HPPRN, especialmente se asfixiados ou sépticos, frequentemente apresentam hipotensão sistêmica e sinais de insuficiência cardíaca. Deve-se manter o hematócrito no mínimo em 45%, e pode-se recorrer à expansão do volume para apoiar a circulação. A pressão cardíaca direita elevada com RVP alta, retorno venoso baixo secundário às altas pressões intratorácicas durante a ventilação mecânica e asfixia predisponente podem contribuir para a disfunção miocárdica, que pode ser refratária à dobutamina. Os agentes pressores adrenérgicos são comumente instituídos para a hipotensão refratária, mas devem ser usados com cautela, porque podem agravar a vasoconstrição pulmonar. Há evidências não controladas que sugerem eficácia da hidrocortisona no tratamento da hipotensão refratária no RN com HPPRN e *shunt* intravascular direita-esquerda.

Alcalose respiratória e metabólica

A resposta muitas vezes marcante dos RNs com HPPRN à alcalose respiratória ou metabólica levou ao seu emprego no tratamento daqueles com HPPRN grave. Contudo, o benefício às vezes transitório da alcalose tem de ser ponderado contra o risco de lesão pulmonar secundária, de comprometimento neurológico por alcalose hipocapneica e de efeitos celulares da infusão de soluções hipertônicas. O grau de doença do parênquima pulmonar e o risco de barotrauma podem afetar a escolha clínica de induzir alcalose respiratória ou metabólica. Embora possa ser necessário elevar transitoriamente o pH arterial com aumento da ventilação e base para reverter a vasoconstrição pulmonar grave, em virtude das preocupações pulmonares e neurológicas, não se preconizam hipocapnia e alcalose metabólica prolongadas. O NOI e a normalização do estado acidobásico e ventilatório são preferíveis. A ventilação mecânica excessiva com hiperdistensão do pulmão pode aumentar o *shunt* direita-esquerda. Deve-se evitar barotrauma pulmonar associado a ventilação agressiva. A alcalose hipocapneica também pode, ao desviar a curva de dissociação da hemoglobina-oxigênio, comprometer a liberação de oxigênio em nível tecidual. A hiperoxia e a hipocapnia podem prejudicar o fluxo sanguíneo cerebral. Quando utilizado, o desmame da ventilação com NO e oxigênio tem de ser realizado com cautela, porque observa-se labilidade extrema da P_{O_2} em muitos RNs com HPPRN.

Óxido nítrico e ventilação oscilatória de alta frequência

A farmacoterapia da HPPRN foi revista recentemente (66). Diversos vasodilatadores como a tolazolina e as prostaglandinas D2 e E1 foram estudadas no tratamento da HPPRN. Nas doses necessárias para reduzir a RVP, tais agentes com frequência causam vasodilatação e hipotensão sistêmicas indesejáveis. A tolazolina era previamente usada no tratamento da HPPRN, mas não se mostrou capaz de melhorar o desfecho. O NOI tem sido útil para o tratamento de HPPRN (67,68).

Em doses farmacológicas baixas, menos do que 40 partes por milhão, o NOI dilata especificamente a vasculatura pulmonar. A ligação ávida à hemoglobina impede que o NOI dilate os vasos sanguíneos sistêmicos. Ademais, o NOI vasodilata preferencialmente os vasos dos alvéolos que estão ventilados, desse modo melhorando a igualdade da V/Q. Outros vasodilatadores menos específicos aumentam o fluxo sanguíneo para alvéolos atelectásicos, piorando a desigualdade da V/Q. O NOI combinado com ventilação mecânica convencional aumentou a oxigenação e reduziu o índice de oxigênio de aproximadamente 30% dos RNs com HPPRN. A probabilidade de resposta ao NOI pareceu estar inversamente relacionada com a gravidade da doença parenquimatosa (67). Nos pacientes com HPPRN moderada (gradiente de oxigenação alveoloarterial, A-aDO_2 = 500 a 599), 15% daqueles tratados com NOI, *versus* 58% dos controles, evoluíram para HPPRN grave (67). Cerca de 25% dos RNs com HPPRN refratários ao NOI responderam ao NOI combinado com VOAF, sugerindo melhor resposta ao NOI se as estratégias ventilatórias forem otimizadas para recrutar alvéolos atelectásicos. O uso combinado de surfactante exógeno, VOAF e NOI para aumentar de maneira coordenada o recrutamento e a perfusão alveolares parece oferecer efeitos pelo menos aditivos, senão sinérgicos, especialmente nos casos de SAR e aspiração de mecônio. Uma revisão sistemática de doze estudos controlados randomizados em RNs a termo ou quase a termo com insuficiência respiratória hipóxica concluiu que o NOI reduziu a necessidade de ECMO. Cerca de 50% dos RNs demonstraram melhor oxigenação sob tratamento com NOI (68). Não se relatou qualquer efeito adverso do NOI. De modo análogo ao NO, a PGI_2 aumenta o cAMP e é um potente vasodilatador sistêmico e pulmonar. Os análogos PGI_2 e PGI_2 estável, emitidos por aerossol, demonstram ser promissores para o tratamento da hipertensão pulmonar pediátrica. Inibidores dos receptores endoteliais e de fosfodiesterases são também possíveis tratamentos terapêuticos para HPPRN. A vasodilatação pulmonar é mediada por NO e pela PGI_2 por indução de GMPc e cAMP, respectivamente, o que reduz o cálcio intracelular, permitindo o relaxamento das células musculares lisas. Os produtos farmacêuticos, incluindo sildenafila e milrinona, que, respectivamente, inibem as enzimas fosfodiesterase que degradam a GMPc (PDE5) e cAMP (PDE3), facilitam o acúmulo de nucleotídios cíclicos, melhorando o relaxamento do músculo liso, estão sob investigação para RNs com HPPRN. A endotelina-1 é induzida por hipoxia e, via receptor A de endotelina (ERA), potentemente induz a vasoconstrição e a proliferação de células musculares lisas na vasculatura pulmonar. Antagonistas do ERA, como bosentana, estão em uso em adultos com hipertensão pulmonar e estão sob investigação para HPPRN neonatal (66).

Oxigenação por membrana extracorpórea

A ECMO tem sido útil no tratamento da HPPRN grave refratária a medidas clínicas (67-69). Uma análise retrospectiva dos casos relatados para o Extracorporeal Life Support Organization Registry de 2000 a 2010 relatou uma taxa de sobrevida de 81% para os RNs com diagnóstico primário de HPPRN, que foram tratados com ECMO, e aqueles que receberam suporte por 7, 10, 14 e 21 dias sobreviveram a taxas de 88%, 78%, 55% e 25% (69). A maioria desses RNs satisfazia os critérios de risco de mortalidade superior a 80% com tratamento clínico convencional. Prematuridade, acidose (pH ≤ 7,2) e hipoxia (Sa_{O_2} ≤ 65%) antes de ECMO e necessidade de 7 ou mais dias de suporte com ECMO foram independentemente associadas a aumento da taxa de mortalidade.

Desfecho a longo prazo de HPPRN

A maioria dos RNs tratados para HPPRN tem poucos sintomas respiratórios residuais, sequelas neurológicas ou do desenvolvimento até 1 ano de idade (70). Dentre aqueles com doença parenquimatosa mais grave, candidatos a NOI ou ECMO, cerca de 25% têm DBP persistente ou doença reativa recorrente das vias respiratórias nos dois primeiros anos de vida. De 133 crianças com HPPRN moderadamente grave, com índice de oxigenação de 24 ± 9 à entrada no estudo, randomizadas para receber NOI ou placebo, 13% tiveram anormalidades neurológicas importantes, 30% atraso cognitivo e 19% perda auditiva (71). Não havia diferença entre os RNs tratados com NOI e controles. Os RNs com SAM grave ou HDC e HPPRN correm risco especialmente aumentado de sequelas pulmonares crônicas (72). Oxigenoterapia contínua, broncodilatadores, diuréticos e melhor nutrição podem ser necessários para tratar a doença residual e estabelecer crescimento adequado. A audição, a visão e o desenvolvimento neurológico devem ser acompanhados atentamente nos RNs/lactentes tratados para HPPRN, sobretudo os que sofreram asfixia grave. Cerca de 25% dos RNs tratados com NOI ou ECMO para HPPRN permanecem abaixo do percentil 5 para o peso nos dois primeiros anos de vida. Cerca de 10 a 12% são diagnosticados com deficiência grave do neurodesenvolvimento. O risco de sequelas neurológicas, pulmonares e do crescimento é mais alto nos RNs com HPPRN secundária a HDC (72).

Pneumonia

A pneumonia ainda é uma causa significativa de morbidade e mortalidade em RNs prematuros e a termo. RNs com muito baixo peso ao nascer (MBP) (< 1.500 g) são especialmente suscetíveis à pneumonia, com uma incidência de 8,6% nos primeiros 3 dias de vida conforme relatado em um estudo na Polônia (73). A pneumonia pode ser contraída por via transplacentária, durante o processo de parto ou após o nascimento, e é causada por vários patógenos, incluindo vírus, bactérias e fungos. Fatores ambientais e individuais singulares predispõem o RN a infecções pulmonares. A maior suscetibilidade dos RNs à pneumonia pode estar relacionada com imaturidade da remoção mucociliar, o pequeno tamanho das vias respiratórias condutoras e defesas do hospedeiro reduzidas. Procedimentos invasivos como intubação traqueal, o barotrauma e a lesão hiperóxica do sistema respiratório podem predispor os RNs à pneumonia. A flora hospitalar do berçário, seja oriunda do equipamento ou das mãos não lavadas dos profissionais, contém vetores importantes de microrganismos patogênicos.

Pneumonias transplacentárias

A pneumonia adquirida por via transplacentária é mais comumente de origem viral. O vírus da rubéola, o vírus varicela-zóster, o citomegalovírus (CMV), o herpes-vírus simples (HSV), o vírus da imunodeficiência humana (HIV), o adenovírus, o enterovírus e o vírus influenza são contraídos por esta via. A pneumonia viral geralmente faz parte de uma enfermidade sistêmica, refletindo a disseminação hematogênica a partir da mãe. A gravidade e o início dos sintomas respiratórios variam desde insuficiência respiratória ao nascimento até pneumonia crônica evoluindo meses após o nascimento.

As bactérias são causas menos comuns de pneumonia transplacentária. *Listeria monocytogenes* e *Mycobacterium tuberculosis* são as bactérias mais comuns, enquanto a pneumonia também pode ser causada por *Treponema pallidum*. A listeriose materna apresenta-se classicamente como uma síndrome gripal, com febre e calafrios ocorrendo até 2 semanas antes do parto. Parto prematuro e líquido amniótico tinto de mecônio, até mesmo em RNs pré-termo, são comuns com este distúrbio. A listeriose de início precoce geralmente apresenta-se logo após o nascimento com dificuldade respiratória e pneumonia. Os achados radiográficos são inespecíficos, consistindo em infiltrados peribrônquicos ou difusos.

A transferência transplacentária do *T. pallidum* ocorre mais comumente durante a infecção materna primária ou secundária, em geral após 20 semanas de gestação. A *pneumonia alba* é relativamente incomum na sífilis congênita e refere-se aos pulmões pálidos, de consistência firme e aumentados de tamanho observados à necropsia.

Pneumonia adquirida no período perinatal

A pneumonia congênita é contraída mais comumente durante o processo do parto e nascimento. A infecção decorre de microrganismos que ascendem a partir do sistema genital após ruptura das membranas fetais, ou é adquirida durante a passagem do feto através do canal de parto. Com frequência, existem sintomas respiratórios ao nascimento, ou surgem nos primeiros dias de vida. Apesar da abundância e heterogeneidade de microrganismos no sistema genital, apenas alguns costumam causar pneumonia.

Nos berçários norte-americanos, as bactérias que causam pneumonia espelham aquelas responsáveis pela sepse neonatal. Com o advento da profilaxia materna intraparto para estreptococos do grupo B (GBS), atualmente os microrganismos responsáveis por pneumonia e sepse neonatal são gram-negativos (55% dos casos de sepse neonatal e pneumonia) (73). Os microrganismos gram-negativos que causam pneumonia e sepse neonatal incluem *Escherichia coli, Klebsiella, Haemophilus, Enterobacter, Pseudomonas, Bacteroides, Citrobacter, Acinetobacter, Proteus* e *Serratia*. Os microrganismos gram-positivos que causam sepse neonatal e pneumonia incluem espécies de *Streptococcus* juntamente com *Staphylococcus, Enterococcus* e *Listeria*.

HSV e CMV são os agentes virais mais comuns da pneumonia de início precoce. A pneumonia causada por *Chlamydia trachomatis* geralmente ocorre posteriormente às 2 a 8 semanas de idade com sintomas do sistema respiratório superior, tosse em *staccato* e apneia. Infecção conjuntival precedente é comum, mas nem sempre observada. Pneumonite intersticial e hiperinsuflação estão associadas à pneumonia por *Chlamydia*. *Ureaplasma urealyticum* é um habitante comum do sistema genital inferior de mulheres e está, com frequência, associado a evidências histológicas de corioamnionite. É uma causa de pneumonia congênita aguda e também está associado a doença pulmonar crônica em lactentes.

Pneumonia adquirida no período pós-natal

Os RNs expostos a equipamento respiratório ou incubadoras umidificadas correm risco de infecção respiratória por espécies de *Pseudomonas, Flavobacterium, Klebsiella* ou *Serratia marcescens*. A contaminação direta das mãos dos profissionais de saúde em virtude de lavagem inadequada das mãos está associada a surtos de *Staphylococcus aureus* e microrganismos entéricos gram-negativos. A infecção por CMV, adquirida após o nascimento via hemoderivados ou leite materno, manifesta-se comumente como pneumonite. Graças aos avanços na tecnologia das transfusões, a aquisição através de hemoderivados é rara. O CMV é excretado de maneira intermitente no leite materno, e pode ser transmitido ao RN. Nos RNs a termo, tipicamente não há doença clínica resultante. Em RNs pré-termo, relataram-se sintomas clínicos, incluindo a ocorrência de doença sistêmica (74).

A infecção por HSV neonatal está mais frequentemente associada ao HSV do tipo II. Contudo, os dados do National Institute of Allergy and Infectious Disease indicam que 27% das infecções neonatais sintomáticas por HSV foram causadas pelo HSV do tipo I (75). A infecção pós-natal pelo HSV geralmente ocorre a partir de lesões orolabiais, orofaríngeas ou mamárias. Os patógenos respiratórios comunitários, como vírus sincicial respiratório, vírus influenza, vírus parainfluenza e enterovírus, ocorrem no berçário. A pneumonia resultante de surtos epidêmicos de diversos agentes enterovirais, incluindo vírus ECHO 22 e o vírus Coxsackie do tipo B, muitas vezes está associada a outras manifestações clínicas de doença enteroviral. Os fatores de risco para infecções fúngicas hospitalares incluem RNs de MBP, antibioticoterapia prolongada, intubação, instalação de cateter venoso central, alimentação intravenosa e corticosteroides. A pneumonia causada por *Candida albicans* geralmente apresenta-se no contexto da doença disseminada. As espécies de *Mycoplasma* também podem causar pneumonia no período pós-natal.

Pneumonia supurativa

Staphylococcus aureus, bacilos entéricos como *Klebsiella pneumoniae, E. coli* e espécies de *Pseudomonas* e fungos podem causar pneumonia supurativa. Uma resposta inflamatória intensa é frequente nos pulmões durante essas infecções bacterianas. A necrose do parênquima pulmonar, formação de microabscessos e obstrução parcial dos bronquíolos terminais acarretam pneumatoceles cheias de ar e de paredes finas. Embora possam ocorrer múltiplas pneumatoceles, elas geralmente regridem espontaneamente com o tempo (76). No entanto, a ruptura espontânea dessas estruturas também pode ocorrer, levando ao pneumotórax. Os microabscessos podem consolidar-se em cavidades maiores ou romper-se para o espaço pleural, causando empiema. A pneumonia pode ser focal ou condensar-se produzindo grandes abscessos confluentes. A perfusão do tecido pulmonar condensado causa mistura venosa e hipoxemia.

Pneumonite intersticial

A pneumonite intersticial é causada tipicamente por vírus e caracteriza-se por inflamação intersticial, edema, infiltração de mononucleares e hiperplasia septal. Os espaços alveolares podem permanecer íntegros, mas nos casos graves, um exsudato seroso contendo pneumócitos descamados e macrófagos pode estar associado à formação de membranas hialinas. Pode ocorrer necrose da parede septal, acrescentando um componente de hemorragia ao exsudato inflamatório. O bloqueio alveolocapilar associado à inflamação pode comprometer a função respiratória. CMV, HSV, vírus varicela-zóster, rubéola, HIV, enterovírus e os patógenos comunitários, como os vírus sincicial respiratório, influenza e parainfluenza, estão comumente associados à pneumonite intersticial.

Pneumonia associada à ventilação mecânica

A pneumonia associada à ventilação mecânica (PAVM) foi revisada recentemente (77). A PAVM aumentou como complicação grave em RNs intubados e recebendo ventilação mecânica no período neonatal. O diagnóstico pode ser desafiador devido à proximidade da flora oral que pode contaminar a amostragem endotraqueal. A prevenção contra PAVM é agora de interesse crescente, e muitas unidades utilizam protocolos padronizados para esse trabalho. Esses protocolos padronizados têm sido muito bem-sucedidos na redução da incidência de PAVM.

Achados histopatológicos

Três padrões histopatológicos comuns têm sido associados a pneumonia neonatal: formação de membrana hialina, inflamação supurativa e pneumonite intersticial. A formação de membrana hialina é uma resposta inespecífica vista na lesão pulmonar associada a deficiência de surfactante, pneumonia e oxigenoterapia. A lesão do epitélio alveolar resulta em necrose celular e extravasamento de proteínas celulares e séricas para dentro do espaço alveolar. As membranas hialinas na pneumonia neonatal são com frequência observadas após infecção por estreptococos do grupo B, mas também podem ser encontradas na pneumonia fatal causada por *Haemophilus influenzae*, microrganismos entéricos gram-negativos e agentes virais. Bactérias são comumente vistas dentro das membranas hialinas (Figura 26.8). O comprometimento da

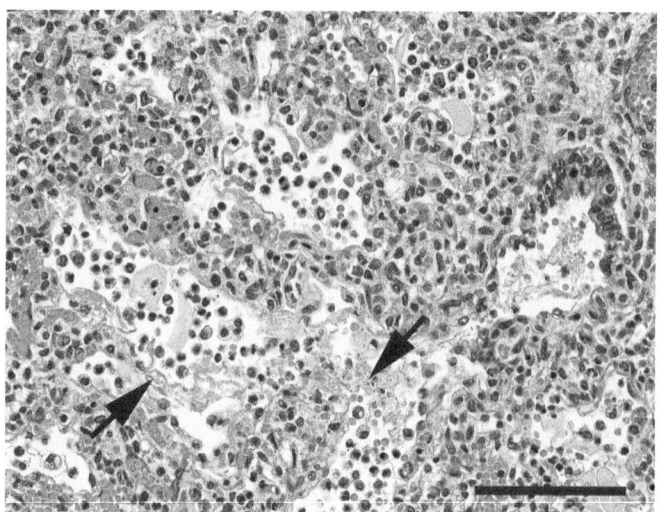

Figura 26.8 Resposta neutrofílica aguda com atelectasia e membranas hialinas (*setas*) no tecido pulmonar de recém-nascido a termo que morreu devido a pneumonia por estreptococos do grupo B; barra de escala = 100 μm. (Coloração hematoxilina e eosina, cortesia de Dr. Michael Baker, Cincinnati Children's Hospital, Cincinnati, OH.) (Esta figura encontra-se reproduzida em cores no Encarte.)

permeabilidade alveolocapilar e a lesão celular resultam no extravasamento de proteínas para dentro do alvéolo, o que inativa o surfactante pulmonar, levando à atelectasia. A complacência reduzida, a atelectasia e a hipoxemia observadas na pneumonia são frequentemente indistinguíveis dos achados nos pulmões deficientes em surfactante de RNs prematuros. Os achados na radiografia de tórax na SAR e na pneumonia neonatal podem ser idênticos, porém a broncopneumonia e os derrames pleurais são mais comuns na pneumonia neonatal causada por estreptococos do grupo B e por outras bactérias do que na SAR (Figura 26.4).

Tratamento

A base do tratamento para pneumonia neonatal envolve a utilização de antibioticoterapia adequada dirigida contra o microrganismo causador. De modo geral, os RNs com pneumonia e sepse neonatal são tratados inicialmente com penicilina, um aminoglicosídeo e aciclovir, se indicado, até que o microrganismo seja positivamente identificado e suas sensibilidades sejam determinadas. Nesse ponto, pode-se prescrever terapia específica para o microrganismo. Cuidados de apoio substanciais, incluindo oxigênio, ventilação mecânica e suporte cardiovascular, também podem ser essenciais no tratamento de uma infecção devastadora. Enquanto a terapia com surfactante também tenha sido preconizada para a pneumonia neonatal, uma recente revisão não identificou quaisquer ensaios clínicos adequados para avaliar os benefícios ou prejuízos do tratamento com surfactante para pneumonia neonatal (78).

EXTRAVASAMENTOS DE AR

Os extravasamentos de ar incluem pneumotórax, pneumomediastino, pneumopericárdio e enfisema intersticial pulmonar (EIP).

Fisiopatologia

EIP, pneumomediastino, pneumotórax e pneumopericárdio são entidades clínicas estreitamente relacionadas. O extravasamento de ar começa com a formação de EIP, no qual alvéolos se rompem para os espaços perivasculares e peribrônquicos. O ar pode ser aprisionado no interstício do pulmão, levando ao EIP, mas também pode dissecar até o mediastino ao longo dos espaços perivasculares e peribrônquicos, provocando pneumomediastino. O ar mediastinal segue até o espaço pleural, produzindo pneumotórax, ou até o espaço pericárdico, produzindo pneumopericárdio. Em alguns casos, o ar forma bolhas na superfície pulmonar que se rompem produzindo pneumotórax. Acredita-se que a ruptura do pulmão diretamente para o espaço pleural seja rara.

Fatores de risco

Os extravasamentos de ar ocorrem em 1 a 2% de todos os RNs, mas acredita-se que causem sintomas em apenas 0,05 a 0,07%. A ventilação mecânica e a CPAP são fatores de risco importantes que contribuem para o extravasamento de ar em RNs com doença pulmonar. Em uma revisão recente, 40% dos RNs que desenvolveram pneumotórax apresentavam SAR, 24% apresentavam SAM e 8% apresentavam pneumonia (79). Os RNs que apresentam extravasamento de ar correm risco mais alto de morte, porém o risco varia com a idade pós-natal no momento do extravasamento. As síndromes de aspiração, como a SAM, são frequentemente complicadas por extravasamento de ar.

Avaliação radiográfica

As radiografias de tórax de RNs com EIP foram descritas como exibindo um padrão em sal e pimenta, no qual o ar intersticial radiotransparente justapõe-se ao parênquima pulmonar (Figura 26.9). Existe ar radiotransparente no espaço pleural no pneumotórax. Como as radiografias de tórax neonatais geralmente são realizadas em decúbito dorsal, o ar pleural de um pneumotórax pode acumular-se na parte anterior do tórax e ser visível apenas na incidência lateral com raios X transversais à mesa ou em decúbito lateral. No pneumotórax hipertensivo, o pulmão e os órgãos mediastinais podem ser deslocados para longe do pneumotórax (Figura 26.10). O timo pode ser delineado pelo pneumomediastino (Figura 26.11). O pneumopericárdio gera um contorno típico do coração pelo ar radiotransparente (Figura 26.12).

Enfisema intersticial pulmonar

O EIP é mais frequente em RNs menores que estão recebendo ventilação mecânica devido a doença pulmonar primária. Neste contexto clínico, o EIP está associado a uma taxa de mortalidade superior a 50% (ver radiografia na Figura 26.9). O EIP unilateral pode ser tratado colocando-se o RN com o lado afetado para baixo durante 24 a 48 horas. A intubação brônquica seletiva e a ventilação de alta frequência ou a jato têm sido usadas no tratamento do EIP unilateral. Atenção meticulosa às pressões inspiratórias máxima e média pode ser benéfica à prevenção e ao tratamento do EIP. A ventilação de alta frequência pode ser proveitosa. DBP ocorre frequentemente nos pacientes que sobrevivem ao EIP.

Pneumotórax, pneumomediastino e pneumopericárdio

Os RNs com pneumotórax muitas vezes apresentam-se com gemência, taquipneia, cianose e retrações. O impacto clínico do extravasamento de ar correlaciona-se com o grau de colapso do pulmão ou deslocamento do mediastino para o lado oposto ao extravasamento de ar causado pelo acúmulo anormal de ar. Em casos significativos, o exame físico pode mostrar desvio da traqueia ou do *ictus* cordis e redução do murmúrio vesicular no lado afetado. Os pneumotórax se enquadram em dois grupos principais: pneumotórax espontâneo em RNs a termo de outro modo sadios, o qual ocorre mais frequentemente nos primeiros minutos de vida, e pneumotórax em RNs com doença pulmonar significativa, que muitas vezes ocorre vários dias após o nascimento, durante o tratamento da pneumopatia.

Tratamento

O reconhecimento imediato do extravasamento de ar é essencial ao tratamento efetivo. Alterações inesperadas das demandas ventilatórias ou do estado respiratório e queda abrupta da pressão arterial, da frequência cardíaca e da P_{O_2} podem indicar extravasamento

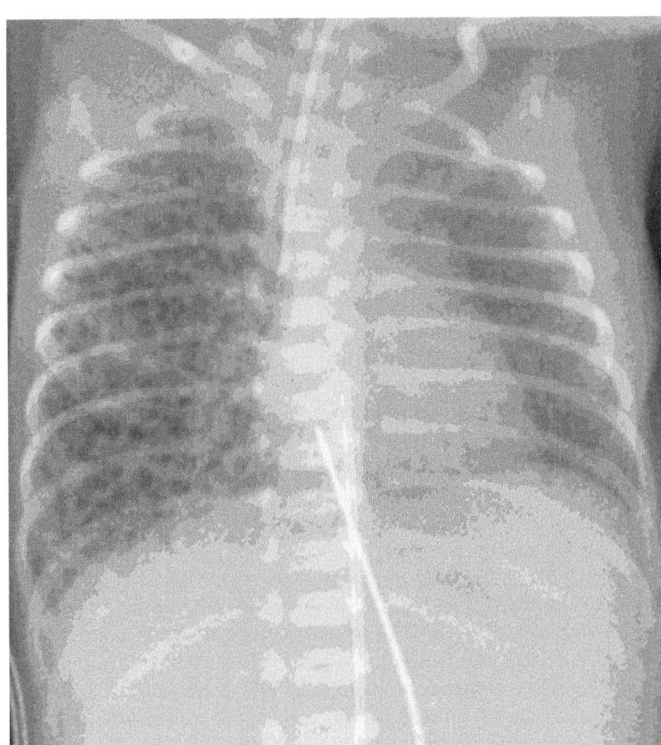

Figura 26.9 **Radiografia de tórax do enfisema intersticial pulmonar (EIP).** Recém-nascido prematuro com SAR grave sob ventilação mecânica apresentou acidose respiratória progressiva e hipoxia refratária ao aumento do suporte ventilatório. A radiografia de tórax anteroposterior revela padrão de sal e pimenta, que resulta de ar intersticial radiotransparente circundando o tecido pulmonar comprimido.

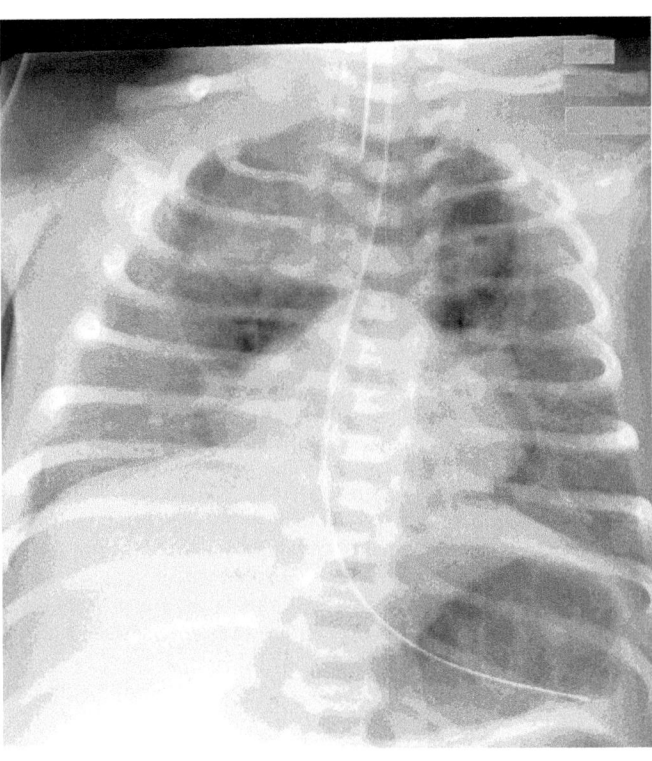

Figura 26.11 **Recém-nascido a termo apresentou taquipneia logo após o nascimento.** A radiografia de tórax anteroposterior demonstra pneumomediastino com contorno do timo.

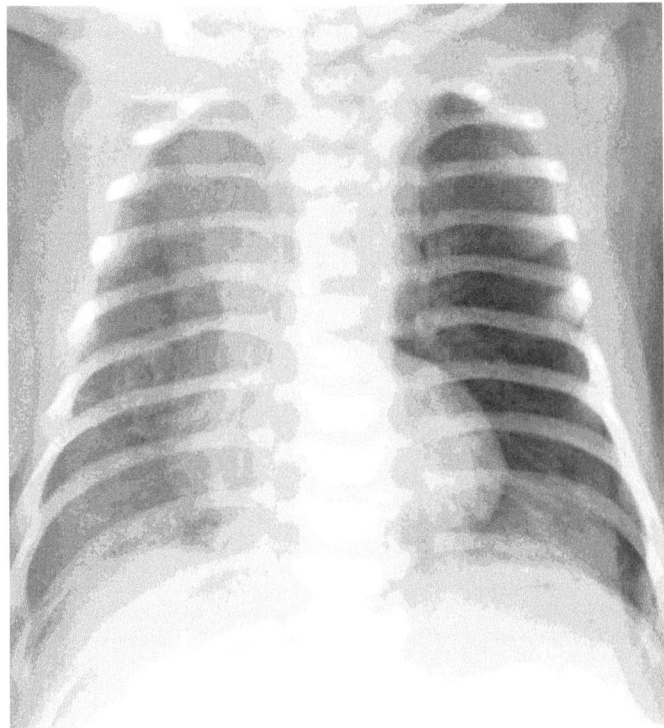

Figura 26.10 **Recém-nascido a termo apresentou taquipneia, gemidos e retrações pouco tempo após um parto difícil em apresentação pélvica.** A radiografia de tórax anteroposterior demonstra pneumotórax hipertensivo à esquerda. O coração e o mediastino estão comprimidos e desviados para a direita. O ar pleural esquerdo hernia-se através da linha média. O diafragma esquerdo está deprimido e invertido.

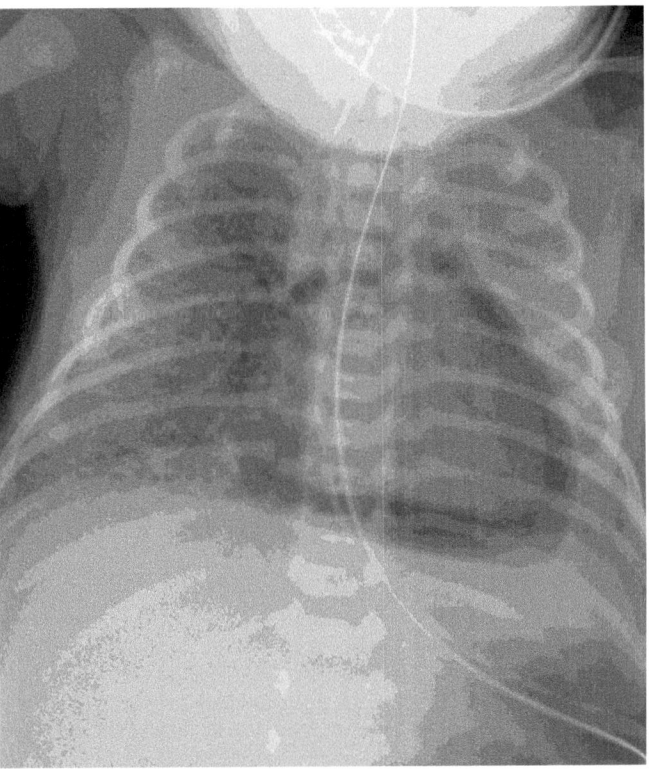

Figura 26.12 **Taquicardia foi o sinal de apresentação desse recém-nascido a termo logo após o parto.** A radiografia de tórax anteroposterior revela pneumopericárdio.

de ar. A transiluminação do tórax pode ser útil no diagnóstico de pneumotórax e na avaliação da resposta ao tratamento. O tratamento do pneumotórax hipertensivo requer drenagem cirúrgica imediata e colocação de um dreno torácico.

O tratamento do pneumotórax que não é hipertensivo nem acarreta comprometimento cardiovascular permanece objeto de controvérsia. Dados obtidos de animais demonstram resolução acelerada de pneumotórax com uma clara dose-resposta com o aumento das concentrações de oxigênio em até 50% (80). Também foi observado que a resolução de um pneumotórax em RNs ocorre em 8 a 12 horas com remoção de nitrogênio em comparação a 2 dias quando a remoção de nitrogênio não for utilizada (81). No entanto, em outro estudo de 136 RNs que desenvolveram pneumotórax sob ventilação mecânica, 14% dos RNs apresentaram resolução espontânea do pneumotórax e não exigiram a colocação do tubo torácico, toracocentese com agulha ou remoção de nitrogênio (82). Em RNs a termo que não necessitam de intubação, utilizou-se inalação de oxigênio a 100%, em geral por 4 a 6 horas, como um método de remoção do nitrogênio, mas essa abordagem nunca foi estudada de maneira controlada. Resta saber se o risco de exposição a níveis elevados de oxigênio vale a pena tendo em vista o benefício de resolução mais rápida de um pneumotórax que será absorvido espontaneamente sem essa exposição a níveis elevados de oxigênio.

Os RNs prematuros não devem ser tratados com hiperoxia em virtude do risco de retinopatia da prematuridade. Pneumomediastino e pneumopericárdio que não causam comprometimento cardiovascular também podem ser manejados com oxigenoterapia com os cuidados mencionados anteriormente, mas também desaparecerão espontaneamente sem essa terapia. O pneumopericárdio hipertensivo é potencialmente fatal, precisa ser drenado cirurgicamente e está associado a altas taxas de morbidade e mortalidade.

Hemorragia pulmonar

A hemorragia pulmonar no RN varia desde um distúrbio focal autolimitado à hemorragia maciça letal. A incidência de hemorragia pulmonar no período neonatal varia de 0,8 a 1,2 por 1.000 nascidos vivos, porém a incidência foi de 74% em todos os nascidos vivos em uma série de necropsias de 70 RNs e pode chegar a 10% em RNs com menos de 30 semanas de gestação (83). Asfixia, prematuridade, restrição do crescimento intrauterino, infecção, hipotermia, oxigenoterapia, doença hemolítica por Rh grave e coagulopatia são fatores de risco associados. A terapia com surfactante também foi associada a aumento da incidência de hemorragia pulmonar. Embora a coagulação intravascular disseminada possa preceder a hemorragia pulmonar, a maioria dos RNs com hemorragia pulmonar não tem coagulopatia. A hemorragia pulmonar geralmente apresenta-se na primeira semana de vida, e estimou-se recentemente que a taxa de mortalidade após uma hemorragia pulmonar seja de 40 a 50%. Embora a maioria dos RNs que apresentam hemorragia pulmonar tenha os fatores predisponentes de prematuridade extrema e asfixia e estresse subjacentes, há também relatos de casos que descreveram RNs a termo previamente sadios com hemorragia pulmonar associada a um erro inato do ciclo da ureia e amônia sanguínea elevada.

Achados clínicos

A observação de que o hematócrito do efluente pulmonar na hemorragia pulmonar é menor do que o hematócrito sanguíneo apoia o conceito de que a maioria desses RNs tem edema pulmonar hemorrágico. Portanto, acredita-se que a hemorragia pulmonar neonatal decorra de choque, hipoxia e acidose, que acarretam insuficiência ventricular esquerda e aumento da pressão capilar pulmonar com subsequente edema pulmonar hemorrágico. Os achados da radiografia de tórax dependem de a hemorragia pulmonar ser focal ou maciça. Como o sangue ou o líquido do edema hemorrágico tem densidade tecidual, o tecido hemorrágico aparece opacificado. Com frequência, é difícil distinguir entre hemorragia focal e atelectasia ou pneumonia nas radiografias de tórax. No caso de hemorragia pulmonar maciça, os pulmões podem estar atelectásicos e opacificados. A evolução clínica da hemorragia pulmonar maciça geralmente envolve deterioração rápida da função ventilatória. Os RNs acometidos manifestam hipoxia progressiva e hipercapnia com resultante acidose respiratória, e podem sucumbir rapidamente por causa desse distúrbio.

Tratamento

Detecção precoce e intervenção agressiva melhoram o desfecho da hemorragia pulmonar maciça, uma síndrome de outro modo letal. A ventilação com pressão positiva e oxigênio são componentes críticos da assistência. O volume sanguíneo e o hematócrito devem ser restaurados vigorosamente e mantidos com transfusões de eritrócitos. Também indica-se a correção cautelosa da hipotensão, hipoxemia e acidose. As anormalidades da coagulação devem ser avaliadas e podem ser corrigidas com plasma fresco congelado ou fatores da coagulação apropriados. Também utiliza-se a hemocoagulase administrada por tubo endotraqueal com algum sucesso para o tratamento de hemorragia pulmonar (84). Agentes pressores e diuréticos são indicados se sobrevier insuficiência cardíaca congestiva. Enquanto a terapia com surfactante tem sido sugerida para o tratamento da hemorragia pulmonar clinicamente significativa, nenhum ensaio controlado e randomizado foi realizado e é necessário prosseguir a investigação.

Vários estudos também mostraram que o tratamento profilático de RNs de MBP com indometacina reduz significativamente a hemorragia pulmonar subsequente. Em um estudo recente, a incidência de hemorragia pulmonar diminuiu de 21% para 2% quando foi utilizada indometacina profilática (85).

REFERÊNCIAS BIBLIOGRÁFICAS

1. Burri PH. Structural aspects of prenatal and postnatal development and growth of the lung. In: McDonald JA, ed. *Lung growth and development*, 1st ed. New York: Marcel Dekker, 1997:1.
2. Wert S. Normal and abnormal structural development of the lung. In: Pollin RA, Fox WW, Abman SH, eds. *Fetal and neonatal physiology*, 4th ed, Vol. 1. Philadelphia, PA: Elsevier Saunders, 2011:864.
3. Kimura J, Deutsch GH. Key mechanisms of early lung development. *Pediatr Dev Pathol* 2007;10:335.
4. DeMello DE, Reid LM. Embryonic and early fetal development of human lung vasculature and its functional implications. *Pediatr Dev Pathol* 2000;5:439.
5. Hislop A. Developmental biology of the pulmonary circulation. *Paediatr Respir Res* 2005;6:35.
6. Metzger RJ, Klein OD, Martin GR, et al. The branching programme of the mouse lung. *Nature* 2008;453:745.
7. Jeffery PK, Gaillard D, Moret S. Human airway secretory cells during development and in mature airway epithelium. *Eur Respir J* 1992;5:93.
8. Sunday ME. Neuropeptides and lung development. In: McDonald JA, ed. *Lung growth and development*, 1st ed. New York: Marcel Dekker, Inc. 1997:401.
9. Whitsett JA, Wert SE, Weaver TE. Alveolar surfactant homeostasis and the pathogenesis of pulmonary disease. *Annu Rev Med* 2010;61:105.
10. Crouch EM, Mecham RP, Davila RM, et al. Collagen and elastic fiber proteins in lung development. In: McDonald JA, ed. *Lung growth and development*, 1st ed. New York: Marcel Dekker, Inc. 1997:327.
11. Langston C, Kozui K, Reed M, et al. Human lung growth in late gestation and in the neonate. *Am Rev Respir Dis* 1984;129:607.
12. Ochs M, Nyengaard JR, Jung A, et al. The number of alveoli in the human lung. *Am J Respir Crit Care Med* 2004;69:120.
13. Zeltner TB, Carduff JH, Gehr P, et al. The postnatal development and growth of the human lung. I. Morphometry. *Respir Physiol* 1987;67:247.
14. Kang S, Graham JM Jr, Olney AH, et al. GLI3 frameshift mutations cause autosomal dominant Pallister-Hall syndrome. *Nat Genet* 1997;15:266.
15. Hajihosseini MK, Wilson S, De Moerlooze L, et al. A splicing switch and gain-of-function mutation in FgfR2-IIIc hemizygotes causes Apert/Pfeiffer-syndrome-like phenotypes. *Proc Natl Acad Sci U S A* 2001;98:3855.
16. Zackai EH, McDonald-McGinn DM, Stolle C, et al. Craniosynostosis with tracheal sleeve: a patient with Pfeiffer syndrome, tracheal sleeve and additional malformations in whom an FGFR2 mutation was found. *Clin Dysmorphol* 2003;12:209.
17. Morrisey EE, Hogan BL. Preparing for the first breath: genetic and cellular mechanisms in lung development. *Dev Cell* 2010;18:8.

18. Gould SJ, Haselton PS. Congenital abnormalities. In: Haselton PS, ed. *Spencer's pathology of the lung*, 5th ed. New York: McGraw-Hill, 1996:57.
19. Katzenstein A-LA. *Katzenstein and Askin's surgical pathology of non-neoplastic lung disease*, 3rd ed. Philadelphia, PA: W.B. Saunders Company, 1997:361.
20. Hamvas A, Deterding RR, Wert SE, et al. Heterogeneous pulmonary phenotypes associated with mutations in the thyroid transcription factor gene NKX2-1. *Chest* 2013;144:794.
21. Nogee LM. Genetic basis of children's interstitial lung disease. *Pediatr Allergy Immunol Pulmonol* 2010;23:15.
22. Wert SE, Whitsett JA, Nogee LM. Genetic disorders of surfactant dysfunction. *Pediatr Dev Pathol* 2009;12:253.
23. Nogee LM, Wert SE, Proffit SA, et al. Allelic heterogeneity in hereditary surfactant protein B (SP-B) deficiency. *Am J Respir Crit Care Med* 2000;161:973.
24. Shulenin S, Nogee LM, Annilo T, et al. The *ABCA3* gene is frequently mutated in human newborns with fatal surfactant deficiency. *N Engl J Med* 2004;350:1296.
25. Cameron HS, Somaschini M, Carrera P, et al. A common mutation in the surfactant protein C gene associated with lung disease. *J Pediatr* 2005;146:370.
26. Nogee LM, Dunbar AE III, Wert SE, et al. A mutation in the surfactant protein C gene associated with familial interstitial lung disease. *N Engl J Med* 2001;344:573.
27. Sen P, Yang Y, Navarro C, et al. Novel FOXF1 mutations in sporadic and familial cases of alveolar capillary dysplasia with misaligned pulmonary veins imply a role for its DNA binding domain. *Hum Mutat* 2013;34:801.
28. Perez-Gil J, Weaver TE. Pulmonary surfactant pathophysiology: current models and open questions. *Physiology (Bethesda)* 2010;25:132.
29. Wilson DF, Notter RH. The future of exogenous surfactant therapy. *Respir Care* 2011;56:1369.
30. Agassandian M, Mallampalli RK. Surfactant phospholipid metabolism. *Biochim Biophys Acta* 2013;1831:612.
31. Goss V, Hunt AN, Postle AD. Regulation of lung surfactant phospholipid synthesis. *Biochim Biophys Acta* 2013;1831:448.
32. Batenburg JJ. Surfactant phospholipids: synthesis and storage. *Am J Physiol* 1992;262:L367.
33. Rooney SA, Young SL, Mendelson CR. Molecular and cellular processing of lung surfactant. *FASEB J* 1994;8:957.
34. Possmayer F. Physicochemical aspects of pulmonary surfactant. In: Pollin RA, Fox WW, Abman SH, eds. *Fetal and neonatal physiology*, 4th ed, vol. 1. Philadelphia, PA: Elsevier Saunders, 2011:1094.
35. Speer CP, Sweet DG, Halliday HL. Surfactant therapy: past, present and future. *Early Hum Dev* 2013;89:S22.
36. Garbrecht MR, Klein JM, Schmidt TJ, et al. Glucocorticoid metabolism in the human fetal lung: implications for lung development and the pulmonary surfactant system. *Biol Neonate* 2006;89:109.
37. Ballard PL. Hormonal regulation of pulmonary surfactant. *Endocrinol Rev* 1989;10:165.
38. Liggins GC, Howie RN. A controlled trial of antepartum glucocorticoid treatment for prevention of the respiratory distress syndrome in premature infants. *Pediatrics* 1972;50:515.
39. Mendelson CR, Boggaram V. Hormonal control of the surfactant system in fetal lung. *Annu Rev Physiol* 1991;53:415.
40. Rooney SA. Regulation of surfactant-associated phospholipid synthesis and secretion. In: Pollin RA, Fox WW, Abman SH, eds. *Fetal and neonatal physiology*, 4th ed, Vol. 1. Philadelphia, PA: Elsevier Saunders, 2011:1122.
41. Bridges JP, Ludwig MG, Mueller M, et al. Orphan G protein-coupled receptor GPR116 regulates pulmonary surfactant pool size. *Am J Respir Cell Mol Biol* 2013;49:348.
42. Nijjar MS, Khangura BS, Juravsky LI. The effect of maternal diabetes on the synthesis and secretion of phosphatidylcholine in fetal and maternal rat lungs in vitro. *Diabetologia* 1984;27:219.
43. Jobe A. Phospholipid metabolism and turnover. In: Polin RA, Fox WW, eds. *Fetal and neonatal physiology*. Philadelphia, PA: WB Saunders, 1992:986.
44. Carey B, Trapnell BC. The molecular basis of pulmonary alveolar proteinosis. *Clin Immunol* 2010;135:223.
45. Fujiwara T, Maeta H, Chida S, et al. Artificial surfactant therapy in hyaline membrane disease. *Lancet* 1980;1:55.
46. Avery ME, Mead J. Surface properties in relation to atelectasis and hyaline membrane disease. *Am J Dis Child* 1959;97:517.
47. Newnham JP, Moss TJ, Nitsos I, et al. Antenatal corticosteroids: the good, the bad and the unknown. *Curr Opin Obstet Gynecol* 2002;14:607.
48. Henderson-Smart DJ, Bhuta T, Cools F, et al. Elective high frequency oscillatory ventilation versus conventional ventilation for acute pulmonary dysfunction in preterm infants. *Cochrane Database Syst Rev* 2003;(1):CD000104.
49. Barrington KJ, Finer NN. Inhaled nitric oxide for respiratory failure in preterm infants. *Cochrane Database Syst Rev* 2001;(4):CD000509.
50. Fischer C, Rybakowski C, Ferdynus C, et al. A population-based study of meconium aspiration syndrome in neonates born between 37 and 43 weeks of gestation. *Int J Pediatr* 2012;2012:1.
51. Balchin I, Whittaker JC, Lamont RF, et al. Maternal and fetal characteristics associated with meconium-stained amniotic fluid. *Obstet Gynecol* 2011;117:828.
52. Martin GI, Vidyasagar D. Introduction: Proceedings of the First International Conference for Meconium Aspiration Syndrome and Meconium-induced Lung Injury. *J Perinatol* 2008;28:S1.
53. Tran N, Lowe C, Sivieri EM, et al. Sequential effects of acute meconium obstruction on pulmonary function. *Pediatr Res* 1980;14:34.
54. Ting P, Brady JP. Tracheal suction in meconium aspiration. *Am J Obstet Gynecol* 1975;122:767.
55. Hofmeyr GJ. Amnioinfusion for meconium-stained liquor in labour. *Cochrane Database Syst Rev* 2002;(1):CD000014.
56. Hofmeyr GJ, Xu H. Amnioinfusion for meconium-stained liquor in labour. *Cochrane Database Syst Rev* 2010;(1):CD000014.
57. Vain NE, Szyld EG, Prudent LM, et al. Oropharyngeal and nasopharyngeal suctioning of meconium-stained neonates before delivery of their shoulders: multicentre, randomised controlled trial. *Lancet* 2004;364:597.
58. Hahn S, Choi HJ, Soll R, et al. Lung lavage for meconium aspiration syndrome in newborn infants. *Cochrane Database Syst Rev* 2013;(4):CD003486.
59. El Shahed AI, Dargaville PA, Ohlsson A, et al. Surfactant for meconium aspiration syndrome in full term infants. *Cochrane Database Syst Rev* 2007;(3):CD002054.
60. Goldsmith JP. Continuous positive airway pressure and conventional mechanical ventilation in the treatment of meconium aspiration syndrome. *J Perinatol* 2008;28:S49.
61. Kinsella JP, Truog WE, Walsh WF, et al. Randomized, multicenter trial of inhaled nitric oxide and high-frequency oscillatory ventilation in severe, persistent pulmonary hypertension of the newborn. *J Pediatr* 1997;131:55.
62. Singh BS, Clark RH, Powers RJ, et al. Meconium aspiration syndrome remains a significant problem in the NICU: outcomes and treatment patterns in term neonates admitted for intensive care during a ten-year period. *J Perinatol* 2009;29:497.
63. Gersony W, Duc G, Sinclair J. "PFC" syndrome. *Circulation* 1969;40:87.
64. Puthiyachirakkal M, Mhanna MJ. Pathophysiology, management, and outcome of persistent pulmonary hypertension of the newborn: a clinical review. *Front Pediatr* 2013;1:23.
65. Rabinowitz M. Structure and function of the pulmonary vascular bed: an update. *Cardiol Clin* 1989;7:227.
66. Steinhorn RH. Pharmacotherapy for pulmonary hypertension. *Pediatr Clin North Am* 2012;59:1129.
67. Sadiq HF, Mantych G, Benawra RS, et al. Inhaled nitric oxide in the treatment of moderate persistent pulmonary hypertension of the newborn: a randomized controlled, multicenter trial. *J Perinatol* 2003;23:98.
68. Finer NN, Barrington KJ. Nitric oxide for respiratory failure in infants born at or near term. *Cochrane Database Syst Rev* 2001;(4):CD000399.
69. Lazar DA, Cass DL, Olutoye OO, et al. The use of ECMO for persistent pulmonary hypertension of the newborn: a decade of experience. *J Surg Res* 2012;177:263.
70. Ballard RA, Leonard CH. Developmental follow-up of infants with persistent pulmonary hypertension of the newborn. *Clin Perinatol* 1984;11:737.
71. Lipkin PH, Davidson D, Spivak L, et al. Neurodevelopmental and medical outcomes of persistent pulmonary hypertension in term newborns treated with nitric oxide. *J Pediatr* 2002;140:306.
72. Rosenberg AA, Kennaugh JM, Moreland SG, et al. Longitudinal follow-up of a cohort of newborn infants treated with inhaled nitric oxide in persistent pulmonary hypertension. *J Pediatr* 1997;131:70.
73. Wojkowska-Mach J, Borszewska-Kornacka M, Domanska J, et al. Early-onset infections of very-low-birth-weight infants in Polish neonatal intensive care units. *Pediatr Infect Dis J* 2012;31:691.
74. Hamprecht K, Maschmann J, Vochem M, et al. Epidemiology of transmission of cytomegalovirus from mother to preterm infant by breastfeeding. *Lancet* 2001;357:513.
75. Kimberlin DW, Lin CY, Jacobs RF, et al. Natural history of neonatal herpes simplex virus infection in the acyclovir era. *Pediatrics* 2001;108:223.
76. Maranella E, Conte E, Di Natale C, et al. Disseminated, large-sized neonatal pneumatoceles: the wait-and-see strategy. *Pediatr Pulmonol* 2014;49:E69.
77. Cernada M, Brugada M, Golombek S, et al. Ventilator-associated pneumonia in neonatal patients: an update. *Neonatology* 2013;105:98.
78. Tan K, Lai NM, Sharma A. Surfactant for bacterial pneumonia in term and late preterm infants. *Cochrane Database Syst Rev* 2012;(2):CD008155.
79. Ramesh Bhat Y, Ramdas V. Predisposing factors, incidence and mortality of pneumothorax in neonates. *Minerva Pediatr* 2013;65:383.
80. England GJ, Hill RC, Timberlake GA, et al. Resolution of experimental pneumothorax in rabbits by graded oxygen therapy. *J Trauma* 1998;45:333.
81. Al Tawil K, Abu-Ekteish FM, Tamimi O, et al. Symptomatic spontaneous pneumothorax in term newborn infants. *Pediatr Pulmonol* 2004;37:443.
82. Litmanovitz I, Carlo WA. Expectant management of pneumothorax in ventilated neonates. *Pediatrics* 2008;122:e975.
83. Kluckow M, Evans N. Ductal shunting, high pulmonary blood flow, and pulmonary hemorrhage. *J Pediatr* 2000;137:68.
84. Shi Y, Tang S, Li H, et al. New treatment of neonatal pulmonary hemorrhage with hemocoagulase in addition to mechanical ventilation. *Biol Neonate* 2005;88:118.
85. Kluckow M, Jeffery M, Gill A, et al. A randomised placebo-controlled trial of early treatment of the patent ductus arteriosus. *Arch Dis Child Fetal Neonatal Ed* 2014;99:F99.

27 Displasia Broncopulmonar

Jonathan M. Davis e Warren N. Rosenfeld

INTRODUÇÃO

A displasia broncopulmonar (DBP) foi tradicionalmente definida como uma doença pulmonar crônica que se desenvolve em recém-nascidos (RNs) tratados com oxigênio e ventilação mecânica por pressão positiva devido a um distúrbio pulmonar primário. Nos últimos 20 anos surgiram muitas modalidades terapêuticas (p. ex., terapia de reposição de surfactante, ventilação de alta frequência, oxigenação por membrana extracorpórea, óxido nítrico inalatório [NOI]), contribuindo para melhores desfechos de muitos RNs prematuros e a termo em estado crítico. Em consequência, mais RNs estão sobrevivendo ao período neonatal e manifestando DBP. Nos EUA, ocorrem cerca de 15.000 casos novos de DBP a cada ano, e as taxas de morbidade e mortalidade associadas são significativas. Há um grande debate sobre a definição exata da DBP, porque a natureza específica da doença mudou ao longo do tempo. Embora a forma atual da DBP pareça ser bem menos grave que a do passado, a DBP ainda é uma complicação importantíssima na UTI neonatal e a forma mais comum de doença pulmonar crônica em lactentes. A história moderna da DBP começou com as observações de Northway em 1967 (1). Seu estudo documentou a evolução clínica, os achados radiográficos e as alterações histopatológicas pulmonares em um grupo de RNs que haviam recebido oxigênio e assistência ventilatória durante o tratamento da síndrome de angústia respiratória (SAR) e estabeleceu o termo displasia broncopulmonar. Embora Northway tenha postulado originalmente que a intoxicação por oxigênio causava a DBP, os mecanismos exatos que causam a lesão pulmonar parecem ser multifatoriais e têm sido objeto de intensas pesquisas. Embora o tratamento com ventilação por pressão positiva pareça ser importante, fatores como a intoxicação por oxigênio, prematuridade, predisposição genética, infecção e inflamação também parecem exercer papéis críticos. O tratamento de RNs com DBP visa melhorar as anormalidades fisiopatológicas depois que elas ocorreram e incluem oxigênio, ventilação mecânica (invasiva e não invasiva), restrição hídrica e vários medicamentos. Muitos tratamentos diferentes são usados rotineiramente nesses RNs (muitas vezes simultaneamente), embora existam muitos dados de eficácia ou segurança inadequados para justificar a sua utilização. As estratégias ideais de tratamento e prevenção não estão estabelecidas.

Este capítulo revê as definições e a incidência de DBP, a patogenia, as alterações fisiopatológicas, as estratégias terapêuticas e o desfecho a longo prazo. Também são apresentadas medidas recém-desenvolvidas para a prevenção da DBP em RNs de alto risco.

DEFINIÇÃO E INCIDÊNCIA

Na descrição original de DBP, Northway definiu alterações pulmonares crônicas em um grupo de RNs prematuros "mais velhos" que sobreviveram aos tratamentos iniciais da SAR (1). A definição de Northway de DBP baseava-se, de modo considerável, na progressão das alterações radiográficas em RNs tratados com oxigênio e ventilação mecânica, e os critérios clínicos eram considerados secundários. À medida que a assistência neonatal se tornou mais sofisticada e RNs menores e mais enfermos sobreviveram, os achados clínicos e radiográficos que definem a DBP mudaram. Muitos RNs que desenvolvem DBP não precisam de ventilação mecânica, tampouco têm anormalidades radiográficas significativas. A definição mais comum de DBP envolve a demanda por oxigênio suplementar em um único ponto no tempo na 36ª semana de idade pós-menstrual (IPM) (2). No entanto, essa definição é dependente das faixas de saturação de oxigênio específicas nas UTIs neonatais que podem ser altamente variáveis (3). Uma conferência de consenso do National Institutes of Health (NIH) recomendou uma nova definição da DBP que incorpora muitos elementos das definições prévias, mas tentou categorizar a gravidade da DBP (Quadro 27.1) (4). Embora a incidência de sobrevida sem DBP seja a medida de desfecho primário mais comumente usada em ensaios clínicos, esses diagnósticos relativamente simples podem não se correlacionar com a morbidade respiratória nos primeiros anos após o nascimento. Por exemplo, quando uma coorte de RNs prematuros foi acompanhada por 18 a 22 meses de idade gestacional corrigida (IGc), a definição da NIH de DBP previu corretamente morbidade respiratória a longo prazo apenas 40% das vezes, embora a acurácia tenha aumentado com o agravamento de DBP (5). Além disso, Tyson et al. (6) estudaram 807 RNs randomizados para receber placebo ou vitamina A e encontraram uma pequena, mas significativa redução na incidência de DBP nos RNs que receberam vitamina A. No entanto, um estudo de acompanhamento quando os RNs completaram 1 ano de IGc não revelou benefícios no desfecho pulmonar a longo prazo (7). Por fim, um ensaio randomizado com a enzima superóxido dismutase humana recombinante (rhSOD) indicou que o fármaco não foi associado a redução no desfecho combinado de morte ou DBP na 36ª semana de IPM (8). No entanto, os dados de acompanhamento demonstraram melhora significativa no estado clínico pulmonar em 12 semanas de IGc nos RNs de mais alto risco que receberam rhSOD. Walsh et al. (9) sugeriram que uma definição fisiológica de

QUADRO 27.1

Definição da displasia broncopulmonar: critérios diagnósticos.

Idade gestacional	< 32 semanas	≥ 32 semanas
Época de avaliação	36 semanas de IPM ou alta para o lar, das duas a que ocorrer primeiro	Idade pós-natal > 28 dias porém < 56 dias ou alta para o lar, das duas a que ocorrer primeiro
Tratamento com oxigênio	> 21% durante no mínimo 28 dias **mais**	
DBP leve	Respira em ar ambiente na IPM de 36 semanas ou alta hospitalar, das duas a que ocorrer primeiro	Idade pós-natal de 56 dias ou alta, das duas a que ocorrer primeiro
DBP moderada	Necessidade de oxigênio < 30% na IPM de 36 semanas ou na alta, das duas a que ocorrer primeiro	Necessidade de oxigênio < 30% na idade pós-natal de 56 dias ou na alta, das duas a que ocorrer primeiro
DBP grave	Necessidade de oxigênio ≥ 30% e/ou pressão positiva (VPP ou CPAPN) na IPM de 36 semanas ou na alta, das duas a que ocorrer primeiro	Necessidade de oxigênio ≥ 30% e/ou pressão positiva (VPP ou CPAPN) na idade pós-natal de 56 dias ou na alta, das duas a que ocorrer primeiro

DBP, displasia broncopulmonar; CPAPN, pressão positiva contínua em vias respiratórias por via nasal; IPM, idade pós-menstrual; VPP, ventilação com pressão positiva. De Jobe AH, Bancalari E. Bronchopulmonary dysplasia. *Am J Respir Crit Care Med* 2001;163:1723.

DBP com uso de teste de provocação com oxigênio na 36ª semana de IPM resultaria em acurácia e aplicabilidade mais aprimoradas. Outros pesquisadores sugeriram que um diagnóstico de morbidade respiratória crônica (CRM) feito no 1º ano de IGc, usando os diários parentais (que documentam tosse, sibilos e uso de medicação respiratória) e questionários pulmonares (que documentam consultas médicas e atendimentos em sala de emergência e internações hospitalares por causas respiratórias) prevê com mais acurácia o desfecho respiratório a longo prazo em comparação com a definição de DBP na 36ª semana de IPM (10,11). Por fim, será preciso validar a definição de DBP com desfechos a longo prazo clinicamente importantes de maneira prospectiva.

A incidência de DBP depende da definição usada e da população de pacientes estudados. Dados de 4.866 RNs pré-termo (peso ao nascimento ≤ 1.000 g e vivos na 36ª semana de IPM) que foram inscritos no banco de dados genérico do National Institute of Child Health and Human Development Neonatal Research Network (NICHD-NRN) demonstraram que um total de 44% dos RNs estavam de acordo com a definição de DBP de 36 semanas de IPM (6). Ao usar a definição consenso da NIH nesta mesma coorte, 77% dos RNs apresentaram DBP com um total de 46% deles atendendo a critérios moderados (30%) ou graves (16%). Outra coorte de RNs pré-termo no banco de dados do NICHD-NRN foram diagnosticados com DBP 35% das vezes (necessidade de oxigênio com 36 semanas de IPM), enquanto a definição fisiológica diagnosticou DBP em apenas 25% dos RNs (9). Quando uma coorte de lactentes do United Kingdom High Frequency Oscillator Trial foi acompanhada até 2 anos de IGc, 39% apresentavam diagnóstico de morbidade respiratória crônica estabelecido pelos diários parentais em comparação com 59% dos RNs que estavam de acordo com a definição de DBP na 36ª semana de IPM (10,11). Mais uma vez, esses dados sugerem que morbidade respiratória crônica, em vez de DBP pode ser um melhor desfecho ao avaliar a eficácia de intervenções destinadas a melhorar o desfecho respiratório a longo prazo em RNs de idade gestacional extremamente baixa.

É evidente que a DBP continuará a afetar um grande número de RNs pré-termo e será um importante problema para os neonatologistas e os pneumologistas pediátricos no futuro. Estudos adicionais sobre os mecanismos implicados no processo de lesão pulmonar e o desenvolvimento de possíveis estratégias preventivas são urgentemente necessários.

PATOGENIA

Nenhum fator isolado foi identificado como causa da DBP. Sua origem é multifatorial e depende da natureza da lesão, dos mecanismos de resposta ou da incapacidade do RN de responder apropriadamente ao agravo e "reparar" os pulmões (Figura 27.1). Embora Northway tenha atribuído a ocorrência de DBP principalmente à hiperoxia prolongada em RNs com SAR, inúmeras outras causas foram propostas.

Barotrauma/volutrauma

Embora as fases iniciais da lesão pulmonar na DBP decorram do processo patológico primário (p. ex., SAR), a ventilação mecânica com pressão positiva superposta parece agravar a lesão pulmonar e provocar uma cascata inflamatória complexa que acaba resultando em doença pulmonar crônica. Barotrauma é o termo geralmente utilizado para descrever a lesão pulmonar consequente a ventilação mecânica com pressão positiva, embora volutrauma pela ventilação com volume corrente excessivo talvez seja um termo mais apropriado para descrever o processo de lesão pulmonar. O papel do volutrauma na DBP depende de diversos fatores, incluindo a estrutura da árvore traqueobrônquica e os efeitos fisiológicos da deficiência de surfactante. Quando a deficiência de surfactante se associa a epitélio imaturo, as forças tensoativas são

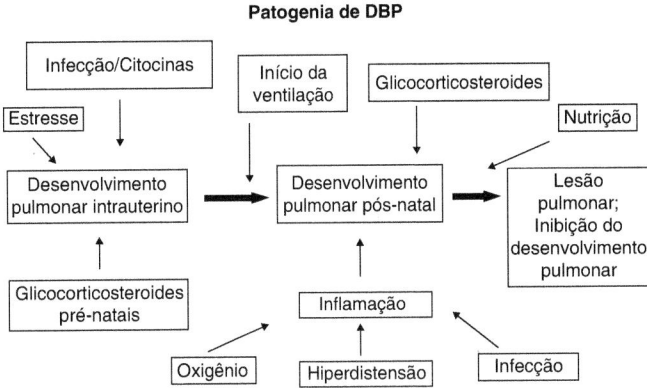

Figura 27.1 Uma visão geral da patogenia da DBP mostrando os fatores pré-natais e pós-natais. Adaptada de Jobe AH. The new BPD: an arrest of lung development. *Pediatr Res* 1999;46:641, com permissão.

elevadas, a aeração é desigual e a maioria dos alvéolos terminais está praticamente colapsada. A pressão necessária para distender esses sáculos pouco complacentes é alta, sendo transmitida para os bronquíolos terminais e ductos alveolares. No RN prematuro, essas vias respiratórias são muito complacentes e sujeitas a ruptura. Então, o gás disseca até o interstício e o espaço pleural, resultando na formação do enfisema intersticial pulmonar (EIP) e pneumotórax. Tais complicações estão fortemente associadas ao desenvolvimento de DBP, sugerindo que a lesão pulmonar induzida pela ventilação mecânica é importante na patogenia (12). Brew et al. (13) mostraram que até mesmo breves períodos de ventilação com pressão positiva causam lesão significativa ao pulmão imaturo, com lesão nos bronquíolos terminais. No entanto, na ausência de ventilação contínua, o pulmão é capaz de autorreparo, sugerindo que formas menos invasivas de suporte respiratório podem ser benéficas no RN pré-termo. Mesmo com volumes correntes normais, a ventilação do pulmão neonatal imaturo ou lesionado resulta em insuflação desigual e hiperdistensão relativa de segmentos ventilados, especialmente se a capacidade residual funcional (CRF) for baixa devido à deficiência de surfactante. A distensão excessiva do endotélio capilar e do epitélio pulmonar distal está associada à liberação de espécies reativas de oxigênio (ERO), alterações inflamatórias acentuadas no pulmão, danos às zônulas de oclusão e aumento da permeabilidade às proteínas séricas que inibem ainda mais a função do surfactante, criando um ciclo vicioso que promove dano celular e, por fim, lesão pulmonar (14-17). Embora os efeitos adversos das incursões respiratórias em volume corrente nos pulmões com CRF baixa possam ser minorados por meio de maior recrutamento pulmonar pela aplicação de pressão expiratória final positiva (PEEP) mais alta, estudos experimentais têm demonstrado que a hiperdistensão (e não maior pressão) é responsável pela lesão pulmonar no pulmão deficiente em surfactante. O enfaixamento da parede torácica de um animal ventilado para restringir a expansão excessiva permite a geração de maior pressão pulmonar ao mesmo tempo que limita o aumento excessivo do volume e da distensão pulmonares. Esses estudos encontraram lesão pulmonar significativamente reduzida com volumes correntes inferiores, reforçando o conceito de que o volume excessivo, e não a pressão é a causa primária da lesão pulmonar em modelos animais (18).

Estratégias de prevenção contra lesão pulmonar têm focalizado no uso de surfactante exógeno, bem como vários modos de suporte respiratório. Golembek e Truog apresentaram uma revisão abrangente das estratégias ventilatórias ideais no Capítulo 28, que deve ser consultada. No entanto, enquanto a utilização generalizada de surfactante reduziu algumas complicações da ventilação mecânica (por meio da redução de pressões nas vias respiratórias e extravasamento de ar ao aumentar o recrutamento pulmonar),

DBP ainda é um problema importante, sugerindo que o barotrauma/volutrauma é apenas um dos muitos fatores envolvidos na patogênese da DBP.

Oxigênio e antioxidantes

Em condições normais, existe um equilíbrio delicado entre a produção de espécies reativas de oxigênio e as defesas antioxidantes que protegem as células *in vivo*. Os radicais livres são moléculas com elétrons extras no seu anel externo que são tóxicas para os tecidos vivos (Quadro 27.2). O oxigênio exibe uma estrutura molecular singular e é abundante dentro das células. Aceita prontamente elétrons gerados pelo metabolismo oxidativo intracelular, produzindo radicais livres. O aumento da produção de radicais livres ocorre em condições de hiperoxia, reperfusão, ou inflamação. De outro modo, os radicais livres podem aumentar devido à incapacidade de moderar a produção em virtude das defesas antioxidantes inadequadas. A lesão causada pelos radicais livres de oxigênio inclui peroxidação lipídica, lesão mitocondrial, nitração das proteínas e desenovelamento dos ácidos nucleicos.

O RN prematuro pode ser mais suscetível à lesão por radicais livres devido às concentrações inadequadas de antioxidantes ao nascimento. Frank *et al.* documentaram o aparecimento das enzimas antioxidantes superóxido dismutase (SOD), catalase e glutationa peroxidase nos pulmões de coelhos durante o final da gestação (Figura 27.2) (19). O aumento de 150% dessas enzimas durante os 15% finais da gestação é paralelo ao padrão de maturação do surfactante pulmonar. Tais alterações relacionadas ao desenvolvimento do pulmão fetal permitem a ventilação apropriada ao reduzir a tensão superficial e garantir a transição da hipoxia relativa do desenvolvimento intrauterino para o ambiente extrauterino rico em oxigênio. O nascimento prematuro pode ocorrer antes da suprarregulação normal desses sistemas antioxidantes e transferência de outros antioxidantes não enzimáticos (p. ex., vitamina E, ácido ascórbico, glutationa e ceruloplasmina) e pode resultar em desequilíbrio entre oxidantes e antioxidantes e aumento de risco para o desenvolvimento de DBP (20).

Estudos clínicos sugerem que os radicais livres estão envolvidos na patogenia da DBP. As concentrações plasmáticas de alantoína (subproduto da oxidação do ácido úrico), pentano e etano expirados (peroxidação lipídica induzida por ERO), formação de carbonila proteica (oxidação de proteínas) e 3-nitrotirosina plasmática (espécies reativas de nitrogênio; óxido nítrico endógeno reagindo com superóxido) mostraram todas ser significativamente elevadas na 1ª semana de vida de RNs que desenvolveram DBP em comparação com os lactentes que se recuperaram sem lesão pulmonar significativa (21-24). O oxigênio terapêutico suplementar multicêntrico para retinopatia de prematuridade preliminar (STOP-ROP) pré-limiar examinou se a exposição de RNs prematuros a concentrações mais altas de oxigênio inspirado preveniria o desenvolvimento de retinopatia da prematuridade grave. Embora os efeitos do oxigênio aumentado fossem mínimos nos olhos, os RNs expostos sofreram aumento de 55% da incidência de DBP e infecções pulmonares (25). Até mesmo breves períodos de hiperoxia estão associados a risco aumentado de lesão pulmonar significativa. Vento *et al.* (26) randomizaram RNs prematuros que necessitavam de reanimação com 30 ou 90% de oxigênio. Os RNs que receberam, inicialmente, 90% de oxigênio (por apenas alguns minutos) necessitaram de mais suporte respiratório, tiveram maior incidência de DBP e mais evidências de oxidação e inflamação do que os RNs que receberam 30% de oxigênio. Por último, Saugstad (27) realizou metanálise de vários estudos clínicos de RNs prematuros e descobriu uma forte associação entre a exposição ao oxigênio e o desenvolvimento de DBP.

Evidências adicionais sobre o papel de EROs na lesão pulmonar são oriundas de estudos com animais que demonstram que a exposição à hiperoxia crônica consegue induzir lesão oxidante, inflamação subsequente e lesão pulmonar com muitas características observadas em RNs que desenvolveram DBP. As células epiteliais e endoteliais são extremamente suscetíveis à lesão oxidante, suscitando edema por aumento da permeabilidade e disfunção celular. A hiperoxia também compromete a função mucociliar (aumentando a suscetibilidade à infecção), promove a inflamação e inativa antiproteases, complicando ainda mais o prognóstico clínico. Outros estudos com animais descobriram que a suplementação dos antioxidantes com SOD e catalase reduz a lesão celular, aumenta a sobrevida e previne lesão pulmonar por hiperoxia prolongada e ventilação mecânica (28,29). Os camundongos produzidos por engenharia genética que hiperexpressam SOD sobrevivem mais tempo, enquanto os camundongos com genes da SOD danificados morrem rapidamente em um ambiente hiperóxico, em comparação com controles diploides normais (30, 31). Tais estudos demonstram que os radicais livres de oxigênio estão intimamente implicados no desenvolvimento da lesão aguda e crônica em RNs.

QUADRO 27.2
Radicais livres.

Radical	Símbolo[a]	Antioxidante
Ânion superóxido	O_2^-	Superóxido dismutase, ácido úrico, vitamina E
Oxigênio singleto	$^1O_2$	Betacaroteno, ácido úrico, vitamina E
Peróxido de hidrogênio	H_2O_2	Catalase, glutationa peroxidase, glutationa
Radical hidroxila	OH•	Vitaminas C e E
Radical peróxido	LOO•	Vitaminas C e E
Radical hidroperoxila	LOOH	Glutationa transferase, glutationa peroxidase

[a]L, lipídio.

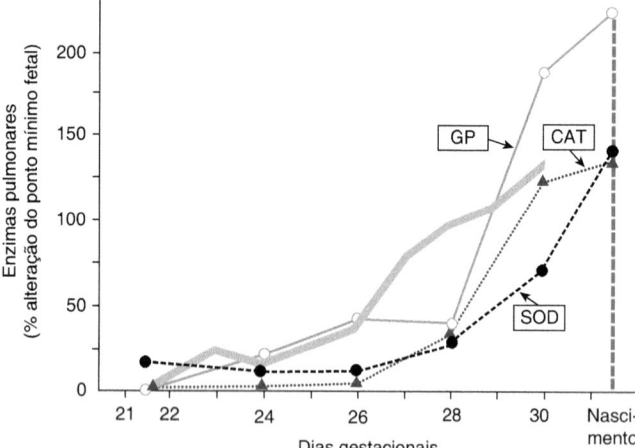

Figura 27.2 Alterações relacionadas ao desenvolvimento nos níveis e atividade de antioxidantes durante a gestação. Os aumentos da superóxido dismutase (SOD), catalase (CAT) e glutationa peroxidase (GP) no fim da gestação são semelhantes aos observados no surfactante pulmonar (*linha grossa*). De Frank L, Groseclose EE. Preparation for birth into an O_2-rich environment: the antioxidant enzymes in the developing rabbit lung. *Pediatr Res* 1984:18:240, com permissão.

Inflamação

A inflamação acentuada nos pulmões parece ser importante na patogenia da DBP e permite que muitos fatores sejam unificados em uma única via comum dessa doença. Os estímulos iniciais que ativam o processo inflamatório no pulmão podem ser espécies livres de oxigênio, estiramento excessivo, agentes infecciosos ou outros estímulos que acarretam atração e ativação dos leucócitos. Descobriu-se que mediadores inflamatórios e respostas celulares foram proeminentes em modelos animais de lesão pulmonar e em RNs que desenvolveram DBP, possivelmente por meio da ativação do fator de transcrição criticamente importante, fator nuclear-κB (32).

Vários biomarcadores associados ao processo inflamatório foram identificados nos aspirados traqueais, no soro e na urina e têm sido consistentemente associados ao desenvolvimento de DBP (32). Bose et al. (33) analisaram amostras séricas de 932 RNs extremamente prematuros inscritos no estudo com RNs de idade gestacional extremamente baixa e verificaram que elevações precoces (1 dia de vida) em várias citocinas, moléculas de adesão e proteases foram associadas a risco aumentado de desenvolvimento de DBP. Ambalavanan et al. (34) analisaram o soro de 1.067 RNs prematuros, com aproximadamente 60% deles desenvolvendo DBP. Um aumento precoce (< 3 dias de vida) nos níveis séricos de citocinas séricas (tanto pró-inflamatórias como anti-inflamatórias) foi correlacionado ao desenvolvimento de DBP. A detecção precoce de fatores pró-inflamatórios nesses RNs sugere que processos *in utero* (por exemplo, corioamnionite, infecção) associados ao trabalho de parto e parto de prematuros deram início a uma resposta inflamatória fetal no pulmão que continua após o nascimento. Todos esses agentes bioativos recrutam e ativam leucócitos, o que pode gerar radicais livres excessivos e causar lesão pulmonar significativa, incluindo a ruptura da integridade do endotélio capilar e o extravasamento de macromoléculas (p. ex., albumina) para os espaços alveolares. Sabe-se que o extravasamento de albumina e o edema pulmonar inibem a função do surfactante, e propôs que seriam fatores importantes no desenvolvimento da DBP (35).

À medida que o ciclo de lesão continua com maior produção e acúmulo de mediadores inflamatórios e radicais livres, uma lesão significativa do pulmão pode ocorrer durante um período particularmente crítico de rápido crescimento (ou seja, as seis divisões de 24 a 40 semanas de gestação). Esse fenômeno de amplificação pode ser ainda mais acentuado quando há concentrações inadequadas e atividade de agentes anti-inflamatórios, como IL-10 e proteínas de célula clara (CC10) (36,37). Ramsay et al. (36) demonstraram que reduções na expressão e na atividade de CC10 nos aspirados traqueais foram associadas a risco aumentado de morte ou ao desenvolvimento de DBP em RNs prematuros. Isso sugere que esta proteína homeostática com propriedades anti-inflamatórias potentes pode ser essencial para minimizar a lesão pulmonar em RNs de alto risco. Todos esses estudos apoiam claramente o conceito de que o processo inflamatório anormal é um fator contribuinte principal pelas alterações agudas e crônicas nos pulmões de RNs com DBP.

Infecção

Uma infecção intrauterina subclínica e a subsequente resposta inflamatória foram claramente implicadas na etiologia do parto pré-termo e ruptura prematura de membranas (38). Evidências epidemiológicas e de ciências básicas significativas indicam que a infecção e a inflamação pré-natais são fatores de risco para o desenvolvimento posterior de DBP, embora nem todos os estudos estejam em total acordo (32). Embora vários pesquisadores tenham encontrado menor incidência de SAR em RNs pré-termo de mães com corioamnionite (possivelmente em consequência de uma resposta adaptativa ao estresse *in utero*), eles também observaram uma taxa significativamente mais alta de DBP nesses RNs (38,39). Isso sugere que, embora a infecção intrauterina possa acelerar a maturação pulmonar, a resultante resposta inflamatória também pode "preparar o pulmão" para inflamação progressiva, lesão pulmonar e subsequente inibição do crescimento pulmonar. Modelos animais reforçaram esse conceito pós-natal com exposição pós-natal a hiperoxia e ventilação mecânica agravando ainda mais esse processo de lesão (40).

A colonização de *Ureaplasma urealyticum* (UU) em gestantes foi implicada na patogênese do trabalho de parto pré-termo, ruptura prematura das membranas e parto pré-termo (41). Além disso, o microrganismo foi detectado (pela cultura e a reação em cadeia da polimerase) nos aspirados traqueais em RNs de alto risco que desenvolveram DBP, sugerindo que UU é um fator importante na patogênese da DBP (32,42). Viscardi e Hasday analisaram recentemente um número significativo de estudos conflitantes que examinam o papel da colonização por *Ureaplasma urealyticum* (pré-natal e pós-natal) e sugerem que a infecção pré-natal por *Ureaplasma urealyticum* em conjunto com os fatores causadores pós-natais (p. ex., hiperoxia, ventilação mecânica) age como estímulo para uma resposta inflamatória desregulada, com recrutamento de leucócitos e produção de citocinas e ERO, levando à deficiência de alveolarização e desenvolvimento de DBP (41).

Mecanismos normais de defesa contra infecção podem estar comprometidos no pulmão do pré-termo, especialmente quando os lactentes são intubados e expostos a múltiplos tratamentos com antibióticos de amplo espectro. Isso os torna mais suscetíveis a colonização e subsequente infecção por vários agentes infecciosos (p. ex., vírus, bactérias, fungos) que aumentam a incidência e a gravidade da DBP (32). Vários grandes estudos clínicos observaram uma forte correlação entre a ocorrência de sepse de início tardio e DBP, em geral por microrganismos como o *Staphylococcus epidermidis* (43,44). Tais infecções estão associadas a aumento de morbidade, mortalidade e estadia hospitalar e parecem contribuir para a incidência e a gravidade da DBP.

Nutrição

O estado nutricional do RN prematuro criticamente enfermo também pode ser importante no desenvolvimento da DBP. Pode haver carência de calorias adequadas e nutrientes essenciais durante um período de estresse e crescimento; componentes vitais das defesas imunológicas e antioxidantes podem ser inadequados; e os suplementos nutricionais fornecidos podem na verdade contribuir para a lesão ativa. Os RNs prematuros têm necessidades nutricionais aumentadas em virtude das maiores taxas metabólicas e exigências do crescimento rápido. Se essas necessidades de energia e proteína aumentadas não forem satisfeitas, o RN entra em estado catabólico (p. ex., balanço nitrogenado negativo), que provavelmente contribui para a patogenia da DBP. A nutrição inadequada interfere no crescimento e na maturação normais do pulmão e potencializa os efeitos deletérios do oxigênio e ventilação mecânica. Ratos recém-nascidos alimentados com uma dieta hipocalórica apresentam redução do peso dos pulmões, dos níveis de proteína e do conteúdo de DNA (45). Tais anormalidades podem ser ainda maiores nos filhotes de animais que sofreram privação nutricional ao nascimento e foram expostos à hiperoxia.

As enzimas antioxidantes têm participação vital na proteção do pulmão e prevenção da DBP. Muitas dessas enzimas possuem oligoelementos (p. ex., cobre, zinco, selênio) que são uma parte essencial da sua estrutura. As deficiências desses elementos podem comprometer as defesas do RN prematuro e predispor o pulmão a lesão adicional. O reparo da elastina e do colágeno é limitado em animais que estão desnutridos, e o cobre e zinco são essenciais a este reparo (46). Embora a suplementação desses elementos possa conferir proteção ao pulmão e prevenir lesão pulmonar hiperóxica, estudos clínicos que utilizaram estratégias de doses limitadas não conseguiram prevenir contra DBP (47). Propôs-se que a deficiência de vitaminas também seria importante no desenvolvimento de DBP. Embora os esquemas atuais de alimentação e hiperalimentação no berçário pareçam oferecer quantidades adequadas de vitamina E aos RNs pré-termo, uma redução relativa nas concentrações de outras vitaminas pode ser importante na patogenia da DBP. Por exemplo, Vyas et al. (48) relataram diminuição significativa dos níveis de ascorbato (que atua como antioxidante) no líquido do aspirado traqueal (TAF) de RNs que apresentaram DBP em comparação com controles, sugerindo que a suplementação de vitamina C poderia ser benéfica. Contudo, a suplementação precoce de vitaminas "antioxidantes" em altas doses foi estudada em babuínos pré-termo e não foi eficaz na prevenção da lesão pulmonar por hiperoxia prolongada (49).

As concentrações de vitamina A (ou seja, retinol) também podem estar deficientes em RNs de MBP (50,51). Essa vitamina parece ser importante na manutenção da integridade celular e no reparo tecidual com a deficiência associada a alterações no epitélio ciliado da árvore traqueobrônquica (52). Shenai et al. (50) demonstraram concentrações plasmáticas de retinol menores no primeiro mês de vida em RNs que depois manifestaram DBP. A despeito de suplementação adequada, alguns RNs permanecem deficientes em vitamina A, supostamente por maior adsorção da vitamina A parenteral ao equipo de administração intravenosa ou aumento das necessidades nutricionais (53). Um estudo multicêntrico de suplementação da vitamina A em RNs prematuros sob risco de DBP demonstrou que altas doses de vitamina A intramuscular fornecidas 3 vezes/semana estiveram associadas a uma redução pequena (7%) porém significativa da incidência de DBP (6). No entanto, o acompanhamento desses RNs até 1 ano de IGc não pôde demonstrar qualquer melhoria significativa na condição clínica pulmonar do tratamento de vitamina A, o que diminuiu o entusiasmo para esse tratamento (7).

Grandes volumes de soluções intravenosas são com frequência administrados a RNs prematuros de modo a fornecer volume adequado (por causa das perdas hídricas insensíveis elevadas) e nutrição suficiente. A administração de volume excessivo de líquido pode estar associada à ocorrência de persistência do canal arterial (PCA) e edema pulmonar, os quais elevam as necessidades de oxigênio e assistência ventilatória e o risco subsequente de DBP (54,55). Embora o fechamento precoce da PCA, usando indometacina ou a ligadura cirúrgica, tenha sido associado a melhora da função pulmonar, essas abordagens não afetaram de forma significativa a incidência de DBP e potencialmente agravaram o desfecho, levando muitos cientistas e médicos a questionar a validade do tratamento agressivo da PCA (56).

Genética

Um número significativo de estudos foi realizado a fim de definir se a suscetibilidade genética está associada a um aumento da incidência e da gravidade de DBP. Estudos iniciais observaram que RNs eram mais propensos a manifestar DBP se houvesse uma forte história familiar de atopia e asma. Nickerson e Taussig (57) encontraram uma história familiar positiva em 77% dos RNs com SAR que depois apresentaram DBP, em comparação com 33% dos que não a apresentaram. Outros pesquisadores apoiaram o conceito de que existem fortes associações genéticas e ambientais nos RNs que desenvolvem DBP (32). Lavoie et al. (58) estudaram 318 gêmeos prematuros de zigosidade conhecida com ≤ 30 semanas de idade gestacional e verificaram que fatores de hereditariedade contribuíram significativamente para o desenvolvimento de DBP. Esses dados sugerem que o uso de marcadores genéticos pode ser útil para estratificar o risco e orientar as intervenções para impedir DBP. Outros pesquisadores conduziram estudos de associação genômica ampla de grupos independentes de RNs prematuros de ≤ 28 semanas de idade gestacional ou analisaram polimorfismos de nucleotídio único (SNPs) e identificaram genes específicos que parecem estar associados a risco aumentado de desenvolvimento de DBP (59,60). Por fim, Cohen et al. (61) realizaram análises de perfis de expressão do cordão no tecido do cordão umbilical e demonstraram que os RNs que desenvolveram DBP apresentavam remodelagem de cromatina distinta e vias de acetilação de histona, sugerindo que influências epigenéticas são criticamente importantes na patogênese da DBP. À medida que ocorrem avanços significativos na análise de muitas informações genéticas, serão necessárias delimitações adicionais de fatores de risco em populações maiores para identificar de forma mais definitiva RNs com alto risco de desenvolver DBP (62).

ALTERAÇÕES FISIOPATOLÓGICAS

Os RNs com DBP apresentam achados anormais ao exame clínico, radiografia de tórax, provas de função pulmonar, ecocardiograma e exame morfológico dos pulmões. A gravidade da DBP é diretamente proporcional ao grau de agravo fisiopatológico e pode ser avaliada por essas técnicas. A determinação da gravidade da DBP é complexa e tem sido objeto de vários seminários patrocinados pelo NIH e muitas publicações. Criaram-se vários sistemas de escore para abordar essa questão importante.

Avaliação clínica

Toce et al. criaram um sistema de escore clínico para ajudar a avaliar a gravidade da DBP (63). Os RNs com DBP são taquipneicos e podem ter retrações intercostais e subcostais. Os músculos acessórios são utilizados para auxiliar a respiração. Os RNs podem estar hipóxicos e hipercapneicos e crescer mal apesar do aporte calórico adequado. O sistema de Toce tenta padronizar a avaliação clínica, e um escore de intensidade é atribuído a cada RN no 28º dia de vida pós-natal e na 36ª semana de IPM. A avaliação clínica deve ser ajustada se os RNs estiverem recebendo múltiplos medicamentos para a DBP, pressão positiva contínua nas vias respiratórias (CPAPN) ou ventilação mecânica com pressão positiva.

Anormalidades radiográficas

Northway et al. (1) descreveram pela primeira vez as anormalidades radiográficas típicas da DBP em 1967. Foi usado um sistema de estágios para documentar a evolução do processo patológico desde SAR não complicada a opacidades no parênquima pulmonar (estágio II), um aspecto bolhoso (estágio III) e então um aspecto heterogêneo com hiperinsuflação acentuada, formação de vesículas, estrias fibrosas irregulares e cardiomegalia (estágio IV). Essa evolução radiográfica da DBP raramente é categorizada por esses quatro estágios, assim Edwards et al. (64) redefiniram as alterações radiológicas. Seu sistema baseia-se nos quatro achados radiográficos mais proeminentes na DBP, a saber, expansão pulmonar, enfisema (incluindo a formação de vesículas), densidades intersticiais e anormalidades cardiovasculares (Quadro 27.3). Alterações mais intensas estão associadas a escores mais altos (máximo de 10). A ocorrência de hiperinsuflação ou anormalidades intersticiais na radiografia de tórax parece correlacionar-se com o desenvolvimento subsequente de obstrução das vias respiratórias (65). Como a intensidade da DBP continuou a mudar significativamente durante a última década, Weinstein et al. (66) criaram um novo sistema de escore que incorporou alguns dos sinais radiográficos mais sutis que são observados com frequência em RNs com DBP (Figura 27.3). A utilidade desses sistemas de classificação ainda precisa ser demonstrada, e alguns sugerem que a validade do uso de radiografias de tórax para prever um desfecho de DBP é limitada devido à variabilidade significativa intraexaminador (67).

A tomografia computadorizada (TC) e a ressonância magnética (RM) do pulmão podem oferecer mais detalhes da doença estrutural na DBP, e podem revelar anormalidades significativas que são inaparentes em radiografias de tórax (Figura 27.4) (68). Tais achados podem ser importantes na determinação da morbidade pulmonar definitiva. A TC muitas vezes mostra heterogeneidade regional, com regiões de hiperinsuflação ou "enfisema" e densidade arterial esparsa alternadas com regiões de aspecto relativamente normal. A RM de RNs prematuros ventilados pode revelar variações regionais acentuadas na doença pulmonar, com atelectasia e edema intensos dependentes da gravidade. São necessários mais estudos do papel da TC e da RM na DBP para correlacionar as alterações estruturais e funcionais com desfecho pulmonar subsequente.

QUADRO 27.3

Sistema de escore radiográfico da gravidade da displasia broncopulmonar.

Variável	Escore		
	0	1	2
Anormalidades cardiovasculares	Nenhuma	Cardiomegalia	Cardiomegalia franca ou HVD ou aumento da AP
ªHiperexpansão (contagem de costelas anteriores mais posteriores)	≤ 14	14,5 a 16	≤ 16,5, ou hemidiafragmas retificados
Enfisema	Nenhuma área focal	Transparências anormais, pequenas e esparsas	Pelo menos uma vesícula grande ou bolha
Fibrose ou anormalidades intersticiais	Nenhuma	Proeminência intersticial; poucas densidades raiadas anormais	Faixas fibróticas densas, muitos filamentos anormais
Subjetiva	Leve	Moderada	Grave

ªContagem de costelas até o nível de interseção com a cúpula do hemidiafragma direito. APP, artéria pulmonar principal; HVD, hipertrofia do ventrículo direito.
Em May C, Kennedy C, Milner AD *et al*. Lung function abnormalities in infants with bronchopulmonary dysplasia. *Arch Dis Child* 2011;96:1014.

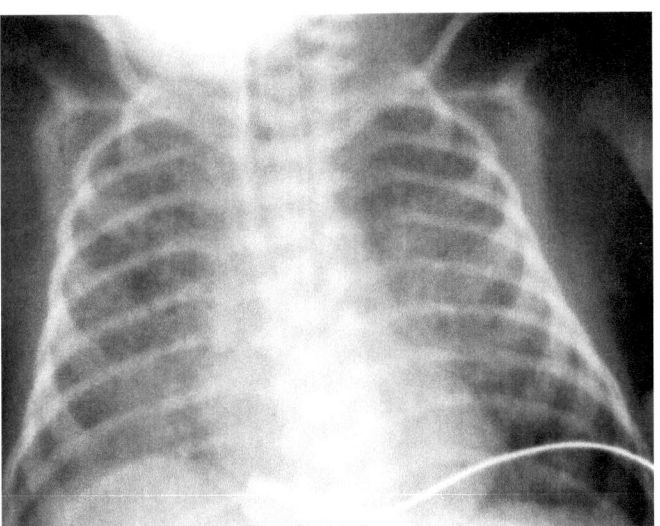

Figura 27.3 Radiografia de tórax típica de lactente de 1 mês de idade com DBP. O aspecto turvo bilateral representa exsudato inflamatório, edema e atelectasia.

Alterações cardiovasculares

Além de seus efeitos adversos nas vias respiratórias e alvéolos, os RNs com DBP também apresentam crescimento, estrutura e função deficientes da circulação pulmonar em desenvolvimento, provavelmente devido aos baixos níveis de fator de crescimento endotelial vascular (VEGF) (69). Mostrou-se que as células endoteliais são particularmente suscetíveis à lesão oxidante, e a túnica média das pequenas artérias pulmonares também pode sofrer proliferação das células musculares lisas (70). As alterações estruturais na vasculatura pulmonar contribuem para a resistência vascular pulmonar (RVP) alta em decorrência do estreitamento do diâmetro vascular e da angiogênese reduzida. Além dessas alterações estruturais, a circulação pulmonar ainda caracteriza-se por vasorreatividade anormal, a qual também eleva a RVP (71). Em geral, a lesão da circulação pulmonar pode levar ao desenvolvimento de hipertensão pulmonar e *cor pulmonale*, os quais contribuem sobremodo para a morbidade e mortalidade da DBP grave (72). A avaliação ecocardiográfica é uma ferramenta extremamente valiosa na confirmação desses diagnósticos, mas o desenvolvimento de cronogramas de triagem padronizados e técnicas para a identificação de RNs com hipertensão pulmonar associada à DBP permanece um importante tópico de investigação em curso (73).

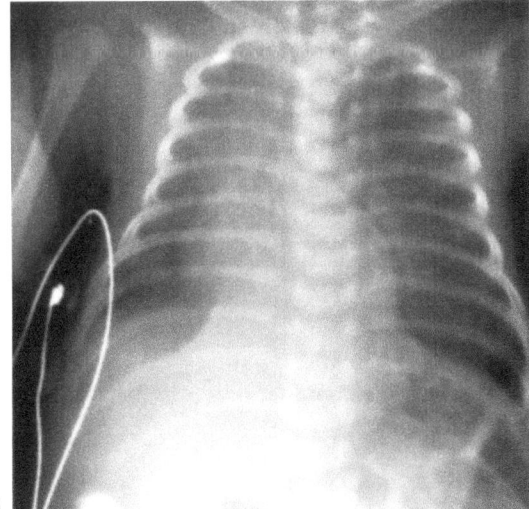
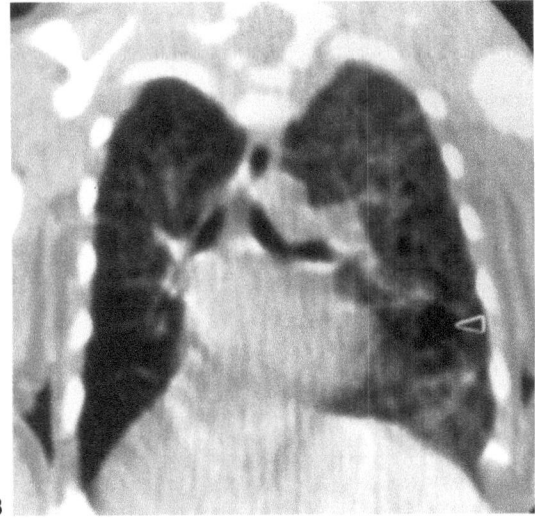

Figura 27.4 A. Radiografia de tórax de lactente de 2 meses com DBP, mostrando atelectasia no lado direito e desvio do mediastino. Os campos pulmonares exibem aspecto turvo. **B.** Tomografia computadorizada do mesmo lactente. Os brônquios principais e áreas de atelectasia são evidentes. Alterações fibróticas e uma bolha são observadas no pulmão esquerdo (*seta*).

Além da doença vascular pulmonar e hipertrofia do ventrículo direito, outras anormalidades cardiovasculares que estão associadas à DBP incluem hipertrofia do ventrículo esquerdo (HVE) e hipertensão sistêmica. A terapia com esteroides pode causar HVE, que tende a ser transitória e resolve-se quando a medicação é descontinuada. Encontra-se alta incidência de hipertensão sistêmica na DBP, porém sua etiologia permanece sem esclarecimento (74). A hipertensão sistêmica pode ser leve, transitória ou grave e geralmente responde à terapia farmacológica. Às vezes, a avaliação adicional desses RNs pode revelar doença significativa da vasculatura renal ou do trato urinário. Ainda não se sabe se a alta incidência de hipertensão sistêmica na DBP reflete regulação neuro-humoral alterada, ou elevação dos níveis de catecolamina, angiotensina ou hormônio antidiurético.

Mecânica pulmonar

Com os avanços da tecnologia, avaliações mais precisas da mecânica pulmonar podem ser obtidas em RNs com DBP. Várias metodologias estão sendo utilizadas, incluindo a técnica de compressão toracoabdominal rápida com volume elevado (para a espirometria), pletismografia de todo o corpo e diluição de hélio para medir a CRF (75,76). May et al. (77) estudaram 74 RNs pré-termo com idade gestacional média de 30 semanas e peso de nascimento de 1.200 g ao longo do primeiro mês de vida. Trinta e cinco crianças não desenvolveram DBP, 12 desenvolveram DBP leve e 23 desenvolveram DBP moderada/grave. RNs pré-termo desenvolveram de DBP, especialmente DBP moderada/grave, apresentaram CRF baixa ($p = 0,009$) e conformidade ($p = 0,005$) quando comparados com os RNs que não desenvolveram DBP. Os RNs com doença pulmonar inicial grave apresentaram maior suscetibilidade de desenvolver DBP moderada a grave. Outros pesquisadores verificaram que crianças com DBP podem apresentar fluxo expiratório forçado reduzido, volume expiratório forçado e capacidade vital forçada (CVF) devido à limitação do fluxo expiratório do colapso dinâmico das pequenas vias respiratórias (Figura 27.5) (75,76). Outras anormalidades da função pulmonar incluem aumento da ventilação do espaço morto, má distribuição da ventilação e desigualdade da ventilação-perfusão. A CRF muitas vezes está reduzida no início da evolução em decorrência da atelectasia, mas aumenta durante os estágios seguintes da DBP devido ao aprisionamento de gás e à hiperinsuflação (78). A lesão irregular dos pulmões resulta em constantes de tempo variáveis para diferentes áreas, altera a distribuição do gás inspirado para segmentos pulmonares relativamente mal perfundidos, resultando em piora da igualdade da ventilação-perfusão.

Vários agentes terapêuticos são frequentemente utilizados para melhorar a função pulmonar em lactentes com DBP. Muitas vezes é difícil avaliar a eficácia de um ou mais agentes com critérios clínicos tradicionais (p. ex., necessidades de oxigênio, trabalho da respiração etc.). O teste de função pulmonar pode ajudar em uma determinação mais definitiva se as vias respiratórias serem sensíveis a intervenções terapêuticas específicas. Por exemplo, agentes inalatórios como salbutamol são rotineiramente administrados a crianças com DBP em evolução ou estabelecida; no entanto, avaliações completas em vários estudos têm demonstrado que apenas 30 a 35% dos lactentes respondem de fato ao broncodilatador (76,78). Lactentes com sibilos recorrentes mostram maior limitação do fluxo expiratório, hiperinsuflação e capacidade de resposta das vias respiratórias, enquanto aqueles sem sibilos mostram apenas disfunção leve das vias respiratórias.

Alterações histopatológicas

Estudos morfométricos detalhados caracterizaram substancialmente a histopatologia pulmonar de RNs com DBP (4,13,79-81). A histopatologia da DBP revela informações sobre os efeitos dos processos de lesão aguda e reparo no pulmão em desenvolvimento, bem como impacto da cronologia temporal dessa lesão. Os relatos de patologia originais da DBP descreveram um processo contínuo através de estágios distintos da doença, originando-se com uma fase exsudativa aguda e evoluindo para uma fase proliferativa crônica (79). Os relatos mais antigos descrevem um aspecto macroscópico de calçamento de paralelepípedos dos pulmões, que representam áreas alternadas de atelectasia, fibrose acentuada e hiperinsuflação regional. As características histológicas típicas da DBP incluem metaplasia escamosa das vias respiratórias grandes e pequenas, aumento do músculo liso e fibrose peribrônquicos, inflamação crônica e edema das vias respiratórias e hiperplasia das glândulas submucosas. A doença parenquimatosa caracteriza-se por perda de volume por atelectasia e fibrose septal alveolar alternadas com hiperdistensão ou regiões enfisematosas (Figura 27.6). Há espessamento do mesênquima com aumento da celularidade e destruição dos septos alveolares com hipoplasia alveolar, sugerindo redução acentuada da área de superfície disponível para troca gasosa. O crescimento dos leitos capilares está reduzido e as artérias pulmonares pequenas sofrem remodelagem estrutural hipertensiva, a qual abrange hiperplasia do músculo liso e extensão distal do crescimento do músculo liso em vasos que normalmente não são musculares.

Embora tenham-se descrito reduções do número de alvéolos em lactentes maiores que morreram de DBP, esse padrão de "simplificação alveolar" tornou-se a característica histopatológica mais marcante da "DBP nova" (Figura 27.7) (4,13,81). Ao contrário de relatos prévios, estudos recentes de lactentes que

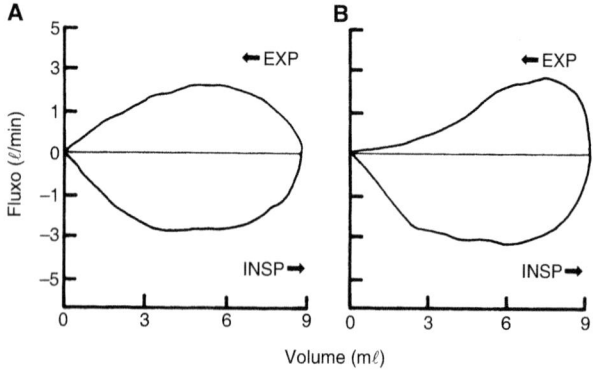

Figura 27.5 A. Volufluxograma normal. **B.** Limitação do fluxo expiratório em decorrência do colapso dinâmico das vias respiratórias pequenas durante a expiração. INSP, inspiração; EXP, expiração.

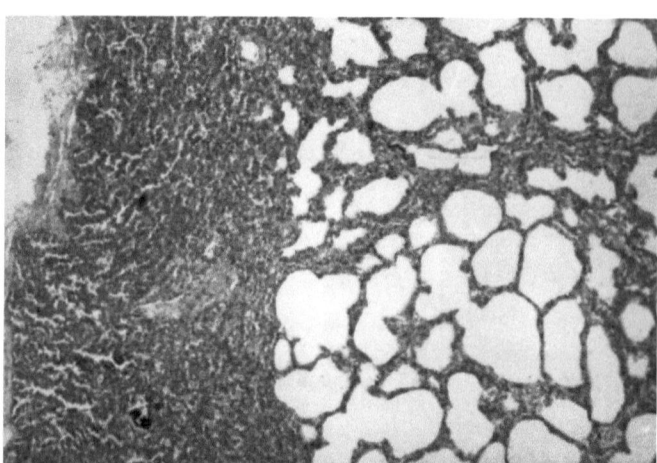

Figura 27.6 Microscopia óptica de lactente de 1 ano de idade com DBP mostra áreas de atelectasia alternadas com áreas de hiperinsuflação. (Ampliação original ×4.)

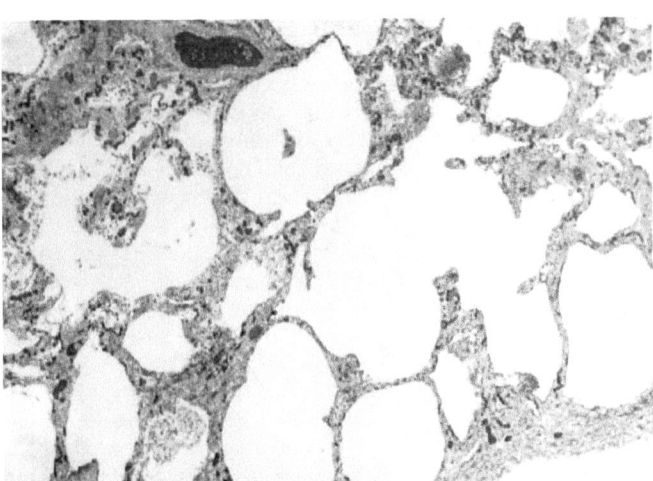

Figura 27.7 Histologia pulmonar de lactente que morreu na era pós-surfactante com as alterações típicas da "DBP nova", mostrando simplificação alveolar e redução das septações. (Ampliação original ×4; fornecida pelo Dr. Steven Abman.)

morreram com DBP descrevem menos sinais de lesão das vias respiratórias e fibrose intersticial, mas enfatizam reduções persistentes dos espaços aéreos distais e do crescimento vascular. A redução da alveolarização e o crescimento deficiente das pequenas artérias pulmonares diminuem a área de superfície para troca gasosa, o que tem implicações funcionais importantes acerca das sequelas cardiopulmonares tardias. Além das alterações nas partes distais dos pulmões, a histopatologia da DBP caracteriza-se ainda por estrutura anormal das vias respiratórias. As vias respiratórias superiores (p. ex., traqueia e os brônquios principais) de lactentes com DBP frequentemente exibem lesões significativas, de acordo com a frequência e a duração da intubação endotraqueal. Macroscopicamente, o edema ou necrose da mucosa pode ser focal ou difuso. As primeiras alterações histológicas incluem perda heterogênea de cílios das células epiteliais colunares, que então tornam-se displásicas ou necróticas, resultando em ruptura do revestimento epitelial e diminuição da remoção pulmonar de muco e outros materiais. Áreas ulceradas podem envolver a mucosa ou estender-se à submucosa. A infiltração de células inflamatórias nessas áreas pode ser proeminente. As células caliciformes parecem hiperplásicas, indicando maior produção de muco, que pode misturar-se com os restos celulares. Tecido de granulação com frequência desenvolve-se na subglote em virtude da lesão produzida pelo tubo endotraqueal, ou mais distalmente em toda a extensão das vias respiratórias devido ao trauma por aspirações repetidas. O estreitamento significativo da traqueia e dos brônquios principais secundário à lesão pode acarretar estenose subglótica, cistos, pólipos traqueais e lesões correlatas. A traqueomalacia muitas vezes complica a evolução da DBP grave e pode aparecer como redundância intensa da parede posterior da traqueia, em consequência da ventilação crônica das vias respiratórias complacentes dos prematuros.

TRATAMENTO

A abordagem atual para os RNs com DBP é multidisciplinar e visa melhorar as anormalidades fisiopatológicas complexas previamente descritas. Além da doença respiratória crônica, os RNs com DBP podem ter problemas significativos de crescimento, nutrição, cardiovascular e de neurodesenvolvimento. A gravidade da doença pulmonar varia amplamente entre os RNs com DBP. Na sua apresentação mais grave, as crianças com DBP podem exigir uma traqueostomia, ventilação crônica ou oxigenoterapia domiciliar prolongada. Até mesmo aquelas que foram desmamadas com sucesso da oxigenoterapia suplementar podem sofrer hospitalizações recorrentes por infecções das vias respiratórias inferiores (vírus sincicial respiratório [RSV] e influenza), asma, hipertensão pulmonar ou insuficiência cardíaca congestiva (ICC). Ademais, as exacerbações respiratórias persistentes ou recorrentes também podem advir de lesões estruturais (p. ex., traqueomalacia, estenose subglótica, broncomalacia), aspiração crônica (refluxo gastresofágico ou disfunção da deglutição) ou outros fatores. Além da oxigenoterapia suplementar, comumente instituem-se medidas de apoio como o uso crônico de broncodilatadores, diuréticos, corticosteroides e suplementos nutricionais. Muitas vezes, muitos desses tratamentos são usados concomitantemente com estudos inadequados para definir a eficácia, bem como o potencial de efeitos colaterais significativos (principalmente, interações medicamentosas). As principais intervenções terapêuticas são descritas nas seções seguintes.

Ventilação mecânica

Vários ensaios clínicos demonstraram que a instituição precoce de suporte ventilatório não invasivo imediatamente após o nascimento é a abordagem preferida desde que o RN consiga tolerá-lo (82). No entanto, muitos RNs de extremo baixo peso ainda necessitam de intubação traqueal, ventilação mecânica e administração de surfactante exógeno para tratamento de SAR significativa. Os RNs devem, então, ser extubados assim que estiverem clinicamente estáveis para pressão positiva contínua nas vias respiratórias por via nasal (CPAPN) ou ventilação nasal intermitente com pressão positiva (VNIPP) com CPAP suficiente (6 a 8 cmH$_2$O) para manter a CRF de forma ideal e prevenir atelectasias (83,84). Deve-se tomar cuidado ao utilizar pressões mais elevadas com estes modos de ventilação não invasiva visto que o risco de pneumotórax pode aumentar (85). Apesar dessa abordagem, muitos RNs de extremo baixo peso precisarão ser intubados e mecanicamente ventilados em uma ou mais ocasiões. RNs com DBP estabelecida podem necessitar de assistência ventilatória prolongada, geralmente usando volumes correntes mais altos, tempo inspiratório inferior e uma frequência menor para aumentar a distribuição dos gases. Frequências mais altas e volumes correntes menores aumentam a ventilação do espaço morto e podem piorar a troca gasosa e aumentar a retenção de gás. Idealmente, os gases sanguíneos arteriais devem ser mantidos com pH de 7,25 a 7,35, P$_{CO_2}$ de 45 a 55 mmHg e P$_{O_2}$ de 55 a 70 mmHg. O melhor método para avaliar se a oxigenação e a ventilação são adequadas é a gasometria arterial, obtida através de um cateter arterial permanente enquanto o RN está tranquilo. A punção arterial intermitente pode ser exata se obtida rapidamente ou se for usada anestesia local, mas pode não ser representativa se o RN estiver acordado e agitado. Os gases sanguíneos capilares não devem ser usados para tomar decisões terapêuticas significativas devido a ampla variabilidade e baixa correlação com os gases sanguíneos arteriais (especialmente em RNs maiores que já sofreram múltiplas punturas no calcanhar para coleta de sangue) (86). No entanto, se as amostras forem obtidas de maneira correta (i. e., após aquecimento adequado e sem espremer o calcanhar), o pH e a P$_{CO_2}$ podem correlacionar-se com os valores arteriais. A oximetria de pulso ajuda na assistência ventilatória e pode refletir os valores arteriais. As medições do CO$_2$ expiratório final podem não se correlacionar bem com os valores arteriais em RNs com desigualdade significativa da ventilação-perfusão. Hipocapnia e hiperventilação elevam o risco de DBP e definitivamente devem ser evitadas (87,88).

Como o oxigênio parece causar lesão pulmonar mais significativa do que a ventilação mecânica em modelos de animais, deve-se utilizar pressão média das vias respiratórias suficiente para evitar atelectasia e reduzir a fração de oxigênio inspirado (FiO$_2$) a menos de 0,5 (89). Consulte o Capítulo 28 para uma revisão mais detalhada do manejo respiratório de RNs prematuros. A temperatura do gás inspirado deve ser mantida em 36,5 a 37,5°C para garantir umidade adequada e minimizar as flutuações da temperatura central e a progressão da DBP (90). O desmame de RNs com DBP estabelecida da ventilação mecânica é, muitas vezes, difícil e deve ser realizado lentamente. A cronologia ideal para a extubação desses RNs não foi definitivamente estabelecida. Em geral, quando as pressões inspiratórias máximas forem reduzidas para aproximadamente ≤ 20 cmH$_2$O e FiO$_2$ para ≤ 0,4 com gasometria aceitável, deve-se reduzir a frequência do respirador lentamente (caso se esteja usando respirador convencional ciclado a tempo) para permitir que o RN respire gradualmente de maneira mais independente (o uso de suporte de pressão facilita o desmame na ventilação mecânica). Quando os RNs forem desmamados para uma frequência do respirador de ≤ 20 incursões/minuto, deve-se tentar a extubação eletiva. A análise da mecânica pulmonar antes da extubação pode ser útil para determinar o momento ideal de extubação (91). No entanto, vários fatores tais como impulso inspiratório central, resistência diafragmática e estabilidade da parede torácica são importantes fatores contribuintes para insuficiência respiratória pós-extubação e podem não ser detectáveis por provas de função pulmonar, reforçando o conceito de que a extubação para CPAP ou VNIPP deve ser empregada rotineiramente. O uso de cafeína antes da extubação pode facilitar a extubação bem-sucedida (92).

A intubação e a ventilação prolongadas estão associadas ao desenvolvimento de anormalidades das vias respiratórias (p. ex., estenose subglótica, traqueomalacia) (93). Estas devem ser consideradas nos RNs que são rápida e repetidamente refratários às tentativas de extubação. Deve-se realizar avaliação broncoscópica nesses RNs ou em qualquer um intubado por mais de 2 a 3 meses que precise de ventilação prolongada. Se necessário, deve-se realizar intervenção cirúrgica (p. ex., reconstrução das vias respiratórias, traqueostomia).

Oxigênio

Na sala de parto, os dados indicam que reanimar RNs a termo com ar ambiente e RNs pré-termo com 30% do oxigênio inspirado otimizará o desfecho e minimizará as evidências de oxidação (26,27). Essa abordagem permite que os RNs aumentem lenta e fisiologicamente as saturações de oxigênio (SaO$_2$) de 75% ao nascer para 85% com 10 minutos de vida. Quando RNs prematuros são internados na UTI neonatal, a faixa de SaO$_2$ específica desejada ainda precisa ser definitivamente estabelecida. Três ensaios clínicos internacionais recentes foram conduzidos para definir a faixa ideal de SaO$_2$ em RNs pré-termo com menos de 28 semanas de idade gestacional ao nascer (94). Um total de 2.448 lactentes foram inscritos com os dados reunidos indicando que manter as faixas de SaO$_2$ em 85 a 89% estava associado a um aumento da taxa de mortalidade. Parece que manter a SaO$_2$ em uma faixa relativamente estreita de 90 a 95% deve minimizar as complicações de hiperoxia e/ou hipoxia com limites de alarme de oximetria de pulso definidos em aproximadamente 87 a 88% para a faixa inferior e 96% para a faixa superior. No entanto, é extremamente difícil manter os RNs nessa faixa estreita visto que RNs pré-termo em maior risco de desenvolver DBP são conhecidos por apresentarem frequentes e amplas oscilações na SaO$_2$, exigindo vários ajustes manuais das concentrações de oxigênio inspirado (3). Essas oscilações na oxigenação fazem com que os RNs gastem apenas cerca de 40% do tempo na faixa realmente desejada, o que, posteriormente, agrava a lesão pulmonar e o desenvolvimento de DBP. O uso de histogramas de oximetria de pulso contínua para monitorar quantas vezes os RNs são mantidos dentro da faixa desejada pode ser muito útil. Ratner et al. (95) expuseram camundongos RNs a 4 semanas de 65% de oxigênio inspirado a fim de desenvolver um modelo animal de DBP. Os camundongos expostos a hiperoxia apresentaram redução significativa na alveolarização e evidências aumentadas de inflamação e oxidação pulmonar em comparação aos camundongos de controle. Camundongos expostos a hiperoxia e 10 minutos por dia de hipoxia (8%) apresentaram reduções adicionais na alveolarização e lesão pulmonar em comparação a camundongos expostos apenas à hiperoxia. Isso sugere que oscilações na oxigenação juntamente com ajustes constantes nas concentrações de oxigênio inspirado pode agravar a lesão pulmonar e o desenvolvimento de DBP. O desenvolvimento de sistemas de "alça fechada" controlados pelo computador que conseguem ajustar automaticamente as concentrações de oxigênio inspirado em resposta a alterações na oximetria de pulso é uma abordagem promissora para ajudar na manutenção de RNs dentro de faixas desejadas cada vez mais estreitas (96). A manutenção dos RNs basicamente em decúbito ventral também estabiliza a parede torácica e reduz os episódios de dessaturação em RNs de alto risco.

Em RNs com DBP, a hipoxia crônica resulta em vasoconstrição pulmonar, hipertensão pulmonar e desenvolvimento de *cor pulmonale* (97,98). Isso contribui sobremodo para a morbidade e mortalidade da DBP. São encontradas reduções significativas nas pressões pulmonares quando a SaO$_2$ é mantida nas faixas desejadas superiores ou quando óxido nítrico inalatório ou sildenafila forem administrados (98-100). Pode-se administrar oxigênio por um tubo endotraqueal, capuz (hood), tenda ou prongas ou cânula nasal. FiO$_2$ mais alta pode ser necessária durante períodos de maior estresse (p. ex., refeições). O oxigênio deve ser retirado gradualmente, o que pode levar meses. Se RNs dependentes de oxigênio conseguirem manter uma SaO$_2$ de ≥ 90% durante pelo menos 40 minutos em ar ambiente, parece que eles podem ser desmamados com sucesso do oxigênio suplementar (teste de provocação com oxigênio) (9). Os RNs com DBP podem ter alta da UTI neonatal e receber oxigênio no lar.

A prescrição de transfusões de concentrado de hemácias para aumentar a capacidade de transporte de oxigênio em RNs com DBP dependentes de oxigênio é motivo de controvérsia. Ibrahim et al. (101) realizaram uma revisão sistemática das práticas de transfusão de sangue na UTI neonatal e não conseguiram demonstrar quaisquer benefícios na prática de transfusão liberal em comparação à restritiva em RNs pré-termo de alto risco. Os níveis de hemoglobina não parecem correlacionar-se bem com o transporte sistêmico de oxigênio e não preveem quais RNs se beneficiam fisiologicamente da transfusão de sangue. A necessidade de transfusões múltiplas foi reduzida significativamente com a diminuição das coletas sanguíneas e a adoção de diretrizes mais criteriosas para transfusão de sangue.

Nutrição

Como os RNs com DBP têm demandas metabólicas aumentadas, os requisitos nutricionais podem ser mais altos e devem ser maximizadas para sustentar o reparo tecidual e o crescimento adequado (102). A nutrição intravenosa deve ser instituída cedo (1º dia de vida) para oferecer fontes adequadas de proteína, lipídio e carboidrato. Esta medida pode influenciar o prognóstico e a intensidade da DBP, sobretudo no RN de muito baixo peso ao nascer. A instalação precoce de cateteres centrais percutâneos aumentou a capacidade de fornecer uma nutrição mais adequada aos RN de baixo peso ao nascer. Elevações progressivas das concentrações de proteína intravenosa (p. ex., aminoácidos) devem oferecer, idealmente, até 4 g de proteína por quilograma por dia. O equilíbrio acidobásico do RN deve ser monitorado porque cargas de ácido podem não ser bem toleradas. Devem-se administrar lipídios intravenosos (suspensão a 20%) como infusão contínua durante 20 a 24 horas. Podem-se infundir de 2 a 3 g de lipídios por quilograma por dia com segurança, se os níveis séricos de triglicerídios forem monitorados estreitamente. A glicose intravenosa é uma boa fonte de calorias, mas cargas excessivas (> 4 mg/kg/min) podem elevar o consumo de oxigênio, a produção de CO$_2$ e o dispêndio de energia em repouso em RN com DBP (103). Aporte adequado de cálcio e fósforo é necessário, especialmente nos RNs que recebem diuréticos, para promover a mineralização óssea e prevenir hiperparatireoidismo secundário e raquitismo. Vitaminas e oligoelementos também devem ser suplementados visto que desempenham papéis importantes em muitos processos celulares.

A alimentação enteral com leite materno enriquecido ou com fórmulas para prematuros constitui a melhor fonte de calorias. A alimentação deve ser fornecida por gavagem intermitente ou contínua até que o RN possa ser alimentado VO. As refeições podem ser otimizadas com enriquecedores de leite humano, suplementos de proteína e triglicerídios de cadeia média (TCM) a fim de fornecer as calorias ideais e ao mesmo tempo reduzir o aporte de líquido. Os RNs podem precisar de 120 a 140 calorias/kg de peso corporal por dia para ganhar peso (10 a 30 g/dia). Se a restrição hídrica interferir na administração de calorias adequadas, pode-se usar um diurético para prevenir sobrecarga hídrica.

Medicamentos

Muitos tipos diferentes de medicações são usados para melhorar o estado clínico dos RNs com DBP. As doses exatas, a eficácia, os mecanismos de ação, a farmacocinética e os efeitos colaterais (incluindo possíveis interações medicamentosas) não estão bem estabelecidos. A piora do estado respiratório pode resultar na administração de uma ou mais dessas medicações, muitas vezes sem evidência objetiva de melhora significativa do estado pulmonar. Em geral, pode-se experimentar o ensaio de um medicamento individual ao longo de um período de 5 a 7 dias com a continuação do agente apenas se houver evidências de uma resposta clínica adequada (p. ex., reduções significativas no oxigênio inspirado, suporte respiratório, trabalho de respiração) a fim de otimizar a relação risco/benefício.

Diuréticos

A furosemida é o tratamento de escolha da sobrecarga hídrica em RNs com DBP. Atua na alça ascendente de Henle e bloqueia o transporte de cloreto. Aumenta a pressão oncótica plasmática e o fluxo linfático e reduz o edema intersticial e a RVP. Vários estudos demonstraram que a furosemida diária, em dias alternados ou até mesmo aerossolizada melhora o estado respiratório clínico e a mecânica pulmonar e facilita o desmame da ventilação mecânica em RNs com DBP, mas não foram estabelecidos mais benefícios a longo prazo (104-106). Os efeitos colaterais da furosemida são numerosos e incluem depleção de volume, alcalose por contração, hiponatremia, hipopotassemia, depleção de cloreto, cálculos renais secundários a hipercalciúria, nefrocalcinose, colelitíase, osteopenia e ototoxicidade. A suplementação de cloreto de potássio geralmente é necessária para prevenir depleção de eletrólitos e alcalose, mas se possível devem-se evitar os suplementos de cloreto de sódio.

Os tiazídicos afetam a excreção tubular renal de eletrólitos, porém são menos potentes que a furosemida. A excreção de potássio e bicarbonato acompanha a excreção de sódio e cloreto produzida pelos tiazídicos. Por esta razão, os tiazídicos podem ser fornecidos em associação à espironolactona, que é um inibidor competitivo da aldosterona. A espironolactona é um diurético relativamente fraco que aumenta a excreção de sódio, cloreto e água, porém pouco potássio. Embora alguns estudos controlados menores que examinaram o uso de um diurético tiazídico e espironolactona em RNs com DBP moderada tenham demonstrado aumento do débito urinário e melhora da mecânica pulmonar, outros não encontraram qualquer benefício significativo (107-109). Não parece que a espironolactona ofereça qualquer benefício substancial em lactentes com DBP, e seu uso não é recomendado. Os efeitos colaterais dos tiazídicos incluem azotemia, hiperuricemia, hiponatremia, hipopotassemia, hiperglicemia, hipercalciúria e hipomagnesemia. Em geral, embora pareça que a administração a curto prazo de diuréticos possa melhorar a mecânica pulmonar em RNs prematuros, os dados são limitados acerca dos benefícios a longo prazo desses agentes na redução da necessidade de suporte ventilatório, diminuição da estadia hospitalar ou melhora do prognóstico clínico a longo prazo. Com certeza, são necessários estudos mais prolongados que estabeleçam os esquemas terapêuticos ideais em RNs com DBP em evolução ou estabelecida. O Quadro 27.4 apresenta as doses de diuréticos.

Broncodilatadores

O salbutamol é um agonista β_2 específico que é o agente inalante de escolha no tratamento do broncospasmo reversível em RNs com DBP. O salbutamol em aerossol está associado a melhoras a curto prazo da resistência e complacência pulmonares graças ao relaxamento do músculo liso brônquico (110). Embora o fármaco seja administrado por meio de inaladores com dosímetro ou por nebulização, apenas uma pequena fracção (< 5%) realmente atinge o pulmão distal. A revisão de Cochrane que examinou o papel de salbutamol não conseguiu encontrar evidências suficientes da eficácia no tratamento de RNs com DBP (111). Outros estudos de lactentes com DBP verificaram que apenas 35% deles apresentaram melhora significativa na mecânica pulmonar após tratamento com salbutamol (76). Evidências clínicas de eficácia a longo prazo não foram estabelecidas. Os efeitos colaterais são infrequentes, mas podem incluir taquicardia e hipertensão arterial. O uso prolongado pode induzir tolerância.

O brometo de ipratrópio é um antagonista muscarínico que é um broncodilatador bem mais potente que a atropina e acarreta significativamente menos efeitos colaterais. Em um pequeno estudo de RNs com DBP, o ipratrópio ocasiona melhora significativa da mecânica pulmonar que é semelhante à do salbutamol (112). Ensaios clínicos de RNs com DBP não conseguiram demonstrar se a administração de broncodilatador inalatório influencia o desenvolvimento da DBP ou melhora o desfecho a longo prazo (113). Embora De Boeck et al. (114) tenham verificado que pacientes individuais com DBP podem se beneficiar de ipratrópio inalatório, eles concluíram que não justifica-se sua administração rotineira. Todos esses estudos envolveram

QUADRO 27.4

Medicamentos comumente usados para a displasia broncopulmonar.

Medicamento	Dose
Diuréticos	
Furosemida	0,5 a 2,0 mg/kg/dose IV ou VO em dias alternados, diariamente ou 2×/dia (em RNs com idade pós-menstrual > 31 semanas)
Clorotiazida	5 a 20 mg/kg/dose IV ou VO 2×/dia
Clorotiazida	1 a 2 mg/kg/dose IV ou VO 2×/dia
Agentes inalantes	
Salbutamol	0,1 a 0,5 mg/kg/dose a cada 2 a 8 h por nebulizador; 1 dose (0,1 mg) a cada 2 a 8 h por inalador com dosímetro e espaçador
Brometo de ipratrópio	75 a 175 µg por nebulizador a cada 6 a 8 h; 2 a 4 doses (17 µg/dose) a cada 6 a 8 h por inalador com dosímetro e espaçador
Agentes sistêmicos	
Aminofilina (IV), teofilina (VO)	DA 5 a 8 mg/kg; DM 2 mg/kg/dose a cada 8 a 12 h; níveis séricos de 5 a 15 mg/ℓ
Citrato de cafeína	DA 20 mg/kg; DM 5 a 8 mg/kg IV ou VO a cada 24 h
Dexametasona	0,75 mg/kg/dia IV ou VO a cada 12 h durante 2 a 3 dias, reduzir em 50% por 2 a 3 dias, depois reduzir mais 50% por 2 a 3 dias e suspender
Sildenafila[a]	0,5 mg/kg VO a cada 8 h; pode ser administrada lentamente em 2 mg/kg VO a cada 6 h

DA, dose de ataque; DM, dose de manutenção; IV, intravenoso; VO, via oral.
[a]Maior risco de morte foi observado em doses mais elevadas.

pequenas populações de estudo e avaliaram as alterações na mecânica pulmonar, com o mínimo de informações fornecidas sobre alterações significativas nos parâmetros clínicos pulmonares que são monitorados rotineiramente. Se as crianças com DBP apresentarem sibilância ou entrada de ar deficiente, um agente β_2 seletivo deverá ser utilizado inicialmente com ipratrópio adicionado se a melhora clínica não for observada. O ipratrópio pode ser usado sozinho se ocorrem efeitos colaterais significativos do salbutamol.

As metilxantinas (p. ex., cafeína, teofilina) são usadas rotineiramente para aumentar o impulso respiratório e reduzir a frequência de apneia em RNs com apneia da prematuridade (115). Também são usadas no tratamento dos RNs com DBP. Medições da mecânica pulmonar em RNs dependentes do respirador com DBP mostraram que a metilxantinas podem reduzir a resistência pulmonar e aumentar a complacência pulmonar, supostamente através de uma ação broncodilatadora direta (116). Tais agentes atuam como diuréticos leves e aumentam a contratilidade do músculo esquelético e do diafragma. Isto é particularmente importante em RNs sob ventilação crônica, que podem apresentar atrofia e fadiga diafragmáticas. A melhor contratilidade do músculo esquelético pode estabilizar a parede torácica e melhorar a CRF. Tais ações facilitam o desmame bem-sucedido da ventilação mecânica. Schmidt et al. (117) realizaram um grande ensaio multicêntrico randomizado de cafeína em RNs de extremo baixo peso ao nascer com risco de apneia da prematuridade, bem como outras morbidades neonatais importantes. Embora as crianças que receberam a cafeína tenham apresentado redução significativa na incidência e gravidade da apneia, vale observar que os lactentes também apresentaram redução no canal arterial persistente, DBP e, até mesmo, nas anormalidades de neurodesenvolvimento, como paralisia cerebral (118). Muitos desses benefícios a curto prazo não se traduziram em melhorias respiratórias ou neurodesenvolvimentais a longo prazo quando os RNs foram acompanhados até os 5 anos de idade, provavelmente porque o ensaio original não foi suficientemente capacitado para documentar esses efeitos. Uma grande vantagem das metilxantinas é sua capacidade de facilitar o desmame bem-sucedido da ventilação mecânica e da consequente redução da lesão pulmonar que pode se traduzir em redução de DBP (119).

A meia-vida da teofilina é de 30 a 40 horas em RNs, e a teofilina é metabolizada principalmente em cafeína no fígado e excretada na urina. As reações adversas incluem alterações gastrintestinais (p. ex., refluxo gastresofágico, diarreia), no sistema nervoso central (p. ex., agitação, convulsões), cardiovasculares (p. ex., taquicardia, hipertensão) e endócrinas (p. ex., hiperglicemia). A meia-vida da cafeína pode ser de até 100 horas e é excretada sem alterações na urina (115). Os efeitos colaterais da cafeína são semelhantes aos da teofilina, mas são observados raramente. A cafeína é uma substância mais segura com índice terapêutico mais amplo e menos efeitos colaterais que a teofilina, e é um adjuvante mais apropriado no tratamento da apneia e DBP em RNs pré-termo.

Corticosteroides

Os corticosteroides são sintetizados pelo córtex suprarrenal e compõem-se de mineralocorticosteroides, que afetam o equilíbrio hidreletrolítico, e glicocorticosteroides, que influenciam o metabolismo de muitos tecidos e exercem potentes propriedades anti-inflamatórias (120). A dexametasona é um corticosteroide sintético usado na prevenção e no tratamento da DBP. Tem múltiplos efeitos farmacológicos, embora se acredite que a sub-regulação da cascata inflamatória seja primariamente responsável pelas melhoras da função pulmonar em RNs com DBP grave. Estudos clínicos mostraram consistentemente que a administração aguda de dexametasona melhora a mecânica pulmonar e a troca gasosa e reduz as células inflamatórias e seus produtos em RNs com DBP (121-123). A despeito desses estudos, múltiplos estudos experimentais e clínicos suscitaram preocupações de que o uso terapêutico de corticosteroides pode prejudicar o crescimento da cabeça, o prognóstico do neurodesenvolvimento, a estrutura/função pulmonar e, até mesmo, a sobrevida a longo prazo (124-126). A dexametasona deve ser utilizada de forma seletiva e reduzida a durações mais curtas (aproximadamente 7 a 10 dias) em lactentes dependentes de ventilador (> 1 mês de idade se possível) com doença pulmonar grave e persistente refratária a outras intervenções.

Outros pesquisadores sugeriram que a deficiência primária de cortisol em RNs pré-termo aumenta o risco de desenvolvimento de DBP, podendo ser mais propício dar início ao tratamento precoce com hidrocortisona (127). No entanto, não há dados suficientes para indicar que essa abordagem melhore o desfecho pulmonar a longo prazo. Por fim, o uso de esteroides inalados foi examinado na prevenção e tratamento da DBP em um número relativamente pequeno de estudos (128). Uma vez mais, não há evidências de que esses agentes melhorem significativamente a condição clínica pulmonar tanto a curto prazo como mais tarde na infância. Discussões com a família sobre os riscos e benefícios em potencial devem ocorrer antes do início de qualquer tratamento com corticosteroides (124). Os efeitos colaterais são numerosos e incluem hipertensão sistêmica, hiperglicemia, crescimento somático precário, sepse, sangramento intestinal e hipertrofia miocárdica. A supressão suprarrenal tem sido descrita mesmo em tratamentos de curta duração que parece se resolver 1 mês depois que a medicação é interrompida (129).

Vasodilatadores pulmonares

Conforme mencionado anteriormente, os RNs com DBP podem apresentar hipoxia e lesão pulmonar, que pode resultar em vasoconstrição pulmonar secundária, hipertensão pulmonar e desenvolvimento de *cor pulmonale*, os quais contribuem sobremodo para a morbidade e mortalidade da DBP grave (98-100). Isso resultou em inúmeros estudos que investigam o uso de vasodilatadores pulmonares seletivos, tais como óxido nítrico inalatório, sildenafila ou, até mesmo, iloprosta inalatório no tratamento de RNs pré-termo de alto risco com hipertensão pulmonar associada à sua DBP (130-132). Embora exista forte base científica para justificar o uso desses agentes, há evidências limitadas para apoiar totalmente a sua utilização. Apesar dos milhares de RNs pré-termo estudados em ensaios randomizados e controlados, atualmente há evidências insuficientes para apoiar o uso de óxido nítrico inalatório na prevenção ou tratamento da DBP (130). No entanto, reconhece-se que situações clínicas podem se desenvolver quando justifica-se um ensaio de óxido nítrico inalatório. Outros pesquisadores sugeriram que o ensaio de sildenafila (um inibidor da fosfodiesterase) pode ser seguro e eficaz em crianças com DBP grave com hipertensão pulmonar (100,131). No entanto, tem-se identificado um aumento de risco de mortalidade a longo prazo em lactentes que recebem doses mais elevadas de sildenafila; assim, deve-se tomar cuidado na administração desse agente, especialmente porque uma formulação adequada não existe para uso em RNs (132).

Fisioterapia

A fisioterapia pode ajudar a superar vários tipos de déficits neuromotores em RNs pré-termo com DBP (133,134). RNs com DBP apresentam maior risco de atrasos de desenvolvimento posteriores (motora fina, motora grosseira, cognitiva), bem como dificuldades de alimentação que podem ser suscetíveis a intervenção precoce na UTI neonatal e após a alta. Medidas para proporcionar um estado comportamental tranquilo e organização motora no RN, bem como terapia de movimento para normalizar a postura e o tônus devem ser fornecidas em conjunto com um fisioterapeuta. Os RN são posicionados em um alinhamento neutro enquanto movimentos independentes e exploração do ambiente através de técnicas de estimulação do lactente são realizados. Usa-se uma chupeta para facilitar e fortalecer o reflexo de sucção, sobretudo quando o RN está recebendo alimentação por gavagem. Quando os RNs são alimentados VO, a coordenação da respiração, sucção e deglutição pode ser difícil. O posicionamento dos RNs em flexão natural e o uso de compressão mandibular e estimulação das bochechas e palato superior podem ser úteis. A administração de oxigênio nasal muitas vezes é necessária para ajudar o RN a alimentar-se sem fadiga.

No momento da alta, pode ser necessário um programa abrangente de assistência domiciliar. Recursos de enfermagem, fisioterapia, terapia ocupacional e/ou fonoaudiologia domiciliares são prescritos quando necessários. Planeja-se a reavaliação em intervalos regulares dentro de um programa de acompanhamento de RNs de alto risco, com ênfase na possível necessidade de um programa de intervenção precoce externo. Esses programas enfatizam a instrução dos pais em técnicas específicas de manipulação, posicionamento e estimulação. A normalização do tônus muscular e da postura e a estimulação de padrões desejáveis de movimento e alimentação são as metas das terapias.

DESFECHO

Conforme mais RNs pré-termo sobrevivam, o desenvolvimento de DBP ainda é frequente (135-137). Em geral, enquanto a gravidade da DBP diminuiu para cada categoria de idade gestacional e peso de nascimento, os RNs com DBP ainda correm maior risco de morbidade e mortalidade significativas a curto e longo prazo em comparação com RNs sobreviventes sem DBP. Desfechos a longo prazo associados ao desenvolvimento de DBP continuam a evoluir conforme o tratamento de RNs prematuros muda (p. ex., reanimação neonatal, ventilação não invasiva). Como a sobrevida de RNs de extremo baixo peso aumenta lentamente e mais dados de acompanhamento a longo prazo são disponibilizados, a interpretação dos resultados pode se tornar ainda mais difícil uma vez que os antes RNs pré-termo e agora jovens adultos foram tratados de forma muito diferente do que os RNs que recebem cuidado no momento presente.

Desfechos pulmonares

Muitos sobreviventes com DBP apresentam exacerbação dos sibilos, infecções (p. ex., infecções das vias respiratórias inferiores e superiores), hipertensão pulmonar, consultas médicas e internações devido a doenças respiratórias e comprometimento da função pulmonar. Esses problemas são mais prevalentes nos primeiros anos de vida e, muitas vezes, melhoram até o final da infância e início da vida adulta. Embora estudos de acompanhamento demonstrem que muitas dessas morbidades também ocorrem em RNs extremamente prematuros que podem ou não ter recebido ventilação mecânica, RNs com DBP são geralmente acometidos mais intensamente. Como mencionado anteriormente, Ehrenkranz et al. (5) analisaram uma coorte de RNs prematuros com peso ao nascer inferior a 1.000 g em 18 a 22 meses de IGc e encontraram uma incidência maior de uso de medicação respiratória e reinternação por problemas respiratórios nos RNs que desenvolveram DBP em comparação com aqueles sem DBP. Esses aumentos foram diretamente associados à gravidade da DBP. Kaplan et al. (138) estudaram uma coorte de RNs de muito baixo peso e demonstraram que a incidência de sibilos nos primeiros 2 anos de vida em RNs com DBP foi de 60%, semelhante em RNs sobreviventes sem DBP e significativamente maior do que a incidência de 13% relatada em um grupo de controle a termo. No entanto, aos 10 anos de idade, a incidência de sibilos havia caído para 18% em RNs com DBP, 8% em RNs prematuros sobreviventes sem DBP e 0% no grupo de controle a termo. Em uma revisão de 14 estudos para analisar os sobreviventes adultos que apresentavam DBP, Gough et al. (139) encontraram resultados conflitantes no que se refere aos sintomas respiratórios a longo prazo, variando desde maior incidência em sobreviventes com DBP a nenhuma diferença estatística entre os grupos. Em um estudo mais recente, Gough et al. (140) relataram que os adultos com história pregressa de DBP apresentavam sibilos e usaram medicamentos para asma com mais frequência do que os controles a termo e sem DBP.

Entre as consequências mais significativas da DBP está a necessidade de traqueostomia e ventilação domiciliar. Em uma revisão de 10 anos, Overman et al. (141) relataram uma taxa de traqueostomia de 1,8% em RNs com peso inferior a 1.000 g com 95% desses pacientes com DBP listado como um importante fator de contribuição. Cristea et al. (142) relataram desfechos de 102 RNs dependentes de ventilação mecânica com DBP, dos quais 81% sobreviveram. Embora a causa exata da morte nem sempre pudesse ser determinada, 50% das crianças morreram enquanto necessitavam de ventilação mecânica crônica e 26% ao receber oxigênio apenas via cânula de traqueostomia. Até os 5 anos de idade, 97% dos sobreviventes já haviam sido desmamados da ventilação mecânica e 97% tiveram sua cânula retirada até os 6 anos de idade. É interessante observar que os autores conseguiram calcular a incidência de RNs com insuficiência respiratória crônica secundária à DBP em Indiana: 4,77/100.000 nascidos vivos em 2010.

Função pulmonar

Vários relatórios em diferentes idades (primeira infância, segunda infância, adolescência e vida adulta) mostraram melhora, mas comprometimento contínuo da função pulmonar ao longo do tempo nos pacientes com o diagnóstico de DBP. Em uma coorte de lactentes submetidos a testes de função pulmonar antes de 28 meses de IGc, Sanchez-Solis et al. (143) demonstraram reduções significativas de fluxo e volume expiratórios forçados, mas não na CVF em lactentes com DBP. Da mesma forma, Schmalisch et al. (144) encontraram comprometimento e diferenças entre RNs com e sem DBP no tocante ao volume corrente, a complacência respiratória e a CRF aos quinze meses de IGc. Filburn et al. (145) testaram RNs com DBP longitudinalmente nos primeiros 3 anos de vida, e pacientes continuaram a demonstrar comprometimento da função pulmonar (obstrução das vias respiratórias e retenção de ar), bem como crescimento reduzido do pulmão. Em geral, apesar de não haver crescimento de recuperação, lactentes com maior crescimento somático mostraram a maior melhora na função pulmonar. Outros estudos também demonstraram de forma consistente a obstrução das vias respiratórias em RNs muito prematuros com ou sem DBP persistindo até a adolescência e o início da vida adulta, e os RNs com DBP apresentaram função pulmonar um pouco pior (139,146-148). Em face dessa obstrução das vias respiratórias observada em adultos jovens (pelas provas de função pulmonar ou TC de alta resolução), os autores postularam que RNs muito prematuros (especialmente aqueles com formas mais graves de DBP) correm maior risco de doença pulmonar obstrutiva crônica (DPOC) mais tarde na vida.

Hipertensão pulmonar

A hipertensão pulmonar é uma complicação muito grave de DBP. Como já foi mencionado, o comprometimento do desenvolvimento dos compartimentos alveolar e vascular resulta em diminuição da superfície vascular pulmonar e alveolar, culminando em aumento da RVP, regurgitação tricúspide, hipertrofia ventricular direita e *cor pulmonale*. Todos esses achados podem ser detectados por ECG e/ou ecocardiograma, que constituem métodos de diagnóstico mais sensíveis. Em um estudo prospectivo usando critérios ecocardiográficos para triagem de RNs muito prematuros para hipertensão pulmonar, Bhat et al. (149) demonstraram que 18% dos RNs com DBP desenvolveram algum componente da hipertensão pulmonar até o momento da alta. Enquanto 6% dos lactentes foram diagnosticados em uma triagem inicial com

4 a 6 semanas de idade, 12% foram diagnosticados em ecocardiogramas posteriores antes da alta, com 90% dos lactentes com hipertensão pulmonar atendendo aos critérios de DBP moderada ou grave. No momento da alta hospitalar, 58% dos pacientes tinham hipertensão pulmonar persistente, 31% haviam se recuperado e 12% morreram. Khemani et al. (99) estudaram 42 RNs com DBP que desenvolveram hipertensão pulmonar e encontraram uma taxa de mortalidade de 38%, com 80% das mortes ocorridas em 6 meses do diagnóstico e a maioria delas devido a complicações da hipertensão pulmonar. As taxas de mortalidade calculadas foram de 64% em 6 meses e 52% em 2 anos. RNs que desenvolveram hipertensão pulmonar como complicação de DBP correm risco muito alto de morbidade e mortalidade significativas, apesar das abordagens terapêuticas atuais, não apenas durante a internação inicial, mas também após a alta.

Mortalidade

É difícil determinar a morte especificamente por DBP devido ao número de comorbidades que ocorrem em crianças afetadas. Enquanto a maioria das mortes de RNs pré-termo ocorre no primeiro mês de vida, a DBP é uma importante causa de mortalidade tardia antes da alta. Eventov-Friedman et al. (137) relataram que 15% de todas as mortes que ocorreram na UTI neonatal aconteceram depois de 30 dias de idade. Embora a DBP fosse a causa primária de morte em apenas 8% de todas as mortalidades, foi um fator que contribui em 57% das mortes tardias. Outros pesquisadores relataram taxas de mortalidade hospitalar de 2 a 9% em RNs com DBP, sem alterações significativas na mortalidade após a alta durante os primeiros vinte meses de vida (150-152). Em RNs com DBP, dependentes de ventilação mecânica no momento da alta, Cristea et al. (142) relataram uma taxa de mortalidade de 19% durante o acompanhamento longitudinal. Na comparação das taxas de mortalidade entre RNs com DBP e com e sem hipertensão pulmonar, An et al. (153) constataram que a taxa de mortalidade caiu de 14% quando existia hipertensão pulmonar para 3% quando os RNs não apresentavam evidências clínicas ou ecocardiográficas.

Infecção

RNs com DBP são mais suscetíveis à infecção durante a internação inicial e após a alta. Vários estudos relataram que a DBP é uma variável independente para sepse de início tardio, incluindo um risco aumentado para infecções por Candida (154,155). A maior suscetibilidade à infecção é a principal razão pela qual os RNs com DBP apresentam maiores taxas de morbidade e mortalidade. O aumento da suscetibilidade à infecção por RVS, bem como outras doenças virais e bacterianas no primeiro ano após a alta é bastante documentado em RNs com DBP (156-159). A gravidade da infecção e o risco de morte são também maiores, depois que essas infecções virais desenvolvem-se. Em metanálise de 34 estudos que analisaram as infecções por RVS, Szabo et al. (160) relataram taxas de mortalidade para RNs com DBP em 4,1% em comparação a 1,2% para RNs prematuros sem DBP e menos do que 1% para os pacientes a termo.

Visto que existe maior risco de infecção por RVS em RNs com DBP, a profilaxia com palivizumabe é recomendada para uma ou mais estações (161). O palivizumabe é efetivo para evitar a internação relacionada a RSV e a necessidade de suporte ventilatório em RNs com DBP (157,158). Recomenda-se iniciar a profilaxia contra RSV em todos os pacientes com DBP antes da estação de RSV nos primeiros 2 anos de vida. A profilaxia se provou não apenas clinicamente efetiva, mas também custo-efetiva em pacientes com DBP (162,163).

Neurodesenvolvimento

Embora todos os RNs extremamente prematuros apresentem risco de comprometimento neurodesenvolvimental, os RNs com DBP apresentam taxas ainda maiores de anormalidades a longo prazo. No acompanhamento em 1 ano de IGc de uma coorte de RNs de muito baixo peso ao nascer, Ehrenkranz et al. (5) descobriram que comprometimento neurodesenvolvimental (p. ex., paralisia cerebral, índice de desenvolvimento mental inferior a 70, índice de desenvolvimento físico inferior a 70, cegueira e/ou deficiência auditiva) foi significativamente maior em crianças com DBP e diretamente relacionado à gravidade. Outros pesquisadores também demonstraram que os RNs com DBP grave apresentaram piores desfechos neurodesenvolvimentais do que aqueles com doença leve ou moderada quando estudados com 3 e 8 anos de vida (164). A necessidade de educação especial, terapia ocupacional e fonoaudiologia, bem como pior desempenho nos testes padronizados de inteligência, linguagem e organização perceptiva foram significativamente mais altos em RNs com formas mais graves de DBP, representando provavelmente um aumento global da gravidade da doença (164).

Crescimento

RNs com DBP muitas vezes apresentam crescimento deficiente e recebem alta abaixo das curvas de crescimento padrão. Embora esses RNs possam crescer de forma constante nos primeiros 2 anos de vida (caso recebam a nutrição adequada para dar suporte ao crescimento de recuperação), eles ainda apresentam um retardo em relação aos RNs sem DBP no que se refere ao peso e comprimento (139). Ehrenkranz et al. (5) encontraram uma correlação direta da falha de crescimento aos 2 anos de IGc à gravidade de DBP. Na infância e no início da vida adulta, sobreviventes de DBP são mais magros e com estatura menor, com essas deficiências relacionadas à gravidade da doença (141,148).

ESTRATÉGIAS DE PREVENÇÃO

Uma abordagem multidisciplinar é essencial para a prevenção da DBP em RNs. O uso pré-natal de esteroides em mães sob alto risco de dar à luz um RN prematuro é recomendado com veemência e pode reduzir a gravidade e a incidência de DBP (165). A reanimação de RNs pré-termo com ar ambiente ou baixas concentrações de oxigênio inspirado e o uso precoce de CPAPN (aplicado na sala de parto assim que possível após o nascimento) com pressão positiva nas vias respiratórias suficientes para recrutar os alvéolos e estabelecer CRF pode eliminar a necessidade de ventilação mecânica e reduzir a lesão pulmonar em alguns RNs prematuros (166). Alguns pesquisadores sugeriram que insuflação prolongada (30 segundos) fornecida por ambu e máscara também pode ser benéfica antes da aplicação do CPAPN; porém, isso exige estudo adicional (167). Se os RNs não necessitarem de intubação e ventilação mecânica, então o uso precoce de surfactante exógeno seguido de extubação para CPAPN se possível também pode reduzir a lesão pulmonar e evitar o desenvolvimento de DBP. Os volumes correntes devem ser mantidos em cerca de 4 a 6 mℓ/kg com oxigênio inspirado suficiente administrado para manter as saturações de oxigênio em 90 a 95% a fim de minimizar hipocapnia, volutrauma e intoxicação por oxigênio. Estratégias de recrutamento pulmonar mais agressivas, como o uso mais liberal de PEEP, ventilação de alta frequência ou posicionamento em decúbito ventral devem ser usadas se os RNs não responderem a formas mais limitadas de suporte respiratório. No passado, o tratamento agressivo da PCA com restrição hídrica, diuréticos, indometacina (ou ibuprofeno), ou fechamento cirúrgico foi usado para reduzir a gravidade da DBP. No entanto, dados mais recentes questionam essa abordagem e sugerem que o fechamento precoce do canal arterial persistente não atenua o desenvolvimento de DBP (56).

O suporte nutricional agressivo é crucial para promover o crescimento, a maturação e o reparo pulmonares normais. Também protege o pulmão dos efeitos nocivos de hiperoxia, infecção e traumatismo (20). A utilização o mais cedo possível de nutrição intravenosa com 4 g/kg/dia de proteína seguida por início precoce de alimentação enteral (leite materno enriquecido, preferencialmente) deve ser fortemente incentivada. Numerosos estudos sugeriram que o uso precoce de corticosteroides (hidrocortisona, dexametasona) reduz a incidência de DBP, supostamente ao tratar a deficiência potencial de cortisol e minimizando os danos prejudiciais da inflamação prolongada (123,125-127). No entanto, existe preocupação significativa quanto ao aumento da taxa de mortalidade, efeitos colaterais (perfuração gastrintestinal) e sequelas a longo prazo (paralisia cerebral), o que inviabiliza essa abordagem no momento atual. O uso do óxido nítrico inalatório foi inicialmente pensado para promover o crescimento do pulmão, ao mesmo tempo que reduz a inflamação em RNs de alto risco (130). No entanto, uma vez que vários ensaios clínicos não conseguiram demonstrar de forma consistente benefícios significativos, uma conferência de consenso recente do NIH não recomendou o uso desse agente na prevenção contra DBP.

Duas abordagens promissoras para prevenir o desenvolvimento de DBP parecem ser a suplementação profilática com enzimas antioxidantes recombinantes humanas e proteínas anti-inflamatórias (8,168). Esta parece ser uma estratégia lógica na prevenção da DBP, porque os radicais livres e a cascata inflamatória parecem ser importantes na patogenia da lesão pulmonar, e sabe-se que os RNs prematuros são relativamente deficientes nesses fatores ao nascimento. Vários estudos em animais demonstraram que a proteína celular recombinante humana CuZnSOD (rhSOD) ou de célula clara recombinante humana (rhCC10) administrada de forma profilática para o pulmão reduz a lesão pulmonar em resposta a altas concentrações de oxigênio inspirado e ventilação mecânica (28-32,168-171). Em RNs prematuros com alto risco de desenvolver DBP, doses intratraqueais múltiplas de rhSOD comprovadamente aliviaram as alterações inflamatórias e o agravo pulmonar grave pelo oxigênio e ventilação mecânica, sem toxicidade associada aparente (8,171). RNs prematuros (peso ao nascer de 600 a 1.200 g) recebendo rhSOD tiveram significativamente menos (44%) episódios de doença respiratória (sibilos, asma, infecções pulmonares) grave o suficiente para exigir tratamento com broncodilatadores ou corticosteroides na idade corrigida mediana de 1 ano, em comparação com controles tratados com placebo. Os maiores efeitos foram observados em RNs abaixo de 27 semanas de idade gestacional, com redução dos episódios de doença respiratória acompanhada de diminuição expressiva (> 50%) das consultas de emergência e reinternações hospitalares (Figura 27.8). Isto sugere que o rhSOD preveniu lesão pulmonar a longo prazo devida à SAR em RNs prematuros de alto risco.

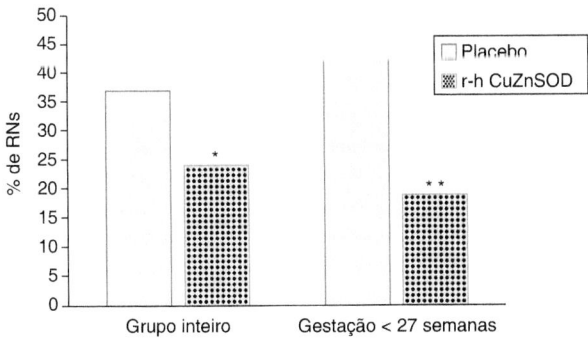

Figura 27.8 Uso de medicamentos para asma para tratar uma doença respiratória significativa em crianças de 1 a 2 anos de idade no estudo multicêntrico do rhSOD em recém-nascidos prematuros. São apresentados o grupo inteiro e um subgrupo de recém-nascidos com gestação < 27 semanas. As barras vazadas representam o percentual de neonatos tratados no grupo placebo e as barras sombreadas, o grupo do r-h CuZnSOD (*p = 0,05; **p < 0,01). De Davis JM, Parad RB, Michele T et al. Pulmonary outcome at 1 year corrected age in premature infants treated at birth with recombinant human CuZn superoxide dismutase. Pediatrics 2003; 111:469, com permissão.

Um pequeno ensaio clínico foi realizado também em RNs prematuros com SAR, em que uma dose única de rhCC10 foi administrada por instilação intratraqueal (168). Um total de 22 RNs foram inscritos em três grupos incluindo placebo (n = 7), baixa dose (1,5 mg/kg; n = 8) e alta dose (5,0 mg/kg; n = 7). Reduções significativas do teor total de proteínas, da contagem de neutrófilos e da contagem celular total foram observadas em TAF em RNs tratados com rhCC10 em comparação com controles tratados com placebo. Em 6 meses de IGc, os dados foram coletados para um total de 17 pacientes em desfecho respiratório mais a longo prazo. É interessante notar que nenhum dos RNs que recebeu rhCC10 (0/11) foi reinternado por causas respiratórias após a alta da UTI neonatal, enquanto 50% (3/6) dos RNs que receberam placebo o foram (p < 0,05). Por fim, vários investigadores estão analisando o uso precoce de antibióticos macrolídios (claritromicina, azitromicina) para impedir a colonização por *Ureaplasma urealyticum* persistente, inflamação associada e desenvolvimento de DBP em RNs de alto risco (172,173). A prevenção contra inflamação aguda e a preservação do desenvolvimento normal alveolar, vascular e das vias respiratórias podem contribuir para os benefícios a curto e longo prazos desses tratamentos.

Estudos em animais analisaram outras novas abordagens para abrandar a lesão pulmonar hiperóxica na tentativa de uma prevenção definitiva contra DBP em RNs pré-termo. Kunig *et al.* (174) expuseram ratos recém-nascidos à hiperoxia e demonstraram que houve comprometimento da alveolarização e redução da densidade dos vasos em comparação aos controles com ar ambiente. O tratamento com VEGF humano recombinante (diariamente durante 8 dias) melhorou significativamente o desenvolvimento vascular bem como a alveolarização, reforçando o conceito de que a sinalização de VEGF é crucial para o desenvolvimento alveolar e vascular normal. Outros pesquisadores verificaram que a administração por via intravenosa ou por via intratraqueal de células-tronco mesenquimais derivadas da medula óssea (CTMO) reduziu substancialmente a inflamação pulmonar e impediu a parada do crescimento alveolar em resposta à hiperoxia prolongada em um modelo de camundongo recém-nascido (175,176). Houve enxertia mínima de células no pulmão, sugerindo que o uso de fatores imunomoduladores secretados pelas CMTO foi o responsável principal pela melhoria da estrutura e da função pulmonares. Essa hipótese foi confirmada pela administração de meio condicionado para CTMO acelular (meio utilizado para crescimento de CTMO) em animais recém-nascidos expostos à hiperoxia, que foi ainda mais eficaz na prevenção de lesão pulmonar (175). Ensaios clínicos em RNs pré-termo ainda precisam ser executados.

Estudos adicionais de intervenção terapêutica são necessários para elaborar definitivamente tratamentos que possam prevenir ou atenuar significativamente a DBP. Provavelmente serão necessárias múltiplas abordagens (incluindo determinação de melhores biomarcadores e medidas de desfecho) visto que a patogênese da DBP e da morbidade respiratória crônica associada é multifatorial e é pouco provável que seja totalmente atenuada por um agente específico.

REFERÊNCIAS BIBLIOGRÁFICAS

1. Northway WH Jr, Rosan RC, Porter DY. Pulmonary disease following respirator therapy of hyaline-membrane disease. Bronchopulmonary dysplasia. *N Engl J Med* 1967;276:357.
2. Shennan AT, Dunn MS, Ohlsson A, et al. Abnormal pulmonary outcomes in premature infants: prediction from oxygen requirement in the neonatal period. *Pediatrics* 1988;82:527.
3. Carlo WA, Finer NN, Walsh MC, et al. Target ranges of oxygen saturation in preterm infants. *N Engl J Med* 2010;362:1959.
4. Jobe AH, Bancalari E. Bronchopulmonary dysplasia. *Am J Respir Crit Care Med* 2001;163:1723.
5. Ehrenkranz R, Walsh M, Vohr B, et al. Validation of the National Institutes of Health consensus definition of bronchopulmonary dysplasia. *Pediatrics* 2005;116:1353.

6. Tyson JE, Wright LL, Oh W, et al. Vitamin A supplementation for extremely-low-birth-weight infants. National Institute of Child Health and Human Development Neonatal Research Network. *N Engl J Med* 1999;340:1962.
7. Ambalavanan N, Tyson JE, Kennedy KA, et al. Vitamin A supplementation for extremely low birth weight infants: outcome at 18 to 22 months. *Pediatrics* 2005;115:e249.
8. Davis JM, Parad RB, Michele T, et al. Pulmonary outcome at 1 year corrected age in premature infants treated at birth with recombinant human CuZn superoxide dismutase. *Pediatrics* 2003;111:469.
9. Walsh M, Yao Q, Gettner P, et al. Impact of a physiological definition on BPD rates. *Pediatrics* 2004;114:1305.
10. Marlow N, Greenough A, Peacock JL, et al. Randomised trial of high frequency oscillatory ventilation or conventional ventilation in babies of gestational age 28 weeks or less: respiratory and neurological outcomes at 2 years. *Arch Dis Child Fetal Neonatal Ed* 2006;91:F320.
11. Parad RB, Davis JM, Lo J, et al. Prediction of respiratory outcome in extremely low gestational age infants. *Neonatology*, in press, 107(4):241. [Epub ahead of print]
12. Bahadue FL, Soll R. Early versus delayed selective surfactant treatment for neonatal respiratory distress syndrome. *Cochrane Database Syst Rev* 2012;(11):CD001456.
13. Brew N, Hooper SB, Zahra V, et al. Mechanical ventilation injury and repair in extremely and very preterm lungs. *PLoS One* 2013;8:e63905.
14. Davidovich N, Dipaolo BC, Lawrence GG, et al. Cyclic stretch-induced oxidative stress increases pulmonary alveolar epithelial permeability. *Am J Respir Cell Mol Biol* 2013;49:156.
15. Popova AP, Bozyk PD, Bentley JK, et al. Isolation of tracheal aspirate mesenchymal stromal cells predicts bronchopulmonary dysplasia. *Pediatrics* 2010;126:e1127.
16. Wallace MJ, Probyn ME, Zahra VA, et al. Early biomarkers and potential mediators of ventilation-induced lung injury in very preterm lambs. *Respir Res* 2009;10:19.
17. Wu S, Capasso L, Lessa A, et al. High tidal volume ventilation activates Smad2 and upregulates expression of connective tissue growth factor in newborn rat lung. *Pediatr Res* 2008;63:245.
18. Hernandez LA, Peevy KJ, Moise AA, et al. Chest wall restriction limits high airway pressure induced lung injury in young rabbits. *J Appl Physiol* 1989;66:2364.
19. Frank L, Groseclose EE. Preparation for birth into an O_2-rich environment: the antioxidant enzymes in the developing rabbit lung. *Pediatr Res* 1984;18:240.
20. Shah MD, Shah SR. Nutrient deficiencies in the premature infant. *Pediatr Clin North Am* 2009;56:1069.
21. Ogihara T, Okamoto R, Kim HS, et al. New evidence for the involvement of oxygen radicals in triggering neonatal chronic lung disease. *Pediatr Res* 1996;39:117.
22. Pitkanen OM, Hallman M, Andersson SM. Correlation of free oxygen radical-induced lipid peroxidation with outcome in very low birth weight infants. *J Pediatr* 1990;116:760.
23. Varsila E, Pesonen E, Andersson S. Early protein oxidation in the neonatal lung is related to the development of chronic lung disease. *Acta Paediatr* 1995;84:1296.
24. Ballard PL, Truog WE, Merrill JD, et al. Plasma biomarkers of oxidative stress: relationship to lung disease and inhaled nitric oxide therapy in premature infants. *Pediatrics* 2008;121:555.
25. The STOP-ROP Multicenter Study Group. Supplemental therapeutic oxygen for prethreshold retinopathy of prematurity, a randomized, controlled trial. *Pediatrics* 2000;105:295.
26. Vento M, Moro M, Escrig R, et al. Preterm resuscitation with low oxygen causes less oxidative stress, inflammation, and chronic lung disease. *Pediatrics* 2009;124:e439.
27. Saugstad OD. Oxygen and oxidative stress in bronchopulmonary dysplasia. *J Perinat Med* 2010;38:571.
28. Davis JM, Rosenfeld WN, Sanders RJ, et al. Prophylactic effects of recombinant human superoxide dismutase in neonatal lung injury. *J Appl Physiol* 1993;74:2234.
29. Padmanabhan RV, Gudapaty R, Liener IE, et al. Protection against pulmonary oxygen toxicity in rats by the intratracheal administration of liposome-encapsulated superoxide dismutase or catalase. *Am Rev Respir Dis* 1985;132:164.
30. Auten RL, O'Reilly MA, Oury TD, et al. Transgenic extracellular superoxide dismutase protects postnatal alveolar epithelial proliferation and development during hyperoxia. *Am J Physiol Lung Cell Mol Physiol* 2006;290:L32.
31. Wispe JR, Warner BB, Clark JC, et al. Human Mn-superoxide dismutase in pulmonary epithelial cells of transgenic mice confers protection from oxygen injury. *J Biol Chem* 1992;267:23937.
32. Wright CJ, Kirpalani H. Targeting inflammation to prevent bronchopulmonary dysplasia: can new insights be translated into therapies. *Pediatrics* 2011;128:111.
33. Bose C, Laughon M, Allred EN, et al. Blood protein concentrations in the first two postnatal weeks that predict bronchopulmonary dysplasia among infants born before the 28th week of gestation. *Pediatr Res* 2011;69:347.
34. Ambalavanan N, Carlo WA, D'Angio CT, et al. Cytokines associated with bronchopulmonary dysplasia or death in extremely low birth weight infants. *Pediatrics* 2009;123:1132.
35. Groneck P, Gotz-Speer B, Opperman M, et al. Association of pulmonary inflammation and increased microvascular permeability during the development of bronchopulmonary dysplasia: a sequential analysis of inflammatory mediators in respiratory fluids of high-risk neonates. *Pediatrics* 1994;93:712.
36. Ramsay PL, DeMayo FJ, Hegemier SE, et al. Clara cell secretory protein oxidation and expression in premature infants who develop bronchopulmonary dysplasia. *Am J Respir Crit Care Med* 2001;164:155.
37. Jones CA, Cayabyab RG, Kwong KY, et al. Undetectable interleukin (IL)-10 and persistent IL-8 expression early in hyaline membrane disease: a possible developmental basis for the predisposition to chronic lung inflammation in preterm newborns. *Pediatr Res* 1996;39:966.
38. Thomas W, Speer CP. Chorioamnionitis: important risk factor or innocent bystander for neonatal outcome? *Neonatology* 2011;99:177.
39. Lee HJ, Kim EK, Kim HS, et al. Chorioamnionitis, respiratory distress syndrome and bronchopulmonary dysplasia in extremely low birth weight infants. *J Perinatol* 2011;31:166.
40. Choi CW, Kim B, Hong JS, et al. Bronchopulmonary dysplasia in a rat model induced by intra-amniotic inflammation and postnatal hyperoxia: morphometric aspects. *Pediatr Res* 2009;65:323.
41. Viscardi RM, Hasday JD. Role of *Ureaplasma* species in neonatal chronic lung disease: epidemiologic and experimental evidence. *Pediatr Res* 2009;65:84R.
42. Inatomi T, Oue S, Ogihara T, et al. Antenatal exposure to *Ureaplasma* species exacerbates bronchopulmonary dysplasia synergistically with subsequent prolonged mechanical ventilation I preterm infants. *Pediatr Res* 2012;71:267.
43. Stoll BJ, Fanaroff AA, Wright LL, et al. Late-onset sepsis in very low birth weight neonates: the experience of the NICHD network. *Pediatrics* 2002;110:285.
44. Klinger G, Makhoul IR, Sujov P, et al. Epidemiological, clinical and microbiological characteristics of late-onset sepsis among very low birth weight infants in Israel: a national survey. *Pediatrics* 2002;109:134.
45. Frank L, Groseclose E. Oxygen toxicity in newborn rats: the adverse effects of undernutrition. *J Appl Physiol* 1982;53:1248.
46. O'Dell BL, Kilburn KH, McKenzie WN, Thurston RJ. The lung of the copper-deficient rat: a model for developmental pulmonary emphysema. *Am J Pathol* 1978;91:413.
47. Darlow BA, Winterbourne CC, Inder TE, et al. The effect of selenium supplementation on outcome in very low birth weight infants: a randomized controlled trial. *J Pediatr* 2000;136:473.
48. Vyas JR, Currie A, Dunster C, et al. Ascorbate acid concentration in airways lining fluid from infants who develop chronic lung disease of prematurity. *Eur J Pediatr* 2001;160:177.
49. Berger TM, Frei B, Rifai N, et al. Early high dose antioxidant vitamins do not prevent bronchopulmonary dysplasia in premature baboons exposed to prolonged hyperoxia: a pilot study. *Pediatr Res* 1998;43:719.
50. Shenai JP, Rush MG, Stahlman MT, et al. Plasma retinol-binding protein response to vitamin A administration in infants susceptible to bronchopulmonary dysplasia. *J Pediatr* 1990;116:607.
51. Darlow BA, Graham PJ. Vitamin A supplementation for preventing morbidity and mortality in very low birth weight infants. *Cochrane Database Syst Rev* 2002;(4):CD00051.
52. Anzano MA, Olson JA, Lamb AJ. Morphologic alterations in the trachea and the salivary gland following the induction of rapid synchronous vitamin A deficiency in rats. *Am J Pathol* 1980;98:717.
53. Hartline JV, Zachman RD. Vitamin A delivery in total parenteral nutrition solution. *Pediatrics* 1976;58:448.
54. Oh W, Poindexter BB, Perritt R, et al. Association between fluid intake and weight loss during the first ten days of life and risk of bronchopulmonary dysplasia in extremely low birth weight infants. *J Pediatr* 2005;147:786.
55. Sellmer A, Bjerre JV, Schmidt MR, et al. Morbidity and mortality in preterm neonates with patent ductus arteriosus on day 3. *Arch Dis Child Fetal Neonatal Ed* 2013;98:F505.
56. Clyman RI. The role of patent ductus arteriosus and its treatments in the development of bronchopulmonary dysplasia. *Semin Perinatol* 2013;37:102.
57. Nickerson BG, Taussig LM. Family history of asthma in infants with bronchopulmonary dysplasia. *Pediatrics* 1980;65:1140.
58. Lavoie PM, Pham C, Jang KL. Heritability of bronchopulmonary dysplasia, defined according to the consensus statement of the National Institutes of Health. *Pediatrics* 2008;122:479.
59. Hadchousel A, Durrmeyer X, Bouzigon E, et al. Identification of SPOCK2 as a susceptiblity gene for bronchopulmonary dysplasia. *Am J Respir Crit Care Med* 2011;184:1164.
60. Floros J, Londono D, Gordon D, et al. IL-18R1 and IL-18RAP SNPs may be associated with bronchopulmonary dysplasia in African-American infants. *Pediatr Res* 2012;71:107.
61. Cohen J, Van Marter LJ, Sun Y, et al. Perturbation of gene expression of the chromatin remodeling pathway in premature newborns at risk for bronchopulmonary dysplasia. *Genome Biol* 2077;8:R210.

62. Shaw GM, O'Brodovich HM. Progress in understanding the genetics of bronchopulmonary dysplasia. *Semin Perinatol* 2013;37:85.
63. Toce SS, Farrell PM, Leavitt LA, et al. Clinical and radiographic scoring systems for assessing bronchopulmonary dysplasia. *Am J Dis Child* 1984;138:581.
64. Edwards DK. Radiographic aspects of bronchopulmonary dysplasia. *J Pediatr* 1979;95:823.
65. Breysem L, Smet MH, Van Lierde S, et al. Bronchopulmonary dysplasia: correlation of radiographic and clinical findings. *Pediatr Radiol* 1997;27:142.
66. Weinstein MR, Peters ME, Sadek M, et al. A new radiographic scoring system for bronchopulmonary dysplasia. *Pediatr Pulmonol* 1994;18:284.
67. Moya MP, Bisset GS 3rd, Auten RL Jr, et al. Reliability of CXR for the diagnosis of bronchopulmonary dysplasia. *Pediatr Radiol* 2001;31:339.
68. Ochiai M, Hikino S, Yabuuchi H, et al. A new scoring system for computed tomography of the chest for assessing the clinical status of bronchopulmonary dysplasia. *J Pediatr* 2008;152:90.
69. Mourani PM, Abman SH. Pulmonary vascular disease in bronchopulmonary dysplasia: pulmonary hypertension and beyond. *Curr Opin Pediatr* 2013;25:329.
70. Jones R, Zapol WM, Reid LM. Oxygen toxicity and restructuring of pulmonary arteries: a morphometric study. *Am J Pathol* 1985;121:212.
71. Mourani PM, Ivy DD, Gao D, et al. Pulmonary vascular effects of inhaled nitric oxide and oxygen tension in bronchopulmonary dysplasia. *Am J Respir Crit Care Med* 2004 170:1006.
72. Parker TA, Abman SH. The pulmonary circulation in bronchopulmonary dysplasia. *Semin Neonatol* 2003;8:51.
73. Berkelhamer SK, Mestan KK, Steinhorn RH. Pulmonary hypertension in bronchopulmonary dysplasia. *Semin Perinatol* 2013;37:124.
74. Abman SH. Monitoring cardiovascular function in infants with chronic lung disease of prematurity. *Arch Dis Child Fetal Neonatal Ed* 2002;87:F15.
75. Hülskamp G, Pillow JJ, Dinger J, et al. Lung function tests in neonates and infants with chronic lung disease of infancy: functional residual capacity. *Pediatr Pulmonol* 2006;41:1.
76. Robin B, Kim YJ, Huth J, et al. Pulmonary function in bronchopulmonary dysplaisa. *Pediatr Pulmonol* 2004;37:236.
77. May C, Kennedy C, Milner AD, et al. Lung function abnormalities in infants with bronchopulmonary dysplasia. *Arch Dis Child* 2011;96:1014.
78. Fakhoury KF, Sellers C, Smith EO, et al. Serial measurements of lung function in a cohort of young children with bronchopulmonary dysplasia. *Pediatrics* 2010;125:e1441.
79. Cherukupalli K, Larson JE, Rotschild A, et al. Biochemical, clinical, and morphologic studies on lungs of infants with bronchopulmonary dysplasia. *Pediatr Pulmonol* 1996;22:215.
80. Jobe AH. The new BPD: an arrest of lung development. *Pediatr Res* 1999; 46:641.
81. Bhatt AJ, Pryhuber GS, Huyck H, et al. Disrupted pulmonary vasculature and decreased vascular endothelial growth factor, Flt-1, and TIE-2 in human infants dying with bronchopulmonary dysplasia. *Am J Respir Crit Care Med* 2001;164:1971.
82. Finer NN, Carlo WA, Walsh MC, et al. Early CPAP versus surfactant in extremely preterm infants. *N Engl J Med* 2010;362:1970.
83. Buzzella B, Claure N, D'Ugard C, et al. A randomized controlled trial of two nasal continuous positive airway pressure levels after extubation in preterm infants. *J Pediatr* 2014;164:46.
84. Ramanathan R, Sekar KC, Rasmussen M, et al. Nasal intermittent positive pressure ventilation after surfactant treatment for respiratory distress syndrome in preterm infants <30 weeks' gestation: a randomized, controlled trial. *J Perinatol* 2012;32:336.
85. Morley CJ, Davis PG, Doyle LW, et al.; COIN Trial Investigators. Nasal CPAP or intubation at birth for very preterm infants. *N Engl J Med* 2008;358:700.
86. Courtney SE, Weber KR, Breakie LA, et al. Capillary blood gases in the neonate. *Am J Dis Child* 1990;144:168.
87. Erickson SJ, Grauaug A, Gurrin L, et al. Hypocarbia in the ventilated preterm infant and its effect on intraventricular haemorrhage and bronchopulmonary dysplasia. *J Paediatr Child Health* 2002;38:560.
88. Collins MP, Lorenz JM, Jetton JR, et al. Hypocapnia and other ventilation-related risk factors for cerebral palsy in low birth weight infants. *Pediatr Res* 2001;50:712.
89. Davis JM, Dickerson B, Metlay L, et al. Differential effects of oxygen and barotrauma on lung injury in the neonatal piglet. *Pediatr Pulmonol* 1991; 10:157.
90. Tarnow-Mordi WO, Reid E, Griffiths P, et al. Low inspired gas temperature and respiratory complications in very low birth weight infants. *J Pediatr* 1989;114:438.
91. Szymankiewicz M, Vidyasagar D, Gadzinowski J. Predictors of successful extubation of preterm low-birth-weight infants with respiratory distress syndrome. *Pediatr Crit Care Med* 2005;6:44.
92. Picone S, Bedetta M, Paolillo P. Caffeine citrate: when and for how long. A literature review. *J Matern Fetal Neonatal Med* 2012;3:11.
93. Miller RW, Woo P, Kelman RK, et al. Tracheobronchial abnormalities in infants with bronchopulmonary dysplasia. *J Pediatr* 1987;111:779.
94. Stenson BJ, Tarnow-Mordi WO, Darlow BA, et al. Oxygen saturation and outcomes in preterm infants. *N Engl J Med* 2013;368:2094.
95. Ratner V, Kishkurno SV, Slinko SK, et al. The contribution of intermittent hypoxemia to late neurological handicap in mice with hyperoxia-induced lung injury. *Neonatology* 2007;92:50.
96. Claure N, Bancalari E, D'Ugard C, et al. Multicenter crossover study of automated control of inspired oxygen in ventilated preterm infants. *Pediatrics* 2011;127:e76.
97. Nozik-Grayck E, Stenmark KR. Role of reactive oxygen species in chronic hypoxia-induced pulmonary hypertension and vascular remodeling. *Adv Exp Med Biol* 2007;618:101.
98. Steinhorn RH. Diagnosis and treatment of pulmonary hypertension in infancy. *Early Hum Dev* 2013;89:865.
99. Khemani E, McElhinney DB, Rhein L, et al. Pulmonary artery hypertension in formerly premature infants with bronchopulmonary dysplasia: clinical features and outcomes in the surfactant era. *Pediatrics* 2007;120:1260.
100. Wardle AJ, Wardle R, Luyt K, et al. The utility of sildenafil in pulmonary hypertension: a focus on bronchopulmonary dysplasia. *Arch Dis Child* 2013;98:613.
101. Ibrahim M, Ho SK, Yeo CL. Restrictive versus liberal red blood cell transfusion thresholds in very low birth weight infants: a systematic review and meta-analysis. *J Paediatr Child Health* 2014;50:122.
102. Dani C, Poggi C. Nutrition and bronchopulmonary dysplasia. *J Matern Fetal Neonatal Med* 2012;25(suppl 3):37.
103. Yunis KA, Oh W. Effects of intravenous glucose loading on oxygen consumption, carbon dioxide production, and resting energy expenditure in infants with bronchopulmonary dysplasia. *J Pediatr* 1989;115:127.
104. Stewart A, Brion LP, Ambrosio-Perez I. Diuretics acting on the distal renal tubule for preterm infants with (or developing) chronic lung disease. *Cochrane Database Syst Rev* 2011;(9):CD001817.
105. Segar JL. Neonatal diuretic therapy: furosemide, thiazides, and spironolactone. *Clin Perinatol* 2012;39:209.
106. Sahni J, Phelps SJ. Nebulized furosemide in the treatment of bronchopulmonary dysplasia in preterm infants. *J Pediatr Pharmacol Ther* 2011; 16:14.
107. Rush MG, Engelhardt B, Parker RA, et al. Double-blind, placebo-controlled trial of alternate-day furosemide therapy in infants with chronic bronchopulmonary dysplasia. *J Pediatr* 1990;117:112.
108. Engelhardt B, Blalock WA, DonLevy S, et al. Effect of spironolactone-hydrochlorthiazide on lung function in infants with chronic bronchopulmonary dysplasia. *J Pediatr* 1989;114:619.
109. Hoffman DJ, Gerdes JS, Abbasi S. Pulmonary function and electrolyte balance following spironolactone treatment in preterm infants with chronic lung disease: a double-blind, placebo-controlled, randomized trial. *J Perinatol* 2000;20:41.
110. Wilkie RA, Bryan MH. Effect of bronchodilators on airway resistance in ventilator-dependent neonates with chronic lung disease. *J Pediatr* 1987;111:278.
111. Ng G, da Silva O, Ohlsson A. Bronchodilators for the prevention and treatment of chronic lung disease in preterm infants. *Cochrane Database Syst Rev* 2012;(6):CD003214.
112. Brundage KL, Mohsini KG, Froese AB, et al. Bronchodilator response to ipratropium bromide in infants with bronchopulmonary dysplasia. *Am Rev Respir Dis* 1990;142:1137.
113. Pantalitschka T, Poets CF. Inhaled drugs for the prevention and treatment of bronchopulmonary dysplasia. *Pediatr Pulmonol* 2006;41:703.
114. De Boeck K, Smith J, Van Lierde S, et al. Response to bronchodilators in clinically stable 1-year-old patients with bronchopulmonary dysplasia. *Eur J Pediatr* 1998;157:75.
115. Aranda JV, Beharry K, Valencia GB, et al. Caffeine impact on neonatal morbidities. *J Matern Fetal Neonatal Med* 2010;3:20.
116. Davis JM, Bhutani VK, Stefano JL, et al. Changes in pulmonary mechanics following caffeine administration in infants with bronchopulmonary dysplasia. *Pediatr Pulmonol* 1989;6:49.
117. Schmidt B, Roberts RS, Davis P, et al. Caffeine therapy for apnea of prematurity. *N Engl J Med* 2006;354:2112.
118. Schmidt B, Anderson PJ, Doyle LW, et al. Survival without disability to age 5 years after neonatal caffeine therapy for apnea of prematurity. *JAMA* 2012;370:275.
119. Henderson-Smart DJ, Davis PG. Prophylactic methylxanthines for endotracheal extubation in preterm infants. *Cochrane Database Syst Rev* 2010;(12):CD000139.
120. Schimmer BP, Parker KL. Adrenocorticotropic hormone; adrenocortical steroids and their synthetic analogs; inhibitors of the synthesis and actions of adrenocrotical hormones. In: Brunton LL, Lazo JS, Parker KL, eds. *The pharmacological basis of therapeutics*, 11th ed. New York: Macmillan, 2006:1587.
121. Cummings JJ, D'Eugenio DB, Gross SJ. A controlled trial of dexamethasone in preterm infants at high risk for bronchopulmonary dysplasia. *N Engl J Med* 1989;320:1505.

122. Wang JY, Yeh TF, Lin YJ, et al. Early postnatal dexamethasone therapy may lessen lung inflammation in premature infants respiratory distress syndrome on mechanical ventilation. *Pediatr Pulmonol* 1997;23:193.
123. Yoder MC Jr, Chua R, Tepper R. Effect of dexamethasone on pulmonary inflammation and pulmonary function of ventilator-dependent infants with bronchopulmonary dysplasia. *Am Rev Respir Dis* 1991;143:1044.
124. Watterberg KL; American Academy of Pediatrics. Committee on Fetus and Newborn. Policy statement—postnatal corticosteroids to prevent or treat bronchopulmonary dysplasia. *Pediatrics* 2010;126:800.
125. Smith LJ, van Asperen PP, McKay KO, et al. Post-natal corticosteroids are associated with reduced expiratory flows in children born very preterm. *J Paediatr Child Health* 2011;47:448.
126. Doyle LW, Ehrenkranz RA, Halliday HL. Dexamethasone treatment after the first week of life for bronchopulmonary dysplasia in preterm infants: a systematic review. *Neonatology* 2010;98:289.
127. Doyle LW, Ehrenkranz RA, Halliday HL. Postnatal hydrocortisone for preventing or treating bronchopulmonary dysplasia in preterm infants: a systematic review. *Neonatology* 2010;98:111.
128. Ng PC, Lam CW, Lee CH, et al. Suppression and recovery of the hypothalamic function after high-dose corticosteroid treatment in preterm infants. *Neonatology* 2008;94:170.
129. Onland W, Offringa M, van Kaam A. Late (≥7 days) inhalation corticosteroids to reduce bronchopulmonary dysplasia in preterm infants. *Cochrane Database Syst Rev* 2012;(4):CD002311.
130. Cole FS, Alleyne C, Barks JD, et al. NIH consensus development conference: inhaled nitric oxide therapy for premature infants. *NIH Consens State Sci Statements* 2010;27:1.
131. Mourani PM, Sontag MK, Ivy DD, et al. Effects of long-term sildenafil treatment for pulmonary hypertension in infants with chronic lung disease. *J Pediatr* 2009;154:379.
132. Wardle AJ, Tulloh RM. Paediatric pulmonary hypertension and sildenafil: current practice and controversies. *Arch Dis Child Educ Pract Ed* 2013;98:141.
133. Byrne E, Garber J. Physical therapy intervention in the Newborn Intensive Care Unit. *Phys Occup Ther Pediatr* 2013;33:75.
134. Garber J. Oral motor function and feeding intervention. *Phys Occup Ther Pediatr* 2013;33:111.
135. Soll RF, Edwards EM, Badger, GJ, et al. Obstetric and neonatal care practices for infants 501 to 1500 g from 2000 to 2009. *Pediatrics* 2013;132:222.
136. Kair LR, Leonard DT, Anderson JM. Bronchopulmonary dysplasia. *Pediatr Rev* 2012;33:255.
137. Eventov-Friedman S, Kanevsky H, Bar-Oz B. Neonatal end of life care: a single center NICU experience in Israel over a decade. *Pediatrics* 2013;131:e1889.
138. Kaplan E, Bar-Yishay E, Prais D, et al. Adult outcome of extremely preterm infants. *Pediatrics* 2012;142:725.
139. Gough A, Spence D, Linden M, et al. General and respiratory health outcomes in adult survivors of bronchopulmonary dysplasia: a systematic review. *Chest* 2012;141:1554.
140. Gough A, Linden M, Spene D, et al. Impaired lung function and health status in adult survivors of bronchopulmonary dysplasia. *Eur Respir J* 2013;10:1183.
141. Overman AE, Meixia L, Kurachek SC, et al. Tracheostomy for infants requiring prolonged mechanical ventilation: 10 years' experience. *Pediatrics* 2013;131:e1491.
142. Cristea AI, Carroll AE, Davis SD, et al. Outcomes of children with severe bronchopulmonary dysplasia who were ventilator dependent at home. *Pediatrics* 2013;132:e727.
143. Sanchez-Solis M, Garcia-Marcos L, Bosch-Gimenez V, et al. Lung function among infants born preterm, with or without bronchopulmonary dysplasia. *Pediatr Pulmonol* 2012;47:674.
144. Schmalisch G, Wilitzky S, Roehr CC, et al. Development of lung function in very low birth weight infants with or without bronchopulmonary dysplasia: longitudinal assessment during the first 15 months of corrected age. *Pediatrics* 2012;12:37.
145. Filburn AG, Popova AP, Linn MJ, et al. Longitudinal measures of lung function in infants with bronchopulmonary dysplasia. *Pediatr Pulmonol* 2011;46:369.
146. Cazzato S, Ridolfi L, Bernardi F, et al. Lung function outcome at school age in very low birth weight children. *Pediatr Pulmonol* 2013;48:830.
147. Vollsaeter M, Roksund OD, Eide G, et al. Lung function after preterm birth: development from mid-childhood. *Thorax* 2013;68:767.
148. Doyle LW, Anderson PJ. Adult outcome of extremely preterm infants. *Pediatrics* 2010;126:342.
149. Bhat R, Salas AA, Foster C, et al. Prospective analysis of pulmonary hypertension in extremely low birth weight infants. *Pediatrics* 2012;129:e682.
150. Padula MA, Grover TR, Brozanski B, et al. Therapeutic interventions and short-term outcomes for infants with severe bronchopulmonary dysplasia born at <32 weeks' gestation. *J Perinatol* 2013;33:877.
151. Kobaly K, Schluchter M, Minich N, et al. Outcomes of extremely low birth weight (<1 kg) and extremely low gestational age (<28 weeks) infants with bronchopulmonary dysplasia: effects of practice changes in 2000 to 2003. *Pediatrics* 2008;121:73.
152. Kugelman A, Reichman B, Chistakov I, et al. Postdischarge infant mortality among very low birth weight infants: a population-based study. *Pediatrics* 2007;120;788.
153. An HS, Bae EJ, Kim GB, et al. Pulmonary hypertension in preterm infants with bronchopulmonary dysplasia. *Korean Circ J* 2010;40:131.
154. Makhoul IR, Sujov P, Smolkin T, et al. Epidemiological, clinical, and microbiological characteristics of late-onset sepsis among very low birth weight infants in Israel: a national survey. *Pediatrics* 2002;109:34.
155. Makhoul IR, Bental Y, Weisbrod M, et al. Candidal versus bacterial late-onset sepsis in very low birthweight infants in Israel: a national survey. *J Hosp Infect* 2007;65:237.
156. Morris SK, Dzolganovski B, Beyene J, et al. A meta-analysis of the effect of antibody therapy for the prevention of severe respiratory syncytial virus infection. *BMC Infect Dis* 2009;9:106.
157. Sommer C, Resch B, Simoes EAF. Risk factors for severe respiratory syncytial virus lower respiratory tract infection. *Open Microbiol J* 2011;5:144.
158. Resch B, Kunath S, Manzoni P. Epidemiology of respiratory syncytial virus infection in preterm infants. *Open Microbial J* 2011;5:135.
159. Berger TM, Aebi C, Duppenthaler A, et al. Prospective population-based study of RSV-related intermediate care and intensive care unit admissions in Switzerland over a 4 year period (2001–2005). *Infection* 2009;37:109.
160. Szabo SM, Gooch KL, Bibby MM, et al. The risk of mortality among young children hospitalized for severe respiratory syncytial virus infection. *Paediatr Respir Rev* 2013;13:S1.
161. American Academy of Pediatrics, Committee on Infectious Disease. Modified recommendations for the use of palivizumab for prevention of respiratory syncytial virus infections. *Pediatrics* 2009;124:1694.
162. Mahadevia PJ, Masaqual AS, Polak MJ, et al. Cost utility of palivizumab prophylaxis among pre-term infants in the United State: a national policy perspective. *J Med Econ* 2012;15:987.
163. Bentley A, Filipovic I, Gooch LK, et al. A cost-effectiveness analysis of respiratory syncytial virus (RSV) prophylaxis in infants in the United Kingdom. *Health Econ Rev* 2013;3:18.
164. Short EJ, Kirschner HL, Asaad GR, et al. Developmental sequelae in preterm infants having a diagnosis of bronchopulmonary dysplasia: analysis using a severity-based classification system. *Arch Pediatr Adolesc Med* 2007;161:1082.
165. Ahn HM, Park EA, Cho SJ, et al. The association of histological chorioamnionitis and antenatal steroids on neonatal outcome in preterm infants born at less than thirty-four weeks' gestation. *Neonatology* 2012;102:259.
166. O'Donnell CP, Schmölzer GM. Resuscitation of preterm infants: delivery room interventions and their effect on outcomes. *Clin Perinatol* 2012;39:857.
167. Lista G, Fontana P, Castoldi F, et al. Does sustained lung inflation at birth improve outcome of preterm infants at risk for respiratory distress syndrome? *Neonatology* 2011;99:45.
168. Levine CR, Gewolb IH, Allen K, et al. The safety, pharmacokinetics, and anti-inflammatory effects of intratracheal recombinant human Clara cell protein in premature infants with respiratory distress syndrome. *Pediatr Res* 2005;58:15.
169. Shashikant BN, Miller TL, Welch RW, et al. Dose response to rhCC10-augmented surfactant therapy in a lamb model of infant respiratory distress syndrome: physiological, inflammatory, and kinetic profiles. *J Appl Physiol* 2005;99:2204.
170. Miller TL, Shashikant BN, Pilon AL, et al. Effects of recombinant Clara cell secretory protein on inflammatory-related matrix metalloproteinase activity in a preterm lamb model of neonatal respiratory distress. *Pediatr Crit Care Med* 2007;8:40.
171. Davis JM, Rosenfeld WN, Richter SE, et al. Safety and pharmacokinetics of multiple doses of recombinant human CuZn superoxide dismutase administered intratracheally to premature neonates with respiratory distress syndrome. *Pediatrics* 1997;100:24.
172. Ozdemir R, Erdeve O, Dizdar EA, et al. Clarithromycin in preventing bronchopulmonary dysplasia in Ureaplasma urealyticum-positive preterm infants. *Pediatrics* 2011;128:e1496.
173. Viscardi RM, Othman AA, Hassan HE, et al. Azithromycin to prevent bronchopulmonary dysplasia in ureaplasma-infected preterm infants: pharmacokinetics, safety, microbial response, and clinical outcomes with a 20-milligram-per-kilogram single intravenous dose. *Antimicrob Agents Chemother* 2013;57:2127.
174. Kunig AM, Balasubramaniam V, Markham NE, et al. Recombinant human VEGF treatment enhances alveolarization after hyperoxic lung injury in neonatal rats. *Am J Physiol Lung Cell Mol Physiol* 2005;289:L529.
175. Aslam M, Baveja R, Liang OD, et al. Bone marrow stromal cells attenuate lung injury in a murine model of neonatal chronic lung disease. *Am J Respir Crit Care Med* 2009;180:1122.
176. van Haaften T, Byrne R, Bonnet S, et al. Airway delivery of mesenchymal stem cells prevents arrested alveolar growth in neonatal lung injury in rats. *Am J Respir Crit Care Med* 2009;180:1131.

28 Princípios de Manejo dos Problemas Respiratórios

Sergio G. Golombek, Eugenia K. Pallotto e William E. Truog

INTRODUÇÃO

Embora os princípios de manejo das doenças respiratórias sejam constantes, as técnicas terapêuticas tornaram-se mais complexas recentemente em virtude do uso mais frequente de tecnologia cada vez mais sofisticada. Esta complexidade resulta da incorporação na assistência rotineira de equipamentos altamente técnicos e da necessidade de profissionais treinados – dedicados ao funcionamento correto de dispositivos de suporte à vida. O conhecimento da fisiopatologia dos distúrbios pulmonares e do estado de maturação do pulmão é essencial para se aplicarem as evidências imperfeitas provenientes dos estudos clínicos e da experiência no uso diário da ventilação assistida.

O objetivo do tratamento respiratório é oferecer aos tecidos oxigenação e remoção de dióxido de carbono (CO_2) de maneira segura e efetiva. A oferta de oxigênio em excesso às vias respiratórias ou aos órgãos pode ser nociva. A distensão excessiva pode resultar em estiramento e laceração do pulmão. A ventilação alveolar excessiva com resultante alcalose respiratória e hipocapnia pode alterar a distribuição do fluxo sanguíneo e a liberação de oxigênio. Por outro lado, a acidose respiratória e/ou metabólica pode contrair os vasos sanguíneos pulmonares e, assim, afetar o fluxo sanguíneo pulmonar e a captação de oxigênio. A atenção à disfunção de outros sistemas orgânicos além do pulmão deve ocorrer paralelamente à assistência respiratória. Um dos aspectos mais desafiadores da assistência ventilatória é o modo dinâmico como as demandas ventilatórias podem mudar em decorrência do tratamento instituído ou da progressão da doença subjacente. Este capítulo revê as indicações, os métodos e as complicações do tratamento respiratório e os métodos de avaliação disponíveis.

OXIGENOTERAPIA

Nível de oxigenação ideal

A incerteza persiste sobre o que constitui um nível aceitável de tensão de oxigênio ou saturação da hemoglobina (Hb), especialmente em recém-nascidos (RNs) extremamente prematuros (1). Esta continua a ser uma realidade, apesar de o equipamento de oximetria de pulso com Doppler continuamente disponível. O debate concentra-se na contribuição de níveis de oxigênio suplementar excessivos ou insuficientes e, por conseguinte, dos níveis de pO_2 arterial na etiologia de múltiplos distúrbios da prematuridade. Tais distúrbios incluem lesões do sistema nervoso central (SNC), especialmente leucomalacia ou infarto hemorrágico; desenvolvimento ou progressão da retinopatia da prematuridade (RP); doença pulmonar crônica (DPC) da prematuridade; e talvez outros distúrbios associados ao nível excessivo de espécies reativas de oxigênio (EROs).

Em virtude da relação direta entre a fração de oxigênio inspirado (Fi_{O_2}) e a pressão parcial arterial de oxigênio (Pa_{O_2}) elevadas e a geração de EROs, convém reduzir a pressão parcial arterial de oxigênio (P_{O_2}) e/ou a saturação de hemoglobina até um nível suficiente para permitir o transporte adequado de oxigênio aos tecidos com reservas satisfatórias. Há várias limitações práticas a esta ideia aparentemente inocente. O estado cardiopulmonar de RNs extremamente prematuros é inerentemente instável. Existe ciclicidade intrínseca a eventos fisiológicos como o débito cardíaco e a frequência e profundidade da respiração espontânea, e a contribuição variável das incursões respiratórias geradas espontaneamente além daquelas associadas à ventilação assistida. Essa variabilidade de respiração afeta o pCO_2 minuto a minuto e, portanto, provavelmente a posição da curva de dissociação de hemoglobina-oxigênio.

A concentração de hemoglobina é sujeita a alterações significativas, e a quantidade relativa das diversas formas de hemoglobina pode mudar rapidamente durante os primeiros dias e semanas (p. ex., redução da hemoglobina fetal e aumento da hemoglobina adulta). À medida que isso ocorre, a relação entre a tensão da P_{O_2} e da saturação de oxigênio pode mudar de maneiras imprevisíveis em curtos períodos de tempo. A análise de uma única medida (p. ex., Pa_{O_2} ou saturação do oxímetro de pulso [Sp_{O_2}]) pode mascarar ou exagerar alterações no transporte tecidual de oxigênio. A concentração de Hb é medida por mℓ ou 100 mℓ de sangue, mas o volume sanguíneo efetivo, e portanto a concentração corporal total de Hb, também pode variar de maneiras imprevisíveis.

Os principais elementos do transporte tecidual de oxigênio não são avaliados rotineiramente à beira do leito. Por exemplo, as medições da pressão arterial, seja por esfigmometria ou por medição arterial direta, não medem o débito cardíaco nem o transporte tecidual de oxigênio. Os clínicos têm à sua disposição apenas informações sumárias, na melhor das hipóteses, do transporte e consumo corporais totais de oxigênio. Na verdade, os órgãos do corpo poderiam ser considerados interdependentes com consumo de oxigênio individualizado. Níveis satisfatórios de transporte de oxigênio em um ou mais desses órgãos podem não sê-lo para uma área de consumo particularmente alto, e alterações entre os órgãos e a distribuição do fluxo sanguíneo podem ter um impacto acentuado no transporte e consumo teciduais locais de oxigênio e, por conseguinte, no risco de lesão isquêmica em órgãos específicos.

Para RNs tratados com ventilação assistida, é possível manipular a tensão arterial de oxigênio, talvez à custa de outros tipos de lesão, especialmente no pulmão. A compensação entre a pressão média nas vias respiratórias (PAM) e a Fi_{O_2} no tratamento de distúrbios associados a volume expiratório final (VEF) baixo (p. ex., síndrome de angústia respiratória [SAR]) é um exemplo de ponderação difícil em medicina clínica. A coleta de amostras venosas centrais ou a coleta seletiva da drenagem venosa de órgãos específicos seria crucial para otimizar a dicotomia PAM-Fi_{O_2}, mas a obtenção dessas informações é pouco prática.

A hiperoxemia com excesso de geração de ERO em um ou mais órgãos está associada ao maior risco de RP grave e ao maior risco de desenvolvimento de displasia broncopulmonar (DBP). A hipoxemia é associada a um maior risco de, pelo menos, elevação episódica da resistência vascular pulmonar (RVP) e subsequente desigualdade ventilação-perfusão além de aporte inadequado de oxigênio aos tecidos dos órgãos. O equilíbrio entre hiperoxemia e hipoxia provou ser extremamente difícil (2).

Ensaios recentes de teste dos níveis ideais de saturação de oxigênio

Com o objetivo de determinar se os níveis de saturação reduzida nas primeiras semanas após o nascimento de RNs com menos de 28 semanas de idade gestacional resultariam em melhores desfechos para retinopatia da prematuridade, cinco ensaios internacionais foram conduzidos quase simultaneamente a partir de aproximadamente 2005 a 2010. Os resultados a curto prazo e algumas informações de acompanhamento dos ensaios multicêntricos, cegos e duplo-mascarados, aleatórios e estratificados foram publicados. Três estudos foram realizados simultaneamente, mas analisados em conjunto como BOOST 2 (3). O estudo SUPPORT da NICHD Neonatal Research Network (4) e o Canadian Oxygenation Trial (COT) (5) foram os dois outros estudos. Os critérios básicos semelhantes entre os estudos incluíam idade gestacional (< 28 semanas ao nascer), início da faixa de oximetria alta *versus* baixa em horas com 1 a 2 dias de nascimento; cegamento dos valores de oximetria minuto a minuto no leito; e uma faixa semelhante de comparação da saturação alta *versus* baixa (85 a 89% e 91 a 95%). Apesar de existirem semelhanças no desenho, houve diferenças potencialmente importantes nos critérios de inclusão/exclusão e no uso de um algoritmo de *software* modificado para medir as saturações. Com base nas taxas de mortalidade, tanto para o momento da alta no caso do estudo COT ou para os estudos de acompanhamento de 18 a 22 meses no caso do BOOST e SUPPORT, os resultados não embasam a manutenção os níveis de saturação do oxigênio em RNs muito pré-termo nas primeiras semanas de vida entre 85 e 89%. Esta ainda é uma área muito controversa. Embora saturações inferiores não sejam recomendadas como rotina, as altas saturações também podem apresentar riscos elevados, assim limitar o alarme de saturação em 95% é uma recomendação comum para esses RNs pré-termo (1). Análises adicionais estão sendo realizadas e irão combinar os dados individuais de cada paciente desses estudos em um esforço para chegar a uma recomendação mais precisa e oportuna para grupos específicos de pacientes com base na idade gestacional, idade pós-natal e talvez outros fatores de confundimento.

Uma possibilidade devido à qual exista uma diferença na mortalidade pode estar relacionada a episódios em que os níveis de saturação arterial de oxigênio (Sa_{O_2}) no grupo-alvo inferior foram associados às medições de tensão P_{O_2} arterial concomitante menores do que o esperado. Um exemplo dessa possibilidade, obtido a partir de um conjunto separado de lactentes com menos de 29 semanas de idade gestacional (6), é demonstrado na Figura 28.1. Baixas saturações de oxigênio também foram associadas a aumentos transitórios da RVP em lactentes.

Cálculos do gradiente de oxigênio

A lacuna entre a pressão parcial alveolar de oxigênio (P_{AO_2}) e a Pa_{O_2} indica a magnitude do gradiente de O_2 arterial e fornece um indício da intensidade do *shunt* direita-esquerda de sangue. Uma simplificação da equação do ar alveolar fornece uma estimativa de P_{AO_2}, ou seja, $P_{AO_2} = Pi_{O_2} - Pa_{CO_2}$.

Como no nível do mar a pressão barométrica menos a pressão de vapor d'água é de aproximadamente 700 mmHg, a porcentagem de oxigênio inspirado multiplicada por 7 é igual à Pi_{O_2} em mmHg (p. ex., 21% ≅ 147 mmHg, 50% ≅ 350 mm Hg). Como a Pa_{CO_2} aproxima-se da Pa_{CO_2} em virtude do gradiente arterial-alveolar de CO_2 geralmente pequeno ($aADCO_2$), pode-se substituir a PA_{CO_2} pela Pa_{CO_2} e deduzir a P_AO_2. Por exemplo, se um RN estiver respirando gás com Fi_{O_2} de 0,6, com a Pa_{O_2} medida de 70 mmHg e Pa_{CO_2} de 40 mmHg, a P_AO_2 = 420 − 40 = 380 mmHg, e o gradiente alveolo-arterial de O_2 ($AaDO_2$) aproxima-se de 310 mmHg. Em RNs sem doença pulmonar ou sem *shunt* cardíaco direita-esquerda significativo, a $AaDO_2$ não deve exceder 25 mmHg sob respiração em ar ambiente. Os RNs com SAR grave podem ter uma $AaDO_2$ superior a 500 mmHg durante a respiração de oxigênio a 100%.

Transporte de oxigênio

Cada grama de HbF fixa 1,37 mℓ de oxigênio. O RN a termo com Hb de 17 g/dℓ fixa e transporta 23 mℓ de oxigênio por 100 mℓ de sangue. Menos de 2% do O_2 transportado é conduzido como oxigênio dissolvido no plasma. O consumo tecidual de oxigênio normal extrai 4 mℓ de O_2/100 mℓ, se o consumo de oxigênio e o débito cardíaco forem normais. A HbF fixa o oxigênio com maior afinidade do que a HbA adulta. A curva de saturação de oxi-hemoglobina é não linear, e a P_{50}, a Pa_{O_2} na qual a Hb está 50% saturada, aumenta com a idade gestacional (Figura 28.2). Quanto mais alta a P_{50}, maior a pressão propulsora pela liberação de oxigênio. A curva desloca-se gradualmente para a direita à medida que a HbA aumenta após o nascimento. Diversos fatores podem prejudicar o transporte tecidual de oxigênio, como redução do débito cardíaco, má distribuição do débito cardíaco, vasoconstrição arterial e deslocamentos na curva de dissociação de O_2. A liberação de oxigênio nos tecidos é aumentada com o deslocamento para a direita da curva de dissociação de O_2 (i. e., menor afinidade da Hb por O_2), o que é facilitado por redução do pH local, aumento da Pa_{CO_2} e aumento da temperatura. Um deslocamento para a direita da curva de dissociação de O_2 pode advir da transfusão de eritrócitos adultos. A captação de oxigênio depende da ventilação alveolar (VA) adequada, igualdade da ventilação-perfusão apropriada nos pulmões e ausência de *shunt* direita-esquerda. A captação de oxigênio ou maior afinidade da Hb por O_2 (associada ao deslocamento da curva para a esquerda) é aumentada por alcalose, redução da temperatura, redução do 2,3-difosfoglicerato e aumento da HbF.

Administração de oxigênio

Existem dois métodos para aporte de oxigênio suplementar a RNs: um capacete de oxigênio com fluxo de gás suficiente para evitar a retenção de CO_2 e uma cânula nasal ou prongas.

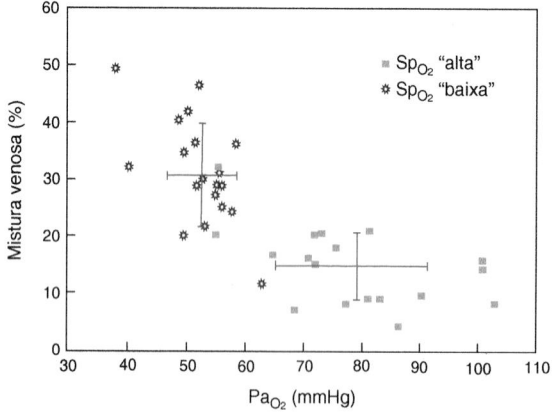

Figura 28.1 Relação entre a mistura venosa e Pa_{O_2}. Em Schulze A, Whyte RK, Way RC *et al*. Effect of the arterial oxygenation level on cardiac output, oxygen extraction, and oxygen consumption in low birth weight infants receiving mechanical ventilation. *J Pediatr* 1995;126(5):777, com permissão.

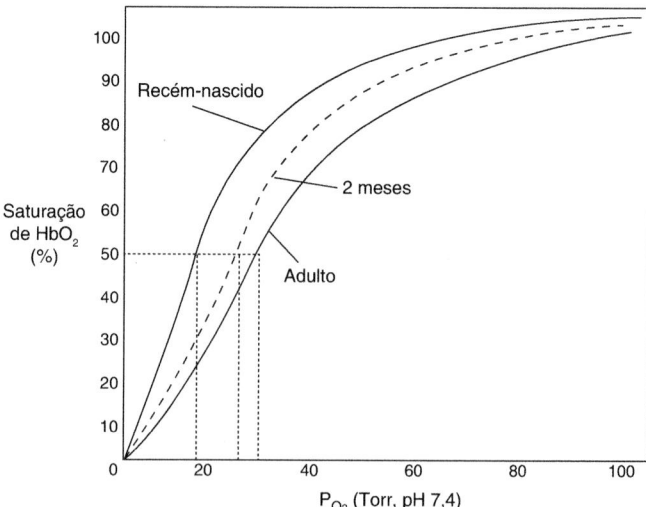

Figura 28.2 Curvas de equilíbrio de oxigênio da hemoglobina ao nascimento, aos 2 meses de idade e na idade adulta. Observe o aumento da P_{50} com a idade.

A concentração e a taxa de fluxo são variáveis, e é difícil determinar o volume preciso de oxigênio administrado aos pulmões por prongas nasais. Isto se dá porque pode haver diluição do ar inspirado através de prongas mal ajustadas ou da boca aberta. As estimativas da FiO_2 efetiva baseiam-se no peso do paciente, taxa de fluxo de gás e concentrado de oxigênio obtido no misturador (7). A mistura de O_2-ar deve ser aquecida à mesma temperatura do ar da incubadora, a qual deve estar na faixa de neutralidade térmica.

AVALIAÇÃO DA TROCA GASOSA

Avaliação clínica

O RN com problemas respiratórios pode apresentar-se com um amplo espectro de achados clínicos. A resposta do RN depende do grau de prematuridade, do desenvolvimento dos pulmões e da parede torácica e da maturação do controle respiratório. O RN a termo pode ser capaz de aumentar o trabalho da respiração para realizar a troca gasosa adequada sem tratamento, incluindo administração de oxigênio. O RN extremamente prematuro terá um impulso respiratório bem mais fraco e desenvolvimento muscular inadequado e, assim, será menos capaz de compensar as anormalidades pulmonares. Os sinais clínicos clássicos de dificuldade respiratória são úteis na avaliação do RN maduro. Batimentos de asas do nariz, respiração gemente e taquipneia quase sempre estão presentes. Com a progressão da doença pulmonar e redução da complacência pulmonar, as retrações da parede torácica tornam-se mais acentuadas. Com o aumento do trabalho da respiração, há um avanço das retrações esternais para subcostais para intercostais, então observa-se um padrão em gangorra dos movimentos das paredes torácica e abdominal. O RN a termo pode aumentar sua frequência respiratória acima de 100 por minuto, com incursões superficiais. Este padrão é a maneira mais eficiente de aumentar a troca gasosa, com o menor custo de trabalho da respiração. A gemência expiratória representa um esforço de retardar o fluxo expiratório para elevar a pressão expiratória final e manter a perviedade alveolar. É incorreto utilizar as alterações da cor como uma indicação da oxigenação, pois as anormalidades da perfusão periférica secundárias a baixo débito cardíaco, hipotensão ou hipovolemia podem ser enganosas. De modo semelhante, os RNs com apneia recorrente têm deficiência intermitente da troca gasosa. A ausculta ajuda a determinar a qualidade da entrada de ar em várias partes do pulmão e a existência de secreções ou obstruções nas vias respiratórias.

P_{O_2} e PC_{O_2} transcutâneas

O monitoramento transcutâneo da P_{O_2} pode ser usado seletivamente em conjunto com a oximetria de pulso. A maioria dos dispositivos contém eletrodos de oxigênio (O_2) e CO_2. As medições não invasivas da P_{O_2} continuam a ser úteis em determinadas situações, sobretudo se a P_{CO_2} transcutânea também for medida. Calibração antes do uso e correlação com uma amostra arterial são necessárias, mas a necessidade de coletas sanguíneas subsequentes deve diminuir.

A P_{O_2} arterial e a P_{O_2} transcutânea não são idênticas. Podem surgir diferenças do consumo local de O_2 pela pele ou pelo próprio eletrodo, aquecimento da pele, tempo de difusão do O_2 e tempo de resposta do eletrodo (8). O fluxo sanguíneo cutâneo pode ser afetado por medicamentos vasopressores, hipotensão e choque (9). O uso da P_{O_2} transcutânea reduz o número de procedimentos de coleta sanguínea, sobretudo durante um período em que estejam ocorrendo rápidas alterações na administração de O_2 ou nos parâmetros da ventilação mecânica. O monitoramento contínuo por várias horas permite avaliar as alterações devidas a posição, manipulação, aspiração e alimentação e comparar com o monitoramento da Sa_{O_2}.

Oximetria de pulso

A oximetria de pulso constitui um recurso seguro, preciso e não invasivo para avaliação da oxigenação tecidual (10). A saturação de oxigênio é determinada por espectrometria infravermelha, utilizando dois eletrodos e um pequeno manguito que pode ser instalado ao redor da mão, do pé, ou do dedo sem necessitar de aquecimento ou calibração. Um eletrodo contém dois diodos que emitem luz em dois comprimentos de onda: luz vermelha a 660 nm e infravermelha a 940 nm. O outro eletrodo capta a luz dos dois diodos que não tenha sido absorvida pelo sangue ou tecido. A concentração relativa de hemoglobina-oxigênio (HbO_2) e desoxi-hemoglobina determina a quantidade de luz transmitida, porque formas diferentes de Hb têm características de absorção intensamente distintas. Usa-se a razão da quantidade de luz absorvida entre os dois comprimentos de onda para calcular o valor da Sa_{O_2}. O elemento pulsado do dispositivo lhe permite diferenciar a oxigenação adicional do sangue arterial e a absorção tecidual, e subtrai a quantidade contribuída pelo fluxo sanguíneo venoso não pulsátil. Com os valores de P_{O_2} superiores a 40 mmHg, a saturação reflete com precisão as medições de P_{O_2} obtidas pela amostra do cateter ou pela P_{O_2} transcutânea (11). Os monitores mais recentes, como o protocolo Masimo (Masimo Corporation, Irvine, CA), usam a tecnologia de extração de sinal (SET), um método melhor de aquisição, processamento e geração de relatórios de Sa_{O_2} e frequência de pulso. Isso melhora significativamente a precisão de monitoramento de Sp_{O_2}, mesmo com movimento e perfusão periférica deficientes.

Uma Pa_{O_2} de 60 a 90 mmHg resulta em saturação de 94 a 98% (ver Figura 28.2), e alterações de 1 a 2% geralmente refletem uma alteração da Pa_{O_2} de 6 a 12 mmHg. O ponto de inflexão no qual a curva de dissociação de HbO_2 torna-se íngreme tem variabilidade considerável e depende das proporções de HbA, HbF, P_{CO_2}, pH e temperatura. Em geral, tais variáveis são menos críticas para a interpretação do percentual de Sa_{O_2} no sangue arterial do que da Pa_{O_2}. Abaixo de 40 mmHg, a Sa_{O_2} torna-se inferior a 90%. Existe correlação fraca com a Pa_{O_2} quando a Sa_{O_2} está acima de 96%, quando então a Pa_{O_2} pode estar bem acima de 100 mmHg.

Espectroscopia perto do infravermelho

A utilização das propriedades singulares de absorção da luz da Hb e HbO_2, como na oximetria de pulso, proporcionou um método sofisticado de analisar a oxigenação tecidual por meio da espectroscopia perto do infravermelho. A luz perto do infravermelho penetra a pele, o osso e vários tecidos e é detectável por eletrodos colocados em dois locais, normalmente no crânio e flanco para estimar a porcentagem de Hb saturada com oxigênio no tecido sob o sensor, monitorando, assim, as mudanças nos sistemas circulatórios, acompanhando a tendência de alterações na saturação regional de hemoglobina-oxigênio. Isso permite avaliar o O_2 tecidual cerebral e alterações no volume sanguíneo cerebral. A Hb e os citocromos a e a3 (cit a, a3) mudam suas características de absorção de acordo com o grau de oxigenação. O comprimento de onda no qual ocorre absorção máxima é diferente para a HbO_2, Hb desoxigenada, Hb total e cit a, a3 reduzidos e oxigenados. RNs pré-termo e a termo têm sido o foco de vários projetos de investigação (12-15).

A técnica está sendo utilizada com mais frequência na neonatologia e em paciente de cuidado intensivo cardíaco neonatal; particularmente, naqueles pacientes com peso superior a 2,5 kg em risco de estados isquêmicos de fluxo reduzido ou nenhum fluxo.

Monitoramento do CO_2 corrente final

A concentração de CO_2 na boca ou no nariz eleva-se até um platô ao fim de cada incursão respiratória. Esse platô reflete a concentração alveolar de CO_2 sob condições normais, mas pode ser impreciso se houver desigualdade acentuada da ventilação-perfusão ou distribuição heterogênea da doença pulmonar. Refinamentos recentes do equipamento de detecção do CO_2 corrente final permitem o monitoramento infravermelho em linha ou "principal", logo proximal ao tubo endotraqueal (capnografia), com exibição contínua da forma de onda do P_{CO_2}. O espaço morto do aparelho é mínimo, e a precisão da coleta foi aperfeiçoada de modo a compensar as baixas taxas de fluxo expiratório típicas de RNs prematuros pequenos. O CO_2 corrente final tem sido historicamente menos fidedigno em RNs prematuros extremamente pequenos. A capnografia é tão acurada quanto a P_{CO_2} capilar, porém menos que o monitoramento transcutâneo (16,17).

Perigos do CO_2 arterial alto ou baixo

A identificação de uma faixa segura da P_{CO_2} mostrou-se tão difícil quanto para a Pa_{O_2}. Existem riscos substanciais na hipocarbia ou hipocarbia (18) (Quadro 28.1). A limitação do tempo de exposição à hipocarbia pode ser importante na prevenção do desenvolvimento de leucomalacia periventricular ou redução do risco de DPC (19,20). Houve aumento no uso da hipercarbia permissiva, pela qual níveis de Pa_{CO_2} de 50 a 60 mmHg são alcançados e mantidos. O princípio é evitar pressão inspiratória máxima (PIM) elevada ou retardar o início ou evitar a ventilação assistida (21).

Para efeitos da hipocapnia no cérebro em RNs prematuros, consulte Laffey JG, Kavanagh BP. Hypocapnia. *N Engl J Med* 2002;347(1):43.

ESTRATÉGIAS DE SUPORTE RESPIRATÓRIO

Pressão positiva contínua em vias respiratórias

A aplicação de pressão expiratória final visa prevenir o colapso por ausência de ar dos alvéolos e/ou vias respiratórias terminais. Pode-se aplicar pressão positiva contínua nas vias respiratórias (CPAP) durante a respiração espontânea ou como pressão expiratória final positiva (PEEP) durante a ventilação mecânica. Isso geralmente exige pressões de, pelo menos, 5 cmH$_2$O a 8 cmH$_2$O se a doença pulmonar for grave.

Os efeitos fisiológicos da CPAP/PEEP variam de acordo com a patologia pulmonar subjacente, porém o objetivo principal é prevenir o colapso alveolar. A respiração gemente em RNs com dificuldade respiratória sugere estreitamento laríngeo e maior resistência ao fluxo expiratório para elevar a pressão alveolar ao fim da expiração. No estado de deficiência de surfactante, os alvéolos sofrem colapso ao fim da expiração, a menos que uma pressão distensora mínima seja mantida. A CPAP de 4 a 5 cmH$_2$O prevenirá o colapso alveolar mas não recruta alvéolos atelectásicos. Pressões de abertura de 12 a 15 cmH$_2$O são necessárias para insuflar alvéolos colapsados. O RN precisa criar uma forte pressão distensora das vias respiratórias na ausência de CPAP. As forças de cisalhamento da abertura e fechamento das vias respiratórias pequenas podem contribuir para a lesão do epitélio alveolar. Além disso, as resultantes forças distensoras anormais sobre os bronquíolos terminais ou respiratórios contribuem para a lesão das vias respiratórias pequenas. Portanto, a insuflação e o esvaziamento podem ocorrer no segmento mais plano da curva de pressão-volume e aumentam o trabalho da respiração. Teoricamente, a CPAP pode estimular a secreção de surfactante. A manutenção do volume alveolar reduz o *shunt* direita-esquerda de sangue através de alvéolos atelectásicos, desse modo reduzindo as necessidades de oxigênio.

Indicações

As indicações clínicas da CPAP são diversas. O uso inicial era dirigido a RNs com SAR com o objetivo de evitar ou pelo menos adiar a intubação e ventilação mecânica. A idade gestacional, o peso ao nascer e o estágio e a gravidade da doença respiratória devem ser considerados na decisão de instituir a CPAP (Figura 28.3). Se os RNs tiverem doença pulmonar grave, por exemplo, aspiração de mecônio, SAR grave com necessidades de F_{IO_2} ou hipertensão pulmonar idiopática, o tratamento mais apropriado deve incluir ventilação assistida.

Os RNs com peso ao nascer inferior a 1.000 g estão sob risco considerável de apresentar DPC e episódios recorrentes de apneia; portanto, são comumente intubados e assistidos com ventilação mecânica em virtude da sua incapacidade de manter esforço respiratório adequado. Com frequência, têm necessidade de oxigênio crescente durante a segunda semana de vida, associada a sinais radiográficos de desenvolver DPC e atribuída em parte à ventilação assistida. A CPAP pode ser benéfica à manutenção da perviedade das vias respiratórias terminais muito pequenas e unidades de troca gasosa pré-alveolares nesses RNs muito imaturos. A CPAP parece ser bem tolerada por esses RNs durante um período de vários dias. O entusiasmo pelo uso da CPAP é estimulado pelo desejo de minimizar ou prevenir a DPC. Como a ventilação assistida é um suposto fator na etiologia da DPC, o uso da CPAP logo após o nascimento para evitar ou minimizar o barotrauma/volutrauma é bastante atraente. A omissão da intubação endotraqueal deve reduzir as chances de lesão traqueal, infecção das vias respiratórias, função mucociliar anormal e hiperinsuflação por excesso de pressão ou volume do respirador.

Intubação breve e administração intratraqueal de uma dose única de surfactante seguidas por pressão positiva contínua nas vias respiratórias por via nasal (CPAPN) foram preconizadas como outro método para reduzir a necessidade de ventilação mecânica em RNs com SAR moderada (22) com melhora da troca gasosa.

Apneia recorrente

A CPAP ajuda alguns RNs com apneia recorrente da prematuridade a manterem uma frequência respiratória mais regular. Seu mecanismo de ação não é bem compreendido, porém o aumento

QUADRO 28.1
Riscos da hipocapnia e hipercapnia.

Hipocapnia
- A hiperventilação aumenta o risco de lesão pulmonar
- Redução da perfusão cerebral, associada a lesão isquêmica da substância branca
- Aumento do pH, interferindo na liberação tecidual de O_2

Hipercapnia
- A hipoventilação aumenta as áreas de colapso pulmonar e a desigualdade da $\dot{V}_A/\dot{Q}$, exigindo F_{IO_2} mais alta
- Redução do pH, elevando a RVP e a desigualdade da $\dot{V}_A/\dot{Q}$
- Aumento da perfusão cerebral com risco associado de infartos hemorrágicos

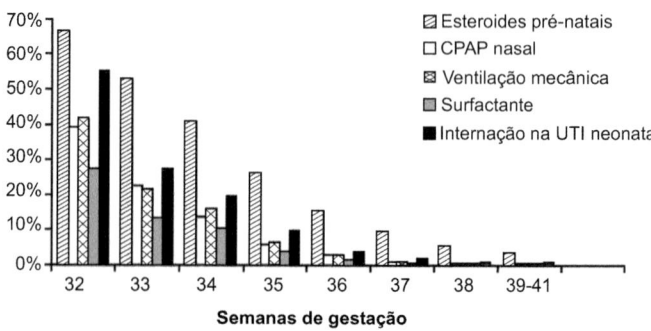

Figura 28.3 Idade gestacional e taxas de tratamentos respiratórios e internação em uma unidade de terapia intensiva neonatal (UTIN) em uma população de 173.058 recém-nascidos vivos (anos 2000 a 2009). CPAP, pressão positiva contínua nas vias respiratórias. Em Guoyon JB, Iacobelli S, Ferdunus C *et al.* Neonatal problems of late and moderate preterm infants. *Semin Fetal Neonatal Med* 2012;17:147, com permissão.

da capacidade residual funcional (CRF) pode modificar o reflexo de Hering-Breuer ou estabilizar o gradil torácico, minimizar a distorção da parede torácica e possivelmente alterar os reflexos inibitórios da medula espinal (23). A CPAP também ajuda a superar a apneia obstrutiva e reduz a resistência total do sistema respiratório (24,25).

Os métodos iniciais de aplicação da CPAP utilizavam uma caixa fechada para a cabeça, máscaras faciais e tubos nasofaríngeos. Mais recentemente, adaptaram-se prongas nasais para a maioria dos RNs. Um dispositivo (ALADDIN Infant Flow System, Hamilton Medical Inc., Reno, NV) parece ser bem tolerado por RNs grandes e pequenos. Mantém um fluxo constante de ar por meio da incorporação de um sistema a jato líquido duplo dentro do dispositivo. Durante a inspiração, um jato mantém o fluxo acompanhando o esforço inspiratório do RN; durante a expiração, o fluxo de gás é revertido por um segundo jato que ajuda o fluxo de saída e, ao mesmo tempo, mantém uma pressão mínima constante. Supostamente, este sistema não aumenta o trabalho da respiração e reduz a necessidade de usar altas taxas de fluxo para compensar o extravasamento de ar ao redor das prongas nasais. Um segundo sistema utiliza um selo d'água de profundidade variável para o circuito expiratório a fim de manter a pressão contínua nas vias respiratórias (26). Também pode-se aplicar a CPAP por meio de respiradores de fluxo constante.

Complicações

A CPAP pode ter efeitos adversos. A degradação da pele pode ocorrer por meio de prongas ou máscaras mal ajustadas; cuidado de enfermagem dedicado é essencial. A hiperinsuflação pode aumentar o trabalho da respiração e reduzir a eficiência da troca gasosa. Pneumotórax e pneumomediastino podem resultar de hiperdistensão pulmonar ou de aprisionamento de ar em doenças associadas a complacência pulmonar deficiente. Pode ocorrer retenção de CO_2 em consequência de aumento do espaço morto ou ventilação ineficaz de alguns alvéolos. Se a pressão torácica média for elevada com altos níveis de PEEP ou CPAP, por exemplo, acima de 7 a 8 cmH_2O na ausência de doença pulmonar, o débito cardíaco pode diminuir em virtude da redução do retorno venoso sistêmico e pulmonar. As prongas nasais podem causar irritação se o ajuste não for apropriado ou se o RN for ativo. Pode haver distensão gástrica, o que dificulta a alimentação, e com frequência uma sonda permanente ou gástrica é necessária para descompressão.

Eficácia

O uso de CPAP diminui a necessidade de ventilação assistida e previne ou abranda a DPC em RNs de muito baixo peso ao nascer (MBPN). Os estudos clínicos realizados antes da era do uso rotineiro de surfactante e dos dispositivos contemporâneos de ventilação neonatal têm relevância limitada. Estudos recentes que compararam a eficácia da ventilação mecânica convencional (VMC) com CPAP após a administração de surfactante encontraram algumas diferenças na necessidade de ventilação como desfecho, porém o número de RNs estudados era pequeno (22,27,28).

Usa-se a CPAP para facilitar o desmame da ventilação mecânica. Alguns RNs que apresentam episódios recorrentes de apneia parecem beneficiar-se (29), enquanto RNs avaliados em outros estudos não apresentaram efeitos benéficos (30). Informações adicionais são necessárias para confirmar se a CPAP é uma medida adjuvante efetiva para a extubação bem-sucedida. A técnica de ventilação nasal intermitente com pressão positiva (VNIPP) poderá ganhar popularidade caso se mostre capaz de melhorar o desfecho a longo prazo (31).

Ventilação mecânica assistida

O tratamento com ventilação assistida é instituído comumente em RNs de todo o espectro de pesos ao nascer (Figura 28.3) (32). A gravidade da doença respiratória depende frequentemente da idade gestacional. Em nascimento pré-termo moderado, 30% desses lactentes precisam de CPAPN isolada, outros 30% foram ventilados mecanicamente e 35% receberam surfactante. Até 45% dos RNs pré-termo tardios com insuficiência respiratória receberam surfactante.

Os neonatologistas precisam ser hábeis na instituição de ventilação assistida ao longo de uma variação de 10 vezes o peso corporal (0,5 a 5,0 kg) e no emprego de ventilação assistida segura e eficaz em uma gama de estágios do desenvolvimento pulmonar, desde vias respiratórias prematuras com espaços de troca gasosa pré-acinares até o pulmão totalmente alveolarizado. Portanto, o tamanho (do paciente e o volume pulmonar) e a amplitude do desenvolvimento são imensos.

Pulmão imaturo

O pulmão imaturo representa um perigo especial para a aplicação da ventilação assistida. O emprego da pressão positiva com a finalidade de aumentar a ventilação e otimizar a igualdade da ventilação-perfusão ($\dot{V}_A/\dot{Q}$) pode danificar os tecidos epiteliais e endoteliais. Nos pulmões incompletamente desenvolvidos, as estruturas são menos elásticas e mais vulneráveis a barotrauma e volutrauma. A lesão dos tecidos mesenquimais e epiteliais que depois originariam a septação alveolar e formação vascular pode ser irreversível. Estudos em animais adultos demonstraram que pulmões de resto sadios podem sofrer lesão, a qual se reflete por aumento do líquido nas vias respiratórias e deterioração da troca gasosa, caso se apliquem pressões pulmonares distensoras excessivas (33). A Figura 28.4 ilustra os problemas particulares da ventilação assistida (34). A imaturidade relativa dos bronquíolos distais e ductos respiratórios, combinada com alvéolos cheios de líquido e colapsados, cria uma série de condições que levam a hiperdistensão de algumas áreas e hipoventilação de outras, resultando em troca gasosa ineficaz. Essa ventilação desigual, associada à lesão produzida por ERO, contribui para o problema comum da DPC da prematuridade. Seu risco de ocorrência correlaciona-se inversamente com o peso ao nascer.

Obtiveram-se grandes avanços na compreensão de como o pulmão imaturo difere do maduro na biossíntese de fosfolipídios e proteína associada ao surfactante. Contudo, há outros fatores além da biossíntese de surfactante que são singulares ao pulmão imaturo e aumentam a suscetibilidade à lesão. Tais fatores incluem, mas não se limitam ao, desenvolvimento incompleto da rede de sustentação de colágeno e elastina (35, 36), desenvolvimento incompleto do leito capilar nas áreas de troca gasosa (37), instabilidade relativa da parede torácica com capacidade reduzida de manter o volume pulmonar expiratório na CRF, imaturidade do controle neural que mantém o esforço respiratório espontâneo e provável imaturidade das funções metabólicas do endotélio pulmonar.

A insuficiência respiratória sobrévem quando os esforços respiratórios espontâneos não produzem ventilação alveolar adequada. Em RNs, isso pode advir da ausência de débito adequado dos centros respiratórios no sistema nervoso central, uma parede torácica excessivamente flexível que aumenta o trabalho da respiração, problemas metabólicos secundários a reservas de energia limitadas, ou redução profunda da complacência pulmonar exigindo mais trabalho e depleção das reservas de energia disponíveis. Cada um desses fatores pode ser indicação para ventilação assistida. Na maioria dos distúrbios respiratórios neonatais, tais problemas ocorrem em combinação, e o diagnóstico de insuficiência respiratória não é atribuível a uma única causa.

Estabelecimento da via respiratória artificial

Peculiaridades fisiológicas e anatômicas das vias respiratórias

O RN exibe características anatômicas e fisiológicas peculiares das vias respiratórias e uma forte preferência pela respiração nasal durante os primeiros meses de vida (38). A obstrução nasal

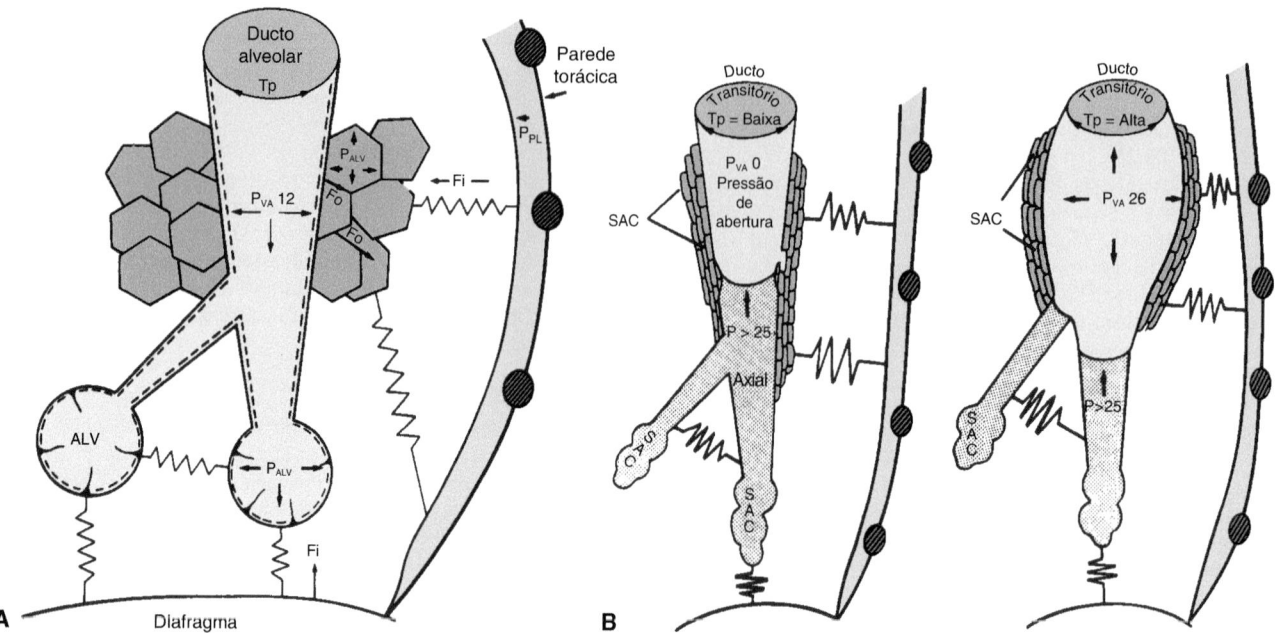

Figura 28.4 A. Ducto alveolar e alvéolos maduros. Linha pontilhada, surfactante; P_{ALV}, pressão alveolar; P_{VA}, pressão nas vias respiratórias; P_{PL}, pressão pleural; Fi, força tecidual (*molas esticadas*) dirigida para dentro; Fo, força tecidual dirigida para fora; Tp, tensão da parede ou pressão de ressalto. **B.** A pressão nas vias respiratórias (P_{VA}) ao fim da expiração é igual a zero em uma via respiratória distal imatura (*à esquerda*). Os sáculos (SAC) e as vias respiratórias contêm líquido (*área hachurada*). A via respiratória axial é côncava na interface ar-líquido em decorrência de forças tensoativas. Os sáculos periféricos estão colapsados ou cheios de líquido. Os tecidos flácidos são representados por molas relaxadas. A pressão nas vias respiratórias (P_{VA}) à inspiração é igual a 26 cmH_2O (*à direita*). A via respiratória distal distendida possui tensão da parede elevada (Tp). A frente de líquido foi empurrada para a periferia, mas os sáculos ainda não estão insuflados. De Thibeault DW, Lang MJ. Mechanisms and pathobiologic effects of barotrauma. In: Merritt TA, Northway WH Jr., Boynton BR, eds. *Bronchopulmonary dysplasia. Contemporary issues in fetal neonatal medicine.* Boston, MA: Blackwell Scientific Publishers, 1988:82, com permissão.

ou nasofaríngea devida a secreções, lesão da mucosa ou anormalidades congênitas pode gerar dificuldade respiratória. Metade da resistência das vias respiratórias neonatais ocorre no nariz, enquanto o fino calibre das vias respiratórias inferiores resulta em uma resistência total das vias respiratórias cerca de 15 vezes mais alta do que no adulto (39). Edema e inflamação podem produzir uma resistência altíssima ao fluxo de ar nas vias respiratórias estreitas. Durante a expiração, as vias respiratórias tornam-se mais estreitas, e a resistência aumenta.

Intubação endotraqueal

Via

A intubação orotraqueal e a nasotraqueal podem ser usadas para ventilação mecânica prolongada de RNs a termo e pré-termo. A principal vantagem da via nasal é a estabilização do tubo oferecida pelo ajuste estreito dentro da narina, mas as vias nasais podem limitar o tamanho do tubo que pode ser usado. Pode ocorrer necrose do septal nasal ou das asas do nariz se a circulação for comprometida em virtude de um tubo grande demais. A intubação orotraqueal é mais fácil e rapidamente realizada e indicada na sala de parto e em situações de emergência. É a via preferida para ventilação mecânica prolongada (Figura 28.5).

O tubo endotraqueal deve permitir um pequeno escape de ar entre o tubo e a glote. Um tubo que esteja apertado demais dentro da traqueia provavelmente causará necrose por compressão da mucosa. Caso se permita um escape muito grande, pode ser difícil atingir pressão suficiente para a ventilação de pulmões incomplacentes. Um tubo com diâmetro interno de 2,5 mm geralmente é adequado para RNs com peso inferior a 1.000 g; um tubo de 3 mm para 1.000 a 2.000 g; um tubo de 3,5 mm para 2.000 a 3.000 g; e um tubo de 3,5 a 4,0 mm ajusta-se a RNs maiores.

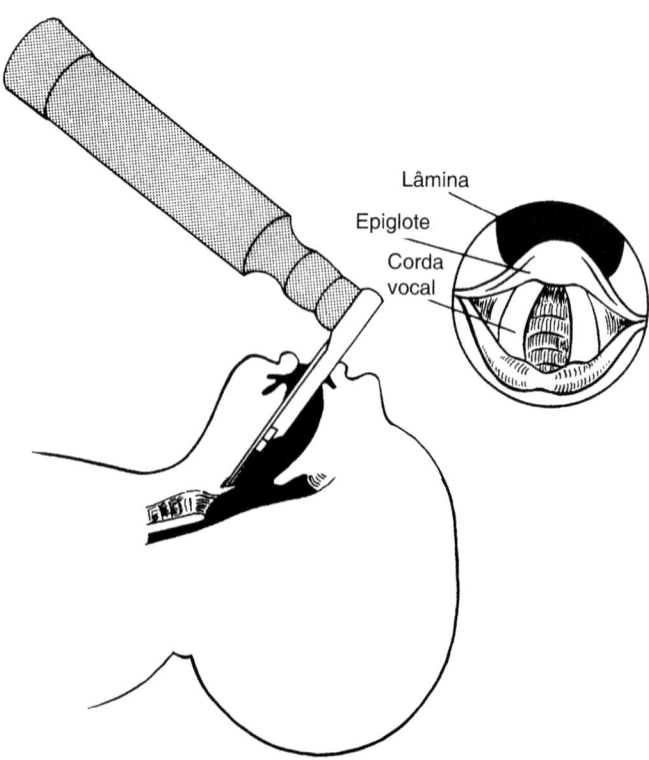

Figura 28.5 Laringoscopia para intubação endotraqueal.

Posicionamento

A extensão da traqueia das cordas vocais à carina varia de 3,6 cm nos menores RNs prematuros a 6 cm em RNs a termo grandes. A posição ideal da ponta de um tubo endotraqueal é no meio da traqueia, onde está menos sujeito a deslocamento para a faringe ou para dentro de um brônquio. A profundidade correta de inserção do tubo endotraqueal, determinada por medições *post mortem* e em exames radiográficos, está relacionada com o peso corporal (40,41). O Quadro 28.2 sugere profundidades de inserção para a intubação orotraqueal.

Imediatamente após a intubação, a posição do tubo deve ser confirmada por inspeção e ausculta. A identificação de umidade no tubo ou de CO_2 – por um detector sensível em cores – ajuda a confirmar a posição do tubo endotraqueal. Dois erros comuns de colocação do tubo são intubação do esôfago e do brônquio principal direito. Embora útil, a ausculta não é fidedigna porque o murmúrio respiratório se transmite bem em um tórax pequeno. Deve-se obter uma radiografia de tórax para confirmar a posição do tubo.

Indicações da ventilação assistida

A decisão de instituir assistência ventilatória deve ser individualizada. Os fatores a considerar incluem a doença subjacente e sua história natural esperada, peso ao nascer, idade gestacional, idade pós-natal, aspecto da radiografia de tórax, evolução dos sinais clínicos, medições seriadas da tensão dos gases sanguíneos arteriais e valores do pH. É difícil definir os critérios que indicam a necessidade de ventilação mecânica, e não há unanimidade em torno de um limiar específico da Pa_{O_2}, pressão parcial de CO_2 (Pa_{CO_2}), ou FI_{O_2}. Em geral, a Pa_{O_2} deve ser mantida em pelo menos 50 mmHg devido à saturação de oxi-hemoglobina razoável neste nível, mas o nível máximo de O_2 inspirado que determina a intubação e aplicação de ventilação assistida permanece controverso. Uma tendência de elevação da Pa_{CO_2} com redução concomitante do pH ou o início de apneia indica a necessidade de assistência mecânica. Após o início da ventilação assistida, as metas geralmente aceitas são manter a Pa_{O_2} entre 45 e 70 mmHg, a Pa_{CO_2} entre 45 e 60 mmHg e o pH em 7,25 ou mais, minimizando a PIM e FI_{O_2} e otimizando a PAM (P_{VA}[gás]) e PEEP. Essas diretrizes gerais devem ser interpretadas e com frequência devem ser modificadas para fornecer assistência ideal a cada paciente (42).

Como uma doença pulmonar aguda costuma ser mais grave e prolongada em RNs mais imaturos, os critérios de intervenção para RNs com peso inferior a 1.000 g diferem daqueles para RNs maiores ou mais velhos. Por exemplo, um RN de 750 g com SAR tem alta probabilidade de apresentar apneia e/ou fadiga e a maioria desses RNs precisa de ventilação assistida, ainda que a necessidade de FI_{O_2} seja inferior a 40%. Um RN de 2.500 g e 36 semanas de idade gestacional com SAR tem reserva muscular e calórica maior e é capaz de manter frequências respiratórias altas e trabalho respiratório maior por vários dias sem assistência ventilatória. Os RNs com idade gestacional de 35 a 39 semanas e mais de 24 horas de vida que apresentem insuficiência respiratória por SAR podem beneficiar-se do tratamento com surfactante (43).

QUADRO 28.2

Profundidade de inserção do tubo endotraqueal a partir dos lábios de um recém-nascido prematuro.

Peso do recém-nascido (kg)	Profundidade de inserção (cm)
1,0	7
2,0	8
3,0	9
4,0	10

Considerações fisiológicas

A compreensão dos efeitos da ventilação mecânica sobre os pulmões requer conhecimento da interação da mecânica torácica, incluindo a complacência pulmonar e a resistência das vias respiratórias, dos volumes pulmonares, dos mecanismos de controle respiratório e da troca gasosa alveolar.

A complacência pulmonar, ou seja, a variação do volume pulmonar por variação unitária da pressão, é apresentada em unidades de mℓ/cmH$_2$O e depende das propriedades elásticas do tecido, que são influenciadas pelo volume pulmonar e por anormalidades como inflamação e edema teciduais. A complacência é baixa se houver colapso ou hiperdistensão alveolar. A expansão do colapso alveolar requer pressões de insuflação de 12 a 20 cmH$_2$O em RNs pré-termo com SAR para alcançar volumes correntes de 3 a 5 mℓ/kg. Os pulmões de RNs com SAR têm áreas de colapso e hiperexpansão, e a complacência não é uniforme. Outros distúrbios, como pneumotórax, atelectasia ou condensação lobar e edema pulmonar, reduzem a complacência. A medida mais relevante, a complacência específica, é calculada a partir da normalização da complacência pelo VEF, o equivalente funcional da CRF medido durante a ventilação com pressão positiva. Valores muito baixos ou altos do VEF reduzem a complacência. As alterações na complacência, VEF e troca gasosa não são concordantes, pelo menos não durante a SAR. Isto tem limitado o valor das medições da complacência à beira do leito, particularmente sem medições concomitantes do VEF. A complacência da parede torácica costuma ser alta e não constitui um problema para a ventilação mecânica.

A resistência das vias respiratórias (cmH$_2$O/ℓ/s) é inversamente relacionada com o raio elevado à quarta potência durante o fluxo aéreo laminar. A resistência das vias respiratórias é alta em RNs e aumenta na presença de baixos volumes pulmonares ou obstrução das vias respiratórias. Taxas elevadas de fluxo de ar elevam a resistência ao produzir turbulência nas vias respiratórias.

A rapidez com que as áreas pulmonares são insufladas e esvaziadas é determinada pela resistência e complacência. Um aumento da resistência das vias respiratórias aumenta o tempo que o ar leva para chegar aos alvéolos; uma redução da complacência diminui o tempo necessário para atingir o equilíbrio. O produto da resistência pela complacência é a constante de tempo pulmonar. Alterações na resistência ou complacência modificam o padrão ou a distribuição da ventilação, e o reconhecimento das variações na constante de tempo (p. ex., curta com complacência baixa, prolongada com aumento da resistência das vias respiratórias) ajuda a determinar os parâmetros do respirador. Infelizmente, não existe uma constante de tempo única para todas as áreas pulmonares durante distúrbios pulmonares complexos. Assim, todos os respiradores de pressão positiva convencionais produzem áreas de hiperinsuflação e hipoinsuflação das áreas de troca gasosa, ambas contribuindo para uma troca gasosa subótima.

Como a SAR deve resultar em uma constante de tempo curta, tempos inspiratórios curtos são permissíveis, e a PAM deve ser elevada para melhorar a oxigenação. Se houver aspiração de mecônio ou edema das vias respiratórias, a constante de tempo é mais lenta, e é importante conceder tempo suficiente para a expiração a fim de evitar retenção de gás, hiperdistensão dos pulmões e possível extravasamento de ar. Se o tempo expiratório (T_E) for mais curto que a constante de tempo do pulmão na expiração, ocorrerá hiperdistensão. Se a constante de tempo total do pulmão for mais longa do que o tempo inspiratório do respirador (T_I), a ventilação pode ser inadequada. Constantes de tempo desiguais coexistentes em diferentes partes do pulmão ocorrem mais provavelmente se as anormalidades pulmonares se distribuírem de maneira desigual, como na pneumonia, aspiração de mecônio, enfisema intersticial pulmonar, pneumotórax, ou DPC, nos quais torna-se difícil determinar o T_I ou T_E ótimo.

Os efeitos circulatórios da pressão aplicada mecanicamente aos alvéolos é importante. A respiração normal produz pressão intrapleural negativa que aumenta o retorno venoso e o débito cardíaco. A respiração com pressão positiva pode impedir o retorno venoso e reduzir o débito cardíaco. A pressão durante a inspiração reduz a circulação capilar pulmonar enquanto a pressão alveolar exceder a pressão capilar, e pode comprometer o fluxo sanguíneo pulmonar total e, portanto, a troca gasosa.

Medições do volume pulmonar durante a ventilação mecânica

O emprego da anemometria de fio quente ou da pneumotacografia a sistemas de ventilação ciclados pelo tempo e limitados pela pressão permite a medição dos volumes correntes inspiratório e expiratório, a ventilação minuto (VM) e o extravasamento de ar ao redor do TET. O volume corrente pode correlacionar-se com a PIM, taxa de fluxo inspiratório de gases, tempo inspiratório (T_I) e PEEP. O conhecimento do volume corrente por meio de medições à beira do leito ajuda a determinar a PIM ideal para obter o volume corrente mais adequado. Em muitas situações clínicas, este valor situa-se entre 3 e 6 mℓ/kg. Esta informação possibilita a redução da PIM, a qual, se excessiva, pode induzir ou exacerbar a lesão das vias respiratórias pequenas na DPC. Contudo, o conhecimento do volume corrente e do V_E não informa nada sobre a distribuição da ventilação inspirada e a igualdade da $\dot{V}_A/\dot{Q}$. A distribuição do volume corrente varia com a PIM associada; uma PIM baixa pode acarretar distribuição do volume corrente apenas para regiões pulmonares já hiperinsufladas, piorando a igualdade da $\dot{V}_A/\dot{Q}$, resultando em desenvolvimento ou exacerbação de áreas de $\dot{V}_A/\dot{Q}$ alta e agravando a retenção de CO_2, a despeito do V_E normal ou elevado.

Muitos respiradores atuais possuem sistemas gráficos pulmonares para monitorar as curvas de pressão-volume e fluxo-volume a cada incursão respiratória. Tais gráficos podem ser úteis na avaliação do grau de instabilidade das vias respiratórias durante a inspiração e especialmente a expiração. As curvas de pressão-volume podem ajudar a detectar hiperdistensão e/ou retenção de ar ou obstrução das vias respiratórias pequenas. Uma limitação no uso dos gráficos pulmonares é a variabilidade considerável incursão a incursão do padrão exibido, provavelmente maior do que a existente na ventilação assistida de adultos, e o extravasamento de ar ao redor do TET mencionado anteriormente. As formas de onda de fluxo podem ser úteis na determinação do T_I apropriado. Ainda não existem evidências fortes sugerindo que um desfecho clinicamente importante possa ser modificado em RNs com base na interpretação desses padrões de fluxo de ar e pressão; no entanto, podem ser um auxílio útil para a assistência.

As medições automatizadas à beira do leito do VEF estão disponíveis atualmente. Os dispositivos utilizam uma metodologia de diluição do hélio, e estudos iniciais demonstraram uso seguro e medidas reproduzíveis. Embora não sejam parte do emprego clínico de rotina, podem permitir uma técnica mais individualizada na aplicação da PEEP em RNs.

Investigação de novas formas de ventilação assistida

O padrão-ouro para a introdução de novos tratamentos em medicina é a realização de estudos clínicos randomizados (ECRs) prospectivos definitivos com desfechos primários clinicamente relevantes predeterminados. Tais estudos foram adotados tardiamente, mas agora de maneira entusiástica em neonatologia. Parte da aceitação dos resultados dos ECR decorre do "cegamento" efetivo da atribuição a grupos de tratamento, e do consenso difuso de que o grupo-controle tenha recebido a melhor assistência disponível conhecida à época. Quando tais princípios são aplicados aos estudos que avaliam novas abordagens de ventilação assistida, existem várias limitações óbvias.

É difícil realizar um estudo clínico cego de dois tipos diferentes de ventilação assistida, especialmente se forem usados respiradores diferentes. É difícil concordar sobre o que constitui o padrão ótimo de assistência a ser prestada no grupo-controle. Isto vale não apenas para os detalhes do manejo do respirador, como também para os cuidados de apoio adjuvantes. Ainda que se alcance um consenso sobre os padrões de assistência, é difícil garantir a aderência a tais padrões.

Os respiradores contemporâneos concebidos para RNs são dispositivos bastante complexos. Esta complexidade exige equilíbrio na realização de estudos clínicos entre as prescrições rígidas de manejo do respirador *versus* os estudos "em campo" com maior tolerância por práticas específicas dos médicos. O último desenho de estudo talvez tenha maior aplicabilidade a grandes populações, mas corre o risco de ter maior variabilidade entre centros no método e no desfecho, potencialmente diluindo as evidências de interesse. Embora sejam inerentes a todos os estudos definitivos prospectivos, essas questões são particularmente agudas quando aplicadas à avaliação de modos de ventilação assistida em RNs.

A identificação do desfecho clinicamente relevante pode ser difícil. A morte é um desfecho de interesse óbvio, porém, para a maioria das populações de RNs tratados com ventilação assistida, pode ser um marcador insensível e não informativo de outros desfechos importantes. A utilização de um marcador substituto da morte (p. ex., necessidade de oxigenação por membrana extracorpórea [ECMO]) funcionou bem para os estudos clínicos de RNs quase a termo, mas não funcionará para RNs que não sejam candidatos à ECMO (aqueles com idade gestacional < 34 a 35 semanas). Para RNs pré-termo, comumente utilizam-se evidências de lesão pulmonar (i. e., DPC) em combinação com a morte. Contudo, até mesmo esses desfechos encerram problemas em virtude da patogenia mal compreendida da DPC e do papel de outros fatores além da ventilação assistida que contribuem para o seu desenvolvimento e intensidade. Desfechos combinados também têm o problema de que a redução de uma parte do desfecho primário (morte) pode aumentar a incidência do desfecho adverso. Alguns estudos que avaliam formas diferentes de ventilação assistida foram prejudicados pelo problema de que para qualificar-se para o estudo, os RNs primeiro eram tratados com uma forma de ventilação assistida por um período de tempo variável antes da aplicação de padrões distintos de ventilação. Os estudos mais recentes, em particular aqueles que testaram a ventilação de alta frequência (44-46), evitaram este problema. Alguns estudos, mesmo aqueles que pretendem comprovar o benefício de uma forma experimental de ventilação, podem demonstrar o benefício porque os pacientes controles apresentaram uma taxa de desfechos adversos mais alta do que a esperada. O recrutamento bem-sucedido de populações suficientemente grandes em tempo curto o bastante e a capacidade de estratificá-las de maneira significativa também são tarefas difíceis. Isto é cada vez mais importante, dado o papel da economia na decisão sobre a necessidade de transferir pacientes que participarão de estudos definitivos de um centro para outro (47).

A despeito destas e de outras limitações, ocorreram avanços na aplicação da ventilação assistida graças aos ECRs. Os ECRs permanecem valiosos para se compreender melhor as limitações e forças dos muitos padrões diferentes de ventilação assistida.

Ventilação convencional

Modos disponíveis e detalhes do uso

Diversas manipulações da pressão permitem aumentar a Pa_{O_2}. O médico decide se prefere aumentar a $F_{I_{O_2}}$ ou a $P_{VA}[gás]$ ao considerar os parâmetros prévios e ponderar os possíveis efeitos nocivos da elevação da $P_{VA}[gás]$ contra aqueles do aumento da $F_{I_{O_2}}$, reconhecendo que os limiares são arbitrários. Se a $F_{I_{O_2}}$ estiver perto de 1 e a Sp_{O_2} ou a Pa_{O_2} for inaceitavelmente baixa, devem-se avaliar outras opções. Durante a ventilação ciclada pelo tempo e limitada pela pressão, se a PEEP já estiver em 6 a 7 cmH$_2$O, aumenta-se a PIM ou o T_I. O uso da PEEP ajuda a manter as vias respiratórias pequenas pérvias e prevenir o colapso por ausência de ar dos alvéolos que estão abertos. Pressões inspiratórias maiores do que 15 cmH$_2$O geralmente são necessárias para abrir áreas acinares colapsadas ou cheias de líquido. A combinação de aumento do T_I com PEEP de 6 cmH$_2$O pode ser útil durante a fase inicial de ventilação assistida para a SAR. Com a abertura subsequente dos espaços aéreos, pode ser preciso reduzir o T_I. O uso de uma pausa ou platô inspiratório final deve melhorar a distribuição do gás inspirado se houver diferenças regionais na resistência das vias respiratórias. Contudo, se a pressão alveolar exceder a pressão capilar, haverá tamponamento da circulação pulmonar e surgirão áreas de $\dot{V}_A/\dot{Q}$ alta (48).

A hipoxemia pode persistir durante todas as combinações de parâmetros do respirador em alguns distúrbios, e devem-se suspeitar de outras anormalidades subjacentes. O clínico sempre deve considerar o grau de escape de ar ao redor do tubo endotraqueal quando ajustar as pressões e taxas de fluxo. Então, indica-se avaliação ecocardiográfica do RN com hipertensão vascular pulmonar coexistente ou cardiopatia estrutural ou funcional. O Quadro 28.3 cita outras considerações da assistência.

Se houver obstrução das vias respiratórias, como pode ocorrer na DPC ou aspiração de mecônio, os parâmetros ideais do respirador podem diferir daqueles usados na SAR. Como a constante de tempo é relativamente longa, a taxa de fluxo de gás não deve ser rápida demais, e deve haver tempo adequado para a expiração. Nesses casos, um dos múltiplos modos mais recentes de ventilação assistida pode ser proveitoso.

Ventilação desencadeada pelo paciente

O objetivo da ventilação desencadeada pelo paciente é maximizar a eficiência dos esforços respiratórios espontâneos e minorar o risco de ventilação insuficiente ou traumatismo das vias respiratórias (49). Todos os padrões de ventilação desencadeada pelo paciente exigem um sensor e transdutor de resposta rápida que possam detectar o início do esforço inspiratório espontâneo e propiciar o início mecânico da ventilação assistida pela máquina durante a fase inicial da inspiração do RN. Os métodos atualmente usados para assinalar o início do esforço inspiratório são citados no Quadro 28.4. A tecnologia atual permite que a transdução seja realizada em um período de tempo de apenas 30 a 50 milissegundos, cerca de um décimo da duração da fase inspiratória de um ciclo respiratório espontâneo (Figura 28.6) (50). O meio pelo qual este sinal é fornecido e o acréscimo de outras alterações sutis porém potencialmente importantes nos recursos de determinados respiradores diferenciam um tipo de respirador neonatal convencional de outro (51). O Quadro 28.5 apresenta uma lista dos modos disponíveis e suas vantagens teóricas.

Embora não esteja certo que os modos modernos de ventilação desencadeada pelo paciente tenham alcançado seu ideal, estes métodos já ganharam aceitação ampla por três razões. Estas incluem a impressão clínica de que os RNs estão mais confortáveis e menos perturbados durante a ventilação desencadeada pelo paciente; pode haver melhoras no mínimo modestas na troca gasosa

QUADRO 28.3
Considerações do tratamento.

- Utilizar modo alternativo de ventilação (p. ex., HFV, VMIS, A/C, PRVC)
- Elevar o hematócrito a 45 a 50% com transfusões de concentrados de hemácias
- Reposicionar o RN em decúbito ventral se estiver em decúbito dorsal ou lateral esquerdo ou direito
- Usar sedação com ou sem paralisia; se o RN estiver paralisado, suspender esta medida
- Mudar para um tubo endotraqueal de tamanho maior a fim de reduzir o escape de ar
- Considerar doses repetidas de surfactante exógeno após 24 h de vida
- Administrar diuréticos
- Reavaliar o estado hemodinâmico e tratar adequadamente
- Instituir prova terapêutica com NO
- Considerar uso de corticosteroides

A/C, assisto/controlada; HFV, ventilação de alta frequência; VMIS, ventilação mandatória intermitente sincrônica; PRVC controle do volume regulado pela pressão.

QUADRO 28.4
Mecanismos disponíveis para detecção do início da respiração.

	Vantagem	Desvantagem
Medição do movimento corporal	Nenhum espaço morto	Dependente da posição
Impedância transtorácica	Nenhum espaço morto	Dependente da posição
Sensores da pressão nas vias respiratórias	Pouco espaço morto	Velocidade
Sensores do fluxo aéreo		
Pneumotacografia	Sensível	Aumento do espaço morto
Anemometria de fio quente	Sensível	Sensível demais

QUADRO 28.5
Modos de ventilação assistida através do tubo endotraqueal.

Modos	Vantagens teóricas
VMI	Incursões limitadas pela pressão e tempo Fluxo de gás fresco permite esforços de respiração espontânea
VMIS	Número sincrônico e controlável de incursões assistidas
A/C	Toda incursão espontânea é assistida com uma forma de onda monomórfica (com Ti e PIM definidas) A/C + VG conforme acima, mas Vt é definida, e PIP ajusta-se em uma tentativa de manter Vt
PAV	A pressão respiratória é servocontrolada e proporcional ao volume endógeno e ao fluxo
PSV	O tempo e o fluxo inspiratórios são variáveis, mas a PIM permanece fixa
PSV + VG	Tempo de inspiração variável Fluxo constante Tentativa automática de fornecer o mesmo volume corrente
NAVA	Paciente determina RR, volume corrente, *tempo inspiratório* Reduz assincronia

VMI, ventilação mandatória intermitente; VMIS, ventilação mandatória intermitente sincrônica; A/C, assisto/controlada; PAV, ventilação assistida proporcional; PSV, ventilação com suporte de pressão; VG, volume garantido; NAVA, assistência ventilatória ajustada neuralmente.

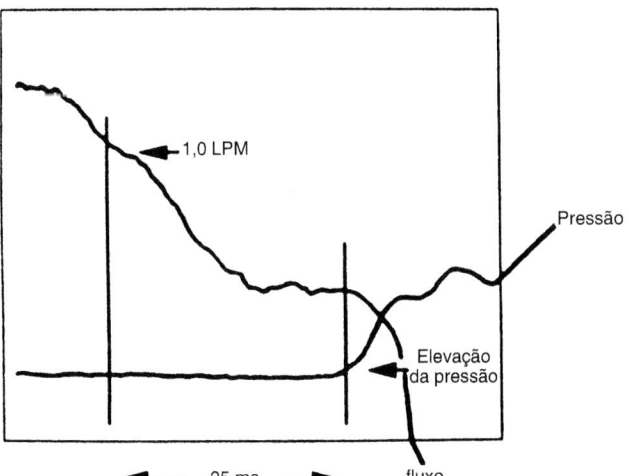

Figura 28.6 Tempo de resposta do sistema, também conhecido como retardo do gatilho. O gatilho de mudança do fluxo é definido em 1,0 LPM. Passaram-se 25 ms desde o momento em que este limiar foi alcançado (*linha vertical* à esquerda) até a elevação mensurável na pressão das vias respiratórias (*linha vertical* à direita). De Donn SM, Sinha SK. Controversies in patient-triggered ventilation. *Clin Perinatol* 1998;25:49, com permissão.

pulmonar; parece haver menor necessidade de sedação e relaxamento muscular. Mesmo com a ventilação desencadeada pelo paciente, é importante reconhecer os riscos que podem ocorrer quando as frequências da ventilação mandatória intermitente sincrônica (VMIS) estão altas demais ou quando se permite que o paciente respire no modo assisto/controlado (Figura 28.7) (52). No modo assisto/controlado, pode ocorrer hiperventilação, sobretudo se o sensor para desencadear a respiração for excessivamente sensível e suscitar incursões do respirador que não estejam associadas ao esforço inspiratório do paciente. Se o objetivo for evitar incursões desencadeadas no fim da inspiração ou durante a expiração, os sistemas desencadeados pelo fluxo são menos propensos ao autodesencadeamento e possuem um tempo de resposta mais curto e constante do que os sistemas desencadeados pela impedância (53). O modo "controle do volume regulado pela pressão" disponível em alguns respiradores tem se mostrado útil na correção de problemas de troca gasosa em RNs pré-termo maiores ou a termo, apesar de o extravasamento de ar com o tubo endotraqueal neonatal tornar esse modo menos eficaz em alguns pacientes.

Contudo, o volume corrente definido é arbitrário em virtude da perda de volume para o circuito respiratório complacente, o que resulta em medição imprecisa (51). Se o CO_2 corrente final for medido com o respirador, realiza-se uma segunda medida do volume corrente (VC) no tubo respiratório, a qual pode refletir melhor o VC efetivo. Não se relatou nenhum estudo clínico definitivo deste modo de ventilação com fluxo variável em comparação com os padrões convencionais de ventilação no tratamento de RNs de baixo peso ao nascer (BPN).

Uma limitação de muitos respiradores é que as incursões individuais geradas pelo dispositivo são monomórficas. A ventilação assistida proporcional pode ser uma forma de superar o problema e oferecer maior individualização do suporte. Na ventilação assistida proporcional, a relação entre o esforço inspiratório induzido pelo paciente e a resposta do respirador é interativa. Durante a ventilação assistida proporcional, o respirador amplifica o esforço do paciente durante toda a fase inspiratória do ciclo. A cada incursão gerada espontaneamente, o paciente individualiza o volume corrente e os padrões de fluxo do respirador. Sensores monitoram a taxa de fluxo instantânea e o volume de gás do respirador para o paciente; então, a pressão aplicada varia de acordo com a equação do movimento. Este sistema pode permitir maior conforto do paciente e redução da pressão máxima nas vias respiratórias necessária para manter a ventilação, com menor probabilidade de hiperventilação em comparação com os modos assisto/controlados (52).

A assistência ventilatória ajustada neuralmente (NAVA) é uma nova modalidade de respirador que está disponível atualmente para a população neonatal e infantil. A NAVA auxilia na ventilação para captura e análise de atividade elétrica do diafragma (Edi) via eletrodos incorporados em um tubo de alimentação (cateter Edi). A NAVA utiliza o Edi para acionar o respirador, permitindo que o paciente determine sua frequência respiratória, volume corrente e *tempo inspiratório*. Apesar de os estudos permanecerem limitados, esse método de ventilação parece ser seguro e eficaz e reduzir a assincronia (54-56).

Até o presente, nenhum estudo foi realizado para medir um desfecho clinicamente importante após uma duração significativa de exposição a dispositivo de interação com o paciente, em comparação com outro dispositivo semelhante. Um estudo utilizando um desenho *crossover* em RNs com SAR examinou o efeito da ventilação com suporte da pressão mais garantia do volume, uma forma de ventilação orientada pelo volume. As Figuras 28.8 e 28.9 mostram os resultados das medições do CEF e da ventilação minuto (53). Não se detectou melhora óbvia do VM, a/A, ou VEF quando a P_{CO_2} foi controlada.

A capacidade de reduzir o suporte de ventilação assistida de maneira controlada com dispositivos de interação com o paciente é maior em comparação com os modos ventilatórios disponíveis previamente. As reduções progressivas da frequência de reserva, PIM e Fi_{O_2} podem ser realizadas de maneira suave e diminuem cumulativamente a dependência do método de "tentativa e erro" durante a redução do suporte ventilatório em dispositivos mais antigos. Uma terapia adjuvante estabelecida para RNs de MBP é o uso da metilxantina. O uso rotineiro deste fármaco reduz a necessidade de reintubação e reintrodução da ventilação assistida (57).

Uma nova modalidade que será muito útil no futuro é o controle automatizado de oxigênio inspirado, atualmente não disponível para todos os respiradores e/ou países. Alguns estudos indicam que é possível ajustar forma segura, eficaz e automática o Fi_{O_2}, para manter Sp_{O_2} predeterminada em uma faixa desejada (58,59).

Regulação pela pressão *versus* orientação pelo volume

Convém pensar nos modos atuais de ventilação assistida com frequências convencionais como sendo controlados pela pressão ou orientados pelo volume (60). A reintrodução da ventilação controlada pelo volume após o uso malsucedido desta modalidade na década de 1970 oferece mais opções, depois de décadas de ventilação neonatal controlada pela pressão e tempo. Algumas características adicionais da ventilação controlada pelo volume incluem o T_I variável e limitado, taxas de fluxo inspiratório decrescentes e interação do respirador com o paciente. Pode-se instituir suporte da pressão variável para manter a ventilação minuto relativamente constante. Durante a respiração assistida controlada pela pressão,

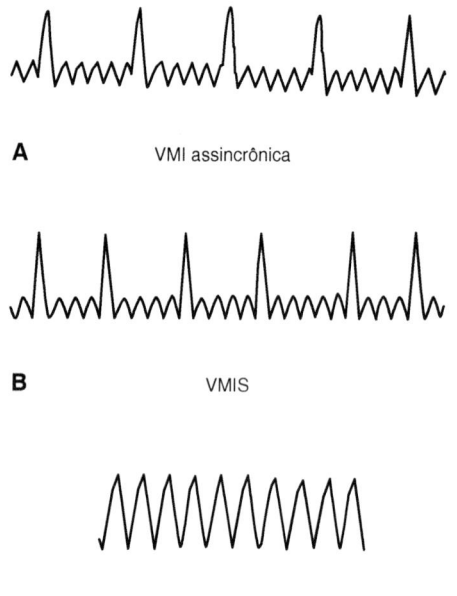

Figura 28.7 Traçados do volume corrente (inspiração = para cima) demonstrando três padrões de interação do respirador com a respiração espontânea. Nesta ilustração, o volume corrente das incursões espontâneas é menor que o das incursões do respirador. **A.** ventilação mandatória intermitente assincrônica (VMI) com incursões do respirador fornecidas durante a expiração espontânea. Durante a VMIS, as incursões do respirador ocorrem em uma frequência constante, sem qualquer relação com as incursões espontâneas. **B.** Ventilação mandatória intermitente sincrônica (SIMV) com incursões do respirador fornecidas no início de inspirações espontâneas selecionadas. Durante a VMIS, as incursões do respirador ocorrem de maneira mais irregular, mas o respirador fornece a frequência definida sincronicamente com as incursões espontâneas. **C.** Modo assisto/controlado, com as incursões do respirador fornecidas no início de todas as inspirações espontâneas. O modo assisto/controlado fornece incursões do respirador sincronicamente com todas as incursões espontâneas, o que pode acarretar hiperventilação. Em Cleary JP, Bernstein G, Mannino FL *et al.* Improved oxygenation during synchronized intermittent mandatory ventilation in neonates with respiratory distress syndrome: a randomized, crossover study. *J Pediatr* 1995;126:407, com permissão.

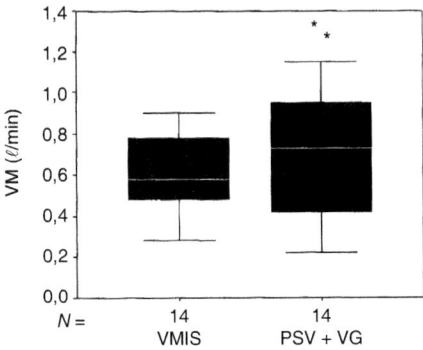

Figura 28.8 A relação entre o volume-minuto (VM) e o modo de ventilação (VMIS ou PSV + VG). A diferença entre os dois modos é significativa (*$p < 0,012$). De Olsen SL, Thibeault DW, Truog WE. Crossover trial comparing pressure support with synchronized intermittent mandatory ventilation. *J Perinatol* 2002;22:461, com permissão.

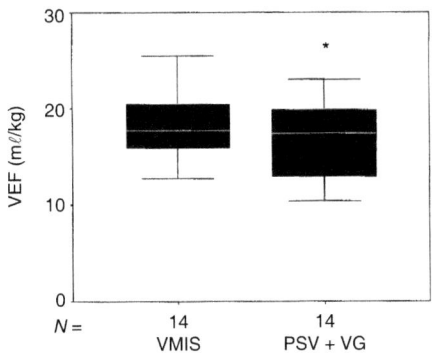

Figura 28.9 A relação entre o volume expiratório final (VEF) e o modelo de ventilação (VMIS ou PSV + VG). A diferença entre os dois modos é significativa (*$p = 0,011$). De Olsen SL, Thibeault DW, Truog WE. Crossover trial comparing pressure support with synchronized intermittent mandatory ventilation. *J Perinatol* 2002;22:461, com permissão.

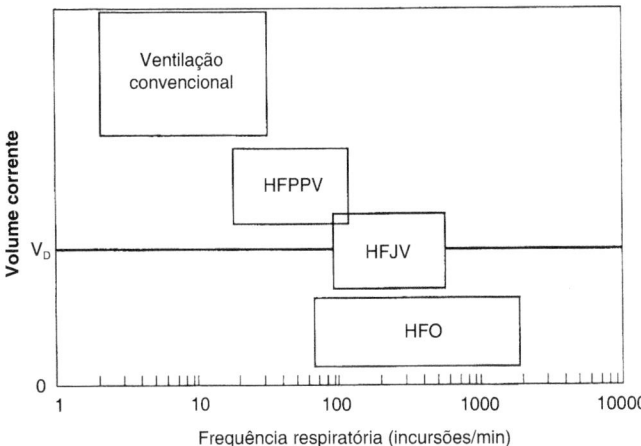

Figura 28.10 Frequência respiratória *versus* volume corrente. HFJV, ventilação a jato de alta frequência; HFO, oscilação de alta frequência; HFPPV, ventilação com pressão positiva de alta frequência. De Slutsky AS. Nonconventional methods of ventilation. *Am Rev Respir Dis* 1988;138:175, com permissão.

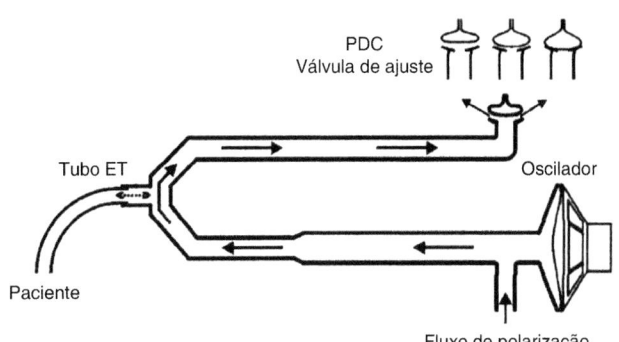

Figura 28.11 Princípio da HFOV.

também pode haver incursões com suporte da pressão – uma vez gerada, a pressão é constante para a duração do T_I, mas o fluxo é decrescente.

Em suma, a disponibilidade de muitas opções no terreno da ventilação assistida com frequência convencional permite maior individualização da assistência entre pacientes e no mesmo paciente durante diferentes estágios de disfunção pulmonar. Contudo, não há evidências definitivas de redução da mortalidade ou da morbidade clinicamente importante graças a esses novos recursos em comparação com os modos mais antigos de ventilação assistida.

Ventilação de alta frequência

Princípios do uso

A ventilação de alta frequência (HFV) é definida pelo uso de pequenos volumes correntes em frequências suprafisiológicas para oferecer oxigenação e ventilação. Em geral, refere-se ao uso de frequências acima de 150 incursões por minuto. Em alguns casos, o VC é menor que o espaço morto. Assim, os mecanismos da HFV diferem da combinação convencional de condução e difusão. Porém, este modo é capaz de realizar troca gasosa adequada. Muitos estudos teóricos e experimentais demonstraram que uma série de mecanismos de convecção e difusão atuam em conjunto para lograr o transporte de gás durante a HFV (Figura 28.10) (61). Há um aumento da mistura de gás nas vias respiratórias, mediante o aumento da energia das moléculas de gás em altas frequências e fluxos elevados do respirador. O resultado final é que gás fresco chega aos alvéolos. A Figura 28.11 ilustra diversos padrões de HFV.

A principal vantagem da HFV parece ser seu potencial de prevenir algumas consequências deletérias da ventilação mecânica. Quando usada em modelos de animais com uma estratégia de otimizar a insuflação pulmonar, a ventilação oscilatória de alta frequência (HFOV) melhorou a troca gasosa e a mecânica pulmonar, promoveu insuflação uniforme, reduziu o escape de ar e diminuiu a concentração de mediadores inflamatórios no pulmão, em comparação com a VMC (62). Fizeram-se tentativas de distinguir os HFVs com base em vários fatores específicos dos respiradores (Quadro 28.6). A distinção entre os tipos de HFVs pode ser relevante para a adequação de um dado tipo de HFV ao processo fisiopatológico (63).

Dispositivos ventilatórios e suas indicações

Os três principais tipos de HFV são usados para tratar de RNs: respiradores a jato de alta frequência (HFJV), interruptores do fluxo de alta frequência (HFFI) e HFOV. Esses dispositivos diferem quanto ao modo como geram incursões da HFV e aos parâmetros que podem ser ajustados para controlar a ventilação e oxigenação (Quadro 28.6).

Ventilação a jato de alta frequência

Os respiradores a jato de alta frequência são concebidos para a administração de pulsos de fluxo alto e curta duração de gás pressurizado diretamente nas vias respiratórias superiores através do lúmen de um tubo endotraqueal especialmente desenhado. Esses sistemas operam em frequências de 150 a 600 incursões/min. A exalação é passiva. Os volumes correntes efetivos são maiores que o espaço morto anatômico. O respirador é servocontrolado e atua para manter uma pressão constante na ponta do tubo endotraqueal. A técnica de ventilação a jato de alta frequência foi investigada para determinar sua eficácia no tratamento de RNs com muito baixo peso com a finalidade de reduzir a mortalidade ou a ocorrência de DPC nesta população (64,65). A escolha da DPC como variável de desfecho é difícil em qualquer estudo em virtude dos múltiplos fatores de confundimento que podem surgir (66).

A situação atual da ventilação a jato como um modo de suporte para RNs de baixo peso é incerta. Keszler et al. (64) realizaram um estudo multicêntrico no qual 130 pacientes foram recrutados. Metade foi tratada com HFJV e metade com continuação da VMC (ventilação intermitente assincrônica). Praticamente todos os RNs haviam sido tratados com surfactante exógeno. A mortalidade e a necessidade de suporte ventilatório aos 28 dias de vida foram iguais nos dois grupos, mas houve uma redução de 40 para 20% na continuação do suporte respiratório na idade pós-concepção de 36 semanas entre RNs tratados com HFV. Este estudo também mostrou que a HFJV foi superior à ventilação corrente para a prevenção de enfisema intersticial pulmonar. É interessante notar que as taxas de DBP e de sobrevida aos 28 dias de vida foram comparáveis àquelas encontradas 10 anos antes em um estudo que comparou a HFOV com a ventilação convencional em RNs sem administração prévia de surfactante (67). Esses resultados promissores são contrastados com outro estudo prospectivo randomizado de uma população comparável porém menor de RNs de MBPN (68). Neste estudo da HFJV, houve aumento do risco de desfechos adversos, definidos como hemorragia intraventricular grande (HIVe), leucomalacia periventricular, ou morte. Não foram observadas diferenças na incidência de DPC. O achado de leucomalacia fora previamente associado à hipocapnia produzida pelo tratamento com HFJV durante os primeiros três dias de vida (69), porém não se estabeleceu uma relação de causa e efeito.

Padrões híbridos de ventilação

Um disponível híbrido que combina elementos da ventilação a jato e da interrupção do fluxo para gerar a HFV, além da ventilação convencional de baixa frequência, está disponível (Infrasonics, San Diego, CA; Bronchotron, Percussionaire Corp., Sand Point, ID). Opera a 10 a 15 Hz, com pausas na operação da HFV durante a fase inspiratória convencional da ventilação. Quando opera em seu modo convencional e de alta frequência misto, o dispositivo gera um fluxo inspiratório curto, de alta pressão e invariável com fase de desligamento variável, permitindo o esvaziamento pulmonar passivo. Uma característica atraente é a perturbação mínima do paciente inerente à mudança da forma de alta frequência para a ventilação convencional. Nenhum estudo publicado demonstrou que este dispositivo ofereça alguma vantagem significativa como tratamento primário ou de resgate em comparação com outros tipos de HFV.

Ventilação oscilatória de alta frequência

A HFOV difere dos outros dois tipos ao fornecer volumes correntes menores em frequências mais altas e ter uma fase expiratória ativa. O HFV Sensormedics 3100A (Sensormedics, Anaheim, CA) exibe a característica adicional de operar com um T_I ajustável independentemente. Este dispositivo foi autorizado para uso no tratamento inicial primário em ventilação assistida e no tratamento alternativo da insuficiência respiratória intratável, refratária à VMC de RNs. O movimento oscilatório do diafragma produz fases inspiratória e expiratória ativas que impelem a mistura do gás (Figura 28.11). A amplitude da onda de pressão (medida como "pressão delta") é proporcional ao volume corrente da incursão fornecida ao paciente, e ajustada para manipular as alterações na ventilação. A PAM interfere na oxigenação ao modificar a taxa de fluxo de gás no circuito e a resistência ao fluxo de gás no lado expiratório do circuito.

Diversos estudos controlados, prospectivos e randomizados utilizaram diferentes tipos de HFOV (68,70-78) em comparação com a ventilação convencional. O princípio da suposta superioridade da HFOV era que as menores pressões distensoras, combinadas com recrutamento mais adequado e manutenção do volume pulmonar, estariam associadas a menos alterações celulares displásicas do pulmão e DBP menos frequente ou mais leve. Cumulativamente, esses estudos fornecem evidências de que a HFOV pode ser usada de maneira segura e eficaz em uma grande variedade de RNs, porém sua eficácia como tratamento de resgate ainda é controversa (73,74).

Uma pergunta levantada, mas não respondida, pelos estudos clínicos da HFOV é o benefício em potencial extraído com sua aplicação ao nascimento. Dois estudos que utilizaram modelos da SAR em primatas prematuros demonstraram melhora da troca gasosa se a HFOV fosse empregada sem qualquer VMC prévia (70,72). Jackson et al. (75) observaram redução do edema alveolar proteináceo e melhora da troca gasosa após 6 horas de HFOV aplicada desde a primeira incursão. Contudo, todos os animais em ambos os grupos de tratamento apresentavam evidências de lesão celular pulmonar. O achado de benefício a curto prazo e lesão celular concomitante significa que a aplicação da HFOV desde o nascimento poderia ainda assim estar associada a lesão pulmonar significativa. Tais achados são coerentes com os de Solimano et al. (76), os quais mostraram que extravasamentos de líquido e proteína ainda ocorriam em ovelhas pré-termo, embora a HFOV fosse aplicada desde a primeira incursão respiratória após o nascimento.

QUADRO 28.6

Respiradores de alta frequência.

	Interrupção do fluxo	Respirador a jato	Respiradores oscilatórios	
Dispositivo comercializado	Infant Star (Infrasonics, San Diego, CA)	Bunnell Life Pulse (Bunnell, Salt Lake City, UT)	Sensormedics (Sensormedics, Anaheim, CA)	Draeger Babylog 8,000 plus/VN500 (Draeger Medical Inc., Telford, PA)
Indicações	Fracasso da ventilação convencional em neonatos de MBPN; EIP	EIP; extravasamento de ar intratável; fracasso da ventilação convencional	Tratamento primário ou de resgate da insuficiência respiratória; prevenção de ECMO	
Variáveis Uso com ventilação convencional	Taxa de incursões convencionais; frequência de alta frequência Sim	Taxa prevista inspiratória variável de 240 a 600 bpm. Sim	Taxa; pressão média nas vias respiratórias; razão I:E Não	Pode ser usado como um respirador de fluxo contínuo, limitado pela pressão, ciclado a tempo ou como HFOV,[a] com monitoramento do fluxo e do volume
Fase expiratória	Passiva (?)	Passiva	Ativa	Passiva (ventilação convencional)/ativa (HFOV)
Precauções especiais	> 2 kg; nenhum ensaio publicado	Redução súbita da P_{CO_2}; alcalose respiratória	Redução súbita da P_{CO_2}; alcalose respiratória	

[a]HFOV não está disponível nos EUA.

Uma segunda indicação possível para a HFV é prevenir a necessidade de suporte respiratório mais invasivo com a ECMO. Estudos que recrutaram pacientes candidatos à ECMO demonstraram que metade respondeu favoravelmente à HFOV e não precisou de ECMO (77,78).

A maioria dos RNs que responderam à HFV era de RNs maiores sofrendo de SAR grave. Outros distúrbios pulmonares agudos, como a pneumonia por aspiração de mecônio com alterações obstrutivas graves das vias respiratórias demonstradas à radiografia de tórax, podem não responder tão bem à ventilação oscilatória. Kinsella et al. (79) mostraram que a administração de óxido nítrico por via inalatória (NOI), em associação a HFOV, produziu um desfecho melhor em comparação com a ventilação convencional com óxido nítrico (NO) ou HFOV isolada. A necessidade de ECMO foi reduzida, especialmente em RNs quase a termo com SAR ou síndrome de aspiração de mecônio (SAM) (Figura 28.12). O efeito sinérgico dessas duas modalidades terapêuticas pode ajudar a reduzir a dependência no suporte invasivo com ECMO neste grupo de RNs a termo frágeis.

Foram realizados dois grandes estudos contemporâneos que compararam a HFOV e a ventilação convencional em RNs prétermo de alto risco na Europa e nos EUA (80,81). Os resultados do estudo por Marlow et al. (82) que recrutou RNs com idade gestacional de 23 a 28 semanas, alocados para HFOV ($n = 400$) ou ventilação convencional ($n = 397$), não mostraram qualquer diferença entre os modos de ventilação. Em contrapartida, Courtney et al. (45) descobriram que em RNs com peso ao nascer de 601 a 1.200 g, a HFOV conferiu um benefício pequeno porém significativo à sobrevida sem DBP (56% versus 47%; $p = 0,046$). Os RNs alocados para HFOV ($n = 234$) tiveram menor taxa de hemorragia pulmonar e taxa ligeiramente mais alta de enfisema intersticial pulmonar, e foram extubados com sucesso 1 semana antes em comparação com RNs alocados para VMIS ($n = 250$). Nenhum estudo mostrou aumento da incidência de anormalidades intracranianas ou do risco de extravasamento de ar, duas complicações previamente descritas (45,82).

Existem diferenças no desenho dos dois estudos que poderiam explicar os resultados distintos. Contudo, a maioria das evidências disponíveis sugere que nas circunstâncias clínicas habituais a escolha do modo de ventilação não afeta o desfecho pulmonar, que pode ser influenciado mais por fatores de risco pré-natais, reanimação inicial e outros aspectos da assistência neonatal (83).

Complicações da ventilação assistida

Problemas associados às vias respiratórias

Complicações agudas e crônicas da ventilação mecânica podem ocorrer em RNs. Todos os pacientes com intubação traqueal demonstram algum grau de lesão da mucosa, em geral metaplasia escamosa ou necrose da mucosa. Na maioria dos RNs, parece haver resolução espontânea sem sequelas significativas. Rouquidão e estridor são frequentes após intubação prolongada, mas costumam resolver-se dentro de alguns dias. Lesões persistentes, incluindo laringomalacia e estenose subglótica, podem acometer alguns pacientes, às vezes exigindo traqueostomia. A duração da intubação, compressão por tubos de tamanho excessivo, umidificação inadequada e pressão nas vias respiratórias produzida pelo respirador contribuem para a ocorrência de lesões laringotraqueais.

A duração da intubação é determinada pela necessidade de suporte ventilatório contínuo. Em alguns RNs que precisam de ventilação assistida prolongada, a traqueostomia facilita o desenvolvimento de padrões alimentares normais e interação social e contorna áreas já traumatizadas da via respiratória superior. Contudo, a traqueostomia neonatal está associada a taxas de morbidade e mortalidade significativas (84). As complicações podem incluir perda fatal da via respiratória após expulsão acidental do tubo, infecção dos tecidos moles paratraqueais, escape paratraqueal intenso de ar resultando na geração de PIM insuficiente e amolecimento da cartilagem traqueal, dificultando a remoção da cânula. A endoscopia por fibra óptica flexível à beira do leito ajuda na avaliação da necessidade de procedimentos adicionais mais invasivos (85).

Complicações por extravasamento de ar pulmonar

O extravasamento de ar pulmonar pode ocorrer como uma complicação de qualquer um dos distúrbios ameaçadores à vida do RN ou em virtude de seu tratamento. O extravasamento de ar pode assumir a forma de enfisema intersticial pulmonar, pneumomediastino, pneumoperitônio, pneumopericárdio ou pneumotórax. O pneumopericárdio e pneumotórax que ocorrem durante a ventilação com pressão positiva exigem tratamento imediato por evacuação do ar livre.

Deve-se considerar o pneumotórax se houver piora abrupta da função respiratória ou circulatória de um RN sob risco.

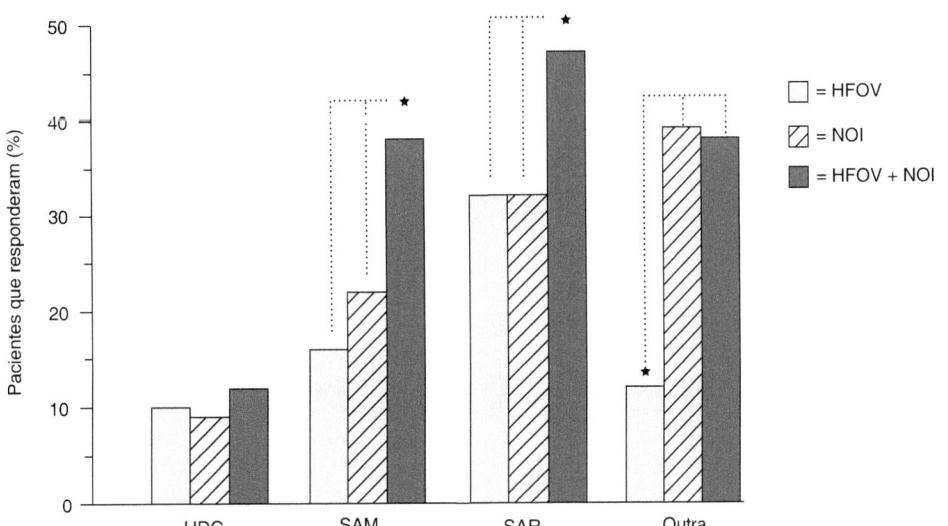

Figura 28.12 Porcentagem de pacientes que responderam à ventilação oscilatória de alta frequência (HFOV); óxido nítrico inalatório (NOI); ou HFOV mais NOI combinados por categoria de doença. Mais pacientes com SAR ou SAM responderam à terapia de combinação com HFOV mais NOI do que a cada tratamento isolado. A resposta ao NOI durante a ventilação convencional foi mais eficaz do que a resposta à HFOV em pacientes sem doença pulmonar significativa (categoria "outra"). *$p < 0,05$. De Kinsella JP, Truog WE, Walsh WF et al. Randomized, multicenter trial of INO and high-frequency oscillatory ventilation in severe, persistent pulmonary hypertension of the newborn. *J Pediatr* 1997;130:55, com permissão.

Timpanismo unilateral, redução do murmúrio respiratório, desvio do *ictus* cordis e pele mosqueada são indícios clínicos proveitosos. A iluminação de alta intensidade pode demonstrar a presença de pneumotórax se o ambiente puder ser escurecido o suficiente. Com frequência, só é possível definir o diagnóstico pelo exame radiográfico. O volume da coleção de ar extrapulmonar nem sempre é uma indicação válida da tensão. O enfisema intersticial, um precursor frequente de pneumotórax, leva o pulmão a permanecer parcialmente expandido, mesmo quando a pressão intrapleural é alta. O pneumotórax bilateral pode ser rapidamente fatal e sempre deve ser considerado nos casos de deterioração grave.

O pneumotórax em RNs de resto assintomáticos muitas vezes remite sem tratamento. Porém, desvio mediastinal acentuado, doença pulmonar coexistente ou uso de ventilação mecânica indicam a necessidade de evacuação do ar. Pode-se realizar aspiração com seringa e agulha como um procedimento de emergência, mas este raramente é suficiente e deve ser seguido por toracostomia com dreno (86).

O dreno de toracostomia é conectado a aspiração contínua sob pressão negativa de 15 a 20 cmH$_2$O com selo d'água. Deve-se obter uma radiografia de tórax logo após a toracostomia. Se o pneumotórax não tiver sido evacuado, deve-se reposicionar o RN e mobilizar o dreno ou, se necessário, inserir um segundo dreno.

O dreno de toracostomia é mantido no local até que o selo d'água deixe de borbulhar e até que o risco de pneumotórax recorrente seja reduzido (*i. e.*, a dificuldade respiratória tenha cedido ou a ventilação mecânica não seja mais necessária). Então, oclui-se o dreno. Se não houver evidências clínicas nem radiográficas de pneumotórax recorrente, pode-se remover o dreno de toracostomia.

ÓXIDO NÍTRICO

A utilização do NOI na medicina de RNs é relativamente nova e continua a se expandir nos últimos anos (87,88). Há mais de duas décadas, NO era considerado uma das muitas moléculas tóxicas entre uma longa lista de poluentes ambientais, como fumaça de cigarro e *smog*. Trabalhos mais recentes demonstraram que, no corpo, em pequenas doses controladas, NO é extraordinariamente benéfico (89). NO ajuda a manter a pressão arterial por meio da dilatação dos vasos sanguíneos, ajuda a promover respostas imunes, é um importante mediador bioquímico da ereção peniana e, também, pode ser um importante componente bioquímico da memória a longo prazo. Como as pesquisas nas últimas duas décadas criaram maior consciência do papel vital do endotélio vascular na regulação do tônus do vaso sanguíneo, hemostasia, crescimento e outras funções fisiológicas ou patológicas, os produtos metabólicos da célula endotelial, como NO, foram reconhecidos como agentes centrais no controle da fisiologia microcirculatória (87,88). Os papéis fisiológicos e fisiopatológicos de NO (87,88) são mostrados nos Quadros 28.7 e 28.8.

Metabolismo do óxido nítrico

In vivo, NO é produzido a partir da L-arginina, um aminoácido semiessencial, pelo óxido nítrico-sintase (NOS) com L-citrulina como um coproduto. Existem três diferentes isoformas de NOS: NOS tipo 1, encontrado pela primeira vez nos neurônios; NOS tipo 2, encontrado pela primeira vez nos leucócitos ativados; e NOS tipo 3, encontrado pela primeira vez nas células endoteliais. As isoformas são muito semelhantes em termos de estrutura e a única diferença na função entre os três é que o NOS tipo 2 não é dependente de cálcio. Cada um assemelha-se estruturalmente ao citocromo P450 redutase (89). Os tipos 1 e 3 também são conhecidos como óxido nítrico-sintase constitutivos (cNOS), visto que são normalmente expressos nas células. Em contraste, o NOS do tipo 2, conhecido como óxido nítrico-sintase induzido (iNOS), é estimulado apenas sob certas condições, tais como sepse de gram-negativos (90). NO tem uma afinidade de ligação muito alta para o ferro e para os compostos que contêm ferro. Quando NO é formado por NOS no corpo, este se difunde para seu local de ação, geralmente uma enzima que contém uma fração de ferro. Por exemplo, quando NO é formado nas células endoteliais vasculares, este pode difundir-se em células musculares lisas vasculares e reagir com o ferro na guanilato-ciclase solúvel. Quando isso ocorre, a guanilato-ciclase é ativada para produzir o monofosfato de guanosina cíclico (GMPc), que então faz com que o músculo liso relaxe. Esse relaxamento provoca uma dilatação vascular e queda na pressão arterial. Se o NO produzido pelas células endoteliais difunde-se na corrente sanguínea, ele irá reagir rapidamente com o ferro na Hb, transformando-o em meta-hemoglobina; este é, então, convertido muito rapidamente pela meta-hemoglobina redutase em Hb e nitrato ou nitrito. O nitrato ou nitrito, formado desta maneira, não é vasoativo e é excretado pelos rins. A quebra de NO dessa forma é a única fonte endógena de nitrito e de nitrato no corpo (89,90).

As preocupações iniciais sobre as toxicidades possíveis da terapia com NOI tinham como foco principal a formação de dióxido de nitrogênio (NO$_2$) no circuito do respirador e o desenvolvimento da meta-hemoglobinemia. Nenhum desses produtos causou

QUADRO 28.7
Funções fisiológicas de NO.

Pulmonar	Broncodilatação
	Equilíbrio V/Q
Neurotransmissão	Memória/aprendizagem
	Neurotransmissor não colinérgico, não adrenérgico
Gastrintestinal	Motilidade
	Mantém a integridade da mucosa
Cardiovascular	Manutenção de vasodilatação
	Inibição de agregação e ativação de plaquetas
Geniturinária	Relaxamento do corpo cavernoso
Inflamatória	Inibição de ativação dos leucócitos e marginação

Adaptado das referências Golombek SG. The use of inhaled nitric oxide in newborn medicine. *Heart Dis* 2000;2:342-347; Golombek SG, Sola A. *El uso de óxido nítrico inhalado en medicina neonatal (The use of inhaled nitric oxide in neonatal medicine)*, in Augusto Sola's book "Cuidados Neonatales: Descubriendo la Vida de un Recién Nacido Enfermo" (Neonatal Care: Discovering the life of a newborn). 1ª Ed – EDIMED-Ediciones Médicas SRL, Buenos Aires, Argentina, 2011:1055–1063.

QUADRO 28.8
Funções do óxido nítrico nos processos fisiopatológicos.

Pulmonar	Hipertensão pulmonar associada a cardiopatia congênita
	HPPRN
	Asma
Gastrintestinal	Enterocolite necrosante
	Diabetes melito
Cardiovascular	Hipertensão essencial
	Aterosclerose
	Hipertensão induzida por gestação
	Desmarginação dos leucócitos
	Destruição dependente de citocinas de bactérias e células tumorais
Neurológica	Doença de Parkinson

Adaptado das referências Golombek SG. The use of inhaled nitric oxide in newborn medicine. *Heart Dis* 2000;2:342-347; Golombek SG, Sola A. *El uso de óxido nítrico inhalado en medicina neonatal (The use of inhaled nitric oxide in neonatal medicine)*, in Augusto Sola's book "Cuidados Neonatales: Descubriendo la Vida de un Recién Nacido Enfermo" (Neonatal Care: Discovering the life of a newborn). 1ª Ed – EDIMED-Ediciones Médicas SRL, Buenos Aires, Argentina, 2011:1055–1063.

toxicidade aparente em ensaios clínicos subsequentes do NOI. Outras substâncias tóxicas possíveis incluem peroxinitrito, que pode estar implicado na lesão pulmonar aguda induzida por oxidante. Os peroxinitritos causam disfunção do surfactante, oxidam os lipídios e proteínas, comprometem as membranas celulares, danificam o DNA, resultando em processos de reparo metabolicamente "caros". Paradoxalmente, NO atenua a lesão pulmonar induzida por oxidantes reagindo com intermediários radicais de peroxidação lipídica de peroxinitrito ou servindo como um removedor de superóxido (91); pode também inibir a adesão de leucócitos na vasculatura pulmonar (92).

Uso do óxido nítrico na hipertensão pulmonar

Roberts et al. (93) e Kinsella et al. (94) mostraram que NO inalado em baixa dose (entre 5 e 80 ppm) produz uma queda na pressão da artéria pulmonar com melhor oxigenação sistêmica, em RNs com insuficiência respiratória grave associada a hipertensão pulmonar persistente do recém-nascido (HPPRN). Isso ocorreu sem diminuir a pressão arterial sistêmica ou causar outros efeitos colaterais tóxicos. O fornecimento desejado de tratamento com dilatador para vasculatura pulmonar tem enorme apelo clínico. A inalação de NO resulta em melhora da oxigenação em HPPRN (95), doença cardíaca congênita (96) e SAR adquirida tanto em crianças como em adultos (97). Embora NO possa reduzir a RVP, pode ter pouco ou nenhum benefício se os alvéolos não forem adequadamente recrutados, se a função miocárdica estiver gravemente comprometida ou se a insuficiência circulatória sistêmica estiver presente (98,99).

É importante lembrar que a HPPRN é uma síndrome clínica associada a diversas patologias pulmonares ou pode ser idiopática. A incidência da HPPRN é estimada em cerca de 2 a cada 1.000 nascidos vivos (100), com um histórico de mortalidade de 11 a 48% (101). Clinicamente, esses pacientes apresentam hipertensão pulmonar acentuada e vasolabilidade, com hipoxemia causada pelo *shunt* direita-esquerda extrapulmonar em um forame oval (FO) e/ou canal arterial (CA). O desempenho do miocárdio e a mecânica pulmonar e seu manejo são dinâmicos, e as mudanças podem, em um paciente com HPPRN, aumentar a RVP, diminuir a resistência vascular sistêmica (RVS) e resultar em aumento do *shunt* direita-esquerda no FO e CA, com piora da hipoxia, hipercarbia e acidose. O tratamento da HPPRN irá incluir abordagens padrão, como: recrutamento pulmonar, uso criterioso de O_2 suplementar, evitar hiper e hipoinsuflação, avaliar e otimizar o desempenho cardíaco, evitar a acidose e tentar minimizar os riscos associados à ventilação mecânica (87,88,99-102). O manejo da HPPRN geralmente inclui o uso de oxigênio e ventilação assistida, prevenção da acidose, sedação e, dependendo da etiologia e gravidade, surfactante; suporte circulatório; NOI; e, potencialmente, ECMO. Terapias consideradas mais experimentais incluem a prostaciclina, sildenafila (103-105), milrinona, rh-SOD e ativadores de sGC. Infelizmente, como mostrado por Walsh-Sukys et al. (100), vários centros ainda estão usando hiperventilação ou alcalose como tratamento, embora nenhum desses tratamentos seja recomendado.

Os resultados dos ensaios clínicos randomizados controlados (106-124) sobre os efeitos do NOI em RNs com insuficiência respiratória hipóxica e/ou HPPRN são resumidos no Quadro 28.9.

Deve-se tomar cuidado no desmame do NOI, visto que tentativas de interromper a terapia com NOI podem ser complicadas por eventos súbitos potencialmente fatais (125,126). Uma redução do NOI para 1 ppm antes de descontinuação pareceu minimizar a redução de Pa_{O_2}. Para os lactentes cujo tratamento com NOI não foi bem-sucedido aparentemente, a descontinuação pode resultar em uma deterioração da oxigenação que poderia ser ameaçadora à vida se ECMO não estiver prontamente disponível ou NOI não puder ser continuado no transporte (127).

Acompanhamento a longo prazo

Vários outros estudos sobre acompanhamento a curto e longo prazo de RNs que foram tratados com NOI para HPPRN graves têm sido publicados (128-132). Rosenberg et al. (128) acompanharam prospectivamente 51 RNs tratados para a HPPRN com NOI. Esses RNs teriam sido tratados previamente com ECMO. Ele descobriu que a taxa de deficiência grave do neurodesenvolvimento era de 11,8% (1 ano) e 12,1% (2 anos). Tais resultados para essa população extremamente doente são semelhantes aos relatórios anteriores de lactentes com HPPRN com manejo convencional e ECMO. Esses lactentes continuaram a apresentar problemas médicos contínuos, incluindo doença reativa das vias respiratórias, refluxo gastresofágico (especialmente entre os sobreviventes com hérnia diafragmática congênita [HDC]) e crescimento lento que justificavam a continuação de um acompanhamento longitudinal atento.

Problemas de segurança

Os dados de segurança em humanos, especialmente a longo prazo, não são bem definidos. O risco de altos níveis de meta-hemoglobina e NO_2 foram avaliados no estudo de Davidson et al. (113,125), no qual não encontraram riscos significativos em RNs que foram dos grupos de controle, 5 ou 20 ppm; o grupo que foi randomizado para 80 ppm de NOI apresentava níveis significativamente mais elevados de meta-hemoglobina e NO_2.

A HPPRN é frequentemente associada a doenças pulmonares inflamatórias. Hallman et al. (133) analisaram espécimes das vias respiratórias de 24 RNs. Seus resultados mostram que NOI (≤ 20 ppm para 1 a 4 dias) não afetam as concentrações do produto de peroxidação lipídica, atividade superficial ou citocinas pró-inflamatórias (interleucina 1β, fator estimulador das colônias de granulócitos e macrófagos) ou anti-inflamatórios (antagonista do receptor da interleucina-1).

O efeito do NOI no momento de sangramento e agregação plaquetária foi estudado em nove RNs com resolução de hipertensão pulmonar por George et al. (134). NOI não apresentou efeito nos estudos de agregação placentária *in vitro*. Nenhum dos nove RNs estudados detectou sangramento clinicamente evidente e, assim, existe pouca preocupação clínica quanto a NOI como uma promulgação de HIVe.

Você deve usar NOI nos centros sem ECMO e no transporte neonatal?

As recomendações seriam (a) ter um sistema no local para continuar NOI durante o transporte mesmo se não houver resposta aparente (como NOI poderia estabilizar a vasculatura pulmonar em determinado grau); e (b) utilizar HFOV + NOI com cuidado, caso exista, em centros sem ECMO (127).

Você deve começar precoce ou tardiamente?

Dois trabalhos recentes analisaram a administração precoce *versus* tardia de NOI (134,135). Em uma análise retrospectiva reunida dos dados de três ensaios clínicos importantes comparando NOI (20 ppm) com RNs de controle a termo e pré-termo tardios (≥ 34 semanas de idade gestacional) com insuficiência respiratória hipóxica que requer ventilação mecânica ($n = 524$), Golombek et al. (134) verificaram que NO inalado em um dose inicial de 20 ppm foi associado à melhora aguda da oxigenação e duração mediana reduzida da ventilação mecânica. Essas melhorias foram significativas em todos os estratos de gravidade da doença (134). O estudo de Gonzalez et al. randomizou 56 RNs com insuficiência respiratória moderada (índice de oxigenação [IO] entre 10 e 30) antes de 48 horas após o nascimento. Eles concluíram que o uso precoce de NOI em 20 ppm em RNs com insuficiência respiratória moderada melhorou a oxigenação e diminuiu a probabilidade de desenvolvimento de insuficiência respiratória hipoxêmica grave (135).

QUADRO 28.9
Resumo de alguns dos ensaios de efeitos do NOI em recém-nascidos.

Estudo	Nº de recém-nascidos	Doença tratada	Dose NOI	Desfecho	Comentários
Ehrenkranz (107)	135	Insuficiência respiratória hipóxica (OI ≥ 25); recém-nascidos ≥ 34 semanas	20 a 80 ppm	ECMO usado em 54% do controle *versus* 39% do NOI	NOI é seguro, bem-tolerado e simples de administrar
Kinsella *et al.* (108)	205	4 grupos: doença difusa do parênquima pulmonar; SAM; HPPRN idiopática ou hipoplasia pulmonar; HDC	20 a 80 ppm	85/205 (41%) não responderam 75/85 foram para ECMO 10/85 morreram	Tratamento com HFOV combinado com NOI foi mais bem-sucedido em paciente com HPPRN grave
Roberts *et al.* (109)	58	Hipoxemia	20 a 80 ppm	Melhorias na P_{O_2} Menor necessidade de ECMO	Oxigenação dobrada em 53% do NOI *versus* 7% do controle
Mercier (112)	204	Pré-termo < 33 semanas (IO 12,5 a 30) Quase a termo ≥ 33 semanas (IO 15 a 40)	10 ppm	IO ↓ mais em grupos NOI; menos dias em ventilação mecânica	Significativo *apenas* em neonatos quase a termo
Davidson *et al.* (113)	155	HPPRN P_{O_2} 40 a 100 em 100% O_2	5 a 20 ppm	Melhoria na oxigenação	Nenhum efeito colateral a curto prazo Sugeriu uso reduzido de ECMO
Wessel *et al.* (114)	49	HPPRN grave > 34 semanas de idade gestacional	5 a 80 ppm	Alterações na oxigenação, mortalidade e uso de ECMO	Uso de ECMO reduzido
Goldman *et al.* (115)	25	HPPRN (IO > 25)	20 ppm	20% de melhoria na Pa_{O_2} IO reduzido	Sensibilidade a NOI reduzida com hipoplasia pulmonar
Hoehn *et al.* (116)	2	Hipoxemia profunda	20 ppm	NOI com convencional *versus* HFOV	Resposta favorável dependente do nível de expansão pulmonar
Day *et al.* (117)	22	Insuficiência respiratória–HPPRN	20 ppm	Melhoria da oxigenação (IO < 40) Uso de ECMO reduzido	IO < 40 em 87% dos pacientes após exposição a NOI
Mercier *et al.* (118)	150	HPPRN IO > 30 (pré-termo) > 40 (termo)	5 a 20 ppm	Sobrevida Resposta a HFOV	Resposta a doença específica do NOI; melhor com > 34 semanas de idade gestacional
Barefield *et al.* (119)	17	Insuficiência respiratória hipoxêmica Pa_{O_2} < 100 mmHg	20 a 80 ppm	Eficácia como um complemento à hiperventilação	Nenhuma redução no uso de ECMO. Melhoria transiente na oxigenação
Nakagawa *et al.* (120)	14	SARA–IO > 10 Idade mediana 63,4 meses	20 a 40 ppm	↓ em IRVP/IO/pressão arterial pulmonar média	Sem hipotensão, nem meta-hemoglobinemia
Dobyns *et al.* (121)	108	Insuficiência respiratória hipoxêmica aguda Idade mediana 2,5 anos	10 ppm	Efeitos prolongados do tratamento com NOI na oxigenação	Melhoria mais constante em imunocomprometido e IO de entrada ≥ 25
Skimming *et al.* (122)	23	SAR	5 a 20 ppm	Aumento na Pa_{O_2}, saturação de oxi-hemoglobina arterial	Nenhuma diferença entre as doses
Clark *et al.* (123)	248	HPPRN; > 34 semanas; ≤ 4 dias; IO ≥ 25	5 a 20 ppm	Necessidade de redução de ECMO	↓ DPC no grupo NO

SAM, síndrome de aspiração de mecônio; HDC, hérnia diafragmática congênita; SARA, síndrome de angústia respiratória aguda; DPC, doença pulmonar crônica; HPPRN, hipertensão pulmonar persistente do recém-nascido.

NOI deve ser utilizado em recém-nascidos prematuros?

Vários estudos tentaram responder a esta pergunta, começando no final da década de 1990 até os dias hoje, com diferentes resultados e conclusões (136-145).

O NOI melhora a troca gasosa, diminui a labilidade vascular pulmonar e reduz a inflamação pulmonar. Schreiber *et al.* (140) conduziram um estudo randomizado, duplo-cego e controlado com placebo do efeito do NOI durante a primeira semana de vida na incidência de DPC e morte em RNs prematuros (< 34 semanas de idade gestacional) que foram submetidos à ventilação mecânica para SAR. Os lactentes foram randomicamente indicados para receber NOI (10 ppm no 1º dia, após 5 ppm por 6 dias) ou placebo de oxigênio inalado por 7 dias. Um total de 207 RNs prematuros foram inscritos. No grupo que recebeu NOI, 51 lactentes (48,6%) morreram ou apresentaram DPC, em comparação com 65 lactentes (63,7%) no grupo placebo (risco relativo, 0,76; intervalo de confiança de 95%: 0,60 a 0,97; p = 0,03). Não houve diferenças significativas entre os grupos na incidência global de HIVe e LPV (33,3% e 38,2%, respectivamente), mas o grupo que recebeu NOI apresentou menor incidência de HIVe grave e LPV (12,4% *versus* 23,5%; risco relativo [RR] 0,53; intervalo de confiança [IC] de 95%: 0,28 a 0,98; p = 0,04). Os autores concluíram que o uso de NOI em RNs prematuros com SAR diminui a incidência de DPC e morte (140).

Van Meurs *et al.* (141) realizaram um ensaio multicêntrico, randomizado, cego e controlado para determinar se o NOI reduziu a taxa de morte ou DBP nesses RNs. Um total de 420 RNs, nascidos com menos de 34 semanas de idade gestacional, com um peso de nascimento de 401 a 1.500 g e com insuficiência respiratória mais de 4 horas após tratamento com surfactante foram indicados randomicamente para receber placebo (fluxo simulado) ou NOI (5 a 10 ppm). RNs com uma resposta (um aumento na pressão parcial de oxigênio arterial de mais de 10 mmHg) foram desmamados de acordo com o protocolo. Os resultados mostraram que a taxa de morte ou DBP foi 80% no grupo de NOI em comparação com 82% no grupo placebo (RR 0,97; IC de 95%: 0,86 a 1,06; = 0,52), e a taxa de DBP foi de 60% *versus* 68% (RR 0,90; IC de 95%: 0,75 a 1,08; p = 0,26). Não houve diferenças significativas nas taxas de intensidade de hemorragia intracraniana ou LPV. Eles concluíram que o uso de NOI em RNs prematuros criticamente enfermos pesando menos de 1.500 g não reduz as taxas de morte ou DBP (141).

Kinsella *et al.* (143) realizaram um estudo multicêntrico randomizado envolvendo 793 RNs com 34 semanas de idade gestacional ou menos e insuficiência respiratória, necessitando de ventilação mecânica. Os RNs foram indicados randomicamente para receber NOI (5 ppm) ou gás placebo por 21 dias ou até o momento da extubação. O desfecho primário de eficácia foi um composto de morte ou DBP na 36ª semana de idade pós-menstrual. Os desfechos de segurança secundários incluíam hemorragia intracraniana grave, LPV e ventriculomegalia. Em geral, não houve diferença significativa na incidência de morte ou DBP entre pacientes que receberam NOI e aqueles que receberam placebo (71,6% *versus* 75,3%, p = 0,24). Para os RNs com peso de nascimento entre 1.000 e 1.250 g, o tratamento com NOI reduziu a incidência de DBP (29,8% *versus* 59,6%); para a coorte geral, tal tratamento reduziu o desfecho final de hemorragia intracraniana, LPV ou ventriculomegalia (17,5% *versus* 23,9%, p = 0,03) e LPV isoladamente (5,2% *versus* 9,0%, p = 0,048). A terapia com NOI não aumenta a incidência de hemorragia pulmonar ou outros eventos adversos (143).

DBP em RNs prematuros está associada a internação prolongada, bem como desfechos pulmonar e neurodesenvolvimental anormais. Como descrito anteriormente, em modelos animais, o NOI melhora tanto a troca gasosa como o desenvolvimento estrutural pulmonar, mas a utilização dessa terapia em RNs sob risco de DBP é controversa. Realizamos um ensaio randomizado, duplo-cego, estratificado e controlado por placebo do NOI em 21 centros envolvendo RNs com peso igual ou inferior a 1.250 g que necessitaram de suporte ventilatório entre 7 e 21 dias de idade. Os RNs tratados receberam concentrações reduzidas de NO, começando em 20 ppm, por um mínimo de 24 dias. O desfecho primário foi sobrevida sem DBP com 36 semanas de idade pós-menstrual. Entre os 294 RNs que receberam NO e 288 que receberam placebo, o peso de nascimento (766 g e 759 g, respectivamente), idade gestacional (26 semanas em ambos os grupos) e outras características foram semelhantes. A taxa de sobrevida sem DBP com 36 semanas de idade pós-menstrual foi 43,9% (grupo NOI) *versus* 36,8% (grupo de placebo) (p = 0,042). Os lactentes que receberam NOI receberam alta mais cedo (p = 0,04) e oxigenoterapia suplementar por menos tempo (p = 0,006). Concluímos que a terapia com NOI melhora o desfecho pulmonar para RNs prematuros que correm risco de DBP quando é iniciada entre 7 e 21 dias de idade e não possui quaisquer efeitos adversos aparentes a curto prazo (145).

A segurança do uso do NOI em RNs prematuros tem sido descrita em diversos estudos. Comparamos medições seriadas de mediadores inflamatórios e marcadores em lactentes tratados com NOI ou placebo para avaliar os efeitos do tratamento com NOI em inflamação pulmonar durante a DBP (146). Investigamos as relações entre os escores de gravidade respiratória e as concentrações nas vias respiratórias de marcadores/mediadores inflamatórios. Como parte do ensaio NO (to prevent) Chronic Lung Disease (NO-CLD), um subconjunto de 99 RNs (52 lactentes tratados com placebo e 47 RNs tratados com NOI) apresentou líquido aspirado traqueal coletado, inicialmente, após 2 a 4 dias e em seguida semanalmente enquanto ainda intubados durante o tratamento de gases do estudo (mínimo de 24 dias). O líquido foi avaliado para interleucina 1β, interleucina-8, fator β de crescimento transformador, N-acetilglicosaminidase, 8 epiprostaglandina F2α e ácido hialurônico. A administração de NOI não resultou em qualquer alteração significativa equivalente ao momento para qualquer dos analitos, em comparação com o grupo tratado com placebo. Não houve correlação entre qualquer um dos marcadores/mediadores de medida e escores de gravidade respiratória nos 24 dias de administração de gás do estudo. Concluímos que, como administrado no estudo NO-CLD, NOI parecia seguro, visto que sua utilização não foi associada a qualquer aumento de substâncias inflamatórias nas vias respiratórias (146). Também examinamos o surfactante em uma subpopulação de lactentes inscritos (147). O líquido traqueal aspirado foi coletado em intervalos especificados de 99 RNs com peso de nascimento inferior a 1.250 g. O surfactante de grande agregado foi analisado para a atividade de superfície com um surfactômetro de bolha pulsátil e o teor de proteína do surfactante com um imunoensaio. Concluímos que o tratamento com NOI para prematuros sob risco de DBP não altera a recuperação de surfactante ou composição de proteína e pode melhorar a função do surfactante transitoriamente (147). Criamos então a hipótese de que o tratamento com NOI não influencia as concentrações dos biomarcadores plasmáticos de estresse oxidativo (148). Em um subconjunto de 100 RNs do estudo sem NO-CLD, observamos que o tratamento com NOI para RNs prematuros que estão sob risco de DBP não alterou os biomarcadores plasmáticos de estresse oxidativo, que provavelmente embasa a segurança desse tratamento (148). Também examinamos os efeitos relacionados à dose de NOI em metabólitos de NO como evidência do aporte de NO, analisando um subconjunto de 102 RNs prematuros no ensaio NO-DPC (149). O tratamento com NOI aumentou os metabólitos de NO em aspirado traqueal em 20 e 10 ppm (1,7 a 2,3 vezes *versus* controle) e no plasma em 20, 10 e 5 ppm (1,6 a 2,3 vezes). Na análise *post hoc*, RNs tratados com níveis de metabólito inferiores na inclusão apresentavam melhor desfecho clínico. Concluímos que NOI causa aumentos dose-relacionados dos metabólitos de NO na circulação, bem como no líquido pulmonar, como evidenciado pela análise do aspirado traqueal, mostrando aporte de NO a estes compartimentos (149). Muitos desses ensaios publicaram o acompanhamento, variando de poucos meses a vários anos (150-152). Em 2011, o Eunice Kennedy Shriver National Institute of Child Health and Human Development, o National Heart, Lung, and Blood Institute e o Office of Medical Applications of Research do National Institutes of Health convocaram uma conferência de desenvolvimento de consenso (153). Suas conclusões foram as seguintes: "Achados de um número substancial de trabalhos experimentais em animais em desenvolvimento e outros sistemas de modelo sugerem que o óxido nítrico pode melhorar o crescimento pulmonar e reduzir a inflamação pulmonar independentemente dos seus efeitos na resistência dos vasos sanguíneos. Embora este trabalho demonstre a plausibilidade biológica, e os resultados de ensaios clínicos randomizados controlados em RNs a termo e quase a termo tenham sido positivos, a evidência combinada de 14 ensaios controlados e randomizados do tratamento com NOI em RNs prematuros de 34 semanas de idade gestacional mostra efeitos ambíguos nos desfechos pulmonares, na sobrevida e nos desfechos neurodesenvolvimentais." Muito recentemente (154), a American Academy of Pediatrics fez um relato sobre a utilização do NOI em RNs pré-termo, concluindo que "os resultados de ensaios clínicos randomizados controlados, metanálises tradicionais e um estudo de metanálise dos dados do paciente individualizado indicam que nem o uso rotineiro ou de resgate de NOI melhora a sobrevida em RNs pré-termo com insuficiência respiratória. (Qualidade das evidências, A; Grau de recomendação: forte)".

Resumo

Existem cerca de 10.000 RNs a termo e pré-termo tardios nos EUA por ano que desenvolvem HPPRN e/ou insuficiência respiratória hipoxêmica. O tratamento para esses pacientes foi submetido a uma mudança importante nos últimos 5 a 10 anos devido ao uso crescente de NOI, HFV e surfactante para evitar resgate com ECMO. NOI, agindo como um vasodilatador pulmonar seletivo, demonstrou produzir melhora sustentada na oxigenação e reduzir a necessidade de ECMO. A redução da necessidade de ECMO sem mudança na mortalidade ou morbidade aguda foi suficientemente significativa para justificar a aprovação da FDA. No final de dezembro de 1999, o NOI foi aprovado para o "tratamento de longo e curto prazo (> 34 semanas) de RNs com falha respiratória hipóxica associada a evidências clínicas ou ecocardiográficas de hipertensão pulmonar, melhorando a oxigenação e reduzindo a necessidade de ECMO."

NO é uma molécula com potentes efeitos biológicos. Atualmente, parece razoável utilizar o NOI em uma concentração de 20 ppm para RNs a termo e pré-termo tardios com insuficiência respiratória hipóxica. No entanto, é essencial continuar a reunir desfechos pulmonares e neurodesenvolvimentais a longo prazo, visto que é uma avaliação econômica (150-152,155,156).

OXIGENAÇÃO POR MEMBRANA EXTRACORPÓREA

Visão geral

ECMO descreve o suporte cardiopulmonar prolongado (durante dias a semanas) extracorpóreo que é utilizado para insuficiência aguda, REVERSÍVEL, cardíaca e/ou respiratória, que é refratário ao manejo clínico convencional. ECMO é uma intervenção de suporte, e não uma intervenção terapêutica. Um oxigenador de membrana fornece oxigênio (O_2) e elimina CO_2 do sangue. ECMO fornece suporte ao paciente até que as condições cardíacas e pulmonares subjacentes sejam tratadas. Durante esse período de "repouso" cardiopulmonar, a exposição a elevados níveis de O_2 e barotrauma pulmonar é minimizada enquanto reserva-se tempo para a resolução de patologia pulmonar e cardíaca reversível. Atualmente, ECMO é considerada um tratamento de último recurso para o paciente que morreria com formas menos invasivas de tratamento. ECMO também tem sido referida como suporte à vida extracorpóreo (SVE) ou circulação extracorpórea (CEC).

ECMO é o resultado de esforços cumulativos de vários pesquisadores em várias disciplinas, começando com a primeira máquina coração-pulmão (artificial) e a primeira cirurgia cardíaca bem-sucedida (157). O trabalho pioneiro de Dr. Bartlett et al. (158) levou ao primeiro sobrevivente da ECMO, um RN a termo com SAM grave em 1976. A tecnologia ECMO desenvolveu-se como uma terapia padrão para insuficiência respiratória neonatal.

ECMO começa com a preparação do circuito de *bypass*. O circuito é montado e preparado com sangue heparinizado, então ajustado ao hematócrito, pH e concentrações de eletrólitos adequadas. Enquanto isso ocorre, o paciente é preparado para a canulação. A canulação extracorpórea geralmente é realizada enquanto o paciente está anestesiado e paralisado. O *bypass* pode ser alcançado por uma de duas vias, sendo a mais comum a venoarterial (VA) e a outra a venovenosa (VV). Na ECMO VA neonatal, o sangue venoso é drenado de uma cânula próxima ou no átrio direito para a veia jugular interna direita (IJ). O sangue é oxigenado e devolvido à circulação arterial próximo ao ou no arco aórtico por uma cânula que tipicamente é colocada na artéria carótida comum direita. As cânulas podem ser diretamente inseridas no coração, tipicamente em RNs submetidos à cirurgia para doenças cardíacas congênitas, em vez de insuficiência respiratória neonatal. Antes da inserção da cânula, o RN recebe um bólus de heparina como uma dose de preparação. Após o implante das cânulas, as posições do cateter são confirmadas por radiografia ou ultrassonografia.

Depois que as cânulas são conectadas ao circuito de *bypass*, o sangue venoso é drenado por efeito da gravidade do átrio direito para uma bomba. A bomba impulsiona o sangue sem pulso através de um oxigenador de fibra oca ou membrana e permutador de calor (Figura 28.13).

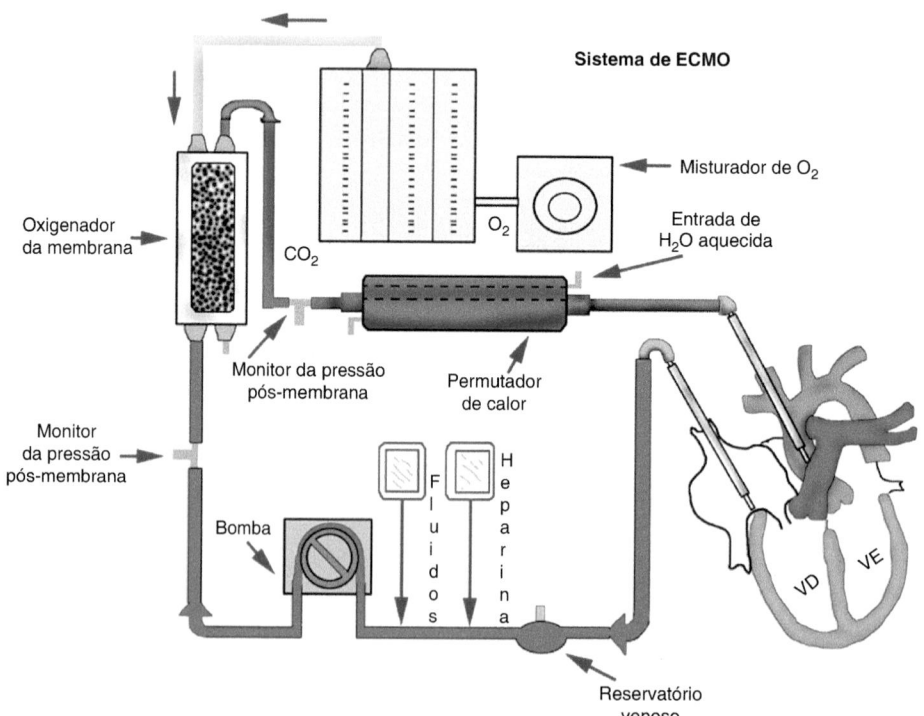

Figura 28.13 Sistema de ECMO. Imagem reimpressa com permissão de Medscape Reference (http://emedicine.medscape.com/), 2014, disponível em: http://emedicine.medscape.com/article/1818617-overview.

A ECMO VA transpõe o coração e o pulmão, proporcionando assim suporte cardiopulmonar total se necessário para pacientes com instabilidade hemodinâmica. A grande desvantagem do *bypass* VA é que uma artéria central tem de ser canulada e permanentemente ligada, embora alguns centros reconstruam os vasos após remoção da cânula. Riscos adicionais incluem alteração de fluxo sanguíneo arterial pulsátil e riscos de o ar ou outras partículas entrarem na circulação cerebral ou coronariana.

A ECMO VV envolve a retirada de sangue do átrio direito e, em seguida, reintroduz o sangue oxigenado no átrio direito. O sangue reintroduzido mistura-se com o sangue venoso sistêmico devolvido, elevando o teor de O_2 e reduzindo o teor de CO_2 do sangue conforme entra no ventrículo direito. Cânulas de ECMO VV com lúmen duplo são usadas para RNs. Durante ECMO VV, parte do sangue é "puxado" de volta para o circuito extracorpóreo ou recirculado enquanto o resto passa para o ventrículo direito. ECMO VV é útil em pacientes com função cardíaca adequada, mas que necessitam de suporte pulmonar.

Seleção de pacientes

SAM, HDC, hipertensão pulmonar idiopática (HPPRN/CFP), sepse e SAR são as indicações mais comuns de ECMO no RN a termo ou quase a termo com falha de oxigenação. ECMO também tem sido utilizada com algum sucesso em condições mais raras como pneumonia viral e hipoplasia pulmonar/extravasamentos de ar persistentes. De modo geral, a sobrevida de SVE para insuficiência respiratória com ECMO neonatal é 84%. O grupo de pacientes com SAM apresenta a maior sobrevida (94%); a sobrevida em outros diagnósticos de insuficiência respiratória varia de 51 a 84%. Pacientes com HDC apresentam a maior taxa de mortalidade. O número de ECMO neonatais por ano em centros diminuiu no final da década de 1990, possivelmente devido ao uso de NOI. A sobrevida também diminuiu ao longo do tempo provavelmente devido à utilização desse tratamento nos pacientes com doença mais grave (159).

Visto que ECMO é uma terapia invasiva e associada a riscos significativos, tem sido historicamente utilizada quando outras terapias menos invasivas falharam. Inúmeras variáveis clínicas e provas de função pulmonar têm sido utilizadas para definir os pacientes com maior risco de mortalidade, como gradiente de oxigênio alveoloarterial, índice de oxigenação ou alguma duração da hipoxia e/ou acidose. Essas medidas têm sido utilizadas para identificar os pacientes com taxa de mortalidade projetada superior a 80% (160). A identificação dos pacientes com maior risco de morte, ao mesmo tempo que evita a lesão de reperfusão ao começar ECMO muito tardiamente, pode ser desafiador (161).

As contraindicações de ECMO mudaram ao longo do tempo. As contraindicações, que antes eram consideradas absolutas, são agora consideradas relativas (Quadro 28.10). Ao considerar a adequação de SVE, os especialistas clínicos apropriados devem ser envolvidos na discussão.

QUADRO 28.10

Contraindicações de ECMO.	
Absolutas	**Relativas**
Malformações letais/anomalias congênitas	Peso ao nascer < 1,6 kg
Lesão cerebral irreversível grave	Idade gestacional < 34 semanas
Hemorragia intracraniana grau III ou superior	Dano irreversível ao órgão (exceto se considerado transplante de órgão)
	Estados da doença com alta probabilidade de prognóstico ruim
	Ventilação com 100% de oxigênio por > 14 dias

Equipamento

A maioria dos equipamentos atualmente utilizados para terapia ECMO consiste em *bypass* cardiopulmonar modificado para utilização a curto prazo. As limitações de cada peça do equipamento devem ser compreendidas e consideradas antes de sua utilização para *bypass* por períodos prolongados. Embora o equipamento específico utilizado para ECMO varie entre os centros, os tipos gerais de equipamentos e aplicações de ECMO são bastante semelhantes. Os componentes básicos do circuito incluem cânulas, tubos, bomba de sangue, dispositivo de troca gasosa e um permutador de calor. Um monitor de retorno venoso fornece servorregulação para controlar o fluxo de drenagem de sangue venoso do paciente conforme é bombeado para o sistema de ECMO, e um sistema de monitoramento de pressão permite a avaliação de pressão excessivamente alta ou baixa. Um dispositivo de anticoagulação também é comumente utilizado à beira do leito. Apenas um oxigenador, utilizando uma membrana laminar de silicone, foi aprovado pela FDA para ECMO prolongada; no entanto, esse oxigenador não está mais disponível e está sendo substituído por membranas de fibra oca (162,163). A bomba de rolete foi utilizada para ECMO neonatal em muitos centros, mas está cada vez mais sendo substituída por bombas de sangue centrífugas. Os *designs* anteriores da bomba centrífuga foram associados a geração de calor e estresse de cisalhamento, resultando em hemólise, mas *designs* mais eficientes estão permitindo uma utilização mais generalizada desses dispositivos (164–168).

Manejo de pacientes

Uma abordagem em equipe para manejo do paciente sob ECMO é crítica. Médicos, enfermeiros, fisioterapeutas respiratórios, perfusionistas e muitos outros colaboram para otimizar a assistência e os desfechos dos pacientes recebendo suporte de ECMO. Visto que os pulmões naturais não são necessários para troca gasosa durante ECMO, o desmame do respirador para os "parâmetros de repouso" permite recuperação pulmonar. Os parâmetros de repouso variam entre os centros, mas tipicamente são utilizadas frequências do respirador inferiores e estratégias que minimizam as PIOs. Tipicamente, os pulmões parecem opacos nas radiografias de tórax durante os primeiros 1 a 3 dias de ECMO (169-171). Isso provavelmente é causado pela redução aguda dos parâmetros do respirador, extravasamento capilar e ativação de complemento como resultado da interação dos hemoderivados com as superfícies artificiais no circuito e deficiência de surfactante secundária à lesão pulmonar (172,173).

O aporte sistêmico de oxigênio (D_{O_2}) está relacionado ao fluxo de sangue e ao teor de oxigênio arterial (Ca_{O_2}).

$$Ca_{O_2} = (1{,}34 \times Hgb \times \%\ saturações) + (0{,}0031 \times Pa_{O_2})$$

A partir da equação acima, é evidente que a Pa_{O_2} do circuito de ECMO tem apenas impacto mínimo no teor de oxigênio. Alterações na Hb têm um impacto muito maior. O aumento da Hb e do fluxo ECMO maximiza o aporte de oxigênio. Não existe forma prática de medir o aporte total de O_2. Saturação venosa, lactato elevado, acidose metabólica e débito urinário podem ser utilizados como equivalentes do aporte de oxigênio adequado. Em alguns casos, agentes inotrópicos podem ter um efeito benéfico especialmente durante ECMO VV, em que a função cardíaca intrínseca do paciente ainda é importante (160).

O manejo da anticoagulação é um elemento essencial do controle diário da ECMO. A heparina não fracionada, administrada continuamente no circuito de ECMO, ainda é o tratamento padrão para impedir a coagulação no sistema (174). O objetivo do manejo de heparina é reduzir o risco de formação de coágulos e fibrina ao mesmo tempo que minimiza o risco de complicações hemorrágicas no paciente. Como a heparinização tem de ser avaliada rapidamente e à beira do leito, a maioria dos centros usa o tempo de coagulação ativado (TCA) (175). O TCA pode ser utilizado em conjunto com os valores laboratoriais adicionais, incluindo tempo de protrombina, tempo de tromboplastina parcial, fibrinogênio, níveis de heparina, antitrombina em três níveis e tromboelastografia (TEG) para avaliar de forma ótima os riscos de sangramento e trombose enquanto estratégias de manejo adequadas são conduzidas. Os níveis de hemoglobina livre no plasma (HLp) são utilizados como indicador de hemólise em excesso. Níveis crescentes de HLp são um sinal de aumento de coágulos no circuito de ECMO ou oxigenador e necessidade potencial de alteração de um circuito ou oxigenador. A HLp também pode ser elevada devido à hemólise relacionada ao paciente.

As demandas de líquido durante ECMO podem ser muito variáveis, dependendo da hidratação pré-ECMO e do risco de lesão renal aguda nesses pacientes em estado crítico. Perdas adicionais de líquido por evaporação, relacionadas ao fluxo de gás de varredura, através do oxigenador podem ser bastante altas nos pacientes menores (176). As necessidades de eletrólitos também podem ser significativamente diferentes daquelas antes de ECMO. A maioria dos RNs requer pouco sódio e uma quantidade maior de potássio. A sobrecarga de volume pode ser resolvida por terapia com diuréticos e/ou ultrafiltração contínua lenta. Vários estudos prospectivos que observam a função renal a longo prazo em pacientes que estavam em ECMO e terapia de reposição renal contínua (TRRC) sugerem que o uso de TRRC pode aumentar a sobrevida. Pacientes que necessitaram de TRRC durante ECMO apresentam uma alta probabilidade de recuperação plena da função renal (177). O suporte nutricional é realizado basicamente por nutrição parenteral total (NPT), embora nutrição enteral tenha sido utilizada com segurança em alguns relatos de casos (178). Como pode ocorrer queda da perfusão intestinal no suporte com ECMO, monitoramento cuidadoso da intolerância alimentar é importante para identificar sinais precoces de enterocolite necrosante (179).

"Atordoamento cardíaco" é uma síndrome de redução do desempenho cardíaco que foi relatada em cerca de 5% dos pacientes recebendo ECMO respiratória (180). No entanto, redução do desempenho cardíaco geralmente ocorre precipitadamente no 1º dia de ECMO respiratória e cardíaca e não é considerada atordoamento cardíaco. A síndrome de atordoamento cardíaco não é bem definida, mas consiste em baixo débito cardíaco, pressão diferencial baixa (inferior a 10 mmHg) e P_{O_2} aórtica aproximando-se da P_{O_2} arterial da bomba. Essa P_{O_2} arterial alta pode ocorrer somente durante ECMO VA. Pacientes respiratórios em ECMO VV apresentam normalmente P_{O_2} arterial relativamente baixa, e as manifestações de atordoamento clínico são mais de natureza clínica. Esse efeito de atordoamento parece ocorrer com mais frequência em RNs que apresentaram hipoxia durante um longo período de tempo antes de ECMO (181). Com ECMO VV, a insuficiência cardíaca pode exigir intervenção urgente com conversão para ECMO VA.

Tamponamento cardíaco é a compressão do coração devido ao acúmulo pericárdico de líquido, pus, sangue, coágulos ou o gás, que é considerado potencialmente fatal. A possibilidade de tamponamento cardíaco sempre deve ser aventada se um RN em ECMO começa a piorar. Bradicardia, arritmias e elevação da P_{O_2} arterial durante ECMO VA sugerem baixo débito cardíaco e, talvez, tamponamento cardíaco. Uma US de emergência é necessária para confirmar o diagnóstico. Depois de confirmada, a drenagem cirúrgica do líquido é a terapia.

A hipertensão sistêmica é uma complicação clínica comum da ECMO (182,183). A hipertensão arterial geralmente se desenvolve logo após a canulação e pode aumentar o risco de hemorragia intracraniana (182).

O desmame da ECMO VA ocorre lentamente enquanto as saturações venosas e as gasometrias arteriais aumentam. Melhorar a complacência pulmonar e normalizar os gases sanguíneos, enquanto em fluxos de ECMO inativos e lentos, sugerem que o paciente pode sair com êxito da ECMO. Para os pacientes em ECMO VV, os fluxos podem ser mantidos altos, e o pulmão pode ter a membrana removida, de maneira que não ocorra o fluxo de gás.

Gasometria, perfusão, espectrofotometria (de reflectância) no infravermelho proximal e função do órgão-alvo devem ser avaliados durante o processo de desmame para determinar se o paciente está pronto para sair da ECMO.

Assistência ao paciente após a oxigenação por membrana extracorpórea

Até o final da execução de ECMO, é comum para o paciente em ECMO necessitar de níveis elevados de Pa_{CO_2} (ou seja, 45 a 55 mmHg) para estimular o impulso respiratório. Ainda assim, muitos podem ser extubados em alguns dias ou menos devido à recuperação pulmonar durante suporte com ECMO. Muitos desses RNs têm recebido tratamento para dor e sedação, como narcóticos e/ou benzodiazepínicos e podem precisar ser desmamados lentamente desses fármacos para evitar os sintomas de abstinência. O equilíbrio hidreletrolítico tem de ser reavaliado após remoção da cânula. A maioria dos lactentes em ECMO alimenta-se mal e pode necessitar de alimentação enteral. A causa desse problema é incerta, mas geralmente é transitória e não indica problemas de desenvolvimento a longo prazo. Como nem todas as anormalidades intracranianas são detectadas pela ultrassonografia, a TC ou a ressonância magnética são recomendadas antes da alta (184). Todas as crianças devem ser acompanhadas em um programa de acompanhamento de alto risco neonatal.

Dados do desfecho

O desfecho desenvolvimental é promissor, com a maioria dos centros relatando que 60 a 70% dos sobreviventes de ECMO são normais com 1 a 2 anos de idade (185-187). Os fatores de risco associados a desfechos ruins incluem achado de uma anormalidade grave na neuroimagem, DPC, prematuridade e sepse por estreptococos do grupo B (185,188–190,192–194). Quando os sobreviventes de ECMO foram avaliados aos 5 anos de idade; embora Glass et al. (185) tenham constatado que 37% corriam risco de fracasso escolar, Rais-Bahrami et al. (189) encontraram um risco semelhante na população de pacientes em ECMO "quase perdidos", definidos como aqueles encaminhados para ECMO, mas que melhoraram sem ECMO. Wagner et al. (190) acompanharam a população recebendo ECMO analisada no estudo de Glass na escola e verificaram que, de fato, uma elevada porcentagem apresentava problemas acadêmicos (37%). Portanto, embora a grande maioria dos pacientes pós-ECMO esteja bem, uma avaliação neuropsicológica completa deve ser considerada antes de iniciar a escola para identificar as crianças que podem se beneficiar de programas de educação especial. A compreensão do funcionamento na vida adulta do RN tratado com ECMO ainda é uma área de interesse para investigação ativa.

MANEJO NA UNIDADE DE TERAPIA INTENSIVA

O manejo de condições respiratórias requer profissionais especializados que atuem efetivamente como equipe e equipamento especializado. Um médico treinado nas técnicas de terapia intensiva neonatal deve estar disponível na unidade em todos os momentos, e outros especialistas devem estar imediatamente acessíveis para consulta.

Os enfermeiros têm de ser treinados cuidadosamente nas técnicas de assistência intensiva de RNs. As habilidades essenciais incluem a instalação do equipamento de suporte ventilatório, reconhecimento de mau funcionamento do equipamento, manejo das vias respiratórias, avaliação da ventilação e uso do equipamento de monitoramento. Os terapeutas respiratórios são cruciais ao uso efetivo do equipamento respiratório. A manutenção e a calibração da administração de oxigênio e dos dispositivos medidores do oxigênio exigem a presença contínua de um terapeuta respiratório no hospital.

As necessidades de equipamento na UTI neonatal incluem fontes de ar comprimido e oxigênio nas paredes, diluidores de oxigênio, dispositivos de aquecimento e umidificação e sistemas de monitoramento do oxigênio com alarmes. Os RNs em estado crítico precisam de monitoramento contínuo da temperatura, da frequência respiratória e da frequência cardíaca por dispositivos elétricos com sistemas de alarme. Na fase aguda da doença, ou se um cateter arterial umbilical ou periférico estiver instalado, o monitoramento da pressão arterial e a exposição do traçado eletrocardiográfico pecisam estar disponíveis.

Os pais de RNs em estado grave precisam de compreensão e apoio. Eles sentem ansiedade, medo, culpa e hostilidade. A maioria das famílias não está preparada para o ônus emocional e financeiro inesperado imposto pela hospitalização da criança. Um assistente social deve estar disponível exclusivamente na UTI neonatal para oferecer auxílio aos pais delineando suas preocupações e ajudando a coordenar a comunicação com a equipe médica e de enfermagem e outros funcionários do hospital.

É crucial que a planta física da UTI viabilize o manejo das condições respiratórias aguda. O setor de pacientes deve ser amplo o suficiente para acomodar os profissionais necessários e a enorme quantidade de equipamento, sem gerar aglomeração intolerável. A planta física das UTIs está se adaptando a essa nova realidade.

A atenção adequada a essas características adicionais da terapia intensiva respiratória do RN garante o desfecho ideal esperado para os RNs em estado crítico.

REFERÊNCIAS BIBLIOGRÁFICAS

1. Askie L. Optimal oxygen saturations in preterm infants: a moving target. Curr Opin Pediatr 2013;25(2):188.
2. Sola A, Rogido MR, Deulofeut R. Oxygen as a neonatal health hazard: call for détente in clinical practice. Acta Paediatr 2007;96(6):801.
3. BOOST II United Kingdom Collaborative Group, BOOST II Australia Collaborative Group, BOOST II New Zealand Collaborative Group. Oxygen saturation and outcomes in preterm infants. N Engl J Med 2013;368(22):2094.
4. Support Study Group of the Eunice Kennedy Shriver NICHD Neonatal Research Network. Target range of oxygen saturation in extremely preterm infants. N Engl J Med 2010;362(21):1959.
5. Schmidt B, Whyte RK, Asztalos EV, et al. Effects of targeting higher versus lower arterial oxygen saturation on death or disability in extremely preterm infants: a randomized clinical trial. JAMA 2013;309(20):2111.
6. Quine D, Stenson BJ. Arterial oxygen tension (PaO_2) values in infants <29 weeks of gestation at currently targeted saturations. Arch Dis Child Fetal Neonatal Ed 2009;94(1):F51.
7. Schulze A, Whyte RK, Way RC, et al. Effect of the arterial oxygenation level on cardiac output, oxygen extraction, and oxygen consumption in low birth weight infants receiving mechanical ventilation. J Pediatr 1995;126(5):777.
8. Cassady G. Transcutaneous monitoring in the newborn infant. J Pediatr 1983;103:837.
9. Peabody JL, Gregory GA, Willis MM. Transcutaneous oxygen tension in sick infants. Am Rev Respir Dis 1978;118:83.
10. Hay WW, Thilo E, Curlander JB. Pulse oximetry in neonatal medicine. Clin Perinatol 1991;18:441.
11. Hay WW, Brockway J, Eyzaquirre M. Neonatal pulse oximetry: accuracy and reliability. Pediatrics 1989;83:717.
12. Dave V, Brion LP, Campbell DE, et al. Splanchnic tissue oxygenation, but not brain tissue oxygenation, increases after feeds in stable preterm neonates tolerating full bolus orogastric feeding. J Perinatol 2009;29:213.
13. Johnson BA, Hoffman GM, Tweddell JS, et al. Near-infrared spectroscopy in neonates before palliation of hypoplastic left heart syndrome. Ann Thorac Surg 2009;87:571.
14. Wider M, Booth E. Cerebral and somatic regional oxygen saturation (rSO_2) in neonates. Neonatal Intensive Care 2010;23:34.
15. Petrova A, Mehta R. Near-infrared spectroscopy in the detection of regional tissue oxygenation during hypoxic events in preterm infants undergoing critical care. Pediatr Crit Care Med 2006;7:449.
16. Epstein MF, Cohen AR, Feldman HA, et al. Estimation of $PaCO_2$ by two noninvasive methods in the critically ill newborn infants. J Pediatr 1985;106:282.
17. Rozycki HJ, Sysyn GD, Marshall MK, et al. Mainstream end-tidal carbon dioxide monitoring in the neonatal intensive care unit. Pediatrics 1998;101(4 Pt 1):648.
18. Laffey JG, Kavanagh BP. Hypocapnia. N Engl J Med 2002;347(1):43.
19. Garland JS, Buck RK, Allred EN, et al. Hypocarbia before surfactant therapy appears to increase bronchopulmonary dysplasia risk in infants with respiratory distress syndrome. Arch Pediatr Adolesc Med 1995;149:617.
20. Wiswell TE, Graziani LJ, Kornhauser MS, et al. Effects of hypocarbia on the development of cystic periventricular leukomalacia in premature infants treated with high-frequency jet ventilation. Pediatrics 1996;98:918.
21. Kraybill EN, Runyan DK, Bose CL, et al. Risk factors for chronic lung disease in infants with birth weights of 751–1000 grams. J Pediatr 1989;115:115.
22. Verder H, Robertson B, Greisen G, et al. Surfactant therapy and nasal continuous positive airway pressure for newborns with respiratory distress syndrome. N Engl J Med 1994;331:1051.
23. Martin RJ, Nearman HS, Katona PG, et al. The effect of a low continuous positive pressure on the reflex control of respiration in preterm infants. J Pediatr 1977;90:976.
24. Miller MJ, Waldeman AC, Martin RJ. Continuous positive airway pressure selectively reduces obstructive apnea in preterm infants. J Pediatr 1985;106:91.
25. Miller MJ, DiFiore JM, Strohl KP, et al. Effects of nasal CPAP on supraglottic and total pulmonary resistance in preterm infants. J Appl Physiol 1990;56:141.
26. Narendran V, Donovan EF, Hoath SB, et al. Early bubble CPAP and outcomes in ELBW preterm infants. J Perinatol 2003;24:195.
27. So BH, Tamura M, Kamoshita S. Nasal continuous positive airway pressure following surfactant replacement for the treatment of neonatal respiratory distress syndrome. Acta Paediatr 1994;35:280.
28. So BH, Tamura M, Mishima J, et al. Application of nasal continuous positive airway pressure to early extubation in very low birthweight infants. Arch Dis Child 1994;72:F191.
29. Annibale DJ, Halsey TC, Engstrom PC, et al. Randomized controlled trial of nasopharyngeal continuous positive airway pressure in the extubation of very low birthweight infants. J Pediatr 1994;124:455.
30. Tapia JL, Bancalari A, Gonzalez A, et al. Does continuous positive airway pressure (CPAP) during weaning from intermittent mandatory ventilation in very low birth weight infants have risks or benefits? A controlled trial. Pediatr Pulmonol 1995;19:269.
31. Khalaf MN, Brodsky N, Hurley J, et al. A prospective randomized, controlled trial comparing synchronized nasal intermittent positive pressure ventilation versus nasal continuous positive airway pressure as modes of extubation. Pediatrics 2001;108(1):13.
32. Mahoney AD, Jain L. Respiratory disorders in moderately preterm, late preterm, and early term infants. Clin Perinatol 2013;40:665.
33. Dreyfuss D, Saumon G. Ventilator-induced lung injury. Am J Respir Crit Care Med 1998;157:294.
34. Thibeault DW, Lang MJ. Mechanisms and pathobiologic effects of barotrauma. In: Merritt TA, Northway WH Jr, Boynton BR, eds. Bronchopulmonary dysplasia. Contemporary issues in fetal neonatal medicine. Boston, MA: Blackwell Scientific, 1988:82.
35. Thibeault DW, Mabry SM, Ekekezie II, et al. Lung elastic tissue maturation and perturbations during the evolution of chronic lung disease. Pediatrics 2000;106(6):1452.
36. Thibeault DW, Mabry SM, Ekekezie II, et al. Collagen scaffolding during development and its deformation with chronic lung disease. Pediatrics 2003;11:766.
37. Thibeault DW, Truog WE, Ekekezie II. Acinar arterial changes with chronic lung disease of prematurity in the surfactant era. Pediatr Pulmonol 2003;36:482.
38. Rodenstein DO, Perlmutter N, Stanescu DC. Infants are not obligatory nasal breathers. Am Rev Respir Dis 1985;131:343.
39. Polgar G, Kong GP. The nasal resistance of newborn infants. J Pediatr 1965;67:557.
40. Tochen ML. Orotracheal intubation in the newborn infant: a method for determining depth of tube insertion. J Pediatr 1979;95:1050.
41. Kohelet D, Goldberg A, Goldberg M. Depth of endotracheal tube placement in neonates. J Pediatr 1982;101:157.
42. Tarnow-Mordi WO, Reid E, Griffiths P, et al. Low inspired gas temperature and respiratory complications in very low birth weight infants. J Pediatr 1989;114:438.
43. Golombek S, Truog WE. Acute effects of exogenous surfactant treatment in near term infants with RDS. J Invest Med 1995;43:463.
44. Thome U, Kossel H, Lipowsky G, et al. Randomized comparison of high-frequency ventilation with high-rate intermittent positive pressure ventilation in preterm infants with respiratory failure. J Pediatr 1999;135:39.
45. Courtney SE, Durand DJ, Asselin JM, et al.; the Neonatal Ventilation Study Group. High-frequency oscillatory ventilation versus conventional mechanical ventilation for very-low-birth-weight infants. N Engl J Med 2002;347(9):643.
46. Johnson AH, Peacock JL, et al.; the United Kingdom Oscillation Study Group. High-frequency oscillatory ventilation for the prevention of chronic lung disease of prematurity. N Engl J Med 2002;347(9):633.
47. Stark AR, Davidson D. Inhaled nitric oxide for persistent pulmonary hypertension of the newborn: implication and strategy for future "high-tech" neonatal clinical trials. Pediatrics 1995;96(6):1147.

48. Donn SM, Sinha SK. Controversies in patient-triggered ventilation. *Clin Perinatol* 1998;25(1):49.
49. Cleary JP, Bernstein G, Mannino FL, et al. Improved oxygenation during synchronized intermittent mandatory ventilation in neonates with respiratory distress syndrome: a randomized, crossover study. *J Pediatr* 1995;126(3):407.
50. Hummler HD, Gerhardt T, Gonzalez A, et al. Patient-triggered ventilation in neonates: comparison of a flow- and an impedance-triggered system. *Am J Respir Crit Care Med* 1996;154:1049.
51. Castle RA, Dunne CJ, Mok Q, et al. Accuracy of displayed values of tidal volume in the pediatric intensive care unit. *Crit Care Med* 2002;30(11):2566.
52. Younes M, Puddy A, Roberts D, et al. Proportional assist ventilation, a new approach to ventilator support. *Am Rev Respir Dis* 1992;145:114.
53. Olsen SL, Thibeault DW, Truog WE. Crossover trial comparing pressure support with synchronized intermittent mandatory ventilation. *J Perinatol* 2002;22:461.
54. Stein H, Firestone K, Rimensberger PC. Synchronized mechanical ventilation using electrical activity of the diaphragm in neonates. *Clin Perinatol* 2012;39(3):525.
55. Terzi N, Piquilloud L, Rozé H, et al. Clinical review: update on neurally adjusted ventilatory assist—report of a round-table conference. *Crit Care* 2012;16(3):225.
56. Stein H, Alosh H, Ethington P, et al. Prospective crossover comparison between NAVA and pressure control ventilation in premature neonates less than 1500 grams. *J Perinatol* 2013;33:452. doi: 10.1038/jp.2012.136.
57. Schmidt B, Roberts RS, Davis P, et al.; Caffeine for Apnea of Prematurity Trial Group Caffeine for Apnea of Prematurity Trial Group. Caffeine therapy for apnea of prematurity. *N Engl J Med* 2006;354(20):2112.
58. Claure N, Bancalari E, D'Ugard C, et al. Multicenter crossover study of automated control of inspired oxygen in ventilated preterm infants. *Pediatrics* 2011;127(1):e76. doi: 10.1542/peds.2010-0939
59. Bancalari E, Claure N. Control of oxygenation during mechanical ventilation in the premature infant. *Clin Perinatol* 2012;39(3):563. doi: 10.1016/j.clp.2012.06.013
60. Sinha SK, Donn SM. Volume-controlled ventilation. Variations on a theme. *Clin Perinatol* 2001;28(3):547.
61. Slutsky AS, Drazen JM. Perspective. Ventilation with small tidal volumes. *N Engl J Med* 2002;347(9):630.
62. Yoder BA, Siler-Khodr T, Winter VT, et al. High-frequency oscillatory ventilation: effects on lung function mechanics, and airway cytokines in the immature baboon model for neonatal chronic lung diseases. *Am J Respir Crit Care Med* 2000;162:1867.
63. Lampland AL, Mammel MC. High-frequency. In: Goldsmith JP, Karotkin EH, eds. *Assisted ventilation of the neonate*, 5th ed. St. Louis, MO: Elsevier Saunders, 2011.
64. Keszler M, Donn SM, Bucciarelli RL, et al. Multi-center controlled trial comparing high-frequency jet ventilation and conventional mechanical ventilation in newborn infants with pulmonary interstitial emphysema. *J Pediatr* 1991;119:85.
65. Keszler M, Modanlou HD, Brudno DS, et al. Multicenter controlled clinical trial of high-frequency jet ventilation in preterm infants with uncomplicated respiratory distress syndrome. *Pediatrics* 1997;100:593.
66. Bhuta T, Henderson-Smart DJ. Elective high frequency jet ventilation versus conventional ventilation for respiratory distress syndrome in preterm infants (Cochrane Review). In: *The Cochrane Library*, Issue 2. Oxford: Update Software, 2003.
67. Clark RH, Gerstmann DR, Null DM Jr, et al. Prospective randomized comparison of high-frequency oscillatory and conventional ventilation in respiratory distress syndrome. *Pediatrics* 1992;89:5.
68. The HIFI Study Group. High-frequency oscillatory ventilation compared with conventional mechanical ventilation in the treatment of respiratory failure in preterm infants. *N Engl J Med* 1989;320:88.
69. Wiswell TE, Graziani LJ, Kornhauser MS, et al. High-frequency jet ventilation in the early management of respiratory distress syndrome is associated with a greater risk for adverse outcomes. *Pediatrics* 1996;98:1035.
70. Gerstmann DR, Minton SD, Stoddard RA, et al. Results of the Provo multicenter surfactant high frequency oscillatory ventilation controlled trial. *Pediatrics* 1996;98:1044.
71. HIFO Study Group. Randomized study of high frequency oscillatory ventilation in infants with severe respiratory distress syndrome. *J Pediatr* 1993;122:609.
72. Ogawa Y, Miyaska K, Kawano T, et al. A multicenter randomized trial of high frequency oscillatory ventilation as compared with conventional mechanical ventilation in preterm infants with respiratory failure. *Early Hum Dev* 1993;32:1.
73. Bhuta T, Clark RH, Henderson-Smart DJ. Rescue high frequency oscillatory ventilation vs. conventional ventilation for infants with severe pulmonary dysfunction born at or near term (Cochrane Review). In: *The Cochrane Library*, Issue 2. Oxford: Update Software, 2003.
74. Bhuta T, Henderson-Smart DJ. Rescue high frequency oscillatory ventilation versus conventional ventilation for pulmonary dysfunction in preterm infants (Cochrane Review). In: *The Cochrane Library*, Issue 2. Oxford: Update Software, 2003.
75. Jackson JC, Truog WE, Standaert TA, et al. Effect of high-frequency ventilation on the development of alveolar edema in premature monkeys at risk for hyaline membrane disease. *Am Rev Respir Dis* 1991;143:865.
76. Solimano A, Bryan C, Jobe A, et al. Effects of high-frequency and conventional ventilation on the premature lamb lung. *J Appl Physiol* 1985;59:1571.
77. Carter MJM, Gerstmann DR, Clark MRH, et al. High-frequency oscillatory ventilation and extracorporeal membrane oxygenation for the treatment of acute neonatal respiratory failure. *Pediatrics* 1990;85:159.
78. Clark RH, Yoder BA, Sell MS. Prospective, randomized comparison of high-frequency oscillation and conventional ventilation in candidates for extracorporeal membrane oxygenation. *J Pediatr* 1994;124:447.
79. Kinsella JP, Truog WE, Walsh WF, et al. Randomized, multicenter trial of inhaled nitric oxide and high-frequency oscillatory ventilation in severe, persistent pulmonary hypertension of the newborn. *J Pediatr* 1997;130:55.
80. Moriette G, Paris-Llado J, Walti H, et al. Prospective randomized multicenter comparison of high frequency ventilation and conventional ventilation in preterm infants of less than 30 weeks with respiratory distress syndrome. *Pediatrics* 2001;107:363.
81. Henderson-Smart DJ, Bhuta T, Cools F, et al. Elective high-frequency oscillatory ventilation versus conventional ventilation for acute pulmonary dysfunction in preterm infants (Cochrane Review). In: *The Cochrane Library*, Issue 3. Oxford: Update Software, 2001.
82. Marlow N, Greenough A, Peacock JL, et al. Randomised trial of high frequency oscillatory ventilation or conventional ventilation in babies of gestational age 28 weeks or less: respiratory and neurological outcomes at 2 years. *Arch Dis Child Fetal Neonatal Ed* 2006;91(5):F320.
83. Stark AR. High-frequency oscillatory ventilation to prevent bronchopulmonary dysplasia: are we there yet? *N Engl J Med* 2002;347(9):682.
84. Kremer B, Botos-Kremer AI, Eckel HE, et al. Indications, complications, and surgical techniques for pediatric tracheostomies—an update. *J Pediatr Surg* 2002;37(11):1556.
85. Downing GJ, Kilbride HW. Evaluation of airway complications in high-risk preterm infants: application of flexible fiberoptic airway endoscopy. *Pediatrics* 1995;95:567.
86. Rais-Bahrami K, McDonald MG, Eichelberger MR. Thoracostomy tubes. In: McDonald MG, Ramasethu J, eds. *Atlas of procedures in neonatology*, 4th ed. Philadelphia, PA: Lippincott Williams & Wilkins, 2007.
87. Golombek SG. The use of inhaled nitric oxide in newborn medicine. *Heart Dis* 2000;2:342
88. Golombek SG, Sola A: *El uso de óxido nítrico inhalado en medicina neonatal (The use of inhaled nitric oxide in neonatal medicine)*, in Augusto Sola's book "CUIDADOS NEONATALES: DESCUBRIENDO LA VIDA DE UN RECIÉN NACIDO ENFERMO" (Neonatal Care: Discovering the life of a newborn). 1ª Ed - EDIMED-Ediciones Médicas SRL, Buenos Aires, Argentina, 2011:1055.
89. Aranda M, Pearl RG. The biology of nitric oxide. *Respir Care* 1999;44:156.
90. Schmidt HH, Lohmann SM, Walter U. The nitric oxide and cGMP signal transduction system: regulation and mechanism of action. *Biochim Biophys Acta* 1993;1178:153.
91. Freeman B. Free radical chemistry of nitric oxide. *Chest* 1994;105:79S.
92. Lefer AM. Nitric oxide: nature's naturally occurring leukocyte inhibitor. *Circulation* 1997;95:553.
93. Roberts JD, Polaner DM, Lang P, et al. Inhaled NO in persistent pulmonary hypertension of the newborn. *Lancet* 1992;340:818.
94. Kinsella JP, Neish SR, Shaffer E, et al. Low-dose inhalational nitric oxide in persistent pulmonary hypertension of the newborn. *Lancet* 1992;340:819.
95. Kinsella JP, Neish SR, Ivy DD, et al. Clinical responses to prolonged treatment of persistent pulmonary hypertension of the newborn with low doses of inhaled nitric oxide. *J Pediatr* 1993;123:103.
96. Roberts JD, Lang P, Bigatello LM, et al. Inhaled NO in congenital heart disease. *Circulation* 1993;87:447.
97. Zapol WM, Hurfor W. Inhaled NO in adult respiratory distress syndrome and other lung disease. *New Horiz* 1993;1:638
98. Rao S, Bartle D, Patole S. Current and future therapeutic options for persistent pulmonary hypertension in the newborn. *Expert Rev Cardiovasc Ther* 2010;8(6):845.
99. Christou H, Van Marter LJ, Wessel DL, et al. Inhaled nitric oxide reduces the need for extracorporeal membrane oxygenation in infants with persistent pulmonary hypertension of the newborn. *Crit Care Med* 2000;28(11):3722.
100. Walsh-Sukys MC, Tyson JE, Wright LL, et al. Persistent pulmonary hypertension of the newborn in the era before nitric oxide: practice variation and outcomes. *Pediatrics* 2000;105(1 Pt 1):14.
101. Clark RH, Gerstmann DR, Jobe AH, et al. Lung injury in neonates: causes, strategies for prevention, and long-term consequences. *J Pediatr* 2001;139:478.
102. Steinhorn RH. Neonatal pulmonary hypertension. *Pediatr Crit Care Med* 2010;11(2 suppl):S79. Review.

103. Baquero H, Soliz A, Neira F, et al. Oral sildenafil in infants with persistent pulmonary hypertension of the newborn: a pilot randomized blinded study. *Pediatrics* 2006;117(4):1077.
104. Steinhorn RH, Kinsella JP, Pierce C, et al. Intravenous sildenafil in the treatment of neonates with persistent pulmonary hypertension. *J Pediatr* 2009;155(6):841.
105. Vargas-Origel A, Gómez-Rodríguez G, Aldana-Valenzuela C, et al. The use of sildenafil in persistent pulmonary hypertension of the newborn. *Am J Perinatol* 2010;27(3):225. Epub 2009 Oct 28.
106. Kinsella JP, Abman SH. High-frequency oscillatory ventilation augments the response to inhaled nitric oxide in persistent pulmonary hypertension of the newborn: Nitric Oxide Study Group. *Chest* 1998;114(1 suppl):100S.
107. Ehrenkranz RA; for the Neonatal Inhaled Nitric Oxide Study Group. Inhaled nitric oxide in full-term and nearly full-term infants with hypoxic respiratory failure. *N Engl J Med* 1997;336:597.
108. Kinsella JP, Truog WE, Walsh WF, et al. Randomized, multicenter trial of inhaled nitric oxide and high-frequency oscillatory ventilation in severe, persistent pulmonary hypertension of the newborn. *J Pediatr* 1997;131:55.
109. Roberts JD Jr, Fineman JR, Morin FC, et al.; for the Inhaled Nitric Oxide Study Group. Inhaled nitric oxide and persistent pulmonary hypertension of the newborn. *N Engl J Med* 1997;336:605.
110. The Neonatal Inhaled Nitric oxide Study Group. Inhaled nitric oxide in full-term and nearly full-term infants with hypoxic respiratory failure. *N Engl J Med* 1997;336(9):597. Erratum in: *N Engl J Med* 1997;337(6):434.
111. The Neonatal Inhaled Nitric Oxide Study Group (NINOS). Inhaled nitric oxide and hypoxic respiratory failure in infants with congenital diaphragmatic hernia. *Pediatrics* 1997;99(6):838.
112. Mercier JC; the Franco-Belgium Collaborative NO Trial Group. Early compared with delayed inhaled nitric oxide in moderately hypoxaemic neonates with respiratory failure: a randomised controlled trial. *Lancet* 1999;354:1066.
113. Davidson D, Barefield ES, Kattwinkel J, et al.; the I-NO/PPHN Study Group. Inhaled nitric oxide for the early treatment of persistent pulmonary hypertension of the term newborn: a randomized, double-masked, placebo-controlled, dose-response, multicenter study. *Pediatrics* 1998;101:325.
114. Wessel DL, Adatia I, Van Marter LJ, et al. Improved oxygenation in a randomized trial of inhaled nitric oxide for persistent pulmonary hypertension of the newborn. *Pediatrics* 1997;100:e7.
115. Goldman AP, Tasker RC, Haworth SG, et al. Four patterns of response to inhaled nitric oxide for persistent pulmonary hypertension of the newborn. *Pediatrics* 1996;98:706.
116. Hoehn T, Krause M, Hentschel R. High-frequency ventilation augments the effect of inhaled nitric oxide in persistent pulmonary hypertension of the newborn. *Eur Respir J* 1998;11:234.
117. Day RW, Lynch JM, White KS, et al. Acute responses to inhaled nitric oxide in newborns with respiratory failure and pulmonary hypertension. *Pediatrics* 1996;98:698.
118. Mercier JC, Lacaze T, Storme L, et al.; the French Paediatric Study Group of Inhaled NO. Disease-related response to inhaled nitric oxide in newborns with severe hypoxaemic respiratory failure. *Eur J Pediatr* 1998;157:747.
119. Barefield ES, Karle VA, Phillips JB III, et al. Inhaled nitric oxide in term infants with hypoxemic respiratory failure. *J Pediatr* 1996;129:279.
120. Nakagawa TA, Morris A, Gomez RJ, et al. Dose response to inhaled nitric oxide in pediatric patients with pulmonary hypertension and acute respiratory distress syndrome. *J Pediatr* 1997;131:63.
121. Dobyns EL, Cornfield DN, Anas NG, et al. Multicenter randomized controlled trial of the effects of inhaled nitric oxide therapy on gas exchange in children with acute hypoxemic respiratory failure. *J Pediatr* 1999;134:406.
122. Skimming JW, Bender KA, Hutchinson AA, et al. Nitric oxide inhalation in infants with respiratory distress syndrome. *J Pediatr* 1997;130:225.
123. Clark RH, Kueser TJ, Walker MW, et al. Low-dose nitric oxide therapy for persistent pulmonary hypertension of the newborn. *N Engl J Med* 2000;342(7):469.
124. Field D, Elbourne D, Hardy P, et al.; INNOVO Trial Collaborating Group. Neonatal ventilation with inhaled nitric oxide vs. ventilatory support without inhaled nitric oxide for infants with severe respiratory failure born at or near term: the INNOVO multicentre randomised controlled trial. *Neonatology* 2007;91(2):73.
125. Davidson D, Barefield ES, Kattwinkel J, et al. Safety of withdrawing inhaled nitric oxide therapy in persistent pulmonary hypertension of the newborn. *Pediatrics* 1999;104(2 Pt 1):231.
126. Ivy DD, Kinsella JP, Ziegler JW, et al. Dipyridamole attenuates rebound pulmonary hypertension after inhaled nitric oxide withdrawal in postoperative congenital heart disease. *J Thorac Cardiovasc Surg* 1998;115:875.
127. Kinsella JP Griebel J, Schmidt JM, et al. Use of inhaled nitric oxide during interhospital transport of newborns with hypoxemic respiratory failure. *Pediatrics* 2002;109:158.
128. Rosenberg AA, Kennaugh JM, Moreland SG, et al. Longitudinal follow-up of a cohort of newborn infants treated with inhaled nitric oxide for persistent pulmonary hypertension. *J Pediatr* 1997;131:70.
129. Hintz SR, Van Meurs KP, Perritt R, et al.; NICHD Neonatal Research Network. Neurodevelopmental outcomes of premature infants with severe respiratory failure enrolled in a randomized controlled trial of inhaled nitric oxide. *J Pediatr* 2007;151(1):16, 22.e1.
130. Konduri GG, Vohr B, Robertson C, et al.; Neonatal Inhaled Nitric Oxide Study Group. Early inhaled nitric oxide therapy for term and near-term newborn infants with hypoxic respiratory failure: neurodevelopmental follow-up. *J Pediatr* 2007;150(3):235, 240.e1.
131. Huddy CL, Bennett CC, Hardy P, et al.; INNOVO Trial Collaborating Group. The INNOVO multicentre randomised controlled trial: neonatal ventilation with inhaled nitric oxide versus ventilatory support without nitric oxide for severe respiratory failure in preterm infants: follow up at 4–5 years. *Arch Dis Child Fetal Neonatal Ed* 2008;93(6):F430.
132. Hallman M, Bry K, Turbow R, et al. Pulmonary toxicity associated with nitric oxide in term infants with severe respiratory failure. *J Pediatr* 1998;132:827.
133. George TN, Johnson KJ, Bates JN, et al. The effect of inhaled nitric oxide therapy on bleeding time and platelet aggregation in neonates. *J Pediatr* 1998;132:731.
134. Golombek SG, Young JN. Efficacy of inhaled nitric oxide for hypoxic respiratory failure in term and late preterm infants by baseline severity of illness: a pooled analysis of three clinical trials. *Clin Ther* 2010;32(5):939.
135. González A, Fabres J, D'Apremont I, et al. Randomized controlled trial of early compared with delayed use of inhaled nitric oxide in newborns with a moderate respiratory failure and pulmonary hypertension. *J Perinatol* 2010;30(6):420.
136. Kinsella JP, Walsh WF, Bose CL, et al. Inhaled nitric oxide in premature neonates with severe hypoxaemic respiratory failure: a randomised controlled trial. *Lancet* 1999;354(9184):1061.
137. Field D, Elbourne D, Truesdale A, et al.; INNOVO Trial Collaborating Group. Neonatal ventilation with inhaled nitric oxide versus ventilatory support without inhaled nitric oxide for preterm infants with severe respiratory failure: the INNOVO multicentre randomised controlled trial (ISRCTN 17821339). *Pediatrics* 2005;115(4):926.
138. Desandes R, Desandes E, Droullé P, et al. Inhaled nitric oxide improves oxygenation in very premature infants with low pulmonary blood flow. *Acta Paediatr* 2004;93(1):66.
139. Hascoet JM, Fresson J, Claris O, et al. The safety and efficacy of nitric oxide therapy in premature infants. *J Pediatr* 2005;146(3):318.
140. Schreiber MD, Gin-Mestan K, Marks JD, et al. Inhaled nitric oxide in premature infants with the respiratory distress syndrome. *N Engl J Med* 2003;349(22):2099.
141. Van Meurs KP, Wright LL, Ehrenkranz RA, et al.; Preemie Inhaled Nitric Oxide Study. Inhaled nitric oxide for premature infants with severe respiratory failure. *N Engl J Med* 2005;353(1):13.
142. Barrington KJ, Finer NN. Inhaled nitric oxide for respiratory failure in preterm infants. *Cochrane Database Syst Rev* 2007;(3):CD000509. Review.
143. Kinsella JP, Cutter GR, Walsh WF, et al. Early inhaled nitric oxide therapy in premature newborns with respiratory failure. *N Engl J Med* 2006;355(4):354.
144. Askie LM, Ballard RA, Cutter G, et al.; Meta-Analysis of Preterm Patients on inhaled Nitric Oxide (MAPPiNO) Collaboration. Inhaled nitric oxide in preterm infants: a systematic review and individual patient data meta-analysis. *BMC Pediatr* 2010;10:15.
145. Ballard RA, Truog WE, Cnaan A, et al.; NO CLD Study Group. Inhaled nitric oxide in preterm infants undergoing mechanical ventilation. *N Engl J Med* 2006;355(4):343. Erratum in: *N Engl J Med* 2007;357(14):1444.
146. Truog WE, Ballard PL, Norberg M, et al.; Nitric oxide (to Prevent) Chronic Lung Disease Study Investigators. Inflammatory markers and mediators in tracheal fluid of premature infants treated with inhaled nitric oxide. *Pediatrics* 2007;119(4):670.
147. Ballard PL, Merrill JD, Truog WE, et al. Surfactant function and composition in premature infants treated with inhaled nitric oxide. *Pediatrics* 2007;120(2):346.
148. Ballard PL, Truog WE, Merrill JD, et al. Plasma biomarkers of oxidative stress: relationship to lung disease and inhaled nitric oxide therapy in premature infants. *Pediatrics* 2008;121(3):555.
149. Posencheg MA, Gow AJ, Truog WE, et al.; NO CLD Investigators. Inhaled nitric oxide in premature infants: effect on tracheal aspirate and plasma nitric oxide metabolites. *J Perinatol* 2010;30(4):275.
150. Mestan KK, Marks JD, Hecox K, et al. Neurodevelopmental outcomes of premature infants treated with inhaled nitric oxide. *N Engl J Med* 2005;353(1):23.
151. Hibbs AM, Walsh MC, Martin RJ, et al. One-year respiratory outcomes of preterm infants enrolled in the Nitric Oxide (to prevent) Chronic Lung Disease trial. *J Pediatr* 2008;153(4):525.
152. Walsh MC, Hibbs AM, Martin CR, et al.; NO CLD Study Group. Two-year neurodevelopmental outcomes of ventilated preterm infants treated with inhaled nitric oxide. *J Pediatr* 2010;156(4):556.

153. Cole SF, Alleyne C, Barks JDE, et al. NIH Consensus Development Conference Statement: inhaled nitric-oxide therapy for premature infants. *Pediatrics* 2011;127;363; originally published online Jan 10, 2011; doi: 10.1542/peds.2010-3507
154. Kumar P; Committee of Fetus and Newborn. Use of inhaled nitric oxide on preterm infants. *Pediatrics* 2104;133:164. published on line December 30, 2013; DPI: 10.1542/peds.2013-3444
155. Jacobs P, Finer NN, Fassbender K, et al. Cost-effectiveness of inhaled nitric oxide in near-term and term infants with respiratory failure: eighteen- to 24-month follow-up for Canadian patients. *Crit Care Med* 2002;30(10):2330.
156. Zupancic JA, Hibbs AM, Palermo L, et al.; NO CLD Trial Group. Economic evaluation of inhaled nitric oxide in preterm infants undergoing mechanical ventilation. *Pediatrics* 2009;124(5):1325.
157. Bartlett RH. The history of extracorporeal life support. In: Short BL, Williams L, eds. *ECMO specialist training manual*, 3rd ed. Ann Arbor, MI: Extracorporeal Life Support Organization, 2010:1.
158. Bartlett RH, Gazzaniga AB, Jefferies MR, et al. Extracorporeal membrane oxygenation (ECMO) cardiopulmonary support in infancy. *Trans Am Soc Artif Inform Organs* 1976;22:80.
159. Khoshbin E, Westrope C, Pooboni S, et al. Performance of polymethyl pentene oxygenators for neonatal extracorporeal membrane oxygenation: a comparison with silicone membrane oxygenators. *Perfusion* 2005;20:129.
160. Talor J, Yee S, Rider A, et al. Comparison of perfusion quality in hollow-fiber membrane oxygenators for neonatal extracorporeal life support. *Artif Organs* 2010;34:E110.
161. Steinhorn RH, Isham-Schopf B, Smith C, et al. Hemolysis during long term extracorporeal membrane oxygenation. *J Pediatr* 1989;115:625.
162. McDonald JV, Green TP, Steinhorn RH. The role of the centrifugal pump in hemolysis during neonatal extracorporeal support. *ASAIO J* 1997;43:35.
163. Tamari Y, Lee-Sensiba K, Leonard EF, et al. The effects of pressure and flow on hemolysis caused by Bio-Medicus centrifugal pumps and roller pumps: Guidelines for choosing a blood pump. *J Thorac Cardiovasc Surg* 1993;106:997.
164. Lawson DS, Lawson AF, Walczak R, et al. North American neonatal extracorporeal membrane oxygenation (ECMO) devices and team roles: 2008 survey results of extracorporeal life support organization (ELSO) centers. *J Extra Corpor Technol* 2008;40:166.
165. Khan NU, Al-Aloul M, Shah R, et al. Early experience with the Levitronix Centrimag® device for extra-corporeal membrane oxygenation following lung transplantation. *Eur J Cardiothorac Surg* 2008;34:1262.
166. Taylor GA, Short BL, Kriesmer P. Extracorporeal membrane oxygenation: radiographic appearance of the neonatal chest. *AJR Am J Roentgenol* 1986;146:1257.
167. Lotze A, Short BL, Taylor GA. Lung compliance as a measure of lung function in newborns with respiratory failure requiring extracorporeal membrane oxygenation. *Crit Care Med* 1987;15:226.
168. Keszler M, Subramanian KN, Smith YA, et al. Pulmonary management during extracorporeal membrane oxygenation. *Crit Care Med* 1989;17:495.
169. Lotze A, Whitsett JA, Kammerman LA, et al. Surfactant protein A concentrations in tracheal aspirate fluid from infants requiring extracorporeal membrane oxygenation. *J Pediatr* 1990;116:435.
170. Gorbet MB, Sefton MV. Biomaterial-associated thrombosis: roles of coagulation factors, complement, platelets and leukocytes. *Biomaterials* 2004;25:5681.
171. Lequier LL, Annich GM, Massicotte MP. Anticoagulation and bleeding during ECLS. In: Annich GM, Lynch WR, MacLaren G, Wilson JM, Bartlett RH, eds. *ECMO Extracorporeal cardiopulmonary support in critical care*, 4th ed. Ann Arbor, MI: Extracorporeal Life Support Organization, 2012:157.
172. Hattersley PG. Activated coagulation time of whole blood. *JAMA* 1966;196:436.
173. Lawson DS, Holt D. Insensible water loss from the Jostra Quadrox D oxygenator: an in vitro study. *Perfusion* 2007;22:407.
174. Hardison DC, Fleming G. Hemofiltration and hemodialysis on ECMO. In: Short BL, Williams L, eds. *ECMO specialist training manual*, 3rd ed. Ann Arbor, MI: Extracorporeal Life Support Organization, 2010:189.
175. Hanekamp MN, Spoel M, Sharman-Koendjbiharie I, et al. Routine enteral nutrition in neonates on extracorporeal membrane oxygenation. *Pediatr Crit Care Med* 2005;6:275.
176. Kurundkar AR, Killingsworth CR, McIlwain RB, et al. Extracorporeal membrane oxygenation cause loss of intestinal epithelial barrier in the newborn piglet. *Pediatr Res* 2010;68:128.
177. Martin GR, Short BL, Abbott C, et al. Cardiac stun in infants undergoing extracorporeal membrane oxygenation. *J Thorac Cardiovasc Surg* 1991;101:607.
178. Marban E. Myocardial stunning and hibernation. The physiology behind the colloquialisms. *Circulation* 1991;83:681.
179. Sell LL, Cullen ML, Lerner GR, et al. Hypertension during extracorporeal membrane oxygenation: cause, effect, and management. *Surgery* 1987;102:724.
180. Boedy RF, Goldberg AK, Howell CG Jr, et al. Incidence of hypertension in infants on extracorporeal membrane oxygenation. *J Pediatr Surg* 1990;25:258.
181. Bulas DI, Taylor GA, O'Donnell RM, et al. Intracranial abnormalities in infants treated with extracorporeal membrane oxygenation: update on sonographic and CT findings. *AJNR Am J Neuroradiol* 1996;17:287.
182. Glass P, Miller M, Short B. Morbidity for survivors of extracorporeal membrane oxygenation: neurodevelopmental outcome at 1 year of age. *Pediatrics* 1989;83:72.
183. Schumacher RE, Palmer TW, Roloff DW, et al. Follow-up of infants treated with extracorporeal membrane oxygenation for newborn respiratory failure. *Pediatrics* 1991;87:451.
184. Towne BH, Lott IT, Hicks DA, et al. Long-term follow-up of infants and children treated with extracorporeal membrane oxygenation (ECMO): a preliminary report. *J Pediatr Surg* 1985;20:410.
185. Glass P, Bulas DI, Wagner AE, et al. Severity of brain injury following neonatal extracorporeal membrane oxygenation and outcome at age 5 years. *Dev Med Child Neurol* 1997;39:441.
186. Schumacher RE, Barks JDE, Johnston MV, et al. Right-sided brain lesions in infants following extracorporeal membrane oxygenation. *Pediatrics* 1988;82:155.
187. Bulas DI, Glass P, O'Donnell RM, et al. Neonates treated with ECMO: predictive value of early CT and US neuroimaging findings on short-term neurodevelopmental outcome. *Radiology* 1995;195:407.
188. Glass P, Wagner AE, Papero PH, et al. Neurodevelopmental status at age five years of neonates treated with extracorporeal membrane oxygenation. *J Pediatr* 1995;127:447.
189. Rais-Bahrami K, Wagner AE, Coffman C, et al. Neurodevelopmental outcome in ECMO vs near-miss ECMO patients at 5 years of age. *Clin Pediatr* 2000;39:145.
190. Wagner AE, Coffman CE, Short BL, et al. Neuropsychological outcome and educational adjustment to first grade of ECMO-treated neonates. *Pediatr Res* 1996;39(suppl 2):283.
191. Lipkin PH, Davidson D, Spivak L, et al. Neurodevelopmental and medical outcomes of persistent pulmonary hypertension in term newborns treated with nitric oxide. *J Pediatr* 2002;140(3):306.
192. ECMO. *Registry of the extracorporeal life support organization (ELSO)*, Ann Arbor, MI, 2013.
193. Suttner DM, Short BL. Neonatal respiratory ECLS. In: Annich GM, Lynch WR, MacLaren G, Wilson JM, Bartlett RH, eds. *ECMO extracorporeal cardiopulmonary support in critical care*, 4th ed. Ann Arbor, MI: Extracorporeal Life Support Organization, 2012:225.
194. Grist G, Whittaker C, Merrigan K, et al. Defining the late implementation of extracorporeal membrane oxygenation (ECMO) by identifying increased mortality risk using specific physiologic cut-points in neonatal and pediatric respiratory patients. *J Extra Corpor Technol* 2009;41:213.

29 Hemodinâmica

Patrick J. McNamara, Dany E. Weisz, Regan E. Giesinger e Amish Jain

INTRODUÇÃO

Os cuidados do recém-nascido (RN) prematuro melhoraram dramaticamente ao longo dos últimos 100 anos, período durante o qual a taxa de mortalidade neonatal diminuiu de 40 mortes por 1.000 nascimentos vivos na virada do século 20 para as atuais taxas de 4 mortes por 1.000 nascimentos vivos no mundo desenvolvido. Esses avanços são um efeito direto da melhora da saúde materna e do maior acesso aos cuidados obstétricos e intensivos neonatais de qualidade. Embora a sobrevida global dos RNs prematuros em geral tenha melhorado, a taxa de mortalidade ainda é alta, particularmente nos limites da viabilidade. A contribuição do comprometimento do desempenho cardiovascular e/ou da hemodinâmica sistêmica para a persistente morbidade neonatal é mal compreendida. A abordagem para o monitoramento hemodinâmico e a tomada de decisões cardiovasculares em RNs prematuros e a termo em estado crítico tradicionalmente tem sido baseada em informações limitadas e ainda é um aspecto mal compreendido dos cuidados intensivos neonatais. Os desafios têm origem na ausência de informações prontamente disponíveis, que forneçam percepções a respeito da saúde cardiovascular, da sua influência sobre o desempenho do órgão-alvo e dos processos fisiológicos de base. A natureza dinâmica da fisiologia cardiovascular e o seu impacto sobre os mecanismos celulares e metabólicos complicam ainda mais o problema. É possível que a intensificação do monitoramento cardiovascular e a intervenção terapêutica mais precoce sejam uma etapa necessária para a melhora adicional da sobrevida e para a minimização das sequelas adversas para o neurodesenvolvimento.

FISIOLOGIA DA TRANSIÇÃO PÓS-NATAL

A condição do RN após o parto depende do bem-estar e do crescimento intrauterinos, além das complicações associadas ao parto ou ao trabalho de parto. Tanto os RNs a termo quanto pré-termo apresentam alterações cardiorrespiratórias dramáticas ao nascimento, que coincidem com a melhora da complacência pulmonar e o término da circulação placentária. Estas alterações adaptativas críticas incluem as seguintes:

- *Aumento do fluxo sanguíneo pulmonar* para aproximadamente 10 vezes os níveis fetais. O fluxo sanguíneo pulmonar *in utero* é baixo por causa da constrição dos vasos sanguíneos pulmonares. Isto ocorre em parte em virtude da exposição do leito vascular pulmonar às concentrações de oxigênio alveolar mais altas, em comparação ao ambiente intrauterino relativamente hipóxico. Outras substâncias metabolicamente ativas, tais como metabólitos de prostaglandinas, bradicininas ou histamina, podem desempenhar alguma função por meio da indução da vasodilatação pulmonar

- A alteração no *fluxo pelos canais fetais*, tais como o canal arterial e o forame oval, que pode durar por muitos dias. A principal alteração no fluxo pelos canais fetais é um resultado direto do aumento do fluxo para os pulmões, ou da tensão de oxigênio arterial mais alta. O aumento do retorno venoso pulmonar provoca elevação da pressão atrial esquerda, que causa o deslocamento do retalho do forame oval sobre as bordas da fossa, abolindo, assim, qualquer fluxo atrial direita-esquerda. Muitas vezes há fluxo transatrial esquerda-direita residual por um período de tempo, enquanto a circulação é reajustada. O padrão de fluxo pelo canal arterial é influenciado tanto pela resistência vascular sistêmica (RVS) quanto pela resistência vascular pulmonar (RVP). Na medida em que a complacência pulmonar melhora, a RVP diminui, promovendo reversão do sentido do *shunt* direita-esquerda (torna-se bidirecional) e, por fim, esquerda-direita. O aumento da resistência vascular sistêmica (RVS) após a remoção da placenta complacente do circuito sistêmico e como resultado do aumento da tensão de oxigênio arterial sistêmica, exacerba ainda mais esta alteração. Dados normativos recentes de coortes humanas a termo sugerem que o *shunt* transcanal arterial é esquerda-direita em 24 horas, após o que um *shunt* direita-esquerda persistente deve ser considerado patológico (1). Em RNs prematuros, a administração de surfactante pode alterar significativamente o fluxo transcanal arterial por meio da redução da RVP. Finalmente, os processos que levam ao fechamento do canal arterial diferem entre os RNs a termo e os prematuros. A arquitetura do canal arterial imaturo difere de tal modo que o tônus do canal arterial é menos responsivo ao oxigênio, adiando, assim, o fechamento e possivelmente contribuindo para o fluxo excessivo para os pulmões e o comprometimento do fluxo sistêmico. Existem evidências de fechamento funcional em até 6 horas em alguns pacientes imaturos, embora isto seja raro (2)

- O *aumento do débito ventricular esquerdo (DVE) e do débito ventricular direito (DVD)* é necessário para atender as necessidades metabólicas do RN imaturo com mecanismos termorreguladores insuficientes e aumento do esforço da respiração. O aumento do DVD está relacionado à melhora do fluxo sanguíneo sistêmico e à pós-carga ventricular direita (VD) inferior secundária à vasodilatação pulmonar. A transição da dominância ventricular direita-esquerda ocorre ao longo de horas e é secundária ao aumento da pré-carga atrial esquerda e da pós-carga ventricular esquerda (VE). No total, existe um aumento de três vezes no DVE, que é necessário para atender o aumento das demandas do corpo. A intensificação da capacidade do ventrículo esquerdo de aumentar o seu débito está relacionada, em parte, à eliminação da restrição por parte do ventrículo direito carregado com pressão.

Considerações especiais

O processo adaptativo em relação à circulação pré-termo, sobretudo naqueles com menos de 30 semanas de gestação, pode ser complexo e, se anormal, pode resultar no comprometimento de órgãos vulneráveis, tais como cérebro, intestino e rins. A persistência do canal arterial (PCA), o atraso na diminuição pós-natal normal na RVP e a incapacidade de aumentar o débito cardíaco (DC) contribuem, todos, para o adiamento na transição pós-natal normal. Os motivos para esta má adaptação são incertos. Os determinantes potenciais do comprometimento cardiovascular (CV) incluem a imaturidade do miocárdio e dos vasos sanguíneos, a tolerância inadequada da pós-carga, hipovolemia, *shunts* de alto volume pelo canal arterial ou forame oval, consequência adversa da ventilação com pressão positiva, ou outros tratamentos com consequências cardiovasculares. Todos estes fatores participam da redução do fluxo sanguíneo sistêmico e no fornecimento de oxigênio para os órgãos vitais, possivelmente levando a um dano irreversível.

A *restrição do crescimento intrauterino (RCIU)* é a incapacidade do feto de alcançar o seu potencial genético predeterminado. Tipicamente, o RN com RCIU está abaixo do 3º percentil em relação ao peso, ao comprimento e à circunferência da cabeça. As consequências para o coração em desenvolvimento incluem hipertrofia cardíaca, desempenho diastólico anormal e comprometimento do relaxamento vascular (3). A determinação por Doppler das velocidades transmitrais fetal e neonatal revelaram amplitude da onda E menor, em comparação aos picos

E maduros normais da valva mitral (4). O comprometimento do enchimento precoce do VE pode estar relacionado à diminuição da capacidade de relaxamento e à maior rigidez muscular. As implicações incluem comprometimento do desempenho miocárdico, hipertensão arterial e hipotensão. Estes aspectos fisiológicos únicos do estado cardiovascular dos RNs com RCIU devem ocasionar o aumento da vigilância cardiovascular e são considerações importantes para as escolhas do tratamento no RN doente.

Regulação do desempenho miocárdico
Arquitetura do miócito

O tecido miocárdico fetal difere em muitos aspectos do seu correspondente adulto maduro, o que pode explicar, ao menos em parte, a responsividade diferencial do miocárdio imaturo aos estressores. Primeiro, apenas 30% do miocárdio imaturo são de tecido contrátil, em comparação a 60% no coração adulto maduro, o que o torna menos complacente. Estudos histológicos demonstraram que os miócitos do VE estão dispostos de modo circunferencial na parte intermediária da parede e longitudinalmente nas camadas subepicárdica e subendocárdica das paredes (5). O sarcômero e o aparato contrátil imaturos são relativamente desorganizados. O crescimento cardíaco intrauterino e pós-natal precoce é uma combinação de hiperplasia e hipertrofia. A exposição do coração do roedor em desenvolvimento à dexametasona levou à hipertrofia cardíaca, caracterizada por miócitos que eram mais longos e mais largos, com aumento do volume (6). Em seres humanos, os RNs cujas mães receberam um único ciclo pré-natal de esteroides apresentaram pressões arteriais sistólicas (PAS) mais altas e aumento da espessura miocárdica (7).

Controle da ativação dos miócitos

Os mecanismos de controle que regulam a contração e o relaxamento do coração imaturo são mal compreendidos, mas acredita-se que sejam substancialmente diferentes do coração totalmente maduro. No coração maduro, a graduação do controle da liberação de cálcio está relacionada à assim denominada atividade do tipo L, que aciona a liberação pelo retículo sarcoplasmático. Acredita-se que a graduação do controle da liberação nos miócitos imaturos esteja relacionada a fatores que influenciam a atividade dos canais de sódio e cálcio. Recentemente, a estimulação beta-adrenérgica induzida por isoproterenol do permutador de sódio e cálcio foi identificada em miócitos ventriculares de cobaias. A melhora da compreensão dos fatores que regulam a contratilidade e o relaxamento miocárdico viabilizará a escolha fisiologicamente mais apropriada das intervenções terapêuticas em RNs prematuros.

Desempenho e fisiologia do miocárdio imaturo

Nas frequências cardíacas fisiológicas, o miocárdio imaturo demonstra uma relação positiva; a contratilidade diminui com a taquicardia extrema ou prolongada.

A função cardíaca depende dos seguintes fatores: *pré-carga* (sangue residual presente no ventrículo ao final da diástole), que depende do volume intravascular do RN e da complacência diastólica do ventrículo; *pós-carga* (resistência contra a qual o miocárdio deve contrair), que depende da resistência vascular e da viscosidade sanguínea; *desempenho miocárdico* (a capacidade intrínseca do miocárdio de contrair) e *frequência cardíaca*. A força e a velocidade da trajetória e a frequência cardíaca "ótima" refletem a função miocítica e o comportamento contrátil miocárdico global. Em termos de desenvolvimento, já foi demonstrado que o miocárdio imaturo exibe estado contrátil basal superior e maior sensibilidade às alterações da pós-carga (8). A intolerância do miocárdio imaturo ao aumento da pós-carga pode ser atribuível às diferenças na arquitetura miofibrilar, ou à imaturidade do desenvolvimento ou da regulação dos receptores (9). A lei de Frank-Starling aparenta ser menos aplicável ao miocárdio imaturo. O período pós-natal imediato que segue a perda do sistema de baixa pressão da placenta e o período após a ligadura da persistência do canal arterial (PCA) representam duas situações clínicas nas quais o miocárdio neonatal é submetido a estresse de pós-carga. O efeito final é o comprometimento do desempenho sistólico miocárdico e o consequente fluxo sanguíneo sistêmico inadequado em virtude do DC baixo, com frequência apesar de pressão arterial sistêmica normal. Este problema é complicado, adicionalmente, por quaisquer potenciais estressores, tais como hipoxia, anemia e ventilação mecânica, que reduzem o retorno venoso e causam pressão sobre o miocárdio, evitando a contração efetiva.

Controle do tônus vascular

Após o período de transição, o tônus vascular é modulado por um equilíbrio entre vasoconstritores, por exemplo, tromboxano, vasopressina, e vasodilatadores, por exemplo, óxido nítrico (NO), e prostaglandinas. A imaturidade do sistema nervoso central (SNC) também pode impactar as alterações vasculares da transição. O NO é produzido por ações da enzima óxido nítrico sintase (NOS), abundante no tecido muscular liso; atua por meio do monofosfato cíclico de guanosina (GMPc) nos canais de potássio sensíveis ao cálcio e nas fosfatases de cadeia leve de miosina para causar relaxamento do músculo liso. Endotoxinas e citocinas, tais como o fator alfa de necrose tumoral (TNF-α) e várias interleucinas conseguem induzir a NOS e a síntese de NO, resultando em dilatação profunda e redução do fluxo sanguíneo sistêmico na sepse. Além disso, o excesso de NO leva à formação de radicais livres de oxigênio, causando à lesão da parede vascular. A vasopressina também é importante na regulação pós-natal do tônus vascular; seus efeitos vasoconstritores são modulados por meio de receptores V1 em muitos órgãos (com exclusão do pulmão, cérebro e coração), os quais, por sua vez, aumentam a liberação de cálcio a partir do retículo sarcoplasmático, realizam a suprarregulação dos receptores de epinefrina nas paredes do músculo liso e reduzem a síntese de NO. A sua implicação no choque foi estudada em adultos. Inicialmente, os níveis de vasopressina aumentam em resposta ao choque para manter o tônus vascular; entretanto, na medida em que o choque progride, ocorre a depleção dos depósitos de vasopressina e, portanto, o tônus vascular fica comprometido. As prostaglandinas são eicosanoides derivados do ácido araquidônico da membrana celular por meio das ações das enzimas ciclo-oxigenases (COX) e são importantes na regulação do tônus vascular. A prostaglandina E_2 (PGE_2), um vasodilatador, e o tromboxano A_2, um vasoconstritor, estão ambos implicados na regulação inicial do tônus vascular e podem desempenhar uma função na patogênese da hipovolemia associada ao choque.

AVALIAÇÃO DO SISTEMA CARDIOVASCULAR
Avaliação clínica do sistema cardiovascular

Um sistema cardiovascular saudável é definido como aquele que assegure o fornecimento de oxigênio suficiente para os tecidos para atender as necessidades metabólicas das células. A avaliação do sistema cardiovascular tem início com um histórico clínico abrangente, para identificar fatores maternos, relacionados ao parto, ou pós-natais relevantes, que aumentam o risco de um adoecimento da saúde cardiovascular. O monitoramento contínuo da frequência cardíaca e da pressão arterial, que são comumente utilizados como marcadores substitutos do DC, proporciona uma avaliação objetiva e longitudinal do bem-estar cardiovascular. O exame físico e as investigações devem ter por alvo a avaliação da saúde e da função do órgão-alvo, bem como marcadores substitutos da adequação do fornecimento de oxigênio. Por exemplo, na ausência de uma patologia primária do sistema nervoso central, a observação geral do nível de consciência e do tônus pode atuar como marcador substituto da perfusão cerebral. Entretanto, existe uma variabilidade considerável na faixa normal em relação a muitas das medidas hemodinâmicas anteriormente mencionadas. Além disso, muitas das ferramentas de medição estão sujeitas à variabilidade dependente do operador e de múltiplos fatores de confusão, o que torna as medidas não confiáveis (Quadro 29.1). A abordagem recomendada é realizar uma análise abrangente do sistema cardiovascular, que facilita percepções mais holísticas sobre a gravidade da doença e a natureza fisiopatológica da doença, que possibilitam uma abordagem mais direcionada para a intervenção terapêutica.

Frequência cardíaca

Com frequência a taquicardia é citada como um marcador sensível do DC baixo, com base no conceito de que o volume sistólico é relativamente fixo em virtude de limitações na reserva miocárdica. Embora existam algumas evidências fracas de uma correlação direta, muitos estudos neonatais e em animais concluíram que a frequência cardíaca não é um determinante importante do DC em RNs. Em um paradigma experimental em ovinos fetais, o DVE permaneceu estável, apesar de amplas variações na frequência cardíaca, sugerindo que o volume sistólico pode variar significativamente para manter um DC adequado (10). Em RNs humanos pré-termo, o volume sistólico também varia com a alteração da frequência cardíaca. As avaliações do DC com base em ecocardiograma reafirmam esta relação; especificamente, não existe diferença na frequência cardíaca entre os pacientes com fluxo sanguíneo sistêmico baixo e aqueles nos quais o fluxo sanguíneo sistêmico é normal. A elevação na frequência cardíaca além de 160 bpm, ou uma elevação prolongada a partir do valor basal, pode indicar hipervolemia. Entretanto, muitos fatores não cardiovasculares também podem influenciar a frequência cardíaca. E elevação da frequência cardíaca pode ser causada por dor, hipertermia, e medicamentos comumente utilizados, tais como cafeína e atropina. A bradicardia sinusal ocorre comumente no sono, e o RN deve responder com o aumento da frequência cardíaca quando acordado. Outros fatores que devem ser considerados se a frequência cardíaca permanecer baixa incluem hipotermia, hipotireoidismo, desequilíbrio eletrolítico e alguns medicamentos, tais como antagonistas β (p. ex., propranolol).

Pressão arterial

A pressão arterial é utilizada como um marcador substituto em relação ao fluxo sanguíneo, tendo em vista que ela é não invasiva e é reprodutível. Na ausência de *shunt* esquerda-direita, fora do período de transição, a pressão arterial baixa representa um DC baixo ou uma RVS baixa. Ambas estas condições podem levar à perfusão inadequada dos órgãos. Tipicamente, é utilizado um corte da pressão arterial média (PAM) inferior à idade gestacional (IG) em semanas completas; entretanto, a maior parte dos RNs após as primeiras 72 horas de vida manterá a sua PAM superior a 30 mmHg na ausência de uma PCA hemodinamicamente significativa. No período de transição, a pressão arterial e o fluxo sanguíneo sistêmico são pouco correlacionados. Nesta ocasião, a utilização de uma PAM inferior à IG em semanas concluídas demonstrou detectar corretamente apenas 71% dos RNs com fluxo sanguíneo sistêmico baixo e identificou falsamente 12% dos RNs como hipotensos (ver a seção "Hipotensão" para mais detalhes).

Tempo de enchimento capilar

Estudos sugerem que o tempo de enchimento capilar (TEC) em RNs saudáveis varia consideravelmente. O TEC central inferior a 4 segundos e o TEC periférico inferior a 10 segundos foram documentados em RNs normais. As avaliações comparativas com a utilização de ecocardiograma Doppler são inconsistentes e demonstraram uma correlação variável entre os marcadores do fluxo sanguíneo sistêmico e o TEC central (11). Entretanto, a combinação do TEC central superior a 4 segundos e do lactato arterial superior a 4 demonstrou estar correlacionada com o DC baixo.

Cor da pele

A cor da pele é modificada por muitos fatores, incluindo temperatura, hemoglobina, transluscência da pele, oxigenação, icterícia, pigmentação de base e fatores ambientais, tais como a luz ambiente. A variabilidade interobservadores da avaliação da cor é alta (12). Quando combinada com outros marcadores do DC baixo, a palidez e/ou a acrocianose podem sugerir vasoconstrição periférica nos vasos da pele.

Débito urinário

Na ausência de doença parenquimatosa renal e retenção urinária, o débito urinário baixo pode ser um marcador de comprometimento cardiovascular. A filtração glomerular é direcionada pelo gradiente de pressão pela parede do capilar glomerular. A pressão de perfusão renal é gerada pelo fluxo sanguíneo renal, que depende do DC, de *shunts* sistêmico-pulmonares e da RVS. Assim como o rim adulto, o rim pré-termo apresenta a capacidade de autorregular o fluxo sanguíneo acima de um limiar desconhecido da pressão de perfusão renal. Abaixo daquele limiar crítico, a filtração glomerular (e, portanto, o débito urinário) diminui proporcionalmente ao fluxo sanguíneo pré-renal.

QUADRO 29.1

Indicadores clínicos da saúde cardiovascular.		
Indicador clínico	**Fisiopatologia**	**Fatores de confusão**
Taquicardia	A aceleração da FC aumenta o DC se o volume sistólico não for alterado	Medicamentos, dor, temperatura, agitação
Hipotensão sistólica	Marcador da diminuição do DC	Circulação de transição, *shunts* esquerda-direita
Hipotensão diastólica	Marcador da RVS e pré-carga	Circulação de transição, *shunts* esquerda-direita
Aumento do TEC	Vasoconstrição da pele	Variação ampla do normal
Palidez/acrocianose	Vasoconstrição da pele	Iluminação, temperatura, turgor da pele, anemia
Diminuição do nível de consciência	Diminuição da pressão de perfusão cerebral	Medicamentos sedativos, meningite, convulsões
Diminuição do débito urinário	Diminuição da pressão de perfusão renal	Patologia renal, alterações da transição
Elevação de lactato	Metabolismo anaeróbico	Alguns EIM, amostras hemolisadas, neoglicogênese
Acidose metabólica	Metabolismo anaeróbico	Perda de bicarbonato
Saturação venosa central baixa	Aumento do consumo de oxigênio	Inserção de cateter, *shunts* periféricos, tecido necrótico

FC, frequência cardíaca; DC, débito cardíaco; EIM, erros inatos do metabolismo; TEC, tempo de enchimento capilar.

No RN pré-termo, esta relação é obscurecida na primeira semana de vida, e é necessário cautela ao confiar no débito urinário como um marcador da perfusão renal. O débito urinário em RNs pré-termo segue um padrão previsível. Existe um débito urinário mínimo na fase pré-diurética (do nascimento ao 2º dia), seguido por um aumento abrupto durante a fase diurética (dias 1 a 5) e um nivelamento gradual durante a fase homeostática. Durante este período, o débito urinário alto não é um marcador confiável da perfusão renal adequada, embora uma diminuição significativa além do valor do basal possa ser preocupante (13).

Marcadores laboratoriais

Pode ocorrer um aumento no lactato sérico em situações clínicas nas quais o metabolismo anaeróbico ocorre quando o fornecimento de oxigênio celular está comprometido. Isto pode ocorrer em virtude do conteúdo inadequado de oxigênio no sangue, como acontece na anemia significativa ou na hipoxemia, do fluxo sanguíneo tecidual inadequado, ou de uma combinação de ambos. Portanto, a elevação do lactato arterial pode ser um marcador do DC baixo, particularmente quando utilizado em combinação com outros marcadores clínicos ou ecocardiográficos do fluxo sanguíneo sistêmico baixo. Também ocorrerá acidose metabólica nas condições que levam à hipoxia tecidual e ao metabolismo anaeróbico; entretanto, o excesso de bases é afetado significativamente pela perda de bicarbonato e foi demonstrado que está inadequadamente correlacionado com a perfusão tecidual.

Isoladamente a outros índices clínicos da saúde cardiovascular ou do DC, a elevação do lactato apresenta uma especificidade inadequada (12). O lactato é produzido como um resultado do aumento da gliconeogênese e em alguns erros inatos do metabolismo. Ele está falsamente aumentado com a hemólise da amostra, e é necessário cautela na interpretação quando catecolaminas estão sendo administradas, tendo em vista que medicamentos simpatomiméticos aumentam o lactato por meio de mecanismos independentes da perfusão. Finalmente, o lactato pode ser sequestrado no tecido lesionado, e apenas quando houver a melhora da perfusão os níveis séricos aumentarão.

A saturação venosa de oxigênio (svO_2) mista é amplamente utilizada nos cuidados intensivos de adultos para medir a extração de oxigênio tecidual. A svO_2 baixa (< 70%) está associada a desfechos negativos em crianças, mas faltam estudos no período neonatal (12). Os órgãos inadequadamente perfundidos em situações de fluxo sanguíneo sistêmico baixo extraem tanto oxigênio quanto possível para otimizar o metabolismo aeróbico; portanto, a svO_2 será baixa. É necessário cautela na interpretação da svO_2 em distúrbios tais como a enterocolite necrosante (ECN), tendo em vista que o tecido isquêmico não extrai oxigênio e, portanto, a svO_2 alta pode ser enganosa. Em RNs, o posicionamento do cateter é difícil e a aquisição de uma svO_2 mista, em relação à qual a posição ideal do cateter é na artéria pulmonar principal, não é tipicamente possível. A saturação venosa central, que é idealmente adquirida a partir do átrio direito, na junção da veia cava superior (VCS) ou da veia cava inferior (VCI), pode ser medida e sofre alteração paralelamente à svO_2 mista. Os valores absolutos da svO_2 mista e central não são intercambiáveis, e a svO_2 central é afetada pela posição do cateter. Em virtude do fluxo sanguíneo diferencial para os órgãos vitais em condições de choque, um cateter inserido na VCS superestimará a svO_2 mista, enquanto um cateter inserido na VCI irá subestimá-la. A presença de um *shunt* periférico de volume alto diminui a perfusão sistêmica dos órgãos e aumenta o fluxo sanguíneo pulmonar e, portanto, leva à superestimativa da svO_2. Se a posição do cateter for apropriada, as alterações na svO_2 central ao longo do tempo podem ser úteis na avaliação de RNs com DC baixo.

Em geral, nenhum marcador individual deve ser utilizado isoladamente. O monitoramento longitudinal da pressão arterial proporciona um substituto objetivo e confiável do bem-estar cardiovascular; entretanto, ele não deve ser utilizado como o único fundamento para informar uma tomada de decisões independente de outros marcadores. Os componentes da pressão arterial, os limiares sistólico e diastólico, podem proporcionar percepções a respeito do processo fisiopatológico específico que podem ser úteis na orientação das opções de tratamento. A avaliação clínica e laboratorial deve ser combinada com um histórico compatível antes que sejam tomadas decisões sobre o tratamento. O ecocardiograma ou outras medidas do fluxo sanguíneo dos órgãos devem ser considerados sempre que possível.

Função do ecocardiograma neonatal direcionado

A abordagem para o cuidado cardiovascular em RNs era limitada anteriormente pela ausência de ferramentas clínicas confiáveis que proporcionassem informações longitudinais a respeito do bem-estar cardiovascular. As consequências incluem presunções diagnósticas, opções de tratamento incorretas e capacidade limitada para a avaliação longitudinal. O ecocardiograma neonatal direcionado (END) consiste na utilização do ultrassom por neonatologistas treinados para avaliar a saúde cardiovascular, obter informações fisiológicas relevantes para a situação clínica, formular uma impressão diagnóstica, realizar uma recomendação terapêutica e avaliar a resposta ao tratamento. Ele atualmente se tornou o padrão de cuidado em muitas UTIs neonatais em todo o mundo, e existem cada vez mais evidências sobre o seu benefício para os RNs. No período pós-natal imediato, é difícil determinar se a instabilidade hemodinâmica resulta de *shunts* intracardíaco e extracardíaco, das alterações da RVS e da RVP, ou de um miocárdio imaturo em termos de desenvolvimento. Os objetivos do END incluem a avaliação longitudinal da função miocárdica, do fluxo sanguíneo sistêmico e do fluxo sanguíneo pulmonar, de *shunts*, do fluxo sanguíneo dos órgãos e dos tecidos. O END geralmente é realizado por um neonatologista, é direcionado por uma questão clínica específica, e pode fornecer informações hemodinâmicas que complementem os achados clínicos ou que proporcionem novas percepções fisiológicas. Acredita-se que a disponibilidade dos dados fisiológicos em tempo real ajude o médico do atendimento a proporcionar um cuidado cardiovascular mais focado e direcionado. A combinação do exame clínico e do ecocardiograma à beira do leito comprovadamente melhora o diagnóstico clínico e o manejo do paciente na população adulta. Existem algumas evidências de que o uso rotineiro do END na unidade neonatal possa levar à identificação do comprometimento cardiovascular e a alterações no manejo e, possivelmente, melhorar os desfechos a curto prazo. O END possibilitou um manejo cardiovascular mais direcionado, determinando o tipo de agente inotrópico que mais provavelmente será benéfico e monitorando a resposta ao tratamento. O fornecimento de informações em tempo real sobre o desempenho cardiovascular e a hemodinâmica sistêmica, a natureza não invasiva da técnica, a rapidez na aquisição dos dados e na elaboração de um laudo, e a capacidade de realizar avaliações funcionais longitudinais contribuíram para o aumento da utilização do ecocardiograma funcional pelos neonatologistas na UTI neonatal. Existem cada vez mais evidências do valor do END para auxiliar no diagnóstico e para orientar a terapia hemodinâmica na UTI neonatal. Carmo et al. (14) demonstraram o benefício de ecocardiogramas seriados na orientação da duração do tratamento com indometacina em RNs com PCA. Jain et al. (15) demonstraram os benefícios do END para prevenir a instabilidade cardiorrespiratória pós-operatória após a ligadura da PCA. Existem muitos relatos de caso e estudos com coortes que demonstram os benefícios para pacientes selecionados. As pesquisas futuras devem continuar a investigar o impacto do END "específico para a doença" sobre os desfechos clínicos relevantes. Os neonatologias que desejam se aprimorar no uso do END fazem obrigatoriamente treinamento formalizado e estruturado e provas para assegurar a competência. Especificamente, é imperativo que equipes treinadas sejam capazes de obter imagens de alta qualidade e ter o conhecimento necessário da fisiologia e da terapêutica cardiovasculares, para assegurar que as suas recomendações clínicas sejam justificadas e cientificamente válidas.

Novos métodos para avaliação do sistema cardiovascular

Existe uma ênfase crescente, na prática neonatal contemporânea, na importância e a necessidade do monitoramento minuto a minuto dos índices da estabilidade fisiológica, em uma tentativa de compreender a doença neonatal e melhorar os desfechos do paciente. A maior parte destes dispositivos mais novos não é utilizada na prática clínica de rotina, mas eles proporcionam percepções novas, que melhorarão a nossa compreensão da hemodinâmica neonatal, informando, assim, a prática clínica.

Monitoramento não invasivo do débito cardíaco

O monitoramento contínuo do DC é uma ferramenta possivelmente valiosa na UTI neonatal no manejo de uma ampla diversidade de doenças neonatais. Em adultos e crianças mais velhas, a determinação contínua do DC com frequência é conquistada por meio de métodos invasivos, incluindo termodiluição com a utilização de um cateter na artéria pulmonar, uma sonda intraesofágica para a avaliação contínua do fluxo e da velocidade com Doppler, ou um cateter arterial para a análise do contorno do pulso. As restrições do tamanho e a confiabilidade inferior à ideal impedem o uso destes métodos em RNs pré-termo e a termo e, em vez disto, foram avaliadas diversas modalidades não invasivas e semi-invasivas.

As alterações detectáveis nas propriedades elétricas do tórax têm sido utilizadas para estimar o DC. Em crianças, as estimativas do DC por bioimpedância não são confiáveis, em comparação à ressonância magnética e aos métodos de Fick diretos (16,17). Duas abordagens elétricas mais novas, com base em extensões da teoria da bioimpedância, atualmente estão em avaliação. A velocimetria elétrica tem por base o princípio de que a condutividade do sangue na aorta varia durante o ciclo cardíaco. Durante a sístole, os eritrócitos estão alinhados no sentido do fluxo e a corrente elétrica aplicada por eletrodos externos é conduzida com facilidade. Na diástole, a orientação dos eritrócitos se torna aleatória, resultando em condutividade inferior da corrente elétrica injetada. A velocimetria elétrica mede a velocidade máxima da alteração na condutividade ao longo do ciclo cardíaco e a utiliza para derivar o índice da velocidade média do sangue aórtico, a partir do qual o volume sistólico do VE é estimado com o uso do cálculo da área transversal aórtica e dos tempos de ejeção do VE (Figura 29.1). Estudos em crianças pequenas compararam as estimativas do DC por velocimetria elétrica com o ecocardiograma transtorácico (ETT). Em uma população mista de crianças com cardiopatia congênita reparada/não reparada, as estimativas do DC por velocimetria elétrica apresentaram vieses absolutos e percentuais inaceitavelmente altos, em comparação à termodiluição e às medições

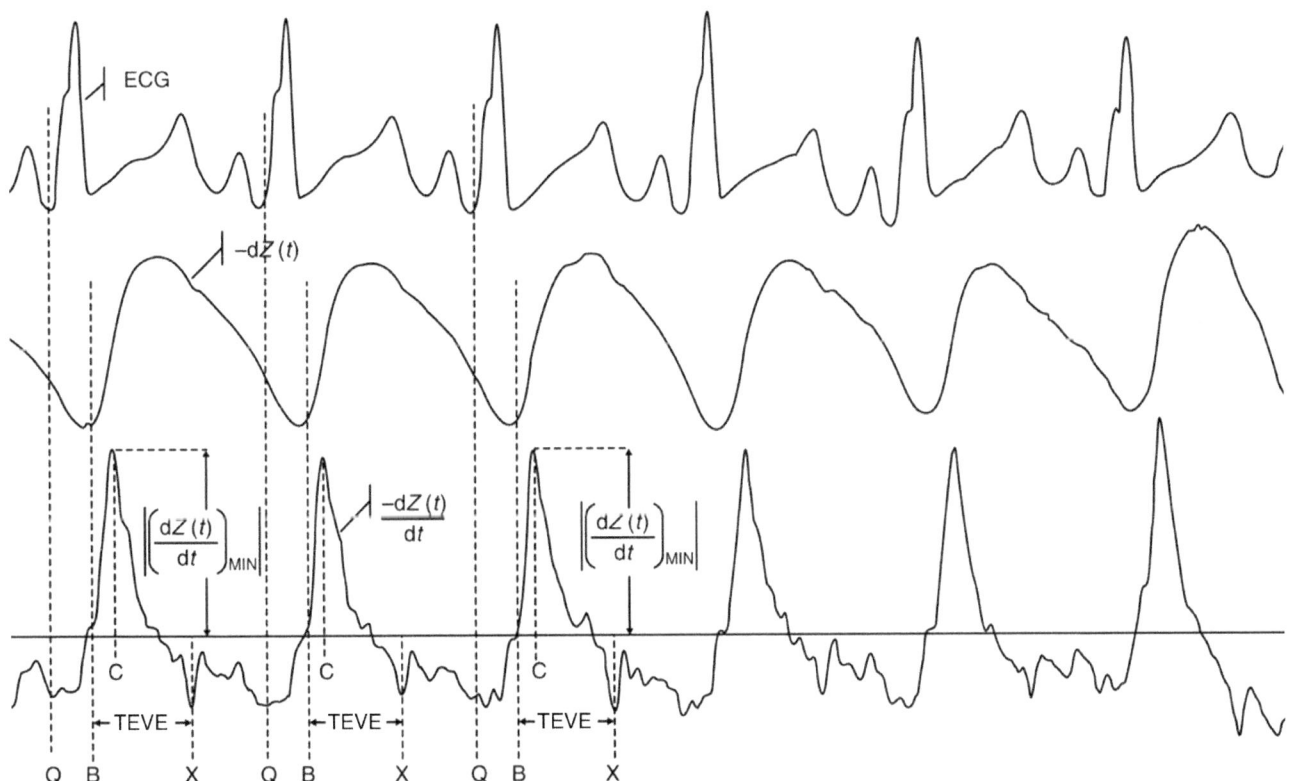

Figura 29.1 ECG de superfície, forma de onda de impedância [$-dZ(t)$, também denominada $\Delta Z(t)$], e a derivativa do primeiro momento diferenciada eletronicamente de $-dZ(t)$, $-dZ(t)/dt$, obtidos a partir do monitoramento por velocimetria elétrica em um menino de 25 dias de idade (FC = 142 bpm, SV = 3,3 mℓ, DC = 0,47 ℓ/min). O marcador indicado como "Q" ao ECG marca o início da despolarização ventricular e, portanto, o início da sístole eletromecânica. Logo após a abertura da valva aórtica ("B"), a forma da onda $-dZ(t)$ exibe uma inclinação ascendente significativa e, consequentemente, sua derivativa do momento $-dZ(t)/dt$ exibe um nadir ("C"). A amplitude no ponto em que a apresentação tradicional é ilustrada como uma deflexão positiva é a inclinação máxima, ou a velocidade máxima da alteração da impedância elétrica transtorácica durante um ciclo cardíaco particular e é medida a cada batimento. O tempo até o máximo (tempo de elevação) de $-dZ(t)/dt$ está de acordo com o tempo até o máximo de $-dv(t)/dt$ da forma da onda da velocidade sanguínea aórtica. A magnitude no ponto máximo de $-dZ(t)/dt$, que é $|(dZ(t)/dt)_{MIN}|$, é análoga à magnitude $|dv(t)/dt_{MIN}|$ desta onda. A derivativa do primeiro momento da forma de onda de impedância, $-dZ(t)/dt$, exibe uma deflexão no momento do fechamento da valva aórtica ("X"). O intervalo temporal entre os pontos B e X é definido como o tempo de ejeção ventricular esquerda (TEVE). Reproduzida de Norozi K et al. Electrical velocimetry for measuring cardiac output in children with congenital heart disease. *Br J Anaesthesia* 2008;100:88, Copyright 2008, com autorização do autor e da Oxford University Press.

por Doppler subxifoide (18,19). Noori et al. (20) compararam as estimativas do DC por velocimetria elétrica e por ETT em RNs a termo saudáveis e observaram uma diferença de 4 mℓ/min (limites de concordância – 234 a 242 mℓ/min) e um viés percentual ajustado de 31,6%. Grollmus et al. (21) relataram um viés relativo de velocimetria elétrica-ETT semelhante, de 29%, em uma coorte de RNs no pós-operatório da cirurgia de *switch* arterial.

A biorreatância transtorácica é outro método mais novo de monitoramento não invasivo do DC (NICOM, Cheetah Medical, MA). Ao contrário da bioimpedância, que tem por objetivo detectar alterações na amplitude de uma corrente elétrica aplicada, a biorreatância estima alterações na frequência da corrente (a alteração da fase relativa) entre os sinais de entrada e saída, que é induzida pelo sangue injetado dentro da aorta a partir do veículo esquerdo. O volume sistólico é estimado com a utilização da velocidade máxima medida da alteração da mudança de fase, do tempo de ejeção ventricular e de uma constante de proporcionalidade, que considera a idade, o sexo e o tamanho corporal do paciente. Estudos relataram uma confiabilidade variável do DC medido com o NICOM. O NICOM foi comparado às medições invasivas do DC com a utilização de um cateter na raiz aórtica em cães Beagle anestesiados e demonstrou viés de 6,3 + 3,8 mℓ/min, viés percentual de 6,1%, e alta responsividade às alterações no DC farmacologicamente induzidas (22). Em contrapartida, o NICOM demonstrou confiabilidade e responsividade inadequadas, em comparação ao DC medido por termodiluição na artéria pulmonar, em adultos criticamente enfermos tratados com expansão do volume (viés médio de 0,9 ℓ/min/m^2 e limites de concordância de –2,2 a 4,1) (23). Em um grupo heterogêneo de RNs a termo e moderadamente pré-termo, as estimativas do DC pelo NICOM foram fortemente correlacionadas ao ETT ($r = 0,95$), mas o NICOM subestimou sistematicamente o DC em 31 ± 8% (24). Em uma coorte de RNs extremamente prematuros submetidos à ligadura da PCA, de modo semelhante, o NICOM subestimou o DC em relação ao ecocardiograma (viés médio de 39%, limites de concordância de 8 a 69%), com o aumento do viés ao longo do tempo (25). Coletivamente, estes estudos sugerem que o NICOM é capaz de demonstrar a tendência do DC ao longo do tempo, mas não é intercambiável com medidas invasivas ou não invasivas. O uso como ferramenta de tendência do DC em RNs provavelmente demanda calibração inicial e periódica com o ecocardiograma. São necessários estudos adicionais que demonstrem a confiabilidade adequada antes do uso independente.

Exames por imagem não invasivos da perfusão cerebral | Espectroscopia no infravermelho próximo e ressonância magnética com marcação dos *spins* arteriais

A espectroscopia no infravermelho próximo (NIRS) é uma técnica óptica difusa, que mede as variações da absorção e da difusão cerebral dentro da janela espectral da variação do infravermelho próximo. Ela é sensível às concentrações de cromóforos teciduais (oxi e desoxi-hemoglobina) e, portanto, pode ser utilizada para estimar a saturação de oxigênio cerebral regional (rcSO$_2$), a extração do oxigênio tecidual fracional cerebral (cFTOE) e o volume sanguíneo cerebral. Os RNs são candidatos ideais para o monitoramento por NIRS, tendo em vista que a diminuição da espessura do crânio neonatal possibilita uma penetração mais profunda da luz do infravermelho próximo. As medições por NIRS são realizadas continuamente e de modo não invasivo ao lado do leito, sem a necessidade de anestesia geral.

A vigilância e a prevenção da lesão cerebral precoce em RNs é uma área na qual a utilidade clínica da NIRS na UTI neonatal pode ser justificada. As variações normativas da rcSO$_2$ e da cFTOE durante a transição neonatal normal foram estabelecidas para os RNs a termo (26) e pré-termo (27). A rcSO$_2$ mais baixa e a cFTOE mais alta marcam o subsequente desenvolvimento de hemorragia intraventricular (HIVe) e periventricular grave em RNs muito pré-termo (28), o que possivelmente facilita a identificação mais precoce dos RNs de alto risco que possam se beneficiar de uma intervenção para evitar a lesão cerebral.

A ressonância magnética com marcação dos *spins* arteriais (ASL-pRM) é um método não invasivo mais novo de avaliação do fluxo sanguíneo cerebral, que utiliza a água do sangue arterial marcado eletromagneticamente com um agente de contraste endógeno, em vez dos agentes de contraste intravasculares (p. ex., gadolínio), ou dos rastreadores marcados radioativamente. As medições do fluxo sanguíneo cerebral estimadas por ASL-pRM em RNs submetidos a hipotermia em virtude de encefalopatia hipóxico-isquêmica perinatal estão fortemente correlacionadas à NIRS ($r = 0,88$) (29). A ASL-pRM pode ser utilizada para identificar e quantificar a gravidade da hiperperfusão cerebral após uma lesão cerebral anóxica encefálica global, embora neste estágio a técnica seja útil como uma ferramenta clínica ao lado do leito para orientar a tomada de decisões.

PERSISTÊNCIA DO CANAL ARTERIAL

Continuum fisiopatológico do *shunt* ductal em recém-nascidos

Durante a transição normal ao nascimento, o clampeamento do cordão umbilical e o início da ventilação no ar resultam em elevação da RVS e diminuição da RVP. O padrão do fluxo ductal direita-esquerda *in utero* torna-se bidirecional e, finalmente, esquerda-direita, na medida em que a RVP diminui até abaixo da pressão arterial sistêmica. Nos RNs doentes, o sentido do *shunt* ductal é variável, refletindo o fluxo sanguíneo pulmonar e/ou sistêmico desordenado, ou alterações na diminuição pós-natal programada da RVP. O papel do canal arterial (CA) não deve ser considerado binário. A PCA pode desempenhar uma função de suporte ou neutra na síndrome de hipertensão pulmonar persistente do recém-nascido (SHPPRN), na qual não ocorre relaxamento pós-natal das arteríolas pulmonares (em virtude de desenvolvimento pulmonar fetal anormal ou adaptação da transição neonatal inadequada), resultando em elevação persistente da RVP. Em casos graves, a RVP permanece suprassistêmica e o *shunt* ductal é da artéria pulmonar para a aorta, somando-se ao fluxo sanguíneo sistêmico pós-ductal, embora com sangue desoxigenado, que resulta em uma diferença na saturação de oxigênio entre as circulações pré-ductal e pós-ductal. Aqui, a PCA também resulta em redução da pós-carga do VD e ajuda a preservar a função do VD. Em casos leves de HPPRN, o *shunt* ductal é bidirecional e não contribui significativamente para a redução da hipercirculação pulmonar ou da pós-carga do VD. Em vez disto, a PCA seria um "espectador inocente" que fornece uma medida do gradiente de pressão entre as circulações pulmonar e sistêmica.

Em RNs prematuros e uma pequena minoria dos RNs a termo cuja RVP diminui ao nascimento, mas nos quais há persistência do canal arterial, ocorre o desenvolvimento de um *shunt* contínuo da esquerda para a direita. O volume do *shunt* é determinado pelo gradiente de pressão entre a artéria pulmonar e a aorta e pela resistência ao fluxo transductal, que é influenciado basicamente pelo diâmetro e pelo comprimento do canal arterial. Determinantes da RVP tais como hipocapnia, hiperoxia ou alcalose podem aumentar o volume do *shunt*. Um *shunt* grande resulta em sobrecarga de volume da artéria pulmonar, e subsequente edema alveolar, redução da complacência pulmonar e aumento da necessidade de ventilação mecânica. O aumento do fluxo sanguíneo para o coração esquerdo resulta em aumento do volume diastólico final do átrio e ventrículo esquerdos. Ocorre dilatação do VE, e ele compensa por meio do aumento do volume sistólico. O comprometimento da complacência diastólica do VE resulta em sobrecarga de pressão do átrio esquerdo e contribui para a dilatação atrial esquerda. A reversão do fluxo diastólico da aorta descendente para a artéria pulmonar pelo PCA é comum, assim como fluxo diastólico final ausente ou reverso nas artérias sistêmicas, tais como as artérias celíaca e mesentérica superior. O "roubo" diastólico, combinado com tempos diastólicos mais curtos em virtude da taquicardia e do aumento da demanda de oxigênio miocárdico pelo VE dilatado, pode resultar em isquemia subendocárdica.

Importância clínica da persistência do canal arterial em recém-nascidos pré-termo | Morbidades graves da prematuridade

Um terço dos RNs com muito baixo peso (MBP) e até 65% dos RNs com IG inferior a 28 semanas apresentam PCA no 3º dia de vida (30). RNs com PCA persistente apresentam aumento da taxa de mortalidade, HIVe, displasia broncopulmonar (DBP), retinopatia da prematuridade e enterocolite necrosante (ECN), em comparação aos RNs sem PCA. A instabilidade hemodinâmica perinatal, a isquemia cerebral e a subsequente lesão por reperfusão contribuem para o desenvolvimento de hemorragia na matriz germinativa e subsequente extensão para os ventrículos cerebrais (HIVe) ou infarto venoso hemorrágico periventricular. A maior parte das HIVe ocorre na primeira semana de vida, que coincide com o aparecimento de um *shunt* ductal esquerda-direita, que aumenta o fluxo sanguíneo cerebral (pré-ductal) e que pode contribuir para a lesão por reperfusão. Tanto a administração direcionada quanto a indiscriminada de indometacina profilática reduzem a incidência de todos os graus de HIVe, possivelmente ao aliviar o surgimento de um *shunt* ductal significativo (31).

A hipercirculação pulmonar induzida pela PCA e a hipoperfusão sistêmica podem contribuir para o aumento da DBP e da ECN. O aumento do fluxo sanguíneo pulmonar resulta em edema intersticial pulmonar e maior necessidade de ventilação mecânica invasiva. A lesão pulmonar induzida pela ventilação mecânica promove inflamação alveolar e necessidade contínua de suporte respiratório, um fator de risco importante para o desenvolvimento de DBP. A reversão do fluxo diastólico na aorta abdominal, na artéria celíaca e na artéria mesentérica superior (AMS) é comum em RNs com PCA, e este "roubo" diastólico contribui para a hipoperfusão intestinal e o aumento do risco de ECN. Embora uma relação causal entre PCA e HIVe, DBP, ECN e retinopatia da prematuridade não tenha sido estabelecida definitivamente, uma diversidade de estudos clínicos fisiológicos, observacionais e randomizados apoia fortemente esta associação (30,32). A associação destas morbidades com o aumento da mortalidade e o desfecho adverso do neurodesenvolvimento é o ímpeto por trás da necessidade de identificar e, possivelmente, aliviar os efeitos multissistêmicos de um *shunt* ductal patológico.

Determinação da importância hemodinâmica da persistência do canal arterial

Para os RNs a termo com PCA, o tratamento no primeiro ano de vida é considerado se a sobrecarga do volume do coração esquerdo e a hipercirculação pulmonar provocarem dificuldade na alimentação, ganho de peso inadequado ou insuficiência pulmonar. Na ausência destes achados clínicos, permite-se que os RNs cresçam para possibilitar o fechamento tardio com dispositivo com cateter, em vez de com uma técnica cirúrgica a céu aberto, e o fechamento da PCA é realizado para prevenir alterações irreversíveis na musculatura arteriolar pulmonar e hipertensão pulmonar (HP). A variabilidade na cronologia do fechamento do canal arterial em RNs a termo realça o espectro fisiopatológico associado ao *shunt* relacionado à PCA.

Em contrapartida, a avaliação clínica da importância hemodinâmica da PCA em RNs pré-termo é mais desafiadora por causa da comum coexistência de distúrbios pulmonares e de capacidade de alimentação oral imatura. A síndrome de angústia respiratória (SAR) e a lesão pulmonar induzida pela ventilação mecânica resultam em insuficiência pulmonar, que pode ser exacerbada pelo *shunt* ductal significativo. A disfunção diastólica miocárdica também é comum em RNs pré-termo (33) e reduz a tolerância do RN à carga do volume do coração esquerdo associada à PCA. A determinação clínica do efeito patológico relativo da PCA e dos distúrbios pulmonares primários também é influenciada pelas expectativas com base na IG e pela evolução da fisiológia respiratória e alimentar do RN na medida em que ele amadurece. A importância hemodinâmica clínica de uma PCA pode, portanto, ser considerada como situada ao longo de um *continuum* entre um achado acidental e um contribuinte patológico principal. O diagnóstico da PCA, com base no exame clínico, no ECG e na radiografia de tórax, é explorado em detalhes em um capítulo subsequente. O ecocardiograma é o método primário de avaliação da PCA em RNs pré-termo e exige avaliações do que segue: tamanho e padrão de fluxo do canal arterial, hipercirculação pulmonar e sobrecarga do coração esquerdo e reversão do fluxo diastólico arterial sistêmico ("roubo sistêmico").

Avaliação das dimensões do canal arterial e do padrão do fluxo transductal

O volume do *shunt* está positivamente correlacionado ao raio da PCA; o tamanho do vaso ≥ 1,5 mm no primeiro dia de vida é preditivo de PCA sintomática subsequente (34) e se correlaciona bem com o padrão de fluxo ao Doppler nas avaliações de importância hemodinâmica (35). Para RNs com peso próximo a 0,5 kg, o limiar de 1,5 mm pode ser insensível e, em vez dele, o diâmetro da PCA pode ser indexado ao peso (> 1,5 mm/kg) ou ao diâmetro da artéria pulmonar esquerda (APE) (razão PCA:APE > 0,5). O espectro dos padrões do fluxo ao Doppler pulsado da PCA reflete o estado variado e em evolução de uma PCA como um barômetro da pressão arteriolar pulmonar *versus* o contribuinte patológico primário para a carga do volume cardíaco esquerdo e a hipercirculação pulmonar. Na HP neonatal grave, o *shunt* ductal é da direita para a esquerda quando a pressão da artéria pulmonar é suprassistêmica e bidirecional (da direita para a esquerda na sístole, da esquerda para a direita na diástole) quando a pressão arterial pulmonar é quase sistêmica. Embora um *shunt* ductal bidirecional seja comum em RNs pré-termo no primeiro dia de vida, um *shunt* ductal bidirecional persistente foi associado a aumento da taxa de mortalidade, provavelmente um marcador substituto da HP persistente em virtude de doença pulmonar grave. O padrão restrito ou "de fechamento" da PCA ilustra um *shunt* ductal de velocidade muito alta (velocidade sistólica máxima > 2,0 m/s) e uma razão alta velocidade sistólica máxima/pressão diastólica mínima (< 2,0) (Figura 29.2). Uma PCA hemodinamicamente significativa é caracterizada por um padrão de fluxo da esquerda para a direita não restritivo ou "pulsátil", com a velocidade máxima mais alta no final da sístole e uma velocidade diastólica muito baixa. Embora a velocidade sistólica máxima inferior a 1,5 m/s tenha sido tradicionalmente descrita como "não restritiva", velocidades sistólicas máximas mais altas podem ser observadas em RNs com *shunts* do canal arterial não restritivos grandes, em virtude dos volumes de *shunt* muito grandes, ou na situação de uma PCA com formato de funil crônica, pós-tratamento, na qual pode haver uma restrição parcial na extremidade pulmonar.

Avaliação da hipercirculação pulmonar – sobrecarga do coração esquerdo

Um *shunt* do canal arterial esquerda-direita grande é associado ao aumento do fluxo sanguíneo arterial pulmonar, retorno venoso pulmonar, volume diastólico final do VE e DVE. A velocidade diastólica da artéria pulmonar, os tamanhos da câmara atrial esquerda e do VE, as velocidades da valva mitral ao Doppler e o DVE fornecem estimativas substitutas da hipercirculação pulmonar e do volume do coração esquerdo e da sobrecarga de pressão, embora possam ser de valor reduzido na presença de um *shunt* transatrial grande. Um *shunt* do canal arterial esquerda-direita grande fornece sangue para a artéria pulmonar durante todo o ciclo cardíaco, resultando em um fluxo mais turbulento e no aumento do fluxo diastólico anterógrado nas artérias pulmonares principais e ramificadas. A velocidade diastólica da artéria pulmonar esquerda está correlacionada ao aumento do *shunt* do canal arterial estimado por meio de cateterização cardíaca e ao prolongamento da necessidade de ventilação mecânica (36). A velocidade diastólica da artéria pulmonar esquerda máxima inferior a 0,2 m/s é sugestiva de um *shunt* do canal arterial pequeno, enquanto a superior a 0,5 m/s é associada a um *shunt* grande.

RNs com PCA apresentam aumento do DVE e da dimensão diastólica final do VE (DDFVE), que são substitutos em relação ao aumento do volume diastólico final do VE. A DDFVE pode ser comparada aos valores normativos publicados anteriormente em relação ao tamanho da câmara do VE para RNs com MBP. O DVD superior a 300 mℓ/kg/min é altamente específico para predizer uma PCA sintomática (34). A dilatação atrial esquerda ocorre em virtude do volume e da carga da pressão do aumento do retorno venoso pulmonar e da disfunção diastólica do VE. O diâmetro transaórtico relativamente fixo possibilita a indexação do tamanho da câmara do AE para a comparação da razão AE:Ao entre RNs. A AE:Ao superior a 1,4 apresenta uma alta sensibilidade em relação à significância do canal arterial (37); entretanto, razões AE:Ao superiores (≥ 1,6) são mais específicas em relação a um *shunt* do canal arterial significativo (38).

Os índices ao Doppler do fluxo de entrada da valva mitral e o tempo de relaxamento isovolumétrico (TRIV) são afetados pelo volume do átrio esquerdo e pela sobrecarga de pressão associados a um *shunt* do canal arterial grande. Em RNs a termo saudáveis, a razão da onda E ("precoce") da valva mitral e da onda A ("atrial") (E:A) é superior a 1, o que significa uma predominância do enchimento diastólico do VE precoce. O miocárdio em RNs pré-termo é menos complacente, o que resulta no comprometimento do enchimento diastólico passivo, na dependência da contração atrial para o enchimento ventricular, e em uma razão E:A da valva mitral resultante inferior a 1. Na presença de um *shunt* do canal arterial grande, o aumento da pressão atrial esquerda sistólica final resulta na abertura mais precoce da valva mitral e um encurtamento do TRIV (com frequência < 45 milissegundos) (33) e no aumento da velocidade e do fluxo de enchimento passivo precoce, com E:A superior a 1, denominado "pseudonormalização" (Figura 29.2).

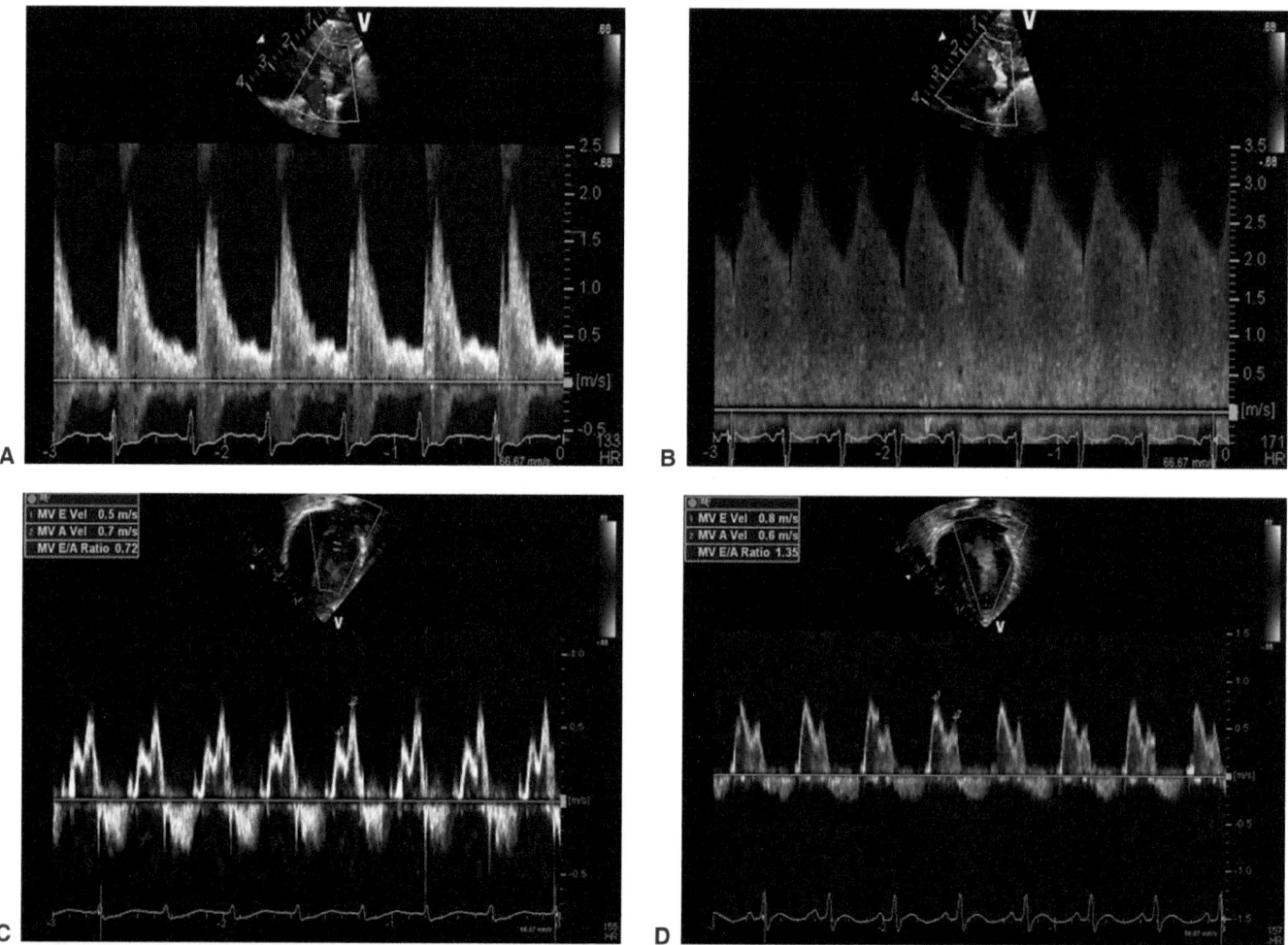

Figura 29.2 Exame com Doppler pulsado de uma PCA (A e B) e fluxo de entrada ventricular esquerdo pela valva mitral (C e D). Um *shunt* ductal esquerda-direita não restritivo (**A**) apresenta ao Doppler o perfil de uma pulsação arterial, com velocidade diastólica baixa, enquanto um *shunt* restritivo demonstra velocidades sistólicas e diastólicas máximas altas e uma razão da velocidade máxima sistólica e diastólica baixa. O enchimento ventricular esquerdo na diástole é composto pelas fases inicial (E) e tardia (A, durante a contração atrial), com uma razão E:A normal superior a 1. RNs pré-termo sem PCA apresentam influxo normal e uma razão E:A inferior a 1 em virtude da diminuição da complacência miocárdica relacionada à prematuridade e do comprometimento do enchimento inicial (**C**). Uma PCA grande está associada a sobrecarga de pressão no átrio esquerdo e aumento do enchimento ventricular diastólico inicial, que resulta em uma razão E:A "pseudonormalizada" superior a 1. (Esta figura encontra-se reproduzida em cores no Encarte.)

Roubo sistêmico

A reversão do fluxo diastólico na aorta abdominal e na circulação esplâncnica em virtude de um *shunt* do canal arterial ocorre quando o gradiente da pressão aortopulmonar é superior à pressão diastólica na aorta abdominal ou à resistência arterial específica do órgão-alvo. Este "roubo" diastólico na aorta abdominal é um dos indicadores bem reconhecidos e confiáveis de um *shunt* hemodinamicamente significativo em RNs pré-termo, tanto clinicamente quanto à RM cardíaca (39). A razão do fluxo da artéria celíaca (FAC) ao Doppler e do DVE (FAC:DVE) inferior a 0,1 é altamente sensível em relação à presença de uma PCA significativa (40). RNs com PCA podem apresentar redução do fluxo sanguíneo da AMS, que pode comprometer os aumentos pós-prandiais na perfusão intestinal. Embora a artéria cerebral média (ACM) seja suprida pelo DC pré-canal arterial, um *shunt* do canal arterial grande pode resultar em redução, ausência, ou reversão do fluxo diastólico da ACM, embora as sequelas clínicas disto sejam desconhecidas. As reduções no fluxo diastólico associadas à PCA podem ser compensadas por aumentos no fluxo sanguíneo sistólico. A ecocardiografia pode avaliar o fluxo sanguíneo arterial, mas não a resistência vascular. A redução da velocidade do fluxo sanguíneo e/ou a reversão do fluxo diastólico na circulação esplâncnica melhoram imediatamente após a ligadura da PCA.

Escala ecocardiográfica da PCA

Embora os parâmetros ecocardiográficos individuais sejam variavelmente sensíveis em relação à importância hemodinâmica da PCA, a sua agregação em uma escala da PCA abrangente possibilita a aplicação prática em RNs com índices ecocardiográficos variáveis (Quadro 29.2). Diversos escores da PCA foram relatados e demonstraram uma forte capacidade preditiva em relação aos desfechos neonatais. El-Khuffash *et al.* (41) combinaram seis marcadores ecocardiográficos em um escore da PCA, que previa incapacidade neurológica grave ou morte em RNs com MBP de 2 dias de idade (Quadro 29.3). Sehgal *et al.* (42) relataram que um escore ecocardiográfico abrangente de PCA, avaliado logo antes do tratamento com ibuprofeno, predizia o desenvolvimento de doença pulmonar crônica em RNs com MBP com uma PCA. Embora estes sistemas de escore identifiquem RNs com PCA que correm risco de desfecho adverso, ainda precisa ser demonstrado se os tratamentos direcionados ao fechamento do canal arterial ou ao manejo do *shunt* melhoram os desfechos.

Biomarcadores

Em resposta à pressão do coração esquerdo e à sobrecarga do volume, os miócitos cardíacos clivam o pró-peptídio natriurético cerebral (BNP) em BNP biologicamente ativo e no fragmento aminoterminal pró-BNP (NT-pBNP) inativo. O BNP inibe o eixo renina-angiotensina aldosterona, dilata a circulação pulmonar e sistêmica e promove natriurese e diurese. Embora as modalidades para medir as concentrações plasmáticas de BNP e NT-pBNP sejam amplamente variáveis, o NT-pBNP apresenta a vantagem de

QUADRO 29.3

Escore ecocardiográfico da PCA em 48 horas de vida em recém-nascidos pré-termo com menos de 32 semanas de IG e desfecho de morte ou comprometimento neurodesenvolvimental em 2 anos.

Parâmetro	Escore Não significativo (0 ponto)	Escore Significativo (1 ponto)
Diâmetro ductal	< 1,5 mm	≥ 1,5 mm
Átrio esquerdo:aorta	< 1,5	≥ 1,5
Velocidade diastólica final da aorta descendente	Presente	Ausente ou reversa
Débito ventricular esquerdo	< 300 mℓ/kg/min	≥ 300 mℓ/kg/min
E:A da valva mitral	< 1	> 1
Fluxo da artéria celíaca: débito ventricular esquerdo	> 0,15	< 0,15

De El-Khuffash AF, Slevin M, McNamara PJ *et al.* Troponin T, N-terminal pro natriuretic peptide and a patent ductus arterious scoring system predict death before discharge or neurodevelopmental outcome at 2 years in preterm infants. *Arch Dis Child Fetal Neonatal Ed* 2011;96(2):F133.

QUADRO 29.2

Parâmetros ecocardiográficos da importância hemodinâmica do canal arterial.

Parâmetro	Importância hemodinâmica Leve	Moderada	Grave
Dimensões e padrão do fluxo do canal arterial			
Diâmetro da PCA			
Diâmetro bidimensional	< 1,5 mm/kg	1,5 a 3 mm/kg	> 3 mm/kg
Razão PCA:APE	< 0,5	0,5 a 1	> 1
Doppler da PCA			
Velocidade sistólica máxima[a]	> 2,5	1,5 a 2,5	< 1,5
Velocidade sistólica máxima: velocidade diastólica mínima	< 2	2 a 4	> 4
Hipercirculação pulmonar/sobrecarga do coração esquerdo			
Dimensões da câmara do VE	Nenhuma dilatação	Dilatação moderada	Dilatação acentuada
Hipertensão no AE			
AE:Ao	< 1,5	1,5 a 2,0	> 2,0
Razão E:A da valva mitral			
TRIV	> 45 ms	30 a 45 ms	< 30 ms
APE, $V_{máx}$ diástole	< 0,3 m/s	0,3 a 0,5 m/s	> 0,5 m/s
Roubo sistêmico			
Aorta abdominal	Sem reversão diastólica	Reversão diastólica	Reversão diastólica
Razão da IVT celíaca:aorta	–	–	< 0,10

[a]*Shunts* ductais esquerda-direita muito grandes podem apresentar velocidades sistólicas máximas mais altas (> 1,5 m/s), indicando um volume de *shunt* alto, em vez de restrição do fluxo. Ao, aorta; TRIV, tempo de relaxamento isovolumétrico; AE, átrio esquerdo; APE, artéria pulmonar esquerda; VE, ventrículo esquerdo; PCA, persistência do canal arterial; IVT, integral de velocidade-tempo.

ter meia-vida mais longa (60 minutos *versus* 20 minutos). O seu uso difundido na UTI neonatal tem sido dificultado pela avaliação de muitos *kits* de teste diferentes, cada um com a sua própria variação de valores de referência, o que tornou a interpretação dos resultados mais desafiadora. A identificação precoce de RNs de alto risco para o desenvolvimento de PCA sintomática pode ser clinicamente útil em centros que buscam administrar um tratamento direcionado, que tem por objetivo o fechamento precoce do canal arterial. Nos RNs muito prematuros, elevações nas concentrações plasmáticas de BNP e NT-pBNP ao nascimento e no primeiro dia de vida estão correlacionadas a menores peso e idade gestacional ao nascimento, mas não ao desenvolvimento de PCA. Após o 2º dia de vida, concentrações elevadas são preditivas de PCA hemodinamicamente significativa (Quadro 29.4), embora a interpretação de valores de corte do BNP e NT-pBNP amplamente variáveis seja dificultada pelo uso de diferentes *kits* de teste e critérios diagnósticos em relação à PCA sintomática. Martinovici *et al.* (43) observaram que os níveis plasmáticos de NT-pBNP inferiores a 10.000 pg/mℓ medidos no 2º dia de vida apresentaram sensibilidade de 89% e especificidade de 100% em relação ao fechamento ductal espontâneo.

Após o aparecimento dos sintomas clínicos de suspeita de *shunt* ductal, o BNP/NT-pBNP plasmático diferencia RNs com e sem PCA hemodinamicamente significativa, conforme diagnóstico por ecocardiograma. Chen *et al.* (44) relataram que um valor de corte do BNP plasmático (ensaio Triage BNP, Biosite Diagnostics) de 40 pg/mℓ apresentou sensibilidade de 92%, especificidade de 46%, razão de probabilidade (RP) positiva de 1,70 e RP negativa de 0,17 para predizer um *shunt* da PCA moderado ou grande, conforme avaliado por meio de ecocardiograma. A baixa especificidade e a RP positiva refletem a grande sobreposição nos valores entre os RNs com e sem uma PCA hemodinamicamente significativa. Os valores de corte mais altos apresentam sensibilidade inferior, mas especificidade superior. Um valor plasmático de corte do BNP de 200 pg/mℓ apresentou sensibilidade de 59%, especificidade de 91%, RP positiva de 6,91 e RP negativa de 0,46 para predizer um *shunt* de PCA ecocardiográfico moderado ou grande. Estes achados sugerem que o BNP plasmático inferior a 40 pg/mℓ ou superior a 200 pg/mℓ indica uma probabilidade moderada de não apresentar ou de apresentar uma PCA hemodinamicamente significativa, respectivamente. Em centros nos quais o acesso ao ecocardiograma é limitado, estes cortes podem ser úteis para orientar a administração da terapia farmacológica empírica que tem por objetivo o fechamento do canal arterial. Entretanto, as concentrações plasmáticas de BNP na variação de 40 a 200 pg/mℓ são inadequadamente discriminatórias e é necessário um ecocardiograma.

Manejo da PCA hemodinamicamente significativa

Manejo conservador – estratégias para limitar o volume do *shunt*

Medidas conservadoras abrangem as estratégias de tratamento que têm por objetivo a redução do volume do *shunt* do canal arterial ou a melhora da tolerância fisiológica do RN do *shunt* do canal arterial sem intervenções clínicas ou cirúrgicas para o seu fechamento. A pressão expiratória final positiva (PEEP), as saturações-alvo de oxigênio, diuréticos, restrição de líquidos e direcionamento do hematócrito sanguíneo alto são comumente utilizados. A PEEP mais alta, administrada por meio de ventilação mecânica invasiva ou não invasiva, diminui o retorno venoso sistêmico e pulmonar, reduzindo o edema alveolar pulmonar e o volume diastólico final do VE. Tem sido demonstrado que um aumento na PEEP de 5 a 8 cmH$_2$O reduz os índices ecocardiográficos do *shunt* do canal arterial esquerda-direita (45). Isto pode ocorrer, em parte, para a mitigação do *shunt* do canal arterial por aumentos associados à pressão média nas vias respiratórias (PMVA) na RVP. Diuréticos podem ser utilizados para reduzir o edema pulmonar e o esforço da respiração em RNs com *shunts* do canal arterial esquerda-direita grandes. A furosemida é o diurético mais comumente prescrito e o seu uso em RNs pré-termo com sobrecarga de volume associada à PCA foi amplamente extrapolado de estudos mais antigos em RNs com edema de diversas etiologias, incluindo insuficiência cardíaca congestiva (ICC). Entretanto, a furosemida aumenta a produção renal de prostaglandinas e pode mitigar a constrição do canal arterial (46).

QUADRO 29.4

Correlação entre a concentração plasmática de BNP/NT-pBNP nos primeiros 3 dias de vida e diagnóstico de PCAhs em recém-nascidos pré-termo.

Autor (ano)	Biomarcador	Média ou mediana IG (semanas)	Nº de recém-nascidos (com PCAhs)	Idade (dias)	Área sob a curva ROC (IC de 95%)	Limiar	Sensibilidade (%)	Especificidade (%)
Choi (2005)[a]	BNP	29	66 (23)	3	0,997 (0,99 a 1,00)	> 1.100	100	95
Flynn (2005)[a]	BNP	28	20 (N/A)	3	N/A	> 300	52	100
Czernik (2008)[b]	BNP	25	67 (24)	2	0,86 (0,75 a 0,96)	> 550	83	86
El-Khuffash (2007)[c]	NT-pBNP	27	48 (25)	3	0,87 (0,76 a 0,97)	> 5.000	70	87
Farombi-Oghuvbu (2008)[c]	NT-pBNP	30	49 (18)	3	0,98 (0,93 a 1,03)	> 1.347	100	95
Nuntnarumit (2009)[c]	NT-pBNP	29	35 (12)	3	0,96 (0,91 a 1,02)	> 1.204	100	91
Ramakrishnan (2009)[c]	NT-pBNP	28	56 (20)	3	0,90 (0,81 a 0,99)	> 1.280	95	58
						> 5.160	60	95
Martinovici (2011)[c]	NT-pBNP	28	27 (12)	2	0,92 (0,67 a 0,99)	> 1.182	89	100
				4	0,98 (0,84 a 1,00)	> 591	91	100
Buddhe (2012)[d]	NT-pBNP	27	69 (22)	3 a 5	0,98 ($p < 0,001$)	> 697	96	90

[a]Teste Triage BNP, Biosite Diagnostics.
[b]Analisador ADVIA Centaur, Siemens/Bayer.
[c]Elecsys proBNP, Roche Diagnostics.
[d]Embalagem de reagente VITROS NtpBNP, Ortho Clinical Diagnostics.
BNP, peptídio natriurético cerebral; IG, idade gestacional; PCAhs, persistência do canal arterial hemodinamicamente significativa; NT-pBNP, terminal amino do pró-peptídio natriurético tipo B; ROC, curva de operação do receptor.
Limiares do BNP expressos em pg/mℓ.
Limiares do NT-pBNP expressos em pmol/ℓ. Os estudos que relataram concentrações de NT-pBNP em pg/mℓ foram convertidos para pmol/ℓ. 1 pmol/ℓ = 8,457 pg/mℓ

A administração de furosemida para prevenir a retenção de líquidos em RNs pré-termo com PCA durante o tratamento com indometacina pode resultar em perda de peso excessiva, sem demonstrar um benefício sobre as taxas de fechamento da PCA (47).

A justificativa para a administração de outros tratamentos conservadores tem por base primariamente os princípios fisiológicos e em geral não é apoiada. Saturações de oxigênio mais altas podem melhorar o fechamento espontâneo do canal arterial em virtude dos efeitos vasoconstritores da tensão de oxigênio arterial mais alta. Entretanto, grandes estudos clínicos randomizados recentes que compararam a saturação-alvo de oxigênio alta *versus* baixa em RNs extremamente pré-termo não observaram diferenças no desenvolvimento de PCA (48). De modo semelhante, embora um hematócrito mais alto possa aumentar a RVP e mitigar o *shunt* esquerda-direita entre os defeitos de septo interventricular, estudos clínicos randomizados não observaram diferenças no desenvolvimento de PCA ou no manejo com a utilização de estratégias que aumentam o hematócrito, tais como práticas de transfusões de eritrócitos mais liberais ou demora no clampeamento do cordão ao nascimento (49). Tem sido relatado o uso da restrição de líquidos para reduzir a carga do volume do coração esquerdo em RNs com PCA. Embora a administração excessiva de líquidos nos primeiros dias de vida tenha sido associada a taxas mais altas de desenvolvimento de PCA, a restrição moderada de líquidos não melhora a hemodinâmica pulmonar ou sistêmica em RNs com PCA (50). Mais importante, para alcançar uma redução no volume intravascular, a ingestão diária de líquidos precisaria ser restringida além da capacidade de concentração renal (tipicamente < 100 mℓ/kg/dia) e isto não é recomendado, em virtude da redução da ingestão nutricional e do crescimento somático.

Estratégias de fechamento do canal arterial

Farmacoterapia | Inibidores de prostaglandina sintase

A persistência do canal arterial é promovida pela produção de prostaglandinas circulantes catalisadas pela enzima prostaglandina H_2 (PGH_2) sintase. A PGH_2 sintase apresenta ambas as metades peroxidase (POX) e COX, que atuam em série para produzir a PGH_2, a precursora da PGE_2. O ácido araquidônico é convertido em PGH_2 por meio de reações sequenciais catalisadas pela COX e pela POX. Inibidores da COX e mais recentemente da POX, que diminuem as prostaglandinas circulantes, constituem as terapias farmacológicas dominantes que têm por objetivo o fechamento do canal arterial.

Ibuprofeno e indometacina são os inibidores da COX mais comumente utilizados. A sua eficácia no fechamento do canal arterial declina com a diminuição da IG, em virtude de uma ausência relacionada à imaturidade do espessamento da íntima do canal arterial, que é um precursor necessário para a formação do monte da neoíntima e o subsequente fechamento anatômico após a vasoconstrição do canal arterial. O momento ideal da administração do tratamento com inibidor da COX para a PCA permanece incerto. A indometacina profilática reduz o risco de HIVe grave, leucomalacia periventricular, hemorragia pulmonar, PCA sintomática e ligadura da PCA em RNs com extremo baixo peso ao nascer (EBP), em comparação ao tratamento sintomático posterior isoladamente. O uso de indometacina profilática declinou após a publicação de um grande estudo clínico randomizado que não observou melhora no desfecho do neurodesenvolvimento de 18 a 24 meses (31). Entretanto, a melhora do desfecho do neurodesenvolvimento foi demonstrada na infância mais tardia, quando as avaliações psicológicas são mais confiáveis (51). Os claros benefícios a curto prazo, acoplados às evidências de ausência de prejuízo, levaram à continuação do seu uso em alguns centros. A profilaxia direcionada com indometacina, administrada para RNs com PCA superior a 1,5 mm nas primeiras 6 horas de vida, reduz a PCA sintomática e a hemorragia pulmonar e evita a administração indiscriminada para recém-nascidos que podem nunca ter desenvolvido PCA. O rastreamento com ecocardiograma também facilita a identificação da pequena minoria de RNs com um *shunt* totalmente direita-esquerda (que indica pressões do VD suprassistêmicas), nos quais a PCA reduz a pós-carga do VD e a profilaxia com indometacina é contraindicada (52). As consequências cardiovasculares da profilaxia na condição do *shunt* bidirecional permanecem desconhecidas.

Para o tratamento da PCA sintomática, estudos clínicos pré-era dos surfactantes sugeriram que o tratamento precoce (na primeira semana de vida) melhorou as taxas de fechamento da PCA e reduziu a morbidade pulmonar, tal como a quantidade de dias de oxigenoterapia e um declínio mais rápido da ventilação mecânica, mas sem demonstrar melhora na mortalidade, DBP, ou em outras morbidades (53). Estudos clínicos recentes não relataram diferenças na mortalidade ou nas morbidades neonatais graves em RNs tratados precocemente para PCA levemente sintomática, em comparação ao manejo de espera seguido pelo tratamento tardio (54,55). Entretanto, até o momento os estudos dependeram de critérios clínicos e ecocardiográficos excessivamente simplificados para identificar uma PCA hemodinamicamente significativa. A falha em definir o espectro de distúrbios hemodinâmicos relacionados à PCA pode ter resultado em populações de estudo diluídas, com poder inferior ao ideal para os desfechos-alvo. A decisão clínica contemporânea de administrar o tratamento farmacológico deve integrar uma avaliação ecocardiográfica abrangente da importância hemodinâmica da PCA, em vez de uma abordagem simplificada com base no tamanho. A terapia deve ter por alvo os RNs nos quais o *shunt* ductal é estimado como sendo um contribuinte patológico primário para a instabilidade fisiológica atual, em comparação a outras patologias concorrentes (mais comumente a imaturidade pulmonar e a SAR grave relacionada à prematuridade).

O uso de inibidores da COX em RNs pré-termo é associado a reduções no fluxo sanguíneo cerebral e esplâncnico. Os efeitos adversos incluem oligúria, ganho de peso, lesão gastrintestinal, disfunção transitória da agregação plaquetária e aumento da hiperbilirrubinemia sérica, em virtude da ligação competitiva com a albumina. O seu uso é contraindicado na condição de insuficiência renal, ECN, hemorragia intracraniana (mas não intraventricular) e icterícia grave. A indometacina não deve ser administrada concomitantemente com corticosteroides sistêmicos, em virtude de um aumento do risco de perfuração intestinal espontânea. O ibuprofeno é tão eficaz quanto a indometacina para alcançar o fechamento da PCA, e RNs tratados com ibuprofeno apresentam riscos mais baixos de ECN e insuficiência renal transitória (56). Embora estudos iniciais que compararam o ibuprofeno e a indometacina tenham identificado um aumento do risco de DBP em RNs tratados com ibuprofeno, uma metanálise recente não revelou diferenças na DBP e no desmame mais precoce do suporte respiratório com o ibuprofeno (56). Ambas as formas oral e intravenosa do ibuprofeno são amplamente utilizadas, e as formulações intravenosas da indometacina predominam. A administração de 0,2 mg/kg de indometacina a cada 12 a 24 horas por três doses é um regime de tratamento comumente utilizado. Doses totais de indometacina prolongadas ou superiores (mais de 0,6 mg/kg) foram associadas ao aumento do risco de ECN, sem melhora nas taxas de fechamento da PCA (57). O ibuprofeno oral e intravenoso apresenta taxas semelhantes de fechamento da PCA e de efeitos adversos, e são tipicamente administrados a uma dose inicial de 10 mg/kg, seguida por duas doses de 5 mg/kg 1 vez/dia.

O paracetamol, um inibidor de POX, recentemente foi explorado como uma terapia farmacológica para o fechamento da PCA, com eficácia semelhante à do ibuprofeno (58). O seu excelente perfil de segurança o torna uma alternativa atrativa para os inibidores da COX. Um regime de administração comum é 15 mg/kg/dose a cada 6 horas por 3 a 7 dias. São necessários estudos clínicos adicionais em RNs extremamente pré-termo para avaliar o seu uso como tratamento de primeira linha, como um possível tratamento sinérgico à inibição da COX, a duração ideal da terapia e a eficácia comparativa e os efeitos adversos das preparações orais *versus* intravenosas.

Ligadura cirúrgica da PCA

A ligadura é mais comumente realizada em um centro cirúrgico ou à beira do leito na UTI neonatal, por meio de toracotomia lateral esquerda e com a aplicação de um grampo ou da ligadura na PCA. A mortalidade cirúrgica imediata é baixa. A morbidade cirúrgica inclui sangramento e paresia de cordas vocais, que ocorre em virtude da lesão intraoperatória do nervo laríngeo recorrente esquerdo em 5 a 50% dos RNs. Outras complicações incluem sangramento, quilotórax, pneumotórax e oclusão inadvertida do brônquio principal esquerdo, da artéria pulmonar esquerda, ou da aorta. A incapacidade de um desmame da ventilação mecânica é a indicação mais comum para a ligadura cirúrgica em RNs com uma PCA hemodinamicamente significativa persistente, e a ligadura tem sido associada a extubação mais precoce. Hemorragia pulmonar refratária grave, hipotensão diastólica grave e hipoperfusão de órgãos-alvo, e insuficiência de oxigenação grave são indicações raras para o fechamento cirúrgico urgente do canal arterial.

A ligadura cirúrgica foi associada ao aumento de DBP, retinopatia da prematuridade e comprometimento neurodesenvolvimental nos primeiros anos de vida, em comparação aos RNs tratados clinicamente, seja com manejo conservador ou com farmacoterapia (59). Entretanto, a ligadura pode ser um marcador substituto da gravidade da doença, por si própria associada a aumento da morbidade, e até o momento, estudos abordaram de modo inadequado os vieses de indicação que confundem as análises. Contudo, estes estudos foram acompanhados por uma tendência secular em direção a uma abordagem permissiva para a PCA. As estratégias de tratamento que evitam ou adiam a ligadura cirúrgica em RNs que não responderam ao tratamento farmacológico resultaram em melhora dos desfechos neonatais e neurodesenvolvimentais (60). Entretanto, evitar ou adiar a ligadura cirúrgica em RNs com uma PCA hemodinamicamente significativa persistente está associado a aumento da taxa de mortalidade e de DBP (61). Uma revisão sistemática e uma metanálise confirmaram a taxa de mortalidade inferior em RNs com ligadura, em comparação aos RNs tratados clinicamente (62). Embora a possibilidade de viés de sobrevida exija cautela na interpretação do achado de menor taxa de mortalidade, ela sugere que associação da ligadura ao aumento da morbidade pode ser influenciada pela melhora da sobrevida de RNs de mais alto risco com a ligadura.

A ligadura de rotina precoce submete muitos RNs ao risco da cirurgia quando a PCA pode fechar-se espontaneamente. Um período de manejo conservador após o fracasso do fechamento farmacológico pode ser considerado para reduzir o número de RNs tratados com cirurgia, embora não se saiba a duração ideal da "conduta expectante". Entretanto, a associação da PCA sintomática persistente com aumento da taxa de mortalidade e DBP sugere que o *shunt* ductal é possivelmente perigoso e que a ligadura cirúrgica deve ser considerada se a PCA permanecer hemodinamicamente significativa.

Considerações pré-operatórias e intraoperatórias

A insuficiência adrenocortical é comum em RNs pré-termo com PCA e o teste de estimulação com hormônio adrenocorticotrófico (ACTH) deve ser realizado no pré-operatório. RNs com respostas de cortisol sérico estimulado por ACTH pré-operatórias inferiores a 750 nmol/ℓ apresentam aumento do risco pós-operatório de insuficiência respiratória e hipotensão. No intraoperatório, a administração de dose alta de fentanila (> 10 mcg/kg) durante a fase de indução da anestesia reduz a instabilidade respiratória pós-operatória em RNs pré-termo e resulta em respostas inferiores ao estresse bioquímico em crianças submetidas a cirurgia cardíaca (63-65).

Fisiologia e manejo pós-operatório

A ligadura da PCA resulta em aumento instantâneo na pós-carga do VE e diminuição da pré-carga do VE, resultando em queda rápida do DVE. Isto se manifesta como elevação abrupta da pressão arterial diastólica e da PAM. Mais de 40% dos RNs pré-termo apresentam um declínio pós-operatório gradual na função do VE e finalmente demonstram sinais de um estado com DC baixo, hipotensão sistólica e insuficiência de oxigenação e ventilação secundária em 6 a 12 horas no pós-operatório. Esta deterioração clínica foi denominada síndrome cardíaca pós-ligadura (SCPL) e aparenta ocorrer primariamente em virtude do aumento da pós-carga do VE, em vez da redução da pré-carga. Embora a redução da pré-carga do VE seja detectável ecocadiograficamente em 1 hora no pós-operatório, o paciente é clinicamente assintomático; além disso, a expansão do volume intraoperatória não afeta a necessidade de agentes inotrópicos pós-operatórios, sugerindo que a pré-carga do VE não é um determinante importante na evolução da SCPL. Contrariamente, as medidas máximas da pós-carga do VE coincidem com o início clínico da SCPL. A profilaxia com milrinona, que causa redução significativa da pós-carga, além de lusitropia e inotropia leves, reduz o risco de SCPL em RNs de alto risco de 44% para 11%, corroborando a função da pós-carga do VE como o determinante principal da SCPL (15). Os fatores associados ao aumento do risco de SCPL incluem idade mais jovem (< 28 dias) e peso (< 1.000 g) no momento da ligadura. No pós-operatório, os RNs pré-termo devem permanecer ventilados invasivamente e deve ser administrada a analgesia adequada. A cessão da hipercirculação pulmonar após a interrupção do *shunt* do canal arterial pode resultar em uma rápida melhora na complacência pulmonar. A possível necessidade de redução da MAP (pressão média das vias respiratórias) e do volume corrente deve ser prevista e titulada cuidadosamente para evitar a superdistensão pulmonar e o associado comprometimento no retorno venoso sistêmico e pulmonar.

Em nosso centro, realizamos o ecocardiograma em 1 hora de pós-operatório para estimar o DVE. RNs com DVE inferior a 200 mℓ/kg/min recebem uma infusão intravenosa de milrinona profilática a uma dose inicial de 0,33 mcg/kg/min. Esta é coadministrada com um bolus de 10 mℓ/kg de cloreto de sódio a 0,9% para compensar a redução na RVS. Em centros sem acesso ao ecocardiograma, pode ser considerada a administração de milrinona intravenosa profilática aos RNs com base nos fatores de risco peroperatórios. É necessário cautela para assegurar que a milrinona seja administrada apenas para RNs clinicamente estáveis, que demonstrem a esperada elevação imediata pós-operatória na pressão arterial diastólica (PAD), PAS normal ou aumentada, e estado de oxigenação e ventilação estável. Tipicamente, os RNs são hemodinamicamente estáveis no período pós-operatório imediato (< 2 horas) e demonstram um aumento abrupto na PAD, com PAS normal. O desenvolvimento gradual de hipotensão sistólica isolada, mais comumente em virtude do declínio da função sistólica do VE, pode ser tratado com uma infusão intravenosa de dobutamina com expansão do volume isotônica, se a pré-carga estiver comprometida. A hipotensão (diastólica ou combinada) precoce deve ocasionar a avaliação imediata do manejo respiratório, a investigação em relação a hemorragias, obstrução do DVE (p. ex., pneumotórax com tensão), hipertensão arterial pulmonar e etiologias de redução da RVS, tais como insuficiência suprarrenal ou sepse. A expansão do volume intravascular e hidrocortisona em dose para estresse intravenosa devem ser consideradas. A hipotensão diastólica refratária pode ser tratada com o uso criterioso de uma infusão intravenosa de dopamina ou epinefrina. Concentrações de cortisol pós-operatórias baixas foram associadas à hipotensão resistente a catecolaminas, e a reposição inicial com glicocorticosteroide deve ser administrada aos RNs sintomáticos.

HIPERTENSÃO PULMONAR

Introdução

A HP é um distúrbio cardiopulmonar sério, caracterizado pela elevação prolongada da pressão na artéria pulmonar, que resulta em exposição crônica do ventrículo direito à pós-carga alta. Ela é definida com uma pressão na artéria pulmonar média (PAPm) superior a 25 mmHg quando medida por meio de cateterização cardíaca direita, ou uma pressão sistólica máxima na artéria pulmonar superior a 35 mmHg, conforme medida por ecocardiograma. Em termos fisiológicos, a relação da PAPm com outras variáveis hemodinâmicas pulmonares pode ser descrita por meio da equação PAPm = (FSP × RVP) + PCCP, na qual FSP é o fluxo sanguíneo pulmonar, RVP é a resistência vascular pulmonar e PCCP é pressão em cunha capilar pulmonar, que é essencialmente a mesma que a pressão atrial esquerda. Portanto, a HP pode resultar de um aumento do FSP (p. ex., comunicações interventriculares e interatriais, PCA), da RVP (aumento do tônus das arteríolas da resistência e das arteríolas pré-capilares), da PCCP (disfunção do VE), ou de uma combinação destes fatores. Em RNs, a HP quase sempre é secundária à desregulação da RVP.

A HP é uma causa comum de admissão em UTI neonatais terciárias e está associada a significativa mortalidade e morbidade dos pacientes. A etiologia é diversa e pode ser amplamente classificada como aguda ou crônica (Figura 29.3). Embora a maior parte das pesquisas e dos estudos clínicos tenham enfocado na HP aguda que é apresentada no período pós-natal imediato, o ônus da doença secundário à HP crônica em RNs está apenas começando a ser reconhecido. Embora episódios agudos de HP neonatal possam ocorrer tardiamente, a maior parte dos casos é apresentada como hipoxemia no período pós-natal imediato; isto é comumente conhecido como HPPRN. A doença pulmonar crônica neonatal (DPCN) é a doença pulmonar adquirida mais comum em RNs. Ela é uma complicação frequente do nascimento prematuro extremo e é a causa mais comum de HP crônica em RNs. Muito embora tanto as causas agudas quanto crônicas da HP sejam caracterizadas por altas RVP e PAPm, existem distinções relevantes na sua fisiopatologia, nos sintomas e na evolução clínica, que necessitam de uma consideração cuidadosa. Por exemplo, embora a HPPRN ocorra mais comumente em virtude de uma interrupção da transição fisiológica normal da circulação pulmonar da vida fetal para a pós-natal, a HP crônica ocorre muito mais tarde e representa uma elevação secundária na RVP em virtude de doença pulmonar adquirida ou do desenvolvimento. Tendo em vista a relativa alta prevalência destes distúrbios em UTI neonatais terciárias, é imperativo que os clínicos que cuidam destes bebês se familiarizem com a fisiologia específica da doença e as alterações hemodinâmicas associadas. O reconhecimento imediato e o manejo efetivo precoce são importantes para a otimização dos desfechos do paciente.

Hipertensão pulmonar persistente no recém-nascido

A HPPRN é um distúrbio relativamente comum da transição pós-natal, responsável por até 4% de todas as admissões em UTI neonatais. Fenotipicamente, ela é caracterizada pela insuficiência respiratória hipoxêmica (IRH) grave, que é apresentada logo após o nascimento, secundária à falha da transição da circulação pulmonar de um circuito intrauterino de alta resistência para um circuito extrauterino de baixa resistência. A HPPRN é mais comumente secundária a distúrbios da transição pós-natal, tais como asfixia perinatal, síndrome de aspiração de mecônio (SAM), sepse, ou hipoplasia pulmonar (p. ex., hérnia diafragmática congênita); ocasionalmente, ela pode representar um diagnóstico primário quando nenhuma outra patologia de base é identificada. A incidência de HPPRN relatada nos países desenvolvidos varia de 1 a 2 por 1.000 nascimentos vivos, com uma taxa de mortalidade de aproximadamente 10% (66). A incidência e o ônus da doença provavelmente são muito mais altos no mundo em desenvolvimento. Os RNs que sobrevivem com frequência necessitam de suporte cardiorrespiratório prolongado, apresentam uma longa estadia hospitalar e são de muito mais alto risco para neuroincapacidade a longo prazo (67,68).

Fisiopatologia dos distúrbios circulatórios

Independentemente da etiologia de base, o fenótipo clínico em RNs com HPPRN com frequência permanece o mesmo e é primariamente regulado pela falha do declínio pós-natal normal na RVP. A persistência da RVP alta é a característica

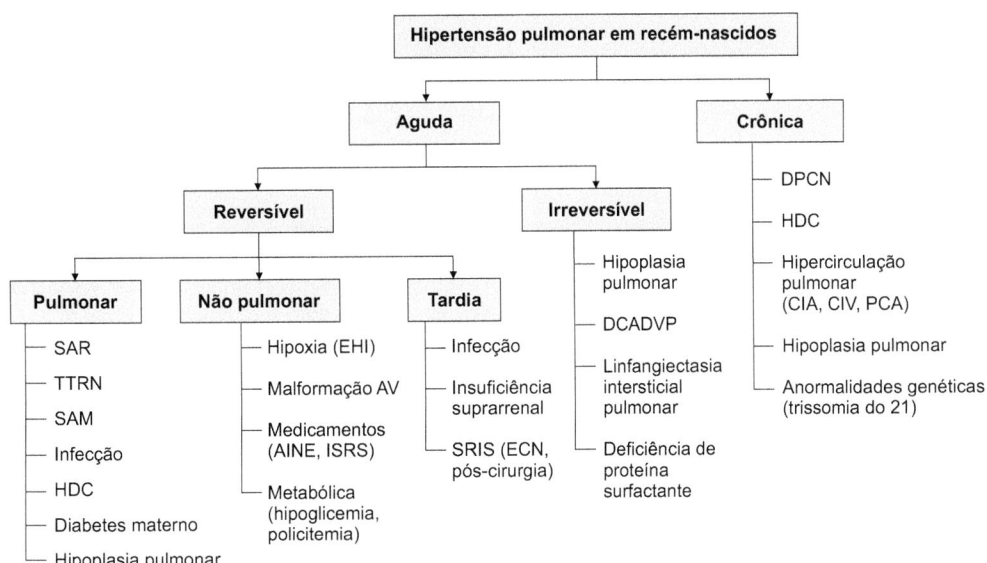

Figura 29.3 A hipertensão pulmonar em recém-nascidos pode ser classificada como aguda ou crônica e pode ser causada por vários distúrbios. SAR, síndrome de angústia respiratória; TTRN, taquipneia transitória do recém-nascido; SAM, síndrome de aspiração de mecônio; HDC, hérnia diafragmática congênita; EHI, encefalopatia hipóxico-isquêmica; AV, arteriovenosa; AINE, anti-inflamatório não esteroide; ISRS, inibidores seletivos da recaptação de serotonina; SRIS, síndrome de resposta inflamatória sistêmica; ECN, enterocolite necrosante; DCADVP, displasia capilar alveolar com desalinhamento das veias pulmonares; DPNC, doença pulmonar neonatal crônica; CIA, comunicação interatrial; CIV, comunicação interventricular; PCA, persistência do canal arterial.

fisiopatológica distinta e a determinante primária de muitas das alterações hemodinâmicas observadas. O acúmulo destas alterações culmina em um ciclo vicioso de redução do fluxo sanguíneo pulmonar (FSP), hipoxemia, acidose, não correspondência da ventilação e da perfusão, e disfunção cardíaca. Embora estes distúrbios hemodinâmicos sejam bem apreciados, a cascata fisiológica é inadequadamente compreendida e provavelmente varia entre os pacientes (Figura 29.4) (69).

O aumento significativo ou prolongado na pós-carga do VD (i. e., RVP) pode resultar no FSP criticamente baixo, que pode ser ainda mais agravado pela presença de disfunção do ventrículo direito. A hipoperfusão pulmonar leva ao desequilíbrio da ventilação-perfusão, à piora da hipoxemia e à acidose, todas as quais induzem a vasoconstrição no leito vascular pulmonar e o aumento da RVP, que podem deter o efeito das terapias vasodilatadoras pulmonares. O ventrículo esquerdo consegue compensar a redução da pré-carga ao aumentar a sua contratilidade e a frequência cardíaca. O grau de compensação é variável, mas sempre ocorre à custa do aumento do consumo do oxigênio miocárdico. A dilatação do VD, se presente, causa o desvio do septo interventricular para a esquerda, reduzindo, assim, ainda mais a capacidade de enchimento e a complacência do ventrículo esquerdo. Além disso, a disfunção contrátil do ventrículo direito, em virtude das fibras miocárdicas compartilhadas entre os dois ventrículos, também pode resultar diretamente na disfunção sistólica do ventrículo esquerdo. Este fenômeno é denominado "interação ventrículo-ventricular" (70). A HPPRN significativa comumente é associada à presença do sangue de um *shunt* da PCA da circulação pulmonar para a sistêmica (i. e., *shunt* direita-esquerda). Embora por um lado um *shunt* direita-esquerda entre a PCA possa ser benéfico para alívio da circulação pulmonar e, portanto, proteger o ventrículo direito neonatal da insuficiência, bem como apoiar a perfusão sistêmica, ele também pode potencializar a IRH em andamento por meio da sua contribuição para a redução do FSP. Se não corrigido, este quadro clínico evolui para aquele da hipoperfusão sistêmica grave e do choque.

Apresentação clínica

A cianose central e o desconforto respiratório que têm início logo após o nascimento são as principais características clínicas da síndrome da HP em RNs. A cianose (hipoxemia) pode permanecer parcial ou completamente não resolvida, apesar da terapia com suplementação de oxigênio e ventilação artificial. Um leito vascular pulmonar lábil, que é apresentado clinicamente com a piora da hipoxemia com o manuseio, é um achado comum em RNs com HPPRN. Na presença do sangue desoxigenado do *shunt* da PCA da artéria pulmonar principal para a aorta descendente (60 a 70% dos casos), a saturação de oxigênio medida no braço esquerdo (i. e., pré-ductal) poderá ser superior àquela medida nos membros inferiores (i. e., pós-ductal). Uma diferença de no mínimo 10% é considerada um sinal de *shunt* do canal arterial direita-esquerda significativo. A HPPRN grave ou prolongada comumente é acompanhada por hipotensão sistêmica. Os RNs inicialmente demonstram PAS baixas (indicando volume sistólico baixo), que podem se tornar mais profundas nos estágios posteriores, com características clínicas de choque grave (cor da pele pálida, prolongamento do TEC, pulsações arteriais periféricas fracas, débito urinário inadequado). Na doença grave, os sinais de insuficiência circulatória podem estar presentes desde o início, especialmente na concomitância de disfunção cardíaca.

Avaliações e investigações clínicas

Uma diversidade de etiologias de base pode resultar na síndrome clínica da HPPRN. No mundo desenvolvido, asfixia ao nascimento, SAM e sepse são responsáveis pela maioria dos casos. Uma supervisão geral cuidadosa da situação clínica, com foco na história e exame clínico, com frequência pode fornecer indicações importantes para o diagnóstico de base. A avaliação clínica normalmente deverá ser rápida e realizada junto com medidas de reanimação inicial para assegurar a estabilização rapidamente. Histórico de asfixia fetal, acidose metabólica grave nos gases do cordão, escore de Apgar baixo com 5 e 10 minutos após o nascimento e exame clínico consistente no mínimo com encefalopatia moderada são características clássicas que sugerem um evento de asfixia perinatal significativo. As investigações iniciais normalmente serão direcionadas ao estabelecimento da adequação da ventilação e à avaliação em relação à disfunção de órgãos-alvo, bem como à avaliação da gravidade da encefalopatia. O líquido amniótico de cor verde e/ou o cordão umbilical corado em verde apontam em direção à SAM, que pode ser um diagnóstico primário, ou que pode ocorrer na condição da asfixia perinatal significativa. A radiografia torácica na SAM pode demonstrar achados consistentes com "aprisionamento de ar" e pneumonite química caracterizada por hiperexpansão e opacidades difusas espalhadas por todos os campos pulmonares. A inflamação em virtude da aspiração do mecônio na SAM com frequência piora ao longo dos primeiros dias antes de demonstrar sinais de recuperação. Outras etiologias que podem estar presentes com o líquido amniótico de cor "verde" incluem sepse por *Listeria* e obstruções gastrintestinais altas, embora as últimas não sejam particularmente associadas à síndrome da HPP. As características clínicas que podem apontar em direção a uma causa infecciosa incluem histórico de ruptura de membranas prolongada, colonização por *Streptococcus* do grupo B (SGB) e sinais sugestivos de corioamnionite (incluindo taquicardia materna, febre materna, elevação da contagem de leucócitos maternos, sensibilidade uterina, embora na prática clínica apenas um ou dois destes sinais possam estar presentes). O exame clínico pode revelar sinais de choque séptico (letargia, perfusão inadequada, pressão arterial baixa). As radiografias torácicas podem demonstrar broncopneumonia e os resultados laboratoriais demonstram

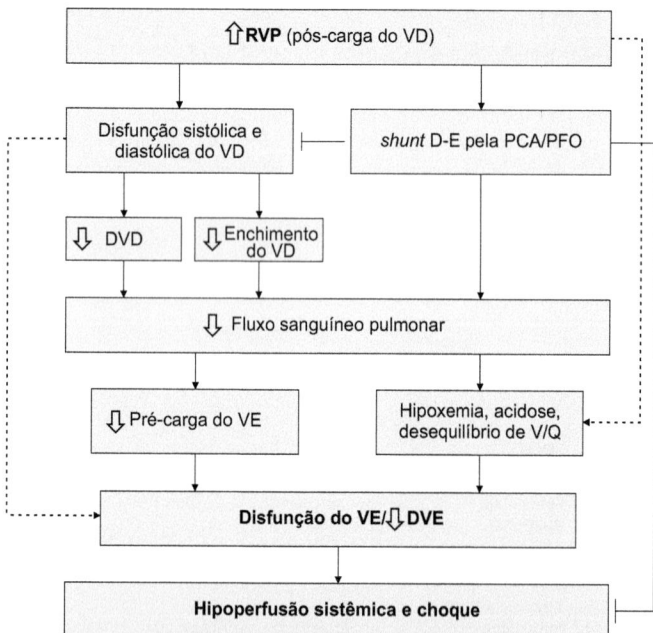

Figura 29.4 Fisiopatologia circulatória em recém-nascidos com hipertensão pulmonar. Embora em alguns recém-nascidos a RVP alta seja a única anormalidade, outros podem sofrer de alternâncias associadas de gravidade variável, que resultam em um ciclo vicioso e mal compreendido de hipoxemia, desequilíbrio V/Q e disfunção cardíaca, que culmina em hipoperfusão sistêmica e choque. Embora um *shunt* direita-esquerda na PCA possa aliviar a circulação pulmonar e prevenir falência do VD e hipoperfusão sistêmica, ele também pode aumentar a hipoxemia por meio do seu efeito negativo sobre a redução do fluxo sanguíneo pulmonar. RVP, resistência vascular pulmonar; VD, ventrículo direito; D-E, direita-esquerda; PCA, persistência do canal arterial; PFO, persistência do forame oval; DVD, débito ventricular direito; VE, ventrículo esquerdo; V/Q, ventilação/perfusão; DVE, débito ventricular esquerdo.

evidências de resposta inflamatória aguda e/ou coagulopatia consumptiva (leucocitose ou leucopenia, trombocitopenia, proteína C reativa alta, perfil de coagulação anormal). Em casos de pneumonia por SGB, a radiografia torácica não pode ser diferenciável da SAR.

Outros aspectos do histórico clínico que podem fazer alusão a etiologias relativamente menos comuns incluem histórico médico materno (p. ex., diabetes inadequadamente controlado e que resulta em SAR), histórico medicamentoso (p. ex., transição tardia da exposição pré-natal a inibidores seletivos de recaptação da serotonina, fechamento intrauterino do canal arterial em virtude do uso materno de anti-inflamatórios não esteroides, rastreamento sérico pré-natal (p. ex., trissomia do 21), ultrassons pré-natais que revelem anomalias estruturais (p. ex., hérnia diafragmática congênita, malformações arteriovenosas), e ausência ou excesso de líquido amniótico (p. ex., hipoplasia pulmonar que resulte do oligoidrâmnio grave de longa duração, poli-hidrâmnio na atresia esofágica). A avaliação clínica do RN também pode fornecer indicações importantes, tais como dismorfismos (trissomia do 21, 18 ou 13, ou outros distúrbios genéticos); secreções orais excessivas (fístula traqueoesofágica com atresia esofágica); abdome escafoide com sons cardíacos deslocados para o lado direito do tórax (hérnia diafragmática congênita); contraturas com tônus muscular baixo e diminuição dos movimentos espontâneos (síndrome de acinesia fetal); cor da pele avermelhada (policitemia); detecção de ruídos à auscultação sobre o couro cabeludo ou fígado (malformação arteriovenosa).

Entre as causas genéticas mais raras de HPPRN grave, deficiência de proteína surfactante e displasia alveolocapilar com desalinhamento das veias pulmonares (DACDVP) são observadas com mais frequência. Um histórico familiar positivo para mortes neonatais prévias em virtude de insuficiência respiratória e/ou consanguinidade pode apontar para deficiência de proteína surfactante. Tipicamente, as radiografias torácicas demonstram achados consistentes com SAR. RNs com esta condição com frequência respondem bem à primeira dose de surfactante exógeno intratraqueal e em seguida desenvolvem novamente insuficiência de oxigenação e HPPRN logo depois. As doses subsequentes de surfactante exógeno se tornam progressivamente ineficazes. Na DACDVP, os RNs com frequência aparentam estar bem ao nascimento, com escore de Apgar normal, mas minutos ou horas depois apresentam desconforto respiratório grave, hipoxemia e HPPRN, que não é responsiva ao manejo clínico. A DACDVP é um distúrbio genético raro, caracterizado pelo desenvolvimento inadequado do leito vascular capilar ao redor dos alvéolos nos pulmões. Em relação a ambos estes distúrbios, o diagnóstico definitivo pode ser obtido por meio de biopsia pulmonar ou por meio de teste genético em relação às mutações conhecidas – as mutações genéticas de SFTPB, SFTPC e ABCA3 são as mutações comuns responsáveis pelo primeiro distúrbio, enquanto o último distúrbio com frequência está associado a mutações (gene FOX 1) ou deleções que envolvem o cromossomo 16.

Conforme observado anteriormente, podem ser necessárias diversas investigações para os RNs que apresentam HPPRN. Embora algumas investigações sejam o padrão para todos os casos, outras deverão ser individualizadas com base no índice da suspeita. Uma lista das investigações e de sua justificativa é apresentada no Quadro 29.5.

QUADRO 29.5

Investigações padrão e especiais de etiologia específica para recém-nascidos com HPPRN.

Investigações		Justificativa
Padrão – devem ser consideradas em todos os casos de HPPRN	• Hemocultura, proteína C reativa	• Rastreamento de sepse
	• Hemograma completo, grupo sanguíneo, glicemia, eletrólitos séricos	• Avaliação de anemia, hipoglicemia, distúrbios eletrolíticos
	• Lactato sérico	• Avaliação da perfusão sistêmica
	• Gasometria arterial	• Rastreamento em relação à acidose, hipercarbia
	• Radiografia de tórax (com tubo nasogástrico ou orogástrico *in situ*)	• Confirmar a posição do tubo endotraqueal • Descartar extravasamentos de ar • Avaliação em relação à doença pulmonar parenquimatosa (p. ex., SAR, SAM) • Descartar defeitos pulmonares estruturais (p. ex., HDC, atresia esofágica) • Formato anormal do coração (p. ex., formato de "boneco de neve" na DAVPT; mediastino estreito com formato oval na TGA; coração com formato de bota com o ápice "elevado" a partir do diafragma na hipertrofia ventricular direita)
	• Radiografia abdominal	• Confirmar a posição dos acessos umbilicais
	• Ecocardiograma transtorácico bidimensional	• Confirmar o diagnóstico • Descartar CC
Casos especiais – a serem consideradas em circunstâncias específicas	• Gasometria arterial com teste de hiperoxia	• Rastreamento de cardiopatias cianóticas
	• Provas de função hepática e renal, urinálise, coagulograma (INR, TP, TTPA)	• Pesquisa de disfunção de órgãos-alvo, coagulopatia (sepse, asfixia ao nascimento)
	• Eletroencefalograma (12 derivações ou amplitude de canal único integrada)	• Avaliação da atividade elétrica cerebral de fundo e rastreamento de convulsões (encefalopatia consequente a asfixia ao nascimento)
	• Amônia sérica, lactato orgânico sérico e aminoácidos Teste genético	• Rastreamento metabólico • Existência de manifestações dismórficas
	• Cariotipagem • Rastreamento de mutações específicas	• Suspeita de causas genéticas da SHPP (deficiência de proteína do surfactante, DACDVP)
	• Ultrassonografia, ressonância magnética – cérebro	• Malformações arteriovenosas (malformação de veia de Galeno) • Evidências de lesão cerebral (asfixia ao nascimento)
	• TC de tórax	• Linfangiectasia pulmonar
Histopatologia	• Biopsia pulmonar	• DACDVP; deficiência de proteína surfactante

INR, razão normalizada internacional; TP, tempo de protrombina; TTPA, tempo de tromboplastina parcial ativada; DACDVP, displasia alveolocapilar com desalinhamento das veias pulmonares; SAR, síndrome de angústia respiratória; SAM, síndrome de aspiração de mecônio; HDC, hérnia diafragmática congênita; DAVPT, drenagem anômala de veias pulmonares; TGA, transposição de grandes artérias; CC, cardiopatia congênita.

Cardiopatia congênita cianótica *versus* HPPRN

A avaliação rápida para descartar uma cardiopatia congênita (CC) cianótica crítica pode ser um fator decisivo para os RNs com suspeita de apresentar HPPRN. O achado de cianose grave na ausência de desconforto respiratório em um RN que de outro modo aparenta estar confortável é fortemente sugestivo de CC cianótica e deve motivar uma avaliação clínica focada no sistema cardiovascular, bem como uma consulta urgente com um cardiologista pediátrico. Os sinais clínicos que devem levantar uma suspeita de CC incluem presença de um sopro, redução das pulsações em membros inferiores, pressão arterial nos membros inferiores (pós-ductal) significativamente inferior à do braço direito (pré-ductal), saturações de oxigênio relativamente "fixas" (*i. e.*, ausência de labilidade do leito vascular pulmonar), falha de resposta à ou piora com a terapia vasodilatadora pulmonar, cianose diferencial reversa significativa (*i. e.*, saturações pré-ductais inferiores às pós-ductais em no mínimo 10%, que indicam um *shunt* "direita-esquerda" do sangue oxigenado pela PCA; por exemplo, drenagem anômala de veias pulmonares total, transposição de grandes artérias), ausência de hipotensão sistêmica apesar da hipoxemia grave prolongada, formato cardíaco anormal à radiográfica torácica, eletrocardiograma anormal e "falha" no teste de hiperoxia. Embora um exame clínico completo possa fornecer indicações importantes, tendo em vista a baixa sensibilidade e especificidade dos sinais clínicos, no melhor caso ele pode ser apenas indicativo. Um teste de hiperoxia pode ser ambíguo nesta condição. Além disso, em determinadas cardiopatias congênitas, a HPPRN pode coexistir na apresentação, tornando a distinção clínica ainda mais desafiadora. Uma avaliação ecocardiográfica estrutural completa por parte de um cardiologista pediátrico experiente é o único teste definitivo. Idealmente, todos os casos de HPPRN devem ser submetidos a um ecocardiograma assim que possível para confirmar o diagnóstico e descartar uma CC, mas os recursos podem não estar disponíveis em muitos centros. A avaliação ecocardiográfica é obrigatória na condição de um diagnóstico presuntivo de HPPRN quando houver falha na resolução dos sintomas, apesar de medidas de reanimação e da terapia vasodilatadora pulmonar, ou quando o tratamento com oxigenação por membrana extracorpórea (ECMO) estiver sendo considerado. A falha no reconhecimento precoce de uma CC cianótica e o adiamento no tratamento apropriado podem piorar o prognóstico (71). Além disso, as estratégias terapêuticas utilizadas para reduzir a RVP podem comprometer ainda mais alguns pacientes com determinadas formas de cardiopatias, tais como pacientes com lesões cardíacas associadas ao FSP excessivo (p. ex., drenagem anômala de veias pulmonares total, dupla saída de ventrículo direito) e lesões com obstrução da via de saída do lado esquerdo crítica (p. ex., síndrome do coração esquerdo hipoplásico). Em nossa opinião, os pacientes com um diagnóstico presuntivo de HPPRN, nos quais a probabilidade de cardiopatia congênita cianótica possa ser alta (cianose com desconforto respiratório mínimo, hipoxemia grave não responsiva ao manejo clínico) devem ser avaliados com um teste de hiperoxia e, quando houver falha neste, deve ser organizada uma avaliação urgente por parte de um cardiologista pediátrico experiente. Nos referidos casos, é mais seguro manter uma PCA por meio da infusão intravenosa de prostaglandinas até que uma CC dependente do canal arterial possa ser descartada, especialmente se forem esperadas demoras na consulta de cardiologia.

Teste de hiperoxia

O teste de hiperoxia é um teste clínico planejado para indicar a patologia de base em RNs que apresentam IRH, ou seja, doença pulmonar parenquimatosa *versus* distúrbio circulatório. A justificativa é que a IRH, quando de origem circulatória (seja em virtude de FSP gravemente baixo ou em virtude de uma mistura anormal de sangue oxigenado e desoxigenado), não melhorará, apesar do tratamento com oxigênio a 100%. Por outro lado, na doença pulmonar parenquimatosa, o referido tratamento resultará em uma melhora apreciável na oxigenação. O teste de hiperoxia é realizado primeiramente com a obtenção da gasometria arterial para medir a pressão parcial de oxigênio (Pa_{O_2}) no período basal, com o RN em ar ambiente ou no mais baixo tratamento com oxigênio tolerado. Em seguida, é fornecido oxigênio a 100% continuamente por no mínimo 10 minutos e a Pa_{O_2} é medida novamente. A Pa_{O_2} pós-tratamento superior a 150 mmHg indica que a IRH provavelmente não é de origem circulatória, enquanto a Pa_{O_2} inferior a 50 mmHg é sugestiva de uma causa circulatória e é necessário iniciar uma infusão intravenosa de prostaglandina E_1. A Pa_{O_2} entre 50 e 150 mmHg é considerada ambígua. Clinicamente, o teste de hiperoxia com frequência é utilizado para o rastreamento de RNs em relação a cardiopatias cianóticas de base. Para minimizar as chances de um resultado errôneo, é importante que haja cautela para a realização deste teste com o uso da técnica ideal. A resposta ao tratamento com oxigênio deve ser estabelecida por meio da medição da Pa_{O_2} e não por meio da utilização de medidas substitutas, como oximetria de pulso ou medições de oxigênio transcutâneas. Idealmente, a Pa_{O_2} deve ser medida pré-ducto, tendo em vista que a presença de um *shunt* "direita-esquerda" pela PCA pode afetar os resultados. Finalmente, o oxigênio a 100% deve ser fornecido com uma máscara facial com um bom selo (ou por meio de cânula endotraqueal, se o RN estiver recebendo ventilação invasiva) e não por meio de cânulas nasais ou *blow-by*, tendo em vista que a mistura com o ar ambiente pode reduzir o conteúdo real de oxigênio no gás inspirado. Os clínicos que realizam e interpretam este teste devem estar cientes de que a HPPRN pode estar associada a uma redução grave no FSP, que pode resultar em um rastreamento falso-positivo. Entretanto, um teste de hiperoxia positivo é considerado uma emergência clínica e deve motivar uma consulta imediata com o serviço de cardiologia pediátrica regional para descartar uma CC cianótica crítica.

Abordagem para o manejo

A HPPRN é uma das situações clínicas agudas mais desafiadoras manejadas em UTI neonatais de nível terciário. A identificação precoce dos RNs de risco, o início imediato e a escalada apropriada das intervenções cardiorrespiratórias, o monitoramento clínico cuidadoso, o uso criterioso de vasodilatadores pulmonares e o encaminhamento rápido para uma instalação de cuidados clínicos adequados são os princípios-chave para assegurar a estabilização precoce e otimizar os desfechos dos pacientes. Adiamentos no reconhecimento da gravidade da doença e no tratamento adequado podem resultar em súbita deterioração catastrófica. A abordagem para o cuidado intensivo para os RNs com HPPRN pode ser classificada como: (a) manejo geral, que inclui a reanimação e os cuidados pós-reanimação para a "otimização" da condição cardiorrespiratória do paciente e (b) manejo específico, incluindo o estudo clínico de terapias vasodilatadoras pulmonares e avaliação em relação à elegibilidade para o encaminhamento para centros de ECMO regionais.

Manejo geral

Para os RNs que apresentam IRH, a estabilização rápida e o ajuste do suporte dos cuidados intensivos podem resultar na resolução da IRH sem a necessidade de escalada para terapias vasodilatadoras pulmonares específicas. A reanimação deve ser fornecida com a utilização da abordagem sequencial A-B-C, conforme recomendada nos algoritmos de reanimação neonatal padrão. Isto inclui a avaliação e o manejo das vias respiratórias *(A)* – o RN está apneico? Visualização direta da cavidade oral e a realização da sucção, se necessário para a remoção de possíveis fontes de obstrução, tais como secreções excessivas, mecônio e sangue; da respiração *(B)* – existem sinais de desconforto respiratório (leve, moderado, ou grave)? Avaliação da cor da pele (rósea, cianótica ou pálida) – o RN está hipóxico (saturação de oxigênio pré-ductal inferior a 95%)? – a saturação de oxigênio é recuperada após a administração da oxigenoterapia (estabelecer a quantidade de oxigênio necessária para manter a normoxia)? – avaliar a necessidade e a extensão do suporte ventilatório com pressão positiva (apneia, desconforto respiratório significativo, alta necessidade de oxigênio e/ou hipercapnia); Circulação (C) – existem sinais clínicos de ineficiência circulatória (TEC prolongado, pulsos periféricos fracos, RN aparentemente com coloração pálida, taquicardia e hipotensão)? Obter o acesso intravascular e fornecer o tratamento com bolus de líquido e/ou inotrópicos, conforme necessário. Ao final da reanimação inicial, os clínicos terão estabelecido a magnitude do problema clínico e o nível de suporte necessário para corrigir cada anormalidade. É importante que, durante toda a reanimação e os cuidados pós-reanimação, sejam realizadas reavaliações regulares e rápidas de A-B-C e que os tratamentos sejam titulados de acordo.

Pós-reanimação, o manejo clínico deve ser ampliado para identificar indicações em relação à etiologia de base e para estabelecer a adequação do suporte com cuidados intensivos que está sendo fornecido. Isto inclui a obtenção de um histórico detalhado, a realização de um exame clínico completo e a organização das investigações urgentes. O objetivo da estratégia de ventilação deve ser estabelecer o recrutamento alveolar adequado (avaliação qualitativa da radiografia torácica) e a depuração do dióxido de carbono (gasometria arterial), enquanto a hiperexpansão pulmonar é evitada. O suporte circulatório deve ser titulado para manter a perfusão sistêmica adequada (indicada pelos sinais clínicos destacados anteriormente, acidose metabólica à gasometria arterial e lactato arterial alto). Outras investigações padrão, bem como o início do tratamento com antibióticos, se indicado, devem ser instituídos o quanto antes. Para os RNs nos quais a IRH ainda persiste, a oximetria de pulso adicional deve ser aplicada em um dos membros inferiores para a avaliação da diferença da saturação pré e pós-ductal. A possibilidade de CC cianótica e a necessidade do teste de hiperoxia devem ser consideradas. A gravidade da IRH deve ser estabelecida por meio do cálculo do índice de oxigenação (IO) com a utilização da fórmula padrão IO = (FiO_2 × PAM)/PaO_2, na qual FiO_2 é a fração de oxigênio inspirado, PAM é a pressão média nas vias respiratórias, e PaO_2 é a pressão parcial de oxigênio no sangue arterial.

Terapias vasodilatadoras pulmonares específicas

As terapias vasodilatadoras pulmonares específicas normalmente são indicadas quando a probabilidade de CC cianótica é considerada baixa e a IRH persiste, apesar da reanimação com a restauração da ventilação adequada e a correção de distúrbios circulatórios. O óxido nítrico inalatório (NOi) é a única terapia vasodilatadora bem testada e aprovada para RNs com HP (72). Uma diversidade de estudos clínicos controlados e randomizados em grande escala e de metanálises demonstraram que o tratamento com NOi reduz a necessidade de ECMO em RNs a termo e quase a termo com IRH (73). Recomenda-se iniciar o tratamento com dose de 20 partes por milhão (ppm), tendo em vista que ela identifica a maioria dos casos "responsivos" (74). Embora alguns RNs possam necessitar de 40 ppm, a escalada da terapia além de uma dose de 40 ppm não proporciona benefícios adicionais e aumenta o risco de meta-hemoglobinemia (75). Foi demonstrado que o NOi melhora os desfechos clínicos para os RNs com IRH com índice de oxigenação entre 15 e 40. Embora uma tentativa com NOi possa ser apropriada para RNs nos quais o IO permanece superior a 40, apesar da reanimação e da otimização do manejo ventilatório, ele não deve adiar a consulta com o centro de ECMO regional a respeito da adequabilidade da transferência. Um ecocardiograma para confirmar o diagnóstico e descartar uma CC cianótica é desejável em todos os RNs com IRH persistente, mas é urgente em RNs que falham em responder ao NOi, ou se a ECMO estiver sendo considerada.

Embora a ampla disponibilidade do NOi tenha reduzido significativamente a necessidade de ECMO para a HPPRN, ambas as taxas de mortalidade e de morbidade a longo prazo permaneceram inalteradas. Aproximadamente 30 a 40% dos RNs com HPPRN são não responsivos, ou respondem de modo apenas transitório ao tratamento com NOi. Além disso, o custo crescente e a necessidade de aparatos especiais para o fornecimento o tornam uma opção não viável em muitos centros no mundo em desenvolvimento, onde se suspeita que tanto a incidência quando a mortalidade associadas à HPPRN sejam mais altas. Atualmente estão disponíveis diversas terapias, as quais podem reduzir a RVP por meio de vias biológicas alternativas (76). O mecanismo de ação de alguns destes agentes foram detalhados em outros locais neste capítulo. Embora o uso com sucesso destes agentes tenha sido relatado no manejo da HPPRN (77-79), a sua eficácia e segurança não foram testadas em grandes estudos clínicos (Figura 29.5).

Função do ecocardiograma neonatal direcionado

Embora a HPPRN seja primariamente um distúrbio da RVP alta, ela pode estar associada a uma diversidade de alterações hemodinâmicas secundárias de gravidade variável. Embora em alguns pacientes a RVP alta possa ser a única anormalidade, em outros ela pode ser complicada pela redução do FSP, disfunção do VD e/ou VE e fluxo sanguíneo sistêmico baixo. Além disso, a IRH em RNs pode resultar da doença pulmonar parenquimatosa exclusiva, da HPPRN, ou de uma combinação de ambas. Em alguns pacientes, a falha em melhorar com as terapias vasodilatadoras pode ocorrer em virtude de a RVP alta ser verdadeiramente não responsiva ao tratamento, enquanto em outros, ela pode sugerir a ausência de HPPRN significativa. Além disso, as terapias que não levam à melhora clínica imediata na oxigenação com frequência são consideradas como uma "falha". Na nossa experiência, o END pode facilitar a identificação de uma resposta subclínica, na qual existem melhoras mensuráveis nos índices cardiopulmonares, embora o quadro clínico não seja alterado imediatamente. Nas referidas situações, o prolongamento do tratamento antes que ele seja considerado ineficaz, ou a adição de uma terapia sinérgica, pode ser mais benéfico do que a descontinuação do tratamento considerado "falho", embora isto exija testes adicionais em estudos sistemáticos. Tendo em vista a natureza inespecífica dos sintomas em RNs e a baixa sensibilidade e especificidade dos sinais clínicos, a integração clínica das informações obtidas a partir de um END pode ajudar a estabelecer o diagnóstico, definir a verdadeira natureza e gravidade dos distúrbios fisiológicos associados, e proporcionar medidas para monitorar a resposta aos tratamentos, todos os quais podem auxiliar na intensificação da tomada de decisões clínicas (Quadro 29.6).

Hipertensão pulmonar crônica

A HP neonatal crônica está ligada de modo indissociável aos distúrbios do desenvolvimento do pulmão, mais comumente à DPCN, uma complicação frequente de RNs com ≤ 1.000 g ao nascimento (RNs com EBP). Os avanços nos cuidados neonatais ao longo dos últimos 25 anos apresentaram um impacto importante sobre a sobrevida de RNs com EBP. Isto também resultou em maior ônus das morbidades (80). Em geral, a incidência de DPCN em RNs com EBP é de aproximadamente 50%, levando a mais de 10.000 novos casos ao ano somente nos EUA (81). As características fisiopatológicas da DPCN que contribuem para o desenvolvimento da HP crônica incluem vasoconstrição pulmonar prolongada e vasorreatividade exagerada aos episódios hipoxêmicos durante o início da doença. Após um período de tempo definido pela doença, isto é complicado ainda mais pelas alterações do desenvolvimento características no leito vascular pulmonar – hipoplasia vascular e remodelamento da parede arterial, exemplificados pela hiperplasia do músculo liso e pela extensão distal dentro das artérias normalmente não

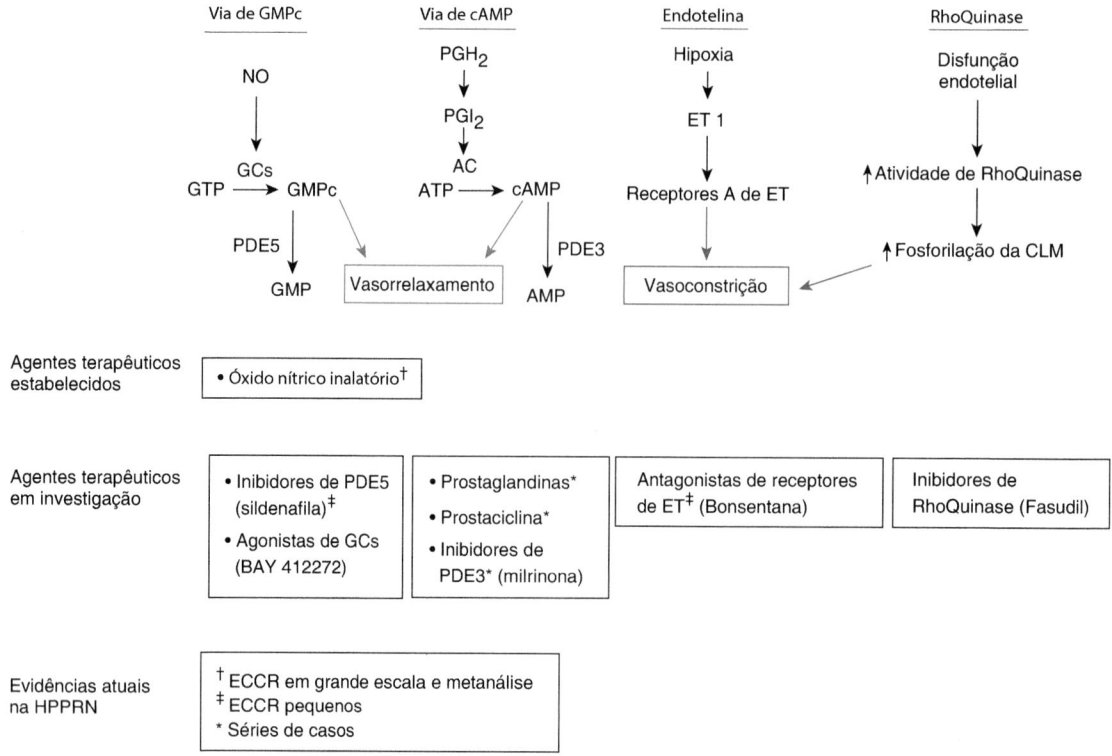

Figura 29.5 Foi identificado que diversas vias celulares alternativas são importantes na regulação da RVP, resultando no desenvolvimento dos agentes terapêuticos correspondentes. O NOi é a única terapia estabelecida e aprovada pela FDA para recém-nascidos com HPPRN. Embora tenha sido relatado o uso bem-sucedido de outros agentes, sua eficácia e sua segurança não foram testadas em grandes estudos clínicos controlados e randomizados. NOi, óxido nítrico inalatório; GCs, guanilato ciclase solúvel; GTP, guanosina trifosfato; GMPc, monofosfato cíclico de guanosina; PDE5, fosfodiesterase tipo 5; PGH$_2$, prostaglandina; PGI$_2$, prostaciclina; AC, adenilato ciclase; ATP, trifosfato de adenosina; cAMP, monofosfato cíclico de adenosina; PDE3, fosfodiesterase tipo 3; ET, endotelina; CLM, cadeia leve de miosina; ECCR, estudos clínicos controlados e randomizados.

QUADRO 29.6

Uso do ecocardiograma neonatal direcionado na HPPRN.

Avaliação da resistência e da pressão da artéria pulmonar	Avaliação do impacto sobre a função cardíaca esquerda e a circulação sistêmica	Avaliação da função do coração direito e fluxo sanguíneo pulmonar
Quantitativa: cálculo da pressão sistólica ventricular direita com a utilização da equação de Bernoulli modificada a partir da medição da velocidade máxima da RT ou Doppler do fluxo da PCA	*Pré-carga do VE*: avaliação subjetiva do Doppler do fluxo venoso pulmonar e do Doppler do fluxo na valva mitral na diástole	*Contratilidade do VD*: avaliação quantitativa com a utilização de índices recentemente descritos – medição da oscilação sistólica do plano anular tricúspide, velocidade miocárdica máxima derivada do Doppler tecidual na base do ventrículo direito e alteração da área da fração; avaliação qualitativa da contratilidade e da dilatação ventricular direita
Semiquantitativa: monitorar o progresso com a utilização de medições seriadas das características dos intervalos do tempo derivadas do Doppler do fluxo sanguíneo sistêmico na artéria pulmonar principal – tempo de aceleração na artéria pulmonar e sua razão com o tempo de ejeção ventricular direito	*Contratilidade do VE*: avaliação quantitativa com a utilização de índices bem estabelecidos – fração de encurtamento, fração de ejeção com o uso do método biplano de Simpson, e velocidade média do encurtamento da fibra circunferencial corrigido para a frequência cardíaca; avaliação qualitativa da contratilidade	*Fluxo sanguíneo pulmonar*: medição quantitativa do DVD e da distância sistólica na artéria pulmonar principal
Qualitativa: estimativa da pressão sistólica ventricular direita, em comparação à pressão sistólica sistêmica – posicionamento septal interventricular ao final da sístole; padrão do fluxo sanguíneo na PCA e no PFO	*Fluxo sanguíneo sistêmico*: medição quantitativa do DVE e da distância de ejeção na aorta ascendente	

RT, regurgitação tricúspide; PCA, persistência do canal arterial; PFO, persistência do forame oval; VE, ventrículo esquerdo, VD, ventrículo direito.

musculares, resultando em uma elevação da RVP "fixa" e com frequência progressiva. Os fatores de predisposição em relação à vasoconstrição pulmonar funcional precoce e o progresso até as mudanças anatômicas subsequentes, bem como a gravidade destas alterações e a sua relação com a idade pós-natal, podem ser variáveis e permanecem inadequadamente compreendidos. Diversos estudos recentes relataram atualmente uma alta prevalência (aproximadamente 30 a 40%) de HP crônica em RNs com DPCN. Embora a maioria dos estudos tenha sido baseada em uma revisão retrospectiva de ecocardiogramas clínicos em relação aos sinais de HP e tenha apresentado uma idade pós-natal variável à avaliação (na maior parte tardia), eles sugerem que a HP crônica seja uma complicação relativamente comum na DPCN, que pode estar independentemente associada à mais alta mortalidade, ao aumento da duração da necessidade de suporte respiratório, e a uma hospitalização mais longa (82,83). Dos casos de DPCN grave com HP crônica grave, mais da metade pode morrer em virtude de insuficiência do VD dentro de 2 anos do diagnóstico. Tendo em vista a natureza retrospectiva da maioria dos dados publicados, a ausência de dados de acompanhamento a longo prazo e a dependência predominante dos sinais ecocardiográficos tardios para o diagnóstico, a verdadeira incidência, gravidade e prevalência da HP em RNs anteriormente prematuros pode ser muito mais alta. A ocasião do início da HP na DPCN, sua história natural e o efeito a longo prazo, bem como o possível impacto da identificação precoce permanecem desconhecidos. Atualmente não existe uma terapia aprovada para a HP crônica em RNs, presumivelmente em virtude da ausência de estudos clínicos terapêuticos. Apesar das evidências mínimas, uma ampla diversidade de terapias vasodilatadoras pulmonares está sendo utilizada por clínicos para tratar a HP neonatal, na maior parte tardia, e provavelmente em virtude da ausência de alternativas clínicas (84). Os agentes terapêuticos que estão sendo utilizados incluem oxigênio, NOi, sildenafila oral (inibidor de fosfodiesterase 5), bosentana (antagonista de receptor de endotelina) e prostaciclinas. Nenhum destes pode ser recomendado para o uso em RNs, tendo em vista que a sua segurança ou eficácia no tratamento da HP neonatal não é conhecida. A nossa recomendação é que os RNs pré-termo com DPCN moderada ou grave durante a sua estadia inicial na UTI neonatal devem ser regularmente *rastreados* com a utilização de *ecocardiograma* em relação à HP crônica. Os RNs que demonstrem sinais de HP devem ser acompanhados regularmente até a alta. É necessária atenção especial para identificar, evitar e tratar os fatores de contribuição adicionais, tais como ventilação com recrutamento alveolar inadequado ou hiperexpansão, hipercapnia, acidose, hipercirculação pulmonar crônica em virtude de *shunts* esquerda-direita significativos e períodos de hipoxemia. Os RNs nos quais a HP crônica persiste até a alta devem ser encaminhados para uma clínica de HP regional para o acompanhamento a longo prazo, uma consideração em relação a cateterização cardíaca e/ou RM cardíaca para confirmar o diagnóstico e eliminar a CC, e o tratamento específico.

HIPOTENSÃO

Definição

A pressão arterial é utilizada como um marcador substituto em relação ao fluxo sanguíneo, tendo em vista que ela é facilmente mensurável por meio de técnicas não invasivas e reprodutíveis. Embora tenha sido demonstrada a sua correlação com o fluxo sanguíneo em adultos, os dois não são equivalentes e esta relação é inadequadamente compreendida em RNs. Apesar das suas limitações, a pressão arterial permanece uma das poucas medidas prontamente acessíveis do bem-estar cardiovascular. Foram realizadas tentativas para definir os limites da PAM "normal" em RNs, particularmente no momento da transição, quando o cérebro neonatal é mais comumente lesionado. Sabe-se que a idade gestacional mais precoce está associada a uma pressão arterial mais baixa e que os valores aumentam gradualmente com o avanço da idade cronológica (85). A definição mais amplamente aceita da hipotensão foi gerada por uma opinião de consenso, com base na observação de que a maioria dos RNs pré-termo "saudáveis" apresenta PAM superior ou igual à sua IG em semanas (86). Esta definição é problemática, tendo em vista que tem por base dados normativos limitados. Ela foi adicionalmente refinada por estudos observacionais, embora o tamanho da amostra desses estudos tenha sido pequeno (Quadro 29.7). Algumas pessoas que fizeram comentários sugerem que a hipotensão seja definida como a PAM inferior a 30, independentemente da IG ou da idade cronológica, com base em observações de aumento das complicações intracranianas em alguns RNs abaixo deste limiar (87). Além disso, após as primeiras 48 a 72 horas, a maioria dos RNs pré-termo sem uma PCA significativa manterá a sua PAM superior a 30 mmHg.

Pressão arterial e débito cardíaco

No RN pré-termo, particularmente no período de transição, existem múltiplas diferenças fisiológicas de confusão, que afetam o modo como a pressão arterial interage com o fluxo sanguíneo. Imediatamente após o nascimento, existe um aumento dramático na pós-carga do VE, associado à perda da circulação placentária de baixa resistência. Isto é associado a uma cascata de alterações na RVS, à qual o miocárdio pré-termo precisa se adaptar. A pressão arterial, que é a força exercida pelo sangue arterial na medida em que ele percorre o vaso no qual é mensurada, não consegue capturar de modo confiável a complexidade destas alterações. Fora do período de transição, a presença de um *shunt* esquerda-direita contínua a ofuscar a relação entre a pressão arterial e o fluxo sanguíneo sistêmico.

Foi demonstrado, com a utilização de ecocardiograma com Doppler do fluxo sanguíneo na VCS, que existe uma relação fraca entre a pressão arterial e o fluxo sanguíneo em RNs pré-termo nas primeiras 24 horas de vida. Em um grupo de 126 RNs pré-termo com 5 horas de idade, a pressão arterial e fluxo sanguíneo com frequência foram discordantes; uma das duas medidas foi baixa em 42% do tempo, mas apenas 19% dos bebês apresentavam fluxo na VCS baixo e pressão arterial baixa

QUADRO 29.7

Limiares da pressão arterial no 3º percentil, de acordo com a idade pós-concepção.

Idade pós-concepção (semanas)	3º centil sistólico	3º centil médio	3º centil diastólico
24	32	26	15
25	34	26	16
26	36	27	17
27	38	27	17
28	40	28	18
29	42	28	19
30	43	29	20
31	45	30	20
32	46	30	21
33	47	30	22
34	48	31	23
35	49	32	24
36	50	32	25

Adaptado de Northern Neonatal Nursing Initiative. Systolic blood pressure in babies of less than 32 weeks gestation in the first year of life. *Arch Dis Child Fetal Neonatal Ed.* 1990;80:38.

simultâneos (88). Outros estudos em RNs pré-termo com menos de 12 horas de idade demonstraram que o limiar da PAM inferior à IG classificou corretamente apenas 71% dos RNs com fluxo na VCS baixo, enquanto 12% dos RNs com fluxo sanguíneo sistêmico normal ou alto foram falsamente identificados como hipotensos. A utilização de um corte da PAM de 30 mmHg nas primeiras 12 horas de vida foi traduzida, em 64% dos RNs que foram classificados como hipotensos, como a apresentação de fluxo na VCS alto ou normal (89). O fluxo sanguíneo sistêmico baixo é comum em RNs pré-termo. As evidências de avaliações ecocardiográficas prospectivas identificaram fluxo baixo em 35% dos RNs que nasceram antes de 30 semanas e 61% dos RNs que nasceram antes de 27 semanas (90). A relevância clínica do fluxo sanguíneo sistêmico baixo é enfatizada pela sua associação com a IRH de início tardio. Portanto, na prática, o fluxo sanguíneo sistêmico baixo deve ser considerado em todos os RNs extremamente pré-termo, independentemente da pressão arterial; contrariamente, o tratamento da pressão arterial baixa na ausência de outros marcadores de subperfusão de órgãos-alvo pode levar a uma intervenção desnecessária. O ecocardiograma é uma ferramenta útil para identificar estes pacientes.

Impacto sobre o desfecho neurodesenvolvimental

Para ser clinicamente relevante, a definição de uma pressão arterial inaceitável deve levar em consideração o seu impacto sobre os desfechos. Embora alguns estudos tenham demonstrado uma associação entre pressão arterial baixa e hemorragia intracraniana, não houve uma ligação consistente com o comprometimento do desfecho neurodesenvolvimental (91). Isto pode estar relacionado à heterogeneidade na metodologia do estudo, à ausência de controles não tratados, à ausência de padronização da definição de hipotensão, e à falha em considerar a heterogeneidade da doença de base. Além disso, durante o período de transição, quando os RNs apresentam o maior risco de complicações intracranianas, a pressão arterial é um substituto inadequado para o fluxo sanguíneo. Adicionalmente, surgem evidências de que o fluxo sanguíneo cerebral em alguns RNs pré-termo pode ser regulado pelas mesmas regras de autorregulação dos adultos (92), o que adiciona outra camada de complexidade. A consideração da pressão arterial isoladamente em relação aos desfechos relacionados ao cérebro em curto e longo prazos, independentemente do DC e da perfusão cerebral, representa uma hipersimplificação da relação. Embora seja biologicamente plausível que a desregulação do fluxo sanguíneo cerebral, seja por fatores intrínsecos ou extrínsecos, tais como medicamentos vasoativos e administração rápida de líquidos, possa afetar o risco de hemorragia intracraniana e de lesão da substância branca, isto ainda precisa ser comprovado.

Etiologia

A maior parte dos clínicos utiliza predominantemente a PAM para definir a hipotensão. Entretanto, os componentes individuais da PAS e da PAD podem fornecer informações adicionais a respeito do estado do sistema cardiovascular. Ao representar a força do sangue exercida sobre a parede arterial na sístole, a PAS é um reflexo da força contrátil do ventrículo esquerdo que impulsiona o sangue adiante. Uma PAS baixa é sugestiva de diminuição do volume sistólico. A PAD é a pressão do sangue em repouso sobre os vasos e é um reflexo de ambos, RVS e estado do volume.

Hipotensão sistólica

O volume sistólico, o volume de sangue ejetado a cada batimento, é determinado por três fatores: pré-carga, pós-carga e contratilidade ventricular. A imaturidade do miocárdio neonatal, particularmente do pré-termo, compromete a sua capacidade de adaptação às alterações dramáticas nas condições de carga. Além disso, o RN está exposto a condições tanto patológicas quanto iatrogênicas, que podem comprometer ainda mais o desempenho sistólico. Alguns exemplos clínicos comuns de situações clínicas nas quais um RN pode apresentar hipotensão sistólica podem ser encontrados no Quadro 29.8. Quando um RN com hipotensão sistólica apresenta falha de oxigenação concomitante, a HPPRN deve ser considerada. A HPPRN resulta em FSP efetivo baixo e, portanto, pré-carga do VE baixa.

O choque cardiogênico pode ser causado pelo comprometimento miocárdico. A arritmia é uma causa importante de choque cardiogênico, e é importante afastar taquicardia supraventricular e arritmias ventriculares quando um RN apresenta disfunção cardiovascular não explicada. O choque séptico tem uma apresentação variável no RN. O choque séptico "frio" ocorre quando o RN comprometido tenta compensar o DC insuficiente por meio do aumento da RVS; a perfusão para a pele é sacrificada, em um esforço para manter a perfusão para os órgãos vitais.

Hipotensão diastólica

A PAD é um reflexo do estado do volume e da RVS. A RVS é controlada pela lei de Poiseuille, na qual a resistência do circuito é inversamente proporcional ao raio elevado a quatro. Portanto, um

QUADRO 29.8

Fatores contribuintes comuns para a hipotensão sistólica.

	Fisiopatologia	Exemplos clínicos
Pré-carga baixa	Diminuição do fluxo sanguíneo pulmonar	• HPPRN • Pressão média nas vias respiratórias que compromete o retorno venoso pulmonar • Obstrução da drenagem venosa pulmonar
	Comprometimento do enchimento diastólico que causa choque obstrutivo	• Miocardiopatia obstrutiva hipertrófica • Tamponamento cardíaco, pneumotórax hipertensivo
Pós-carga alta	Falha de adaptação após a alteração nas condições de carga	• Perda da placenta de "baixa resistência" após o nascimento • Ligadura de uma PCA hemodinamicamente significativa
	Choque séptico "frio"	• Vasoconstrição em virtude de redistribuição do sangue para os órgãos vitais
	RVS elevada iatrogênica	• Vasopressores exógenos
Choque cardiogênico	Estrutural	• Cardiopatia congênita
	Ritmo cardíaco inefetivo	• Taquicardia supraventricular • Taquicardia ventricular (p. ex., associada a desequilíbrio eletrolítico)
	Comprometimento da contratilidade em virtude de lesão miocárdica	• Envolvimento miocárdico após lesão hipóxico-isquêmica perinatal • Miocardiopatia viral ou metabólica • Lesão isquêmica em virtude de artérias coronárias anômalas

raio do vaso grande resulta em uma RVS baixa e uma PAD baixa, e vice-versa. As condições que causam hipotensão diastólica são aquelas que resultam em uma quantidade de vasos superior à normal no leito vascular, vasodilatação, ou volume circulante inadequado (Quadro 29.9).

A sepse apresentada como hipotensão diastólica é semelhante à sepse em adultos. Como parte da resposta inflamatória, ocorrem liberação de citocinas e alteração da função endotelial, que é associada à vasodilatação e ao extravasamento capilar. As consequências destes efeitos biológicos incluem RVS mais baixa e aumento da perda de volume do terceiro espaço. Outro motivo comum para a hipotensão diastólica é a PCA. Na presença de uma PCA hemodinamicamente significativa, o sangue da aorta descendente é desviado para dentro do circuito pulmonar de baixa resistência. O volume arterial sistêmico circulante mais baixo resulta em redução na PAD.

Hipotensões sistólica e diastólica combinadas

Isto representa um ponto final em comum, que ocorre quando a capacidade do sistema circulatório de compensar o estresse hemodinâmico contínuo está esgotada. Os eventos que levam à hipotensão grave podem proporcionar uma indicação da etiologia de base (Figura 29.6). Quando o processo de doença de base progride rapidamente, tal como no choque séptico fulminante, pode ser difícil determinar a evolução dos eventos. Estes RNs se beneficiam da terapia agressiva e do ecocardiograma precoce.

Apresentação clínica

A identificação da etiologia da hipotensão pode ser difícil, tendo em vista que com frequência ela é multifatorial. Na condição do colapso hemodinâmico agudo, é essencial que lesões do fluxo sanguíneo sistêmico dependentes do canal arterial sejam excluídas. Estas incluem distúrbios tais como coarctação da aorta, síndrome do coração esquerdo hipoplásico e estenose aórtica crítica, e a consulta com um cardiologista pediátrico deve ser realizada precocemente. Antes da investigação da causa e da relevância clínica da hipotensão sistêmica, é importante assegurar a precisão do teste. A pressão arterial não invasiva deve ser confirmada por aferição com braçadeira de tamanho apropriado, e se houver um acesso arterial, as formas das ondas devem ser verificadas. As leituras da pressão arterial oscilométricas podem variar consideravelmente com base em vários fatores, e é prudente considerar a tendência geral das leituras da pressão arterial. Em seguida é recomendada uma avaliação clínica do RN para determinar se existem marcadores de um DC baixo.

A história clínica com frequência é esclarecedora, tendo em vista que os RNs podem apresentar fatores de risco previamente identificados para diversas causas de um DC baixo. Em particular, o relato de desidratação ou sangramento, fatores de risco para sepse, e a condição respiratória, incluindo PAM e oxigenação, são importantes. RNs cujas mães são diabéticas representam um grupo especial com risco significativo de miocardiopatia hipertrófica obstrutiva, e isto deve ser altamente considerado no diagnóstico diferencial. A avaliação física deve incluir frequência cardíaca, perfusão, pulsos, cor e atividade, bem como débito urinário. É importante um exame cardíaco para a avaliação dos sons cardíacos e em relação a sopros, assim como exames do abdome e da condição neurológica para a investigação em relação a uma fonte de hipotensão. Os marcadores laboratoriais da perfusão tecidual, tais como acidose metabólica e lactato, podem ser úteis, assim como uma radiografia torácica para a avaliação em relação à cardiomegalia, à hiperinsuflação e ao pneumotórax. Se esta avaliação não detectar aspectos preocupantes em relação a DC baixo ou uma fonte de hipotensão, deve-se considerar um período de observação cuidadosa antes do início do tratamento para a pressão arterial baixa. Se características consistentes com DC baixo forem detectadas, a diferenciação entre hipotensão sistólica e hipotensão diastólica pode possibilitar a caracterização clínica adicional da fisiopatologia de base (Figura 29.6).

Função do ecocardiograma

Alguns RNs apresentam história e/ou sintomas clínicos consistentes com uma causa primária bem definida da hipotensão. Entretanto, deve-se reconhecer que todas as medidas clínicas do fluxo sanguíneo sistêmico são imperfeitas (ver "Avaliação clínica do sistema cardiovascular"), incluindo a pressão arterial (13). Os RNs podem apresentar fluxo sanguíneo sistêmico baixo na ausência de marcadores clínicos; o contrário também é verdadeiro. A avaliação direta do DC com ecocardiograma com frequência é uma adição inestimável para o processo do diagnóstico e do tratamento; nos cuidados intensivos de adultos, já foi demonstrado que isso modifica o manejo em 30% dos pacientes (93).

Em determinadas populações, tais como filhos de diabéticas, síndrome de transfusão fetofetal e suspeita de derrame pericárdico, o ecocardiograma pode demonstrar achados que podem ser revelados apenas com um índice de suspeita muito alto com base clínica. Em outras populações, tais como um RN com encefalopatia hipóxico-isquêmica e HPPRN concomitante, a fisiologia pode ser complexa e a visualização direta é o único modo de direcionar a terapia adequadamente. O ecocardiograma em RNs com hipotensão diastólica pode diferenciar entre a circulação hiperdinâmica, como na hipovolemia e no choque séptico quente, e uma PCA hemodinamicamente significativa. Embora a PAS seja um marcador substituto em relação à diminuição do volume sistólico do VE, a avaliação direta do DVE, do enchimento atrial, ou estimativas substitutas da RVS podem proporcionar percepções adicionais para a avaliação clínica. O encaminhamento para o END, se disponível, deve ser considerado na avaliação dos RNs com pressão arterial criticamente baixa ou baixa refratária.

Tratamento

A abordagem para o tratamento de um RN hipotenso deve ter por base a etiologia presuntiva e pode ser auxiliada pelas informações obtidas a partir da avaliação por END. Em geral, em comparação a uma população pediátrica ou adulta geral, existe menos ênfase no volume e mais na seleção apropriada de agentes inotrópicos ou vasopressores.

Volume

O tratamento da hipotensão normalmente tem início com a expansão do volume, que normalmente é uma solução cristaloide, tal como solução fisiológica a 0,9%. Em situações clínicas consistentes com hipovolemia, independentemente da IG, a expansão do volume é a primeira linha. Exceto se houver hemorragia ativa ou anemia profunda, quando concentrados de hemácias são indicados, estudos clínicos até o momento concluem que cristaloides

QUADRO 29.9

Fatores contribuintes comuns para a hipotensão diastólica.	
Fisiopatologia	**Exemplos clínicos**
Aumento de volume do leito vascular	• Persistência do canal arterial • Sequestro broncopulmonar, hemangioma gigante, malformação arteriovenosa
Vasodilatação	• Síndrome de resposta inflamatória sistêmica (ECN ou choque séptico) • Medicamento (fenobarbital, midazolam, morfina etc.)
Hipovolemia	• Extravasamento capilar (ECN ou choque séptico) • Hemorragia (intracraniana, feto-materna etc.) • Perda de água transepidérmica • Perdas urinárias excessivas (diurese fisiológica, diurese pós-obstrutiva, diabetes insípido)

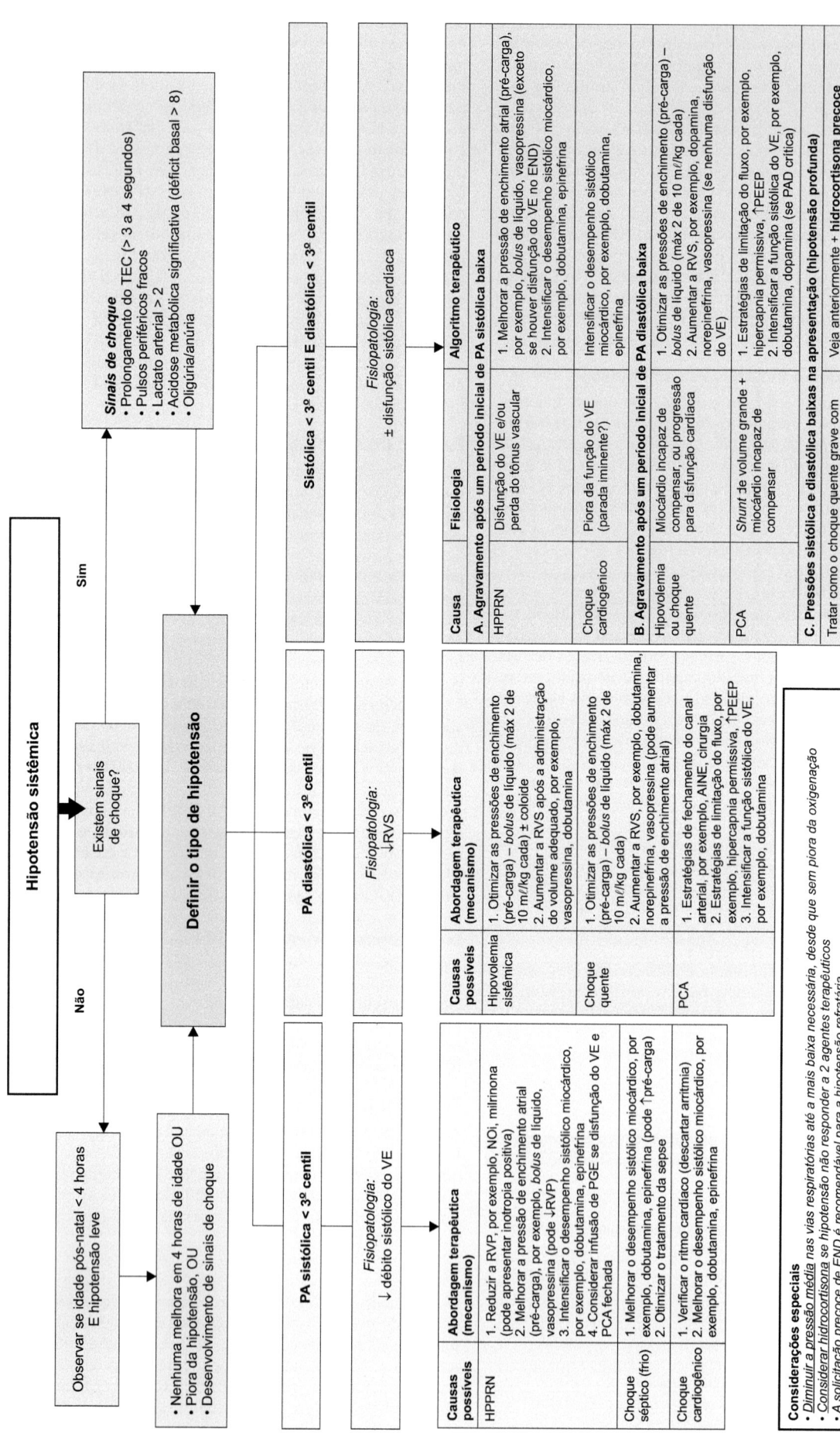

Figura 29.6 Algoritmo para avaliação e tratamento de hipotensão de acordo com as categorias sistólica, diastólica, e sistólica e diastólica combinadas.

e coloides apresentam eficácia equivalente. O cristaloide é tipicamente preferido, tendo em vista que a albumina pode estar associada a mais retenção de líquidos e a um aumento do risco de comprometimento das trocas gasosas (94).

Em RNs pré-termo com hipotensão sem hipovolemia antecedente, a função do volume é menos certa. A rápida administração de cristaloide para animais hipotensos, sem histórico de hipovolemia, não apresentou efeito sobre o DC ou a pressão arterial (95). A literatura neonatal é limitada a pequenos estudos. Foram documentados aumentos modestos tanto no fluxo na VCS quanto no DVE em alguns RNs com fluxos sanguíneos sistêmicos baixos. Estes estudos sugerem que a pré-carga inadequada foi um componente do DC baixo nestes RNs. Entretanto, muitos RNs não demonstraram benefícios. O uso modesto do volume provavelmente é vantajoso em pacientes com comprometimento da complacência miocárdica, tal como hipertrofia septal ou biventricular no RN de mãe diabética. Embora permaneça biologicamente plausível que a modesta expansão do volume apresente um efeito positivo sobre a hemodinâmica em alguns RNs, é necessária cautela em RNs pré-termo não hipovolêmicos. O aporte excessivo de líquidos está associado ao aumento da morbidade e da mortalidade (96). Além disso, a expansão do volume não apresenta efeitos sobre o fornecimento de oxigênio cerebral, contrariamente a agentes cardiotrópicos tais como a dopamina, que podem proporcionar um pequeno aumento em marcadores da oxigenação cerebral com a utilização de NIRS (97). No momento, 10 a 20 mℓ/kg de cristaloide permanecem uma parte importante do manejo inicial da hipotensão, se considerado clinicamente relevante, pelos motivos descritos anteriormente. Além disso, a hipovolemia pode ser de difícil diagnóstico na prática, particularmente em casos de hemorragia oculta. Se um estudo da terapia com volume não obtiver sucesso, deve ser considerado o início precoce de suporte com inotrópico ou vasopressor.

Intervenções farmacológicas

Existem diferenças fundamentais no desenvolvimento e na atividade de receptores de catecolamina entre os RNs pré-termo e os adultos. Em estudos em animais, foi demonstrado que o miocárdio de indivíduos com IG extremamente baixa apresenta densidade limitada de ambos os receptores α e β, que são estimulados de modo máximo por pequenas concentrações de catecolaminas; entretanto, estes agentes apresentam um impacto limitado sobre o volume sistólico, em virtude da capacidade limitada do miocárdio pré-termo de aumentar o seu estado contrátil. Contrariamente, a vascularização periférica em desenvolvimento aparenta apresentar poucos receptores β_1, mas muitos receptores α_1 ativos (98). Portanto, o equilíbrio da resposta aos agentes estimulantes de catecolaminas é inclinado em direção à vasoconstrição periférica, com um aumento menor no DC. Como resultado, é necessário cautela na extrapolação dos dados de adultos para uma população neonatal de pré-termo.

A *dopamina* é um agente adrenérgico com efeitos variáveis e imprevisíveis no ser humano em desenvolvimento. Em modelos em animais, a dopamina melhora o fluxo sanguíneo renal e mesentérico em doses baixas, aumenta a contratilidade miocárdica por meio de efeitos beta-adrenérgicos em doses moderadas, e apresenta efeitos alfa-adrenérgicos predominantemente vasoconstritores em doses mais altas. Em RNs pré-termo, houve poucos estudos sobre a farmacodinâmica (PD), o que torna esta progressão menos clara. Existe uma variabilidade, entre RNs na resposta à dopamina em doses semelhantes. Quando expostos à dopamina nas doses de 6 a 8 mcg/kg/min, alguns RNs demonstram um aumento no DVE com um aumento modesto na PAM, enquanto outros demonstraram uma redução no DVE com um aumento maior na PAM. Isto provavelmente representa uma diferença no equilíbrio do efeito inotrópico *versus* vasoconstritor entre os indivíduos (99), que é independente da dose. A imprevisibilidade destes efeitos é uma preocupação. É necessário cautela com a dopamina em pacientes imaturos, particularmente em doses mais altas. A exceção inclui estados de doença específicos, tal como choque séptico vasodilatador, no qual a vasoconstrição sistêmica é o efeito pretendido.

Contrariamente, foi demonstrado que a *dobutamina*, uma catecolamina sintética com atividade predominantemente beta-adrenérgica, aumenta o DC por meio do aumento do volume sistólico, e pode ser mais eficaz na melhora do fluxo sanguíneo sistêmico (100,101). A dopamina tem sido consistentemente identificada como superior à dobutamina no aumento da pressão arterial. Estudos ecocardiográficos consistentemente sugerem que o mecanismo predominante é por meio da vasoconstrição periférica ao documentar aumentos na pressão arterial com pouca alteração no DVE (99) ou no fluxo na VCS. Em um ensaio clínico cego e randomizado, o fluxo na VCS aumentou em 35% em RNs que receberam dobutamina, em comparação a 1% em RNs que receberam dopamina (100). O FSP também foi significativamente mais alto em pacientes tratados com dobutamina, sugerindo que ela seja mais vantajosa como o agente primário na HPPRN.

A *epinefrina* é uma catecolamina endógena produzida pela glândula suprarrenal em resposta a estímulos estressantes. Ela é um estimulador potente de ambos os adrenorreceptores α e β, com efeitos dose-dependentes variáveis. Em modelos em animais, foi demonstrado que infusões de epinefrina aumentam a frequência cardíaca, o volume sistólico e tanto a resistência vascular sistêmica quanto a periférica de modo dose-dependente (102). Em RNs humanos, os estudos dos efeitos da epinefrina são limitados; entretanto, existem algumas evidências de que embora ambas, epinefrina e dopamina, aumentem a pressão arterial, a epinefrina aumenta o índice cardíaco e a frequência cardíaca em um grau maior que a dopamina (103). A epinefrina também está associada a aumento no lactato sérico independente da perfusão tecidual e, por meio da estimulação da gliconeogênese, aumento na glicemia (104).

A *norepinefrina* é a primeira linha no choque vasodilatador em pacientes adultos e pediátricos; ela é um precursor da epinefrina e um potente alfa-agonista. Existem poucos estudos publicados em RNs. Entretanto, existem experiências limitadas em RNs a termo, sugerindo que a norepinefrina possa ser eficaz em alguns pacientes com choque refratário à dopamina e à dobutamina (105). A *vasopressina*, cada vez mais utilizada para indicações específicas, age nos receptores V_1 no sistema circulatório para induzir a vasoconstrição de alguns leitos vasculares (p. ex., esplâncnicos) e a vasodilatação de outros (p. ex., pulmonar, renal, coronariano e cerebral). Ela também apresenta efeitos osmóticos por meio da estimulação do receptor V_2. Embora os dados sejam limitados, houve relatos do uso de sucesso da vasopressina no choque resistente às catecolaminas (106). Existe um interesse cada vez maior neste agente como um tratamento para a HPPRN, em virtude do seu aumento seletivo na RVS com diminuição concomitante na RVP.

Foi demonstrado em diversos estudos que os *glicocorticosteroides* elevam a pressão arterial dentro de 2 a 6 horas em RNs pré-termo com hipotensão refratária (107). Acredita-se que o mecanismo seja multifatorial. Os glicocorticosteroides induzem a enzima final envolvida na transformação da norepinefrina em epinefrina e, portanto, podem estar envolvidos na regulação ascendente da produção de epinefrina. Além disso, em modelos fisiológicos, foi demonstrado que a exposição repetitiva desacopla os receptores de catecolamina dos mecanismos de sinalização intracelular e, portanto, realiza a regulação descendente da resposta dos receptores de catecolaminas ao estímulo (108). Isto pode ser compensado pelos corticosteroides, que aumentam a expressão destes receptores adrenérgicos (109). Finalmente, os RNs pré-termo podem ser relativamente incapazes de montar uma resposta adequada em face de estímulos estressantes, em virtude da imaturidade dos sistemas enzimáticos na glândula suprarrenal extremamente pré-termo. A hidrocortisona é o glicocorticosteroide mais bem estudado e normalmente administrada a uma dose de 2 a 4 mg/kg/dia. Um regime comum é a administração de uma dose de ataque de 2 mg/kg, seguida por 0,5 mg/kg a cada 6 horas.

Abordagem clínica para o tratamento

A abordagem para o tratamento farmacológico deve ser individualizada. Especificamente, a escolha de um agente específico deve considerar a etiologia presumida, os tratamentos concomitantes e o impacto de outros fatores, tal como a ventilação mecânica. É prudente avaliar primeiramente a relevância clínica da hipotensão, excluir erros de medidas e assegurar que o tratamento seja recomendado (ver "Apresentação clínica" em "Hipotensão"). A avaliação da PAS *versus* PAD pode fornecer percepções a respeito da possível natureza fisiopatológica da hipotensão (Figura 29.6).

Hipotensão sistólica

Os agentes utilizados em RNs com débito sistólico do VE baixo são primariamente aqueles que intensificam o desempenho cardíaco sistólico. Neonatos com causas cardiogênicas para a hipotensão, tais como, aqueles com lesão miocárdica após encefalopatia hipóxico-isquêmica, são mais bem tratados com agentes inotrópicos, tais como a dobutamina. A epinefrina é mais potente e deve ser considerada como uma segunda linha em casos de função miocárdica gravemente deprimida. O uso a longo prazo pode ser associado à pressão miocárdica e, portanto, a epinefrina deve ser reduzida assim que possível. É incomum que a hipovolemia seja um contribuinte significativo para o choque cardiogênico, e a carga extravolume deve ser evitada, exceto se houver uma indicação clínica específica. A arritmia deve ser descartada e tratada, se estiver presente.

A apresentação do choque séptico com evidências de perfusão inadequada ou "choque frio" é tratada de modo semelhante. Os antibióticos iniciais apropriados para a situação clínica devem ser uma prioridade. O objetivo da terapia é aumentar a função sistólica cardíaca para superar a RVS alta. Isto pode ser alcançado por meio da utilização da dobutamina e, se a resposta for insuficiente, da epinefrina. O aumento da pré-carga com 10 a 20 mℓ/kg de cristaloide pode levar à melhora do DC; entretanto, o volume adicional na fase inicial provavelmente não é benéfico e pode levar a um adiamento na instituição do suporte inotrópico, que se demonstrou ser mais eficaz. RNs com sepse são de risco para anormalidades hematológicas, tais como trombocitopenia e coagulopatia, e podem ser necessários hemoderivados para a sua correção. A capacidade de transporte de oxigênio deve ser mantida por meio da otimização da hemoglobina.

Em RNs com hipoxemia profunda, a HPPRN deve ser considerada, tendo em vista que o FSP baixo causa o retorno venoso insuficiente para o ventrículo esquerdo e um volume sistólico baixo. Isto compromete a pré-carga e, portanto, o DC é comprometido. O objetivo da terapia é melhorar primeiramente a pressão de enchimento atrial. O tratamento do processo de doença de base com a utilização de intervenções que reduzam a RVP (ver "Hipertensão pulmonar persistente no RN") deve ser considerado como a primeira linha. Após assegurar a otimização do recrutamento pulmonar com a utilização de estratégias de ventilação direcionadas e sedação, o NOi deve ser considerado. A milrinona é um agente auxiliar útil, com propriedades vasodilatadoras pulmonares e inotrópicas positivas; entretanto, recomenda-se cautela ao administrar milrinona para RNs com PAD ou média ou limítrofe, tendo em vista que o excesso de vasodilatador sistêmico pode causar hipotensão significativa. A vasopressina é um agente plausível em RNs com HPPRN e hipotensão sistêmica, tendo em vista que ela aumenta a RVS e pode reduzir a RVP, modulando a resistência transcanal arterial e reduzindo o fluxo direita-esquerda pelo canal arterial; a consequência direta é o aumento da pré-carga atrial esquerda, do DC e da PAS. Ela não é recomendada em RNs com disfunção do VE, nos quais o aumento da pós-carga do VE pode comprometer ainda mais o desempenho miocárdico.

A função miocárdica deve ser avaliada em RNs com HPPRN, particularmente na hipoxemia refratária ou na instabilidade hemodinâmica. Os agentes que intensificam o desempenho sistólico, tais como a dobutamina ou a epinefrina, são indicados para pacientes com disfunção do VD. Foi demonstrado que a dobutamina intensifica o DVD em RNs pré-termo e pode apresentar algum efeito de dilatação da vascularização pulmonar. A epinefrina deve ser utilizada com mais cautela, tendo em vista que, por meio do seu efeito alfa-adrenérgico, pode aumentar a RVP até uma medida superior à da RVS, levando à piora da eficácia da oxigenação. Se a função do VD estiver gravemente comprometida, que leva a um DC extremamente baixo e a PCA for fechada, a infusão de prostaglandinas deve ser considerada para o apoio à circulação sistêmica, mas à custa de saturações-alvo de oxigênio mais baixas. É necessário cautela em RNs com HPPRN e comprometimento miocárdico, tendo em vista que as significativas alterações nas condições de carga podem não ser toleradas.

Hipotensão diastólica

Em situações nas quais a etiologia é a depleção do volume intravascular (p. ex., defeitos da parede abdominal, perda sanguínea aguda), é indicado o uso de volume liberal. A hemorragia aguda exige a reposição com concentrado de hemácias em volumes de 15 a 20 mℓ/kg; a velocidade de administração depende da velocidade da perda sanguínea e do processo da doença de base. Se houver hemorragia maciça, deve-se considerar o uso empírico também de plaquetas e/ou fatores de coagulação. Os agentes inotrópicos devem ser evitados, se possível, tendo em vista que RNs hipovolêmicos tipicamente apresentam ventrículos esquerdos hipercontráteis; o aumento da frequência cardíaca diminuirá o tempo de enchimento do VE e piorará o fluxo sanguíneo sistêmico. Se for necessário o suporte farmacológico, são recomendados agentes com propriedades vasopressoras predominantes (Figura 29.6).

Se a hipotensão diastólica ocorrer na condição de uma PCA hemodinamicamente significativa, é necessário o tratamento específico, que pode ser orientado por END. Isto inclui tanto estratégias de limitação do fluxo para minimizar o impacto do *shunt* esquerda-direita quando o fechamento da PCA com a utilização de AINE, paracetamol, ou ligadura cirúrgica (ver "Persistência do canal arterial"). Em RNs com comprometimento de órgãos-alvo em virtude de fluxo sanguíneo sistêmico baixo, a dobutamina pode ser considerada para aumentar a função sistólica do VE e melhorar a perfusão dos órgãos.

Em RNs com síndrome de resposta inflamatória sistêmica, comumente em virtude de sepse ou ECN, a etiologia da hipotensão é multifatorial e é necessária uma abordagem combinada. A terapia inicial é com cristaloides. Tendo em vista que a vasodilatação sistêmica é um componente proeminente, é recomendada a consideração precoce de vasoconstritores sistêmicos, tais como a dopamina. Muitos pacientes com choque quente apresentam evidências de um VE hipercontrátil ao ecocardiograma. Uma abordagem sugerida é fornecer *bolus* de 10 a 20 mℓ/kg de volume (até um máximo de 60 mℓ/kg), seguidos pelo início da dopamina. Neonatos criticamente enfermos com sepse e/ou ECN podem apresentar perdas significativas tanto de líquidos quanto de sais do terceiro espaço, o que torna a avaliação hemodinâmica do estado do volume intravascular difícil; o END pode ser benéfico para orientar a tomada de decisões cardiovasculares em RNs que falharam em responder à reposição agressiva do volume e/ou a um inotrópico único. O uso de vasoconstritores mais potentes, tais como epinefrina, norepinefrina, ou vasopressina, deve ser orientado pelo END sempre que possível. A hidrocortisona intravenosa deve ser considerada em casos refratários, mas deve-se reconhecer que podem ser necessárias diversas horas para que ela seja efetiva.

Hipotensões sistólica e diastólica combinadas

Se ocorrer a progressão da gravidade, ela está relacionada normalmente à deterioração da função do VE, ou à perda do tônus vascular. O ecocardiograma pode ser útil nestes pacientes para avaliar o desempenho miocárdico e definir a fisiopatologia específica.

Os RNs que apresentam hipotensão profunda devem ser tratados como choque séptico quente grave, com disfunção do VE associada. A expansão modesta do volume com 10 a 20 mℓ/kg de cristaloide, seguida por agentes que aumentam a RVS, deve ser considerada. A dopamina permanece a primeira linha; entretanto, com frequência são necessários múltiplos agentes. Ambas, norepinefrina e vasopressina, podem ser consideradas; entretanto, é necessário cautela, conforme destacado anteriormente. Neonatos com disfunção sistólica do VE podem apresentar deterioração da função miocárdica, se a pós-carga for aumentada sem o suporte da contratilidade. Nestes casos, a epinefrina pode ser mais apropriada. A função da suprarrenal deve ser avaliada e a hidrocortisona deve ser considerada precocemente.

Função do END na orientação do tratamento

Em qualquer RN com uma apresentação grave ou refratária, é importante obter um END (se disponível), tendo em vista que esta é a única medida direta da função cardíaca que está disponível. Ele pode ser utilizado para aumentar a suspeita clínica, ao definir a fisiologia de base e identificar as contribuições relativas da pré-carga, pós-carga e contratilidade. De particular importância é documentar a presença ou a ausência de comprometimento sistólico do VE. Os agentes que aumentam a pós-carga podem causar a deterioração adicional da função do VE em RNs que apresentam comprometimento miocárdico preexistente. É importante identificar esta fisiologia e adaptar o manejo para evitar a ocorrência de lesões. Além disso, o estado do volume intravascular pode ser de difícil determinação em RNs com choque séptico ou hipovolemia aguda e a sobrecarga de líquido apresenta implicações negativas. A avaliação direta do enchimento do VE pode orientar o manejo hídrico. Em RNs que apresentam hipotensão profunda, pode ser impossível determinar as indicações clínicas da fisiologia de base. O END é particularmente útil na condição do choque séptico, tendo em vista que determinar se o paciente está em um estado de DC alto *versus* baixo possibilitará uma via de tratamento fisiologicamente mais apropriada. Também é importante reconhecer que a fisiologia provavelmente será alterada ao longo do tempo, tanto na medida em que o estado da doença evoluir quanto em resposta às opções de tratamento. O END possibilita o monitoramento longitudinal, que possibilitará reavaliação e decisões sobre o tratamento mais enfocadas. Por exemplo, quando utilizadas em combinação, a dopamina e a dobutamina produzem um DC supranormal, sem alterações na pressão arterial (110). A cuidadosa titulação do suporte com inotrópico e vasopressor deve ser orientada pelo monitoramento arterial invasivo, se possível, e são apropriadas reavaliações frequentes de marcadores bioquímicos da perfusão, tais como gasometria e lactato.

CONSIDERAÇÕES ESPECIAIS

Ventilação mecânica e hemodinâmica

O coração e os pulmões trabalham em conjunto e de modo muito próximo para assegurar o fornecimento adequado de oxigênio para os tecidos. As intervenções que têm por objetivo auxiliar um sistema podem apresentar efeitos benéficos ou prejudiciais sobre o outro. A ventilação mecânica induz alterações na pressão intratorácica e intrapleural e nos volumes pulmonares, as quais podem afetar os principais determinantes do desempenho cardiovascular: a pré-carga atrial, a pós-carga ventricular, a frequência cardíaca e a contratilidade miocárdica.

Impacto na pré-carga atrial

O retorno venoso sistêmico depende de um gradiente de pressão de orientação entre as grandes veias extratorácicas e o átrio direito. Em RNs saudáveis ventilados espontaneamente, a pressão intratorácica (e intrapleural) negativa gerada pela inspiração aumenta este gradiente, intensificando o retorno venoso sistêmico. A descida diafragmática durante a inspiração simultaneamente eleva a pressão intra-abdominal, aumentando o gradiente das grandes veias intra-abdominais para o átrio direito e promovendo o retorno venoso dos membros inferiores e do abdome (Figura 29.7).

Contrariamente, a ventilação mecânica invasiva, que utiliza a pressão nas vias respiratórias positiva contínua, pode resultar em alteração do retorno venoso sistêmico e do DC. As pressões intrapulmonares inspiratórias positivas, dependendo da complacência pulmonar, são transmitidas para o espaço pleural e o pericárdio, resultando em redução do gradiente de pressão entre as grandes veias extratorácicas e o átrio direito. A subsequente redução do retorno venoso sistêmico e da pré-carga atrial direita resulta em redução do DVD e do DVE. A PEEP previne ainda mais o retorno da pressão intratorácica até a pressão atmosférica durante a expiração e, em níveis suficientemente altos, pode comprometer o DC durante todo o ciclo respiratório. A redução

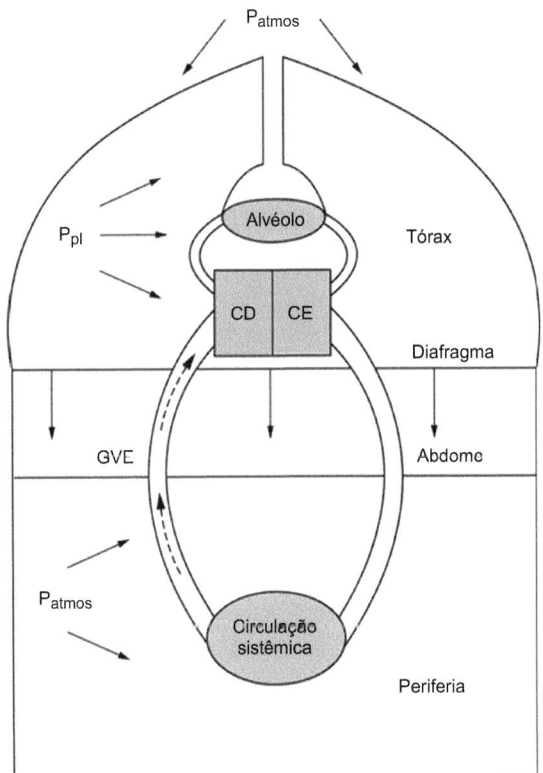

Figura 29.7 Modelo da circulação, demonstrando os fatores que influenciam a drenagem venosa sistêmica. O coração direito (CD) e as grandes veias intratorácicas estão sujeitas à pressão pleural (P_{pl}), que varia durante todo o ciclo respiratório. A pressão intra-abdominal aumenta com a descida diafragmática inspiratória e normaliza até a atmosférica (P_{atmos}) com a expiração. A pressão venosa periférica não é afetada pela respiração e, portanto, permanece à pressão atmosférica durante todo o ciclo respiratório. A drenagem venosa sistêmica (*setas tracejadas*) depende de um gradiente de pressão de orientação entre as grandes veias extratorácicas (GVE) e o átrio direito e, portanto, durante a respiração espontânea, é maximizada durante a inspiração na medida em que a pressão pleural (e atrial direita) diminui, e a pressão intra-abdominal (e, portanto, das GVE) aumenta. Reproduzida de Shekerdemian L, Bohn D. Cardiovascular effects of mechanical ventilation. *Arch Dis Childhood* 1999;80:475, Copyright 1999, com autorização de BMJ Publishing Group Ltd.

no DC é parcialmente compensada pelo aumento da pressão arterial sistêmica em resposta ao aumento da pressão intratorácica. A expansão do volume intravascular pode aumentar o DC quando é necessária uma pressão média nas vias respiratórias alta (111).

Em RNs pré-termo com doença pulmonar crônica em evolução, o uso de ventilação mecânica invasiva exige a cuidadosa titulação da MAP. Áreas heterogêneas de atelectasia pulmonar, hiperinsuflação, fibrose e interrupção da alveolização necessitam de pressão suficiente nas vias respiratórias para manter a permeabilidade alveolar e a ventilação no segmento complacente da curva de pressão e volume, sem promover a superdistensão que pode impedir o retorno venoso sistêmico e pulmonar. A superdistensão segmentar (p. ex., secundária à administração assimétrica de surfactante) do lobo médio direito, que margeia o átrio direito, pode impedir o retorno venoso sistêmico na ausência de uma hiperinsuflação mais difusa.

O uso de modos de ventilação de alta frequência pode apresentar efeitos importantes sobre a pré-carga atrial, em comparação à ventilação com pressão positiva intermitente (IPPV). Finalmente, o DC é dependente da PAM, com débitos semelhantes em relação a ambos os modos de ventilação, quando a mesma PAM é utilizada (112). Entretanto, na prática, a ventilação de alta frequência oscilatória ou com jato com frequência é iniciada com uma PAM mais alta em relação à IPPV, especialmente quando utilizada como um modo de ventilação de "resgate", e pode ser associada à redução do DC (113). A PAM deve ser titulada até o equilíbrio ideal entre a oxigenação e o DC adequados.

Início da ventilação mecânica, pré-medicação e estado do volume intravascular

O possível efeito adverso da ventilação mecânica sobre a pré-carga atrial pode ser exacerbado na ocasião da intubação endotraqueal. É recomendado o uso de pré-medicação, com frequência um analgésico opioide e um bloqueador neuromuscular, para otimizar as condições associadas ao sucesso da inserção rápida da cânula endotraqueal. Entretanto, estes medicamentos podem estar associados a uma diminuição no tônus vascular sistêmico e a uma subsequente redução no retorno venoso sistêmico. Em RNs com depleção do volume intravascular (p. ex., associada a hemorragia grave, sepse ou desidratação), os efeitos aditivos do aumento da pressão intratorácica e o represamento do sangue periférico induzido pela pré-medicação podem precipitar uma diminuição abrupta na pré-carga atrial direita e um colapso circulatório agudo. RNs com FSP de pressão passiva (p. ex., *shunt* cavopulmonar), que dependem do retorno venoso sistêmico para manter o DC, são de alto risco para o desenvolvimento de um estado de DC baixo nestas condições.

Pressão intratorácica e função e pós-carga ventriculares esquerdas

O sangue é ejetado para dentro da aorta quando a pressão diastólica final do VE, determinada pela interação das pressões pleural, pericárdica e transmural do VE excede a pressão aórtica.

$$P_{VE - \text{Diástole final}} = P_{VE - \text{Transmural}} + P_{\text{Pericárdica}} + P_{\text{Pleural}}$$

Em RNs com ventilação espontânea, a pressão pleural é negativa e, portanto, o gradiente de pressão transmural do VE está aumentado. Entretanto, em RNs com ventilação mecânica, o uso de PEEP resulta em aumento da pressão pleural, com uma redução resultante no gradiente de pressão transmural do VE (114,115). A ventilação mecânica com PEEP pode ser proporcionada a RN com disfunção do VE para reduzir a pós-carga, diminuir a carga do volume por meio do retorno venoso sistêmico e pulmonar mais baixo, e melhorar a não correspondência da ventilação e da perfusão causada pelo edema pulmonar secundário.

Volumes pulmonares e resistência vascular pulmonar

Os volumes pulmonares afetam diretamente a RVP, que é a principal determinante da pós-carga do VD (116). A RVP é minimizada quando os volumes pulmonares estão em uma capacidade residual funcional (CRF), refletindo o equilíbrio ideal das resistências vasculares dos vasos intra-alveolares e extra-alveolares (Figura 29.8). Em RNs com HP persistente, a ventilação mecânica invasiva pode ser utilizada para direcionar os volumes pulmonares à CRF, que facilita a ventilação (incluindo a administração de NOi) e otimiza a RVP.

Contrariamente, direcionar as alterações no volume pulmonar para modular a RVP pode ser um auxílio útil no manejo de RNs com cardiopatia congênita. Os *shunts* acianóticos, tais como a PCA, podem ser modulados por aumentos modestos na PEEP, com a diminuição do *shunt* do canal arterial quando a PEEP é aumentada de 5 para 8 cmH$_2$O (45), presumivelmente em virtude de uma diminuição no gradiente de pressão do canal arterial. Em RNs com fisiologia univentricular e FSP excessivo (p. ex., síndrome do coração esquerdo hipoplásico), o uso criterioso da PEEP para aumentar os volumes pulmonares e a RVP pode ajudar a melhorar as condições do fluxo sanguíneo sistêmico baixo.

Filhos de mulheres diabéticas

O risco de anomalias congênitas e de transição pós-natal anormal é maior em filhos de mulheres diabéticas (FMD) e estima-se que seja de 2,5 a 12% (117). Acredita-se que a incidência seja maior em relação às mães em tratamento com insulina na ocasião da concepção, ou quando há um controle glicêmico inadequado *in utero*. A penetrância fenotípica inclui cardiopatia congênita, distúrbios com hipertrofia do músculo cardíaco e distúrbios da adaptação cardiovascular após o nascimento, todos os quais devem ser considerados em RNs que apresentam dificuldade de oxigenação ou instabilidade hemodinâmica após o nascimento.

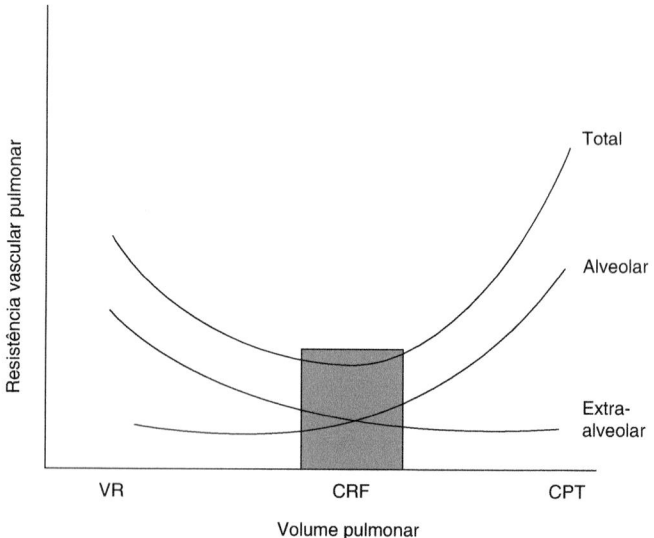

Figura 29.8 Representação esquemática da correlação entre a resistência vascular pulmonar e o volume pulmonar. Na medida em que o volume pulmonar aumenta a partir do volume residual (VR) até a capacidade pulmonar total (CPT), os vasos alveolares se tornam cada vez mais comprimidos pelos alvéolos em distensão, resultando no aumento da resistência nos vasos intra-alveolares. A resistência dos vasos extra-alveolares diminui com o aumento progressivo dos volumes pulmonares porque se tornam menos tortuosos. O efeito final do aumento dos volumes pulmonares sobre a vascularização pulmonar produz a curva "em formato de U" típica, com seu nadir (representando a mais baixa RVP) na capacidade residual funcional (CRF). Reproduzida e adaptada de Shekerdemian L, Bohn D. Cardiovascular effects of mechanical ventilation. *Arch Dis Childhood* 1999;80:475, Copyright 1999, com autorização da BMJ Publishing Group Ltd.

Cardiopatia estrutural

Ocorre cardiopatia congênita em 5% dos FMD, com o mais alto risco ocorrendo com o desenvolvimento de diabetes gestacional e resistência insulínica no terceiro trimestre. Os defeitos específicos mais comuns incluem comunicações interventriculares, transposição de grandes artérias e estenose aórtica. A investigação e o manejo destes defeitos devem ser conduzidos assim como em relação a qualquer RN com suspeita de cardiopatia. A prostaglandina E_1 intravenosa é recomendada para todos os pacientes com hipoxemia significativa ou choque cardiogênico, nos quais existam sinais clínicos auxiliares de cardiopatia estrutural.

Adaptação cardiovascular após o nascimento

O fechamento do canal arterial e o declínio pós-natal da RVP são tardios em filhos de diabéticas, em comparação aos RNs saudáveis, o que aumenta a sua vulnerabilidade à HPPRN (118). A natureza histopatológica destas alterações é mal compreendida. O manejo da HPPRN ou da hipotensão sistêmica nestes pacientes deve levar em conta a existência ou não de evidências de hipertrofia miocárdica.

Miocardiopatias hipertróficas

Um aumento na hipertrofia do músculo cardíaco é um resultado anabólico da hiperinsulinemia fetal ocasionado pela hiperglicemia materna no terceiro trimestre. A hipertrofia septal assimétrica que ocorre em 30% dos RNs cujas mães são diabéticas é o desfecho mais comum e geralmente é assintomática e identificada no ecocardiograma de rastreamento (119). Ocorre miocardiopatia hipertrófica biventricular em 12% dos pacientes, que resulta em comprometimento do fluxo sanguíneo sistêmico e hipotensão sistêmica por meio da limitação da complacência miocárdica, do enchimento diastólico e do DC. A hipertrofia miocárdica deve ser considerada em todos os pacientes com sinais clínicos de DC baixo cujas mães são diabéticas. É recomendado do uso de volume liberal para melhorar as pressões de enchimento atrial e compensar o impacto negativo do comprometimento da complacência miocárdica. São indicados agentes cardiovasculares com propriedades cronotrópicas, tais como dopamina, dobutamina, ou epinefrina, tendo em vista que eles limitarão o tempo de enchimento ventricular, levando ao comprometimento adicional do enchimento cardíaco. A vasopressina aumenta as pressões de enchimento atrial por meio da vasoconstrição sistêmica, da inotropia negativa e de suas propriedades antidiuréticas, que sugerem que ela é um agente plausível; existem evidências episódicas de efeitos benéficos (experiência pessoal), embora existam poucas evidências publicadas. Betabloqueadores, como o propranolol, são utilizados se os sintomas persistem, embora a história natural para a maior parte dos pacientes seja a resolução espontânea dos sinais/sintomas e a regressão da hipertrofia (120).

Encefalopatia hipóxico-isquêmica

RNs que sofreram lesão hipóxico-isquêmica com frequência apresentam lesões de órgãos-alvo multissistêmicos. As consequências cardiovasculares deste insulto são menos bem definidas. Embora a hipotermia terapêutica melhore o desfecho neurodesenvolvimental a longo prazo em RNs que apresentaram lesão encefálica hipóxico-isquêmica moderada a grave, existem poucas evidências de como ela modifica a evolução cardiovascular de modo benéfico ou prejudicial. É importante considerar, e sempre que possível confirmar, os contribuintes fisiológicos para a instabilidade cardiovascular que possibilitam o refinamento do processo de tomada de decisões clínicas.

Etiologia/considerações fisiológicas

Na condição da encefalopatia hipóxico-isquêmica (EHI), tanto o tipo quanto a gravidade do insulto inicial e a hipotermia terapêutica impactam a função miocárdica, o DC e o fluxo sanguíneo cerebral (121). O escopo e a magnitude da instabilidade hemodinâmica são influenciados por múltiplos fatores de contribuição, incluindo o tônus vasomotor (pós-carga), a isquemia (função miocárdica) e a presença de HP (pré-carga do coração esquerdo). Estes sintomas podem estar relacionados à lesão miocárdica primária, à HP associada, à lesão suprarrenal, ou a uma consequência da hipotermia induzida.

Lesão miocárdica primária

A isquemia cardíaca tem sido documentada em 29 a 38% dos RNs com lesão hipóxica perinatal (121). Na maior parte das situações, o insulto é reversível e é obtido um diagnóstico de isquemia miocárdica transitória (IMT). Ela é comumente associada à regurgitação mitral (RM) em virtude da necrose isquêmica do músculo papilar; entretanto, raramente ela pode representar ruptura de cordas (122).

Hipertensão pulmonar

A HP é uma falha da queda pós-natal normal na RVP e comumente está associada à lesão hipóxico-isquêmica. Neonatos com asfixia perinatal apresentam hipoxemia e acidose, que promovem a elevação da RVP. Condições associadas, tais como sepse e SAM, também podem contribuir (ver "Hipertensão pulmonar persistente no recém-nascido"). As consequências cardiovasculares da elevação da RVP incluem DC baixo secundário ao comprometimento do retorno venoso pulmonar e/ou disfunção do VD. A hipotermia induzida pode levar à vasoconstrição pulmonar, com a consequente elevação do RVP e piora da eficácia da oxigenação. Recomenda-se continuar a hipotermia terapêutica na condição da HPPRN, exceto se houver hipoxemia refratária apesar dos tratamentos com vasodilatador pulmonar, por exemplo, NO.

Lesão suprarrenal

Em fetos de ovelhas, foi demonstrado que, embora o fluxo sanguíneo para o sistema digestório e os rins esteja reduzido durante um período de asfixia, o fluxo sanguíneo para o coração e a glândula suprarrenal está aumentado. Esta compensação é mantida apesar de hipoxemia e acidose graves (123) e é acompanhada por um aumento pronunciado na secreção de ACTH e cortisol (124). Um pico de cortisol relacionado ao estresse é típico em RNs asfixiados (125); entretanto, foram observadas concentrações mais baixas de catecolaminas em RNs a termo com EHI moderada, em comparação à EHI leve (126). Isto sugere que o comprometimento suprarrenal possa estar associado à lesão mais grave. Estudos com exames por imagem demonstraram que a lesão hipóxico-isquêmica está associada a áreas de hipoecogenicidade e aumento de volume difuso (127) consistentes com congestão e hemorragia suprarrenal (128). A insuficiência suprarrenal tem sido relatada em 30% dos RNs com hemorragia suprarrenal, que pode se manifestar como hipotensão e/ou hiponatremia (129).

Efeitos hemodinâmicos da hipotermia terapêutica

Os RNs submetidos à hipotermia terapêutica demonstram alterações previsíveis no sistema cardiovascular. A maioria dos RNs que não sofreram nenhuma lesão cardíaca apresenta pressão arterial normal ou levemente aumentada. A última está relacionada ao aumento na RVS associado à vasoconstrição induzida pela hipotermia. A hipotermia também causa uma redução moderada na frequência cardíaca em virtude do prolongamento dos intervalos QT e RR. Estas alterações em geral são bem toleradas sistemicamente, e raramente ocorre hipoperfusão tecidual clinicamente relevante. Entretanto, existe uma redução acentuada no DC, até níveis de 60 a 70% dos RNs a termo normais (130). Esta redução ocorre em virtude da diminuição na frequência cardíaca, tendo em vista que o desempenho sistólico do VE, conforme medido por meio da fração de encurtamento (FE), permanece inalterado na maior parte das situações.

A relevância clínica deste decréscimo no DC é desconhecida. Um estudo sugeriu que pode haver a redistribuição do fluxo sanguíneo regional, com a preservação do fluxo na veia cava superior em RNs com a lesão cerebral mais grave. O mecanismo subjacente a essa associação não foi definido, mas talvez seja um evento de reperfusão.

É importante ponderar os efeitos adversos da hipotermia terapêutica em face dos benefícios neurológicos gerais, sobretudo em situações limítrofes. A associação da hipotermia terapêutica e do aumento da RVP é uma consideração importante em RNs com HPPRN. Tendo em vista que a hipotermia terapêutica melhora o desfecho neurodesenvolvimental em RNs com EHI moderada a grave, é recomendada uma abordagem agressiva para o manejo da HPPRN. Em casos clinicamente refratários de HPPRN, a modificação da temperatura-alvo em incrementos de 0,5°C a 1,0°C pode melhorar a eficácia da oxigenação, tendo em vista que a vasoconstrição é menos pronunciada nas temperaturas mais próximas da variação normal. Em algumas situações raras, a hipotermia terapêutica deve ser descontinuada. Além disso, evitar a febre pode ter efeitos benéficos neuroprotetores independentes.

Apresentação clínica

Os sintomas variam entre os pacientes, de acordo com a fisiopatologia subjacente. Estes incluem hipotensão sistólica, ou sistólica e diastólica combinada, hipoperfusão de órgãos-alvo e/ou sopro sistólico apical. Foi relatada hipotensão após uma lesão hipóxico-isquêmica em 62% dos RNs (121), que pode ser multifatorial. RNs com FSP baixo apresentam falha de oxigenação. Se houver o comprometimento na função do VE, o FSP pode ser superior ao fluxo sanguíneo sistêmico, levando ao edema pulmonar e ao comprometimento da oxigenação. A elevação na RVS secundária à hipotermia induzida pode agravar a função miocárdica nesta situação. Na disfunção crítica do VE, o fluxo sanguíneo sistêmico pode estar gravemente comprometido e se torna dependente da RVP e da persistência do canal arterial. Os RNs podem apresentar hipotensão sistólica ou grave, acidose metabólica e láctica, e dessaturação moderada em virtude da mistura do DVE e do DVD.

Em todos os RNs com lesão hipóxico-isquêmica, é recomendado um ECG de rastreamento para a avaliação em relação à IMT. O ecocardiograma deve ser considerado em casos moderados a graves e em RNs com instabilidade hemodinâmica. O diagnóstico de IMT é suspeitado ao ECG e classificado de acordo com o aspecto das ondas T e Q e evidências de alterações no segmento ST (Quadro 29.10).

Os biomarcadores séricos de isquemia miocárdica são menos específicos em RNs do que populações adultas. Entretanto, foi demonstrado que a troponina T, um marcador específico cardíaco de lesão muscular, está significativamente mais alta em RNs com EHI grave do que nos controles. A troponina I também está elevada em RNs com asfixia e pode ser um marcador valioso da lesão miocárdica. A CK-MB está significativamente elevada em RNs com encefalopatia moderada a grave e começa a aumentar dentro de 4 a 8 horas após a lesão (121).

Tratamento

Considerações gerais

A abordagem para o cuidado do RN na condição hipóxico-isquêmica, na qual a hipotermia é iniciada, é complexa, com diversos fatores antecedentes modificadores que afetam a escolha da terapia apropriada e a resposta do RN. Embora estejam disponíveis evidências limitadas para orientar o ajuste da dose, a hipotermia terapêutica apresenta efeitos fisiológicos que afetam a farmacodinâmica e a farmacocinética de medicamentos comumente utilizados e que apresentam efeitos sobre o sistema cardiovascular, tais como benzodiazepínicos, fenobarbital e narcóticos (125). Estes efeitos estão listados no Quadro 29.11. De modo semelhante, a lesão dos órgãos em virtude da hipoxia e da isquemia, particularmente do fígado e dos rins, pode afetar o metabolismo e a excreção de medicamentos. Por exemplo, a milrinona, que é metabolizada pelo fígado e que apresenta depuração renal, pode acumular-se em RNs com disfunção de múltiplos órgãos, exacerbando a hipotensão como um resultado da diminuição da RVS. A excreção tardia resultará em hipotensão prolongada, que pode comprometer a perfusão dos órgãos em um RN que já foi submetido à lesão de múltiplos órgãos. O último é particularmente relevante na condição da EHI, na qual a HPPRN com frequência está presente; portanto, a milrinona deve ser utilizada com extrema cautela nesta situação e o tratamento em *bolus* deve ser evitado. É necessário cautela ao iniciar e titular os medicamentos. A farmacodinâmica e a cinética dos medicamentos cardiotrópicos em RNs resfriados e reaquecidos não foram definidas.

Ao reaquecimento, as alterações no tônus vascular resultam em alterações na pressão arterial e no volume de distribuição, e as alterações na perfusão dos órgãos afetam o metabolismo e a depuração. Isto pode desestabilizar o sistema cardiovascular. A vasoconstrição induzida pela hipotermia é revertida, e existe uma diminuição na RVS; o reaquecimento tem sido associado a uma diminuição na PAM de aproximadamente 8 mmHg (125). Medicamentos com um grande volume de distribuição apresentarão um efeito exagerado ao reaquecimento, tendo em vista que os medicamentos são mobilizados dos tecidos sequestrados. O metabolismo e a depuração sofrerão uma alteração na medida em que o fluxo sanguíneo for redirecionado para os leitos vasculares renal e hepático e os sistemas enzimáticos que são inibidos pelo resfriamento forem submetidos à regulação ascendente. Estas alterações podem exigir a modificação do suporte cardiovascular.

QUADRO 29.10

Graduação da isquemia miocárdica transitória ao ECG.

Grau	Gravidade	Achado ao ECG
I	Equívoca	Onda T achatada ou invertida em uma derivação apenas
II	Sugestiva	Onda T achatada ou invertida em diversas derivações + onda Q anormal em qualquer derivação
III	Moderada	Onda T achatada ou invertida em diversas derivações OU bloqueio de ramo + Q anormal + segmentos ST anormais
IV	Grave	Padrão de infarto segmentar clássico, com ondas Q anormais + segmentos ST acentuadamente elevados

Adaptado de Jedeikin R, Primhak A, Shennan AT *et al*. Serial electrocardiographic changes in healthy and stressed neonates. *Arch Dis Child* 1983;58(8):605.

QUADRO 29.11

Efeitos da hipotermia terapêutica sobre os determinantes fisiológicos da farmacocinética e da farmacodinâmica dos medicamentos.

Alteração fisiológica	Efeito farmacológico
Redução da atividade das enzimas hepáticas (p. ex., CYP450)	Redução da depuração
Redistribuição vascular em direção aos órgãos vitais (p. ex., redução do fluxo sanguíneo para o fígado e os rins)	Redução da depuração
Vasoconstrição periférica	Volume de distribuição menor

Adaptado de Zanelli S, Buck M, Fairchild K. Physiologic and pharmacologic considerations for hypothermia therapy in neonates. *J Perinatol* 2011;31:377.

Manejo da hipotensão sistêmica

O cuidado de RNs hipotensos com IMT deve ser de suporte, tendo em vista que a maioria dos RNs melhora ao longo do tempo. Em vista da desregulação do fluxo sanguíneo cerebral (FSC) e da associação entre o FSC alto e o aumento da morbidade e mortalidade, o volume deve ser evitado, exceto se estiver presente uma situação clínica compatível com hipovolemia, tal como hemorragia subgaleal. Em RNs com disfunção miocárdica secundária à IMT, o tratamento deve ser direcionado para a melhora do desempenho sistólico miocárdico sem modular a RVS ou a RVP. Um agente tal como a dobutamina é uma primeira linha adequada. Agentes de segunda linha, tais como a dopamina e a epinefrina, podem ser necessários em casos graves e devem ser orientados pelo END, se possível. Em RNs gravemente afetados, a lesão suprarrenal deve ser considerada e pode ser indicada hidrocortisona.

HPPRN e EHI

RNs com ambas, EHI e HPPRN, podem desenvolver comprometimento tanto na pré-carga quanto no desempenho miocárdico, contribuindo para o fluxo sanguíneo sistêmico baixo. O ecocardiograma é muito valioso nestes pacientes. O NOi é o padrão de cuidados na terapia vasodilatadora pulmonar, mas é essencial assegurar o recrutamento pulmonar adequado antes da intervenção. Uma resposta inadequada pode ser observada em até 40% dos RNs (79). As terapias de segunda linha para RNs com hipoxemia refratária incluem milrinona, sildenafila e vasopressina. É necessária extrema cautela ao administrar a milrinona, tendo em vista que o medicamento pode ser acumulado e alcançar níveis tóxicos, levando à hipotensão grave. A dobutamina é o agente cardiovascular mais apropriado para a hipotensão sistêmica associada, tendo em vista que pode melhorar o DC e oferecer alguma melhora no FSP. A vasopressina é um agente biológico com propriedades dicotômicas, incluindo vasoconstrição sistêmica, mas vasodilatador nos leitos pulmonar, coronariano e cerebral. Existem evidências do benefício para RNs com HPPRN (131), mas ela não foi estudada formalmente na população específica de RNs com EHI e HPPRN. Se houver coexistência de IMT, isto pode contribuir para a pressão miocárdica e também pode exacerbar os distúrbios hidreletrolíticos por meio do aumento da retenção de líquidos.

EHI e disfunção grave do VE

O DVE pode estar criticamente baixo na condição da função gravemente deprimida do VE. São necessárias terapias direcionadas à melhora do desempenho sistólico do VE, tais como dobutamina, dopamina e epinefrina. O tratamento com prostaglandinas intravenosas é recomendado em casos de disfunção grave do VE, apesar da administração de inotrópicos, mas as estratégias (p. ex., hipercapnia permissiva, saturações-alvo de oxigênio mais baixas) para manter a RVP alta são um pré-requisito essencial para esta abordagem de tratamento, na qual o fluxo sanguíneo sistêmico se torna dependente da RVP. O ecocardiograma é inestimável para auxiliar no diagnóstico e orientar a terapia.

Função do ecocardiograma neonatal direcionado

O benefício primário das informações adicionais do ecocardiograma é ajudar a refinar a fisiologia de base e diferenciar as diversas causas de instabilidade hemodinâmica, incluindo disfunção do VE ou VD, IIPPRN, ou comprometimento do VE, conforme descrito anteriormente. A disfunção miocárdica é sugerida pela diminuição da fração de encurtamento (FE) ou da fração de ejeção, regurgitação de valva mitral, diminuição da velocidade sistólica do folheto da valva mitral anterior com o uso de exame por imagem por Doppler tecidual, e da diminuição do índice de desempenho miocárdico. Os marcadores adicionais incluem (121) velocidade máxima na veia pulmonar, tamanho atrial esquerdo e avaliação do volume diastólico final do VE. DVE ou DVD fornecem avaliações substitutas do desempenho miocárdico, mas são influenciados pelas condições de carga cardíaca. Os dados normativos em relação aos RNs com EHI que são hemodinamicamente estáveis são inferiores ao normal. A relevância clínica destes achados não está totalmente clara. Não devem ser iniciadas intervenções terapêuticas apenas com base nas informações do END.

Hipertensão sistêmica

A hipertensão em RNs é incomum, com uma incidência relatada de 0,2 a 3%. A maioria dos RNs é assintomática. A medição da pressão arterial em RNs está sujeita a erro dependente do operador; portanto, a padronização da metodologia é imperativa para melhorar a precisão diagnóstica. A emergência hipertensiva, considerada na condição da pressão arterial gravemente aumentada e de evidências de disfunção de órgãos-alvo, é rara em RNs. Se estiverem presentes sinais de hipertensão grave, eles podem incluir ICC, encefalopatia, convulsões, hemorragia intracraniana, ou insuficiência renal. Raramente, quando a elevação da pós-carga é grave, os mecanismos compensatórios do VE falham e o RN desenvolve edema pulmonar progressivo. Estes pacientes também podem desenvolver disfunção diastólica, que pode ser apresentada com fluxo sanguíneo sistêmico baixo e pseudonormalização da pressão arterial (132).

Etiologia

Existem duas populações distintas de RNs que desenvolvem hipertensão: (a) aqueles com uma única etiologia de base, tipicamente nascidos a termo, e (b) aqueles RNs com hipertensão associada à doença crônica, que provavelmente é multifatorial na condição da prematuridade extrema.

A *doença vascular* é um motivo comum para que os RNs desenvolvam hipertensão; esta forma pode ser grave. Estão incluídos neste grupo os distúrbios do sistema vascular renal, tais como trombose em veia renal, displasia fibromuscular em artéria renal, e processos mais proximais, tais como coarctação da aorta. As doenças parenquimatosas renais e as condições urológicas compõem um segundo grande grupo de RNs afetados. A maioria destes distúrbios é congênita, tal como a doença renal policística ou displasia multicística, ou a uropatia obstrutiva. Menos comumente, RNs com lesão renal adquirida, tal como necrose tubular ou cortical aguda, podem desenvolver hipertensão (Quadro 29.12).

QUADRO 29.12

Categorias de doenças que se manifestam como hipertensão no período neonatal.

Categoria	Exemplos selecionados
Vasculares	Coarctação da aorta, trombose em veia renal, estenose em artéria renal, compressão externa dos vasos renais
Renais parenquimatosas	Doença renal policística ou RDMC, obstrução da JPU, NTA, necrose cortical, obstrução urinária (cálculos, tumores)
Endócrinas	HSC, hiperaldosteronismo, hipertireoidismo, neuroblastoma, feocromocitoma
Neurológicas	Dor, elevação da pressão intracraniana, convulsões, hematoma subdural
Medicamentos	Dexametasona, metilxantinas, pancurônio, agentes adrenérgicos
Multifatoriais	Condições de comorbidade de prematuridade extrema: histórico de CAU, DBP, PCA, nefrocalcinose, medicamentos

RDMC, rim displásico multicístico; JUP, junção pieloureteral; NTA, necrose tubular aguda; HSC, hiperplasia suprarrenal congênita; CAU, cateter na artéria umbilical; DBP, displasia broncopulmonar; PCA, persistência do canal arterial.
Adaptado de Dionne JM, Abitbol CL, Flynn JT. Hypertension in infancy: diagnosis, management and outcome. *Pediatr Nephrol* 2012;27:17.

Hipertensão no RN anteriormente pré-termo: RNs em IG extremamente baixas são de risco para hipertensão tanto durante a sua estadia na UTI neonatal quanto no período pós-alta. Estes pacientes podem não ser detectados, ou o diagnóstico pode ser tardio, tendo em vista que o início normalmente ocorre durante a fase de reabilitação tardia do cuidado neonatal. Existem diversos fatores de risco. O mais frequente é a cateterização da artéria umbilical (CAU), com aumento do risco proporcional à duração da cateterização. Acredita-se que isto ocorra em virtude de tromboembolismo; entretanto, RNs permanecem em risco até mesmo quando um coágulo não é visualizado na ultrassonografia. A DBP é associada a um aumento de cinco vezes na hipertensão, em comparação aos controles. O mecanismo preciso não é conhecido; entretanto, os fatores de contribuição podem incluir HP, hipoxemia e hipercapnia crônica, uso de esteroide, ou alterações em mediadores hormonais, tais como angiotensina, hormônio antidiurético e catecolaminas. De modo semelhante, a PCA tem sido associada a aumento do risco (3,8 vezes) (133). Os mecanismos não são conhecidos. Medicamentos comumente utilizados, incluindo dexametasona e cafeína, também aumentam a pressão arterial.

Avaliação

Na fase aguda da doença, a pressão arterial deve ser monitorada no mínimo a cada 4 horas e ajustada para o nível da doença. O diagnóstico é obtido quando são documentadas três medidas sistólicas separadas, realizadas com equipamento e posicionamento apropriados e em um RN tranquilo (Quadro 29.13), que são superiores ao 95º percentil. Na medida em que o RN alcança uma fase convalescente estável, a pressão arterial deve ser monitorada no mínimo a cada 12 horas e aumentada conforme o necessário. A investigação deve ser orientada por um histórico completo, tendo em vista que normalmente muitos fatores de contribuição podem ser prontamente identificados. Isto deve incluir uma revisão do histórico da gravidez para identificar anomalias renais ou outras, histórico de inserção de CAU, condições de comorbidade e exposição a medicamentos. O exame físico deve incluir a medição da pressão arterial nos quatro membros para descartar coarctação da aorta, e um exame abdominal em relação a ruídos e massas renais.

A abordagem investigativa depende da evolução clínica do RN; na maior parte das situações, o histórico completo e o exame físico proporcionarão a orientação. A função renal deve ser avaliada com medições de ureia e creatinina, além de eletrólitos. A ultrassonografia com Doppler dos rins deve ser altamente considerada para a investigação de doença renal estrutural e doença vascular renal (Quadro 29.14). O ecocardiograma deve ser realizado para excluir condições cardíacas primárias que estejam associadas à hipertensão sistêmica, incluindo coarctação da aorta. Além disso, a ecocardiografia proporcionará percepções a respeito do impacto da hipertensão prolongada sobre o coração. Os achados específicos sugestivos de ICC incluem disfunção sistólica do VE sem dilatação da câmara, hipertrofia concêntrica, miocardiopatia dilatada, dilatação atrial esquerda com disfunção diastólica ventricular e aortomegalia (134). As complicações retinianas da hipertensão arterial podem ser identificadas na infância, mas são raras no período neonatal.

A avaliação da pressão arterial deve ser parte do acompanhamento de rotina de todos os RNs extremamente prematuros e daqueles que correm risco por causa de doença renal ou outra doença sistêmica. Os RNs com fatores de risco para o desenvolvimento de hipertensão, incluindo doença pulmonar crônica, PCA, histórico de esteroides sistêmicos, insuficiência renal, nefrocalcinose, ou um distúrbio que sabidamente causa hipertensão secundária, devem ser cuidadosamente acompanhados ao longo dos primeiros 6 meses de vida. Os RNs que recebem alta para o domicílio com medicamentos anti-hipertensivos devem ser considerados para o monitoramento domiciliar da pressão arterial. Não existem recomendações com base em evidências para os RNs. A maioria dos RNs não necessitará de uma escalada do tratamento após os 6 meses de idade, exceto se houver uma causa conhecida de hipertensão secundária. Os RNs pré-termo permanecem de maior risco para hipertensão durante toda a sua vida e é recomendado o monitoramento periódico, particularmente na adolescência e na fase adulta.

Tratamento

A abordagem para a intervenção terapêutica deve ser direcionada pela causa de base. Os fatores modificáveis que contribuem para a hipertensão, incluindo sobrecarga de líquidos e medicamentos

QUADRO 29.13
Protocolo padrão para otimização da aferição não invasiva da pressão arterial.

Variável	Técnica de otimização
Equipamento	• Dispositivo oscilométrico • Braçadeira de tamanho adequado (razão largura/circunferência do braço de 0,45 a 0,55)
Posicionamento	• Colocação da braçadeira no braço direito • Recém-nascido em decúbito ventral ou dorsal
Cronologia	• 1,5 h após intervenção ou alimentação • Braçadeira posicionada e, em seguida, mantido imóvel por 15 min sem manuseio • Dormindo ou em estado acordado e tranquilo • Três leituras em intervalos de 2 min

Adaptado de Nwankwo MU, Lorenz JM, Gardiner JC. A standard protocol for blood pressure measurement in the newborn. *Pediatrics* 1997;99:e10.

QUADRO 29.14
Investigações iniciais para recém-nascidos hipertensos conforme a queixa inicial: exames úteis na maioria dos recém-nascidos.

Exame complementar	População	Avaliação em relação a
Urinálise	Todas	Sangue e proteína para a doença glomerular
Hemograma completo com contagem de plaquetas	Todas	Evidências de trombose
Eletrólitos séricos, cálcio, ureia e creatinina	Todas	Insuficiência renal (ureia e creatinina anormais): • Hiperpotassemia • Hiponatremia (p. ex., se houver sobrecarga de volume)
Razão proteína:creatinina urinária	Todas	Evidências de lesão parenquimatosa renal e como valor basal
Ultrassonografia renal com Doppler	Todas	Trombose em veia renal, anormalidades renais anatômicas, ± trombo em artéria renal/aórtico
Estudos endócrinos (tireoide, cortisol, VMA/HVA urinário)	Selecionar	Se sintomas compatíveis de hipertireoidismo, HSC, neuroblastoma etc.
Renina, aldosterona	Selecionar	Se hipopotassemia ou outra anormalidade eletrolítica que sugira distúrbio genético dos túbulos (ATR)

HSC, hiperplasia suprarrenal congênita; ATR, acidose tubular renal; VMA, ácido vanilmandélico; HVA, ácido homovanílico.
Adaptado de Dionne JM, Abitbol CL, Flynn JT. Hypertension in infancy: diagnosis, management and outcome. *Pediatr Nephrol* 2012;27:17.

que induzem a hipertensão, devem ser abordados. A terapia farmacológica em RNs não é estudada adequadamente, e as diretrizes de manejo são tipicamente com base em experiências prévias ou opinião de consenso. A hipertensão assintomática pode ser tratada com a utilização de agentes orais ou intravenosos intermitentes. Em um estudo de coortes retrospectivo, foram coletados dados sobre o uso de agentes anti-hipertensivos em RNs em 41 UTI neonatais terciárias na América (135). Os agentes utilizados com mais frequência foram os vasodilatadores, mais comumente a hidralazina, seguidos por inibidores da angiotensina (captopril, enalapril) e bloqueadores de canais de cálcio (anlodipino). Betabloqueadores, tais como o propranolol, foram utilizados com menos frequência. Para o manejo a longo prazo, é recomendado um bloqueador de canais de cálcio. Entretanto, em virtude da sua meia-vida longa, o anlodipino demora de 3 a 5 dias para alcançar o estado de equilíbrio e, portanto, não é ideal para o rápido controle da hipertensão intermitente. Para esta finalidade, a hidralazina é um agente superior.

O manejo da emergência hipertensiva deve ser por meio de infusão intravenosa. A escolha do agente vasoativo deve ser orientada pela experiência clínica, tendo em vista que existem dados farmacológicos limitados disponíveis em RNs. Uma infusão intravenosa de um bloqueador de canais de cálcio de curta ação, tal como o nicardipino, pode ser particularmente útil. Outros medicamentos que têm sido utilizados incluem o nitroprussiato de sódio e betabloqueadores de curta ação, tais como o esmolol; entretanto, é necessário cautela com o uso de betabloqueadores intravenosos se houver preocupação em relação à ICC em virtude dos seus efeitos inotrópicos negativos. É necessária a cuidadosa titulação da pressão arterial para prevenir uma queda aguda da pressão de perfusão dos órgãos, que é mais relevante para o cérebro. Em pediatria, a recomendação é diminuir a pressão arterial em não mais do que 25 a 30% ao longo de 6 a 8 horas (132); entretanto, ainda não foram elaboradas recomendações com base em evidências para RNs. São necessários estudos adicionais para investigar o impacto dos agentes anti-hipertensivos sobre os órgãos em desenvolvimento. Por exemplo, dados em animais sugerem que, no período neonatal, a supressão do sistema renina-angiotensina, como a induzida pelos inibidores da angiotensina, compromete o desenvolvimento renal e leva à diminuição da capacidade do néfron (135). Alguns especialistas recomendam evitar o uso de inibidores da ECA até a IG corrigida de 44 semanas para minimizar o risco desta complicação.

Derrames

Os derrames pericárdicos agudos que se desenvolvem no período pós-natal podem apresentar consequências devastadoras. RNs com derrames pericárdicos associados a um cateter venoso central (CVC) apresentam uma taxa de mortalidade de 30 a 65% (136,137). Tanto os cateteres centrais de inserção periférica (PICC) quanto os cateteres venosos na veia umbilical (CVU) têm sido associados a derrames pericárdicos moderados a grandes. É difícil estimar a incidência precisa. Um estudo retrospectivo estimou a incidência em virtude de PICC em 1,8/1.000 cateteres, com aproximadamente 25% dos casos identificados pela primeira vez à necropsia (137). Outras causas de derrames agudos incluem infecção bacteriana ou fúngica e são extremamente raras.

O mecanismo por meio do qual os CVC provocam derrames pericárdicos não é bem compreendido. Quando analisados, a maioria dos derrames tem composição semelhante ao infusato sem contaminação significativa por sangue. Formula-se a hipótese de que o estresse mecânico contribuiria para a necrose miocárdica, seguida por lesão osmótica da nutrição parenteral hiperosmolar, que em seguida se difunde para o espaço pericárdico (138). Também pode haver a erosão direta da ponta do cateter. A maioria dos derrames está associada a cateteres mal posicionados. A posição ideal da ponta de um cateter é na junção da veia cava e do átrio direito. Esta localização anatômica precisa na radiografia de tórax varia entre os RNs (139); em cada RN, ocorre movimentação considerável das pontas do cateter com a movimentação do braço (PICC em membro superior) e alterações na cintura ou mumificação do cordão umbilical (CVU). Além disso, o pericárdio se estende sobre a parte proximal das veias cavas superior e inferior em aproximadamente 1 cm nos RNs pré-termo e em 2 cm nos RNs a termo e, portanto, RNs com CVC bem posicionados continuam a correr risco (136).

As manifestações iniciais de derrame pericárdico incluem colapso hemodinâmico agudo em 61% dos casos e instabilidade hemodinâmica não explicada em 36%. A maioria dos derrames sintomáticos ocorre precocemente, com um tempo mediano até a apresentação de 3 dias, mas podem ocorrer a qualquer momento (138). Os sinais clínicos com frequência não são específicos, mas incluem cardiomegalia e bulhas cardíacas hipofonéticas. O índice de suspeita deve permanecer alto em todos os RNs que descompensam agudamente com CVCs inseridos. A drenagem pericárdica de emergência salva vidas nesta situação e não deve ser adiada em uma parada. O ecocardiograma confirma o diagnóstico, e a pericardiocentese guiada por ultrassonografia é indicada para RNs sintomáticos, se disponível.

REFERÊNCIAS BIBLIOGRÁFICAS

1. Jain A, Mohamed A, El-Khuffash A, et al. A comprehensive echocardiographic protocol for assessing neonatal right ventricular dimensions and function in the transitional period: normative data and Z scores. *J Am Soc Echocardiogr* 2014;27:1293.
2. Evans N, Iyer P. Longitudinal changes in the diameter of the ductus arteriosus in ventilated preterm infants: correlation with respiratory outcomes. *Arch Dis Child Fetal Neonatal Ed* 1995;72:F156.
3. Cheung YF, Wong KY, Lam BC, et al. Relation of arterial stiffness with gestational age and birth weight. *Arch Dis Child* 2004;89:217.
4. Reed KL, Sahn DJ, Scagnelli S, et al. Doppler echocardiographic studies of diastolic function in the human fetal heart: changes during gestation. *J Am Coll Cardiol* 1986;8:391.
5. Greenbaum RA, Ho SY, Gibson DG, et al. Left ventricular fibre architecture in man. *Br Heart J* 1981;45:248.
6. de Vries WB, van der Leij FR, Bakker JM, et al. Alterations in adult rat heart after neonatal dexamethasone therapy. *Pediatr Res* 2002;52:900.
7. Mildenhall LF, Battin MR, Morton SM, et al. Exposure to repeat doses of antenatal glucocorticoids is associated with altered cardiovascular status after birth. *Arch Dis Child Fetal Neonatal Ed* 2006;91:F56.
8. Rowland DG, Gutgesell HP. Noninvasive assessment of myocardial contractility, preload, and afterload in healthy newborn infants. *Am J Cardiol* 1995;75:818.
9. Anderson PA. The heart and development. *Semin Perinatol* 1996;20:482.
10. Kirkpatrick SE, Pitlick PT, Naliboff J, et al. Frank-Starling relationship as an important determinant of fetal cardiac output. *Am J Physiol* 1976;231:495.
11. Gale C. Question 2: is capillary refill time a useful marker of haemodynamic status in neonates? *Arch Dis Child* 2010;95:395.
12. de Boode WP. Clinical monitoring of systemic hemodynamics in critically ill newborns. *Early Hum Dev* 2010;86:137.
13. Miletin J, Pichova K, Dempsey EM. Bedside detection of low systemic flow in the very low birth weight infant on day 1 of life. *Eur J Pediatr* 2009;168:809.
14. Carmo KB, Evans N, Paradisis M. Duration of indomethacin treatment of the preterm patent ductus arteriosus as directed by echocardiography. *J Pediatr* 2009;155:819.e811.
15. Jain A, Sahni M, El-Khuffash A, et al. Use of targeted neonatal echocardiography to prevent postoperative cardiorespiratory instability after patent ductus arteriosus ligation. *J Pediatr* 2012;160:584.
16. Taylor K, La Rotta G, McCrindle BW, et al. A comparison of cardiac output by thoracic impedance and direct fick in children with congenital heart disease undergoing diagnostic cardiac catheterization. *J Cardiothorac Vasc Anesth* 2011;25:776.
17. Taylor K, Manlhiot C, McCrindle B, et al. Poor accuracy of noninvasive cardiac output monitoring using bioimpedance cardiography [PhysioFlow(R)] compared to magnetic resonance imaging in pediatric patients. *Anesth Analg* 2012;114:771.
18. Tomaske M, Knirsch W, Kretschmar O, et al. Cardiac output measurement in children: comparison of Aesculon cardiac output monitor and thermodilution. *Br J Anaesth* 2008;100:517.
19. Tomaske M, Knirsch W, Kretschmar O, et al. Evaluation of the Aesculon cardiac output monitor by subxiphoidal Doppler flow measurement in children with congenital heart defects. *Eur J Anaesthesiol* 2009;26:412.
20. Noori S, Drabu B, Soleymani S, et al. Continuous non-invasive cardiac output measurements in the neonate by electrical velocimetry: a comparison with echocardiography. *Arch Dis Child Fetal Neonatal Ed* 2012;97:F340.

21. Grollmuss O, Gonzalez P. Non-invasive cardiac output measurement in low and very low birth weight infants: a method comparison. *Front Pediatr* 2014;2:16.
22. Heerdt PM, Wagner CL, DeMais M, et al. Noninvasive cardiac output monitoring with bioreactance as an alternative to invasive instrumentation for preclinical drug evaluation in beagles. *J Pharmacol Toxicol Methods* 2011;64:111.
23. Kupersztych-Hagege E, Teboul JL, Artigas A, et al. Bioreactance is not reliable for estimating cardiac output and the effects of passive leg raising in critically ill patients. *Br J Anaesth* 2013;111:961.
24. Weisz DE, Jain A, McNamara PJ, et al. Non-invasive cardiac output monitoring in neonates using bioreactance: a comparison with echocardiography. *Neonatology* 2012;102:61.
25. Weisz DE, Jain A, Ting J, et al. Non-invasive cardiac output monitoring in preterm infants undergoing patent ductus arteriosus ligation: a comparison with echocardiography. *Neonatology* 2014;106:330.
26. Pichler G, Binder C, Avian A, et al. Reference ranges for regional cerebral tissue oxygen saturation and fractional oxygen extraction in neonates during immediate transition after birth. *J Pediatr* 2013;163:1558.
27. Binder C, Urlesberger B, Avian A, et al. Cerebral and peripheral regional oxygen saturation during postnatal transition in preterm neonates. *J Pediatr* 2013;163:394.
28. Alderliesten T, Lemmers PM, Smarius JJ, et al. Cerebral oxygenation, extraction, and autoregulation in very preterm infants who develop peri-intraventricular hemorrhage. *J Pediatr* 2013;162:698.e692.
29. Wintermark P, Hansen A, Warfield SK, et al. Near-infrared spectroscopy versus magnetic resonance imaging to study brain perfusion in newborns with hypoxic-ischemic encephalopathy treated with hypothermia. *Neuroimage* 2014;85(Pt 1):287.
30. Sellmer A, Bjerre JV, Schmidt MR, et al. Morbidity and mortality in preterm neonates with patent ductus arteriosus on day 3. *Arch Dis Child Fetal Neonatal Ed* 2013;98:F505.
31. Schmidt B, Davis P, Moddemann D, et al. Long-term effects of indomethacin prophylaxis in extremely-low-birth-weight infants. *N Engl J Med* 2001;344:1966.
32. Chorne N, Leonard C, Piecuch R, et al. Patent ductus arteriosus and its treatment as risk factors for neonatal and neurodevelopmental morbidity. *Pediatrics* 2007;119:1165.
33. Schmitz L, Stiller B, Koch H, et al. Diastolic left ventricular function in preterm infants with a patent ductus arteriosus: a serial Doppler echocardiography study. *Early Hum Dev* 2004;76:91.
34. Kluckow M, Evans N. Early echocardiographic prediction of symptomatic patent ductus arteriosus in preterm infants undergoing mechanical ventilation. *J Pediatr* 1995;127:774.
35. Condo M, Evans N, Bellu R, et al. Echocardiographic assessment of ductal significance: retrospective comparison of two methods. *Arch Dis Child Fetal Neonatal Ed* 2012;97:F35.
36. Hiraishi S, Horiguchi Y, Misawa H, et al. Noninvasive Doppler echocardiographic evaluation of shunt flow dynamics of the ductus arteriosus. *Circulation* 1987;75:1146.
37. El Hajjar M, Vaksmann G, Rakza T, et al. Severity of the ductal shunt: a comparison of different markers. *Arch Dis Child Fetal Neonatal Ed* 2005;90:F419.
38. Iyer P, Evans N. Re-evaluation of the left atrial to aortic root ratio as a marker of patent ductus arteriosus. *Arch Dis Child Fetal Neonatal Ed* 1994;70:F112.
39. Broadhouse KM, Price AN, Durighel G, et al. Assessment of PDA shunt and systemic blood flow in newborns using cardiac MRI. *NMR Biomed* 2013;26:1135.
40. El-Khuffash A, Higgins M, Walsh K, et al. Quantitative assessment of the degree of ductal steal using celiac artery blood flow to left ventricular output ratio in preterm infants. *Neonatology* 2008;93:206.
41. El-Khuffash AF, Slevin M, McNamara PJ, et al. Troponin T, N-terminal pro natriuretic peptide and a patent ductus arteriosus scoring system predict death before discharge or neurodevelopmental outcome at 2 years in preterm infants. *Arch Dis Child Fetal Neonatal Ed* 2011;96:F133.
42. Sehgal A, Paul E, Menahem S. Functional echocardiography in staging for ductal disease severity: role in predicting outcomes. *Eur J Pediatr* 2013;172:179.
43. Martinovici D, Vanden Eijnden S, Unger P, et al. Early NT-proBNP is able to predict spontaneous closure of patent ductus arteriosus in preterm neonates, but not the need of its treatment. *Pediatr Cardiol* 2011;32:953.
44. Chen S, Tacy T, Clyman R. How useful are B-type natriuretic peptide measurements for monitoring changes in patent ductus arteriosus shunt magnitude? *J Perinatol* 2010;30:780.
45. Fajardo MF, Claure N, Swaminathan S, et al. Effect of positive end-expiratory pressure on ductal shunting and systemic blood flow in preterm infants with patent ductus arteriosus. *Neonatology* 2014;105:9.
46. Toyoshima K, Momma K, Nakanishi T. In vivo dilatation of the ductus arteriosus induced by furosemide in the rat. *Pediatr Res* 2010;67:173.
47. Lee BS, Byun SY, Chung ML, et al. Effect of furosemide on ductal closure and renal function in indomethacin-treated preterm infants during the early neonatal period. *Neonatology* 2010;98:191.
48. Saugstad OD, Aune D. Optimal oxygenation of extremely low birth weight infants: a meta-analysis and systematic review of the oxygen saturation target studies. *Neonatology* 2014;105:55.
49. Bell EF, Strauss RG, Widness JA, et al. Randomized trial of liberal versus restrictive guidelines for red blood cell transfusion in preterm infants. *Pediatrics* 2005;115:1685.
50. De Buyst J, Rakza T, Pennaforte T, et al. Hemodynamic effects of fluid restriction in preterm infants with significant patent ductus arteriosus. *J Pediatr* 2012;161:404.
51. Ment LR, Vohr BR, Makuch RW, et al. Prevention of intraventricular hemorrhage by indomethacin in male preterm infants. *J Pediatr* 2004;145:832.
52. Kluckow M, Jeffery M, Gill A, et al. A randomised placebo-controlled trial of early treatment of the patent ductus arteriosus. *Arch Dis Child Fetal Neonatal Ed* 2014;99:F99.
53. Gersony WM, Peckham GJ, Ellison RC, et al. Effects of indomethacin in premature infants with patent ductus arteriosus: results of a national collaborative study. *J Pediatr* 1983;102:895.
54. Sosenko IRS, Fajardo MF, Claure N, et al. Timing of patent ductus arteriosus treatment and respiratory outcome in premature infants: a double-blind randomized controlled trial. *J Pediatr* 2012;160:929.e921.
55. Van Overmeire B, Van De Broek H, Van Laer P, et al. Early versus late indomethacin treatment for patent ductus arteriosus in premature infants with respiratory distress syndrome. *J Pediatr* 2001;138:205.
56. Ohlsson A, Walia R, Shah SS. Ibuprofen for the treatment of patent ductus arteriosus in preterm and/or low birth weight infants. *Cochrane Database Syst Rev* 2013;(4):CD003481.
57. Herrera CM, Holberton JR, Davis PG. Prolonged versus short course of indomethacin for the treatment of patent ductus arteriosus in preterm infants. *Cochrane Database Syst Rev* 2007;(1):CD003480.
58. Oncel MY, Yurttutan S, Erdeve O, et al. Oral paracetamol versus oral ibuprofen in the management of patent ductus arteriosus in preterm infants: a randomized controlled trial. *J Pediatr* 2014;164:510.
59. Madan JC, Kendrick D, Hagadorn JI, et al. Patent ductus arteriosus therapy: impact on neonatal and 18-month outcome. *Pediatrics* 2009;123:674.
60. Wickremasinghe AC, Rogers EE, Piecuch RE, et al. Neurodevelopmental outcomes following two different treatment approaches (early ligation and selective ligation) for patent ductus arteriosus. *J Pediatr* 2012;161:1065.
61. Kaempf JW, Wu YX, Kaempf AJ, et al. What happens when the patent ductus arteriosus is treated less aggressively in very low birth weight infants? *J Perinatol* 2012;32:344.
62. Weisz DE, More K, McNamara PJ, et al. PDA ligation and health outcomes: a meta-analysis. *Pediatrics* 2014;133:e1024.
63. Janvier A, Martinez JL, Barrington K, et al. Anesthetic technique and postoperative outcome in preterm infants undergoing PDA closure. *J Perinatol* 2010;30:677.
64. Anand KJ, Sippell WG, Aynsley-Green A. Randomised trial of fentanyl anaesthesia in preterm babies undergoing surgery: effects on the stress response. *Lancet* 1987;1:243.
65. Naguib AN, Tobias JD, Hall MW, et al. The role of different anesthetic techniques in altering the stress response during cardiac surgery in children: a prospective, double-blinded, and randomized study. *Pediatr Crit Care Med* 2013;14:481.
66. Walsh-Sukys MC, Tyson JE, Wright LL, et al. Persistent pulmonary hypertension of the newborn in the era before nitric oxide: practice variation and outcomes. *Pediatrics* 2000;105:14.
67. Lipkin PH, Davidson D, Spivak L, et al. Neurodevelopmental and medical outcomes of persistent pulmonary hypertension in term newborns treated with nitric oxide. *J Pediatr* 2002;140:306.
68. Hosono S, Ohno T, Kimoto H, et al. Developmental outcomes in persistent pulmonary hypertension treated with nitric oxide therapy. *Pediatr Int* 2009;51:79.
69. Jain A, McNamara PJ. Persistent pulmonary hypertension of the newborn: physiology, hemodynamic assessment and novel therapies. *Curr Pediatr Rev* 2013;9:55.
70. Members ATF, Galiè N, Hoeper MM, et al. Guidelines for the diagnosis and treatment of pulmonary hypertension: the Task Force for the Diagnosis and Treatment of Pulmonary Hypertension of the European Society of Cardiology (ESC) and the European Respiratory Society (ERS), endorsed by the International Society of Heart and Lung Transplantation (ISHLT). *Eur Heart J* 2009;30:2493.
71. Brown KL, Miles F, Sullivan ID, et al. Outcome in neonates with congenital heart disease referred for respiratory extracorporeal membrane oxygenation. *Acta Paediatr* 2005;94:1280.
72. DiBlasi RM, Myers TR, Hess DR. Evidence-based clinical practice guideline: inhaled nitric oxide for neonates with acute hypoxic respiratory failure. *Respir Care* 2010;55:1717.
73. Finer NN, Barrington KJ. Nitric oxide for respiratory failure in infants born at or near term. *Cochrane Database Syst Rev* 2006;(4):CD000399.
74. Tworetzky W, Bristow J, Moore P, et al. Inhaled nitric oxide in neonates with persistent pulmonary hypertension. *Lancet* 2001;357:118.
75. Salguero KL, Cummings JJ. Inhaled nitric oxide and methemoglobin in full-term infants with persistent pulmonary hypertension of the newborn. *Pulm Pharmacol Ther* 2002;15:1.
76. Gao Y, Raj JU. Regulation of the pulmonary circulation in the fetus and newborn. *Physiol Rev* 2010;90:1291.
77. Steinhorn RH, Kinsella JP, Pierce C, et al. Intravenous sildenafil in the treatment of neonates with persistent pulmonary hypertension. *J Pediatr* 2009;155:841.e841.
78. Mohamed WA, Ismail M. A randomized, double-blind, placebo-controlled, prospective study of bosentan for the treatment of persistent pulmonary hypertension of the newborn. *J Perinatol* 2012;32:608.

79. McNamara PJ, Shivananda SP, Sahni M, et al. Pharmacology of milrinone in neonates with persistent pulmonary hypertension of the newborn and suboptimal response to inhaled nitric oxide. *Pediatr Crit Care Med* 2013;14:74.
80. Shah PS, Sankaran K, Aziz K, et al. Outcomes of preterm infants <29 weeks gestation over 10-year period in Canada: a cause for concern? *J Perinatol* 2012;32:132.
81. Jain D, Bancalari E. Bronchopulmonary dysplasia: clinical perspective. *Birth Defects Res A Clin Mol Teratol* 2014;100:134.
82. Slaughter JL, Pakrashi T, Jones DE, et al. Echocardiographic detection of pulmonary hypertension in extremely low birth weight infants with bronchopulmonary dysplasia requiring prolonged positive pressure ventilation. *J Perinatol* 2011;31:635.
83. del Cerro MJ, Sabate Rotes A, Carton A, et al. Pulmonary hypertension in bronchopulmonary dysplasia: clinical findings, cardiovascular anomalies and outcomes. *Pediatr Pulmonol* 2014;49:49.
84. Khemani E, McElhinney DB, Rhein L, et al. Pulmonary artery hypertension in formerly premature infants with bronchopulmonary dysplasia: clinical features and outcomes in the surfactant era. *Pediatrics* 2007;120:1260.
85. Northern Neonatal Nursing Initiative. Systolic blood pressure in babies of less than 32 weeks gestation in the first year of life. *Arch Dis Child Fetal Neonatal Ed* 1990;80:38.
86. Report of a Joint Working Group of the British Association of Perinatal Medicine and the Research Unit of the Royal College of Physicians. Development of audit measures and guidelines for good practice in the management of neonatal respiratory distress syndrome. *Arch Dis Child* Oct 1992;67(10 Spec No):1221.
87. Miall-Allen VM, de Vries LS, Whitelaw GL. Mean arterial blood pressure and neonatal cerebral lesions. *Arch Dis Child* 1987;62:1068.
88. Kluckow M, Evans N. Low superior vena cava flow and intraventricular haemorrhage in preterm infants. *Arch Dis Child Fetal Neonatal Ed* 2000;82:188.
89. Osborn DA, Evans N, Kluckow M. Clinical detection of low upper body blood flow in very premature infants using blood pressure, capillary refill time, and central-peripheral temperature difference. *Arch Dis Child Fetal Neonatal Ed* 2004;89:168F.
90. Paradisis M, Evans N, Kluckow M, et al. Pilot study of milrinone for low systemic blood flow in very preterm infants. *J Pediatr* 2006;148:306.
91. Dempsey EM, Barrington KJ. Treating hypotension in the preterm infant: when and with what: a critical and systematic review. *J Perinatol* 2007;27:469.
92. Munro MJ, Walker AM, Barfield CP. Hypotensive extremely low birth weight infants have reduced cerebral blood flow. *Pediatrics* 2004;114:1591.
93. Marcelino PA, Marum SM, Fernandes AP, et al. Routine transthoracic echocardiography in a general Intensive Care Unit: an 18 month survey in 704 patients. *Eur J Intern Med* 2009;20:e37.
94. So KW, Fok TF, Ng PC, et al. Randomised controlled trial of colloid or crystalloid in hypotensive preterm infants. *Arch Dis Child* 1997;76:F43.
95. Valverde A, Gianotti G, Rioja-Garcia E, et al. Effects of high-volume, rapid-fluid therapy on cardiovascular function and hematological values during isoflurane-induced hypotension in healthy dogs. *Can J Vet Res* 2012;76:99.
96. Bell EF, Acarregui MJ. Restricted versus liberal water intake for preventing morbidity and mortality in preterm infants. *Cochrane Database Syst Rev* 2001:CD000503.
97. Kooi EM, van der Laan ME, Verhagen EA, et al. Volume expansion does not alter cerebral tissue oxygen extraction in preterm infants with clinical signs of poor perfusion. *Neonatology* 2013;103:308.
98. Barrington KJ. Hypotension and shock in the preterm infant. *Semin Fetal Neonatal Med* 2008;13:16.
99. Zhang J, Penny DJ, Kim NS, et al. Mechanisms of blood pressure increase induced by dopamine in hypotensive preterm neonates. *Arch Dis Child Fetal Neonatal Ed* 1999;81:F99.
100. Osborn D, Evans N, Kluckow M. Randomized trial of dobutamine versus dopamine in preterm infants with low systemic blood flow. *J Pediatr* 2002;140:183.
101. Subhedar NV, Shaw NJ. Dopamine versus dobutamine for hypotensive preterm infants. *Cochrane Database Syst Rev* 2003:CD001242.
102. Barrington K, Chan W. The circulatory effects of epinephrine infusion in the anesthetized piglet. *Pediatr Res* 1993;33:190.
103. Valverde E, Pellicer A, Madero R, et al. Dopamine versus epinephrine for cardiovascular support in low birth weight infants: analysis of systemic effects and neonatal clinical outcomes. *Pediatrics* 2006;117:e1213.
104. Pellicer A, Valverde E, Elorza MD, et al. Cardiovascular support for low birth weight infants and cerebral hemodynamics: a randomized, blinded, clinical trial. *Pediatrics* 2005;115:1501.
105. Tourneux P, Rakza T, Abazine A, et al. Noradrenaline for management of septic shock refractory to fluid loading and dopamine or dobutamine in full-term newborn infants. *Acta Paediatr* 2008;97:177.
106. Bidegain M, Greenberg R, Simmons C, et al. Vasopressin for refractory hypotension in extremely low birth weight infants. *J Pediatr* 2010;157:502.
107. Mizobuchi M, Yoshimoto S, Nakao H. Time-course effect of a single dose of hydrocortisone for refractory hypotension in preterm infants. *Pediatr Int* 2011;53:881.
108. Hausdorff WP, Caron MG, Lefkowitz RJ. Turning off the signal- desensitization of beta-adrenergic receptor function. *FASEB J* 1990;4:2881.
109. Higgins S, Friedlich P, Seri I. Hydrocortisone for hypotension and vasopressor dependence in preterm neonates: a meta-analysis. *J Perinatol* 2010;30:373.
110. Lopez SL, Leighton JO, Walther FJ. Supranormal cardiac output in the dopamine- and dobutamine-dependent preterm infant. *Pediatr Cardiol* 1997;18:292.
111. Dhainaut JF, Devaux JY, Monsallier JF, et al. Mechanisms of decreased left ventricular preload during continuous positive pressure ventilation in ARDS. *Chest* 1986;90:74.
112. Kinsella JP, Gerstmann DR, Clark RH, et al. High-frequency oscillatory ventilation versus intermittent mandatory ventilation: early hemodynamic effects in the premature baboon with hyaline membrane disease. *Pediatr Res* 1991;29:160.
113. Simma B, Fritz M, Fink C, et al. Conventional ventilation versus high-frequency oscillation: hemodynamic effects in newborn babies. *Crit Care Med* 2000;28:227.
114. Calvin JE, Driedger AA, Sibbald WJ. Positive end-expiratory pressure (PEEP) does not depress left ventricular function in patients with pulmonary edema. *Am Rev Respir Dis* 1981;124:121.
115. Peters J, Fraser C, Stuart RS, et al. Negative intrathoracic pressure decreases independently left ventricular filling and emptying. *Am J Physiol* 1989;257:H120.
116. Hakim TS, Michel RP, Chang HK. Effect of lung inflation on pulmonary vascular resistance by arterial and venous occlusion. *J Appl Physiol Respir Environ Exerc Physiol* 1982;53:1110.
117. Day RE, Insley J. Maternal diabetes mellitus and congenital malformation. Survey of 205 cases. *Arch Dis Child* 1976;51:935.
118. Seppanen MP, Ojanpera OS, Kaapa PO, et al. Delayed postnatal adaptation of pulmonary hemodynamics in infants of diabetic mothers. *J Pediatr* 1997;131:545.
119. Reller MD, Kaplan S. Hypertrophic cardiomyopathy in infants of diabetic mothers: an update. *Am J Perinatol* 1988;5:353.
120. Way GL, Wolfe RR, Eshaghpour E, et al. The natural history of hypertrophic cardiomyopathy in infants of diabetic mothers. *J Pediatr* 1979;95:1020.
121. Armstrong K, Franklin O, Sweetman D, et al. Cardiovascular dysfunction in infants with neonatal encephalopathy. *Arch Dis Child* 2012;97:372.
122. Ranjit MS. Cardiac abnormalities in birth asphyxia. *Indian J Pediatr* 2000;67:26.
123. Block BS, Schlafer DH, Wentworth RA, et al. Intrauterine asphyxia and the breakdown of physiologic circulatory compensation in fetal sheep. *Am J Obstet Gynecol* 1990;162:1325.
124. Davidson JO, Fraser M, Naylor AS, et al. Effect of cerebral hypothermia on cortisol and adrenocorticotropic hormone responses after umbilical cord occlusion in preterm fetal sheep. *Pediatr Res* 2008;63:51.
125. Zanelli S, Buck M, Fairchild K. Physiologic and pharmacologic considerations for hypothermia therapy in neonates. *J Perinatol* 2011;31:377.
126. Mialksoo M, Tal'vik TA, Paiu A, et al. Function of the sympathetico-adrenal system and the acid-base equilibrium in newborn infants with a hypoxic lesion of the central nervous system. *Zh Nevropatol Psikhiatr Im S S Korsakova* 1988;88:52.
127. Koplewitz BZ, Daneman A, Cutz E, et al. Neonatal adrenal congestion: a sonographic-pathologic correlation. *Pediatr Radiol* 1998;28:958.
128. Velaphi SC, Perlman JM. Neonatal adrenal hemorrhage: clinical and abdominal sonographic findings. *Clin Pediatr (Phila)* 2001;40:545.
129. Mutlu M, Karaguzel G, Aslan Y, et al. Adrenal hemorrhage in newborns: a retrospective study. *World J Pediatr* 2011;7:355.
130. Hochwald O, Jabr M, Osiovich H, et al. Preferential cephalic redistribution of left ventricular cardiac output during therapeutic hypothermia for perinatal hypoxic-ischemic encephalopathy. *J Pediatr* 2014;164:999 e1001.
131. Mohamed A, Nasef N, Shah V, et al. Vasopressin as a rescue therapy for refractory pulmonary hypertension in neonates: case series. *Pediatr Crit Care Med* 2014;15:148.
132. Chandar J, Zilleruelo G. Hypertensive crisis in children. *Pediatr Nephrol* 2012;27:741.
133. Sahu R, Pannu H, Yu R, et al. Systemic hypertension requiring treatment in the neonatal intensive care unit. *J Pediatr* 2013;163:84.
134. Peterson AL, Frommelt PC, Mussatto K. Presentation and echocardiographic markers of neonatal hypertensive cardiomyopathy. *Pediatrics* 2006;118:e782.
135. Blowey DL, Duda PJ, Stokes P, et al. Incidence and treatment of hypertension in the neonatal intensive care unit. *J Am Soc Hypertens* 2011;5:478.
136. Sehgal A, Cook V, Dunn M. Pericardial effusion associated with an appropriately placed umbilical venous catheter. *J Perinatol* 2007;27:317.
137. Beardsall K, White DK, Pinto EM, et al. Pericardial effusion and cardiac tamponade as complications of neonatal long lines: are they really a problem? *Arch Dis Child Fetal Neonatal Ed* 2003;88:F292.
138. Nowlen TT, Rosenthal GL, Johnson DJ, et al. Pericardial effusion and tamponade in infants with central catheters. *Pediatrics* 2002;110:137.
139. Ades A, Sable C, Cummings S, et al. Echocardiographic evaluation of umbilical venous catheter placement. *J Perinatol* 2003;23:24.

30 Cardiopatias

Michael F. Flanagan, Scott B. Yeager e Steven N. Weindling

INCIDÊNCIA

A incidência de cardiopatias congênitas detectáveis ao exame físico rotineiro foi cerca de 8 por 1.000 nascidos vivos (1). A incidência de anomalias cardíacas congênitas em recém-nascidos (RNs) examinados com ecocardiograma detalhado é 4 a 10 vezes mais alta, e a maior parte da diferença decorre de defeitos clinicamente insignificantes do septo interventricular (20 a 50 por 1.000) e da valva aórtica bicomissural não estenótica (2). Formas graves de anomalias cardíacas que exigem cateterismo cardíaco ou cirurgia, ou levam à morte, ocorrem em 2,5 a 3 por 1.000 nascimentos (2, 3). Quase metade desses casos é diagnosticada durante a primeira semana de vida. Ademais, formas moderadamente graves de anomalias cardíacas ocorrem em 3 por 1.000 nascidos vivos, e outros 13 por 1.000 nascidos vivos têm uma valva aórtica bicomissural que acaba exigindo tratamento subsequente (2). O Quadro 30.1 mostra a distribuição das anomalias cardíacas congênitas em RNs assistidos em um centro pediátrico primário.

TAXA DE MORTALIDADE INFANTIL

Antes da intervenção agressiva, Mitchell constatou que 2,3 de 1.000 nascidos vivos morrem de problemas cardíacos no primeiro ano de vida (1). A taxa de mortalidade cardíaca infantil nos países desenvolvidos declinou progressivamente durante as últimas décadas com o aprimoramento do reconhecimento pré-natal e pós-natal, e com o desenvolvimento e o refinamento de intervenções definitivas e da assistência em torno dos procedimentos. Nos EUA, a taxa de mortalidade cardíaca infantil era de 0,15 por 1.000 nascimentos em 2000, ocupando o décimo lugar dentre as principais causas de morte de lactentes (4). Em centros cirúrgicos de alto volume, as anomalias cardíacas cianóticas de ocorrência comum como a transposição das grandes artérias e a tetralogia de Fallot têm taxas de mortalidade cirúrgica de 1 a 5% ou menos. As anomalias complexas com o risco mais alto também mostraram aumentos significativos da sobrevida neonatal nos países desenvolvidos. Por exemplo, a sobrevida cirúrgica de RNs com a síndrome do coração esquerdo hipoplásico "não complicada" aumentou de 40 a 60% para 74 a 93% em centros cirúrgicos especializados (5), com taxa de mortalidade global no primeiro ano de vida de duas vezes esse valor. Embora os desfechos cirúrgicos tenham melhorado muito, até mesmo em RNs prematuros com múltiplas anomalias, a prematuridade e as anomalias não cardíacas associadas ainda influenciam fortemente a sobrevida de RNs com cardiopatia (Quadro 30.2) (4).

SOBREVIDA A LONGO PRAZO

Este capítulo dedica-se ao primeiro ano de vida; contudo, as discussões com os pais acerca do filho com anomalia cardíaca muitas vezes deslocam-se, rápida e apropriadamente, para a duração e a qualidade da vida previstas para o resto da infância e a idade adulta. É importante que os pais sejam aconselhados de modo acurado por cardiologistas ou outros médicos atualizados nos recentes avanços e achados dos desfechos possíveis a longo prazo com os tratamentos atuais. Em geral, aqueles com anomalias acianóticas comuns como defeitos septais não complicados ou estenose da valva pulmonar, e a maioria daqueles com anomalias cianóticas como dextrotransposição simples das grandes artérias tem sobrevida e atividade física quase normal após a intervenção apropriada. Até mesmo com muitas anomalias complicadas, a maioria tem a expectativa de sobreviver pelo menos até a meia-idade, embora a sobrevida a longo prazo seja extremamente dependente do diagnóstico específico, e a taxa de mortalidade mais alta geralmente ocorra no primeiro ano de vida (ver Quadro 30.2). Com poucas exceções, uma cirurgia cardíaca ou intervenção por meio de cateter consegue prolongar e melhorar a qualidade de vida de uma criança com cardiopatia. Mesmo quando a natureza do tratamento a longo prazo é incerta, a assistência tem prosseguido com a convicção de que a sobrevida infantil frequentemente permite a execução posterior de intervenções ainda não planejadas, decorrentes do futuro progresso na área, oferecendo sobrevida mais longa e melhor. As cirurgias de *shunt* paliativas de 20 a 40 anos atrás produziram inesperadamente candidatos aos procedimentos de Fontan subsequentes. O princípio central continua a ser "onde há vida, há esperança" (ver Eclesiastes 9:4, Teócrito, Cícero em Epístola para Atticus).

Por causa das reduções da taxa de mortalidade, e novas gerações de adultos e crianças maiores com anomalias cardíacas submetidas a reparo e paliação, tornou-se evidente que as anomalias cardíacas, e os procedimentos utilizados para tratá-las, às vezes, deixam resíduos e sequelas, incluindo morbidade neurológica e cognitiva inaparente até a idade pré-escolar ou escolar (6 a 8 anos), e arritmias e disfunção ventricular na adolescência e idade adulta. O mais difícil, e ainda não inteiramente delineado, tem sido a morbidade neurológica e cognitiva. Tais anormalidades aparecem raramente nas crianças com malformações septais e valvares comuns, e tendem a ser mais frequentes e graves nas crianças com anomalias e reparos mais complicados. Os desfechos cardíacos, neurológicos e cognitivos após o reparo de defeitos septais, em geral, parecem ser normais (8). Embora a maioria das crianças com anomalias e procedimentos complexos, como a síndrome do coração esquerdo hipoplásico e parada circulatória cirúrgica, tenha um desfecho neurocognitivo dentro da faixa da normalidade, elas apresentam, em média, desenvolvimento mais lento, escores de QI mais baixos e taxas mais altas de déficits de aprendizado e necessidades especiais. Além disso, um número significativo apresenta comprometimentos importantes (8). As etiologias são complexas e incluem possíveis questões genéticas, anomalia cerebral coexistente, diminuição da oxigenação cerebral fetal (p. ex., dextrotransposição das grandes artérias, atresia pulmonar e tricúspide) e, em algumas anomalias, redução da perfusão cerebral (p. ex., síndrome do coração esquerdo hipoplásico – ver seção sobre circulação fetal), baixo débito cardíaco pré-operatório e/ou peroperatório, cianose, tromboembolia ou hemorragia intracerebral e uso de parada circulatória hipotérmica durante a cirurgia (6-8). Deve-se compreender a possibilidade de que uma lesão cerebral ou outro agravo possa ser adquirido no período pré-natal, antes do tratamento ou no processo do tratamento.

A meta é oferecer uma vida satisfatória durante a infância e a idade adulta. O futuro a longo prazo dos pacientes submetidos a reparo intracardíaco, cirurgias de *switch* arterial, cirurgias paliativas complexas em múltiplos estágios, procedimentos de Fontan ou transplantes cardíacos demanda discussão detalhada. As ramificações do tratamento de uma criança que apresenta anomalias significativas precisam ser discutidas com os pais em linguagem compreensível. Deve-se descrever a capacidade física esperada da criança após o tratamento. Depois de garantir que os pais compreendam minuciosamente os fatos conhecidos, o médico está livre para expressar sua opinião sobre o que poderá ser melhor para a criança.

QUADRO 30.1

Distribuição neonatal (no primeiro mês de vida) dos diagnósticos cardíacos.[a]

	Porcentagem
Comunicação interventricular	41
Comunicação interatrial do tipo óstio secundário	12
Estenose pulmonar valvar	11
Coarctação da aorta	6
Tetralogia de Fallot	5
Miocardiopatia	4
Transposição das grandes artérias	3
Defeitos dos coxins endocárdicos	3
Síndrome do coração esquerdo hipoplásico	2
Estenose aórtica	2
Atresia tricúspide	1
Malposição	1
Conexão venosa pulmonar anômala total	1
Tronco arterioso	1
Janela aorticopulmonar	1
Hemitronco	< 1
Interrupção do arco aórtico	< 1
Levotransposição das grandes artérias	< 1
Doenças da valva tricúspide	< 1
Atresia pulmonar e septo interventricular intacto	< 1
Ventrículo único	< 1

[a]Baseado em 361 pacientes diagnosticados por ecocardiograma com 1 mês de idade no Children's Hospital em Dartmouth. Os recém-nascidos com persistência do canal arterial, circulação fetal persistente, arritmia e exame cardiológico normal foram excluídos.

QUADRO 30.2

Distribuição e taxa de mortalidade de diagnósticos cardíacos em lactentes (primeiro ano de vida).[a]

Diagnóstico	Frequência (%)	Taxa de mortalidade (%)
Comunicação interventricular	31	0,7
Estenose da valva pulmonar	19	0,5
Comunicação interatrial	12	0,2
Estenose da valva aórtica	8	4
Defeitos septais do canal atrioventricular	5	1,8
Coarctação da aorta	4	3,5
Dextrotransposição das grandes artérias	4	1,0
Tetralogia de Fallot com estenose do trato de saída pulmonar	4	2,2
Malposição	3	9
Síndrome do coração esquerdo hipoplásico	2	22
Atresia da valva pulmonar com septo interventricular intacto	2	4
Atresia da valva pulmonar com tetralogia de Fallot	1	11
Ventrículo direito com dupla saída	0,9	6
Conexão venosa pulmonar anômala total	0,8	7
Tronco arterioso	0,7	5
Ventrículo único	0,7	< 0,1
Atresia tricúspide	0,5	< 0,1
Interrupção do arco aórtico	0,3	< 0,1
Janela aorticopulmonar	0,2	< 0,1
Hemitronco	0,1	< 0,1
Levotransposição das grandes artérias	0,1	< 0,1
Total		2,2

Dados baseiam-se em 5.182 lactentes diagnosticados no Children's Hospital, Boston, de 1 de janeiro de 1998 a 1 de janeiro de 2002, e sua taxa de mortalidade global com 1 ano de idade. Os RNs com persistência do canal arterial e miocardiopatia primária foram excluídos. A taxa de mortalidade com 1 ano de idade foi influenciada significativamente por prematuridade e doenças não cardíacas coexistentes.

ETIOLOGIA

A formação do coração é uma fantástica metamorfose regulada por muitas sequências de genes. Dada a orquestração notavelmente complexa de processos moleculares e morfológicos na formação do coração, até mesmo pequenas alterações genéticas e/ou ambientais no controle desses processos podem ter consequências importantes e variáveis. Na verdade, é espantoso que o desenvolvimento ocorra de maneira tão bem sucedida e na frequência com que se dá. No entanto, a cardiopatia congênita é o tipo mais comum de defeito congênito (9,10). Os pais perguntam, compreensivelmente, por que seu filho nasceu com uma anomalia cardíaca e qual é a probabilidade de recorrência em uma futura gestação.

Malformações cardiovasculares muitas vezes parecem surgir a partir de alteração do número ou da função de genes específicos (10,11). Alguns indivíduos com anomalias cardíacas isoladas têm um genitor que sobreviveu com anomalia cardíaca, ou outro familiar acometido, porém, com maior frequência, não há história familiar. Defeitos hereditários monogênicos ou, até mesmo, adquiridos (p. ex., síndrome de Marfan) ou uma aneuploidia cromossômica (p. ex., trissomia) ainda não são identificáveis na maioria dos pacientes com malformações cardíacas. Mais comumente, existe suscetibilidade consequente a mutações hereditárias ou adquiridas em dois ou mais genes, talvez com alterações adicionais na transcrição gênica ou em processos pós-transcricionais por metabolismo maternofetal do folato, ou exposição fetal a fatores farmacológicos, bioquímicos, infecciosos e ambientais específicos que cumulativamente ultrapassam um limiar de propensão (9-12).

Esses eventos resultam em alterações patogênicas no desenvolvimento embrionário, incluindo:

- Defeitos na migração do tecido mesenquimal (tetralogia de Fallot, tronco arterioso, interrupção do arco aórtico, comunicações interventriculares conosseptais por mal alinhamento, transposição das grandes artérias)
- Defeitos da matriz extracelular (defeitos dos coxins endocárdicos)
- Morte celular anormal (defeito do septo interventricular muscular, anomalia de Ebstein)
- Crescimento dirigido (conexão venosa pulmonar anômala, átrio único)
- Defeitos na posição e rotação do coração (síndromes de heterotaxia, levotransposição)
- Efeitos secundários de alterações no fluxo sanguíneo no coração direito (comunicação interatrial do tipo óstio secundário, estenose e atresia da valva pulmonar) ou esquerdo (síndrome do coração esquerdo hipoplásico, coarctação da aorta, estenose da valva aórtica, persistência do canal arterial) (9-12).

A perda da função dos genes específicos nas variações do número de cópias genômicas associadas à recombinação inadequada de segmentos de DNA ou aneuploidia cromossômica é responsável por uma proporção significativa de anomalias cardiovasculares. Quando múltiplos genes contíguos são envolvidos, podem ocorrer anomalias cardiovasculares com síndromes (10). Aproximadamente 13% das crianças com anomalias cardíacas têm aneuploidia cromossômica associada a malformações cardiovasculares. Uma parcela adicional de cerca de 8 a 13% das crianças tem síndromes hereditárias com anormalidades cardiovasculares associadas (11-13). Os genes afetados em muitas dessas síndromes já foram identificados (9-11,14-16) (Quadro 30.3). As mutações humanas mais comuns com variantes de número de cópias estão em uma região crítica de 30 genes do cromossomo 22q11 implicados no desenvolvimento da crista neural e do coração que causam as síndromes de DiGeorge e velocardiofacial e malformações conotruncais e do arco aórtico associadas (15). A função alterada de um dos genes nesta região, TBX1, um fator de transcrição que promove a proliferação celular em progenitores do ventrículo direito e fluxo de saída conal, é responsável pela maioria dos fenótipos cardiovasculares (10).

As mutações pontuais em um gene específico podem resultar na transcrição de proteínas disfuncionais na proteína estrutural ou reguladora (mutação *missense*) ou inativação do gene (mutações por deslocação do quadro de leitura ou *nonsense*). Estes podem alterar a regulação transcricional, transdução de sinal ou proteínas estruturais, resultando em uma constelação fenotípica com determinadas anomalias cardiovasculares. Por exemplo, mutações nos genes que codificam as proteínas da matriz extracelular fibrilina-1 e elastina são responsáveis, respectivamente, pelas síndromes de Marfan e William. Mutações pontuais em genes específicos (ver Quadro 30.3) também são responsáveis pela síndrome de Noonan, síndrome da displasia artério-hepática de Alagille e síndromes de Holt-Oram (10).

Independentemente da variação do número de cópias ou mutação do desfecho, as síndromes genéticas associadas a desenvolvimento cardíaco anormal em geral provocam malformações cardíacas específicas, por exemplo, a síndrome de Down e defeitos dos coxins endocárdicos, síndrome de Williams e estenose aórtica supravalvar, síndrome de DiGeorge e tetralogia de Fallot, tronco arterioso e interrupção do arco aórtico (Quadro 30.3). O reconhecimento de que uma criança tem uma síndrome associada a uma anomalia cardíaca, ou vice-versa, deve suscitar investigação das possíveis anomalias associadas (16-20).

A maioria das crianças com malformações cardíacas, mesmo aquelas com tetralogia de Fallot, tem anomalias cardíacas isoladas, sem uma síndrome generalizada ou outra anormalidade aparente. Muitas anomalias cardíacas específicas estão raramente associadas a uma síndrome não cardíaca, por exemplo, transposição das grandes artérias e atresia pulmonar com septo interventricular intacto (Quadro 30.4). Embora a biologia molecular do desenvolvimento cardiovascular esteja sendo desvendada e dezenas de genes responsáveis por anomalias cardíacas não sindrômicas isoladas tenham sido identificadas, das mais de três dúzias identificadas, a maioria envolve fatores de transcrição e cofatores (p. ex., NKX2, TBX1, TBX5, GATA4, GATA6, ZIC3 e outros) ou ligantes e receptores de sinal (p. ex., JAG1, SMAD6 e outros) e relativamente poucos codificam proteínas estruturais (10,11). Parece haver uma convergência causal de fatores de risco ambientais para cardiopatia congênita com um conjunto relativamente pequeno de genes identificados como fatores de risco genético para cardiopatia congênita (p. ex., ACTC1, JAG1, MYH6, NOTCH1, RAF1, RARG, RARA, TBX5, TMOD1, TWIST1) que sabidamente atuam em redes de proteínas que impulsionam o desenvolvimento cardíaco (11). No entanto, as causas genéticas e/ou ambientais específicas das anomalias cardíacas isoladas permanecem desconhecidas na maioria dos casos (9-11,14,15,21).

Embora a ocorrência de malformações cardíacas tenha variado pouco ano a ano, e por localização, há exceções. Algumas dessas variações são consequentes a variações regionais na exposição a eventos bioquímicos durante o desenvolvimento fetal que atuam na etiologia de novas mutações genéticas e nos processos de transcrição e pós-transcrição (9-12,14,15,22). Por exemplo, o risco de desenvolvimento de anomalias conotruncais é significativamente influenciado pela ingestão e pelo metabolismo maternofetais de ácido fólico e homocisteína (24-28). Além disso, a obesidade materna e o diabetes melito associado aumentam a probabilidade de desenvolvimento de anomalia cardiovascular (10). Algumas dessas variações podem ser consequentes a variações regionais na consanguinidade parental (10). Embora a exposição fetal a fatores farmacológicos, bioquímicos, infecciosos e ambientais específicos possa elevar o risco de uma anormalidade cardíaca (Quadro 30.5) (9-12,29,30), tais fatores isolados não parecem explicar a maioria dos casos. Em casos individuais, geralmente é difícil ou impossível identificar fatores extrínsecos que possam ter modificado o genótipo ou a expressão genotípica do RN.

Uma anormalidade singular resulta em malformação cardíaca complexa característica em decorrência de alteração da migração ou função de células primordiais embrionárias, como na crista neural ou nos coxins endocárdicos, antes da formação de estruturas cardíacas no conotronco ou valvas atrioventriculares, respectivamente. Estudos em animais demonstraram que células embrionárias da crista neural cervical migram para o tórax e contribuem para a formação do arco aórtico e do trato de saída cono truncal do coração. O bloqueio da função normal dessas células embrionárias da crista neural resulta em anomalias do arco aórtico, incluindo tetralogia de Fallot, tronco arterioso e transposição; e anomalias da entrada ventricular, como atresia tricúspide e ventrículo esquerdo único com dupla entrada (11,14). Células no tecido endocárdico embrionário sofrem um processo sequencial de desenvolvimento diferente controlado por um grande número de fatores. O distúrbio de etapas específicas neste processo das células embrionárias modifica as sequências do desenvolvimento de maneira típica e os padrões de fluxo sanguíneo, afetando o crescimento vascular a jusante (9,11). Como o crescimento de determinadas estruturas cardiovasculares depende do fluxo, a limitação do fluxo pode causar hipoplasia adicional de estruturas a jusante (11). Por exemplo, uma valva aórtica bicomissural levemente estenótica pode reduzir o fluxo sanguíneo através do istmo aórtico e resultar em coarctação.

Determinadas anomalias cardíacas estão associadas a prematuridade ou baixo peso ao nascer. Como o fechamento do septo interventricular pode ser adiado até os primeiros meses de vida, não causa surpresa que haja uma incidência algo aumentada de comunicação interventricular nos RNs prematuros. A incidência mais alta de persistência do canal arterial (PCA) em RNs prematuros pode ser vista como resultado do nascimento muito antes do tempo programado para o fechamento do canal arterial. Hipoxemia de origem pulmonar também promove a persistência do canal.

Como nas anomalias cardíacas anatômicas macroscópicas, causas específicas de miocardiopatias estão sendo identificadas. A maioria das miocardiopatias hipertróficas e muitas das dilatadas previamente consideradas idiopáticas tiveram sua etiologia relacionada com mutações gênicas e mecanismos patogênicos específicos (16,27-32). A maioria dos pacientes com miocardiopatia hipertrófica isolada tem mutações recentemente adquiridas ou de herança autossômica dominante nos genes que codificam proteínas contráteis do sarcômero, mais comumente a cadeia pesada de miosina β cardíaca, proteína C de ligação à miosina cardíaca ou troponina T2 (27-29). A miocardiopatia dilatada isolada está associada a dezenas de *loci* gênicos, envolvendo proteínas contráteis, do citoesqueleto e outras, e a identificação de outros *loci* é provável (16,28-32). As miocardiopatias dilatadas e hipertróficas também ocorrem em associação a um grande número de distúrbios neuromusculares e metabólicos mais generalizados que resultam de mutações gênicas nucleares e mitocondriais específicas (ver Miocardiopatia e Quadros 30.14 e 30.15) (16,34).

QUADRO 30.3

Distúrbios congênitos associados às cardiopatias.

Distúrbios selecionados	Gene(s) identificado(s)	Localização cromossômica	% com cardiopatia	Anomalias cardiovasculares
Displasia artério-hepática de Alagille	Jagged 1, Notch 2	20 p12, 1 p11-12	100	Estenose e hipoplasia de múltiplas AP, PCA, CIA, CIV, estonose da artéria renal, aneurisma da artéria carótida
Autossômicos dominantes				
Acrocefalossindactilia de Apert	FGFR-2	10q26	100	CIV, AP hipoplásicas
Síndrome de Beckwith-Wiedemann	H19, KCNQ10T1, CDK1C	11p15.5, 5q35.2-3	15?	MCH, CIA, CIV, TF, PCA
Síndrome cardiofácio-cutânea	KRAS, BRAF, MAP2K1	Múltiplas		CIA, EP, MCH
Síndrome CHARGE	CHD7	8q12.1	44	TF, CIA, CIV, DVSVD, PCA, EP
Síndrome de Costello	HRAS	11p15.5		MCH, EP, MVP, CIA, CIV, arritmia
Síndrome de Lange CLLS1	N1PBL	5p13.2	30	CIV, CIA, PCA, EA, EFE
Síndrome velocardiofacial/DiGeorge	Múltiplas em DGCR incluindo TBX1	22q11 DGCR	>50	TF, interrupção do arco Ao, tronco arterioso, arco Ao direito
Microssomia hemifacial de Goldenhar/OAVS	Múltiplas	Múltiplas	15	TF, CIV, PCA, COARC
Telangiectasia hemorrágica hereditária de Osler-Weber-Rendu	Endoglina	9q34.1	100	MAV pulmonar e sistêmica, telangiectasia de aneurisma arterial
Síndrome do coração-mãos de Holt-Oram	TBX5	12q24.1	100	CIA-2, CIV ou PCA em 2/3, SCEH, bloqueio de condução, SCEH, CVPTA, tronco art.
Caráter hereditário da polipose juvenil	SMAD4	18q21.2	?	Aneurisma Ao, o MVP, RM, MAV
Telangiectasia JPHT	PTPN11	12q24.13		
Síndrome de Leopard	TGFBR1, TGFBR2, SMAD3, TGF	Múltiplas	100	Aneurisma Ao, dissecação, aneurisma cerebral e arterial e tortuosidade. MVP, RM, BAV, EP
Síndrome de Loeys-Dietz 1 a 4				
Síndrome de Marfan	fibrilina-1	15q21.1	até 100%	Aneurisma Ao; AR, RM, RT e prolapso
Síndrome de Myhre	SMAD4	18q21.2	rara	CIA, CIV, PCA, EA, COARC, fibrose pericárdica
Neurofibromatose tipo I	NFI	17q11.2	?	EP, COARC, estenose da artéria renal
Síndrome de Noonan tipos 1,4,8, tipo NF	PTPN11 (50%), SOS1 (28%), KRAS, NRAS, ERAS, RAF1, RIT1, NF1	12q24.13 (PTPN11)		EP/displasia broncopulmonar, PCA, MCH, COARC
Rubinstein-Taybi tipo 1	CREBBF	16p13.3	35	CIV, PCA, CIA, COARC, EP, hemangioma, VAB
Síndrome de Saethre-Chotzen	TWIST, FGFR-3&2	7p21, 10q26	?	Várias, EA subvalvar
Craniossinostose, síndrome de Shprintzen-Goldberg	SKI	1p36.33		Aneurisma Ao, aneurisma cerebral e arterial e tortuosidade, MVP
Síndrome de Treacher-Collins	TCOF1	5q32-q33.1	10	CIA, CIV, PCA, Aneurisma Ao
Esclerose tuberosa 1, 2	TSC1 (hemartina), TSC2 (tuberina)	9q34.13, 16p13.3	30	Rabdomiomas, WPW, raramente aneurisma Ao
Síndrome de Williams-Beuren	Elastina	7q11.2	50 a 80	EA supravalvar, aorta pequena, VAB, EA, EP, estenoses da ACE, de múltiplas AP, das artérias cerebrais e renais, MVP, RM, CIA, CIV
Autossômica recessiva				
Acrocefalopolissindactilia do tipo 2 de Carpenter	Tipo 1 MEGF8	19q13.2	33	CIA, PCA, EP, CIV, TF, TGA, dextrocardia
	Tipo 2 RAB23	6p11.2		
Síndrome do quinto dedo de Coffin-Siris	?	?	?	PCA, CIA, CIV, TF
Síndrome de Ellis van Creveld	ECC	4p16.2	?	CIA
Síndrome de Klippel-Feil-2	MEOX1	17q21.31	50 a 60	CIV, dextrocardia
Mucopolissacaridose tipo 1	EVC	4p16	>50	Átrio único, CIA do óstio primário, COARC, SCEH
tipo 2	Iduronidase	4p16.3		Todos os tipos têm valvopatia,
tipo 3D	Iduronate 2-sulfatase	Xq28		doença coronariana (tipo 2)

(*continua*)

QUADRO 30.3

Distúrbios congênitos associados às cardiopatias. *(Continuação)*

Distúrbios selecionados	Gene(s) identificado(s)	Localização cromossômica	% com cardiopatia	Anomalias cardiovasculares
tipo 6	GNS	12q14		
Síndrome de Pierre Robin	Arilsulfatase B	5q11-q13		TF, COARC, hipertensão pulmonar
Síndrome de Smith-Lemli-Opitz 1 e 2	?	?	2q32.3-q33.2	CIV, PCA, CIA, TF, canal AV, COARC
Trombocitopenia e ausência do rádio	SLOS	7q32.1	20/100	CIV, CIA, PCA
Síndrome cérebro-hepatorrenal de Zellweger	Múltiplos genes PEX	Múltiplas peroxinas-5,2, 6,12	?	
Distúrbios cromossômicos selecionados[a]				
Síndrome de trissomia do 13 de Patau		13	80	PCA, CIV, CIA, COARC, EA, EP
Síndrome de trissomia do 18 de Edwards		18	90 a 100	CIV, polivalvar, CIA, PCA
Síndrome de trissomia do 21 de Down		21	40 a 50	Canal AV, CIV, CIA-1 e 2, PCA, TF
Mosaicismo +8		8	25	CIV, PCA, COARC, EP
Mosaicismo +9		9	70	CIV, PCA, VCS
Síndrome XO de Turner		X	>50	VA bicúspide, COARC, aneurisma Ao, EA, CIV
Síndrome 4p-de Wolfe		4p	33	CIV, CIA, COARC
Síndrome 5p-do miado de gato		5p	20	CIV, PCA, CIA, EP
7q-		7q	20	
13q-		13q-	Comum	
18q-		18q	25	CIV, CIA, PCA, EP
18 anelar		18	20	COARC, hipoplasia das AP, SCEH, VCS
Trissomia de 10p		10p	30	Canal AV, CIV, TF
Trissomia de 10q24		10q24	50	
Síndrome do olho de gato 22+		22	40	CVPTA, TF
Síndrome do X frágil				
Síndromes de etiologia desconhecida				
Fácies de choro assimétrica		x	50	TF, DVSVD, CIA, CIV, PCA, COARC, canal AV
Associação VACTERL			65 a 75	
Associações não aleatórias				
Fendas labial e palatina			10	CIV, CIA, TF
Hérnia diafragmática			25	CIV, PCA, TGA, TF, VU
Agenesia pulmonar			25	TF
Onfalocele			20	PCA, CIV, TF, TAPVC
Atresia intestinal			20	TF, CIA
Agenesia renal unilateral/bilateral			10	CIV
			17/75	CIV
				CIV

Ao, aórtico(a); AR, insuficiência aórtica; EA, estenose aórtica; CIA, comunicação interatrial; CIA-1, comunicação interatrial do óstio primário; CIA-2, comunicação interatrial do óstio secundário; AV, valva aórtica; canal AV, defeito do canal atrioventricular; MAV, malformações arteriovenosas; VAB, valva aórtica bicúspide; COARC, coarctação de aorta; DVSVD, dupla via de saída de ventrículo direito; EFE, fibroelastose endocárdica; SCHE, síndrome do coração esquerdo hipoplásico; ACE, artéria coronária esquerda; VCS, veia cava superior esquerda; RM, regurgitação mitral; MVP, prolapso da valva mitral; AP, artérias pulmonares; PCA, persistência do canal arterial; EP, estenose da valva pulmonar; CVPTA, conexão venosa pulmonar totalmente anômala; TF, tetralogia de Fallot; TGA, transposição das grandes artérias; RT, regurgitação tricúspide; tronco art, tronco arterioso; CIV, comunicação interventricular; VU, ventrículo único.

Referências (10,12,16-20).

[a]Consulte omim.org e rarechromo.org para muitas outras síndromes de duplicação e de deleção cromossômica adicionais.

QUADRO 30.4
Incidência de anomalias não cardíacas associadas graves entre 2.220 lactentes com cardiopatia.

Diagnóstico	Incidência (%)
Defeitos dos coxins endocárdicos	43
Persistência do canal arterial	31
Comunicação interventricular	24
Malposição	13
Tetralogia de Fallot	10
Coarctação da aorta	9
Atresia pulmonar com septo intacto	1
Dextrotransposição das grandes artérias	1

QUADRO 30.5
Possíveis teratógenos das cardiopatias congênitas.

Deficiência de vitaminas
Deficiência de folato[a]

Agentes ambientais
Altitude elevada,[a] solventes orgânicos,[a] dioxinas[a], pesticidas,[a] irradiação

Fármacos
Etanol,[a] antagonistas do ácido fólico (trimetoprima,[a] sulfassalazina,[a] triantereno,[a] trimetadiona,[a] fenitoína,[a] primidona,[a] fenobarbital,[a] carbamazepina,[a] metotrexato[a]), ácido valproico,[a] lítio,[a] talidomida,[a] ácido retinoico,[a] agentes antineoplásicos (?), varfarina,[a] anfetamina, cocaína

Fatores metabólicos
Diabetes materno pré-gestacional,[a] fenilcetonúria materna,[a] obesidade materna, homocisteína

Fatores imunes
Doença autoimune materna com anticorpos anti-Ra e anti-LA[b]

Agentes infecciosos
Rubéola,[a] influenza,[a] doença febril,[a] caxumba (?), citomegalovírus (?)

[a]É geralmente aceito que esses fatores pré-natais elevam o risco de cardiopatias congênitas.
[b]Bloqueio de condução imunomediada e miocardite.
?, incerto.
Das refs. (5,11,12,16,18,114).

Algumas síndromes de arritmia são causadas por mutações gênicas específicas. Incluem pacientes com taquicardia ventricular associada à síndrome do QT prolongado e displasia ventricular direita arritmogênica e formas raras da síndrome de Wolff-Parkinson-White (WPW) com taquicardia supraventricular (TSV). A síndrome do QT longo resulta de mutações nos genes que codificam canais de íons potássio e sódio cardíacos que regulam a repolarização (33); o prolongamento da repolarização acarreta taquicardia ventricular.

CARDIOLOGIA FETAL

Circulação fetal

Acumularam-se informações substanciais sobre a fisiologia circulatória do feto e do RN. Deve-se consultar o trabalho de Rudolph (34) para maiores detalhes, mas os tópicos centrais são comentados aqui. A circulação antes do nascimento consiste em circuitos paralelos (Figura 30.1). O sangue na aorta segue diversas vias até um leito capilar no feto ou na placenta, retorna ao coração, atravessa um dos ventrículos e retorna à aorta. A corrente de sangue recém-oxigenado da placenta flui pela veia umbilical, pelo ducto venoso, pela veia cava inferior e pelo átrio direito.

Ao contrário da circulação após o nascimento, as correntes de sangue oxigenado e desoxigenado não são totalmente separadas, embora o sangue mais oxigenado da veia cava inferior seja desviado principalmente através do forame oval para o átrio esquerdo. Em consequência, no sangue normal cardíaco do ventrículo esquerdo que entra na aorta ascendente e nas circulações coronariana e carotídea contém níveis de oxigênio um pouco mais altos que o sangue que entra na aorta descendente a partir do ventrículo direito pelo canal arterial.

O volume bombeado pelo ventrículo direito normalmente compreende cerca de 55% do débito combinado dos dois ventrículos. Como ambos bombeiam contra a resistência sistêmica, as pressões nos dois ventrículos são comparáveis. A resistência ao fluxo sanguíneo através dos pulmões é relativamente alta; um fluxo apenas mínimo através dos pulmões ocorre *in utero*, e quase todo o débito ventricular direito para as artérias pulmonares atravessa o canal arterial e segue para a aorta descendente. O arranjo paralelo dos ventrículos permite a sobrevida fetal, apesar de uma ampla gama de lesões cardíacas. Quando existe obstrução total de um dos ventrículos, o outro ventrículo assume todo o débito cardíaco. A reversão das correntes sanguíneas nas artérias coronárias e na aorta, como ocorre na transposição das grandes artérias, não provoca efeitos deletérios óbvios no crescimento somático do feto. Embora essas alterações da circulação fetal possibilitem um débito cardíaco adequado para crescimento somático fetal normal,

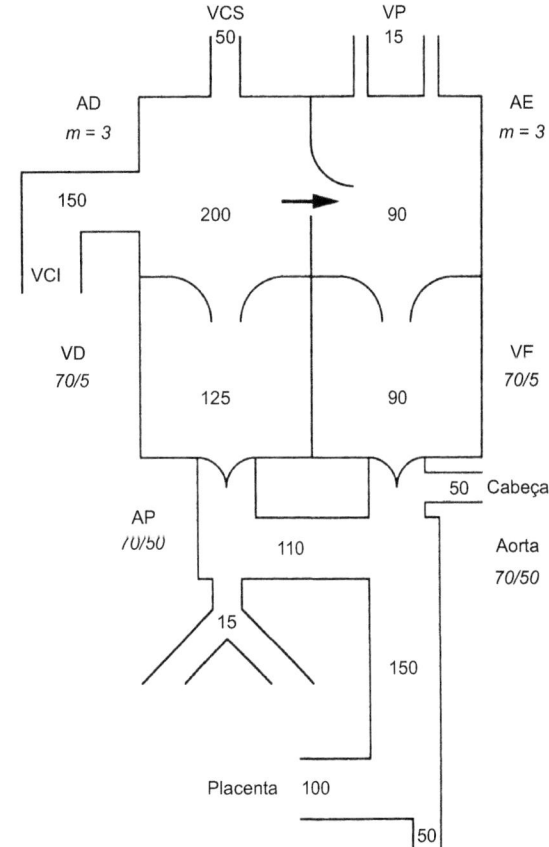

Figura 30.1 A circulação fetal está em paralelo, e o volume de sangue bombeado pelos ventrículos esquerdo e direito é, respectivamente, 125 e 90 mℓ. Apenas 40 mℓ fluem pelo arco aórtico até a aorta descendente, e apenas uma pequena fração atravessa os pulmões. Os números dentro do diagrama representam o fluxo sanguíneo relativo (mℓ); os números em itálico são medidas da pressão. Modificada de McElhinney DB, Tworetzky W, Lock JE. Current status of fetal cardiac intervention. *Circulation* 2010;121:1256. AE, átrio esquerdo; VE, ventrículo esquerdo; AD, átrio direito; VD, ventrículo direito; VCI, veia cava inferior; AP, artéria pulmonar; VP, veia pulmonar; VCS, veia cava superior.

existem importantes alterações na oxigenação regional. No feto com transposição das grandes artérias, o direcionamento do fluxo venoso umbilical mais oxigenado através do septo interatrial resulta em níveis de oxigênio menores do que o normal na aorta ascendente e nas circulações coronária e cerebral. A oxigenação cerebral é reduzida em outras anomalias cardíacas. Por exemplo, anomalias com obstrução do coração direito resultam no shunt fetal do sangue do coração direito relativamente desoxigenado para as circulações cerebral e coronária, através do defeito no septo interatrial na atresia tricúspide e através do defeito do septo interventricular na tetralogia. Na síndrome do coração esquerdo hipoplásico, todo o retorno venoso mistura-se no coração direito, e este sangue menos oxigenado entra na aorta via canal arterial. O fluxo sanguíneo coronário e cerebral ocorre por fluxo retrógrado em torno do arco aórtico e é comprometido na situação frequente de coexistência de obstrução do arco aórtico (5-8).

O impacto desses defeitos no desenvolvimento fetal mais amplo é cada vez mais reconhecido. Parece que bem mais do que 50% dos RNs com anormalidades de cardíacas congênitas cianóticas demonstram manifestações clínicas e anatômicas da lesão neurológica central, incluindo lesão da substância branca difusa e focal, lesões isquêmicas, leucomalacia periventricular, hemorragia e várias anormalidades neurocomportamentais. Além disso, há evidências de que a doença cardíaca grave no feto esteja associada a retardo da maturação cerebral, aumentando a vulnerabilidade neonatal (5-8).

Apesar dessa capacidade notável, as adaptações da cardiovasculatura fetal mantêm o débito cardíaco geral adequado em muitos fetos com anomalias e resultam em limitações da contratilidade miocárdica com comprometimento do desempenho cardíaco e da sobrevida do feto. Sobrecarga intensa e prolongada de pressão ou volume sobre o coração ou miocardiopatia primária ou taquiarritmia incessante pode resultar em insuficiência cardíaca congestiva (ICC), que se manifesta por hidropisia fetal, com taxas de mortalidade neonatal e fetal substanciais. Não se compreende a interação dos efeitos metabólicos da congestão no feto com o possível papel compensatório da placenta. Como as lesões que causam dificuldade intrauterina acentuada são muito bem toleradas, o conceito de que a placenta ajuda a compensar as anormalidades metabólicas resultantes da insuficiência cardíaca congestiva é viável.

Adaptações circulatórias ao nascimento

Alterações na fonte de sangue oxigenado e no ducto venoso e no canal arterial

Com a primeira incursão respiratória, a resistência ao fluxo sanguíneo pulmonar cai abruptamente. O conteúdo de oxigênio do coração esquerdo e a circulação sistêmica atingem rapidamente níveis bem acima daqueles da circulação fetal. A saturação de oxigênio na aorta ascendente eleva-se de cerca de 65% no feto para 93% imediatamente após o nascimento. O ducto venoso fecha funcionalmente, estabelecendo a circulação porta como uma alça independente entre dois leitos capilares. Com a remoção da placenta de baixa resistência, a resistência sistêmica vascular sobe. A queda relativa da resistência vascular pulmonar e a elevação da resistência sistêmica vascular provocam um shunt esquerda-direita transitório através do canal arterial. Em 50% dos RNs a termo, o canal arterial contrai-se totalmente ao fim do primeiro dia de vida e, normalmente, está anatomicamente obliterado aos 10 dias de vida. Até mesmo em RNs cianóticos que dependem do canal arterial, este se fecha inexoravelmente, muitas vezes interrompendo a única fonte de fluxo sanguíneo pulmonar ou sistêmico do RN. Os mecanismos que causam fechamento do canal arterial não são compreendidos plenamente, mas envolvem redução das prostaglandinas e elevação do oxigênio sanguíneo. Os níveis sanguíneos de prostaglandinas diminuem ao nascimento em virtude da remoção da fonte placentária de produção e do aumento da perfusão nos pulmões, onde as prostaglandinas são metabolizadas.

Forame oval

O fechamento funcional do forame oval ocorre logo após o nascimento, principalmente devido aos aumentos de volume e pressão atriais esquerdos secundários ao maior retorno venoso pulmonar, ao shunt esquerda-direita através do canal arterial e ao aparecimento de diferenças na pressão diastólica dos dois ventrículos. O fechamento anatômico normalmente só ocorre meses ou anos depois. Nos RNs com defeitos cardíacos, as lesões com elevação da pressão atrial direita favorecem a perviedade prolongada do forame oval (p. ex., estenose pulmonar), mas a elevação anormal da pressão atrial esquerda promove o fechamento anatômico precoce (p. ex., comunicação interventricular). Antes do nascimento, as artérias pulmonares são relativamente musculares e contraídas.

Vasculatura pulmonar

Com a primeira incursão respiratória, a resistência pulmonar total cai rapidamente em decorrência da retificação dos vasos com a expansão dos pulmões e do efeito vasodilatador do oxigênio inspirado. A constrição muscular relaxa e, gradualmente durante os dias e semanas subsequentes, a parede muscular das arteríolas pulmonares adelgaça-se. Durante as primeiras semanas de vida, as arteríolas pulmonares conservam uma capacidade significativa de constrição. A hipoxia alveolar pulmonar normalmente eleva a pressão arterial pulmonar em todas as idades, mas, no RN, a resposta é mais profunda e mais rápida. Portanto, a hipertensão pulmonar igual ou maior que a pressão sistêmica ocorre comumente em RNs com doença respiratória grave.

Trabalho ventricular

Antes do nascimento, os dois ventrículos compartilham a oferta de fluxo sanguíneo sistêmico e fluxo placentário, e após o nascimento, os dois ventrículos lidam de maneira sequencial e independente com todo o débito cardíaco. Ao nascimento, o volume de sangue a ser bombeado pelo ventrículo direito diminui até o nível do fluxo sanguíneo sistêmico; a pressão ventricular direita cai em virtude da redução da resistência pulmonar vascular e do fechamento do canal arterial. Enquanto o trabalho ventricular direito diminui, o trabalho ventricular esquerdo aumenta (Figura 30.2). Ao nascimento, o ventrículo esquerdo torna-se subitamente o único provedor do fluxo sanguíneo sistêmico, e o volume por ele bombeado aumenta de maneira fracionada. O shunt esquerda-direita através do canal arterial aumenta o volume de trabalho, e a resistência sistêmica vascular elevada deve ser superada. Embora este seja um período estressante para o ventrículo esquerdo, a magnitude desse ônus adquirido subitamente geralmente não resulta de quaisquer dificuldades detectáveis do ventrículo esquerdo, porém qualquer deficiência na função miocárdica pode ter consequências. Uma doença miocárdica como causa de sintomas é mais comum nos primeiros dias de vida do que em qualquer outra época da infância; 25% dos lactentes com miocardiopatia apresentam-se na primeira semana de vida (4).

Função miocárdica

Alterações importantes ocorrem no feto e no RN em muitos aspectos da bioquímica e estrutura miocárdicas. Incluem o tamanho e o número de miócitos, a estrutura microvascular, a utilização de lactato e ácidos graxos por miócitos e sistemas antioxidantes. Muitas estruturas e proteínas envolvidas no manejo do cálcio dentro do miócito, como os túbulos t, retículo sarcoplasmático, permuta de Na^+-Ca^{2+}, Ca^{2+}-ATPase e fosfolambam, sofrem modificações importantes ao longo das permutas de desenvolvimento. Essas alterações influenciam os efeitos sobre o ritmo e a função ventriculares do desenvolvimento normal, prematuridade, isquemia, cardioplegia e diversos erros inatos do metabolismo.

Ecocardiografia fetal

A avaliação ecocardiográfica bidimensional de alta resolução do coração fetal é uma técnica útil e precisa no diagnóstico e na assistência do feto sob risco de anormalidades cardíacas estruturais ou

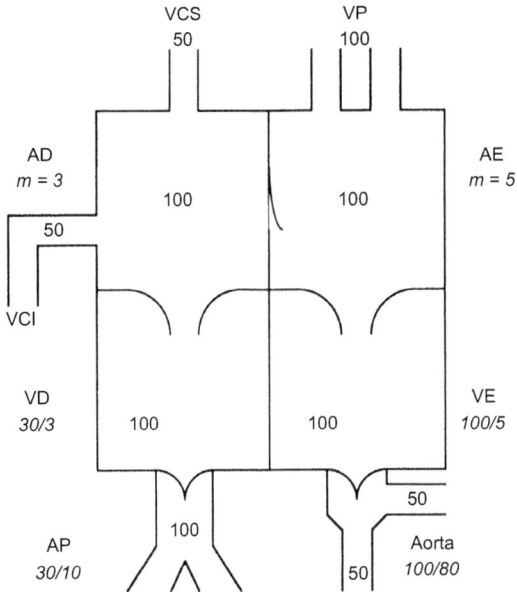

Figura 30.2 A circulação madura está em série, e o volume de sangue bombeado pelos dois ventrículos é aproximadamente igual ao de antes do nascimento. Os pulmões recebem um volume equivalente ao débito cardíaco, bem como a aorta ascendente. Os números dentro do diagrama representam o fluxo sanguíneo relativo (mℓ); os números em itálico são medidas da pressão. VCS, veia cava superior; VP, veia pulmonar; AE, átrio esquerdo; VE, ventrículo esquerdo; AD, átrio direito; VD, ventrículo direito; VCI, veia cava inferior.

funcionais. As indicações do ecocardiograma fetal podem incluir questões maternas, fetais e genéticas (25) (Quadro 30.6). A época ideal para realizar o ecocardiograma fetal é 18 a 24 semanas de gestação. Nessa idade, o coração fetal geralmente é grande o suficiente para uma avaliação anatômica detalhada, e as imagens não são prejudicadas por calcificação densa das costelas ou vértebras. Também há um volume relativamente alto de líquido amniótico, que facilita a obtenção de imagens por diversos ângulos. Para realizar diagnósticos acurados, o examinador precisa ter experiência nos aspectos técnicos da ultrassonografia (US) fetal e conhecer os padrões anatômicos e as consequências fisiológicas dos defeitos cardíacos congênitos (36). A US transvaginal fornece informações diagnósticas desde a 10ª a 12ª semanas de gestação, e pode ser útil quando há forte suspeita de grandes anomalias cardíacas. O ecocardiograma tridimensional (3D) e a ressonância magnética (RM) têm sido aplicados à avaliação cardíaca fetal e podem aumentar a acurácia diagnóstica, porém a dificuldade em sincronizar com a frequência cardíaca fetal (FCF) tem limitado sua utilidade até o presente (37).

Anatomia cardíaca

Praticamente todas as principais malformações cardíacas são detectáveis antes do nascimento por meio do ecocardiograma bidimensional de alta resolução, em tempo real, realizado por examinador experiente. Podem-se definir os detalhes das conexões venosas sistêmicas e pulmonares, o alinhamento arterial, o tamanho e a orientação das câmaras e a posição e função das valvas (Figura 30.3) e demonstrar estruturas anormais (Figuras 30.4 e 30.5).

Fisiologia cardíaca

O Doppler em cores fornece um meio rápido e sensível de avaliar a função das valvas atrioventriculares e semilunares, o sentido do fluxo nos vasos fetais e a existência de conexões normais e anormais (Figura 30.5). Caso se detecte fluxo anormal, pode-se avaliá-lo melhor pela capacidade quantitativa do Doppler pulsado ou em ondas contínuas.

Função cardíaca

Uma avaliação qualitativa da função cardíaca é obtida por inspeção visual dos movimentos ventriculares durante o ecocardiograma setorial em tempo real. Quando se desejam informações mais quantitativas, o exame em modo M estima as dimensões precisas e fornece uma medida exata do encurtamento ventricular (Figura 30.6). Os índices da função cardíaca derivados do exame com Doppler também informam sobre o desempenho cardíaco fetal, e as imagens tridimensionais e a RM fetal também podem ser proveitosas, mas também permanecem prejudicadas pelo tamanho cardíaco fetal relativamente pequeno, rápida frequência cardíaca e ausência de monitoramento em sincronia com ECG. A disfunção ventricular grave pode manifestar-se como hidropisia fetal, a qual é prontamente reconhecida pelo ultrassom como acúmulo de líquido pleural e peritoneal e edema cutâneo.

QUADRO 30.6

Indicações da ecocardiografia fetal.

Suspeita de malformação cardíaca na ultrassonografia geral
Outras malformações detectadas na ultrassonografia geral
Oligo- ou poli-hidrâmnio
Arritmia fetal
Suspeita de anormalidade cromossômica conhecida
História familiar de cardiopatia congênita
História familiar de anormalidade cromossômica
Diabetes materno
Doença vascular do colágeno materna
Exposição à rubéola
Evidências de hidropisia fetal
Restrição do crescimento intrauterino
Exposição materna a substâncias, incluindo: Lítio Hormônios Anticonvulsivantes Quimioterapia Álcool

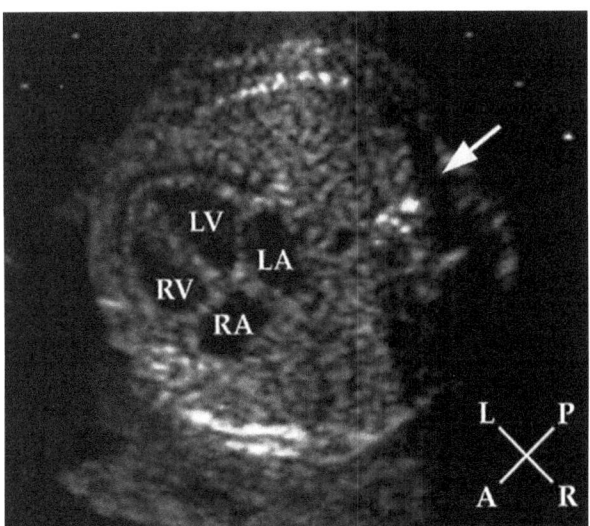

Figura 30.3 Ecocardiograma do coração fetal normal na incidência de quatro câmaras demonstrando a posição do coração e das câmaras cardíacas em um corte transversal do tórax. A, anterior; L, esquerda; LA, átrio esquerdo; LV, ventrículo esquerdo; P, posterior; R, direita; RA, átrio direito; RV, ventrículo direito; a *seta* indica a coluna vertebral.

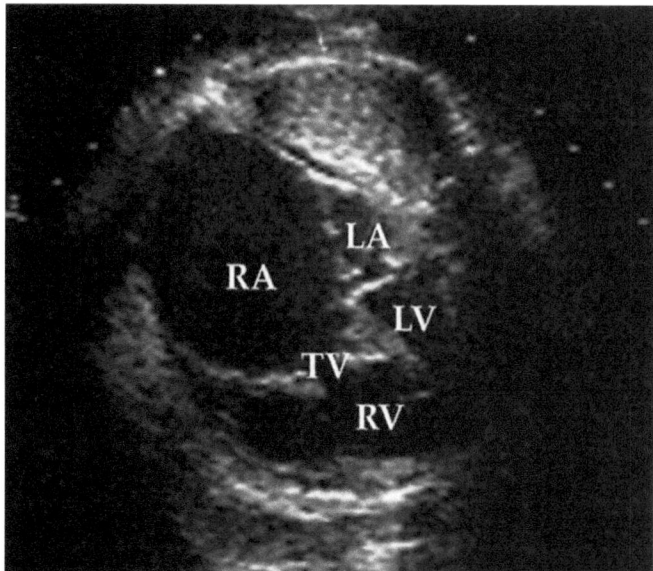

Figura 30.4 Ecocardiograma na incidência transversal do tórax fetal em feto com anomalia de Ebstein da valva tricúspide. O átrio direito (RA) está muito dilatado e ocupa boa parte do tórax. O átrio esquerdo (LA) e o ventrículo esquerdo (LV) são de tamanho normal, mas são eclipsados pelas estruturas direitas. A valva tricúspide extremamente insuficiente exibe deslocamento apical da válvula septal para dentro do ventrículo direito (RV).

Figura 30.5 Ecocardiograma na incidência transversal de feto com múltiplos rabdomiomas intramiocárdicos (setas). O recém-nascido depois recebeu o diagnóstico de esclerose tuberosa. A, anterior; L, esquerda; LA, átrio esquerdo; LV, ventrículo esquerdo; P, posterior; R, direita; RA, átrio direito; RV, ventrículo direito.

Arritmias

As taquiarritmias, bradiarritmias e ritmos cardíacos irregulares são indicações comuns de solicitação de parecer cardiológico. Devem-se excluir as anormalidades estruturais e funcionais, conforme descrito antes. O mecanismo do distúrbio do ritmo geralmente pode ser elucidado determinando-se a cronologia de ocorrência das contrações atriais e ventriculares através do ecocardiograma em modo M (Figura 30.6), bem como bidimensional e com Doppler, os quais exibem simultaneamente os movimentos das valvas e paredes atriais e ventriculares e os fluxos. Assim, podem-se deduzir a cronologia e a sequência da ativação atrial e ventricular. O distúrbio do ritmo mais comum são extrassístoles atriais isoladas em um coração estruturalmente normal ou em associação a aneurisma do septo interatrial. A taquiarritmia incessante geralmente representa taquicardia atrial por reentrada ou ectópica. Esses fetos devem ser monitorados estreitamente quanto ao aparecimento de insuficiência cardíaca congestiva e hidropisia fetal, que seriam uma indicação para induzir o parto do feto maduro ou terapia antiarrítmica materna no feto imaturo. As bradiarritmias incessantes podem ser secundárias a bloqueio atrioventricular, extrassístoles atriais não conduzidas ou a fontes não cardíacas de sofrimento fetal. O mecanismo pode ser deduzido conforme descrito antes e o tratamento apropriado iniciado, se indicado.

Intervenção cardíaca fetal

Os avanços nas técnicas de diagnóstico pré-natal levaram a um interesse renovado na intervenção cardíaca fetal. A restauração de relações de fluxo e pressão mais normais no coração em desenvolvimento pode promover um crescimento e função normais ou quase normais, melhorando os desfechos pós-natais e as opções cirúrgicas e clínicas. Exteriorização do feto e intervenção cirúrgica já foram realizadas, mas o trabalho de parto prematuro ainda é um obstáculo importante ao desenvolvimento de técnicas cirúrgicas cardíacas fetais. Os progressos nas técnicas radiológicas fetais são compatíveis com a metodologia de

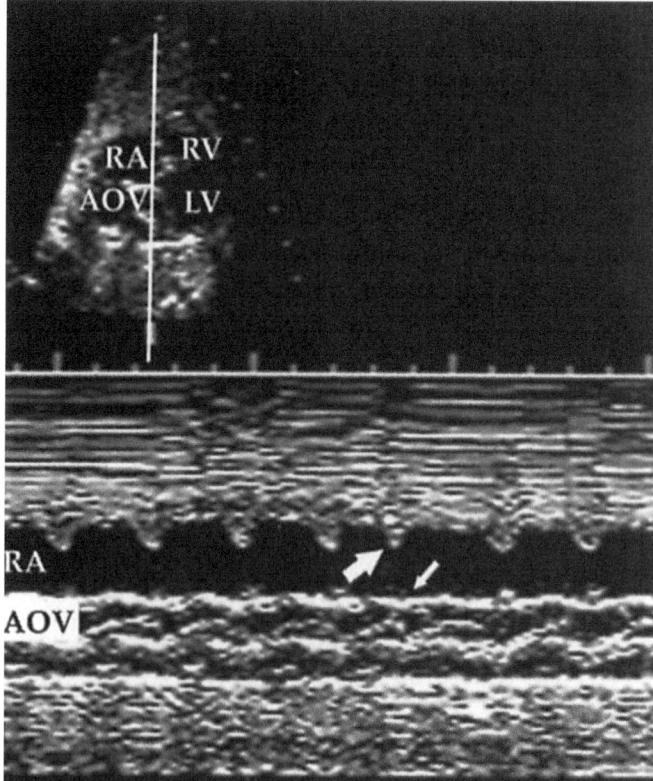

Figura 30.6 Ecocardiograma de feto com extrassístole atrial. A imagem superior esquerda é um corte bidimensional com cursor (linha) através do átrio direito (RA) e valva aórtica (AOV) fetais, demonstrando o eixo do ecocardiograma em modo M simultâneo no painel inferior. O traçado em modo M delineia o movimento da parede atrial direita e da valva aórtica fetais na linha do cursor durante um período de tempo de 3 segundos. Uma série de contrações normais da parede atrial é interrompida por uma contração prematura (seta grande) seguida por abertura da valva aórtica (seta pequena), demonstrando uma extrassístole atrial conduzida para o ventrículo. LV, ventrículo esquerdo; RV, ventrículo direito.

cateterismo intervencionista. Demonstrou-se a exequibilidade técnica da dilatação da valva aórtica no feto por meio de balões e fios coronarianos de baixo perfil para dilatar valvas aórticas em fetos propensos a adquirir a síndrome do coração esquerdo hipoplásico na ausência de intervenção cirúrgica. Ademais, obteve-se algum sucesso na criação de comunicações atriais em fetos com fechamento prematuro do forame oval em associação à obstrução no lado esquerdo, bem como o restabelecimento da comunicação entre o ventrículo direito e as artérias pulmonares em fetos com atresia da valva pulmonar. As questões de seleção dos pacientes, época de realização e desfecho estão sendo abordadas, e a utilidade clínica das intervenções pré-natais está evoluindo (40).

PREMATURIDADE

As adaptações circulatórias e as alterações bioquímicas miocárdicas ao nascimento e no período neonatal são modificadas em relação direta com o grau de prematuridade. A túnica muscular das arteríolas pulmonares desenvolve-se no final da gestação; quanto mais prematuro for o RN, menos musculares são as arteríolas pulmonares ao nascimento. A consequência mais notável disso é que a diferença entre as resistências sistêmica e pulmonar ao nascimento é maior em prematuros do que em RNs a termo. O *shunt* através do canal arterial muitas vezes é audível. Fatores biológicos relacionados com o desenvolvimento do canal arterial e a hipoxia, tão comum em RNs prematuros, contribuem para o retardo do fechamento do canal em RNs prematuros. A propensão de o canal arterial fechar-se por volta de 41 semanas após a concepção é reconhecida clinicamente. Alterações desenvolvimentais da estrutura e da bioquímica do miocárdio influenciam a função do ventrículo esquerdo na resposta ao estresse, como a sobrecarga de volume associada a *shunt* esquerda-direita através do canal arterial persistente.

RECONHECIMENTO DAS MANIFESTAÇÕES CLÍNICAS

Apesar do maior reconhecimento pré-natal devido aos avanços na ecocardiografia fetal, a maioria dos RNs com anomalias cardíacas congênitas, incluindo muitos com anomalias críticas dependentes do canal arterial, não é identificada durante o pré-natal. Apenas alguns fetos desses nascem em hospitais equipados para todas as eventualidades. Os RNs com anomalias cardíacas sérias precisam de transporte para um centro cardiopediátrico especializado, onde receberão avaliação diagnóstica com ecocardiograma, angio-TC ou angio-RM e tratamento, que pode incluir cateterismo cardíaco e/ou cirurgia. O reconhecimento clínico oportuno da probabilidade de uma anomalia cardíaca específica, que sem intervenção resultará em deterioração séria do estado do RN (p. ex., coarctação crítica da aorta, atresia da valva pulmonar), é essencial, permitindo a instituição do tratamento clínico para prevenir e/ou reverter a deterioração clínica (p. ex., administração de prostaglandina, agentes inotrópicos, oxigênio e ventilação). Isso resulta em manejo apropriado em tempo hábil e rápida transferência para um centro com avaliação completa e tratamento. A avaliação inicial inclui pesquisa de cianose, determinação da saturação de oxigênio transcutânea, perfusão, pulsos e pressão arterial, trabalho e frequência respiratórios, atividade precordial, desdobramento da segunda bulha cardíaca e intensidade, timbre, tonalidade e cronologia do sopro. A radiografia de tórax e o eletrocardiograma (ECG) ainda são exames custo e tempo-eficientes que ajudam na avaliação inicial. Qualquer um desses exames raramente é diagnóstico de maneira isolada. Diversas lesões causam cianose; muitas lesões também estão associadas a sopros altos; outras acarretam sopros baixos ou nenhum sopro; algumas causam choque (ver Figuras 30.7 e 30.8). Outras lesões se acompanham de radiografias de tórax com aumento da trama arterial ou venosa pulmonar ou redução da trama vascular pulmonar. Na maioria das lesões o ECG não tem alterações dignas de nota ao nascimento, porém em algumas é encontrado desvio do eixo elétrico para a esquerda no ECG (ver Figuras 30.9 e 30.10). A maioria das anomalias cardíacas exibe características variáveis à apresentação. Além disso, muitas vezes é impossível determinar com certeza se a segunda bulha cardíaca está desdobrada ou não, ou se a trama vascular pulmonar na radiografia de tórax é normal *versus* aumentada ou normal *versus* reduzida. A análise clínica exige ponderação das categorias de evidências quanto a sua certeza e outras possibilidades. Uma abordagem diagnóstica clássica baseada na análise sequencial das categorias de dados é limitada por estes tipos de precariedade das informações clínicas e não é mais forte do que o elo mais fraco na cadeia de informações. Contudo, o entrelaçamento dos achados fornece uma matriz de informações diagnósticas que permanece intacta mesmo quando uma categoria de achados é fraca. Anomalias possíveis superpostas sugeridas pela anamnese, exame físico, radiografia de tórax e eletrocardiograma, como em uma série de diagramas de Venn (ver Figuras 30.7 a 30.10) oferecem informações que permitem ao observador atento determinar rapidamente qual anomalia, ou quais duas ou três possíveis anomalias estão provavelmente presentes. A comparação das anomalias compatíveis com a apresentação clínica com as anomalias compatíveis com os sopros detectados e outros achados no exame físico, nas radiografias de tórax e do ECG, geralmente restringe a lista de anomalias possíveis a duas ou três escolhas principais (ver Figura 30.11). Isso pode conferir uma vantagem significativa no manejo oportuno e eficiente de anomalias potencialmente ameaçadoras à vida. Por exemplo, a combinação de cianose, sopro suave ou inexistente, B_2 única, radiografia de tórax com redução da trama vascular pulmonar e coração de tamanho normal e eletrocardiograma mostrando onda R com eixo elétrico de 50° sugere atresia pulmonar, anomalia na qual a vida depende da manutenção da perviedade do canal arterial (ver Figuras 30.8 e 30.10). Deve-se solicitar um ecocardiograma bidimensional prontamente se houver suspeita de cardiopatia significativa. Quando realizada por profissionais treinados na avaliação de anomalias cardíacas congênitas em RNs, esta técnica demonstra a anatomia acuradamente, às vezes revelando uma lesão potencialmente letal antes do aparecimento dos sintomas. O tratamento inicial apropriado (p. ex., infusão de PGE_1 em um RN cianótico suspeito de atresia pulmonar) não precisa aguardar a disponibilidade do ecocardiograma (ver Figura 30.12 e Procedimentos terapêuticos para cardiopatias graves).

Idade à apresentação

A maioria das crianças com anomalia cardíaca congênita crítica apresenta sintomas nas primeiras semanas de vida (8). A idade em que os RNs apresentam sintomas cardíacos é útil ao diagnóstico. Por exemplo, embora a comunicação interventricular seja bem mais comum (Quadro 30.2), a transposição das grandes artérias, a coarctação da aorta e a síndrome do coração esquerdo hipoplásico são as anomalias potencialmente fatais mais comuns nos primeiros dias de vida (ver Quadro 30.7). A comunicação interventricular isolada não está associada a cianose, o sopro associado costuma surgir depois de vários dias ou mais e os sintomas respiratórios geralmente só aparecem após a primeira semana de vida. Dentre as cardiopatias cianóticas, a transposição das grandes artérias é a principal causa até a terceira semana de vida; após este período, a tetralogia de Fallot torna-se a causa predominante de cianose. Nos RNs cardiopatas internados devido a sintomas respiratórios, a síndrome do coração esquerdo hipoplásico é a principal causa na primeira semana, a coarctação da aorta predomina na segunda semana e, depois, a comunicação interventricular torna-se a principal causa (ver Quadro 30.6).

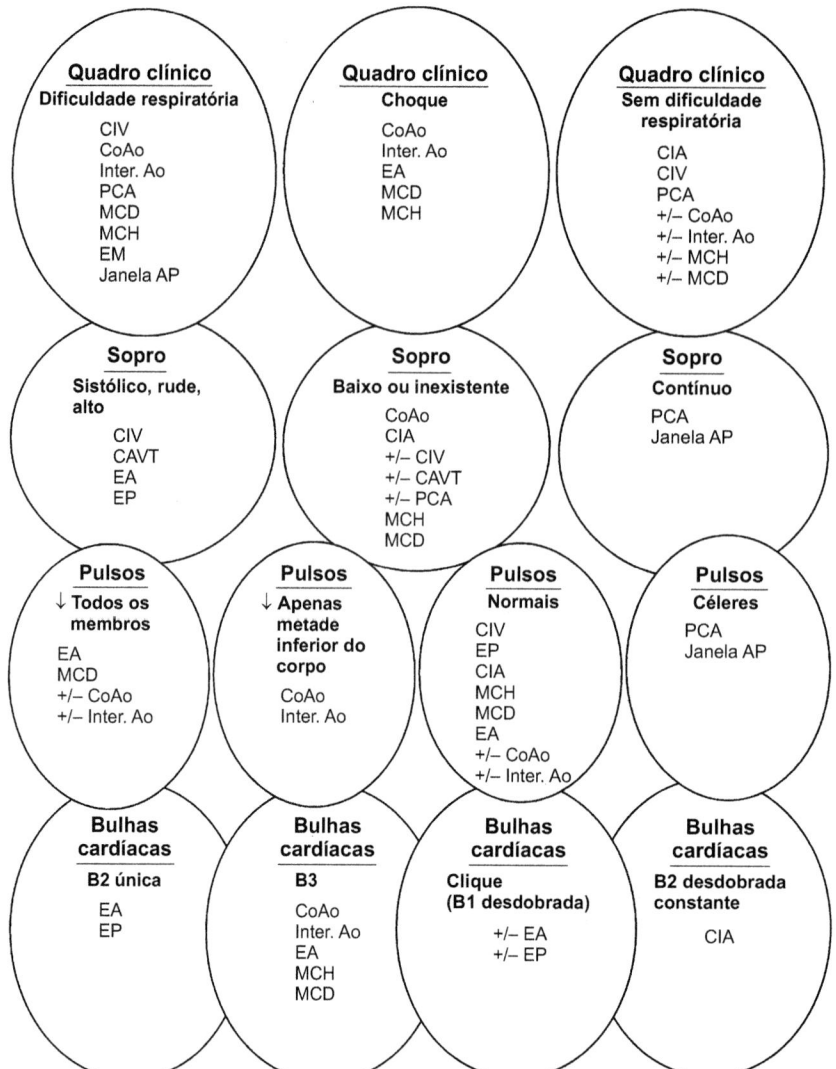

Figura 30.7 Diagnóstico diferencial dos achados no exame cardíaco em recém-nascidos acianóticos. As anomalias em *fonte maior* são mais comuns. +/–, às vezes; *seta para cima*, aumentado; *seta para baixo*, reduzido; janela AP, janela aorticopulmonar; EA, estenose aórtica; CIA, comunicação interatrial; CAVT, defeito do canal atrioventricular total; CoAo, coarctação da aorta; MCD, miocardiopatia dilatada; MCH, miocardiopatia hipertrófica; Inter. Ao, interrupção do arco aórtico; EM, estenose mitral; PCA, persistência do canal arterial; EP, estenose pulmonar; CIV, comunicação interventricular.

Exame físico

Sintomas respiratórios

Taquipneia persistente pode ser o primeiro indício de cardiopatia ou doença pulmonar. As anormalidades cardíacas com hiperfluxo arterial pulmonar ou hipertensão venosa pulmonar causam ingurgitamento vascular pulmonar, edema pulmonar e redução da complacência pulmonar, os quais muitas vezes acarretam aumento do esforço e da frequência respiratórios. As anomalias cardíacas com hipofluxo sanguíneo pulmonar frequentemente suscitam cianose intensa, que produz taquipneia "tranquila" reflexa sem dificuldade respiratória. Com frequência, pais experientes observam que o RN afetado sempre respirou rápido demais. Frequências respiratórias persistentemente iguais ou maiores que 60 incursões por minuto, muitas vezes com aumento mínimo do trabalho respiratório mas aumento persistente da profundidade das incursões, comumente precedem outros achados e podem prenunciar deterioração clínica. Uma radiografia de tórax pode diferenciar doenças cardíacas de patologias pulmonares.

Perfusão e pressão sistêmicas

A redução do débito cardíaco sistêmico é um sinal funesto que exige avaliação rápida e manejo apropriado para que o RN sobreviva. Existem muitas causas não cardíacas em potencial, sendo a mais comum a sepse. Os sinais de débito cardíaco sistêmico reduzido incluem pele fria e/ou mosqueada hipoperfundida, apatia, diminuição da intensidade dos pulsos periféricos, queda da pressão sistólica e diferencial, redução do débito urinário e acidose metabólica. Deve-se medir a pressão arterial nos quatro membros em um RN que se apresenta gravemente enfermo com esses sinais, sobretudo na presença de um sopro ou cianose. Os dispositivos oscilométricos medem a pressão arterial de maneira rápida e não invasiva, porém sua correlação com a pressão arterial medida centralmente declina na presença de perfusão e pressão muito baixas. É muito importante estabelecer se a amplitude do pulso e a pressão arterial sistólica estão reduzidas apenas na distribuição arterial distal ao canal arterial ou em todo o corpo, isto é, se a pressão sistólica no braço direito é semelhante ou mais alta que a dos outros membros. Uma diferença significativa na pressão arterial sistólica entre os braços (em geral, o direito) e as pernas

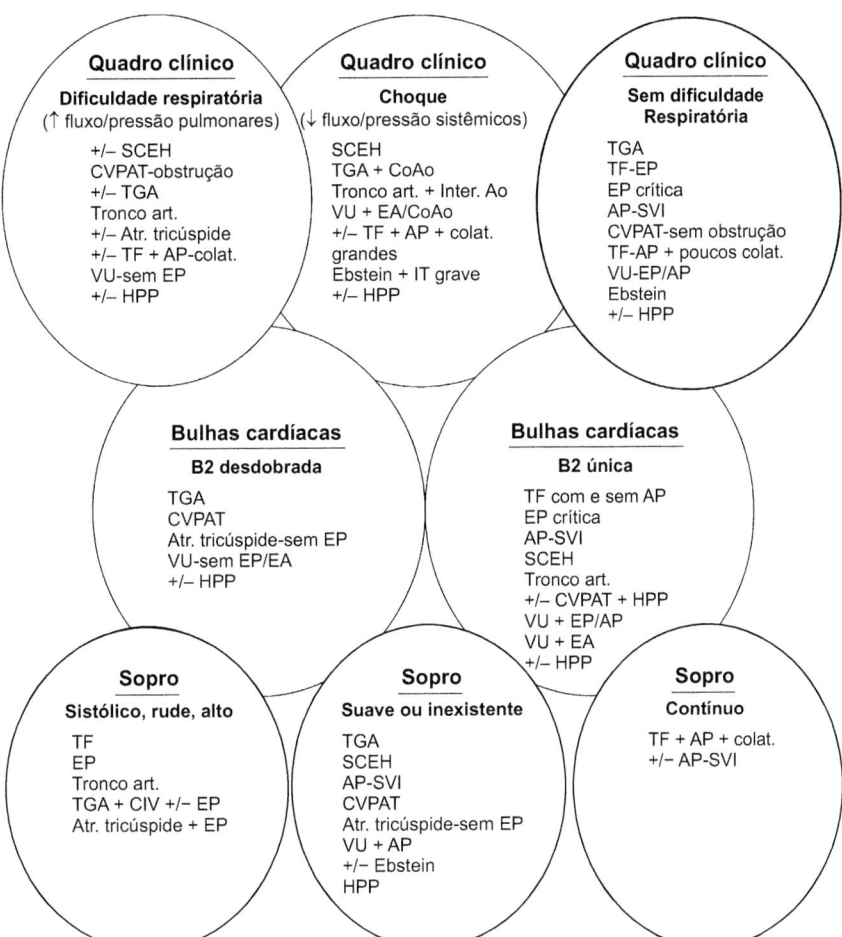

Figura 30.8 Diagnóstico diferencial dos achados no exame cardíaco em recém-nascidos cianóticos. +/–, às vezes; *seta para cima*, aumentado; *seta para baixo*, reduzido; EA, estenose aórtica; CoAo, coarctação da aorta; colat., vasos colaterais da circulação sistêmica para a artéria pulmonar; Ebstein, anomalia de Ebstein da valva tricúspide; SCEH, síndrome do coração esquerdo hipoplásico; Inter. Ao, interrupção do arco aórtico; AP, atresia pulmonar; AP-SVI, atresia pulmonar com septo interventricular intacto; HPP, síndrome de hipertensão pulmonar persistente; EP, estenose pulmonar; VU, ventrículo único; CVPAT, conexão venosa pulmonar anômala total; TGA, transposição das grandes artérias; TF, tetralogia de Fallot; atr. tricúspide, atresia tricúspide; IT, insuficiência tricúspide.

(e na artéria umbilical) é diagnóstica de obstrução aórtica. A presença adicional de um sopro, galope, hepatomegalia, ou cianose sugere fortemente que uma anomalia cardíaca é a causa da baixa perfusão.

Sopro

A audição de um sopro é o meio mais comum de reconhecer a presença de cardiopatia em RNs. O diagnóstico requer análise das características do sopro. Estas incluem a história da idade do RN quando o sopro foi detectado e achados ao exame físico da cronologia do sopro (sistólico ou diastólico) intensidade, tonalidade e associação a frêmito. Os sopros de insuficiência e estenose valvares são audíveis imediatamente após o nascimento, e os sopros dos defeitos septais geralmente aparecem após dias ou semanas, ou até mesmo vários meses no caso das comunicações interatriais. Os sopros diastólicos são raros, mas indicam patologia cardíaca. Um sopro contínuo proeminente em um RN cianótico, particularmente no dorso ou na axila, é raro porém bastante típico de tetralogia de Fallot com atresia pulmonar e vasos colaterais arteriais sistêmico-pulmonares (sendo os últimos a origem do sopro). A intensidade de um sopro, em combinação com outros achados, pode sugerir a probabilidade de diversas anomalias, porém muitas vezes não é proporcional à gravidade da lesão. A ausência de sopro não exclui cardiopatias sérias.

Pelo contrário, muitas anomalias cardíacas ameaçadoras à vida estão associadas a sopro suave ou inexistente. Em RNs com cianose e/ou choque e suspeitos de anomalia cardíaca, o achado de um sopro suave ou a ausência de sopro constitui um indício diagnóstico (ver Figuras 30.7 e 30.8). A tonalidade do sopro está associada ao gradiente de pressão através da anormalidade que o originou. Comunicações interventriculares diminutas produzem um sopro típico razoavelmente agudo quando a pressão ventricular direita cai bem abaixo da pressão ventricular esquerda. A estenose pulmonar ou aórtica grave às vezes é distinguível da estenose leve por um sopro rude, alto e agudo e frêmito associado.

Bulhas cardíacas

A ausculta do desdobramento das bulhas cardíacas é a parte mais difícil do exame cardíaco em RNs em virtude das frequências cardíaca e respiratória relativamente altas nos mesmos. Contudo, fornece informações importantes quando as anormalidades da primeira e segunda bulhas cardíacas são fortemente suspeitadas ou excluídas. A detecção de desdobramento das bulhas cardíacas exige prática e cerca de um minuto de atenção concentrada apenas naquela bulha, usando um estetoscópio de boa qualidade, com um RN tranquilo. A ausência de desdobramento pode resultar de uma frequência rápida demais para se discernir o desdobramento

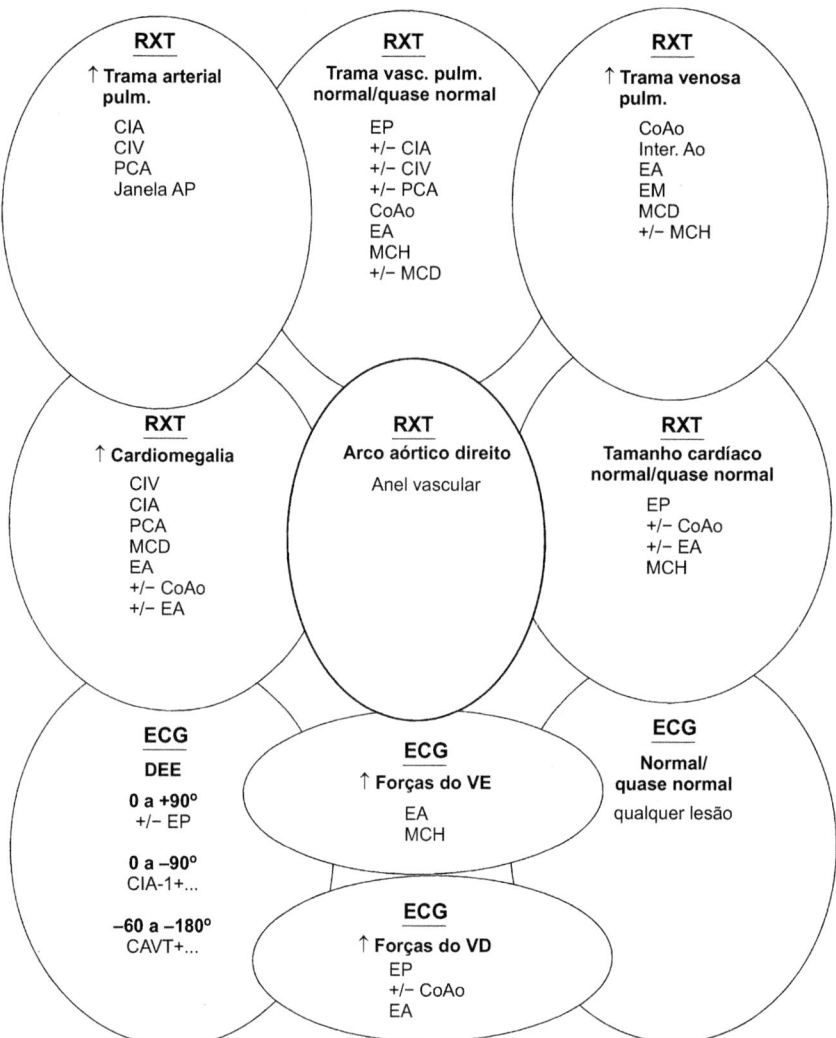

Figura 30.9 Diagnóstico diferencial dos achados na radiografia de tórax e no eletrocardiograma em recém-nascidos acianóticos. Abreviaturas, ver Figura 30.7; RXT, radiografia de tórax; DEE, desvio do eixo elétrico para a esquerda; VE, ventrículo esquerdo; trama vasc. pulm., trama vascular pulmonar; VD, ventrículo direito.

ou uma bulha com componente único. A primeira bulha cardíaca desdobrada em um RN sugere um clique. A segunda bulha cardíaca provém do fechamento das valvas aórtica e pulmonar. A determinação de que a segunda bulha cardíaca está desdobrada (i. e., tem dois componentes) sugere que as valvas aórtica e pulmonar não são gravemente anormais; ou seja, sugere que não há atresia ou estenose grave da valva aórtica ou pulmonar. Não obstante, outras anomalias graves com duas valvas semilunares ainda podem estar presentes, por exemplo, transposição simples das grandes artérias. Uma segunda bulha cardíaca que parece ser única, particularmente em frequências cardíacas inferiores a 120 por minuto, pode ser causada por fechamento relativamente precoce da valva pulmonar associado a elevação da pressão arterial pulmonar, mas sugere que a valva pulmonar ou aórtica pode ser anormal (como na atresia ou estenose crítica da valva pulmonar, síndrome do coração esquerdo hipoplásico, tronco arterioso). Embora difícil de detectar, o desdobramento fixo da segunda bulha cardíaca, em oposição ao desdobramento intermitente habitual, sugere a comunicação interatrial.

Cianose

Bem mais ameaçador do que um sopro é a presença de cianose. A cianose sem doença pulmonar é quase sempre o resultado de uma anormalidade cardíaca séria. A cianose generalizada pode advir de:

- Mistura deficiente de circulações paralelas separadas (p. ex., transposição das grandes artérias)
- Outras anomalias com fisiologia de transposição como o ventrículo direito com dupla saída do tipo de Taussig-Bing
- Restrição do fluxo sanguíneo pulmonar e *shunt* direita-esquerda de sangue venoso sistêmico desoxigenado para a circulação arterial sistêmica (p. ex., tetralogia de Fallot, estenose pulmonar crítica, atresia tricúspide)
- *Shunt* direita-esquerda por mistura intracardíaca com fluxo sanguíneo pulmonar normal ou aumentado (p. ex., conexão venosa pulmonar anômala total sem obstrução, tronco arterioso, ventrículo único sem estenose pulmonar, síndrome do coração esquerdo hipoplásico).

A cianose diferencial, mais frequentemente na circulação do corpo inferior pós-ductal, pode resultar de obstruções dos fluxos de entrada e de saída do ventrículo esquerdo e/ou aórticos graves dependentes do canal arterial (coarctação aórtica crítica ou estenose da valva aórtica) ou resistência vascular pulmonar gravemente elevada.

O reconhecimento clínico de cianose depende do grau de hemoglobina arterial, portanto, é influenciado pela concentração

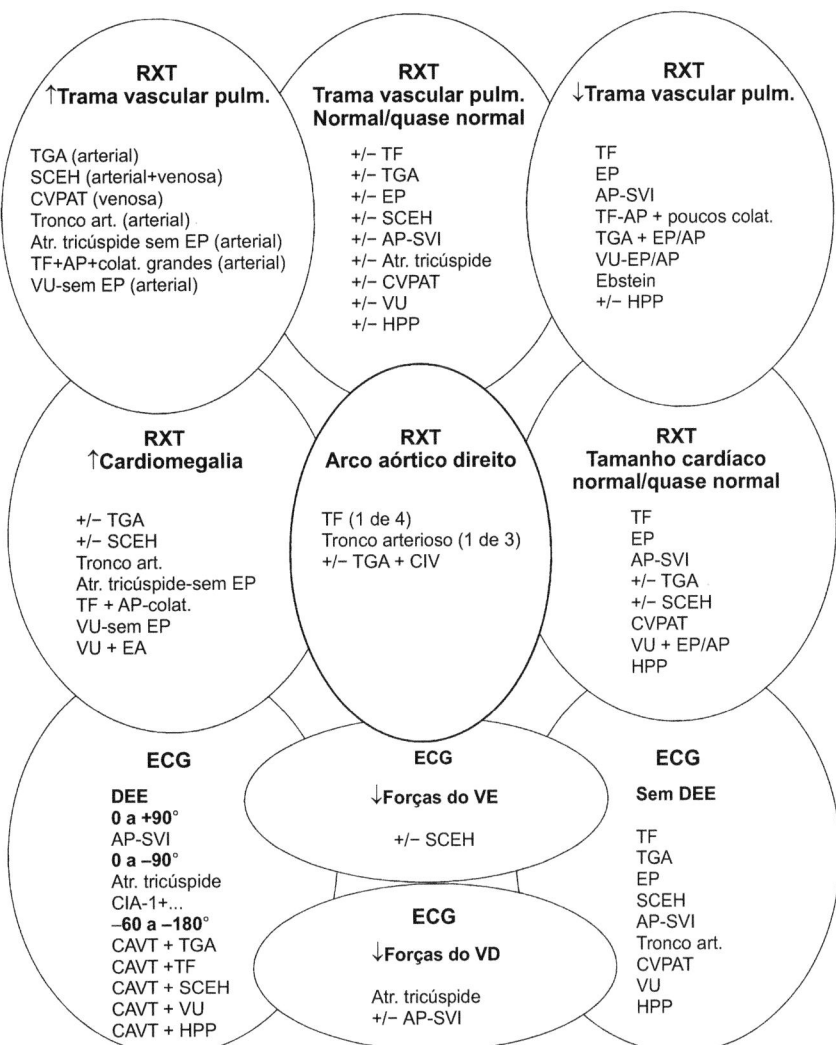

Figura 30.10 Diagnóstico diferencial dos achados na radiografia de tórax e eletrocardiograma em recém-nascidos cianóticos. Abreviaturas, ver Figuras 30.8 e 30.9.

sanguínea de hemoglobina total. Um RN anêmico pode ter dessaturação arterial de oxigênio grave sem cianose óbvia, e RNs com policitemia podem parecer cianóticos com níveis arteriais de oxigênio quase normais. A cianose é particularmente evidente nos lábios. A cianose perioral ou dos leitos ungueais sem cianose labial geralmente não é causada por cardiopatia cianótica. RNs/lactentes hipotérmicos podem parecer cianóticos; pode ser mais difícil detectar a cianose em RNs assistidos sob luz fluorescente ou em ambiente azul. A metemoglobinemia é uma causa rara de cianose. Quando se suspeita de cianose, a avaliação indireta da saturação arterial de oxigênio pela oximetria de pulso transcutânea pode fornecer uma medição rápida e não invasiva.

Anomalias não cardíacas

Convém saber a frequência relativa das possibilidades diagnósticas cardíacas quando há anomalias não cardíacas associadas (ver Quadros 30.3 e 30.4) ou prematuridade. Dentre RNs prematuros, a persistência do canal arterial, coarctação da aorta e comunicação interventricular são mais frequentes. As anormalidades cromossômicas e síndromes congênitas também estão associadas a peso inferior ao nascer e malformações cardíacas específicas (p. ex., síndrome de Down).

RECURSOS DE DIAGNÓSTICO

Oximetria de pulso transcutânea

Especialmente na primeira semana de vida, a dessaturação de oxigênio diferencial ou generalizada pode ser a única evidência de uma lesão cardíaca importante. Um terço dos RNs com cardiopatia congênita potencialmente letal tem cianose como principal sintoma; outro um terço tem cianose associada a sintomas respiratórios. No segundo dia após o nascimento, quando a maioria dos RNs nos EUA recebe alta do hospital, aproximadamente 75% daqueles com circulação pulmonar dependente do canal arterial e 60% dos RNs com circulação sistêmica dependente do canal arterial (incluindo 75% com coarctação da aorta, 45% com interrupção do arco aórtico, 25% com síndrome do coração esquerdo hipoplásico) não foram diagnosticados (41). Cerca de 30% (13 a 48%) dos RNs com anomalias cardíacas congênitas dependentes do canal arterial recebem alta do hospital após o parto sem diagnóstico cardíaco (41). A infusão imediata de prostaglandina endotelina (E_1) para abrir o canal arterial e, algumas vezes, suscitar uma intervenção por cateter para criar uma comunicação interatrial pode ser essencial à sobrevida naqueles com anomalia congênita dependente do canal arterial, e a maioria das lesões implicadas é tratável por cirurgia.

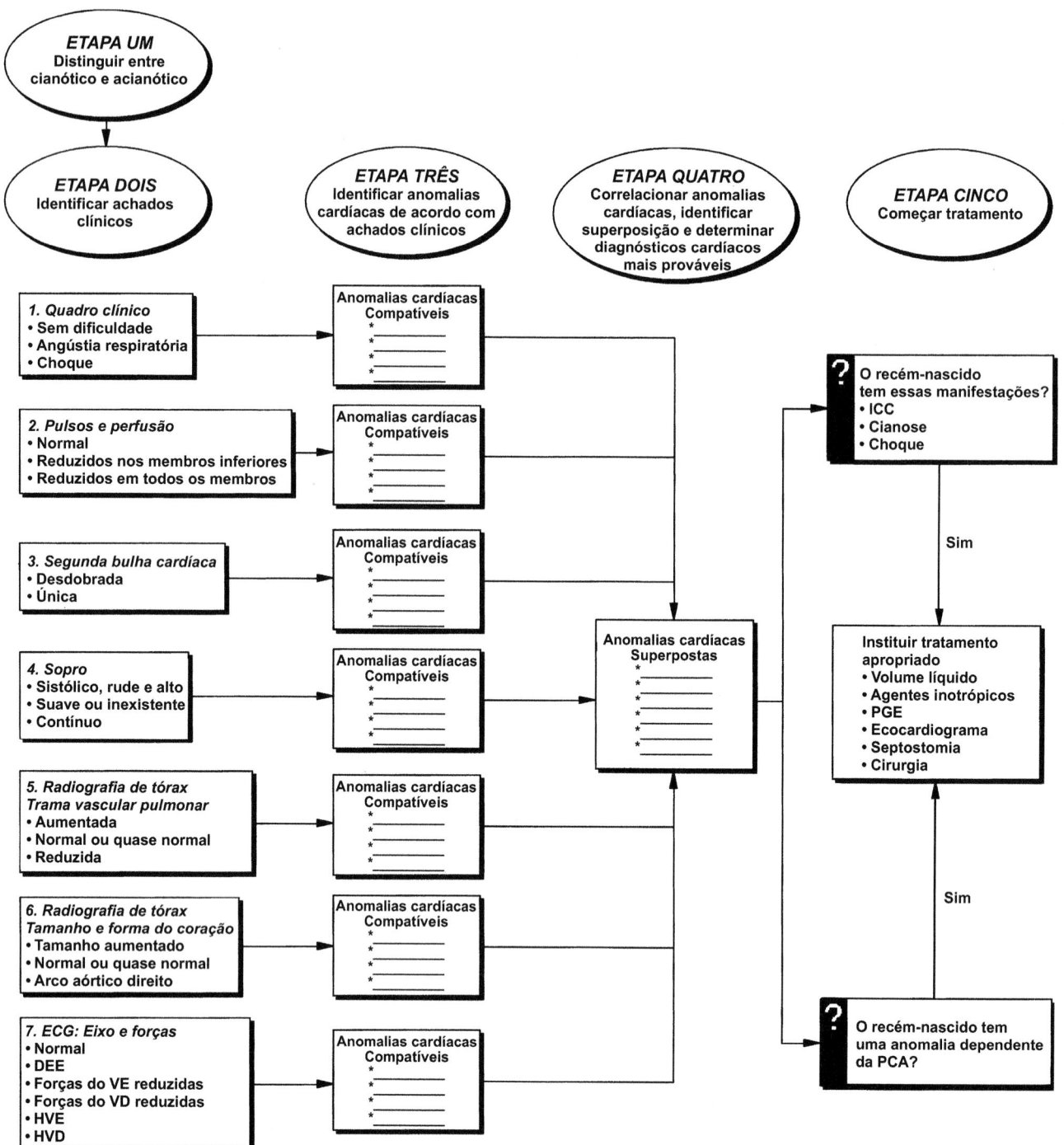

Figura 30.11 Processo de diagnóstico das anomalias cardíacas a partir dos achados no exame cardíaco, radiografia de tórax e eletrocardiograma. PCA, persistência do canal arterial.

Portanto, a triagem universal de todos os RNs com oximetria transcutânea de membros inferior e superior direitos e a avaliação cardíaca imediata de todos os RNs com saturação de oxigênio generalizada inferior a 95% ou pré a pós-ductal maior do que 3% são recomendadas e, em muitos lugares, obrigatórias (41,42).

Teste de hiperoxia | Doença pulmonar e cardiopatia agudas

O rápido diagnóstico e a instituição de manejo apropriado são mais urgentes quando o RN está dispneico e cianótico. Uma radiografia de tórax pode sugerir doença pulmonar, sobretudo se os achados forem assimétricos. Quando existem alterações simétricas difusas possivelmente compatíveis com edema pulmonar ou aumento da trama vascular, é preciso ter cautela, sobretudo no RN a termo. O diagnóstico diferencial entre doença pulmonar e cardiopatia causando edema pulmonar (p. ex., conexão venosa pulmonar anômala total com obstrução) pode ser difícil. A hipertensão arterial pulmonar persistente com *shunt* direita-esquerda pode coexistir com uma doença pulmonar e causar cianose grave. Embora a retenção de dióxido de carbono geralmente seja proeminente em RNs com doença pulmonar primária, alguns RNs gravemente cianóticos com anomalias cardíacas apresentam hipercapnia (hipercarbia) acentuada. Também pode ser difícil diferenciar entre anomalias cardíacas com hipofluxo

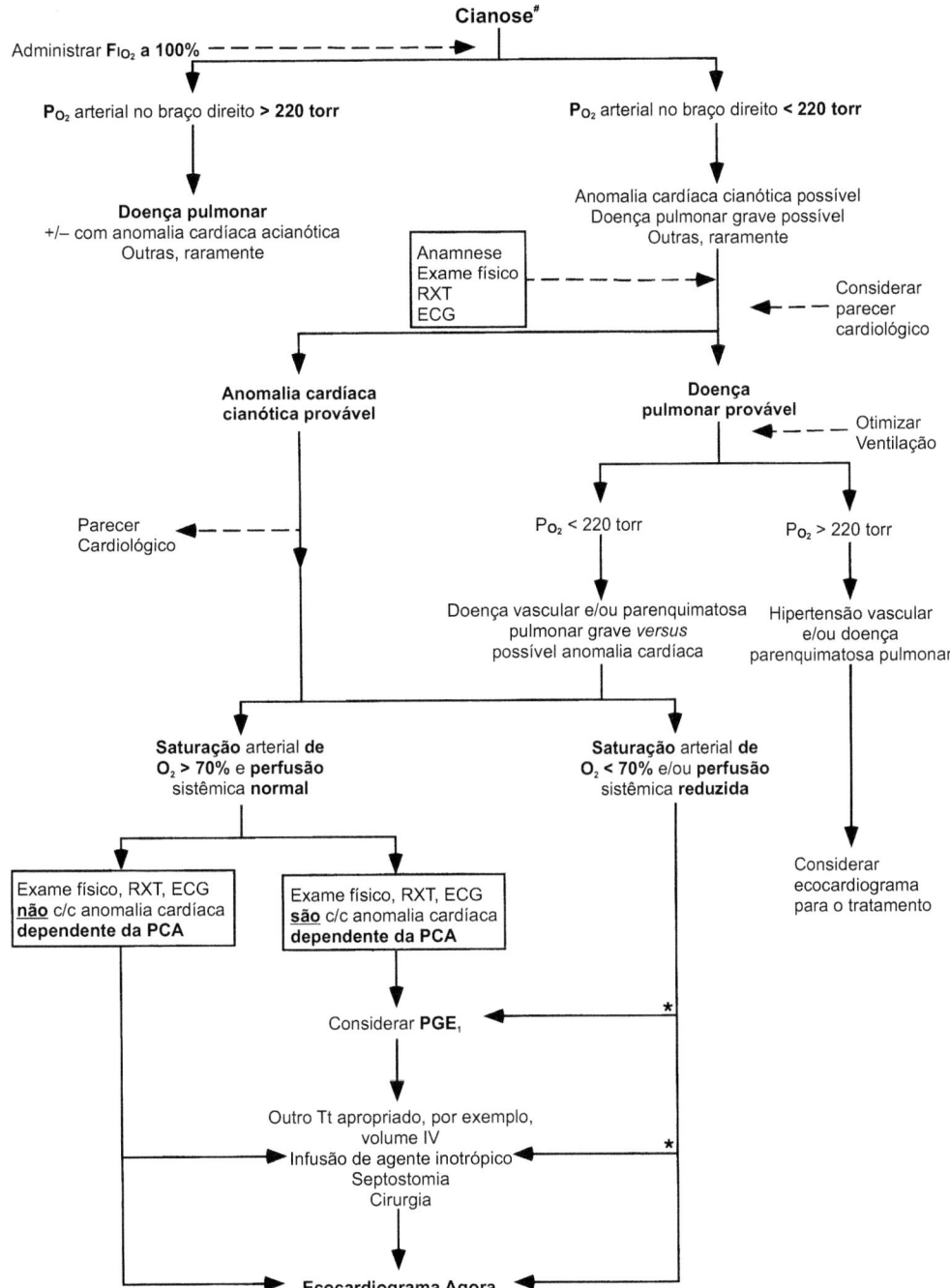

Figura 30.12 Abordagem ao diagnóstico e tratamento de recém-nascidos cianóticos. #, ver no texto detalhes adicionais da avaliação de cianose; +/–, possivelmente; *, ver no texto o tratamento de anomalias específicas. Agora, tão logo possível; c/c, compatíveis com; F_{IO_2}, oxigênio inspirado fracionado; Tt, tratamento.

sanguíneo pulmonar e sopro suave (p. ex., atresia da valva pulmonar) e hipertensão arterial pulmonar persistente sem outra doença parenquimatosa pulmonar evidente nas radiografias. Embora a ausência de hipercapnia sugira cardiopatia, alguns RNs gravemente cianóticos com doença vascular pulmonar exibem valores de P_{CO_2} normais.

A resposta da P_{O_2} arterial à administração de oxigênio a 100%, com as exceções citadas adiante, pode diferenciar entre cardiopatia cianótica e doença pulmonar. O RN que responde à respiração de oxigênio puro com elevação da P_{O_2} arterial para 220 mmHg ou mais não tem cardiopatia cianótica, enquanto o RN que não eleva sua P_{O_2} arterial pré-ductal acima de 100 mmHg provavelmente tem cardiopatia. A estimativa transcutânea da saturação arterial de oxigênio não é uma alternativa precisa porque qualquer P_{O_2} arterial acima de 70 mmHg resulta em saturação arterial de oxigênio superior a 95%. Como o teste de hiperoxia é inconclusivo quando a P_{O_2} arterial situa-se entre 100 e 220 mmHg, a abordagem desses RNs deve considerar que eles talvez tenham cardiopatia cianótica (ver Figura 30.12). Inicialmente, a P_{O_2} arterial enquanto o RN está respirando oxigênio a 100% pode ser medida mais rapidamente a partir de um cateter arterial umbilical posicionado na aorta descendente. Contudo, uma P_{O_2} arterial baixa medida na aorta descendente pode advir de *shunt* direita-esquerda através do canal arterial por hipertensão pulmonar persistente coexistente. A comparação da P_{O_2} medida no sangue da artéria radial direita com a P_{O_2} medida no sangue do cateter arterial umbilical ajuda

QUADRO 30.7
Cinco principais diagnósticos em diferentes idades.

Diagnóstico	Porcentagem de pacientes
Idade à internação: 0 a 6 dias (n = 537)	
Dextrotransposição das grandes artérias	19
Ventrículo esquerdo hipoplásico	14
Tetralogia de Fallot	8
Coarctação da aorta	7
Comunicação interventricular	3
Outros	49
Idade à internação: 7 a 13 dias (n = 195)	
Coarctação da aorta	16
Comunicação interventricular	14
Ventrículo esquerdo hipoplásico	8
Dextrotransposição das grandes artérias	7
Tetralogia de Fallot	7
Outros	48
Idade à internação: 14 a 28 dias (n = 177)	
Comunicação interventricular	16
Coarctação da aorta	12
Tetralogia de Fallot	7
Dextrotransposição das grandes artérias	7
Persistência do canal arterial	5
Outros	53

a diferenciar entre hipertensão pulmonar persistente e anomalia cardíaca cianótica. Na hipertensão pulmonar persistente pode ser encontrada P_{O_2} alta na artéria radial direita. A hiperventilação mecânica e a administração de oxigênio simultâneas podem reduzir a resistência pulmonar e aumentar o fluxo pulmonar, elevando a P_{O_2} acima de 220 mmHg no sangue da aorta descendente e/ou da artéria radial direita, permitindo a diferenciação entre doença pulmonar ou hipertensão pulmonar persistente e anomalia cardíaca cianótica. As dificuldades surgem quando coexistem doença pulmonar e cardiopatia. Por exemplo, no RN com pneumopatia e cardiopatia ou nos RNs com hipertensão pulmonar persistente associada a *shunt* direita-esquerda predominante através do forame oval (ver Capítulos 29 e 32) ou no RN com cardiopatia causando hipertensão venosa pulmonar e edema pulmonar, os resultados podem gerar confusão. A P_{O_2} arterial pode não aumentar significativamente em resposta ao oxigênio a 100% quando existe hipertensão pulmonar persistente grave e *shunt* direita-esquerda predominante através do forame oval. Se a dúvida persistir, o médico pode esclarecer o diagnóstico com o ecocardiograma bidimensional (ver Figura 30.12).

Radiografia de tórax

A radiografia de tórax raramente é diagnóstica de lesões cardíacas específicas, mas é um método relativamente rápido e barato de identificar doenças pulmonares e realizar a triagem de RNs sintomáticos quando existe a suspeita de anomalias cardíacas. As radiografias de tórax com frequência são normais nos primeiros dias de vida quando existem muitas anomalias cardíacas e não são custo-efetivas em RNs assintomáticos com sopro isolado (*i. e.*, sem cianose ou sinais ou sintomas congestivos). Contudo, em RNs cianóticos ou sintomáticos, a existência ou não de cardiomegalia, aumento da trama arterial ou venosa pulmonar, redução da trama arterial pulmonar, ou arco aórtico direito fornece informações importantes acerca da existência de uma anomalia cardíaca (ver Figuras 30.9 e 30.10). Em combinação com os achados do exame físico e eletrocardiograma, os achados da radiografia de tórax podem fornecer informações relevantes a respeito da possível presença de anomalias cardíacas específicas que poderão ajudar no tratamento inicial antes da obtenção de um ecocardiograma. O tamanho do coração deve ser diferenciado da sombra tímica. A cardiomegalia é indicada por uma razão cardiotorácica superior a 0,6 na incidência anteroposterior (AP), desde que a inspiração seja adequada. Pode-se avaliar a posição do arco aórtico, mesmo quando existe um timo sobrejacente grande, pelo desvio da traqueia para o lado oposto. As anomalias não cardíacas associadas que oferecem indícios do diagnóstico cardíaco podem ser reveladas pelos achados radiográficos, por exemplo, heterotaxia (síndrome de asplenia, malrotação), ausência da glândula timo (síndrome de DiGeorge), anomalias vertebrais (associação VACTERL) e ossificação esternal anormal (síndrome de Down).

Eletrocardiograma

O eletrocardiograma pode ser útil na avaliação de anomalias cardíacas e distúrbios arritmogênicos e em particular no diagnóstico e tratamento das arritmias (ver seção Arritmias a seguir). A interpretação do eletrocardiograma em RNs encerra várias armadilhas. Contudo, quando vistos dentro do contexto de outros achados do exame físico e da radiografia de tórax, os achados eletrocardiográficos proporcionam uma vantagem tempestiva no diagnóstico e tratamento da suspeita de anomalia cardíaca (ver Figuras 30.9 e 30.10). O eletrocardiograma também é útil para o reconhecimento de distúrbios arritmogênicos ameaçadores à vida, sobretudo no contexto de outros achados, por exemplo, a história familiar e um QTc prolongado limítrofe.

A interpretação do eletrocardiograma neonatal requer conhecimento das alterações maturacionais na frequência cardíaca e nos intervalos, eixos, voltagens e repolarização eletrocardiográficos que ocorrem normalmente nos primeiros dias e semanas de vida (ver Quadro 30.8 e Figura 30.13) (43). Durante os primeiros dias de vida, há alterações significativas na repolarização, incluindo o eixo de T e o intervalo QT (QTc) corrigido para a frequência, bem como alterações nas amplitudes das ondas R e S que influenciam a interpretação. Em comparação com a idade de 1 ano, RNs de 1 dia de vida normalmente têm frequências cardíacas relativamente rápidas (93 a 154, média 123/minuto), eixo de R relativamente à direita (60 a 195, média 123 graus) e hipertrofia ventricular direita relativa (R em V1 de 5 a 16 mm) (44). Durante

QUADRO 30.8
Alterações maturacionais normais do ECG.

Idade	Frequência cardíaca[a] (bpm)	Eixo elétrico da onda R[a] (+ graus)	Amplitude da onda R em V1[a] (mm)	Amplitude da onda R em V6[a] (mm)	Amplitude da onda T em V1[a] (mm)
0 a 1 dia	93 a 154 (123)	59 a 192 (135)	5 a 26	0 a 11	−30 a +40
1 a 3 dias	91 a 159 (123)	64 a 197 (134)	5 a 27	0 a 12	−41 a +41
3 a 7 dias	90 a 166 (129)	77 a 187 (132)	3 a 24	0,5 a 12	−45 a +25
7 a 30 dias	170 a 182 (149)	65 a 160 (110)	3 a 21,5	2,5 a 16	−10 a −52
1 a 3 meses	121 a 179 (150)	31 a 114 (75)	3 a 18,5	5 a 21	−12 a −62

*Percentis 2 a 98 (média).
Em Schwartz PJ, Garson A Jr, Paul T et al. Guidelines for the interpretation of the newborn electrocardiogram. A task force of the European Society of Cardiology. *Eur Heart J* 2002;23:1329.

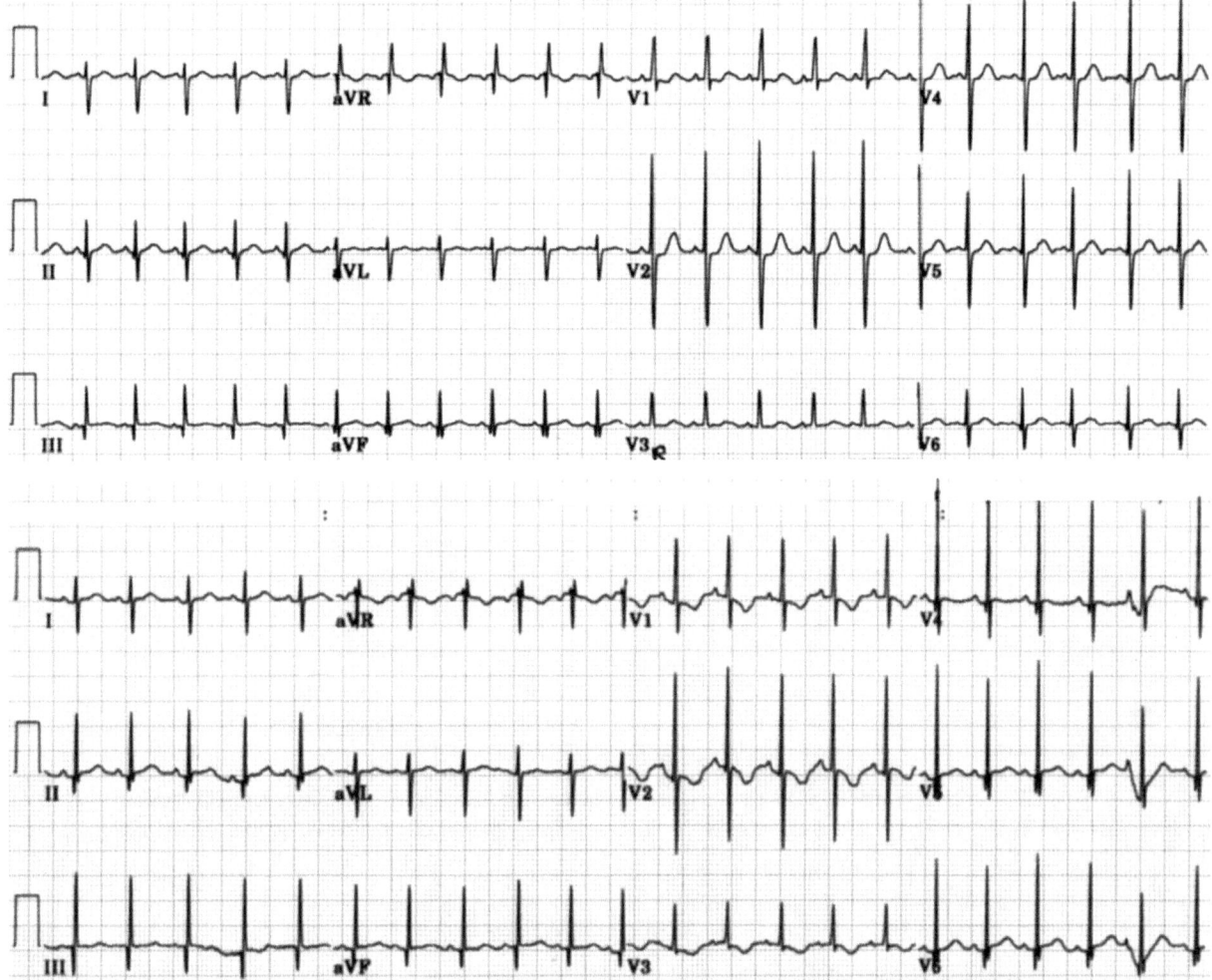

Figura 30.13 Eletrocardiogramas de recém-nascidos sadios de 1/2 dia (acima) e de 5 dias de vida (embaixo) demonstram as alterações normais da repolarização neonatal. A morfologia da onda T em V1 muda de positiva para negativa.

os primeiros 4 dias de vida, um QTc variavelmente mais longo, uma evolução das alterações na polaridade e voltagem da onda T (p. ex., em V1 de ascendente para invertida) e alterações inespecíficas do segmento ST são comuns. Após 4 dias de idade, o QTc dura 440 milissegundos ou menos em 97,5% dos RNs, mas pode ser bem mais longo com anormalidades eletrolíticas (p. ex., hipocalcemia, hipopotassemia), efeito medicamentoso, lesão cerebral e síndromes genéticas do QT prolongado.

A hipertrofia ventricular no eletrocardiograma ao nascimento é uma consequência das anormalidades hemodinâmicas impostas na circulação fetal. As alterações hemodinâmicas e a hipertrofia ventricular associadas a diversas anomalias cardíacas são com frequência bem diferentes na circulação fetal do que após o nascimento. Por exemplo, os RNs com coarctação e outras anomalias obstrutivas com volume do fluxo sanguíneo inferior ao normal, através do ventrículo esquerdo fetal e fluxo superior ao normal e do ventrículo direito fetal, frequentemente apresentam hipertrofia ventricular direita devido ao aumento da carga de trabalho da última câmara. Ademais, as anomalias associadas a hipertensão ventricular direita em nível sistêmico mais tarde, durante o primeiro ano de vida, muitas vezes têm forças ventriculares direitas no ECG neonatal que são difíceis de diferenciar do normal de maneira inequívoca. Portanto, o diagnóstico diferencial de hipertrofia ventricular no RN é distinto do diagnóstico diferencial no restante do primeiro ano de vida (ver Figuras 30.9 e 30.10). Em RNs a termo, os achados eletrocardiográficos de hipertrofia ventricular direita incluem amplitude da onda R em V1 acima do percentil 98 (44) (> 26 mm na 1ª semana, > 21 mm na 2ª à 4ª semana), presença da onda Q em V1, ou persistência das ondas T positivas em V1 após 1 semana de idade. Os achados de hipertrofia ventricular esquerda incluem amplitude da onda R elevada em V6 (44) (> 12 mm na 1ª semana, > 16 mm na 2ª à 4ª semana) e onda Q profunda em V6 (> 4 mm), muitas vezes acompanhada de achatamento ou inversão da onda T em V6.

Embora a maioria das anomalias não cause desvio do eixo elétrico para a direita ao nascimento, quando existe desvio do eixo elétrico no ECG, isso pode ser bastante útil para o diagnóstico (ver Figuras 30.9 e 30.10). O desvio do eixo elétrico para a esquerda em RNs acianóticos está associado mais frequentemente à anomalia dos coxins endocárdicos (p. ex., comunicação interatrial do tipo óstio primário, defeito do canal atrioventricular total), enquanto em RNs cianóticos o desvio do eixo elétrico para a esquerda ocorre na atresia tricúspide e outras anomalias cianóticas em combinação com uma anomalia dos coxins endocárdicos (p. ex., tetralogia ou ventrículo direito com dupla saída e defeito do canal atrioventricular total).

Ecocardiograma

O exame do coração por ecocardiografia bidimensional com Doppler em cores possibilita análise excelente da anatomia intracardíaca em RNs pequenos. Os RNs são candidatos particularmente bons ao ecocardiograma porque eles são menos ativos e possuem excelentes janelas para se obterem imagens ecocardiográficas. O exame segmentar detalhado através das incidências subxifoide, paraesternal, apical, da incisura supraesternal e outras incidências modificadas quando necessário delineia quase toda a anatomia cardíaca relevante e anomalias na maioria dos RNs. O *situs*, a relação ventricular, as relações das grandes artérias, as conexões cardíacas venosas sistêmicas e pulmonares, os septos interatrial e interventricular, a estrutura valvar, a anatomia das grandes artérias e as origens das artérias coronárias podem ser determinados com precisão.

O ecocardiograma com Doppler revela o sentido e a velocidade do fluxo sanguíneo dentro do coração e dos vasos. O Doppler em cores visualiza regurgitação valvar e fluxo sanguíneo nas estenoses valvares e subvalvares, persistência do canal arterial, defeitos septais, artérias coronárias anormais, anomalias venosas sistêmicas e malformação arteriovenosa. As técnicas de Doppler pulsado e onda contínua permitem estimar medidas fisiológicas, como o gradiente de pressão através de valvas estenóticas, defeitos septais e persistência do canal arterial (ver Figura 30.14). Quando há regurgitação tricúspide fisiológica ou patológica, pode-se estimar a pressão sistólica máxima ventricular direita por medição com Doppler da magnitude do gradiente de pressão entre o ventrículo e átrio direitos e pelo acréscimo da pressão da onda V atrial direita, seja presumida ou medida diretamente através de um cateter venoso umbilical (em geral, 3 a 10 mmHg) (ver Figura 30.15). A pressão sistólica ventricular direita em relação à pressão ventricu-

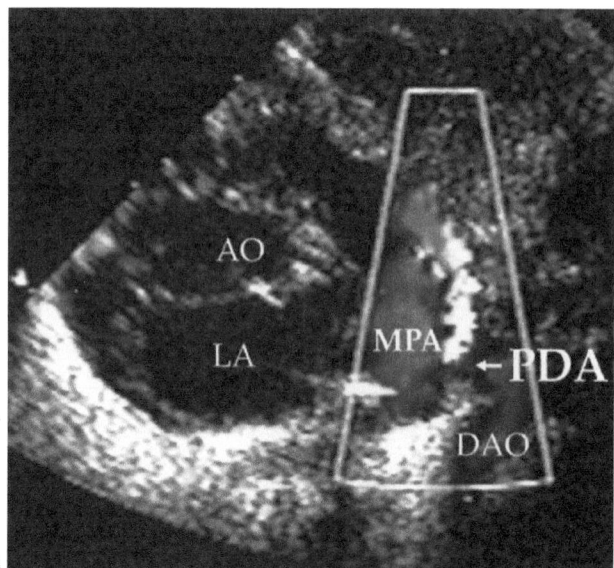
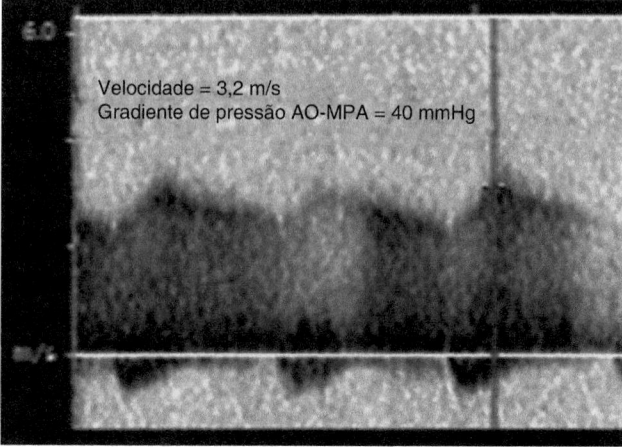

Figura 30.14 Ecocardiograma da persistência do canal arterial na incidência paraesternal parassagital. A. A análise com Doppler demonstra fluxo afastando-se do transdutor dentro da artéria pulmonar e istmo aórtico e, em branco, um jato de fluxo em direção ao transdutor através do canal arterial persistente para a artéria pulmonar. **B.** A quantificação da velocidade do jato de fluxo através do canal arterial com a técnica Doppler em onda contínua e a aplicação do princípio de Bernoulli possibilitam a medição do gradiente de pressão sistólica entre a aorta e a artéria pulmonar. Por esta técnica, o gradiente de pressão é 4 × (velocidade instantânea máxima)[2]. Pode-se estimar a pressão sistólica máxima na artéria pulmonar a partir da diferença na pressão sistólica arterial e o gradiente de pressão através do canal arterial. AO, aorta; DAO, aorta descendente; LA, átrio esquerdo; MPA, artéria pulmonar principal; PDA, persistência do canal arterial.

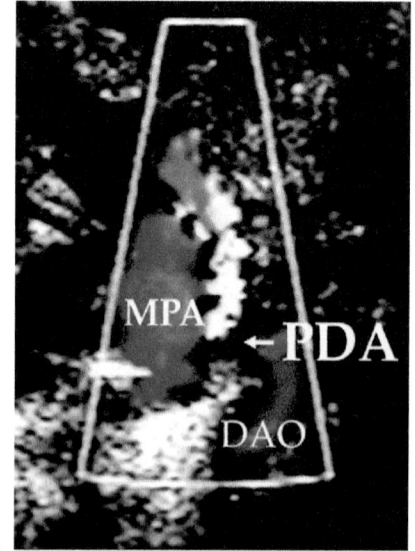
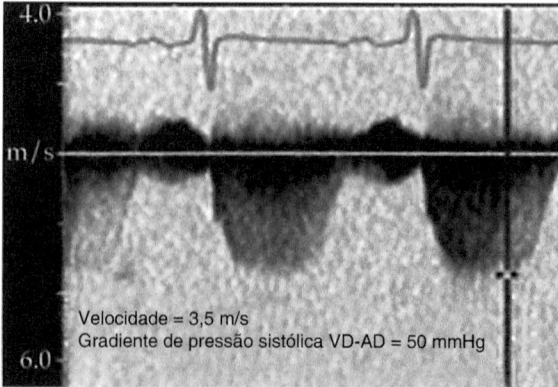

Figura 30.15 A. Ecocardiograma na incidência apical das quatro câmaras durante a sístole. A análise com Doppler em cores do coração direito demonstra um jato de regurgitação tricúspide delineado pelo jato de fluxo azul (*seta branca*). (Esta figura encontra-se reproduzida em cores no Encarte.) **B.** Quantificação da velocidade do jato regurgitante pela aplicação da técnica com Doppler em onda contínua ao longo do eixo da linha pontilhada no painel superior. A aplicação da velocidade de regurgitação tricúspide à equação de Bernoulli permite medir o gradiente de pressão máximo entre o ventrículo e átrio direitos e estimar a pressão ventricular direita. MPA, artéria pulmonar principal; PDA, persistência do canal arterial.

lar esquerda também pode ser avaliada qualitativamente pela curva do septo interventricular. O ecocardiograma contrastado com injeção de solução salina ou albumina agitada em cateter intravenoso ou na artéria umbilical às vezes serve como exame adjuvante ao Doppler colorido na detecção de *shunts*.

Podem-se avaliar o desempenho sistólico, tamanho e espessura da parede do ventrículo. A fração de encurtamento da dimensão transversal interna ventricular esquerda é a medida mais comumente usada para avaliar a função sistólica do ventrículo esquerdo em crianças. No RN enfermo, a pressão sistólica ventricular direita com frequência aproxima-se da pressão sistólica ventricular esquerda, resultando em achatamento da curvatura septal ventricular, de modo que a fração de encurtamento pode não ser indicativa do desempenho sistólico global. Quando há anormalidades regionais do movimento da parede, o desempenho sistólico ventricular é avaliado por estimativa ou medição da alteração relativa do volume ventricular com a contração, a fração de ejeção. Ele é medido por planimetria bidimensional em planos ortogonais ou por ecocardiografia tridimensional. As frações de encurtamento e ejeção medem o desempenho ventricular esquerdo, que é uma função da contratilidade, pós-carga, pré-carga e frequência cardíaca. A contratilidade pode ser avaliada de maneira independente medindo-se a relação da velocidade de estresse sistólico final da parede com o encurtamento das fibras por meio do ecocardiograma em modo M, traçado do pulso central indireto e fonocardiografia. Quando a hipertensão ventricular direita resulta em achatamento sistólico do septo interventricular, as medidas volumétricas são necessárias (consulte o Capítulo 29).

O ecocardiograma tem limitações. Como o exame completo da anatomia cardíaca em RNs é demorado e exige tecnologia adicional dispendiosa, o custo muitas vezes aproxima-se daquele da tomografia computadorizada ou ressonância magnética. A avaliação tem sido insatisfatória quando o uso do ecocardiograma para detectar cardiopatias em RNs é infrequente e não há transdutores ecocardiográficos com frequências apropriadas para eles. O treinamento e os padrões de execução do exame ecocardiográfico para cardiopatias congênitas em fetos e crianças foram disseminados (44). Já houve casos de retardo na transferência de RNs em virtude de diagnósticos errôneos de cardiopatia congênita inoperável ou impressão errônea de que não havia lesão significativa. Se a experiência no diagnóstico de cardiopatias congênitas em RNs for limitada, talvez o melhor a fazer seja transportar o RN até o centro mais próximo para exame ecocardiográfico. Se houver um profissional adequadamente treinado para realizar exame completo à procura de cardiopatias congênitas, pode ser possível, com a tecnologia moderna, transmitir imagens ecocardiográficas pela Internet ou enviar um CD a um centro cardiopediátrico.

Ressonância magnética e tomografia computadorizada

A excelente qualidade de diagnóstico da ecocardiografia do RN, em combinação com os requisitos comuns para anestesia geral na obtenção de imagens de RM e TC adequadas, relega outras modalidades de exames de imagem para funções mais especializadas. A ressonância magnética e a tomografia computadorizada podem auxiliar na avaliação da anatomia e função, fornecendo imagens detalhadas das estruturas intratorácicas, como as artérias pulmonares periféricas, veias pulmonares anômalas, vasos colaterais sistêmico-pulmonares, anéis vasculares, anomalias do arco aórtico e função ventricular direita, que muitas vezes podem não ser exibidos de maneira adequada pelo ecocardiograma (45,46). A escolha da modalidade de exame de imagem deve reconhecer que, enquanto a tomografia computadorizada é menos demorada e fornece mais detalhes anatômicos, a exposição do RN à radiação ionizante deve ser minimizada. Além disso, a RM pode ajudar a diferenciar os tumores cardíacos com base nas características do tecido não aparentes no ecocardiograma (47). O uso do ecocardiograma e da ressonância magnética ou tomografia computadorizada, juntamente com a anamnese e o exame físico, possibilita um diagnóstico preciso sem a necessidade de cateterismo cardíaco diagnóstico na maioria dos RNs.

Cateterismo cardíaco e angiografia diagnósticos
Anatomia

O cateterismo raramente é usado para delinear a anatomia básica do coração. As informações diagnósticas necessárias para a maioria dos procedimentos cirúrgicos cardíacos em RNs atualmente são obtidas de maneira não invasiva com o ecocardiograma. Recorre-se ao cateterismo cardíaco diagnóstico para obter dados específicos indisponíveis através do ecocardiograma, ressonância magnética ou tomografia computadorizada que sejam proveitosos ao planejamento do tratamento (48). Qual é a anatomia das artérias pulmonares e dos colaterais sistêmico-pulmonares no paciente com tetralogia de Fallot e atresia pulmonar? A unifocalização cirúrgica ou fechamento do cateter dos efeitos colaterais específicos são preferíveis? Qual a anatomia das artérias coronárias no paciente com atresia pulmonar e septo interventricular intacto? Qual a anatomia das artérias coronárias com tetralogia de Fallot ou transposição na qual se suspeita de uma anormalidade e/ou as imagens ecocardiográficas não são diagnósticas? Em pacientes selecionados com miocardiopatia, a análise por microscopia óptica e eletrônica da anatomia ultraestrutural e a análise bioquímica do miocárdio obtida por biopsia podem fornecer unicamente o diagnóstico. Em muitas situações, o cateterismo diagnóstico é mais seguro ou mais útil após a cirurgia paliativa inicial, como na síndrome do coração esquerdo hipoplásico ou após procedimentos de *shunts* naqueles com anomalias intracardíacas complexas e atresia pulmonar.

A decisão de realizar cateterismo cardíaco deve ser orientada por avaliação minuciosa dos benefícios a longo prazo do tratamento *versus* risco do procedimento. Antes do cateterismo, otimiza-se o estado clínico de acordo com as anomalias presentes e a rapidez na qual o cateterismo pode fornecer informações críticas que facilitarão a estabilização do paciente. Os RNs com uma anomalia dependente do canal arterial são mais bem tratados com infusão de prostaglandina E_1, iniciada antes e mantida durante todo o cateterismo. O potencial de morbidade e mortalidade do procedimento é maior no RN enfermo (47). A morbidade em potencial inclui perda sanguínea, hipotermia, acidose metabólica e respiratória, arritmia, desequilíbrio eletrolítico, hipoglicemia, trombose das artérias femorais e lesões miocárdicas angiográficas.

Medições hemodinâmicas

Os dados hemodinâmicos obtidos por cateterismo atualmente podem ser em grande parte deduzidos por medições não invasivas da pressão arterial, saturação de oxigênio e medidas ecocardiográficas com Doppler dos gradientes de pressão. A medição direta não ajuda o tratamento cirúrgico neonatal pré-operatório da maioria das anomalias. Quando o cateterismo é realizado principalmente para delinear a anatomia, as medições hemodinâmicas podem ser obtidas prontamente e facilitam a definição do estado clínico e do tratamento. Com frequência, usam-se as medições hemodinâmicas para orientar o cateterismo intervencionista, como a valvoplastia. Às vezes, particularmente no pós-operatório, as informações obtidas por meio de cateteres implantados são úteis ao manejo de RNs enfermos na unidade de terapia intensiva. Podem-se usar cateteres no átrio direito instalados através de uma veia umbilical, veia sistêmica, ou por via transtorácica na sala de cirurgia para medir a pressão venosa central e a saturação sanguínea de oxigênio. Tais dados podem ser usados para inferir a pré-carga e a adequação do débito cardíaco e, em combinação com medições da pressão arterial, inferir a pós-carga relativa. Podem-se usar cateteres na artéria pulmonar, instalados por via transtorácica em cirurgia ou por via transvenosa, para medir *shunts* esquerda-direita e a pressão pulmonar com a finalidade de titular vasodilatadores pulmonares.

Os princípios hemodinâmicos para esses cálculos baseiam-se na lei de Ohm e no princípio de Fick (ver Quadro 30.9) (47). A primeira, quando aplicada à hemodinâmica, estabelece que a queda da pressão através de um leito vascular é igual ao produto do fluxo pela resistência através dele. Portanto, a resistência é igual à diferença das pressões arterial e venosa dividida pelo fluxo. Pode-se calcular o fluxo a partir do princípio de Fick, que se baseia na premissa de que o transporte de oxigênio para o corpo é igual ao consumo corporal de oxigênio. Mede-se o consumo de oxigênio rotineiramente no laboratório de cateterismo e, na unidade de terapia intensiva, presume-se que seja de 200 a 240 mℓ/min/m^2 em RNs (48). O transporte de oxigênio é o produto do fluxo pela diferença arteriovenosa do conteúdo de oxigênio. Os conteúdos arterial e venoso de oxigênio são calculados com base nos produtos das saturações sanguíneas de oxigênio medidas pela concentração sanguínea de hemoglobina e pela capacidade de condução de oxigênio da hemoglobina (1,36 mℓ O$_2$/g de hemoglobina). Os fluxos sistêmico e pulmonar são calculados conforme o Quadro 30.8. Naqueles sem *shunt* hemodinâmico, pode-se medir o débito cardíaco pelo método de termodiluição.

Procedimentos terapêuticos para cardiopatias graves

Pré-procedimento

O RN em dificuldade nos primeiros dias de vida em decorrência de uma cardiopatia está sob risco de rápida deterioração. Com demasiada frequência, o RN tem a aparência de quem sobreviverá, mas algumas horas depois está à beira da morte. Quanto mais cedo surgirem sintomas, mais rápida pode ser a deterioração. Quando o lactente chega a 1 ou 2 meses de vida, a preocupação com mudanças abruptas no estado clínico diminui.

Os RNs que se apresentam com cianose grave nos primeiros dias ou semanas de vida podem estar com o fluxo de saída do ventrículo direito criticamente obstruído, e o fluxo sanguíneo pulmonar adequado depende de um canal arterial que está fechando, ou porque as grandes artérias estão transpostas e a mistura adequada das circulações pulmonar e sistêmica está diminuindo à medida que o canal arterial fecha. Muitos RNs com insuficiência cardíaca congestiva na primeira semana de vida têm obstrução do trato de saída ventricular esquerdo ou da aorta, com o fluxo da aorta descendente suprido por um canal arterial em fechamento. Nesses RNs, a sobrevida pode depender da persistência do canal arterial; deve-se suspeitar dessa dependência e considerar a infusão de prostaglandina E$_1$. Se possível, deve-se utilizar o ecocardiograma para confirmar um dado diagnóstico anatômico, mas este exame não está disponível em muitas unidades de assistência primária, e o estado do RN pode não conceder tempo suficiente para o seu transporte até uma instituição que ofereça a ecocardiografia. Caso se suspeite de uma anomalia dependente do canal arterial com base no exame físico, ECG e radiografia de tórax (p. ex., atresia pulmonar, síndrome do coração esquerdo hipoplásico), ou se o estado de um RN com anomalia cardíaca não diagnosticada estiver piorando significativamente de modo que a saturação arterial de oxigênio seja inferior a 70% (p. ex., como na dextrotransposição das grandes artérias ou estenose pulmonar crítica) ou se houver insuficiência cardíaca congestiva grave devido ao fechamento do canal arterial (p. ex., na estenose aórtica crítica ou coarctação da aorta), deve-se instituir a terapia com prostaglandina E$_1$ ainda que o ecocardiograma não esteja disponível (ver Figura 30.12). A dose inicial habitual de 0,1 µg/kg/min pode ser reduzida em muitos casos para 0,05 a 0,02 µg/kg/min após a estabilização. Deve-se prever a ocorrência de efeitos colaterais relativamente comuns, em particular apneia central, vasodilatação com hipotensão e febre. Em tais situações, deve-se realizar intubação endotraqueal antes do transporte.

A despeito da terapia com prostaglandina, esses RNs criticamente enfermos podem ter débito cardíaco baixo, que pode responder à correção de perturbações metabólicas comuns como hipotermia, hipovolemia intravascular, hipocalcemia e hipoglicemia, mas com frequência o suporte inotrópico é necessário. A medição da pressão venosa central orienta a terapia de hidratação e permite a administração de infusões concentradas de glicose, cálcio e aminas vasoativas. Após as medidas apropriadas para corrigir anormalidades metabólicas, pode-se fornecer líquido em etapas rápidas de 5 a 10 mℓ/kg até obter-se resposta adequada ou ocorrer congestão circulatória. Se necessário, deve-se acrescentar a infusão de dopamina e dobutamina ou milrinona ou inanrinona para apoiar a função de bomba. Devem-se considerar a infusão contínua de epinefrina como suporte para RNs refratários até que a paliação cirúrgica seja realizada.

A hiperventilação deve ser evitada em RNs com determinadas lesões nas quais as circulações pulmonar e sistêmica estejam em paralelo, como a síndrome do coração esquerdo hipoplásico. A hiperventilação e a administração de oxigênio nesses RNs podem reduzir demais a resistência vascular pulmonar, resultando em escoamento para a vasculatura pulmonar, hipotensão sistêmica e fluxo sanguíneo sistêmico muito baixo.

O RN cardiopata acianótico que apresenta sintomas de aumento do trabalho respiratório e recusa alimentar após 2 a 4 semanas de vida muitas vezes tem insuficiência cardíaca congestiva por diminuição da resistência vascular pulmonar e aumento do *shunts* esquerda-direita. Após a redução, diuréticos e, nos casos refratários, vasodilatadores sistêmicos são indicados com frequência. Raramente, esses RNs têm lesões obstrutivas no lado esquerdo ou miocardiopatia (p. ex., artéria coronária esquerda anômala) que requer tratamento diferente (ver a seguir).

Cateterismo terapêutico

As intervenções atualmente realizadas em RNs incluem a septostomia atrial por balão com a técnica de Rashkind para a transposição das grandes artérias, criação de uma comunicação interatrial na atresia mitral ou síndrome do coração esquerdo hipoplásico com comunicação atrial restritiva através da punção atrial de Brockenbrough e dilatação com balão, valvoplastia pulmonar e aórtica, angioplastia da artéria pulmonar, angioplastia de coarctação aórtica distinta com o resto do arco aórtico de calibre normal e fechamento de vasos colaterais arteriais sistêmico-pulmonares (48-52). A

QUADRO 30.9

Fórmulas hemodinâmicas

Consumo de O$_2$ = transporte de O$_2$ = Q = (conteúdo arterial de O$_2$ – conteúdo venoso de O$_2$)

Conteúdo sanguíneo de O$_2$ (mℓ/ℓ) = Hb (g/dℓ) × 10 (dℓ/ℓ) × 1,36 (mℓ O$_2$/g Hb) × Sat. de O$_2$ da Hb

Consumo neonatal de O$_2$ médio = 200 a 220 mℓ/min/m^2

Q_s (ℓ/min/m^2) = consumo de O$_2$/Hb × 13,6 × (Sat. arterial de O$_2$ – Sat. venosa de O$_2$)

Q_p (ℓ/min/m^2) = consumo de O$_2$/Hb × 13,6 × (Sat. venosa pulm. de O$_2$ – Sat. arterial pulm. de O$_2$)

Qp/Qs =

ΔP (mmHg) = $Q \times R$ (unidades Wood)

R_s = Q_s/(pressão arterial média – pressão AD média)

R_p = Q_p/(pressão arterial pulm. média – pressão AE média)

Q, débito cardíaco ou fluxo sanguíneo; Hb, concentração sanguínea de hemoglobina; Sat., saturação; Q_s, fluxo sistêmico ou débito cardíaco; Q_p, fluxo pulmonar; ΔP, pressão arterial média menos pressão atrial média; pulm., pulmonar; R, resistência vascular; R_s, resistência vascular sistêmica; R_p, resistência vascular pulmonar.
Em Lock JE, Keane JF, Mandell VS, Perry SB. Cardiac catheterization. In: Fyler DC, ed. *Nadas' pediatric cardiology*. Philadelphia, PA: Hanley & Belfus, 1992.

realização de um procedimento terapêutico e a extração de informações diagnósticas vitais com o mínimo perigo para o paciente exigem vigilância contra uma série de armadilhas traiçoeiras e percepção aguda de custo e benefício clínicos de cada manobra contemplada. O RN submetido ao cateterismo está enfermo, com frequência em situação crítica, e pode sofrer flutuações amplas do seu estado fisiológico. Antes do cateterismo, o RN é clinicamente estabilizado tanto quanto possível de acordo com suas anomalias, estado e rapidez com que o cateterismo é necessário para controlar a situação. Os RNs dependentes do canal arterial são tratados com infusão de prostaglandina E_1 (53,54). Atenção minuciosa e contínua à manutenção do ambiente térmico adequado, minimização da perda sanguínea, acesso vascular e hemostasia, anticoagulação, estado metabólico, função respiratória e manipulação de cateteres otimizam o desfecho.

Cirurgia

As cardiopatias potencialmente fatais em RNs muitas vezes exigem cirurgia (ver Capítulo 31). O reconhecimento precoce, o transporte seguro a um centro cardiológico, o diagnóstico preciso e uma equipe cirúrgica experiente são essenciais ao sucesso. Anestesiologistas familiarizados com os problemas de RNs cardiopatas e uma unidade de terapia intensiva bem equipada com profissionais treinados contribuem para o manejo bem-sucedido desses RNs. A assistência pós-operatória exige ajustes finos do volume sanguíneo, temperatura corporal, equilíbrio hidreletrolítico, oxigenação, ventilação e medições hemodinâmicas. A cooperação próxima entre cardiologistas, intensivistas e cirurgiões responsáveis pela assistência neonatal é obrigatória.

A cronologia da intervenção cirúrgica depende do diagnóstico anatômico e do desfecho relativo da cirurgia a curto e longo prazos. O reparo em estágio único deve ser usado, se possível, quando os desfechos são pelo menos equivalentes aos dos procedimentos em dois ou mais estágios para evitar o risco adicional de outros procedimentos antes de um procedimento definitivo. Também há evidências crescentes de que o reparo precoce proporcione estado cardíaco e função neurológica melhores (55). Para as anomalias complexas, sobretudo aquelas com um ventrículo funcional, uma abordagem em estágios muitas vezes é necessária, com uma intervenção inicial paliativa para salvar a vida realizada no primeiro ano de vida, seguida meses ou anos depois por cirurgia reparadora adicional.

LESÕES CIANÓTICAS

O diagnóstico diferencial das cardiopatias cianóticas abrange muitos distúrbios (Quadro 30.10). As lesões geralmente associadas a hipofluxo pulmonar incluem tetralogia de Fallot, estenose pulmonar, atresia tricúspide, atresia pulmonar com septo interventricular intacto e doença de Ebstein. As lesões cianóticas geralmente associadas a aumento da trama vascular pulmonar incluem dextroposição das grandes artérias, síndrome do coração esquerdo hipoplásico, veias pulmonares anômalas totais, tronco arterioso e formas de ventrículo único sem estenose pulmonar.

QUADRO 30.10

Diagnóstico diferencial das cardiopatias cianóticas.

Diagnóstico	Exame físico	Achados radiográficos	Achados eletrocardiográficos
Síndrome do coração esquerdo hipoplásico	B_2 única, ↑ trabalho respiratório, ↓ amplitude do pulso, ↓ perfusão, +/– SSI	↑ Trama arterial pulmonar, cardiomegalia	Em geral ↓ forças do VE, apresenta AAD, DED, HVD
Transposição das grandes artérias (SVI, CIV)[a]	B_2 desdobrada, +/– sopro, +/– ↑ trabalho respiratório (i. e., cianose tranquila)	↑ Trama arterial pulmonar, +/– cardiomegalia com mediastino estreito (i. e., "ovo em um barbante")	Apresenta AAD, DED, HVD
Tronco arterioso	B_2 desdobrada, múltiplos cliques, SSE suave a alto, +/– SDR, ↑ trabalho respiratório	↑ Trama arterial pulmonar, cardiomegalia	Apresenta AAD, DED, HBV
Conexão venosa pulmonar anômala total	Desdobramento estreito de B_2, +/– sopro, ↑ trabalho respiratório	↑ Trama venosa pulmonar, ↑ trama intersticial difusa	Apresenta AAD, DED, HVD
Atresia tricúspide Sem EP Com EP	B_2 desdobrada, aumento do impulso de VE, SSI B_2 única, SSE	↑ Trama arterial pulmonar, cardiomegalia ↓ Trama arterial pulmonar, +/– cardiomegalia	Desvio do eixo para a esquerda
Tetralogia de Fallot Com EP Com AP	B_2 única, SSE B_2 única, sopro contínuo, borda esternal esquerda dorso, axilas	+/– ↓ Trama arterial pulmonar, +/– coração em forma de bota ↑, ↓ Trama arterial pulmonar e tamanho cardíaco	Apresenta AAD, DED, HVD
Estenose pulmonar (SVI ou VU)	B_2 única, clique, SSE	↓ Trama arterial pulmonar	Com SVI, eixo do QRS em 0 a 100°, apresenta AAD, DED, HVD
Atresia pulmonar (SVI ou VU)	B_2 única, SSI suave	↓ Trama arterial pulmonar	Com SVI, eixo do QRS em 0 a 80°, ↓ forças do VD, +/– ondas Q
Hipertensão pulmonar persistente	Desdobramento estreito ou B_2 única, ↑B_2 hiperfonética, +/– SSI	↓ Trama arterial pulmonar, +/– infiltrados parenquimatosos, +/– cardiomegalia	Apresenta AAD, DED, HVD

[a]O ventrículo único geralmente está associado à transposição das grandes artérias, e na ausência de EP ou AP, apresenta-se de maneira semelhante à transposição com comunicações interventriculares.

+/–, pode ou não estar presente; ↓, redução; ↑, elevação; HBV, hipertrofia biventricular; SDR, sopro diastólico regurgitante; SVI, septo interventricular intacto; VE, ventrículo esquerdo; AP, atresia pulmonar; EP, estenose pulmonar; DED, desvio do eixo para a direita; AAD, aumento do átrio direito; VD, ventrículo direito; HVD, hipertrofia ventricular direita; SSE, sopro sistólico de ejeção; SSI, sopro sistólico de insuficiência; VU, ventrículo único; CIV, comunicação interventricular.

Anomalias com cianose causada por transposição separada das circulações sistêmica e pulmonar

Dextrotransposição das grandes artérias

Na transposição das grandes artérias, a aorta origina-se do ventrículo direito e a artéria pulmonar do ventrículo esquerdo. Na forma mais comum, dextrotransposição, a aorta é anterior e à direita da artéria pulmonar, em vez de na sua posição posterior e à direita normal.

A transposição das grandes artérias é uma das lesões cardíacas congênitas mais comuns que se apresentam no período neonatal (ver Quadros 30.1 e 30.2), e uma causa frequente de morte entre RNs com cardiopatia congênita não operados. A razão entre os sexos masculino e feminino é 1,8:1, e o peso ao nascer médio é maior que o de outros pacientes com cardiopatia congênita, embora não que o da população geral. A transposição está associada a outras anormalidades cardíacas, como comunicação interventricular, persistência do canal arterial, estenose da valva pulmonar, ventrículo direito hipoplásico e coarctação.

Fisiopatologia

As circulações sistêmica e pulmonar estão normalmente dispostas em série uma com a outra, mas na transposição completa estão em paralelo. O sangue venoso sistêmico desoxigenado retorna para o átrio direito, entra no ventrículo direito e sai através da aorta. O sangue venoso pulmonar maximamente oxigenado entra no átrio e ventrículo esquerdos, então retorna para as artérias pulmonares e os pulmões. Sem alguma comunicação entre as circulações sistêmica e pulmonar, a sobrevida é impossível; o sangue oxigenado não é transportado para a circulação sistêmica, tampouco o sangue venoso sistêmico segue para os pulmões, onde seria oxigenado. Uma comunicação interatrial, comunicação interventricular, ou canal arterial persistente, isolado ou em combinação, proporciona a mistura entre as circulações (Figuras 30.16 e 30.17). O forame oval e o canal arterial, normalmente pérvios no feto, costumam fechar logo após o nascimento. Os RNs com transposição e septo interventricular intacto tornam-se extremamente cianóticos nas primeiras horas ou dias de vida, pois ocorre fechamento do forame oval e canal arterial e a mistura entre as circulações diminui. A hipoxemia grave pode acarretar acidose metabólica. A sobrevida depende de assistência de apoio imediata e restabelecimento da perviedade do canal arterial e comunicação interatrial para melhorar a mistura e a oxigenação.

Os RNs com transposição e uma comunicação interventricular grande são menos cianóticos porque o defeito no septo interventricular permite a mistura. Essas crianças podem não ser reconhecidas no período neonatal, mas apresentam insuficiência congestiva nas semanas seguintes. A combinação de hiperfluxo pulmonar, hipertensão pulmonar e elevação da pressão atrial esquerda leva ao desenvolvimento de insuficiência cardíaca congestiva (ver Figura 30.16) e à subsequente doença obstrutiva vascular pulmonar. As alterações anatômicas durante os primeiros meses de vida podem acarretar alterações hemodinâmicas importantes. Uma comunicação interventricular grande pode diminuir de tamanho ou fechar espontaneamente, reduzindo a mistura e aumentando a hipoxemia. A intensificação da estenose pulmonar pode reduzir o fluxo pulmonar e, desse modo, aumentar a cianose, mas melhorar a insuficiência cardíaca congestiva. As comunicações interatriais criadas por septostomia com balão e aquelas produzidas por septectomia cirúrgica podem diminuir de tamanho ou fechar espontaneamente.

Achados clínicos

Os RNs com transposição das grandes artérias e septo interventricular intacto manifestam cianose acentuada, acompanhada de taquipneia leve logo após o nascimento. Muitos desses RNs, embora taquipneicos, não parecem desconfortáveis (i. e., cianose tranquila). O exame cardíaco, a radiografia de tórax e o ECG podem ser normais nos demais aspectos. As bulhas cardíacas são normais (i. e., a segunda bulha está desdobrada), e pode não haver sopro

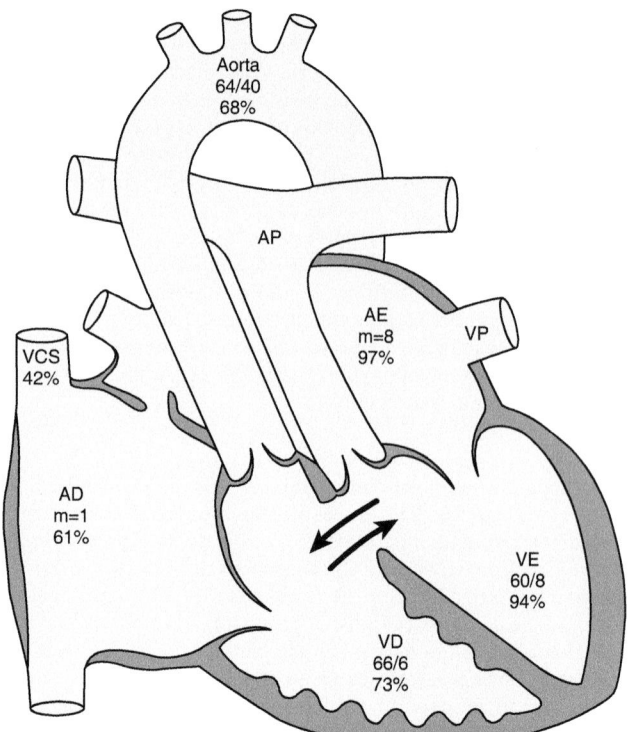

Figura 30.16 Diagrama da anatomia e fisiologia da transposição das grandes artérias com uma única comunicação interventricular membranosa em lactente de 1 mês de vida, o qual apresentava cianose leve e insuficiência cardíaca congestiva controlada. Há equilíbrio da pressão entre os ventrículos e elevação das pressões diastólicas no lado esquerdo. Após septostomia com balão, a saturação arterial subiu para 75%. Os números embaixo do nome de cada câmara são medidas da pressão (mmHg) determinadas no cateterismo cardíaco; as porcentagens indicam a saturação de oxigênio. AE, átrio esquerdo; VE, ventrículo esquerdo; AP, artéria pulmonar; VP, veia pulmonar; AD, átrio direito; VD, ventrículo direito; VCS, veia cava superior. Adaptada de Mullins CE, Mayer DC. *Congenital heart disease: a diagramatic atlas.* New York: Alan R Liss, 1988.

significativo. Como os achados clínicos habituais, afora a cianose, podem ser irrelevantes, um dos testes diagnósticos mais importantes é o teste de hiperoxia. A ausência de elevação significativa da Pa_{O_2} arterial (com frequência < 30 mmHg em ar ambiente) após inalação de oxigênio a 100% durante um período de 10 min é uma forte evidência presuntiva de cardiopatia cianótica, mais comumente transposição completa.

O ECG pode mostrar algumas forças ventriculares direitas excessivas. Na radiografia de tórax, o coração e a vasculatura pulmonar podem parecer normais no início, porém cardiomegalia, mediastino estreito e pletora pulmonar frequentemente estão presentes ou surgem mais tarde.

A ecocardiografia confirma o diagnóstico. A grande artéria que se origina do ventrículo esquerdo segue um trajeto anormal e então bifurca-se nas artérias pulmonares direita e esquerda. O ventrículo direito dá origem a uma grande artéria que ascende relativamente reta até o arco da aorta posterior (Figura 30.18). O exame ecocardiográfico também pode delinear a perviedade do forame oval e canal arterial, a natureza das anomalias associadas e a anatomia das artérias coronárias, relevante para o procedimento cirúrgico de *switch* arterial.

Os RNs com transposição e uma grande comunicação interventricular geralmente apresentam-se com insuficiência congestiva e cianose leve, entre zero e 6 semanas de idade. Ganho ponderal insuficiente, taquipneia e sudorese excessiva são comuns, e sibilância ocorre em lactentes maiores. Um sopro sistólico alto exibe intensidade máxima na borda esternal inferior esquerda, muitas vezes associado a um ruflar mesodiastólico leve. A B_3 pode produzir ritmo de galope. Podem-se auscultar estertores nos pulmões.

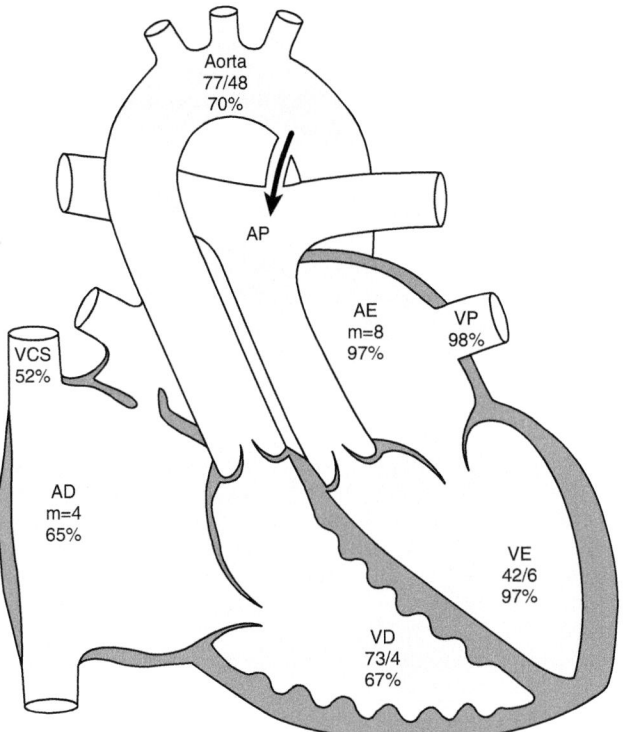

Figura 30.17 Diagrama da anatomia e da fisiologia da transposição das grandes artérias com septo interventricular intacto em menina de 1 dia de vida que estava cianótica ao nascimento. No cateterismo, ela apresentava pressão no ventrículo esquerdo (*i. e.*, pulmonar) inferior à pressão sistêmica. O canal arterial persistente desvia sangue para o circuito pulmonar, e o forame oval desvia igual volume para fora do circuito pulmonar. Se não houvesse esta comunicação, um volume sanguíneo relativo se deslocaria para um lado da circulação em questão de minutos. Se o canal arterial fechasse espontaneamente, o estado do recém-nascido se tornaria precário. Se o canal arterial fosse dilatado com prostaglandinas, o RN se tornaria mais rosado, porém teria dificuldade respiratória em virtude do hiperfluxo pulmonar. Os números embaixo do nome de cada câmara são medidas da pressão (mmHg) determinadas no cateterismo cardíaco; as porcentagens indicam a saturação de oxigênio. AE, átrio esquerdo; VE, ventrículo esquerdo; AP, artéria pulmonar; VP, veia pulmonar; AD, átrio direito; VD, ventrículo direito; VCS, veia cava superior. Adaptada de Mullins CE, Mayer DC. *Congenital heart disease: a diagramatic atlas.* New York: Alan R Liss, 1988.

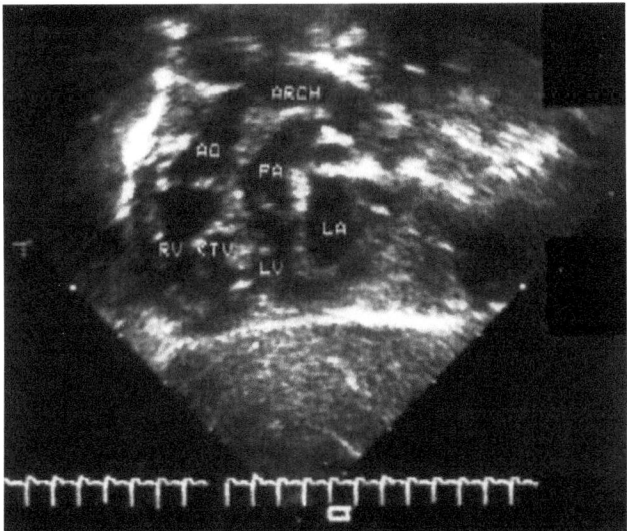

Figura 30.18 Ecocardiograma na incidência subxifoide de recém-nascido com transposição das grandes artérias. AO, aorta; ARCH, arco aórtico; LA, átrio esquerdo; LV, ventrículo esquerdo; PA, artéria pulmonar; RV, ventrículo direito; TV, valva tricúspide.

O ECG revela desvio do eixo para a direita e hipertrofia atrial direita e ventricular direita. Infrequentemente, o ventrículo direito é hipoplásico, as forças ventriculares direitas estão ausentes ou reduzidas e há hipertrofia ventricular esquerda. A radiografia de tórax mostra tipicamente cardiomegalia marcante e pletora pulmonar.

O ecocardiograma deve identificar a localização da comunicação interventricular, sua relação com as grandes artérias e as valvas atrioventriculares e problemas associados complexos, como uma valva tricúspide acavalgada ou anormal, ventrículo direito hipoplásico, estenose pulmonar valvar ou subvalvar, coarctação da aorta, justaposição dos apêndices atriais e drenagem venosa sistêmica ou pulmonar anômala.

Diagnóstico diferencial

A maioria dos RNs com transposição e septo ventricular intacto é prontamente reconhecida como RNs cianóticos com pouca dificuldade respiratória e sem sopro significativo. Em muitos casos, o exame físico mostra uma segunda bulha cardíaca desdobrada, e os raios X de tórax demonstram cardiomegalia e hiperfluxo pulmonar, o que ajuda a distinguir a transposição de outras lesões com cianose e sem sopro, atresia da valva pulmonar com septo ventricular intacto e conexão venosa pulmonar anômala total. O diagnóstico de transposição das grandes artérias pode ser complicado se houver outras anormalidades, como valva tricúspide acavalgada, hipoplasia do ventrículo direito, coarctação da aorta ou estenose pulmonar (ver Quadro 30.10). De acordo com o tipo e a intensidade das malformações cardíacas associadas, os sintomas clínicos e achados em RNs com transposição complicada das grandes artérias podem assemelhar-se estreitamente a praticamente qualquer outra lesão cardíaca cianótica.

O quadro clínico em RNs com a constelação da transposição das grandes artérias, comunicação interventricular e estenose ou atresia pulmonar é quase indistinguível daquele da tetralogia de Fallot ou atresia pulmonar com comunicação interventricular. Se a dextrotransposição das grandes artérias estiver associada a uma grande CIV e cianose limitada, ela pode ser confundida com outras lesões com grande *shunt* esquerda-direita, como a CIV com raiz aórtica normal ou retorno venoso pulmonar anômalo total sem obstrução. A ausência de cianose identifica a primeira, e o ecocardiograma consegue diferenciar todas essas anomalias.

Tratamento

Nos pacientes diagnosticados ou suspeitos de transposição com septo interventricular intacto, infunde-se prostaglandina E_1 para abrir e manter o canal arterial pérvio, a fim de melhorar a mistura e a oxigenação sistêmica. Como a prostaglandina E_1 pode causar apneia central e vasodilatação, pode haver necessidade de suporte com ventilação mecânica, infusão de volume e às vezes agentes inotrópicos. Alguns RNs também precisam de uma comunicação interatrial bem aberta para obter oxigenação adequada, e a maioria evolui melhor com essa comunicação. A septostomia atrial com balão geralmente proporciona melhora clínica expressiva nos RNs com cianose grave, e alguns necessitam dela imediatamente para garantir a sobrevida (ver Figura 30.19). A anatomia das artérias coronárias e lesões associadas também precisa ser mais bem delineada pelo cateterismo. O tipo de procedimento cirúrgico empregado depende dos defeitos cardíacos associados (ver Capítulo 31).

Demonstrou-se que o "reparo anatômico" com a cirurgia de *switch* arterial é o procedimento de escolha em RNs com transposição não complicada (56,57) (ver Capítulo 31). Resumidamente, a aorta e a artéria pulmonar são seccionadas e os vasos distais são reanastomosados de modo a obter conexões fisiológicas normais. As coronárias com um botão aórtico circundante são movidas para a neoaorta. O canal arterial é ligado e a septostomia atrial fechada e, quando presente, a comunicação interventricular é fechada. O desfecho cardiovascular a longo prazo do procedimento de *switch* arterial é excelente apesar de um pequeno número ter dificuldade com compressão da artéria pulmonar, ou estreitamento da anastomose, ou "acotovelamento" de uma artéria coronária (58).

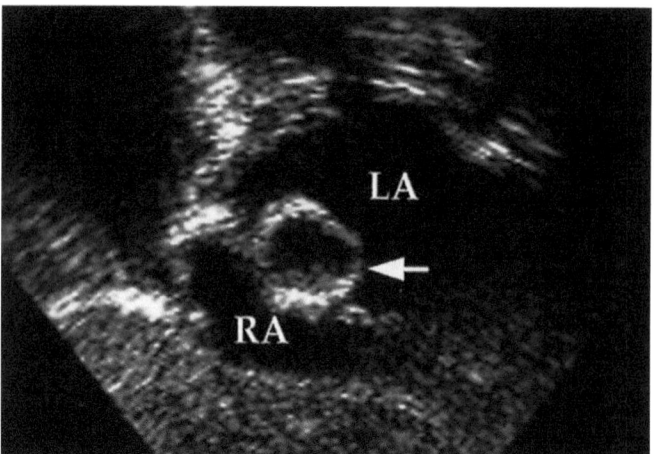

Figura 30.19 Ecocardiograma na incidência subxifoide mostra um cateter de septostomia com balão. O balão insuflado (*seta*) está sendo puxado do átrio esquerdo (LA) para o átrio direito (RA) através do forame oval. Usa-se esta técnica de septostomia em recém-nascidos com transposição das grandes artérias para criar uma comunicação interatrial a fim de aumentar a mistura intracardíaca do sangue total e parcialmente oxigenado, desse modo melhorando a oxigenação sistêmica.

A presença adicional de estenose pulmonar ou aórtica valvar ou subvalvar significativa pode impossibilitar um procedimento de *switch* arterial simples. A estenose grave da valva pulmonar geralmente acompanha-se de uma grande comunicação interventricular, e realiza-se um procedimento de Rastelli ou uma variação desse procedimento. A estenose da valva aórtica nativa pode ser tratada por uma modificação do procedimento do tipo Damus-Kaye-Stansel e colocação de um conduto do ventrículo direito à artéria pulmonar distal (ver Capítulo 31). Esses procedimentos exigem revisão dos condutos implantados cirurgicamente com o crescimento e no evento frequente de compressão extrínseca.

Anomalias com cianose por hipofluxo sanguíneo pulmonar

Tetralogia de Fallot

A tetralogia de Fallot caracteriza-se por uma grande comunicação interventricular e estenose pulmonar infundibular ou atresia pulmonar. Fatores ambientais e uma série de distúrbios genéticos estão associados à tetralogia de Fallot. Muitos casos exibem microdeleções em uma região crítica do cromossomo 22q11 (10). A anormalidade anatomopatológica primária parece ser o desvio anterior da parte superior do septo interventricular, conhecida como septo conal, que separa o fluxo de saída pulmonar anterior do ventrículo direito do fluxo de saída ventricular esquerdo subaórtico. Isto resulta em comunicação interventricular subaórtica por mal-alinhamento anterior e um infundíbulo ventricular direito hipoplásico e estreito. Com frequência há estenose pulmonar valvar considerável, hipoplasia das artérias pulmonares, hipertrofia ventricular direita, aorta ascendente relativamente grande e arco aórtico direito (25%). Em RNs com atresia pulmonar, o fluxo sanguíneo pulmonar ocorre por meio de um canal arterial persistente ou por vasos colaterais arteriais sistêmico-pulmonares. Cinco por cento dos pacientes têm distribuição coronariana anormal, o que influencia a correção cirúrgica. A tetralogia é uma das lesões cardíacas congênitas cianóticas mais comuns que se apresentam no período neonatal (ver Quadros 30.1 e 30.2) e às vezes (10%) está associada a malformações extracardíacas graves.

Fisiopatologia

De acordo com a intensidade da obstrução do trato de saída do ventrículo direito, pode haver fluxo esquerda-direita intracardíaco ou *shunt* direita-esquerda e hipoxemia. As pressões entre os ventrículos se igualam através da grande comunicação interventricular. A saturação arterial periférica de oxigênio depende do grau de mistura venosa sistêmica e do fluxo pulmonar absoluto (Figura 30.20). O grau de mistura venosa sistêmica, isto é, o *shunt* direita-esquerda do sangue venoso sistêmico para longe do trato de saída pulmonar através da comunicação interventricular para a aorta, está relacionado diretamente com a intensidade da estenose pulmonar e inversamente com a resistência vascular sistêmica. O volume do fluxo sanguíneo pulmonar depende da quantidade de fluxo anterógrado através do trato de saída ventricular direito e da existência de fontes alternativas de fluxo (através do canal arterial ou de vasos colaterais arteriais sistêmico-pulmonares). Por exemplo, na atresia pulmonar com comunicação interventricular, todo o débito cardíaco direito segue da direita para a esquerda através do defeito septal ventricular, e o fluxo pulmonar é suprido pelo canal arterial ou por vasos colaterais e geralmente é inferior ao normal. O resultado é cianose. Caso o RN tenha grandes vasos colaterais aórtico-pulmonares perfundindo o pulmão, o fluxo sanguíneo pulmonar pode ser alto; e o RN pode ter cianose tênue, enquanto alguns apresentam insuficiência cardíaca congestiva.

A estenose do trato de saída pulmonar na tetralogia de Fallot é progressiva. Há cianose clinicamente significativa em 25% ao nascimento, em 75% com 1 ano de idade e quase todos têm cianose aos 20 anos. Hipoplasia e estenose infundibulares são progressivas em termos absolutos e relativos. A progressão da estenose durante o primeiro semestre de vida é mais frequentemente relativa, em decorrência da ausência de expansão infundibular adequada durante o crescimento somático rápido e da necessidade de fluxo pulmonar proporcionalmente maior (59). Com o tempo, pode

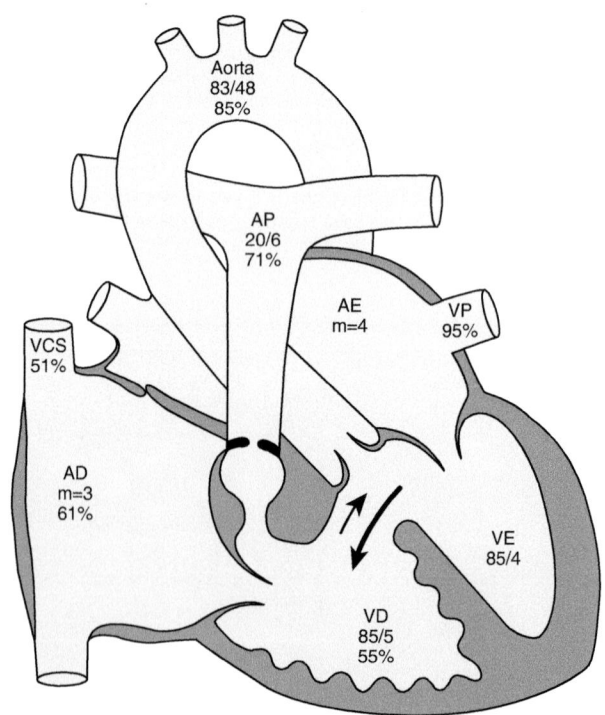

Figura 30.20 Diagrama da anatomia e da fisiologia cardíacas em menina com cianose leve e um sopro alto audível ao nascimento. Definiu-se o diagnóstico de tetralogia de Fallot e assistiu-se a criança sem medicação até a cirurgia reparadora primária. Os números embaixo do nome de cada câmara são medidas da pressão (mmHg) determinadas no cateterismo cardíaco; as porcentagens indicam a saturação de oxigênio. AE, átrio esquerdo; VE, ventrículo esquerdo; AP, artéria pulmonar; VP, veia pulmonar; AD, átrio direito; VD, ventrículo direito; VCS, veia cava superior. Adaptada de Mullins CE, Mayer DC. *Congenital heart disease: a diagramatic atlas*. New York: Alan R Liss, 1988.

ocorrer atresia total. O canal arterial persistente costuma fechar-se na primeira semana de vida, resultando em hipoxemia grave e muitas vezes súbita ou episódios de cianose.

A hipoxemia de início rápido é típica dos episódios de cianose secundários a espasmo infundibular. Isto pode estar associado a aumento do estado contrátil adrenérgico, vasodilatação sistêmica decorrente de uma refeição, banho quente, ou certos tipos de anestesia, ou constrição do canal arterial. A hipoxemia pode acarretar queda da resistência vascular sistêmica, acidose metabólica, hiperpneia e mais hipoxemia. A compensação hiperventilatória da acidose metabólica pode ser ineficaz em virtude do fluxo sanguíneo pulmonar inadequado. O círculo vicioso de hipoxemia crescente e acidose metabólica pode evoluir para inconsciência e crises convulsivas.

Achados clínicos

Embora o RN normalmente seja acianótico ao nascer, a cianose de vários graus e a taquipneia leve frequentemente são desenvolvidas logo após o parto. Se a hipoxemia tornar-se grave, o RN pode apresentar hipotonia, hipotensão e bradicardia. Podem ocorrer episódios hipercianóticos caracterizados por início súbito de irritabilidade, hiperpneia e cianose crescente. Os episódios podem evoluir para perda da consciência, convulsões, lesão cerebral, hemiparesia, ou morte. O desaparecimento de um sopro sistólico do trato de saída ventricular direito previamente audível com piora da cianose sugere um episódio e constitui indicação para cirurgia imediata.

A segunda bulha cardíaca é única. Na tetralogia típica, os sopros sistólicos da estenose pulmonar e/ou comunicação interventricular situam-se, respectivamente, na borda esternal superior e intermédia esquerda. Na presença de atresia pulmonar, quando o sopro sistólico está ausente, pode haver um clique de ejeção sistólico apical constante e sopros contínuos proeminentes de persistência do canal arterial ou colaterais aórtico-pulmonares, audíveis na base, nas axilas e/ou no dorso. Um canal arterial persistente não costuma causar sopro contínuo nos primeiros meses de vida; portanto, a presença de sopros com cianose e B_2 única em um RN sugere fortemente a tetralogia de Fallot com atresia pulmonar. Atraso na maturação do peso, comprimento e esqueleto é comum, sobretudo quando a síndrome de DiGeorge está presente, mas alguns lactentes se desenvolvem apesar da hipoxemia intensa.

Alguns RNs com tetralogia de Fallot anatômica porém acianótica apresentam insuficiência cardíaca congestiva por *shunt* esquerda-direita através do septo interventricular e, com o agravamento da estenose pulmonar, recuperam-se da congestão e tornam-se cianóticos. A insuficiência cardíaca congestiva também ocorre às vezes em RNs com atresia pulmonar quando colaterais aórtico-pulmonares numerosas ou muito grandes estão presentes. Embora a endocardite bacteriana subaguda e o abscesso cerebral sejam comuns em crianças maiores com tetralogia de Fallot, tais complicações são extremamente raras no primeiro ano de vida. Contudo, acidentes vasculares encefálicos (AVEs) espontâneos são comuns, particularmente em lactentes com hipoxemia grave e anemia relativa (< 6 a 8 g/dℓ de oxi-hemoglobina).

A radiografia de tórax mostra um coração de tamanho normal, às vezes com aumento do ventrículo direito resultando em elevação do ápice e ausência ou diminuição do segmento da artéria pulmonar (i. e., coração em forma de bota), diminuição da vasculatura pulmonar e, em 25% dos casos, arco da aorta à direita.

O ECG revela desvio do eixo elétrico para a direita, aumento do átrio direito e hipertrofia ventricular direita, o que ao nascimento muitas vezes é difícil de diferenciar das forças ventriculares direitas normalmente proeminentes.

O ecocardiograma delineia desvio anterior e para a esquerda do septo infundibular, criando estenose subpulmonar e comunicação interventricular por mal-alinhamento com uma grande raiz aórtica acavalgada (Figura 30.21). Defeitos adicionais do septo interventricular ou atrial, hipoplasia da artéria pulmonar central e a anatomia das artérias coronárias geralmente são delineados ao exame ecocardiográfico, mas às vezes exigem cateterismo cardíaco para esclarecimento.

A angiografia (Figura 30.22) e, com frequência, a RM podem ser usadas para definir a existência e a anatomia de estenoses das artérias pulmonares distais e colaterais arteriais sistêmico-pulmonares.

Diagnóstico diferencial

Cianose, sopro de ejeção sistólico superior rude, achados da radiografia de tórax de diminuição da vasculatura pulmonar com um coração de tamanho normal e evidências no ECG de hipertrofia ventricular direita são características da tetralogia de Fallot. Quando existente, um sopro de insuficiência mínimo inferior separado e achados de radiografia do arco aórtico direito e timo ausente embasam o diagnóstico (ver Quadro 30.10). Os mesmos achados com um sopro contínuo sugerem a tetralogia de Fallot com atresia pulmonar. Alguns RNs com tetralogia de Fallot e valva pulmonar subdesenvolvida apresentam-se com um sopro de vaivém típico (t. e., em maquinaria) e dificuldade respiratória intensa devida a compressão brônquica ou traqueal por dilatação aneurismática das artérias pulmonares.

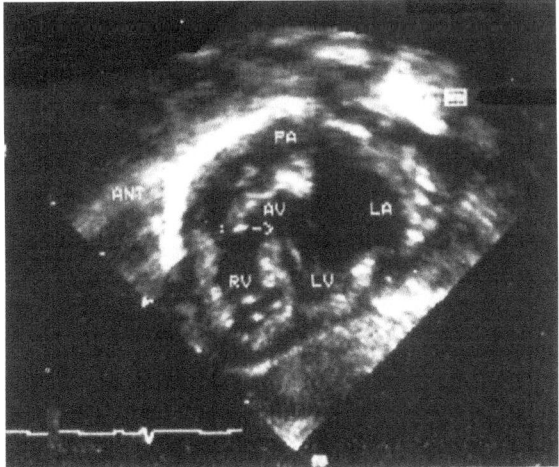
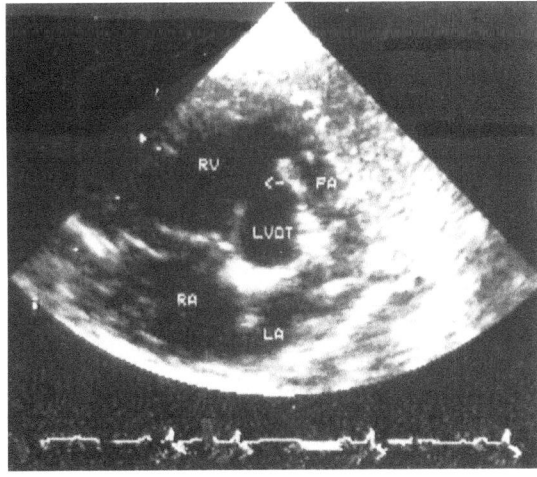

Figura 30.21 Ecocardiograma nas incidências subxifoide (A) e paraesternal transversal (B) de recém-nascido com tetralogia de Fallot. O desvio anterior do septo conal (acima da *seta*) está associado a comunicação interventricular por mal alinhamento e obstrução do trato de saída do ventrículo direito acima da artéria pulmonar; *seta*, comunicação interventricular e trato de saída ventricular direito estreitado; ANT, anterior; AV, valva aórtica; LA, átrio esquerdo; LV, ventrículo esquerdo; LVOT, trato de saída do ventrículo esquerdo; PA, artéria pulmonar; RA, átrio direito; RV, ventrículo direito.

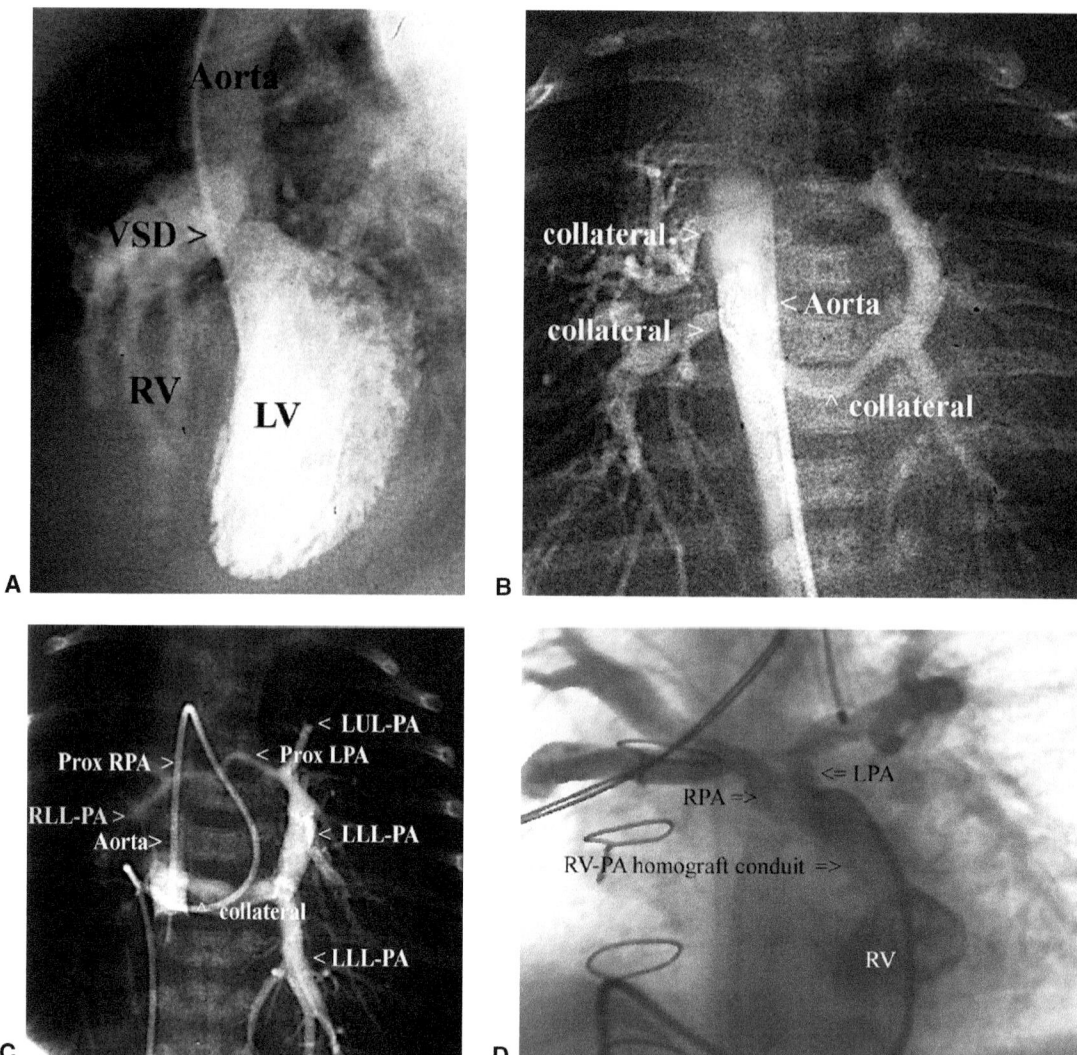

Figura 30.22 Angiografias de recém-nascido cianótico com tetralogia de Fallot complexa com atresia do trato de saída ventricular direito, estenose da valva pulmonar e hipoplasia da artéria pulmonar principal proximal demonstram a anatomia das artérias pulmonares mediastinais hipoplásicas e os vasos colaterais que as perfundem. **A**. Angiografia ventricular esquerda mostra tetralogia de Fallot com comunicação interventricular subaórtica e atresia do trato de saída pulmonar. **B**. Angiografia por oclusão com balão na aorta torácica descendente revela vasos colaterais da aorta para os pulmões direito e esquerdo. **C**. Aortografia por oclusão com balão demonstra que o vaso colateral para a artéria pulmonar inferior esquerda está em continuidade com as artérias pulmonares mediastinal central e direita hipoplásicas. A arteriografia subclávia esquerda, não mostrada, detectou outro vaso colateral irrigando sozinho grande parte do lobo pulmonar superior esquerdo. **D**. Angiografia ventricular direita, após implantação cirúrgica de um conduto de homoenxerto do ventrículo direito para a artéria pulmonar central e angioplastias com balão das artérias pulmonares esquerda e direita, demonstra aumentos substanciais no tamanho das artérias pulmonares. LV, ventrículo esquerdo; LLL-PA, artéria pulmonar do lobo inferior esquerdo; LPA, artéria pulmonar esquerda; LUL-PA, artéria pulmonar do lobo superior esquerdo; PA, artéria pulmonar central; prox, proximal; RLL-PA, artéria pulmonar do lobo inferior direito; RPA, artéria pulmonar direita; RV, ventrículo direito; VSD, comunicação interventricular; collateral, vaso colateral.

Tratamento

O tratamento inicial e o momento de realizar a cirurgia dependem da intensidade da estenose pulmonar. Se o RN apresentar cianose intensa, deve-se empregar a prostaglandina E_1 para reabrir o canal arterial, melhorar a perfusão pulmonar e estabilizar o RN, e realizar a cirurgia. É muito mais provável a ocorrência de episódios hipercianóticos no RN com grau moderado ou maior de cianose preexistente, e achados ecocardiográficos de estenose e hipoplasia infundibulares subvalvares graves. Os episódios hipercianóticos de início tardio devem ser tratados com oxigênio, sulfato de morfina intramuscular ou subcutâneo (0,1 mg/kg), administração intravenosa de *bolus* de solução salina e bicarbonato de sódio (aproximadamente 1 mmol/kg) e, se necessário, fenilefrina titulada para elevar a resistência vascular sistêmica e a pressão arterial. O propranolol pode ter algum valor no tratamento do RN com infundíbulo reativo. Deve-se manter a concentração de hemoglobina alta o suficiente para permitir transporte adequado de oxigênio. A ocorrência de um único episódio hipercianótico é indicação de cirurgia, possivelmente como um procedimento de emergência.

O RN com tetralogia de Fallot e cianose leve ou inexistente pode ser observado cuidadosamente com medição repetida da saturação de oxigênio sistêmica transcutânea até que um nível estável seja evidente após o fechamento do canal arterial. Muitos lactentes permanecem assintomáticos durante os primeiros 4 a 6 meses de vida, então podem ser submetidos à cirurgia com maior probabilidade de preservar a função adequada da valva pulmonar. Contudo, como a obstrução do trato de saída do ventrículo direito muitas vezes é progressiva, convém instituir acompanhamento estreito e seriado. Para manejo cirúrgico, consulte o Capítulo 31.

Em geral, quanto mais cedo a hipoxemia intensa surge, mais grave é a tetralogia de Fallot e pior o prognóstico sem cirurgia. A taxa de mortalidade geral sem cirurgia foi de aproximadamente 35% até 1 ano de idade.

Atualmente, os RNs com tetralogia de Fallot não complicada que precisam de cirurgia são submetidos a procedimentos reparadores em estágio único com excelentes resultados (60). Resumindo, o trato de saída ventricular direito é aumentado e a comunicação interventricular é fechada.

Sequelas tardias incluem arritmias e insuficiência pulmonar problemática, porém a maioria dos pacientes com tetralogia de Fallot tem evolução assintomática até o início-meio da idade adulta (61). A maioria das pessoas com retalhos cirúrgicos transanulares pulmonares apresenta insuficiência pulmonar livre, desenvolve sobrecarga do volume ventricular direito e pode, por fim, precisar de substituição da valva pulmonar. Aqueles com peso ao nascer muito baixo, origem anômala da artéria coronária descendente anterior esquerda a partir da artéria coronária direita e aqueles com atresia pulmonar e artérias pulmonares hipoplásico-distorcidas podem precisar de um *shunt* paliativo, e realiza-se um reparo mais definitivo na infância, com a instalação de um conduto entre o ventrículo direito e a artéria pulmonar (60). Devido a uma série de fatores genéticos, fetais e de oxigenação cerebral pós-natal e outros, aqueles com tetralogia apresentam maior risco de problemas neurodesenvolvimentais para os quais recomenda-se monitoramento a longo prazo (8).

Estenose pulmonar
Estenose pulmonar valvar e subvalvar

A estenose da valva pulmonar é uma das anomalias cardíacas mais comuns detectadas no primeiro mês de vida (Quadro 30.1). Em geral é leve e não progressiva. Até mesmo uma obstrução leve (gradiente de pressão sistólica < 10 mmHg através da obstrução) produz um sopro facilmente audível. A estenose moderada e grave da valva pulmonar detectada na primeira semana de vida muitas vezes agrava-se por um período de tempo limitado durante as semanas ou meses seguintes. Em geral apresenta-se com um sopro isolado que se irradia para a incisura supraesternal, frequentemente mas nem sempre, com um clique protossistólico semelhante a B_1 desdobrada, pouca ou nenhuma cianose e ausência de sinais de insuficiência cardíaca congestiva. Um frêmito paraesternal, sopro sistólico de ejeção de tonalidade alta e B_2 única indicam estenose grave da valva pulmonar. A obstrução valvar grave pode provocar cianose (Figura 30.23) em decorrência do *shunt* direita-esquerda através do forame oval ou, raramente, pode manifestar-se como insuficiência cardíaca congestiva direita. Na sua forma mais grave, a estenose crítica da valva pulmonar exige um canal arterial pérvio para haver fluxo sanguíneo pulmonar e oxigenação arterial sistêmica adequados. A câmara ventricular direita pode ser pequena e incomplacente, resultando em algum grau de *shunt* direita-esquerda através do forame oval, mesmo após remoção da estenose. A obstrução infundibular (*i.e.*, subvalvar) como uma lesão isolada é rara; sua presença geralmente indica comunicação interventricular associada.

A radiografia de tórax demonstra coração de tamanho normal e contorno razoavelmente normal, exceto por eventual elevação do ápice, e trama vascular pulmonar normal ou reduzida. O eletrocardiograma geralmente é normal ao nascimento, embora na estenose intensa e crítica possa haver desvio leve relativo do eixo para a esquerda (eixo R de 60 a 90°) e forças ventriculares direitas aumentadas ou reduzidas (ver Quadro 30.10).

O ecocardiograma pode determinar a mobilidade das cúspides valvares, o gradiente de pressão sistólica, a presença de hipoplasia ventricular direita ou infundibular, a perviedade do canal arterial e possíveis anomalias associadas, como comunicação interatrial.

Apenas orientação e observação são necessárias para as estenoses leves porque a obstrução progressiva é rara. Como as obstruções moderadas nos primeiros meses de vida muitas vezes se agravam progressivamente com o crescimento, os pacientes devem ser examinados periodicamente com esta informação em mente. As obstruções graves e críticas são aliviadas por dilatação com cateter-balão (Figura 30.24) (47,49). A recorrência é incomum.

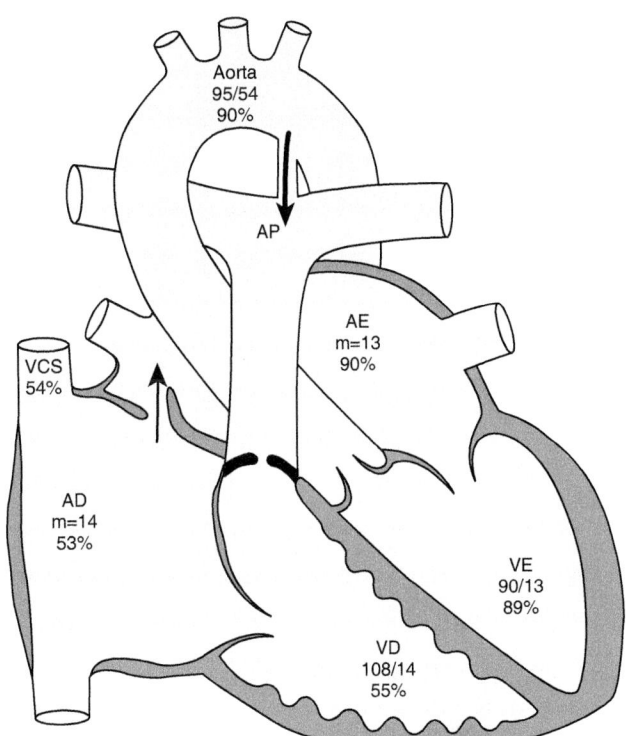

Figura 30.23 Diagrama da anatomia e da fisiologia cardíacas em recém-nascido de 3 dias de vida com cianose desde o nascimento. Não havia sopro. A valva pulmonar era quase atrésica com um óstio diminuto. Foi realizada valvotomia, e a cianose remitiu em 3 semanas. Os números embaixo do nome de cada câmara são medidas da pressão (mmHg) determinadas no cateterismo cardíaco; as porcentagens indicam a saturação de oxigênio. AE, átrio esquerdo; VE, ventrículo esquerdo; AP, artéria pulmonar; VP, veia pulmonar; AD, átrio direito; VD, ventrículo direito; VCS, veia cava superior. Adaptada de Mullins CE, Mayer DC. *Congenital heart disease: a diagramatic atlas*. New York: Alan R Liss, 1988.

Estenose da artéria pulmonar

A "estenose" de ramo proximal da artéria pulmonar, muitas vezes referida como "estenose pulmonar periférica", provavelmente é a condição cardiovascular congênita mais comum percebida pela ausculta de um sopro. Na sua forma habitual, os ramos da artéria pulmonar proximal parecem ter angulação aguda, com tamanho normal pequeno ou, algumas vezes, relativamente pequeno, causando fluxo sanguíneo turbulento e acelerado audível. Uma obstrução mínima provoca sopro audível na borda esternal superior esquerda, que se irradia para as regiões claviculares, axilas e dorso. Com o crescimento do tórax e das artérias, a turbulência do fluxo sanguíneo e o sopro são resolvidos durante alguns meses.

A estenose pulmonar periférica grave é rara e em geral está associada a outros problemas, como tetralogia de Fallot, síndrome de Williams, displasia artério-hepática de Alagille e rubéola gestacional. O ecocardiograma pode detectar estreitamento da artéria pulmonar proximal e gradiente de pressão e, quando bilateral e grave, a presença de hipertensão ventricular direita. Angiografia ou RM é necessária para visualizar as artérias pulmonares mais distais. As estenoses da artéria pulmonar geralmente são passíveis de angioplastia por cateter e/ou instalação de *stent*.

Atresia pulmonar com septo interventricular intacto

Quando a valva pulmonar está atrésica e não há comunicação interventricular, o sangue não transpõe o ventrículo direito no feto. Sem fluxo normal, a cavidade ventricular direita não cresce normalmente e muda pouco em natureza e tamanho. Se uma valva intensamente estenótica tornar-se atrésica no fim da gestação, o ventrículo direito pode ser quase normal e de tamanho

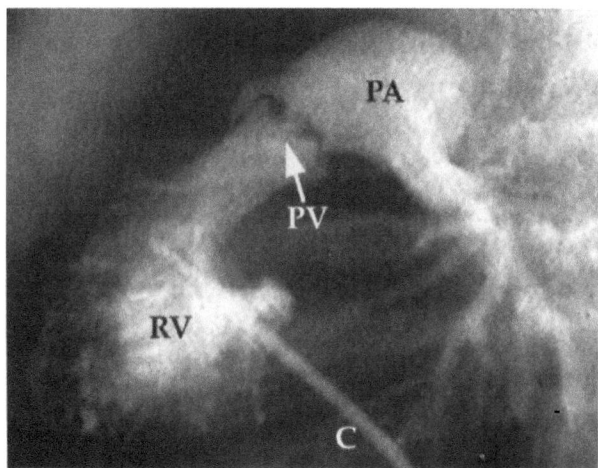
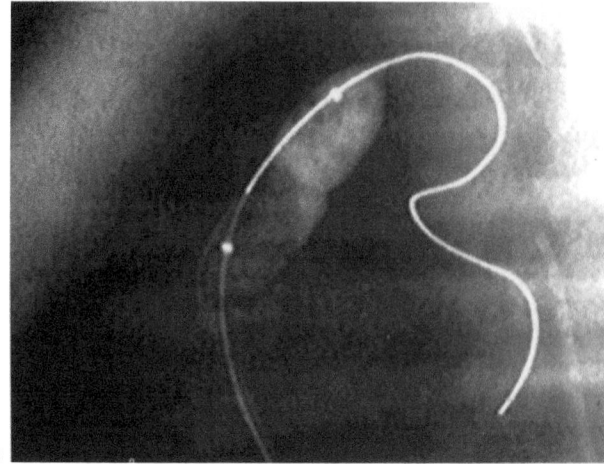

Figura 30.24 A. Ventriculografia direita na incidência lateral de recém-nascido com cianose leve, sopro alto e estenose grave da valva pulmonar. A cineangiografia durante injeção de contraste através de cateter (C) no ventrículo direito (RV) demonstra um jato de contraste através do pequeno óstio (*seta*) de uma valva pulmonar estenótica cupuliforme espessada (PV). Não há dilatação pós-estenótica da artéria pulmonar principal. **B.** Imediatamente após a angiografia vista acima, introduziu-se um cateter além da valva pulmonar e realizou-se valvoplastia pulmonar com balão sobre um fio-guia, reduzindo o gradiente de pressão sistólica entre os picos de 82 para 2 mmHg.

adequado. Contudo, quando a atresia ocorre mais cedo na gestação, o ventrículo direito a termo muitas vezes apresenta-se grosseiramente trabeculado e do tamanho de uma ervilha. Há atresia valvar pulmonar membranosa e, em um terço dos casos, hipoplasia ou atresia infundibular associada. O anel da valva tricúspide permanece proporcionalmente pequeno e pode ser estenótico ou incompetente. Quando a atresia ocorre no início da gestação e o ventrículo direito é hipoplásico, trajetos fistulosos conectando o seio ventricular direito hipertensivo e as artérias coronárias distais muitas vezes persistem com estenose das artérias coronárias proximais. O ventrículo direito sem trato de saída geralmente provoca pressões suprassistêmicas. A pressão elevada provavelmente contribui para o aumento das fístulas que conectam o ventrículo direito às artérias coronárias. A resultante hipertensão coronariana grave *in utero* ocorre frequentemente e pode causar arteriopatia coronariana, estenoses das artérias coronárias proximais e fibrose miocárdica. As artérias pulmonares são de tamanho adequado e perfundidas através de um canal arterial persistente ou, raramente, de colaterais aórtico-pulmonares. Uma comunicação interatrial irrestrita é essencial à sobrevida intrauterina e está presente ao nascimento. A atresia pulmonar com septo interventricular intacto raramente está associada a outras malformações cardiovasculares ou somáticas.

Fisiopatologia

A principal consequência hemodinâmica da atresia pulmonar com septo intacto é a passagem direita-esquerda obrigatória de todo o retorno venoso sistêmico através do forame oval para o átrio esquerdo. O canal arterial pérvio constitui a única entrada para a circulação pulmonar. Quando fecha, a perfusão pulmonar declina, o que resulta em hipoxemia progressivamente intensa, acidose metabólica e morte.

Naqueles lactentes com fístulas do ventrículo direito para as artérias coronárias descendente anterior esquerda e/ou direita e estenose das artérias coronárias proximais, a perfusão das artérias coronárias distais às estenoses ocorre a partir do ventrículo direito de alta pressão através das fístulas. Se ocorrerem estenoses da artéria coronária e fístulas, o estabelecimento cirúrgico da continuidade entre o ventrículo direito e a artéria pulmonar pode reduzir a pressão ventricular direita o suficiente para causar hipoperfusão dos leitos coronarianos supridos exclusivamente pelas fístulas e infarto do miocárdio. As dimensões do infarto e seu impacto correlacionam-se diretamente com a área de distribuição da artéria coronária implicada (62).

Achados clínicos

A maioria dos RNs com atresia pulmonar manifesta cianose progressivamente intensa nas primeiras horas a semana de vida. Quando o canal arterial fecha, ocorrem cianose grave, hipotensão, bradicardia, hipotonia e acidose acentuada. Os sinais de insuficiência direita podem surgir, mas costumam estar ausentes. O precórdio é silencioso, e não há frêmito. A B_2 é única e, com frequência, existe um sopro holossistólico de incompetência tricúspide.

A radiografia de tórax geralmente mostra um coração de tamanho normal ou algo aumentado, trama vascular pulmonar reduzida e arco aórtico esquerdo (Figura 30.25). O ECG em geral revela eixo elétrico do QRS no plano frontal entre zero e 80°, ausência ou diminuição das forças ventriculares direitas e um padrão de predomínio do ventrículo esquerdo que reflete hipoplasia ventricular direita.

O exame ecocardiográfico revela estruturas esquerdas normais ou um pouco aumentadas, uma valva tricúspide e ventrículo direito pequenos e atresia da valva pulmonar. Se houver atresia membranosa da valva pulmonar, a membrana pode mover-se como uma

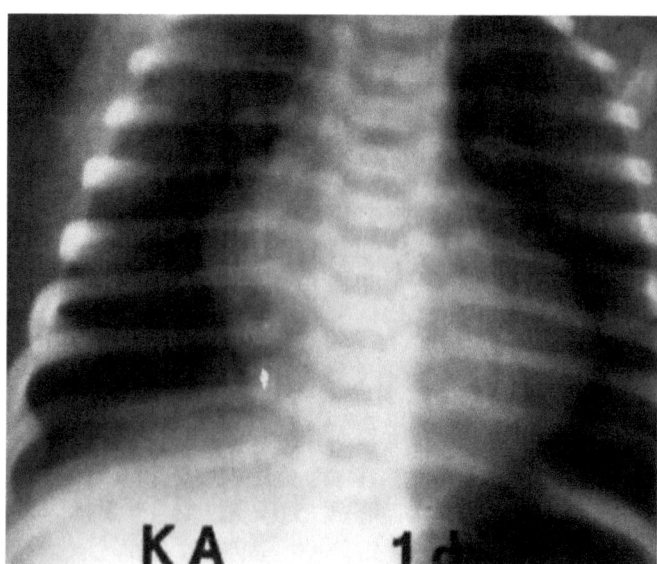

Figura 30.25 Radiografia de tórax mostra redução da vasculatura pulmonar e cardiomegalia leve em recém-nascido de 1 dia de vida com atresia pulmonar e septo interventricular intacto.

valva criticamente estenótica, e é impossível definir o diagnóstico com certeza sem exame cuidadoso do fluxo com Doppler. Podem-se quantificar as limitações do tamanho da valva tricúspide e do ventrículo direito e a existência de estenose tricúspide. Imagens bidimensionais de alta resolução e o Doppler em cores conseguem detectar fístulas entre o ventrículo direito e as artérias coronárias. Uma vez definido o diagnóstico clínico presuntivo, deve-se administrar prostaglandina E_1 para dilatar e manter a perviedade do canal arterial e ampliar o fluxo sanguíneo pulmonar. Nos RNs diagnosticados após fechamento do canal, deve haver melhora rápida da oxigenação e alívio da acidose.

O cateterismo cardíaco com ventriculografia direita seletiva e aortografia ascendente é realizado para determinar a existência de fístulas e estenose nas artérias coronárias, informações essenciais ao planejamento cirúrgico (Figura 30.26).

Diagnóstico diferencial

A atresia pulmonar com septo intacto precisa ser diferenciada de outras causas cardíacas de cianose grave na primeira semana de vida (ver Quadro 30.10). A combinação de cianose tranquila, sopro insignificante, B_2 única, radiografia de tórax com coração de tamanho normal e trama pulmonar reduzida e ECG com eixo elétrico da onda R em 0 a 80° e amplitude reduzida da onda R em V1 é típica. A estenose valvar pulmonar crítica isolada, ou com tetralogia de Fallot, acompanha-se de sopro sistólico de ejeção e hipertrofia ventricular direita. A tetralogia de Fallot com atresia pulmonar tem um sopro contínuo e o ECG exibe eixo elétrico normal para a idade e forças ventriculares direitas proeminentes. A transposição das grandes artérias com septo interventricular intacto causa cianose tranquila e sopro insignificante, mas está associada a B_2 desdobrada, radiografia de tórax com cardiomegalia e aumento da trama vascular e ECG com eixo elétrico normal para a idade e evidências de forças ventriculares direitas proeminentes. Os RNs com atresia tricúspide frequentemente têm sopro proeminente e um eixo superior no plano frontal do ECG. Na anomalia de Ebstein da valva tricúspide, o ECG exibe ondas P largas e altas e um padrão tardio de condução do ventrículo direito, e a radiografia de tórax revela cardiomegalia intensa (ver Figura 30.29). O ecocardiograma diferencia todas essas anomalias.

Tratamento

Sem tratamento, a malformação costuma ser fatal. Após estabilização com prostaglandinas e a anatomia estabelecida pelo cateterismo, a intervenção é indicada. A natureza da intervenção, por cateter ou cirúrgica, e a natureza da cirurgia, dependem da anatomia cardíaca e das características presentes. Nos RNs com ventrículo direito e anel da valva pulmonar de tamanho adequado, realiza-se valvotomia pulmonar cirúrgica ou por cateter ou valvectomia cirúrgica. Para o manejo cirúrgico, consultar o Capítulo 31. Aqueles com infundíbulo hipoplásico ou anel da valva pulmonar hipoplásico irão necessitar de alargamento cirúrgico. Nos RNs com incomplacência ou hipoplasia grave do ventrículo direito, um *shunt* sistêmico-pulmonar também pode ser necessário para alívio da hipoxemia. Após um período durante o qual a capacidade e a complacência ventriculares direitas aumentam e a resistência vascular pulmonar diminui, esses RNs podem não precisar mais de *shunts* para manutenção de fluxo sanguíneo pulmonar adequado. Alguns RNs com câmara ventricular direita inicialmente pequena podem demonstrar crescimento adequado da câmara se o fluxo através do ventrículo for garantido mediante o estabelecimento de continuidade entre o ventrículo direito e a artéria pulmonar, e se a valva tricúspide for adequada. O ventrículo direito não pode ser descomprimido em RNs que têm fístulas entre o ventrículo direito e as artérias coronárias e estenoses envolvendo pelo menos duas artérias coronárias proximais distintas, sem risco de infarto fatal (62). Os RNs com duas ou mais estenoses coronarianas importantes, e aqueles com hipoplasia grave persistente do ventrículo direito, precisam de uma abordagem em estágios com *shunt* neonatal inicial e depois um procedimento do tipo de Fontan.

Atresia tricúspide

A atresia tricúspide é uma doença relativamente comum que se caracteriza pela ausência da valva tricúspide. Exceto em casos raros, nos quais não existe valva, agenesia tricúspide é uma descrição mais precisa desta anomalia.

Fisiopatologia

Todo o retorno venoso sistêmico (*i. e.*, débito cardíaco) entra no átrio direito e sai através do forame oval para o lado esquerdo do coração. As correntes venosas sistêmica e pulmonar misturam-se no átrio esquerdo. Após a passagem para o ventrículo esquerdo, o débito cardíaco segue para a aorta, e uma quantidade variável ganha acesso à artéria pulmonar através de uma comunicação interventricular, ventrículo direito diminuto e estenose pulmonar de grau variável. O fluxo para a artéria pulmonar é limitado pelo tamanho da comunicação ventricular e pelo grau de estenose infundibular e pulmonar valvar. O nível de cianose é determinado pelo volume do fluxo sanguíneo pulmonar. Se não houver comunicação interventricular, também há atresia da valva pulmonar e, a exemplo dos RNs com atresia pulmonar isolada, todo o fluxo pulmonar depende do canal arterial. Se a comunicação interventricular e o trato de saída do ventrículo direito forem pequenos e o RN estiver muito cianótico, pode-se aumentar o fluxo sanguíneo pulmonar mantendo o canal arterial aberto e depois implantando cirurgicamente um *shunt* de Blalock-Taussig. Alguns RNs têm circulações naturalmente balanceadas com fluxo suficiente nas artérias pulmonares para permitir saturação arterial de oxigênio adequada de 75 a 88%, embora não a ponto de causar hipertensão pulmonar ou insuficiência cardíaca congestiva. Os RNs com comunicação interventricular grande e trato de

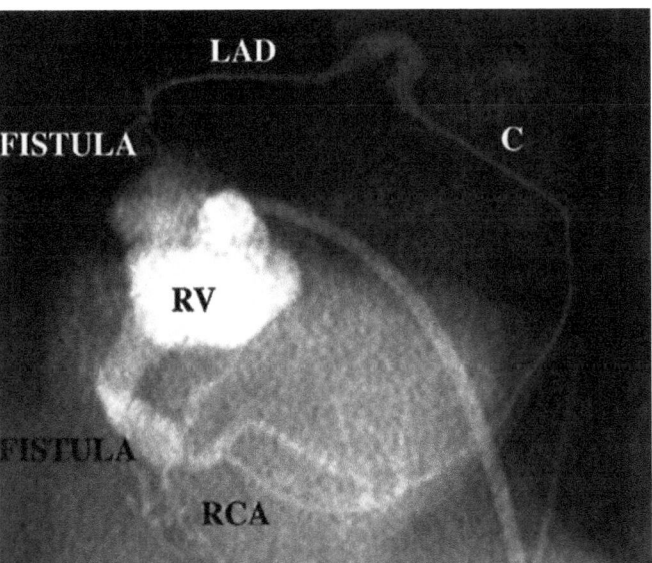

Figura 30.26 Cineangiografia do ventrículo direito (RV) em recém-nascido que apresentou cianose grave, ausência de sopro, B_2 única e trama vascular pulmonar oligêmica na radiografia de tórax. O ecocardiograma confirmou atresia da valva pulmonar, septo ventricular intacto e canal arterial em fechamento. A origem aórtica da artéria coronária direita não pôde ser visualizada, e havia evidências de fístula coronariana. Instituiu-se infusão de prostaglandina. A arteriografia coronariana seletiva e a ventriculografia direita revelam atresia da parte proximal da artéria coronária direita. Uma grande fístula (FISTULA, em letras negras) a partir do pequeno ventrículo direito perfunde a artéria coronária direita distal e, por vasos colaterais, a artéria circunflexa (C). Também havia uma fístula (FISTULA, em letras brancas) a partir do ventrículo direito para a artéria descendente anterior esquerda (LAD). O recém-nascido foi submetido com sucesso à implantação do *shunt* de Blalock-Taussig modificado, sem a tentativa de conectar o ventrículo direito à artéria pulmonar.

saída ventricular direito desobstruído são minimamente cianóticos e apresentam insuficiência cardíaca congestiva e hipertensão arterial pulmonar. Às vezes, os grandes vasos estão transpostos, com a aorta originando-se do ventrículo direito, e o débito sistêmico pode ser limitado pelo tamanho da comunicação interventricular. Uma veia cava superior esquerda é uma anomalia associada comum, importante para a cirurgia subsequente.

Achados clínicos

Em geral, os RNs são identificados com atresia tricúspide nos primeiros dias ou semanas de vida em decorrência da cianose. Alguns têm um sopro sistólico rude de frequência mista do fluxo esquerda-direita através da comunicação interventricular ou canal arterial, e/ou um sopro sistólico de ejeção rude de alta tonalidade por estenose pulmonar. A B_2 é mais frequentemente única.

O ECG exibe tipicamente características que o distinguem da maioria das outras lesões cianóticas. Há um eixo superior à esquerda semelhante ao dos defeitos dos coxins endocárdicos, mas geralmente com forças precordiais direitas reduzidas (ver Figuras 30.27 e 30.10).

Na radiografia de tórax, o coração tem tamanho normal ou minimamente aumentado e a vasculatura pulmonar está reduzida quando a comunicação interventricular é restritiva, porém o tamanho cardíaco e a vasculatura pulmonar estão aumentados quando a comunicação interventricular é grande e irrestrita.

O diagnóstico é prontamente confirmado pelo ecocardiograma, que identifica um ventrículo direito diminuto, ausência da valva tricúspide e fluxo direita-esquerda através do forame oval (Figura 30.28). O tamanho da comunicação interventricular e o grau de estenose pulmonar subvalvar e valvar são mensuráveis precisamente.

Tratamento

Os RNs com comunicação interventricular pequena ou inexistente e obstrução grave do fluxo sanguíneo através do ventrículo direito podem precisar da infusão de prostaglandina E_1 antes da cirurgia paliativa. A implantação cirúrgica de um *shunt* do tipo de Blalock-Taussig modificado da artéria subclávia ou do tronco braquiocefálico para uma artéria pulmonar proporciona o meio para oxigenação arterial adequada, sobrevida e crescimento nos lactentes com obstrução intracardíaca grave ao fluxo sanguíneo pulmonar. Após vários meses de idade, a resistência vascular pulmonar geralmente diminui o suficiente para permitir uma

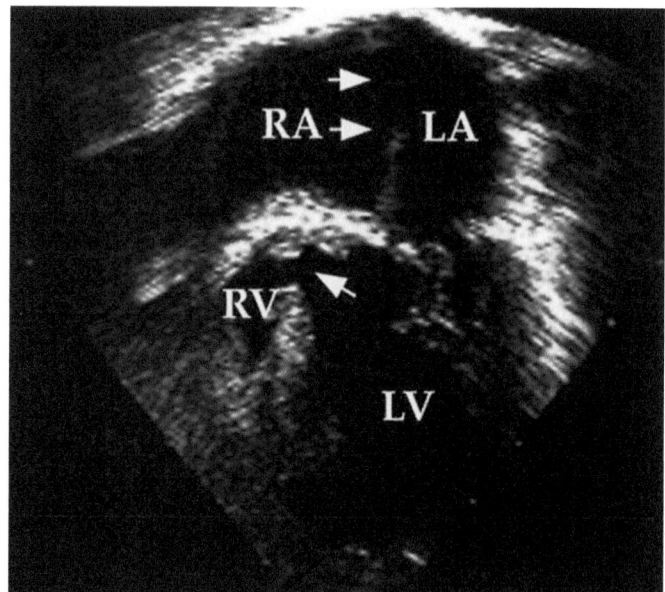

Figura 30.28 Ecocardiograma na incidência apical das quatro câmaras em recém-nascido com atresia tricúspide. O sangue venoso sistêmico flui do átrio direito (RA) através de um forame oval amplo (*setas duplas*) para o átrio esquerdo (LA) e o ventrículo esquerdo (LV). Parte do fluxo de saída do ventrículo esquerdo segue através de uma comunicação interventricular (*seta única*) e do ventrículo direito hipoplásico (RV) para as artérias pulmonares (não mostradas).

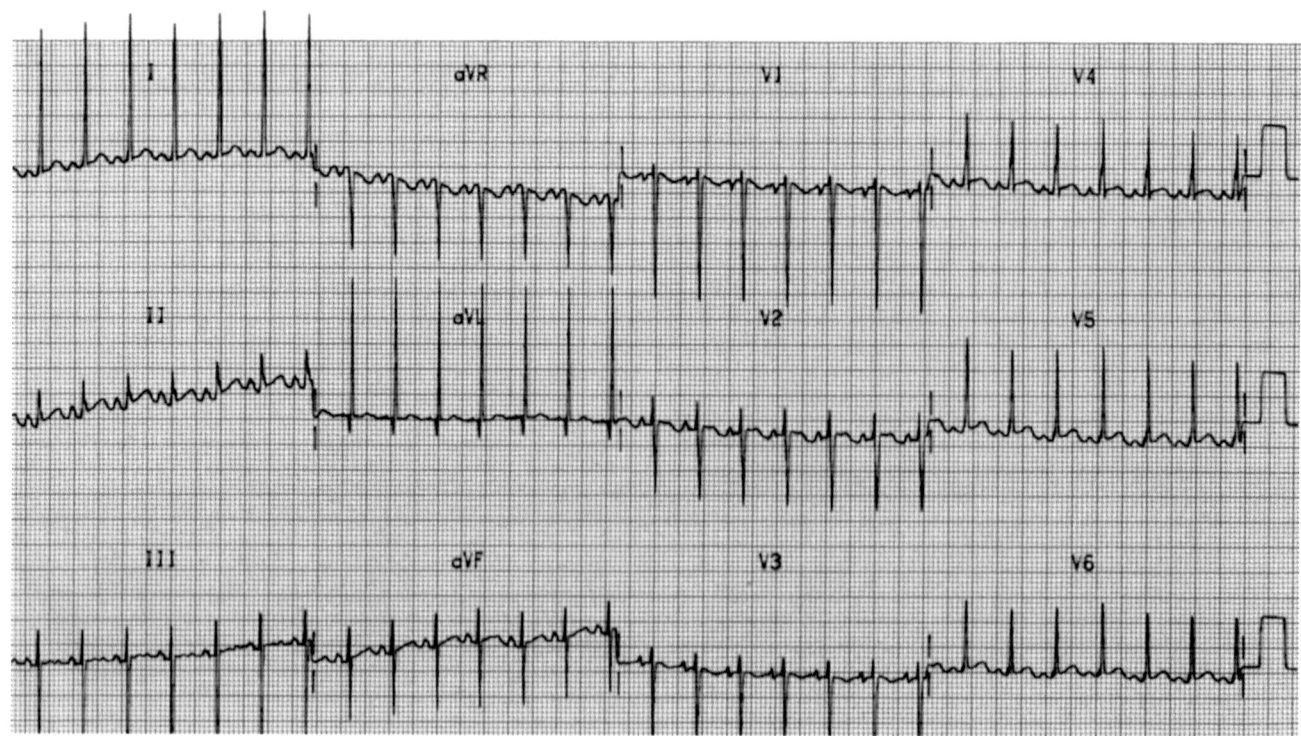

Figura 30.27 Eletrocardiograma de recém-nascido cianótico com atresia tricúspide mostra o típico desvio do eixo elétrico para a esquerda e forças precordiais direitas reduzidas.

cirurgia de Glenn bidirecional bem-sucedida, conectando a parte superior da veia cava superior que conduz o retorno sanguíneo venoso sistêmico da metade superior do corpo diretamente com a artéria pulmonar. As variações na cirurgia de Fontan, na qual o retorno venoso sistêmico do resto do corpo é dirigido para as artérias pulmonares, são realizadas a partir de 1 ano de idade. Para mais informações sobre o manejo cirúrgico, consulte o Capítulo 31. Os desfechos em adolescentes e adultos submetidos aos procedimentos de Fontan estão evoluindo, mas incluem riscos de morbidades de hemodinâmica, arritmia, neurológica, cognitiva, hepática e outras e, atualmente, cerca de 25% de taxa de mortalidade tardia (63-65). Raramente, em um RN com comunicação interventricular grande e sem estenose pulmonar, o fluxo sanguíneo pulmonar é excessivo o bastante para causar insuficiência cardíaca congestiva. Os medicamentos anticongestivos costumam promover o crescimento, porém a cerclagem da artéria pulmonar ou outro procedimento pode ser necessária para diminuir pressão e resistência vasculares pulmonares.

Anomalia de Ebstein da valva tricúspide

A anomalia de Ebstein da valva tricúspide é rara. As válvulas da valva tricúspide estão deformadas de forma variável, com as válvulas septais posteriores e, algumas vezes, anteriores, falhando embriologicamente em deslaminar o endomiocárdio, resultando em inserções fibrosas persistentes das válvulas às paredes miocárdicas e no deslocamento apical variável do ponto de movimentação a válvula e insuficiência variável, frequentemente, grave. A partição alterada e a insuficiência resulta em aumento acentuado do átrio direito. A disfunção é complicada pelo fato de que o átrio e o ventrículo direitos contraem-se em momentos diferentes, e há uma área de ventrículo atrializado ou átrio ventriculizado, dependendo do ponto de vista. Além disso, o volume efetivo do ventrículo direito é reduzido, e há passagem limitada de sangue através do ventrículo direito. Algum sangue atrial direito atravessa o forame oval pérvio, causando cianose. A gravidade funcional do defeito é descrita pelo grau de cianose, o qual no período neonatal pode ser intenso em consequência da elevação persistente concomitante da resistência vascular pulmonar remanescente da vida fetal. À medida que a resistência vascular pulmonar do RN diminui, a cianose com frequência melhora, às vezes de maneira acentuada, porém os RNs com insuficiência valvar grave e hipoplasia pulmonar têm alta taxa de mortalidade. Aqueles com insuficiência tricúspide pré-natal grave apresentam hidropisia fetal e cardiomegalia maciça resultando em hipoplasia pulmonar que é rapidamente fatal após o nascimento (Figura 30.4). A maioria sobrevive ao período neonatal, com sua evolução determinada pelo grau de anormalidade; alguns pacientes sobrevivem até a idade adulta avançada sem limitação importante, mas outros permanecem cianóticos. Além disso, a partição patológica do átrio direito e do ventrículo direito resulta frequentemente em vias acessórias de condução do ventrículo direito ao átrio direito acessório persistente e síndrome de WPW. Isso e o estiramento do átrio direito, frequentemente, resultam em TSV.

A doença de Ebstein é reconhecida pelo sopro sistólico, de tom grave, mínimo ou proeminente de insuficiência tricúspide, múltiplos cliques e cianose mínima ou intensa.

A radiografia de tórax revela cardiomegalia que varia de mínima a alguns dos maiores corações encontrados no período neonatal (Figura 30.29).

O ECG exibe ondas P largas e altas, bem como um padrão tardio de condução do ventrículo direito (ver Quadro 30.12).

O ecocardiograma confirma o diagnóstico e delineia a magnitude e a natureza precisa da anomalia tricúspide, a intensidade da insuficiência tricúspide, o volume ventricular direito efetivo, a comunicação interatrial e anormalidades associadas. O tratamento geralmente consiste em medidas de apoio. Um *shunt* de Blalock-Taussig cirúrgico pode ser necessário em RNs que permanecem intensamente cianóticos. O tratamento da TSV episódica pode ser necessário.

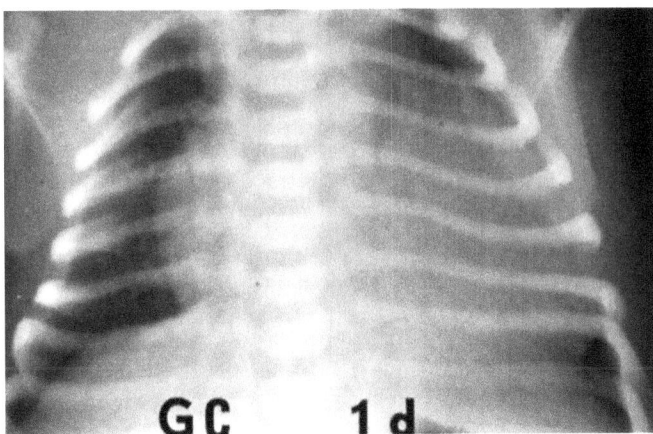

Figura 30.29 Radiografia de tórax de recém-nascido cianótico de 1 dia de vida com anomalia de Ebstein da valva tricúspide mostra cardiomegalia maciça.

Anomalias com cianose em decorrência da mistura completa das circulações sistêmica e pulmonar

Síndrome do coração esquerdo hipoplásico

A síndrome do coração esquerdo hipoplásico abrange várias malformações cardiovasculares específicas que provocam manifestações clínicas e hemodinâmicas semelhantes, incluindo atresia aórtica, atresia mitral, fechamento prematuro do forame oval, ventrículo esquerdo hipoplásico com estenose mitral crítica e estenose aórtica. Alguns casos de coarctação complexa grave, estenose crítica da valva aórtica e defeitos do canal atrioventricular mal-alinhados também são incluídos nesta categoria. A câmara do coração esquerdo costuma ser muito pequena, e fibroelastose endocárdica é comum. A síndrome do coração esquerdo hipoplásico ocorre em 10,2% dos RNs com cardiopatia grave e é uma das lesões mais comuns que se apresentam na primeira semana de vida (ver Quadros 30.1, 30.2 e 30.7). É menos comum em RNs muito prematuros (< 1,85 kg). Em geral é uma lesão isolada, porém foi descrita em associação a síndromes de trissomia e de Turner, valva aórtica bicomissural familiar (p. ex., mutação de Notch 1) e em RNs cujas mães são diabéticas.

Fisiopatologia

A obstrução ou atresia da valva mitral ou aórtica limita ou impede o fluxo através do lado esquerdo do coração. O retorno venoso sistêmico entra no lado direito do coração e é ejetado para a artéria pulmonar. A circulação sistêmica é, em grande parte ou totalmente, suprida pelo fluxo direita-esquerda através do canal arterial. O sangue que retorna do pulmão entra no átrio esquerdo, atravessa uma comunicação interatrial ou forame oval dilatado e retorna ao átrio direito, onde se junta ao retorno venoso sistêmico. A mistura completa ocorre no átrio direito, com saturação de oxigênio semelhante medida no ventrículo direito, artéria pulmonar e aorta. Com pouco ou nenhum fluxo de saída do coração esquerdo, o fluxo pulmonar precisa seguir da esquerda para a direita através de uma comunicação interatrial. Qualquer limitação do fluxo através do septo interatrial provoca hipertensão venosa pulmonar.

A manutenção das circulações pulmonar e sistêmica exige perviedade do canal arterial ou forame oval, respectivamente. Na atresia aórtica, a aorta ascendente, os vasos braquiocefálicos e as artérias coronárias são perfundidos de maneira retrógrada com sangue oriundo do canal arterial persistente. Com redução maturacional na resistência vascular pulmonar, o débito cardíaco, que ocorre predominantemente ou inteiramente através do ventrículo direito e da artéria pulmonar, vai como preferência cada vez mais para a artéria pulmonar e cada vez menos pelo canal arterial para o corpo. Como resultado, a perfusão pulmonar e o trabalho de respiração aumentam. A saturação sistêmica de oxigênio aumenta, mas diminui o débito cardíaco sistêmico. Por fim, a constrição espontânea do canal resulta em aumento da inundação da circulação pulmonar; há uma redução simultânea do fluxo sanguíneo sistêmico, hipoperfusão coronariana, insuficiência congestiva e choque resultando em acidose metabólica, desequilíbrio eletrolítico e anormalidades da coagulação. O fechamento do canal, causando perfusão sistêmica ausente, resulta em morte imediata.

Achados clínicos

Esses RNs geralmente tornam-se sintomáticos na primeira semana de vida. A insuficiência congestiva e um quadro semelhante ao choque desenvolvem-se rapidamente. O RN se torna cinza-pálido com hipoperfusão periférica, e todos os pulsos são fracos. A constrição do canal arterial ou o fluxo podem parecer intermitentes, com pulsos femorais palpáveis intermitentemente. Os sinais e sintomas de insuficiência congestiva estão associados a hipotensão e, na fase terminal, bradicardia. A B_2 é única, e pode-se auscultar um ritmo de galope.

A radiografia de tórax mostra cardiomegalia e pletora pulmonar.

O ECG pode ser quase normal, mas em geral tem anormalidades que incluem diminuição acentuada ou ausência das forças ventriculares esquerdas, achatamento ou inversão da onda T no precórdio esquerdo, aumento do átrio direito, hipertrofia ventricular direita e, às vezes, desvio do eixo para a direita (ver Figura 30.30).

O ecocardiograma demonstra um ventrículo esquerdo pequeno ou diminuto. A aorta ascendente é pequena com fluxo retrógrado nos casos de atresia aórtica, e frequentemente há hipoplasia do arco aórtico e coarctação justaductal (51) (Figura 30.31).

Diagnóstico diferencial

O quadro clínico da síndrome do coração esquerdo hipoplásico pode ser simulado por outras condições cardíacas, interrupção do arco aórtico, coarctação complexa grave, miocardite neonatal precoce e estenose crítica isolada da valva aórtica, sepse, distúrbios metabólicos ou síndrome de desconforto respiratório (ver Quadro 30.10).

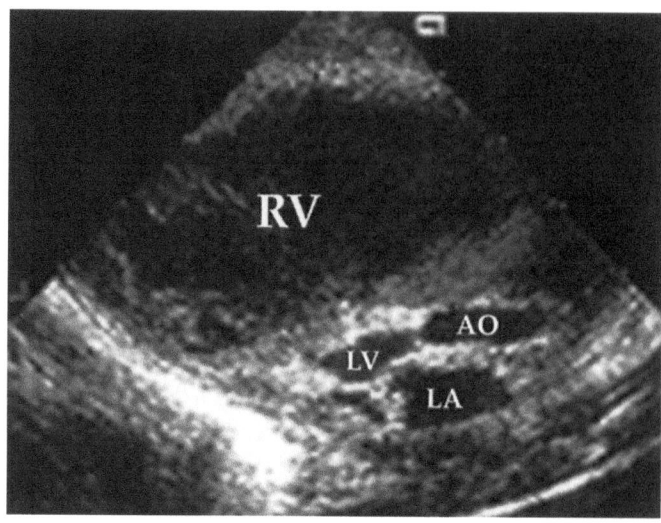

Figura 30.31 Ecocardiograma na incidência paraesternal longitudinal de recém-nascido com síndrome do coração esquerdo hipoplásico. O ventrículo direito (RV) exibe tamanho quase normal. O átrio esquerdo (LA), ventrículo esquerdo (LV) e aorta ascendente (AO) são diminutos. As valvas mitral e aórtica são atrésicas.

Tratamento

Sem cirurgia, a taxa de mortalidade é de 95% até 1 mês de idade. A conduta cirúrgica consiste em converter a circulação na fisiologia do tipo de Fontan (65) com ventrículo único e/ou transplantar um novo coração. Antigamente, a sobrevida com o primeiro estágio da paliação cirúrgica ou com a tentativa de transplante neonatal era de apenas 50%, ou menos, e a assistência paliativa muitas vezes era oferecida como opção. Os desfechos melhoraram significativamente; a sobrevida atual da síndrome do coração esquerdo hipoplásico "descomplicada" submetida a cirurgia em 1 estágio é de 80 a 95% em centros especializados (66,67). Embora os cuidados paliativos com a morte neonatal sejam, tradicionalmente,

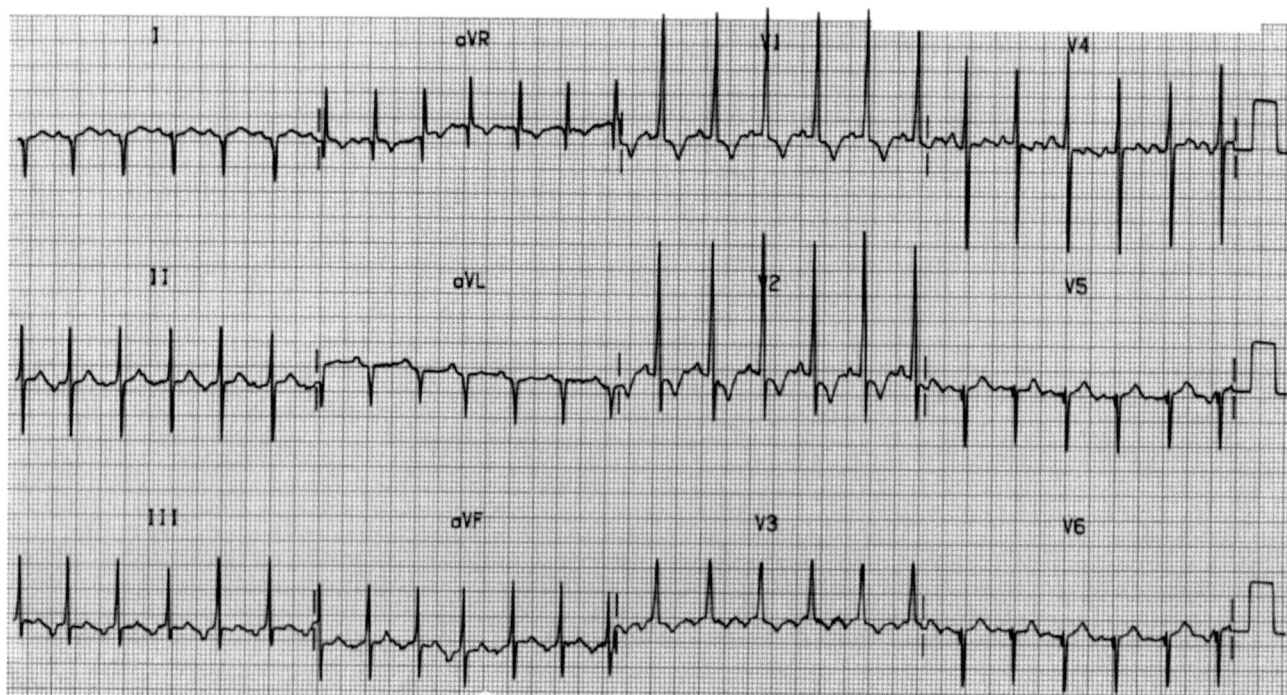

Figura 30.30 Eletrocardiograma mostra forças precordiais esquerdas reduzidas em recém-nascido cianótico com a síndrome do coração esquerdo hipoplásico.

fornecidos, com melhores desfechos com a intervenção, o uso contínuo dos cuidados paliativos com morte tem sido questionado (68).

No pré-operatório, o RN tem de ser estabilizado com prostaglandina E_1 e, frequentemente, agentes inotrópicos, infusão de volume e bicarbonato. Evitam-se hiperventilação (i. e., pressão parcial arterial de dióxido de carbono, Pa_{CO_2} < 45 mmHg) e administração de oxigênio suplementar desnecessária. Tais medidas reduzem a resistência vascular pulmonar e aumentam o fluxo preferencial do débito ventricular direito para o leito vascular pulmonar em vez de através do canal arterial para a vasculatura sistêmica, reduzindo a perfusão sistêmica. Para estabilização pré-operatória, a ventilação mecânica com relaxamento muscular para manter a Pa_{CO_2} em 45 a 55 mmHg e uma $F_{I_{O_2}}$ < 0,21 para manter a saturação arterial de O_2 em 70 a 75% podem ser necessárias para suscitar vasoconstrição pulmonar suficiente de modo a fornecer o fluxo sanguíneo sistêmico adequado.

Ver o manejo cirúrgico no Capítulo 31.

A terapia cirúrgica paliativa consiste em procedimentos cirúrgicos em estágios que convertem a circulação em um ventrículo direito sistêmico que perfunde a aorta, com fisiologia arterial pulmonar do tipo de Fontan. O procedimento de Norwood de primeiro estágio modificado conecta o ventrículo direito à aorta, reconstrói o arco aórtico hipoplásico e fornece uma fonte provisória de fluxo sanguíneo pulmonar com pressão arterial suficiente para superar a resistência vascular pulmonar neonatal relativamente elevada fisiologicamente (66). Até 10 a 20%, existe risco de mortalidade entre as cirurgias de estágio 1 e 2, mas podem apresentar melhora significativa com programas de monitoramento domésticos durante este período (67).

Vários meses depois, quando a resistência pulmonar tiver caído dos níveis neonatais relativamente altos, a circulação pulmonar pode ser suprida de maneira direta pelo retorno venoso sistêmico da cava superior. Realiza-se um procedimento de Glenn bidirecional no segundo estágio. Por fim, em um terceiro procedimento do tipo de Fontan, o retorno venoso sistêmico da parte inferior do corpo também é desviado diretamente para a artéria pulmonar. A sobrevida cirúrgica no primeiro estágio na maioria dos centros cirúrgicos de médio a alto volume é de 70 a 93%, a sobrevida de cirurgias de estágio entre 1 e 2 é de 80 a 98% e com procedimentos de estágio 2 e 3 é de 98 a 99% e 98 a 99%, respectivamente (68–70). A sobrevida é dependente da presença de comunicação interatrial de tamanho adequado, tipo de anormalidade da válvula associado (p. ex., estenose valvar mitral e aórtica *versus* atresia), condição pré-operatória, presença de prematuridade e anomalias não cardíacas, centro cirúrgico e cirurgião (68–70). Os desfechos durante a infância estão evoluindo, mas incluem os riscos de arritmias, neurodesenvolvimento e outras morbidades (8,68,69). O monitoramento prolongado desses desfechos, incluindo neurodesenvolvimental, é recomendado (8). Devido a atrasos na maturação cerebral fetal, o parto prematuro até a 38ª semana de gestação influencia adversamente os desfechos neurodesenvolvimentais (8).

O transplante cardíaco tem sido usado como abordagem alternativa com boa sobrevida e capacidade funcional na infância, mas há limitações críticas na disponibilidade oportuna de doadores neonatais e na morbidade e riscos vitalícios. Nem a cirurgia reconstrutora levando a um procedimento de Fontan nem o transplante cardíaco podem ser considerados curativos. Ambos os métodos de tratamento têm riscos de mortalidade, morbidades e altos custos fiscais e emocionais. Tem-se debatido se deve ocorrer intervenção ou não, mas onde os desfechos melhoraram para aqueles aceitos com prematuridade extrema, a ética da não intervenção é motivo de polêmica (71).

Veias pulmonares anômalas totais

Na eventualidade de ausência de conexão da veia pulmonar comum com o átrio esquerdo no embrião, as comunicações são estabelecidas com canais venosos sistêmicos disponíveis que então drenam as veias pulmonares. A drenagem anatomicamente anormal pode ser supracardíaca (i. e., para a veia cava superior direita ou esquerda), intracardíaca (i. e., para o seio coronário, átrio direito) ou subdiafragmática (i. e., através da veia cava inferior ou porta hepática). Locais de drenagem mista ocorrem em aproximadamente 10% desses pacientes. Um forame oval persistente ou comunicação interatrial sempre está presente, permitindo que o retorno venoso siga para o coração esquerdo. O retorno venoso pulmonar anômalo está frequentemente associado à heterotaxia.

Embora o retorno venoso anômalo total isolado responda por apenas 2% dos RNs com cardiopatia grave (ver Quadro 30.2), é uma lesão importante porque é potencialmente curável e muitas vezes é erroneamente diagnosticada como doença pulmonar.

Fisiopatologia

Os RNs com drenagem venosa pulmonar anômala dividem-se em duas categorias principais de acordo com as alterações hemodinâmicas produzidas: aqueles com veias desobstruídas e aqueles com veias obstruídas. As veias pulmonares desobstruídas que entram na circulação venosa sistêmica ou diretamente no lado direito do coração resultam em um grande *shunt* esquerda-direita, insuficiência cardíaca congestiva e hipertensão arterial pulmonar. O débito sistêmico é mantido pelo fluxo direita-esquerda através de uma comunicação interatrial. Apesar do *shunt* direita-esquerda obrigatório através do átrio, o grande fluxo sanguíneo pulmonar que se mistura com o retorno venoso sistêmico no átrio direito possibilita uma tensão de oxigênio periférica razoável e produz cianose apenas leve ou moderada.

Se o retorno venoso pulmonar estiver obstruído, os efeitos circulatórios são drasticamente diferentes. A obstrução pode assumir a forma de aumento da resistência ao fluxo produzida por um canal venoso pulmonar comum longo ou obstrução intrínseca ou extrínseca localizada. O retorno venoso pulmonar anômalo subdiafragmático quase sempre está obstruído por constrição do ducto venoso, impedindo o fluxo para a veia cava inferior (Figura 30.32). A obstrução do retorno venoso pulmonar supracardíaco pode advir de compressão do canal venoso pulmonar comum que passa entre o brônquio principal esquerdo e a artéria pulmonar esquerda, ou de estreitamento na entrada da veia pulmonar comum para a veia cava superior direita. A obstrução no forame oval é incomum. Após o nascimento, a resistência significativa ao fluxo através das veias pulmonares torna-se evidente, causando hipertensão venosa pulmonar, edema pulmonar, hipertensão e hipofluxo arteriais pulmonares acentuados e cianose grave. A tensão arterial de oxigênio está baixa porque o fluxo sanguíneo pulmonar é intensamente reduzido, e a contribuição relativa do sangue totalmente oxigenado para o retorno venoso ao coração que se mistura no átrio direito é menor do que na forma desobstruída do distúrbio.

Achados clínicos

Os RNs com retorno venoso pulmonar anômalo total sem obstrução significativa geralmente tornam-se sintomáticos após o período neonatal, quando a resistência vascular pulmonar cai e sobrevêm um grande *shunt* esquerda-direita e insuficiência cardíaca congestiva. Eles estão levemente cianóticos com aumentos da frequência e do trabalho respiratórios, muitas vezes apresentam insuficiência cardíaca congestiva e exibem cardiomegalia à radiografia de tórax.

Os RNs com retorno venoso pulmonar obstruído costumam estar em estado crítico, intensamente cianóticos e taquipneicos desde a primeira semana de vida. Há insuficiência cardíaca congestiva e hipoperfusão periférica. Na ausência de anomalias associadas como malposição com estenose pulmonar valvar ou subvalvar, em geral há apenas um sopro relativamente suave de persistência do canal arterial e/ou insuficiência da valva tricúspide.

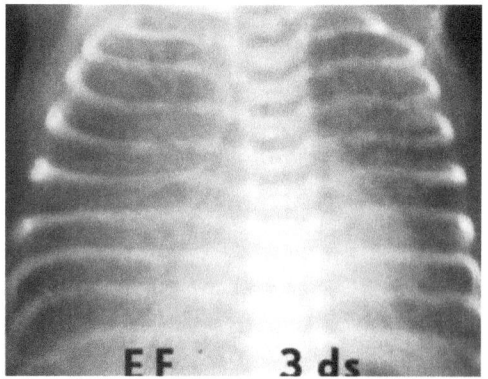 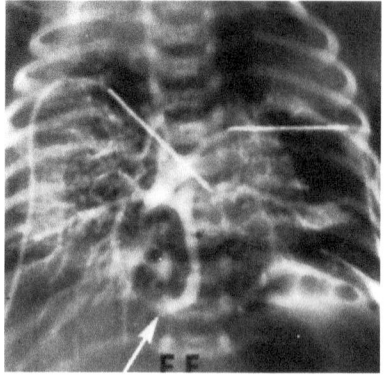 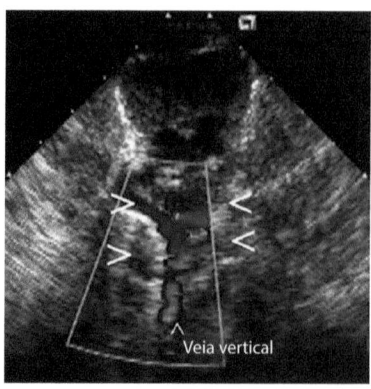

Figura 30.32 A. Radiografia de tórax de recém-nascido a termo de 3 dias de vida com drenagem venosa pulmonar anômala total obstruída mostra um aspecto de vidro fosco dos pulmões e coração de tamanho normal, semelhante ao aspecto radiográfico da síndrome de angústia respiratória em RNs prematuros. **B.** Angiografia *post-mortem* mostra obstrução do canal venoso pulmonar comum abaixo do diafragma (*seta*). **C.** Ecocardiograma na incisura supraesternal de outro RN com anatomia semelhante revelou as veias pulmonares lobares esquerdas (<) e as veias pulmonares lobares direitas (>) conectando-se à confluência posterior retrocardíaca, drenadas por uma veia vertical inferior através do diafragma. Imagens adicionais não mostradas demonstraram ligação intra-hepática da veia vertical através de uma constrição do ducto venoso na veia cava inferior. O RN evoluiu bem depois da anastomose cirúrgica emergente da confluência das veias pulmonares para o átrio esquerdo posterior, ligadura da veia vertical inferiormente e fechamento do forame oval. (Esta figura encontra-se reproduzida em cores no Encarte.)

Na radiografia de tórax, o tamanho do coração frequentemente é normal, e há evidências de edema pulmonar (Figura 30.32). Os quadros clínico e radiográfico podem assemelhar-se aos da doença da membrana hialina ou da pneumonia difusa complicada por hipertensão pulmonar persistente.

O ECG ao nascimento pode ser normal ou mostrar desvio do eixo para a direita, hipertrofia atrial direita e hipertrofia ventricular direita.

Os achados do ecocardiograma incluem ausência de conexões venosas pulmonares com o átrio esquerdo, abaulamento direita-esquerda do septo interatrial, *shunt* atrial direita-esquerda e confluência venosa pulmonar posterior ao átrio esquerdo conectando-se com um canal venoso sistêmico.

Os achados de cianose grave, sopro insignificante e quadro radiográfico de coração de tamanho normal associado a edema pulmonar são típicos (ver Figura 30.32 e Quadro 30.10).

Diagnóstico diferencial

A síndrome de angústia respiratória e a pneumonia intersticial podem ser clinicamente indistinguíveis da conexão venosa pulmonar anômala total obstruída. Qualquer sugestão de evolução atípica requer um ecocardiograma, particularmente em RNs a termo com envolvimento igualmente difuso dos dois pulmões, teste de hiperoxia com resposta ausente ou inconclusiva ou um sopro. O ecocardiograma bidimensional mostra as conexões venosas comuns anômalas e obstruções na presença ou ausência de outra anomalia cardíaca.

Tratamento

O tratamento das veias pulmonares anômalas totais é cirúrgico, e o sucesso está relacionado com a anatomia (p. ex., os resultados são piores na variedade mista) e a idade de início dos sintomas, como nos pacientes com o tipo infradiafragmático. A taxa de sucesso é maior para RNs com drenagem intracardíaca. Resumidamente, a drenagem venosa pulmonar para o átrio esquerdo em geral é estabelecida por anastomose da confluência venosa pulmonar comum retroatrial a uma atriotomia esquerda posterior paralela (ver Capítulo 31 para manejo cirúrgico). Embora os agentes inotrópicos, diuréticos e a assistência clínica de apoio possam auxiliar a estabilização de maneira temporária e parcial, os RNs com retorno venoso anômalo intensamente obstruído precisam de intervenção cirúrgica imediata. A terapia com prostaglandina E_1 não é benéfica e pode acarretar piora dramática do edema pulmonar. Na maioria dos pacientes, pode-se realizar a cirurgia com base nas informações do ecocardiograma sem o retardo inerente ao cateterismo cardíaco ou à ressonância magnética. Se houver anomalias congênitas complexas associadas (p. ex., síndrome de heterotaxia) ou uma estenose intrínseca de veia pulmonar for suspeita, o cateterismo pré-operatório, às vezes, ajuda a definir a melhor conduta. Aqueles com veias pulmonares desobstruídas e insuficiência cardíaca congestiva com pressão arterial pulmonar relativamente normal podem beneficiar-se do tratamento clínico, e a cirurgia corretiva pode ser adiada por algumas semanas. Dentre aqueles sem lesões adicionais, os sobreviventes ao pós-operatório têm excelente prognóstico de vida relativamente normal. Alguns lactentes apresentam arritmias atriais após a cirurgia. Como uma obstrução venosa pulmonar progressiva, recorrente e ameaçadora à vida ocorre em 5 a 10% dos lactentes 1 a 12 meses após a cirurgia, sobretudo nos RNs com síndrome de heterotaxia associada e estenose venosa pulmonar pré-operatória, o acompanhamento estreito inicial é obrigatório.

Tronco arterioso

A incapacidade do conotronco de septar-se na aorta e na artéria pulmonar principal resulta no problema clínico descrito como tronco arterioso. Muitas vezes está associada a microdeleções em região crítica do cromossomo 22q11, que contém genes responsáveis pelo desenvolvimento conotruncal, e a anomalias extracardíacas relacionadas (p. ex., síndrome de DiGeorge). Outros fatores podem ser implicados (28,29). A única artéria que se origina do coração é o tronco arterioso comum. Existe apenas uma valva semilunar, que pode ter cúspides extras (p. ex., quatro ou cinco) e com frequência é incompetente ou raramente estenótica. As artérias pulmonares nascem da face anterior esquerda da raiz truncal como uma artéria pulmonar principal única, na sua bifurcação, ou com ramos direito e esquerdo separados. As classificações atuais baseiam-se no nível em que os vasos pulmonares se originam, mas não são especialmente pertinentes à fisiologia e ao quadro clínico. Quase universalmente, há uma comunicação interventricular, em geral no septo subaórtico, semelhante àquela vista na tetralogia de Fallot. A interrupção do arco aórtico é uma anomalia associada infrequente que deve ser lembrada para permitir diagnóstico e tratamento tempestivos.

Fisiopatologia

Em virtude da grande comunicação interventricular e do tronco arterial comum, os retornos venosos sistêmico e pulmonar são misturados, e o paciente é cianótico. O grau de cianose é determinado pelo fluxo pulmonar, que é uma função da obstrução nas artérias pulmonares proximais. Tais obstruções são comuns, raramente intensas e localizadas na junção da artéria pulmonar e do tronco. Se não houver obstrução, o que é provável, o fluxo pulmonar excede o débito sistêmico em várias vezes, produzindo um estado de alto débito e resultando em insuficiência cardíaca congestiva e sobrevida baixa sem cirurgia. Na ausência de cirurgia, uma doença vascular pulmonar irreversível tende a instalar-se a partir do primeiro aniversário do paciente. A insuficiência cardíaca congestiva é menos problemática se houver estenose de ramos da artéria pulmonar, porém o grau de cianose é maior. Obstruções da artéria pulmonar proximal são frequentes após a cirurgia. Quando também há interrupção do arco aórtico, a constrição não tratada do canal arterial acarreta hipotensão e hipoperfusão da parte inferior do corpo, seguidas de morte.

Achados clínicos

Os RNs com tronco arterioso assemelham-se àqueles com comunicação interventricular mais do que com outras cardiopatias cianóticas. Exceto pela cianose, que pode ser leve, o aparecimento de sintomas é retardado até que a resistência vascular pulmonar tenha caído o bastante para permitir um grande fluxo pulmonar e o início do *shunt* esquerda-direita. A taquipneia e outros sinais de congestão predominam, porém a cianose pode ser reconhecida e documentada nos primeiros dias de vida. Em geral, há um sopro que se assemelha ao da comunicação interventricular, os pulsos periféricos são céleres e observam-se outros sinais de escoamento aórtico. A B_2 é alta e única, e podem-se auscultar cliques sistólicos. Se também houver interrupção do arco aórtico, a constrição do canal arterial induz diminuição dos pulsos e da pressão diferencial na parte inferior do corpo, azotemia e acidose metabólica.

Na radiografia de tórax, o coração está aumentado, a vasculatura pulmonar ingurgitada e o arco aórtico pode situar-se à direita (33%).

O ECG varia incompreensivelmente, mostrando hipertrofia ventricular direita, esquerda, ou combinada (ver Quadro 30.10).

O ecocardiograma demonstra a anatomia (Figura 30.33).

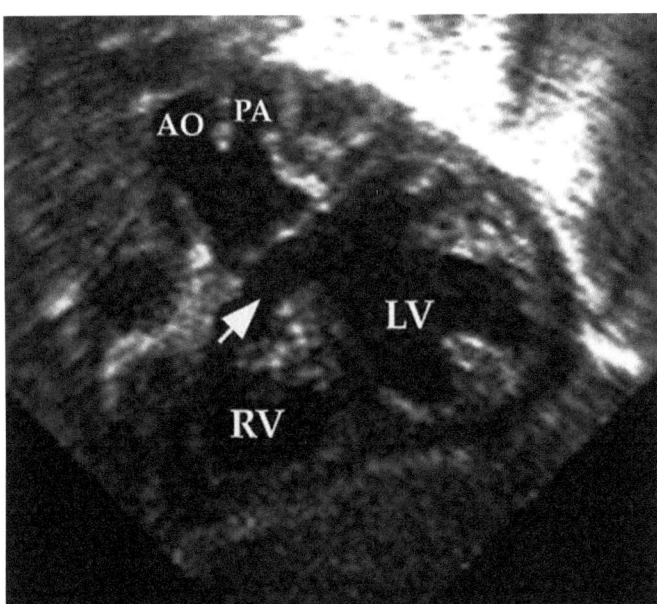

Figura 30.33 Ecocardiograma na incidência subxifoide de recém-nascido com tronco arterioso. Os ventrículos direito (RV) e esquerdo (LV) bombeiam sangue através de uma comunicação interventricular subaórtica (*seta*) e valva truncal comum para a aorta ascendente (AO). A artéria pulmonar principal (PA) origina-se do lado da aorta ascendente.

Tratamento

As medidas anticongestivas para controlar a congestão e promover o crescimento têm efeito limitado. A correção cirúrgica geralmente é realizada nas primeiras 1 a 6 semanas de vida. Quanto mais tarde ocorrer a cirurgia, maior a probabilidade de que a evolução pós-operatória e a sobrevida iniciais serão ameaçadas por elevação acentuada da resistência vascular pulmonar. Resumidamente, esta cirurgia consiste em separar as artérias pulmonares do tronco, estabelecer um conduto a partir do ventrículo direito para as artérias pulmonares e fechar a comunicação interventricular. Consulte o Capítulo 31 para manejo cirúrgico. O manejo pós-operatório e o desfecho são favorecidos pelo uso de vasodilatadores pulmonares, como o óxido nítrico. O desfecho a longo prazo deste tipo de reparo envolve duas ou três revisões cirúrgicas com condutos arteriais pulmonares maiores para acomodar o crescimento durante a infância. Compressão intensa dos condutos e estenoses naturais ou pós-cirúrgicas das artérias pulmonares proximais podem surgir e exigir intervenções por meio de cateter na infância e no início da segunda infância. A valva semilunar do tronco raramente mostra-se incompetente o suficiente para influenciar o desfecho. Contudo, com as intervenções cirúrgicas em estágios, a sobrevida e o desfecho a longo prazo são bons (68,72).

Anomalias com cianose e anatomia e fisiologia variáveis e mistas

Ventrículo único

Existem poucos pacientes que possuem apenas um ventrículo, com duas valvas atrioventriculares ou uma valva atrioventricular comum. A maioria dos pacientes caracterizados como tendo ventrículo único apresenta um ventrículo dominante e uma segunda estrutura diminuta que muitas vezes é caracterizada como câmara de saída. Devido à semelhança desta síndrome com a atresia tricúspide, alguns médicos preferem a designação coração univentricular para descrever todos os pacientes com ventrículo funcionalmente único, independentemente de terem duas valvas atrioventriculares, atresia tricúspide ou atresia mitral.

Setenta por cento desses pacientes têm ventrículo esquerdo único com uma câmara de saída ventricular direita anatômica rudimentar, que está no lado esquerdo (posição levotransposta). A câmara de saída ventricular leva a uma aorta anterior e virada para esquerda, semelhante àquela vista na transposição corrigida. A maioria dos demais pacientes tem ventrículo esquerdo único com uma câmara de saída ventricular direita rudimentar, que está no lado direito (posição dextrotransposta). Estenose pulmonar coexiste em 50% desses pacientes. Naqueles sem estenose pulmonar, podem ocorrer estenose subaórtica e coarctação. Quase qualquer outra anomalia cardíaca pode estar associada ao ventrículo único. Ventrículos direitos únicos também ocorrem, particularmente, com a síndrome de heterotaxia.

Fisiopatologia

De acordo com a presença ou ausência de estenose pulmonar, o quadro clínico pode ser dominado por hipofluxo pulmonar e cianose ou por hiperfluxo pulmonar e insuficiência cardíaca congestiva de alto débito, respectivamente. Às vezes, os fluxos pulmonar e sistêmico são equilibrados e o paciente apresenta-se apenas um pouco cianótico e de resto está assintomático. Os problemas peculiares à transposição corrigida, como a tendência a ter bloqueio atrioventricular total ou uma valva atrioventricular incompetente (em geral a esquerda), são riscos. A conexão entre o ventrículo direito e a câmara de saída (i. e., a comunicação interventricular) tende a diminuir de tamanho com o tempo em cerca de 50% dos pacientes. Isso tem o efeito fisiológico da estenose subaórtica e deve ser considerado em todo programa terapêutico.

Achados clínicos

O paciente costuma ter cianose franca durante o período neonatal. Alguns daqueles com hiperfluxo sanguíneo pulmonar, cianose mínima e insuficiência cardíaca congestiva apresentam-se mais tarde em virtude de atraso do crescimento ou taquipneia. A maioria tem sopro sistólico por estenose pulmonar, insuficiência de uma valva atrioventricular ou outros defeitos associados. O ecocardiograma fornece o diagnóstico detalhado. Em alguns casos, utiliza-se o cateterismo ou a ressonância magnética no pré-operatório para delinear as características anatômicas ou fisiológicas que poderão influenciar o tratamento cirúrgico.

Tratamento

O objetivo final do tratamento é separar as circulações pulmonar e sistêmica dirigindo todo o retorno venoso sistêmico através de uma anastomose cavopulmonar ou atriopulmonar (p. ex., procedimento de Fontan) e utilizar o ventrículo único exclusivamente para bombear sangue oxigenado para a aorta. Pacientes muito raros que possuem circulações pulmonar e sistêmica perfeitamente equilibradas, e estão apenas levemente cianóticos e praticamente assintomáticos, se saem bem sem qualquer cirurgia por anos. A maioria requer cerclagem da artéria pulmonar para limitar o fluxo pulmonar ou um procedimento de *shunt* para aumentar o fluxo pulmonar e a oxigenação arterial até a realização de um procedimento de Fontan modificado (i. e., conexão do retorno venoso sistêmico às artérias pulmonares).

Ventrículo direito com dupla saída

O ventrículo direito com dupla saída constitui um grupo de anomalias muito incomuns e anatômica e fisiologicamente heterogêneas. Aplica-se o diagnóstico quando exames de imagem demonstraram que ambas as artérias originam-se principalmente do ventrículo direito morfológico, sempre em presença de uma comunicação interventricular. Um cone muscular comumente situa-se embaixo dos tratos de saída das grandes artérias. Embora diversos tipos de ventrículo direito com dupla saída compartilhem uma relação ventriculoarterial direita comum, há variações importantes e fundamentais da anatomia dos ventrículos, tratos de saída conotruncais ventriculares, relações das grandes artérias e presença de outras anomalias. Da maior importância é a relação das grandes artérias entre si e, em consequência, com a comunicação interventricular. Isto determina a fisiologia básica e as opções de tratamento cirúrgico (73).

Fisiopatologia e achados clínicos

O arranjo mais comum das grandes artérias é uma relação normal, com a valva aórtica posterior e à direita da valva pulmonar, situada à esquerda e anterior. A comunicação interventricular geralmente relaciona-se com o trato de saída subaórtico. Muitos pacientes têm estenose pulmonar subvalvar e valvar. De acordo com a presença ou ausência de estenose pulmonar, a fisiologia, os achados clínicos, a evolução clínica e a conduta terapêutica são, respectivamente, semelhantes aos daqueles com tetralogia de Fallot com hipofluxo pulmonar ou daqueles com comunicação interventricular subaórtica grande isolada e hiperemia pulmonar e hipertensão.

A segunda relação mais frequente das grandes artérias no ventrículo direito com dupla saída exibe a valva aórtica à direita e anterior ou ao lado da valva pulmonar, e as grandes artérias lado a lado. A comunicação interventricular está abaixo do trato de saída pulmonar. A hemodinâmica, os achados clínicos e a evolução são iguais aos da transposição.

Tipos menos comuns de ventrículo direito com dupla saída incluem casos com a aorta anterior e à esquerda, casos com uma comunicação interventricular remota não comprometida que não se relaciona com nenhum trato de saída das grandes artérias (p. ex., defeito da entrada atrioventricular) e casos com uma comunicação interventricular duplamente comprometida que se relaciona com ambos os tratos de saída das grandes artérias. As anomalias associadas importantes naqueles sem estenose pulmonar, com grandes artérias normalmente relacionadas ou lado a lado, incluem estenose ou atresia mitral, obstrução do trato de saída subaórtico e hipoplasia e coarctação do arco aórtico. Outras anomalias associadas menos comuns são a heterotaxia com seus muitos defeitos relacionados (ver a seguir e o Quadro 30.11), atresia pulmonar ou aórtica, múltiplas comunicações interventriculares e ventrículos superior-inferior. Tais anomalias associadas podem ter influências profundas sobre a hemodinâmica, a evolução clínica e o tratamento.

O exame ecocardiográfico determina o diagnóstico ao mostrar a relação do ventrículo direito com as grandes artérias, em geral define as relações das grandes artérias e da comunicação interventricular e delineia os vários defeitos associados. A necessidade e a época de realizar o cateterismo dependem da anatomia demonstrada pelo ecocardiograma e do tratamento terapêutico.

Tratamento

O tratamento depende das anormalidades anatômicas específicas. O tratamento clínico e cirúrgico nas crianças com grandes artérias normalmente relacionadas e ausência de estenose pulmonar é igual ao de uma comunicação interventricular grande, e nas crianças com estenose pulmonar é igual ao da tetralogia de Fallot. Os RNs com grandes artérias lado a lado e fisiologia semelhante à transposição podem ser tratados por reparo intracardíaco ou procedimento de *switch* arterial. As anomalias associadas podem exigir outras intervenções, como *shunts* arteriais sistêmico-pulmonares, procedimento semelhante ao de Norwood, reparo do arco aórtico e depois um procedimento semelhante ao de Fontan (73). Os desfechos estão associados às anomalias associadas, sobretudo heterotaxia, e abordagem cirúrgica necessária (73). Ver manejo cirúrgico no Capítulo 31.

Levotransposição das grandes artérias

Na levotransposição das grandes artérias com *situs solitus*, também chamada de transposição corrigida, a circulação muitas vezes é fisiologicamente corrigida. A terminologia refere-se à posição da aorta, que é anormal, anterior e geralmente à esquerda da artéria

QUADRO 30.11

Anormalidades comuns nas síndromes de asplenia e polisplenia.

Asplenia	Polisplenia
Levocardia ou dextrocardia isolada	Dextrocardia ou levocardia
Isomerismo visceral (fígado e estômago na linha média)	Ausência da veia cava inferior (segmento renal a hepático)
Transposição das grandes artérias	Defeito dos coxins endocárdicos
Ventrículo direito com dupla saída	Retorno venoso pulmonar anômalo total
Retorno venoso pulmonar anômalo total	Ritmo do seio coronário
Defeito dos coxins endocárdicos	Brônquios epiarteriais bilaterais
Atresia ou estenose pulmonar	
Ventrículo único	
Veia cava superior bilateral	
Ausência do seio coronário	
Veia cava inferior e aorta abdominal ipsolaterais	
Eixo da onda P de inversão atrial	
Brônquios epiarteriais bilaterais	
Pulmão trilobado bilateral	

pulmonar, bem como à posição dos ventrículos. A levotransposição das grandes artérias também está mais comumente associada à inversão ventricular, ou seja, os ventrículos sofrem levorrotação em vez da dextrorrotação habitual. O sangue venoso sistêmico entra no átrio direito e flui para o ventrículo situado à direita, morfologicamente esquerdo, e então para a artéria pulmonar. O sangue venoso pulmonar retorna para o átrio esquerdo e, através da valva tricúspide, entra no ventrículo à esquerda, morfologicamente direito, e depois na aorta. A aorta está em posição anormal, anterior e geralmente à esquerda da artéria pulmonar. As alterações hemodinâmicas em pacientes com levotransposição das grandes artérias são causadas pelas anormalidades cardíacas comumente associadas que incluem comunicação interventricular (50%), ventrículo único (42%) e estenose ou atresia pulmonar (45%). As últimas três resultam em cianose. A insuficiência da valva atrioventricular esquerda (23%), distúrbios da condução e arritmias, sobretudo TSV e bloqueio atrioventricular (BAV) total, são comuns. Deve-se considerar este diagnóstico nos RNs com BAV total ou TSV. O tratamento clínico e a cirurgia visam à correção ou à paliação das malformações cardiovasculares associadas, como fechamento da comunicação interventricular, valvotomia pulmonar e, se necessário, marca-passo cardíaco.

Malposições

A designação malposição cardíaca descreve a posição anormal do coração dentro do tórax ou em relação às vísceras abdominais. A posição, ou malposição, cardíaca é relativamente independente da anatomia ou inter-relações segmentares intracardíacas. Por exemplo, a dextrocardia, posição do coração no lado direito do tórax, e a mesocardia, o coração posicionado na linha média, podem ser acompanhadas de posições normais das vísceras abdominais e *situs* atrial em decorrência do deslocamento por doença pulmonar (p. ex., hipoplasia pulmonar unilateral, cistos ou pneumatórax) ou hérnia diafragmática.

A dextrocardia também pode decorrer da inversão completa orquestrada geneticamente da lateralidade torácica e abdominal (*i.e.*, *situs inversus totalis*) O *situs inversus totalis* é raro, e o coração pode ser anatomicamente normal. Também pode existir malposição cardíaca com o coração no lado esquerdo do tórax (levocardia) quando há heterotaxia ou lateralidade discordante das vísceras. Se o coração estiver deslocado para o lado direito do tórax ou se houver *situs inversus* total, não há heterotaxia. O termo malposição também descreve o deslocamento do coração como na ectopia *cordis*.

A malposição cardíaca fixa ocorre mais comumente com malposição heterotáxica das vísceras, resultando da perda de controle da lateralidade durante o desenvolvimento embrionário. Durante a embriogênese, uma via de sinalização esquerda-direita, NODAL, sob a direção de LEFT2 e ZIC3, é responsável pela lateralidade assimétrica do posicionamento do órgão e da rotação do coração (10). As mutações nesses genes podem resultar em perda de controle do posicionamento embrionário e da rotação do coração (10), resultando nas síndromes de asplenia e polisplenia (Figura 30.34), e caracteriza-se por lateralidade discordante (p. ex., dextrocardia com fígado à direita ou na linha média, ou levocardia com fígado à esquerda ou na linha média).

Em termos práticos, o achado de malposição cardíaca ou abdominal é importante como uma evidência de que o paciente tem alta probabilidade de combinações complexas de anomalias cardíacas congênitas. A heterotaxia pode ser descoberta ao exame físico ou em radiografias de tórax em virtude da lateralidade anormal do conteúdo abdominal ou porque o coração está localizado no lado direito do tórax. As anomalias cardíacas são notavelmente variáveis, com frequência múltiplas, complexas e potencialmente fatais. O Quadro 30.11 mostra as anormalidades anatômicas encontradas em pacientes asplênicos e polisplênicos. Com frequência, todas estas ocorrem em combinação. Por exemplo, um RN com asplenia pode ter a combinação da veia cava

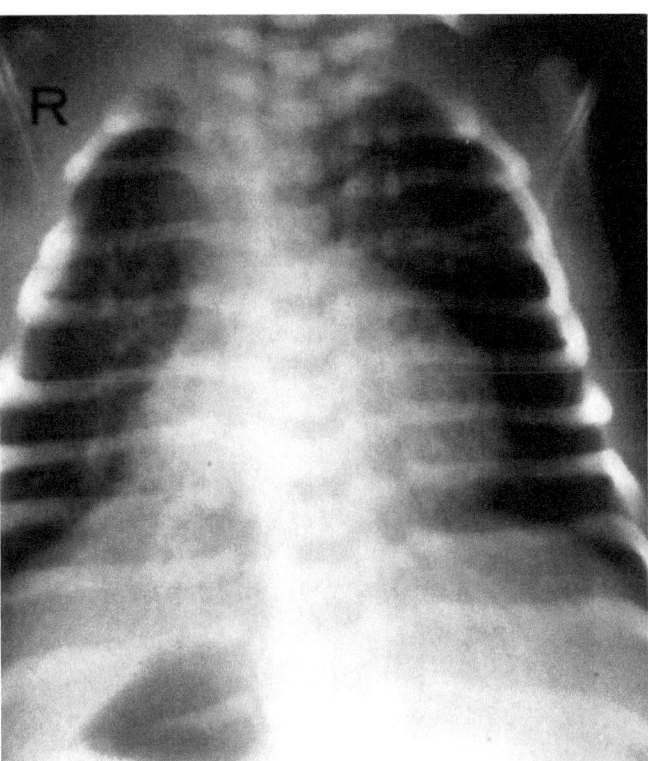

Figura 30.34 Radiografia de tórax de RN com síndrome de asplenia, atresia tricúspide, transposição das grandes artérias e arco aórtico direito. O fígado e o estômago estão no lado direito.

inferior cruzando de um lado para a linha média e para o outro lado, veia cava superior esquerda única ou bilateral, dextrocardia, conexões venosas pulmonares anômalas totais e, às vezes, mistas, átrio único, valva atrioventricular comum, ventrículo direito único com dupla saída e estenose ou atresia pulmonar. Clinicamente, o objetivo inicial é determinar os detalhes da anatomia e anomalia em cada veia sistêmica central e pulmonar, câmara cardíaca, valva e grande artéria em um esquema segmento a segmento, delinear as interconexões dos vários segmentos do coração e planejar o procedimento ou a sequência de procedimentos necessários para reparar ou realizar a melhor paliação possível do coração do RN. Quando são detectadas evidências de malposição cardíaca ou abdominal, e independentemente do estado clínico do RN, a conduta mais segura é proceder à investigação diagnóstica detalhada por uma equipe cardiológica que tenha os recursos e a experiência para definir as anomalias e o tratamento. A maioria dos pacientes pode receber tratamento paliativo. A taxa de mortalidade geral tende a ser mais alta devido à combinação de lesões, particularmente naqueles com obstrução das veias pulmonares anômalas (ver Quadro 30.2). Aqueles com asplenia devem receber antibióticos profiláticos pelo resto da vida por causa da sua propensão à sepse.

LESÕES ACIANÓTICAS

As cardiopatias acianóticas associadas a fluxo pulmonar normal incluem aquelas com obstrução do trato de saída sistêmico, como coarctação da aorta e estenose aórtica, estenose leve e moderada do trato de saída pulmonar, miocardiopatias e arritmias. As lesões acianóticas geralmente associadas a hiperfluxo sanguíneo pulmonar incluem comunicação interventricular, comunicação interatrial, defeitos dos coxins endocárdicos, persistência do canal arterial, janela aorticopulmonar e malformações arteriovenosas (ver Quadros 30.12 e 30.13).

QUADRO 30.12
Achados em RNs acianóticos de 0 a 2 semanas de idade com insuficiência cardíaca congestiva[a].

Diagnóstico	Exame físico	Achados radiográficos	Achados ecocardiográficos
Coarctação	↓ Pulsos e PA nas pernas, SSE suave no dorso, +/− SSI, +/− clique, B_3, +/− cianose diferencial Quadro séptico semelhante ao choque	↑ Tamanho cardíaco, edema pulmonar	+/− HVD, apresenta HVE, HBV
Estenose aórtica crítica	Choque, ↓ pulsos e perfusão, SSE, clique clique, B_3, B_2 única	↑ Tamanho cardíaco, edema pulmonar	HVE, anormalidades da onda T
Persistência do canal arterial no RN prematuro	Ictus cordis propulsivo, ↑ pulsos, ↑ pressão diferencial, SSI ou contínuo	↑ Tamanho cardíaco (VE, AE), ↑ trama arterial pulmonar	Apresenta HVD, HVE, HBV
Miocardiopatia	↓ Pulsos, ↓ perfusão, ↓ pressão diferencial, ↑ FC, SSI	Coração globular grande, edema pulmonar	↓ ou ↑ voltagem, alterações da onda T, ondas Q na ACEA
Estenose pulmonar crítica	SSE, clique, B_2 única, a maioria tem cianose	Normal ou ↓ trama arterial pulmonar, AAD	Eixo do QRS 0 a 90°, +/− HVE, mais tarde HVD
Fístula arteriovenosa sistêmica	Ictus cordis propulsivo, ↑ pulsos, pressão diferencial ampla, SSE ou SSI suave, sopros, choque, +/− cianose	↑ Tamanho cardíaco, ↑ trama arterial pulmonar	Apresenta HVD, HVE, HBV

[a]A insuficiência cardíaca congestiva com cianose pode ser causada pela síndrome do coração esquerdo hipoplásico, transposição das grandes artérias, tronco arterioso, conexão venosa pulmonar anômala total, atresia pulmonar com tetralogia, atresia tricúspide, malformação de Ebstein, ou hipertensão pulmonar persistente.
+/−, pode ou não existir; ↓, redução; ↑, aumento; ACEA, artéria coronária esquerda anômala; HBV, hipertrofia biventricular; FC, frequência cardíaca; AE, átrio esquerdo; VE, ventrículo esquerdo; HVE, hipertrofia ventricular esquerda; AAD, aumento do átrio direito; HVD, hipertrofia ventricular direita; B_2, segunda bulha cardíaca; B_3, terceira bulha cardíaca; SSE, sopro sistólico de ejeção; SSI, sopro sistólico de insuficiência.

QUADRO 30.13
Achados em RNs acianóticos de 2 a 8 semanas de idade com insuficiência cardíaca congestiva[a].

Diagnóstico	Exame físico	Achados radiográficos	Achados eletrocardiográficos
Comunicação interventricular	Ictus cordis propulsivo, SSI rude, +/− B_3, +/− ruflar diastólico, pulsos normais	↑ Tamanho cardíaco (VD, VE, AE), ↑ trama arterial pulmonar	Mais tarde, AAD, HVD, HVE, HBV
Defeito dos coxins endocárdicos	Igual à comunicação interventricular, B_2 desdobrada fixa	Iguais à comunicação interventricular	Desvio do eixo para a esquerda, mais tarde AAD, HVD, HVE, HBV
Comunicação interatrial	Precórdio hiperdinâmico, SSE suave, B_2 desdobrada fixa, +/− ruflar diastólico	↑ Tamanho cardíaco (VD, AE e VE normais), ↑ trama arterial pulmonar	Mais tarde DED, HVD
Persistência do canal arterial em RNs a termo	Igual à apresentação com 0 a 2 semanas de idade		
Miocardiopatia	Igual à apresentação com 0 a 2 semanas de idade		

[a]O sopro pode estar presente antes de 2 semanas de idade, e a insuficiência cardíaca congestiva pode ocorrer mais cedo em RNs prematuros.
+/−, pode ou não estar presente; ↓, redução; ↑, aumento; HBV, hipertrofia biventricular; AE, átrio esquerdo; VE, ventrículo esquerdo; HVE, hipertrofia ventricular esquerda; DED, desvio do eixo para a direita; AAD, aumento do átrio direito; VD, ventrículo direito; HVD, hipertrofia ventricular direita; B_2, segunda bulha cardíaca; B_3, terceira bulha cardíaca; SSI, sopro sistólico de insuficiência; SSE, sopro sistólico de ejeção.

Anomalias acianóticas com obstrução do trato de saída sistêmico

Coarctação e interrupção da aorta

Por motivos clínicos, prognósticos e, provavelmente, etiológicos, é melhor considerar a coarctação da aorta em duas categorias distintas: simples e complexa. A coarctação simples geralmente é uma constrição distinta da área do istmo aórtico, às vezes associada à persistência do canal arterial, que se insere nela ou logo abaixo. A coarctação complexa envolve hipoplasia tubular do arco aórtico, com ou sem estreitamento aórtico distinto e uma ou mais das seguintes lesões: persistência do canal arterial, comunicação interventricular, defeito dos coxins endocárdicos, estenose aórtica, estenose subaórtica, estenose ou insuficiência mitral, hipoplasia do ventrículo esquerdo e da aorta ascendente, outras anomalias cianóticas e fibroelastose endocárdica. Na sua forma mais grave, o arco aórtico pode ser atrésico e totalmente interrompido, como na síndrome de DiGeorge. Na coarctação complexa e interrupção da aorta, a combinação de lesões no lado esquerdo cardíaco pode advir de redução do fluxo intrauterino para o coração fetal, com o consequente subdesenvolvimento e hipoplasia estendendo-se do átrio esquerdo ao istmo aórtico. Na coarctação simples e complexa, há grandes variações possíveis na extensão e localização da coarctação.

A coarctação ocorre em 6 a 7% dos RNs com cardiopatia (ver Quadros 30.1 e 30.2). É uma das causas mais comuns de insuficiência cardíaca congestiva no RN (ver Quadro 30.7). Dentre os RNs sintomáticos, 82% têm coarctação complexa e 18%, a forma simples. É mais comum em meninos e prematuros. Algumas meninas têm a síndrome de Turner. Anomalias extracardíacas graves, em geral renais ou gastrintestinais, ocorrem em 6 a 9% desses pacientes (ver Quadros 30.3 e 30.4).

Fisiopatologia

Coarctação simples O istmo normalmente é menor que a aorta ascendente ou descendente em RNs porque apenas 10% do débito ventricular combinado durante a vida fetal atravessa o istmo até a aorta descendente, enquanto cerca de 60% chegam à aorta descendente através do canal arterial. Após o nascimento, o istmo cresce gradualmente, mas na coarctação simples, há uma faixa constritora logo acima do ponto de conexão do canal arterial. A coarctação aórtica pode constringir-se mais no período neonatal, à medida que ocorre constrição do tecido do canal arterial adjacente. Durante o primeiro ano de vida, pode haver progressão relativa da coarctação devido ao crescimento inadequado, desproporcionalmente pequeno, do istmo aórtico, e talvez à hipertrofia da parede aórtica e ao espessamento endotelial no local da coarctação. Pode existir circulação colateral por ocasião do nascimento. Na coarctação simples, a maior resistência ao fluxo resulta em sobrecarga de pressão ao ventrículo esquerdo. Se a coarctação não for intensa e o canal arterial estiver aberto, com a queda da resistência vascular pulmonar após o nascimento, há inversão do fluxo através do canal arterial da aorta para a artéria pulmonar, e pode sobrevir um *shunt* esquerda-direita considerável. Se o aumento da carga de pressão e volume exceder a capacidade do coração de compensar por hipertrofia ou dilatação, sobrevém *insuficiência congestiva com diminuição* do débito sistêmico. A pressão diastólica final ventricular esquerda é elevada, resultando em aumento da pressão venosa pulmonar e edema pulmonar. A hipertensão venosa pulmonar também produz hipertensão arterial pulmonar e insuficiência cardíaca direita.

Coarctação complexa e interrupção aórtica A coarctação complexa e a interrupção aórtica caracterizam-se por hipertensão arterial pulmonar com o canal arterial suprindo a aorta descendente, em geral um *shunt* esquerda-direita intracardíaco grande e hiperfluxo pulmonar. As estruturas cardíacas direitas estão dilatadas e hipertróficas. Há sobrecarga de pressão e volume nos dois ventrículos e insuficiência cardíaca congestiva (ICC). Naqueles com comunicação interventricular grave e persistência do canal arterial, as pressões sistólicas na artéria pulmonar, aorta descendente, aorta ascendente e ventrículo direito são idênticas. A pressão diferencial periférica é normal, e os pulsos são iguais em todo o corpo. Com a constrição do canal arterial, as pulsações das artérias femorais diminuem. Se a obstrução do arco aórtico for significativa ou total, a perfusão para a metade inferior do corpo, previamente garantida pelo canal arterial aberto, se reduz. Sobrevêm manifestações de choque, hipoperfusão renal e mesentérica e acidose metabólica. O fechamento do canal arterial causa a morte.

Achados clínicos

Coarctação simples Os RNs com coarctação isolada bem definida podem ser assintomáticos, porém alguns apresentam ICC, frequentemente após 1 mês de vida. Os pulsos arteriais femorais e dos pés estão ausentes ou diminuídos em comparação com os pulsos braquiais ou carotídeos. Os pulsos arteriais radiais e braquiais podem estar reduzidos, se a artéria subclávia daquele lado originar-se no nível ou abaixo da coarctação. A pressão arterial sistólica nos membros superiores é mais alta que nos membros inferiores, mas hipertensão arterial acentuada é incomum. A pressão diferencial nos membros inferiores está estreitada, muitas vezes para 10 a 15 mmHg. Com frequência ausculta-se B_3, e pode haver um clique de ejeção sistólico apical (aproximadamente 50% têm valva aórtica bicúspide). Um sopro sistólico de ejeção a partir da coarctação pode ser audível na área interescapular esquerda sobre o dorso, e na borda esternal superior esquerda. No RN, um sopro contínuo, quando presente, geralmente decorre de *shunt* esquerda-direita através do canal arterial, pois o fluxo nos vasos colaterais geralmente é inaudível até idades maiores. As manifestações da ICC são aquelas da insuficiência cardíaca esquerda e direita combinadas.

A radiografia de tórax pode ser quase normal, mas em geral mostra cardiomegalia e congestão venosa pulmonar.

O ECG pode ser normal, mas geralmente revela hipertrofia ventricular direita nos primeiros meses e, mais tarde, hipertrofia ventricular esquerda.

A visualização ecocardiográfica do arco aórtico em geral delineia o local, extensão e grau de coarctação e o padrão de ramificação do arco aórtico. Há tipicamente constrição da curva posterior externa da parede aórtica, e pode-se identificar uma prateleira anterior em torno do canal arterial. Um gradiente sistólico instantâneo pode ser calculado a partir das velocidades através da coarctação, mas pode subestimar a intensidade da lesão se o débito cardíaco estiver reduzido. O fluxo aórtico descendente tem velocidade tipicamente reduzida na ascensão sistólica e fluxo anterógrado prolongado.

Podem-se usar a ressonância magnética e a TC para delinear as características anatômicas inaparentes no ecocardiograma (45,46) (Figura 30.35).

Coarctação complexa e a interrupção aórtica Os RNs com coarctação isolada e complexa grave geralmente apresentam-se com insuficiência cardíaca congestiva no início do período neonatal. Em geral, quanto menor a idade do RN, mais graves e complexas são as malformações combinadas. A interrupção total do arco aórtico geralmente está associada a comunicação interventricular e persistência do canal arterial sistêmico e é clinicamente indistinguível da coarctação complicada. Ocorre frequentemente como parte da síndrome de DiGeorge, que pode ter as manifestações adicionais de hipocalcemia, ausência da sombra tímica na radiografia de tórax inicial e possivelmente deficiência da resposta imune a leucócitos viáveis não irradiados transfundidos. Além dos achados descritos para a coarctação simples, há evidências de um grande *shunt* esquerda-direita e hipertensão arterial pulmonar. As pulsações femorais podem ir e vir, de acordo com o calibre do canal arterial. Pode-se encontrar um sopro holossistólico da comunicação interventricular ou insuficiência mitral. A constrição do canal arterial resulta em um RN criticamente enfermo com hipoperfusão, acidose metabólica e possivelmente coagulação intravascular disseminada, enterocolite necrosante e disfunção renal e hepática.

A radiografia de tórax demonstra cardiomegalia considerável, pletora pulmonar e edema.

O ECG pode ser normal, mas com frequência exibe desvio do eixo para a direita, hipertrofia atrial direita, hipertrofia ventricular direita e, às vezes, diminuição das forças ventriculares esquerdas.

A ecocardiografia delineia a anatomia do arco aórtico e revela lesões associadas, incluindo estenose mitral e aórtica, comunicação interventricular, obstrução subaórtica e anormalidades conotruncais.

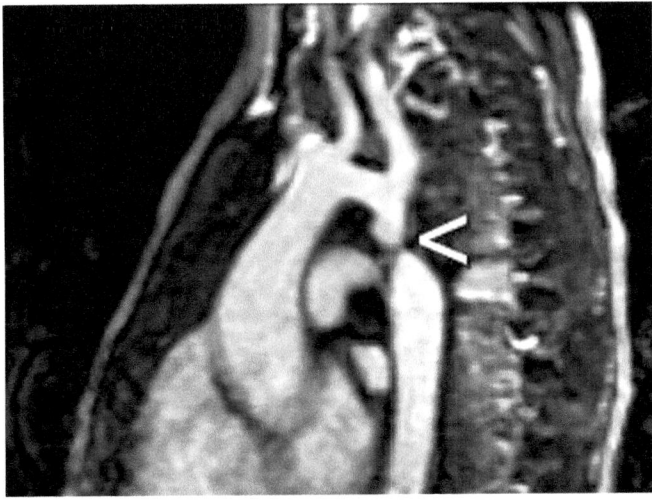

Figura 30.35 Ressonância magnética de coarctação da aorta em recém-nascido de 1 dia de vida. A *seta* indica a coarctação focal na extremidade distal de um arco aórtico hipoplásico.

Diagnóstico diferencial

Deve-se suspeitar de obstrução do arco aórtico em todo RN a termo criticamente enfermo em choque semelhante a sepse. Também deve-se suspeitar dela como uma anomalia associada em RNs jovens com anomalias intracardíacas como comunicação interventricular, ventrículo único, tronco arterioso e valvopatia aórtica ou mitral que manifestem sinais de baixo débito sistêmico. Um exame físico cuidadoso, com palpação cuidadosa dos pulsos e medição da pressão arterial nos quatro membros, deve levar ao diagnóstico correto (ver Quadros 30.12 e 30.13). Os RNs sintomáticos antes de 1 mês de idade costumam ter coarctação grave ou complexa. A existência de um canal arterial suprindo a aorta descendente pode ser demonstrada pelo achado de uma P_{O_2} arterial menor nas pernas do que nos braços. A síndrome do coração esquerdo hipoplásico provoca um quadro semelhante ao choque ou insuficiência congestiva na primeira semana de vida, quando o canal arterial fecha. Nesses pacientes, há cianose, os pulsos periféricos estão reduzidos difusamente e o ECG mostra diminuição acentuada das forças ventriculares esquerdas.

Tratamento

Todos os RNs com insuficiência cardíaca congestiva suspeitos de coarctação da aorta devem ser hospitalizados imediatamente, tratados e examinados por ecocardiograma. Os RNs com coarctação completa e interrupção aórtica tornam-se sintomáticos em decorrência da constrição do canal arterial. A infusão de prostaglandina E_1 dilata o canal, restaura a perfusão sistêmica, melhora as anormalidades metabólicas e mantém a vida durante o período de tempo necessário para delinear a anatomia e providenciar a cirurgia. Suporte inotrópico com dopamina ou agentes adrenérgicos intravenosos é necessário em muitos casos. Nos RNs criticamente enfermos, pode haver consequências isquêmicas adversas nos sistemas gastrintestinal, renal, hepático e da coagulação. O ecocardiograma geralmente fornece os detalhes anatômicos essenciais à cirurgia. Se necessário, o cateterismo cardíaco, a angiografia por subtração digital ou a ressonância magnética podem ser úteis para delineamento adicional da anatomia do arco aórtico e intracardíaca.

Após o tratamento clínico inicial para alcançar estabilização, independentemente de melhora ou deterioração, a cirurgia não deve ser adiada indevidamente. Os procedimentos cirúrgicos utilizados dependem da intensidade da lesão e incluem ressecção da coarctação com anastomose primária, aortoplastia com retalho subclávio ou protético, ou construção de um conduto a partir da aorta ascendente ou descendente; divisão do canal arterial; e, se necessário, reparo intracardíaco de defeitos adicionais como uma grande comunicação interventricular. A taxa de mortalidade para lactentes com coarctação complicada é 85% sem cirurgia. A cirurgia aumenta a taxa de sobrevida para, pelo menos, 95% (ver Capítulo 31 para manejo cirúrgico). Seja qual for o tipo de coarctação, a mortalidade está relacionada com a idade à apresentação e é mais alta naqueles com fluxo aórtico descendente dependente do canal arterial. Em alguns RNs com coarctação simples e leve que respondem bem ao tratamento clínico, a cirurgia pode ser adiada. Aqueles que são submetidos ao reparo cirúrgico da coarctação nos primeiros meses de vida podem sofrer reestenose depois, a qual pode exigir nova cirurgia ou dilatação com cateter-balão. Os sobreviventes precisam de supervisão médica cuidadosa durante toda a infância e, talvez, de outras cirurgias para as várias anormalidades associadas mais tarde. A dilatação com cateter-balão de uma coarctação primária bem definida não operada pode ser uma medida paliativa no RN em estado crítico com coarctação complexa, porém apenas em casos selecionados com um arco aórtico de bom tamanho parece oferecer alívio prolongado regularmente (50).

Estenose aórtica

A fusão das comissuras direita-esquerda ou direita da valva aórtica, resultando em uma valva aórtica bicomissural, funcionalmente bicúspide, é uma das anomalias congênitas mais comuns, ocorrendo em 1,5% da população. O óstio valvar resultante pode estar diminuído, mas a estenose costuma ser leve em RNs. Somente um estreitamento significativo da valva aórtica provoca sintomas ou exige intervenção nos primeiros meses de vida (Figura 30.36). A estenose crítica isolada da valva aórtica é rara e geralmente resulta de fusão das comissuras direita e direita-esquerda, com o óstio valvar pequeno demais para permitir débito cardíaco adequado em pressões ventriculares esquerdas fisiológicas. Nesta situação, o fluxo sanguíneo sistêmico adequado (antes do alívio da estenose aórtica) depende de um canal arterial pérvio que possibilite fluxo sanguíneo direita-esquerda da artéria pulmonar para a aorta.

Os sinais/sintomas são ICC, edema pulmonar e, às vezes, colapso vascular periférico. O RN pode parecer cinzento e cianótico se o edema pulmonar for grave. As manifestações cardinais são taquipneia, sopro sistólico aspirativo na borda esternal superior direita ou intermédia esquerda e um clique protossistólico apical semelhante a B_1 desdobrada. Se o óstio valvar for muito pequeno, o fluxo valvar anterógrado é escasso e o sopro pode ser suave.

A radiografia de tórax mostra cardiomegalia e congestão venosa pulmonar.

O ECG geralmente revela hipertrofia biventricular com alterações da onda T (ver Quadro 30.12).

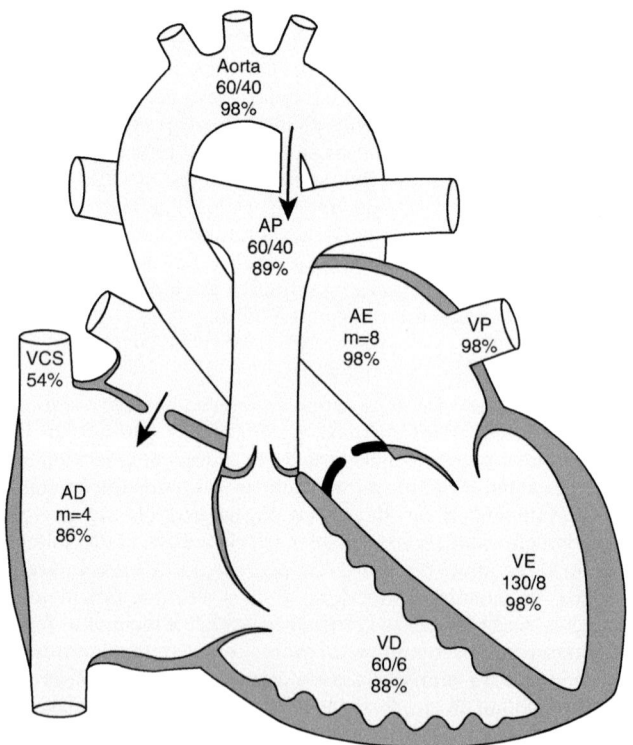

Figura 30.36 Diagrama da anatomia e fisiologia cardíacas em lactente de 1 mês de vida com estenose aórtica valvar que apresentava gradiente de pressão sistólica de 70 mmHg através da valva aórtica. O sangue que flui da esquerda para a direita através do canal arterial deve retornar de novo através da valva aórtica, com o excesso de fluxo agravando a obstrução. O grande *shunt* atrial, seja uma anomalia verdadeira ou o forame oval aberto, eleva a pressão atrial esquerda. Os números embaixo do nome de cada câmara são medidas da pressão em mmHg determinadas no cateterismo cardíaco; as porcentagens indicam dados da saturação de oxigênio. AE, átrio esquerdo; VE, ventrículo esquerdo; AP, artéria pulmonar; VP, veia pulmonar; AD, átrio direito; VD, ventrículo direito; VCS, veia cava superior. Adaptada de Mullins CE, Mayer DC. Congenital heart disease: a diagrammatic atlas. New York: Alan R Liss, 1988, com permissão.

O exame ecocardiográfico revela uma valva aórtica imóvel deformada com fusão comissural. O exame ecocardiográfico demonstra uma valva aórtica imóvel deformada, fluxo transvalvar reduzido e o sopro sistólico, e o gradiente de pressão medido com Doppler é de baixa amplitude e não reflete a intensidade da lesão. O ventrículo esquerdo se apresenta hipertrófico e pode ter dimensões internas reduzidas ou dilatadas e função sistólica deficiente ou hiperdinâmica. Alguns pacientes têm coarctação e anormalidades da valva mitral. O ecocardiograma também pode identificar os RNs com hipoplasia associada da câmara ventricular esquerda, anéis mitral e aórtico e raiz aórtica que não se beneficiariam adequadamente de valvoplastia e precisam de uma abordagem cirúrgica em estágios do tipo do coração esquerdo hipoplásico para sobreviverem (51).

O tratamento da estenose crítica consiste em estabilização com administração de suporte inotrópico, oxigênio e, frequentemente, prostaglandina E_1 a fim de permitir suporte ventricular direito à circulação sistêmica; tão logo possível, procede-se à valvoplastia com balão ou valvotomia cirúrgica (52). Esta abordagem fornece paliação efetiva no primeiro ano de vida. Embora muitas crianças precisem repetir a valvoplastia durante a infância, este procedimento geralmente é bem-sucedido. Por fim (com sorte após o crescimento da infância), muitas das piores valvas necessitarão de substituição cirúrgica por uma prótese valvar ou autoenxerto pulmonar (procedimento de Ross). O RN assintomático com achados auscultatórios de estenose aórtica e aqueles após valvoplastia precisam de avaliação seriada porque, a longo prazo, a estenose da valva aórtica muito frequentemente agrava-se e recorre em certo grau.

Anomalias acianóticas com *shunt* esquerda-direita
Comunicação interventricular

As comunicações interventriculares podem ser pequenas ou grandes, únicas ou múltiplas e isoladas ou associadas a outras malformações cardiovasculares. São uma parte essencial de cardiopatias congênitas complexas, como tetralogia de Fallot, tronco arterioso, ventrículo direito com dupla saída e canal atrioventricular, e estão associadas a praticamente todas as outras malformações cardíacas congênitas conhecidas. Comunicações interventriculares pequenas e isoladas que fecham espontaneamente, detectáveis apenas ao ecocardiograma, são a anomalia cardíaca congênita mais comum, ocorrendo em 2 a 3% dos RNs a termo (2) e com maior frequência em RNs prematuros (ver Quadros 30.1 e 30.2). As comunicações interventriculares grandes ocorrem mais comumente como defeitos únicos no septo membranoso, com menor frequência na parte inferior do septo muscular, infrequentemente embaixo da valva pulmonar, ou, posteriormente, próximo à valva tricúspide. Embora apenas 10% das comunicações interventriculares causem sintomas, elas são a causa mais comum de insuficiência cardíaca congestiva após a segunda semana de vida (ver Quadro 30.7). Embora as comunicações pequenas em geral sejam anomalias isoladas, malformações extracardíacas ocorrem em até 24% dos pacientes com comunicações grandes. O reconhecimento de uma comunicação interventricular grande é fundamental porque, sem fechamento, uma comunicação grande com hipertensão pulmonar pode acarretar doença vascular pulmonar do tipo de Eisenmenger irreversível já no primeiro aniversário.

Fisiopatologia

A comunicação interventricular pequena comum tem efeito funcional hemodinâmico mínimo e não produz sintomas, mas uma comunicação moderada ou grande no RN pode causar alterações hemodinâmicas significativas. Se a comunicação for grande, as pressões ventriculares direita e esquerda se equilibram e sobrevém hipertensão pulmonar (Figura 30.37). A resistência pulmonar decrescente após o nascimento permite um *shunt* esquerda-direita crescente através da comunicação interventricular. A regressão normal da resistência pulmonar na primeira semana de vida costuma ser retardada nesses RNs. Não obstante, ocorre redução suficiente da resistência pulmonar na segunda semana de vida para causar sintomas em muitos pacientes. Outros, com comunicações menores ou maior retardo na queda da resistência vascular pulmonar, manifestam sintomas apenas aos 3 ou 4 meses de vida.

Os sintomas decorrem de insuficiência cardíaca congestiva, às vezes apresentando-se com problemas pulmonares superpostos como a bronquiolite, pneumonia e atelectasia. A insuficiência cardíaca congestiva é causada pelo débito cardíaco alto obrigatório associado à recirculação de grandes volumes de sangue através do coração e dos pulmões, enquanto tenta simultaneamente satisfazer a demanda de fluxo sistêmico. Portanto, a reserva de bomba cardíaca para esforços como a alimentação está reduzida. O fluxo e a pressão vasculares pulmonares excessivos reduzem a complacência pulmonar, gerando incursões respiratórias mais rápidas e laboriosas, porém mais superficiais. A taquipneia fixa dificulta a alimentação e eleva o dispêndio calórico, o que diminui o crescimento. A congestão pulmonar pode não apenas reduzir a tolerância como também aumentar a suscetibilidade a infecções respiratórias recorrentes. A artéria pulmonar e o átrio esquerdos aumentados podem comprimir brônquios e resultar em atelectasia pulmonar. Como a resistência vascular pulmonar é mais baixa em RNs prematuros ao nascimento, o início dos sintomas de uma comunicação interventricular ocorre mais cedo.

A melhora gradual e a diminuição do fluxo sanguíneo pulmonar em RNs com comunicação interventricular moderada ou grande podem ocorrer se houver redução anatômica do

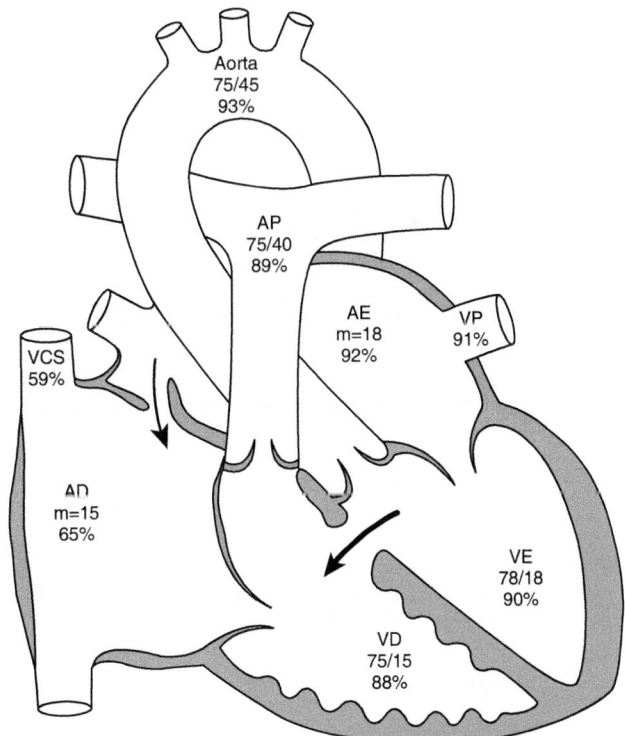

Figura 30.37 Diagrama da anatomia e da fisiologia da comunicação interventricular em lactente de 1 mês de vida. A comunicação permite o equilíbrio da pressão entre os dois ventrículos. Com a resistência pulmonar bem menor que a resistência sistêmica, há um *shunt* esquerda-direita muito grande que causou insuficiência cardíaca congestiva, evidenciada pelas pressões atriais elevadas e pela redução da saturação venosa pulmonar de oxigênio secundária ao edema pulmonar. Os números embaixo do nome de cada câmara são medidas da pressão em mmHg determinadas no cateterismo cardíaco; as porcentagens indicam dados da saturação de oxigênio. AE, átrio esquerdo; VE, ventrículo esquerdo; AP, artéria pulmonar; VP, veia pulmonar; AD, átrio direito; VD, ventrículo direito; VCS, veia cava superior. Adaptada de Mullins CE, Mayer DC. *Congenital heart disease: a diagramatic atlas.* New York: Alan R Liss, 1988.

tamanho do defeito. Muitas comunicações fecham espontaneamente, e a maioria – sobretudo as comunicações musculares e membranosas – diminui com o tempo. Durante a infância, mas raramente no primeiro ano de vida, pode haver o desenvolvimento progressivo e irreversível de alterações obstrutivas anatômicas nas arteríolas pulmonares.

Achados clínicos

Uma comunicação interventricular pequena caracteriza-se por um sopro sistólico aspirativo isolado de tonalidade média ou alta, que se localiza ao longo da borda esternal esquerda ou no ápice. Os lactentes com comunicações interventriculares grandes apresentam insuficiência congestiva (ICC) nos primeiros meses de vida com sintomas de taquipneia (i. e., frequência respiratória consistentemente > 60/minuto), fadiga às refeições e redução da ingestão oral. Aumento do trabalho respiratório e retrações, sudorese excessiva e infecções respiratórias recorrentes são manifestações subsequentes. O ganho ponderal está bem aquém da maturação do comprimento. Com frequência, o lactente apresenta-se com uma infecção respiratória que precipita ou mascara insuficiência congestiva subjacente.

Ao exame físico, o lactente é magro e taquipneico. O *ictus cordis* é hiperdinâmico. Se houver hipertensão arterial pulmonar, a segunda bulha cardíaca pode parecer única e hiperfonética por fechamento pulmonar precoce e acentuado. Um ritmo de galope pode ser audível e muitas vezes está associado a ruflar mesodiastólico. Um sopro holossistólico de frequência mista, mais bem audível na borda esternal inferior esquerda, é suave ao nascimento e em geral torna-se alto, áspero e bem transmitido através do precórdio embaixo da incisura supraesternal. Há hepatomegalia e infrequentemente sibilos e estertores pulmonares. Os pulsos periféricos podem ser rápidos e o edema periférico é raro.

A radiografia de tórax mostra cardiomegalia considerável, hiperfluxo sanguíneo pulmonar e, às vezes, edema pulmonar. O segmento da artéria pulmonar principal e o átrio esquerdo estão aumentados em muitos casos. Atelectasia e infiltrados parenquimatosos são comuns. O ECG geralmente revela hipertrofia ventricular esquerda, e se a lesão estiver associada à hipertensão arterial pulmonar, detecta-se hipertrofia ventricular esquerda.

O exame ecocardiográfico demonstra o tamanho, a localização e o número de comunicações interventriculares (Figura 30.38). As lesões associadas não detectadas ao exame físico, como comunicação interatrial, persistência do canal arterial, coarctação da aorta e obstruções dos tratos de saída ventriculares esquerdo e direito, são reveladas pelo ecocardiograma. As hipertrofias ventricular direita e pulmonar podem ser avaliadas pela curvatura do septo interventricular e pela comparação da medição com Doppler do gradiente de pressão sistólica instantâneo através da comunicação com a pressão arterial. Frequentemente há um grau pelo menos trivial de insuficiência tricúspide, o que permite estimar a pressão ventricular direita a partir do gradiente de pressão entre ventrículo e átrio direitos. As comunicações com grande volume de *shunt* através delas também mostram evidências de sobrecarga de volume do ventrículo esquerdo, com aumento das dimensões do átrio e ventrículo esquerdos e função ventricular esquerda hiperdinâmica. Às vezes, um lactente com sintomas ou achados congestivos moderados, ou evidências de hipertensão pulmonar limítrofe, ou resistência vascular pulmonar elevada necessita de cateterismo cardíaco para delinear a hemodinâmica.

Diagnóstico diferencial

No RN, o sopro de uma pequena comunicação interventricular geralmente é típico, mas às vezes é difícil diferenciá-lo daquele causado por um canal arterial persistente pequeno ou insuficiência tricúspide (ver Quadro 30.13). Alguns RNs com grandes defeitos subaórticos têm ou manifestam estenose pulmonar progressiva

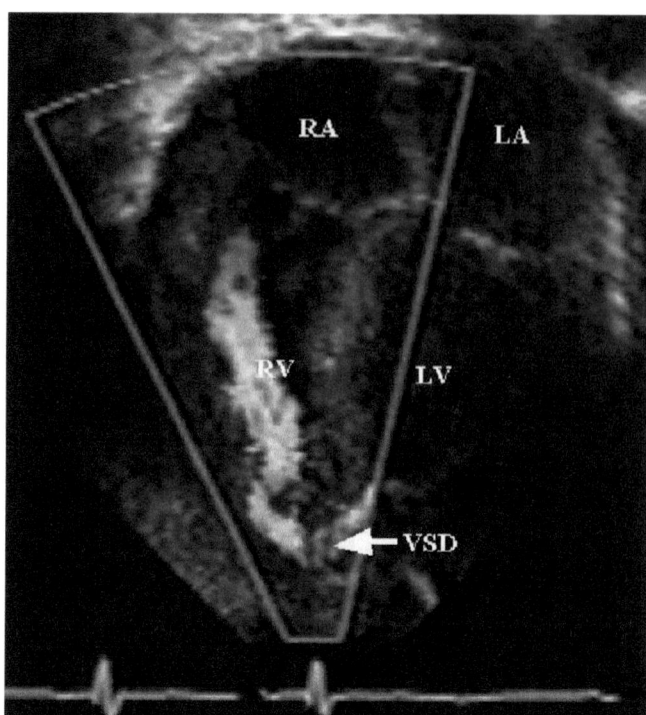

Figura 30.38 Ecocardiograma na incidência de quatro câmaras com análise por Doppler em cores demonstra uma comunicação interventricular muscular apical. LA, átrio esquerdo; LV, ventrículo esquerdo; RA, átrio direito; RV, ventrículo direito; VSD, comunicação interventricular. (Esta figura encontra-se reproduzida em cores no Encarte.)

que proíbe o *shunt* esquerda-direita, cardiomegalia e insuficiência cardíaca congestiva. Esses RNs podem apresentar as manifestações da tetralogia de Fallot. Mais tarde, a hipertrofia ventricular direita progressiva no ECG sugere o desenvolvimento de estenose pulmonar ou elevação da resistência vascular pulmonar e a necessidade de reavaliação cuidadosa. A coexistência de uma grande CIV com malformações adicionais gerando um volumoso *shunt* esquerda-direita (p. ex., tronco arterioso) pode ser difícil de distinguir clinicamente de CIVs grandes isoladas; a detecção de malformações associadas muitas vezes demanda exame ecocardiográfico.

Tratamento

O RN com uma CIV pequena não precisa de tratamento específico, mas deve ser acompanhado. Nos RNs com insuficiência cardíaca congestiva, a administração de diuréticos pode promover melhora expressiva dos sintomas respiratórios e do crescimento. A redução da pós-carga sistêmica com inibidores da enzima de conversão da angiotensina (ECA) (p. ex., captopril) diminui moderadamente a razão de fluxo pulmonar/sistêmico e muitas vezes oferece benefício moderado adicional nos sintomas em pacientes refratários (ver Quadro 33.10). As necessidades nutricionais podem ser atendidas por meio do aumento da densidade calórica das refeições em 1 Cal/mℓ para promover o crescimento em RNs com grandes defeitos. Não se deve restringir o volume total de ingestão livre, pois o atraso do crescimento e o pequeno tamanho são questões comuns nesses lactentes.

O fechamento cirúrgico oportuno do defeito é indicado se o lactente não começar a crescer com a intensificação do tratamento clínico ideal, ou tiver hipertensão arterial pulmonar significativa persistente após 6 meses de idade. O reparo primário nos lactentes compreende circulação extracorpórea e, na maioria dos pacientes, atriotomia com fechamento por retalho através da valva tricúspide. Alguns pacientes necessitam de fechamento através da valva pulmonar ou ventriculotomia direita. Os prematuros de muito baixo peso e aqueles com múltiplos defeitos musculares grandes podem precisar de um procedimento inicial de cerclagem da artéria pulmonar, com a cirurgia corretiva realizada em idade maior. Dentre os RNs com grandes defeitos isolados que necessitam de fechamento no primeiro ano de vida, a taxa de mortalidade atual é de 1 a 2% ou menos. A taxa de mortalidade é mais alta se houver anomalias congênitas extracardíacas graves associadas, complicações pulmonares ou prematuridade. O prognóstico a longo prazo após o fechamento cirúrgico transatrial de uma CIV isolada no primeiro ano de vida é excelente, com hemodinâmica essencialmente normal e baixo risco de arritmias sintomáticas para a maioria dos pacientes.

Comunicações interventriculares dos tipos óstio secundário e seio venoso

Praticamente todos os RNs têm forame oval aberto ao nascimento. Muitos forames ovais fecham funcionalmente dentro de horas de vida, porém muitos outros permanecem abertos pelo menos parcialmente por vários meses e, em quase 20%, o forame permite algum fluxo sanguíneo através dele durante toda a vida. Isto é importante para o neonatologista, porque os cateteres venosos umbilicais tendem a seguir o trajeto da circulação nos 9 meses precedentes e podem passar através do forame oval para o lado esquerdo do coração, gerando medições errôneas dos níveis de oxigênio e possibilitando a passagem de ar ou trombo injetado por via intravenosa para o cérebro, às vezes, com consequências desastrosas.

Fisiopatologia e manifestações clínicas

As CIAs do tipo óstio secundário são uma anomalia comum que resulta de uma abertura no septo interatrial primário ao redor da região do forame oval, que raramente causa sintomas, ou de sopro alto o suficiente para atrair a atenção em RNs, e muitas vezes fecham espontaneamente (2,74). As bem mais raras comunicações interatriais do tipo seio venoso ocorrem no septo interatrial onde as veias cavas entram, em geral a veia cava superior, muitas vezes com conexão anômala parcial de uma ou mais veias pulmonares direitas, e são clinicamente indistinguíveis das comunicações interatriais do tipo óstio secundário. Como a pressão arterial sistólica, a complacência arterial e a complacência do ventrículo esquerdo diminuem com a idade, um *shunt* esquerda-direita se desenvolve através da comunicação, resultando em aumento do fluxo através das valvas cardíacas direitas, sopro sistólico de fluxo pulmonar na borda esternal superior esquerda e incisura supraesternal, ruflar diastólico de fluxo tricúspide na borda esternal inferior esquerda, fechamento tardio persistente da valva pulmonar (e desdobramento fixo relativamente amplo da segunda bulha cardíaca), aumento da carga de trabalho ventricular direita e hiperfluxo sanguíneo pulmonar. A maioria dos casos é detectada porque ausculta-se um sopro de estenose pulmonar leve e realiza-se um ecocardiograma (Figura 30.39). Outros são descobertos durante a avaliação de uma anomalia cardíaca coexistente, ou investigação desencadeada por anomalias extracardíacas ou atraso do crescimento. A maioria das comunicações pequenas do óstio secundário (diâmetro < 5 mm), muitas comunicações moderadas (diâmetro de 5 a 8 mm) e algumas comunicações grandes fecham espontaneamente, ou quase fecham nos primeiros anos de vida (2,74). Os defeitos do seio venoso raramente ou nunca fecham espontaneamente. Como raramente há ICC significativa, o manejo inicial consiste em observação e, se o defeito persistir, fechamento por técnicas cirúrgicas ou via cateter. Se um defeito grande permanecer aberto, cerca de 10% dos casos desenvolvem doença vascular pulmonar de Eisenmenger em idade maior.

Diagnóstico diferencial

Raramente, uma CIA grande se acompanha de redução precoce da resistência pulmonar e grande *shunt* esquerda-direita nos primeiros meses de vida. Retardo do crescimento e ICC podem levantar a questão de cirurgia cardíaca precoce. Esta é potencialmente

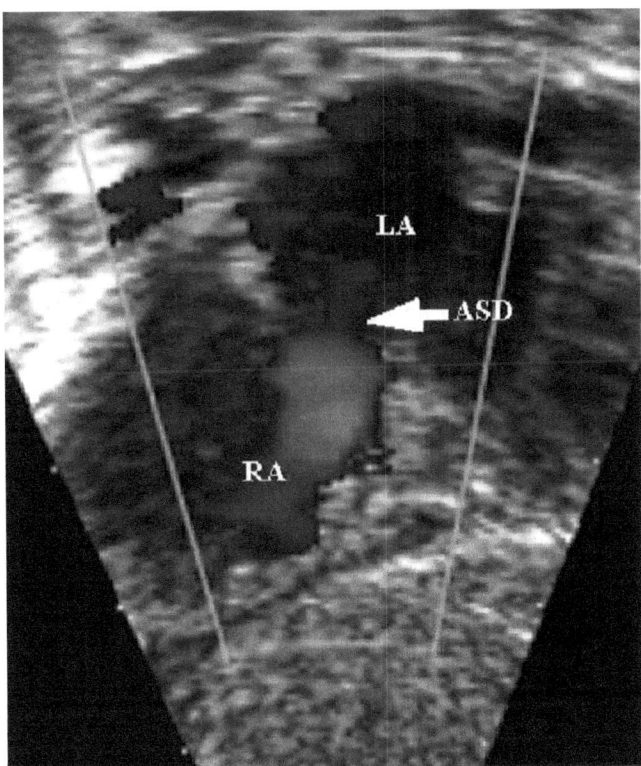

Figura 30.39 Ecocardiograma na incidência subcostal com análise por Doppler em cores demonstra uma comunicação interatrial do tipo óstio secundário. ASD, comunicação interatrial; LA, átrio esquerdo; RA, átrio direito. (Esta figura encontra-se reproduzida em cores no Encarte.)

uma situação mais complicada e traiçoeira porque uma cardiopatia esquerda oculta (p. ex., miocardiopatia, estenose aórtica, coarctação da aorta) muitas vezes é responsável pelo desequilíbrio incomumente grande das complacências ventriculares, causando um grande *shunt* atrial esquerda-direita no primeiro ano de vida. O fechamento cirúrgico do defeito sem lidar com o problema adicional pode ter um desfecho funesto. A regra prática simples é investigar minuciosamente anomalias associadas e ter cautela na realização da cirurgia para comunicação interatrial isolada nos primeiros meses de vida.

Defeitos dos coxins endocárdicos

Os defeitos do desenvolvimento dos coxins endocárdicos podem ser parciais, resultando em uma comunicação interatrial do tipo óstio primário; totais, resultando em deficiência total adicional do septo interventricular na entrada posterior e uma valva atrioventricular comum (i. e., canal atrioventricular total); ou transicionais, com uma combinação de um defeito restritivo menor do septo interventricular na entrada e comunicação interatrial do tipo óstio primário (i. e., defeito do canal atrioventricular transicional). As valvas atrioventriculares, em particular a válvula anterior da valva mitral, geralmente são malformadas, deficientes, ou fixadas anormalmente ao septo interventricular. Na comunicação interatrial do tipo óstio primário, em geral há uma fenda na valva mitral e, com frequência, insuficiência mitral. No canal atrioventricular total, a valva atrioventricular primitiva flutua como uma vela de barco nos dois ventrículos. Esta malformação produz uma grande comunicação entre os átrios direito e esquerdo e os ventrículos direito e esquerdo. Insuficiência significativa da valva atrioventricular é menos comum do que nos pacientes com apenas comunicação interatrial do tipo óstio primário. Em alguns casos, porém mais frequentemente naqueles sem trissomia do 21, a valva mitral tem fixações anormais às cordas tendíneas e é estenótica. Raramente, a grande valva atrioventricular é deslocada lateralmente e centrada basicamente sobre um ventrículo, e o ventrículo contralateral é bem menor que o normal. Os defeitos dos coxins endocárdicos, como lesões primárias, respondem por 4% de todos os RNs com cardiopatias graves (ver Quadros 30.1 e 30.2).

Fisiopatologia

A consequência hemodinâmica de uma comunicação interatrial do tipo óstio primário é sobrecarga de volume ao ventrículo direito, que é causada por um *shunt* esquerda-direita através da comunicação, e sobrecarga de volume biventricular variável por regurgitação a partir do ventrículo esquerdo através da valva mitral fendida para os átrios. A sobrecarga de volume, se agravada por insuficiência mitral significativa, pode ser elevada e resultar em insuficiência cardíaca congestiva. O direcionamento do sangue da veia cava inferior através do grande defeito localizado inferiormente e da valva comum fendida acarreta dessaturação arterial sistêmica de oxigênio leve. No canal atrioventricular total, há *shunt* esquerda-direita adicional através de uma comunicação interventricular e hipertensão ventricular direita e arterial pulmonar até um nível sistêmico. Os RNs com hipertensão arterial pulmonar são particularmente suscetíveis ao desenvolvimento de doença obstrutiva vascular pulmonar e suas complicações posteriormente.

Achados clínicos

As comunicações interatriais do tipo óstio primário isoladas sem insuficiência mitral provocam achados físicos semelhantes às comunicações interatriais do tipo óstio secundário e seio venoso com sopro de fluxo pulmonar, desdobramento fixo da segunda bulha cardíaca e, às vezes, ruflar diastólico tricúspide, e são distinguidas por desvio do eixo elétrico para a esquerda no ECG. Os RNs sintomáticos com comunicação interatrial do tipo óstio primário geralmente têm insuficiência mitral grave. A restrição do crescimento pode ser acentuada, e o peso é bastante defasado em relação à maturação do comprimento. Infecções pulmonares recorrentes são comuns.

Os RNs com canal atrioventricular total com frequência apresentam cianose leve. O *ictus cordis* é hiperdinâmico, e a B_1 é obscurecida por um sopro holossistólico alto audível no ápice ou na borda esternal esquerda. Em geral, há hipertensão pulmonar e a B_2 é hiperfonética. Com frequência, auscultam-se B_3 e ruflar mesodiastólico apical. Em alguns casos, sobretudo nos RNs com síndrome de Down, não há anormalidade perceptível à ausculta. Quando o sopro é sutil, as manifestações cardinais da anomalia cardíaca são um precórdio hiperdinâmico, segunda bulha cardíaca anormal e eixo elétrico superior à esquerda no ECG.

Metade dos pacientes com defeitos isolados do canal atrioventricular total tem trissomia do 21 (75). Quarenta por cento dos RNs com síndrome de Down têm uma cardiopatia congênita, sendo a mais comum o canal atrioventricular total. Como os RNs com síndrome de Down exibem uma tendência a hipoventilar, causando dessaturação venosa pulmonar de oxigênio, eles podem apresentar hipertensão pulmonar que, associada ao canal atrioventricular comum, pode limitar o *shunt* esquerda-direita a um volume que não provoca sopro (Figura 30.40). Todos os RNs com síndrome de Down devem ser submetidos a avaliação para cardiopatia congênita por um cardiologista.

A radiografia de tórax mostra cardiomegalia, às vezes desproporcional ao aumento da vasculatura pulmonar, atribuível aos grandes átrios. O segmento da artéria pulmonar principal é proeminente, e há ingurgitamento vascular pulmonar.

O ECG mostra tipicamente um eixo elétrico de QRS superior à esquerda no plano frontal, comumente 0 a –60° nos defeitos do óstio primário e –60 a –100° no canal total com uma onda Q pequena na derivação aVL (ver Figura 30.41). Hipertrofia ventricular direita significativa geralmente indica hipertensão ventricular direita (Figura 30.41).

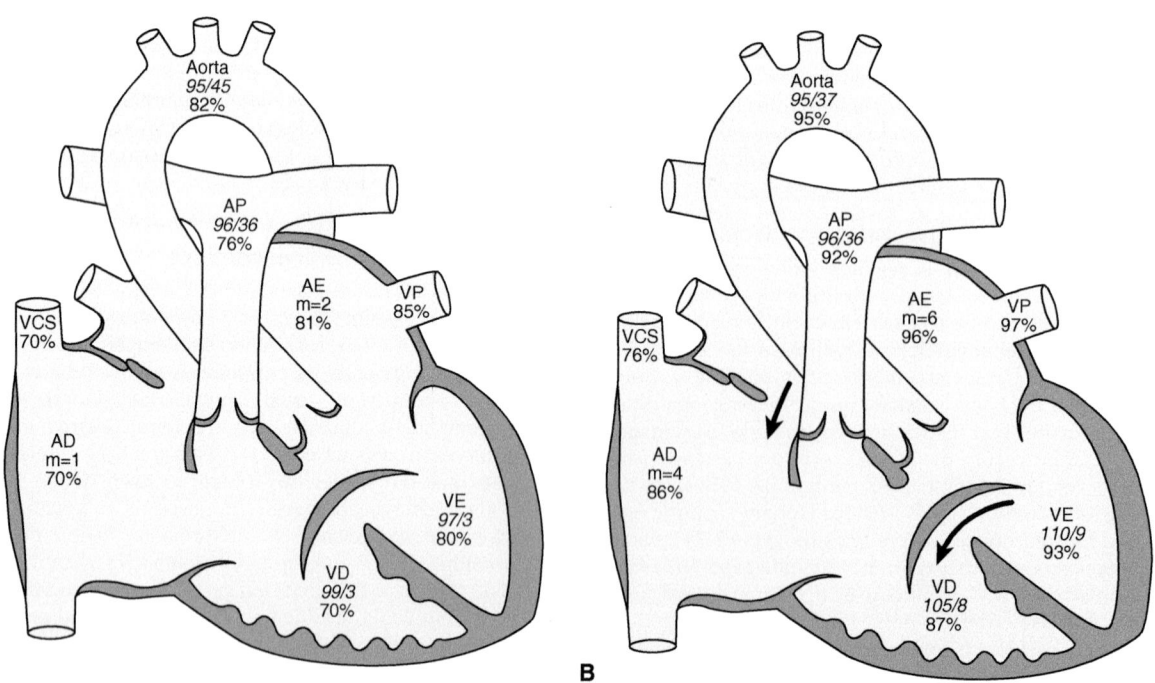

Figura 30.40 Diagrama da anatomia e da fisiologia do canal atrioventricular em menina assintomática com síndrome de Down. Não havia sopro. **A.** Embora ela estivesse respirando em ar ambiente, a resistência pulmonar era alta; não havia *shunt* esquerda-direita, e ela apresentava baixa saturação arterial de oxigênio. **B.** Quando ela respirava oxigênio, surgia um grande *shunt* esquerda-direita e a resistência pulmonar estimada caía abruptamente. As porcentagens indicam dados da saturação de oxigênio; e os números em itálico são as medições de pressão. Os números embaixo do nome de cada câmara são medidas da pressão (mmHg) determinadas no cateterismo cardíaco; as porcentagens indicam dados da saturação de oxigênio. AE, átrio esquerdo; VE, ventrículo esquerdo; AP, artéria pulmonar; VP, veia pulmonar; AD, átrio direito; VD, ventrículo direito; VCS, veia cava superior. Adaptada de Mullins CE, Mayer DC. *Congenital heart disease: a diagramatic atlas*. New York: Alan R Liss, 1988.

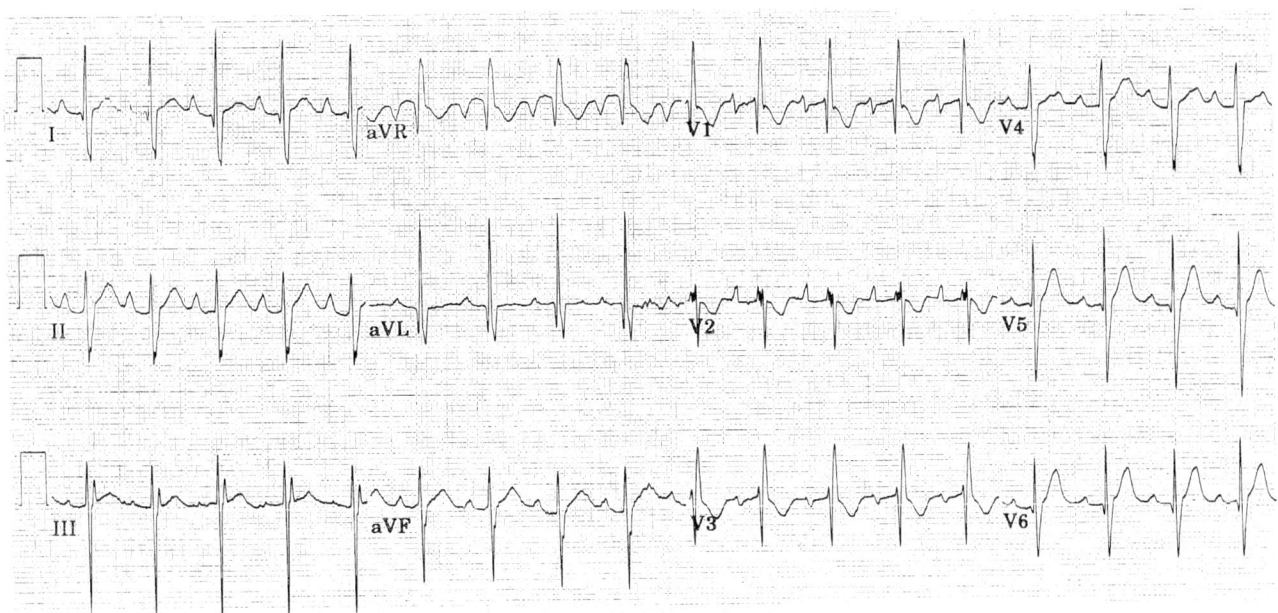

Figura 30.41 Eletrocardiograma de lactente com defeito septal dos coxins atrioventriculares mostra o típico desvio do eixo elétrico para a esquerda.

O ecocardiograma demonstra as características anatômicas relevantes ao reparo cirúrgico, incluindo a anatomia da valva atrioventricular com suas fixações às cordas tendíneas, músculos papilares, relações ventriculares, possível insuficiência ou estenose das valvas atrioventriculares (Figura 30.42) e possíveis anomalias associadas, incluindo anomalias venosas sistêmicas e pulmonares, comunicação interatrial do óstio secundário, comunicações interventriculares musculares, hipoplasia ventricular e estenose do trato de saída ventricular esquerdo ou direito. O cateterismo cardíaco pré-operatório em geral é desnecessário, exceto para avaliar a resistência vascular pulmonar se houver evidências de doença vascular pulmonar.

Tratamento

Em muitos pacientes, é preciso realizar uma cirurgia paliativa ou corretiva no primeiro ano de vida por causa de ICC refratária ou hipertensão pulmonar. O tratamento oportuno com diuréticos, redução da pós-carga e suplementação calórica da alimentação pode resultar em melhora suficiente do trabalho respiratório e crescimento para permitir aumento substancial do tamanho e bem-estar da criança por vários meses antes do reparo cirúrgico. Os RNs/lactentes com sintomas refratários de insuficiência cardíaca congestiva devem submeter-se à cirurgia. Naqueles com canal atrioventricular total, há hipertensão arterial pulmonar, e a cirurgia é obrigatória no primeiro ano de vida para prevenir alterações vasculares pulmonares irreversíveis.

O reparo completo primário é o tratamento preferido. Compreende circulação extracorpórea, atriotomia, fechamento com retalho das comunicações interatrial e interventricular e fixação da válvula da valva comum ao retalho ou retalhos. Em RNs com insuficiência cardíaca congestiva refratária e peso inferior a 2 kg ou aqueles com doença não cardíaca grave (p. ex., atresia duodenal), a cerclagem das artérias pulmonares pode ser benéfica, e o reparo completo é realizado mais tarde. As crianças com defeitos isolados não complicados do septo interatrial do tipo óstio primário e poucos sintomas podem sofrer reparo completo com vários anos de idade. O prognóstico a longo prazo após a cirurgia no primeiro ano de vida é excelente (70,76). Às vezes ocorrem arritmias tardias. Com frequência há alguma insuficiência pós-operatória da valva atrioventricular, porém na maioria dos RNs este não é um problema significativo. Os vasodilatadores sistêmicos podem reduzir o volume de regurgitação e ajudar a

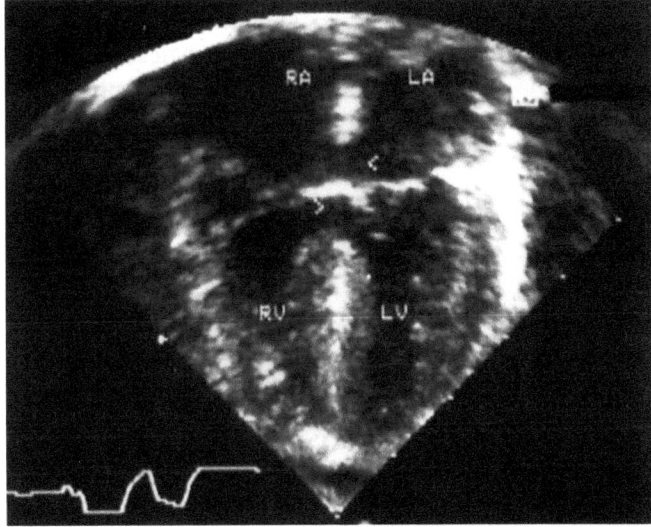

Figura 30.42 Ecocardiograma na incidência apical das quatro câmaras de lactente com trissomia do 21 e canal atrioventricular total. <, comunicação interatrial; >, comunicação interventricular da entrada posterior; LA, átrio esquerdo; LV, ventrículo esquerdo; RA, átrio direito; RV, ventrículo direito.

preservar a função ventricular em pacientes com insuficiência mitral pós-operatória significativa. Quando há insuficiência mitral grave, o fechamento do defeito septal com valvoplastia pode proporcionar melhora clínica, mas a insuficiência mitral residual pode exigir paliação ou substituição valvar subsequente. Sem cirurgia, o prognóstico é reservado. Apenas 50% dos pacientes com defeitos dos coxins endocárdicos que se tornam sintomáticos no primeiro mês de vida sobrevivem além de 1 ano de idade sem tratamento cirúrgico, e muitos deles têm atraso do crescimento acentuado.

Persistência do canal arterial

O canal arterial, oriundo da parte dorsal distal do sexto arco aórtico, está bem desenvolvido a partir da sexta semana de gestação e forma um conduto entre a artéria pulmonar e a aorta dorsal, inserindo-se no istmo aórtico. Consulte a seção sobre circulação fetal anteriormente neste capítulo. A termo, é uma estrutura muscular contrátil. No RN a termo, a constrição e o fechamento funcional normalmente ocorrem durante o primeiro e o terceiro dias de vida. A persistência do canal arterial pode ser assintomática ou produzir alterações hemodinâmicas graves, de acordo com seu tamanho.

A persistência do canal arterial isolada, ou seja, não associado à membrana hialina, é comum e responde por 4% de todos os RNs sintomáticos com cardiopatia (4). É mais prevalente em meninas do que em meninos. Em RNs a termo, a persistência do canal arterial é comum em associação a outras lesões cardíacas congênitas (p. ex., coarctação da aorta, comunicação interventricular e anel vascular). Ocorre em 60 a 70% dos RNs com rubéola congênita.

É uma complicação frequente da doença da membrana hialina no RN prematuro, em prematuros sobreviventes e RNs em grandes altitudes; nos últimos pacientes, não há diferença sexual.

Fisiopatologia

O fechamento do canal ocorre por constrição e depois remodelagem com proliferação endotelial e apoptose medial (77). Ao nascimento, a constrição da parede do canal é causada por múltiplos fatores (78), dos quais os mais importantes parecem ser os aumentos da tensão de oxigênio e perda da exposição a prostaglandinas circulantes produzidas pela placenta. A resposta a estes estímulos parece dificultada com a prematuridade. O efeito das prostaglandinas é a base para o tratamento farmacológico. Usa-se a prostaglandina E_1 para dilatar um canal arterial em fechamento em diversas formas de cardiopatias congênitas nas quais a perviedade do canal é necessária para sustentar o fluxo sanguíneo pulmonar ou sistêmico (53,54). A inibição da síntese E2 de prostaglandina endógena com administração de um inibidores da ciclo-oxigenase (p. ex., indometacina, ibuprofeno) é usada para promover o fechamento do canal nessa situação (79, 80). A constrição ductal retardada e flutuante ocorre frequentemente em prematuros, proporcionalmente ao grau de prematuridade (consulte o Capítulo 29). O canal arterial que permanece aberto no RN a termo é anormal e raramente é suscetível ao fechamento farmacológico. Embora uma única mutação do gene comprometendo o receptor da prostaglandina E_2 provoque persistência do canal arterial em modelos animais, em humanos a termo, a recorrência familiar é incomum e canal arterial patente mais isolado ocorre esporadicamente. Mutações do gene único, tais como síndrome de Char, são raras (16). No entanto, não é raro, em RNs a termo, a persistência do canal arterial ser associada a outras anomalias cardiovasculares. Encontrar uma persistência do canal arterial deverá motivar a avaliação para outras anomalias cardiovasculares.

O *shunt* através de uma persistência do canal arterial depende do tamanho do canal arterial e da resistência vascular pulmonar. Nos primeiros minutos e horas após o nascimento, pode haver um pequeno *shunt* direita-esquerda ou bidirecional. Com a queda fisiológica da resistência vascular pulmonar e elevação da resistência vascular sistêmica, ocorre um *shunt* esquerda-direita através do canal arterial. Se o fechamento espontâneo não ocorrer e o canal for pequeno, o *shunt* esquerda-direita permanece pequeno. Contudo, um canal arterial de tamanho moderado geralmente está associado com o desenvolvimento de um *shunt* esquerda-direita significativo, resultando em hiperfluxo sanguíneo pulmonar, sobrecarga de volume do ventrículo esquerdo, elevação de volume e pressão diastólicos finais ventriculares esquerdos, elevação da pressão atrial esquerda, liberação de peptídios natriuréticos e aparecimento de insuficiência cardíaca congestiva. O maior turgor vascular pulmonar diminui a complacência pulmonar e aumenta o trabalho de respiração. O escoamento através do canal da aorta diminui a pressão diastólica, com efeitos na perfusão cerebral, intestinal e renal e eleva a pressão diferencial, resultando em pulsações periféricas oscilantes. Um canal arterial pérvio grande acarreta hipertensão arterial pulmonar pela transmissão de pressão diretamente da aorta para a artéria pulmonar. Se um grande canal arterial com hipertensão arterial pulmonar persistir para além da idade de 6 a 12 meses, há risco significativo para desenvolvimento de doença vascular pulmonar obstrutiva. A resistência vascular pulmonar rege o volume de *shunt* através de um grande canal arterial. Por conseguinte, a ausência de um grande *shunt* através de uma persistência do canal arterial não reflete necessariamente que o canal arterial é pequeno, ou que não haja hipertensão arterial pulmonar ou risco de desenvolvimento de doença vascular pulmonar obstrutiva.

O RN prematuro pode apresentar insuficiência cardíaca congestiva mais cedo em virtude do desenvolvimento incompleto da musculatura da túnica média das arteríolas pulmonares pequenas. A função contrátil do coração, essencial para lidar com o aumento da carga de volume, pode estar incompletamente desenvolvida. Dentre aqueles com síndrome de angústia respiratória, pode haver um período inicial de recuperação quando a função pulmonar melhora, seguido de deterioração clínica à medida que o *shunt* esquerda-direita através do canal arterial aumenta.

Achados clínicos

Recém-nascidos a termo. No RN com persistência do canal arterial, como em todos os *shunts* esquerda-direita, a resistência vascular pulmonar elevada porém decrescente determina as manifestações clínicas. Em geral, há um sopro sistólico em crescendo, muitas vezes com clique, às vezes propagando-se até a diástole. Com frequência, a B_2 não é audível claramente. Um sopro contínuo surge mais tarde. O RN com canal arterial persistente grande tem pulsos periféricos céleres, pressão diferencial ampla (definida como uma diferença entre as pressões sistólica e diastólica superior à metade da pressão sistólica) e *ictus cordis* hiperativo (ver Quadro 30.13). Pode haver ruflar diastólico apical e sinais e sinais/sintomas de insuficiência cardíaca congestiva, ganho ponderal insuficiente e infecções pulmonares recorrentes. No RN a termo com canal arterial persistente grande, a insuficiência franca não costuma ocorrer antes de 3 a 6 semanas de idade. Se a resistência vascular pulmonar permanecer elevada, pode haver um sopro bem leve.

A radiografia de tórax mostra cardiomegalia, pletora pulmonar, artéria pulmonar principal proeminente e aumento do átrio esquerdo. O ECG detecta hipertrofia ventricular esquerda, às vezes hipertrofia atrial esquerda e, na insuficiência grave, alterações de ST-T.

O ecocardiograma revela o canal arterial, seu tamanho e o sentido do fluxo sanguíneo no canal. O distúrbio do fluxo na artéria pulmonar, mais bem vista com técnicas de Doppler em cores, é particularmente útil na identificação da persistência do canal arterial. O Doppler com ondas contínuas permite a medição do gradiente de pressão através do defeito e, desse modo, a estimativa da pressão pulmonar (Figura 30.14). A hipertensão ventricular direita também é indicada por achatamento da curvatura do septo interventricular. Um grande *shunt* esquerda-direita é indicado por sobrecarga de volume do coração esquerdo e aumento do átrio e ventrículo esquerdos. Se houver doença pulmonar associada, a resistência pulmonar pode ser alta, permitindo apenas *shunt* direita-esquerda. Um *shunt* direita-esquerda através do canal também ocorre nas lesões obstrutivas do lado esquerdo do coração e na coarctação da aorta.

Recém-nascidos pré-termo. Os RNs pré-termo com persistência do canal arterial frequentemente têm achados cardiovasculares semelhantes ao dos RNs a termo. Muitos apresentam um sopro sistólico, e o sopro sistólico em um RN extremamente prematuro é altamente provável a partir do fluxo através de uma persistência do canal arterial. Contudo, muitos RNs prematuros com canal arterial grande não apresentam sopro diagnóstico. A maioria exibe aumento da pressão diferencial, pelo menos de maneira intermitente. Embora os RNs prematuros com canal arterial persistente grande possam apresentar congestão vascular pulmonar e sobrecarga circulatória na primeira semana de vida, alguns não têm sinais clínicos ou radiográficos específicos distinguíveis de uma doença respiratória. A elevação dos níveis séricos dos peptídios natriuréticos pode ser útil para discernir a dimensão significativa da persistência do canal arterial naqueles com doença respiratória (81). Ao contrário dos RNs a termo, não há aumento substancial da incidência de outras anomalias cardíacas. Um ecocardiograma estrutural deve ser realizado antes do tratamento farmacológico (Figura 30.14). A significância hemodinâmica do canal está agora sendo avaliada em mais detalhes tanto antes do tratamento como antes da ligadura cirúrgica (consulte o Capítulo 29).

Diagnóstico diferencial

O RN com insuficiência congestiva e um grande *shunt* esquerda-direita causado por comunicação interventricular pode ser clinicamente indistinguível daquele com um canal arterial persistente calibroso. Outras lesões que podem resultar em escoamento aórtico volumoso e simular a persistência do canal arterial incluem tronco arterioso, hemitronco (*i. e.*, artéria pulmonar direita a partir da aorta ascendente), janela aorticopulmonar, aneurisma do seio de Valsalva e malformações arteriovenosas grandes (ver Quadro 30.13). No RN enfermo, a diferenciação clínica de outras lesões é possível através do ecocardiograma.

Tratamento

Recém-nascidos a termo. O RN a termo com persistência do canal arterial e sem evidências de comprometimento cardiovascular deve ser acompanhado e, mais tarde, ter o canal fechado por cateter ou ligadura toracoscópica ou cirúrgica se a perviedade persistir. A escolha do método e do momento de realizar o fechamento dependem de uma série de fatores, incluindo tamanho do paciente, tamanho do canal, tamanho do *shunt*, sintomas e pressão arterial pulmonar. Antes do fechamento terapêutico, os RNs a termo com insuficiência cardíaca congestiva muitas vezes obtêm melhora dos sintomas pelo tratamento com diuréticos.

Recém-nascidos pré-termo. RNs muito prematuros com persistência do canal arterial hemodinamicamente significativas apresentam risco de sequelas, que incluem piora do estado respiratório, aumento da incidência de hemorragia pulmonar e consequências do "roubo" ductal. O manejo ideal, incluindo abordagem clínica e, especialmente, indicações e o momento certo para ligadura cirúrgica permanecem uma área de controvérsia na neonatologia. A abordagem atual geralmente aceita é descrita no Capítulo 29.

Janela aorticopulmonar

Os defeitos no septo aorticopulmonar são uma anomalia rara que resulta em uma comunicação, geralmente grande, entre a aorta ascendente e a artéria pulmonar principal. Ao contrário do tronco arterioso, em geral há duas valvas semilunares normais e a maioria não tem comunicação interventricular. Em aproximadamente metade dos casos sem outras anomalias cardiovasculares, a fisiologia e evolução clínica são semelhantes ao tronco arterioso com *shunt* esquerda-direita grande, sintomas congestivos e hipertensão pulmonar. Aqueles com outras anomalias cardiovasculares apresentam mais frequentemente interrupção do arco aórtico e exibem sinais de obstrução do arco aórtico. A origem anômala da artéria pulmonar direita a partir do tronco aórtico (hemitronco direito), a origem anômala das artérias coronárias a partir do tronco pulmonar e outras anomalias também acompanham. Estabelece-se o diagnóstico por meio do ecocardiograma.

A angiografia às vezes é necessária para delinear os detalhes da anatomia essenciais ao tratamento. O tratamento é cirúrgico (82,82).

Malformações arteriovenosas

A malformação do sistema vascular periférico em desenvolvimento pode resultar em conexões anormais das artérias, arteríolas e capilares para o sistema venoso (*i. e.*, fístulas arteriovenosas), que criam um grande *shunt*. Tais fístulas podem envolver vasos de qualquer tamanho e localização. As grandes malformações que se apresentam logo após o nascimento com insuficiência cardíaca congestiva são mais frequentes no fígado e na cabeça. Os hemangiomas capilares envolvem neovascularização anormal ativa. Raramente, RNs com doença respiratória prolongada complicada por pneumotórax que precisam de múltiplos drenos torácicos podem desenvolver vasos colaterais a partir das artérias sistêmicas na parede torácica para as artérias pulmonares. Embora a maioria dos RNs com malformações arteriovenosas não tenha outra anomalia cardiovascular, conexões vasculares sistêmico-pulmonares congênitas anormais clinicamente significativas podem ocorrer na tetralogia de Fallot com atresia pulmonar, conexão venosa pulmonar anômala parcial (*i. e.*, síndrome da cimitarra) e sequestro broncopulmonar.

Fisiopatologia

Embora a maioria dos RNs não manifeste sintomas cardiovasculares, uma grande malformação arteriovenosa sistêmica pode produzir *shunt* esquerda-direita significativo e insuficiência cardíaca congestiva. Os RNs sintomáticos geralmente têm conexões de artérias e veias relativamente grandes na vasculatura cerebral ou hepática. As malformações arteriovenosas pulmonares resultam em um *shunt* direita-esquerda intrapulmonar e cianose, mas não produzem insuficiência cardíaca congestiva.

Achados clínicos

A fístula arteriovenosa é um dos poucos defeitos cardiovasculares que podem produzir insuficiência cardíaca congestiva grave no primeiro dia de vida. Choque cardiovascular pode ser o quadro clínico predominante. Pode haver um precórdio e pulsos hiperdinâmicos, sopro de fluxo, insuficiência cardíaca congestiva grave e cianose. Sopros podem ser audíveis sobre a fontanela, nuca ou abdome, e pode haver macrocefalia ou hepatomegalia. O ecocardiograma demonstra dilatação biventricular e, às vezes, aumento da veia cava com hiperfluxo. A injeção arterial de contraste demonstra fístulas arteriovenosas sistêmicas. Uma injeção de contraste em veia sistêmica ou na artéria pulmonar demonstra as malformações arteriovenosas pulmonares. Ultrassonografia, tomografia computadorizada, RM e angiografia podem ser úteis na detecção e no delineamento da lesão.

Tratamento

As malformações que causam insuficiência cardíaca congestiva não costumam melhorar espontaneamente, exceto as malformações capilares, que podem responder aos esteroides ou fármacos antiangiogênicos, como a interferona. As malformações dos grandes vasos exigem oclusão mecânica. A cirurgia encerra risco considerável, e a oclusão por meio de cateter com uma variedade de dispositivos, incluindo *coils* de oclusão, tem sido bem-sucedida em muitos pacientes, em geral, de mais idade.

ANÉIS E ALÇAS VASCULARES

Diversas anomalias vasculares intratorácicas podem circundar a traqueia e o esôfago e produzir sintomas no período neonatal. De acordo com o grau de compressão da traqueia ou do esôfago, várias anomalias podem apresentar-se com estridor, sibilos, tosse, infecções recorrentes, ou dificuldades alimentares. Todos esses sintomas são causados mais comumente por outras anormalidades, como atresia das cóanas, traqueomalacia, membrana laríngea, hemangioma, ou refluxo gastresofágico.

Embora incomum, as anomalias vasculares podem acarretar sintomas graves ou ameaçadores à vida, portanto devem ser consideradas em todo RN com sintomas respiratórios inexplicados persistentes.

Arco aórtico direito com artéria subclávia esquerda anômala

O espectro de anomalias do arco aórtico é explicado mais comumente pelo modelo do arco duplo proposto por Edwards e subsequentemente modificado por outros (84). Esta hipótese explica todas as variantes do arco observadas pela persistência anormal ou regressão de um arco duplo presente no desenvolvimento embrionário. A mais comum das anomalias do arco que estão associadas a sintomas no RN é o arco aórtico direito com artéria subclávia esquerda anômala. Nesta malformação, o arco aórtico segue para a direita da traqueia sobre o brônquio principal direito e depois dá origem à artéria subclávia esquerda como o último ramo braquiocefálico. Um remanescente do canal arterial no lado esquerdo conecta a artéria pulmonar com a aorta descendente, o que resulta em um anel vascular que circunda a traqueia e o esôfago.

Os sintomas, quando presentes, não costumam ser intensos e ocorrem comumente após o período neonatal. Pode-se suspeitar do diagnóstico na radiografia de tórax anteroposterior simples pelo desvio à esquerda da traqueia pelo arco no lado direito.

O esofagograma baritado pode demonstrar uma endentação oblíqua posterior do esôfago pela artéria subclávia esquerda (85,86).

O ecocardiograma demonstra a posição do arco em relação à traqueia e o padrão de ramificação. As malformações cardíacas associadas, se presentes, também são distinguíveis no momento da avaliação ecocardiográfica.

A ressonância magnética e tomografia computadorizada mostraram-se recursos proveitosos para determinar a anatomia vascular, e pode exibir evidências de compressão traqueal (45,86).

Arco aórtico duplo

A ausência de regressão normal do arco direito embrionário entre a artéria subclávia direita e a aorta descendente resulta no arco aórtico duplo. O arco à direita é maior e mais cefálico em cerca de 75% dos pacientes. A resultante estrutura vascular circunda totalmente a traqueia e o esôfago.

Os sintomas podem ser marcantes, até mesmo fatais, e geralmente surgem nos primeiros meses de vida.

O raios X de tórax simples não costumam ser diagnósticos. A anatomia pode ser delineada por ecocardiograma, ressonância magnética, tomografia computadorizada em baixa dose ou aortografia (45,86,87) (Figura 30.43).

O esofagograma baritado demonstra a endentação bilateral do esôfago. Se realizada, a broncoscopia revela a compressão pulsátil da traqueia pelo anel vascular.

A cirurgia é indicada em lactentes sintomáticos e consiste na divisão do arco menor, em geral o esquerdo. O alívio dos sintomas após a cirurgia e o prognóstico em geral são bons (87).

Origem anômala da artéria pulmonar esquerda (alça pulmonar)

A origem anômala da artéria pulmonar esquerda é um defeito vascular raro, porém sério, no qual a artéria pulmonar esquerda origina-se da artéria pulmonar direita proximal e segue entre a traqueia e o esôfago antes de suprir o pulmão esquerdo.

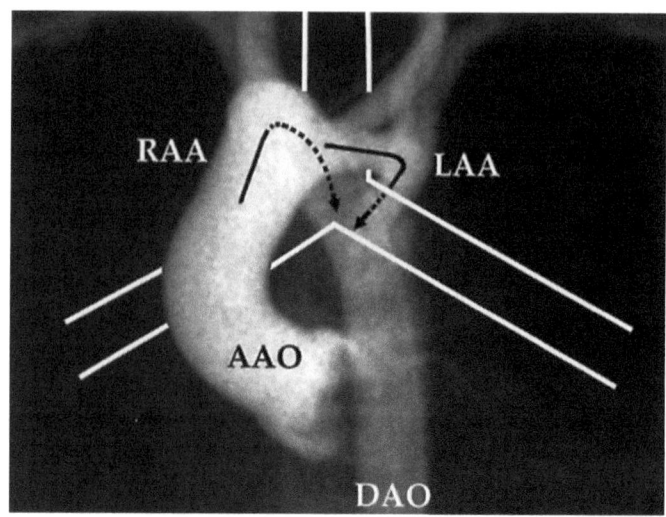

Figura 30.43 Aortografia na incidência anteroposterior (AP) de lactente de 2 meses de idade com história de apneia súbita exigindo reanimação. A anatomia de um típico arco aórtico duplo é demonstrada. A aorta ascendente (AAO) conecta-se com arcos aórticos bilaterais que circundam as vias respiratórias. O arco aórtico direito (RAA), maior e mais cefálico, segue à direita do brônquio principal direito. O arco aórtico esquerdo (LAA), menor e inferior, circunda a traqueia e segue sobre o brônquio principal esquerdo antes de juntar-se ao arco direito para formar a aorta descendente (DAO). As *linhas brancas contínuas* delineiam a traqueia e os brônquios principais. As *setas pretas* mostram o trajeto dos arcos aórticos.

Os sintomas respiratórios com frequência são graves, e pode haver hipoplasia ou estenose associada da traqueia ou do brônquio principal direito. Dificuldades à deglutição são incomuns.

O esofagograma baritado demonstra compressão anterior pelo vaso aberrante. O raios X de tórax simples podem demonstrar hiperinsuflação do pulmão direito em virtude da compressão seletiva do brônquio direito.

O ecocardiograma costuma detectar as características-chave da anatomia (88), porém alguns têm recomendado a RM, tomografia computadorizada em baixa dose, angiografia ou aortografia e broncoscopia para delinear detalhes adicionais (86,87).

A cirurgia é indicada e consiste na divisão da artéria pulmonar esquerda com reanastomose à artéria pulmonar principal em localização mais normal (85). O desfecho após a correção cirúrgica da origem da artéria pulmonar tem sido razoável, limitado em parte pelas lesões associadas e por complicações pulmonares persistentes relacionadas com anormalidades residuais das vias respiratórias. Estenose residual da artéria pulmonar esquerda é comum após a cirurgia.

Origem anômala do tronco braquiocefálico

A compressão da traqueia pelo tronco braquiocefálico é uma fonte controversa de dificuldade respiratória em RNs e lactentes. Argumentou-se que pode haver comprometimento das vias respiratórias se a origem de um tronco braquiocefálico de resto normal for mais distal que o habitual, resultando em endentação da traqueia quando o vaso segue anteriormente e à direita antes de ramificar-se nas artérias subclávia e carótida direitas.

A broncoscopia pode revelar massa pulsátil comprimindo a traqueia distal.

Preconizou-se uma intervenção cirúrgica para suspender o tronco braquiocefálico da parede torácica anterior, e relatou-se alívio dos sintomas respiratórios em alguns pacientes. Em algumas séries, esta situação representou uma parcela significativa dos lactentes submetidos a cirurgia para compressão das vias respiratórias (85). Contudo, outros contestaram este mecanismo como uma causa comum de dificuldade respiratória e sugerem conduta conservadora (89).

ANOMALIAS ACIANÓTICAS COM FUNÇÃO OU ESTRUTURA CARDÍACA ANORMAL

Miocardiopatia

RNs enfermos sem anomalia cardíaca anatômica muitas vezes apresentam sintomas de disfunção cardíaca ou miocárdica. A disfunção sistólica e/ou diastólica decorre mais frequentemente de outra anormalidade, como sepse ou hipotermia, mas, às vezes, de distúrbios que envolvem a bioquímica do miócito. A miocardiopatia é uma função ou estrutura celular miocárdica anormal que acompanha muitas anormalidades e distúrbios (ver Quadros 30.14 e 30.15). A disfunção miocárdica pode ser agrupada de acordo com a determinação clínica e ecocardiográfica da fisiopatologia cardiovascular, independentemente da etiologia, como miocardiopatia dilatada, hipertrófica, não compactação e restritiva. A cardiomiopatia da displasia ventricular direita arritmogênica, embora de origem genética, geralmente se exprime primeiro no final da infância ou na vida adulta. A natureza do tratamento cardíaco de apoio apropriado depende desta classificação fisiológica cardiovascular. Contudo, o desfecho das terapias de apoio isoladas é limitado. Melhora adicional do desfecho pode advir da determinação da causa e do tratamento dirigido à etiologia.

Miocardiopatias dilatadas

As miocardiopatias dilatadas caracterizam-se por diminuição da contratilidade cardíaca, com aumento ventricular, disfunção diastólica e insuficiência cardíaca congestiva. Os RNs com miocardiopatia dilatada têm uma causa identificada com maior frequência do que crianças maiores e adultos (ver Quadro 30.14). As causas incluem infecção (p. ex., sepse bacteriana ou viral, miocardite por Coxsackie ou adenovírus, toxoplasmose), isquemia (p. ex., asfixia perinatal, origem anômala da artéria coronária esquerda), sobrecarga de trabalho hemodinâmico (p. ex., taquiarritmia incessante) e desequilíbrio eletrolítico ou metabólico (p. ex., hipotermia, policitemia, hipoglicemia, hipocalcemia). A miocardiopatia pode ser

QUADRO 30.14

Miocardiopatias dilatadas.

Causas infecciosas
 Virais (Coxsackie, adenovírus, ECHO, CMV)
 Sepse bacteriana (endotoxemia, exotoxemia)

Isquemia miocárdica
 Asfixia
 Origem anômala da artéria coronária esquerda

Causas eletrolíticas e metabólicas reversíveis de disfunção miocárdica
 Hipoglicemia
 Hipocalcemia
 Hipofosfatemia
 Hipotermia
 Policitemia

Miocardiopatias por sobrecarga de trabalho
 Induzida por taquicardia (TSV ou TV incessante)
 Hipertensão pulmonar grave (H e D)
 Estenose crítica da valva aórtica (H e D)

Miocardiopatia isolada genética
 Miocardiopatia dilatada
  Miocardiopatia dilatada familiar, 20 anormalidades do gene específicas identificadas em cerca de 37%, TTRN mais comum de em cerca de 14% de pacientes com miocardiopatia dilatada (em geral, cerca de 80 a 90% AD)
  Miocardiopatia dilatada familiar (ligada ao X, promotor da distrofina)
  Displasia ventricular direita arritmogênica, 13 genes identificados (AD)
  Não compactação do ventrículo esquerdo, pelo menos, 10 genes (a maioria AD; Barth ligada ao X)
  Mutações dos RNA de transferência (RNAt) mitocondriais
   T9997C RNAt de gly
   C3303T RNAt de leu
 Miocardiopatia restritiva
  Miocardiopatia restritiva familiar (AD) (R)

Doenças neuromusculares
 Distrofia muscular de Duchenne (ligada ao X)
 Distrofia muscular de Becker (ligada ao X)
 Miopatia miotubular (ligada ao X, também AR, AD)
 Miopatia de bastões nemalínicos (AD, AR) (H e D)
 Miopatia de múltiplas zonas (AR, AD também é possível) (D, H, R)
 Ataxia de Friedreich (AD) (H e D)
 Distúrbio de oxidação do ácido fitânico (doença de Refsum, AR) (H e D)

Doenças metabólicas
 Redução da produção de energia
  Distúrbios da oxidação mitocondrial de lipídios

Deficiência primária da proteína transportadora de carnitina (AR) (H e D)
Deficiência primária de carnitina-palmitoiltransferase II (AR) (H e D)
Deficiências de carnitina secundárias (muitas causas, por exemplo, acidemias metilmalônica e isovalérica, deficiências de múltiplas ORT e acil-CoA-desidrogenase, síndrome de Kearns-Sayre etc.) (H e D)
Distúrbios do metabolismo do piruvato
 Deficiência de piruvato-desidrogenase (síndrome de encefalopatia necrosante de Leigh, AR) (H e D)
 Deficiência de piruvato-carboxilase (síndrome de Leigh, AR) (H e D)
Distúrbios da fosforilação oxidativa
 Complexo I (NADH-CoQ-redutase) (AR, DNAmt)
 Complexo III (CoQ reduzida-redutase do citocromo c, citocromo b) (AR, DNAmt) (H e D)
 Complexo IV (oxidase do citocromo c) (variantes da síndrome de Leigh, AR, DNAmt) (H e D)
 Complexo V (ATP-sintetase) (variantes da síndrome de Leigh, AR, DNAmt) (H e D)
Deficiências combinadas da cadeia respiratória (H e D)
 Miocardiopatia histiocitoide infantil letal (AR, DNAmt) (WPW)
 Doença mitocondrial infantil letal (DNAmt)
 Mutações dos RNA de transferência (RNAt) mitocondriais (H e D): síndromes de miocardiopatia e miopatia (múltiplas mutações nos RNAt de leu, iso, gly, glu, pro) (WPW)
  Síndrome MELAS (múltiplas mutações do RNAt de leu) (D, H, WPW)
  Síndrome MERRF (múltiplas mutações do RNAt de lys) (D, H)
  Síndrome de Kearns-Sayre (múltiplos RNAt de leu, asp, cys) (BAV)
 Mutações e deleções do DNA mitocondrial (DNAmt)
  Síndrome de Kearns-Sayre (múltiplas mutações do DNAmt, AD) (BAV) outras (p. ex., deleção de 5 kb, deleção de 7,4 kb)
 Síndrome de Barth (acidúria 3-metilglutacônica do tipo II, ligada ao X) (H e D)

Doenças de depósito infiltrativas
 Doenças de depósito de glicogênio
  Tipo IV (doença de Andersen, deficiência da enzima ramificadora) (D)
 Mucopolissacaridose
  Tipo I (síndrome de Hurler) (AR) (H e D)
  Tipo VI (síndrome de Maroteaux-Lamy) (AR)
 Gangliosidose distúrbios de degradação
  Gangliosidose G_{M2} (doença de Sandhoff, AR) (H e D)
 Distúrbios dos aminoácidos e ácidos orgânicos com metabólitos tóxicos
  Acidemia propiônica (AR)
  Deficiência de cetotiolase (AR)

D, miocardiopatia dilatada; H, miocardiopatia hipertrófica; TSV, taquicardia supraventricular; TV, taquicardia ventricular; WPW, síndrome de Wolff-Parkinson-White; BAV, bloqueio atrioventricular; AD, autossômica dominante; AR, autossômica recessiva.
Das refs. (16,27-33).

decorrente de distúrbios bioquímicos primários da produção de energia e do metabolismo que resultam em miocardiopatia isolada ou miopatia generalizada e encefalopatia. Estas são mais facilmente identificadas e, em alguns casos, mais tratáveis do que anteriormente (27,28). Esses lactentes com frequência sofrem deterioração significativa sob estresse, incluindo o do nascimento. Deve-se ter cautela ao atribuir disfunção cardíaca permanente ou temporária e encefalopatia à "asfixia perinatal" em um RN com baixos escores de Apgar sem causa perinatal identificável de asfixia. Além disso, as miocardiopatias associadas a distúrbios neuromusculares que se apresentam mais comumente em crianças mais velhas algumas vezes se manifestam de modo incomumente precoce no primeiro ano de vida (28).

Muitas miocardiopatias dilatadas não estão associadas a infecção, isquemia, perturbação metabólica ou distúrbio, mas ocorrem isoladamente como resultado da mutação, seja herdada ou nova, nos genes cardíacos específicos, muitos dos quais são genes do citoesqueleto (p. ex., titina) ou contráteis. Embora com frequência as desenvolvam em idade posterior, esses pacientes por vezes as apresentam precocemente na infância com sintomas ou são identificadas por histórico familiar. Em geral, cerca de 20 a 25% dos pacientes com cardiomiopatia dilatada apresentam um histórico familiar, um máximo de 37% apresentam uma variante causal identificável em um dos 20 genes. As mutações da titina são mais frequentes, envolvidas em até 14% (28-35).

As miocardiopatias de não compactação do ventrículo esquerdo são um conjunto de distúrbios genéticos que têm em comum o miocárdio ventricular hipocontrátil espongiforme mais frequentemente no ápice do ventrículo esquerdo, atribuído como resultado da falha embrionária dos miócitos em se compactarem juntos adequadamente. No entanto, outros processos celulares podem

QUADRO 30.15
Miocardiopatias hipertróficas.

Causas hormonais	Distúrbios da fosforilação oxidativa
Diabetes melito materno	Complexo II (succinato-CoQ-redutase) (AR) (WPW)
Exposição *in utero* a simpaticomiméticos	Complexo III (CoQ reduzida-redutase do citocromo c, citocromo b) (AR, DNAmt) (H e D)
Feocromocitoma	Complexo IV (oxidase do citocromo c) (variantes da síndrome de Leigh, AR, DNAmt) (H e D)
Hipertireoidismo	Complexo V (ATP-sintetase) (variantes da síndrome de Leigh, AR, DNAmt) (H e D)
Sobrecarga de trabalho	Deficiências combinadas da cadeia respiratória (D, H e WPW)
Hipertensão pulmonar grave	Miocardiopatia histiocitoide infantil letal (AR, DNAmt)
Estenose crítica da valva aórtica	Doença mitocondrial infantil letal (DNAmt)
Miocardiopatia isolada genética	Mutações dos RNA de transferência (RNAt) mitocondriais: síndromes de miocardiopatia e miopatia (múltiplas mutações nos RNAt de leu, iso, gly, glu, pro) (H, D e WPW)
Mutação de proteínas contráteis, pelo menos, 20 mutações, a maioria com proteínas contráteis, a maioria AD	Síndrome MELAS (mutações de múltiplos RNAt de leu) (D, H e WPW)
Deficiência de fosforilase-quinase cardíaca (AR)	Síndrome MERRF (mutações de múltiplos RNAt de lys) (D e H)
Miocardiopatia restritiva familiar (AD)	Síndrome de Kearns-Sayre (múltiplos RNAt de leu, asp, cys) (BAV)
Síndromes genéticas	Mutações e deleções do DNA mitocondrial (DNAmt)
Neurofibromatose (AD)	Síndrome de Kearns-Sayre (múltiplas mutações do DNAmt, AD) (BAV)
Síndrome cardiofácio-cutânea (AD)	Síndrome de Barth (acidúria 3-metilglutacônica tipo II, ligada ao X) (H e D)
Síndrome LEOPARD (AD)	Síndrome de miocardiopatia com cataratas de Sengers (AR)
Neurofibromatose (AD)	Distúrbios de depósito infiltrativos
Síndrome Beckwith-Wiedemann (AD)	Doenças de depósito de glicogênio
Cútis laxa (ligada ao X)	Tipo II (doença de Pompe, deficiência de maltase ácida, AR)
Doenças neuromusculares	Tipo III (doença de Cori, deficiência da enzima ramificadora)
Miopatia de bastões nemalínicos (AD, AR) (D e H)	Tipo IX (deficiência de fosforilase-quinase cardíaca)
Miopatia de múltiplas zonas (AR, AD também é possível) (D, H, R)	*Mucopolissacaridose*
Ataxia de Friedreich (AD) (D e H)	Tipo I (síndrome de Hurler, AR) (H e D)
Doença de Refsum (D e H)	Tipo II (síndrome de Hunter, ligada ao X)
Doenças metabólicas	Tipo III (síndrome de Sanfilippo, AR)
Redução da produção de energia	Tipo IV (síndrome de Morquio, AR)
Distúrbios da oxidação mitocondrial de lipídios	Tipo VII (síndrome de Sly, AR)
Deficiência primária de carnitina/acilcarnitina-translocase (AR) (H e D)	*Distúrbios da degradação dos gangliosídios*
Deficiência primária de carnitina/acilcarnitina-translocase (AR)	Gangliosidose GG_{M1} (AR)
Deficiência primária de carnitina-palmitoiltransferase II (AR) (D e H)	Gangliosidose GG_{M2} (doença de Sandhoff, AR)
Deficiências secundárias de carnitina (H e D)	*Distúrbios metabólicos das glicoproteínas*
Muitas causas, por exemplo, acidemias orgânicas, deficiências múltiplas de ORT e da desidrogenase acil-CoA etc.	Síndromes de glicoproteínas deficientes em carboidrato (AR)
Deficiência de desidrogenase da acil-CoA de cadeia muito longa (DACML)	*Outros*
Deficiência de desidrogenase da acil-CoA de cadeia onga (DACL)	Distúrbio da degradação de glicoesfingolipídios (doença de Fabry, ligada ao X)
Deficiência de desidrogenase da 3-hidroxiacil-CoA de cadeia longa (DHACL)	Distúrbio da degradação de globosídios (doença de Gaucher, AR)
Distúrbios do metabolismo do piruvato	Distúrbio de oxidação do ácido fitânico (doença de Refsum, AR) (D e H)
Deficiência de piruvato-desidrogenase (síndrome de encefalopatia necrosante de Leigh, AR) (H e D)	Tirosinemia (AR)
Deficiência de piruvato-carboxilase (síndrome de Leigh, AR) (H e D)	

D, miocardiopatia dilatada; H, miocardiopatia hipertrófica; TSV, taquicardia supraventricular; TV, taquicardia ventricular; WPW, síndrome de Wolff-Parkinson-White; BAV, bloqueio atrioventricular; AD, autossômica dominante; AR, autossômica recessiva.
Das refs. (16,27,28,31,33).

estar envolvidos, e a não compactação pós-natal adquirida tem sido descrita. Ocorre esporadicamente, mas normalmente é herdada. A miocardiopatia de não compactação pode se desenvolver em qualquer idade, incluindo logo após o nascimento, por vezes em associação a outras anomalias cardíacas (90,91) ou a síndromes genéticas específicas, tais como síndrome de Barth ligada ao X (gene tafazzin). É associada, com mais frequência, à mutação em 1 de pelo menos dez genes, com herança autossômica dominante (16,90,91) (consulte o Quadro 30.16). A não compactação é caracterizada por ecocardiograma ou ressonância magnética de trabeculações muito proeminentes, resultando em espessamento da parede focal e recessos intertrabeculares profundos, que se comunicam com a cavidade ventricular (91). A miocardiopatia dilatada e hipertrófica também está presente algumas vezes com a não compactação (91,92). A distinção de outras formas de miocardiopatia dilatada é importante devido à incidência aparentemente maior de eventos tromboembólicos, taquicardia ventricular e morte súbita do que em outras miocardiopatias dilatadas pediátricas (91,92).

Fisiopatologia

Embora as etiologias sejam diversas, em muitas miocardiopatias dilatadas a evolução clínica, a fisiopatologia e alguns mecanismos moleculares são semelhantes. A lesão dos miócitos por infecção, citocinas, metabólitos tóxicos ou privação de energia por bloqueio metabólico ou isquemia resulta em lesão miocárdica. Isto gera uma sequência de alterações moleculares e celulares com disfunção miocárdica, atordoamento, apoptose, necrose e fibrose intersticial, levando à deficiência da contratilidade sistólica e à complacência diastólica. Em virtude do fenômeno de Frank-Starling, o aumento ventricular e a taquicardia compensam parcialmente a diminuição da fração de encurtamento sistólico e sustentam o débito cardíaco em repouso, mas utilizam a reserva da função de bomba. A redução da complacência diastólica resulta em edema generalizado e ingurgitamento venoso pulmonar com taquipneia. Se a função cardíaca piorar, o débito cardíaco em repouso diminui e sobrevém disfunção de múltiplos sistemas.

Achados clínicos

As principais manifestações são as de insuficiência cardíaca congestiva direita e esquerda combinadas, incluindo redução da atividade e da alimentação, hepatomegalia, taquipneia, retrações, B_3, sopro sistólico de regurgitação variável e sinais variáveis de baixo volume sistólico cardíaco, como taquicardia, pressão diferencial estreita, diminuição dos pulsos radiais e podais, hipotensão sistólica, hipoperfusão e oligúria.

A radiografia de tórax mostra cardiomegalia e edema pulmonar.

O ECG detecta taquicardia em repouso, em muitos casos redução difusa da amplitude da voltagem, às vezes aumento difuso da amplitude da voltagem e, frequentemente, alterações difusas da repolarização.

O ecocardiograma demonstra aumento ventricular, em geral afetando mais o ventrículo esquerdo que o direito e, com frequência, muito acentuado. Insuficiência mitral e tricúspide, aumento atrial e hipertensão pulmonar são frequentes. Devem-se pesquisar anomalias das artérias coronárias, ou outras anomalias estruturais cardíacas com apresentação semelhante.

Como a maior esperança de tratamento bem-sucedido depende do tratamento da causa primária, a avaliação diagnóstica deve identificar a etiologia. O histórico familiar detalhado pode fornecer informações não suscitadas por perguntas genéricas ou revisão de registros médicos resumidos; a natureza de natimortos, SMSL e "infartos" prematuros deve ser explorada. A história obstétrica pode revelar possíveis causas infecciosas e eventos com asfixia. O exame físico pode demonstrar malformações compatíveis com síndromes genéticas, características dismórficas e organomegalia sugestivas de distúrbios peroxissômicos ou de depósito infiltrativos, encefalopatia e hipotonia coerentes com diversas doenças metabólicas e menos frequentemente com doenças neuromusculares. A ausência de achados não cardíacos também fornece informações sobre o diagnóstico. Embora a anamnese e o exame físico ajudem a indicar a direção, o diagnóstico depende de exames laboratoriais. A avaliação inicial em geral deve incluir eletrólitos sanguíneos e a medição do CO_2 total ou bicarbonato, glicose, ureia, creatinina e hemograma completo. Se houver suspeita de infecção, devem-se

QUADRO 30.16
Taquiarritmia: diagnóstico e tratamento

Tipo de arritmia	Taquicardia recíproca AV	Taquicardia atrial ectópica	*Flutter* atrial	Fibrilação atrial	Taquicardia ventricular
QRS habitual na arritmia	Inalterado	Inalterado	Inalterado	Inalterado	Anormal
Início e término	Súbitos	Graduais	Súbitos	Súbitos	Súbitos ou graduais
Taquicardia em frequência fixa	Sim	Não	V varia, A fixa	Não	Sim ou não
Relação A:V	1:1	A > V ou 1:1	A > V ou 1:1	A > V	V > A ou 1:1
Mecanismo	Reentrada	Automaticidade	Reentrada	Reentrada	Reentrada ou automaticidade
Pode responder a	Sim	Raramente	Raramente	Não	Raramente manobras vagais
Pode responder à adenosina	Sim	Raramente	Não	Não	Raramente
Pode responder a marca-passo esofágico	Sim	Não	Sim	Não	Não
Pode responder ao contrachoque de CD	Sim	Não	Sim	Sim	Sim, se reentrada
Agentes antiarrítmicos no tratamento agudo	Dig, Es, Pro, Proc, Aden	Es, Flec	Dig, Pro, Flec, Sota, Aden	Dig, Pro, Flec, Sota, Aden	Lido, Proc, Es, Bret, Fen
Agentes antiarrítmicos no tratamento crônico	Dig, Pro, Sota, Flec, Proc, Q, Vo, Amio	Pro, Flec, Sota, Amio	Dig, Proc, Q, Flec, Sota, Amio	Dig, Pro, Q, Flec, Sota, Amio	Pro, Proc, Q, Mex, Sota, Amio

A, atrial; V, ventricular; Dig, digoxina; Es, esmolol; Pro, propranolol; Proc, procainamida; Aden, adenosina; Flec, flecainida; Sota, sotalol; Lido, lidocaína; Bret, bretílio; Fen, fenitoína; Q, quinidina; Vo, verapamil oral; Mex, mexiletina; Amio, amiodarona.

obter culturas bacterianas apropriadas (sangue, aspirado do tubo endotraqueal, urina, líquido cerebrospinal), culturas virais (nasofaríngea, perirretal, líquido cerebrospinal) e testes sorológicos.

Miocardiopatias dilatadas específicas

Embora rara, a origem anômala da artéria coronária esquerda a partir da artéria pulmonar deve ser considerada em todas as crianças com miocardiopatia dilatada, sobretudo se houver um padrão no ECG de infarto miocárdico anterolateral. O ecocardiograma geralmente demonstra a origem anômala da artéria coronária esquerda a partir da artéria pulmonar e o fluxo retrógrado nas artérias coronárias descendente anterior e principal esquerdas, porém a angiografia é necessária em alguns casos. A identificação dessa anomalia é fundamental; o tratamento é cirúrgico e, em geral, bem-sucedido se realizado imediatamente após o aparecimento de disfunção ventricular e dos sintomas.

As miocardiopatias dilatadas da mutação dos genes específicos cardíacos podem se desenvolver na infância com sintomas de insuficiência cardíaca congestiva, cardiomegalia radiográfica ou arritmia, especialmente sem anomalia coronariana, desequilíbrio ou distúrbio metabólico causador ou infecção responsável. Outros RNs podem ser identificados pelo histórico familiar ou com ecocardiograma de triagem dos pais. Entre aqueles com miocardiopatia dilatada isolada, um máximo de 37% apresentam mutação causal identificável com testes genéticos clinicamente disponíveis (30). Como variantes genéticas irrelevantes e ambíguas são muito comumente encontradas (30), a identificação de variantes genéticas causadoras em membros da família e a consulta com geneticistas são importantes.

A não compactação é diagnosticada com ecocardiograma ou ressonância magnética de trabeculações miocárdicas anormais proeminentes por critérios diagnósticos específicos (91).

Os distúrbios metabólicos podem apresentar-se com miocardiopatia dilatada ou hipertrófica, e muitas vezes deterioram-se clinicamente com infecção intercorrente. Se houver suspeita de doença metabólica, devem-se realizar exames adicionais, incluindo a medição da amônia sanguínea, gasometria arterial, carnitina total e livre, lactato, piruvato, provas de função hepática, creatinoquinase e níveis urinários de aminoácidos quantitativos, ácidos orgânicos e, se apropriado, mucopolissacarídios e oligossacarídios. Deve-se obter o parecer de um especialista em doenças metabólicas. A análise cromossômica e genética e um inventário ósseo podem ser úteis na presença de características dismórficas. O exame fundoscópico para doença retiniana e cataratas ajuda na avaliação de distúrbios associados a tais achados. A biopsia de músculo esquelético e/ou miocárdio para exame de microscopia óptica e eletrônica, estudos do genoma mitocondrial e somático e testes bioquímicos com frequência são necessários na avaliação de doenças metabólicas (27).

A miocardite viral neonatal é uma doença frequentemente fulminante, em muitos casos associada a hepatite e encefalite. As causas mais comumente identificadas são vírus ECHO, vírus Coxsackie, particularmente tipo B e em alguns locais vírus da rubéola. Em casos individuais, a causa pode não ser determinada por cultura de *swabs* da nasofaringe, traqueia e fezes, testes sorológicos e a análise por PCR podem ser essenciais ao diagnóstico. A infecção pode ser adquirida no período perinatal ou após o nascimento. As terapias com imunoglobulina, interferona, esteroides e ribavirina estão sob investigação na miocardite comprovada por biopsia, mas as medidas de apoio são a base do tratamento. Vários outros vírus, bactérias, micoplasma, riquétsias, espiroquetas e fungos são causas raras de miocardite. Em decorrência de uma reação autoimune, a miocardite pode acompanhar o lúpus eritematoso materno. Os anticorpos maternos IgG anti-Ro cruzam a placenta, ligam-se ao miocárdio fetal e podem bloquear a condução ou causar miocardiopatia. Os esteroides podem ser benéficos nesta doença.

A taquicardia supraventricular e a ventricular crônica podem acarretar disfunção miocárdica persistente com o quadro de miocardiopatia. Algumas arritmias supraventriculares incessantes, como a taquicardia atrial ectópica e a taquicardia recíproca permanente, podem ser relativamente ocultas com frequências cardíacas de 180 a 210 bpm, mas distinguem-se da taquicardia sinusal de outras miocardiopatias dilatadas por ondas P anormais. De novo, a identificação é fundamental; o tratamento eficaz da miocardiopatia depende do tratamento das arritmias.

Tratamento

As medidas de apoio gerais agudas consistem na correção de anormalidades eletrolíticas, acidobásicas e do cálcio coexistentes, oferta abundante de glicose intravenosa para manter a produção de energia potencialmente ameaçada, hidratação criteriosa para manter o débito cardíaco e ao mesmo tempo minorar o edema, suporte da função miocárdica com agentes inotrópicos intravenosos (p. ex., dopamina, dobutamina, epinefrina, milrinona) e uso de medicamentos antiarrítmicos, quando necessário. Ademais, podem-se empregar antibióticos, hiperventilação, paralisia, sedação e vasodilatadores. Nos casos com insuficiência cardiopulmonar grave, mas supostamente autolimitada, refratária à terapia convencional, a oxigenação por membrana extracorpórea (ECMO) venoarterial tem sido usada com sucesso. Embora continuem a existir complicações sérias, a ECMO tornou-se tratamento padrão para RNs criticamente enfermos com insuficiência cardiopulmonar autolimitada.

A terapia de apoio crônica institui medidas gerais para maximizar a força e longevidade do desempenho cardiovascular e controlar sintomas de insuficiência cardíaca congestiva e as arritmias. A otimização do desfecho dos mais enfermos depende de profissionais experientes e de monitoramento e ajustes cuidadosos. Espironolactona, doses cuidadosamente ajustadas de inibidores da ECA e o uso criterioso de bloqueadores dos receptores beta-adrenérgicos (p. ex., carvedilol) conseguem promover benefícios significativos à função hemodinâmica e aumentar bastante a sobrevida. A função renal e os níveis de potássio devem ser monitorados meticulosamente durante o uso de espironolactona e inibidores da ECA, e suas doses ajustadas de acordo com a idade gestacional, idade pós-natal e uso de outras drogas. Os bloqueadores dos receptores beta-adrenérgicos, como o carvedilol, devem ser iniciados em doses muito baixas e aumentados lentamente, se tolerados, nos esquemas convencionais. Os inibidores da ECA e o carvedilol são administrados por via oral e, atualmente, exigem manipulação de comprimidos. A digitalização pode reduzir os sintomas, mas parece não aumentar a sobrevida e, caso seja realizada, deve ser feita com cautela e, se possível VO nos lactentes com miocardite, porque eles são intensamente suscetíveis a arritmias induzidas por drogas. Os diuréticos ajudam nos sintomas relacionados aos edemas pulmonar e sistêmico, mas não parecem influenciar a sobrevida. Deve-se considerar o transplante cardíaco se a evolução sugerir provável êxito letal a despeito do uso ideal de medidas estabilizadoras e tratamento do distúrbio primário, se não houver disfunção grave irreversível de outros órgãos e se a doença primária subjacente provavelmente não recorrer no coração transplantado ou outros órgãos.

Miocardiopatias hipertróficas

A miocardiopatia hipertrófica é um distúrbio caracterizado por espessamento excessivo das paredes ventriculares, com desempenho sistólico normal, hiperdinâmico ou diminuído e tamanho normal ou reduzido das câmaras ventriculares. Existem muitas causas (ver Quadro 30.15). Mais comumente em RNs, a miocardiopatia transitória (embora algumas vezes grave) ocorre como um distúrbio secundário em RNs de mães diabéticas, ou com exposição *in utero* a agentes simpaticomiméticos. Doenças miocárdicas permanentes que se apresentam mais comumente em crianças maiores e adultos, como a miocardiopatia hipertrófica isolada associada a mutações dos genes das proteínas contráteis, também se manifestam no primeiro ano de vida. Miocardiopatia hipertrófica menos frequente pode ocorrer em lactentes em associação a síndromes genéticas (p. ex., síndrome de Noonan) e doenças de depósito infiltrativas (p. ex., doença de Pompe e outras doenças de depósito de glicogênio, mucopolissacaridoses). Os distúrbios metabólicos primários da produção de energia (distúrbios da oxidação dos ácidos graxos, anormalidades genômicas nucleares e mitocondriais na fosforilação oxidativa) causam miocardiopatia hipertrófica ou dilatada isolada, ou disfunção de múltiplos sistemas com miopatia cardíaca e esquelética e encefalopatia (27).

Fisiopatologia

Embora resultantes de diferentes etiologias, a maioria das miocardiopatias hipertróficas compartilha certas manifestações clínicas e a fisiopatologia. Anormalidades endócrinas, genéticas, mitocondriais ou metabólicas específicas suscitam uma sequência de alterações moleculares e celulares com produção sarcomérica e muitas vezes disfunção miocárdica, o que resulta em espessamento dos miócitos e redução da complacência diastólica. As paredes ventriculares com frequência tornam-se espessas a ponto de estreitar a via de saída ventricular intensamente, acarretando a fisiologia de estenose aórtica. Em alguns casos, o espessamento acentuado das paredes ventriculares oblitera significativamente e limita o tamanho das câmaras ventriculares. A redução da complacência diastólica gera edema generalizado e ingurgitamento venoso pulmonar. Os distúrbios de "depósito" metabólicos, como as doenças de depósito de glicogênio, induzem espessamento das paredes ventriculares por infiltração do miocárdio com produtos metabólicos acumulados, não por hipertrofia anormal dos miócitos, mas apresentam-se com as manifestações clínicas da doença metabólica e miocardiopatia hipertrófica.

Achados clínicos

Pode haver história de diabetes materno, exposição a medicamentos simpaticomiméticos ou esteroides, ou história familiar de miocardiopatia hipertrófica ou doença metabólica. Um sopro sistólico proeminente por estenose do trato de saída ventricular e/ou insuficiência mitral geralmente está presente. Os sinais de insuficiência cardíaca congestiva direita e esquerda, como hipoatividade, hepatomegalia, taquipneia, retrações e B_3, com frequência, estão presentes. Pode haver sinais de baixo volume sistólico cardíaco, como taquicardia, pressão diferencial estreita, redução difusa dos pulsos e hipotensão. Distúrbios primários associados podem causar características dismórficas, hipotonia, encefalopatia e organomegalia desproporcional ao grau de comprometimento hemodinâmico.

A radiografia de tórax, ao contrário dos achados em pacientes mais velhos, frequentemente revela cardiomegalia e edema pulmonar.

O ECG em geral detecta aumento difuso da amplitude da voltagem do QRS e alterações da repolarização. Ademais, o ECG na doença de Pompe mostra tipicamente um intervalo PR curto.

O ecocardiograma revela espessamento das paredes ventriculares, com estenose muitas vezes extremamente significativa do trato de saída subvalvar esquerdo e direito e insuficiência mitral e tricúspide. Devem-se detectar estenose subaórtica anatômica fixa e outras anomalias estruturais que podem resultar em hipertrofia ventricular secundária.

Se não houver história familiar de miocardiopatia hipertrófica conhecida e os exames laboratoriais de triagem iniciais para doenças metabólicas forem negativos, os parentes em primeiro grau devem ser submetidos à triagem de miocardiopatia hipertrófica assintomática com eletrocardiograma e ecocardiograma. Se houver relato de um membro da família com miocardiopatia hipertrófica genética, então pode ser interessante testar o RN para a mutação carreada pelo(s) parente(s). Se o exame físico ou os exames laboratoriais sugerirem uma doença metabólica, ou se a avaliação ecocardiográfica dos parentes em primeiro grau for negativa ou inexequível, a investigação laboratorial adicional para doenças metabólicas pode ser útil (27).

Miocardiopatias hipertróficas específicas

Os RNs de mães diabéticas apresentam miocardiopatia hipertrófica que em geral é autolimitada, porém, às vezes, grave. Resulta da resposta trófica miocárdica à hiperinsulinemia fetal provocada pela passagem transplacentária de altas cargas maternas de glicose. Os achados clínicos incluem sopro sistólico de ejeção, às vezes discreto aumento de frequência e trabalho respiratórios e, raramente, evidências de ICC franca. Há aumento do risco de cardiopatia estrutural nos RNs de mães diabéticas.

O exame ecocardiográfico revela hipertrofia ventricular esquerda que às vezes é grave, em geral com envolvimento do septo, e às vezes obstrução da via de saída (Figura 30.44). O tratamento consiste em medidas de apoio. Os agentes inotrópicos podem agravar a obstrução do trato de saída e são contraindicados se a obstrução for grave.

As miocardiopatias hipertróficas permanentes mais comuns são distúrbios genéticos em uma das proteínas contráteis cardíacas, mais frequentemente a cadeia pesada da miosina. Em 50% dos casos, o defeito é herdado de modo autossômico dominante com penetrância variável e em outros ocorre como mutação nova. A cardiopatia isolada caracteriza-se por hipertrofia e desarranjo dos miócitos, propensão ao desenvolvimento de gradientes de pressão sistólica no trato de saída ventricular esquerdo ou intracavitários, sintomas de ICC causados por baixa complacência diastólica das câmaras, arritmias ventriculares e morte súbita. Pode haver progressão significativa ao longo do tempo, e um ecocardiograma normal ao nascimento não exclui a possibilidade de expressão fenotípica em idade maior. Como pode ser subclínica e causar morte súbita em crianças maiores e adultos, devem-se obter ecocardiogramas e ECGs em todos os parentes em primeiro grau e aqueles sintomáticos. Os testes do gene clinicamente disponíveis conseguem identificar mutações causadoras em, pelo menos, 20 genes identificados em familiares afetados e secundariamente

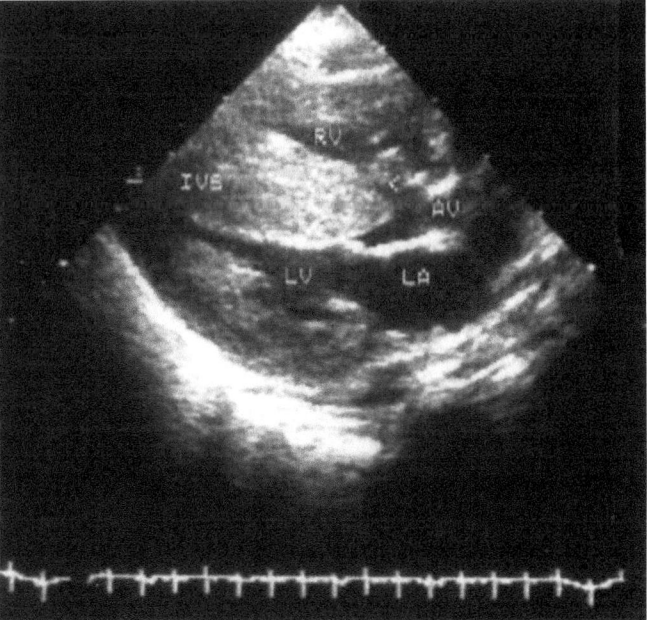

Figura 30.44 Ecocardiograma na incidência paraesternal longitudinal de um recém-nascido de mãe diabética com miocardiopatia hipertrófica grave e comunicação interventricular subaórtica. < comunicação interventricular; AV, valva aórtica; IVS, septo interventricular; LA, átrio esquerdo; LV, ventrículo esquerdo; RV, ventrículo direito.

em pacientes. Os pacientes que se apresentam ao nascimento parecem ser os de pior prognóstico. Os agentes inotrópicos e diuréticos são potencialmente nocivos e não costumam ser usados. Os bloqueadores dos canais de cálcio reduzem o gradiente de pressão sistólica, melhoram a complacência diastólica e podem aumentar a sobrevida em adultos. Em virtude dos riscos associados aos bloqueadores dos canais de cálcio em lactentes, seu uso em menores de 1 ano ainda é experimental. Os bloqueadores dos receptores beta-adrenérgicos conseguem aliviar os sintomas, mas não parecem influenciar a progressão da hipertrofia ou a sobrevida. A miomectomia septal ventricular pode reduzir os sintomas nos casos refratários ao tratamento clínico. O monitoramento com Holter de arritmias ventriculares deve ser realizado rotineiramente, e amiodarona ou cardioversor-desfibrilador implantado automático considerados para os pacientes com taquicardia ventricular. O transplante cardíaco pode ser essencial à sobrevida nos pacientes refratários e gravemente afetados.

Os distúrbios metabólicos da produção celular de energia envolvendo o metabolismo do piruvato, a oxidação dos ácidos graxos e a fosforilação oxidativa e as doenças de "depósito" metabólicas, como as doenças de depósito de glicogênio, podem manifestar-se no primeiro ano de vida com achados clínicos de miocardiopatia hipertrófica isolada. Contudo, tais distúrbios são particularmente prováveis quando há um ou mais achados associados, como hipotonia, encefalopatia, cataratas, hepatomegalia ou disfunção hepática desproporcional ao comprometimento hemodinâmico, hipoglicemia, acidose metabólica, cetose ou elevação do lactato ou piruvato. As opções de tratamento dependem da enzima afetada.

Insuficiência da valva tricúspide neonatal

Regurgitação de uma valva tricúspide anatomicamente normal é um achado comum em RNs. Pode ser um achado isolado e leve, causando apenas sopro suave temporário de regurgitação na borda esternal inferior esquerda. Graus maiores de insuficiência da valva tricúspide anatomicamente normal muitas vezes acompanham a doença miocárdica do ventrículo direito, como a miocardiopatia por asfixia, e a hipertensão sistólica ventricular direita, como na hipertensão pulmonar persistente ou doença do parênquima pulmonar. Se houver disfunção diastólica ventricular direita, pode haver *shunt* direita-esquerda através do forame oval aberto. A explicação de um sopro esternal inferior pode ser documentada ao ecocardiograma e controlada com observação, pois a insuficiência tricúspide deste tipo tende a regredir à medida que a hipertensão ou disfunção ventricular direita subjacente se resolve (ver Figura 30.15).

Hipertensão pulmonar crônica

A hipertensão pulmonar crônica no RN, na ausência de anomalia cardiovascular bruta estrutural, é mais frequentemente secundária à doença pulmonar, mais comumente displasia broncopulmonar (consulte o Capítulo 29). Existem muitas outras causas pulmonares, como obstrução das vias respiratórias, hipoventilação central, síndromes de hipoplasia pulmonar, estenose arterial pulmonar (p. ex., displasia artério-hepática de Alagille), anormalidades do diafragma e doença pulmonar intersticial. Alguns podem apresentar hipertensão arterial pulmonar persistente do RN. Muito raramente existem outras condições ameaçadoras, incluindo formas genéticas e idiopáticas de hipertensão arterial pulmonar primária, doença veno-oclusiva, displasia capilar alveolar congênita com desalinhamento das veias pulmonares, tromboembolismo pulmonar, distúrbios autoimunes e outros.

Fisiopatologia

A pressão arterial pulmonar é controlada pela resistência vascular, que é função do número de pequenas artérias pulmonares e do tamanho médio do lúmen arterial. O número de vasos pode diminuir em virtude de hipoplasia pulmonar congênita ou lesão adquirida do parênquima. Além disso, a musculatura abundante nas artérias pulmonares suficiente para prevenir um fluxo pulmonar maior do que o mínimo *in utero* está presente ao nascimento e pode persistir e constringir-se em resposta a certos estímulos, agravando a hipertensão pulmonar. Os fatores que acarretam hipertensão pulmonar pós-natal persistente incluem hipoxia alveolar, acidemia, hipertensão venosa pulmonar, policitemia e bacteriemia. Quando a resistência pulmonar é fixa, aumentos do débito cardíaco na vigência de infecção ou anemia também elevam a pressão arterial pulmonar. A hipertensão pulmonar induz hipertrofia e, se grave, disfunção diastólica e dilatação do ventrículo direito. Além da hipertensão pulmonar, prematuridade e displasia broncopulmonar também está frequentemente associada a hipertensão sistêmica e hipertrofia do ventrículo esquerdo. O deslocamento da posição do septo interventricular, pressão ventricular elevada e hipertrofia biventricular reduzem a complacência diastólica biventricular e aumentam a sensibilidade ao volume intravascular.

A hipertensão pulmonar e as sequelas cardíacas observadas na doença pulmonar crônica geralmente remitem com a resolução da doença do parênquima pulmonar. Em contrapartida, alterações vasculares pulmonares permanentes (*i. e.*, síndrome de Eisenmenger) podem ocorrer em pacientes com cardiopatias congênitas após 1 ano ou mais de exposição a *shunt* esquerda-direita grande com hipertensão arterial pulmonar.

Achados clínicos

Hepatomegalia variável e congestão venosa sistêmica secundárias a hipertensão atrial direita são achados predominantes. A hipertensão atrial esquerda, sobretudo quando existe doença parenquimatosa pulmonar, pode predispor a sintomas e estertores pulmonares. O impulso do ventrículo direito pode estar aumentado e a segunda bulha cardíaca hiperfonética pode parecer única. Pode haver um sopro relativamente suave de insuficiência tricúspide, mas um sopro proeminente é incomum e sugere a possibilidade de cardiopatia congênita. A cianose pode advir de disfunção alveolar com *shunt* intrapulmonar e de *shunt* direita-esquerda através do forame oval persistente. Os lactentes com hipertensão pulmonar parecem correr risco mais alto de morte súbita (10), como pacientes maiores com hipertensão pulmonar. O grau de hipertensão arterial pulmonar e sintomatologia cardíaca varia quando existem condições ventilatórias ou pulmonares lábeis. Podem-se usar diversos métodos ecocardiográficos, alguns razoavelmente acurados, outros nem tanto e a maioria aplicável a circunstâncias específicas, para avaliar a pressão ventricular direita (ver Figura 30.14). A sedação, às vezes imprescindível para exames tecnicamente aceitáveis em RNs maiores ativos, pode deprimir a ventilação e deve ser instituída com cautela.

Diagnóstico diferencial

Em pacientes com hipertensão pulmonar, mesmo naqueles com doença pulmonar, deve-se pesquisar anomalia cardiovascular congênita. A incidência de várias anomalias cardiovasculares congênitas, por exemplo, persistência do canal arterial, comunicação interventricular, é aumentada com a prematuridade. Portanto, a prematuridade com doença pulmonar crônica pode também estar associada a anomalia cardíaca, contribuindo para a hipertensão arterial pulmonar. A ausência de um sopro alto não exclui um defeito septal ou persistência do canal arterial quando existe elevação da resistência vascular pulmonar. Visto que muitos dos sintomas e achados da hipertensão pulmonar sobrepõem-se àqueles da cardiopatia congênita, o exame ecocardiográfico tem sido útil para a exclusão de lesões cardiovasculares ocultas com *shunts* intracardíacos, persistência do canal arterial, estenose da artéria pulmonar central, obstrução venosa pulmonar e anomalias obstrutivas do coração esquerdo. Se houver doença pulmonar, contudo, as janelas ultrassonográficas muitas vezes são precárias. Essas limitações devem ser consideradas, e os resultados correlacionados com os achados. Se as avaliações adequadas não revelarem doença respiratória ou anomalia cardiovascular, e houver hipertensão pulmonar grave, uma avaliação adequada para causas mais raras em um centro com especialistas é indicada.

Tratamento

O tratamento da hipertensão pulmonar secundária a doença pulmonar visa principalmente ao distúrbio subjacente. O oxigênio pode ser útil não apenas para prevenir a cianose e exacerbações da hipertensão pulmonar, mas também como broncodilatador pulmonar. Óxido nítrico inalatório, sildenafila e outros medicamentos têm sido utilizados em situações refratárias (consulte o Capítulo 29). Com a resolução da doença subjacente, a hipertensão pulmonar também remite.

Tumores cardíacos

Os tumores intracardíacos são raros em RNs. O rabdomioma é responsável pela maioria dos casos. Os teratomas, fibromas, tumores malignos, tumores vasculares e mixoma ocorrem muito menos frequentemente (93). A maior parte dos RNs com rabdomioma cardíaco tem esclerose tuberosa (ver Quadro 30.3) e vice-versa (94). O achado de um deve suscitar a pesquisa do outro. O rabdomioma cardíaco pode ser a única manifestação da esclerose tuberosa em RNs. Os rabdomiomas cardíacos neonatais em geral são múltiplos e costumam regredir, com frequência, totalmente. Os tumores cardíacos com diâmetro igual ou maior que 2 mm são facilmente demonstrados pelo ecocardiograma, até mesmo no feto. Muitos RNs são assintomáticos, mesmo quando os tumores são grandes e múltiplos, porém massas perivalvares podem obstruir o fluxo e o desenvolvimento valvares. Às vezes, também ocorrem arritmias graves.

ARRITMIAS

Todas as formas de arritmias cardíacas podem ocorrer no feto ou RN. As encontradas mais comumente incluem a taquicardia e a bradicardia sinusais, despolarizações atriais prematuras e TSV; e, menos comumente, *flutter* atrial, arritmias ventriculares e bloqueio atrioventricular (BAV) total. Muitas arritmias são benignas, ocorrem em corações de resto normais e não têm consequências hemodinâmicas. Outras podem resultar em comprometimento cardiovascular agudo significativo, sobretudo se forem muito rápidas ou houver cardiopatia estrutural ou funcional coexistente. A taquiarritmia incessante pode levar à miocardiopatia dilatada reversível (95). Assim, na avaliação de pacientes com arritmias, é importante analisar o estado hemodinâmico e a estrutura e função cardíacas. Raramente, as arritmias são o sinal de apresentação de uma anormalidade cardíaca subjacente como miocardiopatia, anomalia de Ebstein, ou levotransposição das grandes artérias. As arritmias também podem advir de doença não cardíaca; em RNs, taquicardia ventricular, fibrilação ventricular, parada sinusal e bradicardia extrema ocorrem em associação a hipoxemia grave precedente, hipotensão, acidose, perturbação eletrolítica, ou toxicidade medicamentosa (p. ex., digital).

Arritmias benignas

Bradicardia sinusal

Muitos RNs têm bradicardia transitória associada a atividades específicas como o choro, esforço ou micção. Alguns RNs sadios possuem frequência cardíaca persistentemente em torno de 80 bpm. A bradicardia persistente inferior a 70 bpm é anormal em RNs. As causas não cardíacas, como refluxo gastroesofágico levando à estimulação vagal, são comuns. A bradicardia também pode ser produzida por estimulação do nervo vago durante procedimentos como intubação endotraqueal, nasogástrica e orogástrica. Menos comumente, anormalidades eletrolíticas, hipotireoidismo e exposição a fármacos (p. ex., bloqueadores beta-adrenérgicos pré-natais) são a causa. A bradicardia sinusal persistente isolada deve desencadear inspeção cuidadosa do ECG à procura de ondas P não conduzidas, que podem ocorrer nas despolarizações prematuras atriais não conduzidas, bloqueio de condução atrioventricular de segundo grau e síndrome do QT longo congênita (96).

Arritmia sinusal

A arritmia sinusal é a causa mais comum de frequência e ritmo cardíacos irregulares e é mais proeminente em frequências cardíacas mais baixas, como em lactentes maiores. Representa variabilidade fisiológica normal da frequência sinusal, em fase com a respiração e outras variáveis. A morfologia e o eixo da onda P não mudam. Uma vez identificada, nenhuma avaliação adicional ou tratamento é necessário.

Taquicardia sinusal

A taquicardia sinusal ocorre associada a doença grave, febre, hipovolemia, anemia, ansiedade ou dor e medicamentos simpaticomiméticos (p. ex., dopamina, dobutamina, isoproterenol, epinefrina, cafeína, teofilina e aminofilina) em frequências cardíacas de até 230 bpm em lactentes. Na taquicardia sinusal, há maior variabilidade da frequência do que em muitas taquiarritmias, e ondas P normais precedem o complexo QRS, muitas vezes "fundidas" com a onda T precedente em frequências acima de 180 bpm (ondas P positivas nas derivações I, II e aVF; negativas na derivação aVR). As taquiarritmias supraventriculares patológicas distinguem-se da taquicardia sinusal por frequências geralmente mais altas, eixo da onda P ou intervalo PR anormal e (quando presente) por início e término abruptos ou complexos QRS largos.

DESPOLARIZAÇÕES PREMATURAS ATRIAIS

As despolarizações prematuras ou extrassístoles podem originar-se de qualquer tecido condutor. As despolarizações prematuras atriais ocorrem em até 30% dos RNs (97). O diagnóstico é atribuído com segurança quando há uma onda P não sinusal precoce identificável. Contudo, a onda P pode ocultar-se na onda T precedente. As despolarizações prematuras atriais podem ser conduzidas aos ventrículos normalmente ou, com um padrão de bloqueio de ramo resultando em complexo QRS largo (se o bloqueio de ramo for refratário ao batimento precedente), "bloqueadas" e não conduzidas aos ventrículos (quando muito precoces e ocorrendo enquanto o nó AV ou feixe de His proximal está refratário). Se frequentes, as despolarizações prematuras atriais resultam em taquicardia ventricular em decorrência do reajuste do nó sinoatrial a cada despolarização atrial prematura. Em RNs com cateteres venosos centrais, as despolarizações prematuras atriais frequentes podem advir do contato do cateter com uma parede atrial, e constituem uma indicação para retirar o cateter do átrio. As extrassístoles atriais também poderiam ser secundárias a anormalidades eletrolíticas ou substâncias (p. ex., dopamina, dobutamina, isoproterenol, epinefrina, cafeína, teofilina e aminofilina). Muito raramente, decorrem de miocardite ou tumores cardíacos.

Em RNs hemodinamicamente estáveis e de resto sadios, as despolarizações atriais prematuras geralmente não necessitam de avaliação adicional. As extrassístoles atriais ectópicas isoladas e o bigeminismo atrial estão associados apenas raramente a taquicardia e em geral não têm consequências sérias. Na maioria dos RNs, tais arritmias resolvem-se ao longo de alguns meses.

Despolarizações prematuras ventriculares

As despolarizações ventriculares prematuras são complexos QRS precoces com uma morfologia diferente dos batimentos sinusais e sem uma onda P identificável. Em RNs, as extrassístoles ventriculares podem não ser bem mais largas do que complexos QRS normais. Os complexos ventriculares prematuros ocorrem em < 1% dos RNs sadios (98). Embora costumem ser benignos, sua identificação deve suscitar avaliação de uma possível cardiopatia estrutural ou funcional, anormalidades eletrolíticas (p. ex., hipopotassemia, hiperpotassemia e hipocalcemia), hipoglicemia, hipoxia ou a síndrome do QT longo congênita. As extrassístoles ventriculares também podem estar relacionadas com a administração de substâncias (p. ex., dopamina, dobutamina, epinefrina, cafeína, aminofilina, teofilina, digoxina, ou outros agentes antiarrítmicos). Na ausência desses problemas, com frequência resolvem-se ao longo de vários meses. Não existem dados sugerindo que o número diário ou a morfologia desses complexos influenciem o prognóstico.

Ritmo ventricular acelerado

Um ritmo ventricular acelerado é uma arritmia menos comum. O ritmo tem QRS largo, e geralmente sua frequência não é 10% maior que a frequência sinusal subjacente. Isso provavelmente representa automaticidade aumentada de um foco ventricular. Pode haver acelerações ou desacelerações leves da frequência. Em geral, observa-se dissociação atrioventricular. A duração dos episódios é variável. Embora ocorra em RNs de resto sadios, esta arritmia está associada a cardiopatia estrutural, anormalidades eletrolíticas, tumores cardíacos, cateteres intracardíacos, uso materno de heroína e cocaína e dificuldade respiratória. Os pacientes geralmente são assintomáticos e não precisam de tratamento. A arritmia em geral remite dentro de meses (99).

Taquiarritmias

A frequência cardíaca isolada nem sempre é suficiente para estabelecer o diagnóstico de taquicardia patológica. Os RNs podem apresentar taquicardia sinusal com frequências de 230 bpm em resposta a doenças graves, febre, hipovolemia, anemia, dor ou infusão de agentes inotrópicos/cronotrópicos. Ademais, algumas TSVs patológicas incomuns podem ter frequências inferiores a 180 bpm. Na avaliação de uma criança com frequência cardíaca acelerada, deve-se determinar se o complexo QRS é estreito ou largo durante a taquicardia, se a frequência é fixa ou variável, se há uma onda P visível e, nesse caso, o eixo elétrico da onda P. As TSVs exibem tipicamente um complexo QRS estreito (normal). Em geral, se o complexo QRS permanecer largo na taquicardia, o ritmo deve ser considerado taquicardia ventricular. Contudo, não é incomum que os primeiros batimentos da TSV sejam largos em virtude de condução aberrante (bloqueio de ramo direito ou esquerdo) antes de mudar para um complexo QRS estreito.

Deve-se avaliar cuidadosamente o paciente com frequência cardíaca alta aparentemente fixa. A frequência cardíaca fixa pode representar taquicardia sinusal secundária a um estado hipercatecolaminérgico em RN enfermo. Deve-se obter um ECG, e estabelecer claramente a morfologia da onda P. Se não houver onda P bem definida, ou se a onda P não tiver morfologia sinusal (positiva nas derivações I, II e aVF; negativa na derivação aVR), deve-se considerar fortemente taquicardia patológica ou cardiopatia estrutural com heterotaxia (ver Quadro 30.15).

Todos os RNs com taquiarritmias documentadas devem ter uma avaliação cardiológica completa, incluindo ECG de 12 derivações (durante a taquicardia se hemodinamicamente estáveis e, depois, em ritmo sinusal) e ecocardiograma para avaliar a estrutura e função cardíacas. Estima-se que entre 8 e 25% dos RNs com TSV tenham cardiopatias estruturais, mais frequentemente a malformação de Ebstein da valva tricúspide, transposição corrigida das grandes artérias ou miocardiopatia hipertrófica (100). Raramente, os tumores cardíacos e a miocardite são causas predisponentes de arritmias ventriculares.

O estado clínico dos RNs com taquiarritmias depende da frequência ventricular, duração da taquicardia, presença de cardiopatia estrutural ou funcional subjacente e outros problemas clínicos. Os pacientes podem ser totalmente assintomáticos, com a arritmia observada durante avaliação rotineira ou monitoramento por outras razões. O RN pode parecer alterado, com irritabilidade, recusa alimentar, inquietude, ou dificuldade respiratória com taquipneia, retrações e sibilos. Na presença de taquiarritmia persistente, a criança pode ter sinais e sintomas de insuficiência cardíaca congestiva ou acidose, tornando-se pálida e apática. Se a taquicardia persistir por tempo suficiente, podem sobrevir insuficiência cardíaca e miocardiopatia dilatada secundária. No feto com taquicardia persistente ou recorrente, esta se manifesta como hidropisia não imune. O desenvolvimento de miocardiopatia relacionada com a taquicardia depende da frequência ventricular, de a taquiarritmia ser intermitente ou incessante, da frequência de recorrências se for intermitente e da presença de cardiopatia estrutural.

Taquicardias supraventriculares

Taquicardia recíproca atrioventricular e síndrome de Wolff-Parkinson-White

O tipo mais comum de TSV fetal e neonatal é a taquicardia recíproca atrioventricular com circuito de reentrada por uma via de condução atrioventricular acessória (101). Mais frequentemente, essas vias de condução acessórias ocorrem como anormalidades isoladas, mas podem ocorrer em associação a anomalias cardíacas estruturais como a anomalia de Ebstein.

Durante um tipo de taquicardia recíproca atrioventricular de TSV, há condução anterógrada dos átrios para os ventrículos no nó AV e sistema de His-Purkinje, com condução retrógrada na via acessória dos ventrículos para os átrios. Como a condução anterógrada é normal no nó AV e no sistema de His-Purkinje, em geral o complexo QRS é normal (estreito) durante a taquicardia. Comumente, a via de condução atrioventricular acessória conduz apenas de maneira retrógrada. Portanto, durante o ritmo sinusal toda a condução anterógrada se dá apenas através do nó AV, e o ECG parece normal.

A taquicardia recíproca atrioventricular caracteriza-se pelo início abrupto e subsequente término repentino, uma frequência cardíaca razoavelmente fixa de 230 a 300 bpm, ondas P anormais ou não identificáveis que podem estar superpostas às ondas T e em geral morfologia do QRS normal (ver Figura 30.45 e Quadro 30.16). O RN pode estar assintomático no início, mas depois pode tornar-se irritável e inquieto e recusar a alimentação se TSV persistir, com a insuficiência cardíaca congestiva manifestando-se em cerca de 20% após 36 horas e 50% após 48 horas.

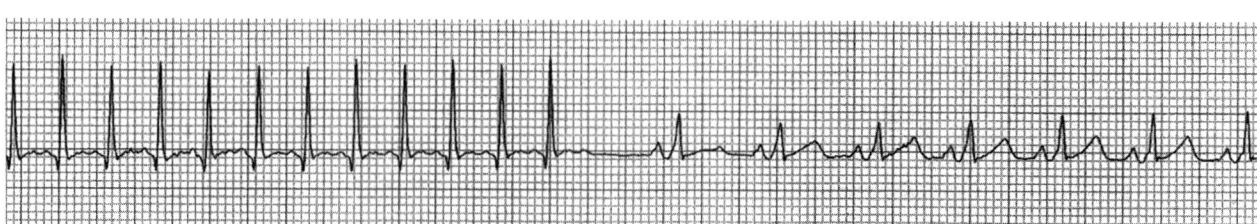

Figura 30.45 Eletrocardiograma durante a conversão da taquicardia supraventricular em ritmo sinusal com a administração de adenosina. Durante a taquicardia na frequência de 230 bpm, o complexo QRS exibe aspecto normal sem onda delta (não há pré-excitação ventricular) e não há onda P distinta. Após a conversão em ritmo sinusal, o intervalo PR é curto (80 ms) e o complexo QRS é positivo e largo (90 ms) representando pré-excitação ventricular, indicativa da síndrome de Wolff-Parkinson-White.

Algumas vias acessórias conduzem impulsos em ambas as direções, resultando na síndrome de WPW. Durante o ritmo sinusal, a condução atrioventricular anterógrada sobre a via acessória resulta em intervalo PR curto e complexo QRS largo com onda delta típica, resultante da despolarização "ectópica" rápida dos ventrículos, sem o retardo da condução que ocorre no nó AV. De acordo com a localização da via acessória e a derivação do ECG examinada, a onda delta pode ter tamanho e sentido variáveis. Em alguns pacientes, a onda delta aparece apenas de forma intermitente nos eletrocardiogramas ou somente após a interrupção de TSV. A ausência de uma onda delta em um ECG não descarta completamente a síndrome de WPW. Como a condução anterógrada durante a TSV geralmente se dá através do nó AV e sistema de His-Purkinje, o diagnóstico da síndrome de WPW geralmente não pode ser definido durante a taquicardia. Raramente, uma taquicardia recíproca atrioventricular ocorre em pacientes com a síndrome de WPW com condução anterógrada na via acessória, e condução retrógrada através do nó AV, resultando em taquicardia com QRS largo, a qual pode ser indistinguível no ECG da taquicardia ventricular. Alguns pacientes com a síndrome de WPW têm o potencial de condução anterógrada muito rápida por meio da sua via acessória; se tais indivíduos apresentarem taquicardia atrial primária como a fibrilação atrial, eles podem evoluir para fibrilação ventricular (103). Felizmente, a fibrilação atrial é rara em crianças. Os pacientes com a síndrome de WPW em geral não devem ser tratados com digoxina ou verapamil, pois esses medicamentos às vezes agravam a condução anterógrada através da via acessória.

As vias de condução atrioventriculares acessórias que resultam na síndrome de WPW são raramente herdadas de modo autossômico dominante, associadas à miocardiopatia hipertrófica (102).

Aproximadamente 30 a 40% dos lactentes com tipo de taquicardia recíproca atrioventricular de TSV, com ou sem a síndrome de WPW, parecem perder espontaneamente a condução anterógrada pela via acessória (e o potencial para TSV recorrente) durante o primeiro ano de vida. Os RNs que não perdem a condução anterógrada pela via acessória espontaneamente não apresentam, muitas vezes, TSV recorrente entre cerca de 1 e 8 anos de idade.

Taquicardia recíproca juncional persistente

Uma forma importante, porém incomum, de TSV envolve uma via acessória com condução retrógrada lenta, resultando em TSV denominada taquicardia recíproca juncional persistente (TVJP). Essas taquicardias geralmente são mais lentas do que outras TSVs, com frequência abaixo de 200 bpm em RNs. Muitas vezes causam taquicardia incessante ou frequentemente recorrente, que pode levar à miocardiopatia dilatada reversível. No início, esta arritmia é bem tolerada em virtude da frequência cardíaca mais lenta. Pode-se reconhecê-la pela frequência cardíaca rápida fixa na qual o eixo elétrico da onda P é anormal (não sinusal; geralmente negativo nas derivações II e aVF e positivo em aVR e aVL). Pode haver um intervalo PR de aspecto normal devido à condução retrógrada lenta, mas o eixo anormal da onda P a diferencia da taquicardia sinusal. Este tipo de TSV pode cessar com manobras vagais, adenosina, controle do ritmo atrial ou cardioversão, mas com frequência a arritmia recorre rapidamente.

Como com outros TSV mediados por via acessória, alguns RNs com TVJP irão perder espontaneamente a condução anterógrada pela via acessória e o potencial de TSV recorrente durante o primeiro ano de vida.

Taquicardia atrial ectópica

Outra causa em potencial de miocardiopatia dilatada é uma taquicardia atrial ectópica (104). Este tipo de TSV resulta de automaticidade aumentada de uma única célula ou pequeno grupo de células em um dos átrios. Em geral, a morfologia da onda P é anormal em pelo menos uma derivação. O mecanismo de arritmia não envolve os ventrículos. De acordo com a frequência atrial e as propriedades de condução do nó AV, pode haver uma relação A:V variável (com mais complexos atriais do que ventriculares). Este tipo de TSV caracteriza-se por uma frequência variável e início e término graduais (ver Quadro 30.16). O bloqueio transitório da condução AV por manobras vagais ou administração de adenosina não interrompe a taquicardia atrial, mas demonstra o diagnóstico pela presença de ondas P rápidas persistentes. A taquicardia atrial ectópica também não cessa com manobras para controlar o ritmo ou a cardioversão, mas frequentemente responde a bloqueadores dos receptores beta-adrenérgicos. Os RNs podem perder o substrato para taquicardia atrial ectópica ao longo do tempo.

Taquicardia ectópica juncional

A taquicardia ectópica juncional é uma taquiarritmia rara, com frequência incessante, devida a aumento da automaticidade do nó AV ou feixe de His. Em geral, a morfologia do QRS é normal (estreita) com frequências ventriculares variáveis. Se houver ondas P visíveis, a frequência ventricular é maior do que a frequência atrial e não responde a manobras para controlar o ritmo ou a cardioversão, esta é difícil de controlar com medicamentos antiarrítmicos mais leves.

A taquicardia ectópica juncional isolada é familiar em muitos casos. Alguns pacientes depois apresentam bloqueio atrioventricular total (105).

Mais frequentemente, a taquicardia ectópica juncional é observada cedo, temporariamente após uma cirurgia cardíaca em lactentes, e pode resultar em comprometimento hemodinâmico até ser controlada. A amiodarona intravenosa pode ser o melhor tratamento, mas resfriar o paciente até 33°C a 35°C com administração de procainamida intravenosa pode ser útil. Essa arritmia geralmente é interrompida poucos dias após a cirurgia.

Flutter e fibrilação atriais

O *flutter* atrial é menos comum que outros tipos de TSV paroxística em fetos e RNs. Pode ser idiopático ou associado às mesmas lesões cardíacas congênitas de outras TSVs. A frequência atrial pode ser de 200 a 500 bpm. O nó AV não costuma fazer parte do circuito de taquicardia, portanto, não precisa haver uma relação 1:1 das frequências atrial:ventricular. Em muitos casos, há algum grau de bloqueio do nó AV resultando em condução variável, muitas vezes com relação atrial:ventricular de 2:1 ou 3:1. Com um bloqueio 2:1, a frequência ventricular na frequência atrial mais rápida deve ser de 250 bpm, a qual é suficiente para provocar insuficiência cardíaca no primeiro ano de vida. O intervalo RR é constante, exceto quando o bloqueio atrioventricular muda. O raro lactente sem bloqueio da condução no nó AV apresenta frequência muito rápida e choque. Com graus mais altos de bloqueio da condução no nó AV, observa-se tipicamente um padrão atrial serrilhado, mais evidente nas derivações II ou V1. Em alguns pacientes, o diagnóstico não pode ser confirmado pelo ECG de superfície, especialmente se houver uma relação 1:1 das frequências atrial:ventricular. Traçados esofágicos podem demonstrar a atividade atrial mais claramente, ou pode-se usar a adenosina para causar BAV transitório e demonstrar as ondas de *flutter*. Embora útil ao diagnóstico, a adenosina não converte o *flutter* atrial (Figura 30.46). Pode-se usar a digoxina para reduzir a frequência ventricular, mas é improvável que ela converta o *flutter* atrial. O controle do ritmo atrial por *overdrive* a partir do esôfago e, se necessário, a cardioversão sincronizada (dose inicial, 0,5 a 1 joule/kg) podem ser usados para converter a arritmia em ritmo sinusal. Na ausência de cardiopatia estrutural, a evolução geralmente é benigna depois que a arritmia é convertida em ritmo sinusal, e muitas vezes não há necessidade de terapia antiarrítmica crônica subsequente (106).

A fibrilação atrial é reconhecida por um ritmo ventricular irregularmente irregular. É rara em RNs e geralmente é vista em pacientes com cardiopatia estrutural. Pode-se usar a digoxina para reduzir a frequência ventricular. A cardioversão sincronizada (dose inicial, 0,5 a 1 joule/kg) costuma ser necessária para converter um episódio persistente.

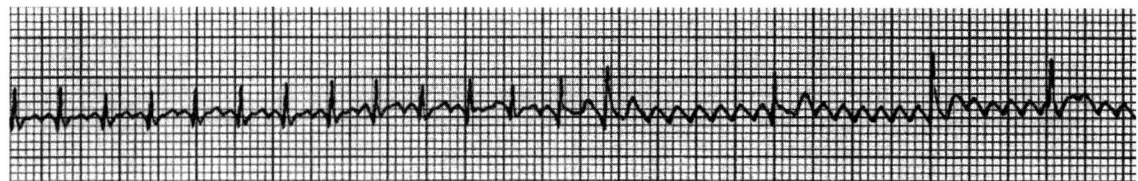

Figura 30.46 Eletrocardiograma mostrando o efeito da adenosina sobre o *flutter* atrial. Antes da adenosina, há *flutter* atrial com condução AV de 2:1. É difícil discernir as ondas do *flutter*. Após a adenosina, há alentecimento transitório da condução no nó AV sem interrupção do *flutter* atrial. Isto permite que as ondas do *flutter* sejam prontamente identificadas, o que confirma o diagnóstico. A frequência atrial durante o *flutter* atrial é de 500 bpm.

Tratamentos da taquicardia supraventricular

O tratamento depende em parte do mecanismo da taquicardia (ver Quadros 30.16) (100). Nas arritmias que envolvem o nó AV, como as taquicardias recíprocas atrioventriculares com ou sem síndrome de WPW, a redução transitória ou o bloqueio da condução no nó AV pode interromper a taquicardia. As manobras vagais são, com frequência, efetivas na interrupção desses tipos de TSV. Tais manobras incluem a aplicação de gelo ou um tecido molhado em água gelada no rosto ou a estimulação retal. Embalagens resfriadas de produtos químicos não devem ser utilizadas. Existe a possibilidade de virar o RN com cuidado de maneira que a cabeça fique abaixo do nível das pernas, segurando a cabeça e o dorso. A compressão ocular não deve ser usada em virtude dos riscos para a visão da criança.

Uma injeção IV (*bolus*) rápida de adenosina intravenosa (0,1 mg/kg, se necessário aumentada para 0,2 mg/kg) é o tratamento de escolha para a maioria dos RNs com arritmias supraventriculares envolvendo o nó AV que sejam refratárias às manobras vagais. A adenosina é um nucleosídio endógeno de meia-vida curtíssima que bloqueia a condução do nó AV transitoriamente, interrompendo essas arritmias, o que resulta em conversão abrupta no ritmo sinusal. Convém registrar o ECG do paciente durante as tentativas de conversão, de modo que se possa avaliar se houver um efeito da intervenção sobre a arritmia. Também pode haver evidências da síndrome de WPW quando a condução do nó AV é bloqueada brevemente, na forma de uma onda delta por condução anterógrada através de uma via acessória. Se houver interrupção transitória com rápido reinício da arritmia, um agente de ação mais longa pode ser necessário para controlar a arritmia. Efeitos colaterais significativos parecem ser raros, mas incluem a precipitação de fibrilação atrial. Raramente, em pacientes com a síndrome de WPW, isto pode causar taquicardia ou fibrilação ventricular. Portanto, recomenda-se que um desfibrilador esteja prontamente acessível durante a administração de adenosina. As metilxantinas (p. ex., teofilina e cafeína) são antagonistas competitivos da adenosina e podem dificultar a utilização de uma dose eficaz.

Outros agentes antiarrítmicos podem ser usados para interromper e controlar as TSVs em RNs, nos quais as manobras vagais ou a adenosina resultaram em interrupção apenas transitória da arritmia, ou as TSVs que não envolvem o nó AV (p. ex., taquicardia atrial ectópica). Incluem os betabloqueadores (*i. e.*, esmolol ou propranolol), agentes antiarrítmicos da classe I (*i. e.*, procainamida ou flecainida), digoxina, ou antiarrítmicos da classe III (*i. e.*, sotalol ou amiodarona). Para as taquicardias atriais ectópicas, um betabloqueador muitas vezes é eficaz, e a infusão intravenosa de esmolol é terapia de primeira linha até que a arritmia seja controlada. Contudo, agentes antiarrítmicos da classe I ou III podem ser necessários para suprimir adequadamente as taquicardias atriais ou juncionais ectópicas. O verapamil intravenoso está associado a colapso cardiovascular e morte em RNs e lactentes e não deve ser usado em menores de 1 ano (107).

Se disponível, o controle do ritmo atrial através de cateter esofágico de estimulação pode ser efetivo no tratamento das taquicardias recíprocas AV e do *flutter* atrial. Esta intervenção não interrompe as taquicardias atriais ou juncionais ectópicas, mas o cateter atrial pode ser útil para confirmar o mecanismo da taquicardia.

Se o paciente estiver hemodinamicamente instável, deve-se tentar a cardioconversão sincronizada (dose inicial de 0,5 a 1,0 joule/kg) para as TSVs do tipo de reentrada conhecidas ou suspeitas, incluindo a taquicardia recíproca AV, *flutter* atrial e fibrilação atrial.

A terapia antiarrítmica profilática é prescrita para a maioria dos RNs com TSV, pois há um risco de recorrência de aproximadamente 20% das taquicardias recíprocas atrioventriculares. Com frequência, o risco de recorrência diminui após os primeiros 6 a 12 meses, e a medicação pode ser suspensa (108).

A digoxina pode ser usada em pacientes com taquicardia recíproca atrioventricular sem síndrome de WPW evidente. O uso de digoxina em pacientes com a síndrome de WPW franca é controverso. Há evidências de que a digoxina às vezes intensifica a condução anterógrada pela via acessória, o que pode permitir condução muito rápida através da via acessória se o paciente apresentar fibrilação atrial, possivelmente causando taquicardia ventricular hemodinamicamente instável ou fibrilação ventricular.

Os bloqueadores beta-adrenérgicos como o propranolol ou atenolol muitas vezes são usados em pacientes com taquicardias recíprocas atrioventriculares, sobretudo com a síndrome de WPW, e com taquicardias atriais ectópicas. Deve-se ter cautela no emprego dos bloqueadores beta-adrenérgicos em lactentes com doença pulmonar significativa. Para os pacientes mais refratários, a terapia de combinação com propranolol e digoxina pode ser efetiva (101).

Se houver recorrência da TSV, a troca por outros agentes de maior potência (e toxicidade), sob orientação de um cardiologista pediátrico, pode suprimi-la. Os outros agentes podem incluir fármacos com ações combinadas como o sotalol (que possuem tanto bloqueadores beta como propriedades antiarrítmica classe III) ou medicamentos usados de maneira isolada ou em combinação com agentes do tipo IA (p. ex., quinidina, procainamida, disopiramida), agentes do tipo IC (p. ex., flecainida ou propafenona), ou amiodarona. Digoxina, procainamida e flecainida têm a vantagem potencial de medir os níveis séricos do fármaco para ajudar a determinar se o RN é suscetível a desenvolver efeitos adversos ou apresenta um nível suficiente para desenvolver um efeito terapêutico. A amiodarona apresenta uma longa meia-vida incomum, muitos efeitos adversos potenciais incomuns e deve ser manejada com cuidado por um cardiologista pediátrico com experiência no uso de agentes antiarrítmicos mais potentes. Os esquemas terapêuticos recomendados variam entre as instituições e mudarão à medida que mais dados sobre os agentes existentes e novos medicamentos se tornarem disponíveis.

Os testes eletrofisiológicos esofágicos ou intracardíacos com estimulação atrial programada podem ser usados para determinar a probabilidade de recorrência, durante o uso ou após a interrupção dos medicamentos, naqueles com TSV por reentrada. Raramente, recorre-se à ablação por radiofrequência em RNs com TSV particularmente refratária, com disfunção ventricular associada (109). A ablação por radiofrequência é realizada com maior segurança em idades maiores naqueles com arritmias problemáticas persistentes.

Os fetos com TSV podem ser reconhecidos *in utero* por uma frequência cardíaca incomumente alta. O mecanismo da arritmia geralmente pode ser elucidado através do ecocardiograma, e em geral envolve um mecanismo de reentrada (Figura 30.6). Se a arritmia estiver presente há algum tempo, os fetos podem apresentar hidropisia. O tratamento intrauterino pela administração de digoxina, flecainida, quinidina, procainamida ou sotalol à mãe, ou procainamida ou amiodarona diretamente à veia umbilical, pode ser eficaz na interrupção ou supressão da arritmia.

Taquicardias ventriculares

As taquiarritmias com complexo largo podem representar taquicardia ventricular, TSV com condução aberrante (normalmente da taxa relacionada ao bloqueio de ramo), taquicardia recíproca atrioventricular na síndrome de WPW com condução anterógrada pela via acessória e condução retrógrada pelo sistema de His-Purkinje e nó AV, ou qualquer taquicardia associada a bloqueio de ramo ou da condução intraventricular (p. ex., após cirurgia cardíaca, hiperpotassemia). Em lactentes, o complexo QRS na taquicardia ventricular pode medir apenas 0,06 a 0,11 s, mas sempre é diferente do ritmo sinusal (Figura 30.47).

Embora a dissociação dos ventrículos dos átrios, com mais batimentos ventriculares, seja uma característica da taquicardia ventricular (razão ventricular:atrial > 1), pode haver uma razão das frequências ventricular:atrial de 1:1 se houver condução retrógrada no nó AV. Para a finalidade de manejo inicial, uma taquicardia com complexo QRS largo deve ser considerada taquicardia ventricular, a menos que se tenha um ECG em ritmo sinusal mostrando o mesmo complexo QRS largo (geralmente secundário a bloqueio de ramo fixo). As taquicardias ventriculares recorrentes crônicas são raras em RNs e, em geral, estão associadas a cardiopatias estruturais ou funcionais. As miocardiopatias genéticas dilatada e hipertrófica e a displasia ventricular direita arritmogênica estão associadas a taquicardia ventricular (28). Muito raramente, uma taquicardia ventricular monomorfa incessante é encontrada em RNs com tumores cardíacos (110). Quando há arritmia ventricular polimorfa na ausência de cardiopatia estrutural ou funcional evidente, deve-se considerar a arritmia *torsade de pointes* associada à síndrome do QT longo.

A síndrome do QT longo é uma anormalidade geralmente congênita da repolarização ventricular que pode gerar taquicardia ventricular. Inicialmente, a síndrome do QT longo foi classificada como um tipo autossômico dominante (síndrome de Romano-Ward, sem perda auditiva neurossensorial) ou tipo autossômico recessivo (síndrome de Jervell e Lange-Nielsen, com perda auditiva neurossensorial) ou adquirida (geralmente induzida por fármaco). Estudos recentes identificaram pelo menos 13 genes responsáveis pela síndrome do QT longo em diferentes famílias. As mutações em 3 genes são responsáveis pela síndrome do QT longo mais familiar (chamados de LQT1, LQT2 e LQT3). A maioria desses genes codifica canais iônicos transmembrana ou proteínas de ancoragem estruturais associadas (33,111). Os pacientes com esta síndrome, incluindo lactentes, costumam ter um intervalo QT corrigido prolongado ($QT \div (RR)^{½} > 0,48$ ms). Raramente, os lactentes com a síndrome do QT longo têm bloqueio da condução AV 2:1 porque os ventrículos estão refratários quando o próximo impulso atrial é conduzido através do nó AV e sistema de His-Purkinje (96). Os pacientes com a síndrome do QT longo correm risco da arritmia *torsade de pointes* (taquicardia ventricular polimórfica caracterizada por morfologia/eixo elétrico do QRS variável que parece girar em torno da linha de base) e morte súbita.

Para ajudar a definir o diagnóstico da síndrome do QT longo, um sistema de escore foi desenvolvido e atualizado recentemente (Quadro 30.17) (112). Deve-se ter cautela no diagnóstico da síndrome do QT longo nos primeiros dias de vida, especialmente sem história familiar positiva ou *torsade de pointes* documentada, porque muitos RNs têm um QTc > 440 ms nos primeiros dias. Se não houver conhecimento de nenhum diagnóstico familiar da síndrome do QT longo, deve-se obter um histórico familiar detalhado para possíveis eventos sugerindo uma arritmia (p. ex., SMSL, morte súbita inexplicada, síncope com exercício ou esforço, acidentes graves, afogamento ou convulsões). A obtenção de eletrocardiogramas dos pais ou outros membros da família dos RNs com um QTc prolongado persistentemente pode ajudar a estabelecer o diagnóstico. Além disso, causas de prolongamento adquirido devem ser excluídas (ver a seguir).

O diagnóstico genotípico da síndrome do QT longo pode ser realizado ou confirmado por testes genéticos. Uma série de laboratórios comerciais estão habilitados para teste de mutações genéticas associadas à síndrome do QT longo. Uma declaração de consenso entre especialistas do Heart Rhythm Society e da European Heart Rhythm Association recomenda teste abrangente ou genético da síndrome do QT longo dirigida para LQT de qualquer paciente para o qual um cardiologista tenha estabelecido um forte índice de suspeita clínica para a síndrome do QT longo (com base no histórico clínica, histórico familiar e achados eletrocardiográficos). Testes específicos da mutação são recomendados para os membros da família de um indivíduo identificado como transportador de uma mutação causal da síndrome do QT longo (33). Os resultados dos testes genéticos devem ser discutidos com os membros da família por cardiologista ou consultor em genética com conhecimento da síndrome do QT longo. A identificação de uma mutação genética associada à síndrome do QT longo não implica que o indivíduo nunca apresentará arritmias clínicas, síncope ou morte súbita.

Os pacientes identificados com a síndrome do QT longo devem receber betabloqueadores, porém outros agentes antiarrítmicos podem ser preferíveis para alguns genótipos. Os pacientes com taquicardia ventricular maligna a despeito de betabloqueadores às vezes necessitam de simpatectomia cervicotorácica, marca-passos, ou desfibriladores cardíacos implantáveis automáticos (113). Pais e cuidadores devem ser treinados em RCP e no uso de um desfibrilador externo automático (DEA).

A síndrome do QT longo adquirida com risco de *torsade de pointes* pode advir de medicamentos, anormalidades eletrolíticas (p. ex., hipopotassemia, hipocalcemia, ou hipomagnesemia), anormalidades endócrinas (p. ex., hiperparatireoidismo, hipotireoidismo, ou feocromocitoma), ou distúrbios do SNC (p. ex., encefalite, traumatismo craniano, hemorragia subaracnóidea).

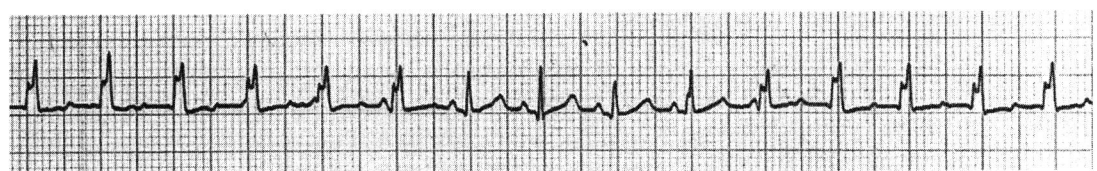

Figura 30.47 Eletrocardiograma mostrando taquicardia ventricular em recém-nascido com uma frequência de 158 bpm. Em virtude de bloqueio da condução retrógrada, eventuais batimentos sinusais são conduzidos aos ventrículos através do nó AV e sistema de His-Purkinje, resultando em complexo QRS normal. Repare que a duração do complexo QRS durante a taquicardia ventricular é de 0,08 s, em comparação com uma duração do QRS de 0,06 s dos batimentos sinusais conduzidos.

QUADRO 30.17	
Critérios diagnósticos da síndrome do QT longo.	
Achados eletrocardiográficos[a]	**Pontos**
A QTc[b]	
≥ 480 ms	3
460 a 479 ms	2
450 a 459 ms (em homens)	1
B QTc 4º minuto de recuperação do esforço físico teste ≥ 480 ms	1
C arritmia *torsade de pointes*[c]	2
D Onda T alternante	1
E Ondas T chanfradas em 3 derivações	1
F Frequência cardíaca baixa para a idade[d]	0,5
História clínica	
A Síncope[c]	
Com esforço	2
Sem esforço	1
B Surdez congênita	0,5
História familiar	
A Parentes com síndrome de QT longo definida	1
B Morte súbita cardíaca inexplicada abaixo de 30 anos de idade em membros da família[e]	0,5

[a]Na ausência de medicamentos ou distúrbios que sabidamente afetem essas características eletrocardiográficas.
[b]QTc calculado pela fórmula de Bazett em que QTc = QT/√RR.
[c]Mutuamente exclusivas.
[d]Frequência cardíaca em repouso abaixo do 2º percentil para a idade.
[e]O mesmo parente não pode contar em A e B.
Escore ≤ 1 ponto: baixa probabilidade de síndrome de QT longo
Escore 1,5 a 3 pontos: probabilidade intermediária de síndrome de QT longo
Escore ≥ 3,5 pontos: baixa probabilidade de síndrome de QT longo

Tratamento das taquicardias ventriculares

Como a taquicardia ventricular pode ameaçar a vida, com o potencial de degeneração para fibrilação ventricular, o mais seguro é tratar todas as taquicardias com complexo largo como taquicardia ventricular.

Se o paciente estiver hemodinamicamente estável com taquicardia ventricular monomorfa, a terapia antiarrítmica com lidocaína, procainamida ou amiodarona pode suprimir a arritmia. A fenitoína pode ser especialmente útil se a arritmia estiver relacionada com toxicidade da digoxina. Para a arritmia *torsade de pointes*, o tratamento deve incluir sulfato de magnésio, lidocaína e possivelmente isoproterenol ou um marca-passo cardíaco.

Se o paciente estiver ou tornar-se hemodinamicamente instável, deve-se realizar desfibrilação imediatamente (e não cardioversão sincronizada) com dose inicial de 1 a 2 joules/kg.

A terapia antiarrítmica profilática crônica deve ser orientada pelo tipo de taquicardia ventricular, qualquer cardiopatia subjacente e alterações hemodinâmicas associadas à arritmia. A ablação por radiofrequência raramente é necessária para lactentes com taquicardia ventricular monomorfa não suprimida adequadamente com agentes antiarrítmicos. Raramente, desfibriladores cardíacos implantáveis automáticos são necessários para lactentes com arritmias ventriculares ameaçadoras à vida a despeito da medicação antiarrítmica.

Bloqueio atrioventricular

Bloqueio atrioventricular de primeiro grau

O BAV de primeiro grau caracteriza-se por um intervalo PR anormalmente prolongado para a idade e a frequência cardíaca. Mais comumente, isso resulta de aumento do tônus vagal e é observado durante o sono. Raramente, pode ser secundário a medicamentos antiarrítmicos (p. ex., digoxina), hipotermia, aumento do tônus parassimpático, hipotireoidismo, ou distúrbios eletrolíticos (hipo ou hiperpotassemia, hipo ou hipercalcemia, hipoglicemia e hipomagnesemia). O BAV de primeiro grau geralmente é bem tolerado e não exige tratamento específico. No entanto, o RN com distrofia muscular, síndrome de Kearns-Sayre, lúpus neonatal, história familiar de BAV total ou doença do tecido conjuntivo materna deve ser acompanhado devido à possibilidade de progressão da anormalidade da condução.

Bloqueio atrioventricular de segundo grau

O BAV de segundo grau é definido como a falha intermitente da condução de algumas despolarizações atriais para os ventrículos. O BAV de segundo grau subdivide-se em tipo I de Mobitz (de Wenckebach) e tipo II de Mobitz. No BAV do tipo I de Mobitz (de Wenckebach), há retardo progressivo da condução AV até que um único batimento atrial deixa de ser conduzido. Geralmente é causado por fatores semelhantes àqueles que geram o BAV de primeiro grau; é bem tolerado e raramente causa bradicardia sintomática. O BAV do tipo II de Mobitz é reconhecido pela falha intermitente da condução atrioventricular, sem prolongamento associado do intervalo PR. Com frequência, há uma razão fixa entre as despolarizações atriais e ventriculares, porém esta relação pode variar ao longo do tempo. Os pacientes assintomáticos com BAV do tipo II de Mobitz não exigem marca-passo permanente, mas devem ter acompanhamento estreito para possível progressão para BAV de terceiro grau (total).

Bloqueio atrioventricular de terceiro grau (total)

O BAV de terceiro grau (total) é definido pela ausência de condução dos impulsos atriais aos ventrículos. O ritmo ventricular pode originar-se do nó AV ou feixe de His (ritmo de escape juncional) e, nesse caso, o complexo QRS geralmente é estreito. De outro modo, o ritmo ventricular pode originar-se dos ventrículos, resultando em complexo QRS largo. A frequência ventricular está relacionada com a origem do ritmo de escape, e os ritmos de escape juncionais AV costumam ser mais rápidos que os ritmos idioventriculares.

O BAV total congênito é reconhecido *in utero* frequentemente. Estima-se que ocorra em 1 de 20.000 nascidos vivos. Em cerca de 50% dos RNs com BAV congênito, há malformação cardiovascular associada (p. ex., levotransposição das grandes artérias, síndrome de heterotaxia, defeito dos coxins endocárdicos). Na ausência de cardiopatia estrutural, o BAV geralmente está relacionado com autoanticorpos maternos (anti-Ro e/ou anti-La) que atravessam a placenta e interagem com o sistema de condução em desenvolvimento (115). Tais anticorpos estão associados a uma doença do tecido conjuntivo materna, sobretudo lúpus eritematoso e síndrome de Sjögren. Em RNs com BAV e sem anormalidades cardíacas estruturais, a pesquisa desses anticorpos nas suas mães é indicada porque elas podem não ter sinais ou sintomas de doença do tecido conjuntivo.

RNs eventuais apresentam-se com BAV de segundo grau e depois evoluem para BAV total. Portanto, os RNs com BAV de segundo grau persistente (especialmente o tipo II de Mobitz) devem ser submetidos a um ecocardiograma para pesquisar cardiopatias estruturais, e suas mães devem realizar teste de anticorpos anti-Ro e anti-La.

Raramente, a miocardite com fibrose do nó AV ou feixe de His foi implicada na etiologia do BAV neonatal. O BAV total pode ocorrer como complicação da cirurgia cardíaca, sobretudo da correção de levotransposição, defeitos dos coxins endocárdicos, tetralogia de Fallot e comunicações interventriculares.

Os RNs com BAV total congênito geralmente têm um ritmo de escape juncional com QRS estreito de 30 a 110 bpm. A frequência ventricular tende a diminuir com o aumento da idade. O volume sistólico aumenta para compensar a baixa frequência ventricular, a fim de manter um débito cardíaco adequado. A avaliação costuma revelar cardiomegalia por aumento do volume diastólico final ventricular esquerdo, e um sopro sistólico de ejeção e ruflar mesodiastólico apical por hiperfluxo sistólico.

A maioria dos RNs com BAV total congênito isolado sem malformação cardíaca hemodinamicamente significativa tolera bem a bradicardia, sem sintomas, com crescimento e desenvolvimento normais e não exige intervenção imediata. Os sintomas geralmente estão relacionados com a intensidade da malformação cardiovascular associada e o grau de bradicardia. Com menor frequência, um feto desenvolve hidropisia ou um RN desenvolve ICC secundária a bloqueio cardíaco total congênito isolado, e alguns não sobrevivem (115).

Os pacientes com síncope ou quase síncope (crises de Stokes-Adams), ICC ou bloqueio pós-cirúrgico precisam de instituição precoce de marca-passo ventricular permanente. O tratamento clínico com isoproterenol ou marca-passo cardíaco transcutâneo ou transvenoso é útil na situação aguda, antes da cirurgia. A época de implantar o marca-passo em outros pacientes é mais controversa. Os critérios usados para selecionar os pacientes que necessitam de marca-passo permanente em RNs incluem: frequências ventriculares em repouso durante a vigília inferiores a 50 bpm; frequências atriais em repouso durante a vigília superiores a 140 bpm; ritmos de escape com QRS largo; intervalos QT prolongados; ectopia ventricular complexa frequente; ou taquicardia ventricular (117).

REFERÊNCIAS BIBLIOGRÁFICAS

1. Mitchell SC, Korones SB, Berendes HW. Congenital heart disease in 56,109 births. *Circulation* 1971;43:323.
2. Hoffman JIE, Kaplan S. The incidence of congenital heart disease. *J Am Coll Cardiol* 2002;39:1890.
3. Fyler DC. Report of the New England Regional Infant Cardiac Program. *Pediatrics* 1980;65(suppl):375.
4. Hoyert DL, Freedman MA, Strobino DM, Guyer B. Annual summary of vital statistics: 2000. *Pediatrics* 2001;108:1241.
5. Feinstein JA, Benson DW, Dubin AM, et al. Hypoplastic left heart syndrome: current considerations and expectations. *J Am Coll Cardiol* 2012;59(1):S1.
6. Limperopoulos C, Tworetzky W, McElhinney DB, et al. Brain volume and metabolism in fetuses with congenital heart disease. Evaluation with quantitative magnetic resonance imaging and spectroscopy. *Circulation* 2010;121:26.
7. Rollins CK, Newburger JW. Neurodevelopmental outcomes in congenital heart disease. *Circulation* 2014;130:e-124.
8. Marino BS, Lipkin PH, Newberger JW, et al. Neurodevelopmental outcomes in children with congenital heart disease: evaluation and management: a scientific statement from the American Heart Association. *Circulation* 2012;126:1143.
9. Shieh JT, Srivastava D. Heart malformation. What are the chances it could happen again? *Circulation* 2009;120:269.
10. Fahed AC, Gelb BD, Seidman JG, Seidman CE. Genetics of congenital heart disease. The glass half empty. *Circ Res* 2013;112:707.
11. Lage K, Greenway SC, Rosenfeld JA, et al. Genetic and enviromental risk factors in congenital heart disease functionally converge in protein networks driving heart development. *Proc Natl Acad Sci* 2012;109:14035.
12. Jenkins KJ, Correa A, Feinstein JA, et al. Noninherited risk factors and congenital cardiovascular defects: current knowledge. A scientific statement from the American Heart Association council on cardiovascular disease in the young. *Circulation* 2007;115:2995.
13. Clark EB. Pathogenetic mechanisms of congenital cardiovascular malformations revisited [review]. *Semin Perinatol* 1996;20(6):465.
14. Olson EN, Srivastava D. Molecular pathways controlling heart development. *Science* 1996;272:671.
15. Srivastava D, Olson EN. A genetic blueprint for cardiac development. *Nature* 2000;407:221.
16. Online Mendelian Inheritance in Man, OMIM (TM). Baltimore: Center for Medical Genetics, Johns Hopkins University; Bethesda: National Center for Biotechnology Information, National Library of Medicine. World Wide Web URL: http://www.ncbi.nlm.nih.gov/omim
17. Gorlin RJ, Cohen MM, Hennkenkam RCM. *Syndromes of the head and neck*, 4thd ed. Oxford: Oxford University Press, 2002:18.
18. Jones KL, Jones MC, Del Campo M. *Smith's recognizable patterns of human malformation*. 7th ed. Philadelphia, PA: WB Saunders, 2013.
19. Greenwood RD. Cardiovascular malformations associated with extracardiac anomalies and malformation syndromes: patterns for diagnosis. *Clin Pediatr* 1984;23(3):145.
20. Milerad J, Larson O, Hagberg C, Ideberg M. Associated malformations in infants with cleft lip and palate: a prospective, population-based study. *Pediatrics* 1997;100:180.
21. Moore KL, Persaud TVM, Torchia MG eds. *The developing human: clinically oriented embryology*, 9th ed. Philadelphia, PA: WB Saunders, 2013.
22. Kurnit DM, Layton WM, Matthysse S. Genetics, chance and morphogenesis. *Am J Hum Genet* 1987;41:979.
23. Shaw GM, O'Malley CD, Wasserman CR, et al. Maternal periconceptional use of multivitamins and reduced risk for conotruncal heart defects and limb deficiencies among offspring. *Am J Med Genet* 1995;59:536.
24. Botto LD, Khoury MJ, Mulinare J, Erickson JD. Periconceptional multivitamin use and the occurrence of conotruncal heart defects: results from a population-based, case-control study. *Pediatrics* 1996;98:911.
25. Hernandez-Diaz S, Werler MM, Walker AM, Mitchell AA. Folic acid antagonists during pregnancy and the risk of birth defects. *N Engl J Med* 2000;343:1608.
26. Junker R, Kotthoff S, Vielhaber H, et al. Infant methylenetetrahydrofolate reductase 677TT genotype is a risk factor for congenital heart disease. *Cardiovasc Res* 2001;51:251.
27. Schwartz ML, Cox GF, Lin AE, et al. Clinical approach to genetic cardiomyopathy in children. *Circulation* 1996;94:2021.
28. Towbin JA. Inherited cardiomyopathies. *Circ J* 2014;78:2347.
29. Seidman JG, Seidman C. The genetic basis for cardiomyopathy: from mutation identification to mechanistic paradigms. *Cell* 2001;104:557.
30. Pugh TJ, Kelly MA, Gowrisankar S, et al. The landscape of genetic variation in dilated cardiomyopathy as surveyed by clinical DNA sequencing. *Genet Med* 2014;16:601.
31. Tariq M, Ware SM. Importance of genetic evaluation and testing in pediatric cardiomyopathy. *World J Cardiol* 2014;6:1165.
32. McNeily EM, Golbus JR, Puckelwartz MJ. Genetic mutations and mechanisms in dilated cardiomyopathy *J Clin Invest* 2013;123:19.
33. Ackerman MJ, Priori SG, Willems S, et al. HRS/EHRA expert consensus statement on the state of genetic testing for the channelopathies and cardiomyopathies. *Heart Rhythm* 2011;8:1318.
34. Rudolph AM. *Congenital diseases of the heart*. Chicago, IL: Year Book, 1974.
35. Donofrio MT, Moon-Grady AJ, Hornberger LK, et al. Diagnosis and treatment of fetal cardiac disease. A scientific statement from the American Heart Association. *Circulation* 2014;129:2183.
36. Quinones MA, et al. ACC/AHA clinical competence statement on echocardiography: a report of the American College of Cardiology/American Heart Association/American College of Physicians-American Society of Internal Medicine Task Force on Clinical Competence. *J Am Coll Cardiol* 2003;41:687.
37. Manganaro L, et al. Assessment of congenital heart disease (CHD): is there a role for fetal magnetic resonance imaging (MRI)? *Eur J Radiol* 2009;72:172.
38. Van Mieghem T, et al, Methods for prenatal assessment of fetal cardiac function. *Prenat Diagn* 2009;29:1193.
39. Groves AM, et al. Functional cardiac MRI in preterm and term newborns. *Arch Dis Child Fetal Neonatal Ed* 2011;96:F86.
40. McElhinney DB, Tworetzky W, Lock JE. Current status of fetal cardiac intervention. *Circulation* 2010;121:1256.
41. Hoffman JIE. Is it time for routine neonatal screening by pulse oximetry? *Neonatalogy* 2011;99:1.
42. Garg, LF, Van Naarden Braun K, Knapp MM, et al. Results from the New Jersey statewide critical congenital heart defects screening program. *Pediatrics* 2013;132:e314.
43. Schwartz PJ, Garson A Jr, Paul T, et al. Guidelines for the interpretation of the newborn electrocardiogram. A task force of the European Society of Cardiology. *Eur Heart J* 2002;23:1329.
44. Quinones MA, Douglas PS, Foster E, et al. American College of Cardiology. American Heart Association. American College of Physicians-American Society of Internal Medicine. American Society of Echocardiography. Society of Cardiovascular Anesthesiologists. Society of Pediatric Echocardiography. ACC/AHA clinical competence statement on echocardiography: a report of the American College of Cardiology/American Heart Association/American College of Physicians-American Society of Internal Medicine Task Force on Clinical Competence. *J Am Coll Cardiol* 2003,41:687.
45. Fogel MA, et al. Comparison and usefulness of cardiac magnetic resonance versus computed tomography in infants six months of age or younger with aortic arch anomalies without deep sedation or anesthesia. *Am J Cardiol* 2011;108:120.
46. Muthurangu V, et al. Cardiac magnetic resonance imaging after stage I Norwood operation for hypoplastic left heart syndrome. *Circulation* 2005;112:3256.
47. Beroukhim RS, et al. Characterization of cardiac tumors in children by cardiovascular magnetic resonance imaging: a multicenter experience. *J Am Coll Cardiol* 2011;58:1044.
48. Lock JE, Keane JF, Mandell VS, Perry SB. Cardiac catheterization. In: Fyler DC, ed. *Nadas' pediatric cardiology*. Philadelphia, PA: Hanley & Belfus, 1992.
49. Kovalchin JP, Forbes TJ, Nihill MR, Geva T. Echocardiographic determinants of clinical course in infants with critical and severe pulmonary valve stenosis. *J Am Coll Cardiol* 1997;29(5):1095.
50. Kaine SF, Smith EO, Mott AR, et al. Quantitative echocardiographic analysis of the aortic arch predicts outcome of balloon angioplasty of native coarctation of the aorta. *Circulation* 1996;94:1056.
51. Rhodes LA, Colan SD, Perry SB, et al. Predictors of survival in neonates with critical aortic stenosis. *Circulation* 1991;84:2325.
52. Egito ES, Moore P, O'Sullivan J, et al. Transvascular balloon dilation for neonatal critical aortic stenosis: early and midterm results. *J Am Coll Cardiol* 1997;29(2):442.
53. Olley PM, Coceani F, Bodach E. E-type prostaglandins: a new emergency therapy for certain cyanotic congenital heart malformations. *Circulation* 1976;53:728.

54. Lang P, Freed MD, Rosenthal A, et al. The use of prostaglandin E₁ in an infant with interruption of the aortic arch. *J Pediatr* 1977;91:805.
55. Borow K, Green LH, Castaneda AR, et al. Left ventricular function after repair of tetralogy of Fallot and its relationship to age at repair. *Circulation* 1980;61:1150.
56. Jatene AD, Fontes VF, Paulista PP, et al. Anatomic correction of transposition of the great vessels. *J Thorac Cardiovasc Surg* 1976;72:364.
57. Castaneda AR, Norwood WI, Jonas RA, et al. Transposition of the great arteries and intact ventricular septum: anatomical repair in the neonate. *Ann Thorac Surg* 1984;38:438.
58. Villafane J, Lantin-Hermoso R, Bhatt AB, et al. D-Transposition of the great arteries. the current era of the arterial switch operation. *J Am Coll Cardiol* 2014;64:498.
59. Geva T, Ayres NA, Pac FA, Pignatelli R. Quantitative morphometric analysis of progressive infundibular obstruction in tetralogy of Fallot. A prospective longitudinal echocardiographic study. *Circulation* 1995;92(4):886.
60. Lillehei CW, Varco RL, Cohen M, et al. The first open heart corrections of tetralogy of Fallot. A 26–31 year follow-up of 106 patients. *Ann Surg* 1986;204(4):490.
61. Al Habib, HF, Jacobs JP, Mavroudis C, et al. Contemporary patterns of management of tetralogy of Fallot: data from the Society of Thoracic Surgeons Database. *Ann Thorac Surg* 2010;90:813.
62. Giglia TM, Mandell VS, Connor AR, Mayer JE Jr, Lock JE. Diagnosis and management of right ventricle-dependent coronary circulation in pulmonary atresia with intact ventricular septum. *Circulation* 1992;86:1516.
63. Franklin RC, Spiegelhalter DJ, Sullivan ID, et al. Tricuspid atresia presenting in infancy. Survival and suitability for the Fontan operation. *Circulation* 1993;87:427.
64. Gentles TL, Mayer JE Jr, Gauvreau K, et al. Fontan operation in five hundred consecutive patients: factors influencing early and late outcome. *J Thorac Cardiovasc Surg* 1997;114:376.
65. d'Udekem Y, Iyengar AJ, Galati JC, et al. Redefining expectations of long-term survival after the Fontan procedure: twenty-five years of follow-up from the entire population of Australia and New Zealand. *Circulation* 2014;130:S32.
66. Norwood WI, Lang P, Hansen DD. Physiologic repair of aortic atresia—hypoplastic left heart syndrome. *N Engl J Med* 1984;308:23.
67. Rudd NA, Frommelt MA, Tweddell JS, et al. Improving interstage survival after Norwood operation: outcomes from 10 years of home monitoring. *J Thorac Cardiovasc Surg* 2014;148:1540.
68. Bove EL. Current status of staged reconstruction for hypoplastic left heart syndrome *Pediatr Cardiol* 1998;19:308.
69. Tweddell JS, Hoffman GM, Mussatto KA, et al. Improved survival of patients undergoing palliation of hypoplastic left heart syndrome: lessons learned from 115 consecutive patients. *Circulation* 2002;106:I-82.
70. Jacobs JP, O'Brien SM, Pasquali SK, et al. Variations in outcomes for benchmark surgeries: an analysis of the Society for Thoracic Surgeons congenital heart disease data base. *Ann Thorac Surg* 2011;92:2184.
71. Ross LF, Frader J. Hypoplastic left heart syndrome: a paradigm case for examining conscientious objection in pediatric practice. *J Pediatr* 2009;159(1):12.
72. Hanley FL, Heinemann MK, Jonas RA, et al. Repair of truncus arteriosus in the neonate. *J Thorac Cardiovasc Surg* 1993;105:1047.
73. Lagopoulos ME, Manlhiot C, McCrindle BW et al. Influence of prenatal diagnosis and anatomic subtype in double outlet right ventricle. *Am Heart J* 2010;160:692.
74. Radzik D, Davignon A, van Doesburg N, et al. Predictive factors for spontaneous closure of atrial septal defects diagnosed in the first 3 months of life [Comment]. *J Am Coll Cardiol* 1994;23:828.
75. Bharati S, Lev M. The spectrum of common atrioventricular orifice (canal). *Am Heart J* 1973;86:553.
76. Hanley FL, Fenton KN, Jonas RA, et al. Surgical repair of complete atrioventricular canal defects in infancy. Twenty-year trends. *J Thorac Cardiovasc Surg* 1993;106:387.
77. Slomp J, Gittenberger-de Groot AC, Glukhova MA, et al. Differentiation, dedifferentiation, and apoptosis of smooth muscle cells during the development of the human ductus arteriosus. *Arterioscler Thromb Vasc Biol* 1997;17:1003.
78. Stoller JZ, DeMauro SB, Dagle JM, Reese J. Current perspectives on pathobiology of the ductus arteriosus. *J Clin Exp Cardiolog* 2012;15: S8.
79. Friedman WF, Hirschklau MJ, Previtz MP, et al. Pharmacologic closure of patent ductus arteriosus in the premature infant. *N Engl J Med* 1976;295:526.
80. Heymann MA, Rudolph AM, Silverman NH. Closure of the ductus arteriosus in premature infants by inhibition of prostaglandin synthesis. *N Engl J Med* 1976;295:530.
81. Kulkarni M, Gokulakrishnan G, Price J, et al. Diagnosing significant PDA using natriuretic peptides in preterm neonates: a systematic review. *Pediatrics* 2015;135:2014.e-published.
82. Barnes ME, Mitchell ME, Tweddell JS. Aortopulmonary window. *Semin Thorac Cardiovasc Surg* 2011;14:67.
83. Naimo PS, Yong MS, d'Udekem Y, et al. Outcomes of aortopulmonary window repair in children: 33 years of experience. *Ann Thorac Surg* 2014;98:1674.
84. Edwards JE. Malformations of the aortic arch system manifested as "vascular rings." *Lab Invest* 1953;2:56.
85. Backer CL, Ilbawi MN, Idriss FS, DeLeon SY. Vascular anomalies causing tracheoesophageal compression. *J Thorac Cardiovasc Surg* 1989;97:725.
86. Dillman JR, Attili AK, Agarwal PP, Dorfman AL, Hernandez RJ, Stouse PJ. Common and uncommon vascular rings and slings: a multi-modality review. *Pediatr Radiol*, 2011;41:1440.
87. Backer CL, Mavroudis C, Rigsby CK, Holinger LD. Trends in vascular ring surgery. *J Thorac Cardiovasc Surg* 2005;129:1339.
88. Yeager SB, Chin AJ, Sanders SP. Two-dimensional echocardiographic diagnosis of pulmonary artery sling in infancy. *J Am Coll Cardiol* 1986;7:625.
89. Swischuk LE. Anterior tracheal indentation in infancy and early childhood: normal or abnormal? *Am J Roentgenol Radium Ther Nucl Med* 1971;112:12.
90. Xing Y, Ichida F, Matsuoka T, et al. Genetic analysis in patients with left ventricular noncompaction and evidence for genetic heterogenity. *Mol Genet Metab* 2006;88:71.
91. Towbin J. Left ventricular noncompaction: a new form of heart failure. *Heart Fail Clin* 2010;6:453.
92. Brescia ST, Rossano JW, Pignatelli R, et al. Mortality and sudden death in pediatric left ventricular noncompaction. *Circulation* 2013;127:2202.
93. Isaacs H Jr. Fetal and neonatal cardiac tumors. *Pediatric Cardiol* 2004: 25:252.
94. Nir A, Tajik AJ, Freeman WK, et al. Tuberous sclerosis and cardiac rhabdomyoma. *Am J Cardiol* 1995;76:419.
95. De Giovanni JV, Dindar A, Griffith MJ, et al. Recovery pattern of left ventricular dysfunction following radiofrequency ablation of incessant supraventricular tachycardia in infants and children. *Heart* 1998;79:588.
96. Gorgels AP, Al Fadley F, Zaman L, et al. The long QT syndrome with impaired atrioventricular conduction: a malignant variant in infants. *J Cardiovasc Electrophysiol* 1998;9:1225.
97. Nagashima M, Matsushima M, Ogawa A, et al. Cardiac arrhythmias in healthy children revealed by 24-hour ambulatory ECG monitoring. *Pediatr Cardiol* 1987;8:103.
98. Southall DP, Richards J, Mitchell P, et al. Study of cardiac rhythm in healthy newborn infants. *Br Heart J* 1980;43:14.
99. Van Hare GF, Stanger P. Ventricular tachycardia and accelerated ventricular rhythm presenting in the first month of life. *Am J Cardiol* 1991;67:42.
100. Snyder CS, Fenrich AL, Friedman RA. Usefulness of echocardiography in infants with supraventricular tachycardia. *Am J Cardiol* 2003;91:1277.
101. Weindling SN, Walsh EP, Saul JP. Efficacy and risks of medical therapy for supraventricular tachycardia in neonates and infants. *Am Heart J* 1996;131:66.
102. Bromberg BI, Lindsay BD, Cain ME, et al. Impact of clinical history and electrophysiologic characterization of accessory pathways on management strategies to reduce sudden death among children with Wolff-Parkinson-White syndrome. *J Am Coll Cardiol* 1996;27:690.
103. Gollob MH, Green MS, Tang AS, et al. Identification of a gene responsible for familial Wolff-Parkinson-White syndrome. *N Engl J Med* 2001;344:1823.
104. Bauersfeld U, Gow RM, Hamilton RM, et al. Treatment of atrial ectopic tachycardia in infants < 6 months old. *Am Heart J* 1995;129:1145.
105. Villain E, Vetter V, Garcia JM, et al. Evolving concepts in the management of congenital junctional ectopic tachycardia. *Circulation* 1990;81:1544.
106. Casey FA, McCrindle BW, Hamilton RM, et al. Neonatal atrial flutter: significant early morbidity and excellent long-term prognosis. *Am Heart J* 1997;133:302.
107. Epstein ML, Kiel EA, Victorica BE. Cardiac decompensation following verapamil therapy in infants with supraventricular tachycardia. *Pediatrics* 1985;75:737.
108. Perry JC, Garson A, Jr. Supraventricular tachycardia due to Wolff-Parkinson-White syndrome in children: early disappearance and late recurrence. *J Am Coll Cardiol* 1990;16:1215.
109. Friedman RA, Walsh EP, Silka MJ, et al. NASPE Expert Consensus Conference: Radiofrequency catheter ablation in children with and without congenital heart disease. *Pacing Clin Electrophysiol* 2002;25:1000.
110. Perry J C. Ventricular tachycardia in neonates. *Pacing Clin Electrophysiol* 1997;20:2061.
111. Antzelevitch A. Molecular genetics of arrhythmias and cardiovascular conditions associated with arrhythmias. *Pacing Clin Electrophysiol* 2003;26:2194.
112. Schwartz PJ, Crotti L. QTc behavior during exercise and genetic testing for the long QT syndrome. *Circulation* 2011;124:2181.
113. Hoorntje T, Sreeram N, de Vroet R. Device therapy for malignant neonatal long QT syndrome. *Int J Cardiol* 1999;71:289.
114. Reed BR, Lee LA, Harmon C, et al. Autoantibodies to SS-A/Ro in infants with congenital heart block. *J Pediatr* 1983;103:889.
115. Buyon JP, Hiebert R, Copel J, et al. Autoimmune-associated congenital heart block: demographics, mortality, morbidity and recurrence rates obtained from a national neonatal lupus registry. *J Am Coll Cardiol* 1998;31:1658.
116. Epstein AE, DiMarco JP, Ellenbogen, KA, et al. ACC/AHA/HRS 2008 Guidelines for device-based therapy of cardiac rhythm abnormalities. *Circulation* 2008;117:e350.
117. Mullins CE, Mayer DC. *Congenital heart disease: a diagramatic atlas*. New York: Alan R Liss, 1988.

31 Cuidados Pré-Operatórios e Pós-Operatórios do Recém-Nascido com Cardiopatia Congênita Crítica

John M. Costello e Nguyenvu Nguye

INTRODUÇÃO

A cardiopatia congênita (CC) é o defeito congênito mais comum, ocorrendo em aproximadamente 8 por 1.000 nascimentos vivos. Aproximadamente um terço de todos os pacientes com CC é submetido a uma intervenção cirúrgica ou transcateter enquanto recém-nascido ou nos primeiros meses de vida. Esta estratégia limita as sequelas da cianose prolongada e a insuficiência cardíaca. Entretanto, diversos fatores complicam os cuidados peroperatórios dos recém-nascidos. A imaturidade de muitos sistemas de órgãos está associada a uma reserva fisiológica limitada. Os recém-nascidos apresentam uma reserva contrátil miocárdica limitada, provavelmente relacionada às diferenças do desenvolvimento em filamentos de miócitos, proteínas contráteis e manipulação do cálcio (1). A capacidade residual funcional (CRF) pulmonar, as reservas de gorduras e carboidratos, e a capacidade de regular a temperatura são limitadas. O metabolismo dos fármacos é alterado pela imaturidade hepática e renal, bem como pelo conteúdo de água corporal total.

Este capítulo proporciona uma visão geral de importantes questões, conceitos e estratégias relativos aos cuidados peroperatórios de recém-nascidos com CC crítica. Existe alguma sobreposição de informações entre este capítulo e o Capítulo 30 para fins de clareza. São discutidas a apresentação e a evolução clínica esperadas de lesões cardíacas congênitas comuns, e são revisados os princípios gerais que são amplamente aplicados ao manejo dos pacientes. A fisiopatologia peroperatória geral e as estratégias de manejo descritas neste capítulo têm por objetivo proporcionar um quadro de referências para a avaliação e o manejo desta população de pacientes. Existem variações sutis na anatomia e na fisiologia cardíaca dentro de cada categoria principal de cardiopatia, as quais precisam ser totalmente apreciadas ao desenvolver os planos de manejo clínico individualizados.

Um *continuum* de cuidados é essencial para que sejam alcançados os desfechos ideais para os recém-nascidos com cardiopatias complexas e, portanto, este capítulo contém uma revisão do manejo pré-operatório, intraoperatório e pós-operatório. A primeira seção abrange as questões pré-operatórias gerais relevantes para os recém-nascidos com CC crítica. Em seguida fornecemos uma visão geral da circulação extracorpórea (CEC) e de suas sequelas. Os estados fisiopatológicos pós-operatórios comuns e as complicações pós-operatórias precoces são revisados. Em relação aos tipos de CC comuns, discutiremos a apresentação, a fisiologia, a intervenção operatória e as complicações pós-operatórias. O transplante de coração é discutido brevemente.

CUIDADOS PRÉ-OPERATÓRIOS

Diagnóstico pré-natal

A CC crítica pode ser definida como uma cardiopatia que tipicamente exige intervenção cirúrgica ou transcateter durante o primeiro mês de vida para prevenir a morte. Recém-nascidos com CC crítica não reconhecida podem desenvolver cianose grave, angústia respiratória e choque, que cumulam na lesão de órgãos-alvo. Os referidos pacientes podem inicialmente ser diagnosticados de modo errôneo com sepse ou condições respiratórias.

O diagnóstico pré-natal de CC crítica está associado a diversos benefícios potenciais. Podem ser realizados testes genéticos e aconselhamento familiar. A seleção de um hospital apropriado para o parto é facilitada, tendo em vista que os fetos que provavelmente necessitarão de intervenção cardíaca cirúrgica ou transcateter no período neonatal devem idealmente nascer em maternidades adjacentes a um centro terciário de atenção em cardiologia pediátrica (2). As informações do ecocardiograma fetal são úteis para orientar o planejamento para a estabilização inicial após o nascimento, tal como a administração de uma infusão de prostaglandina E_1 (PGE_1), ou a possível necessidade de uma septostomia atrial com balão de emergência. Diversos estudos observaram que um diagnóstico pré-natal de CC foi associado a redução das taxas de morbidade e mortalidade *pré-operatórias* (3,4). Em contrapartida, o impacto do diagnóstico de CC crítica *in utero* sobre a taxa de mortalidade *pós-operatória* ainda não foi esclarecido. Alguns investigadores relataram uma taxa de mortalidade pós-operatória mais baixa em pacientes com um diagnóstico pré-natal de síndrome do coração esquerdo hipoplásico (SCEH) ou dextrotransposição das grandes artérias (d-TGA), enquanto outros não encontraram esse impacto (4-7).

Na maior parte dos casos em que é obtido um diagnóstico pré-natal, há suspeita de cardiopatia durante o rastreamento por ultrassonografia (US) no segundo trimestre da gravidez, que resulta no encaminhamento para um cardiologista pediátrico para um ecocardiograma fetal. Menos comumente, existem um ou mais fatores de risco maternos para CC, que recomendam um ecocardiograma fetal (Quadro 31.1) (8). Aproximadamente metade dos fetos com CC é diagnosticada no período pré-natal (9-11). As taxas de detecção variam de aproximadamente 30 a 70%, dependendo do tipo de cardiopatia, da intensidade do rastreamento e da localização geográfica (10-12). A maioria dos diagnósticos perdidos é consequente à falha de detecção durante o rastreamento por US obstétrica. O ecocardiograma fetal também apresenta diversas limitações conhecidas. A qualidade da imagem é influenciada pela posição fetal e pelo biotipo materno. A obtenção de imagens precisas dos vasos extracardíacos pode ser desafiadora. Por exemplo, resultados falso-positivos e falso-negativos podem ocorrer durante a avaliação de um feto em relação a uma suspeita de coarctação da aorta (10).

Os fetos com um diagnóstico pré-natal de CC crítica tendem a nascer com uma idade gestacional mais precoce do que aqueles com um diagnóstico pós-natal (5,9,13-15). Este achado pode ser explicado, em parte, pelo fato de que as gestantes com um feto com CC são submetidas a monitoramento fetal frequente no final da gestação, com a possibilidade de falso-positivos dos referidos testes ocorrerem com mais frequência do que verdadeiro-positivos. Os partos programados com 37 a 38 semanas de idade gestacional também podem contribuir. Dados observacionais recentes sugerem que desfechos ótimos são alcançados quando os fetos

---

QUADRO 31.1

Fatores de risco para CC que recomendam considerações para o encaminhamento para ecocardiograma fetal.

Fatores de risco maternos	Fatores de risco fetais
Histórico Familiar de CC	Anomalias extracardíacas
Doença materna (p. ex., lúpus, diabetes melito)	Anomalias cromossômicas
	Arritmia
Ambientais (p. ex., álcool, determinados vírus, medicamentos)	Crescimento fetal anormal
	Sofrimento fetal
	Suspeita de CC por meio de US obstétrica de rastreamento

CC, cardiopatia congênita; US, ultrassonografia.

com CC crítica nascem com 39 a 40 semanas de idade gestacional (16-18). Se não houver indicações fetais ou maternas para o parto precoce, em geral deve-se evitar a programação do parto eletivo dos fetos com CC antes da 39ª semana de idade gestacional.

Circulação transicional

É necessária uma avaliação da circulação feto-placentária, bem como da transição normal da circulação fetal para a do recém-nascido, para compreender a cronologia e as manifestações iniciais em recém-nascidos com CC (ver os Capítulos 11 e 16). Ocorre troca de gases, nutrientes e excretas entre as circulações fetal e materna na placenta. Em seguida o sangue oxigenado retorna para o feto por meio da veia umbilical, com desvio parcial do fígado por meio do ducto venoso, e drena na veia cava inferior. O sangue oxigenado é desviado preferencialmente através do forame oval para o átrio esquerdo, a partir do qual ele enche o ventrículo esquerdo e é ejetado para fora da aorta para suprir a circulação coronariana e o cérebro. O sangue desoxigenado das partes distais das veias cavas superior e inferior flui preferencialmente para o ventrículo direito e em seguida é bombeado para a artéria pulmonar. Em virtude da alta resistência vascular pulmonar *in utero*, a maior parte do sangue desoxigenado da artéria pulmonar é desviada dos pulmões e flui pelo canal arterial para a aorta descendente, suprindo a parte inferior do corpo e a placenta.

A circulação transicional tem início quando o cordão umbilical é clampeado imediatamente após o nascimento. O ducto venoso é fechado funcionalmente pela ausência de fluxo a partir da placenta. Tendo em vista que a circulação placentária de baixa resistência deixa de existir, a resistência vascular sistêmica aumenta. A resistência vascular pulmonar diminui em virtude da expansão mecânica dos pulmões com a respiração e o aumento da tensão de oxigênio. O sangue ejetado do ventrículo direito agora perfunde os pulmões, em vez de entrar no canal arterial, e o aumento do sangue que retorna para o átrio esquerdo leva ao fechamento funcional do forame oval. O aumento resultante da tensão de oxigênio contribui para o fechamento funcional do canal arterial. Quando os eventos mencionados anteriormente, em particular a diminuição na resistência vascular pulmonar e o fechamento do canal arterial, ocorrerem na vigência da CC crítica, haverá o desenvolvimento de sinais e sintomas.

Apresentação da cardiopatia congênita crítica

Muitos recém-nascidos com CC crítica não reconhecida aparentam estar bem durante as primeiras poucas horas após o nascimento. Antes do aparecimento dos sintomas, a CC pode ser detectada em virtude de achados anormais ao exame físico (p. ex., cianose persistente, angústia respiratória, um sopro cardíaco patológico ou diminuição dos pulsos femorais). A radiografia de tórax (RXT) pode aumentar a suspeita de CC. As cardiopatias também podem ser detectadas durante o rastreamento ecocardiográfico realizado em recém-nascidos com anormalidades cromossômicas conhecidas ou malformações congênitas não cardíacas. Na medida em que o canal arterial se contrai, podem surgir sinais e sintomas de cianose (fluxo sanguíneo pulmonar inadequado), choque (fluxo sanguíneo sistêmico inadequado), ou alguma combinação destes estados fisiológicos. Recém-nascidos mais velhos e lactentes com *shunt* esquerda-direita significativo no nível ventricular ou das grandes artérias podem apresentar evidências de insuficiência cardíaca congestiva. Nestes pacientes, na medida em que a resistência vascular pulmonar (RVP) diminui, o fluxo sanguíneo pulmonar aumenta e o ventrículo sistêmico se torna sobrecarregado em volume.

Apesar dos testes pré-natais de rotina, do exame físico pós-natal e da observação em relação aos sintomas, aproximadamente 20% dos recém-nascidos com CC crítica recebem alta do berçário para recém-nascidos normais antes do reconhecimento da cardiopatia (19). Recentemente foi demonstrado que o rastreamento por oximetria de pulso em relação a cardiopatias congênitas em berçários para recém-nascidos normais aumenta a detecção de cardiopatias congênitas críticas insuspeitas (20-22). Uma saturação de oxigênio pós-canal arterial inferior a 95% entre 24 e 48 horas de vida com frequência é considerada um resultado anormal. O uso rotineiro do rastreamento por oximetria de pulso tem sido recomendado por diversos grupos de especialistas e está aumentando na América do Norte e na Europa.

A CC crítica pode ser amplamente classificada em quatro grupos principais: fluxo sanguíneo sistêmico dependente do canal arterial, fluxo sanguíneo pulmonar dependente do canal arterial, fisiologia da transposição, e drenagem anômala total das veias pulmonares (DATVP). Cada uma destas categorias é discutida a seguir.

Fluxo sanguíneo sistêmico dependente do canal arterial

Recém-nascidos com fluxo sanguíneo sistêmico dependente do canal arterial desenvolvem choque progressivo com a constrição do canal arterial. Exemplos incluem coarctação crítica da aorta, estenose crítica de valva aórtica SCEH e interrupção do arco aórtico (IAA). Se não forem reconhecidos ao nascimento, esses pacientes tipicamente apresentam, na 1ª ou na 2ª semana de vida, dificuldades de alimentação, taquipneia, perfusão inadequada e acidose metabólica, um conjunto de achados que podem ser erroneamente considerados como sepse. Em virtude da disfunção miocárdica e do débito cardíaco baixo, os recém-nascidos podem não apresentar sopros cardíacos patológicos e pode ser difícil obter aferições acuradas da pressão arterial nos quatro membros. Pulsos diminuídos ou ausentes nos membros inferiores em comparação ao pulso axilar direito e aumento do impulso ventricular direito são, geralmente, evidentes no exame físico. É necessário um alto índice de suspeita para a obtenção de um diagnóstico oportuno.

Fluxo sanguíneo pulmonar dependente do canal arterial

Recém-nascidos com fluxo sanguíneo pulmonar dependente do canal arterial desenvolverão cianose progressiva com a constrição do canal arterial. Estenose crítica de valva pulmonar, tetralogia de Fallot grave e atresia pulmonar são exemplos de lesões com obstrução importante da via de saída do ventrículo direito. O fluxo sanguíneo pulmonar inadequado leva à hipoxemia progressiva que, se grave, levará à disfunção miocárdica e ao comprometimento de outros órgãos e sistemas.

Lesões com mistura intracardíaca completa das circulações venosa sistêmica e venosa pulmonar, tais como a atresia tricúspide, ou ventrículos únicos complexos, normalmente apresentam graus variáveis de obstrução das circulações sistêmica ou pulmonar. Menos comumente, não existe obstrução do fluxo sanguíneo sistêmico ou pulmonar e, nestes casos, há hipoxemia leve e insuficiência cardíaca congestiva (ICC) ocorre nas primeiras semanas a meses de vida.

Fisiologia da transposição

A mistura inadequada entre a circulação sistêmica e pulmonar é um estado fisiológico único observado em pacientes com dextro-transposição das grandes artérias (d-TGA). Nesta cardiopatia cianótica comum, as circulações sistêmica e pulmonar são paralelas (Figura 31.1). Recém-nascidos com d-TGA, septo interventricular íntegro e nenhuma obstrução significativa da via de saída geralmente apresentam cianose logo após o nascimento, que se agrava com a constrição do canal arterial. Aqueles com comunicação interventricular (CIV) significativa apresentam menos dessaturação e podem apresentar ICC posteriormente.

Drenagem anômala total das veias pulmonares

Recém-nascidos com DATVP apresentam cianose logo após o nascimento. A cianose pode ser leve nos pacientes sem obstrução das veias pulmonares e podem existir sintomas limitados. Os recém-nascidos com obstrução da drenagem das veias pulmonares apresentam angústia respiratória, edema pulmonar, cianose moderada a grave e acidose.

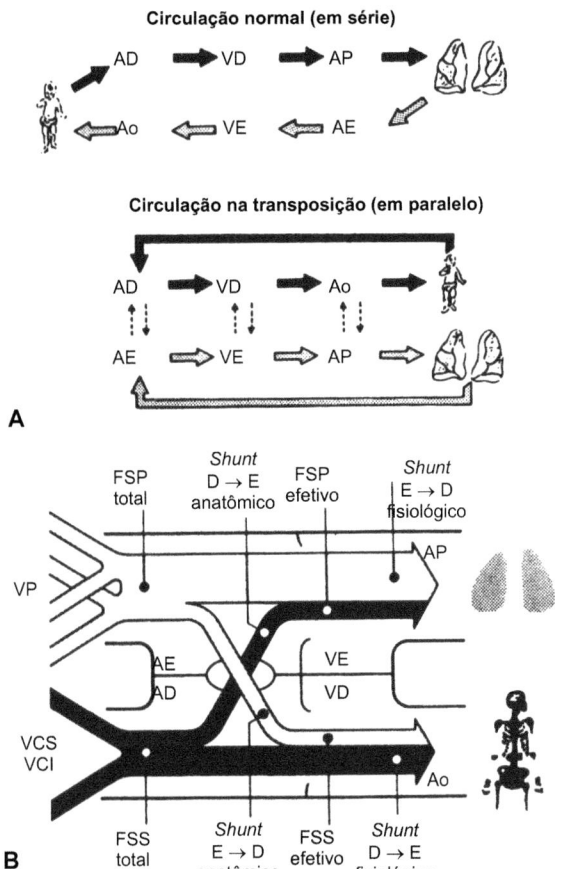

Figura 31.1 A circulação da transposição das grandes artérias (TGA). A. As circulações sistêmica e pulmonar estão *em série* na circulação normal, enquanto estão *em paralelo* na TGA. *Setas sólidas*, sangue relativamente desoxigenado; *setas pontilhadas*, sangue oxigenado; *setas tracejadas*, shunts intercirculatórios. **B.** Esquema da circulação demonstrando os fluxos e os *shunts* em recém-nascidos com TGA/septo interventricular íntegro. Observe que o *shunt* esquerda-direita anatômico constitui o FSS efetivo, e o *shunt* direita-esquerda anatômico constitui o FSP efetivo. Ao, aorta; VCI, veia cava inferior; AE, átrio esquerdo; VE, ventrículo esquerdo; E → D, esquerda-direita; AD, átrio direito; VD, ventrículo direito; D → E, direita-esquerda; AP, artéria pulmonar; FSP, fluxo sanguíneo pulmonar; VP, veias pulmonares; FSS, fluxo sanguíneo sistêmico; VCS, veia cava superior. Reimpressa de Paul MH, Wernovsky G. Transposition of the great arteries. In: Emmanouilides GC, Riemenschneider TA, Allen HD et al., eds. *Moss and Adams' heart disease in infants, children and adolescents, including the fetus and young adult*. Baltimore, MD: Williams & Wilkins, 1995:1154-1225, com permissão.

Avaliação inicial e estabilização do neonato com suspeita de cardiopatia congênita

Avaliação inicial

Qualquer recém-nascido com suspeita de CC deve ser submetido a uma avaliação direcionada. A evolução do trabalho de parto deve ser revisada e os fatores que sugiram infecção aguda, síndrome de angústia respiratória ou aspiração de mecônio devem ser observados, tendo em vista que podem indicar uma causa respiratória primária para a hipoxemia. Uma revisão do histórico materno pode identificar um fator de risco conhecido para CC (Quadro 31.1). O exame físico enfoca na detecção de características dismórficas, cianose, ou pulsos anormais. Pode existir angústia respiratória. Aqueles com cardiopatia com frequência apresentam um padrão respiratório superficial e rápido (taquipneia silenciosa), contrário ao padrão respiratório com mais esforço dos recém-nascidos com um processo pulmonar primário. O precórdio deve ser inspecionado e palpado em relação a impulsos anormais e o coração deve ser auscultado em relação a estalidos, galopes e/ou um sopro patológico. A pressão arterial deve ser aferida nos quatro membros. Um gradiente de pressão arterial braço-perna superior a 10 mmHg é sugestivo de obstrução do arco aórtico. Contudo, quando existe persistência do canal arterial (PCA), as pressões podem ser iguais, apesar de coarctação crítica da aorta ou de interrupção do arco aórtico.

Medições por oximetria de pulso pré-canal arterial e pós-canal arterial devem ser obtidas inicialmente em um recém-nascido com suspeita de CC crítica. A *cianose diferencial* se refere a uma condição na qual a parte inferior do corpo está mais dessaturada do que a parte superior do corpo em virtude de *shunt* direita-esquerda no canal arterial. A cianose diferencial pode estar presente em um paciente com hipertensão pulmonar grave (na ausência de CC) ou obstrução do arco aórtico. A *cianose diferencial reversa* é observada quando a parte superior do corpo está mais dessaturada do que a parte inferior do corpo. A cianose diferencial reversa é observada apenas em recém-nascidos com d-TGA que também apresentam obstrução do arco aórtico ou hipertensão pulmonar grave. Nos referidos pacientes, o sangue oxigenado é ejetado do ventrículo esquerdo para a artéria pulmonar e, em seguida, pela PCA para a aorta descendente, enquanto o sangue desoxigenado do coração direito é ejetado dentro da aorta ascendente.

Em um recém-nascido com suspeita de CC, a interpretação de uma RXT e de um eletrocardiograma (ECG) de 12 derivações pode proporcionar percepções adicionais sobre o diagnóstico cardíaco de base (ver o Capítulo 30).

Se um ecocardiograma não puder ser prontamente obtido para um recém-nascido cianótico, um "teste de hiperoxia" pode ajudar a diferenciar a cardiopatia cianótica da doença pulmonar. O teste de hiperoxia envolve a obtenção de uma análise por gasometria arterial radial direita no ar ambiente e com inalação de oxigênio a 100%. A pC_{O_2} tipicamente está levemente diminuída em recém-nascidos com cardiopatia e levemente elevada naqueles com doença pulmonar. A Pa_{O_2} com frequência está entre 25 e 40 mmHg no ar ambiente em ambos os grupos de pacientes. Na $F_{I_{O_2}}$ a 100%, a Pa_{O_2} normalmente será elevada até 100 mmHg ou mais nos pacientes com doença pulmonar, desde que não esteja presente hipertensão significativa na artéria pulmonar. Entretanto, na maior parte dos recém-nascidos com cardiopatia cianótica, a Pa_{O_2} permanecerá inalterada ou apenas discretamente aumentada. Existem limitações importantes no teste de hiperoxia. Por exemplo, alguns pacientes com fluxo sanguíneo sistêmico dependente do canal arterial (p. ex., SCEH, coarctação crítica da aorta, estenose crítica da valva aórtica, IAA) podem apresentar uma Pa_{O_2} alta (> 60 mmHg) em qualquer amostra de sangue arterial, ou uma Pa_{O_2} muito alta (> 150 mmHg) em uma gasometria obtida a partir da artéria radial direita.

Se a avaliação anteriormente mencionada for consistente com a presença de CC crítica, o recém-nascido deverá ser estabilizado. Uma infusão de PGE_1 deverá ser iniciada empiricamente em recém-nascidos com suspeita de CC que apresentam choque e naqueles com cianose. O transporte para um centro de cardiologia pediátrica deverá ser providenciado imediatamente. Se o tempo de transporte for prolongado, poderá ser realizado um ecocardiograma na instituição de origem para confirmar o diagnóstico e orientar a estabilização inicial. O ecocardiografista e o sonografista idealmente devem ter experiência com lesões cardíacas congênitas; de outro modo, podem ocorrer avaliações falso-negativas e falso-positivas (23).

Estabilização inicial | Prostaglandina E_1

A introdução de infusões de prostaglandina para manter a permeabilidade do canal arterial no final da década de 1970 representou um importante avanço para os recém-nascidos com CC crítica (24). Enquanto recebem PGE_1, os recém-nascidos podem ser transportados de modo seguro por longas distâncias até centros de cardiopatias congênitas (25,26). Testes diagnósticos cardíacos podem ser obtidos para possibilitar o planejamento ideal para as intervenções e quaisquer anomalias não cardíacas podem ser avaliadas. Os pacientes que apresentam choque podem ser tratados clinicamente com uma infusão de PGE$_1$ por diversos dias, o que possibilita tempo para a recuperação da função do órgão-alvo antes da cirurgia.

A PGE$_1$ pode ser administrada com segurança por meio de um acesso intravenoso periférico ou central. A dose varia, dependendo da situação clínica. Uma infusão de 0,01 µg/kg/min *manterá* a permeabilidade do canal arterial em recém-nascidos com circulação sistêmica ou pulmonar dependente do canal arterial presumida (27). Uma dose mais alta, de 0,05 a 0,1 µg/kg/min, é utilizada quando o canal arterial está constrito ou funcionalmente fechado e existe um estado de choque ou cianose grave.

Os efeitos colaterais da PGE$_1$ estão listados no Quadro 31.2 (27,28). O efeito colateral mais problemático da infusão de PGE$_1$ é a apneia, a qual foi anteriormente relatada como ocorrendo em até um terço dos recém-nascidos (27,28). Entretanto, na ausência de prematuridade ou sedação, a apneia é muito incomum quando são utilizadas doses mais baixas de PGE$_1$ (p. ex., 0,005 a 0,01 µg/kg/min) e, portanto, a maior parte dos pacientes pode ser tratada sem intubação (27,29). A intubação tem sido tradicionalmente recomendada quando recém-nascidos com infusões de PGE$_1$ necessitam de transporte inter-hospitalar. Entretanto, dados recentes indicam que, em comparação aos recém-nascidos com PGE$_1$ que respiram espontaneamente, aqueles que são intubados *eletivamente* para o transporte inter-hospitalar apresentam mais complicações (25,30). Portanto, na ausência de choque, cianose grave, ou outras circunstâncias de confusão, é razoável realizar o transporte inter-hospitalar dos recém-nascidos que recebem uma infusão de PGE$_1$ com vias respiratórias naturais, desde que os membros da equipe de transporte sejam experientes e estejam preparados para intubar a traqueia do paciente caso surja uma necessidade. Em um estudo clínico randomizado, foi demonstrado que a aminofilina minimiza a ocorrência de apneia em recém-nascidos que recebem infusão de PGE$_1$ (31). A PGE$_1$ é um vasodilatador potente, e pode ocorrer hipotensão após o início do medicamento, em particular com doses mais altas ou se narcóticos são administrados concomitantemente para facilitar os procedimentos. A hipotensão normalmente é resolvida com uma redução da dose de PGE$_1$ e a administração de volume.

Diversas nuances a respeito do uso da PGE$_1$ em recém-nascidos recomendam comentários. Naqueles com CC crítica que apresentam cianose grave na sala de parto, a etiologia mais provavelmente é uma obstrução grave da drenagem das veias pulmonares ou da via de saída atrial esquerda (p. ex., SCEH com septo interatrial íntegro ou DATVP com obstrução grave). Pacientes com d-TGA e septo interatrial quase íntegro também podem apresentar cianose grave logo após o nascimento. Nestes pacientes, está presente uma mistura inadequada entre as circulações sistêmica e pulmonar (ver a Figura 31.1) e doses mais altas de PGE$_1$ *não* aliviarão a cianose. É necessária a transferência de *emergência* para um centro cardiológico, de modo que uma septostomia atrial ou cirurgia possa ser realizada. Em recém-nascidos com obstrução da drenagem das veias pulmonares (*i. e.*, obstrução da DATVP) ou da saída atrial esquerda (*i. e.*, transposição das grandes artérias [TGA] com septo interventricular íntegro e comunicação atrial restritiva), pode ocorrer deterioração clínica após o início de uma infusão de PGE$_1$. Estes recém-nascidos também não melhorarão com doses mais altas de PGE$_1$ e necessitarão de intervenção cirúrgica ou transcateter de emergência. No recém-nascido ocasional com ausência congênita do canal arterial (p. ex., tetralogia de Fallot com síndrome de valva pulmonar ausente; recém-nascidos selecionados com atresia pulmonar, CIV e vasos colaterais aortopulmonares principais [VCAPP]), uma infusão de PGE$_1$ pode piorar a cianose, ao reduzir a resistência vascular sistêmica e, assim, diminuir o fluxo sanguíneo pulmonar.

Estabilização inicial | Vias respiratórias, acesso e fornecimento de oxigênio

Quando a intubação endotraqueal é realizada em um recém-nascido com CC crítica, deve ser considerado que o uso de agentes de indução reduz o estresse e as respostas vagais à laringoscopia, diminui o consumo de oxigênio e proporciona paralisia farmacológica para facilitar o procedimento. A escolha e a administração de medicamentos específicos dependem da situação clínica e das capacidades do clínico com as vias respiratórias.

É necessário um acesso intravenoso estável para todos os recém-nascidos com CC crítica. Um cateter intravenoso periférico pode ser inicialmente adequado para alguns pacientes. A necessidade de acesso arterial e venoso central deve ser individualizada, com base na cardiopatia, na apresentação clínica e na evolução pré-operatória esperada. Deve ser considerado o uso dos vasos umbilicais para o acesso vascular inicial, tendo em vista que a permeabilidade de outros vasos sanguíneos pode ser importante para cateterizações cardíacas e procedimentos cirúrgicos futuros.

Durante o período de estabilização inicial, deve ser realizada uma avaliação do fornecimento de oxigênio sistêmico. A maior parte dos recém-nascidos com CC crítica apresenta débito cardíaco e perfusão sistêmica adequados após a estabilização inicial e uma infusão de PGE$_1$. Aqueles com depressão da função miocárdica e evidências de choque podem se beneficiar de infusões inotrópicas. As estratégias de oxigenação e ventilação devem ser utilizadas com o objetivo de minimizar a hipercirculação pulmonar. Arritmias e quaisquer possíveis etiologias não cardíacas para o choque (p. ex., pneumotórax, sepse, insuficiência suprarrenal) devem ser excluídas. A anemia pode ser inadequadamente tolerada nesta população de pacientes, e a hemoglobina deve ser avaliada. O pH, a glicemia e os níveis de cálcio devem ser monitorados e corrigidos conforme o necessário.

Pneumonia bacteriana e sepse com frequência são consideradas quando um recém-nascido apresenta cianose e choque, e podem ser prescritos antibióticos empíricos antes que o diagnóstico de CC crítica seja confirmado. Se nenhuma fonte de infecção bacteriana for identificada dentro de 48 horas, os antibióticos normalmente podem ser descontinuados. Embora tenha sido sugerido que o uso de PGE$_1$ aumente o risco de infecção bacteriana, não existem dados publicados que apoiem este conceito.

Transporte inter-hospitalar

A vasta maioria dos recém-nascidos com CC crítica nasce em maternidades de atenção secundária. Estes bebês necessitam de transporte inter-hospitalar até um centro de cardiopatias congênitas para uma avaliação adicional e intervenção. Equipes de transporte pediátrico experientes devem ser utilizadas quando disponíveis (25,26). A tomada de decisões para esta população de pacientes é um processo interativo na medida em que o estado clínico evolui, e a necessidade de uma comunicação próxima entre os médicos no hospital-maternidade, a equipe do transporte e

QUADRO 31.2

Efeitos colaterais da infusão de PGE$_1$.

Órgãos e sistemas	Efeito colateral
Respiratório	Depressão respiratória, apneia
Cardiovascular	Hipotensão, taquicardia
Sistema nervoso central	Febre, convulsões
Endócrino/metabólico	Hipocalcemia, hipoglicemia, hiperostose cortical[a]
Gastrintestinal	Diarreia, obstrução da saída gástrica[a]
Hematológico	Inibição da agregação plaquetária
Dermatológico	Rubor, erupção cutânea em arlequim

[a] Observado com o uso a longo prazo.

os clínicos no centro cardíaco recebedor não pode ser excessivamente enfatizada. Durante o transporte, é necessário cautela para manter a temperatura normal do paciente. A hipotermia pode aumentar a resistência vascular sistêmica, e a febre pode aumentar o consumo de oxigênio e promover a vasodilatação sistêmica; ambas podem ser inadequadamente toleradas em pacientes com reservas cardíacas limitadas. Os alvos da pressão arterial e da saturação de oxigênio sistêmica devem ser estabelecidos e discutidos com os membros da equipe de transporte com base na fisiologia cardíaca e na idade gestacional do recém-nascido. Todos os clínicos envolvidos no processo de transporte devem apreciar o impacto possivelmente deletério da hiperventilação ou da suplementação de oxigênio excessiva em alguns recém-nascidos com fluxo sanguíneo sistêmico ou pulmonar dependente do canal arterial.

Avaliação no centro de cardiopatia congênita

Após a chegada ao centro terciário de cuidados cardíacos, os clínicos do recebimento devem obter um relatório da equipe de transporte. Além das atuais terapias de suporte, os detalhes que são úteis para direcionar a avaliação diagnóstica e o manejo inicial incluem os resultados de quaisquer ecocardiogramas fetais, as complicações da gravidez, o histórico familiar, o peso e a idade gestacional ao nascimento, a presença e a gravidade da cianose ou do choque antes da reanimação inicial, a presença de quaisquer fatores de risco para infecções, e as suspeitas de anomalias congênitas não cardíacas.

Avaliação cardíaca

Um exame físico detalhado inclui uma revisão dos sinais vitais recentes e atuais. Devem ser obtidas medições da pressão sanguínea nos quatro membros para a avaliação em relação a sinais de obstrução do arco aórtico. Os níveis da oximetria de pulso pré-canal arterial e pós-canal arterial devem ser interpretados no contexto da fisiologia do paciente. O exame cardíaco tem início com a inspeção e a palpação do precórdio. Com frequência está presente um aumento do impulso ventricular direito com a obstrução significativa da via de saída do ventrículo esquerdo e/ou hipertensão pulmonar. A auscultação é realizada com atenção à divisão e à qualidade da segunda bulha cardíaca, aos estalidos de ejeção sistólica e à presença de sopros sistólicos ou diastólicos patológicos. A extensão do fígado é determinada, e é observada a qualidade dos pulsos e da perfusão periférica.

O ECG e uma radiografia torácica/abdominal ("babygrama") são revisados com atenção em relação às características que possam sugerir um diagnóstico cardíaco específico de base (ver o Capítulo 30). O babygrama deve ser avaliado em relação a sinais de posicionamento visceral anormal ou heterotaxia e para assegurar que quaisquer tubos ou acessos inseridos antes do transporte permaneçam nas posições adequadas.

É obtido um ecocardiograma para esclarecer os detalhes anatômicos e fisiológicos. Informações diagnósticas completas podem ser obtidas na vasta maioria dos recém-nascidos com CC com o uso do ecocardiograma transtorácico (32). Uma ressonância magnética (RM) ou tomografia computadorizada (TC) cardíaca pode ser útil para quantificar os volumes ventriculares ou esclarecer a anatomia dos vasos extracardíacos em casos selecionados. No momento atual, existem indicações limitadas para uma cateterização cardíaca *diagnóstica*. A anatomia coronariana normalmente pode ser esclarecida por meio de ecocardiograma, mas ocasionalmente é necessária uma angiografia (p. ex., em recém-nascidos com atresia pulmonar com septo interventricular íntegro). Neonatos com atresia pulmonar, CIV e VCAPP tipicamente necessitam de cateterização cardíaca para definir todas as fontes de fluxo sanguíneo arterial pulmonar. Dados hemodinâmicos (p. ex., razão do fluxo sanguíneo pulmonar e sistêmico, resistência vascular pulmonar) são obtidos ocasionalmente por meio de cateterização cardíaca em recém-nascidos mais velhos e crianças selecionados, mas estes dados raramente são necessários em recém-nascidos.

Avaliação não cardíaca

Os órgãos e sistemas não cardíacos devem ser avaliados seletivamente em recém-nascidos que apresentam CC crítica. São obtidos estudos laboratoriais básicos para avaliar o estado acidobásico, a oxigenação e a ventilação, e os sistemas renal e hematológico. O rendimento de ultrassonografias de cabeça de rotina em recém-nascidos a termo e quase a termo assintomáticos com CC crítica é extremamente baixo (33). Uma ultrassonografia de cabeça deve ser considerada em recém-nascidos que nasçam com menos de 35 semanas de gestação, ou que apresentem cianose grave, choque, ou sinais de lesão ou malformação do sistema nervoso central. A necessidade de uma avaliação específica dos sistemas gastrintestinal e renal é determinada com base nos sintomas ou em suspeitas de anomalias.

Anomalias estruturais não cardíacas

Defeitos não cardíacos importantes ao nascimento podem ser observados em até 25% dos recém-nascidos com CC significativa. Por exemplo, pacientes com cardiopatias conotruncais (p. ex., tetralogia de Fallot, atresia pulmonar com CIV, IAA, *truncus arteriosus*) são de maiores riscos, em comparação à população geral, para a apresentação de fenda labiopalatina, onfalocele, fístula traqueoesofágica ou ânus imperfurado, associados (34). Existe um aumento da incidência de anomalias renais em recém-nascidos com CC que apresentam outras anomalias congênitas importantes, e pode ser indicada uma ultrassonografia renal de rastreamento neste subconjunto de pacientes (35).

A heterotaxia visceral (*i. e.*, síndrome de heterotaxia) se refere uma diversidade de anomalias caracterizadas pela posição e simetria anormais de determinadas vísceras e veias que normalmente estão associadas à CC complexa. Asplenia e polisplenia quase sempre estão presentes, assim como conexões sistêmicas e venosas pulmonares anormais. Ambos os pulmões são tipicamente trilobados (asplenia) ou bilobados (polisplenia). A simetria anormal do fígado e do estômago é comum, assim como os anexos mesentéricos anormais e a rotação inadequada dos intestinos. Nos referidos pacientes, uma ultrassonografia abdominal pode indicar a lateralidade do fígado e do baço. Pode ser obtida uma série de exames gastrintestinais altos para a avaliação em relação à presença de rotação inadequada intestinal.

Anomalias e síndromes genéticas

Uma anormalidade cromossômica ou síndrome genética pode ser identificada em aproximadamente 20% dos recém-nascidos com CC. O Quadro 31.3 lista anormalidades cromossômicas e as síndromes genéticas comuns selecionadas e as lesões cardíacas congênitas às quais elas estão associadas (36).

Prematuridade e baixo peso ao nascimento

Neonatos com CC apresentam um risco aproximadamente duas vezes maior de nascimento prematuro, em comparação aos bebês sem defeitos ao nascimento (37,38). Com exceção daqueles com d-TGA, recém-nascidos com CC em média apresentam um peso mais baixo ao nascimento e risco duas vezes maior de nascimento com baixo peso (< 2,5 kg), em comparação aos controles saudáveis (Figura 31.2) (37,39). Esta população de pacientes também carrega um risco duas vezes maior de nascer pequena para a idade gestacional (PIG) (40,41). Todas as questões inerentes à prematuridade, ao baixo peso ao nascimento e aos PIG (ver os Capítulos 22 e 23) podem complicar a evolução peroperatória para os recém-nascidos com CC.

Não é surpreendente que os desfechos sejam piores para os recém-nascidos prematuros e com baixo peso ao nascimento e para os recém-nascidos jovens que são submetidos à cirurgia cardíaca. Dados multicêntricos indicam que a prematuridade implica uma probabilidade de mortalidade ajustada de duas vezes em recém-nascidos que são submetidos à cirurgia cardíaca (38,42). Consistente com os dados em bebês sem defeitos ao nascimento, aqueles

QUADRO 31.3
Anormalidades cromossômicas comuns e síndromes genéticas selecionadas associadas à CC (ver também o Quadro 30.5).

Grupo de pacientes	Incidência de CC	Lesões mais comuns		
		1	2	3
Trissomia do 21 (S. Down)	40 a 50%	DSAV	CIV	CIA
Trissomia do 18 (S. Edwards)	90%	CIV	PCA	CIA
Trissomia do 13	80%	CIV	PCA	CIA
4p-(S. Wolf-Hirschhorn)	50%	CIV	PCA	CIA
5p-(S. do miado de gato)	30%	Variável		
Monossomia do X (S. Turner)	20%	CoA	VAB	EA
S. Noonan	66%	EP	MCH	
S. Holt-Oram	90%	CIA	CIV	PVM
S. Williams	75%	EA Supravalvar	EPP	EP
Deleção de 22q11 (DiGeorge)	80%	IAA	*Truncus*	T4F
S. Goldenhar	25%	CIV	PCA	T4F
VATER/VACTERL	Variável			
Associação de CCARGO	75%	Conotruncal		
S. Beckwith-Wiedemann	Comum	MCH		
S. Marfan	100% (neonatal)	AoA dilatada	PVM/RM	RA

RA, regurgitação aórtica; EA, estenose de valva aórtica; AoA, aorta ascendente; CIA, comunicação interatrial; DSAV, defeito do septo atrioventricular; VAB, valva aórtica bicúspide; CCARGO, coloboma, cardiopatias, atresia de cóana posterior, retardo do crescimento/desenvolvimento, hipoplasia genital, anomalias de ouvido/surdez; CoA, coarctação da aorta; MCH, miocardiopatia hipertrófica; IAA, interrupção do arco aórtico; PVM, prolapso de valva mitral; RM, regurgitação mitral; PCA, persistência do canal arterial; EPP, estenose pulmonar periférica; EP, estenose de valva pulmonar; S., síndrome de; T4F, tetralogia de Fallot; VATER/VACTERL, anomalias vertebrais, aresia anal, defeitos cardíacos, fístula traqueoesofágica, atresia esofágica, defeitos renais, defeitos em membros (lembs); CIV, comunicação interventricular.

com CC crítica que nascem a termo precoce (37 a 38 semanas de gestação) também apresentam desfechos piores (16-18). A idade gestacional mais precoce ao nascimento também pode afetar adversamente os desfechos do neurodesenvolvimento em recém-nascidos submetidos à cirurgia cardíaca (43). A mortalidade hospitalar é aproximadamente o dobro para os pacientes com um peso inferior a 2,5 kg, em comparação aos pacientes que são submetidos a cirurgias semelhantes com um peso entre 2,5 e 4,0 kg (44). Estão disponíveis dados limitados a respeito dos desfechos de recém-nascidos PIG com CC. Em um estudo monocêntrico, a mortalidade foi significativamente mais alta para os recém-nascidos PIG com SCEH, em comparação a pacientes semelhantes cujo peso ao nascimento foi apropriado para a idade gestacional (45).

Tendo em vista estes desfechos, a tomada de decisões a respeito do momento da cirurgia para os pacientes nascidos com idades gestacionais mais precoces ou com baixo peso ao nascimento é complexa. As vantagens da intervenção precoce incluem o estabelecimento de uma fisiologia cardíaca mais favorável, incluindo (em alguns pacientes) a mitigação da cianose e das condições da sobrecarga de pressão e volume ventricular. O estado pós-operatório pode conduzir a um ganho de peso melhor. Alternativamente, uma estratégia cirúrgica tardia pode possibilitar tempo para a maturação dos órgãos e sistemas e o ganho de peso, que podem facilitar a condução técnica da cirurgia. Os avanços nas técnicas de CEC e a miniaturização dos equipamentos cirúrgicos possibilitam a condução razoavelmente segura de uma cirurgia cardíaca a céu aberto em pacientes prematuros e com baixo peso ao nascimento, com a ocorrência rara de hemorragia intraventricular. Alguns estudos concluíram que uma estratégia de manejo com terapia clínica prolongada para alcançar o ganho de peso antes da cirurgia envolve complicações relacionadas a infecções, à insuficiência cardíaca e à intolerância alimentar (46,47). Outros relatos descrevem desfechos melhores com um período de manejo clínico, seguido pela intervenção cirúrgica tardia (48). Tendo em vista os dados conflitantes a respeito do momento da cirurgia nesta população de pacientes, a tomada de decisões deve ser individualizada e talhada para a experiência institucional.

Cuidados de suporte pré-operatórios | Princípios gerais

Manejo cardiopulmonar

Uma circulação "equilibrada" proporcionará um fluxo sanguíneo sistêmico e pulmonar ideal em recém-nascidos com CC dependente do canal arterial. Aqueles com fluxo sanguíneo sistêmico dependente do canal arterial (p. ex., SCEH, IAA) são de risco para o desenvolvimento de perfusão sistêmica inadequada, disfunção miocárdica em virtude de sobrecarga de volume, bem como isquemia coronariana, insuficiência renal e enterocolite necrosante (ECN). Nestes pacientes, a hiperventilação e o fornecimento de oxigênio suplementar podem ser prejudiciais ao diminuir a resistência vascular pulmonar, aumentando, assim, a razão do fluxo sanguíneo pulmonar e sistêmico (i. e., aumento de Qp/Qs), e criando um "roubo" adicional das circulações sistêmica e coronariana.

Pode ser possibilitado aos recém-nascidos com fluxo sanguíneo sistêmico dependente do canal arterial que estão razoavelmente estáveis à apresentação que respirem espontaneamente enquanto aguardam pela intervenção cirúrgica. Estes recém-nascidos tipicamente apresentarão saturações de oxigênio sistêmicas relativamente altas (90% ou mais) e desenvolverão "taquipneia silenciosa" na medida em que a resistência vascular pulmonar diminui nos primeiros dias de vida, mas normalmente manterão uma perfusão sistêmica adequada. Diuréticos e suporte com dose baixa de inotrópico são utilizados ocasionalmente para aliviar o edema pulmonar e apoiar o miocárdio ventricular com sobrecarga de volume. O manejo de pacientes com fluxo sanguíneo sistêmico dependente do canal arterial que desenvolvem hipercirculação significativa e choque é discutido em detalhes na seção sobre o manejo pré-operatório da SCEH.

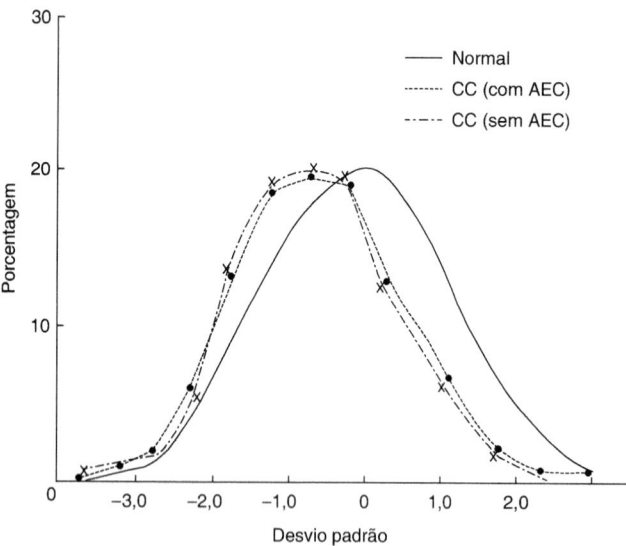

Figura 31.2 Distribuição da frequência do peso ao nascimento, expressa como o desvio padrão em relação à média de controle da idade gestacional no programa cardíaco em recém-nascidos regional na Nova Inglaterra, em comparação ao normal. A diferença entre os bebês normais e aqueles com CC é significativa ($p < 0,001$), independentemente da coexistência de anomalias extracardíacas (AEC). De Levy RJ, Rosenthal A, Fyler DC et al. Birthweight of infants with congenital heart disease. *Am J Dis Child* 1978;132:249-254, com permissão.

Em recém-nascidos com fluxo sanguíneo pulmonar dependente do canal arterial, o canal arterial com frequência adota um trajeto tortuoso a partir da aorta até a artéria pulmonar. Esta anatomia do canal arterial está associada ao aumento da resistência em relação àquela observada com o fluxo sanguíneo sistêmico dependente do canal arterial. A hipercirculação pulmonar excessiva clinicamente é menos preocupante nestes pacientes.

Nutrição

O fornecimento da nutrição *pré-operatória* aos recém-nascidos com CC crítica é um tópico inadequadamente estudado e controverso. As possíveis vantagens da nutrição enteral devem ser ponderadas em face do risco de perfusão mesentérica inadequada e da predisposição à ECN. Em alguns pacientes, a possível combinação de disfunção miocárdica, cianose e escoamento diastólico pelo canal arterial pode resultar no inadequado fornecimento de oxigênio mesentérico. Em um grande estudo retrospectivo, aproximadamente 3% dos recém-nascidos admitidos em uma movimentada unidade de terapia intensiva (UTI) cardíaca desenvolveram ECN (49). Os fatores de risco independentes para o desenvolvimento de ECN foram a prematuridade, um histórico de reanimação em virtude de cianose grave ou choque, SCEH, ou a presença de escoamento diastólico pelo canal arterial ou por outras conexões aortopulmonares. A razão do risco e do benefício do fornecimento da nutrição enteral deve ser determinada individualmente para cada paciente e reavaliada ao longo do tempo. Diversos relatos sugerem que a cuidadosa alimentação enteral dos pacientes de risco é apropriada, mas a prática varia amplamente dentro dos e entre os centros (50).

CUIDADOS INTRAOPERATÓRIOS

Estratégia cirúrgica

Os relatos iniciais de reparo completo de cardiopatias congênitas selecionadas em recém-nascidos surgiram no final da década de 1960 e no início da década de 1970 (51-53). Auxiliada pelos avanços na técnica cirúrgica e nos equipamentos cirúrgicos, pela proteção do miocárdio, pela anestesia cardíaca e pelos cuidados peroperatórios, a estratégia do reparo primário precoce atualmente é aplicada às lesões cardíacas congênitas mais complexas (54). Neonatos com determinadas lesões que eram consideradas inoperáveis antes da década de 1980, tais como a SCEH, atualmente são submetidos à cirurgia paliativa em etapas com desfechos relativamente favoráveis (55,56).

A justificativa para a intervenção precoce é amplamente baseada no desejo de minimizar as sequelas da CC complexa não corrigida. Em pacientes não operados, a cianose e a insuficiência cardíaca podem levar à falha de desenvolvimento, ao comprometimento da função cognitiva em virtude da hipoxemia crônica, ao tromboembolismo paradoxal e ao desenvolvimento de doença obstrutiva vascular pulmonar. Portanto, para a maior parte dos pacientes, a intervenção cirúrgica cardíaca precoce é desejável, com a finalidade de limitar a duração da cianose e a insuficiência cardíaca pré-operatórias, bem como as muitas complicações associadas a estes estados (57-59). As complicações pós-operatórias, incluindo crises hipertensivas pulmonares, também são reduzidas com a utilização de uma estratégia de intervenção cirúrgica precoce (60).

Manejo intraoperatório e circulação extracorpórea

É necessária a compreensão dos eventos intraoperatórios, incluindo da condução da CEC, para fornecer os cuidados para os pacientes que se recuperam da cirurgia cardíaca. Após o paciente ter sido anestesiado no centro cirúrgico, é obtido um acesso arterial e venoso central adicional, se necessário. Tipicamente, é inserido um cateter de Foley. Na ausência de contraindicações, uma sonda de ecocardiograma transesofágico pré-operatória pode ser inserida para os exames por imagem pré-circulação extracorpórea e pós-circulação extracorpórea.

A maioria das cirurgias cardíacas realizadas em recém-nascidos requer o uso de CEC. A função primária da CEC é substituir temporariamente as principais funções do coração e dos pulmões, enquanto as intervenções cirúrgicas são realizadas nestes órgãos. Um circuito de CEC típico utilizado para realizar estas funções inclui cânula(s) venosa(s) que drena(m) o sangue venoso sistêmico das veias cavas ou do átrio venoso sistêmico, um reservatório, um trocador de calor, um oxigenador de membrana, uma bomba de rolete, um filtro e uma cânula arterial para o retorno do sangue para a aorta. Antes do início da CEC, o circuito é "preparado" com quantidades padronizadas de solução cristaloide, albumina, manitol, bicarbonato de sódio, heparina, cálcio e concentrado de hemácias. O paciente recebe anticoagulação com heparina durante o período da CEC e é resfriado, em uma extensão variável, para minimizar as necessidades metabólicas e o consumo de oxigênio. Tendo em vista que a hipotermia causa o aumento da viscosidade e da rigidez dos eritrócitos, é utilizada hemodiluição durante a CEC hipotérmica.

Para obter um coração imóvel para os reparos intracardíacos, a aorta é clampeada transversalmente, e uma solução de cardioplegia rica em potássio é injetada na aorta ascendente proximal. Ocorre o desenvolvimento de assístole após a perfusão da circulação coronariana pela cardioplegia. A proteção miocárdica é alcançada por meio de uma combinação de administração de cardioplegia e hipotermia. Após a inserção do clampeamento transversal aórtico, o sangue dos vasos colaterais aortopulmonares colaterais continuará a retornar para o átrio esquerdo. Para eliminar o retorno do sangue atrial esquerdo e facilitar determinadas cirurgias complexas do coração esquerdo, pode ser utilizada parada circulatória hipotérmica profunda (PCHP). A "hipotermia profunda" se refere ao resfriamento da temperatura central até 18°C a 20°C. Durante a parada circulatória, a bomba da CEC é desligada e a cânula de perfusão pode ser removida do campo cirúrgico, criando condições ideais para um reparo preciso. Períodos de parada circulatória superiores a 45 a 50 minutos podem estar associados ao aumento das complicações neurológicas pós-operatórias (61). Recentemente foram projetadas técnicas de perfusão regional para minimizar ou evitar o uso da parada circulatória, embora estejam ausentes evidências de que as referidas técnicas melhorem os desfechos do neurodesenvolvimento (62,63). Após o reaquecimento e a retirada gradual da CEC, a adequação do reparo é avaliada por meio de alguma combinação de medições da pressão vascular, oximetria de CO e ecocardiograma transesofágico (para recém-nascidos pequenos e aqueles com uma contraindicação à inserção de uma sonda de ecocardiograma transesofágico, pode ser obtido um ecocardiograma epicárdico). Após o cirurgião estar satisfeito com o reparo, é administrada protamina para reverter o efeito da heparina. Componentes sanguíneos adicionais e agentes antifibrinolíticos podem ser administrados para controlar a hemorragia.

A exposição à CEC aciona uma cascata de respostas neuro-humorais e inflamatórias complexas, que podem comprometer a função miocárdica, pulmonar, renal e hematológica. Durante a CEC, os elementos formados do sangue são expostos a superfícies artificiais e ao estresse absoluto. Ocorre lesão por isquemia-reperfusão, assim como ocorre a microembolização de bolhas de gás e matérias particuladas. Ocorre a liberação de catecolaminas endógenas, vasopressina e endotelina e a ativação do eixo renina-angiotensina-aldosterona, todas as quais contribuem para a elevação das resistências vasculares, sistêmica e pulmonar e a retenção de líquidos. Ocorre uma resposta inflamatória generalizada e os sistemas do complemento, da coagulação e fibrinolítico são ativados. Também ocorre extravasamento capilar, relacionado à retenção de líquidos, à resposta inflamatória e à diluição das proteínas plasmáticas. Leucócitos e plaquetas também são ativados, levando a uma liberação adicional de mediadores inflamatórios e de enzimas proteolíticas. Ocorre leucossequestro pulmonar, assim como a geração de radicais livres de oxigênio, a troca gasosa anormal e a diminuição da complacência pulmonar podem estar evidentes.

A contagem de plaquetas diminui após a CEC e os fatores da coagulação são diluídos, predispondo os pacientes a hemorragias. Pode ocorrer disfunção sistólica miocárdica, que se manifesta como um estado de débito cardíaco baixo.

Os pacientes que são expostos a períodos prolongados de CEC são de risco para morbidade e mortalidade pós-operatória. Diversos agentes farmacológicos e diversas estratégias de manejo podem ser empregados no centro cirúrgico para minimizar estes efeitos adversos da CEC. Manitol é administrado para a solução de preparo, para induzir a diurese osmótica e atuar como um antioxidante. Diversos estudos clínicos pequenos demonstraram que a administração de corticosteroide reduz a resposta inflamatória à CEC; entretanto, os dados a respeito do impacto sobre desfechos clínicos importantes são conflitantes (64-67).

Para auxiliar na remoção do edema e na hemoconcentração do sangue do recém-nascido, a ultrafiltração é tipicamente utilizada durante o reaquecimento com a CEC. Uma técnica adicional, conhecida como ultrafiltração modificada (UFM) pode ser utilizada imediatamente após a CEC. Ao remover o líquido e os mediadores inflamatórios, a UFM pode apresentar efeitos favoráveis sobre os índices hemodinâmicos, as exigências de hemoderivados e o equilíbrio hídrico corporal total.

Cuidados pós-operatórios

Estabilização na unidade de terapia intensiva após a cirurgia

Após a cirurgia, o serviço de UTI deve obter uma transferência padronizada do anestesiologista e do cirurgião (68). Nesta transferência estão incluídos detalhes sobre o regime anestésico, os achados cirúrgicos e o procedimento cirúrgico realizado, bem como a duração da CEC, do clampeamento transversal aórtico e da parada circulatória (se aplicável). Se realizados, os resultados do ecocardiograma transesofágico e de quaisquer medições da pressão e da oximetria de CO devem ser comunicados. As informações a respeito do acesso vascular, dos fios de estimulação cardíaca, dos drenos torácicos e das arritmias intraoperatórias ou de outras complicações devem ser discutidas.

O monitoramento hemodinâmico invasivo é utilizado em quase todos os recém-nascidos após a cirurgia cardíaca. Um ou mais acessos venosos centrais são tipicamente inseridos no centro cirúrgico. Os locais para a inserção dos acessos são escolhidos dependendo da anatomia do paciente, da evolução pós-operatória esperada e da preferência do clínico. Alguns clínicos preferem evitar a inserção de acessos venosos centrais nas veias subclávia e jugular em pacientes com fisiologia de ventrículo único em virtude de preocupações em relação à trombose das veias sistêmicas dos membros superiores. Acessos intracardíacos podem ser inseridos pelo cirurgião antes do fechamento do tórax por meio do apêndice atrial direito até o átrio direito (acesso do AD) ou por meio da veia pulmonar superior direita ou do apêndice atrial esquerdo até o átrio esquerdo (acesso do AE).

Um cateter na artéria pulmonar pode ser inserido por meio de uma veia jugular interna ou veia subclávia, do átrio direito, ou da via de saída do ventrículo direito. Estes cateteres atualmente não são utilizados com frequência, mas podem ser informativos em pacientes selecionados de alto risco para hipertensão pulmonar pós-operatória, CIV residual, ou obstrução residual da via de saída do ventrículo direito. O monitoramento contínuo da pressão na artéria pulmonar proporciona um conhecimento preciso da gravidade da hipertensão pulmonar e um *feedback* imediato a respeito da eficácia das intervenções para reduzir a pressão na artéria pulmonar. A labilidade significativa nas pressões na artéria pulmonar durante a sucção da cânula endotraqueal ou o retorno da sedação pode ser um sinal de que o paciente não está pronto para a retirada gradual. A medição de um aumento na saturação de oxigênio a partir de um cateter na veia cava superior ou atrial direito até um cateter na artéria pulmonar pode ser útil para a detecção de um *shunt* esquerda-direita residual significativo (69). Um traçado da pressão de recuo a partir da artéria pulmonar até o ventrículo direito pode ser obtido na ocasião da remoção do cateter na artéria pulmonar, que quantifica qualquer gradiente residual ao longo da via de saída do ventrículo direito. Alguns cateteres para a artéria pulmonar também têm uma ponta com termistor, possibilitando, assim, que o débito cardíaco seja calculado por meio da técnica de termodiluição.

A interpretação adequada das medições da pressão intracardíaca e vascular (marcadores das condições de carga ventricular) é benéfica para a detecção de lesões residuais, a titulação da administração de volume e a implementação de intervenções que modifiquem o tônus vascular. A interpretação das formas das ondas atriais pode proporcionar percepções sobre a presença de regurgitação significativa de valva atrioventricular ou distúrbios do ritmo.

Um acesso arterial facilita o monitoramento contínuo da pressão arterial e a amostragem frequente de gasometria arterial. É necessário cautela para assegurar que as medições da pressão arterial sejam precisas. Formas de ondas atenuadas ou pressões medidas distais às artérias estenóticas podem dar uma falsa impressão de hipotensão. Por exemplo, as medições da pressão arterial no braço de um paciente que apresenta, ou que apresentou no passado, um *shunt* de Blalock-Taussig ipsolateral podem estar diminuídas em virtude da estenose ou da oclusão na artéria subclávia. A forma de onda e a pressão de pulso podem ser informativas no que se refere à fisiopatologia cardíaca. Por exemplo, o escoamento diastólico significativo produz uma pressão de pulso ampla na presença de um *shunt* sistêmico-pulmonar, artérias colaterais aortopulmonares, ou regurgitação aórtica grave. Uma pressão de pulso estreita, com taquicardia e hipotensão, pode significar tamponamento cardíaco. Os pacientes que foram submetidos ao reparo da coarctação ou à reconstrução do arco aórtico devem realizar medições da pressão arterial nos quatro membros para documentar qualquer gradiente residual do arco aórtico.

Uma diversidade de fatores pode contribuir para os dados errôneos obtidos a partir do monitoramento invasivo, incluindo altura inadequada do transdutor, e bolhas ou coágulos nos cateteres. As informações obtidas a partir do monitoramento invasivo não podem ser utilizadas isoladamente, mas quando inseridas no contexto do quadro clínico geral, podem ser muito úteis para orientar o manejo no período pós-operatório imediato.

Complicações associadas aos acessos centrais são incomuns, mas incluem embolia gasosa, trombo, infecção, hemorragia e arritmias (70). Ao utilizar acessos no AE em pacientes com reparos biventriculares, e com qualquer acesso central naqueles com fisiologia de ventrículo único, é necessário cautela para não injetar ar na circulação sistêmica. As complicações no momento da remoção do cateter intracardíaco incluem retenção e hemorragia; foi demonstrado que a última ocorre mais comumente com os cateteres na artéria pulmonar (71,72). Deve-se considerar o estado da coagulação e a disponibilidade cirúrgica ao remover os acessos intracardíacos e cateteres na artéria pulmonar.

A avaliação do ritmo cardíaco é uma parte importante da avaliação inicial após a cirurgia. A frequência e o ritmo cardíacos devem ser monitorados continuamente à beira do leito e estes dados devem ser revisáveis em um sistema de telemetria. Normalmente é obtido um ECG no período pós-operatório imediato para atuar como um novo valor basal, caso o paciente desenvolva subsequentemente uma taquiarritmia ou isquemia do miocárdio. A sincronia atrioventricular é importante para otimizar o débito cardíaco. Podem ser inseridos fios temporários de estimulação cardíaca antes do fechamento do tórax no centro cirúrgico. Estes fios de estimulação cardíaca podem ser avaliados ao tentar esclarecer o mecanismo da arritmia. Eles também podem ser utilizados para encerrar determinadas taquiarritmias com a estimulação e são eficazes para a estimulação cardíaca na condição de taquicardia ectópica juncional (TEJ), bloqueio atrioventricular, ou outras bradiarritmias. Os limiares de sensibilização e captura devem ser avaliados regularmente. Estes fios são razoavelmente seguros e podem ser removidos ao lado do leito quando deixam de ser clinicamente indicados.

A temperatura deve ser monitorada e regulada cuidadosamente. A temperatura alta aumenta as demandas metabólicas e pode afetar adversamente a hemodinâmica e os desfechos do neurodesenvolvimento, enquanto a hipotermia pode aumentar a resistência vascular sistêmica e causar bradicardia.

Deve ser realizado um exame físico direcionado para avaliar o estado cardiopulmonar e a adequação do reparo cirúrgico. Quaisquer sopros ou galopes devem ser observados, embora os curativos e os tubos torácicos possam limitar os achados à ausculta. É comum ouvir um atrito nos primeiros poucos dias após a cirurgia cardíaca, normalmente em virtude do acúmulo de uma pequena quantidade de líquido no espaço pericárdico. A extensão do fígado deve ser observada. A elevação torácica e os sons respiratórios adequados devem ser observados bilateralmente. A qualidade e a simetria dos pulsos periféricos e a perfusão dos membros são meios úteis para avaliar a adequação da circulação sistêmica. É necessário cautela ao tentar estimar a adequação do débito cardíaco por meio da avaliação do enchimento capilar ou dos gradientes de temperatura periférica e central, tendo em vista que ambos apresentam correlação inadequada com o índice cardíaco, o índice de resistência vascular sistêmica e os níveis de lactato (73).

Os tubos torácicos devem ser avaliados em relação à localização e à função adequada. Em recém-nascidos, os tubos em geral podem ser removidos quando a drenagem diminui para menos de 20 a 30 mℓ/d e quando não existem evidências de quilotórax ou extravasamento de ar. Uma radiografia de tórax (RXT) deve ser obtida à admissão na UTI e durante os primeiros poucos dias após a cirurgia, tendo em vista que recém-nascidos criticamente enfermos apresentam uma alta porcentagem de imagens radiológicas com uma anormalidade que necessita de intervenção (74). Deve ser dada atenção em particular à localização de todos os tubos e acessos, bem como ao tamanho do coração e aos campos pulmonares.

Ocasionalmente o cirurgião deixará o tórax "aberto" após um procedimento de Norwood e outras cirurgias neonatais complexas, com a pele fechada com a utilização de um retalho Silastic®, até que a estabilidade hemodinâmica possa ser alcançada, a hemorragia esteja controlada e o edema miocárdico possa diminuir (75,76). O risco de mediastinite pode aumentar quando o tórax permanece aberto e, geralmente, são mantidos os antibióticos profiláticos durante este período de tempo (75). O fechamento tardio do esterno pode ser realizado em alguns poucos dias no centro cirúrgico ou na UTI. Digno de nota, são necessárias doses muito mais altas de narcóticos durante o fechamento do esterno, em comparação à maior parte dos outros procedimentos realizados na UTI. Quando o esterno é fechado, a complacência respiratória pode diminuir, exigindo o suporte ventilatório adicional.

As interações cardiopulmonares desempenham uma função importante na fisiologia dos recém-nascidos após a cirurgia cardíaca (77). A saturação de oxigênio arterial é monitorada continuamente por meio de oximetria de pulso. As análises de gasometria arterial são obtidas com frequência e é necessário atenção para assegurar a oxigenação e a ventilação adequadas para a fisiologia individual do paciente. Manipulações da Pa$_{CO_2}$, da Pa$_{O_2}$, do pH e da pressão média nas vias respiratórias podem ser utilizadas no contexto da fisiologia do paciente para modular a hemodinâmica. A ventilação mecânica e a sedação também são úteis para minimizar o consumo de oxigênio em pacientes com reserva cardiopulmonar limitada. A acidose respiratória pode aumentar a resistência vascular pulmonar e na maior parte dos casos devem ser envidados esforços para evitá-la (78). A baixa capacidade residual funcional pode predispor os pacientes à atelectasia e ao aumento da resistência vascular pulmonar, enquanto a distensão pulmonar excessiva pode aumentar a resistência vascular pulmonar e diminuir o débito cardíaco. Com frequência são necessários volumes correntes mais generosos após a CEC, em comparação àqueles tipicamente utilizados em pacientes que recebem ventilação mecânica para doença pulmonar parenquimatosa.

Embora tenham sido relatadas políticas de extubação precoce para lactentes mais velhos e crianças, a maior parte dos recém-nascidos recebe no mínimo 12 a 24 horas de ventilação mecânica após a cirurgia de anomalia cardíaca congênita. Os critérios para a extubação após a cirurgia cardíaca em recém-nascidos são semelhantes àqueles utilizados em outras populações de pacientes. Estes incluem a presença de débito cardíaco adequado, estado neurológico apropriado para manter as vias respiratórias, força muscular para apoiar a função da bomba respiratória, troca gasosa aceitável, e a ausência de arritmias significativas, hemorragia, ou febre.

Os valores laboratoriais padrão devem ser avaliados no período pós-operatório imediato. Os eletrólitos, incluindo os níveis de magnésio e cálcio ionizado, são monitorados e corrigidos conforme o necessário. Inicialmente, um hemograma completo é obtido diariamente e os níveis de hemoglobina são monitorados com mais frequência. Em geral, um nível de hemoglobina de 10 a 12 g/dℓ é apropriado para os recém-nascidos após um reparo biventricular, e um nível de hemoglobina de 13 a 15 g/dℓ é razoável para recém-nascidos após uma cirurgia paliativa com cianose contínua. A anemia relativa pode impor uma carga de trabalho desnecessária ao miocárdio, e a transfusão de eritrócitos melhorará o fornecimento de oxigênio após a cirurgia cardíaca pediátrica. Uma avaliação do estado da coagulação (tempos de protrombina e tromboplastina parcial [TTP] e contagem de plaquetas) com frequência é obtida logo após a CEC e repetida conforme o clinicamente indicado.

Além do exame físico, diversos parâmetros clínicos podem ser utilizados para avaliar a adequação do débito cardíaco e do fornecimento de oxigênio no período pós-operatório imediato. A presença de acidose metabólica, conforme quantificada por meio de um déficit de bases ou do nível de lactato, sugere débito cardíaco sistêmico inadequado e necessita de investigação. Ocorre o desenvolvimento de acidose láctica quando o fornecimento de oxigênio para os tecidos inadequado leva ao metabolismo anaeróbico. Após a cirurgia de anomalia cardíaca congênita, níveis elevados de lactato em recém-nascidos e crianças à admissão na UTI são associados ao aumento da morbidade e da mortalidade (79). A saturação de oxigênio venoso pode ser medida para estimar o débito cardíaco. O débito urinário e os marcadores da função renal (ureia e creatinina séricas) proporcionam uma boa estimativa do débito cardíaco sistêmico. Pode ser observada oligúria por 12 a 24 h após casos complexos, mas a melhora deve ocorrer posteriormente na maior parte dos pacientes. Recém-nascidos com frequência necessitam de suporte inotrópico após a CEC, e dopamina ou milrinona em dose baixa são os medicamentos iniciais de escolha em muitos centros. O suporte inotrópico é discutido em mais detalhes na seção "Débito cardíaco baixo" a seguir.

Os recém-nascidos podem desenvolver retenção de líquidos significativa após a CEC, que pode comprometer a função miocárdica, respiratória e gastrintestinal. As estratégias utilizadas para minimizar este problema no centro cirúrgico, incluindo o uso de esteroides e ultrafiltração, foram discutidas anteriormente. Apesar da presença de sobrecarga de líquido corporal total, a depleção do volume intravascular é comum nas primeiras poucas horas após a cirurgia, em parte em virtude do extravasamento capilar, e podem ser necessários um ou mais bolus de líquidos. Diuréticos são tipicamente iniciados em 12 a 24 horas após a cirurgia, seja como doses em bolus ou como infusões contínuas. Distúrbios eletrolíticos, em particular hipopotassemia, hiponatremia e alcalose metabólica hipoclorêmica, são comumente observados, tendo em vista que ocorre diurese nos primeiros poucos dias após a CEC.

É fornecida analgesia para todos os pacientes após a cirurgia cardíaca. Fentanila em doses altas é bem tolerada e reduz a resposta ao estresse em recém-nascidos após a CEC (80). Morfina ou outros narcóticos são comumente utilizados no período pós-operatório imediato. Benzodiazepínicos ou dexmedetomidina podem ser administrados para amnésia e sedação. Agentes de bloqueio neuromuscular podem ser utilizados em pacientes selecionados para eliminar a dissincronia do ventilador e minimizar o consumo de oxigênio em pacientes com hemodinâmica lábil.

A motilidade do sistema digestório está diminuída após a cirurgia cardíaca. Os fatores de contribuição incluem os efeitos inflamatórios da CEC, anestesia, retenção de líquidos, narcóticos e (em alguns casos) pressões venosas centrais altas ou débito cardíaco baixo. Espera-se que estas considerações impeçam o início da nutrição enteral por diversos dias; poderá, então, ser administrada nutrição parenteral. Antagonistas de receptores de histamina 2 podem ser administrados para minimizar o risco de hemorragia gastrintestinal alta.

Complicações pós-operatórias comuns
Débito cardíaco baixo

O produto da frequência cardíaca e do volume sistólico determina o débito cardíaco. O volume sistólico é determinado pela pré-carga, pós-carga e contratilidade. Portanto, o débito cardíaco baixo pode ser causado por anormalidades em uma ou mais destas variáveis. Uma alteração na frequência ou no ritmo cardíaco pode impactar o débito cardíaco, e isto é discutido adicionalmente na seção subsequente sobre as arritmias. A diminuição da pré-carga pode estar relacionada à depleção do volume intravascular, a qual pode ocorrer em virtude de hemorragia, diurese, extravasamento capilar, ou tamponamento cardíaco. O aumento da pós-carga pode resultar da hipertensão pulmonar, da vasoconstrição periférica, ou da obstrução da via de saída do ventrículo. Diminuição na contratilidade miocárdica pode resultar de uma combinação de fatores, incluindo acidose, desequilíbrios eletrolíticos, hipotermia, ou lesão miocárdica secundária à inflamação, uma ventriculotomia, ou lesão por isquemia-reperfusão. O débito cardíaco baixo, quando definido como um índice cardíaco inferior a 2 ℓ/min/m², ocorre após aproximadamente 25% dos reparos biventriculares neonatais complexos (Figura 31.3) (81).

Os sinais de débito cardíaco baixo incluem taquicardia, hipotensão, perfusão periférica inadequada, débito urinário inadequado e acidose metabólica. Deve ser realizada uma avaliação detalhada para identificar a causa com a finalidade de iniciar o tratamento adequado e rápido para evitar a insuficiência de órgãos-alvo.

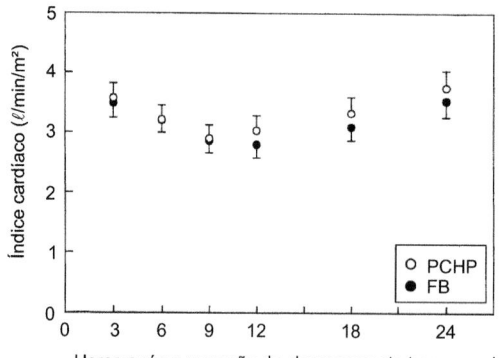

Figura 31.3 Gráfico de dispersão demonstrando medições seriadas do índice cardíaco, conforme determinadas por meio de técnicas de termodiluição em 122 pacientes após a cirurgia de *switch* arterial para TGA. O índice cardíaco diminuiu durante a primeira noite pós-operatória, retornando aos valores basais em 24 horas após a cirurgia. Não houve diferença significativa entre os pacientes randomizados para PCHP e aqueles randomizados para CEC com fluxo baixo (FB). Os valores são demonstrados como a média e um lado de cada IC de 95%. Reimpressa de Wernovsky G, Wypij D, Jonas RA *et al*. Postoperative course and hemodynamic profile after the arterial switch operation in neonates and infants. A comparison of low-flow cardiopulmonary bypass and circulatory arrest. *Circulation* 1995;92:2226-2235, com permissão.

Um reparo cirúrgico inferior ao ideal, com *shunts* intracardíacos residuais significativos, obstrução da via de saída do ventrículo ou aórtica, estenose venosa sistêmica ou pulmonar e/ou lesões valvares pode ser a etiologia primária do débito cardíaco baixo. A incidência de reintervenções cardíacas não planejadas após a cirurgia cardíaca neonatal pode ser tão alta quanto de 5 a 10% (82). A identificação precoce de lesões residuais significativas exige uma apreciação da evolução pós-operatória "normal" esperada, a cuidadosa atenção ao exame físico e aos dados obtidos por meio de diversas modalidades de monitoramento, a comunicação aberta com o cirurgião cardiovascular e um alto índice de suspeita. Em pacientes com suspeita de lesão residual, exames por imagem do coração (normalmente iniciando com um ecocardiograma) serão úteis para definir a extensão do problema (83).

O tratamento do débito cardíaco baixo em recém-nascidos difere em alguns aspectos daquele em crianças mais velhas e adultos, em virtude das diferenças na fisiologia cardiovascular dependente da maturação. Tendo em vista que os recém-nascidos apresentam maior razão da massa miocárdica não contrátil e contrátil, a complacência diastólica ventricular é diminuída. Eles também apresentam uma capacidade limitada de aumentar o volume sistólico, o qual é relativamente fixo em aproximadamente 1,5 mℓ/kg. Portanto, o débito cardíaco é dependente da frequência cardíaca nesta população de pacientes. A frequência cardíaca pode ser otimizada por meio de estimulação cardíaca ou por meio da utilização de infusões intravenosas de agentes cronotrópicos, incluindo dopamina ou epinefrina. Para os recém-nascidos com bloqueio atrioventricular de segundo grau avançado ou completo, a estimulação sequencial atrioventricular aumentará o débito cardíaco. Outras arritmias pós-operatórias são discutidas em detalhes a seguir.

A otimização das condições de carga cardíaca é um componente importante para o manejo do recém-nascido com débito cardíaco baixo. Conforme descrito pelo mecanismo de Frank-Starling, o aumento no volume diastólico final eleva a quantidade de interações das moléculas de actina e miosina, resultando em um volume sistólico maior e, portanto, no débito cardíaco mais alto. A hipovolemia pode resultar na diminuição do enchimento ventricular e no débito cardíaco mais baixo. Determinadas cirurgias cardíacas em recém-nascidos, tais como o reparo de tetralogia de Fallot ou do *truncus arteriosus*, podem resultar em comprometimento da complacência ventricular direita, e pode ser necessária uma pré-carga adicional logo após a cirurgia para manter o débito cardíaco. A reposição do volume deve ser orientada pela cuidadosa atenção às pressões de enchimento, pressões arteriais e aos sinais ao exame físico, incluindo galopes, distensão hepática e pulsos periféricos. O tipo e a quantidade de reposição de líquidos têm por base o hematócrito, o nível de albumina e a porcentagem de perda do volume. *Bolus* de líquido são administrados tipicamente em alíquotas de 5 a 10 mℓ/kg ao longo de diversos minutos. Uma pressão atrial esquerda superior a 14 a 16 mmHg raramente produz um aumento adicional no débito cardíaco, e uma pressão atrial esquerda superior a 20 mmHg pode causar edema pulmonar. Digno de nota, em virtude da grande capacitância venosa, as pressões atriais direitas podem não necessariamente refletir o volume administrado e não devem ser utilizadas isoladamente para estimar a pré-carga.

A pós-carga, definida como a soma das forças que se opõem ao desempenho sistólico, é mais bem quantificada por meio do estresse sistólico da parede e pela impedância vascular, ambos os quais são difíceis de medir à beira do leito. A elevação da resistência vascular pode reduzir significativamente o volume sistólico e a extensão e a velocidade do encurtamento da parede, resultando em diminuição do débito cardíaco e da função ventricular. O aumento da resistência vascular é comumente observado após a CEC em recém-nascidos (81). Fatores fisiológicos tais como hipoxia, acidose, hipotermia e dor podem aumentar ainda mais a resistência vascular sistêmica e pulmonar. O aumento da pós-carga pode ocorrer em virtude da obstrução residual da via de saída do ventrículo direito ou esquerdo. Na condição da diminuição da contratilidade cardíaca, o aumento da pós-carga pode ser uma resposta compensatória necessária para manter a pressão arterial sistêmica.

A resistência vascular e, portanto, a pós-carga, pode ser diminuída farmacologicamente por meio da vasodilatação dos leitos vasculares, sistêmico e pulmonar. A redução da pós-carga sistêmica pode ser benéfica para os pacientes com regurgitação de valva aórtica ou mitral significativa, disfunção ventricular esquerda, hipertensão, ou fisiologia de Norwood. A redução da pós-carga na circulação pulmonar pode ser benéfica para os recém-nascidos com regurgitação de valva tricúspide, disfunção ventricular direita e hipertensão pulmonar. Além das suas propriedades inotrópicas, a milrinona é um vasodilatador direto dos leitos vasculares, sistêmico e pulmonar. Foi demonstrado que a milrinona reduz a incidência de síndrome de baixo débito cardíaco em recém-nascidos e crianças que são submetidos a reparos biventriculares complexos em um estudo clínico multicêntrico (84). Outros vasodilatadores, tais como nitroprussiato de sódio, nitroglicerina e nicardipino, podem ser administrados na forma de infusões para reduzir a pós-carga. Com o uso de quaisquer vasodilatadores, pode ser necessário o aumento do volume para encher o espaço vascular expandido e manter a pré-carga adequada. O óxido nítrico inalatório é utilizado como um vasodilatador seletivo do leito vascular pulmonar, diminuindo, assim, a pós-carga ventricular direita. A ventilação com pressão positiva pode ser utilizada para reduzir o estresse da parede e a pós-carga ventricular esquerda em corações biventriculares (85,86).

A contratilidade cardíaca é a capacidade do miocárdio, independente da carga, de gerar força. A contratilidade pode estar intrinsecamente comprometida no pré-operatório. No intraoperatório, a contratilidade pode estar deprimida por medicamentos, anestesia, lesão miocárdica por isquemia-reperfusão, uma ventriculotomia extensiva, ou ressecção miocárdica. No pós-operatório, hipoxia, acidose e determinados agentes farmacológicos podem, todos, comprometer a contratilidade. A contratilidade miocárdica pode ser intensificada com agentes farmacológicos. Atualmente estão disponíveis diversos medicamentos inotrópicos, e cada um apresenta seus próprios efeitos característicos, que podem ser mais adequados para o uso em diversas situações clínicas.

A dopamina ativa os receptores dopaminérgicos, alfa e beta, dependendo da dose utilizada. Quando prescrita a 1 a 5 μg/kg/min, a dopamina dilata preferencialmente os vasos mesentéricos e renais e aumenta o fluxo sanguíneo renal. A administração de 5 a 10 μg/kg/min tende a elevar o débito cardíaco com um aumento leve na frequência cardíaca. Doses mais altas de dopamina (10 a 20 μg/kg/min) normalmente são evitadas após a cirurgia cardíaca, exceto se a vasoconstrição for desejada. A dopamina em dose baixa é o medicamento inicial de escolha para aumentar a contratilidade miocárdica em muitos centros.

A dobutamina, uma catecolamina sintética, atua primariamente sobre os receptores beta miocárdicos. A contratilidade aumenta com a infusão de dobutamina, mas pode haver menos efeito sobre a frequência cardíaca ou o tônus vascular do que com a dopamina.

A milrinona é um inibidor da fosfodiesterase que exerce um efeito inotrópico positivo por meio do aumento dos níveis intracelulares de AMP cíclico, levando à melhora da contratilidade cardíaca. Ela também apresenta propriedades lusitrópicas e atua como um vasodilatador direto dos leitos vasculares, sistêmico e pulmonar. Foi demonstrado que a milrinona melhora a hemodinâmica em recém-nascidos com baixo débito cardíaco existente e diminui a incidência de síndrome de baixo débito cardíaco em pacientes com menos de 6 anos de idade que são submetidos a um reparo biventricular (84).

Os pacientes que apresentam disfunção miocárdica acentuada que não melhora com um ou com uma combinação dos agentes de primeira linha listados anteriormente podem responder à epinefrina intravenosa a 0,01 a 0,05 μg/kg/min. Quando administrada nesta variação de doses, a epinefrina ativa primariamente receptores cardíacos beta-1, causando aumento do inotropismo, e receptores periféricos beta-2, causando redução da pós-carga. A epinefrina em dose alta (> 0,1 μg/kg/min) não é utilizada com frequência, em virtude da acentuada ação alfa-adrenérgica e do efeito adverso sobre a perfusão renal. Ocasionalmente, um recém-nascido pode apresentar choque vasodilatador com resistência vascular sistêmica inadequadamente baixa refratária a inotrópicos ou vasopressores convencionais. A terapia auxiliar com infusão de vasopressina pode restaurar o débito cardíaco e reduzir a necessidade de inotrópicos (87).

Recém-nascidos com débito cardíaco baixo refratário, disfunção miocárdica e colapso cardiovascular iminente podem se beneficiar da reabertura da incisão da esternotomia na UTI. A combinação de edema do miocárdio e de outras estruturas mediastinais e de quaisquer coleções de líquidos ou sangue ao redor do coração pode contribuir para enchimento e complacência ventriculares inadequados. A reabertura do tórax expandirá o espaço mediastinal até que o edema melhore, e quaisquer coleções de líquidos ou coágulos sanguíneos podem ser facilmente removidos.

Em pacientes que necessitam de inotrópicos ou vasopressores excessivos ou prolongados após a CEC, pode existir um estado de insuficiência adrenocortical relativa. Pode ocorrer a regulação descendente de receptores beta miocárdicos em recém-nascidos e crianças pequenas com CC no período peroperatório. Corticosteroides, que provavelmente atuam por meio da melhora do tônus vascular e da regulação ascendente de receptores adrenérgicos, podem facilitar a retirada gradual das infusões de catecolaminas em doses altas (88).

Os hormônios tireoidianos desempenham uma função importante na regulação do sistema cardiovascular. Ocorre diminuição dos níveis de tri-iodotironina (T3) e dos níveis de tiroxina em alguns recém-nascidos após a CEC (89). Estudos clínicos nos referidos pacientes observaram benefícios marginais com a repleção de hormônios tireoidianos após a CEC (90,91).

Arritmias

As arritmias podem comprometer o débito cardíaco após a cirurgia cardíaca. Tempos de CEC e clampeamento transversal aórtico prolongados e níveis séricos de troponina mais altos no pós-operatório estão associados ao desenvolvimento de arritmias (92). Quando os átrios contraem contra uma valva atrioventricular fechada durante determinadas arritmias, ondas A em canhão (i. e., um aumento na amplitude da forma de onda da pressão atrial) são tipicamente observadas. Com frequência pode ser obtido um diagnóstico de arritmia específico com um ECG de 12 derivações. Se o mecanismo permanecer incerto, poderá ser obtido um eletrograma atrial. Uma técnica é conectar as derivações das duas pernas do ECG aos fios temporários de estimulação atrial, e as derivações dos dois braços são posicionadas nos braços do paciente, da maneira habitual. Em seguida é registrada uma fita com o ritmo das derivações I, II e III. Com esta configuração, a derivação I será um eletrograma de superfície, e um eletrograma atrial significativo (que indica a despolarização atrial) é produzido nas derivações II e III, as quais podem ser comparadas ao complexo QRS de superfície na derivação I para determinar a relação das ondas P com os complexos QRS.

Pode ocorrer quase qualquer tipo de arritmia após a CEC de um recém-nascido. Extrassístoles atriais (EA) são observadas ocasionalmente e podem estar relacionadas a acessos centrais, distúrbios eletrolíticos, ou incisões cirúrgicas; normalmente elas são benignas. Formas reentrantes de taquicardia supraventricular (TSV), tais como *flutter* atrial e taquicardia reentrante atrioventricular, ocorrem ocasionalmente após a cirurgia cardíaca em recém-nascidos. Embora possa ocorrer aberração relacionada à frequência e condução anterógrada ao longo de conexões acessórias, na maior parte dos casos de TSV, o complexo QRS na taquicardia é semelhante em morfologia e eixo àquela observada no ECG pós-operatório basal. Observe que o complexo QRS basal pode ser amplo se houver o desenvolvimento de um bloqueio de ramo durante a cirurgia.

O *flutter* atrial é observado mais provavelmente após procedimentos de tunelização (em inglês, *baffling*) atrial complexo. O *flutter* atrial é caracterizado por uma frequência atrial rápida e regular, com condução atrioventricular variável. A adenosina pode ser útil em termos diagnósticos, tendo em vista que as ondas do *flutter* persistirão na presença de um bloqueio atrioventricular. O *flutter* atrial poderá ser encerrado com a utilização de uma estimulação atrial rápida ou de cardioversão sincronizada.

Pode ser observada taquicardia reentrante atrioventricular em recém-nascidos com conexões acessórias (*i. e.*, anomalia de Ebstein, inversão ventricular com alça em L). Pode estar presente pré-excitação (síndrome de Wolff-Parkinson-White) ao ECG no ritmo sinusal. A taquicardia atrioventricular é caracterizada por ondas P retrógradas após o complexo QRS em uma relação de um para um e é encerrada com adenosina, estimulação atrial rápida, ou cardioversão sincronizada. A taquicardia reentrante nodal atrioventricular é incomum em recém-nascidos. Ondas P retrógradas estão tipicamente escondidas no complexo QRS. O encerramento pode ser alcançado com o uso de adenosina, estimulação atrial rápida, ou cardioversão sincronizada.

A taquicardia atrial ectópica é uma forma incomum de TSV após a cirurgia de anomalia cardíaca congênita. Ela é caracterizada por um ritmo atrial automático com um comportamento de "aquecimento" e "resfriamento" no seu início e encerramento. As estratégias de tratamento incluem normalização de eletrólitos e da temperatura, minimização de infusões inotrópicas, e administração de uma diversidade de agentes antiarrítmicos, incluindo betabloqueadores e amiodarona.

A TEJ é um tipo comum de TSV, observado no período pós-operatório em recém-nascidos, particularmente após o reparo de tetralogia de Fallot ou CIV (93). A TEJ é um ritmo automático com origem no feixe de His e, embora se acredite que seja causado por algum tipo de traumatismo do nó AV durante a cirurgia, pode ser ocasionalmente observado após intervenções cirúrgicas cardíacas distantes do nó AV. As características eletrofisiológicas da TEJ incluem morfologia do QRS semelhante àquela observada no ritmo sinusal; dissociação atrioventricular, com a frequência ventricular mais rápida do que a frequência atrial, ou condução retrógrada 1:1; comportamento de "aquecimento", conforme observado com as arritmias automáticas; e falha em responder à adenosina, estimulação com frequência acima do marca-passo, ou cardioversão. As ondas A em canhão apresentarão amplitude variável em pacientes com TEJ se estiver presente uma dissociação ventriculoatrial (V-A), mas um aumento constante da amplitude estará presente se o ritmo juncional for conduzido até o átrio em um padrão retrógrado 1:1. Um ECG de 12 derivações, ou a interrogação dos fios de estimulação atrial temporários, confirmará o diagnóstico. Embora a TEJ normalmente seja resolvida espontaneamente nos poucos primeiros dias após a cirurgia, com frequência ocorre o comprometimento hemodinâmico quando a frequência ventricular excede 170 a 180 bpm. O tratamento é individualizado com base na frequência cardíaca e no estado hemodinâmico do paciente. As estratégias incluem controle da febre, fornecimento da analgesia adequada para limitar a liberação de catecolaminas endógenas, minimização do uso de catecolaminas exógenas, normalização de eletrólitos e do estado acidobásico, estimulação atrial a uma frequência mais rápida do que a frequência juncional, e hipotermia leve (94,95). Se estas medidas forem insuficientes, os medicamentos a serem considerados incluem amiodarona, esmolol e procainamida. Tendo em vista que estes medicamentos apresentam propriedades inotrópicas e cronotrópicas negativas, é desejável o cuidadoso monitoramento da hemodinâmica e das capacidades de estimulação de apoio.

As extrassístoles ventriculares (ESV) podem refletir a irritabilidade do miocárdio, distúrbios eletrolíticos, ou hipoxia. Com frequência é administrada lidocaína para ESV frequentes ou taquicardia ventricular (TV) não sustentada. A TV é caracterizada por um complexo QRS rápido e alargado, que difere em morfologia e eixo em comparação aos basais pós-operatórios e que apresenta condução V-A retrógrada 1:1, ou dissociação V-A. O achado de ectopia ventricular complexa ou TV é sugestivo de isquemia do miocárdio, e nos pacientes que apresentaram manipulação coronariana como um componente da sua cirurgia, pode ser recomendada uma avaliação da função miocárdica e do fluxo sanguíneo coronariano. A TV sustentada com comprometimento hemodinâmico pode ser encerrada por cardioversão sincronizada. A terapia farmacológica, que tem início com lidocaína ou procainamida, pode ser considerada para os pacientes com TV hemodinamicamente estável. A fibrilação ventricular (FV) é caracterizada por um ritmo amplo, complexo e irregular que demanda desfibrilação imediata, com início a 2 J/kg. Devem ser realizadas compressões torácicas durante a TV ou FV sem pulso, até que seja restabelecido um ritmo de perfusão.

O BAV completo cirúrgico ocorre tipicamente quando o paciente é reaquecido após a CEC, mas menos comumente pode se desenvolver nos primeiros poucos dias após a cirurgia. É utilizada a estimulação sequencial atrioventricular temporária para o tratamento inicial. O limiar de captura do fio de estimulação ventricular temporário deve ser determinado com frequência em pacientes que desenvolveram ou que são de alto risco para o bloqueio atrioventricular completo. Se a condução atrioventricular não retornar por no mínimo 7 dias, é indicada colocação de marca-passo permanente para prevenir o débito cardíaco baixo e a morte súbita (96).

Hipertensão pulmonar

A prática contemporânea da intervenção cirúrgica cardíaca nos primeiros meses de vida tem sido associada a diminuição da incidência de crises hipertensivas pulmonares nos pacientes com muitas cardiopatias congênitas complexas. Entretanto, esta complicação continua a complicar a evolução pós-operatória de pacientes selecionados atualmente (97,98). A hipertensão pulmonar após a CEC no recém-nascido pode ser causada por uma combinação de fatores pré-operatórios, intraoperatórios e pós-operatórios (Quadro 31.4). Recém-nascidos com obstrução da drenagem das veias pulmonares, estenose mitral, hipertensão pulmonar de longa duração, ou obstrução da via de saída do ventrículo esquerdo (estenose crítica da valva aórtica ou coarctação da aorta) podem apresentar aumento da resistência vascular pulmonar. A síndrome de Down também é um fator de risco para hipertensão pulmonar

QUADRO 31.4

Fatores que contribuem para a hipertensão pulmonar peroperatória em recém-nascidos com CC complexa.

Pré-operatórios
Shunts esquerda-direita
Obstrução da drenagem das veias pulmonares

Intraoperatórios
Microêmbolos
Leucossequestro pulmonar
Excesso de produção de tromboxano
Duração da CEC
Lesão endotelial

Pós-operatórios
Obstrução mecânica do fluxo sanguíneo pulmonar
Shunt esquerda-direita residual
Atelectasia
Vasoconstrição pulmonar hipóxica
Catecolaminas (endógenas e exógenas)

pós-operatória grave (99). A CEC é associada ao aumento da resistência vascular pulmonar em recém-nascidos e em crianças (81,100). A condução da CEC está associada à isquemia parcial da vascularização pulmonar, que leva à disfunção das células endoteliais e à diminuição da produção endógena de óxido nítrico. A CEC leva ao aumento dos níveis plasmáticos de catecolaminas, endotelina 1 e outros vasoconstritores pulmonares. Em recém-nascidos, um tempo de CEC prolongado tem sido associado ao aumento da resistência vascular pulmonar no período pós-operatório (97). A ocorrência de hipertensão pulmonar significativa logo após a retirada gradual da CEC é preditiva de hipertensão pulmonar subsequente na UTI e da necessidade de suporte ventilatório prolongado. No pós-operatório, *shunts* esquerda-direita residuais grandes ou obstrução do fluxo sanguíneo venoso pulmonar ou arterial pulmonar distal, ou obstrução da via de saída do ventrículo esquerdo podem, todos, causar hipertensão pulmonar. Estímulos nocivos, em particular a aspiração do tubo endotraqueal, podem desencadear uma crise hipertensiva pulmonar.

A hipertensão pulmonar pode se manifestar como um débito cardíaco baixo após um reparo biventricular, particularmente quando ambos os septos estão completamente íntegros, ou como a cianose excessiva em pacientes com paliação da fisiologia de ventrículo único. Cateteres na artéria pulmonar, embora não sejam utilizados comumente, proporcionam a medição direta e contínua da pressão na artéria pulmonar após reparos biventriculares. A gravidade da hipertensão pulmonar pode ser estimada de modo não invasivo por meio de interrogação por Doppler de um jato de regurgitação tricúspide com a utilização de um ecocardiograma.

Uma combinação de estratégias pós-operatórias relativamente simples deve ser suficiente para prevenir o desenvolvimento de crises de hipertensão pulmonar em muitos pacientes de risco (Quadro 31.5) (101). O reparo definitivo precoce pode reduzir a incidência da hipertensão pulmonar pós-operatória (60). A oxigenação e a ventilação adequadas são importantes no período pós-operatório imediato para manter a resistência vascular pulmonar baixa, assim como é importante a manutenção de volumes pulmonares relativamente normais. Sedação profunda e analgesia também são utilizadas para minimizar a incidência de crises de hipertensão pulmonar. Também foi demonstrado que o fentanila reduz a elevação na pressão na artéria pulmonar e a resistência vascular pulmonar relacionada à sucção endotraqueal após o reparo de cardiopatias congênitas em recém-nascidos (80). Benzodiazepínicos são comumente utilizados para a sedação adicional.

Todas as estratégias de manejo anteriormente mencionadas a respeito da prevenção da hipertensão pulmonar podem ser empregadas no caso de uma crise hipertensiva pulmonar. A hiperventilação tipicamente reduzirá a pressão na artéria pulmonar e a resistência vascular pulmonar. A função dos vasodilatadores não seletivos utilizados no passado para tratar a hipertensão pulmonar pós-operatória grave tem sido substituída pelo óxido nítrico inalatório. O óxido nítrico é difundido até as células de músculo liso adjacentes, nas quais o relaxamento ocorre por meio da ativação da guanilato ciclase, que aumenta o 3',5'-monofosfato cíclico de guanosina (GMP cíclico). Tendo em vista que o óxido nítrico inalatório é rapidamente inativado pela hemoglobina, ele atua como um vasodilatador pulmonar seletivo. Diversos estudos publicados relatam os efeitos benéficos do óxido nítrico inalatório no alívio da hipertensão pulmonar após a CEC em recém-nascidos e crianças (102-104). A disfunção ventricular direita transitória após o reparo de cardiopatias congênitas pode ser exacerbada pela hipertensão pulmonar. O óxido nítrico melhora a fração de ejeção ventricular direita e o débito cardíaco, ao mesmo tempo que diminui a pressão na artéria pulmonar e a resistência vascular em recém-nascidos e crianças jovens após um reparo biventricular (104). Os efeitos colaterais associados ao óxido nítrico incluem um efeito rebote após a retirada do medicamento e a meta-hemoglobinemia. A sildenafila pode ser utilizada para minimizar a hipertensão pulmonar rebote e, portanto, facilita a retirada gradual do óxido nítrico inalatório (105,106).

Cianose

A cianose excessiva após o reparo cirúrgico ou a paliação pode ser causada por um ou mais problemas anatômicos ou fisiológicos. Em um paciente com paliação da fisiologia de ventrículo único, a cianose pode ser atribuível ao *fluxo sanguíneo pulmonar inadequado*, à *dessaturação venosa pulmonar* e/ou à *dessaturação venosa sistêmica* (Quadro 31.6).

O manejo ventilatório do recém-nascido com cianose excessiva após a cirurgia de Glenn/hemi-Fontan bidirecional merece considerações especiais. Tendo em vista que o fluxo sanguíneo pulmonar é passivo e influenciado pela pressão intratorácica, as configurações do ventilador que minimizam a pressão média nas vias respiratórias e maximizam o tempo de exalação intensificarão o fluxo sanguíneo pulmonar. Tendo em vista que estas cirurgias posicionam os leitos vasculares cerebral e pulmonar em série, o fluxo sanguíneo pulmonar é derivado, em grande parte, da drenagem das veias do cérebro para a veia cava superior. Trabalhando com o princípio de que o aumento da Pa_{CO_2} resulta em vasodilatação arterial cerebral e aumento do fluxo sanguíneo cerebral, investigadores demonstraram que a *hipoventilação* e a hipercarbia permissiva melhoram a Sa_{O_2} após a cirurgia de Glenn/hemi-Fontan bidirecional (107,108).

Hemorragia

Pode ocorrer hemorragia excessiva em virtude das linhas de sutura e/ou de anormalidades no sistema da coagulação após a cirurgia cardíaca. A hemorragia excessiva pode ser definida como superior

QUADRO 31.5

Estratégias de cuidados críticos para o tratamento da hipertensão pulmonar.

Encoraje	Evite
1. Investigação anatômica	1. Doença anatômica residual
2. Desprendimento atrial direita-esquerda	2. Septo interatrial íntegro
3. Sedação/analgesia	3. Agitação/dor
4. Hiperventilação moderada	4. Acidose respiratória
5. Alcalose moderada	5. Acidose metabólica
6. Oxigênio inalatório adequado	6. Hipoxia alveolar
7. Volumes pulmonares normais	7. Atelectasia ou hiperdistensão
8. Hematócrito ideal	8. Hematócrito excessivo
9. Suporte inotrópico	9. Baixo débito e perfusão coronariana
10. Vasodilatadores pulmonares	10. Vasoconstritores pulmonares

Modificado de Wessel DL. Managing low cardiac output syndrome after congenital heart surgery. *Crit Care Med* 2001;29:S220-S230, com permissão.

QUADRO 31.6

Etiologias da cianose após a cirurgia cardíaca paliativa.

Categoria	Etiologias específicas
Fluxo sanguíneo pulmonar inadequado	Estenose ou trombose em *shunt* ou nas artérias pulmonares Hipertensão pulmonar Obstrução venosa pulmonar ou obstrução da saída atrial esquerda
Dessaturação venosa pulmonar	Doença pulmonar parenquimatosa Derrames pleurais Vasos colaterais venosos sistêmico-pulmonares
Dessaturação venosa sistêmica	Débito cardíaco baixo Aumento do consumo de oxigênio Anemia

a 5 mℓ/kg de sangue do tubo torácico em qualquer hora determinada, ou superior a 3 mℓ/kg/h durante 3 horas. Os fatores de risco para a hemorragia pós-operatória incluem esternotomia de repetição, cianose e cirurgias que envolvem linhas de sutura extensivas na aorta. Ácido aminocaproico e ácido tranexâmico, ambos agentes antifibrinolíticos, podem ser administrados no intraoperatório para pacientes de risco para hemorragias. A contagem de plaquetas geralmente é mantida superior a 50.000 a 100.000/mℓ no período pós-operatório imediato. Plasma fresco congelado pode ser administrado para um tempo de protrombina (TP) de aproximadamente 25 segundos ou mais, ou para a hemorragia excessiva. A hipertensão pode exacerbar a hemorragia e deve ser controlada. Um TTP prolongado pode ocorrer em virtude da reversão inadequada da heparina, para a qual pode ser considerada a administração adicional de protamina. A hemorragia pode ocorrer quando os acessos intracardíacos são removidos, conforme discutido anteriormente.

Pode ocorrer tamponamento cardíaco quando a hemorragia significativa não é evacuada por meio do tubo torácico. A compressão externa do coração pelo sangue ou por coágulos sanguíneos leva ao comprometimento do enchimento ventricular, ao aumento da pressão venosa central, à taquicardia, a uma pressão de pulso estreita e, finalmente, à hipotensão sistêmica. O tamponamento é um diagnóstico clínico, e embora um ecocardiograma possa ser útil, a exploração cirúrgica não deve ser adiada enquanto se espera por este teste.

Parada cardíaca

Ocorre parada cardíaca em aproximadamente 5% de todas as admissões em UTI cardíaca, e recém-nascidos que são submetidos à cirurgia cardíaca correm maior risco (109). Existem algoritmos para o manejo de recém-nascidos que apresentam uma parada cardiopulmonar e eles não serão repetidos aqui (110). Os pacientes que apresentam uma parada cardíaca após uma cirurgia de anomalia cardíaca congênita apresentam uma taxa de sobrevida melhor, em comparação a outros pacientes pediátricos internados (111). A taxa de sobrevida melhor pode ser atribuída a diversos fatores singulares à população cardiopata, incluindo o aumento da incidência de arritmia ventricular aguda, a ausência de insuficiência de múltiplos órgãos e sistemas na maioria dos pacientes cardiopatas, bem como a presença comum de acessos venosos centrais, acesso arterial e fios de estimulação epicárdica.

Suporte cardíaco mecânico

O suporte circulatório mecânico é utilizado em aproximadamente 2,4% das crianças que são submetidas à cirurgia cardíaca, e recém-nascidos são de maior risco (112). A oxigenação por membrana extracorpórea (ECMO) é a modalidade mais comumente utilizada. O uso da ECMO para proporcionar o suporte cardiopulmonar mecânico em recém-nascidos com cardiopatia tem aumentado nos últimos anos (113). Os pacientes que não podem ser submetidos à retirada gradual da CEC podem ser convertidos a um circuito de ECMO antes de deixar o centro cirúrgico. Uma vez na UTI, aqueles recém-nascidos que desenvolvem débito cardíaco baixo refratário, cianose grave, arritmias, ou hipertensão pulmonar apesar da terapia clínica máxima, ou que apresentam uma parada cardíaca inesperada, podem ser candidatos para o suporte cardiopulmonar mecânico. O suporte mecânico pode ser utilizado como medida contemporizadora até a recuperação do miocárdio ou o transplante cardíaco. A ECMO venoarterial é utilizada em quase todos os recém-nascidos que necessitam de suporte mecânico em virtude de insuficiência cardíaca primária, ao contrário dos recém-nascidos com insuficiência respiratória primária, que pode ser apoiada com a ECMO venovenosa. As contraindicações relativas à ECMO incluem insuficiência de múltiplos órgãos e sistemas, processo de doença irreversível ou inoperável, comprometimento neurológico significativo, hemorragia não controlada, e extremos de tamanho e peso. A decisão de empregar a ECMO após a cirurgia cardíaca idealmente deve ser tomada antes do desenvolvimento de insuficiência irreversível de órgãos-alvo, tendo em vista que os pacientes que foram submetidos à ECMO após esforços prolongados no manejo clínico demonstraram resultados desfavoráveis (114).

O manejo com cuidados intensivos dos pacientes com ECMO está além do escopo deste capítulo. Entretanto, diversas questões críticas que são importantes para os pacientes cardiopatas merecem comentários. Naqueles com fisiologia biventricular com ECMO, a descompressão do átrio esquerdo e do ventrículo esquerdo é importante para reduzir o estresse da parede do miocárdio e o edema pulmonar. A hipertensão atrial esquerda pode se manifestar como edema pulmonar à RXT, e a distensão ventricular esquerda pode ser avaliada por meio de ecocardiograma. A descompressão do coração esquerdo pode ser realizada com o aumento da taxa de fluxo da ECMO, por meio do uso de agentes inotrópicos em dose baixa e a redução da pós-carga para melhorar a ejeção miocárdica e/ou por meio da descompressão do átrio esquerdo com a utilização de técnicas cirúrgicas ou transcateter.

A estratégia com ventilador utilizada para pacientes com ECMO cardíaca é importante para otimizar a probabilidade de recuperação do miocárdio. Até mesmo com o fluxo da ECMO venoarterial total, a circulação coronariana provavelmente é perfundida pelo sangue ejetado do ventrículo esquerdo. Portanto, as configurações do ventilador devem ser selecionadas para manter o recrutamento pulmonar e minimizar a correspondência errônea da ventilação e da perfusão, de modo que o sangue venoso pulmonar, que finalmente perfunde o miocárdio, seja adequadamente oxigenado. Os ciclos de ECMO cardíaca com frequência são breves e é importante a manutenção dos pulmões abertos para facilitar a retirada gradual precoce. Esta estratégia contrasta com o manejo com ventilador inicial típico utilizado em recém-nascidos com insuficiência respiratória primária com ECMO, a qual enfoca no repouso pulmonar e na prevenção do barotrauma.

O uso da ECMO em recém-nascidos com fisiologia de ventrículo único é desafiador. Assim como é o caso antes do início do suporte mecânico, a fisiologia nestes pacientes com ECMO é tal que o escoamento do fluxo arterial sistêmico por meio de uma PCA ou de um *shunt* sistêmico-pulmonar pode levar à isquemia coronariana, à sobrecarga de volume do ventrículo único e à hipoperfusão sistêmica. Portanto, se um canal arterial estiver presente ou se o *shunt* sistêmico-pulmonar permanecer permeável quando a ECMO for iniciada, o fluxo no circuito de ECMO deverá ser aumentado para compensar o escoamento sistêmico-pulmonar. A oclusão completa do *shunt* sistêmico-pulmonar eliminará o escoamento, mas poderá levar ao infarto pulmonar e à trombose no *shunt* (115). O grampeamento parcial do *shunt* durante a ECMO é um comprometimento razoável, tendo em vista que os grampos podem ser removidos no momento da decanulação da ECMO.

É necessário um alto índice de suspeita de lesões residuais para que qualquer paciente em pós-operatório seja submetido à ECMO. Se as janelas ecocardiográficas transtorácicas não forem adequadas, o ecocardiograma transesofágico poderá ser utilizado com segurança em recém-nascidos com ECMO para a obtenção de informações diagnósticas. A cateterização cardíaca também pode ser realizada com segurança nos pacientes com ECMO para avaliar a presença de lesões residuais que possam ser passíveis de intervenção transcateter ou cirúrgica, ou para descomprimir o coração esquerdo (116).

A reanimação cardiopulmonar extracorpórea (também denominada como "RCP-E" ou "ECMO de implementação rápida") é útil para o resgate dos pacientes que não respondem à reanimação cardiopulmonar convencional (117). As atuais recomendações da American Heart Association apoiam o uso da RCP-E para a parada cardíaca refratária em crianças, desde que a causa da parada possivelmente seja reversível e que o evento ocorra em um ambiente com protocolos estabelecidos, equipamentos e especialização para rapidamente implementar a ECMO (110).

Os dados de registro da Extracorporeal Life Support Organization indicam que a sobrevida à alta hospitalar após a ECMO cardíaca em recém-nascidos é de aproximadamente 40 a 50% (113). Crianças com miocardite viral que necessitam de suporte circulatório mecânico apresentam uma taxa de sobrevida mais alta (60%) (118). Em uma análise multicêntrica recente de pacientes que necessitaram de ECMO após uma paliação de Norwood, a sobrevida à alta hospitalar foi de 43% (112). A incapacidade de realizar a retirada gradual da ECMO dentro de 3 a 5 dias e o desenvolvimento de insuficiência renal são sinais ameaçadores para os pacientes cardiopatas pediátricos. A sobrevida em prazo intermediário é favorável para a maior parte dos recém-nascidos que sobrevivem à ECMO pós-pericardiotomia. Aproximadamente um terço dos referidos pacientes apresenta questões do neurodesenvolvimento, e estão presentes déficits significativos em aproximadamente 10% (119). A etiologia destes déficits neurológicos é multifatorial. A qualidade de vida para os sobreviventes da ECMO cardiopatas pediátricos é semelhante àquela de outras crianças com distúrbios cardíacos complexos (120).

Atualmente estão disponíveis dados limitados a respeito do uso de dispositivos de assistência ventricular em recém-nascidos, e os desfechos atuais não são encorajadores. Em uma experiência multicêntrica, 66% dos pacientes com peso inferior a 5 kg morreram enquanto estavam sendo auxiliados por um dispositivo de assistência ventricular (121). A ECMO pode ser o modo preferido de suporte circulatório mecânico contínuo para estes pequenos pacientes, contrariamente às crianças mais velhas, que podem se beneficiar de uma transição para um dispositivo de assistência ventricular.

Complicações pulmonares

A disfunção pulmonar ocorre após a CEC em virtude de uma diversidade de fatores, incluindo resposta inflamatória difusa, aumento da permeabilidade capilar, sobrecarga de líquido e microêmbolos. Em recém-nascidos, a diminuição da complacência pulmonar e o aumento do gradiente de oxigênio alveoloarterial são comumente observados, e a resistência vascular pulmonar pode estar elevada. Várias estratégias planejadas para combater estes efeitos adversos da CEC foram discutidas anteriormente, incluindo o uso de UFM, corticosteroides e estratégias para prevenir e tratar a hipertensão pulmonar.

Os pacientes que não podem realizar a retirada gradual da ventilação mecânica ou ser extubados de modo oportuno podem apresentar uma lesão cardíaca residual de base e/ou uma condição não cardíaca (82). Os motivos não cardíacos para uma difícil retirada gradual são diversos e podem incluir um ou mais dos que seguem: anormalidades na condução respiratória (p. ex., lesão do sistema nervoso central, sedação), bomba respiratória (p. ex., polineuropatia por enfermidade crítica, lesão do nervo frênico), troca gasosa (p. ex., lesão do parênquima pulmonar), ou aumento da carga ventilatória (p. ex., hiperalimentação com aumento da carga de carboidratos, aumento do espaço morto).

A compressão externa das vias respiratórias centrais ocasionalmente pode complicar a evolução pré ou pós-operatória em recém-nascidos com CC. Por exemplo, após a reconstrução aórtica (p. ex., após a cirurgia de Norwood ou o reparo da IAA), pode ocorrer compressão das vias respiratórias centrais. Alguns recém-nascidos com tetralogia de Fallot e síndrome de valva pulmonar ausente apresentam dilatação significativa da artéria pulmonar, que leva à compressão traqueal e brônquica do tronco principal no período pré-operatório, e a malacia traqueobrônquica pode persistir após a cirurgia. Pode haver o desenvolvimento de estenose traqueal ou traqueomalacia no pós-operatório em virtude de lesão da mucosa relacionada ao tubo endotraqueal. Estridor e outras formas de obstrução de vias respiratórias superiores tornarão a pressão intratorácica significativamente mais negativa no paciente com respiração espontânea, e o aumento da pós-carga ventricular resultante pode ser pouco tolerado pelo recém-nascidos com reserva cardíaca limitada.

Os nervos frênicos correm risco de paresia ou transecção durante a cirurgia cardíaca, e a paralisia de um hemidiafragma pode dificultar a retirada gradual da ventilação mecânica dos recém-nascidos. O diagnóstico pode ser confirmado por meio de ecocardiograma ou fluoroscopia durante a respiração espontânea. Pode ser necessária a plicatura diafragmática para facilitar a retirada gradual do ventilador. O nervo laríngeo recorrente pode ser lesionado durante a cirurgia do arco aórtico ou a ligadura da PCA, resultando em paralisia unilateral de cordas vocais. Após a cirurgia, esses recém-nascidos podem apresentar problemas com a manutenção da capacidade residual funcional e a aspiração. A isquemia traqueobrônquica, que leva à obstrução das vias respiratórias inferiores, tem sido relatada após procedimentos de unifocalização em recém-nascidos com atresia pulmonar, CIV e VCAPP. A isquemia traquebrônquica provavelmente está relacionada à interrupção do suprimento sanguíneo arterial peribrônquico durante a mobilização dos VCAPP.

O desenvolvimento de quilotórax pós-operatório é uma complicação relativamente infrequente (aproximadamente 1% dos casos) após a cirurgia de anomalia cardíaca congênita. Pode haver o desenvolvimento de quilotórax após a lesão do ducto torácico, e a elevação das pressões venosas sistêmicas ou a trombose das veias subclávias pode exacerbar a condição. Há suspeita diagnóstica quando o débito do tubo torácico se torna de aspecto leitoso ou é prolongado. A confirmação laboratorial do quilotórax inclui o achado de elevação dos níveis de triglicerídios no líquido pleural e das contagens de linfócitos. As estratégias de tratamento têm início com a drenagem do tubo torácico e a modificação da dieta com uma fórmula à base de triglicerídios de cadeia média (TCM) (122). A drenagem prolongada pode levar à depleção das proteínas plasmáticas (albumina, fatores da coagulação, imunoglobulinas) e linfócitos, e deve-se considerar a reposição com albumina, plasma fresco congelado e/ou imunoglobulinas intravenosas (IGIV). As opções de tratamento adicionais estão resumidas na Figura 31.4.

Complicações gastrintestinais

Problemas alimentares, retardo do crescimento e refluxo gastresofágico são, todos, comuns em recém-nascidos com CC complexa (123). A disfagia orofaríngea é particularmente problemática em pacientes com determinadas anomalias genéticas (p. ex., síndrome de DiGeorge), naqueles que não tiveram a oportunidade de adquirir as capacidades de sucção e deglutição antes da cirurgia, e naqueles que apresentam intubação orotraqueal prolongada. Alimentação nasogástrica pode ser necessária inicialmente após a cirurgia, e a contribuição de um fonoaudiólogo pode ser útil (50).

Pode ocorrer ECN antes ou depois da cirurgia de anomalia cardíaca congênita, particularmente em recém-nascidos com fisiologia de escoamento sistêmico-pulmonar (p. ex., paciente com ventrículo único com shunt sistêmico artéria pulmonar) (19). Em virtude da disfunção intestinal relacionada à anestesia e aos narcóticos, bem como da preocupação em relação à ECN, a nutrição parenteral total pode ser administrada durante os primeiros dias após a cirurgia cardíaca em recém-nascidos. Em pacientes com síndrome de heterotaxia, pode existir rotação inadequada intestinal, que predispõe os pacientes afetados ao vólvulo de intestino médio.

Hemorragia gastrintestinal significativa em virtude de úlceras pépticas ou gastrite é incomum após a cirurgia cardíaca em recém-nascidos. Com frequência, são administrados antagonistas de histamina-2 até que a alimentação enteral tenha sido estabelecida.

Complicações infecciosas

Vários fatores predispõem os recém-nascidos a infecções após a cirurgia cardíaca. A CEC dá origem a uma resposta pró-inflamatória e anti-inflamatória complexa; a última contribui para um estado de imunossupressão generalizada (124). Os recém-nascidos em particular podem apresentar estadias prolongadas na UTI no pré-operatório e no pós-operatório após a cirurgia cardíaca, durante

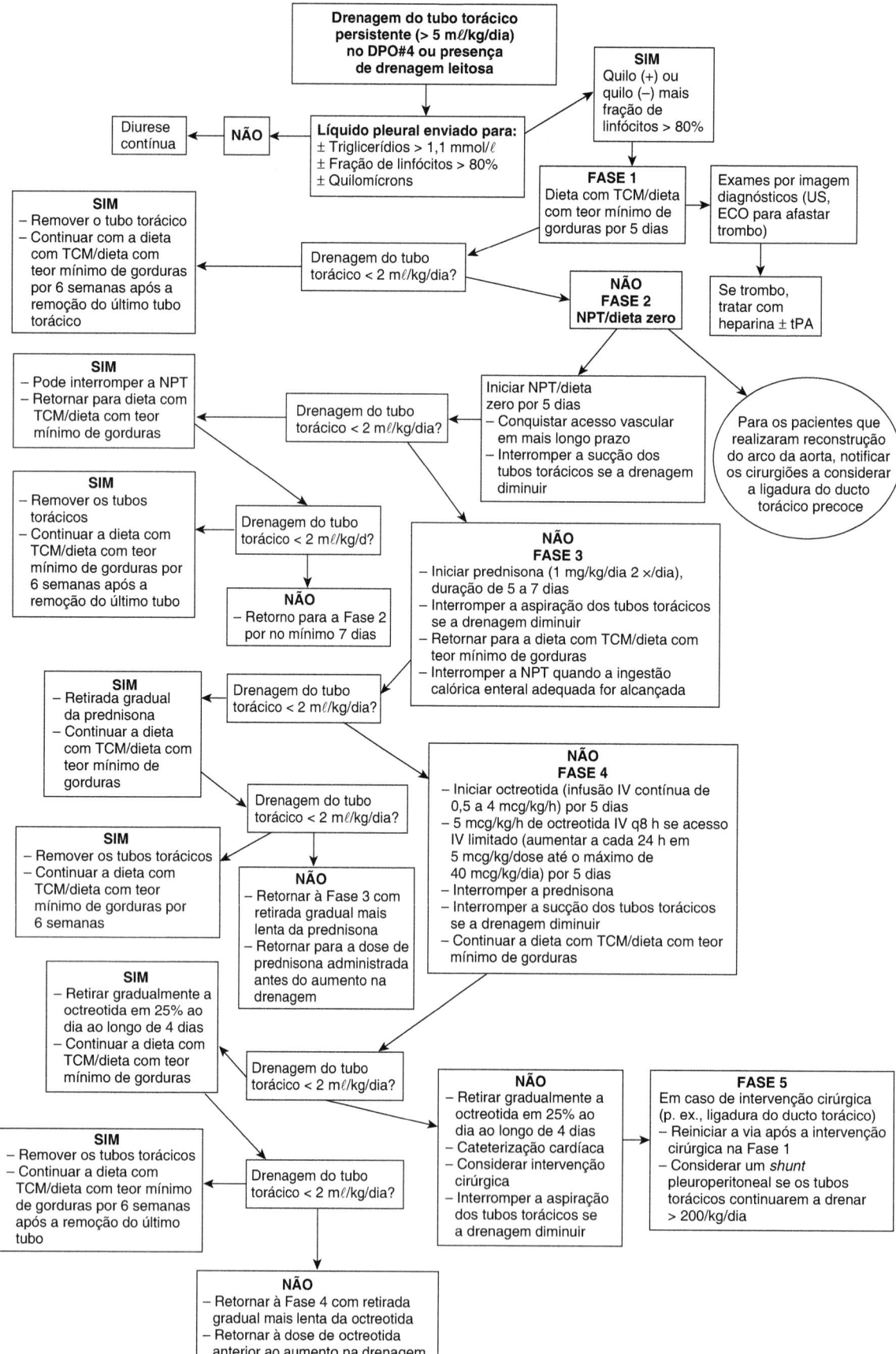

Figura 31.4 Fluxograma dos cuidados para o diagnóstico e o manejo do quilotórax. US, ultrassonografia; ECO, ecocardiograma; IV, intravenosa; TCM, fórmula de triglicerídios de cadeia média; DPO, dia pós-operatório; q8h, a cada 8 horas; q24h, diariamente; tPA, ativador de plasminogênio tecidual; NPT, nutrição parenteral total. Reproduzida de Chan EH, Russell JL, Williams WG *et al*. Postoperative chylothorax after cardiothoracic surgery in children. *Ann Thorac Surg* 2005;80:1864-1870, com permissão.

as quais estão expostos a uma diversidade de cateteres e tubos permanentes. Fatores de risco importantes para a infecção da corrente sanguínea relacionada a cateteres em crianças que são submetidas à cirurgia cardíaca incluem peso inferior a 5 kg, maior exposição a hemoderivados, e ventilação mecânica prolongada (125). Recentemente foram publicadas diretrizes para a prevenção e o manejo de infecções relacionadas a cateteres em crianças (126).

Infecções em local cirúrgico ocorrem em aproximadamente 2% das crianças que se recuperam de uma cirurgia cardíaca. Fatores de risco importantes incluem idade inferior a 1 ano, hospitalização pré-operatória, maior exposição a hemoderivados, tempo de CEC prolongado e fechamento tardio do esterno (127,128). Foram publicadas recomendações abrangentes para o monitoramento e a prevenção de infecções em local cirúrgico (129). Antibióticos profiláticos que proporcionam cobertura para microrganismos gram-positivos (p. ex., cefalosporina de primeira geração) são administrados no período pós-operatório imediato, em geral pelas primeiras 24 a 48 horas após a cirurgia. A maior parte das infecções em local cirúrgico pode ser tratada com antibióticos; os pacientes com mediastinite tipicamente também são submetidos ao desbridamento cirúrgico.

Insuficiência renal

A CEC em recém-nascidos está associada à retenção de líquido e à redução do débito urinário nas primeiras 12 a 24 horas após a cirurgia. A lesão renal aguda é comum após a cirurgia de anomalia cardíaca congênita, e recém-nascidos que são submetidos a cirurgias complexas correm maior risco (130). A manutenção da pressão de perfusão renal adequada provavelmente é a estratégia preventiva mais importante. A pressão de perfusão renal é calculada como a pressão arterial média menos a pressão venosa central. Em geral, é desejável uma pressão de perfusão renal de no mínimo 40 mmHg em recém-nascidos e de 50 mmHg em lactentes. Diuréticos de alça podem ser utilizados para melhorar o débito urinário no período pós-operatório imediato. A espironolactona pode ser útil, em virtude do seu efeito poupador de potássio. Insuficiência renal aguda que exige diálise ocorre em 1% ou menos das crianças que são submetidas à cirurgia cardíaca, mas os pacientes afetados apresentam um risco de mortalidade de no mínimo 20% (131). A diálise peritoneal ou a ultrafiltração venovenosa contínua (UVVC) é utilizada tipicamente enquanto se aguarda pela recuperação da função renal.

Complicações neurológicas

Vários fatores pré-operatórios, intraoperatórios e pós-operatórios impõem aos recém-nascidos que são submetidos à cirurgia cardíaca o risco de desfechos do neurodesenvolvimento inferiores aos ideais após a cirurgia cardíaca no primeiro ano de vida. Exames por RM e espectroscopia com ressonância magnética de prótons obtidos em fetos com SCEH e d-TGA demonstraram o comprometimento do metabolismo e do desenvolvimento estrutural do cérebro (132). Estes achados podem estar relacionados à fisiologia circulatória cerebral *in utero* anormal. Após o nascimento, a cianose, a instabilidade hemodinâmica e o tromboembolismo podem, todos, contribuir para a lesão da substância branca e o acidente vascular cerebral em recém-nascidos com CC crítica (133,134). A exposição à CEC está associada à embolização de bolhas gasosas ou trombos. Períodos mais longos de PCHP podem estar associados a um aumento da incidência de convulsões pós-operatórias precoces e novas lesões da substância branca (61,134). Ambas as convulsões pós-operatórias precoces e os tempos mais longos de parada circulatória têm sido associados a déficits neurológicos após as cirurgias de *switch* arterial e de Norwood (135,136). Com a finalidade de minimizar o uso da parada circulatória, pode ser utilizada perfusão com fluxo baixo regional para reconstruções complexas do arco aórtico (62). Entretanto, um estudo clínico randomizado que comparou a perfusão com fluxo baixo regional e a PCHP não observou diferenças nos desfechos neurodesenvolvimentais (63). Outros avanços na condução da CEC, incluindo melhor compreensão sobre o hematócrito-alvo ótimo com a circulação extracorpórea, podem levar à melhora dos desfechos neurodesenvolvimentais (137). Por exemplo, a incidência de convulsões clínicas pós-operatórias precoces após PCHP foi de 8% no Boston Circulatory Arrest Study (realizado entre 1988 e 1992), mas de apenas 2% uma década depois (61,138). Os pacientes podem estar expostos a episódios hipotensivos ou hipóxicos adicionais na UTI após a cirurgia, os quais podem contribuir para os desfechos do neurodesenvolvimento. A estadia pós-operatória de duração mais longa após a cirurgia cardíaca em recém-nascidos também tem sido associada a desfecho cognitivo mais desfavorável (139).

Fisiologia e manejo do período pós-operatório imediato | Lesões específicas

Paliação do recém-nascido com um ventrículo único funcional

Recém-nascidos que apresentam anatomia cardíaca inadequada para um reparo biventricular tipicamente apresentam atresia ou hipoplasia significativa das valvas atrioventriculares e/ou hipoplasia significativa de qualquer ventrículo. A maioria dos pacientes com fisiologia de ventrículo único é submetida à paliação cirúrgica inicial no período neonatal. Uma conexão cavopulmonar superior (*i. e.*, cirurgia de Glenn bidirecional ou hemi-Fontan) é então realizada, dos 4 aos 6 meses de idade, seguida por uma conexão cavopulmonar total (*i. e.*, cirurgia de Fontan) enquanto crianças pequenas. A cirurgia de Fontan implica redirecionamento do fluxo sanguíneo da veia cava inferior diretamente para as artérias pulmonares. Tendo em vista que a fisiologia de Fontan é caracterizada pelo fluxo sanguíneo pulmonar passivo, esta circulação depende da pressão na artéria pulmonar baixa, da ausência de distorção da artéria pulmonar, obstrução das veias pulmonares, regurgitação da valva atrioventricular e hipertrofia ventricular. Estas exigências determinam a estratégia cirúrgica no período de recém-nascidos. Para limitar a hipertrofia ventricular, deve existir um fluxo sanguíneo sistêmico não obstruído e, se não presente ao nascimento, este poderá ser alcançado com a utilização de uma cirurgia de Norwood ou um procedimento de Damus-Kaye-Stansel. O fluxo sanguíneo pulmonar deve ser regulado restritamente para evitar a sobrecarga do volume ventricular, a regurgitação da valva atrioventricular e a hipertensão na artéria pulmonar. Isto normalmente exige a inserção de um *shunt* de Blalock-Taussig ou de uma bandagem na artéria pulmonar. É necessário cautela com ambos estes procedimentos para minimizar a distorção da artéria pulmonar. Finalmente, a drenagem das veias pulmonares não deve ser obstruída, tendo em vista que isto pode causar hipertensão na artéria pulmonar. É necessária uma septectomia atrial em alguns recém-nascidos, conforme realizada durante a cirurgia de Norwood.

Shunt sistêmico-artéria pulmonar

Um *shunt* sistêmico-artéria pulmonar pode ser utilizado para proporcionar uma fonte confiável de fluxo sanguíneo pulmonar. O tipo mais comum de *shunt* sistêmico-artéria pulmonar é um *shunt* de Blalock-Taussig modificado, que implica inserção cirúrgica de um enxerto de tubo de Gore-Tex® entre a artéria subclávia ou inominada e uma artéria pulmonar, tipicamente sem o uso de CEC. Esta cirurgia é amplamente utilizada para o cuidado paliativo de recém-nascidos com fisiologia de ventrículo único e diminuição do fluxo sanguíneo pulmonar (Figura 31.5), bem como de recém-nascidos selecionados com dois ventrículos funcionais e obstrução do fluxo sanguíneo pulmonar cujo reparo completo será adiado. Outro tipo de *shunt* sistêmico-artéria pulmonar é um *shunt* central, que envolve a inserção de um tubo de Gore-Tex® entre a aorta ascendente e a artéria pulmonar. Um *shunt* central é tipicamente inserido apenas quando questões anatômicas impedem um

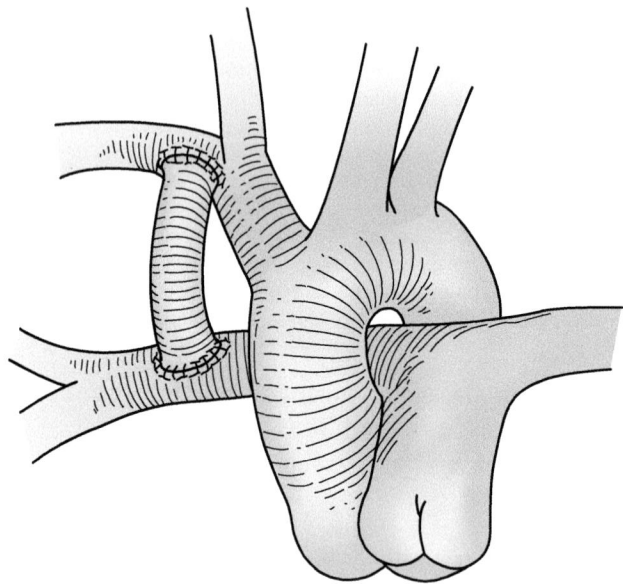

Figura 31.5 A cirurgia de *shunt* de Blalock-Taussig modificada. Reimpressa de Wernovsky G, Bove EL. Single ventricle lesions. In: Chang A, Hanley FL, Wernovsky G et al., eds. *Pediatric cardiac intensive care*. Baltimore, MD: Williams and Wilkins, 1998:271-287, com permissão.

shunt de Blalock-Taussig modificado. Um *shunt* sistêmico-artéria pulmonar pode ser realizado isoladamente ou como parte de um procedimento maior, tal como a cirurgia de Norwood para SCEH.

Podem ocorrer diversas complicações pós-operatórias após a inserção de um *shunt* sistêmico-artéria pulmonar. Se o *shunt* for grande em relação ao tamanho do bebê, o fluxo sanguíneo pulmonar poderá ser excessivo, o ventrículo sistêmico estará sobrecarregado em volume e poderá haver o desenvolvimento de insuficiência cardíaca congestiva. Contrariamente, um *shunt* relativamente pequeno resultará em cianose pós-operatória excessiva. O diâmetro médio de um *shunt* é de 3,5 mm para um recém-nascido a termo. Também pode haver desenvolvimento de distorção ou a cicatrização das artérias pulmonares no local de inserção do *shunt*, que pode se manifestar como cianose. A trombose aguda do *shunt* tipicamente resulta no rápido desenvolvimento de cianose grave. A tromboprofilaxia com ácido acetilsalicílico inicialmente após a inserção de um *shunt* de Blalock-Taussig modificado tem sido associada à redução da mortalidade (140). As possíveis complicações neurológicas com este *shunt* incluem síndrome de Horner, lesão do nervo laríngeo recorrente e lesão do nervo frênico. A mortalidade hospitalar após um *shunt* de Blalock-Taussig modificado é de aproximadamente 7%: os pacientes de maior risco incluem aqueles com atresia pulmonar com septo interventricular íntegro, ventrículos únicos funcionais, peso inferior a 3 kg, e aqueles que recebem ventilação mecânica pré-operatória (141).

Bandagem da artéria pulmonar

Em recém-nascidos selecionados com ventrículos únicos funcionais e fluxo sanguíneo pulmonar e sistêmico não obstruído, ou ocasionalmente em recém-nascidos com dois ventrículos funcionais e hipercirculação pulmonar, é inserida uma bandagem restritiva sobre a artéria pulmonar principal, realizada sem CEC. A finalidade desta cirurgia é diminuir a razão do fluxo sanguíneo pulmonar e sistêmico (i. e., Qp/Qs) e, portanto, limitar os sintomas da insuficiência cardíaca congestiva, a carga do volume sobre o ventrículo sistêmico, e o desenvolvimento de doença obstrutiva vascular pulmonar (Figura 31.6). O fluxo pulmonar (Qp) deve ser monitorado após a inserção da bandagem da artéria pulmonar. Uma circulação bem equilibrada está associada a uma saturação de oxigênio sistêmica de aproximadamente 80 a 85%. Entretanto, na medida em que a resistência vascular pulmonar diminui ao longo do tempo, o fluxo sanguíneo pulmonar pode aumentar, e ocorrerá o desenvolvimento de sinais insuficiência cardíaca congestiva. Se a bandagem da artéria pulmonar se deslocar distalmente sobre a artéria pulmonar principal, poderá haver o desenvolvimento de distorção das artérias pulmonares do ramo. A bandagem pode ser removida no momento do reparo cirúrgico completo ou da cirurgia paliativa subsequente.

Conexão cavopulmonar superior

Uma conexão cavopulmonar superior (i. e., cirurgia de Glenn bidirecional ou hemi-Fontan) envolve o redirecionamento do fluxo sanguíneo da veia cava superior para ambas as artérias pulmonares (Figura 31.7). Esta cirurgia é realizada comumente em recém-nascidos com fisiologia de ventrículo único entre os 4 e os 6 meses de idade. Tendo em vista que após uma conexão cavopulmonar superior o fluxo sanguíneo pulmonar passivo está presente, a cirurgia não pode ser realizada no período de recém-nascido, quando a resistência vascular pulmonar é alta. Os benefícios da realização de uma conexão cavopulmonar superior como um procedimento em etapas intermediárias antes da conclusão de Fontan incluem descarregamento do volume do ventrículo único, diminuição da regurgitação da valva atrioventricular e melhora da saturação de oxigênio sistêmica, bem como diminuição dos derrames pleurais e da mortalidade após a conclusão de Fontan.

A cirurgia de Glenn bidirecional, também conhecida como a cirurgia de *shunt* cavopulmonar bidirecional, envolve uma anastomose extremidade-lateral entre a veia cava superior e a artéria pulmonar. O termo "bidirecional" se refere ao fato de que o sangue da veia cava superior perfunde ambas as artérias pulmonares, esquerda e direita. A cirurgia de hemi-Fontan envolve a anastomose extremidade-lateral entre a veia cava superior e a artéria pulmonar, conforme descrito anteriormente, mas, além disso, é

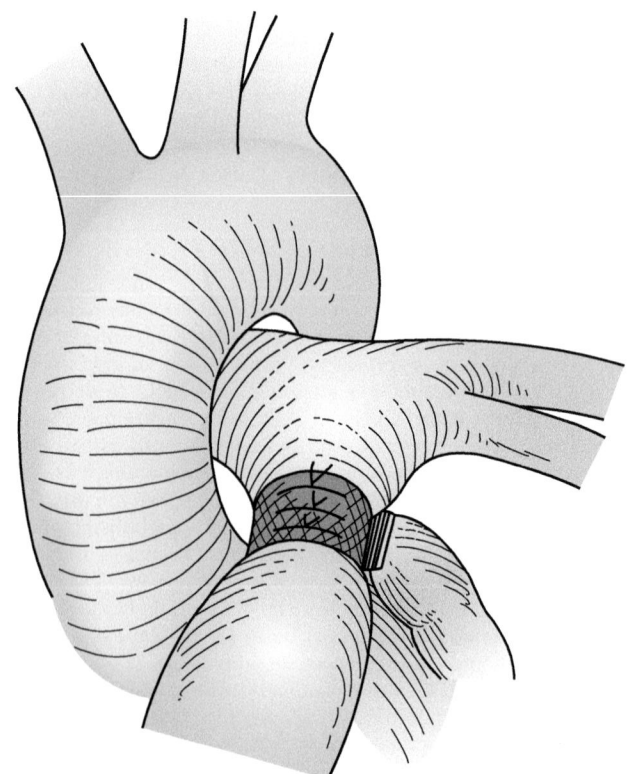

Figura 31.6 Bandagem da artéria pulmonar. Reimpressa de Wernovsky G, Bove EL. Single ventricle lesions. In: Chang A, Hanley FL, Wernovsky G et al., eds. *Pediatric cardiac intensive care*. Baltimore, MD: Williams and Wilkins, 1998:271-287, com permissão.

realizada a anastomose da veia cava superior proximal com a superfície inferior da artéria pulmonar, e é inserido um retalho na junção da veia cava superior e do átrio direito. O resultado funcional desta cirurgia é o mesmo da cirurgia de Glenn bidirecional, mas ela torna a cirurgia de conclusão de Fontan mais simples se o cirurgião ao final utilizar um tipo de túnel lateral de Fontan.

A conexão cavopulmonar superior está associada a mortalidade relativamente baixa em pacientes de risco padrão, e muitos apresentam uma evolução pós-operatória relativamente sem complicações. Pode haver o desenvolvimento de síndrome da veia cava superior, identificada pela presença de congestão venosa cerebral e dos membros superiores, logo após a cirurgia. A obstrução anatômica do trajeto da veia cava superior-artéria pulmonar, a elevação da resistência vascular pulmonar, ou a trombose podem ser contribuições. As saturações de oxigênio sistêmicas tipicamente são de aproximadamente 90% após uma conexão cavopulmonar superior. Os recém-nascidos que são submetidos a esta cirurgia a uma idade relativamente precoce (p. ex., 2 a 3 meses de idade) podem apresentar cianose pós-operatória significativa, que normalmente melhora em 24 a 48 horas. A avaliação e o manejo do paciente com conexão cavopulmonar superior no pós-operatório com hipoxemia excessiva são discutidos em detalhes na seção anterior sobre a cianose.

A conclusão de Fontan em geral é realizada aproximadamente dos 2 aos 3 anos de idade. Durante esta cirurgia, o sangue da veia cava inferior é canalizado diretamente para as artérias pulmonares com a utilização de diversas técnicas diferentes, funcionalmente circulando o coração e, portanto, separando as circulações sistêmica e pulmonar e eliminando essencialmente a cianose. Tendo em vista que este capítulo se refere aos recém-nascidos, a cirurgia de Fontan não será discutida adicionalmente.

Obstrução da via de saída do ventrículo direito

Estenose crítica da valva pulmonar

Em recém-nascidos com estenose crítica da valva pulmonar, os folhetos da valva pulmonar estão espessados e fundidos em uma extensão variável, e a sua mobilidade está diminuída (Figura 31.8). O anel da valva pulmonar pode ser hipoplásico, e as artérias pulmonares podem ser de tamanho normal, estenóticas, ou dilatadas. O ventrículo direito com frequência está hipertrofiado e levemente hipoplásico. A regurgitação tricúspide significativa e um *shunt* atrial direita-esquerda pelo forame oval com frequência estão presentes após o nascimento. Recém-nascidos com estenose crítica da valva pulmonar isolada desenvolverão cianose significativa após o fechamento do canal arterial e, nos referidos pacientes, uma infusão de PGE_1 deve ser administrada para manter a permeabilidade do canal arterial e o fluxo sanguíneo pulmonar adequado. A maior parte dos pacientes é de candidatos para uma valvoplastia com balão no laboratório de cateterização cardíaca. Após este procedimento, os pacientes podem apresentar complacência do ventrículo direito muito inadequada, relacionada à

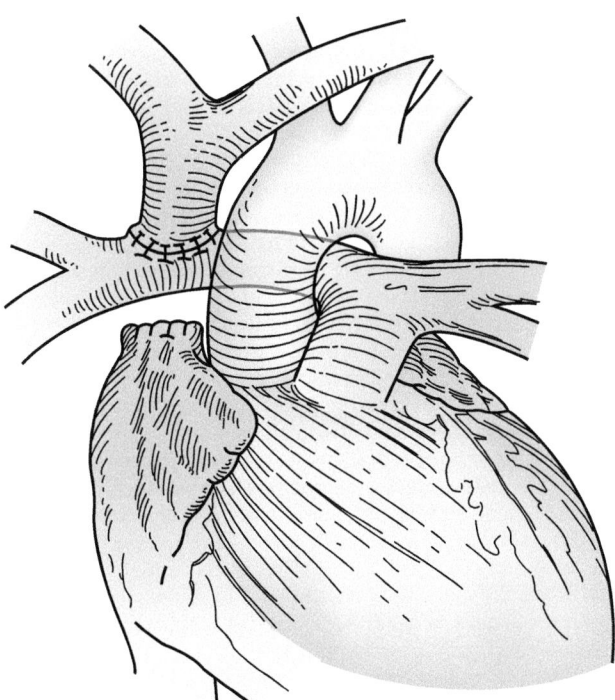

Figura 31.7 **Cirurgia de Glenn bidirecional.** Reimpressa de Wernovsky G, Bove EL. Single ventricle lesions. In: Chang A, Hanley FL, Wernovsky G et al., eds. *Pediatric cardiac intensive care*. Baltimore, MD: Williams and Wilkins, 1998:271-287, com permissão.

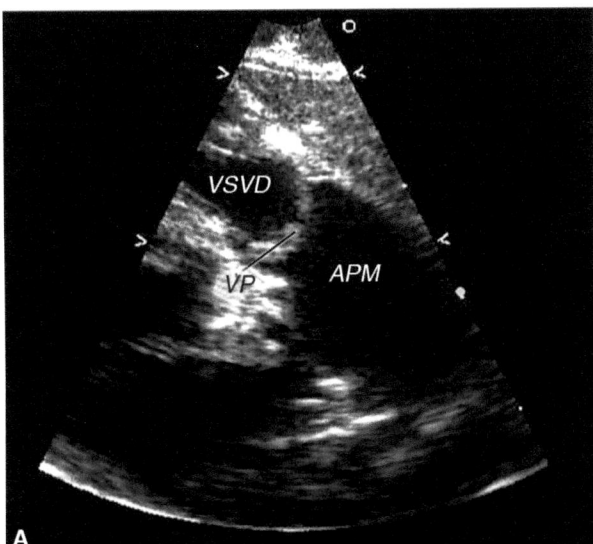
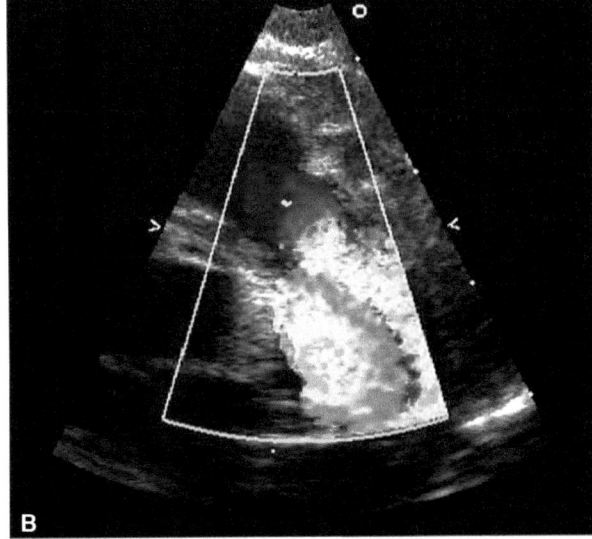

Figura 31.8 **Estenose da valva pulmonar crítica. A.** Ecocardiograma bidimensional da vista do eixo longo paraesternal, demonstrando folhetos da valva pulmonar espessados e em cúpula. Observe a dilatação pós-estenótica da artéria pulmonar principal. **B.** A aplicação do Doppler colorido durante a sístole ventricular demonstra um jato de fluxo turbulento com origem nos folhetos da valva pulmonar e que se estende para dentro da artéria pulmonar principal. APM, artéria pulmonar principal; VP, valva pulmonar; VSVD, via de saída do ventrículo direito. (Esta figura encontra-se reproduzida em cores no Encarte.)

hipertrofia ventricular e (em alguns casos) à isquemia do miocárdio e à fibroelastose endocárdica. Ocorre *shunt* direita-esquerda através do forame oval, que resulta em cianose significativa. Esses pacientes podem necessitar de alguns dias adicionais de uma infusão de PGE_1 para manter a permeabilidade do canal arterial e proporcionar o fluxo sanguíneo pulmonar adequado enquanto aguardam pela melhora na complacência ventricular. Raramente, estes pacientes desenvolvem espasmo infundibular ("ventrículo direito suicida") após a valvoplastia com balão, que se manifesta como cianose e débito cardíaco baixo. Nesta situação, expansão do volume e betabloqueadores são os tratamentos iniciais, caso ocorra espasmo infundibular. Os recém-nascidos que não conseguem suspender a PGE_1 após diversas tentativas podem apresentar valva displásica, complacência do ventrículo direito particularmente inadequada e/ou estruturas cardíacas direitas de tamanho inadequado. Nos referidos pacientes, uma valvotomia cirúrgica e/ou um *shunt* sistêmico-artéria pulmonar podem ser considerados. A inserção de um *stent* no canal arterial durante a cateterização cardíaca é uma estratégia alternativa. Após a melhora da complacência do ventrículo direito, o *shunt* sistêmico-artéria pulmonar (ou o canal arterial com *stent*) pode ser ligado cirurgicamente ou embolizado com mola.

Tetralogia de Fallot

A tetralogia de Fallot, a lesão cardíaca congênita cianótica mais comum, é composta por uma CIV com alinhamento inadequado anterior em um coração com dois ventrículos e continuidade fibrosa aórtica a mitral. Os detalhes anatômicos que precisam ser esclarecidos no momento do diagnóstico incluem a gravidade e a localização da obstrução da via de saída do ventrículo direito, a anatomia da artéria pulmonar, a presença de CIV adicionais, a lateralidade do arco aórtico (à direita em 25%) e a anatomia da artéria coronária. A artéria coronária esquerda pode ter origem na artéria coronária direita e cruzar a via de saída do ventrículo direito em 5% dos casos e, nos referidos casos, o cirurgião precisa estar ciente disto durante a reconstrução da via de saída do ventrículo direito. A síndrome de DiGeorge é encontrada em aproximadamente 15% dos pacientes com tetralogia de Fallot, e aqueles com arco aórtico direito são de maior risco. Aproximadamente 7% dos pacientes com tetralogia de Fallot apresentam trissomia do 21.

Em recém-nascidos com tetralogia de Fallot, existe um amplo espectro de apresentações. Pacientes com um grau mínimo de obstrução do fluxo sanguíneo pulmonar normalmente são assintomáticos e são razoavelmente bem oxigenados (saturações sistêmicas > 85%) logo após o nascimento. Eles comumente permanecem em observação no hospital até que o canal arterial feche e em seguida são enviados para o domicílio para aguardar pelo reparo cirúrgico eletivo. Estes pacientes tipicamente desenvolvem obstrução da via de saída do ventrículo direito progressiva e cianose. O momento do reparo para estes pacientes depende de diversas variáveis, incluindo o desenvolvimento de cianose crescente, episódios hipercianóticos (episódios de tetralogia de Fallot [T4F]) e preferência institucional. Recém-nascidos com tetralogia de Fallot e obstrução grave da via de saída do ventrículo direito ou atresia pulmonar desenvolverão cianose excessiva (saturação de oxigênio inferior a 75 a 80%) com o fechamento do canal arterial. Esses pacientes apresentam fluxo sanguíneo pulmonar dependente do canal arterial e necessitarão de intervenção cirúrgica durante a hospitalização inicial. É realizado reparo completo ou um *shunt* sistêmico-pulmonar, dependendo dos detalhes anatômicos e da preferência do cirurgião (142).

Qualquer estímulo que aumente transitoriamente a demanda metabólica ou que reduza a resistência vascular sistêmica em um paciente com tetralogia de Fallot não reparada, tal como exercício ou choro, pode levar à piora transitória da cianose. Esta fisiologia deve ser esperada e em geral é autolimitada. Os pacientes com tetralogia de Fallot não reparada são de risco para o desenvolvimento de episódios hipercianóticos ou de "Tet". Estes episódios são eventos possivelmente de risco à vida, notáveis pela dessaturação significativa e pela irritabilidade em virtude de uma diminuição aguda no fluxo sanguíneo pulmonar. A etiologia precisa é incerta, mas tem sido atribuída ao espasmo do cone infundibular, desequilíbrio entre as resistências vasculares, sistêmica e pulmonar, aumento do retorno venoso sistêmico e/ou taquicardia. Todas estas alterações podem levar a um ciclo progressivo de diminuição do fluxo sanguíneo pulmonar, aumento da cianose e, finalmente, acidose metabólica. Embora episódios de Tet possam ocorrer em qualquer idade, a incidência aparenta aumentar após os 4 a 6 meses de idade, que é um dos diversos motivos pelos quais o reparo antes desta idade é comumente recomendado. Os episódios de Tet podem ser acionados por procedimentos clínicos, incluindo inserção de cateteres intravenosos e cateterização cardíaca. É necessária a avaliação clínica para diferenciar um episódio de Tet verdadeiro dos eventos de dessaturação transitória mais comuns e benignos observados anteriormente. A ausência de um sopro durante um episódio de Tet verdadeiro, que significa uma redução substancial do fluxo sanguíneo pela via de saída do ventrículo direito, pode ser útil neste sentido. As estratégias de tratamento são implementadas com o objetivo de diminuir a agitação e a frequência cardíaca do paciente, aumentando a resistência vascular sistêmica e o fluxo sanguíneo pulmonar, e corrigindo a acidose metabólica (Quadro 31.7). A intervenção cirúrgica imediata deve ser considerada assim que um recém-nascido tenha apresentado um episódio de Tet verdadeiro.

Recém-nascidos com tetralogia de Fallot e estenose pulmonar que apresentam a inserção de um *shunt* sistêmico-artéria pulmonar são de risco para o desenvolvimento de hipercirculação pulmonar. O fluxo sanguíneo pulmonar total do *shunt* e o fluxo nativo pela via de saída do ventrículo direito podem ser excessivos. Nesta situação, esforços para aumentar a resistência vascular pulmonar podem ser úteis. Em geral é necessário cuidado de suporte durante alguns dias, até que o sistema circulatório se adapte à nova carga de volume. Trombose aguda no *shunt* e distorção da artéria pulmonar também são possíveis complicações deste procedimento.

O reparo cirúrgico completo da tetralogia de Fallot inclui o fechamento da CIV e a reconstrução da via de saída do ventrículo direito e das artérias pulmonares para reduzir ou eliminar a obstrução do fluxo sanguíneo. A cirurgia envolve tipicamente a ressecção de feixes musculares na via de saída do ventrículo direito, uma valvotomia pulmonar ou ressecção do folheto, e aumento das artérias pulmonares proximais com retalho. Em pacientes com anatomia favorável, a cirurgia pode ser realizada com a utilização de uma abordagem transatrial-transpulmonar. Entretanto, é necessária a ventriculotomia direita com retalho transanular em alguns casos, para aumentar a via de saída do ventrículo direito. O forame oval pode permanecer permeável, de modo que o coração

QUADRO 31.7

Tratamento para episódios hipercianóticos (episódios de Tet).

Intervenção	Efeito sobre a fisiopatologia
Posição sobre os joelhos-tórax	↑ Resistência vascular sistêmica
Oxigênio	↓ Resistência vascular pulmonar
Morfina	↓ Agitação
Quetamina	↓ Agitação, ↑ resistência vascular sistêmica
Propranolol	↓ Espasmo infundibular, ↓ frequência cardíaca
Bicarbonato de sódio	↓ Acidose metabólica
Fenilefrina	↑ Resistência vascular sistêmica
Circulação cardiopulmonar	Terapia de resgate quando as medidas anteriores falham

direito possa descomprimir no átrio esquerdo, que atua para manter o débito cardíaco sistêmico à custa de uma cianose leve. Em recém-nascidos com tetralogia de Fallot e atresia pulmonar, é necessária uma ventriculotomia se um reparo completo for realizado com a utilização de um canal ventrículo direito-artéria pulmonar. Após o reparo completo da tetralogia de Fallot, lesões residuais que podem complicar a evolução pós-operatória incluem uma CIV ou uma obstrução significativa da via de saída do ventrículo direito.

Uma das questões pós-operatórias relativamente únicas das reconstruções complexas do coração direito é o potencial de desenvolvimento de fisiologia ventricular direita restritiva. Além da tetralogia de Fallot, também pode haver o desenvolvimento de fisiologia ventricular direita restritiva após o reparo cirúrgico de atresia pulmonar ou de *truncus arteriosus*. Recém-nascidos são particularmente de risco. A fisiologia restritiva tem sido definida como o fluxo anterógrado persistente do ventrículo direito dentro da artéria pulmonar durante a diástole, conforme documentado com a utilização de ecocardiograma com Doppler pulsado, sugerindo que a pressão diastólica final do ventrículo direito está elevada. A causa de base primária é o comprometimento da elasticidade do ventrículo direito. Há a contribuição de vários fatores, conforme descrito no Quadro 31.8. Pacientes com fisiologia ventricular direita restritiva apresentam aumento da pressão de enchimento atrial direito (p. ex., 10 a 15 mmHg) e hipertensão venosa sistêmica. Observe que as pressões atriais direitas não são tão elevadas quanto se poderia esperar, em virtude da alta capacitância da circulação venosa sistêmica neonatal. Pode haver o desenvolvimento de congestão hepática, ascite, aumento das perdas pelo dreno torácico e derrames pleurais. Em virtude do fenômeno de interdependência ventricular, as alterações na função diastólica ventricular direita e a posição septal, por sua vez, afetarão a complacência e a função do ventrículo esquerdo. A pré-carga ventricular esquerda e o volume sistólico são comprometidos ao final. A fisiologia ventricular direita restritiva pode se manifestar com um estado de débito cardíaco baixo. Taquicardia, hipotensão, perfusão inadequada e uma pressão de pulso estreita podem estar presentes, junto com oligúria e acidose metabólica.

O tratamento preventivo para a fisiologia ventricular direita restritiva tem início no centro cirúrgico (Quadro 31.9). Embora quaisquer comunicações interatriais (CIA) normalmente sejam fechadas no momento da cirurgia em pacientes mais velhos, em recém-nascidos que são submetidos a um reparo biventricular que envolva a reconstrução do coração direito, é benéfico deixar uma comunicação atrial de 3 a 4 mm (143). Em face da disfunção diastólica e do aumento da pressão diastólica final ventricular direita, o *shunt* atrial direita-esquerda resultante manterá a pré-carga para o ventrículo esquerdo e, portanto, o débito cardíaco. Inicialmente os pacientes podem estar levemente dessaturados após a cirurgia (Sa_{O_2} de 85 a 95%), mas na medida em que a elasticidade e a função do ventrículo direito melhoram (normalmente dentro de alguns poucos dias), a quantidade de *shunt* diminui e tanto o fluxo sanguíneo pulmonar anterógrado quanto a Sa_{O_2} aumentam. Se não existir uma comunicação atrial e houver o desenvolvimento de fisiologia ventricular direita restritiva significativa refratária, poderá ser criada uma comunicação atrial no laboratório de cateterização cardíaca.

Diversas outras estratégias devem ser utilizadas para o manejo da fisiologia ventricular direita restritiva, e cada uma deve ser implementada com o objetivo abrangente de manter o fornecimento adequado de oxigênio sistêmico ao mesmo tempo que o consumo de oxigênio miocárdico é minimizado. Tendo em vista que a taquicardia e o estresse da parede influenciam o consumo de oxigênio miocárdico, as terapias que influenciam estas variáveis devem ser utilizadas criteriosamente. A pré-carga deve ser mantida, apesar da elevação das pressões de enchimento do lado direito. Em casos selecionados, epinefrina em dose baixa (p. ex., 0,05 a 0,1 µg/kg/min) pode ser benéfica, desde que não ocorra taquicardia excessiva. A milrinona pode ser benéfica, em virtude das suas propriedades inotrópicas, lusitrópicas e vasodilatadoras; entretanto, é necessário cautela para assegurar que a pressão de perfusão coronariana seja adequada para evitar a isquemia subendocárdica ventricular direita. São recomendados esforços para manter a pós-carga ventricular direita baixa. A hipoxemia, a hipotermia e a acidose podem contribuir para a elevação da resistência vascular pulmonar e devem ser evitadas. A hipoinsuflação ou a hiperinsuflação do pulmão também podem aumentar a pós-carga ventricular direita e impedir o fluxo sanguíneo pulmonar e promover a regurgitação pulmonar. Pressões nas vias respiratórias mais altas também podem limitar a pré-carga ventricular direita. Portanto, durante a ventilação mecânica, os objetivos são manter a capacidade residual funcional, limitar a pressão média nas vias

QUADRO 31.9
Opções de tratamento para fisiologia ventricular direita restritiva.

Objetivos fisiológicos	Estratégias de tratamento específicas
Otimizar a pré-carga ventricular	Pressão-alvo do átrio direito de 10 a 15 mmHg Drenar a ascite Deixar a PFO para preservar a pré-carga ventricular esquerda Manter a sincronia atrioventricular; tratar as arritmias
Suporte inotrópico	Uso criterioso de dopamina, milrinona e/ou epinefrina
Lusitropismo	Milrinona
Otimizar o fornecimento de oxigênio miocárdico e a demanda	Manter a pressão de perfusão coronariana Controle da frequência cardíaca Uso criterioso de inotrópicos
Manter a pós-carga ventricular direita baixa	Usar a mais baixa pressão média nas vias respiratórias possível para manter a CRF dos pulmões Evitar a acidose Drenar derrames pleurais, pneumotórax, ou hemotórax
Minimizar o consumo de oxigênio sistêmico	Manter a normotermia Fornecer sedação e analgesia adequadas Considerar um relaxante muscular

PFO, persistência do forame oval; CRF, capacidade residual funcional.

QUADRO 31.8
Fatores que podem contribuir para a fisiologia ventricular direita restritiva após a reconstrução da saída do ventrículo direito neonatal.

Fator de risco	Etiologias
Disfunção diastólica	Complacência inadequada, ventrículo direito hipertrofiado; ventriculotomia direita; ressecção de feixe muscular do ventrículo direito; lesão do miocárdio por isquemia-reperfusão; retalho em CIV não contrátil
Diminuição da pré-carga ventricular direita	Estenose tricúspide
Isquemia do miocárdio	Lesão do ramo conal da artéria coronariana que cruza a VSVD Pressão de perfusão coronariana inadequada
Carga de volume	CIV ou regurgitação pulmonar residual
Aumento da pós-carga ventricular direita	Estenose residual do infundíbulo ventricular direito, da valva pulmonar ou das artérias pulmonares

CIV, comunicação interventricular; VSVD, via de saída do ventrículo direito.

respiratórias e evitar a hipoxia e a acidose respiratória. É desejável a utilização de ventilação com pressão positiva intermitente, tempo inspiratório breve, pressão expiratória final positiva (PEEP) baixa (p. ex., 4 a 5 cmH$_2$O), e volume corrente (p. ex., 10 mℓ/kg) e F$_{IO_2}$ adequados para a maior parte dos pacientes. Quaisquer derrames pleurais significativos e outros fatores que possam contribuir para a elevação da resistência vascular pulmonar devem ser imediatamente abordados. Com frequência são necessárias sedação e paralisia durante as primeiras 24 a 48 horas para minimizar a resposta ao estresse e a carga de trabalho miocárdica associada. A complacência ventricular direita geralmente melhora em alguns poucos dias.

A perda do ritmo sinusal pode ser inadequadamente tolerada após o reparo da tetralogia de Fallot. A perda da sincronia atrioventricular aumentará a pressão atrial direita e comprometerá o débito cardíaco e a pressão arterial. Na condição da fisiologia ventricular direita restritiva, arritmias supraventriculares podem levar à perda da contribuição da sístole atrial para o fluxo sanguíneo pulmonar anterógrado. A TEJ é a arritmia mais comum observada logo após o reparo da tetralogia de Fallot, enquanto a TV (de modo um tanto surpreendente) raramente é observada em recém-nascidos. Digno de nota, é comum um padrão de bloqueio de ramo direito ao ECG pós-operatório, mas normalmente de pouca significância a curto prazo.

A síndrome de valva pulmonar ausente, identificada pela presença de folhetos rudimentares da valva pulmonar e insuficiência pulmonar livre, é uma lesão relativamente rara, presente em aproximadamente 3% de todos os pacientes com tetralogia de Fallot. Esta lesão é mais digna de nota em relação ao desenvolvimento, *in utero*, de dilatação aneurismática das artérias pulmonares, que pode ocorrer em virtude de ausência do canal arterial, ou em virtude do padrão de fluxo sanguíneo pulsátil pela via de saída do ventrículo direito. Em comparação aos recém-nascidos com tetralogia de Fallot típica, pode haver uma incidência mais alta de síndrome de DiGeorge naqueles com ausência de valva pulmonar. É auscultado um sopro para frente e para trás (semelhante à madeira sendo serrada) quase patognomônico, em virtude da estenose do anel pulmonar e da insuficiência pulmonar livre (Figura 31.9). Os referidos pacientes podem apresentar sintomas respiratórios mínimos, se existentes, que se comportam de modo muito similar a uma "Tet rosa", ou apresentam problemas graves com a oxigenação e a ventilação logo após o nascimento, em virtude da compressão dos brônquios pelas artérias pulmonares dilatadas. Intubação, ventilação mecânica (com uso criterioso de PEEP) e sedação profunda podem ser benéficas em recém-nascidos com obstrução das vias respiratórias sintomática. A posição prona pode ser vantajosa, tendo em vista que a gravidade possibilitará que as artérias pulmonares se afastem dos brônquios do ramo principal, possibilitando, assim, a troca gasosa adequada. O reparo cirúrgico é indicado em recém-nascidos sintomáticos.

O reparo cirúrgico para a tetralogia de Fallot com síndrome de valva pulmonar ausente inclui uma arterioplastia pulmonar de redução, o fechamento da CIV e a inserção de um homoenxerto com valva na via de saída do ventrículo direito. A substituição das artérias pulmonares centrais dilatadas pelo homoenxerto pulmonar com valva bifurcado é uma modificação cirúrgica que tem sido associada à melhora da sobrevida em recém-nascidos sintomáticos. Uma abordagem cirúrgica alternativa inclui a translocação da artéria pulmonar anterior à aorta (manobra de LeCompte) e longe da árvore traqueobrônquica. Além das questões anteriormente mencionadas após o reparo da tetralogia de Fallot, a evolução pós-operatória para os recém-nascidos com síndrome de valva pulmonar ausente pode ser significativamente complicada pela obstrução das vias respiratórias em virtude da traqueobroncomalacia que persiste até mesmo depois da plicatura e da redução das artérias pulmonares aneurismáticas. Alguns destes recém-nascidos necessitarão de uma traqueostomia e ventilação com pressão positiva a longo prazo, até que "superem" a malacia.

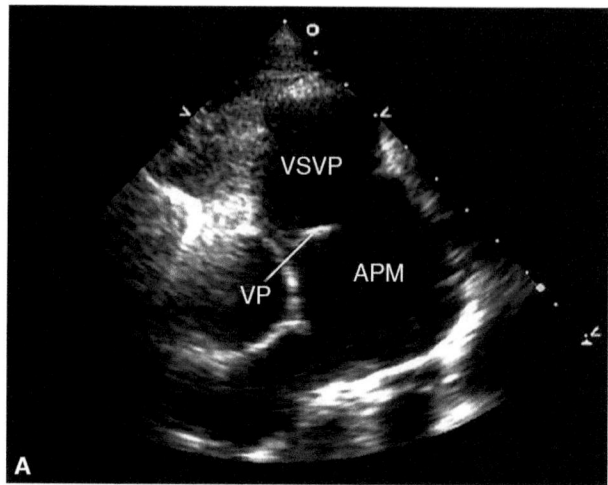

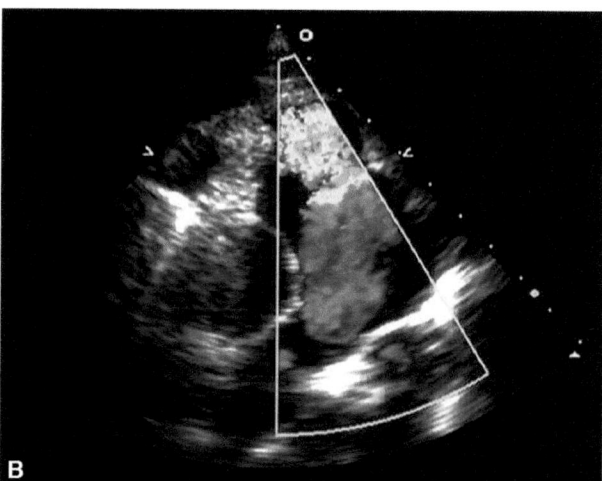

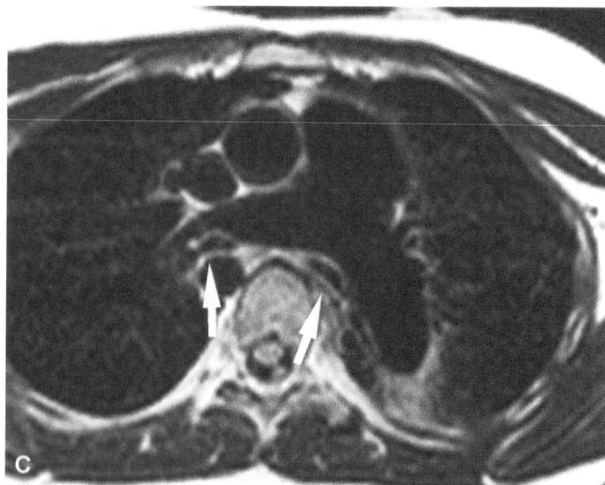

Figura 31.9 Tetralogia de Fallot com valva pulmonar ausente. A. Ecocardiograma bidimensional da vista do eixo longo paraesternal, demonstrando folhetos da valva pulmonar rudimentares e dilatação aneurismática da artéria pulmonar principal. **B.** Aplicação do Doppler colorido durante a diástole ventricular, revelando regurgitação livre a partir da artéria pulmonar principal e para dentro da via de saída do ventrículo direito. (Esta figura encontra-se reproduzida em cores no Encarte.) **C.** Ressonância magnética axial sanguínea em preto em um paciente com tetralogia de Fallot com síndrome de valva pulmonar ausente. Observe as artérias pulmonares, direita e esquerda, dilatadas, com compressão do brônquio do ramo principal direito e esquerdo (*setas*). APM, artéria pulmonar principal; VP, valva pulmonar, VSVD, via de saída do ventrículo direito. Imagem de ressonância magnética cortesia da Dra. Cynthia Rigsby, Department of Medical Imaging, Ann & Robert H. Lurie Children's Hospital de Chicago.

A tetralogia de Fallot está associada a um defeito do canal atrioventricular em aproximadamente 2 a 5% dos casos. A avaliação e as estratégias de manejo são semelhantes àquelas utilizadas na tetralogia de Fallot simples com estenose pulmonar. Em virtude das questões habituais a respeito da disfunção ventricular direita após o reparo da tetralogia de Fallot, a presença de regurgitação tricúspide residual após a divisão da valva atrioventricular comum pode ser inadequadamente tolerada.

Tetralogia de Fallot, atresia pulmonar e vasos colaterais aortopulmonares principais

Em um subconjunto de pacientes com tetralogia de Fallot com atresia pulmonar, as artérias pulmonares centrais podem ser diminutas e pode estar presente um ou mais vasos colaterais aortopulmonares principais (VCAPP). Em aproximadamente 15 a 25% dos casos, não existem artérias pulmonares centrais. Os VCAPP são variáveis em quantidade e normalmente têm origem na aorta descendente, embora a sua origem possa ser na aorta ascendente, no arco aórtico, nos vasos braquiocefálicos, ou nas artérias coronárias (Figura 31.10). Pode haver estenoses múltiplas e diminuição da área transversal total do leito vascular pulmonar. Em recém-nascidos com tetralogia de Fallot, atresia pulmonar e VCAPP, o fluxo sanguíneo pulmonar pode ser razoavelmente variável, dependendo do tamanho e da quantidade VCAPP e da gravidade das estenoses dentro destes vasos. Artérias pulmonares verdadeiras, VCAPP, ou ambos, podem fornecer o sangue para os segmentos individuais dos pulmões. Em geral, os referidos pacientes não são dependentes da PGE$_1$, exceto se um vaso colateral aortopulmonar principal tiver origem no canal arterial. O exame físico pode ser digno de nota em relação à presença de um sopro contínuo com irradiação ampla, produzido pelo fluxo sanguíneo colateral aortopulmonar. Embora a TC ou RM cardíaca proporcione uma visualização adequada das artérias pulmonares centrais e do trajeto proximal de VCAPP importantes, a cateterização cardíaca é necessária, finalmente, para esclarecer a anatomia da artéria pulmonar distal e identificar todas as fontes de fluxo sanguíneo pulmonar para cada segmento pulmonar. Assim como com outros defeitos conotruncais, estes recém-nascidos devem ser submetidos a testes genéticos em relação à síndrome de DiGeorge.

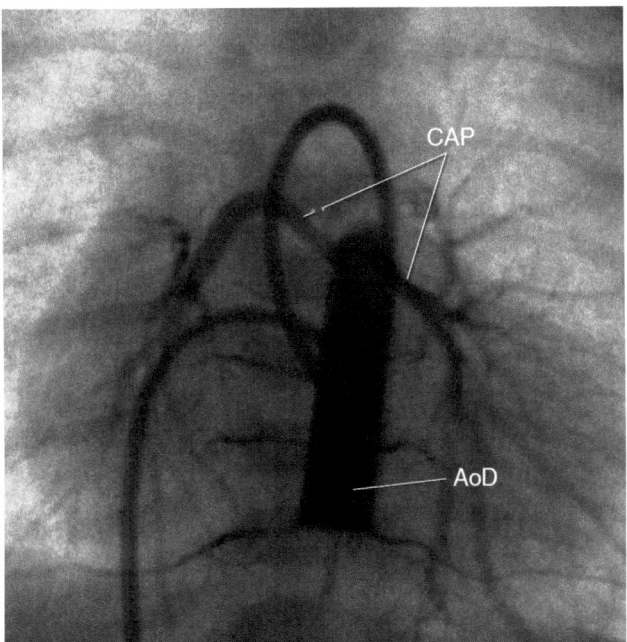

Figura 31.10 Angiograma na aorta descendente da tetralogia de Fallot, com atresia pulmonar demonstrando VCAPP. CAP, artérias colaterais aortopulmonares; AoD, aorta descendente.

As indicações para a intervenção cirúrgica inicial em recém-nascidos com tetralogia de Fallot, atresia pulmonar e VCAPP incluem cianose excessiva, insuficiência cardíaca congestiva refratária, ou artérias pulmonares centrais diminutas que necessitam de uma fonte confiável de fluxo sanguíneo para promover o crescimento. Na ausência de sintomas, a intervenção cirúrgica eletiva pode ocorrer dentro dos primeiros poucos meses de vida para maximizar o potencial de crescimento das artérias pulmonares centrais. O objetivo final da intervenção é otimizar a área transversal efetiva do leito vascular arterial pulmonar, eliminar quaisquer VCAPP que representem o suprimento sanguíneo duplo, com a finalidade de minimizar o risco de doença obstrutiva vascular pulmonar para os segmentos pulmonares e, portanto, limitar a hipertensão ventricular direita após o fechamento final da CIV. Em situações nas quais existe o suprimento sanguíneo duplo para um segmento pulmonar, os VCAPP são ocluídos com mola no laboratório de cateterização cardíaca ou ligados no momento da cirurgia para eliminar o *shunt* esquerda-direita. Embora seja possível o reparo completo primário nos primeiros meses de vida em pacientes selecionados, em muitos casos são necessárias séries em etapas e intervenções transcateter, cujo momento e condução devem ser individualizados com base na anatomia e na fisiologia de base à apresentação. Se as artérias pulmonares centrais forem pequenas, mas confluentes, a cirurgia inicial deverá incluir o estabelecimento de uma fonte confiável de fluxo sanguíneo anterógrado, que promoverá o crescimento destes vasos ao longo do tempo. As opções incluem a inserção de um *shunt* sistêmico-pulmonar, a criação de uma janela aortopulmonar, ou a inserção de um conduto entre o ventrículo direito e a artéria pulmonar. A última abordagem pode ser vantajosa, no sentido de que proporciona o fácil acesso transcateter anterógrado para as artérias pulmonares distais para a subsequente angioplastia com balão. Se as artérias pulmonares centrais estiverem ausentes, elas podem ser construídas com a utilização do pericárdio ou de aloenxerto pulmonar. A intervenção para cada VACPP é individualizada, dependendo do seu tamanho, da presença ou da ausência de estenose proximal dentro do vaso, e ao determinar se ele representa um suprimento sanguíneo redundante para os segmentos pulmonares individuais. VCAPP redundantes podem ser ocluídos com mola no laboratório de cateterização cardíaca, ou ligados no momento da cirurgia para eliminar o *shunt* esquerda-direita e prevenir o desenvolvimento de doença vascular pulmonar. Se um VCAPP representar a única fonte de fluxo sanguíneo pulmonar para um segmento pulmonar, a extremidade proximal do VCAPP é removida da sua fonte e incorporada nas artérias pulmonares centrais nativas ou recentemente construídas, de modo que o fluxo sanguíneo para o pulmão seja fornecido a partir de uma fonte única (procedimento de unifocalização). Após os procedimentos de unifocalização, pode ocorrer limitação grave das vias respiratórias secundária à isquemia traqueobrônquica, que pode ter origem na interrupção do suprimento sanguíneo arterial peribrônquico durante a mobilização dos VCAPP. Após o leito vascular pulmonar ter sido recrutado de modo ideal, o reparo intracardíaco poderá ser concluído, incluindo o fechamento da CIV e (se não concluída anteriormente) a reconstrução da via de saída do ventrículo direito. A incidência de insuficiência ventricular direita no pós-operatório imediato pode ser diminuída com a permanência da permeabilidade do forame oval ou com a inserção de um retalho fenestrado na CIV em pacientes com um leito vascular pulmonar inadequado, ambas as quais possibilitam o *shunt* direita-esquerda para preservar o débito cardíaco sistêmico à custa de uma cianose pós-operatória leve. O prognóstico em médio prazo é reservado para esta população de pacientes, secundário à hipertensão pulmonar e à insuficiência ventricular direita. Com frequência são necessárias cateterizações cardíacas seriadas com angioplastia com balão das artérias pulmonares e reoperações (p. ex., para a substituição do canal).

Atresia pulmonar com septo interventricular íntegro

A atresia pulmonar com septo interventricular íntegro é uma lesão incomum, caracterizada por uma obstrução membranosa ou muscular da valva pulmonar, associada a graus variáveis de hipoplasia do ventrículo direito e da valva tricúspide. As artérias pulmonares esquerda e direita normalmente apresentam um tamanho normal. Estão presentes fístulas ventrículo direito-artéria coronária em quase metade dos casos, particularmente naqueles com hipoplasia de valva tricúspide e do ventrículo direito mais significativas. Estenose, interrupções, ou oclusões do óstio de artérias coronárias estão presentes em um ou mais vasos coronarianos em 9 a 34% dos pacientes. O miocárdio suprido por estas artérias coronárias comprometidas é, portanto, dependente do fluxo do ventrículo direito pelas fístulas coronarianas, uma condição conhecida como circulação coronariana dependente do ventrículo direito (CCDVD) (145).

Por definição, recém-nascidos com atresia pulmonar e septo interventricular íntegro apresentam fluxo sanguíneo pulmonar dependente do canal arterial. Ocorre a mistura intracardíaca completa, tendo em vista que toda a drenagem venosa sistêmica para o átrio direito flui por meio de uma comunicação atrial obrigatória para o átrio esquerdo. O ventrículo direito é descomprimido pela regurgitação tricúspide ou pela saída por meio da fístula coronariana para a aorta. Se a regurgitação tricúspide for limitada, normalmente estão presentes pressão ventricular direita suprassistêmica e hipertrofia ventricular direita acentuada.

O ecocardiograma inicial deve definir o tamanho e a função da valva tricúspide e do ventrículo direito e a anatomia da via de saída do ventrículo direito. Deve ser feita uma avaliação a respeito de as estruturas do coração direito serem adequadas (seja atualmente ou no futuro) para suportar uma circulação biventricular (146).

Fístulas ventrículo direito-artéria coronária podem ser identificadas por meio de ecocardiograma com o uso de Doppler colorido. Recém-nascidos com um escore Z da valva tricúspide igual ou inferior a −2,5 muito provavelmente apresentam CCDVD (144). Se as fístulas coronarianas forem observadas ao ecocardiograma, a anatomia coronariana deve ser definida com precisão por meio de cateterização cardíaca (Figura 31.11) (146). Se houver estenoses, interrupções ou oclusões do óstio tais que uma quantidade significativa do miocárdio seja dependente do fluxo do ventrículo direito por meio das fístulas coronarianas, a descompressão cirúrgica ou transcateter do ventrículo direito é então contraindicada.

Desde que a valva tricúspide e o ventrículo direito sejam de tamanho razoável e não haja evidências de CCDVD, é razoável prosseguir com reparo biventricular. A descompressão ventricular direita pode ser alcançada por meio da inserção de um retalho na via de saída do ventrículo direito para encorajar o crescimento ventricular direito e possibilitar a regressão da hipertrofia ventricular direita. A CIA é deixada aberta para possibilitar a descompressão do coração direito e a manutenção do débito cardíaco sistêmico, e normalmente é inserido um *shunt* sistêmico-pulmonar concomitantemente para assegurar o fluxo sanguíneo pulmonar adequado. Alternativamente, o ventrículo direito pode ser descomprimido por meio de perfuração transcateter da valva pulmonar com o uso de um fio rígido ou de cateter de ablação por radiofrequência, seguida por valvoplastia com balão (Figura 31.12). Entretanto, no melhor dos casos a intervenção

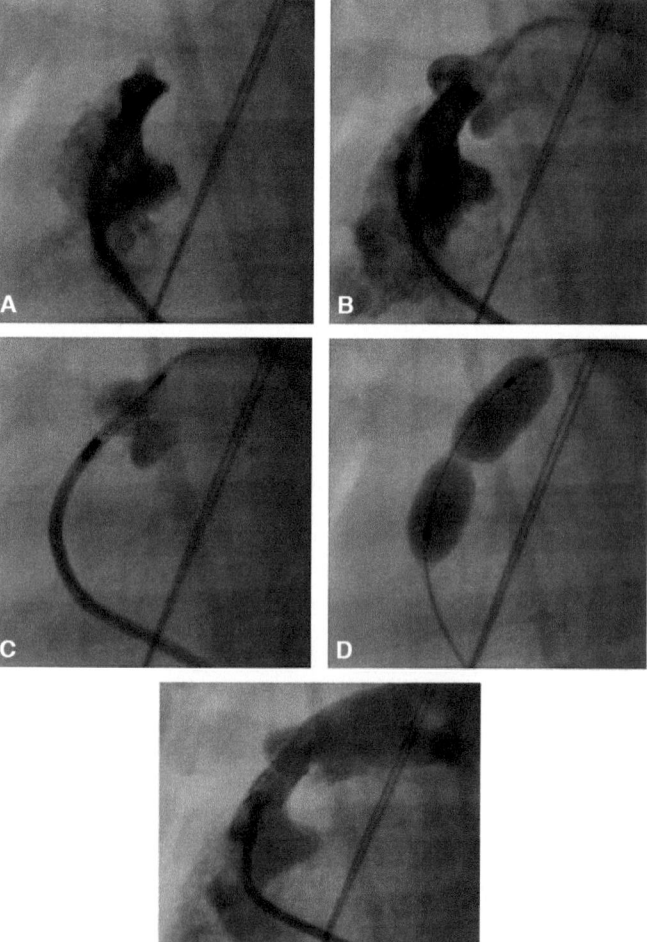

Figura 31.12 Angiogramas em projeção lateral obtidos durante cateterização cardíaca terapêutica em um recém-nascido com atresia pulmonar e septo interventricular íntegro. **A.** Angiograma no ventrículo direito demonstrando um infundíbulo adequado e ausência de fluxo anterógrado pela valva pulmonar. **B.** Angiogramas simultâneos da artéria pulmonar principal e do ventrículo direito. O cateter na artéria pulmonar principal pode ser utilizado como um alvo durante a perfuração subsequente da valva pulmonar com atresia. **C.** Um fio de radiofrequência é utilizado para perfurar a valva pulmonar com atresia. **D.** Um balão de angioplastia é utilizado para dilatar a valva pulmonar. Observe a cintura no balão, que define a localização do anel da valva pulmonar. **E.** Injeção ventricular direita demonstrando fluxo anterógrado pela valva pulmonar. De Hasan BS, Bautista-Hernandez V, McElhinney DB *et al*. Outcomes of transcatheter approach for initial treatment of pulmonary atresia with intact ventricular septum. *Catheter Cardiovasc Interv* 2013;81:111-118, com permissão.

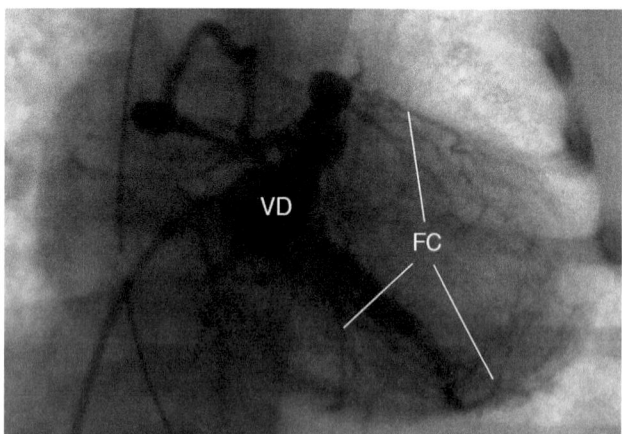

Figura 31.11 Injeção angiográfica no ventrículo direito de um recém-nascido com atresia pulmonar com septo interventricular íntegro, demonstrando diversas conexões fistulares para a circulação coronariana. VD, ventrículo direito; FC, fístula coronariana. De Costello JM, Laussen PC. Congenital heart disease: cyanotic lesions with decreased coronary blood flow. In: Wheeler DS, Wong HR, Shanley TP, eds. *Pediatric critical care medicine: basic science and clinical evidence*. London: Springer-Verlag, 2007:679-691, (Figura 60.6). Com a gentil permissão de Springer Science&Business Media B.V.

transcateter evita a necessidade de intervenção cirúrgica precoce em apenas aproximadamente um terço dos pacientes (147-149). Se existir CCDVD, a cirurgia inicial é um *shunt* sistêmico-artéria pulmonar como a primeira etapa da paliação do ventrículo único (150). O transplante de coração pode ser considerado para o paciente incomum com CCDVD grave e disfunção miocárdica que impeçam a paliação do ventrículo único (151).

Em pacientes com paliação com um *shunt* sistêmico-pulmonar, existe o potencial de hipercirculação pulmonar (Qp:Qs alta), perfusão sistêmica inadequada, pressão arterial diastólica baixa, e perfusão coronariana inadequada. Nesta condição, são indicadas manobras para aumentar a resistência vascular pulmonar e, portanto, "equilibrar" a circulação, tais como o uso de aumento da pressão média nas vias respiratórias e a prevenção de suplementação de oxigênio e alcalose respiratória. Após a inserção de um retalho na saída do ventrículo direito no período neonatal, pode ser necessário o tratamento de suporte, conforme descrito anteriormente em relação aos pacientes com tetralogia de Fallot e fisiologia ventricular direita restritiva.

Em recém-nascidos com *shunt* com CCDVD, é necessário cautela para evitar a vasodilatação sistêmica excessiva. Norepinefrina ou vasopressina podem ser necessárias para manter a pressão de perfusão coronariana. É necessário o cuidadoso monitoramento em relação a alterações no segmento ST por meio de ECG e, se houver o desenvolvimento de quaisquer sinais de isquemia do miocárdio, deve ser obtido um ecocardiograma imediato para avaliar anormalidades na movimentação da parede. Se a CCDVD não foi reconhecida e foi aberta uma via de saída do ventrículo direito, provavelmente haverá o desenvolvimento de isquemia do miocárdio, disfunção ventricular e arritmias imediatamente após o procedimento (145). A recriação da atresia pulmonar por meio de ligadura da artéria pulmonar principal pode ser realizada como uma tentativa de salvamento dos referidos pacientes.

Após a descompressão ventricular direita neonatal inicial, os pacientes com paliação com atresia pulmonar e septo interventricular íntegro são avaliados em relação ao crescimento das estruturas do lado direito do coração e à complacência ventricular direita no intervalo. Durante a cateterização cardíaca, teste de oclusão da CIV e *shunt* sistêmico-pulmonar podem ser realizados para determinar se há o desenvolvimento de cianose e de hipertensão venosa sistêmica. Caso negativo, o fechamento da comunicação atrial e a remoção ou oclusão com mola do *shunt* são realizados para separar as circulações sistêmica e pulmonar. O reparo de um ventrículo e meio e a paliação de Fontan são opções para pacientes mais velhos cujo coração direito não se desenvolveu adequadamente para suportar a circulação inteira (152).

A mortalidade em relação aos pacientes com atresia pulmonar e septo interventricular íntegro nos primeiros meses de vida é de aproximadamente 10%, e os pacientes com CCDVD ou anomalia de Ebstein correm maior risco (149). Com a utilização das intervenções em etapas apropriadas em pacientes com atresia pulmonar e septo interventricular íntegro, podem ser alcançadas taxas de sobrevida em 5 anos superiores a 80% (148,152).

Anomalia de Ebstein

A anomalia de Ebstein é uma lesão cardíaca congênita rara, que representa menos de 1% de todos os casos de CC. Os folhetos septais e posteriores da valva tricúspide estão deslocados no ventrículo direito anatômico e variavelmente aderidos ao septo interventricular. O folheto anterior pode ser fenestrado e redundante, ou "semelhante a uma vela" e causar obstrução da via de saída do ventrículo direito. As cordas tendíneas e os músculos papilares da valva tricúspide podem ser anormais, o anel da valva tricúspide verdadeiro pode estar dilatado, e a regurgitação tricúspide pode ser grave (Figura 31.13). O átrio direito funcional pode estar aumentado em tamanho em virtude da regurgitação tricúspide e do fato de que a parte interna do ventrículo direito está "atrializada" pelos folhetos da valva tricúspide inferiormente deslocados. As CIA (comumente) e a estenose ou atresia da valva pulmonar anatômica (menos comuns) estão associadas à anomalia de Ebstein.

Ocasionalmente estão presentes anormalidades do lado esquerdo do coração, incluindo não compactação ventricular. Pode existir uma ou mais vias de condução acessórias no anel da valva tricúspide, criando o substrato necessário para a taquicardia atrioventricular reentrante.

Muitos pacientes com anomalia de Ebstein não desenvolvem sintomas até a adolescência ou o início da fase adulta, quando pode haver o desenvolvimento de uma combinação de insuficiência cardíaca congestiva do lado direito, cianose, arritmias e morte súbita. Entretanto, recém-nascidos com anomalia de Ebstein grave (i. e., regurgitação tricúspide grave, hipoplasia ventricular direita, disfunção miocárdica e cardiomegalia grave) (Figura 31.14) podem apresentar hidropisia fetal ou cianose grave e insuficiência cardíaca logo após o nascimento. Ocorre *shunt* direita-esquerda no nível atrial, que pode existir em virtude de hipertensão pulmonar, estenose ou atresia da valva pulmonar, ou obstrução da via de saída do ventrículo direito pelo folheto anterior semelhante a uma vela da valva tricúspide. Em alguns recém-nascidos, existe atresia

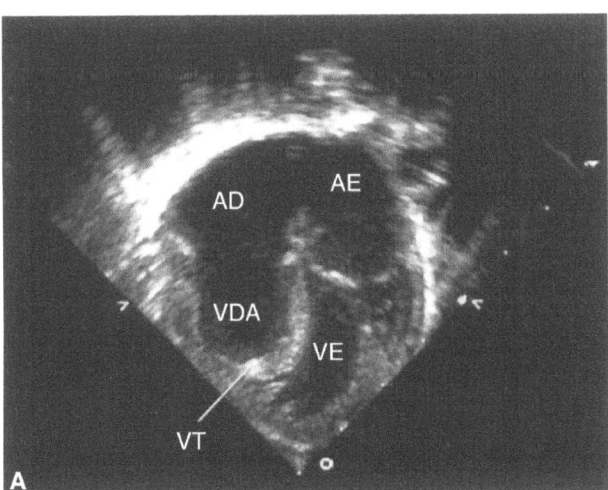
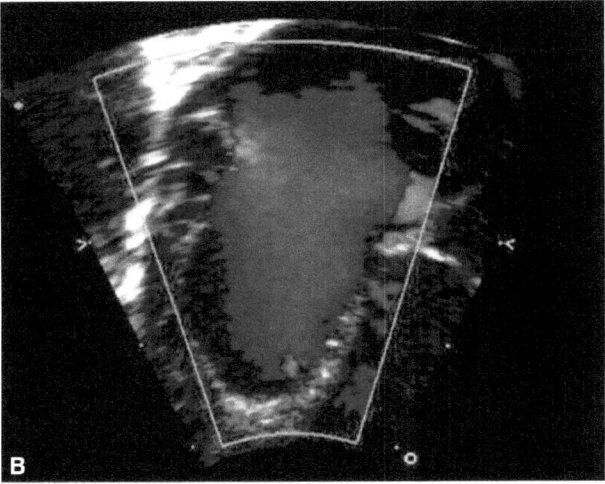

Figura 31.13 Anomalia de Ebstein da valva tricúspide. A. Ecocardiograma bidimensional demonstrando anomalia de Ebstein grave da valva tricúspide (VT) em um recém-nascido. Observe o deslocamento significativo dos folhetos da valva tricúspide dentro do ventrículo direito. **B.** Durante a diástole ventricular, Doppler colorido demonstrando o fluxo retrógrado livre pelo anel da valva tricúspide. VDA, ventrículo direito atrializado; AE, átrio esquerdo; VE, ventrículo esquerdo; AD, átrio direito. (Esta figura encontra-se reproduzida em cores no Encarte.)

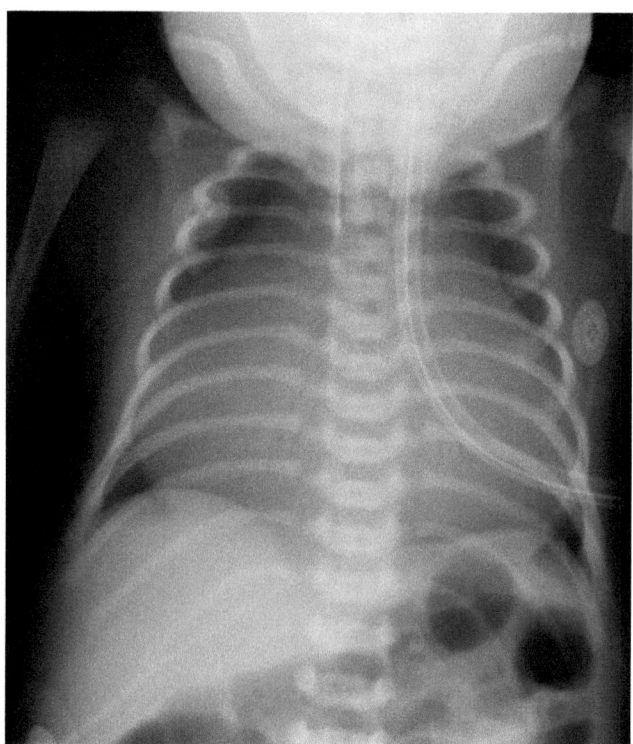

Figura 31.14 **Radiografia torácica de um recém-nascido com anomalia de Ebstein grave.** De Costello JM, Laussen PC. Congenital heart disease: cyanotic lesions with decreased coronary blood flow. In: Wheeler DS, Wong HR, Shanley TP, eds. *Pediatric critical care medicine: basic science and clinical evidence.* London, UK: Springer-Verlag, 2007:679-691, (Figura 60.2). Com a gentil permissão de Springer Science&Business Media B.V.

pulmonar funcional, que se desenvolve quando a pressão na artéria pulmonar é superior à pressão que o ventrículo direito ebsteinoide pode gerar, e os folhetos da valva pulmonar falham em abrir. A regurgitação tricúspide grave e o aumento de volume do átrio direito extremo podem resultar em represamento da drenagem venosa no átrio direito complacente, com *shunt* limitado da CIA para o átrio esquerdo. A redução da pré-carga para o ventrículo esquerdo pode contribuir para o subdesenvolvimento do lado esquerdo do coração e um estado de débito cardíaco baixo. A função biventricular também pode estar diminuída pela fibrose miocárdica. Recém-nascidos com anomalia de Ebstein que apresentam cianose significativa (saturação sistêmica < 75 a 80%) devem receber PGE_1 inicialmente. Os pulmões podem estar comprimidos pela cardiomegalia grave (Figura 31.14) e, portanto, a ventilação mecânica com uso criterioso de PEEP pode ser útil.

O tamanho do átrio direito, a anatomia e a função da valva tricúspide e a via de saída do ventrículo direito são avaliados por meio de ecocardiograma (Figura 31.13). Com a utilização das medições ecocardiográficas da vista apical das quatro câmaras, a razão do átrio direito e do ventrículo direito atrializado, e da área do ventrículo direito funcional, átrio esquerdo e ventrículo esquerdo superior a 1 é forte preditor independente da mortalidade (153-156). Outros preditores da mortalidade no período neonatal incluem presença de cianose, obstrução da via de saída do ventrículo direito e disfunção sistólica ventricular esquerda (154-156).

A tomada de decisões em relação aos recém-nascidos sintomáticos com anomalia de Ebstein grave é complexa e exige uma compreensão completa da fisiologia em evolução. Se a atresia pulmonar estiver presente, determinar se ela é anatômica ou funcional deve ser uma consideração inicial. Se houver suspeita de atresia funcional, a descontinuação da PGE_1 pode levar à constrição do canal arterial. A diminuição da pressão na artéria pulmonar resultante pode possibilitar a abertura dos folhetos da valva pulmonar (157). A atresia pulmonar anatômica pode recomendar uma tentativa de dilatação com balão ou a inserção de um *shunt* sistêmico-pulmonar. Em pacientes sem atresia pulmonar, a resistência vascular pulmonar pode diminuir, e pode ocorrer escoamento sistêmico-pulmonar pelo canal arterial, que leva a um estado de débito baixo. O aumento da drenagem das veias pulmonares leva à elevação da pressão atrial esquerda, que pode inibir o *shunt* atrial direita-esquerda e, portanto, contribuir para a hipertensão venosa sistêmica. Nesta situação, a PGE_1 deve ser descontinuada com a esperança de que a constrição do canal arterial leve à diminuição da pressão na artéria pulmonar, promovendo, assim, o aumento do fluxo anterógrado por meio da via de saída do ventrículo direito e o desaparecimento dos sintomas de insuficiência cardíaca. A persistência da permeabilidade de um canal arterial grande pode recomendar a ligadura cirúrgica, a qual pode resultar em melhora dramática. O uso criterioso de ventilação mecânica, suplementação de oxigênio e óxido nítrico inalatório também pode facilitar um declínio na resistência vascular pulmonar, promovendo, assim, o fluxo anterógrado pela via de saída do ventrículo direito (155,157,158). Se a cianose diminuir, então a intervenção cirúrgica na valva tricúspide pode ser adiada.

Para os recém-nascidos sintomáticos que apresentam falha no manejo clínico, não existe um procedimento reparador ou paliativo único que tenha sido associado ao amplo sucesso. Para os recém-nascidos tanto com cianose quanto com insuficiência cardíaca, uma opção cirúrgica é inserir um *shunt* sistêmico-artéria pulmonar, suturar o anel da valva tricúspide e realizar uma septectomia atrial como a primeira etapa de um procedimento em direção à cirurgia paliativa de Fontan (159). Normalmente é necessária a plicatura do átrio direito para reduzir o seu tamanho e volume e promover o *shunt* direita-esquerda pelo septo interatrial. Alternativamente, pode haver uma tentativa de reparo biventricular, composta por uma atrioplastia de redução, fechamento fenestrado do septo interatrial e valvoplastia tricúspide complexa (160). O transplante de coração também pode ser considerado, mas apesar da inserção precoce em uma lista, o manejo clínico destes pacientes enquanto aguardam até que um enxerto de doador seja disponibilizado pode ser difícil. Apesar dos cuidados agressivos, um subconjunto de recém-nascidos com anomalia de Ebstein grave apresenta débito cardíaco baixo persistente e cianose profunda, que resultam em mortalidade precoce (155,158).

Recém-nascidos com anomalia de Ebstein que necessitam de intervenção cirúrgica precoce apresentam um risco significativo de desenvolvimento de um estado de débito cardíaco baixo, e uma diversidade de fatores pode contribuir (155,158,161). Em recém-nascidos com canal arterial ou *shunt* sistêmico-pulmonar e regurgitação tricúspide e pulmonar, o *shunt* circular pode contribuir para um estado de débito cardíaco baixo. Um *shunt* circular implica fluxo sanguíneo aórtico pelo canal arterial ou pelo *shunt* aortopulmonar, retrógrado pela artéria pulmonar principal até o ventrículo direito e a valva tricúspide, pela comunicação atrial, e fora do ventrículo esquerdo e da aorta, com um resultante fluxo sanguíneo sistêmico inadequado (Figura 31.15). Portanto, o sangue pode deixar a aorta e retornar para a aorta sem cruzar o leito capilar, criando uma carga de volume significativa e roubo sistêmico (157). Nesta situação, pode ser necessária uma reoperação de emergência para ligar o canal arterial, limitar as dimensões do *shunt*, ligar a artéria pulmonar principal, ou reduzir a regurgitação tricúspide com uma valvoplastia (157). Embora os pulmões possam aparentar ser pequenos à RXT, devem ser utilizadas pressões nas vias respiratórias criteriosas e pressões médias nas vias respiratórias excessivas devem ser evitadas, tendo em vista que a distensão excessiva dos pulmões pode aumentar a resistência vascular pulmonar e limitar a pré-carga ventricular esquerda.

Em geral, desfechos favoráveis são alcançados em relação aos recém-nascidos com doença de Ebstein que não necessitam de intervenção precoce, desfechos intermediários para aqueles nos

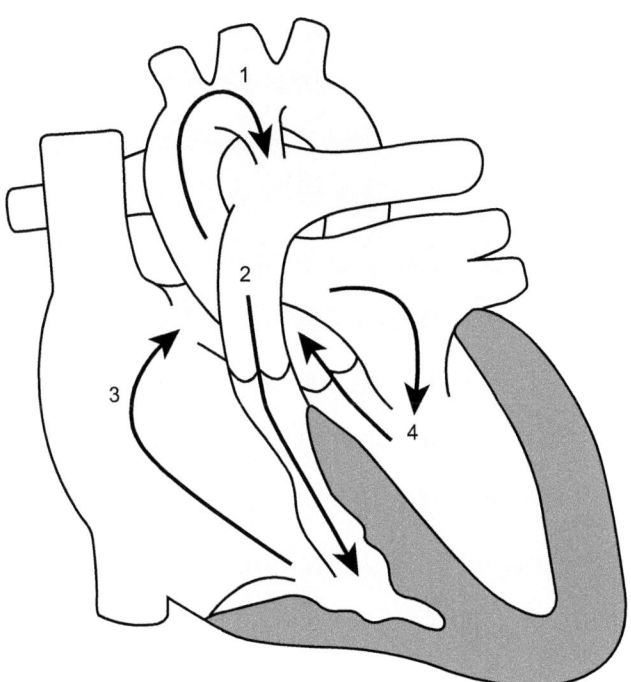

Figura 31.15 Diagrama linear demonstrando o *"shunt* circular" na anomalia de Ebstein da valva tricúspide com insuficiência pulmonar. Existe um fluxo sanguíneo ineficaz da aorta para a aorta (*1*), sem atravessar o leito capilar. Este ocorre por meio da PCA até a artéria pulmonar (*2*), até o ventrículo direito por meio da insuficiência pulmonar para o átrio direito através da valva tricúspide regurgitante pelo forame oval (*3*) para o átrio esquerdo e o ventrículo esquerdo (*4*) e retorna para a aorta (*1*). Reimpressa de Wald RM, Adatia I, Van Arsdell GS et al. Relation of limiting ductal patency to survival in neonatal Ebstein's anomaly. *Am J Cardiol* 2005;96:851-856, (Figura 4), com permissão.

quais é realizado apenas um *shunt* sistêmico-pulmonar, e desfechos inferiores aos ideais (taxa de mortalidade que se aproxima de 50%) para os pacientes que são submetidos ao reparo ou fechamento da valva tricúspide (exclusão ventricular direita) (162). Entretanto, em um relato, uma estratégia de manejo conservador que reconheceu as possíveis dificuldades da persistência do canal arterial prolongada e o potencial para um *shunt* circular foi associada a uma taxa de mortalidade neonatal geral de 7% (157).

Obstrução da via de saída do ventrículo esquerdo

Estenose crítica da valva aórtica

A estenose da valva aórtica pode estar presente de diversos modos, dependendo primariamente da gravidade da estenose. Os recém-nascidos com uma valva aórtica bicúspide sem obstrução da via de saída e aqueles com estenose leve a moderada serão assintomáticos. No outro extremo, aqueles com estenose crítica da valva aórtica não reconhecida desenvolvem hipertensão atrial esquerda, edema pulmonar e choque na medida em que há a constrição do canal arterial. Em pacientes com estenose crítica da valva aórtica, o sopro da ejeção sistólica é tipicamente mais suave do que o esperado, em virtude do estado de débito cardíaco baixo, e o gradiente estimado por meio de ecocardiograma pode não estar correlacionado com a gravidade da estenose. Em recém-nascidos com estenose crítica da valva aórtica, existe o fluxo sanguíneo sistêmico dependente do canal arterial, e o início de uma infusão de PGE_1 possibilita que o sangue ejetado do ventrículo direito proporcione a perfusão sistêmica até que uma intervenção possa ser realizada.

A função sistólica ventricular esquerda está tipicamente deprimida em recém-nascidos com estenose crítica da valva aórtica. É realizada uma avaliação cuidadosa da valva aórtica e de outras estruturas do lado esquerdo do coração por meio de ecocardiograma, com a finalidade de avaliar se elas são adequadas para suportar a circulação sistêmica após uma intervenção e com o fechamento do canal arterial (163,164). Neonatos com estenose crítica da valva aórtica que se acredita serem adequados para uma circulação biventricular normalmente serão encaminhados para uma valvoplastia aórtica com balão, embora uma valvotomia aórtica cirúrgica seja uma opção aceitável (165,166). Em pacientes com hipoplasia importante de diversas estruturas do lado esquerdo do coração, pode ser preferível uma cirurgia de Norwood.

O suporte inotrópico pode ser administrado por alguns poucos dias após o alívio da estenose crítica da valva aórtica enquanto se aguarda pela recuperação da função sistólica ventricular esquerda. A infusão de PGE_1 pode ser descontinuada imediatamente após o procedimento ou após a observação de um fluxo esquerda-direita no nível do canal arterial por meio de ecocardiografia. Observe que o gradiente na valva aórtica pode ser mínimo imediatamente após a intervenção, mas com frequência aumentará na medida em que a função miocárdica e o débito cardíaco melhorarem. Aproximadamente metade dos recém-nascidos com estenose crítica da valva aórtica que são submetidos à valvoplastia com balão necessitam de reintervenção na valva aórtica durante os primeiros 5 anos de vida (167).

Coarctação crítica da aorta

A coarctação da aorta implica estreitamento significativo na aorta torácica, logo distal à artéria subclávia esquerda. Uma "plataforma posterior" está presente, oposta ao local de inserção da PCA. A coarctação da aorta pode existir isoladamente, ou pode ser associada à hipoplasia do arco aórtico, uma CIV, ou outras lesões intracardíacas complexas. Uma valva aórtica bicúspide está presente em no mínimo 50% dos casos. Uma coarctação da aorta é considerada "crítica" quando existe fluxo sanguíneo sistêmico dependente do canal arterial, o que representa apenas aproximadamente 10% dos casos.

Pode haver suspeita de coarctação da aorta ao exame físico por meio da detecção de uma discrepância do pulso braquiofemoral, a qual pode ser confirmada por meio da medição do gradiente de pressão arterial sistólica braço-perna. Um gradiente de pressão arterial sistólica entre os membros superiores e inferiores acima de 10 mmHg é clinicamente significativo. Em aproximadamente 5% dos recém-nascidos com coarctação da aorta isolada, a artéria subclávia direita terá uma origem aberrante na aorta torácica descendente, distal à coarctação, tornando os achados de exames e dos gradientes da pressão arterial descritos anteriormente não confiáveis.

Em recém-nascidos com uma coarctação da aorta crítica não reconhecida, pode haver o desenvolvimento de hipertensão atrial esquerda e choque com a constrição do canal arterial (Figura 31.16). Nos referidos pacientes, há o desenvolvimento de disfunção sistólica ventricular esquerda em virtude da alta pós-carga imposta sobre o ventrículo esquerdo pela coarctação e da hipertensão pulmonar resultante. Ocasionalmente, existe cianose diferencial, tendo em vista que a parte inferior do corpo está sendo perfundida pelo sangue desoxigenado do canal arterial. Uma infusão de PGE_1 reabrirá o canal arterial de modo confiável, possibilitando a melhora na função miocárdica e dos órgãos-alvo antes do reparo cirúrgico.

Nos recém-nascidos e nos lactentes, a coarctação pode ser adequadamente visualizada na maior parte dos casos por meio de ecocardiograma transtorácico. Ocasionalmente, uma RM ou TC cardíaca é útil para esclarecer os detalhes da anatomia do arco.

Estão disponíveis diversas técnicas cirúrgicas para o reparo da coarctação. Estas incluem ressecção com anastomose entre as extremidades, aortoplastia com retalho, aortoplastia com retalho subclávio, e ressecção com anastomose entre as extremidades *estendida*. A última técnica pode ser utilizada para abordar a hipoplasia do arco aórtico e aparenta estar associada a uma baixa taxa de recoarctação (168). Em virtude de uma taxa de recoarctação

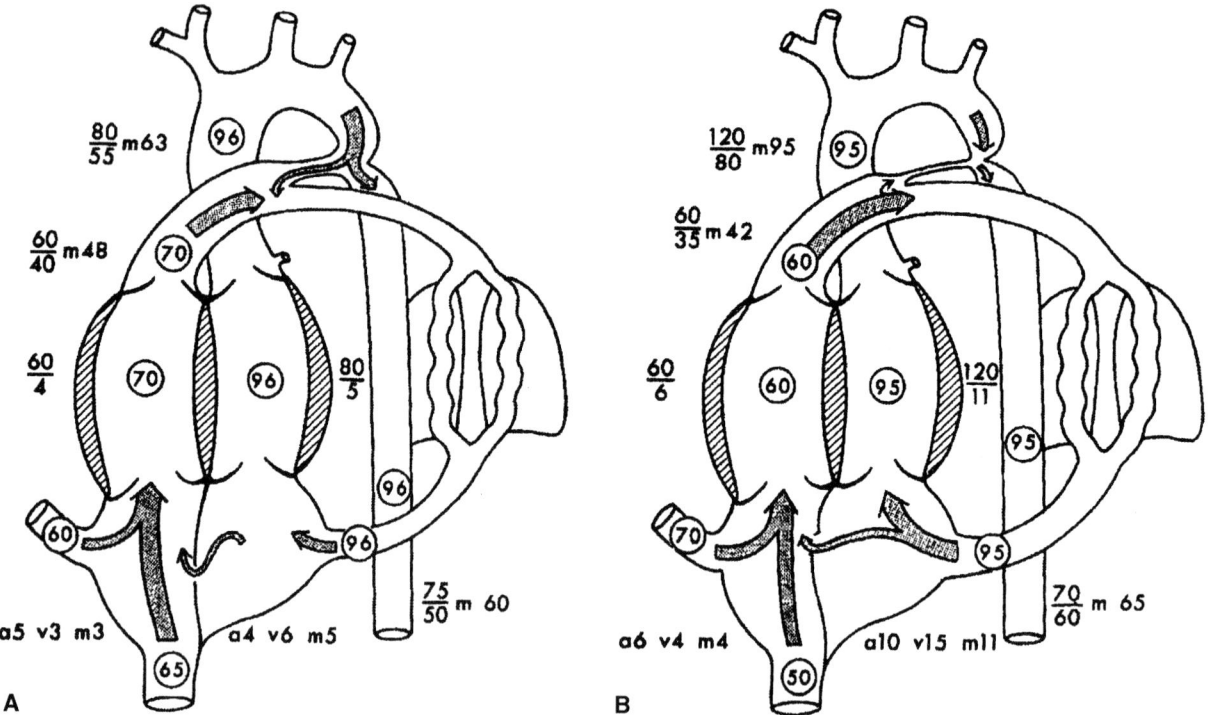

Figura 31.16 Diagrama esquemático dos dados hemodinâmicos e dos níveis da saturação de oxigênio em um recém-nascido com coarctação da aorta crítica.
A. Dados hemodinâmicos e níveis de saturação de oxigênio antes do fechamento do canal arterial. **B.** Dados hemodinâmicos e níveis de saturação de oxigênio após o fechamento do canal arterial. Observe o desenvolvimento de hipertensão sistêmica e de hipertensão atrial esquerda, a persistência da hipertensão pulmonar, e a diminuição no débito cardíaco, conforme demonstrado pelo nível de saturação de oxigênio mais baixo na veia cava inferior (a, atrial; v, ventrículo; m, média). Reimpressa de Rudolph AM. Aortic arch obstruction. In: *Congenital diseases of the heart: clinical-physiological considerations*, 2nd ed. Armonk, NY: Futura, 2001:382-383, com permissão.

significativa e da possibilidade de formação de aneurisma, em geral a angioplastia com balão primária não é recomendada no primeiro ano de vida.

Após o reparo de uma coarctação da aorta crítica isolada, pode ser observada hipertensão sistêmica. Medições da pressão arterial nos quatro membros devem ser obtidas para a avaliação em relação à presença de obstrução residual do arco aórtico. Recém-nascidos e lactentes correm risco mais baixo de isquemia da medula espinal ou de hipertensão pós-operatória significativa após o reparo da coarctação, em comparação a crianças mais velhas e adultos. Assim como com qualquer intervenção cirúrgica no arco aórtico, os nervos frênico e laríngeo recorrente são de risco para lesões. Morte após o reparo de uma coarctação da aorta isolada é rara.

Síndrome do coração esquerdo hipoplásico

A SCEH descreve a estenose ou atresia grave das valvas mitral e aórtica, ventrículo esquerdo, aorta ascendente e arco aórtico diminutos, com frequência uma coarctação da aorta justaductal. As estruturas do lado esquerdo do coração são incapazes de suportar a circulação sistêmica. Também é necessária uma CIA adequada para possibilitar a saída do fluxo sanguíneo venoso pulmonar do átrio esquerdo para o átrio direito (Figura 31.17).

Ao nascimento, a maior parte dos recém-nascidos com SCEH apresentará cianose leve e hemodinâmica estável. É necessária a PCA para possibilitar que o fluxo sanguíneo do ventrículo direito alcance a circulação sistêmica, e provavelmente haverá o desenvolvimento de choque após a constrição do canal arterial. Portanto, é indicada uma infusão de PGE_1 para manter a persistência do canal arterial. O ecocardiograma é utilizado para esclarecer os detalhes anatômicos. A análise cromossômica pode identificar síndrome de Turner ou outras anomalias. Os pacientes que apresentam disfunção miocárdica podem ser tratados com suporte inotrópico para melhorar o débito cardíaco e o fornecimento de oxigênio sistêmico. Entretanto, é necessário cautela para evitar agentes inotrópicos que aumentem a resistência vascular sistêmica, tendo em vista que isto favorecerá o fluxo sanguíneo pulmonar ao fluxo sanguíneo sistêmico. Epinefrina em dose baixa, dopamina em dose baixa ou milrinona são agentes inotrópicos razoáveis para o uso nesta condição.

Ao longo dos primeiros poucos dias de vida, na medida em que a resistência vascular pulmonar diminui, a razão do fluxo sanguíneo pulmonar e sistêmico (Qp/Qs) aumentará. Esta fisiologia em evolução leva à sobrecarga do volume ventricular direito, bem como ao potencial de perfusão sistêmica inadequada e isquemia de órgãos-alvo. A Qp/Qs pode ser calculada por meio da equação a seguir, que é derivada do princípio de Fick: $Qp/Qs = (Sa_{O_2} - Sv_{O_2})/(Pv_{O_2} - Pa_{O_2})$, em que Sa_{O_2} = saturação aórtica; Sv_{O_2} = saturação venosa mista (estimada por meio da saturação de oxigênio na veia cava superior); Pv_{O_2} = saturação de oxigênio na veia pulmonar (presume-se que seja > 95%, se não medida diretamente); e Pa_{O_2} = saturação de oxigênio na artéria pulmonar (presume-se que seja igual à saturação aórtica). A maior parte dos recém-nascidos no pré-operatório não terá um cateter venoso central posicionado na veia cava superior para a medição da Sv_{O_2} e, portanto, a Qp/Qs não pode ser calculada com precisão. A determinação de um valor absoluto para a Qp/Qs é de menor importância do que a realização de uma apreciação em relação ao distúrbio fisiológico que se desenvolve na medida em que estes recém-nascidos se tornam progressivamente hipercirculados. Modelos computadorizados da fisiologia da SCEH demonstram que o fornecimento máximo de oxigênio ocorre a uma Qp/Qs discretamente inferior a 1,0 (Figuras 31.18 e 31.19) (169,170). Estes modelos também demonstram que uma Sv_{O_2} inferior a 40% ou uma diferença de $Sa_{O_2} - Sv_{O_2}$ superior a 40% provavelmente está associada a disfunção grave no fornecimento de oxigênio sistêmico, relacionada a Qp/Qs alta ou débito cardíaco baixo (170).

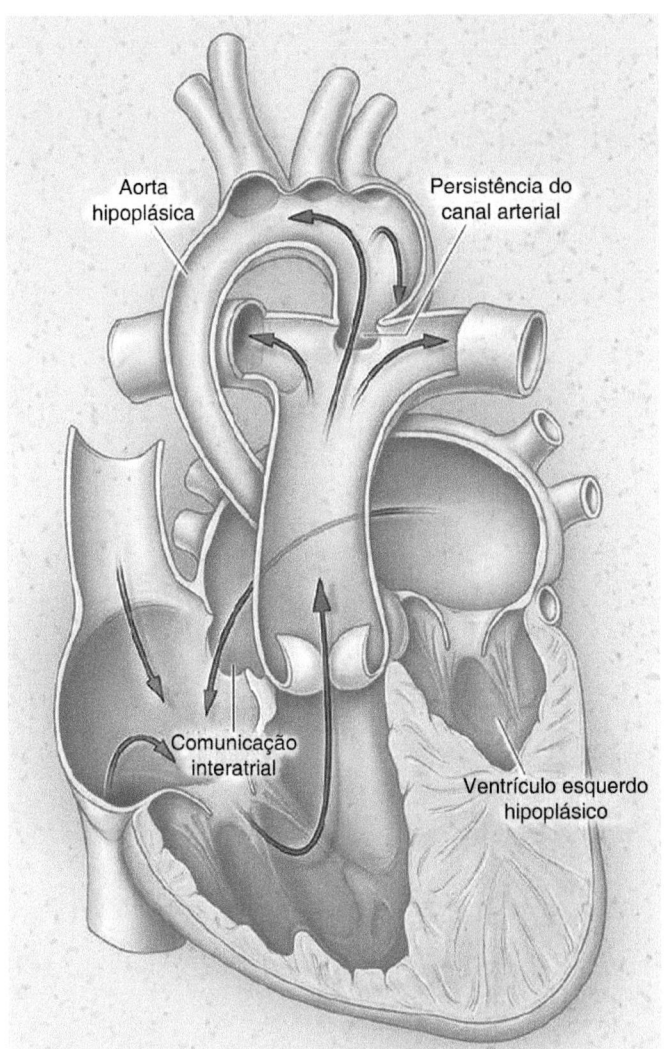

Figura 31.17 Síndrome de hipoplasia do coração esquerdo. O sangue oxigenado reflui do átrio esquerdo cruza uma CIA até se juntar ao sangue desoxigenado no átrio direito. Este sangue misto é ejetado pelo ventrículo direito dentro da artéria pulmonar. Uma parte deste sangue prossegue até os pulmões, e o restante cruza o canal arterial para suprir a circulação sistêmica. De Ohye RG, Sleeper LA, Mahony L *et al*. Comparison of shunt types in the Norwood procedure for single-ventricle lesions. *N Engl J Med* 2010;362:1980-1992, com permissão. (Esta figura encontra-se reproduzida em cores no Encarte.)

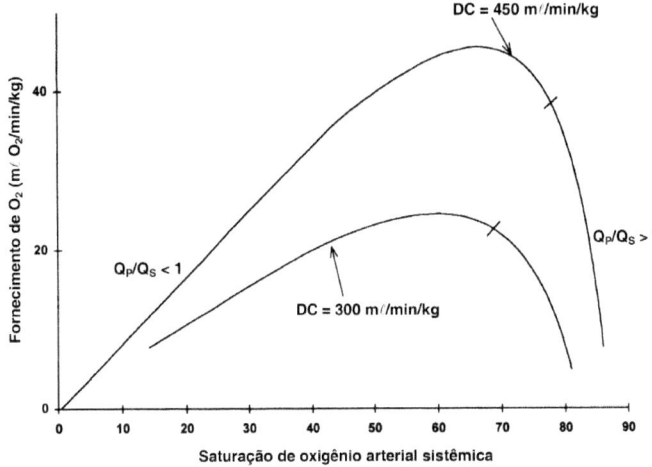

Figura 31.18 Saturação de oxigênio arterial sistêmica *versus* fornecimento de oxigênio (O_2) sistêmico no recém-nascido teórico com síndrome de hipoplasia e do coração esquerdo. Foi utilizado um modelo de computador para gerar as curvas, configurando o débito cardíaco (DC) a 300 ou 450 mℓ/kg/min e a Qp/Qs variando de 0,2 a 10. A linha curta em cada curva representa o ponto no qual Qp/Qs = 1. Na medida em que a Sa_{O_2} aumenta, o fornecimento de oxigênio aumenta e alcança um pico, e em seguida diminui rapidamente. O pico do fornecimento de oxigênio ocorre a Qp/Qs < 1. Reimpressa de Barnea O, Santamore WP, Rossi A *et al*. Estimation of oxygen delivery in newborns with a univentricular circulation. *Circulation* 1998;98:1407-1413, com permissão.

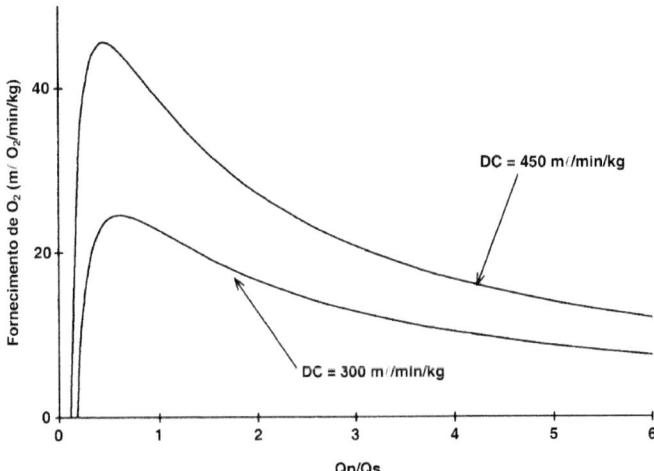

Figura 31.19 Fornecimento de oxigênio (O_2) sistêmico *versus* Qp/Qs no recém-nascido teórico com síndrome de hipoplasia do coração esquerdo. Foi utilizado um modelo de computador para gerar as curvas, configurando o débito cardíaco (DC) em 300 ou 450 mℓ/kg/min. Observe que o aumento do débito cardíaco pode aumentar o fornecimento de oxigênio, e que o fornecimento de oxigênio diminui significativamente assim que a Qp/Qs excede 1. Reimpressa de Barnea O, Santamore WP, Rossi A *et al*. Estimation of oxygen delivery in newborns with a univentricular circulation. *Circulation* 1998;98:1407-1413, com permissão.

No recém-nascido típico com SCEH, as intervenções que reduzem a resistência vascular pulmonar, tais como a suplementação de oxigênio e a hiperventilação, podem aumentar a Qp/Qs e em geral devem ser evitadas. Pacientes com hipercirculação pulmonar (Qp/Qs alta) e evidências de perfusão inadequada dos órgãos-alvo podem ser tratados com hipoventilação ou suplementação de dióxido de carbono inalatório, com a intenção de aumentar a resistência vascular pulmonar. Estas estratégias exigem o uso concomitante de um relaxante muscular para prevenir a hiperventilação compensatória. A administração de $F_{I_{O_2}}$ subambiente é uma estratégia alternativa para aumentar a resistência vascular pulmonar (RVP) que tenha diminuído muito em virtude de um efeito neutro com o fornecimento de oxigênio sistêmico (171).

Um septo interatrial gravemente restritivo ou íntegro está presente em 5% dos recém-nascidos com SCEH, e estes pacientes desenvolvem tipicamente cianose profunda, edema pulmonar e choque quase imediatamente após o parto. Os referidos pacientes desenvolvem hipertensão venosa pulmonar e anormalidades linfáticas *in utero*, que persistem após o nascimento (172,173).

O manejo imediato destes recém-nascidos criticamente enfermos envolve uma intervenção de emergência para descomprimir o átrio esquerdo. Uma septoplastia atrial de Brockenbrough (punção transcateter, com agulha transeptal, seguida por dilatação seriada com balão da nova CIA e possivelmente inserção de *stent*) servirá para descomprimir o átrio esquerdo, aumentar a drenagem das veias pulmonares e o fluxo sanguíneo pulmonar, e aliviar a cianose (174). Após a descompressão atrial, o paciente pode ser manejado clinicamente por alguns poucos dias com uma infusão de PGE_1 e diuréticos para possibilitar que a resistência vascular pulmonar diminua e o edema pulmonar melhore antes da cirurgia de Norwood. Uma taxa de sobrevida de 53% após a cirurgia de Norwood tem sido relatada com esta estratégia, que é melhor do que os resultados obtidos com outras estratégias de manejo para esta lesão, mas permanece inadequada quando comparada ao desfecho de recém-nascidos sem obstrução atrial que são submetidos à cirurgia de Norwood (175).

Durante a cirurgia de Norwood para a SCEH, a artéria pulmonar distal é suturada, a artéria pulmonar proximal e a aorta são anastomosadas, e o arco aórtico é reconstruído para possibilitar o fluxo sanguíneo sistêmico não obstruído. É realizada uma septectomia atrial para possibilitar a passagem facilitada da drenagem das veias pulmonares para o átrio direito, e um *shunt* sistêmicopulmonar é inserido para proporcionar o fluxo sanguíneo pulmonar (Figura 31.20). Após esta cirurgia, o ventrículo direito único bombeia o sangue para a circulação sistêmica e as artérias coronárias por meio da aorta reconstruída (neoaorta) e para a circulação pulmonar por meio do *shunt*.

Historicamente, o *shunt* de Blalock-Taussig modificado foi utilizado de modo rotineiro como a fonte de fluxo sanguíneo pulmonar durante a cirurgia de Norwood. Em virtude das preocupações a respeito do escoamento diastólico, da carga do volume e da insuficiência coronariana associada a este *shunt*, nos últimos anos, tem sido utilizado um canal ventrículo direito-artéria pulmonar para proporcionar o fluxo sanguíneo pulmonar. Esta modificação foi descrita originalmente pelo Dr. William Norwood, mas foi aplicada com sucesso pelo Dr. Shunji Sano e colegas e, portanto, se tornou conhecida como o "*shunt* de Sano" (Figura 31.20) (176). A fisiologia pós-operatória após a modificação de Sano é razoavelmente diferente da cirurgia de Norwood padrão e merece comentários. Pacientes com um *shunt* de Sano apresentam pressão arterial diastólica mais alta e melhora da pressão de perfusão coronariana (177). Em virtude da ausência de escoamento diastólico por meio de um *shunt* de Blalock-Taussig, recém-nascidos com "fisiologia de Sano" não apresentam hipercirculação pulmonar (ou uma Qp/Qs grande) e, portanto, podem se beneficiar menos da redução agressiva da pós-carga. De fato, a vasodilatação sistêmica excessiva pode levar ao fluxo sanguíneo pulmonar inadequado e à cianose grave (semelhante à fisiologia de um paciente com tetralogia de Fallot não reparada). Os riscos relacionados a esta modificação estão centrados nos efeitos da realização de uma ventriculotomia em um recém-nascido com um ventrículo direto único e incluem disfunção miocárdica, arritmias e formação de falso aneurisma. Em um estudo clínico multicêntrico e randomizado, pacientes com Norwood atribuídos para o grupo com *shunt* ventrículo direito-artéria pulmonar apresentaram uma sobrevida livre de transplante em 1 ano superior, em comparação ao grupo com *shunt* de Blalock-Taussig modificado (56). Entretanto, o acompanhamento subsequente dos pacientes nesse estudo clínico não revelou diferenças significativas na sobrevida livre de transplante.

Outra alternativa para a cirurgia de Norwood é um procedimento denominado híbrido (178). Este envolve a inserção de *stent* transcateter no canal arterial e a inserção de bandagens pulmonares bilaterais durante o período neonatal (Figura 31.21). Em seguida, a reconstrução do arco aórtico é realizada concomitantemente à conexão cavopulmonar superior bidirecional aos 4 a 6 meses de idade.

Idealmente, as circulações serão equilibradas após a cirurgia de Norwood, de modo que a razão Qp/Qs será de aproximadamente 1:1. Presumindo uma CIA não restritiva criada cirurgicamente e um fluxo sanguíneo venoso pulmonar não obstruído, o fluxo sanguíneo pulmonar será determinado pela resistência vascular pulmonar e pela resistência proporcionada pelo *shunt* sistêmicoartéria pulmonar. O fluxo sanguíneo sistêmico será determinado pela resistência vascular sistêmica e, se presente, qualquer obstrução residual do arco aórtico. O fluxo sanguíneo pulmonar excessivo com perfusão sistêmica inadequada, semelhante àquela observado em um recém-nascido com SCEH típico no pré-operatório, historicamente era considerado um problema importante

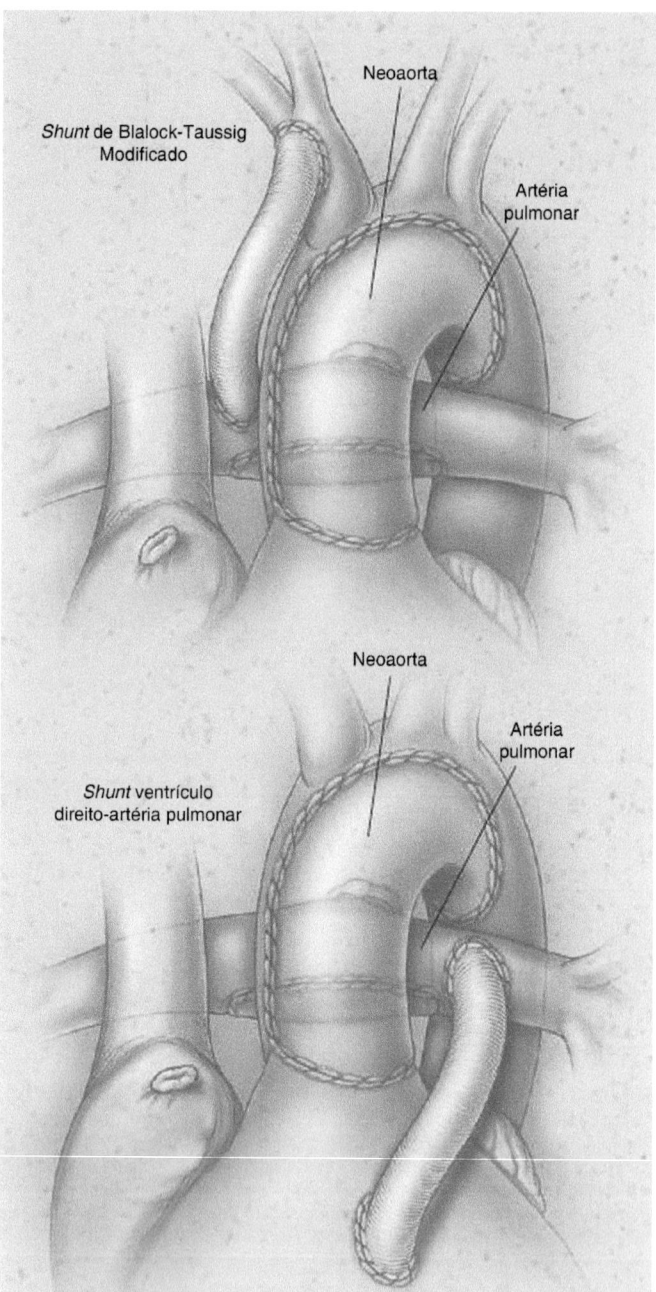

Figura 31.20 O procedimento de Norwood. Pode-se observar a aorta reconstruída (neoaorta) e a artéria pulmonar isolada. O fluxo sanguíneo pulmonar é suprido por um *shunt* de Blalock-Taussig modificado (**parte superior**) ou um canal ventrículo direito-artéria pulmonar (**parte inferior**). De Ohye RG, Sleeper LA, Mahony L et al. Comparison of *shunt* types in the Norwood procedure for single-ventricle lesions. *N Engl J Med* 2010;362:1980-1992, com permissão.

após a cirurgia de Norwood. O entendimento atual é que a hipercirculação não é uma questão tão importante, em particular se foi inserido um *shunt* de Sano ou um *shunt* de Blalock-Taussig com tamanho adequado. A razão do fluxo sanguíneo sistêmico e pulmonar pode ser calculada por meio da equação de Fick modificada (discutida anteriormente). Observe que o cálculo da Qp/Qs apenas com a utilização da Sa_{O_2} arterial pode ser enganoso sem o conhecimento da Sv_{O_2} e da Pv_{O_2} (Figura 31.22). A dessaturação venosa pulmonar é comum no período pós-operatório imediato em algum ponto após a cirurgia de Norwood, até mesmo na ausência de anormalidades radiográficas à RXT (179). Contrariamente ao período pré-operatório, após a cirurgia de Norwood, a provisão de uma quantidade criteriosa de suplementação de oxigênio pode melhorar a saturação de oxigênio na veia pulmonar e, finalmente, o fornecimento de oxigênio sistêmico.

O débito cardíaco baixo é um problema comum após a cirurgia de Norwood. Os fatores de contribuição podem incluir disfunção do miocárdio, regurgitação de valva atrioventricular, hipercirculação pulmonar, isquemia coronariana, obstrução residual do arco aórtico, ou uma combinação destes fatores. Um limiar anaeróbico é alcançado quando a Sv_{O_2} diminui para menos de 30% após a cirurgia de Norwood, e os esforços para manter a Sv_{O_2} acima deste valor têm sido associados a mortalidade precoce muito baixa (180). O suporte inotrópico e a redução da pós-carga podem ser benéficos para os referidos pacientes.

Pode ocorrer cianose excessiva após a cirurgia de Norwood. O diagnóstico diferencial e as estratégias de manejo são discutidos anteriormente, na seção sobre cianose pós-operatória.

Taxas de sobrevida à alta hospitalar de aproximadamente 90% após a cirurgia paliativa inicial para a SCEH atualmente são alcançadas em centros de alto desempenho. Os fatores de risco que contribuem para a mais alta mortalidade após a cirurgia de Norwood incluem a prematuridade, a presença de diversas anomalias congênitas e um septo interatrial íntegro. O transplante de coração também pode ser considerado como uma estratégia de manejo primária para recém-nascidos com SCEH, embora o limitado grupo de doadores resulte em mortalidade significativa na lista de espera, e as complicações inerentes ao transplante de coração também devam ser consideradas.

Interrupção do arco aórtico

A IAA é classificada pela localização da interrupção do arco em relação aos vasos braquiocefálicos (Figura 31.23) (181). A IAA tipo B é o subtipo mais comum (> 50% dos casos), e o tipo C é raro. A IAA é mais comumente associada a uma CIV, mas também é observada

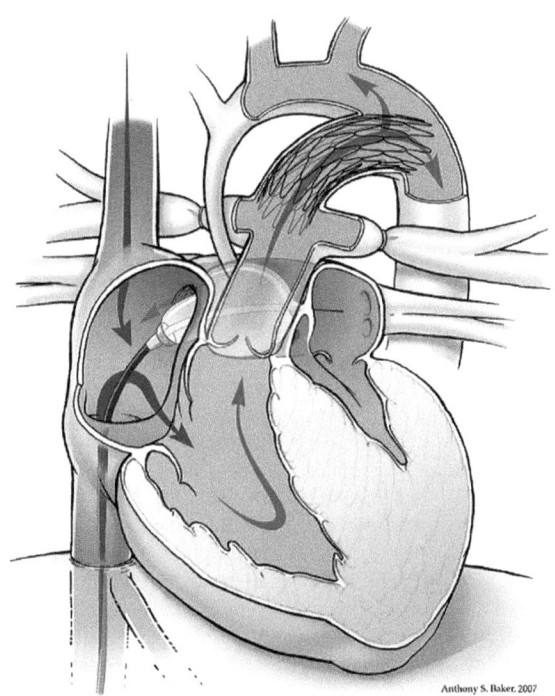

Figura 31.21 A etapa 1 do paliativo híbrido. Bandagens do ramo da artéria pulmonar e um *stent* na PCA são inseridos em um procedimento, enquanto a septostomia atrial com balão é realizada como um procedimento separado. De Galantowicz M, Cheatham JP, Phillips A *et al.* Hybrid approach for hypoplastic left heart syndrome: intermediate results after the learning curve. *Ann Thorac Surg* 2008;85:2063-2070; discussão 2070-2071, com permissão. (Esta figura encontra-se reproduzida em cores no Encarte.)

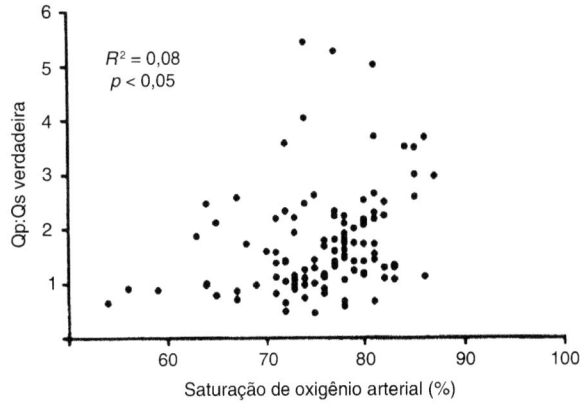

Figura 31.22 Análise de regressão da Sa_{O_2} em face da Qp/Qs verdadeira após a cirurgia de Norwood. A Sa_{O_2} é um preditor inadequado da Qp/Qs ($R^2 = 0,08$, $p < 0,05$). A variabilidade na Qp/Qs é mais pronunciada nos valores da Sa_{O_2} na variação de 65 a 85%, a variação-alvo habitual para os pacientes após a cirurgia paliativa de Norwood. Reimpressa de Taeed R, Schwartz SM, Pearl JM *et al.* Unrecognized pulmonary venous desaturation early after Norwood palliation confounds Qp:Qs assessment and compromises oxygen delivery. *Circulation* 2001;103:2699–2704, com permissão.

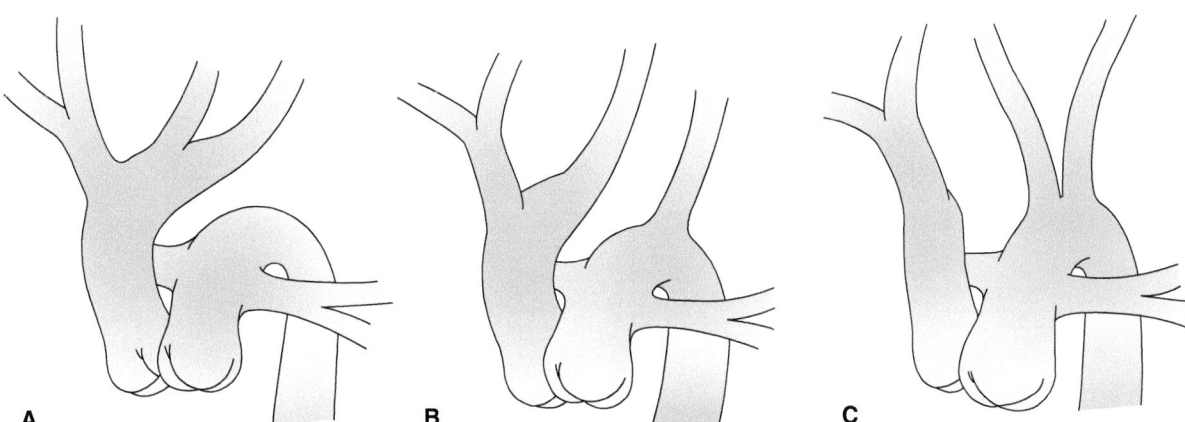

Figura 31.23 Os três tipos de interrupção do arco aórtico. No tipo **A**, a interrupção é no istmo da aorta, entre a artéria subclávia esquerda e o canal. No tipo **B**, a interrupção é no arco aórtico distal, entre as artérias carótida esquerda e subclávia esquerda. No tipo **C**, a interrupção é no arco aórtico proximal, entre as artérias inominada e carótida esquerda. O tipo **B** é a forma mais comum desta lesão. O tipo **C** é raro. Reimpressa de Chang AC, Starnes VA. Interrupted aortic arch. In: Chang AC, Hanley FL, Wernovsky G *et al.*, eds. *Pediatric cardiac intensive care.* Baltimore, MD: Williams and Wilkins, 1998:243-247, com permissão.

com uma diversidade de outras malformações cardíacas congênitas, incluindo *truncus arteriosus* e d-TGA.

Recém-nascidos com IAA estarão tipicamente estáveis ao nascimento. Existe cianose diferencial porque o fluxo sanguíneo sistêmico para a parte inferior do corpo é suprido pelo canal arterial. Aqueles com uma IAA não reconhecida apresentarão choque, semelhante a uma coarctação crítica, com a constrição do canal arterial. As estratégias de manejo pré-operatório para equilibrar as circulações sistêmica e pulmonar mimetizam aquelas utilizadas em recém-nascidos com SCEH. A anatomia cardíaca normalmente pode ser claramente definida por meio de ecocardiograma. Síndrome de DiGeorge está presente em aproximadamente 60% dos recém-nascidos com IAA tipo B (36).

O reparo completo, incluindo o fechamento da CIV e a reconstrução do arco aórtico, é a cirurgia preferida para recém-nascidos com IAA. Se existir estenose subaórtica significativa, uma cirurgia do tipo Norwood pode ser utilizada como uma etapa para o paciente que será submetido a um futuro reparo biventricular. As possíveis lesões anatômicas residuais após o reparo da IAA incluem uma CIV, obstrução subaórtica, ou obstrução do arco aórtico. Pacientes com comprometimento respiratório após a cirurgia podem apresentar compressão do brônquio do ramo principal esquerdo pelo arco aórtico reconstruído.

Lesões mistas

Transposição das grandes artérias

Na d-TGA, a aorta tem origem no ventrículo direito anatômico e a artéria pulmonar tem origem no ventrículo esquerdo anatômico. Aproximadamente 40% dos pacientes com d-TGA apresentam uma CIV associada, a qual ocasionalmente é um defeito do tipo alinhamento inadequado. Se existe um alinhamento inadequado anterior, pode haver a associação de uma obstrução da via de saída do ventrículo direito, estenose valvar aórtica, coarctação da aorta, ou raramente uma IAA. Uma CIV com alinhamento inadequado posterior é associada a obstrução da via de saída do ventrículo esquerdo, estenose pulmonar, ou atresia. Estão presentes anormalidades de ramificação da artéria coronária em aproximadamente 30% dos casos.

Nesta circulação paralela única, o sangue venoso sistêmico desoxigenado retorna para o coração direito e é bombeado de volta para a circulação arterial sistêmica, e o sangue venoso pulmonar desoxigenado passa pelo coração esquerdo e é bombeado de volta para os pulmões. Exceto se houver uma mistura adequada entre estas circulações paralelas, ocorrerá cianose grave, acidose metabólica e morte. A referida mistura intercirculatória representa os fluxos sanguíneos pulmonar e sistêmico *efetivos* e pode ocorrer no nível atrial, ventricular, ou das grandes artérias (Figura 31.1). Recém-nascidos com d-TGA e um septo interventricular íntegro apresentam tipicamente persistência do forame oval (PFO) ou CIV, o que possibilita alguma mistura no nível atrial. Uma infusão de PGE_1 é administrada de modo rotineiro para abrir ou manter a persistência do canal arterial, o que aumentará o fluxo sanguíneo pulmonar efetivo, desde que a resistência vascular pulmonar seja inferior à resistência vascular sistêmica e que exista comunicação atrial adequada.

Se a PFO for restritiva, conforme avaliado por meio de ecocardiograma, e houver cianose excessiva, deve ser realizada uma septostomia atrial com balão de emergência para aumentar o volume da comunicação atrial (Figura 31.24). A septostomia atrial com balão pode ser realizada ao lado do leito com a utilização de orientação ecocardiográfica ou no laboratório de cateterização cardíaca. Em uma minoria dos casos, a cianose excessiva pode persistir, apesar de uma septostomia atrial com balão tecnicamente bem-sucedida. Nesta situação, a resistência vascular pulmonar alta pode limitar o fluxo sanguíneo efetivo, e devem ser adotadas medidas para reduzir a resistência vascular pulmonar. Tendo em vista que a maior parte do fluxo sanguíneo sistêmico tem origem na circulação venosa sistêmica na d-TGA, os recém-nascidos que permanecem excessivamente cianóticos após uma septostomia atrial com balão podem melhorar após as intervenções direcionadas ao aumento da saturação de oxigênio venosa mista. Estas incluem o uso de sedativos e relaxantes musculares para diminuir o consumo de oxigênio e a transfusão de sangue e o uso de agentes inotrópicos para melhorar o fornecimento de oxigênio.

Alguns médicos recomendam que seja realizada uma septostomia atrial com balão semieletiva em pacientes com d-TGA e um septo interventricular íntegro, até mesmo naqueles sem cianose excessiva. Após o aumento de volume do septo interatrial, a PGE_1 com frequência pode ser descontinuada com segurança, evitando, assim, as complicações relacionadas àquela medicação e à presença de um canal arterial grande (p. ex., apneia, ECN). Além disso, a descompressão do átrio esquerdo e a redução no *shunt* esquerdo do canal arterial da esquerda para a direita podem promover redução da resistência vascular pulmonar antes da cirurgia. Os principais riscos associados a septostomia atrial com balão incluem a perfuração do miocárdio ou a avulsão da veia cava inferior do átrio direito após o retrocesso do balão, ambos os quais são raros.

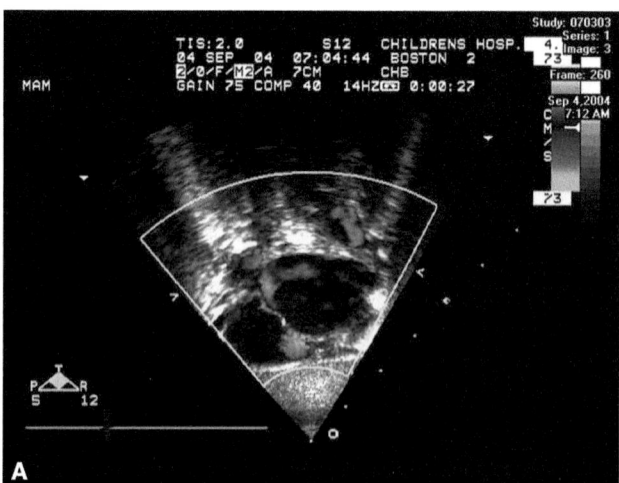
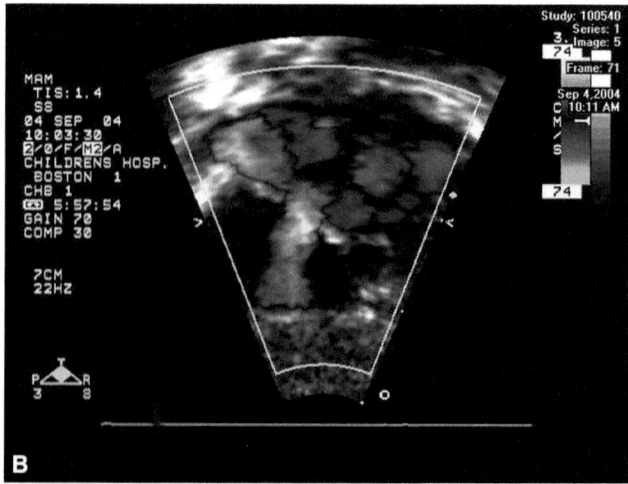

Figura 31.24 Septo interatrial restritivo em um recém-nascido com transposição das grandes artérias. A. Ecocardiograma bidimensional com Doppler colorido da janela subcostal, demonstrando uma pequena PFO com fluxo esquerda-direita pelo septo interatrial. **B.** Após a septostomia atrial com balão de sucesso, agora existe uma ampla comunicação entre os átrios esquerdo e direito. (Estas figuras encontram-se reproduzidas em cores no Encarte.)

Recém-nascidos com d-TGA, septo interventricular íntegro e nenhuma obstrução da via de saída significativa tipicamente são encaminhados para cirurgia de *switch* arterial. A cirurgia de *switch* arterial para esses pacientes idealmente é realizada nas primeiras semanas de vida, antes que o ventrículo esquerdo se torne descondicionado. A cirurgia de *switch* arterial envolve a transecção da aorta e das artérias pulmonares acima das valvas semilunares e a anastomose da aorta à raiz neoaórtica, de modo que o ventrículo esquerdo ejete para a circulação sistêmica. A artéria pulmonar é trazida anteriormente à aorta, de modo que os seus ramos sejam drapeados sobre a aorta (manobra de LeCompte), e a artéria pulmonar é anastomosada de modo que ela receba o sangue da via de saída ventricular direita. As artérias coronárias são mobilizadas com um botão de tecido ao redor os óstios e reimplantadas na neoaorta. A CIV (se existente) é fechada (Figura 31.25).

Recém-nascidos com d-TGA e septo interventricular íntegro que são apresentados para a cirurgia após 1 a 2 meses de idade podem ser submetidos à inserção de uma bandagem na artéria pulmonar para "preparar" o ventrículo esquerdo antes da cirurgia de *switch* arterial (182). Também é inserido um *shunt* sistêmico-artéria pulmonar por ocasião da bandagem da artéria pulmonar, para assegurar o fluxo sanguíneo pulmonar adequado. Com frequência estes pacientes estão em estado crítico após esta cirurgia, com insuficiência biventricular (insuficiência ventricular direita em virtude da sobrecarga de volume aguda criada pelo *shunt* e insuficiência ventricular esquerda relacionada ao aumento agudo na pós-carga em virtude da bandagem da artéria pulmonar) e débito cardíaco baixo (183). Suporte inotrópico e medidas para diminuir a hipercirculação pulmonar com frequência são necessários por diversos dias, até que a hemodinâmica estabilize. Após

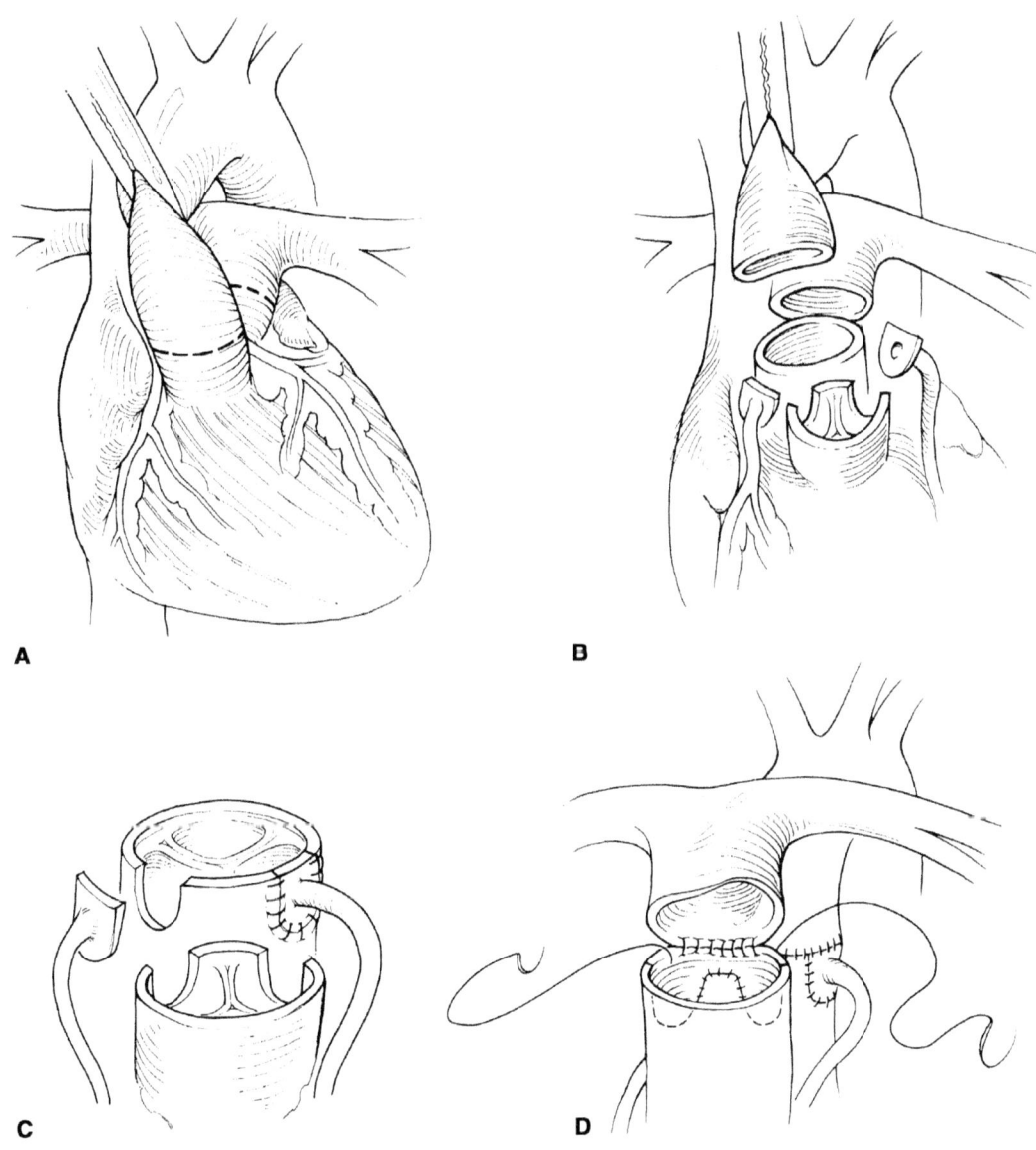

Figura 31.25 Cirurgia de *switch* arterial para transposição das grandes artérias (TGA). A. É demonstrada a anatomia externa. O procedimento é realizado com a utilização de CEC e hipotermia moderada ou profunda, com ou sem parada circulatória. As linhas fragmentadas demonstram os locais de transecção dos dois grandes vasos. **B.** A aorta e as artérias pulmonares principais foram transeccionadas cirurgicamente, e os óstios coronarianos foram removidos da raiz aórtica nativa. **C.** Os botões coronarianos estão no processo de transferência para a raiz aórtica nativa. **D.** A transferência coronariana foi concluída, e a raiz aórtica foi anastomosada com a aorta ascendente. Os locais de explantação coronariana na raiz neopulmonar foram reparados com um retalho, e a artéria neopulmonar está no processo de anastomose com a artéria pulmonar distal. Observe que a artéria pulmonar distal foi movida anteriormente até a aorta ascendente, conforme descrito por LeCompte. O procedimento também envolve o fechamento da CIA e a divisão da PCA. Reimpressa de Wernovsky G, Jonas RA. Other conotruncal lesions. In: Chang A, Hanley FL, Wernovsky G *et al.* eds. *Pediatric cardiac intensive care*. Baltimore, MD: Williams and Wilkins, 1998:289-301, com permissão.

preparo do ventrículo esquerdo, o *shunt* da artéria pulmonar e da bandagem pulmonar são removidos e a cirurgia de *switch* arterial é realizada.

Recém-nascidos com d-TGA, uma CIV moderada a grande, e nenhuma obstrução da via de saída significativa em geral estão bem oxigenados e, portanto, não necessitam de infusão de PGE_1. Tipicamente, há o desenvolvimento de insuficiência cardíaca congestiva precoce, e com frequência o reparo cirúrgico é realizado nas primeiras semanas de vida. Aqueles que são encaminhados para a cirurgia *após* os primeiros meses de vida (tipicamente de nações subdesenvolvidas) são de risco para o desenvolvimento de doença obstrutiva vascular pulmonar. Esses pacientes podem necessitar de cateterização cardíaca para avaliar a resistência vascular pulmonar antes da cirurgia.

Recém-nascidos com d-TGA e uma CIV do tipo alinhamento inadequado podem apresentar obstrução significativa da via de saída do ventrículo esquerdo ou direito. Aqueles com obstrução da via de saída do ventrículo direito (*i. e.*, obstrução subaórtica) podem apresentar coarctação da aorta ou IAA associada. Os referidos pacientes podem apresentar o achado bastante único de cianose diferencial reversa, com saturação de oxigênio baixa no braço direito e saturação de oxigênio alta na perna. É indicada uma infusão de PGE_1 nos referidos pacientes, seguida pela intervenção cirúrgica precoce. Se a valva aórtica for adequada para uso como a valva neopulmonar, são realizados *switch* arterial e reparo da CIV. Se a hipoplasia significativa da valva aórtica impedir seu uso como a valva neopulmonar, pode ser realizado um procedimento de Damus-Kaye-Stansel com a inserção de um *shunt* sistêmico-pulmonar ou como parte de um reparo completo, que inclui o fechamento da CIV e a inserção de um canal ventrículo direito-artéria pulmonar.

Se houver obstrução significativa da via de saída do ventrículo esquerdo, o reparo cirúrgico clássico é o procedimento de Rastelli. Esta cirurgia envolve a tunelização da CIV até a aorta e a inserção de um canal ventrículo direito-artéria pulmonar. Outra opção é a cirurgia de Nikaidoh, que envolve a translocação da raiz aórtica na via de saída do ventrículo esquerdo aumentada cirurgicamente, o fechamento da CIV e a reconstrução da via de saída do ventrículo direito.

A taxa de mortalidade esperada para a cirurgia de correção arterial é muito baixa, e muitos pacientes apresentarão uma evolução pós-operatória sem complicações. Um período de débito cardíaco baixo imediato tem sido documentado em aproximadamente 25% destes pacientes (81). Atualmente a isquemia coronariana é muito incomum, mas pode ocorrer se houver dobramento ou estenose de uma artéria coronária após a reimplantação na neoaorta. A sobrecarga de volume no período pós-operatório imediato pode causar distensão cardíaca, que estica as artérias coronárias recentemente implantadas, o que resulta em isquemia e/ou infarto do miocárdio. A insuficiência coronariana pode se manifestar como débito cardíaco baixo com alterações eletrocardiográficas isquêmicas ou arritmias ventriculares. A obstrução significativa da anastomose aórtica ou pulmonar é incomum no período pós-operatório imediato. Podem ser observadas CIV e obstrução da saída do ventrículo residuais em casos complexos.

Atresia tricúspide

A atresia tricúspide está presente quando há agenesia da valva tricúspide e ausência de comunicação entre o átrio direito e o ventrículo direito. A apresentação é variável e depende primariamente da presença e do tamanho de uma CIV, se as grandes artérias estão relacionadas normalmente ou transpostas, e do grau de obstrução da via de saída do ventrículo (Quadro 31.10). Estes fatores determinam quais recém-nascidos com atresia tricúspide apresentarão fluxo sanguíneo pulmonar dependente do canal arterial, fluxo sanguíneo sistêmico dependente do canal arterial, ou uma circulação "equilibrada", na qual a persistência do canal arterial e a cirurgia neonatal não são necessárias. Na atresia tricúspide, todo o sangue venoso sistêmico deve passar por uma comunicação atrial obrigatória com o átrio esquerdo, onde ele é misturado com o sangue venoso pulmonar. Na presença de ventrículos fechados normais e grandes artérias normalmente relacionadas, o ventrículo esquerdo único em seguida ejeta o sangue para a aorta, e por meio da CIV, se presente, para a artéria pulmonar. Se as grandes artérias estiverem transpostas, o ventrículo esquerdo bombeia o sangue para artéria pulmonar (exceto se estiver presente atresia pulmonar) e por meio da CIV para a aorta. Embora essencialmente todos os pacientes com atresia tricúspide finalmente sejam submetidos a uma cirurgia de Fontan, o tipo de paliação inicial no período neonatal depende da extensão da cianose ou da obstrução da saída sistêmica. Por exemplo, recém-nascidos com atresia tricúspide, ventrículos fechados normalmente e grandes vasos relacionados normalmente, e uma CIV grande e nenhuma ou mínima obstrução da via de saída do ventrículo direito (tipo I-C) serão bem oxigenados e desenvolverão insuficiência cardíaca precoce. Estes pacientes são tipicamente encaminhados para a inserção de bandagem da artéria pulmonar. Aqueles com uma CIV de tamanho moderado e um grau moderado de obstrução da via de saída do ventrículo direito (tipo I-B) podem apresentar uma circulação equilibrada, com uma quantidade de cianose aceitável. Os referidos pacientes podem receber alta para o domicílio com a expectativa de que uma conexão cavopulmonar superior será realizada dentro dos primeiros 6 meses de vida. Pacientes com atresia tricúspide e uma CIV pequena ou ausente (tipo I-A ou I-B) apresentam fluxo sanguíneo pulmonar dependente do canal arterial. Eles necessitam de uma infusão de PGE_1 e tipicamente são submetidos à inserção de um *shunt* sistêmico-artéria pulmonar. Recém-nascidos com atresia tricúspide e transposição de grandes artérias, uma CIV pequena ou ausente (tipo II-A ou II-B), e obstrução do arco aórtico apresentam fluxo sanguíneo sistêmico dependente do canal arterial e podem desenvolver choque, exceto se a persistência do canal arterial for mantida. Estes pacientes inicialmente são submetidos a uma cirurgia de Norwood modificada.

A evolução pós-operatória após a cirurgia paliativa neonatal para atresia tricúspide depende da cirurgia realizada. As questões pós-operatórias após *shunt* sistêmico-artéria pulmonar, bandagem da artéria pulmonar e cirurgia de Norwood foram descritas nas seções anteriores deste capítulo.

Drenagem anômala total das veias pulmonares

Em pacientes com DATVP, todas as quatro veias pulmonares drenam para uma veia sistêmica ou para o átrio direito. A DATVP resulta de uma falha da veia pulmonar comum em se fundir à superfície posterior do átrio esquerdo inicialmente na vida fetal. As veias pulmonares em seguida descomprimem por meio do seio coronariano ou de estruturas venosas primitivas, que finalmente levam ao átrio direito, onde ocorre a mistura com o sangue venoso sistêmico. A DATVP pode ser classificada nos tipos supracardíaco, cardíaco, infracardíaco e misto, dependendo

QUADRO 31.10

Sistema de classificação de atresia tricúspide.	
Tipo e descrição	Frequência

Tipo I: Normalmente relacionada às grandes artérias
  A. Septo interventricular íntegro com atresia pulmonar
  B. Pequena CIV com estenose pulmonar
  C. Grande CIV sem estenose pulmonar
	70 a 80%

Tipo II: d-TGA
  A. CIV com atresia pulmonar
  B. CIV com estenose pulmonar
  C. CIV sem estenose pulmonar
	12 a 25%

Tipo III: levotransposição das grandes artérias	3 a 6%

de quais vias venosas primitivas são empregadas. Existe DATVP supracardíaca quando todas as veias pulmonares chegam a uma confluência atrás do átrio esquerdo e drenam por meio de uma veia vertical para a veia inominada ou a veia cava superior. Ocasionalmente, a veia vertical é obstruída na medida em que passa entre o brônquio do ramo principal esquerdo e a artéria pulmonar esquerda. Existe DATVP cardíaca quando as veias pulmonares drenam para o seio coronariano ou para o átrio direito. A obstrução é incomum na DATVP cardíaca. Na DATVP infracardíaca, a confluência venosa pulmonar drena inferiormente por meio do diafragma e das veias porta ou hepáticas, onde a obstrução é comum. Os pacientes com DATVP mista apresentam drenagem para mais de um local. Existe uma comunicação intracardíaca obrigatória (normalmente atrial) em recém-nascidos com DATVP para possibilitar que algum sangue oxigenado chegue ao coração esquerdo e à circulação arterial sistêmica. A DATVP pode estar associada a lesões intracardíacas significativas, conforme observado em pacientes com síndrome de heterotaxia, ou pode existir como uma lesão isolada.

A apresentação da DATVP isolada tem por base primariamente o grau de obstrução (se existente) entre as veias pulmonares e o coração direito. A maior parte dos pacientes com DATVP infracardíaca e alguns com DATVP supracardíaca apresentarão vias venosas pulmonares obstruídas. Nestes pacientes, edema pulmonar, hipertensão pulmonar, cianose e insuficiência respiratória significativa normalmente estão evidentes logo após o nascimento. A apresentação clínica e a RXT podem mimetizar aquelas observadas com a pneumonia neonatal ou a síndrome de desconforto respiratório, levando a atrasos no diagnóstico. A estabilização do recém-nascido com obstrução da DATVP envolve ventilação mecânica, sedação e intervenção cirúrgica urgente. A hipoxemia pode ser razoavelmente reduzida por intervenções que aumentem a saturação de oxigênio venoso mista, incluindo paralisia farmacológica, correção da anemia e suporte inotrópico. Embora os recém-nascidos com obstrução da DATVP possam ser razoavelmente cianóticos, medidas para reduzir a resistência vascular pulmonar, incluindo o uso de hiperventilação e óxido nítrico, normalmente não são benéficas. O uso de infusão de PGE_1 nos referidos pacientes em geral não é benéfico, tendo em vista que qualquer *shunt* esquerda-direita no canal arterial pode exacerbar o edema pulmonar. Recém-nascidos com DATVP isolada não obstruída e uma comunicação atrial adequada serão levemente hipoxêmicos, sem cianose clínica óbvia ao nascimento. Pode haver o desenvolvimento de insuficiência cardíaca congestiva (ICC) em alguns destes pacientes em algumas semanas a meses. O reparo cirúrgico geralmente é realizado de modo eletivo nos primeiros dias a semanas de vida. Em muitos pacientes com DATVP, a anatomia cardíaca pode ser bem definida por meio de ecocardiograma. Um subconjunto de pacientes pode se beneficiar de uma TC ou RM cardíaca para esclarecer a anatomia venosa pulmonar.

Em recém-nascidos com DATVP supracardíaca ou infracardíaca, é realizada a anastomose da confluência venosa pulmonar com a parte posterior do átrio esquerdo com a utilização de parada circulatória, a veia vertical primitiva é ligada e a CIV é fechada. Se a veia pulmonar drenar para o seio coronariano, a intervenção cirúrgica envolve a retirada da cobertura do seio coronariano e o fechamento da CIV.

No período pós-operatório, podem ocorrer crises hipertensivas pulmonares, relacionadas em parte com os músculos anormais das artérias e veias pulmonares, que se desenvolvem *in utero*. O edema pulmonar e a complacência pulmonar inadequada podem estar evidentes. O átrio esquerdo pode ser pequeno e inadequadamente complacente, e infusões de volume rápidas podem exacerbar o edema pulmonar e a hipertensão pulmonar nesta condição. A sedação profunda e o uso criterioso de PEEP podem ser úteis no período pós-operatório imediato para facilitar a troca gasosa. A hipertensão pulmonar observada em alguns pacientes após o reparo da DATVP é muito responsiva ao óxido nítrico inalatório (184). Aproximadamente 10% dos pacientes com DATVP que são submetidos ao reparo enquanto recém-nascidos desenvolvem estenose venosa pulmonar durante o primeiro ano de vida. Esta condição pode ser de difícil tratamento, particularmente se estiverem envolvidas veias pulmonares bilaterais.

Truncus arteriosus

O termo *truncus arteriosus* é usado quando um tronco arterial único (comum) dá origem à aorta, a pelo menos uma artéria coronária e no mínimo uma artéria pulmonar. Sempre existe valva semilunar única (truncal), e uma CIV não restritiva quase sempre é encontrada. Aproximadamente um terço dos pacientes com *truncus arteriosus* apresenta microdeleção de 22q11.2 (síndrome de DiGeorge) (185). Existem diversos sistemas de classificação que podem ser utilizados para descrever as origens das artérias pulmonares do tronco arterial e a existência ou não de uma IAA (186,187).

Recém-nascidos com *truncus arteriosus* apresentarão cianose leve em virtude da mistura intracardíaca completa obrigatória. Eles não necessitam de infusão de PGE_1, exceto se existir IAA (aproximadamente 10% dos casos) ou a origem de uma das artérias pulmonares no canal arterial. Na medida em que a resistência vascular pulmonar diminui algumas poucas semanas após o nascimento, recém-nascidos com *truncus arteriosus* geralmente desenvolvem hipercirculação pulmonar e insuficiência cardíaca congestiva. Estes pacientes também correm risco de ECN. Em geral deve ser evitada suplementação de oxigênio, para minimizar a hipercirculação. A insuficiência cardíaca congestiva pode estar exacerbada quando existe insuficiência de valva truncal significativa, que ocorre em 50% dos casos, ou de estenose de valva truncal significativa (menos comum).

Em geral é recomendado o reparo cirúrgico do *truncus arteriosus* no período neonatal. A cirurgia envolve o fechamento da CIV, a remoção das artérias pulmonares do tronco arterial, e a inserção de um conduto desde o ventrículo direito até as artérias pulmonares. Se existente, também é conferida atenção cirúrgica para a IAA e/ou insuficiência de valva truncal. É necessário cautela para identificar a origem e o trajeto das artérias coronárias, de modo que elas não sejam lesionadas durante a cirurgia.

Após o reparo do *truncus arteriosus*, os recém-nascidos correm risco de fisiologia ventricular direita restritiva (ver a discussão a respeito da fisiologia ventricular direita restritiva na seção anterior sobre a tetralogia de Fallot). Qualquer estenose residual da artéria pulmonar do ramo pode exacerbar esta fisiologia. Para mitigar esta questão, o cirurgião pode deixar uma comunicação atrial para descomprimir o coração direito e manter o débito cardíaco, à custa da cianose pós-operatória leve. A valva truncal atua como a valva aórtica após o reparo cirúrgico e pode estar estenótica ou regurgitante. A gravidade da estenose da valva truncal pré-operatória geralmente diminui no período pós-operatório, tendo em vista que a sobrecarga de volume foi eliminada. A insuficiência de valva truncal grave será pouco tolerada no período pós-operatório e pode exigir uma valvoplastia ou substituição cirúrgica. A hipertensão pulmonar pode ser problemática, particularmente em pacientes encaminhados para cirurgia após o período neonatal. O ventrículo esquerdo é exposto ao aumento da pós-carga após a cirurgia em virtude da eliminação da circulação pulmonar de resistência vascular baixa e dos efeitos da CEC, o que pode dar origem à insuficiência ventricular esquerda temporária. Uma CIV residual adicionará carga de volume para o ventrículo esquerdo e contribuirá para a hipertensão pulmonar. Se houve o reparo de uma IAA, é necessário cautela para assegurar que não haja obstrução residual do arco aórtico, que exacera a disfunção miocárdica e a insuficiência da valva truncal. Pode existir um estado de débito cardíaco baixo relacionado a um ou mais dos problemas anteriores. A mortalidade operatória atualmente é inferior a 10% (188).

Shunts esquerda-direita

Comunicação interatrial

As CIA podem estar presentes isoladamente ou com quase qualquer outro tipo de cardiopatia congênita. As CIA são classificadas pela localização e incluem o tipo *ostium secundum*, *ostium primum* e seio venoso. O tipo mais comum é a CIA do tipo *ostium secundum*, que existe quando há uma deficiência na parte central do septo interatrial, na região do forame oval. Embora as CIA do tipo *ostium secundum* possam se tornar menores e fechar espontaneamente, em particular aqueles com diâmetro inferior a 5 mm, os defeitos do tipo *ostium primum* e seio venoso sempre necessitarão de intervenção cirúrgica. Os defeitos do tipo *ostium primum* estão localizados na região inferior do septo interatrial e quase sempre estão associados a uma anormalidade do coxim endocárdico adicional. Os defeitos do tipo seio venoso estão localizados na junção entre a veia cava superior (comum) ou inferior (rara) e no átrio direito e quase sempre estão associados à drenagem anômala parcial das veias pulmonares.

As CIA isoladas apenas raramente causam sintomas em recém-nascidos, tendo em vista que o *shunt* esquerda-direita significativo não ocorre até que a complacência do ventrículo direito diminua e seja inferior à complacência do ventrículo esquerdo, e isto com frequência demora anos para ocorrer. Entretanto, é necessária a avaliação clínica a respeito do manejo clínico e do momento da intervenção cirúrgica no recém-nascido com uma CIA grande e problemas clínicos adicionais (p. ex., doença pulmonar crônica). A indicação primária para a cirurgia *no primeiro ano de vida* é a ocorrência de sintomas secundários ao *shunt* esquerda-direita.

Crianças com 1 a 3 anos de idade são tipicamente encaminhadas para o fechamento eletivo da CIA se apresentarem evidências de sobrecarga de volume do ventrículo direito. A justificativa para a intervenção eletiva nos primeiros anos de vida é prevenir as complicações tardias, incluindo doença obstrutiva vascular pulmonar, eventos tromboembólicos, arritmias e insuficiência cardíaca direita.

As CIA do tipo *ostium secundum* podem ser fechadas cirurgicamente de modo primário, ou com um retalho pericárdico ou de Gore-Tex®. Vários dispositivos podem ser utilizados para fechar as CIA do tipo *ostium secundum* no laboratório de cateterização. As CIA do tipo *ostium primum* tipicamente exigem fechamento com retalho, e a fissura na valva mitral comumente associada geralmente é fechada com sutura. As CIA do tipo seio venoso são tipicamente associadas à drenagem anômala das veias pulmonares direitas, que deve ser redirecionada ao átrio esquerdo.

Após o fechamento da CIA, a maior parte dos pacientes pode ser extubada no centro cirúrgico ou no laboratório de cateterização. Podem ocorrer arritmias atriais após o fechamento de qualquer CIA. Existe um aumento na incidência de disfunção do nó sinusal após o reparo da CIA do tipo seio venoso, que normalmente é transitório. Pode ocorrer síndrome pós-pericardiotomia nas semanas seguintes ao fechamento cirúrgico da CIA. Os pacientes que são submetidos ao fechamento com dispositivo correm risco de erosão tardia do dispositivo na aorta, que pode se manifestar como tamponamento pericárdico.

Comunicação interventricular

As CIV podem ser observadas em uma diversidade de lesões cardíacas congênitas complexas, ou podem existir isoladamente. As CIV são classificadas pela localização e pelo tamanho. As CIV podem estar localizadas nas regiões perimembranosa, muscular, interna, ou conal (externa, subarterial, supracristal) do septo interventricular, e pode estar presente mais de uma CIV. Pode existir alinhamento inadequado do septo conal, que resulta em graus variáveis de obstrução da via de saída do ventrículo direito ou esquerdo. As CIV conais com frequência desenvolvem o envolvimento da valva aórtica ao longo de muitos anos. O tamanho de uma CIV pode ser inserido no contexto clínico por meio da determinação do diâmetro da CIV em relação ao anel aórtico e do grau de restrição do fluxo sanguíneo, conforme estimado por meio de ecocardiograma Doppler. As CIV perimembranosas e musculares podem se tornar menores ou fechar com o tempo, particularmente se o diâmetro inicial da CIV for inferior a 5 mm.

Em pacientes com CIV isoladas moderadas a grandes ocorre o desenvolvimento de insuficiência cardíaca congestiva ao longo do tempo assim que existe um desequilíbrio entre a resistência vascular sistêmica e pulmonar e há o desenvolvimento de um *shunt* esquerda-direita significativo. Recém-nascidos com CIV grandes tipicamente desenvolverão hipercirculação pulmonar, sobrecarga de volume ventricular esquerdo e sintomas de insuficiência cardíaca congestiva dentro das primeiras diversas semanas a meses de vida, na medida em que a resistência vascular pulmonar diminuir. Qualquer obstrução da via de saída do ventrículo esquerdo associada (p. ex., coarctação da aorta) exacerbará este problema. Recém-nascidos prematuros com *shunt* esquerda-direita no nível ventricular ou das grandes artérias poderão desenvolver ICC mais precocemente, em virtude da diminuição da musculatura nas arteríolas pulmonares, o que pode possibilitar uma queda brusca na resistência vascular pulmonar.

Um estudo do manejo clínico é razoável em recém-nascidos com CIV moderadas a grandes. O fornecimento da nutrição adequada e a administração de medicamentos, incluindo diuréticos de alça e por vezes digoxina e/ou inibidores da enzima conversora da angiotensina (inibidores da ECA), podem possibilitar que a cirurgia seja adiada por alguns poucos meses em alguns pacientes. Em geral devem ser evitadas a suplementação de oxigênio e a hiperventilação, tendo em vista que elas podem causar a diminuição da resistência vascular pulmonar e a elevação da Qp/Qs. Os recém-nascidos que continuam a apresentar falha de desenvolvimento ou sintomas de ICC, apesar destas medidas, são encaminhados para o reparo cirúrgico.

A abordagem cirúrgica para uma CIV depende da sua localização. As CIV perimembranosas e internas são abordadas por meio do átrio direito, as CIV conais são abordadas por meio da artéria pulmonar, e as CIV musculares podem ser abordadas por meio do átrio, embora defeitos musculares apicais com frequência necessitem de uma pequena ventriculotomia. Recém-nascidos selecionados com CIV grandes que não sejam considerados candidatos para um reparo primário em virtude do tamanho do paciente, da presença de múltiplas de CIV com uma esperada difícil exposição cirúrgica, ou com comorbidades não cardíacas, podem ser submetidos à paliação com uma bandagem da artéria pulmonar.

A evolução pós-operatória após um reparo de CIV grandes e isoladas pode ser complicada pela hipertensão pulmonar, embora isto seja razoavelmente incomum no atual momento do reparo nos primeiros meses de vida. A incidência de uma CIV residual significativa, que também causará hipertensão pulmonar, é minimizada com o uso rotineiro do ecocardiograma transesofágico. Os dados que sugeririam uma CIV residual significativa incluem elevação das pressões atrial e na artéria pulmonar, um aumento superior a 10% na saturação de oxigênio da veia cava superior ou do átrio direito para a artéria pulmonar, a presença de síndrome de débito cardíaco baixo, cardiomegalia persistente e aumento da trama vascular pulmonar à RXT, e dificuldade na retirada gradual do ventilador. Pode ocorrer TEJ ou bloqueio atrioventricular cirúrgico após o reparo de uma CIV. Ocasionalmente ocorre bloqueio de ramo direito, mas ele não aparenta ser importante a longo prazo.

Comunicação atrioventricular

A existência ou não de uma valva atrioventricular comum e as dimensões relativas da abertura da CIV caracterizam os diferentes tipos de comunicações atrioventriculares, também denominadas defeitos do coxim endocárdico. Em pacientes com uma comunicação atrioventricular incompleta, existe uma CIA do tipo *ostium primum* com uma fissura na valva mitral. Não há CIV.

Uma comunicação atrioventricular transicional apresenta uma CIA do tipo *ostium primum*, adesões densas das válvulas da valva atrioventricular à crista do septo interventricular, de modo que existem duas valvas atrioventriculares funcionalmente separadas, e uma pequena abertura da CIV. Uma comunicação atrioventricular completa apresenta uma CIA do tipo *ostium primum*, uma valva atrioventricular comum e uma grande abertura da CIV. As anomalias associadas incluem uma veia cava superior esquerda até o seio coronariano, CIV adicionais e obstrução do arco aórtico. Raramente é observada a obstrução da via de saída do ventrículo direito, e esses pacientes apresentam características da tetralogia de Fallot e um canal atrioventricular. Na maior parte dos casos, os ventrículos estão equilibrados, de modo que ambos são de tamanho adequado para suportar o débito cardíaco total após a cirurgia. Ocasionalmente um dos ventrículos é hipoplásico (desequilibrado), o que impede um reparo biventricular. Esses pacientes podem ser considerados para o reparo de um ventrículo e meio, a via de ventrículo único, ou transplante de coração. Existe um aumento da incidência de síndrome de Down (trissomia do 21) em pacientes com defeitos do coxim endocárdico, e esses pacientes são predispostos ao desenvolvimento precoce de doença obstrutiva vascular pulmonar.

Pacientes com comunicações atrioventriculares completas tipicamente desenvolvem ICC nas primeiras semanas a meses de vida. A insuficiência cardíaca congestiva será exacerbada se estiver presente regurgitação de valva atrioventricular significativa ou hipoplasia do arco aórtico. Um estudo do manejo clínico é indicado em recém-nascidos sintomáticos, conforme discutido anteriormente em relação aos pacientes com CIV grandes. Em geral o reparo cirúrgico é indicado nos primeiros 3 a 6 meses de vida para eliminar os sintomas de insuficiência cardíaca congestiva, prevenir o desenvolvimento de doença obstrutiva vascular pulmonar, e minimizar a incidência de crises hipertensivas pulmonares pós-operatórias. Em geral o reparo cirúrgico não é realizado no período de recém-nascido, em parte em virtude da dificuldade com a sutura dos folhetos da valva atrioventricular, com espessura de um papel. Recém-nascidos com defeitos do canal atrioventricular incompletos ou transitórios com frequência seguem a evolução clínica dos pacientes com CIA isoladas, e estas lesões são tipicamente reparadas em algum momento entre os 6 meses e os 4 anos de idade.

O reparo da comunicação atrioventricular completa pode ser alcançado com a utilização de uma técnica com um retalho, dois retalhos, ou retalho único modificada, dependendo da anatomia do paciente e da preferência cirúrgica (189). A valva atrioventricular comum é dividida para criar valvas tricúspide e mitral separadas. Neonatos com uma comunicação atrioventricular e obstrução do arco aórtico representam um grupo particularmente desafiador de pacientes. Uma abordagem em etapas, que envolve um reparo inicial da obstrução do arco aórtico, seguida pelo reparo tardio da comunicação atrioventricular, tem sido associada a desfechos mais favoráveis, em comparação a um reparo neonatal completo (190).

Todas as preocupações pós-operatórias após o fechamento da CIV, conforme discutido anteriormente, também se aplicam ao recém-nascido após o reparo do canal atrioventricular. Estas incluem hipertensão pulmonar, CIV residuais e arritmias (especificamente, TEJ e BAV completo). Além disso, pode ocorrer regurgitação de valva mitral, causando sobrecarga do volume ventricular, insuficiência cardíaca congestiva e hipertensão pulmonar. Pode haver suspeita de regurgitação mitral por meio da ausculta e da identificação de ondas ventriculares grandes no traçado da linha da pressão atrial esquerda (se presente) e da quantificação adicional por ecocardiograma. O suporte inotrópico e a redução da pós-carga podem ser benéficos no período pós-operatório imediato, quando é identificada a regurgitação mitral significativa, e deve ser evitada a sobrecarga de volume. A estenose mitral é menos comum, mas causará elevação das pressões atriais esquerdas e ondas atriais grandes no traçado da pressão atrial esquerda.

Defeitos do canal atrioventricular incompletos e transitórios são tipicamente reparados com um fechamento da CIA com retalho e, comumente, fechamento com sutura da fissura na valva mitral. A evolução pós-operatória é semelhante àquela observada após o fechamento da CIA, conforme descrito anteriormente.

Persistência do canal arterial

O canal arterial normalmente fecha funcionalmente nas primeiras horas a dias de vida. A PCA pode existir isoladamente ou com muitos outros tipos de CC. Uma PCA isolada e grande causará sintomas de insuficiência cardíaca congestiva após a diminuição da resistência vascular pulmonar, possibilitando um *shunt* esquerda-direita da aorta para a artéria pulmonar. Está presente a sobrecarga de volume atrial esquerdo e ventricular esquerdo, e pode haver o desenvolvimento de edema pulmonar. Existe escoamento diastólico, que leva a "roubo" do fluxo sanguíneo sistêmico, o qual pode contribuir para a isquemia mesentérica e, portanto, predispor os pacientes à ECN. As PCA são mais comuns e causam mais sintomas em recém-nascidos prematuros. PCA pequenas tipicamente não causam sintomas, mas são um risco a longo prazo para a endocardite bacteriana. Os sinais/sintomas de insuficiência cardíaca congestiva podem ser tratados com diuréticos, digoxina e o fornecimento da nutrição adequada. Aproximadamente dois terços das PCA em recém-nascidos prematuros fecham após um ciclo de indometacina ou ibuprofeno (191). A ligadura cirúrgica pode ser considerada para as PCA que não respondem à terapia clínica em recém-nascidos prematuros e nas PCA sintomáticas em quaisquer recém-nascidos. Crianças mais velhas com sopro contínuo, mas sem sintomas, podem ser encaminhadas para o fechamento cirúrgico ou transcateter da PCA para minimizar o risco de endocardite. A maior parte dos pacientes não neonatais que é submetida ao fechamento da PCA pode ser extubada imediatamente após o procedimento. Recém-nascidos prematuros com frequência desenvolvem um estado de débito cardíaco baixo transitório após a ligadura da PCA. As complicações específicas que são comumente observadas após o fechamento da PCA estão relacionadas à lesão das estruturas próximas, incluindo os nervos laríngeo recorrente e frênico. Após o fechamento transcateter, pode ocorrer hemólise ou obstrução aórtica ou de artéria pulmonar.

Janela aortopulmonar

Uma janela aortopulmonar é uma comunicação incomum e tipicamente grande entre a aorta ascendente e a artéria pulmonar na presença de duas valvas semilunares. De modo geral, esta lesão existe isoladamente, mas pode estar associada a IAA, CIV, ou a outras cardiopatias congênitas.

Recém-nascidos com janelas aortopulmonares grandes geralmente desenvolvem insuficiência cardíaca congestiva em algumas semanas de vida. O reparo cirúrgico imediato é indicado na maior parte dos casos para eliminar os sintomas de insuficiência cardíaca congestiva, prevenir o desenvolvimento de doença obstrutiva vascular pulmonar e minimizar a incidência de hipertensão pulmonar pós-operatória.

Embora diversas técnicas cirúrgicas possam ser utilizadas para reparar uma janela aortopulmonar, atualmente o reparo com retalho transaórtico é favorecido por muitos cirurgiões (192). Quaisquer lesões cardíacas associadas são reparadas durante a mesma cirurgia. Os problemas pós-operatórios que podem ser observados incluem hipertensão pulmonar e *shunt* esquerda-direita residual. Uma lesão relacionada e razoavelmente rara, na qual uma artéria pulmonar tem origem na aorta ascendente e a outra no ventrículo direito, merece considerações especiais. Antes da cirurgia, a artéria pulmonar que tem origem na aorta ascendente está exposta às pressões sistêmicas, e a outra artéria pulmonar recebe todo o débito cardíaco do ventrículo direito. Esta combinação única de pressão alta em um leito vascular pulmonar e fluxo alto no outro predispõe estes recém-nascidos à apresentação de problemas significativos com a hipertensão pulmonar no período pós-operatório imediato.

Bloqueio atrioventricular completo congênito

O bloqueio atrioventricular (BAV) completo congênito é diagnosticado eletrocardiograficamente quando existe dissociação atrioventricular com uma frequência atrial que é apropriada para a idade e uma frequência ventricular lenta. O bloqueio atrioventricular completo congênito pode estar associado a uma cardiopatia estrutural, incluindo defeitos do canal atrioventricular e lesões complexas com inversão ventricular. Em recém-nascidos com anatomia intracardíaca normal, existe uma alta incidência de doença autoimune materna (p. ex., lúpus eritematoso sistêmico) (193). O diagnóstico pode ser feito in utero por meio de ecocardiograma fetal e pode estar associado à hidropisia fetal. A inserção de um marca-passo epicárdico de câmara dupla é indicada quando o BAV congênito de terceiro grau está associado a um ritmo de escape com QRS alargado, ectopia ventricular complexa, ou disfunção ventricular. Um marca-passo também é indicado em um recém-nascido com uma frequência ventricular inferior a 50 a 55 bpm, ou com CC e uma frequência ventricular inferior a 70 bpm (194).

Miocardiopatia e transplante de coração

Miocardiopatia

Recém-nascidos e lactentes podem desenvolver insuficiência cardíaca agudamente descompensada em virtude de uma diversidade de causas. Estas incluem infecção, cardiopatia estrutural, arritmia crônica, distúrbios metabólicos e miopatias primárias. O amplo diagnóstico diferencial para as miocardiopatias infantis é abrangido em detalhes no Capítulo 31 não será repetido aqui. Entretanto, diversas condições que são difíceis de diagnosticar e que por vezes são erroneamente encaminhadas para o transplante de coração, ainda que sejam prontamente tratáveis, merecem comentários. Recém-nascidos com artéria coronária esquerda com origem anômala na artéria pulmonar (ALCAPA) desenvolvem isquemia coronariana quando as pressões na artéria pulmonar diminuem após o nascimento. Estes pacientes tipicamente apresentam, nos primeiros meses de vida, disfunção ventricular esquerda grave, regurgitação mitral (em virtude da isquemia do músculo papilar) e edema pulmonar. O diagnóstico pode ser suspeitado devido à presença dos achados característicos de ondas Q profundas e amplas nas derivações I, aVL e V5-V7 no ECG e confirmados por meio de ecocardiograma, com o cuidadoso exame da anatomia coronariana e do padrão do fluxo sanguíneo (195). Após a reimplantação da artéria coronária esquerda na aorta, a vasta maioria dos recém-nascidos com ALCAPA recupera a função ventricular esquerda e da valva mitral. Pacientes com taquiarritmias incessantes, tais como taquicardia atrial automática, também podem apresentar insuficiência cardíaca agudamente descompensada, que fenotipicamente mimetiza a miocardiopatia dilatada. O ritmo inicial pode ser considerado uma taquicardia sinusal, mas o diagnóstico correto com frequência pode ser obtido pelo cuidadoso exame da morfologia da onda P ao ECG. A função miocárdica será recuperada assim que a arritmia for tratada. A miocardite viral é outra condição que pode ser difícil de diferenciar de uma miocardiopatia primária. A biopsia miocárdica pode proporcionar o esclarecimento, mas não é sem riscos em recém-nascidos doentes. Muitos recém-nascidos com miocardite viral recuperarão a função ventricular ao longo do tempo com o cuidado de suporte. Pacientes com cardiopatias congênitas que realizaram cirurgia de arco aórtico anteriormente podem apresentar coarctação da aorta recorrente e diminuição da função ventricular. O manejo inicial desses pacientes é direcionado para o alívio da obstrução do arco aórtico.

Pacientes com miocardiopatia primária ou secundária podem apresentar insuficiência cardíaca congestiva ou choque cardiogênico. Muitos dos princípios para o suporte do débito cardíaco e o monitoramento dos pacientes com miocardiopatia grave foram discutidos nas seções anteriores deste capítulo e, portanto, serão revisados apenas brevemente. Agentes inotrópicos, vasodilatadores e diuréticos podem ser úteis para modular as condições da carga cardíaca. A ventilação mecânica pode ser benéfica ao minimizar o consumo de oxigênio, e a PEEP reduzirá o estresse da parede e, portanto, proporciona a redução da pós-carga para um ventrículo sistêmico insuficiente. A anticoagulação pode ser útil em recém-nascidos com disfunção miocárdica grave, para minimizar a chance de formação de um coágulo luminal (196). O suporte circulatório mecânico pode ser utilizado como uma ponte para a recuperação miocárdica ou o transplante. As indicações para o suporte circulatório mecânico em um recém-nascido com miocardiopatia grave incluem piora da função dos órgãos-alvo e acidose metabólica apesar do suporte clínico máximo. A ECMO normalmente é utilizada em recém-nascidos pequenos, tendo em vista que os desfechos com dispositivos de assistência ventricular são inferiores aos ideais em pacientes que pesam menos de 5 kg (121).

Transplante de coração

O transplante de coração é uma opção para muitos pacientes com CC grave e miocardiopatias irreversíveis. Aproximadamente 100 transplantes de coração de recém-nascidos são relatados anualmente para o registro da International Society for Heart and Lung Transplantation. Aproximadamente três quartos destes transplantes ocorrem em virtude de CC, e a maioria dos remanescentes ocorre em virtude de miocardiopatias primárias. O transplante de coração pode ser considerado uma opção primária em algumas instituições para recém-nascidos com CC complexa, se for considerado que a intervenção cirúrgica resulte em uma taxa de mortalidade inaceitavelmente alta. O transplante também é uma opção se questões anatômicas não corrigíveis e/ou disfunção miocárdica irreversível estiverem presentes após a intervenção cirúrgica inicial. O grupo de doadores é muito limitado e, como resultado, até 25% dos recém-nascidos morrerá enquanto aguarda para que um coração seja disponibilizado. O transplante com incompatibilidade ABO pode abreviar os tempos de espera (197). As contraindicações relativas para o transplante de coração incluem resistência vascular pulmonar alta e fixa; malignidade recente ou recorrente; infecção séria; doença sistêmica significativa; outra doença de órgão ou sistema (p. ex., hepática, renal, ou neurológica); e anormalidades cromossômicas, metabólicas ou genéticas com um prognóstico desfavorável a longo prazo.

Embora a sobrevida em 1 ano após o transplante de coração no primeiro ano de vida seja inferior àquela relatada para crianças mais velhas, a sobrevida a longo prazo aparenta ser melhor, talvez relacionada à tolerância imune ou à melhor adesão aos medicamentos. Os recém-nascidos com transplante cardíaco bem-sucedido enfrentam possíveis complicações a longo prazo relacionadas à imunossupressão (p. ex., insuficiência renal, infecção, diabetes melito e malignidade), coronariopatia e rejeição do transplante. São importantes conversas aprofundadas com os pais a respeito destas questões antes que um recém-nascido seja colocado na lista para um transplante.

A técnica cirúrgica clássica utilizada no transplante de coração envolve uma anastomose biatrial, bem como a conexão dos grandes vasos no nível da aorta ascendente e da artéria pulmonar principal. Muitos cirurgiões atualmente realizam uma anastomose bicaval, que elimina as linhas de sutura no átrio direito, inclui o nó sinusal do doador no transplante, e pode reduzir a incidência de arritmias atriais.

Diversas questões únicas devem ser consideradas durante o período pós-operatório imediato após o transplante de coração. As características do coração do doador podem apresentar um impacto sobre a evolução pós-operatória. As circunstâncias que levaram à morte cerebral do doador, a quantidade de suporte inotrópico necessária antes da coleta do órgão e a duração do tempo de isquemia total podem, todas, influenciar a função do miocárdio.

O tamanho do coração do doador em relação ao receptor também é importante. Por exemplo, um coração de doador maior pode ser útil para superar a hipertensão pulmonar no receptor, mas pode dificultar o fechamento do esterno. A condição do receptor que é submetido ao transplante certamente impactará a evolução pós-operatória. Por exemplo, hipertensão pulmonar, insuficiência renal, ou desnutrição podem ter estado presentes antes da cirurgia e influenciarão o manejo pós-operatório.

É necessário imunossupressão para prevenir a rejeição. A estratégia inicial tipicamente é composta por um corticosteroide, um inibidor de calcineurina (ciclosporina ou tacrolimo) e um agente antiproliferativo (azatioprina ou micofenolato de mofetila) (198). Esta combinação de medicamentos suprime o sistema imune em diversos níveis diferentes, ao mesmo tempo que minimiza a toxicidade dos agentes individuais. O uso de imunoterapia de indução, que se refere à administração de anticorpos anticélulas T, pode ser considerado imediatamente após o transplante nos pacientes (199). A imunoterapia de indução pode possibilitar a redução da dose ou o adiamento da introdução de inibidores de calcineurina. O risco de rejeição é mais alto imediatamente após o transplante e, portanto, a imunossupressão intensa é iniciada e em seguida reduzida gradualmente ao longo do tempo. Ecocardiogramas seriados e biopsias miocárdicas são necessários para a cuidadosa vigilância. Os sinais e sintomas de rejeição grave incluem taquicardia, hipotensão, taquipneia, perfusão inadequada e arritmias. Ocorre o tratamento de centros de rejeição com o aumento da supressão imune e os cuidados de suporte até a recuperação da função do miocárdio.

A hipertensão pulmonar grave pode levar à insuficiência ventricular direita após o transplante de coração, e podem ser necessárias medidas agressivas para reduzir a resistência vascular pulmonar e apoiar a função sistólica ventricular direita. Em pacientes que sabidamente são de risco para hipertensão pós-operatória, pode ser vantajoso transplantar um coração de doador com tamanho discretamente maior.

A hipertensão sistêmica é comum após o transplante de coração, relacionada, em parte, à retenção de líquidos e aos efeitos colaterais de corticosteroides e da ciclosporina. O tratamento tem por base a gravidade da hipertensão e a disponibilidade da via enteral para a administração dos medicamentos. Vasodilatadores intravenosos e agentes anti-hipertensivos orais, tais como bloqueadores de canais de cálcio e inibidores da enzima conversora da angiotensina, são utilizados comumente. Também podem ocorrer convulsões, por vezes relacionadas à hipertensão grave ou à toxicidade da ciclosporina.

O risco de infecção após o transplante de coração aumenta em virtude de uma diversidade de fatores. Muitos recém-nascidos apresentam estadias na UTI pré-operatórias prolongadas, exposição prolongada a cateteres venosos centrais e desnutrição. A imunossupressão é intensa no período pós-operatório imediato. Portanto, a vigilância em relação a infecções é alta imediatamente após a cirurgia. Além da profilaxia cirúrgica padrão com antibióticos contra organismos gram-positivos, medicamentos profiláticos adicionais são comumente prescritos para minimizar a incidência de infecção por citomegalovírus, herpes-vírus e pneumonia por *Pneumocystis carinii*.

REFERÊNCIAS BIBLIOGRÁFICAS

1. Wiegerinck RF, Cojoc A, Zeidenweber CM, et al. Force frequency relationship of the human ventricle increases during early postnatal development. *Pediatr Res* 2009;65:414.
2. Morris SA, Ethen MK, Penny DJ, et al. Prenatal diagnosis, birth location, surgical center, and neonatal mortality in infants with hypoplastic left heart syndrome. *Circulation* 2013;129:285.
3. Eapen RS, Rowland DG, Franklin WH. Effect of prenatal diagnosis of critical left heart obstruction on perinatal morbidity and mortality. *Am J Perinatol* 1998;15:237.
4. Kumar RK, Newburger JW, Gauvreau K, et al. Comparison of outcome when hypoplastic left heart syndrome and transposition of the great arteries are diagnosed prenatally versus when diagnosis of these two conditions is made only postnatally. *Am J Cardiol* 1999;83:1649.
5. Tworetzky W, McElhinney DB, Reddy VM, et al. Improved surgical outcome after fetal diagnosis of hypoplastic left heart syndrome. *Circulation* 2001;103:1269.
6. Kern JH, Hayes CJ, Michler RE, et al. Survival and risk factor analysis for the Norwood procedure for hypoplastic left heart syndrome. *Am J Cardiol* 1997;80:170.
7. Mahle WT, Clancy RR, McGaurn SP, et al. Impact of prenatal diagnosis on survival and early neurologic morbidity in neonates with the hypoplastic left heart syndrome. *Pediatrics* 2001;107:1277.
8. Snider A, Serwer G, Ritter S. Specialized echocardiographic techniques. Snider A, Serwer G, Ritter S, eds. In: *Echocardiography in pediatric heart disease*. St. Louis, MO: Mosby-Year Book, 1997:76.
9. Levey A, Glickstein JS, Kleinman CS, et al. The impact of prenatal diagnosis of complex congenital heart disease on neonatal outcomes. *Pediatr Cardiol* 2010;31:587.
10. Gardiner HM, Kovacevic A, van der Heijden LB, et al. Prenatal screening for major congenital heart disease: assessing performance by combining national cardiac audit with maternity data. *Heart* 2014;100:375.
11. Sekar P, Heydarian HC, Cnota JF, et al. Diagnosis of congenital heart disease in an era of universal prenatal ultrasound screening in southwest Ohio. *Cardiol Young* 2015;25:35.
12. Levy DJ, Pretorius DH, Rothman A, et al. Improved prenatal detection of congenital heart disease in an integrated health care system. *Pediatr Cardiol* 2013;34:670.
13. Verheijen PM, Lisowski LA, Stoutenbeek P, et al. Prenatal diagnosis of congenital heart disease affects preoperative acidosis in the newborn patient. *J Thorac Cardiovasc Surg* 2001;121:798.
14. Bartlett JM, Wypij D, Bellinger DC, et al. Effect of prenatal diagnosis on outcomes in d-transposition of the great arteries. *Pediatrics* 2004;113:e335.
15. Atz AM, Travison TG, Williams IA, et al. Prenatal diagnosis and risk factors for preoperative death in neonates with single right ventricle and systemic outflow obstruction: screening data from the Pediatric Heart Network Single Ventricle Reconstruction Trial. *J Thorac Cardiovasc Surg* 2010;140:1245.
16. Costello JM, Polito A, Brown DW, et al. Birth before 39 weeks' gestation is associated with worse outcomes in neonates with heart disease. *Pediatrics* 2010;126:277.
17. Cnota JF, Gupta R, Michelfelder EC, et al. Congenital heart disease infant death rates decrease as gestational age advances from 34 to 40 weeks. *J Pediatr* 2011;159:761.
18. Costello JM, Pasquali SP, He X, et al. Gestational age at birth and outcome after neonatal cardiac surgery: an analysis of the Society of Thoracic Surgeons Congenital Heart Surgery Database. In: American College of Cardiology 62nd Annual Scientific Sessions, San Francisco, CA, 2013.
19. Hoffman JI. It is time for routine neonatal screening by pulse oximetry. *Neonatology* 2011;99:1.
20. de-WahlGranelli A, Wennergren M, Sandberg K, et al. Impact of pulse oximetry screening on the detection of duct dependent congenital heart disease: a Swedish prospective screening study in 39,821 newborns. *BMJ* 2009;338:a3037.
21. Ewer AK, Middleton LJ, Furmston AT, et al. Pulse oximetry screening for congenital heart defects in newborn infants (PulseOx): a test accuracy study. *Lancet* 2011;378:785.
22. Garg LF, Van Naarden BK, Knapp MM, et al. Results from the New Jersey statewide critical congenital heart defects screening program. *Pediatrics* 2013;132:e314.
23. Stanger P, Silverman NH, Foster E. Diagnostic accuracy of pediatric echocardiograms performed in adult laboratories. *Am J Cardiol* 1999;83:908.
24. Freed MD, Heymann MA, Lewis AB, et al. Prostaglandin E$_1$ with ductus arteriosus-dependent congenital heart disease. *Circulation* 1981;64:899.
25. Yeager SB, Horbar JD, Greco KM, et al. Pretransport and posttransport characteristics and outcomes of neonates who were admitted to a cardiac intensive care unit. *Pediatrics* 2006;118:1070.
26. Hellstrom-Westas L, Hanseus K, Jogi P, et al. Long-distance transports of newborn infants with congenital heart disease. *Pediatr Cardiol* 2001;22:380.
27. Kramer HH, Sommer M, Rammos S, et al. Evaluation of low dose prostaglandin E$_1$ treatment for ductus dependent congenital heart disease. *Eur J Pediatr* 1995;154:700.
28. Lewis AB, Freed MD, Heymann MA, et al. Side effects of therapy with prostaglandin E$_1$ in infants with critical congenital heart disease. *Circulation* 1981;64:893.
29. Hallidie-Smith KA. Prostaglandin E$_1$ in suspected ductus dependent cardiac malformation. *Arch Dis Child* 1984;59:1020.
30. Meckler GD, Lowe C. To intubate or not to intubate? Transporting infants on prostaglandin E$_1$. *Pediatrics* 2009;123:e25.
31. Lim DS, Kulik TJ, Kim DW, et al. Aminophylline for the prevention of apnea during prostaglandin E$_1$ infusion. *Pediatrics* 2003;112:e27.
32. Tworetzky W, McElhinney DB, Brook MM, et al. Echocardiographic diagnosis alone for the complete repair of major congenital heart defects. *J Am Coll Cardiol* 1999;33:228.

33. Rios DR, Welty SE, Gunn JK, et al. Usefulness of routine head ultrasound scans before surgery for congenital heart disease. *Pediatrics* 2013;131:e1765.
34. Khoury MJ, Cordero JF, Mulinare J, et al. Selected midline defect associations: a population study. *Pediatrics* 1989;84:266.
35. Murugasu B, Yip WC, Tay JS, et al. Sonographic screening for renal tract anomalies associated with congenital heart disease. *J Clin Ultrasound* 1990;18:79.
36. Goldmuntz E, Clark BJ, Mitchell LE, et al. Frequency of 22q11 deletions in patients with conotruncal defects. *J Am Coll Cardiol* 1998;32:492.
37. Rosenthal GL, Wilson PD, Permutt T, et al. Birth weight and cardiovascular malformations: a population-based study. The Baltimore-Washington Infant Study. *Am J Epidemiol* 1991;133:1273.
38. Tanner K, Sabrine N, Wren C. Cardiovascular malformations among preterm infants. *Pediatrics* 2005;116:e833.
39. Levy RJ, Rosenthal A, Fyler DC, et al. Birthweight of infants with congenital heart disease. *Am J Dis Child* 1978;132:249.
40. Malik S, Cleves MA, Zhao W, et al. Association between congenital heart defects and small for gestational age. *Pediatrics* 2007;119:e976.
41. Williams RV, Ravishankar C, Zak V, et al. Birth weight and prematurity in infants with single ventricle physiology: pediatric heart network infant single ventricle trial screened population. *Congenit Heart Dis* 2010;5:96.
42. Jenkins KJ, Gauvreau K, Newburger JW, et al. Consensus-based method for risk adjustment for surgery for congenital heart disease. *J Thorac Cardiovasc Surg* 2002;123:110.
43. Goff DA, Luan X, Gerdes M, et al. Younger gestational age is associated with worse neurodevelopmental outcomes after cardiac surgery in infancy. *J Thorac Cardiovasc Surg* 2012;143:535.
44. Curzon CL, Milford-Beland S, Li JS, et al. Cardiac surgery in infants with low birth weight is associated with increased mortality: analysis of the Society of Thoracic Surgeons Congenital Heart Database. *J Thorac Cardiovasc Surg* 2008;135:546.
45. Gelehrter S, Fifer CG, Armstrong A, et al. Outcomes of hypoplastic left heart syndrome in low-birth-weight patients. *Pediatr Cardiol* 2011;32:1175.
46. Chang AC, Hanley FL, Lock JE, et al. Management and outcome of low birth weight neonates with congenital heart disease. *J Pediatr* 1994;124:461.
47. Reddy VM, McElhinney DB, Sagrado T, et al. Results of 102 cases of complete repair of congenital heart defects in patients weighing 700 to 2500 grams. *J Thorac Cardiovasc Surg* 1999;117:324.
48. Hickey EJ, Nosikova Y, Zhang H, et al. Very low-birth-weight infants with congenital cardiac lesions: is there merit in delaying intervention to permit growth and maturation? *J Thorac Cardiovasc Surg* 2012;143:126, 136.e1.
49. McElhinney DB, Hedrick HL, Bush DM, et al. Necrotizing enterocolitis in neonates with congenital heart disease: risk factors and outcomes. *Pediatrics* 2000;106:1080.
50. Slicker J, Hehir DA, Horsleyv M, et al. Nutrition algorithms for infants with hypoplastic left heart syndrome; birth through the first interstage period. *Congenit Heart Dis* 2013;8:89.
51. Jatene AD, Fontes VF, Paulista PP, et al. Anatomic correction of transposition of the great vessels. *J Thorac Cardiovasc Surg* 1976;72:364.
52. Barratt-Boyes BG, Simpson M, Neutze JM. Intracardiac surgery in neonates and infants using deep hypothermia with surface cooling and limited cardiopulmonary bypass. *Circulation* 1971;43:I25.
53. Barratt-Boyes BG. Corrective surgery for congenital heart disease in infants with the use of profound hypothermia and circulatory arrest techniques. *Aust N Z J Surg* 1977;47:737.
54. Hanley FL, Heinemann MK, Jonas RA, et al. Repair of truncus arteriosus in the neonate. *J Thorac Cardiovasc Surg* 1993;105:1047.
55. Norwood WI, Lang P, Hansen DD. Physiologic repair of aortic atresia-hypoplastic left heart syndrome. *N Engl J Med* 1983;308:23.
56. Ohye RG, Sleeper LA, Mahony L, et al. Comparison of shunt types in the Norwood procedure for single-ventricle lesions. *N Engl J Med* 2010;362:1980.
57. Newburger JW, Silbert AR, Buckley LP, et al. Cognitive function and age at repair of transposition of the great arteries in children. *N Engl J Med* 1984;310:1495.
58. Clapp S, Perry BL, Farooki ZQ, et al. Down's syndrome, complete atrioventricular canal, and pulmonary vascular obstructive disease. *J Thoracovasc Surg* 1990;100:115.
59. Castaneda AR, Mayer J Jr, Jonas RA, et al. The neonate with critical congenital heart disease: repair—a surgical challenge. *J Thorac Cardiovasc Surg* 1989;98:869.
60. Bando K, Turrentine MW, Sharp TG, et al. Pulmonary hypertension after operations for congenital heart disease: analysis of risk factors and management. *J Thorac Cardiovasc Surg* 1996;112:1600.
61. Newburger JW, Jonas RA, Wernovsky G, et al. A comparison of the perioperative neurologic effects of hypothermic circulatory arrest versus low-flow cardiopulmonary bypass in infant heart surgery. *N Engl J Med* 1993;329:1057.
62. Pigula FA, Nemoto EM, Griffith BP, et al. Regional low-flow perfusion provides cerebral circulatory support during neonatal aortic arch reconstruction. *J Thorac Cardiovasc Surg* 2000;119:331.
63. Goldberg CS, Bove EL, Devaney EJ, et al. A randomized clinical trial of regional cerebral perfusion versus deep hypothermic circulatory arrest: outcomes for infants with functional single ventricle. *J Thorac Cardiovasc Surg* 2007;133:880.
64. Bronicki RA, Backer CL, Baden HP, et al. Dexamethasone reduces the inflammatory response to cardiopulmonary bypass in children. *Ann Thorac Surg* 2000;69:1490.
65. Schroeder VA, Pearl JM, Schwartz SM, et al. Combined steroid treatment for congenital heart surgery improves oxygen delivery and reduces postbypass inflammatory mediator expression. *Circulation* 2003;107:2823.
66. Pasquali SK, Hall M, Li JS, et al. Corticosteroids and outcome in children undergoing congenital heart surgery: analysis of the Pediatric Health Information Systems database. *Circulation* 2010;122:2123.
67. Pasquali SK, Li JS, He X, et al. Perioperative methylprednisolone and outcome in neonates undergoing heart surgery. *Pediatrics* 2012;129:e385.
68. Joy BF, Elliott E, Hardy C, et al. Standardized multidisciplinary protocol improves handover of cardiac surgery patients to the intensive care unit. *Pediatr Crit Care Med* 2011;12:304.
69. Lang P, Chipman CW, Siden H, et al. Early assessment of hemodynamic status after repair of tetralogy of Fallot: a comparison of 24 hour (intensive care unit) and 1 year postoperative data in 98 patients. *Am J Cardiol* 1982;50:795.
70. Costello JM, Clapper TC, Wypij D. Minimizing complications associated with percutaneous central venous catheter placement in children: recent advances. *Pediatr Crit Care Med* 2013;14:273.
71. Flori HR, Johnson LD, Hanley FL, et al. Transthoracic intracardiac catheters in pediatric patients recovering from congenital heart defect surgery: associated complications and outcomes. *Crit Care Med* 2000;28:2997.
72. Gold JP, Jonas RA, Lang P, et al. Transthoracic intracardiac monitoring lines in pediatric surgical patients: a ten-year experience. *Ann Thorac Surg* 1986;42:185.
73. Tibby SM, Hatherill M, Murdoch IA. Capillary refill and core-peripheral temperature gap as indicators of haemodynamic status in paediatric intensive care patients. *Arch Dis Child* 1999;80:163.
74. Quasney MW, Goodman DM, Billow M, et al. Routine chest radiographs in pediatric intensive care units. *Pediatrics* 2001;107:241.
75. Tabbutt S, Duncan BW, McLaughlin D, et al. Delayed sternal closure after cardiac operations in a pediatric population. *J Thorac Cardiovasc Surg* 1997;113:886.
76. McElhinney DB, Reddy VM, Parry AJ, et al. Management and outcomes of delayed sternal closure after cardiac surgery in neonates and infants. *Crit Care Med* 2000;28:1180.
77. Bronicki RA, Anas NG. Cardiopulmonary interaction. *Pediatr Crit Care Med* 2009;10:313.
78. Chang AC, Zucker HA, Hickey PR, et al. Pulmonary vascular resistance in infants after cardiac surgery: role of carbon dioxide and hydrogen ion. *Crit Care Med* 1995;23:568.
79. Charpie JR, Dekeon MK, Goldberg CS, et al. Serial blood lactate measurements predict early outcome after neonatal repair or palliation for complex congenital heart disease. *J Thorac Cardiovasc Surg* 2000;120:73.
80. Hickey PR, Hansen DD, Wessel DL, et al. Blunting of stress responses in the pulmonary circulation of infants by fentanyl. *Anesth Analg* 1985;64:1137.
81. Wernovsky G, Wypij D, Jonas RA, et al. Postoperative course and hemodynamic profile after the arterial switch operation in neonates and infants. A comparison of low-flow cardiopulmonary bypass and circulatory arrest. *Circulation* 1995;92:2226.
82. Mazwi ML, Brown DW, Marshall AC, et al. Unplanned reinterventions are associated with postoperative mortality in neonates with critical congenital heart disease. *J Thorac Cardiovasc Surg* 2013;145:671.
83. Asoh K, Hickey E, Dorostkar PC, et al. Outcomes of emergent cardiac catheterization following pediatric cardiac surgery. *Catheter Cardiovasc Interv* 2009;73:933.
84. Hoffman TM, Wernovsky G, Atz AM, et al. Efficacy and safety of milrinone in preventing low cardiac output syndrome in infants and children after corrective surgery for congenital heart disease. *Circulation* 2003;107:996.
85. Grace MP, Greenbaum DM. Cardiac performance in response to PEEP in patients with cardiac dysfunction. *Crit Care Med* 1982;10:358.
86. Pinsky MR, Summer WR, Wise RA, et al. Augmentation of cardiac function by elevation of intrathoracic pressure. *J Appl Physiol Respir Environ Exerc Physiol* 1983;54:950.
87. Rosenzweig EB, Starc TJ, Chen JM, et al. Intravenous arginine-vasopressin in children with vasodilatory shock after cardiac surgery. *Circulation* 1999;100:II182.
88. Shore S, Nelson DP, Pearl JM, et al. Usefulness of corticosteroid therapy in decreasing epinephrine requirements in critically ill infants with congenital heart disease. *Am J Cardiol* 2001;88:591.
89. Mainwaring RD, Healy RM, Meier FA, et al. Reduction in levels of triiodothyronine following the first stage of the Norwood reconstruction for hypoplastic left heart syndrome. *Cardiol Young* 2001;11:295.
90. Mackie AS, Booth KL, Newburger JW, et al. A randomized, double-blind, placebo-controlled pilot trial of triiodothyronine in neonatal heart surgery. *J Thorac Cardiovasc Surg* 2005;130:810.
91. Portman MA, Slee A, Olson AK, et al. Triiodothyronine Supplementation in Infants and Children Undergoing Cardiopulmonary Bypass (TRICC): a

91. multicenter placebo-controlled randomized trial: age analysis. *Circulation* 2010;122:S224.
92. Pfammatter JP, Wagner B, Berdat P, et al. Procedural factors associated with early postoperative arrhythmias after repair of congenital heart defects. *J Thorac Cardiovasc Surg* 2002;123:258.
93. Hoffman TM, Bush DM, Wernovsky G, et al. Postoperative junctional ectopic tachycardia in children: incidence, risk factors, and treatment. *Ann Thorac Surg* 2002;74:1607.
94. Pfammatter JP, Paul T, Ziemer G, et al. Successful management of junctional tachycardia by hypothermia after cardiac operations in infants. *Ann Thorac Surg* 1995;60:556.
95. Walsh EP, Saul JP, Sholler GF, et al. Evaluation of a staged treatment protocol for rapid automatic junctional tachycardia after operation for congenital heart disease. *J Am Coll Cardiol* 1997;29:1046.
96. Epstein AE, DiMarco JP, Ellenbogen KA, et al. ACC/AHA/HRS 2008 Guidelines for Device-Based Therapy of Cardiac Rhythm Abnormalities: a report of the American College of Cardiology/American Heart Association Task Force on Practice Guidelines. *J Am Coll Cardiol* 2008;51:e1.
97. Schulze-Neick I, Li J, Penny DJ, et al. Pulmonary vascular resistance after cardiopulmonary bypass in infants: effect on postoperative recovery. *J Thorac Cardiovasc Surg* 2001;121:1033.
98. Miller OI, Tang SF, Keech A, et al. Inhaled nitric oxide and prevention of pulmonary hypertension after congenital heart surgery: a randomised double-blind study. *Lancet* 2000;356:1464.
99. Lindberg L, Olsson AK, Jogi P, et al. How common is severe pulmonary hypertension after pediatric cardiac surgery? *J Thorac Cardiovasc Surg* 2002;123:1155.
100. Wessel DL. Hemodynamic responses to perioperative pain and stress in infants. *Crit Care Med* 1993;21:S361.
101. Wessel DL. Managing low cardiac output syndrome after congenital heart surgery. *Crit Care Med* 2001;29:S220.
102. Wessel DL, Adatia I, Giglia TM, et al. Use of inhaled nitric oxide and acetylcholine in the evaluation of pulmonary hypertension and endothelial function after cardiopulmonary bypass. *Circulation* 1993;88:2128.
103. Atz AM, Adatia I, Jonas RA, et al. Inhaled nitric oxide in children with pulmonary hypertension and congenital mitral stenosis. *Am J Cardiol* 1996;77:316.
104. Schulze-Neick I, Bultmann M, Werner H, et al. Right ventricular function in patients treated with inhaled nitric oxide after cardiac surgery for congenital heart disease in newborns and children. *Am J Cardiol* 1997;80:360.
105. Atz AM, Wessel DL. Sildenafil ameliorates effects of inhaled nitric oxide withdrawal. *Anesthesiology* 1999;91:307.
106. Namachivayam P, Theilen U, Butt WW, et al. Sildenafil prevents rebound pulmonary hypertension after withdrawal of nitric oxide in children. *Am J Respir Crit Care Med* 2006;174:1042.
107. Bradley SM, Simsic JM, Mulvihill DM. Hypoventilation improves oxygenation after bidirectional superior cavopulmonary connection. *J Thorac Cardiovasc Surg* 2003;126:1033.
108. Li J, Hoskote A, Hickey C, et al. Effect of carbon dioxide on systemic oxygenation, oxygen consumption, and blood lactate levels after bidirectional superior cavopulmonary anastomosis. *Crit Care Med* 2005;33:984.
109. Gaies MG, Clarke NS, Donohue JE, et al. Personnel and unit factors impacting outcome after cardiac arrest in a dedicated pediatric cardiac intensive care unit. *Pediatr Crit Care Med* 2012;13:583.
110. Kleinman ME, de Caen AR, Chameides L, et al. Part 10: Pediatric basic and advanced life support: 2010 International Consensus on Cardiopulmonary Resuscitation and Emergency Cardiovascular Care Science With Treatment Recommendations. *Circulation* 2010;122:S466.
111. Ortmann L, Prodhan P, Gossett J, et al. Outcomes after in-hospital cardiac arrest in children with cardiac disease: a report from Get With the Guidelines—Resuscitation. *Circulation* 2011;124:2329.
112. Mascio CE, Austin EH III, Jacobs JP, et al. Perioperative mechanical circulatory support in children: an analysis of the Society of Thoracic Surgeons Congenital Heart Surgery Database. *J Thorac Cardiovasc Surg* 2013;368:2377.
113. Paden ML, Conrad SA, Rycus PT, et al. Extracorporeal Life Support Organization Registry Report 2012. *ASAIO J* 2013;59:202.
114. Kulik TJ, Moler FW, Palmisano JM, et al. Outcome-associated factors in pediatric patients treated with extracorporeal membrane oxygenator after cardiac surgery. *Circulation* 1996;94:II63.
115. Jaggers JJ, Forbess JM, Shah AS, et al. Extracorporeal membrane oxygenation for infant postcardiotomy support: significance of shunt management. *Ann Thorac Surg* 2000;69:1476.
116. Booth KL, Roth SJ, Perry SB, et al. Cardiac catheterization of patients supported by extracorporeal membrane oxygenation. *J Am Coll Cardiol* 2002;40:1681.
117. Chai PJ, Jacobs JP, Dalton HJ, et al. Extracorporeal cardiopulmonary resuscitation for post-operative cardiac arrest: indications, techniques, controversies, and early results—what is known (and unknown). *Cardiol Young* 2011;21(suppl 2):109.
118. Rajagopal SK, Almond CS, Laussen PC, et al. Extracorporeal membrane oxygenation for the support of infants, children, and young adults with acute myocarditis: a review of the Extracorporeal Life Support Organization registry. *Crit Care Med* 2010;38:382.
119. Costello JM, Cooper DS, Jacobs JP, et al. Intermediate-term outcomes after paediatric cardiac extracorporeal membrane oxygenation—what is known (and unknown). *Cardiol Young* 2011;21(suppl 2):118.
120. Costello JM, O'Brien M, Wypij D, et al. Quality of life of pediatric cardiac patients who previously required extracorporeal membrane oxygenation. *Pediatr Crit Care Med* 2012;13:428.
121. Almond CS, Morales DL, Blackstone EH, et al. Berlin Heart EXCOR pediatric ventricular assist device for bridge to heart transplantation in US children. *Circulation* 2013;127:1702.
122. Chan EH, Russell JL, Williams WG, et al. Postoperative chylothorax after cardiothoracic surgery in children. *Ann Thorac Surg* 2005;80:1864.
123. Golbus JR, Wojcik BM, Charpie JR, et al. Feeding complications in hypoplastic left heart syndrome after the Norwood procedure: a systematic review of the literature. *Pediatr Cardiol* 2011;32:539.
124. Allen ML, Peters MJ, Goldman A, et al. Early postoperative monocyte deactivation predicts systemic inflammation and prolonged stay in pediatric cardiac intensive care. *Crit Care Med* 2002;30:1140.
125. Costello JM, Graham DA, Morrow D, et al. Risk factors for central line-associated bloodstream infection in a pediatric cardiac intensive care unit. *Pediatr Crit Care Med* 2009;10:453.
126. Marschall J, Mermel LA, Classen D, et al. Strategies to prevent central line-associated bloodstream infections in acute care hospitals. *Infect Control Hosp Epidemiol* 2008;29(suppl 1):S22.
127. Costello JM, Graham DA, Morrow DF, et al. Risk factors for surgical site infection after cardiac surgery in children. *Ann Thorac Surg* 2010;89:1833.
128. Harder EE, Gaies MG, Yu S, et al. Risk factors for surgical site infection in pediatric cardiac surgery patients undergoing delayed sternal closure. *J Thorac Cardiovasc Surg* 2013;146:326.
129. Anderson DJ, Kaye KS, Classen D, et al. Strategies to prevent surgical site infections in acute care hospitals. *Infect Control Hosp Epidemiol* 2008;29:S51.
130. Morgan CJ, Zappitelli M, Robertson CM, et al. Risk factors for and outcomes of acute kidney injury in neonates undergoing complex cardiac surgery. *J Pediatr* 2013;162:120.
131. Madenci AL, Thiagarajan RR, Stoffan AP, et al. Characterizing peritoneal dialysis catheter use in pediatric patients after cardiac surgery. *J Thorac Cardiovasc Surg* 2013;146:334.
132. Limperopoulos C, Tworetzky W, McElhinney DB, et al. Brain volume and metabolism in fetuses with congenital heart disease: evaluation with quantitative magnetic resonance imaging and spectroscopy. *Circulation* 2010;121:26.
133. Beca J, Gunn J, Coleman L, et al. Pre-operative brain injury in newborn infants with transposition of the great arteries occurs at rates similar to other complex congenital heart disease and is not related to balloon atrial septostomy. *J Am Coll Cardiol* 2009;53:1807.
134. Beca J, Gunn JK, Coleman L, et al. New white matter brain injury after infant heart surgery is associated with diagnostic group and the use of circulatory arrest. *Circulation* 2013;127:971.
135. Wypij D, Newburger JW, Rappaport LA, et al. The effect of duration of deep hypothermic circulatory arrest in infant heart surgery on late neurodevelopment: the Boston Circulatory Arrest Trial. *J Thorac Cardiovasc Surg* 2003;126:1397.
136. Bellinger DC, Wypij D, Rivkin V, et al. Adolescents with d-transposition of the great arteries corrected with the arterial switch procedure: neuropsychological assessment and structural brain imaging. *Circulation* 2011;124:1361.
137. Jonas RA, Wypij D, Roth SJ, et al. The influence of hemodilution on outcome after hypothermic cardiopulmonary bypass: results of a randomized trial in infants. *J Thorac Cardiovasc Surg* 2003;126:1765.
138. Menache CC, du Plessis AJ, Wessel DL, et al. Current incidence of acute neurologic complications after open-heart operations in children. *Ann Thorac Surg* 2002;73:1752.
139. Newburger JW, Wypij D, Bellinger DC, et al. Length of stay after infant heart surgery is related to cognitive outcome at age 8 years. *J Pediatr* 2003;143:67.
140. Li JS, Yow E, Berezny KY, et al. Clinical outcomes of palliative surgery including a systemic-to-pulmonary artery shunt in infants with cyanotic congenital heart disease: does aspirin make a difference? *Circulation* 2007;116:293.
141. Petrucci O, O'Brien SM, Jacobs ML, et al. Risk factors for mortality and morbidity after the neonatal Blalock-Taussig shunt procedure. *Ann Thorac Surg* 2011;92:642.
142. Al Habib HF, Jacobs JP, Mavroudis C, et al. Contemporary patterns of management of tetralogy of Fallot: data from the Society of Thoracic Surgeons Database. *Ann Thorac Surg* 2010;90:813; discussion 819.
143. Di Donato RM, Jonas RA, Lang P, et al. Neonatal repair of tetralogy of Fallot with and without pulmonary atresia. *J Thorac Cardiovasc Surg* 1991;101:126.

144. Satou GM, Perry SB, Gauvreau K, et al. Echocardiographic predictors of coronary artery pathology in pulmonary atresia with intact ventricular septum. *Am J Cardiol* 2000;85:1319.
145. Giglia TM, Mandell VS, Connor AR, et al. Diagnosis and management of right ventricle-dependent coronary circulation in pulmonary atresia with intact ventricular septum. *Circulation* 1992;86:1516.
146. Giglia TM, Jenkins KJ, Matitiau A, et al. Influence of right heart size on outcome in pulmonary atresia with intact ventricular septum. *Circulation* 1993;88:2248.
147. Hasan BS, Bautista-Hernandez V, McElhinney DB, et al. Outcomes of transcatheter approach for initial treatment of pulmonary atresia with intact ventricular septum. *Catheter Cardiovasc Interv* 2013;81:111.
148. Liava'a M, Brooks P, Konstantinov I, et al. Changing trends in the management of pulmonary atresia with intact ventricular septum: the Melbourne experience. *Eur J Cardiothorac Surg* 2011;40:1406.
149. Hirata Y, Chen JM, Quaegebeur JM, et al. Pulmonary atresia with intact ventricular septum: limitations of catheter-based intervention. *Ann Thorac Surg* 2007;84:574.
150. Powell AJ, Mayer JE, Lang P, et al. Outcome in infants with pulmonary atresia, intact ventricular septum, and right ventricle-dependent coronary circulation. *Am J Cardiol* 2000;86:1272.
151. Rychik J, Levy H, Gaynor JW, et al. Outcome after operations for pulmonary atresia with intact ventricular septum. *J Thorac Cardiovasc Surg* 1998;116:924.
152. Jahangiri M, Zurakowski D, Bichell D, et al. Improved results with selective management in pulmonary atresia with intact ventricular septum. *J Thorac Cardiovasc Surg* 1999;118:1046.
153. Celermajer DS, Cullen S, Sullivan ID, et al. Outcome in neonates with Ebstein's anomaly. *J Am Coll Cardiol* 1992;19:1041.
154. Celermajer DS, Bull C, Till JA, et al. Ebstein's anomaly: presentation and outcome from fetus to adult. *J Am Coll Cardiol* 1994;23:170.
155. Yetman AT, Freedom RM, McCrindle BW. Outcome in cyanotic neonates with Ebstein's anomaly. *Am J Cardiol* 1998;81:749.
156. McElhinney DB, Salvin JW, Colan SD, et al. Improving outcomes in fetuses and neonates with congenital displacement (Ebstein's malformation) or dysplasia of the tricuspid valve. *Am J Cardiol* 2005;96:582.
157. Wald RM, Adatia I, Van Arsdell GS, et al. Relation of limiting ductal patency to survival in neonatal Ebstein's anomaly. *Am J Cardiol* 2005;96:851.
158. Atz AM, Munoz RA, Adatia I, et al. Diagnostic and therapeutic uses of inhaled nitric oxide in neonatal Ebstein's anomaly. *Am J Cardiol* 2003;91:906.
159. Starnes VA, Pitlick PT, Bernstein D, et al. Ebstein's anomaly appearing in the neonate. A new surgical approach. *J Thorac Cardiovasc Surg* 1991;101:1082.
160. Knott-Craig CJ, Overholt ED, Ward KE, et al. Repair of Ebstein's anomaly in the symptomatic neonate: an evolution of technique with 7-year follow-up. *Ann Thorac Surg* 2002;73:1786.
161. Lang D, Oberhoffer R, Cook A, et al. Pathologic spectrum of malformations of the tricuspid valve in prenatal and neonatal life. *J Am Coll Cardiol* 1991;17:1161.
162. Shinkawa T, Polimenakos AC, Gomez-Fifer CA, et al. Management and long-term outcome of neonatal Ebstein anomaly. *J Thorac Cardiovasc Surg* 2010;139:354.
163. Rhodes LA, Colan SD, Perry SB, et al. Predictors of survival in neonates with critical aortic stenosis. *Circulation* 1991;84:2325.
164. Lofland GK, McCrindle BW, Williams WG, et al. Critical aortic stenosis in the neonate: a multi-institutional study of management, outcomes, and risk factors. Congenital Heart Surgeons Society. *J Thorac Cardiovasc Surg* 2001;121:10.
165. McCrindle BW, Blackstone EH, Williams WG, et al. Are outcomes of surgical versus transcatheter balloon valvotomy equivalent in neonatal critical aortic stenosis? *Circulation* 2001;104:I152.
166. Siddiqui J, Brizard CP, Galati JC, et al. Surgical valvotomy and repair for neonatal and infant congenital aortic stenosis achieves better results than interventional catheterization. *J Am Coll Cardiol* 2013;62:2134.
167. McElhinney DB, Lock JE, Keane JF, et al. Left heart growth, function, and reintervention after balloon aortic valvuloplasty for neonatal aortic stenosis. *Circulation* 2005;111:451.
168. Kaushal S, Backer CL, Patel JN, et al. Coarctation of the aorta: midterm outcomes of resection with extended end-to-end anastomosis. *Ann Thorac Surg* 2009;88:1932.
169. Barnea O, Austin EH, Richman B, et al. Balancing the circulation: theoretic optimization of pulmonary/systemic flow ratio in hypoplastic left heart syndrome. *J Am Coll Cardiol* 1994;24:1376.
170. Barnea O, Santamore WP, Rossi A, et al. Estimation of oxygen delivery in newborns with a univentricular circulation. *Circulation* 1998;98:1407.
171. Tabbutt S, Ramamoorthy C, Montenegro LM, et al. Impact of inspired gas mixtures on preoperative infants with hypoplastic left heart syndrome during controlled ventilation. *Circulation* 2001;104:I159.
172. Rychik J, Rome JJ, Collins MH, et al. The hypoplastic left heart syndrome with intact atrial septum: atrial morphology, pulmonary vascular histopathology and outcome. *J Am Coll Cardiol* 1999;34:554.
173. Graziano JN, Heidelberger KP, Ensing GJ, et al. The influence of a restrictive atrial septal defect on pulmonary vascular morphology in patients with hypoplastic left heart syndrome. *Pediatr Cardiol* 2002;23:146.
174. Atz AM, Feinstein JA, Jonas RA, et al. Preoperative management of pulmonary venous hypertension in hypoplastic left heart syndrome with restrictive atrial septal defect. *Am J Cardiol* 1999;83:1224.
175. Vlahos AP, Lock JE, McElhinney DB, et al. Hypoplastic left heart syndrome with intact or highly restrictive atrial septum: outcome after neonatal transcatheter atrial septostomy. *Circulation* 2004;109:2326.
176. Sano S, Ishino K, Kawada M, et al. Right ventricle-pulmonary artery shunt in first-stage palliation of hypoplastic left heart syndrome. *J Thorac Cardiovasc Surg* 2003;126:504.
177. Maher K, Pizarro C, Gidding S, et al. Improved hemodynamic profile following the Norwood procedure with right ventricle to pulmonary artery conduit. *Circulation* 2002;106:II-522.
178. Galantowicz M, Cheatham JP, Phillips A, et al. Hybrid approach for hypoplastic left heart syndrome: intermediate results after the learning curve. *Ann Thorac Surg* 2008;85:2063; discussion 2070.
179. Taeed R, Schwartz SM, Pearl JM, et al. Unrecognized pulmonary venous desaturation early after Norwood palliation confounds Qp:Qs assessment and compromises oxygen delivery. *Circulation* 2001;103:2699.
180. Hoffman GM, Ghanayem NS, Kampine JM, et al. Venous saturation and the anaerobic threshold in neonates after the Norwood procedure for hypoplastic left heart syndrome. *Ann Thorac Surg* 2000;70:1515.
181. Backer CL, Mavroudis C. Congenital Heart Surgery Nomenclature and Database Project: patent ductus arteriosus, coarctation of the aorta, interrupted aortic arch. *Ann Thorac Surg* 2000;69:S298.
182. Boutin C, Jonas RA, Sanders SP, et al. Rapid two-stage arterial switch operation. Acquisition of left ventricular mass after pulmonary artery banding in infants with transposition of the great arteries. *Circulation* 1994;90:1304.
183. Wernovsky G, Giglia TM, Jonas RA, et al. Course in the intensive care unit after 'preparatory' pulmonary artery banding and aortopulmonary shunt placement for transposition of the great arteries with low left ventricular pressure. *Circulation* 1992;86:II133.
184. Atz AM, Adatia I, Wessel DL. Rebound pulmonary hypertension after inhalation of nitric oxide. *Ann Thorac Surg* 1996;62:1759.
185. McElhinney DB, Driscoll DA, Emanuel BS, et al. Chromosome 22q11 deletion in patients with truncus arteriosus. *Pediatr Cardiol* 2003;24:569.
186. Jacobs ML. Congenital heart surgery nomenclature and database project: truncus arteriosus. *Ann Thorac Surg* 2000;69:S50.
187. Russell HM, Jacobs ML, Anderson RH, et al. A simplified categorization for common arterial trunk. *J Thorac Cardiovasc Surg* 2011;141:645.
188. Russell HM, Pasquali SK, Jacobs JP, et al. Outcomes of repair of common arterial trunk with truncal valve surgery: a review of the society of thoracic surgeons congenital heart surgery database. *Ann Thorac Surg* 2012;93:164.
189. Backer CL, Stewart RD, Bailliard F, et al. Complete atrioventricular canal: comparison of modified single-patch technique with two-patch technique. *Ann Thorac Surg* 2007;84:2038.
190. Shuhaiber J, Shin AY, Gossett JG, et al. Surgical management of neonatal atrioventricular septal defect with aortic arch obstruction. *Ann Thorac Surg* 2013;95:2071.
191. Van Overmeire B, Smets K, Lecoutere D, et al. A comparison of ibuprofen and indomethacin for closure of patent ductus arteriosus. *N Engl J Med* 2000;343:674.
192. Backer CL, Mavroudis C. Surgical management of aortopulmonary window: a 40-year experience. *Eur J Cardiothorac Surg* 2002;21:773.
193. Eronen M, Siren MK, Ekblad H, et al. Short- and long-term outcome of children with congenital complete heart block diagnosed in utero or as a newborn. *Pediatrics* 2000;106:86.
194. Gregoratos G, Abrams J, Epstein AE, et al. ACC/AHA/NASPE 2002 Guideline Update for Implantation of Cardiac Pacemakers and Antiarrhythmia Devices—summary article: a report of the American College of Cardiology/American Heart Association Task Force on Practice Guidelines. *J Am Coll Cardiol* 2002;40:1703.
195. Johnsrude CL, Perry JC, Cecchin F, et al. Differentiating anomalous left main coronary artery originating from the pulmonary artery in infants from myocarditis and dilated cardiomyopathy by electrocardiogram. *Am J Cardiol* 1995;75:71.
196. Law YM, Sharma S, Feingold B, et al. Clinically significant thrombosis in pediatric heart transplant recipients during their waiting period. *Pediatr Cardiol* 2013;34:334.
197. Almond CS, Gauvreau K, Thiagarajan RR, et al. Impact of ABO-incompatible listing on wait-list outcomes among infants listed for heart transplantation in the United States: a propensity analysis. *Circulation* 2010;121:1926.
198. Costello JM, Pahl E. Prevention and treatment of severe hemodynamic compromise in pediatric heart transplant patients. *Paediatr Drugs* 2002;4:705.
199. Boucek RJ Jr, Naftel D, Boucek MM, et al. Induction immunotherapy in pediatric heart transplant recipients: a multicenter study. *J Heart Lung Transplant* 1999;18:460.

32 Icterícia

M. Jeffrey Maisels e Jon F. Watchko

INTRODUÇÃO

A icterícia é a condição mais comum e uma das mais complicadas que podem ocorrer no recém-nascido (RN). Como Hansen assinalou em sua primorosa revisão histórica (1): "a icterícia neonatal foi obrigatoriamente percebida ao longo dos séculos por aqueles que cuidavam de recém-nascidos..."; entretanto, a primeira descrição científica documentada da icterícia neonatal apareceu no final do século 18, quando Baumes recebeu um prêmio da Universidade de Paris pela sua descrição da evolução clínica da icterícia em 10 RNs (1,2). Embora a maioria dos RNs tenha uma saúde perfeita nos demais aspectos, a icterícia provoca ansiedade porque a bilirrubina é potencialmente tóxica para o sistema nervoso central (SNC).

A icterícia ocorre quando o fígado não consegue eliminar bilirrubina suficiente do plasma. Quando ocorre formação excessiva de bilirrubina ou captação e conjugação limitadas, verifica-se o aparecimento de bilirrubina não conjugada (i. e., de reação indireta) no sangue. Quando há comprometimento da excreção de glicuronídio de bilirrubina (i. e., colestase), o monoglicuronídio e o diglicuronídio de bilirrubina conjugados (i. e., de reação direta) acumulam-se no plasma e, graças à sua solubilidade, também aparecem na urina. Existe também uma quarta fração da bilirrubina (além da bilirrubina não conjugada, o monoglicuronídio e o diglicuronídio), conhecida como δ-bilirrubina, que é formada não enzimaticamente a partir da bilirrubina conjugada e que reage diretamente com o reagente diazo (3).

Na maioria dos RNs ictéricos, encontra-se apenas a bilirrubina não conjugada no sangue, e a bilirrubina acumulada distribui-se por todo o corpo graças à circulação sanguínea, provocando icterícia clínica. Em geral, presume-se que, para atravessar as barreiras das membranas celulares intactas, a bilirrubina precisa estar livre, ou dissociada, de sua ligação à albumina.

FORMAÇÃO, ESTRUTURA E PROPRIEDADES DA BILIRRUBINA

A bilirrubina é o produto final do catabolismo da protoporfirina férrica ou heme, cuja maior fonte é a hemoglobina circulante (Figura 32.1). A formação de bilirrubina a partir da hemoglobina envolve a remoção do ferro e do componente proteico, seguida por um processo oxidativo catalisado pela enzima microssômica hemeoxigenase, encontrada no sistema reticuloendotelial (SER), bem como em muitos outros tecidos. A ponte de α-metano do anel de heme porfirina é aberta, e formam-se monóxido de carbono (CO) e biliverdina. Uma molécula de CO e uma molécula de biliverdina (e, subsequentemente, de bilirrubina) são formadas para cada molécula degradada de heme (Figura 32.1).

É provável que a estrutura prevalente da bilirrubina no plasma tenha a configuração de uma cumeeira, que é compatível com suas propriedades biológicas. Nessa configuração, os grupos polares da molécula de bilirrubina estão envolvidos em pontes de hidrogênio intramoleculares, restringindo a solvatação e tornando o pigmento quase insolúvel em água, em pH de 7,4, porém solúvel em solventes apolares, como clorofórmio (4). Nessas circunstâncias, a bilirrubina comporta-se como outras substâncias lipofílicas – é difícil de ser excretada, porém atravessa com facilidade as membranas biológicas, como a placenta, a barreira hematencefálica (BHE) e a membrana plasmática do hepatócito (4-6). O acréscimo de metanol ou etanol interfere na ponte de hidrogênio e resulta em uma reação diazo imediata, a base da determinação da bilirrubina indireta pelo teste de van den Bergh (3).

METABOLISMO DA BILIRRUBINA FETAL

A bilirrubina já pode ser detectada no líquido amniótico normal depois da 12ª semana de gestação, porém desaparece até a 36ª a 37ª semanas. A capacidade do fígado fetal humano de remover a bilirrubina da circulação e de conjugá-la é muito limitada. Entre a 17ª e a 30ª semanas de gestação, a atividade da uridina difosfoglicuronosil transferase (UGT1A1) no fígado fetal corresponde a apenas 0,1% dos valores adultos; entretanto, aumenta 10 vezes, atingindo 1% dos valores adultos entre a 30ª e a 40ª semana de gestação. Após o nascimento, a atividade aumenta de modo exponencial, atingindo os níveis adultos até a 6ª a 14ª semanas de vida pós-natal independente da gestação (6).

A principal via de excreção da bilirrubina fetal é através da placenta. Visto que praticamente toda a bilirrubina plasmática do feto é não conjugada, ela é facilmente transferida através da placenta para a circulação materna, onde é excretada pelo fígado materno. Assim, o RN raramente nasce com icterícia, exceto quando existe doença hemolítica grave com acúmulo de bilirrubina não conjugada no feto. A bilirrubina conjugada não é transferida através da placenta e se acumula no plasma e em outros tecidos fetais.

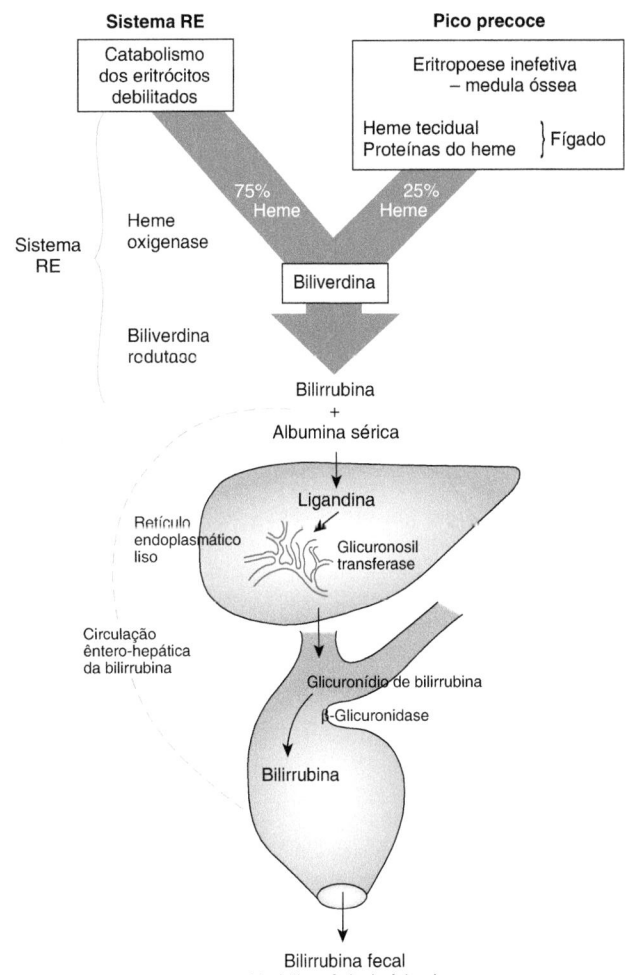

Figura 32.1 Metabolismo neonatal dos pigmentos biliares. RE, reticuloendotelial.

Hiperbilirrubinemia materna e seu efeito no feto

Obstetras e pediatras às vezes defrontam-se com uma gestante que apresenta hiperbilirrubinemia em consequência de anemia hemolítica ou doença hepática. Os casos relatados na literatura fornecem evidências de transferência da bilirrubina não conjugada da mãe para o feto, mas não fornecem diretrizes bem definidas para o seu manejo (7-9).

É possível que a exposição prolongada do feto a um grau moderado de hiperbilirrubinemia não conjugada *in utero* possa resultar em lesão neurológica (9).

METABOLISMO NEONATAL DA BILIRRUBINA

Produção de bilirrubina

A destruição normal dos eritrócitos circulantes representa cerca de 75% da produção diária de bilirrubina no RN. Os eritrócitos senescentes são removidos e destruídos pelo SRE, no qual o heme é catabolizado e convertido em bilirrubina (Figura 32.1). O catabolismo de 1 g de hemoglobina produz 35 mg de bilirrubina.

No RN, outras fontes além dos eritrócitos senescentes contribuem significativamente (25% ou mais) para a produção diária de bilirrubina (Figura 32.1). Essa bilirrubina consiste em dois componentes principais:

1. Um componente não eritropoético, resultante da renovação da proteína heme não hemoglobínica e do heme livre, basicamente no fígado.
2. Um componente eritropoético, que se origina primariamente da eritropoese não efetiva e da destruição de precursores eritroides imaturos, tanto na medula óssea quanto na circulação, logo depois de sua liberação.

Transporte e captação hepática da bilirrubina

Após deixar o SRE, a bilirrubina é transportada no plasma e está ligada à albumina de modo firme, mas reversível em sítios primários (de alta afinidade), bem como secundários (de baixa afinidade). Embora a magnitude da constante da afinidade no sítio de ligação primário ainda seja motivo de debate (5,6), as concentrações de bilirrubina livre ou não ligada no plasma são muito baixas (na faixa de nmol), mesmo na vigência de hiperbilirrubinemia significativa.

As células parenquimatosas do fígado apresentam capacidade seletiva e extremamente eficiente de remover a bilirrubina não conjugada do plasma. Quando o complexo bilirrubina-albumina alcança a membrana plasmática do hepatócito, parte da bilirrubina, mas não a albumina, é transferida para o hepatócito através da membrana celular em um processo que envolve potencialmente quatro proteínas de transporte diferentes (10). No interior do hepatócito, a bilirrubina liga-se principalmente à ligandina e, possivelmente, a outras proteínas de ligação citosólicas (Figura 32.1). Uma rede de membranas microssômicas intracelulares também pode desempenhar papel importante na transferência da bilirrubina no interior da célula e para o retículo endoplasmático.

Conjugação e excreção da bilirrubina

Por causa de sua conformação ligada ao hidrogênio (ver *Formação, estrutura e propriedades da bilirrubina*, anteriormente), a bilirrubina não conjugada (i. e., de reação indireta) é apolar e insolúvel em soluções aquosas, em pH 7,4, precisando ser convertida em seu conjugado hidrossolúvel (i. e., bilirrubina de reação direta) antes de poder ser excretada (ver Figura 32.1). Esse processo ocorre quando a bilirrubina é enzimaticamente combinada a um açúcar, o ácido glicurônico, produzindo os pigmentos monoglicuronídio e diglicuronídio de bilirrubina, que são hidrossolúveis e polares o suficiente para serem excretados na bile ou filtrados através dos rins.

Concentrações elevadas de bilirrubina *in utero* induzem prematuramente a atividade da enzima bilirrubina-uridina difosfoglicuronato glicuronosil transferase 1A1 (UGT1A1), sugerindo que a bilirrubina seja importante no desencadeamento de sua própria conjugação após o nascimento (11).

Estrutura e função do gene da uridina difosfoglicuronato glicuronosil transferase 1A1

O processo de conjugação é catalisado por uma isoforma enzimática hepática específica (1A1) que pertence à família de enzimas da UGT. Essas enzimas metabolizam compostos endógenos e várias substâncias químicas alimentares na maioria dos tecidos. Embora a família da UGT1 contenha diversas isoformas, apenas a isoforma A1 (UGT1A1) participa da conjugação da bilirrubina (12). A enzima glicuronosil transferase é sintetizada no hepatócito, e sua estrutura é determinada pelo gene *UGT1A1* (Figura 32.2).

O gene que codifica a enzima UGT1 localiza-se no cromossomo 2, em 2q37 (13), e consiste em quatro éxons comuns e 13 éxons variáveis (ver Figura 32.2) (13). O gene também possui uma área reguladora proximal que controla a expressão gênica. O promotor da *UGT1A1* contém um boxe TATAA, constituído por uma sequência de ácido desoxirribonucleico (DNA) de timina (T) e adenina (A). Mutações no éxon *UGT1A1* ou no seu promotor afetam a conjugação da bilirrubina. São exemplos desse efeito a síndrome de Gilbert e a síndrome de Crigler-Najjar (ver *Causas patológicas da icterícia | Diminuição da depuração da bilirrubina*, adiante).

Transferência da bilirrubina para a bile e transporte intestinal

Após conjugação, a bilirrubina é rapidamente excretada para os canalículos biliares pelas células hepáticas, processo que exige trabalho metabólico para o transporte ativo da bilirrubina através de um grande gradiente de concentração (5,6). Qualquer interferência nesse processo é provavelmente responsável pela hiperbilirrubinemia associada a distúrbios hepatocelulares, como a hepatite.

Uma vez no intestino delgado, a bilirrubina conjugada não é reabsorvida. No adulto sadio, é reduzida, em grande parte, pela ação das bactérias colônicas em vários tetrapirróis incolores, coletivamente conhecidos como urobilinogênio, e uma quantidade insignificante é hidrolisada em bilirrubina não conjugada e reabsorvida pela circulação êntero-hepática. No RN, contudo, essa circulação êntero-hepática da bilirrubina é significativa e importante (ver *Icterícia no recém-nascido sadio | Icterícia fisiológica*, adiante). Além disso, em condições que envolvem níveis plasmáticos elevados de bilirrubina e excreção hepática escassa, observa-se um gradiente de bilirrubina não conjugada do plasma para o lúmen intestinal, e quantidades significativas de bilirrubina não conjugada podem ser depuradas por difusão através da parede intestinal (6). A Figura 32.1 resume o metabolismo dos pigmentos biliares no RN.

MECANISMOS FISIOLÓGICOS DA ICTERÍCIA NEONATAL

Durante os primeiros dias após o nascimento, os níveis séricos de bilirrubina do RN refletem uma combinação dos efeitos da produção, da conjugação e da circulação êntero-hepática da bilirrubina. Utilizando medições da carboxi-hemoglobina sanguínea (COHb), corrigida para o CO do ambiente (COHbc) como índice de produção de bilirrubina e medições da bilirrubina conjugada através de cromatografia líquida de alto desempenho (HPLC), Kaplan *et al.* (14) demonstraram que a ocorrência de um desequilíbrio entre a produção e a conjugação da bilirrubina é fundamental na patogenia da bilirrubinemia neonatal. Pequenas alterações nesses dois processos junto com a circulação êntero-hepática são responsáveis pelo fato de que mais de 80%

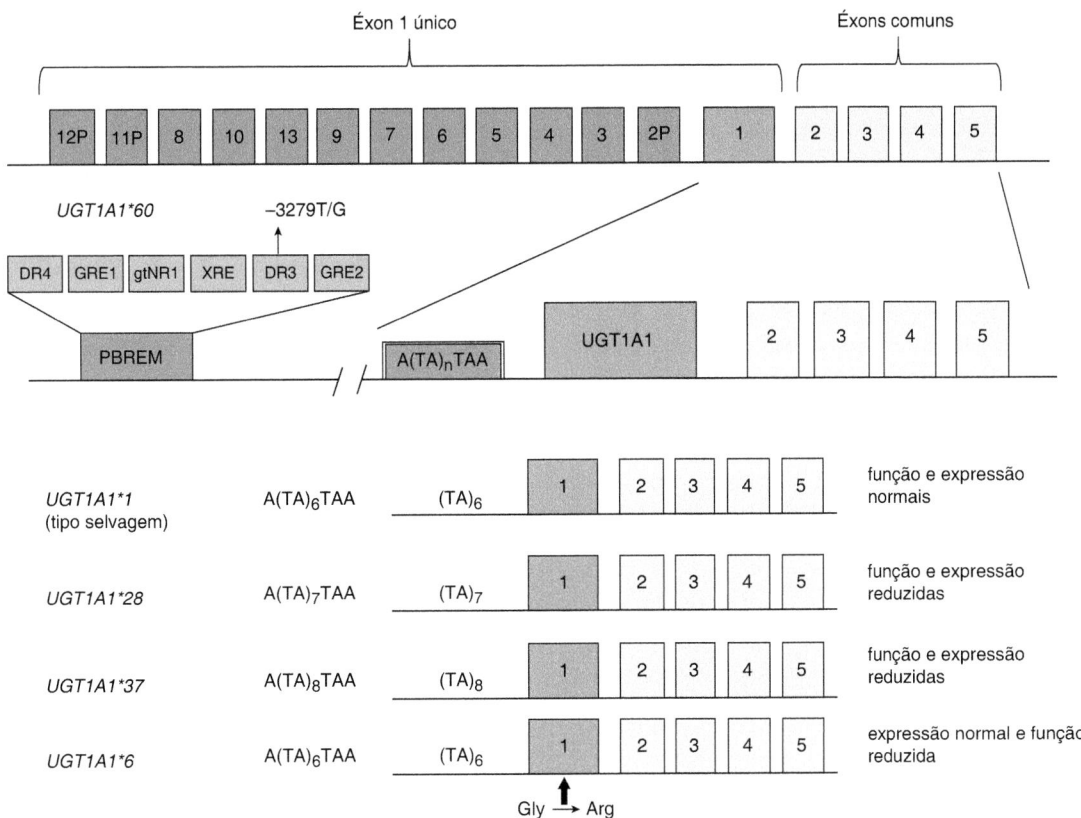

Figura 32.2 Representação esquemática do gene UG1A1. O painel superior representa todo o complexo gênico UGT1A, abrangendo: (a) o éxon A1, (b) mais nove éxons que codificam proteínas funcionais (éxons 3 a 10, 13), (c) três pseudogenes (éxons 2P,11Pm12P), e (d) a sequência de éxons de 2 a 5 de domínio comum compartilhada em todos as transcrições de UGT1A. O locus do UGT1A1 e os éxons 2 a 5 comuns são mostrados no painel central, incluindo o módulo intensificador responsivo ao fenobarbital (PBREM) acima (i), abrangendo seis motivos do receptor nuclear (e variante hipomórfica (UGT1A1*60) e (ii) sequência do promotor de boxe TATA. Os painéis inferiores mostram os alelos variantes de tipo selvagem UTG1A1*1 e UGT1A1*28, UGT1A1*37 e UGT1A1*6 e alteração relevante na função da expressão. Adaptada de Clarke DJ, Moghrabi N, Monaghan G et al. Genetic defects of the UDP-glucuronosyltransferase-1 (UGT1) gene that cause familial nonhemolytic unconjugated hyperbilirubinemias. *Clin Chim Acta* 1997;166:63-74, com autorização de Elsevier Science; Perera MA, Innocenti F, Ratain MJ. Pharmacogenetic testing for uridine diphosphate glucuronosyltransferase 1A1 polymorphisms. Are we there yet? *Pharmacotherapy* 2008;28:755-768, com autorização de *Pharmacotherapy*; Li Y, Buckely D, Wang S et al. Genetic polymorphisms in the TATA box and upstream phenobarbital-responsive enhancer module of the UGT1A1 promoter have combined effects on UDP-glucaronosyltransferase 1A1 transcription mediated by constitutive androstane receptor, pregnane x receptor, or glicocorticol receptor in human liver. *Drug Metab Dispos* 2009;37:1978–1986, com permissão.

dos RNs a termo, quase a termo e pré-termo tardios apresentam icterícia na primeira semana (15,16). O Quadro 32.1 lista os mecanismos responsáveis pela bilirrubinemia que ocorre nesses RNs.

TOXICIDADE DA BILIRRUBINA

Kernicterus

Patologia

A primeira descrição do *kernicterus* (ou icterícia cerebral) em RNs foi feita por Hervieux, em 1847 (1), e, em 1875, Orth detectou o pigmento de bilirrubina no cérebro em necropsias de RNs que apresentaram icterícia grave. Depois, Schmorl (37) descreveu duas formas de "icterícia cerebral", a primeira "caracterizada por coloração amarela difusa de toda a substância cerebral", e a segunda forma, em que "a coloração ictérica parece estar totalmente circunscrita e... limitada ao denominado 'cerne' ou região nuclear do cérebro (1)".

Topografia

Os RNs a termo que morrem de *kernicterus* apresentam coloração pela bilirrubina de distribuição típica (Quadro 32.2), embora vários padrões macroscópicos e microscópicos já tenham sido descritos (2,18). Os prematuros com *kernicterus* e os ratos Gunn com deficiência hereditária de UGT1A1

QUADRO 32.1

Mecanismos fisiológicos da icterícia neonatal.

Aumento da carga de bilirrubina no hepatócito (valores do RN *versus* do adulto)
  8 a 10 mg/kg/dia *versus* 3,8 mg/kg/dia (17)
Aumento do volume eritrocitário
  Hematócrito 56% ± 5,5% (DP), *versus* 41% ± 2,5% (mulheres), 47% ± 3,0% (homens)
Diminuição do tempo de sobrevida dos eritrócitos
  Aproximadamente 80 *versus* 110 a 120 dias
Aumento da bilirrubina precoce marcada – a bilirrubina produzida por renovação dos precursores eritroides na medula óssea e da proteína heme e do heme livre (Figura 32.1)
  25% *versus* 15% de produção de bilirrubina (17)
Aumento da circulação êntero-hepática da bilirrubina
  Poucas bactérias (que convertem bilirrubina em urobilinogênio) nos intestinos delgado e grosso e mais β-glicuronidase. Bilirrubina conjugada não convertida em urobilinogênio, mas hidrolisada em bilirrubina não conjugada que é reabsorvida
Diminuição da captação hepática de bilirrubina do plasma
Diminuição da ligandina
Diminuição da conjugação da bilirrubina
Diminuição da atividade de uridina difosfoglicuronosil-transferase (aproximadamente 1% dos valores adultos no a termo)
Deficiência da excreção da bilirrubina
Comprometimento da excreção, porém, normalmente, não limitante de velocidade. Com hemólise, pode obter aumento da bilirrubina conjugada

exibem uma topografia semelhante de lesão neuronal (ver Quadro 32.2) (2,18). As regiões mais comumente afetadas são os núcleos da base, sobretudo o núcleo subtalâmico e o globo pálido; o hipocampo; os corpos geniculados; diversos núcleos do tronco encefálico, incluindo o colículo inferior, os núcleos oculomotor, vestibular, coclear e olivar inferior; e o cerebelo, particularmente o núcleo denteado e o verme do cerebelo (2,18). Ahdab-Barmada preparou uma revisão detalhada da neuropatologia do *kernicterus* e suas características anatômicas, citológicas e histológicas (18).

Anatomia macroscópica

Ocorre coloração amarela do cérebro quando este é exposto a níveis elevados de bilirrubina. Pode haver certa confusão quanto ao diagnóstico de *kernicterus* quando há coloração amarela do tecido do SNC. O Quadro 32.3 fornece os três padrões de coloração do cérebro pela bilirrubina, observados no RN (18) e apenas um deles caracteriza o *kernicterus*. Ahdab-Barmada (18) enfatiza que o diagnóstico de *kernicterus* só deve ser aplicado quando neurônios coroados de bilirrubina mostram danos microscópicos.

Histologia e citologia

O padrão topográfico singular do comprometimento nuclear, conforme descrito anteriormente (ver *Topografia*), em combinação com a coloração laranja-amarelada clara desses núcleos cerebrais com evidências de lesão neuronal e degeneração dos núcleos é necessária para que se possa estabelecer o diagnóstico *post mortem* de *kernicterus* (18).

As necropsias de RNs ictéricas revelam a existência de coloração bilirrubínica na aorta, no líquido pleural e no líquido ascítico, ou o achado de tonalidade amarelada generalizada em todas as vísceras. Em geral, a coloração não é considerada um sinal de lesão tecidual, a menos que sejam observadas outras alterações citológicas (19). A coloração produzida pela bilirrubina também pode ser encontrada em tecidos necróticos em qualquer parte do corpo, e a sua ocorrência já foi descrita no sistema digestório, nos pulmões (membranas hialinas), nos rins, nas glândulas suprarrenais e nas gônadas. Nos RNs com doença hemolítica, é comum detectar tampões de bile nos canalículos entre os hepatócitos, sobretudo nas áreas periportais. Os rins podem apresentar cilindros tubulares corados de bilirrubina, cristais de bilirrubina nos pequenos vasos ou no interstício edematoso e necrose tubular renal. Os infartos de bilirrubina (*i. e.*, manchas de coloração amarela na medula renal) resultam provavelmente de áreas focais de necrose tubular aguda que foram coradas pela bilirrubina (19).

A necrose neuronal é a característica histopatológica predominante após 7 a 10 dias de vida pós-natal. Sua distribuição corresponde, na maior parte, à distribuição da coloração de bilirrubina, embora haja algumas exceções a essa regra. Por exemplo, verifica-se o desenvolvimento de intensa coloração nos núcleos olivar e denteado, porém ocorre pouca necrose neuronal nessas regiões. As áreas importantes de lesão neuronal (em contraste com a coloração) incluem os núcleos da base, os núcleos oculomotores do tronco encefálico e os núcleos auditivos (cocleares) do tronco encefálico (20). O comprometimento dessas regiões explica algumas das sequelas clínicas da encefalopatia bilirrubínica (ver *Manifestações clínicas da encefalopatia bilirrubínica*, adiante).

A neuropatologia do *kernicterus* difere daquela da encefalopatia hipóxico-isquêmica. Embora os insultos isquêmicos hipóxicos possam predispor o cérebro ao depósito de bilirrubina em alguns RNs de baixo peso (BP), em outros, encontram-se as características histológicas típicas do *kernicterus*.

Fisiopatologia da toxicidade da bilirrubina

A patogenia do *kernicterus* é extremamente complexa e o risco de *kernicterus* está relacionado com múltiplos fatores. Os supostos processos metabólicos, moleculares e celulares afetados pela toxicidade da bilirrubina têm sido extensivamente revisados e são destacados na Figura 32.3 (20,29,30). Aspectos selecionados da neurotoxicidade da bilirrubina são detalhados a seguir.

Química e neurotoxicidade da bilirrubina

Conforme discutido anteriormente, na seção sobre *Formação, estrutura e propriedades da bilirrubina*, os grupos polares da molécula de bilirrubina, em sua configuração mais estável, estão envolvidos nas pontes de hidrogênio intramoleculares, que restringem a solvatação e tornam o pigmento quase insolúvel em água, em um pH de 7,4. Quando duplamente ionizada em meio alcalino, a molécula é bem mais solúvel. A baixa hidrossolubilidade da bilirrubina e a sua tendência a sofrer agregação e precipitar em pH fisiológico, particularmente em pH ácido, são há muito consideradas fatores essenciais na sua toxicidade. Assim, quando a concentração do

QUADRO 32.3
Padrões de coloração da bilirrubina do cérebro na hiperbilirrubinemia.

Coloração amarela difusa de áreas que normalmente carecem de barreira hematencefálica, por exemplo, leptomeninges, epêndima, plexo corioide, líquido cerebrospinal

Coloração amarela difusa dos tecidos cerebrais em áreas onde houve comprometimento da integridade da barreira hematencefálica (como pode ocorrer após encefalopatia hipóxico-isquêmica, leucomalacia periventricular, infarto cerebral isquêmico)

Coloração amarela de grupos neuronais específicos (*kernicterus*)

Em Ahdab-Barmada M. The neuropathology of kernicterus: definitions and debate. In: Maisels MJ, Watchko JF, eds. *Neonatal jaundice*. London, UK: Harwood Academic, 2000:75-88.

QUADRO 32.2
Neuropatologia comparativa do *kernicterus*.

Topografia das lesões	Recém-nascidos a termo, hiperbilirrubinemia	Ratos Gunn homozigotos	Prematuros, baixos níveis de bilirrubina
Globo pálido	+	+	+
Subtálamo	+	+	+
Hipotálamo	+	−	−
Corno de Ammon	+	+	+
Zona reticulada da substância negra	+	+	+
Núcleos dos nervos cranianos	+	+	+
Formação reticular Núcleos pontinhos centrais Núcleo intersticial	+		+
Locus ceruleus	−	+	+
Núcleo cuneiforme lateral do bulbo	+	+	+
Cerebelo Núcleos denteados Núcleos do teto do quarto ventrículo Células de Purkinje	+ + −	+ + +	+ + +
Medula espinal	+	+	+

+, Presença de pigmento amarelo; −, ausência de pigmento amarelo.
Em Ahdab-Barmada M, Moossy J. The neuropathology of kernicterus in the premature neonate: diagnostic problems. *J Neuropathol Exp Neurol* 1984;43:45-56, com permissão.

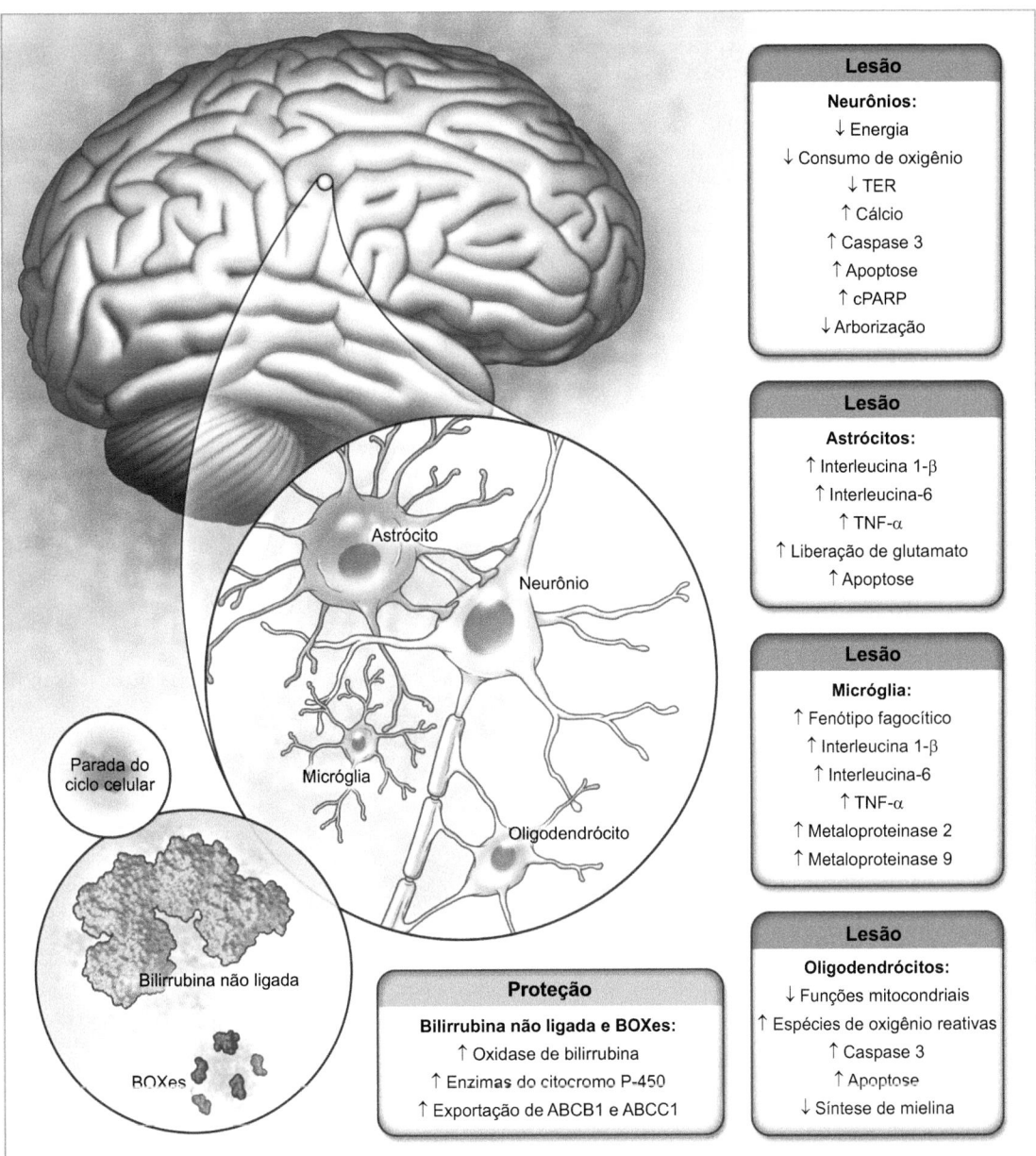

Figura 32.3 Tipos celulares e processos metabólicos afetados pela bilirrubina no SNC. Os principais efeitos da bilirrubina nos neurônios são a redução do consumo de oxigênio e aumento da liberação de cálcio e de caspase 3, resultando em apoptose (21-23). Há também menor arborização axonal e dendrítica, sugerindo comprometimento da troca intercelular (24). Um padrão semelhante é observado em oligodendrócitos, com aumento da apoptose, comprometimento do estado redox (estresse oxidativo) e reduziu a síntese de mielina (25). A micróglia reage aos efeitos tóxicos associados à bilirrubina pelo aumento da liberação de citocinas pró-inflamatórias e atividade das metaloproteinases conforme as células manifestam o fenótipo fagocítico (26). Um padrão pró-inflamatório semelhante é observado nos astrócitos, com maior liberação de glutamato e consequente apoptose (25). Ao mesmo tempo, as células podem reduzir a concentração intracelular de bilirrubina por extrusão do pigmento através dos transportadores ABC ou por aumento da formação de produtos de oxidação da bilirrubina menos tóxicos (BOXes) através das enzimas do citocromo P-450 de oxidase da bilirrubina (1a1 e 1a2, em particular), ou ambos (27,28). Estas respostas são protetoras, considerando que todas as outras resultam em danos celulares; isso sugere que uma vez que a concentração intracelular de bilirrubina ultrapassa um limiar tóxico (ainda a ser definido), resulta em cascata metabólica polimórfica que leva à neurotoxicidade. O termo cPARP denota poli(difosfato de adenosina-ribose) polimerase clivada, fator alfa de necrose tumoral (TNF-alfa) e resistência intracelular. Em Watchko JF, Tribelli C. Bilirubin-induced neurologic damage-mechanisms and management approaches. *N Engl J Med* 2013;369(21):2021-2030, com permissão.

ácido de bilirrubina ultrapassa sua solubilidade, a bilirrubina gradualmente apresenta agregação e precipita da solução (31). Encontraram-se cristais de bilirrubina nas células cerebrais de RNs que morreram de *kernicterus*, e observaram-se concentrações de bilirrubina de 2 mg/dℓ (34 μmol/ℓ – 1 mg/dℓ = 17,1 μmol/ℓ) em cérebros com *kernicterus* (32). É provável que existam concentrações locais ainda maiores de pigmento no cérebro de pacientes com *kernicterus*, podendo ser observadas quando os agregados precipitam no interior das células cerebrais (33,34). Wennberg (35) sugeriu que a formação de complexos reversíveis entre monoânion de bilirrubina e as membranas também seja importante no desenvolvimento da encefalopatia bilirrubínica.

Patogênese molecular

A patogênese molecular da lesão celular neuronal induzida por bilirrubina, embora não completamente compreendida e um foco constante de debate, provavelmente reflete os efeitos negativos de concentrações de bilirrubina não conjugadas perigosas nas membranas plasmática, mitocondrial e/ou do retículo endoplasmático. Essas alterações da membrana, por sua vez, seriam responsáveis pela gênese (a) da excitotoxicidade neuronal, (b) da falha de energia mitocondrial, (c) do estresse oxidativo e (d) do aumento da concentração intracelular de cálcio [iCa^{2+}] (36). Eventos posteriores desencadeados por aumento da [iCa^{2+}] podem incluir, entre outros, a ativação de enzimas proteolíticas, vias apoptóticas e/ou necrose. A ativação da micróglia e astrócitos e uma resposta neuroinflamatória robusta parecem acompanhar esse agravo e podem participar na sua evolução e resolução (26,37).

Não se sabe por que ocorre depósito preferencial de bilirrubina nos núcleos da base, mas é possível que diferenças regionais na captação, na ligação tecidual, no metabolismo ou na depuração celular tenham uma participação nisso (30). Investigações recentes demonstram uma estreita relação inversa entre conteúdo cerebral da bilirrubina e a expressão de várias das enzimas que metabolizam a bilirrubina do citocromo P-450, sugerindo seu possível papel na definição dos efeitos tóxicos específicos da bilirrubina em determinadas regiões e nas células cerebrais (27). É também possível que haja diferenças regionais no fluxo sanguíneo ou na permeabilidade da barreira hematencefálica. Supostos transportadores de bilirrubina nas barreiras hematencefálica (ABCB1) e hematoliquórica (ABCC1) também facilitam o efluxo e a remoção da bilirrubina do SNC (30) (ver seção a seguir *Proteção celular contra a neurotoxicidade e limitação do acesso da bilirrubina ao cérebro*).

Ligação à albumina e conceito de bilirrubina livre

A bilirrubina é transportada no plasma na forma de diânion ligado firmemente, porém de modo reversível, à albumina sérica, enquanto a parte não ligada ou frouxamente ligada (às vezes denominada *bilirrubina livre*) consegue abandonar mais facilmente o espaço intravascular e atravessar a barreira hematencefálica íntegra (38). A albumina possui um sítio de ligação primário de alta afinidade, no qual a constante de associação, derivada das concentrações de bilirrubina ligada e livre em equilíbrio, é de cerca de 10^7 a 10^8 moles^{-1} (39). Por causa dessa alta afinidade de ligação, as concentrações plasmáticas de bilirrubina não ligada ou livre em equilíbrio são muito baixas. É amplamente aceito que os efeitos tóxicos da bilirrubina ocorrem quando a bilirrubina livre penetra o cérebro e liga-se às membranas celulares (3,31), e que a albumina atenua os efeitos tóxicos da bilirrubina *in vitro* e *in vivo* (40).

A correlação entre os níveis de bilirrubina livre, o *kernicterus* e o desfecho desenvolvimental é discutida adiante, na seção sobre as sequelas clínicas da hiperbilirrubinemia (ver *Sequelas clínicas da hiperbilirrubinemia | Capacidade de ligação da bilirrubina, kernicterus e desfecho desenvolvimental*). Os fármacos que diminuem a ligação da bilirrubina à albumina, como sulfissoxazol, elevam o risco de *kernicterus* (41). Essas observações são consistentes com a hipótese de que a bilirrubina consegue atravessar livremente a barreira hematencefálica, ligar-se aos tecidos e causar lesões nas células do SNC.

Ostrow *et al.* (42) questionaram o valor numérico da constante de associação do sítio de ligação de alta afinidade da albumina para bilirrubina e a significância de alguns dados publicados dos modelos *in vitro* da citotoxicidade da bilirrubina devido às altas concentrações de bilirrubina não conjugada utilizadas. Esses autores sugerem que os efeitos tóxicos da bilirrubina poderiam ocorrer em níveis de bilirrubina livre significativamente inferiores aos previamente documentados, e que a precipitação da bilirrubina não conjugada nas células pode não ser essencial para provocar neurotoxicidade. Essas questões só poderão ser resolvidas quando forem conduzidos estudos clínicos em crianças, nas quais tenham sido efetuadas medições apropriadas da bilirrubina livre no período neonatal (43), sendo essas medidas acompanhadas na infância.

Medição da bilirrubina livre

Amin e Lamola (44) revisaram as técnicas que existem para medir ou estimar a bilirrubina livre ou fracamente ligada e a capacidade de ligação e afinidade da bilirrubina pela albumina. Todavia, é importante notar que as alterações nas concentrações de bilirrubina livre podem ser transitórias porque há um equilíbrio rápido e redistribuição de bilirrubina entre o plasma (ou seja, albumina) e os tecidos. Mesmo em condições experimentais que resultam em aumento significativo do conteúdo de bilirrubina no cérebro, as diferenças nas concentrações séricas de bilirrubina livre entre animais controles e casos são pequenas e Brodersen manifestou dúvida quanto à medição acurada da bilirrubina livre ser possível ou clinicamente útil (39). Entretanto, existem algumas evidências sugerindo que as estimativas da bilirrubina não ligada podem fornecer informações clinicamente relevantes sobre alterações das respostas auditivas do tronco encefálico (RATE) (45), sobre o comprometimento neurodesenvolvimental (46) e sobre o *kernicterus* franco (47).

Há uma extensa literatura acerca dos testes de ligação da bilirrubina, porém nenhum desses testes está atualmente em uso geral nos EUA para a tomada de decisões clínicas, embora no Japão seja utilizada uma forma semiautomática e relativamente simples do teste de oxidação da peroxidase (48), o qual foi aprovado nos EUA pela Food and Drug Administration (FDA). Contudo, o método da peroxidase emprega uma diluição da amostra de 40 vezes, o que pode alterar a ligação da bilirrubina intrínseca (68). Ahlfors desenvolveu um teste que combina a técnica da peroxidase com um método diazo para determinar a bilirrubina conjugada e não conjugada. Esse método utiliza uma diluição mínima e deve fornecer dados mais confiáveis sobre os níveis de bilirrubina livre.

Como uma molécula de albumina consegue ligar-se fortemente a uma molécula de bilirrubina no sítio de ligação primário, uma razão molar bilirrubina/albumina de 1 representa cerca de 8,5 mg de bilirrubina por grama de albumina. Por conseguinte, um RN a termo com concentração sérica de albumina de 3 a 3,5 g/dℓ deve ser capaz de ligar 25 a 28 mg/dℓ de bilirrubina (428 a 479 μmol/ℓ) se não houver nenhum outro ligante endógeno ou exógeno competindo pelo mesmo sítio. A capacidade de ligação da albumina de RNs enfermos de baixo peso é muito menor que a dos RNs a termo, e seus níveis séricos de albumina frequentemente são mais baixos, de modo que conseguem se ligar efetivamente a muito menos bilirrubina. Ahlfors sugeriu uma faixa de razões bilirrubina:albumina (em mg/g) que possa ser utilizada como guia no processo de decisões acerca da necessidade ou não de efetuar exsanguinotransfusão em RNs a termo ou prematuros com diferentes níveis de risco, uma abordagem que foi aprovada pela American Academy of Pediatrics (AAP) (50) (ver *Tratamento*, adiante). Entretanto, deve ser mencionado que há variabilidade significativa na ligação bilirrubina-albumina nos RNs (51), o que pode afetar a validade da razão bilirrubina:albumina. Como a ligação melhora com o aumento do peso ao nascer, Ahlfors (47) sugeriu um nível de 1,3 μg/dℓ por kg como nível de bilirrubina livre em que se deve considerar a necessidade de exsanguinotransfusão, embora não se disponha de dados que relacionem esses níveis de bilirrubina livre ao desfecho a longo prazo. Existe urgência na obtenção desses dados.

Fatores que afetam a ligação da bilirrubina à albumina sérica

Esse assunto foi revisto em detalhes (39); e são discutidos aqui alguns fatores pertinentes.

Ácidos graxos

Os ácidos graxos livres no plasma podem competir com a bilirrubina pela sua ligação à albumina; entretanto, é improvável que ocorra interferência significativa na ligação da bilirrubina até que a razão molar entre ácidos graxos livres e albumina (AGL:A) ultrapasse 4:1 (39).

A infusão de 1 g/kg de Intralipid® durante um período de 15 horas a RNs com menos de 30 semanas de gestação produziu uma razão AGL:A de menos de 3 e aumentos mínimos nas concentrações de bilirrubina não ligada (52). Apesar de maiores proporções serem observadas com doses de 2 a 3 g/kg, os lipídios intravenosos, administrados na forma de infusão contínua de 2 g/kg/dia durante 7 dias para lactentes com 32 semanas ou menos de gestação (peso ao nascer médio de 1.200 g), produziram uma razão AGL:A de apenas 0,1 a 1,8 (53). Dados mais recentes sugerem, no entanto, que alguns RNs de extremo baixo peso (< 1.000 g) recebendo 3 g/kg/dia de Intralipid® podem apresentar níveis de ácidos graxos não ligados acentuadamente elevados que podem deslocar a bilirrubina da albumina, produzindo níveis potencialmente neurotóxicos de bilirrubina livre (54).

pH

Acredita-se que a ligação da bilirrubina à albumina não seja afetada por alterações do pH sérico (55,56). Entretanto, a correção da acidose neonatal em 11 RNs enfermos parece ter diminuído as concentrações séricas de bilirrubina livre, com base em medidas efetuadas por uma técnica de peroxidase (57). O pH é fundamental, no entanto, na determinação da ligação da bilirrubina às células e distribuição para o tecido extravascular e, portanto, o seu depósito no SNC (35,38).

Fármacos

O efeito de numerosas substâncias sobre a ligação bilirrubina-albumina foi testado in vitro por métodos diferentes. O efeito medido varia de acordo com o método empregado; alguns sistemas necessitam de concentrações muito maiores do fármaco do que outros para demonstrar um aumento da bilirrubina não ligada. Obviamente, o efeito das substâncias in vivo e o seu potencial de induzir *kernicterus* dependem não apenas de sua capacidade de deslocar a bilirrubina da albumina, mas também de sua via e modo de administração. Assim, um fármaco que desloque a bilirrubina tende a ser mais perigoso quando administrado por via intravenosa na forma de injeção do que na forma de infusão. Robertson et al. (41) analisaram o efeito dos fármacos de deslocamento da bilirrubina utilizada na neonatologia (Quadro 32.4). Eles escolheram arbitrariamente considerar um aumento na concentração de bilirrubina livre de 5% como potencialmente perigoso, e consideraram um fármaco como potencialmente capaz de deslocamento se ocupasse 5% ou mais da albumina disponível. O conhecimento das concentrações séricas máximas habituais de bilirrubina e da porcentagem de ligação do fármaco à albumina também pode ser utilizado para calcular a concentração do fármaco ligado. Se a concentração do fármaco ligado for inferior a 15 μmol/ℓ, é improvável que cause deslocamento significativo da bilirrubina (41).

Robertson et al. calcularam um fator de deslocamento máximo, δ, a partir do valor de K_D, utilizando a seguinte equação:

$$\delta = K_D d + 1$$

em que d é a concentração do fármaco livre no plasma do paciente, e K_D, a constante de deslocamento, que representa o efeito competitivo da fármaco com a bilirrubina pela sua ligação à albumina. Se K_D é 0, então δ = 1 e o fármaco não desloca a bilirrubina. Se δ = 1,2, houve um aumento de 20% na concentração de bilirrubina livre após a administração do fármaco. Embora se tenha sugerido um valor arbitrário de 1,2 como limite superior permissível para o deslocamento da bilirrubina, recomenda-se que, na medida do possível, sejam selecionadas substâncias com os menores valores de δ. O Quadro 32.4 fornece uma lista dos efeitos das substâncias utilizadas em neonatologia sobre a ligação bilirrubina-albumina. A concentração do fármaco livre é calculada a partir da concentração sérica e da porcentagem do fármaco ligado, a partir dos dados disponíveis na literatura.

Também avaliaram-se outros medicamentos utilizados (ou com potencial de uso) na unidade de terapia intensiva neonatal (UTIN). Os aminoglicosídios têm ligação mínima à albumina e não devem ter efeito de deslocamento. Isso foi confirmado para gentamicina (58). Sugeriu-se o uso do ibuprofeno como alternativa à indometacina para fechamento do canal arterial em RNs prematuros. Embora exerça algum efeito sobre a ligação bilirrubina-albumina, a indometacina só o faz quando atinge níveis plasmáticos bem acima daqueles observados clinicamente (59). Com o uso do método peroxidase-diazo (43), Ahlfors encontrou aumento significativo da concentração de bilirrubina livre com níveis séricos de ibuprofeno de 100 μg/mℓ ou mais. Esse efeito foi semelhante ao observado com o sulfissoxazol. No primeiro dia de vida, os níveis séricos de bilirrubina estão muito baixos, porém o ibuprofeno apresenta meia-vida longa e, no decorrer dos próximos dias, poderia deslocar a bilirrubina de sua ligação à albumina e distribuí-la para os espaços extravasculares. Utilizando uma técnica diferente, outros pesquisadores também constataram deslocamento significativo da bilirrubina pelo ibuprofeno (60). Após uma dose de 10 mg/kg, os níveis plasmáticos de ibuprofeno variam de 181 μg/mℓ no 1º dia a 33 μg/mℓ no 3º dia (61,62). Esses dados proporcionam um argumento contra o uso do ibuprofeno no RN enfermo de baixo peso ao nascer, que já está sob risco mais alto de *kernicterus*.

O álcool benzílico tem sido utilizado como agente bacteriostático em frascos de múltiplas doses. Mostrou-se uma associação significativa entre o uso de álcool benzílico e o desenvolvimento de *kernicterus* e hemorragia intraventricular (63). O álcool benzílico é um fluidificador da membrana (35), que pode atuar aumentando a permeabilidade da barreira hematencefálica (64). Por outro lado, o benzoato, um metabólito do álcool benzílico, é um poderoso deslocador da bilirrubina e isso resulta em elevação dos níveis de bilirrubina não ligada (65).

Robertson et al. (66) também avaliaram o efeito de combinações de substâncias sobre a ligação bilirrubina-albumina. Esse aspecto é importante, visto que é comum a administração de combinações de fármacos a RNs enfermos, e os dados disponíveis mostram que o efeito de deslocamento dessas combinações sobre a bilirrubina não pode ser previsto com base no efeito de cada um dos agentes. Se não houver dados publicados, devem ser selecionadas substâncias com baixa afinidade pela albumina e que atinjam concentrações terapêuticas bem menores do que a concentração usual de albumina (cerca de 1,9 g/dℓ [IC de 90%: 1,2 a 2,9 g/dℓ] em lactentes < 30 semanas de gestação) (67). O tratamento simultâneo com vários fármacos deve ser limitado sempre que possível (66). Por fim, conforme discutido adiante na seção *Barreiras hematencefálica e hematoliquórica*, fármacos que não afetam a ligação da bilirrubina à albumina podem, todavia, afetar a captação cerebral de bilirrubina através da inibição da função transportadora da ABCB1 (glicoproteína P) (68).

Idade gestacional e estado clínico do recém-nascido

Em RNs pré-termo, alguns estudos encontraram relação entre a idade gestacional do RN e a capacidade de ligação da bilirrubina (69), mas outros não encontraram isso (70,71). RNs de "alto risco" de 23 a 31 semanas de idade gestacional apresentam níveis mais elevados de bilirrubina livre do que RNs de baixo risco em níveis semelhantes de bilirrubina sérica total (BST) (69).

Bilirrubina e cérebro

Em circunstâncias normais, acredita-se que haja um movimento constante de bilirrubina livre para dentro e para fora do cérebro. Em condições experimentais, porém, é difícil induzir *kernicterus* ou alterações elétricas do SNC em animais sadios pela infusão de bilirrubina, independentemente da dose administrada. Isso pode estar relacionado à dificuldade prática de preparar infusões homogêneas com altas concentrações de bilirrubina, bem como aos

QUADRO 32.4
Efeito das substâncias utilizadas em neonatologia na ligação bilirrubina-albumina.

Agente	δ
Anticonvulsivantes	
Diazepam	1,00
Fenobarbital	1,04
Fenitoína	1,02
Valproato	1,09
Não exige teste: lorazepam	
Agentes anti-hipertensivos	
Diazóxido	?
Não exigem teste: hidralazina, metildopa, nitroprussiato, reserpina	
Cardiotônicos	
Lidocaína	1,00
Procainamida	1,00
Não exigem teste: digoxina, disopiramida, quinidina, tosilato de bretílio, verapamil	
Diuréticos	
Acetazolamida	1,10
Ácido etacrínico	1,07
Bumetanida	1,00
Clorotiazida	1,03
Furosemida	1,27
Hidroclorotiazida	1,04
Não exige teste: espironolactona	
Agentes anti-infecciosos	
Aciclovir	1,00
Ampicilina	1,00
Andinocilina	1,33
Azlocilina	1,08
Aztreonam	1,12
Carbenicilina	1,35
Cefalotina	1,03
Cefamandol	1,17
Cefapirina	1,03
Cefazolina	1,07
Cefmenoxima	1,10
Cefmetazol	2,01
Cefonicida	1,71
Cefoperazona	1,18
Ceforanida	1,04
Cefotaxima	1,05
Cefotetana	1,74
Cefoxitina	?
Ceftazidima	1,02
Ceftizoxima	1,03
Ceftriaxona	3,00
Cefuroxima	1,02
Cefradina	1,02
Cilastatina	1,00
Clindamicina	1,00
Cloranfenicol	1,02
Cloroquina	1,00
Fusidato	1,00
Imipeném	1,00
Lincomicina	1,17
Meticilina	1,00
Metronidazol	1,11

Agente	δ
Mezlocilina	
Espiramicina	1,00
Estreptomicina	1,00
Moxalactam	1,63
Nafcilina	1,05
Oxacilina	1,07
Penicilina G	1,06
Piperacilina	1,03
Polimixina B	1,00
Quinina	?
Sulfadiazina	1,18
Sulfametoxazol	1,69
Sulfissoxazol	2,43
Tazobactam	1,00
Ticarcilina	1,27
Trimetoprima	1,01
Vancomicina	1,01
Vidarabina	1,00
Não exigem teste: anfotericina B, ciprofloxacino, eritromicina, isoniazida, miconazol, netilmicina, pirimetamina, tobramicina	
Diversos	
Carnitina	1,00
Clofibrato	1,00
Cloreto de cálcio	1,00
Diatrizoato	1,24
Gliconato de cálcio	1,00
Indometacina	1,00
Lactato de cálcio	1,00
Manitol	1,00
Protoporfirina estanho	?
Sulfato de magnésio	1,00
Tolazolina	1,00
Trometamina	1,00
Não exigem teste: bicarbonato, cetamina, cimetidina, dextrina, enalapril, flumecinol, heparina, metoclopramida, naloxona, nicardipino, prostaglandina E$_1$	
Agentes de junção neuromuscular	
Pancurônio	1,01
Não exigem teste: besilato de atracúrio, neostigmina, tubocurarina, vecurônio	
Sedativos e agentes analgésicos	
Hidrato de cloral	1,00
Para-aldeído	1,00
Pentobarbital	1,03
Tiopental	1,04
Não exigem teste: alfentanila, clorpromazina, fentanila, meperidina, midazolam, morfina	
Estimulantes	
Aminofilina	1,24
Doxapram	1,00
Agentes simpáticos e parassimpáticos	
Cloreto de edrofônio	1,00
Não exigem teste: atropina, dobutamina, dopamina, epinefrina, isoproterenol, propranolol	

As substâncias estão listadas de acordo com a categoria de uso. O símbolo δ representa o fator de deslocamento máximo. Se δ = 1,2, ocorre aumento de 20% na concentração de bilirrubina livre após a administração da substância. As substâncias citadas entre as que não exigem teste apresentam baixa ligação às proteínas e baixas concentrações séricas máximas médias. O sinal de interrogação indica que a substância exige teste, porém a técnica da peroxidase não é aplicável.

Em Robertson A, Carp W, Broderson R. Bilirubin displacing effect of drugs used in neonatology. *Acta Paediatr Scand* 1991;80:1119-1127, com permissão.

mecanismos eficientes de depuração da bilirrubina em animais de laboratório. Entretanto, a coloração visível do cérebro e as alterações eletrofisiológicas são facilmente observadas em animais asfixiados, bem como naqueles submetidos a perturbações da barreira hematencefálica ou da ligação bilirrubina-albumina (38).

Fatores genéticos estão envolvidos na determinação da suscetibilidade dos pacientes à neurotoxicidade induzida pela bilirrubina. Por exemplo, em diferentes estirpes de ratos Gunn expostos a concentrações semelhantes de bilirrubina e de albumina, houve diferenças significativas na suscetibilidade a *kernicterus* e à taxa de mortalidade, sugerindo que fatores genéticos ou outros fatores são relevantes na determinação da suscetibilidade individual à toxicidade da bilirrubina (72).

Barreiras hematencefálica e hematoliquórica

A barreira hematencefálica (BHE) é a barreira que existe entre o endotélio capilar cerebral e o parênquima cerebral. Limita a entrada de certas substâncias no sistema nervoso central (SNC) (Figura 32.4). O plexo corioide é a barreira entre o sangue e o líquido cerebrospinal (73). A BHE consiste em um revestimento contínuo

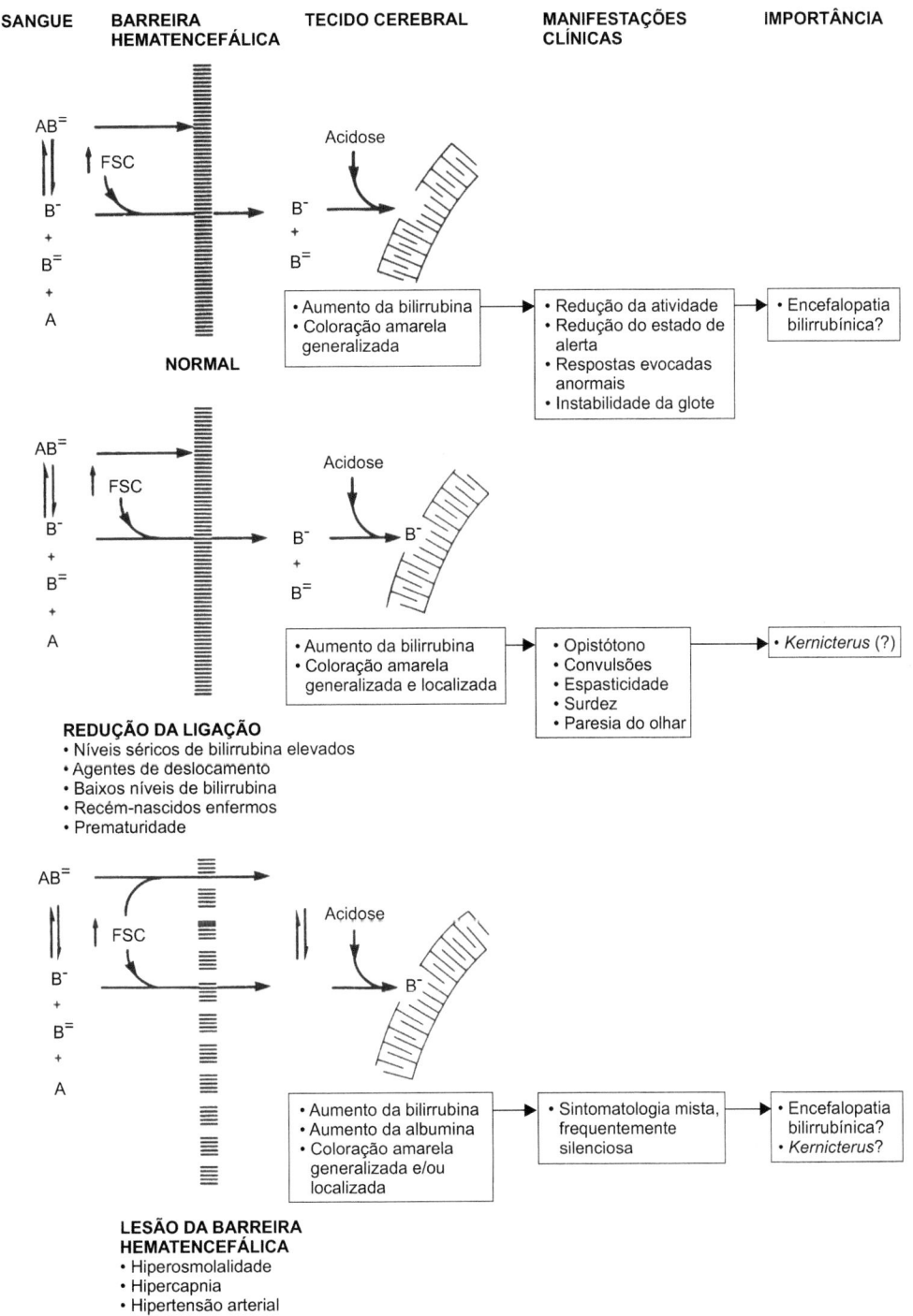

Figura 32.4 Possíveis mecanismos de entrada da bilirrubina no cérebro e de ligação às membranas das células neuronais. Estão indicados os diferentes fatores que afetam esse processo. A, albumina; AB, complexo albumina-bilirrubina; B⁻, monoânion de bilirrubina; B⁼, diânion de bilirrubina; FSC, fluxo sanguíneo cerebral. De Bratlid D. How bilirubin gets into the brain. *Clin Perinatol* 1990;17:449, com permissão.

de células endoteliais unidas por zônulas de oclusão, que restringe a difusão intercelular. Normalmente, a BHE exclui a maioria das substâncias hidrossolúveis, proteínas e macromoléculas, mas é permeável a substâncias lipossolúveis de baixo peso molecular que não estejam altamente ligadas às proteínas. As grandes moléculas, como a albumina, são excluídas do cérebro, mas conseguem penetrar quando a BHE torna-se permeável em decorrência da infusão de uma solução hipertônica (40,74,75). As células endoteliais do plexo corioide não têm zônulas de oclusão e são fenestradas, permitindo a entrada de algumas proteínas e seus ligantes no líquido cerebrospinal (73). Embora a concentração liquórica total de proteínas no RN seja de apenas cerca de 2% da concentração plasmática de proteínas, as razões entre BST e proteína são semelhantes no líquido cerebrospinal e no plasma, sugerindo que o acentuado gradiente entre o plasma e o líquido cerebrospinal resulte das concentrações muito mais baixas de proteína de ligação à bilirrubina no líquido cerebrospinal (73).

A abertura da BHE permite a entrada de bilirrubina ligada à albumina nos neurônios. A separação de bilirrubina suficiente da albumina para as membranas neuronais provoca alterações no eletroencefalograma (40). A ruptura da BHE e o maior aporte de bilirrubina ao cérebro são importantes na patogenia da toxicidade da bilirrubina.

Proteção celular contra neurotoxicidade e limitação do acesso da bilirrubina ao cérebro

Determinados fatores – incluindo a ligação intracelular da bilirrubina não conjugada às proteínas citossólicas (73), as proteínas inibidoras da apoptose neuronal (NAIP), enzimas que metabolizam a bilirrubina do citocromo P-450 e a suposta oxidação da bilirrubina nas células cerebrais (30) – protegem as células do sistema nervoso central durante a exposição a altas concentrações de bilirrubina não conjugada. A bilirrubina também parece ser eliminada do SNC por eflux impulsionado por transportador nas barreiras hematencefálica e hematoliquórica (30). As supostas bombas de efluxo do SNC da membrana plasmática da bilirrubina incluem, pelo menos, dois tipos de transportadores – transportador B1/glicoproteína P do cassete de ligação do ATP (ABCB1), que está localizado na face luminal (lado sanguíneo) das células do endotélio capilar do BBB e transportador C1/MRP1 do cassete de ligação do ATP (ABCC1), que está localizado na face basolateral do epitélio do plexo corioide da barreira hematoliquórica. ABCB1 e ABCC1 são os transportadores ABC mais abundantemente expressos em suas respectivas interfaces do SNC no SNC humano e do roedor adulto em desenvolvimento (30). A P-gp é uma bomba de efluxo da membrana plasmática dependente de ATP, expressa nas células endoteliais capilares do cérebro e astrócitos da barreira hematencefálica. Limita a passagem de substratos lipofílicos e, possivelmente, da bilirrubina no cérebro (76). Após infusão de uma alta carga de bilirrubina, os camundongos com deficiência de glicoproteína P apresentam um conteúdo de bilirrubina no cérebro mais alto do que os controles (76). Os fármacos que inibem a função da glicoproteína P aumentam a captação de bilirrubina no cérebro nas mesmas condições experimentais (68). ABCB1 e ABCC1 poderiam exercer uma influência importante no depósito de bilirrubina nas células do SNC (77), porém os seus papéis específicos ainda não foram definidos.

Lipossolubilidade

As substâncias lipossolúveis que não estão ligadas às proteínas e os gases, como o dióxido de carbono e o oxigênio, atravessam facilmente a BHE por difusão simples, enquanto as substâncias hidrossolúveis, as proteínas e os compostos polares (i. e., íons) não o fazem.

Fatores que afetam a permeabilidade da barreira hematencefálica

Anoxia, hipercapnia e hiperosmolaridade promovem a abertura da BHE e aumentam o depósito de bilirrubina e de albumina no cérebro, provocando alterações neurofisiológicas e bioquímicas, bem como modificações na fisiologia e no metabolismo energético do cérebro (ver Figura 32.4) (38). Assim, a abertura da BHE provavelmente representa um mecanismo importante na patogenia do *kernicterus*, embora outros mecanismos também existam, sem dúvida alguma. Por exemplo, durante a hipercapnia, a bilirrubina aumentada que é depositada no cérebro consiste predominantemente na forma livre, embora também seja observada alguma albumina ligada (78). O depósito regional de bilirrubina no cérebro de porquinhos ocorre em áreas onde a hipercapnia provoca maior aumento no fluxo sanguíneo regional (79). A acidose respiratória aumenta o depósito de bilirrubina no cérebro, enquanto a acidose metabólica não tem esse efeito (79,80).

Efeito da maturidade sobre a permeabilidade da barreira hematencefálica

A BHE do RN é mais permeável à bilirrubina e à albumina do que a de crianças maiores ou adultos? O cérebro imaturo exibe maior permeabilidade passiva entre o sangue e o SNC para moléculas lipoinsolúveis (81). Estudos realizados em porquinhos RNs mostraram que a BHE é mais permeável à bilirrubina em filhotes de 2 dias do que de 2 semanas de idade, enquanto não ocorre mudança na permeabilidade à albumina (82). Outros estudos constataram que a transferência da albumina para o cérebro de ratos Gunn RNs diminui com a idade (83).

Mecanismos pelos quais a bilirrubina penetra o cérebro

Bratlid (38) criou um esquema simplificado que não envolve transportadores de membrana na entrada da bilirrubina no cérebro, sua ligação às membranas das células neuronais e os sinais clínicos em potencial que podem sobrevir (ver Figura 32.4). Em circunstâncias normais, a bilirrubina consegue penetrar o cérebro desacompanhada de albumina. A confirmação clínica desse fato é fornecida pela observação de que até mesmo elevações moderadas dos níveis séricos de bilirrubina podem, algumas vezes, provocar alterações clínicas e eletrofisiológicas em RNs a termo sadios, conforme demonstrado por alterações do comportamento (84), características do choro (85) e alterações na resposta evocada auditiva do tronco encefálico (BAER) (86). Esses sintomas desaparecem à medida que o nível de bilirrubina diminui (86,87).

A probabilidade de entrada da bilirrubina no cérebro em níveis tóxicos aumenta quando os níveis séricos do pigmento não ligado aumenta, como mostra o painel central da Figura 32.4. Por fim, se houver ruptura da BHE, tanto a albumina quanto a bilirrubina podem penetrar o cérebro; entretanto, mesmo na presença de lesão da BHE, parece haver depósito de mais bilirrubina do que albumina em base molar (78,80). Em todas essas situações, a acidose aumenta o depósito de bilirrubina nas células cerebrais.

Oxidação da bilirrubina no cérebro

Existem algumas evidências de que as mitocôndrias no cérebro e em outros tecidos contenham uma bilirrubina-oxidase que converte a bilirrubina em biliverdina e outros produtos atóxicos (88,89). Embora a especificidade e a relevância clínica dessa suposta enzima ainda não tenham sido estabelecidas, Hansen mostrou que não é uma bilirrubina-oxidase (ECI, 3.5), mas, provisoriamente, um membro das oxidases do citocromo P-450 (89).

ENCEFALOPATIA BILIRRUBÍNICA CRÔNICA E *KERNICTERUS*

Incidência

A encefalopatia bilirrubínica aguda e o *kernicterus* continuam a ser vistos em todo o mundo com estimativas baseadas na população de incidência na Europa e na América do Norte, variando de 0,5 a 2,4 casos por 100.000 nascidos vivos (Quadro 32.5), enquanto a incidência em países em desenvolvimento pode ser tão elevada

QUADRO 32.5

Estimativas com base na população da incidência de *kernicterus*.

Autor(es)	País	Anos	Definição do caso de verificação	Nº de casos	Denominador	Taxa
Bjerre e Ebbesen (90)	Dinamarca	1994-2002	Registro; relatórios voluntários; ≥ 35 semanas de gestação; BST ≥ 31,1 mg/dℓ; sintomas de encefalopatia bilirrubínica crônica	8	576.000	1,4/100.000
Bjerre et al. (91)	Dinamarca	2002-2005	Sistema de informações do laboratório nacional associado a relatórios clínicos; ≥ 35 semanas de gestação e ≤ 28 dias de idade; BST ≥ 26,5 mg/dℓ e sintomas de estágio avançado de encefalopatia bilirrubínica	1	249.308	0,4/100.000[a]
Manning et al. (92)	Reino Unido	2003-2005	Relatórios voluntários; ≥ 35 semanas de gestação e < 1 mês de idade; BST ≥ 30 mg/dℓ; morte OU sequelas típicas no acompanhamento de 12 meses	7	1.500.052	0,46/100.000
Sgro et al. (93)	Canadá	2002-2004	Programa de vigilância; relatórios voluntários; ≥ 35 semanas de gestação e ≤ 60 dias de idade BST ≥ 25 mg/dℓ e/ou exsanguinotransfusão e anormalidades neurológicas clinicamente importantes na alta final	13	640.000	2/100.000
Sgro et al. (94)	Canadá	2007-2008	Programa de vigilância; relatórios voluntários; ≥ 35 semanas de gestação no nascimento; BST > 425 μmol/ℓ (≥ 24,8 mg/dℓ) ou exsanguinotransfusão e dois ou mais sinais/sintomas de *kernicterus*; OU RM anormal com história de hiperbilirrubinemia	17[a,b]	740.000	2,3/100.000[b]
Burke et al. (95)	EUA	1998-2005	Resumos de alta hospitalar; ≤ 30 dias de idade; ICD-9 para *kernicterus* E CPT para fototerapia ou exsanguinotransfusão	436	Não declarado	2,7/100.000
Brooks et al. (96)	Califórnia	1988-1997	Registro estadual para serviços de desenvolvimento; ICD-9 para *kernicterus*	25[c]	5.697.147	0,49/100.000

[a]Dez casos identificados, 3 normais aos 12 a 19 meses. Seis casos perdidos para acompanhamento. Dependendo de quantos desses eram normais, a taxa poderia variar de 1,5 a 2,3/100.000.
[b]Com base nessas estimativas, o Canadá (370.000 nascimentos anuais) poderia esperar cerca de 8 casos por ano, e os EUA (4 milhões de nascimentos anuais), cerca de 20 casos por ano. Nos EUA, há 8.000 a 10.000 novos casos de paralisia cerebral todos os anos.
[c]Com base nessas estimativas, o Canadá (370.000 nascimentos anuais) poderia esperar cerca de 8 casos por ano, e os EUA (4 milhões de nascimentos anuais), cerca de 20 casos por ano. Nos EUA, há 8.000 a 10.000 novos casos de paralisia cerebral todos os anos.
BST, bilirrubina sérica total; RM, ressonância magnética; ICD-9, International Statistical Classification of Diseases-Ninth Revision; CPT, Current Procedural Terminology.
Modificado de Burgos AE, Flaherman VJ, Newman TB. Screening and follow-up for neonatal hyperbilirubinemia: a review. *Clin Pediatr* 2012;51(1):7.

quanto 73/100.000 a cada 100.000 nascidos vivos (97). As descrições iniciais da encefalopatia bilirrubínica e do *kernicterus* envolveram lactentes com doença hemolítica por Rh (2), uma condição agora raramente vista no mundo ocidental (97), mas ainda prevalecente em outros locais. Em países onde a taxa de mortalidade neonatal é maior do que 5/1.000 nascidos vivos, Bhutani et al. (97) estimaram que 373.300 nascidos vivos foram afetados pela doença do Rh em 2010 (uma taxa de 277/100.000 nascidos vivos). Em países com amplos recursos, a maioria dos lactentes que agora desenvolve *kernicterus* não são aqueles com doença do Rh e muitos deles não têm evidências documentadas de doença hemolítica (98). Muitos RNs a termo e pré-termo tardios que receberam alta do berçário como "RNs saudáveis" retornaram ao consultório pediátrico, clínica ou emergência com níveis de BST muitas vezes superiores a 30 mg/dℓ (50,99) e desenvolveram os clássicos achados neurodesenvolvimentais associados a *kernicterus* (50,99). Outros, mais difíceis de identificar, apresentaram um aumento repentino imprevisto no BST enquanto ainda estavam no hospital ou logo após a alta e encefalopatia bilirrubínica aguda (98,100).

A deficiência de glicose-6-fosfato-desidrogenase (G6PD) é uma causa importante da hiperbilirrubinemia em alguns desses RNs (98,101). Alguns autores sugeriram que nos anos 1970 e 1980, o *kernicterus* havia desaparecido essencialmente nos EUA (102), mas reapareceu nos anos 1990. Ebbesen (103) não encontrou casos de *kernicterus* na Dinamarca durante duas décadas antes de 1994 enquanto seis casos foram diagnosticados entre 1994 e 1998. Brooks et al. (96) usaram os dados do California Department of Developmental Services para identificar casos de *kernicterus* em crianças nascidas entre 1988 e 1997 e certidões de óbito dados do EUA no U.S. National Center for Health Statistics para identificar a mortalidade por *kernicterus* de 1979 a 2006. Não houve tendência significativa na incidência de *kernicterus* de 1988 a 1997 ($p = 0,77$) e nenhum aumento na mortalidade por *kernicterus* de 1979 a 2006. Burke et al. (95) descobriram um declínio de 70% nas internações neonatais com um diagnóstico de *kernicterus* de 1988 a 2005. Esses achados não embasam a sugestão de um ressurgimento do *kernicterus* nos EUA.

Terminologia

Embora fosse originalmente um diagnóstico patológico, caracterizado por coloração dos núcleos do tronco encefálico e do cerebelo pela bilirrubina, o termo *kernicterus* passou a ser utilizado de modo intercambiável com os achados agudos e crônicos de encefalopatia bilirrubínica. A encefalopatia bilirrubínica descreve os achados clínicos do SNC produzidos pela toxicidade da bilirrubina nos núcleos da base e em vários núcleos do tronco encefálico. Para evitar confusão e incentivar maior coerência na literatura, a AAP recomenda (50) que o termo *encefalopatia bilirrubínica aguda* seja utilizado para descrever as manifestações agudas da toxicidade da bilirrubina observadas nas primeiras semanas após o nascimento, enquanto o termo *kernicterus* deve ser reservado para as sequelas clínicas crônicas e permanentes da toxicidade da bilirrubina. Esta é a terminologia utilizada neste capítulo. Recentemente, usa-se a designação *disfunção neurológica induzida por bilirrubina* ou DNIB para descrever a intensidade do quadro clínico associado à encefalopatia bilirrubínica aguda e para fornecer um sistema de pontuação que quantifica a gravidade das manifestações clínicas e sua associação com o desfecho desenvolvimental (104). Outros têm usado o termo DNIB para descrever as crianças que apresentam alterações sutis no neurodesenvolvimento, as quais acredita-se que se devam à neurotoxicidade causada pela bilirrubina, mas que não demostram achados clássicos de *kernicterus* (105).

Encefalopatia bilirrubínica aguda

Na encefalopatia aguda clássica por bilirrubina, os RNs com icterícia acentuada passam por uma evolução em três fases clínicas bastante distintas (20) listadas no Quadro 32.6. A hipertonia envolve os grupos musculares extensores e a maioria dos RNs exibe arqueamento para trás do pescoço (retrocolo) e do tronco (opistótono) (Figura 32.5). Achados adicionais incluem febre que pode ser causada por comprometimento diencefálico e apneia, observados mais frequentemente em RNs pré-termo (106). A fase avançada caracteriza-se por retrocolo-opistótono proeminente, choro estridente, recusa alimentar, apneia, febre, torpor profundo a coma e, às vezes, convulsões e morte (105). Subsequentemente, em geral, após 1 semana, a hipertonia cede e é substituída por hipotonia.

Os lactentes que manifestam hipertonia durante a segunda fase quase sempre apresentam as manifestações clínicas da encefalopatia crônica por bilirrubina, embora em alguns casos a exsanguinotransfusão de emergência possa reverter as alterações do SNC (107,108). Alguns RNs não manifestam qualquer um dos sinais de encefalopatia bilirrubínica aguda, mas, não obstante, continuam a desenvolver as características clássicas de *kernicterus* (109). O Quadro 32.7 mostra a diversidade observada na apresentação clínica da encefalopatia bilirrubínica aguda.

QUADRO 32.6
Principais manifestações clínicas da encefalopatia bilirrubínica aguda.

Fase inicial
Torpor leve ("letárgico", "sonolento")
Hipotonia discreta, movimentos escassos
Sucção débil; choro ligeiramente agudo

Fase intermediária
Torpor moderado – irritável
Tônus variável – habitualmente aumentado; alguns com retrocolo-opistótono
Alimentação mínima; choro agudo

Fase aguda
Torpor profundo a coma
Tônus habitualmente aumentado; alguns com retrocolo-opistótono
Não se alimenta; choro estridente

Em Volpe JJ. *Neurology of the newborn*, 5th ed. Philadelphia, PA: WB Saunders, 2008, com permissão.

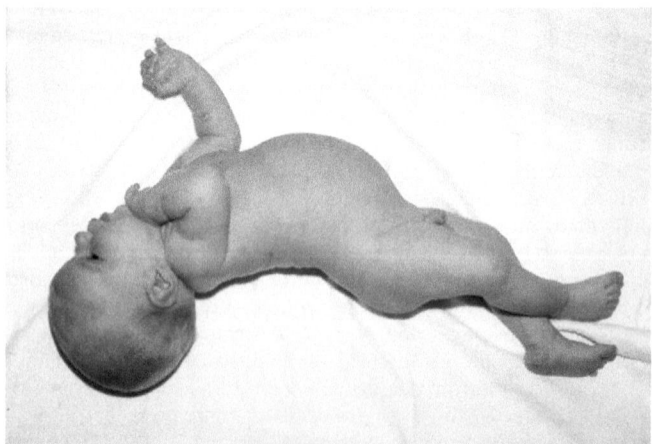

Figura 32.5 Esse lactente apresentou, aos 30 dias de idade, níveis séricos de bilirrubina de 30 mg/dℓ (513 mol/ℓ) secundariamente à síndrome de Crigler-Najjar do tipo I. Apresenta retrocolo e opistótono, sinais do estágio intermediário a avançado de encefalopatia aguda por bilirrubina.

Encefalopatia bilirrubínica crônica | *Kernicterus*
Manifestações clínicas

As sequelas clássicas da encefalopatia pós-*kernicterus* estão listadas no Quadro 32.8 (20). Shapiro sugere que o *kernicterus* seja classificado em quatro categorias principais com base na localização e nas características predominantes da apresentação clínica (Quadro 32.9).

Distúrbios extrapiramidais

A atetose (*i. e.*, movimentos de contorção, sinuosos e involuntários) pode surgir em uma fase precoce, aos 18 meses de idade, mas o seu aparecimento pode ser adiado até os 8 ou 9 anos de idade (111). Quando grave o suficiente, a atetose pode impedir a função

QUADRO 32.7
Ocorrência de manifestações clínicas na encefalopatia pós-*kernicterus*.

Manifestações clínicas	Porcentagem (%) de casos
Ausência de sinais neurológicos nítidos	15
Sinais neurológicos duvidosos	20 a 30
Sinais neurológicos nítidos	55 a 65

Adaptado de Volpe JJ. *Neurology of the newborn*, 5th ed. Philadelphia, PA: WB Saunders, 2008;15:248.

QUADRO 32.8
Principais manifestações clínicas da encefalopatia bilirrubínica crônica pós-*kernicterus*.

Anormalidades extrapiramidais, sobretudo atetose
Anormalidades do olhar, especialmente do olhar para cima
Distúrbio auditivo, particularmente perda auditiva neurossensorial
Déficits intelectuais, porém com minoria na faixa de retardo mental

Em Volpe JJ. *Neurology of the newborn*, 4th ed. Philadelphia, PA: WB Saunders, 2001, com permissão.

QUADRO 32.9
Proposta de classificação de *kernicterus* por localização.

Subtipo de *kernicterus*	Descrição
Kernicterus clássico	Tríade clássica ou tétrade de (a) neuropatia auditiva/dissincronia auditiva ± perda auditiva ou surdez, (b) manifestações neuromotoras, por exemplo, distonia, hipertonia ± atetose, (c) paresia oculomotora de olhar para cima e (d) displasia do esmalte dos dentes decíduos. Observe que os critérios oculomotores e dentários podem não ser atendidos
Kernicterus auditivo	Sintomas predominantemente auditivos, ou seja, neuropatia auditiva/dissincronia auditiva com sintomas motores mínimos
Kernicterus motor	Sintomas predominantemente motores, por exemplo, distonia ± atetose com sintomas auditivos mínimos
Kernicterus sútil ou disfunção neurológica induzida por bilirrubina	Comprometimentos sutis no neurodesenvolvimento sem achados clássicos ou *kernicterus* que, após uma avaliação cuidadosa e consideração, pareçam ocorrer devido a neurotoxicidade por bilirrubina. Eles podem incluir anormalidades de integração sensorial e sensorimotora, processamento auditivo central, coordenação e tônus muscular

De Shapiro SM. Chronic bilirubin encephalopathy: diagnosis and outcome. *Semin Fetal Neonatal Med* 2010;15(3):157-163, com permissão

dos membros. Esses movimentos são escritos como "incontroláveis, despropositados, involuntários e incoordenados. Podem ser rápidos e espasmódicos (coreiformes), lentos e semelhantes aos de um verme (atetose ortodoxa) ou tão lentos em virtude da hipertonicidade que o paciente pode assumir atitudes fixas momentâneas, com rigidez dos membros (distonia)" (112). As crianças gravemente acometidas também podem ter disartria, caretas, sialorreia e dificuldade em mastigar e deglutir.

Anormalidades auditivas

Com frequência, observa-se algum grau de perda auditiva em crianças com *kernicterus*. Os estudos patológicos e de BAER indicam que a lesão do tronco encefálico, especificamente dos núcleos cocleares, é a principal causa da perda auditiva, embora estudos eventuais também tenham sugerido um possível comprometimento do sistema auditivo periférico (48,113).

Em geral, a perda auditiva é mais acentuada nas altas frequências e, em RNs de baixo peso ao nascer, foi descrita uma associação entre a hiperbilirrubinemia moderada e a perda auditiva neurossensorial subsequente (ver *Sequelas clínicas da hiperbilirrubinemia*, adiante).

O transtorno do espectro da neuropatia auditiva (TENA) ou neuropatia auditiva/dissincronia está cada vez mais associado a encefalopatia bilirrubínica crônica e pode ser o achado predominante em alguns lactentes, embora a maioria também apresente anormalidades de tônus ou movimento (105). Esta condição é funcionalmente definida como BAER anormal ou ausente com função normal da orelha interna. Assim, as otoemissões acústicas (OEAs), que testam a integridade mecânica da orelha interna e as respostas microfônicas cocleares, que testam a integridade das células pilosas externas da orelha interna, são normais, enquanto a via auditiva ascendente no nervo ou tronco encefálico (BAER) é anormal (105,113). Esses RNs apresentam problemas de processamento auditivo devido à dissincronia no nervo auditivo e/ou nas vias auditivas do tronco encefálico, causando problemas auditivos e neurais, em vez de perda auditiva e sensorial (105,113). Eles podem ter pouca ou nenhuma perda de audição, mas apresentar dificuldade no processamento dos sons. Como descrito por Shapiro (105), a gravidade da deficiência auditiva varia de dificuldade de "compreensão da fala em ambientes com ruídos... à surdez profunda (105)." Ele observa que "crianças com TENA apresentam uma grave ruptura na codificação temporal da fala e uma incapacidade de lidar com a dinâmica do discurso". Mais de 50% dos casos de TENA são resultado de hiperbilirrubinemia (105).

Anormalidades oculares

Pode haver limitação do olhar dirigido para cima e outras anormalidades do olhar, embora os movimentos oculares verticais durante a manobra dos olhos de boneca ocorram na maioria das crianças afetadas. Isso sugere que a lesão situa-se acima do nível dos núcleos oculomotores (20). Alguns pacientes apresentam paralisia do olhar. As paralisias supranucleares podem ser explicadas pelo depósito de bilirrubina e lesão neuronal no mesencéfalo rostral, enquanto as paralisias nucleares podem ser explicadas por lesão dos núcleos oculomotores (114).

Displasia dentária

Cerca de 75% das crianças com encefalopatia pós-ictérica apresentam algum grau de hipoplasia do esmalte dentário. Uma porcentagem menor exibe coloração esverdeada dos dentes.

Ressonância magnética

A ressonância magnética (RM) em RNs com encefalopatia bilirrubínica aguda e/ou *kernicterus* muitas vezes mostra uma característica e imagens quase patognomônicas. O achado típico é um sinal bilateral, simétrico e de alta intensidade no globo pálido visto inicialmente em T1 e posteriormente nas imagens ponderadas em T2 (105) (Figura 32.6), embora deva-se salientar que achados

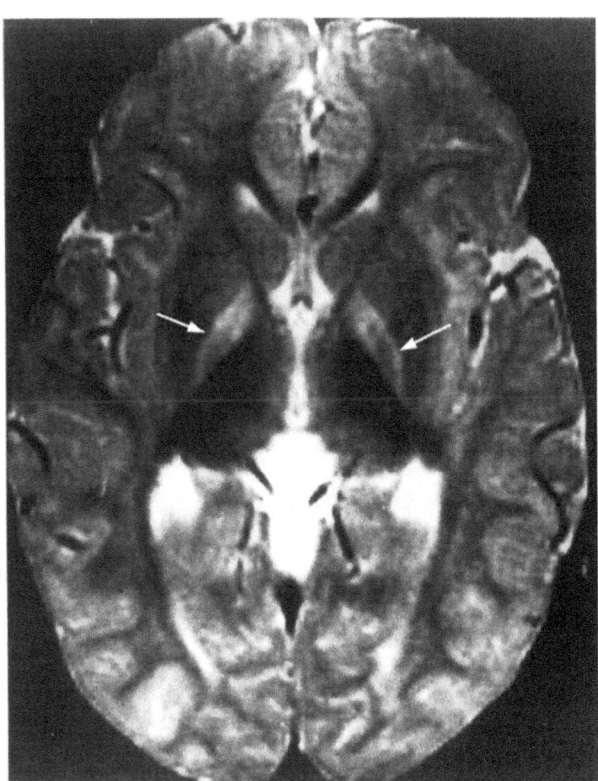

Figura 32.6 Ressonância magnética de uma criança do sexo masculino de 21 meses de idade que apresentou eritroblastose fetal, hiperbilirrubinemia extrema e sinais clínicos de *kernicterus* com 54 horas de vida. Observe o sinal hiperintenso anormal simétrico na área do globo pálido bilateral em ambos os lados.

semelhantes no globo pálido têm sido descritos nos distúrbios mitocondriais, na deficiência de piruvato-desidrogenase (115) e nas imagens iniciais ponderadas em T1 de RNs saudáveis (116). A alta intensidade do sinal também pode ser observada (menos facilmente) no núcleo subtalâmico. Alterações semelhantes nos núcleos do tronco encefálico auditivo e cerebelo também têm sido relatadas, mas geralmente são demasiado pequenas para serem vistas em uma RM de rotina (105). No entanto, deve-se observar que uma RM normal não exclui o diagnóstico de *kernicterus* (105), nem uma RM anormal descarta um desfecho desenvolvimental normal (108).

SEQUELAS CLÍNICAS DA HIPERBILIRRUBINEMIA

Níveis de bilirrubina e desfecho desenvolvimental

Embora não reste dúvida quanto à correlação existente entre os níveis elevados de BST e a ocorrência de lesão cerebral, a capacidade de um dado nível máximo de bilirrubina de predizer o desfecho neurodesenvolvimental a longo prazo é relativamente precária (117-119). Além disso, nossas conclusões sobre a hiperbilirrubinemia e os desfechos neurodesenvolvimentais são limitadas pela qualidade dos dados publicados. Em muitos relatos de casos de *kernicterus*, analisados detalhadamente por Ip et al. (117,118), é impossível saber se os níveis máximos de BST relatados (medidos, em alguns casos, mais de 7 dias após o nascimento) são verdadeiros níveis máximos. Além disso, muitos estudos de coortes apresentam problemas significativos no cegamento dos examinadores e na taxa de abandonos (117,118,120). Ver uma análise detalhada da literatura publicada entre 1966 e 2001 relativa a essas questões nos relatos de Ip et al. (117,118).

Hsia et al. (121) e Mollison e Cutbush (122) foram os primeiros a estabelecer a ligação entre os níveis de bilirrubina e a ocorrência de lesão cerebral na década de 1950, quando demonstraram que o risco de *kernicterus* em RNs com doença hemolítica por Rh aumentava drasticamente com a elevação dos níveis de bilirrubina, e que a exsanguinotransfusão era capaz de reduzir esse risco sobremodo. Estudos subsequentes sugeriram que, em RNs com doença hemolítica não tratados, a incidência de *kernicterus* foi muito maior do que a incidência observada em RNs acentuadamente ictéricos, porém sem doença hemolítica (123). Os relatórios do Collaborative Perinatal Project (CPP), um estudo de 53.000 mulheres grávidas e seus filhos, iniciado em 1967 e que prosseguiu até o final da década de 1970, estabeleceram uma ligação entre as elevações moderadas da bilirrubina sérica neonatal e escores mais baixos do desenvolvimento, níveis de QI inferiores e risco aumentado de anormalidades neurológicas. Esses achados estiveram associados a níveis de BST previamente considerados seguros e sugeriram que a encefalopatia aguda por bilirrubina ou o *kernicterus* clássico eram apenas a manifestação mais óbvia e extrema de um espectro de toxicidade da bilirrubina. No outro extremo do espectro, encontram-se formas mais sutis de neurotoxicidade, que ocorrem com níveis muito mais baixos de bilirrubina, na ausência de qualquer achado clínico anormal óbvio no período neonatal (105,118,124,125).

Efeito da hemólise

Newman *et al.* (126) avaliaram 140 RNs pré-termo e a termo com níveis de BST ≥ 25 mg/dℓ. Cento e trinta e dois (94%) RNs foram acompanhados por pelo menos 2 anos, e 82 (59%), por 5 anos com avaliações de neurodesenvolvimento de modo cego. Não foi encontrada nenhuma diferença nos desfechos neurodesenvolvimentais entre os RNs com hiperbilirrubinemia e controles. Mas nove crianças no grupo da hiperbilirrubinemia com testes da antiglobulina direta positivos (TDAs) apresentavam escores no QI de execução global que estavam, em média, 17,8 pontos abaixo daqueles com um TDA negativo. Em uma nova análise dos dados a partir do Collaborative Perinatal Project, Kuzniewicz e Newman (127) verificaram que o nível máximo de BST não foi um preditor significativo de escores no QI, mas houve uma interação significativa a termo de −6,7 pontos de QI de execução global para aqueles com um TDA positivo e um BST ≥ 25 mg/dℓ. Em um estudo de RNs turcos a termo (128), aqueles que tiveram incompatibilidade por ABO TDA-positiva ou imunização por Rh *versus* RNs sem doença hemolítica apresentaram maior risco de anormalidades neurológicas e níveis mais baixos de QI quando os níveis de bilirrubina de reação indireta ultrapassaram 20 mg/dℓ (342 µmol/ℓ). Duzentos e quarenta e nove RNs foram internados no Cairo University Children's Hospital com níveis de BST de ≥ 25 mg/dℓ (129), e 44 (17,7%) apresentaram evidências de encefalopatia bilirrubínica aguda (ABE) moderada ou grave. A presença de incompatibilidade do Rh (OR 48,6) e sepse (OR 20,6) aumentou o risco de neurotoxicidade. Esses dados reforçam a convicção de que a hemólise isoimune é um fator importante de risco em lesão cerebral associada à bilirrubina, embora o mecanismo para esta associação ainda não tenha sido elucidado.

A hemólise associada à deficiência de G6PD e à hiperbilirrubinemia também é considerada um fator de risco adicional para desfecho desenvolvimental ruim (130), embora uma análise dos casos no U.S. Kernicterus Registry não tenha achado ser esse o caso (119).

Recém-nascidos sem hemólise

Dois problemas em neonatologia que vêm gerando constante controvérsia são a relação entre a hiperbilirrubinemia e o desfecho desenvolvimental adverso em RNs sem hemólise e as indicações para o tratamento. Essas questões são consideradas em múltiplos estudos, e o leitor poderá consultar extensas revisões para maiores detalhes de cada estudo em particular (117,118,123,131,132). Embora em muitos estudos com RNs antes saudáveis sem doença hemolítica não haja demonstração convincente de qualquer efeito adverso dos níveis de BST abaixo de 25 mg/dℓ nos QIs, anormalidades neurológicas definitivas ou perda auditiva neurossensorial (117,118,123,126,131-134), alguns estudos mais antigos (135) e mais recentes (136-139) têm levantado a possibilidade de anormalidades sutis no desenvolvimento em alguns lactentes com graus modestos de hiperbilirrubinemia.

Nenhum dos estudos analisou especificamente RNs com 35 a 37 semanas de gestação, embora os dados analisados por Ip *et al.* (117,118) tenham incluído RNs de 34 semanas ou mais. No grande estudo CPP, a população incluiu todos os RNs com peso ao nascer ≥ 2.500 g (123,135). Presumivelmente, alguns desses RNs estavam na categoria de 34 a 37 semanas de idade gestacional. Quando reuniram os resultados de exames neurológicos anormais e suspeitos, Newman e Klebanoff (135), em sua análise do CPP, demonstraram um aumento significativo nas anormalidades associadas a níveis crescentes de bilirrubina. As anormalidades "suspeitas" consistiram em anormalidades inespecíficas da marcha, inabilidade, reflexo de Babinski equívoco, reflexo cremastérico anormal, reflexo abdominal anormal, deficiência da estereognosia, hipotonia duvidosa e anormalidades do olhar. Quando as crianças anormais e suspeitas de anormalidade foram reunidas, o risco de anormalidades aumentou de 14,9% para aquelas com níveis de BST inferiores a 10,0 mg/dℓ (171 µmol/ℓ) para 22,4% para aquelas cujos níveis de BST ultrapassaram 20 mg/dℓ (340 µmol/ℓ). Como 41.324 RNs foram incluídos nesse estudo, essas diferenças demonstraram alta significância estatística, porém esse achado deve ser visto dentro de uma perspectiva. Mesmo se a relação entre esses achados for causal, não há evidências de que o uso de uma intervenção para reduzir a bilirrubina, como a fototerapia, nesses baixos níveis de bilirrubina influenciaria o desfecho. Por fim, como os autores (135) ressaltaram, mesmo se fossem utilizadas medidas para impedir que os níveis de bilirrubina ultrapassassem 10 mg/dℓ (171 µmol/ℓ) em cada um dos RNs, a taxa esperada de resultados anormais ou suspeitos no exame neurológico declinaria de 15,13 para 14,85%.

Foram obtidas informações menos animadoras em um estudo de um grupo de recrutas do exército israelense (n = 1.948), em que seus exames psicológicos e físicos antes da convocação, aos 17 anos de idade, foram comparados com os níveis de bilirrubina obtidos quando RNs. Seidman *et al.* (140) constataram a existência de uma associação entre o risco de um QI inferior a 85 e níveis de BST acima de 20 mg/dℓ (342 µmol/ℓ) em RNs a termo do sexo masculino (mas não do sexo feminino) com teste de Coombs negativo ($p = 0,01$). Não se observou nenhuma associação entre os níveis de bilirrubina e o QI médio, o risco de anormalidade física ou neurológica ou a perda de audição. Três estudos mais recentes identificaram "sinais sutis" de disfunção neurológica em RNs expostos a níveis moderados de bilirrubina (137-139). Os investigadores holandeses (139) observaram que cinco dos oito (63%) RNs com 1 ano de idade que, como os RNs, apresentavam níveis de BST entre 19,6 e 26 mg/dℓ (335 e 444 µmol/ℓ), demonstraram anormalidades secundárias no tônus muscular e postura em comparação com 0 de 20 RNs do controle ($p < 0,001$). Esse grupo posteriormente avaliou 42 RNs a termo saudáveis cujos níveis de BST neonatal foram ≥ 12,9 mg/dℓ (137) e 68 controles. Um exame neurológico aos dezoito meses de idade com o examinador cego para a história e o nível de BST não encontrou qualquer diferença na incidência de disfunção neurológica secundária (MND) entre os dois grupos, mas um nível de BST ≥ 17,5 mg/dℓ foi associado a um maior risco de MND complexa (OR ajustada de 4,21, IC de 95%: 1,02 a 17,37). Em um estudo realizado na Alemanha, crianças de 7 anos de idade cujos níveis de BST neonatais ultrapassaram 20 mg/dℓ (342 µmol/ℓ) tiveram pontuação significativamente menor em uma escala concebida para medir os movimentos coreiformes e atetoides. Oito de 16 crianças (50%) no grupo de hiperbilirrubinemia *versus* 3 de 18

(17%) no grupo controle apresentaram escores anormais (dados não incluídos no artigo original, porém gentilmente fornecidos pelos autores) (120,138).

Em Milwaukee, 39/93 RNs cujos níveis de BST como RNs foram maiores que 20 mg/dℓ foram acompanhados até as idades de 2,5 a 3,5 anos e comparados com os do controle sem icterícia (141). Não foram observadas diferenças entre os dois grupos com relação aos índices de desenvolvimento psicomotor ou mental, fala expressiva ou receptiva, audição anormal ou anormalidades neurológicas secundárias. O tamanho da amostra foi pequeno, entretanto, e, em cada uma dessas áreas, os RNs com icterícia apresentaram o pior desempenho. Embora as diferenças não tenham importância estatística, a possibilidade de um erro tipo II é alta.

No norte da Califórnia, Newman et al. (126) identificaram 140 lactentes com níveis de BST neonatal ≥ 25 mg/dℓ, 10 dos quais tinham níveis de BST ≥ 30 mg/dℓ, e 492 de controle selecionados aleatoriamente. Cento e trinta e seis RNs receberam fototerapia, e cinco, exsanguinotransfusão. Cento e trinta e dois (94%) RNs foram acompanhados por pelo menos 2 anos, e 82 (59%), por 5 anos com avaliações do neurodesenvolvimento de modo cego realizadas por psicólogos infantis e neurologistas e avaliações detalhadas do desenvolvimento e comportamento utilizando questionários dos pais. Não houve diferença nos desfechos neurodesenvolvimentais entre os RNs com hiperbilirrubinemia e de controle; embora, conforme indicado antes (consulte *Efeito da hemólise*), RNs com hiperbilirrubinemia com um TDA positivo apresentaram menores escores cognitivos, mas não apresentaram mais problemas comportamentais ou neurológicos.

Wong et al. (134) estudaram 99 RNs a termo chineses com níveis de BST não hemolíticos de 16,8 a 29,2 mg/dℓ. Todos receberam fototerapia, e três, uma exsanguinotransfusão. Esses RNs recebiam avaliações físicas neurológicas, visuais e auditivas regulares a cada 3 a 6 meses até a idade de 3 anos. Todos exceto dois RNs com leve atraso motor apresentavam estado neurodesenvolvimental normal aos 3 anos de idade. Mais recentemente, Vandborg et al. (133) solicitou aos pais que preenchessem os Questionários de Idades e Estágios de 162 RNs, com ≥ 35 semanas de idade gestacional e 1 a 5 anos de idade, cujos níveis de BST neonatal foram de ≥ 25 mg/dℓ. Quando comparados com 146 do controle, não foram descobertas evidências de atraso do desenvolvimento em RNs com hiperbilirrubinemia.

Duração da exposição à hiperbilirrubinemia

É intuitivo presumir que, quanto mais tempo alguém for exposto a uma toxina, mais provável será que a toxina tenha efeitos. No estudo da Turquia mencionado anteriormente (128), o risco de danos neurológicos aumentou de 2,3% para 18,7% e 26% naqueles RNs expostos a níveis de bilirrubina indireta de ≥ 20 mg/dℓ por menos de 6 horas, 6 a 11 horas, e ≥ 12 horas, respectivamente. Em um estudo com 83 RNs a termo e pré-termo tardios expostos a níveis de bilirrubina indireta ≥ 15 mg/dℓ (142), houve um aumento linear nos achados neurológicos anormais daqueles expostos por menos de 1 dia (5%) para 65% naqueles expostos por ≥ 6 dias. Estes e outros dados (143) sugerem que a duração da hiperbilirrubinemia esteja relacionada ao risco de desfecho neurodesenvolvimental a longo prazo, embora isso não tenha sido observado no estudo colaborativo de fototerapia no NICHHD (144), no qual não se encontrou associação entre QI e duração da exposição à bilirrubina.

Fatores comórbidos e desfecho

É mais provável que a hiperbilirrubinemia cause danos quando existem fatores de risco de neurotoxicidade (130,145) ou se o RN estiver doente ou instável (ver Quadro 32.10).

QUADRO 32.10

Fatores clínicos e laboratoriais que aumentam o risco de neurotoxicidade na vigência de níveis elevados de bilirrubina.

Doença hemolítica autoimune
Deficiência de G6PD
Sepse
Acidose
Idade gestacional inferior
Instabilidade clínica, como apneia e bradicardia, hipotensão, necessidade de ventilação mecânica
Albumina sérica < 2,5 g/dℓ

Capacidade de ligação da bilirrubina, *kernicterus* e desfecho desenvolvimental

Como é mais provável que a bilirrubina "livre" ou fracamente ligada à albumina atravesse a barreira hematencefálica (ver *Química e neurotoxicidade da bilirrubina* e *Barreiras hematencefálica e hematoliquórica*, anteriormente), é possível melhorar a capacidade de prever o risco de encefalopatia bilirrubínica através da determinação da bilirrubina não ligada ou da reserva da capacidade de ligação da albumina (119). Wennberg et al. (119) resumiram os dados clínicos limitados em RNs a termo e pré-termo, sugerindo que a medição da bilirrubina livre é melhor do que a BST para prever a toxicidade da bilirrubina e, no mínimo, reduziria o risco de intervenção desnecessária. No momento atual, não existe teste de ligação da bilirrubina em uso clínico rotineiro nos EUA, embora um método de peroxidase semiautomático seja utilizado no Japão (119). Além disso, há problemas na precisão e padronização das medições de bilirrubina livre e do potencial de interferência dos fotoisômeros (146).

Perda auditiva e respostas evocadas audiométricas

O teste de BAER é um método acurado e não invasivo para avaliar o estado funcional do nervo auditivo e da via auditiva do tronco encefálico. A latência da onda I representa o tempo de condução periférica. A latência das ondas III e V e a latência entre os picos das ondas I a III, III a V e I a V representam medições do tempo de condução central. A latência entre os picos I a V é descrita como tempo de condução do tronco encefálico. Os relatos também incluem as amplitudes das formas das ondas, que podem diminuir ou que podem ser perdidas em resposta a diversos insultos (20,113).

Vários estudos documentaram uma relação entre os níveis de BST e a BAER (87), e as alterações agudas observadas na BAER podem ser revertidas ao diminuir os níveis de BST com fototerapia ou exsanguinotransfusão (147). As anormalidades da BAER estão mais estreitamente relacionadas com os níveis de bilirrubina não ligada do que os de BST (45,148).

Conforme observado anteriormente (*Kernicterus, Anormalidades auditivas*), podem ocorrer déficits na audição central, fala e linguagem na ausência de perda auditiva para tons puros, e essas deficiências podem ser manifestações de *neuropatia* ou *dissincronia auditiva* (149). Esta entidade é definida como uma BAER anormal ou ausente com função normal da orelha interna conforme testado por respostas microfônicas cocleares ou OEAs (149). É notável assinalar que em um acompanhamento de 36 crianças com síndrome de Crigler-Najjar não houve nenhuma evidência de perda auditiva neurossensorial (150).

Análise do choro

O choro anormal é um sinal de distúrbio neurológico associado à encefalopatia bilirrubínica aguda (20). A presença de graus moderados de hiperbilirrubinemia também afeta o choro do bebê (87).

Comportamento do recém-nascido

Os pesquisadores usaram a Escala Brazelton de Avaliação do Comportamento Neonatal para avaliar o efeito da hiperbilirrubinemia sobre o comportamento do RN. A maioria dos estudos revela algum efeito, embora muitos sejam confundidos pelo uso de fototerapia (87). Os RNs ictéricos tiveram pontuações mais baixas do que os controles na habituação, orientação, desempenho motor, regulação do estado e estabilidade autonômica (87,151).

Hiperbilirrubinemia, transtorno do espectro autista e transtorno de déficit de atenção

Alguns autores identificaram uma associação entre hiperbilirrubinemia, autismo e transtorno de déficit de atenção (TDA) (152, 153), mas outros não (154). Em uma coorte de base populacional de RNs com ≥ 35 semanas em Nova Scotia, Jangaard et al. (136) identificaram 3.779 RNs (6,7%) com níveis de BST de ≥ 13,5 mg/dℓ (hiperbilirrubinemia moderada) e 348 (0,6%) com BST ≥ 19 mg/dℓ (hiperbilirrubinemia grave). Quando comparados ao grupo de controle sem icterícia, não houve aumento na paralisia cerebral, atraso do desenvolvimento ou surdez em lactentes com BST ≥ 19 mg/dℓ, mas aqueles com hiperbilirrubinemia moderada apresentaram um aumento no risco de atraso de desenvolvimento (RR ajustado: 1,6; IC de 95%: 1,3 a 2,0). Houve também um aumento significativo do risco de transtorno do déficit de atenção naqueles expostos a uma BST de ≥ 19 mg/dℓ (RR ajustado: 1,9; IC de 95%: 1,1 a 3,3) e um aumento não significativo do risco de autismo (RR ajustado: 1,6; IC de 95%: 1,0 a 2,5). Em resposta a este estudo, Kuzniewicz et al. (155) avaliaram os dados do Northern California Kaiser Permanente Medical Care Program de RNs ≥ 34 semanas. Não encontraram associação entre os níveis de BST e um diagnóstico de TDA. Usando o mesmo banco de dados, Croen et al. (154) compararam 338 crianças com diagnóstico de transtorno do espectro autista (TEA) com 1.817 do grupo de controle e também não encontraram associação entre a hiperbilirrubinemia neonatal e o TEA. A associação entre TEA e hiperbilirrubinemia descrita por Maimburg et al. (152) foi posteriormente corrigida (156). Na sua revisão global e metanálise, Gardener et al. (153) avaliaram a associação com TEA de mais de 60 fatores perinatais e neonatais. Dezessete fatores de risco incluindo hiperbilirrubinemia foram associados a maior risco de TEA. Concluíram que "não há evidências suficientes para implicar qualquer fator neonatal ou perinatal na etiologia do autismo, embora haja algumas evidências sugerindo que a exposição a uma ampla classe de condições cujo reflexo compromete a saúde perinatal e neonatal pode aumentar o risco". É importante lembrar que a análise de bancos de dados muito grandes irá identificar, com frequência, associações que podem ser falsas ou reais, e, se reais, podem não representar uma relação causa-efeito (157).

RECÉM-NASCIDOS BAIXA PREMATUROS E *KERNICTERUS* COM BILIRRUBINA

Kernicterus e desfecho desenvolvimental

RNs prematuros correm maior risco de apresentar *kernicterus* ou encefalopatia bilirrubínica do que os RNs a termo expostos a níveis semelhantes de bilirrubina (158). Entre 1958 e 1972, vários estudos relataram a ocorrência de *kernicterus* em RNs com níveis de BST variando de 10 a 18 mg/dℓ (158) e levaram ao uso de "*kernicterus* com bilirrubina baixa"; porém, vários estudos de acompanhamento neurodesenvolvimental, recentemente revisados em detalhes (158), não conseguiram demonstrar uma associação entre níveis máximos de BST e desfechos adversos tardios em RNs de muito baixo peso. No estudo cooperativo de fototerapia do National Institute of Child Health and Human Development (NICHHD), os RNs entre 1974 e 1976 foram aleatoriamente distribuídos entre um grupo-controle, que não recebeu fototerapia, e um grupo tratado com fototerapia na presença de níveis predeterminados de BST. Os critérios para exsanguinotransfusão em todos os RNs exigiram a realização de exsanguinotransfusões na presença de baixos níveis séricos de bilirrubina (10 mg/dℓ [171 μmol/ℓ]) em RNs de alto risco com peso ao nascer < 1.250 g) (159). Detectou-se *kernicterus* em 4 dos 76 RNs submetidos à necropsia, cujos pesos ao nascer variaram de 760 a 1.270 g (160). Os níveis máximos de BST variaram de 6,5 a 14,2 mg/dℓ (111 a 243 μmol/ℓ). Todos estavam asfixiados ou apresentavam doença da membrana hialina, e todos exibiam algum grau de hemorragia periventricular-intraventricular (HPIV). Dois desses RNs tinham leucomalacia periventricular (LPV).

Os RNs sobreviventes desse estudo foram acompanhados e avaliados aos 6 anos de idade com o teste de Wechsler de QI Verbal e Desempenho. Não foi encontrada nenhuma diferença entre os grupos-controle e os de fototerapia na incidência de paralisia cerebral franca ou suspeita, movimentos desajeitados ou anormais, hipotonia ou QI inferior a 70. Não houve diferença entre os dois grupos quanto ao crescimento, fala, perda auditiva ou evidências de hiperatividade (144).

Scheidt et al. (161) publicaram um acompanhamento de 6 anos de duração de 224 crianças controles do estudo NICHHD, cujos pesos ao nascer eram inferiores a 2.000 g. Nenhum desses RNs foi submetido à fototerapia, porém os níveis de bilirrubina permaneceram abaixo dos níveis especificados para o uso de exsanguinotransfusão. Não se encontrou nenhuma relação entre os níveis séricos de bilirrubina e a incidência de paralisia cerebral, nem qualquer associação entre o nível máximo de bilirrubina e o QI. O QI não esteve associado a um nível médio de bilirrubina, ao tempo e à duração de exposição à bilirrubina ou a medidas da ligação bilirrubina-albumina.

Relatos recentes de *kernicterus* e desfechos neurodesenvolvimentais

Embora hoje o *kernicterus* seja raramente visto na população da UTI neonatal, relatórios recentes nos recordam que ele não desapareceu completamente. Hipotonia e coreatetose (em um RN), juntamente com os achados clássicos de *kernicterus* na RM, foram observados em dois RNs prematuros com 31 e 34 semanas de idade gestacional (162). Nenhum dos RNs estava agudamente enfermo, e os níveis de BST foram de 13,1 mg/dℓ (224 μmol/ℓ) e 14,7 mg/dℓ (251 μmol/ℓ), respectivamente (162). Govaert et al. (163) relataram achados típicos na RM em cinco prematuros de 25 a 29 semanas de idade gestacional com *kernicterus*. Os níveis de BST variaram de apenas 8,7 a 11,9 mg/dℓ (148 a 204 μmol/ℓ), e os níveis de albumina sérica foram acentuadamente baixos (1,4 a 2,1 g/dℓ). Okumura et al. (164) e Moll et al. (165) também relataram os achados clássicos de RM de *kernicterus* em RNs de 24 a 26 semanas de idade gestacional com níveis máximos de BST de 7,1 a 9,9 mg/dℓ. Coreatetose ocorreu em 15/16 dos RNs pré-termo relatados pelos investigadores citados (162-165). Associações significativas entre os níveis máximos de BST e a perda auditiva foram documentadas em RNs de baixo peso ao nascer (166-168) e recentemente confirmadas em uma população de RNs de extremo baixo peso ao nascer (169).

Mais recentemente, o maior ensaio randomizado controlado já realizado em uma população de RNs de extremo baixo peso ao nascer (< 1.000 g) foi concluído pela NICHHD Neonatal Research Network (NRN) (170). O protocolo do estudo e os detalhes dos resultados são apresentados a seguir (consulte *Fototerapia | Manejo de recém-nascidos com menos de 35 semanas de idade gestacional*). Nesse ensaio, os RNs submetidos a fototerapia "agressiva" (FT profilática administrada assim que possível logo após o nascimento) em comparação com a fototerapia "conservadora" (instituída em níveis de BST ≥ 8,0 mg/dℓ [500 a 750] ou 10,0 mg/dℓ [751 a 1.000]) apresentaram níveis médios de BST inferiores e taxas inferiores de comprometimento neurodesenvolvimental, perda auditiva e atetose (170).

Assim, o cérebro do RN de muito baixo peso ao nascer parece ser mais suscetível à lesão de diversas fontes, e que, considerando-se o fato de que os prematuros apresentam níveis séricos de albumina mais baixos e ligação menos efetiva da albumina e é muito mais provável que adoeçam do que os RNs a termo, há sentido em optar por uma abordagem mais agressiva com o objetivo de manter níveis de bilirrubina baixos nessa população.

Hiperbilirrubinemia e hemorragia pulmonar

Estudos realizados entre o final da década de 1940 e o início da década de 1950 sugeriram a existência de associação entre a hemorragia pulmonar e o *kernicterus* (171) em RNs que morreram com eritroblastose fetal grave. Esses RNs eram profundamente anêmicos, tinham acentuada hipoalbuminemia, trombocitopenia e distúrbios da coagulação. Não surpreende que alguns tenham apresentado edema pulmonar hemorrágico. Em uma série de necropsias de RNs de baixo peso ao nascer com *kernicterus*, a hemorragia pulmonar não foi detectada com maior frequência nos RNs com *kernicterus*, em comparação com aqueles sem *kernicterus* (172).

ICTERÍCIA NO RECÉM-NASCIDO SADIO

Níveis séricos de bilirrubina normais

Os níveis de BST variam consideravelmente, de acordo com a composição racial da população, a incidência do aleitamento materno e outros fatores genéticos e epidemiológicos. Métodos laboratoriais diferentes de medição da BST fornecem uma variação adicional (173) (consulte *Determinação laboratorial da bilirrubina* a seguir).

O uso da fototerapia nos impede de obter um quadro fiel da história natural da bilirrubinemia neonatal porque tratamos alguns RNs com níveis de BST crescentes nas primeiras 24 a 72 horas, embora muitos não apresentassem causa patológica definida ou outra causa conhecida para o aumento do nível de bilirrubina. Assim, o que geralmente se vê é um quadro "embotado" da história natural. A idade da população estudada também afeta a nossa definição de valores normais, particularmente os limites superiores, visto que os RNs que desenvolvem níveis mais elevados de BST não podem observados até que tenham 6 a 10 dias de idade. Esses RNs não são incluídos em estudos restritos a populações internadas.

Dados do Collaborative Perinatal Project (174) realizado de 1955 a 1961 (quando 30% ou menos mães amamentavam seus bebês e a fototerapia não era utilizada) mostrou que cerca de 95% de todos os RNs tiveram uma concentração de BST que não excedeu 12,9 mg/dℓ (215 μmol/ℓ), e este (percentil 95) se tornou o limite superior aceito de "icterícia fisiológica" (174).

Estudos mais recentes que incluíram RNs internados novamente definiram o percentil 95 como um nível de 15,5 a 17,5 mg/dℓ (265 a 299 μmol/ℓ) (175,176). Em um estudo multicêntrico de RNs ≥ 36 semanas em berçários nos EUA, Hong Kong, Japão e Israel, 2 desvios padrão (DP) acima da média para os níveis máximos de BST em 96 ± 6,5 horas foram de 17 mg/dℓ (291 μmol/ℓ), e o percentil 95 foi de 15,5 mg/dℓ (265 μmol/ℓ) (177). Em uma população grega (178), o percentil 95 em 108 horas foi de um nível de TcB de 15,1 mg/dℓ. Ao reconhecer a variabilidade entre populações, nos EUA, onde aproximadamente 70% das mães iniciam a amamentação no hospital (179), esses dados sugerem que o percentil 95 para níveis de BST após 96 h de idade está geralmente na faixa de 15,5 a 17,5 mg/dℓ.

Do ponto de vista clínico, isso significa que um RN de 4 a 5 dias de idade, amamentado ao seio materno, cujo nível de BST é de 14 a 15 mg/dℓ (291 μmol/ℓ), não necessita de qualquer investigação laboratorial para descobrir *por que* ele está ictérico, embora seja necessário acompanhamento para assegurar que os níveis de bilirrubina não se tornarão excessivos (130,180). Dados obtidos de estudos de lactentes predominantemente alimentados ao seio materno sugerem que o nível máximo normal de BST é, em média, de 8 a 9 mg/dℓ (137 a 154 μmol/ℓ) (177,181,182). No estudo multicêntrico internacional, o nível médio de BST em 96 ± 6,5 horas foi de 8,9 ± 4,4 (DP) mg/dℓ em lactentes amamentados e 7,6 ± 3,58 mg/dℓ naqueles alimentados com fórmula (p < 0,0001) (177). Como muitos RNs de baixo, muito baixo e extremamente baixo peso ao nascer receberam fototerapia, não é possível fornecer valores de referência para esses RNs.

História natural de icterícia neonatal

A disponibilidade de medições eletrônicas da TcB tornou possível o estudo da história natural da bilirrubinemia em grandes populações contemporâneas (183). Os nomogramas da TcB para populações de RNs têm sido desenvolvidos nos EUA, Canadá, Itália, Grécia, Tailândia, China, Japão e em outras partes do mundo (184). Estes estudos fornecem dados normativos para diferentes populações, e os nomogramas têm sido utilizados para identificar níveis e tendências elevados na taxa de aumento do BST e, ainda, para avaliar o risco de desenvolvimento posterior de hiperbilirrubinemia grave. De Luca *et al.* (185) compararam quatro nomogramas da TcB publicados e analisaram as diferenças nos níveis de TcB e na cinética dessas populações. O valor de TcB da média ponderada em 73 a 96 horas foi de 8,6 ± 3,3 mg/dℓ com uma faixa de 6,9 a 10,4 mg/dℓ. Os dados de Maisels e Kring (186) demonstraram claramente as diferenças na história natural entre os RNs de idade gestacional ≥ 40 semanas e aqueles com menos de 40 semanas, mostrando como os valores de TcB atingem seu máximo mais cedo e declinam nos RNs mais maduros (Figura 32.7). Nesses e em outros estudos, os RNs com um TDA positivo e aqueles que necessitavam de fototerapia nas primeiras 24 horas foram excluídos; então, os percentis são inferiores se refletirem a verdadeira história natural. Devido à tendência de usar mais fototerapia em RNs menos maduros, a exclusão de RNs que recebem fototerapia pode também ter atenuado a associação entre idade gestacional inferior e percentis de bilirrubina mais elevados em cada idade. A Figura 32.8 mostra curvas niveladas, com base nos dados reunidos de diversos estudos, que fornecem uma diretriz para a evolução esperada dos níveis de bilirrubina em uma população ocidental de RNs primariamente alimentados ao seio materno (60 a 70%).

Bhutani *et al.* (176) desenvolveram um nomograma que define zonas de risco pré-alta para o aparecimento subsequente de hiperbilirrubinemia (ver *Prevenção da hiperbilirrubinemia extrema e do kernicterus*, adiante). Entretanto, devido ao viés de amostragem, esse nomograma não descreve a história natural da bilirrubinemia neonatal (189), embora constitua uma ferramenta muito útil para predizer o risco de hiperbilirrubinemia subsequente (176), e o seu uso é recomendado pela AAP para esse propósito.

EPIDEMIOLOGIA DA HIPERBILIRRUBINEMIA NEONATAL

Uma etapa inicial importante no diagnóstico e tratamento de qualquer RN com icterícia é a compreensão dos fatores que normalmente afetam os níveis de bilirrubina no período neonatal. Alguns desses fatores foram identificados apenas em grandes estudos epidemiológicos, e a sua relevância clínica é questionável, mas aqueles listados no Quadro 32.11 têm demonstrado, consistentemente, exercer uma influência importante sobre os níveis de BST.

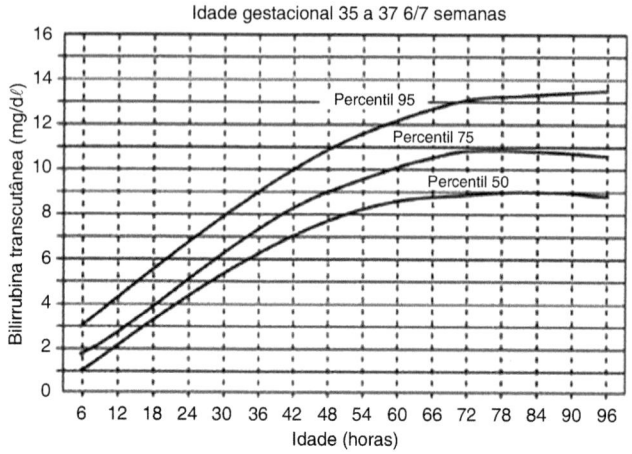
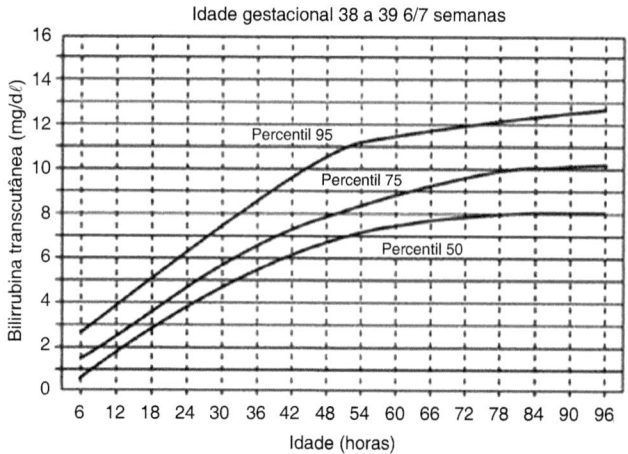
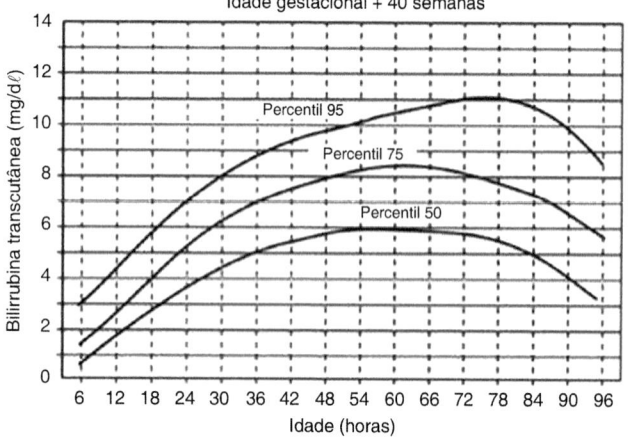

Figura 32.7 Níveis de bilirrubina transcutânea nas primeiras 96 horas em uma população de recém-nascidos normal de ≥ 35 semanas de idade gestacional. Efeito da idade gestacional nos níveis de bilirrubina transcutânea e no período de tempo da bilirrubinemia. Curvas suavizadas dos percentis 50, 75 e 95. Dados de 9.397 medições de TcB em 3.984 recém-nascidos saudáveis. RN que necessitaram de fototerapia antes da alta foram excluídos (n = 139). Reproduzida de Maisels MJ, Kring E. Transcutaneous bilirubin levels in the first 96 hours in a normal newborn population of 35 or more weeks' of gestation. Pediatrics 2006;117:1169-1173, com permissão. Copyright 2006 by the American Association of Pediatrics.

Influências genéticas e familiares

Os RNs do Leste Asiático, latinos (principalmente mexicanos) e indígenas norte-americanos apresentam concentrações máximas médias de BST significativamente mais altas do que os níveis observados em RNs brancos (10,13). Em uma população hispânica,

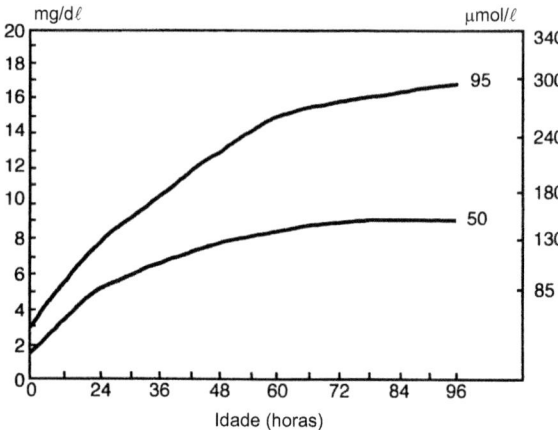

Figura 32.8 Curvas uniformes de estudos realizados em diversas populações (175-177,181,182,187,188), ilustrando a velocidade esperada dos níveis de BST e valores aproximados para os percentis 50 e 95 em uma população ocidental predominantemente amamentada (60 a 70%).

QUADRO 32.11

Fatores de risco para o desenvolvimento de hiperbilirrubinemia em recém-nascidos com 35 semanas de gestação ou mais.

Níveis elevados de BST ou de TcB antes da alta hospitalar
Idade gestacional inferior
Observação de icterícia nas primeiras 24 horas ou antes da alta hospitalar
Incompatibilidade de grupos sanguíneos com teste da antiglobulina direta positivo, outra doença hemolítica conhecida (p. ex., deficiência de G6PD, esferocitose hereditária)
Irmão mais velho com icterícia ou submetido à fototerapia
Parto com extração a vácuo, céfalo-hematoma ou equimoses significativas
Alimentação com leite materno exclusivamente, sobretudo se a amamentação não for adequada e houver perda excessiva de peso
Ascendência do Leste Asiático
RN macrossômico de mãe diabética
Idade materna ≥ 25 anos
Sexo masculino

31% dos RNs apresentavam níveis de BST ≥ 15 mg/dℓ (190) em comparação com 3 a 10% dos RNs em outras populações (175,191). RNs negros nos EUA e na Grã-Bretanha apresentam níveis de BST inferiores aos dos RNs brancos (10,13); porém, provavelmente, devido à prevalência da deficiência de G6PD nesses RNs, eles apresentam maior risco de hiperbilirrubinemia perigosa (BST ≥ 30 mg/dℓ) (192). A icterícia neonatal ocorre em famílias (193). Em uma população de 3.301 RNs de veteranos do exército dos EUA do sexo masculino, se um ou mais irmãos anteriores tivessem apresentado BST > 12 mg/dℓ (205 µmol/ℓ), o irmão subsequente apresentaria três vezes mais probabilidade do que os do grupo de controle (10,3% versus 3,6%) de desenvolver BST > 12 mg/dℓ, e se um irmão anterior apresentasse BST > 15 mg/dℓ (257 µmol/ℓ), o risco de o irmão subsequente apresentar BST semelhante seria aumentado em 12,5 vezes (10,5% versus 0,9%). Essas relações aplicam-se independentemente de os irmãos terem sido amamentados ou alimentados com fórmula (193).

Fatores genéticos

A genética da icterícia neonatal e os erros inatos da expressão uridina difosfato glicuronosil transferase (UGT) da bilirrubina hepática foram discutidos em detalhes anteriormente (*Metabolismo neonatal da bilirrubina*) e a seguir (*Hiperbilirrubinemia não conjugada hereditária*).

Fatores maternos
Tabagismo
Alguns estudos sugerem que os RNs de mães que fumam durante a gravidez apresentam níveis séricos de bilirrubina mais baixos do que os RNs de não fumantes (194), porém outros estudos não encontraram esses resultados (195). Esses dados tornam-se confusos pelo fato de que as fumantes têm tendência muito menor a amamentar os filhos, e a probabilidade de amamentação está inversamente relacionada com o número de cigarros por dia (196).

Diabetes melito
Os RNs macrossômicos de mães diabéticas dependentes de insulina produzem mais bilirrubina (197) e apresentam BSTs mais elevadas do que os RNs do grupo de controle (198). Eles apresentam níveis elevados de eritropoetina e aumento da eritropoese, de modo que a eritropoese ineficaz e a policitemia são provavelmente responsáveis pela produção aumentada de bilirrubina (199,200). Além disso, o leite de mães diabéticas possui uma concentração de β-glicuronidase três vezes maior que o leite de mães não diabéticas (200). Essa enzima aumenta a reabsorção êntero-hepática da bilirrubina (ver *Aleitamento materno e icterícia*, adiante).

Eventos durante o parto e o nascimento
Indução e aceleração do trabalho de parto pela ocitocina
Numerosos estudos e vários ensaios clínicos controlados demonstraram uma associação entre o uso de ocitocina para induzir ou acelerar o trabalho de parto e aumento da incidência de hiperbilirrubinemia neonatal, embora o mecanismo envolvido não esteja bem esclarecido (201).

Anestesia e analgesia
Vários estudos associaram a anestesia peridural, especificamente com bupivacaína, ao desenvolvimento de icterícia neonatal (202). Esses agentes atravessam facilmente a placenta e produzem níveis mensuráveis no RN (203).

Outras substâncias
Os agentes tocolíticos não afetaram os níveis de carboxi-hemoglobina durante o período neonatal ou a necessidade de fototerapia (204). A administração de agentes narcóticos, barbitúricos, ácido acetilsalicílico, hidrato de cloral, reserpina e fenitoína sódica a mães foi associada a concentrações mais baixas de BST nos RNs, enquanto o uso do diazepam aumentou os níveis de BST em menos de 1 mg/dℓ (205). A antipirina administrada à mãe antes do parto diminuiu os níveis de BST, e os RNs de mães adictas em heroína apresentam níveis inferiores de BST (206). O fenobarbital, quando administrado à mãe em doses suficientes, diminui significativamente os níveis de BST durante a primeira semana de vida (201).

Via do parto
RNs a termo de parto vaginal apresentam maiores níveis de BST do que aqueles cujo parto foi por via cesárea (207). A extração a vácuo aumenta o risco de hematomas no couro cabeludo e céfalo-hematomas, e ambos aumentam o risco de hiperbilirrubinemia. Como o catabolismo de 1 g de hemoglobina produz 35 mg de bilirrubina, os hematomas e céfalo-hematomas podem contribuir significativamente para a carga de bilirrubina do RN.

Transfusão placentária e momento de ligadura do cordão umbilical
A revisão do banco de dados de Cochrane de 11 ensaios clínicos de 2.989 mães e seus RNs (208) verificou que entre aqueles cujos cordões haviam sofrido ligadura anteriormente, muito poucos precisaram de fototerapia para icterícia. O grupo de ligadura tardia apresentou maiores níveis de hemoglobina. Quando a ligadura do cordão foi retardada em RNs de 28 a 36 semanas de idade gestacional, o nível médio de BST com 72 horas foi de 7,7 mg/dℓ, em comparação com 3,2 mg/dℓ no grupo em que a ligadura foi precoce (209). Um estudo mais recente de RNs pré-termo tardios (210), entretanto, não descobriu qualquer relação entre a ligadura tardia e a icterícia patológica, policitemia ou a necessidade de fototerapia.

Fatores neonatais
Gestação
Quando não existe hemólise franca, o fator clínico único mais importante associado ao risco subsequente de hiperbilirrubinemia é a idade gestacional do RN (211-214), e a magnitude do risco tem sido quantificada (Quadro 32.12). Como isso influencia o nosso manejo do RN é discutido em detalhes a seguir (consulte *Tratamento*).

Sexo
Os RNs do sexo masculino, como grupo, apresentam consistentemente níveis mais elevados de bilirrubina do que as meninas RNs (211,213).

Taxa calórica e perda de peso
Uma taxa calórica reduzida está associada a aumento nos níveis séricos de bilirrubina em animais e seres humanos (215). O mecanismo primário responsável parece ser aumento da circulação

QUADRO 32.12

Efeito da gestação no risco de hiperbilirrubinemia subsequente.

Estudo	Desfecho variável	Gestação (semanas)	*Odds Ratio* (IC de 95%) para risco de hiperbilirrubinemia subsequente
Maisels e Kring (213)	Reinternação para fototerapia[a]	35 0/7 a 36 0/7 36 1/7 a 37 0/7	13,2 (2,7 a 64,6)[b] 7,7 (2,7 a 22,0)[b]
Newman *et al.* (211)	BST ≥ 25 mg/dℓ	36 0/7 a 42 6/7	1,7 (1,4 a 2,5) por semana de gestação abaixo de 40 semanas
Keren *et al.* (212)	Dentro de 1 mg/dℓ de AAP específico das quatro horas de vida para nível de fototerapia (ou superior)[a]	35 0/7 a 37 6/7	9,2 (4,4 a 19,0) bivariado
Maisels (214)	BST ≥ 17 mg/dℓ	35 0/7 a 36 6/7 37 0/7 a 37 6/7	20,8 (2,3 a 184,7)[b] 14,9 (1,91 a 115,4)[b]

[a]Associação parcialmente consequente a limiar terapêutico inferior em RNs menos maduros.
[b]Comparado com gestação de 40 semanas.
Em Maisels MJ, Newman TB. The epidemiology of neonatal hyperbilirubinemia. In: Stevenson DK, Maisels MJ, Watchko JF, eds. *Care of the jaundiced neonate*. New York: McGraw Hill, 2012:97-113, com permissão.

êntero-hepática da bilirrubina (215,216). Existe também uma associação significativa entre hiperbilirrubinemia e perda de peso nos primeiros dias após o nascimento (212,213).

Tipo de dieta

Os RNs alimentados com fórmula láctea de hidrolisado de caseína apresentaram níveis de BST significativamente mais baixos entre 10 e 18 dias do que os RNs alimentados com fórmulas lácteas convencionais contendo predominantemente caseína ou lactalbumina (217,218). A produção cumulativa de fezes nos RNs alimentados com hidrolisado de caseína foi menor que a dos bebês alimentados com outras fórmulas (217), sugerindo que outros fatores, além da produção de fezes e seu efeito sobre a circulação êntero-hepática, devem explicar essas observações. A fórmula do hidrolisado de caseína (Nutramigen®) contém um inibidor de β-glicuronidase (219), uma enzima que atua na hidrólise do glicuronídio de bilirrubina e, por isso, facilita a absorção êntero-hepática da bilirrubina não conjugada (220). Quando alimentados com sacarolactona, um inibidor de β-glicuronidase, os ratos excretam menos bilirrubina em sua bile, sugerindo que a inibição da β-glicuronidase diminuiu a absorção intestinal da bilirrubina (221).

Aleitamento materno e icterícia

Vários estudos ao longo dos últimos 30 anos encontraram uma forte associação entre aleitamento materno e aumento da incidência de hiperbilirrubinemia neonatal (222), e o Quadro 32.13 lista alguns estudos que têm quantificado o risco de hiperbilirrubinemia em lactentes amamentados exclusivamente ao seio.

A icterícia associada ao aleitamento materno na primeira semana tem sido chamado de "icterícia do leite materno" ou "icterícia associada ao leite materno" e aquela que aparece mais tarde e está associada à icterícia prolongada tem sido chamada de "síndrome de icterícia do leite materno" (224), mas há uma considerável sobreposição entre essas duas entidades. Como um grupo, as crianças amamentadas apresentam níveis de BST que são maiores do que em lactentes alimentados com fórmula por pelo menos 3 a 4 semanas (217,225). Porém esses são os mesmos RNs que apresentam altos níveis de BST na primeira semana, então não está claro se os RNs que ainda apresentam icterícia com 3 a 4 semanas de idade representam um grupo distinto.

Patogenia da icterícia associada ao aleitamento materno

O Quadro 32.14 enumera os fatores, que se acredita terem um papel na fisiopatologia da icterícia associada à amamentação.

Ingestão calórica

Nos primeiros dias, os RNs amamentados recebem menos calorias e perdem mais peso do que os RNs alimentados com a fórmula (Quadro 32.15). A associação entre a ingestão calórica insuficiente e aparecimento de hiperbilirrubinemia levaram alguns especialistas a classificar a icterícia associada ao aleitamento materno nos primeiros poucos dias após o nascimento como "icterícia de inanição" ou "icterícia do não aleitamento materno" (224). A implicação é a de que, se os RNs alimentados ao seio materno fossem amamentados efetivamente desde o nascimento, não teriam mais icterícia do que os bebês alimentados com mamadeira, e existem algumas evidências que corroboram esse ponto de vista (226-228).

Bertini *et al.* (226) estudaram 2.174 RNs em bom estado de saúde com ≥ 37 semanas de idade gestacional. Todos os RNs tiveram alojamento conjunto com suas mães, e os níveis de BST foram medidos em RNs com icterícia 2 vezes/dia até que houvesse uma diminuição na BST. Os RNs do berçário foram amamentados exclusivamente 6 a 12 vezes/dia, e esses lactentes receberam rotineiramente complementação com fórmula se seu peso fosse ≤ 2.500 g ou se sua perda de peso fosse ≥ 4% em 24 horas, ≥ 8% em 48 horas, ou ≥ 10% após 72 horas.

QUADRO 32.14

Patogenia da icterícia associada ao aleitamento materno.

Aumento da circulação êntero-hepática da bilirrubina
Diminuição da taxa calórica
Débito fecal cumulativo menor e fezes contendo menos bilirrubina (em comparação com RNs alimentados com fórmulas lácteas)
Aumento da absorção intestinal de lipídios
Menor formação de urobilina no sistema digestório
Atividade aumentada da β-glicuronidase no leite materno

Diminuição da conjugação da bilirrubina
Mutações do gene *UGT1A1* (síndrome de Gilbert) – icterícia

QUADRO 32.15

Comparação da perda ponderal e ingestão em RNs amamentados e alimentados com fórmulas lácteas (Média ± DP).

	Amamentados, n = 15	Alimentados com fórmula láctea, n = 28	p
Peso ao nascer (kg)	3,26 ± 0,41	3,35 ± 0,35	ns
Gestação (semanas)	39,6 ± 0,9	39,7 ± 1,2	ns
Paridade	2,3 ± 1,3	2,4 ± 0,9	ns
Perda ponderal dia 1 (g)	149 ± 96	130 ± 56	ns
Perda ponderal dia 2 (g)	67 ± 58	21 ± 46	0,015
Ingestão dia 1 (mℓ/kg)	9,6 ± 10,3	18,5 ± 9,6	0,011
Ingestão dia 2 (mℓ/kg)	13,0 ± 11,3	42,2 ± 14,2	< 0,001

Modificado de Dollberg S, Lahav S, Mimouni FB. Comparison of intakes of breastfed and bottle-fed infants during the first two days of life. *J Am Coll Nutr* 2001;20(3):209.

QUADRO 32.13

Efeito do aleitamento materno exclusivo no risco de hiperbilirrubinemia em recém-nascidos com ≥ 35 semanas de idade gestacional.

Estudo	N	Bilirrubina variável no desfecho (mg/dℓ)	N com desfecho	Odds ratio (IC de 95%) versus fórmula ou amamentação parcial
Maisels e Kring (213)	29.934	19,3 ± 2,7	127 (0,4%)	4,2 (1,8 a 9,9)
Newman *et al.* (211)	51.387	≥ 25	73 (0,14%)	5,7 (2,1 a 15,5)
Maisels *et al.* (214)	11.456	≥ 17	75 (0,65%)	10,75 (2,37 a 48,8)
Huang *et al.* (223)	a	≥ 20	72	4,6 (2,40 a 8,81)

^aNenhum denominador fornecido.
Em Maisels MJ, Newman TB. The epidemiology of neonatal hyperbilirubinemia. In: Stevenson DK, Maisels MJ, Watchko JF, eds. *Care of the jaundiced neonate*. New York: McGraw Hill, 2012:97-113, com permissão.

Os RNs alimentados com fórmula não receberam leite materno. Os pesquisadores verificaram uma correlação positiva entre os níveis de BST > 12,9 mg/dℓ, a perda de peso após o nascimento e a amamentação ao seio materno exigindo suplementação com mamadeira. A alimentação ao seio materno em si não esteve associada à hiperbilirrubinemia. Concluíram que os RNs que são alimentados ao seio materno com sucesso e que, portanto, perdem pouco peso não são mais propensos a apresentar icterícia do que os RNs alimentados com fórmula láctea, enquanto aqueles que necessitaram de suplementação com mamadeira, devido à perda excessiva de peso, tiveram maior tendência a apresentar icterícia. Esses dados suportam a opinião de que é a amamentação menos eficaz, do que a amamentação ou leite materno *per se*, a responsável pela associação entre a amamentação e a hiperbilirrubinemia. Em adultos normais e naqueles com síndrome de Gilbert, a privação calórica aumenta a hemólise e a produção de bilirrubina (229) de modo que, além de seu efeito sobre a circulação êntero-hepática, a ingestão calórica deficiente em RNs também pode produzir um aumento na produção de bilirrubina devido à hemólise.

Reabsorção intestinal de bilirrubina

A reabsorção intestinal de bilirrubina (conhecida como circulação êntero-hepática) parece ser um mecanismo importante responsável pela icterícia associada ao aleitamento materno (10). Os RNs alimentados ao seio ingerem um volume menor e, portanto, menos calorias do que aqueles alimentados com fórmula láctea nos primeiros dias após o nascimento (Quadro 32.15), e há uma relação entre a taxa calórica reduzida e o aumento da circulação êntero-hepática de bilirrubina (10). A Figura 32.9 mostra que, embora os RNs amamentados ou alimentados com fórmula eliminem o mesmo número de fezes nos primeiros 3 dias de vida, os RNs alimentados com fórmula eliminam significativamente mais fezes por peso e o teor de bilirrubina daquelas fezes é significativamente maior do que dos RNs amamentados (10). A taxa de produção de bilirrubina é semelhante em RNs amamentados e em RNs alimentados com fórmula (10). Assim, além de receber mais calorias, os RNs alimentados com fórmula apresentam uma reabsorção êntero-hepática da bilirrubina significativamente menor do que os RNs amamentados (10). Um aumento na excreção de fezes nos primeiros 21 dias está associado a níveis de BST inferiores e, nas primeiras 3 semanas, RNs alimentados com leite humano eliminam significativamente menos fezes do que os RNs alimentados com fórmulas com predomínio de caseína (10). Os RNs alimentados com fórmulas de hidrolisado de caseína eliminam menos fezes, cumulativamente, do que aqueles alimentados com fórmulas com predomínio de lactalbumina ou caseína (10).

A relação entre a excreção fecal de bilirrubina e os níveis de BST pode estar associada à excreção fecal de lipídios não absorvidos (10). A bilirrubina não conjugada associa-se aparentemente aos lipídios não absorvidos no lúmen intestinal. Quando ratos Gunn são alimentados com orlistate, substância que inibe a lipase, os animais excretam mais gordura nas fezes, e os níveis de BST tornam-se significativamente mais baixos (10). Isso sugere que uma substância que aumente a excreção fecal de gordura diminuirá a absorção êntero-hepática da bilirrubina não conjugada e facilitará a excreção de bilirrubina no intestino. Os RNs alimentados ao seio materno apresentam maior absorção de gordura do que aqueles alimentados com fórmula láctea (possivelmente devido à presença de lipase estimulada pelos sais biliares no leite humano [10]). É possível prevenir ou diminuir a hiperbilirrubinemia através da administração de orlistate a RNs (10). Todos esses achados indicam que a circulação êntero-hepática desempenha um papel importante na icterícia associada ao aleitamento materno.

Formação de urobilinogênio

Nos adultos, a bilirrubina no intestino é rapidamente reduzida em urobilinogênio pela ação das bactérias do cólon. Após o nascimento, a flora intestinal neonatal não converte a bilirrubina conjugada em urobilina. Em consequência, a bilirrubina permanece no intestino, onde pode ser desconjugada, tornando-se disponível para reabsorção. Os RNs alimentados com fórmulas lácteas excretam urobilina nas fezes mais cedo do que os RNs alimentados ao seio materno, talvez em consequência do efeito da alimentação com fórmula láctea sobre a flora intestinal (230). Assim, o efeito do leite materno sobre a flora intestinal, ao retardar a formação de urobilina, aumenta mais a possibilidade de reabsorção intestinal da bilirrubina.

β-Glicuronidase

A β-glicuronidase é uma enzima que cliva a ligação éster do glicuronídio de bilirrubina, produzindo bilirrubina não conjugada, que então pode ser reabsorvida através do intestino. São encontradas concentrações significativas de β-glicuronidase no intestino neonatal, e sua atividade é maior no leite humano do que nas fórmulas para lactentes (10).

Icterícia prolongada em recém-nascidos amamentados

A hiperbilirrubinemia de reação indireta prolongada (BST ≥ 5 mg/dℓ em 4 semanas de idade) é observada em 20 a 34% dos RNs alimentados ao seio materno exclusivamente (231-233) e, em alguns lactentes, pode persistir por até 3 meses (224). Evidências recentes sugerem que a ocorrência de mutações no gene *UGT1A1* (síndrome de Gilbert) desempenhe um papel na patogenia da hiperbilirrubinemia prolongada (231,234,235). Como observado antes, vários mecanismos têm sido propostos para explicar a razão pela qual os RNs amamentados são

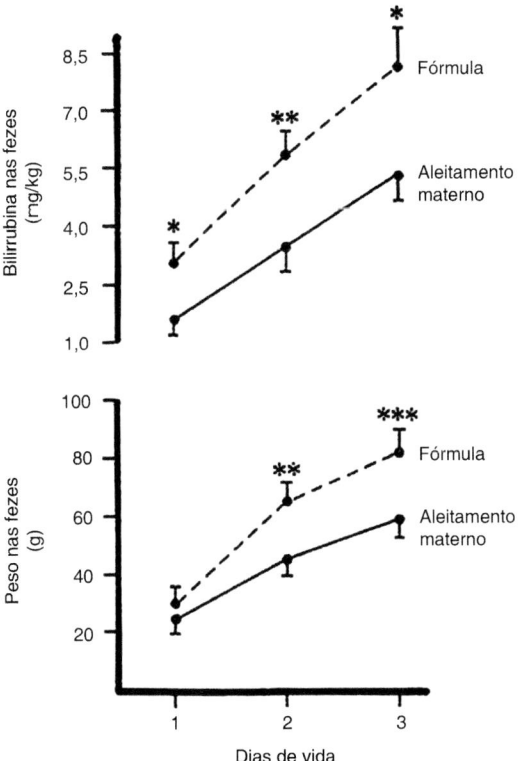

Figura 32.9 Peso cumulativo médio ± EPM de fezes e fecal. A excreção de bilirrubina fecal e a concentração de bilirrubina sérica em lactentes alimentados com leite humano e fórmula infantil. Em De Carvalho M, Robertson S, Klaus M. Fecal bilirubin excretion and serum bilirubin concentration in breastfed and bottle-fed infants. *J Pediatr* 1985;107:786, com permissão.

mais suscetíveis de ter icterícia nos primeiros 7 a 10 dias do que aqueles alimentados com fórmula, mas a explicação pela qual as crianças amamentadas são mais suscetíveis a apresentarem icterícia prolongada não progrediu. Arias e Gartner (236), há cerca de 50 anos, identificaram um esteroide progestacional pregnano-3 (α), 20 (β)-diol no leite das mães cujos RNs apresentavam hiperbilirrubinemia prolongada. O esteroide demonstrou inibir a conjugação da bilirrubina in vitro e foi capaz de produzir hiperbilirrubinemia quando administrado em RNs saudáveis (237), mas estudos subsequentes não puderam confirmar esses achados (238,239). Como observado a seguir (consulte a seção sobre *Hiperbilirrubinemia não conjugada hereditária*), a era contemporânea do diagnóstico genético levou à identificação da causa da hiperbilirrubinemia não explicada anteriormente em muitos RNs (240-242), e a icterícia do leite materno prolongada é agora uma condição para a qual, em alguns RNs, talvez a maioria (231,234,235,243), existe uma clara patogênese genética caracterizada por polimorfismos do gene *UGT1A1* (234,235). Além disso, demonstrou-se agora que, em presença da mutação polimórfica *UGT1A1*6* do *UGT1A1*, a adição de pregnano-3 (α), 20 (β)-diol irá inibir a conjugação. Esse mecanismo poderia, portanto, explicar a icterícia do leite materno prolongada em alguns RNs asiáticos (235). Talvez, haja um papel adicional para pregnano-3 (α), 20 (β)-diol no leite materno e na síndrome de Gilbert em alguns RNs brancos.

Gourley e Arend (220) encontraram uma relação positiva entre os níveis de BST e a atividade da β-glicuronidase no leite materno durante os primeiros 3 a 4 dias após o nascimento; entretanto, outros pesquisadores não confirmaram esses achados (244).

Eliminação de mecônio

Como a circulação êntero-hepática da bilirrubina contribui significativamente para a hiperbilirrubinemia neonatal, o aumento na taxa de evacuação da bilirrubina do intestino deve diminuir a incidência de icterícia neonatal. Estudos randomizados produziram resultados conflitantes. Em dois estudos randomizados, a eliminação precoce de mecônio (estimulada por um termômetro retal ou supositório) reduziu os níveis máximos de BST em cerca de 1 mg/dℓ (17 µmol/ℓ), em comparação com grupos-controle (245,246). Em outros dois ensaios randomizados, no entanto o uso de enemas de glicerina ou supositórios de glicerina após o nascimento não afetou o número de RNs que apresentaram um nível de BST ≥ 15 mg/dℓ (1.538) ou os níveis médios de BST com 48 horas de idade (247). O efeito, se houver, da evacuação precoce do mecônio nos níveis de BST é modesto.

Outros fatores que influenciam os níveis de bilirrubina

Níveis de bilirrubina no cordão umbilical

Os níveis médios de bilirrubina no sangue do cordão umbilical variam de 1,4 a 1,9 mg/dℓ (24 a 32 µmol/ℓ) (182,187,248), e a presença de níveis elevados de bilirrubina no cordão umbilical está associada a um risco aumentado de hiperbilirrubinemia (182,187,248).

Nível de bilirrubina após a alta

Os RNs que apresentam icterícia clínica nos primeiros dias (213) e principalmente aqueles que apresentam icterícia nas primeiras 24 horas (249) são muito mais suscetíveis de desenvolver hiperbilirrubinemia significativa subsequente, e uma medição do nível de BST ou TcB antes da alta é um forte preditor do risco de hiperbilirrubinemia subsequente (176,211,214). Esta questão é discutida em pormenor a seguir (consulte a seção *Prevenção da hiperbilirrubinemia extrema e do kernicterus*).

Sangue extravascular

O catabolismo de 1 g de hemoglobina produz 35 mg de bilirrubina, e os céfalo-hematomas, hematomas, hemorragia pulmonar ou intracraniana ou qualquer sangramento oculto podem levar a uma BST elevada da quebra de eritrócitos extravasculares (10).

Policitemia

Como a hemoglobina é a fonte primária de bilirrubina, é lógico concluir que a policitemia é um fator de risco para a icterícia neonatal. Entretanto, os níveis médios de BST e a incidência de hiperbilirrubinemia foram semelhantes em RNs policitêmicos aleatoriamente distribuídos para receber exsanguinotransfusão parcial ou tratamento sintomático (250,251). Em um estudo de RNs prétermo tardios, embora o grupo de ligadura tardia tenha apresentado níveis de hemoglobina mais elevados, não houve relação entre a ligadura em atraso e a policitemia e a necessidade de fototerapia (210). Em uma revisão de Cochrane de 15 ensaios clínicos envolvendo 3.911 pares de mães e RNs, menos RNs no grupo da ligadura precoce do cordão umbilical necessitaram de fototerapia do que no grupo de ligadura tardia (RR: 0,62, IC de 95%: 0,41 a 0,96), mas as indicações para fototerapia não eram consistentes entre todos os ensaios. Parece que o efeito da ligadura tardia do cordão umbilical nos níveis de BST é, na melhor das hipóteses, modesto e não prevalece sobre os muitos benefícios de permitir que ocorra a transfusão placentária (252,253).

Detergentes fenólicos

O uso de detergentes fenólicos para desinfetar incubadoras e outras superfícies em berçários esteve associado a uma epidemia de hiperbilirrubinemia neonatal em dois hospitais (10). Esses detergentes não devem ser utilizados no berçário.

Altitude

Trinta e nove por cento dos lactentes nascidos 3.100 m acima do nível do mar apresentavam BST ≥ 12 mg/dℓ (205 µmol/ℓ) versus 13 a 16% daqueles nascidos a 1.600 m (10). Mecanismos possíveis para essas observações incluem aumento na carga de bilirrubina devido a maior renovação de eritrócitos e hematócritos elevados.

Substâncias administradas ao recém-nascido

O uso do pancurônio e do hidrato de cloral em RNs está associado a aumento do risco de hiperbilirrubinemia (10). O hidrato de cloral é metabolizado em ácido tricloroacético e tricloroetanol tóxico, com acúmulo de ambos os produtos nos tecidos dos RNs comprometidos. A administração de hidrato de cloral está associada à hiperbilirrubinemia de reação direta e indireta.

Produção de radicais livres

A bilirrubina parece desempenhar uma função fisiológica importante como antioxidante e pode ter um papel na prevenção da lesão oxidativa das membranas in vivo (ver *Papel fisiológico da bilirrubina*, adiante) (254). Os RNs com insuficiência circulatória, sepse, síndromes de aspiração e asfixia – distúrbios que se acredita poderem aumentar a produção de radicais livres – apresentaram uma elevação diária significativamente menor nos níveis médios de BST do que os RNs do grupo-controle (255). Esses achados são compatíveis com a hipótese de que a bilirrubina é um removedor de radicais livres e é consumida como antioxidante (256,257).

CAUSAS PATOLÓGICAS DE HIPERBILIRRUBINEMIA DE REAÇÃO INDIRETA

O Quadro 32.16 cita as causas de hiperbilirrubinemia de reação indireta patológica no RN. Para as causas da colestase neonatal, consulte o Capítulo 37.

QUADRO 32.16
Causas da hiperbilirrubinemia indireta nos recém-nascidos.

Aumento da produção ou carga de bilirrubina no fígado
  Doença hemolítica
    Imunomediada
      Aloimunização por Rh, ABO e outras incompatibilidades do grupo sanguíneo
    Hereditária
      Defeitos da membrana eritrocitária
        Esferocitose hereditária, eliptocitose, piropecilocitose, estomatocitose
      Deficiências de enzimas eritrocitárias
        Deficiência de glicose-6-fosfato-desidrogenase, deficiência de piruvatoquinase[a] e outras deficiências de enzimas eritrocitárias
      Hemoglobinas instáveis
        Anemia hemolítica com corpúsculos de Heinz congênita

Outras causas de aumento da produção
  Sepse[a,b]
  Coagulação intravascular disseminada
  Extravasamento de sangue; hematomas; e hemorragia pulmonar, abdominal, cerebral ou outras ocultas
  Policitemia
  Recém-nascido macrossômico cuja mãe é diabética

Aumento da circulação êntero-hepática da bilirrubina
  Icterícia do leite materno
  Estenose pilórica[a]
  Obstrução dos intestinos delgado ou grosso ou íleo paralítico

Redução da depuração
  Prematuridade
  Deficiência de glicose-6-fosfato-desidrogenase

Erros inatos do metabolismo
  Síndrome Crigler-Najjar, tipos I e II
  Síndrome de Gilbert
  Galactosemia[b]
  Tirosinemia[b]
  Hipermetioninemia[b]

Metabólicas
  Hipotireoidismo
  Hipopituitarismo[b]

[a]Redução da depuração também faz parte da patogênese.
[b]Elevação da bilirrubina de reação direta também ocorre.

Aumento da carga de bilirrubina | Doença hemolítica

Doença hemolítica mediada imunologicamente

Eritroblastose fetal por Rh

Patogênese. As causas hemolíticas da hiperbilirrubinemia são descritas em detalhes no Capítulo 43. A maioria dos casos de imunização por Rh resulta do antígeno Rh (D), embora possa ocorrer aloimunização a outros antígenos de superfície dos eritrócitos fetais, incluindo os outros antígenos do sistema de grupo sanguíneo Rh (c, C, e, E, ce e Ce) e aqueles pertencentes aos sistemas Kell, Duffy, Kidd e MNS (258). Ocorre aloimunização por Rh quando os eritrócitos fetais de um feto Rh-D-positivo atravessam a placenta e penetram a circulação de uma mãe Rh-D-negativa, e uma quantidade de menos de 0,1 mℓ de eritrócitos fetais é suficiente para provocar sensibilização. Embora as medições de Kleihauer-Betke indiquem que uma hemorragia fetomaterna ocorre em 75% das mulheres, as técnicas mais sensíveis de detecção molecular mostram que os eritrócitos fetais penetram a circulação materna em todas as gestações (259). Se o feto Rh-D-positivo exibir compatibilidade por ABO com a mãe, a probabilidade de imunização por Rh-D é de 16%, mas é de apenas 1,5 a 2% se forem ABO-incompatíveis. Isso se deve ao fato de os eritrócitos fetais ABO-incompatíveis serem rapidamente destruídos na circulação materna, diminuindo a oportunidade para o antígeno Rh induzir uma resposta imune (260). Entretanto, uma vez desencadeada uma resposta imune primária ao antígeno Rh-D, a incompatibilidade por ABO entre mãe e feto não confere nenhuma proteção contra uma resposta imune secundária (260). O risco de aloimunização após aborto induzido é de 4 a 5%, enquanto é de 2% após aborto espontâneo. Outros procedimentos invasivos, como amniocentese, coleta de amostra de vilosidades coriônicas e amostra de sangue fetal, aumentam o risco de hemorragia fetomaterna e, portanto, de aloimunização (259).

A resposta inicial ao antígeno estranho na circulação materna consiste na produção, pelo sistema imune materno, de anticorpos imunoglobulina (Ig) M que não atravessam a placenta. Essa resposta é seguida pela produção de anticorpos IgG, que então atravessam a barreira placentária. A resposta imune secundária à exposição repetida ao antígeno estranho do eritrócito produz mais anticorpos IgG. Essa resposta pode ser induzida por apenas 0,03 mℓ de eritrócitos D-positivos (261). O grau de sensibilização está relacionado com a dose de exposição ao antígeno e, portanto, ao volume da hemorragia transplacentária (260). A detecção de anticorpos maternos é fornecida pelas informações na triagem dos anticorpos maternos que são essenciais para os profissionais de cuidado neonatal.

Evolução clínica. Cerca de 50% dos pacientes acometidos não necessitam de tratamento; apresentam anemia leve ao nascimento e jamais manifestam hiperbilirrubinemia grave. Vinte e cinco a trinta por cento necessitam de intervenção com fototerapia e/ou exsanguineotransfusão, e 20 a 25% estão afetados gravemente a ponto de terem hidropisia *in utero* (259). Metade deste último grupo apresenta hidropisia antes de 34 semanas de gestação e necessita de transfusão fetal intravascular direta (260). Um hematócrito fetal de menos de 30% é geralmente considerado como indicação de transfusão intrauterina, que é efetuada, quando necessário, até 34 a 35 semanas de gestação, com planejamento do parto próximo ao termo (259).

Prevenção de sensibilização por Rh-D. A sensibilização por Rh-D pode ser quase sempre impedida pela administração de imunoglobulina anti-Rh-D para mulheres negativas para Rh-D em 28 semanas de idade gestacional e novamente 72 horas após o parto de um RN positivo para Rh-D (262). Nos EUA, a dose é de 300 µg, mas, em muitos outros países, é de 100 a 125 µg. Se o teste de Kleihauer-Betke ou o ensaio de eritrócitos fetais indicarem a ocorrência de hemorragia transplacentária de mais de 30 mℓ de sangue fetal (que ocorre em 1 em 400 gestações), a dose de imunoglobulina anti-Rh-D deve ser de pelo menos 10 µg/mℓ de sangue fetal na circulação materna (259). A imunoglobulina Rh também deve ser administrada após aborto ou ameaça de aborto e após amniocentese, obtenção de amostra de vilosidades coriônicas ou qualquer outro procedimento intrauterino invasivo. Essas intervenções reduziram notavelmente a incidência da eritroblastose fetal causada por sensibilização por Rh (D), que, hoje em dia, apresenta uma incidência estimada em países de amplos recursos em cerca de 1 por 1.000 nascimentos vivos (263).

A maioria dos laboratórios substituiu o ensaio de Kleihauer-Betke por um ensaio de eritrócitos fetais (Fetalscreen™, Ortho-Clinical Diagnostics, Raritan, NJ) (264). Nesse ensaio, adiciona-se um anticorpo anti-hemoglobina F ao sangue da mãe para marcar as moléculas de hemoglobina F nos eritrócitos fetais. A citometria de fluxo quantifica o número de eritrócitos fetais (de um total de 50.000 células maternas) marcados. Se menos de 0,1% das células maternas for marcado, o resultado é considerado negativo. Os resultados positivos podem ser quantificados para obter o volume de sangue fetal presente na circulação materna e a dose apropriada de imunoglobulina anti-Rh (D) a ser administrada.

Nas mães que já estão sensibilizadas, a administração de imunoglobulina intravenosa (IgIV) no início da gravidez tem tido algum benefício nos casos de aloimunização fetal grave (265). O mecanismo da ação da IgIV parece envolver o bloqueio dos receptores

Fc nos macrófagos do sistema reticuloendotelial do feto. Em um estudo, a sobrevida fetal foi 36% maior quando o tratamento com alta dose de IgIV precedeu a transfusão intrauterina do que quando consistiu apenas em transfusão (265).

Hidropisia fetal. A patogenia da hidropisia fetal, com edema e derrames serosos, ainda não foi esclarecida. Ocorre comumente quando a hemoglobina fetal cai abaixo de 6 a 7 g/dℓ. A produção rápida de anemia grave em ovelhas fetais causou hidropisia associada a um aumento da pressão venosa central e edema placentário, enquanto o mesmo grau de anemia, produzido ao longo de um período mais longo, não resultou em hidropisia, edema placentário ou elevação da pressão venosa central (266). Na isoimunização por Rh, o edema fetal pode resultar da eritropoese extensa que ocorre no fígado do feto. Isso pode comprometer a circulação portal e a síntese de albumina (267,268). Os fetos com hidropisia grave também apresentam altas concentrações do fator natriurético atrial (269). A hipoxia provoca disfunção miocárdica, com elevação da pressão venosa umbilical, induzindo a liberação de fator natriurético atrial (270). Os RNs gravemente acometidos morrem de insuficiência cardiorrespiratória progressiva, na qual a asfixia e a doença da membrana hialina desempenham um papel importante.

Em um feto hidrópico com eritroblastose fetal, foram efetuados estudos de pulso-Doppler dos débitos ventriculares esquerdo e direito com o decorrer do tempo. Apesar da anemia intensa, o débito cardíaco estava normal e assim permaneceu após transfusões intravasculares percutâneas *in utero*, que reverteram a hidropisia. Essas medições do débito cardíaco normal *in utero* sugerem que a insuficiência de alto débito causada pela anemia não foi o mecanismo da hidropisia nesses fetos e corrobora a hipótese segundo a qual a hipertensão portal e a disfunção hepática em decorrência da hematopoese extramedular são o principal mecanismo de desenvolvimento da hidropisia na doença hemolítica isoimune do feto (270).

Tratamento de recém-nascidos com doença hemolítica por Rh e hidropisia fetal. Consulte as seções sobre *Tratamento, Fototerapia* e *Exsanguinotransfusão*, a seguir.

Anemia tardia. O aparecimento de anemia nos primeiros meses de vida é uma complicação tardia bem conhecida da doença hemolítica devido à transfusão intrauterina de aloimunização do eritrócito. Esse risco pode abranger 80% dos casos em que a transfusão intrauterina foi necessária para tratar o feto afetado (271). A anemia é comumente observada após 2 semanas de idade e caracteriza-se por uma contagem de reticulócitos persistentemente baixa. Embora originalmente considerada uma anemia hiporregenerativa (260,272), a redução na produção de eritropoetina pode não ser a sua causa primária. A anemia é mais provavelmente causada pela persistência de anticorpos e destruição dos precursores eritroides na medula óssea ou dos reticulócitos na circulação periférica (273). Em um estudo de 30 RNs com eritroblastose, dos quais 18 receberam transfusões intrauterinas e 12 não tiveram esse tratamento (273), foram obtidas amostras de sangue para determinação da hemoglobina, eritropoetina e reticulócitos. Quando a hemoglobina declinou entre 10 e 80 dias de vida, houve elevação correspondente na eritropoetina, que ocorreu tanto nos lactentes que receberam transfusões intrauterinas quanto naqueles não transfundidos. Por conseguinte, as transfusões intrauterinas em si podem não desempenhar um papel importante na supressão da eritropoese. Além disso, as contagens de reticulócitos permaneceram persistentemente baixas, apesar da elevação da eritropoetina e do declínio dos níveis de hemoglobina. Uma possível explicação é o efeito dos anticorpos circulantes sobre os precursores eritroides na medula óssea e os reticulócitos na circulação periférica (273).

Doença hemolítica por ABO

Cerca de 45% dos norte-americanos de descendência da Europa Ocidental possuem sangue tipo 0, com uma porcentagem semelhante possuindo o tipo A. Os tipos B e AB completam o equilíbrio. Os afrodescendentes são 50% do tipo 0, 29% do tipo A, 17% do tipo B e 4% do tipo AB (274). Em geral, a doença hemolítica relacionada à incompatibilidade por AB0 limita-se a RNs do grupo A ou B de mães do grupo 0 e tende a ocorrer em famílias. Em um estudo, observou-se um risco de 88% de recorrência da doença hemolítica por AB0 em RNs AB0-incompatíveis de pais cujo primeiro filho fora afetado de modo semelhante (275).

Em um estudo prospectivo de 4.996 RNs vivos consecutivos (276) (Quadro 32.17), o sangue do cordão umbilical foi analisado pela determinação do tipo sanguíneo, hematócrito e TAD ou teste de Coombs e teste de Coombs indireto (311). O TAD detecta anticorpos fixados aos eritrócitos, enquanto o teste de Coombs indireto pesquisa anticorpos IgG no soro. Apenas 0,29% dos RNs do tipo A, B ou AB que foram incompatíveis com suas mães do tipo A ou B apresentaram um resultado positivo do TAD, enquanto 32% dos RNs do tipo A ou B de mães do tipo 0 apresentaram resultados positivos. Um TAD positivo foi o melhor preditor de um nível de bilirrubina elevado, mas apenas 20% dos RNs com um TAD positivo desenvolveram níveis de BST de ≥ 12,8 mg/dℓ (224 μmol/ℓ). Esse grande estudo prospectivo confirma os achados de outros estudos menores: embora um terço dos RNs do grupo A ou B de mães do grupo 0 tenha anticorpos anti-A ou anti-B fixados aos eritrócitos, apenas 1 em 5 daqueles com TAD positivo apresentam um grau *leve* de hiperbilirrubinemia.

Em consequência, embora os RNs com incompatibilidade por AB0 e TAD positivo tenham uma probabilidade de cerca de duas vezes a dos RNs compatíveis de ter hiperbilirrubinemia moderada, a ocorrência de icterícia grave nesses RNs é incomum (276-278). No entanto, com o desaparecimento da doença hemolítica por Rh-D, a doença hemolítica por AB0 permanece uma das importantes causas da hiperbilirrubinemia extrema e *kernicterus* (92,94,98,279-281). Assim, RNs com incompatibilidade por AB0 e TAD positivo requerem um monitoramento estreito e acompanhamento.

Diagnóstico da doença hemolítica por ABO. A doença hemolítica por AB0 apresenta um amplo espectro de gravidade. Entretanto, esse diagnóstico geralmente só deve ser definido se houver um TAD positivo *e* ocorrer icterícia clínica nas primeiras 12 a 24 horas de vida. A reticulocitose e a presença de microesferócitos no esfregaço ajudam a confirmar o diagnóstico (Quadro 32.18).

QUADRO 32.17
Níveis de bilirrubina em recém-nascidos com incompatibilidade por ABO de acordo com o teste de Coombs.

Resultados do teste de Coombs	Bilirrubina sérica máxima ≥ 12,8 mg/dℓ (224 μmol/ℓ)
Teste de antiglobulina direto (Coombs positivo)	46/225 (20,4%)
Teste de Coombs indireto positivo	29/309 (9,4%)
Ambos os testes negativos	38/488 (7,8%)

Em Ozolek J, Watchko J, Mimouni F. Prevalence and lack of clinical significance of blood group incompatibility in mothers with blood type A or B. *J Pediatr* 1994;125:87-91, com permissão.

QUADRO 32.18
Critérios para o diagnóstico da doença hemolítica ABO como causa de hiperbilirrubinemia neonatal.

Mãe do tipo 0, recém-nascido de tipo A ou B
e
TAD positivo
Aparecimento de icterícia dentro de 12 a 24 horas
Achado de microesferócitos no esfregaço sanguíneo
TAD negativo, porém homozigoto para a síndrome de Gilbert (282)

Incompatibilidade por ABO, hiperbilirrubinemia e teste de antiglobulina direto negativo. Embora os dados epidemiológicos indiquem o contrário, a maioria dos médicos já se deparou com um RN com incompatibilidade por ABO e elevação precoce dos níveis de BST, cujo TAD forneceu um resultado negativo. No passado, esses casos foram frequentemente considerados como doença hemolítica por ABO, e o TAD negativo era atribuído a vicissitudes técnicas do teste de Coombs no laboratório. Dados recentes sugerem, contudo, alguns mecanismos alternativos para este fenômeno.

Uma das possibilidades é a existência de outra causa da hemólise. Utilizando determinações da concentração de monóxido de carbono corrente final (COCF), uma medida direta do catabolismo do heme, Herschel et al. (283) identificaram quatro RNs com incompatibilidade por ABO e resultado negativo do TAD, que apresentaram níveis elevados de COCF. Investigações subsequentes revelaram que dois desses RNs tinham deficiência de G6PD, enquanto um deles apresentava eliptocitose. É possível que a incompatibilidade por ABO com um TAD negativo possa contribuir para a hiperbilirrubinemia? Kaplan et al. (282) constataram que 43% dos pacientes com incompatibilidade por ABO e TAD negativo, que eram homozigotos para o promotor variante de UGT associado à síndrome de Gilbert, tiveram níveis de BST ≥ 15 mg/dℓ (256 µmol/ℓ) *versus* nenhum dos RNs com incompatibilidade por ABO e TAD negativo que eram homozigotos normais (para o promotor variante) (Figura 32.10). Não houve nenhuma diferença entre RNs com TAD negativo ABO-compatíveis e ABO-incompatíveis, desde que os últimos não tivessem a síndrome de Gilbert (ver *Hiperbilirrubinemia não conjugada hereditária*). Essas observações confirmam pela primeira vez que, na presença de outro fator icterogênico, os RNs com incompatibilidade por ABO correm risco de hiperbilirrubinemia, ainda que o TAD seja negativo (282).

É necessário determinar o tipo sanguíneo e o TAD no sangue do cordão umbilical de todos os RNs de mães do grupo O?

Nos dias atuais de contenção de custo, esta pergunta é frequente. Um inquérito recente verificou que 58% dos bancos de sangue hospitalares nos EUA estavam efetuando rotineiramente teste de Coombs e tipagem sanguínea no sangue do cordão umbilical de RNs (284). Cerca de 36% dos hospitais testaram todas as amostras de sangue do cordão umbilical rotineiramente, e 35% testaram os RNs de mães de tipo O ou Rh-negativas, mesmo quando os dados indicavam que não havia justificativa para a triagem de rotina de RNs de mães do tipo O (285). Além disso, mesmo quando esse teste é efetuado, há evidências de que o seu resultado seja frequentemente ignorado pelo pediatra responsável (284,286). A AAP assinala que a triagem de rotina do sangue do cordão umbilical de RNs de mães do tipo O Rh-positivas é uma opção, porém não necessária "desde que haja vigilância apropriada, bem como avaliação dos riscos antes da alta e acompanhamento" (50), de modo a não omitir os RNs com icterícia significativa. Um estudo da Noruega (287) encontrou uma forte relação entre os títulos anti-A e anti-B de IgG maternos e o risco de hiperbilirrubinemia grave nos RNs com incompatibilidade por ABO. Títulos de anticorpos maternos de ≥ 512 foram fortemente preditivos da necessidade de fototerapia.

Causas hereditárias de hemólise
Defeitos da membrana eritrocitária

Os defeitos da membrana do eritrócito capazes de produzir hemólise e hiperbilirrubinemia nos RNs incluem as *síndromes hereditárias de esferocitose, eliptocitose, piropecilocitose, picnocitose e estomatocitose* (288,289). As descrições detalhadas do quadro clínico e do tratamento dessas síndromes encontram-se em outras referências (288,289). O diagnóstico desses distúrbios pode ser difícil, visto que os RNs costumam exibir uma variação acentuada no tamanho e na forma das membranas eritrocitárias.

Em 75% dos pacientes com esferocitose hereditária, a herança é autossômica dominante, de modo que muitas vezes é possível obter uma história familiar positiva de anemia, icterícia, cálculos biliares e esplenectomia. Como na deficiência de G6PD (ver *Deficiência de glicose-6-fosfato-desidrogenase*, adiante), a presença de icterícia grave o suficiente para exigir fototerapia em RNs com esferocitose hereditária está fortemente relacionada a uma interação com o alelo da síndrome de Gilbert (234). Ocorreram anemia grave e hidropisia fetal em RNs com esferocitose hereditária associada a genes defeituosos para a banda 3 ou proteína espectrina (290). Estudos recentes sugerem que uma concentração de hemoglobina corpuscular média (CHCM) maior do que 36,0 e uma razão de CHCM/volume corpuscular médio (VCM) superior a 0,36 em RNs com icterícia são sugestivos de esferocitose hereditária (291,292). O diagnóstico pode ser estabelecido através do teste de fragilidade osmótica incubado, que é um recurso diagnóstico confiável em RNs quando acoplado a controles de eritrócitos fetais (290).

Deficiências das enzimas eritrocitárias
Deficiência de glicose-6-fosfato-desidrogenase

Epidemiologia. A deficiência de G6PD é o defeito enzimático mais comum e clinicamente significativo dos eritrócitos, que acomete até 4,5 milhões de RNs a cada ano (288,293). Apesar de ser conhecida pela sua prevalência nas populações do Mediterrâneo, Oriente Médio, Península Arábica, Sudeste Asiático e a África, a imigração e os casamentos entre diferentes grupos étnicos transformaram a deficiência de G6PD em um problema global. Entretanto, a maioria dos pediatras nos EUA não considera a possibilidade de deficiência de G6PD quando confrontados com um RN ictérico. Eles devem, especialmente em RNs negros, porque, apesar de RNs afro-americanos, como um grupo, apresentarem níveis inferiores de BST do que RNs brancos (10,13), os RNs negros nos EUA são mais suscetíveis do que os brancos de desenvolver hiperbilirrubinemia extrema (192). A deficiência de G6PD é encontrada em 11 a 13% de RNs

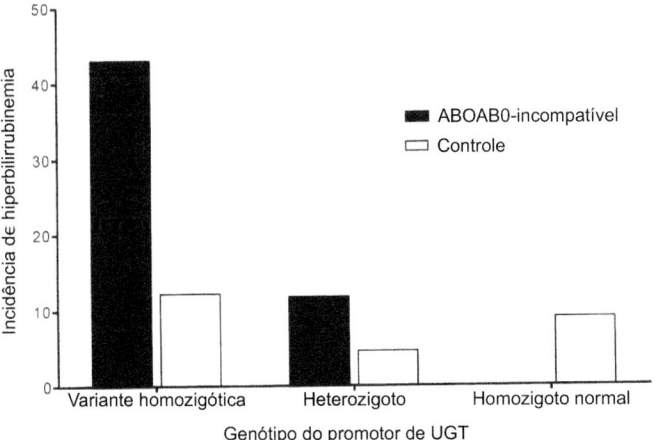

Figura 32.10 Incidência de hiperbilirrubinemia definida por um nível de BST ≥ 15 mg/dℓ (≥ 256 µmol/ℓ) em recém-nascidos ABO-incompatíveis e ABO-compatíveis (controles), de acordo com o genótipo do promotor UGT. Os RNs ABO-incompatíveis e TAD negativos que também eram homozigotos para o promotor variante de UGT (síndrome de Gilbert) apresentaram incidência bem mais alta de hiperbilirrubinemia do que os RNs ABO-incompatíveis com TAD negativo, que eram homozigotos normais para o promotor de UGT. O primeiro grupo também apresentou incidência bem maior de hiperbilirrubinemia do que qualquer dos três subgrupos de genótipo do promotor de UGT nos RNs controles (ABO-compatíveis). De Kaplan M, Hammerman C, Renbaum P et al. Gilbert's syndrome and hyperbilirubinaemia in ABO-incompatible neonates. *Lancet* 2000;356:652-653, com permissão.

afro-americanos. Isso significa que cerca de 32.000 a 39.000 bebês do sexo masculino negros, hemizigotos para deficiência de G6PD, devem nascer anualmente nos EUA (293), e o *kernicterus* ocorreu em alguns desses RNs (288). Em relatórios recentes de *kernicterus*, a deficiência de G6PD foi uma causa proeminente de hiperbilirrubinemia extrema (93,101,294). Em um registro de *kernicterus* dos EUA, a deficiência de G6PD foi a causa suposta de hiperbilirrubinemia em 26 de 122 RNs (21%) que apresentaram *kernicterus* (294).

Evolução clínica. Como a deficiência de G6PD em RNs afrodescendentes resulta da mutação Gd A menos grave (288), a maioria desses pacientes não apresenta hiperbilirrubinemia grave. Entretanto, quando submetidos a algum estresse oxidativo, podem sofrer hemólise aguda, com súbita elevação dos níveis de BST. Embora os estudos anteriores tenham sugerido diferentemente (293), estudos recentes mostram que, quando considerados como grupo, os RNs negros com deficiência de G6PD têm tendência significativamente maior a ter hiperbilirrubinemia e probabilidade três vezes maior de necessidade de fototerapia, em comparação com RNs-controle (296).

A hemólise e a hiperbilirrubinemia em RNs com deficiência de G6PD podem ser desencadeadas pela exposição a certos agentes (288). Entre esses agentes, destacam-se a naftalina (encontrada em bolinhas para traças), agentes antissépticos do cordão umbilical, leite materno de mãe que consumiu feijões-fava (288) e, talvez, exposição a uma variedade de produtos químicos de limpeza (288). A infecção neonatal também é um fator desencadeante bem conhecido (288). Todavia, na maioria dos casos, não é possível identificar nenhum agente ou distúrbio específico desencadeante, e a ocorrência de um evento hemolítico agudo representa antes a exceção do que a regra (101). A maioria dos RNs com deficiência de G6PD apresenta início mais gradual de hiperbilirrubinemia, e existem evidências de que esta hiperbilirrubinemia origine-se *in utero* (297).

Patogenia da hiperbilirrubinemia na deficiência de G6PD. O gene da G6PD (Gd) localiza-se no cromossomo X, e indivíduos do sexo masculino hemizigóticos com deficiência de G6PD apresentam a deficiência enzimática completa e podem ser identificados através de testes de triagem (288). Por outro lado, os indivíduos do sexo feminino heterozigóticos exibem uma ampla faixa de atividade enzimática como um resultado da inativação do cromossomo X e, com frequência, não são identificados nos testes de triagem, embora também corram risco de hiperbilirrubinemia (298,299).

Na maioria dos casos de hiperbilirrubinemia em RNs com deficiência de G6PD não há sinais francos de hemólise, como anemia e reticulocitose (288,299), embora, em algumas populações, sejam encontrados os índices habituais de hemólise (300). Por outro lado, as concentrações sanguíneas de COHb e de COCF estão consistentemente elevadas em RNs com deficiência de G6PD (301). Entretanto, Kaplan *et al.* (302) não observaram nenhuma diferença nos níveis de COHb entre RNs com deficiência de G6PD com hiperbilirrubinemia (nível de BST > 15 mg/dℓ [256 µmol/ℓ]) e sem hiperbilirrubinemia. Esses pesquisadores também constataram que, embora os valores da COHb fossem mais elevados nos RNs com deficiência de G6PD do que nos RNs normais, não houve nenhuma correlação entre os níveis de BST e os valores de COHb no grupo de RNs com deficiência de G6PD (301). Todas essas observações sugerem que, embora haja claramente um aumento da renovação do heme nos RNs com deficiência de G6PD, exceto aqueles que sofrem um evento hemolítico agudo, a hemólise por si só não pode ser implicada como principal mecanismo responsável pela hiperbilirrubinemia.

As determinações das frações da bilirrubina conjugada por HPLC fornecem um índice da capacidade de conjugação hepática. As frações da bilirrubina conjugada sérica mais baixas em relação às concentrações de bilirrubina sérica total indicam redução da capacidade de conjugação (303). Em RNs com deficiência de G6PD que tiveram níveis de BST superiores a 15 mg/dℓ (256 µmol/ℓ), as frações de bilirrubina sérica total, bilirrubina mono e diconjugada foram significativamente mais baixas do que em RNs com deficiência de G6PD sem hiperbilirrubinemia (303), sugerindo que o comprometimento da conjugação desempenha um papel na patogenia da hiperbilirrubinemia.

Por fim, Kaplan *et al.* (304) demonstraram uma notável interação da deficiência de G6PD com a síndrome de Gilbert. Nesse estudo de RNs israelenses, nem a presença do promotor variante de *UGT1A1* (para síndrome de Gilbert) em si, nem a deficiência de G6PD isolada tiveram qualquer efeito significativo sobre a incidência de hiperbilirrubinemia (níveis de BST > 15 mg/dℓ [256 µmol/ℓ]); entretanto, observou-se um aumento significativo da hiperbilirrubinemia em RNs com deficiência de G6PD que também apresentavam o promotor variante de *UGT1A1* (Figura 32.11). A incidência de hiperbilirrubinemia em RNs com deficiência de G6PD aumentou de 9,7% nos homozigotos normais para 31,6% nos heterozigotos com promotor variante de *UGT1A1*, até 50% nos homozigotos para o promotor variante. Não foi observado nenhum efeito significativo do promotor variante de UGT nos RNs com níveis normais de G6PD. Por conseguinte, nem a deficiência de G6PD isolada nem o promotor *UGT1A1* anormal por si só (síndrome de Gilbert) foram responsáveis pela maior incidência de hiperbilirrubinemia; ambos os fatores foram necessários para induzir elevação significativa dos níveis de BST. Entretanto, é interessante observar que, em RN italianos com deficiência de G6PD, a homozigosidade para o promotor 7/7 variante não elevou o risco de hiperbilirrubinemia (305). A triagem de rotina para a deficiência de G6PD atualmente não é realizada nos EUA (306).

Tratamento. O risco de *kernicterus* em RNs com deficiência de G6PD, cujos níveis de BST ultrapassam 20 mg/dℓ (342 µmol/ℓ), parece ser comparável àquele associado à doença Rh. Por conseguinte, na presença de deficiência de G6PD, esses RNs necessitam de tratamento mais agressivo (300,308,309).

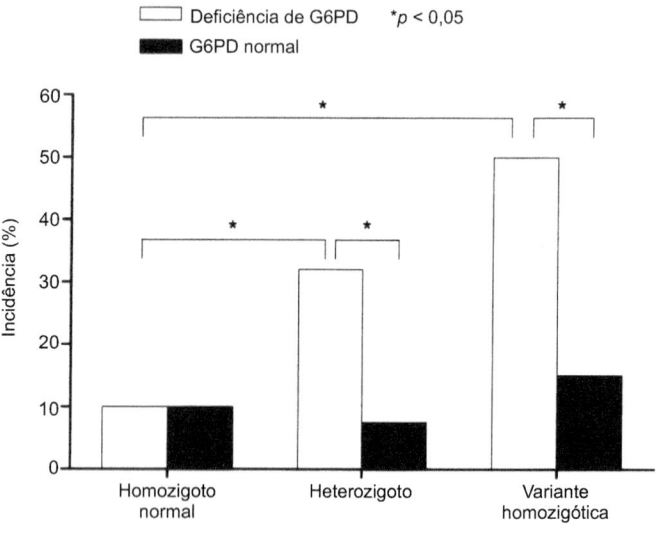

Figura 32.11 Incidência de hiperbilirrubinemia, definida por níveis de BST ≥ 15,0 mg/dℓ (256 µmol/ℓ), para recém-nascidos com deficiência de G6PD e controles, estratificados para os três genótipos do promotor do gene que codifica a enzima de conjugação da bilirrubina, *UGT1A1*. De Kaplan M, Renbaum P, Levi-Lahad E *et al.* Gilbert syndrome and glucose-6-phosphate dehydrogenase deficiency: a dose-dependent genetic interaction crucial to neonatal hyperbilirubinemia. *Proc Natl Acad Sci U S A* 1997;94:12128-12132, com permissão.

Deficiência de piruvatoquinase. Esse distúrbio autossômico recessivo é menos prevalente do que a deficiência de G6PD e, em contraste com esta última, manifesta-se tipicamente na forma de icterícia, anemia e reticulocitose (289). A hiperbilirrubinemia grave ocorre (310) e relatou-se *kernicterus* (311). Esse distúrbio deve ser considerado em RNs com hiperbilirrubinemia acentuada, com quadro de anemia hemolítica não esferocítica e TAD negativo, especialmente em populações com consanguinidade considerável (310).

Outros distúrbios da via de Embden-Meyerhof. Os distúrbios como a deficiência de hexoquinase, deficiência de glicose-fosfato-isomerase e deficiência de fosfofrutoquinase às vezes estão associados a hemólise e hiperbilirrubinemia neonatal (289). Foi também descrita a ocorrência de icterícia e anemia em casos isolados de deficiência de 2,3-difosfoglicerato-mutase e deficiência de fosfogliceratoquinase (289).

Hemoglobinopatias

Em geral, esses distúrbios não se manifestam no período neonatal. A hemoglobina fetal (hemoglobina [Hb]F) é constituída de cadeias alfa (α_2) e gama (γ_2). A α-*talassemia homozigótica* (ausência completa de síntese de cadeias α) resulta em hemólise profunda, anemia, hidropisia fetal e quase sempre natimorto ou morte no período neonatal imediato (289). Como não há nenhuma cadeia β na hemoglobina F, a β-*talassemia* não se manifesta nos RNs. A *anemia falciforme* é assintomática no RN, devido ao efeito inibitório da Hb F sobre a polimerização da Hb S e o afoiçamento celular (289). Assim, a expressão da anemia falciforme permanece mascarada até haver um aumento dos níveis de Hb S para mais de 75% em torno de 6 meses de idade.

Sangue extravascular

Os céfalo-hematomas, as equimoses, a hemorragia intracraniana ou pulmonar ou qualquer sangramento oculto podem levar a níveis elevados de BST em consequência da degradação dos eritrócitos extravasculares. (O catabolismo de 1 g de hemoglobina produz 35 mg de bilirrubina.) Em dois relatos, a absorção tardia de sangue intraperitoneal em RNs que receberam transfusões fetais intraperitoneais antes do nascimento foi seguida de hiperbilirrubinemia grave (312). Em ambos os casos relatados, apesar de múltiplas exsanguinotransfusões, a hiperbilirrubinemia não foi controlada até a lavagem peritoneal. A hemorragia suprarrenal maciça também provocou hiperbilirrubinemia grave (313).

No RN de muito baixo peso ao nascer, a presença de HPIV está associada a aumento dos níveis séricos de bilirrubina em alguns estudos (311), mas não em outros (315). Amato *et al.* (315) estudaram 88 RNs com pesos ao nascer inferiores a 1.500 g. A fototerapia só foi iniciada quando os níveis séricos de bilirrubina ultrapassaram 12 mg/dℓ (205 μmol/ℓ). A incidência de níveis séricos de bilirrubina acima de 12 mg/dℓ foi de 39% no grupo com HPIV e de 46,8% nos RNs sem HPIV. Não houve nenhuma diferença na duração da fototerapia nesses dois grupos.

Policitemia

O catabolismo de 1 g de hemoglobina produz 35 mg de bilirrubina, e, com frequência, existe a pressuposição de que um hematócrito elevado é um fator de risco da icterícia neonatal, visto que um aumento na massa eritrocitária deve aumentar a carga de bilirrubina apresentada ao fígado. Entretanto, os níveis médios de bilirrubina e a incidência de hiperbilirrubinemia foram semelhantes em RNs policitêmicos aleatoriamente distribuídos para receber exsanguinotransfusão parcial ou tratamento sintomático (ver *Epidemiologia da icterícia neonatal*) (250,251,316). Entretanto, em um estudo, os RNs foram mantidos a uma distância de 30 cm abaixo do introito após o parto. Quando a ligadura do cordão foi retardada, o nível médio de BST com 72 horas foi de 7,7 mg/dℓ (132 μmol/ℓ), em comparação com 3,2 mg/dℓ (55 μmol/ℓ) no grupo em que a ligadura foi precoce (209).

Recém-nascidos de mães diabéticas

Apenas os RNs macrossômicos de mães com diabetes insulinodependente correm risco aumentado de hiperbilirrubinemia (198). Isso provavelmente resulta do aumento na produção de bilirrubina (197,199,200) (ver *Epidemiologia da hiperbilirrubinemia neonatal | Fatores maternos*).

Aumento da circulação êntero-hepática

(Ver anteriormente *Mecanismos fisiológicos da icterícia neonatal, Epidemiologia da hiperbilirrubinemia neonatal* e *Aleitamento materno e icterícia* para a contribuição da circulação êntero-hepática na icterícia neonatal). A ocorrência de obstrução intestinal ou a demora no trânsito intestinal aumentam a circulação êntero-hepática ao diminuir a taxa calórica e ao propiciar mais tempo para a desconjugação e a reabsorção da bilirrubina. A icterícia é comum em RNs com obstrução do intestino delgado e ocorre naqueles com estenose pilórica (317). A correção da obstrução produz um declínio imediato nos níveis de bilirrubina.

A patogenia da icterícia associada à estenose pilórica vem sendo debatida há muitos anos, e foi sugerido que a privação calórica, assim como a redução da atividade da UGT1A1, possa desempenhar um papel importante (317). Na síndrome de Gilbert, a privação calórica eleva os níveis de BST, e observou-se uma baixa atividade da UGT1A1 em RNs ictéricos com estenose pilórica (317). Em um relato de três RNs alimentados com fórmula láctea com estenose pilórica hipertrófica e icterícia (317), dois eram homozigotos para o promotor variante do gene *UGT1A1* da síndrome de Gilbert, enquanto um deles era heterozigoto para o promotor. Essas observações confirmam que a síndrome de Gilbert desempenha um papel crítico na patogenia da icterícia associada à estenose pilórica (ver *Síndrome de Gilbert*, adiante).

Redução da depuração da bilirrubina

Hiperbilirrubinemia não conjugada hereditária | Erros inatos da atividade da bilirrubina uridina difosfoglicuronatoglicuronosil transferase

A estrutura e a função do gene *UGT1A1* e a genômica da hiperbilirrubinemia foram revistas de modo detalhado (318,319). (Ver Figura 32.2 e *Estrutura e função do gene da uridina difosfoglicuronato glicuronosil transferase 1A1*, anteriormente). Como uma única forma de bilirrubina *UGT1A1* responde por quase toda a atividade da glicuronidação da bilirrubina no fígado humano, os defeitos hereditários de uma única enzima provocam icterícia. São reconhecidos três tipos de deficiência hereditária de *UGT1A1* (Quadro 32.19).

Síndromes de Crigler-Najjar

As síndromes de Crigler-Najjar tipos I e II (CN-1, CN-2) são causadas por uma ou mais mutações em qualquer um dos cinco éxons do gene *UGT1A1* (318), bem como por mutações na região intrônica não codificadora do gene (ver Figura 32.2) (319). Identificaram-se mais de 30 mutações genéticas diferentes na síndrome CN-1 e a frequência gênica para a CN-1 foi estimada em 1:1.000 (318). Os RNs com CN-1 têm ausência quase total de atividade da bilirrubina *UGT1A1*. Esses bebês apresentam hiperbilirrubinemia grave nos primeiros 2 a 3 dias de vida e, com frequência, necessitam de exsanguinotransfusão na primeira semana. Subsequentemente, a fototerapia intensiva efetuada no lar controla, em certo grau, os níveis de bilirrubina; entretanto, à medida que essas crianças crescem, o aumento na espessura da pele e na pigmentação e a redução da relação entre área de superfície e massa corporal tornam a fototerapia menos eficaz. É necessária uma configuração de terapia em "cama bronzeadora" para obter irradiação e exposição adequadas da área de superfície (ver *Fototerapia*, adiante) (320). Pode ocorrer lesão cerebral a qualquer momento, incluindo a idade adulta, e a plasmaférese tem sido utilizada para reduzir as concentrações de

QUADRO 32.19
Erros inatos da expressão da bilirrubina UGT hepática.

Característica	Crigler-Najjar tipo I	Crigler-Najjar tipo II (síndrome de Arias)	Síndrome de Gilbert
Herança	Autossômica recessiva	Autossômica recessiva ou dominante	Autossômica dominante ou recessiva
Atividade de UGT1	Ausente	< 10%	50%
Genética	Mutação *nonsense* ou de interrupção	Mutação missense	Promotor variante
Hiperbilirrubinemia	> 20 mg/dℓ	5 a 15 mg/dℓ[a]	3 a 5 mg/dℓ
Kernicterus	Alto risco	Baixo risco[a]	Nenhum risco aparente

[a]Hiperbilirrubinemia acentuada pode ocorrer em alguns casos de síndrome de Arias, que pode colocar o RN em alto risco de *kernicterus*.
Em Watchko JF. Indirect hyperbilirubinemia in the neonate. In: Maisels MJ, Watchko JF, eds. *Neonatal jaundice*. London, UK: Harwood Academic Publishers, 2000:51-66, com permissão.

bilirrubina durante as exacerbações agudas da hiperbilirrubinemia (321). Um rapaz de 16 anos de idade com CN-1 foi submetido a 72 exsanguinotransfusões no decorrer de um período de 28 meses antes de receber um transplante de fígado ortotópico (322). Hoje em dia, o transplante de fígado é a única terapia definitiva disponível, e verifica-se uma redução drástica das concentrações séricas de bilirrubina dentro de poucas horas após o procedimento (323).

Outra opção consiste no uso de transplante de hepatócitos humanos (324,325). Como a arquitetura e a função hepáticas são normais na CN-1, à exceção da bilirrubina UGT1A1, o transplante de células hepáticas isoladas é uma opção atraente. A infusão de hepatócitos (obtidos de um doador de fígado) na veia porta de uma menina de 10 anos de idade com CN-1 reduziu os níveis de BST em 50% (324). A atividade da bilirrubina UGT1A1 hepática aumentou de 0,4 para 5,5% da atividade enzimática normal média, e mais de 30% dos pigmentos biliares da paciente passaram a ser de glicuronídios de bilirrubina. Entretanto, o tratamento definitivo da síndrome de Crigler-Najjar baseia-se no desenvolvimento de terapia gênica eficaz (326), embora essa abordagem ainda não tenha sido realizada em um ser humano.

A administração de estanho-protoporfirina e estanho-mesoporfirina a crianças com síndrome CN-1 (327,328) reduziu os níveis de BST e a necessidade de fototerapia. A administração de fosfato de cálcio VO diminuiu sobremodo os níveis de BST em pacientes com CN-1 que estavam recebendo fototerapia (329).

O diagnóstico da síndrome de Crigler-Najjar é estabelecido por análise do soro e da bile duodenal por HPLC, ensaio enzimático de tecido de biopsia hepática, avaliação da resposta ao fenobarbital (330,331) e análise molecular do gene *UGT1A1* (332). Na doença CN-1, o fenobarbital tem pouco ou nenhum efeito sobre as concentrações de BST, ao passo que, nas crianças com doença CN-2, os níveis de BST podem diminuir em 30 a 80% durante o tratamento com fenobarbital (375). O fenobarbital atua através de um módulo intensificador responsivo ao fenobarbital, que estimula o gene *UGT1A1* a induzir a produção de glicuronosil transferase (334). Hoje em dia, existe um registro mundial da síndrome de CN-1, que representa uma fonte única de informações sobre essa doença rara (335).

Suresh e Lucey (150) conduziram um inquérito de 42 pacientes de 2 meses a 21 anos de idade que apresentavam CN-1. A fototerapia domiciliar durante 10 a 16 horas, principalmente à noite, era a base da terapia pós-neonatal. O transplante hepático foi realizado em 15 das crianças. Todos os pacientes cresceram normalmente; em 77%, o estado de neurodesenvolvimento mostrou-se normal. As crianças que frequentavam a escola estavam bem, apesar de níveis de BST de 15 a 29 mg/dℓ (257 a 496 μmol/ℓ) durante muitos anos. É notável que a perda auditiva neurossensorial não tenha sido registrada em qualquer uma das 36 crianças. Nessas crianças, é importante o manejo imediato das exacerbações da hiperbilirrubinemia e das infecções intercorrentes. As infusões de albumina e a plasmaférese mostram-se eficazes no tratamento das exacerbações agudas de icterícia (335,337). Em uma revisão de sua experiência no manejo de 20 pacientes com doença Crigler-Najjar, Strauss *et al.* (337) destacam a importância de manter a razão entre a bilirrubina e a albumina em menos de 0,5 em RNs e menos de 0,7 em crianças mais velhas e adultos. Os fármacos conhecidos por deslocar a bilirrubina da albumina devem ser evitados, e a hiperbilirrubinemia causada por doenças intercorrentes ou cálculos biliares deve ser manejada com medidas agressivas (337).

Os RNs com doença CN-2 (também conhecida como síndrome de Arias) geralmente apresentam hiperbilirrubinemia menos grave, embora possa ocorrer, e relatou-se *kernicterus* em alguns RNs. Observa-se superposição considerável entre as síndromes CN-1 e CN-2. Tanto os RNs quanto os adultos com síndrome CN-2 respondem prontamente à terapia com fenobarbital, com acentuado declínio dos níveis séricos de bilirrubina dentro de 7 a 10 dias. Essa resposta pode ser utilizada para diferenciar as duas síndromes (330).

Síndrome de Gilbert

Os indivíduos com síndrome de Gilbert apresentam hiperbilirrubinemia não conjugada leve, benigna, crônica ou recorrente, sem qualquer evidência de hepatopatia ou de hemólise franca. Entretanto, hoje em dia, há evidências de que esses indivíduos também apresentem um aumento da renovação do heme (338) (ver adiante). A síndrome de Gilbert é comum e acomete 9% da população geral, e foram sugeridos padrões de herança autossômico dominante e recessivo. Tipicamente, a hiperbilirrubinemia de reação indireta só é reconhecida depois da puberdade e também manifesta-se durante o jejum ou uma doença intercorrente.

A base genética desse distúrbio foi esclarecida (318) e envolve mutações do promotor do gene *UGT1A1* (ver Figura 32.2). Nos indivíduos brancos e afro-americanos com síndrome de Gilbert, existe comumente um promotor variante para o gene que codifica o *UGT1A1*. (Este não é o caso observado em populações do Leste Asiático.) Esse promotor contém uma adição de dois pares de bases (TA) no elemento TATAA, dando origem a sete repetições (TA)7 TAA(7/7) nos indivíduos acometidos, em lugar das seis repetições (TA)6 TAA(6/6) habituais (379). Existe uma relação inversa entre o número de repetições e a atividade do promotor: conforme o número de das repetições TA aumenta, a atividade do *UGT1A1* diminui (339,340). Os indivíduos com síndrome de Gilbert são homozigotos para o promotor variante, proporcionando um marcador genético exclusivo para esse distúrbio. Os heterozigotos apresentam um alelo do tipo selvagem e um alelo do promotor variante (6/7) (339). A frequência gênica do padrão 7/7 é de 0,3, de modo que 9% da população geral são homozigotos, enquanto 42% são heterozigotos (295). Por conseguinte, metade da população branca possui um promotor de Gilbert em pelo menos um alelo.

Apesar de ser mais comumente diagnosticada no adulto jovem, tornou-se claro que a síndrome de Gilbert exerce um papel na patogenia da icterícia neonatal (13). Vários pesquisadores constataram que os RNs homozigóticos para o promotor 7/7 variante do gene *UGT1A1* exibem elevação mais rápida dos níveis de BST (341) e níveis de BST mais elevados com 96 horas de idade (Figura 32.12) (342). Entre os RNs com concentrações de BST superiores a 13 mg/dℓ (222 μmol/ℓ), 26,8% eram homozigóticos para o promotor 7/7 variante, *versus* 12,2% daqueles com níveis de BST ≤ 13 mg/dℓ (341). Em uma população de RNs escoceses, primariamente alimentados ao seio materno, com níveis de BST superiores a 5,8 mg/dℓ (100 μmol/ℓ) depois de 14 dias de vida, 31% eram homozigotos para o genótipo do promotor 7/7 da síndrome de Gilbert, em comparação com apenas 6% de um grupo-controle com icterícia aguda (234).

Assim, a síndrome de Gilbert desempenha um papel onipresente na patogenia da hiperbilirrubinemia neonatal. A combinação do genótipo de Gilbert com outros fatores icterogênicos, como aleitamento materno (343), deficiência de G6PD (304), incompatibilidade por AB0 (282) e estenose pilórica (317), aumenta drasticamente o risco de hiperbilirrubinemia no RN. No entanto, em uma população de RNs da Itália, o polimorfismo de Gilbert não foi mais comum naqueles RNs com um BST ≥ 20 mg/dℓ *versus* aqueles cuja BST foi inferior a 20 mg/dℓ (344).

Mutações da área codificadora do gene da uridina difosfoglicuronato glicuronosil transferase 1A1 associada à síndrome de Gilbert. Ao contrário das populações brancas com síndrome de Gilbert, as variações do promotor TATAA são raras nas populações do Leste Asiático (319). Nessas populações, a síndrome de Gilbert parece resultar de mutações de sentido errôneo na área codificadora do gene *UGT1A1*. A mais comum é uma transição G → A no nucleotídio 211, que determina a substituição da glicina pela arginina na posição 71 do produto proteico correspondente (345,346). De 170 RNs amamentados do Japão com icterícia depois de 3 semanas de idade, 52% eram homozigotos para mutações da área codificadora do *UGT1A1*, *UGT1A1*6* (235). A variante G71R prevalece em populações do Japão, Coreia e China (235,346), e foram também relatadas outras mutações em associação à síndrome de Gilbert nessas populações (13). A prevalência dessas mutações contribui para o fundamento biológico para a observação de que os níveis mais elevados de BST são observados em RNs japoneses e outros RNs do Leste Asiático.

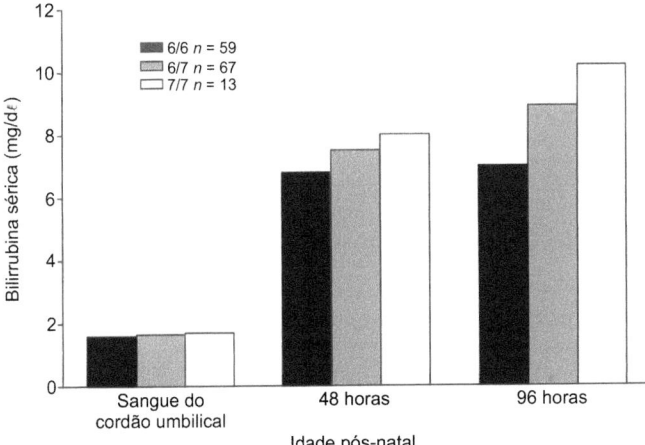

Figura 32.12 Níveis séricos médios de bilirrubina no recém-nascido, como função da idade pós-natal e presença da anormalidade do promotor de Gilbert. Genótipo UGT normal homozigótico (6/6); genótipo UGT variante heterozigótico (6/7); genótipo UGT variante homozigótico (7/7). Redesenhada de Watchko JF. Indirect hyperbilirubinemia in the neonate. In: Maisels MJ, Watchko JF, eds. *Neonatal jaundice*. London, UK: Harwood Academic Publishers, 2000:51-66, com autorização, a partir dos dados de Roy-Chowdhury N, Deocharan B, Bejjanki HR et al. Presence of the genetic marker for Gilbert syndrome is associated with increased level and duration of neonatal jaundice. *Acta Paediatr* 2002;91:100-101.

Heterozigosidade para mutações da área não codificadora e codificadora do gene da uridina difosfoglicuronato glicuronosil transfase 1A1. Como cerca de 50% da população possui um promotor do tipo Gilbert em pelo menos um alelo, não surpreende que alguns indivíduos possam ser heterozigotos para o gene promotor variante e também heterozigotos para uma mutação da região codificadora do gene (318). A coerança do promotor de Gilbert e de uma mutação da região codificadora do gene também pode resultar em icterícia (318). Este é o caso não apenas dos pacientes homozigóticos para o genótipo de Gilbert, mas também para heterozigotos compostos de um promotor tipo Gilbert e de uma mutação na região estrutural do *UGT1A1* (295). Um exemplo notável dessa situação foi recentemente descrito em gêmeas que apresentaram hiperbilirrubinemia acentuada e *kernicterus* e eram heterozigóticas compostas para o promotor *UGT1A1* do tipo Gilbert e uma mutação da região codificadora do gene *UGT1A1* (295).

Huang *et al.* (223) estudaram 72 RNs da Tailândia com níveis de BST ≥ 20 mg/dℓ. Fatores que contribuíram para o risco de hiperbilirrubinemia incluíram: polimorfismo genético da proteína transportadora do ânion orgânico *OATP-2*; sequência de codificação e polimorfismo do gene para a enzima UGT1A1; e amamentação. O aleitamento exclusivo foi associado a *odds ratio* (OR) de 4,6 para o risco de desenvolvimento de uma BST ≥ 20 mg/dℓ. A combinação do polimorfismo do gene *OATP-2* com uma variante do *gene UGT1A1* no nucleotídio 211 aumentou a OR para 22 e, quando estas duas variantes genéticas foram combinadas com a amamentação, a OR foi de 88 (223).

Com base nas frequências gênicas do promotor de Gilbert e das mutações estruturais do gene *UGT1A1*, pelo menos 1 em 3.300 RNs será heterozigoto composto para Gilbert e mutações da região codificadora do *UGT1A1*, correndo risco de hiperbilirrubinemia significativa (318). Watchko assinala que a probabilidade de 1 em 3.300 dessa heterozigosidade composta assemelha-se à frequência dos níveis de BST superiores a 30 mg/dℓ em algumas populações (175).

Vale observar do ponto de vista fisiológico que a fração de bilirrubina monoconjugada predomina em relação à diconjugada na síndrome de Gilbert e, portanto, aumenta a circulação êntero-hepática da bilirrubina, considerando que a hidrólise de monoglicuronídios de volta à bilirrubina não conjugada ocorre em taxas quatro a seis vezes maiores que a de diglucuronídio (347). Esses estudos em conjunto demonstram que a síndrome de Gilbert é um fator contribuinte para a icterícia neonatal, especialmente quando coexpressa com as condições icterogênicas. Ainda resta esclarecer o papel que a síndrome de Gilbert pode desempenhar na gênese da hiperbilirrubinemia extrema, embora se possa sugerir uma possível contribuição devido à baixa fração de bilirrubina direta e à evidência de alimentação insuficiente e proeminente perda de peso (ou seja, estado semelhante ao jejum) relatados em vários casos de *kernicterus* (98,99).

Outros erros inatos do metabolismo

Galactosemia

A galactosemia é uma doença rara (incidência de 1 em 35.000 a 60.000 nascidos vivos), e a icterícia pode ser uma de suas manifestações iniciais (348). Entretanto, quase todos os RNs com hiperbilirrubinemia significativa causada por galactosemia apresentam outras manifestações da doença, incluindo, mais frequentemente, recusa alimentar, vômitos, perda excessiva de peso, irritabilidade e letargia. A hiperbilirrubinemia durante a primeira semana de vida é quase exclusivamente não conjugada e a fração conjugada tende a aumentar durante a segunda semana, provavelmente como reflexo da lesão hepática. A presença de história familiar positiva de letargia, recusa alimentar ou outros sinais de doença merece uma avaliação diagnóstica adicional, incluindo exame da urina para substâncias redutoras com Clinitest® (Miles Inc., Diagnostic Division, Elkhart, IN). A sepse por *Escherichia coli* é a complicação mais devastadora no RN (348).

Tirosinemia e hipermetioninemia

A relação entre esses erros inatos do metabolismo e a icterícia resulta, primariamente, da presença de hepatopatia neonatal, que pode manifestar-se inicialmente como hiperbilirrubinemia de reação indireta, mas, em geral, é acompanhada de alguma evidência de colestase (i. e., hiperbilirrubinemia de reação direta).

Hipotireoidismo

A hiperbilirrubinemia de reação indireta prolongada é uma das manifestações clínicas do hipotireoidismo congênito (349,350), afecção que precisa ser excluída em todo RN com hiperbilirrubinemia de reação indireta depois de 2 a 3 semanas de idade. Embora a ampla disponibilidade de programas de triagem para o hipotireoidismo congênito deva permitir a identificação precoce desse problema como possível causa da icterícia, os programas de triagem não detectam todos os RNs, e é provável que sejam cometidos erros com a alta hospitalar precoce de RNs nos quais os níveis de tiroxina (T_4) ainda podem estar espuriamente elevados.

A patogenia da hiperbilirrubinemia associada ao hipotireoidismo ainda não foi esclarecida, e a administração de tri-iodotironina a RNs a termo e prematuros não diminui os níveis séricos máximos de bilirrubina (351,352). Em um RN com icterícia prolongada, a atividade de UGT em uma amostra de biopsia hepática foi indetectável (350), mas a icterícia desapareceu após a administração de tiroxina. Por outro lado, quando ratos foram submetidos à tireoidectomia, a atividade de UGT *aumentou*, e os animais também apresentaram colestase (353).

Fármacos

O uso de pancurônio e de hidrato de cloral está associado a níveis mais elevados de bilirrubina em RNs prematuros (307,354,355), e o hidrato de cloral está associado a aumento do risco de hiperbilirrubinemia de reação direta (354).

Icterícia do leite materno

Ver *Epidemiologia da hiperbilirrubinemia neonatal* e *Aleitamento materno e icterícia,* anteriormente.

Hiperbilirrubinemia de reação indireta prolongada

A hiperbilirrubinemia de reação indireta prolongada é definida como aquela que persiste no RN a termo depois de 2 semanas de idade. O Quadro 32.20 cita as causas de hiperbilirrubinemia indireta prolongada. A associação da hiperbilirrubinemia de reação indireta prolongada com a estenose pilórica está bem descrita, porém a patogenia dessa associação jamais foi esclarecida, embora se acredite que o esvaziamento gástrico tardio e a circulação êntero-hepática possam desempenhar um papel. Em um relato de três RNs com estenose pilórica e hiperbilirrubinemia, dois eram homozigotos, e um heterozigoto para o promotor variante da síndrome de Gilbert (317), indicando um papel fundamental da síndrome de Gilbert na patogenia da hiperbilirrubinemia prolongada que às vezes ocorre em pacientes com estenose pilórica.

Formas mistas de icterícia

Sepse e infecção do trato urinário

A icterícia é citada como um sinal de sepse bacteriana, e alguns relatos sugeriram que a presença de hiperbilirrubinemia inexplicada possa representar a única manifestação de sepse em RNs sadios nos demais aspectos (356-358). Os RNs com hiperbilirrubinemia inexplicada devem ser submetidos a punção lombar e culturas de sangue e urina, mesmo quando parecem estar bem sob os demais aspectos? O autor avaliou 306 RNs internados no período de 21 dias após o nascimento com hiperbilirrubinemia de reação indireta (nível máximo de BST 18,5 ± 2,8 mg/dℓ; faixa: 12,7 a 29,1 [316 ± 48 μmol/ℓ; faixa: 217 a 498]). Nenhum caso de sepse foi diagnosticado (359).

QUADRO 32.20

Causas de hiperbilirrubinemia indireta prolongada.

Icterícia do leite materno	Estenose pilórica
Doença hemolítica	Síndrome de Crigler-Najjar
	Síndrome de Gilbert
Hipotireoidismo	Sangue extravascular

Em um estudo de 160 RNs assintomáticos com icterícia admitidos em um pronto-socorro em Los Angeles, as uroculturas (amostras coletadas por sonda) foram positivas (> 10.000 unidades formadoras de colônias [cfu]/mℓ) em 12 (7,5%) dos RNs (360) (0 de 44 meninos circuncidados, 9 de 94 não circuncidados e 3 de 62 meninas). Verificou-se maior tendência de urocultura positiva quando a icterícia foi observada pela primeira vez depois de 8 dias de idade e nos casos em que houve elevação das concentrações de bilirrubina de reação direta. Os autores recomendaram a realização de urocultura de todos os RNs assintomáticos com icterícia que chegam ao pronto-socorro, porém essa conduta tem sido contestada (361).

Em virtude da prevalência de icterícia no RN, a presença de hiperbilirrubinemia de reação indireta como *única* manifestação de bacteriemia ou sepse incipiente deve ser um evento muito raro. Além disso, o achado de cultura de sangue ou de urina positiva em um RN com hiperbilirrubinemia de reação indireta não prova que a infecção seja a causa da icterícia. Entretanto, seria conveniente proceder a uma cuidadosa avaliação à procura de sepse ou infecção do trato urinário em RNs com aspecto enfermo ou que apresentem icterícia de início tardio após resolução da icterícia inicial, ou naqueles com hiperbilirrubinemia de reação direta (362) ou algum achado incomum na anamnese, no exame físico ou nos testes laboratoriais.

Hipopituitarismo

Em RNs com hipopituitarismo congênito, descreveu-se uma icterícia prolongada que é predominantemente colestática (bilirrubina de reação direta elevada) (363), embora, em alguns casos, a hiperbilirrubinemia seja indireta. A patogenia da hiperbilirrubinemia neste distúrbio ainda não foi elucidada.

Outras causas

A sífilis congênita, o grupo TORCH de infecções intrauterinas crônicas (toxoplasmose, outros agentes, rubéola, citomegalovírus e herpes simples) e a infecção por coxsackie B são outras causas importantes de icterícia mista. As manifestações clínicas e o diagnóstico dessas afecções são descritos no Capítulo 45.

PREVENÇÃO, IDENTIFICAÇÃO E TRATAMENTO DA HIPERBILIRRUBINEMIA NEONATAL

Como observado anteriormente (Encefalopatia bilirrubínica), a encefalopatia bilirrubínica e o *kernicterus* ainda ocorrem em todo o mundo com estimativas baseadas na população de incidência na América do Norte e Europa variando de 0,5 a 2,4 casos a cada 100.000 nascidos vivos (ver Quadro 32.5). A AAP em 2004 (50) e a Canadian Paediatric Society em 2007 (365) publicaram orientações sobre o manejo da hiperbilirrubinemia em RNs com 35 ou mais semanas de idade gestacional, e orientações baseadas no consenso semelhantes foram publicadas recentemente em Israel, Noruega, África do Sul, Reino Unido e Holanda (180). Os principais elementos das orientações da AAP são listados no site da Sociedade Brasileira de Pediatria (ver http://www.sbp.com.br/fileadmin/user_upload/2015/02/Ictericia_sem-DeptoNeoSBP-11-nov12.pdf) e, embora um comentário recente (130) tenha fornecido algumas modificações importantes a essas orientações, os princípios básicos ainda são aplicáveis.

Icterícia fisiológica e patológica

Durante muitos anos, o termo icterícia fisiológica foi aplicado ao RN com ictérica cuja BST não ultrapassou o percentil 95 em relação à idade do RN. O problema com esta definição é que o percentil 95 varia entre as populações. Além disso, as baterias de testes frequentemente não rendem patologias identificáveis em muitos RNs cuja BST ultrapassa o percentil 95. Por último, parece paradoxal que utilizemos a fototerapia para tratamento de RNs de muito baixo peso ao nascer cujos níveis de BST são satisfatórios dentro da "faixa de fisiológica". Em vez dos termos fisiológico e patológico, preferimos a terminologia "bilirrubinemia neonatal" com diferentes descritores sendo aplicados, de acordo com os níveis de BST. Para RNs pré-termo tardios, a termo inicial e a termo (366), sugerimos usar "hiperbilirrubinemia" quando a BST ultrapassa o percentil 95 para a idade do RN nessa população. Após 96 horas, um nível de BST > 20 mg/dℓ é considerado "hiperbilirrubinemia grave", e níveis > 25 ou 30 mg/dℓ são considerados "hiperbilirrubinemia extrema".

Incidência de hiperbilirrubinemia extrema e risco de encefalopatia bilirrubínica

Estudos com base na população na Europa e no Canadá (92,93,133,279-281) durante o período de 2002 a 2008 fornecem amplas gamas de incidência estimada de hiperbilirrubinemia extrema em RNs com ≥ 35 semanas (Quadro 32.21), com a incidência de hiperbilirrubinemia extrema variando seis a sete vezes entre os países. O risco de desenvolvimento de ABE avançada ou BE crônica (*kernicterus*) foi de 0,8 a 1,3% para níveis de BST ≥ 25 mg/dℓ (133,280) e 12,7 a 23,5% se BST ≥ 30 mg/dℓ (92,279). Em um estudo na Dinamarca (280), BE crônica e avançada aguda desenvolveu-se em 3/11 (27%) daqueles com BST > 35 mg/dℓ mas em 0/213 com níveis de BST inferiores a 35 mg/dℓ.

Definição de um nível de bilirrubina normal

Para RNs com ≥ 35 semanas, os níveis normais de BST podem ser definidos usando uma TcB específica da hora de vida (184) ou percentis de BST (175-177). Para RNs mais prematuros, estas definições não funcionam. Uma grande porcentagem de RNs de muito baixo ou extremo baixo peso ao nascer é tratada com fototerapia em níveis de BST que são satisfatórios dentro da "faixa fisiológica", o que significa que a história natural da bilirrubinemia nesta população nunca é observada e normas de base populacional não podem ser aplicadas a esses RNs. Sackett *et al.* (367) sugeriram o termo "normal terapêutico" definido como uma "faixa de resultados do teste para além na qual a terapia faz mais bem do que mal". Esse nível também é definido por vezes como um nível "operacional" para efeitos de intervenção (367). Recomendações publicadas para o uso de fototerapia e exsanguinotransfusão são exemplos do uso de níveis operacionais (50,145).

Prevenção primária

Teste pré-natal

Triagem de isoimunização

Todas as mulheres grávidas devem realizar os testes para o grupo AB0 e Rh (D) e a triagem à procura de anticorpos isoimunes incomuns no soro. Se essa triagem pré-natal não foi efetuada, deve-se proceder a um teste de Coombs direto, a determinação do tipo sanguíneo e tipo Rh (D) no sangue do cordão umbilical do RN; esses exames sempre devem ser realizados quando a mãe é Rh-negativa. Além de identificar RNs com sensibilização Rh em potencial, esse teste é obrigatório, visto que identifica mães Rh-negativas que necessitam de gamaglobulina anti-D para prevenção da sensibilização por Rh (D).

Nos RNs de mães do grupo 0 Rh-positivas com uma triagem de anticorpos negativos, a AAP recomenda que o teste de rotina para tipagem sanguínea e o teste de Coombs sejam opcionais "desde que haja vigilância apropriada e seja efetuada uma avaliação dos riscos antes da alta hospitalar e acompanhamento (50), de modo que os RNs com icterícia significativa não passem despercebidos". (Ver *Doença hemolítica por AB0*, anteriormente.)"

Prevenção da hiperbilirrubinemia

Garantia de sucesso do aleitamento materno

O aleitamento materno exclusivo, especialmente se não for bem-sucedido e a perda de peso for excessiva, é fortemente associado ao risco aumentado de hiperbilirrubinemia (consulte *Aleitamento materno e Icterícia* anteriormente). Assim, a única *intervenção preventiva primária* disponível para nós é assegurar a adequação e o sucesso do aleitamento materno. Quando isso é feito, há boas evidências de que a hiperbilirrubinemia possa ser evitada (226-228).

QUADRO 32.21

Incidência com base na população de hiperbilirrubinemia extrema e risco de *kernicterus* de acordo com o nível de bilirrubina.

	Canadá (93)	Dinamarca (280)	Dinamarca (133)	Reino Unido-Irlanda (92)	Suíça (281)	Holanda (279)
Anos de estudo	2002-2004	2000-2007	2004-2007	2003-2005	2007-2008	2005-2009
Critérios de inclusão	BST ≥ 425 μmol/ℓ e/ou TE (24,9 mg/dℓ)	BST ≥ 450 μmol/ℓ (26,3 mg/dℓ)	BST ≥ 425 μmol/ℓ (24,9 mg/dℓ)	BST ≥ 510 μmol/ℓ (29,8 mg/dℓ)	BST ≥ limite para TE	BST ≥ 500 μmol/ℓ (29,2 mg/dℓ) ou BST ≥ 340 μmol/ℓ (19,9 mg/dℓ) e ≥ limite para TE
BST ≥ 425 μmol/ℓ [a](24,9 mg/dℓ)	1/2.500	1/2.200	1/970	não disponível	1/5.900	Não disponível
Incidência de EB[b]	Não disponível	1,3%	0,8%	8,5%	Não disponível	Não disponível
BST ≥ 510 μmol/ℓ (29,8 mg/dℓ)	Não disponível	1/6.700	1/6.900[c]	1/14.000	1/49.000	1/19.600
Incidência de EB[b]	Não disponível	27% se BST ≥ 600 μmol/ℓ (35,1 mg/dℓ)	Não disponível	12,7%	Não disponível	23,5%

[a]Número por nascidos vivos.
[b]Incidência de encefalopatia bilirrubínica aguda intermediária ou avançada (opistótono, retrocolo) ou encefalopatia bilirrubínica crônica.
[c]Incidência de BST ≥ 500 μmol/ℓ (29,2 mg/dℓ).
Modificado a partir dos dados de Zoubir S, Mieth, RA Berrut S *et al*. Incidence of severe hyperbilirubinaemia in Switzerland: a nationwide population-based prospective study. *Arch Dis Child Neonatal Ed* 2011;96:F310-F311.

O fornecimento de alimentação suplementar de água ou de solução glicosada para RNs amamentados não reduz os níveis de BST (368,369), mas não interfere no estabelecimento de uma lactação eficaz (370).

Identificação do recém-nascido com icterícia

Avaliação clínica

Todos os RNs devem ser monitorados rotineiramente para icterícia, e os berçários devem ter protocolos estabelecidos para avaliação da icterícia. Nos RNs, a icterícia é detectada por um branqueamento da pele produzido por pressão digital, revelando, dessa forma, a cor subjacente da pele e do tecido subcutâneo. É importante que essa avaliação seja feita em uma sala bem iluminada ou, de preferência, à luz do dia, próximo a uma janela.

Protocolos de enfermagem

Os enfermeiros realizam inspeções visuais regulares de todos os RNs, e os protocolos em berçários devem estabelecer as circunstâncias em que um enfermeiro pode solicitar a medição de BST sem prescrição do médico (50). O enfermeiro deve solicitar uma medição de BST em qualquer RN que pareça apresentar icterícia antes de 24 horas de idade (249). Se for usado o monitoramento de TcB de rotina, a política deve incluir o nível de TcB (em relação à idade do RN em horas) que exija uma medição da BST. (Ver a seguir *Medições da bilirrubina transcutânea*.)

Estimativas visuais de icterícia

Progressão cefalocaudal da icterícia

A icterícia dérmica é observada primeiro na face e, em seguida, avança em sentido caudal para o tronco e os membros, de modo que, para determinado nível de bilirrubina, a pele da face será mais amarela que a dos pés (371). A progressão cefalocaudal da icterícia cutânea, observada pela primeira vez há mais de 100 anos, e confirmada por vários pesquisadores utilizando a observação visual, bem como a bilirrubinometria transcutânea, é um recurso clínico valioso, porém existe uma superposição considerável nas faixas de BST que correspondem a cada uma das zonas cutâneas (15,233,371). No entanto, mais de 95% dos RNs com níveis de BST ≥ 12 mg/dℓ apresentará icterícia abaixo do nível dos mamilos, embora isso também seja observado em muitos RNs com níveis de BST inferiores (372,373).

Mecanismo da progressão cefalocaudal

Sugeriu-se que a diferença cefalocaudal de cor nos RNs é mais bem explicada pelas mudanças de conformação no complexo bilirrubina-albumina (374). Esta teoria é baseada no pressuposto de que a bilirrubina que chega a partes proximais do corpo está mais fracamente ligada à albumina do que a bilirrubina que chega a áreas distais (374). Mais recentemente, Purcell e Beeby (375) mediram a TcB; a temperatura da pele e tempo de reenchimento capilar na fronte, esterno, abdome inferior, meio da coxa e sola. Semelhante às mudanças na TcB, eles encontraram uma progressão cefalocaudal na temperatura da pele e no tempo de reenchimento capilar. A temperatura da pele foi significativamente inferior no pé do que na parte superior do corpo enquanto o tempo de reenchimento capilar aumentou. Eles concluíram que a progressão cefalocaudal da icterícia é, principalmente, consequência da diminuição do fluxo sanguíneo capilar para as partes distais do corpo e sugerem que os RNs preferencialmente perfundem as cabeças e partes proximais do corpo (375). Por outro lado, observamos a progressão cefalocaudal típica em relação aos níveis de TcB em RNs com 2, 3 e 4 semanas de idade (233) quando a perfusão para as partes mais distais do corpo presumivelmente melhorou, embora não tenha sido medida.

Qual a precisão da avaliação visual da icterícia?

Apesar de os RNs cujos níveis de BST ultrapassam 12 mg/dℓ (205 μmol/ℓ) serem quase sempre identificados como "ictéricos" (187,372), alguns RNs com níveis de BST de 8 a 10 mg/dℓ não mostram qualquer sinal de icterícia (15,187), e a faixa de níveis de BST em cada zona na pontuação cefalocaudal é muito ampla (15,233). Com 24 horas de idade, os valores da BST de 8 a 10 mg/dℓ estão acima do percentil 95, e tais RNs requerem avaliação e acompanhamento. Assim, antes da alta, a estimativa visual dos níveis de bilirrubina reais não é suficientemente precisa para permitir que decisões confiáveis de manejo sejam tomadas. Certamente, qualquer RN que apresente icterícia nas primeiras 24 horas deve ser submetido à medição da BST (50,249), e um comentário com base em consenso recente recomenda a medição de TcB ou BST em todos os RNs antes da alta (130). Alguns especialistas e a diretriz do NICE recentemente publicada (376) recomendam a medição do nível de TcB ou BST em todos os RNs que apresentam icterícia independentemente da idade, mas, em RNs maiores com icterícia leve, acreditamos que ainda haja espaço para o julgamento clínico.

Medições da bilirrubina transcutânea

Quando a luz é transmitida à pele, o amarelamento da luz refletida pode ser medido ao fornecer uma medição objetiva da cor da pele, e estes princípios foram aplicados para prever os níveis de BST de refletância da pele, usando bilirrubinômetros transcutâneos facilmente portáteis. Uma monografia recente resume o conhecimento disponível sobre bilirrubinometria transcutânea (183). Existem dois dispositivos atualmente comercializados nos EUA, o Draeger JM 103 (Draeger Medical, Hatboro, PA), embora um novo modelo, o JM 105, esteja sendo comercializado na Europa e, provavelmente, irá aparecer em breve nos EUA, e o BiliChek (Philips Children's Medical Ventures, Monroeville, PA). Embora esses instrumentos usem algoritmos e técnicas de medição diferentes, os princípios de funcionamento são semelhantes. Os detalhes de como esses bilirrubinômetros funcionam são fornecidos na monografia de DeLuca *et al.* (183), e nós vamos abordar aqui alguns temas de relevância clínica.

As medições de TcB correlacionam-se bem com a BST em populações raciais mistas e em RNs de todas as idades gestacionais, incluindo RNs pré-termo com menos de 32 semanas de idade gestacional (3,180,183,377-379). As medições TcB são igualmente confiáveis nas populações de pacientes internados e ambulatoriais (183,380,381). No entanto, é importante compreender que uma medição da TcB não substitui a da BST. *A TcB é uma medição de espectros da luz refletida da pele branqueada e dos tecidos subcutâneos, exceto a bilirrubina sérica, e deve ser usada como uma ferramenta de triagem para ajudar a determinar se a BST deverá ser medida.* Quando utilizadas como instrumento de triagem, as medições de TcB podem ajudar a responder perguntas como "Devo me preocupar com esse RN?" e "Devo solicitar o nível de BST nesse bebê?". (382) As medições de TcB reduzem significativamente o número de medições de BST necessárias tanto no berçário de RNs a termo como na UTI neonatal (183,377,378). As medições de TcB antes da alta fornecem uma boa estimativa do risco de hiperbilirrubinemia subsequente (212,214) e são um ativo inestimável no ambulatório (233,380,381). Como são medições de TcB não invasivas, podem ser repetidas várias vezes durante a internação para o parto e fornecem informações úteis sobre a taxa de aumento da bilirrubina. Representados graficamente em um nomograma (Figura 32.7), os níveis de TcB que estão cruzando os percentis indicam a necessidade de observação e de avaliação adicionais.

Fatores que afetam as medições de TcB

Pigmentação da pele e gestação. O JM 103 tende a superestimar as medições de BST em RNs de pigmentação escura, e isso aumenta o número de medições desnecessárias de BST. No entanto, como a TcB é usada como uma ferramenta de triagem, esta não aumenta o risco de perder uma BST elevada. Wainer et al. (383) estudaram o efeito do tom de pele no desempenho do JM 103. Maior precisão e menor viés foram observados em RNs de tom de pele médio. Houve uma tendência a subestimar a leitura da BST no grupo de tons de peles mais claros e a superestimar no grupo de tons de pele mais escuros. No entanto, o JM 103 foi bem-sucedido como um dispositivo de triagem em todos os grupos de tom de pele claro (383).

Recém-nascidos pré-termo e de baixo peso. Nagar et al. (377) e De Luca et al. (185) conduziram revisões sistemáticas da utilização de medições de TcB em RNs pré-termo. Uma revisão de 22 estudos que incluíam RNs com menos de 32 semanas de idade gestacional concluiu que a triagem de RNs com medições de TcB usando diferentes valores de corte identificou com precisão adequada os RNs que necessitavam de medição da BST ou fototerapia (377). As estimativas conjuntas para correlação com BST foram boas ($r = 0,83$) e para aqueles com menos de 32 semanas ($r = 0,89$) (IC de 95%: 0,82 a 0,93). Os investigadores concluíram que as medições de TcB em RNs pré-termo podem "ser utilizados na prática clínica para reduzir a amostragem de sangue".

Efeito do nível de BST. As medições de TcB tendem a subestimar a BST em níveis de BST mais elevados (180). Conforme a BST aumenta, o número de TcBs falso-negativas também aumenta (214,383). Entretanto, se forem usados valores de corte apropriados, as medições de TcB ainda funcionarão tão bem como um dispositivo de triagem mesmo em níveis de BST superiores a 15 mg/dℓ (380,383).

Aplicação clínica das medições de TcB

Como pode ocorrer variação entre os instrumentos, a precisão do instrumento de TcB deve ser comparada aos valores de BST laboratoriais antes que possa ser considerado confiável como uma ferramenta de triagem, e um nível de BST deve ser sempre obtido quando a intervenção terapêutica for considerada. Como a TcB tende a subestimar a BST em níveis de BST mais elevados, os investigadores adotaram diversas técnicas para evitar a omissão de um nível elevado de BST (ou seja, uma medição de TcB falso-negativa). Essas técnicas incluem a medição da BST se:

a. O valor da TcB for 70% do nível de BST recomendado para o uso da fototerapia (384).
b. O valor da TcB for superior à linha de risco alta-intermediária no nomograma de Bhutani (176) ou no percentil 95 em um nomograma de TcB (186).
c. No seguimento após a alta hospitalar, o valor de TcB for > 13 mg/dℓ (380,381). Em dois estudos ambulatoriais, nenhum RN com valor de TcB ≤ 13 mg/dℓ apresentou um valor de BST > 17 mg/dℓ.

Efeito da fototerapia nas medições de TcB. Como a fototerapia branqueia a pele, tanto a avaliação visual da icterícia quanto as medições da TcB em RNs submetidos à fototerapia não são confiáveis. Se uma área da pele for coberta durante a fototerapia, no entanto, as medições de TcB naquela área podem ser usadas para monitorar a resposta à fototerapia (385,386). Os dados disponíveis sobre o uso das medidas da TcB após a fototerapia são limitados. Em um estudo, as medidas da TcB dentro de 18 a 24 horas após o término da fototerapia exibiram boa correlação com o nível de BST, e a correlação melhorou ainda mais depois de um período adicional de 24 horas (387).

Local de amostragem. Instruções para a utilização do BiliChek e do JM 103 recomendam a obtenção de medições de TcB a partir da fronte ou do esterno. Como a fronte é exposta à luz ambiente, tanto no berçário como após a alta, enquanto o esterno está quase sempre coberto, as medições do esterno podem ser uma escolha melhor, o que foi confirmado em dois estudos (384,388). Um estudo recente sugere que o melhor local para medições de TcB em RNs pré-termo é a região interescapular (389).

DETERMINAÇÃO LABORATORIAL DA BILIRRUBINA

Bilirrubina sérica total

Esse assunto foi revisto recentemente (3,390) e analisado por Lo e Doumas (173). Apesar de ser uma das medições laboratoriais mais comumente efetuadas no RN, a determinação da concentração de BST ainda mostra uma variação considerável entre os diferentes analisadores clínicos (173). Lo e Doumas atribuíram o grande erro sistemático à "falha dos fabricantes do instrumento na produção de calibradores de bilirrubina confiáveis (173)".

Bilirrubina de reação direta e conjugada

Existem preocupações semelhantes no que diz respeito à precisão das medições de bilirrubina de reação direta e conjugada. Essas medições não são intercambiáveis. A *bilirrubina de reação direta* refere-se à bilirrubina que reage diretamente com ácido sulfanílico diazotizado (i. e., sem a adição de um agente acelerador), enquanto a *bilirrubina conjugada* refere-se à bilirrubina que se tornou hidrossolúvel pela sua ligação ao ácido glicurônico no fígado. Uma pequena porção da bilirrubina conjugada é denominada bilirrubina delta e é unida por ligação covalente à albumina (3), e medições de bilirrubina direta estimam a concentração total da bilirrubina conjugada e da delta. Quando existe um nível elevado de bilirrubina não conjugada (normalmente medida como a bilirrubina total no RN), algumas bilirrubinas não conjugadas irão reagir com o reagente diazo sem a adição do acelerador, fazendo com que as medições da bilirrubina direta superestimem a concentração de bilirrubina conjugada (3,362). O método Vitros, originalmente desenvolvido pela Kodak, mede os níveis de bilirrubina conjugada ou não conjugada com a espectrofotometria direta (173). Usando dados dos Kaiser Permanente hospitals do norte da Califórnia, Davis et al. (362) verificaram que o percentil 99 para níveis de bilirrubina conjugada foi de 0,5 mg/dℓ, mas foi de 2,1 mg/dℓ para as medições da bilirrubina direta. Um estudo recente sugeriu que RNs com atresia biliar apresentam elevados níveis de bilirrubina direta ou conjugada logo após o nascimento (391), mas, como observado no estudo de Davis et al., 96% dos RNs com níveis de bilirrubina conjugada entre 0,5 e 1,9 mg/dℓ não apresentavam diagnóstico patológico.

Local de coleta da amostra de sangue | Amostras de sangue capilar *versus* venoso

Os dados relativos às diferenças observadas nos níveis de BST quando obtidos em amostras de sangue capilar ou venoso são divergentes (392,393). Entretanto, é útil lembrar que praticamente todos os dados publicados sobre a correlação dos níveis de BST com o *kernicterus* ou o desfecho desenvolvimental baseiam-se nos níveis de BST no sangue capilar. Assim, para o propósito de decisão clínica, as amostras de sangue capilar são o padrão-ouro, e não há motivo para retardar a instituição do tratamento, a fim de obter uma amostra de sangue venoso para "confirmar" um nível elevado de BST no sangue capilar.

Quando a medição laboratorial da bilirrubina está indicada?

Deve-se obter o nível de TcB e/ou de BST em todo RN com icterícia nas primeiras 24 horas após o nascimento (50). Em uma coorte de 105.384 RNs com peso ao nascer ≥ 2.000 g e pelo menos 36 semanas de idade gestacional, observou-se icterícia no prontuário médico em apenas 2,8% dos RNs dentro de 18 horas e em 6,7% dentro de 24 horas (249). Em comparação com aqueles que não apresentaram icterícia no primeiro dia, os RNs ictéricos nas primeiras 24 horas tiveram probabilidade bem mais alta de receber fototerapia (18,9 versus 1,7%) e tiveram três vezes mais tendência a apresentar níveis de bilirrubina de 25 mg/dℓ (428 µmol/ℓ).

A necessidade e o momento de repetir a BST ou a TcB dependem da zona em que se encontra o valor da BST (ver Figura 32.13), da idade do RN, de outros fatores de risco clínicos e da evolução subsequente do nível de bilirrubina (Quadro 32.22). Devem-se obter os níveis de TcB e/ou de BST se, a qualquer momento, a icterícia for aparentemente excessiva para a idade do bebê. Em vista do risco de erros na estimativa visual dos níveis de bilirrubina (187,372,373), particularmente em RNs de pele escura, e dependendo das circunstâncias clínicas, os níveis de BST ou de TcB devem ser medidos se houver qualquer dúvida quanto ao grau de icterícia. Alguns especialistas e a diretriz do NICE recentemente publicada (376) recomendam a medição de uma TcB ou nível de BST em todos os RNs que apresentam icterícia independentemente da idade. Um sinal físico que tende a ser negligenciado é a presença de icterícia no olho. Embora denominada "icterícia escleral" durante muitos anos, a bilirrubina depositada no olho é, na verdade, depositada na conjuntiva, e não na esclera (394). Azzuqa e Watchko (395), hoje, lembram-nos de observar os olhos de RNs com icterícia. Em um estudo preliminar, cada um dos 21 RNs que apresentavam icterícia conjuntival possuía uma BST > 15 mg/dℓ (faixa de 15,3 a 24 mg/dℓ). Se confirmado, este deve ser um sinal muito útil para identificar RNs com hiperbilirrubinemias significativas.

ABORDAGEM CLÍNICA DO RECÉM-NASCIDO COM ICTERÍCIA

Investigação da causa de icterícia

O Quadro 32.22 cita as indicações para avaliação laboratorial de RNs com icterícia. Em alguns RNs, a causa da hiperbilirrubinemia é evidente a partir da anamnese e do exame físico. Por exemplo,

QUADRO 32.22
Avaliação laboratorial do recém-nascido com icterícia.

Indicações	Avaliações
Icterícia nas primeiras 24 h	Determinação do nível de BST
Icterícia excessiva para a idade do recém-nascido	Determinação do nível de BST
RN submetido à fototerapia ou com rápida elevação dos níveis de BST (i. e., cruzando os percentis [ver Figura 32.13]), inexplicada pela anamnese e pelo exame físico	Tipagem sanguínea e teste de Coombs, se não forem obtidos no sangue do cordão umbilical Hemograma completo e esfregaço sanguíneo Determinação da bilirrubina de reação direta ou conjugada Como opção, contagem de reticulócitos, G6PD, concentração de COCF, quando disponível Repetir a determinação da BST em 4 a 24 h, dependendo da idade do RN e dos níveis de BST
BST aproximando-se dos níveis de exsanguinotransfusão ou que não respondem à fototerapia	Efetuar a contagem dos reticulócitos e determinação da G6PD, albumina e COCF, quando disponível
Elevação do nível de bilirrubina direta (ou conjugada)	Urinanálise e urinocultura; investigar a possibilidade de sepse, quando indicado, pela anamnese e exame físico
Ocorrência de icterícia depois de 3 semanas de vida ou RN enfermo	Nível de bilirrubina total e de reação direta (ou conjugada); em caso de elevação da bilirrubina de reação direta, investigar causas de colestase Verificar os resultados da triagem da tireoide e da galactosemia do recém-nascido; procurar sinais ou sintomas de hipotireoidismo

COCF, monóxido de carbono corrente final, corrigido para o monóxido de carbono ambiente; G6PD, glicose-6-fosfato-desidrogenase; BST, concentração de bilirrubina sérica total.
De Maisels MJ, Baltz RD, Bhutani V et al. Management of hyperbilirubinemia in the newborn infant 35 or more weeks of gestation. *Pediatrics* 2004;114:297-316, com permissão.

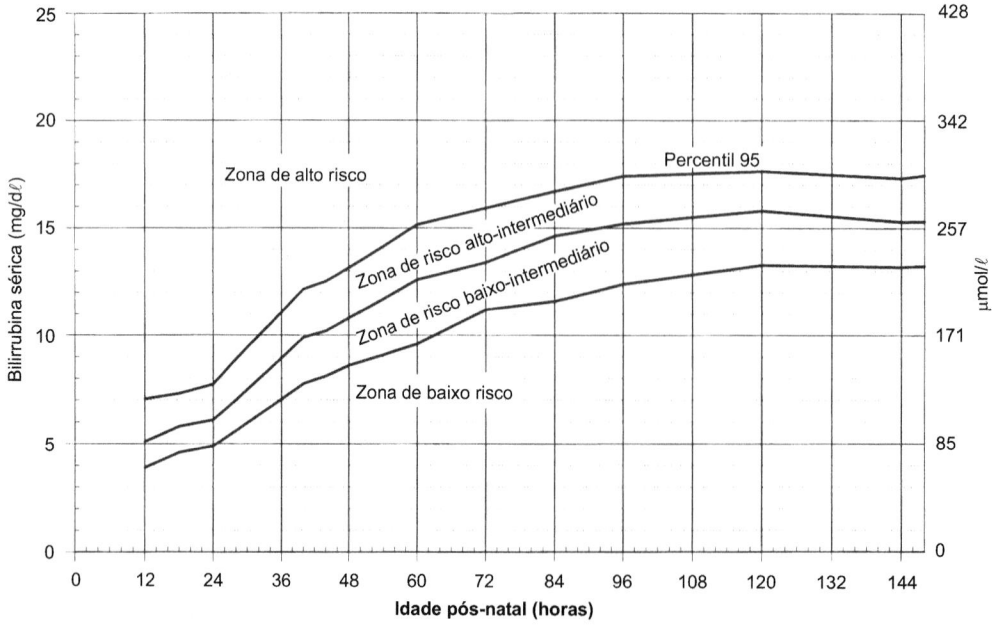

Figura 32.13 Nomograma para estabelecer o risco em 2.840 recém-nascidos em bom estado de saúde com ≥ 36 semanas de idade gestacional e peso ao nascer ≥ 2.000 g ou ≥ 35 semanas de idade gestacional e peso ao nascer ≥ 2.500 g com base nos valores da bilirrubina sérica específicos da hora de vida. O nível sérico de bilirrubina foi obtido antes da alta, e a zona em que o valor se encontra indica a probabilidade de níveis subsequentes de bilirrubina superiores ao percentil 95 (zona de alto risco). Observe que devido ao viés de amostragem (305), este nomograma não deve ser utilizado para representar a história natural da hiperbilirrubinemia neonatal. De Bhutani VK, Johnson L, Sivieri EM. Predictive ability of a predischarge hour-specific serum bilirubin for subsequent significant hyperbilirubinemia in healthy-term and near-term newborns. *Pediatrics* 1999; 103:6-14, com permissão.

a icterícia em um RN com equimoses intensas geralmente não precisa de maiores explicações. Além disso, os exames laboratoriais habituais (hematócrito, hemograma completo, contagem de reticulócitos e esfregaço sanguíneo) não são específicos nem sensíveis e raramente identificam alguma causa específica da hiperbilirrubinemia (396,397), mesmo em crianças reinternadas com níveis de BST de 18 a 20 mg/dℓ (308 a 340 µmol/ℓ) ou mais (213,359). Entretanto, em um estudo, não se encontrou uma boa correlação entre as medidas da concentração de COCF e a contagem de reticulócitos (corrigida para o hematócrito) em RNs com TAD positivo (398). É necessário investigar a causa da icterícia em todos os RNs submetidos à fototerapia ou naqueles com rápida elevação dos níveis de BST, isto é, que cruzam os percentis (ver Figura 32.13) e cuja anamnese e exame físico não fornecem nenhuma explicação. O Quadro 32.22 fornece uma lista dos testes laboratoriais apropriados.

Interpretação dos níveis de bilirrubina

Todos os níveis de BST precisam ser interpretados com base na idade do RN em horas (ver Figuras 32.13 e 32.17). Os RNs cuja BST ultrapasse o percentil 95, nos quais a taxa de elevação da BST cruze os percentis ou que ultrapasse 0,2 mg/dℓ/hora necessitam de maior avaliação e acompanhamento.

Elevação dos níveis de bilirrubina de reação direta ou conjugada

Conforme observado anteriormente (consulte *Medições da bilirrubina*), as medições da bilirrubina de reação direta e da bilirrubina conjugada não são intercambiáveis e, quando a bilirrubina total aumenta, há, muitas vezes, elevação falsa da bilirrubina de reação direta. Assim, os níveis de bilirrubina direta são consideravelmente mais elevados do que a bilirrubina conjugada (362); o percentil 99 para a bilirrubina conjugada é de 0,5 mg/dℓ e a bilirrubina direta é de 2,1 mg/dℓ (362). No RN com elevação da bilirrubina de reação direta ou conjugada, devem-se efetuar um exame de urina e urocultura, visto que esses valores aumentados podem ser um sinal precoce de infecção do trato urinário. Deve-se considerar uma avaliação para sepse. A icterícia de início tardio (depois do quarto ou quinto dia de vida) também tem sido associada à infecção do trato urinário (360) (ver também *Causas patológicas da icterícia | Sepse*, anteriormente). RNs com níveis de bilirrubina conjugada ou direta ≥ 2 mg/dℓ requerem uma avaliação mais aprofundada do sistema hepatobiliar (362).

Recém-nascidos enfermos e recém-nascidos com icterícia após 3 semanas de idade

Esses RNs devem ter uma determinação da bilirrubina total e da bilirrubina de reação direta ou conjugada, a fim de identificar a presença de colestase. Se os níveis de bilirrubina de reação direta ou conjugada estiverem elevados, é necessária uma avaliação adicional à procura das causas de colestase (ver Capítulo 37). Essa abordagem é essencial para a identificação precoce de RNs com atresia biliar. Para que esses RNs obtenham algum benefício da portoenterostomia, a cirurgia deve ser realizada o mais cedo possível e, de preferência, antes de 60 dias de idade. Nos RNs que apresentam icterícia depois de 3 semanas de idade, é preciso verificar também os resultados da triagem neonatal da tireoide e da galactosemia. O Quadro 32.20 cita as causas de hiperbilirrubinemia de reação indireta prolongada.

Avaliação do risco de hiperbilirrubinemia grave

O Quadro 32.11 cita os fatores de risco importantes da hiperbilirrubinemia. A maioria desses fatores é facilmente identificável, sem necessidade de recorrer ao laboratório; entretanto, como esses fatores de risco são comuns, e o risco de hiperbilirrubinemia grave é, individualmente, pequeno, esses fatores são de uso limitado como indicadores de hiperbilirrubinemia grave. Entretanto, na ausência de fatores de risco, o risco de hiperbilirrubinemia grave é baixíssimo, e, quanto maior o número de fatores de risco presentes, maior o risco de hiperbilirrubinemia grave (15,211,212). Alguns fatores, como amamentação exclusiva e idade gestacional reduzida, são particularmente importantes (212,214). É notável que quase todos os casos recém-descritos de *kernicterus* ocorreram em lactentes alimentados ao seio, mesmo quando o RN apresentou deficiência de G6PD subjacente (99,400-402).

Gestação abreviada

De longe o único fator de risco clínico não patológico mais importante é a idade gestacional abreviada, um risco que foi quantificado recentemente (Quadro 32.12) (211,212,214,403). Newman *et al.* (211) calcularam que, para cada semana de gestação abreviada abaixo de 40 semanas, o risco de um RN desenvolver BST > 25 mg/dℓ aumenta em um fator de cerca de 1,6. Assim, o RN com idade gestacional de 36 semanas apresenta cerca de $1,6^4 = 6,6$ vezes mais probabilidade de desenvolver BST > 25 mg/dℓ do que um RN de 40 semanas de idade gestacional. Observamos que os RNs de 35 semanas de idade gestacional apresentaram 13 vezes mais probabilidade (IC de 95%: 2,7 a 64,6) do que aqueles com 40 semanas de idade gestacional de serem reinternados devido à icterícia grave após a alta (213). Os RNs pré-termo tardios e a termo iniciais são assistidos em berçários normais, mas eles têm muito mais probabilidade de apresentar amamentação inefetiva, receber menos calorias e apresentar maior perda de peso do que os RNs realmente a termo. Além disso, apresentam depuração hepática menos efetiva. Assim, RNs com 38 semanas de idade gestacional apresentam quatro vezes mais probabilidade de desenvolver BST > 25 mg/dℓ do que aqueles com 40 semanas (211).

Medição do nível de bilirrubina antes da alta hospitalar

Sabemos que é muito mais provável que os RNs com icterícia clínica nos primeiros dias tenham hiperbilirrubinemia significativa posteriormente (213,404). Bhutani *et al.* (176) mediram as concentrações de BST de 13.003 RNs antes de receberem alta hospitalar. Em 2.840 bebês, os níveis de BST foram repetidos pelo menos uma vez dentro de 5 a 6 dias após a sua alta. Os RNs com incompatibilidade por ABO e teste de Coombs positivo foram excluídos, assim como aqueles sensibilizados por Rh. Os investigadores representaram graficamente os níveis de BST em relação à idade do RN em horas e criaram um nomograma com percentis que definiu uma zona de alto risco (acima do percentil 95), de baixo risco (valores < percentil 40) e de risco intermediário (percentil 40 a 95) (176) (ver Figura 32.13). Dos RNs cujos níveis de BST ficaram na zona de alto risco, 39,5%, subsequentemente, apresentaram valores acima do percentil 95 (o valor preditivo positivo), enquanto dos 1.750 RNs cujo nível de BST antes da alta estava na zona de baixo risco, nenhum apresentou BST > percentil 95. Alguns desses valores preditivos negativos aparentemente perfeitos provavelmente devem-se ao "desvio duplo padrão-ouro (405)": indivíduos com níveis de BST iniciais elevados apresentaram maior probabilidade de apresentar BST repetida, enquanto, naqueles com baixos níveis iniciais de BST, o nível era menos provável de ser verificado novamente e presumiu-se que nunca seria elevado (189). Valores de BST na zona de baixo risco (176) também podem produzir uma falsa sensação de segurança, levando ao acompanhamento inadequado ou falha em obter BST em um RN com icterícia no acompanhamento. Em um estudo recente, 3 de 5.727 RNs com níveis de TcB antes da alta abaixo do percentil 40 (Figura 32.13) foram, no entanto, reinternados posteriormente com um nível de BST > 17 mg/dℓ (214). Observe, também que a Figura 32.13 não descreve a história natural da bilirrubinemia no RN. Como apenas 2.840 (21,9%) dos

13.003 RNs tiveram os níveis de BST medidos subsequentemente, existe um viés de amostragem para os RNs com maior grau de icterícia (aqueles que apresentavam icterícia eram mais prováveis de retornar para o acompanhamento), particularmente depois de 48 a 72 horas, de modo que as zonas de mais baixo risco estão espuriamente elevadas (189). Embora este nomograma não seja estendido a outras populações, sua utilidade em ajudar a prever o risco de BST subsequente e níveis de BPC tem sido amplamente confirmada em vários outros estudos (15,211,212), incluindo os realizados em outras populações (406,407).

O uso de medições de TcB tornou possível o estudo da história natural da bilirrubinemia e a melhoria de nossa compreensão da cinética da bilirrubina. De Luca et al. (185) analisaram quatro estudos publicados e calcularam a *"exaggerated rate of rise"* (EROR), a taxa de aumento do TcB necessária para atravessar as curvas de percentis em diferentes idades, proporcionando, assim, uma taxa de aumento do nível de TcB que pode exigir acompanhamento adicional ou teste. Uma taxa de aumento na BST ou TcB de mais de $0,2$ mg/dℓ × h^{-1} nas primeiras 24 horas, $0,15$ mg/dℓ × h^{-1} a partir de 25 a 48 horas e $0,1$ mg/dℓ × h^{-1} posteriormente indica a necessidade de uma avaliação cuidadosa, vigilância e, se necessário, investigações laboratoriais adicionais (185).

Combinação da gestação com nível de bilirrubina antes da alta

Combinar a BST ou TcB antes da alta com a gestação do RN é tão eficaz em prever a probabilidade de hiperbilirrubinemia subsequente como combinar a BST/TcB com fatores de risco clínicos adicionais (212). A utilidade desse método simples e cauteloso de previsão de riscos é claramente ilustrada na Figura 32.14. Em seu estudo prospectivo, Keren et al. analisaram o risco de um RN desenvolver um nível de BST dentro ou acima de 1 mg/dℓ do limiar da AAP específico da hora de vida para fototerapia (50). O risco de posteriormente chegar a este nível de BST em um RN cuja TcB antes da alta está entre os percentis 75 e 95 é 50 vezes maior em 35 a 37 6/7 semanas do que em ≥ 40 semanas. Todavia, há um viés nessa avaliação, visto que os limiares da fototerapia para RNs de 35 a 37 6/7 de idade gestacional são cerca de 2,5 mg/dℓ inferiores aos dos RNs de 40 semanas de idade gestacional (50).

Com base nesses dados, recomenda-se a realização de uma medição de BST ou TcB em cada RN após a idade de dezoito horas e antes da alta (130). Foi desenvolvido um algoritmo que fornece recomendações para manejo e acompanhamento de acordo com as medições de bilirrubina antes da alta, idade gestacional e determinados fatores de risco para hiperbilirrubinemia subsequente (Figura 32.15). Os autores desse algoritmo reconheceram que a qualidade da evidência disponível para recomendar a triagem antes da alta universal e o manejo subsequente, conforme sugerido na Figura 32.14, é limitada e, na ausência de melhores evidências, deve-se ter como base o parecer de especialistas. No entanto, dados recentes sugerem que a triagem antes da alta possa reduzir a incidência de níveis de BST ≥ 25 mg/dℓ (Quadro 32.23) (408-410). Alguns desses efeitos podem ser o resultado de melhorias na vigilância e na intervenção de uma lactação inadequada, e alguns, do maior uso da fototerapia antes da alta (409).

Existem outros benefícios (mas também alguns riscos) associados à obtenção de um nível de BST ou TcB antes da alta em todos os RNs. O conhecimento do nível de BST específico da hora de vida pode alertar o pediatra para a possibilidade de um problema não conhecido anteriormente. Um nível de BST acima do percentil 95 ou medições consecutivas mostrando que os níveis de BST estão cruzando os percentis sugerem a necessidade de maior vigilância, BST ou TcB repetida em 4 a 24 horas, e a possibilidade de mais investigações para determinar a causa deste nível de BST. Os riscos de triagem universal da bilirrubina incluem testes adicionais (desnecessários) e uso inadequado da fototerapia (130).

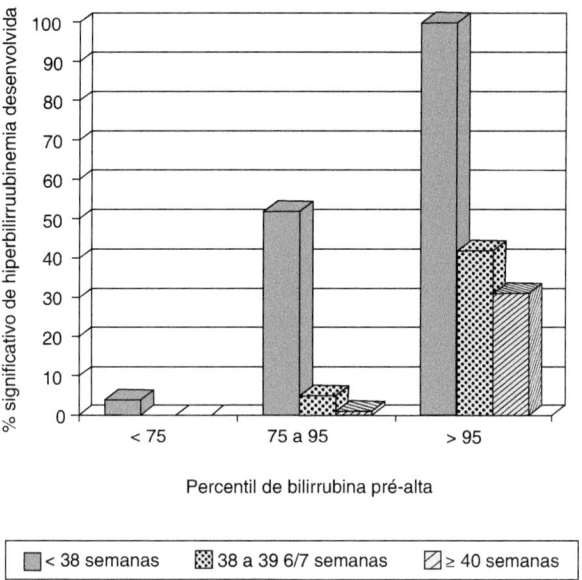

Figura 32.14 A probabilidade de um RN desenvolver hiperbilirrubinemia significativa com base no nível de BST ou TcB antes da alta e da idade gestacional. Redesenhada a partir de Karen R, Luan X, Friedman S et al. A comparison of alternative risk-assessment strategies for predicting significant neonatal hyperbilirubinemia in term and near term infants. *Pediatrics* 2008;121:e170.

Medição da produção de bilirrubina

Quando o heme é catabolizado, ocorre produção de CO em quantidades equimolares com a bilirrubina, e a determinação da concentração sanguínea de COHb, da produção ou da excreção de CO, fornece uma medida da produção de bilirrubina (411). O desenvolvimento de um método não invasivo simples para a medida da concentração do COCF fornece uma técnica para quantificar a hemólise e identificar, assim, os RNs com taxas elevadas ou baixas de produção de bilirrubina. Embora possa identificar a presença de hemólise e seja útil como teste diagnóstico (283,296,412) até então, a medição da concentração de COCF não se mostrou útil como método de rotina para triagem de RNs com o objetivo de predizer a probabilidade de hiperbilirrubinemia subsequente (406).

Acompanhamento

A Figura 32.15 fornece as recomendações atuais para acompanhamento com base na zona de risco da bilirrubina, idade gestacional e outros fatores de risco. A regra geral é: RNs que recebem alta com menos 72 horas de idade devem ser avaliados 2 dias após a alta, a menos que haja um risco muito baixo de hiperbilirrubinemia subsequente, caso em que um acompanhamento posterior é adequado. Esse acompanhamento pode ser realizado no consultório, no ambulatório ou no lar, por um médico ou enfermeiro. Ambas as informações escritas e orais devem ser fornecidas a todos os pais sobre o RN com icterícia e um excelente exemplo disso é o panfleto *"Jaundice and your newborn"* publicado pela AAP (disponível em www.AAP.org/bookstore). O objetivo é fornecer informações adequadas e equilibradas de modo que os pais compreendam que níveis muito elevados de bilirrubinemia podem ser perigosos, embora devam ser tranquilizados de que a grande maioria dos RNs com icterícia não irá apresentar sequelas.

É importante garantir que o profissional seja contatado caso surjam sinais preocupantes antes de uma visita agendada ao consultório e a fim de assegurar que o RN compareça à consulta programada. Frequência de aleitamento, micção e evacuação; progressão da icterícia e sinais da doença podem ser monitorados pelo pai responsável e compartilhados com o profissional. Na consulta, o profissional deve avaliar a variação percentual de peso ao nascer e a presença ou ausência e o nível de icterícia no exame.

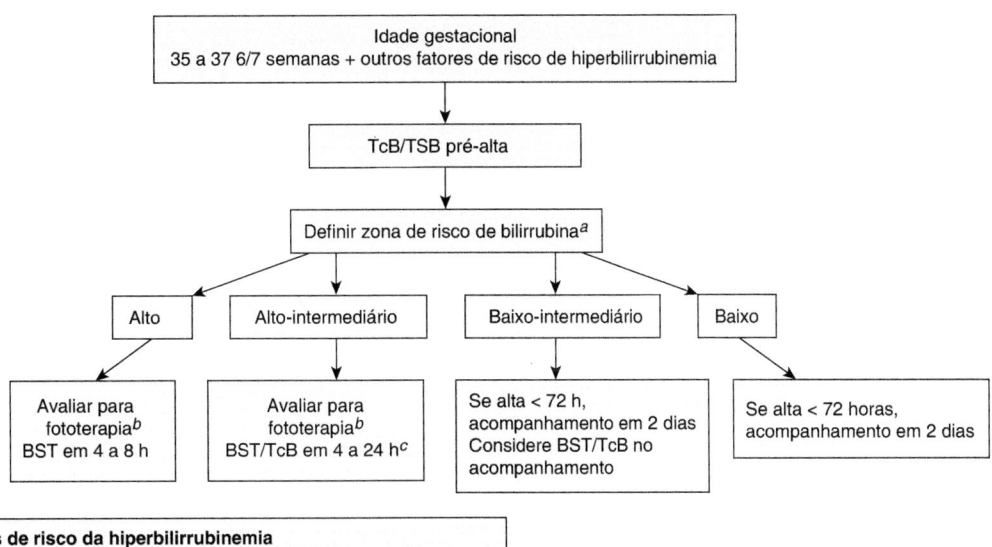

Figura 32.15 Algoritmo que fornece recomendações para o manejo e o acompanhamento de acordo com os valores da bilirrubina antes da alta, gestação e fatores de risco para hiperbilirrubinemia subsequente. [a]Ver Figura 32.13. [b]Ver Figura 32.17. [c]No hospital ou ambulatório. [d]Recomendações de acompanhamento podem ser modificadas de acordo com o nível de risco de hiperbilirrubinemia; dependendo das circunstâncias do RN de baixo risco, pode-se considerar acompanhamento posterior. Fornecer uma avaliação da lactação e suporte para todas as lactantes. A recomendação para o momento de repetir a medição da BST depende da idade na medição e o quanto o nível da BST está acima do percentil 95 (Figura 32.13). Níveis de BST iniciais mais elevados e precoces requerem uma repetição da medição da BST anterior. Realize a avaliação clínica padrão em todas as consultas de acompanhamento. Em Maisels MJ, Newman TB. Prevention, screening, and postnatal management of neonatal hyperbilirubinemia. In: Stevenson DK, Maisels MJ, Watchko JF, eds. *Care of the jaundiced neonate*. New York, NY: McGraw Hill, 2012:175-194, com permissão. Redesenhada a partir de Maisels MJ, Bhutani VK, Bogen D *et al*. Hyperbilirubinemia in the newborn infant ≥ 35 weeks' gestation: an update with clarifications. *Pediatrics* 2009;124(4):1193-1198.

(continua)

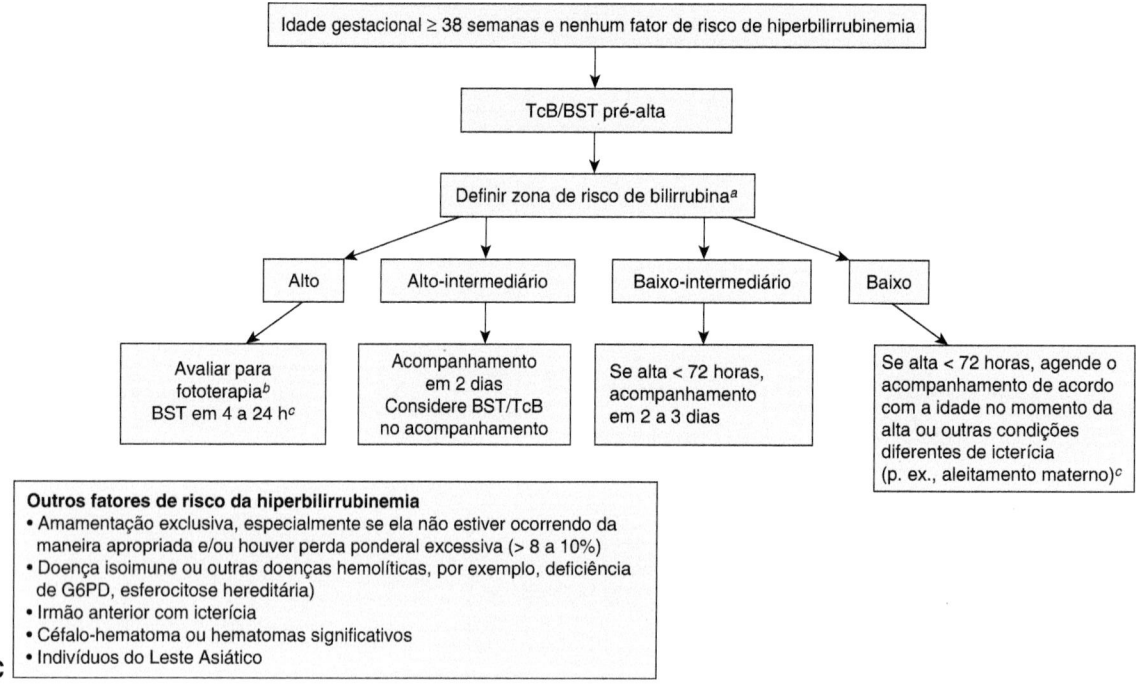

Figura 32.15 (*continuação*)

QUADRO 32.23

Estudos do efeito da triagem universal da bilirrubina no uso da fototerapia e na frequência de hiperbilirrubinemia.

Autor(es) (Ano); Sistema	N Nascimentos Linha de base	N Nascimentos rastreados	Fototerapia basal	Alteração na fototerapia	Porcentagem de linha de base de BST total 20,0 a 24,9	RRR (%)	Taxa basal a cada 1.000 BST 25,0 a 29,9	RRR (%)	Taxa basal a cada 100.000 BST ≥ 30,0	RRR (%)
Eggert *et al.* (408); Intermountain Healthcare	48.789	52.483	Não declarado; reinternações para icterícia 0,55%	Não declarado; 22% de redução nas internações para icterícia	1,20	−45	0,55	−66	10,3	−44
Kuzniewicz *et al.* (409); Northern California Kaiser	38.182	319.904	4,20%	117% de aumento	2,00	−32	1,20	−74	12,0	−57
Mah *et al.* (410); Hospital Corporation of America	129.345	899.472	4,40%	5 a 16% de aumento	0,56	−40	0,43	−38	8,5	−65

BST, bilirrubina sérica total, mg/dℓ; RRR, redução de risco relativo.
Em Burgos AE, Flaherman VJ, Newman TB. Screening and follow-up for neonatal hyperbilirubinemia: a review. *Clin Pediatr (Phila)* 2012;51(1):7-16, com permissão.

Exposição à luz solar

A exposição dos RNs (413) e soro (414) à luz solar irá reduzir a BST (413). Embora a luz solar forneça uma irradiância suficiente na faixa de 425 a 475 nm para proporcionar eficácia da fototerapia, as dificuldades práticas envolvidas na exposição segura de um RN quase nu ao sol, seja no lar ou ao ar livre (evitando-se também uma queimadura solar), impedem o uso da luz solar como instrumento terapêutico confiável, de modo que essa abordagem não é recomendada pelo AAP (50). Por outro lado, em partes do mundo onde a escassez de equipamentos e eletricidade impede a utilização eficaz e consistente da dispositivos padrão de fototerapia, o uso de luz solar que é filtrada para evitar os raios UV é uma alternativa prática, e esse tipo de fototerapia tem sido utilizado de forma eficaz na Nigéria (415).

Intervenção no recém-nascido amamentado

Um problema que o médico enfrenta com frequência é a criança amamentada cujo nível de BST está próximo do limiar de fototerapia. Esse cenário foi abordado em dois ensaios randomizados e controlados (416,417). Vinte e cinco RNs a termo amamentados com níveis de BST ≥ 15 mg/dℓ (257 μmol/ℓ) foram designados para receber fototerapia, continuar sendo amamentados e receber água glicosada a 5% (15 mℓ/kg/dia). Em um segundo grupo de 25 RNs, o aleitamento materno foi descontinuado, e os RNs receberam fórmula mais solução glicosada a 10%. Não houve diferença entre os grupos no tempo que levou para a BST cair para menos de 12 mg/dℓ (205 μmol/ℓ) (416). No segundo estudo, 125 RNs amamentados a termo, cuja BST havia chegado a 17 mg/dℓ (291 μmol/ℓ), foram aleatoriamente designados

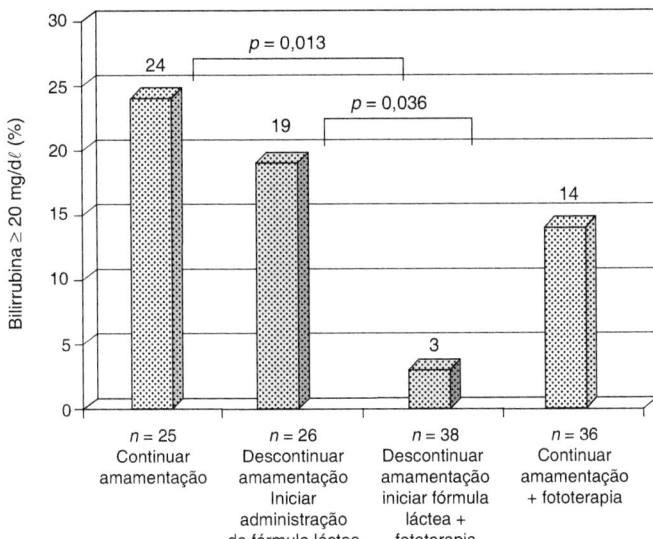

Figura 32.16 Efeito das intervenções sobre a icterícia em recém-nascidos amamentados. Quando a albumina sérica atingiu 17 mg/dℓ, os lactentes foram aleatoriamente distribuídos em uma das quatro intervenções. Indica-se a porcentagem de RNs cujos níveis de bilirrubina alcançaram ou ultrapassaram subsequentemente o valor de 20 mg/dℓ. Foi utilizada a fototerapia convencional (não intensiva). Redesenhada dos dados de Martinez JC, Maisels MJ, Otheguy L et al. Hyperbilirubinemia in the breastfed newborn: a controlled trial of four interventions. *Pediatrics* 1993;91:470.

para uma das quatro intervenções (ver Figura 32.16). Uma interrupção temporária da amamentação juntamente com a fototerapia foi a estratégia mais eficaz depois de continuar a amamentação e o uso da fototerapia (417). A fototerapia intensiva não foi utilizada em nenhum desses estudos. Contudo, quando a transferência de leite materno é claramente insuficiente, a suplementação com leite materno espremido ou fórmula é muitas vezes necessária.

Implementação de diretrizes

Realizar mudanças na prática clínica é um desafio, mas uma série de ferramentas tem sido desenvolvida para ajudar o médico a fornecer os cuidados adequados. Uma ferramenta baseada na *web*, "BiliTool" (418), acessível em www.bilitool.org, é um instrumento amigável, prático (e gratuito) para o manejo da icterícia neonatal. A AAP desenvolveu um *kit* de ferramentas tanto para hospitais como para médicos a fim de ajudar o profissional a fornecer apoio adequado à amamentação e manejo do RN com icterícia. Este *kit*, "Safe and Healthy Beginnings", pode ser obtida com a AAP na livraria do www.aap.org.bookstore.

TRATAMENTO

A hiperbilirrubinemia pode ser tratada de três maneiras: (a) a exsanguinotransfusão remove a bilirrubina mecanicamente; (b) a fototerapia transforma a bilirrubina em produtos capazes de contornar o sistema de conjugação hepática, sendo excretados na bile ou na urina sem qualquer metabolismo adicional; e (c) agentes farmacológicos que interferem na degradação do heme e na produção da bilirrubina, que aceleram as vias metabólicas normais responsáveis pela depuração da bilirrubina ou que inibem a circulação êntero-hepática da bilirrubina. A fototerapia é o tratamento mais comum utilizado; as exsanguinotransfusões são geralmente reservadas para os casos de fracasso da fototerapia.

Princípios que orientam as recomendações

As recomendações e as diretrizes para o uso da fototerapia (FT) e exsanguinotransfusão em RNs a termo, a termo inicial e pré-termo tardios são fornecidas nos Quadros 32.24 e 32.25 bem como nas

QUADRO 32.24
Uso sugerido de fototerapia e exsanguinotransfusão em RNs pré-termo < 35 semanas de idade gestacional.

Idade gestacional (semanas)	Fototerapia — Bilirrubina sérica total no início da fototerapia (mg/dℓ)	Exsanguinotransfusão — Bilirrubina sérica total (mg/dℓ)
< 28 0/7	5 a 6	11 a 14
28 0/7 a 29 6/7	6 a 8	12 a 14
30 0/7 a 31 6/7	8 a 10	13 a 16
32 0/7 a 33 6/7	10 a 12	15 a 18
34 0/7 a 34 6/7	12 a 14	17 a 19

Esse quadro reflete as recomendações dos autores para os limiares de BST terapêutica e operacional – níveis de bilirrubina de ou acima, para os quais o tratamento provavelmente será mais benéfico do que prejudicial (145). Esses níveis de BST não são baseados em boas evidências e são inferiores aos sugeridos em diretrizes recentes do Reino Unido (376) e da Noruega (145).
Faixas maiores e sobreposição de valores na coluna da exsanguinotransfusão refletem o grau de incerteza ao realizar essas recomendações.
Use a faixa inferior dos níveis de BST listada para RN em maior risco de toxicidade da bilirrubina, por exemplo, (a) idade gestacional inferior, (b) níveis de albumina sérica < 2,5 g/dℓ, (c) rápido aumento dos níveis de BST, sugerindo doença hemolítica e (d) aqueles clinicamente instáveis (38). Quando uma decisão está sendo tomada sobre o início da fototerapia ou exsanguinotransfusão, considera-se que os RNs sejam clinicamente instáveis se apresentam uma ou mais das seguintes condições: (a) pH sanguíneo < 7,15; (b) sepse com hemocultura positiva nas primeiras 24 horas; (c) apneia e bradicardia que necessitam de reanimação cardiorrespiratória (ventilação com ambu e/ou intubação) durante as 24 horas anteriores; (d) hipotensão que necessita de tratamento de pressor nas 24 horas anteriores; e (e) ventilação mecânica no momento da coleta da amostra de sangue (145).
Recomendações para exsanguinotransfusão aplicáveis aos RN que estão recebendo fototerapia intensiva para a área de superfície máxima, mas cujos níveis de BST continuam a aumentar para os níveis listados.
Para todos os RNs, a exsanguinotransfusão é recomendada se eles mostrarem sinais de encefalopatia bilirrubínica aguda (hipertonia, arqueamento, retrocolo, opistótono, choro agudo), apesar de se reconhecer que esses sinais ocorrem raramente nos RNs de muito baixo peso. Use a bilirrubina total. Não subtraia a bilirrubina de reação direta ou conjugada do total.
Para RN ≤ 26 semanas de idade gestacional, é uma opção usar a fototerapia profilaticamente, começando logo após o nascimento.
Utilize a idade pós-menstrual para fototerapia, por exemplo, quando um RN de 29 0/7 semanas possui 7 dias de idade, use o nível de BST para 30 0/7 semanas.
Interrompa a fototerapia quando a BST for 1 a 2 mg/dℓ abaixo do nível de início para a idade pós-menstrual do RN.
Interrompa as medições da BST quando a BST estiver em declínio e a fototerapia não for mais necessária. Meça os níveis de albumina sérica em todos os recém-nascidos.
Meça a irradiância em intervalos regulares com um espectrorradiômetro apropriado.
O aumento da taxa de mortalidade observado em RNs ≤ 1.000 g que estão recebendo fototerapia (145) sugere que é prudente a utilização de níveis de irradiância menos intensos nesses RNs. Em tais recém-nascidos, a fototerapia é quase sempre profilática para evitar o aumento na BST, e a fototerapia intensiva com altos níveis de irradiância geralmente não é conforme necessário. Em RN ≤ 1.000 g, é razoável iniciar a fototerapia em níveis de irradiância inferiores. Se a BST continuar a aumentar, deve-se fornecer fototerapia adicional, aumentando a superfície da área exposta (fototerapia acima e abaixo do RN, refletindo o material ao redor da incubadora). Se a BST, no entanto, continuar a subir, a irradiância deve ser aumentada alterando a configuração do dispositivo para uma intensidade maior ou colocando a luz sobre a cabeça mais perto do RN. Fontes de luz de LED e fluorescentes podem ser colocadas próximas ao RN, mas isso não pode ser feito com lâmpadas de tungstênio ou de halogênio devido ao perigo de queimadura.
Em Maisels MJ, Watchko JF, Bhutani VK et al. An approach to the management of hyperbilirubinemia in the preterm infant less than 35 weeks of gestation. *J Perinatol* 2012;32(9):660-664, com permissão.

Figuras 32.17 e 32.18. Seria ideal se as diretrizes para implementação de fototerapia e de exsanguinotransfusão recorressem a estimativas baseadas em evidências quando o benefício dessas intervenções ultrapassasse seus riscos e custos (50). Essas estimativas devem idealmente provir de estudos clínicos randomizados ou de estudos de observação sistemática de alta qualidade; entretanto, esses estudos são raros. Por conseguinte, as diretrizes terapêuticas têm de basear-se em estimativas relativamente incertas dos riscos e benefícios e do reconhecimento de que o uso de um único nível de BST para prever os desfechos comportamentais e desenvolvimentais a longo prazo levará a resultados conflitantes (117,118).

Recém-nascidos com menos de 35 semanas de idade gestacional

Nas últimas duas décadas, houve uma notável redução na incidência de *kernicterus* detectado em necropsias de RNs que morreram na UTI neonatal. Parte desse declínio pode resultar do uso liberal da fototerapia. Decerto, a fototerapia diminuiu radicalmente a necessidade de exsanguinotransfusão, que, nos RNs de baixo peso ao nascer, é quase exclusivamente efetuada nas situações ocasionais em que o bebê apresenta doença hemolítica por Rh grave ou equimoses extensas (419). No entanto, o comprometimento neurodesenvolvimental induzido por *kernicterus* e bilirrubina ainda é observado em RNs de baixo peso ao nascer sobreviventes (consulte a seção sobre *Desfecho desenvolvimental*).

Orientações para o uso da fototerapia e exsanguinotransfusão são fornecidas a seguir (consulte *Fototerapia e exsanguinotransfusão*).

QUADRO 32.25

Diretrizes de acordo com o peso ao nascer para exsanguinotransfusão em RNs de muito baixo peso com base na bilirrubina total (mg/dℓ) e razão bilirrubina:albumina (mg/g) (o que ocorrer primeiro).

	< 1.250 g	1.250 a 1.499 g	1.500 a 1.999 g	2.000 a 2.499 g
Risco padrão				
Bilirrubina total	13	15	17	18
Razão B:A	5,2	6,0	6,8	7,2
Alto risco[a]				
Bilirrubina total	10	13	15	17
Razão B:A	4,0	5,2	6,0	6,8

[a]Fatores de risco: Apgar < 3 a 5 minutos; Pa_{O_2} < 40 mmHg ≥ 2 h; pH ≤ 7,15 ≥ 1 h; peso ao nascer < 1.000 g; hemólise; deterioração clínica ou do SNC; proteína total ≤ 4 g/dℓ ou albumina ≤ 2,5 g/dℓ. Razão B:A, razão bilirrubina: albumina.
Em Ahlfors CE. Criteria for exchange transfusion in jaundiced newborns. *Pediatrics* 1994; 93:488-494, com permissão.

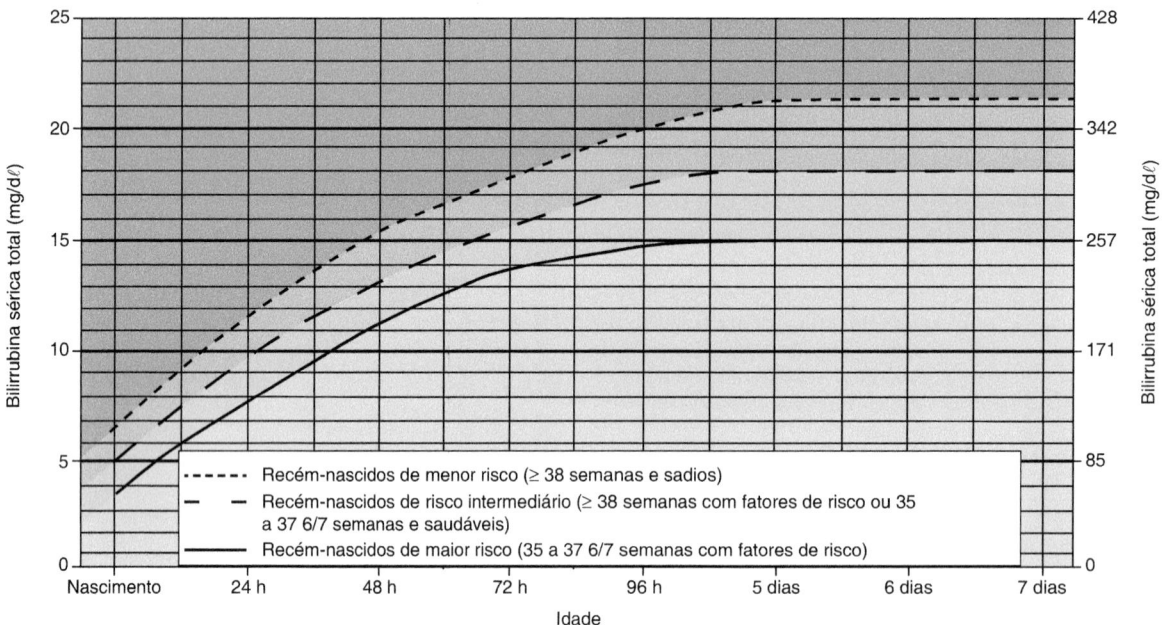

- Utilizar a bilirrubina total. Não subtrair a bilirrubina de reação direta ou conjugada
- Fatores de risco = doença hemolítica isoimune, deficiência de G6PD, asfixia, letargia significativa, instabilidade da temperatura, sepse, acidose ou albumina < 3,0 g/dℓ (quando medida)
- Para recém-nascidos sadios com 35 a 37 6/7 semanas, podem-se ajustar os níveis de BST para intervenção em torno da linha de risco intermediário. A intervenção na presença de níveis mais baixos de BST é uma opção para neonatos próximos a 35 semanas e com níveis de BST mais altos para aqueles mais próximos de 37 6/7 semanas
- A administração de terapia convencional no hospital ou no lar é uma opção na presença de níveis de BST de 2 a 3 mg/dℓ (35 a 50 mmol/ℓ) abaixo daqueles indicados; entretanto, não se deve utilizar a fototerapia domiciliar em qualquer recém-nascido com fatores de risco.

Figura 32.17 Diretrizes da AAP para fototerapia em recém-nascidos hospitalizados com 35 semanas ou mais de gestação (83). *Observação:* essas diretrizes baseiam-se em evidências limitadas, e os níveis fornecidos são aproximações. As diretrizes referem-se ao uso de fototerapia intensiva, que deve ser ministrada quando os níveis de BST ultrapassam a linha indicada para cada categoria. Os bebês são designados como de "maior risco", devido aos efeitos negativos em potencial das condições citadas na ligação da bilirrubina à albumina (84,108), barreira hematencefálica (67) e suscetibilidade das células cerebrais de sofrer lesão pela bilirrubina (62). A "fototerapia intensiva" significa irradiância no espectro azul-verde (comprimentos de onda de aproximadamente 430 a 490 nm) de pelo menos 30 μW/cm²/nm (medida diretamente na pele do recém-nascido abaixo do centro de unidade de fototerapia) e ministrada na maior área de superfície possível. Observe que a irradiância medida abaixo do centro da fonte luminosa é muito maior do que aquela medida na periferia. As medidas devem ser efetuadas com um radiômetro especificado pelo fabricante do sistema de fototerapia. Se os níveis de bilirrubina sérica total estiverem próximos da linha de exsanguinotransfusão ou a ultrapassarem (Figura 32.18), as laterais do berço, da incubadora ou do sistema de aquecimento devem ser revestidas com papel laminado ou material branco (575). Isso aumenta a área de superfície exposta do RN e a eficácia da fototerapia (399). Se a bilirrubina sérica total não diminuir ou continuar aumentando em um recém-nascido submetido a fototerapia intensiva, isso sugere fortemente a presença de hemólise. Os recém-nascidos que recebem fototerapia e que apresentam níveis elevados de bilirrubina de reação direta ou conjugada (icterícia colestática) podem ter a síndrome do bebê bronzeado. Ver na seção sobre fototerapia a sua aplicação nesses recém-nascidos. De Maisels MJ, Baltz RD, Bhutani V *et al.* Management of hyperbilirubinemia in the newborn infant 35 or more weeks of gestation. *Pediatrics* 2004;114:297-316, com permissão. (Esta figura encontra-se reproduzida em cores no Encarte.)

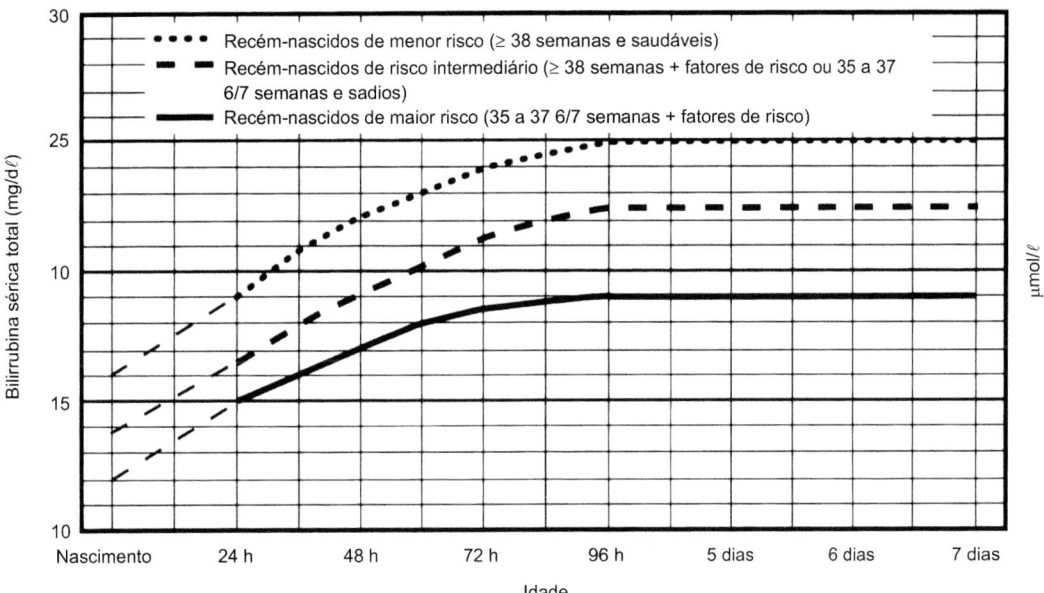

- As linhas tracejadas durante as primeiras 24 horas indicam incerteza devido à ampla variedade de circunstâncias clínicas e diversidade de respostas à fototerapia
- Recomenda-se a exsanguinotransfusão imediata se o recém-nascido apresentar sinais de encefalopatia bilirrúbica aguda (hipertensão, arqueamento, retrocolo, opistótono, febre, choro estridente) ou se os níveis de BST forem − 5 mg/dℓ (85 mmol/ℓ) acima dessas linhas
- Fatores de risco − doença hemolítica isoimune, deficiência de G6PD, asfixia, letargia significativa, instabilidade da temperatura, sepse, acidose
- Medir a albumina sérica e calcular a razão B:A (ver legenda)
- Utilizar a bilirrubina total. Não subtrair a bilirrubina de reação direta ou conjugada
- Se o recém-nascido estiver sadio e com 35 a 37 6/7 semanas (risco mediano), o nível de BST pode ser individualizado para exsanguinotransfusão, com base na idade gestacional

Figura 32.18 Diretrizes da AAP para exsanguinotransfusão em recém-nascidos com 35 semanas ou mais de gestação (83). Observe que esses níveis sugeridos baseiam-se em evidências limitadas, e os níveis fornecidos são aproximações. Consulte a seção sobre exsanguinotransfusão para riscos e complicações do procedimento. Durante a hospitalização para o parto, recomenda-se exsanguinotransfusão se os níveis de BST aumentarem para esses valores, apesar da fototerapia intensiva. Para RNs reinternados, se o nível de BST estiver acima do nível para exsanguinotransfusão, deve-se repetir a determinação dos níveis de BST a cada 2 a 3 horas, devendo-se considerar uma exsanguinotransfusão se o valor da BST permanecer acima dos níveis indicados após fototerapia intensiva durante 6 horas. Podem-se utilizar as razões bilirrubina:albumina (B:A) indicadas, juntamente com os níveis de BST, mas não em lugar destes últimos, como fator adicional para determinar a necessidade de exsanguinotransfusão (82). De Maisels MJ, Baltz RD, Bhutani V et al. Management of hyperbilirubinemia in the newborn infant 35 or more weeks of gestation. *Pediatrics* 2004;114:297, com permissão.

Elevação dos níveis de bilirrubina de reação direta ou conjugada

Dispomos de dados limitados e existem poucas diretrizes sobre como assistir o RN eventual que apresenta BST alta e elevação significativa da bilirrubina de reação direta. Como a bilirrubina de reação direta não é tóxica para o SNC, no passado, alguns médicos basearam suas decisões quanto à necessidade de exsanguinotransfusão nos níveis de bilirrubina sérica de reação indireta (mais do que nos níveis de BST) como único critério para a exsanguinotransfusão. A AAP contraindica firmemente essa prática e ressalta que a bilirrubina de reação direta (ou conjugada) não deve ser subtraída da bilirrubina total. Na situação incomum em que a fração de bilirrubina direta representa 50% ou mais da BST, não há bons dados para fornecer orientação para a terapia, e a consulta com um especialista no campo é recomendada.

Descreveu-se o *kernicterus* em RNs com níveis elevados de BST cuja bilirrubina de reação indireta estava bem abaixo de 20 mg/dℓ (342 μmol/ℓ) (420-422). Um RN apresentou a síndrome do bebê bronzeado (421), e outro era um menino de 54 horas de idade com eritroblastose fetal, cujo nível de BST era de 45,2 mg/dℓ (773 μmol/ℓ), dos quais 31,6 mg/dℓ (540 μmol/ℓ) consistiram em bilirrubina de reação direta (420). Assim, a bilirrubina de reação indireta total nesse RN foi de apenas 13,6 mg/dℓ. O autor verificou a existência de outros registros de casos semelhantes. O *kernicterus* nesses RNs pode resultar do deslocamento competitivo (pela bilirrubina de reação direta) da bilirrubina não conjugada do seu sítio de ligação à albumina.

Ebbesen (423) verificou que os RNs com níveis elevados de bilirrubina de reação direta de 6,4 a 9,9 mg/dℓ (109 a 169 μmol/ℓ) e síndrome do bebê bronzeado apresentaram uma redução na capacidade de reserva de ligação da albumina. Por outro lado, alguns bebês com níveis séricos de bilirrubina altíssimos, porém predominantemente de reação direta, não tiveram nenhum prejuízo. É igualmente importante reconhecer que a bilirrubina direta não é o mesmo que a bilirrubina conjugada (consulte a seção anterior sobre *Medições laboratoriais da bilirrubina*). Além disso, quando níveis de BST são significativamente elevados, parte da bilirrubina não conjugada reage com o reagente diazo sem a adição do acelerador, fornecendo um nível espuriamente elevado de bilirrubina direta (362). Nessa situação, as medições da bilirrubina direta (em oposição à bilirrubina conjugada) irão sobrestimar os níveis de bilirrubina conjugada verdadeiros.

Doença hemolítica

Conforme discutido anteriormente, os RNs com doença hemolítica parecem correr maior risco de encefalopatia bilirrubínica do que aqueles sem hemólise e com níveis semelhantes de BST. As razões para isso ainda não foram esclarecidas. Nos primeiros estudos de doença por Rh, quase todos os RNs nasceram prematuramente (para evitar a natimortalidade); muitos foram asfixiados e ficaram gravemente enfermos. É pouco provável que o risco de *kernicterus* em RNs com doença por Rh, tratados no ambiente de terapia intensiva de hoje e com níveis de semelhantes BST, fosse tão grande. Embora tenha-se sugerido que os RNs com doença hemolítica possam ter uma redução de sua capacidade de ligação à bilirrubina, isso não foi observado (424). De modo semelhante, não temos nenhuma explicação óbvia para o risco aumentado de encefalopatia bilirrubínica em RNs com deficiência de G6PD.

Hidropisia fetal

Em geral, os RNs com hidropisia sofrem hipoxia significativa *in utero*. As mulheres que irão dar à luz nessas condições deveriam ser atendidas exclusivamente em centros perinatais capacitados para fornecer toda a gama de cuidados intensivos obstétricos e neonatais. Os RNs hidrópicos, bem como aqueles com anemia grave (hematócrito < 35%) e asfixiados, necessitam de tratamento imediato. Uma exsanguinotransfusão de cerca de 50 mℓ/kg de concentrado de hemácias logo após o nascimento eleva o hematócrito para cerca de 40%. Nesses RNs, não se deve proceder a uma flebotomia de rotina, visto que estão habitualmente normovolêmicos, podendo ser hipovolêmicos (270,425,426). Além disso, não se deve efetuar nenhuma manipulação do volume sanguíneo, sem a realização de medições apropriadas das pressões arterial e venosa central. Entretanto, para um monitoramento acurado da pressão venosa central, o cateter venoso umbilical deve penetrar a veia cava inferior através do ducto venoso. Se o cateter estiver na veia porta ou na veia umbilical, as pressões medidas não são significativas e não permitem a interpretação do estado circulatório do bebê. Além disso, antes de tomar qualquer decisão terapêutica com base nas medições da pressão venosa central, o médico também deve corrigir a acidose, a hipercapnia, a hipoxia e a anemia. Os níveis séricos de glicose devem ser monitorados cuidadosamente, visto que a hipoglicemia é comum.

FOTOTERAPIA

Para revisões abrangentes desse assunto, o leitor pode consultar a monografia de Jahrig *et al.* (427), bem como um recente capítulo redigido pelos autores (428).

Mecanismo de ação

A fototerapia é um mecanismo para desintoxicar a bilirrubina e reduzir o nível de BST. Ela faz isso usando a energia da luz para alterar a forma e a estrutura da bilirrubina, convertendo-a em moléculas que podem ser excretadas mesmo quando a conjugação normal é deficiente (4,429). Para compreender como a fototerapia atua, é muito útil considerar a luz como uma infusão de fótons distintos de energia, que correspondem às moléculas individuais de um fármaco em uma medicação convencional. A absorção desses fótons pelas moléculas de bilirrubina na pele leva ao efeito terapêutico, da mesma forma que a ligação das moléculas da fármaco ao receptor produz um efeito desejado. As Figuras 32.19 e 32.20 ilustram o metabolismo da bilirrubina durante a fototerapia e o mecanismo de fototerapia. Quando a luz é absorvida pela bilirrubina na pele e no tecido subcutâneo, uma fração do pigmento é induzida para ser submetida a diversas reações fotoquímicas que ocorrem em taxas diferentes. Essas reações geram estereoisômeros amarelos da bilirrubina e derivados incolores de peso molecular inferior (Figura 32.20). Esses produtos são menos lipofílicos que a bilirrubina, eles apresentam menos pontes de hidrogênio internas e, ao contrário da bilirrubina, podem ser excretados na bile ou urina sem a necessidade de conjugação. As contribuições relativas das diferentes reações à eliminação global da bilirrubina são desconhecidas, apesar de estudos *in vitro* e *in vivo* sugerirem que a fotoisomerização é mais importante do que a fotodegradação (429). A eliminação de

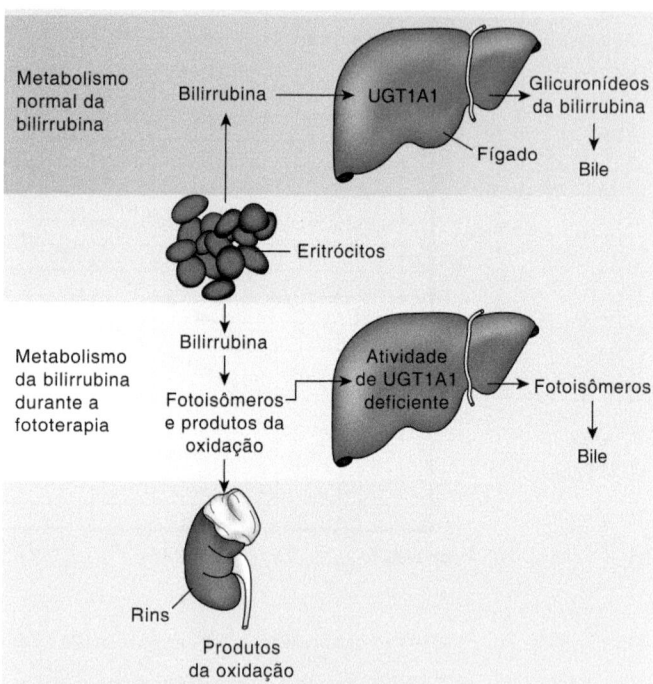

Figura 32.19 Metabolismo da bilirrubina normal e metabolismo da bilirrubina durante a fototerapia. No metabolismo normal, a bilirrubina lipofílica, que resulta predominantemente do catabolismo dos eritrócitos, circula no sangue principalmente como um conjugado não covalente com albumina sérica. Após a captação pelo fígado, é convertida em dois monoglicuronídios isoméricos e um monoglicuronídio (bilirrubina direta) pela enzima UGT1A1. Os glicuronídios solúveis em água são excretados na bile com o auxílio da proteína de transporte associada a resistência a múltiplos fármacos canaliculares, MRP2. Sem glicuronidação, a bilirrubina não pode ser excretada pela bile ou urina. Em recém-nascidos, a atividade hepática da UGT1A é deficiente, e o tempo de vida útil de seus eritrócitos é menor do que nos adultos, levando ao acúmulo e ao aumento da formação de bilirrubina, com eventual icterícia. A fototerapia converte a bilirrubina em fotoisômeros amarelos e em produtos de oxidação incolores que são menos lipofílicos do que a bilirrubina e não necessitam de conjugação hepática para excreção. Os fotoisômeros são excretados principalmente na bile e os produtos de oxidação, predominantemente na urina. De Maisels MJ, McDonagh AF. Phototherapy for neonatal jaundice. *N Engl J Med* 2008;358:9, com permissão.

bilirrubina depende da taxa de formação de bilirrubina, bem como das taxas de depuração dos fotoprodutos. A fotoisomerização ocorre rapidamente durante a fototerapia (ver Mreihil K, McDonagh A, Nakstad B et al. Early isomerization of bilirubin in phototherapy of neonatal jaundice. *Pediatr Res* 2010;67:656-659.) e alguns isômeros aparecem no sangue muito antes de o nível de bilirrubina plasmática começar a declinar (4,430).

Isomerização configuracional ($Z \rightarrow E$)

Existem quatro isômeros configuracionais possíveis da bilirrubina. Em RNs que recebem fototerapia, o isômero $4Z,15Z$ estável é convertido predominantemente em isômero $4Z,15E$, mas por que esse isômero específico é favorecido não se sabe (4,431). A formação de bilirrubina $4Z,15E$ é espontaneamente reversível na ausência de luz e ocorre rapidamente na bile. Assim, a bilirrubina $4Z,15E$ formada na pele e excretada pelo fígado é facilmente convertida de volta para a bilirrubina não conjugada, e parte dela pode ser reabsorvida pelo intestino.

Quando as luzes são ligadas, a isomerização ocorre quase que instantaneamente (4) e é detectável no sangue de RNs em quinze minutos (430) (Figura 32.21), mas a depuração do isômero $4Z,15E$ gerado pela luz é lenta ($T_{1/2}$ cerca de 15 horas). Embora a concentração desse isômero possa ser responsável por 20 a 30% da bilirrubina total não conjugada (430,432), ele pode

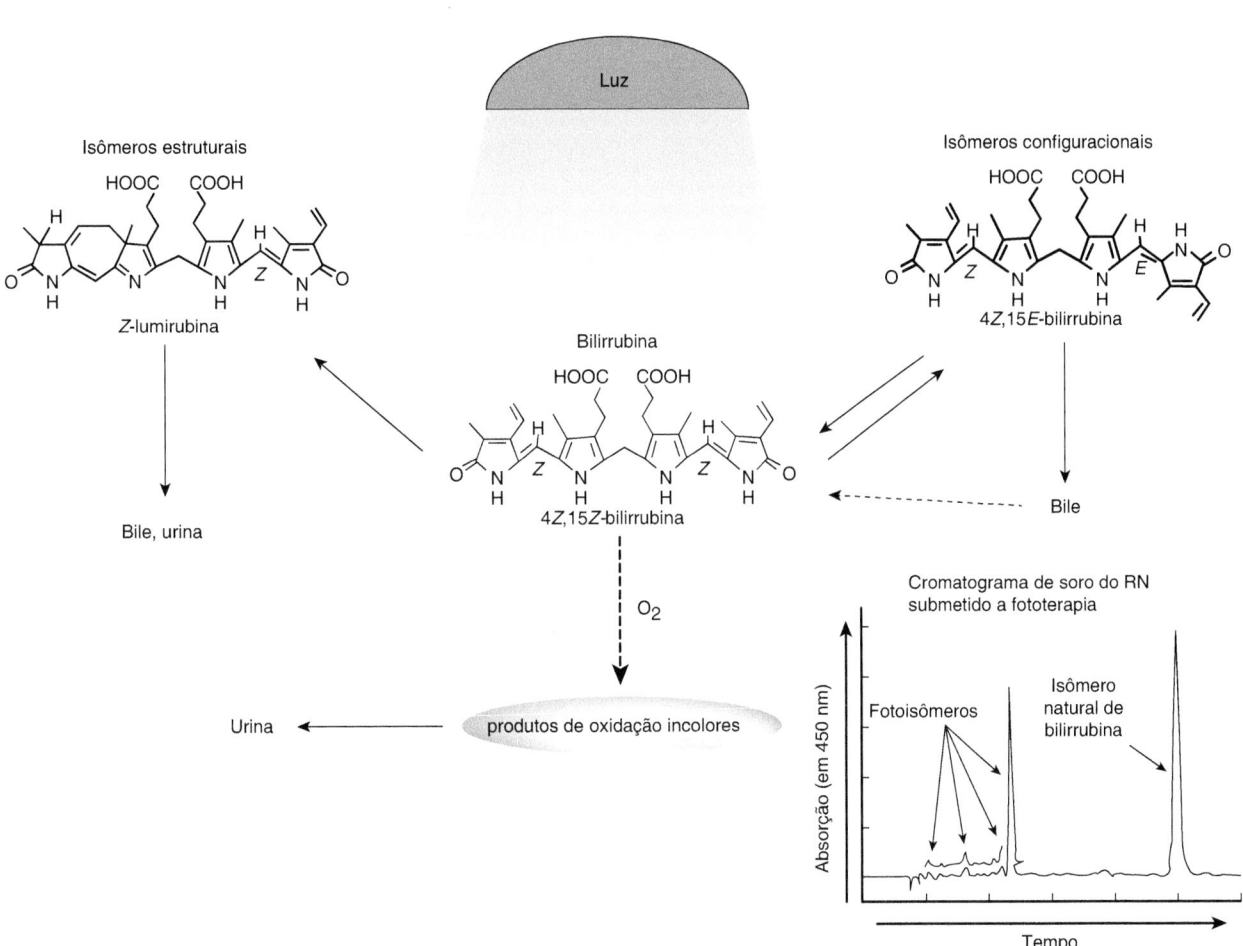

Figura 32.20 Mecanismo da fototerapia. A absorção da luz pela forma normal da bilirrubina (4Z,15Z-bilirrubina) gera moléculas de bilirrubina de estado excitado transiente. Esses intermediários fugazes podem reagir com oxigênio para produzir produtos incolores de peso molecular inferior ou podem sofrer rearranjo para se tornarem isômeros estruturais (lumirrubinas) ou isômeros em que a configuração de, pelo menos, uma das duas ligações duplas de configuração Z mudou para uma *configuração E*. (Z e E, do alemão *zusammen* [juntos] e *entgegen* [opostos], respectivamente, são prefixos usados para designar a estereoquímica ao redor da ligação dupla. Os prefixos 4 e 15 designam as posições da ligação dupla.) Apenas os dois fotoisômeros principais formados em humanos são mostrados. A isomerização configuracional é reversível e muito mais rápida do que a isomerização estrutural, que é irreversível. Ambas ocorrem muito mais rapidamente do que a foto-oxidação. Os fotoisômeros são menos lipofílicos do que a forma da bilirrubina 4Z,15Z e podem ser excretados sem alteração na bile sem sofrer glicuronidação. Os isômeros da lumirrubina também podem ser excretados na urina. Os produtos da foto-oxidação são excretados principalmente na urina. Quando estiverem na bile, os isômeros configuracionais são espontaneamente revertidos para a forma de bilirrubina natural 4Z,15Z. O gráfico, um cromatograma líquido de alto desempenho de soro de um RN submetido a fototerapia, mostra vários fotoisômeros além do isômero 4Z,15Z. Os fotoisômeros também são detectáveis no sangue de adultos saudáveis após os banhos de sol. De Maisels MJ, McDonagh AF. Phototherapy for neonatal jaundice. *N Engl J Med* 2008;358:9, com permissão.

desempenhar apenas um papel secundário na redução da concentração de bilirrubina sérica (433). Após 2 horas de fototerapia, aproximadamente 20% da BST está sob a forma do fotoisômero 4Z,15E, e pequenas quantidades de bilirrubina 4Z,15E estão presentes mesmo antes de a fototerapia começar, provavelmente como resultado da exposição dos RNs à luz ambiente. A depuração dos isômeros 4E,15Z e 4E,15E, que não se acumula consideravelmente no soro, é mais rápida do aquela do 4Z,15E, e esses isômeros podem desempenhar um papel mais importante na aceleração da eliminação da bilirrubina durante a fototerapia do que o atualmente reconhecido (428).

Os produtos da fotoisomerização são menos lipofílicos que a bilirrubina 4Z,15Z nativa e são menos suscetíveis de cruzar a barreira hematencefálica, de modo que a desintoxicação imediata de parte da bilirrubina, antes mesmo de ser excretada, é um possível benefício adicional da fototerapia (4,430).

Isomerização estrutural

Conforme ilustrado na Figura 32.20, a ciclização intramolecular da bilirrubina (um processo irreversível) ocorre na presença de luz para formar uma substância conhecida como lumirrubina que também forma os isômeros Z e E que podem ser excretados na bile e na urina (433). Durante a fototerapia, a concentração sérica de lumirrubina atinge cerca de 2 a 6% da BST, muito inferior aos isômeros configuracionais, mas, como as lumirrubinas são eliminadas muito mais rapidamente do que o isômero 4Z,15Z, é possível que a formação de lumirrubina seja responsável principalmente pelo efeito de redução da bilirrubina da fototerapia. No entanto, as contribuições reais dos isômeros individualmente são incertas (434).

Foto-oxidação

A bilirrubina também pode sofrer foto-oxidação em produtos incolores e hidrossolúveis, que são excretáveis na urina (Figuras 32.19 e 32.20), mas este é um processo lento e um contribuinte secundário para a eliminação da bilirrubina durante a fototerapia.

Terminologia

Espectro de luz

O espectro de luz fornecido pela unidade de fototerapia é determinado pelo tipo de fonte luminosa e por quaisquer filtros empregados. A bilirrubina não conjugada nos tecidos absorve a luz de maneira mais forte na região azul do espectro, perto de 460 nm,

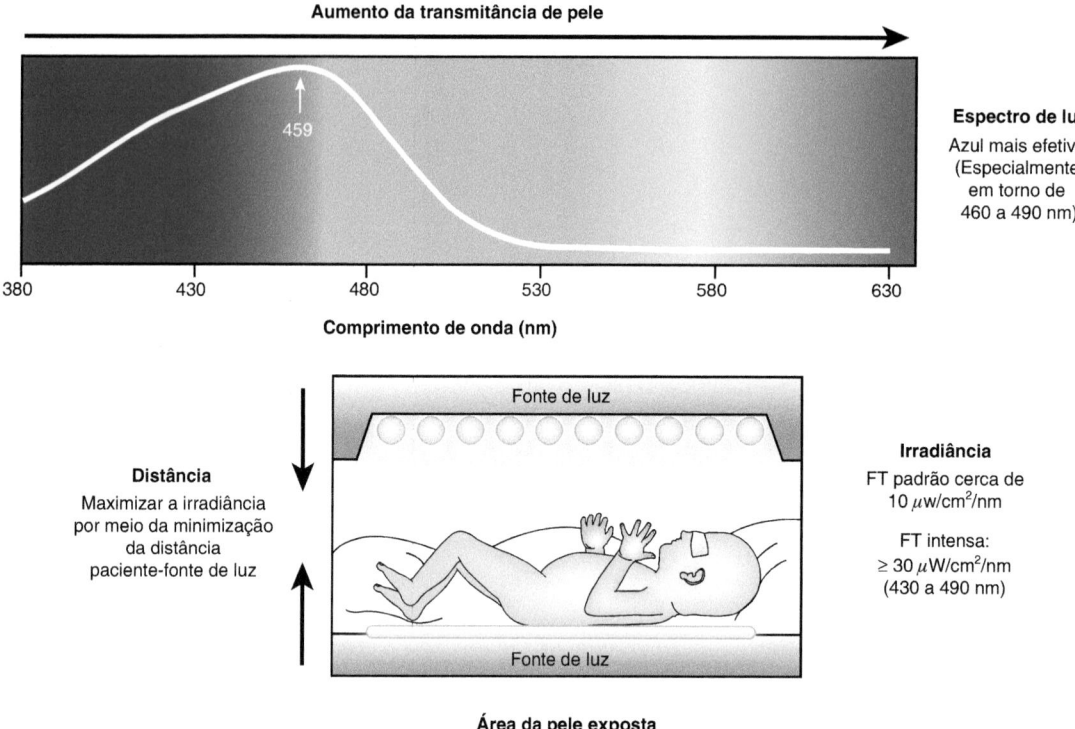

Figura 32.21 Fatores importantes na eficácia da fototerapia. O espectro de absorvância da ligação da bilirrubina à ASH (*linha branca*) é mostrado superposto ao espectro de luz visível. Claramente, a luz azul é mais eficaz para a fototerapia, mas, como a transmitância de pele aumenta com o aumento do comprimento de onda, os melhores comprimentos de onda para uso estão provavelmente na faixa de 460 a 490 nm. Os recém nascidos a termo e quase a termo devem ser tratados em um berço, e não em uma incubadora, a fim de permitir que a fonte de luz esteja de 10 a 15 cm do RN (exceto quando luzes de halogênio ou tungstênio são utilizadas), aumentando a irradiância e eficácia. Para fototerapia intensiva, uma fonte de luz auxiliar (almofada de fibra óptica, colchão de diodos emissores de luz (LED) ou tubos fluorescentes azuis especiais) pode ser colocada abaixo do RN ou berço. Se o RN estiver em uma incubadora, os raios de luz devem ser perpendiculares à superfície da incubadora a fim de minimizar a perda de eficácia devido à refletância. De Maisels MJ, McDonagh AF. Phototherapy for neonatal jaundice. *N Engl J Med* 2008;358:9, com permissão. (Esta figura encontra-se reproduzida em cores no Encarte.)

e a penetração do tecido pela luz aumenta com o comprimento de onda crescente (Figura 32.21). Apenas comprimentos de onda que penetram no tecido e são absorvidos pela bilirrubina têm um efeito fototerapêutico.

Existe o conceito equivocado comum de que a luz ultravioleta (UV) (< 400 nm) é utilizada na fototerapia. Nenhum dos sistemas de luz em uso corrente emite qualquer quantidade significativa de radiação UV eritemal. Além disso, a tampa plástica da lâmpada e, no caso de RNs pré-termo, a incubadora, todos filtram a luz UV.

Irradiância

A irradiância é a incidência de potência radiante sobre uma superfície por área de unidade da superfície, e a irradiância em uma largura de comprimento de onda específico é chamada de *irradiância espectral* e é expressa em µW/cm²/nm (ver Quadro 32.26). Há, geralmente, uma relação dose-resposta direta entre a eficácia da fototerapia e a irradiância utilizada (Figura 32.22) (435,436), e a irradiância está diretamente relacionada com a distância entre a luz e o RN (437) (Figura 32.23).

A Figura 32.23 mostra que a intensidade de luz (medida como irradiância espectral) está inversamente relacionada com a distância da fonte (437). A relação entre intensidade e distância é quase (mas não muito) linear, indicando que esses dados não obedecem à lei dos quadrados inversos, segundo a qual a intensidade luminosa diminui com o quadrado da distância. Esta lei aplica-se somente a uma fonte focal de luz, e as unidades de fototerapia não fornecem uma fonte focal de luz – a fonte de luz possui características de uma fonte cilíndrica e planar. Assim, a intensidade da luz é uma função da distância, mas não varia com o quadrado da distância. A Figura 32.23 também mostra a notável diferença da irradiância produzida dentro da faixa de 425 a 475 nm por diferentes tipos de tubos fluorescentes. Deve-se observar, no entanto, que a concentração de bilirrubina plasmática em qualquer dado momento depende de uma série de fatores cinéticos complexos: a taxa de formação de bilirrubina, as taxas de eliminação dos fotoisômeros, as taxas de migração da bilirrubina e dos fotoisômeros individuais para dentro e para fora do sangue e a taxa de reabsorção de bilirrubina do intestino para o sangue. É evidente que algumas dessas taxas são independentes da irradiância.

QUADRO 32.26
Grandezas radiométricas utilizadas.

Grandeza	Dimensões	Unidades habituais de medida
Irradiância (incidência de potência radiante sobre uma superfície por unidade de área da superfície)	W/m²	W/cm²
Irradiância espectral (irradiância em uma certa banda de comprimentos de onda)	W/m² por nm (ou W/m²)	µW/cm² por nm
Potência espectral (irradiância espectral média através de uma área de superfície)	W/m	mW/nm

Em Maisels MJ. Why use homeopathic doses of phototherapy? *Pediatrics* 1996;98:283-287, com permissão.

Em oposição aos dados iniciais de Tan (435), Vandborg *et al.* (436) demonstraram uma relação linear entre a irradiância e a redução da BST sem qualquer evidência de um ponto de saturação (Figura 32.22).

Potência espectral

Trata-se do produto da irradiância na superfície cutânea pela irradiância espectral através dessa área de superfície. Como a irradiância e a área de superfície do RN exposta à fototerapia constituem os elementos fundamentais para determinar a eficácia da fototerapia, o uso da potência espectral é a única maneira apropriada de comparar a dose de fototerapia administrada a RNs com diferentes sistemas de fototerapia.

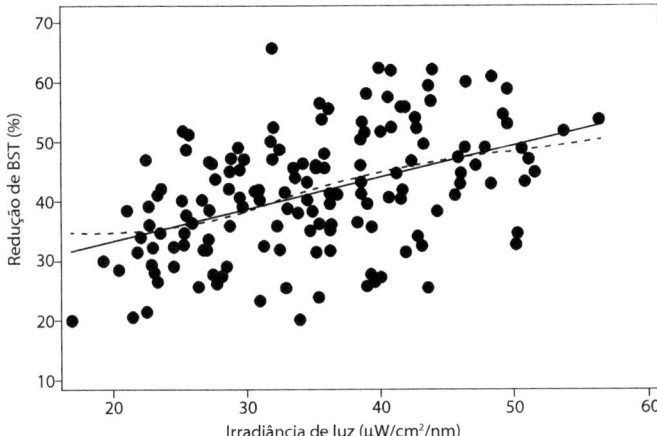

Figura 32.22 A porcentagem diminui na BST em 24 horas em relação à irradiância de $\mu W/cm^2/nm$). *A linha contínua* indica regressão linear, e a *linha pontilhada* indica regressão regular. Equação: ΔTSB_{0-24} (%) = 22,41 + 0,55 × irradiância de luz ($\mu W/cm^2/nm$). De Vandborg PK, Hansen BM, Greisen G *et al.* Dose-response relationship of phototherapy for hyperbilirubinemia. *Pediatrics* 2012;130:e352 com permissão.

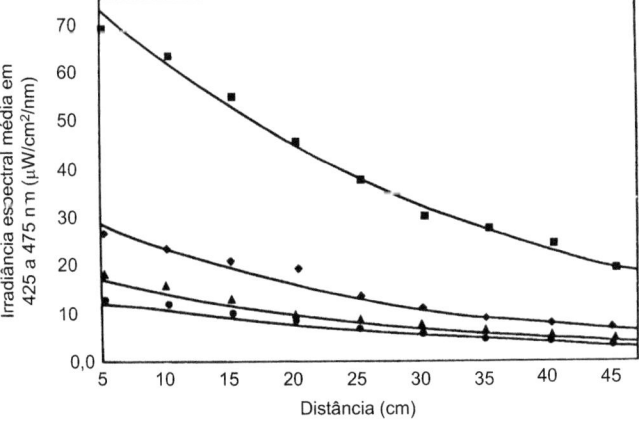

Figura 32.23 Efeito da fonte luminosa e distância entre a fonte de luz e o recém-nascido sobre a irradiância espectral média. As medidas foram feitas através da banda de 425 a 475 nm, utilizando um radiômetro comercial (Olympic Bilimeter Mark II). Foram colocados oito tubos fluorescentes de 24 polegadas na unidade de fototerapia. (■) Azul especial, tubo General Electric 20-W F20T12/BB; (♦) azul, General Electric 20-W F20T12/B tubo azul; (▲) azul de luz natural, quatro tubos azuis, General Electric 20-W F20T12/B e quatro tubos azuis Sylvania 20-W F20T12/D e quatro tubos de luz natural; (•) luz natural, tubos de luz natural Sylvania 20-W F20T12/D. As curvas foram registradas utilizando um ajuste de curva linear (True Epistat; Epistat Services, Richardson, TX). O melhor ajuste é descrito pela equação $y = Ae^{Bx}$. Em Maisels MJ. Why use homeopathic doses of phototherapy? *Pediatrics* 1996;98:283-287, com permissão.

Uso clínico e eficácia da fototerapia

A fototerapia é eficaz na prevenção e no tratamento da hiperbilirrubinemia (428,438) e reduziu drasticamente a necessidade de exsanguinotransfusão (419). As exsanguinações já foram um procedimento comum na UTI neonatal; hoje, são raras (170,439,440). No estudo NRN, apenas 5/1.974 (0,25%) dos RNs com peso ao nascer ≤ 1.000 g receberam exsanguinotransfusão (170). Nos Northern California Kaiser Permanente hospitals, apenas 1/130 RNs a termo e pré-termo tardios com BST entre 25 e 29,9 mg/dℓ (428 a 523 μmol/ℓ) recebeu exsanguinotransfusão (126). Os fatores que influenciam a dose e a eficácia da fototerapia são listados no Quadro 32.27 e ilustrados na Figura 32.21. Devido à clara relação dose-resposta entre a irradiância e a eficácia da taxa de declínio da fototerapia (436), é importante efetuar medições regulares da irradiância (ver a seguir). Descobriu-se que as unidades de fototerapia que fornecem entre 30 e 40 $\mu W/cm^2/nm$ na largura de 430 a 490 nm são eficazes em estudos clínicos.

Fontes de luz

Os tubos fluorescentes de luz natural ou de luz branca fria proporcionam uma fototerapia adequada quando o objetivo é controlar a elevação lenta dos níveis séricos de bilirrubina em RNs prematuros ou a termo; entretanto, são menos eficazes do que as lâmpadas "azuis especiais" (ver Figura 32.23). Os tubos fluorescentes azuis especiais são mais eficazes, visto que fornecem uma luz predominantemente no espectro azul. Nesses comprimentos de onda, a luz penetra adequadamente a pele e sofre absorção máxima pela bilirrubina (Figura 32.21). Pode-se encontrar a marca F20-T12/BB (General Electric, Westinghouse, Sylvania) ou TL52/20W (Phillips, Eindhoven, Holanda) nas lâmpadas azuis especiais. Convém assinalar que são diferentes das lâmpadas azuis comuns (com marca F20-T12/B) (433). As lâmpadas azuis especiais conferem uma tonalidade azulada ao RN, e há preocupações de que esta possa induzir náuseas em profissionais de cuidado neonatal, podendo obscurecer a presença de cianose, embora nós nunca tenhamos encontrado esses problemas em nosso berçário. Uma ampla variedade de novos dispositivos de fototerapia foi comercializada nos últimos anos (438,441), e alguns dos fornecedores comerciais bem como medições de irradiância de diferentes dispositivos são apresentados no Quadro 32.28. As lâmpadas de tungstênio e halogênio são compactas, mas, ao contrário das lâmpadas fluorescentes, *não podem ser colocadas próximo ao RN (para aumentar a irradiância) sem correr o risco de queimadura*. Além disso, a área de superfície irradiada por essas lâmpadas é pequena (438).

As fontes de luz de LED estão se tornando amplamente utilizadas. Esses LEDs de nitreto de gálio de alta intensidade fornecem uma alta irradiância, independentemente do espectro escolhido, com praticamente nenhuma geração de calor (442). Um estudo controlado e randomizado que compara a fototerapia de LED com lâmpadas fluorescentes azuis especiais (em níveis de irradiância semelhantes) verificou que os dois sistemas foram igualmente eficazes na redução do nível de BST (443).

Sistemas de fibra óptica são amplamente utilizados e fornecem uma maneira conveniente de oferecer fototerapia domiciliar ou fototerapia dupla quando necessário para aumentar a área de superfície exposta. As tecnologias de LED e fibra óptica foram combinadas para proporcionar uma fonte de luz de LED que é conduzida para baixo de um feixe de fibra óptica para uma almofada ou cobertor. Esses dispositivos proporcionam uma exposição de área da superfície muito maior do que os cobertores de fibra óptica originais.

QUADRO 32.27

Fatores que afetam a dose e a eficácia da fototerapia.

Fator	Mecanismo/relevância clínica	Implementação e base racional	Aplicação clínica
Espectro de luz emitida	O espectro azul-verde é mais efetivo; nesses comprimentos de onda, a luz penetra bem na pele e sofre absorção máxima pela bilirrubina	Os tubos fluorescentes azuis especiais ou outras fontes de luz, cujo débito maior encontra-se no espectro azul-verde, são mais efetivos para reduzir a BST	Utilizar tubos azuis especiais ou fonte luminosa de LED com débito no espectro azul-verde para FT intensiva
Irradiância espectral (irradiância em certa banda de comprimentos de onda) emitida na superfície do RN	↑ Irradiância → ↑ Taxa de declínio da BST	Irradiância medida com um radiômetro como $\mu W/cm^2/nm$; as unidades padrão de FT fornecem 8 a 10 $\mu W/cm^2/nm$; a FT intensiva requer ≥ 30 $\mu W/cm^2/nm$	Se forem utilizados tubos fluorescentes azuis, os tubos devem ficar o mais próximo possível do RN para aumentar a irradiância. **Nota: isso não pode ser feito com lâmpadas de halogênio, devido ao risco de queimadura**; os tubos azuis especiais a uma distância de 10 a 15 cm acima do RN produzem uma irradiância de pelo menos 35 $\mu W/cm^2/nm$
Potência espectral (irradiância espectral média através da área de superfície)	↑ Área de superfície exposta → ↑ Taxa de declínio da BST	Para FT intensiva, expor a área de superfície máxima do RN à FT	Colocar luzes em cima e almofada de fibra óptica ou tubos fluorescentes azuis especiais[a] embaixo do RN; para exposição máxima, revestir as laterais do berço, do leito aquecido ou da incubadora com papel laminado
Causa da icterícia	A FT é provavelmente menos efetiva que a icterícia causada por hemólise ou se houver colestase (↑ bilirrubina de reação direta)		Se houver hemólise, iniciar FT com níveis mais baixos de BST. Utilizar FT intensiva. O fracasso da FT sugere que a icterícia é causada por hemólise; se ↑ bilirrubina de reação direta, pesquisar síndrome do bebê bronzeado ou formação de bolhas
Nível de BST no início da FT	Quanto maior o nível de BST, mais rápido o seu declínio com a FT		Utilizar FT intensiva para níveis mais elevados de BST; antecipar declínio mais rápido da BST quando os níveis de BST > 20 mg/dℓ (342 μmol/ℓ)

LED, diodo emissor de luz; FT, fototerapia; BST, bilirrubina sérica total.
[a]Disponível no Olympic BiliBassinet (Olympic Medical, Seatle, WA).
De Maisels MJ, Baltz RD, Bhutani V et al. Management of hyperbilirubinemia in the newborn infant 35 or more weeks of gestation. *Pediatrics* 2004;114:297-316, com permissão.

QUADRO 32.28

Irradiância espectral ($\mu W/cm^2/nm$) de dispositivos de fototerapia analisada com medidores de luz comercial e comparada com luz solar de céu limpo.

	Irradiância de impressão digital, µW/cm2/nma						
	Halogênio/Fibra óptica		Fluorescente		LED		Luz solar
	BiliBlanket[a]	Wallaby (Neo)[c]	PEP Bed[d]	Martin/ Philips BB[e]	neoBLUE[f]	PortaBed[g]	No zênite em 31/08/05
		IIc / IIIc					
Medidor de luz [faixa, pico[b]]	Ao contato	Ao contato	A 10 cm	A 25 cm	A 30 cm	A 10 cm	Ao nível do solo
BiliBlanket Meter II[a] (400 a 520, 450 nm)	34	28 / 34	40	69	34	76	144
Medidor Bili, Modelo 22[f] (425 a 475, 460 nm)	29	16 / 32	49	100	25	86	65[h]
Dosímetro Joey, JD-100[c] (420 a 550, 470 nm)	53	51 / 60	88	174	84	195	304[h]
Detector de bilirrubina[j] PMA-2123 (400 a 520, 460 nm)	24	24 / 37	35	70	38	73	
Fotômetro GoldiLux UVA, GRP-1[j,k] (315 a 400, 365 nm)	< 0,04	< 0,04 / < 0,04	< 0,04	< 0,04	< 0,04	< 0,04	2.489

Dados de Vreman HJ, Wong RJ, Stevenson DK. Phototherapy: current methods and future directions. *Semin Perinatol* 2004;28:326-333.
[a]Ohmeda Medical Inc., Columbia, MD 21046.
[b]Conforme relatado pelo fabricante.
[c]Philips Respironics Inc, Andover, MA 01810.
[d]Produtos da engenharia médica, Fryeburg, ME 04037.
[e]Floyd Martin, Mifflinburg, PA 17844.
[f]Natus Medical Inc., San Carlos, CA 97040.
[g]Stanford University Stanford, CA 94305 e Dutch Crigler-Najjar Association (usado por pacientes Crigler-Najjar).
[h]Irradiância apresentada para este medidor excedeu o seu alcance. A medição foi feita através de uma tela de aço inoxidável que atenuou a irradiância medida em 57%, que foi posteriormente corrigida por este fator.
[i]Solar Light Company, Inc., Glenside, PA 19038.
[j]Oriel Instruments, Stratford, CT 06615.
[k]SmartMeter GRP-1 com sonda UV-A. GRP-1 mede a luz UV-A como $\mu W/cm^2$. Nenhuma fonte de luz artificial forneceu radiação UV-A significativa nas distâncias medidas (todas as medições < 0,04 $\mu W/cm^2$).
Modificado a partir de Bhutani VK; Committee on Fetus and Newborn. Technical report: phototherapy to prevent severe neonatal hyperbilirubinemia in the newborn infant 35 or more weeks of gestation. *Pediatrics* 2011;128:e1046–e1052.

Uso da fototerapia eficaz

Irradiância

Em oposição ao seu uso em RNs com baixo peso ao nascer, nos quais a fototerapia é usada principalmente para evitar que níveis de BST lentamente crescentes atinjam níveis que possam necessitar de uma exsanguinotransfusão, a fototerapia é muitas vezes utilizada em RNs ≥ 35 semanas de idade gestacional que receberam alta do hospital e foram reinternados no 4º a 7º dia para o tratamento de níveis de BST de 20 mg/dℓ (342 μmol/ℓ) ou mais. Os RNs necessitam de uma dose terapêutica total de fototerapia (hoje em dia conhecida como *fototerapia intensiva*) para reduzir o mais rapidamente possível os níveis de bilirrubina (50,438). A fototerapia intensiva implica o uso de altos níveis de irradiância na faixa de 425 a 490 nm (habitualmente ≥ 30 μW/cm²/nm), com maior exposição possível da área de superfície do RN. A possível forma de ministrar essa dose é descrita adiante. O espectro de luz, a irradiância e a área de superfície corporal exposta do bebê constituem os elementos essenciais na determinação da resposta da bilirrubina à fototerapia (ver Quadro 32.27). Se forem usados tubos azuis fluorescentes especiais, o RN a termo deve ser colocado no berço, e não na incubadora, visto que a parte superior da incubadora impede que a luz seja colocada próximo o suficiente do RN (437). No berço, é possível colocar luzes fluorescentes a uma distância de cerca de 10 cm do bebê e produzir irradiância espectral de mais de 50 μW/cm² por nm (ver Figura 32.23). A pequena quantidade de calor produzida por essas lâmpadas mantém uma temperatura corporal normal para um RN nu. Uma desvantagem das luzes de LED é que elas não emitem calor de modo que um RN nu em um berço pode ficar frio se a única fonte de calor for a luz da fototerapia de LED. É preciso assinalar que *as lâmpadas de halogênio e tungstênio para fototerapia não podem ser colocadas mais próximo do RN do que o recomendado pelos fabricantes sem correr risco de queimadura*.

Área de superfície

Um aumento da área de superfície exposta pode ser facilmente obtido colocando-se um cobertor ou colchão de LED/fibra óptica embaixo do RN ou usando um sistema com lâmpadas fluorescentes azuis especiais abaixo do RN. Esse tipo de "fototerapia dupla" é cerca de duas vezes mais eficaz do que a fototerapia simples em RNs de baixo peso ao nascer e quase 50% mais eficaz naqueles a termo (444,445). Outra maneira de aumentar a área de superfície do RN exposta à luz consiste em colocar um material refletor (lençol branco ou papel-alumínio) dentro ou ao redor do berço ou na incubadora, de modo que a luz seja refletida na pele do RN. Na França, o berço Médipréma (Médipréma, Tours Cedex, França) fornece uma exposição de 360° à luz fluorescente azul especial e proporciona fototerapia altamente eficaz (446).

Fototerapia intermitente *versus* contínua

Os estudos clínicos que comparam a fototerapia intermitente com a contínua produziram resultados divergentes (447,448). Na prática, os ciclos intermitentes complicam os cuidados no berçário e provavelmente são mais problemáticos do que benéficos. Entretanto, não há dúvida de que, na maioria das circunstâncias, a fototerapia não *precisa* ser contínua. Pode ser e certamente deve ser interrompida durante a amamentação ou para breves visitas dos pais. Por outro lado, quando os níveis de bilirrubina estão muito elevados, deve-se administrar fototerapia intensiva e contínua até obter declínio satisfatório dos níveis de BST (50). No entanto, é possível que exista um papel para a fototerapia intermitente no RN de extremo baixo peso ao nascer (ver adiante *Fototerapia em recém-nascidos pré-termo*).

Hidratação e aleitamento materno

Crianças amamentadas que são internadas novamente com hiperbilirrubinemia apresentam, com frequência, excesso de perda de peso, em grande parte como resultado da ingestão calórica insuficiente, embora alguns desses lactentes também estejam desidratados. Naqueles em que há perda de peso excessiva e/ou desidratação, faz sentido fornecer suplementos calóricos e soluções usando leite materno, se disponível, ou uma fórmula à base de leite e, se necessário, fluidos por via intravenosa (IV). Como os fotoisômeros de lumirrubina são excretados na urina, a manutenção de hidratação e débito urinário adequados também ajuda a melhorar a eficácia da fototerapia (449). Alguns estudos sugeriram que a provisão de fluidos intravenosos suplementares reduziu a necessidade de exsanguinotransfusão (450), enquanto outros não (451). Nos Northern California Kaiser Permanente hospitals, apenas 1/130 (0,8 %) dos RNs com níveis de BST entre 25 e 29,9 mg/dℓ recebeu exsanguinotransfusão (126). Em nossa experiência, se o RN estiver tomando líquidos VO e não estiver significativamente desidratado, a terapia intravenosa não será necessária e a fototerapia com suplementação de fluidos orais é suficiente.

Medição da dose de fototerapia

A irradiância espectral pode ser medida com um espectrorradiômetro, um instrumento de precisão que mede o fluxo de luz em uma série de comprimentos de onda discretos. Os médicos e os fabricantes de unidades de fototerapia costumam usar radiômetros padrão para medir a irradiância. Esses radiômetros são relativamente baratos e fáceis de operar, mas, ao contrário dos espectrorradiômetros, eles efetuam uma única medida através de uma faixa de comprimentos de onda – normalmente, 425 a 475 ou 400 a 480 nm. Essas faixas de comprimento de onda foram escolhidas porque representam os comprimentos de onda nos quais a bilirrubina absorve a luz ao máximo e será, portanto, submetida a reações fotoquímicas para formar isômeros de excreção e produtos de degradação. Os radiômetros comerciais medem a irradiância em uma banda predeterminada que exibe os resultados de acordo com a irradiância espectral (μw/cm²/nm). Exemplos de instrumentos comercialmente disponíveis podem ser encontrados no Quadro 32.28 (438).

Observe que a medição da irradiância a partir do mesmo sistema de fototerapia utilizando diferentes radiômetros produz resultados amplamente divergentes (438). A irradiância também varia dependendo de onde é realizada a medição. A irradiância medida abaixo do centro da fonte luminosa pode ser mais do que o dobro daquela medida na periferia da área exposta, e essa queda na periferia também irá variar com diferentes unidades de fototerapia. Na prática clínica, a média dos valores obtidos raramente é utilizada, e os níveis de irradiância espectral fornecidos neste capítulo referem-se a valores obtidos do centro da área exposta do RN ou do dispositivo. Infelizmente, não existe nenhum método padronizado para expressar as doses de fototerapia na literatura clínica, de modo que é difícil comparar os estudos publicados sobre a eficácia de diferentes sistemas de fototerapia.

Diretrizes para o uso da fototerapia

Uma diretriz detalhada para o uso da fototerapia em RNs com 35 ou mais semanas de gestação foi publicada pela AAP (50) (Figura 32.17) e tem sido amplamente adotada nos EUA e em outros países (178,365,452). De maneira semelhante, diretrizes baseadas em consenso foram sido publicadas recentemente no Canadá, Israel, Noruega e Reino Unido (365,376,453,454), e duas delas incluem manejo de RN com ≤ 34 semanas de idade gestacional (376,453). A Figura 32.24 mostra as recomendações da Noruega, que são baseadas no peso ao nascer. Na diretriz do Reino Unido (376), os gráficos são fornecidos para cada idade gestacional. Como não há dados adequados nos quais basear as

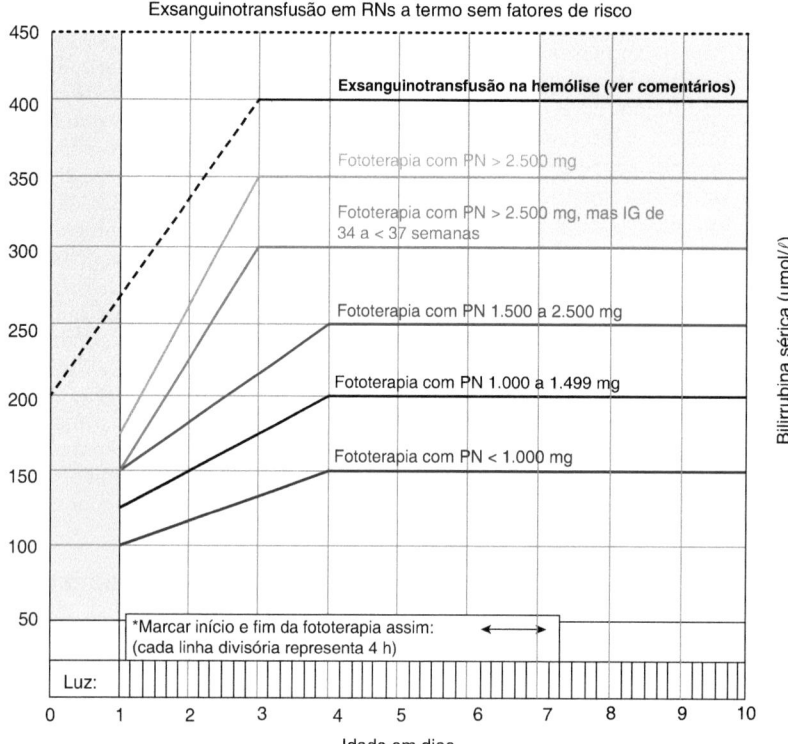

Figura 32.24 Orientações norueguesas para manejo da icterícia neonatal. Reproduzida de Bratlid D, Nakstad B, Hansen TWR. National guidelines for treatment of jaundice in the newborn. *Acta Paediatr* 2011;100:499-505, com permissão.

recomendações, todas essas diretrizes são, por necessidade, baseadas no consenso. Maisels *et al.* (455) fornecem uma diretriz para o manejo da hiperbilirrubinemia em RN com menos de 35 semanas de idade gestacional (Quadro 32.24). Os níveis de tratamento sugeridos nessa diretriz são baseados em limiares operacionais ou níveis terapêuticos normais (um nível acima do qual uma terapia específica provavelmente será mais benéfica do que prejudicial) (456).

Quantas crianças devemos tratar com fototerapia para evitar uma exsanguinotransfusão?

Embora esteja claro que a fototerapia tem desempenhado um papel importante na redução significativa da necessidade de exsanguinotransfusão, não foi estabelecido claramente quantas crianças precisamos tratar com fototerapia (o "número necessário para tratar" ou NNT) a fim de evitar que um RN necessite de uma exsanguinotransfusão. Newman *et al.* (457) estimaram o NNT entre os RN sem um TAD positivo. Se precisamos tratar cerca de 1 a 3 mil RN com fototerapia para evitar uma exsanguinotransfusão, devemos considerar abordagens alternativas. Em vez de internar esses RN rotineiramente para tratamento, outras opções poderiam ser consideradas, tais como melhor apoio à lactação, fornecendo suplementação com fórmula (417), o uso de fototerapia domiciliar (ver a seguir) ou simplesmente repetir a BST após várias horas quando, em muitos casos, esta pode ter diminuído.

No estudo de RN de extremo baixo peso (170), a taxa de comprometimento neurodesenvolvimental foi menor com a fototerapia agressiva do que com a fototerapia conservadora (26% *versus* 30%, RR: 0,86; IC de 95%: 0,74 a 0,99, redução do risco absoluto de 4%). Com base nesses dados, com a fototerapia agressiva, o NNT para impedir um caso de comprometimento do desenvolvimento em RNs com peso de nascimento inferior a 1.000 g é 25.

Manejo de recém-nascidos com menos de 35 semanas de idade gestacional

RNs com menos de 35 semanas de idade gestacional são considerados de maior risco para o desenvolvimento de danos cerebrais associados à bilirrubina do que RNs a termo, embora uma escassez de dados tenha tornado difícil a quantificação da magnitude do risco (458), e a faixa de níveis de bilirrubina alegadamente utilizada para iniciar o tratamento em diferentes partes do mundo com diferentes pesos e gestações seja significativamente ampla (453,459,460). A encefalopatia bilirrubínica crônica, incluindo *kernicterus* no *post mortem*, atualmente é um evento raro em RNs prematuros, mas não desapareceu completamente (162 a 165) (ver anteriormente, *Recém-nascidos prematuros e kernicterus com bilirrubina baixa*) e se elevações modestas na BST contribuem para formas sutis de disfunção do SNC em RNs prematuros permanece controverso (124,131,158). Alguns estudos sugerem que a hiperbilirrubinemia moderada nesses RNs não representa risco de neurotoxicidade (461,462).

Assim, houve uma necessidade urgente de um grande ensaio controlado e randomizado conduzido de maneira apropriada para tentar fornecer algumas respostas a estas perguntas, e este foi realizado pelo NICHHD NRN. Nesse ensaio, a fototerapia "agressiva ou conservadora" foi instituída em 1.974 RN de extremo baixo peso entre 2002 e 2005, e seguiu até a idade 18 a 20 meses de idade corrigida (170). O protocolo para esse estudo é mostrado no Quadro 32.29. Em comparação com a fototerapia conservadora, a FT agressiva não reduziu o desfecho primário de morte ou comprometimento neurodesenvolvimental, mas, nos RNs sobreviventes, não reduziu as taxas de (a) comprometimento neurodesenvolvimental (RR: 0,86; IC de 95%: 0,75 a 0,99); (b) perda auditiva (RR: 0,32; IC de 95%: 0,15 a 0,60); (c) pontuação do índice de desenvolvimento mental inferior a 70 (RR: 0,83; IC de 95%: 0,71 a 0,98); e (d) atetose (RR: 0,20; IC de 95%: 0,04 a 0,90). A redução no comprometimento neurodesenvolvimental era imputável quase

QUADRO 32.29

Protocolo para iniciar a fototerapia e exsanguinotransfusão no ensaio NICHHD NRN (170).

Peso ao nascer (g)	Manejo agressivo		Manejo conservador	
	Início da fototerapia	Exsanguinotransfusão	Início da fototerapia	Exsanguinotransfusão
501 a 750	O mais rápido possível após recrutamento	≥ 13,0 mg/dℓ	≥ 8,0 mg/dℓ	≥ 13,0 mg/dℓ
751 a 1.000	O mais rápido possível após recrutamento	≥ 15,0 mg/dℓ	≥ 10,0 mg/dℓ	≥ 15,0 mg/dℓ

Espera-se o recrutamento dentro de 12 a 36 h após o nascimento, de preferência entre 12 e 24 h.
De Maisels MJ, Watchko JF. Treatment of jaundice in low birthweight infants. *Arch Dis Child Fetal Neonatal Ed* 2003;88:F459-F463, com permissão.

inteiramente a uma diminuição nos RNs com grande comprometimento no grupo da fototerapia agressiva (RR: 0,68; IC de 95%: 0,52 a 0,89). Os níveis médios de BST foram inferiores no grupo agressivo (4,7 ± 1,1 mg/dℓ) do que no grupo conservador (6,2 ± 1,5 mg/dℓ). Embora estas diferenças tenham sido estatisticamente significativas ($p < 0,001$), é surpreendente que esta pequena diferença tenha sido associada a uma diferença no desfecho. Por outro lado, os níveis médios de BST nos RNs com e sem comprometimento sobreviventes foram idênticos (5,4 mg/dℓ), embora a BST média máxima tenha sido ligeiramente superior (0,3 mg/dℓ) na coorte com comprometimento.

Os melhores desfechos neste estudo foram resultado dos níveis inferiores de BST no grupo da fototerapia agressiva e os piores desfechos no grupo conservador foram consequência dos níveis mais elevados de BST? É difícil responder a esta pergunta com confiança, dado que os RNs com e sem comprometimento sobreviventes apresentavam níveis de BST médios idênticos e uma diferença de 0,3 mg/dℓ nos níveis máximos de BST. Por outro lado, este foi um estudo controlado e randomizado e não havia diferenças (conhecidas) entre os dois grupos antes do tratamento. Tendo em vista estas pequenas diferenças, os médicos podem ser céticos em relação à relevância desses desfechos. Tyson *et al.* (463) abordaram essa questão usando a estatística bayesiana e concluíram que houve uma probabilidade posterior de 99% de que a fototerapia agressiva aumentasse a taxa de mortalidade, uma probabilidade de 97% de que ela reduzisse o comprometimento e uma probabilidade de 99% de que ela reduzisse o comprometimento significativo. No RN a termo e tardio, a encefalopatia bilirrubínica geralmente não está associada a significativo comprometimento cognitivo, embora deficiências motoras graves sejam a regra. Se esses desfechos estão relacionados à BST ou a níveis de bilirrubina livre, talvez sejam o resultado de uma combinação do efeito da prematuridade extrema com os seus riscos conhecidos, além do ônus adicional resultante do aumento (questionável) da exposição à bilirrubina. Talvez, a fototerapia agressiva, por si só, apresente outros benefícios desconhecidos, bem como riscos.

O que os neonatologistas devem fazer com essa informação? Em muitas unidades, a fototerapia é iniciada em RNs com peso de nascimento inferior a 1.000 g quando sua BST atingir 5 mg/dℓ. Como a BST no início da fototerapia no grupo agressivo foi de 4,8 mg/dℓ, instituir a fototerapia em uma BST de 5 mg/dℓ provavelmente terá um efeito semelhante nos níveis de BST, visto que a fototerapia profilática foi iniciada em cada RN logo após o nascimento. Se esses dados forem combinados às observações anteriores do NRN (169), parece que as elevações modestas da BST nesses RNs muito pequenos são potencialmente prejudiciais e, quando utilizadas de forma semelhante às utilizadas nesse estudo, a fototerapia poderia ajudar a reduzir o comprometimento neurodesenvolvimental a longo prazo. Os níveis de tratamento sugeridos no Quadro 32.24, portanto, são de algum modo influenciados pelo estudo do NRN.

Efeitos biológicos e complicações

Milhões de RNs foram submetidos à fototerapia por mais de 40 anos e relatos de toxicidade significativa são excepcionalmente raros (464,465). Embora estudos em humanos, animais e *in vitro* sugiram que os produtos da fotodecomposição direta não tenham efeitos neurotóxicos (466,467), os dados sobre este assunto são relativamente limitados.

Pele

Os RNs com porfiria eritropoética congênita que foram expostos à fototerapia desenvolveram graves bolhas e fotossensibilidade (468). A porfiria congênita ou um histórico familiar de porfiria é uma contraindicação absoluta para o uso da fototerapia, e o surgimento de bolhas graves e agitação durante a fototerapia pode ser um sinal dessa doença (468). Erupções bolhosas e purpúricas raras também foram descritas em RNs com icterícia colestática, recebendo fototerapia (469,470). Estanho-mesoporfirina (SnMP) é um fármaco experimental utilizado para prevenir e tratar a hiperbilirrubinemia (ver adiante, *Terapia farmacológica*). Uma erupção eritematosa foi descrita em alguns RNs que receberam SnMP e, posteriormente, foram expostos a luz solar ou lâmpadas fluorescentes de luz natural (471). A erupção foi resolvida quando a exposição à luz foi interrompida (471).

Alguns estudos descobriram que RNs tratados com fototerapia com luz azul intensa apresentaram um aumento do número de nervos atípicos (472) ou melanocíticos (472,473), mas outros não (474,475), e nenhuma associação entre o uso de fototerapia e melanoma maligno foi encontrada em um estudo que fez essa análise (476).

As crianças com síndrome de Crigler-Najjar que recebem fototerapia durante 2 a 3 anos frequentemente apresentam lesões pigmentadas e bronzeamento, bem como atrofia cutânea.

Síndrome do bebê bronzeado

Os RNs com colestase (hiperbilirrubinemia direta), quando expostos a fototerapia, com frequência irão desenvolver uma coloração de tonalidade castanho-acinzentada da pele, do soro e da urina, conhecida como síndrome do bebê bronzeado (428). A patogênese dessa condição não é totalmente compreendida e, embora ocorra exclusivamente em RNs com colestase, nem todos os lactentes com icterícia colestática desenvolvem essa síndrome (428). RNs com colestase acumulam porfirinas e outros metabólitos no plasma, e alguns pesquisadores sugeriram que a fotossensibilização das porfirinas pela bilirrubina produza a mudança de cor observada (477,478). Essas conclusões foram contestadas por McDonagh (479), que assinala que a bilirrubina em uma solução de albumina sérica humana (ASH) não fotossensibiliza a degradação de porfirinas de cobre (CuP) (479). Ele observa que a bilirrubina é um fotossensibilizador fraco e que é improvável que fotossensibilize a degradação de CuP. Além disso, a concentração de CuP, mesmo em RNs com colestase, é muito pequena e é muito "pouco provável que CuP (que é cor-de-rosa em solução de ASH) ou fotoprodutos de CuP sejam responsáveis pela hiperpigmentação observada em pacientes com a síndrome do bebê bronzeado" (479). Ele sugere que é mais provável que "a cor esteja relacionada a substâncias derivadas dos pigmentos de bilirrubina predominantes, muito mais visíveis e mais fotorreativos que estão presentes" (480,481). Essa síndrome parece não apresentar muitas consequências deletérias, embora *kernicterus* tenha sido descrito em

RNs com doença hemolítica por Rh e síndrome do bebê bronzeado (421,422,478). Nesses RNs, o nível de BST máximo variou de 18 a 22,8 mg/dℓ e a bilirrubina de reação direta de 4,1 a 8,7 mg/dℓ.

O efeito da fototerapia nos conjugados de bilirrubina não foi estudado, mas é provável que sejam submetidos a reações fotoquímicas semelhantes da bilirrubina. Na verdade, a fototerapia produz branqueamento da pele ictérica (foto-oxidação?) em adultos com cirrose alcoólica com nenhuma redução dos níveis de bilirrubina plasmática (482). Se houver necessidade de fototerapia, especialmente em RNs enfermos de muito baixo peso, a presença de hiperbilirrubinemia de reação direta não deve ser considerada uma contraindicação ao seu uso. Como os produtos da fototerapia são excretados na bile, a presença de colestase diminui a eficácia da fototerapia. Entretanto, de acordo com nossa experiência, os RNs com hiperbilirrubinemia de reação direta frequentemente exibem alguma resposta à fototerapia. Em todos aqueles que desenvolvem a síndrome do bebê bronzeado, a exsanguinotransfusão deve ser considerada se a BST atingir o limiar para exsanguinotransfusão. Em quase todas as circunstâncias, é preciso ressaltar que a bilirrubina sérica de reação direta não deve ser subtraída da concentração de BST para tomar qualquer decisão acerca da exsanguinotransfusão (50).

Lesão ocular

Como a luz pode ser tóxica para a retina (399), os olhos dos RNs que recebem fototerapia devem ser protegidos com tampões oculares apropriados, mas estes podem obstruir as narinas e produzir apneia. Os protetores oculares disponíveis no comércio, quando corretamente aplicados, impedem mais de 98% da transmissão da luz (483).

Perda hídrica insensível e regulação térmica

A fototerapia convencional pode produzir uma mudança aguda no ambiente térmico do RN, levando a um aumento no fluxo sanguíneo periférico e a perdas imperceptíveis de água de cerca de 20 a 25% (484,485). Luzes de LED produzem pouco calor e apresentam uma probabilidade muito menor de causar perda imperceptível de água, mas isso não tem sido estudado. Alguns médicos aumentam rotineiramente os fluidos de manutenção para RNs de baixo peso que recebem fototerapia, mas não acreditamos que haja necessidade. O estado hídrico do RN deve ser monitorado regularmente – medição do débito e densidade urinários, eletrólitos séricos, mudanças no peso corporal e ajustes nos requisitos de fluido realizados conforme necessário.

Mortalidade em recém-nascidos de muito baixo peso ao nascer

Há somente dois grandes ensaios clínicos controlados e randomizados de fototerapia. No primeiro estudo de fototerapia do NICHHD, realizado de 1974 a 1976, os RNs com peso de nascimento inferior a 2.500 g foram aleatoriamente designados para serem submetidos a 96 horas de fototerapia ou não receberem fototerapia (159). Para os 1.063 RNs com peso de nascimento inferior a 2.500 g, o risco relativo (RR) de óbito com fototerapia foi de 1,32 (IC de 95%: 0,96 a 1,82), e entre os 77 RNs de extremo baixo peso (< 1.000 g), o RR foi de 1,49 (IC de 95%: 0,93 a 2,40) (160,201). No ensaio recente do NICHHD NRN, houve um aumento de 5% na mortalidade em RNs com peso de nascimento de 501 a 750 g, que receberam fototerapia agressiva (170). Este não foi estatisticamente significativo, mas, conforme observado anteriormente, uma análise bayesiana *post hoc* estima que tenha havido uma probabilidade de 99% de que a fototerapia agressiva tenha aumentado a taxa de morte no subgrupo. Não está claro por que a fototerapia pode aumentar a mortalidade nesses RNs pequenos, mas é provável que a luz penetre mais profundamente através da fina pele gelatinosa, atingindo os tecidos subcutâneos e possivelmente produzindo lesão oxidativa das membranas celulares (486-488). Essa observação e a evidência de que, em ratos RNs, existe uma relação entre o aumento da irradiância e o grau de lesão oxidativa conforme medido pela excreção de monóxido de carbono via derme (487) sugerem que seria prudente a utilização de níveis de irradiância menos intensivos em RNs de muito baixo peso. Por outro lado, no primeiro ensaio do NICHHD, os níveis de irradiância foram bastante baixos, embora não houvesse uma incidência na mortalidade de RNs menores. Hansen (489) sugere que uma alternativa à utilização de irradiância inferior é a diminuição da duração da exposição utilizando fototerapia intensiva por um período mais curto. Outra opção é considerar a fototerapia intermitente que, em alguns estudos, tem se mostrado tão eficaz quanto a fototerapia contínua (490,491).

Alimentação intravenosa

As soluções para alimentação intravenosa devem ser protegidas da luz da fototerapia. A exposição de soluções de aminoácidos à luz no espectro azul produziu uma redução significativa do triptofano (492) e, quando foi adicionada uma solução multivitamínica aos aminoácidos, ocorreu uma redução de 40% na metionina e de 22% na histidina (492).

Persistência do canal arterial

Descreveu-se uma relação entre o uso da fototerapia e o risco de persistência do canal arterial (PCA) em RNs de muito baixo peso ao nascer (428). O mecanismo para esse efeito potencial não está claro, apesar de ter sido relatado que a exposição de anéis ductais isolados à luz ambiente artificial resultou em fotorrelaxamento e prevenção da constrição dos anéis apesar do estímulo com oxigênio (493). A dependência do mecanismo e do comprimento de onda desse efeito curioso não foi investigada. No entanto, não existe qualquer justificativa fotoquímica para o efeito, nem é provável que a luz da fototerapia penetre profundamente o suficiente para promover um efeito significativo no canal arterial. Dois ensaios clínicos randomizados e controlados avaliaram o efeito de uma proteção torácica em RNs que recebem fototerapia. No primeiro ensaio (428), a incidência de PCA foi significativamente menor no grupo com proteção (30,6%) *versus* o grupo exposto (60,5%), mas, em um estudo posterior, não foram encontradas diferenças entre os dois grupos (428).

Fototerapia intensiva causa hemólise?

Há algumas evidências *in vitro* de que a fototerapia possa aumentar a fragilidade osmótica dos eritrócitos (494) e produzir peroxidação dos lipídios da membrana dos eritrócitos (495), levando à hemólise. Em um estudo com 27 RNs ≥ 35 semanas de idade gestacional recebendo fototerapia intensiva (irradiância média: 43,0 ± 7,4 μW/cm^2/nm em 425 a 475 nm), houve uma diminuição constante nos níveis médios de COCF ao longo da fototerapia (496). Isso sugere que uma alta irradiância não aumenta a renovação do heme ou a produção de bilirrubina.

Outras complicações

Dado o grande número de RNs que foram expostos à fototerapia em todos os cantos do mundo por quase quatro décadas, é difícil prever importantes complicações até então desconhecidas do tratamento. No entanto, deve-se reconhecer que há vários estudos com RNs que descobriram algumas evidências de danos no DNA (428), alterações nos níveis de citocinas (428) e evidência de estresse oxidativo (428).

A relação dos registros da doença com bancos de dados perinatais sugeriu uma possível relação entre o aumento do risco de leucemia infantil e fototerapia (428), mas outros não encontraram o mesmo (428). Um estudo sueco descobriu uma forte associação entre o uso de fototerapia e primeiros sintomas de diabetes, mas um estudo posterior de caso-controle sueco, não (428). Nenhum desses efeitos médicos adversos tardios potenciais da fototerapia foi demonstrado de modo convincente e precisam ser cuidadosamente avaliados em estudos grandes e bem desenvolvidos. Além disso, a ausência completa de quaisquer desfechos neurodesenvolvimentais anormais, incluindo função visual e auditiva, desempenho escolar e interações sociais, em crianças com a síndrome de Crigler-Najjar que receberam fototerapia diariamente por até 21 anos, é certamente tranquilizadora (428).

Taxa de declínio na bilirrubina sérica

A eficácia da fototerapia depende não só da dose de luz, mas também da causa e da gravidade da hiperbilirrubinemia. Durante a hemólise, a BST pode não diminuir ou diminuir tão rapidamente quanto em um RN sem hemólise. Por outro lado, como a fototerapia funciona na bilirrubina presente na pele e no tecido subcutâneo superficial, quanto mais bilirrubina estiver presente nesses locais (ou seja, quanto maior for o nível de BST), mais eficaz será a fototerapia (497). Em alguns RNs com BST > 30 mg/dℓ (513 µmol/ℓ), a fototerapia intensiva pode resultar em uma redução de até 10 mg/dℓ (171 µmol/ℓ) em poucas horas (498).

A hemólise é a causa mais provável da hiperbilirrubinemia em RNs que necessitam de fototerapia durante a internação para o parto do que naqueles internados para tratamento (412,499,500), e a fototerapia em RNs tratados durante a internação para o parto é quase sempre iniciada em um nível inferior de BST. Por ambos motivos, o nível de BST tende a cair relativamente pouco nesses RNs.

Quando a fototerapia deve ser interrompida?

Não há qualquer padrão para interromper a fototerapia. O nível de BST para interromper a fototerapia depende da idade em que a fototerapia foi iniciada e a causa da hiperbilirrubinemia. Nos RNs que foram internados para fototerapia após a alta da internação para o parto (geralmente para níveis de BST de 18 a 20 mg/dℓ ou superiores), a fototerapia pode geralmente ser interrompida quando a BST é inferior a 13 a 14 mg/dℓ. Nesses RNs, a fototerapia é geralmente instituída quando a BST atinge ou está próxima a seu nível máximo, e esta simplesmente auxilia a baixar a BST. Em RNs que recebem fototerapia durante a internação para parto, a fototerapia pode ser interrompida quando dois valores consecutivos de BST estiverem abaixo do nível em que a fototerapia foi iniciada.

Rebote

Um rebote no nível de BST de 1 a 2 mg/dℓ e, algumas vezes, mais, pode ocorrer após a fototerapia ser interrompida e está amplamente relacionado à idade na qual foi iniciada a fototerapia e à causa da hiperbilirrubinemia (428). Dos 144 RNs que primeiro receberam a fototerapia na reinternação, apenas 1 (RR: 0,7%; IC de 95%: 0 a 2,0) precisou repetir a fototerapia, enquanto dos lactentes que receberam fototerapia antes da alta do berçário, 13/158 (RR: 8,2%; IC de 95%: 3,9 a 12,4) necessitaram repetir a fototerapia (500). Em RNs de Israel que receberam fototerapia antes da alta hospitalar, 15,3% desenvolveram um rebote definido como uma BST após a fototerapia de ≥ 15 mg/dℓ (499), mas em RNs que necessitaram apenas de fototerapia após a reinternação, 0 de 30 casos desenvolveu um rebote. A maioria das crianças que desenvolvem hiperbilirrubinemia com 48 a 72 horas de idade apresenta algum grau de hemólise (412), de modo que não é surpreendente que os RN que necessitam de fototerapia antes da alta são muito mais suscetíveis de ter um rebote. Nesses RNs, após a fototerapia ser interrompida, aconselha-se realizar uma medição de acompanhamento da BST 24 horas após a alta. Para aqueles que foram reinternados para fototerapia, sugere-se um acompanhamento clínico com a opção de realizar medição da BST. Nesses RNs, quando a fototerapia é interrompida, a alta hospitalar não deve ser adiada para observar se o RN apresentará rebote.

Fototerapia domiciliar

As pressões para uma alta hospitalar precoce e o desejo de evitar uma reinternação levaram ao uso disseminado da fototerapia domiciliar (428). Embora não recomendada para RNs que apresentam hiperbilirrubinemia grave (TSB > 20 mg/dℓ) (50), quando usada adequadamente, a fototerapia domiciliar não apresenta riscos evidentes ao RN e é certamente muito mais acessível do que o tratamento hospitalar. Evita a separação dos pais e da criança, e há evidências de que as mães de RNs submetidos à fototerapia tenham menos probabilidade de suspender a amamentação ao seio (501). O desenvolvimento recente de LED/sistemas de fibra óptica permite que a fototerapia eficiente seja realizada em casa e deve reduzir a necessidade de reinternação em muitos casos. A Figura 32.17 fornece as recomendações da AAP para os níveis de BST em que a fototerapia domiciliar torna-se apropriada (50).

Exposição à luz solar

Na sua descrição original de fototerapia, Cremer et al. (413) demonstraram que a incidência de luz solar reduz os níveis de BST. Embora a luz solar certamente produza uma irradiância suficiente na faixa de 425 a 475 nm para proporcionar fototerapia eficaz (Quadro 32.28), as dificuldades práticas envolvidas na exposição segura de um RN nu ao sol, seja no lar ou ao ar livre (evitando-se também uma queimadura solar), geralmente, impedem o uso da luz solar como instrumento terapêutico confiável. Em países em desenvolvimento, onde a falta de equipamentos apropriados ou falta de eletricidade muitas vezes impede o uso de fototerapia, a fototerapia à luz solar pode ser a única alternativa disponível para um RN com icterícia grave e tem sido aplicada com sucesso na Nigéria, utilizando filtros para proteger o RN da exposição aos raios UV enquanto estiver beneficiando-se da luz solar para reduzir a BST (415).

Fototerapia em crianças maiores e adolescentes

A terapia definitiva para a síndrome de Crigler-Najjar é o transplante de fígado, mas, até que o procedimento possa ser realizado, a fototerapia é necessária para evitar que níveis de BST prejudiciais evoluam (337). Para a população amish, um grupo no qual a síndrome de Crigler-Najjar é relativamente comum, o custo do transplante de fígado é inviável (e essas comunidades não aceitam qualquer forma de apoio estatal ou federal). Foram criados dispositivos de fototerapia domiciliar especialmente planejados para fornecer uma fototerapia adequada à criança em crescimento e até mesmo ao adolescente (337). Na criança mais crescida, a fototerapia torna-se menos eficaz, presumivelmente em consequência do espessamento da pele, aumento da pigmentação cutânea e diminuição da área de superfície em relação à massa corporal. Nessas crianças administra-se a fototerapia apenas durante o sono, a fim de permitir as atividades normais da infância durante o dia. Os sistemas mais satisfatórios oferecem uma configuração em "cama de bronzeamento" em que a criança é colocada em uma superfície transparente diretamente acima de tubos fluorescentes azuis especiais. Utiliza-se malha padrão ou um tecido de alta transmissão esticado sobre uma estrutura de tensão ajustável (320). Isso é muito semelhante a uma rede tradicional e permite a transmissão adequada da luz azul, além de ser confortável para o paciente. Como os sistemas de LED geram um calor mínimo, eles irão aliviar consideravelmente o desconforto da criança maior que requeria fototerapia e, nessas crianças, pode-se prever que a utilização de sistemas de LED passará a ser comum (337).

EXSANGUINOTRANSFUSÃO

Watchko procedeu a uma revisão abrangente desse assunto (502) e Edward et al. (503) fizeram uma revisão das indicações básicas e contraindicações da exsanguinotransfusão. Alguns aspectos são discutidos aqui. A prevenção da doença hemolítica por Rh com antiglobulina anti-Rh e o uso mais efetivo da fototerapia levaram a um declínio radical no número de exsanguinotransfusões efetuadas (419). Hoje em dia, é bem possível que um residente de pediatria complete seu programa de treinamento de 3 anos sem jamais ter efetuado uma exsanguinotransfusão ou sequer presenciá-la. À medida que um número cada vez menor desses procedimentos está sendo efetuado, é muito provável que os riscos de complicações aumentem.

Riscos da exsanguineotransfusão

O Quadro 32.30 cita as complicações em potencial da exsanguinotransfusão, e os riscos globais de sua realização foram revistos por Ip et al. (117). É difícil relatar a morbidade e a mortalidade associadas à exsanguinotransfusão, visto que ambas dependem significativamente do estado clínico do RN antes da exsanguinotransfusão. As taxas de morbidade e mortalidade são muito menores nos RNs a termo com hiperbilirrubinemia idiopática do que nos prematuros enfermos, que podem estar criticamente enfermos no momento da exsanguinotransfusão. Além disso, as definições de mortalidade relacionada com a exsanguinotransfusão não são consistentes entre os estudos, e é difícil estabelecer, a partir dos dados da literatura, se a exsanguinotransfusão em si ou se outras morbidades foram as responsáveis pelas mortes desses RNs. Além disso, muitos dos estudos publicados referem-se a bebês nascidos antes de 1970, e, nos EUA, foram conduzidos poucos estudos de RNs após 1990. É difícil obter informações atuais sobre a mortalidade associada às exsanguinotransfusões, devido à raridade com que o procedimento é realizado. Nos RNs a termo e quase a termo que estão relativamente bem, o risco de morte é baixo (504, 505). A taxa de mortalidade global é de cerca de 3 em 1.000 procedimentos (506-508). No estudo de fototerapia cooperativo do NICHHD (504), observou-se morbidade (apneia, bradicardia, cianose, vasospasmo, trombose) em 22 das 328 (6,7%) exsanguinotransfusões realizadas. Entretanto, dos 22 eventos adversos, 6 consistiram em episódios discretos de bradicardia associada à infusão de cálcio. Excluindo esses RNs, bem como dois que sofreram espasmos arteriais transitórios, a incidência de morbidade significativa associada ao procedimento foi de 5%.

Jackson (505) relatou uma experiência de 15 anos (de 1980 a 1995) de exsanguinotransfusão em 106 RNs no Children's Hospital e University of Washington Medical Center em Seattle. Oitenta e um estavam sadios, e não houve nenhum caso de morte nesses RNs, embora uma criança tenha apresentado enterocolite necrosante grave, exigindo cirurgia. Houve 25 RNs enfermos, dos quais 3 (12%) apresentaram complicações graves da exsanguinotransfusão, e 2 (8%) morreram; três outras mortes foram consideradas "possivelmente decorrentes" da exsanguinotransfusão. Por conseguinte, o número total de mortes nos RNs enfermos que foram possivelmente causadas pela exsanguinotransfusão foi de 5 em 25 (20%) Mais recentemente, entre 1992 e 2002, dois centros perinatais em Cleveland, Ohio, procederam a uma revisão dos eventos adversos associados à exsanguinotransfusão (439). No decorrer de um período de 10,5 anos em dois centros perinatais, foram identificados apenas 67 RNs submetidos à exsanguinotransfusão para a hiperbilirrubinemia – uma média de cerca de 3 procedimentos por ano em cada instituição. As idades gestacionais variaram de menos de 32 semanas ($n = 15$) a RNs a termo ($n = 22$). Ocorreram eventos adversos em 74% das exsanguinotransfusões, sendo os mais comuns a trombocitopenia (44%), a hipocalcemia (29%) e a acidose metabólica (24%). Houve apenas dois eventos adversos graves, ambos em RNs que tiveram outra morbidade neonatal grave preexistente. O RN que faleceu era um prematuro de 25 semanas de gestação criticamente enfermo, com peso ao nascer de 731 g. Os pesquisadores também constataram que as exsanguinotransfusões efetuadas com o uso de cateteres na artéria e veia umbilicais tiveram uma tendência significativamente maior a estar associadas a eventos adversos do que quando realizadas apenas através da veia umbilical ou outras vias (439).

Embora o risco seja muito baixo, a exsanguinotransfusão está associada ao risco habitual de qualquer hemoderivado. As estimativas de risco (risco por unidade testada) para vírus transmitido por transfusão nos EUA para o período de 1991 a 1993 foram conforme segue: vírus da imunodeficiência humana, 1:493.000; vírus linfotrópico de células T humanas, 1:641.000; vírus da hepatite C, 1:103.000; e vírus da hepatite B, 1:63.000 (17).

Dinâmica da bilirrubina durante e após a exsanguinotransfusão

Durante a exsanguinotransfusão, a bilirrubina do espaço extravascular é deslocada para o plasma em proporção ao volume plasmático e à massa de albumina substituída (509) e um equilíbrio parcial entre a bilirrubina extravascular e a plasmática ocorre rapidamente (545).

Assim, a fim de otimizar a eficácia de uma dupla troca de volume, o sangue do doador com grande volume de plasma (um baixo hematócrito de aproximadamente 40%) é o preferido, uma vez que aumenta a albumina sem bilirrubina introduzida na circulação do RN (509). Até o final de uma dupla troca de volume, a bilirrubina sérica geralmente é de cerca de 45 a 60% do nível antes da troca (509-511). Imediatamente após a troca, ocorre um equilíbrio adicional, que se torna completo dentro de 30 minutos e produz o rebote precoce da bilirrubina plasmática para 60 a 80% do nível antes da troca (509).

Exsanguinotransfusões repetidas

Em geral, os critérios para exsanguinotransfusões repetidas assemelham-se àqueles utilizados para a troca inicial.

QUADRO 32.30

Complicações em potencial da exsanguinotransfusão.

Cardiovasculares	Arritmias
	Parada cardíaca
	Sobrecarga de volume
	Embolização com ar ou coágulos
	Trombose
	Vasospasmos
Hematológicas	Afoiçamento (sangue do doador)
	Trombocitopenia
	Sangramento (heparinização excessiva do sangue do doador)
	Doença enxerto-*versus*-hospedeiro
	Mecânica da lesão térmica das células do doador
Gastrintestinais	Enterocolite necrosante
	Perfuração intestinal
Bioquímicas	Hiperpotassemia
	Hipernatremia
	Hipocalcemia
	Hipomagnesemia
	Acidose
	Hipoglicemia
Infecciosas	Bacteriemia
	Infecção viral (hepatite, citomegalovírus)
	Malária
Diversas	Hipotermia
	Perfuração da veia umbilical
	Perda de fármaco
	Apneia

Em Watchko JF. Exchange transfusion in the management of neonatal hyperbilirubinemia. In: Maisels MJ, Watchko JF, eds. *Neonatal jaundice*. London, UK: Harwood Academic, 2000:169-176, com permissão.

TRATAMENTO FARMACOLÓGICO

Aceleração das vias metabólicas normais de depuração da bilirrubina

Fenobarbital

O fenobarbital é um potente indutor das enzimas microssômicas, o que aumenta a conjugação e a excreção da bilirrubina, bem como o fluxo biliar. Quando administrado em doses suficientes à mãe, ao RN ou a ambos, o fenobarbital mostra-se eficaz para reduzir os níveis séricos de bilirrubina na primeira semana de vida (512). Entretanto, as preocupações acerca da toxicidade a longo prazo do fenobarbital quando administrado a mulheres grávidas pesam contra o seu uso com essa finalidade (513,514).

Diminuição da produção de bilirrubina através de inibição da heme oxigenase

Estanho-mesoporfirina

Conforme ilustrado na Figura 32.1, a heme oxigenase, uma enzima microssômica, é essencial à conversão do heme em biliverdina, uma das primeiras etapas na formação da bilirrubina a partir da hemoglobina. Certas metaloporfirinas sintéticas são potentes inibidores competitivos da heme oxigenase, que suprimem a formação de bilirrubina. A inibição da degradação do heme a bilirrubina não resulta em acúmulo do heme; este é excretado de modo inalterado na bile, em quantidades que compensam a excreção diminuída de bilirrubina (515).

Uma série de estudos clínicos controlados, realizados na Grécia e na Argentina, demonstrou que a estanho-mesoporfirina (SnMP) é um potente inibidor da heme oxigenase, altamente eficaz para reduzir os níveis de BST e a necessidade de fototerapia em RNs a termo e prematuros (328,471,516,517). Eles também mostraram que a SnMP em uma única dose de 6 µmol/kg foi mais eficaz do que a fototerapia com luz azul especial no tratamento de RNs a termo e quase a termo com hiperbilirrubinemia estabelecida (516,517). A SnMP foi igualmente eficaz no controle da hiperbilirrubinemia em RNs com deficiência de G6PD (518). Um estudo clínico de RNs a termo e quase a termo realizado nos EUA forneceu resultados semelhantes (519). O único efeito colateral observado até hoje foi o aparecimento transitório de eritema não dependente da dose, que desapareceu sem qualquer sequela em RNs tratados com fototerapia de luz branca após a administração de SnMP (471). A SnMP tem sido utilizada no tratamento da síndrome de Crigler-Najjar e conseguiu uma redução temporária dos níveis de BST (327,520); além disso, a SnMP evitou a necessidade de exsanguinotransfusão em RNs testemunhas de Jeová com doença hemolítica por Rh (521). Kappas reviu os estudos clínicos controlados, publicados e realizados com SnMP (328). Dentre 279 RNs nos grupos-controle, 129 (46%) receberam fototerapia *versus* 13 dos 443 (3%) RNs tratados com SnMP.

A ideia de utilizar um inibidor da produção de bilirrubina é muito atraente. Não necessita de nenhum aparelho, os RNs não precisam ter os olhos vendados, não há necessidade de hospitalização e tampouco há separação entre mãe e filho. A fototerapia é um método relativamente incômodo e lento de redução dos níveis séricos de bilirrubina, enquanto a SnMP impede a produção de bilirrubina, sendo mais eficiente do que a fototerapia. Esse fármaco ainda aguarda a aprovação da FDA, embora possa ser obtido para uso compassivo (InfaCare Pharmaceutical Corp, Trevose, PA, EUA). Se for aprovada, a SnMP poderá ter aplicação imediata na prevenção da necessidade de exsanguinotransfusão nos RNs refratários à fototerapia (521,522).

Diminuição da produção de bilirrubina através de inibição da hemólise

Imunoglobulina intravenosa

Ensaios controlados anteriores (523-525) e uma revisão sistemática (526) sugeriram que a administração de IVIG em RN com doença hemolítica por Rh reduziria significativamente a necessidade de exsanguinotransfusão. Outros estudos apoiaram o papel da IVIG na atenuação do curso de grave doença hemolítica por ABO (527). Porém, dois estudos recentes randomizados e controlados não mostraram qualquer benefício da administração de IGIV em RNs com doença hemolítica por Rh (528,529). Além disso, uma recente revisão sistemática e metanálise (530) concluíram que a eficácia da IGIV não foi conclusiva na doença hemolítica por Rh do RN quando tais estudos apresentavam um baixo risco de viés, enquanto em estudos com um alto risco de viés, houve um possível benefício. Os autores também concluíram que o papel da IVIG na doença por ABO não era claro porque os estudos que mostraram benefício apresentavam um alto risco de viés (531). Outra preocupação surgiu devido a relatórios episódicos da associação de enterocolite necrosante à administração de IVIG (532-535). As doses utilizadas de IgIV variaram de 500 mg/kg, administrados durante 2 horas logo após o nascimento, até 800 mg/kg/dia, durante 3 dias. Na doença hemolítica por Rh, os eritrócitos recobertos por anticorpos anti-D são removidos da circulação através de lise dependente de anticorpos pelas células do sistema reticuloendotelial. O mecanismo de ação da IgIV é desconhecido, mas é possível que ela possa alterar a evolução da doença hemolítica por Rh ao bloquear os receptores Fc, inibindo, dessa maneira, a hemólise. Contudo, dadas as informações conflitantes anteriores, é difícil fornecer uma forte recomendação no que diz respeito à utilização da IGIV na doença hemolítica isoimune. Atualmente, consideramos a sua utilização apenas para RNs em quem a fototerapia intensiva não é capaz de evitar a necessidade de uma exsanguinotransfusão.

Inibição da circulação êntero-hepática de bilirrubina

Foram administrados diversos agentes a RNs, na tentativa de interromper o processo de absorção êntero-hepática da bilirrubina. Incluem o carvão ativado, o ágar e a colestiramina; todavia, esses agentes geralmente não produziram reduções clinicamente significativas dos níveis de BST (515). Há evidências de que a bilirrubina no intestino neonatal se ligue à gordura não absorvida (536), de modo que o comprometimento da absorção de gordura poderia aumentar a excreção fecal de bilirrubina não conjugada. A administração de orlistate, uma substância que se liga à gordura no intestino, reduziu significativamente os níveis de bilirrubina em ratos Gunn (537), bem como em pacientes com as síndromes de Crigler-Najjar (538).

Outros fármacos para hiperbilirrubinemia

Várias outras substâncias têm sido utilizadas para reduzir os níveis de BST e estas foram recentemente revisadas em detalhes (539). Aquelas com suporte de ensaios clínicos incluem clofibrato (540), um indutor de glicuronosil transferase que pode reduzir os níveis de BST (540). O ácido ursodesoxicólico aumenta o fluxo biliar e parece ser útil em pacientes com a síndrome de Crigler-Najjar (337).

PAPEL FISIOLÓGICO DA BILIRRUBINA

Apesar de sua toxicidade em potencial, a bilirrubina claramente desempenha um papel fisiológico importante e positivo (254,257). A bilirrubina é um potente antioxidante *in vitro* (254), e existe uma correlação positiva entre os níveis séricos de bilirrubina e a atividade antioxidante em RNs a termo e prematuros (541,542). A bilirrubina desempenha um papel fisiológico como antioxidante no RN humano (541,542). Devido à possibilidade de que a lesão oxidativa participe no desenvolvimento da retinopatia da prematuridade, os pesquisadores analisaram a relação entre os níveis de bilirrubina e a retinopatia da prematuridade. A maioria dos estudos publicados não mostra qualquer efeito protetor em decorrência de níveis elevados de BST na retinopatia da prematuridade (543-545). Em adultos, há clara evidência de que a diminuição dos níveis de BST está associada a risco aumentado de doença arterial coronariana e doença vascular periférica (257). As taxas de mortalidade de adultos com síndrome de Gilbert são metade das daqueles sem essa síndrome (razão de mortalidade ajustada 0,5 [IC de 95%: 0,4 a 0,7]) (546), mas ainda temos de identificar os RNs que apresentaram um desfecho ruim porque têm pouquíssima bilirrubina sérica.

REFERÊNCIAS BIBLIOGRÁFICAS

1. Hansen TWR. Pioneers in the scientific study of neonatal jaundice and kernicterus. Pediatrics 2000;106:e15.
2. McCandless DW. Kernicterus. New York: Humana Press, 2011.
3. Brumbaugh JE, Gourley GR. Bilirubin and its various fractions. In: Stevenson DK, Maisels MJ, Watchko JF, eds. Care of the jaundiced neonate. New York: McGraw Hill, 2012:41.
4. McDonagh AF, Lightner DA. "Like a Shrivelled Blood Orange"—bilirubin, jaundice and phototherapy. Pediatrics 1985;75:443.
5. Bellarosa C, Muchova L, Vitek L, et al. Bilirubin metabolism and transport. In: Stevenson DK, Maisels MJ, Watchko JF, eds. Care of the jaundiced neonate. New York: McGraw Hill, 2012:55.
6. Hansen TWR, Bratlid D. Physiology of neonatal unconjugated hyperbilirubinemia. In: Stevenson DK, Maisels MJ, Watchko JF, eds. Care of the jaundiced neonate. New York: McGraw Hill, 2012:65.
7. Dubey AP, Garg A, Bhatia BD. Fetal exposure to maternal hyperbilirubinemia. Indian Pediatr 1983;20:527.
8. Smith JF, Baker JM. Crigler-Najjar disease in pregnancy. Obstet Gynecol 1994;84:670.
9. Taylor WG, Walkinshaw SA, Farquharson RG, et al. Pregnancy in Crigler-Najjar syndrome. Case report. Br J Obstet Gynaecol 1991;98:1290.
10. Maisels MJ, Newman TB. The epidemiology of neonatal hyperbilirubinemia. In: Stevenson DK, Maisels MJ, Watchko JF, eds. Care of the jaundiced neonate. New York: McGraw Hill, 2012:97.
11. Rosenthal P, Blanckaert N, Cabra PM, et al. Formation of bilirubin conjugates in human newborns. Pediatr Res 1986;20:947.
12. Bosma PJ, Seppen J, Goldhoorn B, et al. Bilirubin UDP-glucuronosyl transferase 1 is the only relevant bilirubin glucuronodating isoform in man. J Biol Chem 1994;269:17960.
13. Watchko JF, Lin Z. Genetics of neonatal jaundice. In: Stevenson DK, Maisels MJ, Watchko JF, eds. Care of the jaundiced neonate. New York: McGraw Hill, 2012:1.
14. Kaplan M, Muraca M, Hammerman C, et al. Imbalance between production and conjugation of bilirubin: a fundamental concept in the mechanism of neonatal jaundice. Pediatrics 2002;110(4). Available at www.pediatrics.org/cgi/content/full/110-4/e47
15. Keren R, Tremont K, Luan X, et al. Visual assessment of jaundice in term and late preterm infants. Arch Dis Child Fetal Neonatal Ed 2009;94:F317.
16. Bhutani VK, Stark AR, Lazzeroni LC, et al. Predischarge screening for severe neonatal hyperbilirubinemia identifies infants who need phototherapy. J Pediatr 2013;162:477.
17. Maisels MJ, Pathak A, Nelson NM, et al. Endogenous production of carbon monoxide in normal and erythroblastotic newborn infants. J Clin Invest 1971;50:1.
18. Ahdab-Barmada M. The neuropathology of kernicterus: definitions and debate. In: Maisels MJ, Watchko JF, eds. Neonatal jaundice. London, UK: Harwood Academic Publishers, 2000:75.
19. Turkel SB. Autopsy findings associated with neonatal hyperbilirubinemia. Clin Perinatol 1990;17:381.
20. Volpe JJ. Bilirubin and brain injury. In: Volpe JJ. Neurology of the newborn. 5th ed. Philadelphia, PA: W.B. Saunders, 2008:619.
21. Brito MA, Lima S, Fernandes A, et al. Bilirubin injury to neurons: contribution of oxidative stress and rescue by glycoursodeoxycholic acid. Neurotoxicology 2008;29:259.
22. Vaz AR, Delgado-Esteban M, Brito MA, et al. Bilirubin selectively inhibits cytochrome c oxidase activity and induces apoptosis in immature cortical neurons: assessment of the protective effects of glycoursodeoxycholic acid. J Neurochem 2010;112:56.
23. Rodrigues C, Sola S, Brites D. Bilirubin induces apoptosis via the mitochondrial pathway in developing rat brain neurons. Hepatology 2002;35:1186.
24. Fernandes A, Falcão AS, Abranches E, et al. Bilirubin as a determinant for altered neurogenesis, neuritogenesis, and synaptogenesis. Dev Neurobiol 2009;69:568.
25. Brites D. Bilirubin injury to neurons and glial cells: new players, novel targets, and newer insights. Semin Perinatol 2011;35:114.
26. Silva SL, Vaz AR, Barateiro A, et al. Features of bilirubin-induced reactive microglia: from phagocytosis to inflammation. Neurobiol Dis 2010;2010(40):663.
27. Gazzin S, Zelenka J, Zdrahalova L, et al. Bilirubin accumulation and Cyp mRNA expression in selected brain regions of jaundiced Gunn rat pups. Pediatr Res 2012;71:653.
28. Gazzin S, Strazielle N, Tiribelli C, et al. Transport and metabolism at blood-brain interfaces and in neural cells: relevance to bilirubin-induced encephalopathy. Front Pharmacol 2012;3:89.
29. Hansen TWR. The pathophysiology of bilirubin toxicity. In: Maisels MJ, Watchko JF, eds. Neonatal jaundice. London, UK: Harwood Academic Publishers, 2000:89.
30. Watchko JF, Tiribelli C. Bilirubin-induced neurologic damage—mechanisms and management approaches. N Engl J Med 2013;369(21):2021.
31. Brites D, Brito MA. Bilirubin toxicity. In: Stevenson DK, Maisels MJ, Watchko JF, eds. Care of the jaundiced neonate. New York: McGraw Hill, 2012:115.
32. Claireaux A. Icterus of the brain in the newborn. Lancet 1953;2:1226.
33. Brodersen R, Robertson A. Chemistry of bilirubin and its interaction with albumin. In: Levine RL, Maisels MJ, eds. Hyperbilirubinemia in the newborn: report of the 85th Ross Conference on Pediatric Research. Columbus, OH: Ross Laboratories, 1983:91.
34. Brodersen R, Stern L. Deposition of bilirubin acid in the central nervous system: a hypothesis for the development of kernicterus. Acta Paediatr Scand 1990;79:12.
35. Wennberg RP. Cellular basis of bilirubin toxicity. N Y State J Med 1991;91:493.
36. Cashore WJ, Gartner LM, Oh W, et al. Clinical application of neonatal bilirubin-binding determinations: current status. J Pediatr 1978;83:827.
37. Yueh MF, Chen S, Tukey RH. Developmental onset of bilirubin-induced neurotoxicity involves Toll-like receptor 2-dependent signaling in humanized UDP-glucuronosyltransferase 1 mice. J Biol Chem 2014;289:4699.
38. Bratlid D. How bilirubin gets into the brain. Clin Perinatol 1990;17:449.
39. Brodersen R. Binding of bilirubin to albumin. CRC Crit Rev Clin Lab Sci 1980;11:305.
40. Wennberg RP, Hance AJ. Experimental encephalopathy: importance of total bilirubin, protein binding and blood brain barrier. Pediatr Res 1986;20:789.
41. Robertson A, Carp W, Broderson R. Bilirubin displacing effect of drugs used in neonatology. Acta Paediatr Scand 1991;80:1119.
42. Ostrow JD, Pascolo L, Tiribelli C. Reassessment of the unbound concentrations of unconjugated bilirubin in relation to neurotoxicity in vitro. Pediatr Res 2003;54:98.
43. Ahlfors CE. Measurement of plasma unbound unconjugated bilirubin. Anal Biochem 2000;279:130.
44. Amin SB, Lamola AA. Newborn jaundice technologies: unbound bilirubin and bilirubin binding capacity in neonates. Semin Perinatol 2011;35:134.
45. Amin SB, Ahlfors CE, Orlando MS, et al. Bilirubin and serial auditory brainstem responses in premature infants. Pediatrics 2001;107:664.
46. Oh W, Stevenson DK, Tyson JE, et al. Influence of clinical status on the association between plasma total and unbound bilirubin and death or adverse neurodevelopmental outcomes in extremely low birth weight infants. Acta Paediatr 2010;99:673.
47. Ahlfors CE, Herbsman O. Unbound bilirubin in a term newborn with kernicterus. Pediatrics 2003;111:1110.
48. Nakamura H, Takada S, Shimabuku R, et al. Auditory and brainstem responses in newborn infants with hyperbilirubinemia. Pediatrics 1985;75:703.
49. Ahlfors CE. Criteria for exchange transfusion in jaundiced newborns. Pediatrics 1994;93:488.
50. Maisels MJ, Baltz RD, Bhutani V, et al. Management of hyperbilirubinemia in the newborn infant 35 or more weeks of gestation. Pediatrics 2004;114:297.
51. Cashore WJ. Free bilirubin concentrations and bilirubin-binding affinity in term and preterm infants. J Pediatr 1980;96:521.
52. Spear ML, Stahl GE, Paul MH, et al. The effect of 15-hour fat infusions of varying dosage on bilirubin binding to albumin. JPEN J Parenter Enteral Nutr 1985;9:144.
53. Nizar L, Vyhmeister N, Ross R, et al. A jaundiced look at intravenous fat administration and the risk factor for kernicterus. Clin Res 1990;38:197A.
54. Hegyi T, Kathiravan S, Stahl GE, et al. Unbound free fatty acids from preterm infants treated with intralipid decouples unbound from total bilirubin potentially making phototherapy ineffective. Neonatology 2013;104:184.
55. Levine RL. Fluorescence quenching studies of the binding of bilirubin to albumin. Clin Chem 1972;23:2292.
56. Nelson P, Jacobsen J, Wennberg RP. Effect of pH on the interaction of bilirubin with albumin and tissue culture cells. Pediatr Res 1974;8:963.
57. Kozuki K, Oh W, Widness J, et al. Increase in bilirubin binding to albumin with correction of neonatal acidosis. Acta Paediatr Scand 1979;68:213.

58. Brodersen R, Ebbesen F. Bilirubin-displacing effect of ampicillin, indomethacin, chlorpromazine, gentamicin, and parabens in vitro and in newborn infants. *J Pharm Sci* 1983;72:248.
59. Rasmussen LF, Ahlfors CE, Wennberg RP. Displacement of bilirubin from albumin by indomethacin. *J Clin Pharmacol* 1978;18:477.
60. Cooper-Peel C, Brodersen R, Robertson A. Does ibuprofen affect bilirubin-albumin binding in newborn infant serum? *Pharmacol Toxicol* 1996;79:297.
61. Aranda JV, Varvarigou A, Beharry K, et al. Pharmacokinetics and protein binding of intravenous ibuprofen in the premature newborn infant. *Acta Paediatr* 1997;86:289.
62. Overmeire BV, Touw D, Schepens PJC, et al. Ibuprofen pharmacokinetics in preterm infants with patent ductus arteriosus. *Clin Pharmacol Ther* 2001;70:336.
63. Jardine DS, Rogers K. Relationship of benzyl alcohol to kernicterus, intraventricular hemorrhage, and mortality in preterm infants. *Pediatrics* 1989;83:153.
64. Watchko JF. The clinical sequelae of hyperbilirubinemia. In: Maisels MJ, Watchko JF, eds. *Neonatal jaundice*. London, UK: Harwood Academic Publishers, 2000:115.
65. Ahlfors CE. Benzyl alcohol, kernicterus, and unbound bilirubin. *J Pediatr* 2001;139:317.
66. Robertson A, Carp W, Broderson R. Effect of drug combinations on bilirubin-albumin binding. *Dev Pharmacol Ther* 1991;17:95.
67. Cartlidge PH, Rutter N. Serum albumin concentrations and oedema in the newborn. *Arch Dis Child* 1986;61:657.
68. Hanko E, Tommarello S, Watchko JF, et al. Administration of drugs known to inhibit p-glycoprotein increases brain bilirubin and alters the regional distribution of bilirubin in rat brain. *Pediatr Res* 2003;54:441.
69. Bender GJ, Cashore WJ, Oh W. Ontogeny of bilirubin-binding capacity and the effect of clinical status in premature infants born at less than 1300 grams. *Pediatrics* 2007;120:1067.
70. Ritter DA, Kenny JD, Norton HJ, et al. A prospective study of free bilirubin and other high-risk factors in the development of kernicterus in premature infants. *Pediatrics* 1982;69:260.
71. Robertson A, Sharp C, Karp W. The relationship of gestational age to reserve albumin concentration for binding of bilirubin. *J Perinatol* 1988;8:17.
72. Stobie PE, Hansen CT, Hailey JR, et al. A difference in mortality between two strains of jaundiced rats. *Pediatrics* 1991;87:5918.
73. Ostrow J, Pascolo L, Shapiro S, et al. New concepts in bilirubin encephalopathy. *Eur J Clin Invest* 2003;33:988.
74. Bratlid D, Cashore WJ, Oh W. Effect of serum hyperosmolality on opening of blood brain barrier for bilirubin in rat brain. *Pediatrics* 1983;71:909.
75. Levine RL, Fredericks WR, Rapoport SI. Entry of bilirubin into the brain due to opening of the blood brain barrier. *Pediatrics* 1982;69:255.
76. Watchko JF, Daood MJ, Hansen TWR. Brain bilirubin content is increased in P-glycoprotein-deficient transgenic null mutant mice. *Pediatr Res* 1998;44:763.
77. Watchko JF, Daood MJ, Mahmood B, et al. P-Glycoprotein and bilirubin disposition. *J Perinatol* 2001;21:S43.
78. Hansen TWR, Øyas Æter S, Stiris T, et al. Effects of sulfisoxazole, hypercarbia, and hyperosmolality on entry of bilirubin and albumin into brain regions in young rats. *Biol Neonate* 1989;56:22.
79. Burgess GH, Oh W, Bratlid D, et al. The effects of brain blood flow on brain bilirubin deposition in newborn piglets. *Pediatr Res* 1985;19:691.
80. Bratlid D, Cashore WJ, Oh W. Effects of acidosis on bilirubin deposition in rat brain. *Pediatrics* 1984;73:431.
81. Saunders NR, Mollgard K. Development of the blood-brain barrier. *J Dev Physiol* 1984;6:45.
82. Lee C, Oh W. Permeability of the blood-brain barrier for ^{125}I-albumin-bound bilirubin in newborn piglets. *Pediatr Res* 1989;25:452.
83. Ohsugi M, Sato H, Yamamura H. Transfer of bilirubin covalently bound to ^{125}I-albumin from blood to brain in the Gunn rate newborn. *Biol Neonate* 1992;62:47.
84. Escher-Graub DC, Ricker HS. Jaundice and behavioral organization in the full-term neonate. *Helv Paediatr Acta* 1986;41:425.
85. Rapisardi G, Vohr B, Cashore W, et al. Assessment of infant cry variability in high-risk infants. *Int J Pediatr Otorhinolaryngol* 1989;17:19.
86. Perlman M, Fainmesser P, Sohmer H, et al. Auditory nerve-brainstem evoked responses in hyperbilirubinemic neonates. *Pediatrics* 1983;72:658.
87. Vohr BR. New approaches to assessing the risks of hyperbilirubinemia. *Clin Perinatol* 1990;17:293.
88. Brodersen R, Bartels P. Enzymatic oxidation of bilirubin. *Eur J Biochem* 1969;10:468.
89. Hansen TWR, Allen JW. Oxidation of bilirubin by brain mitochondrial membranes—dependence on cell type and postnatal age. *Biochem Mol Med* 1997;60:155.
90. Bjerre JV, Ebbesen F. Incidence of kernicterus in newborn infants in Denmark [in Danish]. *Ugeskr Laeger* 2006;168:686.
91. Bjerre JV, Petersen JR, Ebbesen F. Surveillance of extreme hyperbilirubinaemia in Denmark. A method to identify the newborn infants. *Acta Paediatr* 2008;97:1030.
92. Manning D, Todd P, Maxwell M, et al. Prospective surveillance study of severe hyperbilirubinaemia in the newborn in the UK and Ireland. *Arch Dis Child Fetal Neonatal Ed* 2007;92:342.
93. Sgro M, Campbell D, Shah V. Incidence and causes of severe neonatal hyperbilirubinemia in Canada. *CMAJ* 2006;175:587.
94. Sgro M, Campbell DM, Kandasamy S, et al. Incidence of chronic bilirubin encephalopathy in Canada, 2007–2008. *Pediatrics* 2012;130:e886.
95. Burke BL, Robbins JM, Bird TM, et al. Trends in hospitalizations for neonatal jaundice and kernicterus in the United States, 1988–2005. *Pediatrics* 2009;123:524.
96. Brooks JC, Fisher-Owens SA, Wu YW, et al. Evidence suggests there was not a "resurgence" of kernicterus in the 1990s. *Pediatrics* 2011;127:672.
97. Bhutani VK, Zipursky A, Blencowe H, et al. Neonatal hyperbilirubinemia and Rhesus disease of the newborn: incidence and impairment estimates for 2010 at regional and global levels. *Pediatr Res* 2013;74:86.
98. Bhutani VK, Johnson LH, Maisels MJ, et al. Kernicterus: epidemiological strategies for its prevention through systems-based approaches. *J Perinatol* 2004;24:650.
99. Maisels MJ, Newman TB. Kernicterus in otherwise healthy, breast-fed term newborns. *Pediatrics* 1995;96:730.
100. Ebbesen F, Andersson C, Verder H, et al. Extreme hyperbilirubinaemia in term and near-term infants in Denmark. *Acta Paediatr* 2005;94:59.
101. Kaplan M, Hammerman C. Glucose-6-phosphate dehydrogenase deficiency: a potential source of severe neonatal hyperbilirubinaemia and kernicterus. *Semin Neonatol* 2002;7:121.
102. Johnson L, Bhutani VK. Guidelines for management of the jaundiced term and near-term infant. *Clin Perinatol* 1998;25:555.
103. Ebbesen F. Recurrence of kernicterus in term and near-term infants in Denmark. *Acta Paediatr* 2000;89:1213.
104. Johnson L, Brown AK, Bhutani VK. Bind—a clinical score for bilirubin induced neurologic dysfunction in newborns. *Pediatrics* 1999;104:746.
105. Shapiro SM. Kernicterus. In: Stevenson DK, Maisels MJ, Watchko JF, eds. *Care of the jaundiced neonate*. New York, NY: McGraw Hill, 2012:229.
106. Amin SB, Charafeddine L, Guillet R. Transient bilirubin encephalopathy and apnea of prematurity in 28 to 32 weeks gestational age infants. *J Perinatol* 2005;25:386.
107. Harris M, Bernbaum J, Polin J, et al. Developmental follow-up of breastfed term and near-term infants with marked hyperbilirubinemia. *Pediatrics* 2001;107:1075.
108. Hansen TWR, Nietsch L, Norman E, et al. Reversibility of acute intermediate phase bilirubin encephalopathy. *Acta Paediatr* 2009;98:1689.
109. Johnston WH, Angara V, Baumal R, et al. Erythroblastosis fetalis and hyperbilirubinemia. A five-year follow-up with neurological, physiological and audiological evaluation. *Pediatrics* 1967;39:88.
110. Jones MH, Sands R, Hyman CB, et al. Longitudinal study of incidence of central nervous system damage following erythroblastosis fetalis. *Pediatrics* 1954;14:346.
111. Cashore WJ. The neurotoxicity of bilirubin. *Clin Perinatol* 1990;17:437.
112. Byers RK, Paine RS, Crothers V. Extrapyramidal cerebral palsy with hearing loss following erythroblastosis. *Pediatrics* 1955;15:248.
113. Shapiro SM, Popelka GR. Auditory impairment in infants at risk for bilirubin-induced neurologic dysfunction. *Semin Perinatol* 2011;35:162.
114. Ahdab-Barmada M, Moossy J. The neuropathology of kernicterus in the premature neonate: diagnostic problems. *J Neuropathol Exp Neurol* 1984;43:45.
115. Hoon AH, Reinhardt EM, Kelley RI, et al. Brain magnetic resonance imaging in suspected extrapyramidal cerebral palsy: observations in distinguishing genetic-metabolic from acquired causes. *J Pediatr* 1997;131:240.
116. Barkovich AJ. MR of the normal neonatal brain: assessment of deep structures. *AJNR Am J Neuroradiol* 1998;19:1397.
117. Ip S, Chung M, Kulig J, et al. An evidence-based review of important issues concerning neonatal hyperbilirubinemia. *Pediatrics* 2004;114:e130.
118. Ip S, Glicken S, Kulig J, et al. *Management of neonatal hyperbilirubinemia*. Rockville, MD: U.S. Department of Health and Human Services, Agency for Healthcare Research and Quality. AHRQ Publication, 200303.
119. Wennberg RP, Ahlfors CE, Bhutani V, et al. Toward understanding kernicterus: a challenge to improve the management of jaundiced newborns. *Pediatrics* 2006;117:474.
120. Maisels MJ, Newman TB. Bilirubin and neurological dysfunction—do we need to change what we are doing? *Pediatr Res* 2001;50(6):677.
121. Hsia DYY, Allen FH, Gellis SS, et al. Erythroblastosis fetalis. VIII. Studies of serum bilirubin in relation to kernicterus. *N Engl J Med* 1952;247:668.
122. Mollison PL, Cutbush M. Haemolytic disease of the newborn. In: Gairdner D, ed. *Recent advances in pediatrics*. New York: P. Blakiston & Son, 1954:110.
123. Newman TB, Maisels MJ. Does hyperbilirubinemia damage the brain of healthy full-term infants? *Clin Perinatol* 1990;17:331.
124. Shapiro SM. Chronic bilirubin encephalopathy: diagnosis and outcome. *Semin Fetal Neonatal Med* 2010;15:157.

125. Shapiro SM. Definition of the clinical spectrum of kernicterus and bilirubin-induced neurologic dysfunction (BIND). *J Perinatol* 2005;25:54.
126. Newman TB, Liljestrand P, Jeremy RJ, et al. Outcomes among newborns with total serum bilirubin levels of 25 mg per deciliter or more. *N Engl J Med* 2006;354:1889.
127. Kuzniewicz M, Newman TB. Interaction of hemolysis and hyperbilirubinemia on neurodevelopmental outcomes in the collaborative perinatal project. *Pediatrics* 2009;123:1045.
128. Ozmert E, Erdem G, Topcu M. Long-term follow-up of indirect hyperbilirubinemia in full-term Turkish infants. *Acta Paediatr* 1996;85:1440.
129. Gamaleldin R, Iskander I, Seoud I, et al. Risk factors for neurotoxicity in newborns with severe neonatal hyperbilirubinemia. *Pediatrics* 2011;128(4):e925.
130. Maisels MJ, Bhutani VK, Bogen D, et al. Hyperbilirubinemia in the newborn infant ≥ 35 weeks' gestation: an update with clarifications. *Pediatrics* 2009;124(4):1193.
131. Watchko JF, Oski FA. Kernicterus in preterm newborns: past, present and future. *Pediatrics* 1992;90:707.
132. Watchko JF, Oski FA. Bilirubin 20 mg/dL = vigintiphobia. *Pediatrics* 1983;71:660.
133. Vandborg PK, Hansen BM, Greisen G, et al. Follow-up of neonates with total serum bilirubin levels ≥25 mg/dL: a Danish population based study. *Pediatrics* 2012;130:61.
134. Wong V, Chen W-X, Wong K-Y. Short- and long-term outcome of severe neonatal nonhemolytic hyperbilirubinemia. *J Child Neurol* 2006;21:309.
135. Newman TB, Klebanoff MA. Neonatal hyperbilirubinemia and long-term outcome: another look at the collaborative perinatal project. *Pediatrics* 1993;92:651.
136. Jangaard KA, Fell DB, Dodds L, et al. Outcomes in a population of healthy term and near-term infants with serum bilirubin levels of ≥325 µmol/L (≥19 mg/dL) who were born in Nova Scotia, Canada, between 1994 and 2000. *Pediatrics* 2008;122:119.
137. Lunsing RJ, Pardoen WFH, Hadders-Algra M. Neurodevelopment after moderate hyperbilirubinemia at term. *Pediatr Res* 2013;73(5):655.
138. Grimmer I, Berger-Jones K, Buhrer C, et al. Late neurological sequelae of non-hemolytic hyperbilirubinemia of healthy term neonates. *Acta Paediatr* 1999;88:661.
139. Soorani-Lunsing I, Woltil H, Hadders-Algra M. Are moderate degrees of hyperbilirubinemia in healthy term neonates really safe for the brain? *Pediatr Res* 2001;50:701.
140. Seidman DS, Paz I, Stevenson DK, et al. Neonatal hyperbilirubinemia and physical and cognitive performance at 17 years of age. *Pediatrics* 1991;88:828.
141. Heimler R, Sasidharan P. Neurodevelopmental and audiological outcome of healthy term newborns with moderately severe non-haemolytic hyperbilirubinemia. *J Paediatr Child Health* 2010;46:588.
142. Johnson L, Boggs TR. Bilirubin-dependent brain damage: incidence and indications for treatment. In: Odell GB, Schaffer R, Simopoulos AP, eds. *Phototherapy in the newborn: an overview*. Washington, DC: National Academy of Sciences, 1974:122.
143. Nilsen ST, Finne PH, Bergsjo P, et al. Males with neonatal hyperbilirubinemia examined at 18 years of age. *Acta Paediatr Scand* 1984;73:176.
144. Scheidt PC, Bryla DA, Nelson KB, et al. Phototherapy for neonatal hyperbilirubinemia: six year follow-up of the NICHD clinical trial. *Pediatrics* 1990;85:455.
145. Maisels MJ, Watchko JF, Bhutani VK, et al. An approach to the management of hyperbilirubinemia in the preterm infant less than 35 weeks of gestation. *J Perinatol* 2012;32(9):660.
146. McDonagh AF, Maisels MJ. Bilirubin unbound: deja vu all over again? *Pediatrics* 2006;117:523.
147. Chin KC, Taylor MJ, Perlman M. Improvement in auditory and visually evoked potentials in jaundiced preterm infants after exchange transfusion. *Arch Dis Child* 1985;60:714.
148. Amin SB. Clinical assessment of bilirubin-induced neurotoxicity in premature infants. *Semin Perinatol* 2004;28:340.
149. Shapiro SM, Nakamura H. Bilirubin and the auditory system. *J Perinatol* 2001;21:S52.
150. Suresh G, Lucey J. Lack of deafness in Crigler-Najjar syndrome type 1: a patient survey. *Pediatrics* 2000;100:E9.
151. Babu TA, Bhat BV, Joseph NM. Neurobehavior of term neonates with neonatal hyperbilirubinemia. *J Pediatr Neurosci* 2013;8(1):11.
152. Maimburg RD, Bech BH, Vaeth M, et al. Neonatal jaundice, autism and other disorders of psychological development. *Pediatrics* 2010;126(5):872.
153. Gardener H, Spiegelman D, Buka SL. Perinatal and neonatal risk factors for autism: a comprehensive meta-analysis. *Pediatrics* 2011;128(2):344.
154. Croen LA, Yoshida CK, Odouli R, et al. Neonatal hyperbilirubinemia and risk of autism spectrum disorders. *Pediatrics* 2004;115:e135.
155. Kuzniewicz M, Escobar GJ, Newman TB. No association between hyperbilirubinemia and attention-deficit disorder. *Pediatrics* 2009;123:e367.
156. Maimburg RD, Vaeth M, Moller-Madsen B, et al. Reply. *Pediatrics* 2011;127:860.
157. Newman TB, Browner WS, Hulley SB. Enhancing causal inference in observational studies. In: Hulley SB, Cummings SR, Browner WS, et al. eds. *Designing clinical research*. Philadelphia, PA: Lippincott Williams & Wilkins, 2001:125.
158. Watchko JF, Maisels MJ. Jaundice in low birth weight infants—pathobiology and outcome. *Arch Dis Child Fetal Neonatal Ed* 2003;88:F455.
159. Brown AK, Kim MH, Wu PYK, et al. Efficacy of phototherapy in prevention and management of neonatal hyperbilirubinemia. *Pediatrics* 1985;75:393.
160. Lipsitz PJ, Gartner LM, Bryla DA. Neonatal and infant mortality in relation to phototherapy. *Pediatrics* 1985;75:422.
161. Scheidt PC, Graubard BI, Nelson KB, et al. Intelligence at six years in relation to neonatal bilirubin level: follow-up of the National Institute of Child Health and Human Development Clinical Trial of Phototherapy. *Pediatrics* 1991;87:797.
162. Sugama S, Soeda A, Eto Y. Magnetic resonance imaging in three children with kernicterus. *Pediatr Neurol* 2001;25:328.
163. Govaert P, Lequin M, Swarte R, et al. Changes in globus pallidus with (pre) term kernicterus. *Pediatrics* 2003;112:1256.
164. Okumura A, Kidokoro H, Shoji H, et al. Kernicterus in preterm infants. *Pediatrics* 2009;123:e1052.
165. Moll M, Goelz R, Naegele T, et al. Are recommended phototherapy thresholds safe enough for extremely low birth weight (ELBW) infants? A report on 2 ELBW infants with kernicterus despite only moderate hyperbilirubinemia. *Neonatology* 2011;99:90.
166. Hack M, Wilson-Costello D, Friedman H, et al. Neurodevelopment and predictors of outcomes of children with birth weights of less than 1000 g: 1992–1995. *Arch Pediatr Adolesc Med* 2000;154:725.
167. DeVries KL, Lary S, Dubowitz LMS. Relationship of serum bilirubin levels to ototoxicity and deafness in high-risk low-birth-weight infants. *Pediatrics* 1985;76:351.
168. DeVries L, Lary S, Whitelaw A. Relationship of serum bilirubin levels and hearing impairment in newborn infants. *Early Hum Dev* 1987;15:269.
169. Oh W, Tyson JE, Fanaroff AA, et al. Association between peak serum bilirubin and neurodevelopmental outcomes in extremely low birth weight infants. *Pediatrics* 2003;112:773.
170. Morris BH, Oh W, Tyson JE, et al. Aggressive vs. conservative phototherapy for infants with extremely low birth weight. *N Engl J Med* 2008;359:1885.
171. Ahvenainen EK, Call JD. Pulmonary hemorrhage in infants. A descriptive study. *Am J Pathol* 1952;28:1.
172. Silverman WA. A difference in mortality rate and incidence of kernicterus among premature infants allotted to two prophylactic antibacterial regimens. *Pediatrics* 1998;102:225 (supplement).
173. Lo SF, Jendrzejczak BA, Doumas BT. Laboratory performance in neonatal bilirubin testing using commutable specimens. *Arch Pathol Lab Med* 2008;132:1781.
174. Hardy JB, Drage JS, Jackson EC. *The first year of life: the collaborative perinatal project of the National Institutes of Neurological and Communicative Disorders and Stroke*. Baltimore, MD: Johns Hopkins University Press, 1979.
175. Newman TB, Escobar GJ, Gonzales VM, et al. Frequency of neonatal bilirubin testing and hyperbilirubinemia in a large health maintenance organization. *Pediatrics* 1999;104:1198.
176. Bhutani VK, Johnson L, Sivieri EM. Predictive ability of a predischarge hour-specific serum bilirubin for subsequent significant hyperbilirubinemia in healthy-term and near-term newborns. *Pediatrics* 1999;103:6.
177. Maisels MJ, Fanaroff AA, Stevenson DK, et al. Serum bilirubin levels in an international, multiracial newborn population. *Pediatr Res* 1999;45:167A.
178. Fouzas S, Mantagou L, Skylogianni E, et al. Transcutaneous bilirubin levels for the first 120 postnatal hours in healthy neonates. *Pediatrics* 2010;125:e52.
179. Ryan AS, Wenjun MS, Acosta A. Breastfeeding continues to increase into the new millennium. *Pediatrics* 2002;110:1103.
180. Maisels MJ, Newman TB. Prevention, screening, and postnatal management of neonatal hyperbilirubinemia. In: Stevenson DK, Maisels MJ, Watchko JF, eds. *Care of the jaundiced neonate*. New York: McGraw Hill, 2012:175.
181. Wood B, Culley P, Roginski C, et al. Factors affecting neonatal jaundice. *Arch Dis Child* 1979;54:111.
182. Saigal S, Lunyk O, Bennett KJ, et al. Serum bilirubin levels in breast- and formula-fed infants in the first 5 days of life. *Can Med Assoc J* 1982;127:985.
183. DeLuca D, Engle W, Jackson G. *Transcutaneous bilirubinometry: hepatology research and clinical developments*. New York: Nova Biomedical, 2013.
184. De Luca D, Jackson GL, Engle WD. Transcutaneous bilirubin nomograms. In: DeLuca D, Engle W, Jackson G, eds. *Transcutaneous bilirubinometry*. New York: Nova Biomedical, 2013:67.
185. De Luca D, Jackson GL, Tridente A, et al. Transcutaneous bilirubin nomograms: a systematic review of population differences and analysis of bilirubin kinetics. *Arch Pediatr Adolesc Med* 2009;163(11):1054.
186. Maisels MJ, Kring E. Transcutaneous bilirubin levels in the first 96 hours in a normal newborn population of 35 or more weeks' gestation. *Pediatrics* 2006;117:1169.
187. Davidson LT, Merritt KK, Weech AA. Hyperbilirubinemia in the newborn. *Am J Dis Child* 1941;61:958.

188. Frishberg Y, Zelicovic I, Merlob P, et al. Hyperbilirubinemia and influencing factors in term infants. *Isr J Med Sci* 1989;25:28.
189. Maisels MJ, Newman TB. Predicting hyperbilirubinemia in newborns: the importance of timing. *Pediatrics* 1999;103:493.
190. Engle WD, Jackson GL, Sendelbach D, et al. Assessment of a transcutaneous device in the evaluation of neonatal hyperbilirubinemia in a primarily Hispanic population. *Pediatrics* 2002;110:61.
191. Maisels MJ, Ostrea E Jr, Touch S, et al. Evaluation of a new transcutaneous bilirubinometer. *Pediatrics* 2004;113:1628.
192. Wickremasinghe AC, Kuzniewicz MW, Newman TB. Black race is not protective against hazardous bilirubin levels. *J Pediatr* 2013;162:1068.
193. Khoury MJ, Calle EE, Joesoef RM. Recurrence risk of neonatal hyperbilirubinemia in siblings. *Am J Dis Child* 1988;142:1065.
194. Linn S, Schoenbaum SC, Monson RR, et al. Epidemiology of neonatal hyperbilirubinemia. *Pediatrics* 1985;75:770.
195. Knudsen A. Maternal smoking and the bilirubin concentration in the first three days of life. *Eur J Obstet Gynecol Reprod Biol* 1991;25:37.
196. Jones JB. The smoking disease. *Br Med J* 1971;1:228.
197. Stevenson DK, Ostrander CR, Cohen RS, et al. Pulmonary excretion of carbon monoxide in the human infant as an index of bilirubin production. II. Evidence for the possible effect of maternal prenatal glucose metabolism on postnatal bilirubin production in a mixed population of infants. *Eur J Pediatr* 1981;137:255.
198. Jährig D, Jährig K, Striet S, et al. Neonatal jaundice in infants of diabetic mothers. *Acta Paediatr Scand Suppl* 1989;360:101.
199. Widness JA, Susa JB, Garcia JF, et al. Increased erythropoiesis and elevated erythropoietin in infants born to diabetic mothers and in hyperinsulinemic rhesus fetuses. *J Clin Invest* 1981;67:637.
200. Berk MA, Mimouni F, Miodovnik M, et al. Macrosomia in infants of insulin-dependent diabetic mothers. *Pediatrics* 1989;83:1029.
201. Maisels MJ. Neonatal Jaundice. In: Sinclair JC, Bracken MB, eds. *Effective care of the newborn infant*. Oxford, UK: Oxford University Press, 1992:507.
202. Gale R, Seidman DS, Dollberg S, et al. Epidemiology of neonatal jaundice in the Jerusalem population. *J Pediatr Gastroenterol Nutr* 1990;10:82.
203. Pedersen H, Morishima HO, Finster M. Uptake and effects of local anesthetics in mother and fetus. *Int Anesthesiol Clin* 1978;16:73.
204. Ferguson JE II, Schutz TE, Stevenson DK. Neonatal bilirubin production after preterm labor tocolysis with nifedipine. *Dev Pharmacol Ther* 1989;12:113.
205. Drew JH, Kitchen WH. The effect of maternally administered drugs on bilirubin concentrations in the newborn infant. *J Pediatr* 1976;89:657.
206. Nathenson G, Cohen MI, Litt IF, et al. The effect of maternal heroin addiction on neonatal jaundice. *J Pediatr* 1972;81:899.
207. Yamauchi Y, Yamanouchi I. Difference in TcB readings between full term newborn infants born vaginally and by cesarean section. *Acta Paediatr Scand* 1989;78:824.
208. McDonald SJ, Middleton P. Effect of timing of umbilical cord clamping of term infants on maternal and neonatal outcomes. *Cochrane Database Syst Rev* 2008;16(2):CD004074.
209. Saigal S, O'Neill A, Surainder Y, et al. Placental transfusion and hyperbilirubinemia in the premature. *Pediatrics* 1972;49:406.
210. Ultee CA, van der Deure J, Swart J, et al. Delayed cord clamping in preterm infants delivered at 34–36 weeks' gestation: a randomised controlled trial. *Arch Dis Child Fetal Neonatal Ed* 2008;93(1):F20.
211. Newman TB, Xiong B, Gonzales VM, et al. Prediction and prevention of extreme neonatal hyperbilirubinemia in a mature health maintenance organization. *Arch Pediatr Adolesc Med* 2000;154:1140.
212. Keren R, Luan X, Friedman S, et al. A comparison of alternative risk-assessment strategies for predicting significant neonatal hyperbilirubinemia in term and near-term infants. *Pediatrics* 2008;121:e170.
213. Maisels MJ, Kring EA. Length of stay, jaundice and hospital readmission. *Pediatrics* 1998;101:995.
214. Maisels MJ, DeRidder JM, Kring EA, et al. Routine transcutaneous bilirubin measurements combined with clinical risk factors improve the prediction of subsequent hyperbilirubinemia. *J Perinatol* 2009;29:612.
215. Fevery J. Fasting hyperbilirubinemia: unraveling the mechanism involved. *Gastroenterology* 1997;113:1798.
216. Gärtner U, Goeser T, Wolkoff AW. Effect of fasting on the uptake of bilirubin and sulfobromophthalein by the isolated perfused rat liver. *Gastroenterology* 1997;113:1707.
217. Gourley GR, Kreamer B, Arend R. The effect of diet on feces and jaundice during the first three weeks of life. *Gastroenterology* 1992;103:660.
218. Gourley GR, Kreamer B, Cohnen M, et al. Neonatal jaundice and diet. *Arch Pediatr Adolesc Med* 1999;153:184.
219. Gourley GR, Li Z, Kreamer BL, et al. A controlled, randomized, double-blind trial of prophylaxis against jaundice among breastfed newborns. *Pediatrics* 2005;116:385.
220. Gourley GR, Arend RA. Beta-glucuronidase and hyperbilirubinemia in breast-fed and formula-fed babies. *Lancet* 1986;1:644.
221. Gourley GR, Gourley MF, Arend R, et al. The effect of saccharolactone on rat intestinal absorption of bilirubin in the presence of human breast milk. *Pediatr Res* 1989;25:234.

222. Gourley GR. Breast-feeding, neonatal jaundice and kernicterus. *Semin Neonatol* 2002;7:135.
223. Huang M-J, Kua K-E, Teng H-C, et al. Risk factors for severe hyperbilirubinemia in neonates. *Pediatr Res* 2004;56:682.
224. Gartner L. Breastfeeding and jaundice. *J Perinatol* 2001;21:S25.
225. Kivlahan C, James EJP. The natural history of neonatal jaundice. *Pediatrics* 1984;74:364.
226. Bertini G, Dani C, Trochin M, et al. Is breast feeding really favoring early neonatal jaundice? *Pediatrics* 2001;107. Available at http://www.pediatrics.org/cgi/content/full/101/2/e41
227. De Carvalho M, Klaus MH, Merkatz RB. Frequency of breastfeeding and serum bilirubin concentration. *Am J Dis Child* 1982;136:737.
228. Yamauchi Y, Yamanouchi I. Breast-feeding frequency during the first 24 hours after birth in full-term neonates. *Pediatrics* 1990;86:171.
229. Bensinger TA, Maisels MJ, Carlson DE, et al. Effect of low caloric diet on endogenous carbon monoxide production: normal adults and Gilbert's syndrome. *Proc Soc Exp Biol Med* 1973;144:417.
230. Yoshioka H. Development and differences of intestinal flora in the neonatal period in breast-fed and bottle-fed infants. *Pediatrics* 1983;72:317.
231. Chang P-F, Lin Y-C, Liu K, et al. Prolonged unconjugated hyperbilirubinemia in breast-fed male infants with a mutation of uridine diphosphate-glucuronosyl transferase. *J Pediatr* 2009;155:860.
232. Tiker F, Gurakan B, Tarcan A, et al. Serum bilirubin levels in 1-month-old, healthy, term infants from southern Turkey. *Ann Trop Paediatr* 2002;22:225.
233. Maisels MJ, Clune S, Coleman K, et al. The natural history of jaundice in predominantly breast-fed infants. *Pediatrics* 2014. doi: 10.1542/peds.2013-4299
234. Monaghan G, McLellan A, McGeehan A, et al. Gilbert's syndrome is a contributory factor in prolonged unconjugated hyperbilirubinemia of the newborn. *J Pediatr* 1999;134:441.
235. Maruo Y, Morioka Y, Fujito H, et al. Bilirubin uridine diphosphate-glucuronosyltransferase variation is a genetic basis of breast milk jaundice. *J Pediatr* 2014;165:36.
236. Arias IM, Gartner IM, Seifter SA, et al. Prolonged neonatal unconjugated hyperbilirubinemia associated with breastfeeding and a steroid, pregnane-3-alpha 20 beta-diol in maternal milk that inhibits glucuronide formation in vitro. *J Clin Invest* 1964;43:2037.
237. Arias IM, Gartner LM. Production of unconjugated hyperbilirubinemia in full-term newborn infants following administration of pregnane-3(a), 20 (b)-diol. *Nature* 1964;203:1292.
238. Murphy JF, Hughes I, Jones ERV, et al. Pregnanediols and breast milk jaundice. *Arch Dis Child* 1981;56:474.
239. Ramos A, Silverberg M, Stern L. Pregnanediols and neonatal hyperbilirubinemia. *Am J Dis Child* 1966;111:353.
240. Watchko JF. Genetics and pediatric unconjugated hyperbilirubinemia. *J Pediatr* 2013;162(6):1092.
241. Skierka JM, Kotzer KE, Lagerstedt SA, et al. UGT1A1 genetic analysis as a diagnostic aid for individuals with unconjugated hyperbilirubinemia. *J Pediatr* 2013;162:1146.
242. Christensen RD, Nussenzveig RH, Yaish HM, et al. Causes of hemolysis in neonates with extreme hyperbilirubinemia. *J Perinatol* 2014;34:616.
243. Ulgenalp A, Duman N, Schaefer FV, et al. Analyses of polymorphism for UGT1*1 exon 1 promoter in neonates with pathologic and prolonged jaundice. *Biol Neonate* 2003;83:258.
244. Wilson DC, Afrasiabi M, Reid MM. Breast-milk beta-glucuronidase and exaggerated jaundice in the early neonatal period. *Biol Neonate* 1992;61:232.
245. Cottrell BH, Anderson GC. Rectal or axillary temperature measurement: effect on plasma bilirubin and intestinal transit of meconium. *J Pediatr Gastroenterol Nutr* 1984;3:734.
246. Weisman LE, Merenstein GB, Digirol M, et al. The effect of early meconium evacuation on early-onset hyperbilirubinemia. *Am J Dis Child* 1983;137:666.
247. Bader D, Yanir Y, Kuglman A, et al. Induction of early meconium evacuation: is it effective in reducing the level of neonatal hyperbilirubinemia? *Am J Perinatol* 2005;22:329.
248. Knudsen A. Prediction of the development of neonatal jaundice by increased umbilical cord blood bilirubin. *Acta Paediatr Scand* 1989;78:217.
249. Newman TB, Liljestrand P, Escobar GJ. Jaundice noted in the first 24 hours after birth in a managed care organization. *Arch Pediatr Adolesc Med* 2002;156:1244.
250. Black VD, Lubchenco LO, Koops BL, et al. Neonatal hyperviscosity: randomized study of effect of partial plasma exchange transfusion on long-term outcome. *Pediatrics* 1985;75:1048.
251. Goldberg K, Wirth FH, Hathaway WE, et al. Neonatal hyperviscosity II. Effect of partial plasma exchange transfusion. *Pediatrics* 1982;69:419.
252. Raju TN. Timing of umbilical cord clamping after birth for optimizing placental transfusion. *Curr Opin Pediatr* 2013;25(2):180.
253. Kohn A. Time to delay: a literature review of delayed cord clamping. *J Neonatal Biol* 2013;2(2):1.
254. McDonagh AF. Is bilirubin good for you? *Clin Perinatol* 1990;17:359.

255. Benaron DA, Bowen FW. Variation of initial serum bilirubin rise in newborn infants with type of illness. *Lancet* 1991;338:78.
256. Hegyi T, Goldie E, Hiatt M. The protective role of bilirubin in oxygen radical disease of the preterm infant. *J Perinatol* 1994;14:296.
257. Sedlak TW, Snyder SH. Bilirubin benefits: cellular protection by a biliverdin reductase antioxidant cycle. *Pediatrics* 2004;113:1776.
258. Ross ME, Waldron PE, Cashore WJ, et al. Hemolytic disease of the fetus and newborn. In: de Alarcon PA, Werner EJ, Christensen RD, eds. *Neonatal hematology, pathogenesis, diagnosis, and management of hematologic problems*, 2nd ed. Cambridge UK: Cambridge University Press, 2013:65.
259. Bowman JM. The management of alloimmune fetal hemolytic disease. In: Maisels MJ, Watchko JF, eds. *Neonatal jaundice*. London, UK: Harwood Academic Publishers, 2000:23.
260. Koenig JM. Evaluation and treatment of erythroblastosis fetalis in the neonate. In: Christensen RD, ed. *Hematologic problems of the neonate*. Philadelphia, PA: W.B. Saunders Co., 2000:185.
261. Bowman JM. Immune hemolytic disease. In: Nathan DG, Orkin SH, eds. *Hematology of infancy and childhood*, 5th ed. Philadelphia, PA: W.B. Saunders Company, 1998:54.
262. Bowman JM. RhD hemolytic disease of the newborn. *N Engl J Med* 1998;339:1775.
263. Chavez GF, Mulinare J, Edmonds LD. Epidemiology of Rh hemolytic disease of the newborn in the United States. *JAMA* 1991;265:3270.
264. Sebring ES, Polesky HF. Detection of fetal hemorrhage in Rh immune globulin candidates. A rosetting technique using enzyme-treated Rh2Rh2 indicator erythrocytes. *Transfusion* 1982;22:468.
265. Voto LS, Mathet ER, Zapaterio JL, et al. High-dose gammaglobulin (IVIG) followed by intrauterine transfusions (IUTs): a new alternative for the treatment of severe fetal hemolytic disease. *J Perinat Med* 1997;25:85.
266. Blair DK, Vander Straten MC, Gest AL. Hydrops fetalis in sheep from rapid induction of anemia. *Pediatr Res* 1994;35:560.
267. Nicolaides KH, Warenski JC, Rodeck CH. The relationship of fetal plasma protein concentration and hemoglobin level to the development of hydrops in rhesus isoimmunization. *Am J Obstet Gynecol* 1985;152:341.
268. Grannum PA, Copel JA, Moya FR, et al. The reversal of hydrops fetalis by intravascular intrauterine transfusion in severe isoimmune fetal anemia. *Am J Obstet Gynecol* 1988;158:914.
269. Moya FR, Grannum PA, Riddick L, et al. Atrial natriuretic factor in hydrops fetalis caused by Rh isoimmunization. *Arch Dis Child* 1990;65:683.
270. Barss VA, Doubilet PM, St. John-Sutton M, et al. Cardiac output in a fetus with erythroblastosis fetalis: assessment using pulsed Doppler. *Obstet Gynecol* 1987;70:442.
271. Rath MEA, Smits-Wintjens VEHJ, Walther FJ, et al. Hematological morbidity and management in neonates with hemolytic disease due to red cell alloimmunization. *Early Hum Dev* 2011;87:583.
272. Ohls RK, Wirkus PEN, Christensen RD. Recombinant erythropoietin as treatment of late hypo-regenerative anemia of Rh hemolytic disease. *Pediatrics* 1992;90:678.
273. Dallacasa P, Ancora G, Miniero R, et al. Erythropoietin course in newborns with Rh hemolytic disease transfused and not transfused in utero. *Pediatr Res* 1996;40:357.
274. Giblet ER. Blood groups and blood transfusion. In: Braunwald E, Isselbacher KJ, Petersdordf RG, et al., eds. *Harrison's principles of internal medicine*, 11th ed. New York: McGraw Hill, 1987:1483.
275. Katz MA, Kanto WP, Korotkin JH. Recurrence rate of ABO hemolytic disease of the newborn. *Obstet Gynecol* 1982;59:611.
276. Ozolek J, Watchko J, Mimouni F. Prevalence and lack of clinical significance of blood group incompatibility in mothers with blood type A or B. *J Pediatr* 1994;125:87.
277. Kanto WP, Marino B, Godwin AS, et al. ABO hemolytic disease: a comparative study of clinical severity and delayed anemia. *Am J Dis Child* 1978;62:365.
278. Quinn MW, Weindling AM, Davidson DC. Does ABO incompatibility matter? *Arch Dis Child* 1988;63:1258.
279. Gotink MJ, Benders MJ, Lavrijsen SW, et al. Severe neonatal hyperbilirubinemia in the Netherlands. *Neonatology* 2013;104:137.
280. Ebbesen F, Bjerre JV, Vandborg PK. Relation between serum bilirubin levels ≥ 450 µmol/L and bilirubin encephalopathy; a Danish population-based study. *Acta Paediatr* 2012;101:384.
281. Zoubir S, Mieth RA, Berrut S, et al.; the Swiss Paediatric Surveillance Unit (SPSU). Incidence of severe hyperbilirubinaemia in Switzerland: a nationwide population-based prospective study. *Arch Dis Child Fetal Neonatal Ed* 2011;96:F310.
282. Kaplan M, Hammerman C, Renbaum P, et al. Gilbert's syndrome and hyperbilirubinaemia in ABO-incompatible neonates. *Lancet* 2000;356:652.
283. Herschel M, Karrison T, Wen M, et al. Isoimmunization is unlikely to be the cause of hemolysis in ABO-Incompatible but direct antiglobulin test-negative neonates. *Pediatrics* 2002;110:127.
284. Leistikow EA, Collin MF, Savastano GD, et al. Wasted health care dollars. Routine cord blood type and Coombs' testing. *Arch Pediatr Adolesc Med* 1995;149:1147.
285. Shahid R, Graba S. Outcome and cost analysis of implementing selective Coombs testing in the newborn nursery. *J Perinatol* 2012;32:966.
286. Maisels MJ, Kring EA. Early discharge from the newborn nursery: effect on scheduling of follow-up visits by pediatricians. *Pediatrics* 1997;100:72.
287. Bakkeheim E, Bergerud U, Schmidt-Melbye A-C, et al. Maternal IgG anti-A and Anti-B titres predict outcome in ABO-incompatibility in the neonate. *Acta Paediatr* 2009;98(12):1896.
288. Kaplan M, Hammerman C. Hemolytic disorders and their management. In: Stevenson DK, Maisels MJ, Watchko JF, eds. *Care of the jaundiced neonate*. New York: McGraw Hill, 2012:145.
289. Glader B, Allen GA. Neonatal hemolysis. In: de Alarcon PA, Werner EJ, Christensen RD, eds. *Neonatal hematology, pathogenesis, diagnosis, and management of hematologic problems*, 2nd ed. Cambridge UK: Cambridge University Press, 2013:91.
290. Gallagher PG. Disorders of erythrocyte metabolism and shape. In: Christensen RD, ed. *Hematologic problems of the neonate*. Philadelphia, PA: W.B. Saunders Co, 2000:209.
291. Christensen RD, Henry E. Hereditary spherocytosis in neonates with hyperbilirubinemia. *Pediatrics* 2010;125:120.
292. Yaish HM, Henry E, Baer VL, et al. A simple method of screening newborn infants for hereditary spherocytosis. *J Appl Hematol* 2013;4:27.
293. Kaplan M, Hammerman C. Glucose-6-phosphate dehydrogenase-deficient neonates: a potential cause for concern in North America. *Pediatrics* 2000;106:1478.
294. Johnson L, Bhutani VK, Karp K, et al. Clinical report from the pilot USA kernicterus registry (1992 to 2004). *J Perinatol* 2009;29:S25.
295. Kadakol A, Sappal BS, Ghosh SS, et al. Interaction of coding area mutations and the Gilbert-type promoter abnormality of the UGT1A1 gene causes moderate degrees of unconjugated hyperbilirubinemia and may lead to neonatal kernicterus. *J Med Genet* 2001;38:244.
296. Herschel M, Kaplan M, Hammerman C, et al. Increased hemolysis in G6PD deficient African American Neonates. *Pediatr Res* 2003;53:399A.
297. Kaplan M, Algur N, Hammerman C. Onset of jaundice in glucose-6-phosphate dehydrogenase-deficient neonates. *Pediatrics* 2001;108:956.
298. Kaplan M, Beutler E, Vreman HJ, et al. Neonatal hyperbilirubinemia in glucose-6-phosphate dehydrogenase deficient heterozygotes. *Pediatrics* 1999;104:68.
299. Watchko JF. Hyperbilirubinemia in African American neonates: clinical issues and current challenges. *Semin Fetal Neonatal Med* 2010;15:176.
300. Slusher TM, Vreman HJ, McLaren D, et al. Glucose-6-phosphate dehydrogenase deficiency and carboxyhemoglobin concentrations associated with bilirubin related morbidity and death in Nigerian infants. *J Pediatr* 1995;126:102.
301. Kaplan M, Hammerman C, Renbaum P, et al. Differing pathogenesis of perinatal bilirubinemia in glucose-6-phosphate dehydrogenase-deficient versus normal neonates. *Pediatr Res* 2001;50:532.
302. Kaplan M, Vreman HJ, Hammerman C, et al. Contribution of haemolysis to jaundice in Sephardic Jewish glucose-6-phosphate dehydrogenase deficient neonates. *Br J Haematol* 1996;93:822.
303. Kaplan M, Muraca M, Hammerman C, et al. Bilirubin conjugation, reflected by conjugated bilirubin fractions, in glucose-6-phosphate dehydrogenase-deficient neonates: a determining factor in the pathogenesis of hyperbilirubinemia. *Pediatrics* 1998;102(3):e37.
304. Kaplan M, Renbaum P, Levi-Lahad E, et al. Gilbert syndrome and glucose-6-phosphate dehydrogenase deficiency: a dose-dependent genetic interaction crucial to neonatal hyperbilirubinemia. *Proc Natl Acad Sci U S A* 1997;94:12128.
305. Iolascon A, Faienza MF, Perrotta S, et al. Gilbert's syndrome and jaundice in glucose-6-phosphate dehydrogenase deficient neonates. *Haematologica* 1999;84:99.
306. Watchko JF, Kaplan M, Stark AR, et al. Should we screen newborns for glucose-6-phosphate dehydrogenase deficiency in the United States? *J Perinatol* 2013;33:499.
307. Freeman J, Lesko S, Mitchell AA, et al. Hyperbilirubinemia following exposure to pancuronium bromide in newborns. *Dev Pharmacol Ther* 1990;14:209.
308. Brown WR, Boon WH. Hyperbilirubinemia and kernicterus in glucose-6-phosphate dehydrogenase deficient infants in Singapore. *Pediatrics* 1968;41:1055.
309. Gibbs WN, Gray R, Lowry M. G6PD deficiency and neonatal jaundice in Jamaica. *Br J Haematol* 1979;43:263.
310. Christensen RD, Eggert LD, Baer VL, et al. Pyruvate kinase deficiency as a cause of extreme hyperbilirubinemia in neonates from a polygamist community. *J Perinatol* 2010;30:233.
311. Oski FA, Nathan DG, Sidel VW, et al. Extreme hemolysis and red-cell distortion in erythrocyte pyruvate kinase deficiency. *N Engl J Med* 1964;270:1023.
312. Rajagopalan I, Katz BZ. Hyperbilirubinemia secondary to hemolysis of intrauterine intraperitoneal blood transfusion. *Clin Pediatr* 1984;23:511.
313. Rose J, Berdon WE, Sullivan T, et al. Prolonged jaundice as presenting sign of massive adrenal hemorrhage in newborn. *Radiology* 1971;98:263.

314. Epstein MF, Leviton A, Kuban KC, et al. Bilirubin intraventricular hemorrhage and phenobarbital in very low birth weight babies. *Pediatrics* 1988;82:350.
315. Amato M, Fouchere JC, von Muralt G. Relationship between peri-intraventricular hemorrhage and neonatal hyperbilirubinemia in very low birth weight infants. *Am J Perinatol* 1987;4:275.
316. Black VD, Lubchenco LO, Luckey DW, et al. Developmental and neurologic sequelae in the neonatal hyperviscosity syndrome. *Pediatrics* 1982;69:426.
317. Trioche P, Chalas J, Francoual J, et al. Jaundice with hypertrophic pyloric stenosis as an early manifestation of Gilbert syndrome. *Arch Dis Child* 1999;81:301.
318. Watchko JF, Daood MJ, Biniwale M. Understanding neonatal hyperbilirubinaemia in the era of genomics. *Semin Neonatol* 2002;7:143.
319. Kaplan M, Hammerman C, Maisels MJ. Bilirubin genetics for the nongeneticist: hereditary defects of neonatal bilirubin conjugation. *Pediatrics* 2003;111:886.
320. Job H, Hart G, Lealman G. Improvements in long term phototherapy for patients with Crigler-Najjar syndrome type I. *Phys Med Biol* 1996;41(11):2549.
321. Blumenschein SD, Kallen RJ, Storey P, et al. Familial non-hemolytic jaundice with late onset of neurological damage. *Pediatrics* 1968;42:786.
322. Ahmad P, Pratt A, Land VJ, et al. Multiple plasma exchanges successfully maintained a young adult patient with Crigler-Najjar syndrome type I. *J Clin Apher* 1989;5:17.
323. Shevell MI, Bernard B, Adelson JW, et al. Crigler-Najjar syndrome type I: treatment by home phototherapy followed by orthotopic hepatic transplantation. *J Pediatr* 1987;110:429.
324. Fox IJ, Roy-Chowdhury J, Kaufman SS, et al. Treatment of the Crigler-Najjar syndrome type I with hepatocyte transplantation. *N Engl J Med* 1998;338:1422.
325. Roy Chowdhury J, Strom SC, Kaufman SS, et al. Human hepatocyte transplantation: gene therapy and more? *Pediatrics* 1998;102:647.
326. Kim BH, Takahashi M, Tada K, et al. Cell and gene therapy for inherited deficiency of bilirubin glucuronidation. *J Perinatol* 1996;16:S67.
327. Rubaltelli FF, Guerrini P, Reddi E, et al. Tin-protoporphyrin in the management of children with Crigler-Najjar disease. *Pediatrics* 1989;84:728.
328. Kappas A. A method for interdicting the development of severe jaundice in newborns by inhibiting the production of bilirubin. *Pediatrics* 2004;113:119.
329. Van der Veere CN, Jansen PLM, Sinaasappel M, et al. Oral calcium phosphate: a new therapy for Crigler-Najjar disease? *Gastroenterology* 1997;112:455.
330. Rubaltelli FF, Novello A, Zancan L, et al. Serum and bile bilirubin pigments in the differential diagnosis of Crigler-Najjar disease. *Pediatrics* 1994;94:553.
331. Lee W, McKiernan P, Beath S, et al. Bile bilirubin pigment analysis in disorders of bilirubin metabolism in early infancy. *Arch Dis Child* 2001;85:38.
332. Sampietro M, Iolascon A. Molecular pathology of Crigler-Najjar type I and II and Gilbert's syndromes. *Haematologica* 1999;84:150.
333. Clarke DJ, Moghrabi N, Monaghan G, et al. Genetic defects of the UDP-glucuronosyltransferase-1 (UGT1) gene that cause familial nonhaemolytic unconjugated hyperbilirubinemias. *Clin Chim Acta* 1997;266:63.
334. Sugatani J, Kojima H, Ueda A, et al. The phenobarbital response enhancer module in the human bilirubin UDP-glucuronosyltransferase UGT1A1 gene and regulation by the nuclear receptor CAR. *Hepatology* 2001;33:1232.
335. Van der Veere CN, Sinaasappel M, McDonagh AF, et al. Current therapy for Crigler-Najjar syndrome type I: report of a world registry. *Hepatology* 1996;24:311.
336. Newman TB. The power of stories over statistics. *BMJ* 2003;327:20.
337. Strauss KA, Robinson DL, Vreman HJ, et al. Management of hyperbilirubinemia and prevention of kernicterus in 20 patients with Crigler-Najjar disease. *Eur J Pediatr* 2006;165:306.
338. Kaplan M, Hammerman C, Rubaltelli F, et al. Hemolysis and bilirubin conjugation in association with UDP-glucuronosyltransferase 1A1 promoter polymorphism. *Hepatology* 2002;35:905.
339. Bosma PJ, Roy-Chowdhury J, Bakker C, et al. The genetic basis of the reduced expression of bilirubin UDP-glucuronosyl transferase 1 in Gilbert's syndrome. *N Engl J Med* 1995;333:1171.
340. Monaghan G, Ryan M, Seddon R, et al. Genetic variation in bilirubin UDP-glucuronosyltransferase gene promoter and Gilbert's syndrome. *Lancet* 1996;347:578.
341. Bancroft JD, Kreamer B, Gourley GR. Gilbert's syndrome accelerates development of neonatal jaundice. *J Pediatr* 1998;132(4):656.
342. Roy-Chowdhury N, Deocharan B, Bejjanki HR, et al. The present of a Gilbert-type promoter abnormality increases the level of neonatal hyperbilirubinemia. *Hepatology* 1997;26:370A.
343. Maruo Y, Nishizawa K, Sato H, et al. Prolonged unconjugated hyperbilirubinemia associated with breast milk and mutations of the bilirubin uridine diphosphate glucuronosyltransferase gene. *Pediatrics* 2000;106:e59.
344. Travan L, Lega S, Crovella S, et al. Severe neonatal hyperbilirubinemia and UGT1A1 promoter polymorphism. *J Pediatr* 2014;165(1):42.
345. Maruo Y, Nishizawa K, Sato H, et al. Association of neonatal hyperbilirubinemia with bilirubin UDP-glucuronosyltransferase polymorphism. *Pediatrics* 1999;103(6):1224.
346. Akaba K, Kimura T, Sasaki A, et al. Neonatal hyperbilirubinemia and mutation of the bilirubin uridine diphosphate-glucuronosyltransferase gene: a common missense mutation among Japanese, Koreans and Chinese. *Biochem Mol Biol Int* 1998;46:21.
347. Spivak W, DiVenuto D, Yuey W. Non-enzymic hydrolysis of bilirubin mono- and diglucuronide to unconjugated bilirubin in model of native bile systems. Potential role in the formation of gallstones. *Biochem J* 1987;242(2):323.
348. Berry GT. Inborn errors of carbohydrate, ammonia, amino acid, and organic acid metabolism. In: Taeusch HW, Ballard RA, eds. *Avery's diseases of the newborn*. Philadelphia, PA: W.B. Saunders, Co., 1998:245.
349. Akerren Y. Prolonged jaundice in the newborn associated with congenital myxedema. A syndrome of practical importance. *Acta Paediatr* 1954;43:411.
350. Labrune P, Myara A, Huguet P, et al. Bilirubin uridine diphosphate glucuronosyltransferase hepatic activity in jaundice associated with congenital hypothyroidism. *J Pediatr Gastroenterol Nutr* 1992;14:79.
351. Lees MH, Ruthven CRJ. The effects of triiodothyronine on neonatal hyperbilirubinemia. *Lancet* 1959;2:371.
352. Shrand H, Ruthven CRJ. Effect of triiodothyronine on serum bilirubin level in neonatal development of the premature infant. *Lancet* 1960;2:1274.
353. Van Steenbergen W, Fevery J, DeVos R, et al. Thyroid hormones and the hepatic handling of bilirubin. I. Effects of hypothyroidism and hyperthyroidism on the hepatic transport of bilirubin mono- and diconjugates in the Wistar rat. *Hepatology* 1989;9:314.
354. Lambert GH, Muraskas J, Anderson CL, et al. Direct hyperbilirubinemia associated with chloral hydrate administration in the newborn. *Pediatrics* 1990;86:277.
355. Reimche LD, Sankaran K, Hindmarsh KW, et al. Chloral hydrate sedation in neonates and infants—clinical and pharmacologic considerations. *Dev Pharmacol Ther* 1989;12:57.
356. Chavalitdhamrong P-O, Escobedo MB, Barton LL, et al. Hyperbilirubinemia and bacterial infection in the newborn. *Arch Dis Child* 1975;50:652.
357. Linder N, Yatsiv I, Tsur M, et al. Unexplained neonatal jaundice as an early diagnostic sign of septicemia in the newborn. *J Perinatol* 1988;8:325.
358. Rooney JC, Hill DJ, Danks DM. Jaundice associated with bacterial infection in the newborn. *Am J Dis Child* 1971;122:39.
359. Maisels MJ, Kring E. Risk of sepsis in newborns with severe hyperbilirubinemia. *Pediatrics* 1992;90:741.
360. Garcia FJ, Nager AL. Jaundice as an early diagnostic sign of urinary tract infection in infancy. *Pediatrics* 2002;109:846.
361. Maisels MJ, Newman TB. Neonatal jaundice and urinary tract infections. *Pediatrics* 2003;112:1213.
362. Davis AR, Rosenthal P, Escobar G, et al. Interpreting conjugated bilirubin levels in newborns. *J Pediatr* 2011;158:562.
363. Copeland KC, Franks RC, Ramamurthy R. Neonatal hyperbilirubinemia and hypoglycemia and congenital hypopituitarism. *Clin Pediatr* 1981;20:523.
364. Crabtree N, Gerrard J. Perceptive deafness associated with severe neonatal jaundice. *J Laryngol Otol* 1950;64:482.
365. Canadian Paediatric Society. Guidelines for detection, management and prevention of hyperbilirubinemia in term and late preterm newborn infants (35 or more weeks' gestation)—summary. *Paediatr Child Health* 2007;12:401.
366. American College of Obstetricians and Gynecologists Committee on Obstetric Practice. Nonmedically indicated early-term deliveries. *Comm Opin* 2013;561:1.
367. Sackett BL, Haynes RB, Tugwell P. *Clinical epidemiology. A basic science for clinical medicine*. Boston, MA: Little, Brown and Company, 1985.
368. De Carvalho M, Hall M, Harvey D. Effects of water supplementation on physiological jaundice in breast fed babies. *Arch Dis Child* 1981;56:568.
369. Nicoll A, Ginsburg R, Tripp JH. Supplementary feeding and jaundice in newborns. *Acta Paediatr Scand* 1982;71:759.
370. Kuhr M, Paneth N. Feeding practices and early neonatal jaundice. *J Pediatr Gastroenterol Nutr* 1982;1:485.
371. Kramer LI. Advancement of dermal icterus in the jaundiced newborn. *Am J Dis Child* 1969;118:454.
372. Madlon-Kay DJ. Recognition of the presence and severity of newborn jaundice by parents, nurses, physicians, and icterometer. *Pediatrics* 1997;100:e3.
373. Moyer VA, Ahn C, Sneed S. Accuracy of clinical judgment in neonatal jaundice. *Arch Pediatr Adolesc Med* 2000;154:391.
374. Knudsen A. The influence of the reserve albumin concentration and pH on the cephalocaudal progression of jaundice in newborns. *Early Hum Dev* 1991;25:37.
375. Purcell N, Beeby PJ. The influence of skin temperature and skin perfusion on the cephalocaudal progression of jaundice in newborns. *J Paediatr Child Health* 2009;45:582.
376. National Institute for Health and Clinical Excellence. *Neonatal jaundice*. National Institute for Health and Clinical Excellence, 2010; www.nice.org.uk/CG98

377. Nagar G, Vandermeer B, Campbell S, et al. Reliability of transcutaneous bilirubin devices in preterm infants: a systematic review. *Pediatrics* 2013;132:871.
378. Maisels MJ. Noninvasive measurements of bilirubin. *Pediatrics* 2012;129(4):779.
379. Maisels MJ. Transcutaneous bilirubinometry. *Neoreviews* 2006;7:217.
380. Maisels MJ, Engle W, Wainer S, et al. Transcutaneous bilirubin levels in an outpatient and office population. *J Perinatol* 2011;31:621.
381. Engle WD, Jackson GL, Stehel EK, et al. Evaluation of a transcutaneous jaundice meter following hospital discharge in term and near-term neonates. *J Perinatol* 2005;25:486.
382. Schumacher R. Transcutaneous bilirubinometry and diagnostic tests: "The right job for the tool". *Pediatrics* 2002;110:407.
383. Wainer S, Rabi Y, Parmar SM, et al. Impact of skin tone on the performance of a transcutaneous jaundice meter. *Acta Paediatr* 2009;98:1909.
384. Ebbesen F, Rasmussen LM, Wimberley PD. A new transcutaneous bilirubinometer, BiliCheck, used in the neonatal intensive care unit and the maternity ward. *Acta Paediatr* 2002;91:203.
385. Jangaard KA, Curtis H, Goldbloom RB. Estimation of bilirubin using BiliChek, a transcutaneous bilirubin measurement device: effects of gestational age and use of phototherapy. *Paediatr Child Health* 2006;11:79.
386. Nanjundaswamy S, Petrova A, Mehta R, et al. Transcutaneous bilirubinometry in preterm infants receiving phototherapy. *Am J Perinatol* 2005;22:127.
387. Tan KL, Dong F. Transcutaneous bilirubinometry during and after phototherapy. *Acta Paediatr* 2003;92:327.
388. Poland RL, Hartenberger C, McHenry H, et al. Comparison of skin sites for estimating serum total bilirubin in in-patients and out-patients: chest is superior to brow. *J Perinatol* 2004;24:541.
389. Yaser A, Tooke L, Rhoda N. Interscapular site for transcutaneous bilirubin measurement in preterm infants: a better and safer screening site. *J Perinatol* 2014;34:209.
390. Lo SF, Doumas BT. The status of bilirubin measurements in U.S. laboratories: why is accuracy elusive? *Semin Perinatol* 2011;35:141.
391. Harpavat S, Finegold MJ, Karpen SJ. Patients with biliary atresia have elevated direct/conjugated bilirubin levels shortly after birth. *Pediatrics* 2011;128:e1428.
392. Eidelman AI, Schimmel MS, Algur N, et al. Capillary and venous bilirubin values: they are different—and how! *Am J Dis Child* 1989;143:642.
393. Leslie GI, Philips JB, Cassady G. Capillary and venous bilirubin values: are they really different? *Am J Dis Child* 1987;141:1199.
394. Kuiper JJ. Conjunctival icterus. *Ann Intern Med* 2001;134:345.
395. Azzuqa A, Watchko JF. Scleral (conjunctival) icterus in neonates: a marker of significant hyperbilirubinemia. *E-PAS* 2013;3841.708.
396. Newman TB, Easterling MJ, Goldman ES, et al. Laboratory evaluation of jaundiced newborns: frequency, cost and yield. *Am J Dis Child* 1990;144:364.
397. Maisels MJ, Gifford K. Normal serum bilirubin levels in the newborn and the effect of breast feeding. *Pediatrics* 1986;78:837.
398. Javier MC, Krauss A, Nesin M. Corrected end-tidal carbon monoxide closely correlates with the corrected reticulocyte count in Coombs' test-positive term neonates. *Pediatrics* 2003;112:1333.
399. Messner KH, Maisels MJ, Leure-DuPree AE. Phototoxicity to the newborn primate retina. *Invest Ophthalmol Vis Sci* 1978;17(2):178.
400. Johnson LH, Bhutani VK, Brown AK. System-based approach to management of neonatal jaundice and prevention of kernicterus. *J Pediatr* 2002;140:396.
401. Penn AA, Enzman DR, Hahn JS, et al. Kernicterus in a full term infant. *Pediatrics* 1994;93:1003.
402. MacDonald M. Hidden risks: early discharge and bilirubin toxicity due to glucose-6-phosphate dehydrogenase deficiency. *Pediatrics* 1995;96:734.
403. Newman T, Liljestrand P, Escobar G. Combining clinical risk factors with bilirubin levels to predict hyperbilirubinemia in newborns. *Arch Pediatr Adolesc Med* 2005;159:113.
404. Soskolne EI, Schumacher R, Fyock C, et al. The effect of early discharge and other factors on readmission rates of newborns. *Arch Pediatr Adolesc Med* 1996;150:373.
405. Newman TB, Kohn MA. Critical appraisal of studies of diagnostic tests. In: *Evidence-based diagnosis*. New York: Cambridge University, 2009:94.
406. Stevenson DK, Fanaroff AA, Maisels MJ, et al. Prediction of hyperbilirubinemia in near-term and term infants. *Pediatrics* 2001;108:31.
407. Kaplan M, Hammerman C, Feldman R, et al. Predischarge bilirubin screening in glucose-6-phosphate dehydrogenase-deficient neonates. *Pediatrics* 2000;105:533.
408. Eggert L, Wiedmeier SE, Wilson J, et al. The effect of instituting a prehospital-discharge newborn bilirubin screening program in an 18-hospital health system. *Pediatrics* 2006;117:e855.
409. Kuzniewicz MW, Escobar GJ, Newman TB. Impact of universal bilirubin screening on severe hyperbilirubinemia and phototherapy use. *Pediatrics* 2009;124(4):1031.
410. Mah MP, Clark SL, Akhigbe E, et al. Reduction of severe hyperbilirubinemia after institution of predischarge bilirubin screening. *Pediatrics* 2010;125:e1143.
411. Stevenson DK, Vreman HJ. Carbon monoxide and bilirubin production in neonates. *Pediatrics* 1997;100:252.
412. Maisels MJ, Kring E. The contribution of hemolysis to early jaundice in normal newborns. *Pediatrics* 2006;118:276.
413. Cremer RJ, Perryman PW, Richards DH. Influence of light on the hyperbilirubinemia of infants. *Lancet* 1958;1:1094.
414. Salih FM. Can sunlight replace phototherapy units in the treatment of neonatal jaundice? An *in vitro* study. *Photodermatol Photoimmunol Photomed* 2001;17:272.
415. Slusher TM, Vreman HJ, Olusanya BO, et al. Safety and efficacy of filtered sunlight in treatment of jaundice in African neonates. *Pediatrics* 2014;133:e1568.
416. Amato M, Howald H, von Muralt G. Interruption of breast-feeding vs. phototherapy as treatment of hyperbilirubinemia in full term infants. *Helv Paediatr Acta* 1985;40:127.
417. Martinez JC, Maisels MJ, Otheguy L, et al. Hyperbilirubinemia in the breast-fed newborn: a controlled trial of four interventions. *Pediatrics* 1993;91:470.
418. Longhurst C, Turner S, Burgos AE. Development of a web-based decision support tool to increase use of neonatal hyperbilirubinemia guidelines. *Jt Comm J Qual Patient Saf* 2009;35(5):256.
419. Maisels MJ. Phototherapy—traditional and nontraditional. *J Perinatol* 2001;21:S93.
420. Grobler JM, Mercer MJ. Kernicterus associated with elevated predominantly direct-reacting bilirubin. *S Afr Med J* 1997;87:146.
421. Clark CF, Torii S, Hamamoto Y, et al. The "bronze baby" syndrome: postmortem data. *J Pediatr* 1976;88:461.
422. Bertini G, Dani C, Fonda C, et al. Bronze baby syndrome and the risk of kernicterus. *Acta Paediatr* 2005;94:968.
423. Ebbesen F. Low reserve albumin for binding of bilirubin in neonates with deficiency of bilirubin excretion and bronze baby syndrome. *Acta Paediatr Scand* 1982;71:415.
424. Catterton Z, Carp W, Bunyaten C, et al. Bilirubin binding capacity in ABO hemolytic disease of the newborn. *Clin Res* 1979;27:817A.
425. Phibbs RH, Johnson P, Tooley WH. Cardiorespiratory status of erythroblastotic newborn infants. II. Blood volume, hematocrit, and serum albumin concentration in relation to hydrops fetalis. *Pediatrics* 1974;53:13.
426. Nicolaides KH, Clewell WH, Rodeck CH. Measurement of human fetoplacental blood volume in erythroblastosis fetalis. *Am J Obstet Gynecol* 1987;157:50.
427. Jährig K, Jährig D, Meisel P, eds. *Phototherapy: treating neonatal jaundice with visible light*. München: Quintessenz Verlags-GmbH, 1993.
428. Maisels MJ, Newman TB. Phototherapy and other treatments. In: Stevenson DK, Maisels MJ, Watchko JF, eds. *Care of the jaundiced neonate*. New York: McGraw Hill, 2012:195.
429. Maisels MJ, McDonagh AF. Phototherapy for neonatal jaundice. *N Engl J Med* 2008;358:920.
430. Mreihil K, McDonagh A, Nakstad B, Hansen TWR. Early isomerization of bilirubin in phototherapy of neonatal jaundice. *Pediatr Res* 2010;67:656.
431. McDonagh AF. Controversies in bilirubin biochemistry and their clinical relevance. *Semin Fetal Neonatal Med* 2010;15:141.
432. Myara A, Sender A, Valette V, et al. Early changes in cutaneous bilirubin and serum bilirubin isomers during intensive phototherapy of jaundiced neonates with blue and green light. *Biol Neonate* 1997;71:75.
433. Ennever JF. Blue light, green light, white light, more light: treatment of neonatal jaundice. *Clin Perinatol* 1990;17:467.
434. McDonagh AF, Maisels MJ. Photoisomerization of bilirubin in Crigler-Najjar patients. In: Kappas A, Lucey J, eds. *Treatment of Crigler-Najjar syndrome, conference proceedings*. New York: Rockefeller University, 1996.
435. Tan KL. The pattern of bilirubin response to phototherapy for neonatal hyperbilirubinemia. *Pediatr Res* 1982;16:670.
436. Vandborg PK, Hansen BM, Greisen G, et al. Dose-response relationship of phototherapy for hyperbilirubinemia. *Pediatrics* 2012;130:e352.
437. Maisels MJ. Why use homeopathic doses of phototherapy? *Pediatrics* 1996;98:283.
438. Bhutani VK; Committee on Fetus and Newborn. Technical report: phototherapy to prevent severe neonatal hyperbilirubinemia in the newborn infant 35 or more weeks of gestation. *Pediatrics* 2011;128:e1046.
439. Patra K, Storfer-Isser A, Siner B, et al. Adverse events associated with neonatal exchange transfusion in the 1990s. *J Pediatr* 2004;144:626.
440. Steiner LA, Bizzarro MJ, Ehrenkranz RA, et al. A decline in the frequency of neonatal exchange transfusions and its effect on exchange-related morbidity and mortality. *Pediatrics* 2007;120:27.
441. Vreman HJ, Wong RJ, Murdock JR, et al. Standardized bench method for evaluating the efficacy of phototherapy devices. *Acta Paediatr* 2008;97:308.
442. Vreman HJ, Wong RJ, Stevenson DK. Light-emitting diodes: a novel light source for phototherapy. *Pediatr Res* 1998;44:804.
443. Maisels MJ, Kring EA, DeRidder J. Randomized controlled trial of light-emitting diode phototherapy. *J Perinatol* 2007;27:565.
444. Holtrop PC, Ruedisueli K, Maisels MJ. Double versus single phototherapy in low birth weight newborns. *Pediatrics* 1992;90:674.

445. Tan KL. Efficacy of bidirectional fiberoptic phototherapy for neonatal hyperbilirubinemia. *Pediatrics* 1997;99:e13.
446. Corley A, Huguet-Jacquot S, Lattes F, et al. Effect of a 360 degree fluorescent tubes intensive phototherapy device on kinetics of total bilirubin (TB) and unbound bilirubin (UBB) plasmatic levels in term neonates. *E-PAS* 2010;2851:347.
447. Rubaltelli FF, Zanardo V, Granati B. Effect of various phototherapy regimens on bilirubin decrement. *Pediatrics* 1978;61:838.
448. Maurer HM, Shumway CN, Draper DA, et al. Controlled trial comparing agar, intermittent phototherapy, and continuous phototherapy for reducing neonatal hyperbilirubinemia. *J Pediatr* 1973;82(1):73.
449. Wu PYK, Hodgman JE, Kirkpatrick BV, et al. Metabolic aspects of phototherapy. *Pediatrics* 1985;75(2):427.
450. Mehta S, Kumar P, Narang A. A randomized controlled trial of fluid supplementation in term neonates with severe hyperbilirubinemia. *J Pediatr* 2005;147:781.
451. Boo NY, Lee H-T. Randomized controlled trial of oral versus intravenous fluid supplementation on serum bilirubin level during phototherapy of term infants with severe hyperbilirubinemia. *J Paediatr Child Health* 2002;38:151.
452. Fouzas S, Karatza AA, Skylogianni E, et al. Transcutaneous bilirubin levels in late preterm neonates. *J Pediatr* 2010;157:762.
453. Bratlid D, Nakstad B, Hansen TWR. National guidelines for treatment of jaundice in the newborn. *Acta Paediatr* 2011;100(4):499.
454. Kaplan M, Merlob P, Regev R. Israel guidelines for the management of neonatal hyperbilirubinemia and prevention of kernicterus. *J Perinatol* 2008;28:389.
455. Maisels MJ, Watchko JF, Bhutani VK, et al. An approach to the management of hyperbilirubinemia in the preterm infant less than 35 weeks of gestation. *J Perinatol* 2012;32:660.
456. Sackett DL, Haynes RB, Guyatt GH, et al. *Clinical epidemiology: a basic science for clinical medicine*, 2nd ed. Boston, MA: Little, Brown and Co., 1991.
457. Newman TB, Kuzniewicz MW, Liljestrand P, et al. Numbers needed to treat with phototherapy according to American academy of pediatrics guidelines. *Pediatrics* 2009;123:1352.
458. Maisels MJ, Watchko JF Treatment of jaundice in low birth-weight infants. *Arch Dis Child Fetal Neonatal Ed* 2003;88:F459.
459. Hansen TWR. Therapeutic approaches to neonatal jaundice: an international survey. *Clin Pediatr* 1996;35:309.
460. Rennie JM, Sehgal A, De A, et al. Range of UK practice regarding thresholds for phototherapy and exchange transfusion in neonatal hyperbilirubinaemia. *Arch Dis Child Fetal Neonatal Ed* 2009;94:F323.
461. O'Shea TM, Dillard RG, Klinepeter KL, et al. Serum bilirubin levels, intracranial hemorrhage, and the risk of developmental problems in very low birth weight infants. *Pediatrics* 1992;90:888.
462. Yeo KL, Perlman M, Hao Y, et al. Outcomes of extremely premature infants related to their peak serum bilirubin concentrations and exposure to phototherapy. *Pediatrics* 1998;102(6):1426.
463. Tyson JE, Pedroza C, Langer J, et al. Does aggressive phototherapy increase mortality while decreasing profound impairment among the smallest and sickest newborns? *J Perinatol* 2012;32(9):677.
464. Jährig K, Jährig D, Meisel P, eds. *Phototherapy: treating neonatal jaundice with visible light*. München, Germany: Quintessenz Verlags-GmbH, 1993.
465. Maisels MJ. Phototherapy. In: Maisels MJ, Watchko JF, eds. *Neonatal jaundice*. London, UK: Harwood Academic Publishers, 2000:177.
466. Haddock JH, Nadler HL. Bilirubin toxicity in human cultivated fibroblasts and its modification by light treatment. *Proc Soc Exp Biol Med* 1970;134(1):45.
467. Silberberg DH, Johnson L, Schutta H, et al. Effects of photodegradation products of bilirubin on myelinating cerebellum cultures. *J Pediatr* 1970;77:613.
468. Tonz O, Vogt J, Filippini L, et al. Severe light dermatosis following phototherapy in a newborn infant with congenital erythropoietic uroporphyria. *Helv Paediatr Acta* 1975;30:47.
469. Mallon E, Wojnarowska F, Hope P, et al. Neonatal bullous eruption as a result of transient porphyrinemia in a premature infant with hemolytic disease of the newborn. *J Am Acad Dermatol* 1995;33:333.
470. Paller AS, Eramo LR, Farrell EE, et al. Purpuric phototherapy-induced eruption in transfused neonates: relation to transient porphyrinemia. *Pediatrics* 1997;100:360.
471. Valaes T, Petmezaki S, Henschke C, et al. Control of jaundice in preterm newborns by an inhibitor of bilirubin production: studies with tin-mesoporphyrin. *Pediatrics* 1994;93:1.
472. Matichard E, Le Henanff A, Sanders A, et al. Effect of neonatal phototherapy on melanocytic nevus count in children. *Arch Dermatol* 2006;142:1599.
473. Csoma Z, Toth-Molnar E, Balogh K, et al. Neonatal blue light phototherapy and melanocytic nevi: a twin study. *Pediatrics* 2011;128:e856.
474. Bauer J, Buttner P, Luther H, et al. Blue light phototherapy of neonatal jaundice does not increase the risk for melanocytic nevus development. *Arch Dermatol* 2004;140:493.
475. Mahe E, Beauchet A, Philippe A, et al. Neonatal blue-light phototherapy does not increase nevus count in 9-year-old children. *Pediatrics* 2009;123:e896.
476. Berg P, Lindelof B. Is phototherapy in neonates a risk factor for malignant melanoma development? *Arch Pediatr Adolesc Med* 1997;151:1185.
477. Rubaltelli FF, Da Riol R, D'Amore E, et al. The bronze baby syndrome: evidence of increased tissue concentration of copper porphyrins. *Acta Paediatr* 1996;85:381.
478. Rubaltelli FF, Jori G, Reddi E. Bronze baby syndrome: a new porphyrin-related disorder. *Pediatr Res* 1983;17:327.
479. McDonagh A. Bilirubin, copper-porphyrins, and the bronze-baby syndrome. *J Pediatr* 2010;158(1):160.
480. Meisel P, Jahrig D, Theel L, et al. The bronze baby syndrome: consequence of impaired excretion of photobilirubin? *Photochem Photobiol* 1982;3:345.
481. Kopelman AE, Brown RS, Odell GB. The "bronze" baby syndrome: a complication of phototherapy. *J Pediatr* 1972;81:466.
482. Knodell RG, Cheney H, Ostrow JD. Effects of phototherapy on hepatic function in human alcoholic cirrhosis. *Gastroenterology* 1976;70:1112.
483. Robinson J, Moseley MJ, Fielder A, et al. Light transmission measurements in phototherapy eye patches. *Arch Dis Child* 1991;66:59.
484. Dollberg S, Atherton HD, Hoath SB. Effect of different phototherapy lights on incubator characteristics and dynamics under three modes of servocontrol. *Am J Perinatol* 1995;12(1):55.
485. Maayan-Metzger A, Yosipovitch G, Hadad E, et al. Transepidermal water loss and skin hydration in preterm infants during phototherapy. *Am J Perinatol* 2001;18:393.
486. Tozzi E, Tozzi-Ciancarelli MG, Di Giulio A, et al. In vitro and in vivo effects of erythrocyte phototherapy in newborns. *Biol Neonate* 1989;56(4):204.
487. Vreman HJ, Knauer Y, Wong RJ, et al. Dermal carbon monoxide excretion in neonatal rats during light exposure. *Pediatr Res* 2009;66:66.
488. Vreman HJ, Wong RJ, Stevenson DK. Phototherapy: current methods and future directions. *Semin Perinatol* 2004;28:326.
489. Hansen TWR. Let there be light—but should there be less? *J Perinatol* 2012;32:649.
490. Vogl TP, Heggy IT, Hiatt IM, et al. Intermittent phototherapy in the treatment of jaundice in the premature infant. *J Pediatr* 1978;92:627.
491. Lau SP, Fung KP. Serum bilirubin kinetics in intermittent phototherapy of physiological jaundice. *Arch Dis Child* 1984;59(9):892.
492. Bhatia J, Mims LC, Roesel RA. The effect of phototherapy on amino acid solutions containing multivitamins. *J Pediatr* 1980;96:284.
493. Clyman RI, Rudolph AM. Patent ductus arteriosus: a new light on an old problem. *Pediatr Res* 1978;12(2):92.
494. Cuiker JO, Maglalang AC, Odell GB. Increased osmotic fragility of erythrocytes in chronically jaundiced rats after phototherapy. *Acta Paediatr Scand* 1979;68:903.
495. Ostrea EJ Jr, Cepeda EE, Fleury CA. Red cell membrane lipid peroxidation and hemolysis secondary to phototherapy. *Acta Paediatr Scand* 1985;74:378.
496. Maisels MJ, Kring EA. Does intensive phototherapy produce hemolysis in newborns of 35 or more weeks gestation? *J Perinatol* 2006;26:498.
497. Jährig K, Jährig D, Meisel P. Dependence of the efficiency of phototherapy on plasma bilirubin concentration. *Acta Paediatr Scand* 1982;71(2):293.
498. Hansen TWR. Acute management of extreme neonatal jaundice—the potential benefits of intensified phototherapy and interruption of enterohepatic bilirubin circulation. *Acta Paediatr* 1997;86:843.
499. Kaplan M, Kaplan E, Hammerman C, et al. Post-phototherapy neonatal bilirubin rebound: a potential cause of significant hyperbilirubinaemia. *Arch Dis Child* 2006;91:31.
500. Maisels MJ, Kring E. Rebound in serum bilirubin level following intensive phototherapy. *Arch Pediatr Adolesc Med* 2002;156:669.
501. James J, Williams SD, Osborn LM. Home phototherapy for treatment of exaggerated neonatal jaundice enhances breast-feeding. *Am J Dis Child (abstract)* 1990;144:431.
502. Watchko JF. Exchange transfusion in the management of neonatal hyperbilirubinemia. In: Maisels MJ, Watchko JF, eds. *Neonatal jaundice*. London, UK: Harwood Academic Publishers, 2000:169.
503. Edwards MC, Fletcher MA. Exchange transfusions. In: Fletcher MA, MacDonald MG, eds. *Atlas of procedures in neonatology*, 2nd ed. Philadelphia, PA: JB Lippincott, 1993:363.
504. Keenan WJ, Novak KK, Sutherland JM, et al. Morbidity and mortality associated with exchange transfusion. *Pediatrics (Suppl)* 1985;75:417.
505. Jackson JC. Adverse events associated with exchange transfusion in healthy and ill newborns. *Pediatrics* 1997;99:e7.
506. Meyer TC. A study of serum bilirubin levels in relation to kernicterus and prematurity. *Arch Dis Child* 1956;31:75.
507. Misra PK, Bajpai PC, Agrawal SS, et al. Prophylactic and therapeutic use of phenobarbitone in the management of neonatal jaundice. *Indian J Med Res* 1977;65:409.
508. Mold JW, Stein HF. The cascade effect in the clinical care of patients. *N Engl J Med* 1986;34:512.
509. Valaes T. Bilirubin distribution and dynamics of bilirubin removal by exchange transfusion. *Acta Paediatr* 1963;149:1.

510. Veall N, Mollison PL. The rate of red cell exchange in replacement transfusion. *Lancet* 1950;2:792.
511. Brown AK, Zuelzer WW, Robinson AR. Studies in hyperbilirubinemia. II. Clearance of bilirubin from plasma and extravascular space in newborn infants during exchange transfusion. *Am J Dis Child* 1957;93:274.
512. Valaes T. Pharmacological approaches to the prevention and treatment of neonatal hyperbilirubinemia. In: Maisels MJ, Watchko JF, eds. *Neonatal jaundice*. London, UK: Harwood Academic Publishers, 2000:205.
513. Yaffe SJ, Dorn LD. Effects of prenatal treatment with phenobarbital. *Dev Pharmacol Ther* 1990;15:215.
514. Reinisch JM, Sanders SA, Mortensen EL, et al. In utero exposure to phenobarbital and intelligence deficits in adult men. *JAMA* 1995;15:18.
515. Valaes T, Harvey-Wilkes K. Pharmacologic approaches to the prevention and treatment of neonatal hyperbilirubinemia. *Clin Perinatol* 1990;17:245.
516. Kappas A, Drummond G, Henschke C, et al. Direct comparison of Sn-mesoporphyrin, an inhibitor of bilirubin production, and phototherapy in controlling hyperbilirubinemia in term and near-term newborns. *Pediatrics* 1995;95:468.
517. Martinez JC, Garcia HO, Otheguy L, et al. Control of severe hyperbilirubinemia in full-term newborns with the inhibitor of bilirubin production Sn-mesoporphyrin. *Pediatrics* 1999;103:1.
518. Valaes T, Drummond GS, Kappas A. Control of hyperbilirubinemia in glucose-6-phosphate dehydrogenase-deficient newborns using an inhibitor of bilirubin production Sn-mesoporphyrin. *Pediatrics* 1998;101(5):e1.
519. Bhutani VK, Meloy LD, Poland RL, et al. Randomized placebo-controlled clinical trial of stannsoporfin (Sn-MP) to prevent severe hyperbilirubinemia in term and near-term infants. *Pediatr Res* 2004;55:448A.
520. Galbraith RA, Drummond GS, Kappas A. Suppression of bilirubin production in the Crigler-Najjar type I syndrome: studies with the heme oxygenase inhibitor tin-mesoporphyrin. *Pediatrics* 1992;89:175.
521. Kappas A, Drummond GS, Munson DP, et al. Sn-mesoporphyrin interdiction of severe hyperbilirubinemia in Jehovah's Witness newborns as an alternative to exchange transfusion. *Pediatrics* 2001;108:1374.
522. Maisels MJ, Yang H. Tin-mesoporphyrin in the treatment of refractory hyperbilirubinemia due to Rh incompatibility. *J Perinatol* 2012;32:899.
523. Rübo J, Albrecht K, Lasch P, et al. High-dose intravenous immune globulin therapy for hyperbilirubinemia caused by Rh hemolytic disease. *J Pediatr* 1992;121:93.
524. Dağoğlu T, Ovali F, Samanci N, et al. High-dose intravenous immunoglobulin therapy for haemolytic disease. *J Int Med Res* 1995;23:264.
525. Voto LS, Sexer H, Ferreiro G, et al. Neonatal administration of high-dose intravenous immunoglobulin and rhesus hemolytic disease. *J Perinat Med* 1995;23:443.
526. Gottstein R, Cooke R. Systematic review of intravenous immunoglobulin in haemolytic disease of the newborn. *Arch Dis Child Fetal Neonatal Ed* 2003;88:F6.
527. Hammerman C, Kaplan M, Vreman HJ, et al. Intravenous immune globulin in neonatal ABO isoimmunization: factors associated with clinical efficacy. *Biol Neonate* 1996;70:69.
528. Smits-Wintjens VEHJ, Walther FJ, Rath MEA, et al. Intravenous immunoglobulin in neonates with rhesus hemolytic disease: a randomized controlled trial. *Pediatrics* 2011;127:680.
529. Santos MC, Sa CA, Gomes SC, et al. High-dose intravenous immunoglobulin therapy for hyperbilirubinemia due to Rh hemolytic disease: a randomized clinical trial. *Transfusion* 2013;53(4):777.
530. Louis D, More K, Oberoi S, et al. Intravenous immunoglobulin in isoimmune haemolytic disease of newborn: an updated systematic review and meta-analysis. *Arch Dis Child Fetal Neonatal Ed* 2014;99:F325.
531. Mitchell S, James A. Severe late anemia of hemolytic disease of the newborn. *Paediatr Child Health* 1999;4(3):201.
532. Figueras-Aloy J, Rodriguez-Miguelez JM, Iriondo-Sanz M, et al. Intravenous immunoglobulin and necrotizing enterocolitis in newborns with hemolytic disease. *Pediatrics* 2010;125(1):139.
533. Kara S, Ulu-ozkan H, Yilmaz Y, et al. Necrotizing enterocolitis in a newborn following intravenous immunoglobulin treatment for haemolytic disease. *J Coll Physicians Surg Pak* 2013;23:598.
534. Navarro M, Negre S, Matoses ML, et al. Necrotizing enterocolitis following the use of intravenous immunoglobulin for haemolytic disease of the newborn. *Acta Paediatr* 2009;98:1214.
535. Krishnan L, Pathare A. Necrotizing enterocolitis in a term neonate following intravenous immunoglobulin therapy. *Indian J Pediatr* 2011;78(6):743.
536. Shojania KG, Duncan BW, McDonald KM, et al. Safe but sound—patient safety meets evidence-based medicine. *JAMA* 2002;288:508.
537. Nishioka T, Hafkamp AM, Havinga R, et al. Orlistat treatment increases fecal bilirubin excretion and decreases plasma bilirubin concentrations in hyperbilirubinemic Gunn rats. *J Pediatr* 2003;143:327.
538. Hafkamp AM, Nelisse-Haak R, Sinaasappel M, et al. Orlistat treatment of unconjugated hyperbilirubinemia in Crigler-Najjar disease: a randomized controlled trial. *Pediatr Res* 2007;62:725.
539. Stevenson DK, Wong RJ, Hintz SR, et al. Drugs for hyperbilirubinemia. In: Yaffe SJ, Aranda JV, eds. *Neonatal and pediatric pharmacology therapeutic principles in practice*, 4th ed. Philadelphia, PA: Wolters Kluwer/Lippincott Williams & Wilkins, 2011:221.
540. Eghbalian F, Monsef F, Alam GN, et al. Effect of low versus moderate dose of clofibrate on serum bilirubin in healthy term neonates with indirect hyperbilirubinemia. *Iran J Med Sci* 2013;38(4):349.
541. Hammerman C, Goldstein R, Eiran M, et al. Antioxidant potential of bilirubin in the premature infant. *Pediatr Res* 1997;41:152A.
542. Belanger S, Lavoie JC, Chessex P. Influence of bilirubin on the antioxidant capacity of plasma in newborn infants. *Biol Neonate* 1997;71:233.
543. DeJonge MH, Khuntia A, Maisels MJ, et al. Bilirubin levels and severe retinopathy of prematurity in infants with estimated gestational ages of 23–26 weeks. *J Pediatr* 1999;135:102.
544. Gaton DD, Gold J, Axer-Siegel R, et al. Evaluation of bilirubin as possible protective factor in the prevention of retinopathy of prematurity. *Br J Ophthalmol* 1991;75:532.
545. Milner JD, Aly HZ, Ward LB, et al. Does elevated peak bilirubin protect from retinopathy of prematurity in very low birth-weight infants. *J Perinatol* 2003;23:208.
546. Horsfall LJ, Nazareth I, Pereira SP, et al. Gilbert's syndrome and the risk of death: a population-based cohort study. *J Gastroenterol Hepatol* 2013;28(10):1643.

33 Homeostase do Cálcio e do Magnésio
Winston W. K. Koo e Reginald C. Tsang

INTRODUÇÃO

O cálcio (Ca) é o mineral mais abundante no corpo e, com o fósforo (P), forma o principal constituinte inorgânico do osso. O magnésio (Mg) é o cátion divalente intracelular mais abundante. A manutenção da homeostase do Ca e do Mg exige interação complexa de fatores hormonais e não hormonais; função adequada de vários sistemas de órgãos, particularmente os sistemas renal, digestório e esquelético; e ingestão nutricional adequada. Fisiologicamente, Ca e Mg são essenciais para a divisão celular, adesão celular e integridade da membrana plasmática, secreção de proteína, contração muscular, excitabilidade neuronal, metabolismo intermediário e coagulação. De uma perspectiva clínica, essas ações fisiológicas são essenciais para numerosas funções biológicas, incluindo a reprodução. A manutenção das concentrações circulantes de Ca e Mg na faixa normal e a integridade do esqueleto são geralmente usadas como representantes da homeostase mineral.

Na circulação, o teor de Ca e Mg é inferior a 1% de seus respectivos teores corporais totais; entretanto, as alterações nas concentrações séricas desses minerais estão associadas a disfunção fisiológica, que se manifesta por numerosos sinais e sintomas clínicos. A redução crônica e acentuada das concentrações séricas desses minerais também pode refletir um estado de deficiência.

Em todas as idades, o teor corporal total de Ca e Mg no esqueleto perfaz cerca de 99% e 66%, respectivamente. O esqueleto é um reservatório para a homeostase mineral, além de sua função como suporte estrutural e mecânico. A ocorrência de distúrbios na homeostase mineral pode resultar em osteopenia e raquitismo nos lactentes e nas crianças e em osteomalacia e osteoporose nos adultos.

Os mecanismos envolvidos na manutenção da homeostase mineral nos RNs são iguais aos que atuam nas crianças e nos adultos. Entretanto, o RN depara-se com desafios singulares para a homeostase durante a sua adaptação à vida extrauterina e também para manter uma rápida taxa de crescimento. Estes desafios incluem interrupção abrupta da alta taxa de acreção intrauterina de Ca (aproximadamente 120 mg/kg/dia) e Mg (aproximadamente 4 mg/kg/dia) durante o terceiro trimestre de gravidez; reservatório esquelético pequeno para a homeostase mineral; atraso no estabelecimento de ingestão adequada de nutrientes de alguns dias ou mais, particularmente em RN enfermos e prematuros; e necessidade elevada de Ca e Mg para o período de crescimento pós-natal mais rápido do esqueleto, com ganho médio de comprimento de mais de 25 cm durante o primeiro ano. Também pode haver diminuição da responsividade dos órgãos-alvo à regulação hormonal da homeostase mineral, embora se observe rápida melhora da capacidade funcional do intestino e dos rins alguns dias após o nascimento. Os efeitos desses eventos são exacerbados em RNs com distúrbios hereditários do metabolismo mineral, como mutações no receptor sensor do cálcio extracelular (RCa), e naqueles que apresentaram condições pré-natais adversas, como diabetes melito materno, problemas durante o parto, incluindo asfixia perinatal ou terapia materna com Mg, ou problemas pós-natais, como função imatura de múltiplos órgãos devido ao nascimento pré-termo.

O reconhecimento das bases moleculares e fisiológicas do metabolismo mineral permite um melhor entendimento da fisiopatologia dos distúrbios clínicos minerais e um manejo mais racional para minimizar os impactos adversos dos distúrbios da homeostase mineral e prevenir as causas iatrogênicas que precipitam ou prolongam esses problemas.

DISTRIBUIÇÃO TECIDUAL

No feto, cerca de 80% da acreção de minerais ocorre entre a 25ª semana de idade gestacional e o termo. Durante esse período, a acreção diária estimada por quilograma de peso corporal do feto é de 2,3 a 2,98 mmol (92 a 119 mg) de Ca e de 0,1 a 0,14 mmol (2,4 a 3,36 mg) de Mg. As taxas máximas de acreção ocorrem nas 36ª a 38ª semanas de idade gestacional. No RN a termo, os teores corporais totais de Ca e de Mg são, em média, de 28 e 0,7 g, respectivamente (1, 2).

Após o nascimento, 99% do Ca corporal total está nos ossos. O 1% restante está no sangue, no líquido extracelular (LEC) e nos tecidos moles. A distribuição tecidual do Mg varia de acordo com a magnitude da mineralização óssea e a taxa de crescimento dos tecidos moles. Próximo ao final do terceiro trimestre de gravidez, cerca de 60% do Mg encontra-se nos ossos, 20%, nos músculos e 1%, no LEC, incluindo sangue, e a maior parte do restante no espaço intracelular de outros tecidos.

CONCENTRAÇÃO CIRCULANTE

Cálcio

O Ca sérico (1 mmol/ℓ = 4 mg/dℓ) ocorre em três formas: cerca de 40% estão ligados predominantemente à albumina; 10% estão quelados e formam complexos com pequenas moléculas, como fosfato e citrato; e aproximadamente 50% estão na forma ionizada.

As concentrações totais de Ca (Cat) no soro do cordão umbilical aumentam com a idade gestacional. A concentração de Cat no soro pode atingir 3 mmol/ℓ no sangue do cordão umbilical de RNs a termo, sendo significativamente mais alta do que os valores maternos pareados por ocasião do parto (3-6). A concentração sérica total de cálcio atinge seu valor mais baixo durante os primeiros 2 dias após o nascimento (7-13); depois, as concentrações aumentam e estabilizam-se geralmente acima de 2 mmol/ℓ (14). Em RNs alimentados com leite humano, a concentração sérica total de cálcio tende a ser mais elevada e pode chegar a mais de 2,75 mmol/ℓ (15,16), acompanhada por P sérico mais baixo (15,17). Normalmente, as concentrações séricas totais de cálcio em crianças e adultos permanecem estáveis, com variação diurna inferior a 0,13 mmol/ℓ. Durante o terceiro trimestre de gravidez, uma redução moderada na concentração sérica total materna de cálcio (em média, 0,1 mmol/ℓ) está associada à diminuição da concentração sérica de albumina.

A concentração sérica de cálcio ionizado (Cai) é o melhor indicador da atividade fisiológica do Ca sanguíneo. O Cai sérico diminui quando a albumina, o fósforo, o bicarbonato e a heparina séricos estão elevados e está inversamente relacionado com o pH sanguíneo; e aumenta com o aumento do Mg. A determinação direta do Cai no sangue total, no plasma e no soro é simples, rápida e livremente disponível. Para reduzir a interferência de fatores relacionados ao laboratório ou fisiológicos, o Cai deve ser medido imediatamente após a coleta da amostra (18). Há algumas diferenças entre os diversos analisadores de Cai (19), e dados normativos devem ser gerados de acordo com a idade do paciente, o aparelho utilizado e o tipo de amostra medido.

O Cai sérico do cordão umbilical eleva-se com o aumento da idade gestacional, sendo mais elevado do que os soros maternos pareados. Em RNs a termo saudáveis, o Cai sérico é em média 1,25 mmol/ℓ com limites de confiança de 95% de 1,1 a 1,4 mmol/ℓ (4,4 a 5,6 mg/dℓ). Ocorre redução no Cai sérico nas primeiras 48 horas após o nascimento com nadir após 24 horas (20). Em geral, as alterações do Cai sérico acompanham as do Cat nos seres humanos sadios. No entanto, a correlação entre Cat e Cai no soro é inadequada para predizer com acurácia suficiente o valor de um a partir do outro, principalmente durante a doença; o Cai sérico é estável e normal durante a gestação.

No interior da célula, a distribuição do Ca não é uniforme. O compartimento citosólico contém 50 a 150 nmol de Ca por litro de água; um reservatório intramitocondrial maior de Ca contém 500 a 10.000 nmol de Ca por litro de água celular. Em contrapartida, a concentração de Cai no líquido extracelular é de 1 milhão de nmol/ℓ (1 mmol/ℓ). Há também carga elétrica positiva de 50 mV através da membrana plasmática com o interior da célula negativo. Assim, a homeostase do Ca envolve a manutenção de cerca de 1.000 vezes o gradiente de concentração de Ca em toda a membrana plasmática celular para evitar morte celular induzida por Ca. Ca é ativamente extruído pelas bombas de Ca impulsionadas pela energia oriunda do trifosfato de adenosina (ATP), pelos canais de Ca e pelo trocador de sódio (Na)-Ca. A ligação do Ca intracelular por proteínas localizadas no citosol, no retículo endoplasmático e nas mitocôndrias tampona o Ca intracelular e pode ser mobilizada para manter os níveis de Ca do citosol e criar picos pulsáteis de Ca para mediar a sinalização do receptor da membrana. O íon Ca é um segundo mensageiro intracelular essencial, mas o Cai também exerce a função de mensageiro fora das células por meio do receptor sensor do cálcio celular (RCa).

Magnésio

Cerca de 30% do Mg sérico (1 mmol/ℓ = 2,4 mg/dℓ) encontra-se na forma ligada a proteínas, enquanto o restante está na porção ultrafiltrável. Setenta a 80% do Mg ultrafiltrável está na forma iônica, enquanto o restante forma complexos com ânions, particularmente fosfato, citrato e oxalato. O nível total de Mg (Mgt) no soro do cordão umbilical é maior do que os valores maternos correspondentes. O Mgt sérico de 0,92 0,13 mmol/ℓ (média ± 2 DP) em crianças é um pouco mais alto do que os valores adultos de 0,88 ± 0,13 mmol/ℓ (21). Os eletrodos íon-seletivos são usados na medição do Mg ionizado (Mgi) no sangue total e nos soros, embora o Ca interfira nas medições de Mgi durante as medições simultâneas de Cai e Mgi (22). As concentrações do Mgi são, em média, 62 a 70% do Mgt nos soros pós-natal e do cordão umbilical. O Mgi no soro do cordão umbilical também é maior que os níveis encontrados no soro materno (23-25). Existe pouca correlação entre o Mgt e o Mgi em pacientes doentes (26), e o papel clínico do Mgi (em comparação com Mgt) nos estados da doença parece limitado (27).

O Mg é o cátion divalente mais abundante dentro das células (6 a 9 mmol/kg de peso úmido) e está predominantemente localizado nas estruturas membranosas (p. ex., microssomas, mitocôndrias e membrana plasmática). O Mg citosólico é aproximadamente 5 × 10^{-4} M e tende a estar ligado à membrana nas organelas intracelulares, dos quais aproximadamente 60% está nas mitocôndrias. O Mg citosólico iônico representa cerca de 5 a 10% do Mg celular total. O Mg intracelular não ligado é essencial para as funções fundamentais da célula, como metabolismo intermediário, sinalização celular, crescimento e proliferação (28). Em geral, o Mg intracelular permanece estável, a despeito da ocorrência de flutuações no Mg sérico. Entretanto, nos estados de deficiência de Mg, o teor intracelular de Mg pode estar baixo, apesar de concentrações séricas normais.

CONTROLE FISIOLÓGICO DA HOMEOSTASE MINERAL

No ser humano em crescimento, a homeostase do Ca e do Mg depende da ingestão alimentar e de três componentes, incluindo (a) absorção, excreção e acreção tecidual, envolvendo principalmente o sistema digestório, os rins e os ossos; (b) modulação direta de transporte e mobilização desses minerais principalmente pelo paratormônio (PTH) e 1,25-di-hidroxivitamina D (1,25[OH]$_2$D), ou indiretamente por meio do fator de crescimento de fibroblastos 23 (FGF23) e por outros fatores; e (c) sensores controlando o transporte de íons Ca e Mg. Além disso, existem interações Ca-Mg, de tal forma que, quando hipocalcemia coexiste com hipomagnesemia, a hipocalcemia não responde à terapia até que a hipomagnesemia seja corrigida.

Regulação de absorção, excreção e acreção tecidual de Ca e Mg

A absorção intestinal de Ca e Mg envolve processos transcelulares ativos saturáveis e dependentes da concentração paracelular passiva. A absorção paracelular ocorre em todo o intestino delgado e é dependente do gradiente de concentração. A absorção de Ca transcelular ativa ocorre principalmente no duodeno. Cerca de 90% do Ca é absorvido pelo intestino delgado e menos de 10% é absorvido pelo intestino grosso. O Mg é absorvido em todo o intestino com absorção máxima no jejuno e na parte distal do íleo. Na faixa normal de ingestão alimentar, a absorção intestinal fracionária de Ca e Mg é inversamente proporcional à quantidade ingerida e às necessidades do corpo. Em todas as idades, especialmente em crianças jovens, a absorção de Ca alimentar é regulada principalmente pelo aporte de Ca, em vez de vitamina D (29-31). A vitamina D, por meio do seu metabólito mais ativo 1,25(OH)$_2$D, influencia o transporte ativo de Ca e Mg, mas seu papel em circunstâncias normais parece muito menor do aquele do processo passivo dependente da dieta na criança em crescimento. A absorção efetiva de Ca e Mg é mais elevada em crianças em rápido crescimento e é 30 a 50% de Ca e 40 a 60% de Mg.

O ácido gástrico auxilia na digestão de alimentos ou bebidas naturais ou enriquecidos com Ca. Alguns compostos de Ca, como citrato de cálcio, são mais bem absorvidos em indivíduos com ácido gástrico reduzido quando comparados com carbonato de cálcio. A eficiência da absorção de Ca e Mg diminui com o aumento do consumo de Ca e Mg e o tipo e o teor de carboidratos, ácido oxálico e/ou fítico, que podem se ligar ao Ca e ao Mg e evitar a absorção ideal.

Os rins desempenham um importante papel na homeostase de íons divalentes. Também têm componentes de transporte ativo e passivo mediados pelos transportadores e canais. A maioria das formas ionizadas de Ca e Mg é reabsorvida em túbulos proximais e no ramo ascendente espesso (RAE) da alça de Henle por meio de uma via paracelular passiva, dependente do sal e da reabsorção de água e a taxa de fluxo de líquido. O túbulo contorcido distal (TCD) e o túbulo conector são locais onde o Cai e o Mgi são reabsorvidos por meio do transporte transcelular ativo. O último é o determinante final das concentrações plasmáticas de Mg. A reabsorção renal é muito eficiente, mas pode ser sobrecarregada. Por exemplo, alguns RN alimentados com fórmula à base de leite de vaca com maior teor de fósforo do que o leite humano podem desenvolver hiperfosfatemia com hipocalcemia secundária de excreção renal de fósforo incompleta (32,33). Por outro lado, durante os estados deficientes de fósforo de ingestão inadequada, como nos RN de muito baixo peso ao nascer (< 1.500 g) alimentados com leite humano não enriquecido ou perda anormal pelo sistema digestório, a conservação renal isolada não consegue impedir o desenvolvimento da desmineralização óssea e concentrações de P circulantes anormalmente baixas (34,35).

O transporte renal de Ca e Mg é afetado por fatores hormonais (PTH, calcitonina [CT], glucagon, arginina-vasopressina, 17-beta-estradiol) e não hormonais. A inibição da reabsorção de Ca e Mg que resulta em aumento da excreção urinária de ambos os cátions pode resultar de aporte elevado de glicose, sódio, Ca e Mg; níveis séricos elevados de Mg ou Ca; depleção de potássio e fosfato; e alta ingestão de cafeína e acidose metabólica (36). O uso crônico de antiácidos de Mg e potentes diuréticos de alça, como a furosemida, pode aumentar a perda urinária de cátions divalentes. Antiácidos contendo alumínio não devem ser usados, especialmente para pacientes com função renal limitada, como RNs, devido à potencial toxicidade do alumínio (37). A terapia crônica com um inibidor de bomba de prótons resulta em hipomagnesemia, absorção de Ca reduzida e aumento do risco de fraturas e diarreia pelo *Clostridium difficile* (38).

Formação óssea, reabsorção e modelagem são importantes no crescimento do esqueleto. Normalmente, a criança em crescimento apresenta acreção efetiva de minerais aos ossos (e aos tecidos moles). A retenção de Ca geralmente reflete as necessidades do corpo e pode ser maior do que 60% da ingestão durante períodos de rápido crescimento. Algumas trocas de minerais ocorrem normalmente durante a modelação óssea. A porção permutável pode ser aumentada durante períodos de estresse e aumento da renovação óssea. Os fatores locais, como o fator transformador do crescimento β₁, a linfotoxina, o fator de necrose tumoral alfa (FNT), INF-γ, IL-1 e IL-6, atuando de modo parácrino (ou seja, de uma célula para outra) ou autócrino (ou seja, sobre a própria célula), podem influenciar o fluxo de Ca das células ósseas, principalmente em situações patológicas. A gamainterferona de macrófagos ativados (39) estimula o mRNA da CYP1α e a produção da enzima, com pouca ou nenhuma inibição por feedback pela 1,25(OH)₂D, o que potencialmente compromete a homeostase do Ca.

Durante a deficiência grave e prolongada de Ca ou P, os RNs desenvolvem raquitismo, osteopenia, fraturas, hipofosfatemia e, em casos extremos, hipocalcemia, visto que a regulação hormonal está sobrecarregada. Em circunstâncias menos extremas, gestantes com muito baixa ingestão de Ca, mas com dietas adequadas sob outros aspectos, podem ter um feto com conteúdo mineral ósseo reduzido. Este déficit pode ser prevenido pela ingestão materna adequada de Ca na dieta ou pela suplementação de Ca (40,41).

Regulação hormonal e não hormonal de homeostase de Ca e Mg

Os hormônios calciotrópicos, PTH e 1,25 (OH)₂D, são essenciais para manter a homeostase do Ca por meio de intermodulação de seus efeitos fisiológicos exercidos entre si e sobre os órgãos-alvo clássicos: os rins, o intestino e os ossos. O PTH atua como uma importante resposta rápida à hipocalcemia, enquanto a 1,25(OH)₂D, com seu principal efeito sobre o aumento da absorção intestinal de Ca, fornece uma contribuição mais lenta e mais duradoura, à manutenção da normocalcemia. O FGF derivado principalmente de células ósseas ajuda a regular a homeostase de fosfato e vitamina D, e o peptídio relacionado a PTH (PTHrP) e CT também pode ser importante na homeostase mineral.

A homeostase do Mg é regulada de modo semelhante, mas menos firmemente do que o homeostase do Ca. Todavia, o Mg é de suma importância na manutenção da homeostase do Ca, visto que regula a produção e a secreção de PTH, atua como cofator da enzima 25-hidroxivitamina D 1α-hidroxilase na produção de 1,25(OH)₂D e mantém a sensibilidade dos tecidos-alvo ao PTH. Além disso, o Mg é considerado um simulador/antagonista do Ca, visto que, com frequência, funciona de modo sinérgico com o Ca, enquanto compete com ele no intestino e nos rins para o seu transporte e outras vias metabólicas.

A maioria dos mecanismos de regulação é mediada por uma alça de *feedback* e de *feed-forward*, com e sem mecanismos mediados pelo receptor. Este último ocorre tanto em nível transcricional como pós-tradução. Os órgãos-alvo clássicos são os rins, o intestino e os ossos. No entanto, vários outros órgãos estão envolvidos na produção ou na mediação do efeito desses reguladores hormonais.

Paratormônio

Nos seres humanos, as glândulas paratireoides derivam da terceira e da quarta bolsas faríngeas. O gene PTH, juntamente com os genes de insulina, β-globulina e CT, está localizado no cromossomo 11p15. O PTH é sintetizado pelas células principais e armazenado em grânulos secretores. É associado e secretado com a cromogranina A, uma proteína que atua na liberação do PTH de regulação autócrina ou parácrina (42).

O gene PTH codifica a molécula precursora, um pré-pró-PTH com 115 aminoácidos, que então sofre várias clivagens proteolíticas intracelulares de sequência de sinalização aminoterminal para formar um pró-PTH com 95 aminoácidos, seguido de um hormônio PTH intacto com 84 aminoácidos (IPTH) com massa molecular relativa de 9.500 kDa. Cerca de 50% do PTH gerado recentemente é degradado intracelularmente por proteases sensíveis a cálcio, e alguns fragmentos inativos também são secretados. Após a sua liberação na circulação, a molécula de IPTH apresenta meia-vida sérica de 5 a 8 minutos e sofre clivagens por endopeptidases no fígado e no rim. Os fragmentos aminoterminal contêm frações biologicamente ativas, com o fragmento 1-34 tendo mais atividade calcêmica; as modificações no aminoterminais, especialmente nos primeiros dois resíduos, podem suprimir a atividade biológica do PTH. Os fragmentos carboxiterminais e da região média são biologicamente inertes, embora estes últimos possam exibir atividade biológica *in vitro* (43).

O PTH imunorreativo circulante consiste em uma complexa mistura de 1-84 PTH, intacto, fragmentos peptídicos das extremidades aminoterminal e carboxiterminal e regiões medianas da molécula. Normalmente, ocorrem na circulação mais fragmentos da porção média e da extremidade carboxiterminal do que do hormônio intacto, devido à degradação metabólica do hormônio intacto de sobrevida curta e secreção glandular de fragmentos inativos. Os fragmentos são depurados do sangue quase exclusivamente por filtração glomerular. As moléculas de PTH reativas nos ensaios imunorradiométricos (IRMAs) comerciais amplamente utilizados, que visam detectar ambos os epítopes amino e carboxiterminais do peptídio, têm sido consideradas como PTH "intacto". No entanto, o grande fragmento 7-84 de PTH também é detectado. Esse grande fragmento é biologicamente inativo e observado em maiores concentrações nos estados urêmicos ou no hiperparatireoidismo. A técnica da quimioluminescência também pode ser utilizada para medir o PTH "inteiro" ou "biointacto". A concordância da metodologia dos ensaios do PTH e as medições seriadas são críticas na interpretação e no tratamento dos estados patológicos.

O PTH sérico em adultos exibe periodicidade circadiana significativa, pulsatilidade episódica espontânea com picos distintos e acoplamento temporal significativo com as concentrações séricas de Cai e de P e a secreção de prolactina. As concentrações de PTH no sangue do cordão umbilical estão frequentemente baixas e não se correlacionam com o PTH materno (4,44). A presença de PTHrP com sua bioatividade semelhante ao PTH pode ser responsável pelos relatos mais antigos de PTH bioativo mais elevado nos soros do cordão umbilical de ensaios citoquímicos. Há relatos de pequenas quantidades (cerca de 5%) de fragmentos (35-84, 44-68 e 65-84 aminoácidos), mas provavelmente não a molécula inteira de PTH, que atravessam a placenta humana.

No período pós-natal, o PTH sérico aumenta simultaneamente com a queda dos níveis séricos de Ca tanto nos RNs a termo quanto em prematuros (4,44-47). A elevação dos níveis séricos de IPTH é maior em prematuros com hipocalcemia em comparação com RNs a termo, refletindo uma resposta apropriada do PTH. O PTH sérico é semelhante em crianças e adultos, porém mais elevado no indivíduo idoso. O IPTH sérico, quando medido por IRMA, não se modifica durante a gravidez normal.

Os efeitos do PTH sobre os sistemas de órgãos-alvo parecem ser mediados por sua ligação a receptores específicos. O receptor de PTH/PTHrP [PTH1R] do tipo 1 foi identificado em órgãos-alvo clássicos (ossos, rins e intestino delgado); e cartilagem, aorta, glândula suprarrenal, encéfalo, músculo esquelético e bexiga urinária. Liga-se igualmente ao PTH e ao PTHrP e pertence a uma superfamília de receptores de membrana celular acoplados à proteína de ligação a nucleotídios da guanina (GPCRs), que inclui os receptores de CT, da secretina, do hormônio de liberação do hormônio do crescimento, do hormônio de liberação da corticotropina, do glucagon, do polipeptídio intestinal vasoativo e outros receptores. O receptor do PTH tipo 2 (PTH2R) responde ao PTH do aminoterminal e a nenhum outro fragmento do PTH, embora o seu principal ligando endógeno pareça ser um peptídio com 39 aminoácidos, peptídio tuboloinfundibular hipotalâmico [DICA39]. O PTH2R foi encontrado no cérebro, no pâncreas e no intestino. Outro receptor interage com o PTH carboxiterminal. A importância fisiológica deste último e do PTH2R não está bem-definida.

O gene do receptor do PTH1R localiza-se no cromossomo 3p21.1-p24.2. Contém 17 éxons e codifica uma glicoproteína madura de 593 aminoácidos (48). O PTH1R consiste em domínios aminoterminal combinados a ligante estendido extracelular, heptatransmembrana e carboxiterminal associado à proteína G intracelular. A transdução de sinal mediada por proteínas G resulta em pelo menos três diferentes vias de sinalização: AMP cíclico (AMPC)/proteinoquinase A via ativação de sinalização $G_s\alpha$; cálcio/proteinoquinase C (PKC) via ativação da sinalização de Gq; e recrutamento de arrestina proteína do adaptador para a membrana plasmática, resultando em várias respostas teciduais hormônio-específicas. Relatórios de ligação intracelular do PTH ao PTH1R aminoterminal (49) e possível interação do PTH1R com os componentes da via de sinalização da Wnt canônica (50,51) adicionam complexidades na sinalização do PTH1R e no mecanismo de ação do PTH.

Em termos fisiológicos, o PTH atua sinergicamente com a $1,25(OH)_2D$ e é o regulador mais importante da concentração extracelular de Ca. Esses agentes atuam de modo sinérgico e regulado por *feedback* tanto diretamente através de $1,25(OH)_2D$, agindo através dos receptores de vitamina D, como indiretamente através de alterações no Ca e Mg sanguíneos, agindo através do CaR para baixar o PTH. O Ca sérico baixo ou caindo resulta em secreção ativa de PTH pré-formado em questão de segundos. A hipocalcemia persistente aumenta o mRNA do PTH dentro de horas. A hipocalcemia prolongada leva, dentro de dias, à replicação da célula paratireoide e ao aumento da massa glandular. O PTH atua diretamente nos ossos e nos rins e indiretamente no intestino. O controle imediato de Ca sanguíneo deve-se provavelmente à mobilização de Ca induzida por PTH do osso e ao aumento da reabsorção tubular distal renal de Ca. A exposição contínua a concentrações elevadas de PTH leva a um aumento da reabsorção osteoclástica do osso, embora o receptor de PTH esteja localizado para os osteoblastos fenotípicos, que são de origem mesenquimal, mas não para os osteoclastos, que são de origem hematogênica. Os efeitos crônicos do PTH aumentam o número de osteoblastos e osteoclastos e aumentam a remodelagem óssea. Ao contrário da ação clássica do PTH sobre a mobilização do Ca ósseo, os fragmentos aminoterminais do PTH e PTHrP e pequenos pulsos de PTH exercem efeito anabólico sobre o osso, independentemente de sua ação reabsortiva. Outros efeitos do PTH nos ossos incluem aumento da síntese de colágeno, maior atividade da fosfatase alcalina, ornitina e citrato descarboxilases e glicose-6-fosfato desidrogenase, e aumento da síntese de DNA, proteínas e fosfolipídios.

Cerca de 20% e 15%, respectivamente, do Ca filtrado é reabsorvido através do RAE cortical da alça de Henle e TCD, onde PTH exerce seu efeito sobre o manuseio do Ca renal. O PTH liga-se ao PTH1R e estimula a reabsorção de Ca por meio de aumento na atividade do cotransportador de Na/K/2Cl que aciona a reabsorção de NaCl e estimula a reabsorção paracelular de Ca e Mg. No TCD, o PTH pode aumentar (a) a transferência de Ca luminal em células do túbulo renal através do canal 5 vaniloide potencial receptor transitório (TRPV5), (b) a translocação de Ca em toda a célula que envolve as proteínas de transporte de Ca, tais como calbindina D28K, e (c) extrusão ativa de Ca intracelular no sangue via trocador de sódio-Ca, NCX1. O PTH também estimula a hidroxilase renal de 25-OHD-1α (CYP1α) para aumentar a síntese de $1,25(OH)_2D$, que aumenta a reabsorção renal de Ca, mas diminui o cotransportador de fosfato dependente de sódio, NPT-2, que diminui a reabsorção renal de P.

A manutenção do balanço de Ca no estado dinâmico provavelmente é secundária à produção aumentada de $1,25(OH)_2D$ induzida por PTH, o que aumenta a absorção de Ca intestinal ativa, responsável por cerca de 10 a 15% de uma carga alimentar. Este processo ativo saturável mediado pela célula e dependente da energia envolve TRPV6 epitelial, anexina2, calbindina-D9K e o sistema de extrusão basolateral PMCA1b. Durante a alta ingestão alimentar de Ca, a absorção dependente de $1,25(OH)_2D$ é suprimida, e o transporte paracelular passivo é responsável por quase toda a absorção de Ca.

Outros fatores sistêmicos (hormônio do crescimento, insulina 1 semelhante ao fator de crescimento, estrogênio, progesterona, CT, cortisol, catecolaminas, prostaglandinas e somatostatina) e fatores locais (interleucina-1 [IL-1]) modulam a secreção e a função do PTH, embora o seu papel na regulação do metabolismo do Ca e do Mg em condições fisiológicas ainda não esteja esclarecido.

Vitamina D

A vitamina D (M_R 384) é sintetizada endogenamente ou obtida a partir da alimentação. Ela sofre transformações metabólicas principalmente no fígado e nos rins para formar o metabólito mais importante fisiologicamente, $1,25(OH)_2D$, que funciona como um hormônio na manutenção da homeostase mineral. Em condições *in vivo*, existem mais de 30 outros metabólitos da vitamina D, com e sem funções hipotéticas.

Nos animais, a vitamina D_3 pode ser sintetizada de forma endógena na pele (52). Durante a exposição à luz solar, os fótons UV de alta energia (290 a 315 nm) penetram a epiderme e efetuam a clivagem fotoquímica da ligação entre os carbonos 9 e 10 do anel B esterol do 7-desidrocolesterol (7-DHC ou provitamina D_3), produzindo a pré-vitamina D_3. A seguir, sofre isomerização termicamente induzida em vitamina D_3, cuja conclusão leva 2 a 3 dias. Assim, a síntese cutânea de vitamina D_3 continua durante muitas horas após exposição à luz solar. A pré-vitamina D_3 é fotolábil; a exposição contínua à luz solar causa isomerização da pré-vitamina D_3 em produtos biologicamente inertes, principalmente lumisterol. Não mais do que 10 a 20% da provitamina D_3 inicial é, em última análise, convertida em pré-vitamina D_3, impedindo, assim, a produção excessiva de pré-vitamina D_3 e vitamina D_3.

A síntese de vitamina D_3 na pele depende diretamente da quantidade de exposição à luz solar e é afetada pela extensão da área de pele exposta, duração da exposição à luz solar, hora do dia, estação e latitude. O pico de luz do sol ao meio-dia no verão e em latitudes inferiores são condições ideais. A melanina na pele compete com o 7-DHC pelos fótons ultravioleta, mas a produção de vitamina D_3 pode ser ajustada aumentando-se a duração da exposição à luz solar. O uso de filtros solares aplicados à pele bloqueia os fótons ultravioleta, e o envelhecimento diminui a capacidade da síntese cutânea de vitamina D_3 (53).

A vitamina D da dieta (1 μg = 40 UI) é derivada das plantas, na forma de ergocalciferol (vitamina D_2), e dos animais, como colecalciferol (vitamina D_3). A vitamina D proveniente da dieta é absorvida a partir do duodeno e jejuno para os vasos linfáticos, e cerca de 50% da vitamina D nos quilomícrons são transferidos para a proteína de ligação à vitamina D (DBP) no sangue, antes da captação pelo fígado.

Com frequência, utiliza-se o termo "vitamina D" de modo genérico para referir-se às vitaminas D_2 e D_3 e seus metabólitos. Nos mamíferos, as vitaminas D_2 e D_3 parecem ser metabolizadas ao longo da mesma via, que envolve uma série de hidroxilases de esterol que contêm o citocromo P450 para gerar e degradar o hormônio ativo, $1,25(OH)_2D$ (54). Existe pouca diferença funcional entre os seus metabólitos. Entretanto, as diferenças na afinidade pela DBP e receptores entre as vitaminas D_2 e D_3 e seus metabólitos sustentam o conceito de que a vitamina D_3 é mais biodisponível que a vitamina D_2.

Na circulação, a vitamina D e seus metabólitos estão ligados a proteínas, principalmente a DBP (cerca de 85%) e albumina (15%). O gene da DBP reside no cromossomo 4q11-13. Como um gene da família multigênica da albumina, formado por proteínas que incluem a albumina e a α-fetoproteína, a DBP humana é uma globulina de aproximadamente 53 kDa. A concentração plasmática de DBP (4 a 8 μM) é 20 vezes maior que a dos metabólitos circulantes totais da vitamina D (cerca de 100 nM), isto é, normalmente apresenta-se menos de 5% saturada com metabólitos da vitamina D. 25-OHD não ligado ou livre e 1,25(OH)$_2$D, importante na determinação da bioatividade, é inferior a 1% da concentração total. O polimorfismo genético representou mudanças paralelas em DBP e 25-OHD entre populações negras e brancas; então, 25-OHD biodisponível livre é provavelmente semelhante entre esses grupos (55).

No fígado, a vitamina D é hidroxilada no carbono 25 em 25-OHD. Quantitativamente, 25-OHD (1 nmol/ℓ = 0,4 ng/mℓ) é o metabólito da vitamina D mais abundante em circulação e é um índice útil de reserva de vitamina D. A regulação da atividade de 25-hidroxilase é limitada e existem algumas limitações à produção de 25-OHD. Entretanto, a administração *in vivo* de 1,25(OH)$_2$D (56) inibe a produção hepática de 25-OHD, e a deficiência de Ca (57) aumenta a depuração metabólica da 25-OHD com diminuição subsequente nos níveis circulantes de 25-OHD.

No rim, a 25-OHD é hidroxilada de novo no metabólito mais ativo da vitamina D, 1,25(OH)$_2$D pela CYP1α. A hidroxilação ocorre primariamente nas mitocôndrias dos túbulos proximais renais. A codificação do gene humano CYP1α está localizada no cromossomo 12q13-14. Tem 5 kb de comprimento e é constituído de nove éxons e oito íntrons; sua organização de éxons/íntrons assemelha-se àquela de outras enzimas do P450 mitocondriais clonadas.

A atividade de CYP1α e, portanto, a produção de 1,25(OH)$_2$D são rigorosamente reguladas. Trata-se da etapa limitante da velocidade, regulada por hormônio da bioativação da vitamina D. O PTH aumenta a atividade de transcrição do promotor do gene da CPY1α e, portanto, aumenta o mRNA da 1,25(OH)$_2$D. As diminuições do Ca ou do P no soro ou na dieta aumentam o mRNA e a produção de 1,25(OH)$_2$D, independentemente do PTH (57-59). A atividade do CYP1α atividade também tem o *feedback* regulado pelo FGF23 e é indiretamente influenciada por fatores em nível molecular que afetam a produção, degradação ou expressão de FGF23 (60,61). Outros fatores que aumentam a produção de 1,25(OH)$_2$D incluem estrogênio, prolactina, hormônio do crescimento, insulina I semelhante ao fator do crescimento e PTHrP. A 1,25(OH)$_2$D tem o *feedback* regulado pelo PTH, Ca e Mg circulantes (62). Mg é um cofator da enzima CYP1α e a deficiência de Mg também reduz a resposta sérica da 1,25(OH)$_2$D a uma dieta baixa em Ca, mas não parece limitar a produção de 1,25(OH)$_2$D em animais (63). Em contraste, com a rápida secreção e aumento de PTH sérico em minutos após uma redução no Ca sérico, as alterações mensuráveis na 1,25(OH)$_2$D sérica geralmente ocorrem horas mais tarde. A produção extrarrenal de 1,25(OH)$_2$D não pode ser rigorosamente regulada; sua produção nos macrófagos, particularmente em estados de doença granulomatosa, é estimulada pela interferona γ (64), mas não responde a mudanças na ingestão de Ca alimentar.

A degradação de 1,25(OH)$_2$D é rigorosamente regulada e envolve uma série de hidroxilases de esterol que contêm o citocromo P450. A 1,25(OH)$_2$D induz fortemente a enzima 25-hidroxivitamina D-24-hidroxilase (CYP24) em todas as células-alvo da vitamina D. A CYP24 catalisa várias etapas da degradação da 1,25(OH)$_2$D, coletivamente conhecida como via de oxidação do C24, que começa com a 24-hidroxilação e culmina na formação da forma excretora biliar, o ácido calciotrópico. A codificação do gene humano CYP24 está localizada no cromossomo 20q13.3. A expressão de CYP24 é inibida pelo PTH e pela restrição de fosfato na dieta. No rim e no intestino, em particular, a suprarregulação da enzima CYP24 em resposta ao tratamento com 1,25(OH)$_2$D é rápida e ocorre dentro de 4 horas. Por conseguinte, a produção fisiológica de 24,25(OH)$_2$D é uma maneira importante de regular a 1,25(OH)$_2$D circulante e o catabolismo da vitamina D, embora também possa desempenhar um papel na integridade óssea e na consolidação de fraturas no modelo de frango. A maioria dos outros metabólitos da vitamina D provém primariamente de alterações metabólicas adicionais em 25-OHD e 1,25(OH)$_2$D através de oxidação ou clivagem das cadeias laterais e apresentam funções fisiológicas maldefinidas. Muitos análogos de metabólitos da vitamina D estão sendo estudados pelas ações farmacológicas em potencial que envolvem menos efeitos indutores calcêmicos e mais efeitos de maturação e diferenciação celular.

A exemplo de outros hormônios esteroides, a função da 1,25(OH)$_2$D é mediada, primariamente, através da modulação do genoma celular pela ligação a receptor nuclear específico, ao receptor de vitamina D (RVD), uma fosfoproteína de 424 aminoácidos (65,66). O gene do RVD contém nove éxons e localiza-se no cromossomo 12q13-14, próximo ao local do gene da CYP1α. O RVD é um membro da subfamília de receptores nucleares com domínios de ligação para ligantes, que se ligam a hormônios clássicos, incluindo hormônio tireóideo, androgênio, estrogênios, progesterona, glicocorticoides, aldosterona, formas hormonais de vitamina A. Apresenta vários domínios funcionais, incluindo um domínio de ligação ao DNA N-terminal, de 110 resíduos, com dois dedos de zinco, um domínio de ligação hormonal C-terminal e uma região dobradiça importante para a localização nuclear. O RVD interage com o receptor nuclear do ácido 9-*cis*-retinoico, o receptor X retinoide (RXR), formando um complexo RXR-RVD heterodimérico, que se liga a sequências específicas do DNA, denominadas elementos responsivos à vitamina D (VDRE). Após a ligação da 1,25(OH)$_2$D ao receptor, ocorrem alterações da configuração que resultam no recrutamento de numerosos coativadores transcricionais, os quais estimulam a transcrição dos genes-alvo. O RVD também pode adotar um duplo papel como repressor na ausência de ligante e, subsequentemente, como coativador, quando ocorre fixação de um ligante. A 1,25(OH)$_2$D efetua a suprarregulação do RVD tanto em nível do mRNA quanto em nível proteico, e observa-se um aumento do RVD durante o crescimento, a gestação e a lactação; entretanto, exibe uma diminuição dependente da idade em animais maduros e seres humanos, sustentando o conceito de supra ou infrarregulação do RVD, dependendo das necessidades de Ca.

A 1,25(OH)$_2$D regula mais de 60 genes cujas ações incluem aquelas associadas à homeostase do Ca, imunomodulação, ação antimicrobiana, desintoxicação, secreção de insulina, integridade da pele e β-oxidação, bem como a regulação do crescimento celular, diferenciação e apoptose. Numerosas funções fisiológicas são mediadas por RVD, e transtornos nas vias de vitamina D estão associados às principais doenças humanas, como câncer, infecção, doença autoimune, cardiopatia e metabólica e comprometimento da função muscular, reprodução e neurocognição (65,66). No entanto, evidências de disfunção principal na deficiência de vitamina D, exceto para ações clássicas da homeostase mineral e mineralização óssea, são limitadas em crianças ou adultos. É possível que a vitamina D seja um nutriente "limiar" e o efeito clínico da doença seja manifestado com variabilidade individual em um 25-OHD sérico muito baixo. Além disso, os benefícios da suplementação com vitamina D, exceto em um estado deficiente confirmado, também é questionável (41,67-70).

As ações clássicas da vitamina D na homeostase do cálcio e na mineralização óssea são mediadas através da ação da 1,25(OH)$_2$D no intestino, rins e ossos, com efeitos de modulação de outros hormônios, incluindo PTH, FGF23, CT e PTHrP. Quando o Ca alimentar é insuficiente, 1,25(OH)$_2$D mantém a homeostase do Ca, aumentando a absorção intestinal de Ca e P e a reabsorção renal de Ca e aumenta a reabsorção óssea osteoclástica com mobilização do armazenamento de Ca ósseo para manter o Ca do líquido extracelular normal. Acredita-se que a mobilização do Ca ósseo deva-se à ligação da 1,25(OH)$_2$D aos receptores em células estromais preosteoblásticas que estimulam o sistema RANK/RANK ligante levando a proliferação, diferenciação e ativação do sistema osteoclástico a partir dos seus precursores monocíticos. Com a ingestão alimentar adequada de Ca e P, a 1,25(OH)$_2$D mantém a mineralização óssea normal por meio de efeitos renais e intestinais para manter os íons Ca e P em uma faixa que facilita a deposição de hidroxiapatita na matriz óssea.

A ação genômica de 1,25(OH)$_2$D pode ser precedida por ações não genômicas mais rápidas que ocorrem em segundos a minutos. O modo exato de ação não genômica não é bem definido (71), mas pode envolver eventos associados à membrana, tais como aumento do transporte de Ca, e ativação da PKC e da proteinoquinase ativada por mitógenos (MAPK).

Ações de 1,25(OH)$_2$D e RVD não relacionado à homeostase do Ca, incluindo modulação da função de miRNA e regulação epigenética de genes (72), estão se tornando mais bem-definidas. A estimulação RVD independente da 1,25(OH)$_2$D3 controla o ciclo capilar e o desenvolvimento encefálico. Novos ligantes, exceto 1,25(OH)$_2$D$_3$, incluindo ácido litocólico, curcumina, γ-tocotrienol e derivados essenciais de ácidos graxos, podem desempenhar funções específicas adicionais nas funções fisiológicas e terapêuticas potenciais para várias doenças (65,66,72).

A quantificação da vitamina D e de seus metabólitos tem sido efetuada por cromatografia líquida acoplada à espectometria de massa em *tandem* (LC-MS/MS), cromatografia líquida de alto desempenho, com detecção por absorção ultravioleta ou ensaios de ligação, e imunoensaios com base em anticorpos contra conjugados de metabólitos da vitamina D. Alguns métodos podem medir os metabólitos D$_2$ e D$_3$, separadamente, enquanto outros medem apenas a quantidade total de metabólitos D. O método LC-MS/MS também quantifica 3-epímero da 25-OHD e 24,25(OH)$_2$D, que podem interferir na medida de 25-OHD em imunoensaios. Assim, os valores de laboratórios diferentes que usam diferentes ensaios não podem ser facilmente comparados, e padrões adequados para a vitamina D devem ser usados.

A transferência materno-fetal de vitamina D e seus metabólitos varia de acordo com a espécie. Nos seres humanos, a vitamina D no soro do cordão umbilical é muito baixa e pode até ser indetectável; a concentração de 25-OHD correlaciona-se diretamente com os valores maternos, porém é mais baixa, estando de acordo com a passagem transplacentária; e as concentrações de 1,25(OH)$_2$D também são mais baixas que os valores maternos, embora não haja consenso quanto à relação materno-fetal deste e de outros metabólitos di-hidroxilados da vitamina D (3, 73-75). A placenta, como os rins, produz 1,25(OH)$_2$D, o que dificulta definir exatamente a quantidade de 1,25(OH)$_2$D fetal resultante da passagem placentária *versus* síntese placentária. A 24,25(OH)$_2$D também atravessa a placenta, e sua concentração nos soros materno e neonatal varia com a estação. Parece que o feto humano recebe a maior parte de sua vitamina D já metabolizada em 25-OHD.

Ocorrem variações sazonais e raciais na 25-OHD sérica, presumivelmente devido a variações na produção endógena. A concentração sérica de 25-OHD, assim como a da 24,25(OH)$_2$D, é mais baixa no inverno. Essas alterações podem refletir-se nos valores obtidos no soro do cordão umbilical (73,75,76). Em adultos normais, as concentrações séricas de 1,25(OH)$_2$D são relativamente constantes e mantidas dentro de cerca de 20% da média global em 24 horas, e não exibem variação sazonal, o que é compatível com a rigorosa regulação da atividade da CYP1α. As mães, os RNs e as crianças pequenas afrodescendentes tendem a apresentar concentrações mais baixas de 25-OHD e mais altas de 1,25(OH)$_2$D do que indivíduos brancos correspondentes (74,76). Os níveis séricos de 1,25(OH)$_2$D no RN tornam-se elevados dentro de 24 horas após o parto e parecem variar com a ingestão de Ca e P.

A meia-vida circulante da vitamina D é de cerca de 24 horas, enquanto a de 25-OHD é de 2 a 3 semanas, embora a meia-vida desta última esteja diminuída em indivíduos com deficiência de vitamina D. A 1,25(OH)$_2$D apresenta meia-vida bem mais curta, de 3 a 6 horas. Os metabólitos da 25-OHD e da 1,25(OH)$_2$D podem sofrer circulação êntero-hepática após exposição à β-glicuronidase intestinal. A função fisiológica da circulação êntero-hepática dos metabólitos da vitamina D ainda não foi quantificada com precisão.

Fator de crescimento do fibroblasto 23

O gene humano FGF23 reside no cromossomo 12p13. A codificação é composta por três éxons e contém uma fase de leitura aberta de 251 resíduos. A expressão de FGF23 é relatada em várias células ósseas, incluindo osteoblastos, osteócitos, células de revestimento ósseo e células osteoprogenitoras. No nível do tecido, o FGF23 mRNA é mais altamente expresso em ossos longos, seguidos por timo, encéfalo e coração. O FGF23 de tipo selvagem é secretado como espécie de comprimento total de 32 kDa, bem como produtos de clivagem de 12 e 20 kDa. Relata-se que a meia-vida do FGF23 é entre 20 e 50 minutos (77,78).

A atividade biológica do FGF23 é mediada pelo recrutamento de receptores de FGF canônicos (FGFRs) juntamente com um correceptor αKlotho para formar complexos heteroméricos e iniciar várias vias de sinalização, incluindo a cascata MAPK. FGFR1 pode ser mais importante para a homeostase do fosfato, enquanto FGFR3 e FGFR4 podem ser mais relevantes para o estado da vitamina D (79).

Fisiologicamente, o FGF23 regula a homeostase mineral por meio de seu efeito no metabolismo de P e nos hormônios calciotrópicos. O FGF23 tem função de sobreposição com PTH para reduzir a reabsorção renal de P pela sub-regulação dos cotransportadores de sódio-fosfato (NPT2a e NPT2c) do tipo 2 no túbulo proximal que leva à perda renal P (80). No entanto, o FGF23 tem o efeito oposto da 1,25(OH)$_2$D. Normalmente, a restrição de P e a adição de ligação de P com hipofosfatemia aumentam a 1,25(OH)$_2$D sérica e suprimem o FGF23; aumento no consumo alimentar ou no P sérico suprime a 1,25(OH)$_2$D e aumenta o FGF23. A vitamina D tem um efeito dependente da dose para aumentar o FGF23 antes das alterações no P sérico, indicando um efeito regulatório direto no FGF23, enquanto o FGF23 sub-regula a 1α-hidroxilase mRNA (60,61). Assim, conforme a 1,25(OH)$_2$D aumenta, o FGF23 é estimulado, completando a alça de *feedback* e sub-regulando a 1α-hidroxilase mRNA.

Os estados patológicos estão associados a níveis elevados ou reduzidos de FGF23, embora os mecanismos moleculares sejam exclusivos para cada transtorno. As atividades do FGF23 elevado estão associadas a síndromes clínicas de hipofosfatemia com 1,25(OH)$_2$D paradoxalmente normal ou baixa e mineralização esquelética com defeito. Ca e PTH séricos estão normais. Essas síndromes incluem o raquitismo hipofosfatêmico ligado ao X (RHLX), o raquitismo hipofosfatêmico autossômico dominante (RHAD) e o raquitismo hipofosfatêmico autossômico recessivo (ARHR1 e ARHR2) e osteomalacia induzida pelo tumor (TIO). O RHLX resulta de mutações no gene de regulação do fosfato com homologias com endopeptidases no cromossomo X, Xp22.1 (PHEX), que codifica uma endopeptidase ligada à membrana (81), enquanto o RHAD está associado a mutações do gene que codifica o FGF23 e está ligado ao cromossomo 12p13.3 (60,61). A endopeptidase PHEX degrada o FGF23 nativo, estabelecendo um elo bioquímico entre essas síndromes clínicas. O raquitismo RHLX também está associado a mutações em CLCN5, um gene dos canais de cloreto regulados por voltagem, localizado em Xp11.22. A expressão não aleatória do gene PHEX normal em tecidos críticos ou a inativação do X discordante são explicações possíveis para a não penetrância da manifestação patológica (82). A atividade reduzida do FGF23 está associada a hiperfosfatemia e a 1,25(OH)$_2$D frequentemente elevada como na calcinose tumoral. Coletivamente, esses distúrbios hereditários fornecem uma percepção única sobre as atividades do FGF23 no metabolismo da vitamina D e P renal.

Os imunoensaios que quantificam o C-terminal reconhecem o FGF23 completo como fragmentos proteolíticos do C-terminal, enquanto os ensaios "intactos" reconhecem as porções do N e C-terminal do FGF23. O domínio do N-terminal é conservado e é o fragmento bioativo. Ambos os ensaios relatam quantidades mensuráveis na população normal e são significativamente mais elevados em pacientes nos quais se esperam níveis alterados de FGF23 (83,84). Nos RN com doença renal crônica pré-diálise, o FGF23 de plasma elevado está presente antes de aumentar o PTH, e P é observado e pode ser considerado como a anormalidade mais precocemente detectável no metabolismo mineral (85). Há também menores concentrações plasmáticas de 1,25(OH)$_2$D. Alguns indivíduos com FGF23 "normal" podem ser "inapropriadamente normais" na definição de hipofosfatemia, e este pode ser o diagnóstico de uma série de transtornos hereditários do metabolismo ósseo e mineral (86).

Amostras de plasma de cordão umbilical têm altas concentrações de FGF23 quando medidas com o ensaio C-terminal (87). A metodologia do ensaio provavelmente é responsável pelo FGF23 do cordão umbilical ser superior (87), não significativamente diferente (88), ou inferior (89) às concentrações maternas. No entanto, as concentrações de αKlotho do plasma do cordão umbilical são significativamente superiores aos valores maternos e nem αKlotho, nem o FGF23 estão relacionados ao conteúdo mineral ósseo neonatal (88). As elevadas concentrações de αKlotho do plasma do cordão umbilical e a rápida queda para níveis adultos são consistentes com sua expressão nos sinciciotrofoblastos (89). A gestação não parece afetar as concentrações de FGF23 ou αKlotho (87,89).

Calcitonina (CT)

A CT é secretada primariamente pelas células C da tireoide e também por muitos tecidos extratireóideos, como a placenta, o cérebro, a hipófise, as glândulas mamárias e outros tecidos. Em termos do desenvolvimento, acredita-se que as células que contêm CT e as células das glândulas paratireoides provenham da mesma fonte tecidual que a crista neural. Provavelmente, a CT não atravessa a placenta; o tecido placentário humano pode sintetizar CT em resposta à presença de Ca em meio de cultura.

Existem dois genes CT, α e β, localizados no cromossomo 11p15.2, próximo aos genes da β-globulina e do PTH. Ocorre transcrição de duas moléculas de RNA diferentes a partir do gene α. Este é constituído de seis éxons, sendo o quarto éxon traduzido no precursor da CT, e o quinto traduzido no precursor do peptídeo I relacionado ao gene da CT (CGRP-I). O monômero de CT, um peptídeo de 32 aminoácidos (as posições 60 e 91 do peptídeo pró-CT) e quantidades equimolares de peptídeos secretores não CT, que correspondem aos peptídeos laterais ligados às extremidades amino e carboxiterminal do pró-hormônio, são gerados durante o processamento precursor. Outras modificações estruturais à molécula CT ocorrem intracelularmente, incluindo uma formação de ligação dissulfeto entre dois remanescentes de cisteína nas posições 1 e 7 e hidroxilação do resíduo de prolina C-terminal; ambas são essenciais à ligação da CT a seu receptor. O CGRP-I é sintetizado sempre que houver expressão do mRNA da CT, embora não haja produto de tradução da sequência do CGRP-I.

O gene β ou CGRP-II é transcrito no mRNA para o CGRP predominantemente nas fibras nervosas dos sistemas nervosos central e periférico, vasos sanguíneos, glândulas tireoide e paratireoides, fígado, baço, coração, pulmão e, possivelmente, medula óssea. O CGRP, peptídeo de 37 aminoácidos (M$_r$ de 4.000), origina-se também da molécula precursora maior, o pró-CGRP, peptídeo de 103 aminoácidos. Setenta e cinco resíduos aminoterminais dos pré-pró-hormônios da CT e do CGRP são previsivelmente idênticos.

A bioatividade clássica da CT humana (hCT) é encontrada na estrutura completa de 32 aminoácidos ou em seus fragmentos menores como a hCT 8-32 e a hCT 9-32; a estrutura em anel da CT potencializa a ação hormonal, mas não é essencial. As substituições de aminoácidos básicos conferem a essa região uma estrutura helicoidal, como aquela encontrada no CT do salmão e de outros animais não mamíferos, resultando em maior potência para reduzir os níveis séricos de Ca e, provavelmente, meia-vida circulante mais longa. O rim parece constituir o órgão predominante no metabolismo da hCT. O fígado, intestino e ossos podem ser envolvidos no metabolismo da CT. Uma pequena porcentagem da CT é removida pela degradação enzimática no sangue. O monômero de hCT injetado desaparece do sangue *in vivo* com meia-vida de cerca de 10 min; em contraste, a meia-vida da hCT do plasma incubado *in vitro* a 37°C pode estender-se por mais de 20 h (90).

A CT e o CGRP imunorreativos circulantes consistem em uma mistura heterogênea de formas moleculares diferentes e são expressos em equivalentes molares ou gravimétricos de CT ou CGRP sintéticos. A CT sérica é alta ao nascimento em comparação com as concentrações maternas correspondentes de CT (91). A CT sérica aumenta ainda mais durante os primeiros dias após o nascimento (11,46) para níveis 5 a 10 vezes maiores do que os valores adultos e pode chegar a duas vezes o valor adulto em RNs pré-termo em até 3 meses (92) e depois diminui progressivamente durante a infância. Em adultos, as concentrações de CT e CGRP séricos são encontradas na faixa picomolar, e a concentração de CT sérica basal pode ser mais baixa nas mulheres do que nos homens, porém a concentração não é afetada pelo aumento de idade. Relatou-se variabilidade diurna do CGRP sérico, mas não da CT. Nos indivíduos normais, não são detectadas moléculas precursoras maiores da CT, como a pró-calcitonina.

A função da CT é mediada pela sua ligação a receptores fixados a proteínas G, membros da superfamília do GPCR, e pela ativação da adenilatociclase e fosfolipase C (93). Foram identificados receptores da CT (RCT) no sistema nervoso central, nos testículos, no músculo esquelético, nos linfócitos e na placenta. Sua função pode ser influenciada por proteínas acessórias, isoformas do receptor, polimorfismos genéticos, regulação do desenvolvimento e/ou da transcrição, inibição por *feedback* e a constituição celular ou tecidual específica. O gene do RCT localiza-se no cromossomo 7q21.2-q21.3 e codifica um receptor ligado à proteína G de 490 aminoácidos, com sete domínios transmembrana. Duas isoformas do RCT humano surgem por recombinação alternativa de um éxon de 48 nucleotídios, que codifica uma inserção de 16 aminoácidos na primeira alça intracelular. A isoforma com a inserção (hCTR-1) ativa apenas a adenilatociclase, enquanto a outra isoforma (hCRT-2) ativa a adenilatociclase e a fosfolipase C. As funções do CGRP também são mediadas por receptores (94). A presença de proteínas modificadoras da atividade dos receptores (RAMP) pode modificar, na fase pós-tradução, o receptor semelhante ao receptor de calcitonina (CL) inicialmente órfão e o RCT, que passam a exibir diferentes funções como receptores, isto é, é possível haver uma modificação funcional dos receptores acoplados à proteína G.

A secreção de CT é estimulada por aumento das concentrações séricas de Ca e de Mg e pela gastrina, glucagon e colecistocinina (juntamente com análogos estruturais, por exemplo, pentagastrina, prostaglandina E2), glicocorticoides, norepinefrina e CGRP. a secreção é suprimida pela hipoglicemia, pelo propranolol e outros antagonistas adrenérgicos, somatostatina, cromogranina A e vitamina D. A transcrição do gene da CT é regulada de modo positivo pelos glicocorticoides, enquanto é submetida à regulação negativa pela PKC, pelo Ca e pela vitamina D. A CT pode ativar o sistema da 1-hidroxilase independente do PTH (95). A bioatividade da CT sobre o metabolismo do cálcio é frequentemente oposta à do PTH; a CT provavelmente modula o efeito do PTH sobre os órgãos-alvo. Fisiologicamente, o efeito de CT é uma redução das concentrações de Ca e P séricos.

Nos seres humanos, não são observadas alterações no metabolismo do Ca (e do P), apesar das extremas variações na produção de CT. No RN, não há resposta hipocalcêmica identificável ao pico pós-natal de CT sérica, nem atenuação da secreção de CT na hipocalcemia. Em adultos, não há efeitos definidos atribuíveis à deficiência de CT (p. ex., pacientes submetidos à tireoidectomia total, tratados apenas com tiroxina de reposição) ou a seu excesso (p. ex., pacientes com carcinoma medular da tireoide), exceto pela supressão crônica da remodelagem óssea.

A importância clínica da CT está relacionada a seu uso como marcador tumoral no tratamento do carcinoma medular da tireoide e seu efeito farmacológico na inibição da reabsorção óssea mediada pelos osteoclastos e aumento da depuração renal de Ca, Mg, P, sódio e água livre e efeitos analgésicos. A CT induz refratariedade às suas próprias ações por sub-regulação através da redução funcional do mRNA do receptor. Clinicamente, manifesta-se como fenômeno de "escape" ou taquifilaxia durante a terapia com CT.

Relata-se que as ações de CT não relacionadas ao cálcio e moléculas associadas cada vez mais desempenham papéis importantes no desenvolvimento embrionário e função/fisiologia do esperma e potenciais efeitos farmacológicos, exceto o metabolismo mineral (94,96,97). A produção de pró-CT após exposição a endotoxinas bacterianas e citocinas inflamatórias FNT e IL-6 parece advir principalmente de células neuroendócrinas no pulmão e no intestino, e o pró-CT plasmático pode ser usado como marcador de inflamação induzida por bactérias/sepse. Após a administração de endotoxina, as concentrações circulantes máximas de FNT, IL-6, pró-CT e proteína C reativa são observadas em cerca de 90 minutos, 180 minutos, 6 a 8 horas e 24 horas, respectivamente. Não há nenhuma enzima no plasma capaz de degradar a pró-CT, e quando secretada na circulação, possui meia-vida de 25 a 30 horas. Como com outros biomarcadores, a pró-CT elevada não pode distinguir as causas relacionadas ou não à sepse (98). O CGRP afeta primariamente a liberação de catecolaminas, o tônus vascular, a pressão arterial e a contratilidade cardíaca. A CT e o CGRP inibem a secreção de ácido gástrico e a ingestão de alimentos pode ter impacto nos seus efeitos farmacológicos.

Proteína relacionada ao PTH

O gene PTHrP humano está localizado no braço curto do cromossomo 12, contendo oito éxons e, pelo menos, três promotores. A recombinação alternativa na extremidade 3' do gene dá origem a três diferentes classes de codificação de mRNA para produtos específicos de tradução. O segmento 34 a 111 do aminoácido é altamente conservado entre espécies, enquanto o segmento 118 do aminoácido até a extremidade C-terminal é pouco conservado (99).

Os genes PTHrP e PTH compartilham elementos estruturais e homologia de sequência com organização idêntica de éxon/íntron codificando as pré-pró-sequências. Há também homologia de sequência elevada na porção aminoterminal, de maneira que a região N-terminal 1-13 tem 8 de 13 resíduos em comum e um elevado grau de estrutura secundária previsto nos próximos 21 aminoácidos. Estas sequências comuns permitem que tanto a proteína relacionada ao PTH (PTHrP) como o PTH liguem-se e ativem o mesmo PTH1R, com efeitos semelhantes no aumento de Ca e na redução de P na circulação.

Em seres humanos, a expressão do gene PTHrP é encontrada em pelo menos algumas células de todos os órgãos, incluindo feto, placenta, mama em fase de lactação e leite e já a partir de 7 semanas de idade gestacional. PTHrPs sintéticas e recombinantes podem imitar os efeitos do PTH nos órgãos-alvo clássicos, envolvendo a ativação de adenilatociclase e outros sistemas de segundo mensageiro.

Fisiologicamente, PTHrP normalmente funciona nos níveis autócrino, parácrino e intrácrino locais. PTHrP é um importante regulador parácrino de várias funções específicas do tecido que podem direta ou indiretamente afetar a homeostase mineral fetal e neonatal, provavelmente devido ao seu efeito no relaxamento do músculo liso, no transporte de Ca e no controle do crescimento celular e diferenciação de vários tecidos, incluindo placenta, glândula mamária, condrócitos fetais e ossos, dentes, pâncreas e sistema nervoso periférico e central.

Foram desenvolvidos vários ensaios para a PTHrP, com sensibilidades e especificidades variáveis, o que explica a variabilidade relatada entre os ensaios (100). A estabilidade da PTHrP em amostras plasmáticas pode ser aumentada se a coleta da amostra for efetuada na presença de inibidores da protease. As concentrações circulantes de PTHrP imunorreativa são baixas ou indetectáveis em indivíduos normais. A PTHrP sérica aumenta durante a gravidez e lactação (5,6), e seus níveis assemelham-se às concentrações de PTHrP no cordão umbilical ou são mais baixos. No soro de uma amostra de cordão umbilical, a concentração de PTHrP é 10 a 15 vezes maior que a do PTH. As concentrações de PTHrP no líquido amniótico na metade da gestação e a termo são 13 a 16 vezes maiores que os níveis no cordão umbilical ou materno (101), e a sua concentração no leite é 100 vezes maior. As concentrações de PTHrP exibem uma correlação positiva com o cálcio total do leite (102).

Clinicamente, PTHrP é o mediador humoral secretado por tumores, que resulta na síndrome de hipercalcemia humoral maligna (HHM), e a determinação de PTHrP possui utilidade clínica basicamente como marcador tumoral na HHM, visto que PTHrP é o mediador humoral secretado por tumores (100). O fragmento aminoterminal 1-74 de PTHrP parece ser específico da HHM, enquanto o fragmento carboxiterminal 109-138 de PTHrP encontra-se elevado no soro de pacientes com HHM ou insuficiência renal. Nesses pacientes, os níveis de PTHrP assemelham-se aos do PTH (10^{-12} a 10^{-11} mol/ℓ).

Receptor sensor do cálcio extracelular (RCa)

O gene do RCa humano localiza-se no cromossomo 3q13.3-21 e codifica uma proteína de superfície celular de 1.078 aminoácidos. O gene do RCa sofre suprarregulação ao longo do desenvolvimento, e ocorrem transcrições do RCa em numerosos tecidos, incluindo células principais das glândulas paratireoides, rins (particularmente o ramo ascendente espesso), intestino e osteoblastos e osteoclastos maduros, cérebro e terminações nervosas, pulmões, intestino, glândulas suprarrenais e pele, bem como mamas em fase de lactação e placenta. O RCa é um membro da superfamília do GPCR. Contém pelo menos sete éxons, seis dos quais codificam o grande domínio extracelular aminoterminal com 612 aminoácidos e/ou suas regiões não traduzidas proximais, enquanto um único éxon codifica o restante do receptor, incluindo um motivo com sete domínios transmembrana característico da superfamília dos GPCRs e um domínio intracelular citoplasmático carboxiterminal com 216 aminoácidos. A transdução de sinais mediada por proteínas G resulta na ativação da fosfolipase C, que gera IP_3 e diacilglicerol (DAG), e estimulação subsequente da PKC e canais de transporte de Ca (103).

Fisiologicamente, o Ca extracelular representa o regulador mais potente da secreção de PTH por meio da capacidade do RCa de detectar a ocorrência de perturbações mínimas na concentração extracelular de Cai e desencadear respostas com alterações da função celular, que normalizam o Cai. Por conseguinte, o Cai atua como mensageiro extra e intracelular.

Observa-se um tipo de secreção de PTH sigmoide em resposta à diminuição do Ca sérico, que é mais pronunciada quando o Ca está na faixa levemente hipocalcêmica. A secreção de PTH atinge 50% de seu valor máximo com níveis séricos de Cai de cerca de 1 mmol/ℓ (4 mg/dℓ); esse valor é considerado o ponto de ajuste do cálcio para a secreção de PTH (104). Níveis séricos de Ca elevados suprimem a secreção de PTH através da ativação do RCa, que por sua vez ativa a fosfolipase C e a geração de IP_3 e de DAG e provavelmente aumenta a destruição proteolítica do PTH pré-formado. A hiperfosfatemia estimula a secreção de PTH, provavelmente ao diminuir o Ca sérico. No rim, o RCa diminui a reabsorção paracelular basal e estimulada pelo PTH de Ca, Mg e sódio através de múltiplos mecanismos, incluindo a inibição do acúmulo de cAMP; a estimulação da atividade de fosfolipase A2 promove a liberação de ácido araquidônico livre, que é metabolizado pela via da lipo-oxigenase em metabólitos do P450, que inibem as atividades do cotransportador de sódio-potássio-cloreto e dos canais de potássio, inibindo o fluxo de água anulado pela vasopressina. Na insuficiência renal crônica, a infrarregulação na expressão do RCa renal pode ser responsável pelo desenvolvimento de hiperparatireoidismo secundário, enquanto a infrarregulação dos receptores de PTH pode explicar a resistência do esqueleto ao efeito calcêmico do PTH. O Ca extracelular exerce numerosas outras ações sobre a função paratireoide, incluindo modulação da degradação intracelular de PTH, respiração celular, voltagem da membrana e o desvio do monofosfato de hexose.

A manutenção da homeostase do Ca através de outros órgãos também pode ser possível, devido, por exemplo, à presença de RCa nas células intestinais, e provável modulação da secreção de CT em decorrência de alterações no Ca intracelular. Além disso, a expressão do RCa nas células G secretoras de gastrina e nas células parietais secretoras de ácido, além da seletividade de RCa pelos aminoácidos L-aromáticos, parecem fornecer uma explicação molecular para o reconhecimento de aminoácidos no sistema digestório, a regulação da secreção de PTH e excreção urinária de Ca e a interação fisiológica do Ca com o metabolismo das proteínas.

O RCa desempenha um papel fundamental nos transtornos da homeostase do cálcio, incluindo hipercalcemia hipocalciúrica familiar (HHF), hiperparatireoidismo neonatal grave, hipocalcemia autossômica dominante, hiperparatireoidismo primário e secundário e hipercalcemia maligna. O RCa também tem a capacidade de ativar muitas vias de sinalização diferentes de um modo específico do ligante e do tecido e acredita-se que, cada vez mais, desempenhe um papel crucial na fisiologia e fisiopatologia, tanto na homeostase do cálcio como nos tecidos e processos biológicos não relacionados ao balanço de cálcio (105).

Os níveis sanguíneos de Mg não são tão rigorosamente regulados como os de Ca e flutuam com o influxo e efluxo pelo líquido extracelular a partir das alterações na absorção intestinal de Mg, reabsorção renal de Mg e fluxos no osso. O magnésio ionizado (Mgi) sanguíneo regula a secreção de PTH, mas a potência é menor do que a de Ca. A concentração reduzida de Mg sérico estimula a secreção de PTH (106,107), embora a hipomagnesemia crônica iniba a secreção de PTH (62,107). A hipomagnesemia também está associada a aumento da resistência dos tecidos-alvo ao PTH, provavelmente em virtude da inatividade da adenilatociclase, enzima que requer a presença de Mg. Mg é um cofator para a enzima 25-hidroxivitamina D 1α-hidroxilase na produção de 1,25(OH)$_2$D essencial para a manutenção da homeostase de Ca e de Mg. A hipermagnesemia diminui rapidamente a secreção de PTH *in vivo* nos seres humanos, e a concentração de PTH permanece deprimida, apesar da hipocalcemia concomitante, talvez devido, em parte, à estimulação do RCa por outros cátions divalentes, como o Mg. A hipermagnesemia aumenta a excreção de Mg na urina, possivelmente também mediada pelo RCa.

DISTÚRBIOS NAS CONCENTRAÇÕES SÉRICAS DE MINERAIS

Hipocalcemia

A hipocalcemia neonatal pode ser definida como uma concentração sérica de Cat inferior a 2 mmol/ℓ (8 mg/dℓ) em RNs a termo e 1,75 mmol/ℓ (7 mg/dℓ) em prematuros, com Cai abaixo de 1,0 a 1,1 mmol (4,0 a 4,4 mg/dℓ), dependendo do eletrodo íon-seletivo empregado. O Cai do sangue total exibe valores semelhantes ao Cai sérico e é frequentemente utilizado para determinar a presença de hipocalcemia. Entretanto, a faixa apropriada utilizada também depende do tipo de instrumento empregado (19).

A definição da hipocalcemia baseia-se na perspectiva clínica, visto que as concentrações séricas de Ca, em circunstâncias normais, são mantidas dentro de faixas estreitas, e o risco em potencial de perturbações na função fisiológica aumenta à medida que a concentração sérica de Ca diminui abaixo da faixa normal. Além disso, em RNs hipocalcêmicos submetidos à terapia com Ca, relata-se melhora da função fisiológica, por exemplo, alterações na contratilidade cardíaca, pressão arterial e frequência cardíaca (108,109), e constatou-se uma taxa de mortalidade mais elevada ou uma estadia mais longa em unidades de terapia intensiva pediátrica em RN com hipocalcemia e hipermagnesemia (110).

Clinicamente, há dois picos de ocorrência de hipocalcemia neonatal. Uma forma precoce é tipicamente observada durante os primeiros dias de vida, quando as concentrações séricas mais baixas de Ca são atingidas entre 24 a 48 horas após o nascimento; a hipocalcemia neonatal tardia surge no final da primeira semana de vida. Esses achados refletem, em parte, a prática clínica tradicional de realizar rastreamento de anormalidades bioquímicas em RN hospitalizados pequenos ou enfermos durante os primeiros dias de vida, bem como naqueles sintomáticos durante a hospitalização e após a alta hospitalar. Contudo, o nadir da concentração sérica de Ca mínima pode ocorrer em menos de 12 horas (9 a 12) ou somente algumas semanas após o nascimento (111,112), e muitos RNs, em particular aqueles com defeitos genéticos no metabolismo do Ca, podem apresentar hipocalcemia, porém permanecer assintomáticos, não sendo, portanto, detectados durante o período neonatal.

A abordagem da hipocalcemia neonatal deve estar baseada nos fatores de risco e em uma base fisiopatológica, mais do que no tradicional início "precoce" ou "tardio". Além disso, até que se compreenda melhor a homeostase de Ca em RN pré-termo, o diagnóstico de hipocalcemia deve estar baseado nos mesmos critérios preconizados para o RN a termo, que tolera nutrição enteral plena ou nutrição parenteral padrão; com reinício do crescimento esquelético pós-natal; e com função tubular renal normal conforme indicado pelos minerais séricos normais (Ca, Mg e P) e eletrólitos (Na, K e Cl). Os RN prematuros geralmente atendem os critérios para uma idade corrigida superior a 36 semanas.

Fisiopatologia

Os múltiplos fatores de risco da hipocalcemia neonatal (Quadro 33.1) sugerem a existência de mecanismos fisiopatológicos variados e frequentemente inter-relacionados (Quadro 33.2). Porém, os mecanismos fisiopatológicos não estão totalmente definidos para todos os casos de hipocalcemia. Na maioria dos casos de hipocalcemia neonatal, observa-se redução do Cat e do Cai, embora este último possa estar diminuído sem redução do Cat.

QUADRO 33.1

Fatores de risco para hipocalcemia neonatal.

Maternos
- Diabetes melito insulinodependente
- Hiperparatireoidismo
- Deficiência de vitamina D ou de magnésio
- Medicações: antiácidos contendo cálcio e anticonvulsivantes
- Uso de narcóticos

Periparto
- Asfixia perinatal

Recém-nascido
- Intrínsecos
  - Prematuridade
  - Má absorção
  - Paratormônio: comprometimento de síntese, secreção, regulação ou responsividade
  - Osteopetrose infantil maligna
  - Distúrbio dos ácidos graxos mitocondriais
- Extrínsecos
  - Dieta: ingestão inadequada de cálcio, excesso de fósforo
  - Enema: fosfato
  - Exsanguinotransfusão com sangue citratado
  - Diarreia infecciosa
  - Terapia clínica: fototerapia, álcali, alta taxa de infusão intravenosa de lipídios

QUADRO 33.2

Fisiopatologia da hipocalcemia neonatal.

Base fisiológica	Mecanismo	Associação clínica
Cálcio (Ca)	Diminuição das reservas	Prematuridade
	Diminuição do aporte ou da absorção	Prematuridade, síndrome de má absorção
	Aumento do complexo de Ca	Agente quelante (p. ex., sangue citratado para exsanguinotransfusão, ácidos graxos livres de cadeia longa)
Magnésio (Mg)	Diminuição da reserva tecidual	RNFMD, hipomagnesemia materna
	Diminuição do aporte ou da absorção	Prematuridade, síndrome de má absorção, má absorção específica de Mg (rara)
	Perdas aumentadas	Fístula intestinal, enterostomia ou renal (primária ou secundária), defeito de transporte intestinal ou renal de Mg
Fósforo (P)	Carga aumentada	Sobrecarga exógena de fosfato (p. ex., alimentar, enema)
pH	Aumento	Alcalose respiratória ou metabólica (p. ex., desvios do Ca da fração ionizada para a fração ligada a proteínas)
Paratormônio (PTH)	Síntese ou secreção inadequada ou deficiente	Hipocalcemia materna, associação de DiGeorge, hipoparatireoidismo, hipomagnesemia, mutações do gene do PTH
	Comprometimento da regulação	Mutações ativadoras do RCa: hipocalcemia autossômica dominante ou esporádica com hipercalciúria
	Comprometimento da responsividade	Hipomagnesemia crônica, mutação inativadora do receptor de PTH do tipo 1 (?); pseudo-hipoparatireoidismo
Calcitonina	Aumento	RNFMD, asfixia perinatal, prematuridade
Vitamina D	Deficiência	Deficiência materna grave
	Resposta diminuída a 1,25(OH)$_2$D	Prematuridade
Atividade dos osteoclastos	Ausente	Osteopetrose infantil maligna
Miscelânea	Aumento do anabolismo	Síndrome dos ossos famintos/de realimentação
	Outros?	Distúrbio dos ácidos graxos mitocondriais, diarreia por rotavírus, fototerapia, abstinência de narcóticos

1,25(OH)$_2$D, 1,25-di-hidroxivitamina D; RNFMD, recém-nascido de mãe diabética insulinodependente; RCa, receptor sensor de cálcio.

Existem bases comuns para a ocorrência de hipocalcemia, particularmente na hipocalcemia de início "precoce". Incluem a interrupção abrupta do suprimento placentário de Ca ao nascimento, ingestão de Ca limitada ou ausente, elevação restrita e transitória da concentração sérica de PTH, possivelmente resistência dos órgãos-alvo ao PTH e à 1,25(OH)$_2$D e alta concentração sérica de CT. Os problemas anteriormente abordados são exacerbados no prematuro e são responsáveis pela frequência da hipocalcemia inversamente relacionada ao peso ao nascer e à idade gestacional; mais de 50% dos prematuros de muito baixo peso ao nascer apresentam hipocalcemia (9,10,12). Os RNs com restrição do crescimento intrauterino podem apresentar hipocalcemia se também forem prematuros e sofrerem asfixia no parto; fora isso, não existe aumento aparente na incidência de hipocalcemia relacionada com restrição de crescimento (13).

A hipocalcemia (em graus variáveis de intensidade) pode ocorrer em associação ao hipoparatireoidismo congênito "transitório" (HPCT), isto é, supressão da função fetal e neonatal das glândulas paratireoides devido a hipercalcemia materna secundária ao hiperparatireoidismo materno (111,112) ou uso materno de altas doses de carbonato de cálcio (113) como antiácido. Com frequência, a hipocalcemia neonatal é a primeira manifestação que leva ao diagnóstico de hiperparatireoidismo materno.

No RN, a hipocalcemia muitas vezes ocorre na vigência de concentrações crescentes de PTH na circulação que representam uma resposta inadequada relativa das glândulas paratireoides ou resistência dos órgãos-alvo ao PTH. A resistência a doses farmacológicas de 1,25(OH)$_2$D demonstrada in vitro (114) e in vivo em lactentes (10,12) também pode contribuir para a hipocalcemia.

A hipomagnesemia grave e persistente de qualquer causa pode resultar em hipocalcemia. A hipomagnesemia pode contribuir para a hipocalcemia em RNs de mães com diabetes melito insulinodependente (115), embora o diabetes gestacional possa (116) ou não (117) ter comprometido o metabolismo mineral.

No primeiro ano de vida, a síndrome do intestino curto congênito ou adquirido e qualquer afecção diarreica crônica, particularmente se associada à esteatorreia, são as principais causas de má absorção e, possivelmente, de comprometimento da circulação êntero-hepática da vitamina D e seus metabólitos. Má absorção intestinal e perda por fístula crônica ou enterostomia podem resultar em deficiência de muitos nutrientes, incluindo Ca, Mg e oligoelementos, como zinco. Reconhece-se cada vez mais que anormalidades hereditárias em transportadores de Ca e Mg intestinal e/ou renal podem resultar em hipocalcemia, tanto direta como indiretamente em decorrência de hipomagnesemia (118).

A exsanguinotransfusão com sangue citratado (119,120) e a sobrecarga de P podem resultar em hipocalcemia. O leite de vaca e até mesmo a fórmula "humanizada" derivada do leite de vaca (32, 33) com teor de P " mais baixo" quando comparado com o leite de vaca, mas superior quando comparado com o leite humano, e os cereais que habitualmente têm alto teor de P constituem fontes típicas de carga alimentar de P. Uma superdosagem acidental de suplementos orais de fosfato (121) ou enema contendo fosfato (86) são causas menos frequentes.

Defeitos do desenvolvimento das glândulas paratireoides e diversas mutações dos genes do PTH ou do RCa, algumas com herança do tipo mendeliano (123,124), podem afetar a síntese, a secreção, o metabolismo e a função do PTH, resultando em hipocalcemia. O hipoparatireoidismo no RN também pode ocorrer esporadicamente (125).

A forma autossômica dominante de hipoparatireoidismo com uma mutação pontual na região de codificação do peptídio de sinalização para pré-pró-PTH resulta na síntese de PTH com defeito. A forma autossômica recessiva está associada a uma mutação no local de recombinação (splice) doador, resultando na perda transcricional do segundo éxon e na prevenção da tradução. A forma recessiva ligada ao X está associada à disgenesia embrionária das glândulas paratireoides. O tratamento durante toda a vida pode ser necessário para evitar hipocalcemia.

A deleção do cromossomo 22q11.2 está associada a manifestações fenotípicas variadas, incluindo as síndromes de DiGeorge e velocardiofacial/de Shprintzen. Ambas as síndromes podem representar diferentes graus do mesmo distúrbio, com ausência parcial ou completa de derivados da terceira, da quarta e, possivelmente, da quinta bolsas faríngeas, estando frequentemente associadas a um desenvolvimento defeituoso do terceiro, quarto e sexto arcos aórticos. Estima-se que até 30% desses pacientes apresentem hipoparatireoidismo, embora um número bem menor manifeste hipocalcemia (126). Em mais de 50% dos pacientes afetados, relata-se a ocorrência de atraso do desenvolvimento motor, da cognição e do neurodesenvolvimento e problemas de comportamento e temperamento. Vários outros sistemas orgânicos (126,127) podem estar afetados, incluindo alguma combinação de cardiopatia congênita, afetando primariamente o arco aórtico, diminuição do número ou da função dos linfócitos T e, possivelmente, deficiência das células C da tireoide. A síndrome de DiGeorge pode ser herdada de modo autossômico dominante (128).

A desregulação do PTH pode resultar de mutações ativadoras do RCa com redução da EC50 (concentração de Ca extracelular necessária para induzir metade do aumento máximo do fosfato inositol intracelular), suprimindo a síntese de PTH. Manifesta-se como distúrbio autossômico dominante ou como casos esporádicos de hipocalcemia com hipercalciúria (129,130). Esta última é um efeito da mutação do RCa nos rins. A hipocalcemia é habitualmente leve e assintomática, e, com frequência, o diagnóstico é adiado depois do período neonatal, embora a hipocalcemia já provavelmente existisse durante o período pós-natal imediato.

A resposta deficiente relativa ao PTH pode resultar em hipocalcemia neonatal. A mutação inativadora do gene PTH1R, conforme documentado na condrodistrofia de Blomstrand, é observada na forma pré-natal letal de nanismo com membros curtos (131). Teoricamente, essa resposta deficiente ao PTH pode resultar em hipocalcemia, porém a regulação dos níveis séricos de Ca não foi avaliada *in vivo*.

Uma resposta reduzida dos órgãos-alvo ao PTH ocorre na hipomagnesemia crônica e pode envolver o comprometimento simultâneo das vias do PTH e 1,25(OH)$_2$D (62). A irresponsividade dos órgãos-alvo ao PTH associada ao defeito genético manifesta-se classicamente como pseudo-hipoparatireoidismo tipo 1a (PHP-1a) ou osteodistrofia hereditária de Albright. A base bioquímica do defeito é proximal à produção de cAMP (132). O distúrbio é herdado de modo autossômico dominante, com mutações inativadoras heterozigóticas nos éxons GNAS1 maternos, que codificam a subunidade α da G$_s$ (G$_s$α). O gene GNAS1 localiza-se no cromossomo 20q13.3 e codifica 13 éxons que sofrem recombinação (*splice*) alternativa, produzindo quatro proteínas G$_s$α. Foram relatadas múltiplas mutações, incluindo anormalidades nas recombinações associadas à produção deficiente de mRNA e nas quantidades e atividades reduzidas das proteínas G. A mutação inativadora do gene compromete a produção do sistema de segundo mensageiro de adenilato ciclase, resultando em resistência a múltiplos hormônios (incluindo PTH, vasopressina e tireotropina) que ativam a G$_s$α. As manifestações clínicas incluem baixa estatura, face redonda, braquimetacarpia e braquimetatarsia, displasia dentária, calcificações subcutâneas, anormalidades no paladar, olfato, audição e visão e atraso do desenvolvimento. As anormalidades bioquímicas incluem hipocalcemia, hiperfostatemia, aumento do PTH circulante e insensibilidade à administração de PTH exógeno (níveis urinários inalterados de Ca, P e cAMP) na ausência de disfunção renal. O grau de resistência a outros hormônios é variável, e o quadro bioquímico completo habitualmente só se torna evidente dentro de 2 a 3 anos após o nascimento.

A metilação específica para o genitor, com *imprinting* parental do gene GNAS1, envolvendo a inativação seletiva do alelo materno ou paterno, é possível e resulta em expressão fenotípica diferente. No caso do gene G$_s$α, ocorre impressão paterna (silenciada), de modo que a doença PHP-1a não é herdada do pai portador do alelo defectivo, mas apenas da mãe (133). Além disso, o alelo deficiente não é impresso nem silenciado em todos os tecidos e reflete uma insuficiência de haplótipos. Por exemplo, o PHP-1b caracteriza-se por resistência isolada ao PTH sem manifestações esqueléticas concomitantes. A isodissomia paterna do cromossomo 20q em pacientes que carecem do padrão de metilação específico da mãe no GNAS1 resulta em proteína G$_s$α e atividade nos fibroblastos normais, mas não nos túbulos proximais renais (134). Existe um terceiro tipo, o PHP-1c, descrito em alguns pacientes, que só difere do PHP-1a pela presença de níveis eritrocitários normais de G$_s$α; presumivelmente, existe um defeito pós-G$_s$α na estimulação da adenilciclase. Indivíduos com PHP de todos os tipos 1 apresentam resposta urinária deficiente do cAMP à administração de PTH exógeno. Os indivíduos com pseudopseudo-hipoparatireoidismo apresentam as manifestações clínicas típicas do PHP-1a, mas níveis séricos normais de Ca e uma resposta normal do cAMP urinário ao PTH exógeno.

Descreveram-se RNs com convulsões neonatais por hipocalcemia e manifestações bioquímicas "transitórias" de pseudo-hipoparatireoidismo (135). Esses RN apresentam níveis séricos elevados de PTH e de P, com hipocalcemia ao diagnóstico. A administração de PTH 1-34 exógeno mostrou ter pouco efeito fosfatúrico, embora se tenha constatado resposta rápida do cAMP e da fosfatase alcalina no plasma e na urina. Após o tratamento inicial da hipocalcemia, os níveis séricos de Ca e de PTH normalizaram-se espontaneamente antes dos 6 meses de idade. Um relatório de hipocalcemia associada à necrose da gordura subcutânea foi postulado como resultado de pseudo-hipoparatireoidismo. A ocorrência de hipocalcemia foi corrigida com alfacalcidol (136).

A despeito dos efeitos hipocalcêmicos da CT, o seu papel no desenvolvimento da hipocalcemia neonatal ainda não está bem estabelecido. As concentrações séricas de CT continuam a aumentar após o nascimento em RNs de mães normais e diabéticas (11,46), independentemente da variação nos níveis séricos de Ca; em RNs com asfixia perinatal (9); e em prematuros (45). Ignora-se o estímulo para a elevação pós-natal dos níveis séricos de CT, apesar do declínio da concentração sérica de Ca. Existem relatos divergentes sobre o efeito da suplementação de Ca para suprimir o surto pós-natal na secreção de CT. Contudo, os níveis séricos de CT elevam-se após uma injeção intravenosa de Ca durante exsanguinotransfusão (119).

O estudo de vigilância de base populacional indicou que a falta de suplementação com vitamina D em RN amamentados exclusivamente, especialmente aqueles que nasceram com deficiência de vitamina D materna simultânea, prevê risco de convulsões hipocalcêmicas com ou sem raquitismo (137).

A terapia anticonvulsivante materna com fenitoína e fenobarbital também pode acarretar hipocalcemia neonatal, presumivelmente em decorrência do aumento da depuração da vitamina D secundário à indução do sistema enzimático hepático do citocromo P450. Outros fatores maternos, como variação sazonal na exposição à luz solar, maior idade materna e multiparidade e baixo nível socioeconômico, contribuem para o desenvolvimento da hipocalcemia neonatal, presumivelmente devido, em parte, a variação e provável deficiência de vitamina D materna. Além disso, não existe variação sazonal na taxa de hipocalcemia neonatal precoce (138), a despeito da variação sazonal observada no estado de vitamina D da mãe e do feto, conforme indicado pelas concentrações de 25-OHD materna e do cordão umbilical. Portanto, a deficiência materna de vitamina D ou de Mg provavelmente predispõe ao desenvolvimento de hipocalcemia no RN, porém não é sua principal causa.

A osteopetrose infantil maligna pode apresentar-se com hipocalcemia neonatal, refletindo, presumivelmente, a captação contínua de Ca pela formação óssea desimpedida (139). A rápida reposição de nutrientes na deficiência grave, incluindo na inanição prolongada, leva frequentemente a um distúrbio da bioquímica do sangue, incluindo hipopotassemia, hipofosfatemia, hipomagnesemia e hipocalcemia. Esse quadro é conhecido como "síndrome de realimentação" ou "síndrome dos ossos famintos", com desvio excessivamente rápido de eletrólitos e minerais para o interior das células de vários tecidos, sobretudo dos músculos e ossos (140,141).

A fisiopatologia da hipocalcemia em algumas condições permanece maldefinida. Cerca de 40% dos lactentes com diarreia grave por rotavírus apresentam hipocalcemia, que desaparece com o suporte sintomático e a melhora da diarreia (142). Os distúrbios dos ácidos graxos mitocondriais têm sido associados a anormalidades metabólicas graves, incluindo hipoglicemia, hipocalcemia, hiperpotassemia e acidose metabólica, bem como disfunção orgânica, incluindo insuficiência hepática e cardíaca (143).

Podem ocorrer reduções dos níveis séricos de Cai sem diminuição do Cat sérico. Deve-se esperar que os agentes que formam complexos com o Ca no sangue diminuam o Cai. Entre esses agentes encontra-se o citrato, que é utilizado como anticoagulante para armazenamento do sangue. Durante a "exsanguinotransfusão", o Cai pode diminuir para 0,5 mmol/ℓ, apesar da administração de quantidades convencionais de Ca (i. e., 0,5 a 1 mℓ de gliconato de Ca a 10% para cada troca de 100 mℓ de sangue) durante a transfusão. Os níveis aumentados de ácidos graxos livres de cadeia longa provenientes de emulsões lipídicas IV podem formar complexos com o Ca e reduzir o Cai *in vitro*; por conseguinte, hipocalcemia pode ocorrer potencialmente com taxas excessivas de infusão intravenosa de lipídios. A alcalose pode resultar em desvios do Ca do estado ionizado para a fração ligada às proteínas. Como a alcalose aumenta a hiperirritabilidade neuromuscular, a combinação de diminuição dos níveis séricos de Cai e alcalose pode precipitar tetania clínica em lactentes com nível sérico de Ca limítrofe. Na prática clínica, a administração de bicarbonato de sódio na terapia da acidose metabólica é frequentemente efetuada em situações com alto risco de hipocalcemia, como prematuridade ou asfixia perinatal, porém não se sabe se desempenha um papel independente no aparecimento da hipocalcemia. Em algumas situações, os mecanismos envolvidos na hipocalcemia são desconhecidos. Por exemplo, os RNs com hiperbilirrubinemia grave tendem a apresentar níveis inferiores de Cai (144); o uso de fototerapia pode estar associado a hipocalcemia (145) e os RNs de mães usuárias de narcóticos exibem níveis séricos mais baixos de Cai caso apresentem sintomas de abstinência (146).

Diagnóstico

A suspeita de hipocalcemia tem de ser confirmada pela determinação dos níveis séricos de Cat e Cai, visto que as manifestações clínicas são numerosas e variadas e podem ser indistinguíveis daquelas de outras doenças neonatais comuns (Quadro 33.3). A confirmação da hipocalcemia como causa das manifestações clínicas consiste na sua reversibilidade quando os níveis séricos de Cat ou Cai são normalizados.

O RN hipocalcêmico é frequentemente assintomático. Quanto menos maduro o RN, mais sutis e variadas são as manifestações clínicas e podem incluir irritabilidade, agitação ou letargia, recusa alimentar com e sem intolerância a alimentos, distensão abdominal, apneia, cianose e convulsões, que podem ser confundidas com manifestações de hipoglicemia, sepse, meningite, anoxia, hemorragia intracraniana e abstinência de narcóticos. O grau de irritabilidade dos RN não parece correlacionar-se com os níveis séricos de Ca. As convulsões francas são observadas mais comumente na hipocalcemia neonatal "tardia". Nos RNs, não é comum observar os sinais clássicos de tetania consequentes a hiperexcitabilidade periférica dos nervos motores, incluindo espasmo carpopodálico (espasmo dos punhos e dos tornozelos, sinal de Trousseau), espasmo facial (sinal de Chvostek) e laringospasmo (espasmo das cordas vocais).

O nível de Cai que determina quais as características da tetania que serão manifestadas varia entre os indivíduos e é afetado por outros componentes do líquido extracelular, por exemplo, a hipomagnesemia e a alcalose que reduzem o limiar para a tetania, enquanto a hipopotassemia e a acidose o elevam. Em concentrações fisiológicas de íons hidrogênio e potássio, a tetania pode surgir em RNs maiores com nível de Cai inferior a 0,8 mmol/ℓ (3,2 mg/dℓ), que quase sempre se manifesta (com a possível exceção dos prematuros) em um nível de Cai inferior a 0,6 mmol/ℓ (2,4 mg/dℓ). Se as concentrações séricas de albumina forem normais, as concentrações séricas correspondentes de Cat serão habitualmente inferiores a 1,8 mmol/ℓ (7,2 mg/dℓ). No prematuro, o Cai sérico pode não diminuir tanto quanto o Cat, presumivelmente devido, em parte, ao efeito poupador das concentrações mais baixas de albumina e da acidose, que frequentemente são observadas nesses RNs. Isso também pode explicar parcialmente a ausência frequente de sinais clínicos de hipocalcemia em prematuros. A medição dos intervalos QT no ECG, corrigidos para a frequência cardíaca, e os nomogramas padrão que relacionam o nível sérico de Cat e a proteína total com o Cai têm pouco valor para prever o Cai sérico neonatal. O nível sérico de Cat correlaciona-se com o Cai, mas também é inadequado para predizer o último.

Tratamento

A hipocalcemia sintomática, que se manifesta por exemplo como convulsões, deve ser tratada imediatamente com Ca parenteral. É possível que a hipocalcemia neonatal regrida espontaneamente. Entretanto, a hipocalcemia assintomática provavelmente também deve ser corrigida, visto que o Ca pode alterar funções celulares importantes, em que atua como primeiro ou segundo mensageiro na atividade celular.

QUADRO 33.3
Investigação diagnóstica de hipocalcemia neonatal.

Anamnese
- Rastreamento para fatores de risco (Quadro 33.1)

Exame físico
- Exame geral com enfoque no sistema nervoso (periférico e central) e no sistema cardiovascular
- Características associadas, por exemplo, recém-nascido de mãe diabética, prematuridade, asfixia perinatal, cardiopatia congênita e pseudo-hipoparatireoidismo

Exames[a-c]
- Cálcio sérico total e ionizado (Cat e Cai), magnésio, fósforo, proteína total e albumina, e paratormônio "intacto" ou "total" simultâneo
- Equilíbrio acidobásico
- Hemograma completo (contagem dos linfócitos)
- Eletrocardiograma (Q – Tc > 0,4 s ou Qo – Tc > 0,2 s)
- Radiografias de tórax (sombra tímica, arco aórtico)
- Ca, P, Mg e creatinina na urina
- Pesquisa de narcóticos no mecônio e na urina
- Com hipocalcemia neonatal persistente ou recidiva após tratamento inicial de fase aguda, é indicada investigação adicional: rastreamento materno (incluindo revisão das medições pré-natais de Ca se disponíveis) e história familiar de comprometimento da homeostase mineral. Medição dos metabólitos de vitamina D, número e função de linfócitos T, estudos de má absorção, resposta a PTH exógeno, estudos genéticos moleculares (deleção de 22q11.2, gene e receptor de PTH e anormalidades da responsividade dos órgãos-alvo e defeitos do receptor sensor de cálcio etc.) e rastreamento familiar, conforme necessário.

[a]Se os níveis séricos de Cat e Cai forem normais, a investigação diagnóstica deve enfocar as causas de sintomatologia clínica não relacionadas com o cálcio, por exemplo, glicemia, investigação de sepse, rastreamento de excreção de drogas ilícitas e exames de neuroimagem. [b]A resolução da sintomatologia clínica com a normalização dos níveis séricos de Cat ou de Cai confirma a ocorrência de hipocalcemia. [c]Indica-se rastreamento materno e familiar à procura de distúrbios do cálcio quando existe diagnóstico específico da hipocalcemia neonatal.

Deve-se obter uma amostra de sangue para exames complementares antes de instituir o tratamento. A administração intravenosa de sais de Ca é a maneira mais efetiva e mais rápida de elevar as concentrações séricas de Ca. A alteração significativa ou abrupta da frequência cardíaca durante a infusão é uma indicação para diminuir a velocidade de infusão ou suspendê-la. Nos RNs, a administração de gliconato de Ca a 10% (0,45 mmol [18 mg] de Ca elementar/kg) pode aumentar o Cai sérico, a frequência cardíaca, a contratilidade cardíaca e a pressão arterial (108,109) (Quadro 33.4). Nas crianças, a administração de pequenas doses equimolares (0,07 mmol [2,8 mg] de Ca elementar/kg) de cloreto de Ca a 10%, em lugar de gliconato de Ca a 10%, pode resultar em pressão arterial média mais alta, com aumento médio ligeiramente maior (0,06 mmol/ℓ [0,2 mg/dℓ]) do Cai sérico medido (147). O uso prolongado do cloreto de Ca em altas doses pode estar associado ao desenvolvimento de acidose e provavelmente deve ser evitado.

A administração de cálcio na forma de bólus intravenoso pode causar hipercalcemia temporária e discreta redução do pH sanguíneo e dos níveis séricos de P. A infusão contínua provavelmente é mais eficaz do que a terapia intermitente porque a perda renal de Ca pode ser maior com este último método; uma dose de 1,25 a 2 mmol (50 a 80 mg) de Ca elementar/kg/dia tem sido utilizada com sucesso no tratamento e na prevenção da hipocalcemia neonatal. Os suplementos intravenosos de Ca devem ser rapidamente suspensos ou substituídos por nutrição parenteral contendo Ca se não se espera que o neonato tolere a alimentação por via enteral.

A infusão arterial de Ca em altas concentrações pode resultar em necrose maciça dos tecidos moles na distribuição do suprimento arterial. Se for utilizado um cateter venoso umbilical, a ponta deve estar na veia cava inferior e não dentro do coração, visto que a administração direta de Ca no coração pode resultar em arritmias. As soluções de nutrição parenteral contendo um teor padrão de minerais (incluindo Ca) podem ser administradas com segurança por cateteres arteriais ou venosos umbilicais colocados em posição apropriada. A mistura direta de preparações de Ca com soluções de bicarbonato ou de fosfato resulta em precipitação e tem de ser evitada.

Os suplementos orais de Ca, em dose semelhante ao Ca parenteral (1,87 mmol [75 mg] de Ca elementar/kg/dia, em quatro a seis doses fracionadas), devem ser iniciados caso se acredite que o RN irá tolerá-los. Todas as preparações de Ca orais são hipertônicas, e existe o potencial teórico de precipitar enterocolite necrosante em RN propensos a essa afecção. Em geral, as preparações de Ca orais contêm maior concentração de Ca do que as preparações intravenosas; por exemplo, o glubionato, o gluceptato e o carbonato de Ca apresentam, respectivamente, 2,88, 2,25 e 2,5 mmol (115, 90 e 200 mg) de Ca elementar por 5 mℓ e são úteis para RNs, sobretudo para aqueles que necessitam de restrição hídrica. As preparações orais de Ca em base de xarope apresentam elevado teor de sacarose, que pode representar uma carga significativa de carboidrato e osmolar para prematuros pequenos, podendo estar associado a aumento na frequência das evacuações. Alternativamente, pode-se utilizar uma preparação intravenosa VO se o volume hídrico for tolerado. O tratamento da hipocalcemia assintomática pode ser instituído com suplemento oral de Ca na mesma dose.

A duração da terapia suplementar com Ca depende da causa subjacente da hipocalcemia e, em geral, estende-se por vários dias na maioria dos casos de hipocalcemia neonatal, ou pode ser prolongada se a hipocalcemia foi causada por má absorção ou por hipoparatireoidismo. As concentrações de Ca sérico devem ser medidas diariamente até que as concentrações Cat e Cai séricos sejam estabilizadas e continuem a ser monitoradas em intervalos se for necessário tratamento com Ca crônico.

Os metabólitos da vitamina D – 1,25(OH)$_2$D, 0,05 a 0,2 mcg/kg/dia IV ou oral, e 1α-hidroxivitamina D, 0,33 µg 2 vezes/dia VO – e o PTH exógeno têm sido utilizados no tratamento da hipocalcemia neonatal. Entretanto, não existe vantagem prática na administração desses agentes para o tratamento da hipocalcemia aguda.

Nos casos de hipocalcemia persistente grave, utiliza-se frequentemente a vitamina D ou um de seus análogos além da suplementação de Ca. Prefere-se o uso da 1,25(OH)$_2$D, visto que pode elevar os níveis séricos de Ca dentro de 1 a 2 dias após o início da terapia, sem deixar qualquer efeito residual dentro de vários dias após a sua interrupção. A vitamina D tem início de ação mais lento, dentro de 2 a 4 semanas, e o efeito residual também persiste por várias semanas após a sua interrupção, o que dificulta a realização de ajustes na dose. O desenvolvimento de compostos calcilíticos que aumentam as concentrações de Ca e PTH em circulação pode acrescentar outra terapia ao manejo de hipocalcemia (148).

O tratamento bem-sucedido da hipocalcemia neonatal também depende da resolução, se possível, da causa primária da hipocalcemia.

A melhor maneira de minimizar o desenvolvimento e a recidiva da hipocalcemia é por meio da ingestão precoce de leite e/ou o uso de nutrição parenteral contendo Ca horas após o nascimento. As fórmulas lácteas para prematuros podem fornecer quase 5 mmol (200 mg) de Ca/kg/dia, e a nutrição parenteral com 1,25 a 1,5 mmol (50 a 60 mg) de Ca/100 mℓ fornece facilmente 1,5 mmol (60 mg) de Ca/kg/dia. Essas quantidades de Ca são bem toleradas e representam a prática padrão nos berçários neonatais. A prevenção da prematuridade e da asfixia perinatal, o uso criterioso da terapia com bicarbonato e da ventilação mecânica também são medidas úteis para minimizar a hipocalcemia neonatal. A manutenção de um estado materno normal de vitamina D com suplemento de vitamina D exógena, se necessário, teoricamente pode ajudar a manter o estado normal da vitamina D no feto e pode, secundariamente, prevenir o desenvolvimento de hipocalcemia em alguns RNs.

A prevenção farmacológica da hipocalcemia neonatal tem enfatizado o uso profilático de sais de Ca ou de metabólitos da vitamina D. Nos RNs, a suplementação de Ca resulta em redução duradoura

---

QUADRO 33.4

Tratamento da hipocalcemia neonatal.

Terapia da fase aguda
- Correção da hipomagnesemia, do distúrbio acidobásico etc., se possível
- Administração intravenosa de 10 a 20 mg de Ca elementar/kg na forma de gliconato de Ca a 10% ou cloreto de Ca a 10% (que fornecem 9 mg ou 27,2 mg/mℓ de Ca elementar, respectivamente) com soro glicosado ou solução salina a 0,9%, durante 5 a 10 min, sob monitoramento ECG constante; repetir a infusão, se necessário, até resolução da sintomatologia grave, como convulsões
- Em RNs que não recebem alimentação enteral, essa infusão é seguida por infusão intravenosa contínua de 50 a 75 mg de Ca elementar/kg/dia. Alternativamente, prefere-se a nutrição parenteral contendo 50 mg de Ca elementar/100 mℓ, que é mantida até o início da alimentação enteral
- Nos RNs assintomáticos, administração oral de 50 a 75 mg de Ca elementar/kg/dia, em quatro a seis doses fracionadas. Um mℓ de carbonato, glubionato, gliceptato, gliconato, lactato ou cloreto de cálcio contém 40, 23, 18, 9, 13 e 27 mg de Ca elementar, respectivamente
- Uma vez normalizada a concentração sérica total de cálcio, reduzir a dose de suplemento de Ca pela metade, diariamente, durante 2 dias; então, suspender
- Determinação seriada dos níveis de Cat (± Cai) a cada 12 a 24 h, até atingir um estado clinicamente estável; a cada 24 a 48 h até sua normalização e por 24 a 48 h após a interrupção dos suplementos de Ca

Terapia de manutenção: tratar o distúrbio subjacente, se possível
- Fórmula pobre em fósforo (P) se os níveis séricos de P estiverem elevados (> 2,6 mmol/ℓ ou 8 mg/dℓ) até normalização dos níveis séricos de Ca e P
- Podem ser necessárias doses de Ca prolongadas e mais altas e 1,25(OH)$_2$D, por exemplo, no hipoparatireoidismo

das concentrações séricas de PTH, em comparação com controles que não recebem suplementação (47). Os estudos preliminares utilizaram até 1,8 a 2 mmol (72 a 80 mg)/kg/dia de suplemento de Ca oral e metade dessa quantidade IV para prevenir a hipocalcemia. Entretanto, é possível fornecer uma quantidade semelhante de Ca com a ingestão de 150 a 200 mℓ/kg/dia de fórmula para RNs a termo ou leite humano e, pelo menos, o dobro da quantidade de Ca se for usada a suplementação para RN pré-termo. A vitamina D_3 e seus metabólitos têm sido utilizados na tentativa de prevenir hipocalcemia neonatal, com graus variáveis de sucesso. Nos prematuros pequenos, obteve-se normalização dos níveis séricos de Ca apenas com doses farmacológicas de 1,25$(OH)_2$D (12).

As complicações da hipercalcemia variam de acordo com as manifestações clínicas e podem estar relacionadas com a terapia e a fisiopatologia subjacente. As complicações agudas estão associadas a manifestações clínicas, incluindo convulsões, apneia, cianose, hipoxia, bradicardia e hipotensão. As complicações relacionadas com a terapia, como arritmias cardíacas, espasmo arterial, necrose tecidual e extravasamento da solução de Ca, podem ser evitadas por monitoramento contínuo do eletrocardiograma durante a infusão de Ca, evitando a infusão de Ca no acesso arterial e verificando a desobstrução venosa antes da infusão de Ca. Existe também um risco de calcificação metastática em decorrência do tratamento agressivo com Ca na vigência de hiperfosfatemia. Nas situações em que o PTH está ausente ou não funcionante, a sua ação hipocalciúrica protetora pode não ser exercida; por conseguinte, a elevação acentuada das concentrações séricas de Ca pode causar hipercalciúria, cálculos renais, nefrocalcinose e possível lesão renal. Essas complicações foram relatadas durante a terapia de pacientes com mutação ativadora do RCa, mesmo quando esses pacientes estavam normocalcêmicos (130).

Os desfechos a longo prazo dependem da causa subjacente. A hipocalcemia transitória isolada, mesmo nos casos sintomáticos, não está associada a sequelas a longo prazo. Alguns casos de hipocalcemia neonatal, especialmente aqueles de transtornos genéticos do metabolismo mineral, exigem tratamento e acompanhamento durante toda a vida. Alguns pacientes com hipoparatireoidismo "transitório" correm risco de "recorrência" do hipoparatireoidismo e da hipocalcemia em uma fase tardia, até na adolescência (149-151). Além disso, muitos pacientes com síndromes de deleção do 22q11.2 também apresentam defeitos de múltiplos sistemas orgânicos e atraso do neurodesenvolvimento não relacionado com hipocalcemia (127). Assim, o acompanhamento clínico e o monitoramento laboratorial regulares, como determinação dos níveis séricos de Ca e iPTH, são necessários.

Hipercalcemia

A hipercalcemia neonatal é muito menos frequente do que a hipocalcemia. Entretanto, está sendo cada vez mais diagnosticada, pois o Ca sérico é habitualmente incluído nos testes químicos, e em decorrência de um maior conhecimento de sua patogenia. A hipercalcemia ocorre quando o Cat sérico ultrapassa 2,75 mmol/ℓ (11 mg/dℓ), ou quando o Cai é superior a 1,4 mmol/ℓ (5,6 mg/dℓ), dependendo do eletrodo íon-seletivo empregado.

Na hipercalcemia patológica, a elevação do Cai sérico costuma ocorrer simultaneamente com a elevação do Cat; entretanto, pode haver elevação do Cat sem aumento do Cai. O aumento da proteína disponível para fixar o Ca (p. ex., aplicação prolongada do torniquete antes de uma punção venosa, com consequente transudação de água plasmática para os tecidos, pacientes adultos com mieloma múltiplo e, possivelmente, insuficiência suprarrenal) pode resultar em elevação dos níveis séricos de Cat. A ocorrência de uma alteração de 1 g/dℓ na albumina sérica geralmente resulta em uma alteração paralela do Cat de cerca de 0,2 mmol/ℓ. Por outro lado, a redução da ligação do Ca à albumina pode resultar em níveis séricos normais de Cat quando Cai está elevado.

Fisiopatologia

A hipercalcemia pode ocorrer dentro de horas após o nascimento, ou tardiamente, após várias semanas ou meses. Pode resultar de aumento da absorção intestinal ou reabsorção renal de Ca, aumento da renovação óssea ou causas iatrogênicas.

Na unidade de terapia intensiva neonatal, a causa mais comum de hipercalcemia é iatrogênica (Quadro 33.5): o suprimento inadequado de fosfato alimentar durante ou após a hospitalização, como, por exemplo, uso de nutrição parenteral com baixo teor de fosfato ou sem fosfato ou leite humano sem enriquecimento em RNs de muito baixo peso ao nascer (34,152,153). A deficiência de fosfato ou hipofosfatemia estimula a CYP1α e a síntese de 1,25$(OH)_2$D, que aumenta a absorção intestinal e a reabsorção renal de Ca e de P. O Ca absorvido em quantidades aumentadas, na presença de níveis aumentados de 1,25$(OH)_2$D, não pode ser depositado nos ossos na ausência de fosfato e contribui para a hipercalcemia. A hipercalcemia tem mais probabilidade de desenvolver-se com o uso concomitante de suplementos de Ca, uma prática comum para a prevenção ou o tratamento da hipocalcemia em prematuros. A excreção renal diminuída de Ca no RN pode ser exagerada com uma doença subjacente, exacerbando, assim, o risco de hipercalcemia.

QUADRO 33.5
Fisiopatologia da hipocalcemia neonatal.

Iatrogênico
- Aporte inadequado de fosfato
  - Nutrição parenteral com pouco ou nenhum fosfato, porém contendo cálcio
  - RNs de muito baixo peso alimentados com leite humano ou, menos comumente, fórmulas lácteas convencionais
- Aporte excessivo de Ca
- Aporte excessivo de vitamina D
  - Mãe: altas doses de vitamina D
  - Recém-nascido: profilaxia com altas doses de vitamina D, enriquecimento excessivo do leite

Relacionada às glândulas paratireoides
- Hiperparatireoidismo hereditário primário
  - Mutações inativadoras do receptor sensor de cálcio: hipercalcemia hipocalciúrica familiar, hiperparatireoidismo neonatal grave
  - Mutação ativadora do receptor do paratormônio
- Hiperparatireoidismo secundário
  - Materno: hipocalcemia, acidose tubular renal
  - Neonatal: acidose tubular renal

Tumores secretores de proteína relacionada com o paratormônio

Vitamina D
- Defeitos genéticos: mutações de CYP24A1 com perda de função: hipercalcemia infantil idiopática
- Aumento da 1,25-di-hidroxivitamina D
  - Necrose da gordura subcutânea
  - Distúrbios histiocíticos, tuberculose disseminada com choque séptico e síndrome hemofagocítica

Comprometimento da resposta da calcitonina no hipotireoidismo congênito

Excesso de vitamina A

Mecanismo fisiológico incerto
- Anormalidades cromossômicas/gênicas
  - Síndrome de Williams-Beuren
  - Hipofosfatasia infantil grave
  - Microdeleção de 4q
- Defeito metabólico hereditário
  - Síndrome da fralda azul
  - Doença de depósito de glicogênio do tipo 1a, deficiência de lactase ou sacarase-isomaltase, deficiência de dissacaridase
- Terapia de oxigenação por membrana extracorpórea

Em RN pré-termo, a suplementação com 52 a 104 mg de Ca elementar como gliconato de Ca para cada 100 mℓ de leite humano enriquecido com múltiplos nutrientes ou fórmulas lácteas com alto teor de Ca e de P levantou a média de Ca sérico para 2,83 mmol/ℓ e 3,31 mmol/ℓ em 1 DP acima da média (154).

Relatou-se a ocorrência de hipercalcemia em 34% dos RNs e lactentes em virtude de profilaxia intermitente com altas doses de vitamina D (600.000 UI a cada 3 a 5 meses) (155). Também, descreveu-se o desenvolvimento de hipercalcemia em lactentes alimentados com leite humano com teor muito elevado de vitamina D (7.000 UI/ℓ), em consequência da terapia do hipoparatireoidismo materno (156) com altas doses de vitamina D, e do uso de leite excessivamente enriquecido com vitamina D devido a erros durante o processamento (157).

Outras causas/associações com hipercalcemia neonatal incluem asfixia perinatal, necrose da gordura subcutânea, resfriamento de todo o corpo e terapia de oxigenação com membrana extracorpórea (ECMO), e todas essas causas/associações podem também ter um componente iatrogênico.

O hiperparatireoidismo neonatal resulta frequentemente em hipercalcemia acentuada. Pode ser de ocorrência congênita esporádica, exibir herança mendeliana ou ser secundário à hipocalcemia materna. O hiperparatireoidismo primário hereditário, que se manifesta em RNs, está associado a mutações inativadoras do RCa. A gravidade da hipercalcemia está relacionada com o grau de mutação do RCa. A hipercalcemia leve (Cat sérico < 3,0 mmol/ℓ [12 mg/dℓ]), associada à mutação heterozigótica do RCa, manifesta-se clinicamente na maioria dos pacientes na forma de HHF. A excreção urinária normal de Ca, apesar da hipercalcemia, é um efeito da mutação do RCa nos rins. Os níveis séricos de PTH estão habitualmente dentro da faixa normal, porém mais elevados do que o esperado para o grau de hipercalcemia. A HHF tem sido relatada em pacientes de apenas 2 horas até 82 anos de idade e geralmente é diagnosticada em RNs como parte de um procedimento de rastreamento após diagnóstico de um familiar com hipercalcemia ou com neoplasia endócrina múltipla (NEM) familiar. A HHF é herdada de modo autossômico dominante, com alto grau de penetrância (158). Em geral, ocorrem hipofosfatemia significativa e elevação moderada da concentração sérica de Mg, sendo necessária a presença de glândulas paratireoides funcionais para a sua plena expressão. Relatou-se a ocorrência de hiperparatireoidismo neonatal associado a HHF, que sofre resolução espontânea dentro de vários meses (159). A hipercalcemia mais grave, com nível sérico de Cat de 3 a 3,3 mmol/ℓ (12 a 13 mg/dℓ), tem sido atribuída à coexpressão do RCa normal e com mutação, exibindo este último um equivalente funcional de efeito "dominante negativo". Ocorre hipercalcemia mais pronunciada (Ca sérico > 4 mmol/ℓ [16 mg/dℓ]) no hiperparatireoidismo neonatal grave com mutações inativadoras homozigóticas do gene do RCa na linhagem germinativa. Esse distúrbio grave pode ser letal nas primeiras semanas após o nascimento (160).

As mutações ativadoras do gene do receptor PTH/PTHrP na displasia metafisial de Jansen presumivelmente apresentam defeitos dos receptores nos rins, nos ossos e nos condrócitos na placa de crescimento. As manifestações clínicas, inclusive nanismo de aparecimento pós-natal com membros curtos e alterações radiográficas de raquitismo, e hipercalcemia leve ocorrem em cerca de 50% dos pacientes afetados (161).

O hiperparatireoidismo neonatal pode ser secundário a várias causas de hipocalcemia materna, incluindo hipoparatireoidismo materno (162) e acidose tubular renal materna (163) ou neonatal (164). A ocorrência de acidose metabólica aumenta independentemente a reabsorção óssea e intensifica os efeitos renais do hiperparatireoidismo; os efeitos hipercalcêmicos são exacerbados pela capacidade excretora renal diminuída do RN.

São observados níveis séricos elevados de PTHrP e hipercalcemia em um número crescente de lactentes com vários tipos de tumor, incluindo sarcoma hepático maligno (165), fibrossarcoma infantil (166), adenoma renal (167) e tumores rabdoides (168). Há também mortalidade associada em alguns casos, embora a contribuição relativa da hipercalcemia em comparação com a doença subjacente para as mortes não esteja bem definida.

Mútliplas mutações de perda de função do gene CYP24A1, que codificam a vitamina D-24-hidroxilase, podem resultar em hipercalcemia em RN e gestantes e poderiam ser responsáveis por alguns casos de hipercalcemia infantil idiopática (169).

Os RNs com substancial necrose da gordura subcutânea frequentemente apresentam história de asfixia perinatal e podem apresentar hipercalcemia depois de um período de concentrações séricas de Ca baixas ou normais (170). Um relato informal sugere que o resfriamento do corpo para o tratamento da asfixia perinatal aumenta o desenvolvimento de necrose da gordura subcutânea (171). Relatou-se a ocorrência de hipercalcemia entre 2 e 16 semanas, mais comumente 6 a 7 semanas após o aparecimento de necrose gordurosa subcutânea. Propôs-se que o aumento da atividade da prostaglandina E, a liberação aumentada de Ca da gordura e de outros tecidos e a produção desregulada de 1,25(OH)$_2$D por macrófagos que infiltram as lesões adiponecróticas sejam responsáveis pela hipercalcemia nessa situação. Os distúrbios histiocíticos e a tuberculose disseminada com choque séptico e síndrome hemofagocítica podem ser complicados por hipercalcemia em lactentes; não se sabe se esse quadro também está relacionado com a produção não renal de 1,25(OH)$_2$D.

A hipercalcemia pode desenvolver-se antes e no decorrer da terapia com tiroxina em RN com hipotireoidismo sem bócio congênito (172). Teoricamente, a hipercalcemia pode ser causada pela resposta deficiente da CT a uma carga de Ca ou pela degradação aumentada de CT.

Em RNs, pode ocorrer intoxicação por vitamina A com uma ingestão de apenas 2.100 UI/100 kcal, podendo ser fatal (173). A hipercalcemia é presumivelmente consequência da estimulação pelo ácido retinoico da atividade osteoclástica e da reabsorção óssea.

A fisiopatologia da hipercalcemia neonatal permanece incerta em algumas situações. A síndrome de Williams-Beuren (SWB) está associada a transtornos neurológicos e comprometimento multissistêmico, incluindo retardo do crescimento pré-natal e pós-natal, fácies de elfo e estenose aórtica supravalvar e hipercalcemia. Há expressividade variável, e a hipercalcemia é relatada durante o primeiro ano de vida em aproximadamente 15% dos casos e pode não ocorrer até após o período neonatal. O achado de nefrocalcinose e de calcificação dos tecidos moles em alguns desses RN com Ca sérico normal sugere a ocorrência prévia de hipercalcemia. Variantes do número de cópias e deleção de 26 a 28 genes da região 7q11.23 são relatadas na SWB (174,175), e algumas das características fenotípicas podem ser mediadas por regulação do epigenoma da função RVD (176).

A hipofosfatasia (HPP) é causada pela deleção ou mutação(ções) de desativação do gene no cromossomo 1 que codifica a isoenzima tecido-inespecífica da fosfatase alcalina. É herdada na forma autossômica recessiva ou dominante, envolvendo a transmissão materna em uma alta proporção de casos (177). Os pacientes manifestam raquitismo ou osteomalacia, e doença dentária variando desde a ausência de mineralização esquelética *in utero* a apenas perda da dentição adulta. Nível plasmático baixo de fosfatase alcalina, nível plasmático elevado de piridoxal 5' fosfato e pirofosfato inorgânico na urina são achados consistentes. Hipercalcemia leve é observada em alguns pacientes. A reposição da enzima promete ser uma terapia efetiva.

A microdeleção do braço longo do cromossomo 4 foi associada a hipercalcemia e insuficiência cardíaca (178).

A síndrome da fralda azul é um distúrbio familiar raro com comprometimento do transporte intestinal de triptofano. A coloração azulada da urina resulta da hidrólise e oxidação da indicana urinária, um produto final da degradação intestinal do triptofano não absorvido e metabolismo hepático de seus metabólitos intermediários. Relatou-se uma coloração azulada da urina semanas após o nascimento, embora o desenvolvimento de hipercalcemia e de nefrocalcinose seja observado apenas alguns meses após o nascimento. A doença de depósito de glicogênio do tipo 1a, a deficiência congênita de lactase e a deficiência congênita de sacarase-isomaltase com diarreia crônica foram associadas a hipercalcemia e nefrocalcinose. A hipercalcemia regride aparentemente sem tratamento específico, após o tratamento da deficiência de dissacaridase.

A hipercalcemia transitória ocorre em RNs durante a terapia com ECMO, com uma frequência que varia de menos de 5 a cerca de 30%, dependendo de o ponto de corte utilizado ser superior a 2,5 ou 2,25 mmol (12 mg/dℓ ou 11 mg/dℓ), respectivamente (179,180). PTH elevado e CT reduzida têm sido relatados em alguns dos RNs que recebem ECMO (181).

Diagnóstico

RNs com hipercalcemia podem ser assintomáticos, independentemente de o início ter ocorrido ao nascimento ou posteriormente no período neonatal. Nesses casos, observa-se frequentemente um atraso de várias semanas ou meses antes do estabelecimento do diagnóstico, coincidentemente com rastreamento químico efetuado durante a evolução de outra enfermidade ou devido à ocorrência de hipercalcemia em outro membro da família.

A obtenção de uma história familiar de distúrbios do Ca ou anormalidades anatômicas (p. ex., fácies de elfo, evidências de cardiopatia congênita, necrose da gordura subcutânea) no exame físico do neonato ajuda a firmar o diagnóstico (Quadro 33.6).

Os sinais e sintomas são frequentemente inespecíficos e incluem letargia, irritabilidade, recusa alimentar, com ou sem intolerância a alimentos, constipação intestinal, poliúria, desidratação e atraso do crescimento. Pode ocorrer hipertensão arterial associada à hipercalcemia em lactentes, embora possa estar, em parte, ligada à sobrecarga hídrica relativa relacionada com o tratamento, a exemplo de muitos RNs que necessitam de terapia com ECMO.

Tratamento

O tratamento depende do grau de elevação do Ca sérico e de o RN estar ou não sintomático. No paciente com discreta elevação do Cat sérico (< 12 mg/dℓ), quando existe uma causa iatrogênica, por exemplo, nutrição parenteral sem fosfato ou uso de suplementos de Ca sem ingestão alimentar de fosfato, a resolução da causa subjacente também deve eliminar o problema do Ca. A hipercalcemia induzida por deficiência alimentar de P está se tornando menos comum com o uso crescente de enriquecimento comercial do leite humano em prematuros e uso de fórmulas lácteas com alto teor de Ca e P para lactentes e nutrição parenteral para prematuros. Nos pacientes com baixas concentrações séricas de P, a administração de suplementos de fosfato em grandes quantidades pode causar hipocalcemia e a possibilidade de calcificação metastática. Os suplementos de fosfato administrados por via oral podem resultar em diarreia. Infelizmente, a adição de suplementação com Ca e vitamina D com o padrão atual de suporte nutricional aumenta o risco de hipercalcemia.

Na hipercalcemia moderada grave, o tratamento inicial é inespecífico, com expansão do compartimento de líquido do extracelular (10 a 20 mℓ/kg de cloreto de sódio a 0,9% IV) e diurese induzida por furosemida (2 mg/kg) (Quadro 33.7). É preciso ter cuidado para evitar desequilíbrio hidreletrolítico, com monitoramento cuidadoso do balanço hídrico e estado dos eletrólitos e minerais séricos. A diurese prolongada também exige reposição das perdas de Mg.

QUADRO 33.6
Investigação diagnóstica da hipocalcemia neonatal.

Anamnese
- Distúrbios familiares ou maternos do metabolismo do cálcio (Ca) ou do fósforo (P)
- Idade gestacional, trabalho de parto difícil, terapia de oxigenação por membrana extracorpórea (ECMO) e terapia pré-ECMO
- Aporte de Ca, P, vitaminas D e A de todas as fontes: materna e neonatal

Exame físico
- Exame geral com enfoque nos parâmetros do crescimento, grau de hidratação, frequência cardíaca, pressão arterial, córnea à procura de ceratopatia em faixa (rara)
- Características associadas (p. ex., necrose da gordura subcutânea, fácies de elfo, cardiopatia congênita, retardo do desenvolvimento)

Exames
- Níveis séricos de Ca total e ionizado, magnésio, P, creatinina (Cr), proteína total e albumina, fosfatase alcalina (total e específica do osso), paratormônio (PTH) "intacto", 25-hidroxivitamina D e 1,25-dihidroxivitamina D
- Equilíbrio acidobásico
- Excreção urinária de Ca, P, Cr e aminoácidos
- Radiografia de tórax, das mãos e dos ossos longos
- Ultrassonografia dos rins e do abdome, exame oftalmológico, eletrocardiograma (encurtamento do intervalo QT, bradicardia) à procura de complicações
- Se os itens anteriores não fornecerem o diagnóstico, a solicitação de outros exames depende da história associada e da sintomatologia
  ◦ Níveis séricos e urinários de Ca, P e Cr dos pais
  ◦ O rastreamento familiar depende do diagnóstico primário
  ◦ Estudos moleculares
  ◦ Nível sérico de proteína relacionada com o PTH e rastreamento de tumores ocultos
  ◦ Rastreamento de defeitos metabólicos e suplementos alimentares incomuns

---

QUADRO 33.7
Tratamento da hipercalcemia neonatal.

Aguda
- Remover o fator etiológico, se possível, por exemplo, interromper os suplementos de vitamina D e cálcio (Ca)
- Solução salina a 0,9% IV (20 mℓ/kg) e diurético de alça (furosemida, 2 mg/kg). Reavaliar e repetir a cada 4 a 6 h, se necessário. Monitorar o equilíbrio hídrico e os níveis séricos de Ca, magnésio, sódio, potássio, fósforo e osmolalidade sérica a cada 6 a 12 h. A diurese prolongada pode exigir reposição de Mg e potássio
- Utilizar leite ou nutrição parenteral com teor mais baixo de Ca, se possível, para manter a nutrição
- Neonatos com baixos níveis séricos de P (< 1,3 mmol/ℓ; 4 mg/dℓ), os suplementos de fosfato VO, 0,5 a 1 mmol (15 a 30 mg) de P elementar/kg/dia, em quatro doses fracionadas, administrados de modo criterioso podem normalizar os níveis séricos de P e de Ca. Nos RN que não estão sendo alimentados, utilizar nutrição parenteral contendo a quantidade habitual de fosfato (1 a 1,5 mmol [31 a 46 mg/100 mℓ], porém sem Ca até a normalização do Ca sérico
- Dispõem-se de dados mínimos sobre o uso de hormônios, por exemplo, calcitonina humana recombinante SC ou intramuscular (4 a 8 UI/kg, 6/6 h), ± glicocorticoides orais (prednisona, 0,5 a 1 mg/kg/dia). Outros fármacos, por exemplo, bifosfonatos (etidronato oral, 25 mg 2 vezes/dia; pamidronato intravenoso, 0,5 mg/kg; calcimimético (cinecalcete – ampla variação posológica – experimental)
- Pode-se considerar a diálise peritoneal ou a hemodiálise com dialisado pobre em Ca para pacientes com sinais/sintomas graves refratários ao tratamento clínico
- A paratireoidectomia pode ser necessária quando o paciente estiver clinicamente estabilizado

Manutenção
- Depende da causa subjacente
- Pode ser necessária terapia geral adicional: fórmula láctea com baixo teor de Ca sem vitamina D; minimizar exposição à luz solar para reduzir a síntese endógena de vitamina D

Dispõem-se de informações mínimas sobre o uso da terapia hormonal e da terapia com outros fármacos para a hipercalcemia neonatal. As CTs recombinante e sintética são desenvolvidas principalmente para o manejo de transtornos ósseos, do que para efeitos hipocalcêmicos (182). O efeito hipocalcêmico diminui depois de alguns dias de tratamento com qualquer tipo de CT. A terapia com esteroides (prednisona, 0,5 a 1 mg/kg/dia) pode acarretar problemas significativos, incluindo hipertensão arterial, hiperglicemia e hemorragia digestiva, razão pela qual não é recomendada no tratamento a longo prazo. Os bifosfonatos – etidronato oral (25 mg, 2 vezes/dia) e pamidronato intravenoso (0,5 mg/kg) – têm sido utilizados para a hipercalcemia na mãe e no RN. O uso prolongado de pamidronato em lactentes e crianças com osteogênese imperfeita diminui os níveis séricos de Cai, com elevação compensatória do PTH (183). Os efeitos sobre a placa de crescimento, a produção de osso e a mineralização permanecem desconhecidos, e o uso desse fármaco deve ser restrito à terapia aguda a curto prazo. Os agentes calcimiméticos capazes de amplificar a sensibilidade do RCa ao Cai e suprimir os níveis de PTH, com consequente redução dos níveis sanguíneos de Cai, têm sido usados de maneira bem-sucedida em adultos com hiperparatireoidismo. Após sua utilização como experiência inicial no hiperparatireoidismo neonatal grave, promete ser uma monoterapia efetiva (184). A diálise no neonato não é isenta de complicações técnicas ou metabólicas. Raramente, pode haver necessidade de paratireoidectomia, embora esse procedimento nem sempre seja efetivo.

O tratamento dos distúrbios crônicos também inclui a restrição da ingestão alimentar de vitamina D e Ca e a redução da exposição à luz solar para diminuir a produção endógena de vitamina D. Dispõe-se de uma fórmula láctea para lactentes com baixo teor de Ca, vitamina D_3 e ferro para controle da hipercalcemia em lactentes. Essa fórmula contém apenas diminutas quantidades de Ca (< 10 mg/100 kcal) e nenhuma vitamina D. O uso prolongado e exclusivo dessa fórmula láctea leva à depleção de cálcio; a deficiência iatrogênica de vitamina D também representa um problema nessa situação, e ambas podem ter consequências deletérias.

As complicações da hipercalcemia variam de acordo com as manifestações clínicas. A hipercalcemia persistente, especialmente, quando acompanhada de nível normal ou elevado de P sérico, pode resultar na calcificação ectópica. Isso envolve o depósito ectópico de uma fase sólida de cálcio e fosfato na parede dos vasos sanguíneos e no tecido conjuntivo das articulações, mucosa gástrica, parênquima renal e córnea. A terapia prolongada, como a limitação estrita de ingestão de Ca e vitamina D, pode estar associada a hipocalcemia e desmineralização óssea (185). A hipercalcemia grave pode ser fatal, embora alguns dos lactentes tenham outras afecções subjacentes potencialmente letais. As complicações a longo prazo dependem habitualmente da causa da hipercalcemia e podem incluir atraso do crescimento e nefrocalcinose.

As complicações da hipercalcemia provavelmente serão subestimadas. Por exemplo, o Ca sérico maior do que 3 mmol/ℓ foi observado em um grupo de RN pré-termo que recebem suplemento de Ca, sendo que muitos apresentaram maior excreção urinária de Ca, mas o Ca sérico foi medido em menos de 20% das amostras elegíveis. Nenhuma medida ultrassonográfica renal ou laboratorial foi realizada para monitorar o efeito tóxico da hipercalcemia (154).

A hipercalcemia neonatal pode surgir algumas semanas após o início do agravo e pode regredir de modo espontâneo, como na necrose da gordura subcutânea. Por conseguinte, convém monitorar o Ca sérico em intervalos regulares em determinadas situações, a fim de detectar o início da hipercalcemia ou estabelecer a necessidade contínua de tratamento de hipercalcemia. Deve-se efetuar rastreamento familiar para hipercalcemia, a menos que uma causa não familiar específica de hipercalcemia seja estabelecida no caso índice.

Hipomagnesemia

Existe hipomagnesemia quando o Mgt sérico é inferior a 0,6 mmol/ℓ (1,5 mg/dℓ). Não há dados sobre os níveis de Mgi na presença de hipomagnesemia. Entretanto, pode haver deficiência tecidual de Mg apesar das concentrações séricas de Mg normais.

Fisiopatologia

A acreção tecidual diminuída de Mg é a causa mais importante de hipomagnesemia secundária a deficiência materna ou transferência placentária reduzida acompanhada de restrição do crescimento intrauterino (115,186) (Quadro 33.8). Além disso, o hipoparatireoidismo neonatal está associado a redução da reabsorção tubular renal e mobilização do Mg ósseo para o líquido extracelular, resultando em hipomagnesemia. A infusão de Mg a RNs resulta em maiores elevações dos níveis séricos de Ca e PTH naqueles com concentrações séricas de Mg inicialmente baixas e em crianças com diabetes melito insulinodependente, em comparação com indivíduos controles normais, apoiando a ocorrência de déficit de Mg.

A deficiência de Mg e a hipomagnesemia podem resultar de má absorção e de trânsito intestinal rápido após ressecção intestinal, especialmente do jejuno e do íleo, os principais locais de absorção de Mg. O teor de Mg na bile, no líquido gástrico e nas secreções pancreáticas varia de 0,2 a 5,0 mmol/ℓ (0,5 a 12 mg/dℓ). O conteúdo de Mg na diarreia pode atingir 7,1 mmol/ℓ (17 mg/dℓ). Portanto, as perdas crônicas através de diarreia, fístula intestinal ou enterostomia podem estar associadas à perda significativa de Mg. Os RNs com atresia biliar congênita e hepatite neonatal podem apresentar baixas concentrações séricas de Mg; acredita-se que isso se deva, em parte, ao aumento das perdas renais de Mg relacionadas com a aldosterona.

A hipomagnesemia pode ocorrer como um defeito primário do transporte de Mg no intestino ou no rim, ou em associação a uma variedade de tubulopatias perdedoras de sal hipopotassêmicas hereditárias.

Pode ocorrer hipomagnesemia em consequência de mutação em um membro da longa proteína do canal de melastatina potencial receptor transitório TRPM6, que codifica uma proteína bifuncional, a qual combina as propriedades de canal catiônico permeável ao Ca e ao Mg com atividade de proteinoquinase, e é expressa nos epitélios intestinais e túbulos renais (118). O mapeamento

---

QUADRO 33.8

Hipomagnesemia neonatal.

Diminuição da acreção tecidual
- RNs de mães com diabetes melito insulinodependente ou hiperparatireoidismo
- Deficiência materna crônica de magnésio
- Hipoparatireoidismo neonatal
- RNs pequenos para a idade gestacional

Diminuição da absorção
- Ressecção extensa do intestino delgado
- Má absorção intestinal específica de magnésio

Aumento das perdas
- Fístulas intestinais ou diarreia
- Distúrbios hepatobiliares
- Diminuição da reabsorção tubular renal
  - Primária: mutação da proteína do canal potencial receptor transitório, tubulopatias renais +/– defeito na reabsorção de cálcio ou potássio
  - Secundária: expansão do compartimento de líquido extracelular, diurese osmótica, fármacos (p. ex., diurético de alça, aminoglicosídio, superdosagem de ibuprofeno)

Outras
- Aumento da carga de fosfato
- Exsanguinotransfusão com sangue citratado

genético e a análise de um ponto de quebra de translocação balanceada localizaram alguns casos de hipomagnesemia familiar de herança recessiva no cromossomo 9q (187).

As tubulopatias renais podem ser subclassificadas em um grupo hipercalciúrico, compatível com a síndrome de Bartter clássica, que costuma se manifestar na lactância com atraso do crescimento e episódios de desidratação. Já foram relatadas mutações em *PCLN-1*, que codifica a proteína das zônulas de oclusão renais, a paracelina-1 (claudina-16), resultando em comprometimento da reabsorção tubular de Mg e de Ca no ramo ascendente espesso da alça de Henle (188). Tipicamente, esses pacientes apresentam infecção urinária, poliúria, hematúria, hipomagnesemia, hipocalciúria, nefrocalcinose e insuficiência renal progressiva. Acredita-se que uma variante da síndrome com hipocalciúria se manifeste mais tarde com baixa estatura, redução significativa dos níveis séricos de Mg e mais episódios de tetania.

Podem ocorrer defeitos secundários na reabsorção tubular renal de Mg devido à expansão do líquido extracelular causada pela ingestão excessiva de glicose, sódio ou líquidos, ou devido ao uso de diuréticos, como furosemida, altas doses de aminoglicosídios, como gentamicina, e superdosagem de ibuprofeno.

A ingestão aumentada de fosfato pode levar a redução da absorção de Mg, e os lactentes que recebem preparações lácteas com alto teor de fosfato apresentam concentrações séricas de Mg diminuídas. A elevação da concentração sérica de fosfato diminui o Mg sérico. Não se sabe se essas alterações estão relacionadas com diminuição da absorção de Mg ou com desvio do Mg do compartimento extracelular para o intracelular.

Nos RNs com uremia, concentrações de Mg sérico podem ser reduzidas, possivelmente em relação a concentrações sanguíneas de fosfato (189) mais elevadas, embora estes pacientes também não respondam bem a carga de Mg devido à baixa capacidade excretora de Mg. A exsanguinotransfusão que utiliza citrato como anticoagulante resulta na formação de complexo de citrato com Mg, levando à hipomagnesemia (120,190).

Diagnóstico

A suspeita de hipomagnesemia precisa ser confirmada pela determinação dos níveis séricos de Mgt e Mgi, se disponíveis. A confirmação da hipomagnesemia como causa de manifestações clínicas consiste na sua reversibilidade quando os níveis séricos de Mgt ou Mgi são normalizados.

Os RNs são frequentemente assintomáticos, e quanto menos maduro for o RN, mais sutis e variadas são as manifestações clínicas. Manifestações clínicas, incluindo convulsões, apneia, cianose, hipoxia, bradicardia e hipotensão, podem ser indistinguíveis daquelas de outras doenças neonatais comuns, incluindo hipocalcemia.

Um déficit típico de aproximadamente 0,5 a 1,0 mmol (12 a 24 mg/kg) de peso corporal pode resultar em hipomagnesemia sintomática. Todavia, a avaliação crítica da deficiência de Mg é difícil, visto que mais de 99% do Mg corporal total são encontrados nos líquidos intracelulares ou, na forma de complexos, no esqueleto. Sugeriu-se que retenção alta de Mg após uma carga desse mineral pode proporcionar um teste, refletindo a deficiência de Mg (191). Como os RN geralmente retêm grandes quantidades do Mg infundido, e observam-se grandes variações na resposta, a utilidade clínica desse teste parece ser limitada na lactância.

Os RNs com hipomagnesemia associada à má absorção ou com perdas aumentadas pelo intestino ou pelo rim apresentam comprometimento do estado de zinco e potássio, com frequência, e correm risco de hipocalcemia concomitante, hipopotassemia e possível distúrbio do equilíbrio acidobásico. Logo, pode-se indicar a determinação simultânea dos níveis séricos de Ca (total e ionizado, se disponíveis), P, potássio, sódio, cloreto e bicarbonato, ureia e creatinina e estado do zinco. A medição do Mg na urina e no líquido intestinal também pode ser útil ao diagnóstico e tratamento.

Outros exames dependem da etiologia subjacente, e também pode ser necessário considerar o estado de outros nutrientes.

Tipicamente, a hipomagnesemia está associada à redução das concentrações circulantes de PTH e da produção de metabólitos ativos da vitamina D, em particular 1,25(OH)$_2$D, e resistência ao PTH e à 1,25(OH)$_2$D. Quando a hipomagnesemia coexiste com hipocalcemia, uma infusão-teste de 6 mg de Mg elementar/kg durante 1 hora, com determinações do Ca total ionizado e do PTH, antes e depois da infusão, pode ser útil no diagnóstico do defeito primário. A ocorrência de aumento dos níveis séricos de PTH após a infusão de Mg indica hipoparatireoidismo e hipocalcemia secundários à deficiência de Mg, enquanto a ausência de alteração ou redução dos níveis séricos de PTH confirmam o diagnóstico de hipocalcemia não relacionada com deficiência de Mg.

Tratamento

As manifestações clínicas da hipomagnesemia sintomática, como convulsões, devem ser tratadas imediatamente com Mg parenteral. A hipomagnesemia assintomática provavelmente também deve ser corrigida, uma vez que o Mg pode alterar funções celulares importantes e resultar, secundariamente, em hipocalcemia, com suas complicações inerentes. A hipocalcemia que ocorre nessas circunstâncias só é corrigida após a correção do distúrbio do Mg. O suplemento de Ca e potássio também pode ser necessário se houver hipocalcemia e hipopotassemia associadas.

Deve-se obter uma amostra de sangue em todo RN com convulsões para testes diagnósticos antes de instituir o tratamento. Convulsões da hipomagnesemia aguda são tratadas com sulfato de Mg a 50%, 0,05 a 0,1 mℓ/kg (0,1 a 0,2 mmol/kg ou 2,5 a 5,0 mg de Mg elementar/kg), administrado por infusão intravenosa lenta durante 15 a 20 min, ou IM. A frequência de administração do Mg depende da resposta clínica e da taxa de aumento dos níveis séricos de Mg, e podem-se administrar doses em intervalos de 2 a 12 horas. Nos RNs tratados com Mg parenteral, deve-se efetuar monitoramento cardiorrespiratório contínuo. As concentrações séricas de Mg devem ser determinadas diariamente ou com mais frequência, a fim de avaliar a eficácia e segurança do tratamento até a estabilização dos valores.

A depleção de Mg requer correções incessantes, e, se os líquidos VO forem tolerados, pode-se iniciar a administração concomitante de suplementos orais de Mg. Sulfato de Mg a 50% pode ser administrado em uma dose de 0,2 mℓ/kg/dia e titulado de acordo com a resposta clínica e Mg sérico. Os sais de Mg VO não são bem absorvidos, e o uso de doses altas pode causar diarreia. O suplemento de Mg para manutenção deve ser diluído cinco a seis vezes de modo a permitir administração mais frequente, maximizar a absorção intestinal e minimizar os efeitos colaterais. Algumas preparações orais de Mg (p. ex., L-lactato de Mg di-hidratado), particularmente as formas de liberação prolongada, têm maior biodisponibilidade do que outras fontes de Mg (p. ex., óxido, hidróxido e citrato e carbonato de Mg). Entretanto, a experiência prática com o uso de sais de Mg diferentes do sulfato de Mg é limitada em RNs.

A deficiência de potássio e de zinco muitas vezes coexiste com estados de deficiência de Mg, e terapia de reposição apropriada é essencial.

O tratamento dos distúrbios subjacentes (p. ex., fechamento de fístula gastrintestinal) deve ser ativamente procurado. A terapia crônica com Mg é necessária se a causa subjacente persistir, como no caso de defeito genético no transporte de Mg.

As complicações da hipomagnesemia variam com as manifestações clínicas e estão relacionadas a terapia e fisiopatologia subjacentes. Nos adultos, a privação alimentar prolongada de Mg leva a alterações da personalidade, tremores, fasciculações musculares, espasmo carpopodálico espontâneo e espasticidade generalizada, bem como hipomagnesemia, hipocalcemia e hipopotassemia. A depleção de Mg em ratas grávidas resulta em morte, malformações, hipomagnesemia, diminuição do conteúdo de Mg do esqueleto, anemia hemolítica, hipoproteinemia e edema nos fetos. Nos RNs, complicações agudas incluem convulsões, apneia, cianose, hipoxia, bradicardia e hipotensão. As possíveis complicações da infusão intravenosa incluem hipotensão sistêmica e prolongamento ou até mesmo bloqueio da condução sinoatrial ou atrioventricular. A hipomagnesemia transitória isolada, mesmo nos casos sintomáticos, não está associada a sequelas a longo prazo. Relatou-se um grave déficit de neurodesenvolvimento, presumivelmente devido à terapia insuficiente e à ocorrência de convulsões recorrentes.

Hipermagnesemia

Hipermagnesemia consiste em Mg sérico superior a 1,04 mmol/ℓ (> 2,5 mg/dℓ). Dispõe-se de dados insuficientes para definir a hipermagnesemia com base na determinação exclusiva dos níveis séricos de Mgi.

Fisiopatologia

A hipermagnesemia pode resultar de uma combinação de sobrecarga de Mg com capacidade relativamente baixa de excreção renal de Mg (Quadro 33.9). A hipermagnesemia neonatal ocorre mais comumente após a administração de sulfato de Mg à mãe devido à pré-eclâmpsia. Em mães tratadas com sulfato de Mg, foram relatadas concentrações séricas de Mg de 1,1 a 5,8 mmol/ℓ (2,6 a 14,0 mg/dℓ), com concentrações de Mg sérico no cordão umbilical de 0,8 a 4,8 mmol/ℓ (2,0 a 11,5 mg/dℓ) (153,154); também pode ocorrer hipocalcemia materna concomitante, secundariamente à redução das concentrações séricas de PTH. As variações no aporte parenteral de Mg (194,195), resultantes de alto teor de Mg ou de infusão rápida de soluções de nutrição parenteral, podem resultar em hipermagnesemia, sobretudo em RNs em estado crítico. O uso de antiácidos ou de enemas contendo Mg pode causar hipermagnesemia. A prematuridade e a asfixia perinatal podem agravar a hipermagnesemia, presumivelmente devido à redução na excreção renal de Mg.

Diagnóstico

A maioria dos RNs com hipermagnesemia é assintomática, mesmo com concentrações séricas de Mg superiores a 1,25 mmol/ℓ (3 mg/dℓ) (192-195). No entanto, espera-se que os RNs prematuros pequenos apresentem tônus muscular reduzido e reserva respiratória limitada e é difícil avaliar o papel do aumento de Mg sérico nessas manifestações clínicas da hipermagnesemia. Os sinais clínicos podem não se correlacionar com as concentrações séricas de Mg, embora pareça haver uma correlação com a duração da terapia materna com sulfato de Mg, a qual possivelmente representa o conteúdo tecidual de Mg.

Em adultos com hipermagnesemia, ocorrem hipotensão e retenção urinária com concentrações séricas de Mg de 1,67 a 2,5 mmol/ℓ (4,0 a 6,0 mg/dℓ), depressão do SNC, hiporreflexia e anormalidades eletrocardiográficas (i. e., aumento do tempo de condução atrioventricular e ventricular) com níveis de 2,5 a 5,0 mmol/ℓ (6,0 a 12,0 mg/dℓ) e depressão respiratória, coma e parada cardíaca com níveis acima de 5,0 mmol/ℓ (12,0 mg/dℓ).

QUADRO 33.9

Hipermagnesemia neonatal.

Sobrecarga
- Administração de sulfato de magnésio à mãe
- Terapia neonatal com magnésio
  - Nutrição parenteral
  - Antiácido
  - Enema

Diminuição da excreção
- Prematuridade e asfixia

A hipermagnesemia neonatal grave frequentemente manifesta-se como depressão neuromuscular com flacidez, letargia e depressão respiratória. Relataram-se hipotonia aguda, apneia, hipotensão e bradicardia refratária simulando a síndrome do choque séptico em prematuros que receberam dose excessiva acidental de Mg na nutrição parenteral (196). Em RNs, acredita-se que o atraso na eliminação do mecônio (i. e., síndrome do tampão de mecônio) esteja relacionado à hipermagnesemia neonatal. Entretanto, em ratas e cadelas grávidas, bem como nos filhotes RNs, a hipermagnesemia não exerce efeito sobre a motilidade intestinal ou a consistência do mecônio.

As concentrações séricas de Ca podem estar normais, elevadas ou diminuídas e devem ser determinadas em todos os RNs suspeitos de hipomagnesemia. Teoricamente, a hipermagnesemia desloca o Ca ligado na circulação e eleva as concentrações séricas de Cai. A hipermagnesemia pode suprimir a produção de PTH e de 1,25(OH)$_2$D e acarretar concentrações séricas de Ca mais baixas (197,198). Raquitismo já foi descrito quando a terapia materna com Mg é prolongada (p. ex., na tocólise para prevenir parto prematuro) (199). Acredita-se que o excesso de Mg interfira na mineralização normal dos ossos fetais.

Tratamento

Em RNs assintomáticos com função renal normal, o Mg sérico geralmente normaliza-se em alguns dias após hidratação e suporte nutricional adequados e eliminação da ingestão adicional de Mg. Esses RNs devem ser tratados em uma instituição que possa oferecer suporte cardiorrespiratório caso surjam outras complicações.

Para RNs sintomáticos, o Ca intravenoso, administrado na mesma dose utilizada para o tratamento da hipocalcemia, pode ser útil como terapia aguda, visto que o Ca é um antagonista direto do Mg. Os diuréticos de alça (p. ex., furosemida), associados a aporte hídrico adequado, podem acelerar a excreção de Mg. A exsanguinotransfusão com sangue citratado é um tratamento eficaz para RNs com hipermagnesemia e depressão grave. Pode-se considerar a diálise peritoneal ou a hemodiálise nos pacientes refratários.

As complicações agudas estão associadas a manifestações clínicas, incluindo depressão respiratória e hipoxia, bradicardia e hipotensão, bem como complicações em potencial associadas à terapia, como exsanguinotransfusão. A hipermagnesemia transitória isolada, mesmo nos casos sintomáticos, não está associada a sequelas a longo prazo.

MANIFESTAÇÕES ESQUELÉTICAS DE DISTÚRBIOS DA HOMEOSTASE MINERAL

Fisiopatologia

Em RNs e crianças pequenas, as manifestações esqueléticas de distúrbios do metabolismo mineral geralmente apresentam-se como osteopenia com ou sem raquitismo ou com excesso ósseo como osteosclerose ou hiperostose. Interferência no desenvolvimento ósseo normal e mineralização pode ocorrer nos casos de defeito primário no nível dos reguladores hormonais e não hormonais do metabolismo de Ca e de Mg, que interagem com as células envolvidas na formação óssea e na mineralização ou secundária a processos de doença e terapia não nutricional e nutricional associada realizada pelo paciente.

Condições hereditárias são raras em termos de indivíduos, embora como grupo constituam uma pequena, mas significativa proporção dos distúrbios esqueléticos (200). Transtorno esquelético hereditário manifestado no feto é raro, embora a suspeita e a posterior confirmação estejam aumentando graças à realização rotineira de ultrassonografia pré-natal. Os avanços nas ciências básicas aumentaram o entendimento da patogênese da manifestação esquelética dos distúrbios do metabolismo mineral – por exemplo, o papel do FGF23 e seu correceptor no raquitismo hipofosfatêmico (77,86) – e contribuíram para o desenvolvimento de novas terapias, como reposição da enzima para hipofosfatasia (177). No entanto, transtornos esqueléticos hereditários geralmente não têm tratamento específico e o encaminhamento para centros específicos para o diagnóstico e o manejo é apropriado.

Por outro lado, a maioria dos casos de transtornos esqueléticos na prática clínica é secundária a doenças não esqueléticas e aos seus tratamentos. O raquitismo fetal ou congênito resulta de déficit crônico de nutrientes ou distúrbios do metabolismo mineral secundários a osteomalacia nutricional materna grave em decorrência de deficiência extrema de Ca e vitamina D (137,201-203), hipoparatireoidismo (112) ou hiperparatireoidismo (111) maternos ou tratamento materno prolongado com sulfato de Mg (199) ou enemas contendo fosfato (204). O raquitismo secundário a alguns defeitos, como distúrbios tubulares renais e defeitos metabólicos no metabolismo da vitamina D e do PTH, pode ser tratado se for possível o manejo bem-sucedido do distúrbio subjacente.

O mais comum transtorno esquelético em RN e crianças pequenas é, sem dúvida alguma, o raquitismo secundário ao distúrbio do metabolismo mineral envolvendo Ca, P e vitamina D. Na UTI neonatal, a via comum para o desenvolvimento de déficit esquelético nutricional envolve ingestão inadequada, maior perda de nutrientes e, possivelmente, contaminantes tóxicos nos nutrientes fornecidos. O grau de envolvimento de cada um desses fatores patogênicos varia dependendo da extensão da doença pós-natal e da terapia associada e é influenciado pelo tamanho e maturidade do RN. Existe, muitas vezes, um forte componente iatrogênico oriundo de consideração insuficiente ou inexistente das consequências nutricionais do processo mórbido subjacente e dos prós e contras de cada manobra terapêutica. A acreção óssea também requer proteínas e muitos outros nutrientes para a formação e para a mineralização da matriz. Assim, é provável que muitos nutrientes além de Ca, P e vitamina D e possivelmente toxinas também sejam importantes para o desenvolvimento de anormalidades esqueléticas.

Pacientes com doenças críticas e crônicas apresentam maiores demandas nutricionais e metabólicas, mas também têm inúmeras interrupções no fornecimento e intolerância a suporte nutricional, especialmente com nutrição parenteral. Complicações adicionais, tais como ressecção significativa do intestino secundária a transtornos congênitos ou adquiridos, como enterocolite necrosante, reduzem o tempo de trânsito intestinal. A existência de enterostomia ou de fístula intestinal pode resultar em perda substancial de líquido e de muitos nutrientes. É fato conhecido que a terapia com corticosteroides e a terapia crônica com diuréticos potentes em pacientes com doença pulmonar crônica contribuem para desenvolvimento insatisfatório do esqueleto. A nutrição parenteral prolongada associada a episódios de sepse frequentemente resulta em disfunção hepática que também complica a prestação e a utilização ótimas de suporte nutricional, contribuindo para anormalidades esqueléticas. Há relatos de déficit nutricional isolado de cobre e de ácido ascórbico em prematuros com manifestações clínicas e radiográficas semelhantes ao raquitismo. A contaminação de nutrientes com toxinas, como o alumínio, representa um fator de risco adicional, embora medidas estejam sendo tomadas para diminuir o alumínio dos nutrientes administrados por via parenteral (205).

Nos países desenvolvidos, osteopenia e raquitismo durante o primeiro ano de vida ocorrem mais frequentemente nos RN de muito baixo peso. As alterações ósseas são, de modo geral, observadas pela primeira vez em radiografias padrão realizadas para outros fins, por exemplo, em uma radiografia de tórax realizada para investigar patologia pulmonar (206-208). A massa óssea extremamente baixa predispõe a fraturas (209), até mesmo durante procedimentos de cuidados de rotina (206), que são muitas vezes erroneamente consideradas como fraturas "espontâneas".

Os relatórios mais antigos, que envolviam o uso de nutrição parenteral prolongada com Ca e/ou P reduzidos e consumo de fórmula de soja ou leite humano não enriquecido, indicaram que mais de 30% desses lactentes podem desenvolver raquitismo e/ou fraturas (207). Os dados mais recentes em alguns centros não mostraram melhoras importantes na frequência de raquitismo e fraturas (208). Os atrasos na obtenção de alimentação enteral plena e na utilização de fortificante com múltiplos nutrientes para RN alimentados com leite humano, o uso significativo de cafeína e de diuréticos potentes e períodos mais longos de níveis elevados de bilirrubinemia conjugada refletem fatores etiológicos importantes para o desenvolvimento de raquitismo e fraturas.

Para RNs a termo, os fatores de risco clínico para o desenvolvimento de raquitismo e osteopenia incluem alimentação exclusiva prolongada com leite materno, exposição limitada à luz solar, dieta macrobiótica e nutrição parenteral prolongada total geralmente secundária a transtornos intestinais cirúrgicos. Quase todas as crianças com deficiência de vitamina D apresentaram fatores de risco etnoculturais, embora esta possa ocorrer em todas as populações étnico-raciais (137,210), e até 80% das mães também apresentavam deficiência de vitamina D (210). Entretanto, a deficiência de Ca também é importante em lactentes maiores e crianças pequenas (29.211).

Diagnóstico

Uma história de deficiências nutricionais significativas na mãe, devido a restrição alimentar autoimposta ou a hábitos culturais, por exemplo, cobertura substancial do corpo, com falta de exposição à luz solar, ou história familiar de distúrbios metabólicos e do metabolismo mineral ósseo ou acompanhamento de características esqueléticas anormais na ultrassonografia pré-natal geralmente leva a investigação adicional de problemas esqueléticos potenciais no RN.

Certas características radiográficas, como desmineralização óssea generalizada e alargamento, escavação e desgaste das metáfises distais, confirmam osteopenia e raquitismo. Alguns pesquisadores desenvolveram um sistema de pontuação para avaliação da osteopenia e do raquitismo em RN com base na extensão das alterações radiográficas (212-214). O uso da absorciometria por emissão dupla de raios X (DXA) permite uma quantificação mais acurada da mineralização óssea (215,216), embora seu valor no diagnóstico dos distúrbios ósseos ainda não esteja estabelecido.

As manifestações clínicas clássicas do raquitismo, como deformidades graves do esqueleto, incluindo cifoescoliose e joelho varo, podem não existir se o diagnóstico for estabelecido nos primeiros meses de vida, antes da ocorrência de crescimento significativo e sustentação do peso. Craniotabes é comum em RN e não é um achado específico de raquitismo. Em vez disso, as manifestações clínicas frequentemente refletem as complicações das fraturas, tais como ausência de movimento espontâneo em um membro ou incapacidade de desmame da ventilação mecânica. Isso se aplica particularmente ao prematuro, cujos problemas esqueléticos são tipicamente diagnosticados entre 2 e 6 meses após o nascimento (206,207). Com a prática atual de alta precoce dos prematuros, é possível que alguns casos de raquitismo nutricional sejam diagnosticados após a alta hospitalar; se houver fraturas associadas, podem ser diagnosticados incorretamente como maus-tratos infantis, como no caso de fraturas em decorrência de outras doenças clínicas. A hipotonia clínica associada à deficiência de vitamina D provavelmente decorre de diminuição do reservatório de fosfato intracelular no músculo esquelético.

Alterações bioquímicas (34,217-219) são frequentemente observadas quando há raquitismo e fraturas radiográficas. No entanto, nenhum critério bioquímico é preditivo de anormalidades radiográficas. O Ca sérico com frequência está normal, exceto em estágios tardios de raquitismo quando a homeostase do Ca falhou. P sérico persistentemente baixo ocorre tanto no raquitismo hipofosfatêmico hereditário como no raquitismo nutricional (deficiência de fosfato e/ou vitamina D), embora a 1,25(OH)$_2$D seja inadequadamente baixa no raquitismo hipofosfatêmico hereditário e seja elevada no raquitismo nutricional. A 25-OHD sérica pode ser baixa devido ao metabolismo aumentado de 25-OHD no estado deficiente de P ou Ca, refletindo deficiência secundária de vitamina D, em vez de deficiência primária de vitamina D. O PTH sérico é variável, provavelmente refletindo a complexidade e a influência variável da deficiência de vários nutrientes que ocorrem com frequência em tais situações. Por exemplo, deficiência concomitante de Mg oriunda de aporte inadequado juntamente com maior perda intestinal ou renal pode inibir a resposta normal do PTH ao déficit de Ca, e a interpretação torna-se ainda mais complicada devido às técnicas utilizadas na medição de PTH.

A atividade da fosfatase alcalina sérica avaliada em laboratório clínico é uma combinação de várias isoenzimas, incluindo óssea. No entanto, a fosfatase alcalina específica do osso constitui mais do que 90% da fosfatase alcalina total em RN de muito baixo peso (34). Diferentes técnicas de medição da fosfatase alcalina e diferentes faixas etárias e taxas de crescimento do paciente contribuem para diferentes faixas normais. Os valores médios da fosfatase alcalina sérica são significativamente maiores nos RNs com raquitismo/fraturas em comparação com RNs sem raquitismo/fraturas durante as fases iniciais, mas ocorre sobreposição acentuada nas medições da fosfatase alcalina (214,218), e os valores médios da fosfatase alcalina sérica não foram significativamente diferentes entre os grupos pelo restante do primeiro ano de vida (218). Assim, o uso da medição de fosfatase alcalina isoladamente no diagnóstico e manejo do raquitismo/fratura é questionável. A utilização de variados pontos de corte numéricos arbitrários para concentração de fosfatase alcalina sérica nos RNs de muito baixo peso não mostrou ser de valor adicional, e a interpretação dos valores de fosfatase alcalina precisa levar em conta outras medidas laboratoriais e o estado clínico (220). As concentrações séricas de todos os marcadores de renovação óssea aumentam durante o estado agudo de deficiência mineral e de vitamina D devido à tentativa do corpo de manter a homeostase do Ca. No entanto, elas também aumentam durante a recuperação de suporte nutricional inadequado e com a acreção óssea devido ao crescimento ósseo e modelagem/remodelagem.

Outras medidas laboratoriais úteis para determinar a patogênese e para o manejo do raquitismo/fraturas incluem as provas de função renal e hepática e, possivelmente, determinar as concentrações de oligoelementos específicos se houver suspeita de deficiência (218,219). Investigações adicionais, como FGF23 e seu correceptor e estudos moleculares relevantes para a regulação do metabolismo ósseo e mineral, podem ser indicadas se houver suspeita de condições esqueléticas hereditárias.

Uma amostra de urina coletada simultaneamente, de preferência uma coleta acuradamente programada, para determinar a excreção de Ca, Mg e P em quantidades absolutas ou ajustadas para a excreção de creatinina, pode ser útil para o diagnóstico e o manejo de transtornos ósseos. As alterações na urina podem refletir o aumento de PTH imunorreativo sérico com aumento da excreção de P e conservação de Ca e Mg. Entretanto, na deficiência crônica de P, os achados urinários podem refletir alterações da resistência do PTH relacionadas à deficiência de P, quando a excreção urinária de P seria mínima, enquanto ocorre calciúria, mesmo se também houver deficiência relativa de Ca. A reabsorção urinária de P é quase completa mesmo em pequenos RN pré-termo (34). As faixas normais para medições de urina também dependem do estado nutricional e da terapia nutricional específica, incluindo a via de administração e componentes específicos, idade do paciente e outras terapias, como o uso de esteroides, diuréticos e cafeína, que podem influenciar significativamente o metabolismo mineral.

O raquitismo e as fraturas radiográficos são incomuns em RN a termo com deficiência de vitamina D isoladamente e 25-OHD de ≤ 50 nmol/ℓ (20 ng/mℓ), mas bem sob os demais aspectos.

As alterações bioquímicas e a interpretação clínica são semelhantes àquelas para o RN pré-termo. A possibilidade de deficiência primária de vitamina D é verificada pela anamnese e pela reversibilidade de anormalidades radiográficas após suplementação com vitamina D.

Tratamento e prevenção

O tratamento de anormalidades esqueléticas hereditárias depende da causa subjacente, e o encaminhamento para centro especializado para diagnóstico e manejo pode ser apropriado. São necessárias terapias específicas para os distúrbios tubulares renais hereditários e os distúrbios do metabolismo da vitamina D e do PTH, incluindo habitualmente um ou mais dos seguintes: Ca, fosfato e 1,25(OH)$_2$D. O raquitismo e as fraturas em decorrência de deficiências nutricionais respondem de modo satisfatório à ingestão adequada de nutrientes, embora a via disponível de suporte nutricional e o tipo e a magnitude das perdas anormais pelos sistemas digestório e renal compliquem o manejo.

Nos RNs pré-termo, o uso precoce de nutrição parenteral e de fórmula para RN pré-termo com alto teor de Ca e de P e a prescrição precoce de polivitamínicos para RN alimentados com leite humano são as práticas de cuidado padrão (221), além de serem adequadas para o tratamento e a prevenção de deficiências nutricionais. É necessária a introdução de dieta mista durante a última metade da lactância para manter um estado nutricional adequado para todos os RN.

A suplementação de Ca além daquela contida nas preparações parenterais e enterais com alto teor de Ca e P atual não aumenta a massa óssea total do corpo em RNs pré-termo pequenos e resultou em hipercalcemia na maioria dos RNs de muito baixo peso e em consequências adversas potencialmente graves (157). O aporte excessivo de Ca e P também está associado a relatos de bezoar intestinal e, até mesmo, obstrução e hiperfosfatemia e outras complicações.

Quando os níveis séricos de 25-OHD são normais, não é necessária vitamina D adicional. Baixas concentrações de 25-OHD refletem, com frequência, deficiência secundária de vitamina D a partir de deficiência mineral, mas ainda são, muitas vezes, diagnosticadas de forma incorreta como a causa primária de osteopenia, fratura e raquitismo em RNs prematuros e tratados com mais suplemento de vitamina D. Do ponto de vista fisiológico, a administração de mais vitamina D sem minerais adicionais é inadequada, uma vez que o papel principal da vitamina D é aumentar a absorção intestinal e a conservação renal de Ca e P. Quando a nutrição parenteral é a principal fonte de suporte nutricional, o estado de vitamina D normal é obtido em RNs com aporte diário de 25 a 40 UI de vitamina D/dℓ de solução de nutrição parenteral até um aporte diário máximo total de 400 UI (194,195,222) e em crianças com aporte diário de 200 a 360 UI de vitamina D (223).

Para RNs prematuros com baixos níveis séricos de 25-OHD, é possível que haja também deficiência materna prévia de vitamina D (224); um suplemento diário de 400 a 800 UI de vitamina D à fórmula do RN pré-termo ou leite humano enriquecido deve ser adequado. Para RNs a termo com deficiência nutricional de vitamina D estabelecida, uma suplementação diária de 400 UI de vitamina D é suficiente quando o suporte nutricional global é adequado (225). O teor de vitamina D nas fórmulas para RN a termo é insuficiente para prevenir deficiência de vitamina D se houver deficiência materna prévia de vitamina D durante a gestação (137), e é provável que seja necessário suplemento diário adicional de 400 UI de vitamina D até a resolução da deficiência. A administração de doses farmacológicas de vitamina D aos RNs está associada a hipercalcemia, nefrocalcinose e hipertensão.

O risco de raquitismo e fraturas diminui depois que o RN passa a receber alimentação enteral plena e todos os medicamentos foram descontinuados. O uso de fórmulas para RN após a alta hospitalar com teor de nutrientes entre a fórmula hospitalar enriquecida e a fórmula do RN para RN a termo não demonstrou aumentar de forma consistente a massa óssea em RNs saudáveis de muito baixo peso (226). Além disso, RNs de muito baixo podem adquirir uma massa óssea corporal total comparável à de RN saudáveis a termo recebendo fórmula para RN padrão sem suplemento de vitamina D adicional. No entanto, a fórmula pós-alta pode ser útil para aqueles RNs com história de raquitismo/fraturas, principalmente RNs com volume relativamente baixo de consumo de leite. Não há dados consistentes sobre prematuros após a alta hospitalar, embora possa ser considerado no mesmo contexto que o uso de fórmula após a alta hospitalar.

A maioria das fraturas apresenta algumas formações significativas de calo ao diagnóstico e necessita apenas de imobilização com tala; é necessária analgesia de curta duração se a fratura for recente e não houver formação de calo.

Recomenda-se a suplementação profilática de vitamina D de 400 UI diariamente para todos os RNs que recebem leite materno (41). Graças a um suplemento diário de vitamina D de 800 a 1.600 UI, obteve-se uma concentração sérica de 25-OHD mínima superior a 75 nmol/ℓ na maior proporção de RN e vários meses antes em comparação com 400 UI de vitamina D, mas não houve benefícios adicionais no crescimento linear ou na massa óssea (16.227). Revisões sistemáticas em crianças (68) e adultos (41,69,70) também mostraram a inexistência de benefícios clínicos quantificáveis da suplementação com vitamina D. Não há dados sobre o papel de medidas adicionais, tais como estímulo físico no manejo ou prevenção de raquitismo. É preciso ter cuidado com qualquer fisioterapia para evitar fraturas no pequeno RN enfermo.

Monitoramento e acompanhamento

Para os RNs afetados, a meta é conseguir crescimento normal, sem defeito esquelético residual. A avaliação clínica e as medições do crescimento, efetuadas regularmente, são essenciais. Ingestão alimentar adequada e ganho estável e contínuo de peso e comprimento são os melhores marcadores no tratamento de raquitismo e fraturas.

No acompanhamento durante o primeiro ano de vida, não houve deformidades físicas residuais significativas em uma ingestão de 400 UI de vitamina D diariamente independentemente de RN a termo (225) ou pré-termo de muito baixo peso (217,226). A maturação do esqueleto, avaliada pelos centros de ossificação dos punhos nos prematuros, assemelha-se à de lactentes a termo com 1 ano de idade (206). Apesar da menor massa óssea em RN de muito baixo peso com raquitismo/fraturas em comparação com aqueles sem raquitismo/fraturas e em comparação com RN a termo da mesma idade, a massa óssea corrigida para o comprimento ou peso não mostrou diferença entre os grupos (228), sugerindo que o ganho de massa óssea permanece adequado para o tamanho esquelético. Entretanto, o crescimento linear a longo prazo nos lactentes com peso ao nascer extremamente baixo pode permanecer atrasado (229), sugerindo que o estado dos minerais ósseos ainda pode estar abaixo dos níveis ideais nos RNs prematuros menores, apesar da ocorrência relativamente incomum de raquitismo e fraturas radiográficas no acompanhamento.

O monitoramento bioquímico de raquitismo nutricional é necessário durante o tratamento. Alterações seriadas do P sérico, especialmente elevação constante em direção à faixa normal a partir de um valor baixo é, provavelmente, o melhor indicador bioquímico de terapia efetiva. Não há indicação para o uso de Ca e/ou P isoladamente no tratamento ou prevenção de fratura e raquitismo em RNs de muito baixo peso. Assim, a necessidade de evitar hipercalciúria não é aplicável. Quaisquer outros parâmetros bioquímicos anormais devem ser monitorados até que sejam normalizados. Todo monitoramento bioquímico deve ser continuado até que as radiografias convencionais revelem consolidação e remodelagem completa dos defeitos esqueléticos. Devem-se obter radiografias dos punhos e dos locais de fratura em intervalos de 2 a 4 meses. A padronização da DXA em lactentes com determinações seriadas em intervalos de 2 a 3 meses deve proporcionar uma maneira adicional de compreender melhor o estado dos minerais ósseos no esqueleto em desenvolvimento. O rastreamento de outros familiares afetados e a realização de estudos moleculares podem ser apropriados nos distúrbios hereditários. Outro monitoramento específico depende da causa subjacente do defeito esquelético.

REFERÊNCIAS BIBLIOGRÁFICAS

1. Ziegler EE, O'Donnell AM, Nelson SE, et al. Body composition of the reference fetus. *Growth* 1976;40:329.
2. Koo WWK, Steichen JJ. Osteopenia and rickets of prematurity. In: Polin R, Fox W, eds. *Fetal and neonatal physiology*, 2nd ed. Philadelphia, PA: WB Saunders, 1998:2335.
3. Steichen JJ, Tsang RC, Gratton TL, et al. Vitamin D homeostasis in the perinatal period: 1,25-dihydroxyvitamin D in maternal, cord and neonatal blood. *N Engl J Med* 1980;302:315.
4. Saggese G, Baroncelli GI, Bertelloni S, et al. Intact parathyroid hormone levels during pregnancy, in healthy term neonates and in hypocalcemic preterm infants. *Acta Paediatr Scand* 1991;80:36.
5. Thiebaud D, Janisch S, Koelbl H, et al. Direct evidence of a parathyroid related protein gradient between the mother and the newborn in humans. *Bone Miner* 1993;23:213.
6. Seki K, Wada S, Nagata N, et al. Parathyroid hormone-related protein during pregnancy and the perinatal period. *Gynecol Obstet Invest* 1994;37:83.
7. Tsang RC, Oh W. Neonatal hypocalcemia in low birth weight infants. *Pediatrics* 1970;45:773.
8. Snodgrass GJ, Stemmler L, Went J, et al. Interrelations of plasma calcium, inorganic phosphate, magnesium and protein over the first week of life. *Arch Dis Child* 1973;48:279.
9. David L, Salle BL, Putet G, et al. Serum immunoreactive calcitonin in low birth weight infants. Description of early changes; effect of intravenous calcium infusion; relationships with early changes in serum calcium, phosphorus, magnesium, parathyroid hormone and gastrin levels. *Pediatr Res* 1981;15:803.
10. Venkataraman PS, Tsang RC, Steichen JJ, et al. Early neonatal hypocalcemia in extremely preterm infants: high incidence, early onset, and refractoriness to supraphysiologic dose of calcitriol. *Am J Dis Child* 1986;140:1004.
11. Venkataraman PS, Tsang RC, Chen IW, et al. Pathogenesis of early neonatal hypocalcemia: studies of serum calcitonin, gastrin, and plasma glucagon. *J Pediatr* 1987;110:599.
12. Koo WWK, Tsang RC, Poser JW, et al. Elevated serum calcium and osteocalcin levels from calcitriol in preterm infants. A prospective randomized study. *Am J Dis Child* 1986;140:1152.
13. Nelson N, Finnstrom O, Larsson L. Plasma ionized calcium, phosphate and magnesium in preterm and small for gestational age infants. *Acta Paediatr Scand* 1989;78:351.
14. Soldin SJ, Hicks JM. Calcium and ionized calcium. In: Soldin SJ, Hicks JM, eds. *Pediatric reference ranges*. Washington, DC: American Association for Clinical Chemistry Press, 1995:38.
15. Greer FR, Tsang RC, Levin RS, et al. Increasing serum calcium and magnesium concentrations in breast fed infants: longitudinal studies of minerals of human milk and in sera of nursing mothers and their infants. *J Pediatr* 1982;100:59.
16. Ziegler E, Nelson SE, Jeter JM. Vitamin D supplementation of breastfed infants: a randomized dose–response trial. *Pediatr Res* 2014;76:177.
17. Specker BL, Lichtenstein P, Mimouni F, et al. Calcium-regulating hormones and minerals from birth to 18 months of age: a cross-sectional study: II. Effects of sex, race, age, season, and diet on serum minerals, parathyroid hormone, and calcitonin. *Pediatrics* 1986;77:891.
18. van Berkel M, Scharnhorst V. Electrolyte-balanced heparin in blood gas syringes can introduce a significant bias in the measurement of positively charged electrolytes. *Clin Chem Lab Med* 2011;49:249.
19. De Koninck AS, De Decker K, Van Bocxlaer J, et al. Analytical performance evaluation of four cartridge-type blood gas analyzers. *Clin Chem Lab Med* 2012;50:1083.
20. Loughead JL, Mimouni F, Tsang RC. Serum ionized calcium concentrations in normal neonates. *Am J Dis Child* 1988;142:516.
21. Lowenstein FW, Stanton MF. Serum magnesium levels by age, sex and two racial groups in the United States, First National Health and Nutrition Examination Survey (NHANES I), 1971–1974. *J Am Coll Nutr* 1986;5:399.
22. Maj-Zurawska M, Lewenstam A. Selectivity coefficients of ion-selective magnesium electrodes used for simultaneous determination of magnesium and calcium ions. *Talanta* 2011;87:295.
23. Handwerker SM, Altura BT, Jones KY, et al. Maternal-fetal transfer of ionized serum magnesium during the stress of labor and delivery: a human study. *J Am Coll Nutr* 1995;14:376.

24. Koo B, Sauser K, Hammami M, et al. Neonatal magnesium homeostasis with and without maternal magnesium treatment. *Clin Chem* 1996;42:S309.
25. Marcus JC, Valencia GB, Altura BT, et al. Serum ionized magnesium in premature and term infants. *Pediatr Neurol* 1998;18:311.
26. Escuela MP, Guerra M, Añón JM, et al. Total and ionized serum magnesium in critically ill patients. *Intensive Care Med* 2005;31:151.
27. Sanders GT, Huijgen HJ, Sanders R. Magnesium in disease: a review with special emphasis on the serum ionized magnesium. *Clin Chem Lab Med* 1999;37:1011.
28. Romani AM. Cellular magnesium homeostasis. *Arch Biochem Biophys* 2011;512:1.
29. Thacher TD, Fischer PR, Pettifor JM, et al. A comparison of calcium, vitamin D, or both for nutritional rickets in Nigerian children. *N Engl J Med* 1999;341:563.
30. Oramasionwu GE, Thacher TD, Pam SD, et al. Adaptation of calcium absorption during treatment of nutritional rickets in Nigerian children. *Br J Nutr* 2008;100:387.
31. Bronner F. Recent developments in intestinal calcium absorption. *Nutr Rev* 2009;67:109.
32. Venkataraman PS, Tsang RC, Greer FR, et al. Late infantile tetany and secondary hyperparathyroidism in infants fed humanized cow milk formula. Longitudinal follow-up. *Am J Dis Child* 1985;139:664.
33. Specker B, Tsang R, Ho M, et al. Low serum calcium and high parathyroid hormone levels in neonates fed humanized cow's milk-based formula. *Am J Dis Child* 1991;145:941.
34. Koo WWK, Antony G, Stevens LH. Continuous nasogastric phosphorus infusion in hypophosphatemic rickets of prematurity. *Am J Dis Child* 1984;138:172.
35. Koo W, Lulic-Botica M, Saba M, et al. Minerals. In Corkins MR, ed. *The A.S.P.E.N. Pediatric nutrition support core curriculum*, 2nd ed. Silver Spring, MD: The American Society for Parenteral and Enteral Nutrition, 2015:57.
36. Quamme GA. Renal magnesium handling: new insights in understanding old problems. *Kidney Int* 1997;52:1180.
37. Koo WWK, Kaplan LA. Aluminum and bone disorders: with specific reference to aluminum contamination of infant nutrients. *J Am Coll Nutr* 1988;7:199.
38. U.S. Food and Drug Administration. Proton pump inhibitors information. Current safety information. http://www.fda.gov/drugs/drugsafety/informationbydrugclass/ucm213259.htm. Accessed July 10, 2014.
39. Overbergh L, Decallonne B, Valckx D, et al. Identification and immune regulation of 25-hydroxyvitamin D-1-α-hydroxylase in murine macrophages. *Clin Exp Immunol* 2000;120:139.
40. Koo WWK, Walters JC, Esterlitz J, et al. Maternal calcium supplementation and fetal bone mineralization. *Obstet Gynecol* 1999;94:577.
41. IOM (Institute of Medicine). *Dietary reference intakes for calcium and vitamin D*. Washington, DC: The National Academies Press, 2011.
42. Potts JT. Parathyroid hormone: past and present. *J Endocrinol* 2005;187:311.
43. Murray TM, Rao LG, Divieti P, et al. Parathyroid hormone secretion and action: evidence for discrete receptors for the carboxyl-terminal region and related biological actions of carboxyl-terminal ligands. *Endocr Rev* 2005;26:78.
44. Rubin LP, Posillico JT, Anast CS, et al. Circulating levels of biologically active and immunoreactive intact parathyroid hormone in human newborns. *Pediatr Res* 1991;29:201.
45. Venkataraman PS, Blick KE, Fry HD, et al. Postnatal changes in calcium-regulating hormones in very-low-birth-weight infants. Effect of early neonatal hypocalcemia and intravenous calcium infusion on serum parathyroid hormone and calcitonin homeostasis. *Am J Dis Child* 1985;139:913.
46. Mimouni F, Loughead J, Tsang R, et al. Postnatal surge in serum calcitonin concentrations: no contribution to neonatal hypocalcemia in infants of diabetic mothers. *Pediatr Res* 1990;28:493.
47. Dilena BA, White GH. The responses of plasma ionised calcium and intact parathyrin to calcium supplementation in preterm infants. *Acta Paediatr Scand* 1991;80:1098.
48. Gelbert L, Schipani EA, Juppner H, et al. Chromosomal localization of the parathyroid hormone/parathyroid hormone-related protein receptor gene to human chromosome 3p21.1-p24.2. *J Clin Endocrinol Metab* 1994;79:1046.
49. Ferrandon S, Feinstein T, Castro M, et al. Sustained cyclic AMP production by parathyroid hormone receptor endocytosis. *Nat Chem Biol* 2009;5:734.
50. Wan M, Yang C, Li J, et al. Parathyroid hormone signaling through low-density lipoprotein-related protein 6. *Genes Dev* 2008;22:2968.
51. Romero G, Sneddon WB, Yang Y, et al. Parathyroid hormone receptor directly interacts with dishevelled to regulate betaCatenin signaling and osteoclastogenesis. *J Biol Chem* 2010;285:14756.
52. Holick MF. Photosynthesis of vitamin D in the skin: effect of environmental and life-style variables. *Fed Proc* 1987;46:1876.
53. Engelsen O. The relationship between ultraviolet radiation exposure and vitamin D status. *Nutrients* 2010;2:482.
54. Jones G, Prosser DE, Kaufmann M. Cytochrome P450-mediated metabolism of vitamin D. *J Lipid Res* 2014;55:13.
55. Powe CE, Evans MK, Wenger J, et al. Vitamin D-binding protein and vitamin D status of black Americans and white Americans. *N Engl J Med* 2013;369:1991.
56. Bell NH, Shaw S, Turner RT. Evidence that 1,25-dihydroxyvitamin D_3 inhibits the hepatic production of 25-hydroxyvitamin D in man. *J Clin Invest* 1984;74:1540.
57. Clements MR, Johnson L, Fraser DR. A new mechanism for induced vitamin D deficiency in calcium deprivation. *Nature* 1987;325:62.
58. Portale AA, Halloran BP, Morris RC Jr. Physiologic regulation of the serum concentration of 1,25-dihydroxyvitamin D by phosphorus in normal man. *J Clin Invest* 1989;83:1494.
59. Yoshida T, Yoshida N, Monkawa T, et al. Dietary phosphorus deprivation induces 25-hydroxyvitamin D_3 1α-hydroxylase gene expression. *Endocrinology* 2001;142:1720.
60. Shimada T, Kakitani M, Yamazaki Y, et al. Targeted ablation of Fgf23 demonstrates an essential physiological role of FGF23 in phosphate and vitamin D metabolism. *J Clin Invest* 2004;113:561.
61. Shimada T, Hasegawa H, Yamazaki Y, et al. FGF-23 is a potent regulator of vitamin D metabolism and phosphate homeostasis. *J Bone Miner Res* 2004;19:429.
62. Fatemi S, Ryzen E, Flores J, et al. Effect of experimental human magnesium depletion on parathyroid hormone secretion and 1,25-dihydroxyvitamin D metabolism. *J Clin Endocrinol Metab* 1991;73:1067.
63. Weaver VM, Welsh J. 1,25-Dihydroxycholecalciferol and the genesis of hypocalcaemia in magnesium-deficient chicks. *Magnes Res* 1990;3:171.
64. Adams JS, Rafison B, Witzel S, et al. Regulation of the extrarenal CYP27B1-hydroxylase. *J Steroid Biochem Mol Biol* 2014;144 pt A:22.
65. Haussler MR, Haussler CA, Bartik L, et al. Vitamin D receptor: molecular signaling and actions of nutritional ligands in disease prevention. *Nutr Rev* 2008;66(10 suppl 2):S98.
66. Bouillon R, Lieben L, Mathieu C, et al. Vitamin D action: lessons from VDR and Cyp27b1 null mice. *Pediatr Endocrinol Rev* 2013;10(suppl 2):354.
67. Winzenberg T, Powell S, Shaw KA, et al. Effects of vitamin D supplementation on bone density in healthy children: systematic review and meta-analysis. *BMJ* 2011;342:c7254.
68. Koo W, Walyat N. Vitamin D and skeletal growth and development. *Curr Osteoporos Rep* 2013;11:188.
69. Reid IR, Bolland MJ, Grey A. Effects of vitamin D supplements on bone mineral density: a systematic review and meta-analysis. *Lancet* 2014;383:146.
70. Theodoratou E, Tzoulaki I, Zgaga L, et al. Vitamin D and multiple health outcomes: umbrella review of systematic reviews and meta-analyses of observational studies and randomised trials. *BMJ* 2014;348:g2035.
71. Ordóñez-Morán P, Muñoz A. Nuclear receptors: genomic and non-genomic effects converge. *Cell Cycle* 2009;8:1675.
72. Lisse TS, Adams JS, Hewison M. Vitamin D and microRNAs in bone. *Crit Rev Eukaryot Gene Expr* 2013;23:195.
73. Verity CM, Burman D, Beadle PC, et al. Seasonal changes in perinatal vitamin D metabolism: maternal and cord blood metabolism in normal pregnancies. *Arch Dis Child* 1981;56:943.
74. Hollis BW, Pittard WB III. Evaluation of the total fetomaternal vitamin D relationship at term: evidence for racial differences. *J Clin Endocrinol Metab* 1984;59:652.
75. Nehama H, Weintroub S, Eisenberg Z, et al. Seasonal variation in paired maternal newborn serum 25 hydroxyvitamin D and 24,25 dihydroxyvitamin D concentrations in Israel. *Isr J Med Sci* 1987;23:274.
76. Lichtenstein P, Specker BL, Tsang RC, et al. Calcium-regulating hormones and minerals from birth to 18 months of age: a cross-sectional study. I. Effects of sex, race, age, season, and diet on vitamin D status. *Pediatrics* 1986;77:883.
77. ADHR consortium. Autosomal dominant hypophosphataemic rickets is associated with mutations in FGF23. *Nat Genet* 2000;26:345.
78. Khosravi A, Cutler CM, Kelly MH, et al. Brief report: determination of the elimination half-life of fibroblast growth factor-23. *J Clin Endocrinol Metab* 2007;92:2374.
79. Li H, Martin A, David V, et al. Compound deletion of $Fgfr_3$ and $Fgfr_4$ partially rescues the Hyp mouse phenotype. *Am J Physiol Endocrinol Metab* 2011;300:E508.
80. Larsson T, Marsell R, Schipani E, et al. Transgenic mice expressing fibroblast growth factor 23 under the control of the α1(I) collagen promoter exhibit growth retardation, osteomalacia, and disturbed phosphate homeostasis. *Endocrinology* 2004;145:3087.
81. The HYP Consortium. A gene (PEX) with homologies to endopeptidases is mutated in patients with X-linked hypophosphatemic rickets. *Nat Genet* 1995;11:130.
82. Owen CJ, Habeb A, Pearce SH, et al. Discordance for X-linked hypophosphataemic rickets in identical twin girls. *Horm Res* 2009;71:237.
83. Jonsson KB, Zahradnik R, Larsson T, et al. Fibroblast growth factor 23 in oncogenic osteomalacia and X-linked hypophosphatemia. *N Engl J Med* 2003;348:1656.

84. Yamazaki Y, Okazaki R, Shibata M, et al. Increased circulatory level of biologically active full-length FGF-23 in patients with hypophosphatemic rickets/osteomalacia. *J Clin Endocrinol Metab* 2002;87:4957.
85. Portale AA, Wolf M, Jüppner H, et al. Disordered FGF23 and mineral metabolism in children with CKD. *Clin J Am Soc Nephrol* 2014;9:344.
86. Endo I, Fukumoto S, Ozono K, et al. Clinical usefulness of measurement of fibroblast growth factor 23 (FGF23) in hypophosphatemic patients: proposal of diagnostic criteria using FGF23 measurement. *Bone* 2008;42:1235.
87. Takaiwa M, Aya K, Miyai T, et al. Fibroblast growth factor 23 concentrations in healthy term infants during the early postpartum period. *Bone* 2010;47:256.
88. Godang K, Frøslie KF, Henriksen T, et al. Umbilical cord levels of sclerostin, placental weight, and birth weight are predictors of total bone mineral content in neonates. *Eur J Endocrinol* 2013;168:371.
89. Ohata Y, Arahori H, Namba N, et al. Circulating levels of soluble alpha-Klotho are markedly elevated in human umbilical cord blood. *J Clin Endocrinol Metab* 2011;96:E943.
90. Huwyler R, Born W, Ohnhaus EE, et al. Plasma kinetics and urinary excretion of exogenous human and salmon calcitonin in man. *Am J Physiol* 1979;236:E15.
91. Samaan NA, Anderson GD, Adam-Mayne ME. Immunoreactive calcitonin in the mother, neonate, child and adult. *Am J Obstet Gynecol* 1975;121:622.
92. Hillman LS, Hoff N, Walgate J, et al. Serum calcitonin concentrations in premature infants during the first 12 weeks of life. *Calcif Tissue Int* 1982;34:470.
93. Purdue BW, Tilakaratne N, Sexton PM. Molecular pharmacology of the calcitonin receptor. *Receptors Channels* 2002;8:243.
94. Russell FA, King R, Smillie SJ, et al. Calcitonin gene-related peptide: physiology and pathophysiology. *Physiol Rev* 2014;94:1099.
95. Shinki T, Ueno Y, DeLuca HF, et al. Calcitonin is a major regulator for the expression of renal 25-hydroxyvitamin D_3-1α-hydroxylase gene in normocalcemic rats. *Proc Natl Acad Sci U S A* 1999;96:8253.
96. Evangelista S. Capsaicin receptor as target of calcitonin gene-related peptide in the gut. *Prog Drug Res* 2014;68:259.
97. Holzer P, Farzi A. Neuropeptides and the microbiota-gut-brain axis. *Adv Exp Med Biol* 2014;817:195.
98. Bloos F, Reinhart K. Rapid diagnosis of sepsis. *Virulence* 2014;5:154.
99. Strewler GJ. Mechanisms of disease: the physiology of parathyroid hormone-related protein. *N Engl J Med* 2000;342:177.
100. Bilezikian JP. Clinical utility of assays for parathyroid hormone-related protein. *Clin Chem* 1992;38:179.
101. Dvir R, Golander A, Jaccard N, et al. Amniotic fluid and plasma levels of parathyroid hormone-related protein and hormonal modulation of its secretion by amniotic fluid cells. *Eur J Endocrinol* 1995;133:277.
102. Law F, Moate PJ, Leaver DD, et al. Parathyroid hormone-related protein in milk and its correlation with bovine milk calcium. *J Endocrinol* 1991;128:21.
103. Magno AL, Ward BK, Ratajczak T. The calcium-sensing receptor: a molecular perspective. *Endocr Rev* 2011;32:3.
104. Brown EM. Four-parameter model of the sigmoidal relationship between parathyroid hormone release and extracellular calcium concentration in normal and abnormal parathyroid tissue. *J Clin Endocrinol Metab* 1983;56:572.
105. Ward BK, Magno AL, Walsh JP, et al. The role of the calcium-sensing receptor in human disease. *Clin Biochem* 2012;45:943.
106. Toffaletti J, Cooper DL, Lobaugh B. The response of parathyroid hormone to specific changes in either ionized calcium, ionized magnesium, or protein-bound calcium in humans. *Metabolism* 1991;40:814.
107. Zofkova I, Kancheva RL. The relationship between magnesium and calciotropic hormones. *Magnes Res* 1995;8:77.
108. Salsburey DJ, Brown DR. Effect of parenteral calcium treatment on blood pressure and heart rate in neonatal hypocalcemia. *Pediatrics* 1982;69:605.
109. Mirro R, Brown DR. Parenteral calcium treatment shortens the left ventricular systolic time intervals of hypocalcemic neonates. *Pediatr Res* 1984;18:71.
110. Broner CW, Stidham GL, Westenkirchner DF, et al. Hypermagnesemia and hypocalcemia as predictors of high mortality in critically ill pediatric patients. *Crit Care Med* 1990;18:921.
111. Hanukoglu A, Chalen S, Kowardski AA. Late onset hypocalcemia, rickets and hypoparathyroidism in an infant of a mother with hyperparathyroidism. *J Pediatr* 1988;112:751.
112. Thomas AK, McVie R, Levine SN. Disorders of maternal calcium metabolism implicated by abnormal calcium metabolism in the neonate. *Am J Perinatol* 1999;16:515.
113. Robertson WC Jr. Calcium carbonate consumption during pregnancy: an unusual cause of neonatal hypocalcemia. *J Child Neurol* 2002;17:853.
114. Ravid A, Koren R, Rotem C, et al. Mononuclear cells from human neonates are partially resistant to the action of 1,25 dihydroxyvitamin D. *J Clin Endocrinol Metab* 1988;67:755.
115. Mimouni F, Tsang RC, Hertzberg VS, et al. Polycythemia, hypomagnesemia and hypocalcemia in infants of diabetic mothers. *Am J Dis Child* 1986;140:798.
116. Banerjee S, Mimouni FB, Mehta R, et al. Lower whole blood ionized magnesium concentrations in hypocalcemic infants of gestational diabetic mothers. *Magnes Res* 2003;16:127.
117. Sarkar S, Watman J, Seigel WM, et al. A prospective controlled study of neonatal morbidities in infants born at 36 weeks or more gestation to women with diet-controlled gestational diabetes (GDM-class A1). *J Perinatol* 2003;23:223.
118. Schlingmann KP, Weber S, Peters M, et al. Hypomagnesemia with secondary hypocalcemia is caused by mutations in TRPM6, a new member of the TRPM gene family. *Nat Genet* 2002;31:166.
119. Dincsoy MY, Tsang RC, Laskarzewski P, et al. Serum calcitonin response to administration of calcium in newborn infants during exchange blood transfusion. *J Pediatr* 1982;100:782.
120. Dincsoy MY, Tsang RC, Laskarzewski P, et al. The role of postnatal age and magnesium on parathyroid hormone responses during "exchange" blood transfusion in the newborn period. *J Pediatr* 1982;100:277.
121. Perlman JM. Fatal hyperphosphatemia after oral phosphate overdose in a premature infant. *Am J Health Syst Pharm* 1997;54:2488.
122. Davis RF, Eichner JM, Bleyuer WA, et al. Hypocalcemia, hyperphosphatemia and dehydration following a single hypertonic phosphate enema. *J Pediatr* 1977;90:484.
123. Bilous RW, Murty G, Parkinson DB, et al. Autosomal dominant familial hypoparathyroidism, sensorineural deafness, and renal dysplasia. *N Engl J Med* 1992;327:1069.
124. Sunthornthepvarakul T, Churesigaew S, Ngowngarmratana S. A novel mutation of the signal peptide of the preproparathyroid hormone gene associated with autosomal recessive familial isolated hypoparathyroidism. *J Clin Endocrinol Metab* 1999;84:3792.
125. Arnold A, Horst SA, Gardella TJ, et al. Mutation of the signal peptide-encoding region of the preproparathyroid hormone gene in familial isolated hypoparathyroidism. *J Clin Invest* 1990;86:1084.
126. Taylor SC, Morris G, Wilson D, et al. Hypoparathyroidism and 22q11 deletion syndrome. *Arch Dis Child* 2003;88:520.
127. Greenhalgh KL, Aligianis IA, Bromilow G, et al. 22q11 deletion: a multisystem disorder requiring multidisciplinary input. *Arch Dis Child* 2003;88:523.
128. Keppen LD, Fasules JW, Burks AW, et al. Confirmation of autosomal dominant transmission of the DiGeorge malformation complex. *J Pediatr* 1988;113:506.
129. Baron J, Winer KK, Yanovski JA, et al. Mutations in the Ca^{2+}-sensing receptor gene cause autosomal dominant and sporadic hypoparathyroidism. *Hum Mol Genet* 1996;5:601.
130. Pearce SH, Williamson C, Kifor O, et al. A familial syndrome of hypocalcemia with hypercalciuria due to mutations in the calcium sensing receptor. *N Engl J Med* 1996;335:1115.
131. Zhang P, Jobert AS, Couvineau A, et al. A homozygous inactivating mutation in the parathyroid hormone/parathyroid hormone-related peptide receptor causing Blomstrand chondrodysplasia. *J Clin Endocrinol Metab* 1998;83:3365.
132. Ringel MD, Schwindinger WF, Levine MA. Clinical implications of genetic defects in G proteins: the molecular basis of McCune Albright syndrome and Albright hereditary osteodystrophy. *Medicine* 1996;75:171.
133. Linglart A, Carel JC, Garabedian M, et al. GNAS1 lesions in pseudohypoparathyroidism Ia and Ic: genotype phenotype relationship and evidence of the maternal transmission of the hormonal resistance. *J Clin Endocrinol Metab* 2002;87:189.
134. Bastepe M, Lane AH, Juppner H. Paternal uniparental isodisomy of chromosome 20q and the resulting changes in GNAS1 methylation as a plausible cause of pseudohypoparathyroidism. *Am J Hum Genet* 2001;68:1283.
135. Minagawa M, Yasuda T, Kobayashi Y, et al. Transient pseudohypoparathyroidism of the neonate. *Eur J Endocrinol* 1995;133:151.
136. Karochristou K, Siahanidou T, Kakourou-Tsivitanidou T, et al. Subcutaneous fat necrosis associated with severe hypocalcaemia in a neonate. *J Perinatol* 2006;26:64.
137. Basatemur E, Sutcliffe A. Incidence of hypocalcaemic seizures due to vitamin D deficiency in children in the United Kingdom & Ireland. *J Clin Endocrinol Metab* 2014;100(1):E91.
138. Mimouni F, Mimouni CP, Loughead JL, et al. A case control study of hypocalcemia in high risk neonates: racial, but no seasonal differences. *J Am Coll Nutr* 1991;10:196.
139. Srinivasan M, Abinun M, Cant AJ, et al. Malignant infantile osteopetrosis presenting with neonatal hypocalcemia. *Arch Dis Child Fetal Neonatal Ed* 2000;83:F21.
140. Weinsier RL, Krumdieck CL. Death resulting from overzealous total parenteral nutrition: the refeeding syndrome. *Am J Clin Nutr* 1980;34:393.
141. Crook MA, Hally V, Panteli JV. The importance of the refeeding syndrome. *Nutrition* 2001;17:632.

142. Foldenauer A, Vossbeck S, Pohlandt F. Neonatal hypocalcaemia associated with rotavirus diarrhoea. *Eur J Pediatr* 1998;157:838.
143. Wasant P, Matsumoto I, Naylor E, et al. Mitochondrial fatty acid oxidation disorders in Thai infants: a report of 3 cases. *J Med Assoc Thai* 2002;85(suppl 2):S710.
144. Sarici SU, Serdar MA, Erdem G, et al. Evaluation of plasma ionized magnesium levels in neonatal hyperbilirubinemia. *Pediatr Res* 2004;55:243.
145. Romagnoli C, Polidori G, Cataldi L, et al. Phototherapy induced hypocalcemia. *J Pediatr* 1979;94:815.
146. Oleske JM. Experience with 118 infants born to narcotic-using mothers: does a lower serum ionized calcium level contribute to the symptoms of withdrawal? *Clin Pediatr* 1977;16:418.
147. Broner CW, Stidham GL, Westenkirchner DF, et al. A prospective, randomized, double-blind comparison of calcium chloride and calcium gluconate therapies for hypocalcemia in critically ill children. *J Pediatr* 1990;117:986.
148. Filopanti M, Corbetta S, Barbieri AM, et al. Pharmacology of the calcium sensing receptor. *Clin Cases Miner Bone Metab* 2013;10:162.
149. Bainbridge R, Mughal Z, Mimouni F, et al. Transient congenital hypoparathyroidism: how transient is it? *J Pediatr* 1987;111:866.
150. Kooh SW, Binet A. Partial hypoparathyroidism: a variant of transient congenital hypoparathyroidism. *Am J Dis Child* 1991;145:877.
151. Greig F, Paul E, DiMartino-Nardi J, et al. Transient congenital hypoparathyroidism: resolution and recurrence in chromosome 22q11 deletion. *J Pediatr* 1996;128:563.
152. Lyon AJ, McIntosh N, Wheeler K, et al. Hypercalcemia in extremely low birthweight infants. *Arch Dis Child* 1984;59:1141.
153. Kimura S, Nose O, Seino Y, et al. Effects of alternate and simultaneous administrations of calcium and phosphorus on calcium metabolism in children receiving total parenteral nutrition. *J Parenter Enteral Nutr* 1986;10:513.
154. Carroll WF, Fabres J, Nagy TR, et al. Results of extremely-low-birth-weight infants randomized to receive extra enteral calcium supply. *J Pediatr Gastroenterol Nutr* 2011;53:339.
155. Markestad T, Hesse V, Siebenhuner M, et al. Intermittent high-dose vitamin D prophylaxis during infancy: effect on vitamin D metabolites, calcium, and phosphorus. *Am J Clin Nutr* 1987;46:652.
156. Greer FR, Hollis BW, Napoli JL. High concentrations of vitamin D2 in human milk associated with pharmacologic doses of vitamin D2. *J Pediatr* 1984;105:61.
157. Jacobus CH, Holick MF, Shao Q, et al. Hypervitaminosis D associated with drinking milk. *N Engl J Med* 1992;326:1173.
158. Pearce SH, Trump D, Wooding C, et al. Calcium-sensing receptor mutations in familial benign hypercalcaemia and neonatal hyperparathyroidism. *J Clin Invest* 1995;96:2683.
159. Wilkinson H, James J. Self limiting neonatal primary hyperparathyroidism associated with familial hypocalciuric hypercalcemia. *Arch Dis Child* 1993;69:319.
160. Pollak M, Chou Y, Marx S, et al. Familial hypocalciuric hypercalcemia and neonatal severe hyperparathyroidism. Effects of mutant gene dosage on phenotype. *J Clin Invest* 1994;93:1108.
161. Schipani E, Langman C, Parfitt AM, et al. Constitutively activated receptors for parathyroid hormone and parathyroid hormone-related peptides in Jansen's metaphyseal chondrodysplasia. *N Engl J Med* 1996;335:708.
162. Loughead J, Mughal F, Mimouni F, et al. Spectrum and natural history of congenital hyperparathyroidism secondary to maternal hypocalcemia. *Am J Perinatol* 1990;7:330.
163. Savani R, Mimouni F, Tsang R. Maternal and neonatal hyperparathyroidism as a consequence of maternal renal tubular acidosis. *Pediatrics* 1993;91:661.
164. Rodriguez-Soriano J, Garcia-Fuentes M, Vallo A, et al. Hypercalcemia in neonatal distal renal tubular acidosis. *Pediatr Nephrol* 2000;14:354.
165. Lakhdir F, Lawson D, Schatz D. Fatal parathyroid hormone-related protein-induced humoral hypercalcemia of malignancy in a 3-month old infant. *Eur J Pediatr* 1994;153:718.
166. Michigami T, Yamato H, Mushiake S, et al. Hypercalcemia associated with infantile fibrosarcoma producing parathyroid hormone-related protein. *J Clin Endocrinol Metab* 1996;81:1090.
167. Mahoney C, Cassady C, Weinberger E, et al. Humoral hypercalcemia due to an occult renal adenoma. *Pediatr Nephrol* 1997;11:339.
168. Amar AM, Tomlinson G, Green DM, et al. Clinical presentation of rhabdoid tumors of the kidney. *J Pediatr Hematol Oncol* 2001;23:105.
169. Dinour D, Davidovits M, Aviner S, et al. Maternal and infantile hypercalcemia caused by vitamin-D-hydroxylase mutations and vitamin D intake. *Pediatr Nephrol* 2015;30(1):145.
170. Hicks MJ, Levy ML, Alexander J, et al. Subcutaneous fat necrosis of the newborn and hypercalcemia: case report and review of the literature. *Pediatr Dermatol* 1993;10:271.
171. Strohm B, Hobson A, Brocklehurst P, et al. Subcutaneous fat necrosis after moderate therapeutic hypothermia in neonates. *Pediatrics* 2011;128:e450.
172. Tau C, Garabedian M, Farriaux JP, et al. Hypercalcemia in infants with congenital hypothyroidism and its relation to vitamin D and thyroid hormones. *J Pediatr* 1986;109:808.
173. Bush ME, Dahms BB. Fatal hypervitaminosis A in a neonate. *Arch Pathol Lab Med* 1984;108:838.
174. Merla G, Brunetti-Pierri N, Micale L, et al. Copy number variants at Williams-Beuren syndrome 7q11.23 region. *Hum Genet* 2010;128:3.
175. Lameris AL, Geesing CL, Hoenderop JG, et al. Importance of dietary calcium and vitamin D in the treatment of hypercalcaemia in Williams-Beuren syndrome. *J Pediatr Endocrinol Metab* 2014;27(7–8):757.
176. Kitagawa H, Fujiki R, Yoshimura K, et al. Williams syndrome is an epigenome-regulator disease. *Endocr J* 2011;58:77.
177. Wenkert D, McAlister WH, Coburn SP, et al. Hypophosphatasia: nonlethal disease despite skeletal presentation in utero (17 new cases and literature review). *J Bone Miner Res* 2011;26:2389.
178. Strehle EM, Ahmed OA, Hameed M, et al. The 4q–syndrome. *Genet Couns* 2001;12:327.
179. Zwischenberger JB, Nguyen TT, Upp JR Jr, et al. Complications of neonatal extracorporeal membrane oxygenation. Collective experience from the Extracorporeal Life Support Organizations. *J Thorac Cardiovasc Surg* 1994;107:838.
180. Fridriksson JH, Helmrath MA, Wessel JJ, et al. Hypercalcemia associated with extracorporeal life support in neonates. *J Pediatr Surg* 2001;36:493.
181. Hak EB, Crill CM, Bugnitz MC, et al. Increased parathyroid hormone and decreased calcitriol during neonatal extracorporeal membrane oxygenation. *Intensive Care Med* 2005;31:264.
182. Binkley N, Bone H, Gilligan JP, et al. Efficacy and safety of oral recombinant calcitonin tablets in postmenopausal women with low bone mass and increased fracture risk: a randomized, placebo-controlled trial. *Osteoporos Int* 2014;25:2649.
183. Rauch F, Plotkin H, Travers R, et al. Osteogenesis imperfecta types I, III, and IV: effect of pamidronate therapy on bone and mineral metabolism. *J Clin Endocrinol Metab* 2003;88:986.
184. Gannon AW, Monk HM, Levine MA. Cinacalcet monotherapy in neonatal severe hyperparathyroidism: a case study and review. *J Clin Endocrinol Metab* 2014;99:7.
185. Mathias RS. Rickets in an infant with Williams syndrome. *Pediatr Nephrol* 2000;14:489.
186. Monteleone JA, Lee JB, Tashjian AH Jr, et al. Transient neonatal hypocalcemia, hypomagnesemia and high serum parathyroid hormone with maternal hyperparathyroidism. *Ann Intern Med* 1975;82:670.
187. Walder RY, Shalev H, Brennan TM, et al. Familial hypomagnesemia maps to chromosome 9q, not to the X chromosome: genetic linkage mapping and analysis of a balanced translocation breakpoint. *Hum Mol Genet* 1997;6:1491.
188. Weber S, Schneider L, Peters M, et al. Novel paracellin-1 mutations in 25 families with familial hypomagnesemia with hypercalciuria and nephrocalcinosis. *J Am Soc Nephrol* 2001;12:1872.
189. Ghazali S, Hallett RJ, Barratt TM. Hypomagnesemia in uremic infants. *J Pediatr* 1972;81:747.
190. Bajpai PC, Sugden D, Stern L, et al. Serum ionic magnesium in exchange transfusion. *J Pediatr* 1967;70:193.
191. Arnaud MJ. Update on the assessment of magnesium status. *Br J Nutr* 2008;99(suppl 3):S24.
192. Stone SR, Pritchard JA. Effect of maternally administered magnesium sulfate on the neonate. *Obstet Gynecol* 1970;35:574.
193. Lipsitz PJ. The clinical and biochemical effects of excess magnesium in the newborn. *Pediatrics* 1971;47:501.
194. Koo WWK, Tsang RC, Steichen JJ, et al. Parenteral nutrition for infants: effect of high versus low calcium and phosphorus content. *J Pediatr Gastroenterol Nutr* 1987;6:96.
195. Koo WWK, Tsang RC, Succop P, et al. Minimal vitamin D and high calcium and phosphorus needs of preterm infants receiving parenteral nutrition. *J Pediatr Gastroenterol Nutr* 1989;8:225.
196. Ali A, Walentik C, Mantych GJ, et al. Iatrogenic acute hypermagnesemia after total parenteral nutrition infusion mimicking septic shock syndrome: two case reports. *Pediatrics* 2003;112:e70.
197. Donovan EF, Tsang RC, Steichen JJ, et al. Neonatal hypermagnesemia: effect on parathyroid hormone and calcium homeostasis. *J Pediatr* 1980;96:305.
198. Cholst IN, Steinberg SF, Tropper PJ, et al. The influence of hypermagnesemia on serum calcium and parathyroid hormone levels in human subjects. *N Engl J Med* 1984;310:1221.
199. Lamm CI, Norton KI, Murphy RJ, et al. Congenital rickets associated with magnesium sulfate infusion for tocolysis. *J Pediatr* 1988;113:1078.
200. OMIM. Online Mendelian Inheritance in Man 2014. http://www.omim.org, Accessed August 15, 2014.
201. Russell JGB, Hill LF. True fetal rickets. *Br J Radiol* 1974;47:732.
202. Park W, Paust H, Kaufmann HJ, et al. Osteomalacia of the mother—rickets of the newborn. *Eur J Pediatr* 1987;146:292.

203. Anatoliotaki M, Tsilimigaki A, Tsekoura T, et al. Congenital rickets due to maternal vitamin D deficiency in a sunny island of Greece. *Acta Paediatr* 2003;92:389.
204. Rimensberger P, Schubiger G, Willi U. Congenital rickets following repeated administration of phosphate enemas in pregnancy: a case report. *Eur J Pediatr* 1992;151:54.
205. Code of Federal Regulations. 21CFR201.323. Aluminum in large and small volume parenterals used in total parenteral nutrition. http://www.accessdata.fda.gov, Accessed November 1, 2014.
206. Koo WWK, Sherman R, Succop P, et al. Fractures and rickets in very low birth weight infants: conservative management and outcome. *J Pediatr Orthop* 1989;9:326.
207. Dabezies EJ, Warren PD. Fractures in very low birth weight infants with rickets. *Clin Orthop Relat Res* 1997;335:233.
208. Viswanathan S, Khasawneh W, McNelis K, et al. Metabolic bone disease: a continued challenge in extremely low birth weight infants. *JPEN J Parenter Enteral Nutr* 2014;38:982.
209. Koo MWM, Yang KH, Begeman P, et al. Prediction of bone strength in growing animals using non-invasive bone mass measurements. *Calcif Tissue Int* 2001;68:230.
210. Nozza JM, Rodda CP. Vitamin D deficiency in mothers of infants with rickets. *Med J Aust* 2001;175:253.
211. Fischer PR, Thacher TD, Pettifor JM. Vitamin D and rickets beyond America. *Arch Pediatr Adolesc Med* 2008;162:1193.
212. Koo WWK, Gupta JM, Nayanar VV, et al. Skeletal changes in premature infants. *Arch Dis Child* 1982;57:447.
213. James JR, Congdon PJ, Truscott J, et al. Osteopenia of prematurity. *Arch Dis Child* 1986;61:871.
214. Lyon AJ, McIntosh N, Wheeler K, et al. Radiological rickets in extremely low birthweight infants. *Pediatr Radiol* 1987;17:56.
215. Koo WWK, Hammami M, Hockman EM. Use of fan beam dual energy x-ray absorptiometry to measure body composition of piglets. *J Nutr* 2002;132:1380.
216. Chauhan S, Koo WWK, Hammami M, et al. Fan beam dual energy x-ray absorptiometry body composition measurements in piglets. *J Am Coll Nutr* 2003;22:408.
217. Koo WWK, Sherman R, Succop P, et al. Serum vitamin D metabolites in very low birth weight infants with and without rickets and fractures. *J Pediatr* 1989;114:1017.
218. Koo WWK, Succop P, Hambidge KM. Serum alkaline phosphatase and serum zinc concentrations in preterm infants with rickets and fractures. *Am J Dis Child* 1989;143:1342.
219. Koo WWK, Succop P, Hambidge KM. Sequential concentrations of copper and ceruloplasmin in serum from preterm infants with rickets and fractures. *Clin Chem* 1991;37:556.
220. Tinnion RJ, Embleton ND. How to use alkaline phosphatase in neonatology. *Arch Dis Child Educ Pract Ed* 2012;97:157.
221. Koo WWK, McLaughlin K, Saba M. Nutrition support for the neonatal intensive care patients. In: Merritt R, ed. *The ASPEN nutrition support practice manual*. Washington, DC: American Society for Parenteral and Enteral Nutrition, 1998:1, Vol. 26.
222. Koo WWK, Tsang RC, Steichen JJ, et al. Vitamin D requirement in infants receiving parenteral nutrition. *J Parenter Enteral Nutr* 1987;11:172.
223. Kimura S, Nose O, Harada T, et al. Serum levels of vitamin D metabolites in children receiving total parenteral nutrition. *J Parenter Enteral Nutr* 1986;10:191.
224. Monangi N, Slaughter JL, Dawodu A, et al. Vitamin D status of early preterm infants and the effects of vitamin D intake during hospital stay. *Arch Dis Child Fetal Neonatal Ed* 2014;99:F166.
225. Venkataraman PS, Tsang RC, Buckley DD, et al. Elevation of serum 1,25-dihydroxyvitamin D in response to physiologic doses of vitamin D in vitamin D deficient infants. *J Pediatr* 1983;103:416.
226. Koo WWK, Hockman EM. Post hospital discharge feeding for preterm infants: standard versus enriched milk formula on growth, bone mass and body composition. *Am J Clin Nutr* 2006;84:1357.
227. Gallo S, Comeau K, Vanstone C, et al. Effect of different dosages of oral vitamin D supplementation on vitamin D status in healthy, breastfed infants: a randomized trial. *JAMA* 2013;309:1785.
228. Koo WWK, Sherman R, Succop P, et al. Sequential bone mineral content in small preterm infants with and without fractures and rickets. *J Bone Miner Res* 1988;3:193.
229. Hack M, Taylor HG, Klein N, et al. School-age outcomes in children with birth weights under 750 g. *N Engl J Med* 1994;331:753.

34 Homeostase de Carboidratos e Outros Nutrientes

Jane M. Hawdon

INTRODUÇÃO

Durante a gravidez, o feto recebe, por meio da placenta, uma fonte contínua de glicose, que fornece energia para os processos metabólicos e, junto com a passagem de aminoácidos, substrato para o crescimento e o armazenamento. Após o parto, este suprimento contínuo de glicose cessa abruptamente e o recém-nascido (RN) a termo saudável precisa se adaptar ao suprimento de nutrientes exógeno e intermitente (ciclo jejum-alimentação), ao mesmo tempo que assegura o suprimento de energia interno contínuo para a função dos órgãos vitais.

Neste capítulo, é apresentado um resumo do atual conhecimento sobre a fisiologia e a fisiopatologia da homeostase de carboidratos e a função de outros substratos (é crucial que o carboidrato como substrato metabólico não seja considerado isoladamente) no RN. Em seguida há uma abordagem pragmática para o manejo de RNs com hipoglicemia e hiperglicemia clinicamente significativas e, finalmente, uma visão geral das sequelas da homeostase da glicose inadequadamente controlada durante uma gravidez complicada pelo diabetes.

HOMEOSTASE METABÓLICA NA MÃE, NO FETO E RN SAUDÁVEIS

Metabolismo materno

As alterações metabólicas maternas durante a gravidez são necessárias para apoiar o rápido crescimento estrutural do feto e a sua capacidade de armazenar os depósitos de energia. No primeiro trimestre, ocorre um aumento da adiposidade materna, influenciada pela secreção de insulina, que disponibiliza a energia que será necessária nos segundo e terceiro trimestres, quando o crescimento fetal diário é incrementado e as necessidades energéticas aumentam exponencialmente. Embora a secreção de insulina materna aumente durante os segundo e terceiro trimestres, a mãe se torna relativamente resistente à insulina, como uma consequência dos aumentos paralelos em lactogênio, progesterona e estrogênio placentários humanos circulantes (1). A resistência insulínica materna, por sua vez, aumenta a disponibilidade dos nutrientes e dos substratos para o crescimento e o armazenamento fetal, até mesmo após períodos de jejum materno breves a intermediários.

Metabolismo fetal

Durante a gravidez, o feto humano recebe da sua mãe, por meio da circulação placentária, um suprimento de substratos necessários para o crescimento; para o armazenamento dos depósitos de nutriente, que são essenciais após o nascimento (ver a seguir); e para que a energia atenda a taxa metabólica basal e as exigências para o crescimento. O metabolismo da glicose é responsável por 65% da produção de energia fetal, com o lactato provavelmente sendo responsável pela maior parte do remanescente (2). Os aminoácidos também cruzam a placenta para a incorporação em proteínas. Os ácidos graxos não cruzam a placenta; a deposição do tecido adiposo ocorre por meio da lipogênese, com a glicose como substrato. Estudos do cérebro fetal humano perfundido demonstraram que a captação dos corpos cetônicos (os produtos da betaoxidação dos ácidos graxos) é superior àquela da glicose e que o destino dos corpos cetônicos é tanto a incorporação nos lipídios cerebrais quanto o uso como uma fonte de energia cerebral (3). Entretanto, conforme evidenciado por meio dos desfechos adversos neurológicos durante o diabetes inadequadamente controlado na gravidez, a exposição excessiva a um estado cetótico materno pode ser prejudicial.

A glicose é transportada pela placenta por meio da difusão facilitada entre os transportadores de glicose, cuja expressão aumenta na medida em que a gravidez se desenvolve, em quantidades suficientes para as demandas metabólicas e a deposição de glicogênio e de depósitos de gordura, a última ocorrendo no terceiro trimestre, novamente regulada pelos transportadores de glicose (4). Durante a fome materna prolongada ou a insuficiência placentária, o feto é capaz de realizar a produção de glicose endógena (2). A necessidade para a produção de glicose fetal nestas circunstâncias redireciona ou consome os substratos, primeiramente os ácidos graxos e em seguida as proteínas, do crescimento e do armazenamento e, embora seja uma resposta protetora imediata, ela finalmente se manifestará como a restrição do crescimento fetal e as sequelas associadas. Sob circunstâncias extremas de insuficiência placentária grave e prolongada, o controle da glicemia fetal falha (5). É possível que a referida hipoglicemia fetal profunda e prolongada apresente efeitos adversos sobre o cérebro em desenvolvimento e pode explicar algumas das incapacidades após a restrição do crescimento intrauterino (RCIU) grave, até mesmo quando não houve complicações pós-natais.

Além da capacidade de produzir glicose quando a transferência placentária é baixa (ver anteriormente), o feto é capaz de regular um alto fornecimento de glicose, por exemplo, se houver o controle do diabetes inferior ao ideal na gravidez. Nesta circunstância, a resposta fetal à alta transferência de glicose placentária é o aumento da secreção de insulina, que por sua vez resulta em crescimento fetal e armazenamento superiores aos normais. Entretanto, o feto saudável difere dos adultos, no sentido de que há uma resposta insulínica brusca às altas concentrações de glicose, e a secreção de insulina é mais sensível aos aminoácidos do que à glicose, refletindo uma função maior da insulina para o crescimento fetal do que para o controle da glicose fetal (6). O feto é menos sensível às ações do glucagon mobilizadoras de glicose do que o RN, embora a sensibilidade aumente com a idade gestacional (7,8).

Alterações metabólicas ao nascimento (ver também Capítulo 20)

Quando o fluxo contínuo de nutrientes a partir da placenta é interrompido abruptamente, alterações endócrinas e metabólicas pós-natais imediatas no RN saudável preservam os suprimentos de nutrientes para a função dos órgãos vitais. O suprimento de oxigênio diminui temporariamente durante o parto, de modo que o metabolismo anaeróbico deve ocorrer com um consumo de substratos mais alto do que o metabolismo aeróbico. Além disso, o RN a termo saudável precisa subsequentemente se adaptar ao ciclo de jejum-alimentação e à alteração na principal fonte de energia, da glicose transferida pela placenta para a gordura dos depósitos do tecido adiposo e do leite. Após o nascimento, os níveis plasmáticos de insulina diminuem e existem aumentos rápidos e imediatos na liberação de catecolaminas e glucagon pancreático (7,9). Estas alterações endócrinas, em particular a razão glucagon:insulina, acionam as enzimas essenciais para a glicogenólise (a liberação da glicose armazenada na forma de glicogênio no fígado, no músculo cardíaco e no cérebro), para a gliconeogênese (produção de glicose a partir de precursores com 3 carbonos pelo fígado), lipólise (liberação de ácidos graxos dos depósitos do tecido adiposo) e cetogênese (a betaoxidação dos ácidos graxos pelo fígado) (10). (Consulte Kalhan SC, Bier DM, Savin SM et al. Estimation of glucose turnover and 13C recycling in the human newborn by simultaneous [1-13C]glucose and [6,6-1H2]glucose tracers. *J Clin Endocrinol Metab* 1980;50:456-460.) Embora a glicose seja o principal nutriente metabólico para a maior parte dos órgãos nas horas imediatamente após o nascimento, existem evidências de que o lactato é o nutriente cerebral preferido neste momento, mais do que a glicose e os corpos cetônicos (11).

Metabolismo neonatal

A transição metabólica ao nascimento é repetida, em menor escala, durante os ciclos de jejum-alimentação do RN alimentado com leite. Imediatamente após a alimentação, existe a disponibilidade de nutrientes metabólicos, tais sejam, ácidos graxos e, em menor extensão, açúcares do leite. Alguns tecidos, por exemplo os rins, são usuários obrigatórios de glicose, mas outros queimam nutrientes gordurosos, e o quociente respiratório geral diminui após o nascimento, refletindo o fato de que a oxidação de gorduras é responsável por aproximadamente 75% do consumo de oxigênio. O cérebro neonatal capta e oxida os corpos cetônicos em taxas superiores àquelas observadas em adultos, e o cérebro neonatal utiliza os corpos cetônicos de modo mais eficiente do que utiliza a glicose (12).

Os níveis de glicose atingem o pico após a alimentação; qualquer excesso de glicose disponível em seguida é armazenado como glicogênio no fígado ou, junto com os ácidos graxos absorvidos após as alimentações com leite, é convertido em gordura para a deposição no tecido adiposo.

Em algum momento após cada alimentação, o nível glicêmico começa a diminuir e a glicogenólise e a gliconeogênese são ativadas novamente, para assegurar a disponibilidade de energia para órgãos que são usuários obrigatórios. O glicogênio é uma fonte esgotável de glicose, cuja capacidade varia de acordo com o crescimento e a maturidade fetal (13). Em média, após aproximadamente 2 horas de jejum, a gliconeogênese deve se tornar o principal processo de fornecimento de glicose. Estudos da renovação com isótopo estável demonstraram que as taxas de produção de glicose neonatal são de 4 a 6 mg/kg/min (14). Entre as alimentações, a lipólise e a cetogênese fornecem nutrientes alternativos para órgãos, tais como o cérebro, que não são usuários obrigatórios de glicose (15). De fato, existem evidências de que a utilização de glicose pelo cérebro neonatal é inferior nos meses subsequentes, em virtude da utilização de nutrientes alternativos (16). O processo de cetogênese também fornece energia e cofatores, os quais são utilizados na gliconeogênese, novamente destacando a importância dos nutrientes gordurosos.

O controle do metabolismo neonatal depende, primeiramente, da síntese de enzimas importantes, tais como a fosforilase hepática para a glicogenólise, a fosfoenolpiruvato carboxiquinase (PEPCK) para a gliconeogênese, e a carnitina aciltransferase para a cetogênese e, em segundo lugar, da indução da atividade enzimática pelas alterações hormonais. O glucagon é o principal hormônio glicorregulador neonatal (7). A concentração de glucagon sérico aumenta quando os níveis glicêmicos diminuem, e induz a atividade das enzimas da glicogenólise, da gliconeogênese e da cetogênese no fígado. A função glicorreguladora da insulina no RN é menos potente do que na criança mais velha e no adulto (17). Na maior parte dos RNs, a insulina não aparenta apresentar uma influência importante sobre a homeostase glicêmica normal, mas em alguns casos extremos (ver a seguir), altas concentrações de insulina podem resultar em hipoglicemia. Finalmente, é improvável que outros hormônios, tais como as catecolaminas, o cortisol, os hormônios tireoidianos e o hormônio do crescimento, sejam reguladores importantes do ciclo de jejum-alimentação do RN saudável, mas casos raros de hipopituitarismo ou deficiência de cortisol (ver a seguir) podem estar presentes com a hipoglicemia neonatal, o que sugere que são necessários níveis basais mínimos para manter a normoglicemia.

Finalmente, a alteração do metabolismo fetal para o neonatal deve levar em consideração a importante função da adaptação gastrintestinal. Foi demonstrado que a introdução da alimentação enteral aciona a secreção de peptídios e hormônios reguladores gastrintestinais, os quais, por sua vez, induzem as características da adaptação intestinal, tais sejam, crescimento intestinal, diferenciação da mucosa, motilidade, desenvolvimento da digestão e da absorção, e até mesmo respostas hormonais pancreáticas (18,19).

Diferenças entre os metabolismos neonatal e adulto

As diferenças entre os metabolismos neonatal e adulto mais provavelmente são respostas protetoras evolutivas. RNs alimentados com leite durante o seu ciclo de jejum-alimentação normal produzem e utilizam os corpos cetônicos na medida observada em adultos apenas após um jejum prolongado. Outros nutrientes, tais como o lactato, também podem ser utilizados adicionalmente à glicose e aos corpos cetônicos. A insulina desempenha uma função menor na glicorregulação neonatal do que no adulto, no sentido de que a sua liberação em resposta à glicose é brusca e tardia em comparação ao adulto e pode haver insensibilidades dos órgãos-alvo à sua ação (20). De fato, RNs saudáveis apresentam relações de insulina e glicose que diferem acentuadamente daquelas dos indivíduos mais velhos (21,22). Portanto, ao investigar um RN em relação ao possível comprometimento da glicorregulação neonatal, é essencial apresentar os dados de referência de RNs saudáveis, em vez de comparar as concentrações neonatais e as inter-relações dos nutrientes e dos hormônios com as dos adultos. Além disso, é inadequado considerar a glicose isoladamente – a disponibilidade dos nutrientes alternativos deve ser estabelecida.

DISTÚRBIOS DA HOMEOSTASE DE CARBOIDRATOS

A vasta maioria dos RNs é totalmente saudável após o parto e assim permanece. Em relação à minoria dos RNs com dificuldades já por ocasião do parto ou que apresentem alterações nas horas ou dias após o nascimento, as etiologias podem ser amplamente descritas sob três títulos:

- Anormalidades intrínsecas adquiridas durante o desenvolvimento fetal
- Agravos intrauterinos, intraparto ou externos pós-natais, que lesionam diretamente os órgãos e os sistemas
- Falha ou retardo em realizar a transição normal da vida fetal para a neonatal.

Tomando como um exemplo o sistema cardiovascular em relação a cada um destes títulos, pode haver uma anormalidade estrutural congênita do coração adquirida durante o desenvolvimento fetal, pode haver lesão e insuficiência miocárdicas com origem a partir de um agravo hipóxico-isquêmico grave, ou pode haver transição tardia para a circulação neonatal normal, com hipertensão pulmonar persistente.

Em relação à homeostase de carboidratos e outros substratos metabólicos, problemas congênitos são raros, mas podem causar comprometimento significativo, e distúrbios metabólicos graves com origem em agravos externos também são incomuns. A terceira categoria (falha ou retardo da transição) é a mais comum, com frequência uma causa significativa de preocupações e também de confusões.

Tendo revisado, anteriormente, o metabolismo do feto e do RN e as alterações que ocorrem ao nascimento no RN saudável, as três categorias de distúrbios da homeostase metabólica são como segue, em ordem crescente de ocorrência:

- Anormalidades adquiridas durante o desenvolvimento fetal – por exemplo, erros congênitos do metabolismo

- Agravos intrauterinos, intraparto, ou externos pós-natais, que lesionam diretamente os órgãos e os sistemas – por exemplo, hipoxia-isquemia e infecção
- Falha ou retardo da transição normal da vida fetal para a neonatal – por exemplo, após o controle inadequado do diabetes melito materno, parto prematuro ou RCIU.

A compreensão do distúrbio da homeostase metabólica deve ocorrer no contexto de um conhecimento da fisiologia normal, com a finalidade de entender como estes distúrbios afetarão um RN e para auxiliar na formulação de planos de manejo sensíveis.

HIPOGLICEMIA NEONATAL

A hipoglicemia neonatal tem sido reconhecida há mais de um século (23-25), embora tenha havido amplas oscilações na opinião a respeito da definição da condição, do seu significado clínico e do seu manejo ideal. (Consulte Kalhan SC, Bier DM, Savin SM et al. Estimation of glucose turnover and 13C recycling in the human newborn by simultaneous [1-13C]glucose and [6,6-1H2]glucose tracers. *J Clin Endocrinol Metab* 1980;50:456-460.) Conforme descrito anteriormente, RNs saudáveis apresentam vários mecanismos protetores para evitar que a diminuição pós-natal fisiológica na glicemia seja deletéria. Entretanto, alguns RNs apresentam ausência, retardo ou comprometimento das respostas protetoras e demonstram sinais clínicos de hipoglicemia. O risco da redução da disponibilidade de glicose para o cérebro nas referidas circunstâncias tem sido amplamente reconhecido (26). Entretanto, nos últimos anos, este risco e a prática crescente da medicina defensiva resultaram em uma oscilação em direção ao tratamento de grandes quantidades de RNs com glicose intravenosa, com frequência desnecessariamente, resultando na separação de suas mães e impondo um risco ao estabelecimento da amamentação (27). Portanto, é importante identificar aqueles RNs de risco para os efeitos adversos da hipoglicemia e determinar os regimes mais eficazes e menos invasivos para a prevenção da lesão cerebral hipoglicêmica (28). Até o momento, nenhum estudo controlado abordou qualquer destas questões.

Diagnóstico, definição e significado clínico

Muita controvérsia e confusão tem circundado a definição da hipoglicemia (28,29). Koh *et al.* (30) demonstraram que a definição "aceita" variou amplamente, não apenas entre os manuais pediátricos padrão, mas também entre os neonatologistas, com os valores fornecidos variando de menos de 1 mmol/ℓ (18 mg/dℓ) a 4 mmol/ℓ (72 mg/dℓ). Cornblath *et al.* (28) escreveram: "A definição da hipoglicemia clinicamente significativa permanece uma das questões mais confusas e contenciosas na neonatologia contemporânea." Esta contínua controvérsia a respeito da definição e do significativo clínico da hipoglicemia neonatal surge a partir de uma falha frequente em considerar as alterações da adaptação metabólica na sua totalidade (27,28).

A medição precisa dos níveis glicêmicos é essencial no diagnóstico da hipoglicemia. Sabe-se bem que as fitas reagentes para teste de glicose, comumente utilizadas em unidades neonatais e maternidades, são insuficientemente confiáveis para o diagnóstico (28). Portanto, se estas fitas forem utilizadas para o rastreamento neonatal, todos os valores baixos deverão ser confirmados por meio de medição precisa. Estas amostras devem ser imediatamente analisadas, tendo em vista que os níveis glicêmicos diminuem com o tempo, até mesmo em tubos com fluoreto (31). Novas técnicas interessantes de monitoramento da glicose por meio de microdiálise subcutânea podem, com o tempo, reduzir a necessidade de punção venosa e picadas em planta do pé (32). Entretanto, o significado clínico e a validade das medições de glicose com a utilização destas técnicas não estão totalmente avaliados (33).

O desafio, em termos de definição, é a descrição e o diagnóstico de uma condição patológica, diferenciando isto das alterações que estão dentro da "norma" fisiológica, por meio da qual os níveis glicêmicos diminuem imediatamente após o nascimento e em seguida aumentam, com frequência até níveis inferiores aos da variação adulta normal. O aumento nos níveis glicêmicos ocorre ao longo dos primeiros 2 a 3 dias pós-natais em RNs saudáveis, com o peso apropriado para a idade gestacional (AIG) e a termo, por vezes posteriormente naqueles que são amamentados. Estes RNs apresentam níveis altos de corpos cetônicos quando as concentrações séricas de glicose estão baixas, e provavelmente isto os protege contra as sequelas neurológicas (15,29,34-36). Este padrão fisiológico no RN saudável que não apresenta fatores de risco para o comprometimento da adaptação metabólica e que não apresenta sinais clínicos não pode ser considerado uma condição patológica. Portanto, a definição da condição a respeito da qual nos preocupamos não é a "medição glicêmica baixa". Uma definição mais significativa é "medição glicêmica baixa na ausência de respostas metabólicas protetoras". O nível glicêmico que pode ser considerado "baixo" é discutido a seguir.

Na ausência de medições acessíveis e rápidas dos níveis de nutrientes alternativos na condição clínica, devem ser consideradas medidas substitutas em relação à presença ou à ausência de respostas metabólicas protetoras. Em termos práticos, isto exige a identificação dos fatores de risco para comprometimento ou retardo da adaptação metabólica (Quadro 34.1) e/ou o reconhecimento de sinais clínicos anormais que podem ter origem na hipoglicemia, que não é compensada por meio da utilização de nutrientes alternativos (Quadro 34.2). Portanto, uma definição funcional completa e acurada da condição que é denominada abreviadamente como

---

QUADRO 34.1

Recém-nascidos de risco para distúrbios da adaptação metabólica neonatal.

Pré-termo (< 37 semanas de gestação)
RCIU – no mínimo 1 dos que seguem:
  Peso ao nascimento < 2º centil
  Redução da gordura e do volume muscular
  Centil do peso nascimento inferior ao centil da circunferência da cabeça
Após o controle inadequado do diabetes melito materno
Hiperinsulinismo fetal não explicado, que causa o aspecto clínico da macrossomia
Síndrome, por exemplo, Beckwith-Wiedemann
Hipoxia-isquemia perinatal moderada a grave
Medicação materna com betabloqueador
Infecção
Histórico conhecido ou familiar de insuficiência hipofisária ou suprarrenal
Histórico conhecido ou familiar de erro congênito do metabolismo

---

QUADRO 34.2

Sinais de hipoglicemia neonatal clinicamente significativa.

Tremor
Irritabilidade
Apneia
Hipotonia
Choro anormal
Taquipneia
Taquicardia ou bradicardia
Palidez
Cianose
Hipotermia
Dificuldades na alimentação
Convulsões
Sonolência excessiva
Coma

hipoglicemia neonatal deve ser "nível sanguíneo de glicose persistentemente baixo, medido com um dispositivo acurado, em um RN que corre risco de comprometimento da adaptação metabólica, mas sem sinais clínicos anormais", ou "um único nível sanguíneo baixo de glicose em um RN que apresente sinais clínicos anormais".

Os grupos de RNs que correm risco para o comprometimento da adaptação metabólica são considerados a seguir e no Quadro 34.1. Os sinais consequentes a hipoglicemia clinicamente significativa (i. e., glicemia baixa com respostas metabólicas ausentes ou esgotadas) estão no Quadro 34.2. Entretanto, nenhum sinal é específico da glicemia, e todos podem surgir como o resultado de complicações clínicas coexistentes, tais como encefalopatia hipóxico-isquêmica perinatal, ou da causa de base da glicemia (p. ex., um distúrbio metabólico pode causar alimentação inadequada e hipoglicemia).

Se os sinais precoces da hipoglicemia não forem detectados e tratados, o RN pode desenvolver convulsões ou redução do nível de consciência. Foram relatados desfechos adversos a longo prazo quando havia sinais neurológicos, embora seja difícil determinar o impacto específico da hipoglicemia quando existem fatores de risco adicionais precedentes ou coexistentes para lesão cerebral (28,37,38). Entretanto, existem evidências de relatos de caso de que a hipoglicemia profunda e prolongada esteja associada a alterações estruturais tanto transitórias quanto permanentes no cérebro (39-45). A lesão da substância cinzenta é relatada mais comumente, com a regiões parieto-occipitais sendo as mais afetadas (Figuras 34.1 e 34.2). Em casos extremos, a hipoglicemia profunda, normalmente resultado de erros congênitos sérios do metabolismo, pode até mesmo resultar em "morte súbita" ou eventos aparentemente de risco à vida.

Nenhum estudo até o momento abordou satisfatoriamente a duração da ausência ou da redução da disponibilidade de nutrientes metabólicos que seja suficiente para causar lesão cerebral no RN humano. Estudos em ratos neonatais demonstraram que a hipoglicemia prolongada induzida pela insulina, mas não a hipoglicemia induzida pela fome ou um breve período de hipoglicemia, resultou em alterações neurodegenerativas (46). Um estudo de macacos *rhesus* demonstrou que um período de hipoglicemia neonatal induzida pela insulina (glicemia < 1,5 mmol/ℓ, 27 mg/dℓ) de 6,5 horas de duração não apresentou efeitos demonstráveis a longo prazo, enquanto 10 horas de hipoglicemia foram associadas a "problemas de motivação e adaptabilidade", mas não ao déficit motor ou cognitivo ao teste aos 8 meses de idade (47).

Idealmente, uma definição de hipoglicemia com base em evidências deve incluir a concentração sérica de glicemia considerada como sendo o nível seguro mínimo, a duração além da qual o nível glicêmico baixo é considerado prejudicial, a presença de sinais clínicos, o grupo de RNs estudado, a consideração da disponibilidade de nutrientes alternativos, as condições da amostragem e os métodos de análise. A maior parte destes critérios não foi abordada adequadamente por estudos anteriores ou publicações e, na realidade, varia entre os RNs (29,37,38). Esta escassez de dados resultou na proposição de uma abordagem pragmática por parte de um grupo de médicos, que é baseada em limiares para a intervenção, em vez de uma tentativa de definir a hipoglicemia como um termo numérico único (28). Este grupo propôs que, independentemente da concentração sérica de glicose, sinais neurológicos associados a níveis glicêmicos baixos devem motivar investigações para estabelecer um diagnóstico firme de hipoglicemia e da sua causa de base e a instituição do tratamento urgente. Em relação aos RNs sem sinais clínicos, mas de risco para sequelas neurológicas em virtude do comprometimento da sua capacidade de mobilizar nutrientes alternativos com níveis glicêmicos baixos (Quadro 34.1), deve ser considerada uma intervenção para elevar a glicemia (medida com a utilização de um dispositivo preciso) se dois ou mais níveis glicêmicos consecutivos forem inferiores a 36 mg/dℓ (2 mmol/ℓ), ou um nível glicêmico único for inferior a 18 mg/dℓ (1 mmol/ℓ).

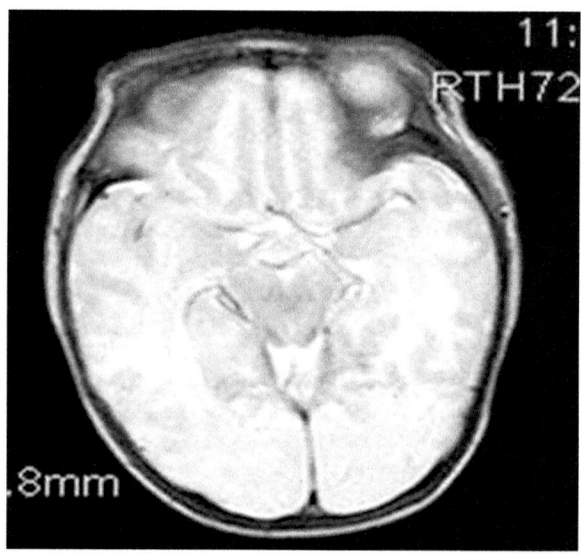

Figura 34.1 Recém-nascido a termo, 5 dias, admitido aos 3 dias com alimentação inadequada, convulsões clínicas e glicemia não registrável. Aumento do sinal do parênquima e diferenciação da perda da substância cinzenta e branca nas regiões parietal posterior e occipital. Cortesia do Dr. N. Stoodley.

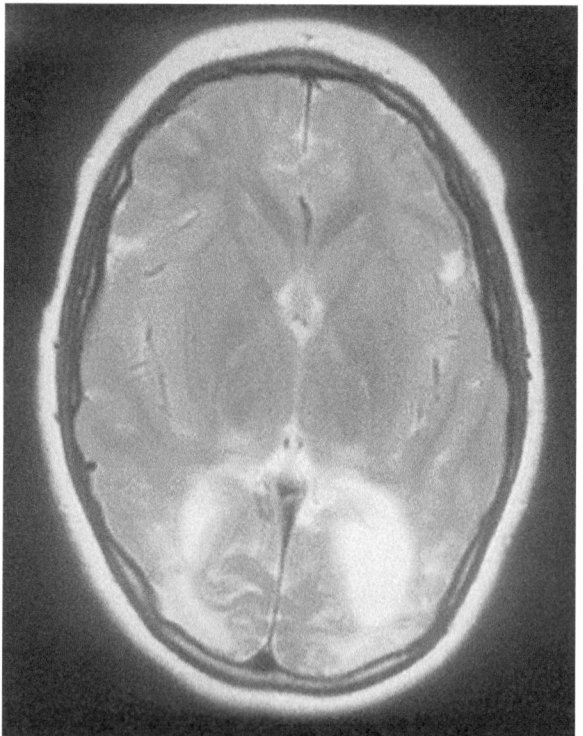

Figura 34.2 Exame de imagem na infância, após a hipoglicemia neonatal. Atrofia, gliose e ulegiria nas regiões parietal posterior e occipital.

Para resumir o significado clínico da hipoglicemia neonatal, a sequência temporal provável para o RN é a que segue, mas os limiares de glicose e os períodos de tempo até os sinais clínicos e as possíveis lesões variarão entre os RNs (27):

- São observados níveis glicêmicos baixos, mas o RN não apresenta sinais clínicos nem sofreu lesão, tendo em vista que ainda consegue mobilizar depósitos de nutrientes alternativos, por exemplo, glicogênio e gorduras. Isto pode ser definido como a hipoglicemia bioquímica com adaptação metabólica adequada

- Se não for tratado, o RN esgota os depósitos de nutrientes alternativos e desenvolve sinais clínicos sutis, que não são específicos da hipoglicemia (p. ex., irritabilidade, letargia, alimentação inadequada), mas a hipoglicemia não é prejudicial neste estágio. Este é o início do comprometimento da adaptação metabólica
- Se não tratado, o RN desenvolve sinais clínicos óbvios e graves (p. ex., convulsões, coma), mas pode escapar das lesões se for tratado muito imediatamente. A adaptação metabólica falhou
- Se não tratada suficientemente logo após o início dos sinais clínicos, a hipoglicemia se torna prejudicial e, em casos graves, resulta em parada cardiorrespiratória.

Finalmente, o impacto da hipoglicemia e do seu tratamento sobre a mãe e no RN tem de ser levado em conta. O período neonatal inicial é um período emocionalmente sensível, e o diagnóstico de hipoglicemia pode criar ou aumentar a ansiedade dos pais. O tratamento do RN com glicose intravenosa envolve a separação do mesmo de sua mãe e pode ser percebido como invasivo ou doloroso. As implicações para o estabelecimento da amamentação também não devem ser esquecidas, especialmente na medida em que haja evidências de que a separação perturba a amamentação e, por sua vez, a amamentação e o fato de evitar a suplementação com fórmula aumentam a cetogênese (15,35). Portanto, a ênfase deve estar na prevenção precoce da hipoglicemia e nas estratégias de manejo que não envolvam a separação da puérpera e do RN (48).

Mecanismos de inexistência, comprometimento ou retardo da adaptação metabólica em grupos de risco

A hipoglicemia pode ser secundária ao aumento da utilização de glicose, ao suprimento inadequado de glicose ou a uma combinação de ambos (Quadros 34.3 e 34.4). Conforme descrito anteriormente, isto se tornará importante em termos clínicos se outros aspectos da adaptação metabólica também estiverem comprometidos. Dependendo do mecanismo de base, a hipoglicemia pode ser breve e autolimitada, exigindo apenas tratamento de suporte ou, mais raramente, pode ser prolongada e exigir tratamento definitivo.

Para alguns RNs, existe uma causa única clara da hipoglicemia, por exemplo, controle inadequado do diabetes materno que resulta em hiperinsulinismo fetal e neonatal. Para outros, há mais de um mecanismo etiológico (Quadro 34.4). Por exemplo, RNs que sofreram RCIU podem apresentar comprometimento da glicogenólise, secundário a depósitos de glicogênio baixos, e comprometimento da gliconeogênese, secundário à indução tardia das enzimas. Além disso, a sua capacidade de montar uma resposta protetora com nutrientes alternativos varia em magnitude e sustentabilidade e não pode haver confiança nela se os níveis glicêmicos forem persistentemente baixos (49). Além dos fatores que resultam das influências intrauterinas, existem evidências de que a suplementação excessiva do leite com fórmula possa ser uma causa da supressão da resposta, no sentido de que os níveis de corpos cetônicos são mais baixos em RNs alimentados com fórmula do que nos RNs amamentados, e existe uma relação negativa entre a concentração de corpos cetônicos e o volume diário de fórmula administrado (35).

É importante observar que nem todos os RNs com RCIU serão "pequenos para a idade gestacional", e o exame clínico é importante para a identificação do RN "consumido" com peso ao nascimento e centis da circunferência craniana desproporcionais. Contrariamente, nem todos os RNs pequenos para a idade gestacional terão sido submetidos à insuficiência placentária – eles podem ser de constituição pequena e não apresentarão comprometimento da adaptação metabólica pós-natal.

Suprimento de glicose insuficiente

Esta é a causa de base mais comum de hipoglicemia neonatal clinicamente significativa. No RN alimentado pela via entérica, a fonte de glicose circulante é a absorção e a conversão da lactose do leite ou, entre as alimentações, da glicogenólise e da gliconeogênese. RNs que recebem soluções intravenosas invariavelmente recebem glicose como componente das infusões. Se houver aporte exógeno de glicose insuficiente e o RN não conseguir fazer a transição de glicogenólise ou gliconeogênese em resposta à diminuição dos níveis glicêmicos, ocorrerá hipoglicemia. Esta será mais significativa quando a produção de nutrientes alternativos à glicose também estiver comprometida (ver anteriormente). Três mecanismos possíveis podem causar a falha da produção de glicose quando o aporte exógeno é muito baixo.

Redução da disponibilidade de precursores gliconeogênicos

A glicogenólise e a gliconeogênese podem ser limitadas pela disponibilidade de glicogênio, pelos precursores gliconeogênicos, ou pela energia fornecida pela oxidação de ácidos graxos. Isto pode ocorrer após parto prematuro, RCIU, abuso materno de álcool ou hipoxia-isquemia perinatal, ou como uma consequência da ingestão inadequada e prolongada após o nascimento (50-52).

Redução da atividade de enzimas de glicogenólise, gliconeogênese, lipólise e cetogênese

Apesar das respostas endócrinas pós-natais normais, pode haver uma falha da síntese e da ativação das principais enzimas descritas anteriormente. Isto pode ser resultado de um distúrbio metabólico hereditário específico, em cujo caso a hipoglicemia geralmente é grave e recorrente ou persistente, ou pode haver imaturidade generalizada das enzimas, como no RN pré-termo ou após RCIU. Finalmente, a atividade enzimática pode ser suprimida por condições adquiridas, tais como infecção bacteriana perinatal ou comprometimento da função hepática secundária à hipoxia-isquemia. A gliconeogênese defeituosa também pode ser a causa da hipoglicemia que complica os casos de cardiopatia congênita e lesão por frio (53,54).

QUADRO 34.3

Mecanismos da hipoglicemia.

Redução da produção
    Redução da disponibilidade de precursores gliconeogênicos
    Redução da atividade das enzimas da glicogenólise ou da gliconeogênese
    Redução da atividade dos hormônios contrarreguladores (glucagon, cortisol, catecolaminas)

Aumento da utilização
    Hiperinsulinismo
    Redução da disponibilidade de substratos alternativos

QUADRO 34.4

Mecanismos da hipoglicemia em recém-nascidos de risco.

Redução da produção
    RCIU
    Parto pré-termo
    Hipoxia-isquemia perinatal
    Infecção
    Erros congênitos do metabolismo, por exemplo, distúrbio do armazenamento de glicogênio
    Distúrbios endócrinos, por exemplo, hipopituitarismo, hiperplasia/hipoplasia suprarrenal congênita
    Medicamento betabloqueador materno

Aumento da utilização
    Hiperinsulinismo, por exemplo, após o controle inadequado do diabetes na gravidez, síndrome de Beckwith-Wiedemann
    RCIU – para reabastecer os depósitos
    Redução da disponibilidade de substratos alternativos, por exemplo, erro congênito da oxidação de ácidos graxos

Comprometimento da resposta hormonal contrarreguladora

Isto resultará na falha de ativação das enzimas da glicogenólise, gliconeogênese, lipólise e cetogênese. O hiperinsulinismo apresenta um mecanismo duplo, no sentido de que a utilização da glicose é aumentada (ver a seguir), mas a liberação de hormônios contrarreguladores também é inibida. A falha de liberação dos hormônios contrarreguladores (glucagon, catecolaminas) pode ser um fator na hipoglicemia em RNs pré-termo e com RCIU, e após a medicação materna com betabloqueadores na gravidez (55,56). Finalmente, pode haver distúrbios permanentes e raros, que resultem em insuficiência de hormônios contrarreguladores, por exemplo, níveis baixos de hormônio do crescimento e cortisol na displasia septo-óptica e no hipopituitarismo congênito e níveis baixos de glicocorticosteroide nas deficiências adrenocorticais (57-59).

Aumento da utilização de glicose

A causa mais comum de utilização excessiva de glicose é o hiperinsulinismo neonatal. As características clínicas são as altas exigências de glicose para manter a normoglicemia, superiores a 8 mg/kg/min, em comparação aos 4 a 6 mg/kg/min normalmente exigidos pelos RNs, e o RN pode ser macrossômico se o hiperinsulinismo foi de origem fetal. O aspecto clínico da macrossomia é de um tamanho corporal que é grande em proporção ao tamanho da cabeça e deve ser diferenciado do tamanho de constituição grande para a idade gestacional, que por si próprio não é um fator de risco para hipoglicemia. O hiperinsulinismo deve ser confirmado por análise de insulina altamente específica para as concentrações plasmáticas de insulina e interpretação em referência às relações normais da insulina e da glicose neonatais (21,22). A investigação da suspeita de hiperinsulinismo demonstrará concentrações baixas de ácidos graxos e corpos cetônicos durante a hipoglicemia, mas esta característica não é específica do hiperinsulinismo, tendo em vista que alguns RNs que não são hiperinsulinêmicos, tais como alguns que são pré-termo ou com RCIU, também não apresentam respostas lipolíticas e cetogênicas.

Hiperinsulinismo autolimitado

O hiperinsulinismo pode ser um fenômeno temporário quando o feto se tornou hiperglicêmico por causa do controle inadequado do diabetes materno, da administração pré-natal de diuréticos tiazídicos, ou pela administração de glicose para a gestante durante o trabalho de parto. Ele também pode ocorrer nos RNs após a interrupção abrupta de infusões intravenosas de glicose, após doses de glicose em bolo, ou se a glicose foi infundida por meio de um cateter na artéria umbilical com a ponta inserida próximo do eixo celíaco. Doença hemolítica do fator *rhesus* e asfixia perinatal também têm sido associadas a hiperinsulinismo fetal e neonatal transitório, embora a ligação etiológica não seja conhecida (60,61).

Hiperinsulinismo iatrogênico ou factício

O hiperinsulinismo pode resultar da administração errônea ou nociva de insulina, ou do excesso de infusão de glicose, ou do posicionamento errôneo da ponta do cateter arterial (ver anteriormente). Embora raras, estas condições devem ser suspeitadas se a hipoglicemia for inesperada, profunda, ou resistente ao tratamento.

Síndrome de Beckwith-Wiedemann

Esta condição, descrita independentemente por Beckwith (62) e Wiedemann (63), é caracterizada por onfalocele, macroglossia, visceromegalia, anormalidades em lóbulos das orelhas e aumento na incidência posterior de malignidades. O hiperinsulinismo é uma característica comum, porém não invariável, que causa exigências altas de glicose no período neonatal inicial e que normalmente é resolvida em algum momento após o nascimento. É provável que as dificuldades do desenvolvimento a longo prazo relatadas anteriormente tenham sido relacionadas à hipoglicemia não diagnosticada e não tratada, e é esperado que o conhecimento sobre a condição e a prevenção da hipoglicemia resultem na melhora dos desfechos.

Hiperinsulinismo congênito

Muitos termos descritivos, tais como "nesidioblastose", "síndrome de desregulação das células das ilhotas", ou "hipoglicemia hiperinsulinêmica persistente do primeiro ano de vida", têm sido aplicadas em relação a esta condição ao longo dos anos. Embora seja uma condição rara, ela é a causa mais comum de hipoglicemia recorrente e persistente no primeiro ano de vida e na infância (64). De modo geral, está associada à macrossomia e sempre ao hiperinsulinismo extremo e altas exigências de glicose. A condição pode ser autolimitada no período neonatal, mas com muita frequência persiste depois desse período. Tendo em vista que não há uma resposta protetora dos corpos cetônicos à hipoglicemia, geralmente existem sinais neurológicos e, se não for tratada, o risco de lesão cerebral é alto. Portanto, o reconhecimento do hiperinsulinismo e a prevenção e o tratamento precoces da hipoglicemia, com o encaminhamento para um centro especializado, são essenciais para reduzir a incidência de lesão neurológica permanente, que tem sido amplamente relatado (64-67).

Atualmente, a classificação histológica do hiperinsulinismo congênito é nas formas difusa e focal (64). A condição é familiar com mais frequência do que esporádica. Foram demonstradas diversas patologias de base (64). Em casos graves de hiperinsulinismo congênito, existem mutações nos genes que codificam as subunidades do canal K^+ATP, e o envolvimento do pâncreas é difuso. A perda funcional deste canal resulta em desregulação dos fluxos de cálcio e, portanto, na liberação não regulada da insulina. Outras formas de hiperinsulinismo, que tendem a ser mais leves ou apresentadas posteriormente, estão ligadas a defeitos nos genes que codificam a glutamato desidrogenase e a glicoquinase, com a ativação destes genes, por sua vez, afetando a função das células beta. A primeira é a segunda forma mais comum de hiperinsulinismo congênito e está associada à hiperamonemia, de modo que os níveis de amônia sempre devem ser medidos quando houver suspeita de hiperinsulinemia. Outras mutações são aquelas que codificam a proteína do fator 4α nuclear de hepatócitos e HADH (uma enzima mitocondrial do metabolismo de ácidos graxos). Raramente, existe um adenoma de células das ilhotas isolado que se manifesta como hiperinsulinismo congênito (64).

Hipoglicemia sensível à leucina

Esta foi descrita anteriormente como uma entidade distinta, porém mais provavelmente a hipoglicemia em resposta à administração de leucina representa um hiperinsulinismo de base sensível a qualquer proteína (que pode ser endógena, como uma consequência do catabolismo dos depósitos de proteínas, ou exógena, por meio da nutrição parenteral ou enteral) e deve ser investigada e tratada como tal (64).

Prevenção e manejo da hipoglicemia neonatal (Quadro 34.5)

A identificação precoce de RNs de risco e o entendimento sobre os mecanismos de base da hipoglicemia são importantes tanto para o diagnóstico quanto para o tratamento. Além de diagnosticar e tratar a hipoglicemia, a causa de base deve ser determinada e tratada conforme o necessário; por exemplo, a falha em identificar e tratar uma infecção bacteriana pode ser catastrófica. A causa subjacente da hipoglicemia é, em geral, autoevidente a partir do histórico obstétrico e perinatal ou do exame clínico, mas se este não for o caso e a hipoglicemia for profunda ou persistente apesar do tratamento, devem ser realizadas investigações adicionais para identificar erros do metabolismo congênitos raros, porém sérios, ou deficiências hormonais (ver os Capítulos 36 e 38). Tendo em vista que estes exames são mais informativos quando realizados no momento da hipoglicemia, é importante coletar

QUADRO 34.5

Prevenção e manejo da hipoglicemia neonatal.

Identificação dos recém-nascidos de risco

Monitoramento clínico

Monitoramento da glicose (dispositivo preciso)

Provisão adequada de energia
 Apoio à amamentação
 Suplementação com fórmula titulada em face da condição clínica e das medições da glicemia
 Glicose intravenosa, se alimentações enterais não indicadas ou toleradas, ou hipoglicemia resistente às alimentações enterais

Investigações e tratamentos adicionais da hipoglicemia grave ou persistente

---

as amostras de sangue e urina necessárias durante os referidos episódios e processá-las e armazená-las, se necessário, fora do horário de expediente do laboratório. Cada unidade deve elaborar um protocolo apropriado para tanto, conectado aos laboratórios especializados locais e regionais.

Recém-nascidos a termo saudáveis e com peso apropriado para a idade gestacional

Conforme descrito anteriormente, RNs AIG a termo e saudáveis apresentam queda fisiológica nas concentrações séricas de glicose nos primeiros 1 a 2 dias após o parto, mas são protegidos pelos nutrientes alternativos, corpos cetônicos e lactato. Portanto, atualmente em geral reconhece-se que, para este grupo, não é necessário ou apropriado realizar o monitoramento glicêmico de rotina, classificar a glicemia baixa como uma entidade patológica, ou iniciar o tratamento, que é invasivo ou que pode interferir com o estabelecimento da amamentação (28,48,68). Em virtude da capacidade de contrarregulação do RN saudável, problemas com o estabelecimento da amamentação de sucesso provavelmente também serão apresentados com perda de peso excessiva (superior a 10% do peso nascimento), desidratação e icterícia, assim como com a hipoglicemia clinicamente significativa. Portanto, o aconselhamento sobre a amamentação e a intervenção não devem ter por base os níveis glicêmicos, mas sim a avaliação completa do RN – procedendo com a medição da glicemia apenas se houver preocupações clínicas. Entretanto, os médicos que cuidam das mães e dos RNs precisam estar alertas para a possibilidade de que outras condições, tais como infecção ou, mais raramente, erros congênitos do metabolismo, podem se manifestar com sinais neurológicos e hipoglicemia. Quando for apropriado, investigações específicas para a detecção dessas condições precisam ser realizadas.

Recém-nascidos de risco

Com finalidades práticas, a discussão a seguir enfoca apenas nos RNs que apresentam risco de comprometimento da adaptação metabólica e de sequelas neurológicas da hipoglicemia (Quadro 34.1). A prevenção precoce da hipoglicemia é ideal para estes RNs, de modo que a primeira etapa no manejo deve ser identificar os fatores de risco. Embora isto seja fácil em alguns casos (tais como no RN pré-termo), para outros as observações clínicas são importantes (p. ex., identificar o aspecto consumido do RN com restrição do crescimento, que pode não necessariamente apresentar um peso baixo ao nascimento).

Os RNs de risco devem ser submetidos ao monitoramento glicêmico pré-alimentação regular e acurado. Além disso, é imperativo que qualquer RN com sinais neurológicos, até mesmo se não for de qualquer grupo de risco, realize a medição da glicemia urgente e precisa. O cronograma de monitoramento para os RNs de risco variará de acordo com os protocolos locais, mas em geral o monitoramento deve ser iniciado antes da segunda alimentação (de modo a evitar o nadir fisiológico em 1 a 2 horas após o nascimento), e o monitoramento de 3 a 4 horas pré-alimentação deve continuar até que o RN apresente o registro de no mínimo dois níveis séricos satisfatórios. O monitoramento deve ser recomendado se a condição clínica do RN piorar, ou se a ingestão de energia diminuir. Se o monitoramento ocorrer por meio de fita reagente, os níveis baixos precisam ser confirmados por medição acurada.

A importância da alimentação precoce com leite tem sido apreciada por muitos anos (69). Tanto o leite materno quanto as fórmulas fornecem precursores gliconeogênicos importantes e ácidos graxos para a betaoxidação. Tendo em vista que o leite contém outras fontes de energia além de carboidratos, ele apresenta um conteúdo mais alto em J/mℓ do que a glicose a 10%. Além disso, a alimentação enteral com leite estimula a secreção de hormônios intestinais, os quais podem facilitar a adaptação metabólica pós-natal (19). Portanto, todos os RNs que se espera serem capazes de tolerar alimentações enterais devem ser alimentados com leite assim que possível após o nascimento e em intervalos frequentes depois disto. A amamentação deve ser oferecida aos RNs que conseguem sugar a cada alimentação (se este for o desejo da mãe). Se for provável que os RNs necessitem de alimentações complementares ou suplementares (por xícara, mamadeira, ou gavagem), a retirada do leite materno deve ser encorajada. A necessidade de suplementação com fórmula variará entre os RNs, diminuirá com o estabelecimento de sucesso da alimentação e será orientada pela disponibilidade do leite materno retirado, pelo monitoramento regular da glicemia pré-alimentação, pela condição clínica do RN e pela avaliação da amamentação. No RN que recebe leite humano, a ingestão de fórmula deve ser mantida no mínimo necessário, de modo a intensificar a amamentação e evitar a supressão da adaptação metabólica normal (35). Um estudo recente da suplementação de glicose oral forneceu dados promissores em termos de controle glicêmico, minimizando a separação da puérpera e do RN, e prolongando a amamentação (70).

No RN de risco que está estabelecendo as alimentações orais, existe um possível nadir, no qual os depósitos corporais estão se reduzindo de modo estável, mas as alimentações com leite ainda não começaram a repor estes depósitos. Até mesmo se o RN estiver se alimentando bem, este nadir pode não ocorrer até no mínimo 48 horas de vida. Por este motivo, RNs vulneráveis devem ser submetidos ao monitoramento clínico regular por 48 h e/ou até que a equipe especializada esteja satisfeita de que a alimentação seja efetiva.

Quando for improvável que o RN tolere alimentações totalmente enterais, por exemplo no RN muito pré-termo ou doente, uma infusão de glicose intravenosa deve ser iniciada assim que possível após o nascimento. De modo geral, glicose a 10% a 3 mℓ/kg/h (5 mg de glicose/kg/min) é suficiente para prevenir a hipoglicemia, mas em alguns casos (tais como no hiperinsulinismo) é necessário mais. Se a dose de glicose administrada for limitada pela restrição de líquidos, soluções glicosadas mais concentradas devem ser fornecidas por acessos venosos centrais, tendo em vista que estas soluções são escleróticas para as veias periféricas.

Se os níveis glicêmicos baixos persistirem ou estiverem associados a sinais clínicos no RN alimentado com leite apesar das medidas anteriores, pode ser possível aumentar o volume e/ou a frequência das alimentações. Se isto não for possível, ou se a hipoglicemia for resistente a esta estratégia, será necessária glicose intravenosa. Se o RN estiver tolerando as alimentações com leite, estas não devem ser interrompidas nem reduzidas. A velocidade inicial da infusão de glicose a 10% deve ser 3 mℓ/kg/h (5 mg/kg/min), mas ajustada de acordo com as frequentes medições precisas da glicemia. Se a hipoglicemia persistir apesar da infusão de glicose intravenosa, é importante verificar o local de infusão e o aparato da infusão para confirmar a administração da glicose. Todas as reduções na taxa de infusão devem ser graduais, e cânulas intravenosas com extravasamento devem ser imediatamente reposicionadas. Bolos de solução de glicose concentrada devem ser evitados, em virtude do risco de hipoglicemia de rebote e de edema cerebral (71). Se forem necessários bolos de glicose (p. ex., se houver sinais neurológicos de hipoglicemia), eles devem ser fornecidos na forma de glicose a 10% (3 a 5 mℓ/kg), administrados lentamente, e sempre seguidos por uma infusão. Em casos de hiperinsulinismo, o glucagon intramuscular apresentará um efeito glicêmico temporário, se houver retardo na instituição de infusão intravenosa (ver a seguir).

Tratamentos específicos das condições hipoglicêmicas neonatais

Hiperinsulinismo

Deve-se enfatizar novamente que, quando o hiperinsulinismo não é autolimitante e requer ou é resistente a taxas de infusão de glicose muito altas, deve ser realizado o encaminhamento para um centro especializado. Os tratamentos resumidos a seguir somente devem ser administrados em unidades não especializadas com o aconselhamento de um centro especializado e como uma medida de manutenção na pendência de transferência. O risco de precipitação de insuficiência cardíaca, especialmente se houver miocardiopatia hipertrófica coexistente, deve ser considerado.

Deve ser prescrita administração de glicose para manter os níveis glicêmicos superiores a 3 mmol/ℓ e 54 mg/dℓ, e o posicionamento precoce de cateter na veia umbilical ou acesso venoso central é essencial para possibilitar taxas de administração adequadas. Se a hipoglicemia for resistente às altas taxas de fornecimento de glicose, o diazóxido (10 a 20 mg/kg/dia) pode ser eficaz para suprimir a liberação de insulina pancreática. O efeito é ideal apenas se for administrada uma dose diária de clorotiazida (7 a 10 mg/kg) para potencializar o efeito hiperglicêmico e prevenir o efeito de retenção de líquidos do diazóxido. Em casos de hiperinsulinismo persistente, a resposta ao diazóxido é variável; pacientes com mutações nos genes que codificam HI-GK e HI-GLUD tendem a demonstrar a melhor resposta (64). Alguns casos de hiperinsulinismo congênito respondem ao bloqueador de canais de cálcio nifedipino (64).

Um análogo à somatostatina (octreotida, Sandostatin®, Sandoz Pharmaceuticals), administrado por via intravenosa ou subcutânea a uma dose de 10 µg/kg/dia, também suprime a liberação de insulina (67). Entretanto, pode haver desenvolvimento de tolerância e existem preocupações a respeito dos possíveis efeitos sobre a secreção de outros hormônios; por este último motivo, glucagon é administrado simultaneamente, a uma dose de 1 µg/kg/h (72).

O glucagon (bolo IV ou IM de 200 µg/kg, ou infusão de 5 a 10 µg/kg/h) apresenta um efeito glicêmico temporário por meio da sua ação glicogenolítica. Administrado isoladamente, o glucagon pode ser uma medida de manutenção útil, por exemplo, no momento do reposicionamento das infusões de glicose. Entretanto, a duração do seu uso é limitada, tendo em vista que o glucagon estimula ainda mais a liberação de insulina.

Alguns casos de hiperinsulinismo neonatal, especialmente aqueles causados por mutações recessivas dos genes que codificam as proteínas SUR1 e Kir6.2, não são responsivos ao tratamento clínico e é necessária uma pancreatectomia quase total. Deve ser feito o encaminhamento para centros cirúrgicos especializados. Em centros especializados, testes genéticos rápidos permitem que os clínicos identifiquem aqueles que provavelmente apresentam doença focal, e exames por imagem com ^{18}F-L-DOPA-PET são indicados em seguida para a identificação pré-operatória e a localização anatômica precisa das lesões focais (64). Isto é seguido pela pancreatectomia focal direcionada laparoscópica ou aberta.

Insuficiência adrenocortical

Embora a hidrocortisona parenteral tenha sido utilizada por muitos anos para o tratamento da hipoglicemia de diversas etiologias, a única aplicação específica deste medicamento é para a terapia de resgate e reposição na insuficiência adrenocortical suspeita ou comprovada, que é discutida em mais detalhes no Capítulo 36.

Erros congênitos do metabolismo

O manejo dos raros erros congênitos do metabolismo varia de acordo com o diagnóstico e está além do escopo deste capítulo. Em geral, o objetivo é fornecer calorias adequadas para prevenir a hipoglicemia e o catabolismo (ver o Capítulo 38).

HIPERGLICEMIA NEONATAL

A hiperglicemia neonatal também tem sido reconhecida há mais de um século (73). Embora o diabetes melito "clássico" possa ser apresentado no período neonatal (ver a seguir), a hiperglicemia neonatal normalmente é autolimitante e, assim como a maior parte dos casos de hipoglicemia neonatal, representa o extremo dos distúrbios da adaptação metabólica neonatal. A hiperglicemia é cada vez mais observada em RNs com peso extremamente baixo ao nascimento que recebem cuidados em nossas unidades neonatais. Assim como com a hipoglicemia, existe muita incerteza a respeito da definição, do significado clínico e do tratamento.

Hiperglicemia autolimitante

A prevalência da hiperglicemia transitória é cada vez mais paralela ao aumento da sobrevida de RNs com peso extremamente baixo ao nascimento e ao uso precoce de soluções de nutrição parenteral e à terapia com corticosteroides nesses RNs. A hiperglicemia acidental ou factícia também deve ser considerada.

Importância clínica

É extremamente importante relembrar que a hiperglicemia neonatal pode ser um sinal de um distúrbio subjacente sério, tal como uma infecção. Entretanto, apesar de relatos de associações entre a hiperglicemia e desfechos adversos em RNs com peso extremamente baixo, ainda não se sabe se as altas concentrações de glicose impõem ao RN um risco adicional, ou se os altos níveis glicêmicos simplesmente refletem a condição frágil e instável dos RNs com maior risco de desfechos adversos. Ao contrário dos adultos com deficiência de insulina, a maior parte dos RNs hiperglicêmicos não desenvolve cetose nem acidose metabólica (74). Existe um risco de que, em níveis glicêmicos muito altos, a glicosúria e a diurese osmótica possam causar um desequilíbrio hidreletrolítico com desidratação, mas, na prática, esta situação é rara, em virtude da imaturidade do rim neonatal (74). Também existe uma preocupação de que as alterações na osmolaridade do sangue e as alterações nos líquidos possam resultar em lesão cerebral. Entretanto, não foi demonstrada a ocorrência de patologia cerebral e de desfecho adverso no neurodesenvolvimento como o resultado direto da hiperglicemia, exceto se os níveis glicêmicos se aproximam de ou excedem 360 mg/dℓ (20 mmol/ℓ) (75,76).

Definição e diagnóstico

Não existe uma definição estabelecida da hiperglicemia neonatal, mas a maioria das unidades recentemente pesquisadas define a hiperglicemia como um nível glicêmico superior a 180 mg/dℓ (10 mmol/ℓ) (77). Entretanto, o limite superior "seguro" da concentração sérica de glicose no RN provavelmente é superior a este nível.

O uso de fitas reagentes para teste de glicose é mais útil no diagnóstico da hiperglicemia do que para a hipoglicemia, tendo em vista que as fitas são mais confiáveis em níveis glicêmicos altos, e imprecisões de 8 a 16 mg/dℓ (0,5 a 1,0 mmol/ℓ) são de menor relevância clínica no contexto da hiperglicemia. Entretanto, os clínicos são encorajados a confirmar o diagnóstico com uma medição laboratorial. Também pode ser útil monitorar a urina em relação à glicosúria, mas deve-se lembrar que os RNs, particularmente aqueles que são pré-termo, apresentam um limiar renal baixo para a glicose e que a excreção fracionada de glicose varia amplamente, de modo que a glicosúria pode estar presente até mesmo na normoglicemia e é independente da concentração da glicose sérica circulante (74).

Prevalência

Sem uma clara definição da hiperglicemia, é difícil comentar a respeito da incidência geral da hiperglicemia. Estudos da prevalência variam de acordo com os seus participantes, com a hiperglicemia observada mais frequentemente em RNs com peso muito baixo ao nascimento e pré-termo (78). RNs pequenos para a idade gestacional que são pré-termo são de maior risco para o desenvolvimento de hiperglicemia do que de hipoglicemia quando recebem infusões intravenosas padrão (79).

Mecanismos e grupos de risco

Os mecanismos de base da hiperglicemia neonatal variam e, assim como com a hipoglicemia, são mais bem compreendidos com referência às alterações metabólicas esperadas ao nascimento. A hiperglicemia pode ser o resultado de uma alta produção ou taxa de infusão de glicose, ou de uma baixa taxa de captação da glicose.

A hiperglicemia neonatal normalmente é secundária a uma alta taxa de surgimento de moléculas de glicose na corrente sanguínea, e é observada com frequência quando as taxas de infusão de glicose são altas (76,80,81). Para manter o controle o RN deve ser capaz de se adaptar à administração exógena de glicose por meio da supressão da produção de glicose pelo fígado. A capacidade de glicorregulação deste modo tem sido demonstrada em RNs normoglicêmicos (82). Entretanto, existem evidências de estudos clínicos e em animais de que alguns RNs não suprimem a produção de glicose em resposta à infusão de glicose e/ou ao aumento dos níveis glicêmicos (80,83).

A incapacidade de suprimir a gliconeogênese, por sua vez, pode ser o resultado do controle desordenado dos hormônios glicorreguladores. Embora a função glicorreguladora da insulina no RN seja incerta e possa variar entre os RNs, alguns casos de hiperglicemia resultam da diminuição da secreção de insulina em indivíduos imaturos (84,85). Isto é análogo ao adulto diabético dependente de insulina. Estudos em animais também demonstraram que, após a hiperglicemia crônica, o pâncreas fetal não consegue montar uma resposta insulínica a um aumento adicional da glicose (86). Isto pode ser análogo à condição nos RNs pré-termo que recebem constantemente infusões de glicose, cuja resposta pancreática à hiperglicemia pode ser "exaurida".

Alternativamente, as concentrações de insulina circulantes podem ser apropriadas para a concentração de glicose sérica, mas a hiperglicemia pode resultar da insensibilidade dos órgãos-alvo à insulina. Isto é análogo ao diabetes melito do tipo II, que é caracterizado pela resistência à insulina. A resistência à insulina neonatal tem sido demonstrada por meio da persistência da hiperglicemia na vigência de concentrações elevadas de insulina, por meio da resposta hipoglicêmica inadequada a grandes doses exógenas de insulina, e por meio das altas concentrações de insulina necessárias para suprimir a gliconeogênese (87,88). A resistência à insulina pode ser secundária à imaturidade ou à regulação descendente dos receptores periféricos, ao efeito de níveis altos de ácidos graxos que resultam da infusão de emulsões gordurosas, ou às ações periféricas de hormônios contrarreguladores (89).

A secreção excessiva de hormônios contrarreguladores, que por si próprios estimulam a glicogenólise e a gliconeogênese, pode bloquear ainda mais a secreção de insulina e inibir a sua ação periférica, contribuindo, assim, para a resistência insulínica (90). Este é o mecanismo da hiperglicemia secundária a corticosteroides exógenos, por vezes administrados em grandes doses para RNs com doença pulmonar (91). A aminofilina, utilizada para a prevenção da apneia da prematuridade, mimetiza a ação das catecolaminas e induz a glicogenólise.

Estes distúrbios hormonais podem ser a consequência de estresses clínicos de base, tais como infecção, angústia respiratória, dor, ou cirurgia (92,93).

Prevenção e manejo

A primeira etapa no manejo, especialmente em um RN que anteriormente era normoglicêmico, sempre deve ser procurar e tratar os distúrbios de base sérios. A segunda etapa é prevenir a ocorrência de altas concentrações séricas de glicose secundárias às altas taxas de infusão de glicose por meio da instituição de um cuidadoso manejo de prescrições de líquidos intravenosos. Os médicos com frequência aumentam as taxas de infusão dos líquidos para compensar as perdas renais e extrarrenais no RN imaturo. É preciso reconhecer que o aumento da taxa de administração de uma solução de glicose resultará em um aumento proporcional na administração de glicose. Por exemplo, 200 mℓ/kg/dia de glicose a 10% fornecem 14 mg/kg/min de glicose, que é muito superior às exigências do RN. Portanto, as taxas de infusão de glicose devem ser calculadas e, se for observado que são excessivas (p. ex., superiores 4 a 6 mg/kg/min), devem ser utilizadas soluções mais diluídas.

Pode ocorrer hiperglicemia em alguns RNs que estão clinicamente estáveis e que não estão recebendo ingestões excessivas de glicose. Estes RNs normalmente são de peso extremamente baixo ao nascimento e têm menos de 1 semana de idade. Com frequência eles receberam nutrição parenteral precoce e, portanto, taxas razoavelmente altas de infusão de glicose em combinação com aminoácidos. Ao mesmo tempo, eles podem apresentar níveis altos de hormônios contrarreguladores, o que os torna "catabólicos" com ou sem resistência insulínica periférica, de modo que eles não conseguem utilizar os substratos infundidos. A condição normalmente é autolimitante e pode ser prevenida por meio da introdução mais gradual de soluções de nutrição parenteral naqueles de risco.

Tendo em vista que a hiperglicemia normalmente é autolimitante e não está associada a sequelas adversas, as tentativas de tratar o valor numérico da glicemia podem fazer mais mal do que bem. Existem três estratégias para o manejo da hiperglicemia quando ela ocorre nestas circunstâncias.

Primeiramente, a hiperglicemia moderada pode ser "tolerada" se não aparentar estar causando diurese osmótica. Na maior parte dos casos, a condição é resolvida dentro de alguns poucos dias, mesmo se nenhuma medida for adotada.

Em segundo lugar, a infusão de glicose pode ser cuidadosamente reduzida até a taxa na qual os níveis glicêmicos se tornam normais e, em seguida, aumentada conforme o tolerado. Isto implica a possível desvantagem de reduzir a ingestão energética do RN, mas é provável que os RNs imaturos sejam incapazes de utilizar efetivamente toda a glicose ofertada, especialmente se a uma taxa superior a 5 mg/kg/min (83). A hiperglicemia acidental deve ser prevenida por meio da estrita atenção às soluções de glicose estocadas, ao controle de qualidade da produção da nutrição parenteral total (NPT) da farmácia e dos dispositivos de infusão de glicose.

Em terceiro lugar, pode ser administrada insulina com a finalidade de reduzir a concentração sérica de glicose sem reduzir a taxa de infusão da glicose. Se houver o uso de insulina, os tubos IV deverão ser preparados para reduzir a adsorção da insulina pelo plástico. Estudos controlados da administração de insulina a pacientes de cuidados intensivos adultos com nutrição intravenosa demonstraram que, embora exista melhora a curto prazo no equilíbrio do nitrogênio, não existe vantagem em termos de ganho de peso ou composição corporal e que diversos pacientes se tornam hipoglicêmicos (94). Embora exista uma diversidade de relatos desta prática na literatura neonatal, não existe consistência a respeito das situações clínicas nas quais a insulina foi administrada, foram relatadas apenas medidas dos desfechos a curto prazo, e há poucos estudos clínicos controlados e prospectivos (78,90,95-97). Todos estes estudos relataram hipoglicemia em alguns RNs até mesmo após a descontinuação da infusão de insulina, e alguns demonstraram tal tolerância progressiva que foram necessárias doses crescentes de insulina (i. e., o próprio tratamento pode apresentar o adiamento da recuperação). Portanto, não deve ser prescrita insulina sem a disponibilidade de testes de glicemia imediatos e acurados. Revisões sistemáticas recentes não apoiaram a estratégia de infundir a insulina de modo rotineiro para alcançar uma taxa de administração de glicose específica ou prevenir a hiperglicemia neonatal e recomendaram reservar o uso de insulina exógena para os RNs com hiperglicemia grave (superior a 220 mg/dℓ, 14 mmol/ℓ), tendo em vista que a segurança da prática ainda não foi determinada (98,99). Não se sabe se a administração de insulina promove o crescimento linear em RNs, ou meramente converte a glicose em gordura. Estudos epidemiológicos sugeriram que o estado nutricional e endócrino intrauterino pode influenciar o metabolismo adulto e a suscetibilidade à doença (100). O significado clínico a longo prazo das ingestões precoces de alta energia, associadas a grandes doses de insulina exógena no RN pré-termo, e da possível regulação ascendente ou descendente dos receptores de insulina, ainda não foi considerado. Em resumo, não está claro se a terapia com insulina confere uma vantagem clínica sobre o manejo expectante de uma condição que normalmente é autolimitante.

Finalmente, a introdução da alimentação enteral com pequenos volumes de leite assim que o sistema digestório do RN o tolerar pode acelerar o controle da homeostase glicêmica ao induzir aumentos dos hormônios intestinais, que promovem a secreção de insulina (o eixo enteroinsular) (18).

Diabetes melito neonatal

Esta é uma condição rara (1:5.000.000 nascimentos) apresentada no período neonatal com níveis glicêmicos muito altos, concentrações plasmáticas de insulina baixas, desidratação, febre e falha no desenvolvimento, apesar da alimentação adequada (101,102). O início pode ocorrer após a alta da unidade neonatal ou da maternidade. Existem diversos mecanismos genéticos de base identificados, e RNs pequenos para a idade gestacional (PIG) são afetados com maior frequência (103,104). Em aproximadamente 30% dos casos, a condição é resolvida no período neonatal, mas em relação a outros, o diabetes melito persiste (105,106). Esta condição exige o tratamento com insulina e reidratação em um centro especializado ou sob o aconselhamento de especialistas.

SEQUELAS ADICIONAIS APÓS O DIABETES NA GRAVIDEZ

O impacto do controle metabólico inadequado do diabetes materno preexistente ou gestacional sobre a homeostase metabólica do feto e do RN está descrito anteriormente. Existem diversos possíveis desfechos adversos adicionais, com a gravidade e a natureza destes também refletindo o grau de controle do diabetes e os períodos de vulnerabilidade, incluindo o período periconcepção. O RN afetado apresenta aspecto macrossômico característico (Figura 34.3).

Algumas complicações neonatais não são específicas do diabetes melito na gravidez, mas estão relacionadas ao nascimento prematuro ou por cesariana. Estas serão minimizadas pela consideração cuidadosa sobre o momento do parto, a administração materna de esteroides antes do parto prematuro e a redução da taxa de cesarianas desnecessárias. Outras complicações são secundárias ao ambiente metabólico anormal do feto e aos distúrbios contínuos no período pós-natal e são mais específicas do diabetes melito na gravidez (Quadro 34.6).

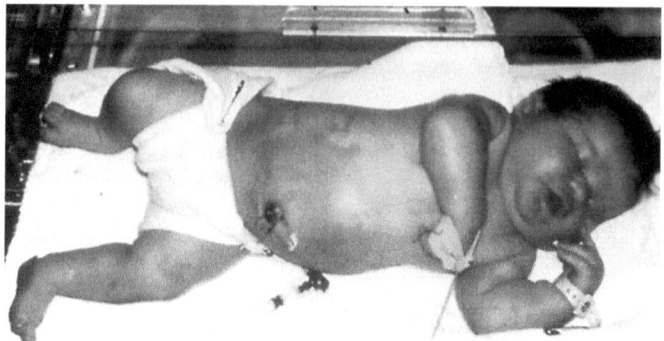

Figura 34.3 Um filho macrossômico de diabética (FD) apresenta circunferência da cabeça e comprimento que estão no 90º percentil; o peso corporal dele excede muito o 90º percentil. O recém-nascido apresenta deposição considerável de gorduras no ombro e na área intracapsular.

QUADRO 34.6
Prevalência relatada de complicações após o diabetes na gravidez.

Morte neonatal	9,3/1.000
Parto pré-termo	37%
Anomalia congênita	5,5%
Peso ao nascimento > 90º centil	52%
Distocia de ombro	7,9%
Paralisia de Erb	4,5/1.000
Admissão em unidade neonatal	56%

Confidential Enquiry into Maternal and Child Health. *Pregnancy in women with type 1 and type 2 diabetes in 2002–2003*. UK: CEMACH, 2005.

Anomalias congênitas

Apesar das importantes melhoras no cuidado do diabetes melito na gravidez, em geral houve poucas alterações na incidência de anomalias congênitas, que ocorrem a uma frequência de até 10 vezes aquela observada na população geral (107-109). As anomalias congênitas atualmente são responsáveis por uma grande proporção de mortes perinatais e substituíram a síndrome da angústia respiratória (SAR) como a causa líder de perda perinatal (108-111). As anomalias excessivamente representadas nas gestações complicadas pelo diabetes são a síndrome de regressão caudal, os defeitos do tubo neural, a holoprosencefalia, a displasia vertebral, as cardiopatias congênitas, a comunicação interventricular, a transposição de grandes vasos e a síndrome do cólon esquerdo pequeno.

A causa da embriopatia diabética não é totalmente compreendida. É improvável a participação de fatores genéticos (genes relacionados ao diabetes), tendo em vista que a incidência de defeitos congênitos não aumenta em RNs cujos pais são diabéticos (112). É provável que as anomalias congênitas estejam relacionadas ao ambiente intrauterino diabético durante o período da organogênese, antes da sétima semana de gestação (113). Possíveis mediadores teratogênicos são hiperglicemia, hipercetonemia, aumento dos níveis de fatores inibidores de somatomedina, diminuição da concentração de mioinositol no neuroectoderma e secreção de relaxina, um homólogo à insulina (113-120). Os dados de estudos em seres humanos a respeito da hipoglicemia são enfáticos (114).

Macrossomia

Macrossomia é o termo relativo ao aumento da gordura corporal e à visceromegalia seletiva; o fígado e o coração apresentam aumento de volume, mas o tamanho do cérebro não é aumentado em relação à idade gestacional, de modo que a cabeça pode parecer desproporcionalmente pequena (108,121). A importância clínica da macrossomia é o risco das complicações do parto de um RN grande, tais como distocia de ombro, obstrução do trabalho de parto, asfixia perinatal e lesão ao nascimento (p. ex., lesão do plexo braquial ou fratura de clavícula ou de úmero) (108,122,123).

A relação entre o controle do diabetes materno em geral e a macrossomia não é universal, no sentido de que alguns RNs podem ser macrossômicos após uma gravidez na qual os níveis glicêmicos maternos aparentemente estavam bem controlados (124). O motivo pode incluir o fato de que o nível de glicose não é o único parâmetro que indica o controle diabético ideal na gravidez. Entretanto, a intensificação do controle até mesmo do diabetes gestacional leve está associada à redução do crescimento fetal excessivo e do risco de distocia de ombro (125-128).

Os pais e os profissionais de saúde precisam estar preparados para a "diminuição" no crescimento pós-natal dos RNs macrossômicos, especialmente quando amamentados. Esta é uma adaptação normal e saudável e, desde que o RN pareça estar se alimentando bem e esteja saudável, não deve haver preocupações se houver um período inicial de ganho de peso lento que faz com que o peso caia abaixo dos centis inferiores. Em vez disso, alimentar excessivamente o RN e mantê-lo com sobrepeso apresenta consequências para a saúde a longo prazo, por exemplo, o risco posterior de doenças cardiovasculares e diabetes melito.

Miocardiopatia hipertrófica

Alguns filhos de diabéticas apresentam hipertrofia miocárdica generalizada, com um espessamento desproporcional do septo, que pode estreitar a via de saída ventricular esquerda, a qual, em formas extremas, resulta em morte fetal ou neonatal (129-132). Entretanto, a condição geralmente é transitória, com a resolução dos sinais clínicos em 2 a 4 semanas e da hipertrofia septal dentro de 2 a 12 meses (130,133). A maioria dos RNs necessita apenas de cuidados de suporte. Se houver desenvolvimento de insuficiência cardíaca, é recomendado o propranolol (133).

Restrição do crescimento intrauterino

O comprometimento do crescimento fetal tem sido associado à doença vascular materna que leva à insuficiência placentária, ou ao controle excessivo do diabetes melito com hipoglicemia materna frequente (134,135).

Efeitos da hipoxia-isquemia pré-natal e intraparto – natimorto, encefalopatia, hiperviscosidade, policitemia e icterícia

O mecanismo do aumento do risco de hipoxia-isquemia fetal e suas sequelas não é totalmente compreendido. Além da natimortalidade e da lesão cerebral hipóxico-isquêmica, pode haver policitemia e hiperviscosidade, que por sua vez levam a sequelas tais como hiperbilirrubinemia e trombose intravascular.

Complicações respiratórias

Embora a incidência de síndrome de angústia respiratória tenha sido anteriormente relatada como sendo de cinco a seis vezes mais alta após o diabetes melito na gravidez do que na população normal, esta incidência está diminuindo graças à melhora do controle do diabetes e à prevenção do parto pré-termo (136).

Problemas respiratórios específicos do diabetes podem surgir em virtude da maturação tardia do sistema surfactante pulmonar, incluindo de proteínas surfactantes (137-141).

Hipocalcemia e hipomagnesemia

A incidência e a gravidade da hipocalcemia estão relacionadas ao controle do diabetes melito. De modo geral, a hipocalcemia está associada à hiperfosfatemia e, ocasionalmente, à hipomagnesemia.

A etiologia não está totalmente clara, mas o hipoparatireoidismo neonatal tem sido demonstrado e pode, em parte, ser secundário à perda renal materna de magnésio (142,143).

Complicações iatrogênicas

Estas incluem o parto pré-termo ou a cesariana quando não há uma indicação bem definida, a admissão "rotineira" de RNs em unidades neonatais, e a suplementação ou reposição "rotineira" das amamentações com fórmula.

Desfechos a longo prazo

Existem vários fatores de risco para desfechos adversos neurológicos: disfunção placentária, hipoxia-isquemia, episódios de cetose ou hipoglicemia materna durante a gravidez, e hipoglicemia neonatal (144-146). Entretanto, estudos do diabetes melito bem controlado na gravidez mostram desfecho neurodesenvolvimental favorável (147-149). O risco de desenvolvimento de obesidade está relacionado ao controle do diabetes materno, ao peso ao nascimento e ao peso no primeiro ano de vida (150-153). O risco de desenvolvimento de diabetes melito dependente de insulina até os 20 anos de idade na prole de mulheres diabéticas é no mínimo sete vezes aquele dos genitores não diabéticos, mas apenas um terço do risco relatado para a prole de homens com diabetes melito dependente de insulina, o que possivelmente ocorre em virtude de uma taxa mais baixa de transmissão do alelo dr4 das mães, ou de um efeito da programação do ambiente intrauterino (147,152,154,155).

Atenção

A cuidadosa atenção clínica e obstétrica para alcançar o controle glicêmico estrito antes e durante a gravidez, combinada com o cuidado neonatal adequado, reduz muito o risco das diversas complicações discutidas anteriormente. O rastreamento e a avaliação pré-natais adequados devem indicar as gestações de maior risco, de modo que possa ser elaborado um plano pré-natal e, em todos os locais de nascimentos, deve haver uma equipe treinada e competente para reconhecer e estabilizar os RNs com complicações inesperadas. Todos os hospitais precisam ter protocolos escritos para a prevenção e o manejo de possíveis complicações neonatais, incluindo a hipoglicemia, e para a admissão na unidade neonatal. Quando há um bom cuidado pré-concepção e o controle do diabetes, e na ausência de anormalidades congênitas, pode-se esperar que os RNs apresentem uma evolução neonatal não complicada e eles devem ser tratados como qualquer outro RN a termo saudável (156). Portanto, é importante evitar problemas iatrogênicos, tais como a separação desnecessária das puérperas e dos RNs, ou práticas que impeçam a amamentação bem-sucedida.

RESUMO

Embora exista um grau crescente de clareza a respeito da fisiopatologia das anormalidades da homeostase dos carboidratos e dos desfechos adversos de uma gravidez afetada pelo diabetes, muitos RNs ainda apresentam estes distúrbios e suas sequelas. Muitas controvérsias que circundam a definição, o diagnóstico e o manejo da hipoglicemia e da hiperglicemia neonatais ainda não foram resolvidas. Várias questões cruciais ainda precisam ser abordadas; exemplos são fornecidos a seguir, mas existem muitos mais.

- Quais são os efeitos da hipoglicemia moderada a longo prazo? Por exemplo, não sabemos se o cérebro do RN pré-termo é mais ou menos vulnerável à hipoglicemia do que aquele do RN a termo, qual duração da hipoglicemia resulta em incapacidade permanente em diferentes grupos de risco, e se os efeitos da hipoglicemia são exacerbados por complicações concomitantes, tais como a hiperbilirrubinemia. Não sabemos se o comprometimento da adaptação metabólica neonatal prediz o comprometimento futuro das respostas metabólicas

- Quais fatores regulam a disponibilidade e a utilização da glicose pelo cérebro?

  Estes podem incluir o fluxo sanguíneo cerebral, a ontogenia das proteínas transportadoras de glicose e a função dos astrócitos no suporte metabólico neuronal

- Como os níveis glicêmicos podem ser medidos mais facilmente e de modo mais preciso?

  Tendo em vista a inadequação das fitas reagentes para teste de glicose para o diagnóstico e o monitoramento da hipoglicemia, sistemas ao lado do leito precisos e melhores devem ser desenvolvidos para a medição das concentrações séricas de glicose. A capacidade de medir as concentrações séricas de corpos cetônicos nestas circunstâncias intensificaria acentuadamente o manejo.

REFERÊNCIAS BIBLIOGRÁFICAS

1. Buchanan TA, Catalano PM. The pathogenesis of GDM: implications for diabetes after pregnancy. *Diabetes Rev* 1995;3:584.
2. Hay WW Jr, Sparks JW. Placental, fetal and neonatal carbohydrate metabolism. *Clin Obstet Gynecol* 1985;28:473.
3. Adam PAJ, Raiha N, Rahiala EC, et al. Oxidation of glucose and b hydroxybutyrate by the early human fetal brain. *Acta Paediatr Scand* 1975;64:17.
4. Simmons RA, Flozak A, Ogata ES. The effect of insulin and insulin-like growth factor-I on glucose transport in normal and small for gestational age fetal rats. *Endocrinology* 1993;133:1361.
5. Soothill PW, Nicolaides KH, Campbell S. Prenatal asphyxia, hyperlacticaemia, hypoglycaemia and erythroblastosis in growth retarded fetuses. *BMJ* 1987;294:1051.
6. Obershain SS, Adam PAJ, King KC, et al. Human fetal response to sustained maternal hyperglycemia. *N Engl J Med* 1970;283:566.
7. Sperling MA, Grajwer LA, Leake R, et al. Role of glucagon in perinatal glucose homeostasis. *Metabolism* 1976;25(suppl 1):1385.
8. Sperling MA, Ganguli S, Leslie N, et al. Fetal–perinatal catecholamine secretion: role in perinatal glucose homeostasis. *Am J Physiol* 1984;247:E69.
9. Hägnevik K, Faxelius G, Irestedt L, et al. Catecholamine surge and metabolic adaptation in the newborn after vaginal delivery and caesarean section. *Acta Paediatr Scand* 1984;73:602.
10. Girard JR, Ferre A, Kervran A, et al. Role of the insulin/glucagon ratio in the changes of hepatic metabolism during development of the rat. In: Foa PP, Baja JS, Foa NL, eds. *Glucagon: its role in physiology and clinical medicine*. New York: Springer-Verlag, 1977:563.
11. Medina JM, Fernandez E, Bolaros JP, et al. Fuel supply to the brain during the early postnatal period. In: Cueza JM, Pasaud-Leone AM, Patel MS, eds. *Endocrine development of the fetus and neonate*. Plenum Press, New York: Plenum Press, 1990:175.
12. Edmond J, Auestad N, Robbins RA, et al. Ketone body metabolism in the neonate: development and effect of diet. *Fed Proc* 1985;44:2359.
13. Shelley HJ, Neligan GS. Neonatal hypoglycaemia. *Br Med Bull* 1966;22:34.
14. Bougneres. PF Stable isotope tracers and the determination of fuel fluxes in newborn infants. *Biol Neonate* 1987;52(suppl 1):87.
15. Hawdon JM, Ward Platt MP, Aynsley-Green A. Patterns of metabolic adaptation for preterm and term infants in the first neonatal week. *Arch Dis Child* 1992;67:357.
16. Kinnala A, Suhonen-Polvi H, Aarimaa T, et al. Cerebral metabolic rate for glucose during the first six months of life: an FDG positron emission tomography study. *Arch Dis Child* 1996;74:F153.
17. Molsted-Pedersen L. Aspects of carbohydrate metabolism in newborn infants of diabetic mothers II. Neonatal changes in K values. *Acta Endocrinol* 1972;69:189.
18. Aynsley-Green A. Metabolic and endocrine interrelationships in the human fetus and neonate: an overview of the control of the adaptation to postnatal nutrition. In: Lindblad BA, ed. *Perinatal nutrition*. New York: Academic Press, 1988:162.
19. Lucas A, Aynsley-Green A, Bloom SR. Gut hormones and the first meals. *Clin Sci* 1981;60:349.
20. Johnston V, Frazzini V, Davidheiser S, et al. Insulin receptor number and binding affinity in newborn dogs. *Pediatr Res* 1991;29:611.
21. Hawdon JM, Aynsley-Green A, Alberti KG, et al. The role of pancreatic insulin secretion in neonatal glucoregulation. I Healthy term and preterm infants. *Arch Dis Child* 1993;68:274.
22. Hawdon JM, Hubbard M, Hales CN, et al. Use of a specific immunoradiometric assay to determine preterm neonatal insulin-glucose relations. *Arch Dis Child* 1995;73:F166.
23. Cobliner S. Blutzuckeruntersuchungen bei Säuglingen. *Z Kinderheilkd* 1911;1:207.
24. Sedgwick JP, Ziegler MR. The nitrogenous and sugar content of the blood of the newborn. *Am J Dis Child* 1920;19:429.
25. Spence JC. Some observations on sugar tolerance, with special reference to variations found at different ages. *Q J Med* 1921;14:314.
26. Cornblath M, Reisner SH. Blood glucose in the neonate, clinical significance. *N Engl J Med* 1965;272:378.
27. Hawdon JM. Hypoglycemia: are evidence based clinical guidelines achievable? *NeoReviews* 2014;15:e91.
28. Cornblath M, Hawdon JM, Williams AF, et al. Controversies regarding definition of neonatal hypoglycemia: suggested operational thresholds. *Pediatrics* 2000;105:1141.
29. Hay WW Jr, Raju TN, Higgins RD, et al. Knowledge gaps and research needs for understanding and treating neonatal hypoglycaemia: workshop report from Eunice Kennedy Shriver National Institute of Child Health and Human Development. *J Pediatr* 2009;155:612.
30. Koh THHG, Eyre JA, Aynsley-Green A. Neonatal hypoglycaemia—the controversy regarding definition. *Arch Dis Child* 1988;63:1386.
31. Joosten KJ, Schellehens AP, Waellens JJ, et al. Erroneous diagnosis 'neonatal hypoglycemia' due to incorrect preservation of blood samples. *Ned Tijdschr Geneeskd* 1991;135:1691.
32. Baumeister FA, Rolinski B, Busch R, et al. Glucose monitoring with long-term subcutaneous microdialysis in neonates. *Pediatrics* 2001;108:1187.
33. Woo HC, Tolosa L, El-Metwally D, et al. Glucose monitoring in neonates: need for accurate and non-invasive methods. *Arch Dis Child* 2014;99:F153.
34. De Boissieu D, Rocchiccioli F, Kalach N, et al. Ketone body turnover in term and in premature newborns in the first two weeks after birth. *Biol Neonate* 1995;67:84.
35. de Rooy LJ, Hawdon JM. Nutritional factors that affect the postnatal metabolic adaptation of full-term small- and large-for-gestational-age infants. *Pediatrics* 2002;109(3):E42.
36. Thurston JH, Hawhart RE, Schiro JA. β-Hydroxybutyrate reverses insulin-induced hypoglycemic coma in suckling–weanling mice despite low blood and brain glucose levels. *Metab Brain Dis* 1986;1:63.
37. Boluyt N, van Kempen A, Offringa M. Neurodevelopment after neonatal hypoglycaemia: a systematic review and design of optimal future study. *Pediatrics* 2006;117:2231.
38. Rozance PJ, Hay WW. Hypoglycemia in newborn infants: features associated with adverse outcomes. *Biol Neonate* 2006;90:74.
39. Anderson JM, Milner RDG, Strich SJ. Effects of neonatal hypoglycaemia on the nervous system: a pathological study. *J Neurol Neurosurg Psychiatry* 1967;30:295.
40. Auer RN, Siesjo BK. Hypoglycaemia: brain neurochemistry and neuropathology. *Baillieres Clin Endocrinol Metab* 1993;7:611.
41. Barkovich AJ, Ali FA, Rowley HA, et al. Imaging patterns of neonatal hypoglycemia. *AJNR Am J Neuroradiol* 1998;19:523.
42. Kinnala A, Korvenranta H, Parkkola R. Newer techniques to study neonatal hypoglycemia. *Semin Perinatol* 2000;24:116.
43. Murakami Y, Yamashita Y, Matsuishi T, et al. Cranial MRI of neurologically impaired children suffering from neonatal hypoglycaemia. *Pediatr Radiol* 1999;29:23.
44. Burns CM, Rutherford MA, Boardman JP, et al. Patterns of cerebral injury and neurodevelopmental outcomes after symptomatic neonatal hypoglycemia. *Pediatrics* 2008;122:65.
45. Filan PM, Inder TE, Cameron FJ, et al. Neonatal hypoglycemia and occipital cerebral injury. *J Pediatr* 2006;148:552.
46. Zhou D, Qian J, Liu CX, et al. Repetitive and profound insulin-induced hypoglycemia results in brain damage in newborn rats: an approach to establish an animal model of brain injury induced by neonatal hypoglycaemia. *Eur J Pediatr* 2008;167:1169.
47. Schrier AM, Wilhelm PB, Church RM, et al. Neonatal hypoglycaemia in the Rhesus monkey: effect on development and behaviour. *Infant Behav Dev* 1990;13:189.
48. National Childbirth Trust. Hypoglycaemia of the newborn. *Mod Midwife* 1997;7:31.
49. Hawdon JM, Ward Platt MP. Metabolic adaptation in small for gestational age infants. *Arch Dis Child* 1993;68:262.
50. Ogata ES. Carbohydrate metabolism in the fetus and neonate and altered neonatal glucoregulation. *Pediatr Clin North Am* 1986;33:25.
51. Shelley HJ, Basset JM. Control of carbohydrate metabolism in the fetus and newborn. *Br Med Bull* 1975;31:37.
52. Singh SP, Pullen GL, Snyder AK. Effects of ethanol on fetal fuels and brain growth in rats. *J Lab Clin Med* 1988;112:704.
53. Haymond MW, Strauss AW, Arnold KJ, et al. Glucose homeostasis in children with severe cyanotic congenital heart disease. *J Pediatr* 1979;95:220
54. Mann TP, Elliot RIK. Neonatal cold injury due to accidental exposure to cold. *Lancet* 1957;i:229.
55. Crooks BN, Deshpande SA, Hall C, et al. Adverse neonatal effects of maternal labetalol treatment. *Arch Dis Child Fetal Neonatal Ed* 1998;79(2):F150.
56. Klarr JM, Bhatt-Mehta V, Donn SM. Neonatal adrenergic blockade following single dose maternal labetalol administration. *Am J Perinatol* 1994;11(2):91.
57. Costello JM, Gluckman PD. Neonatal hypopituitarism: a neurological perspective. *Dev Med Child Neurol* 1988;30:190.

58. Gemelli M, De Luca F, Barberio G. Hypoglycemia and congenital adrenal hyperplasia. *Acta Paediatr Scand* 1979;68:285.
59. Lovinger RD, Kaplan SL, Grumback MM. Congenital hypopituitarism associated with neonatal hypoglycemia and microphallus. *J Pediatr* 1975;87:1171.
60. Molsted-Pedersen L, Trautner H, Jorgensen KR. Plasma insulin and K values during intravenous glucose tolerance test in newborn infants with erythroblastosis fetalis. *Acta Paediatr Scand* 1973;62:11.
61. Collins JE, Leonard JV. Hyperinsulinism in asphyxiated and small for dates infants with hypoglycaemia. *Lancet* 1984;ii:311.
62. Beckwith JB. Extreme cytomegaly of the adrenal fetal cortex, omphalocele, hyperplasia of kidneys and pancreas and Leydig cell hyperplasia. Another syndrome? Proceedings of the Western Society for Pediatric Research, Los Angeles, November 1963.
63. Wiedemann HR. Complexe malformatif familial avec hernie umbilicale et macroglossie. Un 'syndrome nouveau'? *J Genet Hum* 1964;13:223.
64. Kapoor RR, James C, Hussain K. Advances in the diagnosis and management of hyperinsulinaemic hypoglycaemia. *Nat Clin Pract Endocrinol Metab* 2009;5:101.
65. Meissner T, Brune W, Mayatepak E. Persistent hyperinsulinaemic hypoglycaemia of infancy: therapy, clinical outcome and mutational analysis. *Eur J Pediatr* 1997;156:754.
66. Menni F, de Lonlay P, Sevin C, et al. Neurologic outcomes of 90 neonates and infants with persistent hyperinsulinemic hypoglycemia. *Pediatrics* 2001;107:476.
67. Aynsley-Green A, Hussain K, Hall J, et al. Practical management of hyperinsulinism in infancy. *Arch Dis Child* 2000;82:F98.
68. Eidelman AI. Hypoglycemia and the breastfed neonate. *Pediatr Clin North Am* 2001;48:377.
69. Smallpiece V, Davies PA. Immediate feeding of premature infants with undiluted breast milk. *Lancet* 1964;ii:1349.
70. Harris DL, Weston PJ, Signal M, et al. Dextrose gel for neonatal hypoglycaemia (the Sugar Babies Study): a randomised, double-blind, placebo-controlled trial. *Lancet* 2013;382:2077.
71. Shah A, Stanhope R, Matthew D. Hazards of pharmacological tests of growth hormone secretion in childhood. *BMJ* 1992;304:173.
72. Hawdon JM, Ward Platt MP, Lamb WH, et al. Tolerance to Sandostatin in neonatal hyperinsulinaemic hypoglycaemia. *Arch Dis Child* 1990;65:341.
73. Kitselle JF. *Kinderh leipsic XVIII* 1852:313.
74. Hey E. Hyperglycaemia and the very preterm baby. *Semin Fetal Neonatal Med* 2005;10:3677.
75. Arant BS, Gorsh WM. Effects of acute hyperglycemia on the central nervous system of neonatal puppies. *Pediatr Res* 1978;12:549.
76. Miranda L, Dweck HS. Perinatal glucose homeostasis: the unique character of hyperglycemia and hypoglycemia in infants of very low birth weight. *Clin Perinatol* 1977;4:351.
77. Alsweiler JM, Kuschel CA, Bloomfield FH. Survey of the management of neonatal hyperglycemia in Australasia. *J Paediatr Child Health* 2007;43:632.
78. Beardsall K, Vanhaesebrouck S, Ogilvy-Stuart A, et al. Early insulin therapy in very-low-birth-weight infants. *N Engl J Med* 2008;359.1873.
79. Chance GW, Bower BD. Hypoglycaemia and temporary hyperglycaemia in infants of low birth weight for maturity. *Arch Dis Child* 1966;41:279.
80. Hawdon JM, Aynsley-Green A, Bartlett K, et al. The role of pancreatic insulin secretion in neonatal glucoregulation. II Infants with disordered blood glucose homeostasis. *Arch Dis Child* 1993;68:280.
81. Louik C, Mitchell AA, Epstein MF, et al. Risk factors for neonatal hyperglycemia associated with 10% dextrose infusion. *Am J Dis Child* 1985;139:783.
82. Lafeber HN, Sulkers EJ, Chapman TE, et al. Glucose production and oxidation in preterm infants during total parenteral nutrition. *Pediatr Res* 1990;28:153.
83. Van Goudoever JB, Sulkers EJ, Chapman TE. Glucose kinetics and glucoregulatory hormone levels in ventilated preterm infants on the first day of life. *Pediatr Res* 1993;33:583.
84. Milner RDG, Ferguson AW, Naidu SH. Aetiology of transient neonatal diabetes. *Arch Dis Child* 1971;46:724.
85. Zarif M, Pildes RS, Vidyasagar D. Insulin and growth hormone responses in neonatal hyperglycemia. *Diabetes* 1976;25:428.
86. Carver TD, Anderson SM, Aldoretta PA, et al. Glucose suppression of insulin secretion in chronically hyperglycemic fetal sheep. *Pediatr Res* 1995;38:754.
87. Le Dune MA. Insulin studies in temporary neonatal hyperglycaemia. *Arch Dis Child* 1971;46:392.
88. Pollack A, Cowett RM, Schwartz R, et al. Glucose disposal in low birth weight infants during steady state hyperglycemia: effects of exogenous insulin administration. *Pediatrics* 1978;61:546.
89. Yunis KA, Oh W, Kalhan S, et al. Mechanisms of glucose perturbation following intravenous fat infusion in the low birth weight infant. *Pediatr Res* 1989;25:299A.
90. Collins JW Jr, Hoppe M, Brown K, et al. A controlled trial of insulin infusion and parenteral nutrition in extremely low birth weight infants with glucose intolerance. *J Pediatr* 1991;118:921.
91. The Vermont Oxford Network Steroid Study Group. Early postnatal dexamethasone therapy for the prevention of chronic lung disease. *Pediatrics* 2001;108:741.
92. Anand KJS, Hickey PR. Pain and its effects on the human neonate and fetus. *N Engl J Med* 1987;317:1321.
93. Anand KJS, Sipell WG, Schofield N, et al. Does halothane anaesthesia decrease the metabolic and endocrine stress response of newborn infants undergoing surgery? *BMJ* 1988;296:668.
94. Ross RJM, Miell JP, Buchanan CR. Avoiding autocannibalism. *BMJ* 1991;303:1147.
95. Binder ND, Raschko RK, Benda GI, et al. Insulin infusion with parenteral nutrition in extremely low birth weight infants with hyperglycemia. *J Pediatr* 1989;114:273.
96. Ostertag SG, Jovanovic L, Lewis B, et al. Insulin pump therapy in the very low birth weight infant. *Pediatrics* 1986;78:625.
97. Vaucher YE, Watson PD, Morrow G. Continuous insulin infusion in hyperglycemic, very low birth weight infants. *J Pediatr Gastroenterol Nutr* 1982;1:211.
98. Raney M, Donze A, Smith JR. Insulin infusion for the treatment of hyperglycaemia in low birth weight infants: examining the evidence. *Neonatal Netw* 2008;27:127.
99. Sinclair JC, Bottino M, Cowett RM. Interventions for prevention of neonatal hyperglycaemia in very low birth weight infants. *Cochrane Database Syst Rev* 2009;(3):CD007615.
100. Barker DJP. *Fetal and infant origins of adult disease*. London, UK: BMJ, 1992.
101. Hoffman WH, Knoury C, Byrd HA. Prevalence of permanent congenital diabetes mellitus. *Diabetologia* 1980;19:487.
102. Hutchinson JH, Keay AJ, Kerr MN. Congenital temporary diabetes mellitus. *BMJ* 1962;2:436.
103. Aguilar-Bryan L, Bryan J. Neonatal diabetes mellitus. *Endocr Rev* 2008;29:265.
104. Barbetti F. Diagnosis of neonatal and infancy-onset diabetes. *Endocr Dev* 2007;11:83.
105. Shield JP. Neonatal diabetes: new insights into aetiology and implications. *Horm Res* 2000;53(suppl 1):7.
106. Temple IK, Gardner RJ, Robinson DO, et al. Further evidence for an imprinted gene for neonatal diabetes localised to chromosome 6q22. *Hum Mol Genet* 1996;5(8):1117.
107. Molsted-Pedersen L, Tygstrup I, Pedersen J. Congenital malformations in newborn infants of diabetic women. *Lancet* 1964;i:1124.
108. Confidential Enquiry into Maternal and Child Health. *Pregnancy in women with type 1 and type 2 diabetes in 2002–2003*. London, UK: CEMACH, 2005.
109. Casson IF, Clarke CA, Howard CV, et al. Outcomes of pregnancy in insulin dependent diabetic women: results of a five year population cohort study. *BMJ* 1997;315:275.
110. Confidential Enquiry into Maternal and Child Health. *Diabetes in pregnancy: are we providing the best care? Findings of a national enquiry*. London, UK: CEMACH, 2007.
111. Damm P, Molsted-Pedersen L. Significant decrease in congenital malformations in newborn infants of an unselected population of diabetic mothers. *Am J Obstet Gynecol* 1989;161:1163.
112. Comess LJ, Bennett PH, Man MB, et al. Congenital anomalies and diabetes in the Pima Indians of Arizona. *Diabetes* 1969;18:471.
113. Mills JL, Baker L, Goldman AS. Malformations in infants of diabetic mothers occur before the seventh gestational week. *Diabetes* 1979;28:292.
114. Miodovnik M, Mimouni F, Dignan PSJ, et al. Major malformations in infants of IDDM women. Vasculopathy and early first-trimester poor glycemic control. *Diabetes Care* 1988;11:713.
115. Freinkel N. Diabetic embryopathy and fuel-mediated organ teratogenesis: lessons from animal models. *Horm Metab Res* 1988;20:463.
116. Horton WE Jr, Sadler TW. Effects of maternal diabetes on early embryogenesis: alterations in morphogenesis produced by ketone body, beta-hydroxybutyrate. *Diabetes* 1983;32:610.
117. Sadler TW, Hunter II ES, Wynn RE, et al. Evidence for multifactorial origin of diabetes-induced embryopathies. *Diabetes* 1989;38:70.
118. Sadler TW, Phillips LS, Balkan W, et al. Somatostatin inhibitors from diabetic rat serum alter birth and development of mouse embryos in culture. *Diabetes* 1986;35:861.
119. Sussman I, Matschinsky FM. Diabetes affects sorbitol and myo inositol levels of neuroectodermal tissue during embryogenesis in rats. *Diabetes* 1988;37:974.
120. Edwards JRG, Newall DR. Relaxin as an aetiological factor in diabetic embryopathy. *Lancet* 1988;i:1428.
121. Whitelaw A. Subcutaneous fat in newborn infants of diabetic mothers: an indication of quality of diabetic control. *Lancet* 1977;i:15.
122. Acker DB, Sachs BP, Friedman EA. Risk factors for shoulder dystocia. *Obstet Gynecol* 1985;66:762.
123. Mimouni F, Miodovnik M, Siddiqi TA, et al. Perinatal asphyxia in infants of insulin-dependent diabetic mothers. *J Pediatr* 1988;113:345.

124. Bradley RJ, Nicolaides KH, Brudenell JM. Are all infants of diabetic mothers 'macrosomic'? *BMJ* 1988;297:1583.
125. HAPO Study Cooperative Research Group. Hyperglycemia and adverse pregnancy outcomes. *N Engl J Med* 2008;358:1991.
126. Hod M, Rabinerson D, Kaplan B, et al. Perinatal complications following gestational diabetes mellitus how 'sweet' is ill? *Acta Obstet Gynecol Scand* 1996;75:809.
127. Landon MB, Spong CY, et al. A multicenter, randomized trial of treatment for mild gestational diabetes. *N Engl J Med* 2009;361:1339.
128. Mello G, Parretti E, Mecacci F, et al. What degree of maternal metabolic control in women with type 2 diabetes is associated with normal body size and proportions in full term infants? *Diabetes Care* 2000;23:1494.
129. Mace S, Hirschfeld SS, Riggs T, et al. Echocardiographic abnormalities in infants of diabetic mothers. *J Pediatr* 1979;95:1013.
130. Reller MD, Kaplan S. Hypertrophic cardiomyopathy in infants of diabetic mothers: an update. *Am J Perinatol* 1988;5:353.
131. Sardesai MG, Gray AA, McGrath MM, et al. Fatal hypertrophic cardiomyopathy in the fetus of a woman with diabetes. *Obstet Gynecol* 2001;98:925.
132. McMahon JN, Berry PJ, Joffe HS. Fatal hypertrophic cardiomyopathy in an infant of a diabetic mother. *Pediatr Cardiol* 1990;11:211.
133. Way GL, Wolfe RR, Eshaghpour E, et al. The natural history of hypertrophic cardiomyopathy in infants of diabetic mothers. *J Pediatr* 1979;95:1020.
134. Cordero L, Landon MB. Infant of the diabetic mother. *Clin Perinatol* 1993;20:635.
135. Langer O, Levy J, Brustman C. Glycemic control in gestational diabetes mellitus – how tight is tight enough: small for gestational age versus large for gestational age? *Am J Obstet Gynecol* 1989;161:646.
136. Hanson U, Persson B. Outcome of pregnancies complicated by type I insulin dependent diabetes in Sweden: acute pregnancy complications, neonatal mortality and morbidity. *Am J Perinatol* 1993;10:330.
137. Carlson KS, Smith BT, Post M. Insulin acts on the fibroblast to inhibit glucocorticoid stimulation of lung maturation. *J Appl Physiol* 1984;57:1577.
138. Gewolb IH. High glucose causes delayed fetal lung maturation in vitro. *Exp Lung Res* 1993;19:619.
139. Nogee L, McMahan M, Whitsett JA. Hyaline membrane disease and surfactant protein, SAP-35, in diabetes in pregnancy. *Am J Perinatol* 1988;5:374.
140. Peterec SM, Nichols KV, Dynia DW, et al. Butyrate modulates surfactant protein mRNA in fetal rat lung by altering mRNA transcription and stability. *Am J Physiol* 1994;267:L9.
141. Smith BT, Giroud CJP, Robert M, et al. Insulin antagonism of cortisol action on lecithin synthesis by cultured fetal lung cells. *J Pediatr* 1975;87:953.
142. Demaini S, Mimouni F, Tsang RC, et al. Impact of metabolic control of diabetes during pregnancy on neonatal hypocalcaemia: a randomized study. *Obstet Gynecol* 1994;83:918.
143. Tsang RC, Kleinman LI, Sutherland JM, et al. Hypocalcemia in infants of diabetic mothers: studies in calcium, phosphorus and magnesium metabolism and parathormone responsiveness. *J Pediatr* 1972;80:384.
144. Haworth JC, McRae KN, Dilling LA. Prognosis of infants of diabetic mothers in relation to neonatal hypoglycaemia. *Dev Med Child Neurol* 1976;18:471.
145. Rizzo TA, Dooley SL, Metzger BE, et al. Prenatal and perinatal influences on long term psychomotor development in offspring of diabetic mothers. *Am J Obstet Gynecol* 1995;173:1753.
146. Stenninger E, Flink R, Eriksson B, et al. Long-term neurological dysfunction and neonatal hypoglycaemia after diabetic pregnancy. *Arch Dis Child* 1998;79:F174.
147. Persson B, Gentz J. Follow-up of children of insulin-dependent and gestational diabetic mothers. Neuropsychological outcome. *Acta Paediatr Scand* 1984;73:343.
148. Rizzo TA, Ogata ES, Dolley SL, et al. Perinatal complications and cognitive development in 2 to 5-year-old children of diabetic mothers. *Am J Obstet Gynecol* 1994;171:706.
149. Sells CJ, Robinson NM, Brown Z, et al. Long term developmental follow up of infants of diabetic mothers. *J Pediatr* 1994;125:s9.
150. Schwartz R. Hyperinsulinemia and macrosomia. *N Engl J Med* 1990;323:340.
151. Cummins M, Norrish M. Follow-up of children of diabetic mothers. *Arch Dis Child* 1980;55:259.
152. Silverman BL, Rizzo TA, Cho NH, et al. Long term effects of the intrauterine environment. The Northwestern University Diabetes in Pregnancy Center. *Diabetes Care* 1998;21(suppl 2):b142.
153. Vohr BR, Lipsitt LP, Oh W. Somatic growth of children of diabetic mothers with reference to birth size. *J Pediatr* 1980;97:196.
154. Warram JH, Krolewski AS, Gottlieb MS, et al. Differences in risk of insulin dependent diabetes in offspring of diabetic mothers and diabetic fathers. *N Engl J Med* 1984;311:149.
155. Field LL. Insulin-dependent diabetes mellitus: a model for the study of multifactorial disorders. *Am J Hum Genet* 1988;43:793.
156. National Institute for Health and Clinical Excellence. *Diabetes in pregnancy.* London, UK: RCOG, 2008. http://www.nice.org.uk/Guidance/CG63

35 Anomalias Congênitas
Scott D. McLean

INTRODUÇÃO

Defeitos congênitos são frequentes, causam morbidade e mortalidade significativas e têm impacto substancial na saúde pública. Nos EUA e em todo o mundo, considera-se que cerca de 3% dos recém-nascidos (RNs) tenham pelo menos uma anomalia congênita maior (1-3). As malformações não constatadas no nascimento podem ser detectadas mais tarde na infância, com uma prevalência global de defeitos congênitos importantes de aproximadamente 4% – 1 em cada 25 RNs ou 150.000 em 4 milhões de nascidos vivos em 2015 nos EUA. As anomalias congênitas são a principal causa de mortalidade infantil, sendo responsáveis por 21% dos óbitos no primeiro ano de vida, e a segunda maior causa de morte em crianças de 1 a 4 anos de idade (3). Excluindo os custos intangíveis da dor e do sofrimento, o custo econômico vitalício por criança e no agregado é muito alto (4). O Centers for Disease Control e a National Birth Defects Prevention Network conduzem e promovem várias atividades de pesquisa e vigilância, para as quais é fundamental a dedicação dos profissionais de saúde ao diagnóstico e à notificação de todos os defeitos congênitos de maneira acurada e fidedigna (5).

O diagnóstico e o manejo de crianças com anomalias congênitas naturalmente recaem sobre os profissionais de saúde que os atendem ainda nos primeiros 28 dias de vida. A tarefa é, muitas vezes, intimidadora porque, com frequência, o estado desses RN é grave, seus genitores ficam surpresos e angustiados, e a causa é desconhecida. Este capítulo apresenta uma abordagem prática e estratégica para o manejo, incluindo uma revisão da nomenclatura, mecanismos fisiopatológicos, elementos do banco de dados clínicos essenciais, ferramentas e métodos de diagnóstico, princípios de comunicação e recomendações para a tomada de decisão. Dá-se ênfase à eficiência e a eficácia com que a investigação diagnóstica é realizada, visto que um diagnóstico confirmado e válido ajuda o médico a compreender a história natural e o prognóstico da condição, proporcionando assim uma oportunidade para um manejo cirúrgico e clínico baseado em evidências e aconselhamento genético.

DEFINIÇÕES E CLASSIFICAÇÕES

Uma anomalia congênita é qualquer alteração, existente por ocasião do nascimento, da estrutura anatômica normal. Pode ser importante ou mínima, isolada ou parte de um grupo maior de defeitos, de causa definida ou incerta. Anomalias congênitas geralmente são caracterizadas como primariamente genéticas ou primariamente ambientais, embora cada uma tenha uma participação pelo menos mínima. As causas genéticas são mais comuns e variam de alterações genômicas em grande escala, tais como trissomias, a deleções submicroscópicas e mutações de genes únicos. Fatores ambientais importantes incluem doença metabólica materna, como diabetes melito, gemelaridade, restrição uterina e disruptura vascular e exposições teratogênicas. A etiologia fundamental de muitos defeitos congênitos é desconhecida (6).

Os nomes de vários defeitos congênitos e síndromes malformativas podem ser uma fonte de confusão tanto para profissionais de saúde iniciantes quanto para os veteranos. As categorias de anomalias podem parecer arbitrárias e inconstantes, mas a perspectiva embriológica ou do desenvolvimento muitas vezes esclarece o princípio que fundamenta uma dada designação. A expressão "defeito congênito" é amplamente usada e transmite significado imediato aos pais. "Anomalia congênita" é basicamente equivalente, indicando uma anormalidade da estrutura anatômica existente por ocasião do nascimento, e pode ser refinada em termos da gravidade ("maior" e "menor"), patogenia ("malformação", "deformação", "disruptura", "displasia"), ou padrão ("isolada" ou "sindrômica"). O Quadro 35.1 define esses termos.

A grande maioria das anomalias congênitas ocorre de maneira isolada, como um fenômeno único; e foi postulado que elas decorrem da malformação intrínseca primária de uma estrutura fetal que ocorre na 10ª semana de gestação, ou antes. Às vezes, outros familiares foram afetados igualmente, o que indica que existe algum fator hereditário. Mais comumente, porém, a história familiar não revela outros indivíduos afetados. A genética mendeliana clássica não explica esta situação adequadamente, mas outro modelo – herança multifatorial – tem-se revelado bastante útil.

No modelo multifatorial, numerosas influências, incluindo múltiplas variantes genéticas herdadas de cada genitor e influências ambientais maldefinidas, influenciam o desenvolvimento embriológico. Postula-se que a convergência desses fatores induz uma estrutura fetal em desenvolvimento a fim de atravessar um limiar de "responsabilidade", para além dos quais a morfogênese avança anormalmente (7). Para os genitores de um RN afetado, a chance de que o próximo filho nasça com a mesma ou uma malformação embriologicamente semelhante (o risco de recidiva) é de cerca de 3 a 5%. Se dois irmãos tiverem sido afetados previamente de forma semelhante, o risco de recidiva é de 10 a 15%.

QUADRO 35.1

Terminologia.	
Anomalia maior	Anormalidade anatômica grave o suficiente para reduzir a expectativa de vida normal ou comprometer a função normal; por exemplo, DTN, fenda labial
Anomalia menor	Alteração estrutural que não requer tratamento ou é corrigível de maneira direta, sem consequências permanentes, e está presente em < 4% da população normal; por exemplo, apêndice cutâneo pré-auricular, comunicação interventricular pequena
Variante menor	Característica física, com frequência familiar, que está presente apenas em pequena proporção (1 a 5%) dos indivíduos normais, por exemplo, prega simiesca, pregas epicânticas
Malformação	Defeito morfológico de um órgão, parte de um órgão, ou região devida a um processo do desenvolvimento intrinsecamente anormal; por exemplo, microftalmia, ectrodactilia
Deformação	Forma, configuração ou posição anormal de uma parte do corpo causada por forças mecânicas incomuns sobre tecido normal; por exemplo, pé torto, plagiocefalia
Disruptura	Defeito morfológico devido a interferência extrínseca em um processo do desenvolvimento normal que resulta no desarranjo do tecido normal; por exemplo, sequência de bridas amnióticas, síndrome alcoólica fetal
Sequência	Diversas anomalias que decorrem de uma cascata de eventos causados por um único evento ou anomalia precipitante; por exemplo, sequência de Potter, sequência de Pierre Robin
Defeito de campo do desenvolvimento	Conjunto de defeitos morfológicos que compartilham uma região comum ou contígua durante a embriogênese; por exemplo, microssomia hemifacial
Síndrome	Padrão reconhecível de anomalias que "ocorrem juntas"; por exemplo, síndrome de Down, síndrome de Smith-Lemli-Opitz, síndrome CHARGE (**C**oloboma, cardiopatia (em inglês, ***H**eart disease*), **A**tresia de cóanos, **R**etardo do crescimento e desenvolvimento e/ou anomalias do SNC, hipoplasia **G**enital e anomalias da orelha (em inglês, ***E**ar*) ou surdez

Por outro lado, não é provável que malformações congênitas múltiplas sejam multifatoriais e o risco é significativamente maior de recidiva. Para uma criança com várias anomalias maiores, a causa subjacente é mais provavelmente uma sequência de malformações, defeito de um campo do desenvolvimento ou síndrome, cada um dos quais pode ser causado por uma anomalia cromossômica grande ou pequena, mutação monogênica, teratógeno ou fatores desconhecidos. As anomalias menores merecem atenção especial porque, em termos da importância diagnóstica, frequentemente equiparam-se às malformações maiores (8), muitas vezes constituindo o alicerce para o reconhecimento clínico de uma síndrome rara. Uma anomalia menor única é encontrada em 13% dos neonatos, porém mais de uma é decididamente menos comum – duas anomalias menores ocorrem em apenas 1%, e três anomalias menores em somente 0,05% (9). À medida que o número de anomalias menores aumenta, o esforço para encontrar anomalias maiores ocultas e a suspeita de um diagnóstico sindrômico devem aumentar proporcionalmente.

ESTRATÉGIA DE MANEJO E DE AVALIAÇÃO

Os elementos principais para assistir o RN com uma ou mais anomalias congênitas são idênticos àqueles em qualquer outro cenário clínico. A intervenção efetiva organiza-se em torno da compreensão da história natural da condição em questão. Esta por sua vez exige diagnóstico, que pode ser descritivo, empírico ou comprovado. A via para o diagnóstico requer a coleta de dados – tipicamente, anamnese, história familiar, exame físico, exames de imagem e teste – e análise desses dados. A história da doença atual (HDA) começa com a saúde materna na época da concepção e um heredograma detalhado de três gerações. As características físicas precisam ser inspecionadas, medidas e documentadas com precisão, e exames de confirmação têm de ser escolhidos cuidadosamente e interpretados com acurácia. Os equívocos comuns incluem averiguação incompleta de todas as informações relevantes, definição impetuosa do diagnóstico e do prognóstico e ausência de comunicação com os genitores de maneira simples e compassiva.

Os RN com malformações congênitas têm necessidades clínicas extremamente variáveis, portanto, uma estratégia padronizada de manejo tem valor prático limitado. No entanto, a determinação precoce de malformações isoladas ou múltiplas ajuda a organizar a atividade clínica subsequente. Assim como para outras causas de sofrimento neonatal, tais como sepse ou angústia respiratória, o médico vai coordenar três linhas paralelas e simultâneas de atividade

- Intervenções urgentes para corrigir a disfunção fisiológica são realizadas imediatamente
- A família recebe apoio na forma de informações, interpretação preliminar e reconhecimento do seu sofrimento e preocupação
- Informações essenciais são coletadas – anamnese, exame físico, exames laboratoriais e de imagem e definição preliminar da natureza do problema (Figura 35.1).

Envidam-se todos os esforços para checar as informações e compilar um banco de dados completo.

Anamnese

As informações pré-natais, desde a concepção, têm de ser coletadas diretamente com a mãe e de seu prontuário obstétrico. A natureza e a cronologia das doenças maternas, como as infecções pelo vírus da rubéola ou citomegalovírus, incluindo episódios febris, podem sugerir uma disruptura infecciosa direta. Deve-se documentar o consumo materno de álcool etílico, drogas, medicamentos, fumo, medicamentos de venda livre ou tratamentos alternativos e complementares – grau, cronologia na gestação e duração. Percepção dos primeiros movimentos fetais e vigor e frequência subsequentes de atividade fetal refletem a integridade do sistema nervoso central e a função muscular periférica. A ultrassonografia pré-natal, especialmente se realizada de maneira seriada e detalhada, irá fornecer informações cruciais acerca do volume de líquido amniótico e malformações dos rins, cérebro, coração, esqueleto e sistema digestório. Fertilidade subnormal e fertilização *in vitro* estão associadas a risco aumentado de defeitos congênitos (11). A coleta de amostras de vilosidades coriônicas e a amniocentese podem, em circunstâncias excepcionais, comprometer a formação normal do tecido fetal e, assim, causar anomalias. Deve-se consultar o crescimento fetal, placentário e da anatomia uterina e variações no líquido amniótico (oligoidrâmnio ou poli-hidrâmnios). A revisão das ultrassonografias e do prontuário obstétrico, e uma discussão com o obstetra assistente ou perinatologista, economiza tempo e esforço valiosos. Testes genéticos pré-natais, tais como triagem de DNA fetal acelular para trissomias do 21, do 18, do 13, e outras aneuploidias, estudos cromossômicos tradicionais de células cultivadas coletadas na amniocentese ou em amostras de vilosidades coriônicas, teste de análise cromossômica por microarranjo (CMA) e rastreamento de carreador de um ou ambos os pais, durante ou antes da gestação atual ou anterior, devem ser verificados e documentados no prontuário do RN. Essas tecnologias são avaliadas no Capítulo 10. Posição fetal anormal no último trimestre, como apresentação transversa ou pélvica, podem indicar anormalidades neuromusculares ou estruturais do feto. Os fetos com problemas neuromusculares significativos muitas vezes apresentam sofrimento perinatal e transição precária para a vida extrauterina. Por fim, com frequência é proveitoso inquirir sobre qualquer evento pré-natal ou fatores que os genitores suspeitem, ainda que remotamente, que possam ter causado os problemas do RN. As preocupações com, por exemplo, o fato de ter testemunhado um eclipse solar ou lunar, ou ter sido negligente em afixar um alfinete na bainha do vestido, devem ser abordadas, quanto menos a fim de atenuar a culpa.

História familiar

A inquirição sistemática e detalhada sobre a idade, o desenvolvimento e anomalias congênitas de todos os membros da família imediata constitui o cerne de uma história familiar adequada. Embora um dos mais antigos componentes do nosso arsenal clínico, permanece excepcionalmente útil (12). Devem-se considerar todos os parentes em segundo grau, como os avós, tios e sobrinhos, e parentes mais distantes podem fornecer dados valiosos. Um heredograma englobando três gerações oferece um quadro conciso dos padrões de herança. É crucial esclarecer especificamente o parentesco biológico de cada indivíduo. Abortos espontâneos precoces ou tardios, partos de natimortos e mortes de RN/lactentes são claramente dados fundamentais, mas os genitores costumam omiti-los, a menos que o entrevistador faça perguntas específicas. A consanguinidade também deve ser investigada de maneira direta, porém delicada. Um "heredograma rápido" pode ser tudo o que o tempo permite, mas os melhores dados demandam paciência e tempo. Tendo isto em mente, o examinador será solidário, no dia do parto, com genitores que compreensivelmente estão aterrorizados, exaustos e desorientados. Após repouso, tempo e uma chance para conversar com parentes, eles estarão mais preparados para ajudar a refinar e expandir sua história familiar completa.

Exame físico

É axiomático que um exame físico neonatal apropriado seja minucioso e completo. O observador cauteloso, sobretudo aquele que repete o exame várias vezes, reconhecerá os achados que se afastam do padrão da normalidade. Devem-se ter vários pontos em mente ao examinar RNs com malformação ou aspecto geral dismórfico:

- Esteja atento. Existe uma grande chance de que existam outras anomalias inicialmente insuspeitas. Embora uma malformação possa ser de gravidade menor, ela pode representar o indício crítico mais importante para o diagnóstico

- Colete os "indícios" de maneira sistemática, examinando atentamente cada segmento corporal topográfico e pesquisando regiões progressivamente mais detalhadas. Por exemplo, à observação inicial, pode-se notar que os dedos da mão são desproporcionalmente curtos; uma inspeção mais atenta pode revelar que o quarto e o quinto dedos são rígidos e fixados em extensão, com pregas de flexão tênues, especialmente nas articulações interfalângicas distais, que as unhas são curtas e estreitas, quase ausentes no quinto dedo da mão. A placenta é examinada com o obstetra ou patologista à procura de evidências de gemelaridade oculta, anomalias do cordão umbilical, ou bridas amnióticas
- Documente o exame físico com extremo cuidado, usando termos morfológicos apropriados e detalhes suficientes, e considere fortemente a complementação dos achados escritos com fotografias clínicas. Deve-se obter e documentar o consentimento dos genitores para a obtenção de fotografias
- Meça as características que são óbvia ou potencialmente anormais quanto ao tamanho, ao formato, à posição ou à simetria. Padrões normais estão disponíveis para praticamente qualquer estrutura anatômica, abrangendo todas as idades, do neonato pré-termo ao adulto (13,14). Hall (8) adverte, "jamais faça um julgamento clínico sobre um parâmetro mensurável sem medi-lo"
- Examine os dois genitores, se possível, procurando quaisquer sinais de anomalias semelhantes. As condições dominantes frequentemente resultam em um fenótipo sutil, porém distinto, em adultos.

Investigações adjuvantes

O quadro clínico incipiente definirá os exames de imagens e os pareceres de especialistas pediátricos. Por exemplo, um RN com síndrome de Down, mesmo quando não apresenta sopro cardíaco, precisa da atenção de um cardiopediatra, porque existem defeitos estruturais significativos do coração em 50% dos

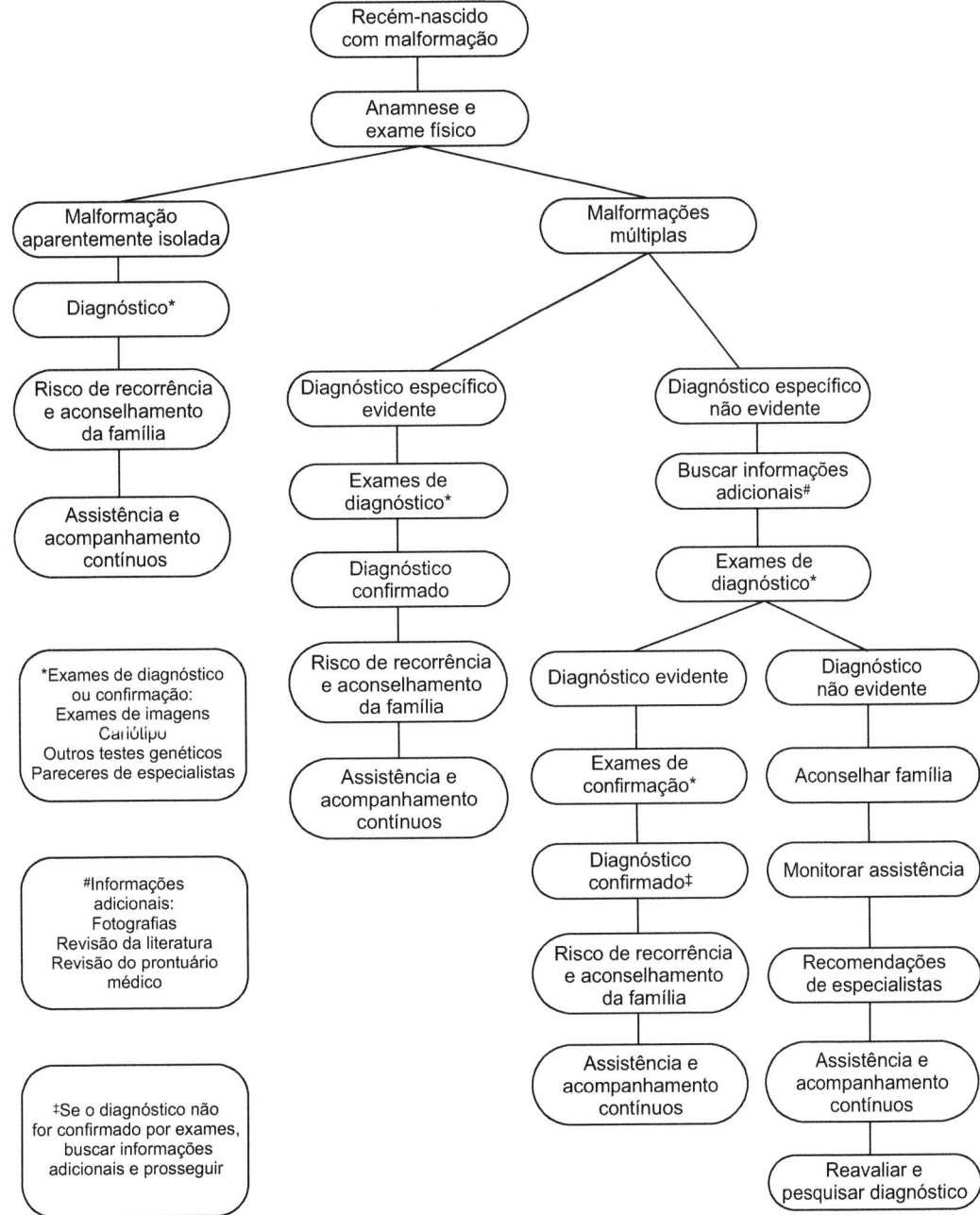

Figura 35.1 Abordagem integrada ao manejo. Modificada de Hall JG. When a child is born with congenital abnormalities. *Contemp Pediatr* 1988;78. Ref. 10.

portadores de síndrome de Down, mas podem passar despercebidos ao exame clínico. Uma RN com mãos e pés tumefeitos, pescoço alado e coarctação da aorta também deve ser submetida a ultrassonografia renal, porque as malformações renais estão comumente associadas à síndrome de Turner. Quando o diagnóstico é incerto e existem diversas malformações, é razoável perseguir anomalias ocultas do sistema nervoso central, coração, rins, vértebras e olhos, sobretudo quando os defeitos congênitos conhecidos são múltiplos e graves. Uma pesquisa radiográfica óssea completa, incluindo as mãos, os pés, os ossos longos, a pelve, as vértebras, o tórax e o crânio, são úteis quando o comprimento é inferior ao 5º percentil para a idade gestacional ou quando os membros são desproporcionalmente curtos.

TESTES GENÉTICOS

Ao longo dos últimos 60 anos, várias tecnologias aprimoraram nossa compreensão das bases genéticas para a malformação congênita. No momento atual, a hibridização genômica comparativa por arranjo (aCGH), mais comumente conhecida como análise de CMA, é recomendada como um teste genômico de primeira linha para a maioria dos RNs com anomalias congênitas múltiplas. A cariotipagem tradicional ainda oferece importantes vantagens em alguns cenários clínicos, especialmente para a confirmação de uma trissomia clinicamente evidente, mas seu papel é mais adjuvante. O teste de hibridização fluorescente *in situ* (FISH), usando sondas direcionadas, como para a região crítica de DiGeorge no cromossomo 22q11.2; ensaios bioquímicos; teste monogênico e testes multigênicos que usam tecnologias de sequenciamento maciçamente paralelas são as investigações de escolha nas circunstâncias selecionadas.

Análise cromossômica

A cariotipagem no laboratório de citogenética exige cultura de células e o preparo de várias "disseminações" cromossômicas, que são então analisados para determinar se todos os 46 cromossomos estão presentes e para identificar padrões aberrantes de bandeamento. O preparo, a análise e a emissão de laudo geralmente requerem pelo menos 3 dias. Quarenta e seis cromossomos são encontrados na maioria das células humanas normais. Contudo, a formação dos ovócitos e espermatozoides é um processo surpreendentemente sujeito a erros: Cerca de metade do total de fertilizações resulta em aneuploidia ou número ou estrutura anormal de cromossomos, com aborto subsequente. Parte dessa perda pré-natal ocorre após um período de tempo suficiente para ser reconhecida como aborto espontâneo, porém a maior parte da perda é oculta. Noventa e oito por cento desses defeitos cromossômicos são letais (15). Em gestações clinicamente reconhecidas, anormalidades cromossômicas numéricas ocorrem em 3 a 4% (16).

Um cariótipo anormal ocorre em aproximadamente 1 de 150 RNs vivos (16,17). Dentre os neonatos com cromossomos anormais, um terço tem um cromossomo sexual extra com manifestações fenotípicas leves ou inexistentes no período neonatal, um quarto tem trissomia de um autossomo, como trissomia do 21 ou do 18, e 40% têm uma variação de estrutura cromossômica, como deleção ou duplicação de um segmento ou translocação. A maioria das translocações (79%) é balanceada e geralmente não causa defeitos congênitos. Cerca de 10% dos falecidos no período perinatal em consequência de múltiplas malformações congênitas têm testes citogenéticos anormais (15). As malformações isoladas são muito infrequentemente causadas por defeito citogeneticamente visível. Por outro lado, os RN com múltiplas malformações maiores ou uma única malformação maior acompanhada de várias malformações menores, especialmente quando acompanhadas por aspecto dismórfico generalizado, restrição do crescimento intrauterino ou um exame neurológico anormal, têm mais provavelmente um cariótipo anormal.

Hibridização fluorescente *in situ* (FISH)

Muitos distúrbios sindrômicos são causados por deleções cromossômicas submicroscópicas que não são visíveis na cariotipagem rotineira. Sondas moleculares (DNA) que se hibridizam nesses *loci* podem ser complexadas com um marcador fluorescente para se tornarem ferramentas poderosas para detectar deleções cromossômicas e outros rearranjos estruturais que, de outra forma, passariam despercebidos. Esta técnica, denominada FISH, pode ser adaptada para praticamente qualquer local ou segmento do genoma, incluindo cromossomas inteiros e *hotspots* conhecidos, tais como "regiões críticas" para síndrome de DiGeorge, síndrome de Williams e Prader-Willi. A tecnologia FISH é excelente para delinear a natureza de rearranjos citogenéticos simples e complexos, como translocações recíprocas e inserções. FISH dos genitores é comumente recomendada quando o RN tem uma translocação desequilibrada, na qual há tanto uma deleção cromossômica como uma duplicação. Não raro, um dos genitores tem uma translocação equilibrada, cuja compreensão é essencial para o aconselhamento genético sobre o risco de recidiva. Porém, como uma investigação de primeira linha, a FISH é útil sobretudo para confirmar uma deleção submicroscópica, que o médico fortemente suspeita com base em evidências clínicas. Suspeitas improváveis são mais bem investigadas por meio de rastreamento do genoma com outras técnicas, como a análise de CMA.

Análise cromossômica por *microarray*

A hibridização genômica comparativa – comparação de um genoma com outro usando hibridização de DNA – surgiu nos anos 1990 como uma técnica de pesquisa útil para a compreensão dos rearranjos citogenéticos complexos de processos malignos. Esse processo envolveu uma correspondência em pares de um genoma normal com outro suspeito de ser anormal. A monossomia e a trissomia tanto para grandes como pequenas regiões do genoma do tumor ou do paciente poderiam ser facilmente identificadas. No início do século 21, a fim de criarem uma versão clínica mais ágil, vários investigadores elaboraram uma adaptação em que apenas determinadas regiões do genoma foram comparadas. No entanto, o BAC aCGH foi, de imediato, benéfico para o diagnóstico clínico, visto que o processo analítico era rápido, podia ser automatizado e melhorou a resolução genômica de em várias ordens de grandeza. Esse processo, que logo ficou conhecido como análise de CMA, podia fácil e simultaneamente investigar milhares de regiões submicroscópicas do genoma, detectar deleções e duplicações e definir pontos de quebra com acurácia impressionante. As plataformas técnicas da CMA evoluíram com rapidez para substituir os BACs relativamente grandes por sondas de DNA (oligonucleotídios) menores e nucleotídios únicos polimórficos (SNPs), resultando em aumento exponencial da resolução. Cuidadosamente concebidas de forma a abranger com uniformidade a estrutura geral de cada cromossomo, as CMAs também foram construídas para examinar a estrutura detalhada dos *hotspots* de duplicação/deleção genômicos conhecidos e avaliar a integridade interna dos genes. Para compreender o quanto o paradigma do diagnóstico foi alterado, leve em consideração que, em 1990, a melhor opção para testes genômicos era o cariótipo nas bandas. As CMAs agora utilizam rotineiramente combinações de oligonucleotídios e SNPs que ultrapassam dois milhões e meio, um aumento de quase 3.000% na resolução (18).

Os resultados da CMA são relatados usando a nomenclatura desenvolvida pela International Cytogenetics Standards Association. Um *array* normal é diploide em todos os locais e será descrito como "arr x2". Uma deleção é designada primeiro pela identificação do braço e da faixa do cromossomo e após por uma descrição entre parênteses dos números de base do DNA no início e no final da deleção. "x1" significaria que existe apenas uma cópia, isto é, uma deleção ou monossomia. "x3" indica três cópias – uma duplicação ou seção trissômica. Muitos laboratórios descrevem com mais detalhes a deleção ou a duplicação em termos de tamanho – sejam quilobases ou megabases. As deleções e as duplicações são denominadas "variantes do número de cópias" e podem ser patogênicas, benignas ou de importância incerta/desconhecida. As variantes do número de cópias são bastante comuns na população em geral e na maioria das vezes causam doenças. Pequenas variantes do número de cópias são especialmente ubíquas e muito provavelmente benignas, embora a deleção de, até mesmo, alguns pares de bases em uma localização crítica de um gene importante possa ter consequências significativas. Como regra geral, as deleções que forem menores do que 0,5 Mb são provavelmente benignas, enquanto aquelas que ultrapassam 1,0 Mb têm mais provavelmente efeito deletério. O laboratório de genética avalia todas as variantes do número de cópias para realizar um parecer sobre a provável importância e inclui um resumo de seu parecer no relatório da CMA. Além do tamanho e da localização da deleção, o laboratório determina quais genes específicos poderiam ser deletados ou duplicados e revisa a literatura médica para observar se há relatos de que tais alterações nos genes possam causar doença humana (19). O diretor-médico do laboratório ou coordenador, muitas vezes um conselheiro genético, pode fornecer análise superior dos resultados da CMA quando eles possuem um entendimento claro do fenótipo do paciente. Por outro lado, o profissional da unidade de terapia intensiva neonatal (UTI neonatal) geralmente obtém informações importantes sobre o significado de um resultado da CMA após uma discussão com o laboratório.

Para esclarecer os resultados anormais da CMA, um teste genético dos genitores é, com frequência, útil. Por vezes, pode ser necessário um teste da CMA de cada genitor, mas, com mais frequência, os genitores são avaliados por FISH, usando uma sonda de DNA que se hibridiza para a variação do número de cópias do RN. FISH dos genitores podem revelar que o pai tem a mesma variação do número de cópias e, de fato, pode ter um diagnóstico sindrômico. Por exemplo, a CMA para um RN com tetralogia de Fallot pode revelar a deleção do cromossomo 22q11.2 da síndrome de DiGeorge e a mãe, com reparo da fissura palatina, pode ter a mesma deleção detectada por meio da FISH. A FISH também consegue revelar que um genitor é portador de uma translocação equilibrada, uma descoberta importante para efeitos de aconselhamento do risco de recidiva, embora menos fundamental para o manejo do RN.

Variantes de significância incerta, frequentemente abreviadas como VUS (*variant of uncertain significance*) ou VOUS (*variant of unknown significance*), são relatadas em 5 a 10% dos resultados da CMA. Para esclarecer esses tipos de resultados, o laboratório muitas vezes sugere que seja realizada FISH parental. Se um dos genitores for fenotipicamente normal e compartilhar a mesma variante do número de cópias, então as chances de ser uma variante benigna aumentam. Por outro lado, se a variação do número de cópias ocorreu apenas em um RN, ou seja, é um evento *de novo*, então a variante é mais provavelmente deletéria. Outra estratégia é a reanálise de VUS posteriormente, quando observações adicionais estiverem disponíveis para o laboratório por meio de sua própria experiência interna, bancos de dados compartilhados e literatura médica. Mediante pedido, a maioria dos laboratórios terá todo o prazer em tentar reclassificar VUS.

A análise da CMA é frequentemente selecionada como uma ferramenta de diagnóstico para procurar variantes do número de cópias pequenas, clinicamente significativas, mas facilmente consegue detectar aberrações genômicas maiores, como trissomia do 21 e outras condições que seriam visíveis com o uso do teste do cromossomo padrão. Se houver grande suspeita de síndrome de Down, trissomia do 13, trissomia do 18 ou outra aneuploidia por motivos clínicos, a cariotipagem, e não CMA, será o estudo de diagnóstico escolhido. Se houver grande suspeita de síndrome de microdeleção, como a síndrome de Williams ou a síndrome Miller-Dieker, FISH sítio-específica é uma escolha razoável como primeiro exame. Para RNs com malformações múltiplas ou características dismórficas que não são reconhecidas como um diagnóstico específico, a CMA é a investigação de primeira linha preferida. Uma série de estudos tem demonstrado que a CMA, em comparação com os estudos citogenéticos do genoma, tem um rendimento significativamente melhor (20,21). Pode-se esperar que cerca de 20% dos RNs com mais de uma malformação grave terão uma variação do número de cópias deletéria confirmada com a CMA. Além disso, a CMA pré-natal também tem vantagens significativas em relação à cariotipagem padrão, e esses resultados podem estar disponíveis por meio da análise do tecido viloso coriônico ou líquido amniótico. Para gestações com uma anomalia estrutural na ultrassonografia e um cariótipo pré-natal normal, 6% terão uma variação do número de cópias patogênica na CMA pré-natal (22).

A CMA apresenta algumas limitações e algumas características exclusivas. A CMA não é tão rápida quanto a cariotipagem padrão, com resultados disponíveis em 1 ou 2 semanas, em oposição a vários dias para os cromossomos e FISH. A CMA é incapaz de determinar as relações espaciais dos oligonucleotídios e os SNPs usados no *array*. Por conseguinte, ela não irá detectar translocações equilibradas ou inversões cromossômicas. Nesses casos, os pontos de quebra em raras ocasiões interrompem a sequência de codificação ou a estrutura interna de um gene, resultando em haploinsuficiência e possíveis consequências fenotípicas. A CMA não irá detectar a triploidia. Os testes de CMA que usam tecnologia de SNP também conseguem detectar as regiões de homozigosidade (ROH). Pequenas ROH podem refletir dissomia uniparental (DUP); múltiplas ROH grandes e extensas geralmente indicam consanguinidade. A identificação de consanguinidades possíveis dá origem a várias questões éticas, sociais e jurídicas. Em alguns casos, os genitores não sabem de sua relação biológica, mas, ocasionalmente, a ROH é ampla o suficiente para sugerir que o RN seja o produto de uma relação incestuosa. Em cada caso, há risco aumentado de mutações homozigóticas, resultando em uma condição recessiva. A dissomia uniparental pode causar malformações por meio de *imprinting* anormal. Se for de todo possível, uma discussão franca e aberta com os genitores antes dos testes SNP-CMA sobre a possibilidade de que esses possam revelar consanguinidade seria prudente e é cada vez mais recomendada (23).

Análise monogênica e multigênica

RNs nos quais se sabe ou suspeita se de condição genética específica podem se beneficiar de confirmação molecular usando análise direcionada ou sequenciamento de um único ou de vários genes. Por exemplo, ao suspeitar que uma criança tenha acondroplasia, a alteração de nucleotídios do DNA do gene receptor-3 (FGFR3) do fator de crescimento do fibroblasto na posição 1138 seria responsável por 99% dos casos; por isso, a solicitação de testes direcionados para este *locus* é a abordagem mais lógica. No entanto, mais frequentemente, a análise de um único gene demanda sequenciamento – uma análise de todos os pares de bases da porção codificadora do gene inteiro ou éxons selecionados do gene – e, em muitos casos, a análise de deleção/duplicação para detectar pequenas ou grandes deleções e duplicações do gene inteiro ou intragênicas. As técnicas de sequenciamento genético desenvolvidas pelo vencedor do Prêmio Nobel Frederick Sanger (sequenciamento Sanger) são o padrão do setor. A detecção de deleções e duplicações requer outras tecnologias, tais como hibridização genômica direcionada ou amplificação da sonda dependente de ligação múltipla.

Para alguns diagnósticos, as mutações em múltiplos genes podem causar o mesmo fenótipo. Os exemplos incluem síndrome de Noonan, holoprosencefalia e síndrome de Bardet-Biedl. Os testes genéticos nesses cenários podem ser realizados gradualmente: testar um gene por vez, começando com o mais comum ou o provável gene candidato. No entanto, esta tática é cara e demorada. O teste simultâneo de um painel de genes utilizando sequenciamento Sanger tem se tornado mais comum e realmente acelera o processo analítico.

Uma nova tecnologia – sequenciamento maciçamente paralelo – emergiu como um método mais custo-efetivo para sequenciar rápida e simultaneamente numerosos genes. Também conhecido como sequenciamento de próxima geração (NGS), esta tecnologia consegue gerar dados de sequência para a grande maioria do genoma humano – quase três bilhões de pares de bases do DNA (24). O sequenciamento do genoma inteiro, embora altamente promissor e que provavelmente se tornará uma ferramenta clínica em alguns anos, é atualmente uma ferramenta de pesquisa (25). No entanto, praticamente qualquer subconjunto do genoma inteiro pode ser selecionado para análise e uma estratégia atual popular é o sequenciamento completo do exoma (WES), discutido a seguir. A seleção de outros subconjuntos é simples e prática, e painéis NGS estão prontamente disponíveis em vários laboratórios de análises. Esses painéis podem variar em tamanho de menos de uma dezena de genes para várias centenas de genes e podem ser direcionados especificamente para um diagnóstico único, tal como síndrome de Noonan, ou um grupo de diagnósticos estreitamente relacionados, tais como síndrome de Marfan, síndrome de Loeys-Dietz e condições relacionadas. Painéis NGS oferecidos por diversos fornecedores laboratoriais são programados para avaliar doença mitocondrial, defeitos de condução cardíaca, epilepsia, autismo, deficiência cognitiva e mais.

O mais abrangente painel NGS clinicamente disponível neste texto é WES, que avalia aproximadamente 90% de todos os éxons – as sequências de codificação ou expressa dos genes, que constituem cerca de 2% de todo o genoma humano. Nos RN com doença neurológica não diagnosticada, WES consegue estabelecer um diagnóstico sólido em 25 a 50% (26), um rendimento impressionante que sugere a alguns observadores que WES poderia ser uma investigação efetiva de primeira linha que permitiria economizar dinheiro, tempo e frustração da busca pelo diagnóstico (27). No entanto, existem várias questões logísticas, financeiras e éticas que tornam o WES menos prático para uso na população de RNs. Neste momento, o tempo de execução é entre 4 e 6 meses, e o custo é entre 7.000 e 12.000 dólares. Muitos contribuintes consideram qualquer ensaio que use NGS experimental e investigacional, e o aconselhamento genético pré-teste extensivo por um conselheiro genético ou outro profissional de genética é geralmente recomendado a fim de orientar os genitores em relação a natureza do ensaio, rendimento esperado, potencial para revelar não paternidade e consanguinidade, possibilidade de que um diagnóstico não seja estabelecido e muitas variantes esperadas de importância incerta. Além disso, os genitores têm de ser informados de que o WES consegue detectar mutações deletérias em genes não relacionados com a situação clínica para a qual buscam respostas, tais como suscetibilidade de início na idade adulta ao câncer de mama e ovário e também detectar confiavelmente se o RN é um portador de doenças recessivas. O grau de controle das famílias sobre esses achados incidentais tem sido um tópico de grande debate ético. Os laboratórios que oferecem WES geralmente permitem que os genitores optem por não receber esses resultados incidentais, em conformidade com diretrizes de prática do American College of Medical Genetics (28-30).

Estudos metabólicos

Com frequência (ver Capítulo 39) se supõe que os erros inatos do metabolismo têm um fenótipo puramente bioquímico ou neurológico, mas as doenças metabólicas são bem reconhecidas como uma causa eventual de fácies dismórficas e malformações congênitas (31). Por exemplo, genitália ambígua é encontrada em alguns casos de deficiência de 21-hidroxilase e outros tipos de hiperplasia suprarrenal congênita, e RNs com deficiência de piruvato desidrogenase podem ter agenesia do corpo caloso e feições que se assemelham à síndrome alcoólica fetal. Diversos distúrbios congênitos da glicosilação apresentam malformações congênitas do coração, dos membros e do sistema nervoso central (32). Muitos distúrbios peroxissômicos resultam em fenótipos distintos: a síndrome de Zellweger, também conhecida como síndrome cérebro-hepatorrenal, e a condrodisplasia rizomélica pontilhada (CDZP) são exemplos desta classe de doenças. A análise de ácidos graxos de cadeia muito longa, ácido fitânico, ácido pristânico, plasmalogenos, ácido pipecólico e ácidos biliares permite a confirmação do diagnóstico clínico (33,34).

Síntese e análise dos dados

Um abrangente e amplo acervo de conhecimento irá, muitas vezes, permitir ao médico experiente reconhecer rapidamente um padrão de malformações, tais como embriopatia diabética, síndrome alcoólica fetal ou síndrome de Goldenhar. Infelizmente, o grande número de condições e síndromes impõem alguns limites à abordagem de "força bruta". Tendo em vista todas as possíveis ferramentas tecnológicas e cognitivas, o diagnóstico tem sido tradicionalmente, e provavelmente continuará sendo, um processo muito difícil. Sem dúvida, WES irá se tornar um instrumento prático para uso na UTI neonatal, com resultados acionáveis disponíveis na ordem de dias a semanas, mas a disponibilidade generalizada ainda levará anos para ser visionada. Felizmente, o diagnóstico preciso não é de fato necessário no período neonatal imediato para muitos RN com síndrome de múltiplas anomalias congênitas. Uma grande porcentagem de todos os indivíduos com anomalias congênitas jamais recebem um diagnóstico sólido, mesmo depois da investigação mais abrangente, e permanecem com etiologia "desconhecida". Contudo, a categorização de uma anomalia como malformação, disruptura ou deformação é uma primeira etapa exequível e proveitosa. Esses termos foram definidos e discutidos previamente. Uma anomalia maior isolada na ausência de parentes afetados igualmente sugere uma etiologia multifatorial. Se houver múltiplas malformações, uma das seguintes estratégias será oportuna:

- Reconhecimento instantâneo, ou diagnóstico por *gestalt*, que depende da experiência prévia e da força da memória visual do clínico. No entanto, algumas ressalvas se aplicam: muitos distúrbios têm uma faixa considerável de variação fenotípica, e outros distúrbios, ou fenocópias, podem simular uma que vem à mente instantaneamente
- Consulta de um atlas ou livro ilustrado, como o Smith's Recognizable Patterns of Human Malformation (35), à procura de uma fotografia que lembre o paciente. Esta estratégia simples muitas vezes gera resultados excelentes
- Análise de padrões, na qual todos os "problemas" clínicos e fenotípicos são listados, agrupados, combinados, recombinados e ponderados para discernir relações com o desenvolvimento, sequências e influências. Os principais sistemas de órgãos ou classes de doenças (p. ex., displasias esqueléticas) tornam-se pontos de entrada para comparação subsequente, combinando aspectos do paciente com descrições publicadas, levando em conta a variabilidade fenotípica
- Focalização da investigação inicial na anomalia que é mais peculiar, rara ou incomum. Clinodactilia do quinto dedo da mão é muito comum, mas coloboma da íris é razoavelmente raro. Então, podem-se consultar diversos livros ou bancos de dados eletrônicos para gerar uma lista relativamente curta de possibilidades diagnósticas
- Análise utilizando o *site* da Web da OMIM (Online Mendelian Inheritance in Man) (http://omim.org/ ou http://www.ncbi.nlm.nih.gov/omim) implica o uso do recurso de pesquisa desse banco de dados *on-line*. A entrada de uma única ou de várias anomalias pode, muitas vezes, gerar rapidamente uma lista ordenada de condições possíveis.

Depois que a análise preliminar gerou um diagnóstico diferencial, envidam-se todos os esforços para verificar cada hipótese. Frequentemente, um achado clínico confirma uma possibilidade.

Por exemplo, uma radiografia lateral do joelho permite a confirmação de condrodisplasia pontilhada ao demonstrar a típica mineralização puntiforme das epífises. Mas, mesmo com pouca sorte na busca e confirmação de um indício fundamental que feche o diagnóstico, compilar com atenção uma lista acurada de observações pré e pós-natais da anatomia superficial e interna, achados fisiológicos e estudos adjuvantes é uma importante etapa para o manejo e um diagnóstico de categoria patológica. Vários recursos *online* (Quadro 35.2) podem sugerir possibilidades de diagnóstico.

Comunicação com a família

A comunicação com os genitores de uma criança com anomalias congênitas requer apresentação compassiva, tempestiva e honesta dos fatos. Encontrar as palavras certas é importante, mas muitas vezes desafiador. Muitos genitores consideram bastante útil que o profissional responsável examine o RN na sua presença, assinalando as características que parecem incomuns, e delineando as que são normais. Os genitores se sentem naturalmente responsáveis pelo defeito congênito, que eles podem interpretar como um reflexo de suas próprias deficiências, reais ou imaginárias. A culpa é tão comum para os genitores de uma criança malformada quanto o orgulho para os genitores de um RN normal. Embora nem sempre seja possível convencer os genitores a descartarem a culpa descabida, pode-se ao menos tranquilizá-los de que eles não tinham controle sobre os eventos que causaram a anormalidade e que eles têm permissão para não se sentirem culpados.

Espere todo o espectro de luto dos dois pais. Eles sofreram a perda de uma criança "normal" muito desejada. As etapas de choque, negação, negociação e aceitação ocorrerão, mesmo quando a criança não tem um distúrbio letal. Os médicos e a enfermagem envolvidos na assistência do neonato malformado trabalham como uma equipe no sentido de acompanhar este processo e estar alerta para o luto disfuncional. Os serviços de assistência social, o clero e grupos de apoio são auxílios importantes. A National Organization for Rare Disorders, a Alliance of Genetic Support Groups e grupos de apoio específicos oferecem informações atualizadas e contatos com leigos aos genitores interessados.

Os genitores e parentes irão buscar e encontrar informações extensas sobre defeitos congênitos, síndromes, anomalias cromossômicas e distúrbios teratogênicos na Internet. Em alguns casos, essas informações são mais detalhadas e atuais do que as disponíveis para um clínico ocupado que se baseia nas breves descrições de livros. A partir dessas informações, os genitores podem tornar-se exigentes, até mesmo ásperos e beligerantes, solicitando exames específicos e tratamento. Esta situação requer discernimento, tato e mente aberta por parte do médico, pois tais informações podem ser bastante úteis, e os genitores que permanecem seus aliados influenciarão positivamente todo o espectro de manejo clínico. Por mais corretas e inovadoras que essas informações possam ser, os genitores reconhecerão seu argumento de que a avaliação clínica e a experiência da equipe neonatal são ainda mais importantes para seu filho. Se o tempo permitir, a equipe da UTI neonatal pode verificar a confiabilidade das informações que os genitores descobriram e verificar se ela é baseada em dados científicos verossímeis.

QUADRO 35.2

Sites de apoio à tomada de decisão de diagnóstico on-line.	
OMIM	http://www.omim.org/
GeneReviews	http://www.genetests.org/
Simulconsult	http://www.simulconsult.com/
ExpertConsult	http://www.expertconsult.com/
POSSUM	http://www.possum.net.au/ (necessário assinatura)

Se o neonato malformado morrer e houver alguma dúvida sobre o diagnóstico preciso, uma necropsia completa e irrestrita pode ser extremamente útil. Anomalias das vísceras, do sistema nervoso central e do esqueleto com frequência tornam-se evidentes na necropsia. Fotografias clínicas e análise citogenética, molecular ou bioquímica dos fibroblastos obtidos de biopsia estéril de pele, fáscia ou pericárdio também podem fornecer revelações importantes. Tecido, células em cultura e DNA extraído podem ser armazenados em um depósito a longo prazo e depois reanalisados à luz das novas pesquisas ou descobertas.

Muitas famílias relutam em permitir a necropsia. Em muitos casos, porém, este procedimento tem implicações profundas nas opções reprodutivas dos genitores e até mesmo de parentes distantes. Obviamente, as crenças e práticas culturais e sociais devem ser respeitadas cuidadosamente acerca dos cuidados ao corpo da criança após a morte. Não obstante, a necropsia pode ser apresentada como um presente final da criança para sua família, talvez até mesmo para outras famílias que precisem, caso um diagnóstico seja de fato definido ou o avanço da ciência médica.

EXEMPLOS SELECIONADOS

Distúrbios teratogênicos

Um teratógeno, do radical grego *teras*, que significa monstro ou prodígio, é qualquer fator ambiental que cause uma anormalidade estrutural ou funcional no feto ou embrião em desenvolvimento. Esses agentes ambientais incluem infecções, medicamentos, drogas, substâncias químicas e metabólitos maternos, como a fenilalanina, como seria visto em mães com fenilcetonúria não tratada (Quadro 35.3). Dada sua natureza, os teratógenos induzem uma disruptura ou sequência de disrupturas do tecido inerentemente normal. Criaram-se longas listas desses agentes para seres humanos e animais de laboratório, e há várias fontes excelentes para o clínico. Ademais, os profissionais e pacientes podem consultar centros regionais de informações sobre teratógenos.

Estima-se que o etanol, o teratógeno humano mais comum, afete até 2 a 5% dos RNs, principalmente como uma neurotoxina, com consequências que variam desde a paralisia cerebral à deficiência do aprendizado (36). Uma porcentagem significativa de deficiência cognitiva pode ser atribuída ao transtorno do espectro alcoólico fetal (37), mas numerosas anomalias estruturais e dismorfias faciais são bem reconhecidas (Quadro 35.4).

Distúrbios multifatoriais

O modelo de herança multifatorial, conforme discutido previamente, fornece uma base conceitual para a compreensão da patogenia e dos riscos de recorrência de malformações congênitas isoladas não sindrômicas. O conceito central deste modelo é que múltiplos genes e fatores ambientais influenciam a possibilidade de desenvolvimento anormal de uma dada estrutura anatômica. A suscetibilidade, ou vulnerabilidade genética, de uma malformação em uma população é descrita em termos de uma distribuição contínua de fatores de suscetibilidade na qual há um ponto, ou limiar, depois do qual ocorrerá um defeito estrutural, em um padrão tudo ou nada. O Quadro 35.5 cita alguns distúrbios multifatoriais comuns e seus riscos de recorrência. Propõe-se que este tipo de herança multifatorial responda pela maioria das malformações isoladas.

Os defeitos do tubo neural (DTN) (ver Capítulo 47) resultam de uma falha no dobramento do tubo neural antes de 28 dias de idade gestacional e compreendem um espectro de malformações, abrangendo desde anencefalia em um extremo à simples meningocele no outro. Algumas causas genéticas e ambientais (p. ex., etanol, ácido valproico) estão bem delineadas. Setenta a 80% dos DTN eram tradicionalmente considerados fenômenos isolados com riscos de recorrência da ordem de magnitude habitual dos distúrbios multifatoriais: 3 a 5%. Os estudos epidemiológicos demonstraram

QUADRO 35.3
Alguns teratógenos e seus efeitos.

Teratógeno	Anomalias	Comentários
Fenitoína	Déficit do crescimento Fontanela anterior alargada Hipertelorismo Fendas labial e palatina Hipoplasia das falanges distais Unhas pequenas	Alterações faciais semelhantes às da exposição a carbamazepina, valproato, primidona, fenobarbital Espectro pleno em 10%, efeitos mais leves em um terço
Varfarina	Hipoplasia nasal Epífises pontilhadas Dedos das mãos curtos Convulsões	Período crítico entre 6 e 9 semanas de gestação. Um terço dos fetos expostos é afetado
Ácido retinoico	Microtia ou anotia Hipertelorismo Micrognatia Defeitos cardíacos conotruncais Hidrocefalia Microcefalia Displasia cortical cerebelar	Se a exposição ocorrer mais de 15 dias após a concepção, um terço tem embriopatia
Rubéola	Déficit do crescimento Microcefalia Surdez Cataratas Microftalmia Coriorretinite Defeitos septais cardíacos Persistência do canal arterial Estenose pulmonar periférica	Chance de 50% de efeitos se a exposição ocorrer no primeiro trimestre, porém o risco estende-se ao segundo trimestre Pode ter sequelas infecciosas tardias persistentes, por exemplo, diabetes melito
Varicela	Déficit mental Convulsões Atrofia cortical/microcefalia Déficit de crescimento Hipoplasia dos membros/pé torto Cicatrizes cutâneas	Um a 2% com efeitos quando expostos entre a 8ª e 20ª semana de gestação; amplo espectro de intensidade
Fenilcetonúria materna	Retardo mental (73 a 92%) Hipertonia Baixo peso ao nascer (52%) Microcefalia (73%) Defeitos cardíacos (15%) Aborto espontâneo (30%)	Mesmo quando "em uso da dieta", os níveis de fenilalanina podem subir acima de 4 a 10 mg/dℓ, o limiar aparente de efeitos fetais Porcentagens citadas aqui são para níveis 16 mg/dℓ. Normal é < 2

QUADRO 35.4
Anomalias estruturais na síndrome alcoólica fetal.

Anormalidades do sistema nervoso central[a] (microcefalia, malformações cerebrais, problemas motores ou convulsões)

Fissuras palpebrais curtas[a]

Filtro liso[a]

Borda do vermelhão (lábio) fina[a]

Hipoplasia maxilar

Nariz curto

Déficit do crescimento de início pré-natal

Malformações das vértebras cervicais

Comunicação interventricular, comunicação interatrial

Falanges distais pequenas

Unha pequena do quinto dedo da mão

[a]Características diagnósticas fundamentais, de acordo com orientações do CDC para identificar e consultar pessoas com síndrome alcoólica fetal (38).

QUADRO 35.5
Distúrbios multifatoriais.

Distúrbio	Risco empírico de recidiva
Fenda labial associada ou não a fenda palatina	4 a 5%
Fenda palatina	2 a 6%
Comunicação interventricular	3 a 4%
Estenose pilórica	3%
Anomalia de Hirschsprung	3 a 5%
Pé torto	2 a 8%
Displasia congênita do quadril	3 a 4%
Defeitos do tubo neural	3 a 5%
Comunicação interatrial (do tipo *ostium secundum*)	2 a 3%

que 70% dos DTN isolados são preveníveis por ingestão materna adequada de ácido fólico no período periconcepção. Numerosas organizações profissionais e de saúde pública recomendam que todas as mulheres em idade reprodutiva tomem 0,4 mg de ácido fólico por dia. Mulheres que já deram à luz uma criança afetada devem tomar ácido fólico em dose maior, 4 mg/dia, desde 1 mês antes da concepção e continuamente até no mínimo o terceiro mês de gravidez (39).

Anormalidades cromossômicas

Desde 1956, quando Tjio e Levan demonstraram que 46 é o número diploide normal de cromossomos humanos, descreveram-se incontáveis permutações do número e estrutura anormais dos cromossomos. Muitas destas são singulares, mas outras são recorrentes e produzem fenótipos facilmente reconhecidos. A maioria das trissomias, como a do 16, a trissomia mais comum em seres humanos, é uniformemente letal no período pré-natal. Outros rearranjos, como a maioria das translocações balanceadas, não têm consequências fenotípicas, a menos que um ponto de quebra comprometa um gene. A aneuploidia que acrescenta ou suprime material genético suficiente para ser visível citogeneticamente costuma causar múltiplas anomalias congênitas em diversos campos do desenvolvimento.

Trissomia do 21

A síndrome de Down é a aberração cromossômica mais comum reconhecida ao nascimento, com incidência de cerca de 1 em 700 nascidos vivos. Apenas um em quatro concepções que resultam na trissomia do 21 é viável (40). O fenótipo é bastante variável, mas uma fácies distinta (Figura 35.2) e algum grau de retardo mental sempre estão presentes. O reconhecimento instantâneo da síndrome de Down geralmente não é complicado, mas o diagnóstico pode ser difícil se o neonato estiver seriamente enfermo ou tiver achados atípicos. Um dado RN com síndrome de Down quase sempre não apresenta um ou vários achados "clássicos", como um espaço maior entre o primeiro e segundo dedos dos pés. Tenha em mente que uma única manifestação, como a prega simiesca, não é patognomônica, mas conjunto de anomalias maiores e menores sugere o diagnóstico.

Os Quadros 35.6 e 35.7 citam as anomalias maiores e menores, respectivamente, que foram observadas em crianças com síndrome de Down. Embora defeitos cardíacos maiores sejam encontrados em metade dos RN com síndrome de Down, um sopro cardíaco e outros sinais de patologia cardiovascular podem ser bastante sutis no período neonatal imediato. O diagnóstico de canal atrioventricular pode ser difícil por ausculta. Recomenda-se a realização de ecocardiograma para todos os RN com síndrome de Down suspeita ou confirmada, idealmente antes da alta.

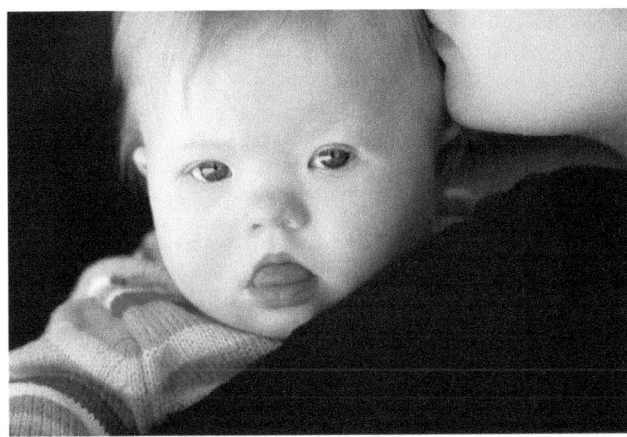

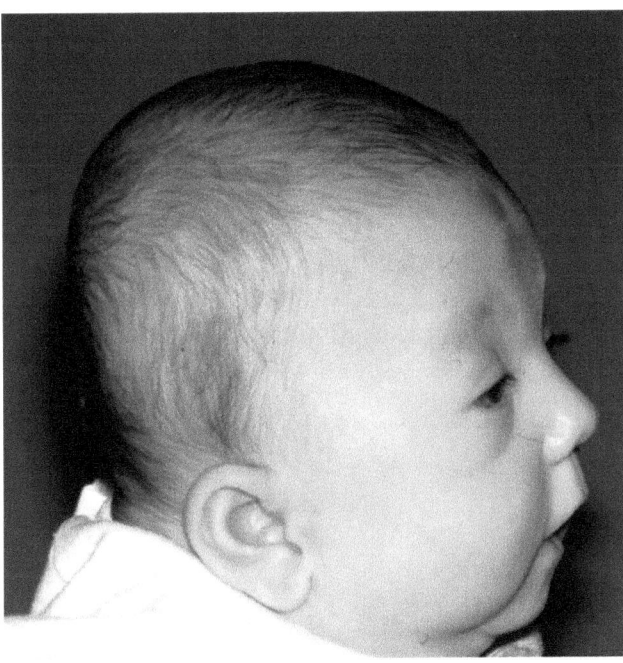

Figura 35.2 **A.** Fácies típica em um RN com síndrome de Down. Em Ricci SS. Essentials of Maternity, Newborn, and Women's Health Nursing. 2nd edition. Philadelphia: Lippincott Williams & Wilkins, 2008. **B.** Braquicefalia (achatamento occipital com diâmetro AP do crânio reduzido), uma característica típica em um RN com síndrome de Down. Cortesia de Joseph Piatt, MD, In: Chung EK; Atkinson-McEvoy LR; Boom JA; Matz PS, eds. Visual Diagnosis and Treatment in Pediatrics. 2nd edition. Philadelphia: Lippincott Williams & Wilkins, 2010.

QUADRO 35.6
Anomalias maiores ao nascimento na síndrome de Down.

Cardíacas: todos os tipos	40%
Canal atrioventricular	16 a 20%
Comunicação interventricular	16%
Persistência do canal arterial	3 a 5%
Comunicação interatrial	4 a 10%
Gastrintestinais: todos os tipos	10 a 18%
Estenose/atresia duodenal	3 a 5%
Ânus imperfurado	2%
Outros	6%
Hematológicas: reação leucemoide	Comum
Hipotireoidismo (congênito)	1%

Compilado de Jones KL, Jones MC, Del Campo M. *Smith's recognizable patterns of human malformation*, 7th ed. Philadelphia, PA: Elsevier Saunders, 2013; Curry CJ. Chapter 43–autosomal trisomies. In: Rimoin D, Pyeritz R, Korf B, eds. *Emery and Rimoin's principles and practice of medical genetics*. Academic Press, 2013.

QUADRO 35.7
Anomalias menores na síndrome de Down.

Microbraquicefalia	75%
Fissuras palpebrais com inclinação ascendente[a]	80%
Pregas epicânticas	59%
Pontilhados na íris (manchas de Brushfield)[b]	56%
Perfil facial achatado[a]	90%
Ponte nasal baixa	68%
Orelhas pequenas[b]	100%
Displasia leve das orelhas[a]	50%
Pescoço curto	61%
Excesso de pele na nuca[a,b]	80%
Língua protrusa	47%
Palato estreito	76%
Boca aberta	58%
Mãos e dedos curtos	
Clinodactilia (encurvamento) do quinto dedo da mão[a]	60%
Prega simiesca[a]	45%
Espaço amplo entre o primeiro e segundo dedos dos pés[b]	68%
Reflexo de Moro débil[a]	85%
Hiperflexibilidade das articulações	80%
Hipotonia[a]	80%

[a]Características fundamentais (8). [b]Características com eficácia discriminativa superior e potência (41).

Para 90% dos RNs com síndrome de Down, a não disjunção durante a meiose materna resulta na formação de um gameta com duas cópias do cromossomo 21 (42). A correlação reconhecida entre a trissomia do 21 e a idade materna ainda não está bem explicada. Embora o risco aumente com a idade, a maioria dos RN com síndrome de Down tem mães mais jovens porque sua taxa de natalidade é bem maior do que a de mães mais idosas. A translocação do cromossomo 21 para outro cromossomo acrocêntrico ocorre em 1 de 30 RN com síndrome de Down, e outros mecanismos de gametogênese anormal também podem originar uma cópia extra desse cromossomo. Assim, essas possibilidades devem ser avaliadas por meio do cariótipo, a fim de oferecer aconselhamento genético acurado e os riscos exatos de recidiva. Qualquer padrão cromossômico diferente da trissomia do 21 exige análise dos cariótipos dos genitores. Por exemplo, se for encontrado um isocromossomo 21 no RN, a análise cromossômica dos genitores pode revelar que um deles tem o mesmo isocromossomo. Então, o risco de recorrência para esse genitor é de 100%. A trissomia do 21 simples no RN não está associada a anormalidades cromossômicas nos genitores, portanto, a cariotipagem deles é desnecessária. Neste caso, o risco de recorrência é de 1%, mais o risco relacionado com a idade materna.

O aprimoramento da assistência rotineira à saúde e os avanços em cirurgia cardíaca melhoraram a qualidade de vida e a longevidade dos indivíduos com síndrome de Down. A expectativa de vida mediana é de 58,6 anos atualmente (43). A American Academy of Pediatrics publica diretrizes de supervisão da saúde que abordam as necessidades das crianças com síndrome de Down e seus genitores desde o nascimento até a idade adulta (44).

Trissomia do 18

Descrita por Edwards *et al.* (45) em 1960, a trissomia do 18 afeta 1 em 5.000 RNs. As meninas são mais acometidas que os meninos na razão de 4:1, e um efeito da idade materna está bem estabelecido: a não disjunção original durante a meiose é responsável por 90% dos casos. Um décimo representa mosaicismo, e às vezes existem diversas translocações e anomalias isocromossômicas. A expectativa de vida é bastante reduzida, com taxa de mortalidade de quase 90% no primeiro ano e morte frequente no período neonatal, principalmente para RN de muito baixo peso (46). As anomalias congênitas em neonatos com trissomia do 18 em geral são múltiplas, graves e associadas a morbidade expressiva. Sempre há retardo psicomotor grave. A Figura 35.3 demonstra as feições típicas.

A superposição considerável com a síndrome de trissomia do 13 gera incerteza frequente do diagnóstico no período neonatal, enquanto se aguarda a análise citogenética. RNs com trissomia do 18 tendem a ter um occipício proeminente, fissuras palpebrais estreitas, boca pequena, esterno curto, mamilos muito espaçados (hipertelorismo mamário), displasia de valva cardíaca, clitóris proeminente, hipoplasia dos lábios vulvares, luxação do quadril, pé torto, unhas hipoplásicas, sindactilia entre o 2º e 3º dedos dos pés, dedos dos pés em martelo e convulsões.

Trissomia do 13

A trissomia do 13 é a terceira trissomia autossômica mais comum reconhecida ao nascimento, afetando 1 em 12.000 RNs, e foi descrita em 1960 por Patau e colaboradores (47). Três quartos são trissomia do 13 simples; um efeito da idade materna é evidente. Vinte por cento dos casos decorrem de translocações, principalmente robertsonianas, nas quais o braço longo do cromossomo 13 acrocêntrico é conectado pelo centrômero a outro cromossomo acrocêntrico, comumente o 14. Uma pequena porcentagem dessas translocações é familiar, portanto, o cariótipo dos genitores é essencial ao aconselhamento adequado sobre o risco de recorrência. Observa-se mosaicismo em 5%. Para a trissomia do 13, a idade mediana de morte é 7 dias; 91% morrem no primeiro ano (48). A exemplo da trissomia do 18, o desenvolvimento cognitivo e motor é substancialmente comprometido. Anomalias que tendem a ser encontradas mais comumente na trissomia do 13 incluem defeitos do couro cabeludo, holoprosencefalia, fronte inclinada, hemangiomas capilares, hipotelorismo, coloboma da íris, ponte nasal proeminente, fendas labial e palatina, pescoço curto, mamilos hipoplásicos, dextrocardia, polidactilia pós-axial e apneia. A Figura 35.4 mostra fácies típicas.

A Support Organization for Trisomy 18, 13, and Related Disorders (34) é um grupo de leigos com orientação para o consumidor – "uma rede de famílias e profissionais dedicados a fornecer apoio e compreensão para as famílias envolvidas nas questões e decisões em torno do diagnóstico e cuidados de portadores da trissomia do

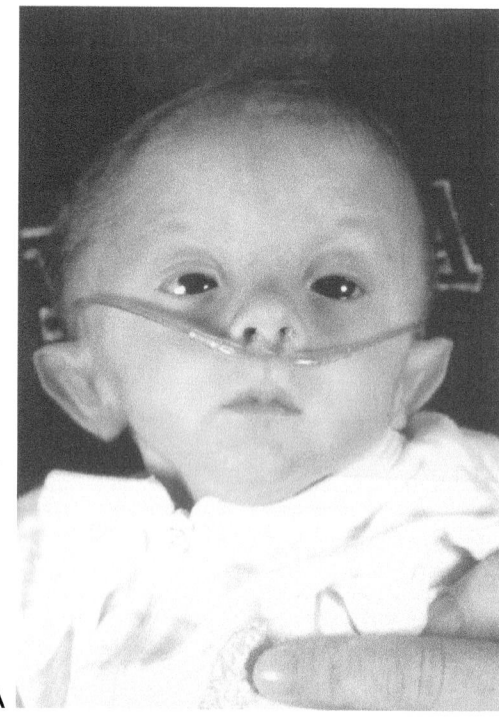

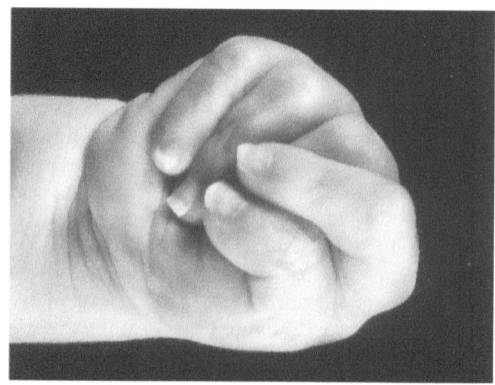

Figura 35.3 A e B. Trissomia do 18.

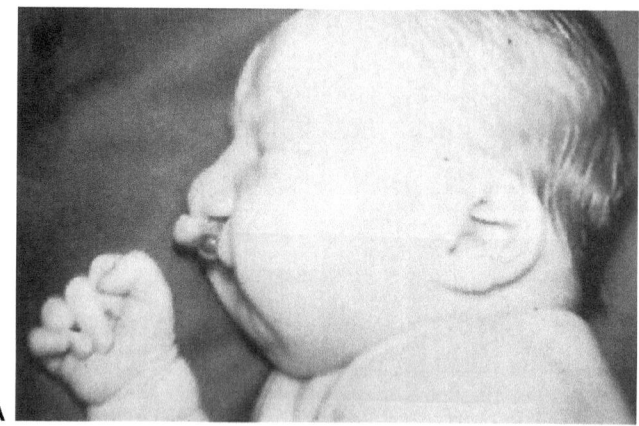

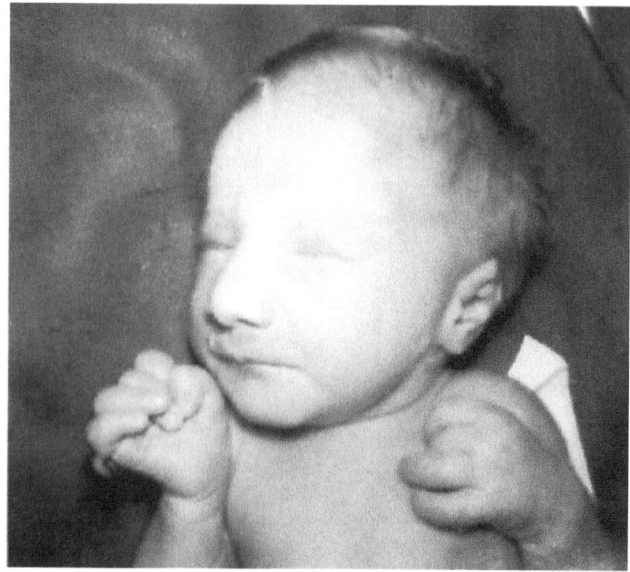

Figura 35.4 A e B. Trissomia do 13.

18, da trissomia do 13 e de outros distúrbios cromossômicos relacionados" – que serve como um excelente recurso para os pais, profissionais e outras partes interessadas nas trissomias do 13 e do 18 em particular (49).

Anormalidades dos cromossomos sexuais

Com a exceção da síndrome de Turner, as aneuploidias dos cromossomos sexuais tendem a ser fenotipicamente sutis em RNs. A síndrome de Klinefelter, 47,XXY, está associada a anomalias congênitas eventuais, como criptorquidia e hipospadia. As variantes com mais de um cromossomo Y ou mais de dois cromossomos X tendem a ter maior déficit mental e mais malformações, tanto maiores como menores.

A síndrome de Turner é causada pela ausência total ou parcial de um cromossomo X, e acomete 1 em 2.500 meninas recém-nascidas. Metade tem cariótipo 45,X; um grande número de outras anomalias do cromossomo X, desde padrões variáveis do isocromossomo X a deleções simples, cromossomos em anel e mosaicos, responde pelos demais. Quase todos os conceptos com síndrome de Turner são abortados espontaneamente, mas dentre aqueles que nascem vivos, apenas um terço é reconhecido no período neonatal. Os achados clínicos incluem orelhas proeminentes, implantação baixa da linha posterior dos cabelos, pescoço alado, tórax largo com mamilos amplamente espaçados e tumefação do dorso das mãos e dos pés. Embora baixa estatura seja comum em meninas mais velhas, o comprimento médio ao nascer é 47 cm, dentro de dois desvios padrão da média populacional. Disgenesia ovariana (> 90%), anomalias renais (40 a 60%) e malformações cardíacas (10 a 20%, especialmente coarctação da aorta) exigem investigação direcionada, depois que se suspeita deste diagnóstico. Para neonatos, as recomendações incluem pesquisa cuidadosa de displasia do quadril, rastreamento auditivo, parecer da cardiologia pediátrica, ultrassonografia renal e parecer da endocrinologia pediátrica (50, 51).

Deleções e duplicações

Deleções, duplicações e translocação de qualquer segmento, pequeno ou grande, de qualquer cromossomo são possíveis. A grande maioria é detectável usando a análise de CMA. Uma monossomia parcial, uma trissomia parcial ou a combinação das duas frequentemente causam múltiplas anomalias maiores e menores, restrição do crescimento intrauterino e fácies dismórfica. O segmento deletado ou duplicado pode ser intersticial, envolvendo a parte média de um dos braços de um cromossomo, ou terminal. Como regra geral, quanto maior a deleção ou duplicação, mais graves são os efeitos somáticos e funcionais.

A deleção do braço curto do cromossomo 5 (5p- ou 5p menos) é uma das síndromes de deleção autossômica mais comuns, com incidência de 1 em 20.000 nascimentos. Também chamada de síndrome *cri-du-chat* (miado de gato) em virtude do choro agudo dos RN acometidos, a síndrome 5p- resulta em um fenótipo distinto: microcefalia; fácies redonda; hipertelorismo; ponte nasal larga; pregas epicânticas; orelhas malformadas e rodadas posteriormente; apêndices cutâneos pré-auriculares; e queixo pequeno (Figura 35.5). Pode haver várias outras malformações, como fenda labial com ou sem fenda palatina, defeitos cardíacos e megacólon. Hipotonia e retardo de desenvolvimento são achados típicos. A gravidade da síndrome *cri-du-chat* correlaciona-se aproximadamente com a localização e a extensão da deleção: a ausência de várias regiões críticas está associada a incapacidade cognitiva; choro característico e outras características fenotípicas (52).

Muitos rearranjos cromossômicos visíveis ou submicroscópicos ocorrem *de novo* como eventos espontâneos em um único oócito ou espermatozoide. É improvável que recorram. Contudo, alguns advêm de translocação balanceada ou outro rearranjo, como inversão pericêntrica, em um dos genitores. Em geral, as translocações balanceadas não causam problemas porque a maior parte do genoma humano consiste em longos segmentos de DNA entre os genes. As quebras e junções dessas regiões não codificadoras têm

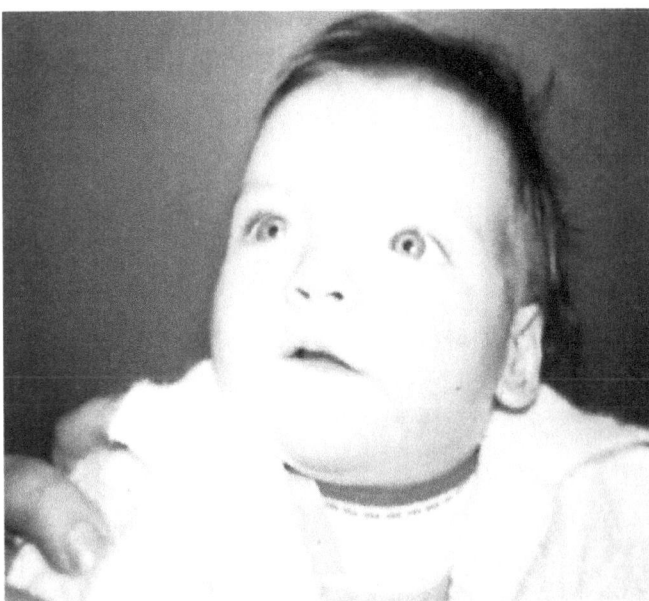

Figura 35.5 **Síndrome do miado de gato.**

consequências nulas. Se a quebra incidir em um gene, podem sobrevir alguns efeitos fenotípicos. Na verdade, a análise minuciosa de translocações balanceadas forneceu o elo crucial para mapear e clonar vários genes importantes.

Não raro, uma translocação não balanceada em um RN com múltiplas anomalias congênitas decorre de uma translocação balanceada em um dos genitores. Durante a formação de oócitos ou espermatozoides na meiose, rearranjos balanceados muitas vezes produzem gametas com deleções significativas, duplicações, ou anomalias mais complexas, com sérias consequências para a prole. As translocações não balanceadas, nas quais há um segmento cromossômico duplicado e uma deleção, produzem fenótipos singulares, porque são a fusão de uma monossomia parcial com uma trissomia parcial. Então, a análise cromossômica e CMA ou FISH dos genitores são cruciais para o aconselhamento adequado sobre o risco de recorrência.

Distúrbios monogênicos

Acondroplasia

A acondroplasia, a displasia esquelética mais comumente reconhecida ao nascimento, é um distúrbio autossômico dominante caracterizado por membros curtos, bossa frontal, macrocefalia, hipoplasia mesofacial e achados radiográficos típicos. No período neonatal, uma giba toracolombar, ou angulação cifótica aguda das vértebras, pode ser detectada, seguida nos primeiros anos de vida por lordose lombar. Hipoplasia mesofacial, raiz nasal baixa e prognatia relativa (Figura 35.6) são evidentes ao nascimento e tornam-se mais proeminentes na segunda infância. O encurtamento dos membros é do tipo rizomélico, envolvendo mais os úmeros e fêmures do que as partes distais dos membros. Pode haver limitação da extensão do cotovelo, porém as demais articulações são relativamente hiperextensíveis. Os dedos das mãos com frequência exibem um padrão de tridente, com afastamento ou uma lacuna entre o terceiro e o quarto dedos. Hipotonia leve é comum. A circunferência craniana aumentada está associada a ventriculomegalia leve em alguns casos, e em crianças mais velhas e adultos um forame magno estreito pode causar compressão cervicomedular sintomática. O desenvolvimento cognitivo é normal. A acondroplasia é causada por mutações específicas do gene FGFR3 no cromossomo 4p16.3. A heterozigosidade para uma mutação pontual no nucleotídio 1138, convertendo um resíduo de glicina em arginina ou cisteína, é responsável por 99% dos casos (53).

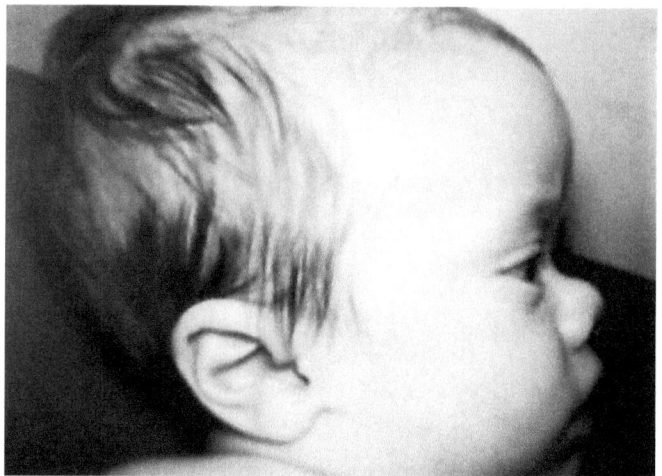

Figura 35.6 **Acondroplasia**.

Suspeita-se, com frequência, de displasia esquelética com base na ultrassonografia pré-natal, e os genitores compreendem que a acondroplasia é uma forte possibilidade diagnóstica. No berçário, após um exame físico cuidadoso, o procedimento de diagnóstico mais útil é um estudo radiográfico completo do esqueleto, visto que várias outras displasias esqueléticas podem ser confundidas com acondroplasia. O teste genético para confirmar o diagnóstico de acondroplasia é simples. Se a acondroplasia for excluída pela determinação de FGFR3, indica-se a solicitação de parecer do geneticista clínico. Para acondroplasia, como para muitas condições genéticas, as diretrizes de supervisão de saúde publicadas pela American Academy of Pediatrics (54) ou outras organizações profissionais, tais como o American College of Medical Genetics, estão disponíveis e devem ser revisadas antes de o RN receber alta para casa.

Síndrome de Smith-Lemli-Opitz

A síndrome de Smith-Lemli-Opitz (SLOS) é causada por um erro inato do metabolismo, uma deficiência de 7-desidrocolesterol redutase, que resulta em um padrão característico de anomalias congênitas múltiplas. A exemplo da maioria das outras deficiências enzimáticas, a SLOS é herdada de modo autossômico recessivo. A redutase, mapeada no cromossomo 7q32.1, é responsável pela última etapa na síntese de colesterol. Em consequência, o colesterol sérico tende a ser baixo, porém em 10% está dentro dos limites normais, e o precursor imediato, 7-desidrocolesterol, está muito elevado. Encontra-se um espectro variável de anomalias, incluindo microcefalia, vários defeitos estruturais do sistema nervoso central, hipotonia, déficit de crescimento e fácies típica com fronte alta e quadrada, ptose, nariz curto, narinas antevertidas e micrognatia (Figura 35.7). A mielinização neural central e periférica está reduzida. Cerca de 75% dos meninos XY genotípicos têm anomalias genitais – criptorquidia, genitália ambígua, ou até mesmo inversão sexual completa. Polidactilia e sindactilia entre o segundo e o terceiro dedos dos pés são muito comuns. Os indivíduos mais comprometidos têm defeitos viscerais, como cistos ou agenesia renais, anomalias cardíacas, hiperplasia pancreática, disfunção hepática, cataratas, restrição grave do crescimento e polidactilia pós-axial, sendo natimortos ou morrendo no período neonatal (55).

Síndrome de Treacher Collins

Também conhecida como disostose mandibulofacial, esta condição autossômica dominante foi descrita pela primeira vez em meados do século 19. As manifestações clínicas variam na mesma família e entre famílias, mas tipicamente incluem face estreita

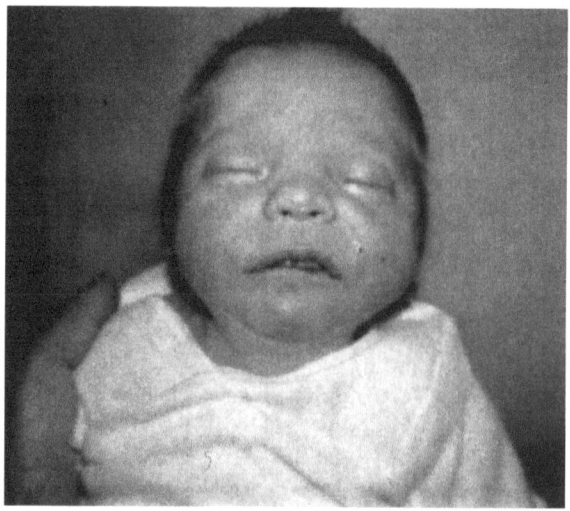

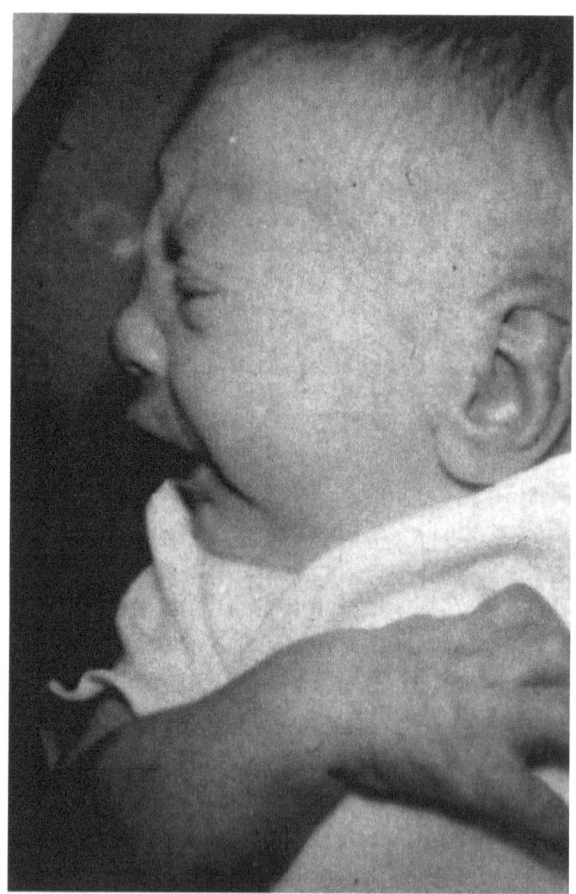

Figura 35.7 **A e B.** Síndrome de Smith-Lemli-Opitz.

com fissuras palpebrais de inclinação descendente, subdesenvolvimento zigomático, queixo pequeno e extensão do cabelo do couro cabeludo até a bochecha (Figura 35.8). As pálpebras inferiores são chanfradas no terço lateral; medialmente, os cílios são esparsos ou ausentes. As orelhas com frequência são malformadas e pequenas. Um terço não tem o meato acústico externo e/ou apresenta anomalias ossiculares da orelha média que causam perda auditiva condutiva. Acrocórdons nas orelhas e fístulas pré-auriculares são comuns. A boca é larga, e fendas palatinas francas ou ocultas são comuns. A inteligência geralmente é normal. A maioria dos indivíduos afetados apresenta uma mutação de TCOF1 (78 a 93%) e o restante tem mutações de POLR1C ou POLR1D; 60% *de novo* (56).

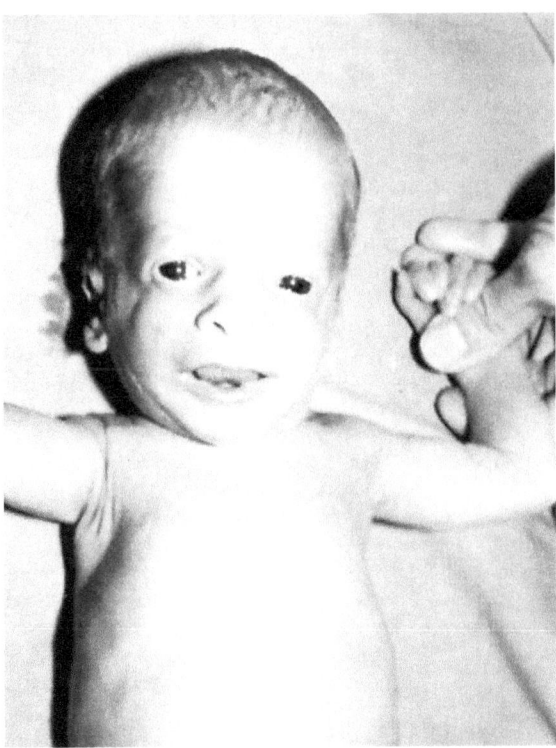

Figura 35.8 **Síndrome de Treacher Collins-Franceschetti.**

Síndrome de Apert

Esta síndrome de craniossinostose autossômica dominante é facilmente reconhecida pela combinação de uma cabeça de formato incomum e anomalias típicas dos membros. A fusão prematura das suturas coronais provoca acrobraquicefalia – crânio curto porém alto – com fronte alta, occipício plano, face média achatada, órbitas rasas e fissuras palpebrais de inclinação descendente. Há polissindactilia semelhante a meia-luva dos dedos das mãos e dos pés, tanto cutânea como óssea, e polegares largos (Figura 35.9). Outras anomalias podem envolver os sistemas cardíaco, digestório, nervoso central e geniturinário. A maioria dos RN com síndrome de Apert tem genitores não afetados: A análise direcionada de mutação do gene do receptor do fator de crescimento do fibroblasto 2 (FGFR2) no cromossomo 10q25-26 para as mutações p.Ser252Trp e p.Pro253Arg confirmará o diagnóstico. Outras mutações de FGFR2 causam várias outras síndromes dominantes de craniossinostose, como as síndromes de Crouzon e Pfeiffer (57).

Sequências de malformações

Uma sequência de malformações representa a consequência final de uma série ou cascata de eventos fetais. Iniciada por um evento primário, que muitas vezes é uma disruptura mecânica ou vascular de um campo específico do desenvolvimento, uma sequência pode existir como uma entidade reconhecível ou integrar um quadro maior, associada a um defeito cromossômico, microdeleção ou distúrbio monogênico. A sequência de Pierre Robin, por exemplo, é reconhecida como uma fenda na parte posterior do palato, frequentemente em forma de "U", em criança com retração acentuada e diminuição da mandíbula. Entre a 5ª e a 9ª semana de gestação, a mandíbula malposicionada permite que a língua interfira na aposição medial das prateleiras palatinas posteriores enquanto migram em direção à linha média, desse modo impedindo mecanicamente sua fusão. O RN apresenta obstrução significativa das vias respiratórias rapidamente e exige observação meticulosa e, às vezes, intervenção cirúrgica. A sequência de Robin pode ser isolada, mas em comparação com outras fendas orofaciais tem associação relativamente alta com anomalias cromossômicas e síndromes, como a trissomia do 18, deleção de 22q11, síndrome de Beckwith-Wiedemann, síndrome de Miller-Dieker, síndrome alcoólica fetal e muitas outras.

Outros mecanismos

Na dissomia uniparental (DUP), ambas as cópias de um cromossomo inteiro ou segmento de cromossomo são derivadas de apenas um dos genitores. Por conseguinte, se houver uma mutação autossômica recessiva no segmento da DUP, as malformações congênitas ou outras consequências fenotípicas podem então ocorrer. Além disso, a DUP provoca disruptura da metilação normal do DNA, que é genitor-específica, alterando, assim, a transcrição genética – com consequências fenotípicas. A DUP tem sido implicada como causa significativa em várias condições, incluindo síndrome de Russell-Silver, síndrome de Prader-Willi e síndrome de Angelman, e como uma eventual causa em muitas outras, tais como fibrose cística. Quando o fenótipo varia de acordo com a origem parental da anormalidade genética ou epigenética, a condição é considerada condicionada (*imprinted*). Alterações esporádicas de metilação genômica também podem ocorrer, resultando em síndromes de malformação específicas ou alterações no crescimento. Os fenótipos causados por metilação anormal são considerados condições epigenéticas, e um novo e importante campo de estudo começou a desvendar a importante contribuição da epigenética para defeitos congênitos (58).

Algumas síndromes de malformação bem reconhecidas podem resultar de qualquer um dos vários mecanismos, incluindo alterações citogenéticas, genéticas e epigenéticas. *A síndrome de Beckwith-Wiedemann* (SBW) é uma condição complexa que pode ser causada por vários mecanismos que afetam a região multigênica no braço curto do cromossomo 11. A constelação característica de hipercrescimento somático, macroglossia, onfalocele, visceromegalia e displasia da medula renal pode ser causada por mutações do gene CDKN1C, metilação anormal de um dos dois centros de *imprinting*, DUP paterna e duplicações do cromossomo 11p15. Hipoglicemia sintomática transitória ocorre em 30%, e várias neoplasias, como o tumor de Wilms, carcinoma do córtex suprarrenal e hepatoblastoma, são comuns, especialmente em indivíduos com hemi-hipertrofia, que acomete cerca de 13% dos pacientes. Um nevo flâmeo (mancha vinho do Porto) glabelar, sulcos lineares dos lobos das orelhas e depressões posteriores na hélice auricular são sinais diagnósticos valiosos (Figura 35.10). Cerca de

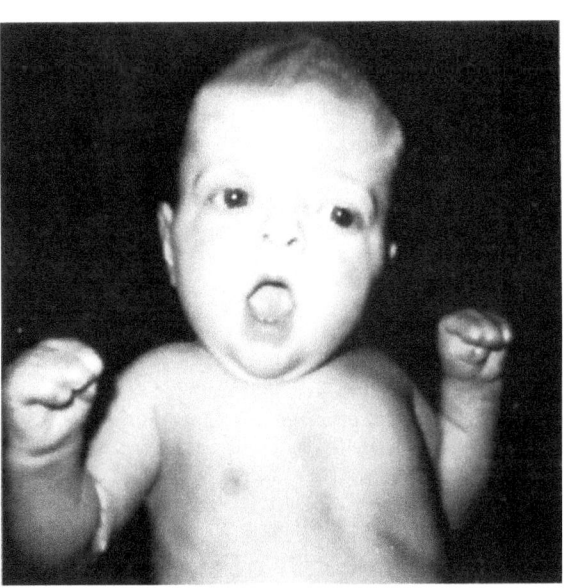

Figura 35.9 **Síndrome de Apert.**

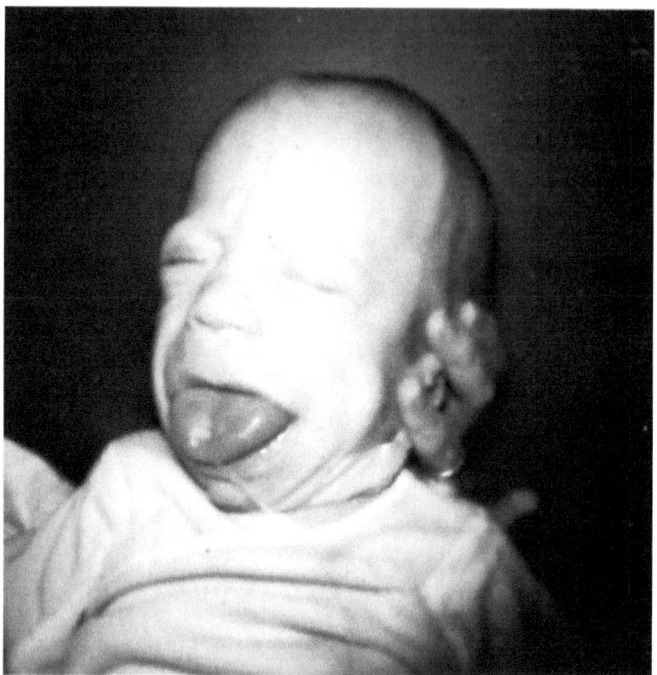

Figura 35.10 **Síndrome de Beckwith-Wiedemann.**

85% dos casos são esporádicos, 15% familiares. Cerca de 1% tem uma pequena duplicação intersticial do cromossomo 11 envolvendo a banda p15.5 ou uma inversão ou translocação nessa região; a região duplicada sempre é de origem paterna. A dissomia uniparental paterna é responsável por 20%, a metilação anormal em um dos centros de *imprinting* por 55%, e as mutações deletérias de CDKN1C por 5 a 40%, dependendo da história familiar. O risco de recorrência depende da natureza da mutação genética. Por exemplo, se uma inversão de 11p15 for uma herança materna, o risco de recidiva é de 50%, mas é improvável que a dissomia uniparental paterna ocorra novamente. Os indivíduos com anormalidades citogenéticas podem ter algum grau de retardo mental; dissomia uniparental (DUP) e hipermetilação de H19 estão associadas a risco aumentado do tumor de Wilms (59).

ACONSELHAMENTO GENÉTICO

O termo "aconselhamento" muitas vezes evoca uma imagem de uma pessoa dando conselhos a outra com autoridade, um processo formal em que julgamentos e recomendações fluem do médico para o paciente. O aconselhamento genético, porém, é diferente. O aconselhamento genético é mais bem compreendido como um processo de comunicação entre um conselheiro genético ou equipe de aconselhamento e um indivíduo, casal ou família sobre o que exatamente causou o problema genético, como eles poderiam compreendê-lo e quais as opções que eles têm para administrar a situação atual e o planejamento para o futuro. Recursos educacionais, grupos de apoio, estudos de investigação, risco de recidiva e opções para o diagnóstico pré-natal e manejo são temas centrais nesses encontros. Informalmente, muitos profissionais de saúde realizam essas atividades como um componente essencial do cuidado médico de rotina. Formalmente, contudo, o aconselhamento genético é uma atividade complexa e abrangente que está bem estabelecida como uma disciplina formal. É aprendida de maneira didática e prática por meio de programas de pós-graduação em genética médica e aconselhamento genético, com título de especialista (e revalidação do título), baseada em investigações de casos cuidadosamente documentados, supervisão estreita por preceptores experientes e desempenho favorável em provas padronizadas e rigorosas. Existem 35 programas credenciados pelo American Board of Genetic Counseling (ABGC) nos EUA e Canadá; desde 1993, quase 3.100 indivíduos receberam o título do ABCG. Ademais, os médicos que concluíram a pós-graduação formal em genética clínica, por meio de *fellowship* ou, na última década, treinamento em residência também estão aptos a realizar aconselhamento genético. A American Board of Medical Genetics and Genomics concede o título de especialista em seis especialidades e duas subespecialidades; mais de 1.500 indivíduos tornaram-se especialistas em genética clínica desde 1982.

Os conselheiros genéticos não fornecem conselhos diretivos relativos a escolha e comportamento reprodutivos, com o objetivo de reduzir a doença genética em gerações futuras. O processo de aconselhamento genético procura basicamente fornecer informações com clareza, sensibilidade e solidariedade para permitir que a pessoa à procura de informações, o consulente, as compreenda bem e tome decisões informadas. Dá-se ênfase aos aspectos psicológicos e culturais deste processo interativo, e apoio e acompanhamento são elementos cruciais. Começando com um diagnóstico acurado e um heredograma completo das várias gerações, os conselheiros genéticos conseguem estimar o risco de recidiva e garantir que os genitores compreendam. Os cálculos do risco de recorrência podem ser simples e diretos ou exigir recursos mais sofisticados, como a análise de Bayes. O teorema de Bayes, criado há mais de 200 anos, permite a aplicação das leis da probabilidade a um cenário clínico específico e quantifica o risco de recorrência por meio de incorporação de múltiplas observações em uma fórmula complexa (60). Esses dados, a história natural do distúrbio em questão, as opções de assistência e o espectro completo de opções reprodutivas são discutidos em detalhes com o consulente, com total atenção à importância que essas informações têm para o indivíduo, o ônus psicológico e prático percebido no contexto da estrutura social, finanças e experiência pessoal. Os princípios do aconselhamento genético também incluem compromisso para alcançar uma abordagem não manipuladora, comunicação da verdade, exclusão do paternalismo, respeito pela autonomia e dignidade e antecipação das necessidades psicológicas e de outras questões. Realiza-se um esforço articulado para identificar e facilitar o acesso a fontes externas de informações e apoio, como o clero, grupos de apoio genético e serviços sociais.

Decisões difíceis

Alguns RNs têm anomalias irreparáveis e incompatíveis com a vida. Para esses RNs, a decisão de limitar a intervenção, embora profundamente triste, pode ser razoável a fim de evitar dor e sofrimento desnecessários. Agenesia renal bilateral e anencefalia são exemplos notórios – nenhuma intervenção será útil; as únicas opções são o conforto e o apoio. Outros neonatos, cujas malformações são profundas, mas que podem responder ao tratamento heroico, exigem maior coragem por parte dos genitores e profissionais de saúde – coragem para analisar cuidadosamente a despeito do caos, no contexto de um sistema de assistência médica cuja tendência é agir, apenas porque a ação é possível, e sem muito tempo para ponderar antes da decisão. Um parecer de genética clínica que incorpore análise dismorfológica rápida e exames de confirmação pode ajudar a esclarecer as questões essenciais desse processo de tomada de decisão.

Nunca é demais enfatizar a importância capital de um diagnóstico acurado. Para um RN com múltiplas anomalias maiores, nem sempre é possível predizer o prognóstico neurológico com base apenas na intensidade das malformações óbvias. Por exemplo, no caso da associação VACTERL, a fístula traqueoesofágica e a atresia anal exigem cirurgia urgente para salvar a vida do paciente, as anormalidades vertebrais podem ser substanciais e o quadro completo pode dar uma impressão sombria. Porém, essas crianças têm tipicamente desenvolvimento cognitivo normal, nossos colegas da cirurgia e reabilitação têm muito a oferecer e o prognóstico pode ser muito bom. Por outro lado, alguns neonatos com trissomias do 13 ou do 18 apresentam poucas anomalias maiores – os genitores podem até duvidar do diagnóstico – porém o progresso do neurodesenvolvimento será mínimo.

A dignidade da criança compele o profissional a ter uma visão clara do futuro, a lidar com decisões como intubar ou não, transplantar ou não um órgão etc. O neonato com displasia tanatofórica pode viver bem, com assistência extraordinária, por vários anos de vida, como foi relatado em algumas crianças, e um em dez RNs com trissomia do 18 sobrevive ao primeiro aniversário, embora com atrasos desenvolvimentais significativos. Entretanto, esses fatos são um ponto de partida para a análise individualizada, compartilhada entre a família e o médico, e não o fundamento da política de oferecer rotineiramente intervenção máxima ou insistir que a assistência seja omitida.

Os genitores de algumas crianças profundamente incapacitadas percebem que elas são interativas e capazes de receber e dar afeto. Para essas famílias, uma recomendação médica de limitar o apoio médico, porque o prognóstico a longo prazo não é bom, pode não atender seus valores e preocupações fundamentais. Elas podem argumentar que encontram riqueza e recompensa no seu filho, que acreditam ser recíproco, e que qualquer avaliação acerca da "qualidade de vida" deve ser realizada exclusivamente por elas. Naturalmente, os genitores de um RN com, por exemplo, trissomia do 13 tiveram apenas a experiência limitada da gravidez para desenvolver uma noção do valor humano do seu filho. Se tivessem realizado testes genéticos pré-natais e aconselhamento, eles poderiam conhecer este diagnóstico há muitos meses, tomar a decisão consciente de não interromper a gestação e ler bastante e adquirir conhecimentos sofisticados sobre as opções de intervenção e suporte. Esses genitores procurarão uma equipe neonatal e pediátrica com a qual sejam parceiros em vez de adversários. Se houver desacordo a respeito do prognóstico ou intervenção, clínica ou cirúrgica, o médico deve seguir seus princípios básicos – descrição completa dos fatos, precisão do diagnóstico e compreensão sólida da história natural. Não se pode subestimar a força da comunicação cuidadosa e frequente com a família, com o objetivo duplo de considerar os pontos de vista da família e apresentar, com clareza, o ponto de vista médico.

Morte de recém-nascidos com múltiplas anomalias congênitas

No caso de morte esperada ou inesperada de um RN com um ou mais defeitos congênitos, os genitores vão muitas vezes se beneficiar de saber o diagnóstico a fim de compreender os riscos de recidiva. A obtenção de informações fenotípicas adicionais por meio da necropsia pode ser crucial. No caso de um RN com displasia esquelética letal, uma biopsia óssea pode ser útil. O banco de DNA, que usa sangue ou tecido, pode permitir testes genéticos no futuro quando avanços na pesquisa analítica, tecnológica e médica puderem permitir maiores descobertas (61).

REFERÊNCIAS BIBLIOGRÁFICAS

1. Centers for Disease Control and Prevention. Update on overall prevalence of major birth defects—Atlanta, Georgia, 1978–2005. *MMWR Morb Mortal Wkly Rep* 2008;57(1):1.
2. WHO. Congenital anomalies, Fact sheet No 370, October 2012, World Health Organization. http://www.who.int/mediacentre/factsheets/fs370/en/
3. Hamilton BE, Hoyert DL, Martin JA, et al. Annual summary of vital statistics: 2010–2011. *Pediatrics* 2013;131:548.
4. Centers for Disease Control and Prevention. Economic costs of birth defects and cerebral palsy—United States, 1992. *MMWR Morb Mortal Wkly Rep* 1995;44:694.
5. Sever LE, ed. *Guidelines for conducting birth defects surveillance*. Atlanta, GA: National Birth Defects Prevention Network, Inc., 2004.
6. Nelson K, Holmes LB. Malformations due to presumed spontaneous mutations in newborn infants. *N Engl J Med* 1989;320:19.
7. Risch NJ. Genetic epidemiology. In: Rimoin DL, Connor JM, Pyeritz RE, et al., eds. *Principles and practice of medical genetics*. London, UK: Churchill Livingstone, 2002:457.
8. Hall BD. The state of the art of dysmorphology. *Am J Dis Child* 1993;147:1184.
9. Stevenson RE, Hall JG. Terminology. In: Stevenson RE, Hall JG, Goodman RM, eds. *Human malformations and related anomalies, vol 1*. New York: Oxford University Press, 1993:21.
10. Hall JG. When a child is born with congenital abnormalities. *Contemp Pediatr* 1988;78.
11. Simpson JL. Birth defects and assisted reproductive technologies. *Semin Fetal Neonatal Med* 2014;19:177. http://dx.doi.org/10.1016/j.siny.2014.01.001
12. Pyeritz RE. The family history: the first genetic test, and still useful after all those years? *Genet Med* 2012;14(1):3. doi: 10.1038/gim.0b013e3182310bcf
13. Hall JG, Allanson JE, Gripp KW, et al. *Handbook of normal physical measurements*, 2nd ed. Oxford, UK: Oxford University Press, 2007.
14. Saul RA, Seaver LH, Sweet KM, et al. *Growth references: third trimester to adulthood*, 3rd ed. Greenwood, SC: Keys Printing, 2011.
15. Opitz JM. Study of the malformed fetus and infant. *Pediatr Rev* 1981;3(2):57.
16. Korenberg JR, Mohandas TK. Chapter 11: chromosomal basis of inheritance. In: Rimoin DL, Connor JM, Pyeritz RE, et al., eds. *Emery and Rimoin's principles and practice of medical genetics*, 5th ed. Philadelphia, PA: Churchill Livingstone Elsevier, 2007:186.
17. Jacobs PA, Browne C, Gregson N, et al. Estimates of the frequency of chromosome abnormalities detectable in unselected newborns using moderate levels of banding. *J Med Genet* 1992;29:103.
18. Manning M, Hudgins L. Array-based technology and recommendations for utilization in medical genetics practice for detection of chromosomal abnormalities. *Genet Med* 2010;12(11):742.
19. Kearney HM, Thorland EC, Brown KK, et al.; Working Group of the American College of Medical Genetics Laboratory Quality Assurance Committee. American College of Medical Genetics standards and guidelines for interpretation and reporting of postnatal constitutional copy number variants. *Genet Med* 2011;13(7):680.
20. Miller DT, Adam MP, Aradhya S, et al. Consensus statement: chromosomal microarray is a first-tier clinical diagnostic test for individuals with developmental disabilities or congenital anomalies. *Am J Hum Genet* 2010;86:749.
21. Battaglia A, Doccini V, Bernardini L, et al. Confirmation of chromosomal microarray as a first-tier clinical diagnostic test for individuals with developmental delay, intellectual disability, autism spectrum disorders and dysmorphic features. *Eur J Paediatr Neurol* 2013;17(6):589.
22. Wapner RJ, Martin CL, Levy B, et al. Chromosomal microarray versus karyotyping for prenatal diagnosis. *N Engl J Med* 2012;367:2175.
23. Grote L, Myers M, Lovell A, et al. Variable approaches to genetic counseling for microarray regions of homozygosity associated with parental relatedness. *Am J Med Genet A* 2014;164A(1):87.
24. Bick D, Dimmock D. Whole exome and whole genome sequencing. *Curr Opin Pediatr* 2011;23:594.
25. Gilissen C, Hehir-Kwa JY, Thung DT, et al. Genome sequencing identifies major causes of severe intellectual disability. *Nature* 2014;511:344. doi: 10.1038/nature19934
26. Yang Y, Muzny DM, Reid JG, et al. Clinical whole-genome sequencing for the diagnosis of mendelian disorders. *N Engl J Med* 2013;369(16):1502.
27. Grody WW, Thompson BH, Hudgins L. Whole-exome/genome sequencing and genomics. *Pediatrics* 2013;132(S3):S211.
28. Green RC, Berg JS, Grody WW, et al. ACMG recommendations for reporting of incidental findings in clinical exome and genome sequencing. *Genet Med* 2013;15(7):565.
29. American College of Medical Genetics and Genomics. Incidental findings in clinical genomics: a clarification. *Genet Med* 2013;15(8):664.
30. Herman G. ACMG Updates Recommendation on "Opt Out" for Genome Sequencing Return of Results. ACMG News. 2014. https://www.acmg.net/docs/Release_ACMGUpdatesRecommendations_final.pdf. Accessed June 21, 2014.
31. Burton BK. Inborn errors of metabolism in infancy: a guide to diagnosis. *Pediatrics* 1998;102:E69.
32. Sparks SE, Krasnewich DM. Congenital disorders of N-linked glycosylation pathway overview. August 15, 2005 [updated January 30, 2014]. In: Pagon RA, Adam MP, Ardinger HH, et al., eds. *GeneReviews®[Internet]*. Seattle, WA: University of Washington, Seattle, 1993–2014. Available from: http://www.ncbi.nih.gov/books/NBK1332/
33. Steinberg SJ, Raymond GV, Braverman NE. Peroxisome biogenesis disorders, Zellweger syndrome spectrum. December 12, 2003 [updated May 10, 2012]. In: Pagon RA, Adam MP, Ardinger HH, et al., eds. *GeneReviews®[Internet]*. Seattle, WA: University of Washington, Seattle, 1993–2014. Available from: http://www.ncbi.nih.gov/books/NBK1448/
34. Braverman NE, Moser AB, Steinberg SJ. Rhizomelic chondroplasia punctata type 1. November 16, 2001 [updated September 13, 2012]. In: Pagon RA, Adam MP, Ardinger HH, et al., eds. *GeneReviews®[Internet]*. Seattle, WA:

University of Washington, Seattle, 1993–2014. Available from: http://www.ncbi.nih.gov/books/NBK1270/
35. Jones KL, Jones MC, Del Campo M. *Smith's recognizable patterns of human malformation*, 7th ed. Philadelphia, PA: Elsevier Saunders, 2013.
36. May PA, Gossage JP, Kalberg WO, et al. Prevalence and epidemiologic characteristics of FASD from various research methods with an emphasis on recent in-school studies. *Dev Disabil Res Rev* 2009;15(3):176.
37. Gerberding JL, Cordero J, Floyd RL. Fetal Alcohol Syndrome: Guidelines for Referral and Diagnosis. National Center on Birth Defects and Developmental Disabilities Centers for Disease Control and Prevention Department of Health and Human Services. 2004. Accessed at http://www.cdc.gov/ncbddd/fasd/documents/fas_guidelines_accessible.pdf on October 19, 2014.
38. Bertrand J, Floyd LL, Weber MK. Guidelines for identifying and referring persons with fetal alcohol syndrome. *MMWR Recomm Rep* 2005;54(RR-11):1.
39. U.S. Preventive Services Task Force. Folic acid for the prevention of neural tube defects: U.S. Preventive Services Task Force recommendation statement. *Ann Intern Med* 2009;150(9):626.
40. Hook EB. Chromosome abnormalities: prevalence, risks, and recurrence. In: Brock DH, Rodeck CH, Ferguson-Smith MA, eds. *Prenatal diagnosis and screening*. Edinburgh, UK: Churchill Livingstone, 1992:351.
41. Rex AP, Preus M. A diagnostic index for Down syndrome. *J Pediatr* 1982; 100:903.
42. Curry CJ. Chapter 43—autosomal trisomies. In: Rimoin D, Pyeritz R, Korf B, eds. *Emery and Rimoin's essential medical genetics*. Waltham, MA: Academic Press, 2013.
43. Glasson EJ, Sullivan SG, Hussain R, et al. The changing survival profile of people with Down's syndrome: implications for genetic counselling. *Clin Genet* 2002;62:390.
44. Marilyn J. Bull and the committee on genetics. Health supervision for children with Down syndrome. *Pediatrics* 2011;128:393.
45. Edwards JH, Harnden DG, Cameron AH. A new trisomic syndrome. *Lancet* 1960;1:787.
46. Boghossian NS, Hansen NI, Bell EF. Mortality and morbidity of VLBW infants with trisomy 13 or trisomy 18. *Pediatrics* 2014;133:226.
47. Patau K, Smith DW, Therman E, et al. Multiple congenital anomalies caused by an extra autosome. *Lancet* 1960;1:790.
48. Rasmussen SA, Wong L-Y C, Yang Q. Population-based analyses of mortality in trisomy 13 and trisomy 18. *Pediatrics* 2003;111:777.
49. *Trisomy 13 and 18 resources for medical professionals*. Rochester, NY: Support Organization for Trisomy 18, 13, and Related Disorders. http://www.trisomy.org/professional/
50. Bondy CA; Turner Syndrome Study Group. Care of girls and women with Turner syndrome: a guideline of the Turner Syndrome Study Group. *J Clin Endocrinol Metab* 2007;92(1):10.
51. Pinsker JE. Clinical review: Turner syndrome: updating the paradigm of clinical care. *J Clin Endocrinol Metab* 2012;97(6):E994.
52. Cerruti MP. Cri du chat syndrome. *Orphanet J Rare Dis* 2006;1:33.
53. Pauli RM. Achondroplasia. 1998 Aug 15 [updated February 16, 2012]. In: Pagon RA, Adam MP, Ardinger HH, et al., eds. *GeneReviews®[Internet]*. Seattle, WA: University of Washington, Seattle, 1993–2014. Available from: http://www.ncbi.nih.gov/books/NBK1152/
54. Trotter TL, Hall JG. Health supervision for children with achondroplasia. *Pediatrics* 2005;116:771.
55. Nowaczyk MJM. Smith-Lemli-Opitz syndrome. November 13, 1998 [updated June 20, 2013]. In: Pagon RA, Adam MP, Ardinger HH, et al., eds. *GeneReviews®[Internet]*. Seattle, WA: University of Washington, Seattle, 1993–2014. Available from: http://www.ncbi.nih.gov/books/NBK1143/
56. Schlump JU, Stein A, Hehr U, et al. Treacher Collins syndrome: clinical implications for the paediatrician—a new mutation in a severely affected newborn and comparison with three further patients with the same mutation, and review of the literature. *Eur J Pediatr* 2012;171(11):1611.
57. Robin NH, Falk MJ, Haldeman-Englert CR. FGFR-related craniosynostosis syndromes. October 20, 1998 [updated June 7, 2011]. In: Pagon RA, Adam MP, Ardinger HH, et al., eds. *GeneReviews®[Internet]*. Seattle, WA: University of Washington, Seattle, 1993–2014. Available from: http://www.ncbi.nih.gov/books/NBK1455/
58. Hobbs CA, Chowdhury S, Cleves MA, et al. Genetic epidemiology and non-syndromic structural birth defects: from candidate genes to epigenetics. *JAMA Pediatr* 2014;168(4):371.
59. Choufani S, Shuman C, Weksberg R. Beckwith-Wiedemann syndrome. *Am J Med Genet C Semin Med Genet* 2010;154C(3):343.
60. Young ID. Risk estimation in genetic counseling. In: Rimoin DL, Connor JM, Pyeritz RE, eds. *Principles and practice of medical genetics*, 3rd ed., vol 1. Edinburgh, UK: Churchill Livingstone, 1996:521.
61. Quillin JM, Bodurtha JN, Smith TJ. Genetic Screening and DNA Banking at the End of Life #206. *J Palliat Med* 2011;14(5):656.

36 Distúrbios Endócrinos do Recém-Nascido

Penny M. Feldman e Maria Min-chin Lee

INTRODUÇÃO

Desde o momento da concepção, os processos endócrinos fisiológicos estão ativamente envolvidos no crescimento e no desenvolvimento fetal e embrionário. Distúrbios nos processos hormonais complexos podem afetar o feto e o recém-nascido (RN). Portanto, os distúrbios clínicos da função endócrina no neonato podem refletir um estado fisiológico alterado no feto, na mãe, ou na unidade fetomaterna. Ademais, os distúrbios da função endócrina em diferentes estágios do desenvolvimento fetal resultam em diversas manifestações clínicas e programação do desenvolvimento, que podem predispor a maior risco de doença na adolescência ou idade adulta. O conhecimento da ontogenia das glândulas endócrinas e de sua função fisiológica durante o desenvolvimento fetal facilita a compreensão dos distúrbios da função endócrina no RN.

DISTÚRBIOS DE DESENVOLVIMENTO SEXUAL

Diferenciação sexual normal

A regulação normal da diferenciação sexual é ilustrada de modo geral na Figura 36.1. Todos os embriões são inicialmente indiferenciados, apresentando uma gônada bipotencial e os primórdios dos sistemas genitais e órgãos genitais masculino e feminino (1). A diferenciação das gônadas em testículos ou ovários dita o desenvolvimento subsequente da genitália interna e externa. A gônada forma-se quando células germinativas migram do endoderma dorsal do saco vitelino para povoar as cristas genitais. Na quinta a sexta semanas de gestação, essas gônadas bipotenciais primitivas consistem em componentes cortical (ovariano) e medular (testicular). A crista genital compõe-se de três tipos celulares:

- Células germinativas primordiais destinadas a tornar-se pré-espermatogônias no menino ou ovogônias na menina
- Células epiteliais de sustentação destinadas a tornar-se células de Sertoli (menino) ou células da granulosa (menina)
- Células mesenquimais, que se tornarão as células de Leydig produtoras de esteroides no menino ou células da teca na menina.

A Figura 36.1 ilustra os genes envolvidos na diferenciação da crista genital no sistema genital feminino ou masculino. WT1 e o fator esteroidogênico 1 (SF-1) atuam na fase precoce do desenvolvimento da crista genital e são críticos para o desenvolvimento gonadal (2). As mutações nesses dois genes estão claramente associadas a disgenesia gonadal:

- Mutações do gene supressor do tumor de Wilms (2) (WT1) estão associadas a três síndromes relacionadas (a síndrome dos genes contíguos WAGR e as síndromes de Denys-Drash e Frasier) que afetam a função renal e o desenvolvimento gonadal (3)
- Mutações no fator de transcrição, fator esteroidogênico 1 (3) (SF-1) causam agenesia das suprarrenais e gônadas (4).

O desenvolvimento das células de sustentação como células de Sertoli ou células granulosas é um determinante crítico da diferenciação das células germinativas como espermatogônias ou ovogônias. A diferenciação sexualmente dimórfica das gônadas e do sistema reprodutivo começa quando o gene determinante do testículo se expressa pela primeira vez. Em 1959, Ford e colaboradores definiram que o cromossomo Y era essencial ao desenvolvimento dos homens (5); em 1966, a região crítica de determinação do testículo foi localizada no braço curto do cromossomo Y (6); e em 1990, o principal gene determinante do testículo foi definitivamente identificado em Yp11.3 por clonagem posicional em pacientes com distúrbios testiculares 46,XX do desenvolvimento sexual (7). Esse gene, denominado SRY (região determinante do sexo do cromossomo Y), é um membro da família SOX de fatores de transcrição, todos os quais contêm um motivo de ligação ao DNA com um grupo de alta mobilidade (HMG) (7). A ativação do SRY desencadeia a diferenciação da gônada bipotencial em testículo. Mutações com perda de função de SRY ou um retardo no seu início de expressão podem causar disgenesia gonadal completa 46,XY, enquanto a translocação de SRY para o cromossomo X ou um autossomo causa distúrbio testicular 46,XY do desenvolvimento sexual.

O SOX9, alvo presuntivo de SRY, é um gene *HMG-box* relacionado que induz as células de sustentação da crista gonadal a se diferenciarem como células de Sertoli (8). O SRY e SF-1 trabalham em conjunto para ativar a expressão do gene SOX9. Inativar mutações de SOX9 causa displasia campomélica, uma síndrome de anomalias esqueléticas e disgenesia gonadal 46,XY (9). Mutações que afetam os genes localizadas *downstream* (mais próximo da extremidade 3') de SOX9, SRY, SF-1 e *desert hedgehog* (Dhh) podem também afetar a determinação testicular normal (Figura 36.1).

A diferenciação sexualmente dimorfa dos sistemas genitais internos de Wolff (primórdios masculinos) e de Müller (primórdios femininos) depende do meio hormonal estabelecido pelas células somáticas. Se o SRY for expresso, os cordões sexuais primários desenvolvem-se em testículos e as células somáticas diferenciam-se como células de Sertoli e Leydig. O SOX9 age sinergicamente com WNT1, GATA4 e SF-1 para induzir a expressão de células de Sertoli do hormônio antimülleriano (HAM) também conhecido como substância inibidora mülleriana (MIS), uma glicoproteína de 140 kDa na família TGF-β. O HAM causa degeneração dos ductos de Müller por indução de morte apoptótica das células epiteliais ductais. As células de Leydig secretam testosterona, que estimula os ductos de Wolff a se diferenciarem no ducto deferente, vesícula seminal e epidídimo e viriliza a genitália externa.

A diferenciação da genitália externa requer a ativação da testosterona pela 5α-redutase-2 em seu metabólito mais ativo, di-hidrotestosterona (DHT). A DHT estimula a fusão das pregas uretrais e das tumefações labioescrotais, formando o corpo esponjoso e bolsa escrotal. A DHT também estimula o crescimento do tubérculo genital e da próstata. A diferenciação sexualmente dimorfa dos ductos internos e da genitália externa conclui-se com 12 semanas de gestação. Durante a última parte da gestação, os testículos descem para dentro da bolsa escrotal e o falo aumenta enquanto a produção de testosterona se intensifica sob o estímulo das gonadotropinas hipofisárias.

Pelo menos dois genes, WNT4, uma glicoproteína sinalizadora secretada localmente, e DAX1, receptor hormonal nuclear na região de inversão sexual sensível à dosagem (DSS) do cromossomo X, Xp21, são críticos ao desenvolvimento ovariano. O WNT4 impede a diferenciação das células de Leydig e a produção de testosterona, possivelmente através da supressão da atividade SF-1. O DAX1 reprime tanto a atividade de SF-1 e SOX9 quanto a expressão de AMH (2). A duplicação de qualquer um desses genes interfere no desenvolvimento testicular normal, causando uma forma sensível à disgenesia gonadal 46,XY (4,10). Além disso, as mutações do DAX1 causam hipoplasia suprarrenal congênita e hipogonadismo hipogonadotrópico, sendo que a primeira é potencialmente letal e o diagnóstico precoce nos primeiros dias de vida é fundamental para a instituição imediata do tratamento com corticosteroide e terapia de reposição mineralocorticosteroide (11).

Em embriões 46,XX, os cordões sexuais primários foram folículos nas 10 semanas de gestação e as células germinativas primordiais diferenciam-se como ovogônia. Ambos os cromossomos X são essenciais à sobrevivência do oócito. Na ausência de um

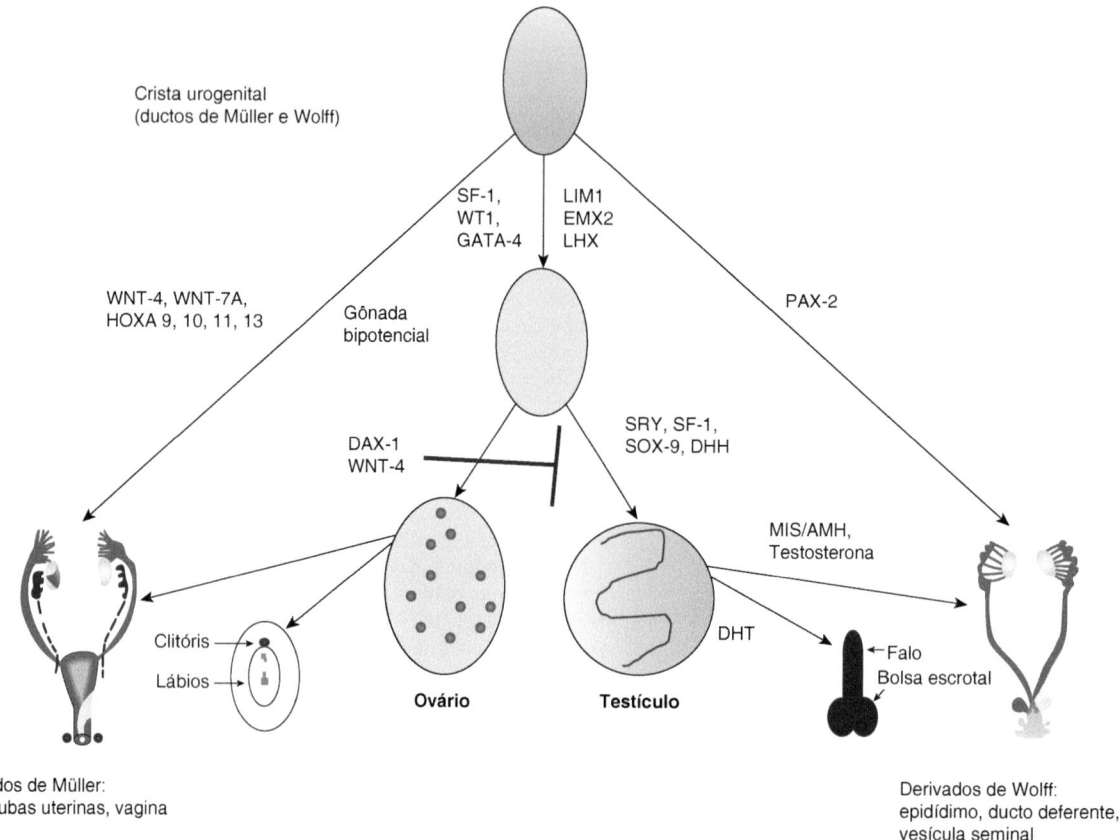

Figura 36.1 Esquema da via de diferenciação sexual. A crista urogenital e a gônada são inicialmente indiferenciadas. Em embriões masculinos, a indução da expressão do SRY desencadeia a determinação testicular. Os hormônios testiculares, MIS/AMH e androgênios estimulam o desenvolvimento genotípico masculino da genitália interna e externa. Em embriões femininos, a ausência de SRY juntamente com a expressão do DAX1 e WNT-4, que inibem a determinação testicular, permite que a gônada se desenvolva como ovário. Na ausência de androgênios e de MIS/AMH, os órgãos genitais internos e externos diferenciam-se como órgãos femininos. Observe os vários genes envolvidos na diferenciação gonadal e o desenvolvimento dos tratos genitais dos derivados mullerianos e de Wolff.

cromossomo X, como na síndrome de Turner, os ovários se formam no início, mas se degeneram após o nascimento. Os ovários fetais não secretam HAM, assim os ductos de Müller se diferenciam formando o útero, tubas uterinas e parte superior da vagina. A ausência de produção de testosterona e DHT pelo ovário fetal leva a degeneração dos ductos de Wolff e da genitália externa feminina.

DISTÚRBIOS DO CROMOSSOMO SEXUAL

Diversas aberrações dos cromossomos sexuais já foram relatadas (ver Capítulo 35): algumas são letais para o embrião (p. ex., 45,Y), outras causam manifestações somáticas ou hormonais mínimas no RN (p. ex., 47, XXY e 47, XYY) e algumas interferem no desenvolvimento gonadal e genital (45,X/46,XY, 45,X). Ao contrário dos autossomos, o material genético adicional do cromossomo X consegue ser tolerado com menores efeitos indesejáveis como resultado da inativação do segundo e de cromossomos X adicionais. Embora a formação e função do ovário estejam intactas em pacientes com poliploidia de X, pode ocorrer menopausa precoce (12). Em contrapartida, um cromossomo Y geralmente é necessário ao desenvolvimento testicular, porém relataram-se casos raros de distúrbio testicular 46,XX do desenvolvimento sexual com função testicular normal e genitália masculina (13).

As clássicas anomalias dos cromossomos sexuais ocorrem com frequência relativa. No estudo de New Haven, a frequência dos seguintes cariótipos em RNs eram 1/545 do sexo masculino com cariótipo 47,XXY, 1/728 do sexo masculino com 47,XYY, 1/727 do sexo feminino com 47,XXX, e 1/2.181 RNs do sexo feminino com cariótipo 45,X (14). A incidência de 45,X é mais alta do que esta, mas eleva a frequência de morte fetal e é encontrada em 10% dos abortos espontâneos (15). Contudo, o diagnóstico de síndrome de Turner é definido com maior frequência que as demais aberrações dos cromossomos sexuais em virtude das anormalidades somáticas associadas.

Síndrome de Turner

A anormalidade cromossômica mais comum e clássica nas concepções é a perda total de um cromossomo X. Mais de 50% das meninas com síndrome de Turner têm um cariótipo 45,X, 17% têm mosaicismo com um isocromossomo 46,X,i(Xq), 8% são quimeras com 45,X/46,XX e o restante tem outras formas de mosaicismo com perda de material X (16). A presença de uma linhagem celular 46,XX em mosaico exerce pouco impacto na estatura ou nas anormalidades somáticas, mas influencia o desenvolvimento gonadal. Um grupo de estudo italiano multicêntrico retrospectivo para a síndrome de Turner descobriu as mais elevadas taxas de desenvolvimento puberal completo entre meninas com mosaicismo e um segundo cromossomo X estruturalmente normal ou meninas com dois cromossomos X e anormalidades estruturais em apenas um dos cromossomos X (17).

O fenótipo de Turner no RN é secundário a linfangiectasia e linfedema do dorso das mãos e dos pés. O pescoço alado é visto mais frequentemente como pregas redundantes em volta da nuca. Muitos dos defeitos somáticos descritos nesta síndrome tornam-se mais evidentes com o aumento da idade (15). As mais comuns são fácies triangular com baixa implantação das orelhas, palato em ogiva, linha de implantação dos cabelos rebaixada, tórax semelhante a escudo com aréolas amplamente espaçadas e hipoplásicas e cúbito valgo. As manifestações cutâneas incluem hemangiomas, cútis laxa, nevos pigmentados, unhas displásicas e tendência à formação de queloide. As anormalidades esqueléticas incluem aspecto "em bico" do côndilo tibial medial, falanges distais em forma de baqueta de tambor, anomalias vertebrais, deformidade de Madelung e metacarpos curtos (18). As anormalidades dermatoglíficas incluem uma única crista palmar, trirrádio axial distal e um número aumentado de verticilos ulnares digitais. O declínio do crescimento pode apresentar-se em crianças pequenas e é a manifestação mais constante na criança maior.

Após o diagnóstico, é fundamental proceder à triagem de distúrbios associados como defeitos cardíacos e renais. Valva aórtica bicúspide (16%) e coarctação de aorta (11%) são os mais comuns, mas comunicação interatrial, comunicação interventricular e drenagem anômala de veias pulmonares parcial também ocorrem. As famílias devem ser instruídas sobre potenciais problemas associados, como otite média recorrente, tireoidite linfocítica crônica, doença celíaca, perda auditiva condutiva e neurossensorial e hipertensão idiopática. A incidência de deficiência cognitiva é um pouco aumentada na presença de rearranjos específicos do cromossomo X. Na maioria dessas meninas, a cognição é normal com boas habilidades verbais, mas algumas apresentam déficits visoespaciais selecionados e transtorno de aprendizagem não verbal (15).

Uma preocupação importante para meninas com a síndrome de Turner é a baixa estatura extrema, com estatura média adulta de 148 cm. O hormônio do crescimento recombinante aumenta a estatura final e está aprovado para o tratamento da baixa estatura na síndrome de Turner. Acredita-se que a combinação do uso precoce do hormônio do crescimento (antes de 5 anos de idade) e reposição de estrogênio em dose baixa em idade apropriada proporcione o melhor desfecho em termos da estatura e desenvolvimento psicossexual (19).

Dúvidas acerca da fertilidade podem surgir até mesmo no período neonatal, porque a insuficiência gonadal primária ocorre em mais de 90% das pessoas com síndrome de Turner. Não obstante, mulheres com síndrome de Turner conceberam sua prole a termo usando ovócitos de doadoras, em taxa semelhante à de casais com outras causas de infertilidade (20).

O achado de material Y no cariótipo aumenta a preocupação com elementos testiculares, que encerram risco de transformação maligna. Portanto, para pacientes com mosaicismo que inclua material Y, recomenda-se gonadectomia, a fim de eliminar o risco de gonadoblastoma e evitar os efeitos virilizantes de elementos testiculares residuais hormonalmente ativos (21).

DISTÚRBIOS DA DETERMINAÇÃO GONADAL

Os distúrbios do desenvolvimento gonadal podem ocorrer em associação a anomalias dos cromossomos autossômicos ou sexuais e/ou a mutações com perda de função ou deleções de SRY, SOX9 e gene Dhh. Também se identificaram mutações em outros genes essenciais à formação gonadal, como WT1 e SF-1. O fenótipo clínico dessas mutações monogênicas varia desde a disgenesia gonadal total a graus menores de lesão testicular. Teratógenos como radiação, vírus e drogas também foram implicados na lesão gonadal *in utero*. A diferenciação e o desenvolvimento dos ductos internos e da genitália externa nesses bebês dependem da época e extensão do agravo à gônada em formação. Os distúrbios do desenvolvimento sexual podem se apresentar como genitália de aspecto normal com um cariótipo discordante (listados no Quadro 36.1).

Disgenesia gonadal total

A disgenesia total das cristas genitais resulta em genitália feminina normal sem achados somáticos associados, por isso o diagnóstico pode não ser clinicamente evidente ao nascer. Os lactentes 46,XY

QUADRO 36.1

Etiologia do fenótipo genital masculino ou feminino incoerente com o genótipo.

Distúrbio	Genótipo	Fenótipo	Etiologia
Disgenesia gonadal pura	XY	Feminino	Mutações de SRY, SOX9 WT1, SF-1
Meninos 46,XX	XX	Masculino	Translocação de SRY
Meninas 46,XY	XY	Feminino	Deleção de SRY
Hiperplasia lipoide congênita	XY	Feminino	HSRC (StAR)
Deficiência de 17,20-liase	XY	Feminino	HSRC (17β-HSD)
Deficiência de 17α-hidroxilase	XY	Feminino	HSRC (p450c17)
Síndrome de resistência aos androgênios	XY	Feminino	Mutação do receptor de androgênio

com disgenesia gonadal total podem, no entanto, ser identificados devido à discordância da genitália com o cariótipo pré-natal. As meninas afetadas tendem a ser altas, com proporções eunucoides e com frequência apresentam amenorreia primária e infantilismo sexual. A síndrome de Perrault é uma forma autossômica recessiva de disgenesia gonadal 46,XX que está associada a surdez neurossensorial e em alguns indivíduos a neuropatia periférica motora e sensorial progressiva (23). A maioria dos casos de disgenesia gonadal 46,XY é esporádica, mas as mutações de SRY estão presentes em 10 a 20% e as formas familiares podem ser limitadas pelo sexo, herança autossômica recessiva, ligada ao X, ou autossômica dominante (24,25).

Disgenesia gonadal parcial

A perda incompleta de função dos genes essenciais à diferenciação testicular, ou a exposição a teratógenos que lesionam o testículo em desenvolvimento, causa disgenesia gonadal parcial. Se a perda testicular ocorrer depois de 9 a 10 semanas de gestação, a regressão da estrutura mülleriana já foi iniciada, mas a fusão e o desenvolvimento da linha média da genitália externa, que dependem de estimulação contínua da testosterona, são prejudicados. Assim, a genitália externa é intensamente subvirilizada, mas não há gônadas, útero nem tubas uterinas ou são rudimentares e os ductos de Wolff se desenvolvem incompletamente.

Distúrbios ovotesticulares do desenvolvimento sexual

Nos distúrbios ovotesticulares do desenvolvimento sexual, há elementos ovarianos e testiculares. Os achados podem consistir em um ovário de um lado e um testículo no outro lado, um ovário ou testículo e um ovotestículo contralateral, ou dois ovotestículos (26). A maioria dos pacientes com distúrbios ovotesticulares do desenvolvimento sexual apresenta ambiguidade genital, embora o grau de diferenciação dos ductos de Wolff e da genitália externa dependam do tecido testicular funcional. Nas crianças criadas como meninas, o componente testicular da gônada pode secretar androgênios na puberdade, causando virilização indesejável, portanto, deve-se realizar gonadectomia precoce. Embora alguns pacientes tenham anormalidades cromossômicas sexuais, o cariótipo mais comum é 46,XX, seguido por 46,XY. A patogenia dos distúrbios ovotesticulares do desenvolvimento sexual não é bem compreendida, mas não está consistentemente relacionada com alterações na expressão de SRY. Distúrbios ovotesticulares do desenvolvimento sexual secundários a quimerismo 46,XX/46,XY a partir da fertilização *in vitro* também foram relatados (27).

DISTÚRBIOS DO SEXO FENOTÍPICO

Os distúrbios do sexo fenotípico ocorrem quando o desenvolvimento anatômico da genitália externa não corresponde ao sexo cromossômico e gonadal. A genitália externa pode ser verdadeiramente ambígua – isto é, não se consegue definir o sexo do RN ao exame físico. De outro modo, o fenótipo pode ser masculino ou feminino normal, mas incongruente com o genótipo. Essas condições podem ser secundárias a teratógenos ou hormônios de virilização materna ou a defeitos genéticos que afetam a síntese ou ação hormonal, problemas na sincronização ou regulação da secreção hormonal, ou defeitos na ligação ao receptor ou defeitos de sinalização. Um homem genotípico (46,XY) com testículos e virilização inadequada enquadra-se no distúrbio do desenvolvimento sexual 46,XY, enquanto uma mulher genotípica virilizada (46,XX) com ovários enquadra-se no distúrbio de desenvolvimento sexual 46,XX (Quadro 36.1).

Distúrbio do desenvolvimento sexual 46,XX

O feto feminino pode ser virilizado por androgênios suprarrenais fetais devido à hiperplasia suprarrenal congênita (HSRC) ou andrógenos maternos transferidos através da placenta, tais como agentes progestacionais utilizados para impedir o aborto espontâneo ou tumor materno produtor de androgênio raro (28).

Esses tumores produtores de androgênio maternos são quase sempre causados por uma lesão ovariana – arrenoblastomas, tumores de Krukenberg, luteomas ou tumores lipoides ou de células do estroma, mas já foram descritos adenomas suprarrenais (29). Esses tumores causam clitoromegalia, acne, voz engrossada, redução da lactação e hirsutismo nas mães e estão associados à elevação dos androgênios séricos e da excreção de 17-cetoesteroides urinários (30). A exposição fetal a androgênios antes da 12ª semana de gestação resulta na fusão do seio urogenital e pregas genitais. A exposição a androgênios após a 12ª semana ou após o nascimento causa manifestações mais leves de aumento do clitóris, hiperpigmentação labial e fusão labial posterior.

Ao contrário das crianças não tratadas com HSRC, os RNs expostos a androgênios maternos através da placenta não apresentam virilização progressiva ou aceleração contínua do crescimento e da maturação esquelética após o nascimento. Nenhuma intervenção clínica é necessária porque os níveis de androgênios não estão elevados, mas a correção cirúrgica pode ser oportuna. Essas crianças se feminilizam normalmente na puberdade e atingem fertilidade normal. Os defeitos enzimáticos que causam virilização devido a HSRC (defeitos da 21-hidroxilase, 11-hidroxilase e 3-hidroxiesteroide desidrogenase) são discutidos em mais detalhes na seção sobre distúrbios suprarrenais.

Deficiência de aromatase

Defeitos genéticos raros no gene da aromatase fetal ou placentária prejudicam a aromatização de androgênios maternos e placentários em estrogênios e causam elevações *in utero* dos androgênios (31). Pode ocorrer virilização fetal e materna.

Distúrbio do desenvolvimento sexual 46,XX idiopático

A virilização idiopática pode ser causada por fatores não hormonais quando a exposição a androgênios não puder ser documentada. Pode ocorrer de maneira isolada ou juntamente com anomalias congênitas dos sistemas digestório e urinário, as quais incluem ânus imperfurado, agenesia renal, obstruções do sistema urinário, fístulas uretrovaginais e/ou formação defeituosa dos ductos de Müller.

Distúrbio do desenvolvimento sexual 46,XY

A masculinização incompleta do feto masculino pode ter inúmeras causas que interferem na ação dos androgênios ou na resposta de tecidos-alvo aos androgênios durante a diferenciação sexual.

O diagnóstico diferencial do distúrbio do desenvolvimento sexual 46,XY é extenso, incluindo defeitos enzimáticos da síntese de testosterona, irresponsividade à ação da testosterona (síndromes de resistência aos androgênios), disfunção hipotalâmica ou hipofisária e agravo vascular ou teratogênico ao testículo. Os detalhes completos dos distúrbios da síntese de testosterona (17α-hidroxilase/liase, 17β-hidroxiesteroide desidrogenase, proteína reguladora aguda da esteroidogênese (StAR) e 3β-hidroxiesteroide desidrogenase), incluindo o diagnóstico e o tratamento, são descritos na secção sobre distúrbios suprarrenais.

Síndrome de resistência aos androgênios

A resistência ao androgênio é caracterizada por genitália subvirilizada com regressão normal dos ductos de Müller e síntese de testosterona normal (32). A designação resistência aos androgênios abrange defeitos no receptor de androgênio ou pós-receptor (síndrome de insensibilidade aos androgênios [SIA]) e deficiência de 5α-redutase, na qual a conversão da testosterona no seu metabólito mais ativo, DHT, é afetada. Em ambos os distúrbios, o HAM é produzido normalmente pelo testículo fetal e causa involução das estruturas de Müller. Na SIA, uma condição associada ao X, embora a testosterona seja produzida, o defeito reside no receptor ou em sua sinalização, desse modo a resposta dos tecidos-alvo é comprometida. Em consequência, todos os aspectos do desenvolvimento masculino mediados por androgênios, incluindo o desenvolvimento das estruturas de Wolff e da genitália externa, são afetados.

Os pacientes com a síndrome de insensibilidade aos androgênios completa (SIAC) apresentam genitália externa feminina com bolsa vaginal cega, testículos abdominais ou inguinais e estruturas müllerianas e de Wolff ausentes. Na puberdade, a conversão periférica das altas concentrações de testosterona em estradiol estimula o desenvolvimento da mama e a estrogenização da mucosa vaginal. A maioria dos pacientes tem poucos pelos púbicos e alguns têm ausência total de pelos sexuais. Em todos os outros aspectos, incluindo estatura, compleição, voz, desenvolvimento mamário e identidade sexual, esses indivíduos são femininos. Define-se o diagnóstico no período de lactente ou segunda infância a partir da presença de órgãos genitais femininos discrepantes do cariótipo 46,XY, ou quando o tecido testicular é encontrado durante o reparo de hérnia. As pacientes adolescentes apresentam-se com amenorreia primária. Mutações genéticas do receptor de androgênio são identificadas em apenas dois terços dos indivíduos suspeitos de SIA. As gônadas na SIAC correm risco de 9% de transformação maligna e, por isso devem ser removidas cirurgicamente (33). Observa-se um amplo espectro de fenótipos em indivíduos com formas incompletas de insensibilidade aos androgênios. A síndrome de insensibilidade aos androgênios parcial (SIAP) abrange desde um fenótipo feminino com clitoromegalia e fusão labial posterior até um fenótipo masculino com oligospermia. A atribuição do sexo pode ser difícil em pacientes com SIAP. Em alguns casos, a avaliação da responsividade do falo aos androgênios é proveitosa.

Em contraste, na deficiência de 5α-redutase, testosterona suficiente é produzida para diferenciação das estruturas de Wolff, mas não é convertida em DHT, que é essencial a fusão da linha média e crescimento fálico (34). Assim, pacientes com deficiência de 5α-redutase apresentam tipicamente uma bolsa vaginal cega, uma pequena estrutura fálica com curvatura ventral, prepúcio em capuz e hipospadia perineoscrotal. Na puberdade, o aumento acentuado da secreção de testosterona e a indução de 5α-redutase e da expressão do receptor de androgênio nos tecidos genitais estimulam o crescimento de pelos púbicos, aumento do pênis e descida dos testículos. Suspeita-se da deficiência de 5α-redutase em pacientes 46,XY com hipospadia perineoscrotal e elevação da razão testosterona:DHT acima de 35 sob condições basais e acima de 74 após estimulação com gonadotropina coriônica humana (hCG). O diagnóstico é confirmado por testes genéticos ou achado de atividade reduzida de 5α-redutase nos fibroblastos da pele genital.

OUTROS DISTÚRBIOS QUE ATINGEM O DESENVOLVIMENTO GENITURINÁRIO

Hipospadia e criptorquidia

A hipospadia isolada ocorre em 0,8% dos RNs, e a criptorquidia isolada está presente em aproximadamente 5% dos neonatos a termo e até 15% dos prematuros. Em geral, nenhum dos distúrbios está associado *per se* a uma anormalidade endócrina. Porém, a incidência de distúrbios do desenvolvimento sexual é maior se a hipospadia for grave (no corpo peniano ou períneo), ou se os testículos forem impalpáveis. Se houver criptorquidia e hipospadia, 25% dos RNs têm um distúrbio do desenvolvimento sexual.

Micropênis

O micropênis isolado em uma genitália de resto normalmente formada não é considerado genitália ambígua. Está associado a secreção insuficiente de testosterona durante o terceiro trimestre. A avaliação do micropênis é discutida sob hipopituitarismo, a causa tratável mais comum desse distúrbio.

AVALIAÇÃO

A avaliação e a determinação apropriada do sexo de um RN com genitália ambígua devem ser realizadas de maneira diligente por uma equipe de profissionais experientes composta de endocrinologista, urologista, geneticista, psiquiatra ou psicóloga, pediatra e clero ou outro pessoal de apoio. Os pais devem ser tranquilizados de que a diferenciação incompleta ou excessiva dos órgãos genitais ocorreu como parte de um espectro contínuo no processo de desenvolvimento e que o sexo apropriado será determinado dentro de vários dias. Nossa filosofia geral é não discutir detalhes de exames em andamento porque há situações em que o sexo atribuído será incoerente com o sexo cromossômico ou gonadal, e a apresentação de todos os dados disponíveis permite uma explicação mais coesa. Como em qualquer problema diagnóstico, a abordagem ao RN com genitália ambígua deve começar com uma anamnese minuciosa, exame físico detalhado e exames laboratoriais e radiológicos apropriados. O Quadro 36.2 descreve as diferentes causas de ambiguidade sexual.

Uma história de ingestão de medicamentos, particularmente no primeiro trimestre, ou virilização materna podem sugerir a cauda do distúrbio de desenvolvimento sexual 46,XX, enquanto as infecções de primeiro trimestre ou exposição teratogênica podem sugerir interferência precoce com desenvolvimento gonadal. Morte neonatal inexplicada ou irmãos com virilização ou puberdade precoce sugerem o diagnóstico de HSRC, enquanto os parentes do sexo feminino com infantilismo sexual assinalam causas ligadas ao X, como a SIA.

Um exame físico completo é importante, mas em hipótese alguma o diagnóstico pode basear-se nos achados físicos. A presença ou ausência de gônada palpável ajuda a diferenciar as principais categorias de distúrbios do desenvolvimento sexual. Em geral, gônadas desprovidas de elementos testiculares não descem abaixo da região inguinal. Assim, uma gônada palpável exclui o diagnóstico de distúrbio do desenvolvimento sexual 46,XX, no qual as gônadas são por definição ovários. A medição do comprimento e diâmetro do pênis é valiosa ao fornecer informações sobre o prognóstico e um valor inicial caso se institua tratamento para aumentar o pênis. Deve-se identificar o óstio uretral e definir a existência ou ausência de vagina. Devem-se avaliar o grau de fusão das pregas labioescrotais e a presença de anomalias associadas do sistema urinário ou digestório.

O exame físico ajuda a dirigir a investigação laboratorial e radiológica. Certos exames são solicitados assim que se torna evidente que há ambiguidade sexual, enquanto outros poderão ser necessários em um estágio subsequente para definir o diagnóstico preciso (Quadro 36.3). Por exemplo, os níveis séricos de 17-hidroxiprogesterona, testosterona e eletrólitos são exames de triagem iniciais úteis para HSRC, mas outros precursores dos esteroides e testes genéticos ajudam a estabelecer o diagnóstico específico. A testosterona sérica pode estar elevada nas gônadas ou glândulas suprarrenais e deve ser interpretada no contexto do exame físico e de outros resultados laboratoriais. A medição do HAM ajuda a

QUADRO 36.2
Etiologia da genitália ambígua.

Distúrbios da determinação gonadal
  Disgenesia gonadal total ou parcial
  Inversão sexual
  Transtorno ovotesticular do desenvolvimento sexual

Virilização de meninas
  Hiperplasia suprarrenal congênita
    Deficiência de 21-hidroxilase
    Deficiência de 11-hidroxilase
    Deficiência de 3β-hidroxiesteroide-desidrogenase
  Aberrações cromossômicas
    XO/XY
    XX/XY
    Variantes
  Virilização materna
    Induzida por fármacos
    Produção excessiva de androgênios pela mãe
  Deficiência de aromatase
  Idiopática
    Isolada
    Associada a anomalias congênitas da linha média

Masculinização inadequada de meninos
  Defeitos da biossíntese de testosterona
    Deficiência de 17-hidroxilase
    Deficiência de 17β-hidroxiesteroide-desidrogenase
  Hiperplasia suprarrenal congênita
    StAR
    Deficiência de 3β-hidroxiesteroide-desidrogenase
  Síndromes de resistência aos androgênios
    Deficiência de 5α-redutase
    Defeitos do receptor de androgênio
  Anorquia congênita/testículo evanescente
  Insulto teratogênico
  Idiopática
    Isolada
    Associada a anomalias congênitas da linha média

QUADRO 36.3
Exames para avaliar genitália ambígua.

Exames imediatos
  Cariótipo
  Ultrassonografia pélvica
  Soro
    Eletrólitos
    17-Hidroxiprogesterona
    17-OH-pregnenolona
    Testosterona
    11-Desoxicortisol
    Di-hidrotestosterona
    Substância inibidora mulleriana

Estudos de acompanhamento
  FSH/LH/testosterona na 4ª à 12ª semana de idade
  Teste de estimulação com hCG
  Teste de estimulação com cortrosina
  Genitouretrografia e outros exames radiológicos
  Laparotomia exploradora e biopsia gonadal
  Biopsia cutânea para avaliar ação dos androgênios
  Testes genéticos/moleculares para mutações específicas

determinar a presença de tecido testicular (35). Deve-se salientar que a atribuição do sexo não exige que todos os exames que levarão ao diagnóstico final estejam prontos (p. ex., o tipo exato de HSRC pode ser importante para o aconselhamento genético e o futuro diagnóstico pré-natal, mas não necessariamente para a atribuição do sexo). O cariótipo pode ajudar a determinar a classificação do distúrbio de desenvolvimento sexual. Porém, não deve ser usado como principal critério da atribuição sexual, pois outros fatores, como função gonadal, sensibilidade aos androgênios, função sexual futura e potencial de fertilidade ou gravidez (ainda que por fertilização *in vitro*), também são cruciais.

A ultrassonografia pélvica para avaliar as estruturas genitais internas e gônadas deve ser realizada por radiologista experiente. Pode identificar gônadas impalpáveis, e ser capaz de distinguir o tecido ovariano do testicular (36). A presença de um útero indica ausência de ação do HAM, consistente com a ausência precoce de tecido testicular funcionante e geralmente indica a determinação de sexo feminino. Por outro lado, a ausência de estruturas de Müller indica a presença de tecido testicular funcionante na janela crítica de 7 a 9 semanas de gestação. Isso é coerente com a expressão SRY e sugere o cariótipo XY, mas não é um determinante predominante da atribuição do sexo masculino. O cariótipo, o tamanho do falo e o grau de hipospadia, as estruturas genitais internas, a patologia gonadal e a etiologia do distúrbio de desenvolvimento sexual fazem parte da equação de determinação do sexo.

Para avaliar melhor a etiologia da ambiguidade sexual, exames adicionais podem ser imprescindíveis. Os algoritmos nas Figuras 36.2 e 36.3, que se baseiam nos achados iniciais da ultrassonografia, delineiam as etapas que poderão ser necessárias para firmar o diagnóstico definitivo. Esses algoritmos não incluem pacientes com fenótipo masculino ou feminino normal que sejam discordantes com o genótipo. Com frequência, a exploração cirúrgica é necessária nos casos de distúrbio do desenvolvimento sexual ou disgenesia gonadal parcial, mas pode ser realizada em uma época posterior. Deve-se enfatizar que o diagnóstico histopatológico final não é essencial à atribuição do sexo.

Depois que a avaliação for concluída, a determinação apropriada do sexo será realizada com base em um consenso de opinião da equipe, levando em consideração a opinião dos pais, especialmente nos casos em que a determinação apropriada do sexo for incerta. A identidade sexual e a futura função sexual e fertilidade

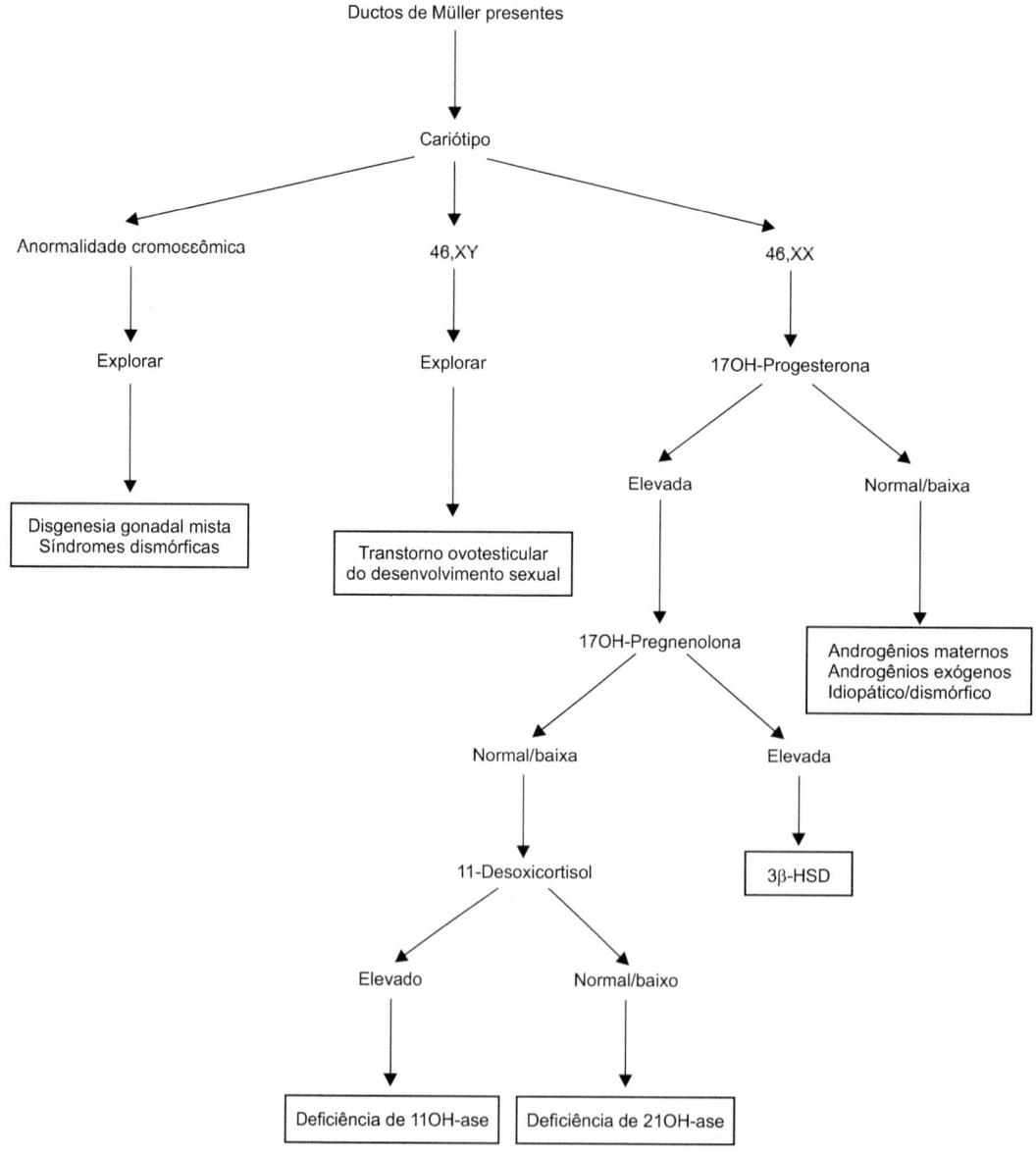

Figura 36.2 Algoritmo para avaliação da ambiguidade sexual em recém-nascidos com estruturas de Müller.

são fatores determinantes. O médico responsável deve discutir o problema amplamente com os pais, incluindo as expectativas de função sexual e fertilidade futuras e se quaisquer medicamentos hormonais ou cirurgia são recomendados.

A atribuição do sexo para a maioria dos RNs com genitália ambígua é direta quando o sexo cromossômico e o sexo gonadal correlacionam-se com as estruturas internas. A genitália externa pode exigir cirurgia reconstrutora para melhorar a função e o aspecto estético. A época de realizar a cirurgia tornou-se um assunto controverso como resultado de preocupações intensas com questões éticas, como se os pais optaram por submeter o RN à cirurgia, a possibilidade de disforia sexual e nova determinação do sexo e o risco de perda pós-cirúrgica da sensibilidade genital. Com poucos dados a longo prazo para apoiar a cirurgia reconstrutora precoce *versus* tardia, pode ser prudente, em alguns casos, adiar a cirurgia até que a identidade sexual esteja clara e se possa contar com a participação plena da família (e da criança) na decisão. A terapia hormonal pode ser necessária para maturação sexual secundária, mas em geral não o é durante o período neonatal. Raramente, como nos casos de SIAP, distúrbio ovotesticular de desenvolvimento sexual, ou disgenesia gonadal mista, considera-se a atribuição do sexo contrário ao sexo cromossômico ou gonadal. Nestes casos, é preciso dar atenção especial à probabilidade de papel e função sexuais na idade adulta (37).

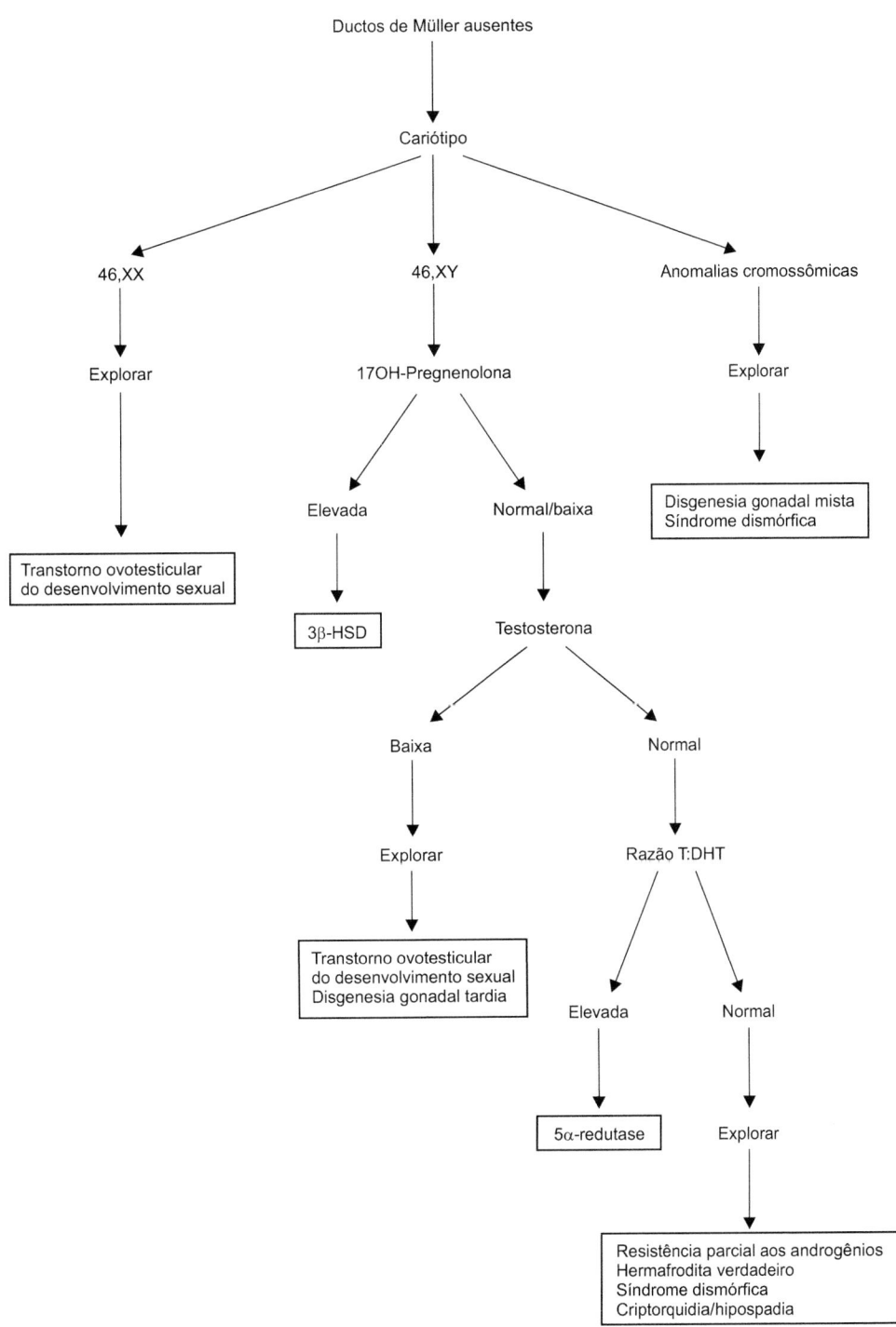

Figura 36.3 Algoritmo para avaliação da ambiguidade sexual em recém-nascidos sem estruturas de Müller.

Anteriormente, apesar da presença de testículos ou um cariótipo 46,XY normal, os RN com micropênis ou agenesia grave foram atribuídos ao sexo feminino. Esta prática, entretanto, foi alterada, e esses RNs agora são geralmente atribuídos ao sexo masculino porque a exposição à testosterona *in utero* e outras diferenças dimórficas potenciais sexualmente no cérebro influenciam a programação da identidade de gênero. Além disso, esses indivíduos podem apresentar fertilidade normal. Relatórios recentes de insatisfação com a atribuição do sexo feminino em alguns indivíduos 46,XY com extrofia cloacal ou outras causas de afalia não mediada hormonalmente reforçam a necessidade de explorar novos paradigmas para determinação do sexo que incluam outros fatores que afetem a identidade de gênero do adulto, como o efeito dos hormônios pré-natais na diferenciação sexual do sistema nervoso central (SNC) (37,38).

DISTÚRBIOS DE HIPOTÁLAMO E HIPÓFISE

Desenvolvimento do eixo hipotálamo-hipófise

O hipotálamo origina-se por proliferação de neuroblastos na zona intermediária da parede diencefálica e formação dos núcleos supraóptico e periventricular. A Figura 36.4 ilustra a formação da adeno-hipófise e da neuro-hipófise a partir de invaginações da bolsa de Rathke e o assoalho do diencéfalo, respectivamente. Fibras neurais migram do hipotálamo para a neuro-hipófise, formando o trato neuro-hipofisário. O hipotálamo regula a hipófise pela secreção de hormônios estimuladores e inibitórios. As glândulas hipotálamo e hipófise são funcionantes após a 12ª semana de gestação. Hormônio de liberação do hormônio do crescimento (GHRH), hormônio de liberação da tireotropina (TRH), hormônio de liberação da corticotropina (CRH) e hormônio de liberação das gonadotropinas (GnRH) estimulam a adeno-hipófise a secretar o hormônio de crescimento (GH), hormônio tireoestimulante ou tireotropina (TSH), hormônio adrenocorticotrófico (ACTH) e hormônio luteinizante (LH) e hormônio foliculoestimulante (FSH), respectivamente. Os principais hormônios inibitórios são a somatostatina, que inibe a liberação do hormônio do crescimento, e o fator inibitório da prolactina, que inibe a liberação de prolactina. A neuro-hipófise secreta vasopressina e ocitocina.

A maioria dos distúrbios do eixo hipotálamo-hipófise no período neonatal, exceto a síndrome de secreção inapropriada de hormônio antidiurético (SIHHAD), apresenta insuficiência relacionada com malformações, traumatismo, infecção ou distúrbios de herança genética, conforme delineado no Quadro 36.4. Isso difere de crianças maiores e adultos, que podem ter tumores funcionalmente ativos que secretam hormônios hipofisários ou doença infiltrativa ou tumores que interferem na função hipofisária normal.

QUADRO 36.4
Etiologia dos distúrbios do eixo hipotálamo-hipófise.

Malformações
  Fenda labial e palatina
  Atrofia do nervo óptico
  Displasia septo-óptica
  Encefalocele transesfenoidal
  Holoprosencefalia
  Anencefalia

Traumatismo secundário a parto pélvico

Infecção congênita
  Rubéola
  Toxoplasmose

Tumor
  Hamartoma hipotalâmico (p. ex., síndrome de Pallister-Hall)
  Cisto da bolsa de Rathke
  Craniofaringioma
  Glioblastoma

Deficiência isolada ou combinada familiar ou idiopática de hormônios hipofisários
  Pan-hipopituitarismo familiar autossômico recessivo ou recessivo ligado ao X

DISTÚRBIOS DA ADENO-HIPÓFISE

A disfunção da adeno-hipófise é difícil de detectar no RN. As manifestações predominantes de insuficiência adeno-hipofisária são hipoglicemia, micropênis e, às vezes, icterícia colestática. A hipoglicemia pode ser bastante intensa e comparável àquela observada em neonatos com hiperinsulinismo congênito. Os neonatos podem até apresentar uma resposta glicêmica abrupta ao glucagon, o que gera mais confusão (39). A icterícia colestática é inicialmente desconjugada, depois torna-se predominantemente conjugada, e com frequência resolve-se apenas depois da reposição hormonal. Pode haver deficiência combinada de múltiplos hormônios hipofisários ou deficiência isolada de um único hormônio. A base molecular da deficiência de múltiplos hormônios está estabelecida para uma série de defeitos genéticos (40). O Quadro 36.5 retrata padrões específicos de deficiências dos hormônios hipofisários causados por defeitos do gene nos fatores de transcrição PIT1, PROP1, HESX1 e LHX3 (40-42). O hipopituitarismo, juntamente com hipoplasia do nervo óptico e ausência do septo pelúcido, compreendem a síndrome de displasia septo-óptica (DSO). Mutações em uma proteína homeodomínio, HESX1, foram encontradas em alguns pacientes com DSO associada a pan-hipopituitarismo leve ou deficiência de GH isolada (42). A função

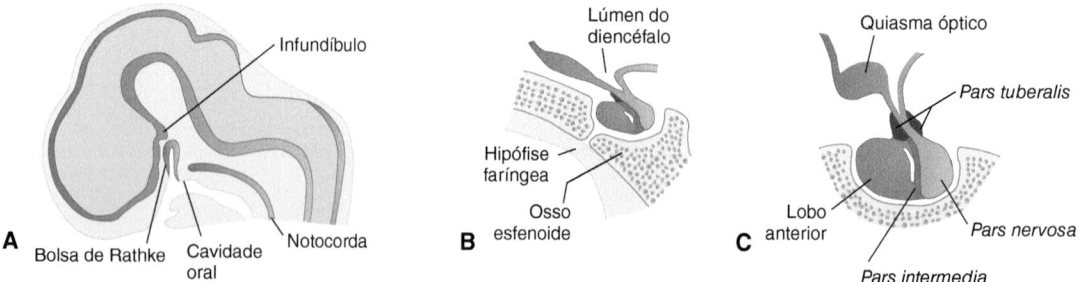

Figura 36.4 Desenhos esquemáticos ilustrando o desenvolvimento da hipófise. A. Seção sagital da linha mediana em um embrião de 6 semanas de idade mostrando a bolsa de Rathke como uma evaginação dorsal da cavidade oral e do infundíbulo como um espessamento no assoalho do hipotálamo. **B, C.** Desenvolvimento com 11 e 16 semanas, respectivamente. O lobo anterior, a *pars tuberalis* e a *pars intermedia* são derivados da bolsa de Rathke. A neuro-hipófise desenvolve-se a partir de uma invaginação no assoalho do diencéfalo. Crédito: De Gould DJ, Fix JD. *BRS neuroanatomy*, 5th ed. Baltiomre, MD: Lippincott Williams & Wilkins, 2013:69. Adaptada com permissão de Sadler TW. *Langman's medical embryology*, 10th ed. Baltimore, MD: Lippincott Williams & Wilkins, 2006:301.

QUADRO 36.5

Fatores de transcrição envolvidos na diferenciação celular da glândula hipófise.

Fator de transcrição	Modo de herança	Deficiências do hormônio hipofisário	Outras características associadas
PIT 1	Autossômica recessiva	TSH, GH, PRL	
Prop1 (profeta de Pit1)	Autossômica recessiva	TSH, GH, PRL, LH e FSH	
HESX1	Autossômica recessiva	TSH, GH, PRL, ACTH, FSH, LH, vasopressina	Identificado em indivíduos com DSO
LHX3(P-LIM/LIM3)	Autossômica recessiva	GH, PRL, TSH, LH e FSH, podem desenvolver deficiência de ACTH de início tardio	Rigidez da coluna cervical, limitada à rotação da cabeça e do pescoço, perda auditiva, desconforto respiratório

TSH, hormônio tireoestimulante da tireoide; PRL, prolactina; GH, hormônio de crescimento; LH, hormônio luteinizante; FSH, hormônio foliculoestimulante; ACTH, hormônio adrenocorticotrófico; DSO, displasia septo-óptica.

hipofisária varia desde intacta ao pan-hipopituitarismo completo, incluindo diabetes insípido (DI). A DSO é sugerida por nistagmo errante no RN, o qual reflete hipoplasia do nervo óptico e cegueira.

Deficiência de hormônio do crescimento

A deficiência de hormônio do crescimento no neonato pode apresentar-se com hipoglicemia e/ou micropênis. Define-se o micropênis como um tamanho menor que 2,5 cm no comprimento do pênis esticado no RN a termo. A deficiência congênita de hormônio do crescimento não causa restrição do crescimento intrauterino e frequentemente não prejudica o crescimento linear até 6 a 9 meses de idade. O crescimento intrauterino é determinado principalmente por fatores maternos, como o estado nutricional, função placentária e infecção ou drogas durante a gestação. No início da vida pós-natal, o hormônio tireóideo, a insulina e a nutrição são determinantes do crescimento mais importantes que o hormônio do crescimento. Uma história familiar de baixa estatura é pertinente porque a herança autossômica dominante da deficiência de hormônio do crescimento é bem reconhecida.

Deficiência de gonadotropinas

A deficiência de gonadotropinas pode ocorrer como hipogonadismo hipogonadotrópico isolado ou deficiência combinada de múltiplos hormônios hipofisários. Enquanto os RN do sexo masculino com deficiências combinadas apresentam-se com micropênis, aqueles com deficiência isolada das gonadotropinas podem passar despercebidos ao nascimento. A genitália pode ser masculina normal na síndrome de Kallmann (hipogonadismo hipogonadotrópico e anosmia), síndrome causada por mutações no gene KAL que codifica a anosmina-1. As meninas recém-nascidas podem ser assintomáticas ao nascimento e não ser identificadas até que a puberdade não ocorra. A deficiência de gonadotrofina também explica o micropênis nas condições genéticas, como Prader-Willi e síndromes CHARGE.

Deficiência de hormônio adrenocorticotrófico

A deficiência de hormônio adrenocorticotrófico raramente apresenta-se como uma crise suprarrenal aguda; a insuficiência de cortisol é tipicamente leve e pode causar hipoglicemia ou hiponatremia sem hiperpotassemia, e, às vezes, hiperbilirrubinemia direta prolongada. A deficiência de ACTH isolada é raríssima, mas foi ligada ao *locus* do gene CRH (43). A combinação de deficiência de hormônio do crescimento e ACTH pode causar hipoglicemia hipocetótica tão intensa que é difícil diferenciá-la do hiperinsulinismo congênito (39). A deficiência de ACTH no RN ocorre mais comumente em associação a múltiplas deficiências dos hormônios hipofisários.

Deficiência de hormônio tireoestimulante

A deficiência de TSH é essencialmente assintomática ao nascimento. Nos testes de rastreamento neonatal, a concentração sérica de tiroxina (T_4) é baixa ou normal/baixa com TSH na faixa normal. Este achado pode ser erroneamente interpretado como a síndrome do enfermo eutireóideo (ver Distúrbios da tireoide) em um RN estressado. Ademais, o hipotireoidismo secundário pode passar despercebido se o rastreamento medir apenas o TSH. A deficiência de TSH geralmente está associada a outras deficiências hipofisárias e raramente ocorre de maneira isolada. Em um RN com qualquer uma das anormalidades do SNC delineadas no Quadro 36.4, o hipotireoidismo secundário deve ser considerado e pode passar despercebido aos procedimentos de triagem neonatal rotineiros.

Diagnóstico

O diagnóstico de deficiência hipotalâmica e hipofisária pode exigir testes de estimulação caso os valores aleatórios não sejam diagnósticos. O GH está tonicamente elevado nos primeiros dias de vida, assim um nível aleatório de GH acima de 10 ng/mℓ sugere secreção adequada. Se um valor aleatório for baixo, um teste de provocação do hormônio do crescimento de confirmação é necessário. Em RNs normais, os níveis de hormônio do crescimento aumentam acima de 25 ng/mℓ com o teste de provocação. A deficiência de ACTH como causa de insuficiência suprarrenal é improvável se um nível aleatório de cortisol for superior a 20 μg/dℓ, porque o cortisol sérico é baixo em RNs e falta variação diurna. Em geral, o teste de estimulação com ACTH ou CRH é necessário para avaliar o eixo hipotálamo-hipófise-suprarrenais. Níveis aleatórios dos esteroides sexuais, FSH e LH podem ser diagnósticos em 1 a 3 meses de idade durante a minipuberdade da infância quando o eixo hipotálamo-hipófise-gônadas é ativo transitoriamente; do contrário, um teste de estimulação com hormônio de liberação das gonadotropinas é necessário para avaliar a secreção de FSH e LH.

Naqueles neonatos suspeitos de deficiência da adeno-hipófise, a ultrassonografia transfontanela pode detectar malformações cerebrais da linha média, porém a ressonância magnética ou tomografia computadorizada são mais sensíveis. Se a displasia septo-óptica for uma possibilidade, deve-se realizar exame oftalmológico.

Tratamento

A deficiência da adeno-hipófise pode não ser detectada clinicamente durante o período neonatal se a hipoglicemia, icterícia e micropênis forem leves. Portanto, as considerações terapêuticas baseiam-se na intensidade dos sintomas. O RN com hipoglicemia grave precisa de reposição de hormônio do crescimento e glicocorticosteroides, embora em doses relativamente modestas. O hormônio do crescimento recombinante é injetado SC, na dose de 0,04 mg/kg/dia. A reposição de glicocorticosteroides com 8 a 10 mg/m^2 de hidrocortisona oral por dia muitas vezes é suficiente. Na presença de uma enfermidade aguda, esta dose deve ser no mínimo triplicada. Se os testículos forem impalpáveis, a determinação da HAM verificará sua presença (35). Um nível do HAM na faixa masculina normal para a idade atesta a presença dos testículos. Em RNs masculinos com micropênis, pode-se administrar enantato de testosterona na dose de 10 a 25 mg uma vez ao mês para estimular o crescimento do pênis. Se a resposta do pênis for inadequada após um ciclo de 3 meses, pode-se repeti-lo.

DISTÚRBIOS DA NEURO-HIPÓFISE

A vasopressina ou hormônio antidiurético (HAD) e a ocitocina são os dois principais hormônios endócrinos da neuro-hipófise. A ocitocina não tem função conhecida no RN, mas o HAD ajuda a regular volume e osmolalidade intravasculares. O HAD é sintetizado nos núcleos supraóptico e periventricular do hipotálamo a partir de 12 semanas de gestação. Está ligado à neurofisina e é transportado ao longo do trato neuro-hipofisário à neuro-hipófise, onde é armazenado e liberado quando necessário. O HAD aumenta a permeabilidade dos túbulos coletores renais a água e ureia. Sua secreção é estimulada por estados hiperosmolares e depleção de volume e inibida por sobrecarga de volume. Os dois principais distúrbios da secreção de HAD são o diabetes insípido e a síndrome SIHAD.

Diabetes insípido

O diabetes insípido (DI) no RN pode decorrer de insuficiência de HAD central ou de irresponsividade renal ao HAD (DI nefrogênico). Nesta seção, apenas o DI central será descrito.

O DI no RN pode apresentar-se com atraso do crescimento, irritabilidade, febre, vômitos, hipernatremia e história de poli-hidrâmnio. É difícil reconhecer a poliúria em RNs porque RNs sadios podem urinar até 20 vezes/dia (44). Contudo, débitos urinários persistentemente superiores a 60% da taxa hídrica, e volumes de uma única micção acima de 6 mℓ/kg sugerem DI. Na criança com soro hiperosmolar, o diagnóstico é confirmado pela detecção de urina impropriamente diluída que se torna mais concentrada após a administração de vasopressina. A ausência de resposta à vasopressina sugere DI renal. O teste de privação hídrica não deve ser realizado em RNs, pois a desidratação aguda e hipernatremia podem causar lesão permanente do SNC.

O Quadro 36.6 fornece uma lista de causas de DI central. O DI secundário é mais comum que o primário no período neonatal e deve ser suspeitado fortemente em neonatos com certas malformações.

Tratamento

O tratamento do DI requer manejo rigoroso do balanço hídrico. Os neonatos com DI precisam de enormes quantidades de água livre; não é incomum fornecer várias vezes a taxa hídrica de manutenção habitual com solução glicosada a 5% IV, enquanto se fornecem nutrição e eletrólitos VO. Apesar de certo número de formulações diferentes estarem disponíveis, a desmopressina subcutânea, um análogo de longa ação da vasopressina, suscita o controle mais estável de fluidos e eletrólitos nos RN (45,46). A dose diária inicial recomendada é 0,01 µg, titulando entre 0,02 e 0,08 µg de 1 a 2 vezes/dia. A dose e o intervalo entre as doses devem ser titulados cuidadosamente em cada RN mediante o monitoramento de taxa hídrica, débito urinário, eletrólitos e osmolalidade séricos e grau de hidratação. O tratamento deve incluir um período de "escape" de diurese diariamente para evitar sobrecarga hídrica, e um volume de leite suficiente para satisfazer as necessidades calóricas. Devem-se evitar oscilações rápidas do sódio sérico causadas por excesso de ingestão hídrica ou débito urinário. Uma conduta alternativa, que minora o risco de sobrecarga hídrica, é usar uma fórmula láctea diluída sem administrar vasopressina. O tratamento baseia-se no princípio de que a fome em vez da sede é a força que completa a ingestão hídrica no RN. A oferta da taxa calórica diária total como fórmula na concentração de um terço geralmente proporciona um balanço hídrico estável. Esta abordagem requer duas a três refeições por hora até mesmo durante a noite, assim o sono é comprometido. Além disso, o volume de líquido necessário pode prejudicar o crescimento de alguns lactentes. Uma terceira abordagem é tratar esses RN com uma fórmula com baixa concentração de solutos renais e suplementação sem água em conjunto com 5 mg/kg de clorotiazida 2 vezes/dia. Por meio de mecanismos conhecidos, a clorotiazida aumenta a osmolaridade urinária, e essa estratégia mantém a eunatremia (45). No tratamento de emergência da desidratação grave, recomenda-se a infusão intravenosa de pitressina aquosa, em vez de desmopressina, pois a meia-vida curta da pitressina permite controle rigoroso do balanço hídrico.

Síndrome de secreção inapropriada de hormônio antidiurético

A secreção de HAD normalmente é mais alta em RNs prematuros (47), mas pode ser ainda maior em prematuros enfermos pelas razões citadas no Quadro 36.7. Um mecanismo comum em muitos casos patológicos é depleção do volume intravascular, que é detectada por receptores de estiramento no átrio esquerdo. Assim, os níveis de HAD elevados são apropriados para o estado do volume, mas inapropriados para o estado osmolar. A SIHAD ocorre, por definição, em um estado de volume repleto ou sobrecarregado quando há hiponatremia dilucional associada a urina inapropriadamente concentrada com perda de sódio contínua (sódio urinário > 20 a 30 mEq/ℓ). Isto ocorre na ausência de depleção de volume, insuficiência renal, ou disfunção suprarrenal. A SIHAD verdadeira é incomum em RNs (48), e deve ser diferenciada da hiponatremia causada por níveis de HAD que estão apropriadamente elevados em resposta à depleção de volume. É fundamental limitar a entrada de água e sódio e prevenir a hiponatremia na SIHAD, mas é igualmente importante tratar adequadamente os estados de depleção de volume associados à elevação compensatória na secreção de HAD.

A hiponatremia ocorre mais comumente em neonatos prematuros, que têm excreção fracionada de sódio mais alta do que em neonatos a termo. A causa não fisiológica mais comum de

---

QUADRO 36.6

Etiologia do diabetes insípido central.

Primário
  Familiar
    Recessivo ligado ao X
    Autossômico dominante
  Idiopático
Secundário
  Sequências de malformações
    Atrofia óptica
    Displasia septo-óptica
    Holoprosencefalia
  Tocotraumatismo
  Hemorragia periventricular
  Infecção
    Meningite
    Encefalite
  Doença infiltrativa (em lactentes maiores)
    Histiocitose X
    Doença granulomatosa
  Tumores de células germinativas (em crianças maiores)

QUADRO 36.7

Causas de níveis elevados de hormônio antidiurético no recém-nascido.

Asfixia perinatal
Deterioração aguda da doença da membrana hialina e displasia broncopulmonar
Infecção pelo vírus sincicial respiratório
Pneumotórax
Enfisema intersticial pulmonar
Ventilação artificial
Perda sanguínea aguda
Hemorragia periventricular Cirurgia
Dor
Síndrome de secreção inapropriada de HAD

HAD, hormônio antidiurético.

hiponatremia é a perda renal de sódio em consequência de diuréticos; outras causas incluem insuficiência pré-renal, insuficiência renal, insuficiência suprarrenal e SIHAD. A SIHAD é encontrada mais frequentemente em RN maiores, em conjunção com sepse e infecção do SNC, mas pode ocorrer em neonatos criticamente doentes também. Ao contrário dos estados de depleção de volume, a SIHAD é tratada com restrição hídrica. A coocorrência de depleção de volume, poliúria, perda urinária de sódio e hiponatremia leva à suspeita de perda de sal.

DISTÚRBIOS DA GLÂNDULA SUPRARRENAL

Desenvolvimento e função da glândula suprarrenal

A glândula suprarrenal compõe-se de córtex e medula, os quais funcionam independentemente e secretam duas classes diferentes de hormônios. O córtex da suprarrenal fetal é de origem mesodérmica, enquanto as células cromafins da medula suprarrenal têm origem neuroectodérmica. As doenças da medula suprarrenal são extremamente raras no RN; por isso, esta seção se dedicará aos distúrbios do córtex suprarrenal.

O córtex suprarrenal origina-se como duas massas grandes de cada lado da aorta, no nível do primeiro nervo torácico, adjacente às células medulares que migraram da crista neural. Identificam-se as células corticais suprarrenais fetais com 4 semanas de gestação. Na 7ª semana, as células medulares começam a migrar para o interior do córtex suprarrenal. O epitélio celômico encerra as células corticais e permanece como uma camada externa. A glândula suprarrenal fetal é esteroidogenicamente ativa e grande durante a gestação, mas involui durante a segunda metade da gravidez e especialmente após o nascimento, sugerindo um papel na manutenção da gestação. O córtex suprarrenal do adulto desenvolve-se lentamente a partir da camada externa, enquanto a zona fetal sofre involução. O DAX1, um gene no cromossomo X, é essencial ao desenvolvimento da zona definitiva do córtex suprarrenal (4). As mutações neste gene são responsáveis pela hipoplasia suprarrenal congênita.

O controle hormonal trófico da suprarrenal fetal não está esclarecido. Em fetos anencefálicos, a suprarrenal fetal parece desenvolver-se normalmente durante as primeiras 12 semanas de gestação, depois involui. Contudo, em pacientes com defeitos enzimáticos da biossíntese de cortisol, a hiperplasia e o aumento da atividade das glândulas suprarrenais observados durante as primeiras 12 semanas de gestação sugerem que o ACTH deve exercer algum papel durante aquela época.

O córtex suprarrenal secreta três tipos principais de hormônios esteroides:

- Glicocorticosteroides, dos quais o cortisol (hidrocortisona) é o mais importante, afetam o metabolismo do carboidrato, proteína e lipídio
- Mineralocorticosteroides, desoxicorticosterona e aldosterona, mantêm o equilíbrio de sal e água, promovendo a retenção de sódio em troca de hidrogênio e potássio nos túbulos contorcidos distais do rim
- Os androgênios suprarrenais, desidroepiandrosterona (DHEA), β4-androstenediona e 11β-hidroxiandrostenediona, são anabólicos e responsáveis pelo desenvolvimento de pelos sexuais em meninas na puberdade. Durante o período neonatal, os androgênios suprarrenais são elevados secundariamente à deficiência relativa de 3β-hidroxiesteroide-desidrogenase na zona fetal do córtex suprarrenal fetal, o que se reflete nas concentrações mais altas dos Δ5-esteroides (p. ex., DHEA, 17OH-pregnenolona) especialmente em neonatos prematuros.

A produção de esteroides adrenocorticais é controlada por um mecanismo homeostático do eixo hipotálamo-hipófise-suprarrenais. O CRH hipotalâmico estimula a liberação de ACTH hipofisário, que por sua vez estimula a biossíntese de cortisol. Níveis aumentados de cortisol sub-regulam o eixo, provavelmente no nível do hipotálamo.

A secreção de aldosterona é controlada pelo sistema da renina-angiotensina em vez do ACTH. Alterações agudas nos receptores de pressão controlam a liberação de renina pelas células justaglomerulares do rim. A renina circulante, por sua vez, aumenta a angiotensina II, que atua na zona glomerular do córtex suprarrenal estimulando a secreção de aldosterona e a contratilidade vascular. O aumento do volume sanguíneo e pressões mais altas sobre os receptores arteriais exercem inibição por *feedback* negativo do sistema da renina-angiotensina. Mecanismos secundários, como baixa ingestão de sódio ou alta ingestão de potássio, também elevam a excreção de aldosterona. O ACTH produz elevação transitória da excreção de aldosterona, e, por outro lado, a secreção de aldosterona é reduzida na ausência de ACTH. Por fim, o cortisol pode ter um papel permissivo na ação de aldosterona no nível tecidual.

INSUFICIÊNCIA SUPRARRENAL

Durante o período neonatal, os distúrbios do córtex suprarrenal consistem quase inteiramente em condições que causam insuficiência suprarrenal em oposição ao excesso de cortisol. A síndrome de Cushing pode advir de esteroides exógenos, como a dexametasona, mas a doença de Cushing é rara no RN. Os tumores do córtex suprarrenal ocorrem em lactentes, mas não foram relatados no neonato. A insuficiência suprarrenal pode resultar de hipopituitarismo, hemorragia suprarrenal e outra lesão suprarrenal, anormalidades do receptor de ACTH, distúrbios degenerativos hereditários, ou erros inatos da biossíntese de esteroides das suprarrenais.

Insuficiência de hormônio adrenocorticotrófico

Em uma série de mortes neonatais associadas a choque e colapso vascular periférico juntamente com hiponatremia grave e hiperpotassemia, observou-se que as glândulas suprarrenais eram hipoplásicas à necropsia. Como alguns desses casos foram descritos em RNs com anencefalia ou com aplasia parcial ou total da hipófise, acreditou-se que a ausência de ACTH fosse responsável pela falha do desenvolvimento da zona definitiva. Contudo, a possibilidade de outro fator trófico crítico é sugerida pelos achados de produção reduzida de cortisol, mas função mineralocorticosteroide normal em pacientes com hipopituitarismo congênito. Esses pacientes desenvolvem hipoglicemia e atraso do crescimento, mas raramente apresentam hiperpotassemia e geralmente conseguem manter o balanço hídrico e eletrolítico e secretam aldosterona em resposta à privação de sódio.

A insuficiência isolada familiar de glicocorticosteroides é um distúrbio autossômico recessivo que pode apresentar-se durante o período neonatal ou mais tarde na infância com choque, hiperpigmentação, hipoglicemia e atraso do crescimento. Esses pacientes têm insuficiência de cortisol e não elevam o cortisol sérico ou a excreção urinária de 17-hidroxiesteroide em resposta à estimulação com ACTH. Não obstante, respondem à privação de sódio com aumento da secreção e conservação de aldosterona da excreção de sódio. Alguns heredogramas têm um defeito no receptor da melanocortina-2 (receptor de ACTH) enquanto outros parecem ter defeitos pós-receptor (49). Em uma família com irmãos afetados, dois apresentavam função intacta dos glicocorticosteroides durante o início da vida e tiveram deficiência de glicocorticosteroides mais tarde, sugerindo um processo degenerativo hereditário das glândulas suprarrenais (50).

Lesão da glândula suprarrenal

A insuficiência suprarrenal pode ocorrer durante o período neonatal em consequência de lesão relativamente grande e hiperêmica das glândulas suprarrenais. Um traumatismo em associação a parto difícil, particularmente em apresentação pélvica; doenças hemorrágicas; ou processos infecciosos podem danificar as glândulas suprarrenais. Uma hemorragia leve ou lesão unilateral pode não causar insuficiência suprarrenal, e pode apresentar-se subsequentemente como calcificação das suprarrenais detectada acidentalmente em uma radiografia abdominal. Todos os pacientes com choque e hiponatremia devem ser suspeitos de insuficiência suprarrenal. Ensaios imunorradiométricos com medições altamente sensíveis do ACTH podem detectar níveis plasmáticos de ACTH elevados, que são diagnósticos de insuficiência suprarrenal primária.

Hiperplasia suprarrenal congênita (HSRC)

A HSRC é um distúrbio genético que consiste em deficiência de uma das várias enzimas essenciais à biossíntese normal de glicocorticosteroides. A síndrome deficiente de cortisol secundária a uma deficiência enzimática eleva a produção de ACTH, que por sua vez suscita hipertrofia compensatória do córtex suprarrenal e aumento da esteroidogênese. Isso compensa em parte o bloqueio da via biossintética, mas também aumenta a produção e o acúmulo de esteroides precursores a montante do defeito enzimático. Embora o ACTH regule principalmente a via dos glicocorticosteroides, a síntese de mineralocorticosteroides e androgênios é afetada de maneira variável, de acordo com a enzima acometida.

A síntese de esteroides adrenocorticais a partir do colesterol requer uma série de hidroxilações (Figura 36.5) mediadas pelas oxidases do citocromo P450. A etapa inicial requer que a proteína StAR forme pontos de contato entre as membranas externa e

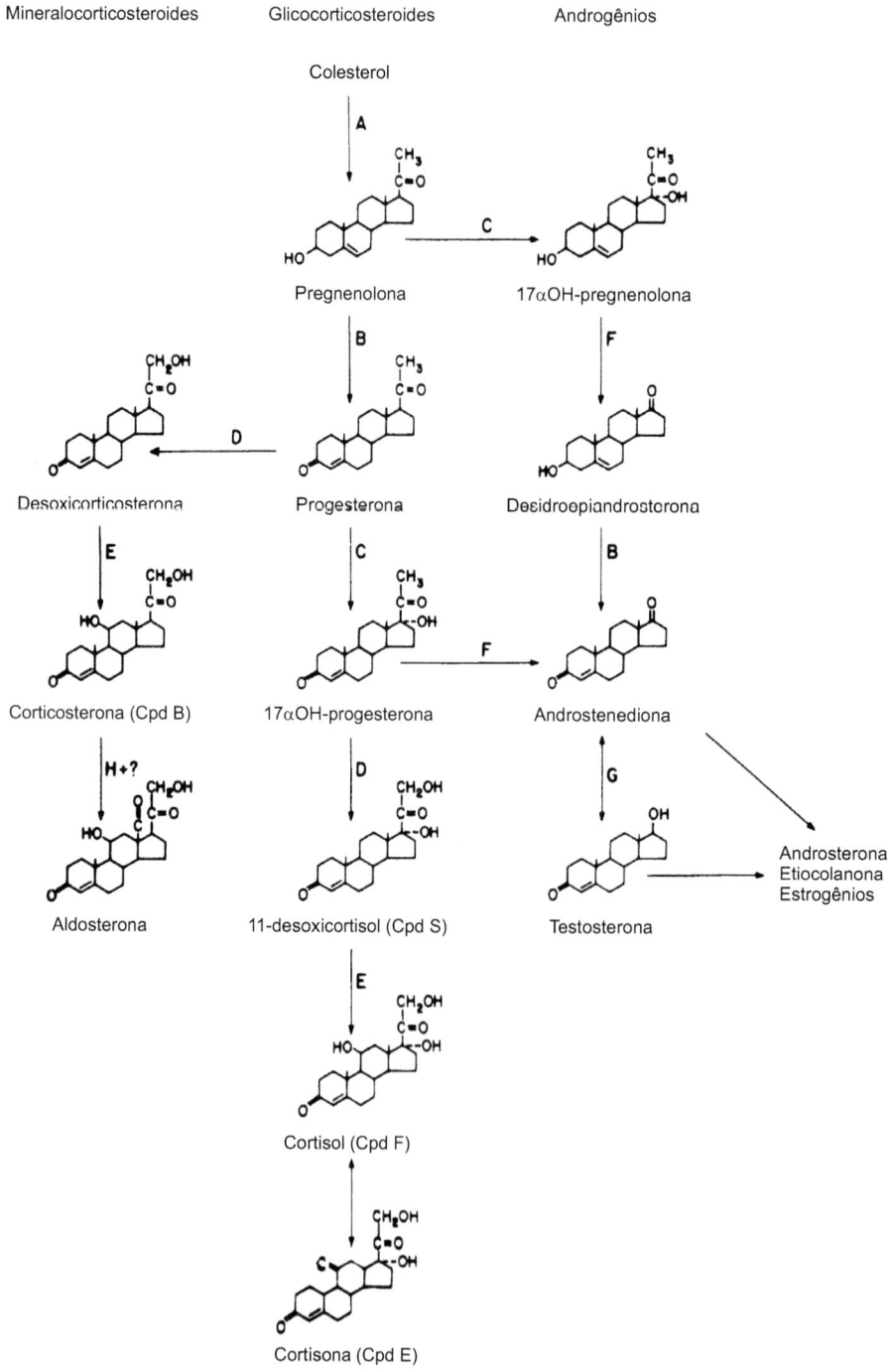

Figura 36.5 Via biossintética dos esteroides suprarrenais. A terminologia clássica das enzimas é representada por letras do alfabeto, com as oxidases apropriadas do citocromo P450 entre parênteses. *A.* 20,22-desmolase (P450Scc); *B.* 3β-hidroxiesteroide desidrogenase; *C.* 17α-hidroxilase (P450cc); *D.* 21-hidroxiesteroide (P450c21); *E.* 11-hidroxilase (P450c11); *F.* 17,20-liase (P450c17); *G.* 17-ceto-redutase; H+, 18-hidroxilase + 18-oxidase (P450c11).

interna das mitocôndrias para transportar o colesterol para dentro das mitocôndrias e iniciar a esteroidogênese. Cinco enzimas são necessárias à síntese de cortisol: P450scc, P450c17, P450c21, P450c11 e 3β-hidroxiesteroide desidrogenase (51). Os genes de todas essas enzimas foram identificados e defeitos genéticos em qualquer uma delas podem reduzir a produção de glicocorticosteroides e causar HSRC. As manifestações clínicas dessa condição correspondem à enzima particular afetada e são resumidas no Quadro 36.8.

Virilização

A virilização da menina é secundária à elevação dos androgênios suprarrenais causada pelos defeitos enzimáticos subsequentes à 17-hidroxilação. Na maioria dos casos, as pregas labioescrotais são parcialmente fundidas com aumento do clitóris, que é fixado por um cordão de tecido fibroso. Às vezes, a virilização é tão intensa que uma uretra fálica se desenvolve. Em RNs do sexo masculino, a virilização geralmente não é evidente no RN; portanto, o diagnóstico das formas mais leves não perdedoras de sal deste distúrbio pode permanecer não detectado por vários anos. Os meninos podem apresentar-se mais tarde com alterações sexuais secundárias, aumento do crescimento somático e musculatura bem desenvolvida. A forma virilizante clássica e mais prevalente de HSRC é um defeito no citocromo P450c21 (deficiência de 21-hidroxilase), o qual responde por quase 90% dos casos reconhecidos (52). As mutações de P450c11 e 3β-hidroxiesteroide-desidrogenase também causam virilização da menina.

Masculinização incompleta

Uma falha do desenvolvimento masculino completo ocorre nas formas de hiperplasia suprarrenal em que a via dos androgênios é acometida. A masculinização do menino, que requer produção fetal de testosterona, é incompleta, sugerindo que os defeitos enzimáticos atingem a glândula suprarrenal e o testículo (53). No defeito da 3β-hidroxiesteroide-desidrogenase, os esteroides secretados consistem quase exclusivamente nos compostos com configuração Δ5-3β-hidroxi (54). A produção fetal de testosterona pelo testículo também é comprometida, causando masculinização incompleta no menino (55). Os androgênios Δ5-3βhidroxiadrenais elevados, especialmente DHEA, são convertidos perifericamente em androgênios ativos que virilizam a menina. A elevação da 17-hidroxipregnenolona sérica é diagnóstica da deficiência de 3β-hidroxiesteroide-desidrogenase, porém as concentrações de 17-hidroxiprogesterona também são intensamente elevadas (55).

Hipertensão

A hipertensão está associada a bloqueios enzimáticos que acarretam secreção excessiva de mineralocorticosteroides. Um defeito no citocromo P450c11 (deficiência de 11-hidroxilase) causa acúmulo de desoxicorticosterona, mineralocorticosteroide potente, e 11-desoxicortisol (51). O defeito de P450c17 (deficiência de 17α-hidroxilase) bloqueia a 17-hidroxilação da progesterona, interferindo na biossíntese de cortisol e androgênios, e desviando a produção de esteroides para a via dos mineralocorticosteroides (56). O desenvolvimento genital das meninas não é afetado, mas os meninos são subvirilizados. Contudo, a hipertensão resultante da produção excessiva de mineralocorticosteroides é manifestação inconstante e não se sabe se a hipertensão está presente durante o período neonatal. Também não está claro se a hipertensão está relacionada com a duração do excesso de mineralocorticosteroides, a intensidade do defeito, ou variações na ingestão de sódio.

Perda de sal

A insuficiência de mineralocorticosteroides e perda de sódio são vistas na forma perdedora de sal das deficiências de 21-hidroxilase e de 3β-hidroxiesteroide-desidrogenase. Os eletrólitos inicialmente são normais, mas na primeira semana de vida, o sódio sérico diminui lentamente com elevação concomitante do potássio sérico. Esses RNs podem apresentar crise suprarrenal aguda com choque, colapso periférico e desidratação até 1 semana de idade.

Os defeitos metabólicos subjacentes de duas variantes clínicas do defeito da enzima 21-hidroxilase são compreendidos atualmente. Bongiovanni e Eberlein propuseram que ambos decorrem do mesmo defeito enzimático (57). Na forma perdedora de sal, há deficiência quase total de 21-hidroxilase, enquanto na forma simples, há atividade de 21-hidroxilase suficiente para permitir a síntese de aldosterona. Um único gene media a hidroxilação de progesterona e 17-hidroxiprogesterona. Mutações diferentes do gene P450c21 respondem pela heterogeneidade dos distúrbios com deficiência de 21-hidroxilase, incluindo a variante não clássica de início tardio, embora haja variabilidade fenotípica com o mesmo genótipo (51,52).

Descreveram-se alguns casos de deficiência de aldosterona causada por um defeito específico da 18-desidrogenase, o último processo enzimático na síntese de aldosterona (58,59). Há perda de sal e água, sem as outras consequências clínicas da HSRC. Tais distúrbios são secundários a mutações da enzima P450c11.

O pseudo-hipoaldosteronismo (PHA) congênito do tipo 1 é outra causa de perda de sal em lactentes, e RNs afetados apresentam hiponatremia, hiperpotassemia e acidose metabólica. Níveis

QUADRO 36.8

Achados clínicos e bioquímicos das variantes comuns da hiperplasia suprarrenal congênita.

Deficiência enzimática (clássica)	Fenótipo 46XX	Fenótipo 46XY	Outras manifestações clínicas	Esteroides predominantes
Hiperplasia suprarrenal lipoide congênita	Feminino	Feminino	Crise de perda de sal	Nível baixo – todos os esteroides Nenhuma resposta ao ACTH
Deficiência de 3β-hidroxiesteroide-desidrogenase	Virilizado	Hipospadia	Crise de perda de sal	Desidroepiandrosterona 17OH-pregnenolona Elevação da razão Δ⁵-Δ⁴-esteroides
Deficiência de 21-hidroxilase	Virilizado	Masculino	Pseudopuberdade precoce no menino Virilização tardia na menina Crise de perda de sal	17OH-progesterona Androstenediona Testosterona
Deficiência de 11β-hidroxilase	Virilizado	Masculino	Pseudopuberdade precoce no menino Hipertensão	11-Desoxicortisol 11-Desoxicorticosterona Androstenediona Renina baixa
Deficiência de 17α-hidroxilase	Feminino	Feminino	Infantilismo sexual Hipertensão	Corticosterona 11-Desoxicorticosterona (renina baixa)

elevados de renina e aldosterona são encontrados nesses RNs, e a etiologia precisa ser distinguida de HSRC e formas transitórias de PHA, como anomalias renais e infecções urinárias. A forma autossômica dominante do PHA do tipo 1 deve-se a um defeito no receptor de mineralocorticosteroide e é limitada a resistência renal à aldosterona. Esta forma responde bem à suplementação com sal e, frequentemente, por 3 anos, o sal não é mais necessário visto que a dieta fornece reposição suficiente de sal. Em oposição, a forma autossômica recessiva de PHA do tipo 1 é mais grave e é causada por uma mutação no canal de sódio epitelial, afetando vários sistemas de órgãos, incluindo rins, pulmões, cólon e glândulas sudoríparas e salivares. Os indivíduos afetados frequentemente apresentam infecções das vias respiratórias inferiores e episódios de desequilíbrio eletrolítico que exigem reposição hidreletrolítica intensiva. Além dos testes genéticos, os dois tipos podem ser facilmente distinguidos por um teste do suor positivo na forma autossômica recessiva do distúrbio.

Hiperplasia suprarrenal lipoide congênita

Antes atribuído à deficiência de 20,22 desmolase (P450scc), a enzima que media a conversão de colesterol em pregnenolona, esse distúrbio é hoje reconhecido como um defeito genético de StAR, uma proteína mitocondrial que transporta o colesterol por toda a membrana mitocondrial. A StAR é necessária na esteroidogênese aguda, assim, em alguns indivíduos, a produção de glicocorticosteroides é preservada no início, mas o acúmulo de ésteres de colesterol causa destruição contínua da suprarrenal e insuficiência suprarrenal em idades maiores (60). Não há produção de esteroides e as glândulas suprarrenais estão muito aumentadas, repletas de ésteres de colesterol. Meninos e meninas exibem genitália externa de aspecto feminino, hiponatremia, hiperpotassemia e desidratação. A idade à apresentação pode variar desde o período neonatal a vários meses e até mais tarde.

Diagnóstico e tratamento pré-natais da hiperplasia suprarrenal congênita

A HSRC, deficiência de 21-hidroxilase, pode ser diagnosticada *in utero* por meio de técnicas moleculares. Uma vez confirmado o diagnóstico de deficiência de 21-hidroxilase, pode-se realizar análise molecular do gene P450c21 no feto e seus pais. Avaliação e tratamento pré-natais para evitar a virilização foram revisados e ainda são considerados experimentais (61,62). Em suma, a mãe pode fazer uso de dexametasona, um esteroide que atravessa a placenta, no início do primeiro trimestre para suprimir a produção de androgênio pelas glândulas suprarrenais fetais. Se as análises genéticas confirmarem o diagnóstico em um feto feminino, o tratamento com dexametasona será continuado até o termo. As consequências a longo prazo do uso pré-natal de esteroides permanecem desconhecidas, e o tratamento pode estar associado a manifestações cushingoides na mãe e supressão suprarrenal no RN, portanto, o manejo e o tratamento pré-natais devem ser monitorados cuidadosamente e realizados somente em centros especializados.

Diagnóstico de insuficiência suprarrenal

É difícil fazer o diagnóstico de insuficiência suprarrenal aguda no RN. Deve haver um alto índice de suspeição em todo RN agudamente enfermo com choque, colapso periférico, pulso rápido e débil, recusa alimentar, atraso do crescimento, pirexia intermitente ou até mesmo hipoglicemia e convulsões. A hiperpigmentação, especialmente nas dobras extensoras e na genitália, é um sinal sutil de hipoplasia suprarrenal congênita que raramente é reconhecida antes de o diagnóstico ser feito. Níveis séricos de sódio e cloreto reduzidos e potássio elevados sugerem deficiência de mineralocorticosteroides. A hiponatremia isolada não exclui insuficiência de glicocorticosteroides, e deve ser vista como uma indicação possível de insuficiência suprarrenal. Decerto, a genitália externa ambígua ao nascimento sempre deve sugerir a possibilidade de HSRC.

Os níveis séricos de cortisol são baixos em todos os RNs, sobretudo em prematuros, e não exibem variação diurna, logo determinações aleatórias do cortisol geralmente não são diagnósticas. Em situações clínicas muito sugestivas de insuficiência suprarrenal, recomendam-se a realização de um teste, em 1 hora, de estimulação com dose baixa de ACTH e a administração de doses farmacológicas de glicocorticosteroides, além de reanimação hidreletrolítica, após o teste. As concentrações plasmáticas de ACTH estão elevadas nos neonatos com insuficiência suprarrenal primária, incluindo HSRC. Deve-se obter uma amostra de plasma para determinação do ACTH antes do teste com ACTH.

A identificação do defeito enzimático específico na HSRC pode ser realizada por medição das concentrações séricas dos diversos precursores dos esteroides (ver Quadro 36.8). As concentrações de 17-hidroxiprogesterona no sangue do cordão umbilical são normalmente de 900 a 5.000 ng/dℓ. Os níveis séricos diminuem rapidamente no segundo ou terceiro dia de vida, para menos de 100 ng/dℓ (63), mas podem aumentar para mais de 200 ng/dℓ em 1 a 2 meses de idade em lactentes do sexo masculino. Níveis neonatais acima de 1.000 ng/dℓ geram preocupação, porém os níveis de 17-hidroxiprogesterona são mais altos em neonatos estressados, sobretudo aqueles pré-termo enfermos, nos quais podem superar 600 ng/dℓ (64). Porém, esses valores permanecem significativamente inferiores aos de pacientes com deficiência de 21-hidroxilase, que muitas vezes estão bem acima de 2.000 ng/dℓ. Usa-se a 17-hidroxiprogesterona sérica na triagem neonatal de HSRC através da técnica em papel-filtro (65). É importante reconhecer que concentrações séricas de 17-hidroxiprogesterona elevadas não são diagnósticas do defeito da 21-hidroxilase. A 17-hidroxiprogesterona sérica pode estar um pouco elevada no defeito da 11-hidroxilase e intensamente elevada no defeito da 3β-hidroxiesteroide-desidrogenase, em virtude da conversão periférica de 17-hidroxipregnenolona em 17-hidroxiprogesterona (55). Os níveis séricos de 17-hidroxipregnenolona estão especialmente aumentados no RN prematuro, e valores de até 2.000 ng/dℓ podem ser normais (64).

Tratamento da insuficiência suprarrenal

A necessidade imediata de um RN criticamente enfermo em crise suprarrenal é de cortisol. Se possível, o RN deve ser submetido à reposição hídrica e o cortisol deve ser postergado até que o diagnóstico seja estabelecido, seja pelo teste com ACTH ou pela obtenção de sangue para medição dos esteroides apropriados e ACTH. Contudo, se um RN estiver em choque e *in extremis*, deve-se fornecer glicocorticosteroide imediatamente como medida heroica. Na situação habitual, a administração de sal e água é suficiente para aliviar a crise clínica. Deve-se infundir solução salina isotônica com glicose a 5% IV na velocidade de 100 a 120 mℓ/kg durante as primeiras 24 h. Se o neonato estiver em choque grave, o uso de plasma ou albumina a 5%, 10 a 20 mℓ/kg, para restaurar o volume intravascular e de cortisol frequentemente é necessário. O hemissuccinato ou fosfato de hidrocortisona, 1,5 a 2 mg/kg, deve ser fornecido IV imediatamente e continuado a uma infusão constante de 50 mg/m^2/dia. O hemissuccinato de hidrocortisona, 2 mg/kg, pode ser ministrado IM se o acesso intravenoso for um problema. O RN com choque grave pode precisar de um vasopressor, porém os medicamentos vasopressores podem ser ineficazes até que hidrocortisona seja administrada.

A hidrocortisona ou acetato de cortisona, 10 a 12 mg/m^2/dia, é a base do tratamento a longo prazo de pacientes com insuficiência suprarrenal. O RN com HSRC requer 20 a 25 mg/m^2/dia de hidrocortisona para suprimir adequadamente a produção de androgênio suprarrenal. Durante uma enfermidade aguda, deve-se fornecer doses de estresse de hidrocortisona por via parenteral no triplo da dose de manutenção.

Com frequência, um mineralocorticosteroide é um adjuvante necessário no tratamento crônico da insuficiência suprarrenal. A dose do mineralocorticosteroide oral, 9α-fludrocortisona

(Florinef®), é 0,05 a 0,1 mg/dia, suficiente para a maioria das formas de insuficiência suprarrenal. Nas formas perdedoras de sal de hiperplasia suprarrenal congênita, às vezes são necessárias doses mais altas de fludrocortisona e/ou adição de suplementação com sal à fórmula do RN. Até mesmo a variante compensada (sem perda de sal) pode beneficiar-se de mineralocorticosteroide em dose baixa.

Insuficiência suprarrenal iatrogênica

Durante o período neonatal, doses farmacológicas de glicocorticosteroides muitas vezes são necessárias como tratamento adjuvante de várias doenças e, anteriormente, foram comumente usadas no manejo de displasia broncopulmonar. A dose e a duração da terapia com glicocorticosteroides que causarão insuficiência suprarrenal iatrogênica são desconhecidas, particularmente em RNs. A administração de altas doses de glicocorticosteroides por uma breve duração (< 1 semana) provavelmente não causa insuficiência suprarrenal, portanto a redução gradual da dose é desnecessária, a menos que a evolução clínica do distúrbio primário se deteriore. O tratamento por mais de 14 dias pode resultar em insuficiência suprarrenal pelo menos transitória. Após um ciclo prolongado, a dose de glicocorticosterides deve ser reduzida pela metade em intervalos de vários dias, até que uma dose de reposição fisiológica (10 mg de hidrocortisona/m²/dia VO) seja alcançada. Então, reduz-se a dose mais gradualmente, em 20% a cada 4 a 5 dias.

A função suprarrenal pode ser suprimida por algum tempo após terapia prolongada com doses farmacológicas de glicocorticosteroides. De novo, não existem estudos que correlacionem dose, duração do tratamento farmacológico e tempo necessário para recuperação da função suprarrenal após terapia com altas doses de glicocorticosteroides em lactentes. Há relatos isolados de crise suprarrenal ocorrendo durante o estresse mais de 6 meses após a suspensão de tratamento farmacológico com glicocorticosteroides. Embora seja possível avaliar periodicamente a resposta das suprarrenais ao ACTH exógeno para determinar quando a insuficiência suprarrenal iatrogênica terá sido resolvida, de outro modo podem-se fornecer doses farmacológicas de glicocorticosteroides empiricamente em situações de estresse durante pelo menos 1 ano após a suspensão de terapia prolongada com altas doses de glicocorticosteroides. A dose mínima de glicocorticosteroides para ser usada durante situações de estresse é 30 mg de hidrocortisona/m²/dia VO.

DISTÚRBIOS DA TIREOIDE

Desenvolvimento e função da tireoide

A tireoide fetal começa como um espessamento do epitélio na base da língua que desce à frente até seu local no pescoço, deixando o ducto tireoglosso como remanescente embrionário. Durante sua migração caudal, a tireoide assume uma forma mais bilobada. A tireoide em desenvolvimento é capaz de concentrar iodeto a partir de 12 semanas de gestação, e organizar iodeto e sintetizar tiroxina (T_4) e tri-iodotironina (T_3) a partir de 14 semanas. T_4 livre e, mais intensamente, T_3 atravessam a placenta em ambas as direções. É provável que o gradiente para transferência de hormônios tireóideos seja da mãe para o feto durante as primeiras 12 semanas e, depois, muda do feto para a mãe, exceto no feto hipotireóideo (66,67). Não há transferência placentária de TSH materno ou fetal, porém as imunoglobulinas estimulantes da tireoide (TSI) e dos anticorpos antirreceptores de TSH (TRAb) cruzam a placenta. Os mecanismos de *feedback* hipotálamo-hipofisários são atuantes na última parte da gestação. O hipotálamo secreta um tripeptídio, TRH, que estimula a secreção hipofisária de TSH. Este, por sua vez, estimula a produção de hormônios tireóideos ao regular cada etapa da biossíntese e liberação de hormônios tireóideos, do acúmulo de iodeto à proteólise de tireoglobulina. Os hormônios tireóideos exercem controle por *feedback* negativo da resposta de TSH ao TRH no nível da hipófise e do hipotálamo.

A Figura 36.6 ilustra a biossíntese de hormônios tireóideos. Uma grande porcentagem da T_3 circulante origina-se por desiodação de T_4 por desiodinases 1, 2 e 3 (68). As desiodinases 1 (D1) e 2 (D2) exibem localização diferenciada nos tecidos hipofisário e periférico. No nível hipofisário, D2 regula parcialmente a produção de TSH modulando as concentrações de T_3. A desiodinase 3 (D3) converte T_4 em T_3 reversa e T2, iodotironinas biologicamente inativas. Dentro da tireoide, as iodotirosinas e iodotironinas são desiodadas por enzimas dealogenases e permanecem dentro do *pool* intratireóideo de iodeto para reutilização. O iodeto liberado por desiodação periférica entra no sistema circulatório para ser reconcentrado pela glândula tireoide ou excretado pelos rins. As iodotironinas são transportadas no plasma por proteínas. A globulina de ligação à tiroxina (TBG), uma α-globulina, é o principal transportador de T_4 e liga-se a T_3 em menor grau. A tiroxina também se liga à pré-albumina de ligação a T_4 e à albumina. No nível celular, a T_3 e T_4 livres são biologicamente ativas. Distúrbios genéticos, afecções adquiridas, ou substâncias que alterem quantitativamente a concentração de TBG modificam T_4 total circulante sem interferir no nível de T_4 livre, um indicador do estado fisiológico da tireoide.

HIPOTIREOIDISMO CONGÊNITO

As causas de hipotireoidismo congênito são muitas e incluem distúrbios genéticos e esporádicos da embriogênese, erros inatos da biossíntese de T_4 e fatores ambientais. O Quadro 36.9 lista a incidência de diversas causas de hipotireoidismo congênito permanente e transitório (69-72).

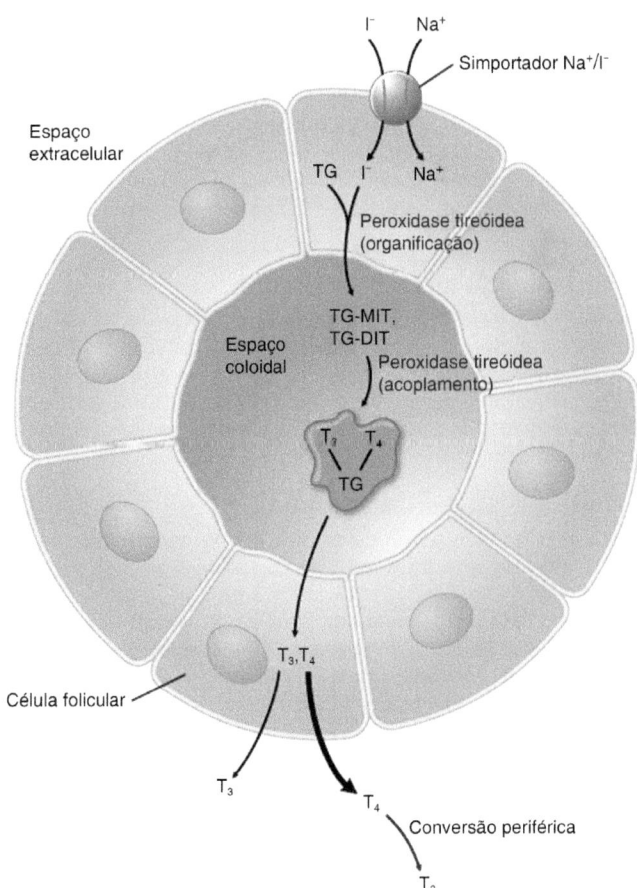

Figure 36.6 **Biossíntese dos hormônios tireóideos.** De Golan DE, Tashjian AH, Armstrong EJ, et al. *Principles of pharmacology*, 3rd ed. Philadelphia, PA: Lippincott Williams & Wilkins, 2011.

QUADRO 36.9
Incidência de várias formas de hipotireoidismo congênito.

	Incidência
Hipotireoidismo congênito permanente	
Agenesia ou disgenesia tireóidea congênita	1:4.000
Erros inatos da síntese de tiroxina	1:30.000
Resistência de TSH	1:50.000
Resistência ao hormônio tireoidiano	1:40.000
Hipotireoidismo hipotálamo-hipofisário	1:66.000[a]
Hipotireoidismo congênito transitório	
Hipotireoidismo bociogênico endêmico	1:180.000
Passagem transplacentária materna de anticorpos receptores de TSH	1:11.000 a 1:15.000
[b]Tratamento materno com fármaco antitireoide	
Aumento tardio de TSH	1:250 a 1:100.000

[a]A incidência de hipotireoidismo hipotálamo-hipofisário baseia-se em testes de triagem neonatal, portanto talvez esteja subestimada.
[b]Dados de incidência não disponíveis.

HIPOTIREOIDISMO CONGÊNITO PERMANENTE

Agenesia ou disgenesia da glândula tireoide

A causa mais frequente do hipotireoidismo congênito nos EUA é um distúrbio da embriogênese, que pode resultar em hipoplasia, atireose ou ectopia da glândula tireoide. A hipoplasia tireoidiana foi relatada em crianças com toxoplasmose congênita, mas doenças infecciosas *in utero* raramente são uma causa de disgenesia tireoidiana.

Mutações genéticas nos fatores de transcrição tireóideos (TTF-2, NKX2.1, NKX2.5, PAX-8) foram identificadas em formas familiares de disgenesia tireoidiana, embora a atireose geralmente seja um distúrbio esporádico (73). Uma glândula tireoide ectópica pode ser localizada em qualquer ponto ao longo do seu caminho de descida durante o desenvolvimento embriológico, a partir da base da língua (tireoide lingual) até acima de sua localização normal no pescoço.

Erros inatos da síntese de tiroxina

Os distúrbios hereditários da síntese de T_4 envolvem deficiências de uma ou mais das enzimas necessárias à produção ou à liberação de hormônios tireóideos, resultando em hipotireoidismo (74). Um aumento compensatório na produção de TSH acarreta hiperplasia e aumento da glândula tireoide, criando o quadro clínico de hipotireoidismo bociogênico familiar.

Defeito na "armadilha" de iodo

A glândula tireoide tem a capacidade de concentrar iodeto, por isso a concentração intratireóidea de iodeto pode ser 40 vezes mais alta do que no soro. Neste raro defeito hereditário da síntese de T_4, esta capacidade é perdida. Vários outros órgãos, incluindo as glândulas salivares, compartilham a capacidade de concentrar iodeto, e este defeito é distinguível da atireose porque a concentração salivar de iodeto também é baixa e geralmente há bócio, que é detectável pela ultrassonografia. A captação de iodo radioativo em 24 horas é insignificante, e a cintigrafia tireoidiana não detecta o tecido tireoidiano. Este defeito reflete deficiência de iodo, e pode ser compensado com altas doses de iodeto, porém o tratamento com tiroxina é mais fácil e provavelmente mais eficaz.

Defeito na organificação de peroxidase

Um defeito na organificação de iodeto é um dos distúrbios mais frequentes da hormonogênese. Nesse defeito, a tireoide exibe aumento da captação de iodeto, mas é incapaz de oxidá-lo ou combiná-lo com tirosina ou tironina. Tais achados levaram a um teste simples para pesquisar o defeito de organificação. Administra-se uma quantidade pequena de iodo radioativo, que é rapidamente concentrada na glândula do paciente com defeito da organificação. Quando a radioatividade sobre a glândula se estabiliza, fornecem-se ânions de perclorato ou tiocianato de potássio VO (0,5 a 1 g), que deslocará o iodo não organificado, causando uma descarga rápida do iodo radioativo para fora da glândula tireoide.

Uma variante dessa forma de bócio familiar secundário a um defeito da organificação está associada a perda auditiva neurossensorial (síndrome de Pendred). O quadro clínico difere do defeito completo da organificação, pois os pacientes com a síndrome de Pendred frequentemente têm bócio com eutireoidismo ou hipotireoidismo leve e a descarga por perclorato é parcial.

Defeito da conjugação

A conjugação de monoiodotirosina (MIT) e di-iodotirosina (DIT) em T_4 e T_3 é uma etapa intermediária complexa que envolve vários processos, e não deve ser considerada uma deficiência enzimática única. A incapacidade da glândula tireoide de conjugar MIT e DIT em T_4 e T_3 leva ao acúmulo de grandes quantidades de MIT e DIT na glândula, e as pequenas quantidades de T_4 e T_3 sintetizadas são imediatamente liberadas na circulação. A captação de iodo radioativo pela glândula tireoide é rápida e alta. O diagnóstico definitivo requer biopsia tireoidiana e análise cromatográfica das iodotirosinas e iodotironinas, com a última detectando principalmente MIT e DIT e apenas quantidades residuais de T_4 e T_3.

Defeito da dealogenase

A desiodação das iodotirosinas e iodotironinas ocorre dentro da tireoide e no fígado, rins e outros órgãos. A incapacidade hereditária da tireoide de desiodar MIT e DIT causa extravasamento desses precursores da glândula e depleção das reservas de iodeto. A perda de iodeto reduz a síntese hormonal, resultando em elevação compensatória do TSH, hiperplasia tireoidiana e aumento da síntese de MIT, DIT e iodotironinas. O hipotireoidismo bociogênico neste defeito não é causado por bloqueio da biossíntese mas por deficiência de iodo, a qual pode ser tratada com grandes quantidades de iodo. Contudo, igualmente eficaz e mais fácil é usar a terapia de reposição de hormônio tireóideo. O iodo radioativo é rapidamente acumulado e renovado. Como este defeito é extra e intratireóideo, MIT e DIT aparecem inalteradas na urina.

Tireoglobulina anormal

A tireoglobulina é sintetizada exclusivamente dentro da tireoide. Os defeitos na formação de tireoglobulina incluem erros da síntese de tireoglobulina e diminuição da síntese. Também se propôs que uma atividade de protease deficiente para degradação da tireoglobulina resultaria em deficiência da liberação de hormônio tireóideo. Tais distúrbios caracterizam-se por iodoproteínas circulantes e intratireóideas anormais. Esses peptídios às vezes são descritos como semelhantes à albumina, e foram identificados como a iodoalbumina tireoalbumina, na qual os principais compostos iodados parecem ser monoiodo-histidinas e di-iodo-histidinas (75, 76). Acredita-se que a tireoglobulina anormal cause iodação de proteínas não apropriadas, principalmente albumina, com um subsequente baixo rendimento de T_4. Elevação compensatória da secreção de TSH causa hiperplasia tireoidiana e renovação rápida da T_4 ou albumina. A proteólise de iodoalbumina rica em iodo-histidina acarreta secreção alta de iodo-histidina, que é detectável na urina.

Mutações no receptor do hormônio tireoidiano

Refetoff *et al.* (77) descreveram uma família com surdo-mutismo, epífises pontilhadas, atraso da idade óssea e bócio que clinicamente parecia ser eutireóideo. T$_4$ sérica estava elevada, mas as proteínas de ligação aos hormônios tireóideos e a biossíntese hormonal eram normais. Essa família tinha a variante de resistência aos hormônios tireoidianos caracterizada por irresponsividade tecidual generalizada aos hormônios tireóideos. Outros pacientes com resistência central primária do hipotálamo e hipófise aos hormônios tireodianos são levemente hipertireóideos durante a fase de lactente e na segunda infância (78). Identificaram-se mutações na isoforma α do receptor de hormônio tireoidiano em um grupo de famílias com resistência central e periférica aos hormônios da tireoide (79).

Mutações no receptor do hormônio tireoestimulante

Stanbury et al. (80) relataram um menino de 8 anos com retardo mental grave e glândula tireoide normal, PBI baixa, captação de iodo radioativo normal e altos níveis endógenos de TSH biologicamente ativo. O TSH exógeno não estimulou a glândula tireoide in vivo nem aumentou o metabolismo de glicose por fatias tireóideas in vitro. Esses pesquisadores propuseram a irresponsividade da glândula tireoide ao TSH como uma explicação dessa síndrome clínica. Recentemente, identificaram-se mutações no receptor de TSH como a causa da resistência ao TSH (79). Os tipos 1a e 1b de pseudo-hipoparatireoidismo também causam resistência ao TSH devido a uma mutação do receptor de TSH na proteína G e podem estar presentes no período neonatal com leves elevações do TSH (81). Os pacientes podem ser eutireóideos ou apresentar-se com hipotireoidismo congênito.

Hipotireoidismo secundário e terciário

O hipotireoidismo central é causado por falha da secreção de TSH e TRH pela hipófise e hipotálamo, respectivamente. Os RNs com esses distúrbios podem passar despercebidos pelos programas de triagem neonatal que se baseiam na triagem primária do TSH ou naqueles que visam ao hipotireoidismo primário através da pesquisa de níveis de T$_4$ baixos e TSH elevados. Todos os pacientes com anormalidades da linha média ou suspeita de mutações no fator de transcrição hipofisário (Quadros 36.4 e 36.5) devem ser testados para o hipotireoidismo central com medição de T$_4$ livre por diálise direta e um TSH ultrassensível, pois há o risco de que possam não ser vistos no teste de triagem (teste do pezinho) para RNs. A deficiência de TSH isolada é rara, e a identificação de hipotireoidismo central deve suscitar a avaliação de outras funções hipofisárias.

HIPOTIREOIDISMO TRANSITÓRIO

Hipotireoidismo bociogênico endêmico

Houve um tempo em que o hipotireoidismo bociogênico endêmico congênito foi prevalente em todo o mundo; no entanto, sua frequência diminuiu acentuadamente com a introdução de iodo em diversos alimentos, incluindo fórmulas para o RN. As necessidades nutricionais de iodo variam, mas 40 a 100 μg/dia são suficientes para a maioria das crianças. Nas áreas de bócio endêmico, outros fatores que não o iodo, como defeitos enzimáticos, outros fatores genéticos e outros fatores alimentares, provavelmente contribuem para a formação do bócio. Tais fatores são sugeridos pelos achados de que as meninas são mais comumente afetadas que os meninos e nem todas as pessoas dentro da área endêmica são acometidas a despeito da ingestão de iodo similar. Por exemplo, nos Alpes, o surdo-mutismo é um achado comum em associação ao cretinismo endêmico, sugerindo possivelmente um defeito enzimático associado da organização de iodeto. Quando o cretinismo acompanha o bócio endêmico, os sinais e sintomas são semelhantes à forma disgenética de cretinismo, exceto pela presença de bócio e por maior captação de iodo radioativo.

Transferência transplacentária materna de anticorpos contra a tireoide

Anticorpos contra a tireoide foram detectados com incidência aumentada entre mães de crianças com hipotireoidismo e podem causar hipotireoidismo congênito transitório ou persistente (82). Os anticorpos antirreceptores de TSH (TRAb) podem ser medidos em RN e usados para orientar a duração do tratamento. Normalmente, por 3 a 4 meses, esses anticorpos não estão mais presente nos RN. Contudo, a maioria das mães com anticorpos tireóideos tem filhos não afetados e, por outro lado, a maioria das mães com crianças com hipotireoidismo congênito não tem anticorpos tireóideos (83).

Bócio neonatal induzido por substâncias

Demonstrou-se que muitas substâncias são bociogênicas. No RN, as substâncias mais comumente implicadas são iodetos e derivados da tioureia usados no tratamento da tireotoxicose materna. O uso dessas substâncias causou não apenas bócio no RN, como também esteve associado a relatos esparsos de hipotireoidismo (84). Embora a correlação entre a dose da substância e a ocorrência de bócio seja baixa, a administração prolongada de tioureia à mãe eleva o risco de bócio fetal. Uma recomendação para reduzir este risco é diminuir a dose de derivados da tioureia durante o último trimestre e acrescentar hormônio tireóideo ao mesmo tempo (85). Em RNs de mães hipertireóideas, é necessário distinguir o bócio medicamentoso do bócio induzido por TSI. T$_4$ baixa sugere que o bócio advém da substância, enquanto T$_4$ alta é mais compatível com bócio induzido por TSI e hipertireoidismo neonatal mediado por anticorpos maternos. Também pode ocorrer um quadro misto com T$_4$ inicialmente baixa que aumenta dentro de alguns dias, à medida que as concentrações séricas da substância declinam. Os efeitos estimulantes dos anticorpos TSI, que têm meia-vida bem mais longa, podem manifestar-se como tireotoxicose em alguns dias a 1 semana de idade (descrita sob Tireotoxicose congênita). Em geral, o tratamento é desnecessário para o RN com bócio induzido por substância, a menos que o bócio seja asfixiante ou, mais raramente, o neonato tenha hipotireoidismo. A administração de hormônio tireóideo leva à remissão do bócio.

Surgiram preocupações acerca do uso apropriado de agentes antitireóideos na mae nutriz. O tratamento com propiltiouracila (PTU) agora está restrito ao primeiro trimestre de gestação devido à sua associação com hepatotoxicidade. Carbimazol e metimazol são apenas transferidos em baixos níveis no leite materno e também parecem ser alternativas seguras para mães lactantes (86,87). Não obstante, deve-se monitorar a função tireoidiana no RN.

Aumento de TSH tardio em RN prematuros

Woo et al. relataram um aumento na incidência de hipotireoidismo primário com um aumento de TSH tardio em RNs prematuros de muito baixo peso (< 1.500 g) e extremo baixo peso (< 1.000 g). Nesses RNs, a triagem inicial do RN foi normal, e o aumento no TSH foi detectado em ≥ 3 semanas de idade. Esses RNs já não necessitavam de tratamento aos 18 meses de idade, indicando que o hipotireoidismo foi transitório (88). O hipotireoidismo transitório nesses RNs pode ocorrer devido à exposição a dopamina e/ou esteroides, que suprimem o TSH, ou ao iodo durante os procedimentos. A triagem de RNs prematuros de muito baixo peso com 2, 6 e 10 semanas de idade ou até atingir 1.500 g é recomendada.

SINTOMAS DE HIPOTIREOIDISMO

Os sintomas de agenesia tireoidiana são prontamente detectáveis na idade de 6 semanas; contudo, alguns lactentes terão manifestações clínicas ao nascimento ou durante o período neonatal imediato (89). Os neonatos com tecido tireóideo ectópico ou residual ou erros inatos da síntese de T_4 muitas vezes produzem hormônio tireóideo suficiente para adiar o início dos sintomas clínicos e são tipicamente assintomáticos quando identificados pela triagem neonatal. Os sintomas durante o período neonatal inicial são sutis e incluem icterícia neonatal prolongada, pele mosqueada, sucção débil, recusa alimentar, letargia, hérnia umbilical, bradicardia, constipação intestinal e cianose intermitente. Alguns RNs com hipotireoidismo congênito demonstram dificuldade respiratória grave. Mais tarde surgem os sintomas clássicos de cretinismo. O mixedema progressivo torna as feições grosseiras, com pálpebras tumefactas, ponte nasal alargada e macroglossia. O choro é rouco secundário ao mixedema da laringe e epiglote. Letargia, hipotonia, constipação intestinal, recusa alimentar, ganho ponderal insuficiente, cabelos secos e palidez tornam-se mais evidentes com o tempo.

Há evidências consideráveis do papel essencial dos hormônios tireóideos no crescimento e desenvolvimento do SNC (90). O desfecho final do desenvolvimento mental em crianças com hipotireoidismo congênito depende da intensidade e duração da insuficiência tireoidiana e da época de início do tratamento e da dose hormonal fornecida. O prognóstico parece ser pior se os sinais de hipotireoidismo forem clinicamente evidentes ao diagnóstico. Assim, um retardo no tratamento até 3 meses de idade está associado a desfecho cognitivo pior do que o tratamento precoce (91). Klein et al. (92) não encontraram diferenças no teste do QI ou outros parâmetros psicométricos em crianças com hipotireoidismo congênito tratados antes de 1 mês de idade em comparação com controles normais equivalentes. Outros observaram atraso do desenvolvimento mesmo naqueles tratados desde o primeiro mês de idade que apresentavam hipotireoidismo grave, definido como concentração de tiroxina inferior a 2 µg/dℓ e atraso da maturação óssea (93). Não obstante, o prognóstico do desfecho cognitivo geralmente é bom nas crianças com hipotireoidismo congênito que foram tratadas com doses adequadas de reposição de hormônio tireóideo no primeiro mês de vida.

DIAGNÓSTICO

Provas de função tireoidiana

As provas de função da tireoide em RNs estão elevadas em comparação com os valores em crianças maiores. O hipotireoidismo não deve ser diagnosticado a partir de amostras obtidas no período pós-natal imediato, menos de 48 horas após o nascimento, porque há um pico de TSH e TRH estimulado pelo frio. O efeito do estrogênio materno é responsável pelas concentrações mais elevadas de TBG no RN. T_4 total varia de 7,3 a 22,9 µg/dℓ durante o primeiro mês de vida, com valores médios acima de 10 µg/dℓ (Quadro 36.10). As provas de função tireoidiana são normalmente mais baixas em RNs prematuros e enfermos do que em RNs a termo sadios (Quadro 36.11), em virtude das menores concentrações de TBG (94, 95).

QUADRO 36.11
Valores médios de T_4, T_3 e TSH no sangue de cordão de recém-nascidos prematuros e a termo.

	T_4 (mg/dℓ)	T_3 (ng/dℓ)	TSH (mU/mℓ)
Termo	10,9	48	9,5
35 semanas de gestação	9,5	29	12,7
32 semanas de gestação	7,6	15	

T_3, tri-iodotironina; T_4, tiroxina; TSH, hormônio tireoestimulante.

Programa de rastreamento neonatal

Tendo em conta a importância do diagnóstico precoce e tratamento, os programas de rastreamento neonatal nos EUA contemplam o teste para disfunção tireoidiana com uma amostra de sangue com punção do calcanhar coletada em papel-filtro (96). Alguns programas de rastreamento usam uma triagem inicial de T_4 em que as amostras de sangue com um valor de T_4 abaixo de um determinado ponto de corte, tais como o percentil 10, são repetidas e o TSH determinado na mesma amostra. Se o segundo nível de T_4 continuar baixo (< 10 µg/dℓ) ou o TSH estiver elevado, solicitam-se testes para confirmação. Nos EUA os programas de rastreamento estaduais testam o nível de TSH, que irá detectar hipotireoidismo primário, mas não o hipotireoidismo central. O rastreamento apenas do TSH elimina os RNs que são prematuros, enfermos eutireóideos ou têm deficiência de proteína de ligação à tiroxina. Por último, alguns programas de rastreamento neonatal determinam os níveis de T_4 e de TSH, que irão detectar tanto hipotireoidismo primário como hipotireoidismo central (96). Após um resultado positivo, uma amostra sérica confirmatória para T_4 livre e TSH deve ser obtida antes do início do tratamento.

Nos estados que ainda utilizam a T_4 como rastreamento primário, quase 34% dos valores de T_4 baixos detectados na triagem neonatal não decorrem de hipotireoidismo verdadeiro, mas representam níveis diminuídos de TBG em pacientes com deficiência de TBG ou prematuridade. Nessa situação, T_4 livre por diálise direta, nível de TBG e captação de T_3 em resina para avaliar distúrbios de ligação à tiroxina, exceto deficiência de TBG, devem ser obtidos. Se houver deficiência de TBG ou outro distúrbio de ligação à tiroxina, então T_4 livre por diálise direta será normal. A deficiência de TBG é um distúrbio ligado ao X que ocorre em 1 em 2.000 meninos submetidos à triagem. T_4 livre pelo método de diálise direta e TSH normal podem representar o hipotireoidismo secundário ou terciário. Baixos níveis de T_4 também são encontrados normalmente em RNs prematuros e RNs em estado grave, e não necessariamente indicam hipotireoidismo (ver Síndrome da doença não tireoidiana). Um nível de T_4 acima de 7 µg/dℓ é considerado normal em RNs prematuros ou enfermos (95). A idade óssea radiográfica muitas vezes é útil, porque os centros ósseos que normalmente existem ao nascimento não são encontrados em 50% dos RNs a termo com hipotireoidismo congênito.

QUADRO 36.10
Valores médios de T_4, T_3, TBG e TSH durante o período neonatal em recém-nascidos a termo.

	T_4 (µg/dℓ)	T_3 (ng/dℓ)	TBG (mg/dℓ)	TSH (µU/mℓ)
Sangue do cordão	10,9 (7 a 13)	48 (12 a 88,94,95)	5,4 (1,2 a 9,6)	9,5 (2,4 a 20)
2 h de idade	22,1	217		86
24 a 72 h de idade	17,2 (12,4 a 21,9)	125 (89 a 256)	5,4	12 (1 a 20)
2 semanas de idade	12,9 (8,2 a 16,6)	250	5 (1 a 9)	7,3 (2,5 a 16,3)
6 semanas de idade	10,3 (7,9 a 14,4)	163 (114 a 189)	4,8 (2 a 7,6)	2,5 (2,5 a 6,3)

T_3, tri-iodotironina; T_4, tiroxina; TBG, globulina de ligação à tiroxina; TSH, hormônio tireoestimulante.

É importante realizar uma cintigrafia da tireoide ou ultrassonografia em todos os pacientes com hipotireoidismo congênito para identificar os pacientes com erros inatos da síntese de T_4, que devem receber aconselhamento genético.

A incidência de hipotireoidismo congênito foi aumentada de 1:4.000 para 1:2.500. Embora as taxas de hipotireoidismo permanente devido a agenesia e disgenesia estejam inalteradas, a melhora na detecção de casos mais leves de hipotireoidismo e aqueles associados a aumento de TSH tardio é responsável por este aumento. Além disso, o aumento dos nascimentos prematuros e a utilização de valores de corte inferiores de TSH e superiores de T_4 explicam essas tendências (96). É provável que as formas hipotálamo-hipofisárias de hipotireoidismo tenham sido subestimadas pelos estudos de rastreamento neonatal, porque muitos dos pacientes com deficiência de TSH têm concentrações séricas de T_4 normais ao nascimento. Ademais, as síndromes de resistência à T_4 e resistência tireoidiana ao TSH podem passar despercebidas pelo método de triagem neonatal. Provavelmente, a causa mais comum de hipotireoidismo congênito não detectado é a omissão do rastreamento. É mais provável que isso ocorra nas situações de terapia intensiva, em virtude da magnitude dos problemas vigentes.

TRATAMENTO E PROGNÓSTICO

Depois que o hipotireoidismo for confirmado, o RN deve iniciar imediatamente a terapia de reposição de hormônio tireóideo, e o tratamento não deve ser retardado para obter estudos radiológicos. Um exame da medicina radionuclear pode ser obtido em 2 a 5 dias do início do tratamento, e os resultados não serão afetados pelo tratamento.

A dose de hormônio tireóideo prescrita deve ser suficiente para atingir níveis séricos eutireóideos altos de T_4 dentro de 2 semanas após o início do tratamento. Durante o período neonatal, a dose inicial de L-tiroxina é 12 a 15 µg/kg/dia, o que equivale a 37,5 a 50 µg/dia para a maioria dos RNs a termo. A T_4 sérica normaliza-se antes do TSH sérico, portanto, deve-se usar a T_4 sérica para orientar o tratamento durante as primeiras 4 semanas a fim de evitar doses excessivas de L-tiroxina. Depois de 4 a 6 semanas de terapia, contudo, o nível de TSH é a melhor medida para monitorar o tratamento. Se o TSH permanecer elevado, deve-se aumentar a dose de L-tiroxina (96).

Há controvérsia sobre a questão da hipotiroxinemia transitória em RNs pré-termo e o desfecho neurológico. Uma análise retrospectiva dos níveis de T_4 em RNs prematuros sugeriu que a hipotiroxinemia transitória grave durante o período neonatal imediato esteve associada a problemas no desenvolvimento neurológico e mental aos 2 anos de idade (97). Nenhum dos lactentes foi diagnosticado subsequentemente com hipotireoidismo permanente. A despeito do ajuste para muitas variáveis, ainda não está claro se os níveis de tiroxina inferiores causaram o comprometimento do desfecho neurológico e mental ou a gravidade da doença no pior desfecho e em níveis mais baixos de tiroxina. Talvez a resposta esteja em um artigo, o qual mostrou que a reposição do hormônio tireóideo em um estudo duplo-cego randomizado e controlado com placebo de 200 lactentes abaixo de 30 semanas de gestação não melhorou o desfecho desenvolvimental (98). Atualmente não é possível fazer recomendações sólidas e aguardam-se estudos adicionais.

SÍNDROME DA DOENÇA NÃO TIREOIDIANA

A síndrome da doença não tireóidea é uma consequência dos processos fisiológicos adaptativos que ocorrem durante enfermidades agudas e crônicas. Os hormônios tireóideos aumentam metabolismo basal, débito cardíaco e consumo de oxigênio. A redução da produção de hormônios tireóideos, especialmente T_3, reduz o consumo de oxigênio e a taxa metabólica basal e é benéfica em certas doenças (p. ex., distúrbios catabólicos ou hipóxicos). Em estudos com animais, ratos hipofisectomizados sobreviveram mais tempo durante a privação de oxigênio do que animais intactos. A síndrome da doença não tireoidiana foi observada em neonatos prematuros e a termo enfermos.

A síndrome da doença não tireoidiana é caracterizada por uma baixa concentração normal de T_4, uma extraordinariamente baixa concentração de T_3 e um nível de TSH normal. Os dois últimos achados distinguem a síndrome da doença não tireoidiana do hipotireoidismo primário e secundário. Os níveis de T_3 costumam estar na faixa normal no hipotireoidismo primário e secundário, com níveis de TSH intensamente elevados no hipotireoidismo primário. Ao contrário de lactentes maiores e crianças, a T_3 reversa não é útil no diagnóstico da síndrome da doença não tireoidiana, porque está normalmente elevada no RN. A síndrome da doença não tireoidiana não requer tratamento, além da correção da doença primária.

HIPOTIREOIDISMO CONSUMPTIVO SECUNDÁRIO A HEMANGIOMA GIGANTE

Os lactentes com hemangioma gigante podem apresentar hipotireoidismo, que não está presente ao nascimento e, portanto, não é detectado pelos testes de triagem neonatal (99). O hemangioma pode estar localizado no fígado ou no ectoderma. Os lactentes manifestam hipotireoidismo à medida que o hemangioma cresce durante os primeiros meses até 1 ano, o que é nocivo ao desenvolvimento cerebral se não for detectado. O hipotireoidismo resulta do aumento acentuado da atividade de iodotironina deiodinase tipo D3 que rapidamente converte T_4 em T_3 reversa, e T_3 em T2. A T_3 reversa e T2 são biologicamente inativas, resultando em T_4 e T_3 insuficientes para as necessidades metabólicas e elevação do TSH. Este "consumo" de T_4 e T_3 melhora com a involução do hemangioma gigante, o que às vezes exige excisão cirúrgica. O hipotireoidismo deve ser tratado com doses significativas de tiroxina sintética para superar a inativação rápida de T_4.

TIREOTOXICOSE CONGÊNITA

A tireotoxicose no período neonatal é relativamente incomum. Os RNs afetados quase sempre são de mães que têm história atual ou pregressa de doença de Graves, incluindo aqueles com iodo radioativo ou cirurgia. A tireotoxicose neonatal também pode estar presente em RNs de mães com tireoidite de Hashimoto. Menos de 5% dos RNs de mães com doença de Graves apresentam tireotoxicose no período neonatal. A tireotoxicose neonatal é causada pela transferência placentária de imunoglobulinas estimulantes do receptor TSH materno. As manifestações da tireotoxicose neonatal incluem baixo ganho de peso ou perda de peso excessiva, bócio, irritabilidade, taquicardia, cardiomegalia, insuficiência cardíaca congestiva, arritmias cardíacas, rubor e a exoftalmia. Muitos desses RNs tendem a ser pequenos para a idade gestacional. A tireotoxicose também pode acelerar a maturação esquelética, com idade óssea avançada e fechamento prematuro das suturas cranianas (100). O RN de mãe tireotóxica com T_4 normal alta deve ser acompanhado estreitamente. TSH baixo ou suprimido é uma evidência adicional de tireotoxicose neonatal. O início dos sintomas geralmente ocorre na primeira semana de vida, mas pode ser adiado até a segunda semana, particularmente se a mãe estava recebendo substâncias antitireóideas que também atravessam a placenta. A tireotoxicose neonatal é um distúrbio autolimitado e cessa à medida que os níveis de anticorpos TSI diminuem, portanto o prognóstico é bom. Em muitos RNs, a tireotoxicose resolve-se até os 3 meses de idade. A tireotoxicose fetal e neonatal pode causar supressão e imaturidade do eixo da tireoide-hipotálamo-hipófise.

Portanto, a tireotoxicose neonatal pode vir acompanhada de hipotireoidismo central, exigindo terapia de reposição do hormônio tireoidiano (100).

As maiores preocupações terapêuticas na tireotoxicose neonatal são obstrução traqueal secundária à obliteração pelo bócio, e insuficiência cardíaca. A tireoidectomia subtotal raramente é necessária para aliviar a obstrução traqueal. Pode-se usar iodeto (uma gota de solução saturada de iodeto de potássio 8/8 horas) e 0,5 a 1 mg/kg/dia de metimazol juntamente com um agente bloqueador beta-adrenérgico como o cloridrato de propranolol para controlar a tireotoxicose. O iodeto tem a vantagem de intervir não apenas na síntese de T_4, como também na liberação de hormônios tireóideos. Nos casos mais graves, digoxina, sedação ou glicocorticoesteroides podem ser necessários para prevenir colapso cardiovascular (100).

REFERÊNCIAS BIBLIOGRÁFICAS

1. Tilmann C, Capel B. Cellular and molecular pathways regulating mammalian sex determination. *Recent Prog Horm Res* 2002;57:1.
2. Wilson CA, Davies DC. The control of sexual differentiation of the reproductive system and brain. *Reproduction* 2007;133:331.
3. Little M, Wells C. A clinical overview of WT1 gene mutations. *Hum Mutat* 1997;9:209.
4. Achermann JC, Meeks JJ, Jameson JL. Phenotypic spectrum of mutations in DAX-1 and SF-1. *Mol Cell Endocrinol* 2001;185:17.
5. Ford CE, Jones KW, Polani PE, et al. A sex-chromosome anomaly in a case of gonadal dysgenesis. *Lancet* 1959;1:711.
6. Jacobs PA, Ross A. Structural abnormalities of the Y chromosome in man. *Nature* 1966;210:352.
7. Sinclair AH, Berta P, Palmer MS, et al. A gene from the human sex determining region encodes a protein with homology to a conserved DNA binding motif. *Nature* 1990;346:240.
8. Clarkson MJ, Harley VR. Sex with two SOX on: SRY and SOX9 in testis development. *Trends Endocrinol Metab* 2002;13:106.
9. Kwoc C, Weller PA, Guioli S, et al. Mutations in SOX9, the gene responsible for campomelic dysplasia and autosomal sex reversal. *Am J Hum Genet* 1995;57:1028.
10. Jordan BK, Mohammed M, Ching ST, et al. Up-regulation of WNT-4 signaling and dosage-sensitive sex reversal in humans. *Am J Hum Genet* 2001;68:1102.
11. Lalli E, Sassone-Corsi P. DAX-1, an unusual orphan receptor at the crossroads of steroidogenic function and sexual differentiation. *Mol Endocrinol* 2003;17:1445.
12. Johnston AW, Ferguson-Smith MA, Handmaker SD Jr, et al. The triple-X syndrome: clinical, pathological and chromosomal studies in three mentally retarded cases. *Br Med J* 1961;2:1046.
13. Zenteno-Ruiz JC, Kofman-Alfaro S, Mendez JP. 46,XX sex reversal. *Arch Med Res* 2001;32:559.
14. Lubs HA, Ruddle FH. Chromosomal abnormalities in the human population: estimation of rates based on New Haven Newborn Study. *Science* 1970;169:495.
15. Davenport M. Approach to the patient with Turner syndrome. *J Clin Endocrinol Metab* 2010;95:1487.
16. Palmer CG, Reichmann A. Chromosomal and clinical findings in 110 females with Turner syndrome. *Hum Genet* 1976;35:35.
17. Pasquino AM, Passeri F, Pucarelli I, et al.; On Behalf of the Italian Study Group For Turner's Syndrome. Spontaneous pubertal development in Turner's syndrome. *J Clin Endocrinol Metab* 1997;82:1810.
18. Preger L, Steinbach HL, Moskowitz P, et al. Roentgenographic abnormalities in phenotypic females with gonadal dysgenesis. *Am J Roentgenol Radium Ther Nucl Med* 1968;104:899.
19. Quigley CA, Crowe BJ, Anglin G, et al. Growth hormone and low dose estrogen in Turner syndrome: results of a United States multi-center trial to near-final height. *J Clin Endocrinol Metab* 2002;87:2033.
20. Serhal PF, Craft IL. Oocyte donation in 61 patients. *Lancet* 1989;1:1185.
21. Moshang T, Vallet HL, Cintron C, et al. Gonadal function in Mosaic XO/XY or XX/XY Turner's syndrome. *J Pediatr* 1972;80:460.
22. Canto P, Soderlund D, Reyes E, Mendez JP. Mutations in the desert hedgehog (DHH) gene in patients with 46,XY complete pure gonadal dysgenesis. *J Clin Endocrinol Metab* 2004;89:4480.
23. Fiumara A, Sorge G, Toscano A, et al. Perrault syndrome: evidence for progressive nervous system involvement. *Am J Med Genet* 2004;128A:246.
24. Uehara S, Hashiyada M, Sato K, et al. Complete XY gonadal dysgenesis and aspects of the SRY genotype and gonadal tumor formation. *J Hum Genet* 2002;47:279.
25. Sternberg WH, Barclay DL, Kloepfer HW. Familial XY gonadal dysgenesis. *N Engl J Med* 1968;278:695.
26. Krob G, Braun A, Kuhnle U. True hermaphroditism: geographical distribution, clinical findings, chromosomes and gonadal histology. *Eur J Pediatr* 1994;153:2.
27. Strain L, Dean JCS, Hamilton MPR, et al. A true hermaphrodite chimera resulting from embryo amalgamation after in vitro fertilization. *N Engl J Med* 1998;338:166.
28. Grumbach MM, Ducharme J, Moloshok RE. On the fetal masculinizing action of certain oral progestins. *J Clin Endocrinol Metab* 1959;19:1369.
29. Murset G, Lachmann M, Prader A, et al. Male external genitalia of a girl caused by virilizing adrenal tumor in the mother. *Acta Endocrinol* 1970;65:627.
30. Haymond MW, Weldon VV. Female pseudohermaphroditism secondary to a maternal virilizing tumor. *J Pediatr* 1973;82:682.
31. Shozu M, Akasofu K, Harada T, et al. A new cause of female pseudohermaphroditism: placental aromatase deficiency. *J Clin Endocrinol Metab* 1991;72:560.
32. McPhaul MJ. Androgen receptor mutations and androgen insensitivity. *Mol Cell Endocrinol* 2002;198:61.
33. Quigley CA, De Bellis A, Marschke KB, et al. Androgen receptor defects: historical, clinical, and molecular perspectives. *Endocr Rev* 1995;16:271.
34. Imperato-McGinley J. 5-alpha-reductase-2 deficiency and complete androgen insensitivity: lessons from nature. *Adv Exp Med Biol* 2002;511:121, discussion 131.
35. Lee MM, Donahoe PK, Silverman BL, et al. Measurements of serum mullerian inhibiting substance in the evaluation of children with nonpalpable gonads. *N Engl J Med* 1997;336:1480.
36. Eberenz W, Rosenberg HK, Moshang T, et al. True hermaphroditism: sonographic determination of ovotestes. *Radiology* 1991;179:429.
37. Diamond M, Sigmundson HK. Sex reassignment at birth. Long term review and clinical implications. *Arch Pediatr Adolesc Med* 1997;151:298.
38. Hiort O. The differential role of androgens in early human sex development. *BMC Med* 2013;11:152.
39. Stanley CA. Hyperinsulinism in infants and children. *Pediatr Clin North Am* 1997;44:363.
40. Parks JS, Brown MR, Hurley DL, et al. Heritable Disorders of the Pituitary. *J Clin Endocrinol Metab* 1999;84:4362.
41. Pozza SBA, Hiedl S, Roeb J, et al. A Recessive Mutation Resulting in a Disabling Amino Acid Substitution (T194R) in the LHX3 Homeodomain Causes Combined Pituitary Hormone Deficiency. *Horm Res Paediatr* 2012;77:41.
42. Thomas PQ, Dattani MT, Brickman JM, et al. Heterozygous HESX1 mutations associated with isolated congenital pituitary hypoplasia and septo-optic dysplasia. *Hum Mol Genet* 2001;10:39.
43. Kyllo J, Collins MM, Vetter KL. Linkage of congenital isolated adrenocorticotropic hormone deficiency to the corticotropin releasing hormone locus using sequence repeat polymorphisms. *Am J Med Genet* 1996;62:262.
44. Goellner MH, Ziegler EE, Fomon SJ. Urination during the first three years of life. *Nephron* 1981;28:174.
45. Rivkees SA, Dunbar N, Wilson TA. The Management of Central Diabetes Insipidus in Infancy: desmopressin, low renal solute load formula, thiazide diuretics. *J Pediatr Endocrinol Metab* 2007;20(4):459.
46. Blanco EJ, Lane AH, Aijaz N, et al. Use of subcutaneous DDAVP in infants with central diabetes insipidus. *J Pediatr Endocrinol Metab* 2006;19:919.
47. Rees L, Shaw JCL, Brook CGD, et al. Hyponatremia in the first week of life in preterm infants: parts I and II. *Arch Dis Child* 1984;59:414.
48. Judd BA, Haycock GB, Dalton N, et al. Hyponatremia in premature babies and following surgery in older children. *Acta Paediatr Scand* 1987;76:385.
49. Clark AJ, Weber A. Adrenocorticotropin insensitivity syndromes. *Endocr Rev* 1998;19:828.
50. Moshang T Jr, Rosenfield RL, Bongiovanni AM, et al. Familial glucocorticoid insufficiency. *J Pediatr* 1973;82:821.
51. Miller WL, Levine LS. Molecular and clinical advances in congenital adrenal hyperplasia. *J Pediatr* 1987;111:1.
52. White PC, Speiser PW. Congenital adrenal hyperplasia due to 21-hydroxylase deficiency. *Endocr Rev* 2000;21:245.
53. Miller WL. Disorders of androgen biosynthesis. *Semin Reprod Med* 2002;20:205.
54. Simard J, Rheaume E, Sanchez R, et al. Molecular basis of congenital adrenal hyperplasia due to 3β-hydroxysteroid dehydrogenase deficiency. *Mol Endocrinol* 1993;7:716.
55. Cara JF, Moshang T, Bongiovanni AM, et al. Elevated 17 hydroxyprogesterone and testosterone in a newborn male with 3β-hydroxysteroid dehydrogenase deficiency. *N Engl J Med* 1985;313:618.
56. Auchus RJ. The genetics, pathophysiology, and management of human deficiencies of P450c17. *Endocrinol Metab Clin North Am* 2001;30:101.
57. Bongiovanni AM, Eberlein WR. Defective steroidal biogenesis in congenital adrenal hyperplasia. *Pediatrics* 1958;21:661.
58. Ulick S, Gautier E, Vetter K, et al. An aldosterone biosynthetic defect in a salt-losing disorder. *J Clin Endocrinol Metab* 1964;24:669.

59. Visser HK, Cost WS. A new hereditary defect in the biosynthesis of aldosterone: urinary C 21-corticosteroid pattern in three related patients with a salt-losing syndrome, suggesting an 18-oxidation defect. *Acta Endocrinol* 1964;47:589.
60. Bose HS, Sugawara T, Strauss JF III, et al. The pathophysiology and genetics of congenital lipoid hyperplasia. *N Engl J Med* 1996;335:1870.
61. Pang S, Pollack MS, Marshall RN, et al. Prenatal treatment of congenital adrenal hyperplasia due to 21-hydroxylase deficiency. *N Engl J Med* 1990;322:111.
62. Speiser PW, Laforgia N, Kato K, et al. First trimester prenatal treatment and molecular genetic diagnosis of congenital adrenal hyperplasia (21-hydroxylase deficiency). *J Clin Endocrinol Metab* 1990;70:838.
63. Wiener D, Smith J, Dahlem S, et al. Serum adrenal steroid levels in full term infants. *J Pediatr* 1987;110:122.
64. Lee MM, Rajagopalen L, Berg GJ, et al. Serum adrenal steroid concentrations in premature infants. *J Clin Endocrinol Metab* 1989;69:1133.
65. Pang S, Wallace MA, Hofman L, et al. Worldwide experience in newborn screening for classical congenital adrenal hyperplasia due to 21-hydroxylase deficiency. *Pediatrics* 1988;81:866.
66. Vulsma T, Gons MH, Vijlder JJ. Maternal-fetal transfer of thyroxine in congenital hypothyroidism due to a total organification defect or thyroid agenesis. *N Engl J Med* 1989;321:13.
67. Dussault J, Row VV, Lickrish G, et al. Studies of serum triiodothyronine concentration in maternal and cord blood: transfer of triiodothyronine across the human placenta. *J Clin Endocrinol Metab* 1969;29:595.
68. Pittman CS, Chambers JB Jr, Read VH. The extrathyroidal conversion rate of thyroxine to triiodothyronine in normal man. *J Clin Invest* 1971;50:1187.
69. American Academy of Pediatrics, Rose SR, Brown RS, et al.; Lawson Wilkins Pediatric Endocrine Society, American Academy of Pediatrics. Update of newborn screening and therapy for congenital hypothyroidism. *Pediatrics* 2006;117;2290.
70. Chiesa A, Olcese MC, Papendieck P, et al. Variable clinical presentation and outcome in pediatric patients with resistance to thyroid hormone (RTH). *Endocrine* (2012) 41:130.
71. Kota SK, Modi K, and Kumaresan K. Elevated thyroid stimulating hormone in a neonate: Drug induced or disease? *Indian J Endocrinol Metab* 2011;15 (suppl 2):S138.
72. Brown RS, Bellisario RL, Botero D, et al. Incidence of transient congenital hypothyroidism due to maternal thyrotropin receptor-blocking antibodies in over one million babies. *J Clin Endocrinol Metab* 1996;81(3):1147.
73. Macchia PE, De Delice M, Di Lauro R. Molecular genetics of congenital hypothyroidism. *Curr Opin Genet Dev* 1999;9:289.
74. de Vijlder JJ, Ris-Stalpers C, Vulsma T. Inborn errors of thyroid hormone biosynthesis. *Exp Clin Endocrinol Diabetes* 1997;105:32.
75. Savoie JC, Thompoulos P, Savoie F. Studies on mono and di-iodohistidine: I. The identification of histidines from thyroidal iodoproteins and their peripheral metabolism in the normal man and rat. *J Clin Invest* 1973;52:106.
76. Savoie JC, Massin JP, Savoie F. Studies on mono and di-iodohistidine: II. Congenital goitrous hypothyroidism with thyroglobulin defect and iodohistidine-rich iodoalbumin production. *J Clin Invest* 1973;52:116.
77. Refetoff S, DeWind LT, DeGroot LJ. Familial syndrome combining deaf-mutism, stippled epiphyses, goiter, and abnormally high PBI: possible target organ refractoriness to thyroid hormone. *J Clin Endocrinol Metab* 1967;27:279.
78. Bode HH, Danon M, Weintraub BD, et al. Partial target organ resistance to thyroid hormone. *J Clin Invest* 1973;52:776.
79. Refetoff S, Weiss RE, Usala SJ. The syndromes of resistance to thyroid hormone. *Endocr Rev* 1993;14:348
80. Stanbury JB, Rocmans P, Butler UK, et al. Congenital hypothyroidism with impaired thyroid response to thyrotropin. *N Engl J Med* 1968;279:1132.
81. Mantovani G, Bondioni S, Linglart A, et al. Genetic analysis and evaluation of resistance to thyrotropin and growth hormone-releasing hormone in pseudohypoparathyroidism type Ib. *J Clin Endocrinol Metab* 2007;92:3738.
82. Blizzard RM, Chandler RW, Landing BH, et al. Maternal autoimmunization to thyroid as a probable cause of athyrotic cretinism. *N Engl J Med* 1960;262:327.
83. Zakarija M, McKenzie JM, Eidson MS. Transient neonatal hypothyroidism: characterization of maternal antibodies to the thyrotropin receptor. *J Clin Endocrinol Metab* 1990;70:1239.
84. Burrow GN. Neonatal goiter after maternal propylthiouracil therapy. *J Clin Endocrinol Metab* 1965;25:403.
85. Herbst AL, Selenkow HA. Hyperthyroidism during pregnancy. *N Engl J Med* 1965;273:627.
86. Lamberg BA, Ikonen E, Osterlund K, et al. Antithyroid treatment of maternal hyperthyroidism during lactation. *Clin Endocrinol* 1984;21:81.
87. Azizi F. Effect of methimazole treatment of maternal thyrotoxicosis on thyroid function in breast-feeding infants. *J Pediatr* 1996;128:855.
88. Woo HC, Lizarda A, Tucker R, et al. Congenital hypothyroidism with a delayed thyroid-stimulating hormone elevation in very premature infants: incidence and growth and developmental outcomes. *J Pediatr* 2011;158:538.
89. Lowrey GH, Aster RH, Carr EA, et al. Early diagnostic criteria of congenital hypothyroidism. *Am J Dis Child* 1958;96:131
90. Oppenheimer JH, Schwartz HL. Molecular basis of thyroid hormone-dependent brain development. *Endocr Rev* 1997;18:462.
91. New England Congenital Hypothyroidism Collaborative. Characteristics of infantile hypothyroidism discovered on neonatal screening. *J Pediatr* 1984;104:539.
92. Klein AH, Meltzer S, Kenny FM. Improved prognosis in congenital hypothyroidism treated before age 3 months. *J Pediatr* 1972;81:912.
93. Glorieux J, Desjardins M, Letarte J, et al. Useful parameters to predict the eventual mental outcome of hypothyroid children. *Pediatr Res* 1988;24:6.
94. Fisher DA. Thyroid function in premature infants. *Clin Perinatol* 1998;25:999.
95. Adams LM, Emery JR, Clark SJ, et al. Reference ranges for newer thyroid function tests in premature infants. *J Pediatr* 1995;126:122.
96. Stephen H. LaFranchi SH. Approach to the Diagnosis and Treatment of Neonatal Hypothyroidism. *J Clin Endocrinol Metab* 2011;96:2959.
97. Reuss ML, Paneth N, Pinto-Martin JA, et al. The relation of transient hypothyroxinemia in preterm infants to neurologic development at two years of age. *N Engl J Med* 1996;334;821.
98. van Wassenaer AG, Kok JH, de Vijlder JJ, et al. Effects of thyroxine supplementation on neurologic development in infants born at less than 30 weeks' gestation. *N Engl J Med* 1997;336:21.
99. Huang SA, Tu HM, Harney JW, et al. Severe hypothyroidism caused by type 3 iodothyronine deiodinase in infantile hemangiomas. *N Engl J Med* 2000;343:185.
100. LaFranchi S, Hanna CE. Graves' disease in the neonatal period and childhood. In: Braverman LE, Utiger RD, eds. *The thyroid*, 8th ed. Philadelphia, PA: Lippincott Williams & Wilkins, 2000:989.

37 Doenças Gastrintestinais

Jon A. Vanderhoof e Rosemary J. Pauley-Hunter

INTRODUÇÃO

Embora a maioria dos gastroenterologistas pediátricos sinta-se desconfortável em relação à assistência primária do prematuro enfermo, eles frequentemente são valiosos consultores para o neonatologista. Na avaliação de um problema gastrintestinal (GI) ou hepatobiliar complexo, o gastroenterologista frequentemente adota uma abordagem fisiopatológica relativa ao desenvolvimento específico do sistema orgânico. A opinião do consultor pode aprofundar a análise do médico responsável; no entanto, cabe ao neonatologista a responsabilidade de aplicar corretamente a visão do consultor aos complexos problemas relacionados com o recém-nascido (RN) enfermo.

O gastroenterologista também pode oferecer suas habilidades em procedimentos invasivos para ajudar a definir o diagnóstico de doenças GI e hepáticas. A endoscopia digestiva alta e baixa, a biopsia hepática, a biopsia retal, os estudos da motilidade esofágica, antro duodenal, colônica e anorretal e até mesmo a colangiopancreatografia retrógrada endoscópica (CPRE) podem ser efetuados em neonatos a termo e, dependendo da competência e da prática do gastroenterologista, também em prematuros. Em algumas instituições, gastroenterologistas com formação em nutrição fornecem assistência a RNs dependentes de nutrição parenteral ou desnutridos. O papel desses especialistas torna-se particularmente importante em RNs com doença GI ou hepática, que podem necessitar de acompanhamento a longo prazo, como o lactente com hepatopatia progressiva, ou síndrome do intestino curto que requeira nutrição parenteral domiciliar.

DESENVOLVIMENTO DO SISTEMA DIGESTÓRIO

Após o desenvolvimento dos órgãos individuais do sistema digestório, características especializadas do sistema começam a evidenciar-se, principalmente no segundo e no terceiro trimestres (1). Com cerca de 14 semanas de gestação, começa a diferenciação dos tecidos endócrinos e exócrinos do pâncreas, e as criptas e vilosidades começam a se formar no intestino delgado. Algumas semanas depois, o cólon, inicialmente dotado de vilosidades semelhantes às do intestino delgado, começa a desenvolver sua superfície mais peculiar, com perda gradual das vilosidades. Com a ocorrência dessas modificações morfológicas, surgem numerosos processos funcionais, alguns dos quais amadurecem cedo *in utero*, enquanto outros só amadurecem ao nascimento e outros, ainda, no decorrer do primeiro ano de vida.

Absorção de carboidratos

A maturação funcional do processo digestivo é complexa (2). Existe acentuada diferença nos processos de digestão e absorção dos diferentes nutrientes (Quadro 37.1). No RN, a maior parte dos carboidratos da dieta apresenta-se na forma de lactose, o carboidrato predominante no leite de praticamente todos os mamíferos. A lactose e outros dissacarídios são digeridos por enzimas localizadas na membrana da borda em escova nos enterócitos maduros, aqueles localizados nas partes média e distal das vilosidades do intestino delgado. Os monossacarídios constituintes são liberados após hidrólise pelas dissacaridases. A lactase hidrolisa a lactose em glicose e galactose, e ambas são transportadas subsequentemente por transporte ativo mediado por carreadores (3). Outras dissacaridases incluem a maltase, que hidrolisa a maltose em duas unidades de glicose, a glicoamilase, que hidrolisa oligossacarídios de glicose em monômeros de glicose, e a sacarase, que hidrolisa a sacarose, formando frutose e glicose (4). A sacarase é, na verdade, uma enzima dupla, sendo a outra parte da molécula a isomaltase, que hidrolisa as ligações α-1-6 das dextrinas α-limite. As atividades de dissacaridases são mais intensas no jejuno proximal e médio e diminuem distalmente.

A atividade de lactase desenvolve-se em uma fase mais avançada da gestação do que as outras dissacaridases. Embora os níveis de outras dissacaridases possam ser detectados um pouco mais cedo na gestação, atingindo quase os níveis adultos entre a 26ª e a 34ª semana de gestação, os níveis de lactase são de apenas 30% dos níveis do RN a termo nessa fase da gestação. A atividade da lactase funcional tipicamente desenvolve-se no 1º mês da vida dos RNs prematuros (5). As glândulas salivares produzem uma amilase, que pode ser importante na digestão de carboidratos complexos no RN. Essa enzima é detectável com 20 semanas de gestação e encontrada em quantidades significativas no prematuro. Entretanto, a exemplo da amilase pancreática, a capacidade do RN de secretar amilase salivar suficiente está bastante reduzida e amadurece ao longo do primeiro ano de vida. A amilase salivar é inativada pelo ácido gástrico, mas provavelmente conserva alguma atividade no estômago dos prematuros. A glicoamilase é uma enzima da borda em escova, capaz de digerir unidades de glicose a partir das extremidades não redutoras do amido e da dextrina. A glicoamilase é encontrada nos RNs e lactentes em níveis que correspondem a 50 a 100% dos níveis adultos (6).

Por fim, é provável que parte de carboidrato mal-absorvido seja digerida no cólon pela via de recuperação colônica. As bactérias anaeróbicas do cólon conseguem metabolizar os carboidratos, produzindo ácidos graxos de cadeia curta, que são então absorvidos através da mucosa colônica (7). Tendo em vista a insuficiência pancreática relativa e a deficiência de lactase do RN, a via de recuperação do cólon pode representar um mecanismo importante pelo qual o neonato absorve o carboidrato. Para mais informações sobre a homeostase de carboidratos, consulte o Capítulo 34.

Absorção de lipídios

A absorção de lipídios é um processo complexo, primariamente pelo fato de a gordura ser insolúvel no ambiente aquoso do lúmen do intestino delgado (8). Portanto, a solubilização é uma importante parte no processo de assimilação dos lipídios. A primeira fase de absorção de lipídios consiste em digestão enzimática ou lipólise. Como a maior parte da gordura da dieta encontra-se na forma de triglicerídios, também conhecidos como triacilgliceróis, esses triglicerídios devem ser inicialmente hidrolisados pela lipase pancreática.

QUADRO 37.1

Função digestiva e absortiva nos recém-nascidos em relação aos adultos.

Processo	Recém-nascido prematuro	A termo	Adulto
Enzimas salivares	Normal	Normal	Normal
Produção de ácido gástrico	Ø	Ø a normal	Normal
Secreção de ácidos biliares	ØØ	Ø	Ø
Produção de enzimas pancreáticas	ØØ	Ø	Normal
Produção de lactase	Ø	Normal	Normal
Produção de sacarase e isomaltase	Normal	Normal	Normal

Os fosfolipídios são simultaneamente hidrolisados pela fosfolipase pancreática. A colipase, cofator secretado pelo pâncreas, também é necessária, pois facilita a ação da lipase ao ligar-se às superfícies dos sais biliares-lipídios, melhorando a interação da lipase com o triglicerídio. A eficiência desse processo é aumentada pela liberação da colecistoquinina (CCK) do epitélio duodenal, que ocorre em resposta à presença de lipídios e proteínas no duodeno. A colecistoquinina estimula a secreção pancreática, a contração da vesícula biliar e o relaxamento simultâneo do esfíncter de Oddi, misturando grandes quantidades de ácidos biliares e sucos digestivos com os lipídios. Os níveis de lipase pancreática estão reduzidos nos RNs prematuros e em RNs com atraso do crescimento intrauterino, comprometendo significativamente a lipólise (9). A lipase lingual, secretada pelas glândulas salivares, pode facilitar a lipólise no prematuro e compensar parcialmente a insuficiência pancreática relativa do RN (10). Contudo, a absorção de lipídios está significativamente comprometida no RN e, em maior grau, no prematuro, devido, pelo menos em parte, à disfunção pancreática.

A solubilização micelar pelos ácidos biliares está estreitamente ligada ao processo de digestão enzimática dos lipídios (11). As moléculas de ácidos biliares são estruturas complexas com extremidades hidrófobas e hidrófilas. Os ácidos biliares formam uma interface com os lipídios, tornando-os hidrossolúveis ao posicionar a porção hidrófoba em estreita proximidade aos glóbulos lipídicos, enquanto deixam a porção hidrófila livre para interagir com o ambiente aquoso. A seguir, os lipídios ficam circundados por micelas hidrossolúveis em forma de disco, que contêm ácidos graxos, monoglicerídios, fosfolipídios, colesterol e vitaminas lipossolúveis.

A solubilização é particularmente importante, por causa da camada de água inerte do intestino. Essa camada estagnada de água recobre a membrana microvilosa das células epiteliais intestinais e atua como barreira primária ao transporte de lipídios. A verdadeira espessura da camada de água inerte é complexa e difícil de medir, porém é significativamente reduzida pela constante agitação do líquido no sistema digestório, em consequência da motilidade intestinal e da contração das vilosidades. Devido às convoluções do intestino delgado produzidas pelas vilosidades e microvilosidades, a área de superfície total disponível para a interface entre a superfície intestinal e a camada inerte é muito maior do que a interface entre a camada de água inerte e o ambiente intraluminal aquoso. A penetração das micelas em forma de disco através da camada inerte é a etapa que limita a velocidade de absorção dos lipídios. Os processos mórbidos que aumentam a espessura da camada de água inerte inibem acentuadamente a absorção de gorduras, de forma muito semelhante aos estados mórbidos que tornam o suprimento de ácidos biliares inadequado para a solubilização micelar. Os ácidos biliares costumam estar deficientes nas doenças hepáticas colestáticas, como a hepatite neonatal ou a atresia biliar, bem como em casos raros de deficiência congênita de ácidos biliares. Os ácidos biliares são rapidamente desconjugados e reabsorvidos na presença de proliferação bacteriana excessiva no intestino delgado. Logo, pode haver deficiência de ácidos biliares em pacientes com distúrbios que causam estase intestinal e proliferação bacteriana anormal, como a síndrome do intestino curto. Em distúrbios causados por lesão da mucosa, a espessura da camada inerte pode aumentar, dificultando a penetração das micelas contendo lipídios e exacerbando ainda mais a má absorção de lipídios.

Os ácidos biliares são extremamente importantes no processo de absorção de lipídios. Na ausência dos ácidos biliares, apenas um terço dos triglicerídios alimentares, uma porcentagem muito pequena de ácidos graxos e praticamente nenhum colesterol ou vitaminas lipossolúveis são absorvidos. Os triglicerídios de cadeia média podem ser mais bem absorvidos, em virtude de sua maior hidrossolubilidade, permitindo a penetração da camada de água inerte sem solubilização micelar. Tanto nos RNs prematuros quanto nos a termo, a síntese de ácidos biliares é limitada, e o tamanho do reservatório de sais biliares é pequeno (12). Além disso, os prematuros podem apresentar um processo de transporte de sais biliares inefetivo no íleo distal, resultando em comprometimento da circulação êntero-hepática dos sais biliares (13). Em consequência, a concentração de ácidos biliares pode ser inferior à necessária para a formação de micelas e a solubilização da gordura. Por conseguinte, a penetração da camada inerte é menos eficiente no RN a termo e ainda mais prejudicada no prematuro, em comparação com o adulto.

Após os lipídios ficarem encerrados nas micelas de ácidos biliares, e uma vez alcançada a membrana de dupla camada lipídica da célula mucosa do intestino delgado, ocorre absorção para dentro da célula por difusão passiva. Em virtude das circunvoluções do tubo GI, existe uma grande área de superfície para a assimilação dos lipídios. Na ausência de doença, esse processo prossegue de forma relativamente livre no RN a termo e prematuro. Entretanto, nos distúrbios em que a área de superfície absortiva está reduzida ou lesionada, como na síndrome do intestino curto ou em qualquer forma de enterocolite difusa, ocorre má absorção de lipídios, carboidratos e, em menor grau, de proteínas.

No interior do enterócito, os monoglicerídios e os ácidos graxos esterificados são imediatamente ressintetizados em triglicerídios. Esses triglicerídios, juntamente com apoproteínas, fosfolipídios, colesterol livre, alguns diglicerídios e colesterol esterificado, são estabilizados em quilomícrons. A estrutura externa do quilomícron funde-se então com a membrana basolateral e é expelida na lâmina própria, e os triglicerídios são transportados pelos ductos lactíferos e canais linfáticos na corrente sanguínea.

Absorção de proteínas

A assimilação das proteínas começa no estômago, graças à ação do ácido clorídrico e da pepsina. Os aspectos da maturação desse processo têm sido objeto de consideráveis estudos e alguma controvérsia. Existem dados divergentes quanto ao estado da secreção de ácido no RN. Os RNs parecem ter capacidade de secretar ácido, embora o processo seja algo imaturo (14). Descobriu-se, recentemente, que, com 24 semanas de idade gestacional, os RNs apresentam produção de ácido gástrico semelhante aos adultos (15). O pepsinogênio, proenzima da pepsina, que facilita a digestão das proteínas no estômago, é secretado nos prematuros, em concentrações mais baixas até aproximadamente 31 semanas de idade gestacional (16,17).

Os aspectos gástricos da digestão de proteínas são relativamente irrelevantes, quando comparados ao processo muito mais completo que ocorre no intestino delgado. A enteroquinase, produzida na mucosa duodenal, ativa a enzima proteolítica pancreática, o tripsinogênio, convertendo-a em tripsina, que então ativa praticamente todas as outras enzimas envolvidas na digestão das proteínas. Foram demonstrados níveis de enteroquinase em fetos humanos de apenas 21 semanas de gestação (18). Entretanto, a expressão da enteroquinase está diminuída durante o desenvolvimento fetal e, no RN, corresponde a apenas 10% dos níveis adultos. Além disso, as enzimas proteolíticas pancreáticas e duodenais estão presentes em neonatos pré-termo e a termo em concentrações mais baixas do que aquelas observadas em crianças maiores e adultos. Essas enzimas desencadeiam a hidrólise das proteínas, e o processo de hidrólise é concluído pelas peptidases da borda em escova e citosólicas. A proteína é absorvida na forma de aminoácidos e dipeptídios através de processos de transporte ativo, que parecem estar bem desenvolvidos com 28 semanas de idade gestacional. Apesar da imaturidade relativa das múltiplas fases do processo de assimilação das proteínas, os RNs prematuros e a termo têm notável capacidade de absorver quantidades adequadas de proteína alimentar (19). Em RNs pequenos, a má absorção de proteínas, em consequência de lesão da mucosa, provavelmente tem consequências muito menos graves do que a má absorção dos outros macronutrientes principais.

Absorção de micronutrientes

Na lactância, a absorção de micronutrientes amadurece em ritmos variáveis. A água sofre absorção passiva em resposta ao sódio e a outros eletrólitos, como ocorre em crianças maiores e adultos (20). Evidências experimentais sugerem que o epitélio intestinal pode ser mais secretor no início da lactância, e a maior suscetibilidade dos lactentes a distúrbios diarreicos está provavelmente relacionada, pelo menos em parte, a esse processo.

A absorção de minerais depende da forma em que o mineral é apresentado ao lactente. Por exemplo, o ferro é extremamente bem absorvido do leite materno. Mesmo o prematuro é capaz de absorver quase 50% do ferro do leite materno, enquanto apenas uma pequena porcentagem de ferro é absorvida das fórmulas à base de leite de vaca. O ferro é absorvido no intestino delgado pelo transportador de metal divalente-1 e é armazenado nas células mucosas pela ferritina ou transportado pela circulação sistêmica por ferroportina. A hepcidina, um peptídio pequeno sintetizado pelo fígado, pode detectar os depósitos de ferro e regula seu transporte por meio da inibição da ferroportina; no entanto, a regulação desses transportadores de ferro não é madura nos RNs (21). O cálcio e o fósforo também são bem absorvidos do leite materno (22,23). O magnésio, o cobre e, em menor grau, o zinco são bem absorvidos pelos RNs prematuros e a termo (24). Em geral, os minerais são mais bem absorvidos do leite materno do que do leite de vaca. Os métodos para aumentar a absorção, usando polímeros de glicose, fórmulas hidrolisadas e aditivos, como oligossacarídeos, demonstraram alguns benefícios (25-27). A maioria das vitaminas parece ser adequadamente absorvida por neonatos prematuros e a termo, embora a deficiência de vitaminas lipossolúveis seja comum em distúrbios que afetam a absorção de lipídios, particularmente os distúrbios de deficiência de ácidos biliares. A homeostase do cálcio e do magnésio é discutida no Capítulo 33.

Motilidade intestinal

Embora a assimilação de nutrientes dependa, sobremodo, do desenvolvimento das funções digestiva e absortiva, a tolerância à alimentação depende, em grande parte, da maturação da motilidade intestinal (28-30). Os neuroblastos migram em direção craniocaudal entre 5 e 12 semanas de gestação. Observa-se maturação gradual da motilidade intestinal durante todo o período fetal e os primeiros anos de vida pós-natal. No feto, a motilidade propulsiva normal do intestino provavelmente não aparece até aproximadamente 30 semanas de idade. Os registros funcionais no período de jejum de RN prematuros com 28 a 37 semanas mostram motilidade ileal imatura (31,32). Os fenômenos interdigestivos, conhecidos como complexos motores migratórios (MMCs), são demonstráveis com cerca de 33 semanas de gestação. A atividade motora no intestino neonatal difere significativamente daquela observada em adultos, visto que a velocidade de propagação do complexo motor migratório nos RNs é bem mais lenta, e o complexo não é abolido pela ingestão de alimento, como ocorre em crianças maiores.

Os reflexos de sucção e de deglutição começam cedo durante o desenvolvimento fetal, porém a maturação do processo só se torna completa depois do nascimento. O feto já é capaz de deglutir líquido amniótico com apenas 11 a 12 semanas de gestação. A sucção propriamente dita provavelmente não ocorre até cerca de 18 a 24 semanas. Esse tipo de sucção denomina-se não nutritiva, diferenciando-a do mecanismo mais efetivo de sucção nutritiva, que se desenvolve com 34 a 35 semanas de gestação. O início da sucção nutritiva acompanha estreitamente o rápido aumento no crescimento do estômago fetal (33) e a aquisição de padrões maduros (34) de motilidade do antro gástrico e intestino delgado.

Quando um feto nasce a termo, os movimentos de sucção são seguidos, em uma progressão ordenada, de deglutição, peristalse esofágica, relaxamento do esfíncter esofágico inferior e relaxamento do fundo gástrico. O primeiro estágio da deglutição é um reflexo involuntário no neonato a termo e no prematuro. A introdução precoce da alimentação oral pode acelerar a transição da alimentação por gavagem para a VO plena (35).

Alguns dados sugerem que a sucção não nutritiva pode desempenhar um papel importante no ganho de peso do prematuro (34). O mecanismo desse efeito pode estar relacionado com alterações maturacionais no sistema digestório do neonato, e a sucção pode facilitar o esvaziamento gástrico e outras funções GI, primariamente através da estimulação da secreção de peptídios reguladores do sistema digestório.

A maturação da motilidade GI pode ter implicações importantes em diversas condições. O refluxo gastresofágico é comum em RNs prematuros e a termo e provavelmente está relacionado com diminuição da função do esfíncter esofágico inferior ou o relaxamento inapropriado desse esfíncter, frequentemente em associação a esvaziamento gástrico lento. A maturação do esfíncter esofágico inferior e do esvaziamento gástrico foi extensamente estudada, com resultados algo duvidosos. Dependendo da técnica empregada para medir a função do esfíncter, mostrou-se que o tônus do esfíncter esofágico inferior está baixo ou normal em RNs a termo e pré-termo (36); no entanto, com 31 semanas de idade gestacional, a maioria dos RNs apresenta depuração esofágica bem-desenvolvida (37). Nos RNs prematuros alimentados com fórmulas isocalóricas, os triglicerídios de cadeia longa e glicose retardam o esvaziamento gástrico mais do que os triglicerídios de cadeia média e polímeros de glicose (38).

HORMÔNIOS GASTRINTESTINAIS

Os hormônios peptídicos GI parecem desempenhar um importante papel no desenvolvimento estrutural e funcional do intestino, bem como no controle das funções alimentares. A função de um vasto sistema endócrino está integrada com a do sistema nervoso entérico, que, por sua vez, utiliza outros peptídios reguladores como mensageiros locais.

As células endócrinas produtoras de gastrina, somatostatina, motilina e peptídio insulinotrópico dependente de glicose (GIP) são detectáveis no feto com 8 semanas de gestação, sendo mais numerosas as células produtoras de gastrina e de somatostatina (39). Com 14 semanas, todos os tipos de células endócrinas estão presentes na mucosa intestinal, embora a sua distribuição anatômica seja mais disseminada do que aquela observada no adulto (39). No final do segundo trimestre, a distribuição das células endócrinas intestinais assemelha-se à do adulto (39). Os nervos peptidérgicos são os primeiros a aparecer no plexo mioentérico por volta de 12 semanas de gestação, correlacionando-se com o padrão de desenvolvimento conhecido dos plexos nervosos entéricos (39). A seguir, esses nervos entéricos migram para o plexo submucoso. No terceiro trimestre, todos os sistemas peptídicos reguladores estão bem desenvolvidos (40). Ao nascimento, as formas moleculares dos peptídios reguladores GI e sua distribuição no intestino assemelham-se às do adulto (40). Os picos de hormônios intestinais parecem ser responsáveis pelo acentuado crescimento e pelas mudanças funcionais que ocorrem no sistema digestório no início da vida neonatal.

A gastrina é um regulador importante da secreção gástrica, além de ser trófica para a mucosa gástrica. Ao nascimento, os níveis de gastrina no sangue do cordão umbilical já são quatro a cinco vezes mais altos do que os do adulto, e os níveis basais pré-amamentação permanecem elevados por várias semanas (41,42). Além disso, os níveis de gastrina aumentam em resposta à primeira mamada (43). Depois de 3 a 4 semanas de vida, os níveis basais de gastrina declinam, sendo essa mudança acompanhada pelo desenvolvimento de elevações pronunciadas dos níveis após a amamentação (41,44). O ácido gástrico pode ser detectado no estômago ao nascimento e atinge um pico nos 2 primeiros dias de vida (42,45). Subsequentemente, o débito de ácido diminui por cerca de 1 mês, apesar da hipergastrinemia e do rápido crescimento do estômago. Sugeriu-se que a ausência de responsividade à gastrina pode resultar de uma ausência de receptores na mucosa das glândulas oxínticas. Todavia, talvez uma explicação mais plausível seja a supressão da secreção por um inibidor, como peptídio YY (PYY) ou neurotensina, permitindo, assim, a estimulação do crescimento da mucosa gástrica pela gastrina sem hiperestimular a secreção ácida (46,47). Os experimentos em animais mostraram que a gastrina (glicina estendida) aumenta a espessura da mucosa colônica e a gastrina, em geral, é um potente estímulo para o crescimento da mucosa GI e proliferação celular epitelial (48).

O peptídio liberador de gastrina (PLG) é produzido por células neuroendócrinas pulmonares (CNEPs), com a maior parte das células positivas para PLG presentes no pulmão fetal. A hiperplasia das CNEPs está frequentemente associada a doenças pulmonares crônicas (49). Descobriu-se, também, que o PLG regula a preferência de odor em modelos animais, embasando o ponto de vista de que o PLG esteja envolvido em comportamentos sociais e de inserção (50). O PGL estimula a liberação de quase todos os hormônios GI, secreção pancreática e intestinal, bem como crescimento da mucosa GI e pâncreas GI (51).

Os níveis basais do hormônio duodenal, secretina, estão mais elevados ao nascimento do que nos adultos, e, durante as primeiras semanas de vida, verifica-se o desenvolvimento de uma resposta pós-prandial mais acentuada do que aquela observada no adulto (52). A secretina é considerada um fator importante no processo de desencadeamento da neutralização do quimo ácido que chega ao duodeno e pico pós-natal de secretina, ao contrário daquele outros hormônios alimentares, ocorre até mesmo na ausência de alimentação, indicando a importância dessa função citoprotetora da mucosa (44). A secretina também parece ter um papel importante no bloqueio dos efeitos tróficos da gastrina (53).

A colecistoquinina, liberada pelo intestino delgado proximal, estimula a secreção de enzimas pancreáticas e provoca contração da vesícula biliar. Além disso, a CCK exerce notáveis efeitos tróficos sobre o pâncreas e parece ser responsável pela sua regeneração após ressecção ou pancreatite aguda (54). Portanto, o surto pós-natal observado nas concentrações plasmáticas de CCK pode ter importância na estimulação do crescimento desse órgão (55). Demonstrou-se que a CK e a secretina evitam a atrofia jejunais e ileais nos animais dependentes da nutrição parenteral total (NPT) (56), e a CCK isolada parece induzir a saciedade precoce (57).

A motilina, que também é liberada pelo intestino delgado, é um peptídio hormonal com funções motoras potentes. Estas incluem a aceleração do esvaziamento gástrico e a estimulação dos complexos mioelétricos interdigestivos (MMC) durante o período interprandial. A indução da fase III dos MMC mediada pelo receptor de motilina ocorre com 32 semanas de idade gestacional. As concentrações de motilina estão baixas no sangue do cordão umbilical, porém as concentrações basais pré-prandiais exibem um pico pós-natal maciço, em torno de 2 semanas de vida pós-natal (44). Esse pico é mais elevado, porém tardio, nos prematuros. É provável que esse aumento nas concentrações circulantes de motilina seja responsável pelo conhecido aumento da atividade motora do intestino que ocorre durante o período neonatal. Os complexos motores interdigestivos parecem ser normais ao nascimento no neonato a termo; entretanto, os ciclos interdigestivos são incompletos nos prematuros (58). Os RNs prematuros exibem atividade motora anormal, com períodos de quiescência motora e contrações que não se propagam. Por conseguinte, a atividade motora é mais imatura nos prematuros do que nos RNs a termo (58). A relação entre a maturação dos complexos motores migratórios e o pico pós-natal tardio de motilina em neonatos prematuros ainda não foi esclarecida. Embora se saiba que os MMC sejam estimulados pela motilina, descobriu-se que a grelina, que é da mesma família de peptídios que a motilina, é essencial para o regulamento dos MMC. Parece que a coordenação da motilina e da grelina é necessária para dar início à fase 2 da contração dos MMC (59,60).

A grelina é expressa principalmente no estômago e estimula a liberação do hormônio de crescimento e desempenha um importante papel na regulação da ingestão de alimentos, esvaziamento gástrico e secreção de ácido (61).

Acredita-se que o hormônio jejunal, peptídio insulinotrópico dependente de glicose (GIP), seja responsável, em grande parte, pelo aumento pós-prandial dos níveis circulantes de insulina (62,63). As concentrações basais de GIP estão baixas ao nascimento e aumentam gradualmente no primeiro mês de vida, juntamente com o desenvolvimento de uma acentuada resposta pós-prandial desse hormônio, semelhante àquela observada no adulto após a ingestão de uma refeição mista (44,64).

A neurotensina é um peptídio ileal que possui efeitos inibitórios sobre a secreção e a motilidade gástricas, mas estimula a secreção pancreática e biliar (65). As concentrações plasmáticas de neurotensina são mais elevadas no RN do que no adulto, e uma resposta pós-prandial aumentada desenvolve-se no primeiro mês de vida (66). Tanto a redução da secreção gástrica quanto a diminuição da taxa de esvaziamento gástrico reduzem a taxa de entrada do quimo ácido no duodeno e, portanto, resultam em absorção intestinal mais contínua de nutrientes. Logo, a neurotensina pode ser importante na adaptação do RN à nutrição enteral. O PYY é um hormônio importante do intestino distal, que inibe o esvaziamento gástrico e retarda o trânsito do intestino delgado (67). O PYY também inibe a secreção do estômago e do intestino delgado, resultando em aumento da absorção efetiva (46). As concentrações de PYY estão elevadas no sangue do cordão umbilical e, no período pós-natal, atingem um pico nas primeiras 2 semanas após o parto (47). Os RNs pré-termo apresentam níveis mais elevados de PYY e grelina do que RNs a termo, e essas duas concentrações estavam negativamente correlacionadas ao peso corporal, com o grau de correlação variando de acordo com a idade (68,69). Há evidências sugerindo que o esvaziamento gástrico e o trânsito intestinal são rápidos durante a primeira semana de vida, em RNs a termo e prematuros. O mecanismo desencadeante das alterações subsequentes é desconhecido, mas é provável que certos fatores, como o PYY, desempenhem um papel (67). Além disso, o efeito inibitório muito potente do PYY sobre a secreção gástrica pode ser responsável pela prevenção da hipersecreção de ácido no período neonatal precoce, apesar da acentuada hipergastrinemia (46). Descobriu-se que ambas as concentrações séricas de PYY e de grelina refletem um balanço energético negativo, preveem o crescimento pós-natal e ativam a compensação (70).

O enteroglucagon é um dos três peptídios biologicamente ativos produzidos pelo processamento pós-tradução do produto gênico do glucagon nos intestinos delgado e grosso. Os peptídios semelhantes ao glucagon I e II (GLP-I e GLP-II) são os dois outros peptídios secretados concomitantemente com o enteroglucagon, que podem atuar como marcadores de produção dos três peptídios. O GLP-I possui efeitos de incretina e aumenta fisiologicamente a secreção de insulina em resposta a nutrientes ingeridos, da mesma maneira que o GIP, sendo também um hormônio da saciedade. Por outro lado, o GLP-II é um peptídio trófico, que aumenta o crescimento da mucosa do intestino delgado (71,72). As concentrações plasmáticas de enteroglucagon exibem um pico pós-natal muito acentuado, durante a primeira semana, associado ao desenvolvimento de uma acentuada resposta pós-prandial (41,44). Devido à ocorrência de um aumento na taxa de crescimento do intestino delgado no período neonatal precoce, é provável que o GLP-II seja importante na maturação alimentar neonatal (73). O crescimento resultante da mucosa aumenta a área de absorção para a captação de nutrientes no lúmen intestinal. A somatostatina (SST) é um peptídio regulador que atua na repressão da liberação de todos os hormônios GI, reduz as secreções pancreática e ácida e a motilidade do intestino delgado e reduz o fluxo sanguíneo esplâncnico e portal (74). Octreotida análoga sintética foi utilizada em pacientes com acromegalia para suprimir a hipersecreção do hormônio hipofisário e foi encontrada em níveis mais elevados em RNs a termo doente e pré-termo em relação aos RNs do controle sadios (75).

Temporalmente, os picos pós-natais dos hormônios intestinais ocorrem concomitantemente com as alterações da função GI que acompanham a introdução da alimentação enteral no RN. RNs que jamais receberam alimentação enteral e não tiveram sucção não nutritiva não apresentaram esse aumento nos níveis (44,76). As concentrações de todos os hormônios intestinais, à exceção da secretina, permanecem baixas nos neonatos que só recebem nutrição parenteral (44,76).

A secreção de cada hormônio intestinal é controlada por mecanismos precisos, e a quantidade de determinado peptídio liberada por uma refeição é adequada para estimular a resposta digestiva apropriada (77). O sistema endócrino do intestino, com sua distribuição esparsa de tipos celulares superpostos, destina-se a produzir uma resposta digestiva integrada à estimulação descontínua por alimentos ingeridos (77). Como o tipo de alimento apresentado pode influenciar a resposta hormonal integrada, é evidente que as diferenças nutricionais no início da vida neonatal podem resultar em alterações no crescimento e no desenvolvimento funcional do trato alimentar neonatal. É provável que a ausência de secreção dos hormônios intestinais tróficos seja responsável pela hipoplasia intestinal e pancreática que acompanha a nutrição parenteral. Os estímulos enterais apropriados ou a reposição hormonal podem aliviar esse problema mais tarde. De fato, a alimentação enteral mínima precoce, suficiente para estimular os picos hormonais, parece ter efeitos benéficos, sem qualquer complicação abdominal.

ANORMALIDADES DO SISTEMA DIGESTÓRIO

Para evitar repetições, procuramos restringir as anormalidades descritas nesta seção às que possam exigir o parecer de um gastroenterologista pediátrico. Entretanto, permitiu-se alguma superposição com a cirurgia geral para evitar um excesso de referências cruzadas (ver Capítulo 41).

Defeitos da parede abdominal

A incidência de grandes defeitos da parede abdominal, incluindo onfalocele e gastrosquise, varia amplamente (78,79) com a predominância de casos de gastrosquise. A onfalocele refere-se à situação em que o intestino extraembrionário não retorna à cavidade abdominal através do umbigo, constituindo uma anomalia do desenvolvimento que ocorre entre 10 e 12 semanas de idade gestacional. O defeito inclui o umbigo, estando as vísceras tipicamente cobertas por um saco peritoneal. Às vezes, o saco sofre ruptura, o que dificulta sua distinção clínica da gastrosquise. A onfalocele frequentemente é associada a outras anomalias congênitas ou síndromes. A avaliação genética de pacientes com onfalocele pode fornecer informações sobre a causa ou o risco de recorrência. O uso de múltiplas vitaminas por ocasião da concepção pode reduzir o risco de onfalocele não sindrômica (80,81).

A gastrosquise é um verdadeiro defeito da parede abdominal, que ocorre lateralmente ao umbigo. O RN com gastrosquise tem um cordão umbilical normal, que não está envolvido no defeito. Em geral, o defeito ocorre à direita do cordão umbilical. Tanto a onfalocele quanto a gastrosquise podem ocorrer na presença de outras anomalias intestinais. Há má rotação em associação à onfalocele. Embora sejam mais comuns na gastrosquise, as atresias intestinais podem estar associadas a ambas as anomalias. Com frequência, os defeitos da parede abdominal são diagnosticados no pré-natal por ultrassonografia fetal (82). A via preferida para o parto continua sendo objeto de controvérsia e pode depender do tamanho do defeito (83). A gastrosquise ou a onfalocele exigem parecer imediato da cirurgia pediátrica. A preocupação primária e imediata relaciona-se com a perda de líquido e a hipotermia, particularmente no caso da gastrosquise, visto que o intestino não é recoberto por nenhuma membrana. É comum haver grandes perdas de líquido e de calor, e a reposição hídrica intravenosa deve ser iniciada imediatamente. O defeito deve ser coberto, utilizando gaze umedecida em solução salina, estéril e aquecida, ou com uma bolsa de plástico transparente estéril. É preciso ter cuidado para evitar a torção e o infarto do intestino. O posicionamento do RN no lado direito evita o acotovelamento do mesentério (84). Deve-se introduzir um tubo nasogástrico para minimizar a distensão intestinal.

O fechamento primário imediato geralmente resulta em tempo mais curto de internação e menor necessidade de nutrição especializada por períodos prolongados (85). A redução gradual com duração de 1 a 14 dias é defendida como um método para evitar o risco de isquemia do intestino. Os pacientes com gastrosquise podem apresentar motilidade lenta em um período de até 8 meses, e é comum a necessidade de um ciclo prolongado de nutrição parenteral. O início tardio de enterocolite necrosante (ECN) não é raro, e deve-se suspeitar do distúrbio na presença de fezes sanguinolentas.

Distúrbios do esôfago

Refluxo gastresofágico

O refluxo gastresofágico é o distúrbio esofágico mais comum no período neonatal (86). O conteúdo gástrico é normalmente retido no estômago através da ação do esfíncter esofágico inferior, uma zona de alta pressão na parte distal do esôfago, que permanece tonicamente contraída, exceto durante a deglutição (87). A anatomia do estômago e do esôfago e a sua relação com o diafragma e estruturas relacionadas podem desempenhar um papel secundário na retenção do conteúdo dentro do estômago. Embora exista considerável controvérsia, há evidências sugerindo que, no RN a termo normal, o esfíncter esofágico inferior pode ser totalmente funcional. Algumas evidências indicam que a pressão do esfíncter pode estar diminuída, contínua ou intermitente, em neonatos com refluxo gastresofágico, facilitando o refluxo do conteúdo gástrico para o esôfago. Existe considerável controvérsia quanto à incidência de refluxo no prematuro. O refluxo parece ser relativamente mais comum, porém alguns dados sugerem que o esfíncter esofágico inferior pode ser competente. O esvaziamento gástrico tardio e outros problemas de motilidade também podem desempenhar um papel no refluxo observado em RNs prematuros.

Em adultos e crianças maiores, a principal preocupação relacionada com o refluxo gastresofágico é a esofagite crônica, em consequência do refluxo de ácido para o esôfago distal. Entretanto, durante o período neonatal, raramente observa-se esofagite. Tipicamente, o refluxo apresenta-se como regurgitação contínua e golfadas ou vômitos de pequenas quantidades de fórmula láctea após a mamada. A associação entre o refluxo e a apneia da prematuridade permanece controversa (88-90). A aspiração recorrente durante os episódios de refluxo pode resultar, em certas ocasiões, em pneumonia ou exacerbação de doença pulmonar neonatal preexistente. Se um volume suficiente de alimento for regurgitada, o lactente pode não crescer. Nos RNs, o refluxo também está associado a retardo do esvaziamento gástrico (91). Em alguns RNs muito prematuros, ocorre distensão antral gástrica tardia no período pós-natal precoce (92). Esse retardo da distensão antral pode contribuir para o refluxo gastresofágico e a intolerância alimentar comumente observados em prematuros com menos de 32 semanas de gestação. A exemplo de crianças maiores, o refluxo é observado mais frequentemente em RNs com anormalidades neurológicas.

O refluxo gastresofágico pode ocorrer como distúrbio primário, em consequência de incompetência ou relaxamento intermitente do esfíncter esofágico inferior, ou pode ser a manifestação de outro distúrbio. Em primeiro lugar, é preciso ter em mente que o refluxo gastresofágico pode ocorrer fisiologicamente em todos os lactentes, embora não com a frequência e gravidade do refluxo patológico. Qualquer distúrbio capaz de limitar o esvaziamento gástrico ou causar obstrução parcial do intestino delgado proximal, como pâncreas anular ou estenose pilórica, resulta em algum refluxo gastresofágico. Os distúrbios do intestino delgado, incluindo a enterocolite induzida pela proteína alimentar ou a enterite infecciosa, provocam vômitos e regurgitação – em essência, refluxo gastresofágico. Por fim, diversos distúrbios sistêmicos, incluindo certos erros inatos do metabolismo, infecção crônica, doença renal crônica e hipertensão intracraniana, podem resultar em vômitos crônicos semelhantes ao refluxo gastresofágico. Certas substâncias, como as xantinas, que podem ser administradas devido à apneia ou doença pulmonar, diminuem a pressão do esfíncter esofágico inferior e podem exacerbar ou até mesmo causar refluxo.

Estão disponíveis vários exames complementares para estabelecer o diagnóstico de refluxo gastresofágico em lactentes; contudo, esses exames geralmente não separam as causas primárias das secundárias. Por exemplo, um RN com enterocolite causada pela proteína do leite ou com estenose pilórica irá apresentar um teste positivo para refluxo gastresofágico, de acordo com os exames disponíveis. O teste mais amplamente disponível para o refluxo é a seriografia GI alta, que é preferível ao esofagograma baritado, visto que este último só examina a motilidade esofágica. Para avaliar acuradamente a possibilidade de refluxo, o estômago do paciente deve estar repleto de bário. Infelizmente, a avaliação radiográfica de uma criança à procura de refluxo gastresofágico não tem sensibilidade, devido ao curto intervalo de tempo durante o qual a criança é observada; além disso, carece de especificidade, devido à possibilidade de ocorrência de refluxo fisiológico durante a realização de uma seriografia GI alta. Por conseguinte, o principal papel da radiografia seriada do GI alto é excluir lesões do piloro, como estenose pilórica, ou obstruções parciais do intestino delgado proximal, como membranas duodenais ou pâncreas anular.

O monitoramento do pH foi considerado o padrão-ouro por meio do qual os episódios de acidez podem ser detectados. No entanto, a maior parte do RGE ocorre na faixa de pH esofágico fisiológico, que não é detectável com a sonda de pH. A impedância intraluminal é um novo método de detecção independente do pH do movimento do bolo esofágico (91,93). O lactente precisa receber bolo alimentar durante o exame para assegurar distensão gástrica adequada, de modo a simular o estado fisiológico. Existe considerável controvérsia quanto à forma apropriada de alimentação das crianças durante o monitoramento do pH de 24 horas. Devido à inconsistência da secreção ácida nos lactentes pequenos, o procedimento é muito menos confiável no período neonatal e, por isso, a medição simultânea do pH intragástrico é frequentemente útil para determinar a validade do exame.

Um estudo do esvaziamento gástrico não é útil para o diagnóstico de refluxo gastresofágico, mas se for considerada cirurgia, pode ser útil para determinar se o esvaziamento insuficiente constitui um fator contribuinte (94). A endoscopia com biopsia é uma técnica útil para detectar o refluxo em lactentes maiores; entretanto, as biopsias endoscópicas são menos eficientes durante o período neonatal, visto que o refluxo patológico ainda não teve tempo suficiente para causar lesão da mucosa esofágica. Nas crianças maiores, a presença de eosinófilos intraepiteliais sugere refluxo, porém não se pode confiar nesse sinal em RNs, visto que as amostras de biopsia frequentemente são normais. A presença de eosinófilos no sistema digestório superior está fortemente associada à doença alérgica do intestino, particularmente quando encontrados em grande número no esôfago. Contudo, a maioria desses casos aparece tardiamente na infância.

O tratamento do refluxo gastresofágico baseia-se na gravidade dos sintomas. Se o RN estiver se desenvolvendo de modo adequado e a queixa principal for regurgitação frequente ou golfadas, colocá-lo em decúbito ventral, em uma superfície com inclinação aproximada de 30°, com a cabeça acima dos pés será benéfico. Se o volume do refluxo for grande, e o lactente estiver cronicamente irritável, apresentar sinais de esofagite ou deficiência do crescimento, pode ser necessário inibir a secreção de ácido gástrico. Tanto os antagonistas do receptor de histamina (2) como os inibidores de bomba de prótons estão disponíveis sob a forma de líquido ou preparados em pó e, enquanto eles diminuem a acidez esofágica, em geral, não diminuem os sintomas (95). Os dados sugerem que os antiácidos contendo alumínio podem elevar os níveis séricos de alumínio nos lactentes pequenos (96). Na verdade, a supressão da acidez gástrica pode ser prejudicial, visto que aumenta a colonização GI de microrganismos patológicos. Além disso, há cada vez mais provas de que a utilização de supressão ácida agressiva não só em RNs como em crianças maiores e adultos está associada a um aumento na incidência de infecções respiratórias e GI, bem como a infecção por *Clostridium difficile* (97-103).

A eficiência da metoclopramida é controversa, e esse fármaco provavelmente tem mais utilidade quando o refluxo coexiste com esvaziamento gástrico lento. Os estudos mostraram a necessidade de doses mais elevadas em RNs pré-termo, que também está associado ao aumento de efeitos colaterais (104), como discinesia tardia irreversível (105). Outros agentes de motilidade, como cisaprida e domperidona, demonstraram eficácia em adultos, porém, não são aprovados para uso nos EUA devido a efeitos colaterais como prolongamento do intervalo QT (104,105). A eritromicina em dose baixa a intermediária demonstrou alguns benefícios para melhorar a intolerância alimentar entre os RNs pré-termo (106-108).

A alimentação transpilórica tem sido proposta como uma opção para sintomas de RGE (109); no entanto, em muitos casos, ela também está associada a mais eventos adversos (110). Alguns médicos recomendam o espessamento da fórmula láctea do lactente com cereais e outros agentes espessantes. Embora essa medida possa reduzir as golfadas, ela habitualmente não diminui o refluxo ou suas complicações e resulta em desequilíbrio de nutrientes na dieta cuidadosamente formulada do lactente. Mostrou-se que as fórmulas alimentares de lactentes contendo amido de arroz como parte dos carboidratos possuem efeito benéfico modesto sobre o refluxo gastresofágico em lactentes. Essas fórmulas têm a vantagem distinta de manter um equilíbrio apropriado dos macronutrientes, em comparação com a adição de cereais de arroz. É importante lembrar que muitas dessas fórmulas são 80% caseína e 20% à base de soro de leite de vaca, e aumentam o risco de formação de lactobezoar, principalmente em RNs pré-termo, de modo que, em geral, devem ser utilizadas com cautela neste grupo etário.

O refluxo gastresofágico pode ser tratado com sucesso em qualquer idade através de fundoplicatura cirúrgica em cerca de 95% dos casos. Os procedimentos cirúrgicos mais comuns incluem a fundoplicatura de Nissen, em que o estômago é envolvido e suturado em 360° em volta do esôfago distal, e a fundoplicatura de Thal, que consiste em envolver o estômago em 270°. As complicações, incluindo distensão gasosa do estômago e síndrome do esvaziamento rápido (*dumping*), podem ser menos comuns com o procedimento de Thal. Hoje em dia, muitos cirurgiões efetuam a fundoplicatura laparoscópica. As indicações para cirurgia do refluxo gastresofágico incluem pneumonia por aspiração, restrição do crescimento em decorrência de vômitos intensos que não respondem ao tratamento clínico hospitalar, ou eventos de apneia potencialmente fatais, associados ao refluxo gastresofágico (111). Esses procedimentos podem ser efetuados através de laparoscopia por cirurgiões pediátricos competentes.

O diagnóstico diferencial do RN com quadro típico de vômitos recorrentes crônicos inclui, além do refluxo gastresofágico, duas categorias principais de doença. A primeira é constituída por anomalias do sistema digestório superior, incluindo a estenose pilórica. Praticamente todas essas anomalias podem ser detectadas através da radiografia contrastada do sistema digestório superior; a estenose pilórica pode ser adequadamente excluída por ultrassonografia nas mãos de um ultrassonografista pediátrico experiente. A segunda categoria de diagnóstico diferencial importante é constituída pela intolerância ao leite materno ou à proteína das fórmulas lácteas (112,113). Esses RNs geralmente vomitam, sobretudo aqueles com doença significativa da mucosa do intestino delgado. Com frequência, esses lactentes são irritáveis e habitualmente têm evacuações de fezes semissólidas, com pesquisa de sangue oculto positiva. O exame sigmoidoscópico flexível do reto e cólon sigmoide frequentemente mostra colite heterogênea, muitas vezes com hiperplasia linfoide e infiltrados eosinofílicos. Esse distúrbio é discutido de modo pormenorizado mais adiante neste capítulo.

Anomalias esofágicas

A outra categoria importante de doenças esofágicas observadas no período neonatal é a fístula traqueoesofágica ou atresia esofágica (114). Essas anomalias ocorrem em cerca de 1 em 4.000 nascidos vivos. Além de história pré-natal de poli-hidrâmnio, o aumento de salivação com tosse, o engasgo e a cianose pouco depois do nascimento devem levantar a suspeita de fístula traqueoesofágica – atresia esofágica. A variedade mais comum é a atresia com bolsa esofágica distal conectada à traqueia através de uma fístula. Com frequência, esses RNs apresentam distensão do estômago com ar e sintomas respiratórios em consequência da aspiração traqueal de ácido gástrico refluído. A estenose esofágica é menos comum, mas ambos exigem consulta cirúrgica pediátrica imediata (115) (consulte o Capítulo 41). Anéis vasculares e alças pulmonares são anomalias congênitas do arco aórtico e artérias pulmonares que comumente se manifestam com dificuldades respiratória e/ou de alimentação precocemente durante a primeira infância ou infância (116).

Após a cirurgia, é praticamente certa a ocorrência de refluxo gastresofágico. Os pacientes com fístula traqueoesofágica ou atresia esofágica apresentam função incompetente do esfíncter esofágico inferior e contrações aperistálticas na parte média do esôfago. Embora a deglutição geralmente ocorra sem muita dificuldade, o refluxo gastresofágico com esofagite crônica e, em certas ocasiões, a formação de estenose são complicações a longo prazo frequentes. Podem ser necessárias dilatações esofágicas subsequentes e fundoplicatura.

Distúrbios do estômago

Anomalias congênitas

As anomalias congênitas do sistema digestório superior manifestam-se frequentemente com vômitos. A mais comum é a estenose pilórica, que ocorre em cerca de 1 em cada 500 nascidos vivos (117,118). A doença é mais comum em crianças brancas do sexo masculino. Com frequência, obtém-se uma história familiar positiva. A estenose do piloro em geral apresenta-se com vômitos em projétil não biliosos durante a terceira e quarta semanas de vida. O início do distúrbio muitas vezes é insidioso. Após os vômitos, os lactentes têm fome e procuram comer para compensar a desnutrição. Hoje em dia, está bem estabelecido que a estenose pilórica é causada pelo desenvolvimento inadequado seletivo de neurônios inibitórios no plexo mioentérico da região pilórica, que utilizam o polipeptídio intestinal vasoativo e o óxido nítrico como neurotransmissores para relaxar o esfíncter. Um novo *locus* significativo no genoma para estenose hipertrófica de piloro idiopática (EHPI) no cromossomo 11q23.3 foi identificado e correlacionado com o polimorfismo de nucleotídio único (SNP), o qual se descobriu estar associado a níveis mais baixos de colesterol circulante. Os pesquisadores têm proposto isso para estes SNPs. o alelo de redução do colesterol foi associado a um maior risco de EHPI e merece mais investigação (119). Por fim, ocorre deterioração da nutrição, e os lactentes tornam-se desidratados e apresentam alcalose secundária aos vômitos crônicos do conteúdo gástrico ácido. Em uma pequena porcentagem, verifica-se hiperbilirrubinemia não conjugada. Os pacientes com estenose pilórica apresentam fezes normais ou de consistência firme, em contraste com os lactentes com intolerância à proteína de fórmulas, que costumam evacuar fezes moles, com sinais de má absorção, inflamação ou ambas.

Os eletrólitos séricos revelam deficiência de potássio e cloreto e alcalose metabólica. O exame físico revela peristalse visível na região epigástrica. A palpação cuidadosa do abdome durante a amamentação pode revelar uma oliva do piloro. A oliva pode ser mais facilmente sentida quando o estômago está vazio, particularmente logo após a ocorrência de vômito. Em geral, o diagnóstico é confirmado por ultrassonografia antes de proceder à intervenção cirúrgica (120). A correção do equilíbrio eletrolítico e a utilização de cirurgia minimamente invasiva são bem-sucedidas, independentemente da técnica cirúrgica, com pouca morbidade ou mortalidade (121). Observou-se a ocorrência de recidiva da estenose pilórica em raros casos. Em certas ocasiões, o manejo clínico não cirúrgico da estenose pilórica pode ser útil e consiste em agentes anticolinérgicos e ingestão frequente de pequenas quantidades de alimento (122). Essa terapia, às vezes utilizada na Europa, é raramente empregada na América do Norte, devido aos excelentes resultados da intervenção cirúrgica.

Outras anomalias gástricas raras também podem ocorrer no período neonatal. Foram descritas várias formas de atresia ou hipoplasia gástrica, a maioria das quais se manifesta com vômitos ao nascimento ou pouco depois. A microgastria congênita pode ocorrer em associação a uma variedade de outras anomalias, incluindo anormalidade dos membros, asplenia, megaesôfago, *situs inversus*, malrotação do intestino médio e anomalias cardíacas. Após uma grande cirurgia reconstrutora do estômago, o prognóstico pode ser muito bom. Raramente, os cistos de duplicação gástrica, estreitamentos gástricos, vólvulo gástrico devido à hérnia diafragmática e pneumatose gástrica em associação a enterocolite necrosante podem ocorrer necessitando de intervenção cirúrgica (123-126). A ascite fetal é uma anormalidade incomum com mortalidade fetal e neonatal significativas, especialmente quando a ascite desenvolve-se antes de 24 semanas de idade gestacional (127). O manejo intrauterino levou a diminuição da morbidade, visto que o manejo final é dependente da causa.

Doença acidopéptica

A doença acidopéptica pode ser observada em RNs (128-130). As úlceras em crianças ocorrem mais comumente no período neonatal ou durante a segunda década de vida. Nos RNs, as úlceras, sejam gástricas ou duodenais, costumam manifestar-se na forma de hematêmese. Em alguns casos, a perda de sangue é considerável, manifestando-se por sintomas de hipovolemia e choque. O diagnóstico diferencial da hematêmese no RN inclui a deglutição de sangue materno ou a ingestão de sangue de um mamilo ferido durante a amamentação. A detecção de sangue materno deglutido pode ser feita por meio de vários métodos laboratoriais.

O diagnóstico de doença ulcerosa péptica no RN exige endoscopia. Os exames radiográficos raramente são úteis, porque as lesões são muito superficiais e dificilmente visualizadas na imagem radiográfica. No RN, a endoscopia pode ser facilmente efetuada por um endoscopista pediátrico experiente, utilizando equipamento apropriado. Os endoscópios GI superiores pediátricos de menor tamanho podem ser utilizados com segurança em lactentes a termo com sedação consciente. O tamanho mínimo do lactente que pode ser submetido à endoscopia com segurança varia de acordo com a habilidade do endoscopista; todavia, esse exame também pode ser frequentemente efetuado com segurança em prematuros maiores. Nos lactentes de menor tamanho, pode-se utilizar um broncoscópio, embora o exame seja habitualmente insatisfatório. Hoje em dia, dispõe-se de endoscópios do sistema digestório superior neonatais, que facilitam significativamente o diagnóstico. Embora possam ser identificadas ulcerações em qualquer ponto do estômago e do duodeno, múltiplas lesões gástricas superficiais são mais comuns em RNs. As úlceras podem ser primárias ou secundárias, como no caso de fármacos que irritam o sistema digestório superior, como os esteroides ou a teofilina. O tratamento com antiácidos ou, de preferência, com antagonistas dos receptores H_1, como a cimetidina ou a ranitidina, durante um período de 2 a 6 semanas, resulta em resolução completa da lesão (131). As úlceras secundárias podem ser tratadas de modo semelhante. O uso de inibidores de bomba de prótons (IBPs) pode ser menos eficaz, visto que faltam nos RN enzimas do citocromo P-450 específicas necessárias para lidar com os IBPs até os 6 meses de idade (132). Nessas circunstâncias, a continuação do agente ofensivo exige avaliação cuidadosa da relação risco/benefício, pois as lesões resolvem-se mais rapidamente se os agentes forem interrompidos. A infecção neonatal sintomática com Helicobacter pylori é um fenômeno raro (133); no entanto, seu surgimento foi identificado em países em desenvolvimento, e foram identificados postulações da transmissão materna e outros fatores que aumentam sua ocorrência (134-137).

A perfuração gástrica espontânea é um evento raro no RN. Ocorre mais comumente durante os primeiros 5 dias de vida, sobretudo em neonatos submetidos a estresse intenso ou hipoxia (138,139). Tipicamente, a constelação de sintomas inclui deterioração súbita do estado clínico entre o segundo e o quinto dia de vida, caracterizada por recusa alimentar, vômitos, distensão abdominal e dificuldade respiratória. As radiografias simples de abdome revelam a presença de ar (habitualmente em grande volume) e líquido intraperitoneal livre. Deve-se solicitar parecer cirúrgico imediato.

Distúrbios do intestino delgado
Anomalias congênitas

Dentre os vários distúrbios do intestino delgado que surgem no período neonatal, as anomalias congênitas que causam obstrução são as que têm probabilidade de manifestar-se mais cedo. Os pacientes apresentam vômitos biliosos, distensão abdominal e, às vezes, constipação intestinal. Os vômitos biliosos indicam obstrução distal à ampola de Vater. Os vômitos biliosos associados à enterorragia sugerem comprometimento vascular do intestino delgado, exigindo intervenção cirúrgica imediata. A má rotação ou não rotação do intestino é um defeito anatômico produzido por rotação incompleta e fixação do intestino embrionário após retorno de sua localização extra-abdominal com cerca de 10 semanas de gestação (140). Durante o desenvolvimento, o intestino faz uma rotação de 270° em torno do eixo da artéria mesentérica superior, colocando o ceco no quadrante inferior direito. Quando o ceco não realiza a rotação completa, a fixação mesentérica do intestino delgado limita-se àquela que sustenta a artéria e a veia mesentéricas superiores. Em consequência, o intestino pode girar sobre ele próprio e produzir vólvulo do intestino médio. Na má rotação do cólon, faixas adesivas, também conhecidas como faixas de Ladd, estendem-se anteriormente a partir da goteira peritoneal direita sobre o duodeno, onde podem causar obstrução. As anomalias rotacionais podem estar associadas a outras anomalias intestinais, em geral estenose ou atresia duodenal ou outras atresias do intestino delgado. Também pode haver anomalias cardíacas, esofágicas, urinárias e anal. As anormalidades rotacionais devem ser consideradas no diagnóstico diferencial de obstrução intestinal alta identificada em radiografias. Infelizmente, o diagnóstico frequentemente passa despercebido nas radiografias simples de abdome, devido à possível presença de ar em várias alças intestinais distais à obstrução. As anormalidades rotacionais são mais facilmente identificadas através de radiografia contrastada seriada GI alta ou enema opaco. A característica radiográfica essencial da má rotação é a identificação do ceco na parte superior do abdome ou à esquerda da linha mediana. O vólvulo é diagnosticado por achados de ultrassonografia com Doppler detectando sinais de espiral ou redemoinho, que é a torção do mesentério ao redor da veia mesentérica superior ou a torção da própria veia (141). As anormalidades rotacionais sintomáticas exigem exploração cirúrgica urgente, visto que o vólvulo pode resultar em perda de todo o intestino médio dentro de poucas horas após a sua manifestação,

em consequência de oclusão vascular. A dismotilidade intestinal é comum após reparo cirúrgico da má rotação, com ou sem vólvulo associado (142).

As atresias podem ocorrer em qualquer nível, mas o lugar mais comum, após o esôfago, é o duodeno. A incidência de atresia duodenal situa-se entre 1 em 10.000 e 1 em 30.000 nascimentos. Cerca de um terço a metade apresentam outras anormalidades, como síndrome de Down e defeitos cardiovasculares. A detecção pré-natal por ultrassonografia frequentemente é possível. A apresentação é com vômitos persistentes, muitas vezes biliosos, após horas de nascimento, embora, algumas vezes, possa levar alguns dias para se desenvolver (143-145). A atresia duodenal congênita e outras causas de obstrução duodenal, como pâncreas anular e cistos de duplicação duodenal também devem ser levadas em consideração (146).

As atresias do jejuno ou íleo variam desde obstruções membranosas até atresia total. As atresias podem ser simples ou múltiplas (147,148). Uma deformidade da artéria mesentérica superior em casca de maçã ou em árvore de Natal resulta em extensa atresia jejunal, seguida de múltiplas atresias ileais, que são vascularizadas por um ramo da artéria ileocólica. Ao contrário da atresia duodenal, a atresia ileal está associada a um número relativamente pequeno de anomalias. Entretanto, ocorre fibrose cística em cerca de 20% dos pacientes com atresia jejunoileal.

As duplicações do jejuno e íleo são mais comuns do que são as duplicações do duodeno (149,150) e pode se manifesar no período neonatal ou meses depois. Dependendo da localização, os sintomas presentes podem variar de vômitos a perda de sangue do sistema digestório (151,152). A detecção radiográfica e a terapia cirúrgica são muitas vezes curativas se identificadas precocemente.

No período neonatal, as atresias do intestino delgado manifestam-se na forma de vômitos biliosos. O grau de distensão abdominal varia de acordo com o local da atresia. Se a atresia for distal, os vômitos podem ser adiados por até 24 horas após o nascimento. Dependendo da localização da atresia, podem aparecer nas radiografias de abdome quantidades variáveis de alças intestinais dilatadas com níveis hidroaéreos. Como é difícil diferenciar o intestino delgado do cólon nas radiografias simples de abdome em RNs, deve-se efetuar um enema contrastado para excluir a possibilidade de lesões ou obstruções do cólon. Os enemas contrastados também são úteis para excluir certos distúrbios, como a síndrome da rolha de mecônio ou anormalidades rotacionais associadas.

Íleo meconial

O íleo meconial ocorre quase exclusivamente em pacientes com fibrose cística. É causado pela presença, no mecônio, de uma glicoproteína do muco anormalmente viscosa (153). Dez a 20% dos pacientes com fibrose cística apresentam íleo meconial como primeiro sinal da doença. Patologicamente, o lúmen do intestino delgado distal torna-se obstruído pelo acúmulo de mecônio anormal. Os RNs apresentam vômitos biliosos e distensão abdominal durante os primeiros 2 dias de vida. Pode haver massa palpável em forma de salsicha, e o exame retal pode identificar mecônio duro, seco e de coloração castanho-acinzentada. As radiografias de abdome revelam evidências de obstrução completa, porém a característica radiológica básica consiste no aspecto do ar retido em bolhas de sabão no mecônio viscoso, no intestino delgado distal. Em alguns casos, um enema de contraste hidrossolúvel tem efeito terapêutico, dissolvendo a obstrução meconial. É preciso ter cuidado para evitar a desidratação, visto que os meios de contraste são hipertônicos e podem resultar em retenção maciça de líquido dentro do lúmen intestinal. A intervenção cirúrgica torna-se necessária se o enema contrastado não obtiver sucesso. Uma vez estabelecido o diagnóstico de íleo meconial, o paciente deve ser minuciosamente avaliado para fibrose cística.

Podem-se observar outros distúrbios relacionados com o mecônio no período neonatal. A obstrução do mecônio na prematuridade afeta principalmente RNs de baixo peso normalmente com 10 a 14 dias de vida. Estão presentes semelhanças com íleo meconial de fibrose cística, e o diagnóstico é confirmado pela passagem de rolhas de mecônio ou radiografia contrastada (154). Pode ocorrer peritonite meconial quando uma perfuração intestinal intrauterina, secundária à obstrução, resulta em extravasamento de mecônio estéril para dentro da cavidade peritoneal. As causas comuns incluem atresia, vólvulo, estenose, fibrose cística, íleo meconial e doença de Hirschsprung. Na radiografia, podem-se identificar pequenos pontos de calcificação intra-abdominal. Às vezes ocorre ascite, que pode sofrer resolução espontânea, a menos que haja infecção secundária. Nos casos graves, a peritonite meconial pode resultar em aderências que exigem intervenção cirúrgica.

Enterocolite necrosante

A enterocolite necrosante (ECN) é uma das condições neonatais mais graves com uma alta taxa de mortalidade entre os RNs, especialmente pré-termo que necessitaram de cirurgia, representando 90% da população (155,156). Quanto mais prematuro o RN, maior a duração do risco, e a morbidade dos sobreviventes é significativa com efeitos da retinopatia da prematuridade/olhos e neurodesenvolvimentais/cérebro observados com frequência (157,158). Ao contrário da ocorrência de ECN clássica, quando ocorre entre RNs a termo ou pré-termo maiores, esta frequentemente é associada a outros fatores como baixo peso ao nascer, corioamnionite, pré-eclâmpsia materna e cardiopatia congênita (158). Todos esses fatores sugerem que a lesão e isquemia da mucosa são importantes no desenvolvimento da ECN.

A etiologia da ECN não está totalmente esclarecida (159). Muitos fatores parecem estar implicados, incluindo hipoxia, acidose e hipotensão, que podem levar à lesão isquêmica da barreira mucosa do intestino delgado; no entanto, muitos desses mecanismos propostos não foram embasados em ensaios clínicos prospectivos (160,161). A invasão bacteriana secundária da mucosa pode estar envolvida na patogenia da pneumatose intestinal. Além disso, observou-se a ocorrência da ECN em epidemias nas unidades de terapia intensiva neonatal, reforçando o papel dos agentes microbianos na sua patogenia. Quando o trato intestinal em desenvolvimento é colonizado por bactérias após o nascimento, os microrganismos desencadeiam uma resposta imune que fornece proteção contra microrganismos patogênicos. Vários fatores imunomoduladores no leite materno e fatores humorais inatos também controlam as respostas inflamatórias. O papel da microbiota intestinal nos processos intestinais e sistêmicos está crescendo rapidamente e provavelmente irá fornecer informações adicionais sobre não apenas o papel na ECN, como também sobre sua importância na determinação da saúde a longo prazo em geral (160,162-164). O início rápido da alimentação enteral pode ser um fator de risco para a ECN, devido a alterações no fluxo sanguíneo entérico e às necessidades de oxigênio durante a amamentação (165,166). A introdução precoce de pequenos volumes de alimentação enteral parece reduzir significativamente o risco de enterocolite necrosante, em comparação com o avanço agressivo da alimentação enteral em RNs prematuros de risco. Foram estudados vários fatores relacionados à alimentação enteral, e formuladas diversas teorias sobre o modo pelo qual a alimentação enteral pode precipitar ECN (167,168). Além disso, a maioria das fórmulas hiperosmolares foi reformulada para minimizar esse risco. As fórmulas parecem predispor mais do que o aleitamento materno ao desenvolvimento de ECN, sugerindo que certos fatores relacionados com o leite materno, como fatores de crescimento, anticorpos e fatores imunes celulares, possam ser protetores. Deve-se observar que o leite materno fresco é superior ao leite congelado ou de doadora no que se refere a tais fatores de proteção. É também possível que as fórmulas lácteas no sistema digestório possam proporcionar um substrato para a proliferação de bactérias. O papel da invasão bacteriana nessa doença foi bem reconhecido, mas é provável que constitua um evento secundário após comprometimento da barreira mucosa intestinal. O *Enterobacter sakazakii*, uma rara infecção em prematuros que às vezes está associada ao uso de fórmulas lácteas em pó, foi observado em alguns RNs com enterocolite necrosante, porém não se estabeleceu uma relação causal (169,170).

A associação da ECN com a prematuridade indica imaturidade da barreira mucosa intestinal. Nos prematuros, vários fatores que afetam a barreira mucosa estão imaturos, incluindo débito de ácido, a motilidade intestinal e a produção de enzimas. A imaturidade da própria membrana microvilosa e as diferenças no muco secretado pelo intestino delgado podem desempenhar um papel. As anormalidades relatadas dos hormônios GI em pacientes com ECN são de difícil interpretação, devido ao espectro de idades em que a doença surge, ao caráter aleatório do momento de coleta das amostras de sangue e à variação na quantidade de alimentação enteral.

As manifestações clínicas variam amplamente. Em geral, a distensão abdominal é um dos primeiros sinais clínicos mais consistentes. Outros sintomas incluem fezes sanguinolentas, apneia, bradicardia, letargia, choque e retenção do conteúdo gástrico em consequência do esvaziamento gástrico deficiente. Durante a isquemia intestinal, pode haver trombocitopenia, neutropenia e acidose metabólica. Entretanto, nem todos os pacientes exibem todos os sinais, e as manifestações clínicas variam sobremodo. O diagnóstico radiográfico pode mostrar pneumatose intestinal ou ar na veia porta hepática. Os achados radiográficos inespecíficos incluem espessamento da parede intestinal, dilatação de alças intestinais e ascite. A presença de substâncias redutoras nas fezes, devido à má absorção de carboidratos, pode ser um achado precoce na ECN, assim como o aumento dos níveis de α1-antitripsina, que indicam enteropatia perdedora de proteína. Achados laboratoriais de uma velocidade de sedimentação elevada e proteína C reativa (PCR) podem ser observados, bem como a presença de I-FABP e claudina-3 (171). Os níveis de calprotectina nas fezes também podem ser elevados (172).

A suspeita de ECN indica a necessidade de suspender toda alimentação enteral. Deve-se colocar um tubo orogástrico rotineiramente para aliviar a distensão do tubo GI. É preciso garantir um acesso intravenoso para fornecer líquidos, eletrólitos e nutrição, pois o paciente não será alimentado por via enteral durante um longo período de tempo. Após investigação para sepse, administram-se antibióticos intravenosos para proporcionar cobertura contra os microrganismos enterais. A inclusão de agentes antianaeróbicos específicos não parece ser útil (173). A duração da restrição da ingestão oral depende do estado clínico. Os pacientes que apresentam apenas recusa alimentar e aumento dos resíduos, na presença de achados radiográficos mínimos, podem ser alimentados dentro de 48 a 72 horas. Se houver pneumatose intestinal e distensão abdominal acentuada, podem ser necessárias 2 semanas de nutrição parenteral antes de proceder à reintrodução gradual e criteriosa da alimentação enteral.

Durante o curso da doença, é necessária a avaliação radiográfica frequente do abdome à procura de sinais de perfuração intestinal. A presença de apneia, bradicardia, coloração ou edema da parede abdominal ou súbito aumento do perímetro abdominal devem levantar a suspeita de perfuração intestinal. As avaliações laboratoriais frequentes incluem hemograma completo e contagem de plaquetas à procura de trombocitopenia e neutropenia, que indicam deterioração. A manutenção de um volume intravascular adequado é essencial; nos neonatos com inflamação grave do intestino delgado, podem ser necessários grandes volumes de líquidos e eletrólitos ou de hemoderivados para manter a perfusão e a pressão arterial. Isso é particularmente verdadeiro nos neonatos que apresentam acidose metabólica grave secundária a hipoperfusão. Em geral, é necessário suporte ventilatório. A laparotomia exploradora com ressecção do intestino necrótico tem sido a abordagem cirúrgica tradicional para pacientes com evidências de perfuração ou gangrena intestinal. A drenagem peritoneal antes da laparotomia pode ser benéfica nos RNs de extremo baixo peso ao nascer ou nos pacientes hemodinamicamente instáveis, mas pode levar a maior risco de morbidade e insuficiência intestinal (174,175).

Os neonatos que exigem intervenção cirúrgica correm risco de complicações pós-operatórias e associadas à nutrição parenteral total (NPT). As complicações mais comuns após cirurgia da ECN são sepse, estenoses intestinais, síndrome do intestino curto e infecções da ferida (176). A incidência de doença hepática associada à NPT é alta entre RNs com ECN submetidos a tratamento cirúrgico e está associada à gravidade da ECN, incluindo necessidade de ressecção do intestino delgado ou jejunostomia proximal, bem como exposições mais longas a nutrição parenteral (177). Os abscessos intra-abdominais são relativamente raros. Em diversos neonatos, o processo inflamatório da mucosa pode evoluir para necrose transmural, que, se não acarretar perfuração, pode resultar em proliferação de fibroblastos, formação de tecido de granulação e estenoses. Alguns médicos solicitam exame radiográfico de rotina do sistema digestório após tratamento clínico da ECN. Não é incomum encontrar uma estenose assintomática do íleo ou estenose do cólon nesses pacientes. Se houver sintomas de obstrução parcial, como distensão abdominal, atraso de crescimento ou recusa alimentar em lactentes que se recuperaram de um episódio de ECN, indica-se a realização de exames de contraste; entretanto, é preciso assinalar que a estenose ileal pode não ser detectada por esses exames. O uso do leite humano e a introdução precoce, embora lenta de alimentação enteral são defendidos como medidas para reduzir a incidência de ECN (178,179). Mais recentemente, está sendo proposto o uso de probióticos. No entanto, não há dados suficientes para justificar o uso rotineiro em RNs prematuros.

Perfuração intestinal localizada

A perfuração intestinal localizada foi recentemente conhecida como entidade clínica distinta da ECN (180). A perfuração intestinal localizada é semelhante à ECN no que se refere ao fato de ocorrer quase exclusivamente em RNs prematuros, embora não seja acompanhada de um processo inflamatório ou intestino necrosado. Em contraste, os pacientes com perfuração intestinal localizada têm menor tendência a apresentar sintomas de doença grave, como acidose metabólica ou leucopenia em comparação com pacientes com ECN (180). Os pacientes com perfuração intestinal localizada apresentam maior sobrevida e recebem mais alta hospitalar do que os pacientes com ECN.

Síndrome do intestino curto

A síndrome do intestino curto (SIC) é definida como um estado de má absorção que ocorre após ressecção do intestino. Os lactentes com síndrome do intestino curto são classificados em duas categorias: os portadores de anomalias congênitas (p. ex., gastrosquise, anomalia da artéria mesentérica superior em casca de maçã, atresia intestinal) e os pacientes anatomicamente normais que são submetidos à ressecção intestinal devido a ECN. Este último grupo tende a apresentar menos complicações e prognóstico mais satisfatório para um mesmo comprimento residual de intestino delgado. A síndrome do intestino curto congênita é uma condição rara em que mutações genéticas foram identificadas (181,182) e, embora fosse considerado um prognóstico insuficiente (183), o advento de técnicas de alimentação enteral e parenteral a longo prazo resultou em muitos sobreviventes sem a necessidade de transplante.

Após ressecção maciça do intestino delgado, o restante do intestino sofre um processo de adaptação, caracterizado por hiperplasia epitelial (184). Uma a 2 dias após a ressecção, os enterócitos começam a replicar-se nas criptas. Observam-se alterações morfológicas graduais no intestino delgado, incluindo alongamento acentuado das vilosidades, com consequente aumento da área de superfície da mucosa. Esse processo é seguido de aumento da capacidade de absorção, que finalmente permite a muitos pacientes sobreviverem sem nutrição parenteral. Entretanto, o processo de adaptação é gradual e pode levar semanas a anos.

As principais alterações dos hormônios intestinais observadas após ressecção do íleo são aumentos acentuados dos níveis plasmáticos de PYY, enteroglucagon e motilina (184,185). O enteroglucagon inibe a secreção de ácido gástrico e a secreção do intestino delgado, aumenta a absorção e retarda o esvaziamento gástrico e o trânsito intestinal (186,187).

A ressecção intestinal também se acompanha de hipergastrinemia, que é responsável pelo aumento da secreção gástrica observado no pós-operatório. O aumento de gastrina é estimulado pela redução dos fatores inibitórios do intestino delgado e geralmente desaparece depois de algumas semanas, quando ocorre adaptação intestinal. A hiperplasia da mucosa não ocorre na ausência de nutrição enteral. De fato, pode ocorrer atrofia da mucosa se o paciente for alimentado apenas por via parenteral (188). A nutrição enteral estimula a adaptação intestinal através de vários mecanismos (189). Os lipídios de cadeia longa altamente insaturados estimulam a adaptação intestinal em maior grau do que as proteínas e os carboidratos, porém o mecanismo envolvido não está bem esclarecido. É importante dedicar atenção especial ao suprimento de uma alimentação enteral adequada. Um novo método de tratamento da síndrome do intestino curto envolve o uso de tecido intestino-projetado e pode vir a ser útil em muitos casos (190).

O tratamento da síndrome do intestino curto é um processo em múltiplos estágios (190,191). Durante o período pós-operatório imediato, a nutrição parenteral e a atenção cuidadosa para alterações hidreletrolíticas são essenciais. As perdas volumosas pela ostomia devem ser repostas com solução de conteúdo eletrolítico comparável para evitar a necessidade de trocas frequentes na concentração de eletrólitos das soluções de nutrição parenteral.

A presença de ostomia pode criar problemas adicionais. Estes variam um pouco, dependendo da localização da ostomia no íleo, onde é provável que o débito de volume seja muito maior, ou no cólon, onde a consistência das fezes varia acentuadamente se a ostomia for proximal ou distal. Quando disponíveis, os serviços de um profissional especializado em enterostomias, com treinamento especial na reabilitação de lactentes e crianças com ostomias, ajudam os pais a compreender as implicações da ostomia. Em geral, como seria esperado, a assistência de um lactente com ostomia do intestino delgado exige monitoramento cuidadoso do equilíbrio hidreletrolítico, implicando um planejamento igualmente meticuloso se for considerada assistência domiciliar. A ostomia deve ser localizada longe de certos pontos, como a crista ilíaca, a borda costal ou o umbigo, de modo que os dispositivos sejam ajustados com facilidade. Quando ocorre extravasamento abaixo da hóstia, o dispositivo deve ser removido, e é necessário proceder a cuidados minuciosos à pele em torno da ostomia. A pele deve ser lavada suavemente com pano macio, umedecido em água morna e sabão suave e deve-se secar a pele por completo. Existem muitas pomadas e pós protetores para aplicação em torno da área do estoma para evitar lesões na pele. Se houver irritação cutânea, podem-se utilizar preparações disponíveis de tintura de benzoína ou esteroides em *spray*. Um treinamento apropriado deverá evitar muitos dos outros problemas encontrados pelos pacientes com ostomia, como escoriação da pele, pequeno sangramento do estoma, prolapso do estoma e odor fétido.

Quando a alimentação enteral é iniciada, uma infusão lenta e contínua de leite materno ou uma fórmula contendo proteína extensamente hidrolisada em geral funciona melhor (166). As fórmulas hidrolisadas com ambas as gorduras, de cadeias longa e média, são ideais. Essas preparações isentas de lactose com proteína hidrolisada são rapidamente absorvidas, ainda promovem uma estimulação adequada da adaptação intestinal. Se houver intolerância alérgica incomum a proteína extensamente hidrolisada, uma fórmula à base de aminoácidos pode ser vantajosa.

A ocorrência de aumento acentuado das perdas hídricas ou a observação de evidências significativas de má absorção dos carboidratos, manifestada por baixo pH das fezes ou pesquisa de substâncias redutoras das fezes positiva, constituem contraindicações para aumento adicional da infusão enteral. As infusões enterais são aumentadas, de acordo com a tolerância, e a nutrição parenteral é reduzida de maneira gradual e isocalórica. A nutrição parenteral intermitente permite o suprimento de nutrientes parenterais à noite, principalmente por conveniência dos responsáveis. Em princípio, a nutrição parenteral é apenas interrompida por curtos períodos de tempo, de 4 a 6 horas por dia. Nos lactentes pequenos, esse processo é habitualmente adiado até que o paciente consiga tolerar cerca de 20% da taxa calórica por via enteral, a fim de prevenir hipoglicemia quando não estiver recebendo nutrição parenteral.

Utilizam-se infusões enterais contínuas em pacientes com síndrome do intestino curto por vários motivos. A porcentagem de calorias absorvidas a partir da infusão contínua é maior do que a que pode ser absorvida com alimentações em *bolus*, visto que as proteínas de transporte estão continuamente saturadas. A infusão contínua proporciona um estímulo constante para a adaptação da mucosa e diminui a necessidade de calorias parenterais, reduzindo, assim, o risco de doença hepática por nutrição parenteral. As crianças devem receber pequenas quantidades de fórmula láctea VO para que aprendam a sugar e deglutir. Por fim, os alimentos sólidos podem ser introduzidos em torno do tubo nasogástrico. Com frequência, essas manipulações aceleram a transição da nutrição enteral contínua para a alimentação oral em uma fase subsequente da terapia.

Surgem numerosas complicações crônicas durante o tratamento da síndrome do intestino curto, incluindo proliferação bacteriana excessiva, estados de deficiência nutricional, diarreia aquosa, doença hepática por nutrição parenteral e problemas relacionados com o uso de cateteres. A proliferação bacteriana excessiva é definida como o aumento do conteúdo bacteriano no intestino delgado, muitas vezes resultando em reação inflamatória no intestino (192). As complicações causadas pela proliferação bacteriana excessiva consistem em aumento da má absorção, acidose d-láctica e síndrome semelhante à colite ou à ileíte. As contagens bacterianas normais do intestino delgado variam de $10^3/m\ell$, proximalmente, até valores muito mais elevados no íleo. A peristalse anterógrada normal e os fatores imunológicos gástricos e mucosos impedem a proliferação excessiva de bactérias (166,193,194). Deve-se suspeitar de proliferação bacteriana excessiva sempre que a motilidade estiver lenta, houver dilatação intestinal ou não houver válvula ileocecal. Tipicamente, os microrganismos incluem bactérias facultativas e anaeróbios. As bactérias desconjugam os sais biliares, causando a sua reabsorção, com depleção do reservatório de sais biliares, comprometimento da solubilização micelar e consequente aparecimento de esteatorreia e má absorção de vitaminas lipossolúveis. Mais importante ainda é o fato de que a proliferação bacteriana excessiva provoca inflamação da mucosa, exacerbando a má absorção de todos os nutrientes. Pode haver enteropatia perdedora de proteína e perda das imunoglobulinas. As bactérias podem competir com o hospedeiro pelos nutrientes como a vitamina B_{12}.

Pode-se efetuar triagem para proliferação bacteriana por um teste de hidrogênio no ar exalado em jejum ou após ingestão de glicose. A medição do hidrogênio no ar exalado é um teste simples para lactentes e crianças, embora a coleta de amostras no RN exija cuidados especiais. Um aumento na obtenção de um nível de hidrogênio superior a 20 ppm após a administração de 2 g/kg de glicose oral, com medições feitas em intervalos de 15 minutos após a ingestão, sugere proliferação bacteriana. Pode-se estabelecer um diagnóstico definitivo de proliferação bacteriana excessiva através de cultura do material aspirado do intestino delgado, embora seja difícil interpretar essa técnica, visto que a contaminação e as técnicas de cultura frequentemente podem superestimar ou subestimar a extensão da proliferação. As biopsias do intestino delgado que revelam alterações inflamatórias sugerem a existência de proliferação bacteriana.

O acúmulo de D-lactato na corrente sanguínea resulta em sintomas neurológicos, que variam desde franca desorientação ao coma (195). A proliferação bacteriana excessiva pode causar uma síndrome semelhante à colite ou à ileíte, com grandes ulcerações típicas da doença de Crohn, porém sem granulomas (192). Os antibióticos orais de amplo espectro (p. ex., metronidazol, sulfametoxazol-trimetoprima [TMP-SMX], gentamicina) e os agentes anti-inflamatórios são frequentemente benéficos. A cobertura antimicrobiana de amplo espectro deve ser dirigida contra os microrganismos presentes, em geral anaeróbios. Os agentes antimotilidade podem melhorar o contato dos nutrientes com a mucosa ao prolongar o tempo de trânsito; entretanto, tendem a exacerbar a proliferação bacteriana e devem ser utilizados com cautela. Geralmente, as terapias de primeira linha com antibióticos são eficazes; a experiência global com terapia de probióticos tem sido um pouco decepcionante (196).

Em crianças com síndrome do intestino curto, a diarreia secretora pode ser um problema. A sua ocorrência pode estar relacionada à hipergastrinemia, frequente após ressecção. Como as zônulas de oclusão no íleo são menos permeáveis do que no jejuno, o íleo é importante na conservação dos líquidos e eletrólitos, de modo que as ressecções do íleo têm maior tendência a resultar em perdas significativas de líquidos e eletrólitos do que as ressecções jejunais. A ressecção do íleo também resulta em má absorção de ácidos biliares, uma vez que o íleo é o principal local de reabsorção. A má absorção de ácidos biliares no cólon pode causar secreção de líquido e diarreia aquosa, que pode responder a uma resina quelante dos ácidos biliares, como a colestiramina. Infelizmente, a colestiramina pode causar maior depleção das reservas de ácidos biliares, exacerbando a esteatorreia. Podem ocorrer estados de deficiência nutricional após a interrupção da nutrição parenteral, incluindo deficiências das vitaminas lipossolúveis A, D e E e dos minerais ferro, zinco, cálcio e magnésio.

A doença hepatobiliar por nutrição parenteral é a principal complicação ameaçadora à vida de lactentes com síndrome do intestino curto. O mecanismo da lesão hepática é desconhecido. Na maioria dos casos, a administração enteral de uma porcentagem significativa de calorias, habitualmente 20 a 30% das necessidades totais, diminui o risco de doença hepática por nutrição parenteral. A utilização de emulsões lipídicas à base de óleo de peixe é igualmente benéfica na prevenção de doença hepática associada à NPT (197).

A colelitíase acomete cerca de 20% dos lactentes que recebem nutrição parenteral para a doença do intestino curto, devido à má absorção de ácidos biliares, alteração do metabolismo da bilirrubina e estase da vesícula biliar. Na presença de obstrução parcial, pode ocorrer colangite. Deve-se considerar a realização precoce de colecistectomia se o paciente for sintomático e apresentar níveis elevados de bilirrubina direta e de enzimas hepáticas.

As infecções e a trombose relacionadas com o uso de cateteres são comuns em lactentes que necessitam de nutrição parenteral a longo prazo (199) e estão mais comumente relacionadas com a técnica de cuidados dos cateteres. A prevenção contra contaminação através do uso de etanol e *locks* de antibióticos e do uso de potentes cateteres injetáveis especializados desenvolvidos para manejo de soluções de injeção especializada diminuiu a ocorrência dessas infecções (200-202).

Após uma fase aguda de tratamento da síndrome do intestino curto, a primeira questão trata habitualmente da decisão quanto ao fechamento ou não do estoma criado na cirurgia inicial. Se o cólon e, particularmente, o íleo forem conservados, a reconexão de uma ostomia pode permitir conservação considerável de líquidos e eletrólitos. Nos RNs com segmentos dilatados do intestino proximal, a ressecção de uma anastomose estreita ou a diminuição progressiva do intestino, a fim de melhorar o fluxo do conteúdo luminal, frequentemente reduzem a proliferação bacteriana excessiva. Criaram-se diversos procedimentos para reduzir o tempo de trânsito, incluindo reversão de segmentos do intestino, válvulas unidirecionais ou interposição do cólon, porém nenhum é considerado efetivo de maneira confiável, e todos podem aumentar a proliferação bacteriana.

Um procedimento conhecido como enteroplastia transversa seriada que aumenta o comprimento do intestino foi desenvolvido. Consiste em transecção longitudinal do intestino, preservação do fluxo sanguíneo de ambos os lados e criação de um segmento com o dobro do comprimento e metade do diâmetro. Assim, o diâmetro do intestino é reduzido, sem qualquer perda da área de superfície mucosa. Entretanto, como esse procedimento não aumenta realmente a área de superfície da mucosa, a sua realização está indicada primariamente para reduzir a proliferação bacteriana excessiva sem perda da superfície absortiva em lactentes com dilatação intestinal. Em geral, esses procedimentos não devem ser realizados em RNs, visto que provavelmente só têm sucesso após a ocorrência de dilatação intestinal significativa.

O transplante intestinal tornou-se uma opção de tratamento aceita para pacientes com síndrome do intestino curto (203,204) com evidências de disfunção hepática induzida por nutrição parenteral e outras complicações significativas, tais como a perda de acesso venoso central. Evidências recentes sugerem que o transplante intestinal isolado antes do desenvolvimento de doença hepática irreversível induzida por nutrição parenteral pode ser uma alternativa interessante ao transplante combinado de fígado/intestino, que tem sido tradicionalmente efetuado nesses pacientes. Apesar de 1 ano de sobrevida ter aumentado para mais de 80%, a sobrevida em 5 anos permanece aproximadamente 50% (205,206).

É possível que os lactentes sobrevivam sem transplante e sem nutrição parenteral permanente com segmentos surpreendentemente curtos de intestino (207). Devido ao desenvolvimento de centros de reabilitação intestinal, mesmo aqueles com síndrome do intestino ultracurto (< 20 cm) sobrevivem, alguns sem NPT (208-210). Como regra geral, os pacientes com mais de 25 cm de intestino normal por ocasião da ressecção neonatal, que apresentam uma válvula ileocecal, ou com mais de 40 cm de intestino normal sem válvula ileocecal, apresentam uma probabilidade razoável de se tornarem mais tarde independentes da nutrição parenteral. A válvula ileocecal parece ser importante na determinação do prognóstico a longo prazo, primariamente em virtude de sua capacidade de impedir a entrada das bactérias colônicas no intestino delgado e, talvez também, em virtude de sua capacidade de retardar o trânsito através do intestino delgado.

Distúrbios com lesão da mucosa

Devido à reserva limitada do intestino delgado nos lactentes pequenos, as doenças do intestino delgado talvez sejam mais catastróficas no primeiro ano de vida. Quando existe lesão do intestino delgado, há má absorção de todos os nutrientes. Entretanto, a maioria dos sintomas está relacionada com má absorção de carboidratos, devido à diarreia osmótica produzida quando essas moléculas não absorvidas são ainda mais degradadas por bactérias intestinais, produzindo partículas osmoticamente ativas cada vez menores. O gradiente osmótico ultrapassa a capacidade do íleo e do cólon de reabsorver efetivamente o líquido, com consequente diarreia aquosa. A maneira ideal de realizar triagem para doença da mucosa do intestino delgado no primeiro ano de vida é a medição do pH e das substâncias redutoras das fezes. Quando ocorre má absorção de carboidratos, e estes sofrem decomposição em ácidos orgânicos pelas bactérias colônicas, o pH das fezes cai abaixo de 5,5. A obtenção de um resultado positivo para as substâncias redutoras nas fezes confirma má absorção de carboidratos. É menos provável que os pacientes que recebem fórmulas lácteas consistindo predominantemente em sacarose apresentem um resultado positivo para substâncias redutoras das fezes, visto que a sacarose é um carboidrato não redutor. A maioria dessas condições é manejada do mesmo modo que a síndrome do intestino curto (211) e, assim, serão discutidas resumidamente na seção a seguir, observando as diferenças de manejo.

Diarreia infecciosa

Durante o período neonatal, as doenças infecciosas do intestino delgado são relativamente incomuns. Diversos vírus podem causar diarreia em lactentes pequenos, incluindo rotavírus, adenovírus entérico e enterovírus. Em geral, a gastrenterite viral manifesta-se com fezes aquosas e evidências de má absorção de carboidratos. A lesão predominante da mucosa na gastrenterite viral localiza-se no jejuno proximal, onde os carboidratos são absorvidos. Em contraste, os patógenos bacterianos geralmente provocam lesão mais distal, acometendo o cólon, resultando em fezes Hematest®-positivas, que contêm leucócitos (Quadro 37.2). As causas bacterianas de diarreia incluem *Salmonella* sp., *Shigella* sp., *Escherichia coli* invasiva e *Campylobacter jejuni*. A infecção por *Clostridium difficile* acomete predominantemente o intestino grosso e, nos casos graves, provoca colite pseudomembranosa. Em geral, a infecção por *C. difficile* sucede um ciclo de antibióticos de amplo espectro. Pode ocorrer diarreia aquosa ou sanguinolenta intensa, bem como perfuração do cólon. Nos neonatos, o estabelecimento do diagnóstico é difícil, visto que uma porcentagem muita alta de lactentes pequenos é portadora de *C. difficile*, sem qualquer evidência de doença. A resistência antimicrobiana entre patógenos entéricos está se tornando um achado comum e está aumentando ao longo do tempo; o monitoramento dos padrões de suscetibilidade é necessário para a correta seleção de agentes antimicrobianos quando for indicada terapia.

A infecção pelo vírus da imunodeficiência humana (HIV) em lactentes resulta em várias condições GI. É comum haver atraso do crescimento. Com frequência, observam-se diarreia crônica e linfadenopatia generalizada. Outras manifestações comuns incluem hepatoesplenomegalia assintomática, que pode ocorrer em associação a pneumonia intersticial grave, e hipergamaglobulinemia.

Nos lactentes com síndrome de imunodeficiência adquirida (AIDS), a diarreia crônica representa um problema de manejo muito difícil. A diarreia em crianças maiores pode resultar de infecções oportunistas, tumores, incluindo sarcoma de Kaposi e linfoma, e de infecção intestinal direta pelo HIV. Os microrganismos oportunistas incluem agentes virais (p. ex., citomegalovírus, rotavírus, herpes-vírus simples, vírus Coxsackie, adenovírus), patógenos bacterianos (p. ex., *Salmonella* sp., microrganismos semelhantes ao *Campylobacter*, *Listeria* sp., *Mycobacterium avium* intracellulare, *Plesiomonas shigelloides*), patógenos fúngicos (p. ex., *Candida* sp., *Aspergillus* sp.) e parasitos (p. ex., *Cryptosporidium*, *Strongyloides* sp., *Giardia* sp., amebas, *Isospora belli*). É possível verificar uma ampla gama de achados endoscópicos e histológicos, em virtude da natureza diversa da doença. Nos lactentes e nas crianças com AIDS, justifica-se a realização de extensas culturas virais e bacterianas, bem como exame parasitológico das fezes.

O tratamento consiste em medidas dirigidas contra qualquer patógeno infeccioso específico identificado, juntamente com nutrição parenteral e enteral. Se grave, pode-se usar hidrolisado de

QUADRO 37.2

Exames de fezes (rastreamento) na diarreia infecciosa.

	Bacteriana	Viral
Substâncias redutoras	–	±
pH	≥ 5,5	< 5,5
Hematest®	+++	–
Leucócitos	+++	–

–, negativo; ±, negativo ou positivo; +++, fortemente positivo.

proteína a curto prazo ou fórmulas elementares. Se for detectada má absorção no paciente, é necessária nutrição parenteral suplementar para fornecer as necessidades calóricas restantes e outras necessidades nutricionais. A presença de um componente secretor significativo na diarreia pode dificultar o tratamento, complicar o uso de infusão enteral contínua e exigir atenção cuidadosa ao balanço hidreletrolítico, a fim de manter a homeostase bioquímica.

Alterações hormonais na diarreia

A diarreia infecciosa em lactentes está associada a aumento maciço nas concentrações circulantes de motilina, enteroglucagon e PYY (212-214). Essas anormalidades desaparecem quando o paciente melhora. Entretanto, o sistema endócrino intestinal dos lactentes responde de maneira diferente daquele dos adultos. Nos lactentes com diarreia, as concentrações plasmáticas de motilina ultrapassam as que reconhecidamente aceleram o esvaziamento gástrico e aumentam a motilidade do intestino delgado (213). Portanto, é provável que a motilina esteja envolvida nas anormalidades motoras associadas a esse distúrbio. O aumento do trânsito intestinal, induzido hormonalmente, pode ser um mecanismo de defesa para livrar o intestino dos patógenos e das toxinas secretadas. Os níveis extremamente elevados de enteroglucagon na diarreia infecciosa neonatal parecem estar relacionados com a extensão da lesão da mucosa e seu reparo (215). Um aumento do PYY foi associado a anorexia compensatória que o RN apresenta como um modo de continuar a diminuir a diarreia secretória (214).

Proctocolite e enterocolite alérgicas

Uma das causas mais comuns de diarreia crônica em lactentes pequenos consiste em enterocolite induzida pela proteína do leite de vaca (216). Nesse distúrbio, é possível a ocorrência de comprometimento do intestino delgado (i. e., enterite), comprometimento do cólon (i. e., colite) ou comprometimento concomitante do intestino delgado e cólon (217). Relatou-se lesão da mucosa induzida por proteína do leite de vaca, da soja, do leite materno, da carne e do arroz (217-221). Uma porcentagem muito pequena de RNs não respondem a fórmulas substancialmente hidrolisadas, mas há relatos de melhora significativa com fórmulas de aminoácidos (222).

Tipicamente, os lactentes apresentam sangue vermelho-vivo nas fezes antes de 3 meses de idade, que podem ser de consistência normal ou semissólida, mas podem apresentar-se como enterocolite necrosante no RN prematuro (217). A retossigmoidoscopia flexível pode parecer normal, mas pode mostrar friabilidade com hiperplasia linfoide e visualização insuficiente da ramificação dos vasos sanguíneos. A biopsia retal confirma a inflamação, com alterações inflamatórias frequentemente associadas a aumento dos eosinófilos na lâmina própria. As fezes podem apresentar um resultado positivo para sangue oculto e conter leucócitos. A calprotectina fecal, uma proteína inflamatória derivada de glóbulos brancos, pode estar elevada nas fezes; no entanto, os valores normais mostraram ser superiores para RNs saudáveis do que para adultos e, portanto, não são confiáveis para fins de diagnóstico neste grupo etário (223). Caso a inflamação se estenda para o intestino delgado, pode ocorrer má absorção de carboidratos, e os lactentes podem apresentar diarreia aquosa, com fezes ácidas (pH < 5,5) e positivas para substâncias redutoras. A biopsia do intestino delgado revela graus variáveis de lesão da mucosa, com encurtamento e atenuação das vilosidades, infiltrados inflamatórios e aumento da atividade mitótica nas criptas. Com frequência, observa-se redução dos níveis de dissacaridase nas biopsias das mucosas (224).

Os vômitos e a irritabilidade são outros sintomas que podem advir da enterocolite alérgica. Os lactentes com esse tipo de alergia ou intolerância costumam apresentar vômitos, particularmente aqueles acometidos de doença do intestino delgado. Com frequência, é difícil diferenciar esse distúrbio do refluxo gastresofágico, visto que ambos podem apresentar irritabilidade. Entretanto, os RNs alérgicos geralmente eliminam fezes de consistência mole e apresentam exame retossigmoidoscópico anormal. A distinção entre refluxo e a enterocolite pela proteína alimentar é importante porque o tratamento é muito diferente. Uma irritabilidade semelhante à cólica infantil pode ocorrer em lactentes com intolerância à proteína do alimento. Na cólica infantil, a irritabilidade ocorre tipicamente em uma hora específica do dia e responde sintomaticamente a estímulos repetidos. Os lactentes com irritabilidade causada por intolerância à proteína alimentar são, em geral, irritados de modo inconsolável, frequentemente mamam pouco, eliminam fezes moles, regurgitam e apresentam anormalidades no exame sigmoidoscópico ou outras evidências de inflamação do intestino delgado ou cólon. A obtenção de uma anamnese cuidadosa e o exame físico podem ser bastante úteis para diferenciar estes dois distúrbios. O uso prolongado de inibidores de bomba de prótons em RNs é um problema real, colocando-os em risco de infecção respiratória e GI, e é importante compreender que a irritabilidade neste grupo etário raramente é causada pelo refluxo gastresofágico (225,226).

Os lactentes com sinais e sintomas de intolerância à proteína do leite de vaca devem receber fórmula contendo proteína extremamente hidrolisada, visto que uma alta porcentagem também terá intolerância a fórmulas à base de soja (227). Pareceres recentes de especialistas alertaram contra o uso de fórmulas à base de soja em RNs com menos de 6 meses de idade devido a preocupações relativas ao teor de fitoestrógeno (228). A pequena porcentagem de lactentes que não respondem a essas fórmulas hidrolisadas pode melhorar com uma formulação de aminoácidos.

A maioria dos lactentes com intolerância à proteína do leite de vaca supera essa sensibilidade em torno de 1 a 2 anos de idade. Uma prova terapêutica com leite de vaca em 1 dia irá identificar quaisquer reações do tipo IgE imediatas ou contínuas. Muitos RNs apresentam uma reação tardia (229,230). Caso o RN tenha apresentado evidências de grave sensibilidade à proteína alimentar ou anticorpos IgE positivos para leite de vaca, é prudente hospitalizá-la e começar com pequenos volumes (5 a 10 mℓ) de fórmula láctea, aumentando gradualmente o volume para evitar a ocorrência de lesão grave da mucosa, anafilaxia e choque. O teste cutâneo raramente mostra-se útil em RNs com intolerância à proteína alimentar que apresentam sintomas predominantemente GI. A maior parte das alergias à proteína do leite de vaca em RNs é considerada uma intolerância ou alergia à proteína sem IgE e não pode ser diagnosticada ou excluída por meio do uso de exames com base em testes de IgE. Isso inclui análises de punção cutânea, bem como teste de anticorpos para IgE sérico. O teste de contato para reações tardias foi proposto como um critério útil; no entanto, problemas com a ausência de uniformidade na técnica e repetibilidade impediram sua implementação generalizada (231-233).

Diarreia refratária do primeiro ano de vida/insuficiência intestinal

A diarreia refratária ou prolongada do lactente refere-se à ocorrência de diarreia e má absorção persistente, apesar da instituição de uma fórmula à base de hidrolisado de proteína, na ausência de patógenos infecciosos (234). A insuficiência intestinal ocorre quando a doença intestinal principal necessita de nutrição parenteral total crônica ou de NP parcial por mais do que alguns meses (235). Esses pacientes exibem várias anormalidades histológicas na biopsia do intestino delgado, incluindo atenuação ou achatamento das vilosidades, aumento das células mononucleares com infiltrados polimorfonucleares ocasionais, epitélio superficial assumindo uma forma cuboide e aumento leve a moderado da atividade mitótica nas criptas. Entretanto, as lesões histológicas variam de modo considerável e exibem pouca correlação com o prognóstico final (236). Esses lactentes sofrem perda crônica de peso e desnutrição progressiva, a menos que se institua uma terapia apropriada.

O tratamento inicial envolve a instituição lenta de infusão enteral contínua de uma fórmula à base de proteína extensamente hidrolisada e diluída ou leite humano (237). O volume é rapidamente aumentado para cerca de 150 mℓ/kg/dia ou mais, desde que a criança não esteja recebendo nutrição parenteral suplementar. A seguir, a concentração da fórmula é aumentada sequencialmente no decorrer de 3 a 4 dias, até que o paciente esteja tolerando as necessidades totais de calorias e esteja ganhando peso. Se houver evidência de má absorção, indica-se um teste com fórmula de aminoácido ou período de nutrição parenteral, com reintrodução gradual da alimentação enteral através de infusão contínua. No tratamento desses lactentes, é importante evitar o emprego de fórmulas contendo leite de vaca integral ou proteína de soja devido à probabilidade de sensibilidade a essas proteínas, podendo resultar em lesão adicional da mucosa. Podem ser necessários longos períodos de infusão parenteral ou enteral contínua.

Além da diarreia refratária (i. e., prolongada) associada a intolerância à proteína da fórmula, foram relatadas outras síndromes raras que resultam em lesão da mucosa e diarreia crônica. Uma delas é a atrofia congênita das microvilosidades ou doença de inclusão das microvilosidades, distúrbio caracterizado por atrofia hipoplásica das vilosidades e encurtamento ou depleção das microvilosidades (238). Essa doença é caracterizada por diarreia secretória e surge, histologicamente, como inclusões intracitoplasmáticas revestidas por microvilosidades e atrofia variável da borda em escova nas células epiteliais do intestino. Está associada à síntese deficiente ou função anormal da miosina Vb da proteína motora codificada pelo gene MYO5B (239), e manifestações extraintestinais foram identificadas (239,240). Identificou-se um distúrbio semelhante à microscopia eletrônica, que está associado à "formação de tufos" das microvilosidades, daí a designação "enteropatia em tufos" (241). Defeitos no gene EpCAM foram associados a essa condição, e variações fenotipicamente possíveis podem existir explicando a discrepância na expressão da doença e outras manifestações extraintestinais associadas (242-244). Foram também descritos diversos pacientes com uma síndrome semelhante à diarreia refratária, em associação com leve defeito imunológico, cabelos crespos e rebeldes e fácies peculiar (245). A disgenesia celular enteroendócrina causa uma grande má absorção de todos os nutrientes, com exceção da água, e está presente desde o nascimento (246), assim como alguns distúrbios congênitos de eletrólitos e transporte de minerais, como acrodermatite enteropática.

A diarreia prolongada e intensa também pode estar associada a enteropatia autoimune; uma doença heterogênea com achados histopatológicos e clínicos específicos é observada frequentemente nos distúrbios de imunodeficiência. Embora os anticorpos eletrolíticos sejam identificados na maioria dos casos, seu achado é variável e insensível (247). As lesões da mucosa são graves e os lactentes com esse distúrbio podem apresentar autoanticorpos dirigidos contra múltiplos órgãos, incluindo o epitélio intestinal, e quase sempre exibem comprometimento pancreático, com hiperglicemia ou hipoglicemia (248). A maioria das formas graves e sistêmicas de enteropatia autoimune inclui síndrome IPEX, que é caracterizada por imunodesregulação, poliendocrinopatia, enteropatia e herança ligada ao X e síndrome APECED, que inclui fenômenos autoimunes, poliendocrinopatia e candidíase e distrofia ectodérmica (249,250). Normalmente, não se apresentam durante o período neonatal.

Distúrbios do cólon

Anomalias congênitas

Existe superposição considerável entre as doenças do intestino delgado e do cólon nos RNs. Muitas das anomalias congênitas acometem os intestinos delgado e grosso, e alguns distúrbios com lesão da mucosa, incluindo a enterocolite por proteína de fórmulas lácteas e a ECN, podem afetar as duas regiões. Existem alguns distúrbios que afetam primariamente o cólon. A maioria desses distúrbios é congênita e envolve obstrução anatômica, como atresias, ou dismotilidade, como a doença de Hirschsprung.

Lesões anatômicas

A estenose ou atresia do cólon é um evento raro, frequentemente associado a outras anomalias do esqueleto. As malformações anorretais, no entanto, são mais comuns e tipicamente estão associadas a outras anomalias urogenitais e GI (251). A duplicação do cólon também é uma entidade rara, que pode apresentar-se como sintoma tardio de obstrução. Em geral, as duplicações consistem em massas císticas de crescimento gradual, localizadas na parte posterior ao reto, que podem ser confundidas com tumores (252).

Distúrbios da motilidade

Os distúrbios que se apresentam como eliminação tardia de mecônio, em consequência de dismotilidade, são mais frequentes. A síndrome de rolha de mecônio é uma dessas entidades, em que o mecônio espessado, localizado no cólon distal, provoca obstrução e dilatação proximais. A eliminação tardia do mecônio é relativamente comum em RNs pré-termo e o exame com clister opaco revela uma grande rolha de mecônio, que frequentemente é evacuada após o enema baritado. Em geral, a remoção da obstrução é seguida de alimentação e evacuação normais; entretanto, 20 a 30% dos pacientes com síndrome da rolha meconial apresentam a doença de Hirschsprung. Se os sintomas recorrerem após a remoção da rolha de mecônio, indica-se biopsia retal.

A eliminação tardia do mecônio também pode ser observada na síndrome neonatal de hipoplasia do cólon esquerdo. O exame radiográfico desses RNs revela um cólon proximal normal a dilatado, com área de constrição, ou um cólon distal menor, em que a área de constrição começa habitualmente em torno da flexura esquerda do cólon. A linha de demarcação é muito mais abrupta do que aquela observada na doença de Hirschsprung neonatal. O distúrbio é mais comum em RNs cujas mães são diabéticas (253) e apresenta-se nas primeiras 24 a 48 horas de vida (254). Em geral, sofre resolução espontânea, embora possa ser necessária a colocação de uma colostomia até normalização da motilidade. Por fim, a motilidade do cólon retorna, em geral em 2 a 12 semanas, quando a colostomia pode então ser fechada.

A doença de Hirschsprung, ou megacólon aganglônico congênito, ocorre em cerca de 1 em 5.000 nascidos vivos, sendo mais comum nos meninos que nas meninas (255). Há uma alta taxa de recidiva em famílias de RNs com aganglionose total e trissomia do 21 e nos RNs pré-termo. A doença é causada pela ausência congênita das células ganglionares nos plexos submucoso e mioentérico. As células ganglionares regulam a atividade peristáltica normal do cólon, e a ausência de células ganglionares resulta na incapacidade do intestino de sofrer relaxamento coordenado. O distúrbio quase sempre acomete o reto distal, mas a sua extensão varia sobremodo. Também existem controvérsias sobre a possibilidade de ocorrência ou não de áreas descontínuas. Alguns desses casos foram relatados, porém eles parecem ser raríssimos (257). Na maioria das situações, o comprometimento não se estende proximalmente ao cólon sigmoide. Em ocasiões muito raras, o comprometimento pode estender-se além do cólon, afetando o intestino delgado.

A maioria dos casos de doença de Hirschsprung em segmento curto não é diagnosticada no período neonatal. Quando esses casos são diagnosticados, o quadro clínico mais comum é eliminação tardia de mecônio, com primeira evacuação depois de 24 horas de idade. Os lactentes também podem parecer irritáveis, com recusa alimentar e atraso do crescimento; infelizmente, esse quadro é típico de uma ampla variedade de distúrbios do intestino delgado e do cólon.

Alguns lactentes com doença de Hirschsprung podem manifestar uma complicação potencialmente fatal: a enterocolite aguda (258). O megacólon tóxico é comum. Embora possa ocorrer no período neonatal, a enterocolite se manifesta mais frequentemente aos 2 a 3 meses de idade com alta taxa de mortalidade. O distúrbio apresenta-se com o início súbito ou gradual de diarreia, seguida de fezes sanguinolentas e, finalmente, pela ocorrência clínica de sepse. A superposição clínica entre a enterocolite infecciosa e a enterocolite induzida pela proteína de fórmulas lácteas é de tal ordem que também é preciso considerar a possibilidade de enterocolite de Hirschsprung no diagnóstico diferencial dessas entidades mais comuns (259).

O diagnóstico de doença de Hirschsprung geralmente é realizado por meio de uma profunda biopsia retal 2 cm proximais da junção mucocutânea. Se a biopsia for efetuada em um ponto mais alto, é possível omitir os pacientes com doença de Hirschsprung situada em um segmento baixo. Se a biopsia for efetuada mais distalmente, pode-se obter uma amostra na zona hipoganglionar, uma área em que as células ganglionares estão normalmente esparsas, resultando em uma biopsia falso-positiva para a doença de Hirschsprung. A biopsia deve ser profunda o suficiente para conter uma quantidade adequada de submucosa para a identificação das células ganglionares. As biopsias superficiais são inadequadas para o diagnóstico de doença de Hirschsprung. Como as células ganglionares são esparsas, a biopsia tem de ser seccionada de modo seriado, devendo-se examinar 60 a 80 cortes do tecido. Nos RNs, as células ganglionares são algo imaturas e de identificação difícil. O diagnóstico também pode ser estabelecido por manometria retal, com medição do relaxamento do esfíncter anal interno, processo que está comprometido na doença de Hirschsprung. O exame do RN com clister opaco é pouco confiável no diagnóstico da doença de Hirschsprung, visto que a zona de transição ainda não se desenvolveu. Portanto, a dilatação do cólon proximal habitualmente não é evidente no RN, e o médico precisa procurar contrações irregulares do reto sigmoide como sinal primário de doença de Hirschsprung.

O tratamento começa pela colocação de uma colostomia de descompressão proximal à zona de transição entre o intestino ganglionar e aganglionar. A cirurgia definitiva é habitualmente realizada com 8 a 12 meses de idade. Já foram elaboradas várias operações diferentes, nas quais o intestino aganglônico é removido, e o intestino ganglionar é fixado ao reto distal. Continua havendo controvérsias na literatura sobre a melhor conduta cirúrgica para a doença de Hirschsprung (260). Em geral, o tratamento cirúrgico é bem-sucedido na restauração da continência fecal a longo prazo (261). Os pacientes com doença de Hirschsprung colônica total têm grandes dificuldades no equilíbrio hidreletrolítico pós-cirúrgico. Com frequência, os lactentes necessitam de longos períodos de nutrição parenteral.

Vários outros distúrbios da motilidade intestinal manifestam-se no período neonatal. Em alguns RNs prematuros, ocorre hipomotilidade transitória, caracterizada por retardo acentuado do esvaziamento gástrico e ausência ou diminuição da motilidade do intestino delgado. Na maioria dos casos, essas anormalidades regridem de modo gradual com o tempo; a única medida indicada é suporte com nutrição parenteral, juntamente com tentativas intermitentes de amamentação. As alterações no metabolismo do cálcio e do magnésio, como disfunção das paratireoides ou hipotireoidismo, podem causar diminuição da motilidade, e esses distúrbios devem ser excluídos em neonatos com distúrbios aparentes de motilidade. Em certas ocasiões, os lactentes com síndrome de pseudo-obstrução intestinal idiopática crônica podem manifestar a doença durante a lactância. Esse termo aplica-se a vários distúrbios neuropáticos e miopáticos, que resultam em hipomotilidade GI progressiva crônica. A síndrome de megabexiga, microcólon e hipoperistalse intestinal (SMMHI) é a forma mais rara e grave de obstrução intestinal funcional no RN (262).

Distúrbios pancreáticos
Fibrose cística

Os distúrbios do pâncreas manifestam-se raramente durante o período neonatal. O mais comum é a fibrose cística, que ocorre em cerca de 1 em 2.500 nascidos vivos caucasianos (263). Hepatopatia pode ocorrer em pacientes com fibrose cística, embora um número muito pequeno desses casos se manifeste durante o período neonatal. Esse distúrbio autossômico recessivo costuma apresentar-se mais tarde na infância, com retardo do crescimento ou doença pulmonar crônica; entretanto, pode surgir no período neonatal, com íleo meconial (264). Depois que a obstrução for aliviada, deve-se estimular a alimentação com leite materno (265). A terapia nutricional consiste em compensar a disfunção pancreática através do uso de fórmulas lácteas à base de proteínas extensamente hidrolisadas, como Pregestimil® ou Alimentum®, que contêm triglicerídios de cadeia média como parte de seu componente lipídico. Os triglicerídios de cadeia média prescindem de digestão por enzimas pancreáticas para sua absorção e, em consequência, facilitam a assimilação de nutrientes em lactentes com disfunção pancreática. Apesar do uso de fórmulas elementares, é necessário reposição das enzimas pancreáticas desde o nascimento para ajudar a digestão das proteínas de secreção endógena.

A segunda causa mais comum de disfunção pancreática em lactentes é a síndrome de Shwachman, distúrbio autossômico recessivo caracterizado por disfunção do pâncreas e da medula óssea, com neutropenia cíclica (266,267). Esse distúrbio raro deve ser considerado em lactentes com esteatorreia e neutropenia. O hiperinsulinismo congênito ocorre devido à secreção inapropriada de insulina das células beta pancreáticas na presença de um baixo nível de glicose sanguínea, e o diazóxido é o tratamento médico de primeira linha (268,269). Foram também relatados defeitos isolados raríssimos na secreção das enzimas pancreáticas, incluindo tripsinogênio e lipase.

Distúrbios hepáticos

O fígado é um órgão complexo, que desempenha múltiplas funções metabólicas. Do ponto de vista da digestão, sua principal função é a de um órgão exócrino que produz bile para emulsificação dos lipídios. No período pós-natal, o fígado recebe sangue de duas fontes distintas: aproximadamente 25% da artéria hepática e 75% da veia porta. A veia porta drena o leito esplâncnico e proporciona ao fígado a oportunidade de regular e metabolizar substâncias absorvidas pelo intestino, bem como hormônios produzidos no sistema digestório.

A bile compõe-se primariamente de água. A concentração de sólidos na bile aumenta três vezes com a vesícula biliar. O fígado fetal consegue sintetizar lentamente ácidos biliares a partir do colesterol, e a taxa de síntese aumenta progressivamente durante a gestação. O principal sal biliar nos RNs é o taurocolato. A conjugação dos sais biliares com glicina em lugar de taurina aumenta gradualmente, e, na idade adulta, a maior parte dos sais biliares é conjugada com glicina. A reserva de ácidos biliares é muito pequena no prematuro, mas aumenta de modo gradual no RN e amadurece durante a lactância. Esse reservatório relativamente pequeno de ácidos biliares resulta em secreção diminuída de ácidos biliares que, somada à relativa disfunção pancreática, desempenha um papel na absorção menos eficiente de lipídios no RN. Os ácidos biliares são reabsorvidos no íleo através de um mecanismo de transporte ativo. Observa-se também algum transporte passivo de ácidos biliares no jejuno e no cólon. No feto, o taurocolato sofre absorção passiva, e o transporte ileal ativo aparece depois do nascimento.

A maioria das doenças hepáticas durante o período neonatal manifesta-se com colestase ou hiperbilirrubinemia conjugada. Consultar no Capítulo 32 a discussão de hiperbilirrubinemia não conjugada no RN. Embora a elevação das enzimas aminotransferases (i. e., transaminases) seja considerada a característica básica da lesão hepatocelular em crianças maiores e adultos, os RNs podem sofrer lesão hepatocelular significativa, mesmo quando os níveis de aminotransferases são normais. Existem muitas causas para a hiperbilirrubinemia conjugada prolongada (> 2 semanas) no período neonatal. Podem ser divididas em categorias gerais, a saber: colangiopatias infantis idiopáticas, incluindo atresia biliar e hepatite neonatal; distúrbios infecciosos; insultos tóxicos, como nutrição parenteral e sepse; distúrbios metabólicos; distúrbios anatômicos, incluindo fibrose hepática congênita e cisto do colédoco (270).

Síndrome da hepatite neonatal e atresia biliar

Após avaliação meticulosa do RN com colestase, excluindo hepatite infecciosa, estabelece-se o diagnóstico de atresia biliar ou de hepatite neonatal idiopática na maioria dos casos (271).

A síndrome da hepatite neonatal está associada a um histórico que inclui várias causas infecciosas, genéticas, tóxicas ou metabólicas (272). A hepatite neonatal, ao contrário da atresia biliar, é mais comum em RNs de baixo peso. Na maioria dos casos, a icterícia surge durante a primeira semana de vida. Pode ocorrer uma ampla variedade de quadros clínicos, desde atraso do crescimento ou insuficiência hepática fulminante até icterícia assintomática. Hiperbilirrubinemia conjugada, coluria e acolia são patognomônicas da síndrome de hepatite neonatal. O exame físico revela um fígado aumentado de tamanho e de consistência firme e, às vezes, esplenomegalia. O achado de outros sinais de infecção congênita pode indicar um diagnóstico mais específico. Na maioria dos casos, o diagnóstico do fator causador da colestase infantil é realizado por meio de biopsia do fígado, que está associada a um alto nível de acurácia (271). As causas genéticas da síndrome de hepatite neonatal estão cada vez mais sendo reconhecidas, e o diagnóstico precoce facilita o aconselhamento genético e, em algumas situações, o tratamento específico (273). O manejo clínico é direcionado para o suporte nutricional e o manejo das complicações clínicas, como ascite ou prurido (274). O prognóstico é variável, com resolução da metade dos casos, com pouca ou nenhuma sequela (275).

A atresia de vias biliares pode ser classificada com embrionária ou perinatal/adquirida. A embrionária tem prognóstico pior e apresenta etiologia genética. Tipicamente, os pacientes apresentam icterícia durante a segunda semana de vida. Acolia é mais comum do que na hepatite neonatal. O fígado está aumentado de tamanho e sua consistência é firme, podendo haver esplenomegalia, como na hepatite neonatal. Com frequência, os RNs parecem estar clinicamente bem, embora a lesão hepática progressiva resulte em deficiências nutricionais, atraso do crescimento e ascite.

A diferenciação entre hepatite neonatal e atresia de vias biliares tem sido controversa ao longo dos anos. Os níveis séricos de aminotransferases (i. e., transaminases) são indicadores notavelmente pouco confiáveis de doença hepática neonatal e podem ser normais até mesmo em alguns pacientes com hepatite neonatal. A observação de níveis extremamente elevados de gamaglutamiltransferase sugere a proliferação acentuada dos dúctulos biliares encontrada na atresia de vias biliares (276). O diagnóstico geralmente é baseado em uma combinação de cintigrafia hepatobiliar, biopsia do fígado, apresentação clínica e exclusão de distúrbios conhecidos da inflamação hepática neonatal (277). A US hepática pode mostrar uma vesícula biliar contraída e anatomia vascular anormal consistente com síndrome de polisplenia, mas raramente demonstra ductos biliares intra-hepáticos dilatados. A cintigrafia pode fornecer resultados anormais na hepatite neonatal durante os períodos de colestase grave. A confiabilidade dos exames com radionuclídeos para diagnóstico de atresia biliar pode ser aumentada por estimulação com fenorbital (278). Recentemente, descobriu-se que a colecistocolangiografia percutânea guiada por US é uma técnica segura e útil de exclusão precoce quando não pode ser excluída a possibilidade de atresia biliar após exames de triagem tradicionais (279). A biopsia hepática revela obliteração inflamatória da árvore biliar extra-hepática, com estase biliar e proliferação dos dúctulos biliares no fígado. As manifestações histológicas podem superpor-se às da hepatite neonatal, particularmente no início da evolução da doença, o que dificulta a diferenciação; no entanto, as diferenças estão se tornando mais aparentes (280).

Se o paciente tiver atresia de vias biliares, efetua-se uma hepatoportoenterostomia com enteroanastomose em Y de Roux (i. e., procedimento de Kasai) para tentar uma drenagem da bile. Quanto mais cedo o procedimento de Kasai for realizado, mais provável é que se obtenha um resultado positivo. O procedimento de Kasai possibilita a sobrevida a longo prazo do fígado nativo (281) e certamente não agrava o prognóstico, além de fornecer mais tempo para que um doador de fígado compatível seja localizado. Para os lactentes com doença hepática progressiva após o procedimento de Kasai, é preciso envidar todos os esforços para otimizar o seu estado antes do transplante. A absorção deficiente precisa ser corrigida com suplementação de vitaminas (i. e., A, D, E e K). A restrição de sal e de proteína pode tornar-se necessária com a piora da insuficiência hepática. O transplante de fígado é o tratamento definitivo para atresia biliar, e os resultados em RNs com atresia biliar são tão aceitáveis como outras indicações para transplante de fígado (282).

Outras causas de colestase

É preciso excluir as causas raras de colestase antes da confirmação do diagnóstico de hepatite neonatal ou de atresia de vias biliares (Quadro 37.3) (273). As doenças infecciosas, como hepatite B, herpes-vírus simples, adenovírus, citomegalovírus, HIV, rubéola, toxoplasmose e sífilis, devem ser excluídas por técnicas sorológicas padronizadas ou culturas. Também podem existir alguns distúrbios metabólicos graves e incluem a tirosinemia, a galactosemia e a intolerância à frutose. Esses são, agora, detectados com mais frequência com a triagem do RN, a qual melhora significativamente o prognóstico (283,284). Outros distúrbios metabólicos incluem hemocromatose perinatal, uma causa rara, mas comum de insuficiência hepática aguda (285) e doença alfa-1 antitripsina, que raramente é identificada no período neonatal. Os distúrbios anatômicos, como cistos do colédoco e doença de Caroli, apresentam uma predominância feminina e são acompanhados por icterícia, massa abdominal ou distensão e acolia. Podem ser diagnosticados por meio de US pré-natal e, posteriormente, por meio de colangiografia. A obstrução mecânica do fluxo biliar, incluindo síndrome da bile espessada e coledocolitíase devido à hemólise intrauterina, normalmente resolve-se espontaneamente. Outras causas de colestase, como colestase da NPT ou sepse, devem ser consideradas, de acordo com a apresentação clínica. A asfixia neonatal pode levar a hiperbilirrubinemia conjugada e, com frequência, regride espontaneamente (288).

A escassez dos ductos biliares intrahepáticos na biopsia do fígado demonstra uma redução acentuada no número de ductos biliares intra-hepáticos. Alguns desses pacientes enquadram-se na categoria da síndrome de Alagille, um distúrbio multissistêmico autossômico dominante com alta variabilidade (289). Dois genes foram descritos: JAG1 e NOTCH2 (290). Esses pacientes exibem

---

QUADRO 37.3

Etapas na avaliação da colestase neonatal.

1. Determinar se a hiperbilirrubinemia é predominantemente direta
2. Excluir as causas metabólicas e infecciosas de colestase
3. Efetuar ultrassonografia para excluir lesões anatômicas
4. Obter biopsia hepática percutânea, bem como cintigrafia hepatobiliar
5. Analisar se os exames sugerem atresia de vias biliares e efetuar o procedimento de Kasai, se indicado

características faciais incomuns, anormalidades oculares que incluem embriotoxo posterior (i. e., linha de Schwalbe proeminente), estenose pulmonar e defeitos dos arcos vertebrais, incluindo fusão do arco vertebral anterior com vértebras em borboleta. Deve-se efetuar um exame cardíaco cuidadoso, exame ocular por um oftalmologista e exame radiográfico da coluna lombossacra nesses pacientes (291). Existem pacientes com escassez não sindrômica que apresentam achados na biopsia hepática semelhantes aos dos pacientes com síndrome de Alagille. Em geral, têm um prognóstico bem mais sombrio do que aqueles com escassez sindrômica. Muitos apresentam cirrose potencialmente fatal, e podem precisar de transplante hepático. A exemplo da atresia de vias biliares, o transplante de fígado modificou bastante o prognóstico desses pacientes (292).

Diversos distúrbios infecciosos, virais e bacterianos, podem surgir durante o período neonatal, e, nesses casos, deve-se procurar estabelecer um diagnóstico específico. A transmissão de hepatite B da mãe para o filho ocorre mais comumente durante o parto. As mulheres HBsAg-positivas correm risco altíssimo de transmitir o vírus da hepatite B para seus filhos. Além disso, as portadoras crônicas do antígeno de superfície da hepatite B também podem infectar seus RNs. Isso levou à triagem materna e a uma redução na transmissão do vírus (293). Descobriu-se que a terapia antiviral no final da gestação efetivamente interrompe a infecção por HBV, sem efeitos adversos ou complicações significativos (294,285). Pode ocorrer insuficiência hepática aguda, mas, na maioria dos casos, a hepatite B em RNs é assintomática, com provas hepáticas anormais ocorrendo aproximadamente entre a 6ª e a 8ª semana de idade (296). A maioria permanece positiva para o antígeno de superfície da hepatite B (HBsAg) e corre risco de apresentar carcinoma hepatocelular. Essas crianças devem ser submetidas a rastreamento anual com determinação dos níveis de α-fetoproteína à procura de sinais de câncer de fígado, a menos que as determinações do antígeno de superfície da hepatite B tornem-se negativas. É rotina que a mãe seja submetida à triagem para o antígeno de superfície da hepatite B, e os RNs dessas mães devem receber 0,5 mℓ de imunoglobulina hiperimune anti-hepatite B IM, ao nascimento, e vacina anti-hepatite B dentro de 12 horas após o parto. Obtém-se uma proteção de noventa por cento com esse tratamento e imunizações de reforço com 1 e 6 meses de idade (293,297).

Vários outros vírus podem causar hepatite durante o período neonatal. A hepatite A pode acometer RNs cujas mães apresentavam hepatite A ictérica ativa por ocasião do parto. A hepatite C pode ser transmitida in utero ou durante o período perinatal e pós-natal e provoca um espectro clínico semelhante à hepatite B. Os RNs com hepatite B ou C correm risco considerável de doença hepática crônica e câncer de fígado. Outros vírus, como vírus Epstein-Barr, citomegalovírus, HIV, rubéola, herpes-vírus simples, vírus Coxsackie, parvovírus B19 e adenovírus, podem causar um amplo espectro de doença hepática neonatal (272). Na maioria dos casos, a infecção por esses vírus evolui com regressão espontânea sem lesão crônica. As bactérias também podem provocar lesão hepática neonatal, devido à possível ocorrência de invasão do fígado. A infecção hepática específica pode resultar de certas doenças bacterianas, como sífilis, tuberculose e listeriose, bem como do distúrbio parasitário pelo *Toxoplasma*.

Diversas doenças metabólicas podem apresentar-se com colestase neonatal. A mais comum é a deficiência alfa(α)-1-antitripsina. α1-Antitripsina é o principal inibidor de protease no hepatócito e ocorre em uma série de fenótipos hereditários, que podem ser identificados. O tipo ZZ responde pelo estado mais completo de deficiência e pela maioria dos casos de doença hepática. Os pacientes com fenótipo ZZ apresentam maior probabilidade de desenvolverem doença hepática (298); no entanto, também relataram-se casos isolados dos tipos MZ e MS com lesão hepática (299). O fenótipo ZZ é herdado por um mecanismo autossômico recessivo e pode ser identificado por medição de um nível muito baixo de α1-antitripsina no sangue. O diagnóstico é confirmado pela determinação do fenótipo ZZ e pela identificação de mutações no gene *SERPINA1* (300).

Outra causa de insuficiência hepática aguda no RN é a hemocromatose perinatal ou doença de depósito de ferro neonatal (285) (ver também Capítulo 38). Esse distúrbio raro e hereditário de depósito e metabolismo de ferro é, com frequência, referido como doença hepática aloimune gestacional e, com frequência, é observada no período pré-natal com restrição do crescimento intrauterino. A insuficiência hepática aguda e fulminante caracterizada por colestase grave e coagulopatia pode estar presente ao nascimento. Encontraram-se diversos achados histológicos no fígado desses pacientes; entretanto, todos apresentam consistentemente aumento dos depósitos de ferro no fígado e em outros órgãos. O distúrbio é rapidamente progressivo e, com frequência, fatal, a menos que se realize um transplante precoce. O tratamento, anteriormente baseado no uso de antioxidantes e terapia com agentes quelantes, inclui exsanguinotransfusão e substituição da imunoglobulina intravenosa. O desenvolvimento de hemocromatose perinatal pode ser prevenido por meio da administração de imunoglobulina intravenosa começando na 14ª semana de idade gestacional (301).

As deficiências das enzimas da cadeia de transporte de elétrons podem ocorrer no nascimento com hepatomegalia, colestase e insuficiência hepática aguda, sendo o sinal do diagnóstico um lactato sanguíneo elevado (302). A síndrome da depleção de DNA mitocondrial apresenta-se nos RNs como insuficiência hepática aguda e hipoglicemia (303). O reconhecimento e o tratamento precoces de hipoglicemia são essenciais, mas muitos casos são fatais. As deficiências da enzima hepática da carnitina-palmitoiltransferase-1 e flavoproteína de transferência de elétrons ou sua desidrogenase ocorrem com hipoglicemia grave. As acidemias orgânicas, incluindo ácido metilmalônico e propiônico, ocorrem com acidose metabólica e cetose.

A colestase pode ocorrer em qualquer paciente submetido à nutrição parenteral crônica; entretanto, a sua presença é bem mais comum em prematuros enfermos que recebem nutrição parenteral por longos períodos de tempo (304,305). O mecanismo da lesão hepática é desconhecido, e talvez seja multifatorial. Entretanto, foram identificados vários fatores de risco, incluindo infecções recorrentes, prematuridade e falta de alimentação enteral. Certos componentes das soluções parenterais foram implicados como causa de lesão hepática. A administração de calorias em excesso pode ter uma participação. Certos aminoácidos podem ser mais hepatotóxicos, embora muitos desses dados tenham sido derivados de estudos realizados em animais. Doses mais altas de proteína podem resultar em elevação mais rápida da bilirrubina; entretanto, isso não parece alterar o risco final de desenvolvimento de doença hepática (306).

A razão pela qual os prematuros são mais suscetíveis à doença hepática durante a nutrição parenteral provavelmente está relacionada com a imaturidade fisiológica de vários processos hepatobiliares. Esses RNs apresentam uma síntese reduzida e alterada de ácidos biliares, diminuição do tamanho do reservatório de ácidos biliares e, portanto, conteúdo diminuído de ácidos biliares intraluminais. A função da vesícula biliar também está reduzida. A reabsorção de ácidos biliares no intestino delgado está subdesenvolvida. O fígado prematuro também tem menor capacidade de efetuar a desintoxicação dos ácidos biliares secundários potencialmente tóxicos.

A falta de alimentação enteral predispõe definitivamente à colestase por nutrição parenteral (307). Os hormônios GI que estimulam o fluxo biliar dependem da alimentação enteral para sua liberação. A redução da motilidade intestinal no intestino inativo pode contribuir para a proliferação bacteriana e consequente produção de ácidos biliares secundários tóxicos. As infecções, particularmente GI, e uma cirurgia GI potencializam a lesão hepática através de mecanismos relacionados. Quantidades limitadas de alimentação enteral, quando toleradas, podem ser muito benéficas para a prevenção da lesão hepática no RN que depende de nutrição parenteral (Quadro 37.4).

Outras terapias possíveis, que ainda não foram comprovadas, incluem coleréticos, como o fenobarbital ou o ácido ursodesoxicólico, estimulação hormonal do fluxo biliar e agentes pró-cinéticos intestinais. O sucesso dos transplantes hepatointestinais combinados sugere que esse procedimento pode ser importante em lactentes com doença hepática terminal causada por nutrição parenteral (308).

QUADRO 37.4
Exames laboratoriais de triagem inicial para avaliação de hiperbilirrubinemia conjugada neonatal.

Provas de função hepática	Bilirrubina (total e direta)
	Proteína sérica total e eletroforese de proteínas
	Enzimas hepáticas: AST, ALT, gama-GTP, fosfatase alcalina
	Lipídios: colesterol e triglicerídios
	Ácidos biliares séricos
	Alfa-1-antitripsina
Hematologia	Hemograma completo com contagem diferencial e de plaquetas; sangue periférico; contagem de reticulócitos Tempo de protrombina e RNI
Doenças Infecciosas	VDRL; CMV; herpes-vírus; toxoplasmose; painel para hepatite
Urina	Urinálise do tipo I; urocultura
	Bilirrubina da urina
	Aminoácidos

REFERÊNCIAS BIBLIOGRÁFICAS

1. Lebenthal E, Keung YK. Alternative pathways of digestion and absorption in the newborn. In: Lebenthal E, ed. *Textbook of gastroenterology and nutrition in infancy*, 2nd ed. New York: Raven Press, 1989:3.
2. Lebenthal E, Tucker N. Carbohydrate digestion: development in early infancy. *Clin Perinatol* 1986;13:37.
3. Erasmus HD, Ludwig-Auser HM, Paterson PG, et al. Enhanced weight gain in preterm infants receiving lactase-treated feeds: a randomized, double blind, controlled trial. *J Pediatr* 2002;141:532.
4. Cicco R, Holzman I, Brown D, et al. Glucose polymer intolerance in premature infants. *Pediatrics* 1981;67:498.
5. Roggero P, Mosca F, Motta G, et al. Sugar absorption in healthy preterm and full-term infants. *J Pediatr Gastroenterol Nutr* 1986;5:214.
6. Lebenthal E, Lee PC. Alternate pathways of digestion and absorption in early infancy. *J Pediatr Gastroenterol Nutr* 1984;3:1.
7. Mobassaleh M, Montgomery RK, Biller JA, et al. Development of carbohydrate absorption in the fetus and neonate. *Pediatrics* 1985;75:160.
8. Watkins JB. Lipid digestion and absorption. *Pediatrics* 1985;75(suppl):151.
9. Boehm G, Bierbach U, Seuger H, et al. Activities of lipase and trypsin in duodenal juice of infants small for gestational age. *J Pediatr Gastroenterol Nutr* 1991;12:324.
10. Jensen RG, Clark RM, de Jong FA, et al. The lipolytic triad: human lingual, breast milk and pancreatic lipases: physiological implications of their characteristics in digestion of dietary fats. *J Pediatr Gastroenterol Nutr* 1982;1:243.
11. Watkins JB, Ingall D, Szczepanik P, et al. Bile salt metabolism in the newborn. *N Engl J Med* 1973;288:431.
12. Balistreri WF, Heubi JE, Suchy FJ. Immaturity of the enterohepatic circulation in early life: factors predisposing to "physiologic" malabsorption and cholestasis. *J Pediatr Gastroenterol Nutr* 1983;2:346.
13. Acra SA, Ghishan FK. Active bile salt transport in the ileum: characteristics and ontogeny. *J Pediatr Gastroenterol Nutr* 1990;10:421.
14. Euler AR, Byrne WJ, Meis PJ, et al. Basal and pentagastrin stimulated acid secretion in human newborn infants. *Pediatr Res* 1979;13:36.
15. Boyle JT. Acid secretion from birth to adulthood. *J Pediatr Gastroenterol Nutr* 2003;37(suppl 1):S12.
16. Agunod M, Yamaguchi N, Lopez R, et al. Correlative study of hydrochloric acid, pepsin and intrinsic factor secretion in newborns and infants. *Am J Dig Dis* 1969;14:400.
17. Weisselberg B, Yahav J, Reichman B, et al. Basal and meal-stimulated pepsinogen secretion in preterm infants: a longitudinal study. *J Pediatr Gastroenterol Nutr* 1992;15:58.
18. Antonowicz I, Lebenthal E. Developmental pattern of small intestinal enterokinase and disaccharidase activities in the human fetus. *Gastroenterology* 1977;723:1299.
19. Schaart MW, de Bruijn AC, Tibboel D, et al. Dietary protein absorption of the small intestine in human neonates. *JPEN J Parenter Enteral Nutr* 2007:31:482.
20. Younoszai MK, Sapario RS, Laughlin M, et al. Maturation of jejunum and ileum in rats: water and electrolyte transport during in vivo perfusion of hypertonic solutions. *J Clin Invest* 1978;62:271.
21. Lonnerdal B, Kelleher SL. Iron metabolism in infants and children. *Food Nutr Bull* 2007;28:S491.
22. Southgate DAT, Widdowson EM, Smits BJ, et al. Absorption and excretion of calcium and fat by young infants. *Lancet* 1969;1:487.
23. Senterre J, Putet G, Salle B, et al. Effects of vitamin D and phosphorus supplementation on calcium retention in preterm infants fed banked human milk. *J Pediatr* 1983;103:305.
24. Voyer M, Davakis M, Antener I, et al. Zinc balances in preterm infants. *Biol Neonate* 1982;42:87.
25. Stathos TH, Shulman RJ, Schanler RJ, et al. Effect of carbohydrates on calcium absorption in premature infants. *Pediatr Res* 1996;39:666.
26. Lidestri M, Agosti M, Marini A, et al. Oligosaccharides might stimulate calcium absorption in formula-fed preterm infants. *Acta Paediatr Suppl* 2003;91:91.
27. Picaud JC, Rigo J, Normand S, et al. Nutritional efficacy of preterm formula with a partially hydrolyzed protein source: a randomized pilot study. *J Pediatr Gastroenterol Nutr* 2001;32:555.
28. Tomomasa R, Hyman PE, Itoh K, et al. Gastroduodenal motility in neonates: response to human milk compared with cow's milk formula. *Pediatrics* 1987;80:434.
29. Berseth CL. Gestational evolution of small intestine motility in preterm infants. *J Pediatr* 1989;115:646.
30. Worniak ER, Fenton TR, Milla PJ. The development of fasting small intestine motility in human neonates. In: Roman C, ed. *Gastrointestinal motility*. London: Lancaster Press, 1983:265.
31. Malcolm WF, Cotten CM. Metoclopramide, H2 blockers, and proton pump inhibitors: pharmacotherapy for gastroesophageal reflux in neonates. *Clin Perinatol* 2012;39:99.
32. Faussone-Pellegrini MS, Vannucchi MG, Alaggio R, et al. Morphology of the interstitial cells of Cajal of the human ileum from foetal to neonatal life. *J Cell Mol Med* 2007;11:482.
33. Nagata S, Koyanagi T, Horimoto N, et al. Chronological development of the fetal stomach assessed using real-time ultrasound. *Early Hum Dev* 1990;22:15.
34. Pimenta HP, Moreira ME, Rocha AD, et al. Effects of non-nutritive sucking and oral stimulation on breastfeeding rates for preterm, low birth weight infants: a randomized clinical trial. *J Pediatr (Rio J)* 2008;84:423.
35. Simpson C, Schanler RJ, Lau C. Early introduction of oral feeding in preterm infants. *Pediatrics* 2002;110(3):517.
36. Vanderhoof JA, Rappoport PJ, Paxson CL Jr. Manometric diagnosis of lower esophageal sphincter incompetence in infants: use of a small, single-lumen perfused catheter. *Pediatrics* 1978;62:805.
37. Omari TI, Barnett C, Snel A, et al. Mechanisms of gastroesophageal reflux in healthy premature infants. *J Pediatr* 1998;133:650.
38. Siegel M, Krantz B, Lebenthal E. Effect of fat and carbohydrate composition on the gastric emptying of isocaloric feedings in premature infants. *Gastroenterology* 1985;89:785.
39. Buchan AMJ, Bryant MG, Polak JM, et al. Development of regulatory peptides in the human fetal intestine. In: Bloom SR, Polak JM, eds. *Gut hormones*. New York: Churchill-Livingston, 1981:119.
40. Bryant MG, Buchan AMJ, Gregor M, et al. Development of intestinal regulatory peptides in the human fetus. *Gastroenterology* 1982;83:47.
41. Lucas A, Adrian TE, Christofides ND, et al. Plasma motilin, gastrin and enteroglucagon and feeding in the human newborn. *Arch Dis Child* 1980;55:673.
42. Euler AP, Byrne WJ, Cousins LM, et al. Increased serum gastrin concentrations and gastric hyposecretion in the immediate newborn period. *Gastroenterology* 1977;72:1271.
43. Aynsley-Green A, Lucas A, Bloom SR. The effects of feeds of differing composition on entero-insular hormone secretion in the first hours of life in human neonates. *Acta Paediatr Scand* 1979;68:265.
44. Lucas A, Bloom SR, Aynsley-Green A. Postnatal surges in plasma gut hormones in term and preterm infants. *Biol Neonate* 1982;41:63.
45. Miller BA. Observations on the gastric acidity during the first month of life. *Arch Dis Child* 1941;16:22.
46. Adrian TE, Savage AJ, Sagor GR, et al. Effect of peptide YY on gastric, pancreatic and biliary function in humans. *Gastroenterology* 1985;89:494.
47. Adrian TE, Smith HA, Calvert SA, et al. Elevated plasma peptide YY in human neonates and infants. *Pediatr Res* 1986;20:1225.
48. Koh TJ, Dockray GJ, Varro A, et al. Overexpression of glycine-extended gastrin in transgenic mice results in increased colonic proliferation. *J Clin Invest* 1999;103:1119.

49. Degan S, Lopez GY, Kevill K, et al. Gastrin-releasing peptide, immune responses, and lung disease. *Ann N Y Acad Sci* 2008;1144:136.
50. Garcia VA, Dornelles AS, Presti-Torres J, et al. Neonatal gastrin-releasing peptide receptor blockade reduces maternal odor preference in rats. *Behav Brain Res* 2010;214:456.
51. Roesler R, Kapczinski F, Quevedo J, et al. The gastrin-releasing peptide receptor as a therapeutic target in central nervous system disorders. *Recent Pat CNS Drug Discov* 2007;2:125.
52. Lucas A, Adrian TE, Bloom SR, et al. Plasma secretin in neonates. *Acta Paediatr Scand* 1980;69:205.
53. Geoghegan J, Pappas TN. Clinical uses of gut peptides. *Ann Surg* 1997;225:145.
54. Johnson LR. Regulation of gastrointestinal growth. In: Johnson LR, ed. *Physiology of the gastrointestinal tract*, 2nd ed. New York: Raven Press, 1987:301.
55. Calvert SA, Soltesz G, Jenkins PA, et al. Feeding premature infants with human milk or preterm milk formula: effects on postnatal growth, intermediary metabolism and regulatory peptides. *Biol Neonate* 1985;47:189.
56. Deltz E, Gebhardt JH, Preissner C, et al. Distribution of gastrointestinal hormones in the adaptive response after small bowel transplantation. *Gut* 1987;28(suppl):217.
57. Balasko M, Soos S, Parniczky A, et al. Anorexic effect of peripheral cholecystokinin (CCK) varies with age and body composition (short communication). *Acta Physiol Hung* 2012;99:166.
58. Berseth CL. Gestational evolution of small intestine motility in preterm and term infants. *J Pediatr* 1989;115:646.
59. Miyano Y, Sakata I, Kuroda K, et al. The role of the vagus nerve in the migrating motor complex and ghrelin- and motilin-induced gastric contraction in suncus. *PLoS One* 2013;8:e64777.
60. Mondal A, Xie Z, Miyano Y, et al. Coordination of motilin and ghrelin regulates the migrating motor complex of gastrointestinal motility in Suncus murinus. *Am J Physiol Gastrointest Liver Physiol* 2012;302:G1207.
61. Dundar NO, Dundar B, Cesur G, et al. Ghrelin and adiponectin levels in colostrum, cord blood and maternal serum. *Pediatr Int* 2010;52:622.
62. Sarson DL, Wood SM, Holder D, et al. The effect of glucose-dependent insulinotropic polypeptide infused at physiological concentrations on the release of insulin in man. *Diabetologia* 1982;22:33.
63. King KC, Oliven A, Kalhan SC. Functional enteroinsular axis in full-term newborn infants. *Pediatr Res* 1989;25:490.
64. Frier BM, Corrall RJ, Adrian TE, et al. The influence of adrenergic denervation on the response to feeding of the gastroenteropancreatic system in man. *Clin Endocrinol (Oxf)* 1984;21(6):639.
65. Rozengurt E, Guha S, Sinnett-Smith, J. Gastrointestinal peptide signalling in health and disease. *Eur J Surg Suppl* 2002:23.
66. Lucas A, Aynsley-Green A, Blackburn AN, et al. Plasma neurotensin in term and preterm neonates. *Acta Paediatr Scand* 1981;17:201.
67. Savage AP, Adrian TE, Carolan G, et al. Effects of peptide YY (PYY) on mouth to cecum transit time and on the rate of gastric emptying in healthy volunteers. *Gut* 1987;70:166.
68. Chen X, Du X, Zhu J, et al. Correlations of circulating peptide YY and ghrelin with body weight, rate of weight gain, and time required to achieve the recommended daily intake in preterm infants. *Braz J Med Biol Res* 2012;45:656.
69. Siahanidou T, Mandyla H, Militsi H, et al. Peptide YY (3–36) represents a high percentage of total PYY immunoreactivity in preterm and full-term infants and correlates independently with markers of adiposity and serum ghrelin concentrations. *Pediatr Res* 2007;62:200.
70. Chen X, Du X, Zhu J, et al. Correlations of circulating peptide YY and ghrelin with body weight, rate of weight gain, and time required to achieve the recommended daily intake in preterm infants. *Braz J Med Biol Res* 2012;45:656.
71. Drucker DJ, Ehrlich P, Asa SL, et al. Induction of epithelial proliferation by glucagon-like peptide 2. *Proc Natl Acad Sci U S A* 1996;92:7911.
72. Chance WT, Foley-Nelson T, Thomas I, et al. Prevention of parenteral nutrition-induced hypoplasia by coinfusion of glucagon-like peptide-2. *Am J Physiol* 1997;273:G559.
73. Sigalet DL. Nonruminant Nutrition Symposium: the role of glucagon-like peptide-2 in controlling intestinal function in human infants: regulator or bystander? *J Anim Sci* 2012;90:1224.
74. Marchini G, Lagercrantz H, Milerad J, et al. Plasma levels of somatostatin and gastrin in sick infants and small for gestational age infants. *J Pediatr Gastroenterol Nutr* 1988;7:641.
75. Marchini G, Lagercrantz H, Milerad J, et al. Plasma levels of somatostatin and gastrin in sick infants and small for gestational age infants. *J Pediatr Gastroenterol Nutr* 1988;7:641.
76. Lucas A, Bloom SR, Aynsley-Green A. Metabolic and endocrine consequences of depriving preterm infants of enteral nutrition. *Acta Paediatr Scand* 1983;72:245.
77. Adrian TE, Bloom SR. Effect of food on the hormones of the gastrointestinal tract. In: Hunter JO, Jones V, eds. *Food and the gut*. Philadelphia, PA: Bailliére Tindall, 1985:13.
78. Castilla EE, Mastroiacovo P, Orioli IM. Gastroschisis: international epidemiology and public health perspectives. *Am J Med Genet C Semin Med Genet* 2008;148C:162.
79. Tan KB, Tan KH, Chew SK, et al. Gastroschisis and omphalocele in Singapore: a ten-year series from 1993 to 2002. *Singapore Med J* 2008;49:31.
80. Mills JL, Carter TC, Kay DM, et al. Folate and vitamin B12-related genes and risk for omphalocele. *Hum Genet* 2012;131:739.
81. Botto LD, Mulinare J, Erickson JD. Occurrence of omphalocele in relation to maternal multivitamin use: a population-based study. *Pediatrics* 2002;109:904.
82. Dykes EH. Prenatal diagnosis and management of abdominal wall defects. *Semin Pediatr Surg* 1996;5:90.
83. Quirk JG, Forney J, Collins HB, et al. Outcomes of newborns with gastroschisis: the effects of mode of delivery, site of delivery, and interval from birth to surgery. *Am J Obstet Gynecol* 1996;174:1134.
84. Christison-Lagay ER, Kelleher CM, Langer JC. Neonatal abdominal wall defects. *Semin Fetal Neonatal Med* 2011;16:164.
85. Skarsgard ED, Claydon J, Bouchard S, et al. Canadian Pediatric Surgical Network: a population-based pediatric surgery network and database for analyzing surgical birth defects. The first 100 cases of gastroschisis. *J Pediatr Surg* 2008;43:30.
86. Herbst JJ. Gastroesophageal reflux in infants. *J Pediatr Gastroenterol Nutr* 1985;4:163.
87. Werlin SL, Dodds WJ, Hogan WJ, et al. Mechanisms of gastroesophageal reflux in children. *J Pediatr* 1980;97:244.
88. Peter CS, Sprodowski N, Bohnhorst B, et al. Gastroesophageal reflux and apnea of prematurity: no temporal relationship. *Pediatrics* 2001;109(1):8.
89. Barrington KJ, Tan K, Rich W. Apnea at discharge and gastroesophageal reflux in the preterm infant. *J Perinatol* 2002;22:8.
90. Poets CF, Brockmann PE. Myth: gastroesophageal reflux is a pathological entity in the preterm infant. *Semin Fetal Neonatal Med* 2011;16:259.
91. Macharia EW. Comparison of upper gastrointestinal contrast studies and pH/impedance tests for the diagnosis of childhood gastro-oesophageal reflux. *Pediatr Radiol* 2012;42:946.
92. Carlos MA, Babyn PS, Marcon MA, et al. Changes in gastric emptying in early postnatal life. *J Pediatr* 1997;130:931.
93. Arasu TS, Wyllie R, Fitzgerald JF, et al. Gastroesophageal reflux in infants and children comparative accuracy of diagnostic methods. *J Pediatr* 1980;96:798.
94. Estevao-Costa J, Fragoso AC, Prata MJ, et al. Gastric emptying and antireflux surgery. *Pediatr Surg Int* 2011;27:367.
95. van der Pol RJ, Smits MJ, van Wijk MP, et al. Efficacy of proton-pump inhibitors in children with gastroesophageal reflux disease: a systematic review. *Pediatrics* 2011;127:925.
96. Tsou VM, Young RM, Hart MH, et al. Elevated plasma aluminum levels in normal infants using antacids containing aluminum. *Pediatrics* 1991;87:148.
97. More K, Athalye-Jape G, Rao S, et al. Association of inhibitors of gastric acid secretion and higher incidence of necrotizing enterocolitis in preterm very low-birth-weight infants. *Am J Perinatol* 2013;30:849.
98. Terrin G, Canani RB, Passariello A, et al. Inhibitors of gastric acid secretion drugs increase neonatal morbidity and mortality. *J Matern Fetal Neonatal Med* 2012;25(suppl 4):85.
99. Khanna S, Aronson SL, Kammer PP, et al. Gastric acid suppression and outcomes in *Clostridium difficile* infection: a population-based study. *Mayo Clin Proc* 2012;87:636.
100. Terrin G, Passariello A, De CM, et al. Ranitidine is associated with infections, necrotizing enterocolitis, and fatal outcome in newborns. *Pediatrics* 2012;129:e40.
101. Com G, Cetin N, O'Brien CE. Complicated *Clostridium difficile* colitis in children with cystic fibrosis: association with gastric acid suppression? *J Cyst Fibros* 2013;13(1):37.
102. Thomson RM, Armstrong JG, Looke DF. Gastroesophageal reflux disease, acid suppression, and Mycobacterium avium complex pulmonary disease. *Chest* 2007;131:1166.
103. Rousseau MC, Catala A, Blaya J. Association between pulmonary and digestive infections in patients receiving gastric acid-lowering medications for a long duration. *Brain Inj* 2003;17:883.
104. Malcolm WF, Cotten CM. Metoclopramide, H2 blockers, and proton pump inhibitors: pharmacotherapy for gastroesophageal reflux in neonates. *Clin Perinatol* 2012;39:99.
105. Mejia NI, Jankovic J. Metoclopramide-induced tardive dyskinesia in an infant. *Mov Disord* 2005;20:86.
106. Ng YY, Su PH, Chen JY, et al. Efficacy of intermediate-dose oral erythromycin on very low birth weight infants with feeding intolerance. *Pediatr Neonatol* 2012;53:34.
107. Ng PC. Use of oral erythromycin for the treatment of gastrointestinal dysmotility in preterm infants. *Neonatology* 2009;95:97.
108. Ng E, Shah VS. Erythromycin for the prevention and treatment of feeding intolerance in preterm infants. *Cochrane Database Syst Rev* 2008;CD001815.

109. Malcolm WF, Smith PB, Mears S, et al. Transpyloric tube feeding in very low birthweight infants with suspected gastroesophageal reflux: impact on apnea and bradycardia. *J Perinatol* 2009;29:372.
110. Watson J, McGuire W. Transpyloric versus gastric tube feeding for preterm infants. *Cochrane Database Syst Rev* 2013;(2):CD003487.
111. Jolley SG, Halpern LM, Tunell WP, et al. The risk of sudden infant death from gastroesophageal reflux. *J Pediatr Surg* 1991;26:691.
112. Ewing WM, Allen PJ. The diagnosis and management of cow milk protein intolerance in the primary care setting. *Pediatr Nurs* 2005;31:486.
113. Hill DJ, Heine RG, Cameron DJ, et al. Role of food protein intolerance in infants with persistent distress attributed to reflux esophagitis. *J Pediatr* 2000;136:641.
114. Raffensperger JG. Esophageal atresia and tracheoesophageal stenosis. In: Raffensperger JG, ed. *Swenson's pediatric surgery*, 5th ed. Norwalk, CT: Appleton and Lange, 1990:697.
115. Nemolato S, De HG, Van EP, et al. Oesophageal tracheobronchial remnants. *Gastroenterol Clin Biol* 2008;32:779.
116. Dillman JR, Attili AK, Agarwal PP, et al. Common and uncommon vascular rings and slings: a multi-modality review. *Pediatr Radiol* 2011;41:1440.
117. Benson CD, Lloyd JR. Infantile pyloric stenosis: a review of 1120 cases. *Am J Surg* 1964;107:429.
118. Dodge JA. Genetics of hypertrophic pyloric stenosis. *Clin Gastroenterol* 1973;2:523.
119. Feenstra B, Geller F, Carstensen L, et al. Plasma lipids, genetic variants near APOA1, and the risk of infantile hypertrophic pyloric stenosis. *JAMA* 2013;310:714.
120. Hernanz-Schulman M, Sells LL, Ambrosino MM, et al. Hypertrophic pyloric stenosis in the infant without a palpable olive: accuracy of sonographic diagnosis. *Radiology* 1994;193:771.
121. Pandya S, Heiss K. Pyloric stenosis in pediatric surgery: an evidence-based review. *Surg Clin North Am* 2012;92:527.
122. Kawahara H, Takama Y, Yoshida H, et al. Medical treatment of infantile hypertrophic pyloric stenosis: should we always slice the "olive"? *J Pediatr Surg* 2005;40:1848.
123. Bos ME, Wijnen RM, de BI. Gastric pneumatosis and rupture caused by lactobezoar. *Pediatr Int* 2013;55:757.
124. Pachl M, Patel P, Bowen C, et al. Retroperitoneal gastric duplication cyst: a case report and literature review. *Pediatr Surg Int* 2012;28:103.
125. Ting YJ, Chan KL, Wong SC, et al. Gastric pneumatosis in a premature neonate. *AJP Rep* 2011;1:11.
126. Sharma S, Gopal SC. Gastric volvulus with perforation in association with congenital diaphragmatic hernia. *Indian J Pediatr* 2004;71:948.
127. Aslam M, DeGrazia M, Gregory ML. Diagnostic evaluation of neonatal ascites. *Am J Perinatol* 2007;24:603.
128. Drumm B, Rhoads JM, Stringer DA, et al. Peptic ulcer disease in children: clinical findings, and clinical course. *Pediatrics* 1988;82:410.
129. Murphy MS, Eastham EJ. Peptic ulcer disease in childhood: long-term prognosis. *J Pediatr Gastroenterol Nutr* 1987;6:721.
130. Lazzaroni M, Petrillo M, Tornaghi R, et al. Upper GI bleeding in healthy full-term infants: a case–control study. *Am J Gastroenterol* 2002;97:89.
131. Kuusela AL, Ruuska T, Karikoski R, et al. A randomized, controlled study of prophylactic ranitidine in preventing stress-induced gastric mucosal lesions in neonatal intensive care unit patients. *Crit Care Med* 1997;25:346.
132. Ward RM, Kearns GL. Proton pump inhibitors in pediatrics: mechanism of action, pharmacokinetics, pharmacogenetics, and pharmacodynamics. *Paediatr Drugs* 2013;15:119.
133. Guelrud M, Mujica C, Jaen D, et al. Prevalence of Helicobacter pylori in neonates and young infants undergoing ERCP for diagnosis of neonatal cholestasis. *J Pediatr Gastroenterol Nutr* 1994;18(4):461.
134. Siavoshi F, Taghikhani A, Malekzadeh R, et al. The role of mother's oral and vaginal yeasts in transmission of Helicobacter pylori to neonates. *Arch Iran Med* 2013;16:288.
135. Cherian S, Burgner DP, Cook AG, et al. Associations between Helicobacter pylori infection, co-morbid infections, gastrointestinal symptoms, and circulating cytokines in African children. *Helicobacter* 2010;15:88.
136. Halabi IM. Helicobacter pylori infection in a 3-week-old. *Ann Trop Paediatr* 2009;29:247.
137. Baldassarre ME, Monno R, Laforgia N, et al. The source of Helicobacter pylori infection in the neonatal period. *J Perinat Med* 2009;37:288.
138. Kshirsagar AY, Vasisth GO, Ahire MD, et al. Acute spontaneous gastric perforation in neonates: a report of three cases. *Afr J Paediatr Surg* 2011;8:79.
139. Jawad AJ, Al-Rabie A, Hadi A, et al. Spontaneous neonatal gastric perforation. *Pediatr Surg Int* 2002;18:396.
140. Smith EI. Malrotation of the intestine. In: Welch KJ, Randolph JG, Ravitch MM, et al., eds. *Pediatric surgery*, 4th ed. Chicago, IL: Year Book, 1986:882.
141. Chao HC, Kong MS, Chen JY, et al. Sonographic features related to volvulus in neonatal intestinal malrotation. *J Ultrasound Med* 2000;19:371.
142. Feitz R, Vos A. Malrotation: the postoperative period. *J Pediatr Surg* 1997;32:1322.
143. Markljung E, Adamovic T, Ortqvist L, et al. A rare microduplication in a familial case of annular pancreas and duodenal stenosis. *J Pediatr Surg* 2012;47:2039.
144. Ben AY, Ghorbel S, Chouikh T, et al. Combination of partial situs inversus, polysplenia and annular pancreas with duodenal obstruction and intestinal malrotation. *JBR-BTR* 2012;95:257.
145. Miller RC. Complicated intestinal atresias. *Ann Surg* 1979;189:607.
146. Yamataka A, Pringle KC. A case with duodenal duplication cyst: prenatal diagnosis and surgical management. *Fetal Diagn Ther* 1998;13:39.
147. Grosfeld JL. Jejunoileal atresia and stenosis. In: Welch KJ, Randolph JG, Ravitch MM, et al., eds. *Pediatric surgery*, 4th ed. Chicago, IL: Year Book, 1986:838.
148. Martin LW, Zerella JT. Jejunoileal atresia: a proposed classification. *J Pediatr Surg* 1967;11:399.
149. Iyer CP, Mahour GH. Duplications of the alimentary tract in infants and children. *J Pediatr Surg* 1995;30:1267.
150. Yang MC, Duh YC, Lai HS, et al. Alimentary tract duplications. *J Formos Med Assoc* 1996;95:406.
151. Jacob S, Mani A, Singh VP, et al. Long segment ileal duplication with extensive gastric heterotopia. *Indian J Pathol Microbiol* 2009;52:397.
152. Dias AR, Lopes RI, do Couto RC, et al. Ileal duplication causing recurrent intussusception. *J Surg Educ* 2007;64:51.
153. Holgersen LO, Stanly-Brown EG. Idiopathic post-operative intussusception in infants and childhood. *Am Surg* 1978;44:305.
154. Siddiqui MM, Drewett M, Burge DM. Meconium obstruction of prematurity. *Arch Dis Child Fetal Neonatal Ed* 2012;97:F147.
155. Fitzgibbons SC, Ching Y, Yu D, et al. Mortality of necrotizing enterocolitis expressed by birth weight categories. *J Pediatr Surg* 2009;44:1072.
156. Kliegman RM, Fanaroff AA. Necrotizing enterocolitis. *N Engl J Med* 1984;310:1093.
157. Duro D, Kalish LA, Johnston P, et al. Risk factors for intestinal failure in infants with necrotizing enterocolitis: a Glaser Pediatric Research Network study. *J Pediatr* 2010;157:203.
158. Neu J, Mihatsch W. Recent developments in necrotizing enterocolitis. *JPEN J Parenter Enteral Nutr* 2012;36:30S.
159. Shah D, Sinn JK. Antibiotic regimens for the empirical treatment of newborn infants with necrotising enterocolitis. *Cochrane Database Syst Rev* 2012;(8):CD007448.
160. Neu J, Walker WA. Necrotizing enterocolitis. *N Engl J Med* 2011;364:255.
161. Neu J. The 'myth' of asphyxia and hypoxia-ischemia as primary causes of necrotizing enterocolitis. *Biol Neonate* 2005;87:97.
162. Neu J, Mihatsch WA, Zegarra J, et al. Intestinal mucosal defense system, Part 1. Consensus recommendations for immunonutrients. *J Pediatr* 2013;162:S56.
163. Neu J, Chen M, Beierle E. Intestinal innate immunity: how does it relate to the pathogenesis of necrotizing enterocolitis. *Semin Pediatr Surg* 2005;14:137.
164. Madan JC, Farzan SF, Hibberd PL, et al. Normal neonatal microbiome variation in relation to environmental factors, infection and allergy. *Curr Opin Pediatr* 2012;24:753.
165. Anderson DM, Kliegman RM. The relationship of neonatal alimentation practices to the occurrence of endemic necrotizing enterocolitis. *Am J Perinatol* 1991;8:62.
166. Fanaro S. Strategies to improve feeding tolerance in preterm infants. *J Matern Fetal Neonatal Med* 2012;25(suppl 4):54.
167. Bhatia J. Human milk and the premature infant. *Ann Nutr Metab* 2013;62(suppl 3):8.
168. Gephart SM, Hanson CK. Preventing necrotizing enterocolitis with standardized feeding protocols: not only possible, but imperative. *Adv Neonatal Care* 2013;13:48.
169. Hunter CJ, Singamsetty VK, Chokshi NK, et al. Enterobacter sakazakii enhances epithelial cell injury by inducing apoptosis in a rat model of necrotizing enterocolitis. *J Infect Dis* 2008;198:586.
170. van AJ, de SF, Muyldermans G, et al. Outbreak of necrotizing enterocolitis associated with Enterobacter sakazakii in powdered milk formula. *J Clin Microbiol* 2001;39:293.
171. Thuijls G, Derikx JP, van WK, et al. Non-invasive markers for early diagnosis and determination of the severity of necrotizing enterocolitis. *Ann Surg* 2010;251:1174.
172. Aydemir O, Aydemir C, Sarikabadayi YU, et al. Fecal calprotectin levels are increased in infants with necrotizing enterocolitis. *J Matern Fetal Neonatal Med* 2012;25:2237.
173. Faix RG, Polley TZ, Grasela TH. A randomized controlled trial of parenteral clindamycin in neonatal necrotizing enterocolitis. *Pediatrics* 1988;112:271.
174. Kelleher J, Mallick H, Soltau TD, et al. Mortality and intestinal failure in surgical necrotizing enterocolitis. *J Pediatr Surg* 2013;48:568.
175. Downard CD, Renaud E, St. Peter SD, et al. Treatment of necrotizing enterocolitis: an American Pediatric Surgical Association Outcomes and Clinical Trials Committee systematic review. *J Pediatr Surg* 2012;47:2111.
176. Duro D, Kalish LA, Johnston P, et al. Risk factors for intestinal failure in infants with necrotizing enterocolitis: a Glaser Pediatric Research Network study. *J Pediatr* 2010;157:203.
177. Duro D, Mitchell PD, Kalish LA, et al. Risk factors for parenteral nutrition-associated liver disease following surgical therapy for necrotizing enterocolitis: A Glaser Pediatric Research Network Study [corrected]. *J Pediatr Gastroenterol Nutr* 2011;52:595.

178. Morgan J, Young L, McGuire W. Slow advancement of enteral feed volumes to prevent necrotising enterocolitis in very low birth weight infants. *Cochrane Database Syst Rev* 2013;(3):CD001241.
179. Deshpande G, Rao S, Patole S, et al. Updated meta-analysis of probiotics for preventing necrotizing enterocolitis in preterm neonates. *Pediatrics* 2010;125:921.
180. Buchheit JP, Stewart DL. Clinical comparison of localized intestinal perforation and necrotizing enterocolitis in neonates. *Pediatrics* 1994;93:32.
181. van der Werf CS, Hsiao NH, Conroy S, et al. CLMP is essential for intestinal development, but does not play a key role in cellular processes involved in intestinal epithelial development. *PLoS One* 2013;8:e54649.
182. van der Werf CS, Sribudiani Y, Verheij JB, et al. Congenital short bowel syndrome as the presenting symptom in male patients with FLNA mutations. *Genet Med* 2013;15:310.
183. Wu TJ, Teng RJ, Chang MH, et al. Congenital short bowel syndrome: report of a case treated with home central parenteral nutrition. *J Formos Med Assoc* 1992;91:470.
184. Dowling RH, Booth CC. Structural and functional changes following small intestinal resection in the rat. *Clin Sci* 1967;32:139.
185. Adrian TE, Savage AP, Fuessl HS, et al. Release of peptide YY (PYY) after resection of small bowel, colon or pancreas in man. *Surgery* 1987;101:715.
186. Gay AN, Lazar DA, Stoll B, et al. Near-infrared spectroscopy measurement of abdominal tissue oxygenation is a useful indicator of intestinal blood flow and necrotizing enterocolitis in premature piglets. *J Pediatr Surg* 2011;46:1034.
187. Prasad R, Alavi K, Schwartz MZ. Glucagonlike peptide-2 analogue enhances intestinal mucosal mass after ischemia and reperfusion. *J Pediatr Surg* 2000;35:357.
188. Wilmore DW, Dudrick SJ, Daly JM, et al. The role of nutrition in the adaptation of the small intestine after massive resection. *Surg Gynecol Obstet* 1971;132:673.
189. Vanderhoof JA. Short bowel syndrome. In: Lebenthal EB, ed. *Gastroenterology and nutrition in early infancy*, 2nd ed. New York: Raven Press, 1990:793.
190. Guner YS, Chokshi N, Petrosyan M, et al. Necrotizing enterocolitis—bench to bedside: novel and emerging strategies. *Semin Pediatr Surg* 2008;17:255.
191. Olieman JF, Tibboel D, Penning C. Growth and nutritional aspects of infantile short bowel syndrome for the past 2 decades. *J Pediatr Surg* 2008;43:2061.
192. Taylor SF, Sondheimer JM, Sokol RJ, et al. Noninfectious colitis associated with short gut syndrome in infants. *J Pediatr* 1991;119:24.
193. Cole CR, Frem JC, Schmotzer B, et al. The rate of bloodstream infection is high in infants with short bowel syndrome: relationship with small bowel bacterial overgrowth, enteral feeding, and inflammatory and immune responses. *J Pediatr* 2010;156:941.
194. Cole CR, Ziegler TR. Small bowel bacterial overgrowth: a negative factor in gut adaptation in pediatric SBS. *Curr Gastroenterol Rep* 2007;9:456.
195. Hudson M, Packnee R, Mowat NA. D-lactic acidosis in short bowel syndrome: an examination of possible mechanisms. *Q J Med* 1990;74:157.
196. Young RJ, Vanderhoof JA. Probiotic therapy in children with short bowel syndrome and bacterial overgrowth. *Gastroenerology* 1997;112:A916.
197. Wessel JJ, Kocoshis SA. Nutritional management of infants with short bowel syndrome. *Semin Perinatol* 2007;31:104.
198. Colomb V, Jobert-Giraud A, Lacaille F, et al. Role of lipid emulsions in cholestasis associated with long-term parenteral nutrition in children. *JPEN J Parenter Enteral Nutr* 2000;24:345.
199. Caniano DA, Starr J, Ginn-Pease ME. Extensive short-bowel syndrome in neonates: outcome in the 1980s. *Surgery* 1989;105:119.
200. Pittiruti M, Brutti A, Celentano D, et al. Clinical experience with power-injectable PICCs in intensive care patients. *Crit Care* 2012;16:R21.
201. Suresh GK, Edwards WH. Central line-associated bloodstream infections in neonatal intensive care: changing the mental model from inevitability to preventability. *Am J Perinatol* 2012;29:57.
202. McGrath EJ, Salloum R, Chen X, et al. Short-dwell ethanol lock therapy in children is associated with increased clearance of central line-associated bloodstream infections. *Clin Pediatr (Phila)* 2011;50:943.
203. Sasaki T. An analysis of intestinal transplant in the United States. *Clin Transpl* 2012;83.
204. Garg M, Jones RM, Vaughan RB, et al. Intestinal transplantation: current status and future directions. *J Gastroenterol Hepatol* 2011;26:1221.
205. Middleton SJ. Is intestinal transplantation now an alternative to home parenteral nutrition? *Proc Nutr Soc* 2007;66:316.
206. Gotthardt DN, Gauss A, Zech U, et al. Indications for intestinal transplantation: recognizing the scope and limits of total parenteral nutrition. *Clin Transplant* 2013;27(suppl 25):49.
207. Khalil BA, Ba'ath ME, Aziz A, et al. Intestinal rehabilitation and bowel reconstructive surgery: improved outcomes in children with short bowel syndrome. *J Pediatr Gastroenterol Nutr* 2012;54:505.
208. Infantino BJ, Mercer DF, Hobson BD, et al. Successful rehabilitation in pediatric ultrashort small bowel syndrome. *J Pediatr* 2013;163:1361.
209. Sanchez SE, Javid PJ, Healey PJ, et al. Ultrashort bowel syndrome in children. *J Pediatr Gastroenterol Nutr* 2013;56:36.
210. Javid PJ, Malone FR, Reyes J, et al. The experience of a regional pediatric intestinal failure program: successful outcomes from intestinal rehabilitation. *Am J Surg* 2010;199:676.
211. Kocoshis SA. Medical management of pediatric intestinal failure. *Semin Pediatr Surg* 2010;19:20.
212. Adrian TE, Savage AP, Bacarese-Hamilton AJ, et al. Peptide YY abnormalities in gastrointestinal disease. *Gastroenterology* 1986;90:379.
213. Besterman HS, Christofides ND, Welsby PD, et al. Gut hormones in acute diarrhea. *Gut* 1983;24:665.
214. Beck LA, Cabrera L, Pan WK, et al. Peptide YY: a gut hormone associated with anorexia during infectious diarrhea in children. *J Pediatr* 2008;153:677.
215. Lawson GR, Nelson R, Laker MF, et al. Gut regulatory peptides and intestinal permeability in acute infantile gastroenteritis. *Arch Dis Child* 1992;67:272.
216. Walker-Smith J. Cow's milk protein intolerance: transient food intolerance of infancy. *Arch Dis Child* 1975;50:347.
217. Srinivasan P, Brandler M, D'Souza A, et al. Allergic enterocolitis presenting as recurrent necrotizing enterocolitis in preterm neonates. *J Perinatol* 2010;30:431.
218. Hojsak I, Kljaic-Turkalj M, Misak Z, et al. Rice protein-induced enterocolitis syndrome. *Clin Nutr* 2006;25:533.
219. Morita H, Nomura I, Matsuda A, et al. Gastrointestinal food allergy in infants. *Allergol Int* 2013;62:297.
220. Miceli SS, Greco M, Monaco S, et al. Food protein-induced enterocolitis syndrome, from practice to theory. *Expert Rev Clin Immunol* 2013;9:707.
221. Caminiti L, Salzano G, Crisafulli G, et al. Food protein induced enterocolitis syndrome caused by rice beverage. *Ital J Pediatr* 2013;39:31.
222. Vanderhoof JA, Murray ND, Kaufman SS, et al. Intolerance to protein hydrolysate infant formulas, an under-recognized cause of gastrointestinal symptoms in infants. *J Pediatr* 1997;131:741.
223. Zoppelli L, Guttel C, Bittrich HJ, et al. Fecal calprotectin concentrations in premature infants have a lower limit and show postnatal and gestational age dependence. *Neonatology* 2012;102:68.
224. Tori AJ, Carroll AE, Gupta SK. Disaccharidase activity in infants and comparison based on symptoms and histological changes. *J Pediatr Gastroenterol Nutr* 2007;45:194.
225. Turco R, Martinelli M, Miele E, et al. Proton pump inhibitors as a risk factor for paediatric *Clostridium difficile* infection. *Aliment Pharmacol Ther* 2010;31:754.
226. Canani RB, Terrin G. Gastric acidity inhibitors and the risk of intestinal infections. *Curr Opin Gastroenterol* 2010;26:31.
227. Burks AW, Casteel HB, Fiedorek SC, et al. Prospective oral food challenge study of two soybean protein isolates in patients with possible milk or soy protein enterocolitis. *Pediatr Allergy Immunol* 1994;5:40.
228. McCarver G, Bhatia J, Chambers C, et al. NTP-CERHR expert panel report on the developmental toxicity of soy infant formula. *Birth Defects Res B Dev Reprod Toxicol* 2011;92:421.
229. Lins M, Horowitz MR, Silva GA, et al. Oral food challenge test to confirm the diagnosis of cow's milk allergy. *J Pediatr (Rio J)* 2010;86:285.
230. Vila SL, Sanchez LG, Sanz Larruga ML, et al. Delayed reaction to cow's milk proteins: a case study. *J Investig Allergol Clin Immunol* 1998;8:249.
231. Yang H, Xiao YZ, Luo XY, et al. Diagnostic accuracy of atopy patch tests for food allergy in children with atopic dermatitis aged less than two years. *Allergol Immunopathol (Madr)* 2012;42:22.
232. Nocerino R, Granata V, Di CM, et al. Atopy patch tests are useful to predict oral tolerance in children with gastrointestinal symptoms related to non-IgE-mediated cow's milk allergy. *Allergy* 2013;68:246.
233. Jarvinen KM, Caubet JC, Sickles L, et al. Poor utility of atopy patch test in predicting tolerance development in food protein-induced enterocolitis syndrome. *Ann Allergy Asthma Immunol* 2012;109:221.
234. Avery GB, Villavicencio O, Lilly JR, et al. Intractable diarrhea in early infancy. *Pediatrics* 1968;41:712.
235. Salvia G, Guarino A, Terrin G, et al. Neonatal onset intestinal failure: an Italian Multicenter Study. *J Pediatr* 2008;153:674.
236. Goldgar CM, Vanderhoof JA. Lack of correlation of small bowel biopsy and clinical course of patients with intractable diarrhea of infancy. *Gastroenterology* 1986;90:527.
237. Orenstein SR. Enteral versus parenteral therapy for intractable diarrhea of infancy: a prospective, randomized trial. *J Pediatr* 1986;109:277.
238. van der Velde KJ, Dhekne HS, Swertz MA, et al. An overview and online registry of microvillus inclusion disease patients and their MYO5B mutations. *Hum Mutat* 2013;34:1597.
239. Siahanidou T, Koutsounaki E, Skiathitou, AV, et al. Extraintestinal manifestations in an infant with microvillus inclusion disease: complications or features of the disease? *Eur J Pediatr* 2013;172:1271.
240. Gathungu GN, Pashankar DS, Sarita-Reyes CD, et al. Microvillus inclusion disease associated with coarctation of the aorta and bicuspid aortic valve. *J Clin Gastroenterol* 2008;42:400.
241. Patey N, Scoazec JY, Cuenod-Jabri B, et al. Distribution of cell adhesion molecules in infants with intestinal epithelial dysplasia (tufting enteropathy). *Gastroenterology* 1997;113:833.
242. Salomon J, Goulet O, Canioni D, et al. Genetic characterization of congenital tufting enteropathy: EpCAM associated phenotype and involvement of SPINT2 in the syndromic form. *Hum Genet* 2013;133:299.

243. Schnell U, Kuipers J, Mueller JL, et al. Absence of cell-surface EpCAM in congenital tufting enteropathy. *Hum Mol Genet* 2013;22:2566.
244. Sivagnanam M, Mueller JL, Lee H, et al. Identification of EpCAM as the gene for congenital tufting enteropathy. *Gastroenterology* 2008;135:429.
245. Girault D, Goulet O, L-Ldeist F, et al. Intractable infant diarrhea associated with phenotypic abnormalities and immunodeficiency. *J Pediatr* 1994;125:36.
246. Posovszky C, Lahr G, von SJ, et al. Loss of enteroendocrine cells in autoimmune-polyendocrine-candidiasis-ectodermal-dystrophy (APECED) syndrome with gastrointestinal dysfunction. *J Clin Endocrinol Metab* 2012;97:E292.
247. Singhi AD, Goyal A, Davison JM, et al. Pediatric autoimmune enteropathy: an entity frequently associated with immunodeficiency disorders. *Mod Pathol* 2013;27:543.
248. Gentile NM, Murray JA, Pardi DS. Autoimmune enteropathy: a review and update of clinical management. *Curr Gastroenterol Rep* 2012;14:380.
249. An YF, Xu F, Wang M, et al. Clinical and molecular characteristics of immunodysregulation, polyendocrinopathy, enteropathy, X-linked syndrome in China. *Scand J Immunol* 2011;74:304.
250. Tsuda M, Torgerson TR, Selmi C, et al. The spectrum of autoantibodies in IPEX syndrome is broad and includes anti-mitochondrial autoantibodies. *J Autoimmun* 2010;35:265.
251. Balanescu RN, Topor L, Moga A. Anomalies associated with anorectal malformations. *Chirurgia (Bucur)* 2013;108:38.
252. Holcomb GW III, Gheissari A, O'Neill JA Jr, et al. Surgical management of alimentary tract duplications. *Ann Surg* 1989;209:167.
253. Ellis H, Kumar R, Kostyrka B. Neonatal small left colon syndrome in the offspring of diabetic mothers-an analysis of 105 children. *J Pediatr Surg* 2009;44:2343.
254. Stewart DR, Nixon GW, Johnson DG, et al. Neonatal small left colon syndrome. *Ann Surg* 1977;186:741.
255. Martin LW, Torres AM. Hirschsprung's disease. *Surg Clin North Am* 1985;65:1171.
256. Baxter KJ, Bhatia AM. Hirschsprung's disease in the preterm infant: implications for diagnosis and outcome. *Am Surg* 2013;79:734.
257. Kapur RP, deSa DJ, Luquette M, et al. Hypothesis: pathogenesis of skip areas in long-segment Hirschsprung's disease. *Pediatr Pathol Lab Med* 1995;15:23.
258. Bill AJ, Chapman ND. The enterocolitis of Hirschsprung's disease: its natural history and treatment. *Am J Surg* 1962;103:70.
259. Andiran F, Dayi S. Hirschsprung's disease or allergic colitis or necrotising enterocolitis? *Pediatr Radiol* 2000;30:881.
260. Swenson O. Hirschsprung's disease: a review. *Pediatrics* 2002;109(5):914.
261. Heikkinen M, Rintala R, Luukkonen P. Long-term anal sphincter performance after surgery for Hirschsprung's disease. *J Pediatr Surg* 1997;32:1443.
262. Gosemann JH, Puri P. Megacystis microcolon intestinal hypoperistalsis syndrome: systematic review of outcome. *Pediatr Surg Int* 2011;27:1041.
263. Scotet V, Dugueperoux I, Saliou P, et al. Evidence for decline in the incidence of cystic fibrosis: a 35-year observational study in Brittany, France Orphanet. *J Rare Dis* 2012;7:14.
264. Carlyle BE, Borowitz DS, Glick PL. A review of pathophysiology and management of fetuses and neonates with meconium ileus for the pediatric surgeon. *J Pediatr Surg* 2012;47:772.
265. Colombo C, Costantini D, Zazzeron L, et al. Benefits of breastfeeding in cystic fibrosis: a single-centre follow-up survey. *Acta Paediatr* 2007;96:1228.
266. Durie PR, Forstner GG. Pathophysiology of the exocrine pancreas in cystic fibrosis. *J R Soc Med* 1989;18(suppl 16):2.
267. Ip WE, Dupuis A, Ellis L, et al. Serum pancreatic enzymes define the pancreatric phenotype in patients with Shwachman-Diamond syndrome. *J Pediatr* 2002;141:259.
268. Hussain K, Flanagan SE, Smith VV, et al. An ABCC8 gene mutation and mosaic uniparental isodisomy resulting in atypical diffuse congenital hyperinsulinism. *Diabetes* 2008;57:259.
269. Celik N, Cinaz P, Emeksiz HC, et al. Octreotide-induced long QT syndrome in a child with congenital hyperinsulinemia and a novel missense mutation (p.Met115Val) in the ABCC8 gene. *Horm Res Paediatr* 2013;80:299.
270. Brumbaugh D, Mack C. Conjugated hyperbilirubinemia in children. *Pediatr Rev* 2012;33:291.
271. Donia AE, Ibrahim SM, Kader MS, et al. Predictive value of assessment of different modalities in the diagnosis of infantile cholestasis. *J Int Med Res* 2010;38:2100.
272. Yaghobi R, Zamani S, Gramizadeh B, et al. Etiology of DNA virus infections in liver transplant recipients with neonatal hepatitis. *Transplant Proc* 2010;42:837.
273. McKiernan PJ. Neonatal cholestasis. *Semin Neonatol* 2002;7:153.
274. Roberts EA. Neonatal hepatitis syndrome. *Semin Neonatol* 2003;8:357.
275. Sundaram SS, Alonso EM, Narkewicz MR, et al. Characterization and outcomes of young infants with acute liver failure. *J Pediatr* 2011;159:813.
276. Maggiore G, Bernard O, Hadchouel M, et al. Diagnostic value of serum gamma-glutamyl transpeptidase activity in liver diseases in children. *J Pediatr Gastroenterol Nutr* 1991;12:21.
277. Dehghani SM, Haghighat M, Imanieh MH, et al. Comparison of different diagnostic methods in infants with Cholestasis. *World J Gastroenterol* 2006;12:5893.
278. Kwatra N, Shalaby-Rana E, Narayanan S, et al. Phenobarbital-enhanced hepatobiliary scintigraphy in the diagnosis of biliary atresia: two decades of experience at a tertiary center. *Pediatr Radiol* 2013;43:1365.
279. Lee SY, Kim GC, Choe BH, et al. Efficacy of US-guided percutaneous cholecystocholangiography for the early exclusion and type determination of biliary atresia. *Radiology* 2011;261:916.
280. Mack CL, Tucker RM, Sokol RJ, et al. Biliary atresia is associated with CD4+ Th1 cell-mediated portal tract inflammation. *Pediatr Res* 2004;56:79.
281. Bijl EJ, Bharwani KD, Houwen RH, et al. The long-term outcome of the Kasai operation in patients with biliary atresia: a systematic review. *Neth J Med* 2013;71:170.
282. Broniszczak D, Apanasiewicz A, Czubkowski P, et al. Liver transplantation in children with biliary atresia and polysplenia syndrome. *Ann Transplant* 2011;16:14.
283. Berry GT. Galactosemia: when is it a newborn screening emergency? *Mol Genet Metab* 2012;106:7.
284. la MG, Malvagia S, Pasquini E, et al. Newborn screening for tyrosinemia type I: further evidence that succinylacetone determination on blood spot is essential. *JIMD Rep* 2011;1:107.
285. Lopriore E, Mearin ML, Oepkes D, et al. Neonatal hemochromatosis: management, outcome, and prevention. *Prenat Diagn* 2013;33(13):1221.
286. Zhou LY, Guan BY, Li L, et al. Objective differential characteristics of cystic biliary atresia and choledochal cysts in neonates and young infants: sonographic findings. *J Ultrasound Med* 2012;31:833.
287. Germani M, Liberto D, Elmo G, et al. Choledochal cyst in pediatric patients: a 10-year single institution experience. *Acta Gastroenterol Latinoam* 2011;41:302.
288. Roka A, Vasarhelyi B, Bodrogi E, et al. Changes in laboratory parameters indicating cell necrosis and organ dysfunction in asphyxiated neonates on moderate systemic hypothermia. *Acta Paediatr* 2007;96:1118.
289. Alagille D, Odievre M, Gautier M, et al. Syndromic paucity of interlobular bile ducts (Alagille syndrome or arteriohepatic dysplasia): review of 80 cases. *J Pediatr* 1987;110:195.
290. Vozzi D, Licastro D, Martelossi S, et al. Alagille syndrome: a new missense mutation detected by whole-exome sequencing in a case previously found to be negative by DHPLC and MLPA. *Mol Syndromol* 2013;4:207.
291. El-Koofy NM, El-Mahdy R, Fahmy ME, et al. Alagille syndrome: clinical and ocular pathognomonic features. *Eur J Ophthalmol* 2011;21:199.
292. Lee CN, Tiao MM, Chen HJ, et al. Characteristics and outcome of liver transplantation in children with alagille syndrome: a single-center experience. *Pediatr Neonatol* 2013;55:135.
293. Chen HL, Lin LH, Hu FC, et al. Effects of maternal screening and universal immunization to prevent mother-to-infant transmission of HBV. *Gastroenterology* 2012;142:773.
294. Liu MH, Sheng YJ, Liu JY, et al. Efficacy of telbivudine on interruption of hepatitis B virus vertical transmission: a meta-analysis. *Ann Saudi Med* 2013;33:169.
295. Deng M, Zhou X, Gao S, et al. The effects of telbivudine in late pregnancy to prevent intrauterine transmission of the hepatitis B virus: a systematic review and meta-analysis. *Virol J* 2012;9:185.
296. Durand P, Debray D, Mandel R, et al. Acute liver failure in infancy: a 14-year experience of a pediatric liver transplantation center. *J Pediatr* 2001;139:871.
297. Borgia G, Carleo MA, Gaeta GB, et al. Hepatitis B in pregnancy. *World J Gastroenterol* 2012;18:4677.
298. McKiernan P. Metabolic liver disease. *Clin Res Hepatol Gastroenterol* 2012;36:287.
299. Eigenbrodt ML, McCashland TM, Dy RM, et al. Heterozygous alpha 1-antitrypsin phenotypes in patients with end stage liver disease. *Am J Gastroenterol* 1997;92(4):602.
300. Thun GA, Imboden M, Ferrarotti I, et al. Causal and synthetic associations of variants in the SERPINA gene cluster with alpha1-antitrypsin serum levels. *PLoS Genet* 2013;9:e1003585.
301. Whitington PF. Gestational alloimmune liver disease and neonatal hemochromatosis. *Semin Liver Dis* 2012;32:325.
302. Chitkara DK, Nurko S, Shoffner JM, et al. Abnormalities in gastrointestinal motility are associated with diseases of oxidative phosphorylation in children. *Am J Gastroenterol* 2003;98:871.
303. Hazard FK, Ficicioglu C, Ganesh J, et al. Liver pathology in infantile mitochondrial DNA depletion syndrome. *Pediatr Dev Pathol* 2013;16:415.
304. Chung PH, Wong KK, Wong RM, et al. Clinical experience in managing pediatric patients with ultra-short bowel syndrome using omega-3 fatty acid. *Eur J Pediatr Surg* 2010;20:139.
305. Baserga MC, Sola A. Intrauterine growth restriction impacts tolerance to total parenteral nutrition in extremely low birth weight infants. *J Perinatol* 2004;24:476.
306. Wang Y, Tao YX, Cai W, et al. Protective effect of parenteral glutamine supplementation on hepatic function in very low birth weight infants. *Clin Nutr* 2010;29:307.
307. Wessel JJ, Kocoshis SA. Nutritional management of infants with short bowel syndrome. *Semin Perinatol* 2007;31:104.
308. Vanderhoof JA, Langnas AN, Pinch LW, et al. Short bowel syndrome: a review. *J Pediatr Gastroenterol Nutr* 1992;14:359.

38 Distúrbios Metabólicos Hereditários
Barbara K. Burton

INTRODUÇÃO

Os importantes avanços na identificação e no tratamento dos erros inatos do metabolismo tornaram mais essencial do que nunca a necessidade do neonatologista em se familiarizar com as manifestações clínicas desses distúrbios. Muitas das doenças pertencentes a esse grupo estão associadas a sinais/sintomas durante o período neonatal, e muitos recém-nascidos (RNs) acometidos precisam ser internados na UTI neonatal. A probabilidade de estabelecer um diagnóstico está, com frequência, diretamente relacionada com o nível de conscientização do neonatologista responsável pela assistência do RN. Embora muitos dos erros inatos do metabolismo sejam infrequentes, eles, em seu conjunto, não são raros. Não há dúvida de que um número significativo de crianças com esses distúrbios não é diagnosticado. Todo geneticista já passou pela experiência de diagnosticar um erro inato do metabolismo em uma criança e descobrir que os pais já haviam tido um ou mais filhos que morreram nos primeiros meses de vida de causas vagas ou indeterminadas. Nesses casos, é razoável pressupor que as outras crianças falecidas tinham acometimento semelhante, porém não foram diagnosticadas. Nesses casos, os achados de necropsia são frequentemente inespecíficos e não esclarecedores, a menos que sejam efetuados estudos bioquímicos especiais. Com frequência, suspeita-se de infecção como causa da morte, e sepse acompanha comumente os distúrbios metabólicos hereditários.

Nunca é demais enfatizar a importância de um diagnóstico acurado de doença metabólica. Esses distúrbios estão respondendo cada vez mais a um manejo clínico bem-sucedido. Se o tratamento significar a prevenção de retardo mental significativo ou morte, mesmo quando os números forem pequenos, vale a pena estabelecer o diagnóstico. Entretanto, o sucesso da maioria dos esquemas terapêuticos depende da instituição mais precoce possível da terapia, ressaltando a importância de um diagnóstico clínico precoce. Mesmo quando não existe terapia efetiva, ou não é possível salvar o RN/lactente, o diagnóstico é decisivo para o aconselhamento genético.

Todos os erros inatos do metabolismo são geneticamente transmitidos, tipicamente de modo autossômico recessivo ou recessivo ligado ao X, e existe habitualmente um risco considerável de recidiva. Dispõe-se de diagnóstico pré-natal para muitos distúrbios desse grupo. A conscientização do diagnóstico antes do nascimento de um feto de alto risco pode resultar em terapia mais precoce e prognóstico mais favorável.

O presente capítulo define a constelação de achados no RN que devem alertar o médico para a possibilidade de doença metabólica hereditária. A discussão limita-se aos distúrbios cujas manifestações são observadas nos primeiros meses de vida e não inclui os numerosos distúrbios (p. ex., a maioria das doenças de depósito lisossômico) que tipicamente se manifestam no final do primeiro ano de vida ou durante a infância. São também comentados os exames laboratoriais utilizados na avaliação de RNs suspeitos de doença metabólica hereditária. Este capítulo também descreve o tratamento dos grupos importantes de distúrbios metabólicos, focalizando a estabilização e o manejo agudo de pacientes com essas doenças. Embora os painéis de triagem neonatal tenham sido expandidos para incluir mais erros inatos de metabolismo do que apenas há uma década, muitos RNs tornam-se sintomáticos e morrem antes da obtenção dos resultados dos exames. Portanto, um diagnóstico clínico perspicaz desses distúrbios ainda é importante.

MANIFESTAÇÕES CLÍNICAS DOS ERROS INATOS DO METABOLISMO

Encefalopatia metabólica aguda

Vários grupos de distúrbios metabólicos hereditários, mais notavelmente as acidemias orgânicas, os defeitos do ciclo da ureia e determinados distúrbios do metabolismo dos aminoácidos, manifestam-se tipicamente com sinais/sintomas agudos e potencialmente fatais no período neonatal. Como estão associados à intolerância às proteínas, os sinais/sintomas surgem habitualmente após a alimentação ser iniciada. Os pacientes afetados são, tipicamente, RNs a termo, cuja aparência é habitualmente normal ao nascimento. O intervalo entre o nascimento e o aparecimento das manifestações clínicas varia de algumas horas a várias semanas. Os achados iniciais consistem habitualmente em letargia e problemas na alimentação, conforme observado em quase toda criança enferma. Embora a sepse seja, com frequência, a primeira hipótese em RNs com esse quadro, esses sinais/sintomas em um RN a termo, na ausência de fatores de risco específicos, são muito sugestivos de distúrbio metabólico. Os RNs com erros inatos do metabolismo podem tornar-se rapidamente debilitados e sépticos. Por conseguinte, é importante lembrar que a ocorrência de sepse não descarta a consideração de outras possibilidades. A letargia associada a esses distúrbios constitui um sinal precoce de encefalopatia metabólica, que pode evoluir para coma. Além disso, podem ocorrer outros sinais de disfunção do sistema nervoso central (SNC), como convulsões e anormalidade do tônus muscular. Evidências de edema cerebral podem ocorrer e, às vezes, há hemorragia intracraniana (1).

Um RN com erro inato do metabolismo cujo quadro se instala mais abruptamente ou cujas letargia e recusa alimentar passam despercebidas, pode chamar inicialmente a atenção devido a apneia e dificuldade respiratória. Tipicamente, a apneia é de origem central e manifestação de encefalopatia metabólica; entretanto, a taquipneia é um sinal de acidose metabólica subjacente, como a que ocorre nas acidemias orgânicas. Os RNs com defeitos do ciclo da ureia e que evoluem para coma hiperamonêmico exibem inicialmente hiperventilação central, que leva à alcalose respiratória. De fato, o achado de alcalose respiratória em um RN com letargia é praticamente patognômico de encefalopatia hiperamonêmica.

Os vômitos são manifestação importante de muitos erros inatos do metabolismo associados à intolerância às proteínas, embora sejam menos comuns no RN do que no lactente. Quando ocorrem no período neonatal, vômitos persistentes indicam habitualmente uma doença subjacente significativa. Os erros inatos do metabolismo devem ser sempre considerados no diagnóstico diferencial. É comum o diagnóstico de distúrbio metabólico no RN após cirurgia por causa de suspeita de estenose pilórica (2). Com frequência, suspeita-se de intolerância às fórmulas lácteas, e, em muitos RNs afetados, efetuam-se numerosas trocas de fórmulas lácteas antes de finalmente se estabelecer o diagnóstico.

O Quadro 38.1 fornece uma lista dos exames laboratoriais básicos que devem ser efetuados em RNs que apresentam sintomas agudos e potencialmente fatais, compatíveis com um erro inato do metabolismo.

HIPERAMONEMIA

A hiperamonemia está entre os achados laboratoriais mais importantes associados aos erros inatos do metabolismo que se manifestam na forma de encefalopatia aguda. Deve-se determinar o nível plasmático de amônia em qualquer RN com vômitos inexplicados, letargia ou outra evidência de encefalopatia. Hiperamonemia significativa ocorre em um número limitado de afecções. Os erros inatos do metabolismo, incluindo defeitos do ciclo da ureia e muitas das acidemias orgânicas, encabeçam a lista. Além disso, o diagnóstico diferencial deve incluir um distúrbio conhecido como hiperamonemia transitória do RN (HATRN), embora isso não seja comum (3). Nesses distúrbios, os níveis de

QUADRO 38.1
Exames laboratoriais para recém-nascido suspeitos de erro inato do metabolismo.

Hemograma completo com contagem diferencial

Exame de urina
Gasometria arterial
Eletrólitos
Glicemia
Amônia plasmática

Substâncias redutoras na urina

Corpos cetônicos na urina

Aminoácidos plasmáticos ou urinários, quantitativos

Ácidos orgânicos na urina

Lactato plasmático

amônia podem ultrapassar 1.000 μmol/ℓ. Hiperamonemia acentuada é um indício importante para o diagnóstico e indica a necessidade de tratamento urgente para reduzir os níveis de amônia. O grau de comprometimento neurológico e de atraso do desenvolvimento observado subsequentemente em lactentes e crianças com distúrbios do ciclo da ureia depende de muitos fatores, mas um importante é a duração do coma hiperamonêmico neonatal (4).

A Figura 38.1 fornece um fluxograma para diferenciação dos distúrbios que provocam hiperamonemia significativa no RN. A cronologia do aparecimento dos sinais/sintomas pode ser um indício importante. Tipicamente, os RNs com defeitos do ciclo da ureia só se tornam sintomáticos depois de 24 horas de idade. Os pacientes com algumas das acidemias orgânicas, como acidemia glutárica do tipo II ou com deficiência de piruvato carboxilase, podem exibir hiperamonemia sintomática durante as primeiras 24 horas de vida. Os sinais/sintomas das primeiras 24 horas são característicos da HATRN, um distúrbio pouco elucidado, mas que aparentemente não é geneticamente determinado. O paciente típico com esse distúrbio é um prematuro grande (idade gestacional média de 36 semanas) com doença pulmonar sintomática, frequentemente desde o nascimento, e hiperamonemia grave. Os sobreviventes não apresentam episódios recorrentes de hiperamonemia e podem ou não exibir sequelas neurológicas, dependendo da magnitude do agravo neonatal. Existem alguns RNs afetados que sobrevivem com inteligência normal, a despeito dos níveis extraordinariamente elevados de amônia (3). Nos últimos anos, o distúrbio tornou-se raríssimo por motivos desconhecidos.

Os RNs que desenvolvem hiperamonemia grave depois de 24 horas de idade de vida apresentam habitualmente algum defeito do ciclo da ureia ou alguma acidemia orgânica; tipicamente, aqueles com acidemia orgânica também exibem acidose metabólica e cetonúria. Deve-se sempre determinar a excreção urinária dos ácidos orgânicos, independentemente da existência ou não de acidose. A acidose metabólica não é manifestação dos defeitos do ciclo da ureia. A análise dos aminoácidos plasmáticos mostra-se útil na diferenciação dos defeitos específicos desse grupo. As anormalidades típicas dos aminoácidos fornecem um diagnóstico definitivo de citrulinemia e de acidúria argininossuccínica. Embora não seja observada elevação diagnóstica dos aminoácidos na deficiência de carbamilfosfato sintetase ou na deficiência de ornitina transcarbamilase, verifica-se um nível plasmático baixo ou indetectável de citrulina nessas afecções. Esse achado é útil para diferenciar esses dois distúrbios da HATRN, em que os níveis plasmáticos de citrulina estão normais. Entretanto, o nível plasmático de citrulina não é medido acuradamente em todos os laboratórios que efetuam a análise dos aminoácidos, provavelmente pelo fato de esse exame ser importante em poucos outros contextos clínicos.

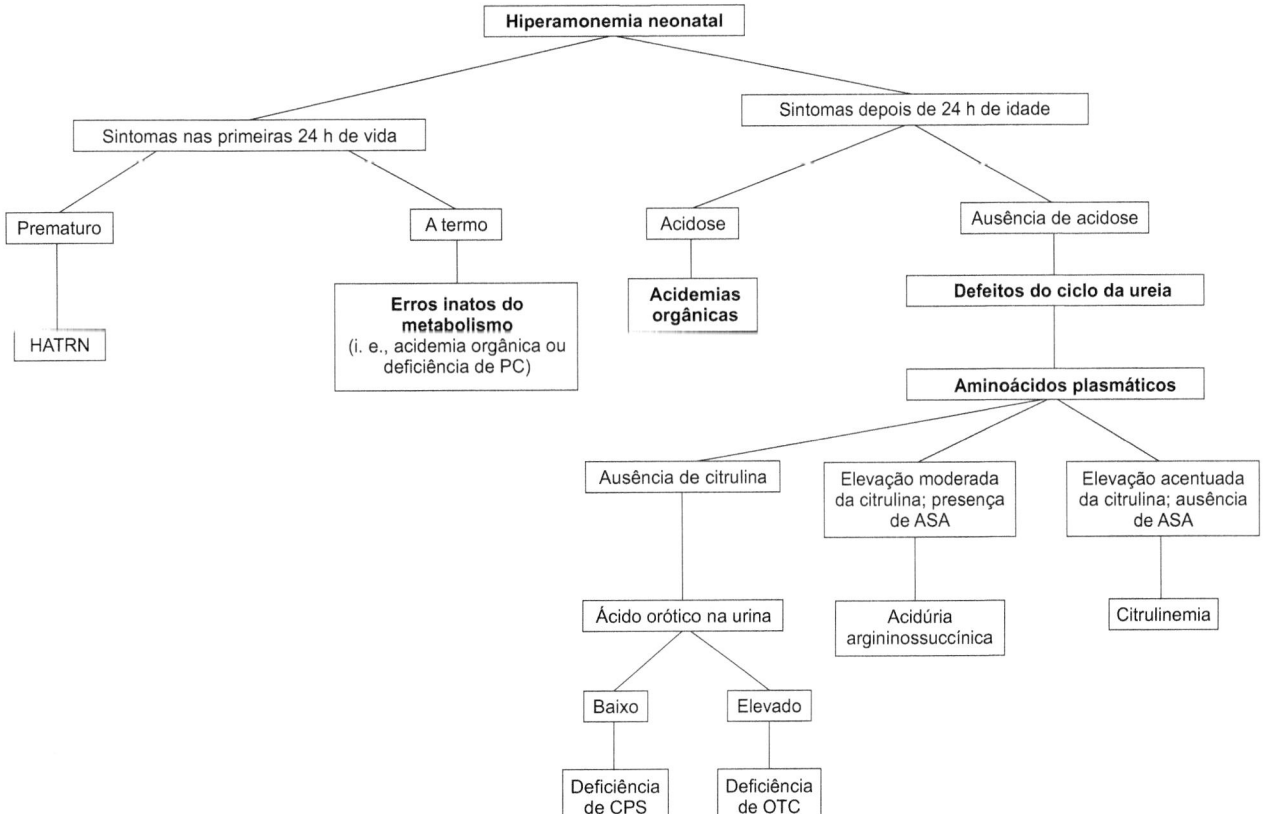

Figura 38.1 Diferenciação entre distúrbios que produzem hiperamonemia neonatal grave. ASA, ácido argininossuccínico; CPS, carbamilfosfato sintetase; OTC, ornitina transcarbamilase; PC, piruvato carboxilase; HATRN, hiperamonemia transitória do recém-nascido.

Em situações clínicas nas quais a citrulina plasmática é um exame complementar decisivo, as amostras devem ser remetidas a laboratórios especializados na diferenciação dos defeitos do ciclo da ureia. A deficiência de carbamilfosfato sintetase e a deficiência de ornitina transcarbamilase podem ser diferenciadas ao determinar o ácido orótico na urina, que está baixo na primeira e elevado na segunda. O padrão de herança dessas duas deficiências também pode ser útil para diferenciá-las; a deficiência de ornitina transcarbamilase, um distúrbio ligado ao X, raramente provoca hiperamonemia grave nas RNs, enquanto a deficiência de carbamilfosfato sintetase, um distúrbio autossômico recessivo, ocorre com igual frequência em ambos os sexos.

Embora as avaliações clínica e laboratorial descritas aqui devam levar a um diagnóstico presuntivo específico em praticamente todos os pacientes, o teste molecular para identificar as mutações ou a mutação do gene causador pode ser indicado para confirmação do diagnóstico das deficiências de carbamilfosfato sintetase e de ornitina transcarbamilase, visto que esses diagnósticos estão associados a uma terapia rígida durante toda a vida ou a consideração de transplante hepático. O tratamento agudo deve basear-se no diagnóstico presuntivo.

Podem ser observadas elevações menos significativas da amônia plasmática do que aquelas associadas a erros inatos do metabolismo e a HATRN em vários outros distúrbios associados à disfunção hepática, incluindo sepse, infecção generalizada por herpes-vírus simples (HSV) e asfixia perinatal. Devem-se obter provas de função hepática para avaliar a importância das elevações moderadas da amônia plasmática. Entretanto, mesmo nos casos de necrose hepática grave, é raro que os níveis de amônia ultrapassem 500 µmol/ℓ (5). A hiperamonemia transitória leve, com níveis de amônia de até duas vezes o normal, é relativamente comum no RN, particularmente no prematuro, e costuma ser assintomática. Não parece ter importância clínica, e não ocorrem sequelas neurológicas a longo prazo (6).

ACIDOSE METABÓLICA

A segunda característica laboratorial importante de muitos dos erros inatos do metabolismo durante episódios agudos de doença consiste em acidose metabólica com aumento do hiato aniônico, prontamente demonstrável pela gasometria arterial ou pelos eletrólitos e bicarbonato séricos. A Figura 38.2 fornece um fluxograma para a avaliação de RNs com esse achado. Observa-se aumento do hiato aniônico (> 16) em muitos erros inatos do metabolismo e na maioria das outras afecções que provocam acidose metabólica no RN. O diagnóstico diferencial de acidose metabólica com hiato aniônico normal limita-se essencialmente a duas condições: a diarreia e a acidose tubular renal. Entre os erros inatos, o maior grupo tipicamente associado à acidose metabólica avassaladora no primeiro ano de vida é o grupo das acidemias orgânicas, incluindo as acidemias metilmalônica, propiônica e isovalérica. A lista de distúrbios incluídos nesse grupo aumentou enormemente com a identificação de novos distúrbios pelo uso diagnóstico generalizado da análise de ácidos orgânicos.

Além dos intermediários específicos de ácidos orgânicos, o lactato plasmático frequentemente está elevado nas acidemias orgânicas, devido à interferência secundária no metabolismo da coenzima A (CoA). A neutropenia e a trombocitopenia são comumente observadas e reforçam ainda mais a semelhança clínica desses distúrbios com a sepse neonatal. A hiperamonemia, algumas vezes tão drástica quanto aquela associada aos defeitos do ciclo da ureia, é observada comumente, mas não de modo uniforme, em RNs em estado crítico com acidemias orgânicas.

A acidose metabólica associada a acidemias orgânicas e a alguns outros erros inatos do metabolismo pode ter impacto adverso significativo sobre muitos sistemas orgânicos diferentes, podendo levar ao diagnóstico incorreto de uma ampla gama de distúrbios aparentemente não relacionados. A autora teve a experiência de cuidar de um RN com acidemia isovalérica, que manifestou, aos 10 dias de idade, dificuldade respiratória, acidose metabólica grave, dilatação cardíaca e débito cardíaco precário. Havia a suspeita de síndrome de hipoplasia cardíaca esquerda ou de outra cardiopatia congênita grave nesse caso. Foi efetuado um cateterismo cardíaco, embora os membros da equipe de enfermagem tivessem observado que o RN apresentava um forte odor desagradável, lembrando o de pés suados. A equipe do laboratório de cateterismo também observou que o sangue tinha um forte odor peculiar; entretanto, foi somente 18 horas mais tarde, bem depois de ter sido excluída a possibilidade de cardiopatia significativa, que se considerou pela primeira vez o diagnóstico de

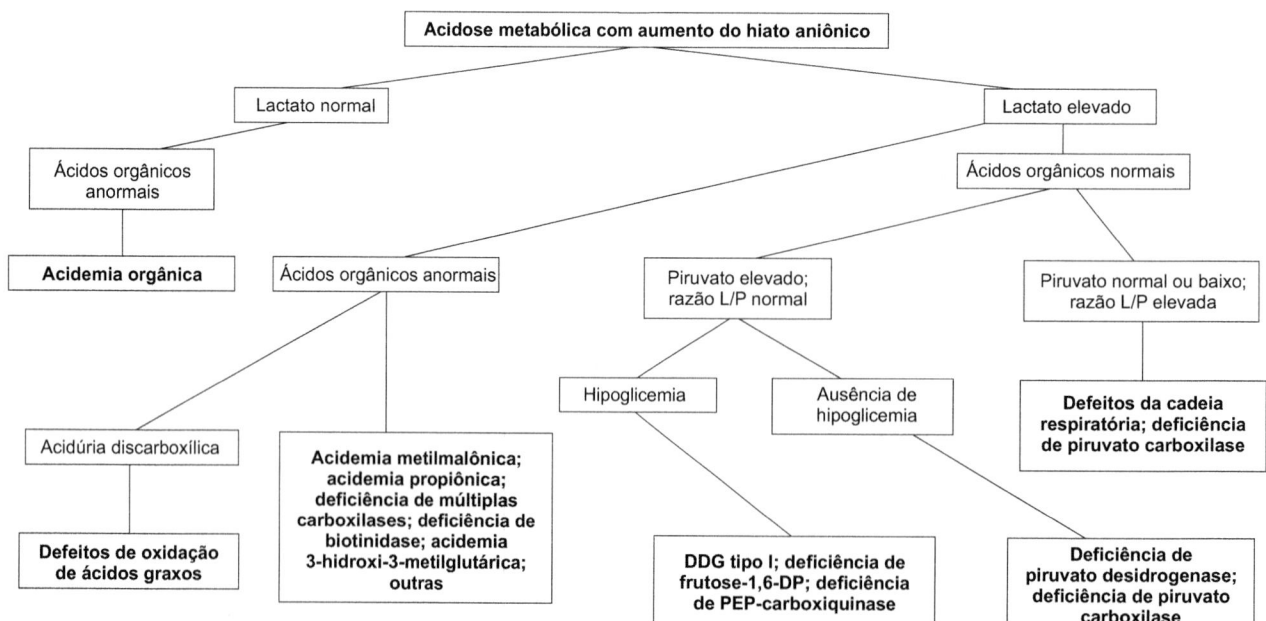

Figura 38.2 Avaliação da acidose metabólica no recém-nascido. Frutose-1,6-DP, frutose-1,6-difosfatase; DDG, doença de depósito de glicogênio; L/P, lactato/piruvato; PEP, fosfoenolpiruvato.

doença metabólica. Apesar das tentativas de terapia com diálise e outras medidas, o RN não resistiu à doença. Nesse caso, a acidose metabólica associada a acidemia isovalérica levou a disfunção miocárdica, e não o processo inverso.

Subsequentemente, constatou-se acidemia metilmalônica em outra criança admitida na sala de emergência com acidose metabólica grave e abdome distendido e duro, com evidências de múltiplos níveis hidroaéreos nas radiografias. A anamnese revelou que a criança alimentava-se mal desde o nascimento e tinha episódios repetidos de vômitos, a despeito de várias trocas de fórmulas lácteas. Houve suspeita de obstrução intestinal, e a criança foi levada para a sala de cirurgia, onde se verificou que a maior parte do intestino delgado estava infartada, presumivelmente em consequência da acidose e da perfusão tecidual inadequada. Não foram encontradas anormalidades anatômicas. No pós-operatório, considerou-se a possibilidade de doença metabólica, e definiu-se o diagnóstico de uma forma de acidemia metilmalônica responsiva à vitamina B_{12}. O lactente morreu de complicações da doença, apesar do fato de que o diagnóstico e o tratamento precoces deste distúrbio, antes do episódio terminal, deveriam estar associados a um prognóstico favorável.

Os defeitos no metabolismo do piruvato ou na cadeia respiratória podem levar ao desenvolvimento de acidose láctica primária, manifestando-se na forma de acidose metabólica grave no primeiro ano de vida (7,8). Ao contrário da maioria das outras doenças de manifestação aguda no RN, as manifestações clínicas destes distúrbios não estão relacionadas com a ingestão de proteínas. Os distúrbios desse grupo devem ser considerados em pacientes com acidose láctica, que apresentam ácidos orgânicos normais ou não diagnósticos na urina. A diferenciação dos vários distúrbios nesse grupo pode ser facilitada pela determinação dos níveis plasmáticos de piruvato e cálculo da razão lactato/piruvato. A observação de uma razão normal (< 25) sugere um defeito da piruvato desidrogenase (PDH) ou da gliconeogênese, enquanto uma razão elevada (> 25) sugere deficiência de piruvato carboxilase ou um defeito na cadeia respiratória mitocondrial.

Nem todos os RNs com doença metabólica potencialmente fatal apresentam acidose metabólica ou hiperamonemia. Por exemplo, os pacientes com hiperglicinemia não cetótica tipicamente manifestam, no período neonatal, evidências de disfunção grave e progressiva do SNC, porém não exibem acidose metabólica nem hiperamonemia (9). Mesmo os pacientes com galactosemia raramente apresentam sinais/sintomas de toxicidade aguda do SNC, que podem evoluir para edema cerebral, quando os níveis de galactose-1-fosfato sofrem elevação súbita. Por conseguinte, deve-se obter uma série de exames laboratoriais projetados para a triagem de erros inatos do metabolismo em todo RN com achados clínicos sugestivos de erro inato do metabolismo, mesmo na ausência de acidose metabólica e de hiperamonemia. Esses exames são citados no Quadro 38.1. A maioria é autoexplicativa. Embora não estejam disponíveis em muitos laboratórios de hospitais, as análises dos aminoácidos e ácidos orgânicos podem ser obtidas em qualquer parte dos EUA através de laboratórios de referência ou envio de amostras às unidades genéticas dos centros médicos. É importante insistir no fato de que qualquer laboratório de referência utilizado para esse propósito forneça prontamente os resultados dos testes com suas faixas de referência, bem como a interpretação dos resultados anormais.

Devem-se efetuar testes para substâncias redutoras na urina com o reagente de Benedict (Clinitest tablets®, Miles, Elkhart, IN). Se o resultado for positivo, deve-se testar a urina com fita reagente à procura de glicose. Uma substância redutora na urina, diferente da glicose, é provavelmente a galactose, embora haja outras possibilidades (Quadro 38.2).

Vários distúrbios associados a encefalopatia metabólica aguda no RN merecem menção especial, visto que tipicamente não estão associados a hiperamonemia ou acidose metabólica. Um desses distúrbios é a hiperglicinemia não cetótica, que tipicamente resulta

QUADRO 38.2

Distúrbios associados a substâncias redutoras diferentes da glicose na urina.

Distúrbio	Substância
Galactosemia	Galactose
Intolerância hereditária à frutose	Frutose
Tirosinemia hereditária	Ácido p-hidroxifenilpirúvico
Deficiência de galactoquinase	Galactose
Frutosúria essencial	Frutose
Pentosúria	Xilulose
Hepatopatia grave com intolerância secundária à galactose	Galactose

em disfunção grave e progressiva do SNC, incluindo obnubilação, convulsões e alteração do tônus muscular. Todos os exames laboratoriais de rotina fornecem resultados normais. O primeiro indício diagnóstico consiste habitualmente no achado de níveis elevados de glicina na análise dos aminoácidos plasmáticos. O diagnóstico é confirmado pela medição da glicina no líquido cerebrospinal e demonstração de razão plasma/glicina no líquido cerebrospinal. Embora a terapia de RN com hiperglicinemia não cetótica tenha sido instituída com restrição de proteína na dieta, benzoato de sódio, dextrometorfano e vários outros medicamentos, os resultados foram desapontadores. A maioria dos RNs com este distúrbio morre ou exibe distúrbios neurológicos significativos.

Um segundo distúrbio que provoca encefalopatia progressiva sem indícios nos exames laboratoriais de rotina é a deficiência do cofator molibdênio. Os achados neurológicos no RN afetado são praticamente indistinguíveis daqueles associados à encefalopatia hipóxico-isquêmica. Os RNs sobreviventes exibem sequelas neurológicas semelhantes, incluindo paralisia cerebral, retardo mental e convulsões. O diagnóstico pode ser sugerido pelo achado de hipouricemia ou, depois do período neonatal, por ectopia do cristalino detectada no exame oftalmológico. Se houver suspeita, deve-se proceder a exame da urina à procura de sulfitos, um achado atribuível à deficiência da enzima sulfito oxidase, que acompanha o distúrbio. Outras causas metabólicas menos comuns de encefalopatia metabólica neonatal incluem defeitos no metabolismo da purina e da pirimidina e distúrbios neurotransmissores.

Os erros inatos do metabolismo mais provavelmente associados a encefalopatia aguda no RN estão resumidos no Quadro 38.3. São também apresentados os achados laboratoriais típicos em cada distúrbio ou grupos de distúrbios.

TRATAMENTO DE EMERGÊNCIA DO RECÉM-NASCIDO COM ENCEFALOPATIA METABÓLICA AGUDA

Quando há suspeita de erro inato do metabolismo, como acidemia orgânica ou defeito do ciclo da ureia, em um RN em estado crítico, deve-se iniciar imediatamente o tratamento, mesmo se ainda não foi feito um diagnóstico definitivo. Os resultados das análises dos aminoácidos e ácidos orgânicos devem estar disponíveis dentro de 48 a 72 horas, possibilitando, assim, na maioria dos casos, a confirmação do diagnóstico. O tratamento apropriado e agressivo antes da confirmação do diagnóstico pode salvar a vida do paciente e evitar ou reduzir as sequelas neurológicas de alguns desses distúrbios. O tratamento imediato de RNs com distúrbios desse grupo tem dois objetivos principais. O primeiro consiste na remoção dos metabólitos acumulados, como intermediários dos ácidos orgânicos ou amônia. À primeira suspeita de distúrbio associado à intolerância às proteínas, deve-se suspender imediatamente a ingestão de proteína na forma de leite materno, fórmula láctea ou hiperalimentação. No caso de RNs em estado crítico com

QUADRO 38.3
Principais erros inatos do metabolismo que se manifestam no recém-nascido como encefalopatia aguda.

Distúrbios	Achados laboratoriais característicos
Acidemias orgânicas (incluindo AMM, AP, AIV, DMC e muitos distúrbios menos comuns)	Acidose metabólica com aumento do hiato aniônico; níveis elevados de corpos cetônicos plasmáticos e urinários; elevação variável dos níveis plasmáticos de amônia e lactato; ácidos orgânicos urinários anormais
Defeitos do ciclo da ureia	Alcalose respiratória, com ausência de acidose metabólica; acentuada elevação dos níveis plasmáticos de amônia; níveis urinários elevados de ácido orótico na DOTC; aminoácidos plasmáticos anormais
Doença da urina em xarope de bordo	Acidose metabólica com aumento do hiato aniônico; níveis elevados de corpos cetônicos plasmáticos e urinários; aminoácidos plasmáticos anormais
Hiperglicinemia não cetótica	Ausência de anormalidades do equilíbrio acidobásico ou eletrolítico; amônia normal; aminoácidos plasmáticos anormais
Deficiência do cofator de molibdênio	Ausência de anormalidades do equilíbrio acidobásico ou eletrolítico; amônia normal; aminoácidos e ácidos orgânicos normais; baixos níveis séricos de ácido úrico; sulfitos elevados na urina

AIV, acidemia isovalérica; AMM, acidemia metilmalônica; AP, acidemia propiônica; DMC, deficiência de múltiplas carboxilases; DOTC, deficiência de ornitina-transcarbamilase.

hiperamonemia, deve-se providenciar hemodiálise ou terapia de substituição renal contínua (10). Embora a diálise peritoneal, a hemoperfusão arteriovenosa contínua e a exsanguineotransfusão tenham sido utilizadas no passado para reduzir os níveis plasmáticos de amônia, todas são consideravelmente menos efetivas do que a hemodiálise (11). Para RNs comatosos, dependentes de ventilação mecânica ou com evidências de edema cerebral, deve-se instituir imediatamente a diálise sem aguardar uma resposta do paciente à manipulação alimentar, administração de medicações ou outra terapia menos agressiva. Simultaneamente, deve-se fornecer suporte máximo. Quando existe a suspeita de defeito do ciclo da ureia, devido à hiperamonemia significativa sem acidose, pode-se administrar uma infusão intravenosa de 6 mℓ/kg de cloridrato (HCl) de arginina a 10% (0,6 g/kg) durante 90 minutos. Nos pacientes com citrulinemia e acidúria argininossuccínica, essa abordagem frequentemente resulta em queda abrupta do nível plasmático de amônia. Nos EUA já existe uma formulação intravenosa de arginina.

Se houver suspeita de acidemia orgânica, deve se administrar vitamina B_{12} (1 mg) IM no caso de o paciente ter uma forma de acidemia metilmalônica que responda à vitamina B_{12}. Deve-se administrar biotina (10 mg) VO ou por tubo nasogástrico, visto que alguns pacientes com deficiência de múltiplas carboxilases respondem à biotina. Se houver acidose, deve-se proceder à administração liberal de bicarbonato IV. Os cálculos das doses de bicarbonato apropriadas para o tratamento de outros distúrbios raramente são adequados nesses distúrbios, devido à produção contínua de ácidos orgânicos ou de lactato. Deve-se monitorar o estado acidobásico com frequência, ajustando a terapia de acordo com os resultados.

Após a remoção dos metabólitos tóxicos, a segunda meta mais importante da terapia de RNs com erros inatos do metabolismo consiste na prevenção do catabolismo. Deve-se efetuar administração liberal de glicose a 10% IV com altas concentrações se o paciente tiver acesso central. Soluções de lipídios podem ser administradas por via intravenosa a RNs com defeitos do ciclo da ureia e outros distúrbios nos quais a gordura alimentar não desempenhe nenhum papel. As proteínas não devem ser suspensas indefinidamente. Se for observada melhora clínica, e se o diagnóstico definitivo ainda não estiver estabelecido, deve-se providenciar o aporte de alguns aminoácidos depois de 2 a 3 dias de restrição completa de proteínas. Os aminoácidos essenciais ou a proteína intacta podem ser administrados por via oral ou intravenosa, em uma dose inicial de 0,5 g de proteína/kg de peso corporal/24 horas. Essa dose deve ser aumentada em incrementos até 1,0 g/kg/24 horas e mantida nesse nível até a conclusão da avaliação diagnóstica e até serem feitos planos da terapia definitiva a longo prazo. A terapia deve ser planejada juntamente com um geneticista ou especialista em doenças metabólicas. Até atingir esse estágio, podem-se fornecer calorias e nutrientes suplementares VO com pó nutricional sem proteínas (Pro-Phree®, Ross Laboratories; PFD-1, Mead Johnson Nutritionals).

A terapia crônica dos defeitos do ciclo da ureia e da maioria das acidemias orgânicas envolve restrição das proteínas da dieta. Dependendo do diagnóstico específico, isso pode ser efetuado por simples restrição da ingestão de proteína intacta no leite materno ou nas fórmulas lácteas convencionais, ou pelo uso de fórmulas lácteas especiais desenvolvidas para erros inatos específicos do metabolismo. Já foram desenvolvidas fórmulas lácteas para muitos dos distúrbios metabólicos mais comuns, que estão comercialmente disponíveis. Tipicamente, essas fórmulas lácteas especializadas são deficientes em um ou vários aminoácidos específicos. O tratamento nutricional isoladamente pode ser efetivo no manejo de alguns pacientes com acidemias orgânicas, bem como em diversos distúrbios do metabolismo dos aminoácidos, como a doença da urina em xarope de bordo.

Em vários dos distúrbios que respondem a vitaminas, como acidemia metilmalônica, deficiência de múltiplas carboxilases e homocistinúria, a restrição de proteína na dieta pode ser combinada com terapia com cofator específico. Nas acidemias orgânicas e em outros distúrbios, pode-se administrar L-carnitina, iniciando geralmente com uma dose de 100 mg/kg/dia. As acil-CoA, que se acumulam nesses distúrbios, combinam-se com a carnitina, produzindo acilcarnitina, que é hidrossolúvel e excretada na urina. Sem tratamento, muitos pacientes com esses distúrbios desenvolvem deficiência secundária de carnitina. O tratamento com carnitina exógena evita o desenvolvimento de sinais/sintomas de deficiência de carnitina e proporciona uma medida de proteção contra episódios recorrentes de descompensação metabólica ao fornecer um mecanismo para a excreção dos metabólitos acumulados.

Os pacientes com defeitos do ciclo da ureia necessitam de suplementação oral com arginina ou, em alguns casos, citrulina, que é convertida em arginina no corpo. Nos indivíduos normais, são sintetizadas quantidades adequadas de arginina pelo ciclo da ureia. Os pacientes com defeito na síntese de ureia apresentam produção deficiente de arginina e dependem da suplementação alimentar. No caso das deficiências de carbamilfosfato sintetase e ornitina transcarbamilase, e em alguns casos de distúrbios mais distais, a terapia farmacológica também é necessária. No passado, esses distúrbios eram quase sempre letais no período neonatal. O desenvolvimento de novos fármacos capazes de fornecer uma via alternativa para a excreção dos produtos de degradação nitrogenados permitiu a sobrevida de muitos RNs afetados (12). O benzoato de sódio e o fenilacetato de sódio foram os agentes originalmente utilizados; entretanto, foram substituídos, em grande parte, pela administração oral de fenilbutirato de sódio e, mais recentemente, por fenilbutirato de glicerol.

Apesar da terapia rigorosa e vigilância intensiva, os pacientes com defeitos no ciclo da ureia continuam em risco de sofrer episódios intercorrentes de hiperamonemia, que podem resultar em morte ou sequelas neurológicas. O risco parece ser maior em pacientes com deficiência de carbamilfosfato sintetase e ornitina transcarbamilase. Deve-se considerar seriamente o transplante de fígado para pacientes com essa deficiência, se puderem ser estabilizados.

HIPOGLICEMIA

Em certas ocasiões, ocorrem hipoglicemia e seus sintomas associados em RNs com distúrbios de intolerância a proteínas, embora a sua presença seja mais comumente observada em distúrbios do metabolismo dos carboidratos ou da oxidação de ácidos graxos. Entre os erros inatos do metabolismo mais conhecidos, associados à hipoglicemia, estão as doenças de depósito de glicogênio, das quais as dos tipos I e III estão mais provavelmente associadas a manifestações no período neonatal. Nesses distúrbios, a hipoglicemia está relacionada à incapacidade do fígado de liberar glicose a partir do glicogênio, sendo mais pronunciada durante os períodos de jejum. Hipoglicemia, hepatomegalia e acidose láctica são manifestações proeminentes desses distúrbios, mas, no RN, a hipoglicemia pode ser o único achado. A hipoglicemia não é uma característica da doença de depósito do glicogênio do tipo II (doença de Pompe), visto que o metabolismo e a liberação do glicogênio citoplasmático são normais nesse distúrbio, cujo acúmulo de glicogênio nos lisossomos resulta da deficiência da enzima lisossômica, α-1,4-glicosidase. As manifestações clínicas desse distúrbio incluem macroglossia, hipotonia, cardiomiopatia com insuficiência cardíaca congestiva (ICC) e hepatomegalia. A cardiomegalia hipertófica é o mais notável achado e pode manifestar-se no período neonatal. Insuficiência cardíaca congestiva foi, no passado, a principal causa de óbito, mas a terapia de reposição enzimática está, agora, comercialmente disponível e, quando administrada no início da doença, pode salvar vidas. Nos EUA, o rastreamento neonatal para doença de Pompe está sendo implementado em vários estados devido ao sucesso do tratamento precoce.

A deficiência de frutose 1,6-difosfatase, distúrbio da gliconeogênese, é uma doença que se manifesta clinicamente com achados praticamente indistinguíveis das manifestações das doenças hepáticas de depósito de glicogênio dos tipos I e III. Já foram descritos vários outros distúrbios da gliconeogênese. O tratamento básico imediato de todos esses distúrbios consiste em alimentação frequente e administração de glicose. O diagnóstico definitivo é estabelecido com base na biopsia hepática e no ensaio das enzimas hepáticas apropriadas. Agora, em muitos casos, o diagnóstico molecular pode ser estabelecido usando leucócitos, eliminando a necessidade de exames invasivos.

Já foram identificados diversos defeitos hereditários da oxidação dos ácidos graxos em RNs que apresentam hipoglicemia. Embora muitos dos distúrbios desse grupo se manifestem tipicamente depois de 2 meses de idade, podem-se observar manifestações neonatais. Esses distúrbios são importantes por causa de sua aparente frequência e da variabilidade do quadro clínico inicial. Os RNs afetados podem apresentar capacidade deficiente de utilizar a gordura armazenada para energia durante os períodos de jejum e consomem rapidamente suas reservas de glicogênio. Apesar do desenvolvimento de hipoglicemia, a produção de acetil-CoA encontra-se diminuída, e observa-se redução na produção de cetonas. A hipoglicemia que ocorre nessas condições é tipicamente não cetótica, embora possam ser produzidas pequenas quantidades de cetonas. A hipoglicemia pode ocorrer como achado isolado, ou ser acompanhada de muitas outras anormalidades bioquímicas tipicamente associadas à síndrome de Reye, como hiperamonemia, acidose metabólica e níveis elevados das transaminases. Pode ou não haver hepatomegalia. Todo RN com achados sugestivos da síndrome de Reye deve ser avaliado à procura de defeitos na oxidação dos ácidos graxos. Como a incidência da síndrome de Reye verdadeira diminuiu, a maioria das crianças que apresentam essa constelação de achados, em qualquer idade, apresenta um distúrbio metabólico hereditário.

O mais comum dos defeitos na oxidação dos ácidos graxos é a deficiência de acil-CoA desidrogenase de cadeia média, que se estima ocorra em um de cada 15.000 nascimentos, com incidência semelhante à da fenilcetonúria (13,14). Trata-se de um dos erros inatos do metabolismo mais comuns. Além de se manifestar na forma de hipoglicemia não cetótica ou de síndrome semelhante à síndrome de Reye, pode ocorrer morte súbita, ou o distúrbio pode manifestar-se como evento agudo potencialmente fatal. O acúmulo de gordura no fígado ou nos músculos de qualquer lactente que morre inesperadamente deve sugerir fortemente a possibilidade desse distúrbio ou de algum distúrbio relacionado à oxidação dos ácidos graxos. A deficiência de acil-CoA-desidrogenase de ácidos graxos de cadeia muito longa está associada a achados clínicos semelhantes, embora possa haver evidências de miocardiopatia significativa. Os RNs com esse defeito podem apresentar arritmias cardíacas ou parada cardíaca inexplicada. Os defeitos no ciclo da carnitina ou na sua captação também podem levar a um defeito profundo na oxidação dos ácidos graxos, resultando em morte neonatal súbita.

O acúmulo de acil-CoA de ácidos graxos em pacientes com defeitos na oxidação dos ácidos graxos resulta em deficiência secundária de carnitina, provavelmente em decorrência da excreção excessiva de acilcarnitina na urina (15,16). A análise dos ácidos orgânicos na urina e a determinação dos níveis séricos de carnitina e a análise do perfil de acilcarnitina plasmática são os exames laboratoriais de maior utilidade na triagem inicial de defeitos na oxidação de ácidos graxos. Esses exames são suficientes para estabelecer o diagnóstico de deficiência de acil-CoA-desidrogenase de cadeia média, que está associada à presença de um metabólito típico, a octanoilcarnitina, no perfil de acilcarnitina. Podem ser necessários ensaios enzimáticos para o diagnóstico definitivo de alguns dos defeitos na oxidação dos ácidos graxos. A exemplo dos defeitos do metabolismo dos carboidratos que levam à hipoglicemia, o tratamento dos defeitos da oxidação dos ácidos graxos envolve a necessidade de evitar o jejum e o suprimento de uma quantidade adequada de glicose. Recomenda-se restrição na ingestão alimentar de gorduras, com terapia de suplementação com L-carnitina, na dose de 50 a 100 mg/kg/dia. Com tratamento apropriado, os pacientes com deficiência de acil-CoA-desidrogenase de cadeia média parecem ter prognóstico excelente. O prognóstico de outros defeitos de oxidação dos ácidos graxos é mais variável. Todos os estados nos EUA agora fazem a triagem de RN para distúrbios de oxidação de ácidos graxos com um perfil de acilcarnitina, mas, como é verdade para alguns dos outros erros inatos do metabolismo, eles podem se tornar sintomáticos antes que os resultados dos exames de triagem sejam disponibilizados.

Outro grupo de distúrbios que podem se apresentar com a hipoglicemia no RN é o grupo dos distúrbios congênitos de glicosilação. Há um grupo muito heterogêneo e grande de condições que afetam vários sistemas de órgãos. Um método comum de triagem envolve focalização isoelétrica de transferrina sérica com demonstração de subglicosilação (17).

ICTERÍCIA E DISFUNÇÃO HEPÁTICA

No período neonatal, a icterícia e outras evidências de disfunção hepática podem constituir os achados iniciais em diversos distúrbios metabólicos hereditários. Esses distúrbios estão relacionados no Quadro 38.4, juntamente com os exames laboratoriais úteis ao diagnóstico. Para a maior parte dos erros inatos do metabolismo associados à icterícia, a bilirrubina sérica elevada é do tipo de reação direta. Essa generalização não inclui os erros inatos do metabolismo dos eritrócitos, como a deficiência de glicose-6-fosfato-desidrogenase ou a deficiência de piruvatoquinase que, em certas ocasiões, são responsáveis pela doença hemolítica no RN. A doença metabólica mais bem conhecida associada à icterícia é a galactosemia, em que a deficiência da enzima galactose-1-fosfato-uridiltransferase resulta no acúmulo de galactose-1-fosfato e de outros metabólitos, como o galactitol, que se acredita exercerem um efeito tóxico direto sobre o fígado e outros órgãos. Nesse distúrbio, a icterícia e a disfunção hepática são progressivas e aparecem habitualmente no final da primeira semana ou durante a segunda semana de vida, com vômitos, diarreia,

QUADRO 38.4

Erros inatos do metabolismo associados a hepatopatia neonatal e exames laboratoriais úteis no estabelecimento do diagnóstico.

Distúrbio	Exames laboratoriais
Galactosemia	Substâncias redutoras na urina; galactose-1-fosfato-uridiltransferase eritrocitária
Tirosinemia hereditária	Aminoácidos quantitativos no plasma; succinilacetona na urina
Deficiência de α_1-antitripsina	Determinação quantitativa da α_1-antitripsina no soro; tipagem do inibidor da protease (Pi)
Hemocromatose neonatal	Ferritina sérica; biopsia hepática; biopsia bucal
Síndrome de Zellweger	Ácidos graxos de cadeia muito longa no plasma
Doença de Niemann-Pick tipo C	Biopsia cutânea para cultura de fibroblastos; coloração de filipina de células cultivadas; teste molecular no sangue periférico
Doenças de depósito de glicogênio tipo IV (deficiência de enzima ramificadora)	Biopsia hepática para histologia e análise bioquímica ou biopsia cutânea com ensaio da enzima ramificadora em fibroblastos cultivados; exame molecular no sangue periférico
Distúrbios congênitos da glicosilação	Focalização isoelétrica da transferrina análise de N- ou O-glicanos no sangue e/ou urina

ganho de peso insuficiente e formação subsequente de cataratas se o lactente estiver recebendo leite materno ou uma fórmula láctea contendo galactose. Pode-se observar hipoglicemia. A doença pode manifestar-se inicialmente com hiperbilirrubinemia indireta, em virtude da hemólise secundária aos níveis elevados de galactose-1-fosfato nos eritrócitos. Em raros casos, os efeitos da toxicidade aguda da galactose sobre o cérebro provocam sintomas predominantemente no SNC, e, em alguns casos, o problema inicial é sepse por *Escherichia coli*.

Se houver suspeita de galactosemia, deve-se testar a urina simultaneamente com a reagente de Benedict e com um método de glicose oxidase. O método da glicose-oxidase é específico para a glicose, enquanto o reagente de Benedict pode detectar qualquer substância redutora. A obtenção de um resultado negativo para glicose na fita reagente, com reação de Benedict positiva, significa que existe uma substância redutora diferente da glicose. Quando existem achados clínicos apropriados, essa substância é mais provavelmente a galactose. Pode-se utilizar a cromatografia em papel ou camada fina para identificar positivamente a substância redutora. Se uma criança com galactosemia recebeu líquidos intravenosos e, recentemente, não ingeriu galactose na dieta, esse açúcar pode não ser encontrado na urina.

Se houver suspeita do diagnóstico de galactosemia, independentemente da detecção ou não de substâncias redutoras na urina, deve-se suspender imediatamente a ingestão de alimentos contendo galactose, substituindo-os por fórmulas lácteas à base de soja ou outra fórmula láctea isenta de galactose, enquanto se aguardam os resultados dos ensaios enzimáticos apropriados nos eritrócitos, a fim de confirmar o diagnóstico. As crianças com galactosemia não tratada, se sobreviverem ao período neonatal, apresentam hepatopatia persistente, cataratas e grave retardo mental. Muitas morrem de sepse por *E. coli* no período neonatal, e o início precoce de sepse pode alterar a manifestação do distúrbio (18).

O tratamento do distúrbio pela manutenção de restrição alimentar estrita de galactose, quando instituído precocemente, resulta em reversão completa da doença hepática e permite que muitos indivíduos afetados desenvolvam inteligência normal ou quase normal. Infelizmente, ainda existe incidência aumentada de retardo mental, mesmo em pacientes tratados, e muitos apresentam déficits de aprendizagem e transtornos de fala. Além disso, são observadas algumas sequelas tardias do distúrbio, que parecem não ser afetadas pela terapia atual. Incluem insuficiência ovariana prematura nas mulheres e síndrome neurológica de início tardio, caracterizada por ataxia e tremores, em ambos os sexos (19,20). Nos EUA, todos os estados dispõem de programas de triagem neonatal para galactosemia; entretanto, as manifestações clínicas do distúrbio frequentemente aparecem antes da obtenção dos resultados dos testes de triagem; por conseguinte, é de suma importância que os médicos estejam atentos para essa possibilidade.

Outro erro inato do metabolismo que às vezes ocorre no período neonatal, com icterícia, hepatomegalia e presença de substâncias redutoras da urina, é a intolerância hereditária à frutose, que se caracteriza por episódios de hipoglicemia profunda, vômitos e acidose metabólica. Esse distúrbio é raramente observado no RN, visto que a maioria dos RNs não é exposta imediatamente a uma dieta contendo frutose, a menos que tenham recebido uma fórmula láctea à base de soja com sacarose como fonte de carboidratos. Na situação incomum em que um RN que recebeu frutose apresenta esses achados, deve-se considerar esse diagnóstico. A análise da urina revela uma substância redutora diferente da glicose, que pode ser identificada como frutose na cromatografia. O tratamento envolve a eliminação da frutose na dieta e resulta em resolução completa dos sinais e sintomas clínicos. O diagnóstico é confirmado pelo ensaio da enzima deficiente, a frutose-1 fosfato-aldolase, no tecido hepático; todavia, esse ensaio raramente é necessário.

A deficiência de α_1-antitripsina, um distúrbio curioso que está entre as mais comuns de todas as doenças metabólicas hereditárias, também pode apresentar-se com icterícia neonatal (21). As manifestações clínicas desse distúrbio podem ser idênticas às da hepatite neonatal tradicional ou hepatite de células gigantes, e a determinação dos níveis séricos de α_1-antitripsina deve constituir parte da avaliação inicial de todas as crianças que manifestam essa síndrome. Os lactentes com níveis deficientes de α_1-antitripsina na análise quantitativa devem ser submetidos a uma tipagem de inibidores da protease para confirmar o diagnóstico. Não existe nenhum tratamento específico para a doença hepática associada à deficiência de α_1-antitripsina; todavia, metade de todos os lactentes afetados acaba exibindo resolução completa da disfunção hepática. Outros podem evoluir para estágio terminal da doença, exigindo transplante de fígado. Pode-se obter uma história de doença pulmonar crônica em membros adultos da família.

A tirosinemia hereditária (tirosinemia tipo I) é outro distúrbio que se apresenta com a doença hepática, normalmente incluindo uma coagulopatia grave, na primeira infância. Os marcos bioquímicos desse distúrbio incluem elevações acentuadas dos níveis plasmáticos de tirosina e metionina e aminoacidúria generalizada, com aumento desproporcional na excreção de tirosina. Todavia, esses achados são relativamente inespecíficos e podem ser observados como fenômeno secundário em outras formas de hepatopatia. A tirosinemia hereditária já foi um dos erros inatos do metabolismo de diagnóstico clínico mais difícil. O achado de succinilacetona na urina de pacientes com essa doença é útil para o diagnóstico do distúrbio (22). Tornou-se também possível estabelecer o diagnóstico definitivo pela demonstração de uma deficiência da enzima fumarilacetoacetato-fumaril-hidrolase nos linfócitos e em fibroblastos cutâneos cultivados dos indivíduos afetados (23). A tirosina plasmática é medida nos programas de triagem do RN, mas apresenta baixa sensibilidade para a detecção de tirosinemia hereditária visto que os níveis de tirosina raramente são significativamente elevados com 24 horas de idade. A succinilacetona plasmática está sendo desenvolvida como um marcador de rastreamento neonatal e pode se tornar uma ferramenta muito mais sensível para a detecção do distúrbio.

Hemocromatose neonatal, agora referida como um distúrbio aloimune, é a causa mais comum de insuficiência hepática aguda no RN. Sua evolução fulminante a distingue de muitos dos outros distúrbios metabólicos associados à doença hepática neonatal. Além de estar associado à insuficiência hepática grave desde o nascimento, o distúrbio caracteriza-se por morfologia hepática característica e pelo depósito de ferro no parênquima hepático e extra-hepático. Tipicamente, os níveis séricos de ferritina e de ferro estão elevados, enquanto a transferrina total está baixa; todavia, estes achados não são diagnósticos. Uma RM abdominal pode ser útil algumas vezes. O diagnóstico definitivo é estabelecido por biopsia hepática ou na necropsia. Se houver qualquer contraindicação à biopsia hepática, devido à existência de coagulopatia secundária, a biopsia das glândulas salivares ou da mucosa bucal é uma alternativa útil. Muitos dos RNs afetados sucumbem ao distúrbio nas primeiras semanas de vida. O tratamento com antioxidantes e agentes quelantes agora foi substituído com sucesso por exsanguinotransfusão e substituição de imunoglobulina intravenosa. O tratamento pré-natal com imunoglobulinas intravenosas comprovadamente previne contra a recidiva do distúrbio nas gestações subsequentes (24).

As causas metabólicas menos comuns de disfunção hepática neonatal incluem a doença de Niemann-Pick do tipo C e a doença de depósito de glicogênio do tipo IV. Os lactentes com doença de Niemann-Pick do tipo C exibem icterícia colestática, que tipicamente regride com vários meses de idade. A seguir, esses lactentes se tornam clinicamente normais por um período de vários meses a anos antes de desenvolver sinais de distúrbio neurológico degenerativo. Os lactentes com doença de depósito de glicogênio do tipo IV acumulam uma forma anormal de glicogênio no fígado, devido à deficiência da enzima ramificadora do glicogênio. Esse processo resulta no desenvolvimento progressivo de cirrose e disfunção hepática generalizada. A hipoglicemia não é manifestação proeminente, como a que ocorre em algumas outras formas de doença de depósito de glicogênio.

A síndrome de Zellweger, antigamente designada como síndrome cérebro-hepatorrenal, constitui outra causa de icterícia neonatal e disfunção hepática; todavia, em geral, pode ser identificada clinicamente, devido a hipotonia e características dismórficas associadas. É o protótipo dos distúrbios de organização dos peroxissomos, e a síndrome está associada à disfunção generalizada dos peroxissomos.

Em contraste com os distúrbios nos quais ocorre elevação da bilirrubina de reação direta, a elevação persistente da bilirrubina indireta além dos limites da icterícia fisiológica, sem qualquer evidência de hemólise, sugere o diagnóstico de síndrome de Crigler-Najjar. Nesse distúrbio, a hiperbilirrubinemia está relacionada a uma deficiência parcial ou total de glicuronil transferase, a enzima hepática responsável pela conjugação normal da bilirrubina em diglicuronídio de bilirrubina. Não existe nenhuma terapia eficaz a longo prazo para todos os pacientes com este distúrbio; entretanto, as modalidades tradicionais de fototerapia e exsanguinotransfusão podem evitar o desenvolvimento de *kernicterus* no período neonatal (25,26). O transplante hepático tem sido realizado com sucesso em pacientes com essa doença. Os pacientes com deficiência parcial da enzima respondem à terapia com fenobarbital (26).

ACHADOS SUGESTIVOS DE DOENÇA DE DEPÓSITO

Muitas doenças de depósito de lipídios bem conhecidas tipicamente não se manifestam no período neonatal. Entre as que podem ocasionalmente estar associadas à hepatoesplenomegalia no período neonatal incluem a gangliosidose GM_1 do tipo I, a doença de Gaucher, a doença de Niemann-Pick e a doença de Wolman. As doenças de depósito de glicogênio que estão associadas à hepatomegalia no RN foram anteriormente discutidas em relação à hipoglicemia. Os RNs com as mucopolissacaridoses mais comuns, como as síndromes de Hurler e de Hunter, raramente exibem anormalidades clínicas no primeiro mês de vida. É mais provável que os RNs com as características típicas dessas síndromes, como feições grosseiras, hepatoesplenomegalia, anormalidades do esqueleto e hérnias, tenham gangliosidose GM_1 ou uma mucolipidose, como a doença de células I. A deficiência de betaglicuronidase, também classificada como mucopolissacaridose do tipo VII, pode manifestar-se no período neonatal, com características praticamente indistinguíveis, do ponto de vista clínico, daquelas observadas mais tarde nas síndromes de Hurler e de Hunter. Uma forma infantil de sialidose (*i. e.*, deficiência de neuraminidase) está tipicamente associada a achados ao nascimento. As manifestações clínicas de vários desses distúrbios podem ser tão graves *in utero* que resultam no desenvolvimento de hidropisia fetal. Certamente, um distúrbio de depósito deve ser considerado no diagnóstico diferencial de hidropisia não imune fetal se ocorrer visceromegalia.

Se houver suspeita de um desses distúrbios, devem ser efetuados exames de urina à procura de mucopolissacarídios e oligossacarídios. Esses testes podem ser úteis ao diagnóstico; entretanto, a obtenção de resultados negativos não exclui a possibilidade de distúrbio de depósito. É comum observar testes de mucopolissacarídios falso-positivos em RNs. O diagnóstico definitivo da maioria dos distúrbios do metabolismo dos lipídios ou dos mucopolissacarídios é estabelecido através de exames bioquímicos ou moleculares apropriados em leucócitos ou em fibroblastos cutâneos cultivados. Uma série de laboratórios oferece painéis de triagem para essa indicação.

ODOR ANORMAL

O odor anormal do corpo ou da urina, observado mais comumente por enfermeiros ou pelas mães do que pelos médicos, fornece um indício importante, porém frequentemente despercebido, para o diagnóstico de vários erros inatos do metabolismo, podendo constituir o achado clínico mais específico nesses pacientes. É mais bem descrito para a fenilcetonúria, na qual foi constatado que a urina tinha um odor peculiar de mofo muitos anos antes de se estabelecer a base bioquímica da doença. Na era do rastreamento neonatal, o odor anormal da fenilcetonúria quase nunca é observado. No RN agudamente enfermo, com odor anormal, a acidemia isovalérica, a acidemia glutárica do tipo II e a doença da urina em xarope de bordo são as entidades mais provavelmente encontradas. Na doença da urina em xarope de bordo, a urina tem odor adocicado peculiar, lembrando xarope de bordo ou açúcar queimado. O odor associado à acidemia isovalérica e à acidemia glutárica do tipo II é pungente e desagradável e assemelha-se ao de pés suados ou queijo.

CARACTERÍSTICAS DISMÓRFICAS

A princípio, parecia existir uma distinção bem definida entre os erros inatos do metabolismo e as síndromes dismórficas, que poderiam ser herdados de forma semelhante. Acreditava-se que os RNs com doença metabólica hereditária fossem fenotipicamente normais ao nascimento, sem evidências de anomalias estruturais significativas ou menores. Hoje em dia, está-se tornando cada vez mais claro que os distúrbios metabólicos hereditários podem estar associados a padrões consistentes de defeitos congênitos, sugerindo que as alterações metabólicas *in utero* podem perturbar o processo normal de desenvolvimento fetal.

Esse fenômeno é claramente ilustrado pelo grupo de distúrbios associados a múltiplos defeitos nas enzimas peroxissômicas, incluindo aquelas envolvidas na oxidação de ácidos graxos e na síntese de plasmalogênio (27,28). Incluem a síndrome de Zellweger, a adrenoleucodistrofia neonatal e diversos distúrbios variantes, todos associados a hipotonia congênita e características dismórficas, como pregas epicânticas, manchas de Brushfield, fontanelas alargadas, prega simiesca e cistos renais. Os pacientes com acidemia glutárica do tipo II, uma das acidemias orgânicas, apresentam um fenótipo típico, incluindo fronte alta, hipertelorismo, orelhas de implantação baixa, defeitos da parede abdominal, rins volumosos à palpação, hipospadia e pés em mata-borrão (29,30). Para explicar esses achados, foi sugerido um mecanismo de deficiência energética, designado como teratogênese mediada por nutriente, semelhante àquele postulado para o diabetes melito materno. Várias outras acidemias orgânicas, como a acidúria mevalônica e a acidúria 3-hidroxi-isobutírica, estão associadas a múltiplas características dismórficas.

Alguns RNs com deficiência de PDH apresentam feições dismórficas semelhantes às observadas na síndrome alcoólica fetal (SAF) (31). Os achados específicos observados incluem fronte estreita com bossa, ponte nasal larga, nariz curto com narinas antevertidas e filtro longo. A semelhança com a SAF foi explicada pela sugestão de que existe um mecanismo comum nos dois distúrbios, envolvendo deficiência da atividade de PDH. Foi postulado que, na SAF, o acetaldeído da circulação materna inibe a PDH fetal, resultando em malformações.

A síndrome de Smith-Lemli-Opitz é um distúrbio autossômico recessivo associado a uma ampla gama de malformações, incluindo face dismórfica, fenda palatina, cardiopatia congênita, hipospadia, polidactilia e sindactilia dos pés (dedos 2 e 3). Observações recentes revelaram que esse distúrbio é um erro inato da biossíntese de colesterol. Os RNs afetados apresentam níveis plasmáticos diminuídos de colesterol, acompanhados de níveis acentuadamente elevados do precursor o colesterol, o 7-desidrocolesterol (32).

As malformações isoladas podem estar ainda mais comumente associadas a distúrbios metabólicos hereditários do que padrões específicos de malformação. Os pacientes com hiperglicinemia não cetótica frequentemente apresentam agenesia do corpo caloso e podem exibir malformações girais relacionadas a defeitos da migração neuronal (33). Os pacientes com deficiência de PDH também podem exibir agenesia do corpo caloso (34). Não é incomum que pacientes com quase todos os tipos de erro inato do metabolismo exibam uma ou mais características dismórficas ou anomalias que são inespecíficas. A observação de características dismórficas em um RN não deve, de forma alguma, descartar a consideração de um distúrbio metabólico hereditário. Em circunstâncias selecionadas, pode até aumentar a suspeita clínica.

ACHADOS OCULARES ANORMAIS

Tipicamente, os achados oculares anormais estão associados a muitos erros inatos do metabolismo, embora nem sempre sejam encontrados por ocasião da manifestação inicial da doença. Cataratas estão classicamente associadas à galactosemia e a outros distúrbios do metabolismo da galactose, porém também são observadas em distúrbios como a síndrome de Zellweger e a síndrome de Lowe. A luxação do cristalino, observada na homocistinúria, na deficiência do cofator molibdênio e na deficiência de sulfito oxidase, pode ser observada desde o primeiro mês de vida e constitui um indício importante para o diagnóstico. As alterações degenerativas da retina são típicas dos distúrbios peroxissômicos, incluindo a síndrome de Zellweger e a adrenoleucodistrofia neonatal, e são observadas em vários outros distúrbios. Outras anormalidades que podem estar associadas a erros inatos do metabolismo incluem a turvação da córnea e o glaucoma congênito. Sempre que houver suspeita de distúrbio metabólico hereditário, deve ser realizado um cuidadoso exame ocular, de preferência por oftalmologista. O Quadro 38.5 fornece um resumo de alguns dos distúrbios metabólicos hereditários associados a anormalidades oculares específicas.

QUADRO 38.5
Anormalidades oculares associadas a erros inatos do metabolismo.

Achado ocular	Distúrbios associados
Cataratas	Galactosemia
	Homocistinúria
	Síndrome de Lowe
	Síndrome de Zellweger
	Condrodisplasia rizomélica pontilhada
	Síndrome de Senger
	Hipofosfatasia
Ectopia do cristalino	Homocistinúria
	Deficiência do cofator de molibdênio
	Deficiência de sulfito-oxidase
Mancha vermelho-cereja	Doença de Niemann-Pick tipos A e B
	Doença de Gaucher do tipo II
	Gangliosidose GM_2 (doença de Tay-Sachs; doença de Sandhoff)
	Sialidose do tipo II
	Doença de Farber
Turvação da córnea	Mucopolissacaridose
	Mucolipidoses
	Síndrome de Lowe
	Homocistinúria
Retinopatia pigmentar	Síndrome de Zellweger
	Adrenoleucodistrofia neonatal
	Deficiência de 3-hidroxiacil-CoA-desidrogenase

AMOSTRAS A OBTER DE UMA CRIANÇA AGONIZANTE COM SUSPEITA DE ERRO INATO DO METABOLISMO

Quando a morte parece iminente em criança suspeita de erro inato do metabolismo, é importante obter as amostras apropriadas para análise *post mortem*. Isso é crucial para a elucidação da causa da morte e essencial ao aconselhamento genético subsequente e diagnóstico pré-natal. As amostras a seguir devem ser coletadas e armazenadas: urina, congelada; plasma, separado do sangue total e congelado; e sangue total do qual o DNA pode ser extraído. Se for efetuada necropsia, deve-se obter uma amostra de tecido hepático não fixado o mais cedo possível após a morte, devendo a amostra ser congelada a –20°C para estudos bioquímicos subsequentes. Uma quantidade adicional de tecido deve ser preservada para microscopia eletrônica. Se o consentimento para a necropsia for negado, deve-se solicitar o consentimento da família para biopsia hepática por agulha *post mortem*, se for apropriado dados os sintomas. O tecido hepático deve ser congelado em sua totalidade ou em parte se houver indicação de estudo histológico. Tão logo possível após a morte, o caso deve ser revisto por especialista em metabolismo, e deve-se planejar o transporte das amostras para o laboratório apropriado.

TRIAGEM NEONATAL DE DISTÚRBIOS METABÓLICOS HEREDITÁRIOS

Todos os 50 estados e o Distrito de Colúmbia nos EUA e muitos outros países dispõem de programas de rastreamento neonatal para distúrbios genéticos. Embora houvesse diferenças significativas entre os estados nos distúrbios incluídos no rastreamento, com o estabelecimento de um comitê consultivo federal no Department of Health and Human Services que desenvolveu um painel central de distúrbios, que são recomendados para inclusão nos painéis de triagem do RN pelos estados ("o painel uniforme"), essas diferenças agora foram amplamente eliminadas. No entanto, ainda há diferenças significativas em como o rastreamento do RN é implementado em cada estado, e novos distúrbios podem ser adicionados pelos estados sem a recomendação do comitê consultivo federal.

DISTÚRBIOS METABÓLICOS MATERNOS

Graças aos avanços na terapia dos erros inatos do metabolismo, atualmente é comum que pacientes com muitos desses distúrbios cheguem até a idade adulta, com inteligência normal ou quase normal e o desejo de ter suas próprias famílias. Isso levou a sérias preocupações quanto aos efeitos adversos em potencial dos distúrbios metabólicos maternos sobre o crescimento e o desenvolvimento do feto. O verdadeiro potencial de consequências adversas é ilustrado pela experiência acumulada com a fenilcetonúria materna. No passado, os pacientes com fenilcetonúria apresentavam retardo substancial e não se reproduziam. Esse quadro mudou por completo com o início de programas de rastreamento neonatal e tratamento nutricional precoce. Antigamente, a terapia alimentar era mantida até os 5 a 6 anos de idade e, a seguir, suspensa. Atualmente recomenda-se o tratamento vitalício para fenilcetonúria, porque já foi demonstrado que alguns pacientes exibem deterioração neurológica e perda de pontos do quociente de inteligência (QI) após o abandono da dieta e porque os níveis sanguíneos cronicamente elevados de fenilalanina estão associados a sintomas neurocognitivos e psiquiátricos adversos. Entretanto, muitos pacientes com fenilcetonúria hoje em idade adulta não seguem a dieta há vários anos, apresentam níveis elevados de fenilalanina e são resistentes ao tratamento. Depois que as mulheres com fenilcetonúria começaram a se reproduzir, ficou claro que o ambiente metabólico materno nessa afecção exerce efeitos extremamente prejudiciais sobre o desenvolvimento do feto. Observa-se um espectro de achados, designado como "síndrome de fenilcetonúria materna" em uma grande porcentagem de RNs expostos, a maioria dos quais não tem fenilcetonúria (35,36). Mais de 90% dos RNs expostos exibem retardo mental, e microcefalia é encontrada em 72%, restrição do crescimento em 40% e cardiopatia congênita em 12%. Podem ser observadas características faciais alteradas, semelhantes àquelas observadas na SAF. As mães com hiperfenilalaninemia, um distúrbio associado a níveis de fenilalanina mais baixos do que na fenilcetonúria clássica e que nem sempre exige tratamento, também correm risco aumentado de anormalidades fetais.

Existem evidências de que o tratamento nutricional de mulheres antes da concepção e durante toda a gravidez, com cuidadoso controle dos níveis de fenilalanina, possa reduzir o risco para o feto (37). Entretanto, trata-se de uma meta de difícil alcance, visto que a dieta com restrição de fenilalanina é onerosa para pacientes que sempre seguiram uma dieta normal, e alguns pacientes adultos, a despeito da terapia precoce, apresentam função intelectual limítrofe. Não há evidências de risco aumentado de defeitos congênitos ou outros problemas em RNs cujo pai tem fenilcetonúria.

Já foram relatados casos de gravidez de mulheres com vários outros distúrbios metabólicos hereditários, incluindo várias formas de doença de depósito de glicogênio, acidemia propiônica, acidemia isovalérica, homocistinúria, acidúria orótica hereditária e vários outros distúrbios, sem nenhum desfecho adverso claramente atribuível ao distúrbio materno. Entretanto, a experiência com muitos distúrbios limita-se a casos isolados ou a um pequeno número de pacientes. É provável que sejam identificados outros distúrbios metabólicos maternos que irão prejudicar o desenvolvimento fetal.

REFERÊNCIAS BIBLIOGRÁFICAS

1. Fischer AQ, Challa VR, Burton BK, et al. Cerebellar hemorrhage complicating isovaleric acidemia: a case report. *Neurology* 1981;31:746.
2. Nyhan WL. Patterns of clinical expression and genetic variation in the inborn errors of metabolism. In: Nyhan WL, ed. *Heritable disorders of amino acid metabolism*. New York, NY: John Wiley and Sons, 1974.
3. Ballard RA, Vinocur B, Reynolds JW, et al. Transient hyperammonemia of the preterm infant. *N Engl J Med* 1978;299:920.
4. Msall M, Batshaw ML, Suss R, et al. Neurologic outcome in children with inborn errors of urea synthesis. *N Engl J Med* 1984;310:1500.
5. Goldberg RN, Cabal LA, Sinatra FR, et al. Hyperammonemia associated with perinatal asphyxia. *Pediatrics* 1979;64:336.
6. Batshaw ML, Wachtel RC, Cohen L, et al. Neurologic outcome in premature infants with transient asymptomatic hyperammonemia. *J Pediatr* 1986;108:271.
7. Robinson BH, Taylor J, Sherwood WG. The genetic heterogeneity of lactic acidosis: occurrence of recognizable inborn errors of metabolism in a pediatric population with lactic acidosis. *Pediatr Res* 1980;14:956.
8. Robinson BH, Glerum DM, Chow W, et al. The use of skin fibroblast cultures in the detection of respiratory chain defects in patients with lactic acidemia. *Pediatr Res* 1990;28:549.
9. Dalla Bernardina B, Aicardi J, Goutieres F, et al. Glycine encephalopathy. *Neuropadiatrie* 1979;10:209.
10. Hanudel M, Avasare S, Tsai E, et al. A biphasic dialytic strategy for the treatment of neonatal hyperammonemia. *Pediatr Nephrol* 2014;29(2):315.
11. Wiegand C, Thompson T, Bock GH, et al. The management of life-threatening hyperammonemia: a comparison of several therapeutic modalities. *J Pediatr* 1980;96:142.
12. Enns GM, Berry SA, Berry GT, et al. Survival after treatment with phenylacetate and benzoate for urea-cycle disorders. *N Engl J Med* 2007;356:2282.
13. Matsubara Y, Narisawa K, Tada K, et al. Prevalence of K329E mutation in medium-chain acyl-CoA dehydrogenase gene determined from Guthrie cards. *Lancet* 1991;1:552.
14. Ziadeh R. Medium chain acyl-CoA dehydrogenase deficiency in Pennsylvania: neonatal screening shows high incidence and unexpected mutation frequencies. *Pediatr Res* 1995;37:675.
15. Stanley CA, Hale DE, Coates PM, et al. Medium chain acyl-CoA dehydrogenase deficiency in children with non-ketotic hypoglycemia and low carnitine levels. *Pediatr Res* 1983;17:877.
16. Engel AG, Rebouche CJ. Carnitine metabolism and inborn errors. *J Inherit Metab Dis* 1984;1(suppl 7):38.
17. Woods AG, Woods CW, Snow TM. Congenital disorders of glycosylation. *Adv Neonatal Care* 2012;12:90.
18. Levy HL, Sepe SJ, Shih VE, et al. Sepsis due to *Escherichia coli* in neonates with galactosemia. *N Engl J Med* 1977;297:823.
19. Kaufman FR, Kogut MD, Donnell GN, et al. Hypergonadotropic hypogonadism in female patients with galactosemia. *N Engl J Med* 1981;304:994.
20. Friedman JH, Levy HL, Boustany RM. Late onset of distinct neurologic syndromes in galactosemic siblings. *Neurology* 1989;39:741.
21. Cutz E, Cox DW. Alpha1-antitrypsin deficiency: the spectrum of pathology and pathophysiology. *Perspect Pediatr Pathol* 1979;5:1.
22. Lindbland B, Lindstedt S, Stein G. On the enzymic defects in hereditary tyrosinemia. *Proc Natl Acad Sci U S A* 1977;74:4641.
23. Kvittingen EA, Halvorsen S, Jellum E. Deficient fumarylacetoacetate fumaryl-hydrolase activity in lymphocytes and fibroblasts from patients with hereditary tyrosinemia. *Pediatr Res* 1983;14:541.
24. Lopriore E, Mearin ML, Oeples D, et al. Neonatal hemochromatosis: management, outcome, and prevention. *Prenat Diagn* 2013;33:1221.
25. Karon M, Imach D, Schwartz R. Effective phototherapy in congenital non-obstructive non-hemolytic jaundice. *N Engl J Med* 1970;282:377.
26. Gorodischer R, Levy G, Krasner J, et al. Congenital non-obstructive non-hemolytic jaundice: effect of phototherapy. *N Engl J Med* 1970;282:375.
27. Schutgens RB, Heymans HS, Wanders RJ, et al. Peroxisomal disorders: a newly recognized group of genetic diseases. *Eur J Pediatr* 1986;144:430.
28. Wilson GN, Holmes RD, Hajra AK. Peroxisomal disorders: clinical commentary and future prospects. *Am J Med Genet* 1988;30:771.
29. Sweetman L, Nyhan WL, Trauner DA, et al. Glutaric aciduria type II. *J Pediatr* 1980;96:1020.
30. Chalmers RA, Tracy BM, King GS, et al. The prenatal diagnosis of glutaric acidemia type II using quantitative gas chromatography–mass spectroscopy. *J Inherit Metab Dis* 1985;2:145.
31. Robinson BH, McMillan H, Petrova-Benedict R, et al. Variable clinical presentation in patients with deficiency of pyruvate dehydrogenase complex. A review of 30 cases with a defect in the E component of the complex. *J Pediatr* 1987;111:525.
32. Opitz JM, de la Cruz F. Cholesterol metabolism in the RSH/Smith–Lemli–Opitz syndrome: summary of an NICHD conference. *Am J Med Genet* 1994;50:326.
33. Dobyns WB. Agenesis of the corpus callosum and gyral malformations are frequent manifestations of nonketotic hyperglycinemia. *Neurology* 1989;39:817.
34. Wick H, Schweizer KK, Baumgartner R. Thiamine dependency in a patient with congenital lactic acidemia due to pyruvate dehydrogenase deficiency. *Agents Actions* 1977;7:405.
35. Lenke RR, Levy HL. Maternal phenylketonuria and hyperphenylalaninemia. An international survey of untreated and treated pregnancies. *N Engl J Med* 1980;303:1202.
36. Levy HL, Waisbren SE. Effects of untreated maternal phenylketonuria and hyperphenylalaninemia on the fetus. *N Engl J Med* 1983;309:1269.
37. Koch R, Friedman E, Azen C, et al. The International Collaborative Study of Maternal Phenylketonuria: status report 1998. *Eur J Pediatr* 2000;159(suppl 2):S156.

39 Doenças Renais

Suhas M. Nafday, Craig B. Woda, Jeffrey M. Saland, Joseph T. Flynn, David J. Askenazi, Corinne Benchimol e Luc P. Brion

INTRODUÇÃO

A nefrologia clínica neonatal mudou graças aos avanços rápidos na ultrassonografia (US) pré-natal, ao aumento da sobrevida em recém-nascidos (RNs) de extremo baixo peso (EBP < 1.000 g) com complicações resultantes e à eclosão de identificação genética/molecular de muitos distúrbios renais nos anos recentes; assim, a avaliação clínica da função renal e da doença foi significativamente alterada.

As anomalias congênitas dos rins e do sistema urinário se caracterizam por defeitos anatômicos variáveis dos rins (p. ex., hipodisplasia renal, agenesia renal, rim solitário) e ureter (p. ex., obstrução da junção pieloureteral [OJPU], refluxo vesicoureteral [RVU]). Vários distúrbios renais que se apresentam durante a vida fetal ou no período neonatal são malformações congênitas ou parte de um distúrbio hereditário. As malformações geralmente são esporádicas; muitas vezes, com patogênese mal definida. As lesões hereditárias, em contrapartida, frequentemente apresentam padrões de herança evidentes, como autossômica dominante ou recessiva e, em muitos casos, o *locus* do gene anormal e as proteínas anormais associadas foram identificados. Um diagnóstico precoce desses defeitos permite a rápida determinação do melhor tratamento cirúrgico/clínico, a prevenção ou, pelo menos, o retardo da evolução para doença renal crônica (DRC) e doença renal em estágio terminal (DRET).

O aumento da sobrevida de RNs de extremo baixo peso criou novos desafios no manejo hidreletrolítico, principalmente no que se refere à sobrecarga de líquido/hipovolemia (ainda mais, em RNs no pós-operatório), hipotensão, uso de agentes pressores e lesão renal aguda (LRA). A sobrevida de RNs de extremo baixo peso levou a uma versão mais nova da displasia broncopulmonar (DBP); o uso terapêutico de vários diuréticos para seu manejo tem levado ao aumento na incidência de nefrocalcinose (NC) neonatal na última década.

A utilização generalizada de procedimentos invasivos na unidade de terapia intensiva neonatal (UTI neonatal), incluindo a oxigenação por membrana extracorpórea (ECMO), colocação de cateteres vasculares e tecnologia de ventilação mecânica sofisticada, resultou em um novo conjunto de complicações, incluindo LRA e hipertensão renovascular relacionada à doença tromboembólica.

Portanto, o foco deste capítulo é fornecer aos leitores informações mais atualizadas sobre embriologia e os aspectos moleculares mais recentes do desenvolvimento renal, atualizações sobre mecanismos fisiológicos renais e uma abordagem para a avaliação de uma suspeita de doença renal, juntamente com uma visão geral dos distúrbios renais comuns em RNs a termo e pré-termo (< 37 semanas de idade gestacional [IG]).

FISIOLOGIA DO DESENVOLVIMENTO

A urina fetal é um componente principal da produção de líquido amniótico e ajuda a impulsionar o desenvolvimento pulmonar adequado (1,2). Os exames com US dos volumes vesicais mostram que a taxa de produção de urina em um feto normal é de cerca de 5 mℓ/h na 20ª semana de idade gestacional (IG) e aumenta gradualmente até cerca de 40 a 50 mℓ/h na 40ª semana de IG (1,3). Embora o rim fetal tenha sido considerado disfuncional com relação à depuração plasmática efetiva e homeostase global, um exame mais aprofundado desse órgão sugere um papel importante no crescimento do RN, exceto naqueles de muito baixo peso (< 1.500 g).

Embriologia

O desenvolvimento renal é um processo complexo que envolve interações de células mesenquimais e epiteliais, que resultam em redes vasculares extremamente especializadas, estruturas tubulares e células estromais intercaladas. Em seres humanos, três pares de rins surgem do mesoderma intermediário: o pronefro não funcional com 3 semanas de idade gestacional, o mesonefro intermediário com 4 semanas (com poucas funções, acaba se tornando parte do epidídimo e da bexiga urinária) e, por fim, o rim de mamíferos definitivo ou metanefro com 5 a 6 semanas. Embora o mesonefro e o pronefro involuam relativamente rápido após a sua formação e acredite-se que tenham funções mínimas, a ausência dessas estruturas primitivas leva à agenesia renal.

No rim metanéfrico, o processo de desenvolvimento ocorre inicialmente como botão ureteral, um broto do ducto de Wolff, amplia-se e invade massa de células conhecida como mesênquima metanéfrico. A sinalização indutiva recíproca entre a ponta do botão ureteral e as células mesenquimais leva à ramificação morfogênica repetitiva do botão ureteral e, por fim, formação do ureter, da pelve renal, dos cálices e túbulos coletores do néfron maduro (4). Por outro lado, as células do mesênquima metanéfrico diferenciam-se em epitélio renal, graças a um processo conhecido como transição mesenquimal para epitelial, para se tornar o túbulo proximal, a alça de Henle e o túbulo de circunvolução distal. Assim, a nefrogênese (formação de novos néfrons) e a morfogênese de ramificação ocorrem simultaneamente e influenciam seu desenvolvimento mutuamente. Em geral, as células do mesênquima metanéfrico não estão destinadas a tornarem-se o epitélio tubular, células estromais intersticiais e células que constituem a cápsula renal.

Como o botão ureteral invade o aspecto central do mesênquima metanéfrico, é importante observar que os néfrons desenvolvem-se e amadurecem em um padrão centrífugo (2,5,6). Assim, néfrons justamedulares profundos desenvolvem-se antes daqueles localizados na zona nefrogênica logo abaixo da cápsula renal. O complemento total de aproximadamente 1 milhão de néfrons por rim no ser humano é alcançado na IG de 35 a 36 semanas ou com um peso corporal de cerca de 2.300 g (2). Quando o nascimento ocorre antes desta idade, a nefrogênese continua após o nascimento, mas pode não alcançar um complemento total, especialmente em RNs com restrição de crescimento intrauterino. Além disso, evidências sugerem que RNs de IG extremamente baixa e RNs pequenos para a IG (PIG) podem apresentar número inferior de néfrons do que os do controle (7) e maior risco de DRC e hipertensão a longo prazo. Uma vez concluída, a geração de novos néfrons nunca é reiniciada, mesmo após grande perda de tecido renal.

Os vasos sanguíneos surgem de maneira síncrona junto com o desenvolvimento tubular. Há fortes evidências de que os vasos sanguíneos no rim podem surgir através de uma combinação de células progenitoras mesenquimais metanéfricas que se diferenciam em células endoteliais (vasculogênese), bem como infiltração do mesênquima metanéfrico por vasos pré-formados (angiogênese) da área circundante (8). As células progenitoras vasculares no mesênquima metanéfrico expressam o receptor 2 (VEGFR2, Flk-1) do fator de crescimento endotelial vascular (VEGF), e o VEGF ajuda a direcionar o movimento dessas células para o néfron em desenvolvimento. Esse processo ocorre no início do desenvolvimento com base nos achados de que o primeiro glomérulo é constatado com aproximadamente 9 semanas de vida embrionária. Em última análise, uma resposta coordenada entre os vasos renais e a nefrogênese é necessária para produzir um rim capaz de funcionar de forma adequada e de manter a vida extrauterina.

Biologia molecular do desenvolvimento renal

Ao longo dos últimos vinte anos, nossa compreensão do desenvolvimento renal tem aumentado significativamente tanto de um ponto de vista molecular como celular por meio de estudos sobre manipulação genética e modelos de animais transgênicos. Esses experimentos não só têm ajudado a identificar os principais genes, fatores de transcrição, moléculas de sinalização e receptores envolvidos na nefrogênese normal, como também fornecem pistas para os mecanismos fisiopatológicos subjacentes a muitas anormalidades renais e urológicas. Na verdade, as anomalias congênitas dos rins e do sistema urinário decorrem da incapacidade do botão ureteral de sofrer morfogênese ramificadora apropriada e representam a maior causa de DRET na população pediátrica.

Um exame mais detalhado das células situadas na ponta do botão ureteral demonstra a alta expressão de RET (rearranjo durante a transfecção) (9), um receptor de tirosinoquinase. O fator neurotrófico derivado da célula glial (GDNF) é secretado em quantidades elevadas pelas células mesenquimais metanéfricas e é o fator secretor que se liga preferencialmente a RET. A sinalização através do receptor de RET é importante para a migração global e invasão do botão ureteral no mesênquima metanéfrico (10-12). Na verdade, os estudos em camundongos (13) e humanos (14) com RET ausente ou que sofreu mutação resultam em agenesia renal, considerando que a hiperexpressão do RET resulta em doença renal multicística (MCKD) (15). Além de RET, a botão ureteral também apresenta as proteínas ósseas morfogênicas (BMP) 4 e 7, membros da superfamília do fator transformador de crescimento β (TFGβ). A importância da BMP é realçada pelo achado de que a perda de BMP também resulta em agenesia renal (16). Se BMP pode se tornar um fator viável capaz de levar à reparação do néfron em pacientes com doença renal ainda não está claro e está ativamente sendo explorado.

As células mesenquimais metanéfricas que são adjacentes à ponta do botão ureteral são referidas como o mesênquima apical e inclui as células progenitoras do néfron autorrenovadoras, que expressam os reguladores de transcrição principais, como Lim1, via Eya1, Pax2, Sall1, Meox, Cited1, WT1 e Six2 (17). Estudos mostram que esses fatores de transcrição interagem uns com os outros de uma forma coordenada e sinérgica. Perda de função em um ou mais desses fatores leva a agenesia renal ou hipoplasia renal, enquanto várias síndromes humanas associadas a displasia renal, como Townes-Brocks, branquio-otorrenal e coloboma renal estão relacionadas a mutações em Sall1, Eya1 e Pax2, respectivamente. Além disso, alguns fatores de transcrição têm diferentes efeitos temporais no que diz respeito ao desenvolvimento global do rim. Por exemplo, Kreidberg et al. (18) demonstraram as funções WT1 presentes não apenas no início da nefrogênese, como em uma fase posterior, promovendo diferenciação do podócito, necessária para a função glomerular adequada.

O sistema renina-angiotensina-aldosterona (SRAA) está presente durante o desenvolvimento do rim fetal. Todos os componentes do SRAA (renina, angiotensinogênio, inibidores da enzima de conversão da angiotensina [ECA] e aldosterona) são detectados primeiramente no metanefro fetal no início da gestação. Enquanto a maioria das células que contêm renina está localizada no aparelho justamedular do RN e do adulto, a proteína e a mensagem de renina também estão presentes nas artérias arqueadas e interlobulares no feto com 17 semanas (19). O mRNA do angiotensinogênio é detectado com 8 semanas de idade gestacional no rim humano (20), enquanto a imunoexpressão de ECA é observada com 11 semanas nas células tubulares proximais em desenvolvimento (21). Os receptores tipo 2 do receptor de angiotensina (AT2R) são detectados pela primeira vez no início de desenvolvimento renal, com a mais alta expressão nas células da ponta do botão ureteral, bem como nas células mesenquimais adjacentes. Ativação apropriada do AT2R pela angiotensina II (AII) leva à ramificação do botão ureteral e alongamento do ducto coletor. Com 20 semanas de idade gestacional, o AT2R começa a regredir, considerando que o mRNA do AT1R aumenta e posteriormente persiste em todo o restante do desenvolvimento metanéfrico.

A interrupção do sistema SRAA, usando agentes farmacológicos, resulta em complicações, como hipoplasia medular renal, hidronefrose, displasia renal, sistema coletor renal duplicado e disgenesia tubular renal (22). Isso ajuda a explicar a anúria fetal e o oligoidrâmnio, levando ao comprometimento respiratório, em mãe recebendo inibidor de ECA durante a gestação, uma condição denominada fetopatia por inibidores da ECA.

Estudos em fetos de rato mostram que a administração de um antagonista do AT1R conduz a uma papila atrófica, redução do comprimento da artéria radial cortical e redução do tamanho e do número glomerular (23). Além disso, estudos em ratos recém-nascidos mostram que a inibição da ECA leva a defeitos na concentração urinária resultante da atrofia da papila renal, bem como à redução de microvasos medulares que impedem o funcionamento apropriado do sistema multiplicador da contracorrente (24).

FISIOLOGIA

Fluxo de sangue renal e plasma

Em uma variedade de espécies animais, são observadas baixas taxas de fluxo sanguíneo renal (FSR) fetal e neonatal, seja ele normalizado para o peso corporal, a área de superfície ou o peso do rim. O FSR é determinado principalmente por uma combinação do débito cardíaco (CO) e, principalmente, o grau de resistência vascular renal (RVR). No feto humano, o FSR, estimado por ultrassonografia com Doppler, aumenta de 20 ml/min com 25 semanas de IG para mais de 60 ml/min com 40 semanas de IG, atingindo os valores do adulto por volta de 2 anos de idade (25,26). As alterações ocorridas durante o desenvolvimento em ambos CO e resistência vascular glomerular contribuem para o aumento pós-natal do FSR. Por exemplo, o feto pré-viável recebe apenas cerca de 5% do débito cardíaco, enquanto o RN a termo com 1 semana de idade recebe 9% e o rim adulto recebe entre 20 e 25% do CO total (27). Visto que a nefrogênese está completa bem antes de os níveis finais de FSR serem alcançados, o aumento maturacional no FSR não pode ser totalmente explicado pelos aumentos na massa renal.

A avaliação do distribuição intrarrenal do FSR no rim fetal mostra diferenças significativas em relação ao rim adulto, refletindo diferenças no tamanho relativo, número e maturidade dos glomérulos presentes nas diferentes regiões do rim durante o desenvolvimento. Enquanto o predomínio do fluxo sanguíneo no início da vida fetal, como esperado, é distribuído principalmente para a medula e córtex interno, a maturação renal é acompanhada de uma redistribuição do fluxo sanguíneo para o córtex externo ou superficial (28-31) (Figura 39.1). Assim, na maturidade, 93% do FSR vai para o córtex (que constitui 75% da massa renal), enquanto apenas 7% é distribuído para a medula renal e a gordura perirrenal.

O aumento maturacional no FSR resulta mais da mudança na distribuição intrarrenal e da diminuição na RVR (31) do que do aumento de CO (32-34). A RVR, localizada nas arteríolas aferentes e eferentes, é muito maior no RN do que no adulto (32). Interessante observar que a queda pós-natal na RVR ocorre quando a resistência vascular sistêmica aumenta cerca de seis vezes (32). Os dados sugerem que os aumentos nos fatores humorais vasodilatadores, tais como o óxido nítrico, em combinação com a diminuição simultânea do SRAA vasoconstritor mediam, pelo menos em parte, a redução do desenvolvimento em RVR.

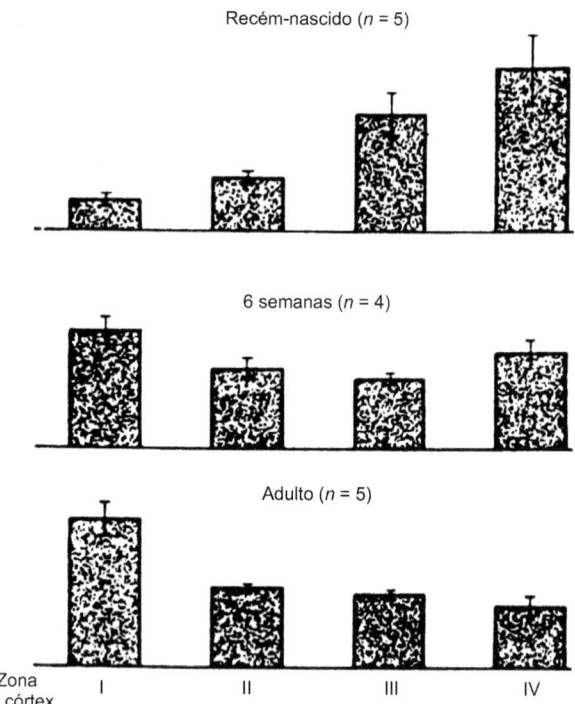

Figura 39.1 Alterações pós-natais na distribuição intrarrenal do fluxo sanguíneo. Taxas relativas de fluxo sanguíneo por glomérulo nas quatro zonas corticais do rim canino. A zona I representa a região mais superficial, enquanto a zona IV é a mais profunda. A altura total das barras em cada grupo etário é igual. Ao nascimento, o fluxo sanguíneo para o córtex superficial é menor, com a maior parte do fluxo sanguíneo perfundindo o córtex profundo. Até 6 semanas de idade, esse padrão é revertido. A maturação acompanha-se de aumento do fluxo sanguíneo para o córtex externo, devido, primariamente, a aumento da resistência vascular renal. Em Aperia A, Broberger O, Herin P et al. Renal hemodynamics in the perinatal period: a study in lambs. *Acta Physiol Scand* 1977;99:261-269, com permissão.

Em última análise, o equilíbrio das resistências arteriolares aferente e eferente determina não somente a RVR e o FSR, como também a pressão hidrostática no glomérulo e o nível da taxa de filtração glomerular (TFG).

Os fatores anatômicos também contribuem para o aumento e a redistribuição do FSR durante o desenvolvimento. Por exemplo, a complexidade da rede capilar glomerular varia no início vida pós-natal. Nessa idade, os glomérulos corticais internos geralmente apresentam um número menor de capilares em comparação aos adultos, embora pareçam ser semelhantes na sua estrutura geral. Além disso, poucas arteríolas eferentes possuem vasos retos que descem para a medula e, assim, a maioria se conecta diretamente ao sistema venoso, resultando em *shunt* arteriovenoso (33).

O fluxo plasmático renal efetivo (FPRE) foi tradicionalmente calculado a partir da depuração renal do ácido orgânico, para-amino-hipurato (PAH). O PAH predominantemente entra no túbulo renal através dos mecanismos secretores no segmento S2 do túbulo contorcido proximal (TCP). O fluxo plasmático renal (FPR) efetivo aumenta rapidamente entre 30 e 40 semanas de IG, atingindo os valores do adulto com 1 a 2 anos de vida (26) (Figura 39.2). A depuração do PAH atinge, em média, 150 mℓ/min/1,73 m^2 de área superfície corporal (ASC) em RNs a termo com 2 semanas de vida, aumentando para 200 mℓ/min/1,73 m^2 aos 3 meses de idade (34). Os valores publicados de FPR em RNs prematuros devem ser interpretados com cautela porque vias secretoras de ácido são imaturas durante esse período e poucos néfrons possuem vasos retos que permitem a distribuição adequada de PAH para a superfície basolateral das células TCP.

Sistema renina-angiotensina-aldosterona

O SRAA, com papel fundamental na regulação da pressão arterial (PA), bem como na homeostase de sódio e água, é muito ativo no feto e no RN (35-37) (Figura 39.3). A atividade de renina plasmática (ARP) está inversamente relacionada à IG no feto e no RN, diminuindo de 60 ng/mℓ/h com 30 semanas de idade gestacional para cerca de 10 a 20 ng/mℓ/h no a termo (38). Embora haja uma diminuição significativa na ARP *in utero*, os estudos demonstram que a ARP no termo é 3 a 5 vezes maior do que os níveis adultos (39-41). Como nos adultos, a ARP no feto aumenta com a depleção de volume ou hipoxia e diminui com o excesso de líquido ou inibição beta-adrenérgica. Como esperado, os elevados níveis de renina em RNs estão associados a níveis circulantes elevados de AII e aldosterona, que geralmente excedem aqueles medidos no adulto (42-44). Os níveis elevados podem refletir tanto altas taxas de secreção global com simplesmente baixas taxas de depuração metabólica em relação ao tamanho do corpo. O efeito do AII na hemodinâmica glomerular depende da ativação relativa do AT1R e A2R, que medeiam, respectivamente, a vasoconstrição e a vasodilatação da arteríola eferente (45).

Prostaglandinas

As prostaglandinas (PGs), especialmente PGE2 e a PGI2 (prostaciclina), sintetizadas pelas células endoteliais de ambas as arteríolas aferentes e eferentes, ajudam a realizar o tampão contra agentes vasoconstritores circulantes e, assim, a manter a eficácia do FSR e da TFG. A excreção urinária de PG está elevada no feto (46) refletindo, presumivelmente, uma elevada taxa de síntese renal.

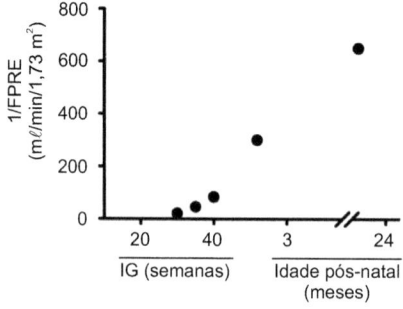

Figura 39.2 Alterações durante o desenvolvimento no fluxo plasmático renal efetivo (FPRE), calculado a partir da depuração renal do para-amino-hipurato (PAH) e corrigido para a fração do PAH pelo rim. O FPRE, utilizado para estimar o FSR, aumenta rapidamente entre 30 e 40 semanas de IG, atingindo os valores do adulto até o 24º mês de vida pós-natal. Em Rubin MI, Bruck E, Rapoport MJ. Maturation of renal function in childhood: clearance studies. *J Clin Invest* 1949;28:1144.

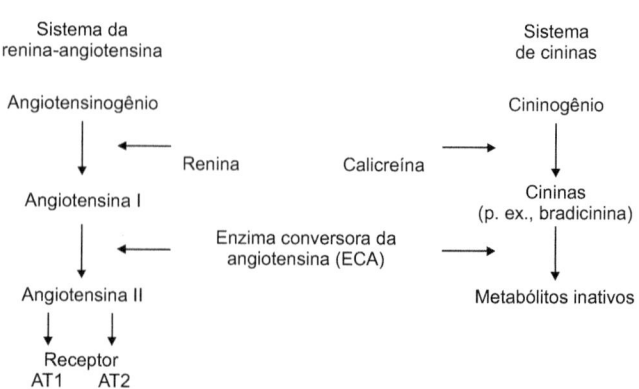

Figura 39.3 Correlação entre o sistema da renina-angiotensina e o sistema de cininas. Ver detalhes no texto.

A excreção urinária de PGE2 e de metabólitos da prostaciclina no prematuro é cinco vezes aquela observada a termo e 20 vezes aquela medida em crianças maiores (47).

A síntese de PG a partir do ácido araquidônico é mediada pela enzima ciclo-oxigenase (COX), que é o alvo inibitório de vários fármacos anti-inflamatórios não esteroides (AINE) (48). Foram identificadas duas isoformas da COX, cada uma representando um produto gênico diferente e sujeita a regulação diferencial. Sugeriu-se que a COX-1 participe na glomerulogênese (49), enquanto a COX-2 regula a perfusão renal e a hemodinâmica glomerular (50). As diferenças na localização intrarrenal da COX-1 e 2 entre o rim humano do adulto e do feto podem explicar as respostas renais variáveis à inibição das PG observadas entre os dois grupos (49).

Administração materna de indometacina, um inibidor de COX não seletivo, aumenta o RVR fetal e reduz RVR, TFG e débito urinário, levando, por fim, a oligoidrâmnio (51-53). A administração pós-natal de um inibidor da síntese de PG a RNs pré-termo (54) para resolver a persistência do canal arterial (PCA) também pode comprometer a função renal, levando à redução do FSR, da TFG e do volume urinário.

Nervos renais e sistema adrenérgico

O leito vascular renal do rim fetal é menos reativo à estimulação dos nervos renais do que o do RN e do rim adulto (55). Em oposição, os níveis de catecolaminas circulantes, particularmente de norepinefrina, estão muito elevados imediatamente antes e depois do nascimento (56), e declinam para os valores do adulto dentro de alguns dias de vida. Os níveis plasmáticos de catecolaminas elevados atuam diretamente para aumentar o tônus arteriolar aferente, e indiretamente, através da estimulação da liberação de renina e de AII, para aumentar a resistência eferente, possivelmente contribuindo para a manutenção da alta RVR que caracteriza o rim neonatal (57). O rim fetal e neonatal exibe sensibilidade aumentada às catecolaminas em comparação com o rim do adulto, devido em parte a diferenças na densidade dos receptores adrenérgicos relacionadas com o desenvolvimento (58).

Dopamina e receptores dopaminérgicos

Sob condições normais em adultos, a dopamina tem uma resposta bifásica na vasculatura renal. As baixas concentrações de dopamina, por meio da ligação a receptores dopaminérgicos, levam a uma vasodilatação acentuada e maior FSR, enquanto as altas concentrações, por meio de seu efeito sobre os receptores alfa-adrenérgicos, resultam em vasoconstrição. Em oposição, os rins fetal e neonatal apresentam uma resposta atenuada a baixas doses de dopamina (59), que resulta de uma geração limitada do segundo mensageiro vasodilatador, o monofosfato de adenosina cíclico (cAMP) (60), e uma baixa densidade de receptores dopaminérgicos renais semelhantes a D1 (61). Em oposição, as infusões intrarrenais de dopamina em ambos os animais fetal e neonatal (62) levam à vasoconstrição acentuada, tendo em conta a abundância de adrenorreceptores α presentes no a termo (63).

Arginina-vasopressina

Observou-se que a arginina-vasopressina (AVP), mais comumente conhecida como hormônio antidiurético (ADH), apresentava propriedades vasoconstritoras quando descoberta pela primeira vez. Estudos mostram que a concentração plasmática de AVP em RNs aumenta abruptamente depois do nascimento e torna-se máxima em RNs cujas mães entraram em trabalho de parto antes do parto vaginal (64). No entanto, sob condições basais, a infusão de AVP sintética não altera nem o FSR, nem a RVR em fetos de ovelha, como seria esperado (65). No entanto, a AVP pode desempenhar um papel em determinadas respostas induzidas por estresse (ou seja, durante a hemorragia), dados a diminuição acentuada do FSR e o aumento da RVR que se correlaciona intimamente ao aumento na AVP plasmática durante esses estados (3,66). O papel diferencial de AVP é mal compreendido, mas pode estar relacionado às variações na expressão de receptores de vasopressina do tipo 1 durante o estresse.

Fator natriurético atrial

A liberação do fator natriurético atrial (FNA) pelos cardiócitos atriais é estimulada no feto por aumento da pressão intracardíaca e distensão atrial (67-69), e observa-se uma queda dos níveis em resposta à redução da pressão venosa central, como a que ocorre durante a hemorragia (70). A FNA tem várias funções no rim maduro, como antagonizar a vasoconstrição renal, aumentar a TFG e inibir a secreção de renina, promovendo, por fim, a excreção de sódio tubular (71). No entanto, a resposta natriurética e diurética à infusão sistêmica de FNA em RNs é atenuada em comparação com a dos adultos (72-74). Embora tenha-se identificado a existência de receptores de FNA específicos nas membranas glomerulares do feto quase a termo, a capacidade de ligação do FNA depende da idade e aumenta em sete vezes entre a vida fetal e a vida adulta (75). A resposta atenuada dos imaturos sujeita à FNA pode, além disso, refletir uma produção ineficaz do GMP cíclico do segundo mensageiro (73).

Filtração glomerular

O primeiro glomérulo é detectado com 9 semanas de idade gestacional e a TFG no feto humano começa imediatamente após (76). As estimativas da TFG correlacionam-se bem com a idade pós-menstrual (IPM), uma relação que persiste, independentemente de o feto permanecer *in utero* ou nascer prematuramente (77,78). A TFG, especificamente, mede aproximadamente 8 a 10 mℓ/min/1,73 m² com 28 semanas e aumenta para 25 mℓ/min/1,73 m² com 34 semanas de IPM. Após 34 semanas de IG, a TFG aumenta frequentemente três a quatro vezes em 1 semana (77,79), coincidindo com a conclusão da nefrogênese (Figura 39.4). Por conseguinte, um RN prematuro com 28 semanas de IG apresenta pouco aumento da TFG até atingir cerca de 6 semanas de idade, ou seja, até uma IPM de 34 semanas, quando a nefrogênese é concluída (80). Vale observar que a TFG continua a aumentar rapidamente durante os primeiros 4 meses de vida, seguindo-se um aumento mais lento para os níveis adultos com 2 anos de idade (25,81,82).

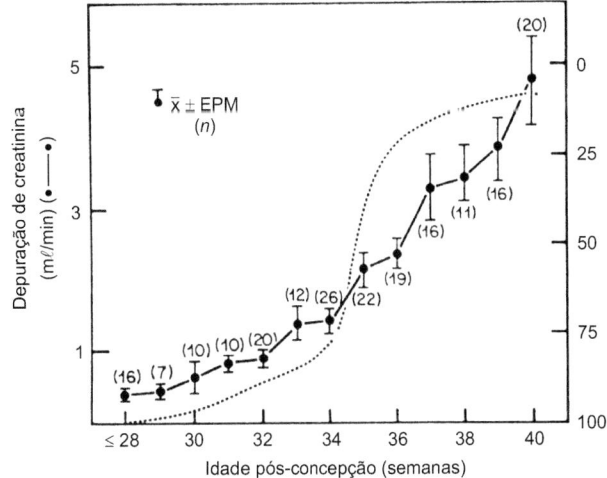

Figura 39.4 As alterações da TFG (mℓ/min), estimada pela depuração de creatinina, e a atividade nefrogênica no córtex renal (%) são registradas plotadas em função da idade pós-concepção no feto humano. Há uma relação temporal entre a taxa acelerada de aumento da TFG e a conclusão da nefrogênese após 34 semanas de gestação. Em Arant BS. Neonatal adjustments to extra uterine life. In: Edelman CM Jr, ed. *Pediatric kidney disease*. Boston, MA: Little, Brown and company, 1992:1021.

Ao nascer, os glomérulos mais maduros no córtex justamedular são quase tão grandes como os glomérulos no rim adulto. Sendo assim, os glomérulos profundos apresentam taxas de filtração maiores do que os glomérulos superficiais formados mais recentemente, os quais não podem começar a filtração por algum tempo. A TFG de único néfron (SNGFR) depende de quatro fatores: diferença de pressão hidráulica transcapilar glomerular média, pressão oncótica plasmática, taxa de fluxo plasmático glomerular e coeficiente de ultrafiltração capilar glomerular, que depende da área da superfície. Os estudos sugerem que o aumento na TFG global deve-se principalmente a um aumento na SNGFR de néfrons superficiais por meio de um aumento na área de superfície glomerular e na pressão hidrostática glomerular relacionado a maior perfusão do córtex renal (28,33,83) (Figura 39.1).

Autorregulação do fluxo sanguíneo renal e da taxa de filtração glomerular

A autorregulação no rim adulto permite a manutenção do FSR e TFG constantes mesmo quando a pressão arterial média (PAM) e a pressão de perfusão renal variarem amplamente (normalmente, 80 a 150 mmHg). A autorregulação é efetuada primariamente por alterações da RVR nas arteríolas aferentes e eferentes. Embora a PAM (ou seja, 20 a 60 mmHg) no feto e no neonato seja menor do que o limite inferior do intervalo autorregulatório definido para adultos, as evidências experimentais sugerem que o feto e o RN são capazes de autorregular o FSR adequadamente na definição de sua pressão arterial baixa (84-86). A resposta autorregulatória à diminuição na PAM deve-se principalmente a uma combinação de dilatação da arteríola aferente renal com subsequente constrição da arteríola eferente. O último efeito deve-se, pelo menos, em parte, ao maior tônus simpático renal, liberação de renina, geração de AII, ativação de AT1R (45,87) e ativação de hormônios, como AVP e endotelina, que aumenta a reabsorção de água e sódio tubulares proximais.

Feedback tubuloglomerular

O *feedback* tubuloglomerular serve para manter uma taxa constante de filtração para que a água e o sal sejam fornecidos a segmentos distais do néfron. Um estímulo (p. ex., fluxo tubular baixo ou baixo aporte de cloreto) na mácula densa é transmitido para a arteríola aferente do néfron, levando a alterações no SNGFR. Por exemplo, o baixo fluxo urinário no ramo ascendente espesso de Henle promove diminuição da resistência vascular na arteríola aferente, resultando em maior fluxo sanguíneo glomerular, maiores pressões hidrostáticas capilares glomerulares e, em última análise, melhoria na TFG. Embora saiba-se que a TFG aumente com a maturação, os mecanismos subjacentes de *feedback* tubuloglomerular estão presentes precocemente e mantêm-se inalterados durante o crescimento (88,89). A integridade do SRAA parece ser crucial nessa via de sinalização (90) e o NO pode, adicionalmente, desempenhar um papel modulador (91).

Manuseio tubular de eletrólitos

A distribuição axial e polarizada (apical *versus* basolateral) das proteínas de transporte ao longo dos segmentos sequenciais do néfron permite ao rim reabsorver a maior parte do filtrado glomerular proximalmente e, a seguir, nos segmentos mais distais, ajustar o conteúdo de solutos e de água da urina para manter a homeostase. Globalmente, o rim totalmente diferenciado geralmente é um órgão reabsortivo quando se trata de sódio, bicarbonato, fosfato, aminoácidos e glicose. O potássio, por outro lado, é reabsorvido e secretado enquanto os íons hidrogênio são predominantemente secretados para ajudar a manter o equilíbrio metabólico. Assim, o rim do RN a termo, mas não necessariamente do pré-termo, é singularmente apropriado para suprir as demandas metabólicas específicas de cada estágio do desenvolvimento.

Sódio

Os RNs a termo encontram-se em um estado de balanço de sódio positivo, um requisito para o crescimento somático apropriado. Embora a ingestão de sódio por unidade de ASC seja geralmente menor no RN do que no adulto, a magnitude desse balanço positivo permanece relativamente constante dentro de uma ampla faixa de ingestão de sódio (92). Esse balanço de sódio positivo é alcançado predominantemente através da maior reabsorção tubular de sódio em vez de uma baixa TFG (93). Infelizmente, a tendência de o rim neonatal do a termo reter quantidades significativas de sódio filtrado pode se tornar problemática sob condições de sobrecarga de sal. Por exemplo, os RNs a termo aos quais se administra uma carga de sódio superior a 12 mEq/kg/dia apresentam elevação dos níveis séricos de sódio, aumento anormal do peso e edema generalizado (94). A fração de excreção do sódio (FENa) é a razão entre o Na filtrado que é excretado na urina, expresso em porcentagem. A FENa no RN a termo geralmente mede cerca de 0,2% (95). Além disso, depois das primeiras horas de vida pós-natal, a excreção urinária de sódio sofre rápido declínio, possivelmente em consequência da contração do volume de líquido extracelular (LEC) (96).

Em contrapartida, a FENa pode ser tão elevada quanto 20% durante o início da vida fetal e depois diminuir progressivamente durante a gestação (95-97). Os RNs prematuros com menos de 30 semanas de IG mostram valores elevados de FENa, que podem ultrapassar 5% (95,98,99). Esses RNs apresentam perdas urinárias de sódio que excedem a taxa de sódio da dieta, mesmo com a fórmula concebida para RN pré-termo ou com leite materno enriquecido, e apresentam risco de balanço de sódio negativo (ou seja, hiponatremia da prematuridade) e perda de peso corporal. Eles podem exigir, após os primeiros dias de vida pós-natal, pelo menos 2 (e alguns até 10) mEq/kg/dia de suplementos de sódio para manter uma concentração sérica de sódio normal e manter o balanço positivo (100). Interessante observar que um pequeno ensaio randomizado sugere que a suplementação de sódio em RNs pré-termo pode, na verdade, melhorar o neurodesenvolvimento (101).

O sódio é livremente filtrado no glomérulo. Os dois primeiros terços do túbulo proximal do filhote de rato durante a amamentação reabsorvem aproximadamente 50% da carga filtrada de sódio e água (93,102,103), valores apenas ligeiramente menores do que aqueles relatados no adulto (102,104). Estudos realizados em várias espécies de mamíferos mostraram aumentos da capacidade de reabsorção do túbulo proximal após o nascimento, em concordância com a manutenção do balanço glomerulotubular durante o desenvolvimento pós-natal (90,105). Os RNs prematuros representam, assim, um estado de desequilíbrio funcional no *feedback* glomerulotubular, em que a capacidade reabsortiva de sódio do túbulo proximal apresenta um atraso em relação aos aumentos na TFG (106,107).

A reabsorção fracionada de sódio ao longo da alça de Henle aumenta em cerca de 20% durante o desenvolvimento pós-natal (102), compatível com a maturação funcional desse segmento do néfron. O sódio é absorvido no ramo ascendente espesso da alça de Henle (RAEH) através do tritransportador de Na-K-2Cl sensível a furosemida e bumetanida, localizado na membrana urinária, e expulso da célula na membrana basolateral pela bomba de Na-K-ATPase. Em oposição ao aumento maturacional na reabsorção de sódio na alça de Henle, a reabsorção fracionada de sódio ao longo dos segmentos mais distais é maior em animais mais jovens do que naqueles de mais idade, explicando, assim, a retenção de sódio e a resposta atenuada à carga de sódio típica do animal jovem (93,108).

Os estudos de depuração realizados em RNs pré-termo (100,102-104,106,107,109-111) sugerem que a porcentagem de sódio filtrado reabsorvido pelo túbulo proximal aumenta em cerca de 5% entre 28 e 34 semanas de IG, enquanto a porcentagem de reabsorção distal de sódio aumenta em mais de 15% durante o mesmo período. Entretanto, como o túbulo proximal reabsorve uma grande porcentagem da carga filtrada de sódio, o pequeno aumento percentual de reabsorção fracionada nesse segmento contribui para o aumento pós-natal da retenção renal de sódio tanto quanto o maior aumento percentual no túbulo distal.

A reabsorção distal de sódio ocorre no ducto coletor cortical (DCC) através de sua entrada apical nas células principais pelo canal de sódio epitelial sensível à amilorida (ENaC), e extrusão na membrana basolateral pela Na-K-ATPase. No néfron totalmente diferenciado, os efeitos celulares da aldosterona induzem a aumentos na densidade de canais ENaC apicais e estimulação da atividade de Na-K-ATPase (111). O efeito final dessas ações é a melhor absorção de sódio. Apesar dos altos níveis de aldosterona que prevalecem no início da vida pós-natal (45,112), os estudos de depuração em prematuros (45,113) e as investigações em animais de laboratório neonatais (114) revelaram uma atenuação da resposta do rim imaturo à aldosterona. A densidade dos sítios de ligação da aldosterona, a afinidade dos receptores e o grau de ligação nuclear do hormônio receptor parecem ser semelhantes nos ratos maduros e imaturos (28), sugerindo que a hipossensibilidade precoce à aldosterona represente um fenômeno pós-receptor. O consequente hipoaldosteronismo relativo no RN prematuro resulta em incapacidade de conservar o sódio, que se manifesta clinicamente como perda de peso e hiponatremia. Além disso, a perda de sódio típica do RN pré-termo pode ser resultado da escassez de ENaC na membrana urinária do néfron distal durante esse período (115).

A excreção urinária de sódio durante a maturação é regulada pelo SRAA, inervação simpática renal, FAN, dopamina e glicocorticosteroides. A estimulação dos nervos renais no feto e RN de carneiro leva à retenção de sódio (116), uma resposta qualitativamente semelhante àquela observada nos animais adultos e atribuída à norepinefrina que atua sobre os receptores alfa-adrenérgicos (117). Em contrapartida, estudos em RNs indicam uma resposta natriurética relativamente deficiente ao FNA (72,118) bem como à dopamina (113,114,119-122) em comparação com os adultos. Os níveis de glicocorticosteroides circulantes, incluindo cortisol e corticosterona, aumentam em muitas espécies durante ou logo antes do período de desmame (122,123). Os glicocorticosteroides e os mineralocorticosteroides endógenos ligam-se com igual afinidade ao receptor de mineralocorticosteroides (124). Embora as concentrações sanguíneas de glicocorticosteroides sejam 100 vezes maiores que as concentrações de aldosterona, o metabolismo do cortisol em derivados inativos pela 11β-hidroxiesteroide-desidrogenase tipo 2 (11β-HSD2) protege o receptor de mineralocorticoides dos glicocorticosteroides (124). A presença de ENaC, do receptor de mineralocorticosteroides e de baixos níveis de 11β-HSD2 (no DCC) sugere que os glicocorticosteroides podem atuar como esteroides que retêm sódio durante a vida pós-natal inicial (125).

Potássio

O potássio é transportado ativamente pela placenta da mãe para o feto (126) e, assim, o potássio fetal é mantido em níveis superiores a 5 mEq/ℓ, mesmo diante da deficiência materna de potássio (126,127). Ao contrário dos adultos, que se encontram em balanço zero final, os lactentes em crescimento mantêm um estado de balanço de potássio positivo (128,129). A conservação relativa de potássio no início da vida está associada a níveis plasmáticos de potássio mais elevados em comparação aos do adulto (102,107,129,130). Esses níveis são, em média, de 5,2 mEq/ℓ do nascimento até 4 meses de idade e declinam para 4,2 mEq/ℓ em torno de 3 anos de idade (130). Em circunstâncias normais, a retenção de potássio pelo rim do RN é apropriada e uma exigência para o crescimento.

O potássio é livremente filtrado no glomérulo. Cerca de 50% do potássio filtrado são reabsorvidos ao longo do túbulo proximal tanto em RNs quanto em adultos (102). Até 40% da carga filtrada de potássio alcançam o túbulo distal superficial do RN, em contraste com cerca de 10% nos animais maduros, fornecendo evidências da imaturidade funcional da alça de Henle (102,131). A excreção urinária de potássio provém quase totalmente de sua secreção nos segmentos distais do néfron, incluindo o DCC. No néfron adulto, a secreção do potássio é realizada pelas principais células do DCC em associação com a reabsorção eletroquímica de íons sódio por meio do ENaC apical. As baixas taxas de excreção de potássio características do rim do RN devem-se a, pelo menos em parte, uma baixa capacidade secretora de potássio desse segmento (132), dado o aporte reduzido de sódio tubular (em RNs a termo) no cenário de baixa ingestão alimentar de Na. Além disso, o aumento do fluxo de líquido tubular não estimula a secreção de potássio no DCC neonatal do coelho, como ocorre no segmento totalmente diferenciado, até depois do desmame (133,134). A secreção de potássio em condições basais e a estimulada pelo fluxo parecem estar limitadas no início da vida pela escassez dos canais de condutância pequena (SK) (135) e canais maxi-K ativados pelo cálcio (134), respectivamente, na membrana urinária do DCC. A expressão dos canais de ROMK (potássio medular externo renal) imunodetectável durante o desenvolvimento, o correlato molecular do canal SK (136,137) e, pouco depois, o canal maxi-K precedem imediatamente o aparecimento da secreção de potássio basal e estimulada pelo fluxo, respectivamente, no DCC. Em geral, a capacidade secretora limitada de potássio do rim imaturo se torna clinicamente relevante especificamente em condições de excesso de potássio.

Cálcio

Um estado de balanço de cálcio positivo, que é típico dos indivíduos em crescimento, é mantido pela interação coordenada dos ossos, do intestino e do rins. O cálcio representa o mineral mais abundante no corpo e desempenha um papel diversificado como um importante componente dos ossos e dentes, bem como na atividade neuromuscular e de transdução do sinal intracelular. A excreção urinária de cálcio está inversamente relacionada à IG e varia diretamente com o fluxo urinário e a excreção de sódio (138). Altas taxas de excreção de cálcio podem contribuir em parte para a hipocalcemia neonatal precoce, que é comumente observada nas primeiras 24 a 48 horas de vida (139). A razão cálcio/creatinina na urina de RNs a termo varia até 1,2 mg/mg durante a primeira semana de vida, mas pode ultrapassar 2 mg/mg nos prematuros (138,140). Em crianças com mais de 2 anos de idade, a razão diminui para aproximadamente 0,2 mg/mg, que persiste ao longo da vida adulta (141). A alta fração de excreção do cálcio nos prematuros pode estar relacionada com alterações na maturação do processamento tubular do cálcio.

Cerca de 50% do cálcio filtrado são reabsorvidos ao longo do túbulo proximal superficial em ratos maduros; contudo, apenas 1% do cálcio filtrado é excretado (102), sugerindo que, no adulto, uma grande parte do cálcio filtrado também sofre reabsorção em um local além do túbulo proximal ou nos néfrons profundos (102). A fração de reabsorção do cálcio na alça de Henle, à semelhança daquela do sódio, potássio e cloreto, é baixa em ratos neonatais, aumentando significativamente com o avanço da idade pós-natal (102,142). A furosemida, por meio de seu efeito na inibição do tritransportador apical do RAEH que leva à perda da carga positiva do lúmen, aumenta a excreção urinária do cálcio, resultando em maior risco de ocorrência de NC e nefrolitíase. A absorção tanto no túbulo proximal como no RAEH está predominantemente associada à absorção de sódio e é um processo passivo através dos meios paracelulares. Interessante observar que a absorção de cálcio no RAEH ocorre por meio de junções estreitas que contêm paracelina-1, que quando sofrem mutação leva a síndromes familiares, como hipomagnesemia, hipercalciúria e NC (143). Em oposição, a reabsorção de cálcio no néfron distal é ativa, transcelular e regulada independentemente do sódio (144).

No adulto, os principais hormônios que regulam a excreção renal de cálcio são o paratormônio (PTH), a 1,25-di-hidroxivitamina D e a calcitonina (145). Sob condições normais, uma redução no cálcio sérico resulta na liberação de PTH de glândulas paratireoides. O PTH leva diretamente a maior concentração de cálcio pelos efeitos diretos sobre o néfron e indiretamente por meio da síntese induzida por PTH do metabólito ativo de vitamina D 1,25-di-hidroxivitamina D, que estimula a absorção intestinal de cálcio. Em animais maduros e nos adultos, o PTH diminui a excreção urinária de cálcio ao estimular a reabsorção de cálcio através do RAEH cortical e do túbulo de circunvolução distal (146-149). Embora tenha-se descoberto a adenilatociclase responsiva ao PTH nos coelhos pré-termo (150), bem como de RNs pré-termo e a termo (151,152), a administração de PTH exógeno tem efeito mínimo no manuseio renal de cálcio ou fósforo (153). Assim, sugeriu-se que a hipocalcemia neonatal possa resultar da irresponsividade dos órgãos-alvo ao PTH. Vale observar que a produção de 1,25-di-hidroxivitamina D aumenta rapidamente depois do nascimento, desde que a concentração do substrato, 25-hidroxivitamina D, seja adequada (264).

A homeostase sistêmica do cálcio é controlada, em grande parte, pelo receptor sensor de cálcio extracelular (RSCa) acoplado à proteína G, que se localiza nas células paratireoides e renais, onde percebe a concentração extracelular de cálcio, alterando a taxa de secreção de PTH e a reabsorção renal de cálcio no RAEH e na parte inicial do néfron distal (155,156). Existe pouca expressão do RSCa no rim fetal (157), mas a abundância em estabilidade dinâmica do mRNA do RSCa e da proteína do CaSR aumenta significativamente durante a primeira semana de vida (157).

Fosfato

O fosfato inorgânico (Pi) é essencial para o crescimento e o desenvolvimento adequados, visto que é um componente importante dos ossos, músculos e fosfolipídios da membrana, bem como essencial para muitos processos celulares que envolvem o trifosfato de adenosina (ATP). Assim, é fundamental que os RNs e lactentes humanos apresentem concentrações séricas de fosfato mais elevadas do que os adultos. A concentração plasmática de Pi em RN é de 4,5 a 9,3 mg/dℓ e diminui para 3,0 a 4,5 mg/dℓ na vida adulta (158). Esta pode ser obtida por meio da maior reabsorção de fosfato pelos rins no início da vida, que progressivamente diminui com o avanço da idade (159,160). A fração de reabsorção de fosfato aumenta de 85% da carga filtrada com 28 semanas de IG para quase 99% a termo, diminuindo posteriormente para cerca de 85% entre 3 e 20 meses de idade (273). A alta capacidade de reabsorção renal de fosfato no início da vida permite ao neonato reter uma grande porção do fosfato absorvido pelo intestino e manter um balanço positivo de fosfato total (161).

Noventa por cento do Pi plasmático são filtrados livremente nos glomérulos com 10% da proteína sendo ligada. O movimento de Pi em toda a membrana da borda em escova do TCP é a etapa que limita a velocidade de reabsorção tubular de Pi. A entrada do Pi nas células do TCP está acoplada ao sódio e é dependente do gradiente eletroquímico fornecido pela bomba de ATPase basolateral Na/K (162). Enquanto três cotransportadores de Na$^+$-Pi foram descritos até a data, a expressão da Na$^+$-Pi causada pelo tipo II (NaPi2) é altamente influenciada pela ingestão alimentar de Pi e hormônios como PTH e hormônio do crescimento. Estudos também demonstraram que a expressão de NaPi2 é significativamente maior nos animais novos, sob condições normais e diminui com o avanço da idade (163). Além disso, o efeito de fosfatúrico do PTH é atenuado no início da vida, apesar dos níveis normais de PTH circulante no período pós-natal imediato, uma resposta mediada, em grande parte, pela presença do hormônio de crescimento (164), impedindo a internalização induzida pelo PTH dos cotransportadores apicais de Na$^+$-Pi no TCP.

Inicialmente, acreditava-se que uma baixa TFG na vida fetal fosse responsável pela excreção urinária limitada de Pi, mas estudos experimentais em animais demonstraram maior reabsorção tubular renal global de fosfato no início da vida. A fração de reabsorção de fosfato no túbulo proximal e néfron distal do RN é maior que a do adulto (165,166). A alta taxa intrínseca de reabsorção de fosfato medida nos túbulos proximais de RNs tem sido atribuída à quantidade abundante de uma proteína cotransportadora de sódio-fosfato relacionada com o crescimento na membrana luminal (167), à elevada fluidez da membrana no néfron imaturo (168), que aumenta a atividade de transporte do cotransportador Na$^+$-Pi, à baixa concentração intracelular de fosfato (169) e ao meio hormonal favorável que prevalece no período neonatal (170,171). A heterogeneidade do néfron também pode explicar, em parte, a excreção urinária limitada de fosfato observada no animal em fase de rápido crescimento. Como os néfrons de localização profunda reabsorvem mais fosfato do que os corticais (171,172), e visto que a nefrogênese começa na região justamedular, o rim do animal imaturo pode conter um número relativamente maior de néfrons funcionantes, com alta capacidade de reabsorção de fosfato.

Em oposição, o túbulo renal do RN pré-termo tem capacidade limitada de reabsorção de fosfato. A reabsorção tubular de fosfato (em níveis séricos normais de fosfato) é de 56% em RNs pré-termo com 23 a 25 semanas de IG e aumenta para 85% com 26 a 31 semanas de IG e atinge quase 90% no termo (161). Assim, a fosfatúria elevada em RNs pré-termo pode resultar em um balanço negativo de fosfato total e osteopenia da prematuridade se não for fornecida ingestão suficiente de fosfato. Importante observar que na ausência de fosfato suplementar, o nível de fosfato sérico diminui e, depois que o nível sérico estiver abaixo do limiar renal, a reabsorção de fosfato renal pode atingir 99% (173).

Magnésio

Ocorre reabsorção de 97% do magnésio filtrado pelo néfron maduro (174), em grande parte uma função do RAEH. A reabsorção de magnésio é regulada por diversos hormônios, incluindo PTH, calcitonina, glucagon e AVP (175,176). Além disso, a restrição alimentar ou uma carga de magnésio estimulam ou inibem a reabsorção de magnésio, respectivamente; esta resposta é mediada pelo RSCa no RAEH cortical e túbulo distal (177,178). A análise de micropuntura mostra que o túbulo proximal do animal adulto reabsorve apenas cerca de 10% do magnésio filtrado, enquanto o do rato jovem em desenvolvimento reabsorve cerca de 60% da carga filtrada (102). Assim, a maturação pós-natal está associada à diminuição da fração de reabsorção de magnésio no túbulo proximal (102). De maneira global, a retenção ávida de magnésio no TCP pelo rim imaturo provavelmente contribui para os níveis de magnésio plasmático elevados observados no início da vida pós-natal (179). De uma perspectiva clínica, a administração de diuréticos de alça, como a furosemida, inibe a absorção de magnésio, semelhante ao que ocorre com o cálcio, e aumenta a excreção de magnésio como resultado da inibição do tritransportador apical e da modificação da voltagem transepitelial no RAEH (180).

Glicose

Os prematuros com menos de 34 semanas de idade gestacional apresentam a concentração urinária de glicose mais elevada, maior fração de excreção de glicose e menor reabsorção máxima de glicose do que os RNs a termo e crianças maiores (76). Acredita-se que o limiar renal para a glicose mais baixa dos RNs, em comparação com os adultos, reflita o maior grau de heterogeneidade dos néfrons (181).

O túbulo proximal neonatal possui transportadores de glicose acoplados ao sódio de alta e baixa afinidades, que mediam a reabsorção da glicose filtrada; é interessante assinalar que os adultos possuem apenas o sistema de alta capacidade e baixa afinidade (182-184). Não se sabe ao certo quando o sistema de alta afinidade desaparece durante o processo de maturação, porém a sua presença no início da vida permite que o rim anatomicamente imaturo reabsorva a glicose do filtrado glomerular.

Ácidos orgânicos

Os ácidos orgânicos, incluindo o PAH (ver discussão sobre FSR) e o ácido úrico de produção endógena, são eliminados por filtração e secreção tubular proximal. São transportados a partir da circulação peritubular através da superfície basolateral do túbulo proximal para o líquido tubular. A depuração renal de ácidos orgânicos é baixa nos RNs, mesmo quando corrigida para o tamanho corporal, porém aumenta gradualmente com a idade (185). Conforme discutido anteriormente, a limitação na excreção tubular de ácidos fracos pode advir em parte da preponderância do fluxo sanguíneo para a região justamedular, desviando-se dos locais secretores tubulares. Outras variáveis que podem ser responsáveis pela depuração limitada dos ácidos orgânicos incluem a baixa TFG, a energia limitada para o transporte e a expressão restrita das proteínas transportadoras de ânions orgânicos (186).

Aminoácidos

A reabsorção renal de muitos aminoácidos, incluindo a treonina, a serina, a prolina, a glicina e a alanina, é mais baixa em animais e seres humanos RNs do que nos adultos, o que muitas vezes resulta em aminoacidúria (187,188). Isso não parece representar um defeito generalizado na reabsorção dos aminoácidos, visto que outros aminoácidos filtrados (p. ex., metionina, isoleucina, leucina, tirosina) sofrem reabsorção mais completa. Foram identificados transportadores específicos para os aminoácidos ácidos, básicos e neutros na membrana urinária dos túbulos proximais do rim neonatal (189-192). A limitação transitória da reabsorção transtubular final de aminoácidos, que é típica do RN, pode resultar de diferenças intrínsecas na atividade e capacidade de transporte desses sistemas de transporte específicos e/ou de menor taxa de efluxo de aminoácidos da célula para a circulação peritubular no RN, em comparação com o adulto, um mecanismo que também pode responder pelas concentrações intracelulares elevadas de aminoácidos observadas no início da vida (189).

Equilíbrio acidobásico

O estado acidobásico do feto é mantido através de mecanismos maternos e placentários. Contudo, o rim fetal na segunda metade da gravidez é capaz de acidificar a urina (193,194). Logo após o nascimento, o estado acidobásico do RN a termo caracteriza-se por acidose metabólica (195); em geral, ocorre compensação respiratória dentro de 24 horas após o nascimento (196). A faixa normal do bicarbonato sérico é menor em prematuros (16 a 20 mmol/ℓ) e a termo (19 a 21 mmol/ℓ) do que nas crianças e nos adultos (22 a 28 mmol/ℓ). Os níveis menores de base tampão no sangue de RNs podem ser responsáveis, em parte, pela incapacidade de excretar totalmente os subprodutos do crescimento e do metabolismo (197).

A concentração de bicarbonato no plasma é determinada predominantemente pelo limiar renal do bicarbonato, que é mais baixo nos RNs prematuros e a termo do que nos adultos (198-200). O baixo limiar de bicarbonato, característico do RN, é considerado a fim de refletir sobre a heterogeneidade do néfron e/ou uma baixa reabsorção fracional de bicarbonato no rim imaturo (128). No néfron adulto, a reabsorção de bicarbonato tubular proximal é mediada pela presença de permutador de sódio-hidrogênio apical (NHE) e anidrase carbônica (que facilita a interconversão de ácido carbônico em água e dióxido de carbono). Evidências experimentais sugerem que a baixa reabsorção de bicarbonato neonatal é um produto de baixa atividade da anidrase carbônica em relação aos rins maduros (201,202), apesar de a atividade da anidrase carbônica ser detectada no início do desenvolvimento do rim fetal (203,204). A maturação pós-natal da capacidade tubular de reabsorção de bicarbonato foi proposta para ser um resultado de um aumento na atividade tanto de NHE como da anidrase carbônica nesse segmento (205-207).

A resposta renal a uma carga de ácido aumenta com a idade gestacional e a idade pós-natal. Quando comparado com o adulto ao qual se administra uma carga de ácido comparável, o neonato exibe maior queda no pH e concentração de bicarbonato sanguíneos, redução menor e mais lenta do pH urinário e aumento muito menor do ácido titulável e da excreção de amônio na urina (208, 209). Os RNs prematuros com 34 a 36 semanas de IG apresentam taxas de excreção final de ácido e geração de amônia que são cerca de 50% inferiores quando comparadas a RNs a termo. Assim, a excreção final de ácido aumenta para níveis observados em RNs a termo apenas após 3 a 4 semanas de idade (209). Em resposta a uma carga de ácido com cloreto de amônio, valores do pH urinário inferiores a 6 raramente são observados em prematuros até o segundo mês de vida (210). Por outro lado, no final da segunda semana de vida pós-natal, observam-se regularmente valores do pH urinário iguais ou menores que 5 nos RNs a termo (211,212). As taxas de síntese e excreção de amônia são baixas no RN (213) e, em resposta a uma carga de ácido, só aumentam para valores maduros com 2 meses de idade (200,211,214). Vale observar que a administração de uma carga de fosfato, o uso de leite de vaca (rico em proteína) e fosfato em lugar do leite materno, ou uma alimentação rica em proteínas aumentam a capacidade do RN de excretar ácidos tituláveis e amônia (212,215).

O ducto coletor renal é o local final de acidificação da urina. A imaturidade funcional desse segmento e, especialmente, as células intercaladas transportadoras de ácido-base localizadas nessa região podem limitar ainda mais a capacidade do RN de eliminar efetivamente uma carga de ácido (216,217). Mostrou-se que a diferenciação pós-natal das células intercaladas inclui alterações na morfologia e função dessas células especializadas, com aumento da sua densidade no DCC.

Concentração e diluição da urina

O rim metanéfrico fetal produz grandes volumes de urina hipotônica, que contribuem significativamente para o volume e a composição do líquido amniótico (94,218,219). A osmolalidade urinária precoce na vida é tipicamente um quinto da alcançada pelo adulto (65). Porém, o néfron fetal tem a capacidade de concentrar a urina em condições de estresse, como as induzidas por privação de água materna (220), hemorragia (213) ou infusão de AVP (221,222). Após privação hídrica durante 12 a 24 horas, a osmolalidade urinária máxima alcançada em RNs prematuros e a termo é de 600 e 800 mOsm/kg, respectivamente (223,224). A capacidade máxima de concentração urinária (aproximadamente 1.000 a 1.200 mOsm/kg) em crianças e adultos geralmente não é alcançada até pelo menos 6 a 12 meses de idade (223,225).

A concentração da urina requer um gradiente osmótico corticomedular, a liberação de AVP pela hipófise e a capacidade das principais células do ducto coletor de aumentar sua permeabilidade de água em resposta à AVP. A capacidade limitada de concentração urinária do RN parece ser devida primariamente a incapacidade de gerar um gradiente osmótico corticomedular e redução da resposta do néfron distal à AVP (225, 226).

A capacidade de concentrar a urina tem sido diretamente relacionada ao alongamento das alças de Henle e sua penetração na medula (227). A medula interna e as papilas renais estão pouco desenvolvidas no rim imaturo. No rato, o aumento de 1,6 vez no comprimento da medula renal correlaciona-se bem com o aumento de 1,5 vez na osmolalidade da urina observada entre 10 e 20 dias de idade (227). Além da maturação anatômica das alças de Henle, a concentração urinária requer a geração de um alto gradiente de concentração intersticial de solutos na medula, que está subdesenvolvido no início da vida (223,228). A geração do gradiente osmótico corticomedular necessita de maturação pós-natal de vários processos envolvidos na concentração urinária, incluindo reabsorção do cloreto de sódio pelo RAEH, sequestro de ureia e ativação funcional da aldose-redutase, uma enzima necessária para a geração de osmólitos intracelulares, que são importantes para a manutenção da função celular no meio concentrado (229,230). Além disso, o sistema multiplicador da contracorrente funcionalmente limitado no rim imaturo impede o acúmulo adequado e a manutenção de um gradiente medular indispensável para a concentração urinária eficaz.

Em contraste com as capacidades de concentração de urina, os RNs prematuros com menos de 35 semanas de IG, estudados em condições de diurese máxima de água, podem apresentar diminuição da osmolalidade urinária para 70 mOsm/kg, enquanto aqueles com mais de 35 semanas de IG são capazes de reduzir a osmolalidade urinária para 50 mOsm/kg (106). Embora a reabsorção de sódio tubular proximal seja relativamente menos madura no RN pré-termo em comparação com os adultos, a alta avidez do néfron distal pela reabsorção de sódio permite ao RN gerar uma depuração de água livre maior que a dos adultos (92, 231,232). Ainda assim, apesar da alta capacidade de depuração de água livre, a capacidade do RN de excretar uma carga hipotônica é limitada, supostamente devido à baixa TFG.

Hormônio antidiurético

A capacidade limitada do rim imaturo de concentrar a urina não resulta de incapacidade de sintetizar e secretar ADH. Na verdade, os níveis circulantes de ADH estão elevados em RNs prematuros e a termo e diminuem rapidamente nos bebês a termo dentro de 24 horas após o nascimento (63,233). Os estudos realizados em fetos e RNs de animais (65,234,235) e em RNs humanos (233,236) indicam uma resposta qualitativamente apropriada a estímulos osmolares ou de volume que reconhecidamente afetam a liberação de ADH. Além disso, a administração exógena de ADH ou de 1-desamino-8-d-AVP (DDAVP) a RNs sadios de 1 a 3 semanas de idade leva a uma resposta, embora de duração mais curta e menor magnitude do que aquela observada com 4 a 6 semanas (237). As evidências cumulativas sugerem que a sensibilidade atenuada do rim fetal e neonatal à AVP e a capacidade limitada de concentração do animal neonatal não resultam de escassez de receptores V2 (receptores aos quais o ADH liga-se no ducto coletor) (238,239), canais de aquaporina envolvidos no transporte de água através dos epitélios dos túbulos renais (240) ou da eficiência do acoplamento a segundos mensageiros (atividade de adenilatociclase e de proteinoquinase A) (241-243) depois da primeira semana de vida pós-natal, mas primariamente do gradiente osmótico corticomedular pouco desenvolvido.

AVALIAÇÃO CLÍNICA DA FUNÇÃO E DE DOENÇAS RENAIS

O diagnóstico precoce de uma anomalia renal pode ajudar a evitar complicações, incluindo aquelas relacionadas com o próprio rim (p. ex., perda progressiva da função renal em consequência de hipertensão sistêmica, uropatia obstrutiva ou por refluxo ou infecção) e aquelas relacionadas a distúrbios sistêmicos (choque, hipotermia, insuficiência respiratória, hipoxemia, distúrbios metabólicos congênitos), terapia (fármacos nefrotóxicos) ou outros órgãos (p. ex., hemorragia cerebral, convulsões, insuficiência cardíaca congestiva [ICC] secundária a hipertensão, arritmia ventricular secundária a hiperpotassemia, urossepse). Esta seção revê as características clínicas e laboratoriais que devem levantar a suspeita de um problema renal e apresenta uma abordagem para estabelecer o diagnóstico correto.

Incidência de malformações do rim e trato urinário

A ultrassonografia pré-natal é uma boa ferramenta de triagem para a detecção de malformações congênitas do trato urinário (cerca de 80% das taxas de detecção). No entanto, a acurácia da ultrassonografia depende do operador, e a visualização renal pode ser limitada pelo alto índice de massa corporal materno. A incidência de malformações do trato urinário é de 1 a 2% por triagem de US pré-natal (244). Infelizmente, muitas anormalidades não foram detectadas sequer pelos especialistas em ultrassonografia (245). As malformações renais detectadas no pré-natal devem resultar em uma análise cuidadosa de outras anomalias. Em cerca de um terço dos casos, as malformações renais estão na categoria de malformações associadas, que incluem múltiplas malformações não sindrômicas, aberrações cromossômicas e síndromes não cromossômicas (246).

Revisão do histórico familiar/pré-natal

É essencial rever os detalhes da gestação atual e o histórico familiar pertinente juntamente com os detalhes da US pré-natal ao avaliar um RN com anomalias renais. O risco de malformações renais ou do trato urinário ou de insuficiência renal é aumentado nos casos de diabetes materno e uso de certos medicamentos ou drogas, incluindo inibidores da ECA, bloqueadores receptores de angiotensina, AINEs não seletivas e inibidores de COX-2 seletivos. A fetopatia do inibidor da ECA é caracterizada por hipotensão fetal, oligoidrâmnios de anúria, restrição de crescimento, hipoplasia pulmonar, displasia tubular renal e hipocalvária (247). O uso materno de cocaína e de múltiplas drogas está associado a maior incidência de malformações geniturinárias com a *odds ratio* variando de 5 a 6,1, respectivamente (248).

O diabetes materno, particularmente nos casos mal controlados, está associado a maior incidência de malformações urogenitais (2,6% *versus* 1,2% nos controles) (249) e de trombose venosa renal neonatal. O risco de malformações do rim e trato urinário é maior no RN de mãe diabética com síndrome de regressão caudal ou síndrome de hipoplasia femoral – fácies incomum. A síndrome do álcool fetal está associada a agenesia renal unilateral, hipoplasia renal, duplicação ureteral e hidronefrose (250).

A presença de concentrações elevadas de alfafetoproteína (AFP) no soro materno ou no líquido amniótico está associada a diversas anomalias, incluindo extrofia vesical ou mielodisplasia (que podem estar associadas a malformações do trato urinário), e à síndrome nefrótica congênita do tipo finlandês (SNCF). As concentrações elevadas de AFP no soro materno estão associadas à pielectasia e ao espessamento da parede vesical (251).

O oligoidrâmnio pode resultar de ruptura do saco amniótico, extravasamento prolongado ou oligoanúria fetal. Esta última pode resultar de doença renal congênita bilateral, obstrução bilateral do trato urinário, doença renal fetal adquirida secundária à administração materna de indometacina ou de inibidores da ECA (252-254) ou doença hipertensiva específica da gravidez grave. Entre numerosas causas, o poli-hidrâmnio pode ser o primeiro indício para o diagnóstico de defeito nefrogênico da concentração urinária, enquanto a hidropisia fetal pode ser o primeiro sinal de síndrome nefrótica congênita.

Deve-se pesquisar uma história familiar positiva de doença hereditária, incluindo doença renal cística, distúrbios tubulares e síndrome nefrótica. Existe uma incidência de 9% de malformações renais assintomáticas – mais frequentemente agenesia renal unilateral – nos parentes de primeiro grau de RNs com agenesia ou disgenesia de ambos os rins ou com agenesia de um rim e disgenesia do outro (255). O médico deve ter em mente que algumas doenças autossômicas dominantes apresentam penetrância ou época de manifestação variáveis (p. ex., doença renal policística do tipo adulto [DRP]), e que também pode ocorrer mutação nova. Além disso, a história pregressa de perda fetal deve ser cuidadosamente revista, de preferência com revisão de necropsias.

Ultrassonografia pré-natal

A US para o diagnóstico de anomalias congênitas dos rins e do sistema urinário deve incluir a avaliação do tamanho renal, ecogenicidade, malformações estruturais; ureteres; tamanho da bexiga, forma e espessura; ascite; outros órgãos; e volume do líquido amniótico. O Quadro 39.1 fornece importantes achados pré-natais com as possíveis causas. Um estudo relatou que 25 a 65% das gestações com diagnóstico de válvulas da uretra posterior de espinha bífida, síndrome do abdome em ameixa e extrofia foram eletivamente interrompidas (256). Pacientes com hidronefrose bilateral e oligoidrâmnio podem ser candidatos para intervenção fetal, visando à preservação da função renal e pulmonar (257).

Exame físico

Deve-se realizar um exame físico detalhado que tenha como foco a presença de características dismórficas/anomalias, avaliar o estado do volume em um RN com suspeita de doença renal, medir a PA com precisão e realizar um exame abdominal/sistêmico cuidadoso.

Anomalias congênitas

Qualquer característica dismórfica deve alertar o profissional de saúde para anormalidades renais subjacentes, especialmente a presença de anomalias vertebrais, cardíacas, do membro ou anorretais, sugerindo uma possível síndrome de VACTERL, aniridia, hemi-hipertrofia, anormalidades da genitália externa ou deformidades de membros. A sequência mais típica relacionada à doença renal é a sequência de oligoidrâmnio, isto é, a síndrome de Potter, que pode resultar de extravasamento prolongado do líquido amniótico ou da oligoanúria intrauterina. A deformação fetal causada por oligoidrâmnio grave inclui a fácies de Potter, caracterizada por pele enrugada e redundante, nariz achatado, orelhas de baixa implantação, pregas cutâneas bilaterais que surgem no ângulo medial do olho, retrognatia e mal posicionamento das mãos e dos pés (258). A hipoplasia pulmonar resulta da compressão fetal causada pelo oligoidrâmnio (259) e, em alguns casos, de distensão abdominal maciça. Os leitores são encaminhados para o *site* Online Mendelian Inheritance in Man (OMIM) (http://www.omim.org) para sinais importantes de anomalias congênitas múltiplas associadas às anomalias congênitas dos rins e do sistema urinário.

Anomalias do sistema urinário superior podem estar associadas a várias anomalias isoladas (p. ex., vértebras anormais – agenesia, rim em ferradura, rim ectópico, duplicação e malformações anorretais – agenesia, duplicação, RVU, hipospadia, obstrução JPU, bexiga neurogênica). A presença de sinais de índice específicos deve levantar suspeita de várias anomalias congênitas conhecidas. A associação entre a presença de artéria umbilical (AU) única isolada em RNs com malformações renais ocultas tem sido controversa. Em uma grande série de AU isolada, não houve excesso de malformações renais significativas entre os RNs com AU isolada. Assim, a ultrassonografia renal pós-natal de tais RNs, especialmente em uma era de novas rotinas ultrassonográficas fetais, não justifica-se como rotina (257,260,261).

Fossas pré-auriculares (seios) são anormalidades congênitas comuns; geralmente, são assintomáticas. Elas podem ser esporádicas ou hereditárias. Eles podem ser bilaterais, aumentando a probabilidade de serem herdadas, em 25 a 50% dos casos. Os seios pré-auriculares são características de outras condições ou síndromes em 3 a 10% dos casos, principalmente em associação com surdez e síndrome brânquio-otorrenal (BOR). Quando outras anomalias congênitas coexistem com esses seios, ou se houver uma associação de uma síndrome ou história familiar de deficiência auditiva ou comprometimento renal, o teste auditivo e a US renal devem ser considerados (262). Em RNs com apêndices ou depressões pré-auriculares isoladas, provavelmente não é necessário investigar anormalidade geniturinária ou de audição (262).

QUADRO 39.1

Elementos de diagnóstico ultrassonográfico urológico pré-natal.

Parâmetro	Comentários	Causas possíveis
Hidronefrose	Gravidade variável; pode incluir pelviectasia e/ou caliectasia	Obstrução, refluxo
Caliectasia	Dilatação intrarrenal; mais indicativa de processo patológico significativo	Obstrução, refluxo
Diâmetro pélvico anteroposterior	Medido no plano coronal, variável; nos extremos é preditivo de desfecho clínico; deve-se tomar cuidado com confiança excessiva nessas medições	Maior obstrução, refluxo
Parênquima renal	A ecogenicidade deve ser inferior à do fígado ou baço; pirâmides medulares transparentes devem ser observadas	Maior ecogenicidade na displasia, obstrução. DRPAR
Espessamento urotelial	Aumento da espessura do assoalho pélvico	Dilatação variável como com refluxo ou, ocasionalmente, obstrução
Duplicação	Separação dos ecos do seio pélvico renal quando não se observa hidronefrose	Obstrução ou refluxo possíveis associados; procure ureter dilatado e ureterocele
Estruturas císticas, renais	Cistos simples raros	Doença do rim displásico multicístico, DRPAD
Estruturas císticas, intravesicais	Podem ser muito grandes e encher a vesícula, paredes finas	Ureterocele
Urinoma	Coleta de líquido ao redor dos rins; perinéfrico ou subcapsular	Obstrução
Enchimento vesical	Ciclos de enchimento e esvaziamento podem ser demonstrados ao longo do tempo	Produção de urina
Espessura da parede vesical	Deve ser interpretada no contexto do enchimento vesical	Obstrução, disfunção neurogênica
"Sinal do buraco de fechadura"	Uretra posterior dilatada; difícil de visualizar	Válvulas uretrais posteriores
Oligoidrâmnio	Líquido amniótico muito reduzido; geralmente considerado como nenhuma bolsa de líquido < 2 cm	Débito urinário insuficiente devido a obstrução e/ou insuficiência renal

DRPAR, doença renal policística autossômica recessiva.
Em Peters CA. Perinatal urology. In: Walsh PC, Retik AB, Vaughan ED *et al.* eds. *Campbell's urology*, 8th ed. Philadelphia, PA: WB Saunders, 2002; com permissão.

Várias anomalias dos membros constituem parte de síndromes ou sequências associadas a malformações renais ou do trato urinário, como displasia do esqueleto, síndrome de regressão caudal, aplasia radial, hipoplasia femoral, pés planos, deformação por compressão, polidactilia, sindactilia e hemi-hipertrofia.

Medição da pressão arterial

Em muitos RNs, efetua-se a medição direta da pressão arterial através de um cateter permanente na artéria umbilical (AU); essa técnica é o método mais acurado de medição da pressão arterial, apesar de artefatos mínimos (como presença de bolhas de ar ou coágulos sanguíneos no tubo) (263). O método indireto mais comumente utilizado para medição da pressão arterial é a técnica oscilométrica, que mede diretamente a pressão arterial média (PAM), com base nas oscilações da parede arterial; então, as pressões sistólica e diastólica são calculadas a partir da PAM, utilizando algoritmos específicos fornecidos pelo fabricante. Em geral, esses aparelhos são acurados o suficiente para uso clínico de rotina, embora seja importante assinalar que as leituras obtidas de dispositivos oscilométricos podem diferir entre 1 e 5 mmHg em comparação com a medição direta da pressão arterial (264). A presença de choque também pode levar a medidas oscilométricas imprecisas (265). Apesar desses problemas, os aparelhos oscilométricos são claramente úteis para medir a pressão arterial em RNs sem cateteres arteriais permanentes (especialmente, aqueles que necessitam, com frequência, repetir a medição da pressão arterial), bem como naqueles que tiveram alta do berçário.

A seleção de um tamanho adequado do manguito é crucial para a medição indireta correta da PA. Conforme discutido no National High Blood Pressure Education Program (266), o comprimento do manguito deve ter 80 a 100% do perímetro do braço e sua largura deve ser um terço do comprimento do braço superior, conforme medido entre o olécrano e o acrômio. Se a PA for medida na panturrilha, é importante utilizar um manguito largo o suficiente; manguitos projetados para uso no braço superior podem ser muito estreitos, resultando em uma leitura falsamente alta da PA. As PAs da panturrilha geralmente são as mesmas que as PAs do braço superior em RNs, semelhança a qual demonstrou ser persistente nos 6 primeiros meses de vida. Isso tem implicações para o diagnóstico de coarctação da aorta em RNs (267-269).

Muitos estudos examinaram o padrão da PA normal em RNs normais e prematuros (270-272). Zubrow *et al.* (273) examinaram as PAs obtidas em mais de 600 RNs de diferentes pesos de nascimento e IGs internados em 14 UTI neonatais. Verificaram que a PA ao nascimento exibe estreita correlação com a IG e o peso ao nascer.

Observa-se uma elevação previsível da PA durante os primeiros 5 dias de vida, que independe desses fatores. Subsequentemente, a pressão arterial continua aumentando de modo gradual, sendo a idade pós-concepção o fator determinante mais importante no estudo de Zubrow. Um estudo mais recente com RNs estáveis na UTI neonatal apresentou um padrão semelhante, com o peso ao nascer em cada categoria de IG de RNs prematuros aumentando a um ritmo mais rápido na primeira semana de vida com posterior desaceleração (274). Nesses RNs, eles determinaram que a taxa de aumento foi mais rápida nos pré-termo do que nos a termo. Dionne *et al.* (275) resumiram recentemente os dados de PA disponíveis sobre RNs pré-termo e publicaram uma tabela de valores da PA que é útil na classificação da PA de um RN como normal ou elevada (Quadro 39.2).

A PA aumenta com o RN no estado de vigília, na posição genupeitoral, com o choro, a dor e durante o exame físico e procedimentos ou durante a alimentação (267,276-278). Devido a esses fatores, é importante seguir uma abordagem padrão para a medição da PA em RNs; o protocolo descrito por Nwankwo *et al.* (279) é adequado. As medições em RNs que receberam alta da UTI neonatal deverão ser obtidas somente quando o RN estiver dormindo ou tranquilo (280).

QUADRO 39.2

Dados normativos de pressão arterial neonatal e infantil após 2 semanas de idade cronológica com base na idade pós-menstrual (idade gestacional + idade cronológica).

Idade pós-menstrual	Percentil 50	Percentil 95	Percentil 99
44 semanas			
PAS	88	105	110
PAM	**63**	**80**	**85**
PAD	50	68	73
42 semanas			
PAS	85	98	102
PAM	**62**	**76**	**81**
PAD	50	65	70
40 semanas			
PAS	80	95	100
PAM	**60**	**75**	**80**
PAD	50	65	70
38 semanas			
PAS	77	92	97
PAM	**59**	**74**	**79**
PAD	50	65	70
36 semanas			
PAS	72	87	92
PAM	**57**	**72**	**77**
PAD	50	65	70
34 semanas			
PAS	70	85	90
PAM	**50**	**65**	**70**
PAD	40	55	60
32 semanas			
PAS	68	83	88
PAM	**49**	**64**	**69**
PAD	40	55	60
30 semanas			
PAS	65	80	85
PAM	**48**	**63**	**68**
PAD	40	55	60
28 semanas			
PAS	60	75	80
PAM	**45**	**58**	**63**
PAD	38	50	54
26 semanas			
PAS	55	72	77
PAM	**38**	**57**	**63**
PAD	30	50	56

PAS, pressão arterial sistólica; PAM, pressão arterial média; PAD, pressão arterial diastólica.
Adaptado de Dionne JM, Abitbol CL, Flynn JT. Erratum to: Hypertension in infancy: diagnosis, management and outcome. *Pediatric Nephrol* 2012;27:159-160.

Exame por sistemas

O exame físico pode mostrar evidências de erupção cutânea, insuficiência respiratória, pré-carga insuficiente, choque, ICC, insuficiência hepática, diátese hemorrágica, ou encefalopatia. O peso corporal diário devem ser comparado com a evolução normal do peso pós-natal (281). Os sinais de desidratação incluem perda de peso, fontanelas deprimidas e sinais de hipovolemia.

Nos RNs, o edema generalizado geralmente começa em torno dos olhos, no períneo e nas faces laterais do tronco. O edema pode ser um sinal de sobrecarga de fluidos, LRA ou síndrome nefrótica, entre outras causas. A taquiarritmia, as extrassístoles ventriculares ou os complexos QRS anormais no monitoramento cardíaco podem ser os primeiros sinais de hiperpotassemia, que pode resultar ou estar relacionada com imaturidade renal ou LRA. A observação de um tórax pequeno sugere pulmões hipoplásicos, que podem estar associados a malformações dos rins ou do trato urinário. As convulsões ou o coma podem resultar de hipertensão ou complicações da insuficiência renal. A disfunção motora e sensitiva dos membros inferiores sugere disrafismo espinal oculto.

O exame do abdome pode mostrar distensão, hepatoesplenomegalia, peritonite, pneumoperitônio, ou ascite. Em um RN estável, a palpação bimanual profunda deve ser realizada para avaliar a presença de um rim normal em cada flanco. O exame é mais fácil logo após o nascimento, antes de o intestino se encher com gás; depois, o exame é facilitado pelo relaxamento da musculatura da parede abdominal obtido, por exemplo, ao estimular o reflexo da sucção. É preciso avaliar várias características dos rins, incluindo a sua localização (normalmente no flanco; um rim ectópico pode estar localizado na pelve), tamanho (o tamanho normal para um RN de $3,3 \pm 0,5$ [média $\pm$ DP] kg é de 4,2 a $4,3 \pm 0,5$ cm) (282,283) e eixo longitudinal (normalmente cefalocaudal). Pode-se suspeitar de um rim em ferradura se o polo inferior estiver mais próximo da linha mediana do que o polo superior. A consistência do rim normal é firme, em contraste com um rim cístico ou hidronefrótico, que pode ser depressível. A superfície normal é lisa; entretanto, é possível palpar grandes cistos nos rins multicísticos ou nos rins policísticos autossômicos dominantes.

Dois terços das massas abdominais são de origem geniturinária e podem resultar de rins policísticos/multicísticos, trombose da veia renal, hidronefrose congênita ou adquirida (p. ex., em consequência de bola fúngica ou necrose papilar) ou tumor renal (281,282). A presença de massa suprapúbica sugere distensão da bexiga, que pode resultar de obstrução do trato urinário inferior (sugerida por gotejamento) ou de lesão oculta da medula espinal (sugerida por disfunção do esfíncter) ou sedação profunda. Em alguns pacientes, um ou ambos os rins são impalpáveis. Isso pode advir de um exame aquém do ideal (p. ex., falta de relaxamento do paciente, distensão intestinal), agenesia renal unilateral, malposição renal (em que o rim pode ser palpado em outro local no abdome) ou hipoplasia ou aplasia renal. Algumas anormalidades da parede abdominal, como extrofia vesical, extrofia cloacal e síndrome de deficiência dos músculos abdominais, estão associadas a anomalias renais.

As anomalias anorretais ou a observação de genitália ambígua, incluindo hipospadia grave (284), devem levantar a suspeita de malformações renais ou urológicas associadas. A percussão do abdome pode revelar ascite ou bexiga volumosa. Na ausência de hidropisia fetal, a ascite neonatal costuma resultar da ruptura de um trato urinário obstruído (285).

Avaliação da urina
Momento da primeira micção pós-natal

Com a alimentação precoce, 97% de todos os RNs urinam nas primeiras 24 horas após o nascimento (incluindo na sala de parto) (286). A urina produzida *in utero* é normalmente diluída, com osmolalidade média inferior a 200 mOsm/kg A observação de osmolalidade mais alta *in utero* pode resultar de doença obstrutiva do trato urinário, reabsorção tubular de sódio deficiente, administração de ocitocina ou indometacina à mãe ou asfixia intrauterina. A urina produzida após o nascimento é habitualmente isotônica ou hipertônica, provavelmente devido à liberação aumentada de ocitocina e ADH.

Débito urinário

Nos RNs a termo, o débito urinário depois do primeiro dia de vida aumenta progressivamente, de modo paralelo à ingestão diária. Nos RNs de baixo peso ao nascer (BP < 2.500 mg) e MBP, observam-se três fases no período pós-natal inicial: uma fase oligúrica, durante a qual o débito urinário é sempre inferior à ingestão; uma fase poliúrica que começa entre 24 e 72 horas de idade, durante a qual o débito excede a ingestão; e uma fase adaptativa, durante a qual o rim se ajusta à taxa hídrica (287,288). Observa-se uma fase diurética na maioria dos RNs, independentemente do estado respiratório ou do ambiente. A fase diurética está associada a uma elevada excreção de sódio e cloreto e, em quantidades muito menores, de potássio e bicarbonato (289).

O débito urinário pode ser normal em pacientes com LRA, porque alguns lactentes podem apresentar insuficiência renal não oligúrica.

Características da micção

O RN deve ser observado quanto à ocorrência de gotejamento de urina ou persistência de uma bexiga volumosa após a micção, sugerindo válvulas de uretra posterior ou bexiga neurogênica. A micção em local anormal sugere hipospadia, epispadia, genitália ambígua ou ambas. Uma discussão mais pormenorizada pode ser encontrada no Capítulo 40.

Exame de urina

O exame de uma amostra de urina recém-emitida fornece informações valiosas sobre o estado dos rins. A coleta de urina pode ser realizada conectando um saco plástico adesivado ao períneo, expressando a urina das fraldas sem gel ou por cateterismo vesical. A urocultura deve ser obtida por punção suprapúbica vesical ou por cateterismo vesical. O exame de urina avalia a presença de proteínas, glicose, sangue, pH e executa a análise microscópica de leucocitúria e hematúria, cristais e cilindros e medição da gravidade e osmolalidade específicas. Pode ocorrer glicosúria maciça quando o nível de glicemia ultrapassa 150 mg/dℓ, enquanto a glicosúria leve é comum em RNs de MBPN, mesmo quando a glicemia está normal. Uma cor amarelo-castanho a verde pode representar a bilirrubina conjugada. A presença de nitrito e esterase leucociotária pode levantar a suspeita de infecção urinária.

Avaliação da função renal
Medição da taxa de filtração glomerular

A depuração de inulina é o marcador padrão-ouro para avaliação da TFG em RN e adultos porque é livremente filtrada, e não secretada ou reabsorvida. Outros marcadores incluem a polifrutosana, radionuclídeos como o ácido dietilenotriaminopentacéticotecnécio 99m (DTPA) e a cistatina C (CysC) (290). A TFG pode ser expressa em mℓ/min; em mℓ/min/1,73 m² de ASC; em mℓ/min/kg de peso corporal; ou mℓ/min/kg de massa corporal magra; há controvérsias acerca da unidade mais apropriada para RNs.

Na situação clínica, a TFG é frequentemente estimada pela depuração da creatinina ou por comparação da creatinina sérica com valores normais para a IG e a idade pós-natal (Figuras 39.5 e 39.6). Quando a TFG neonatal for calculada a partir da Scr, os valores iniciais refletem uma combinação da Scr materna e reabsorção tubular neonatal de túbulos imaturos permeáveis. Nos RNs a termo, a Scr diminui de modo exponencial após o nascimento (291), ao passo que, nos RNs de MBPN, ela aumenta nas primeiras 36 a 96 horas de vida e, a seguir, declina gradualmente. Na maioria dos RNs imaturos, o aumento da Scr é maior e o declínio mais gradual, provavelmente devido a uma progressão mais lenta da função glomerular e a um maior fluxo retrógrado através das estruturas tubulares e vasculares imaturas (292,293) (Figuras 39.5 e 39.6). Assim, o aumento inicial na Scr em RN de MBP provavelmente é resultado de mudanças maturacionais na TFG e extravasamento da creatinina tubular e não é necessariamente um sinal de LRA (294). A TFG pode ser afetada negativamente por fármacos nefrotóxicos (p. ex., inibidores da COX), septicemia e uso de diuréticos (295). Vieux et al. (296) publicaram valores de referência para a TFG em RNs muito pré-termo (Figura 39.7).

Quando medida de modo confiável, a Scr correlaciona-se com a meia-vida dos medicamentos eliminados por filtração glomerular (297-299). Pode-se obter uma estimativa razoavelmente acurada da TFG através de uma fórmula derivada empiricamente (291), que é aplicada a RNs prematuros e a termo normais (300).

a. RN pré-termo: TFG estimada (mℓ/min/1,73 m^2) = 0,33 × comprimento (cm)/Scr (mg/dℓ)
b. Neonatos a termo: TFG estimada (mℓ/min/1,73 m^2) = 0,45 × comprimento (cm)/Scr (mg/dℓ).

De outro modo, as fórmulas matemáticas simples podem habilitar os profissionais a calcularem o valor mediano de TFG de referência para determinada IG (em semanas concluídas) (296).

- Dia 7: TFG = –63,57 + 2,85 × IG
- Dia 14: TFG = –60,73 + 2,85 × IG
- Dia 21: TFG = –58,97 + 2,85 × IG
- Dia 28: TFG = –55,93 + 2,85 × IG.

Ureia sanguínea

A observação de um valor elevado da ureia sanguínea pode resultar de catabolismo, desidratação, alta carga proteica (p. ex., oral, intravenosa, hemorragia digestiva) ou de insuficiência renal. Um baixo valor da ureia sanguínea pode resultar de expansão do LEC ou de diminuição na produção de ureia. Esta última pode ser observada em associação ao anabolismo, baixo aporte de proteínas, distúrbios do ciclo da ureia, insuficiência hepática ou imaturidade do fígado (301).

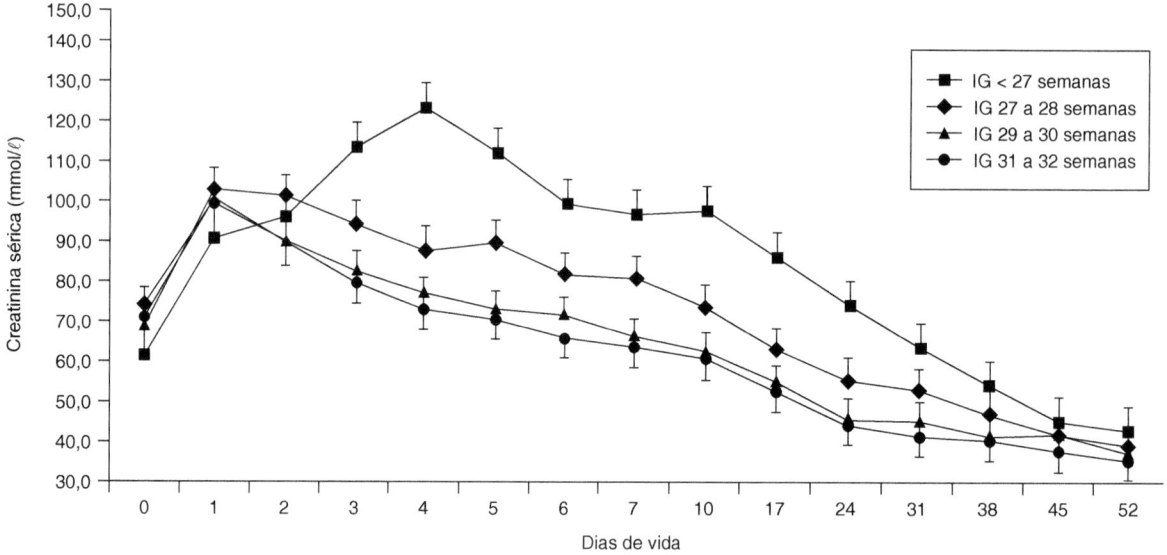

Figura 39.5 Evolução pós-natal da creatinina sérica (mmol/ℓ) em RNs pré-termo. Os valores são fornecidos como média e erro padrão. Em Gallini F, Maggio L, Romagnoli C et al. Progression of renal function in preterm neonates with gestational age < or = 32 weeks. *Pediatr Nephrol* 2000;15:119-124. IG, idade gestacional.

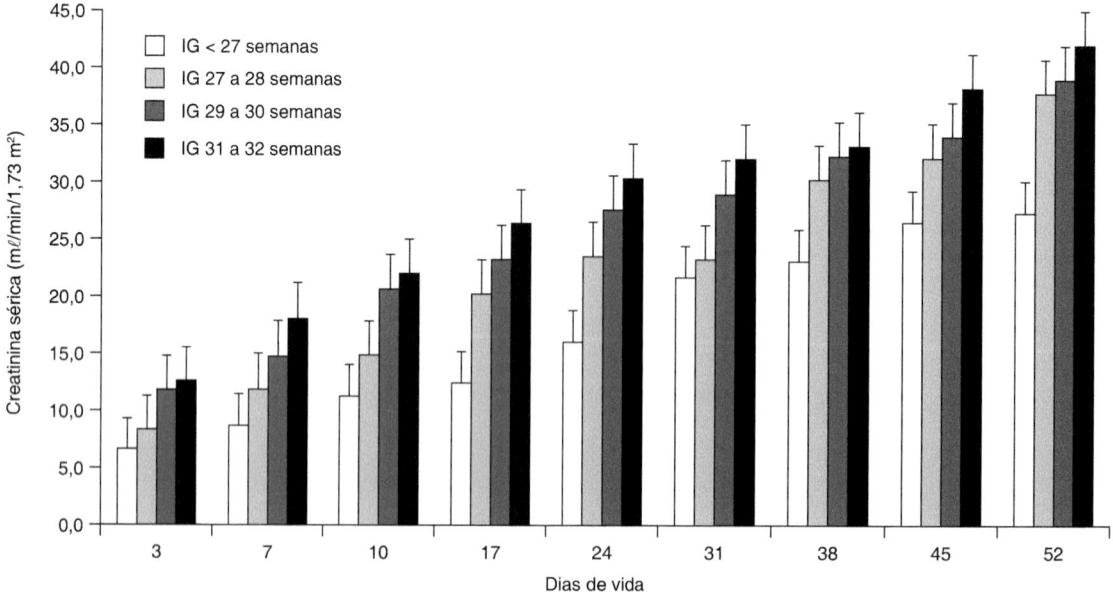

Figura 39.6 Evolução pós-natal da depuração de creatinina (mℓ/min/1,73 m^2) em RNs pré-termo. Os valores são fornecidos como média e erro padrão. Em Gallini F, Maggio L, Romagnoli C et al. Progression of renal function in preterm neonates with gestational age < or = 32 weeks. *Pediatr Nephrol* 2000;15:119-124.

Parâmetro	Percentil 3	Percentil 10	Mediana	Percentil 90	Percentil 97
27 semanas de IG					
Dia 7	7,9	8,7	13,4	18,1	18,9
Dia 14	10,7	11,5	16,2	20,9	21,7
Dia 21	12,5	13,3	18,0	22,7	23,5
Dia 28	15,5	16,3	21,0	25,7	26,5
28 semanas de IG					
Dia 7	10,7	11,5	16,2	20,9	21,7
Dia 14	13,5	14,4	19,1	23,8	24,6
Dia 21	15,3	16,1	20,8	25,5	26,3
Dia 28	18,3	18,7	23,9	28,1	29,4
29 semanas de IG					
Dia 7	13,6	14,4	19,1	23,8	24,6
Dia 14	16,4	17,2	21,9	26,6	27,4
Dia 21	18,2	19,0	23,7	28,4	29,2
Dia 28	21,2	21,6	26,7	30,9	32,2
30 semanas de IG					
Dia 7	16,4	17,2	21,9	26,6	27,4
Dia 14	19,3	21,1	24,8	29,4	30,3
Dia 21	21,0	21,8	26,5	31,2	32,0
Dia 28	24,0	24,4	29,6	33,8	35,0
31 semanas de IG					
Dia 7	19,3	20,1	24,8	29,5	30,3
Dia 14	22,1	22,9	27,6	32,3	33,1
Dia 21	23,9	24,7	29,4	34,1	34,9
Dia 28	26,9	27,3	32,4	36,6	37,9

Figura 39.7 Valores de referência da TFG (mℓ/min/1,73 m^2) em RNs muito prematuros durante o primeiro mês de vida. Em Vieux R, Hascoet JM, Merdariu D *et al*. Glomerular filtration rate reference values in very preterm infants. *Pediatrics* 2010;125: e1186-1192. IG, idade gestacional.

Novos biomarcadores de lesão renal aguda

Nos últimos anos, vários novos biomarcadores séricos e urinários estiveram sob intensa investigação no que se refere a seu papel como indicadores não invasivos de LRA (302). Inúmeros biomarcadores foram testados em populações gravemente doentes. Alguns dos biomarcadores urinários mais promissores são CysC (303,304), lipocalina associada à gelatinase de neutrófilos (NGAL) (305,306), interleucina-18 (IL-18) (304,307) e molécula de lesão renal-1 (KIM-1). Vários estudos em RNs sugerem que esses biomarcadores podem prever um aumento na Scr (307-311). São necessários mais dados antes de que esses biomarcadores possam ser incorporados no atendimento clínico. Importante observar que os RNs prematuros apresentam níveis mais elevados de biomarcadores no nível basal do que os RNs a termo; assim, a avaliação desses novos biomarcadores precisa ser ajustada de acordo com a IG (312).

A CysC sérica apresenta todas as propriedades teóricas necessárias para ser um marcador ideal da função renal. Ela pode ser usada para determinar a função renal no nível basal no 1º dia e está sendo cada vez mais utilizada para determinar a função renal em RNs doentes. Na maioria dos estudos, o nível de CysC do 1º dia variou entre 1 e 2 mg/ℓ, que diminui gradualmente durante o primeiro ano de vida. Os níveis de CysC não diferem entre RNs dos sexos masculino e feminino, mas dependem da IG e da IPM. Um estudo recente com 246 pacientes mostrou as alterações que dependem da IG e da IPM em CysC; portanto, a consideração desses parâmetros é garantida ao avaliar os níveis de CysC em RNs (313). Os níveis de CysC podem ser mais elevados nos casos de sepse, LRA e anomalias congênitas dos rins e do sistema urinário (303).

Atividade de renina plasmática

A indicação mais comum para determinação da ARP é a avaliação da hipertensão arterial. Os níveis normais de ARP são mais altos no RN do que nas crianças maiores ou nos adultos. Consulte a seção "Fisiologia do desenvolvimento" e a seção "Hipertensão".

Acidificação urinária

A imaturidade da acidificação tubular renal resulta em um valor significativamente mais baixo da concentração sérica de bicarbonato nos RNs de MBP, em comparação com aqueles a termo. De modo paralelo, o excesso de base sérica situa-se, com frequência, entre –5 e –10 mEq/ℓ em RNs de MBP ao nascer, em comparação com 0 a –5 mEq/ℓ em RNs a termo, e o hiato aniônico é normalmente de 15 a 22 mEq/ℓ nos prematuros, em comparação com 12 ± 2 mEq/ℓ (< 15 mEq/ℓ) nos a termo. Em RNs, a acidose metabólica com hiato aniônico elevado pode resultar de acidose láctica (asfixia, hipoxia, choque, doença cardíaca congênita, sepse ou dano tecidual local), um erro inato do metabolismo (consulte o Capítulo 38) ou insuficiência renal. A acidose metabólica com hiato aniônico normal pode resultar de acidose tubular renal (ATR), perdas gastrintestinais de bicarbonato ou cloreto de cisteína (em nutrição parenteral). A determinação do pH urinário e do gradiente urina-sangue de tensão de dióxido de carbono está indicada para excluir a possibilidade de acidose tubular renal distal (ATRd) (314) (ver "Função tubular").

Eletrólitos e osmolalidade da urina

Indica-se a determinação da osmolalidade, da ureia, da creatinina e dos eletrólitos no sangue e na urina para o diagnóstico diferencial de poliúria, hiponatremia e diagnóstico precoce de LRA.

Diagnóstico genético, bioquímico e molecular

Os recentes avanços tecnológicos em análises cromossômicas e "hibridização *in situ* de fluorescência" (FISH), e testes moleculares e metabólicos e de triagem do RN agora tornam possível diagnosticar muitos pacientes que apresentam distúrbios genéticos no período do RN. Tal diagnóstico precoce e acurado pode levar a um melhor atendimento médico e prognóstico para muitos desses RNs (ver Capítulos 10, 12, 35 e 38). É possível estabelecer um diagnóstico bioquímico ao medir a atividade enzimática ou uma substância química no líquido biológico (p. ex., concentração elevada de AFP no soro materno ou no líquido amniótico, sugerindo o diagnóstico de SNCF em uma família de alto risco) ou em cultura de células obtidas das vilosidades coriônicas, células amnióticas ou fibroblastos (p. ex., para o diagnóstico de cistinose).

Existem vários métodos utilizados na análise genética (ver Capítulo 35). Em muitos transtornos, o gene foi mapeado para um *locus* cromossômico específico e está geneticamente relacionado a marcadores de DNA. Pode-se estabelecer um diagnóstico genético em amostras de líquido amniótico, vilosidades coriônicas ou sangue se um ou mais alelos específicos forem relevantes, isto é, característicos para a doença em determinada família ou determinada população (p. ex., na SNCF, ver adiante neste capítulo). Se o gene responsável por uma dada doença tiver sido clonado e a sua sequência estabelecida, a mutação específica em um indivíduo afetado ou em uma família pode ser determinada pela reação em cadeia da polimerase (PCR) seguida de análise de sequência ou outro método. O diagnóstico molecular pode ser complicado pelo fato de que um fenótipo semelhante pode resultar de mutações em um de dois ou mais genes, por exemplo, doença renal policística autossômica dominante (DRPAD) (cromossomos 16, 4 e 2) e diabetes insípido nefrogênico (DIN). Os pesquisadores relataram recentemente um sequenciamento de um genoma fetal a partir do DNA fetal livre de células no sangue de uma gestante, anunciando a possibilidade de realização de sequenciamento do genoma inteiro logo no primeiro trimestre de gestação (315). Os leitores são encaminhados a excelentes revisões para obter informações detalhadas sobre o diagnóstico genômico de doenças renais (316-318).

Exames de imagem dos rins e do trato urinário

Ultrassonografia e análise do fluxo com Doppler

A US é efetuada para rastreamento de anomalias congênitas dos rins e do sistema urinário ou como uma das primeiras etapas na investigação de LRA, hipertensão, ITU ou hematúria (319). O Quadro 39.3 fornece as indicações para a realização de US neonatal. Relatou-se que RNs com hipotireoidismo congênito apresentam maior prevalência de anomalias congênitas dos rins e do sistema urinário. Assim, pode ser útil avaliar a presença de anomalias renais e urológicas congênitas com US renal. Mais estudos dos genes envolvidos no desenvolvimento da tireoide e do rim podem ser necessários (320).

A US é um método sensível e confiável para a detecção de calcificações renais, incluindo urolitíase e NC. Os focos hiperecoicos localizam-se quase sempre na medula, raramente no sistema pielocalicial (321,322). A NC pode manifestar-se na forma de pontos ou salpicos brancos, diminuindo gradualmente no decorrer de um período de meses a anos. A NC não influencia o comprimento dos rins nos primeiros 2 anos de vida. Em contraste com a NC medular cortical, a NC é rara em RNs. A NC cortical desenvolve-se em algumas semanas de necrose cortical renal aguda e pode ser evidente radiograficamente como uma borda de calcificação cortical (322). Relatou-se NC cortical difusa em um RN de 2 meses de idade que apresentava hiperoxalúria primária (HP) (323).

Recentemente, a obtenção de imagens de alta resolução com transdutores lineares de alta frequência permitiu uma excelente caracterização da arquitetura do parênquima renal e de condições patológicas. Nos RNs, a aparência da US é distinta, visto que o córtex renal possui uma ecogenicidade igual ou maior que a do fígado e do baço, ao passo que, nas crianças maiores, o córtex é hipoecoico em relação a outros órgãos (324). O diagnóstico diferencial das anomalias na US é apresentado no Quadro 39.4.

O fluxo sanguíneo através dos vasos renais pode ser avaliado por US com Doppler, que está indicada para avaliação de hematúria, hipertensão e insuficiência renal aguda (IRA), particularmente em um paciente com cateterismo da AU. A análise do fluxo através de Doppler com pulsos, isto é, Doppler dúplex, permite a medida da velocidade do fluxo sanguíneo, que proporciona uma avaliação do FSR, e cálculo da relação entre as velocidades mínima diastólica final e máxima sistólica (*i. e.*, razão diastólica-sistólica), ajudando, assim, na determinação da RVR (325).

QUADRO 39.3

Indicações da ultrassonografia para excluir malformações renais e do sistema urinário e/ou doenças renais adquiridas no recém-nascido.

Anamnese
 História familiar
  Parente de primeiro grau com síndrome de Potter (agenesia/disgenesia renal bilateral), doença renal policística autossômica dominante
  Irmão com doença renal policística autossômica recessiva
 Ultrassonografia pré-natal anormal (rim, bexiga, ascite)
 Oligoidrâmnio, a menos que a função renal pós-natal esteja normal e oligoidrâmnio seja atribuído a ruptura prolongada das membranas, parto após a data provável, sofrimento fetal subagudo

Exame físico ou evidências de outras anomalias congênitas
 Síndrome, sequência ou defeito de campo
 Qualquer parte de uma possível síndrome VATER (anomalias vertebrais, anomalias anorretais, fístula traqueoesofágica)
 Fossas pré-auriculares, se houver história familiar
 Mamilos supranumerários
 Hérnia diafragmática congênita com outras anomalias
 Hipoplasia pulmonar, pneumotórax espontâneo sintomático
 Exame abdominal anormal
  Palpação renal anormal
  Massa abdominal
  Sopro
 Ascite
 Artéria umbilical única
 Hipospadia de segundo ou terceiro grau
 Genitália ambígua

Evidências de doença renal
 Insuficiência renal, oligoanúria
  Hipertensão sistêmica
  Infecção urinária
  Hematúria
 Proteinúria significativa
 Síndrome nefrótica
 Nefrocalcinose e nefrolitíase em prematuros recebendo terapia diurética prolongada

---

Cistouretrografia miccional

O RVU e a obstrução vesical devem ser excluídos em pacientes com hidronefrose, displasia renal, bexiga trabeculada, distensão vesical ou mielomeningocele. É obrigatório obter incidências laterais da uretra masculina para o diagnóstico de válvulas de uretra posterior (326). No RN com ITU sintomática, a US deve ser efetuada inicialmente para estabelecer a presença de uropatia obstrutiva e sinais de comprometimento renal; estudos recentes sugerem que a US pode ser omitida se a US pré-natal de terceiro trimestre tiver excluído anomalias congênitas dos rins e do sistema urinário (327,328). Se não for constatada dilatação e houver uma boa resposta ao tratamento, a cistouretrografia miccional (CUGM) pode ser adiada. Nos casos em que a US revela alguma anormalidade vesical, a CUGM deve ser efetuada o mais rápido possível.

Cintigrafia renal com radionuclídeos

A mercaptoacetil-triglicina (MAG-3) tornou-se o isótopo de escolha para RNs e lactentes. Liga-se intensamente às proteínas e, portanto, permanece no reservatório sanguíneo circulante, em lugar de distribuir-se pelo espaço extravascular, como o DTPA-Tc99m. A extração renal de MAG-3 é praticamente o dobro daquela de DTPA (326,329). Em contraste, o ácido dimercaptos-succínico-Tc99m (DMSA) liga-se aos túbulos contorcidos proximais, e a sua excreção na urina é apenas mínima; é preferível para a análise da morfologia renal e função diferencial. As indicações típicas para exames com radionuclídeos incluem hipertensão

QUADRO 39.4
Padrões de ultrassonografia renal em recém-nascidos.

Aparência normal
   Insuficiência pré-renal
   Trombose da artéria renal
   Doença renal congênita, por exemplo, acidose tubular renal
   Doença renal cística (com desenvolvimento tardio de cistos)
   Hidronefrose ou refluxo vesicoureteral em desenvolvimento

Aumento da ecogenicidade cortical
   Com aumento da diferenciação corticomedular em rins grandes
     Síndrome de Beckwith-Wiedemann
   Com diferenciação corticomedular normal
     Insuficiência pré-renal
     Isquemia renal
     Displasia renal leve
     Síndrome nefrótica congênita, tipo finlandês
   Com perda da diferenciação corticomedular em rins normais ou pequenos[a]
     Displasia renal grave
     Pielonefrite, incluindo candidíase renal (frequentemente heterogênea)
     Disgenesia tubular renal/disgenesia glomerular[b]
   Com perda da diferenciação corticomedular em rins grandes[a]
     Trombose da veia renal
       Edema que resulta em ecos diminuídos
       Hemorragia que resulta em ecos aumentados
     Necrose corticomedular[c]
     Doença renal policística autossômica recessiva
     Disgenesia glomerular renal/disgenesia tubular
     Nefromegalia transitória (benigna)
     Nefropatia por contraste
     Linfangioma
     Nefroma mesoblástico[d]

Cisto(s)[e]
Aumento da ecogenicidade medular
   Nefrocalcinose
   Doença cística medular
   Proteinúria de Tamm-Horsfall, necrose tubular aguda
   Rim esponjoso medular

Ecogenicidade intrapielicial
   Candidíase renal ("bola de fungo")
   Litíase

Hidronefrose

Esta lista não inclui achados mostrados pela ultrassonografia com Doppler.
[a]Hiperecogenicidade difusa ou heterogênea do córtex ou de todo o rim.
[b]O tamanho do rim pode estar aumentado.
[c]O tamanho do rim pode estar normal ou aumentado.
[d]Massa sólida que causa deformação do sistema coletor intrarrenal, com áreas císticas ocasionais que corresponde a necrose ou hemorragia.
[e]Ausência de cistos visualizados na US não exclui a possibilidade de doença cística renal no recém-nascido. Algumas entidades levam ao desenvolvimento de cistos posteriormente na vida, enquanto outras (p. ex., doença renal policística autossômica recessiva) resultam em hiperecogenicidade.
Modificado de Slovis TL. Pediatric renal anomalies and infections. *Clin Diagn Ultrasound* 1989;24:157, com permissão.

---

renovascular, falta de visualização de um rim na US, avaliação pré-operatória da gravidade da obstrução do trato urinário e avaliação da função renal diferencial. No entanto, devido à imaturidade da função renal em RNs, muitos pediatras nefrologistas e urologistas irão aguardar até que o RN tenha concluído pelo menos 1 mês pós-termo, antes de encomendar tais estudos a fim de obter um resultado interpretável.

Tomografia computadorizada e ressonância magnética

A tomografia computadorizada (TC) e a ressonância magnética (RM) estão indicadas para o diagnóstico de tumores renais, abscesso renal e nefrolitíase. As imagens de RM pesadas em T2 (que ressaltam a diferença nos tempos de relaxamento transverso entre diferentes tecidos) são independentes da função renal e fornecem imagens em que a água é brilhante, com excelente contraste entre tecidos normais e anormais (329). A RM oferece muitas vantagens: O meio de contraste, quelato de gadolínio, não é nefrotóxico, não se utiliza nenhuma radiação ionizante, e podem-se obter imagens tridimensionais de alta resolução (329). Em virtude da ausência de nefrotoxicidade, a RM é a modalidade ideal para acompanhar os transplantes renais (330). No entanto, deve-se ter cuidado ao submeter pacientes com LRA e RNs com DRC a RM com administração de gadolínio, visto que foi relatada fibrose sistêmica nefrogênica com gadolínio (331,332). Além disso, a RM parece ser mais sensível do que a US na detecção de medula espinal ancorada em paciente com distensão vesical e ausência de RVU ou estenose uretral na CUGM. A angiorressonância magnética (ARM) com administração de gadolínio, que utiliza uma sequência gradiente eco tridimensional rápida, permite boa visualização dos principais vasos.

Patologia renal

A biopsia renal é indicada na síndrome nefrótica e também pode sê-lo para a DRP, a hematúria ou a insuficiência renal grave persistente de origem obscura. As principais contraindicações para a biopsia renal incluem diátese hemorrágica, terapia anticoagulante, hipertensão moderada ou grave, rim solitário e tumor intrarrenal (333). A técnica envolve a visualização do rim utilizando US, radioisótopos ou meio de contraste radiopaco. A complicação mais comum é hematúria macroscópica, que ocorre em 5 a 7% das biopsias.

LESÃO RENAL AGUDA

Introdução

O termo LRA substituiu o que era anteriormente conhecido como insuficiência renal aguda, primeiramente para realçar que esta condição deve ser reconhecida precocemente durante o curso da "lesão", em vez de esperar até que o órgão torne-se insuficiente. A LRA ocorre sempre que houver uma deterioração súbita na capacidade dos rins de manter a homeostase adequada. Isso pode estar associado a uma redução aguda da TFG (alteração funcional) ou alteração anatômica (ou seja, lesão tubular aguda). A LRA pode se manifestar como acumulação de toxinas urêmicas, anormalidades de eletrólitos ou incapacidade de manter o balanço adequado de fluidos. Como a placenta desempenha o papel do rim *in utero*, as malformações congênitas associadas a uma limitação da função renal não causam disfunção renal até o parto.

Fisiopatologia e diagnóstico diferencial da LRA em recém-nascidos

Com os avanços no campo da medicina de terapia intensiva e outros campos da pediatria, a etiologia da LRA foi alterada em grandes centros terciários, segundo os quais menos de 10% apresentam LRA (334) e aqueles que recebem apoio renal contínuo (335) apresentam um diagnóstico primário renal. Da mesma forma, a maioria dos RNs que desenvolvem LRA nascem com função renal normal, e a causa da LRA é inerente a intervenções, insuficiência de outros órgãos, presença de sepse/choque ou medicamentos nefróticos. Doenças renais primárias (como síndrome nefrótica congênita ou glomerulonefrite aguda) são raras em RNs. No entanto, muitos RNs com insuficiência renal na UTI neonatal apresentam diagnóstico congênito (Quadro 39.5).

A LRA normalmente é multifatorial. Classicamente, a causa subjacente do aumento de Scr/queda no débito urinário foi dividida em azotemia pré-renal, lesão renal e obstrução pós-renal. Como as técnicas de diagnóstico mais recentes foram disponibilizadas à beira do leito, em breve, também poderemos diferenciar os RNs com LRA entre aqueles que apresentam alteração funcional (ou seja, aumento do Scr), dano estrutural (marcadores de lesão tubular) ou ambos.

> **QUADRO 39.5**
> **Classificação etiológica da insuficiência renal neonatal aguda.**
>
> Malformação do parênquima[a]
>   Agenesia renal
>   Hipoplasia renal
>   Hipoplasia simples
>   Hipoplasia oligonefrônica
>   Displasia renal
>   Multicística
>   Hipoplásica
>   Aplásica
>   Associada a obstrução do trato urinário ou refluxo vesicoureteral
>   Disgenesia dos néfrons
>   Disgenesia tubular: nefromegalia hipernefrônica congênita com disgenesia tubular = disgenesia tubular congênita = imaturidade tubular renal congênita isolada
>   Disgenesia glomerular:
>   Secundária à administração materna de indometacina ou de inibidores da enzima conversora da angiotensina
>   Doença renal policística
>   Tipo adulto (autossômica dominante)
>   Tipo infantil (autossômica recessiva)
>   Outras
>
> [a]Pode não causar insuficiência renal aguda até depois do período neonatal.

> **QUADRO 39.6**
> **Diagnóstico diferencial de lesão renal aguda.**
>
> Asfixia/hipoxia/isquemia (podendo levar à insuficiência pré-renal ou renal intrínseca)
>   Hipotensão sistêmica, choque, hipovolemia, desidratação grave
>   Vasoconstrição da artéria renal, por exemplo, nefrotoxinas, endotoxinas, endotelina
>   Fluxo sanguíneo diastólico reverso (pré-eclâmpsia, persistência do canal arterial)
>   Asfixia pré-natal/perinatal/pós-natal
>   Hipoxemia
>   Insuficiência cardíaca
>   Cirurgia com circulação extracorpórea
>   Hiperviscosidade, policitemia
>   Anemia grave
>   Volume intravascular insuficiente
>   Hipoalbuminemia
>   Alta pressão abdominal
>
> Sepse
>
> Vascular
>   Trombose arterial/arteriolar/embolia/estenose
>   Necrose cortical/medular, infarto renal
>   Trombose venosa
>
> Obstrução do trato urinário
>
> Infecção do trato urinário
>
> Coagulação intravascular disseminada
>
> Síndrome hemolítico-urêmica
>   Precedida por infecção bacteriana (tipicamente, *E. coli*)
>   Atípica: pode ser familiar
>   Genes que codificam proteínas regulatórias complementares
>   Distúrbio da cobalamina C
>
> Fármacos
>   Antibióticos (aminoglicosídios, anfotericina, aciclovir)
>   Anti-inflamatórios não esteroides
>   Agentes alfa-adrenérgicos
>   Inibidores da enzima conversora da angiotensina
>   Agentes de contraste radiológicos
>   Ciclosporinas
>
> Toxinas
>   Hemoglobinúria
>   Mioglobinúria
>   Hiperoxalúria
>   Álcool benzílico
>   Polissorbato
>   Etilenoglicol
>   Nefropatia por ácido úrico
>
> Doença glomerular
>   Glomerulonefrite membranosa (mediada por IgG)
>   Sífilis congênita
>   Esclerose mesangial difusa

Azotemia pré-renal

A azotemia pré-renal (normalmente, referida como "insuficiência pré-renal") ocorre em resposta à diminuição do FSR. O Quadro 39.6 cita outras causas da azotemia pré-renal. As alterações na hemodinâmica renal associadas à autorregulação da TFG diminuem as perdas de água e sódio, de modo a manter a expansão do volume sistêmico e a PA.

Em pacientes com azotemia pré-renal e função tubular intacta, a reabsorção tubular de sódio e ureia aumenta. Isso se reflete nas baixas concentrações de sódio na urina (FENa < 1%), baixa concentração de ureia na urina (FEUreia < 35%) e aumento da razão ureia sanguínea:creatinina. Esses índices renais devem ser interpretados com cautela quando a função tubular no nível basal for afetada pela prematuridade, estado de perda de sal ou DRC. Em um estudo de crianças com LRA, descobriu-se que a FEUreia é índice mais útil (336). No entanto, outro estudo em RN sugere que a FEUreia não ajuda a diferenciar o agravo pré-renal da necrose tubular aguda.

Esse período de hipoperfusão renal, referido como "angina renal", deve ser reconhecido e tratado a fim de evitar dano celular (337). A correção da causa subjacente de hipoperfusão restaura a TFG, a menos que a hipoperfusão renal seja grave o suficiente para causar dano endotelial e tubular renal, ou seja, LRA intrínseca.

Lesão renal aguda intrínseca

Lesão renal aguda isquêmica

A azotemia pré-renal e a LRA isquêmica são um contínuo de respostas fisiológicas. A hipoperfusão grave ou prolongada provoca lesão às células parenquimais renais, principalmente para o epitélio tubular da porção medular terminal do túbulo proximal (segmento S3) e da porção medular do RAEH. Em contraste com a azotemia pré-renal, as anormalidades da função renal na LRA intrínseca não são imediatamente reversíveis. A gravidade da LRA intrínseca varia de disfunção tubular leve a necrose tubular aguda, infarto renal e necrose corticomedular com dano renal irreversível. A azotemia pré-renal e necrose tubular aguda intrínseca podem ser diferenciadas usando vários métodos (Quadro 39.7).

A evolução da LRA pode ser subdividida nas fases precoce, inicial, extensão, manutenção e recuperação (338) (Figura 39.8). Se a restauração do FSR ocorrer durante a fase de azotemia pré-renal, a TFG pode retornar rapidamente ao normal. A fase inicial inclui o agravo original e os eventos associados que resultam em uma queda na TFG. A disfunção tubular com baixa TFG representa a fase de manutenção. A duração da fase de manutenção depende da gravidade e da duração do agravo inicial. A fase de recuperação é caracterizada pelo restabelecimento progressivo da TFG e das funções tubulares, o que pode levar meses para ocorrer. O reconhecimento das diferentes fases da LRA intrínseca é útil para diagnóstico, manejo clínico e prognóstico do distúrbio.

A fisiopatologia da LRA isquêmica inclui os danos da célula epitelial tubular, o revestimento do interno do sistema vascular renal e das células endoteliais (339). As células tubulares e endoteliais danificadas também produzem uma resposta inflamatória sistêmica que leva à disfunção de órgãos distantes no cérebro, pulmão, coração, fígado, medula óssea e sistema digestório (340) e podem ser responsáveis por fibrose a longo prazo e, em última análise, DRC.

QUADRO 39.7

Diagnóstico diferencial: LRA pré-renal *versus* intrínseca.[a]

	Pré-renal	Intrínseca
FENa (%)	≤ 1	> 3
NaU (mmol/ℓ)	≤ 20	> 50
DE	> 1.025	< 1.014
Osm U (mOsm/kg)	≥ 500	≤ 300
Osm U/P[b]	≥ 1,2	0,8 a 1,2
Cr U/P	Alta (> 40)	Baixa (9,7 ± 3,6)
Ureia sanguínea/Crp (mg/mg)	> 30	< 20
Índice de insuficiência renal[c]	Baixo (< 1)	Alto (> 4)
Ultrassonografia[d]	Normal	Pode ser anormal[d]
Resposta ao desafio[e]	DU > 2 mℓ/kg/h	Nenhum ↑DU

[a]A FENa é obtida ao dividir a depuração de sódio pela TFG, multiplicando o resultado por 100. FENa e NaU apresentam-se elevadas (sugerindo falsamente insuficiência renal intrínseca) após a administração de diuréticos, expansão do volume, excreção urinária de solutos não absorvíveis (glicosúria, manitol, glicerol, bicarbonato [na alcalose metabólica]), na insuficiência suprarrenal ou com uma IG < 28 semanas. A FENa aumenta transitoriamente em recém-nascidos a termo normais imediatamente após o parto e em prematuros durante a fase diurética.
A FENa também está elevada em caso de obstrução prolongada do sistema urinário e na insuficiência renal crônica.
Por outro lado, FENa e NaU estão baixos (sugerindo falsamente insuficiência pré-renal) na insuficiência renal aguda devido a vasoconstrição intensa (p. ex., indometacina, nefropatia por meios de contraste radiológicos, sepse, fase inicial da mioglobinúria), na obstrução aguda do sistema urinário e em alguns casos de NTA não oligúrica.
[b]Embora a osmolalidade plasmática possa ser estimada usando-se a fórmula:

Osm P: 2 × NaP (mEq/ℓ) + gl (mg/dℓ)/18 + ureia sanguínea (mg/dℓ)/2,8

Em que NaP é a concentração plasmática de sódio e gl, a glicemia, o valor medido da Osm P é preferível, sobretudo em pacientes criticamente enfermos, devido a grandes diferenças no caso de síndrome de falência da bomba Na-K (extravasamento pelas membranas celulares) e em recém-nascidos com peso < 1.000 g (Giacoia GP, Miranda R, West KI. Measured vs calculated plasma osmolality in infants with very low birth weights. *Am J Dis Child*. 1992;146(6):712.
[c]Índice de insuficiência renal = NaU × CrP/CrU.
[d]A ultrassonografia na insuficiência renal "intrínseca" pode revelar aumento da ecogenicidade das pirâmides, que provavelmente corresponde a precipitação da proteína de Tamm-Horsfall, sinais de trombose da veia renal, trombose da artéria renal, hemorragia suprarrenal, hidronefrose, doença renal cística, displasia renal, hipoplasia ou outra patologia (ver Quadro 39.5).
[e]A sobrecarga corresponde à administração de 20 mℓ/kg de solução cristaloide (deve se administrar uma dose mais alta se houver evidências de hipovolemia) e/ou 1 mg/kg de furosemida. A normalização do débito urinário após essa sobrecarga pode corresponder a uma insuficiência pré-renal ou à fase poliúrica que ocorre após uma insuficiência renal oligúrica.
Ver comentários adicionais no texto.
FENa, fração de excreção do sódio; NaU, concentração urinária de sódio; DE, densidade específica da urina; Osm U, osmolalidade urinária; Osm U/P, razão entre osmolalidade urinária e plasmática; Cr U/P, razão entre creatinina urinária e plasmática; ureia sanguínea/CrP, razão entre a concentração de ureia sanguínea e creatinina plasmática, DU, débito urinário.

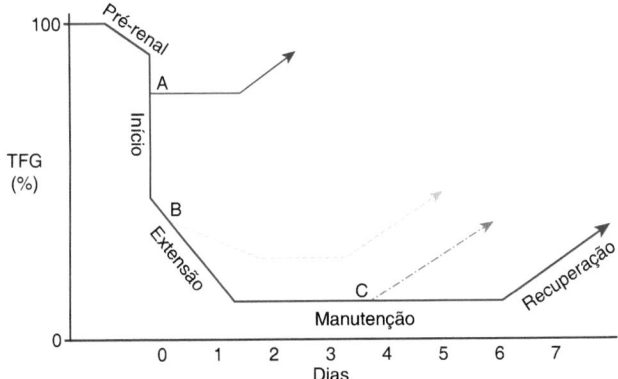

Figura 39.8 Fases da lesão renal aguda (LRA). Em Molitoris BA. Transitioning to therapy in ischemic acute renal failure. *J Am Soc Nephrol* 2003;14(1): 265-267.

Lesão renal aguda nefrotóxica

A LRA nefrotóxica pode resultar de agentes farmacológicos e menos comumente de substâncias endógenas, como hemoglobina, mioglobina e ácido úrico. Essas toxinas podem causar LRA pela diminuição da perfusão renal (AINE, diuréticos, inibidores de ECA), lesão tubular direta (aminoglicosídeos, cefalosporinas, anfotericina B, rifampicina, vancomicina, AINE, meios de contraste, mioglobina/hemoglobina), nefrite intersticial ou obstrução tubular (aciclovir, ácido úrico) (341). Consulte o **Quadro 39.8** para os mecanismos de lesão e quadro clínico (342).

Avaliação e tratamento da nefrotoxicidade

A forma ideal para evitar nefrotoxicidade é evitar qualquer medicação nefrotóxica e, se for absolutamente necessário, pode ser útil uma abordagem multidisciplinar para buscar recomendações de dosagem e monitoramento dos níveis de fármaco. Discussões adequadas devem ser empreendidas entre neonatologia, farmácia e especialidades pediátricas como nefrologia e doenças infecciosas para discutir a necessidade e medicamentos alternativos com menor perfil de lesão renal que possam ser distribuídos (342).

Lesão renal obstrutiva

As causas mais comuns de disfunção renal induzida obstrutiva em RN são malformações congênitas (válvulas uretrais posteriores, estreitamento uretral, síndrome do abdome em ameixa, anomalias cloacais, prepúcio imperfurado). A obstrução aguda pode resultar também de bexiga neurogênica, compressão extrínseca e obstrução intrínseca dos cálculos renais ou bolas fúngicas. Dependendo da causa e dano associado aos rins, o alívio da obstrução é imperativo para restaurar a função renal.

Avaliação do recém-nascido com função renal anormal

Os RNs que apresentam os sinais ou sintomas que sugerem comprometimento de uma ou mais funções renais devem passar pelas seguintes revisões:

- Avaliação dos fatores de risco de LRA da anamnese materna ou do parto
- Avaliação de outros fatores que possam predispor os RNs a LRA (ou seja, cardiopatia, insuficiência hepática, fármacos nefrotóxicos)
- Avaliação de possíveis causas de LRA (diminuição da ingestão, perdas maiores, sintomas do trato urinário, exposição a fármacos, presença de sepse, febre, erupções)
- Achados do exame clínico: erupção, febre, perfusão da pele, frequência cardíaca, PA, sopros renais audíveis, massa abdominal e vesical palpável
- Avaliação do estado líquido (desidratação *versus* sobrecarga hídrica *versus* euvolemia): sinais vitais, fontanelas, turgor cutâneo, edema, membranas mucosas, estertores pulmonares, sopros/atrito cardíacos, perfusão periférica. Avaliação da ingestão e débito de líquidos e pesos diários. A estimativa e o rastreamento do balanço hídrico acumulado são essenciais
- Os testes laboratoriais/radiológicos irão depender da anamnese e do exame físico. Eles incluem eletrólitos séricos, ureia sanguínea, creatinina sérica, CysC, hemograma completo, exame de urina, microbiologia, eletrólitos urinários, radiografia de tórax, eletrocardiograma, albumina sérica (para determinar se existe pressão oncótica adequada), e US renal e vesical e podem incluir urocultura e investigação de sepse completa
- Biopsia renal raramente é necessária em RN com LRA para fazer um diagnóstico.

Diagnóstico de LRA

Historicamente, a LRA neonatal foi classicamente definida como oligúria/anúria e/ou elevação de Scr persistente ≥ 1,5 mg/dℓ. Askenazi *et al.* (310,311,343-349) e outros (350-353) utilizaram definições categóricas contemporâneas que requerem um aumento

QUADRO 39.8
Fármacos usados comumente conhecidos por causarem nefrotoxicidade em recém-nascidos e resumo dos mecanismos de lesão e quadro clínico.

Fármaco	Mecanismo proposto da lesão e características clínicas notáveis
Aminoglicosídeos	Mecanismo: Primeiramente, diretamente tóxico para os túbulos proximais (transporte nos túbulos, acúmulo no lisossomo, aumento intracelular nas espécies reativas de oxigênio e fosfolipidose, morte celular); obstrução tubular de células mortas escamando-se no túbulo; vasoconstrição intrarrenal e contração celular mesangial/glomerular locais Clínico: Aumento gradual da creatinina sérica (SCr), déficit de concentração urinária (não oligúria ou poliúria), perda urinária de sódio, potássio, cálcio e magnésio com hipocalemia ± hipomagnesemia
Vancomicina	Mecanismo: Não está claro, possivelmente incluindo lesão tubular proximal com a geração de espécies reativas de oxigênio Clínico: Perfil clínico de nefrotoxicidade não claro porque estudos recentes não demonstraram de forma convincente a nefrotoxicidade devido à vancomicina isolada
Anfotericina B	Mecanismo: Vasoconstrição renal e redução na taxa de filtração glomerular (TFG); toxicidade tubular distal Clínico: Perda renal de potássio, magnésio e sódio; concentração urinária comprometida com poliúria; acidose tubular renal distal
Aciclovir	Mecanismo: Precipitação urinária, principalmente com baixo fluxo e hipovolemia, com obstrução tubular renal e TFG reduzida e danificada. Pode causar toxicidade tubular direta (metabólitos) Clínico: Oligúria; aumento da concentração sérica de ureia, potássio e creatinina
Medicamentos anti-inflamatórios não esteroides	Mecanismo: Redução da produção de prostaglandina vasodilatadora causando vasoconstrição das arteríolas aferentes e TFG reduzida Clínico: SCr, aumento do potássio e da ureia, diminuição do débito urinário/ganho de peso. Maior toxicidade em cenários de isquemia renal, hipovolemia. Também conhecidos por causar comumente nefrite intersticial aguda
Inibidores da ECA	Mecanismo: Produção de angiotensina II reduzida, levando à redução na TFG via dilatação da arteríola eferente Clínico: Aumento de SCr e potássio, principalmente no cenário da depleção de volume de fluxo sanguíneo renal reduzido (p. ex., estenose da artéria renal)
Agentes de contraste radiológicos	Mecanismo: Toxicidade para túbulos renais com o aumento de espécies de oxigênio reativas; provavelmente também vasoconstrição intrarrenal Clínico: Aumento de SCr com enzimúria renal (β_2-microglobulina na urina, proteinúria leve), podem ser não oligúricos

Em Zappitelli M, Selewski DT, Askenazi DA. Nephrotoxic medication exposure and acute kidney injury in neonates. *NeoReviews* 2012;13:e420–e427

na Scr para fazer o diagnóstico de LRA semelhante às definições publicadas pelos grupos da AKIN (rede LRA) em 2007 (350) e mais recentemente em 2012 por KDIGO (Kidney Disease: Improving Global Outcomes) (351). Essas definições de classificação com base em Scr de LRA têm fornecido grandes *insights* sobre RNs (consulte a epidemiologia da LRA a seguir); no entanto, ao utilizar essas definições, é importante reconhecer as deficiências e limitações ao usar definições de LRA baseadas em Scr.

O uso de mudanças nos marcadores de função, como Scr, para definir que a LRA não é ideal como concentrações de Scr não poderá mudar até que 25 a 50% da função renal já tenha sido perdida e, assim, pode levar dias após uma lesão antes que se possa observar um aumento significativo de Scr (300). Na TGF mais baixa, a Scr permitirá superestimar a função renal devido à secreção tubular da creatinina (300). A Scr varia de acordo com massa muscular, estado de hidratação, sexo, idade e sexo e método de medição (293,300). Depois que um paciente é submetido à diálise, a Scr não poderá mais ser usada para avaliar a função renal visto que a Scr sofre diálise facilmente. Em RNs, a Scr reflete o nível materno nos primeiros dias de vida; depois disso, esta muda em taxas diferentes de acordo com a IG (293). Além disso, as definições baseadas na Scr não são capazes de delinear a gravidade, o momento e a causa da lesão.

Apesar dos problemas citados anteriormente sobre essas definições de LRA, a Scr continua a ser a medida mais frequente da função renal em RNs. Com base nessas definições, tem-se demonstrado que a LRA é um preditor independente da mortalidade em RN (353) e crianças (354,355) gravemente enfermos mesmo após o controle dessas comorbidades, intervenções e demografia. Esperamos que novas definições baseadas em outros biomarcadores urinários e séricos de LRA sejam desenvolvidas e estas precisarão ser testadas para desfechos clínicos (como mortalidade ou desenvolvimento de DRC).

Em um seminário patrocinado pelo NIH sobre LRA neonatal em abril de 2013, uma das principais questões em foco foi a melhor forma de definir a LRA. O subgrupo de definição de LRA neonatal concluiu a definição descrita no Quadro 39.9 atualmente é a melhor definição disponível. Esta definição de LRA neonatal foi adaptada para os RNs da definição KDIGO de 2012, com as seguintes modificações incluídas para abordar questões específicas dos RNs.

- Como a Scr normalmente diminui ao longo da primeira semana de vida (293), cada Scr é comparada ao menor valor anterior
- Como a Scr de 2,5 mg/dℓ representa a TFG inferior a 10 mℓ/min/1,73 m^2 em RNs, esse corte é usado para definir a LRA fase 3 (em oposição a 4,0 mg/dℓ em adultos)
- Muitas UTI neonatais não monitoram rigorosamente o débito urinário e, em vez disso, pesam as fraldas várias vezes ao dia.

Incidência e desfechos de recém-nascidos com LRA

Evidências crescentes baseadas em grandes estudos de coorte com crianças gravemente doentes (354,355) sugerem que a LRA esteja associada ao aumento da mortalidade, mesmo após controle para

QUADRO 39.9
Definição de LRA neonatal.

Estágio	Critérios para creatinina sérica	Critérios de débito urinário
1	Aumento da creatinina sérica ≥ 0,3 mg/dℓ semana em 48 h ou aumento da creatinina sérica em ≥ 1,5 a 1,9 × creatinina sérica de referência em 7 dias	Débito urinário > 0,5 mℓ/kg/h e ≤ 1 mℓ/kg/h
2	Aumento da creatinina sérica ≥ 2 a 2,9 × creatinina sérica de referência	Débito urinário > 0,1 mℓ/kg/h e ≤ 0,5 mℓ/kg/h
3	Aumento da creatinina sérica ≥ 2 a 2,9 × creatinina sérica de referência Creatinina sérica ≥ 2,5 mg/dℓ ou Recebimento de diálise	Débito urinário ≤ 0,1 mℓ/kg/h

A creatinina sérica basal será definida como o menor valor de creatinina sérica anterior

comorbidades clínicas, escores de gravidade da doença e dados do paciente. A incidência de LRA em coortes neonatais é maior em comparação com seus homólogos adultos e pediátricos gravemente doentes, que também foram confirmados por estudos epidemiológicos recentes. Esses RNs com LRA apresentaram desfechos significativamente piores e correlação incerta com mortalidade. Tendências recentes nos relatórios de dados repousam em estruturas classificatórias e contemporâneas de LRA como modificações do sistema de classificação de LRA neonatal (356) e KDIGO.

LRA em recém-nascidos de muito baixo peso

Koralkar et al. (357) publicaram um estudo prospectivo sobre 229 RNs de muito baixo peso internados em uma única instituição. Em uma definição de LRA modificada (Quadro 39.9), 18% do coorte desenvolveram LRA. RNs com LRA foram mais propensos a apresentar PN, IG e escores de Apgar inferiores, bem como maiores taxas de ventilação assistida e suporte inotrópico. Aqueles com LRA apresentaram maior mortalidade após o ajuste de vários pontos de confusão. Em um estudo retrospectivo, Viswanathan et al. (358) relataram uma incidência de 12,5% entre RNs de extremo baixo peso, usando um corte de Scr ≥ 1,5 mg/dℓ para definir LRA, com 70% da mortalidade em RNs com LRA em comparação com 22% em RNs de extremo baixo peso sem LRA.

LRA em recém-nascidos gravemente doentes

Em 2013, Askenazi et al. (359) relataram incidência de 16% de LRA em RNs com peso de nascimento superior a 2.000 g e escores de Apgar aos 5 minutos ≤7 com 78% de mortalidade entre os RNs com LRA. Nos RNs que recebem hipotermia terapêutica, 38% da incidência de LRA foi relatada usando a definição de LRA neonatal com 14% de mortalidade em um estudo retrospectivo. Os RNs com LRA apresentaram maior tempo de internação na UTI neonatal e maior duração na ventilação mecânica (344). Em RNs submetidos a ECMO, aqueles com LRA apresentaram risco de morte 3,2 vezes maior do que aqueles sem LRA (360). Dois estudos menores sobre RNs com hérnia diafragmática congênita que requerem ECMO e aqueles submetidos à ECMO para cardiopatia congênita pós-operatória relataram índices mais altos de LRA entre não sobreviventes (360,361). Desfechos após LRA em RNs submetidos à circulação extracorpórea (CEC) têm sido relatados recentemente com maior risco de morte após LRA (362,363).

Função renal a longo prazo após LRA no período neonatal

RNs pré-termo apresentam de alto risco de LRA durante sua internação inicial, e há evidências crescentes sugerindo que RNs pré-termo apresentem risco de DRC (364,365). Uma metanálise recente mostrou que os RNs pré-termo são mais suscetíveis de apresentar albuminúria, DRET e baixa TFG estimada (eGFR) em comparação com seus pares a termo (366). Entre as 489 crianças do estudo CKD in Children (CKiD) patrocinado pelo NIH, houve uma alta taxa de baixo peso (17%), prematuridade (< 13%), PIG (15%) e admissão na UTI (41%), e esses fatores foram associados a menor estatura (367). Assim, como mais RNs pré-termo de extremo baixo peso sobrevivem até a vida adulta, o impacto da DRC nestes representa um enorme ônus para a economia e para a saúde.

Ainda não estão claros os motivos pelos quais a DRC apresenta alto risco entre RNs pré-termo. Uma explicação é que RNs pré-termo nascem com uma escassez de néfrons (368). O ambiente extrauterino pode não ser passível de neoglomerulogênese e/ou desenvolvimento glomerular apropriado (369). Uma outra explicação é que os RNs pré-termo apresentam risco de eventos hipóxico, hiperóxico, isquêmico, séptico e nefrotóxico agudos entre o nascimento e o término da glomerulogênese (370). Embora a etiologia exata da patogênese de LRA a DRC continue a ser explorada, a maioria dos especialistas acredita que o dano endotelial leve a redução do néfron e fibrose intersticial e, por fim, a DRC (371).

Manejo da LRA em pacientes gravemente doentes

Os objetivos das intervenções devem ser (a) inverter o processo subjacente/reduzir maiores danos renais, (b) administrar terapias específicas para melhorar a função renal/reduzir a lesão renal, e (c) gerir as consequências de comprometimento da homeostase.

Inversão do processo subjacente e redução de danos adicionais

O médico precisa descobrir e tratar a causa primária da disfunção renal. Em pacientes com azotemia pré-renal, manobras específicas para abordar hipovolemia, hipotensão, choque, débito cardíaco insuficiente, hiperviscosidade, aumento da pressão abdominal (síndrome do compartimento abdominal) ou baixa pressão oncótica podem restaurar a função renal e reduzir ainda mais os danos. Em pacientes com obstrução vesical, a colocação de um cateter vesical é fundamental para garantir uma drenagem adequada. Em RNs com sepse ou ITU, indica-se antibioticoterapia sistêmica. Naqueles com LRA associada a nefrotoxina, deve-se suspender todos os medicamentos com suspeita de causar danos se possível. Os benefícios da prescrição de fármacos nefrotóxicos devem ser cuidadosamente avaliados em relação ao risco de danos adicionais. Em pacientes oligúricos/anúricos com volume intravascular adequado, uma abordagem conservadora no aporte de fluidos irá evitar a sobrecarga de fluidos; naqueles com sobrecarga de fluidos, a terapia invasiva será necessária (ver a seguir).

Administração de terapias específicas para melhorar a função renal

Atualmente não há evidências suficientes para recomendar conclusivamente uma terapia específica para evitar ou interromper o progresso da LRA. Uma revisão sistemática não foi capaz de fornecer evidências suficientes para recomendar o uso rotineiro de dopamina em baixas doses para melhorar a função renal e o volume urinário em RNs gravemente doentes (372). Em RNs hipotensos (29 a 34 semanas de IG) com síndrome do angústia respiratória, ensaios clínicos não randomizados sugerem que a infusão de dopamina resulte em uma elevação transitória da pressão arterial em comparação aos do controle, seguida de aumentos no débito urinário, depuração de creatinina e natriurese (373,374). Em RNs gravemente asfixiados, um estudo randomizado prospectivo mostrou que a infusão de dopamina em baixa dose (2 a 5 μg/kg/min) aumentou a pressão arterial sistólica e o débito urinário e diminuiu a incidência de Scr anormal (375). O ensaio com fenoldopam não mostrou qualquer melhora no débito urinário, balanço hídrico ou incidência de LRA conforme medido por alterações na Scr, mas demonstrou níveis inferiores de NGAL (376).

Uma metanálise, incluindo quatro ensaios randomizados sobre RNs a termo asfixiados, sugere que a administração de uma dose única de teofilina logo após a admissão na UTI neonatal reduza significativamente a incidência de disfunção renal grave (377). No entanto, esses RNs não receberam resfriamento terapêutico, e os dados a longo prazo não estão disponíveis.

Manejo das consequências do comprometimento da homeostase

O tratamento de apoio de RNs com LRA deve ter por objetivo manter a homeostase de todos os sistemas vitais. Alguns pacientes podem necessitar de suporte respiratório e cardiovascular significativos, e todos esses pacientes exigem equilíbrio hidreletrolítico adequado e ajuste das doses dos medicamentos eliminados pelos rins. O diagnóstico precoce e o aporte adequado de líquidos/eletrólitos para equilibrar o débito e evitar mais insultos podem ajudar a evitar o progresso de complicações associadas a LRA.

Líquido e eletrólitos

A hemostasia de líquidos e eletrólitos é uma das funções essenciais dos rins. Assim, os RNs com LRA apresentam risco de perturbação eletrolítica. De acordo com a fisiologia subjacente, o RN pode apresentar um balanço eletrolítico positivo ou negativo final quando houver dano renal. Por exemplo, um bebê oligúrico ou anúrico pode apresentar um aumento progressivo nas concentrações séricas de fósforo ou potássio. RNs com LRA nefrotóxica podem apresentar túbulos danificados, que excretam grandes quantidades de água e potássio. O desvio de eletrólitos do compartimento intracelular para o extracelular proporciona uma nova função homeostática, que pode ajudar a equilibrar os eletrólitos; alternativamente, os danos às células (p. ex., durante a síndrome de lise tumoral) podem sobrecarregar a capacidade do rim comprometido de fornecer depuração suficiente.

Hiperpotassemia

Os pacientes com LRA frequentemente apresentam hiperpotassemia, ou seja, concentração de potássio superior a 6,5 mEq/ℓ (378). A hiperpotassemia factícia pode resultar de hemólise ou da formação de coágulos durante a obtenção da amostra, isto é, liberação de potássio dos eritrócitos ou das plaquetas. Se a hiperpotassemia estiver acompanhada de hiponatremia, hipoglicemia e hipotensão, deve-se considerar o diagnóstico de insuficiência suprarrenal (ver Capítulo 36). Isso resulta mais frequentemente de hiperplasia suprarrenal congênita ou de hemorragia suprarrenal bilateral; pode-se suspeitar desta última com base na presença de anemia com trombocitopenia, icterícia e massas abdominais bilaterais, com confirmação por US.

O tratamento da hiperpotassemia inclui a suspensão da ingestão de qualquer potássio; a interrupção de qualquer medicamento que possa causar hiperpotassemia (p. ex., indometacina, inibidores da ECA, diuréticos poupadores de potássio); e correção da hipovolemia com solução salina isotônica para promover a secreção tubular de potássio. Os RNs com hiperpotassemia que necessitam de transfusões de hemácias devem receber concentrados de hemácias lavadas ou frescas. Aconselha-se uma consulta com um nefrologista pediátrico antes de submeter um lactente com hipercalcemia a uma transfusão.

Com frequência, é necessária a administração simultânea de várias formas de terapia (Quadro 39.10) para tratar a hiperpotassemia potencialmente fatal (378-386). Elas podem ser divididas em terapias que extraem o potássio (resina de troca catiônica, diálise e diuréticos), aquelas que diminuem a excitabilidade miocárdica (cálcio), e aquelas que desviam o potássio do compartimento extracelular para o intracelular (bicarbonato de sódio, insulina/glicose ou albuterol).

Se as alterações eletrocardiográficas estiverem associadas a hiperpotassemia, a administração de cloreto de cálcio ou gliconato de cálcio é indicada; este irá rapidamente, mas apenas temporariamente, diminuir a excitabilidade das células miocárdicas (Quadro 39.10) (379). A administração de cálcio deve ser imediatamente seguida de outro método para diminuir a concentração de potássio.

Foram propostos vários métodos (Quadro 39.10) para induzir a captação celular de potássio, incluindo a combinação de glicose e insulina, salbutamol, bicarbonato e exsanguinotransfusão com concentrados de hemácias lavadas. A infusão de glicose-insulina é mais eficiente para corrigir a hiperpotassemia do que o bicarbonato ou as resinas de troca catiônica, enquanto é igualmente eficiente em relação ao salbutamol. Se glicose e insulina forem infundidas, a relação inicial para RNs de MBPN (500 a 1.000 g) deve ser de aproximadamente 2,2 g/U de insulina; deve-se ajustar a relação (faixa de 1 a 3 g/U de insulina) de acordo com a evolução da glicemia.

O salbutamol aumenta a captação celular de potássio ao induzir a atividade da Na^+/K^+ ATPase através do cAMP, independentemente da ação da insulina ou da aldosterona, e ao induzir um aumento nos níveis séricos de insulina (386). Um estudo clínico randomizado em prematuros mostrou que o salbutamol nebulizado (400 µg) diminuiu os níveis de potássio em 0,7 mEq/ℓ dentro de 4 horas e 1,1 mEq/ℓ dentro de 8 horas, em comparação com nenhuma alteração significativa no grupo que recebeu solução salina (384).

QUADRO 39.10

Tratamento da hiperpotassemia na insuficiência renal

Medicamento	Dose (IV a menos que especificado em contrário)	Mecanismo	Início de ação	Duração
Cloreto de cálcio	0,25 a 0,5 mEq/kg durante 5 a 10 min	Modifica excitabilidade miocárdica	1 a 3 min	30 a 60 min
Gliconato de cálcio	0,5 a 1 mEq/kg durante 5 a 10 min			
Bicarbonato de sódio	1 mEq/kg durante 10 a 30 min	Captação intracelular de K	5 a 10 min	2 h
Glicose	0,5 g/kg/h	Captação intracelular de K	30 min	4 a 6 h
+Insulina	1 U/2,2 g de glicose (1 a 3)[a]			
Salbutamol	4 a 5 µg/kg durante 15 a 20 min[b]	Captação intracelular de K	30 a 40 min	> 120 min
Resina de troca catiônica (sulfonato de polistireno Na/Ca)	1 g/kg por via intrarretal, 6/6 h[c]	Troca de K por Na ou Ca	1 a 2 h	6 h
Exsanguinotransfusão[d]	2/3 de hemácias lavadas reconstituídas com albumina a 5%	Captação de K pelas hemácias	Minutos[e]	> 12 h
Diálise peritoneal	Utilizar dialisado com baixa concentração de K	Diálise	Minutos[e]	Sem limite
Hemo(dia)filtração		Filtração (e diálise)	Minutos[e]	Dias

[a]A preparação da infusão de insulina requer saturação do tubo de plástico com a solução de insulina antes de sua administração ao paciente. A razão média entre glicose e insulina associada à manutenção da glicemia normal em recém-nascidos de muito baixo peso é de 2,2 ± 0,6 g/U (média ± DP) (Lui).
[b]Como a administração de salbutamol pode causar elevação transitória da concentração sérica de potássio, não deve ser utilizado como primeira medicação no tratamento da hiperpotassemia (ver detalhes no texto). Não se dispõe da preparação IV nos EUA. O salbutamol também é eficiente por aerossol.
[c]Deve-se evitar a administração oral de resina de polistireno a RNs com muito baixo peso e àqueles com peristalse deficiente (risco de concreções) (Ohlson). Uma sobrecarga considerável de cálcio ou de sódio pode resultar da respectiva resina. O efeito sobre a concentração de potássio é mais lento do que a combinação de glicose e insulina.
[d]Muitos bancos de sangue não lavam mais as hemácias.
[e]Essas técnicas são rápidas e extremamente eficazes na correção dos níveis de potássio. O tempo necessário para sua realização pode ser um fator limitante; podem-se utilizar outras técnicas para estabilizar inicialmente o recém-nascido.
Modificado de Smith JD, Bia MJ, DeFronzo RA. Clinical disorders of potassium metabolism. In: Arieff AI, DeFronzo RA, eds. *Fluid, electrolyte, and acid–base disorders*, vol 1. New York, NY: Churchill-Livingstone, 1985:413-509.

Embora o bicarbonato de sódio (1 mEq/kg) tenha sido recomendado para o tratamento da hiperpotassemia, sua eficácia em pacientes com insuficiência renal é controversa. A administração de bicarbonato irá aumentar o pH e diminuir a ocorrência de hiperpotassemia por meio da troca de H^+/K^+ na acidose metabólica. No entanto, a correção da acidose também fará com que a concentração sérica de cálcio ionizado caia, e doses repetidas de bicarbonato podem resultar em hipernatremia. O uso de bicarbonato de sódio em RNs pré-termo deve ser ponderado em relação ao risco potencial de hemorragia intraventricular (HIV).

Embora as resinas de troca catiônica ofereçam a vantagem em potencial de remover permanentemente o potássio corporal, em vez de aumentar sua captação celular, não se recomenda a sua administração a RNs, em virtude de eficácia e segurança baixas. Os efeitos dessas resinas incluem sobrecarga de sódio (quando se utiliza o sulfonato de polistireno sódico, mas não com uma resina com cálcio em lugar de sódio), obstrução intestinal, perfuração e sangramento (387). Alguns médicos utilizaram métodos de decantação para reduzir a quantidade de potássio fornecida aos pacientes, adicionando essa resina à fórmula, misturando-a, permitindo-a assentar e depois fornecendo apenas o sobrenadante (a resina cai e permanece no fundo do recipiente) (387,388). Quando o manejo clínico não for suficiente para o controle da hiperpotassemia, indica-se terapia de apoio renal.

Outras anormalidades eletrolíticas

A acidose metabólica ocorre rapidamente na maioria dos RNs com LRA grave. Pode exigir a administração de altas doses de bicarbonato de sódio, podendo agravar a sobrecarga hídrica. A suplementação de base oral ou intravenosa para atingir níveis normais pode ser útil.

A hipocalcemia surge rapidamente em quase todos os pacientes com LRA grave. Pode resultar de hiperfosfatemia ou do depósito aumentado de cálcio nos tecidos lesionados, particularmente na rabdomiólise; de resistência do esqueleto ao PTH, em virtude da hidroxilação diminuída da vitamina D (389) e, na LRA induzida por aminoglicosídios, de disfunção das paratireoides secundária à hipomagnesemia, que resulta da perda tubular aumentada (390). Pode ocorrer hiperpotassemia como complicação tardia da rabdomiólise, em consequência da reabsorção do cálcio depositado nos tecidos necróticos. A hiperfosfatemia resulta de lesão tecidual (p. ex., asfixia grave, choque e rabdomiólise) e de redução da excreção urinária (389). Além disso, a LRA provoca habitualmente hipermagnesemia, que pode resultar de excreção diminuída ou de desvio do espaço intracelular (390).

Durante a fase oligúrica, não se deve fornecer nenhuma ingestão de suplementos de magnésio (p. ex., antiácidos) ou de fosfato, a fim de limitar a hipermagnesemia e a hiperfostatemia. Pode ser necessário administrar cálcio IV para tratar a hipocalcemia grave (cálcio ionizado baixo com sintomas ou alterações eletrográficas) ou hiperpotassemia com alterações eletrocardiográficas; entretanto, não se deve administrar cálcio intravenoso adicional de modo rotineiro até obter uma redução dos níveis plasmáticos de fosfato para valores normais, a fim de limitar o risco de calcificação ectópica. A hiperfosfatemia é tratada pela adição de quelantes de fosfato (p. ex., carbonato de cálcio) às refeições. O carbonato de cálcio liga-se ao fosfato, tornando-o insolúvel e reduzindo, assim, a sua absorção. O hidróxido de alumínio não é mais utilizado como quelante de fosfato, devido ao risco de neurotoxicidade.

Fluido

O balanço hídrico adequado deve levar em consideração a perda de peso esperada durante a primeira semana de vida. Em RNs pré-termo, a restrição hídrica durante as primeiras semanas de vida diminui o risco de PCA e enterocolite necrosante, e mostrou-se que há uma tendência de diminuição de HIVe e DBP (391).

O manejo de fluidos em RNs gravemente enfermos com LRA pode ser muito difícil. Lactentes com LRA podem necessitar de fluidos para corrigir o volume intravascular a fim de manter uma nutrição adequada e índices hematológicos apropriados e fornecer os medicamentos adequados. Lactentes com uropatia obstrutiva requerem maior ingestão de fluidos durante a diurese pós-obstrutiva. Em uma criança oligúrica/anúrica, o excesso de fluidos pode causar ICC, edema da parede torácica e insuficiência pulmonar. Assim, a prevenção contra a sobrecarga grave de fluidos (por meio da limitação das infusões de cristaloide) e a maximização da concentração de suplementos nutricionais devem ser realizadas. A restrição hídrica rigorosa que limita a taxa de perdas renais e gastrintestinais imperceptíveis é, por vezes, necessária, mas limita a nutrição.

Conforme a sobrecarga hídrica progride, pode-se considerar a terapia de apoio renal com maior antecedência, visto que a sobrecarga hídrica grave torna a colocação do cateter peritoneal ou da hemodiálise mais difícil, e a disfunção cardiopulmonar grave agrava a complexidade e reduz o sucesso do tratamento. A determinação dos efeitos da sobrecarga hídrica na mortalidade e no momento da terapia de apoio renal em relação à sobrecarga hídrica são lacunas essenciais para que possamos melhorar os desfechos em RNs com risco de LRA.

Estudos em crianças mostram que a prevenção e o tratamento da sobrecarga hídrica são duas das razões mais comuns para início da terapia de apoio renal (335). A sobrecarga hídrica pode ser calculada conforme segue: [(entrada hídrica em litros) − (débito hídrico em litros)]/peso em kg na internação na UTI neonatal. Na estratificação do banco de dados da terapia de reposição renal contínua pediátrica e prospectiva (TRRCpp) para crianças com menos de 10 kg ($n = 84$), Askenazi et al. mostraram que pacientes com sobrecarga hídrica superior a 20% no momento do início da terapia de reposição renal contínua (TRRC) apresentaram 4,9 vezes mais risco de morte do que aqueles com sobrecarga hídrica inferior a 10%. Aqueles que conseguiram retornar ao peso seco durante a TRRC apresentaram melhores desfechos.

Nutrição

Um dos maiores desafios enfrentados por um médico que presta assistência a um RN com LRA ou DRC é a nutrição. Deve-se evitar a desnutrição. As proteínas e as calorias devem ser fornecidas conforme recomendado de acordo com a idade e o grau de doença da criança. Se a TRRC (seja via sangue ou peritônio) for necessária, um adicional de 1 a 1,5 g/kg/dia de proteína deve ser administrado para substituir as perdas adicionais decorrentes dessas terapias. Se apropriado, aconselha-se a administração de fósforo em uma medida que os rins possam excretar. O leite materno ou a fórmula especial são preferenciais pois limitam a quantidade de fósforo, que pode ser utilizado para aumentar o teor calórico do leite materno. Se o RN não puder ser alimentado, deve-se iniciar a nutrição parenteral total (NPT). Se um RN não puder receber as calorias e as proteínas necessárias devido à preocupação com acúmulo hídrico, deve-se considerar a terapia de apoio renal.

Ajuste das doses de fármacos

Deve-se ajustar o intervalo de administração dos medicamentos com eliminação renal (p. ex., antibióticos, agentes paralisantes, teofilina, agentes antiepilépticos e digoxina) aos níveis tóxicos ou à função renal efetiva (espontânea ou com terapia de apoio renal) a fim de evitar níveis tóxicos. Por sua vez, os níveis tóxicos podem aumentar a gravidade da insuficiência renal. Embora se disponha de dados insuficientes para calcular o ajuste da posologia em RNs, podem-se efetuar previsões com base nos níveis tóxicos seriados ou na relação entre a Scr e a meia-vida da concentração sérica de determinado fármaco (297,299). Quando possível, devem-se escolher medicamentos com toxicidade renal mínima ou nenhuma.

Terapia de apoio renal para recém-nascidos

Considera-se a expressão "apoio renal" mais aplicável do que "reposição renal". Isso se deve ao fato de que não é preciso esperar a "insuficiência" do órgão para que se forneça apoio a seu funcionamento essencial; em vez disso, devemos fornecer apoio ao funcionamento do órgão quando funções críticas começam a ser afetadas, especialmente se esses processos provavelmente continuarão a agravar-se. Ao prestar assistência a pacientes gravemente doentes, os médicos devem considerar os riscos potenciais e os benefícios de fornecer uma intervenção, *ou* uma intervenção alternativa, *ou* fornecer um manejo conservador. A decisão de dar início à terapia de apoio renal em RNs com disfunção renal normalmente é muito difícil por vários motivos:

- Quando for considerada a terapia de apoio renal para lactentes com anomalias congênitas dos rins e do sistema urinário, esta será crônica, necessitando de transplante renal quando o RN atingir cerca de 10 kg. O crescimento adequado requer inúmeras horas de cuidados médicos, grandes despesas médicas, famílias dedicadas e múltiplas cirurgias. Muitas vezes, essas crianças apresentam danos em outros órgãos. A doença do órgão extrarrenal é o maior prognóstico de desfecho a longo prazo
- Os aparelhos que usamos para a diálise em RNs são modificados em relação aos aparelhos utilizados para adultos. Até que sejam disponibilizados aparelhos desenvolvidos especificamente para a assistência de RNs com insuficiência renal, os riscos de terapia de apoio renal são maiores neste grupo
- Há poucas fontes de dados nas quais os médicos podem se basear para a elaboração de diretrizes e recomendações
- Desfechos em RNs com LRA que não são submetidos a terapia de apoio renal são surpreendentemente insuficientes (consulte a seção "Incidência e desfechos de RNs com LRA" anteriormente).

Um debate da equipe multiprofissional no início da evolução da LRA é essencial para fornecer à família e à equipe as informações adequadas para uma tomada de decisão informada. Sob essa premissa, a participação de equipes de neonatologia e nefrologia irá fornecer informações importantes sobre possíveis benefícios/riscos para cada uma das terapias disponíveis e sobre o risco de não se realizar a terapia de apoio renal e de fornecer apenas o manejo conservador. Cada família/paciente merece uma avaliação individual. As opções para terapia de apoio renal incluem diálise peritoneal (DP) e hemodiálise (HD). Ambas as modalidades podem ser realizadas de forma intermitente (8 a 10 horas por dia para DP; 3 a 4 horas por dia para HD) ou contínua. O apoio contínuo fornecido via um circuito extracorpóreo é referido como TRRC. Terapias contínuas fornecem a vantagem de ser capazes de realizar as metas necessárias de terapia ao longo de um período de 24 horas com menor potencial de instabilidade hemodinâmica secundária ao desvio hídrico súbito.

Diálise peritoneal

A DP é a escolha esmagadora da terapia de apoio renal para crianças pequenas que necessitam de diálise a longo prazo. Nos casos crônicos, a DP geralmente é realizada com um ciclador automatizado, normalmente com 8 a 12 ciclos curtos noturnos e um pequeno tempo de permanência residual durante o dia (392,393). No ambiente da UTI, a DP geralmente é realizada com a configuração manual usando ciclos contínuos a cada hora de 10 a 20 mℓ/kg por tempo de permanência.

A DP na UTI tem várias vantagens em relação à hemodiálise intermitente e à TRRC.

- Não é necessário anticoagulação (392)
- Menos onerosa
- O acesso de um cateter peritoneal pode ser mais fácil
- Crianças que necessitam de terapia de apoio renal a longo prazo apresentam uma vantagem adicional de evitar a exposição aos produtos sanguíneos que tem implicações significativas para um transplante renal futuro. Também fornece expansão gradual da cavidade abdominal para permitir futuro transplante renal (394). As crianças que necessitam de terapia de apoio renal a longo prazo podem crescer mais quando tratadas com DP do que com HD intermitente (395).

As limitações do DP incluem:

- Embora a DP possa corrigir a hiperpotassemia e a uremia, a hemodiálise intermitente e a TRRC fornecem remoção de solutos pequenos mais rápida e eficiente e maior remoção de solutos de peso molecular mais alto. Assim, a DP não fornece a remoção urgente necessária para a intoxicação aguda, síndrome de lise tumoral, hiperpotassemia sintomática ou hiperamonemia (395,396)
- A DP pode não ser viável em pacientes com anomalias congênitas como gastrosquise, onfalocele, ou adesões de cirurgias abdominais anteriores
- Há risco de desenvolvimento de peritonite
- Imunoglobulinas podem ser perdidas com a DP, aumentando, assim, o risco de peritonite e outras infecções. A peritonite pode levar ao aumento da perda de proteína dialisada, comprometimento da nutrição, perda da produção de ultrafiltração e danos à membrana peritoneal.

Hemodiálise intermitente

A hemodiálise intermitente realiza a remoção de solutos via difusão através de uma membrana semipermeável em um fluido dialisado. Nesse processo, o alto fluxo sanguíneo e as taxas do fluxo dialisado tornam a terapia de apoio renal a forma mais rápida de remoção de solutos e remoção do volume de LEC (396,397). Também permite que a composição dialisada seja facilmente ajustada para o tratamento de anormalidades eletrolíticas (397). Em oposição à TRRC, a hemodiálise intermitente proporciona uma remoção substancial por várias horas, o que permite ao paciente ficar fora do aparelho na maior parte do dia. Isso pode ser muito importante para crianças que estão se recuperando de uma doença aguda.

É tecnicamente desafiador realizar a hemodiálise intermitente e esta requer pessoal qualificado em um centro médico especializado ou clínica de hemodiálise. A hemodiálise intermitente também depende de um acesso vascular confiável para proporcionar os fluxos sanguíneos adequados. Além disso, os desvios rápidos de volume que acompanham a hemodiálise intermitente podem não ser adequadamente tolerados por crianças pequenas ou por crianças gravemente doentes com instabilidade hemodinâmica. Nesse processo, existe um risco de síndrome de desequilíbrio, no qual a remoção rápida da ureia provoca um gradiente osmótico entre o plasma e o encéfalo, resultando em edema cerebral e possibilidade de óbito. A anticoagulação geralmente é obtida com heparina, embora alguns utilizem a anticoagulação regional com citrato em crianças sob risco de sangramento ou trombocitopenia induzida por heparina.

Terapia de reposição renal contínua

A TRRC pode ser configurada para fornecer remoção através de convecção, difusão ou uma combinação de convecção e difusão. Recentemente, a LRA e a sobrecarga hídrica durante a doença crítica têm sido detectadas com mais frequência, e a TRRC tem se tornado um meio cada vez mais popular de apoio até mesmo para a criança mais gravemente doente que pode ser hemodinamicamente instável. Também é comumente usada em combinação em RNs e crianças que recebem ECMO. A TRRC oferece várias vantagens para o apoio de pacientes gravemente enfermos, visto que as metas hídricas podem ser ajustadas com base no estado do paciente. Outra vantagem é que com uma modalidade contínua, não há necessidade de restrição hídrica, o que permite a provisão de nutrição, produtos sanguíneos e medicamentos sem agravar a sobrecarga hídrica. A TRRC pode resultar em uma remoção significativa dos aminoácidos, e os pacientes que requerem TRRC normalmente apresentam maior necessidade de proteína. Assim, as recomendações atuais são para adicionar de 1 a 1,5 g/kg/dia ou mais para necessidades normais de proteína a fim de equilibrar as perdas durante a TRRC. Os obstáculos principais a esse tratamento em RNs são técnicos (acesso vascular confiável), necessidade de pessoal treinado em um centro terciário apenas e necessidade de anticoagulação com risco à vida por sangramento (398).

EVENTOS TROMBOEMBÓLICOS QUE EVOLUEM PARA LRA

Introdução

As complicações tromboembólicas no período neonatal que evoluem para LRA estão sendo cada vez mais reconhecidas devido à maior utilização de cateterismo vascular invasivos e possivelmente devido à menor concentração de antitrombina, cofator II da heparina e proteína C juntamente com uma capacidade fibrinolítica reduzida em RNs. Inúmeros fatores como asfixia perinatal, infecções neonatais, diabetes materno, linhas centrais, trauma ou cirurgia e desidratação podem contribuir para a ocorrência de complicações trombóticas. Vários defeitos genéticos protrombóticos, principalmente aqueles que afetam os sistemas anticoagulantes fisiológicos, ou seja, antitrombina III, proteína C e deficiência de proteína S; a mutação do fator V de Leiden de coagulação (G1691A); e o fator II variante (G20210A) foram bem estabelecidos como fatores de risco de eventos trombóticos (399,400).

Trombose da artéria renal

O quadro clínico da trombose da artéria renal consiste em uma combinação variável de hipertensão sistêmica hiper-reninêmica, hematúria, trombocitopenia, LRA oligoanúrica grave (se a lesão for bilateral) e perda dos pulsos femorais e do fluxo sanguíneo para os membros inferiores. A trombose da artéria renal está frequentemente, mas nem sempre (401), associada à história de cateterismo da AU. Embora a lesão mecânica e a alteração do fluxo sanguíneo nas artérias relativamente pequenas dos RNs sejam o principal estímulo, outros fatores predisponentes podem incluir sistema fibrinolítico imaturo, em parte como resultado da deficiência fisiológica de proteína C, ou plasminogênio, fatores hemodinâmicos e deficiência hereditária de antitrombina III. A incidência de trombos nos RNs com cateter na AU varia entre 24 e 95% (401,402). Esses trombos podem tornar-se sintomáticos quando maciços ou quando ocorre embolia.

A US em tempo real pode ser normal ou revelar aumento da ecogenicidade cortical ou nefromegalia. O diagnóstico de trombose da artéria renal é confirmado por angiorressonância magnética ou ultrassonografia com Doppler de fluxo colorido. A angiorressonância magnética é superior à ultrassonografia com Doppler de fluxo colorido na avaliação da vasculatura renal (403).

A LRA associada à trombose bilateral das artérias renais pode exigir terapia de apoio renal prolongada (p. ex., DP). As indicações para tratamento cirúrgico não estão bem definidas. A anticoagulação sistêmica, a trombólise e, se esta falhar, a trombectomia devem ser consideradas para pacientes com hipertensão refratária e para aqueles com trombos aórticos maciços, resultando em complicações significativas (p. ex., comprometimento da perfusão de um membro, hipertensão vascular renal ou anúria). Os outros pacientes habitualmente podem ser tratados com agentes anti-hipertensivos e manejo sintomático das complicações da LRA; a heparinização pode ajudar a limitar a extensão do trombo. Embora a trombose da artéria renal frequentemente resulte em hipotrofia renal localizada ou difusa, a função renal costuma melhorar até um nível próximo ao normal, e a hipertensão regride na maioria dos pacientes em poucos meses.

Trombose da veia renal

A trombose venosa renal neonatal é uma condição incomum, normalmente observada em RNs a termo ou quase a termo adequados ou grandes para a IG. Pode estar associada a policitemia; asfixia perinatal grave; desidratação grave, às vezes com choque; diabetes materno; angiografia para cardiopatia cianótica congênita; e hemorragia suprarrenal e cateterismo venoso da veia umbilical; e anormalidades pró-trombóticas (404,405; Capítulo 43). A fibrinólise subótima em RNs estressados pode ser um fator importante. Clinicamente, a trombose da veia renal apresenta-se como a associação de massa no flanco palpável unilateral ou bilateral, hematúria, proteinúria e, em alguns casos, oligoanúria.

A ultrassonografia renal revela uma imagem típica, caracterizada por aumento do rim, perda da definição da junção corticomedular, aumento focal ou generalizado anormal na amplitude do eco do parênquima renal e diminuição no tamanho e na amplitude do eco do complexo central (405,406). O diagnóstico de trombose da veia renal é confirmado por angiorressonância magnética ou por ultrassonografia com Doppler de fluxo colorido. Nos casos em que a desobstrução da VCI não está bem definida na angiorressonância magnética, deve-se efetuar ultrassonografia com Doppler de fluxo colorido (405). A ultrassonografia e os estudos com Doppler irão revelar se a trombose se estende até a veia cava inferior.

As complicações agudas da trombose venosa renal incluem LRA, hipertensão sistêmica e coagulação intravascular disseminada. A lesão pode, em última análise, resultar em atrofia renal.

RNs afetados foram tratados com cuidados de apoio ou anticoagulação com heparina, tendo uma boa taxa de sobrevivência, mas eles geralmente perdem alguma massa renal, com atrofia cortical ou segmentar ou hipertensão. RNs sem riscos de aumento do sangramento devem ser considerados para terapia combinada com trombólise e anticoagulação, as quais têm mostrado resultados mais promissores (407). A decisão terapêutica deve levar em conta o risco de sangramento disseminado e hemorragia intraventricular, particularmente nos RNs pré-termo (407). As indicações para cirurgia não estão bem esclarecidas.

DOENÇA RENAL CRÔNICA E DOENÇA RENAL EM ESTÁGIO TERMINAL

Introdução

DRC e LRA congênita são conceitualmente difíceis de separar, sobrepõem-se com frequência e muitas vezes são indistinguíveis no período perinatal. Enquanto a National Kidney Foundation define "crônico" como ≥ 3 meses de duração, convém aplicar este termo a lactentes com condições congênitas que claramente irão persistir (p. ex., displasia renal, DRP autossômica recessiva [DRPAR]). Em outros casos, o rótulo de DRC ou DRET após LRA congênita ou não congênita é adiado até que se conheça a intensidade e a persistência da lesão renal. Os níveis de gravidade da DRC pediátrica são delineados no Quadro 39.11. Os danos renais estruturais podem ser estabelecidos por ultrassonografia renal, patologia renal ou exame da urina (408).

QUADRO 39.11

Níveis de gravidade da DRC.	
Descrição	TFG (mℓ/min/1,73 m^2)
Lesão renal com TFG normal ou ↑	≥ 90
Lesão renal com ↓TFG leve	60 a 89
↓TFG moderada	30 a 59
↓TFG grave	16 a 29
Insuficiência renal	< 15 ou diálise

TFG, taxa de filtração glomerular.
Adaptado de Hogg RJ, Furth S, Lemley KV et al. National Kidney Foundation's Kidney Disease Outcomes Quality Initiative clinical practice guidelines for chronic kidney disease in children and adolescents: evaluation, classification, and stratification. *Pediatrics* 2003;111 (6 Pt 1):1416–1421.

Causas de DRC e DRET

As anomalias congênitas dos rins e do sistema urinário são as causas mais frequentes de DRC e DRET no primeiro ano de vida. Em particular, a válvula da uretra posterior e a displasia/hipoplasia bilateral são mais suscetíveis de resultar na DRC moderada a grave, enquanto outras formas de anomalias congênitas dos rins e do sistema urinário não manifestam complicações graves até o final da infância, adolescência ou idade adulta. A morte imediata de RNs com anomalias congênitas dos rins e do sistema urinário depende primariamente da gravidade da insuficiência respiratória associada a hipoplasia pulmonar e hipertensão pulmonar (409). Aqueles com hipoplasia pulmonar grave, frequentemente associada à síndrome de Potter típica, morrem dentro das primeiras horas ou dias de vida pós-natal. A presença de doença parenquimatosa renal bilateral é o principal fator preditivo de função renal deficiente em casos de anomalias congênitas dos rins e do sistema urinário. Se a avaliação pré-natal revelar a existência de obstrução grave do sistema urinário com oligoidrâmnio em um feto sem doença letal e sem evidências de displasia renal bilateral (257,410), pode-se indicar uma intervenção para aliviar o oligoidrâmnio e, assim, limitar ou prevenir a hipoplasia pulmonar. A avaliação multidisciplinar abrangente é necessária para avaliar o prognóstico, para aconselhar a família e estabelecer um plano terapêutico durante a gestação e o parto e após o nascimento. Dependendo da IG, podem-se considerar a descompressão intrauterina do sistema urinário ou o parto pré-termo eletivo após a administração de esteroides à mãe. As determinações seriadas dos indicadores urinários parecem ser mais confiáveis do que as medições isoladas para predizer a função renal a longo prazo (411). Para uma descrição das malformações específicas, o leitor deve consultar o Capítulo 40.

Outra causa importante da DRC e DRET infantis é composta de uma ampla faixa de distúrbios raros, muitas vezes de natureza autossômica recessiva, tais como síndrome nefrótica congênita, DRPAR e HP. A isquemia perinatal/lesão renal também pode induzir DRC e DRET; por exemplo, a necrose cortical renal pode ser precipitada por eventos hemorrágicos fetais, como deslocamento prematuro da placenta ou hemorragia feto-materna. Os tumores ou anomalias vasculares estão entre outras condições que raramente podem resultar em DRC ou DRET neste grupo.

Epidemiologia e desfechos

Definir os RNs com DRC e DRET como aqueles que chegam ao marco dos 3 meses citado anteriormente exclui perdas fetais, muitos RNs que não conseguem sobreviver e muitos com múltiplas morbidades que podem não ser encaminhados para terapia de apoio renal ou manejo renal específico. Sendo assim, é provável que os bancos de dados de rastreamento de DRET subestimem a incidência no período neonatal, enquanto continua a fornecer estimativas úteis do coorte de sobreviventes perinatais que avançam para um novo tratamento.

O USRDS (US renal data system) relatou apenas 320 crianças com DRET entre as idades de 0 e 4 anos (o grupo mais jovem rotineiramente rastreado) para uma taxa de 14,5 por milhão durante o ano de 2011 (412). Nesse grupo, a maioria apresentou DRET antes de 1 ano de idade (idade mediana de 0,6 ano). Em termos de desfechos, a sobrevivência por 90 dias, 1 ano e 5 anos depois do diagnóstico de DRET foi de 96,3%, 89,2% e 76%, respectivamente. A taxa de mortalidade foi cerca de 10 vezes maior para os lactentes e crianças que nunca foram colocados na lista de espera de transplante quando comparados àqueles que o foram. A taxa de mortalidade para pacientes que realizam HD foi cerca de três vezes maior do que para aqueles que recebem DP.

O número de crianças com menos de 1 ano de idade que sofrem DRET é muito baixo e permite apenas uma análise muito limitada. Por meio de uma solicitação de dados especial, o USRDS relatou 1.344 lactentes com DRET no período de 2000 a 2011. A incidência foi de cerca de 28 a cada 1 milhão de lactentes, e a idade mediana de DRET no grupo foi de 2 meses, implicando início neonatal em uma grande proporção. O sexo masculino representou dois terços do grupo (413).

Os dados do North American Pediatric Renal Trials and Collaborative Studies (NAPRTCS) representam pacientes pediátricos (idades de 0 a 17) em um registro multicêntrico (414,415). Os relatórios de 2010 e 2011 do NAPRTCS resumem os dados coletados há mais de vinte anos e mostram que, na própria coorte, 9,4% da coorte de diálise e 5,3% da coorte de transplante apresentaram DRET antes de 1 ano de idade. No grupo da diálise com idade inferior a 2 anos para o diagnóstico de DRET, a sobrevida em 1 e 5 anos foi de aproximadamente 90% e 75%, respectivamente. Mais de 90% dessas crianças receberam DP, inicialmente; o índice relatado de peritonite foi de aproximadamente 1 infecção a cada 15 meses. Para o mesmo grupo, a duração da diálise foi de menos de 2 anos em 80% e menos de 3 anos em 90%. Enquanto o transplante é claramente a modalidade preferida de terapia de apoio renal, menos de 1% dos transplantes foram concluídos em crianças menores de 1 ano, refletindo a dificuldade técnica e a ideia de que os desfechos são melhores quando o transplante é adiado até que as crianças tenham crescido suficientemente para melhor acomodar o transplante. Em termos de idade no momento do transplante, os desfechos parecem ser afetados pelos fatores do doador. Enquanto as taxas de sobrevida do enxerto de 7 anos para crianças com idades inferior a 2 ou de 2 a 5 anos são semelhantes (aproximadamente 80 a 85%), a taxa de sobrevida do enxerto de 7 anos de enxertos do doador falecido é de aproximadamente 55% para idade inferior a 2 e 70% para as idades de 2 a 5.

Manejo da doença renal crônica e doença renal terminal

Os cuidados clínicos podem ser divididos em duas categorias: Terapia de apoio renal, significando diálise ou transplante, e manejo conservador, significando todas as intervenções médicas, com exceção da terapia de apoio renal. O Quadro 39.12 resume muitos dos problemas clínicos para lactentes com DRC ou DRET, bem como estratégias de manejo comum para cada.

Anemia, hiperfosfatemia, acidose, sobrecarga hídrica e hiperparatireoidismo secundário são problemas clínicos para os quais as estratégias de manejo clínico são relativamente diretas, tendo permanecido estáveis durante muitos anos e, agora, revisadas exaustivamente (416). Fornecer nutrição adequada e monitoramento do crescimento continua sendo o aspecto mais crítico e difícil da terapia para lactentes com DRC. O aspecto mais importante do crescimento e da nutrição é a ingestão calórica, que em lactentes e crianças com DRC tende a ser inferior à recomendada (417). Os fatores de risco adicionais mais significativos para crescimento insuficiente incluem prematuridade, comprometimento do crescimento fetal e morbidade perinatal. Os dados de DRC prospectiva no estudo Children (CKiD) demonstram uma prevalência significativa de baixo peso (17%), PIG (14%), prematuridade (12%) e UTI após o parto (40%) (367). A alimentação enteral (nasogástrica ou gástrica) apresenta, agora, um papel benéfico bem estabelecido e recomenda-se iniciá-la quando a ingestão calórica estiver abaixo da recomendada ou o comprometimento do crescimento for evidente (418). Na faixa de DRC e DRET, os lactentes e crianças que dependem da diálise apresentam maior probabilidade de necessitar de níveis superiores de intervenção. Em suma, a maioria dos lactentes com DRC moderada ou pior exigirá alimentação enteral, frequentemente por gastrostomia.

Pode ser necessário reposição de sódio devido a DRC com perda de sal (geralmente poliúrica), bem como em lactentes e crianças pequenas tratados com diálise peritoneal, que é acompanhada de perda de sódio. O manejo da acidose é realizado por meio do fornecimento de álcali, como citrato ou bicarbonato. Também, deve-se atentar para o fósforo, cálcio e outros minerais. Por fim, a ingestão adequada de água é necessária para garantir a hidratação

QUADRO 39.12
Tratamento conservador de recém-nascidos com DRC.

Problema	Terapia usual	Comentário
Acidose	Álcali (citrato de Na, NaHCO$_3$)	Correção da acidose necessária para manter o anabolismo e promover o crescimento normal
Anemia	Agente estimulante da eritropoese recombinante	A suplementação de ferro é sempre necessária durante o tratamento com eritropoetina
Anorexia	Alimentação nasogástrica ou por gastrostomia	Quase todos os recém-nascidos com DRC necessitam de alimentos suplementares
Hiperfosfatemia	Fórmula láctea pobre em fosfato; quelantes do fosfato	CaCO$_3$ é o quelante de fosfato mais comumente utilizado no primeiro ano de vida; sevelâmero também é usado na fórmula enriquecida; evitar os agentes contendo alumínio
Hiperparatireoidismo secundário	Análogos da vitamina D (paracalcitol, calcitriol)	Manter o PTH intacto sérico dentro da faixa normal em pacientes com DRC; antes da diálise; evitar um produto cálcio × fósforo > 70
Uremia	Dieta hipoproteica	Não restringir a ingestão de proteína abaixo da CDR para a idade; os RNs com síndrome nefrótica congênita necessitam de ingestão aumentada de proteínas; devido à incapacidade de fornecer CDR de proteína sem uremia, deve-se considerar a terapia de substituição renal
Retardo do crescimento	Alimentos suplementares; rHGH	Deve-se obter a correção de todos os problemas acima antes de instituir o tratamento com rHGH
Retardo do neurodesenvolvimento	Serviços de "intervenção precoce"	A maioria dos lactentes necessita de alguma combinação de fisioterapia, terapia ocupacional e terapia da fala/alimentar
Função imune	Perda de Ig na nefrose e via diálise peritoneal	Pode ser aconselhada IVIg Cronograma acelerado de vacinação, especialmente vacinas vivas, antes da imunossupressão no transplante
Trato urinário	Atenção para manter um sistema de baixa pressão Profilaxia de infecção urinária	Colaboração estreita com a urologia pediátrica Atenção a micção incompleta, refluxo, obstrução anterógrada

DRC, doença renal crônica; Ig, Imunoglobina; PTH, paratormônio; CDR, cota diária recomendada; rHGH, hormônio do crescimento humano recombinante; IVIg, imunoglobulina intravenosa.

adequada e a capacidade de excretar a carga de soluto renal com diminuição da capacidade renal total, especialmente durante os primeiros meses de vida quando a sede não é verbalizada e o acesso à água é um esforço completamente dependente (419). Com monitoramento estreito, a terapia nutricional pode normalizar o crescimento; na verdade, deve-se tomar cuidado para evitar a obesidade em muitos casos. O hormônio de crescimento humano (HGH) é um tratamento bem-estabelecido para atraso do crescimento refratário a outros meios, mas é menos comumente utilizado em RNs com menos de 1 ano de idade.

Diálise crônica em recém-nascidos

A exemplo da LRA, a terapia de apoio renal torna-se necessária quando as medidas conservadoras mostram-se insuficientes para controlar as manifestações da DRC. A indicação mais comum para instituição eletiva de diálise na lactância é o retardo do crescimento, enquanto a indicação não seletiva mais comum consiste provavelmente em insuficiência renal persistente após LRA neonatal. É preciso ressaltar que, nos lactentes, a diálise crônica é quase universalmente considerada uma medida temporária até que se possa efetuar um transplante renal. Os RNs apresentam baixas taxas de sobrevida na diálise em comparação com no transplante.

DP continua a ser a modalidade de diálise mais comum empregada em RNs que necessitam de terapia de apoio renal. (Para obter detalhes, consulte a seção "Lesão renal aguda".) Refletindo as melhorias no atendimento ao longo do tempo, tornou-se cada vez mais comum fornecer, em vez de omitir, a terapia de apoio renal a RNs (420). Ao mesmo tempo, alguns profissionais ainda acham sensata a decisão de omitir a terapia de apoio renal. Quando a assistência é omitida, os motivos citados nesses casos incluem as enormes demandas impostas à família do lactente, a morbidade crônica e o desfecho a longo prazo historicamente incerto desses lactentes. Enquanto essa permanece sendo uma consideração subjetiva e importante, os dados no plano de tratamento final indicam que se pode esperar que os RNs sem doença multissistêmica significativa que recebem diálise crônica obtenham desfechos tão bons como crianças mais velhas que sofrem de DRET (420-423).

O desenvolvimento paralelo de que o transplante renal de lactentes e crianças jovens tenha avançado até o ponto em que os desfechos estão entre os melhores de qualquer grupo de idade acrescenta mais peso em favor da diálise quando se descobre que um RN apresenta DRC irreversível (421,422). Sempre que possível, a decisão de oferecer a diálise a lactentes deve ser feita em um centro de nível terciário e precocemente para evitar comorbidades a fim de facilitar melhores desfechos.

Em resumo, enquanto a terapia de apoio renal requer um enorme empenho por parte da família do RN e da equipe médica, pode-se dizer que oferecer a diálise crônica tornou-se corriqueiro para a maioria dos RNs com DRC grave que possuem tamanho suficiente e não apresentam comorbidade grave.

Transplante renal

As vantagens do transplante renal são numerosas em lactentes e crianças com DRC. As principais incluem melhora do crescimento e do desenvolvimento em comparação com a diálise prolongada e a qualidade de vida mais normal (423). Esses benefícios explicam por que o transplante renal é considerado a modalidade preferida de substituição renal para lactentes e crianças com DRET, bem como a razão pela qual é realizado mais comumente nas crianças do que nos adultos. Entretanto, o transplante na lactância continua a ser um procedimento algo raro; apenas 96 dos 10.632 transplantes renais pediátricos no cadastro do NAPRTCS até 2010 foram efetuados em crianças menores de 1 ano (415). O sucesso do transplante renal no primeiro ano de vida aumentou acentuadamente em comparação com as eras anteriores, com muitos centros relatando desfechos semelhantes àqueles em crianças mais velhas. Esse progresso ocorreu paralelamente com numerosos avanços em todos os aspectos da medicina de transplante, particularmente melhoras no manejo pré-transplante e nos esquemas imunossupressores.

O transplante renal antes de 1 ano de idade permanece algo controverso, basicamente devido às taxas historicamente precárias de sobrevida do enxerto e do paciente. Os dados mais recentes do NAPRTCS mostram que a idade do receptor jovem continua tendo um impacto na sobrevida do enxerto para transplantes de rins cadavéricos, e os receptores de até 1 ano de idade apresentam a menor taxa de sobrevida do enxerto após 5 anos, em comparação com outros grupos de idade (415). No entanto, no caso de receptores de transplantes de doadores vivos, aqueles com menos de 1 ano de idade apresentaram sobrevida equivalente àqueles com idade de 2 a 5 anos. A função renal do aloenxerto a longo prazo não parece ser afetada pela idade do receptor para transplantes de doadores cadavéricos e vivos. A sobrevida dos pacientes que receberam transplante renal jovens tem aumentado ao longo do tempo. Essa melhora observada na sobrevida dos pacientes deu maior ímpeto na procura de realização de transplante para lactentes com DRC irreversível e, com o decorrer do tempo, deverá tornar esse objetivo menos controverso e mais aceito como padrão de assistência.

HIPERTENSÃO

Definição

Embora a definição de hipertensão em um RN ou criança mais velha seja clara (266), é mais difícil definir hipertensão no RN e lactente pré-termo, dadas as alterações na PA que normalmente ocorrem nas primeiras semanas de vida (424). Dionne *et al.* (275) compilaram dados disponíveis sobre a PA neonatal e seu quadro de resumo dos valores de PA (Quadro 39.2) inclui valores para os percentis 95 e 99 para lactentes de até 44 semanas de IPM. Após 1 mês de idade, a hipertensão é definida como PA sistólica e/ou diastólica superior ao percentil 95 para a idade e o gênero daquele RN (346). Esses valores normativos podem ser encontrados nas curvas publicadas no relatório Second Task Force (425) (Figura 39.9).

Como no caso de crianças maiores, o diagnóstico de hipertensão não deve ser estabelecido com base em uma única leitura. Se o RN está gravemente doente e o monitoramento contínuo da PA revela elevação persistente da PA ao longo de várias horas, então a hipertensão deve ser diagnosticada, e deve-se iniciar investigação e intervenção apropriadas. Para RNs menos criticamente enfermos na UTI neonatal, um padrão de leituras elevadas durante 1 a 2 dias deve ser suficiente para firmar o diagnóstico de hipertensão. Para lactentes maiores que estão sendo acompanhados em ambulatório, é preciso documentar pelo menos três leituras elevadas durante 1 a 2 semanas antes de aceitar o diagnóstico de hipertensão (266).

Incidência

Embora uma série recente tenha constatado que 28% dos RNs de muito baixo peso tiveram pelo menos uma medida de PA elevada durante a sua permanência na UTI neonatal, a incidência real de hipertensão nos RNs é muito baixa, variando de 0,2% nos RNs sadios até 0,7 a 2,5% naqueles de alto risco (424). O estudo mais recente publicado demonstrou uma prevalência de 1,3% da hipertensão, necessitando de tratamento entre os lactentes internados em uma UTI neonatal de hospital universitário (426).

Entretanto, certas categorias de RNs apresentam risco significativamente maior. Por exemplo, a hipertensão é relativamente comum em pacientes com história de cateterismo da AU (3%), bem como naqueles com DBP (até 43%). Em uma série, a hipertensão também foi associada a PCA e hemorragia intraventricular. Por outro lado, a hipertensão é tão incomum em RNs a termo sadios sob os demais aspectos que não se recomenda a medição rotineira da PA (427).

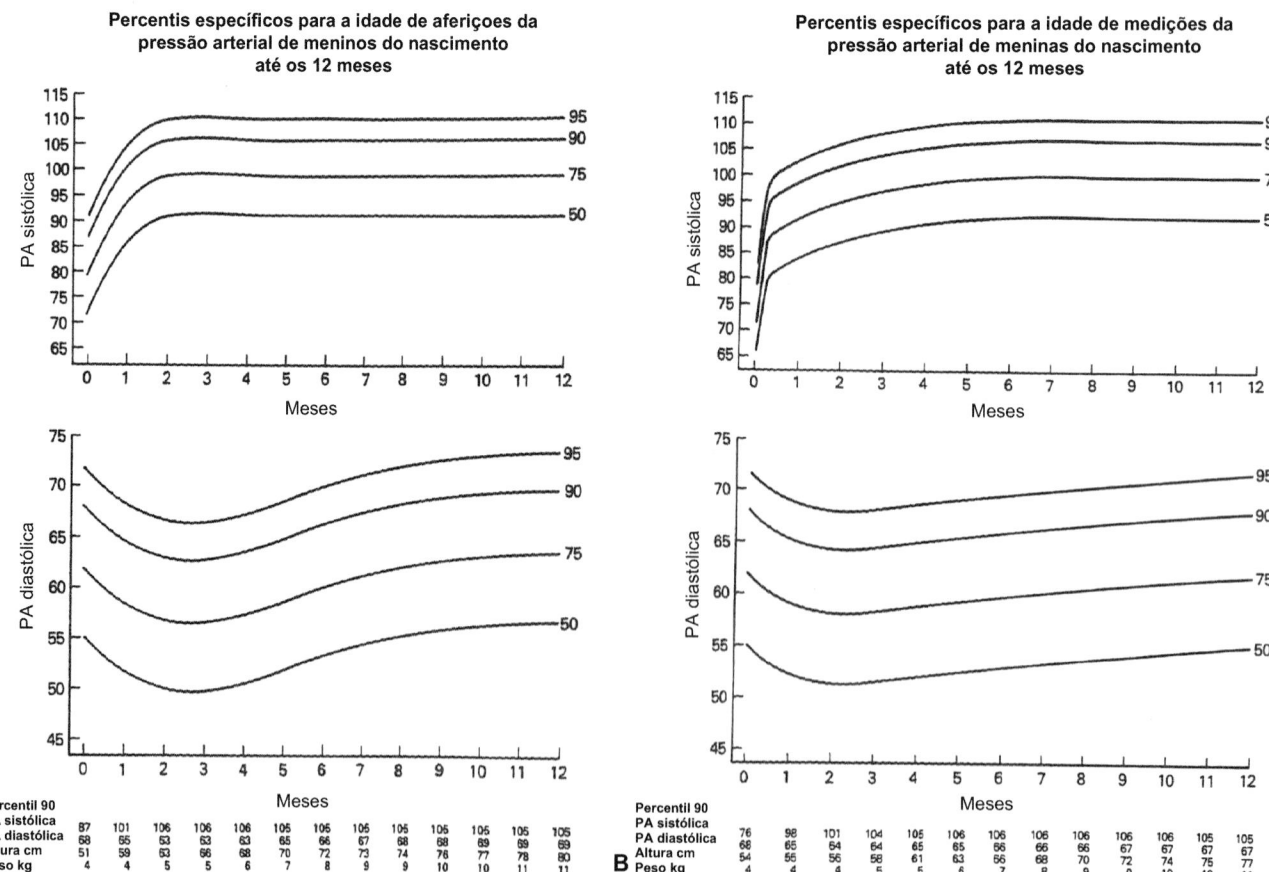

Figura 39.9 PA específica para a idade por sexo até 1 ano. Distribuições específicas para a idade da PA sistólica e da PA diastólica para recém-nascidos do sexo masculino (**A**) e do sexo feminino (**B**) entre o nascimento e os 12 meses de idade. Reimpressa de National Heart, Lung and Blood Institute Task Force on Blood Pressure Control in Children. Report of the Second Task Force on blood pressure control in children–1987. National Institutes of Health. Janeiro, 1987.

Etiologia e fisiopatologia

Sabe-se que diversas condições causam hipertensão no RN ou lactente mais velho (**Quadro 39.13**). As categorias etiológicas mais importantes incluem hipertensão renovascular, doença renal e DBP.

Hipertensão renovascular

A causa mais comum de hipertensão renovascular neonatal é tromboembolia aórtica ou renal relacionada ao cateterismo da AU (428). Pode ocorrer hipertensão enquanto o cateter está colocado ou muito tempo após sua remoção, e a hipertensão pode estar associada a história de insuficiência renal ou hematúria. Os sinais associados podem incluir LRA em pacientes com comprometimento bilateral, hematúria e perda dos pulsos femorais e do fluxo sanguíneo dos membros inferiores em pacientes com trombose aórtica extensa.

Embora tenham sido realizados vários estudos que examinaram a duração da colocação do acesso e a sua posição ("baixa" *versus* "alta") como fatores implicados na formação de trombo, esses dados não foram conclusivos. Por conseguinte, sugeriu-se que a causa da hipertensão nesses casos esteja relacionada com a formação de trombo no momento da instalação do acesso, provavelmente devido à ruptura do endotélio da artéria umbilical. A seguir, esses trombos podem embolizar para os rins, produzindo áreas de infarto e aumento da liberação de renina. Relatou-se um fenômeno semelhante em RNs com dilatação do canal arterial.

O Grupo Cochrane procurou solucionar a controvérsia sobre a colocação do cateter na AU (429). Foram analisados 11 estudos clínicos randomizados e um estudo utilizando especificações alternativas para comparar a incidência de morbidade e mortalidade para a colocação da ponta do cateter alta *versus* baixa. A colocação da ponta do cateter foi definida como alta quando situada na aorta descendente acima do diafragma, e baixa quando situada na aorta descendente, acima da bifurcação, porém abaixo das artérias renais. Os revisores concluíram que a posição posição alta do cateter provoca menos complicações isquêmicas. Entretanto, no que concerne à hipertensão, concluiu-se que ela parece ocorrer com igual frequência entre RNs com colocação alta ou baixa do cateter (429).

QUADRO 39.13

Causas de hipertensão arterial no primeiro ano de vida.

Renovascular
Tromboembolia
Estenose da artéria renal (EAR)
Coarctação da aorta média
Trombose da veia renal
Compressão da artéria renal
Aneurisma de aorta abdominal
Calcificação arterial idiopática
Síndrome da rubéola congênita

Doença parenquimatosa renal
Congênita
  DRP autossômica dominante
  DRP autossômica recessiva
  Doença renal displásica multicística
  Esclerose tuberosa
  Obstrução da junção pieloureteral
  Hipoplasia renal unilateral
  Megaureter primário
  Síndrome nefrótica congênita
Adquirida
  Necrose tubular aguda
  Necrose cortical
  Nefrite intersticial
  Síndrome hemolítico-urêmica
  Obstrução (cálculos, tumores)

Pulmonar
Displasia broncopulmonar
Pneumotórax

Cardíaca
Coarctação da aorta torácica

Genética
Distúrbios monogênicos
  Aldosteronismo remediável com glicocorticosteroides
  Síndrome de Liddle
  Pseudo-hipoaldosteronismo do tipo II
  (síndrome de Gordon)
Síndromes de malformação
  Síndrome de Williams
  Síndrome de Turner
  Neurofibromatose
  Síndrome de Cockayne

Endócrina
Hiperplasia suprarrenal congênita
  Deficiência de 11β-hidroxilase
  Deficiência de 17α-hidroxilase
  Deficiência de 11β-hidroxiesteroide desidrogenase
Hiperaldosteronismo
Hipertireoidismo

Medicamentos/intoxicações
Recém-nascido
  Dexametasona/corticosteroides
  Agentes adrenérgicos
  Intoxicação por vitamina D
  Teofilina/aminofilina
  Cafeína
  Pancurônio
  Colírio de fenilefrina
Materna
  Cocaína
  Heroína

Neoplasia
Tumor de Wilms
Nefroma mesoblástico
Neuroblastoma
Feocromocitoma

Neurológica
Dor
Hipertensão intracraniana
Convulsões
Disautonomia familiar
Hematoma subdural
Abstinência de opiáceos

Outros
Sobrecarga hídrica
Nutrição parenteral total
Fechamento de defeitos da parede abdominal
Hemorragia suprarrenal
Hipercalcemia
Tração
ECMO
Asfixia perinatal

ECMO, oxigenação por membrana extracorpórea; DFM, displasia fibromuscular; DRP, doença renal policística.

As anomalias vasculares congênitas responsáveis pela hipertensão renovascular neonatal incluem estenose ou hipoplasia da artéria renal e hiperplasia segmentar da íntima. Todas essas afecções podem comprometer a aorta e as artérias renais. A estenose da artéria renal unilateral pode causar uma síndrome reversível, caracterizada por alcalose hipopotassêmica, hiponatremia e hiperecogenicidade do rim contralateral (430).

A hipertensão raramente pode resultar de dois tipos de infiltração da parede arterial. A calcificação arterial idiopática da lactância caracteriza-se por depósitos de cálcio em todas as túnicas das artérias, incluindo a aorta e as artérias coronárias, bem como nas valvas cardíacas (431). Alguns desses depósitos podem ser visíveis em uma radiografia simples. A maioria dos casos tem sido diagnosticada na necropsia. Tipicamente, a hipertensão não responde à medicação anti-hipertensiva clássica, tampouco à nefrectomia; os bifosfonatos, os antagonistas do cálcio ou PGE1 podem ser bem-sucedidos (432). A galactossialidose pode resultar em infiltração da íntima por sialiloligossacarídios e hipertensão hiper-reninêmica (433).

Outras causas de hipertensão renovascular incluem embolia neonatal da artéria renal na ausência de cateterismo da AU, hematoma intramural da artéria renal, trombose da veia renal e compressão externa da artéria renal por um rim hidronefrótico, hemorragia suprarrenal e urinoma. Por fim, foi descrito um RN com hipertensão em consequência de aneurisma da aorta abdominal (434); essa afecção, felizmente rara, pode apresentar-se como ICC intratável.

Displasia broncopulmonar

Muitos lactentes com DBP desenvolvem hipertensão. Esse fenômeno foi descrito pela primeira vez em meados da década de 1980 por Abman *et al.* (435). Em um estudo de 65 lactentes que receberam alta de uma UTI neonatal, a incidência de hipertensão em lactentes com DBP foi de 43% *versus* 4,5% em lactentes sem DBP. Os pesquisadores não identificaram uma causa bem definida para a hipertensão mas postularam a possível participação da hipoxemia. Mais de 50% dos lactentes com DBP que apresentaram hipertensão só o fizeram após a alta da UTI neonatal, ressaltando a necessidade da medição da PA em "graduados" da UTI neonatal, tenham ou não doença pulmonar.

Os achados de Abman foram confirmados por outros pesquisadores, incluindo Alagappan (436), que constatou ser a hipertensão duas vezes mais comum em lactentes de MBPN apresentando DBP, em comparação com a incidência observada em todos os lactentes de MBPN. Como todos os lactentes hipertensos necessitaram de oxigênio suplementar e aminofilina, parece que o desenvolvimento de hipertensão está correlacionado com a gravidade da doença pulmonar. Anderson *et al.* demonstraram que, quanto mais grave a DBP (definida por maior necessidade de diuréticos e broncodilatadores), maior a probabilidade da presença de PA elevada (437).

Essas observações reforçam a impressão de que os RNs com DBP grave correm claramente um risco aumentado e necessitam de monitoramento estreito quanto ao desenvolvimento de hipertensão. Isso se aplica particularmente àqueles que necessitam de tratamento contínuo com preparações de teofilina e/ou corticosteroides; até 30% dos RNs tratados com dexametasona para a DBP apresentam hipertensão (438). Se houver desenvolvimento de hipertensão grave, o risco de ICC e insuficiência renal pode ultrapassar os possíveis efeitos benéficos dos esteroides sobre a doença pulmonar.

Causas renais de hipertensão

A hipertensão é uma complicação comum de anomalias renais e doenças como o rim de Ask-Upmark, a hipodisplasia renal, a hidronefrose e a nefrite intersticial. Sabe-se que a DRPAD e DRPAR podem manifestar-se no período neonatal na forma de nefromegalia grave e hipertensão (439,440). Na DRPAR a idade mediana de ocorrência da hipertensão tem sido relatada como sendo 16 dias (439); será descoberto que a maioria dos RNs afetados é hipertensa durante o primeiro ano de vida (441). Os RNs mais gravemente afetados com DRPAR correm risco de ICC em consequência da hipertensão maligna grave. Nesses RNs, a nefrectomia bilateral pode salvar a vida.

Embora seja muito menos comum do que na DRP, a hipertensão também foi relatada em RNs com rins displásicos multicísticos. Esse fato é algo paradoxal, visto que acredita-se habitualmente que esses rins não sejam funcionantes. De fato, constatou-se que a hipertensão nesses pacientes resulta de outra anormalidade coexistente, como cicatrizes no parênquima (442). Outra explicação possível é o aumento da produção de renina por macrófagos no rim displásico (443).

A obstrução renal pode ser acompanhada de hipertensão, mesmo quando não ocorre compressão da artéria renal. Essa situação tem sido observada, por exemplo, em lactentes com OJPU congênita e a hipertensão às vezes persiste após correção cirúrgica da obstrução. A hipertensão também foi descrita em RNs com megaureter primário congênito. A obstrução ureteral por outras massas intra-abdominais também pode ser acompanhada de hipertensão. Nesses casos, o mecanismo da hipertensão não está bem esclarecido, embora o SRAA tenha sido implicado (444). Por fim, a hipoplasia renal unilateral também pode apresentar-se com hipertensão, embora isso seja incomum.

A hipertensão em consequência de doença parenquimatosa renal adquirida é menos comum na UTI neonatal do que a que decorre de anormalidades renais congênitas. Entretanto, a NTA grave, a nefrite intersticial ou a necrose cortical podem ser acompanhadas de hipertensão significativa, habitualmente, em decorrência de sobrecarga hídrica ou de sódio ou de hiper-reninemia. A síndrome hemolítico-urêmica atípica, que foi descrita em RNs a termo e prematuros (445), também costuma ser acompanhada de hipertensão. Pode ser muito difícil controlar essa hipertensão, exigindo tratamento com múltiplos agentes (445).

Causas genéticas de hipertensão

As formas genéticas de hipertensão que podem ocorrer no período neonatal dividem-se em duas categorias amplas: a hipertensão resultante de um distúrbio monogênico e a que ocorre como manifestação de uma síndrome de malformação. Os distúrbios monogênicos que causam hipertensão, com casos descritos na lactância, incluem a síndrome de Liddle, o aldosteronismo remediável com glicocorticosteroides (ARG) e a síndrome de Gordon (pseudo-hipoaldosteronismo [PHA] tipo II).

A síndrome de Liddle é uma forma de hipertensão autossômica dominante com baixos níveis de renina, caracterizada por reabsorção renal elevada de sódio, em decorrência de mutações ativadoras na subunidade β ou γ do ENaC. Essas mutações resultam em número aumentado e meia-vida prolongada dos canais existentes na superfície celular (446). O defeito genético foi localizado em um único segmento do cromossomo 16, que codifica as subunidades do ENaC; foram descritas mutações diferentes, que causam mutação da matriz de leitura ou que introduzem códons de parada prematura (447). Esse distúrbio precisa ser diferenciado da deficiência de 11β-HSD2 (ver Capítulo 41). O tratamento, isto é, a administração de KCl e de diurético poupador de K independente da aldosterona (trianterene ou a amilorida) auxilia na normalização do equilíbrio eletrolítico e acidobásico e da PA.

O ARG é uma doença autossômica dominante, caracterizada pelo início precoce de hipertensão, com níveis normais ou elevados de aldosterona, apesar da ARP suprimida (448). O ARG é causado por um gene quimérico, que resulta de um *crossing-over* desigual entre os genes da aldosterona-sintase e da 11β-hidroxilase no cromossomo 8. O gene quimérico assim formado é expresso na zona fasciculada da suprarrenal e codifica um produto proteico com atividade enzimática da aldosterona-sintase, cuja expressão é regulada pelo ACTH. Em consequência, a atividade da aldosterona-sintase é expressa ectopicamente na zona fasciculada da suprarrenal sob controle do ACTH, e não da AII. A secreção de aldosterona torna-se inexoravelmente ligada à secreção de cortisol, e a manutenção de níveis normais de cortisol resulta em secreção contínua de aldosterona, levando à expansão do volume plasmático e ao desenvolvimento de hipertensão.

A síndrome de Gordon (PHA tipo II) é um distúrbio autossômico dominante, caracterizado por hipertensão, hiperpotassemia e acidose metabólica. Raramente pode ser diagnosticada durante o período neonatal em pacientes com história familiar. Está associada a mutações dos genes nos cromossomos 1, 17 e 12, que codificam as quinases WNK, uma família de quinases da serina-treonina (449,450). Essas mutações aumentam a expressão de WNK1 e WNK4 no néfron distal. A hipertensão resulta do aumento da reabsorção de sódio e da expansão de volume por um mecanismo que ainda não foi delineado.

As síndromes de malformação que podem causar hipertensão incluem a síndrome de Williams (estenose da artéria renal), a síndrome de Turner (coarctação da aorta), a neurofibromatose e a síndrome de Cockayne. Em geral, a hipertensão nessas síndromes manifesta-se após o período neonatal, mas descreveram-se casos neonatais com hipertensão.

Outras causas de hipertensão

A coarctação da aorta torácica (consulte os Capítulos 30 e 31) foi relatada em uma série de casos de hipertensão neonatal. Embora seja normalmente detectada com facilidade no período neonatal com base na redução do pulso e das PAs menores dos membros inferiores em comparação com os membros superiores, a semelhança das leituras de PA dos membros superiores e inferiores nos primeiros meses de vida significa que a ecocardiografia é necessária para o diagnóstico definitivo (349). Nesses pacientes, a hipertensão pode persistir ou ocorrer novamente, mesmo após reparo da coarctação (469). O reparo precoce na lactância parece proporcionar um melhor desfecho a longo prazo, em comparação com o reparo tardio.

Certos distúrbios endócrinos, particularmente a hiperplasia suprarrenal congênita, o hiperaldosteronismo e o hipertireoidismo, constituem entidades clínicas de fácil reconhecimento, que foram relatadas como causa de hipertensão em RNs (451). Vários distúrbios suprarrenais podem induzir hipertensão diretamente, e devem ser diferenciados da síndrome de Liddle. O hipertireoidismo está associado à hipertensão sistólica e taquicardia persistente e, às vezes, a episódios de taquicardia supraventricular (452).

Os tumores, incluindo o neuroblastoma, o tumor de Wilms e o nefroma mesoblástico, podem ocorrer no período neonatal e produzir hipertensão, devido à compressão dos vasos renais ou dos ureteres, ou devido à produção de substâncias vasoativas, como renina ou catecolaminas.

As causas neurológicas de hipertensão incluem hipertensão intracraniana, abstinência de drogas, convulsões, dor e disautonomia familiar. As convulsões são complicações comuns da hipertensão grave; por sua vez, a PA pode aumentar transitoriamente durante episódios convulsivos (453). Deve-se proporcionar analgesia adequada antes e depois de procedimentos cirúrgicos. As causas iatrogênicas de hipertensão neonatal costumam ser óbvias, mas é importante considerá-las. Se o RN tiver hipervolemia secundária à administração excessiva de sódio ou de líquidos, deve-se restringir a ingestão e administrar um diurético. É imperativo eliminar as fontes ocultas de sódio, como solução salina isotônica utilizada para lavar um acesso arterial e medicamentos contendo sódio (p. ex., antibióticos). Se a restrição hídrica não for possível, e houver hipertensão grave com ICC, deve-se considerar seriamente a terapia de apoio renal.

Se a hipertensão for induzida por algum medicamento, pode-se considerar a sua suspensão, redução da dose ou uso de infusão em lugar de injeções repetidas. Conforme assinalado anteriormente, a dexametasona eleva a PA com relativa frequência (438,454); se isso ocorrer, deve-se tomar uma decisão quanto aos possíveis benefícios de continuar o tratamento com esteroides *versus* riscos de hipertensão. A hipertensão induzida por pancurônio provavelmente é mediada pela liberação de catecolaminas; a PA pode normalizar-se após substituição do pancurônio por vecurônio.

A hipertensão acomete 11 a 92% dos RNs submetidos à ECMO (455) e pode resultar em graves complicações, como hemorragia intracraniana e aumento da mortalidade. Apesar de investigações extensas, a patogenia exata dessa forma de hipertensão continua pouco elucidada. A sobrecarga hídrica, a alteração no manejo renal de sódio e da água e distúrbio na função dos barorreceptores atriais foram propostos como fatores causais. Em geral, utilizam-se infusões de nicardipino para tratar essa forma de hipertensão.

A hipertensão pode ocorrer após cirurgia. Dos quatro pacientes que apresentaram hipertensão após reparo cirúrgico de um defeito da parede abdominal, três tinham edema dos membros inferiores e ARP normal, enquanto um exibiu evidências de OJPU e ARP elevada (456). A duração da hipertensão nesses pacientes variou de 12 dias a 6 meses. Uma série de casos mais recentes demonstrou que a hipertensão é mais frequente e mais persistente em pacientes com onfalocele do que em pacientes com gastrosquise (457). A hipertensão que surge após fechamento primário de extrofia da bexiga pode estar relacionada com tração para imobilização do esqueleto (458).

Manifestações clínicas e investigação

A hipertensão leve a moderada pode ser assintomática. As manifestações sintomáticas, como ICC, convulsões, recusa alimentar e letargia, são inespecíficas e podem resultar da doença subjacente, da própria hipertensão ou de suas complicações (p. ex., neurológicas, cardiovasculares).

A primeira etapa na avaliação consiste em determinar se o RN é, de fato, hipertenso, ou se as elevações da PA só ocorrem durante períodos de agitação, dor, choro, alimentação ou realização de procedimentos. Conforme discutido anteriormente, apenas os RNs com elevação persistente da PA devem receber o "diagnóstico" de hipertensão e suscitar avaliação diagnóstica.

Deve-se obter uma história relativamente específica, dispensando a devida atenção para qualquer exposição pré-natal pertinente, bem como para aspectos particulares da evolução do neonato no berçário e qualquer afecção concomitante. Devem-se rever os procedimentos realizados (p. ex., colocação de cateter umbilical), e examinar a lista de medicamentos atuais. As causas facilmente identificáveis de hipertensão, como sobrecarga hídrica ou hipertensão induzida por fármacos, devem ser identificadas nesse estágio, e medidas apropriadas tomadas para corrigir o problema.

O exame físico deve procurar identificar problemas óbvios que possam estar causando a elevação da PA. Devem-se obter leituras da PA nos quatro membros para excluir a possibilidade de coarctação da aorta torácica. Deve-se examinar a aparência geral do RN, com atenção particular à presença de características dismórficas. Devem-se efetuar exames cardíaco e abdominal cuidadosos. O Quadro 39.14 fornece uma lista de achados do exame físico associados a causas específicas de hipertensão.

Em todos os RNs hipertensos, devem-se efetuar um exame de urina e testes bioquímicos do sangue rotineiros (ver Quadro 39.15). Quando a hipertensão parece ser iatrogênica ou secundária à abstinência de drogas, pode-se tentar uma terapia específica antes da realização de exames adicionais. Se não houver nenhuma causa evidente, ou se houver suspeita de etiologia renal ou renovascular, a investigação em geral inclui US dos rins, das glândulas suprarrenais, aorta e bexiga, com exame do fluxo, isto é, US com Doppler, da aorta e das artérias renais. Uma ecocardiografia será necessária para confirmar o diagnóstico de coarctação

QUADRO 39.14
Achados de exame físico em recém-nascidos hipertensos.

Achado	Causa possível de hipertensão
Sopro abdominal	Estenose da artéria renal
Genitália ambígua	Hiperplasia suprarrenal congênita
Massas do flanco bilateral	DRP; obstrução JPU (bilateral); tumor
Fontanela anterior abaulada	Hemorragia intracraniana
Diminuição dos pulsos arteriais nos MMII	Coarctação da aorta
Edema	Sobrecarga hídrica; síndrome nefrótica congênita
Fácies de elfo	Síndrome de Williams (renovascular)
Massa lateral no flanco	Obstrução da JPU; tumor
Mamilos bem espaçados; pescoço alado	Síndrome de Turner (coarctação)

MMII, membro inferior; DRP, doença renal policística; JPU, junção pieloureteral.

QUADRO 39.15
Exames complementares para avaliação de recém-nascidos hipertensos.

Geralmente útil	Útil em alguns recém-nascidos
Ureia sanguínea, creatinina	Ultrassonografia pélvica/abdominal
Cálcio	Aldosterona
Hemograma completo e contagem de plaquetas	Aortografia
Radiografia de tórax	Cortisol (pela manhã)
Eletrólitos	Ecocardiograma
Renina plasmática	Ultrassonografia renal (DTPA/MAG-3)
Ultrassonografia renal com Doppler	Angiografia renal
Urinálise (± cultura)	Provas de função tireóidea VMA/HVA urinários CUGM

DTPA, ácido dietilenotriaminopentacético; HVA, ácido homovanílico; MAG-3, mercaptoacetil triglicina; VMA, ácido vanilmandélico; CUGM, cistouretrografia miccional.

da aorta. A cintigrafia, a angiografia, a RM ou a TC renais podem estar indicadas para determinados pacientes. Se houver qualquer suspeita de hidronefrose ou de refluxo, a urina obtida por punção suprapúbica ou cateterismo vesical deve ser enviada para cultura bacteriana e fúngica.

Deve-se determinar a ARP como parte da investigação da maioria dos RNs com hipertensão. A ARP é mais útil se extremamente baixa; em tais casos, deve-se suspeitar do distúrbio monogênico que afeta o transporte renal de sódio (ver discussão anterior). Uma ARP elevada é menos útil visto que pode ser secundária à administração de diuréticos ou medicamentos adrenérgicos ou a uma doença respiratória grave; podem-se observar elevações discretas da ARP em RNs normais.

Tratamento

O tratamento da hipertensão neonatal deve ser adaptado à gravidade da hipertensão e ao estado clínico global do RN. Por exemplo, os RNs criticamente enfermos com início agudo de hipertensão grave devem ser tratados com um agente intravenoso administrado por infusão contínua, visto que permite maior controle sobre a magnitude e velocidade de redução da PA. A PA desses bebês não deve ser reduzida em mais de 25% nas primeiras 8 horas, a fim de prevenir isquemia cerebral (459). Por outro lado, os RNs relativamente sadios com hipertensão leve podem ser tratados com agentes anti-hipertensivos orais. As doses recomendadas de agentes anti-hipertensivos IV e oral são fornecidas nos Quadros 39.16 e 39.17.

Dentre os numerosos agentes anti-hipertensivos intravenosos disponíveis, a nicardipino demonstrou ser o de maior utilidade para o manejo da hipertensão neonatal grave (460,461). Pode ser precisamente titulada para o efeito anti-hipertensivo desejado, e sua administração pode ser mantida por longos períodos de tempo, sem perda da eficácia anti-hipertensiva. Os agentes alternativos que podem ser administrados por infusão contínua incluem o esmolol, a hidralazina, o labetalol e o nitroprussiato de sódio. O esmolol e o labetalol podem estar contraindicados para RNs com doença pulmonar, enquanto o nitroprussiato só pode ser usado por períodos limitados de tempo (habitualmente <72 horas), devido ao acúmulo de tiocianato. Os agentes intravenosos que podem ser administrados por injeção intermitente incluem a hidralazina e o labetalol. Relatou-se a eficácia do inibidor da ECA

QUADRO 39.16
Agentes anti-hipertensivos intravenosos.

Fármaco	Classe	Dose	Via de administração	Comentários
Diazóxido	Vasodilatador (arteriolar)	2 a 5 mg/kg/dose	Injeção intravenosa RÁPIDA	NÃO RECOMENDADO A injeção lenta é ineficaz; duração imprevisível
Enalaprilato	Inibidor da ECA	15 ± 5 µg/kg/dose a cada 8 a 24 h	Injeção intravenosa	NÃO RECOMENDADO Pode causar hipotensão prolongada e insuficiência renal aguda
Esmolol	Betabloqueador	Gotejamento: 100 a 300 µg/kg/min	Infusão contínua	Ação muito curta; necessidade de infusão contínua
Hidralazina	Vasodilatador (arteriolar)	Injeção intravenosa: 0,15 a 0,6 mg/kg/dose a cada 4 h Gotejamento: 0,75 a 5,0 µg/kg/min	Injeção ou infusão contínua	Taquicardia é um efeito colateral frequente; deve ser administrada 4/4 h quando se utiliza a injeção IV
Labetalol	Alfa e betabloqueador	Injeção intravenosa: 0,20 a 1,0 mg/kg/dose Gotejamento: 0,25 a 3,0 mg/kg/h	Injeção ou infusão contínua	Contraindicações relativas: insuficiência cardíaca, doença pulmonar
Nicardipino	Bloqueador dos canais de Ca^{++}	Gotejamento: 0,5 a 4 µg/kg/min	Infusão contínua	Pode causar taquicardia reflexa
Nitroprussiato de sódio	Vasodilatador (arteriolar e venoso)	Gotejamento: 0,5 a 10 µg/kg/min	Infusão contínua	Pode ocorrer toxicidade do tiocianato com uso prolongado (> 72 h) ou na presença de insuficiência renal

Ca^{++}, cálcio; ECA, enzima conversora da angiotensina; h, hora; IV, intravenoso; kg, quilograma; µg, microgramas; mg, miligramas.

QUADRO 39.17

Agentes anti-hipertensivos orais.					
Fármaco	Classe	Dose inicial	Intervalo	Dose máxima	Comentários
Anlodipino	Bloqueador dos canais de Ca^{++}	0,06 mg/kg	1 a 2 vezes/dia	0,6 mg/kg/dia	Pode ter início lento/gradual dos efeitos
Captopril	Inibidor da ECA	0,01 mg/kg/dose	3 vezes/dia	2 mg/kg/dia	A primeira dose pode causar rápida queda da PA; monitorar os níveis séricos de creatinina e K$^+$
Clorotiazida	Diurético tiazídico	5 mg/kg/dose	2 vezes/dia	30 mg/kg/dia	Monitorar os eletrólitos
Clonidina	Agonista alfa central	0,05 a 0,1 mg/kg/dose	2 a 3 vezes/dia	Não estabelecido	Pode provocar ressecamento da boca e sedação; hipertensão de rebote com a suspensão abrupta
Enalapril	Inibidor da ECA	0,08 mg/kg/dose	1 a 2 vezes/dia	0,58 mg/kg/dia	Monitorar os níveis séricos de creatinina e K$^+$
Hidralazina	Vasodilatador (arteriolar)	0,25 a 1,0 mg/kg/dose	3 a 4 vezes/dia	7,5 mg/kg/dia	Efeitos colaterais comuns: taquicardia e retenção e retenção hídrica são efeitos colaterais comuns
Hidroclorotiazida	Diurético tiazídico	1 mg/kg/dose	1 vez/dia	3 mg/kg/dia	Monitorar os eletrólitos
Isradipino	Bloqueador dos canais de Ca^{++}	0,05 mg/kg/dose	3 a 4 vezes/dia	0,8 mg/kg/dia	Pode-se misturar a suspensão; útil para hipertensão tanto aguda quanto crônica
Labetalol	Alfa e betabloqueador	2 mg/kg/dose	Duas vezes/dia	20 mg/kg/dia	Monitorar a frequência cardíaca; evitar o seu uso em lactentes com DBP
Minoxidil	Vasodilatador (arteriolar)	0,1 a 0,2 mg/kg/dose	2 a 3 vezes/dia	1 mg/kg/dia	Vasodilatador oral mais potente; excelente para a hipertensão refratária
Propranolol	Betabloqueador	0,5 a 1,0 mg/kg/dose	3 vezes/dia	8 a 10 mg/kg/dia	Monitorar a frequência cardíaca; evitar o seu uso em lactentes com DBP
Espironolactona	Antagonista da aldosterona	0,5 mg/kg/dose	2 vezes/dia	3,3 mg/kg/dia	"Poupador" de potássio; monitorar os eletrólitos.

Ca^{++}, cálcio; DBP, displasia broncopulmonar; ECA, enzima conversora da angiotensina; K$^+$, potássio; kg, quilograma; mg, miligramas.

intravenoso, o enalaprilato, para os casos de hipertensão neonatal grave (462); entretanto, nossa experiência sugere que esse agente pode causar insuficiência renal aguda oligúrica súbita, semelhante àquela relatada com o enalapril oral (463) – e, por esse motivo, não recomendamos o uso do enalaprilato em RNs.

A escolha dos medicamentos anti-hipertensivos orais é mais controversa. Enquanto os inibidores da ECA são considerados os fármacos de escolha para adultos e crianças com formas renais de hipertensão e, embora exista uma longa história de sua utilização na hipertensão neonatal, muitos neonatologistas e nefrologistas pediátricos têm sérias preocupações com os possíveis efeitos adversos principais, tais como hipotensão excessiva, LRA (464) e anormalidades neurológicas. Também pode haver efeitos adversos na conclusão do desenvolvimento renal em RNs prematuros. Outros medicamentos, como os betabloqueadores, ou, no caso de uma crise hipertensiva, um vasodilatador potente, devem ser tentados inicialmente. A vantagem de um betabloqueador, como o propranolol, reside na sua capacidade de diminuir a secreção de renina e a liberação de norepinefrina; entretanto, também pode causar broncoconstrição ou hipoglicemia, tornando o seu uso problemático em alguns RNs.

Dentre os vasodilatadores disponíveis, os bloqueadores dos canais de cálcio isradipino e anlodipino têm uso disseminado (424). Ambos podem ser combinados em suspensões extemporâneas estáveis. Os agentes vasodilatadores mais antigos, como a hidralazina e o minoxidil, também podem ser úteis em RNs selecionados, ou quando não se dispõe dos agentes mais recentes.

A cirurgia está indicada para o tratamento da hipertensão neonatal em um conjunto limitado de circunstâncias. Em particular, a hipertensão causada por obstrução ureteral ou coarctação da aorta é mais bem tratada cirurgicamente. Para aqueles com estenose da artéria renal, pode ser necessário tratar clinicamente o neonato até que tenha crescido o suficiente para ser submetido a um reparo definitivo das anormalidades vasculares. Os RNs com hipertensão secundária ao tumor de Wilms ou ao neuroblastoma devem ser submetidos à remoção cirúrgica do tumor, possivelmente após quimioterapia. Alguns autores também procedem à remoção profilática de rins displásicos multicísticos, devido ao risco de hipertensão (465), embora essa abordagem seja controversa.

Prognóstico

O prognóstico da hipertensão neonatal depende da etiologia, do momento em que se estabelece o diagnóstico, da presença de complicações e da resposta à terapia. Os pacientes nos quais a hipertensão é diagnosticada com base em descompensação neurológica, cardiovascular ou renal apresentam alta taxa de mortalidade. A taxa de mortalidade de pacientes com calcificação idiopática das artérias ou com trombose aórtica maciça permanece elevada, a despeito da terapia agressiva. O prognóstico a longo prazo para RNs com tromboembolia da artéria renal ou da aorta é satisfatório, frequentemente com resolução progressiva da hipertensão dentro de 1 ano ou diminuição apenas leve a moderada da função renal (466). A hipertensão em pacientes com DBP tende a regredir depois de 6 meses de idade (467). Por outro lado, os pacientes com DRP tendem a apresentar hipertensão persistente durante toda a infância (468). Os RNs submetidos a reparo da coarctação da aorta correm risco de hipertensão persistente ou recorrente (469).

TERAPIA DIURÉTICA EM RECÉM-NASCIDOS

Os efeitos dos diuréticos sobre a excreção de água e de solutos estão resumidos no Quadro 39.18. A farmacologia dos diuréticos é descrita em detalhes no Capítulo 52. Normalmente, os diuréticos são administrados em muitas UTI neonatais, incluindo para RNs de muito baixo peso com doença pulmonar na ausência de evidências de apoio (470,471).

A escolha do diurético depende da intensidade e gravidade da sobrecarga hídrica, da adequação da função renal e dos efeitos colaterais esperados. Para emergências, como ICC ou insuficiência

QUADRO 39.18
Efeitos de vários tipos de diuréticos sobre a urina e a excreção de solutos.

Tipo de diuréticos	Local de ação principal	Eliminação	Características da urina								
			FENa (%)	Volume	CH$_2$O	K$^+$ (%)	Ca^{2+}	Mg^{2+}	H$_2$PO$_4^-$	Cl	HCO$_3^-$
Inibidores da AC	TCP	Secreção	3 a 6	+	+	+++	0,+	0,+	++	0	+++
Osmóticos	Alça	Filtração	> 10	+++	+	+	+	+	++	+	+
Alça	AAE > TCP^a	Secreção	15 a 30	+++	+, −^{b}	++	+++	++	++	+++	+,^{d}
Tiazídicos	TCD > TCP	Secreção	5 a 10	++	0	++	−,+^{c}	++	++	+++	+,−^{c}
Metolazona	TCD > TCP	Secreção	4 a 7	+++	0,−	0	−	+	+	+++	0
Espironolactona	DC	Metabolização	2 a 3	+	0	−	++	+	+	+	0
Outros diuréticos poupadores de K	DC > TCD^e	Variável^f	2 a 3	+	0	−	−	−	+	+	+

A maioria desses estudos foi realizada em adultos.
^{a}O ácido etacrínico em doses habituais não exerce efeito significativo sobre a reabsorção tubular proximal. Observar que o ácido etacrínico não é recomendado em virtude de sua ototoxicidade.
^{b}Diminuição da CH$_2$O durante uma carga hídrica e aumento durante a desidratação.
^{c}Os tiazídicos podem estar associados à hipercalciúria após sobrecarga de sal.
^{d}Apesar da reabsorção diminuída de bicarbonato relacionada à inibição da anidrase carbônica, o resultado agudo consiste em alcalose por "contração". A administração crônica resulta em aumento da acidificação da urina na parte distal do néfron (ver texto).
^{e}A amilorida provoca acidose metabólica leve ao diminuir a troca de Na/H, particularmente no TCD.
^{f}A amilorida não é metabolizada e atua sobre o lado luminal. O triantereno é hidroxilado no fígado.
+, aumento; 0, sem alteração; −, diminuição.
AAE, alça ascendente espessa de Henle; AC, anidrase carbônica; Alça, alça delgada de Henle; DC, túbulo conector e ducto coletor; CH$_2$O, depuração (*clearance*) de água livre; FENa, fração de excreção de sódio; TCD, túbulo contorcido distal; TCP, túbulo contorcido proximal.
Modificado de Chemtob S, Kaplan BS, Sherbotie JR *et al.* Pharmacology of diuretics in the newborn. *Pediatr Clin North Am* 1989;36(5):1231-1250.

respiratória grave resultante de sobrecarga hídrica aguda, os diuréticos de alça são preferidos devido a sua rapidez de ação e potência. Os diuréticos tiazídicos (ou a metolazona no caso de insuficiência renal)) normalmente são utilizados como primeira escolha para terapia diurética crônica, a fim de minimizar a perda de cálcio ósseo e evitar NC e nefrolitíase. Entretanto, esse efeito poupador de potássio desaparece com a administração de uma carga de sódio ou durante a reposição do sódio e como acréscimo de espironolactona ou um diurético de alça. Durante a terapia crônica, a eficácia de um único diurético diminui progressivamente, devido aos mecanismos compensatórios que aumentam a reabsorção do sódio em outras partes do néfron. Assim, pode ser necessária a associação de dois diuréticos com diferentes locais de ação. Não foi provado conclusivamente o benefício da adição da espironolactona a um diurético tiazídico. Podem-se acrescentar doses intermitentes de furosemida a esse esquema, quando necessário. Nos pacientes refratários, considera-se a associação de metolazona e furosemida ou o uso de bumetanida.

Em muitos pacientes, deve-se iniciar a restrição hídrica juntamente com a terapia diurética. No entanto, volume circulatório eficaz e a PA normal devem ser estabelecidos e mantidos antes de considerar a administração de diurético. A hiponatremia é uma complicação comum quando os tiazídicos são iniciados sem restrição hídrica, visto que não comprometem a capacidade de concentração da urina. A hiponatremia leve (130 a 135 mEq/ℓ) não justifica a ingestão adicional de sódio; esta última pode levar a um círculo vicioso de diurético-baixa concentração sérica de sódio-aumento da ingestão de sódio-mais hipertensão ou edema pulmonar-mais diurético. Entretanto, deve-se evitar a depleção de potássio e cloreto por meio da administração de KCl. A hipopotassemia e a alcalose metabólica hipoclorêmica podem ocorrer durante a administração de diuréticos tiazídicos ou diuréticos de alça, a menos que o paciente tenha insuficiência renal ou seja instituída terapia preventiva apropriada. A administração aguda de diuréticos tiazídicos ou de alça resulta em alcalose por "contração", em virtude de redução do volume de LEC e de concentração relativamente baixa de bicarbonato na urina. A alcalose metabólica resulta do aumento da acidificação da urina distalmente (causada por hipopotassemia, excesso de mineralocorticosteroides e aumento do transporte de sódio ao túbulo contorcido distal, onde são secretados prótons em troca de sódio). A alcalose metabólica grave está associada a aumento da taxa de mortalidade. Uma curta duração de acetazolamida pode ser considerada para a alcalose metabólica grave em pacientes com insuficiência respiratória crônica; no entanto, sua eficácia ainda não foi determinada. Os pacientes que recebem terapia diurética crônica devem ser submetidos à triagem regular com US (ver "Hipercalciúria, nefrocalcinose e nefrolitíase").

BACTERIÚRIA E INFECÇÕES URINÁRIAS

A bacteriúria em RNs pode ser assintomática ou associada a pielonefrite ou sepse. De modo semelhante, a candidúria pode ser assintomática, pode causar hidronefrose ou ser parte de uma infecção disseminada. A cistite geralmente não pode ser diagnosticada em bases clínicas no RN, exceto quando associada à hematúria.

Frequência em recém-nascidos

A frequência da bacteriúria varia de 0 a 2% em uma população de RNs não selecionada e entre 0,6 e 10% em uma população de UTI neonatal (472). A infecção urinária é uma ocorrência pouco comum durante os primeiros 3 dias após o nascimento; tipicamente, ocorre na segunda semana após o nascimento em RNs a termo e um pouco mais tarde em RNs pré-termo. Os fatores de risco para infecção urinária neonatal incluem prematuridade (frequência de bacteriúria de 0,1 a 10%) (473), sexo masculino e anomalias do sistema urinário (472). A maior incidência de RNs do sexo masculino também parece ocorrer em RNs pré-termo, embora os dados sejam limitados. A circuncisão reduz o risco de infecção urinária no primeiro ano de vida (474, 475) para uma taxa semelhante àquela observada no sexo feminino. Os fatores de risco em um estudo com 56 RNs pré-termo com infecção urinária em uma coorte retrospectiva de 6.198 RNs pré-termo incluíram sexo masculino, peso ao nascer abaixo de 1.500 g, cateter em veia periférica e administração de NPT. O aleitamento materno foi associado a redução do risco de infecção urinária (476).

Fisiopatologia

As infecções urinárias em RNs geralmente representam infecções da parte superior (pielonefrite) e estão frequentemente associadas a bacteriemia. Não está claro se as infecções urinárias neonatais ocorrem devido a infecções ascendentes com bacteriemia associada devido à alta incidência de anormalidades do sistema urinário associado ou se resultam de disseminação hematogênica a partir de uma fonte remota. O mesmo microrganismo é encontrado na urina e no sangue em aproximadamente um terço dos RNs com infecção urinária e bacteriemia, e uma proporção substancial também apresenta meningite (477-479). O risco de bacteriemia associada também é mais comum em RNs pré-termo e diminui com o aumento da idade pós-natal.

O risco de infecção urinária depende dos fatores bacteriológicos (ver Capítulo 44) e características do hospedeiro. As culturas periuretrais obtidas em RNs não circuncidados revelam contagens totais mais elevadas de bactérias e maior prevalência de *Escherichia coli* do que as culturas obtidas de RNs circuncidados (474). A defesa normal contra a infecção urinária inclui a manutenção de um fluxo adequado de urina, esvaziamento completo da bexiga e existência de uma barreira anatômica, isto é, a saída vesical. Esses mecanismos de defesa podem ser comprometidos por obstrução do trato urinário, RVU (ver Capítulo 40), disfunção vesical (p. ex., bexiga neurogênica) ou manipulação (p. ex., cateterismo prolongado ou repetido da bexiga). No caso de pielonefrite, a endocitose das bactérias é efetuada por células inflamatórias e pelas células tubulares proximais.

Patologia

A pielonefrite aguda caracteriza-se pela presença de leucócitos polimorfonucleares nos glomérulos, túbulos e interstício. Alguns glomérulos são completamente destruídos, enquanto outros são infiltrados por leucócitos e circundados por fibrina. Os túbulos são necróticos e dilatados e seus lumens são preenchidos por leucócitos e bactérias. Pode haver supuração no rim, frequentemente com múltiplos abscessos, bem como em outras partes dos sistemas genital e urinário. A pielonefrite crônica ou recorrente caracteriza-se pela infiltração de células inflamatórias, perda ou hialinização dos glomérulos e atrofia dos túbulos, com obstrução do lúmen por cilindros coloides. O aparecimento de cicatrizes renais pode ocorrer somente depois de 1 ano de vida.

Apresentação clínica

A apresentação clínica da infecção urinária em RNs não é específica e pode incluir um ou mais dos seguintes sinais:

- Retardo do crescimento e sintomas gastrintestinais. As manifestações clínicas mais comuns da infecção urinária neonatal são atraso do crescimento, perda excessiva de peso, recusa alimentar, diarreia e vômitos
- Icterícia. Com frequência, a hiperbilirrubinemia é a principal manifestação clínica inicial e pode representar o único sinal de ITU. Em RNs, a hiperbilirrubinemia associada à infecção urinária é indireta e pode estar associada à anemia hemolítica, enquanto em lactentes após 6 semanas de vida ela é, com frequência, conjugada e associada a anemia, aminotransferases hepáticas elevadas e infecção por *E. coli*
- Instabilidade da temperatura ou febre (temperatura ≥ 38°C). Relatou-se ITU em 7,5 a 11% dos lactentes febris atendidos na sala de emergência durante as primeiras 8 a 12 semanas de vida
- Irritabilidade, letargia
- Micção anormal. Inclui jato urinário fraco, urina com odor fétido e poliúria, que pode evoluir para desidratação grave
- Sinais associados a bacteriemia (p. ex., dificuldade respiratória) ou infecção focal (p. ex., candidíase cutaneomucosa, onfalite)
- Hipertensão. Pode advir de hidronefrose associada à ITU.

As manifestações clínicas de ITU em RNs pré-termo são semelhantes às de RNs a termo, com o acréscimo de apneia e hipoxia (476).

Achados laboratoriais

Exame de urina

Com base em amostras obtidas por cateterismo da bexiga ou punção suprapúbica, apenas metade dos pacientes ambulatoriais febris com ITU documentada durante os primeiros 3 meses de vida apresentou um exame de urina anormal, definido pela presença de mais de cinco leucócitos por campo de grande aumento ou pela presença de qualquer bactéria (480). O valor preditivo positivo da piúria em amostras obtidas por punção suprapúbica varia entre 71% (piúria superior a 10 leucócitos/mm3) e 96% (piúria ≥ 20 leucócitos/mm^3) (480). Assim, a presença de piúria, pelo menos em uma amostra obtida por punção suprapúbica, sugere ITU, enquanto a sua ausência não é suficiente para excluí-la. A uricultura invasiva deve ser sempre realizada em um RN no qual se suspeita de ITU. A demonstração microscópica de leveduras na urina obtida por punção suprapúbica ou cateterismo vesical é muito sugestiva de candidúria.

Urocultura

A urocultura em RNs deve ser obtida por punção suprapúbica ou cateterismo vesical (ver Quadro 39.19). Não há consenso sobre a magnitude da bactéria necessária para se tornar significativa. Os agentes mais comumente responsáveis pela ITU neonatal incluem *E. coli* e outros bastonetes gram-negativos, como espécies de *Klebsiella*, *Enterobacter*, *Citrobacter*, *Proteus*, *Providencia*, *Morganella*, *Serratia* e *Salmonella*. Os microrganismos gram-positivos comuns que causam ITU incluem *Staphylococcus aureus* e *Enterococcus*. O organismo mais comum isolado no período do RN é *E. coli*, representando até 80% das infecções na maioria das séries grandes. A incidência de infecções de início precoce por *Streptococcus* do grupo B declinou em consequência do uso de profilaxia intraparto com antibióticos. As infecções fúngicas, predominantemente espécies de *Candida*, ocorrem mais comumente em prematuros na UTI neonatal.

Hemocultura

A hemocultura deve ser obtida em todos os lactentes com suspeita de ITU, visto que, conforme observado anteriormente, cerca de um terço dos RNs com ITU apresentam bacteriemia concomitante. Cerca de 1% dos lactentes com ITU apresenta meningite; assim, os médicos devem ter um limiar baixo para punção lombar, especialmente em RNs que parecem estar enfermos ou aqueles com febre alta.

QUADRO 39.19

Métodos de diagnóstico de bacteriúria/infecção urinária em recém-nascidos.

Método	Bactérias/mℓ	Espécies de microrganismos	Interpretação
Punção suprapúbica	Qualquer uma	Uma	Positiva
Cateterismo	1.000 a 10.000	Uma	Apenas positiva se o paciente for sintomático ou se for obtida uma amostra de urina diluída
	1.000 a 10.000	Duas ou mais	Contaminada
	> 10.000	Uma	Positiva
Com técnica asséptica	10.000 a 100.000	Uma	Apenas positiva se o paciente for sintomático ou se for obtida uma amostra de urina diluída
	10.000 a 100.000	Duas ou mais	Contaminada
	> 100.000	Uma	Positiva

Complicações

As complicações agudas da ITU em RNs incluem bacteriemia, supuração, RVU, urolitíase, obstrução do sistema urinário, desequilíbrio mineral grave, metemoglobinemia e LRA, que pode resultar de obstrução do sistema urinário ou de RVU maciço. Com frequência, RVU diminui ou desaparece após o tratamento e pode reaparecer por ocasião de infecções recorrentes. O refluxo intraparenquimatoso está associado a alto risco de cicatrizes renais (ver Capítulo 40). Até um terço dos RNs com ITU micóticas apresentam bolas de fungos, que podem causar obstrução da pelve renal ou da saída vesical (481). Essa obstrução pode levar ao desenvolvimento de massa abdominal, hipertensão sistêmica ou anúria.

Pielonefrite versus bacteriúria

A pielonefrite, que representa um alto risco de formação de cicatrizes renais, deve ser diferenciada da bacteriúria assintomática, que encerra baixo risco. As manifestações clínicas e os achados laboratoriais que sugerem o diagnóstico de pielonefrite incluem febre, leucocitose do sangue circulante com desvio para a esquerda, elevação da velocidade de hemossedimentação, aumento na concentração sérica de proteína C reativa e disfunção tubular renal. Infelizmente, nenhum desses testes, isoladamente ou em combinação, pode ser confiável para estabelecer o diagnóstico e predizer a formação de cicatrizes renais. Os RNs com ITU devem ser avaliados quanto à possibilidade de sepse.

As diretrizes recentes para manejo de ITU febril em crianças da American Academy of Pediatrics (AAP) de 2011 e reafirmadas em 2014 preconizam uma abordagem mais seletiva e baseada em evidências (482). As diretrizes atuais da AAP ainda recomendam US renais e vesicais, mas em lactentes de 2 a 24 meses de idade, a CUGM não deve ser realizada como rotina após a primeira ITU. Em vez disso, a CUGM deve ser realizada se a US "revelar hidronefrose, formação de cicatrizes renais ou outros achados que sugiram um alto grau de RVU ou uropatia obstrutiva, bem como em outras circunstâncias clínicas atípicas ou complexas". No entanto, essas diretrizes não são aplicáveis a RNs.

Em RNs com ITU, devido à alta prevalência de anormalidades do sistema urinário associadas (477,482,483), incluindo anomalias obstrutivas, como junção pieloureteral ou obstrução da junção ureterovesical e válvulas de uretra posterior; malformações como ureter ectópico; ou condições, como doenças policísticas e displasia renal, recomenda-se continuar a realizar US renal e CUGM em todos os RNs depois de ITU inicial (484). É prudente aguardar mais estudos de coortes maiores e avaliações de riscos e benefícios de testes diagnósticos invasivos nessa população. Recomendações para exames de imagem depois de ITU em RNs pré-termo são baseadas em evidências limitadas. Os RNs com um peso ao nascer inferior a 1.000 g podem apresentar baixa incidência de anormalidades do sistema urinário subjacentes (485).

Os exames de imagem para ITU incluem US, seguida por CUGM ou cintigrafia cortical renal (com DMSA-Tc99m) ou ambos. A ultrassonografia de todo o sistema urinário pode detectar malformações, áreas hiperecogênicas sugestivas de pielonefrite e pielectasia renal ou abaulamento durante a micção, ambas sugerindo RVU. Tem sido sugerido por alguns autores que o exame radiográfico, especialmente US renal, depois de ITU em lactentes, pode não ser útil se a US pré-natal tiver excluído o diagnóstico de anomalias estruturais importantes. De outro modo, se a US for negativa, a realização de CUGM pode ser adiada para aproximadamente 1 mês, isto é, após resolução do RVU transitório, de baixo grau, relacionado a ITU. Os defeitos corticais observados em cintigrafias com DMSA efetuadas dentro de 1 mês após a ITU estão associados a pielonefrite, RVU e formação de cicatrizes renais. Como o DMSA-Tc99m liga-se aos túbulos proximais e sofre excreção apenas mínima na urina, proporciona excelente visualização do parênquima e detecção de defeitos corticais. A presença de áreas de captação cortical diminuídas de DMSA é um indicador confiável de alterações inflamatórias patológicas da pielonefrite aguda. O papel da cintigrafia com DMSA em RNs de extremo baixo peso com ITU ainda não foi estabelecido.

Função renal

É preciso avaliar a função renal glomerular e tubular por ocasião do diagnóstico, bem como durante o tratamento e o acompanhamento. Em pacientes com doença obstrutiva do sistema urinário, em particular, a ITU pode resultar em diminuição transitória ou permanente da TFG ou disfunção tubular, caracterizada por ATR, PHA, diminuição da capacidade de concentração urinária ou aumento da enzimúria de NAG.

Tratamento

Os antibióticos são selecionados de acordo com a urocultura e uso responsável de antibióticos e epidemiologia local. Pode ser necessário ajustar a dose e o intervalo de administração dos antibióticos com base nos níveis dos fármacos e na TFG. Devem-se obter culturas de urina repetidas durante o tratamento e após o término da antibioticoterapia. No caso de ausência de resposta ao tratamento, deve-se repetir a US, pode ser necessário ajustar a antibioticoterapia, e deve-se excluir a possibilidade de infecção sistêmica ou de outros focos. A antibioticoterapia em doses baixas pode estar indicada após o ciclo inicial, até que a CUGM ou a cintigrafia com DMSA sejam efetuadas, pelo menos nos pacientes com US anormal.

A terapia da bacteriúria assintomática na ausência de bacteriemia pode ser administrada por via oral depois dos primeiros dias. É possível que ciclos mais curtos para o tratamento da bacteriúria assintomática possam ser adequados, porém isso ainda não foi avaliado em RNs. A intervenção cirúrgica pode ser necessária para pacientes com RVU grave, bem como para aqueles com obstrução do sistema urinário (ver Capítulo 41).

Complicações a longo prazo e acompanhamento

Em pacientes com pielonefrite ou anomalias do sistema urinário, a TFG, a capacidade de concentração urinária e a acidificação tubular devem ser avaliadas de modo seriado. Além disso, a US pode revelar a formação de urolitíase. O desenvolvimento de insuficiência renal, outrora uma complicação comum da ITU em crianças pequenas, é observado apenas raramente, exceto em pacientes com malformações significativas do sistema urinário e displasia renal. Os lactentes com risco de cicatrizes renais crônicas necessitam de acompanhamento a longo prazo por nefrologista e urologista, incluindo uroculturas repetidas e cintigrafias sequenciais com isótopos, devendo-se considerar o uso de antibioticoterapia profilática.

Prevenção

Os RNs circuncidados apresentam menor incidência de ITU (474). As recomendações baseadas em evidências da AAP (2012) indicaram que os benefícios para a saúde da circuncisão em RNs superam os riscos, e os benefícios do procedimento justificam o acesso a este procedimento para as famílias que o escolhem. Entre os benefícios específicos identificados estão prevenção de ITUs, câncer de pênis e transmissão de algumas infecções sexualmente transmissíveis, incluindo HIV (486). Os lactentes com bexiga neurogênica associada à mielodisplasia frequentemente são submetidos a cateterismo vesical intermitente e recebem medicação anticolinérgica. Pode resultar em frequência menor de deterioração a longo prazo no aspecto radiológico do rim, a despeito de uma incidência relativamente alta de bacteriúria-ITU.

Entre as crianças de 2 a 71 meses de idade com RVU após ITU, a profilaxia antimicrobiana foi associada a uma redução substancial do risco de recidiva, mas não de formação de cicatrizes renais (487). Uma metanálise de indivíduos com RVU, comparando ensaios clínicos com antibióticos exclusivamente ou com uma abordagem combinada de cirurgia de reimplante/quimioprofilaxia, demonstrou redução da ITU na abordagem combinada apenas até 2 anos de idade. Subsequentemente, a frequência de todas as formas de ITU foi semelhante nos dois grupos (488). Os antibióticos profiláticos incluem amoxicilina ou cefaloxina em dose baixa, 1 ou 2 vezes/dia, até 6 semanas a 2 meses de idade, subsequentemente substituída por cotrimoxazol (1 a 2 mg/kg do componente trimetoprima) ou nitrofurantoína (1 a 2 mg/kg), administrados em dose única à noite. Os dados de outro estudo indicam que as crianças sem RVU grau III ou maior não correm risco mais elevado de ITU na ausência de antibióticos profiláticos (489). A RVU neonatal desaparece ou melhora em uma grande maioria de pacientes em torno dos 4 anos de idade sem restrição do crescimento somático ou hipertensão (76% com refluxo de baixo grau e 59% com refluxo de alto grau) (490).

Disfunção tubular

Esta seção aborda alguns dos transtornos renais tubulointersticiais e tubulares mais comuns que ocorrem no período neonatal ou na primeira infância, com especial ênfase àqueles em que o reconhecimento precoce permite o prognóstico ou tratamento que podem modificar ou atrasar complicações mais graves. O leitor pode consultar em outras fontes um debate sobre grande variedade de distúrbios menos comuns que não puderam ser incluídos aqui (491,492).

Hipercalciúria, nefrocalcinose e nefrolitíase

Os valores normais da razão entre cálcio e creatinina na urina de RNs a termo são inferiores a 0,86 mg/mg (2,42 mMol/mMol) entre 5 dias e 7 meses de idade (493). A NC e a nefrolitíase estão sendo cada vez mais reconhecidas em RNs com hipercalciúria, mais frequentemente em RNs pré-termo (ver seção adiante e Quadro 39.20). O desenvolvimento pré-natal de nefrolitíase deverá suscitar avaliação das causas de hipercalcemia materna ou hereditária. A hipercalciúria pode resultar de hipercalcemia, aumento no aporte ou ingestão de cálcio, diminuição da reabsorção tubular (ver seções sobre "Acidose tubular renal" e "Síndromes perdedoras de sal") ou aumento na reabsorção ou captação de cálcio dos ossos. A NC e a nefrolitíase também podem resultar da prescrição de fosfato ou oxalato de cálcio na ausência de hipercalciúria (ver "Hiperoxalúria primária").

Os depósitos de substrato, exceto de cálcio, podem simular a aparência de NC ou resultar em nefrolitíase. Tais substratos incluem cistina, ácido úrico, xantina, 2,8-di-hidroxiadenina (ver a seguir), aciclovir ou melamina (494); uma aparência de NF também pode ocorrer com ITU ou pode ocorrer em associação com ITU ou com malformações obstrutivas do sistema urinário.

A NC pode estar associada a ou causar diminuição da função tubular renal, enquanto a nefrolitíase pode provocar hematúria, cólicas, disúria, ITU, obstrução, LRA ou DRC/DRET.

Nefrocalcinose em recém-nascidos pré-termo

A NC ou nefrolitíase, detectada por US em até 40% dos RNs pré-termo, ocorre predominantemente como resultado da hipercalciúria, que, em si, é o resultado agregado de uma variedade de fatores intrínsecos e externos (495-498). Os fatores de risco intrínsecos para NC em RNs pré-termo incluem menor peso ao nascer e perdas urinárias de Na e, possivelmente, menor função renal (499). Os fatores de risco clínico incluem o uso de NPT, alta ou baixa ingestão de fósforo ou Ca, acidose e uso de glicocorticosteroides e diuréticos ou espironolactona, conforme descrito a seguir.

QUADRO 39.20
Mecanismos da nefrocalcinose e nefrolitíase nos primeiros meses de vida.

Hipercalciúria
  Aumento do aporte ou da absorção de cálcio com/sem hipercalcemia
    Aporte de cálcio excessivo (VO ou IV)
    Infusão rápida de cálcio
    Hipervitaminose D
    Síndrome de Fanconi com administração excessiva de vitamina D
    Depleção de potássio, baixa taxa de fosfato
    Hipofosfatemia ligada ao X (durante a administração de fosfato e de vitamina D)
  Diminuição da reabsorção tubular renal
    Diuréticos (diuréticos de alça, espironolactona, tiazídicos se a ingestão de sódio ou o volume extracelular estiverem aumentados)
    Diurese osmótica
    Acidose tubular renal distal (ATR do tipo I)
    Artrogripose múltipla congênita com anomalias renais e hepáticas
    Síndrome de Bartter e síndromes relacionadas
    Hipocalcemia autossômica dominante
    Síndrome de Dent (nefrolitíase hipercalciúrica)[a]
  Aumento da reabsorção óssea ou diminuição da captação óssea
    Hiperparatireoidismo primário (incluindo hiperparatireoidismo familiar neonatal)
    Hiperparatireoidismo secundário
    Acidose
    Terapia crônica com corticosteroides
    Hipofosfatasia
    Hipertireoidismo
  Hipercalcemia idiopática

Outros mecanismos
  Fatores que facilitam a precipitação de fosfato/oxalato de cálcio
    Baixo débito urinário
    Urina alcalina
    Ausência de inibidores: citrato, fosfato inorgânico, magnésio
    Oxalúria (primária ou secundária)
  Outras causas de nefrolitíase
  Cistinose
  Cistinúria
  Oxalúria (primária ou secundária)
  Hiperuricemia
  Xantinúria hereditária clássica
  Deficiência de adenina-fosforribosiltransferase (litíase por 2,8-di-hidroxiadenina)
  Aciclovir
  Infecção do trato urinário
  Malformações obstrutivas do trato urinário

[a]O paciente mais jovem descrito tinha 1 ano de idade.

A hipercalciúria resulta de um aumento no aporte de cálcio ou pela absorção gastrintestinal, redução da reabsorção tubular renal de cálcio e regulação anormal do conteúdo mineral ósseo (Quadro 39.20). Como o uso crônico de infusões diárias descontínuas de cálcio está associado a períodos recorrentes de hipercalcemia e hipercalciúria, é preferível a infusão contínua. A quantidade de ingestão de cálcio e fósforo deve ser individualizada para níveis séricos seriados e ajustados de acordo com os níveis de urina em pacientes com NC. A alta ingestão enteral de cálcio pode estar associada à hipercalciúria na ausência de hipercalcemia. O aporte insuficiente de fosfato pode resultar em hipofosfatemia, hipercalcemia, hipercalciúria e osteopenia da prematuridade. Outros fatores de risco para NC em RNs pré-termo incluem furosemida, dexametasona, metilxantinas, duração da ventilação mecânica e acidemia. Se a terapia diurética for necessária para doença extrarrenal (p. ex., DBP), prefere-se um tiazídico ou metolazona porque reduz a calciúria (na ausência de outros diuréticos e de suplementação de sódio). O efeito de tiazídicos na NC estabelecida em

RNs pré-termo não foi avaliado; no entanto, em pacientes com hipofosfatemia ligada ao X (RHLX), a administração de tiazídico impede a sua progressão.

A NC parece regredir de modo espontâneo na maioria dos casos, com uma pequena porcentagem dos casos com achados persistentes após 1 a 2 anos de idade; o acompanhamento da função renal e do crescimento é prudente (495,500). Sequelas a longo prazo podem ser sutis e incluir RTA e um detergente suave e um leve defeito de concentração. A urolitíase é bastante incomum.

Nefrolitíase e urolitíase

Uma variedade de doenças raras com cálculo pode ocasionar doenças graves em RNs e em crianças pequenas, as quais são descritas a seguir.

Hiperoxaluria primária

A HP representa um pequeno grupo de doenças autossômicas recessivas que levam à produção intrínseca de oxalato (501). A HP do tipo I resulta de deficiência funcional da enzima peroxissômica hepática, alanina:glioxilato-aminotransferase (AGT). O diagnóstico é fortemente sugerido por uma razão oxalato/creatinina elevada em uma "mancha" na amostra de urina, que é posteriormente corroborado por uma análise quantitativa de 24 horas e é definitivamente diagnosticada pelo teste molecular (de genética). Historicamente, a biopsia hepática para atividade da enzima foi necessária; ela ainda é usada ocasionalmente se o teste genético não for conclusivo. Alguns pacientes com HP do tipo I se beneficiam da suplementação com vitamina B_6, e há alguma correlação genótipo-fenótipo. A HP do tipo II é causada pela atividade deficiente das enzimas hepáticas glioxilato redutase e hidroxipiruvato redutase. A HP do tipo III resulta da deficiência de 4-hidroxi-2-oxoglutarato aldolase, codificada por *HOGA1* (502). Testes de diagnóstico clínico adicionais incluem a medição de glicolato de urina e L-ácido glicérico, sendo este último elevado na maioria dos casos de HP do tipo II.

A hiperoxaluria do tipo I é a mais comum (50 a 60%), seguida pelo tipo III (20 a 30%), com o tipo II e a HP não classificada abrangendo o restante. Em geral, a tipo III é a mais leve, e a tipo I, a mais grave. A oxalose infantil no período neonatal é rara, mas realmente ocorre e pode se manifestar como anorexia, atraso de crescimento, vômitos, desidratação e febre; alguns já apresentaram DRET com rins "cristalinos" facilmente visualizados na radiografia simples. O dano renal inclui NC, urolitíase, obstrução repetida e LRA; há um risco à vida muito elevado de DRET. A hidratação extrema é a intervenção mais importante (> 3 $\ell/m^2/dia$) e tem demonstrado reduzir significativamente a formação de cálculo e o risco de DRC e DRET. A piridoxina (em um subconjunto do tipo II), bem como os inibidores da precipitação de oxalato de Ca (citratos, pirofosfatos) são os tratamentos de apoio recomendados. Para HP do tipo I ou II (ambos defeitos da enzima hepática), o transplante de fígado ou de fígado-renal combinado permanece um tratamento possível pelo menos para aqueles indivíduos com DRET e com a produção mais extrema de oxalato, geralmente aqueles que a apresentaram durante os primeiros meses de vida.

Cistinúria

A cistina deriva seu nome de sua identificação original com os cálculos vesicais formados por indivíduos com cistinúria. A cistinúria é uma doença autossômica recessiva causada por um defeito de reabsorção tubular de cisteína; a maioria dos casos é causada por mutações em qualquer um dos dois genes que codificam subunidades daquele "transportador de cisteína" (503). Os cálculos podem ser enormes e podem encher completamente os espaços dentro da pelve renal, ureteres e bexiga (504). O defeito de transporte inclui, na verdade, outros aminoácidos de cadeia ramificada (ACR), de modo que a ornitina, a arginina e a lisina urinárias também são elevadas, embora não sejam associadas a cálculos renais.

Esses níveis urinários são completamente diagnósticos, e testes de gene geralmente não são necessários. Os programas de triagem urinária neonatal também são viáveis e mostraram prevalência média de cerca de 1 em 7.000, com faixa de 1:2.000 na Inglaterra a 1:15.000 nos EUA. Quando a triagem neonatal não é realizada, o teste em familiares é importante. Portadores comprometidos apresentam um risco ligeiramente elevado de cálculos renais, e irmãos portadores afetados podem ser identificados por níveis de aminoácidos urinários intermediários.

A terapia para cistinúria inclui ingestão de líquidos muito elevada, alquilantes (o pH da urina deve ser > 7,5 para ajudar significativamente), fontes alimentares de ACR reduzidas (em crianças mais velhas e adultos) e fármacos tiol. Esses agentes evitam a formação de cistina a partir da combinação espontânea de moléculas de cisteína via a ligação de seus grupos sulfidrila ativos. Os pacientes tratados podem continuar a apresentar cálculos, mas seus tamanhos são reduzidos e são mais suscetíveis de ser expelidas sem a necessidade de cirurgia. Tiopronina e penicilamina são os agentes mais comumente usados em casos graves, embora apresentem grande potencial de efeitos colaterais (hematológicos) e geralmente são evitados em lactentes e em crianças pequenas quando possível. O captopril é sugerido, muitas vezes, como um possível tratamento visto que também apresenta um grupo sulfidril; sua eficácia é duvidosa devido à excreção urinária limitada. O monitoramento da atividade da doença requer conhecimentos especializados; por exemplo, tióis interferem na quantificação da cistinúria e medidas de supersaturação. O acesso à assistência urológica e os cuidados com a carga de radiação proveniente de exames radiológicos são clinicamente importantes.

Distúrbios do metabolismo da purina e da pirimidina associados à nefrolitíase

Vários distúrbios do metabolismo das purinas e das pirimidinas podem levar à nefrolitíase na lactância. Esses distúrbios geralmente estão associados a níveis elevados de produção e excreção de ácido úrico, mas os cálculos renais geralmente também contêm Ca (505).

Xantinúria clássica

Consiste em dois distúrbios autossômicos recessivos com genótipos superpostos; os cálculos são predominantemente ácido úrico (radiotransparente). Os níveis de concentração sérica de ácido úrico são baixos. Os pacientes podem apresentar sintomas de miopatia devido aos depósitos de ácido úrico e os pacientes do tipo II podem apresentar neuropatia.

Síndrome de Lesch-Nyhan

Resulta da deficiência de hipoxantina-guanina-fosforribosiltransferase (HGPRT). É uma doença ligada ao X com sintomas neurológicos que não ocorrem no nascimento, mas muitas vezes se torna profunda. Os níveis de concentração sérica de ácido úrico são extremamente elevados devido à superprodução, e os RNs geralmente apresentam cristais de urato cor-de-rosa, laranja ou vermelho abundantes e persistentes nas fraldas. Uma boa hidratação e o alopurinol são a base do tratamento para evitar a recidiva de cálculos de ácido úrico. No entanto, o alopurinol leva à produção de cálculos de xantina. A xantinúria pode ser acompanhada com a finalidade de titular a dose. O prognóstico da doença é insuficiente, predominantemente devido à degeneração neurológica.

Deficiência de adenina-fosforribosiltransferase

A deficiência de adenina-fosforribosiltransferase (ARPT) é um distúrbio autossômico recessivo. Os cristais e cálculos castanhos arredondados consistem em 2,8-di-hidroxiadenina, que pode ser distinguido do ácido úrico somente por espectrometria infravermelha. Enquanto alguns pacientes podem apresentá-la logo no período neonatal, outros somente a apresentam na idade adulta.

Além de fluidos para induzir débito urinário elevado, dieta pobre em purinas e alopurinol é útil. A terapia alcalina não é útil, visto que a solubilidade não é afetada abaixo de um pH de 9. Pode ocorrer DRET, mas os desfechos renais são bastante variáveis.

Superatividade da fosforribosil pirofosfato-sintetase

É uma doença ligada ao X associada, algumas vezes, a surdez neurossensorial. Meninos afetados sofrem com a extrema elevação da concentração sérica de ácido úrico, levando a cálculos de ácido úrico, gota e doença do neurodesenvolvimento. As meninas também podem apresentar sintomas (menos extremos). A grande ingestão de líquidos, o alopurinol, a dieta pobre em purina e a alcalinização são úteis. Como na Lesch-Nyhan, em alguns casos, o alopurinol pode levar a cálculos de xantina.

OUTROS TRANSTORNOS RELACIONADOS AO ÁCIDO ÚRICO

Hipouricemia renal hereditária

Em pacientes com hipouricemia renal hereditária (HRH), o aumento da excreção renal de ácido úrico leva a hipouricemia e nefrolitíase. Duas causas moleculares distintas são conhecidas. A primeira é um defeito no URAT1, um transportador de ácido úrico renal, e a segunda, um defeito na GLUT9 (cujo nome deve-se à sua semelhança com transportadores de glicose, apesar do reconhecimento posterior de sua importância no transporte de ácido úrico) (506).

Doenças renais associadas à uromodulina

A uromodulina, também conhecida como proteína de Tamm-Horsfall, parece ter muitas funções, contribuindo para a impermeabilidade da água, defesa antimicrobiana e inibição da formação de cálculos, para citar apenas alguns. As doenças humanas resultantes da mutação de *UMOD*, o gene que codifica a uromodulina, são nefropatia hiperuricêmica familiar juvenil, doença renal cística medular do tipo 2 e doença renal glomerulocística (507). Essas doenças tubulointersticiais autossômicas dominantes apresentam algumas manifestações comuns e diferentes, mas a relação entre o genótipo e o fenótipo é complexa e ainda não foi esclarecida. A perda progressiva da função renal ocorre, embora a DRET geralmente não ocorra até o início da idade adulta. Na nefropatia hiperuricêmica familiar juvenil, a hiperuricemia e a gota são comuns, embora o déficit de concentração urinária de defeito seja leve, e os cistos geralmente sejam apenas microscópicos. Na doença cística medular do tipo 2, a hiperuricemia e a gota são menos proeminentes, mas os déficits de concentração urinária e os cistos corticomedulares visíveis na ultrassonografia são prováveis. A doença renal glomerulocística não é clinicamente bem definida.

Síndrome de Fanconi

A síndrome de Fanconi é definida por disfunção generalizada do túbulo proximal. O principais sinais são glicosúria, hiperfosfatúria e aminoacidúria generalizada (inespecífica). Outras características presentes de modo incoerente incluem acidose tubular renal proximal (ATR); proteinúria tubular; aumento da excreção urinária de urato, sódio, potássio e cálcio; e redução da capacidade de concentração de urina. A enorme carga de filtrado normalmente reabsorvida pelo túbulo proximal pode levar a significativas deficiências em todo o corpo quando a função é reduzida, ainda que por frações de um por cento.

O quadro clínico da síndrome de Fanconi inclui glicosúria normoglicêmica, poliúria, polidipsia, desidratação e atraso do crescimento. A perda de fosfato pode levar a raquitismo e outras doenças ósseas generalizadas. A perda de bicarbonato pode levar a uma profunda acidemia. A perda de potássio pode ser grave. Grande parte das perdas hídricas, de sódio e cloreto podem ser profundas e levar a desidratação e atraso do crescimento. Os níveis de concentração sérica de aminoácidos e carnitina podem ser muito baixos e o efeito acumulado da perda desses micronutrientes normalmente é grave.

O prognóstico depende do distúrbio subjacente. O tratamento inclui a substituição, na medida do possível, do filtrado perdido. A administração de citrato ou bicarbonato de sódio e, conforme necessário, de água, potássio, fosfato e carnitina pode ser necessária. Se sobrevier raquitismo, é necessária cuidadosa administração de vitamina D, visto que o excesso de vitamina D pode resultar em hipercalciúria e NC. A indometacina é utilizada de forma seletiva em alguns pacientes.

Síndrome de Fanconi primária

É extremamente rara e geralmente esporádica, apesar de a transmissão recessiva, autossômica dominante e recessiva ligada ao X ter sido descrita. A origem genética, se não molecular, de uma causa autossômica dominante foi elucidada em 2001 (508). Mais recentemente, a base molecular de outra forma de síndrome de Fanconi hereditária foi isolada. Este déficit atrapalha o metabolismo mitocondrial no túbulo proximal e destaca a importância do metabolismo energético para manter a função tubular; a dependência específica das células tubulares proximais no metabolismo dos ácidos graxos e a função mitocondrial é um detalhe importante que informa o mecanismo de muitas causas secundárias (508-510).

Visão geral das "causas secundárias" da doença tubulointersticial e da síndrome de Fanconi

Apenas algumas causas podem ser destacadas aqui (Quadro 39.21). A síndrome de Fanconi secundária é individualmente rara, porém mais comum quando considerada como um grupo, em relação aos déficits metabólicos que resultam direta ou indiretamente no comprometimento do metabolismo energético, como citopatias mitocondriais (consulte o Capítulo 38) (510-512). Outro mecanismo comum da síndrome de Fanconi secundária são os danos ao túbulo proximal devido a doenças de depósito (cistinose, doenças de depósito de glicogênio [DDG], doença de Wilson). Outras causas incluem tirosinemia, múltiplas medicações, toxicidade de metais pesados ou uma variedade de infecções (512). Por fim, um terceiro tipo de mecanismo envolve doenças que causam dano celular e disfunção dos túbulos renais; entre os exemplos estão síndrome de Lowe, doença de Dent, vários medicamentos (p. ex., a quimioterapia contendo platina, valproato, aminoglicosídios, ácido acetilsalicílico), toxicidade de metais pesados ou de uma variedade de infecções. A doença tubulointersticial pode se manifestar como a síndrome de Fanconi completa ou, mais frequentemente, como um conjunto incompleto de função tubular disfuncional. As abordagens para o tratamento dessas condições são geralmente sintomáticas, mas, em alguns casos, podem ser intervenções metabólicas específicas. Por exemplo, o tratamento específico para intolerância à frutose, galactosemia ou tirosinemia resulta no desaparecimento da síndrome de Fanconi. Em muitas outras doenças, o tratamento é muito menos eficaz.

Doença tubulointersticial e síndrome de Fanconi relacionadas a distúrbios do metabolismo energético

O túbulo proximal requer um grande consumo de energia para a função normal e, portanto, é sensível a déficits no metabolismo energético. Além das manifestações renais, esses transtornos apresentam uma vasta e grave gama de apresentações clínicas, incluindo disfunção multiorgânica, acidose láctica, distúrbios hematológicos, como pancitopenia, falha no crescimento, insuficiência hepática, insuficiência pancreática, miopatia, cardiomiopatia e distúrbios neurológicos. Uma discussão mais detalhada desses distúrbios é encontrada no Capítulo 38. Muitas vezes, o componente renal pode ser inicialmente secundário ou, até mesmo, ignorado, apenas como nota de como o fenótipo renal pode piorar. A doen-

QUADRO 39.21
Causas da síndrome de Fanconi no primeiro ano de vida.

Idiopática	Secundária	
	Doença hereditária do metabolismo (AR, salvo se especificado)	Adquirida
Isolada	Síndrome GRACILE	Acidente vascular renal no período neonatal
Síndrome de ARC (AR)	Cistinose	Nefrite intersticial
	Deficiência de frutose-1-fosfato-aldolase	Medicamentos: valproato, aminoglicosídios, ifosfamida[a]
	Tirosinemia hepatorrenal tipo 1	
	Galactosemia	Transplante renal
	Glicogenose com S. de Fanconi (S. de Fanconi-Bickel)	Tolueno, intoxicação por metais pesados
	Síndrome oculocerebrorrenal (de Lowe) (ligada ao cromossomo X)	Raquitismo por deficiência de vitamina D
	Raquitismo dependente de vitamina D	Disproteinemia

	Distúrbios do metabolismo energético
	  Síndrome de Pearson (transmissão maternofetal)
	  Deficiência de citocromo c-oxidase
	  Deficiência de piruvatocarboxilase
	  Deficiência de carnitinapalmitoil-transferase I
		Síndrome nefrótica

[a] A síndrome de Fanconi também foi relatada após a administração de outros medicamentos a pacientes maiores.
AR, autossômica recessiva; ARC, artrogripose, disfunção tubular renal e colestase.

ça mitocondrial pode ser causada por déficts nos genes nucleares ou mitocondriais, sendo esses últimos caracterizados por herança materna (511). A disfunção mitocondrial secundária pode ocorrer em doenças como acidemia metilmalônica (513). Com mais frequência, o comprometimento renal consiste em síndrome de Fanconi, embora alguns pacientes manifestem ATR, doença de Bartter, nefrite tubulointersticial crônica, síndrome nefrótica ou insuficiência renal (510). A patologia pode revelar vacuolização citoplasmática das células tubulares e células gigantes.

Intolerância hereditária à frutose

A intolerância hereditária à frutose (IHF) é um distúrbio autossômico recessivo, devido à deficiência da frutose-1-fosfatoaldolase (aldolase B) (ver Capítulo 38) (514). Após a ingestão de frutose, fosfato é "aprisionado", o que leva à depleção de ATP. Embora este mecanismo se encaixe no paradigma do metabolismo energético comprometido já descrito, essa condição é salientada neste debate como altamente tratável (evitando-se a frutose). Enquanto a frutose não faz parte da dieta neonatal, a sacarose é, por vezes, utilizada para conforto durante os procedimentos neonatais (515). Normalmente, o diagnóstico é fortemente sugerido pelo surgimento súbito de sintomas sistêmicos importantes em um RN após a primeira ingestão de sacarose ou frutose. Da mesma forma, a disfunção tubular pode ser aguda e de curta duração, com hipoglicemia, hipofosfatemia, hiperaminoacidúria generalizada, ATR, proteinúria e fosfatúria e fructosúria ou glicosúria transitórias após a ingestão isolada de frutose (516). A exclusão da frutose e sacarose da dieta resulta em normalização da função tubular em 2 semanas.

Restrição de crescimento, aminoacidúria, colestase, sobrecarga férrica, acidose láctica e síndrome da morte precoce

Outro exemplo de déficit no metabolismo energético que leva à tubulopatia é a restrição de crescimento, aminoacidúria, colestase, sobrecarga férrica, acidose láctica e síndrome da morte precoce (GRACILE), uma mutação autossômica recessiva no gene *BCS1L* que leva à redução da função mitocondrial (Complexo III). Embora seja uma doença, de alguma forma, heterogênica, é geralmente grave e caracterizada pela restrição de crescimento fetal, acidose láctica, aminoacidúria generalizada, colestase e sobrecarga férrica (517).

Distúrbios de depósito que levam à doença renal tubulointersticial

Uma grande variedade de doenças raras resulta no depósito celular ou tecidual de produtos metabólicos anormais nos rins, o que pode resultar em doença tubulointersticial. A cistinose, uma doença rara, é considerada a causa mais comum de síndrome de Fanconi em crianças (518). A tirosinemia, a galactosemia e outras condições também são causas bastante conhecidas que ocorrem em RNs; a doença de Wilson ocorre em uma idade mais avançada. Uma discussão completa não é possível mas os médicos devem estar atentos para disfunção tubular renal no quadro de muitas doenças de depósito.

Cistinose nefropática

Em geral, a prevalência de cistinose é entre 1:200.000 e 1:100.000 indivíduos, apesar de algumas comunidades apresentarem taxas muito mais elevadas devido aos efeitos genéticos fundadores (518,519). Descrita por Guido Fanconi, é uma doença lisossômica autossômica recessiva resultante de mutação de *CTNS*, o gene que codifica a cistinosina, um transportador de cistina dos lisossomos ao citosol (onde normalmente é reduzida a cisteína). Como resultado, a cistina é acumulada nos lisossomos e, por fim, causa toxicidade celular. O tipo infantil, ou seja, nefropático de cistinose é a forma mais grave e é caracterizado por síndrome de Fanconi com início dos sintomas geralmente entre seis e doze meses de idade. A retinopatia pode ser detectada nas primeiras semanas de vida, e opacidades corneanas características (visíveis no exame com lâmpada de fenda) normalmente ocorrem aos 16 meses de idade. Na ausência de tratamento, a insuficiência renal geralmente ocorre aos dez anos de idade.

Com base na suspeita clínica, o diagnóstico laboratorial pode ser feito através da medição do teor de cistina dos glóbulos brancos; os pacientes afetados geralmente possuem concentrações de 3,0 a 23,0 nmol de meia cistina/mg de proteína celular, considerando-se que o normal é abaixo de 0,2.

O tratamento de cistinose deve incluir (a) tratamento sintomático da síndrome de Fanconi, (b) assistência sintomática para DRC e doença extrarrenal estabelecida e (c) tratamento com cisteamina para reduzir os danos renais e extrarrenais contínuos. O primeiro aspecto inclui alcalinização e suplementação de água, potássio, fosfato, vitamina D e, às vezes, carnitina. O manejo geral de DRC, DRET e transplante é discutido em outro momento, mas o segundo aspecto deve abordar manifestações extrarrenais comuns de cistinose, incluindo hipotireoidismo, diabetes e outras endocrinopatias. O comprometimento multissistêmico também pode levar a doenças musculoesqueléticas, neurológicas, hepática, gastrintestinais e da medula óssea/hematológica que precisam de manejo específico.

A cisteamina (cloridrato de β-mercaptoetilamina) é uma medicação oral que entra no lisossomo e reage com a cistina para formar a cisteína, que pode então sair do lisossomo. A cisteamina tópica é usada para evitar doença da córnea. Em muitos pacientes, a cisteamina oral de liberação imediata é mal tolerada devido à frequência da administração (a cada 6 horas), forte odor e muitas vezes náuseas. Recentemente, uma fórmula de liberação estendida/microesferas de cisteamina foi criada em uma dosagem de 2 vezes/dia e menos efeitos colaterais; sem inferioridade demonstrada, ela está agora em uso clínico ativo, apesar de algumas controvérsias sobre o custo inicial ser trinta vezes superior ao da fórmula de liberação imediata (520). O tratamento com ambos agentes melhora todos os aspectos da doença, especialmente quando iniciado precocemente, mas a ameaça de progressão para insuficiência renal ou doença extrarrenal não é eliminada. Vale observar que os pacientes que receberam transplante renal requerem tratamento contínuo para evitar doença extrarrenal.

Tirosinemia

A tirosinemia hereditária do tipo I, isto é, tirosinemia hepatorrenal ou tirosinose (ver Capítulo 38), é um distúrbio autossômico recessivo, devido a uma deficiência da fumarilacetoacetato-hidrolase (FAH ou fumarilacetoacetase) (521). A doença é incomum, mas historicamente teve maior incidência na região de Saguenay-Lac St.-Jean, na província de Quebec, na Noruega e na Finlândia; mutações específicas também podem ser encontradas no sul da Europa e na população judaica asquenaze. A disfunção tubular renal resulta no acúmulo de metabólitos intracelulares citotóxicos, incluindo succinilacetoacetato e succinilacetona. A tirosinemia geralmente se apresenta na forma grave em RNs e lactentes; muitas vezes, com consequências fatais. Enquanto a síndrome de Fanconi pode estar presente, os sinais são muitas vezes ofuscados por outras manifestações que incluem insuficiência hepática, sangramento ou crise neurológica; o carcinoma hepatocelular é um risco a longo prazo. A triagem do transportador, o diagnóstico pré-natal e a triagem do RN são todos empregados para reduzir a transmissão da tirosinemia. O tratamento inclui usar nitisinona (NTBC) e evitar fenilalanina e tirosina na dieta (522). Alguns RNs podem exigir transplante de fígado.

Síndrome de Fanconi-Bickel

A síndrome Fanconi-Bickel (SFB) geralmente é considerado uma DDG. Essa síndrome é causada por mutações homozigóticas ou heterozigóticas mistas de GLUT2, o gene que codifica o transportador facilitador mais importante da glicose nos hepatócitos, nas células β do pâncreas, nos enterócitos e nas células tubulares renais. Caracteriza-se pela associação de hepatomegalia secundária ao acúmulo de glicogênio, intolerância à glicose e galactose, hipoglicemia em jejum, síndrome de Fanconi e grave atraso do crescimento (523). Esses sintomas sistêmicos graves começam durante os primeiros meses de vida. Difere significativamente da DDG tipo Ia (deficiência de glicose-6-fosfatase), que está associada ao início tardio de disfunção tubular em cerca de 15% dos casos (524).

Galactosemia (deficiência de galactose-1-fosfato uridiltransferase)

A galactosemia é um distúrbio autossômico recessivo, que resulta em acúmulo intracelular de galactose-1-fosfato em vários tecidos, incluindo o rim (525). A galactose fosfato uridiltransferase está incluída nos programas de triagem neonatal. Os sintomas da forma grave frequentemente surgem no período neonatal, logo após o início da ingestão (leve) de lactose, e englobam hipoglicemia, anorexia, vômitos, diarreia, hepatomegalia, icterícia e hipoprotrombinemia. A ingestão de lactose leva à galactosúria, que produz um teste positivo para substâncias redutoras, porém sem glicosúria. A remoção da lactose e da galactose da dieta resulta em rápida resolução. As manifestações hepáticas e hematológicas e, em alguns, a sepse predominam no quadro clínico na medida em que a doença renal é ignorada em algumas fontes. No entanto, a tubulopatia está presente e caracterizada por proteinúria de baixo peso molecular, aminoacidúria generalizada e um déficit significativo no transporte de fosfato, bicarbonato e glicose (526).

DOENÇAS ASSOCIADAS A DANOS E DISFUNÇÃO DAS CÉLULAS TUBULARES

Síndrome de Lowe

A síndrome oculocerebrorrenal de Lowe (OCRL) é um distúrbio raro ligado ao cromossomo X, causado por mutações do gene *OCRL1* (527). A deficiência do produto do gene *OCRL1*, uma fosfatidilinositol 4,5-difosfato-(PIP2)-5-fosfatase parece afetar o tráfego e função da membrana do citoesqueleto de actina. Vale observar que descobriu-se que alguns indivíduos com diagnóstico clínico de doença de Dent também possuem a mutação de *OCRL1*.

O fenótipo inclui anormalidades significativas nos olhos (incluindo cataratas), sistema nervoso (retardo mental) e rins (tubulopatia). A disfunção glomerular ocorre de maneira progressiva durante a infância, levando finalmente à insuficiência renal na segunda à quarta década de vida.

Apesar de, historicamente, a síndrome de Lowe ser considerada um exemplo da síndrome de Fanconi, na verdade, a disfunção tubular é seletiva e não generalizada. Há elevação universal da proteína de baixo peso molecular na urina, e a maioria dos pacientes apresenta aminoacidúria generalizada (modesta). No entanto, apenas metade apresenta ATR ou NC, a glicosúria é rara quando presente e a excreção urinária de fosfato é normal na maioria.

O tratamento das manifestações renais da síndrome de Lowe abrange as necessidades do indivíduo e pode incluir produtos alcalinos, suplementação de carnitina, e se necessário, fosfato, potássio ou cálcio. Alguns indivíduos não necessitam de tratamento específico.

Doença renal policística autossômica recessiva e nefronoftise

As doenças císticas renais são discutidas em outro momento, mas a doença renal policística autossômica recessiva (DRPAR) e a nefronoftise juvenil apresentam características de doenças tubulointersticiais que merecem uma breve discussão aqui.

Histologicamente, a lesão renal da DRPAR envolve a dilatação fusiforme dos túbulos coletores. Enquanto as manifestações clínicas mais importantes podem dominar a apresentação, alguns pacientes apresentam apenas rins aumentados ou hipertensão e um quarto dos pacientes demonstra hiponatremia, provavelmente como resultado da disfunção tubular. Principalmente em lactentes e crianças pequenas, a poliúria e a concentração urinária comprometida também estão presentes com frequência, mas outros sinais de doença tubular, como proteinúria tubular e aminoacidúria estão normalmente ausentes (439,528).

A nefronoftise juvenil é um grupo de distúrbios autossômicos recessivos que manifestam fibrose tubulointersticial e doença renal cística medular e progridem para DRET (529). Como outras doenças renais císticas, é classificada como uma ciliopatia. Grandes perdas de solutos típicas da síndrome de Fanconi estão amplamente ausentes, mas os pacientes manifestam poliúria, polidipsia e algum grau de perda de sal, além de estarem sob risco de desidratação. Muitas vezes, as crianças apresentam DRC ou DRET significativas quando são diagnosticadas. A proteinúria de baixo peso molecular, a aminoacidúria e outros marcadores de doença tubular são encontradas fora da proporção em relação ao grau de TFG reduzida (530). Associações com distúrbios oculares (retinite pigmentosa, nistagmo congênito, amaurose de Leber), bem como várias síndromes (p. ex., Meckel-Gruber) são bem descritas.

Doze RNs de pais não consanguíneos da antiga ordem da comunidade Amish com nefronoftise-3 letal foram descritos (531). A maioria dos pacientes apresentou oligodrâmnio, prematuridade, rins císticos, orelhas de baixa implantação, pulmões pequenos com insuficiência respiratória e anomalias cardíacas. Características ocasionais incluíram único pulmão, *situs in versus* e bexiga ausente.

Síndrome de artrogripose, disfunção tubular renal e colestase

Defeitos autossômicos recessivos no *VPS33B* são a causa predominante de artrogripose, disfunção tubular renal e síndrome de colestase (ARC) (532,533). O VPS33B está envolvido na regulação da polaridade celular, e sua importância é confirmada pelo fato de ARC também resultar da mutação de *VIPER*, codificando um produto na mesma via regulatória. A disfunção tubular renal varia desde ATR isolada até síndrome de Fanconi completa, e a histologia hepática revela diversas combinações de colestase, hipoplasia biliar intra-hepática, hepatite de células gigantes, depósitos de lipofuscina e fibrose. A disfunção plaquetária carrega um elevado risco de sangramento de maneira que o diagnóstico genético permite a identificação mais segura do que a biopsia de órgãos. RNs sofrem frequentemente com atraso de crescimento; um subconjunto apresenta disgenesia do corpo caloso ou defeitos cardíacos. Ocorre artrogripose, pelo menos, em parte, devido a posição fetal e oligodrâmnio, bem como atrofia muscular neurogênica.

DOENÇAS ASSOCIADAS AOS TRANSPORTADORES E CANAIS TUBULARES

Diabetes insípido nefrogênico

A DIN é uma doença rara hereditária caracterizada por insuficiência ou resposta renal incompleta ao AVP (534). A forma mais comum de DIN congênita é um traço ligado ao X; é um resultado das mutações do *AVPR2*, que codifica para a vasopressina V2R basolateral no ducto coletor; e representa cerca de 90% dos casos. A DNI congênita também pode resultar das mutações no AQP2, codificando para os canais apicais de água, aquaporina 2 responsáveis por permitir a reabsorção dependente de ADH da água no DDC. A maioria dos casos mutação do AQP2 apresenta herança autossômica recessiva, embora a herança autossômica dominante também seja documentada.

Com os RNs não têm acesso independente à água, apesar da poliúria, ocorre desidratação hipertônica associada a outros sintomas, incluindo com frequência febre inexplicada, constipação intestinal e atraso do crescimento. Os achados laboratoriais pertinentes incluem osmolalidade urinária persistentemente baixa, mesmo durante a desidratação hipernatrêmica, sem outra disfunção tubular. Episódios graves de desidratação com encefalopatia hipertônica podem resultar de problemas neurológicos e retardo mental a longo prazo. No entanto, com medidas preventivas, a maioria das crianças com DNI é cognitivamente normal.

O diagnóstico diferencial de DIN inclui várias entidades que causam poliúria (Quadro 39.22). Além da análise genética molecular do *AVPR2* e *AQP2*, o diagnóstico de DNI é confirmado por meio da incapacidade de concentrar a urina em resposta à administração de DDAVP, em oposição aos pacientes com diabetes insípido central, ou seja, deficiência de ADH, que irão responder à DDAVP. Embora as principais manifestações clínicas extrarrenais não sejam conhecidas, o V2R é distribuído por todo o corpo, e

QUADRO 39.22
Etiologia do defeito nefrogênico na concentração urinária.

	Diminuição do efeito do hormônio antidiurético sobre a permeabilidade tubular à água	Diminuição do gradiente de concentração corticomedular
Congênito	Diabetes insípido nefrogênico Hipopotassemia Síndrome de Bartter e síndromes relacionadas Pseudo-hipoaldosteronismo Acidose tubular renal Duplicação do genoma mitocondrial	Doença cística medular, doença renal policística Rins displásicos bilaterais Obstrução do trato urinário
Adquirido	Fármacos: PGE_2, PGE_1, anfotericina, lítio Hipopotassemia Hipercalcemia	Poliúria: diurese aquosa/osmótica Doença obstrutiva (antes e depois do tratamento) Insuficiência renal crônica/aguda Pielonefrite Nefrocalcinose Necrose medular Desnutrição

PG, prostaglandina.

as diferenças, por exemplo, nas respostas fibrinolíticas podem ser demonstradas em pacientes do sexo masculino com mutações do AVPR2 *versus* AQP2 ou *versus* crianças sem DNI (535). As portadoras do sexo feminino de DNI ligada ao X podem apresentar comprometimento leve da capacidade de concentração urinária acompanhado de graus leves de poliúria e polidipsia; no entanto, é bastante improvável que essas meninas manifestem problemas clínicos.

O tratamento baseia-se em três grandes estratégias. Entre elas, estão maior ingestão de água, diminuição da ingestão de soluto não essencial e uso de diuréticos distais. A principal necessidade é fornecer água suficiente para mitigar o profundo déficit na capacidade de concentração urinária. Em muitos casos, o déficit é tão profundo que a terapia de hidratação noturna continua a ser um requisito nos primeiros anos de vida para evitar desidratação significativa. Muitas vezes, descobre-se que as crianças mais velhas e os adultos com DNI congênita apresentam redução da gravidade do déficit de concentração. No entanto, durante os primeiros anos de vida e a primeira infância, a maioria das crianças demonstra retardo do crescimento e requer tubos alimentares para permitir uma ingestão calórica e de líquidos que promova o crescimento normal.

O efeito da atenção cuidadosa à carga de soluto renal na poliúria não deve ser ignorado. Mesmo quando aumenta o consumo calórico, deve-se considerar o efeito multiplicador de solutos não essenciais no volume urinário. Os solutos renais são derivados principalmente de NaCl e proteínas alimentares, enquanto os carboidratos e as gorduras não apresentam resíduos renais (536). Deve-se evitar o excesso de solutos, pois, por exemplo, cada mOsm não essencial para um RN com uma capacidade de concentração urinária máxima de 80 mOsm/ℓ resultará em 5 a 10 vezes o débito urinário obrigatório de um RN com capacidade de concentração normal (aproximadamente 500 mOsm/ℓ em RNs com até algumas semanas de idade e 1.000 mOsm/ℓ ou mais em RNs com idade superior a 6 meses). Assim, as fórmulas infantis com pouco soluto adequadas para DRC devem ser usadas, e é necessária a redução da ingestão proteica e de sódio em crianças mais velhas com alimentação sólida.

Por último, o tratamento farmacêutico com diuréticos tiazídicos, amilorida e indometacina é frequentemente necessário. É necessário o equilíbrio cuidadoso da retenção de caliurese e de potássio; suplementos de potássio podem ser necessários. O mecanismo dos diuréticos distais não está totalmente claro, mas provavelmente envolve adaptação renal secundária e expressão alterada de uma variedade de transportadores por todo o néfron (537).

SÍNDROMES PERDEDORAS DE SAL

Síndrome de Bartter

A síndrome de Bartter resulta de vários déficits autossômicos recessivos específicos nos transportadores tubulares que levam à poliúria e à síndrome perdedora de sal. Ela resulta em alcalose metabólica hipopotassêmica, hiperaldosteronismo hiper-reninêmico com pressão arterial normal, hiperplasia do aparelho justaglomerular e comprometimento da concentração de urina (538). Dependendo do déficit específico do transportador e do seu papel na função renal normal, pode ocorrer pré-natalmente (poli-hidrâmnio), em RNs ou nos primeiros meses de vida, no final da infância e, em raras circunstâncias, até mais tarde. Essa síndrome já recebeu o nome de "síndrome de hiperprostaglandina E", devido à produção extrema, mas secundária de PGE.

A síndrome de Bartter pré-natal ou neonatal ocorre geralmente devido à doença do tipo I (SLC12A1, o cotransportador de Na-K-2Cl) ou do tipo II (KCNJ1 ou canal ROMK). O tipo III (CLCNKB, uma canal de cloreto basolateral) e o tipo IV (BSND, barttina, uma subunidade requisito dos canais de cloreto basolateral) constituem os tipos de doença, estando a última associada à perda auditiva neurossensorial. Uma condição semelhante ocorre devido a uma mutação do *CaSR* que causa hipocalcemia autossômica dominante com síndrome semelhante à de Bartter.

Manifestações pré-natais levam a poli-hidrâmnio e podem acelerar o nascimento pré-termo. A síndrome de Bartter infantil pode causar depleção de volume com risco à vida, hiponatremia, alcalose hipopotassêmica profunda e insuficiência renal. Os RNs apresentam, com frequência, hipercalciúria/NC, podendo desenvolver também hipomagnesemia. Uma característica transitória, exclusiva e ilógica da síndrome de Bartter neonatal do tipo II é a hiperpotassemia, que ocorre em RNs com até 1 a 2 meses de idade porque ROMK é a via mais importante de secreção de K e devido à imaturidade; os RNs diminuíram a secreção de K dependente do fluxo para compensar a perda da função de ROMK (consulte a seção "Fisiologia do desenvolvimento")

O tratamento da síndrome de Bartter tem como base a reposição de Na, K, água e, quando necessário, magnésio. Muitos RNs necessitam de tubos alimentares para que o volume suficiente seja fornecido. A terapia de AINE, classicamente indometacina, mas também com mais inibidores específicos de COX-2, é eficaz na redução do volume urinário por conter os mecanismos secundários que resultam do déficit primário. Um efeito colateral potencial temido da indometacina e de outros AINE é a hemorragia gastrintestinal.

Acidose tubular renal

A descrição mais geral de ATR é a acidose, que resulta da acidificação renal inadequada ou do desperdício de bicarbonato renal (539-544). Deve-se suspeitar de ATR com base em uma acidose metabólica de baixo hiato aniônico com baixa concentração de bicarbonato plasmático (HCO_3^-) para a idade (545) na ausência de diarreia ou suplementação de cloreto de cistina na NPT. O diagnóstico diferencial do bicarbonato plasmático reduzido inclui alcalose respiratória, com causas neonatais que incluem doença do SNC, hiperamonemia e hiperventilação iatrogênica. A gasometria arterial é necessária para classificar corretamente os distúrbios acidobásicos.

O diagnóstico e a classificação da ATR têm sido tradicionalmente efetuados com base em estudos funcionais. Quatro tipos de ATR foram descritos: distal clássica, isto é, tipo I; ATRp, isto é, tipo II; distal hiperpotassêmica, isto é, tipo IV, que constitui o tipo mais comum de ATR; e proximal e distal mista, isto é, tipo III (Quadro 39.23). A aplicação de técnicas de biologia molecular abriu uma nova perspectiva para a compreensão da fisiopatologia dos casos hereditários de ATR (542). O quadro clínico da ATR pode incluir atraso do crescimento, esforço respiratório, vômitos e distúrbios bioquímicos séricos. A correção da acidose resulta frequentemente no crescimento de recuperação e na resolução dos sintomas.

Avaliação do diagnóstico

O diagnóstico de ATR leva em consideração se o paciente está em estado de equilíbrio ou em estado transitório – por exemplo, durante a doença ou em tratamento que possa alterar os resultados dos testes de diagnóstico. As considerações gerais são causas conflitantes ainda não reveladas de acidose metabólica, medição da PA, função renal geral e se ocorrerem NC, infecção urinária ou malformações do trato urinário. Diagnóstico específico dos centros de ART para determinar se há capacidade reduzida de acidificar a urina ou se um defeito na reabsorção de bicarbonato está presente. Os testes de diagnóstico e manobras incluem a medição do hiato aniônico urinário como um substituto do aporte de excreção renal de amônio, diferencial de pCO_2 na urina e no sangue, reabsorção tubular de bicarbonato e fósforo e citrato urinário e de cálcio, ou raramente, testes da carga de ácido (544).

Acidose tubular renal proximal

A ATRp ou ATR do tipo II caracteriza-se por acidose metabólica hiperclorêmica em consequência do comprometimento na capacidade do túbulo proximal de reabsorver HCO_3 (541,543,544). Ao mesmo tempo que a ATRp isolada é extremamente rara, uma forma herdada resulta na perda de função de um cotransportador de Na^+/HCO_3^-, reduzindo a reabsorção. A ATRp pode ocorrer como um achado de disfunção tubular proximal generalizada (síndrome de Fanconi), junto com ATRd (ou seja, ATR do tipo III).

Muitas vezes, descrito como ATR dependente do limiar, o ATRp reproduz o estado fisiológico normal, em que o bicarbonato não é reabsorvido quando sua concentração excede o nível normal. Com ATRp, o limiar é inferior ao normal. Assim, como no estado normal, o pH urinário pode variar dependendo da dieta. Suspeita-se do diagnóstico de ATRp quando a concentração de bicarbonato sérico for baixa para a idade e atribuível à acidose; o pH urinário pode ser "normal", mas inadequadamente elevado (ou seja, não baixo o suficiente para demonstrar a retenção de bicarbonato normal no estado acidêmico). O diagnóstico é confirmado pela presença de síndrome de Fanconi ou pela determinação da concentração urinária de bicarbonato em vários níveis séricos durante uma infusão de bicarbonato. Alternativamente, o nível sérico de bicarbonato pode ser elevado para a sua faixa normal com a administração de suplemento de bicarbonato ou citrato, com observação subsequente do nível sérico de bicarbonato em que a urina se torna ácida.

O tratamento consiste na administração de bicarbonato ou citrato de sódio (tipicamente, 5 a 10 mEq/kg/dia) e citrato de potássio. Em alguns pacientes, a acidose persiste apesar da administração de altas doses de álcalis; a hidroclorotiazida ou, ocasionalmente, AINE podem ser benéficos.

Acidose tubular renal distal

A ATRd é definida pela capacidade limitada de acidificar a urina devido a defeitos no néfron distal e suspeita-se de ATRd quando o pH urinário estiver abaixo de 5,5 durante a acidose metabólica (541,544). Em oposição à ATRp, a ATRd é quase sempre observada em crianças como entidade primária, que pode ser herdada de modo recessivo ou dominante. A ATRd autossômica dominante tem sido associada a mutações no gene *SLC4A1* que codifica o permutador de C/HCO_3^- AEI. A maioria dos pacientes com lesões autossômicas (glândulas sudoríparas) e possivelmente

QUADRO 39.23

Etiologia da acidose tubular renal no primeiro ano de vida.

ATR proximal (tipo 2)	ATR hiperpotassêmica (tipo 4)	ATR distal (tipo 1)	Mista (tipo 3)
Primária	ATR hiperpotassêmica nos primeiros anos de vida	Com perda de bicarbonato no primeiro ano de vida e na primeira infância	Hiperparatireoidismo familiar com hipercalciúria e ATR (Nishiyama) RN de MBP
AR, AD transitória esporádica		Esporádica Com fibrose cística	
Secundária Síndrome de Fanconi Leucodistrofia metacromática[a] Doenças mitocondriais	1: Hipoaldosteronismo primário, insuficiência suprarrenal 2 a 3: Hipoaldosteronismo hiporreninêmico[b] com doença renal crônica	Hipergamaglobulinemia (i. e., síndrome de Sjögren materna) Síndrome alcoólica fetal Tolueno, anfotericina B, lítio	Deficiência da anidrase carbônica II (com osteopetrose) (AR) Hiperparatireoidismo Nefrocalcinose e síndrome de Fanconi
Nefrite hereditária	4: Pseudo-hipoaldosteronismo-1 com ou sem perda de sal	Hipertireoidismo hipercalcêmico	Transplante renal
Tetralogia de Fallot[a]	5: Irresponsividade parcial à Aldosterona	Intoxicação por vitamina D	
Deficiência de vitamina D Acidente vascular no período neonatal Nefrite hereditária	Doença tubulointersticial Obstrução do trato urinário, ITU Rim displásico unilateral ou TVR Fármacos (p. ex., KCl, diuréticos poupadores de K, heparina, inibidores da ECA, IPGS, ciclosporina) Toxinas	Nefrocalcinose Rim esponjoso medular Obstrução do trato urinário Deficiência de carnitinapalmitoiltransferase tipo I (1)	
Inibição da anidrase carbônica		Deficiência da anidrase carbônica II com osteopetrose (AR)	
Deficiência da anidrase carbônica II com osteopetrose (AR)		AR com surdez neurossensorial: deficiência na subunidade B1 da H^+-ATPase	
Fármacos e toxinas: ácido valproico, metais pesados		AR sem surdez neurossensorial: deficiência na subunidade A-4 da H^+-ATPase	
Deficiência de NBC-1 (ATRp com glaucoma)		AD: mutação do gene SLC4A1: deficiência no permutador A1 de Cl^-/HCO_3^-	

A acidificação tubular renal também pode estar deficiente no caso de insuficiência renal (i. e., acidose metabólica clorêmica) ou de diarreia aguda (acidose metabólica hipoclorêmica) (ver texto).
[a]Os únicos pacientes com esse tipo de ATR foram diagnosticados depois de 12 meses de idade.
[b]Os tipos 2 e 3, associados a hipoaldosteronismo hiporreninêmico, são observados principalmente em adultos.
AD, autossômico dominante; AR, autossômico recessivo; ATR, acidose tubular renal; ATRp, acidose tubular renal proximal; ECA, enzima conversora de angiotensina; H^+-ATPase, bomba de prótons (ATPase); IPGS, inibidor da prostaglandina sintetase; MBP, muito baixo peso; NBC-1, cotransportador de $Na-HCO_3^-$; TVR, trombose venosa renal.

outras alterações subclínicas na ATRd recessiva e surdez neural apresenta mutações no gene *ATP6B1*, que codifica a subunidade B-1 da H^+-ATPase. A ATRd autossômica recessiva sem surdez pode resultar de mutações do gene *ATP6VOA4*, que codifica a subunidade A-4 da H^+-ATPase (542).

Vários testes de diagnóstico são de utilidade potencial para diagnosticar a ATRd. A acidificação distal normal exige uma excreção adequada de amônio (NH_4^+) durante a acidose. Ao mesmo tempo que o amônio pode ser medido, ele geralmente é aproximado pelo hiato aniônino urinário ou carga líquida de urina (Na^+-K-Cl da urina). Se os rins estiverem respondendo de forma adequada à acidose, a excreção de cátions, principalmente na forma de amônio (não medido), na urina será maior. Esta é acompanhada por um aumento da excreção urinária de cloreto, que leva a hiato aniônico urinário negativo, exceto quando ATR estiver presente. No entanto, os RNs apresentam grandes quantidades de ânions urinários não medidas; então, esse método não é confiável nesse grupo etário (545). Em um estado alcalinizado (ou seja, após tratamento para acidemia sob concentração sérica de bicarbonato levemente elevada), as pressões parciais de CO_2 urina menos sangue (U-B pCO_2) são um bom indicador de secreção de H^+ tubular distal porque o H^+ secretado combina-se com o bicarbonato não reabsorvido para produzir CO_2. Podem ser medidas pela obtenção de gases da urina e do sangue arterial na mesma máquina comercial.

Na ATR clássica ou tipo I, não há nenhum defeito na secreção de potássio, mas NC e nefrolitíase são comuns. A NC é atribuída à associação de hipercalciúria, pH urinário elevado e hipocitratúria. O tratamento consiste na administração de bicarbonato ou citrato de sódio e citrato de potássio. A administração de citrato é importante para a prevenção da nefrolitíase. Em geral, a dose de álcali é inferior à exigida para a ATRp, na faixa de 2 a 4 mEq/kg/dia.

A ATRd hiperpotassêmica ou tipo IV é o tipo mais comum de ATRd. Resulta da associação de defeitos na secreção de K^+ e H^+ no nível do ducto coletor. A ATR primária do tipo IV resulta de mutação recessiva no ENaC sensível à amilorida encontrado nas células principais do néfron distal. Os casos secundários de ATR do tipo IV são mais frequentes e podem ocorrer devido a hipoaldosteronismo ou PHA (tipo I ou tipo II ou síndrome de Gordon, ver a seguir). Funcionalmente, a ATR tipo IV também é comum em pacientes com uropatia obstrutiva como parte da insuficiência tubular distal generalizada. O tratamento de ATR do tipo IV inclui terapia alcalina, limitação da ingestão de potássio e uso de resinas quelantes de potássio. Causas adquiridas de ATR hipercalcêmica incluem inibidores da ECA e antagonistas do receptor de aldosterona.

Acidose tubular renal mista

Em alguns distúrbios, há ATR proximal e ATRd; esse quadro é conhecido como ATR mista ou tipo III (ver Quadro 39.23). Os RNs de MBPN durante os primeiros dias ou semanas de vida exibem grau leve de acidose tubular mista, com valores normais menores do bicarbonato sérico e pH urinário mais alto, a despeito da acidose metabólica (ver "Fisiologia do desenvolvimento"). Pacientes com deficiência da anidrase carbônica II apresentam doença autossômica recessiva mista com ATR e desenvolvem osteopetrose, restrição de crescimento, retardo mental e calcificações cerebrais; tais pacientes podem necessitar de transplante de medula óssea além de terapia alcalina.

Pseudo-hipoaldosteronismo

O PHA consiste em irresponsividade do ducto coletor aos mineralocorticosteroides (546). As formas de autossômica dominante e recessiva de PHA existem; ambas são caracterizadas por síndrome perdedora de sal neonatal grave, hiperpotassemia e acidose metabólica, manifestando-se como poliúria, desidratação, vômitos e atraso do crescimento. Apresentações mais devastadoras com parada cardíaca hipercalcêmica ou colapso cardiovascular podem ocorrer. Após uma investigação mais aprofundada, pode-se descobrir que os pacientes apresentam hipercalciúria e NC.

O PHA-1 autossômico recessivo resulta de mutação em uma das três subunidades (α, β, γ) de ENaC. Como o ENaC está presente em muitos epitélios, este tipo de PHA-1 também provoca sintomas respiratórios (remoção mucociliar comprometida), eczema ou lesões na pele (glândulas sudoríparas) e possivelmente outras alterações subclínicas na função secretora. A PHA-1 autossômica dominante, provocada pelas mutações de perda de função no gene receptor de mineralocorticosteroides (RML), é mais leve do que a PHA-1 recessiva; suas manifestações são limitadas ao rim e, frequentemente, resolvem-se clinicamente ao longo do tempo. O tratamento do PHA-1 consiste na administração de grandes quantidades de cloreto de sódio e limitação da taxa de potássio. A resina quelante de potássio é utilizada com frequência.

O PHA-2 ou síndrome de Gordon é uma doença autossômica dominante ou hipertensão de renina e aldosterona baixas com hiperpotassemia e acidose metabólica leve. A resposta clínica a diuréticos tiazídicos geralmente é boa. A síndrome de Gordon resulta de mutações no *WNK* e no *WNK1*, que estão envolvidos no transporte tubular de Na e K.

Defeitos tubulares associados à hipertensão

São discutidos na seção "Hipertensão".

Hipercalcemia hipocalciúrica familiar

Todos os três tipos de hipercalcemia hipocalciúrica familiar (HHF) (547) são autossômicos dominantes. Os tipos I e II normalmente são benignos; os pacientes podem ser assintomáticos, mas geralmente apresentam concentração sérica de PTH normal (inadequadamente alta para hipercalcemia). A paratireoidectomia não consegue melhorar a hipercalcemia. Os pacientes com a HHF3 apresentam maior concentração sérica de PTH, hipofosfatemia e raquitismo ou osteomalacia.

A HHF1 é responsável por 65% dos casos de HHF e é causada por uma mutação no gene *CASR*, que é expresso nas glândulas paratireoides e no túbulo renal. A ausência estimada dos níveis de cálcio pela paratireoide leva a níveis constitutivamente elevados de PTH e, portanto, hipercalcemia e, no túbulo renal, a reabsorção inadequada de cálcio é induzida. Os casos neonatais graves de HHF1 causam hiperparatireoidismo neonatal, e estes costumam representar homozigotos ou mutação "dominante dupla". Esses RNs manifestam hipercalcemia crítica com hipotonia, desmineralização óssea, fraturas e angústia respiratória (548). Aqueles com esta forma grave podem exigir paratireoidectomia total seguida pela administração de 1,25-di-hidroxivitamina D (calcitriol). Em contrapartida, a mutações ativadora do gene do RSCa resulta em hipocalcemia autossômica dominante, que está associada à urolitíase (ver Quadro 39.20) (548).

A HFF3 provoca cerca de 20% dos casos restantes de HHF e está relacionada a uma mutação no AP2S1, que codifica uma proteína que interage com o CaSR e com as funções dos receptores acoplados à proteína G (546). Por fim, o tipo II foi mapeado no cromossomo 19p13.3.

O diagnóstico de HHF baseia-se na hipercalcemia de história familiar, em uma razão cálcio/creatinina baixa na urina (< 0,03 mg/mg), baixa fração de excreção do cálcio (< 0,016, ou 1,6%) e concentrações séricas de magnésio elevadas e de fosfato baixas. O diagnóstico diferencial inclui outras causas de hipercalcemia neonatal (ver seção "Hipercalciúria, nefrocalcinose e nefrolitíase") e múltiplas síndromes de neoplasias endócrinas (ver Capítulo 36).

Distúrbios genéticos de perda de fosfato renal

A hiperfosfatúria resulta da diminuição da reabsorção tubular proximal. A hiperfosfatúria grave pode resultar de hiperparatireoidismo ou da síndrome de Fanconi, e ocorre hiperfosfatúria leve após a administração de diuréticos (p. ex., diuréticos de alça, inibidores da anidrase carbônica, tiazídicos) ou de fármacos ou toxinas que são tóxicos para o túbulo proximal. Outras causas de hipofosfatemia (p. ex., raquitismo e depleção de fosfato) são discutidas no Capítulo 33. Esta seção revisa os distúrbios genéticos da perda de fosfato renal.

Hipofosfatemia ligada ao cromossomo X

A HLX (também denominada raquitismo hipofosfatêmico familiar ou raquitismo resistente à vitamina D) é a doença mais comum associada à hiperfosfatúria na lactância e resulta da mutação do *PHEX* (549). Esse gene é mais funcionalmente expresso no osso e leva ao aumento dos níveis de FGF-23. Enquanto a hipofosfatemia e a redução da reabsorção tubular de fosfato podem ser observadas em RN, sinais clínicos, incluindo deformações ósseas, geralmente aparecem após o primeiro ano de vida. O tratamento inclui fosfato oral e 1,25-di-hidroxivitamina D (calcitriol). Essa terapia melhora, mas não cura a doença óssea e induz a NC iatrogênica, um risco potencial de DRET ou hiperparatireoidismo (550). Cinacalcete foi proposto como um tratamento potencial de hiperparatireoidismo secundário.

Raquitismo hipofosfatêmico com hipercalciúria

O raquitismo hipofosfatêmico com hipercalciúria (RHH) é um distúrbio autossômico recessivo, com raquitismo, dor óssea, fraqueza muscular, atraso do crescimento, hipofosfatemia com hiperfosfatúria, normocalcemia com hipercalciúria, concentração plasmática elevada de 1,25 di-hidroxivitamina D, baixa concentração de PTH e atividade elevada de fosfatase alcalina plasmática. O tratamento consiste na administração de suplementos de fosfato. A RHH resulta da mutação do SLC34A3, que codifica um transportador de fosfato dependente de sódio (549,550).

Raquitismo hipofosfatêmico autossômico dominante

O raquitismo hipofosfatêmico autossômico dominante (RHAD) é uma doença autossômica dominante rara com penetrância variável (549,550). Os pacientes geralmente têm início infantil de perda de fosfato, que pode manifestar baixa concentração sérica de fósforo, raquitismo, osteomalacia e deformidades dos membros inferiores. Além disso, os pacientes demonstram baixa estatura, dor óssea e abscessos dentários. O RHAD resulta de mutações em um gene para a família do fator de crescimento de fibroblastos (FGF), *FGF23*, tornando seu produto proteico, agora considerado a fosfatonina prototípica, resistente à degradação. O tratamento consiste na administração de 1,25-di-hidroxivitamina D e suplementação com fosfato.

Raquitismo dependente de vitamina D

O raquitismo dependente de vitamina D do tipo I (RDVD I) é um distúrbio autossômico recessivo, que resulta de mutações no gene da da 25-hidroxivitamina D 1-alfa-hidroxilase (*CYP27B1*) (551).

No estado não tratado, a 1,25-di-hidroxivitamina D reduzida resulta no hiperparatireoidismo, que, por sua vez, resulta em perda de fosfato. A apresentação ocorre durante os primeiros meses de vida com sinais típicos de raquitismo, incluindo hipotonia, tetania, irritabilidade, retardo motor, deformações e atraso do crescimento. As concentrações séricas de cálcio e fosfato são baixas, o PTH é elevado, e a 1,25-di-hidroxivitamina D é muito baixa ou indetectável. Esse distúrbio deve ser diferenciado de outras causas de deficiência de 1-alfa-hidroxilase (p. ex., síndrome de Fanconi, ATR ou hipofosfatemia ligada ao cromossomo X). Felizmente, A 1,25-di-hidroxivitamina D (calcitriol) está disponível para dosagem oral, e crianças com RDVD respondem muito bem à dosagem fisiológica.

Raquitismo hereditário resistente à vitamina D

O raquitismo hereditário resistente à vitamina D (RHRVD) também é conhecido como RDVD do tipo II (RDVD II). Os pacientes com este distúrbio autossômico recessivo carecem de sensibilidade dos órgãos-alvo a 1,25-di-hidroxivitamina D como resultado de mutações do gene receptor da vitamina D (RVD) (551). Casos infantis de raquitismo são comuns, sendo que alguns apresentam alopecia. O padrão de alopecia pode ser muito incomum com áreas de calvície total, adjacentes a regiões de cabelo normal e com escassez de cabelo. As concentrações séricas de cálcio e fosfato são baixas, mas, em contraste com a concentração sérica de RDVD-1, os níveis da concentração sérica de 1,25-$(OH)_2$ vitamina D são muito elevados, e o tratamento com altas doses orais de cálcio e doses suprafisiológicas de calcitriol apresenta apenas um efeito limitado na maioria dos casos (552). No entanto, em alguns pacientes, os análogos da vitamina D podem restaurar parcial ou totalmente a responsividade do RVD que sofreu mutação (1059).

OUTROS DEFEITOS DE REABSORÇÃO TUBULAR RENAL

Glicosúria

O manuseio tubular de glicose em RN foi discutido anteriormente (ver a seção "Fisiologia do desenvolvimento"). A infusão de glicose em RNs de muito baixo peso, especialmente de idade pós-natal inicial, é mais suscetível de resultar em glicosúria devido à menor tolerância à glicose (hiperglicemia) e às diferenças relacionadas à maturidade na reabsorção tubular. Além da glicosúria resultante da prematuridade e daquela associada à síndrome de Fanconi ou disfunção maior do túbulo proximal, a glicosúria resulta de distúrbios específicos dos cotransportadores de Na-glicose (553,554). A má absorção congênita de glicose-galactose resulta de mutações no *SGLT1*, um cotransportador renal/intestinal de Na-glicose; o achado clínico predominante nesses RNs é diarreia grave ácida e aquosa e desidratação com apenas glicosúria leve (o SGLT1 medeia apenas uma pequena proporção da reabsorção renal de glicose). Por outro lado, a glicosúria renal familiar resulta da mutação no *SGLT2*; já a glicosúria clinicamente benigna é proeminente pelo fato de SGLT2 mediar 90% de recaptação de glicose (até 160 g/dia) do aporte de filtrado glomerular ao túbulo proximal. Em uma fascinante reviravolta, um inibidor do SGLT2 foi desenvolvido e aprovado como um tratamento adjuvante para pacientes com diabetes melito do tipo 2 (555).

Aminoacidúrias específicas

A cistinúria é discutida no contexto da nefrolitíase.

Intolerância lisinúrica à proteína

É um distúrbio autossômico recessivo da reabsorção de aminoácidos dibásicos (lisina, arginina e ornitina) no túbulo renal, e o sistema digestório que resulta das mutações do *SLC7A* que codifica o transportador-1 γ+L de aminoácidos (γ+LAT-1) (556).

A perda urinária desses aminoácidos é quantitativamente mais significativa do que a observada na cistinúria e pode levar a hiperamonemia secundária (devido à falta de substrato); em contraste, os níveis urinários de cistina são muito menores do que os de cistinúria. Esse distúrbio é extremamente raro, exceto na Finlândia, onde a prevalência historicamente alcançou 160.000 (557) A maioria dos lactentes que recebe leite materno é assintomática, embora alguns tenham sintomas de hiperamonemia durante o período neonatal. Tipicamente, os RNs manifestam sintomas 1 semana após o desmame ou aumento do aporte de proteína, a maioria dos lactentes afetados com esse distúrbio manifesta náuseas, vômitos e diarreia leve. Posteriormente, os pacientes podem manifestar graves complicações multissistêmicas. O tratamento consiste em uma dieta hipoproteica complementada com citrulina (como substrato para o ciclo de ureia); os episódios graves de hiperamonemia também podem ser tratados com substratos adicionais do ciclo.

Transtorno de Hartnup

Resulta de déficit no transporte renal dos aminoácidos neutros. Em uma dieta rica em proteína, esse distúrbio é assintomático. O triptofano, um aminoácido neutro, é um precursor da niacina e serotonina; assim, em condições deficientes de proteína ou desnutrição, a doença pode se manifestar com sinais/sintomas de pelagra, manifestações cerebelares e psicose. A triagem neonatal e a conscientização clínica são particularmente importantes nas áreas onde os recursos alimentares são cronicamente escassos ou se tornam agudamente limitados, por exemplo, após catástrofes naturais ou sociais. O tratamento tem como foco o aporte suficiente de proteína complementado com niacina.

Iminoglicinúria

É definida pela perda urinária de glicina, prolina e hidroxiprolina devido a um defeito no transportador imino tubular renal. A doença geralmente é considerada assintomática, embora possíveis associações com vários distúrbios tenham sido descritas sem comprovação científica (558).

Aminoacidúria dicarboxílica

Resulta de mutação no SLC1A1, o gene que codifica um transportador para aminoácidos aniônicos; os níveis urinários de glutamato e aspartato são acentuados. A associação com condições neurológicas ou psiquiátricas não está clara; essa condição pode ser assintomática (559).

SÍNDROME NEFRÓTICA CONGÊNITA

A síndrome nefrótica é definida pela associação de proteinúria marcante (mais de 1 g/m²/dia), com hipoalbuminemia (< 2,5 g/dℓ), hiperlipidemia e edema. A síndrome nefrótica é denominada congênita quando se manifesta nos primeiros 3 meses de vida e infantil quando se manifesta entre 3 meses e 1 ano de idade. De dois terços a 85% dos casos que ocorrem nos primeiros 3 meses de idade podem ser explicados por mutações nos seguintes quatro genes (560): NPHS1, que codifica a nefrina e é responsável pela NCF; NPHS2, que codifica a podocina e é responsável pela ocorrência familiar de glomerulosclerose segmentar e focal (GESF); WT1, que codifica o supressor tumoral de transcrição e é responsável pela síndrome de Denys-Drash; e LAMB2, que codifica a laminina beta 2 e é responsável pela síndrome de Pierson. Além disso, as mutações no gene PCLE1, que codifica a fosfolipase C épsilon, são responsáveis pelo aparecimento precoce de esclerose mesangial difusa (EMD). As mutações de NPHS1 e NPHS2 são as mais comuns e representam 95% dos casos.

Tipo finlandês (NCF ou NPHS1, OMIM 256300)

A incidência de NCF é estimada em 1 por 8.200 nascimentos na Finlândia (561), porém é consideravelmente menos frequente em outros países (p. ex., 1:50.000 na América do Norte). Deve-se suspeitar de NCF se houver história de NCF em irmãos, hidropisia fetal ou edema da placenta, ou seja, peso placentário superior a 25% do peso ao nascer, ou elevação da concentração de AFP ou de proteínas totais no líquido amniótico. Como a doença começa *in utero* em todos os pacientes, o aumento da AFP (mais de 10 DP acima da concentração média no líquido amniótico durante o segundo trimestre) pode ser um indicador pré-natal inicial da doença.

A NCF é um distúrbio autossômico recessivo no qual ambos os sexos estão envolvidos igualmente. É causado principalmente por mutações no gene da nefrina (NPHS1), mapeado no cromossomo 19q13,1, que codifica a nefrina, uma suposta proteína transmembrana que pertence à superfamília das imunoglobulinas de moléculas de aderência e é fosforilada pelas quinases da família Scr (562). A nefrina está localizada especificamente no diafragma dos podócitos glomerulares que constituem o filtro seletivo de dimensão decisiva da barreira de ultrafiltração glomerular. Em famílias finlandesas, foram observadas quatro categorias principais de haplótipos de NCF. A análise de famílias não finlandesas sugere que a maioria dos pacientes com NCF compartilha o mesmo *locus* para a doença. Mais de 140 diferentes mutações do NPHS1 foram identificadas até o momento, causadas por mutações sem sentido, de sentido errôneo, de inserção/deleção da matriz de leitura e no local de recombinação.

A história natural da doença inclui muitas vezes prematuridade (42%), pequeno para a IG e uma placenta grande. Os sinais de síndrome nefrótica (ou seja, edema, proteinúria, hipoalbuminemia) estão presentes na primeira semana de vida em metade dos casos, mas não podem se desenvolver até o terceiro mês de vida. As complicações incluem grave atraso do crescimento e ascite em todos os pacientes, infecções bacterianas graves (peritonite, infecções respiratórias), hipotireoidismo, estenose pilórica e eventos trombóticos. Elevação da creatinina sérica ou da ureia sanguínea pode ser observada, mas nenhum apresentou uremia franca. Antes da disponibilidade de transplante renal em pacientes jovens, a doença apresentava mortalidade muito alta, com 50% dos pacientes morrendo com 6 meses de vida, e todos já haviam morrido até 4 anos de idade.

A proteinúria, que inicialmente é muito seletiva, ou seja, consiste quase totalmente em albumina devido ao aumento da permeabilidade do glomérulo apenas às proteínas pequenas, aumenta progressivamente e torna-se não seletiva, correspondente ao aumento do coeficiente de filtração e lesão tubular. A bioquímica do sangue é significativa em virtude da hipoalbuminemia e hipogamaglobulinemia graves, hipotiroxinemia (em consequência da perda urinária da globulina da ligação à tiroxina), Scr normal ou ligeiramente elevada e hiperlipidemia. A US revela rins aumentados, aumento da ecogenicidade do córtex renal, diminuição da diferenciação entre o córtex e a medula e visualização precária das pirâmides. As dilatações tubulares podem ser interpretadas de modo incorreto como outras causas de doença cística, incluindo DRPAR. O diagnóstico de NCF pode ser confirmado por análise de ligações ou por biopsia renal. Esta última revela irregularidades da membrana basal glomerular e adelgaçamento da lâmina densa, seguidos de fusão dos pedicelos das células epiteliais, semelhantes aos achados na síndrome nefrótica por lesão mínima sensível a esteroides.

Os RNs com NCF necessitam de tratamento intensivo, que consiste na administração repetida de albumina e diuréticos para a ascite, tiroxina, anticoagulação, hiperalimentação oral e parenteral e tratamento das múltiplas complicações. Visto que a síndrome nefrótica não é uma doença imunológica, ela sempre será resistente aos glicocorticosteroides e fármacos imunossupressores. Esses fármacos podem ser prejudiciais se administrados, visto que essas crianças já são altamente suscetíveis a infecções. A insuficiência renal crônica instala-se entre 6 e 23 meses de idade. Em consequência, a maioria dos pacientes acaba sendo submetida à diálise enquanto aguarda um transplante. O objetivo do manejo precoce é permitir que o RN atinja um tamanho suficiente para que o transplante precoce possa ser realizado. Como a desnutrição proteica, que leva a um balanço nitrogenado negativo, é o principal fator que afeta o prognóstico, redução da perda proteica urinária e subsequente catabolismo proteico é importante. Uma terapia agressiva, incluindo nefrectomia bilateral e diálise peritoneal até o transplante quando a criança atinge cerca de 8 a 10 kg, permite o crescimento e desenvolvimento normal e uma taxa de sobrevida do paciente de 97%, e uma boa taxa de sobrevida do enxerto. Recentemente, o manejo conservador de NCF com captopril e indometacina e, por vezes, em combinação com nefrectomia unilateral, foi descrito para melhorar significativamente a concentração de albumina plasmática, reduzir a necessidade de infusão de albumina e a duração da internação, manter o crescimento normal e permitir o atraso da diálise e do transplante por pelo menos 3 anos. Também já está claro que nem todas as mutações do NPHS1 causam síndrome nefrótica congênita grave ou uma evolução clínica grave. Algumas estão associadas com DRET, que ocorre após a idade de 20 anos, outras com remissão parcial ou completa na infância (563).

O aumento da concentração de AFP no líquido amniótico/soro materno é útil como teste de triagem em famílias de alto risco; no entanto, a ligação genética e a análise de haplótipos identificam quatro haplótipos com até 95% de acurácia (563). Os testes comerciais também estão disponíveis para mutações do NPHS1.

NPHS2 (OMIM 604766)

O NPHS2 codifica uma proteína da membrana integral, podocina, que é encontrada exclusivamente nos podócitos glomerulares e é o gene causador de uma forma autossômica recessiva de GESF familiar e uma proporção significativa de pacientes com síndrome nefrótica resistente a esteroides com início na infância (564). Embora o NPHS2 seja responsável pela maioria dos casos de síndrome nefrótica que se manifestam entre as idades de 4 e 12 meses (29 a 35,2%), este foi encontrado em RNs com síndrome nefrótica congênita (15 a 39%) (565). No entanto, a gravidade da doença é variável e pode ocorrer no nascimento, durante a infância ou mais tarde durante a vida adulta.

Esclerose mesangial difusa

A EMD é uma entidade clinicopatológica que foi descrita pela primeira vez em 1985 e é outra causa comum de síndrome nefrótica congênita. É observada exclusivamente nos primeiros meses de vida e parece ser transmitida em algumas famílias como um traço autossômico recessivo (566). O início varia entre o segundo trimestre de gestação e 33 meses de idade. Ao contrário da NCF, os RNs com EMD parecem normais ao nascer, com um peso normal e sem placenta alargada. Os pacientes com EMD apresentam proteinúria (com ou sem síndrome nefrótica), às vezes com hematúria, hipertensão arterial frequente e IRC progressiva, evoluindo para DRET dentro de poucos meses a 2 anos após o início. Devido ao rápido desenvolvimento de IRC nesses pacientes, constitui a principal causa de morte na ausência de diálise e de transplante renal. A trombose da veia renal é uma complicação frequente. O exame histológico dos glomérulos revela células mesangiais mergulhadas em uma rede fibrilar positiva para ácido periódico-Schiff e para a prata, causando oclusão dos capilares. As alterações tubulares assemelham-se àquelas observadas na NCF, e a fibrose intersticial é mais pronunciada que nesta última.

O tratamento consiste em medidas de apoio e de manutenção do balanço hídrico e eletrolítico e nutrição adequada, prevenção e tratamento de complicações infecciosas, uso do inibidor da ECA e indometacina e manejo de insuficiência renal. A nefrectomia bilateral tem sido considerada no momento do transplante devido ao risco potencial de desenvolvimento de um tumor de Wilms. Relatou-se que a EMD é resistente aos esteroides e à terapia imunossupressora, embora existam alguns casos relatados de pacientes que respondem ao esteroide e a fármacos inibidores de calcineurina.

Três genes estão implicados na EMD: WT1, LAMB2 e PLCE1. O gene WT1 está localizado no cromossomo 11p13 e codifica um fator de transcrição dedos de zinco envolvido no desenvolvimento dos rins e gonadal. O LAMB2 está localizado no cromossomo 3p21 e codifica a laminina beta 2, um componente da laminina que é um componente essencial da membrana basal, onde desempenha um papel-chave na ancoragem e diferenciação dos pedicelos do podócito. O gene PLCE1 está localizado no cromossomo 10q23 e codifica uma proteína PLCε1, membro da família fosfolipase de enzimas que gera mensageiros secundários para regular vários processos que afetam o crescimento, a diferenciação e a expressão gênica das células.

A EMD pode ser associada a um dos muitos distúrbios genotípicos, incluindo síndrome de WAGR, síndrome de Denys-Drash, síndrome de Pierson e síndrome de Galloway-Mowat. Crianças com a síndrome de WAGR manifestam tumor de Wilms (W), aniridia (A), anomalias genitais e urinárias (G) e retardo mental (R) (567). A análise citogenética revelou grandes exclusões do gene WT1 no cromossomo 11p13 nesses pacientes. As mutações do gene PAX6 na banda 13 do cromossomo 11 resultaram em aniridia.

As crianças com síndrome de Denys-Drash manifestam síndrome nefrótica de início precoce, EMD evoluindo rapidamente para DRET, pseudo-hermafroditismo gonadal masculino 46,XY e tumor de Wilms (568). As mutações de sentido errôneo do WT1 de linha germinal localizadas nos éxons 8 ou 9 que codificam os dedos zinco 2 ou 3 foram detectadas em quase todos os pacientes com síndrome de Denys-Drash. Essas mutações alteram a ligação da proteína WT1 ao DNA. A expressão anormal de WT1 está associada em alguns pacientes a aumento do gene PAX2, que codifica um fator de transcrição normalmente expresso em uma fase precoce do desenvolvimento. Aumento da expressão do PAX2 está associado a hiperplasia do podócito e pode ser responsável pela lesão glomerular observada na síndrome de Denys-Drash. Vários pacientes apresentaram formas incompletas da síndrome de Denys-Drash (*i. e.*, apenas dois dos três sinais da tríade), enquanto outros apresentaram DRET pré-natal e síndrome de Potter.

A síndrome de Pierson é um distúrbio autossômico recessivo e é outra causa da síndrome nefrótica congênita primária não causada por mutações do WT1 ou genes que codificam proteínas no diafragma de fenda. É causada por mutações homozigóticas ou heterozigóticas mistas no gene que codifica a laminina beta 2 (LAMB2) no cromossomo 3p21 (569). A laminina beta 2 normalmente é expressa nas membranas basais glomerulares e estruturas da câmara anterior do olho. Os pacientes com síndrome de Pierson manifestam síndrome nefrótica congênita com EMD, anormalidades oculares com microcoria (pupilas não reagentes estreitas) e córneas aumentadas (569).

A EMD também é comum na síndrome de Galloway-Mowat, um distúrbio autossômico recessivo caracterizado por microcefalia, padrão giral anormal, retardo do desenvolvimento e síndrome nefrótica. Nessa síndrome, a patologia renal pode revelar EMD, esclerose segmentar focal, proliferação mesangial ou anomalias da membrana basal e tubulares. Em uma família consanguínea com irmãos previamente afetados, o diagnóstico pré-natal pode ser sugerido pela demonstração de rins hiperecogênicos aumentados, com líquido amniótico no limite superior do normal e concentração normal de AFP no líquido amniótico. A causa da síndrome de Galloway-Mowat é desconhecida, e os genes para uma variedade de proteínas renais foram excluídos, incluindo a laminina β2, sinaptopodina, proteínas epiteliais glomerulares 1 e nefrina. No entanto, a presença de alguma dessas ou de outras proteínas nos rins e no cérebro sugere que a patogênese esteja relacionada à desregulação de desenvolvimento na formação de ambos os órgãos.

A esclerose mesangial difusa isolada (EMDI) ou EMD não sindrômica é um distúrbio autossômico recessivo que se manifesta com o aparecimento da síndrome nefrótica nos primeiros dias de vida até os 4 anos de idade. As mutações no gene PLCE1 são a principal causa de EMDI e foram detectadas em 28,6% das famílias com EMDI. As mutações do WT1 foram identificadas em 9% das famílias com EMDI.

Síndrome nefrótica congênita e infecção congênita

A síndrome nefrótica em consequência de infecção congênita é observada mais comumente na sífilis congênita, na qual a lesão se caracteriza por glomerulopatia epimembranosa ou proliferativa, com depósitos difusos de imunoglobulina e antígeno treponêmico ao longo dos capilares glomerulares, bem como depósitos elétrondensos epiteliais. A afecção responde muito bem à administração de penicilina. A síndrome nefrótica associada à toxoplasmose congênita é menos comum. A proteinúria pode se manifestar no nascimento ou pode se desenvolver durante os primeiros 3 meses, em associação com outros sintomas oculares e neurológicos. A lesão caracteriza-se pelo depósito de imunoglobulinas, complemento e antígeno e anticorpos anti-*Toxoplasma* nos glomérulos. Pode responder à administração de pirimetamina, sulfadiazina e esteroides. A síndrome nefrótica congênita ou síndrome nefrótica infantil também foi relatada em pacientes com infecção congênita por citomegalovírus, vírus da rubéola e vírus da imunodeficiência humana.

Outras causas de síndrome nefrótica congênita

Alguns casos de síndrome nefrótica congênita estão associados a características dismórficas, como paquigiria, microcefalia, buftalmia ou distúrbios da migração neuronal. A síndrome nefrótica pode resultar da sialidose tipo II ou da síndrome de glicoproteína com deficiência de carboidrato tipo I. Foram descritos casos transitórios de síndrome nefrótica congênita em consequência de transmissão materna, intoxicação por mercúrio ou síndrome das unhas-patelas.

Diagnóstico diferencial da síndrome nefrótica congênita

As entidades associadas a síndrome nefrótica congênita podem ser diferenciadas pela história natural da doença; idade de aparecimento de SN; a presença de anomalias associadas (p. ex., na síndrome de Denys-Drash), por sorologia materna e neonatal (síndrome de TORCH e lúpus); pela medição da concentração de AFP no líquido amniótico, que é consistentemente elevada na NCF; pela análise do DNA em famílias específicas; e pela biopsia renal. Os distúrbios genéticos são responsáveis pela maioria dos casos de SN que começam no primeiro ano de vida. Deve ser realizada uma abordagem sistemática para rastreamento mutacional apropriado. Para pacientes que manifestam síndrome nefrótica congênita não sindrômica, o gene NPHS1 deve ser testado primeiro naqueles que a manifestam logo após o nascimento. A análise molecular do NPHS2 deveria ser o próximo passo sempre que mutações para NPHS1 não forem detectadas. Os pacientes que a manifestam no final do período congênito provavelmente devem ser inicialmente testados para mutações do NPHS2, especialmente se a biopsia renal mostrar GESF ou alterações glomerulares mínimas. Nos casos em que a patologia renal mostrar EMD, os exames genéticos para os genes WT1 e PLCE1 devem ser inicialmente realizados. Todavia, a classificação de um paciente em uma das principais entidades pode não ser sempre possível. A terapia específica está disponível para alguns pacientes (p. ex., aqueles com infecção congênita).

OUTRAS ANORMALIDADES URINÁRIAS

Proteinúria

O grau de proteinúria pode ser quantificado por uma coleta programada ou pela razão proteína/creatinina em amostra de urina. A proteinúria anormal é definida de acordo com os valores normais para a idade, e a maturação está associada a uma redução na taxa diária de proteinúria (ver Quadro 39.24).

QUADRO 39.24
Proteinúria nos primeiros dias de vida.

Idade gestacional (semanas)	Nº de RN	Média e faixa (mg/m²/h)
≤ 28	5	0,86 (0,2 a 1,33)
30	12	2,08 (0 a 9,4)
32	15	2,32 (0 a 5,22)
34	15	2,48 (0 a 13,07)
36	17	1,27 (0 a 4,60)
40	26	1,29 (0 a 6,14)

De Jose PA, Slotkoff LM, Lilienfield LS *et al*. Sensitivity of neonatal renal vasculature to epinephrine. *Am J Physiol* 1974;226:796-799, com permissão.

Incidência

A proteinúria aumentada ocorre frequentemente em RNs internados na UTI neonatal; está associada a vários tipos de lesão renal. A detecção de proteinúria tubular aumentada proporciona um teste de triagem sensível para lesão renal após asfixia perinatal e para lesão tubular em consequência de nefrotoxicidade (ver "LRA nefrotóxica").

Etiologia

A proteinúria de origem tubular é o tipo mais comum, porém nunca é maciça. Inclui proteínas de BPM, ou seja, inferiores a 60.000 kDa, que são livremente filtradas através do glomérulo. Além disso, em alguns pacientes, detectam-se proteínas lisossômicas, como NAG, na urina. Embora possa ser isolada, a proteinúria tubular está mais frequentemente associada a asfixia perinatal ou isquemia renal, ITU, LRA, síndrome de Fanconi ou nefrotoxicidade (ver "LRA nefrotóxica"; "Disfunção tubular"). Em contraste, a proteinúria de origem glomerular inclui proteínas com peso molecular mais alto, como a albumina. Pode se tornar maciça e levar à síndrome nefrótica.

Avaliação

Devido à ocorrência frequente de proteinúria, não se indica uma avaliação extensa, a menos que haja evidências de doença renal. Além da anamnese e do exame físico, uma etapa importante no diagnóstico diferencial consiste em distinguir entre proteinúria tubular e glomerular. Essa diferenciação pode ser obtida através da eletroforese das proteínas urinárias ou determinação quantitativa de proteínas específicas de BPM e da albumina (Figura 39.10). Além disso, pode haver evidências de lesão tubular (p. ex., glicosúria, ATR). As descrições dos distúrbios específicos são encontradas em outra parte deste capítulo.

Hematúria

A urina de cor rosa ou vermelha ou a coloração da fralda podem resultar de hematúria, hemoglobinúria, mioglobinúria, ácido úrico, porfiria, administração de fenitoína ou pigmentos biliares. Os depósitos castanho-avermelhados na fralda podem resultar de xantinúria. A presença de sangue na fralda também pode advir de sangramento retal ou secreção vaginal sanguinolenta mucoide, causada pela retirada do hormônio materno. O diagnóstico de hematúria requer visualização de um número excessivo de eritrócitos em uma amostra não contaminada de urina (habitualmente > 5 eritrócitos/campo de grande aumento). A hematúria microscópica transitória durante as primeiras 48 horas de vida pode ser insignificante, desde que o RN seja assintomático, ou seja, não tenha diátese hemorrágica, nem exiba outras evidências de lesão renal (p. ex., sem doença renal familiar; exame físico, PA, débito urinário, creatinina sérica, ureia sanguínea e US normais; ausência de cilindros hemáticos na urina).

Etiologia

A hematúria pode ocorrer em uma ampla gama de doenças, incluindo diáteses hemorrágicas e distúrbios renais e pós-renais. A hematúria mediada por inibidor da prostaglandina sintetase (IPGS) pode resultar na disfunção plaquetária, LRA ou disfunção tubular. As infecções congênitas (p. ex., sífilis, toxoplasmose e citomegalovírus) podem causar trombocitopenia ou, raramente,

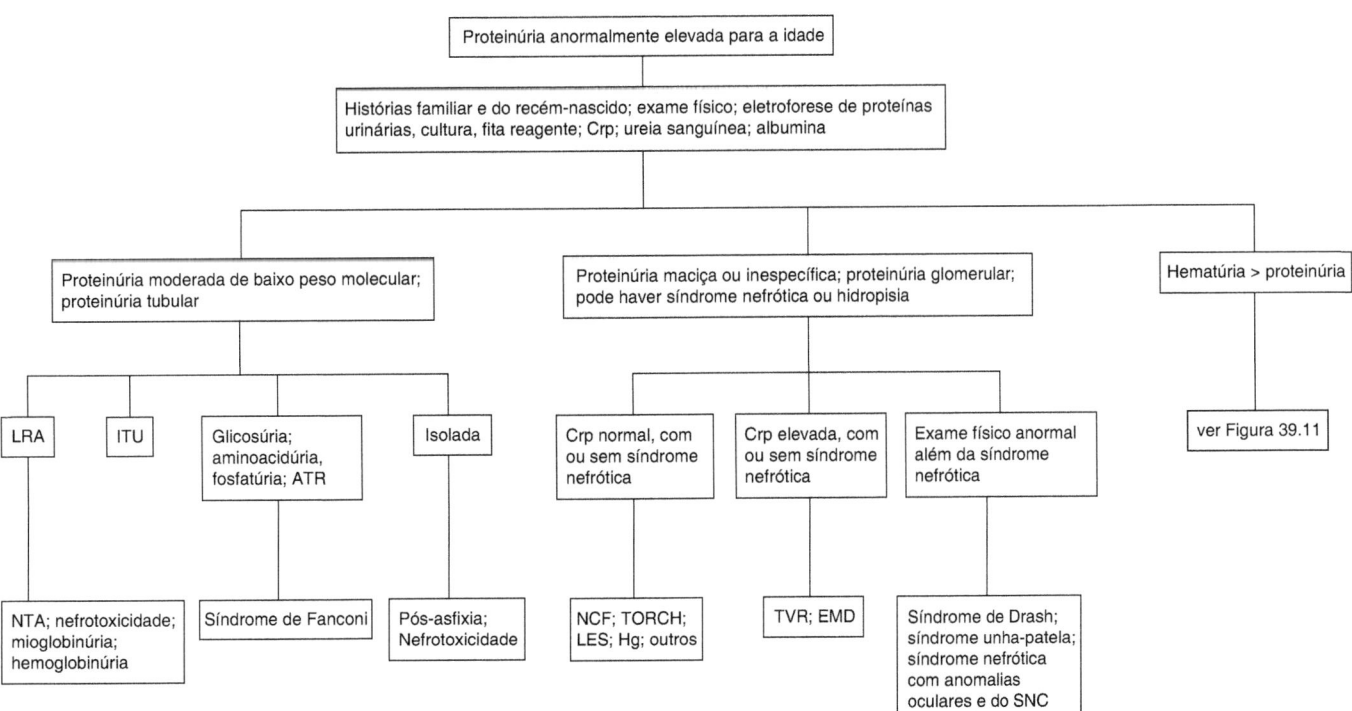

Figura 39.10 Diagnóstico diferencial da proteinúria. LRA, lesão renal aguda; NTA, necrose tubular aguda; NCF, síndrome nefrótica congênita (tipo finlandês); EMD, esclerose mesangial difusa; Hg, intoxicação por mercúrio; Crp, concentração plasmática de creatinina; ATR, acidose tubular renal; TVR, trombose venosa renal; LES, lúpus eritematoso sistêmico; ITU, infecção urinária.

glomerulonefrite. As causas congênitas comuns de hematúria incluem hidronefrose, DRP, tumores e rim esponjoso. As causas adquiridas incluem asfixia, anormalidades da coagulação, distúrbios infecciosos e vasculares e nefrotoxicidade.

Avaliação

A primeira etapa consiste em confirmar o diagnóstico de hematúria pela demonstração de eritrócitos em uma amostra de urina fresca de micção espontânea ou após pressão suprapúbica leve. A punção suprapúbica está contraindicada, visto que pode causar hematúria microscópica ou macroscópica. Se o paciente tiver anúria, deve-se efetuar cateterismo vesical utilizando um cateter lubrificado Nº 3,5 a 5; porém, é preciso ter em mente que esse procedimento pode causar hematúria.

A história clínica pode revelar nefrite familiar. A história materna pode ser positiva para diabetes (sugerindo trombose venosa renal, infecção, trombocitopenia e glomerulonefrite), doença autoimune ou uso recente de IPGS. A anamnese do paciente deve ser revista, particularmente à procura de asfixia, sepse, choque, hipertensão, insuficiência renal, medicamentos e colocação de cateter na AU. Os aspectos pertinentes do exame físico incluem hipertensão, equimoses, edema (sugerindo LRA ou glomerulonefrite), massa abdominal que pode indicar hidronefrose, doença cística, hemorragia suprarrenal e, raramente, traumatismo renal e sopros (sugerindo doença renovascular). Em alguns pacientes, a provável etiologia é óbvia (p. ex., distúrbio hemorrágico, traumatismo da bexiga, asfixia grave, LRA, doença vascular renal, glomerulonefrite, síndrome nefrótica).

A investigação inicial deve incluir um exame microscópico da urina e determinação do débito urinário, ureia sanguínea e Scr. A Figura 39.11 descreve um esquema para avaliação de um RN com hematúria.

MIOGLOBINÚRIA-HEMOGLOBINÚRIA

A rabdomiólise provoca desvios significativos entre os eletrólitos intra e extracelulares, choque, vasoconstrição renal grave, hiperuricemia, trombos nos tufos capilares glomerulares em consequência de coagulação intravascular disseminada, cilindros intratubulares de hemoproteína, formação de radicais livres e peroxidação dos lipídios. A baixa incidência de rabdomiólise neonatal (570) pode resultar do baixo conteúdo de mioglobina do músculo imaturo, particularmente em RNs pré-termo. Deve-se suspeitar de mioglobinúria em RNs a termo gravemente asfixiados com reação fortemente positiva para o heme, na ausência de hematúria microscópica.

AGRADECIMENTOS

Os autores gostariam de agradecer o autor sênior na 6ª edição deste capítulo, *Dr. Chester EDELMANN-Chester (Chet) Monroe, Jr.*, que faleceu na paz de sua casa com sua família no dia 19 de setembro de 2013 depois de uma batalha corajosa contra o câncer que durou 4 anos.

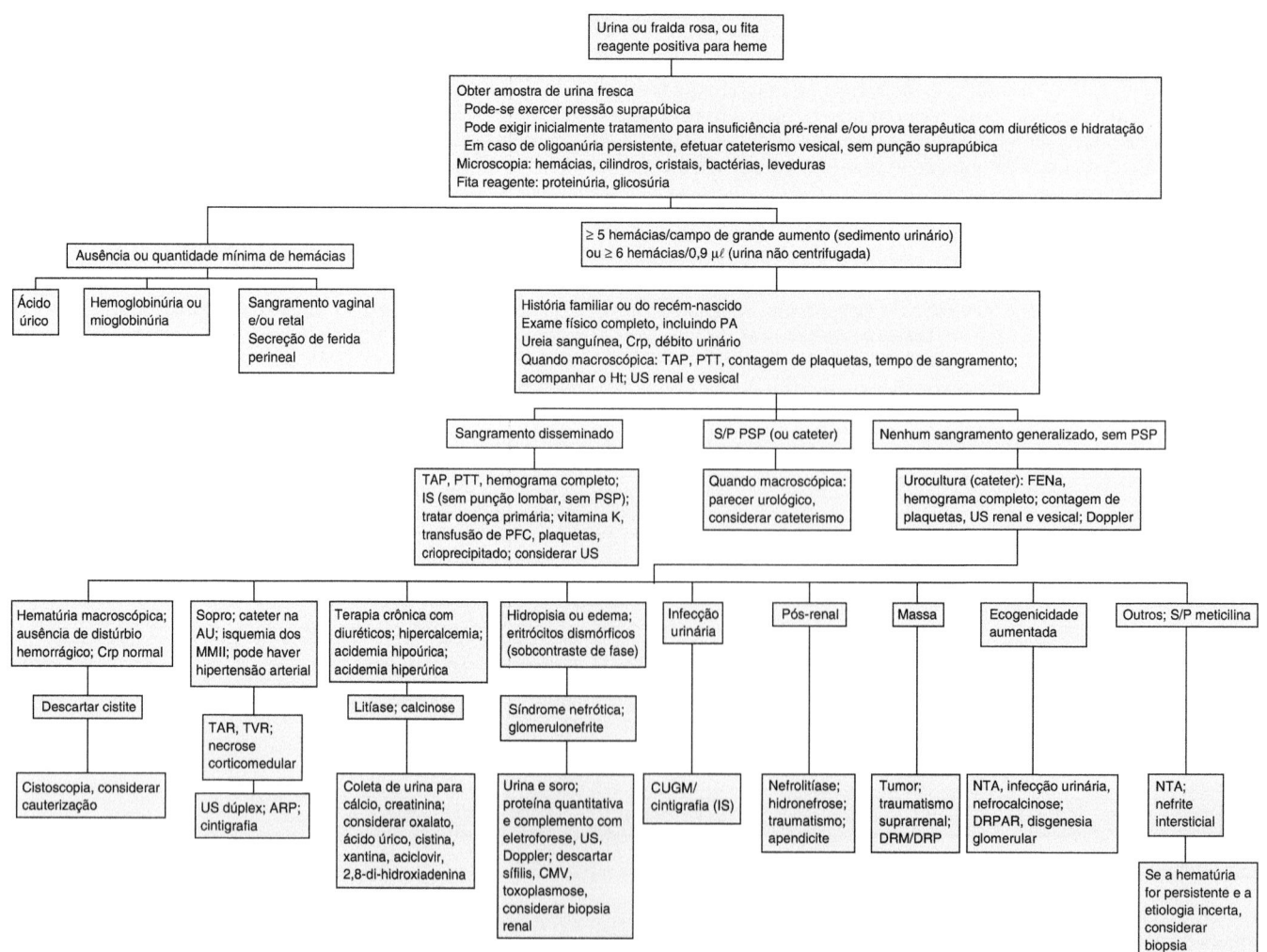

Figura 39.11 Diagnóstico diferencial da hematúria.

Chet foi um pediatra de renome mundial e cientista médico consumado, além de um dos fundadores do campo da Nefrologia Pediátrica que *guiou este capítulo até a 6ª edição*.

Durante o seu mandato de 57 anos no Albert Einstein College of Medicine, NY (Einstein), exerceu inúmeros cargos de prestígio, incluindo Reitor Associado Sênior e "Professor Universitário Emérito de Pediatria" e Presidente do Departamento de Pediatria e Presidente do Conselho de Revisão Institucional da Escola de Medicina. Chet recebeu inúmeros prêmios científicos e fez grandes contribuições acadêmicas à medicina. Durante os seus muitos anos de trabalho para Einstein e Montefiore, treinou várias gerações de líderes no seu campo. E, durante décadas, sua monografia, *Doença Renal Pediátrica*, foi o livro didático de referência no campo.

Acreditava na excelência, honestidade, integridade e, acima de tudo, na compaixão. Chet foi um raro homem, contemplativo, embora efetivo, que, com tranquilidade, foi bem-sucedido na melhora da saúde de seus pacientes, na felicidade de seus filhos e na realização de seus alunos e colegas. Chet foi um pai excepcional e um ótimo marido. Chet marcou a vida de inúmeras pessoas em muitos países em todo o mundo e sua falta será sentida por todos, mas principalmente por sua esposa e filhos.

REFERÊNCIAS BIBLIOGRÁFICAS

1. Rabinowitz R, Peters MT, Vyas S, et al. Measurement of fetal urine production in normal pregnancy by real-time ultrasonography. *Am J Obstet Gynecol* 1989;161:1264.
2. Potter EL, Thierstein ST. Glomerular development in the kidney as an index of foetal maturity. *J Pediatr* 1943;22:695.
3. Wladimiroff JW, Campbell S. Fetal urine production rates in normal and complicated pregnancy. *Lancet* 1974;1:151.
4. Costantini F, Kopan R. Patterning a complex organ: branching morphogenesis and nephron segmentation in kidney development. *Dev Cell* 2010;18:698.
5. Evan AP, Gattone VHD, Schwartz GJ. Development of solute transport in rabbit proximal tubule. II. Morphologic segmentation. *Am J Physiol* 1983;245:F391.
6. Evan AP, Satlin LM, Gattone VHD, et al. Postnatal maturation of rabbit renal collecting duct. II. Morphologic observations. *Am J Physiol* 1991;261:F91.
7. Zohdi V, Sutherland MR, Lim K, et al. Low birth weight due to intrauterine growth restriction and/or preterm birth: effects on nephron number and long-term renal health. *Int J Nephrol* 2012;136942. doi: 10.1155/2012/136942
8. Risau W, Sariola H, Zerwes HG, et al. Vasculogenesis and angiogenesis in embryonic-stem-cell-derived embryoid bodies. *Development* 1988;102(3):471.
9. Shakya R, Watanabe T, Costantini F. The role of GDNF/Ret signaling in ureteric bud cell fate and branching morphogenesis. *Dev Cell* 2005;8(1):65.
10. Tang MJ, Cai Y, Tsai SJ, et al. Ureteric bud outgrowth in response to RET activation is mediated by phosphatidylinositol 3-kinase. *Dev Biol* 2002;243(1):128.
11. Kim D, Dressler GR. PTEN modulates GDNF/RET mediated chemotaxis and branching morphogenesis in the developing kidney. *Dev Biol* 2007;307(2):290.
12. Tang MJ, Worley D, Sanicola M, et al. The RET-glial cell-derived neurotrophic factor (GDNF) pathway stimulates migration and chemo attraction of epithelial cells. *J Cell Biol* 1998;142(5):1337.
13. Schuchardt A, D'Agati V, Larsson-Blomberg L, et al. Defects in the kidney and enteric nervous system of mice lacking the tyrosine kinase receptor Ret. *Nature* 1994;367(6461):380.
14. Skinner MA, Safford SD, Reeves JG, et al. Renal aplasia in humans is associated with RET mutations. *Am J Hum Genet* 2008;82:344.
15. Srinivas S, Wu Z, Chen CM, et al. Dominant effects of RET receptor misexpression and ligand-independent RET signaling on ureteric bud development. *Development* 1999;126(7):1375.
16. Michos O, Panman L, Vintersten K, et al. Gremlin-mediated BMP antagonism induces the epithelial-mesenchymal feedback signaling controlling metanephric kidney and limb organogenesis. *Development* 2004;131(14):3401.
17. Reidy KJ, Rosenblum, ND. Cell and molecular biology of kidney development. *Semin Nephrol* 2009;29(4):321.
18. Kreidberg JA, Sariola H, Loring J, et al. WT-1 is required for early kidney development. *Cell* 1993;74:679.
19. Graham PC, Kingdom JCP, Raweily EA, et al. Distribution of renin containing cells in the developing human kidney: an immunohistochemical study. *Br J Obstet Gynaecol* 1992;99:765.
20. Schütz S, Le Moullec JM, Corvol P, et al. Early expression of all the components of the renin-angiotensin-system in human development. *Am J Pathol* 1996;149(6):2067.
21. Mounier F, Hinglais N, Sich M, et al. Ontogenesis of angiotensin-I converting enzyme in human kidney. *Kidney Int* 1987;32(5):684.
22. Yosypiv I. Renin-angiotensin system in ureteric bud branching morphogenesis: implications for kidney disease. *Pediatr Nephrol* 2014;29(4):609.
23. Friberg P, Sundelin B, Bohman S-O, et al. Renin-angiotensin system in neonatal rats: Induction of a renal abnormality in response to ACE inhibition or angiotensin II antagonism. *Kidney Int* 1994;45:485.
24. Guron G, Marcussen N, Nilsson A, et al. Postnatal time frame for renal vulnerability to enalapril in rats. *J Am Soc Nephrol* 1999;10(7):1550.
25. Veille JC, Hanson RA, Tatum K, et al. Quantitative assessment of human fetal renal blood flow. *Am J Obstet Gynecol* 1993;169:1399.
26. Rubin MI, Bruck E, Rapoport MJ. Maturation of renal function in childhood: clearance studies. *J Clin Invest* 1949;28:1144.
27. Rudolph AM, Heymann MA, Teramo KAW, et al. Studies on the circulation of the previable human fetus. *Pediatr Res* 1971;5:452.
28. Robillard JE, Weismann DN, Herin P. Ontogeny of single glomerular perfusion rate in fetal and newborn lambs. *Pediatr Res* 1981;15:1248.
29. Kleinman LI, Reuter JH. Maturation of glomerular blood flow distribution in the newborn dog. *J Physiol (Lond)* 1973;228:91.
30. Olbing H, Blaufox MD, Aschinberg LC, et al. Postnatal changes in renal glomerular blood flow distribution in puppies. *J Clin Invest* 1973;52:2885.
31. Aschinburg LC, Goldsmith DI, Olbing H, et al. Neonatal changes in renal blood flow distribution in puppies. *Am J Physiol* 1975;228:1453.
32. Gruskin AB, Edelmann CM Jr, Yuan S. Maturational changes in renal blood flow in piglets. *Pediatr Res* 1970;4:7.
33. Aperia A, Broberger O, Herin P. Maturational changes in glomerular perfusion rate and glomerular filtration rate in lambs. *Pediatr Res* 1974;8:758.
34. Spitzer A, Edelmann CM Jr. Maturational changes in pressure gradients for glomerular filtration. *Am J Physiol* 1971;221:1431.
35. Butkus A, Albiston A, Alcorn D, et al. Ontogeny of angiotensin II receptors, type 1 and 2, in ovine mesonephros and metanephros. *Kidney Int* 1997;52:628.
36. Lumbers ER. Functions of the renin-angiotensin system during development. *Clin Exp Pharmacol Physiol* 1995;22:499.
37. Schutz S, Le Moullec JM, Corvol P, et al. Early expression of all the components of the renin-angiotensin-system in human development. *Am J Pathol* 1996;149:2067.
38. Ljungqvist A, Wagermark J. Renal juxtaglomerular granulation in the human foetus and infant. *Acta Pathol Microbiol Scand* 1966;67:257.
39. Broughton Pipkin F, Smales OR, O'Callaghan M. Renin and angiotensin levels in children. *Arch Dis Child* 1981;56:298.
40. Richer C, Hornych H, Amiel-Tison C, et al. Plasma renin activity and its postnatal development in preterm infants. *Biol Neonate* 1977;31:301.
41. Dillon MJ. Renin-angiotensin-aldosterone system. *Eur J Clin Pharmacol* 1980;18:105.
42. Sulyok E, Nemeth M, Tenyi I, et al. Postnatal development of renin-angiotensin-aldosterone system, RAAS, in relation to electrolyte balance in premature infants. *Pediatr Res* 1979;13:817.
43. Pipkin FB, Kirkpatrick SM, Mott JC. Angiotensin II-like activity in arterial blood in new-born lambs. *J Physiol (Lond)* 1971;218:61P.
44. Pipkin FB, Kirkpatrick SM, Lumbers ER, et al. Renin and angiotensin-like levels in foetal, new-born and adult sheep. *J Physiol (Lond)* 1974;241:575.
45. Arima S. Role of angiotensin II and endogenous vasodilators in the control of glomerular hemodynamics. *Clin Exp Nephrol* 2003;7(3):172.
46. Vane JR, Bakhle YS, Botting RM. Cyclooxygenases 1 and 2. *Annu Rev Pharmacol Toxicol* 1998;38:97.
47. Zang MZ, Wang JL, Cheng HF, et al. Cyclooxygenase-2 in rat nephron development. *Am J Physiol* 1997;273:F994.
48. Walker DW, Mitchell MD. Prostaglandins in urine of foetal lambs. *Nature* 1978;271:161.
49. Walker DW, Mitchell MD. Presence of thromboxane B2 and 6-keto-prostaglandin F1-a in the urine of fetal sheep. *Prostaglandins Med* 1979;3:249.
50. Arant BS Jr. Renal disorders of the newborn infant. *Pediatr Nephrol* 1984;12:111.
51. Matson JR, Stokes JB, Robillard JE. Effects of inhibition of prostaglandin synthesis on fetal renal function. *Kidney Int* 1981;20:621.
52. Hendricks SK, Smith JR, Moore DE, et al. Oligohydramnios associated with prostaglandin synthetase inhibitors in preterm labour. *Br J Obstet Gynaecol* 1990;97:312.
53. Van den Anker JN, Hop WC, de Groot R, et al. Effects of prenatal exposure to betamethasone and indomethacin on the glomerular filtration rate in the preterm infant. *Pediatr Res* 1994;36:578.
54. Chama NS, Mosig D, Drukker A, et al. The renal hemodynamic effects of ibuprofen in the newborn rabbit. *Pediatr Res* 2000;48:600.
55. Robillard JE, Nakamura KT, Wilkin MK, et al. Ontogeny of renal hemodynamic response to renal nerve stimulation in sheep. *Am J Physiol* 1987;252:F605.
56. Lagercrantz H, Bistoletti P. Catecholamine release in the newborn infant at birth. *Pediatr Res* 1973;11:889.
57. Jose PA, Slotkoff LM, Lilienfield LS, et al. Sensitivity of neonatal renal vasculature to epinephrine. *Am J Physiol* 1974;226:796.

58. McKenna OC, Angelakos ET. Development of adrenergic innervation in the puppy kidney. *Anat Rec* 1970;167:115.
59. Pelayo JC, Fildes RD, Jose PA. Age-dependent renal effects of intrarenal dopamine infusion. *Am J Physiol* 1984;247:R212.
60. Feltes TF, Hansen TN, Martin CG, et al. The effects of dopamine infusion on regional blood flow in newborn lambs. *Pediatr Res* 1987;21:131.
61. Tenore G, Barili P, Sabbatini M, et al. Postnatal development of dopamine D1-like and D2-like receptors in the rat kidney: a radio ligand binding study. *Mech Ageing Dev* 1997;95:1.
62. Buckley NM, Brazeau P, Fraiser ID. Cardiovascular effects of dopamine in developing swine. *Biol Neonate* 1983;43:50.
63. Felder RA, Pelayo JC, Calcagno PL, et al. Alpha adrenoceptors in the developing kidney. *Pediatr Res* 1983;17:177.
64. Pohjavuori M, Fyhrquist F. Hemodynamic significance of vasopressin in the newborn infant. *J Pediatr* 1980;97:462.
65. Robillard JE, Weitzman RE. Developmental aspects of the fetal response to exogenous arginine vasopressin. *Am J Physiol* 1980;238:F407.
66. Robillard JE, Weitzman RE, Fisher DA, et al. The dynamics of vasopressin release: blood volume regulation during fetal hemorrhage in the lamb fetus. *Pediatr Res* 1979;13:606.
67. Robillard JE, Weiner C. Atrial natriuretic factor in the human fetus: effect of volume expansion. *J Pediatr* 1988;113:552.
68. Panos MZ, Nicolaides KH, Anderson JV, et al. Plasma atrial natriuretic peptide in human fetus: response to intravascular blood transfusion. *Am J Obstet Gynecol* 1989;161:357.
69. Ross MG, Ervin MG, Lam RW, et al. Plasma atrial natriuretic peptide response to volume expansion in the ovine fetus. *Am J Obstet Gynecol* 1987;157:1292.
70. Cheung CY, Brace RA. Hemorrhage-induced reductions in plasma atrial natriuretic factor in the ovine fetus. *Obstet Gynecol* 1991;165:474.
71. Maack T. Role of atrial natriuretic factor in volume control. *Kidney Int* 1996;49:1732.
72. Robillard JE, Nakamura KT, Varille VA, et al. Ontogeny of the renal response to natriuretic peptide in sheep. *Am J Physiol* 1988;254:F634.
73. Chevalier RL, Gomez RA, Carey RM, et al. Renal effects of atrial natriuretic peptide infusion in young and adult rats. *Pediatr Res* 1988;24:333.
74. Tulassay T, Rascher W, Seyberth HW, et al. Role of atrial natriuretic peptide in sodium homeostasis in premature infants. *J Pediatr* 1986;109:1023.
75. Castro R, Leake RD, Ervin MG, et al. Ontogeny of atrial natriuretic factor receptors and cyclic GMP response in rabbit renal glomeruli. *Pediatr Res* 1991;30:45.
76. Gersh I. The correlation of structure and function in the developing mesonephros and metanephros. *Contrib Embryol* 1937;153:35.
77. Aperia A, Broberger O, Elinder G, et al. Postnatal development of renal function in pre-term and full-term infants. *Acta Paediatr Scand* 1981;70:183.
78. Leake RD, Trygstad CW, Oh W. Inulin clearance in the newborn infant. Relationship to gestational and postnatal age. *Pediatr Res* 1976;10:759.
79. Oh W, Arcilla RA, Oh MA, et al. Renal and cardiovascular effects of body tilting in the newborn infant: a comparative study of infants born with early and late cord clamping. *Biol Neonat* 1966;10:76.
80. Vanpee M, Blennow M, Linne T, et al. Renal function in very low birth weight infants: normal maturity reach during early childhood. *J Pediatr* 1992;121:784.
81. Barnett HL. Renal physiology in infants and children. I. Method for estimation of glomerular filtration rate. *Proc Soc Exp Biol Med* 1940;44:654.
82. Arant BS Jr. Postnatal development of renal function during the first year of life. *Pediatr Nephrol* 1987;1:308.
83. Aperia A, Herin P. Development of glomerular perfusion rate and nephron filtration rate in rats 17–60 days old. *Am J Physiol* 1975;228:1319.
84. Jose PA, Slotkoff LM, Montgomery S, et al. Autoregulation of renal blood flow in the puppy. *Am J Physiol* 1975;229:983.
85. Buckley NM, Brazeau P, Frasier ID. Renal blood flow autoregulation in developing swine. *Am J Physiol* 1983;245:H1.
86. Aperia A, Herin P. Effect of arterial blood pressure reduction on renal hemodynamics in the developing lamb. *Acta Physiol Scand* 1976;98:387.
87. Arendshorst WJ, Brannstrom K, Ruan X. Actions of angiotensin II on the renal microvasculature. *J Am Soc Nephrol* 1999;10(Suppl 11):S49.
88. Briggs JP, Schubert G, Schnermann J. Quantitative characterization of the tubuloglomerular feedback response: effect of growth. *Am J Physiol* 1984;247:F808.
89. Muller-Suur R, Ulfendahl HR, Persson AEG. Evidence for tubuloglomerular feedback in juxtamedullary nephrons of young rats. *Am J Physiol* 1983;244:F425.
90. Horster M, Valtin H. Postnatal development of renal function: micropuncture and clearance studies in the dog. *J Clin Invest* 1971;50:779.
91. Welch WJ, Wilcox CS, Thomson SC. Nitric oxide and tubuloglomerular feedback. *Semin Nephrol* 1999;19:251.
92. McCance RA, Widdowson EM. The response of the newborn puppy to water, salt and food. *J Physiol (Lond)* 1958;141:81.
93. Aperia A, Elinder G. Distal tubular sodium reabsorption in the developing rat kidney. *Am J Physiol* 1981;240:F487.
94. Aperia A, Broberger O, Thodenius K, et al. Renal response to oral sodium load in newborn full-term infants. *Acta Paediatr Scand* 1972;61:670.
95. Siegel SR, Oh W. Renal function as a marker of human fetal maturation. *Acta Paediatr Scand* 1976;65:481.
96. Nakamura KT, Matherne GP, McWeeny OJ, et al. Renal hemodynamics and functional changes during the transition from fetal to newborn life in sheep. *Pediatr Res* 1987;21:229.
97. Robillard JE, Sessions C, Kennedy RL, et al. Interrelationship between glomerular filtration rate and renal transport of sodium and chloride during fetal life. *Am J Obstet Gynecol* 1977;128:727.
98. Aperia A, Broberger O, Thodenius K, et al. Developmental study of the renal response to an oral salt load in preterm infants. *Acta Paediatr Scand* 1974;63:517.
99. Delgado MM, Rohatgi R, Khan S, et al. Sodium and potassium clearances by the maturing kidney: clinical-molecular correlates. *Pediatr Nephrol* 2003;18:759.
100. Al-Dahhan J, Haycock GB, Nichol B, et al. Sodium homeostasis in term and preterm neonates. III. The effect of salt supplementation. *Arch Dis Child* 1984;59:945.
101. Al-Dahhan J, Jannoun L, Haycock GB. Effect of salt supplementation of newborn premature infants on neurodevelopmental outcome at 10–13 years of age. *Arch Dis Child Fetal Neonatal Ed* 2002;86:F120.
102. Lelievre-Pegorier M, Merlet-Benichou C, Roinel N, et al. Developmental pattern of water and electrolyte transport in rat superficial nephrons. *Am J Physiol* 1983;245:F15.
103. Solomon S. Absolute rates of sodium and potassium reabsorption by proximal tubule of immature rats. *Biol Neonat* 1974;25:340.
104. Corman B, Roinel N. Single-nephron filtration rate and proximal tubule reabsorption in aging rats. *Am J Physiol* 1991;260:F75.
105. Spitzer A, Brandis M. Functional and morphologic maturation of the superficial nephrons: relationship to total kidney function. *J Clin Invest* 1974;53:279.
106. Merlet-Benichou C, de Rouffignac C. Renal clearance studies in fetal and young guinea pigs: effect of salt loading. *Am J Physiol* 1977;232:F178.
107. Rodriguez-Soriano J, Vallo A, Oliveros R, et al. Renal handling of sodium in premature and full-term neonates: a study using clearance methods during water diuresis. *Pediatr Res* 1983;17:1013.
108. Schoeneman MJ, Spitzer A. The effect of intravascular volume expansion of proximal tubular reabsorption during development. *Proc Soc Exp Biol Med* 1980;165:319.
109. Sulyok E, Varga F, Gyory E, et al. Postnatal changes in proximal and distal tubular sodium reabsorption in healthy very-low-birth-weight infants. *J Pediatr* 1979;95:787.
110. Aperia A, Bergqvist G, Brogerger O, et al. Renal function in newborn infants with high hematocrit values before and after isovolemic haemodilution. *Acta Paediatr Scand* 1974;63:878.
111. Rodriguez-Soriano J, Vallo A, Castillo G, et al. Renal handling of water and sodium in infancy and childhood: a study using clearance methods during hypotonic saline diuresis. *Kidney Int* 1981;20:700.
112. Van Acker KJ, Scharpe SL, Deprettere AJ, et al. HM. Renin-angiotensin-aldosterone system in the healthy infant and child. *Kidney Int* 1979;16:196.
113. Aperia A, Broberger O, Herin P, et al. Sodium excretion in relation to sodium intake and aldosterone excretion in newborn preterm and full term infants. *Acta Paediatr Scand* 1979;68:813.
114. Stephenson G, Hammet M, Hadaway G, et al. Ontogeny of renal mineralocorticoid receptors and urinary electrolyte responses in the rat. *Am J Physiol* 1984;247:F665.
115. Satlin LM, Palmer LG. Apical Na+ conductance in maturing rabbit principal cell. *Am J Physiol* 1996;270:F391.
116. Robillard JE, Nakamura KT. Neurohormonal regulation of renal function during development. *Am J Physiol* 1988;254:F771.
117. Hayashi Y, Chiba K, Matsuoka T, et al. Renal nerve stimulation induces alpha2-adrenoceptor-mediated antinatriuresis under inhibition of prostaglandin synthesis in anesthetized dogs. *Tohoku J Exp Med* 1999;188:335.
118. Brace RA, Bayer LA, Cheung CY. Fetal cardiovascular, endocrine, and fluid responses to atrial natriuretic factor infusion. *Am J Physiol* 1989;257:R580.
119. Segar JL, Smith FG, Guillery EN, et al. Ontogeny of renal response to specific dopamine DA1–receptor stimulation in sheep. *Am J Physiol* 1992;263:R868.
120. Jaton T, Thonney M, Gouyon JB, et al. Renal effects of dopamine and dopexamine in the newborn anesthetized rabbit. *Life Sci* 1992;50:195.
121. Kaneko S, Albrecht F, Asico LD, et al. Ontogeny of DA1 receptor- mediated natriuresis in the rat: in vivo and in vitro correlations. *Am J Physiol* 1992;263:R631.
122. Henning SJ. Plasma concentration of total and free corticosterone during development in the rat. *Am J Physiol* 1978;235:E451.
123. Malinowska KW, Nataniesz PW. Plasma aldosterone, cortisol and corticosterone concentrations in the new-born guinea-pig. *J Physiol* 1974;236:83.
124. Farman N. Molecular and cellular determinants of mineralocorticoid selectivity. *Curr Opin Nephrol Hypertens* 1999;8:45.

125. Bostanjoglo M, Reeves WB, Reilly RF, et al. 11Beta–hydroxysteroid dehydrogenase, mineralocorticoid receptor, and thiazide-sensitive Na-Cl cotransporter expression by distal tubules. *J Am Soc Nephrol* 1998;9:1347.
126. Serrano CV, Talbert LM, Welt LG. Potassium deficiency in the pregnant dog. *J Clin Invest* 1964;43:27.
127. Dancis J, Springer D. Fetal homeostasis in maternal malnutrition: potassium and sodium deficiency in rats. *Pediatr Res* 1970;4:345.
128. Sulyok E, Nemeth M, Tenyi I, et al. Relationship between maturity, electrolyte balance and the function of the renin–angiotensin–aldosterone system in newborn infants. *Biol Neonat* 1979;35:60.
129. Sulyok E. The relationship between electrolyte and acid–base balance in the premature infant during early postnatal life. *Biol Neonat* 1971;17:227.
130. Satlin LM. Maturation of renal potassium transport. *Pediatr Nephrol* 1991;5:260.
131. Zink H, Horster M. Maturation of diluting capacity in loop of Henle of rat superficial nephrons. *Am J Physiol* 1977;233:F519.
132. Giebisch G. Renal potassium transport: mechanisms and regulation. *Am J Physiol* 1998;274:F817.
133. Satlin LM. Postnatal maturation of potassium transport in rabbit cortical collecting duct. *Am J Physiol* 1994;266:F57.
134. Woda CB, Miyawaki N, Ramalakshmi S, et al. Ontogeny of flow-stimulated potassium secretion in rabbit cortical collecting duct: functional molecular aspects. *Am J Physiol Renal Physiol* 2003;285:F629.
135. Satlin LM, Palmer LG. Apical K+ conductance in maturing rabbit principal cell. *Am J Physiol* 1997;272:F397.
136. Ho K, Nichols CG, Lederer WJ, et al. Cloning and expression of an inwardly rectifying ATP-regulated potassium channel. *Nature* 1993;363:31.
137. Zhou H, Tate SS, Palmer LG. Primary structure and functional properties of an epithelial K channel. *Am J Physiol* 1994;266:C809.
138. Arant BS Jr. Renal handling of calcium and phosphorus in normal human neonates. *Semin Nephrol* 1983;2:94.
139. Brown DR, Steranka BH. Renal cation excretion in the hypocalcemic premature human neonate. *Pediatr Res* 1981;15:1100.
140. Karlen J, Aperia A, Zetterstrom R. Renal excretion of calcium and phosphate in preterm and term infants. *J Pediatr* 1985;106:814.
141. Ghazali S, Barratt TM. Urinary excretion of calcium and magnesium in children. *Arch Dis Child* 1974;49:97.
142. Wittner M, Desfleurs E, Pajaud S, et al. Calcium and magnesium transport in the cortical ascending limb of Henle's loop: influence of age and gender. *Pflugers Arch* 1997;434:451.
143. Blanchard A, Jeunemaitre X, Coudol P, et al. Paracellin-1 is critical for magnesium and calcium reabsorption in the human thick ascending limb of Henle. *Kidney Int* 2001;59(6):2206.
144. Friedman PA. Codependence of renal calcium and sodium transport. *Annu Rev Physiol* 1998;60:179.
145. Friedman PA. Mechanisms of renal calcium transport. *Exp Nephrol* 2000;8:343.
146. Gesek FA, Friedman PA. On the mechanism of parathyroid hormone stimulation of calcium uptake by mouse distal convoluted tubule cells. *J Clin Invest* 1992;90:749.
147. Bourdeau JE, Burg MB. Effect of PTH on calcium transport across the cortical thick ascending limb of Henle's loop. *Am J Physiol* 1980;239:F121.
148. Shimizu T, Yoshitomi K, Nakamura M, et al. Effects of PTH, calcitonin, and cAMP on calcium transport in rabbit distal nephron segments. *Am J Physiol* 1990;259:F408.
149. Suki WN, Rouse D. Hormonal regulation of calcium transport in thick ascending limb renal tubules. *Am J Physiol* 1981;241:F171.
150. Linarelli LG, Bobick J, Bobick C. The effect of parathyroid hormone on rabbit renal cortex adenyl cyclase during development. *Pediatr Res* 1973;7:878.
151. Mallet E, Basuyau J-P, Brunelle P, et al. Neonatal parathyroid secretion and renal receptor maturation in premature infants. *Biol Neonat* 1978;33:304.
152. Linarelli LG. Nephron urinary cyclic AMP and developmental renal responsiveness to parathyroid hormone. *Pediatrics* 1972;50:14.
153. Tsang RC, Light IJ, Sutherland JM, et al. Possible pathogenetic factors in neonatal hypocalcemia of prematurity. *J Pediatr* 1973;82:423.
154. Senterre J, Salle B. Renal aspects of calcium and phosphorus metabolism in preterm infants. *Biol Neonat* 1988;53:220.
155. Brown EM, MacLeod RJ. Extracellular calcium sensing and extracellular calcium signaling. *Physiol Rev* 2001;81:239.
156. Brown EM, Pollak M, Hebert SC. The extracellular calcium-sensing receptor; its role in health and disease. *Annu Rev Med* 1998;49:15.
157. Chattopadhyay N, Baum M, Bai M, et al. Ontogeny of the extracellular calcium-sensing receptor in rat kidney. *Am J Physiol* 1996;271:F736.
158. Carpenter TO, Key LL. Metabolism of calcium, phosphorus, and other divalent ions. In: Ichikawa I, ed. *Pediatric textbook of fluids and electrolytes*. Baltimore, MD: Williams & Wilkins, 1990.
159. Smith FG Jr, Adams FH, Borden N, et al. Studies of renal function in the intact fetal lamb. *Am J Obstet Gynecol* 1966;96:240.
160. Brodehl J, Gellisen K, Weber HP. Postnatal development of tubular phosphate reabsorption. *Clin Nephrol* 1982;17:163.
161. Hohenauer I, Rosenberg TF, Oh W. Calcium and phosphorus homeostasis on the first day of life. *Biol Neonate* 1970;15:49.
162. Knox FG, Haramati A. Renal regulation of phosphate excretion. In: Seldin DW, Giebisch G, eds. *The kidney: physiology and pathophysiology*. New York: Raven Press, 1985.
163. Woda C, Mulroney SE, Halaihel N, et al. Renal tubular sites of increased phosphate transport and NaPi-2 expression in the juvenile rat. *Am J Physiol* 2001;280(5):R1524.
164. Toverud SU, Boass A, Garner SC, et al. Circulating parathyroid hormone concentrations in normal and vitamin D-deprived rat pups determined with an N-terminal-specific radioimmunoassay. *Bone Mineral* 1986;1:145.
165. Kaskel FJ, Kumar AM, Feld LG, et al. Renal reabsorption of phosphate during development: tubular events. *Pediatr Nephrol* 1988;2:129.
166. Spitzer A, Barac-Nieto M. Ontogeny of renal phosphate transport and the process of growth. *Pediatr Nephrol* 2001;16:763.
167. Neiberger RE, Barac-Nieto M, Spitzer A. Renal reabsorption of phosphate during development: transport kinetics in BBMV. *Am J Physiol* 1989;257:F268.
168. Segawa H, Kaneko I, Takahashi A, et al. Growth-related renal type II Na/Pi cotransporter. *J Biol Chem* 2002;277:19665.
169. Barac-Nieto M, Dowd TL, Gupta RK, et al. Changes in NMR-visible kidney cell phosphate with age and diet: relationship to phosphate transport. *Am J Physiol* 1991;261:F153.
170. Prabhu S, Levi M, Dwarakanath V, et al. Effect of glucocorticoids on neonatal rabbit renal cortical sodium-inorganic phosphate messenger RNA and protein abundance. *Pediatr Res* 1997;41:20.
171. Haramati A, Haas JA, Knox FG. Nephron heterogeneity of phosphate reabsorption: effect of parathyroid hormone. *Am J Physiol* 1984;246:F155.
172. Haas JA, Berndt T, Knox FG. Nephron heterogeneity of phosphate reabsorption. *Am J Physiol* 1978;234:F287.
173. Rowe J, Rowe D, Horak E, et al. Hypophosphatemia and hypercalciuria in small premature infants fed human milk: evidence for inadequate dietary phosphorus. *J Pediatr* 1984;104(1):112.
174. Quamme GA, Dirks JH. Intraluminal and contra luminal magnesium on magnesium and calcium transfer in the rat nephron. *Am J Physiol* 1980;238:F187.
175. Dai LJ, Ritchie G, Kerstan D, et al. Magnesium transport in the renal distal convoluted tubule. *Physiol Rev* 2001;81:51.
176. Kang HS, Kerstan D, Dai LJ, et al. Beta-adrenergic agonists stimulate Mg (2+) uptake in mouse distal convoluted tubule cells. *Am J Physiol Renal Physiol* 2000;279:F1116.
177. Shafik IM, Quamme GA. Early adaptation of renal magnesium reabsorption in response to magnesium restriction. *Am J Physiol* 1989;257:F974.
178. Hebert SC, Brown EM, Harris HW. Role of the Ca(2+)-sensing receptor in divalent mineral ion homeostasis. *J Exp Biol* 1997;200:295.
179. Ariceta G, Rodriguez-Soriano J, Vallo A. Magnesium homeostasis in premature and full-term neonates. *Pediatr Nephrol* 1995;9:423.
180. Di Stefano A, Roinel N, de Rouffignac C, et al. Transepithelial Ca2+ and Mg2+ transport in the cortical thick ascending limb of Henle's loop of the mouse is a voltage-dependent process. *Ren Physiol Biochem* 1993;16:157.
181. Arant BS Jr, Edelmann CM Jr, Nash MA. The renal reabsorption of glucose in the developing canine kidney: a study of glomerulo-tubular balance. *Pediatr Res* 1974;8:638.
182. Roth KS, Hwang SM, Yudkoff M, et al. The ontogeny of sugar transport in kidney. *Pediatr Res* 1978;12:1127.
183. Beck JC, Lipkowitz MS, Abramson RG. Characterization of the fetal glucose transporter in rabbit kidney: comparison with the adult brush border electrogenic Na+-glucose symporter. *J Clin Invest* 1988;82:379.
184. You G, Lee WS, Barros EJ, et al. Molecular characteristics of Na (+)-coupled glucose transporters in adult and embryonic rat kidney. *J Biol Chem* 1995;270:29365.
185. Friis C. Postnatal development of renal function in piglets: glomerular filtration rate, clearance of PAH and PAH extraction. *Biol Neonat* 1979;35:180.
186. Lopez-Nieto CE, You G, Bush KT, et al. Molecular cloning and characterization of NKT, a gene product related to the organic cation transporter family that is almost exclusively expressed in the kidney. *J Biol Chem* 1997;272:6471.
187. Brodehl J, Gellissen K. Endogenous renal transport of free amino acid in infancy and childhood. *Pediatrics* 1968;42:395.
188. Webber WA, Cairns JA. A comparison of the amino acid concentrating ability of the kidney cortex of newborn and mature rats. *Can J Physiol Pharmacol* 1968;46:165.
189. Chesney RW, Jones D, Zelikovic I. Renal amino acid transport: cellular and molecular events from clearance studies to frog eggs. *Pediatr Nephrol* 1993;7:574.
190. Roth KS, Hwang SM, London JW, et al. Ontogeny of glycine transport in isolated rat renal tubules. *Am J Physiol* 1977;233:F241.
191. Hwang SM, Serabian MA, Roth KS, et al. L-proline transport by isolated renal tubules from newborn and adult rats. *Pediatr Res* 1983;17:42.
192. Segal S, Smith I. Delineation of separate transport systems in rat kidney cortex for l-lysine and l-cystine by developmental patterns. *Biochem Biophys Res Commun* 1969;35:771.

193. Vaughn D, Kirschbaum TH, Bersentes T, et al. Fetal and neonatal response to acid loading in the sheep. *J Appl Physiol* 1968;24:135.
194. Smith FG Jr, Schwartz A. Response of the intact lamb fetus to acidosis. *Am J Obstet Gynecol* 1970;106:52.
195. Weisbrot IM, James LS, Prince CE, et al. Acid–base homeostasis of the newborn infant during the first 24 hrs of life. *J Pediatr* 1958;52:395.
196. Smith CA. *The physiology of the newborn infant.* Springfield, IL: CC Thomas, 1959:320.
197. Edelman CM Jr, Spitzer A. The maturing kidney. A modern view of well-balanced infants with imbalanced nephrons. *J Pediatr* 1969;75:509.
198. Tuvdad F, McNamara H, Barnett HL. Renal response of premature infants to administration of bicarbonate and potassium. *Pediatrics* 1954;13:4.
199. Pitts R, Ayer J, Schiess W. The renal regulation of acid–base balance in man III. The reabsorption and excretion of bicarbonate. *J Clin Invest* 1949;28:35.
200. Edelmann CM Jr, Rodriguez-Soriano J, Boichis H, et al. Renal bicarbonate reabsorption and hydrogen ion excretion in normal infants. *J Clin Invest* 1967;46:1309.
201. Brion LP, Zavilowitz BJ, Rosen O, et al. Changes in soluble carbonic anhydrase activity in response to maturation and NH4Cl loading in the rabbit. *Am J Physiol* 1991;261:R1204.
202. Maren TH. Carbonic anhydrase: chemistry, physiology, and inhibition. *Physiol Rev* 1967;47:595.
203. Day R, Franklin J. Renal carbonic anhydrase in premature and mature infants. *Pediatrics* 1951;7:182.
204. Lonnerholm G, Wistrand PJ. Carbonic anhydrase in the human fetal kidney. *Pediatr Res* 1983;17:390.
205. Shah M, Gupta N, Dwarakanath V, et al. Ontogeny of Na+/H+ antiporter activity in rat proximal convoluted tubules. *Pediatr Res* 2000;48:206.
206. Baum M, Quigley R. Maturation of proximal tubular acidification. *Pediatr Nephrol* 1993;7:785.
207. Schwartz GJ, Olson J, Kittelberger AM, et al. Postnatal development of carbonic anhydrase IV expression in rabbit kidney. *Am J Physiol* 1999;276:F510.
208. Hatemi N, McCance R. Renal aspects of acid–base control in the newly born. III. Response to acidifying drugs. *Acta Paediatr Scand* 1961;50:603.
209. Kerpel-Fronius E, Heim T, Sulyok E. The development of the renal acidifying processes and their relation to acidosis in low-birth-weight infants. *Biol Neonate* 1970;15:156.
210. Sulyok E, Heim T. Assessment of maximal urinary acidification in premature infants. *Biol Neonate* 1971;19:200.
211. Ranlov P, Siggaard-Andersen O. Late metabolic acidosis in premature infants. Prevalence and significance. *Acta Paediatr Scand* 1965;54:531.
212. Svenningsen NW, Lindquist B. Postnatal development of renal hydrogen ion excretion capacity in relation to age and protein intake. *Acta Paediatr Scand* 1974;63:721.
213. Gomez RA, Meernik JG, Kuehl WD, et al. Developmental aspects of the renal response to hemorrhage during fetal life. *Pediatr Res* 1984;18:40.
214. Peonides A, Levin B, Young WF. The renal excretion of hydrogen ions in infants and children. *Arch Dis Child* 1965;40:33.
215. McCance RA, Widdowson EM. Renal aspects of acid–base control in the newly born. I. Natural development. *Acta Paediatr Scand* 1960;49:409.
216. Satlin LM, Schwartz GJ. Postnatal maturation of rabbit renal collecting duct: intercalated cell function. *Am J Physiol* 1987;253:F622.
217. Mehrgut FM, Satlin LM, Schwartz GJ. Maturation of HCO3 transport in rabbit collecting duct. *Am J Physiol* 1990;259:F801.
218. McCance RA, Widdowson EM. Renal function before birth. *Proc R Soc Lond B Biol Sci* 1953;141:489.
219. McCance RA, Stainer MW. The function of the metanephros of foetal rabbits and pigs. *J Physiol* 1960;11:1937.
220. Ross MG, Sherman DJ, Ervin MG, et al. Maternal dehydration-rehydration: fetal plasma and urinary responses. *Am J Physiol* 1988;255:E674.
221. Horne RS, MacIssac RJ, Moritz KM, et al. Effect of arginine vasopressin and parathyroid hormone-related protein on renal function in the ovine foetus. *Clin Exp Pharmacol Physiol* 1993;20:569.
222. Woods LL, Cheung CY, Power GG, et al. Role of arginine vasopressin in fetal renal response to hypertonicity. *Am J Physiol* 1986;251:F156.
223. Edelmann CM Jr, Barnett HL, Troupkou V. Renal concentrating mechanisms in newborn infants: effect of dietary protein, and water content, role of urea and responsiveness to antidiuretic hormone. *J Clin Invest* 1960;39:1062.
224. Polacek E, Vocel J, Neugebauerova L, et al. The osmotic concentrating ability in healthy infants and children. *Arch Dis Child* 1965;40:291.
225. Siga E, Horster MF. Regulation of osmotic water permeability during differentiation of inner medullary collecting duct. *Am J Physiol* 1991;260:F710.
226. Horster MF, Zink H. Functional differentiation of the medullary collecting tubule: influence of vasopressin. *Kidney Int* 1982;22:360.
227. Trimble ME. Renal response to solute loading in infant rats: relation to anatomical development. *Am J Physiol* 1970;219:1089.
228. Rane S, Aperia A, Eneroth P, et al. Development of urinary concentrating capacity in weaning rats. *Pediatr Res* 1985;19:472.
229. Horster MF, Gilg A, Lory P. Determinants of axial osmotic gradients in the differentiating counter-current system. *Am J Physiol* 1984;246:F124.
230. Schwartz GJ, Zavilowitz BJ, Radice AD et al. Maturation of aldose reductase expression in the neonatal rat inner medulla. *J Clin Invest* 1992;90:1275.
231. Kleinman LI, Banks RO. Segmental nephron sodium and potassium reabsorption in newborn and adult dogs during saline expansion. *Proc Soc Exp Biol Med* 1983;173:231.
232. Kleinman LI. Renal sodium reabsorption during saline loading and distal blockade in newborn dogs. *Am J Physiol* 1975;228:1403.
233. Rees L, Forsling ML, Brook CGD. Vasopressin concentrations in the neonatal period. *Clin Endocrinol* 1980;12:357.
234. Leake RD, Weitzman RE, Weinberg JA, et al. Control of vasopressin secretion in the new-born lamb. *Pediatr Res* 1979;13:257.
235. Weitzman RE, Fisher DA, Robillard JE, et al. Arginine vasopressin response to an osmotic stimulus in the fetal sheep. *Pediatr Res* 1978;12:35.
236. DeVane GW, Porter JC. An apparent stress-induced release of arginine vasopressin by human neonates. *J Clin Endocrinol Metab* 1980;51:1412.
237. Svenningsen NW, Aronson AS. Postnatal development of renal concentration capacity as estimated by DDAVP-test in normal and asphyxiated neonates. *Biol Neonate* 1974;25:230.
238. Rajerison RM, Butlen D, Jard S. Ontogenic development of antidiuretic hormone receptors in rat kidney: comparison of hormonal binding and adenylate cyclase activation. *Mol Cell Endocrinol* 1976;4:271.
239. Ostrowski NL, Young WS, Knepper MA, et al. Expression of vasopressin V1a and V2 receptor messenger ribonucleic acid in the liver and kidney of embryonic, developing, and adult rats. *Endocrinology* 1993;133:1849.
240. Bonilla-Felix M, Jiang W. Aquaporin-2 in the immature rat: expression, regulation, and trafficking. *J Am Soc Nephrol* 1997;8:1502.
241. Schlondorff D, Weber H, Trizna W, et al. Vasopressin responsiveness of renal adenylate cyclase in newborn rats and rabbits. *Am J Physiol* 1978;234:F16.
242. Imbert-Teboul M, Chabardes D, Clique A, et al. Ontogenesis of hormone-dependent adenylate cyclase in isolated rat nephron segments. *Am J Physiol* 1984;247:F316.
243. Gengler WR, Forte LR. Neonatal development of rat kidney adenyl cyclase and phosphodiesterase. *Biochim Biophys Acta* 1972;279:367.
244. Cacciari A, Ruggeri G. Relationship between prenatal and postnatal echographic diagnosis of uropathy: is mass screening useful? *Arch Ital Urol Androl* 1996;68(5 suppl):13.
245. Giordano G, Fellegara G, Brigati F, et al. Value of autopsy in renal malformations: comparison of clinical diagnosis and post-mortem examination. *Acta Biomed* 2011;82(3):230.
246. Wiesel A, Queisser-Luft A, Clementi M, et al. EUROSCAN Study Group. Prenatal detection of congenital renal malformations by fetal ultrasonographic examination: an analysis of 709,030 births in 12 European countries. *Eur J Med Genet* 2005;48(2):131.
247. Pryde PG, Sedman AB, Nugent CE, et al. Angiotensin-converting enzyme inhibitor fetopathy. *J Am Soc Nephrol* 1993;3(9):1575.
248. Lutiger B, Graham K, Einarson TR, et al. Relationship between gestational cocaine use and pregnancy outcome: a meta-analysis. *Teratology* 1991;44:405.
249. Neave C. Congenital malformation in offspring of diabetics. *Perspect Pediatr Pathol* 1984;8:213.
250. Havers W, Majewski F, Olbing H, et al. Anomalies of the kidneys and genitourinary tract in alcohol embryopathy. *J Urol* 1980;124:108.
251. Petrikovsky BM, Nardi DA, Rodis JF, et al. Elevated maternal serum alpha-fetoprotein and mild fetal uropathy. *Obstet Gynecol* 1991;78:262.
252. Barr M Jr, Cohen MM Jr. ACE inhibitor fetopathy and hypocalvaria: the kidney–skull connection. *Teratology* 1991;44:485.
253. Cunniff C, Jones KL, Phillipson J, et al. Oligohydramnios sequence and renal tubular malformation associated with maternal enalapril use. *Am J Obstet Gynecol* 1990;162:187.
254. van der Heijden BJ, Carlus C, Narcy F, et al. Persistent anuria, neonatal death, and renal microcystic lesions after prenatal exposure to indomethacin. *Am J Obstet Gynecol* 1994;171:617.
255. Roodhooft AM, Birnholz JC, Holmes LB. Familial nature of congenital absence and severe dysgenesis of both kidneys. *N Engl J Med* 1984;310:1341.
256. Cromie WJ, Lee K, Houde K, et al. Implications of prenatal ultrasound screening in the incidence of major genitourinary malformations. *J Urol* 2001;65:1677.
257. Hubert KC, Palmer JS. Current diagnosis and management of fetal genitourinary abnormalities. *Urol Clin N Am* 2007;34(Feb):89.
258. Thomas IT, Smith DW. Oligohydramnios, cause of the nonrenal features of Potter's syndrome, including pulmonary hypoplasia. *J Pediatr* 1974;84:811.
259. Nimrod C, Varela-Gittings F, Machin G, et al. The effect of very prolonged membrane rupture on fetal development. *Am J Obstet Gynecol* 1984;148:540.
260. de Boom ML, Kist-van Holthe JE, Sramek A, et al. Is screening for renal anomalies warranted in neonates with isolated single umbilical artery? *Neonatology* 2010;97(3):225.
261. Deshpande SA, Jog S, Watson H, et al. Do babies with isolated single umbilical artery need routine postnatal renal ultrasonography? *Arch Dis Child Fetal Neonatal Ed* 2009;94(4):F265.

262. Scheinfeld NS, Silverberg NB, Weinberg JM, et al. The preauricular sinus: a review of its clinical presentation, treatment, and associations. *Pediatr Dermatol* 2004;21(3):191.
263. Rothe CF, Kim KC. Measuring systolic arterial blood pressure: possible errors from extension tubes or disposable transducer domes. *Crit Care Med* 1980;8:683.
264. Low JA, Panagiotopoulos C, Smith JT, et al. Validity of newborn oscillometric blood pressure. *Clin Invest Med* 1995;18:163.
265. Kimble KJ, Darnall RA Jr, Yelderman M, et al. An automated oscillometric technique for estimating mean arterial pressure in critically ill newborns. *Anesthesiology* 1981;54:423.
266. National High Blood Pressure Education Program Working Group on High Blood Pressure in Children and Adolescents. The Fourth report on the diagnosis, evaluation and treatment of high blood pressure in children and adolescents. National Heart, Lung, and Blood Institute, Bethesda, Maryland.
267. Park MK, Lee D. Normative arm and calf blood pressure values in the newborn. *Pediatrics* 1989;83:240.
268. Crapanzano MS, Strong WB, Newman IR, et al. Calf blood pressure: clinical implications and correlations with arm blood pressure in infants and young children. *Pediatrics* 1996;97:220.
269. Crossland DS, Furness JC, Abu-Harb M, et al. Variability of four limb blood pressure in normal neonates. *Arch Dis Child Fetal Neonatal Ed* 2004;89:F325.
270. Versmold HT, Kitterman JA, Phibbs RH, et al. Aortic blood pressure during the first 12 hours of life in infants with birth weight 610 to 4,220 grams. *Pediatrics* 1981;67:607.
271. Tan KL. Blood pressure in very low birth weight infants in the first 70 days of life. *J Pediatr* 1988;112:266.
272. Hegyi T, Carbone MT, Anwar M, et al. Blood pressure ranges in premature infants. I. The first hours of life. *J Pediatr* 1994;124:627.
273. Zubrow AB, Hulman S, Kushner H, et al. Determinants of blood pressure in infants admitted to neonatal intensive care units: a prospective multicenter study. *J Perinatol* 1995;15:470.
274. Pejovic B, Peco-Antic A, Marinkovic-Eric J. Blood pressure in non-critically ill preterm and full-term neonates. *Pediatr Nephrol* 2007;22:249.
275. Dionne JM, Abitbol CL, Flynn JT. Erratum to: Hypertension in infancy: diagnosis, management and outcome. *Pediatric Nephrol* 2012;27:159.
276. de Swiet M, Fayers P, Shinebourne EA. Systolic blood pressure in a population of infants in the first year of life: the Brompton study. *Pediatrics* 1980;65:1028.
277. Spahr RC, MacDonald HM, Mueller-Heubach E. Knee–chest position and neonatal oxygenation and blood pressure. *Am J Dis Child* 1981;135:79.
278. Sinkin RA, Phillips BL, Adelman RD. Elevation in systemic blood pressure in the neonate during abdominal examination. *Pediatrics* 1985;76:970.
279. Nwankwo M, Lorenz J, Gardiner J. A standard protocol for blood pressure measurement in the newborn. *Pediatrics* 1997;99:E10.
280. Duncan AF, Rosenfeld CR, Morgan JS, et al. Inter-rater reliability and effect of state on blood pressure measurements in infants 1 to 3 years of age. *Pediatrics* 2008;122:e590.
281. Shaffer SG, Quimiro CL, Anderson JV, et al. Postnatal weight changes in low birth weight infants. *Pediatrics* 1987;79:702.
282. Longino LA, Martin LW. Abdominal masses in the newborn infant. *Pediatrics* 1958:596.
283. Pinto E, Guignard JP. Renal masses in the neonate. *Biol Neonate* 1995; 68(3):175.
284. Khuri FJ, Hardy BE, Churchill BM. Urologic anomalies associated with hypospadias. *Urol Clin North Am* 1981;8:565.
285. Griscom NT, Colodny AH, Rosenberg HK, et al. Diagnostic aspects of neonatal ascites: report of 27 cases. *AJR Am J Roentgenol* 1977;128:961.
286. Brion LP, Satlin LM, Edelmann CM Jr. In: Avery GB, Fletcher MA, McDonald MG, eds. *Renal disease in neonatology-pathophysiology & management of the newborn*, 5th ed. Philadelphia, PA: Lippincott, Williams & Wilkins, 1999:902.
287. Bidiwala KS, Lorenz JM, Kleinman LI. Renal function correlates of postnatal diuresis in preterm infants. *Pediatrics* 1988;82:50.
288. Lorenz JM, Kleinman LI, Ahmed G, et al. Phases of fluid and electrolyte homeostasis in the extremely low birth weight infant. *Pediatrics* 1995;96:484.
289. Ramiro-Tolentino SB, Markarian K, Kleinman L. I. Renal bicarbonate excretion in extremely low birth weight infants. *Pediatrics* 1996;98:256.
290. Stickle D, Cole B, Hock K, et al. Correlation of plasma concentrations of cystatin C and creatinine to inulin clearance in a pediatric population. *Clin Chem* 1998;44:1334.
291. Schwartz GJ, Feld LG, Langford DJ. A simple estimate of glomerular filtration rate in full term infants during the first year of life. *J Pediatr* 1984;104:849.
292. Guignard JP, Drukker A. Why do newborn infants have a high plasma creatinine? *Pediatrics* 1999;103:e49.
293. Gallini F, Maggio L, Romagnoli C, et al. Progression of renal function in preterm neonates with gestational age < or = 32 weeks. *Pediatr Nephrol* 2000;15:119.
294. Su SW, Stonestreet BS. Core concepts: neonatal glomerular filtration rate. *NeoReviews* 2010;11:e714.
295. Quigley R. Developmental changes in renal function. *Curr Opin Pediatr* 2012 Apr;24(2):184.
296. Vieux R, Hascoet JM, Merdariu D, et al. Glomerular filtration rate reference values in very preterm infants. *Pediatrics* 2010;125:e1186.
297. Brion LP, Fleischman AR, Schwartz GJ. Gentamicin interval in newborn infants determined by renal function and post-conceptional age. *Pediatr Nephrol* 1991;5:675.
298. Koren G, James A, Perlman M. A simple method for the estimation of glomerular filtration rate by gentamicin pharmacokinetics during routine monitoring in the newborn. *Clin Pharmacol Ther* 1985;38:680.
299. Kildoo CW, Lin LM, Gabriel MH, et al. Vancomycin pharmacokinetics in infants: relationship to postconceptional age and serum creatinine. *Dev Pharmacol Ther* 1990;14:77.
300. Brion L, Fleischman AR, McCarton C, et al. A simple estimate of glomerular filtration rate in low birth weight infants during the first year of life: non-invasive assessment of body composition and growth. *J Pediatr* 1986;109:698.
301. Oyanagi K, Nakamura K, Sogawa H, et al. A study of urea-synthesizing enzymes in prenatal and postnatal human liver. *Pediatr Res* 1980;14:236.
302. Parikh CR, Devarajan P. New biomarkers of acute kidney injury. *Crit Care Med* 2008;36(4 suppl):S159.
303. Kandasamy Y, Smith R, Wright IM. Measuring cystatin C to determine renal function in neonates. *Pediatr Crit Care Med* 2013;14(3):318.
304. Li Y, Fu C, Zhou X, et al. Urine interleukin-18 and cystatin-C as biomarkers of acute kidney injury in critically ill neonates. *Pediatr Nephrol* 2012;27:851.
305. Mussap M, Degrandi R, Fravega M, et al. Acute kidney injury in critically ill infants: the role of urine Neutrophil Gelatinase-Associated Lipocalin (NGAL). *J Matern Fetal Neonatal Med* 2010;23(suppl 3):70.
306. Argyri I, Xanthos T, Varsami M, et al. The role of novel biomarkers in early diagnosis and prognosis of acute kidney injury in newborns. *Am J Perinatol* 2013;30(5):347.
307. Sarafidis K, Tsepkentzi E, Agakidou E, et al. Serum and urine acute kidney injury biomarkers in asphyxiated neonates. *Pediatric Nephrol* 2012;27:1575.
308. Lavery AP, Meinzen-Derr JK, Anderson E, et al. Urinary NGAL in premature infants. *Pediatr Res* 2008;64:423.
309. Krawczeski CD, Woo JG, Wang Y, et al. Neutrophil gelatinase-associated lipocalin concentrations predict development of acute kidney injury in neonates and children after cardiopulmonary bypass. *J Pediatr* 2011;158:1009–1015.e1.
310. Askenazi DJ, Koralkar R, Hundley HE, et al. Urine biomarkers predict acute kidney injury in newborns. *J Pediatr* 2012;161(2):270.
311. Askenazi DJ, Montesanti A, Hunley H, et al. Urine biomarkers predict acute kidney injury and mortality in very low birth weight infants. *J Pediatr* 2011;159(6):907.
312. Askenazi DJ, Koralkar R, Levitan EB, et al. Baseline values of candidate urine acute kidney injury biomarkers vary by gestational age in premature infants. *Pediatr Res* 2011;70(3):302.
313. Lee J-H, Hahn W-H, Ahn J, et al. Serum cystatin C during 30 postnatal days was noted to be dependent on the postconceptional age in neonates. *Pediatr Nephrol* 2013;28:1073.
314. Lin JY, Lin JS, Tsai CH. Use of the urine-to-blood carbon dioxide tension gradient as a measurement of impaired distal tubular hydrogen ion secretion among neonates. *J Pediatr* 1995;126:114.
315. Fan HC, Gu W, Wang J, et al. Non-invasive prenatal measurement of the fetal genome. *Nature* 2012;487(7407):320.
316. Song R, Yosypiv IV. Genetics of congenital anomalies of the kidney and urinary tract. *Pediatr Nephrol* 2011;26(3):353.
317. Renkema KY, Winyard P, Skovorodkin IN, et al. EUCAKUT consortium. Novel perspectives for investigating congenital anomalies of the kidney and urinary tract (CAKUT). *Nephrol Dial Transplant* 2011;26(12):3843.
318. Reddy UM, Page GP, Saade GR, et al. Karyotype versus microarray testing for genetic abnormalities after still birth. *N Engl J Med* 2012;367(23):2185.
319. Gordon I, Barratt TM. Imaging the kidneys and urinary tract in the neonate with acute renal failure. *Pediatr Nephrol* 1987;1:321.
320. Kumar R, Gordillo R, Kaskel FJ, et al. Increased prevalence of renal and urinary tract abnormalities in children with congenital hypothyroidism. *J Pediatr* 2009;154(2):263.
321. Schell-Feith EA, Holscher SC, Zonderland HM, et al. Ultrasonographic features of nephrocalcinosis in preterm neonates. *Br J Radiol* 2000;73:1185.
322. Karlowicz MG. Renal calcification in NICU patients. *NeoReviews* 2010;11:e696.
323. Wilson DA, Wenzl JE, Altshuler GP. Ultrasound demonstration of diffuse cortical nephrocalcinosis in a case of primary hyperoxaluria. *AJR Am J Roentgenol* 1979;132:659.
324. Mercado-Deane MG, Beeson JE, John SD. US of renal insufficiency in neonates. *Radiographics* 2002;22:1429.
325. Cleary GM, Higgins ST, Merton DA, et al. Developmental changes in renal artery blood flow velocity during the first three weeks of life in preterm neonates. *J Pediatr* 1996;129:251.
326. Gordon I, Riccabona M. Investigating the new born kidney- update on imaging techniques. *Semin Neonatol* 2003;8:269.

327. Preda I, Jodal U, Sixt R, et al. Value of ultrasound in evaluation of infants with first urinary tract infection. *J Urol* 2010;183:1984.
328. Bruyn RD, Gordon I. Postnatal investigation of fetal renal disease. *Prenat Diagn* 2001;21:984.
329. Norton KI. New imaging applications in the evaluation of pediatric renal disease. *Curr Opin Pediatr* 2003;15:186.
330. Huber A, Heuck A, Scheidler J, et al. Contrast–enhanced MR angiography in patients after renal transplantation. *Eur Radiol* 2001;11:2488.
331. Broome DR, Girguis MS, Baron PW, et al. Gadodiamide-associated nephrogenic systemic fibrosis: why radiologists should be concerned. *AJR Am J Roentgenol* 2007;188(2):586.
332. Marckmann P, Skov L, Rossen K, et al. Clinical manifestation of gadodiamide-related nephrogenic systemic fibrosis. *Clin Nephrol* 2008;69(3):161.
333. Edelmann CM Jr, Churg J, Gerber MA, et al. Renal biopsy: indications, technique, and interpretation. In: Edelmann CM Jr, ed. *Pediatric kidney disease*, 2nd ed. Boston, MA: Little, Brown, 1992:499.
334. Hui-Stickle S, Brewer ED, Goldstein SL. Pediatric ARF epidemiology at a tertiary care center from 1999 to 2001. *Am J Kidney Dis* 2005;45:96.
335. Symons JM, Chua AN, Somers MJ, et al. Demographic characteristics of pediatric continuous renal replacement therapy: a report of the prospective pediatric continuous renal replacement therapy registry. *Clin J Am Soc Nephrol* 2007;2:732.
336. Fahimi D, Mohajeri S, Hajizadeh N, et al. Comparison between fractional excretions of urea and sodium in children with acute kidney injury. *Pediatric Nephrol* 2009;24:2409.
337. Goldstein SL, Chawla LS. Renal angina. *Clin J Am Soc Nephrol* 2010;5:943.
338. Sutton TA, Fisher CJ, Molitoris BA. Microvascular endothelial injury and dysfunction during ischemic acute renal failure. *Kidney Int* 2002;62:1539.
339. Molitoris BA, Sutton TA. Endothelial injury and dysfunction: role in the extension phase of acute renal failure. *Kidney Int* 2004;66:496.
340. Awad AS, Okusa MD. Distant organ injury following acute kidney injury. *Am J Physiol Renal Physiol* 2007;293:F28.
341. Zappitelli M, Moffett BS, Hyder A, et al. Acute kidney injury in non-critically ill children treated with aminoglycoside antibiotics in a tertiary healthcare centre: a retrospective cohort study. *Nephrol Dial Transplant* 2011;26(1):144.
342. Zappitelli M, Selewski DT, Askenazi DA. Nephrotoxic medication exposure and acute kidney injury in neonates. *NeoReviews* 2012;13:e420.
343. Askenazi DJ, Koralkar R, Hundley HE, et al. Fluid overload and mortality are associated with acute kidney injury in sick near-term/term neonate. *Pediatr Nephrol* 2013;28(4):661.
344. Selewski DT, Jordan BK, Askenazi DJ, et al. Acute kidney injury in asphyxiated newborns treated with therapeutic hypothermia. *J Pediatr* 2013;162(4):725.
345. Koralkar R, Ambalavanan N, Levitan EB, et al. Acute kidney injury reduces survival in very low birth weight infants. *Pediatr Res* 2011;69:354.
346. Phelps CM, Eshelman J, Cruz ED, et al. Acute kidney injury after cardiac surgery in infants and children: evaluation of the role of angiotensin-converting enzyme inhibitors. *Pediatr Cardiol* 2012;33:1.
347. Aydin SI, Seiden HS, Blaufox AD, et al. Acute kidney injury after surgery for congenital heart disease. *Ann Thorac Surg* 2012;94:1589.
348. Jetton JG, Askenazi DJ. Update on acute kidney injury in the neonate. *Curr Opin Pediatr* 2012;24:191.
349. Li S, Krawczeski CD, Zappitelli M, et al. Incidence, risk factors, and outcomes of acute kidney injury after pediatric cardiac surgery: a prospective multicenter study. *Crit Care Med* 2011;39:1493.
350. Bagga A, Bakkaloglu A, Devarajan P, et al. Improving outcomes from acute kidney injury: report of an initiative. *Pediatric Nephrol* 2007;22:1655.
351. Khwaja A. KDIGO clinical practice guidelines for acute kidney injury. *Nephron Clin Pract* 2012;120:179.
352. Lolekha PH, Jaruthunyaluck S, Srisawasdi P. Deproteinization of serum: another best approach to eliminate all forms of bilirubin interference on serum creatinine by the kinetic Jaffe reaction. *J Clin Lab Anal* 2001;15:116.
353. Askenazi DJ, Griffin R, McGwin G, et al. Acute kidney injury is independently associated with mortality in very low birthweight infants: a matched case–control analysis. *Pediatric Nephrol* 2009;24:991.
354. Akcan-Arikan A, Zappitelli M, Loftis L, et al. Modified RIFLE criteria in critically ill children with acute kidney injury. *Kidney Int* 2007;71:1028.
355. Zappitelli M, Parikh CR, Akcan-Arikan A, et al. Ascertainment and epidemiology of acute kidney injury varies with definition interpretation. *Clin J Am Soc Nephrol* 2008;3:948.
356. Mehta RL, Kellum JA, Shah SV, et al. Acute kidney Injury Network: report of an initiative to improve outcomes in acute kidney injury. *Crit Care* 2007;11:R31.
357. Koralkar R, Ambalavanan N, Levitan EB, et al. Acute kidney injury reduces survival in very low birth weight infant. *Pediatr Res* 2010;69:354.
358. Viswanathan S, Manyam B, Azhibekov T, et al. Risk factors associated with acute kidney injury in extremely low birth weight (ELBW) infants. *Pediatric Nephrol* 2012;27:303.
359. Askenazi DJ, Koralkar R, Hundley HE, et al. Fluid overload and mortality are associated with acute kidney injury in sick near-term/term neonate. *Pediatric Nephrology* 2013;28:661.
360. Gadepalli SK, Selewski DT, Drongowski RA, et al. Acute kidney injury in congenital diaphragmatic hernia requiring extracorporeal life support: an insidious problem. *J Pediatr Surg* 2011;46:630.
361. Shuhaiber J, Thiagarajan RR, Laussen PC, et al. Survival of children requiring repeat extracorporeal membrane oxygenation after congenital heart surgery. *Ann Thorac Surg* 2011;91:1949.
362. Blinder JJ, Goldstein SL, Lee VV, et al. Congenital heart surgery in infants: effects of acute kidney injury on outcomes. *J Thorac Cardiovasc Surg* 2012;143(2):368.
363. Alabbas A, Campbell A, Skippen P, et al. Epidemiology of cardiac surgery-associated acute kidney injury in neonates: a retrospective study. *Pediatr Nephrol* 2013;28(7):1127.
364. Carmody JB, Charlton JR. Short-term gestation, long-term risk: prematurity and chronic kidney disease. *Pediatrics* 2013;131:1168.
365. Luyckx VA, Bertram JF, Brenner BM, et al. Effect of fetal and child health on kidney development and long-term risk of hypertension and kidney disease. *Lancet* 2013;382:273.
366. White SL, Perkovic V, Cass A, et al. Is low birth weight an antecedent of CKD in later life? A systematic review of observational studies. *Am J Kidney Dis* 2009;54:248.
367. Greenbaum LA, Munoz A, Schneider MF, et al. The association between abnormal birth history and growth in children with CKD. *Clin J Am Soc Nephrol* 2011;6:14.
368. Abrahamson DR. Glomerulogenesis in the developing kidney. *Semin Nephrol* 1991;11:375.
369. Rodriguez MM, Gomez AH, Abitbol CL, et al. Histomorphometric analysis of postnatal glomerulogenesis in extremely preterm infants. *Pediatr Dev Pathol* 2004;7:17.
370. Coca SG, Singanamala S, Parikh CR. Chronic kidney disease after acute kidney injury: a systematic review and meta-analysis. *Kidney Int* 2012;81:442.
371. Basile DP. Rarefaction of peritubular capillaries following ischemic acute renal failure: a potential factor predisposing to progressive nephropathy. *Curr Opin Nephrol Hypertens* 2004;13:1.
372. Prins I, Plotz FB, Uiterwaal C, et al. Low dose dopamine in neonatal and pediatric intensive care: a systematic review. *Intensive Care Med* 2001;27:206.
373. Seri I, Tulassay T, Kiszel J, et al. Cardiovascular response to dopamine in hypotensive preterm neonates with severe hyaline membrane disease. *Eur J Pediatr* 1984;142:3.
374. Tulassay T, Seri I, Machay T, et al. Effects of dopamine on renal functions in premature neonates with respiratory distress syndrome. *Int J Pediatr Nephrol* 1983;4:19.
375. DiSessa TG, Leitner M, Ti CC, et al. The cardiovascular effects of dopamine in the severely asphyxiated neonate. *J Pediatr* 1981;99:772.
376. Ricci Z, Stazi GV, Di Chiara L, et al. Fenoldopam in newborn patients undergoing cardiopulmonary bypass: controlled clinical trial. *Interact Cardiovasc Thorac Surg* 2008;7:1049.
377. Al-Wassia H, Alshaikh B, Sauve R. Prophylactic theophylline for the prevention of severe renal dysfunction in term and post-term neonates with perinatal asphyxia: a systematic review and meta-analysis of randomized controlled trials. *J Perinatol* 2013;33:271.
378. Shaffer SG, Kilbride HW, Hayen LK, et al. Hyperkalemia in very low birth weight infants. *J Pediatr* 1992;121:275.
379. Smith JD, Bia MJ, DeFronzo RA. Clinical disorders of potassium metabolism. In: Arieff AI, DeFronzo RA, eds. *Fluid, electrolyte, and acid–base disorders*, vol 1. New York: Churchill-Livingstone, 1985:413.
380. Lui K, Thungappa U, Nair A, et al. Treatment with hypertonic dextrose and insulin in severe hyperkalaemia of immature infants. *Acta Paediatr* 1992;81:213.
381. Murdoch IA, Dos Anjos R, Haycock GB. Treatment of hyperkalemia with intravenous salbutamol. *Arch Dis Child* 1991;66:527.
382. Kemper MJ, Harps E, Müller-Wiefel DE. Hyperkalemia: therapeutic options in acute and chronic renal failure. *Clin Nephrol* 1996;46:67.
383. Malone TA. Glucose and insulin versus cation-exchange resin for the treatment of hyperkalemia in very low birth weight infants. *J Pediatr* 1991;118:121.
384. Ohlsson A, Hosking M. Complications following oral administration of exchange resins in extremely low-birth-weight infants. *Eur J Pediatr* 1987;146:571.
385. Setzer ES, Ahmed F, Goldberg RN, et al. Exchange transfusion using washed red blood cells reconstituted with fresh-frozen plasma for treatment of severe hyperkalemia in the neonate. *J Pediatr* 1984;104:443.
386. Singh BS, Sadiq HF, Noguchi A, et al. Efficacy of albuterol inhalation in treatment of hyperkalemia in premature neonates. *J Pediatr* 2002;141:16.
387. Rivard AL, Raup SM, Beilman GJ. Sodium polystyrene sulfonate used to reduce the potassium content of a high-protein enteral formula: a quantitative analysis. *JPEN J Parenter Enteral Nutr* 2004;28:76.

388. Bunchman TE, Wood EG, Schenck MH, et al. Pretreatment of formula with sodium polystyrene sulfonate to reduce dietary potassium intake. *Pediatric Nephrol* 1991;5:29.
389. Llach F, Felsenfeld AJ, Haussler MR. The pathophysiology of altered calcium metabolism in rhabdomyolysis-induced acute renal failure: interactions of parathyroid hormone, 25-hydroxy-cholecalciferol and 1,25-dihydroxycholecalciferol. *N Engl J Med* 1981;305:117.
390. Arieff AI, Massry SG. Calcium metabolism of brain in acute renal failure. Effects of uremia, hemodialysis, and parathyroid hormone. *J Clin Invest* 1974;53:387.
391. Bell EF, Acarregui MJ. Restricted versus liberal water intake for preventing morbidity and mortality in preterm infants. *Cochrane Database Syst Rev* 2001;(1):CD000503.
392. Fleming GM. Renal replacement therapy review: past, present and future. *Organogenesis* 2011;7:2.
393. Blake PG, Breborowicz A, Han DS, et al. Recommended peritoneal dialysis curriculum for nephrology trainees. The International Society for Peritoneal Dialysis (ISPD) Standards and Education Subcommittee. *Perit Dial Int* 2000;20:497.
394. Basu RK, Wheeler DS, Goldstein S, et al. Acute renal replacement therapy in pediatrics. *Int J Nephrol* 2011:785392. doi: 10.4061/2011/785392
395. Zaritsky J, Warady BA. Peritoneal dialysis in infants and young children. *Semin Nephrol* 2011;31:213.
396. Quan A, Quigley R. Renal replacement therapy and acute renal failure. *Curr Opin Pediatr* 2005;17:205.
397. Pazmino PA, Pazmino BP. Treatment of acute hypernatremia with hemodialysis. *Am J Nephrol* 1993;13:260.
398. Sutherland SM, Alexander SR. Continuous renal replacement therapy in children. *Pediatr Nephrol* 2012;27(11):2007.
399. Lane A, Grant PJ. Role of hemostatic gene polymorphisms in venous and arterial thrombotic disease. *Blood* 2000;95:1517.
400. Seligsohn U, Lubetsky A. Genetic susceptibility to venous thrombosis. *N Engl J Med* 2001;344:1222.
401. Seibert JJ, Northington FJ, Miers JF, et al. Aortic thrombosis after umbilical artery catheterization in neonates: prevalence of complications on long-term follow-up. *AJR Am J Roentgenol* 1991;156:567.
402. Umbilical Artery Catheter Trial Study Group. Relationship of intraventricular hemorrhage or death with the level of umbilical artery catheter placement: a multicenter randomized clinical trial. *Pediatrics* 1992;90:881.
403. Pfluger T, Czekalla R, Hundt C, et al. MR angiography versus color Doppler sonography in the evaluation of renal vessels and the inferior vena cava in abdominal masses of pediatric patients. *AJR Am J Roentgenol* 1999;173:103.
404. Rasoulpour M, McLean RH. Renal venous thrombosis in neonates. Initial and follow-up abnormalities. *Am J Dis Child* 1980;134:276.
405. Manco-Johnson M, Nuss R. Neonatal thrombotic disorders. *NeoReviews* 2000;1:e201.
406. Lam AH, Warren PS. Ultrasonographic diagnosis of neonatal renal venous thrombosis. *Ann Radiol* 1981;24:7.
407. Weinschenk N, Pelidis M, Fiascone J. Combination thrombolytic and anticoagulant therapy for bilateral renal vein thrombosis in a premature infant. *Am J Perinatol* 2001;18:293.
408. Hogg RJ, Furth S, Lemley KV, et al. National Kidney Foundation's Kidney Disease Outcomes Quality Initiative clinical practice guidelines for chronic kidney disease in children and adolescents: evaluation, classification, and stratification. *Pediatrics* 2003;111(6 Pt 1):1416.
409. Glick PL, Harrison MR, Golbus MS, et al. Management of the fetus with congenital hydronephrosis. II. Prognostic criteria and selection for treatment. *J Pediatr Surg* 1985;20:376.
410. Elder JS, O'Grady JP, Ashmead G, et al. Evaluation of fetal renal function: unreliability of fetal urinary electrolytes. *J Urol* 1990;144:574.
411. Nicolini U, Fisk NM, Rodeck CH, et al. Fetal urine biochemistry: an index of renal maturation and dysfunction. *Br J Obstet Gynaecol* 1992;99:46.
412. U.S. Renal Data System NIoH, National Institute of Diabetes and Digestive and Kidney Diseases, Bethesda, MD. USRDS 2013 Annual Data Report: Atlas of Chronic Kidney Disease and End-Stage Renal Disease in the United States. The data reported here have been supplied by the United States Renal Data System (USRDS). The interpretation and reporting of these data are the responsibility of the author(s) and in no way should be seen as an official policy or interpretation of the U.S. government. 2013.
413. U.S. Renal Data System NIoH, National Institute of Diabetes and Digestive and Kidney Diseases, Bethesda, MD. Data request, Incidence of ESRD Under Age 1 in the US, 2000–2011. The data reported here have been supplied by the United States Renal Data System (USRDS). The interpretation and reporting of these data are the responsibility of the author(s) and in no way should be seen as an official policy or interpretation of the U.S. government. 2013.
414. NAPRTCS. North American Pediatric Renal Trials and Collaborative Studies (NAPRTCS) 2011 Annual Dialysis Report. https://web.emmes.com/study/ped/annlrept/annualrept2011.pdf. 2011
415. NAPRTCS. North American Pediatric Renal Trials and Collaborative Studies (NAPRTCS) 2010 Annual Transplant Report. https://web.emmes.com/study/ped/annlrept/2010_Report.pdf. 2010
416. Rees L. Management of the neonate with chronic renal failure. *Semin Fetal Neonatal Med* 2008;13(3):181.
417. Rees L, Jones H. Nutritional management and growth in children with chronic kidney disease. *Pediatr Nephrol* 2013;28(4):527.
418. KDOQI Clinical Practice Guideline for Nutrition in Children with CKD: 2008 update. Executive summary. *Am J Kidney Dis* 2009;53(3 suppl 2):S11.
419. Fomon SJ. Potential renal solute load: considerations relating to complementary feedings of breastfed infants. *Pediatrics* 2000;106(5):1284.
420. Zurowska AM, Fischbach M, Watson AR, et al. Clinical practice recommendations for the care of infants with stage 5 chronic kidney disease (CKD5). *Pediatr Nephrol* 2013;28(9):1739.
421. Sauerstein K, Zimmermann B, Benz K, et al. Encouraging survival of infants with terminal renal failure combining dialysis and succeeding early transplantation. *Klin Padiatr* 2007;219(5):288.
422. Carey WA, Talley LI, Sehring SA, et al. Outcomes of dialysis initiated during the neonatal period for treatment of end-stage renal disease: a North American Pediatric Renal Trials and Collaborative Studies special analysis. *Pediatrics* 2007;119(2):e468.
423. Chavers B, Najarian JS, Humar A. Kidney transplantation in infants and small children. *Pediatr Transplant* 2007;11(7):702.
424. Dionne JM, Abitbol CL, Flynn JT. Hypertension in infancy: diagnosis, management and outcome. *Pediatric Nephrol* 2012;27:17.
425. National Heart, Lung and Blood Institute Task Force on Blood Pressure Control in Children. Report of the Second Task Force on blood pressure control in children—1987. National Institutes of Health. January, 1987.
426. Sahu R, Pannu H, Yu R, et al. Systemic hypertension requiring treatment in the neonatal intensive care unit. *J Pediatr* 2013;163:84.
427. American Academy of Pediatrics Committee on Fetus and Newborn. Routine evaluation of blood pressure, hematocrit and glucose in newborns. *Pediatrics* 1993;92:474.
428. Bauer SB, Feldman SM, Gellis SS, et al. Neonatal hypertension: a complication of umbilical-artery catheterization. *N Engl J Med* 1975;293:1032.
429. Durante D, Jones D, Spitzer R. Neonatal arterial embolism syndrome. *J Pediatr* 1976;89:978.
430. Castello Girona F, Yeste Fernandez D, Porta Ribera R, et al. Renovascular hypertension due to unilateral renal artery stenosis with hypokalemic alkalosis, the hyponatraemic syndrome and reversible hyperechogenicity of the contralateral kidney. A study of two infants. *An Esp Pediatr* 1996;45:49.
431. Van Reempts PJ, Boven KJ, Spitaels SE, et al. Idiopathic arterial calcification of infancy. *Calcif Tissue Int* 1991;48:1.
432. Ciana G, Colonna F, Forleo V, et al. Idiopathic arterial calcification of infancy: effectiveness of prostaglandin infusion for treatment of secondary hypertension refractory to conventional therapy: case report. *Pediatr Cardiol* 1997;18:67.
433. Nordborg C, Kyllerman M, Conradi N, et al. Early-infantile galactosialidosis with multiple brain infarctions: morphological, neuropathological and neurochemical findings. *Acta Neuropathol* 1997;93:24.
434. Kim ES, Caitai JM, Tu J, et al. Congenital abdominal aortic aneurysm causing renovascular hypertension, cardiomyopathy and death in a 19-day-old neonate. *J Pediatr Surg* 2001;36:1445.
435. Abman SH, Warady BA, Lum GM, et al. Systemic hypertension in infants with bronchopulmonary dysplasia. *J Pediatr* 1984;104:929.
436. Alagappan A, Malloy MH. Systemic hypertension in very low-birth weight infants with bronchopulmonary dysplasia: incidence and risk factors. *Am J Perinatol* 1998;15:3.
437. Anderson AH, Warady BA, Daily DK, et al. Systemic hypertension in infants with severe bronchopulmonary dysplasia: associated clinical factors. *Am J Perinatol* 1993;10:190.
438. Ferrara TB, Couser RJ, Hoekstra RE. Side effects and long-term follow-up of corticosteroid therapy in very low birthweight infants with bronchopulmonary dysplasia. *J Perinatol* 1990;10:137.
439. Guay-Woodford LM, Desmond RA. Autosomal recessive polycystic kidney disease: the clinical experience in North America. *Pediatrics* 2003;111:1072.
440. Susskind MR, Kim KS, King LR. Hypertension and multicystic kidney. *Urology* 1989;34:362.
441. Zerres K, Rudnik-Schöneborn S, Deget F, et al. Autosomal recessive polycystic kidney disease in 115 children: clinical presentation, course and influence of gender. *Acta Paediatr* 1996;85:437.
442. Husmann DA. Renal dysplasia: the risks and consequences of leaving dysplastic tissue in situ. *Urology* 1998;52:533.
443. Liapis H, Doshi RH, Watson MA, et al. Reduced renin expression and altered gene transcript profiles in multicytic dysplastic kidneys. *J Urol* 2002;168:1816.
444. Cadnapaphornchai P, Aisenbrey G, McDonald KM, et al. Prostaglandin-mediated hyperemia and renin-mediated hypertension during acute ureteral obstruction. *Prostaglandins* 1978;16:965.

445. Wilson BJ, Flynn JT. Familial, atypical hemolytic uremic syndrome in a premature infant. *Pediatr Nephrol* 1998;12:782.
446. Snyder PM, Price MP, McDonald FJ, et al. Mechanism by which Liddle's syndrome mutations increase activity of a human epithelial Na$^+$ channel. *Cell* 1995;83:969.
447. Hansson JH, Nelson-Williams C, Suzuki H, et al. Hypertension caused by a truncated epithelial sodium channel gamma subunit: genetic heterogeneity of Liddle syndrome. *Nat Genet* 1995;11:76.
448. Lifton RP, Dluhy RG, Powers M, et al. Hereditary hypertension caused by chimeric gene duplications and ectopic expression of aldosterone synthase. *Nat Genet* 1992;2:66.
449. Wilson FH, Disse-Nicodeme S, Choate KA, et al. Human hypertension caused by mutations in WNK kinases. *Science* 2001;293:1107.
450. Disse-Nicodeme S, Achard JM, Desitter I, et al. A new locus on chromosome 12p13.3 for pseudohypoaldosteronism type II, an autosomal dominant form of hypertension. *Am J Hum Genet* 2000;67:302.
451. White PC. Inherited forms of mineralocorticoid hypertension. *Hypertension* 1996;28:927.
452. Schonwetter BS, Libber SM, Jones D Jr, et al. Hypertension in neonatal hyperthyroidism. *Am J Dis Child* 1983;137:954.
453. Perlman JM, Volpe JJ. Seizures in the premature infant: effects on cerebral blood flow velocity, intracranial pressure and arterial blood pressure. *J Pediatr* 1983;102:288.
454. Smets K, Vanhaesebrouck P. Dexamethasone associated systemic hypertension in low birth weight babies with chronic lung disease. *Eur J Pediatr* 1996;155:573.
455. Boedy RF, Goldberg AK, Howell CG Jr, et al. Incidence of hypertension in infants on extracorporeal membrane oxygenation. *J Pediatr Surg* 1990;25:258.
456. Adelman RD, Sherman MP. Hypertension in the neonate following closure of abdominal wall defects. *J Pediatr* 1980;97:642.
457. Cachat F, Van Melle G, McGahren ED, et al. Arterial hypertension after surgical closure of omphalocele and gastroschisis. *Pediatr Nephrol* 2006;21:225.
458. Husmann DA, McLorie GA, Churchill BM. Hypertension following primary bladder closure for vesical exstrophy. *J Pediatr Surg* 1993;28:239.
459. Flynn JT, Tullus K. Severe hypertension in children and adolescents: pathophysiology and treatment. *Pediatric Nephrol* 2009;24:1101.
460. Gouyon JB, Geneste B, Semama DS, et al. Intravenous nicardipine in hypertensive preterm infants. *Arch Dis Child* 1997;76:F126.
461. Milou C, Debuche-Benouachkou V, Semama DS, et al. Intravenous nicardipine as a first-line antihypertensive drug in neonates. *Intensive Care Med* 2000;26:956.
462. Wells TG, Bunchman TE, Kearns GL. Treatment of neonatal hypertension with enalaprilat. *J Pediatr* 1990;117:664.
463. Dutta S, Narang A. Enalapril-induced acute renal failure in a newborn infant. *Pediatr Nephrol* 2003;18:570.
464. Gantenbein MH, Bauersfeld U, Baenziger O, et al. Side effects of angiotensin converting enzyme inhibitor (captopril) in newborns and young infants. *J Perinat Med* 2008;36:448.
465. Webb NJA, Lewis MA, Bruce J, et al. Unilateral multicystic dysplastic kidney: the case for nephrectomy. *Arch Dis Child* 1997;76:31.
466. Caplan MS, Cohn RA, Langman CB, et al. Favorable outcome of neonatal aortic thrombosis and renovascular hypertension. *J Pediatr* 1989;115:291.
467. Emery EF, Greenough A. Blood pressure levels at follow-up of infants with and without chronic lung disease. *J Perinat Med* 1993;21:377.
468. Roy S, Dillon MJ, Trompeter RS, et al. Autosomal recessive polycystic kidney disease: long-term outcome of neonatal survivors. *Pediatr Nephrol* 1997;11:302.
469. O'Sullivan JJ, Derrick G, Darnell R. Prevalence of hypertension in children after early repair of coarctation of the aorta: a cohort study using casual and 24 hour blood pressure measurement. *Heart* 2002;88:163.
470. Slaughter JL, Stenger MR, Reagan PB. Variation in the use of diuretic therapy for infants with bronchopulmonary dysplasia. *Pediatrics* 2013;131:716.
471. Stewart A, Brion LP. Routine use of diuretics in very-low-birth-weight infants in the absence of supporting evidence. *J Perinatol* 2011;31:633.
472. Wiswell TE, Hachey WE. Urinary tract infections and the uncircumcised state: an update. *Clin Pediatr* 1993;32:130.
473. Bauer S, Eliakim A, Pomeranz A, et al. Urinary tract infection in very low birth weight preterm infants. *Pediatr Infect Dis J* 2003;22:426.
474. Wiswell TE, Miller GM, Gelston HM, et al. Effect of circumcision status on periurethral bacterial flora during the first year of life. *J Pediatr* 1988;113:442.
475. Lerman SE, Liao JC. Neonatal circumcision. *Pediatr Clin North Am* 2001;48:1539.
476. Levy I, Comarsca J, Davidovits M, et al. Urinary tract infections in preterm infants: the protecting role of breastfeeding. *Pediatr Nephrol* 2009;24:527.
477. Ginsburg CM, McCracken GH Jr. Urinary tract infections in young infants. *Pediatrics* 1982;69:409.
478. Byington CL, Rittichier KK, Bassett KE, et al. Serious bacterial infections in febrile infants 1 to 90 days old with and without viral infections. *Pediatrics* 2004;113:1662.
479. Downey LC, Benjamin Jr DK, Smith PB, et al. Urinary tract infection concordance with positive blood and cerebrospinal fluid cultures in the neonatal intensive care unit. *J Perinatol* 2013;33:302.
480. Crain EF, Gershel JC. Urinary tract infections in febrile infants younger than 8 weeks of age. *Pediatrics* 1990;86:363.
481. Tung KT, MacDonald LM, Smith JC. Neonatal systemic candidiasis diagnosed by ultrasound. *Acta Radiol* 1990;31:293.
482. Subcommittee on Urinary Tract Infection, Steering Committee on Quality Improvement and Management, Roberts KB. Urinary tract infection: clinical practice guideline for the diagnosis and management of the initial UTI in febrile infants and children 2 to 24 months. *Pediatrics* 2011;128:595.
483. Ismaili K, Lolin K, Damry N, et al. Febrile urinary tract infections in 0-to 3-month-old infants: a prospective follow-up study. *J Pediatr* 2011;158:91.
484. Goldman M, Lahat E, Strauss S, et al. Imaging after urinary tract infection in male neonates. *Pediatrics* 2000;105:1232.
485. Nowell L. Prevalence of renal anomalies after urinary tract infections in hospitalized infants less than 2 months of age. *J Perinatol* 2010;30:281.
486. American Academy of Pediatrics Task Force on Circumcision. Circumcision policy statement. *Pediatrics* 2012;130:585.
487. The RIVUR Trial Investigators. Antimicrobial prophylaxis for children with vesicoureteral reflux. *N Engl J Med* 2014;370(25):2367.
488. Wheeler D, Vimalachandra D, Hodson EM. Antibiotics and surgery for vesicoureteric reflux: a meta-analysis of randomised controlled trials. *Arch Dis Child* 2003;88:688.
489. Hellerstein S, Nickell E. Prophylactic antibiotics in children at risk for urinary tract infection. *Pediatr Nephrol* 2002;17:506.
490. Upadhyay J, McLorie GA, Bolduc S, et al. Natural history of neonatal reflux associated with prenatal hydronephrosis: long-term results of a prospective study. *J Urol* 2003;169:1837.
491. The Online Metabolic and Molecular Bases of Inherited Disease. In: Valle D, ed: McGraw Hill Medical: http://ommbid.mhmedical.com/ommbid-index.aspx
492. Mount D, Pollack M. *Molecular and genetic basis of renal disease, a companion to Brenner and Rector's the kidney*. Philadelphia, PA: Saunders, 2008.
493. Sargent JD, Stukel TA, Kresel J, et al. Normal values for random urinary calcium to creatinine ratios in infancy. *J Pediatr* 1993;123(3):393.
494. Zou CC, Chen XY, Zhao ZY, et al. Outcome of children with melamine-induced urolithiasis: results of a two-year follow-up. *Clin Toxicol (Phila)* 2013;51(6):473.
495. Schell-Feith EA, Kist-van Holthe JE, van der Heijden AJ. Nephrocalcinosis in preterm neonates. *Pediatr Nephrol* 2010;25(2):221.
496. Chang HY, Hsu CH, Tsai JD, et al. Renal calcification in very low birth weight infants. *Pediatr Neonatol* 2011;52(3):145.
497. Cranefield DJ, Odd DE, Harding JE, et al. High incidence of nephrocalcinosis in extremely preterm infants treated with dexamethasone. *Pediatr Radiol* 2004;34(2):138.
498. Gimpel C, Krause A, Franck P, et al. Exposure to furosemide as the strongest risk factor for nephrocalcinosis in preterm infants. *Pediatr Int* 2010;52(1):51.
499. Lee HS, Sung IK, Kim SJ, et al. Risk factors associated with nephrocalcinosis in preterm infants. *Am J Perinatol* 2014;31(4):279.
500. Giapros V, Tsoni C, Challa A, et al. Renal function and kidney length in preterm infants with nephrocalcinosis: a longitudinal study. *Pediatr Nephrol* 2011;26(10):1873.
501. Hoppe B, Beck BB, Milliner DS. The primary hyperoxalurias. *Kidney Int* 2009;75(12):1264.
502. Belostotsky R, Seboun E, Idelson GH, et al. Mutations in DHDPSL are responsible for primary hyperoxaluria type III. *Am J Hum Genet* 2010;87(3):392.
503. Mattoo A, Goldfarb DS. Cystinuria. *Semin Nephrol* 2008;28(2):181.
504. Kim SJ, Mock S, Stock JA. Cystine nephrolithiasis. *Urology* 2013;82(2):e7.
505. Cochat P, Pichault V, Bacchetta J, et al. Nephrolithiasis related to inborn metabolic diseases. *Pediatr Nephrol* 2010;25(3):415.
506. Dinour D, Gray NK, Campbell S, et al. Homozygous SLC2A9 mutations cause severe renal hypouricemia. *J Am Soc Nephrol* 2010;21(1):64.
507. Iorember FM, Vehaskari VM. Uromodulin: old friend with new roles in health and disease. *Pediatr Nephrol* 2014;29(7):1151.
508. Lichter-Konecki U, Broman KW, Blau EB, et al. Genetic and physical mapping of the locus for autosomal dominant renal Fanconi syndrome, on chromosome 15q15.3. *Am J Hum Genet* 2001;68(1):264.
509. Klootwijk ED, Reichold M, Helip-Wooley A, et al. Mistargeting of peroxisomal EHHADH and inherited renal Fanconi's syndrome. *N Engl J Med* 2014;370(2):129.
510. Hall AM, Unwin RJ. The not so 'mighty chondrion': emergence of renal diseases due to mitochondrial dysfunction. *Nephron Physiol* 2007;105(1):p1.
511. Emma F, Bertini E, Salviati L, et al. Renal involvement in mitochondrial cytopathies. *Pediatr Nephrol* 2012;27(4):539.
512. Hall AM, Bass P, Unwin RJ. Drug-induced renal Fanconi syndrome. *QJM* 2014;107(4):261.

513. Manoli I, Sysol JR, Li L, et al. Targeting proximal tubule mitochondrial dysfunction attenuates the renal disease of methylmalonic acidemia. *Proc Natl Acad Sci U S A* 2013;110(33):13552.
514. Bouteldja N, Timson DJ. The biochemical basis of hereditary fructose intolerance. *Inherit Metab Dis* 2010;33(2):105.
515. Stevens B, Yamada J, Lee GY, et al. Sucrose for analgesia in newborn infants undergoing painful procedures. *Cochrane Database Syst Rev* 2013;(1):CD001069.
516. Levin B, Snodgrass GJ, Oberholzer VG, et al. Fructosaemia. Observations on seven cases. *Am J Med* 1968;45(6):826.
517. Ezgu F, Senaca S, Gunduz M, et al. Severe renal tubulopathy in a newborn due to BCS1L gene mutation: effects of different treatment modalities on the clinical course. *Gene* 2013;528(2):364.
518. Nesterova G, Gahl WA. Cystinosis: the evolution of a treatable disease. *Pediatr Nephrol* 2013;28(1):51.
519. Langman CB, Greenbaum LA, Sarwal M, et al. A randomized controlled crossover trial with delayed-release cysteamine bitartrate in nephropathic cystinosis: effectiveness on white blood cell cystine levels and comparison of safety. *Clin J Am Soc Nephrol* 2012;7(7):1112.
520. Morrow T. Do comparable efficacy & convenient dosing justify Procysbi's extremely high price? *Manag Care* 2013;22(7):71.
521. Scott CR. The genetic tyrosinemias. *Am J Med Genet C Semin Med Genet* 2006;142C(2):121.
522. de Laet C, Dionisi-Vici C, Leonard JV, et al. Recommendations for the management of tyrosinaemia type 1. *Orphanet J Rare Dis* 2013;8:8.
523. Santer R, Steinmann B, Schaub J. Fanconi-Bickel syndrome—a congenital defect of facilitative glucose transport. *Curr Mol Med* 2002;2(2):213.
524. Chou JY, Jun HS, Mansfield BC. Glycogen storage disease type I and G6Pase-beta deficiency: etiology and therapy. *Nat Rev Endocrinol* 2010;6(12):676.
525. Elsas LJ II, Lai K. The molecular biology of galactosemia. *Genet Med* 1998;1:40.
526. Bosch AM. Classical galactosaemia revisited. *J Inherit Metab Dis* 2006;29(4):516.
527. Bockenhauer D, Bokenkamp A, van't Hoff W, et al. Renal phenotype in Lowe syndrome: a selective proximal tubular dysfunction. *Clin J Am Soc Nephrol* 2008;3(5):1430.
528. Dell KM. The spectrum of polycystic kidney disease in children. *Adv Chronic Kidney Dis* 2011;18(5):339.
529. Salomon R, Saunier S, Niaudet P. Nephronophthisis. *Pediatr Nephrol* 2009;24(12):2333.
530. Lindstedt E, Lindstedt G. Letter: Tubular proteinuria early in nephronophthisis. *Lancet* 1973;2(7839):1215.
531. Simpson MA, Cross HE, Cross L, et al. Lethal cystic kidney disease in Amish neonates associated with homozygous nonsense mutation of NPHP3. *Am J Kidney Dis* 2009;53:790.
532. Cullinane AR, Straatman-Iwanowska A, Zaucker A, et al. Mutations in VIPAR cause an arthrogryposis, renal dysfunction and cholestasis syndrome phenotype with defects in epithelial polarization. *Nat Genet* 2010;42(4):303.
533. Cullinane AR, Straatman-Iwanowska A, Seo JK, et al. Molecular investigations to improve diagnostic accuracy in patients with ARC syndrome. *Hum Mutat* 2009;30(2):E330.
534. Linshaw MA. Back to basics: congenital nephrogenic diabetes insipidus. *Pediatr Rev* 2007;28(10):372.
535. van Lieburg AF, Knoers VV, Mallmann R, et al. Normal fibrinolytic responses to 1-desamino-8-D-arginine vasopressin in patients with nephrogenic diabetes insipidus caused by mutations in the aquaporin 2 gene. *Nephron* 1996;72(4):544.
536. Fomon SJ, Ziegler EE. Renal solute load and potential renal solute load in infancy. *J Pediatr* 1999;134(1):11.
537. Loffing J. Paradoxical antidiuretic effect of thiazides in diabetes insipidus: another piece in the puzzle. *J Am Soc Nephrol* 2004;15(11):2948.
538. Kleta R, Bockenhauer D. Bartter syndromes and other salt-losing tubulopathies. *Nephron Physiol* 2006;104(2):p73.
539. Haque SK, Ariceta G, Batlle D. Proximal renal tubular acidosis: a not so rare disorder of multiple etiologies. *Nephrol Dial Transplant* 2012;27(12):4273.
540. Batlle D, Haque SK. Genetic causes and mechanisms of distal renal tubular acidosis. *Nephrol Dial Transplant* 2012;27(10):3691.
541. Laing CM, Unwin RJ. Renal tubular acidosis. *J Nephrol* 2006;19(suppl 9):S46.
542. Alper SL. Familial renal tubular acidosis. *J Nephrol* 2010;23(suppl 16):S57.
543. Quigley R. Proximal renal tubular acidosis. *J Nephrol* 2006;19(suppl 9):S41.
544. Chan JC, Scheinman JI, Roth KS. Consultation with the specialist: renal tubular acidosis. *Pediatr Rev* 2001;22(8):277.
545. Sulyok E, Guignard JP. Relationship of urinary anion gap to urinary ammonium excretion in the neonate. *Biol Neonate* 1990;57(2):98.
546. Furgeson SB, Linas S. Mechanisms of type I and type II pseudohypoaldosteronism. *J Am Soc Nephrol* 2010;21(11):1842.
547. Nesbit MA, Hannan FM, Howles SA, et al. Mutations in AP2S1 cause familial hypocalciuric hypercalcemia type 3. *Nat Genet* 2013;45(1):93.
548. Pearce SH, Williamson C, Kifor O, et al. A familial syndrome of hypocalcemia with hypercalciuria due to mutations in the calcium-sensing receptor. *N Engl J Med* 1996;335(15):1115.
549. Alizadeh Naderi AS, Reilly RF. Hereditary disorders of renal phosphate wasting. *Nat Rev Nephrol* 2010;6(11):657.
550. Gattineni J, Baum M. Genetic disorders of phosphate regulation. *Pediatr Nephrol* 2012;27(9):1477.
551. Malloy PJ, Feldman D. Genetic disorders and defects in vitamin d action. *Endocrinol Metab Clin North Am* 2010;39(2):333.
552. Malloy PJ, Wang J, Srivastava T, et al. Hereditary 1,25-dihydroxyvitamin D-resistant rickets with alopecia resulting from a novel missense mutation in the DNA-binding domain of the vitamin D receptor. *Mol Genet Metab* 2010;99(1):72.
553. Sabino-Silva R, Mori RC, David-Silva A, et al. The Na(+)/glucose cotransporters: from genes to therapy. *Braz J Med Biol Res* 2010;43(11):1019.
554. Wright EM. I. Glucose galactose malabsorption. *Am J Physiol* 1998;275(5 Pt 1):G879.
555. Jabbour SA, Hardy E, Sugg J, et al. Dapagliflozin is effective as add-on therapy to sitagliptin with or without metformin: a 24-week, multicenter, randomized, double-blind, placebo-controlled study. *Diabetes Care* 2014;37(3):740.
556. Camargo SM, Bockenhauer D, Kleta R. Aminoacidurias: clinical and molecular aspects. *Kidney Int* 2008;73(8):918.
557. Ogier deBaulny H, Schiff M, Dionisi-Vici C. Lysinuric protein intolerance (LPI): a multi organ disease by far more complex than a classic urea cycle disorder. *Mol Genet Metab* 2012;106(1):12.
558. Broer S, Bailey CG, Kowalczuk S, et al. Iminoglycinuria and hyperglycinuria are discrete human phenotypes resulting from complex mutations in proline and glycine transporters. *J Clin Invest* 2008;118(12):3881.
559. Bailey CG, Ryan RM, Thoeng AD, et al. Loss-of-function mutations in the glutamate transporter SLC1A1 cause human dicarboxylic aminoaciduria. *J Clin Invest* 2011;121(1):446.
560. Hinkes BG, et al. Nephrotic syndrome in the first year of life: two thirds of cases are caused by mutations in 4 genes (NPHS1, NPHS2, WT1, and LAMB2). *Pediatrics* 2007;119:2907.
561. Huttunen NP. Congenital nephrotic syndrome of Finnish type: study of 75 patients. *Arch Dis Child* 1976;51:344.
562. Lahpenpera J, Kilpelainen P, Liu XL, et al. Clustering-induced tyrosine phosphorylation of nephrin by Src family kinases. *Kidney Int* 2003;64:404.
563. Patrakka J, Martin P, Salonen R, et al. Proteinuria and prenatal diagnosis of congenital nephrosis in fetal carriers of nephrin gene mutations. *Lancet* 2002;359:1575.
564. Boute N, Gribouval O, Roselli S, et al. NPHS2, encoding the glomerular protein podocin, is mutated in steroid-resistant nephrotic syndrome. *Nat Genet* 2000;24:349.
565. Hinkes B, Vlangos C, Heeringa S, et al. Nephrotic syndrome in the first year of life: two thirds of cases are caused by mutations in 4 genes (NPHS1, NPHS2, WT1, and LAMB2). *Pediatrics* 2007;119:e907.
566. Habib R, Gubler MC, Antignac C, et al. Diffuse mesangial sclerosis: a congenital glomerulopathy with nephrotic syndrome. *Adv Nephrol Necker Hosp* 1993;22:43.
567. Scott RH, Stiller CA, Walker L, et al. Syndromes and constitutional chromosomal abnormalities associated with Wilms tumour. *J Med Genet* 2006;43(9):705.
568. Mueller RF. The Denys-Drash syndrome. *J Med Genet* 1994;31:471.
569. VanDeVoorde R, Witte D, Kogan J, et al. Pierson syndrome: a novel cause of congenital nephrotic syndrome. *Pediatrics* 2006;118:e501.
570. Haftel AJ, Eichner J, Haling J, et al. Myoglobinuric renal failure in a newborn infant. *J Pediatr* 1978;93:1015.

40 Anormalidades Estruturais do Sistema Geniturinário

George W. Kaplan e Irene M. McAleer

Anomalias dos sistemas genital e urinário encontradas no período neonatal representam muitos dos problemas da urologia pediátrica. Alguns problemas específicos da idade não se manifestam no período neonatal, mas a apresentação de muitas condições se dá de maneira predominante ou específica durante esse período. O uso da ultrassonografia pré-natal teve um efeito profundo na detecção, no tratamento e na compreensão de muitas lesões do trato urinário. As anomalias geniturinárias representam cerca de 50% de todas as lesões detectadas à ultrassonografia pré-natal; a hidronefrose representa dois terços das anormalidades geniturinárias (1). As informações obtidas com o ultrassom podem ser complementadas *in utero* com a ressonância magnética (RM), avaliação dos eletrólitos em amostra de urina da bexiga fetal, osmolalidade e β2-microglobulina. A cirurgia *in utero* também é possível, embora os benefícios derivados da cirurgia fetal do trato urinário ainda não tenham sido comprovados até agora e geralmente apresentam uma alta taxa de complicação tanto para o feto como para a mãe (2-5).

A fim de compreender e interpretar os achados observados na maioria dos problemas urológicos congênitos, é essencial conhecer os eventos relevantes da embriogênese do trato geniturinário. O broto ureteral origina-se do ducto mesonéfrico com 4 a 5 semanas de gestação, o rim começa a formar-se com 6 semanas e a bexiga desenvolve-se da sexta à sétima semana. Então, o ducto de Wolff incorpora-se à bexiga (Figura 40.1). Somente na 10ª semana de gestação começa a produção de urina, mas, em geral, não se obtém uma boa imagem do trato urinário na ultrassonografia pré-natal até a 15ª a 16ª semana, quando o trato urinário é evidente na ultrassonografia pré-natal (6). Um distúrbio da embriogênese do ureter ou rim é responsável por um determinado número de anomalias. A maioria das anomalias geniturinárias parece ocorrer de maneira esporádica, porém algumas das anormalidades são familiares e outras estão associadas a anormalidades cromossômicas. O conceito de CAKUT (anormalidades congênitas dos rins e do sistema urinário) sugere que muitos problemas aparentemente esporádicos são, de fato, familiares (7).

EXAMES DE IMAGENS

As anomalias fetais do sistema urinário são detectadas em cerca de 1% das gestações. Os exames de imagem para diagnósticos urológicos no feto, recém-nascido (RN) e no lactente foram transformados com o uso da ultrassonografia em todas as fases de desenvolvimento e após o nascimento, sendo que a função renal neonatal tinha de ser suficiente para permitir exames radiológicos do sistema genital e urinário para fins de diagnóstico. A função renal neonatal pode ser suficiente para manter a homeostase, mas pode não ser suficiente para produzir a acurácia do diagnóstico como em crianças maiores e adultos com função renal normal. Muitos RNs com condições geniturinárias congênitas apresentam muitos exames por imagem do pré-natal, de modo que um diagnóstico hipotético de muitas dessas condições, inclusive aquelas incompatíveis com a vida, possa ser determinado bem antes do parto para que as famílias e os profissionais de saúde preparem-se para o manejo pós-natal dessas condições.

A ultrassonografia e cistouretrografia miccional não são dependentes na função renal e são a base dos exames radiológicos diagnósticos para as condições geniturinárias. Equipamentos ultrassonográficos, com resoluções e técnicas aprimoradas, estão identificando anomalias fetais com grande precisão no início da gestação para auxiliar no planejamento pós-natal para o feto com problemas geniturinários. A cintigrafia renal depende da função renal para produzir imagens e, por conseguinte, pode não fornecer informações confiáveis nas primeiras semanas de vida. A RM, a tomografia computadorizada (TC) e alguns agentes cintigráficos tornaram a avaliação dos rins e da bexiga do RN mais confiável e confirmam o diagnóstico.

ANOMALIAS RENAIS

Tendo como base a embriogênese normal, as anomalias geniturinárias e os problemas associados poderão ser previstos, porque a maioria tem origem embriológica. Algumas condições são incompatíveis com a vida, o que pode levar a morte precoce apesar de, em alguns casos, ser ponderado iniciar diálise e indicar transplante renal. Algumas das anormalidades não possuem qualquer significância clínica. No entanto, muitas são fontes potenciais de morbidade que podem ser reduzidas, especialmente se os problemas são diagnosticados e tratados em idade precoce.

As anomalias renais incluem as doenças císticas, bem como anormalidades do número, posição e rotação. O desenvolvimento renal normal depende da progressão de todas as fases de desenvolvimento

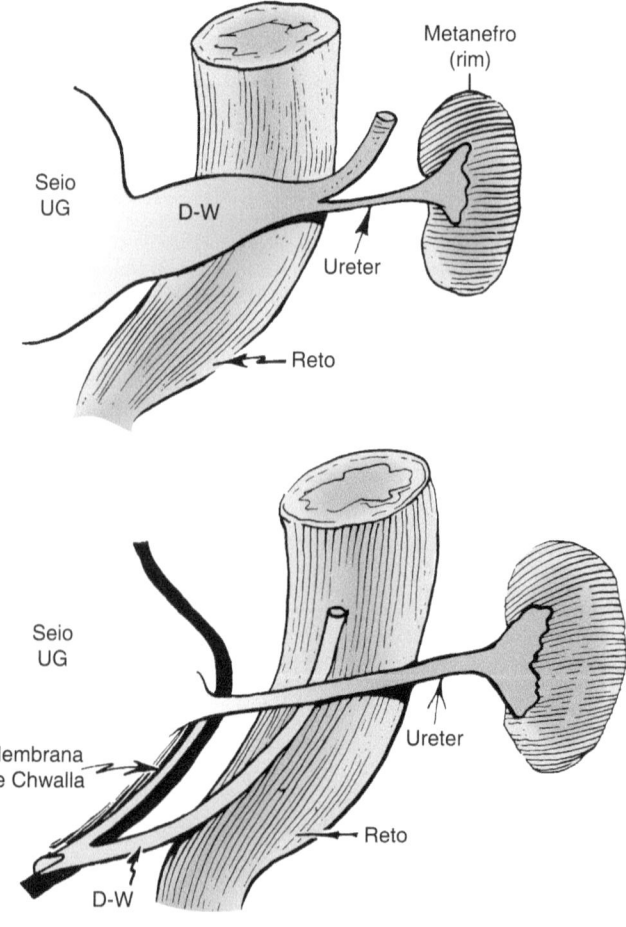

Figura 40.1 Incorporação do ducto de Wolff (*i. e.*, mesonéfrico) (D-W) no seio urogenital (UG). De Kelalis PP, King LR, Belman AB, eds. *Clinical pediatric urology*, vol. 1. Philadelphia, PA: WB Saunders, 1976:504, com permissão.

renal, começando com o pronefro até o desenvolvimento normal do metanefro. Se qualquer fase do desenvolvimento não for cumprida, os sistemas genital e urinário podem ser aberrantes. Agora sabemos que muitos agentes moleculares são responsáveis pelo desenvolvimento macroscópico dos órgãos através do crescimento e da apoptose necessária das diferentes etapas para obter um sistema urinário normal (8-11). Quando o mesonefro não se desenvolve resulta em agenesia renal e ureteral com ausência dos ductos genitais ipsolateral no menino; se o ducto mesonéfrico se desenvolver mas não o mesonefro, haverá agenesia renal mas os ductos genitais estão presentes e pode haver um ureter em fundo cego. Nesses casos, além de agenesia renal, haverá ausência congênita do ducto deferente onde o ducto mesonéfrico ipsolateral não se desenvolve (12).

A nefrogênese normal depende da junção do broto ureteral com o blastema metanefrogênico normal (13). Se o ureter não se unir ao blastema metanéfrico, o resultado é um ureter em fundo cego. Quando o ureter se junta a uma parte em degeneração do blastema metanefrogênico (i. e., a extremidade cefálica ou caudal do blastema), pode sobrevir displasia renal (13).

Agenesia renal

A agenesia renal pode ser uni ou bilateral. A agenesia renal bilateral é obviamente incompatível com a vida extrauterina. Nos casos de agenesia renal bilateral, não há produção de urina *in utero*; o que reduz acentuadamente o líquido amniótico, e o feto acometido pode exibir as deformações características da síndrome de Potter (14). Um volume adequado de líquido amniótico também é essencial ao desenvolvimento normal dos pulmões, de modo que não haja hipoplasia pulmonar. A incidência de agenesia renal bilateral é de aproximadamente um em 4.000 a 5.000 nascimentos (14). A agenesia renal está associada a sirenomelia (14). A agenesia renal bilateral pode ser diagnosticada no pré-natal por uma combinação de achados ultrassonográficos, que incluem ausência de massas renais identificáveis, nenhum vaso renal demonstrável no exame com Doppler, ausência da bexiga e oligoidrâmnio grave (6). Vale observar que alguns bebês com este diagnóstico apresentam níveis normais ou quase normais de líquido amniótico. A agenesia renal deve ser considerada após o nascimento quando se observa a fácies de Potter (Figura 40.2), quando não há débito urinário dentro de 24 a 48 horas, ou quando há evidências de insuficiência ventilatória com pulmões hipoplásicos nas radiografias de tórax. Pode-se deduzir o diagnóstico pós-natal na ultrassonografia pela ausência de rins identificáveis ou de vasos renais no exame com Doppler e pela ausência de urina na bexiga. Usa-se a cintigrafia renal para provar que não há tecido renal funcionante identificável. Quando o diagnóstico pós-natal de agenesia renal bilateral é definido e confirmado, as tentativas de suporte à vida, que podem ter sido instituídas em virtude de dificuldade respiratória, devem, em nossa opinião, ser interrompidas. A agenesia renal bilateral pode ter herança familiar, e uma revisão relatou que até 3% dos irmãos de probandos também são afetados (15).

A incidência de agenesia renal unilateral é de aproximadamente um em 1 em 500 a 1.500 (14,16). A incidência associada de anormalidade renal contralateral é mais alta em pacientes com agenesia renal unilateral em comparação com a população geral, e em geral está associada à obstrução ou ao refluxo. Um terço dos pacientes com rim único em uma série precisou de alguma forma de procedimento cirúrgico nessa unidade (17). A agenesia renal unilateral pode estar associada a escoliose congênita e também a agenesia vaginal e uterina (18,19) (Figura 40.3). É a anomalia não esquelética mais comum encontrada no ânus imperfurado (20). Acredita-se que a agenesia renal unilateral não afete a longevidade ou a saúde, desde que o rim contralateral seja normal. Estudos em roedores sugeriram que a hiperfiltração produzida no rim único possa causar lesão renal a longo prazo e que uma dieta

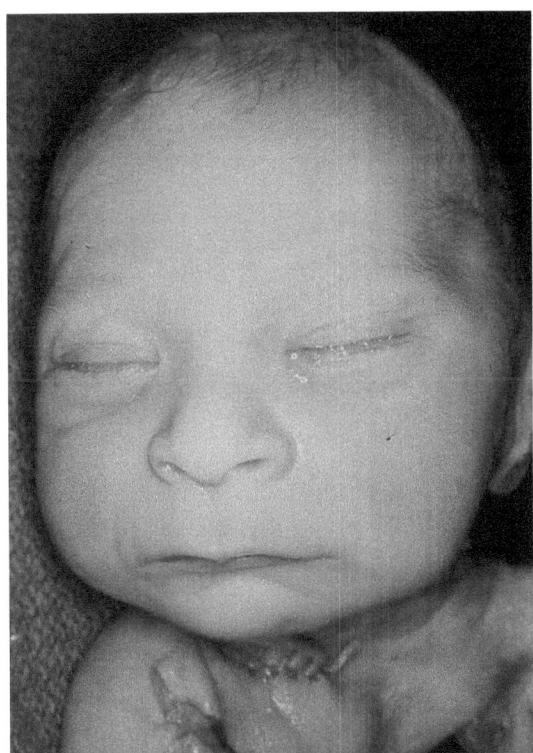

Figura 40.2 Fácies de Potter, encontradas em natimortos com agenesia renal bilateral, devido à compressão do feto decorrente da ausência de líquido amniótico.

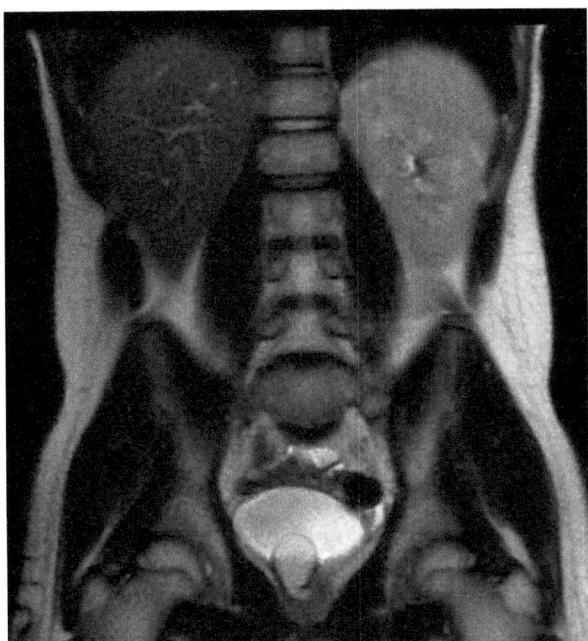

Figura 40.3 Agenesia renal à direita com cisto da vesícula seminal associado devido à formação anormal do ducto de Wolff.

hipoproteica possa conferir alguma proteção (21). No entanto, estudos clínicos de pacientes com rim único (p. ex., doadores de transplante, vítimas de traumatismo) não confirmaram este achado (22).

Brenner et al. constataram que a maioria das pessoas com agenesia renal unilateral não apresenta doença renal progressiva. Porém, a hiperfiltração por muito tempo em indivíduos com rim único de qualquer etiologia pode causar hipertensão glomerular, com proteinúria subsequente e disfunção renal (22). Goldfarb et al. (23) reviram a função renal em pacientes doadores submetidos a nefrectomia e observaram que a função renal estava bem preservada na maioria dos doadores durante acompanhamento prolongado com média de 25 anos; alguns pacientes tinham nível discreto de proteinúria, cuja importância era limítrofe no grupo como um todo. Muzaale et al. (24) mostraram que há um pequeno aumento na incidência de doença renal terminal (DRT) nos rins de doadores quando em comparação com não doadores saudáveis nos últimos 15 anos, mas o risco geral de DRT em doadores foi de apenas 30,8/10.000.

Propôs-se que a hipertensão arterial crônica e a doença renal estejam associadas a RNs de baixo peso (RNBP), principalmente devido a prematuridade e restrição de crescimento intrauterino (RCIU). Como esses RNs nascem antes de completar o total dos néfrons, eles podem ser "programados" para apresentarem número menor do que o esperado de néfrons associados com desenvolvimento e função renal anormal. Estes RNs de baixo peso ou RCIU podem apresentar maior associação ao desenvolvimento de hipertensão arterial e doença renal quando se tornarem adultos (25).

Ectopia e fusão renal

A ausência de ascensão renal gera um rim pélvico e também pode estar associada a anomalias vaginais ou vertebrais (18). Se as duas massas metanefrogênicas entrarem em contato uma com a outra na pelve, elas podem se fundir e formar um rim em panqueca ou em ferradura (26) (Figura 40.4A a C). Os rins em ferradura são encontrados com maior frequência nas meninas com síndrome de Turner (27). A incidência de obstrução da junção ureteropiélica (JUP) é mais alta nos rins em ferradura (26). Alguns pacientes com rins em ferradura sofrem aumento da formação de cálculos, em virtude da estase urinária relativa com drenagem não gravitacional da pelve renal.

A embriogênese da ectopia cruzada, com ou sem fusão, é mais difícil de explicar mas pode decorrer de encurvamento lateral e rotação do broto caudal do embrião, alterando assim o trajeto de ascensão (19). Quando a ectopia cruzada ocorre, o rim esquerdo cruza para o lado direito mais comumente do que vice-versa (28). Há uma incidência mais alta de refluxo vesicoureteral (RVU) e de obstrução da JUP nos rins ectópicos cruzados (26). Os pacientes com ectopia cruzada exibem maior incidência de anormalidades do esqueleto e coração (19).

A má rotação renal, ou rotação incompleta, ocorre quando o rim ascendente mantém sua orientação fetal inicial (anterior-posterior) e com a pelve renal permanecendo anteriormente dirigida. A má rotação está presente nas anomalias com fusão, bem como nas ectopias pélvicas e cruzadas, mas às vezes também é encontrada nos rins localizados na fossa renal. A rotação incompleta não tem importância clínica, mas pode tornar difícil a interpretação de alguns exames radiológicos e pode ser considerada no planejamento de procedimentos de reconstrução.

As anormalidades da posição renal (i. e., ectopia) são anomalias interessantes, mas em geral não têm importância clínica, e somente podem ser evidenciadas após traumatismo renal (p. ex., hematúria), massa palpável ou alguma anormalidade urológica associada. O rim ectópico pode residir no tórax ou na pelve. Os rins torácicos geralmente estão associados à eventração diafragmática e não possuem significância clínica, exceto como um achado sobre a radiografia de tórax (29). A ectopia pélvica é a anormalidade mais comum da posição e muitas vezes está associada a RVU ou obstrução da JUP (26). As meninas com anomalias dos ductos de Müller também apresentam maior incidência de rim pélvico em comparação com a população geral; assim, o achado de um rim pélvico na menina justifica a investigação do trato genital à procura de anomalias associadas (30).

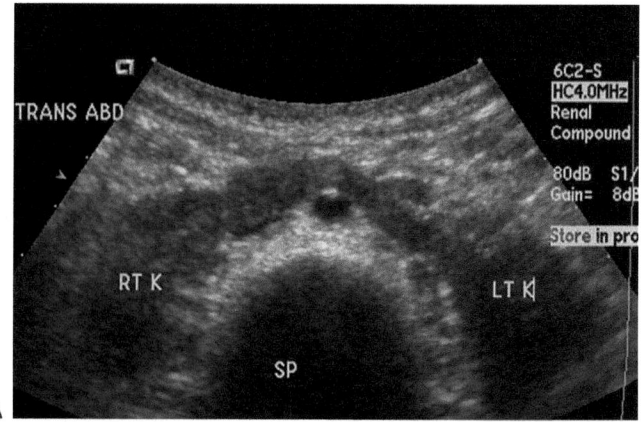

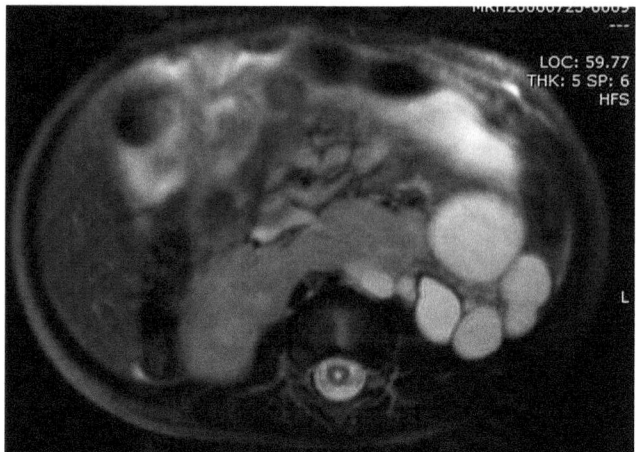

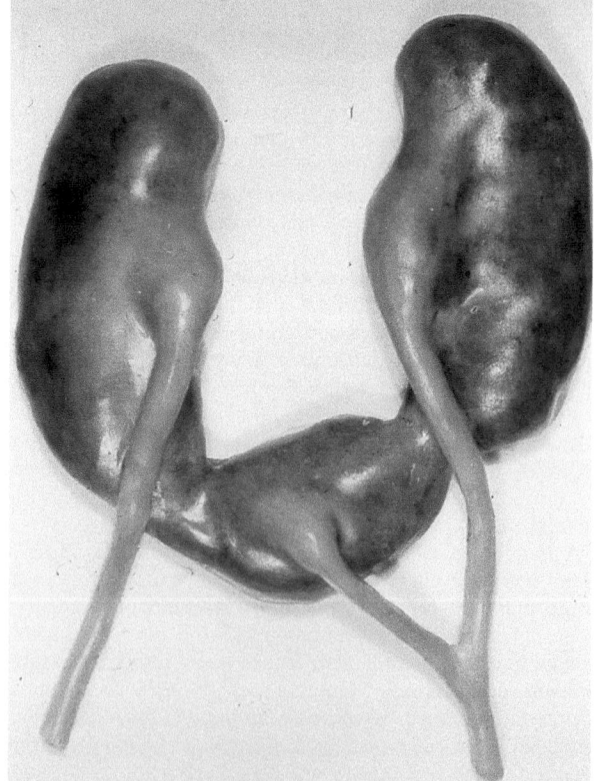

Figura 40.4 A. Ultrassonografia do rim em ferradura com istmo sobre a coluna vertebral. **B.** Imagem da RM (ponderada em T2) do rim em ferradura com componente multicístico à esquerda. **C.** Amostra macroscópica do rim em ferradura com duplicação parcial (ureteres fundidos) à esquerda. RTK, rim direito; LTK, rim esquerdo; SP, coluna vertebral.

Rim supranumerário

A presença de massa renal supranumerária (*i. e.*, a terceira) é uma anomalia bastante rara; sua importância clínica é determinada pelos distúrbios associados (31). O rim supranumerário costuma ser pequeno, e mais frequentemente caudal do que cranial em relação ao rim em posição normal. Muitos pacientes e alguns médicos confundem o rim supranumerário com duplicação do sistema coletor, e referem-se incorretamente à duplicação ureteral como terceiro rim (Figura 40.5).

Doenças císticas

As doenças císticas renais são um grupo de distúrbios que muitas vezes se apresentam no período neonatal e são, cada vez mais, diagnosticados por meio de ultrassonografia pré-natal. O Quadro 40.1 é um esquema de classificação que tem sido clinicamente útil para o diagnóstico acurado dessas condições para prognóstico e aconselhamento genético.

A doença renal policística autossômica recessiva (DRPAR) é, como o nome indica, um distúrbio hereditário cujo modo de transmissão segue o padrão autossômico recessivo. A incidência relatada situa-se entre 1 em 6.000 e 1 em 14.000 gestações. Esses rins são muito grandes e muitas vezes ocupam todo o retroperitônio (Figura 40.6A a C). Os cistos são pequenos e representam ductos coletores dilatados (32). O fígado quase sempre é anormal.

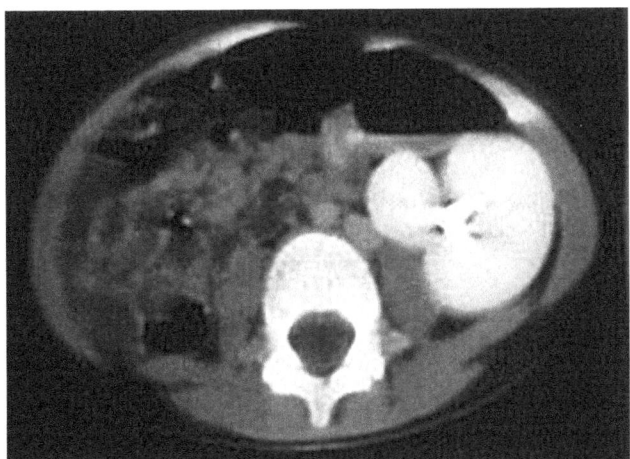

Figura 40.5 TC de rim supranumerário à esquerda (menor, segmento medial). Docimo SG, Canning DA, Khoury A, eds. *Clinical pediatric urology.* London: Informa Publishers, 2007:289, Chapter 19, Fig. 19.6I.

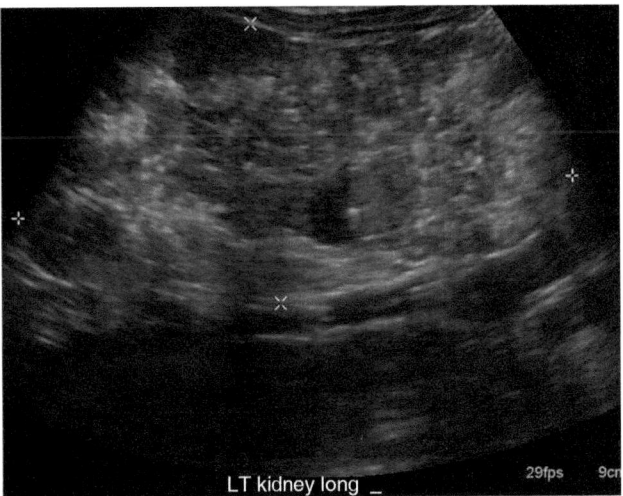

A

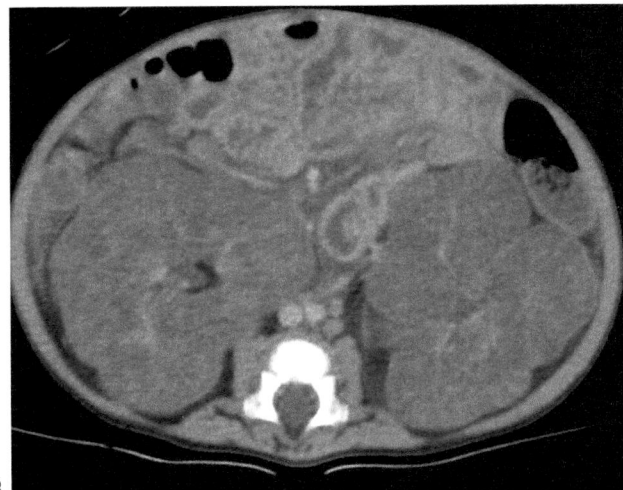

B

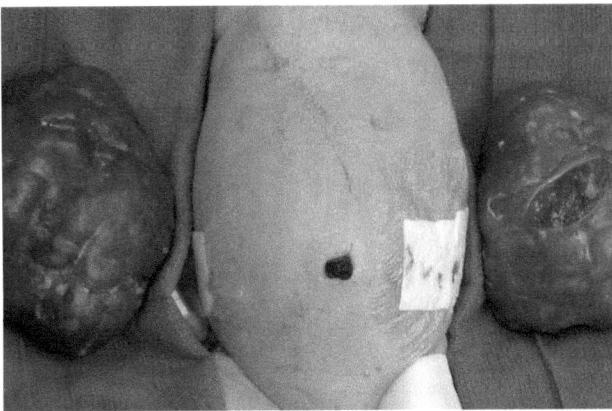

C

Figura 40.6 A. Ultrassonografia de RPCAR (rim policístico autossômico recessivo). Observe os ecos radiantes com sombra atrás no rim devido aos pequenos cistos. **B.** TC sem contraste do recém-nascido com doença RPCAR mostrando grandes rins estriados preenchendo o abdome. **C.** Recém-nascido mostrando grandes rins ao lado do abdome relativamente pequeno após a remoção dos RPCAR. LT Kidney Long, rim esquerdo, corte longitudinal. (Esta figura encontra-se reproduzida em cores no Encarte.)

QUADRO 40.1

Classificação das doenças císticas renais.

Doença policística
  Autossômica recessiva
  Autossômica dominante

Cistos corticais renais em síndromes hereditárias
  Esclerose tuberosa
  Doença de von Hippel-Lindau
  Síndrome de Meckel
  Síndrome cérebro-hepatorrenal de Zellweger
  Displasia torácica asfixiante de Jeune
  Síndromes de malformações múltiplas que incluem cistos corticais

Cistos medulares renais
  Nefronoftise juvenil familiar
  Doença cística medular
  Displasia renal retiniana
  Doença esponjosa medular

Displasia renal
  Doença renal multicística
  Outras displasias císticas
  Nefroma mesoblástico multilocular

Outras doenças císticas
  Cistos simples, únicos ou múltiplos
  Doença cística segmentar unilateral

Em alguns casos, há fibrose hepática periporta como uma parte significativa deste complexo. A morte no período neonatal é secundária a insuficiência renal ou respiratória. A insuficiência pulmonar pode ser revertida pela remoção de ambos os rins de modo que os pulmões possam se expandir. Se isso for feito com o uso de uma abordagem experitoneal, a diálise peritoneal pode ser usada para manter a homeostase até que a criança possa receber um transplante renal. Os que sobrevivem ao período neonatal sem a necessidade de nefrectomia exibem hipofunção renal e hipertensão arterial, porém às vezes a insuficiência hepática devida à fibrose hepática é o elemento mais proeminente do quadro clínico (33). Algumas dessas crianças podem ser consideradas para transplante dos órgãos mais atingidos, visto que muitos sobrevivem após os primeiros meses de vida por meio do melhor atendimento médico. Os exames de imagem, incluindo a ultrassonografia pré ou pós-natal e a tomografia computadorizada (TC), normalmente são diagnósticos e detectam rins muito grandes exibindo um padrão "em sol irradiante" ou rins císticos de baixa ecodensidade ou "brilhantes".

A doença renal policística autossômica dominante (DRPAD) é herdada de maneira dominante e é obviamente mais comum do que a forma recessiva. Geralmente, manifesta-se na vida adulta, mas tem sido diagnosticada em idades precoces devido à melhoria das técnicas dos exames radiológicos. Os sintomas presentes com esse distúrbio incluem hipertensão arterial, hematúria, infecção do sistema urinário ou insuficiência renal. Quando o problema é descoberto na infância, pode se apresentar como massa abdominal ou ser detectado à ultrassonografia como uma avaliação pré-natal, na triagem da doença policística, ou casualmente quando o exame é solicitado por alguma outra razão. Os exames de imagens são diagnósticos, porque se observam múltiplos cistos grandes que ampliam e distorcem o sistema coletor (Figura 40.7A e B). Embora com frequência haja cistos hepáticos associados, a insuficiência hepática normalmente não é encontrada nesse distúrbio. Estudos de microdissecção revelaram que os cistos originam-se de ramificação anormal dos túbulos coletores e dilatações císticas de partes do néfron (34). Em geral, os cistos detectáveis não se evidenciam antes da meia-idade ou idade adulta avançada; logo, a doença é indetectável clinicamente até que os cistos apareçam.

A esclerose tuberosa pode simular a doença policística autossômica recessiva e autossômica dominante, pois lesões macroscopicamente semelhantes a qualquer uma das formas de doença policística podem ser encontradas no complexo da esclerose tuberosa (35) (Figura 40.8A e B). Ao exame microscópico, lesões típicas de esclerose tuberosa são observadas na biopsia dos rins afetados. Os angiomiolipomas (i. e., hamartomas renais) são as lesões renais mais comuns em pacientes com esclerose tuberosa.

A doença do rim displásico multicístico (RDM), com frequência de 1 em 3.000 gestações (17), é a forma mais comum de doença cística em neonatos. Originalmente definida por Spence et al. (36), pode ser uma lesão unilateral (ou bilateral) na qual todo o rim ou parte do rim é substituído por cistos de tamanhos variáveis. Ao exame macroscópico, não há tecido renal reconhecível, mas microscopicamente pode haver elementos renais displásicos nos septos entre os cistos (Figura 40.9A a C). A doença do rim multicístico bilateral, como a agenesia renal bilateral, é incompatível com a vida. O RDM é esporádico e não é herdado. Alguns rins multicísticos involuem, provavelmente por absorção do líquido cístico. Pode ocorrer involução pré-natal ou nos primeiros meses de vida, mas pode levar muitos anos para que se resolvam completamente. Alguns casos de agenesia renal presumida são rins multicísticos que sofreram involução. Os rins multicísticos são cada vez mais detectáveis na ultrassonografia pré-natal, algumas vezes no inicio da gestação, mas às vezes ainda podem apresentar-se durante a lactância como massas palpáveis. O ultrassom demonstra múltiplos cistos de tamanho variável em padrão aleatório (Figura 40.9A e B), e o rim afetado geralmente não apresenta função na cintigrafia renal.

Uma grande controvérsia ainda existe no que se refere ao manejo dessas lesões. Tradicionalmente, foi realizada nefrectomia. Muitos urologistas pediátricos preconizam observação porque a incidência de sequelas como infecção, dor, hipertensão ou câncer é muito baixa. Atualmente, o cadastro Multicystic Kidney Registry está coletando dados sobre os casos que são assistidos de maneira expectante. Cerca de 25% dos pacientes com doença renal multicística possuem um refluxo ou uma lesão obstrutiva como obstrução de JUP no lado contralateral, e é este fato que determinará o prognóstico final do paciente. Desde o início do Multicystic Kidney Registry, verificou-se que o refluxo vesicoureteral é mais comum que a obstrução. Até 50% dos casos acompanhados por 3 a 5 anos não tiveram qualquer alteração no aspecto do rim multicístico à ultrassonografia, embora possa sofrer involução (37). Como o RVU só foi encontrado em 21 a 26% em dois estudos com o refluxo sendo de baixo grau, a CUGM de rotina neste grupo pode não ser indicada, a menos que exista outra indicação para CUGM (38,39).

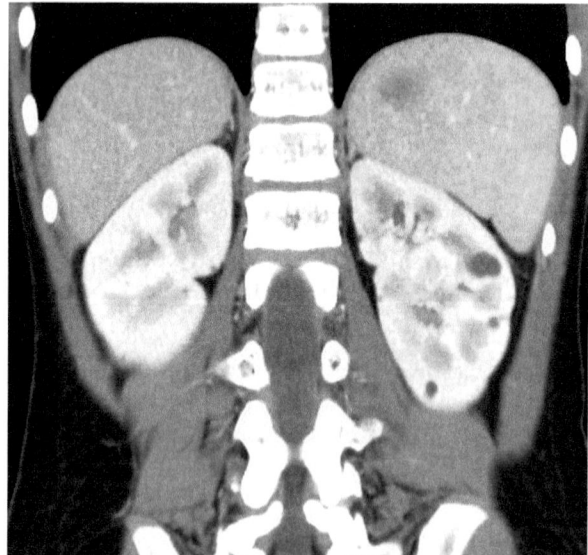
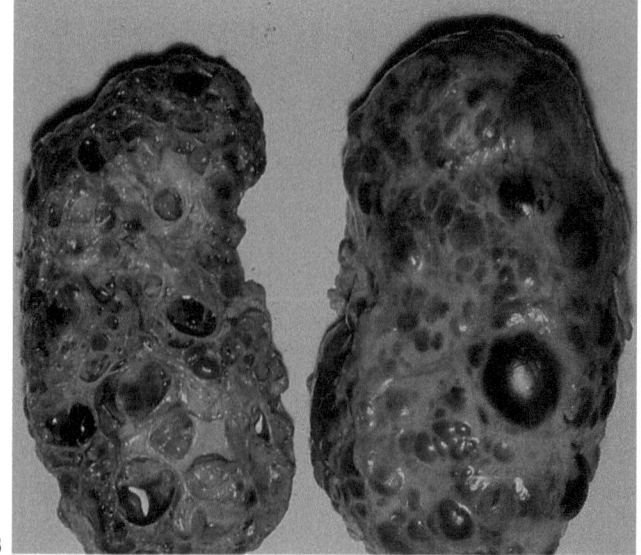

Figura 40.7 A. TC confirmando doença do RPCAD (rim policístico autossômico dominante) de criança pequena com ultrassonografia prévia demonstrando pequenos cistos em ambos os rins. **B.** Amostra macroscópica de RPCAD.

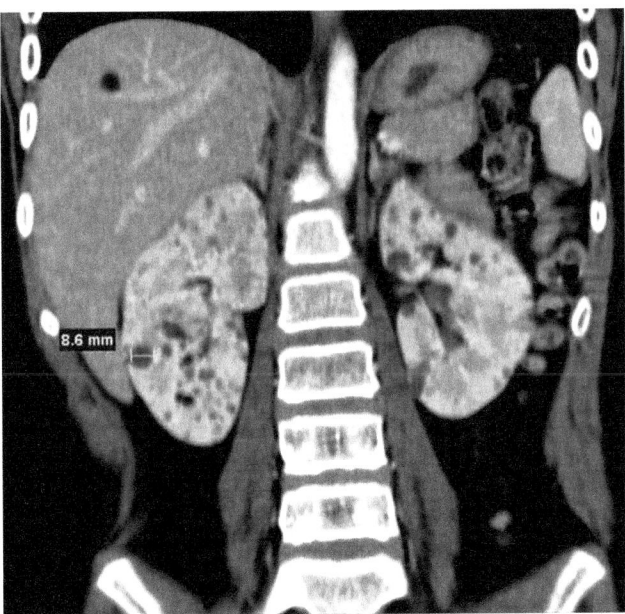
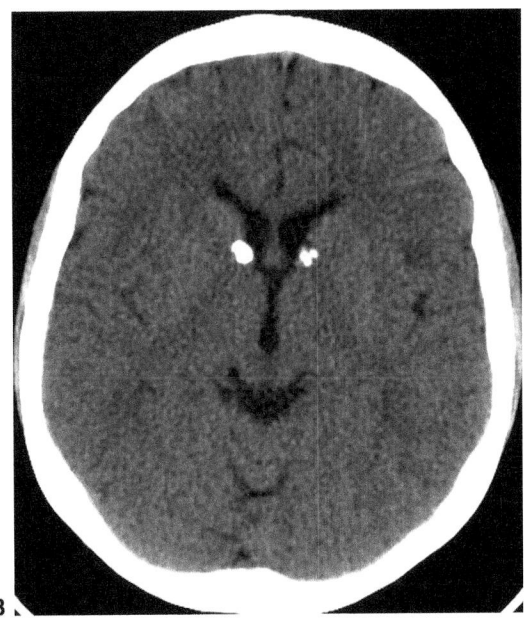

Figura 40.8 A. TC com contraste em um paciente com esclerose tuberosa. Observe que a aparência é semelhante ao RPCAD na TC. Angiomiolipomas renais não são encontradas nesse paciente. **B.** TC da cabeça mostrando nódulos subependimais calcificados laterais aos ventrículos. Estes são encontrados em cerca de 70% dos casos.

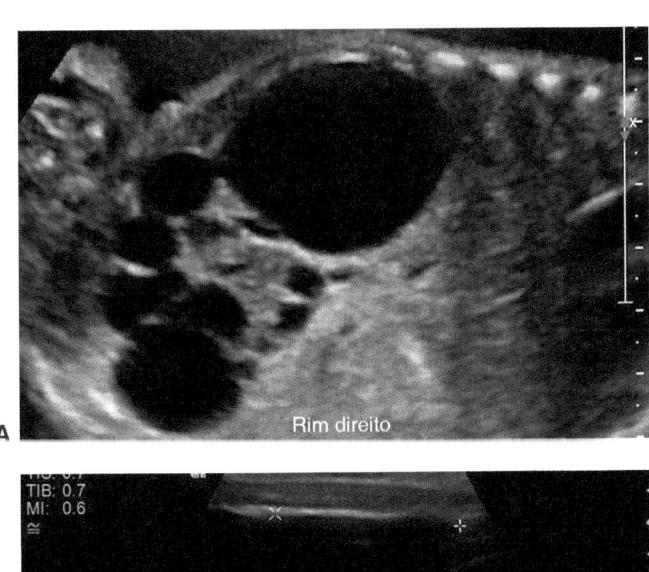
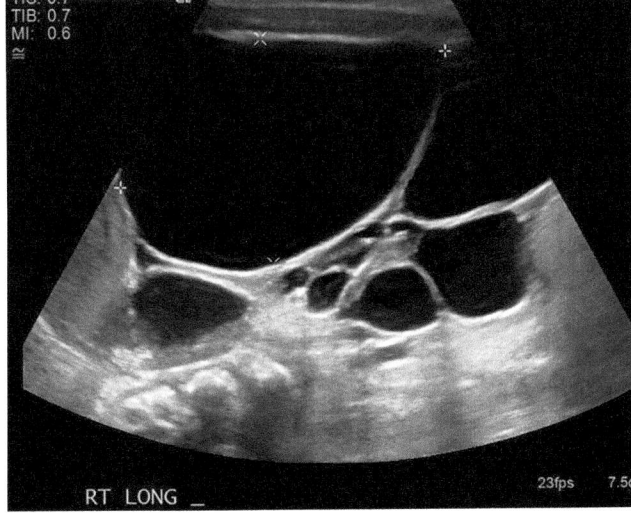
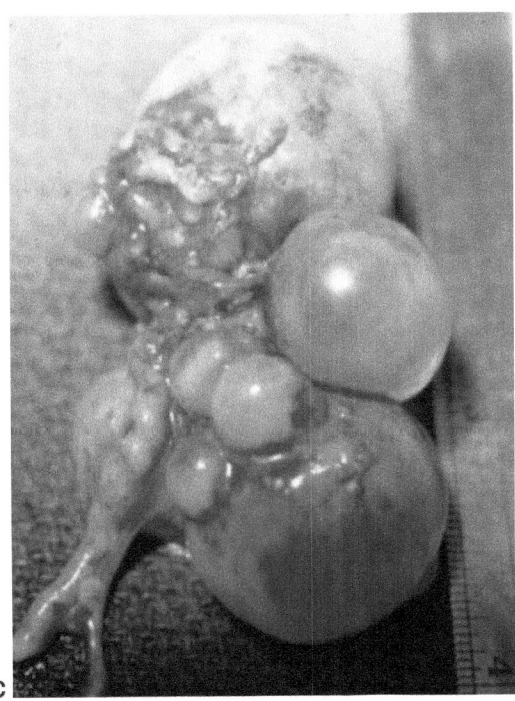

Figura 40.9 A. Rim displásico multicístico (RDMC) encontrado em feto de 29 semanas de gestação no ultrassom. Observe as grandes massas císticas adjacentes ao abdome superior e à caixa torácica. **B.** RDMC à direita no mesmo paciente com 3 meses de idade mostrando grandes cistos irregulares sem muito parênquima sólido. **C.** Aparência macroscópica do RDMC (em outro paciente). (Esta figura encontra-se reproduzida em cores no Encarte.)

ANOMALIAS DOS URETERES E DA BEXIGA

Duplicação e triplicação dos ureteres

Brotos ureterais múltiplos ou a divisão prematura do broto ureteral poderiam produzir a duplicação ou triplicação do ureter (40). Se houver brotos ureterais múltiplos, é provável que um broto se una a tecido nefrogênico em degeneração em vez de a um tecido normal. Isto pode explicar a incidência mais alta de displasia renal no polo superior de um sistema duplicado (4). A duplicação do sistema coletor urinário é uma das anormalidades mais comuns do sistema urinário; sua ocorrência é de 0,8% (40). Cerca de 12% dos irmãos e pais foram afetados com duplicação ureteral durante uma revisão dos probandos de herança familiar (15). A duplicação pode ser total ou parcial. A duplicação parcial em geral não tem importância clínica, mas pode haver refluxo ureteroureteral entre os dois ramos da duplicação parcial, resultando em dilatação de um dos ureteres, em geral do inferior. A duplicação total ocorre em um de cada 500 casos (40). Em geral não tem importância clínica, mas está associada a incidência mais alta de outras anormalidades do RVU e obstrução.

O refluxo vesicoureteral provavelmente é a mais comum das anomalias associadas à duplicação ureteral e costuma ocorrer na metade inferior de um sistema duplicado (Figuras 40.10A a C e 40.11). Detecta-se duplicação em aproximadamente uma de cada

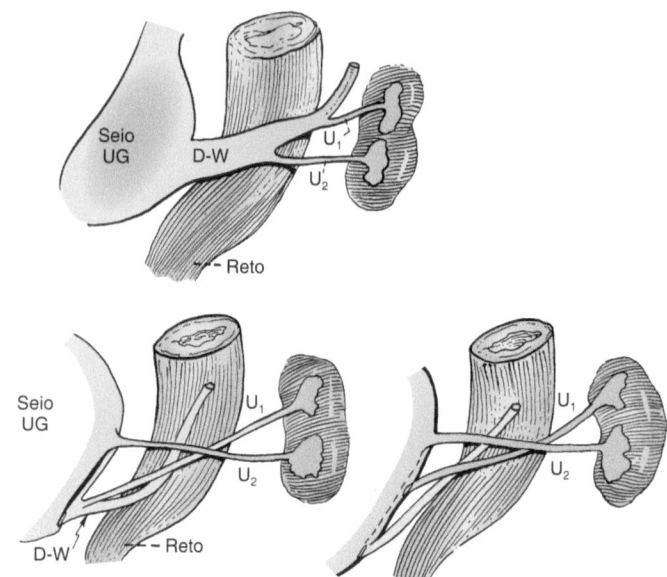

Figura 40.11 Desenvolvimento do ureter ectópico. U, ureter; UG, urogenital; D-W, ducto de Wolff. De Kelalis PP, King LR, Belman AB, eds. *Clinical pediatric urology*, vol. 1. Philadelphia, PA: WB Saunders, 1976:510, com permissão.

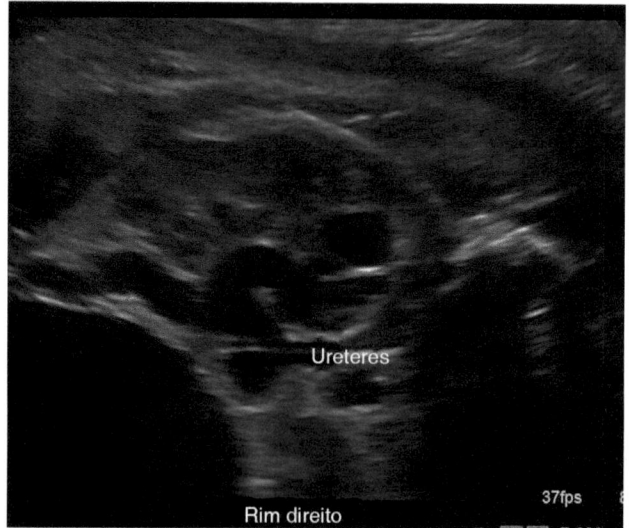

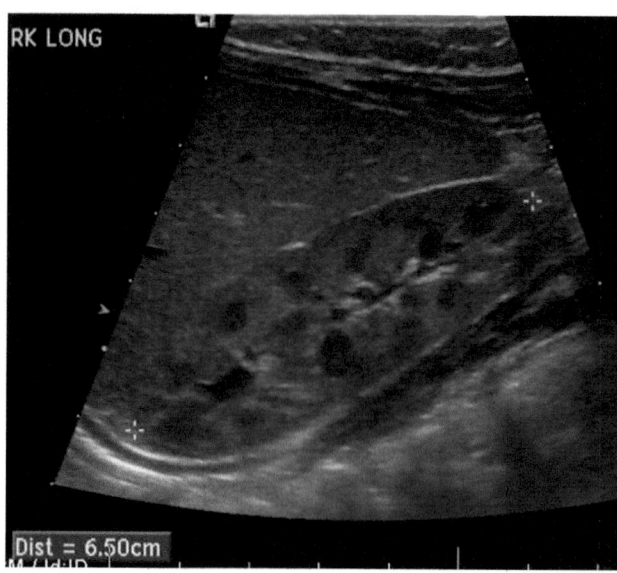

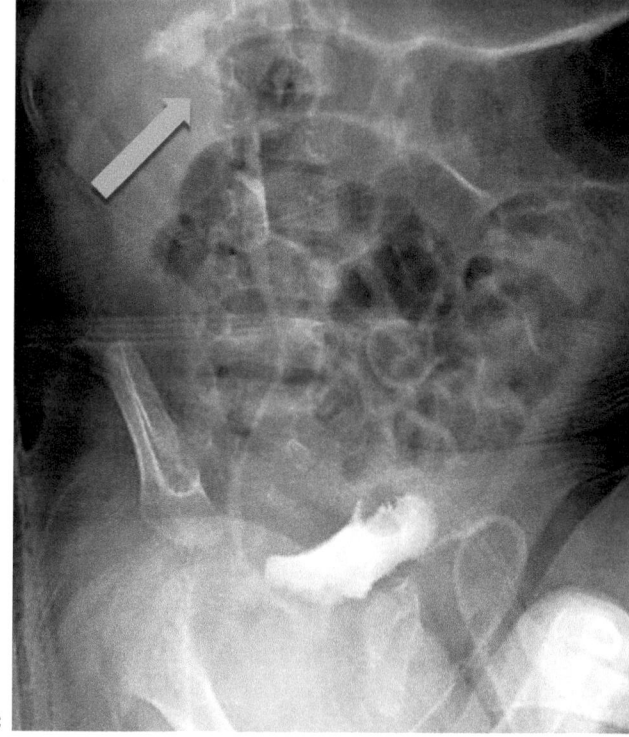

Figura 40.10 A. Sistema coletor duplicado e ureteres no rim direito com possível obstrução do sistema superior encontrado na ultrassonografia fetal com 37 semanas de gestação. **B.** Sistema coletor duplicado à direita em um paciente diferente. Faixa densa do parênquima renal separa duas pelves renais levemente dilatadas. **C.** O mesmo paciente com refluxo vesicoureteral do polo superior (RVU). Geralmente, o refluxo é mais comum nos sistemas duplicados do polo inferior. (A *seta* marca o refluxo vesicoureteral para o ureter superior e metade renal.)

cinco pessoas com refluxo vesicoureteral, o que é bem mais alto do que sua incidência na população geral (41). O grau de refluxo associado a uma duplicação completa geralmente é maior do que o visto com um sistema único. A obstrução é mais comum quando a metade superior de uma duplicação completa é anormal. A obstrução e o refluxo vesicoureteral associados a duplicações podem apresentar-se como lesões de massa ou urossepse. Muitas dessas duplicações são diagnosticadas *in utero*, com a hidronefrose detectada no segmento superior ou inferior dos sistemas duplicados usando ultrassonografia.

Se o broto ureteral originar-se de um local que é mais cranial ou caudal do que o normal, o resultado pode ser ectopia ureteral, refluxo vesicoureteral, ou divertículos paraureterais (42) (Figuras 40.12A a E e 40.13). As ureteroceles ectópicas provavelmente resultam de anormalidades do broto ureteral e de ectopia ureteral (43) (Figura 40.14A a C). Acredita-se que as ureteroceles simples sejam produzidas por persistência da membrana de Chwalla (i. e., a membrana que recobre a extremidade distal do ureter durante o desenvolvimento) (44).

A obstrução ureteral, quando presente, geralmente ocorre tanto na junção pieloureteral como na ureterovesical, mas também pode ocorrer raramente no ureter médio a distal. Em geral, tais obstruções são de natureza intrínseca, e o ureter pode ter calibre normal ou reduzido externamente (45,46). Propôs-se que a doença renal multicística possa resultar de obstrução ureteral no início da gestação ou devido à indução desordenada da massa metanefrogênica por um broto ureteral defeituoso, conforme abordado anteriormente (47). Kitagawa *et al.* (48) desenvolveram um modelo animal para produção de rim multicístico por obstrução da uretra (machos) ou ureter (fêmeas) de ovelhas fetais na idade gestacional de 60 dias; eles propuseram que os cistos surgem apenas quando a obstrução ocorre depois que os glomérulos começaram a produzir urina.

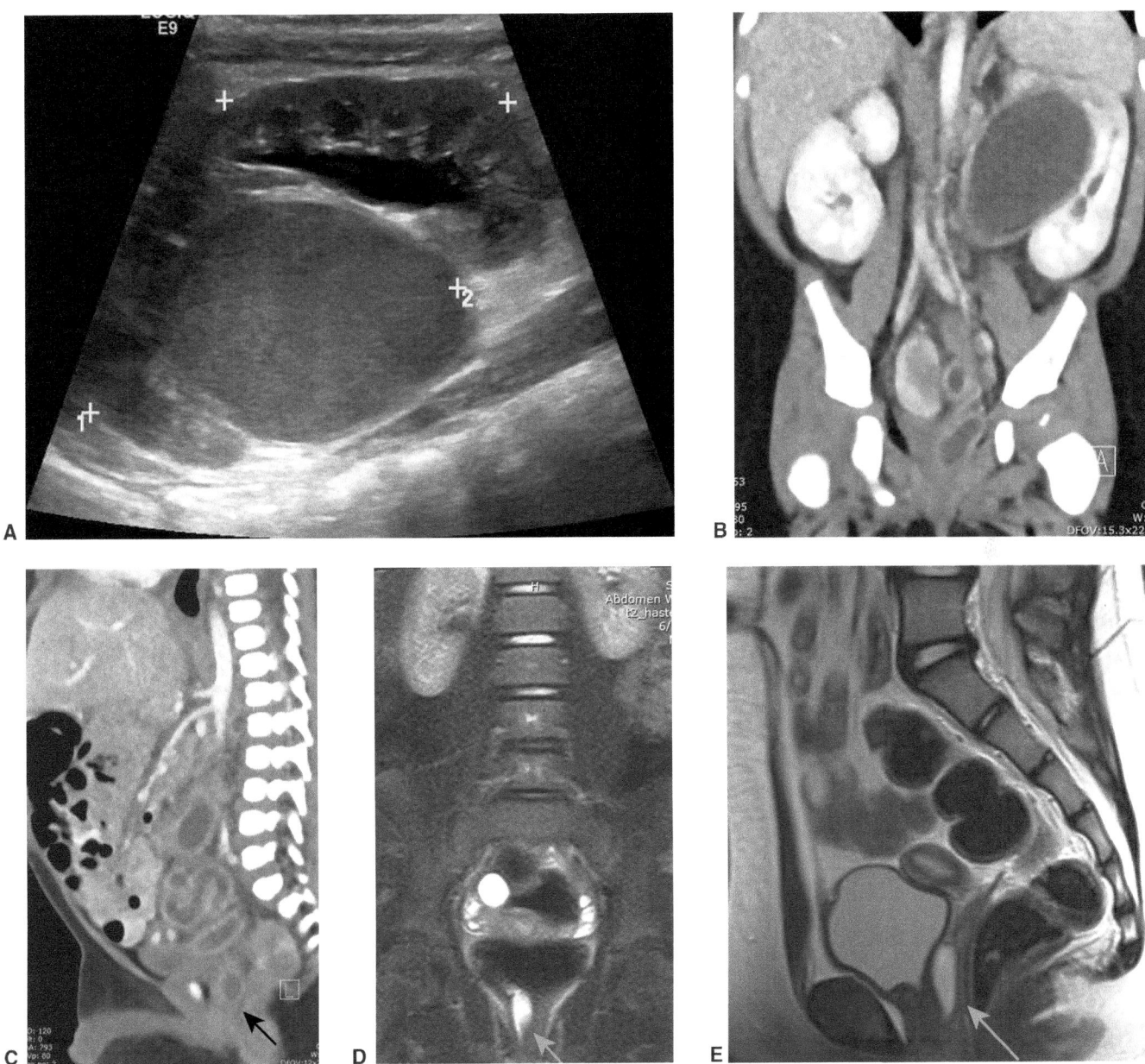

Figura 40.12 A. Sistema coletor duplicado à esquerda com conteúdo purulento no polo superior e hidronefrose sem infecção no polo inferior. **B.** TC com contraste demonstrando sistema de coleta do polo superior esquerdo com ureter ectópico. Observe que também existe uma duplicação no rim direito. **C.** Descobriu-se que o ureter ectópico obstruído no mesmo paciente está saindo perto da próstata (*seta preta*). **D.** RM com contraste demonstrando um ureter ectópico duplicado no polo superior do rim direito entrando na vagina (ver *seta*). **E.** RM do mesmo paciente (41-12D) nas imagens ponderadas em T2 mostrando ureter ectópico entrando na vagina (ver *seta*).

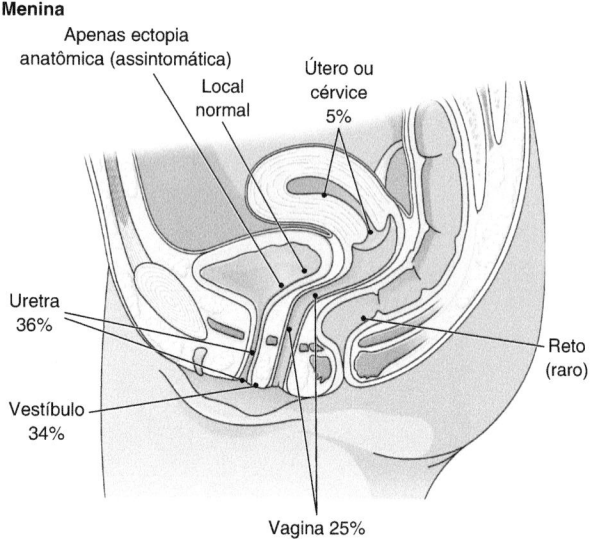

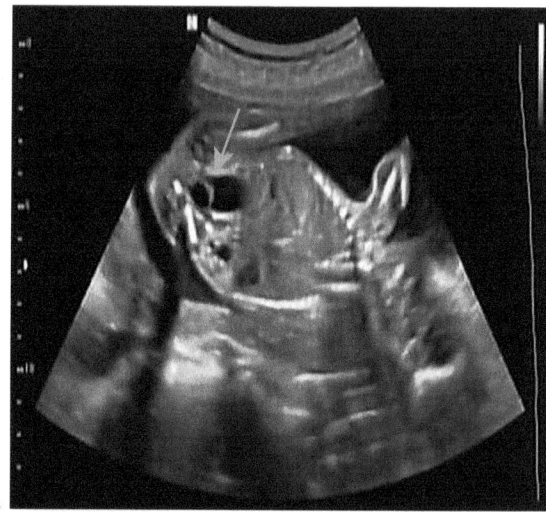

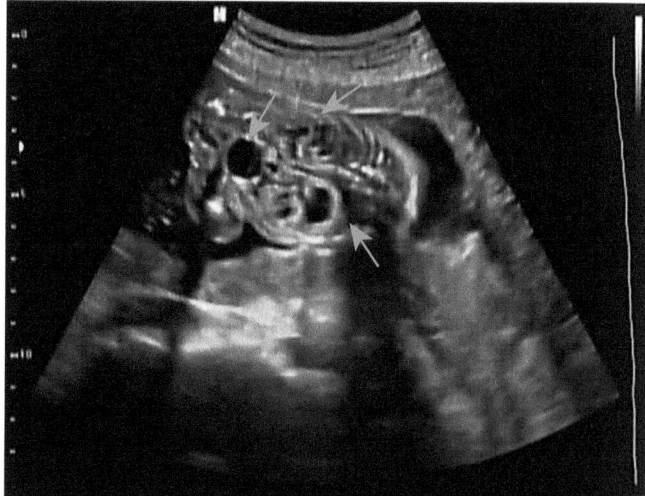

Figura 40.13 Locais dos óstios ureterais ectópicos e suas frequências relativas de ocorrência em meninos e meninas. De Gray SW, Skandalakis JE. *Embryology for surgeons*. Philadelphia, PA: WB Saunders, 1972:536, com permissão.

Anomalias da bexiga

A agenesia da bexiga pode advir de ausência do desenvolvimento do pedículo alantoico (49); também pode ocorrer caso tenha havido falha bilateral da migração ureteral com ectopia ureteral bilateral resultante, porque a migração dos ureteres é essencial à formação do trígono, o qual pode ser necessário para o aumento do pedículo alantoico (50). As anomalias do úraco decorrem de uma falha geral do mesoderma, como na síndrome de *prune belly* (barriga em ameixa) ou tríade, ou do fechamento tardio do úraco (51) (Figura 40.15). As duplicações da bexiga e uretra muitas vezes estão associadas a duplicação do intestino grosso e da medula espinal inferior. Pareceria, então, que a divisão da extremidade caudal do embrião poderia ser responsável por este tipo de anomalia (52).

As válvulas da uretra posterior (VUP) provavelmente resultam de inserção anormal e persistência dos ductos mesonéfricos distais ao tubérculo de Müller (tipo I), ou da persistência da membrana da cloaca (tipo III) (53). *As válvulas do tipo II provavelmente não existem como lesão obstrutiva* (ver Figura 40.23).

Ectopia ureteral

A ectopia ureteral existe quando o ureter se abre em outra posição que não sua localização normal no ângulo do trígono. A ectopia pode ocorrer em ureteres de rins únicos ou duplos (Figura 40.12A a E).

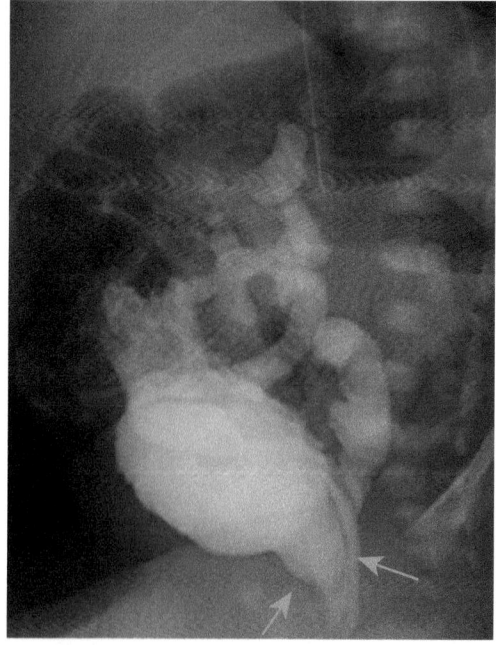

Figura 40.14 A. Um feto de 22 semanas com ureterocele observada na ultrassonografia (ver *seta*). **B.** Um feto de 22 semanas com ureterocele e duplicação bilateral com hidronefrose em ambos os polos superior e inferior dos rins (ver *setas*). **C.** Cistouretrografia miccional pós-natal (CUGM) demonstrando RVU grau 5 bilateral em todos os quatro ureteres e ureterocele ectópica que se projeta na uretra (ver *seta*).

A forma mais comum de ectopia ureteral é a ectopia ureteral lateral, na qual o óstio ureteral situa-se dentro da bexiga, lateral a sua posição normal. Este é o mecanismo etiológico do refluxo vesicoureteral primário (ver Refluxo vesicoureteral). A ectopia ureteral medial ou distal significativa, menos comum que a forma lateral, pode causar distúrbios clínicos variáveis de acordo com a localização do óstio ureteral e o sexo do paciente. Um broto proximal de localização anormal no ducto mesonéfrico permite que o broto ureteral permaneça em contato prolongado com o ducto de Wolff, de modo que o óstio ureteral medialmente ectópico pode abrir-se em qualquer ponto ao longo do trajeto do ducto de Wolff (Figura 40.13). Em meninos, isto inclui a uretra posterior, vesículas seminais, ducto deferente, ou epidídimo (54). Em meninas, o ureter ectópico pode abrir-se na uretra, útero, ou vagina proximal, ou ao longo do trajeto do ducto de Gartner na parede anterolateral da vagina. Se um ureter medialmente ectópico abrir-se dentro dos limites da bexiga, não há anormalidade clínica. Se o ureter abrir-se no local do colo vesical, pode ocorrer obstrução da unidade renal implicada ou refluxo vesicoureteral.

Em meninas, os óstios de ureteres ectópicos localizados distalmente ao mecanismo do esfíncter interno da bexiga podem causar incontinência (55). As meninas maiores geralmente apresentam-se com umidade e extravasamento de urina constante, que está associada a um padrão miccional de resto normal e assintomático. As RNs podem estar constantemente úmidas, apresentar erupção cutânea persistente no local da fralda ou uma secreção vaginal purulenta se o sistema ficar infectado. O exame físico sugere o diagnóstico caso se veja urina se acumulando na vagina ou um jato de urina saindo do óstio perineal do ureter ectópico. Muitos ureteres ectópicos não são diagnosticados apenas pelos achados físicos. Oitenta por cento dos ureteres ectópicos originam-se do segmento do polo superior de uma duplicação ureteral total. A ultrassonografia pode sugerir um sistema duplicado com ectopia ureteral, mas frequentemente a TC ou RM pode ser necessária para definir a anatomia ureteral ectópica. Um segmento ectópico pode ser visível na TC ou urografia excretora; contudo, frequentemente funciona mal e pode ser indetectável neste tipo de exame por imagem, mesmo com radiografias tardias. Um alto índice de suspeição e atenção aos indícios radiográficos de duplicação invisível, como um sistema coletor de lírio caído, leva ao diagnóstico em muitos casos. Como um ureter vaginal ectópico pode drenar uma unidade renal única malfuncionante e, portanto, indetectável, não se deve aceitar o diagnóstico de ausência congênita de um rim em meninas com incontinência antes de uma investigação escrupulosa para comprovar que não haja um rim contralateral, mas mal funcionante com um orifício ectópico. A investigação deve incluir ultrassom abdominal e cintigrafia renal nuclear, mas tomografia computadorizada ou RM é o único meio de definir a anatomia (56). A cintigrafia renal com ácido dimercaptossuccínico pode descobrir uma unidade renal em funcionamento, mas a RM pode delinear melhor os detalhes anatômicos de um rim ectópico com funcionamento deficiente.

O tratamento do ureter ectópico depende da presença ou ausência de função significativa na unidade renal implicada. Se o ureter drenar um sistema de resto sadio, a reimplantação do ureter na bexiga corrigirá o problema e preservará a função renal máxima. Se a anomalia ureteral estiver associada a um rim duplo e se a função for boa ou não em ambos os segmentos, indica-se ureteroureterostomia ipsolateral. Alternativamente, a excisão do segmento envolvido pode ser executada se a unidade renal envolvida apresentar um funcionamento deficiente, mas, geralmente, isso não é necessário a menos que a infecção recorrente possa ser localizada pelo segmento com funcionamento deficiente. O coto ureteral distal é deixado intacto para evitar comprometer o mecanismo de continência do esfíncter normal. Os meninos com ureter ectópico frequentemente apresentam-se com achados na ultrassonografia pré-natal sugestivos de dilatação ureteral, massa abdominal, infecção do trato urinário ou epididimite (54).

Em meninos, o ureter ectópico origina-se mais frequentemente de um rim não duplicado e pode drenar para o sistema genital masculino em qualquer ponto da uretra prostática ao epidídimo. O tratamento é semelhante ao das meninas.

Ureterocele

A ureterocele é uma dilatação cística da parte distal submucosa ou intravesical do ureter. As ureteroceles respondem por um amplo espectro de distúrbios secundários ou associados e constituem um dos grupos mais complexos e confusos de anomalias do trato urinário inferior (57).

As ureteroceles em crianças envolvem mais comumente a extremidade do ureter do polo superior de um rim com duplicação ureteral, na porção intravesical (i. e., ureterocele ectópica), mas podem envolver um ureter de sistema único (i. e., ureterocele simples) (58). Apesar de ureteroceles simples que envolvem um único sistema serem comuns em adultos, elas são raras em crianças; em oposição, as ureteroceles ectópicas são as mais comumente observadas em RNs e crianças. A etiologia das ureteroceles é incerta. Propôs-se a ausência de reabsorção da membrana de Chwalla sobre o óstio ureteral como uma etiologia obstrutiva (44). Parece mais provável que as ureteroceles resultem de um defeito intrínseco do broto ureteral e da incorporação defeituosa ou retardada do broto ureteral à uretra e à base da bexiga (55).

As ureteroceles associadas a um ureter de sistema único (ou seja, ureteroceles simples) tendem a ser intravesicais na posição normal e são mais prováveis de serem encontradas em meninos. As ureteroceles intravesicais em crianças também podem estar associadas a hidronefrose da unidade renal acometida (59).

As ureteroceles podem estar associadas à desorganização significativa do trato urinário superior e inferior. A ureterocele que acomete o ureter do polo superior de um rim duplo está associada a patologia secundária; geralmente, hidronefrose, com disfunção ou displasia do sistema do polo superior e frequentemente obstrução ou refluxo no sistema do polo inferior ipsolateral (Figura 40.14A a C). Também pode ocorrer refluxo ou obstrução contralateral. Compreende-se facilmente a fisiopatologia dos achados associados ao reconhecer que uma ureterocele pode dissecar sob o epitélio do trígono e deformar a junção ureterovesical ipso ou

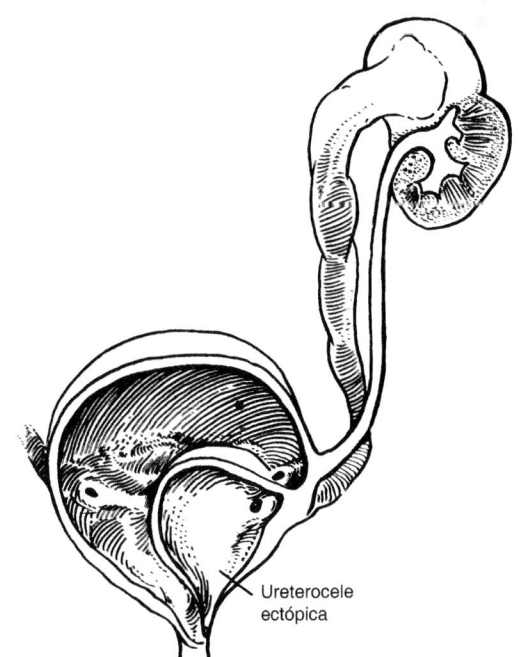

Figura 40.15 Ureterocele ectópica. De Malek RS, Kelalis PP, Burke EC *et al.* Simple and ectopic ureterocele in infancy and childhood. *Surg Gynecol Obstet* 1972;134:611, com permissão.

contralateral, causando as várias combinações de refluxo vesicoureteral ou obstrução em qualquer um ou todos os ureteres (60). Dez por cento das ureteroceles são bilaterais (57). Uma ureterocele projetando-se para dentro do colo da bexiga ou uretra pode ocluir a saída da bexiga, causando hidronefrose bilateral e obstrução da via de saída da bexiga relativa com retenção ou infecção urinária (Figura 40.15).

As ureteroceles são mais comuns em meninas e geralmente manifestam-se no início da infância; a razão entre meninos e meninas é de 1:6 casos (57). Atualmente, a maioria dos casos de ureteroceles é diagnosticada antes do nascimento por meio de ultrassonografia, mas historicamente a apresentação mais comum era a de um lactente febril cuja investigação detectava infecção do trato urinário. Se a ureterocele prolapsa para dentro da uretra, disúria ou azotemia pode suscitar avaliação. A ureterocele é a causa mais comum de retenção urinária no lactente do sexo feminino. Raramente, há prolapso da ureterocele através do meato uretral externo em meninas, e observa-se massa no introito.

Classicamente, o diagnóstico de ureterocele é simples. A ultrassonografia dos rins e da bexiga revela a dilatação do trato superior e a parede da ureterocele na bexiga (61). A anomalia pode ser detectada antes do nascimento. A cistouretrografia miccional (CUM) é necessária para estabelecer a presença ou ausência de refluxo vesicoureteral associado, possível obstrução do colo da bexiga e avaliar a integridade do músculo detrusor que sustenta a ureterocele. A cintigrafia renal com diurético pode delinear a função do segmento do polo superior afetado e qualquer obstrução mensurável de um dos segmentos, e consequentemente pode ajudar a determinar a melhor abordagem cirúrgica.

O tratamento de escolha da ureterocele depende de diversos fatores. A idade e o estado clínico do paciente, a presença ou ausência de função significativa na unidade renoureteral envolvida e a presença de refluxo ou obstrução nos ureteres não envolvidos ipso ou contralaterais; todos influenciam a escolha do tratamento. No lactente séptico e criticamente enfermo, a remoção transuretral ou transvesical do teto ou punção da ureterocele pode descomprimi-la e promover estabilização da criança até que seu estado clínico permita o tratamento definitivo. De outro modo, muitas vezes é possível colocar uma nefrostomia percutânea temporária na unidade renal afetada sem anestesia geral. A melhor forma de tratamento definitivo é debatida há anos e continua a sê-lo.

A maioria das ureteroceles intravesicais de sistema único não necessitam qualquer tratamento cirúrgico. Se uma ureterocele intravesical associada a um rim único é fonte de infecção e está obstruindo o rim e o colo da bexiga, a excisão simples da ureterocele e a reimplantação do ureter envolvido devem resolver os problemas causados pela ureterocele. A punção cistoscópica da ureterocele também pode corrigir o problema sem a necessidade de intervenção cirúrgica adicional, especialmente em ureteroceles intravesicais de sistema único (62). Se a ureterocele intravesical envolve ureteres duplos, pode-se realizar uma reimplantação ureteral em bloco se os ureteres não estiverem dilatados demais (57).

As opções de tratamento incluem várias combinações de nefrectomia parcial, ureterectomia, marsupialização ou excisão da ureterocele, ureteroneocistostomia e ureteroureterostomia. A punção cistoscópica da ureterocele pode, por vezes, corrigir o problema sem a necessidade de intervenção cirúrgica adicional (62).

Obstrução da junção ureteropiélica

A obstrução da junção ureteropiélica (JUP), provavelmente, é a causa mais comum de massa abdominal palpável no RN, e a causa mais comum de hidronefrose pré-natal, necessitando de tratamento cirúrgico. Em geral, resulta de estreitamento do ureter na junção da pelve renal com o ureter. Como a pelve renal é maleável, pode haver alto grau de preservação renal a despeito da dilatação maciça do rim a montante da obstrução (Figura 40.16A a D) (63).

O diagnóstico de obstrução da JUP pode ser detectado por ultrassonografia porque se observa massa central anecoica dentro da área renal circundada por parênquima renal delgado (Figura 40.16A a D). A Society for Fetal Urology propôs um sistema de graduação a fim de padronizar melhor a terminologia e a interpretação dos achados na ultrassonografia renal (64). O sistema baseia-se na intensidade da dilatação da pelve renal e dos cálices e na espessura do parênquima renal (Figura 40.17). Deve-se excluir o refluxo vesicoureteral do diagnóstico diferencial por meio da cistografia miccional. Deve-se determinar a função relativa do rim obstruído através da cintigrafia com radionuclídeo (Figura 40.16D). Uma das vantagens da cintigrafia com radionuclídeo é que a significação fisiológica da dilatação pode ser definida por meio da administração de furosemida (65). Se a dilatação for importante, haverá retenção do radionuclídeo a montante da obstrução, e se a hidronefrose não tiver importância fisiológica, o diurético administrado promoverá a eliminação rápida do radionuclídeo pelo sistema dilatado. A fim de obter resultados válidos, o paciente RN ou jovem deve estar hidratado e ter drenagem adequada da bexiga para evitar a interpretação falsa de obstrução na cintigrafia em virtude de desidratação ou distensão vesical (66). Em alguns casos, a hidronefrose no RN é fisiologicamente insignificante, e naqueles casos que são fisiologicamente significantes pode estabilizar-se ou melhorar e prescindir de tratamento. A hidronefrose obstrutiva na JUP requer reparo, geralmente pieloplastia desmembrada, que pode ser realizada com técnicas laparoscópicas ou abertas, resultando em melhor drenagem e ocasionalmente promove melhora da função renal (63). Os procedimentos de pieloplastia robótica estão se tornando mais comuns, mas geralmente são difíceis e não são indicados em um RN ou criança pequena devido a seu tamanho.

Obstrução ureterovesical

A obstrução da junção ureterovesical (JUV) não é tão comum quanto a da JUP (46). A obstrução ureteral distal pode apresentar-se como hidroureteronefrose intensa (i. e., massa), porém às vezes manifesta-se como infecção urinária (Figura 40.18A e B). Assim como na obstrução ureteropiélica, tornou-se evidente que nem todas as obstruções ureterovesicais presumidas são fisiologicamente importantes e algumas não precisam de tratamento. A CUGM é recomendada para avaliar para o refluxo vesicourinário ou outra patologia da bexiga. A cintigrafia com radionuclídeo e diurético ajuda a definir o diagnóstico de uma obstrução fisiológica (65). A RM com contraste intravenoso pode ser necessária para definir melhor a anatomia e a possível área de obstrução em casos de menor obstrução ureteral. Em alguns casos, contudo, a pielografia anterógrada com estudo de pressão-perfusão é necessária para determinar a importância ou não de um estreitamento aparente na junção ureterovesical (67). Tais lesões, se identificadas como obstrutivas, são tratadas por excisão do segmento obstrutivo, ajuste ou redução do ureter dilatado e reimplantação do ureter na bexiga (68). Recentemente, a dilatação com balão de ureter distal obstruído com instalação de *stent* ureteral de um ou dois *stents* tem sido defendida para correção cirúrgica de obstrução da parte inferior do sistema urinário, mas os resultados a longo prazo dessa técnica não são bem conhecidos, e a morbidade significativa poderia estar associada com a técnica (69).

Refluxo vesicoureteral

O refluxo vesicoureteral (RVU) é a anormalidade mais comum do sistema urinário vista em crianças; pode ocorrer em 1 de 100 nascimentos (70). A incidência real é desconhecida, mas é pelo menos tão comum quanto a criptorquidia ou hipospadia. O mapeamento do genoma, realizado em famílias com refluxo vesicoureteral primário que também apresentavam nefropatia por refluxo associada, encontrou associação com um *locus* no cromossomo 1 (71). Sabe-se que o RVU é um problema familiar. Quando a criança de uma família é identificada com refluxo, cerca de 30 a 50% dos irmãos daquela criança terão RVU (72). Recentemente, a American Urological Association (AUA) publicou diretrizes de RVU e descobriu em sua metanálise que o RVU ocorre em cerca de 27,4% dos irmãos e 35,7% na prole de crianças com refluxo. O rastreamento de todos os irmãos ou prole com RVU, como foi feito no passado, não se justifica a menos que a criança que será rastreada já tenha apresentado infecção urinária, especialmente se associada a febre, ou US vesical e renal anormal (73). A junção ureterovesical normal é um mecanismo eficiente que permite o egresso de urina para o lúmen da bexiga, mas, em virtude de seu trajeto oblíquo através da parede vesical, impede que a urina da bexiga retorne para o ureter (Figura 40.19) (74). É óbvio que ocorre maturação da junção ureterovesical com o tempo e o crescimento do paciente, pois os lactentes exibem incidência bem mais alta de RVU do que as crianças maiores (75).

O refluxo é graduado segundo uma escala internacional de 1 a 5 (76). A maior importância deste sistema de classificação é que, quanto mais alto o grau de refluxo, maior a probabilidade de que o refluxo persistirá a despeito do crescimento somático e pode haver maior risco de nefropatia por refluxo associada ou eventual. Da mesma forma, quanto menor o grau de refluxo, maior a probabilidade de resolução espontânea sem nefropatia por refluxo (77).

Embora a presença de hidronefrose sugira uma anormalidade do trato urinário, muitos pacientes com RVU significativo apresentam ultrassonografia normal. A confirmação radiológica do RVU é realizada pela cistouretrografia miccional. Em geral, este exame não deve ser realizado enquanto o RN estiver com infecção ativa; caso uma infecção tenha sido a queixa à apresentação, pode-se realizar a uretrocistografia miccional depois que a urina estiver estéril e o paciente afebril e sob tratamento. Como as cicatrizes renais são facilmente produzidas no neonato, é especialmente importante estabelecer a presença ou ausência de RVU antes de suspender os antibióticos dos pacientes que se apresentaram com infecção urinária.

É evidente que alguns casos de RVU recebem tratamento desnecessário (78). Recentemente, devido à força-tarefa para RVU da AUA, existe a preocupação de que muitas crianças com hidronefrose pré-natal sejam submetidas desnecessariamente a CUGM (79). Em sua metanálise desses pacientes, descobriu-se que apenas

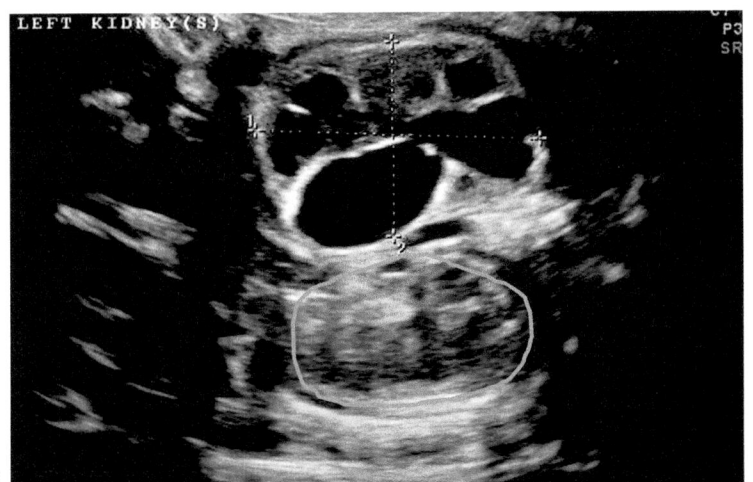
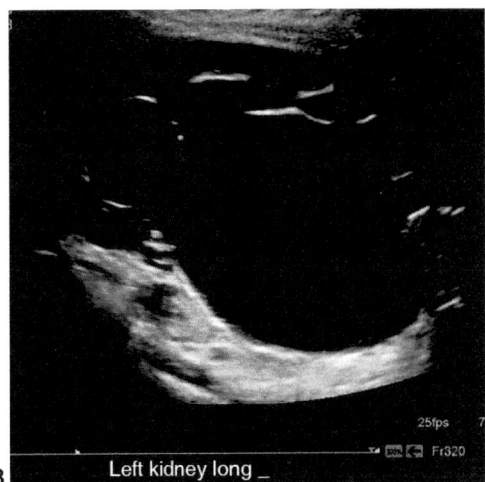
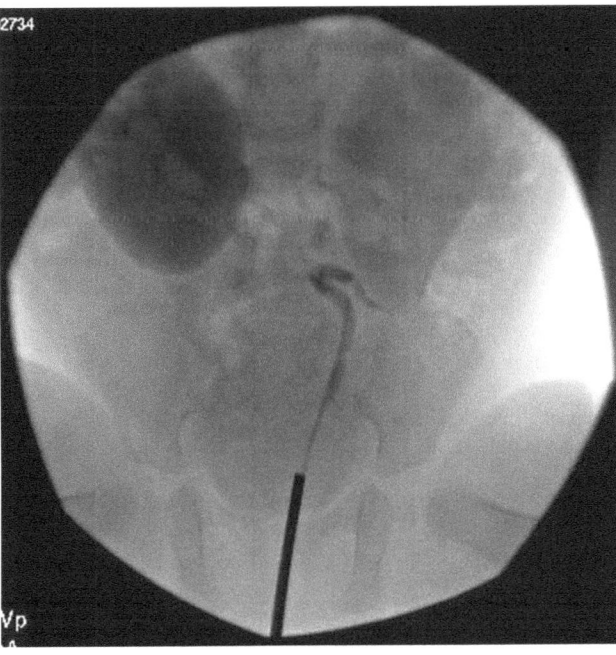

Figura 40.16 A. Hidronefrose esquerda significativa encontrada em um feto de 33 semanas de idade com o rim direito normal (ver rim acentuado). **B.** Hidronefrose grave à esquerda consistente com obstrução da JUP na ultrassonografia em uma criança de 4 meses de idade (paciente diferente). **C.** Pielografia retrógrada (no mesmo paciente) demonstrando JUP obstruída e estreitada. A imagem retrógrada também é importante para demonstrar um ureter normal distal à JUP.

(continua)

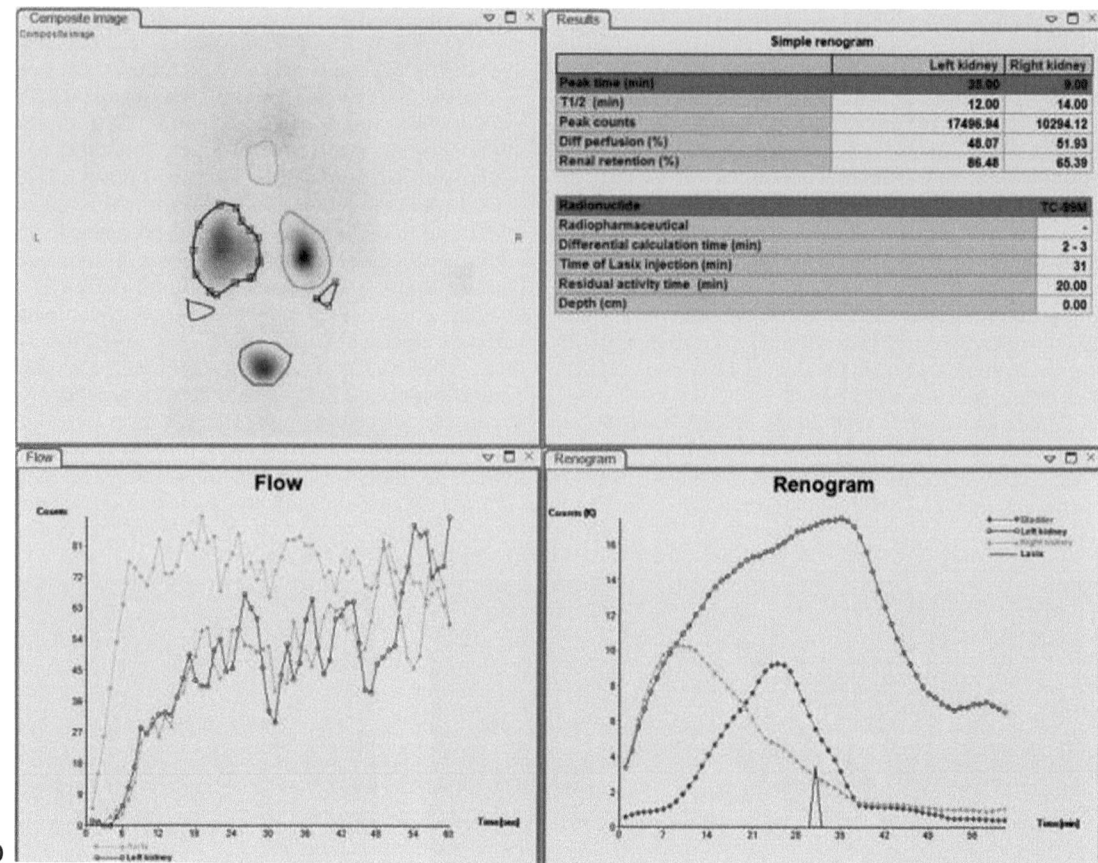

Figura 40.16 (*continuação*) **D.** Cintigrafia renal (paciente diferente) demonstrando função relativa de ambos os rins e provavelmente obstrução no rim esquerdo (ver *setas*). Left kidney long, rim esquerdo, corte longitudinal. (Esta figura encontra-se reproduzida em cores no Encarte.)

7 a 35%, em média 16,2%, apresentavam RVU. Uma força-tarefa recomendou CUGM apenas àqueles lactentes com hidronefrose pré-natal de alto grau (classificação da Society for Fetal Urology – SFU graus 3 a 4) ou anormalidades na bexiga ou hidroureter na ultrassonografia. Se a criança, em última análise, desenvolver uma infecção urinária, principalmente se febril, deve-se obter uma CUGM nesse momento (79).

Uma vez demonstrado o refluxo no RN, o paciente deve ser mantido com antimicrobiano profilático em baixas doses até a resolução do refluxo. As escolhas de antibióticos são limitadas no RN, mas a amoxicilina é uma opção razoável até que a maturação hepatobiliar seja suficiente para permitir o uso de sulfa ou nitrofurantoína. Uma dose diária inicial de supressão razoável de amoxicilina é 10 a 25 mg/kg. Se diferentes cepas de *Escherichia coli* forem resistentes à amoxicilina, alternativas úteis são cefdinir 4 a 5 mg/kg/dia e cefixima 5 a 7 mg/kg/dia. Com as diretrizes variáveis, muitas crianças não serão submetidas a CUGM isoladamente e assim não irão necessitar de profilaxia. Há controvérsia no uso de profilaxia em graus inferiores de refluxo sem anormalidades da bexiga associadas, dilatação ureteral ou infecção urinária. É razoável considerar o uso de profilaxia em lactentes com essas anormalidades ou infecção urinária, independentemente do grau de RVU devido ao risco de infecção urinária febril nesse grupo. A resistência bacteriana aumentou para amoxicilina, bem como uma dose pequena de sulfametoxazol-trimetoprima, mas a cefalexina ou nitrofurantoína podem ser usadas apesar de a resistência bacteriana a esses antibióticos também ocorrer. Uma infecção intercorrente, enquanto o paciente está recebendo profilaxia antibacteriana ou se houver baixa adesão pelos pais, sugere a necessidade de reparo cirúrgico, seja por técnicas cirúrgicas abertas ou por via endoscópica.

Estudos com DMSA para documentar pielonefrite mostraram que o refluxo está presente somente em alguns casos de pielonefrite, dos quais nem todos evoluem para cicatriz. Cicatrizes renais são produzidas provavelmente por pielonefrite. Isso levou a uma abordagem para exames radiológicos na qual apenas pacientes com hidronefrose ou cicatrizes renais realizam uretrocistografia miccional, reduzindo o número de casos provavelmente clinicamente insignificantes de RVU identificados e poupando aqueles sem refluxo de um estudo adicional (80).

Extrofia

A extrofia da bexiga é uma anormalidade rara, mas extremamente significativa (Figura 40.20A e B). Afeta pelo menos um RN em cada 25.000 nascidos vivos. Não está geralmente associada a anormalidades em outros sistemas orgânicos, exceto as anormalidades esqueléticas pélvicas, e o resto do trato urinário dessas crianças em geral é normal. A reconstrução funcional da bexiga extrófica é um desafio cirúrgico formidável, mas em mãos experientes pode resultar em uma criança continente com trato urinário superior relativamente normal (81). O principal fator que afeta o sucesso do fechamento em termos da continência parece ser o tamanho da extrofia da bexiga à apresentação.

O epitélio da bexiga extrófica é macroscopicamente normal ao nascimento, mas torna-se hiperplásico pouco tempo depois se a bexiga não for fechada. É preferível proteger a bexiga extrófica, mantendo-a descoberta, exceto por uma cobertura de plástico enquanto se aguarda o fechamento, desde que este seja realizado no período neonatal. Não se deve usar gaze simples nem vaselinada, pois elas ressecam a superfície vesical e desnudam o urotélio.

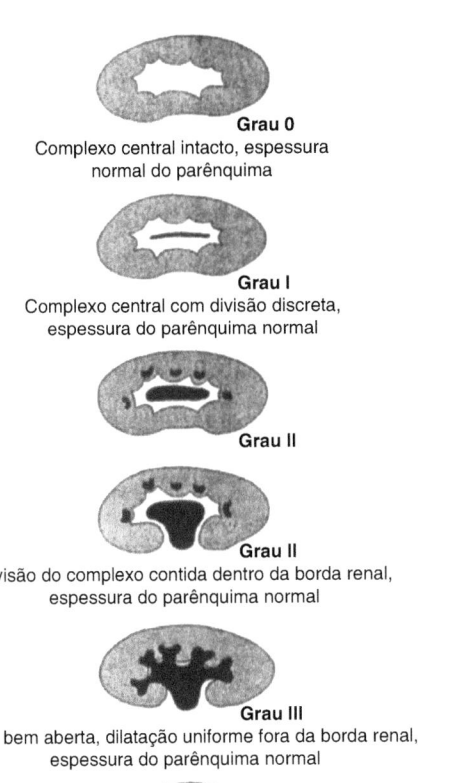

Figura 40.17 Sistema de graduação da Society for Fetal Urology (SFU) para a hidronefrose detectada à ultrassonografia. De Baskin LS. Prenatal hydronephrosis. In: Baskin LS, Kogan BA, Duckett JW, eds. *Handbook of pediatric urology*. Philadelphia, PA: Lippincott-Raven, 1997:11, com permissão. Modificada por Curt Powell, M.D.

Grau 0 — Complexo central intacto, espessura normal do parênquima

Grau I — Complexo central com divisão discreta, espessura do parênquima normal

Grau II — (sem descrição)

Grau II — Divisão do complexo contida dentro da borda renal, espessura do parênquima normal

Grau III — Pelve bem aberta, dilatação uniforme fora da borda renal, espessura do parênquima normal

Grau IV — Dilatação maior da pelve renal e dos cálices, parênquima estreito

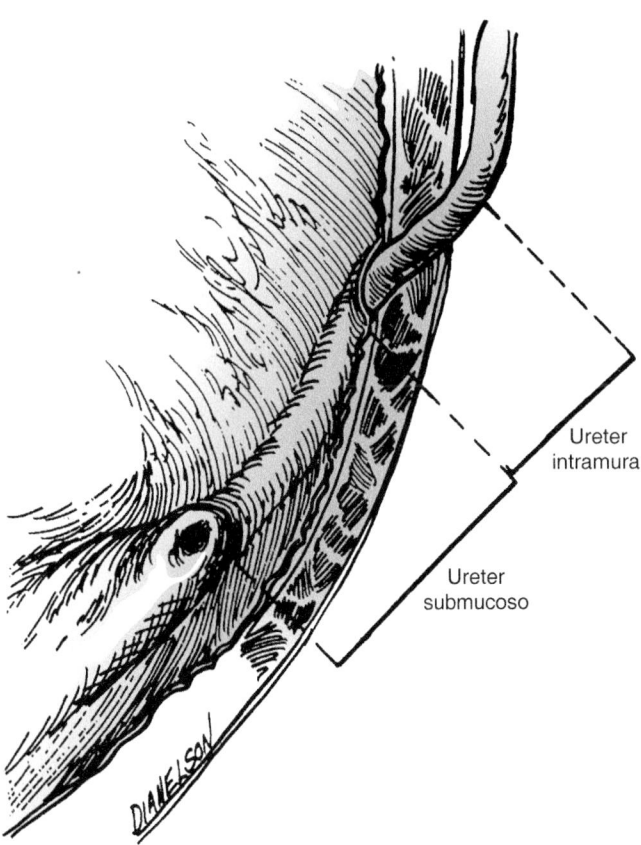

Figura 40.19 Junção ureterovesical normal. De Harrison JH, Gittes TA, Stamey AD et al., eds. *Campbell's urology*, 4th ed. Philadelphia, PA: WB Saunders, 1979:1597, com permissão.

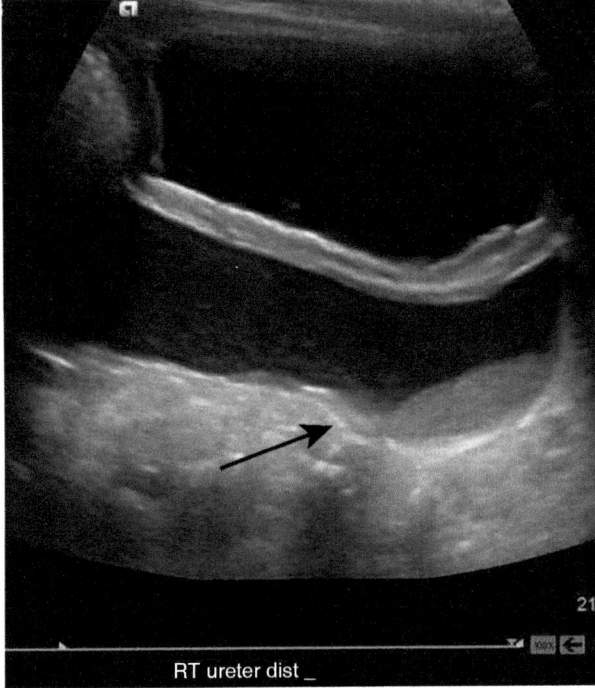

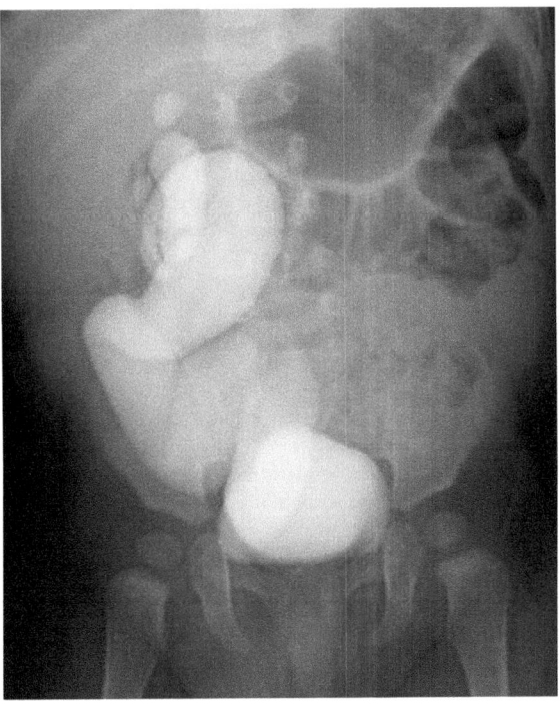

Figura 40.18 A. Megaureter direito com restos purulentos em camadas no ureter com obstrução (ver *seta*). **B.** O mesmo paciente com RVU grau 5 com megaureter de refluxo obstruído à direita. RT ureter dist, ureter direito, vista distal.

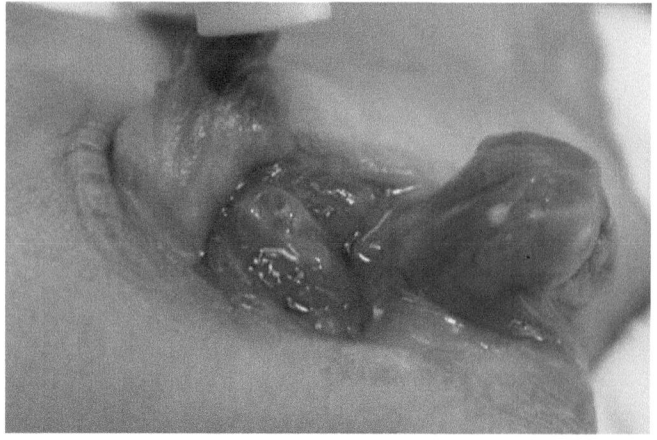 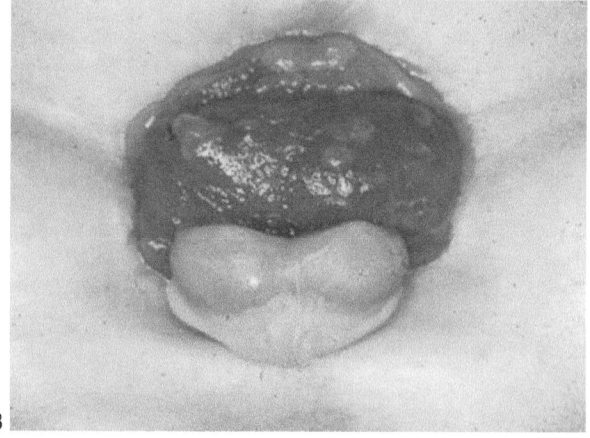

Figura 40.20 A. Extrofia de bexiga clássica em recém-nascido com pequeno defeito da bexiga, mas pênis epispádico com divisão adequada. **B.** Outro recém-nascido com defeito maior da bexiga e pênis epispádico de divisão menor. (Esta figura encontra-se reproduzida em cores no Encarte.)

Tradicionalmente, o fechamento funcional da extrofia era um procedimento em estágios. Mitchell preconizou o fechamento da bexiga e o reparo da epispádia como um procedimento único, com bons resultados iniciais que incluem continência após um procedimento único em número significativo de pacientes tratados (82). A bexiga extrófica é dissecada e liberada da parede abdominal anterior, fechada em uma esfera e devolvida ao interior da pelve. A parede abdominal fecha-se, então, sobre a bexiga. No RN, a abordagem completa do pênis pode ser realizada inicialmente ao criar um pênis hipospádico. Realizam-se osteotomias ileais para facilitar o fechamento da bexiga. Embora as osteotomias possam ser omitidas, sobretudo em RNs, as taxas de sucesso são mais altas quando elas são utilizadas (83). Não há nenhuma tentativa na primeira fase para produzir continência urinária, embora algumas crianças possam apresentar continência razoável após essa etapa. Geralmente, após 2 a 3 anos, realiza-se um procedimento de segundo estágio na tentativa de produzir controle urinário. Historicamente, a ureterossigmoidostomia, onde os ureteres foram anastomosados ao cólon sigmoide, foi usada como uma alternativa para o fechamento funcional. Devido a anormalidades metabólicas (p. ex., acidose hiperclorêmica) associadas e risco mais alto de adenocarcinoma do cólon, este procedimento raramente é realizado, se o for (84). Vale observar que a bexiga extrófica não fechada está sob alto risco de desenvolvimento de adenocarcinoma da bexiga na segunda ou terceira década de vida (85). O fechamento funcional parece eliminar o último risco.

A extrofia da cloaca é uma anomalia grave, anteriormente considerada incompatível com a sobrevida a longo prazo e ainda o é em alguns casos. A incidência relatada situa-se entre uma em 200.000 a 400.000 nascidos vivos. A maior sobrevida pode ser responsável pela melhoria do atendimento neonatal, suporte nutricional e preservação da maior parte possível do intestino. Nesta anomalia, duas metades da bexiga extrófica são separadas por uma faixa na linha média de ceco exteriorizado (Figura 40.21) (86). O íleo pode prolapsar-se através da lâmina intestinal. Ademais, a criança tem ânus imperfurado com quase nenhum cólon presente distal à lâmina intestinal extrófica. O intestino delgado com frequência é curto, e pode haver anomalia com má rotação. O tubérculo genital é dividido e separado amplamente. Assim, é muito difícil produzir um pênis funcional nos meninos com essa anomalia (87). Meninos genéticos com extrofia cloacal foram previamente criados como meninas, mas essa prática já não é mais indicada devido à discordância de gênero sofrida por muitas das crianças que passam por cirurgia de troca de sexo conforme crescem (88). Muitas das crianças acometidas têm disrafismo espinal e bexiga e intestino neurogênicos. Também apresentam onfalocele associada, o que também torna o fechamento da parede abdominal mais difícil.

Devido a essas condições associadas, o complexo OEIS (onfalocele-extrofia-ânus imperfurado-defeitos na coluna vertebral [*spine*]) tem sido usado para descrever essa condição (89). Devido ao ânus imperfurado e ao cólon muito curto, é quase impossível produzir um ânus funcional, e colostomia permanente, incorporando a bexiga extrófica, é o procedimento de desvio intestinal de escolha. Como o cólon é curto, é melhor preservá-lo o máximo possível para aumentar a reabsorção de água. Uma ileostomia permanente, embora utilizada no passado, pode acarretar problemas de desidratação e síndrome do intestino curto. Em geral, recomenda-se a reconstrução em estágios com colostomia inicial para abordar os problemas intestinais e a reconstrução subsequente após determinar sobrevida, nutrição e função intestinal do paciente (90). O fechamento definitivo da bexiga, unindo as duas metades da bexiga extrófica, criando uma derivação continente com um estoma cateterizável, que utiliza a osteotomia ilíaca antes do fechamento anterior, pode ser adiado até que a criança tenha 18 a 24 meses de idade. A reconstrução da genitália externa pode ser realizada ao mesmo tempo (90).

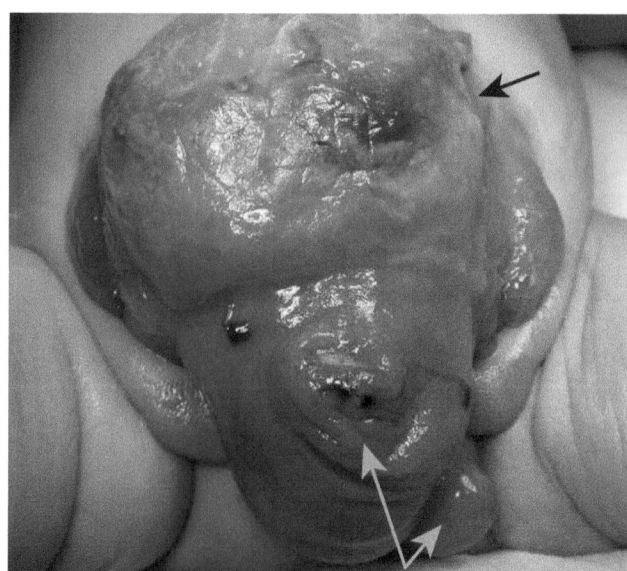

Figura 40.21 Defeito grave de extrofia cloacal (OEIS) em recém-nascido com onfalocele grande com defeito no fígado (*seta preta*), placas de extrofia da bexiga desdobradas, intestino grosso muito curto e íleo aberto no centro da placa intestinal da bexiga (*setas laranja*). (Esta figura encontra-se reproduzida em cores no Encarte.)

Persistência do úraco

O úraco é um tubo que conecta o seio urogenital à alantoide entre o 3º e 5º meses de vida intrauterina. Normalmente, o úraco regride até um tubo epitelializado de pequeno calibre e depois um cordão obliterado e fechado a termo ou durante o período neonatal. Pode permanecer pérvio até à área infraumbilical no neonato prematuro (91). Trinta e dois por cento de todas as bexigas possuem remanescentes tubulares do úraco detectados à necropsia (92). Embora anomalias significativas do úraco sejam raras, elas ocorrem nos meninos no dobro da frequência das meninas (92).

A ausência completa de obliteração do úraco resulta em comunicação persistente entre a bexiga e o umbigo, que extravasa urina de maneira intermitente ou contínua. É a anomalia do úraco mais comumente encontrada. A etiologia desse distúrbio é desconhecida. Sugeriu-se que a obstrução da saída vesical poderia ser um fator predisponente, porém a cronologia dos eventos embrionários sugere que o lúmen do úraco oblitere antes da canalização uretral. A ultrassonografia é o melhor exame de imagem e o realizado com mais facilidade e pode diagnosticar um trato persistente ou cisto até o umbigo (Figura 40.22). Uma cistouretrografia miccional às vezes demonstra a comunicação, porém é mais útil à pesquisa de anomalias associadas do trato urinário inferior, como obstrução, uma uretra posterior anormal ou RVU. Deve-se considerar a persistência do ducto onfalomesentérico no diagnóstico diferencial. O granuloma umbilical ou um retalho de mucosa gástrica pode causar uma pequena mancha na fralda ou drenagem umbilical mínima (93). Relatou-se a criação iatrogênica de uma fístula vesicoumbilical, durante a dissecção da artéria umbilical (91). O tratamento do úraco persistente consiste na excisão extraperitoneal completa do úraco com um manguito vesical circundante a fim de remover totalmente qualquer remanescente do úraco na bexiga e prevenir o possível desenvolvimento de câncer posteriormente na vida no tecido residual. Técnicas laparoscópicas também podem remover o trato com um manguito vesical, mas deve-se tentar preservar o umbigo.

Síndrome de megabexiga, microcólon e hipoperistalse intestinal

A síndrome de megabexiga, microcólon e hipoperistalse intestinal (SMMHI) foi descrita pela primeira vez em 1976 e é considerada rara (94). O distúrbio, considerado um traço autossômico recessivo, acomete mais meninas do que meninos (predomínio de 4:1) e geralmente é fatal no primeiro ano de vida (95). Existem alguns sobreviventes a longo prazo que usam nutrição parenteral total (NPT) ou transplante multivisceral, mas esses casos são raros (96). Em uma grande revisão de 72 pacientes, apenas 10 sobreviveram, com nove sob nutrição parenteral. A maioria dos pacientes morre de sepse, insuficiência hepática e complicações pós-operatórias (97). A apresentação inclui distensão abdominal (i. e., distensão da bexiga) e obstrução intestinal funcional caracterizada por vômitos biliosos e ausência ou redução do borborigmo. O intestino delgado é curto, dilatado e hipoativo, e pode haver má rotação associada e microcólon, mas não obstrução anatômica. A musculatura abdominal costuma ser flácida. A maioria desses RNs é diagnosticada no período pré-natal, quando a ultrassonografia demonstra uma bexiga grande, em geral com parede fina, e hidroureteronefrose bilateral, com volume de líquido amniótico normal ou aumentado (considerado uma consequência do microcólon) (98). A confirmação com ressonância magnética pré-natal pode ser útil para ajudar a delinear essa condição de síndrome *prune belly* (abdome em ameixa). A etiologia é desconhecida. O tratamento compreende alimentação parenteral e desvio urinário por meio de vesicostomia cutânea. Os pacientes com a síndrome urofacial de Ochoa também podem apresentar-se com megabexiga na lactância (99).

Válvulas de uretra posterior

A lesão mais comum que obstrui o trato urinário inferior em meninos é aquela denominada válvula de uretra posterior. Acomete 1:8.000 a 1:25.000 nascidos vivos (100) (Figura 40.23). As válvulas na verdade são diafragmas ou membranas que atravessam a uretra desde um ponto logo distal ao colículo seminal, no qual se conecta com pregas uroteliais, e não a uma "válvula" (101,102). Dewan *et al.* estudaram extensamente a anatomia dessa membrana por meio de videocistouretrografia, e preferem classificar a anomalia como uma membrana uretral posterior congênita (MUPC) em virtude de sua expressão morfológica variável (103). Embriologicamente, essas membranas ocorrem porque há inserção anterior anormal e persistência da extensão distal do ducto de Wolff (53). As válvulas são mais bem descritas como uma membrana rígida, a despeito de sua natureza frequentemente frágil, e o colo vesical também é uma área

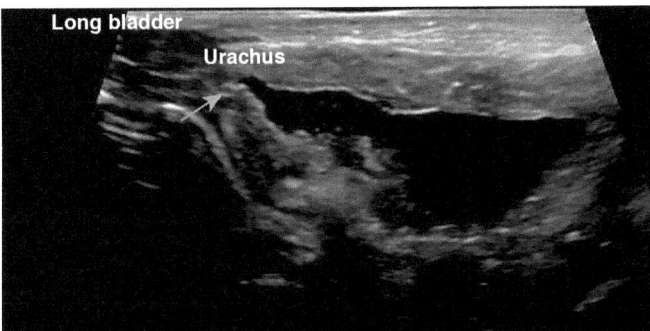

Figura 40.22 Úraco persistente (Urachus; *seta*) demonstrado na ultrassonografia do abdome em um paciente com síndrome de deficiência ou hipoplasia congênita da musculatura da parede abdominal (abdome em ameixa seca). Long bladder, bexiga urinária, corte longitudinal.

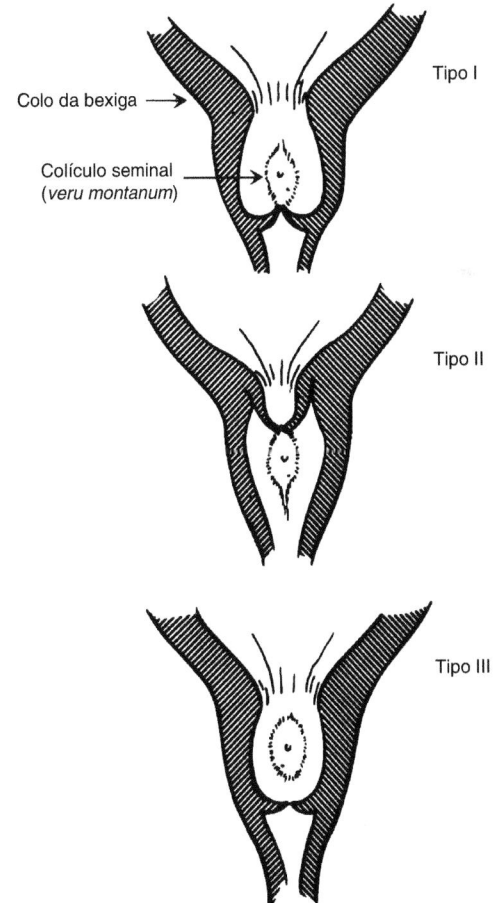

Figura 40.23 Young classificou as válvulas em três tipos. O tipo II provavelmente não existe. De Kelalis PP, King LR, Belman AB, eds. *Clinical pediatric urology*, vol. 1. Philadelphia, PA: WB Saunders, 1976:306, com permissão.

relativamente rígida. Com o fluxo anterógrado de líquido, a membrana obstrui. Quando há obstrução, a uretra dilata-se proximalmente e se alonga. O detrusor sofre hipertrofia, com trabeculação e saculação da hipertrofia da vesícula e colo da vesícula ocorrendo devido ao aumento de trabalho imposto pela micção.

Pode ocorrer RVU se houver uma anormalidade primária da junção ureterovesical. O RVU bilateral aumenta a possibilidade de que mais tarde ocorra insuficiência renal. Também pode haver hidroureteronefrose, com ou sem refluxo. Uma lesão do parênquima renal que se apresente como displasia renal ou nefrite intersticial, com ou sem pielonefrite, é um achado concomitante ou um efeito da obstrução uretral. A displasia renal com frequência está presente ao nascimento em neonatos com válvulas de uretra posterior, e foi detectada no feto desde 15 semanas de idade gestacional e pode ser encontrada por meio de ultrassonografia pré-natal (103) (Figura 40.24A).

Osathanondh e Potter (104) acreditavam que a displasia fosse uma consequência da obstrução urinária intrauterina. Estudos anteriores em animais sobre a obstrução uretral *in utero* não deram origem a achados correspondentes em animais como os encontrados em seres humanos, independentemente de ter ocorrido no início ou no final da gestação. Experimentos recentes criando obstrução uretral ou ureteral em diferentes estágios da gestação em ovelhas produziram um rim semelhante ao da doença renal multicística (início da gestação) ou rim hidronefrótico obstruído semelhante àqueles vistos com as válvulas de uretra posterior (gestação avançada) (48).

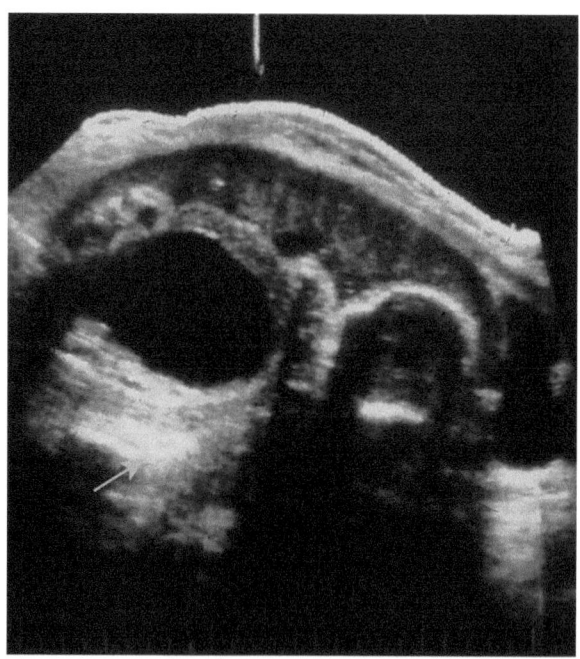
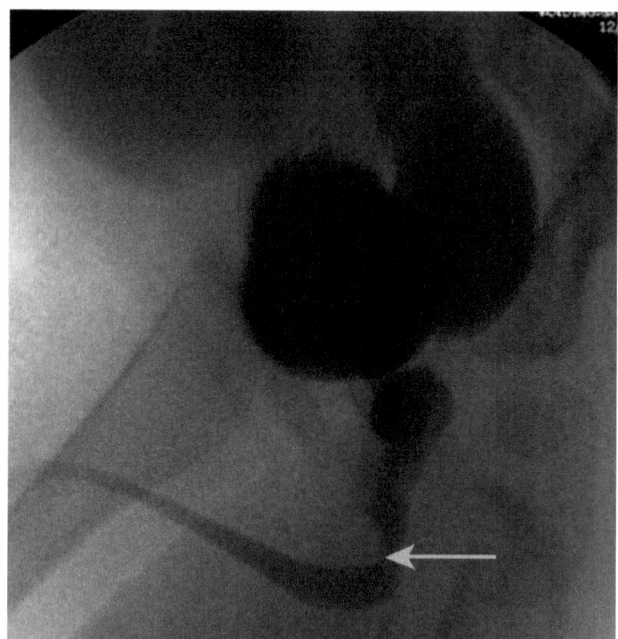
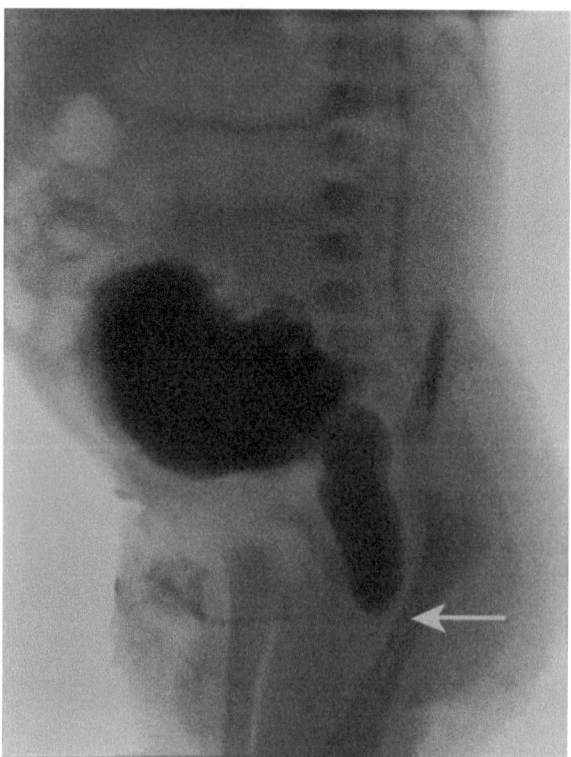

Figura 40.24 A. Bexiga com aparência de "buraco de fechadura" na ultrassonografia é indicativa de válvula de uretra posterior (ver *seta*). **B.** CUGM com válvula de uretra posterior (ver *seta*) com RVU grau 5 e bexiga pequena com uretra posterior alongada. **C.** CUGM em outro paciente com válvula de uretra posterior sem RVU. Observe o calibre diferente da uretra com a mesma condição geral.

Clinicamente, a displasia é encontrada com maior frequência em associação ao RVU grave (105). Além disso, a displasia muitas vezes é unilateral em vez de bilateral, como seria esperado caso resultasse de obstrução uretral intrauterina. Maizels e Simpson (106) mostraram, utilizando embriões de pinto, que a displasia resulta de problemas associados ao blastema renal e não de obstrução do ureter. A displasia pode representar uma anormalidade primária da unidade ureterorrenal e pode não ter relação causal direta com a presença de obstrução uretral intrauterina.

A ocorrência de válvula da uretra posterior (VUP), muitas vezes, está relacionada à gravidade da obstrução e sua suspeita, com frequência, ocorre na ultrassonografia pré-natal. O uso rotineiro da ultrassonografia pré-natal aumentou a detecção de uma bexiga de paredes espessas com configuração em buraco de fechadura, com ou sem hidroureteronefrose, e oligoidrâmnio sugestivos de válvulas de uretra posterior. Contudo, a confirmação pós-natal das válvulas ocorre em apenas 39 a 40% (4). A suspeita de válvulas pode alterar o manejo da gestação com parto precoce se ocorrerem oligo ou anidrâmnio.

Se não forem detectados antes do nascimento, 25 a 50% dos meninos com válvulas de uretra posterior apresentam-se durante o período neonatal (107). As manifestações não renais da síndrome de Potter podem ser observadas nos neonatos acometidos, incluindo deficiência do crescimento intrauterino, hipoplasia pulmonar, defeitos posicionais dos membros (p. ex., tálipe equinovaro) e a típica fácies de Potter. Todas são consideradas decorrentes da deficiência de líquido amniótico e subsequente compressão fetal. Praticamente todos os sinais e sintomas vistos no menino com VUP são secundários à natureza obstrutiva das válvulas, ao efeito do oligoidrâmnio intrauterino, ou à presença de infecção urinária ou azotemia superposta (16,108). A incidência de anomalias em outros sistemas orgânicos não diretamente atribuíveis à obstrução uretral é baixa (109). Uma bexiga aumentada palpável, infecção do sistema urinário, ascite, dificuldades pulmonares, como pneumotórax isolado, atraso do crescimento ou perturbações gastrintestinais podem levar à investigação. Um jato urinário forte não exclui o diagnóstico de obstrução uretral posterior (110). A hipoplasia pulmonar apresenta-se com insuficiência respiratória, especialmente se houver pneumotórax ou pneumomediastino espontâneo, o qual é uma apresentação clínica incomum, porém importante das válvulas em RNs. Deve-se suspeitar de um problema renal em todo menino a termo com dificuldade respiratória. A hidronefrose está presente em 90% dos neonatos com válvulas (110).

Os meninos que se apresentam com VUPs na fase de lactente encerram pior prognóstico do que as crianças que se tornam sintomáticas em idade maior, sobretudo se os níveis séricos de creatinina forem superiores a 0,8 mg a 1,0 mg/100 mℓ 1 mês após o tratamento das válvulas. Supostamente, isto ocorre porque há alta incidência de displasia renal associada a este tipo de apresentação.

A ascite urinária é uma apresentação menos comum para crianças com VUPs (111). A presença de líquido ascítico em RN deve suscitar investigação do trato urinário, porque a ascite urinária é responsável por um terço de todos os casos de ascite neonatal (112). A ascite raramente advém de perfuração franca do trato urinário (113); mas, com maior frequência, resulta de extravasamento de urina através dos fórnices renais e transudação de líquido através da membrana peritoneal para dentro da cavidade peritoneal (114). O líquido ascítico geralmente tem composição química equivalente à do soro, porque a membrana peritoneal dialisou passivamente os altos níveis urinários de ureia e creatinina para dentro do sistema vascular. Essas crianças podem não ter hidronefrose acentuada porque o sistema urinário foi descomprimido pelo extravasamento de urina (114). Muitos desses meninos se apresentam extremamente enfermos na fase de lactentes, mas alguns parecem ser sadios no início, exceto por distensão abdominal. Seu prognóstico acerca da preservação renal tende a ser melhor que o da criança que não se apresenta com ascite urinária, supostamente porque o extravasamento de urina do sistema distendido protege o trato urinário superior das lesões da pressão intraluminal elevada (114). Às vezes, um urinoma retroperitoneal localizado se forma. O diagnóstico de ascite urinária em geral é definido clinicamente, e confirmado pela ultrassonografia ou radiografia simples do abdome, que demonstra o intestino deslocado para o centro do abdome e um aspecto de vidro fosco no restante do abdome.

Vinte e cinco a cinquenta por cento dos pacientes com válvulas de uretra posterior apresentam RVU (16,105). Em metade dos casos, o refluxo é bilateral. Quando há RVU unilateral maciço associado às válvulas de uretra posterior, o rim ipsolateral ao refluxo muitas vezes é displásico e não funciona no momento da apresentação ou subsequentemente. Esta é a chamada síndrome VRUD (válvulas, refluxo unilateral e displasia). No início, acreditava-se que a síndrome VRUD tivesse um efeito protetor sobre o rim sem refluxo, mas o relato recente do acompanhamento a longo prazo de alguns pacientes com VRUD constatou que apenas 25% dos meninos entre 5 e 8 anos de idade tinham função renal normal (115). A hidronefrose acentuada sem RVU geralmente encerra melhor prognóstico para a função renal a longo prazo do que a presença de RVU bilateral. Nos pacientes com VUPs, se estiver presente, o refluxo desaparecerá com o alívio da obstrução em um terço à metade dos casos (105).

A uropatia obstrutiva é sugerida na ultrassonografia pré-natal ou pós-natal por achados como hidronefrose bilateral ou uma bexiga distendida de paredes espessas. Os pacientes com VUPs muitas vezes exibem uma uretra posterior alongada e dilatada, que pode ser visualizada ao ultrassom e foi descrita como bexiga em buraco de fechadura. Também pode-se detectar urinoma perirrenal ou ascite.

O exame mais importante no diagnóstico de obstrução infravesical é a cistouretrografia miccional. Um exame adequado requer visualização completa da uretra, desde o colo vesical até o meato, e incidências oblíquas e lateral da uretra durante a micção sem um cateter na uretra, porque o cateter pode obscurecer a lesão (Figura 40.24B e C).

As válvulas de uretra posterior aparecem como uma transparência transversa ou oblíqua bem definida, com alongamento uretral proximal e distensão e diminuição do fluxo distal à válvula. O colo da bexiga pode estar secundariamente espessado e assemelhar-se a uma gola. A bexiga costuma estar trabeculada com sáculos ou divertículos, especialmente divertículos parauretrais (Figura 40.24B e C). O RVU muitas vezes está presente ao diagnóstico, e os ureteres acometidos podem estar intensamente dilatados e tortuosos.

Os exames de imagens funcionais do trato urinário superior determinam o grau de lesão do trato superior produzido pela obstrução do trato inferior. No RN ou no lactente azotêmico suspeito de obstrução, a cintigrafia renal com radionuclídeo costuma fornecer mais informações do que a urografia excretora ou TC. A RM pode fornecer informações funcionais, bem como anatômicas, e muitas vezes pode ser realizada no RN sem a necessidade de sedação. A cintigrafia permite estimar a função renal diferencial.

Quando os neonatos se apresentam, medidas de reanimação podem ser necessárias para tratar a infecção urinária associada, repor líquido e eletrólitos e, o mais importante, drenar o sistema urinário. Com frequência, um pequeno cateter intrauretral sem um balão (p. ex., sonda alimentar) é suficiente para drenar o trato urinário por alguns dias. Depois que a criança estiver estável, as válvulas podem ser ressecadas por via transuretral primariamente ou o trato urinário deve ser drenado através de vesicostomia cutânea por um longo período. Muitos dos neonatos são esperados antecipadamente devido aos achados sugestivos do exame pré-natal; eles podem ser acompanhados de perto imediatamente após o nascimento e podem prescindir de medidas de reanimação, porque geralmente são avaliados logo após o nascimento.

O prognóstico a longo prazo dos neonatos com VUPs é apenas razoável, porque cerca de 50% deles mais tarde evoluem para insuficiência renal e transplante a despeito do tratamento (116). Isto não significa que se deva adotar uma atitude fatalista, no entanto as expectativas devem ser realistas. Se a creatinina sérica for normal aos 2 anos de idade, o prognóstico para função renal normal a longo prazo é bom, mas não perfeito (117). Em estudo de acompanhamento prolongado por 11 a 22 anos de crianças com válvulas uretrais, um terço apresentava função renal precária: 10% dos que sobreviveram à infância morreram de insuficiência renal; 21% tiveram doença renal terminal ou insuficiência renal crônica; e 46%, enurese diurna. A enurese diurna aumentou a probabilidade de o paciente evoluir para insuficiência renal (118).

A intervenção in utero, com derivações vesicoamnióticas ou ablação endoscópica fetal primária das válvulas, não aumentou a sobrevida nem a função renal neste grupo de pacientes; muitos morrem antes do parto em decorrência de ruptura prematura das membranas ou sepse, e muitos dos sobreviventes evoluem para insuficiência renal crônica e transplante renal (3-5,119).

Tumores renais

Felizmente, os tumores do trato urinário são raros no lactente, e os que ocorrem tendem a exibir comportamento benigno. Variantes do tumor de Wilms podem ser encontradas no período neonatal e incluem o nefroma mesoblástico (120), nefroblastomatose (121) e nefroma cístico benigno (122). Com o advento da triagem ultrassonográfica in utero frequente, muitas dessas lesões são encontradas como rins anormalmente grandes ou como massa reconhecível. Do contrário, costumam apresentar-se na fase de lactente como massa palpável no flanco e às vezes produzem hipertensão arterial (123).

O nefroma mesoblástico é o mais frequente desses tumores. Esta variante do tumor de Wilms quase sempre se comporta de maneira benigna (120). Histologicamente, compõe-se principalmente de estroma mesenquimal com células fibrosas fusiformes ou liomiomatosas. A ultrassonografia demonstra massa intrarrenal sólida. A tomografia computadorizada delineia melhor as características da massa, e pode evidenciar extensão do tumor para fora do leito renal. Embora raramente sejam obtidas, as cintigrafias com radionuclídeo mostram que a massa contém tecido não funcionante, e a RM ou a TC revela distorção da arquitetura calicial pelo tumor. A ultrassonografia e a TC demonstram as características teciduais melhor do que a cintigrafia ou pielografia. A RM com gadolínio pode ser necessária para definir melhor as lesões sutis. A nefrectomia é curativa, mas houve alguns relatos de recorrência local e casos raros de metástase a distância (120). A quimioterapia e a radioterapia são desnecessárias.

A nefroblastomatose pode ser difusa ou nodular (122). A nefroblastomase difusa costuma apresentar-se como aumento acentuado dos dois rins. Os rins estão francamente aumentados e exibem coloração esbranquiçada. A biopsia revela epitélio metanéfrico primitivo semelhante àquele visto no tumor de Wilms. A lesão geralmente responde à quimioterapia (i. e., actinomicina D). O blastoma renal nodular consiste em focos microscópicos de epitélio metanéfrico primitivo, e muitas vezes é um achado casual à necropsia de lactentes. Acredita-se que, em alguns casos, o tumor de Wilms possa originar-se de focos de blastoma renal nodular.

O nefroma cístico benigno às vezes é classificado com as doenças císticas, porém pertence mais propriamente aos tumores renais porque se podem encontrar elementos do tumor de Wilms nos septos entre os cistos (124). A exemplo dos outros tumores, os pacientes com nefroma cístico apresentam-se com massa palpável. A ultrassonografia identifica a massa como múltiplos cistos ou uma lesão complexa (i. e., cística e sólida mista). Embora a enucleação da massa seja uma opção terapêutica teórica, a nefrectomia ainda é o tratamento de escolha. A despeito da presença de elementos do tumor de Wilms nos septos, a quimioterapia não é necessária à cura.

Trombose da veia renal

Outra lesão renal que tem nítida predileção pelo período neonatal é a trombose da veia renal (124). Em geral, esse problema relativamente raro resulta de hemoconcentração secundária a desidratação, e muitas vezes é vista em RNs de mães diabéticas. Também pode ser encontrada em neonatos com cardiopatias congênitas cianóticas, anemia falciforme ou estresse ou sepse perinatal. Ocorre sedimentação nas vênulas intrarrenais, causando subsequente trombose. O trombo, então, propagar-se-á centralmente. Os RNs apresentam massa palpável, hematúria, albuminúria e trombocitopenia. Se os dois rins forem afetados, o RN torna-se urêmico. O tratamento é de apoio e envolve correção dos problemas subjacentes causadores. No passado acreditava-se que a cirurgia (i. e., nefrectomia) fosse essencial à sobrevida; contudo, sabe-se que a nefrectomia é desnecessária e que, se houver circulação colateral, pode haver recuperação renal. A trombectomia é inútil porque o problema está nas veias periféricas em vez de nas centrais. Os agentes trombolíticos desenvolvidos para lise de coágulos podem ser considerados no tratamento da trombose da veia renal bilateral.

Hemorragia suprarrenal

Às vezes, ocorre hemorragia dentro da glândula suprarrenal, seja espontaneamente ou em associação a trombose da veia renal (125). A hemorragia suprarrenal é mais comum do que a trombose da veia renal. A hemorragia também pode suceder um parto traumático, sepse, peso elevado ao nascer ou asfixia. O bebê pode apresentar-se com icterícia (por absorção de hemoglobina) e com massa abdominal. A ultrassonografia demonstra massa anecoica ou sólida acima do rim e pode ser detectada com ultrassonografia pré-natal como massa suprarrenal. Essa massa deve ser acompanhada após o nascimento para diferenciá-la de um neuroblastoma ou tumor da crista neural congênito (a TC pode ser essencial para distinguir entre tumor e hemorragia suprarrenal). Durante o curso de algumas semanas, se for o resultado de hemorragia suprarrenal, a massa será reabsorvida ou, raramente, formará um pseudocisto suprarrenal (126). A drenagem percutânea é o modo de tratamento preferido de um pseudocisto suprarrenal. Ocasionalmente, nenhum tratamento é necessário. Com frequência, observa-se calcificação da suprarrenal várias semanas após uma hemorragia local. A hemorragia suprarrenal é bilateral em 10% dos pacientes que a apresentam, e é mais comum no lado direito (Figura 40.25A e B).

Ultrassonografia pré-natal

O advento da ultrassonografia de alta resolução em tempo real possibilitou o diagnóstico pré-natal de muitas anomalias do trato urinário. A esperança de que intervenções pré-natais resultariam em melhora do prognóstico mostrou-se infundada (127). Relatou-se um risco de morbidade materna de até 4 a 5% (128), e não há exemplos claros de melhora do prognóstico fetal graças a tais intervenções (16,129). A cirurgia fetal para meningomielocele demonstrou um maior risco de ruptura espontânea das membranas, oligoidrâmnio e parto prematuro, incluindo 13% do grupo de cirurgia fetal que nasceram antes de 30 semanas de gestação. A idade gestacional média no parto no grupo de cirurgia fetal foi de 34,1 semanas de gestação em comparação com 37,3 semanas no grupo de cirurgia pós-natal. Além disso, cerca de um quarto das mães no grupo de cirurgia fetal mostrou evidências de afinamento da ferida uterina, graus variáveis de deiscência no local da histerotomia, demonstrando os riscos da cirurgia fetal tanto para o feto como para a mãe (130). Contudo, os estudos dos resultados do tratamento pós-natal de lesões identificadas antes do nascimento demonstraram claramente melhor prognóstico (128). Parece não haver vantagem no parto precoce para condições geniturinárias e reforça o fato de que a época do parto em fetos com hidronefrose é mais bem determinada por fatores obstétricos em vez de questões fetais (131).

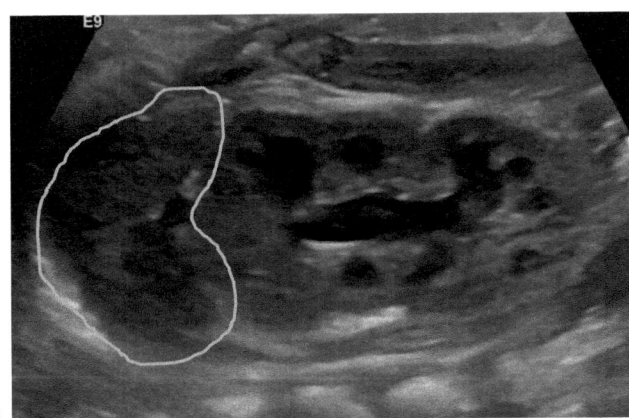

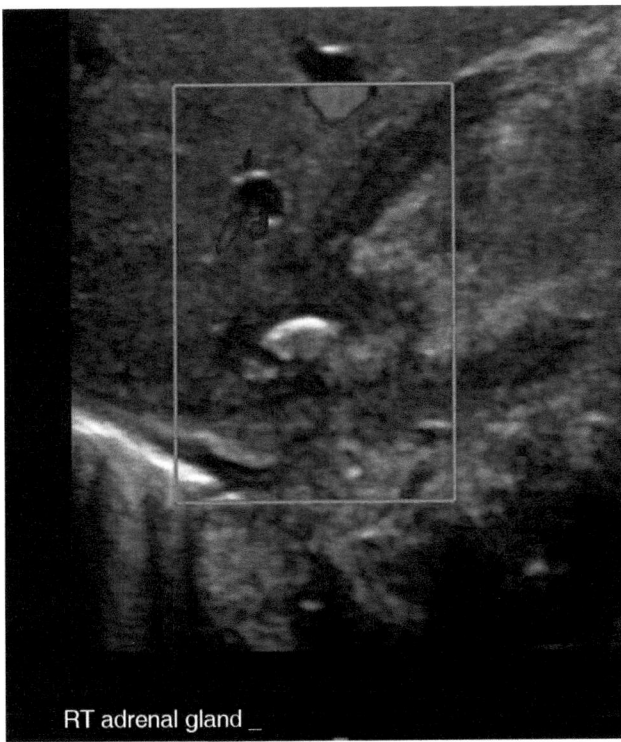

Figura 40.25 A. Recém-nascido prematuro de mãe diabética com hemorragia suprarrenal bilateral logo depois do nascimento (suprarrenal delimitada). **B.** O mesmo paciente com calcificação da glândula suprarrenal direita (RT adrenal grand) 3 semanas após a hemorragia suprarrenal bilateral vista pela primeira vez na ultrassonografia. (Esta figura encontra-se reproduzida em cores no Encarte.)

Os rins fetais, com ultrassom, podem ser prontamente identificados no começo do segundo trimestre de gestação. A dilatação da pelve renal e dos cálices em um sistema não duplicado, sem identificação de ureter dilatado, pode sugerir possível obstrução ureteropiélica. Muitos casos de hidronefrose pré-natal resolvem-se de maneira espontânea e completa *in utero*; de maneira semelhante, a hidronefrose ainda presente ao nascimento irá estabilizar ou melhorar com o tempo na maioria dos RNs. Algumas pelves renais irão continuar a dilatar progressivamente durante a gestação e após o nascimento. A maioria das dilatações do trato urinário superior observadas que são relevantes decorre de estreitamento da junção ureteropiélica. A Society for Fetal Urology (SFU) classificou a gravidade da hidronefrose com base na extensão da dilatação da pelve renal e dos cálices e afinamento ou atrofia do parênquima em uma tentativa de padronizar a vaga terminologia atualmente utilizada para descrever hidronefrose na ultrassonografia (64). A medição do diâmetro anteroposterior (DAP) da pelve renal tem sido usada para predizer a necessidade de tratamento pós-natal; geralmente, se o DAP for maior do que 5 mm no segundo trimestre ou 10 mm no final do terceiro, isso pode indicar obstrução da pelve renal. No entanto, nem todos os pacientes com grandes DAPs irão apresentar hidronefrose significativas, nem irão necessitar de tratamento cirúrgico.

Em um sistema duplicado, pode haver dilatação do sistema do polo superior ou inferior. As dilatações do último geralmente resultam de obstrução da JUP ou de RVU. As obstruções do sistema do polo superior em geral estão associadas a hidroureter e podem estar acompanhadas de ureterocele ou ureter ectópico obstruído. Também pode ocorrer refluxo do polo superior sem qualquer obstrução em alguns lactentes.

As lesões intrarrenais sólidas mais comuns encontradas nos exames por imagem pré-natal são nefromas mesoblásticos, e o neuroblastoma é infrequente.

A dilatação ureteral às vezes é maciça e pode ser confundida com o intestino na ultrassonografia; contudo, o delineamento do ureter desde o sistema superior dilatado até a bexiga geralmente o distingue do intestino, porque os ureteres dilatados não costumam demonstrar peristalse. Embora o hidroureter bilateral possa estar associado a obstrução ureterovesical bilateral, é mais provável que decorra de refluxo vesicoureteral de alto grau, válvulas de uretra posterior ou síndrome *prune belly* (abdome em ameixa).

No feto masculino, uma bexiga aumentada de paredes espessas com frequência é secundária a válvulas de uretra posterior ou à síndrome *prune belly* (abdome em ameixa), especialmente caso se identifique uma uretra posterior em buraco de fechadura na ultrassonografia. Nas meninas, uma bexiga aumentada resulta mais provavelmente da síndrome de megabexiga, microcólon e hipoperistalse intestinal. As ureteroceles também são identificáveis à ultrassonografia da bexiga. A ausência de uma bexiga em ultrassonografias seriadas ou na RM sugere agenesia renal bilateral, ectopia ureteral única bilateral ou extrofia da bexiga. Depois dos vasos hipogástricos, a aorta e a ramificação dos vasos renais irão ajudar a definir qual condição pode estar presente, mas devem ser seguidas serialmente para melhor prever essas condições após o nascimento (Figura 40.26A e B).

As condições associadas a hidronefrose e o volume normal de líquido amniótico geralmente encerram bom prognóstico, e aquelas associadas a aumento da ecogenicidade renal, alterações císticas e volume reduzido de líquido amniótico costumam ter prognóstico reservado para a maturação pulmonar e função renal (132).

Massas abdominais

O achado de massa abdominal é frequente no berçário. Uma série não selecionada de neonatos no berçário revelou massas abdominais oriundas do trato geniturinário em 1 de cada 500 internações (133). Está claro, a partir de múltiplos relatos, que o trato urinário frequentemente é a origem de massa abdominal palpável em RNs (134,135). Na maioria das séries relatadas, dois terços dos neonatos que se apresentam com massa abdominal possuem lesões do sistema urinário. Na fase de lactente, a hidronefrose e os rins císticos são as lesões mais comuns que produzem massas abdominais, enquanto em crianças maiores os tumores são mais comuns (136). Como o trato urinário é visualizado facilmente, a ultrassonografia é o exame de escolha para identificar a origem de massa abdominal palpável; em muitos casos, a TC ou RM é necessária para delinear melhor as massas abdominais sólidas. O Quadro 40.2 cita as características físicas e radiográficas das massas abdominais comuns de origem renal.

Hematúria

A hematúria no RN pode ser um sinal de trombose da veia renal, necrose tubular aguda, cálculos renais, infecção urinária ou obstrução do trato urinário (17). A hematúria deve ser confirmada por exame da urina com técnicas químicas e microscópicas.

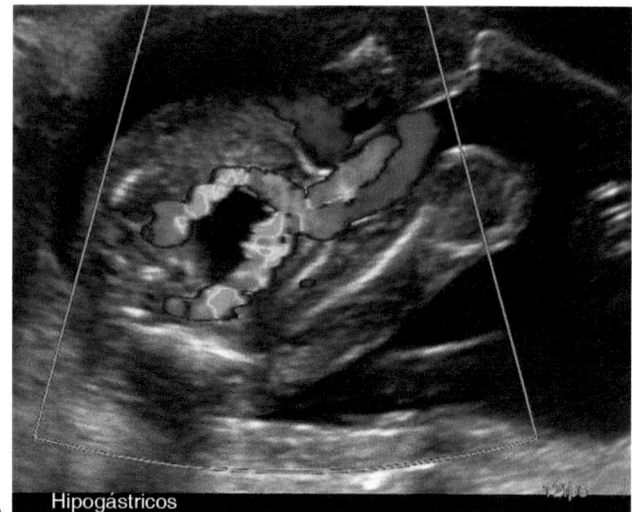

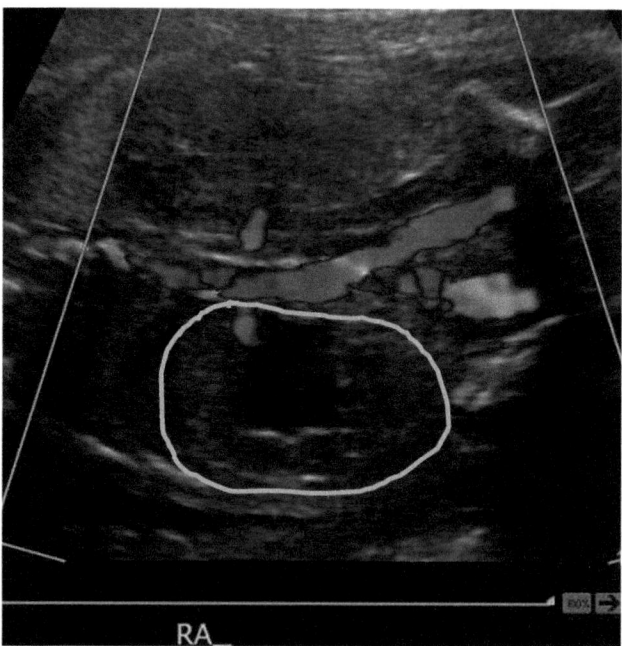

Figura 40.26 A. Ultrassonografia pré-natal no feto de 18 semanas demonstrando a presença de bexiga entre os vasos hipogástricos. **B.** Mesmo feto de 22 semanas de gestação com hidronefrose direita (*círculo*) com artérias renais (RA) vistas com medições de Doppler. (Esta figura encontra-se reproduzida em cores no Encarte.)

Um teste químico positivo pode refletir hemoglobinúria em vez de hematúria, a qual significa a presença de elementos celulares na urina. Ainda mais frequente que a presença de hematúria ou hemoglobinúria é a preocupação em torno de uma fralda vermelha no RN. Duas causas relativamente comuns de fraldas vermelhas são a presença de uratos na urina, que lhe conferem coloração rósea, especialmente na fralda, e o crescimento de *Serratia* sp. em fraldas de tecido embebidas em urina e deixadas ao ar livre. Obviamente, essas duas situações não têm consequências clínicas, mas devem ser distinguidas da hematúria ou hemoglobinúria verdadeira no diagnóstico diferencial.

ANORMALIDADES GENITAIS

Criptorquidia

Testículos retidos são um achado bastante comum no período neonatal, talvez atingindo até 1 em cada 50 neonatos (137). Contudo, a maioria dos testículos que estão retidos ao nascimento desce durante os primeiros 6 a 9 meses de vida, de modo que a incidência de criptorquidia ao 1 ano de idade é de aproximadamente 0,7 a 0,8%, o que é exatamente a mesma incidência descrita em rapazes pós-púberes (137). No exame neonatal, é importante determinar a posição testicular, porque o reflexo cremastérico é fraco ou ausente nessa época (138). Se o testículo for bem descido no RN, é improvável que haja problemas de criptorquidia verdadeira em idade maior. Acredita-se que os resultados ideais do tratamento da criptorquidia sejam produzidos por intervenções após o momento provável de descida testicular (*i. e.*, depois de 3 a 6 meses de idade) e antes que ocorram efeitos adversos histológicos da ausência de descida testicular (*i. e.*, por volta de 1,5 a 2 anos de idade). A intervenção cirúrgica, portanto, deve ser idealmente antes de 18 meses de idade (139). Atualmente, muitas crianças são submetidas ao tratamento cirúrgico da criptorquidia entre 6 e 9 meses de idade com bons resultados cirúrgicos e anestésicos. Maior mobilidade das estruturas do funículo espermático normalmente é observada nessa idade, até mesmo com testículos inguinais bem altos ou abdominais, o que facilita a transferência do testículo para a bolsa escrotal.

Agenesia peniana

Embora muitas das anomalias do pênis sejam comuns, algumas são raras, como a agenesia peniana, que ocorre em 1 em 10 a 30 milhões de nascidos vivos (Figura 40.27). A agenesia peniana sugere uma falha embrionária precoce no desenvolvimento do tubérculo genital. Em geral, a uretra se abre no períneo ou próximo da margem anal. Antigamente, essas crianças eram criadas como

QUADRO 40.2

Massas abdominais de origem renal.

Massa	Textura	Urografia excretora	Ultrassonografia
Hidronefrose	Lisa	Drenagem tardia	Anecoica
Rim multicístico	Irregular	Ausência de função	Múltiplos cistos grandes e pequenos (*i. e.*, displasia cística)
Rim policístico	Lisa (recessivo); irregular ou lisa (dominante)	Função tardia; distorção do sistema coletor Múltiplos cistos grandes e pequenos (dominante)	Cistos pequenos difusos (recessivo)
Tumor	Lisa	Distorção do sistema coletor	Sólido
Trombose da veia renal	Lisa	Função precária ou inexistente	Arquitetura renal relativamente normal; rim aumentado

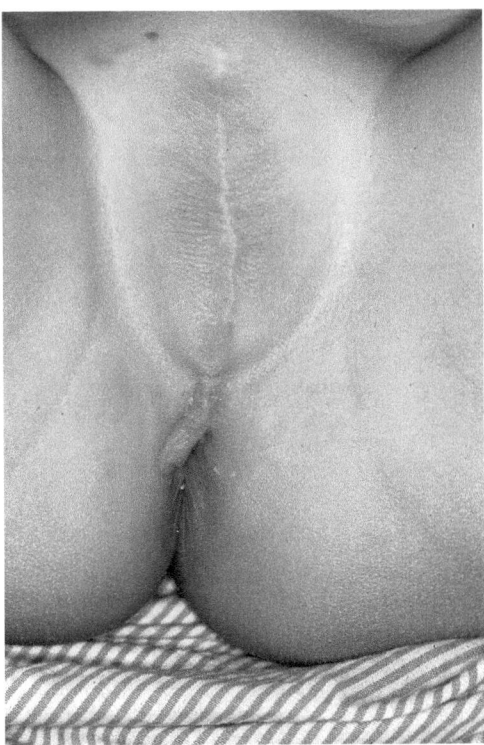

Figura 40.27 **Agenesia peniana em um paciente que foi submetido à orquidopexia.**

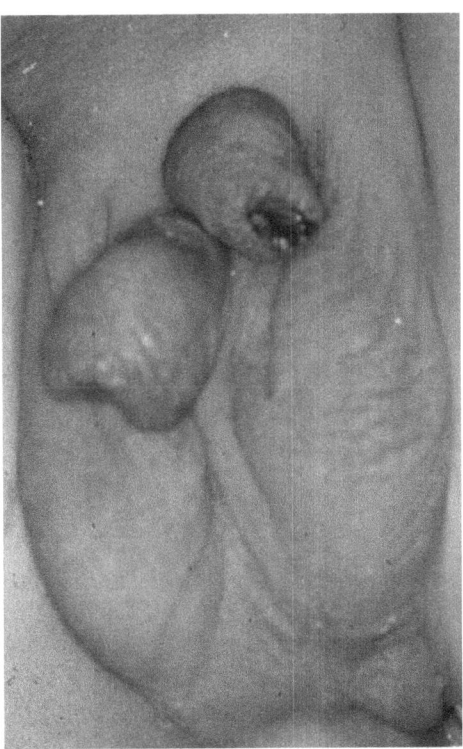

Figura 40.28 **Duplicação peniana.**

meninas, com castração e reconstrução da genitália externa em idade baixa (140). Devido a preocupações de *imprinting* neurológico do cromossomo Y, seu manejo e outras condições previamente atribuídas ao sexo continuam a ser controversos (141).

Duplicação peniana

A duplicação do pênis (*i. e.*, difalia verdadeira) é uma anomalia rara que também pode envolver duplicações da uretra e bexiga (Figura 40.28) (142,143). A reconstrução dessas anomalias envolve decisões complexas sobre a capacidade funcional dos tratos urinário, genital e gastrintestinal e a estética.

Microfalo

O menino que nasce com um falo anormalmente pequeno constitui verdadeiro dilema terapêutico. A maioria dos casos de microfalo advém de hipogonadismo (144) e responde à testosterona, mas um paciente eventual com microfalo tem insuficiência do órgão-alvo ou ausência de receptores de testosterona em funcionamento, como receptores α-5 redutase, impedindo a resposta à testosterona exógena. É digno de nota que, a despeito do achado de microfalo no berçário, é raríssimo encontrar um adulto com falo tão pequeno que impossibilite a função sexual.

O falo do RN a termo normal mede 3 a 3,5 cm em comprimento esticado; a definição de microfalo requer um pênis com menos de 2,5 cm de comprimento esticado, excluindo a genitália ambígua ou o pênis com hipospadia ou curvatura ventral (144). A fim de determinar se o microfalo responderá à estimulação hormonal, administra-se enantato de testosterona, 25 mg IM a cada 4 semanas até um total de 75 mg (ver Capítulo 36) (145). Alguma resposta geralmente é observada após a primeira dose. Na maioria dos casos, ao fim da evolução completa do estímulo, a criança tem um falo relativamente normal. Se não houver resposta à testosterona, pode-se considerar a reatribuição do sexo, mas a atribuição do sexo masculino, devido a preocupações com o *imprinting* do cromossomo Y, ainda é preferível para a maioria dos bebês com micropênis (141).

Em revisão recente do acompanhamento a longo prazo de pacientes com micropênis criados como meninos ou meninas, que depois foram reavaliados na idade adulta, metade dos homens estava insatisfeita com a genitália mas geralmente satisfeita com o sexo de criação, enquanto a maioria daqueles criados como mulheres (80%) estava insatisfeita com a genitália, precisando de várias cirurgias para melhorar o aspecto feminino. Curiosamente, aquelas criadas como mulheres também estavam satisfeitas com o sexo de criação (141).

Hipospadia

O termo hipospadia refere-se, por definição, à localização anormal do meato uretral em algum ponto ventral à ponta normal da glande (Figura 40.29); contudo, o termo abrange um complexo que inclui a *chordee* (*i. e.*, curvatura ventral do pênis à ereção), desenvolvimento anormal do prepúcio ou torção do pênis. Tradicionalmente, classifica-se a hipospadia em graus (*i. e.*, primeiro, segundo e terceiro). Na verdade, é mais proveitoso descrevê-la segundo a localização do meato e a presença ou ausência de *chordee* (Figura 40.29). As descrições de desenvolvimento do prepúcio (completo ou incompleto) ou torção peniana também irão melhorar a caracterização da anatomia peniana da criança. Em alguns casos, o meato hipospádico é bastante estenótico e pode ser muito difícil identificá-lo, sobretudo no RN.

Os irmãos de uma criança com hipospadia têm risco aumentado (14%) de tê-la (146). Acredita-se que a hipospadia seja herdada de modo multifatorial. A incidência histórica de hipospadia é de 1 em 300 nascidos vivos. A incidência, particularmente daquela localizada mais proximalmente, parece estar aumentando durante as últimas décadas nos EUA e alguns países escandinavos, mas isto não parece ser válido para todos os países (147,148). Estudos recentes sobre a fertilização *in vitro* (FIV) e aumento da incidência de hipospadia encontraram apenas um aumento (risco relativo de 3) nos meninos concebidos com injeção intracitoplasmática de espermatozoides (149), embora os agentes progestacionais administrados para manter a gestação precoce também possam ser

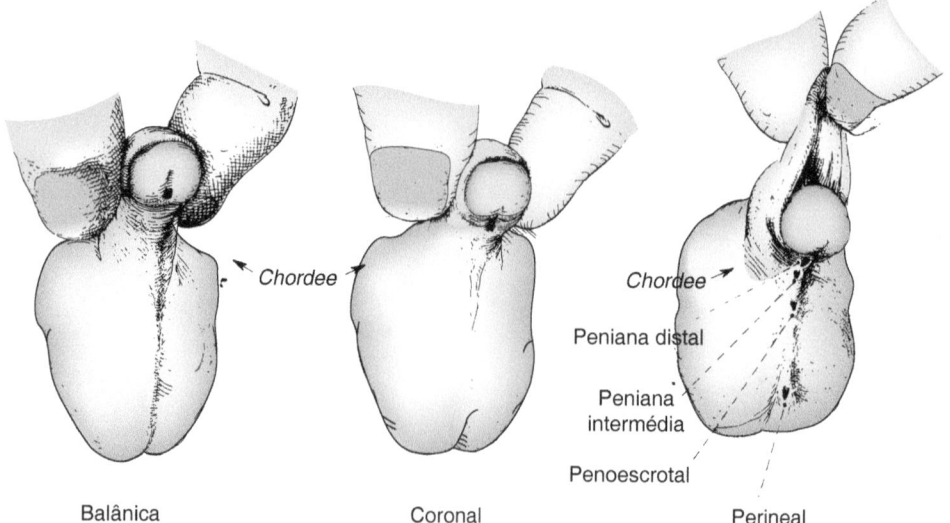

Figura 40.29 Classificação das hipospadias segundo a localização anatômica do meato uretral. A curvatura ventral (*chordee*) associada é mais bem descrita em termos de sua intensidade (leve, moderada, ou grave). De Kelalis PP, King LR, Belman AB, eds. *Clinical pediatric urology*, vol. 1. Philadelphia, PA: WB Saunders, 1976:577, com permissão.

um fator de risco. Acredita-se há muito tempo que a exposição materna a compostos estrogênicos, como fitoestrogênios, aumente o risco de hipospadia, mas dados experimentais recentes descobriram na verdade um risco reduzido de desenvolvimento de hipospadia (150). A associação da hipospadia com diabetes também tem sido estudada, visto que outros defeitos congênitos são encontrados em mães diabéticas. Um estudo descobriu que o aumento da hipospadia e de outras malformações estão presentes, principalmente, naqueles previamente diabéticos, e o diabetes gestacional, *per se*, não apresenta um risco aumentado de malformações (151).

No passado, foram realizados estudos em crianças com hipospadia para anormalidades associadas do trato urinário superior, porém isso não é geralmente necessário, visto que não há aumento da incidência de anormalidades do trato superior nesse grupo quando em comparação com a população geral (152). A avaliação rotineira por cariótipo dos pacientes com hipospadia e criptorquidia não é oportuna, exceto quando há dúvida sobre genitália ambígua (153).

A maioria dos pacientes com hipospadia pode realizar correção cirúrgica, de preferência no primeiro ano de vida, tipicamente após os 6 meses. A circuncisão não deve ser realizada nos lactentes com hipospadia, pois o prepúcio é utilizado no reparo da hipospadia. Os achados físicos que sugerem hipospadia são uma anormalidade do prepúcio, prepúcio incompleto e torção peniana ou *chordee* (Figura 40.30A e B). Se houver dúvida sobre a anatomia peniana no nascimento, deve-se postergar a circuncisão até que a criança seja avaliada por especialista, o qual determinará se o prepúcio é necessário para o reparo ou mesmo se um reparo será essencial.

Epispadia

A epispadia geralmente está associada a extrofia, mas às vezes aparece como um defeito isolado (Figura 40.31). A incidência de epispadia isolada provavelmente relatada de um em 100.000 nascidos vivos foi novamente estimada como sendo de 1 em 40.000 nascidos vivos (154). O reparo dessa lesão é moderadamente difícil. Os graus mais intensos de epispadia geralmente estão associados a incontinência urinária e são mais comuns do que os graus associados a continência. Nos casos incontinentes, deve-se reconstruir o colo da bexiga. Crianças com epispadias apresentam um falo relativamente pequeno, bem como ligamentos suspensores alargados, tornando a medição do comprimento do pênis difícil, apesar das várias novas técnicas de reparo. Restabelecer a continência é de suma importância para essas crianças.

Duplicação uretral

A duplicação uretral é uma anomalia incomum, observada mais comumente em meninos, que pode apresentar-se como uma lesão parcial ou total. Quando há duplicação, é mais comum que as uretras estejam orientadas no plano anteroposterior, em vez de situadas lado a lado (Figura 40.32). A uretra mais ventral geralmente é a uretra funcional, e a dorsal muitas vezes é estenótica e inutilizável (155). O reparo dessas anomalias deve ser ajustado a cada situação. Em geral, a duplicação da uretra na menina é vista com duplicação da bexiga e orientada lado a lado. A duplicação uretral em menina com uma uretra dorsal e uma uretra vaginal secundária é muito rara, geralmente apresentando-se com ITUs; a uretra feminina funcionante é a estrutura uretral mais ventral, assim como no menino (156).

O seio pré-púbico congênito pode ocorrer em meninos ou meninas como um pequeno orifício localizado logo acima do púbis e pode ser uma variante da uretra duplicada ou possivelmente uma variante de extrofia. O trato em geral é removido cirurgicamente e pode ser seguido até a bexiga ou uretra (157).

Genitália ambígua

A ambiguidade da genitália externa, frequentemente observada em RNs no berçário, pode apresentar um dilema diagnóstico e terapêutico (consulte o Capítulo 37). É importante estabelecer um diagnóstico rapidamente, geralmente utilizando uma abordagem multidisciplinar que envolva urologia, neonatologia, genética, psicologia e endocrinologia.

Ao exame físico, a presença ou ausência de gônadas palpáveis é bastante útil. A gônada palpável é mais comumente um testículo. A gônada palpáveis bilaterais sugerem que o paciente é um menino genético. Se houver uma gônada unilateral palpável, provavelmente também é um testículo. Teoricamente, pode haver um testículo normal, uma gônada em fita, ou um ovário no outro lado. Se não houver nenhum testículo palpável, o paciente pode ser uma menina XX, um menino XY com testículos abdominais ou disgenesia gonadal mista, ou transtorno ovotesticular do desenvolvimento sexual, ou um hermafrodita verdadeiro.

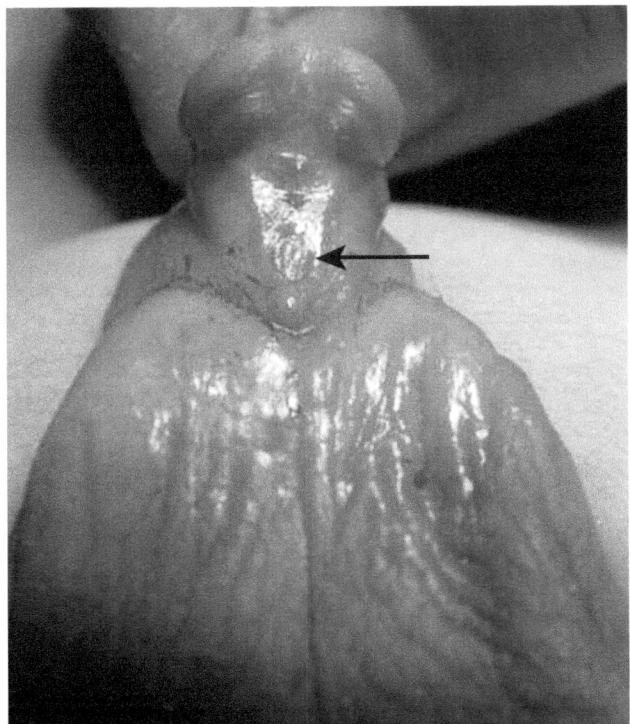
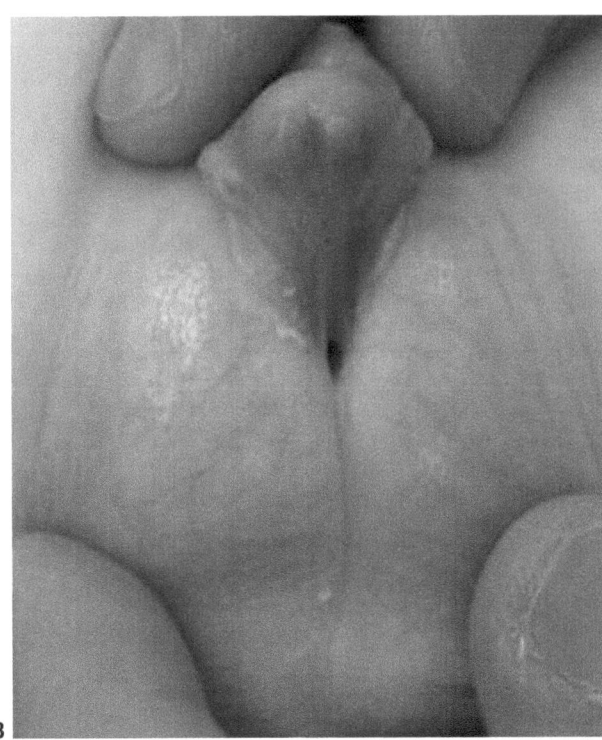

Figura 40.30 A. Hipospadia perineoscrotal com curvatura ventral (*chordee*) com óstio uretral raso (ver *seta*). **B.** Hipospadia escrotal com *chordee* e prepúcio incompleto.

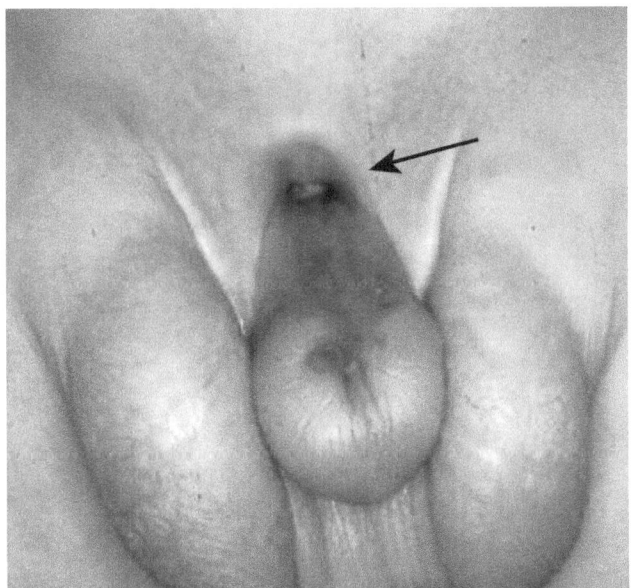

Figura 40.31 Epispadia isolada com colo vesical totalmente aberto (*seta*).

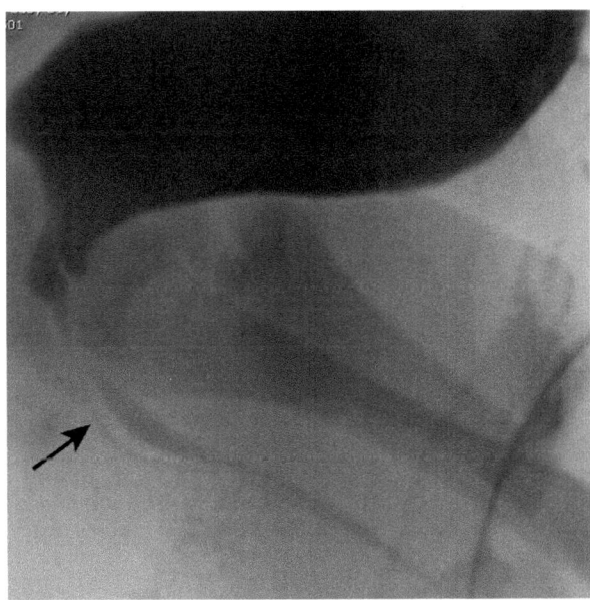

Figura 40.32 Duplicação uretral. Geralmente, uretra ventral (*seta*) é a uretra em funcionamento, mas, neste caso, a uretra dorsal tem maior calibre.

O sexo cromossômico é estabelecido pelo cariótipo. Um menino XY que está subvirilizado pode ter a síndrome de Klinefelter, transtorno ovotesticular de desenvolvimento sexual, deficiência de 5α-redutase, hipopituitarismo, deficiência de 17-hidroxilase, ou deficiência de 3β-hidroxiesteroide.

Se a paciente for uma menina XX, a ambiguidade pode ser produzida por excesso de androgênios maternos ou pela síndrome adrenogenital, que é causada mais comumente por deficiência de 21-hidroxilase. Esta também deve ser considerada em todo paciente fenotipicamente masculino com gônadas impalpáveis, ainda que a genitália pareça totalmente masculinizada, a fim de evitar uma crise suprarrenal em paciente com a síndrome adrenogenital perdedora de sal (Figura 40.33A e B).

O sexo de criação deve ser definido tão logo possível após a avaliação endocrinológica, do cariótipo e anatômica apropriada, de modo a garantir que distúrbios ameaçadores à vida não ocorram e prevenir ansiedade excessiva dos pais. Uma equipe multiprofissional ajudará os pais a tomarem uma decisão acerca do sexo de criação mais bem informada possível no momento da revisão. Os elementos para determinação do sexo de criação a serem considerados são a fertilidade em potencial, a capacidade de função psicossexual futura e a possibilidade de reconstrução satisfatória. Este último fator exige que um cirurgião experiente participe da decisão acerca do sexo de criação, de modo que os pais compreendam as opções cirúrgicas, as complicações em potencial ou a multiplicidade de procedimentos e os tratamentos médicos vitalícios que poderiam ser necessários em cada uma das opções para o sexo escolhido. As implicações psicológicas dos relatos de insatisfação dos pacientes com o sexo escolhido costumam ser expressas mais fortemente na adolescência e idade adulta (158,159). Infelizmente, a escolha do sexo de criação apropriado torna-se mais difícil à medida que forem disponibilizadas mais informações, conforme essas crianças crescem, com satisfação ou insatisfação variável em relação ao sexo inicial escolhido (160).

Desenvolvimento do prepúcio e circuncisão

O prepúcio forma-se como um rolo de epitélio que se funde ventralmente no frênulo. Se houver falha do desenvolvimento uretral, isto interfere no desenvolvimento do prepúcio, de modo que as anormalidades do prepúcio são bastante sugestivas de outras anormalidades penianas (p. ex., hipospadia, curvatura ventral, epispadia, megaprepúcio) (Figura 40.34A e B). Depois que o prepúcio cobre a glande, sua face epitelial interna funde-se com o epitélio da glande e não irá se separar dele até o final da infância (161). A separação entre a camada epitelial interna e a glande ocorre quando os espaços císticos surgem entre as duas camadas, os quais às vezes são preenchidos com células epiteliais descamadas, formando contas brancas semelhantes a pérolas (esmegma infantil) que podem ser vistas através da pele sobrejacente. Algumas áreas de esmegma podem tornar-se inflamadas ou infectadas, porém a maioria é drenada espontaneamente.

Como a circuncisão é bastante comum nos EUA, a história natural do desenvolvimento do prepúcio não é bem compreendida, de maneira que as observações realizadas em países onde a circuncisão geralmente não é praticada fornecem uma indicação da evolução normal da separação do prepúcio da glande. O prepúcio do RN normalmente não é retrátil. Em uma

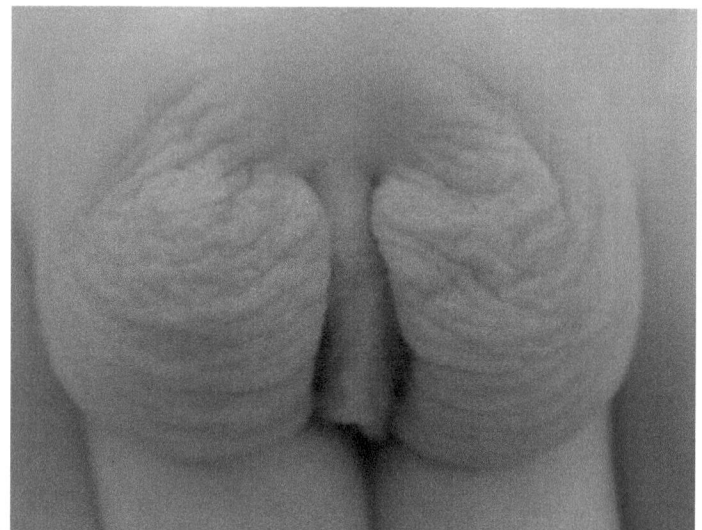
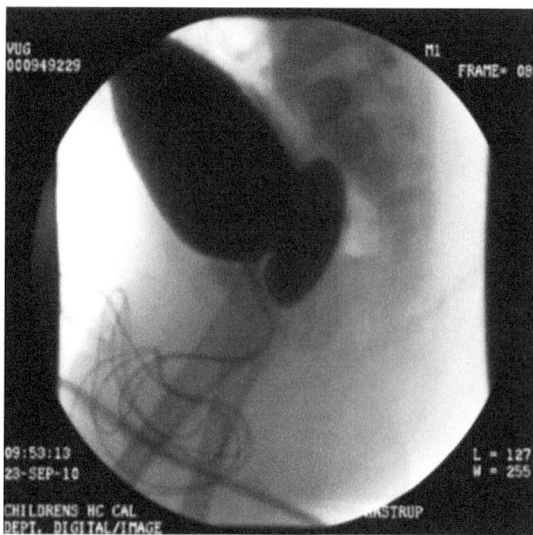

Figura 40.33 A. Genitália ambígua em uma mulher com hiperplasia suprarrenal congênita (HSRC). Pregas labioescrotais totais sem gônadas palpáveis e estrutura fálica proeminente presente nessa paciente. Essa paciente apresentava baixa confluência da vagina e da uretra. **B.** Genitograma em pacientes HSRC em que a vagina se une à uretra perto do colo da vesícula. (Cateteres para CUGM precisaram ser colocados com cistoscopia e vaginoscopia devido à alta confluência.)

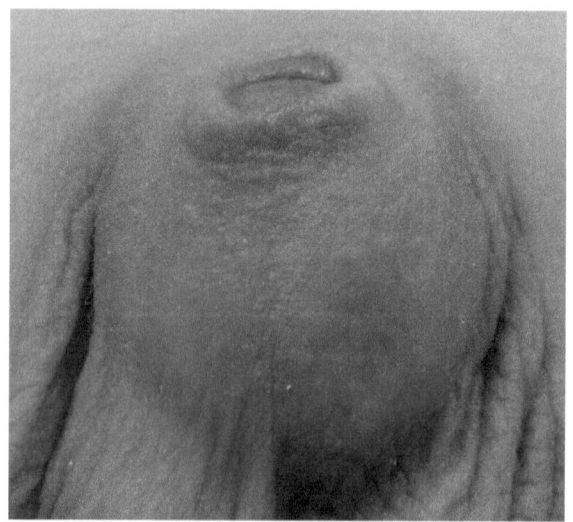
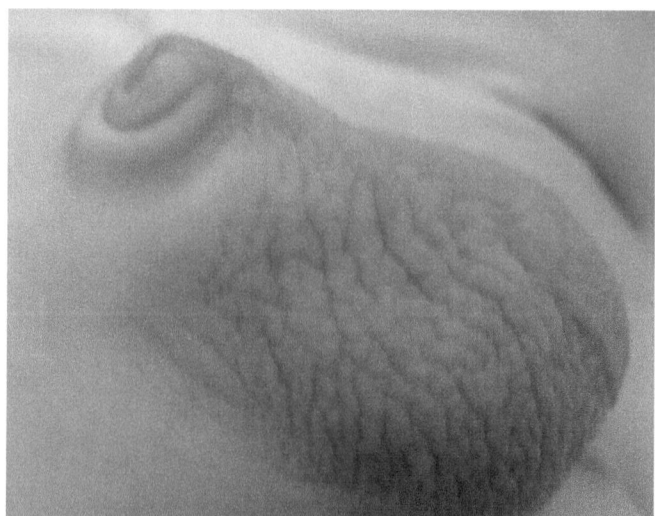

Figura 40.34 A. Megaprepúcio no menino jovem. Devido à escassez de pele no corpo do pênis, uma circuncisão não deve ser tentada nesse recém-nascido porque resultará em "aprisionamento" do pênis devido à densa fibrose, que irá necessitar de intervenção cirúrgica em um momento posterior. **B.** Megaprepúcio em um menino diferente. Observe a ausência relativa de pele no corpo do pênis. A circuncisão do dispositivo de pinça do recém-nascido não deve ser feita no paciente com anatomia semelhante.

grande série da Dinamarca, o prepúcio não era totalmente retrátil na maioria dos meninos até a puberdade (162). A fimose é a incapacidade de retrair o prepúcio. Este é o estado fisiológico normal nos primeiros meses de vida, passando pela infância até a adolescência. A fimose fisiológica normal permite que o prepúcio se retrairia gradualmente com o crescimento peniano, e a maioria das crianças desenvolve-se normalmente sem infecção ou dificuldade miccional, apesar da incapacidade temporária para retrair o prepúcio. A retração forçada do prepúcio produz lacerações na pele do óstio, resultando em cicatrizes que podem acarretar fimose patológica.

A circuncisão é realizada por diversas razões. Medicamente, carcinoma do pênis, fimose patológica, parafimose, algumas doenças sexualmente transmissíveis e algumas infecções urinárias no lactente podem ser prevenidas pela circuncisão (163). Se a população geral for considerada em termos econômicos ou de saúde pública, as vantagens para o paciente individual talvez sejam atenuadas pelo custo de realizar a circuncisão em toda a população masculina para prevenir problemas em uma minoria. Houve benefícios significativos na diminuição das taxas de transmissão de HIV e HPV em países onde essas doenças apresentam prevalência e morbidade significativas. Os benefícios da circuncisão às vezes são anulados por complicações que advêm do procedimento, assim como observado em qualquer outro procedimento cirúrgico (164). As complicações mais comuns são hemorragia e infecção da ferida. Em geral, ambas são perturbações facilmente tratadas e geralmente apenas secundárias. As complicações sérias, como sepse, fasciite necrosante (gangrena de Fournier), amputação da glande, perda de todo o pênis, fístulas uretrocutâneas, faixas de cicatriz entre o corpo e a glande (Figura 40.35A a C), desnudação da pele de todo o corpo do pênis, fimose recorrente ou patológica e fístulas uretrais ocorrem raramente (165). Os pais normalmente ficam muito insatisfeitos com o aspecto estético do pênis, porém o resultado funcional é bom.

Torção testicular

A torção testicular no RN geralmente apresenta-se como um testículo firme e algo aumentado. Na apresentação, a pele escrotal pode ser endurecida ou eritematosa, mas, geralmente, há mínima alteração na pele sobrejacente. A torção neonatal parece ser indolor na apresentação, mas provavelmente é um evento pré-natal em até 72% dos casos (166,167). Alguns casos (28%) desenvolvem-se no período pós-natal. A exploração da torção testicular no período neonatal provavelmente é de valor limitado, visto que a recuperação é improvável, mas é justificada se as alterações forem observadas logo após o nascimento e o procedimento for realizado de maneira diligente (menos de seis horas desde o momento de alteração do exame testicular) (168). A recuperação com exploração cirúrgica bastante rápida pode ser improvável mesmo se realizada em menos de 6 horas de apresentação. Dez por cento das torções neonatais são bilaterais; algumas são assincrônicas, e algumas são do tipo intravaginal, como é mais comum no período neonatal, em vez do tipo extravaginal observado em RNs. Em uma série, através de abordagem inguinal, foram preservados até 20% dos testículos que sofreram torção aguda no período neonatal (169); mas este número talvez superestime as taxas reais de preservação nessa faixa etária. Se houver um testículo obviamente infartado, a exploração contralateral e a fixação testicular quando o neonato estiver estável podem prevenir a torção contralateral em um momento posterior (170).

Tumores testiculares

Os tumores do testículo podem apresentar-se ao nascimento ou no início da fase de lactente (171). Esses tumores podem ser avaliados com ultrassom para ajudar a diferenciá-los da torção neonatal, mais comum, embora em alguns casos isso possa ser difícil. Os teratomas do testículo, que ocorrem em 19,7% dos casos registrados no Prepubertal Testicular Tumor Registry, são benignos e

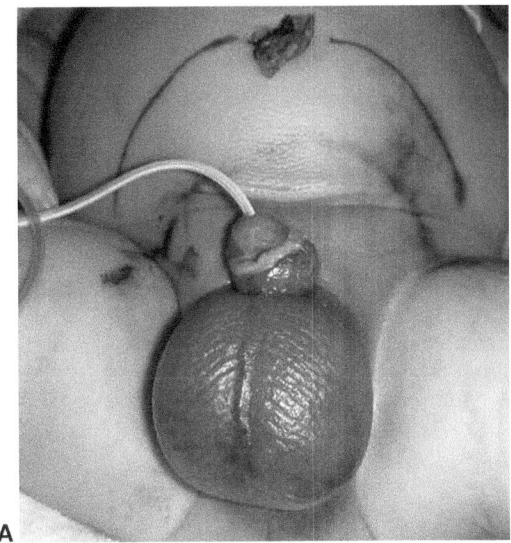

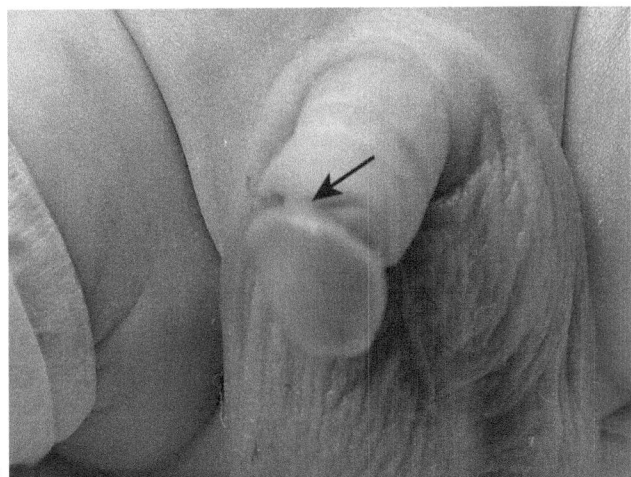

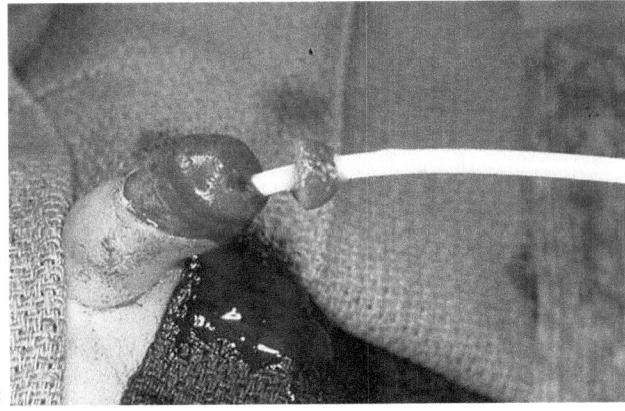

Figura 40.35 A. RN com fasciite necrosante (gangrena de Fournier) depois de uma circuncisão do recém-nascido. Observe áreas de progressão da celulite e induração no escroto. **B.** Ponte de pele peniana 1 semana após a circuncisão do recém-nascido (ver *seta*). **C.** Amputação parcial da glande na circuncisão neonatal com pinça de Mogen. (Esta figura encontra-se reproduzida em cores no Encarte.)

tratados por excisão (172). Em algumas ocasiões, a excisão apenas do teratoma é possível, deixando o resto do testículo *in situ*; a orquidectomia deveria ser reservada quando todo o testículo fosse substituído pelo teratoma. Os tumores do estroma gonadal também se apresentam no período neonatal, sendo os mais comuns os tumores de células de Sertoli (172,173). Embora histologicamente esses tumores pareçam malignos, eles sempre exibem comportamento benigno no lactente, e a orquidectomia é curativa. Este não é o caso quando os tumores do estroma gonadal aparecem mais tarde na segunda infância, porque se documentou um comportamento maligno.

Os tumores do saco vitelino ocorrem no lactente; cerca de 30% dos tumores do saco vitelino testiculares são identificados nessa fase. Esses tumores malignos são mais bem tratados por orquidectomia radical. Se não houver evidências de doença metastática, a quimioterapia adjuvante, dissecção de linfonodos ou radioterapia não se justificam (174). Os níveis de alfafetoproteína (AFP) estão elevados em pacientes com tumores do saco vitelino, mas os níveis de AFP também são normalmente elevados no lactente, mas não em adultos. Os níveis de AFP ajustados à idade, visto que os RNs normalmente apresentam AFPs elevados, aumentam a utilidade dessas medições como marcador tumoral em lactentes (175).

INFECÇÃO URINÁRIA

Os RNs apresentam uma inversão da incidência de bacteriúria de acordo com o sexo. A incidência geral de ITUs neonatais situa-se aproximadamente entre 1,5 e 5 casos por 1.000 nascidos vivos. A razão entre os sexos masculino e feminino está na faixa de 3:1 a 5:1 (176), enquanto na segunda infância e até a idade adulta há predomínio do sexo feminino entre os pacientes com infecções urinárias. Meninos não circuncidados são mais propensos a ter infecções urinárias do que os meninos circuncidados (177). A incidência de infecção urinária em meninos não circuncidados é de aproximadamente 1 por 100. Às vezes, a fonte da infecção urinária pode ser hematogênica em vez de ascendente (178).

É obrigatório realizar avaliação radiológica de todo RN com bacteriúria documentada por cultura. Indica-se ultrassonografia, e a CUGM também deve ser realizada, especialmente se a ultrassonografia for anormal. O RVU pode estar presente em metade daqueles avaliados, e uropatia obstrutiva não é um achado incomum (179). As atuais diretrizes de prática clínica da American Academy of Pediatric para ITU inicial em RNs e crianças febris foram elaboradas para crianças entre 2 e 24 meses e sugerem que não são necessários estudos até que seja documentada uma segunda ITU. Atualmente, as diretrizes sugerem que somente um exame de ultrassom do trato urinário é necessário. Se for normal, mais nenhum exame radiológico será realizado. Se a US for anormal ou houver recorrência de infecção urinária febril, então uma CUGM deve ser realizada (180). Ainda acreditamos que a infecção febril documentada em um RN deva ser avaliada com US e CUGM.

ASPECTOS UROLÓGICOS DA MIELODISPLASIA

Quase todas as crianças com mielodisplasia apresentam envolvimento do sistema urinário. Isto pode não ter consequências no período neonatal, mas esses pacientes podem ser devidamente avaliados logo após o nascimento e um programa de vigilância do trato urinário deve ser instituído. Acredita-se que a hidronefrose fosse encontrada ao nascimento em cerca de 10% das crianças com mielodisplasia, mas estudos sugeriram que alguns casos de hidronefrose previamente detectados na verdade decorriam do choque medular após fechamento da lesão neurológica e em muitas crianças resolviam-se espontaneamente (181). Embora a expressão manual da bexiga (manobra de Credé) tenha sido usada no passado para esvaziar a bexiga de crianças com mielodisplasia, esta técnica não é recomendada porque as pressões intravesicais que são produzidas podem ser muito altas, levando à deterioração do trato superior, especialmente nos pacientes com RVU associado (182). O cateterismo intermitente pode ser bem-sucedido em lactentes de ambos os sexos, mas se ocorrer hidronefrose e o cateterismo não lograr êxito ou não for aceitável pelas famílias, a vesicostomia cutânea temporária pode facilitar o esvaziamento necessário da bexiga (183). Se possível, as crianças com mielodisplasia devem ser assistidas por uma equipe multiprofissional contendo neurologistas, neurocirurgiões, urologistas e cirurgiões ortopédicos. Assim, essas crianças têm chance excelente de sobrevida e desenvolvimento como cidadãos produtivos na sociedade moderna. Devido ao aumento dos problemas relacionados à obesidade em crianças, os serviços de nutrição também são úteis nesse grupo de pacientes, no qual existe um elevado risco de obesidade devido à diminuição da mobilidade e outros problemas clínicos associados, com o esvaziamento vesical e intestinal, problemas ortopédicos e de pele associados ao aumento de massa corporal.

Síndrome prune belly (abdome em ameixa) ou síndrome da tríade

A síndrome da tríade, também conhecida como síndrome de Eagle-Barrett ou *prune belly* (abdome em ameixa), é na verdade um espectro de anomalias caracterizado pela tríade de deficiência da parede abdominal, hidronefrose e, no sexo masculino, criptorquidia. O próprio defeito da parede abdominal confere ao paciente o aspecto típico que originou seu nome. Estima-se que a incidência da condição seja de 1 por 35.000 a 50.000 nascidos vivos (16, 184). Os meninos são afetados com frequência 10 vezes maior que as meninas (185). Não há evidências claras de que o distúrbio seja hereditário. As teorias da embriogênese incluem uropatia obstrutiva e displasia mesenquimal (186).

Pode haver hidroureteronefrose maciça e a bexiga com frequência está muito dilatada. Como há hipoplasia prostática com dilatação da uretra prostática, os exames pré-natais podem não diferenciar esses pacientes de meninos com válvulas de uretra posterior. Os rins frequentemente são displásicos, e essa displasia determina o prognóstico (187). Embora algumas crianças acometidas morram na fase de lactente, muitas sobrevivem. Devido à relativa ausência de musculatura abdominal, as complicações pulmonares, incluindo parada respiratória e pneumonia, são comuns. Reconstrução do trato urinário, orquidopexia e reparo do defeito da parede abdominal ajudam a modificar o prognóstico dessas crianças (188) (Figura 40.36A a C).

IMPLICAÇÕES UROLÓGICAS DO ÂNUS IMPERFURADO

Em virtude de os desenvolvimentos dos tratos urinário inferior e gastrintestinal estarem intimamente relacionados, o trato urinário é afetado em alta proporção nas crianças com ânus imperfurado; quanto mais alta a lesão, maior a chance de comprometimento urinário (189). Todos os RNs com ânus imperfurado devem ser rastreados para anormalidades do trato urinário com ultrassonografia e uma cistouretrografia miccional devido à estreita associação dos tratos urinário inferior e gastrintestinal em desenvolvimento. Há uma constelação de anomalias associadas, conhecidas como associação VACTERRL (anormalidades vertebrais, anorretais, cardíacas, traqueoesofágicas, renais, radiais e dos membros [limbs]) em muitas dessas crianças. Como três elementos constituem a associação, quando dois elementos estão presentes, deve-se pesquisar um terceiro. Esta é uma lesão não genética, de ocorrência esporádica.

ANORMALIDADES GENITAIS FEMININAS

O sistema genital feminino é formado pelos ductos paramesonéfricos ou de Müller. O sistema de Müller diferencia-se em órgãos femininos quando a substância inibidora mülleriana está ausente. Durante a sexta à oitava semana de gestação, os ductos de Müller formam-se lateralmente aos ductos de Wolff, cruzam medialmente e fundem-se na linha média, incorporando o seio urogenital (UG),

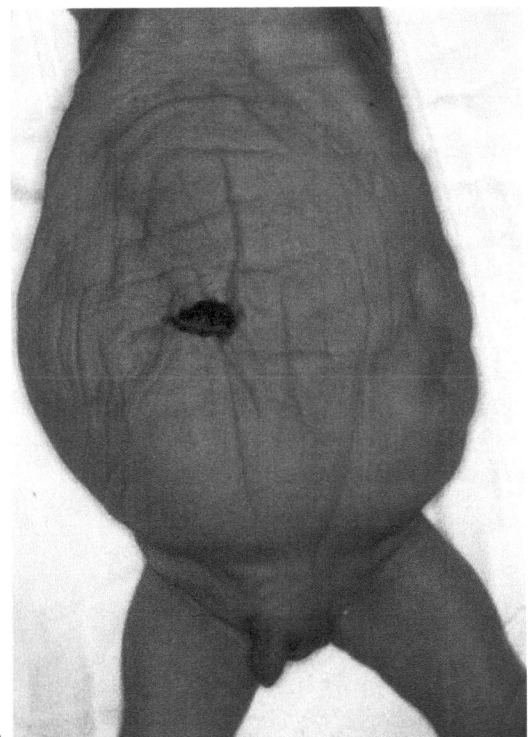
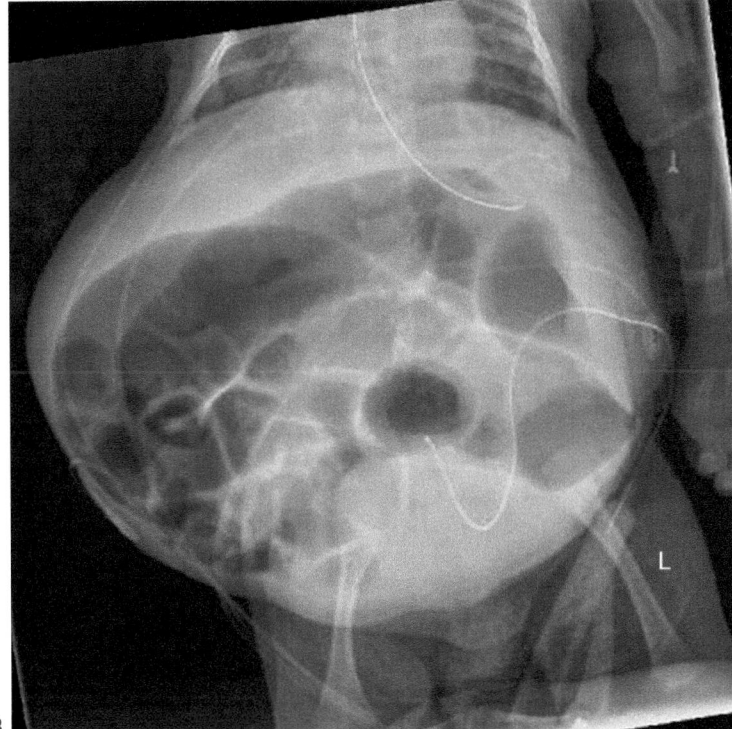
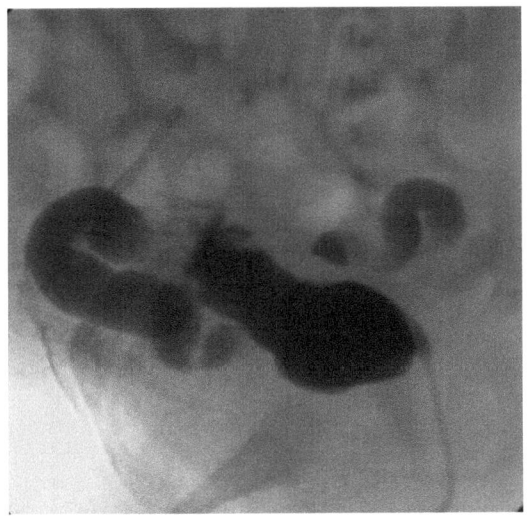

Figura 40.36 A. Síndrome de deficiência ou hipoplasia congênita da musculatura da parede abdominal (abdome em ameixa seca) com aparência típica da parede abdominal devido à ausência ou escassez de musculatura abdominal. B. A radiografia de tórax de um RN com síndrome de deficiência ou hipoplasia congênita da musculatura da parede abdominal (abdome em ameixa seca) com hiperdistensão do abdome devido à ausência de parede abdominal. C. CUGM no mesmo paciente com síndrome de deficiência ou hipoplasia congênita da musculatura da parede abdominal (abdome em ameixa seca) com úraco persistente e RVU de alto grau, que também é comum nesses pacientes. A uretra prostática desse paciente não foi bem visualizada devido ao cateter no lugar. Esse RN também apresentou rins displásicos e disfuncionais.

formando o canal uterovaginal na décima semana. As tubas uterinas desenvolvem-se a partir das extremidades laterais dos ductos de Müller. A vagina desenvolve-se a partir dos ductos de Müller fundidos e do seio UG. Acredita-se que os quatro quintos superiores da vagina sejam derivados dos ductos de Müller e o quinto inferior, do seio UG. A formação da vagina está completa no quinto mês de gestação.

A genitália externa diferencia-se in utero durante a 12ª à 16ª semana. O desenvolvimento passivo do tubérculo genital no clitóris, das pregas uretrais nos lábios menores e das tumefações genitais nos lábios maiores ocorre na ausência de androgênios fetais.

Agenesia vaginal

A agenesia vaginal (síndrome de Meyer-Rokitansky-Küster-Hauser) ocorre quando a lâmina vaginal não se canaliza. A incidência relatada é de um em 4.000 a 5.000 nascidos vivos do sexo feminino (190). As pacientes geralmente são meninas 46XX que se apresentam com amenorreia primária, mas exibem características secundárias normais do sexo feminino. Os ovários e a genitália externa costumam ser normais, mas a lâmina vaginal não é canalizada e o útero pode ser rudimentar. Anomalias geniturinárias associadas são comuns; veem-se anomalias renais em 34% das pacientes (190). Agenesia e ectopia renais são os achados mais comuns. As pacientes também podem ter anomalias esqueléticas, particularmente da coluna vertebral e costelas. As combinações dessas anomalias foram denominadas associação MURCS (aplasia dos ductos de Müller, aplasia renal e malformações dos somitos cervicotorácicos). A correção cirúrgica é individualizada, de acordo com a localização e o desenvolvimento dos remanescentes uterinos e vaginais (190).

Hidrocolpo e hidrometrocolpo

Se a canalização vaginal for incompleta, o hímen pode ser imperfurado ou pode haver um septo vaginal transverso alto. Então, a lactente pode apresentar-se com distensão da vagina por secreções glandulares estimuladas pelos estrogênios maternos, conhecida como hidrocolpo, ou distensão da vagina e do útero pelas mesmas secreções, conhecida como hidrometrocolpo. Com a ultrassonografia pré-natal atual, esses distúrbios são diagnosticáveis antes do parto, porém muitos lactentes ainda se apresentam com massa abdominal, possível obstrução urinária e massa abaulada no introito. A ultrassonografia pode demonstrar massa pélvica cheia de líquido de densidade homogênea ou mista, e possivelmente uma bexiga distendida com ou sem hidroureteronefrose, se houver obstrução urinária secundária (Figura 40.37).

O tratamento definitivo depende do grau de canalização da vagina; pode consistir em himenotomia simples ou vaginoplastia ou abaixamento vaginal se houver um defeito septal alto. A TC ou RM com imagens pesadas em T2 delineiam melhor a lâmina vaginal remanescente, porém às vezes a aspiração do líquido com agulha e a injeção de contraste radiográfico são necessárias para delinear o comprimento da lâmina vaginal.

Anomalias com duplicação ou fusão

A duplicação do útero e da vagina ocorre se a fusão dos ductos de Müller for incompleta. A criança pode ter dois úteros, uma ou duas cérvices com vagina única ou duas vaginas separadas, ou uma ou duas vaginas podem-se abrir no períneo. Essas malformações podem ser identificadas no início da vida por ultrassonografia, mas com frequência não irão se apresentar até a adolescência. A apresentação típica é uma moça pós-menarca que tem dor pélvica cíclica associada às menstruações e massa pélvica crescente. O tratamento da duplicação vaginal em geral requer apenas incisão do septo vaginal longitudinal. Descreveram-se gestações bem-sucedidas em algumas mulheres com úteros duplicados.

Anormalidades do seio urogenital e da cloaca

Um seio urogenital (UG) comum é uma parte normal do desenvolvimento em ambos os sexos. Se o desenvolvimento dos ductos de Müller for interrompido durante o primeiro trimestre, uma confluência urovaginal persistente ou seio UG comum será encontrado ao nascimento. A localização da junção da vagina e uretra é variável de acordo com o momento da diferenciação vaginal. Quanto mais cedo a interrupção ocorrer, mais alta se localiza a conexão. O ânus pode estar situado em sua posição normal ou ter uma localização mais anterior. Observa-se que esses neonatos têm uma abertura comum no introito para a uretra e vagina e uma segunda abertura para o ânus. Uma genitografia delineia a extensão do canal urogenital comum e as conexões da uretra e vagina. Realiza-se este exame introduzindo-se uma sonda alimentar ou cateter uretral logo no interior da abertura comum e injetando-se material de contraste de maneira retrógrada. O tipo de reconstrução cirúrgica necessária é determinado pela extensão do canal comum e pela localização da junção uretrovaginal. A cirurgia corretiva é realizada durante o primeiro ano de vida na maioria das lesões (191). Pode-se utilizar mobilização urogenital total ou parcial para trazer uma lesão com junção alta até o períneo, em geral sem incontinência (191,192).

A malformação combinada do seio UG e das estruturas anorretais denomina-se anomalia cloacal. Com 4 a 6 semanas de gestação, o septo urorretal deve dividir a confluência comum da alantoide-intestino posterior. Se isso não ocorrer, uma cloaca comum está presente ao nascimento. Em virtude do ânus imperfurado, os neonatos têm distensão abdominal e uma única abertura perineal. A definição da anatomia nessa condição também é importante para o manejo cirúrgico apropriado. Isto geralmente requer uma abordagem em equipe com a participação da cirurgia e urologia pediátricas. Os RNs costumam precisar de colostomia de desvio no início do tratamento. A genitografia define as junções da uretra, vagina e intestino, o que ajuda a planejar melhor a reconstrução definitiva com abaixamento intestinal, vaginoplastia formal e uretroplastia ou uma vaginoplastia por redução simples. A avaliação endoscópica do canal cloacal comum com avaliação posterior da junção dos canais vaginal e retal com a cloaca comum também irá ajudar no reparo cirúrgico da cloaca. A reconstrução completa pode ser considerada durante a fase de lactente e talvez seja mais fácil próximo a 1 ano de idade. O adiamento da reconstrução até uma idade maior na segunda infância ou a puberdade geralmente é mais difícil, em decorrência das cicatrizes prévias do abaixamento anal e da pelve mais profunda e menos móvel presente nas meninas maiores (Figura 40.38A e B).

Cistos de ovário

Os cistos de ovário desenvolvem-se na presença de estimulação hormonal e são vistos mais comumente após a puberdade. O ovário fetal, no entanto, é estimulado pelas gonadotropinas fetais, estrogênios maternos e gonadotropina coriônica placentária e pode desenvolver cistos durante o desenvolvimento fetal e a fase de lactente. Os cistos de ovário estão sendo encontrados com maior frequência desde a ultrassonografia pré-natal. Muitas dessas lactentes foram, anteriormente, submetidas a terapia cirúrgica com ooforectomia, cistectomia, ou aspiração do cisto devido ao risco de torção do cisto secundária ao aumento do ovário e às preocupações com tumor ovariano eventual. Agora, como muitos cistos de ovário podem ser descobertos *in utero* pela US, os cistos são acompanhados até o parto. O parto vaginal é possível na maioria dos casos, e o parto cesáreo é reservado para os cistos muito grandes. Após o nascimento, os cistos ovarianos pequenos (< 4 cm) são acompanhados com ultrassonografia seriada, visto que a maioria dos cistos regride nos primeiros 3 a 4 meses de vida. Os cistos grandes podem ser acompanhados até a involução ou aspirados para garantir a conservação do ovário. Deve-se considerar a cirurgia laparoscópica ou aberta se houver cistos de ovário complexos, cistos sintomáticos, os cistos maiores do que 4 a 6 cm ou os cistos que recorrem após aspiração. A maioria dessas lesões é tratada com preservação do tecido ovariano ou remoção do teto do cisto (193).

Massas no introito

As massas no introito geralmente são observadas durante o primeiro exame físico do RN. O diagnóstico diferencial em neonatos do sexo feminino inclui hímen imperfurado, prolapso de ureterocele e cistos de Skene ou Gartner. As ureteroceles também podem projetar-se através do meato uretral. Os cistos parauretrais (de Skene ou Gartner) também estão presentes em meninas RNs, e apresentam-se com deslocamento lateral do meato uretral. Tais cistos involuem ou rompem-se espontaneamente com razoável rapidez, portanto o tratamento geralmente é desnecessário.

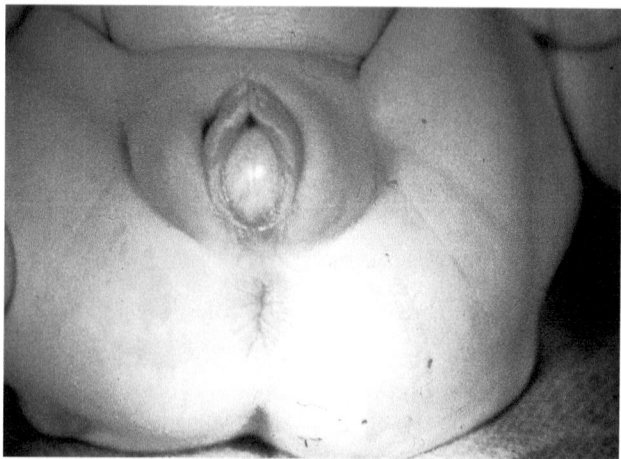

Figura 40.37 Hímen imperfurado abaulado em uma recém-nascida que também apresentava hidrocolpos associados.

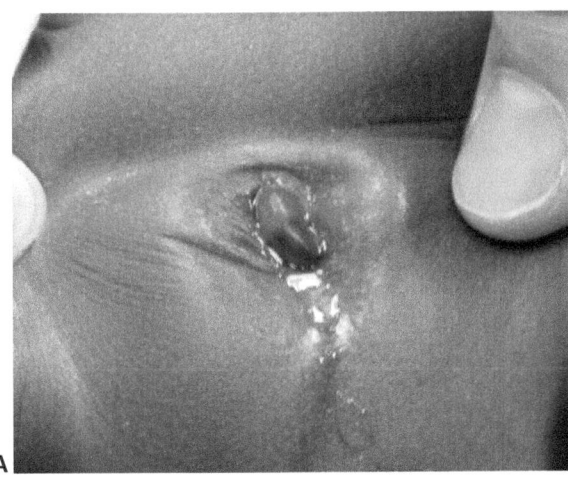

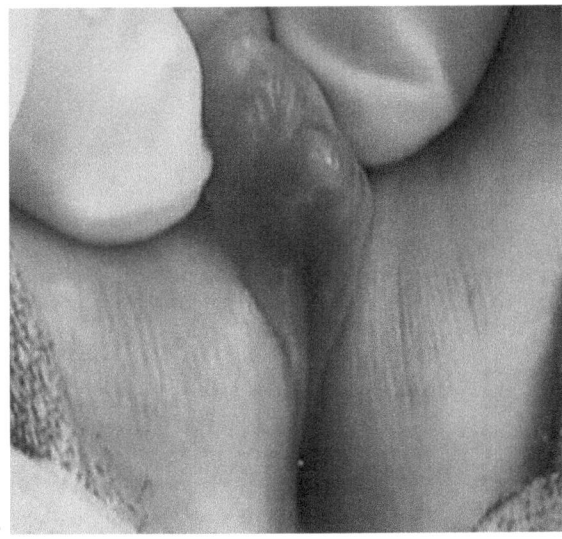

Figura 40.38 A. Anormalidade cloacal na recém-nascida com uma única abertura perineal. Observe o extravasamento de urina clara da única abertura. **B.** Menina com seio urogenital e clitoromegalia, mas não HSRC. A paciente apresenta duas aberturas perineais: uma para o seio urogenital comum e outra para o ânus.

AGRADECIMENTO

Os autores gostariam de agradecer a A. Barry Belman por sua generosidade ao permitir a republicação das ilustrações deste capítulo na terceira edição do livro.

REFERÊNCIAS BIBLIOGRÁFICAS

1. Mandell J, Peters CA, Retik AB. Current concepts in the perinatal diagnosis and management of hydronephrosis. *Urol Clin North Am* 1990;17:247.
2. Baskin LS. Prenatal hydronephrosis. In: Baskin LS, Kogan BA, Duckett JW, eds. *Handbook of pediatric urology*. Philadelphia, PA: Lippincott–Raven, 1997:11.
3. Fowler SF, Sydorak RM, Albanese CT, et al. Fetal endoscopic surgery: lessons learned and trends reviewed. *J Pediatr Surg* 2002;37(12):1700.
4. Holmes N, Harrison MR, Baskin LS. Fetal surgery for posterior urethral valves: long-term postnatal outcomes. *Pediatrics* 2001;108(1):e7.
5. Freedman AL, Johnson MP, Smith CA, et al. Long-term outcome in children after antenatal intervention for obstructive uropathies. *Lancet* 1999;354(9176):374.
6. Townsend RR, Manlo-Johnson M. Prenatal diagnosis of urinary tract abnormalities with ultrasound: a review. *Scand J Urol Nephrol* 1991;138(suppl):13.
7. Pope JC, Brock JW, Adams MC, et al. How they begin and how they end: classic and new theories for the development and deterioration of congenital anomalies of the kidney and urinary tract CAKUT. *J Am Soc Nephrol* 1999;10(9):2018.
8. Yosipiv IV. Renin-angiotensin system in ureteric bud branching morphogenesis: insights into the mechanisms. *Pediatr Nephrol* 2001;26:1499.
9. Song R, Spera M, Garrett C, et al. Angiotensin II AT2 receptor regulates ureteric bud morphogenesis. *Am J Physiol Renal Physiol* 2010;298:F807.
10. Chia I, Grote D, Marcotte M, et al. Nephric duct insertion is a crucial step in urinary tract maturation that is regulated by a Gata 3-Raldh2-Ret molecular network in mice. *Development* 2011;138:2089.
11. Rosenbloom ND. Developmental biology of the human kidney. *Semin Fetal Neonatal Med* 2008;13:125.
12. Schlegel PN, Shin D, Goldstein M. Urogenital anomalies in men with congenital absence of the vas deferens. *J Urol* 1996;155:1644.
13. Mackie GG, Stephens FD. Duplex kidneys: a correlation of renal dysplasia with position of the ureteral orifice. *J Urol* 1979;114:274.
14. Potter EL. *Normal and abnormal development of the kidney*. Chicago, IL: Year Book, 1972:86.
15. Carter CO. The genetics of urinary tract malformations. *J Genet Hum* 1984;31(1):23.
16. Cendron M, Elder JS, Duckett JW. Perinatal urology. In: Gillenwater JY, Grayhack JT, Howards SS, et al., eds. *Adult and pediatric urology*, 3rd ed. St. Louis, MO: Mosby-Year Book, 1996:2075.
17. Emanuel B, Nachman R, Aronson N, et al. Congenital solitary kidney: a review of 74 cases. *Am J Dis Child* 1974;127:17.
18. McGee MD, Lucey DT, Fried FA. A new embryologic classification for urogynecological malformations: the syndrome of mesonephric duct induced Müllerian deformities. *J Urol* 1979;121:265.
19. Cook WA, Stephens FD. Fused kidneys: morphologic study and theory of embryogenesis. In: Bergsma D, Duckett JW, eds. *Urinary system malformations in children. Birth defects: original article series*. New York, NY: March of Dimes, 1977:327.
20. Belman AB, King LR. Urinary tract abnormalities associated with imperforate anus. *J Urol* 1972;108:823.
21. Brenner B, Meyer TW, Hostetter TH. Dietary protein intake and the progressive nature of kidney disease: role of hemodynamically mediated glomerular injury in the pathogenesis of progressive glomerular sclerosis in aging, renal ablation and intrinsic renal disease. *N Engl J Med* 1983;307:652.
22. Brenner BM, Lawler EV, Mackenzie HS. The hyperfiltration theory: a paradigm shift in nephrology. *Kidney Int* 1996;49:1974.
23. Goldfarb DA, Matin SF, Braun WE, et al. Renal outcome 25 years after donor nephrectomy. *J Urol* 2001;166(6):2043.
24. Muzaale AD, Massie AB, Wang M, et al. Risk of end-stage renal disease following live kidney donation. *JAMA* 2014;311(6):579.
25. Luyckx VA, Bertram JF, Brenner BM, et al. Effect of fetal and child health on kidney development and long term risk of hypertension and kidney disease. *Lancet* 2013;382(9888):273.
26. Kelalis PP, Malek RS, Segura JW. Observations on renal ectopia and fusion in children. *J Urol* 1973;110:588.
27. Elli F, Stalder G. Malformations of kidney and urinary tract in common chromosomal aberrations. *Hum Genet* 1973;18:1.
28. McDonald JH, McClellan DS. Crossed renal ectopia. *Am J Urol* 1957;93:995.
29. Burke EC, Wenzel JE, Utz DC. The intrathoracic kidney: report of a case. *Am J Dis Child* 1967;113:487.
30. Leduc B, Van Campenhout J, Simaro R. Congenital absence of the vagina: observations on 25 cases. *Am J Obstet Gynecol* 1968;100:512.
31. N'Guessan G, Stephens FD. Supernumerary kidney. *J Urol* 1983;130:649.
32. Osathanondh V, Potter EL. Pathogenesis of polycystic kidneys: type I due to hyperplasia of interstitial portions of collecting tubules. *Arch Pathol* 1964;77:466.
33. Blythe H, Ockenden BG. Polycystic disease of kidneys and liver presenting in childhood. *J Med Genet* 1971;8:257.
34. Osathanondh V, Potter EL. Pathogenesis of polycystic kidneys: type 3 due to multiple abnormalities of development. *Arch Pathol* 1964;77:485.
35. Stapleton FB, Johnson DL, Kaplan GW, et al. The cystic renal lesion in tuberous sclerosis. *J Pediatr* 1980;97:574.
36. Spence HM, Baird SS, Ware EW Jr. Cystic disorders of the kidney: classification, diagnosis, treatment. *JAMA* 1957;163:1466.
37. Wacksman J, Phipps L. Report of multicystic kidney registry: preliminary findings. *J Urol* 1993;150:1870.
38. Ismaili K, Avni FE, Alexander M, et al. Routine voiding cystourethrography is of no value in neonates with unilateral multicystic kidney. *J Pediatr* 2005;146(6):756.
39. Miller DC, Rumohr JA, Dunn RL, et al. What is the fate of the refluxing contralateral kidney in children with multicystic dysplastic kidney? *J Urol* 2004;172(4 Pt 2):1630.
40. Campbell MF. Embryology and anomalies of the urogenital tract. In: Campbell MF, ed. *Clinical pediatric urology*. Philadelphia, PA: WB Saunders, 1951:198.
41. Ambrose SS, Nicholson WP. Ureteral reflux into duplicated ureters. *J Urol* 1964;92:439.
42. Stephens FD, Lenaghan D. The anatomical basis and dynamics of vesicoureteral reflux. *J Urol* 1962;87:669.
43. Stephens FD. Caecoureterocele and concepts of the embryology and aetiology of ureteroceles. *Aust N Z J Surg* 1971;40:239.
44. Chwalla R. The process of formation of cystic dictations on the vesical end of the ureter and of diverticula at the ureteral ostium. *Urol Cutan Rev* 1927;31:499.
45. Johnston JH. The pathogenesis of hydronephrosis in children. *Br J Urol* 1969;41:724.

46. McLaughlin AP III, Pfister RC, Leadbetter WF, et al. Pathophysiology of primary megaureter. *J Urol* 1973;109:805.
47. Osathanondh V, Potter EL. Pathogenesis of polycystic kidneys: type 2 due to inhibition of ampullary activity. *Arch Pathol* 1964;77:459.
48. Kitagawa H, Pringle KC, Koike J, et al. Different phenotypes of dysplastic kidney in obstructive uropathy in fetal lambs. *J Pediatr Surg* 2001;36(11):1698.
49. Glenn JF. Agenesis of the bladder. *JAMA* 1959;169:2016.
50. Williams DI. The development of the trigone of the bladder. *Br J Urol* 1951;23:123.
51. Bauer SB, Retik AB. Urachal and related umbilical disorders. *Urol Clin North Am* 1978;5:195.
52. Satler EJ, Mossman HW. A case of double bladder and double urethra in the female child. *J Urol* 1968;79:274.
53. Stephens FD. *Congenital malformations of the urinary tract*. New York, NY: Praeger, 1983.
54. Das S, Amar AD. Extravesical ureteral ectopia in male patients. *J Urol* 1981;125:842.
55. Brock WA, Kaplan GW. Voiding dysfunction in children. *Curr Probl Pediatr* 1980;2:10.
56. Weiss JP, Duckett JW, Snyder HM. Single unilateral vaginal ectopic ureter: is it really a rarity? *J Urol* 1984;132:1177.
57. Brock WA, Kaplan GW. Ectopic ureteroceles in children. *J Urol* 1978;119:800.
58. Mandel J, Colodny AH, Lebowitz R, et al. Ureteroceles in infants and children. *J Urol* 1980;123:921.
59. Snyder HM, Johnston JH. Orthotopic ureteroceles in children. *J Urol* 1978;119:543.
60. Scherz HC, Kaplan GW, Packer MG, et al. Ectopic ureteroceles: surgical management with preservation of continence: review of 60 cases. *J Urol* 1989;142:538.
61. Somner TE, Crowe JE, Resnick MI. Diagnosis of ectopic ureterocele using ultrasound. *Urology* 1980;15:82.
62. Cooper CS, Passerini-Glazel G, Hutcheson JC, et al. Long-term followup of endoscopic incision of ureteroceles: intravesical versus extravesical. *J Urol* 2000;164:1097.
63. White JM, Kaplan GW, Brock WA. Ureteropelvic junction obstruction in children. *Am Fam Physician* 1984;29:211.
64. Maizels M, Reisman ME, Flum ES, et al. Grading nephroureteral dilatation detected in the first year of life: correlation with obstruction. *J Urol* 1992;148:609.
65. Koff SA, Thrall JH, Keyes JW Jr. Assessment of hydroureteronephrosis in children using diuretic radionuclide urographs. *J Urol* 1980;132:531.
66. Conway JJ, Maizels M. The "well tempered" diuretic renogram: a standard method to examine the asymptomatic neonate with hydronephrosis or hydroureteronephrosis. A report from combined meeting of The Society for Fetal Urology and members of The Pediatric Nuclear Medicine Council—The Society of Nuclear Medicine. *J Nucl Med* 1992;33(11):2047.
67. Whitaker RH. Methods of assessing obstruction in the dilated ureter. *Br J Urol* 1973;45:15.
68. Johnston JH. Reconstructive surgery of megaureter in childhood. *Br J Urol* 1967;39:17.
69. Garcia-Aparicio L, Rodo J, Krauel L, et al. High pressure balloon dilation of the ureterovesical junction—first line approach to treat primary obstructive megaureter. *J Urol* 2012;187(5):1834.
70. Sargent MA. What is the normal prevalence of vesicoureteral reflux? *Pediatr Radiol* 2000;30(9):587.
71. Feather SA, Malcolm S, Woolf AS, et al. Primary, nonsyndromic vesicoureteric reflux and its nephropathy is genetically heterogeneous, with a locus on chromosome 1. *Am J Hum Genet* 2000;66(4):1420.
72. Noe HN, Wyatt RJ, Peeden JN, et al. The transmission of vesicoureteral reflux from parent to child. *J Urol* 1992;148:1869.
73. Vesicoureteral reflux: topic 4—screening of siblings and offspring of patients with vesicoureteral reflux. Management and Screening of Primary Vesicoureteral Reflux in Children: AUA Guidelines, Revised, 2010.
74. Paquin AJ. Ureterovesical anastomosis: the description and evaluation of a technique. *J Urol* 1954;82:573.
75. Baker R, Maxted W, Maylith J, et al. Relation of age, sex, and infection to reflux: data indicating high spontaneous cure rate in pediatric patients. *J Urol* 1966;95:27.
76. Levitt SA, Duckett J, Spitzer A, et al. Medical versus surgical treatment of primary vesicoureteral reflux: report of the International Reflux Study Committee. *Pediatrics* 1981;67:392.
77. Dwoskin JY, Perimutter AD. Vesicoureteral reflux in children: a computerized review. *J Urol* 1973;109:888.
78. Wan J, Skoog SJ, Hulbert WC, et al. Section on urology response to new guidelines for the diagnosis and management of UTI. *Pediatrics* 2012;129(4):e1051.
79. Skoog SJ, Peters CA, Arant BS Jr, et al. Pediatric vesicoureteral reflux guidelines panel summary report: clinical practice guidelines for screening siblings of children with vesicoureteral reflux and neonates/infants with prenatal hydronephrosis. *J Urol* 2010;184:1145.
80. Herz DB. The top-down approach: an expanded methodology. *J Urol* 2010;183(3):856.
81. Jeffs RD. Exstrophy and cloacal exstrophy. *Urol Clin North Am* 1978;5:127.
82. Grady RW, Mitchell ME. Complete primary repair of exstrophy: surgical technique. *Urol Clin North Am* 2000;27(3):569.
83. Scherz HC, Kaplan GW, Sutherland DH, et al. Fascia late and early spica casting as adjuncts in closure of bladder exstrophy. *J Urol* 1990;144:550.
84. Eraklis A, Folkman J. Adenocarcinoma at the site of ureterosigmoidostomies for exstrophy of the bladder. *J Pediatr Surg* 1978;13:730.
85. McIntosh JF, Worley G Jr. Adenocarcinoma arising in exstrophy of the bladder: report of two cases and review of the literature. *J Urol* 1955;73:820.
86. Johnston JH, Penn IA. Exstrophy of the cloaca. *Br J Urol* 1966;38:302.
87. Tank ES, Lindenauer SM. Principles of management of exstrophy of the cloaca. *Am J Surg* 1970;119:95.
88. Reiner WG, Kropp BP. A seven year experience of genetic males with severe phallic inadequacy assigned female. *J Urol* 2004;172(6):2395.
89. Phillips TM, Salmasi AH, Stec A, et al. Urological outcomes in the omphalocele exstrophy imperforate anus spinal defects (OEIS) complex: experience with 80 patients *J Pediatr Urol* 2013;9(3):353.
90. Thomas JC, De Marco RT, Pope JC, et al. First stage approximation of the exstrophic bladder in patients with cloacal exstrophy—should this be the initial surgical approach in all patients? *J Urol* 2007;178:1632.
91. Waffarn F, Devasker UP, Hodgman JE. Vesicoumbilical fistula: a complication of umbilical artery cut-down. *J Pediatr Surg* 1980;15:211.
92. Walden TB, Karafin L, Kendall AR. Urachal diverticulum in a 3 year old boy. *J Urol* 1979;122:554.
93. Bambirra EA, Miranda D. Gastric polyp of the umbilicus in an 8 year old boy. *Clin Pediatr* 1980;19:430.
94. Berdon WE, Baker DH, Becker JA, et al. Megacystis—microcolon intestinal hypoperistalsis syndrome: a new cause of intestinal obstruction: report of radiologic findings in five newborn girls. *AJR Am J Roentgenol* 1976;126:957.
95. Redman JF, Jimenez JF, Golladay ES, et al. Megacystis microcolon-intestinal hypoperistalsis syndrome: case report and review of the literature. *J Urol* 1984;131:981.
96. Lopez-Munoz E, Hernandez-Zarco A, Polano-Ortiz A, et al. Megacystis-microcolon-intestinal hypoperistalsis syndrome (MMIHS): report of a case with prolonged survival and literature review. *J Pediatr Urol* 2013;9(1):e12.
97. Granata C, Puri P. Megacystis-microcolon-intestinal hypoperistalsis syndrome. *J Pediatr Gastroenterol Nutr* 1997;25:12.
98. Lashley DB, Masliah E, Kaplan GW, et al. Megacystis microcolon hypoperistalsis syndrome: bladder distention and pyelectasis in the fetus without anatomic outflow obstruction. *Urology* 2000;55(5):774.
99. Ochoa B, Curlin RJ. Urofacial (Ochoa) syndrome. *Am J Med Genet* 1987;27:661.
100. Dinneen MD, Duffy PG. Posterior urethral valves. *Br J Urol* 1996;78:275.
101. Robertston WB, Hayes JA. Congenital diaphragmatic obstruction of the male posterior urethra. *Br J Urol* 1969;41:592.
102. Dewan PA, Keenan RJ, Morris LL, et al. Congenital urethral obstruction: Cobb's collar or prolapsed congenital obstructive posterior urethral membrane (COPUM). *Br J Urol* 1994;73(1):91.
103. Rattner WH, Meyer R, Bernstein J. Congenital abnormalities of the urinary system: IV. Valvular obstruction of the posterior urethra. *J Pediatr* 1963;63:94.
104. Osathanondh V, Potter EG. Pathogenesis of polycystic kidneys: type 4 due to urethral obstruction. *Arch Pathol* 1964;77:502.
105. Johnston JH. Vesicoureteral reflux with urethral valves. *Br J Urol* 1979;51:100.
106. Maizels M, Simpson SB Jr. Primitive ducts of renal dysplasia induced by cultured ureteral buds and condensed renal mesenchyme. *Science* 1983;219:509.
107. Cass AS, Stephens FD. Posterior urethral valves: diagnosis and management. *J Urol* 1974;112:519.
108. Churchill BM, McLorie MD, Khoury AE, et al. Emergency treatment and long-term follow up of posterior urethral valves. *Urol Clin North Am* 1990;17:343.
109. Sheldon CH, Gonzales R, Bauer MS, et al. Obstructive uropathy, renal failure, and sepsis in the neonate: a surgical emergency. *Urology* 1980;16:457.
110. Egami K, Smith ED. A study of the sequelae of posterior urethral valves. *J Urol* 1982;127;84.
111. Scott TW. Urinary ascites secondary to posterior urethral valves. *J Urol* 1976;116:87.
112. Tank ES, Carey TC, Seifert NL. Management of neonatal urinary ascites. *Urology* 1980;16:270.
113. Weller MH, Miller KE. Unusual aspects of urine ascites. *Radiology* 1973;129:665.
114. Parker RM. Neonatal urinary ascites: a potentially favorable sign in bladder outlet obstruction. *Urology* 1974;3:589.
115. Cuckow PM, Dinneen MD, Risdon RA, et al. Long-term renal function in the posterior urethral valves, unilateral reflux and renal dysplasia syndrome. *J Urol* 1997;158(3 Pt 2):1004.
116. Johnston JH, Kulatilake AE. The sequelae of posterior urethral valves. *Br J Urol* 1971;43:743.
117. Mayor G, Genton N, Tobrado A, et al. Renal function in obstructive uropathy: long-term effect of reconstructive surgery. *Pediatrics* 1975;56:740.
118. Parkhouse HF, Barratt TM, Dillon MJ, et al. Long term outcome of boys with posterior urethral valves. *Br J Urol* 1988;62:59.

119. McLorie G, Farhat W, Khoury A, et al. Outcome analysis of vesicoamniotic shunting in a comprehensive population. *J Urol* 2001;166(3):1036.
120. Howell CG, Othersen HB Jr, Kiviat NE, et al. Therapy and outcome in 51 children with mesoblastic nephroma: a report of the National Wilms' Tumor Study. *J Pediatr Surg* 1982;6:826.
121. Machin GA. Persistent renal blastema (nephroblastomatosis) as a frequent precursor of Wilms' tumor: a pathological and clinical review: 2. Significance of nephroblastomatosis in the genesis of Wilms' tumor. *Am J Pediatr Hematol Oncol* 1980;2:253.
122. Gonzalez-Cirraso F, Kidd JM, Hernandez RJ. Cystic nephroma: morphologic spectrum and implications. *Urology* 1982;20:88.
123. Ganguly A, Gribble J, Tune B, et al. Renin-secreting Wilms' tumor with severe hypertension: report of a case and brief review of renin-secreting tumors. *Ann Intern Med* 1973;79:835.
124. Belman AB, King LR. The pathology and treatment of renal vein thrombosis in the newborn. *J Urol* 1972;107:852.
125. Khuri FJ, Alton DJ, Hardy BE, et al. Adrenal hemorrhage in neonates: report of 5 cases and review of the literature. *J Urol* 1980;124:684.
126. Levin S, Collins D, Kaplan GW, et al. Neonatal adrenal pseudocyst mimicking metastatic disease. *Ann Surg* 1974;174:186.
127. Elder JS, Duckett JW Jr, Snyder HM. Intervention for fetal obstructive uropathy: has it been effective? *Lancet* 1987;2:1007.
128. Murphy JL, Kaplan GW, Packer MG, et al. Prenatal diagnosis of severe urinary tract anomalies improves renal function and growth. *Child Nephrol Urol* 1988;89:290.
129. Manning FA, Harrison MR, Rodeck C, et al. Catheter shunts for fetal hydronephrosis: report of the International Fetal Surgery Registry. *N Engl J Med* 1985;315:336.
130. Adzick NS. Fetal surgery for myelomeningocele: trials and tribulations. Isabella Forshall Lecture. *J Pediatr Surg* 2012;47(2):273.
131. Montana MA, Cyr DR, Lenke RR, et al. Sonographic detection of fetal ureteral obstruction. *AJR Am J Roentgenol* 1985;145:595.
132. Glick PL, Harrison MR, Golbus MS, et al. Management of the fetus with congenital hydronephrosis: II. Prognostic criteria and selection for treatment. *J Pediatr Surg* 1985;20:376.
133. Sherwood DW, Smith RC, Lemmon RH, et al. Abnormalities of the genitourinary tract discovered by palpation of the abdomen of the newborn. *Pediatrics* 1956;18:782.
134. Wedge JJ, Grosfeld JL, Smith JP. Abdominal masses in the newborn: 63 cases. *J Urol* 1971;106:770.
135. Raffensberger J, Abdusleiman A. Abdominal masses in children under one year of age. *Surgery* 1968;63:514.
136. Melicow MM, Uson AC. Palpable abdominal masses in infants and children: a report based on a review of 653 cases. *J Urol* 1959;81:705.
137. Scorer CG. The descent of the testicle. *Arch Dis Child* 1964;39:605.
138. Scorer CG, Farrington GH. *Congenital deformities of the testis and epididymis*. London, UK: Butterworths, 1971;4:45.
139. Kogan JJ, Tennenbaum SY, Gill B, et al. Efficacy of orchiopexy by patient age 1 year for cryptorchidism. *J Urol* 1990;144:508.
140. Kessler WO, McLaughlin AP. Agenesis of the penis: embryology and management. *Urology* 1973;1:226.
141. Wisniewski AB, Migeon CJ, Gearhart JP, et al. Congenital micropenis: long-term medical, surgical and psychosexual follow up of individuals raised male or female. *Horm Res* 2001;56:3.
142. Mirshemirani A, Sadeghyian N, Mohajerzadeh L, et al. Diphallus: report on six cases and review of the literature. *Iran J Pediatr* 2010;20(3):353.
143. Rodriguez C. Report of a case of diphallus. *J Urol* 1965;94:436.
144. Lee PA, Mazur T, Danish R, et al. Micropenis: criteria, etiologies, and classification. *Johns Hopkins Med J* 1980;146:156.
145. Burstein S, Grumbach MM, Kaplan SL. Early determination of androgen responsiveness is important in the management of microphallus. *Lancet* 1979;2:983.
146. Bauer SB, Retik AB, Colodny AH. Genetic aspects of hypospadias. *Urol Clin North Am* 1981;8:559.
147. Paulozzi LJ, Erickson JD, Jackson RJ. Hypospadias trends in two US surveillance systems. *Pediatrics* 1997;100(5):831.
148. Anderson B, Mitchell M. Recent advances in hypospadias: current surgical technique and research in incidence and etiology. *Curr Urol Rep* 2001;2(2):122.
149. Wennerholm UB, Bergh C, Hamberger L, et al. Incidence of congenital malformations in children born after ICSI. *Hum Reprod* 2000;15(4):944.
150. Carmichael SL, Cogswell ME, Ma C, et al. Hypospadias and maternal intake of phytoestrogens. *Am J Epidemiol* 2013;178(3):434.
151. Aberg A, Westbom L, Källén B. Congenital malformations among infants whose mothers had gestational diabetes or preexisting diabetes. *Early Hum Dev* 2001;61(2):85.
152. Cerasaro TS, Brock WA, Kaplan GW. Upper urinary tract anomalies associated with congenital hypospadias: is screening necessary? *J Urol* 1986;135:537.
153. McAleer IM, Kaplan GW. Is routine karyotyping necessary in the evaluation of hypospadias and cryptorchidism? *J Urol* 2001;165:2029.
154. Canning DA, Koo HP, Duckett JW. Anomalies of the bladder and cloaca. In: Gillenwater JY, Grayhack JT, Howards SS, et al., eds. *Adult and pediatric urology*, 3rd ed. St. Louis, MO: Mosby-Year Book, 1996:2445.
155. Williams DI, Kenawi MM. Urethral duplications in the male. *Eur Urol* 1975;1:209.
156. Bonney WW, Young HH II, Levin D, et al. Complete duplication of the urethra with vaginal stenosis. *J Urol* 1975;113(1):132.
157. Soares-Oliveira M, Juliá V, Garcia Aparicio L, et al. Congenital prepubic sinus. *J Pediatr Surg* 2002;37(8):1225.
158. Migeon CJ, Wisniewski AB, Brown TR, et al. 46, XY intersex individuals: phenotypic and etiologic classification, knowledge of condition, and satisfaction with knowledge in adulthood. *Pediatrics* 2002;110(3):e32.
159. Migeon CJ, Wisniewski AB, Gearhart JP, et al. Ambiguous genitalia with penoscrotal hypospadias in 46, XY individuals: long-term medical, surgical and psychosexual outcome. *Pediatrics* 2002;110(3):e31.
160. Hrabovsky Z, Hutson JM. Androgen imprinting of the brain in animal models and humans with intersex disorders: review and recommendations. *J Urol* 2002;168:2142.
161. Gairdner D. The fate of the foreskin: a study of circumcision. *Br Med J* 1949;2:1433.
162. Oster J. Further fate of the foreskin. *Arch Dis Child* 1968;43:200.
163. Wiswell TE. Routine neonatal circumcision: a reappraisal. *Am Fam Physician* 1990;41:859.
164. MacDonald MG. Circumcision. In: Fletcher MA, MacDonald MG, eds. *Atlas of procedures in neonatology*, 3rd ed. Philadelphia, PA: Lippincott, Williams & Wilkins, 2002:361.
165. Kaplan GW. Complications of circumcision. *Urol Clin North Am* 1983;10:543.
166. Burge DM. Neonatal testicular torsion and infarction: etiology and management. *Br J Urol* 1987;59:70.
167. Das S, Singer A. Controversies in perinatal torsion of the spermatic cord: a review, survey and recommendations. *J Urol* 1990;143:231.
168. Jerkins GR, Noe HN, Hollabauch RS, et al. Spermatic cord torsion in the neonate. *J Urol* 1983;129:121.
169. Pinto KJ, Noe HN, Jerkins GR. Management of neonatal torsion. *J Urol* 1997;158:1196.
170. Kaplan GW, Silber I. Neonatal torsion: to pex or not? In: King LR, ed. *Neonatal problems in urology*. Philadelphia, PA: JB Lippincott, 1988:386.
171. Kaplan GW. Prepubertal testicular tumors. *World J Urol* 1984;2:238.
172. Kay R. Prepubertal testicular tumor registry. *Urol Clin North Am* 1993;20:1.
173. Kaplan GW, Chromie WJ, Kelalis PP, et al. Gonadal stromal tumors: a report of the Prepubertal Testicular Tumor Registry. *J Urol* 1986;136:300.
174. Kaplan GW, Chromie WJ, Kelalis PP, et al. Prepubertal yolk sac testicular tumors: report of the Testicular Tumor Registry. *J Urol* 1988;140:1109.
175. Wu JT, Book L, Sudar K. Serum alpha-fetoprotein (AFP) levels in normal infants. *Pediatr Res* 1981;15:50.
176. Drew JH, Acton CK. Radiologic findings in newborn infants with urinary infection. *Arch Dis Child* 1976;51:628.
177. Wiswell TE, Smith FR, Bass JW. Decreased incidence of urinary tract infections in circumcised male infants. *Pediatrics* 1985;75:401.
178. Stamey TA. *Urinary infections*. Baltimore, MD: Williams & Wilkins, 1972.
179. Bergstrom T, Larson H, Lincoln K, et al. Studies of urinary tract infections in infancy and childhood: XII. Eighty consecutive patients with neonatal infection. *J Pediatr* 1972;80:858.
180. Subcommittee on Urinary Tract Infection, Steering Committee on Quality Improvement and Management; Roberts KB. Urinary tract infection: clinical practice guideline for the diagnosis and management of the initial UTI in febrile infants and children 2 to 24 months. *Pediatrics* 2011;128(3):595.
181. Chiaramonte RM, Horowitz EM, Kaplan GW, et al. Implications of hydronephrosis in the newborn with myelodysplasia. *J Urol* 1986;136:147.
182. Barbalias GA, Klauber GT, Blaivas JG. Critical evaluation of the Credé maneuver: a urodynamic study of 207 patients. *J Urol* 1983;130:720.
183. Cohen JS, Harbach LS, Kaplan GW. Cutaneous vesicostomy for temporary diversion in infants with neurogenic bladder dysfunction. *J Urol* 1978;119:120.
184. Garlinger P, Ott J. Prune belly syndrome: possible genetic implications. *Birth Defects Oriq Artic Ser* 1974;10:173.
185. Rabinowitz R, Schillinger JF. Prune belly syndrome in the female subject. *J Urol* 1977;118:454.
186. Silverman FM, Huang N. Congenital absence of the abdominal muscle associated with malformation of the genitourinary and alimentary tracts: report of cases and review of literature. *Am J Dis Child* 1950;80:9.
187. Williams DI, Parker RM. The role of surgery in the prune belly syndrome. In: Johnston JH, Goodwin WF, eds. *Review of pediatric urology*. Amsterdam, NY: Excerpta Medica, 1974:315.
188. Woodard JR, Parrott TS. Reconstruction of the urinary tract in prune belly syndrome. *J Urol* 1978;119:824.
189. Fleisher MH, McLorie GA, Churchill BM, et al. The yield of investigation of the urinary tract in imperforate anus. *J Urol* 1985;133:142.
190. Hensle TW. Genital anomalies. In: Gillenwater JY, Grayhack JT, Howards SS, et al., eds. *Adult and pediatric urology*, 3rd ed. St. Louis, MO: Mosby-Year Book, 1996:2529.
191. Pena A. Total urogenital mobilization—an easier way to repair cloacas. *J Pediatr Surg* 1997;32(2):263.
192. Rink RC, Pope JL, Kropp BP, et al. Reconstruction of the high urogenital sinus. Early perineal approach without division of the rectum. *J Urol* 1997;158:1293.
193. Brandt ML, Luks FI, Filiatrault D, et al. Surgical indications in antenatally diagnosed ovarian cysts. *J Pediatr Surg* 1991;26:276.

41 Assistência Cirúrgica dos Distúrbios Que Se Apresentam no Período Neonatal

Andrea T. Badillo, Nancy M. Bauman, Michael J. Boyajian, Ashanti L. Franklin, M. Taylor Fordham, Mikael Petrosyan e Anthony D. Sandler

INTRODUÇÃO

A natureza frágil e a reserva limitada dos recém-nascidos (RNs) se superpõem ao estresse do distúrbio e sua correção cirúrgica. Regulação da temperatura, administração de líquido, sangue e glicose e monitoramento de desempenho respiratório e cardiovascular são essenciais no manejo do RN submetido à cirurgia.

Os acessos venoso e arterial para hidratação e monitoramento são essenciais. Um acesso venoso periférico com cateter número 22 ou 24 é adequado para a reanimação hídrica mais vigorosa. O acesso em veia central pode ser necessário em muitos RNs submetidos a cirurgia com problemas a longo prazo e é realizado com mais frequência por meio de cateteres percutâneos longos intravenosos em RNs instáveis, ou se o acesso venoso periférico for malsucedido. O cateterismo dos vasos umbilicais fornece acesso vascular e monitoramento arterial. Pode-se manter o cateter umbilical durante a maioria dos procedimentos cirúrgicos. O acesso em artéria periférica pode ser instalado por meio de punção ou dissecção radial, ulnar ou tibial posterior. O acesso em veia central cirúrgico com cateteres tunelizados está disponível se o acesso não for obtido ou se for necessário acesso a longo prazo.

As demandas hídricas totais são, com frequência, bem maiores do que as demandas de manutenção. Antes da cirurgia, pode haver perdas extraordinárias pelo sistema digestório ou peritônio inflamado. Tais perdas continuam no período pós-operatório e se superpõem à retenção de sódio e água associada à resposta de estresse metabólico à cirurgia. A oligúria pós-operatória pode resultar da salva de hormônio antidiurético e/ou de depleção do volume intravascular, limitando a utilidade do débito urinário como indicador da adequação da reposição hídrica. Avaliações da temperatura cutânea, qualidade dos pulsos periféricos, medidas seriadas do peso, hematócrito e eletrólitos séricos e osmolalidade também são utilizadas como indicadores da reposição adequada de volume (1).

A manutenção da temperatura é uma preocupação crucial para todos os RNs, mas em particular para aqueles que são submetidos a exames diagnósticos e procedimentos cirúrgicos no departamento de radiologia e no centro cirúrgico. Diversos meios de suporte da temperatura podem ser utilizados, como o aquecimento do ambiente, lâmpadas aquecedoras, cobertores, envolvimento do couro cabeludo e dos membros, líquidos intravenosos e hemoderivados aquecidos, e agentes anestésicos inalantes e soluções de irrigação cirúrgica aquecidos. Deve-se monitorar a temperatura constantemente e envidar esforços para minorar a exposição ao estresse do frio. A hipotermia é um distúrbio potencialmente letal, e a manutenção da temperatura é de importância crucial (2).

Os manejos anestésico e da dor pós-operatória diminuem a magnitude da resposta de estresse e aceleram o retorno do RN à homeostase normal em termos da modulação do cortisol, das catecolaminas e da insulina (3). Desfechos neonatais ótimos exigem a colaboração entre todos os especialistas envolvidos no cuidado do RN.

VIAS AERODIGESTÓRIAS SUPERIORES E ANOMALIAS CERVICAIS CONGÊNITAS

A fusão aberrante das estruturas na linha média surge de defeitos na embriogênese que ocorrem nas primeiras 4 a 8 semanas de gestação e afeta mais comumente os lábios, o palato, a laringe, a traqueia e, raramente, o nariz.

Fenda labial

As fendas labiais ou palatinas ocorrem em aproximadamente 1 de cada 600 a 700 RNs caucasianos. A frequência é o dobro em asiáticos e metade em afrodescendentes. A fenda labial é um pouco mais frequente em homens e no lado esquerdo. O defeito provavelmente resulta da ausência de reforço mesodérmico da junção dos processos faciais medial e lateral que normalmente se dá na sexta à sétima semana de gestação. Múltiplas influências genéticas parecem ser mais importantes do que fatores ambientais. A fenda varia desde uma incisura discreta até a separação total de todo o lábio e assoalho nasal (Figura 41.1). O defeito pode envolver o lábio, o lábio e palato, ou apenas o palato, e pode ser uni ou bilateral. A fenda labial mediana é rara e, geralmente, está associada a hipotelorismo, microcefalia e morte precoce.

A obstrução das vias respiratórias não é tipicamente uma consequência da fenda labial ou palatina isolada. A assistência inicial concentra-se na alimentação do RN e no aconselhamento dos pais. A deglutição e a proteção das vias respiratórias devem ser normais, mas a pressão negativa da sucção normal escapa através da fenda, resultando em influxo inadequado. Fadiga durante a alimentação é comum e pode simular saciedade. Embora a sucção não seja totalmente desincentivada, o RN com fenda labial completa ou qualquer grau de fenda palatina sofrerá dificuldade alimentar mecânica. A solução seria um bico de mamadeira com abertura maior, mamadeira compressível, bico em câmara (Haberman) ou uma seringa alimentadora. Com o emprego de um sistema de administração por pressão positiva, o esquema de alimentação deve ser normal.

O fechamento labial geralmente é realizado por volta de 3 meses de idade. As principais metas são continuidade muscular, altura labial equilibrada, forma normal do arco de Cupido, margem labial lisa e sem protuberância, uma boa entrada nasal, alinhamento adequado do sulco e uma cicatriz mínima e bem posicionada. A fenda unilateral total ampla e as fendas bilaterais totais constituem desafios maiores. A aderência labial preliminar para os casos unilaterais ou a ortodôntica pré-cirúrgica promovem as associações anatômicas e facilitam a cirurgia definitiva. Deformidade nasal residual muitas vezes é um problema persistente e pode exigir uma segunda cirurgia.

Fenda palatina

As prateleiras palatinas embrionárias pendem verticalmente no início e, então, elevam-se para se encontrar e fundir de frente para trás entre as 7ª e 12ª semanas de gestação. A interferência neste processo pode resultar em fenda total, parcial ou submucosa do palato. A assistência inicial é descrita na seção sobre a fenda labial.

A principal importância desse defeito é seu efeito na fala. A modulação normal da fala requer separação segura e dinâmica entre a boca e o nariz pelo palato. Isto exige um palato de comprimento, maleabilidade e potência muscular adequados. A incompetência velofaríngea ou o fechamento nasal incompleto produzem uma fala hipernasal e deficiência significativa da comunicação.

Derrame e infecção crônicas ou recorrentes em uma orelha sem outras alterações são comuns na criança com fenda palatina porque a função da trompa de Eustáquio (tuba auditiva) é comprometida. A criança geralmente precisa de miringotomias e tubos de ventilação.

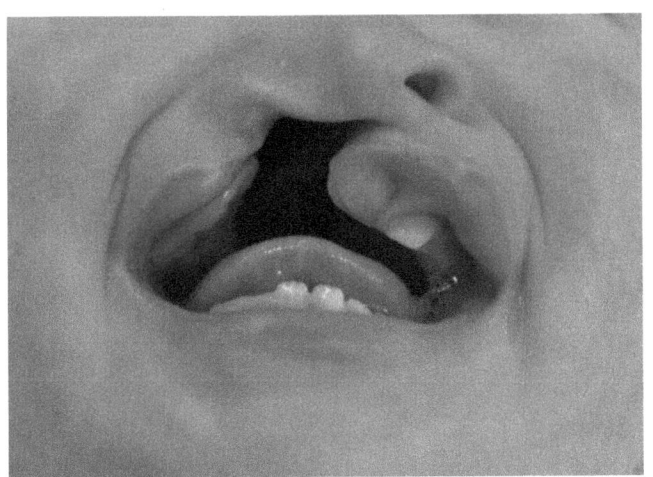
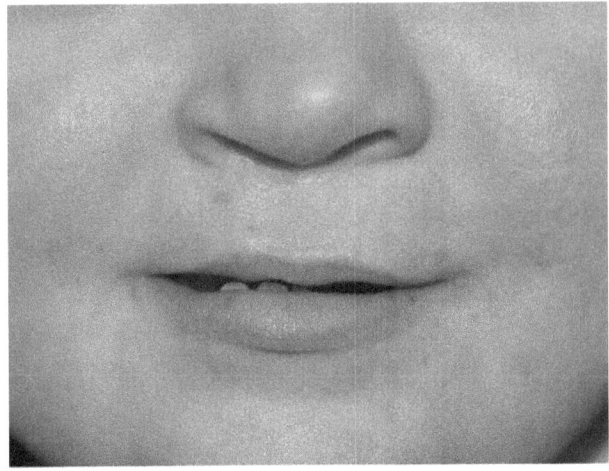

Figura 41.1 **Fenda labial completa (A) pré-operatória e (B) pós-operatória.**

A cirurgia precoce parece ter um efeito negativo sobre o crescimento facial, mas a tendência é pelo fechamento durante a o primeiro ano de vida devido aos melhores resultados na fala. A maioria dos cirurgiões norte-americanos escolhe a faixa etária de 9 a 12 meses como a época ideal para o fechamento em estágio único.

O fechamento do palato é realizado com tecidos moles locais. Retalhos mucoperiosteais são mobilizados e fechados na linha média, com revestimento oral e nasal, obtendo aposição e retroposição musculares. Não há reconstrução óssea. O objetivo é fala normal, a qual é alcançada em cerca de 85% dos pacientes. Uma segunda cirurgia alcança bons resultados em quase todos os demais lactentes.

Um conceito essencial no tratamento dessas crianças é a abordagem multidisciplinar. O paciente deve ser assistido até a adolescência por uma equipe que inclua cirurgião plástico, otorrinolaringologista, dentista pediátrico, ortodontista, fonoaudiólogo, geneticista, pediatra e assistente social.

Sequência de Pierre-Robin

A sequência de Pierre-Robin caracteriza-se por retrognatia ou micrognatia (*i. e.*, mandíbula ou queixo pequeno ou retraído), glossoptose, obstrução das vias respiratórias e fenda palatina. A ausência de sustentação anterior da língua permite que ela recue e comprometa as vias respiratórias. O defeito básico resulta de restrição intrauterina do crescimento mandibular.

Monitoramento intensivo, que pode incluir um monitor domiciliar de apneia, é essencial para muitos pacientes. Em geral, mantém-se as vias respiratórias por medidas conservadoras. O posicionamento em decúbito ventral faz com que a língua caia para a frente e pode ser efetivo. Uma cânula nasal pode fornecer alívio temporário. Uma tábua devidamente adaptada facilita essa posição, e uma cânula nasal pode ser proveitosa. A alimentação inicial por gavagem evita a alimentação oral perigosa. A fixação da língua ao lábio pode ser realizada nos casos mais difíceis, porém sua efetividade é variável. Para candidatos apropriadamente selecionados, as osteotomias mandibulares e distração (afastamento) podem abordar o problema diretamente. Se possível, a colocação de traqueostomia deve ser evitada, mas às vezes é a única opção segura. O tratamento deve ser tão conservador quanto a situação clínica permitir. O problema das vias respiratórias é tipicamente autolimitado, e regride à medida que a criança cresce.

Lesões cervicais congênitas

As lesões neonatais congênitas no pescoço são muito mais comuns do que lesões neoplásicas ou infecciosas, e a maioria decorre do desenvolvimento aberrante do aparelho branquial, uma série de sulcos, bolsas e arcos que contribuem para o desenvolvimento das orelhas, face inferior e estruturas do pescoço.

Resquícios do ducto tireoglosso

Cistos do ducto tireoglosso na linha média ocorrem com mais frequência no final da infância, mas podem ocorrer em RNs, como massa cística na linha média do pescoço, que, caracteristicamente, ascende ao engolir. Essas anomalias são resquícios embrionários da glândula tireoide em desenvolvimento visto que descendem do forame cego da língua até a linha média do pescoço. A tendência a repetidas infecções justifica a remoção dos cistos do ducto tireoglosso em determinados casos durante a infância junto com o segmento na linha média intimamente associado do osso hioide por meio de um procedimento de Sistrunk (Figura 41.2).

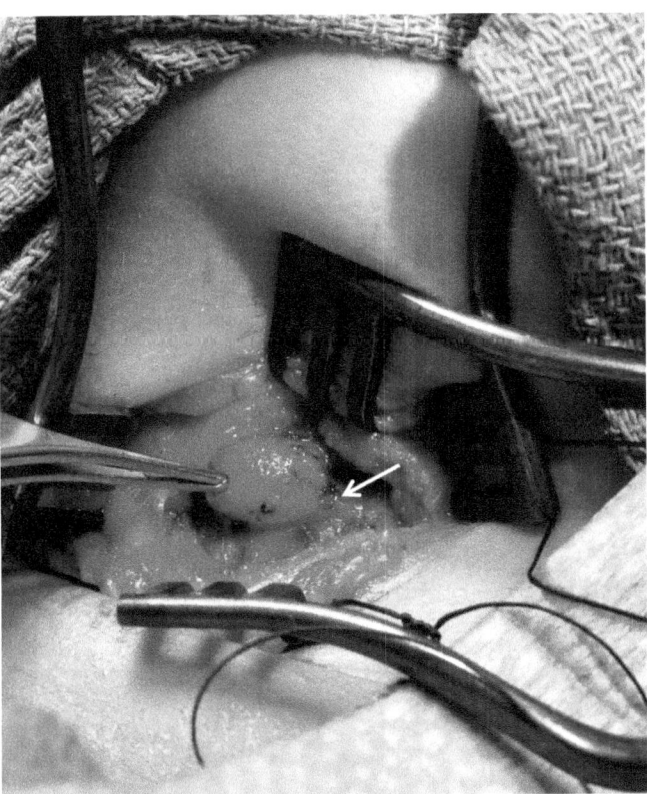

Figura 41.2 **Excisão operatória de um cisto do ducto tireoglosso.** Observe a localização na linha média da lesão e sua ligação ao osso hioide subjacente (*seta*). (Esta figura encontra-se reproduzida em cores no Encarte.)

Anomalias das fendas branquiais

As anomalias do arco branquial estão caracteristicamente localizadas na borda anterior de nível médio do músculo esternocleidomastóideo e podem ocorrer como cistos, trajetos fistulosos ou fístulas. Em geral, a excisão cirúrgica é indicada devido à recorrência de drenagem e infecções. Fendas ou cistos branquiais secundários são mais comuns e frequentemente apresentam trajetos fistulosos que se estendem para a pele ou para a fossa tonsilar. As anomalias da primeira fenda branquial com uma comunicação interna drenam para a orelha média ou meato acústico externo enquanto as anomalias do terceiro e quarto arco branquial drenam para a hipofaringe ou esôfago.

Seios e apêndices cutâneos pré-auriculares e resquícios cartilaginosos

Os seios e apêndices cutâneos pré-auriculares surgem devido à formação anormal de proeminências na orelha durante 6ª semana de gestação. Os RNs com fossas pré-auriculares correm risco discretamente maior de perda auditiva neurossensorial (4). As fossas pré-auriculares geralmente são isoladas, mas se também ocorrer perda auditiva, os testes genéticos para *EYA1* e *SIX1* são indicados para excluir síndrome brânquio-ótica ou brânquio-otorrenal. Os acrocórdones inestéticos e resquícios cartilaginosos podem ter sua remoção justificada por questões estéticas. No caso de lesões pedunculadas, pode-se colocar uma sutura constritiva ao redor da base estreita no RN no berçário, mais para a satisfação dos pais. Os seios pré-auriculares são bolsas de fundo cego benignas que podem ser removidas apenas durante a infância, se apresentarem recorrência de infecções.

Anomalias vasculares cervicais

As malformações linfáticas são as anomalias vasculares cervicais mais comuns observadas no período neonatal, embora hemangiomas cervicais, arteriovenosos e malformações venosas também possam ocorrer durante esse período. Oitenta por cento das malformações linfáticas surgem no pescoço e representam canais linfáticos sequestrados, que não se comunicam com veias de drenagem ou linfáticas maiores (Figura 41.3). Quase metade das malformações linfáticas são evidentes no nascimento, com a maioria das demais lesões ocorrendo durante as primeiras décadas de vida. Essas anomalias congênitas císticas moles são classificadas como lesões macrocísticas, microcísticas ou mistas e, caracteristicamente, insinuam-se ao redor de vasos e nervos importantes. As malformações linfáticas podem encolher parcial ou totalmente, mas isso parece limitar-se às lesões macrocísticas e ocorre em menos de 15% dos casos. Por outro lado, as dimensões das malformações linfáticas podem aumentar de modo súbito e rápido devido a hemorragia interna ou infecção que pode progredir para sepse. As malformações linfáticas maciças do trato aerodigestivo superior podem causar obstrução das vias respiratórias, exigindo a colocação de tubo de traqueostomia. Felizmente, a maioria das malformações linfáticas do primeiro ano de vida é assintomática, lesões esteticamente deformadoras, para as quais o tratamento geralmente pode ser adiado até após os 6 meses de vida. A melhor abordagem das lesões macrocísticas consiste em escleroterapia sob anestesia geral; OK432, doxiciclina e etanol são os agentes mais comumente usados (5). A bleomicina mostrou recentemente alguma eficácia em lesões microcísticas, embora a maioria exija excisão cirúrgica com risco inerente de neuropraxia e recidiva, mesmo sob os cuidados do profissional mais bem preparado. RNs com malformações linfáticas maciças precisam de múltiplas intervenções cirúrgicas e clínicas no decorrer de muitos anos para obter um desfecho favorável. Sirolimo, um inibidor da via mTOR, é um tratamento promissor para selecionar pacientes com malformações linfáticas maciças, embora mais pesquisa ainda seja necessária (6).

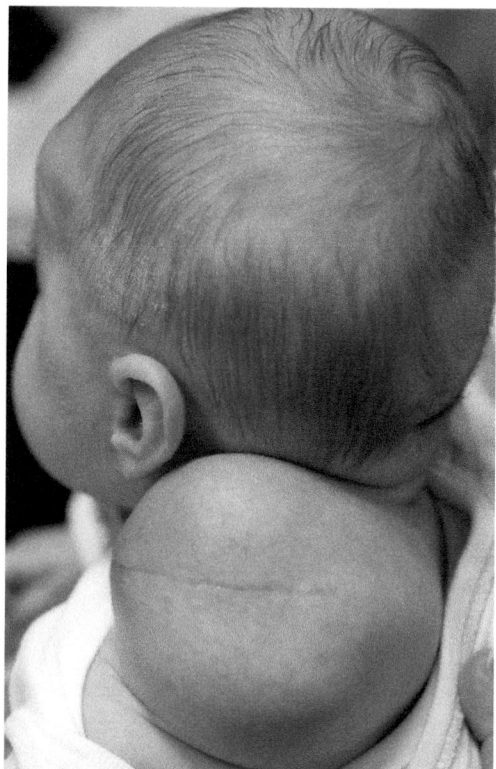

Figura 41.3 Malformação linfática macrocística clássica. Embora a massa cervical seja grande, não há urgência de intervenção se a lesão não interferir na respiração e se o paciente for assintomático.

Obstrução das vias respiratórias superiores como causa de angústia respiratória

Avaliação do RN com angústia respiratória demanda avaliação imediata da gravidade do problema e sua possível etiologia. Batimentos de asas do nariz, taquipneia, uso dos músculos acessórios da respiração e retrações supraesternais são todos os sinais de angústia respiratória. Estertores ou estridor indicam obstrução anatômica; no entanto, em casos avançados da obstrução, a respiração pode ser enganosamente calma conforme o esforço respiratório e o movimento de ar diminuem. Em lesões obstrutivas, os níveis de CO_2 sobem antes do declínio dos níveis de oxigênio, e, no momento em que a hipoxemia ocorre, a obstrução das vias respiratórias pode ser acentuadamente avançada.

A avaliação precisa dos ruídos respiratórios ajuda a determinar o local da obstrução. O estertor é um ruído "raspante" de tom grave que surge da obstrução nasal, nasofaríngea ou orofaríngea e pode ser auscultado em várias condições congênitas descritas a seguir. As causas nasais da obstrução podem ser particularmente graves já que a maioria dos RNs respiram obrigatoriamente pelo nariz nas primeiras semanas a meses de vida. O estridor apresenta um tom mais agudo que o estertor e é decorrente de turbulência do fluxo de ar por uma laringe ou traqueia obstruída. Correlacionar o estridor com o ciclo respiratório ajuda a identificar o local da obstrução: o estridor inspiratório surge do fluxo de ar limitado acima das cordas vocais; o estridor expiratório surge da obstrução abaixo das cordas vocais; e o estridor bifásico geralmente surge de lesões no nível das cordas vocais. É interessante observar que as causas mais comumente reconhecidas de estridor em RNs, incluindo laringomalacia, estenose subglótica e hemangiomas subglóticos, não se manifestam imediatamente após o nascimento, mas aparecem dias a meses depois. O estridor que ocorre imediatamente após o parto quase sempre é causado por uma de três condições: cisto laríngeo obstrutivo, membrana glótica ou paralisia das cordas vocais bilaterais; todas as condições que, em casos graves, podem exigir controle emergente da via respiratória com intubação, máscara laríngea ou traqueostomia antes de investigar a causa real da obstrução.

RNs com estridor que não necessitam de manejo emergente da via respiratória devem ser submetidos a exame nasofaríngeo com fibra óptica flexível para avaliar as vias respiratórias no nível das cordas vocais. O monitoramento cardíaco e da oximetria de pulso é aconselhável, e oxigênio suplementar deve estar disponível, embora raramente seja necessário. As lesões abaixo das cordas vocais (subglote, traqueia ou brônquios) exigem broncoscopia rígida sob anestesia geral com respiração espontânea para que a dinâmica das vias respiratórias possa ser avaliada. A visualização direta sob a anestesia geral é superior a RM, TC, radiografias cervicais ou ultrassonografia (US). A única capacidade do RN de respirar e mamar simultaneamente é, com frequência, dificultada pela obstrução da via respiratória, e, geralmente, algum grau de dificuldade de alimentação acompanha as anomalias das vias respiratórias. Indicam-se deglutograma modificado ou avaliação endoscópica de deglutição (FEES) realizados à beira do leito com um fonoaudiólogo, se houver preocupação com a aspiração.

Se a angústia respiratória decorrente da obstrução for grave, é necessário intervenção de emergência nas vias respiratórias, antes mesmo de estabelecer a causa do problema nas mesmas. O manejo da angústia respiratória pode ser realizado por meio de respiração de apoio com oxigênio, ventilação com máscara, colocação de uma máscara laríngea ou intubação endotraqueal. Prefere-se a máscara laríngea para intubação em RNs quando a visualização direta da laringe for difícil, em especial aqueles com micrognatia, hipoplasia mesofacial, macroglossia ou anomalias cervicais. Um RN pode ser intubado com um pequeno endoscópio de fibra óptica flexível pela máscara laríngea, se seu lado oral tiver sido modificado para permitir a passagem de um tubo endotraqueal. O diâmetro médio da subglote de um RN a termo e peso normal é de 4,5 mm, portanto, deve acomodar com facilidade um tubo endotraqueal oral 3,0, com um diâmetro externo de 4,3 mm (7). RNs pré-termo devem ser intubados com o menor tubo. Tubos sem balonete (*cuff*) são preferíveis aos tubos com balonete, e vazamento em torno do tubo deve ocorrer em pressões de 25 a 30 mmHg para reduzir o risco de estenose traqueal ou subglótica adquirida.

Obstrução nasal
Cistos do ducto nasolacrimal

Os cistos do ducto nasolacrimal são a manifestação intranasal de dacrocistocele e surgem do meato inferior abaixo da concha nasal inferior. Os cistos bilaterais ou unilaterais com congestão da mucosa contralateral cíclica podem causar angústia respiratória no RN. Indica-se excisão cirúrgica ou marsupialização do cisto, e a urgência depende do grau de comprometimento respiratório.

Estenose da abertura piriforme

Estenose da abertura piriforme é uma entidade rara na qual a proliferação excessiva do processo nasal medial da maxila leva à obstrução nasal (Figura 41.4). A abertura piriforme é a região mais estreita da via respiratória nasal e, portanto, pequenas reduções na área transversal podem reduzir significativamente fluxo de ar nasal. Os sintomas podem variar de congestão nasal leve, dificuldade de se alimentar a períodos de apneia e dificuldade respiratória. Se medidas conservadoras de umidificação com solução salina e redução da congestão com oximetazolina não funcionarem, indica-se excisão cirúrgica de proliferação óssea, a qual frequentemente é combinada com *stent* nasal pós-operatório (8). A estenose da abertura piriforme pode ser associada a um incisivo central maxilar, que pode ocorrer com outras anomalias congênitas na linha média.

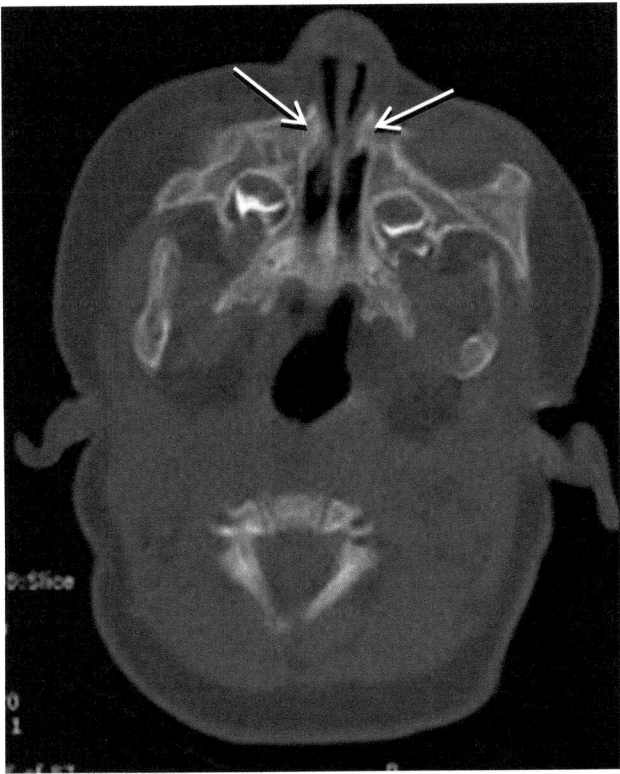
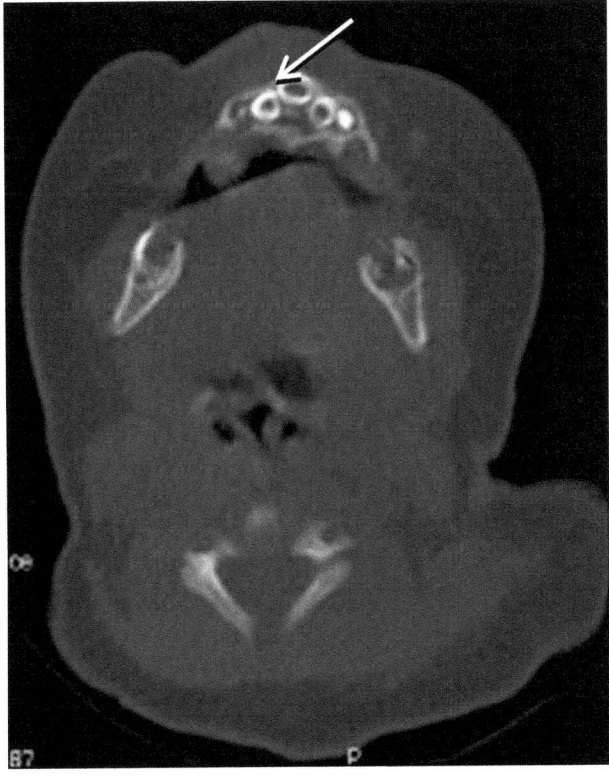

Figura 41.4 A. Imagem axial da TC de um paciente com estenose de abertura piriforme (*setas*). **B.** O mesmo paciente também demonstra um incisivo central maxilar (*seta*). Pacientes com estenose de abertura piriforme devem ser avaliados para outras anormalidades na linha média.

Desvio de septo nasal

Um desvio de septo nasal for pressão intrauterina ou tocotraumatismo pode causar obstrução nasal acentuada em RNs. A columela é inclinada, e a rinoscopia anterior revela desvio de septo do sulco da linha média da crista maxilar (9). Também pode ocorrer deformidade externa do nariz. O exame radiográfico não é necessário, pois o exame clínico confirma o diagnóstico. Se o septo nasal for agudamente deformado durante o parto, mas não deslocado para fora da crista, ele pode voltar para a linha média nos primeiros dias de vida. Entretanto, se o septo for desviado para fora da crista, uma leve redução sob anestesia geral é indicada para melhorar a respiração e evitar a necessidade de uma septoplastia mais tarde na vida. O traumatismo nasal também pode causar um hematoma septal evidente com um amplo septo preenchendo a cavidade nasal. Um hematoma septal exige drenagem de emergência para evitar a destruição da cartilagem e a deformidade do nariz em sela resultante.

Atresia dos cóanos

Atresia dos cóanos é a ausência congênita de uma comunicação entre a cavidade nasal posterior e a nasofaringe, mais comumente causada por uma lâmina óssea no cóano nasal posterior. A incidência é aproximadamente 1/5.000 a 8.000 nascidos vivos. A suspeita de diagnóstico ocorre devido à incapacidade de passar um cateter nº 6 além de 4 cm na nasofaringe e é confirmada por TC (Figura 41.5). É essencial aspirar o nariz imediatamente antes de iniciar a TC para diferenciar o muco de uma lâmina atrésica. As mulheres são mais frequentemente afetadas, e a doença unilateral, principalmente no lado direito, é mais comum do que a doença bilateral. Vale observar que 50% dos pacientes com atresia dos cóanos, sobretudo doença bilateral, irão apresentar outras anomalias associadas, sendo a mais comum a associação CHARGE (coloboma, cardiopatia, atresia dos cóanos, retardo do crescimento e desenvolvimento, anomalias geniturinárias e anomalias da orelha). A atresia unilateral geralmente se apresenta em RNs ou crianças pequenas com rinorreia purulenta recalcitrante, em vez de com obstrução das vias respiratórias. Ao contrário da doença unilateral, a atresia bilateral causas desconforto respiratório grave e agudo em RNs. A cirurgia é indicada para abrir o(s) cóano(s) posterior(es) e estabelecer uma ligação com a nasofaringe; e, em casos bilaterais, é frequentemente urgente. As técnicas endoscópicas são mais comumente usadas, e o *stent* pós-operatório é controverso (10). Um bico de McGovern força o RN a respirar pela boca até que a cirurgia possa ser concluída e é uma alternativa viável à intubação.

Massas nasais congênitas na linha média

Massas nasais na linha média incluem dermoides, encefaloceles e gliomas que surgem devido a um defeito na embriogênese na 3ª semana de gestação e podem aparecer como um abaulamento do nariz na linha média, ponte nasal lateral ou fronte ou como uma depressão em qualquer lugar ao longo do dorso nasal. Comunicação intracraniana pode ocorrer com qualquer dessas anomalias. Transiluminação, compressibilidade e aumento da massa com choro são sugestivos de encefalocele com comunicação do líquido cefalorraquidiano (LCF). Os gliomas e dermoides são lesões sólidas, assim, falta comunicação com o LCF, mas ainda pode haver um pedúnculo intracraniano em até 45% dos casos. A excisão cirúrgica das massas nasais da linha média é indicada e requer um cuidadoso planejamento pré-operatório e colaboração com neurocirurgia para determinar se uma comunicação intracraniana está presente. Uma criança com uma lesão nasal na linha média deve ser submetida à RM e à TC, visto que os estudos se complementam. O achado de um grande forame cego, amplo septo e crista de *galli* bífida na TC implica conexão intracraniana, mesmo se ainda não for evidente na RM. Excisão cirúrgica precoce é indicada para encefaloceles devido ao risco de meningite; caso contrário, a excisão ou outras massas na linha média poderá ser adiada até a idade pré-escolar.

Obstrução nasal sem atresia dos cóanos

Algumas vezes chamada "NOWCA", essa obstrução é atribuída à tumefação da mucosa nasal e é, geralmente, uma doença autolimitada tratada com colírio, dexametasona tópica e observação. Pode ser muito sintomática para o RN que respira obrigatoriamente pelo nariz, mas não requer intervenção cirúrgica.

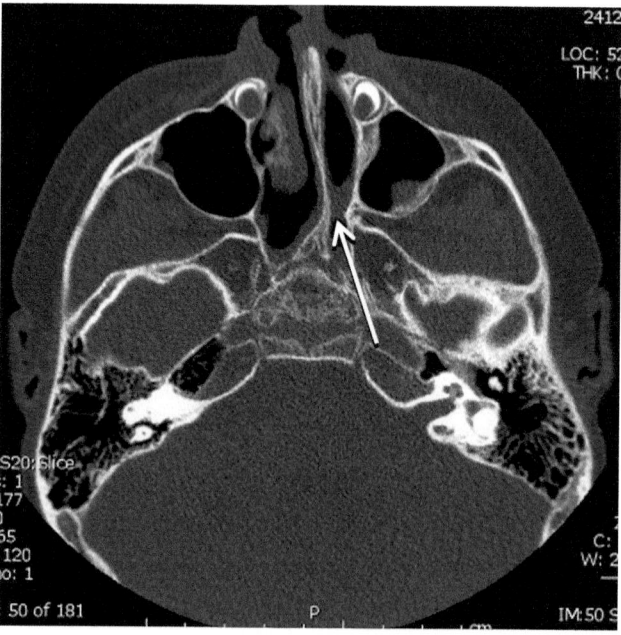 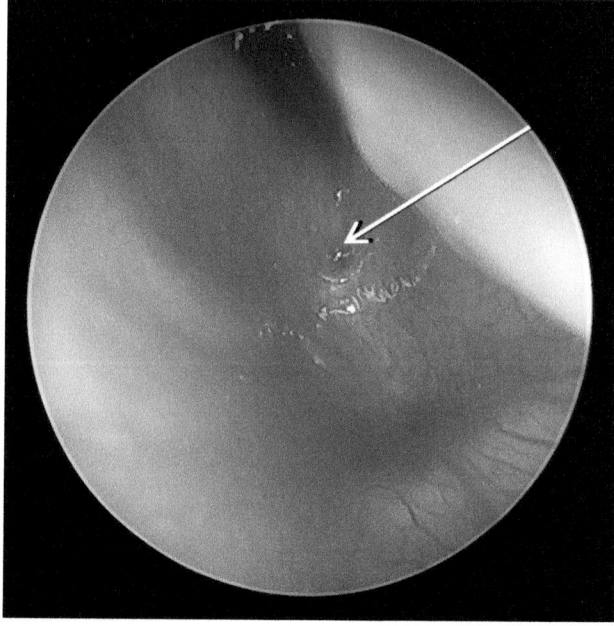

Figura 41.5 A. Imagem axial da TC de um paciente com atresia coanal esquerda (*setas*). A cavidade nasal deve ser aspirada pela radiologia imediatamente antes de concluir o exame. **B.** A visualização endoscópica correlativa mostra o fundo cego no cóano (*seta*). (Esta figura encontra-se reproduzida em cores no Encarte.)

Obstrução orofaríngea
Cistos/lesões congênitos da língua

As lesões neonatais da língua podem causar vários graus de dificuldade de alimentação e dificuldade respiratória. Enquanto muitos tipos de lesões podem se apresentar na língua, esta seção tem como foco cistos/lesões congênitos que podem causar comprometimento respiratório.

Cistos de duplicação do intestino anterior são mais comuns em homens, revestidos por um epitélio derivado do intestino anterior, e são vistos com mais frequência na cavidade oral, embora possam aparecer em qualquer lugar do trato alimentar (11).

Os cistos de valécula surgem logo antes da epiglote e podem deslocar a base da língua posteriormente, levando a estridor ou estertor neonatal (Figura 41.6). Acredita-se que esses cistos revestidos por epitélio escamoso sejam formados a partir da obstrução ductal das glândulas mucosas e devem ser excisados ou marsupializados logo após o diagnóstico, pois podem aumentar de tamanho rapidamente durante o período neonatal (12).

A epúlide congênita ou tumor de células granulares congênitas é um tumor benigno de tecido mole que afeta mais frequentemente a mucosa alveolar de mulheres, mas eventualmente proveniente da língua, onde grandes massas podem causar dificuldades de alimentação ou distúrbio respiratório (13). Embora muitos tumores possam regredir durante os primeiros meses de vida, a excisão cirúrgica é indicada para lesões sintomáticas, ou se o diagnóstico for incerto.

Os cistos do ducto tireoglosso e as malformações linfáticas podem se apresentar como lesões císticas da língua, e o manejo é discutido na seção cervical deste capítulo.

Glossoptose

A sequência de Pierre-Robin (SPR) consiste em micrognatia, glossoptose e fenda palatina em forma de U; ela representa a causa mais bem conhecida de glossoptose ou de deslocamento para baixo da língua. Outrora considerada uma síndrome, a SPR é hoje conhecida por representar uma sequência de eventos que começa com interrupção no desenvolvimento da mandíbula entre a 7ª e a 11ª semana de gestação. A micrognatia resultante faz com que a língua se posicione mais alto na cavidade oral e evita a fusão das prateleiras palatinas (14). Recomenda-se parecer da genética para excluir uma síndrome, das quais a mais comum é a de Stickler.

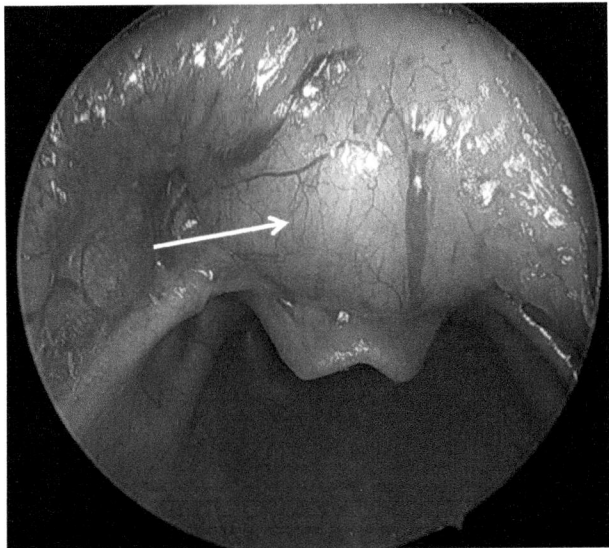

Figura 41.6 Visualização endoscópica pré-operatória de um cisto de valécula (*seta branca*). Observe sua posição, assim como sua associação com a base da língua e o deslocamento do epiglote. (Esta figura encontra-se reproduzida em cores no Encarte.)

A obstrução das vias respiratórias na SPR é mais grave na posição em decúbito dorsal e piora durante o sono ou indução da anestesia. O manejo da obstrução das vias respiratórias pode ser realizado por meio do posicionamento em decúbito ventral, colocação de uma cânula nasofaríngea, intubação, fixação da língua ao lábio ou colocação de traqueostomia, dependendo da gravidade da obstrução (15). Os RNs submetidos à intubação não devem ser sedados até que a via respiratória esteja segura. A maioria dos pacientes sem outros defeitos neurológicos ou das vias respiratórias significativos é assistida de maneira conservadora sem intervenção cirúrgica (16). Como orientação geral, a obstrução da via respiratória na SPR geralmente melhora significativamente quando o RN dobra de peso. RNs com obstrução grave que precisam de um tubo de traqueostomia geralmente o mantém até que a reparação do palato fendido seja concluída, garantindo uma via respiratória segura para o reparo cirúrgico visto que a intubação nesses RNs pode ser muito difícil.

Macroglossia

A macroglossia pode ocorrer como uma anomalia isolada ou como um componente da síndrome de Beckwith-Wiedemann (SBW). Essa síndrome de supercrescimento pré-natal surge mais comumente de mutações dos genes na região 11p15.5 (17), e os marcos de seus achados incluem aumento do crescimento, defeitos da parede abdominal, visceromegalias (principalmente, glândulas suprarrenais), hipoglicemia e patologias malignas embrionárias, como tumor de Wilms e hepatoblastoma (18). Pode-se considerar redução da língua via excisão cirúrgica ou coblação; no entanto, em casos sintomáticos, a traqueostomia é frequentemente preferida visto que a obstrução aumenta quando a velocidade de crescimento normaliza mais tarde, na primeira década de vida.

A macroglossia verdadeira e a macroglossia relativa (cavidade oral pequena) também podem ser observadas em RNs com síndrome de Down; no entanto, o tamanho da língua raramente exige intervenção cirúrgica.

Anomalias laríngeas
Laringomalacia

A laringomalacia é a causa mais comum de estridor em RNs e geralmente ocorre depois de alguns dias de vida. O colapso inspiratório das estruturas supraglóticas, particularmente a mucosa sobreposta às cartilagens aritenoides e às pregas ariepiglóticas, leva a diferentes graus de obstrução das vias respiratórias (Figura 41.7). Os RNs também podem ter dificuldades de alimentação concomitantes e/ou aspiração. Os sintomas pioram com a agitação e melhoram com o posicionamento em decúbito ventral. O diagnóstico é realizado prontamente por meio de laringoscopia flexível por fibra óptica. O manejo da maioria dos RNs pode ser conservador visto que os sintomas geralmente se resolvem aos 12 a 24 meses de idade. Os medicamentos para refluxo são frequentemente utilizados, visto que alguns acreditam que o refluxo causa edema das estruturas da mucosa, o que leva à redundância; no entanto, os autores descobriram que esses são eficazes apenas em porcentagens relativamente pequenas de crianças. Quinze por cento dos lactentes com laringomalacia precisam de intervenção cirúrgica, mais frequentemente devido a atraso de crescimento do que angústia respiratória (19). A supraglotoplastia, em pacientes selecionados de maneira apropriada, é extremamente bem-sucedida com muito poucas complicações (20). Às vezes, a traqueostomia é necessária, particularmente em RNs com várias comorbidades ou condições neurológicas subjacentes que reduzem a taxa de sucesso da supraglotoplastia.

Paralisia das cordas vocais

A paralisia das cordas vocais é a segunda causa mais comum de estridor em RNs após laringomalacia. Estridor e outros sintomas variam consideravelmente dependendo de a lesão ser unilateral ou bilateral.

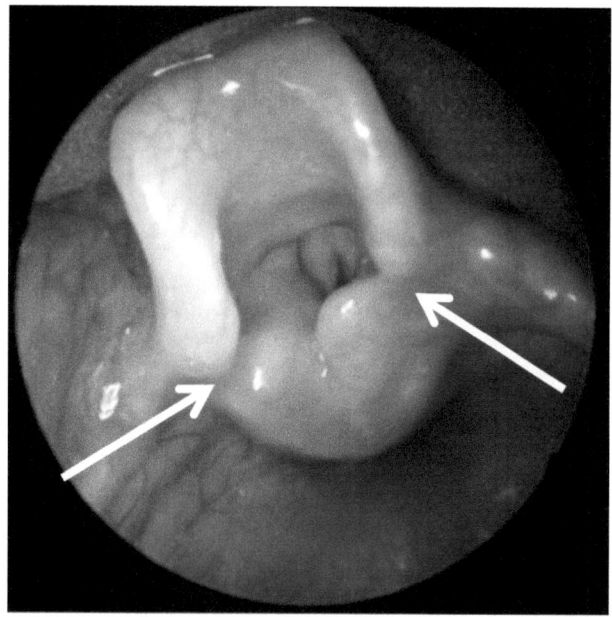 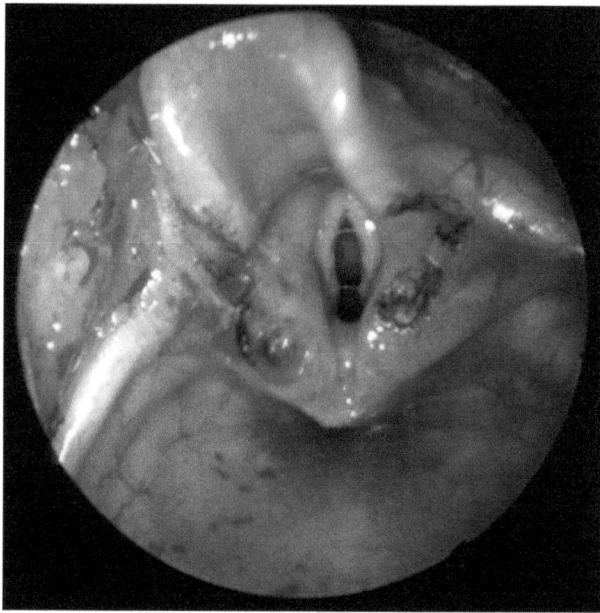

Figura 41.7 A. Visualização endoscópica clássica de um paciente com laringomalacia grave. Observe as pregas ariepiglóticas encurtadas (*setas brancas*), assim como o prolapso supraglótico que limita a visualização das cordas vocais subjacentes. **B.** A supraglotoplastia a *laser* foi realizada para aliviar a causa da obstrução e criar melhor visualização das cordas vocais. (Esta figura encontra-se reproduzida em cores no Encarte.)

Paralisia unilateral das cordas vocais

Os pacientes com paralisia unilateral das cordas vocais geralmente apresentam estridor (75%), disfonia (choro fraco ou rouco) (50%), e/ou dificuldades de alimentação (25%) (21). Intervenção cirúrgica precoce raramente é necessária. A etiologia mais comum da paralisia unilateral é iatrogênica, após cirurgia cardiotorácica ou correção de fístula traqueoesofágica (FTE), com a corda vocal esquerda mais comumente afetada do que a direita. A recuperação espontânea ocorre em um terço dos pacientes, mas pode não ser evidente até o final da primeira década de vida. Muitos casos são idiopáticos, mas outras causas de paralisia unilateral incluem traumatismo (ou seja, parto complicado), lesão da intubação, condições neurológicas e infecção. A compensação do cordão móvel contralateral geralmente elimina a necessidade de procedimentos de medialização, mas o tratamento cirúrgico pode ser realizado mais tarde na vida se a recuperação do cordão não ocorrer e a rouquidão for grave.

Paralisia bilateral das cordas vocais

O estridor proeminente e um choro alto são características marcantes de paralisia bilateral das cordas vocais desde que as cordas vocais estejam situadas na posição paramediana. Todos os pacientes com paralisia bilateral das cordas devem ser submetidos à RM para excluir malformação de Chiari ou outras causas de compressão do tronco encefálico. Outras etiologias incluem causas neurológicas, iatrogênicas, traumáticas e idiopáticas, sendo que esta última contém o maior prognóstico de recuperação espontânea. A paralisia bilateral é menos comum do que a unilateral, mas exige com mais frequência o manejo da via respiratória com cerca de 50% necessitando de traqueostomia (22). A aritenoidectomia pode melhorar o sucesso de remoção da cânula, mas normalmente é adiada por vários anos de vida a fim de permitir o potencial de recuperação espontânea.

Atresia ou membrana laríngea

A atresia laríngea completa é uma anomalia congênita muito rara, que resulta de falha da laringe e da traqueia para recanalizar durante a 7ª e a 8ª semana de gestação (23) (Figura 41.8). Os pacientes apresentam desconforto respiratório grave, apesar do esforço adequado. A US pré-natal pode identificar as sequelas de desenvolvimento de SOCVRS (síndrome de obstrução congênita das vias respiratórias superiores), que inclui poli-hidrâmnio, vias respiratórias dilatadas distalmente à obstrução, pulmões aumentados, hidropisia fetal e/ou diafragma achatado (24). Se essa síndrome for diagnosticada na fase pré-natal, um procedimento terapêutico intraparto *ex utero* (TIPEX) deve estar relacionado para proteger as vias respiratórias. Se não for diagnosticada na fase pré-natal, uma traqueostomia de emergência é necessária.

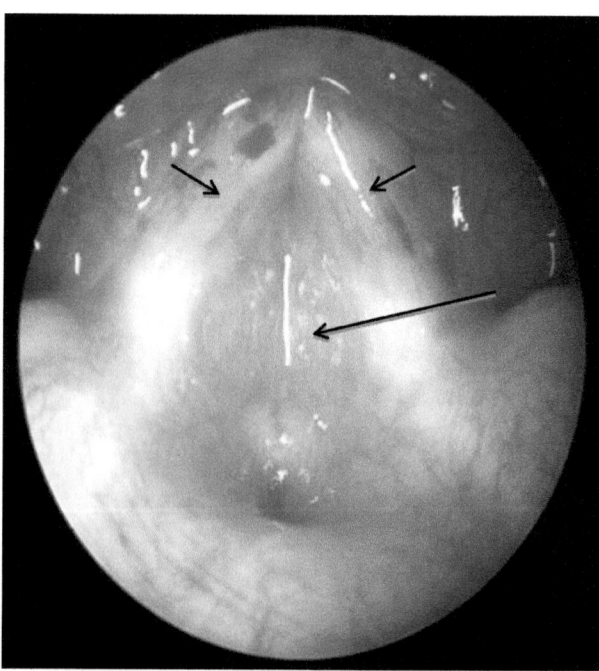

Figura 41.8 Membranas laríngeas congênitas graves. Este paciente necessitou de colocação de tubo de traqueostomia de emergência. O rastreamento pré-natal teria provocado SOCVRS, momento em que um procedimento TIPEX poderia ter sido planejado (*setas pequenas* indicam cordas vocais, *seta grande* indica glote completamente obstruída por membrana congênita). (Esta figura encontra-se reproduzida em cores no Encarte.)

As membranas laríngeas congênitas são uma forma de atresia laríngea em que ocorre canalização parcial. A incapacidade de recanalizar totalmente a laringe resulta em diversos graus de membranas mais comumente no nível das cordas vocais com extensão para a subglote. Esses pacientes podem apresentar um espectro de gravidade desde um choro fraco isolado a diferentes graus de comprometimento respiratório. As membranas glóticas anteriores podem ocorrer em conjunto com outras anomalias congênitas, principalmente distúrbios cromossômicos e cardiovasculares. Somente membranas que causam sintomas significativos precisam ser abordadas com emergência. Caso contrário, o manejo geralmente é adiado até após 1 ano de idade e envolve dilatação ou divisão a *laser* endoscópica de microrganismos ou uma laringoplastia aberta (25).

Fenda laríngea

As fendas laríngeas são anomalias raras que surgem quando há falta de separação entre os sistemas laringotraqueal e faringesofágico devido ao desenvolvimento inadequado do septo traqueoesofágico. Consequentemente, um defeito posterior no aparelho laringotraqueal comunica-se diretamente com a hipofaringe e/ou esôfago (Figura 41.9). As fendas laríngeas são descritas como tipo I, II, III ou IV, sendo os últimos tipos mais graves (26). As fendas do tipo I podem ser manejadas clinicamente em alguns pacientes, mas as dos tipos II a IV irão precisar de intervenção cirúrgica, frequentemente através de uma abordagem aberta. Esses pacientes apresentam um espectro de dificuldades respiratórias e de alimentação proporcionais à gravidade de sua fenda. Aspiração, tosse crônica, estridor, desconforto respiratório e pneumonia recorrente são todos sintomas potenciais presentes. As fendas laríngeas estão associadas a outras anomalias congênitas em cerca de 60% dos casos, tornando essenciais a avaliação e a preparação minuciosas.

Estenose subglótica e traumatismo devido à intubação

A estenose subglótica é a terceira causa mais comum de estridor na população pediátrica após laringomalacia e paralisia das cordas vocais (Figura 41.10). Um diâmetro subglótico de menos de 4 mm em um RN a termo e menos de 3 mm em um RN pré-termo é considerado estreito. Esta lesão da via respiratória é mais bem classificada nos tipos congênito e adquirido.

Estenose subglótica congênita

A estenose subglótica é considerada congênita quando não há histórico de intubação endotraqueal ou outras causas potenciais de estreitamento subglótico. A estenose pode ser o resultado de espessamento do tecido mole fibroso ou pode ser resultante de uma deformidade cartilaginosa da placa cricóidea. Os pacientes podem apresentar estridor inspiratório que pode evoluir para estridor bifásico nos casos de estenose de grau mais elevado. Os pacientes são propensos a crupe recorrente. A estenose subglótica congênita é frequentemente menos grave do que a do tipo adquirido. Embora o manejo de alguns pacientes possa ser realizado de modo conservador e permita a superação da lesão, outros com estenoses de grau mais elevado ou com sintomas não controlados exigirão correção cirúrgica com laringotraqueoplastia ou traqueostomia.

Estenose subglótica adquirida

O trauma por intubação prolongada ou traumática é a causa mais comum de estenose subglótica adquirida. A incidência dessa patologia em RNs intubados na UTI neonatal é inferior a 2% (27). O tamanho do tubo endotraqueal e a duração da intubação são fatores importantes no desenvolvimento da estenose subglótica adquirida. Embora não haja evidências claras para sugerir que as taxas de estenose subglótica adquirida sejam diferentes na intubação orotraqueal e na nasotraqueal, está muito claro que a intubação nasotraqueal é mais bem tolerada por RNs. A necessidade de intervenção cirúrgica é altamente dependente da paciente e do grau de estenose. Pode-se tentar dilatação com balão

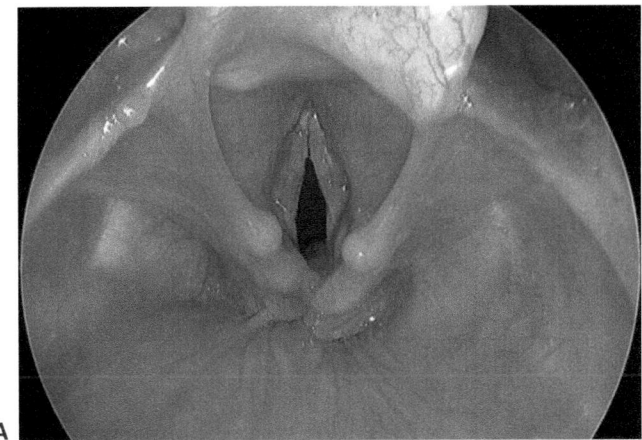

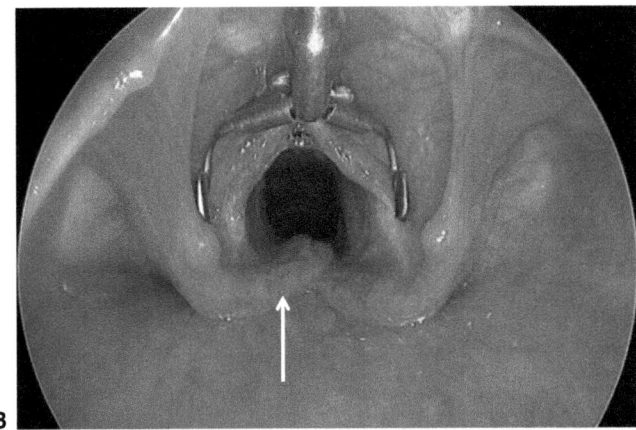

Figura 41.9 A. Visualização endoscópica de um paciente com uma fenda laríngea. É difícil reconhecer a lesão completamente antes do afastamento das cordas vocais. **B.** Com as cordas vocais afastadas, a fenda posterior pode ser reconhecida estendendo-se abaixo do nível das cordas vocais (*seta branca*). (Esta figura encontra-se reproduzida em cores no Encarte.)

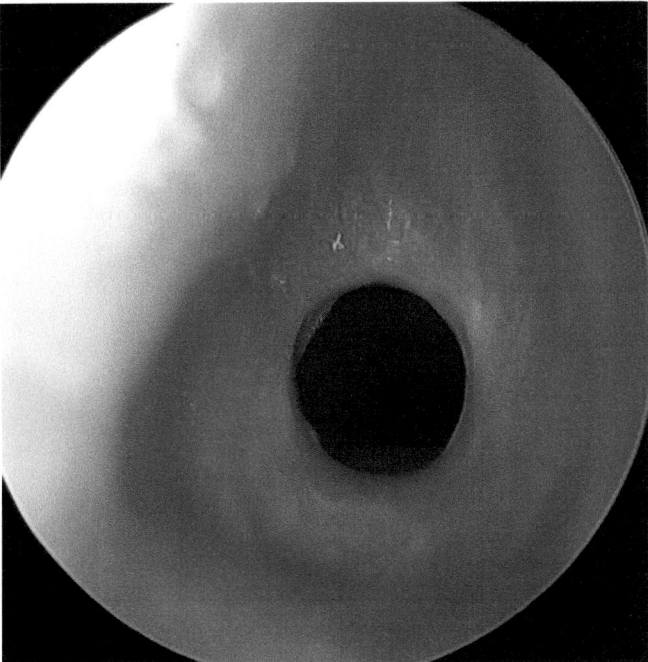

Figura 41.10 Estenose subglótica adquirida de intubação traumática. Observe a fibrose circunferencial madura. (Esta figura encontra-se reproduzida em cores no Encarte.)

ou reconstrução das vias respiratórias em pacientes selecionados; no entanto, se o paciente apresentar comorbidades significativas (ou seja, doença pulmonar crônica) e não puder ser extubado, uma traqueostomia pode ser indicada com os planos para tratar a estenose subglótica depois que o RN crescer.

Hemangioma subglótico

Os hemangiomas infantis são o tumor mais comum da infância e podem surgir ocasionalmente na subglote. Os RNs com hemangiomas subglóticos tipicamente são assintomáticos até que os hemangiomas entrem na fase proliferativa, geralmente após 4 semanas de idade. O estridor resultante pode ser inspiratório ou bifásico e, como o estridor de outras causas, é mais proeminente com alimentação e esforço. Exclusivamente, o estridor decorrente de hemangiomas subglóticos piora na posição decúbito dorsal conforme a lesão é ingurgitada com sangue e se torna mais obstrutiva. Em raros casos, não há estridor e sibilos; tosse rouca ou rouquidão podem ser os sintomas presentes. Os hemangiomas cutâneos estão presentes em 50% dos casos. A incidência de hemangiomas subglóticos é muito maior em pacientes com uma distribuição do tipo "barba" dos hemangiomas, principalmente se for bilateral. O diagnóstico é mais bem realizado por meio de laringoscopia direta imediata (Figura 41.11), embora radiografias simples do pescoço mostrem um estreitamento assimétrico subglótico suave e podem ser úteis. A RM ou a TC é indicada para determinar se a extensão mediastinal está presente. Como hemangiomas cutâneos, os hemangiomas subglóticos, eventualmente, involuem, mas, diferentemente dos hemangiomas cutâneos, a espera ou observação cautelosa não é aceitável, visto que a obstrução da via respiratória devido a essas lesões pode ser fatal. O grau de estreitamento das vias respiratórias em um RN relativamente assintomático com um hemangioma subglótico sempre é notável.

O propranolol é um tratamento com monofármaco eficaz para a maioria dos hemangiomas subglóticos (28) e deve ser iniciado no ambiente hospitalar nesses RNs pequenos com lesões da via respiratória (29). Para RNs sintomáticos, os corticosteroides intravenosos são frequentemente administrados concomitantemente nos primeiros 2 a 3 dias de tratamento. Os corticosteroides orais constituem uma alternativa de tratamento com monofármaco ao propranolol, mas não são mais considerados uma terapia de primeira linha devido à alta taxa de eventos adversos previsíveis, principalmente restrição do crescimento temporária (30). Da mesma forma, IFN-2a não é mais recomendada para o tratamento de hemangioma devido ao risco de diplegia espástica quando administrada a RNs pequenos (31). Para lesões notavelmente obstrutivas, a intubação durante a primeira semana do tratamento farmacológico pode ser necessária. Repetir a laringoscopia para avaliar a resposta do hemangioma à terapia é aconselhável para lesões grandes. A excisão cirúrgica ou ressecção endoscópica a *laser* é uma alternativa eficaz para lesões unilaterais que não respondem ao tratamento farmacológico, ou naquelas em que o tratamento farmacológico pode ser contraindicado. A traqueostomia pode ser necessária para grandes lesões bilaterais, mas um ensaio de 2 semanas de intubação e tratamento farmacológico deve ser considerado primeiramente para tentar evitar a colocação do tubo de traqueostomia com seus problemas clínicos e sociais inerentes.

Obstrução traqueal

Estenose traqueal

A estenose traqueal pode ser adquirida após intubação com tubo endotraqueal, particularmente se um tubo com balonete foi utilizado, mas a maioria dos casos é congênita na origem. A estenose traqueal congênita só pode incluir um segmento curto da traqueia ou toda a traqueia e pode se estender para os brônquios também. A maior parte dos segmentos da estenose são anéis traqueais completos que não possuem uma parede membranosa posterior (Figura 41.12) e em quase 50% dos casos estão associados a uma alça pulmonar (32). Os sintomas variam muito desde desconforto respiratório mínimo a risco à vida e quando o estridor está presente, ele frequentemente é expiratório e grave e, em geral, imita o som do ciclo de agitação de uma máquina de lavar. Tosse, sibilos e dificuldades de alimentação também são os sintomas comuns presentes que podem piorar após uma infecção das vias respiratórias superiores ou inferiores. A endoscopia é o método preferencial de diagnóstico, embora as radiografias de tórax, RM e TC possam

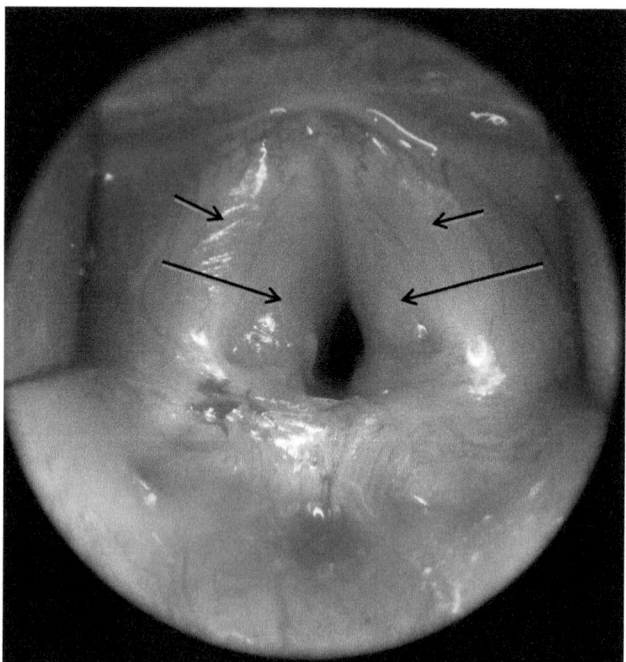

Figura 41.11 Hemangioma subglótico bilateral grande (*setas grandes*) imediatamente adjacente às cordas vocais (*setas pequenas*) causando estridor com piora progressiva. (Esta figura encontra-se reproduzida em cores no Encarte.)

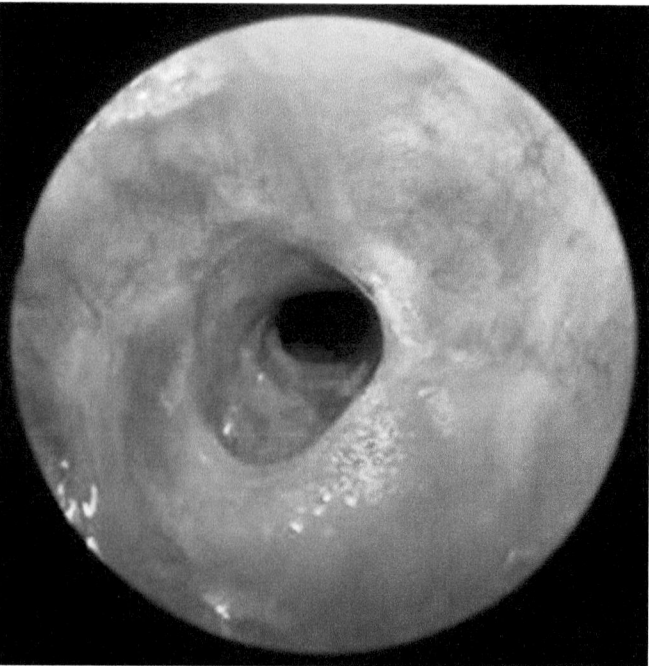

Figura 41.12 Estenose traqueal adquirida de intubação traumática. Observe a estenose em múltiplos níveis com fibrose circunferencial. (Esta figura encontra-se reproduzida em cores no Encarte.)

todas demonstrar o estreitamento. A intubação endotraqueal é evitada sempre que possível; até mesmo uma pequena quantidade de edema no lúmen estreito pode impedir a extubação. Uma taxa de mortalidade de 12% é observada até mesmo a partir de anomalias cardíacas, vasculares ou pulmonares ou a partir de complicações da correção cirúrgica (32). O manejo dos casos leves pode ser realizado com esteroides, broncodilatadores e fisioterapia, mas os casos mais graves precisam de intervenção cirúrgica, implicando ressecção com anastomose de estágio terminal, traqueoplastia de cartilagem costal, dilatação com balão ou, mais comumente, traqueoplastia em lâmina (33). Várias visitas ao centro cirúrgico devem ser antecipadas para tratar o tecido de granulação pós-operatório.

Traqueomalacia

A razão 4,5:1 da cartilagem/membrana da traqueia normal em forma de ferradura é reduzida nos RN com traqueomalacia, e a ampla parede membranosa posterior permite colapso da traqueia (Figura 41.13). A traqueomalacia pode ser primária (intrínseca) ou secundária (extrínseca) devido à compressão externa. Praticamente, todos os pacientes com FTE apresentam algum grau de traqueomalacia. A expiração é comprometida, e os sintomas variam amplamente em sua gravidade e incluem tosse crônica, sibilância, pneumonia recorrente, desconforto respiratório e, em alguns casos, apneia de reflexo. A tosse resultante é "rouca" por natureza devido ao fluxo aéreo turbulento criado pela traqueia em colapso. A traqueomalacia é evidente na técnica cine-TC em um RN não intubado, mas o diagnóstico é mais bem realizada pelo broncoscopia sob ventilação espontânea. O manejo médico inclui fisioterapia do tórax e o uso de antibióticos para exacerbações visto que as secreções aprisionadas frequentemente se tornam infectadas secundariamente. CPAP ou BIPAP são úteis para manter a patência traqueal. Embora os RNs desenvolvam traqueomalacia, frequentemente aos 2 anos de idade, a intervenção cirúrgica com traqueostomia ou aortopexia é indicada para casos graves que demonstram apneia de reflexo, desconforto respiratório recorrente ou pneumonia recorrente.

Compressão vascular da traqueia

O desenvolvimento anormal do arco aórtico e seus vasos principais geralmente causa obstrução traqueal e os RNs apresentam tosse crônica, dispneia, estridor expiratório, sibilos, apneia de reflexo e, em alguns casos, disfagia. Anomalias são mais bem visualizadas por broncoscopia, frequentemente combinada com esofagoscopia.

Imagens de ressonância magnética com angiografia (RMA) ou tomografia computadorizada com angiografia (TCA) são reservadas para casos que necessitam de intervenção cirúrgica.

O tronco braquiocefálico anômalo, a anomalia mais comum sintomática (34), origina-se mais distalmente do arco aórtico e comprime a traqueia conforme esta cruza da esquerda para a direita. O tratamento cirúrgico com aortopexia é indicado para casos graves com sintomas recalcitrantes.

LESÕES TORÁCICAS COMO CAUSA DE DIFICULDADE RESPIRATÓRIA

Enfisema lobar congênito

O enfisema lobar congênito (ELC) geralmente afeta um lobo e pode representar um risco à vida como resultado de hiperexpansão grave. A causa subjacente do distúrbio é a entrada de ar no lobo afetado durante a inspiração e aprisionamento de ar durante a expiração. A hiperexpansão lobar ocorre com compressão do parênquima pulmonar adjacente e com o deslocamento mediastinal. O ELC pode ocorrer como resultado de estenose brônquica, bronquiomalacia, obstrução luminal ou compressão extrínseca da via respiratória por massa ou cisto broncogênico. A radiografia de tórax mostra hiperlucência do lobo afetado associado a atelectasia do pulmão adjacente normal e o deslocamento mediastinal para longe do lado da lesão (Figura 41.14).

O lobo superior esquerdo é o lobo mais comumente afetado seguido do lobo mediano direito e, depois, do lobo superior direito. Raramente, a lesão é bilateral (35). O manejo do ELC depende da presença de sintomas. Se assintomático ou apenas levemente sintomático, os pacientes podem ser observados com sucesso sem exigir ressecção cirúrgica. Para pacientes com desconforto respiratório progressivo, a toracotomia e a lobectomia de emergência são necessárias. Os pacientes com ELC também podem desenvolver pneumonia persistente ou recorrente que requer ressecção eletiva.

Malformação congênita das vias respiratórias pulmonares

A malformação congênita das vias respiratórias pulmonares (MCVRP) refere-se a um grupo de lesões caracterizadas pelo desenvolvimento anormal do parênquima pulmonar. Lesões com

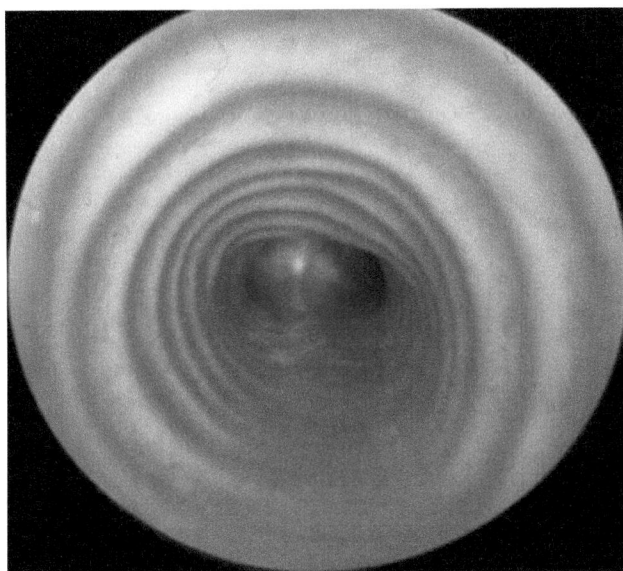
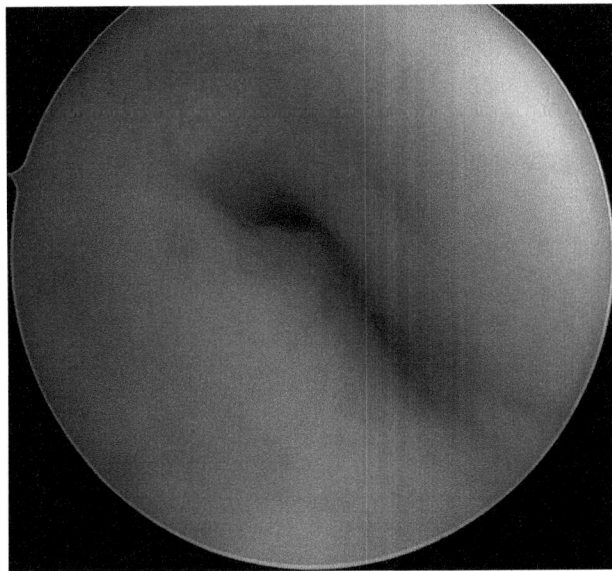

Figura 41.13 A. Traqueia normal que exibe anéis cartilaginosos bem-definidos e parede posterior membranosa. B. Traqueomalacia com colapso das vias respiratórias distalmente resultante da compressão vascular a partir de um arco aórtico duplo. Observe o grande componente da parede membranosa. (Esta figura encontra-se reproduzida em cores no Encarte.)

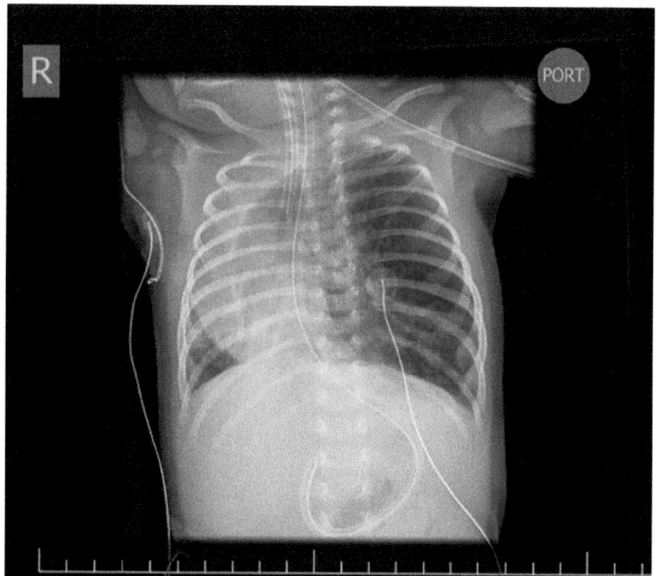

Figura 41.14 Uma radiografia do tórax mostra hipertransparência do lobo afetado associado a atelectasia do pulmão adjacente normal e o deslocamento do mediastino para longe do lado afetado.

substituição cística do parênquima pulmonar também são conhecidas como malformação congênita adenomatoide cística (MCAC) na terminologia mais antiga. As MCAC surgem normalmente de um único lobo e envolvem mais comumente o lobo inferior esquerdo. Lesões com um vaso nutrício arterial sistêmico são chamadas de sequestros broncopulmonares. Esse tecido pulmonar não funcional pode ser intralobar, extralobar ou intra-abdominal. Lesões com características císticas e aporte arterial sistêmico são denominadas lesões híbridas.

As MCVRP são mais comumente diagnosticadas por US pré-natal. A razão do volume do cisto foi elaborada para ajudar a estratificar o risco de lesões. A razão do volume de cisto é a razão do volume da malformação congênita da via respiratória dividida pela circunferência da cabeça conforme medido por US pré-natal. Lesões com uma razão do volume de cisto superior a 1,6 estão associadas a maior risco de hidropisia fetal (36). Visto que as MCVRP têm a capacidade de crescimento imprevisível no meio da gestação, os fetos precisam ser acompanhados atentamente com US para documentar crescimento em intervalo da lesão até seu platô e o crescimento pulmonar normal exceder o da lesão. Os fetos com lesões de alto risco são candidatos à administração de esteroides maternos *in utero* para retardar o crescimento da lesão pulmonar (37). As lesões de alto risco que não respondem aos esteroides maternos e estão associadas a alterações hidrópicas podem ser candidatas à ressecção fetal. Grandes lesões macrocísticas que causam hidropisia são mais bem tratadas com colocação de *shunt* toracoamniótico *in utero* (38).

A maioria dos cirurgiões pediátricos recomenda ressecção cirúrgica pós-natal dessas lesões devido ao risco de infecção e câncer (39). O tempo de ressecção está baseado na existência de sinais/sintomas ao nascer. A maioria dos RNs é assintomática, e a ressecção pode ser realizada eletivamente entre os 2 e 6 meses de idade por meio de uma abordagem toracoscópica ou toracotomia (40). A TC do tórax com contraste é obtida após para confirmar o diagnóstico e identificar quaisquer vasos nutrícios sistêmicos antes da cirurgia (Figura 41.15). Os RNs com lesões sintomáticas exigem a ressecção imediata do lobo envolvido; e tipicamente, isso é realizado por toracotomia devido ao tamanho maior dessas lesões.

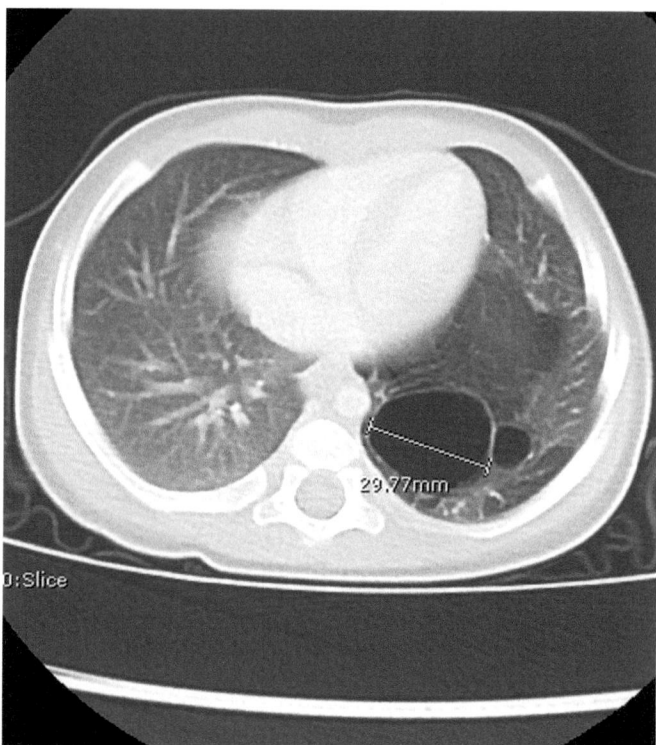

Figura 41.15 Tomografia do tórax aos 6 meses de idade mostrando MCVRP do lobo inferior esquerdo cístico.

Hérnia diafragmática congênita

A falha do desenvolvimento da parte posterolateral do diafragma resulta na persistência do canal pleuroperitoneal ou forame de Bochdalek, o que permite que as vísceras abdominais ocupem o espaço na cavidade torácica, criando um efeito expansivo que prejudica o desenvolvimento pulmonar normal. Oitenta por cento dos defeitos ocorrem no lado esquerdo e 20% ocorrem como defeitos do lado direito. A fisiopatologia da hérnia diafragmática congênita (HDC) relaciona-se à hipoplasia pulmonar resultante. O pulmão hipoplásico não só é pequeno, como não tem padrão de ramificação do bronquíolo normal, área da superfície alveolar e estrutura vascular pulmonar (41). As artérias pulmonares são hipermusculares com aumento da resistência vascular pulmonar e reatividade, característica da hipertensão pulmonar.

A maioria dos casos de HDC é diagnosticada por US pré-natal. Os achados ultrassonográficos incluem vísceras abdominais herniadas, deslocamento mediastinal com posição anormal do coração ou derrame pleural (42). Os efeitos do lado direito são mais difíceis de diagnosticar na fase pré-natal, porque é difícil distinguir o fígado herniado do pulmão direito. Várias medidas pulmonares pré-natais foram desenvolvidas para ajudar a estratificar os pacientes e prever desfechos pós-natais (p. ex., relação pulmão/cabeça [RPC], observada a RPC esperada e observados os volumes pulmonares totais esperados) (43). O diagnóstico pré-natal permite um excelente planejamento de parto. O parto de RNs com HDC deve ocorrer em instituições com experiência no apoio desses RN e o acesso ao apoio cirúrgico pediátrico e oxigenação por membrana extracorpórea (ECMO). O objetivo geral no manejo e transporte na sala de parto é minimizar o estresse perinatal e prevenir contra eventos que desencadeiem o vasospasmo pulmonar e a piora clínica que é difícil de reverter.

RNs com HDC conhecida são imediatamente intubados ao nascer e um tubo nasogástrico colocado para descompressão do intestino. Os RNs com HDC que não foram diagnosticados na fase pré-natal apresentam angústia respiratória ao nascer e o diagnóstico é feito pelo achado de intestino no tórax na radiografia de tórax (Figura 41.16). Os RNs com uma pequena hérnia podem ser assintomáticos ao nascer. Nesses casos, a HDC frequentemente é diagnosticada incidentalmente quando uma radiografia de tórax é obtida por outro motivo.

O objetivo inicial no manejo é apoiar a troca gasosa e a prevenção de uma crise hipertensiva pulmonar. A hipercarbia permissiva e a ventilação gentil comprovaram ser eficientes para manter a oxigenação adequada e a ventilação sem causar lesão aos pulmões hipoplásicos. O reparo cirúrgico do diafragma é retardado até que a hipertensão pulmonar regrida ou, pelo menos, até sua melhora significativa e o RN exija menos suporte ventilatório mecânico.

A ECMO é usada como apoio para o RN com HDC somente quando a terapia padrão falhar. A circulação extracorpórea venoarterial é usada e mantida até que a hipertensão pulmonar seja revertida e a função pulmonar melhore. A maioria dos RNs apresenta melhora em 7 a 10 dias, mas alguns podem precisar de mais tempo de suporte. Se o paciente não melhorar após 2 a 3 semanas é indicativo de hipoplasia pulmonar grave e pode não sobreviver.

A correção cirúrgica geralmente é pré-formada por meio de uma abordagem abdominal aberta. O cirurgião reduz o conteúdo abdominal da parte de trás do tórax para o abdome e as bordas do diafragma são identificadas. Se o tecido diafragmático adequado estiver disponível, as bordas são primariamente suturadas em conjunto. Se não houver tecido diafragmático para correção, o material protético é usado para modelar um retalho e reconstruir o diafragma e fechar o defeito. Após a correção da HDC, o suporte ventilatório é gradualmente retirado e a nutrição enteral é iniciada.

A sobrevida relatada para HDC isolada varia de 70 a 90% em geral com taxas de sobrevida diminuindo para 50% quando os pacientes requerem ECMO. Os RNs com HDC grave apresentam uma incidência mais alta de morbidades respiratória, neurológica, GI e nutricional associadas (44-47). Muitos centros de alto volume criaram clínicas de acompanhamento multidisciplinares especializadas para abordar as necessidades complexas da população de sobreviventes (48).

Eventração diafragmática

A eventração do diafragma pode ser congênita ou adquirida. A apresentação congênita pode simular a HDC com saco. A lesão adquirida resulta de paralisia do diafragma, causada mais comumente por traumatismo cirúrgico ou tocotraumatismo (49).

O diagnóstico é sugerido por elevação acentuada de um hemidiafragma na radiografia de tórax. O exame fluoroscópico identifica o movimento paradoxal do diafragma. Uma eventração assintomática pequena não precisa ser tratada. As eventrações grandes e a paralisia diafragmática são mal toleradas por RNs (50). A eventração que compromete significativamente a função do pulmão deve ser corrigida. O tratamento é a plicatura do diafragma com as suturas não absorvíveis e compressas para criar um diafragma esticado com menos movimento anormal e melhor ventilação.

LESÕES DO ESÔFAGO

Atresia esofágica e anomalias associadas

Considerações embriológicas e genéticas

A patogênese da atresia esofágica está relacionada com a origem comum do esôfago e da traqueia (51). Os estudos embriológicos indicaram que a interrupção do desenvolvimento na quarta semana fetal permite a persistência de fístulas e fendas entre o esôfago e a traqueia e leva ao desenvolvimento incompleto do esôfago. A atresia esofágica pode ocorrer como uma anomalia isolada ou como parte da associação VACTERL (anomalias vertebral, anal, cardíaca, traqueal, esofágica, renal e do membro). A sobrevivência é, em grande parte, determinada pela presença de anomalias associadas. Cerca de 30% dos RNs irão apresentar uma anomalia cardíaca associada (52). A atresia esofágica é um espectro de defeitos classificados em seis tipos principais. Os três defeitos mais comuns são atresia esofágica distal com FTE distal (87,1%), seguidos por atresia esofágica pura sem uma fístula (8%) e depois fístula do "tipo H" (1 a 3%). Uma fístula proximal com ou sem fístula distal faz parte da pequena porcentagem restante de casos.

Atresia esofágica com fístula traqueoesofágica

Na forma mais comum de anomalia esofágica, o segmento esofágico superior em fundo cego geralmente estende-se até a parte superior do tórax, e a parte inferior do esôfago está conectada à traqueia no nível da carina ou logo acima (53). Os sintomas clínicos incluem excesso de secreções orais e incapacidade de tolerar a amamentação. A ventilação através da fístula pode levar a distensão abdominal e desconforto respiratório. Refluxo do conteúdo gástrico através da fístula expurga os pulmões e compromete a função pulmonar.

Diagnóstico

O diagnóstico de atresia esofágica é feito pela incapacidade de introduzir um tubo nasogástrico até o estômago. As radiografias de tórax/abdome simples podem ajudar a confirmar o diagnóstico e o tipo de anomalia. A radiografia pode mostrar o tubo nasogástrico (NG) na bolsa esofágica proximal com sua ponta na entrada torácica. A existência de uma fístula na parte distal do esôfago é confirmada ao ver ar no estômago e no intestino na radiografia. Os RNs prematuros correm risco maior de lesões esofágicas iatrogênicas durante a tentativa de intubação ou colocação de tubo NG que pode levar a um diagnóstico incorreto de atresia esofágica. Nesses casos, a ponta do tubo NG geralmente é encontrada mais embaixo no tórax e um esofagograma de contraste pode confirmar o diagnóstico de lesão esofágica. RNs com atresia

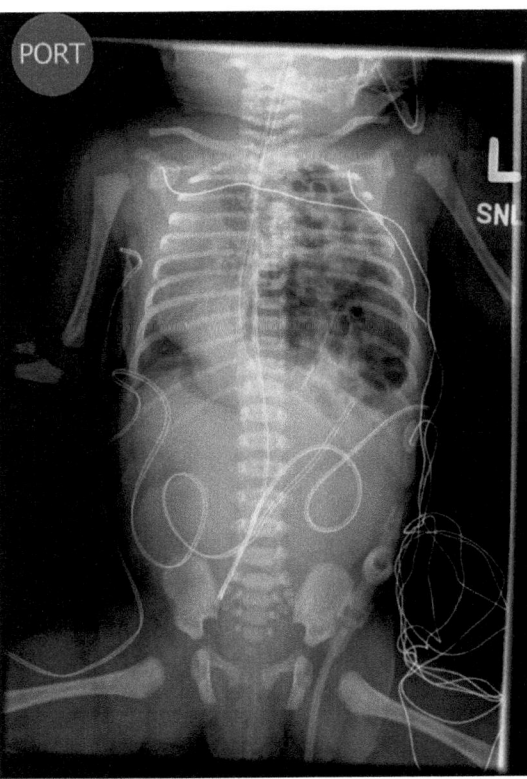

Figura 41.16 A radiografia de tórax revela intestino herniado no lado esquerdo do tórax com deslocamento mediastinal. O tubo nasogástrico é observado no lado esquerdo do tórax.

esofágica também devem ser avaliados à procura de outras anomalias e geralmente são submetidos a ecocardiografia, US renal, US da coluna vertebral e radiografias dos membros em busca de componentes da associação VACTERL.

Tratamento

Medidas de suporte básicas de RNs com FTE incluem posicionamento para reduzir a aspiração de secreções orais. Os RNs ficam em dieta zero e um tubo coletor é colocado na bolsa esofágica para ajudar no manejo das secreções orais. A correção cirúrgica geralmente ocorre nas primeiras 24 a 48 horas de vida, a menos que haja uma anomalia cardíaca grave que necessite de tratamento primeiro.

Reparo cirúrgico imediato

A correção cirúrgica é realizada com êxito via toracotomia aberta ou por meio de técnicas toracoscópicas minimamente invasivas. Geralmente, chega-se ao esôfago pelo lado direito do tórax, a menos que o arco aórtico esteja do lado direito, caso em que utiliza-se uma abordagem pelo lado esquerdo. A fístula é identificada e separada da traqueia cuidadosamente. A abertura traqueal é fechada com várias suturas, com o cuidado de evitar estreitamento do lúmen traqueal. As extremidades do esôfago são identificadas, e uma anastomose primária de camada única é pré-formada para unir as duas extremidades, frequentemente em um tubo de alimentação mole de Silastic®. Um tubo torácico pode ser colocado próximo à anastomose para monitorar evidências de um vazamento anastomótico que é visto como bolhas de saliva no tubo torácico. A assistência pós-operatória requer cuidados meticulosos para evitar ruptura em potencial da linha de sutura traqueal e esofágica, particularmente se houver necessidade de aspiração ou reintubação. Um esofagograma de contraste é obtido em 1 semana de pós-operatório, e se não houver vazamento, inicia-se a amamentação que avança rapidamente.

Reparo primário tardio e reparo em estágios

Se o RN for significativamente prematuro (peso < 1,5 kg) ou apresentar malformação de maior prioridade que necessite de tratamento, a correção cirúrgica é indicada para a melhora dos desfechos. Para esses RNs, a fístula é ligada, e uma gastrostomia é colocada para alimentação. A correção esofágica definitiva é pré-formada como uma segunda operação e adiada até que o RN tenha melhorado (54).

A divisão da fístula é importante para prevenir refluxo do conteúdo gástrico para os pulmões. Em alguns RNs prematuros com pulmões incomplacentes, a divisão da fístula é essencial para permitir ventilação adequada, pois oclui a via de menor resistência através da fístula e do estômago. Nesses casos, o fechamento imediato da fístula salva a vida.

Complicações

As complicações são comuns e exigem avaliação diagnóstica escrupulosa. Estenoses, refluxo gastresofágico, motilidade deficiente, fístula recorrente e traqueomalacia produzem sintomas respiratórios semelhantes e podem ser difíceis de diferenciar.

O extravasamento anastomótico é identificado no início do período pós-operatório pela drenagem da saliva para o tubo torácico ou pode ser visto em um estudo de contraste obtido antes de começar a amamentação. Os extravasamentos frequentemente param espontaneamente com a drenagem adequada, dieta zero e observação contínua. Se a anastomose for totalmente interrompida e/ou o RN apresentar piora clínica apesar da drenagem adequada, pode ser necessário embora incomum abandonar o esôfago e criar uma esofagostomia cervical de desvio.

As fístulas recorrentes podem desenvolver-se em alguns lactentes (55). Em geral, há história de extravasamento peroperatório. Os sintomas com frequência são aqueles de problemas respiratórios recorrentes, como bronquite ou pneumonia, relacionados com aspiração silenciosa. Outra possibilidade é uma segunda fístula não detectada, mas, em ambos os casos, será necessária uma nova operação para dividir a fístula recorrente ou não detectada.

O refluxo gastresofágico ocorre em cerca de 30 a 70% dos pacientes após correção de atresia esofágica. O refluxo nesse grupo de pacientes relaciona-se mais provavelmente a um esôfago intra-abdominal encurtado e a fatores intrínsecos, como motilidade esofágica deficiente. Em RNs com refluxo grave, o manejo clínico agressivo é necessário; no entanto, muitos desses pacientes, eventualmente, terminam com procedimentos antirrefluxo resultantes de falha da terapia clínica, estenoses refratárias, pneumonias crônicas e atraso no desenvolvimento.

A estenose esofágica é uma complicação comum e ocorre com mais frequência quando houve vazamento peroperatório. A estenose normalmente apresenta-se como incapacidade de engolir ou engasgos principalmente durante o momento de transição para alimentos sólidos. Na maioria dos RNs, a dilatação esofágica é bem-sucedida e somente ocasionalmente uma estenose recalcitrante requer ressecção operatória.

A maioria dos RNs com atresia esofágica apresenta algum grau de traqueomalacia. A maioria dos casos é leve e se manifesta como respiração ruidosa. Os casos graves podem causar colapso total da via respiratória, hospitalizações recorrentes e, até mesmo, eventos agudos com risco à vida. A broncoscopia revela o nível e o grau de colapso e, em casos graves, a suspensão operatória da aorta e da traqueia (aortopexia) para o esterno é necessária.

Atresia esofágica sem fístula

Esta variante responde por cerca de 8% das malformações esofágicas. Essas lesões podem ser diagnosticadas na fase pré-natal pela presença de poli-hidrâmnio juntamente com uma bolsa proximal dilatada e estômago fetal ausente. A exemplo de outras formas de atresia esofágica, esses RNs não deglutem alimento nem saliva. Como não há FTE, não existe ar no tubo GI. Os achados radiológicos do tubo nasogástrico com uma bolsa esofágica superior cega combinados com a ausência de ar abaixo do diafragma são diagnósticos de atresia esofágica isolada.

Na atresia esofágica pura, também chamada de atresia de "longa lacuna", as extremidades esofágicas estão muito afastadas umas das outras para permitir o fechamento primário nos primeiros dias de vida. O manejo cirúrgico inicial exige a colocação de um tubo de gastrostomia para permitir a nutrição enteral, enquanto permite-se que as extremidades esofágicas cresçam ao longo de um período de tempo máximo de 8 a 16 semanas. A broncoscopia rígida também é pré-formada para identificar fístulas na bolsa superior, que são mais comuns que o previsto. O comprimento esofágico é medido em intervalos usando fluoroscopia. Depois que as extremidades do esôfago estiverem em um a três corpos vertebrais, é razoável tentar novamente a anastomose esofágica. Se a anastomose esofágica não puder ser realizada, uma esofagostomia cervical é pré-formada e a cirurgia de substituição esofágica é realizada quando o paciente estiver com aproximadamente 1 ano de idade. Uma variedade de técnicas alternativas tem sido descrita ao longo dos anos, para ajudar a obter comprimento esofágico suficiente para anastomose esofágica com sucesso e reprodutibilidade variáveis.

Fístula traqueoesofágica isolada

FTE isolada (ou seja, tipo H) é uma lesão rara, na qual uma fístula existe entre o esôfago totalmente formado e a traqueia. Essas fístulas geralmente ocorrem na parte superior da traqueia e no esôfago cervical no nível da segunda vértebra torácica ou acima (56).

Com frequência, o diagnóstico não é feito nos primeiros dias de vida, pois os sintomas podem ser mais sutis do que outras formas de atresia esofágica. Os RNs toleram suas próprias secreções e alimentação inicial, mas podem apresentar tosse intermitente ou engasgar com a alimentação, necessitando de avaliação adicional.

Um esofagograma de contraste de retração pré-formado em decúbito ventral pode demonstrar a fístula (Figura 41.17). A traqueobroncoscopia geralmente é bem-sucedida para demonstrar essa anomalia, mas a esofagoscopia simultânea às vezes é necessária. A fístula pode ser exposta através de incisão cervical em colar na maioria dos casos. A abordagem torácica é imprescindível em 10 a 15% dos pacientes. A cirurgia produz curas completas para a maioria dos pacientes.

Refluxo gastresofágico

Em 1947, Berenberg e Neuhauser definiram um distúrbio que eles chamaram de "calasia", ou relaxamento anormal da junção gastresofágica (57). Os RNs acometidos apresentam regurgitação persistente, que pode manifestar-se por golfadas, vômitos leves ou vômitos vigorosos após cada refeição. Os efeitos deletérios do refluxo gastresofágico em lactentes têm sido reconhecidos com frequência crescente (58-60). Os refluxos fisiológicos são comuns no primeiro ano de vida, mas o refluxo patológico está associado a restrição de crescimento e sintomas esofágicos e extraesofágicos prejudiciais. O refluxo patológico define doença de refluxo gastresofágico (DRGE) e requer tratamento. O espectro de sinais/sintomas inclui restrição de crescimento significativa, pneumonia por aspiração, episódios apneicos, estridor e esofagite (60-64). A anormalidade é a ausência de mecanismo valvular normal na junção gastresofágica, o que permite refluxo livre do conteúdo gástrico. Distúrbios clínicos associados atingem muitos lactentes. Os distúrbios congênitos ou adquiridos do sistema nervoso central são os mais frequentes, incluindo asfixia grave, paralisia cerebral, anomalias cromossômicas e microcefalia.

O diagnóstico de DRGE é sobretudo clínico e pode ser difícil definir objetivamente. Um esofagograma demonstra refluxo em cerca de 75% dos pacientes sintomáticos. Contudo, o refluxo também é demonstrado em muitos RNs a termo sadios, e os radiologistas têm uma dificuldade compreensível em definir qualquer refluxo gastresofágico que seja patológico. O refluxo gastresofágico pode ser documentado e quantificado por meio da cintigrafia com radionuclídeo. Este exame avalia precisamente os efeitos fisiopatológicos do refluxo na maioria dos pacientes. Mostrou-se que a cintigrafia é adaptável aos lactentes, e quando observações seriadas se estendem por várias horas, em geral é possível distinguir entre o refluxo normal e o patológico. A cintigrafia também determina o esvaziamento gástrico.

O monitoramento do pH em diversos níveis do esôfago pode demonstrar refluxo de ácido gástrico. Durante exames prolongados, o médico pode correlacionar o refluxo com o sono, várias posições corporais e a alimentação, documentando os episódios que produzem sintomas típicos ou eventos potencialmente fatais (65). Impedância intraluminal multicanal (IIM) consegue detectar eventos de refluxo ácido e não ácido e é mais sensível do que o monitoramento do pH como técnica isolada, especialmente em crianças que apresentam uma incidência mais alta de refluxo não ácido. A esofagoscopia ajuda os médicos a documentarem esofagite em RNs selecionados e também pode ajudar a diferenciar estenoses esofágicas na doença grave de membranas congênitas ou vestígios traqueobrônquicos.

Envidam-se todos os esforços para reverter as consequências do refluxo gastresofágico pernicioso por medidas conservadoras. A terapia clínica de RNs sintomáticos com refluxo gastresofágico consiste em manter uma postura semiereta, refeições pequenas e frequentes de material espessado e antagonistas de H_2 ou inibidores da bomba de prótons para diminuir a carga de ácido.

Em casos raros, o grau de depleção nutricional ou a pneumonite crônica exigem hospitalização. Nos lactentes enfermos o bastante para serem hospitalizados, 3 semanas são um período amplo para determinar se seus sintomas são controláveis por medidas clínicas intensivas. Os lactentes com comprometimento menos intenso devem ser avaliados ambulatorialmente durante 2 a 4 meses. Caso os sintomas sejam controlados por intervenções clínicas, o refluxo geralmente desaparece até 15 meses, coincidindo com a assunção da postura ereta. O tratamento clínico fracassa em cerca de 15% dos pacientes.

Com a piora ou persistência dos sintomas a despeito de adesão ao tratamento conservador, recomenda-se a correção cirúrgica se o lactente não ganhar peso e não crescer adequadamente, ou tiver pneumonite recorrente, episódios de apneia ameaçadores à vida ou esofagite. A correção cirúrgica imediata é considerada apropriada sem prova terapêutica clínica para os pacientes com translocação torácica de uma parte significativa do estômago e estenose esofágica.

A intervenção cirúrgica é realizada para fixar a junção gastresofágica bem abaixo do diafragma (i. e., alongar o esôfago intra-abdominal), recriar um ângulo de His agudo e criar um mecanismo valvular para forçar o fundo gástrico contra o esôfago. A fundoplicatura de Nissen consiste em envolver o fundo do estômago completamente em volta da junção esofagogástrica. No procedimento de Thal, o envolvimento do estômago é parcial (i. e., 210 a 270°). Os problemas pós-operatórios como disfagia e incapacidade de golfar e vomitar (i. e., síndrome de distensão gasosa) parecem ser menos prováveis com o procedimento de Thal (64).

DISTÚRBIOS DO SISTEMA DIGESTÓRIO

Pneumoperitônio | Perfuração gástrica

A perfuração espontânea de uma víscera oca é vista mais frequentemente em RNs enfermos que foram submetidos a reanimação logo após o nascimento. A presença de ar livre na cavidade peritoneal pode advir de perfuração em qualquer ponto do tubo GI e é uma emergência cirúrgica. O cirurgião que assiste o RN com pneumoperitônio precisa estar preparado para investigar sistematicamente todo o tubo GI e antecipar problemas como doença de Hirschsprung, perfuração gástrica, enterocolite necrosante (ECN), perfuração intestinal espontânea (PIE) ou outros agravos isquêmicos do intestino que acarretem perfuração (66-68).

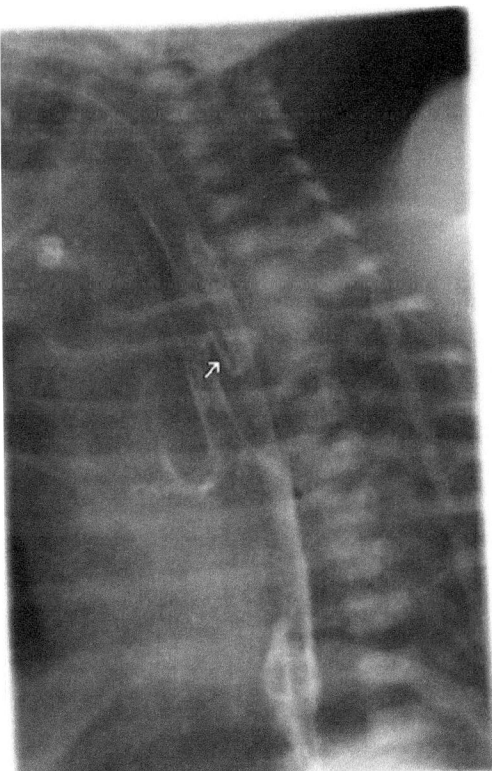

Figura 41.17 Esofagograma retrógrado em decúbito ventral demonstrando fístula esofágica do tipo H entre o esôfago e a traqueia (*seta branca*).

Após a perfuração, a entrada de ar na cavidade peritoneal geralmente provoca distensão abdominal maciça. Ocorre elevação do diafragma, com desorganização em potencial da dinâmica respiratória neonatal. Uma manobra temporária porém salvadora, se necessária, é a aspiração com agulha da cavidade peritoneal, a qual diminui a pressão do ar, permitindo que o diafragma retorne a uma posição mais normal. Em geral, há alívio marcante da distensão abdominal e da dificuldade respiratória. O procedimento de inserir uma agulha (angiocateter) conectada a seringa de 50 mℓ através da parede abdominal anterior não é perigoso. O intestino geralmente está comprimido contra a parede posterior e é improvável que seja danificado por essa intervenção.

A intervenção cirúrgica deve ser imediata. Quando a distensão abdominal é maciça, pode-se antecipar que houve perfuração gástrica. Tipicamente, a ruptura ocorre em nível alto da curvatura maior do estômago. A perfuração pode ser localizada na parede posterior; assim, deve-se realizar uma exploração minuciosa das áreas relativamente inacessíveis do estômago. Embora tenha-se sugerido que a perfuração do estômago resulte de deficiência congênita da musculatura na parede gástrica, esta explicação é incerta. A ausência aparente de musculatura na margem da perfuração provavelmente representa retração dos músculos de um estômago hiperdistendido, com distensão da mucosa entre as fibras musculares.

O reparo é realizado por fechamento primário após desbridamento das margens da perfuração. Um tubo de gastrostomia, inserido através de uma área não afetada do estômago, é opcional para garantir a descompressão pós-operatória. A evolução subsequente do RN costuma ser descomplicada, se o problema subjacente que exigiu a reanimação for controlado. É possível iniciar a alimentação cuidadosa dentro de alguns dias após o reparo cirúrgico. Para o diagnóstico e o tratamento de perfurações que ocorrem em outras áreas do sistema digestório, veja Enterocolite necrosante.

Desvio temporário dos intestinos

As emergências intestinais neonatais com frequência exigem escoamento temporário ou enterostomia. Embora não sejam tão desejáveis quanto a anastomose terminoterminal do intestino, tais medidas podem salvar a vida de RNs frágeis que estão criticamente enfermos em virtude de obstrução intestinal ou peritonite ou que estejam ameaçados por defeitos congênitos sérios. Um estoma abdominal no RN não tem as mesmas implicações do adulto; o médico deve realçar este fato para minorar os temores e as dúvidas de pais aflitos. A maioria das enterostomias é temporária, e o prognóstico para restauração da continuidade intestinal completa é bom.

Gastrostomia

O estômago exige esvaziamento por dois motivos. Primeiro, a descompressão do tubo GI é essencial na vigência de uma condição abdominal grave. A instalação da gastrostomia elimina a necessidade de tubo nasogástrico. É mais eficiente e elimina o perigo de necrose por pressão da cartilagem alar do nariz do RN e os perigos respiratórios inerentes aos tubos nasogástricos. Segundo, o tubo de gastrostomia oferece acesso à alimentação.

Pode-se realizar a gastrostomia sob anestesia local, embora em geral nos RNs seja realizada sob anestesia geral. Com frequência, o procedimento complementa uma cirurgia abdominal primária. O procedimento também pode ser realizado usando uma abordagem minimamente invasiva em um ambiente eletivo. A colocação de tubos de botão de gastrostomia primários geralmente é mais fácil para os pais cuidarem em casa e também evita que um segundo procedimento de conversão do tubo de gastrostomia em tubo de botão (69).

Ileostomia

A ileostomia temporária é menos desejável do que a união primária do intestino, mas há circunstâncias clínicas em que sua criação como um procedimento de desvio temporário é prudente, incluindo a necrose inflamatória do intestino delgado distal com extravasamento intraperitoneal e peritonite, insulto isquêmico com viabilidade limítrofe do intestino e, ocasionalmente, disparidade acentuada do diâmetro do lúmen, como na atresia intestinal ou no íleo meconial.

A ileostomia realizada corretamente costuma ser bem tolerada e raramente causa ruptura cutânea. Com cuidados de apoio apropriados, o ganho ponderal e a resolução prosseguem, e pode-se realizar a reconstrução intestinal eletivamente com maior segurança para o RN. Recomendamos o fechamento tempestivo da ileostomia para minimizar os desequilíbrios hidreletrolíticos que esses RNs podem desenvolver (70).

Uma forma comum de desvio ileal inclui ileostomia terminal com fístula mucosa. Outra técnica efetiva de descompressão intestinal que permite acesso à parte distal do tubo GI é a enteroenterostomia terminolateral descrita por Bishop e Koop (71).

Colostomia

As quatro indicações habituais da colostomia no RN são perfuração iminente ou efetiva do cólon, atresia colônica com imensa disparidade do lúmen intestinal, doença de Hirschsprung e ânus imperfurado alto. A colostomia com alça tem a vantagem de simplicidade e rapidez de desenvolvimento em RNs criticamente enfermos. Pode ter uma taxa de complicações mais alta que inclua prolapso e extravasamento para a alça distal. Uma colostomia de extremidade e fístula mucosa separada é mecanicamente estável e preferida por muitos cirurgiões.

Anormalidades rotacionais

Má rotação

No embrião em desenvolvimento, o intestino maior deve sofrer rotação de 270° em sentido horário ao redor da veia e artéria mesentérica superior ao retornar à cavidade celômica. O intestino delgado proximal assume o típico contorno em forma de C, e o duodeno é fixado à esquerda da linha média no ligamento de Treitz. O ceco atinge sua posição final no quadrante inferior direito do abdome (72). A rotação intestinal incompleta com a consequente fixação inadequada do mesentério intestinal apresenta-se com diversas consequências clínicas. A rotação incompleta pode ser uma ocorrência assintomática, dar origem a sintomas sutis difíceis de diagnosticar ou apresentar-se como uma catástrofe intra-abdominal ameaçadora à vida. A compreensão do mecanismo pelo qual a lesão torna-se sintomática é essencial para que o médico a reconheça e previna as complicações devastadoras que podem acompanhar o vólvulo do intestino médio.

Se a rotação for anormal e o ceco não conseguir descer do quadrante superior direito para a fossa ilíaca direita, as faixas serão formadas entre o ceco ectópico, localizado no quadrante superior direito, e a parede abdominal lateral direita. Como essas faixas seguem do ceco para a parede abdominal, elas transpõem o duodeno e podem causar obstrução duodenal. No entanto, a obstrução do duodeno é, mais comumente, causada por torção na base do mesentério do intestino médio, em vez de por meio de simples faixas adesivas. Os sintomas de obstrução duodenal parcial muitas vezes são confusos. O RN pode ter intervalos de padrão alimentar normal intercalados com períodos exasperantes de vômitos. A obstrução é alta no tubo GI; assim, não ocorre distensão abdominal com frequência. O sinal de uma condição mecânica subjacente é o achado de bile no vômito. Mais do que qualquer outra, esse cenário fortalece o conceito de que o vômito bilioso em RN exige investigação diagnóstica minuciosa para detectar má rotação e vólvulo subjacente do intestino médio. Mais de 50% dos RNs apresentam sintomas antes de 1 semana de vida, mas 10% permanecem assintomáticos até depois de 1 ano de idade (73).

A maioria dos RNs com bile no vômito não tem obstrução anatômica; no entanto, exames de imagem são necessários para descartar possível vólvulo do intestino médio como consequência de má rotação. O estudo de diagnóstico mais confiável é uma SEED (seriografia esôfago-duodeno-estômago) alta. Sinais radiográficos importantes de má rotação são os seguintes: (I) radiografia lateral mostrando que o duodeno distal não está conectado ao retroperitônio; (ii) posição baixa do ligamento de Treitz; (iii) evolução em "saca-rolhas" espiral do duodeno; e (iv) jejuno proximal localizado no abdome direito. A correção cirúrgica da má rotação previne um vólvulo futuro do intestino médio e alivia a obstrução duodenal. As faixas que conectam o ceco à parede abdominal direita são divididas, e o intestino grosso é liberado e transposto para o lado esquerdo do abdome. O duodeno é mobilizado em sua face medial, na qual o mesentério estreito está intimamente associado à artéria mesentérica superior. Como o mesentério do intestino delgado é livre medialmente, ele adota uma posição ampla sobre a parede abdominal posterior. Com o mesentério espalhado e ampliado, o potencial de torção é minimizado. É desnecessário fixar o intestino em sua nova posição com suturas (74). O apêndice geralmente é removido, em consequência de sua posição no lado esquerdo do abdome. A correção operatória da má rotação é conhecida como procedimento de Ladd, e a cirurgia derrotatória é concluída quando o cirurgião pode manter o duodeno em sua mão esquerda no lado direito do abdome do paciente e o ceco na mão direita no lado oposto do abdome.

Má rotação com vólvulo do intestino médio

Se a fixação do mesentério do intestino delgado não tiver ocorrido normalmente, o intestino está sujeito a torção sobre o eixo da artéria mesentérica superior. Este mecanismo de obstrução deve ser considerado no RN com vômitos biliosos, especialmente se não houver distensão abdominal. Dor abdominal à palpação é um achado funesto.

As anormalidades radiográficas muitas vezes são típicas, com evidências de obstrução duodenal e gás escasso distribuído pelo resto do intestino. Um abdome desprovido de ar é um sinal funesto e geralmente indica que já ocorreu infarto do intestino. Fezes sanguinolentas significam que houve comprometimento significativo da vasculatura intestinal. A seriografia GI alta mostra constrição em saca-rolhas da terceira parte do duodeno.

Se for diagnosticado vólvulo do intestino médio, a exploração cirúrgica de emergência será realizada. Se os achados forem favoráveis e o intestino for viável, a torção é reduzida por rotação em sentido anti-horário, e executa-se o procedimento de Ladd conforme descrito no tratamento da má rotação sem vólvulo. O prognóstico é favorável, desde que a viabilidade do intestino esteja garantida. Contudo, se o diagnóstico for retardado ou se o vólvulo tiver sido um evento intrauterino, podem-se encontrar isquemia ou infarto intestinal, ou ambos, na distribuição da artéria mesentérica superior. As decisões relativas ao manejo ideal não são imediatas; a ressecção intestinal no momento da exploração inicial pode não ser apropriada, uma vez que o intestino isquêmico deve ter todas as oportunidades de recuperar-se após a redução da torção. A primeira cirurgia consiste em desfazer a torção do intestino delgado e avaliar o restante do intestino. Se a isquemia generalizada for observada na laparotomia, recomendam-se a ressecção limitada do intestino e uma exploração de segunda inspeção 12 a 36 horas depois para confirmar a viabilidade do restante do intestino. Na segunda exploração, as áreas de infarto óbvias são identificadas. Estas são ressecadas, e enterostomias apropriadas são superficializadas até a parede abdominal; a anastomose é contraindicada. Qualquer intestino de viabilidade duvidosa deve ser conservado na esperança de que se recuperará. A reexploração para definir a recuperação ou perda adicional de intestino delgado é repetida após outro intervalo 24 a 48 horas dependendo da evolução clínica. Após toda a extensão da perda intestinal ter sido estabelecida e as margens do intestino viável estarem exteriorizadas, a equipe enfrenta o tratamento de um RN desesperadamente enfermo sob risco de sepse, coagulação intravascular disseminada e crise nutricional inevitável que acompanha a síndrome do intestino curto.

Instala-se um cateter percutâneo intravenoso central para nutrição parenteral total, e oferece-se alimentação por essa técnica ao longo das semanas pós-operatórias iniciais. Depois que o RN atingiu um balanço nitrogenado positivo e a continuidade intestinal foi restabelecida, começa o desmame da nutrição parenteral para a oral. Parece que são necessários cerca de 40 cm de intestino delgado residual para adaptação bem-sucedida do intestino em RNs a termo, porém relatou-se a adaptação em crianças com bem menos do que 40 cm de intestino (113). Devem-se usar fórmulas infantis que sejam isentas de lipídios e contenham monossacarídios e proteína hidrolisada na alimentação desses RNs, pois sua assimilação exige superfície absortiva mínima e pouca atividade enzimática. Gradualmente, o volume e a concentração dessas substâncias são aumentados até que a taxa calórica plena seja fornecida VO. O processo de desmame da nutrição intravenosa total em favor da alimentação oral pode levar meses. O comprimento intestinal autólogo para síndrome do intestino curto também ajudou a converter pacientes que eram dependentes de nutrição parenteral em ingestão enteral total. Isto enfatiza as complicações devastadoras do vólvulo do intestino médio e indica a necessidade de vigilância pelo pediatra e cirurgião ao investigarem o diagnóstico de má rotação.

Estenose hipertrófica do piloro

A estenose pilórica ocorre em aproximadamente 1 em 400 a 1.000 nascidos vivos. Os meninos são afetados com frequência quatro vezes maior que as meninas, e a doença parece ter predileção por primogênitos. Há uma tendência familiar, com incidência de 2,5 a 20% de estenose pilórica em filhos de pais que foram acometidos; a ampla variação da incidência depende dos sexos do genitor afetado e da criança (76). Esse distúrbio ocorre na 2ª a 8ª semanas de idade. Às vezes, o início é insidioso, e esses RNs/lactentes podem ser levados ao pediatra com problemas alimentares intrigantes. A história típica revela vômitos intermitentes que gradualmente aumentam de frequência e intensidade durante 1 semana, até que o RN/lactente vomita a maior parte das refeições ingeridas com força impressionante.

Um exame físico completo é essencial para avaliar os sinais de desidratação. Pode-se observar peristalse visível deslocando-se na parte superior do abdome no exame do abdome. O piloro hipertrófico foi descrito como uma "azeitona" palpável no exame abdominal na região epigástrica. O tubo nasogástrico pode ser usado para esvaziar o estômago e aprimorar a palpação da piloro hipertrófico. O examinador situa-se à esquerda, eleva os pés do RN com a mão esquerda para relaxar os músculos abdominais e então palpa o quadrante superior direito delicadamente. A "azeitona" pilórica é palpável para o examinador experiente em 90% dos pacientes e, embora os estudos radiográficos, geralmente, não fossem necessários, eles são agora, muitas vezes, solicitados e tornaram-se o "padrão-ouro". Se houver suspeita de estenose pilórica, mas a "azeitona" não puder ser palpada, o procedimento de diagnóstico de escolha é a US abdominal. A US é mais do que 90% acurada em centros com experiência nessa técnica (77). Os critérios ultrassonográficos que confirmam a estenose pilórica incluem espessura da parede muscular pilórica de 4 mm ou mais e comprimento do canal pilórico superior a 13 mm. Uma SEED (seriografia esôfago-estômago-duodeno) geralmente é reservada para aqueles pacientes com vômitos, mas US normal quando houver dúvidas diagnósticas. Hiperbilirrubinemia ocorre em 8% dos RNs com estenose pilórica. Quase toda a bilirrubina é do tipo indireto e pode estar relacionada com a redução do nível de glicuronil-transferase hepática (78). A icterícia remite após a piloromiotomia.

O estado clínico e o estado de hidratação devem ser avaliados no momento da internação. A desidratação pode ser de leve a grave e é empiricamente classificada como uma desidratação de 5%, 10% ou 15% como uma porcentagem de água do corpo todo. Cerca de metade dos RNs com estenose do piloro está bem hidratada e em estado nutricional satisfatório. Os eletrólitos séricos são normais e a urina, embora concentrada, tem volume adequado. Esses RNs podem ser submetidos à correção cirúrgica sem preparo pré-operatório, mas o estado eletrolítico deve sempre ser avaliado, mesmo se a condição clínica parecer satisfatória. Para os demais RNs, preparação antes da cirurgia é necessária. O padrão típico de distúrbio eletrolítico é aquele da alcalose metabólica hipoclorêmica e hipocalcêmica leve ou moderada. A hipopotassemia pode não ser refletida nos eletrólitos séricos, mas o potássio corporal total é baixo resultante da perda urinária e acidúria paradoxal. A acidúria da urina é paradoxal pois, apesar da alcalose geral, as crianças continuam a perder íons hidrogênio e potássio na urina em troca de sódio e água. Portanto, a suplementação de potássio nas soluções intravenosas deve ser fornecida antes que a alcalose possa ser corrigida. A síndrome adrenogenital perdedora de sal pode apresentar-se com sintomas idênticos ao da estenose pilórica. Contudo, caracteriza-se por elevação do potássio sérico e acidose metabólica.

Os lactentes moderadamente desidratados geralmente podem ser equilibrados em 12 horas com soro glicofisiológico a 5% em uma velocidade que é o dobro da velocidade de manutenção. Uma vez demonstrada a produção de urina, deve-se repor potássio na taxa de 2 mEq/kg durante o período de 12 horas de tratamento.

Alguns RNs apresentam-se com desidratação grave e desnutrição e muitas vezes estão bem abaixo do seu peso ao nascer. Neste grupo, reidratação substancial é essencial antes da cirurgia. Esses RNs apresentam alcalose metabólica hipoclorêmica e hipocalcêmica clássica, que pode ser profunda. Suas reservas de proteína estão exauridas, a urina é escassa e eles podem estar anêmicos. Terapia intensiva por 2 a 3 dias é necessária para restaurar o equilíbrio metabólico desses lactentes. A administração de líquidos, eletrólitos, solução coloide e até mesmo sangue pode ser necessária. Felizmente, é raro ver as crianças com distúrbios metabólicos graves, mas este estado ainda ocorre ocasionalmente.

A piloromiotomia geralmente é realizada por meio do uso de técnica laparoscópica ou aberta. Este procedimento cirúrgico consiste em dividir os músculos circulares hipertróficos do piloro e restabelece a perviedade do canal pilórico. Na maioria dos casos, reinicia-se a alimentação quatro a seis horas após a cirurgia. Se o RN tolerar a primeira refeição, promove-se um aumento lento do volume de solução glicosada. O RN costuma vomitar algumas vezes no período pós-operatório, mas isso não deve alterar o aumento do volume das refeições. A explicação aos pais de que vômitos são comuns no período pós-operatório pode minorar sua ansiedade. Em geral, a criança está pronta para alta quando ela alcança ingestão oral adequada.

Atresia e estenose duodenais e pâncreas anular

A obstrução duodenal pode ser total ou parcial e resultar de causas intrínsecas ou compressão externa (79). A atresia duodenal é uma das causas de obstrução intestinal congênita e, geralmente, está localizada entre a primeira e a segunda partes do duodeno com uma incidência global de 1 em 7.000 nascidos vivos. Pâncreas anular, estenose duodenal, faixas congênitas e má rotação com faixas são outras causas de obstrução duodenal parcial nas quais a necessidade de intervenção cirúrgica precoce é evidente.

A atresia duodenal resulta em obstrução total. Nos casos de obstrução duodenal total, o ar deglutido não passa além do duodeno, e as partes intermédia e inferior do abdome são escafoides. O achado típico nas radiografias é uma bolha dupla de ar ingerido ocupando o estômago e o duodeno em fundo cego (Figura 41.18). A atresia duodenal muitas vezes está associada à trissomia do 21.

A menos que a causa subjacente da obstrução esteja relacionada com má rotação, um período inicial de drenagem nasogástrica e reanimação com líquidos e eletrólitos intravenosos é apropriado antes da correção cirúrgica da obstrução duodenal. A intervenção cirúrgica é planejada de acordo com a lesão encontrada. A membrana intraluminal pode ser ressecada através de uma abordagem transduodenal. O cirurgião pode precisar realizar uma gastrotomia ou duodenotomia, através da qual introduz um cateter de Foley com balão minimamente insuflado. A tração do balão insuflado e a retenção da rede irão identificar o local ao qual a rede está fixada.

Algumas lesões estenóticas podem ser tratadas por duodenoplastia local, mas o alívio da obstrução da atresia duodenal exige desvio. A obstrução secundária a atresia duodenal ou pâncreas anular é mais bem tratada por meio de duodenoduodenostomia terminoterminal (anastomose em forma de diamante) (80). A duodenojejunostomia é um método alternativo para estabelecer a continuidade intestinal, mas a bolsa de fundo cego ou alça aferente pode causar dificuldades de motilidade a longo prazo.

Atresia jejunoileal

A atresia do intestino provavelmente resulta de um insulto isquêmico ao intestino durante o desenvolvimento (81). A atresia pode ser distinta, envolvendo apenas um segmento curto do jejuno ou íleo (Figura 41.19) ou estender-se por muitos centímetros (82). Às vezes, as áreas atrésicas são múltiplas, e embora o intestino interposto seja normal, uma extensão considerável pode estar ausente. Distensão abdominal e vômitos biliosos são os sintomas iniciais habituais. As radiografias detectam níveis hidroaéreos distribuídos por todo o abdome. Em casos de obstrução ileal distal, o enema de contraste confirma a lesão e descarta outras causas, como doença de Hirschsprung por meio da definição de um microcólon.

Um período breve de restauração com líquidos, eletrólitos e solução coloide pode ser necessário, porém jamais deve exceder algumas horas. O método de correção cirúrgica depende dos achados intraoperatórios. Se a extensão do intestino for normal, o extremo proximal dilatado é excisado até o ponto de calibre quase normal e uma anastomose terminodorsal ou terminoterminal é

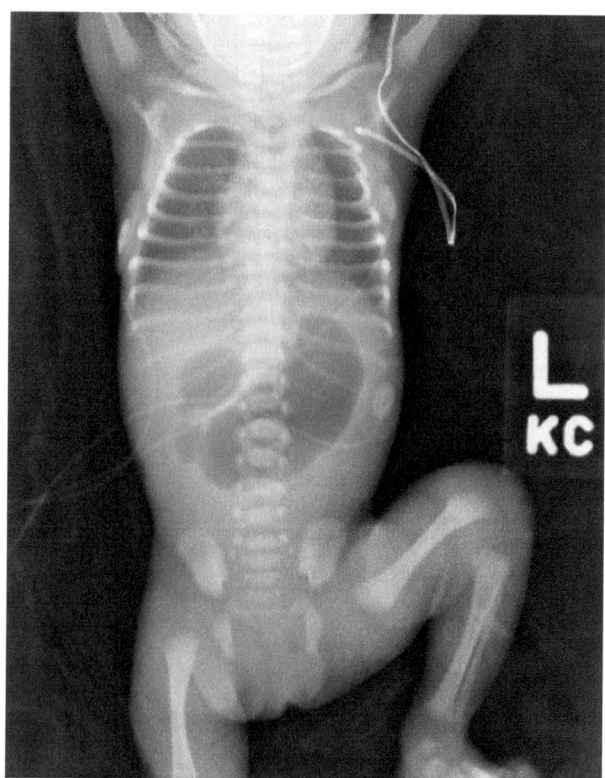

Figura 41.18 A radiografia revela sinal da "dupla bolha" característico de atresia duodenal.

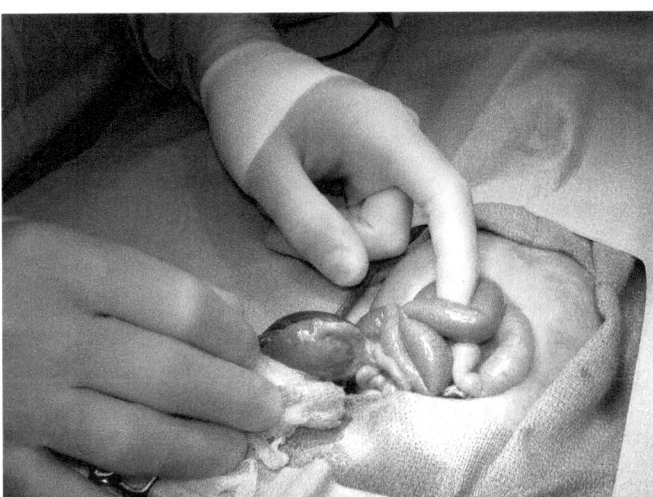

Figura 41.19 **Atresia jejunal do tipo 1.** (Esta figura encontra-se reproduzida em cores no Encarte.)

realizada. No lactente com atresia e dilatação proximal, o extremo proximal é estreitado e a anastomose é realizada (83,84). A reconstrução terminolateral, descrita por Bishop e Koop, mostrou-se segura e eficaz e tem a vantagem adicional de oferecer acesso ao tubo GI para irrigações no pós-operatório (71). Este tipo de reparo é particularmente útil se houver uma grande disparidade nas dimensões das extremidades do intestino. A enterostomia terminal simples pode ser salvadora em RNs exauridos e criticamente enfermos com obstrução intestinal distal.

A obstrução parcial resultante de estenose do intestino pode ser intrigante e perigosa porque o quadro clínico é confuso. O RN alimenta-se mal, às vezes vomita, ou torna-se distendido sem qualquer padrão. Os sintomas persistem apesar de mudanças na fórmula alimentar. O pediatra pode considerar alergias alimentares, atraso do crescimento inespecífico e até mesmo mãe ansiosa como causas subjacentes. A obstrução finalmente torna-se completa, ou o intestino perfura. A exploração cirúrgica é necessária para confirmar o diagnóstico de estenose ileal, e esta conduta é considerada ainda que os exames radiográficos do intestino sejam normais, quando o quadro clínico sugere este diagnóstico. A cura é alcançada por meio de procedimentos intestinais apropriados, incisão longitudinal e fechamento transverso (i. e., princípio de Heineke-Mikulicz) ou excisão simples da área estenótica com anastomose primária.

Síndrome do tampão de mecônio

A síndrome do tampão de mecônio é uma forma benigna de obstrução colônica no RN causada por um tampão branco firme de muco. O RN geralmente se apresenta com distensão abdominal e as radiografias do abdome revelam alças intestinais distendidas. O diagnóstico é confirmado por meio do enema de contraste que mostra "tampões" ou "cilindros" de mecônio no cólon sigmoide ou descendente. O tampão é eliminado após o enema de contraste ou irrigação retal com solução salina. Embora a síndrome do tampão meconial seja encontrada em RNs outrora completamente normais, pode ser difícil diferenciar a doença de Hirschsprung e o íleo meconial associados à fibrose cística. A biopsia retal e teste de cloreto no suor em RNs com síndrome do tampão meconial são testes apropriados para evitar a perda da causa patológica dos tampões meconiais.

Íleo meconial

A obstrução intestinal resultante de mecônio viscoso retido no íleo terminal é observada como a primeira manifestação da fibrose cística. Este problema afeta cerca de 10 a 33% da população com fibrose cística. Os RNs com íleo meconial depois apresentam outras complicações da doença subjacente, porém as sequelas respiratórias subsequentes não necessariamente são mais graves (85).

A apresentação clínica do íleo meconial é semelhante a outras formas de obstrução intestinal distal. Distensão abdominal e vômitos biliosos são típicos. A radiografia do abdome na posição ereta é especialmente útil nesta forma de obstrução intestinal neonatal. A típica massa em bolhas de sabão no quadrante inferior direito e a escassez de níveis hidroaéreos a despeito da presença de muitas alças intestinais cheias de gás são patognomônicas. Os níveis hidroaéreos típicos de obstrução não aparecem porque o ar é aprisionado pelo mecônio viscoso, e uma interface nítida não é produzida. O clister opaco mostra microcólon, jamais preenchido devido à obstrução ileal distal. Com frequência veem-se concreções de mecônio no íleo terminal imediatamente proximal à valva ileocecal. O íleo meconial é frequentemente classificados como complicado e/ou não complicado. A forma não complicada geralmente ocorre como falha na passagem do mecônio e, no exame físico, alças distendidas do intestino podem estar visíveis. Os tampões podem ser evacuados após exame de toque retal. O íleo meconial complicado geralmente está associado a vólvulo, perfuração ou atresia. Nessa situação, a criança pode estar em estado crítico e frequentemente exige intervenção cirúrgica.

Uma intervenção cirúrgica pode ser necessária para alívio da obstrução, mas enemas de Gastrografin®/Hypaque® muitas vezes eliminam a massa obstrutiva de mecônio (86). Em nossa instituição, dilui-se o Gastrografin® na razão de 1:4 com solução salina, a fim de prevenir as complicações de um enema com líquido hiperosmolar. Esse material de contraste radiopaco contém um agente umectante (Tween 80) no qual o mecônio espesso é solúvel. Se o Gastrografin® for introduzido com sucesso através do microcólon e até o íleo distal obstruído, há uma expectativa razoável de que o mecônio será eliminado espontaneamente com alívio da obstrução (87). Quando a primeira tentativa remover algum mecônio, mas a obstrução do RN ainda não for totalmente aliviada, um segundo clister é oportuno várias horas depois. A remoção completa do mecônio pode exigir vários enemas de Gastrografin® ao longo de alguns dias. Se tais manobras não aliviarem a obstrução ou se houver peritonite meconial, a exploração cirúrgica é o único tratamento aceitável.

Se for necessária correção cirúrgica, há várias maneiras de lidar tecnicamente com os problemas associados à evacuação do mecônio semelhante a alcatrão do íleo distendido e com o estabelecimento da continuidade intestinal entre o intestino proximal dilatado e o microcólon distal. A irrigação através de ileostomia com acetilcisteína diluída mostrou-se eficaz em alguns RNs. Se o intestino estiver saudável e viável e a depuração adequada for obtida, a ileostomia pode ser simplesmente fechada. Uma anastomose rápida e segura envolvendo a técnica de Bishop-Koop também é adequada para este problema (71). Uma enterostomia de Mikulicz (ostomia em canal duplo com esmagamento ou grampeamento do esporão) tem a virtude da velocidade e fornece descompressão e estabelecimento de continuidade. Essas técnicas oferecem acesso ao intestino distal para irrigações pós-operatórias com acetilcisteína. Com o uso, o cólon tem o potencial de funcionar normalmente, e o orifício criado pelo procedimento é fechado cirurgicamente no momento apropriado. Em RNs selecionados, ressecção e anastomose primária podem ser realizadas na primeira cirurgia. No período pós-operatório, o RN está sujeito a dificuldade respiratória secundária a secreções retidas. A remoção das secreções pode exigir aspiração traqueal ou broncoscopia. Quando a alimentação oral for instituída, fornecem-se suplementos de enzima pancreáticos exógenos para garantir a digestão e aproveitamento das calorias.

Duplicações

As duplicações do intestino são uma causa incomum de obstrução intestinal em RNs. Elas podem ocorrer em qualquer nível do intestino e causar obstrução quando o lúmen é comprometido pela expansão gradual da duplicação ou pela ação da duplicação como um foco de vólvulo intestinal segmentar. As duplicações ocorrem na face mesentérica do intestino e estão intimamente associadas ao suprimento sanguíneo no intestino normal. As duplicações císticas pequenas são facilmente ressecadas com um segmento do intestino adjacente (88). As duplicações fusiformes ou intramurais extensas podem trair a ingenuidade do cirurgião. Nesses casos, a ressecção da parede comum, com criação de um conduto único, é possível ou a marsupialização e ablação da mucosa permite a preservação de um segmento extenso de intestino normal (89). Pode haver mucosa gástrica dentro da duplicação, que pode gerar hemorragia digestiva (90). Essa causa de sangramento GI é considerada na avaliação do RN com melena.

Doença de Hirschsprung

A apresentação clínica da doença de Hirschsprung (i. e., megacólon aganglônico) pode ser sutil e passar despercebida por meses ou anos, até que os sintomas clássicos de constipação intestinal e distensão abdominal se tornem inconfundíveis. A história de constipação intestinal remonta aos primeiros dias de vida na maioria dos pacientes com doença de Hirschsprung. As consequências da aganglionose podem ameaçar a vida no período neonatal (91). A ausência de células ganglionares modifica a condução neuromuscular e impede a evacuação adequada do intestino. Distensão abdominal ou enterocolite debilitante traz o RN à atenção do profissional de saúde.

A ausência de eliminação de mecônio nas primeiras 36 horas de vida deve alertar o pediatra para a possibilidade da doença de Hirschsprung. A retenção de um tampão de mecônio exigindo auxílio mecânico para sua evacuação é outro sinal presuntivo de que o cólon pode ser aganglônico. Um enema de contraste positivo, até mesmo no RN, é uma indicação fidedigna da doença de Hirschsprung (92). O segmento estreito terminal típico, com transição para o intestino dilatado na área do retossigmoide, é um achado clássico em crianças maiores, mas pode estar ausente em RNs. A dilatação anal produzida por um exame retal pode confundir os achados. Um clister opaco normal no RN não exclui o diagnóstico de aganglionose, e devem-se obter evidências para confirmação na biopsia retal.

Descreveram-se várias técnicas de biopsia, mas qualquer uma que produza uma amostra adequada da parede retal estabelece o diagnóstico. A ausência de células ganglionares no plexo submucoso ou muscular confirma o diagnóstico. Patologistas experientes são capazes de interpretar as biopsias mais superficiais, que incluem apenas tecido submucoso. Há uma técnica de biopsia por sucção que é facilmente adaptada para uso em lactentes (93). Este procedimento à beira do leito fornece tecido submucoso adequado para interpretação por um patologista pediátrico experiente. Uma técnica de histoquímica que estima a atividade da acetilcolinesterase tem ajudado a definir o diagnóstico em alguns centros, e possui a vantagem extra de exigir apenas fragmentos diminutos de tecido intestinal (94).

A apresentação clínica da doença de Hirschsprung varia no que se refere à obstrução intestinal nem sempre ser típica. A enterocolite é, com frequência, a queixa principal em um RN e pode ser confundida com ECN, observada principalmente em RNs prematuros com desconforto respiratório. Os efeitos da enterocolite associada à doença de Hirschsprung podem ser devastadores, caso ela não seja reconhecida e tratada de maneira apropriada (95). A enterocolite muitas vezes apresenta-se com diarreia e sinais de colapso. A sepse pode ser fatal se não for reconhecida e tratada imediatamente. Em alguns casos, a enterocolite é controlada por lavagem retal cuidadosa com solução salina a 0,9%. É vital que o volume de solução instilado seja recuperado durante a lavagem.

Sejam os sintomas associados a obstrução ou enterocolite, a conduta mais segura após a reanimação é a realização de colostomia em área do intestino que contenha células ganglionares. Se o bebê estiver bem e apresentar somente sintomas obstrutivos sem enterocolite, seu manejo pode consistir em anastomose coloanal transanal de estágio único. Os autores preferem realizar biopsia de nivelamento transumbilical do intestino para determinar o nível do intestino ganglionar. Se for selecionada colostomia de descompressão, a maioria dos RNs tem uma transição em algum ponto do retossigmoide, e uma colostomia sigmóidea alta geralmente garante que a inervação seja normal (96). A existência de células ganglionares no local da colostomia deve ser verificada por biopsia no momento da realização da colostomia. Em RNs desesperadamente enfermos, o estado clínico pode impedir uma laparotomia controlada com confirmação da área de transição por biopsia de congelação. Nesses RNs, uma colostomia transversa direita garante que o intestino ganglionar tenha sido exteriorizado em 98% dos casos. Os poucos RNs remanescentes têm aganglionose colônica total ou intestino delgado aganglionar e apresentam problemas especiais no tratamento. O enema de contraste é útil, mostrando encurtamento acentuado de todo o cólon. O princípio cirúrgico básico é obter a exteriorização do intestino normalmente inervado mais distal.

A intervenção cirúrgica definitiva pode ser realizada por meio de uma abordagem transanal, laparoscópica ou laparotomia. Então, o intestino ganglionar é transposto ao ânus por uma das várias técnicas de abaixamento disponíveis. Entre estas, estão a clássica operação descrita por Swenson e Bill (97), a modificação popularizada por Duhamel (98) e o procedimento de resposta endorretal de Soave (99). A cirurgia no período neonatal com uma operação de resposta e sem colostomia está atualmente se tornando um padrão de atendimento (100). Se o médico suspeitar de doença de Hirschsprung, o diagnóstico é realizado precocemente e o prognóstico para esses RNs é favorável (101). Constipação intestinal leve é o efeito mais comum a longo prazo, mas RNs com megacólon congênito obtêm bons resultados funcionais (102).

Enterocolite necrosante

A enterocolite necrosante (ECN) é um distúrbio encontrado principalmente em RNs prematuros. Caracteriza-se por isquemia intestinal de espessura parcial ou total, em geral envolvendo o íleo terminal. Os fatores de risco conhecidos incluem prematuridade, estresse neonatal, alimentação com fórmula, isquemia intestinal e colonização bacteriana do intestino. A fisiopatologia da ECN não é conhecida, porém é mais provavelmente causada por um estado hiperinflamatório que leva a uma via comum de isquemia intestinal e necrose (103).

Embora a causa seja incerta, a histopatologia está bem estabelecida. A doença começa com isquemia da mucosa, o que resulta em desnudamento do epitélio. À medida que a doença avança, o gás penetra as camadas musculares (Figura 41.20) e pode ser visto em radiografias como pneumatose cistoide intestinal. Se ocorrer necrose de espessura total, podem sobrevir perfuração e peritonite. O ritmo de progressão da doença varia em cada paciente, mas naqueles que sofrem perfuração, esta geralmente ocorre nos primeiros dias da enfermidade.

O diagnóstico de ECN baseia-se na avaliação clínica e em radiografias. Os primeiros sinais clínicos são intolerância alimentar com vômito, letargia, distensão abdominal e hematoquezia ou melena. Eritema da parede abdominal e massa abdominal palpável costumam ser achados avançados e refletem doença mais extensa. Os achados radiográficos em ECN precoce podem mostrar alças dilatadas do intestino, espessamento da parede intestinal ou uma alça isolada do intestino cheia de gás inalterada nos exames

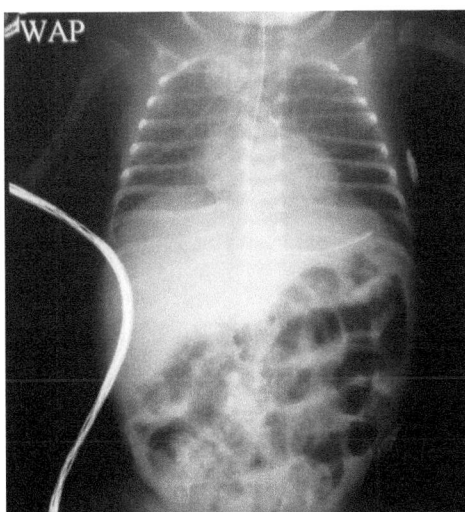

Figura 41.20 A radiografia revela pneumatose intestinal e gás na veia porta.

radiográficos anteriores. A pneumatose cistoide intestinal é patognomônica de ECN e pode surgir no início da evolução da doença. A persistência de uma alça intestinal grande em uma série de radiografias é usada por alguns como indicação de cirurgia, mas, em nossa experiência, muitas crianças com alças persistentes responderam bem ao tratamento clínico.

A presença de gás na veia porta hepática em geral indica uma forma particularmente grave ou extensa de ECN, e mais de 80% dos RNs precisam de cirurgia. Ar intraperitoneal livre é uma indicação de intervenção, porém deve-se excluir um pneumoperitônio por dissecção do ar proveniente do tórax em criança sob ventilação mecânica, para evitar laparotomia desnecessária.

O tratamento inicial da criança com ECN sem pneumoperitônio é padronizado. O RN é colocado em dieta zero, o estômago é descomprimido com tubo gástrico coletor, hiperalimentação e antibióticos intravenosos de amplo espectro. Depois que a ECN for diagnosticada, a hiperalimentação é obrigatória para esses RNs, e preferimos alimentação intravenosa central para a maioria das crianças com ECN. O melhor método de determinar quais RNs necessitam de cirurgia consiste em exames físicos repetidos pelo mesmo examinador; radiografias abdominais de decúbito lateral esquerdo e plano cada 8 a 12 horas para detecção de pneumoperitônio; monitoramento cuidadoso do estado respiratório e equilíbrio acidobásico; e monitoramento das contagens de leucócitos e plaquetas à procura de sinais de sepse.

Em nossa experiência, as indicações da cirurgia incluem pneumoperitônio, acidose metabólica persistente (*i. e.*, pH < 7,2), sangramento GI inferior maciço, deterioração rápida do estado pulmonar e neutropenia ou trombocitopenia refratária (104,105). Em nossos pacientes com gás na veia porta hepática, nossos limites para operação são reduzidos, especialmente se não melhorarem imediatamente com a terapia medicamentosa. Nossa experiência é semelhante à de outros no fato de que a mortalidade é mais alta nos pacientes que sofreram perfuração antes da cirurgia, portanto é melhor operar o paciente antes que ocorra perfuração. Em RNs com suspeita de perfuração, a laparoscopia pode desempenhar um papel no diagnóstico. Se for descoberta perfuração na laparoscopia, uma laparotomia formal é realizada (106).

A cirurgia nesses RNs deve ser diligente e conservadora. O intestino francamente necrótico ou perfurado deve ser removido, e o desvio intestinal com uma ostomia deve ser realizado. Embora alguns preconizem anastomose primária na ECN, a maioria dos cirurgiões prefere a construção de ileostomias em quase todos os pacientes (107). Quando uma ressecção maciça é necessária, a chance de sobrevida da criança é limitada, mas o intestino do RN prematuro ainda tem o potencial de crescimento e adaptação, e raramente todo o intestino é acometido pela doença. Doença fulminante ou ECN total está associada a uma taxa de mortalidade de quase 100%. A drenagem do cateter de Penrose da ECN perfurada em RNs com peso inferior a 1.500 g foi primeiramente defendida por Ein *et al.* Muitos RNs submetidos a esse método acabam precisando de laparotomia formal (108).

Se for realizada ileostomia, tipicamente invertemos a ileostomia 4 a 6 semanas depois para permitir o crescimento e a recuperação do RN. O enema de contraste é feito em todos os pacientes antes do fechamento da ileostomia. A incidência de estenose após o tratamento médico ou cirúrgico para ECN é de cerca de 20% e pode ser diagnosticada com um exame de enema.

A taxa de sucesso a longo prazo no tratamento da ECN é boa a despeito da hospitalização longa para adaptação GI quando uma ressecção maciça é necessária. A taxa de sobrevida relatada para as crianças com ECN tratadas clinicamente é superior a 80%, e para aqueles que precisam de cirurgia, cerca de 50%. No Children's National Health System, a taxa de sobrevida da ECN aumentou constantemente desde 1980 e é de 80% para os grupos cirúrgico e clínico combinados (104). O tratamento clínico bem-sucedido pode ser acompanhado de obstrução intestinal de início tardio como resultado das cicatrizes e do estreitamento.

Ânus imperfurado

O ânus imperfurado afeta RNs de ambos os sexos com igual frequência e ocorre em aproximadamente 1 de cada 20.000 nascidos vivos. A lesão resulta de ausência de diferenciação do seio urogenital e cloaca. As anomalias associadas incluem malformações urogenitais, cardíacas, esofágicas e da medula espinal, especialmente a atresia esofágica e FTE. A última lesão ocorre em 10% dos pacientes com ânus imperfurado (109).

O ânus imperfurado é classificado genericamente como alto ou baixo, de acordo com a relação da bolsa retal distal com o complexo do músculo levantador. O ânus imperfurado alto em ambos os sexos significa que a bolsa retal está acima do complexo do músculo esfíncter. No ânus imperfurado baixo, o reto desceu além desse nível, com localização anormal no períneo. Como a musculatura levantadora tem forma de funil, essas associações são aproximações e devem ser vistas como diretrizes. Espera-se que os RNs com ânus imperfurado baixo tenham continência retal após o reparo. O complexo do músculo esfíncter deve ser localizado precisamente e preservado nos RNs com ânus imperfurado alto, e uma relação normal com o reto deve ser estabelecida cirurgicamente para que a continência seja possível. Mesmo se a correção cirúrgica for apropriada, a continência depende do desenvolvimento adequado do complexo do músculo esfíncter.

Oitenta por cento das meninas com ânus imperfurado apresentam o tipo baixo. Em geral, o reto termina por meio de uma fístula anterior à localização normal do ânus no períneo ou no frênulo vaginal. Nesses pacientes, como o cólon está acessível e uma colostomia é desnecessária, dirige-se o tratamento inicial para descompressão do intestino por irrigação com cateter e dilatação da fístula.

É possível transpor o ânus da vagina posterior ou do períneo para sua posição normal no período neonatal. Isto nem sempre é necessário se o intestino for descomprimido facilmente ou se o RN evacuar espontaneamente através da fístula. Um intervalo prudente é adequado para permitir que o bebê cresça antes da cirurgia. A correção definitiva geralmente pode ser realizada por meio de uma operação perineal para a qual há diversas abordagens. Quando a fístula não é identificada, ela costuma estar em um ponto alto da vagina e não é acessível a dilatação ou revisão cirúrgica no período neonatal. Nesses 20% das meninas, uma colostomia é essencial. O tratamento definitivo do ânus imperfurado alto na RN é adiado até que ela cresça um pouco.

Em meninos, as incidências de ânus imperfurado alto e baixo são iguais. Metade dos RNs apresentam-se com uma fístula situada ectopicamente no períneo, anterior à posição normal do ânus. A fístula pode terminar tão anteriormente quanto a junção penoescrotal. Ao nascer, a abertura da fístula nem sempre é aparente e um intervalo de 12 a 24 horas pode ser necessário para uma avaliação adequada. Esse período de tempo permite que o intestino se encha com ar ou mecônio e atinja o ponto mais distal no tubo GI. Quando se identificam uma mancha de mecônio ou contas de muco no períneo, pode-se garantir que a bolsa retal é baixa, indicando que o reto transpôs o complexo do músculo esfíncter, e a continência é esperada após o reparo. Nos RNs com esses achados, a anoplastia perineal no período neonatal realiza a descompressão do intestino, e não há necessidade de colostomia.

Se não houver fístula visível no períneo, presume-se que o menino tenha ânus imperfurado alto. A fístula geralmente comunica-se com a uretra posterior. Uma colostomia é necessária para descompressão, e a cirurgia de abaixamento definitiva é adiada até que o lactente tenha aproximadamente 6 a 12 meses de idade. A anoplastia sagital superior, descrita por Pena e DeVries (110), é mais comumente usada, mas as abordagens laparoscópica e combinada também são descritas.

O valor de uma radiografia com o RN na posição de cabeça para baixo (i. e., posição de Wangensteen-Rice) é limitado no diagnóstico do nível do ânus imperfurado e tem basicamente interesse histórico (111). Embora a radiografia possa ajudar quando demonstra a bolsa retal no períneo ou próximo, também pode ser enganosa se o reto distal estiver cheio de mecônio, impedindo que o ar alcance o ponto mais distal da bolsa, portanto a seleção do tratamento com base nesse exame não é apropriada. A ultrassonografia pode ser útil na localização da bolsa retal.

A aspiração com agulha para detectar mecônio no períneo cego, com ou sem injeção de material de contraste, foi preconizada por alguns médicos e deve ser realizada apenas pelo cirurgião pediátrico responsável pela criança (112). Se não houver fístula e um ânus imperfurado baixo não for diagnosticado com certeza, recomenda-se a colostomia. O risco de uma colostomia realizada para um ânus imperfurado baixo é preferível à redução das chances de um procedimento de abaixamento bem-sucedido por exploração perineal intempestiva no período neonatal. Com o reconhecimento da importância da transposição da bolsa retal até o períneo, a restauração funcional bem-sucedida tornou-se a regra.

Icterícia obstrutiva

Uma série de síndromes colestáticas neonatais apresenta icterícia obstrutiva. Muitos distúrbios que causam hiperbilirrubinemia direta foram agrupados sob a denominação "hepatite neonatal". Em certa medida, estes termos são errôneos porque hepatite sugere um processo inflamatório do fígado. Os RNs com síndromes colestáticas podem ser agrupados em doença genética/metabólica, colestática obstrutiva e hepatocelular. As entidades patológicas específicas são identificadas posteriormente por testes sorológicos ou triagem metabólica. A deficiência de alfa-1-antitripsina é o terceiro distúrbio mais comum do fígado neonatal. Recomenda-se a triagem desse distúrbio recessivo autossômico em todos os RNs com hiperbilirrubinemia conjugada. Outras causas de icterícia colestática em RNs incluem fibrose cística, hiperalimentação intravenosa prolongada e doença de Caroli. A atresia biliar é o distúrbio colestático obstrutivo mais comum que ocorre nas primeiras 6 a 8 semanas de vida. RNs com fibrose cística podem apresentar icterícia obstrutiva que imita a atresia biliar.

Os avanços nos exames de imagens hepatobiliares por meio de cintigrafias com ^{99m}Tc possibilitaram a diferenciação entre atresia biliar extra-hepática e hepatite neonatal com alto grau de precisão, particularmente após a administração de fenobarbital por 5 dias antes do exame (115). Inúmeros exames sanguíneos diagnósticos são recomendados, mas muitos apresentam baixas sensibilidade e especificidade, tornando-os não confiáveis e podem levar a atraso no diagnóstico e cuidados. O RN que exibe um perfil obstrutivo nas provas de função hepática e cintigrafia hepática, com avaliação negativa para fibrose cística e deficiência de alfa-1-antitripsina, deve ser avaliado com uma ultrassonografia abdominal para identificar a vesícula biliar e os ductos biliares extra-hepáticos. Deve-se obter uma biopsia hepática percutânea. A ausência de ductos extra-hepáticos na ultrassonografia e o achado de colestase extra-hepática na biopsia são patognomônicos de atresia biliar e exigem exploração cirúrgica.

Realiza-se a exploração inicial através de uma incisão subcostal direita limitada. Caso se encontre uma vesícula biliar normal, obtém-se uma colangiografia transcolecística. Se a árvore biliar extra-hepática parecer normal, obtém-se uma biopsia hepática e fecha-se a incisão.

Se a vesícula biliar for atrésica, ou o fígado for obviamente cirrótico, sugerindo um processo obstrutivo, a incisão é aumentada de modo que o sistema biliar extra-hepático possa ser explorado formalmente. Uma colangiografia intraoperatória pode ser realizada utilizando qualquer remanescente da vesícula biliar ou sistema biliar extra-hepático. No RN com atresia biliar extra-hepática, não há egresso de contraste pelo sistema biliar. Os ductos atrésicos/fibróticos são transecionados na sua confluência, profundamente na porta hepática, e uma anastomose é criada com um segmento do intestino delgado. Este procedimento denomina-se portoenterostomia (procedimento de Kasai). Quando a cirurgia é realizada em lactentes menores de 3 meses de idade, há alguma expectativa de que a bile drenará para o intestino (116). As crianças que não mostram drenagem de bile após a portoenterostomia podem receber transplante de fígado antes de 1 ano de idade, embora a taxa de complicações nesses RNs seja mais alta do que em crianças maiores submetidas ao transplante hepático (117).

Outras causas de icterícia que podem ser aliviadas cirurgicamente são os cistos de colédoco, cálculos no ducto comum e lama biliar espessada nos ductos biliares. Os cistos de colédoco verdadeiros raramente são encontrados no período neonatal, mas devem ser tratados por excisão do cisto e drenagem intestinal do ducto hepático, por meio de técnica semelhante à do procedimento de Kasai. A ruptura espontânea do ducto biliar e a peritonite biliar exigem drenagem percutânea e o uso de antibióticos com a antecipação de que a perfuração se resolverá espontaneamente (118,119).

Hipoplasia biliar é a designação descritiva do achado radiológico de sistema ductal extra-hepático diminuto. Este pode ser um distúrbio secundário à colestase intra-hepática. A hipoplasia biliar está associada a doenças intra-hepáticas, como a colestase vista na deficiência de alfa-1-antitripsina (120). A colangiografia confirma a perviedade das estruturas e seu calibre estreito. A biopsia hepática sempre revela colestase, e com frequência há escassez de ductos biliares intra-hepáticos. Nenhum tratamento cirúrgico é indicado ou útil.

Com o uso mais comum da ultrassonografia abdominal, a colelitíase tem sido diagnosticada em lactentes com frequência crescente, sobretudo naqueles com ressecção ileal ou hiperalimentação intravenosa prolongada (121). No RN assintomático, a conduta expectante muitas vezes é recompensada por resolução espontânea dos cálculos biliares, porém a colelitíase sintomática deve ser tratada por colecistectomia (122).

DISTÚRBIOS DA GENITÁLIA
Anomalias vaginais e uterinas

As anomalias do sistema genital feminino resultam de erros no desenvolvimento dos ductos de Müller ou do seio urogenital e variam de hímen imperfurado simples a formas complexas de atresia vaginal e malformações uterinas (113). Essas condições geralmente se manifestam clinicamente como períneo anormal ou massa pélvica. Nos RNs com hímen imperfurado, identifica-se facilmente o hímen abaulado, e a himenectomia ou himenotomia por via perineal alivia a obstrução vaginal distal. As anomalias mais proximais exigem investigação adicional com US, radiografias ou endoscopia para determinar o local da obstrução. A estratégia cirúrgica subsequente depende da intensidade da anomalia e pode incluir uma abordagem abdominal e perineal combinada com técnicas reconstrutivas complexas. Em crianças com agenesia vaginal, cria-se uma neovagina a partir de um segmento do cólon.

Massas ovarianas

Cistos no ovário são os tumores abdominais mais comuns em RNs e ocorrem em resposta a hormônios maternos. Esses cistos geralmente são diagnosticados com US pré-natal e muitos irão regredir espontaneamente nos primeiros meses após o parto. Portanto, para os cistos simples, a decisão acerca do tratamento baseia-se no aumento do risco de torção ovariana. Os cistos pequenos, menores do que 5 cm, devem ser acompanhados com ultrassonografias seriadas. Os cistos maiores e todas as massas ovarianas complexas devem ser excisados, tendo-se o cuidado de preservar o tecido ovariano ipsolateral.

Genitália ambígua

A ruptura dos eventos moleculares e bioquímicos ordenados no desenvolvimento sexual acarreta diferenciação anatômica incompleta e manifesta-se clinicamente como anormalidades de intersexo. Estas são classificadas como hermafroditismo verdadeiro (existência de tecido ovariano e testicular), pseudo-hermafroditismo masculino (feminização testicular), pseudo-hermafroditismo feminino (hiperplasia suprarrenal congênita) e disgenesia gonadal mista (114). A causa mais comum de hiperplasia suprarrenal congênita é deficiência de 21-hidroxilase.

A assistência ideal do RN com genitália ambígua exige abordagem em equipe com a participação dos pais, neonatologistas, endocrinologistas, geneticistas, psicólogos, ginecologistas/urologistas e cirurgiões pediátricos. Quando um RN apresenta genitália ambígua, o diagnóstico e as metas terapêuticas incluem determinação imediata do tipo de anormalidade com base no exame físico das gônadas e análise cromossômica. No passado, a atribuição do sexo era baseada no tipo de anormalidade e nas considerações anatômicas externas e no manejo clínico da hiperplasia suprarrenal congênita. A atribuição do sexo é mais variada e não precisa ser definida imediatamente. Em geral, os RNs geneticamente femininos devem receber a atribuição do sexo feminino, seja qual for o grau de virilização. Para RNs geneticamente masculinos, a atribuição é mais difícil e depende amplamente do tamanho do falo. Atualmente, não existem técnicas cirúrgicas satisfatórias para reconstruir um falo adequado. Os RNs com microfalo devem ser criados como homens, devido ao potencial de virilização na puberdade e funcionalidade sexual como um adulto. As gônadas associadas a disgenesia gonadal ou incoerentes com o sexo atribuído são excisadas para prevenir degeneração maligna e secreção de hormônios contraditórios, respectivamente. Os procedimentos reconstrutivos como a clitoroplastia e vaginoplastia devem levar em conta a preservação da sensibilidade e da função e a localização e divisão de uma fístula uretrovaginal. É preciso realizar o reparo de hipospadia nos RNs que recebem a atribuição do sexo masculino.

ANORMALIDADES DO UMBIGO E DA PAREDE ABDOMINAL

Hérnia umbilical

A hérnia umbilical é um distúrbio comum no RN, apresentando-se como um defeito da fáscia central embaixo do umbigo. Encarceramento é uma complicação rara em pacientes com hérnia umbilical, porém é mais comum em pacientes com defeitos menores da fáscia, como os observados no RN. As hérnias umbilicais são mais comuns em afrodescendentes, prematuros e em pacientes com deficiência congênita de hormônio tireóideo.

A maioria dos RNs com hérnia umbilical não precisa de intervenção cirúrgica porque a hérnia desaparece espontaneamente até nove 9 anos de idade. Com a persistência da hérnia até 4 anos de idade, o reparo geralmente é indicado. Em alguns pacientes, há aumento progressivo da pele do umbigo até que uma probóscide seja produzida. A correção cirúrgica nessas grandes hérnias é recomendada precocemente. O reparo simples é suficiente para todos esses pacientes, e é realizado através de pequena incisão semilunar em torno da curva do umbigo. Reparos complicados com retalhos fasciais, como aqueles necessários em adultos, são desnecessários e contraindicados em crianças.

Curativos aderentes com moedas e objetos metálicos ou plásticos não têm lugar no tratamento da hérnia umbilical porque são ineficazes e podem apenas cobrir o defeito em detrimento de irritação da pele circundante.

Infecção primária do umbigo

Com o advento da assistência pré-natal, a incidência de infecção periumbilical (i. e., onfalite) diminuiu sobremodo. Complicações potencialmente graves podem advir de infecções nessa área. Relatou-se celulite da parede abdominal, com disseminação direta para a cavidade peritoneal e resultante peritonite neonatal. A consequência mais séria é infecção ascendente ao longo da veia umbilical para o sistema porta e fígado. Antes dos antibióticos, os resultantes abscessos hepáticos múltiplos eram com frequência fatais. Uma sequela muito comum é a trombose da veia porta, uma causa importante de hipertensão portal em crianças. No passado, esta era uma causa significativa de varizes esofágicas em pacientes jovens, e embora a frequência atual desse distúrbio seja menor, deve-se preveni-la por antibioticoterapia local e sistêmica imediata quando há suspeita de infecção do umbigo e ao seu redor.

Granuloma umbilical

A formação de tecido de granulação exsudativo no umbigo é comum no RN. A incapacidade do epitélio umbilical de crescer sobre o coto umbilical cortado resulta em massa crostosa persistente de tecido de granulação. A cauterização com nitrato de prata é diagnóstica e terapêutica, mas, ocasionalmente, grandes granulomas podem estar ligados. Aplicações de nitrato de prata 2 vezes/semana durante 1 mês resolvem a maioria das granulações umbilicais. Se o umbigo continuar a mostrar líquido, deve-se considerar a persistência do ducto onfalomesentérico ou do úraco.

Ducto onfalomesentérico persistente

Durante o desenvolvimento fetal, o ducto onfalomesentérico forma uma conexão dos intestinos com a placenta. Se o ducto não involuir, uma fixação tubular persiste entre o íleo e a parede abdominal. O conteúdo ileal líquido reflui para fora desse ducto.

O diagnóstico de fístula congênita no umbigo é definido por inspeção, US e sondagem da fístula. A introdução de material radiopaco no óstio umbilical demonstra uma conexão com o lúmen intestinal em radiografias laterais do abdome.

O tratamento de um ducto onfalomesentérico persistente é a exploração abdominal eletiva com divisão e fechamento da fístula. Sua origem está no íleo e na excisão completa da fístula, inclusive sua fixação à superfície inferior do umbigo é necessária. Este procedimento não deve ser adiado porque há um risco de vólvulo intestinal em torno da fixação semelhante a uma coluna entre o umbigo e o íleo.

Em casos raros, se o óstio do ducto onfalomesentérico persistente for grande, a atividade peristáltica intestinal pode resultar na eversão do intestino proximal, como na intussuscepção, através do óstio para fora da parede abdominal. O quadro clínico é de extrusão coberta por mucosa, e a massa resultante é facilmente confundida com uma pequena onfalocele rota. A inspeção cuidadosa do colo do defeito na borda da pele abdominal revela a verdadeira natureza da lesão. O intestino virou de dentro para fora e projetou-se através do ducto onfalomesentérico persistente. Indica-se cirurgia imediata, com redução e reparo.

Persistência do úraco

Durante o desenvolvimento embrionário, há comunicação livre entre a bexiga e a parede abdominal. A persistência dessa comunicação estabelece uma comunicação entre a bexiga e o umbigo, através da qual a urina pode passar. Embora a passagem seja pequena, o umbigo está constantemente molhado. O primeiro sinal de persistência do úraco pode ser infecção urinária. Em alguns pacientes, parte do úraco obliterou-se com apenas um segmento remanescente ou cisto embaixo do umbigo. Os cistos do úraco podem apresentar-se após o período neonatal como massa infraumbilical infectada causada por colonização de microrganismos cutâneos oriundos do umbigo; a US delineia a anatomia.

Na investigação diagnóstica de um RN suspeito de persistência do úraco, a cistografia em incidência lateral demonstra o trajeto anormal. Outra técnica diagnóstica é a introdução de um contraste colorido na bexiga por cateter uretral. O aparecimento do contraste na parede abdominal confirma a conexão entre o umbigo e a bexiga. A exploração cirúrgica extraperitoneal da área infraumbilical permite a excisão total do úraco e fechamento da bexiga. Os remanescentes parciais do úraco, trajetos fistulosos e cistos são excisados facilmente.

Onfalocele

Uma parada do desenvolvimento dos somitos que formam as camadas peritoneal, muscular e ectodérmica da parede abdominal produz um defeito central denominado onfalocele. O defeito é coberto por uma membrana translúcida que encerra o intestino e as vísceras sólidas e varia em tamanho desde uma pequena hérnia do cordão de 1 a 2 cm em diâmetro até massa gigante contendo praticamente todas as vísceras abdominais (Figura 41.21). Em geral, o saco permanece intacto, mas às vezes se rompe durante o parto.

O diagnóstico dessa lesão é feito inteiramente à inspeção porque é evidente imediatamente após o nascimento do feto. O abdome é envolvido cuidadosamente com bastante gaze embebida em solução salina e uma camada seca externa em preparação para o transporte. A instalação de tubo nasogástrico para descomprimir o estômago e a atenção à manutenção de uma temperatura central normal são medidas iniciais imprescindíveis. Não há tentativa de redução da onfalocele para manter a integridade do saco e a redução em onfoloceles gigantes pode interferir no retorno venoso e impedir os esforços respiratórios do RN.

As onfaloceles pequenas e moderadas geralmente permitem reparo cirúrgico completo em um estágio. Para onfaloceles grandes ou gigantes (6 cm), várias técnicas para manejo do defeito são descritas. Nossa técnica preferencial é cobrir o saco com curativo Aquacel™ Ag (ou outro curativo de sua escolha) e permitir que o saco sofra epitelialização. Isso pode demorar vários meses, mas depois de ocorrida a epitelialização, o abdome é envolvido para comprimir o conteúdo e reduzir lentamente as vísceras na cavidade abdominal. Depois de ser obtido o domínio abdominal adequado, corrigimos o defeito e fechamos a fáscia geralmente em cerca de 6 meses de vida. O benefício dessa técnica é a acomodação gradual do fígado e o baixo risco para o RN. O resultado cosmético pode ser excelente. Uma técnica alternativa mais agressiva é remendar uma folha de Silastic® com Marlex® entrelaçado ao redor da borda do defeito, para conter a onfalocele (124,125). A pressão constante sobre a prótese e a diminuição do tamanho ao longo de vários dias possibilitam a redução gradual da onfalocele, de modo que o fechamento cirúrgico torna-se exequível. Vários curativos impregnados com prata, como Aquacel™ Ag, foram utilizados para cobrir a onfalocele, permitindo a epitelização da membrana; atrasando, assim, a correção definitiva até que a criança tenha cerca de 1 ano de idade. As anomalias coexistentes, como extrofia da cloaca ou cardiopatia congênita, podem contraindicar o fechamento cirúrgico.

A má rotação congênita do cólon geralmente ocorre nos pacientes com onfalocele. Embora não seja um defeito grave, a anomalia pode induzir vólvulo do intestino médio, e os sintomas de obstrução intestinal em RN que se recuperou do tratamento de onfalocele devem ser considerados uma emergência grave.

Gastrosquise

A gastrosquise difere embriologicamente no fato de que a parede abdominal completou seu desenvolvimento, mas um defeito permanece na base do pedúnculo umbilical, através do qual ocorre evisceração de uma parte do intestino. A gastrosquise geralmente ocorre à direita do umbigo e, embora a causa seja desconhecida, o defeito pode representar uma separação da ligação do cordão umbilical ou um defeito congênito isolado na parede abdominal (126). A exposição do intestino ao líquido amniótico leva à formação de uma casca inflamatória ao redor do intestino, fazendo com que o intestino torne-se edematoso e emaranhado com exposição prolongada (Figura 41.22).

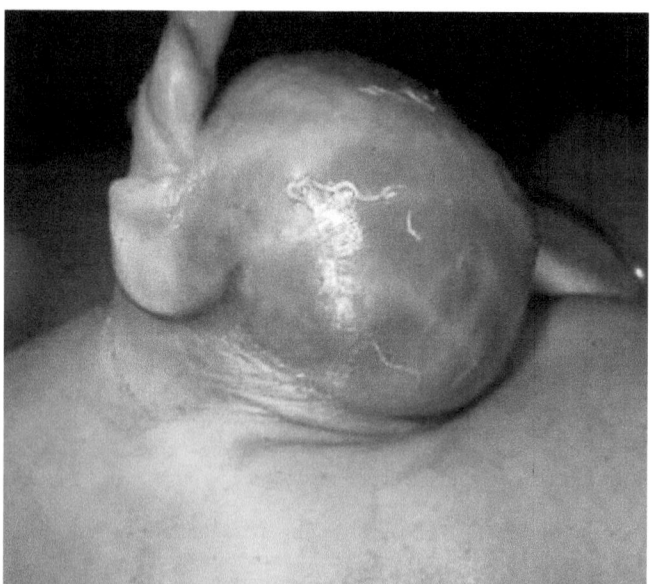

Figura 41.21 A figura mostra onfalocele coberta com saco. (Esta figura encontra-se reproduzida em cores no Encarte.)

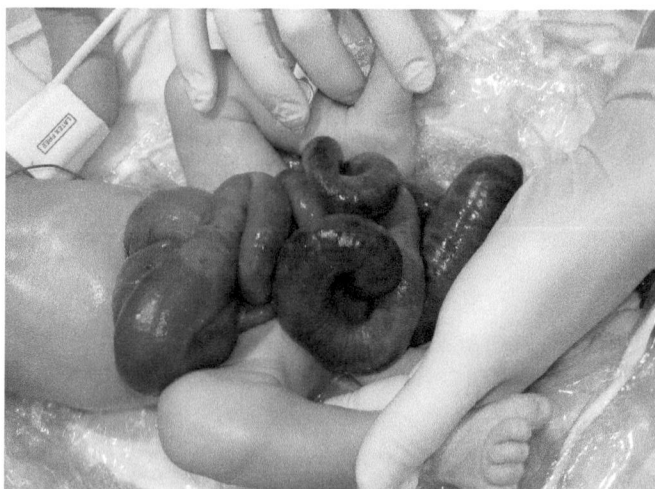

Figura 41.22 Gastrosquise com intestino opaco e espesso. (Esta figura encontra-se reproduzida em cores no Encarte.)

O tratamento imediato na sala de parto inclui descompressão nasogástrica e envolvimento do intestino exteriorizado em gaze embebida em solução salina para minimizar a perda de calor e fluidos; como alternativa, o corpo do RN pode ser colocado em um saco plástico. O RN deve ser deitado sobre o lado direito para evitar comprometimento vascular do intestino; seguido por reanimação hídrica e correção cirúrgica. Em quase todos os casos, a gastrosquise é considerada uma emergência cirúrgica, e os serviços cirúrgicos pediátricos devem ser notificados imediatamente.

Em cerca de metade dos pacientes, a víscera pode retornar ao abdome e o defeito pode ser simplesmente coberto com um curativo ou cirurgicamente fechado. Nos casos favoráveis, a peristalse retorna em alguns dias, e pode-se esperar função intestinal normal. Se o intestino estiver emaranhado e edematoso, a recuperação da função intestinal pode demorar de 3 a 4 semanas. Durante esse intervalo, institui-se suporte nutricional por hiperalimentação intravenosa.

Uma correção da gastrosquise em estágios pode ser necessária, se a víscera não puder ser reduzida ou a parede abdominal fechada sem tensão indevida. A redução do intestino ou o fechamento da parede abdominal sob tensão causa aumento da pressão intra-abdominal, que interfere na respiração e no retorno venoso. Silos providos de mola ou Marlex® coberto com Silastic® são adequados para conter o intestino até que seja alcançada a redução progressiva de conteúdo visceral. Depois de a prótese ser inserida ou fixada, o conteúdo é progressivamente reduzido, o silo removido, e o defeito simplesmente coberto ou cirurgicamente fechado. Esta conduta em estágios, associada a alimentação intravenosa, proporcionou aumento da sobrevida de uma anomalia previamente letal (127). A atresia intestinal acomete cerca de 10% dos pacientes com gastrosquise. Nesses RN, a evolução clínica é de obstrução total precoce, o que exige exploração abdominal caso a lesão tenha sido menosprezada inadvertidamente no momento do reparo inicial da gastrosquise.

Deficiência congênita do músculo abdominal

A síndrome do abdome em ameixa seca é composta de três anomalias principais, incluindo ausência congênita ou deficiência da musculatura abdominal, anormalidades do sistema urinário e criptorquidia bilateral.

Nos RNs gravemente afetados, há enrugamento marcante da pele do abdome e nenhum tecido muscular subjacente. A musculatura abdominal inferior é envolvida com maior frequência e intensidade. A bexiga é tipicamente grande e os ureteres são dilatados e tortuosos. Os rins podem ser hipoplásicos, mas costuma haver parênquima renal suficiente para a função adequada em pelo menos um lado. A ausência de musculatura abdominal pode resultar em comprometimento grave da função pulmonar. Há maior incidência de persistência do úraco, particularmente se a função renal for deficiente.

A causa do distúrbio é desconhecida. Propôs-se que esses RNs têm algum grau de obstrução uretral, resultando em hiperdistensão da bexiga e pressão anormal sobre os somitos musculares em desenvolvimento (128). Outros sugeriram que a deficiência primária é na musculatura abdominal, a qual permitiria hiperdistensão da bexiga com alterações secundárias no sistema coletor urinário. É provável que nenhuma dessas explicações seja totalmente válida e que exista alguma explicação mais abrangente para a coexistência da deficiência muscular abdominal incomum e a distorção do sistema coletor.

O tratamento desses RNs é conservador e não cirúrgico, se sua função renal for boa (129). Se a função renal não for boa, um desvio urinário pode ser necessário no período neonatal para eliminar a pressão no sistema coletor. A reconstrução da parede abdominal e a orquidopexia bilateral podem ser realizadas entre o 1 e 2º anos de idade, se a função renal estiver estável. A reconstrução da parede abdominal é mais bem realizada através de uma incisão transversa baixa, de modo que o uso da musculatura abdominal superior normal seja maximizado (130).

Hérnia e hidrocele

A hérnia inguinal e hidrocele são comuns, especialmente em RNs do sexo masculino. Resultam da persistência do processo vaginal, uma projeção digitiforme do peritônio que acompanha o testículo em sua descida até a bolsa escrotal. Na RN, a extensão peritoneal acompanha o ligamento redondo e pode permanecer pérvia, tornando-se um saco herniário virtual. A hidrocele muitas vezes está associada à hérnia inguinal ou pode ser um achado isolado. O líquido pode estar em comunicação com a cavidade peritoneal, portanto a hidrocele pode aumentar e diminuir de tamanho, ou ser separada e totalmente isolada na bolsa escrotal, no canal inguinal, ou, em meninas, no canal de Nuck. A hidrocele exibe um contorno cilíndrico liso, com a margem superior geralmente distinta. É indolor e com frequência assintomática. A hérnia costuma ser grande o bastante para ser facilmente reconhecida como uma tumefação na região inguinal ou bolsa escrotal. Em geral, pode-se reduzir a massa de volta à cavidade abdominal.

A associação anatômica especial do canal inguinal do RN coloca-o sob risco particular de encarceramento da hérnia. O anel inguinal interno é estreito, e o achado intestinal que penetra o saco herniário no canal inguinal pode tornar-se aprisionado. A incidência de hérnia inguinal é intensamente aumentada em RNs com menos de 36 semanas de gestação, para 25 a 35%.

Nos RNs prematuros em nossa unidade neonatal, reparamos as hérnias logo antes da alta. Se o RN prematuro tiver uma hérnia que se mova livremente para dentro e para fora do canal inguinal, não tiver história de encarceramento e for atendido pela primeira vez no ambulatório, preferimos adiar o reparo eletivo até que ele tenha no mínimo 46 semanas de idade pós-concepção para minorar a apneia pós-operatória (3), especialmente no RN anêmico (123). O reparo cirúrgico é indicado para todos os casos de hérnia inguinal.

Um encarceramento da hérnia pode ser reduzido usando a pressão bimanual moderada, aplicada por meio da compressão do saco por baixo enquanto se aplica uma força delicada para baixo com a mão acima do anel inguinal. Ocasionalmente, essas hérnias regridem espontaneamente após a administração da sedação. Se a hérnia não se reduzir, ou se houver obstrução intestinal óbvia e toxicidade sistêmica, redução e reparo cirúrgicos de emergência são necessários.

A hérnia inguinal no lactente do sexo feminino muitas vezes é diagnosticada por palpação de massa ovoide indolor no canal inguinal. A massa representa um ovário herniado para dentro do saco aberto. As gônadas geralmente podem ser reduzidas de volta ao abdome, ou, com frequência, herniam-se repetidas vezes ou não podem ser reduzidas, mas se movem livremente no saco herniário. Embora aprisionadas, não são estranguladas, e a correção cirúrgica deve ser realizada em um próximo cronograma eletivo. Quando houver dor ou evidências clínicas de estrangulamento, a correção da hérnia torna-se um procedimento cirúrgico emergente.

TERATOMA SACROCOCCÍGEO

O teratoma sacrococcígeo é um tumor incomum geralmente detectado no RN (131). A maioria dos teratomas apresenta-se como massa grande que se origina do cóccix. A massa compõe-se de elementos maduros e imaturos de diferentes tipos celulares. Seu diâmetro pode ser de vários centímetros ou a massa pode competir com o RN em tamanho (132). No período neonatal, o tumor em geral é benigno; quando descoberto mais tarde, contudo, a incidência de tumor maligno aumenta (133).

O diagnóstico frequentemente é definido durante ultrassonografia pré-natal (134). Observa-se massa sólida ou cística grande na região sacral. O nível sérico materno de alfafetoproteína pode estar elevado. Em alguns casos, o fluxo sanguíneo através do tumor é alto o suficiente para produzir insuficiência cardíaca e hidropisia fetal e pode necessitar de cirurgia fetal. Se um teratoma sacrococcígeo for diagnosticado no período pré-natal, a gravidez e o parto devem ser assistidos por equipe multiprofissional (137).

A chance para o tratamento do RN com teratoma sacrococcígeo é uma ressecção cirúrgica diligente. O RN é estabilizado, com atenção cuidadosa à insuficiência cardíaca de alto débito. Hipotermia pode ser um grande problema no berçário e no centro cirúrgico em virtude da grande área de superfície da massa. Após pesquisa de anomalias coexistentes e a reanimação apropriada, a massa é ressecada. A ressecção total geralmente é possível sem sequelas a longo prazo, porém a continência intestinal pode ser problemática se o mecanismo de esfíncter for comprometido pelo tumor ou a cirurgia. É importante remover o cóccix para prevenir recorrência. Os tumores raramente são malignos no período neonatal, e a ressecção cirúrgica completa é curativa.

ACESSO VASCULAR

O método tradicional de obter acesso vascular no RN para coletas sanguíneas, medicamentos e nutrição parenteral é utilizar um cateter vascular umbilical. Quando o cateter umbilical for mantido por um longo período de tempo, o risco de complicações, como embolia, trombose e infecções, torna-se proibitivo, portanto deve-se removê-lo. O uso da oximetria de pulso transcutânea reduziu a necessidade de cateteres arteriais umbilicais em RNs com problemas pulmonares. Quando um acesso arterial é imprescindível, a artéria radial direita é uma alternativa proveitosa porque sua localização pré-ductal reflete a oxigenação sanguínea intracerebral de maneira precisa.

Até mesmo nos menores RNs, pode-se instalar um cateter na artéria radial por dissecção com amplificação óptica. A instalação do cateter arterial por via percutânea é preferível à técnica de dissecção, visando manter a perviedade arterial futura. Contudo, devem-se evitar tentativas múltiplas de acessar a artéria radial para não danificá-la, o que impediria o acesso por dissecção. A artéria tibial posterior é uma alternativa para cateteres arteriais em RNs. Cateteres arteriais mais proximais na artéria braquial foram usados em pacientes selecionados, porém o risco de isquemia do membro é substancial com essa localização. O acesso através da artéria femoral é contraindicado.

O estabelecimento de acesso venoso confiável no RN pré-termo tornou-se um dos procedimentos mais comuns realizados por cirurgiões pediátricos. A instalação de um cateter na circulação venosa central permite o uso de soluções intravenosas mais concentradas e elimina o risco de infiltração subcutânea das soluções e resultante necrose cutânea. No passado, os cateteres venosos centrais eram instalados predominantemente por via percutânea; atualmente, esse procedimento é restrito a RNs maiores, por meio da técnica de Seldinger. Em RNs pré-termo, instala-se um cateter de Silastic® por dissecção, com um manguito de Dacron® conectado ao cateter posicionado embaixo da pele para prevenir infecção e remoção acidental do cateter. Utiliza-se cada vez mais um cateter de Silastic® ultrafino percutâneo que pode ser introduzido por uma veia periférica até o sistema venoso central, porém muitas crianças continuam a precisar da dissecção.

O local de instalação do cateter venoso depende de anatomia, doença e localização de cateteres prévios do paciente e da preferência do cirurgião. Os locais de escolha são a veia jugular externa ou facial para evitar lesão da veia jugular interna. No RN com peso inferior a 1.000 g, a veia jugular interna pode ser a única de tamanho adequado, e sua utilização em apenas um lado não deve causar problemas sérios. Quando o cateter for instalado no pescoço, a ponta do cateter deverá permanecer na veia cava superior, logo cranial ao átrio direito. Os cateteres de Silastic® no átrio podem induzir a formação de trombos atriais, perfuração atrial ou arritmias.

Caso a veia cava superior não possa ser aproveitada, em geral pode-se utilizar a veia safena, na sua junção com a veia femoral, até mesmo em RN com peso abaixo de 1.000 g. Se a veia safena for usada, a melhor posição da ponta do cateter é logo caudal às veias renais (i. e., abaixo do nível das vértebras L1 a L2).

Os cateteres venosos centrais em RNs têm uma série de complicações. A infecção permanece a complicação mais comum, acometendo cerca de 10% dos RNs. Embora a infecção do cateter seja tratável com sucesso por antibióticos intravenosos, é melhor remover o cateter, fornecer medicamentos intravenosos e a nutrição temporariamente através de um cateter intravenoso periférico, e substituir o cateter central, se ainda for necessário, depois que todas as culturas estiverem isentas de infecção. A maioria dos microrganismos que contaminam cateteres venosos centrais origina-se da pele do RN ou de descontaminação precária do equipo de conexão antes da troca de cateteres ou administração de medicação.

A trombose venosa central é um problema sério que pode provocar a síndrome da veia cava superior, que inclui tumefação da cabeça e dos braços e derrames pleurais em decorrência da obstrução da drenagem do ducto torácico. Os RNs com peso inferior a 1.000 g estão sob risco particularmente alto de trombose (138). O tratamento da trombose da veia cava com agentes trombolíticos, como a uroquinase, pode ser benéfico, mas deve-se sempre considerar o risco da anticoagulação sistêmica. Obtém-se alguma redução do risco de trombose pelo uso de 1 U de heparina por 1 mℓ de solução intravenosa.

REFERÊNCIAS BIBLIOGRÁFICAS

1. Rowe MI, Lloyd DA, Lee M. Is the refractometer specific gravity a reliable index for pediatric fluid management? *J Pediatr Surg* 1986;21:580.
2. Roe CF, Santulli RV, Blair CS. Heat loss in infants during general anesthesia and operations. *J Pediatr Surg* 1966;1:266.
3. Welborn LG, Rice LJ, Hannallah RS, et al. Postoperative apnea in former preterm infants: prospective comparison of spinal and general anesthesia. *Anesthesiology* 1990;72:838.
4. Roth DA, Hildesheimer M, Bardenstein S, et al. Preauricular skin tags and ear pits are associated with permanent hearing impairment in newborns. *Pediatrics* 2008;122(4):e884.
5. Motz KM, Nickley KB, Bedwell JR, et al. OK432 versus doxycycline for treatment of macrocystic lymphatic malformations. *Ann Otol Rhinol Laryngol* 2014;123(2):81.
6. Reinglas J, Ramphal R, Bromwich M. The successful management of diffuse lymphangiomatosis using sirolimus: a case report. *Laryngoscope* 2011;121(9):1851.
7. Cotton RT, Meyer CM. Contemporary surgical management of laryngeal stenosis in children. *Am J Otolaryngol* 1984;5:360.
8. Brown OE, Myer CM, Manning SC. Congenital nasal pyriform aperture stenosis. *Laryngoscope* 1989;99:86.
9. Cashman EC, Farrell T, Shandilya M. Nasal birth trauma: a review of appropriate treatment. *Int J Otolaryngol* 2010;752974.
10. Hengerer AS, Brickman TM, Jeyakumar AJ. Choanal atresia: embryologic analysis and evolution of treatment, a 30-year experience. *Laryngoscope* 2008;118:862.
11. Kieran SM, Robson CD, Nosé V, et al. Foregut duplication cysts in the head and neck. *Arch Otolaryngol Head Neck Surg* 2010;136:778.
12. Suzuki J, Hashimoto S, Watanabe K, et al. Congenital Vallecular cyst in an infant: a case report and review of 52 cases. *J Laryngol Otol* 2011;125:11199.
13. Mueller DT, Callanan VP. Congenital malformations of the oral cavity. *Otolaryngol Clin North Am* 2007;40:141.
14. Sadewitz VL. Robin sequence: changes in thinking leading to changes in patient care. *Cleft Palate Craniofac J* 1992;29:246.
15. Benjamin B, Walker P. Management of airway obstruction in the Pierre Robin sequence. *Int J Pediatr Otorhinolaryngol* 1991;22:29.
16. Tomaski SM, Zalzal GH, Saal HM. Airway obstruction in the Pierre Robin sequence. *Laryngoscope* 1995;105:111.
17. Waziri M, Patil SR, Hanson JW, et al. Abnormality of chromosome 11 in patients with features of Beckwith Wiedemann syndrome. *J Pediatr* 1983;102:873.
18. Elliott M, Bayly R, Cole T, et al. Clinical features and natural history of Beckwith Wiedemann syndrome: presentation of 74 new cases. *Clin Genet* 1994;46:168.
19. Preciado D, Zalzal G. A systematic review of supraglottoplasty outcomes. *Arch Otolaryngol Head Neck Surg* 2012;138:718.

20. Olney DR, Greinwald JK, Smith RJ, et al. Laryngomalacia and its treatment laryngoscope. *Laryngoscope* 1999;109:1770.
21. Daya H, Hosni A, Bejar-Solar I, et al. Pediatric vocal cord paralysis: a long-term retrospective study. *Arch Otolaryngol Head Neck Surg* 2000;126:21.
22. Chen EY, Inglis AF. Bilateral vocal cord paralysis in children. *Otolaryngol Clin North Am* 2008;41:889.
23. Tucker JA, O'Rahilly R. Observations on the embryology of the human larynx. *Ann Otol Rhinol Laryngol* 1972;81:520.
24. Lim FY, Crombleholme TM, Hedrick HL, et al. Congenital high airway obstruction syndrome: natural history and management. *J Pediatr Surg* 2003;38(6):940.
25. Nicollas R, Triglia JM. The anterior laryngeal webs. *Otolaryngol Clin North Am* 2008;41:877.
26. Benjamin B, Inglis A. Minor congenital laryngeal clefts: diagnosis and classification. *Ann Otol Rhinol Laryngol* 1989;98:417.
27. Jorgensen J, Wei JL, Sykes KJ, et al. Incidence of and risk factors for airway complications following endotracheal intubation for bronchiolitis. *Otolaryngol Head Neck Surg* 2007;137(3):394.
28. Mahadevan M, Cheng A, Barber C. Treatment of subglottic hemangiomas with propranolol; initial experience in 10 infants. *ANZ J Surg* 2011;81:456.
29. Patel NJ, Bauman NM. How propranolol should be initiated for infantile hemangiomas: in-patient versus outpatient. *Laryngoscope* 2014;124(6):1279.
30. Bauman NM, McCarter RJ, Guzzetta PC, et al. Propranolol versus prednisolone for symptomatic proliferating infantile hemangiomas: a randomized clinical trial. *JAMA Otolaryngol Head Neck Surg* 2014;140:323.
31. Michaud A, Bauman NM, Burke DK, et al. Spastic diplegia and other motor disturbances in infants receiving interferon-alpha. *Laryngoscope* 2004;114:1231.
32. Butler CR, Speggiorin S, Rijnberg FM, et al. Outcomes of slide tracheoplasty in 101 children: a 17-year single-center experience. *J Thorac Cardiovasc Surg* 2014;147:1783.
33. Grillo HC. Slide tracheoplasty for long-segment congenital stenosis. *Ann Thorac Surg* 1994;58:613.
34. Rogers DJ, Cunnane MB, Hartnick CJ. Vascular compression of the airway: establishing a functional diagnostic algorithm. *JAMA Otolaryngol Head Neck Surg* 2013;139(6):586.
35. Ankermann T, Oppermann HC, Engler S, et al. Congenital masses of the lung, cystic adenomatoid malformation versus congenital lobar emphysema. *J Ultrasound Med* 2004;23:1379.
36. Crombleholme TM, Coleman B, Hedrick H, et al. Cystic adenomatoid malformation volume ratio predicts outcome in prenatally diagnosed cystic adenomatoid malformation of the lung. *J Pediatr Surg* 2002;37:331.
37. Curran PF, Jelin EB, Rand L, et al. Prenatal steroids for microcystic congenital cystic adenomatoid malformation. *J Pediatr Surg* 2010;45:145.
38. Adzick NS. Management of fetal lung lesions. *Clin Perinatol* 2009;36:363.
39. Laberge JM, Puligandla P, Flageole H. Asymptomatic congenital lung malformations. *Semin Pediatr Surg* 2005;14:16.
40. Tsai AY, Liechty KW, Hedrick HL, et al. Outcomes following postnatal resection of prenatally diagnosed asymptomatic cystic lung lesions. *J Pediatr Surg* 2008;43:513.
41. Kitagawa M, Hislop A, Boyden EA, et al. Lung hypoplasia in congenital diaphragmatic hernia. A quantitative study of airway, artery, and alveolar development. *Br J Surg* 1971;58(5):342.
42. Adzick NS, Harrison MR, Glick PL. Diaphragmatic hernia in the fetus: prenatal diagnosis and outcome in 94 cases. *J Pediatr Surg* 1985;20:357.
43. Badillo A, Gingalewski C. Congenital diaphragmatic hernia: treatment and outcomes. *Semin Perinatol* 2014;38(2):92.
44. Muratore CS, Kharasch V, Lund DP, et al. Pulmonary morbidity in 100 survivors of congenital diaphragmatic hernia monitored in a multidisciplinary clinic. *J Pediatr Surg* 2001;36(1):133.
45. Muratore CS, Utter S, Jaksic T, et al. Nutritional morbidity in survivors of congenital diaphragmatic hernia. *J Pediatr Surg* 2001;36(8):1171.
46. Chiu PP, Sauer C, Mihailovic A, et al. The price of success in the management of congenital diaphragmatic hernia: is improved survival accompanied by an increase in long-term morbidity? *J Pediatr Surg* 2006;41(5):888.
47. Danzer E, Gerdes M, Bernbaum J, et al. Neurodevelopmental outcome of infants with congenital diaphragmatic hernia prospectively enrolled in an interdisciplinary follow-up program. *J Pediatr Surg* 2010;45(9):1759.
48. Hedrick HL. Management of prenatally diagnosed congenital diaphragmatic hernia. *Semin Pediatr Surg* 2013;22(1):37.
49. Haller JA, Pickard LR, Tepas JJ, et al. Management of diaphragmatic paralysis in infants with special emphasis on selection of patients for operative plication. *J Pediatr Surg* 1979;14:779.
50. Langer JC, Filler RM, Coles J, et al. Plication of the diaphragm for infants and young children with phrenic nerve palsy. *J Pediatr Surg* 1988;23:749.
51. Tondury G. Embryology of esophageal atresia. *Z Kinderchir* 1975;17:6.
52. Engum SA, Grosfeld JL, West KW, et al. Analysis of morbidity and mortality in 227 cases of esophageal atresia and/or tracheo-esophageal fistula over 2 decades. *Arch Surg* 1995;130:502.
53. Holder TM, Cloud DT, Lewis JE Jr, et al. Esophageal atresia and tracheoesophageal fistula. A survey of its members by the Surgical Section of the American Academy of Pediatrics. *Pediatrics* 1961;34:542.
54. Petrosyan M, Estrada J, Hunter C, et al. Esophageal atresia/tracheoesophageal fistula in very low-birth-weight neonates: improved outcomes with staged repair. *J Pediatr Surg* 2009;44(12):2278.
55. Ghandour KE, Spitz L, Brereton RJ, et al. Recurrent tracheo-esophageal fistula: experience with 24 patients. *J Paediatr Child Health* 1990;26:89.
56. Schneider JM, Becker JM. The H-type tracheoesophageal fistula in infants and children. *Surgery* 1962;51:677.
57. Neuhauser EBD, Berenberg W. Cardioesophageal relaxation as cause of vomiting in infants. *Radiology* 1947;48:480.
58. Randolph JG, Lilly JR, Anderson KD. Surgical treatment of gastroesophageal reflux in infants. *Ann Surg* 1974;180:479.
59. Foglia RM, Fonkalsrud EW, Ament ME, et al. Gastroesophageal fundoplication for management of chronic pulmonary disease in children. *Am J Surg* 1980;140:72.
60. Leape LL, Holder TM, Franklin JD, et al. Respiratory arrest in infants secondary to gastroesophageal reflux. *Pediatrics* 1977;50:924.
61. Wheatley MJ, Coran AG, Wesley JR. Efficacy of the Nissen fundoplication in the management of gastroesophageal reflux following esophageal atresia repair. *J Pediatr Surg* 1993;28:53.
62. Snyder CL, Ramachandran V, Kennedy AP, et al. Efficacy of partial wrap fundoplication for gastroesophageal atresia reflux after repair of esophageal atresia. *J Pediatr Surg* 1997;32(7):1089.
63. Nielson DW, Heldt GP, Tooley WH. Stridor and gastroesophageal reflux in infants. *Pediatrics* 1990;85:1034.
64. Randolph JG. Experience with the Nissen fundoplication for correction of gastroesophageal reflux in infants. *Ann Surg* 1983;198:579.
65. Halpern LM, Jolley SG, Tunell WP, et al. The mean duration of gastroesophageal reflux during sleep as an indicator of respiratory symptoms from gastroesophageal reflux in children. *J Pediatr Surg* 1991;26:686.
66. Holgersen LO. The etiology of spontaneous gastric perforation of the newborn: a reevaluation. *J Pediatr Surg* 1981;16:608.
67. Bell MJ. Perforation of the gastrointestinal tract and peritonitis in the neonate. *Surg Gynecol Obstet* 1985;160:20.
68. Tan CE, Krily EM, Agrawal M, et al. Neonatal gastrointestinal perforation. *J Pediatr Surg* 1989;24:888.
69. Gauderer MWL, Olsen MM, Stellato TA, et al. Feeding gastrostomy "button"—experience and recommendations. *J Pediatr Surg* 1988;23:24.
70. Gertler JP, Seashore JH, Touloukian RJ. Early ileostomy closure in necrotizing enterocolitis. *J Pediatr Surg* 1987;22:140.
71. Bishop HC, Koop CE. Management of meconium ileus: resection, Roux-en-Y anastomosis and ileostomy irrigation with pancreatic enzymes. *Ann Surg* 1957;145:410.
72. Moore K. *The developing human*, 3rd ed. Philadelphia, PA: WB Saunders, 1981.
73. Ford EG, Senac MO, Srikanth MS, et al. Malrotation of the intestine in children. *Ann Surg* 1992;215:172.
74. Stauffer UG, Herrmann P. Comparison of late results in patients with corrected intestinal malrotation with and without fixation of the mesentery. *J Pediatr Surg* 1980;15:9.
75. Cooper A, Floyd TF, Ross AJ, et al. Morbidity and mortality of short-bowel syndrome acquired in infancy: an update. *J Pediatr Surg* 1984;19:711.
76. Carter CO, Evans KA. Inheritance of congenital pyloric stenosis. *J Med Genet* 1969;6:233.
77. Tunell WP, Wilson PA. Pyloric stenosis: diagnosis by real time sonography, the pyloric muscle length method. *J Pediatr Surg* 1984;19:795.
78. Woolley MM, Feesher BF, Asch MJ, et al. Jaundice, hypertrophic pyloric stenosis and hepatic glucuronyl transferase. *J Pediatr Surg* 1974;9:359.
79. Fonkalsrud EW, deLorimier AA, Hays DM. Congenital atresia and stenosis of the duodenum—a review compiled from the members of the surgical section of the American Academy of Surgery. *Pediatrics* 1969;43:79.
80. Merrill JR, Raffensperger JG. Pediatric annular pancreas: twenty year experience. *J Pediatr Surg* 1976;11:921.
81. Louw JH, Barnard CN. Congenital intestinal atresia: observations on its origin. *Lancet* 1955;1:1065.
82. de Lorimier AA, Fonkalsrud EW, Hays DM. Congenital atresia and stenosis of the jejunum and ileum. *Surgery* 1969;65:819.
83. Thomas CG. Jejunoplasty for the correction of jejunal atresia. *Surg Gynecol Obstet* 1969;129:545.
84. Weber TR, Vane DW, Grosfeld JL. Tapering enteroplasty in infants with bowel atresia and short gut. *Arch Surg* 1982;117:684.
85. LoPresti JM, Altman RP, Kulczychi L. Meconium ileus: operative therapy and pulmonary complications in the newborn. *Clin Proc Child Hosp DC* 1972;28:221.
86. Noblett HR. Treatment of uncomplicated meconium ileus by Gastrografin enema: a preliminary report. *J Pediatr Surg* 1969;4:190.
87. Mabogunje OA, Wang CI, Mahour H. Improved survival of neonates with meconium ileus. *Arch Surg* 1982;117:37.
88. Bishop HC, Koop CE. Surgical management of duplication of the alimentary tract. *Am J Surg* 1964;107:434.
89. Wrenn EL. Tubular duplication of the small intestine. *Surgery* 1962;52:494.
90. Leape LL. Case records of the Massachusetts General Hospital: duplication of the ileum. *N Engl J Med* 1980;302:958.

91. Fraser GC, Berry C. Mortality of neonatal Hirschsprung's disease: with particular reference to enterocolitis. *J Pediatr Surg* 1967;2:205.
92. Taxman TL, Ulish BS, Rothstein FC. How useful is the barium enema in the diagnosis of infantile Hirschsprung's disease? *Am J Dis Child* 1986;140:881.
93. Campbell PE, Noblett HR. Experience with rectal suction biopsy in the diagnosis of Hirschsprung's disease. *J Pediatr Surg* 1969;4:410.
94. Huntley CC, Shaffner LD, Challa VR, et al. Histochemical diagnosis of Hirschsprung's disease. *Pediatrics* 1982;69:755.
95. Teich S, Schisgall RM, Anderson KD, et al. Ischemic enterocolitis as a complication of Hirschsprung's disease. *J Pediatr Surg* 1986;21:143.
96. Harrison MW, Dytes DM, Campbell JR, et al. Diagnosis and management of Hirschsprung's disease. *Am J Surg* 1986;152:49.
97. Swenson O, Bill AH Jr. Resection of rectum and rectosigmoid with preservation of the sphincter for benign spastic lesions producing megacolon. An experimental study. *Surgery* 1948;24:212.
98. Duhamel B. Retrorectal and transanal pullthrough procedure for the treatment of Hirschsprung's disease. *Dis Colon Rectum* 1964;7:455.
99. Soave F. Hirschsprung's disease: a new surgical technique. *Arch Dis Child* 1964;39:116.
100. Carcassonne N, Guys J, Morisson-Lacombe G, et al. Management of Hirschsprung's disease: curative surgery before 3 months of age. *J Pediatr Surg* 1989;24:1032.
101. Foster P, Cowan G, Wrenn EL, et al. 25 years' experience with Hirschsprung's disease. *J Pediatr Surg* 1990;25:531.
102. Sherman JO, Snyder ME, Weitzman JJ, et al. A 40-year multinational retrospective study of 880 Swenson procedures. *J Pediatr Surg* 1989;24:833.
103. Frost BL, Caplan MS. Necrotizing enterocolitis: pathophysiology, platelet-activating factor, and probiotics. *Semin Pediatr Surg* 2013;22(2):88.
104. Buras R, Guzzetta P, Avery GB, et al. Acidosis and hepatic portal venous gas: indications for surgery in necrotizing enterocolitis. *Pediatrics* 1986;78:273.
105. Bütter A, Flageole H, Laberge JM. The changing face of surgical indications for necrotizing enterocolitis. *J Pediatr Surg* 2002;37(3):496.
106. Leva E, Di Cesare A, Canazza L, et al. The role of laparoscopy in newborns affected by NEC. *J Laparoendosc Adv Surg Tech A* 2010;20(2):187.
107. Harberg FJ, McGill CW, Saleem MM, et al. Resection with primary anastomosis for necrotizing enterocolitis. *J Pediatr Surg* 1983;18:743.
108. Ein SH, Shandling B, Wesson D, et al. A 13-year experience with peritoneal drainage under local anesthesia for necrotizing enterocolitis perforation. *J Pediatr Surg* 1990;25:1034.
109. Kiesewetter WB. Rectum and anus. In: Ravitch MM, Welch KJ, Benson CD, et al., eds. *Pediatric surgery*, vol. 2. Chicago, IL: Year Book, 1979:1059.
110. Pena A, DeVries PA. Posterior sagittal anoplasty: important technical considerations and new applications. *J Pediatr Surg* 1982;17:796.
111. Wangensteen OH, Rice CO. Imperforate anus: a method of determining the surgical approach. *Ann Surg* 1930;92:77.
112. Danis RK, Graviss ER. Imperforate anus: avoiding a colostomy. *J Pediatr Surg* 1978;13:759.
113. Reynolds, M. Neonatal disorders of the external genitalia and vagina. *Semin Pediatr Surg* 1998;7:2.
114. Donahoe PK, Powell DM, Lee MM. Clinical management of intersex abnormalities. *Curr Probl Surg* 1991;28:519.
115. Majd M, Reba RC, Altman RP. Effect of phenobarbital on 99mTc-IDA scintigraphy in the evaluation of neonatal jaundice. *Semin Nucl Med* 1981;11:194.
116. Karrer FM, Lilly JR, Stewart BA, et al. Biliary atresia registry, 1976 to 1989. *J Pediatr Surg* 1990;25:1076.
117. Stevens LH, Emond JC, Piper JB, et al. Hepatic artery thrombosis in infants: a comparison of whole livers, reduced-size grafts, and grafts from living-related donors. *Transplantation* 1992;53:396.
118. Lilly JR, Weintraub WW, Altman RP. Spontaneous perforation of the extrahepatic bile ducts and bile peritonitis in infancy. *Surgery* 1974;75:664.
119. Megison SM, Votteler TP. Management of common bile duct obstruction associated with spontaneous perforation of the biliary tree. *Surgery* 1992;111:237.
120. Altman RP, Chandra R. Biliary hypoplasia consequent to alpha-1-antitrypsin deficiency. *Surg Forum* 1976;37:377.
121. King DR, Ginn-Pease ME, Lloyd TV, et al. Parenteral nutrition with associated cholelithiasis: another iatrogenic disease of infants and children. *J Pediatr Surg* 1987;22:593.
122. Jacir NN, Anderson KD, Eichelberger MR, et al. Cholelithiasis in infancy: resolution of gallstones in three of four infants. *J Pediatr Surg* 1986;21:567.
123. Welborn JG, Hannallah RS, Luban NLC, et al. Anemia and postoperative apnea in former preterm infants. *Anesthesiology* 1991;74:1003.
124. Schuster SR. A new method for the staged repair of large omphaloceles. *Surg Gynecol Obstet* 1967;125:837.
125. Yazbeck S, Ndoye M, Khan AH. Omphalocele: a 25-year experience. *J Pediatr Surg* 1986;21:761.
126. Hoyme HE, Higginbottom MC, Jones KL. The vascular pathogenesis of gastroschisis: intrauterine interruption of the omphalomesenteric artery. *J Pediatr* 1981;98(2):228.
127. Caniano DA, Brokaw B, Ginn-Pease ME. An individualized approach to the management of gastroschisis. *J Pediatr Surg* 1990;25:297.
128. Moerman P, Fryns JP, Goddeeris P, et al. Pathogenesis of the prune-belly syndrome: a functional urethral obstruction caused by prostatic hypoplasia. *Pediatrics* 1984;73:470.
129. Tank ES, McCoy G. Limited surgical intervention in the prune-belly syndrome. *J Pediatr Surg* 1983;18:688.
130. Randolph J, Cavett C, Eng G. Surgical correction and rehabilitation for children with "prune-belly" syndrome. *Ann Surg* 1981;193:757.
131. Tapper D, Lack EE. Teratoma in infancy in childhood: a 54-year experience at the Children's Hospital Medical Center. *Ann Surg* 1983;198:389.
132. Altman RP, Randolph JG, Lilly JR. Sacrococcygeal teratoma: American Academy of Pediatric Surgical Section Survey. *J Pediatr Surg* 1974;9:389.
133. Billmire DF, Grosfeld JL. Teratomas in childhood: analysis of 142 cases. *J Pediatr Surg* 1986;21:548.
134. Sepulveda WH. Prenatal sonographic diagnosis of congenital sacrococcygeal teratoma and management. *J Perinat Med* 1989;17:93.
135. Smith KG, Silverman NH, Harrison MR, et al. High output cardiac failure in fetuses with large sacrococcygeal teratoma: diagnosis by echocardiography and Doppler ultrasounds. *J Pediatr* 1989;114:1023.
136. Langer JC, Harrison MR, Schmidt KG, et al. Fetal hydrops and deaths from sacrococcygeal teratoma: rational for fetal surgery. *Am J Obstet Gynecol* 1990;163:682.
137. Nakayama DK, Killian A, Hill LM, et al. The newborn with hydrops and sacrococcygeal teratoma. *J Pediatr Surg* 1991;26:1435.
138. Mehta S, Connors AF, Danish EH, et al. Incidence of thrombosis during central venous catheterization of newborns: a prospective study. *J Pediatr Surg* 1992;27:18.

42 Inflamação, Morbidade Perinatal e Desfecho a Longo Prazo

Olaf Dammann e T. Michael O'Shea

INTRODUÇÃO

A inflamação se refere a um arranjo de processos moleculares que desempenham uma função na fisiopatologia de determinados distúrbios da gravidez e neonatais. A inflamação perinatal pode ligar distúrbios maternos e gestacionais específicos à morbidez na descendência, incluindo disfunções agudas de órgãos, comprometimentos do desenvolvimento e, possivelmente, programação em relação a doenças no adulto. Portanto, é um possível alvo para os esforços preventivos para melhorar o desfecho da gravidez. Além disso, marcadores da inflamação apresentam um potencial como preditores precoces de distúrbios neonatais, tais como sepse e enterocolite necrosante (ECN) e como biomarcadores para monitorar o progresso da doença e a eficácia das intervenções clínicas.

As informações a respeito dos possíveis efeitos da inflamação perinatal no neonato derivam de estudos nos quais a inflamação perinatal é quantificada com a utilização de dados a respeito dos iniciadores clínicos da inflamação, do exame histológico da placenta e do cordão umbilical em relação a evidências de infiltração de células imunes, e de medições de proteínas relacionadas à inflamação no líquido amniótico, no sangue materno, no sangue fetal e no sangue neonatal. Amostras arquivadas têm sido utilizadas para estudos epidemiológicos de biomarcadores dos desfechos relacionados ao cérebro que podem ser diagnosticados apenas anos após o parto (1-3).

Iniciamos este capítulo com a revisão dos conceitos biológicos fundamentais da inflamação, incluindo o conceito emergente de inflamação sistêmica intermitente ou sustentada (ISIS). Em seguida, discutiremos as exposições que podem contribuir para a inflamação perinatal e, portanto, para as disfunções agudas e persistentes e descreveremos os desfechos adversos neonatais relacionados à inflamação. Concluímos ao descrever as intervenções que podem modificar os processos inflamatórios no período perinatal, melhorando, assim, a saúde e os desfechos do desenvolvimento.

INFLAMAÇÃO

Três aspectos da inflamação são especialmente importantes e devem ser mantidos em mente na situação neonatal: fenômenos imunes inatos são uma faca de dois gumes, a relação entre os mecanismos imunes inatos e adaptativos, e o conceito em evolução de que a exposição prolongada à ISIS pode ser o que impõe ao recém-nascido um maior risco.

Resposta imune inata

A resposta inata é composta principalmente por uma resposta precoce caracterizada pelo surgimento de proteínas de fase aguda (4). As células imunes apresentam receptores de reconhecimento de padrões (RRP). Talvez os RRP mais amplamente conhecidos sejam os receptores *toll*-like (TLR), que são expressos sobre a superfície celular e dentro dos endossomos. Estes receptores são ativados por padrões moleculares associados a patógenos (PMAP), por exemplo, pelo lipopolissacarídeo (LPS), um marcador expresso sobre a superfície celular de bactérias gram-negativas. A estimulação dos TLR inicia a ativação celular, a expressão genética e as proteínas de fase aguda (5). A ativação dos TLR desempenha uma função importante na sepse neonatal e em outras morbidades (6). Talvez os sinais de fase aguda mais bem estudados associados à resposta imune inata em recém-nascidos sejam a proteína C reativa (PC-R) e as citocinas e quimiocinas pró-inflamatórias. Estas proteínas alcançam o pico dentro de 1 a 2 dias após um forte estímulo pró-inflamatório, tal como a cirurgia neonatal, e são observados diferentes padrões (incluindo a ausência de resposta) com diferentes indicações para a cirurgia (7). Pró-calcitonina, PC-R, alfa-amiloide sérica (SAA) e outras proteínas são candidatos a biomarcadores em relação à sepse e à ECN neonatal (8). Embora em geral seja presumido que os recém-nascidos a termo apresentam uma resposta inata mais vigorosa do que os recém-nascidos prétermo, múltiplos estudos apontam para o contrário. Até mesmo entre os recém-nascidos extremamente pré-termo, o padrão mais proeminente de regulação do desenvolvimento é uma diminuição da concentração de proteínas relacionadas à inflamação com o aumento da idade gestacional, independentemente da inflamação da placenta (9). Isto, junto com o reconhecimento de que a inflamação desempenha uma função na patogênese da doença neonatal, ajuda a explicar a diminuição da prevalência de morbidades neonatais com o aumento da idade gestacional.

Imunidade inata e adaptativa

É provável que a resposta imune inata ative e talvez até mesmo regule o sistema imune adaptativo (10). Portanto, é provável que o atual enfoque das pesquisas na resposta imune inata em recém-nascidos logo seja substituído por um enfoque nas relações entre os sistemas imunes inatos e adaptativos. Existem cada vez mais evidências de que, por exemplo, a lesão na substância branca do cérebro neonatal possa resultar de ciclos de *feedback* pró-inflamatórios entre ambos os sistemas (11). Os referidos mecanismos podem ser uma explicação provável para a observação inspiradora de que as citocinas pró-inflamatórias estão elevadas em crianças em idade escolar com paralisia cerebral, em comparação aos controles (12). Esta observação leva à questão se a inflamação sistêmica perinatal persiste anos após o seu início. Têm sido propostos diversos possíveis mecanismos para a inflamação persistente (13) (Figura 42.1).

Inflamação sistêmica intermitente ou sustentada

Uma resposta inflamatória sistêmica montada rapidamente pode ser uma defesa efetiva contra a invasão microbiana e deve seguir um padrão estabelecido, que começa com uma fase de iniciação (pró-inflamatória), seguida rapidamente por uma fase adaptativa (anti-inflamatória) e, finalmente, uma fase de resolução (restauração da homeostase) (14). Entretanto, a falha dos processos de resolução da inflamação leva à desregulação e ao prolongamento da inflamação, os quais podem lesionar os órgãos e contribuir para o desenvolvimento de um conjunto inteiro de doenças crônicas em adultos (15). Dados de estudos observacionais e experimentais documentam que, uma vez iniciada, a resposta inflamatória fetal/neonatal pode estar presente por longos intervalos (16), mas ainda não sabemos se esta inflamação sistêmica prolongada é intermitente ou sustentada. O termo "inflamação sistêmica intermitente ou sustentada" tem sido sugerido em relação a este fator de risco neonatal (17), o que implica que a resolução é possível. Outros não hesitam em eliminar esta possibilidade ao utilizar o termo "persistente" ao descrever, entre os pacientes cirúrgicos, o que eles denominam SIPIC, síndrome de inflamação persistente, imunossupressão e catabolismo (18).

Após um estímulo inflamatório intravenoso (i. e., LPS), voluntários adultos jovens saudáveis apresentam concentrações de fator α de necrose tumoral (TNF-α) e interleucina (IL)-6 que alcançam o pico em aproximadamente 2 a 2½ horas e que retornam ao valor basal dentro de 12 horas (19). Entretanto, em recém-nascidos prétermo, alguns indicadores de inflamação sistêmica (citocinas pró-inflamatórias) estão elevados após o nascimento por muito mais tempo do que se seria esperado com base na sua meia-vida em adultos (20,21). Ainda não conhecemos a meia-vida das proteínas relacionadas à inflamação em recém-nascidos pré-termo. Consequentemente, ainda não sabemos se a ISIS reflete nada mais do que um processo catabólico muito prolongado regulado pelo desenvolvimento. Seja qual for o mecanismo patogenético associado à ISIS, níveis elevados de proteínas relacionadas à inflamação no sangue coletado nos dias 7 e 14 pós-natais, especialmente quando sustentados, estão associados ao comprometimento do desenvolvimento mental e motor aos 2 anos de idade (22) (Figura 42.2).

EXPOSIÇÕES PRÓ-INFLAMATÓRIAS

Ver Quadro 42.1.

Exposições inflamatórias antes do parto

Até mesmo antes do início do trabalho de parto, determinadas condições maternas aparentam contribuir para a inflamação sistêmica neonatal. Recém-nascidos extremamente pré-termo cujas mães sofrem de vaginite apresentam maior probabilidade do que seus colegas cujas mães não sofrem de vaginite de exibir elevações de proteínas relacionadas à inflamação, semelhantes àquelas associadas à inflamação intrauterina (23). A obesidade materna pré-gravidez também está associada a elevações das proteínas relacionadas à inflamação no sangue neonatal, mas apenas nos recém-nascidos após pré-eclâmpsia ou como uma condição fetal (p. ex., restrição do crescimento) (37). A associação da restrição do crescimento intrauterino e da inflamação foi escrita em recém-nascidos a termo (27), bem como nos pré-termo (38).

Inflamação e trabalho de parto prematuro

Com frequência são isolados microrganismos das placentas de gestações com partos prematuros (24). A prevalência da colonização da placenta é mais alta em associação ao trabalho de parto pré-termo (53%) e mais baixa com a pré-eclâmpsia que leva à cesariana (25%). Entre as gestações complicadas pelo trabalho de parto prematuro, a taxa de colonização varia de aproximadamente 80% em 23 semanas de gestação até aproximadamente 40% em 27 semanas de gestação. A recuperação, a partir da placenta, de *Actinomyces*, *Prevotella bivia*, *Corynebacterium* sp., *Escherichia coli*, *Peptostreptococcus magnus*, múltiplas espécies de estreptococos e *Mycoplasma* sp., incluindo *Ureaplasma urealyticum*, está associada a um alto grau de inflamação da placa coriônica e de vasculite fetal (39).

Pesquisadores agruparam os distúrbios da gravidez que precedem o parto extremamente pré-termo em distúrbios que são associados à inflamação intrauterina, indicada pela corioamnionite histológica, e os distúrbios que estão associados a evidências histológicas de placentação disfuncional, tais como infartos, fibrina

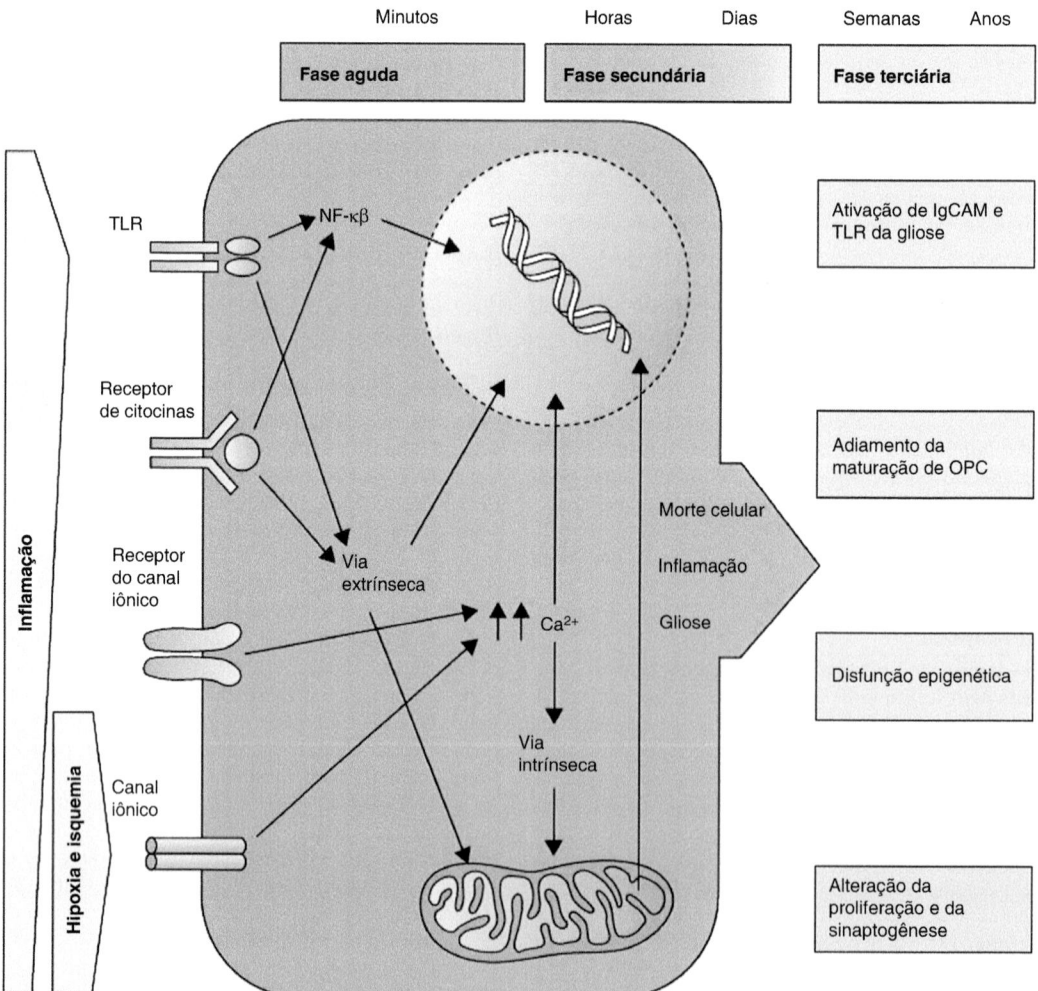

Figura 42.1 Esboço das fases de lesão aguda, secundária e terciária na paralisia cerebral. De Fleiss B, Gressens P. Tertiary mechanisms of brain injury: a new hope for treatment of cerebral palsy? *Lancet Neurol* 2012;11(6):556-566.

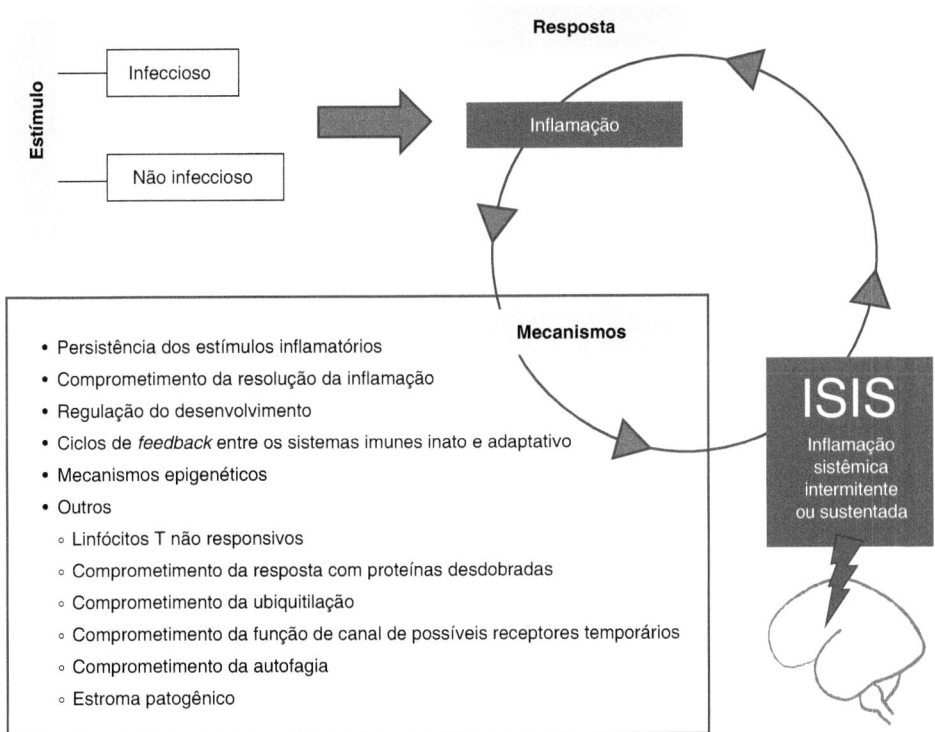

Figura 42.2 Lista de mecanismos candidatos propostos que conectem os estímulos infecciosos e não infecciosos, a resposta inflamatória inicial e a subsequente inflamação intermitente ou sustentada (ISIS). De Dammann O, Leviton A. Intermittent or sustained systemic inflammation and the preterm brain. *Pediatr Res* 2014;75(3):376-380.

QUADRO 42.1
Exposições pró-inflamatórias para fetos e recém-nascidos.

Exposição	Referências
Pré-natal	
Sobrepeso materno pré-gravidez	(23)
Microrganismos intrauterinos	(24-26)
Restrição do crescimento fetal	(27)
Pós-natal	
Sepse neonatal	(28)
ECN e perfuração intestinal isolada	(29)
Hemorragia intraventricular e lesão da substância branca cerebral	(30)
Ventilação mecânica	(26,31-36)

intervilosa, trombose em vasos-tronco do feto e hemorragia da decídua e deposição de fibrina (40,41). Em uma grande coorte de nascimentos com menos de 28 semanas de gestação nos EUA, 79% foram categorizados como associados à inflamação intrauterina e 21% como associados à pré-eclâmpsia/indicação fetal. Os distúrbios associados à inflamação intrauterina incluem trabalho de parto pré-termo, ruptura prematura de membranas antes do trabalho de parto, descolamento prematuro da placenta e incompetência cervical. Estas condições estão associadas à recuperação de microrganismos do parênquima placentário, evidências histológicas de inflamação na placenta e no cordão umbilical (funisite), e marcadores da inflamação, tais como citocinas, no sangue materno, fetal e neonatal (40,41).

Os distúrbios associados ao parto pré-termo, mas não à infecção intrauterina, incluem a pré-eclâmpsia e as indicações fetais para o parto, a mais importante das quais é a restrição do crescimento intrauterino. Estes distúrbios não estão associados à inflamação da placenta ou à recuperação de microrganismos da placenta. As placentas de gestações complicadas por pré-eclâmpsia grave apresentam concentrações mais baixas de proteínas inflamatórias agudas, tais como IL-1β, IL-18, IL-6 e TNF-α, em comparação às placentas de gestações complicadas pelo trabalho de parto pré-termo ou à ruptura prematura de membranas antes do trabalho de parto (25). Ocorra o nascimento do recém-nascido por parto vaginal ou por cesariana, provavelmente isto não influencia as concentrações placentárias de proteínas relacionadas à inflamação (25).

O parto pré-termo atribuído à inflamação intrauterina está associado a uma resposta inflamatória fetal, conforme indicado pela elevação da IL-6 sérica, e uma resposta inflamatória fetal é preditiva de início iminente de trabalho de parto pré-termo (42). O nascimento pré-termo está associado ao aumento dos níveis de citocinas pró-inflamatórias no sangue fetal e do cordão (31). A inflamação intrauterina está associada à apresentação, pela descendência, de níveis séricos elevados, no primeiro dia pós-natal, de proteínas relacionadas à inflamação, incluindo citocinas, receptores de citocinas, reagentes de fase aguda, quimiocinas, moléculas de adesão e metaloproteinases.

A elevação de proteínas relacionadas à inflamação não é observada no sangue coletado no primeiro dia pós-natal de recém-nascidos extremamente pré-termo que nasceram em virtude de pré-eclâmpsia ou indicação fetal/restrição do crescimento (23). Entretanto, por volta do 14º dia pós-natal, recém-nascidos com restrição do crescimento fetal apresentam níveis elevados de PC-R, IL-1β, IL-6, TNF-α, IL-8, proteína quimiotática de monócitos-4 (MCP-4), molécula de adesão intercelular-1 (ICAM-1), molécula de adesão intercelular-3 (ICAM-3), seletina E (E-SEL), metaloproteinase de matriz-9 (MMP-9), receptor 2 de fator de crescimento endotelial vascular (VEGF-R2) e/ou proteína 1 de ligação ao fator de crescimento semelhante à insulina (IGFBP-1) (38).

No neonato a termo e próximo ao termo, as complicações relacionadas à insuficiência placentária podem iniciar a inflamação. O feto deglute até 450 mℓ de líquido amniótico a cada dia, e os microrganismos ingeridos a partir do líquido amniótico estão presentes no mecônio. Portanto, a aspiração de mecônio pode expor o pulmão fetal e do recém-nascido a microrganismos, iniciando um processo inflamatório local no pulmão. A lesão de órgãos em cérebro, rins e intestino que resulta da asfixia intraparto pode iniciar a inflamação.

Exposições inflamatórias pós-natais

As exposições pós-natais são iniciadores particularmente importantes da inflamação entre recém-nascidos extremamente pré-termo. Entre as mais prevalentes está a ventilação mecânica. As concentrações séricas de proteínas relacionadas à inflamação, particularmente IL-8, MCP-1 e ICAM-1, aumentam com a elevação da duração da ventilação mecânica (32). Contrariamente, a concentração sérica de RANTES (reguladas após a ativação, expressas em células T normais e [presumivelmente] secretadas), que está associada à diminuição do risco de displasia broncopulmonar (33), diminui com o aumento da duração da ventilação mecânica (32). O mesmo é verdadeiro em relação ao fator de crescimento endotelial vascular, uma proteína relacionada à inflamação que provavelmente está envolvida na fase reparadora da inflamação pulmonar.

Dentro de 7 dias pós-natais, os recém-nascidos que finalmente são diagnosticados com displasia broncopulmonar já apresentam níveis séricos mais altos de diversas proteínas relacionadas à inflamação, mais proeminentemente de ICAM-1, TNF-α, IL-1β e MCP-1 (33). A presença de proteínas relacionadas à inflamação no sangue pode ocorrer em parte para a síntese intrapulmonar, tendo em vista que secreções traqueais de recém-nascidos tratados com ventilação mecânica contêm proteínas relacionadas à inflamação, e os níveis destas proteínas estão aumentados entre os recém-nascidos que subsequentemente desenvolvem displasia broncopulmonar (26).

Em muitos recém-nascidos, a colonização ou infecção do pulmão provavelmente contribui para a inflamação sistêmica que tem sido associada à ventilação mecânica. Em particular, a infecção por *Ureaplasma in utero* aparenta iniciar uma resposta inflamatória sistêmica fetal que aumenta o risco de doença pulmonar crônica neonatal e distúrbios cerebrais (34). A colonização do trato respiratório pós-natal com *Ureaplasma* está associada ao aumento das concentrações de IL-1β em aspirados traqueais, o que, por sua vez, está associado a um aumento do risco de doença pulmonar crônica (35). A ventilação mecânica agressiva, até mesmo na ausência de infecção microbiana, está associada a alterações inflamatórias no pulmão (28,36).

A bacteriemia confirmada por cultura está associada à inflamação sistêmica, mas a (suspeita de) sepse com cultura negativa não está. Na grande coorte multicêntrica recrutada para o Estudo ELGAN, a sepse inicial confirmada por cultura (na primeira semana pós-natal) foi associada à elevação sérica de PC-R e IL-8 no primeiro dia pós-natal, e a elevações de SAA, TNF-α, ICAM-1 e VEGF-R2 aproximadamente no 7º dia pós-natal, mas não foi associada à elevação de proteínas relacionadas à inflamação aproximadamente no 14º dia pós-natal. Contrariamente, recém-nascidos com bacteriemia tardia (após a primeira semana pós-natal) não apresentaram evidências de uma resposta inflamatória no primeiro dia pós-natal, mas na segunda semana de vida apresentaram níveis elevados de diversos marcadores da inflamação, incluindo PC-R, SAA, IL-8, IL-6, TNF-α, ICAM-1, E-SEL, VEGF-R2, proteína inibidora de macrófagos-1β (MIP-1β), quimioatrativa de células T alfa induzíveis por interferona (I-TAC), e receptor 2 do fator de necrose tumoral (TNF-R2). A resposta inflamatória foi mais forte em relação à bacteriemia tardia, em comparação à precoce (29). Também foram observadas elevações de PC-R, SAA e IL-8 no sangue, que ocorreram aproximadamente nos dias 7 e 14 pós-natais, entre recém-nascidos com ECN, e foram observadas elevações de PC-R e SAA entre recém-nascidos com perfuração intestinal (30).

Recém-nascidos extremamente pré-termo com hemorragia intraventricular apresentam uma resposta inflamatória sistêmica mais intensa quando a hemorragia é acompanhada por lesão da substância branca. A hemorragia intraventricular está associada a elevações de IL-8, MCP-1, molécula de adesão celular vascular-1 (VCAM-1), MMP-1 e MMP-9 nas primeiras 2 semanas pós-natais. Estas mesmas proteínas, com a exceção de VCAM-1 e MMP-1, também estão elevadas entre neonatos com hemorragia intraventricular acompanhada por lesão da substância branca; além disso, estes neonatos apresentam elevações de PC-R, SAA, TNF-α, ITAC, ICAM-1 e ICAM-3, e de MIP (43). A resposta inflamatória sistêmica que está associada à lesão da substância branca pode resultar da produção local de proteínas relacionadas à inflamação no cérebro lesionado, com subsequente movimentação a partir do cérebro e para dentro do sangue. Alternativamente, uma grande quantidade de evidências sugere que a inflamação sistêmica possa aumentar o risco de lesão da substância branca (44-46).

INFLAMAÇÃO PERINATAL E DESFECHOS NEONATAIS AGUDOS

A corioamnionite, que com frequência está associada a uma resposta inflamatória sistêmica fetal, está associada a diversas alterações fisiológicas agudas durante o período neonatal. Entre recém-nascidos de muito baixo peso ao nascimento, a corioamnionite histológica está associada a maior gravidade da doença (61), conforme refletido em medidas padrão, tais como a Escala da Fisiologia Aguda Neonatal (47). Existem evidências conflitantes sobre a relação dos marcadores placentários da inflamação, funisite e corioamnionite com a pressão arterial (48,49). A inflamação placentária está associada a concentrações séricas mais altas de IL-8 e a proporções mais altas de neutrófilos imaturos no cordão umbilical, e estes marcadores da inflamação estão inversamente relacionados à pressão arterial sistólica e diastólica (51). Entretanto, em uma grande coorte de recém-nascidos extremamente pré-termo, a funisite e a corioamnionite não foram associadas à hipotensão que necessita de tratamento (49). Recém-nascidos extremamente pré-termo com Pa_{CO_2} sanguínea alta (quartil superior) e aqueles com pH sanguíneo baixo (quartil inferior) apresentam maior probabilidade de apresentar elevações intermitentes ou sustentadas de marcadores da inflamação em seu sangue durante as primeiras 2 semanas pós-natais (50). Recém-nascidos com elevações de PC-R apresentam oxigenação de tecidos periféricos mais baixa, com base em espectroscopia no infravermelho próximo (62).

A inflamação perinatal está associada à alteração da função de múltiplos órgãos. O aumento das quantidades de células inflamatórias e de TLR-2 tem sido descrito na pele de fetos expostos à invasão microbiana da cavidade amniótica (52). Redução do tamanho do timo (53) e achados microscópicos de redução da quantidade de timócitos e de processos degenerativos de corpúsculos de Hassall (63) são observados com mais frequência nos recém-nascidos cujas mães têm corioamnionite do que nos recém-nascidos com idade gestacional compatível. Tanto a inflamação fetal quanto a involução do timo estão associadas a um aumento do risco de lesão da substância branca cerebral definida por US (54,64). Nos recém-nascidos com peso muito baixo, a corioamnionite histológica está associada a níveis mais baixos de tiroxina (55), mas a níveis mais altos de cortisol basal e estimulado (65). A inflamação placentária está associada a ganho ponderal pós-natal inferior no primeiro mês de vida dos recém-nascidos pré-termo (65).

Presumivelmente em virtude da maturação pulmonar induzida por glicocorticosteroide, a gravidade da angústia respiratória aguda é inferior nos recém-nascidos expostos à corioamnionite. Contudo, estes recém-nascidos apresentam níveis elevados de IL-8 (56) e de IL-1β no líquido do lavado traqueal a partir do primeiro dia de intubação e correm risco mais alto de doenças pulmonares crônicas (26). Nos recém-nascidos pequenos para a idade gestacional (PIG), a elevação de IL-8 no sangue do cordão umbilical (57) e a elevação de IL-8 no sangue neonatal coletado nos primeiros 21 dias de vida (67) estão associadas ao desfecho combinado de displasia broncopulmonar ou morte. Este risco é mais alto nos recém-nascidos com níveis mais baixos de IL-6 e de IL-10 no sangue do cordão umbilical, que apresentam uma função reguladora imune. Níveis mais baixos de IL-6 e IL-10 podem ser associados à inflamação sistêmica mais intensa na inflamação ao nascimento, resultando em displasia broncopulmonar (57).

Funisite (58) e elevação de IL-6 no sangue do cordão umbilical têm sido associadas a risco aumentado de um recém-nascido muito prematuro desenvolver ECN subsequentemente (59). Níveis mais altos de IL-6 e IL-10, talvez por causa de uma resposta imune atenuada, são associados a aumento do risco de sepse (60). Em contrapartida, níveis mais altos de uma citocina inflamatória, a IL-17, estão associados a um risco mais baixo de sepse.

Entre os iniciadores pré-natais da inflamação, a disfunção placentária, e não a infecção intrauterina, está fortemente relacionada ao risco de retinopatia grave nos recém-nascidos expostos à hiperoxemia e à bacteriemia pós-natal (68). A elevação de IL-6 no sangue do cordão tem sido associada a um aumento do risco de retinopatia da prematuridade (ROP) (69). A bacteriemia tardia, mas não a precoce, está associada a um aumento do risco de ROP pré-limiar/limiar e também de doença *plus* (70) (Quadro 42.2).

INFLAMAÇÃO PERINATAL E DESFECHOS NEURODESENVOLVIMENTAIS

Diversas linhas de evidências apoiam uma associação entre a inflamação perinatal e o subsequente comprometimento neurodesenvolvimental. Vários indicadores têm sido usados para estudar a correlação entre inflamação perinatal e disfunção cerebral, incluindo doenças que podem iniciar uma resposta inflamatória, microrganismos isolados da placenta ou do sangue neonatal, biomarcadores relacionados à inflamação no sangue materno e neonatal e no líquido amniótico, e avaliação histológica da placenta e do cordão umbilical à procura de sinais de infiltração de células imunes.

A infecção materna por *influenza* durante a gravidez tem sido associada à duplicação do risco de autismo na prole (71). O aumento dos níveis de interferona-γ, IL-4 e IL-5 no sangue materno, obtido em 15 a 19 semanas de gestação (72), o aumento dos níveis de PC-R no início do primeiro trimestre (94), e a elevação de citocinas no líquido amniótico (3) têm sido associados a transtornos do espectro autista na descendência. Pesquisadores formulam a hipótese de que a imunidade materna desregulada e a neuroinflamação fetal possam estar envolvidas na patogênese tanto do autismo quanto da esquizofrenia (73). A elevação da IL-6 sérica no sangue de mães de risco de parto prematuro é preditiva de hemorragia intraventricular (76).

A infecção e a inflamação intrauterina têm sido associadas a diversos desfechos adversos neurológicos na descendência. A corioamnionite está associada à duplicação do risco de paralisia cerebral (54,95). Uma estimativa é que aproximadamente 8% das paralisias cerebrais em recém-nascidos a termo e próximos do termo possivelmente sejam atribuíveis à inflamação (78). Nos recém-nascidos pré-termo, a corioamnionite está associada a um aumento do risco de lesão da substância branca cerebral na US de crânio (54,82), um forte preditor da paralisia cerebral. Outras complicações da gravidez associadas à lesão da substância branca incluem aquelas associadas à inflamação e ao parto pré-termo, incluindo trabalho de parto pré-termo, ruptura de membranas pré-termo antes do trabalho de parto e insuficiência cervical (96).

Ureaplasma é um forte iniciador da corioamnionite e da inflamação fetal (83), e seu achado na placenta está associado a uma duplicação do risco de hemorragia intraventricular grave (84) e ao risco de lesão da substância branca na US de crânio (85). O isolamento de *Ureaplasma* do líquido amniótico está associado a um aumento de quase cinco vezes do risco de paralisia cerebral (79). Evidências histológicas de inflamação placentária e do cordão umbilical estão associadas a um aumento do risco de hemorragia intraventricular (58,80), leucomalacia periventricular (59,74) e lesão difusa da substância branca cerebral (86).

Bactérias em hemoculturas *post mortem*, que presumivelmente representam bacteriemia ante *mortem*, estão associadas a evidências histológicas de lesão da substância branca cerebral (87). Anormalidades na substância branca cerebral identificadas por ressonância magnética são mais frequentes entre recém-nascidos muito pré-termo que apresentaram sepse ou ECN (89). Recém-nascidos com extremo baixo peso ao nascimento com bacteriemia (97) e ECN acompanhada por bacteriemia (88) apresentam maior risco tanto de comprometimento neurodesenvolvimental quanto de anormalidades na substância branca cerebral (89,98).

Com algumas exceções (99-102), estudos que utilizaram biomarcadores como indicadores de infecção e inflamação apoiam a ligação presumida entre a inflamação perinatal e os comprometimentos neurológicos. A inflamação da placenta (81) e a elevação dos níveis de citocinas inflamatórias do líquido amniótico estão associadas a anormalidades da substância branca cerebral (77,81) e à paralisia cerebral na descendência (81,103). Níveis mais altos de citocinas inflamatórias no sangue do cordão têm sido associados a hemorragia intraventricular, leucomalacia periventricular (59,104,105) e desenvolvimento motor mais lento (106). Recém-nascidos pré-termo com níveis mais altos de IL-8 ao nascimento tendem a apresentar pontuações mais baixas em testes padronizados do desenvolvimento (91). Na coleta de sangue para o rastreamento de recém-nascidos de rotina, os níveis de citocinas são mais altos entre aqueles recém-nascidos que acabam desenvolvendo paralisia cerebral (1). Em uma grande coorte de neonatos com peso extremamente baixo ao nascimento, os níveis de IL-8 foram mais altos nos dias 3, 7, 14 e 21 pós-natais entre os recém-nascidos que subsequentemente desenvolveram paralisia cerebral (107) (Quadro 42.3).

O Estudo ELGAN, de uma grande coorte multicêntrica de neonatos nascidos antes de 28 semanas de gestação, avaliou as associações entre uma diversidade de indicadores da inflamação e distúrbios estruturais e funcionais cerebrais (75). Na coorte do ELGAN, os recém-nascidos que nasceram em virtude de trabalho de parto pré-termo, ruptura de membranas pré-termo antes do trabalho de parto, ou incompetência cervical apresentaram aumento do risco de ventriculomegalia difusa, e os recém-nascidos que nasceram em virtude de trabalho de parto pré-termo apresentaram aumento do risco de ecotransparência cerebral, um marcador ultrassonográfico de lesão da substância branca (96). O isolamento

QUADRO 42.2

Morbidades neonatais agudas associadas à inflamação perinatal.	
Morbidade	**Referência**
Maior instabilidade fisiológica nas primeiras 12 horas pós-natais	(47-49)
Oxigenação mais baixa de tecidos periféricos	(50)
pH sanguíneo mais baixo; Pa_{CO_2} sanguínea mais baixa	(51)
Redução do tamanho do timo	(52,53)
Níveis mais baixos de tiroxina	(54)
Cortisol basal e estimulado mais alto	(55)
Risco mais baixo de síndrome de desconforto respiratório aguda	(33)
Risco mais alto de doença pulmonar crônica	(33,56,57)
Risco mais alto de ECN	(58)
Risco mais alto de bacteriemia	(59)
Risco mais alto de retinopatia da prematuridade	(60)

QUADRO 42.3
Associação da inflamação perinatal com o comprometimento do neurodesenvolvimento.

Exposição	Desfecho	Referência
Influenza materna	Autismo	(70)
Citocinas inflamatórias no sangue materno	Autismo	(3,71,72)
Elevação de IL-6 no sangue materno	HIVe	(73)
Microrganismos de baixa virulência na placenta	Lesão da substância branca	(74)
α-*Streptococcus* na placenta	Microcefalia aos 2 anos	(75)
Corioamnionite	Paralisia cerebral	(64,76,77)
Corioamnionite	HIVe; lesão da substância branca	(58,64,67,78-81)
Complicações inflamatórias da gravidez	Lesão da substância branca cerebral	(58,82)
Ureaplasma na placenta	HIVe; lesão da substância branca	(83,84)
Ureaplasma no líquido amniótico	Paralisia cerebral	(85)
Bacteriemia	Lesão da substância branca	(86-88)
Bacteriemia	Paralisia cerebral	(87,89)
Inflamação sistêmica neonatal	Lesão da substância branca	(90)
Inflamação sistêmica neonatal	Paralisia cerebral	(91,92)
Inflamação sistêmica neonatal	Comprometimento da função cognitiva precoce	(21)
Inflamação sistêmica neonatal	Problemas de atenção aos 2 anos	(93)

IL-6, interleucina 6; HIVe, hemorragia intraventricular.

de microrganismos de baixa virulência do parênquima placentário foi associado ao aumento dos riscos de lesão da substância branca e diparesia (86), e o isolamento de α-*Streptococcus* da placenta foi associado à microcefalia aos 2 anos de idade (90). Elevações de proteínas relacionadas à inflamação no sangue neonatal que recorreram ou persistiram nas primeiras 2 semanas de vida foram mais fortemente associadas ao comprometimento neurodesenvolvimental do que as elevações em um único dia. Elevações persistentes/recorrentes foram associadas a evidências de lesão da substância branca na US de crânio (108), comprometimento do crescimento da cabeça nos primeiros 2 anos de vida (92), paralisia cerebral (93), comprometimento da função cognitiva precoce (22), e um problema de atenção na idade ajustada para os 2 anos (109). Portanto, o Estudo ELGAN proporciona o apoio ao conceito de que a inflamação sistêmica pós-natal intermitente ou sustentada (ISIS) está mais fortemente relacionada ao comprometimento neurodesenvolvimental do que a inflamação de mais curta duração (Quadro 42.4).

PREVENÇÃO DE MORBIDADES NEONATAIS RELACIONADAS À INFLAMAÇÃO

Uma estratégia por meio da qual as morbidades relacionadas à inflamação podem ser reduzidas é diminuir a frequência de iniciadores da inflamação ou reduzir o impacto destes iniciadores por meio da detecção e do tratamento precoces. Portanto, é surpreendente que os tratamentos para a infecção intrauterina não tenham melhorado o desfecho dos neonatos (110,111). Não foram concluídos estudos clínicos da redução do peso em mulheres em idade fértil. As estratégias utilizadas para diminuir o impacto da restrição do crescimento fetal incluem suplementação com nutrientes, cessação do tabagismo e terapia antitrombótica para as mulheres de risco para disfunção placentária (112).

Se os iniciadores pós-natais da inflamação, tais como sepse, ECN e doença pulmonar crônica estão causalmente ligados ao desfecho adverso do neurodesenvolvimento a longo prazo em recém-nascidos pré-termo, esforços para prevenir estes iniciadores podem melhorar o desfecho a longo prazo. Entretanto, esta suposição não é apoiada pelas evidências disponíveis. Embora o tratamento com cafeína de neonatos com extremo baixo peso ao nascimento reduza o risco de doença pulmonar crônica (113) e o risco de desfechos neurodesenvolvimentais adversos na idade

QUADRO 42.4
Inflamação perinatal e distúrbios cerebrais: achados do estudo em recém-nascidos com idade gestacional extremamente baixa.

Exposições	Distúrbio estrutural ou funcional cerebral[a]				
	Lesão da substância branca[b]	Microcefalia[c]	Paralisia cerebral	Comprometimento cognitivo[d]	Problemas de atenção[e]
Microrganismos placentários[f]	+	+	+	–	+
Inflamação placentária[g]	+	+/–	+	–	–
Sepse neonatal/ECN	+/–	+	+	+	+/–
Inflamação intermitente/sustentada no sangue neonatal[h]	+	+	+	+	+

[a]Lesão da substância branca identificada nos primeiros meses de vida; outros distúrbios identificados aproximadamente na idade ajustada para os 24 meses.
[b]Lesão da substância branca definida como aumento de volume ventricular moderado ou grave, ou lesão hipoecoica no parênquima cerebral.
[c]Microcefalia definida como escore Z da circunferência da cabeça inferior a –2 aos 24 meses de idade nos participantes do estudo que apresentaram um escore Z da circunferência da cabeça ao nascimento que era ≥ –2.
[d]Definida como o Índice de Desenvolvimento Mental da segunda edição das Escalas de Bayley do Desenvolvimento do Recém-Nascido inferior a 55.
[e]Definidos como os escores T ≥ 93º percentil na escala de sintomas de problemas de atenção da Lista de Verificação do Comportamento Infantil.
[f]Bactérias de baixa virulência na placenta foram associadas à lesão da substância branca e à paralisia cerebral; *Streptococcus* α-hemolítico na placenta foi associado à microcefalia; um microrganismo não identificado foi associado a um problema de atenção.
[g]Infiltração por neutrófilos.
[h]Definida como a elevação de proteínas relacionadas à inflamação no sangue do neonato em no mínimo 2 dias, com intervalo de no mínimo 1 semana, nas primeiras 2 semanas de vida.
+, indica associações estatisticamente consistentes e significativas; +/–, indica associações inconsistentes; –, indica ausência de associações significativas.

ajustada para os 18 meses (114), esta intervenção não foi associada à melhora do desfecho aos 5 anos de idade (115). O tratamento pós-natal com glicocorticosteroides diminui a inflamação pulmonar e reduz o risco de doença pulmonar crônica, mas estão ausentes evidências convincentes do benefício em relação aos desfechos neurodesenvolvimentais a longo prazo, e o tratamento prolongado com dexametasona tem sido associado a um desfecho neurodesenvolvimental pior (116). Embora o risco de sepse seja reduzido pela higiene das mãos, esta intervenção não tem sido estudada em relação ao desfecho neurodesenvolvimental. O leite materno e probióticos estão sendo estudados como possíveis estratégias para prevenir a sepse e a ECN, mas não há evidências conclusivas de que estas intervenções melhorem o desfecho neurodesenvolvimental a longo prazo. Em resumo, existem poucas evidências de que as intervenções que reduzem o risco dos iniciadores pós-natais da inflamação melhorem o desfecho neurodesenvolvimental a longo prazo, sugerindo que são necessárias estratégias alternativas.

A associação entre a inflamação sistêmica e o desfecho neurodesenvolvimental adverso não é completamente explicada pela ocorrência concomitante de doenças com início na inflamação (117). Portanto, as intervenções que modulam a inflamação podem melhorar o desfecho neurodesenvolvimental até mesmo na ausência de iniciadores óbvios da inflamação. Exemplos incluem hipotermia, eritropoetina e melatonina, que atualmente estão em estudo em recém-nascidos pré-termo. Foi demonstrado que a hipotermia reduz a inflamação e melhora o desfecho neurodesenvolvimental nos recém-nascidos com encefalopatia hipóxico-isquêmica.

AGRADECIMENTOS

Os autores são apoiados por acordos de cooperação com o National Institute of Neurological Disorders and Stroke, de Bethesda, Maryland (5U01NS040069-08; 2R01NS040069-06A2) e por uma concessão do National Eye Institute (5R01EY021820-02).

REFERÊNCIAS BIBLIOGRÁFICAS

1. Nelson KB, Dambrosia JM, Grether JK, et al. Neonatal cytokines and coagulation factors in children with cerebral palsy. Ann Neurol 1998;44:665.
2. Gibson CS, MacLennan AH, Goldwater PN, et al. Neurotropic viruses and cerebral palsy: population based case-control study. Br Med J 2006;332(7533):76.
3. Abdallah MW, Pearce BD, Larsen N, et al. Amniotic fluid MMP-9 and neurotrophins in autism spectrum disorders: an exploratory study. Autism Res 2012;5(6):428.
4. Cuenca AG, Wynn JL, Moldawer LL, et al. Role of innate immunity in neonatal infection. Am J Perinatol 2013;30(2):105.
5. Kawai T, Akira S. Toll-like receptors and their crosstalk with other innate receptors in infection and immunity. Immunity 2011;34(5):637.
6. O'Hare FM, William WR, Molloy EJ. Toll-like receptors in neonatal sepsis. Acta Paediatr 2013;102(6):572.
7. Nguyen-Vermillion A, Juul SE, McPherson RJ, et al. Time course of C-reactive protein and inflammatory mediators after neonatal surgery. J Pediatr 2011;159(1):121.
8. Mussap M, Noto A, Cibecchini F, et al. The importance of biomarkers in neonatology. Semin Fetal Neonatal Med 2013;18(1):56.
9. Leviton A, Fichorova R, Yamamoto Y, et al. Inflammation-related proteins in the blood of extremely low gestational age newborns. Cytokine 2011;53(1):66.
10. Iwasaki A, Medzhitov R. Regulation of adaptive immunity by the innate immune system. Science 2010;327(5963):291.
11. Leviton A, Dammann O, Durum SK. The adaptive immune response in neonatal cerebral white matter damage. Ann Neurol 2005;58(6):821.
12. Lin CY, Chang YC, Wang ST, et al. Altered inflammatory responses in preterm children with cerebral palsy. Ann Neurol 2010;68(2):204.
13. Fleiss B, Gressens P. Tertiary mechanisms of brain injury: a new hope for treatment of cerebral palsy? Lancet Neurol 2012;11(6):556.
14. McCall CE, El GM, Liu T, et al. Epigenetics, bioenergetics, and microRNA coordinate gene-specific reprogramming during acute systemic inflammation. J Leukoc Biol 2011;90(3):439.
15. Tabas I, Glass CK. Anti-inflammatory therapy in chronic disease: challenges and opportunities. Science 2013;339(6116):166.
16. Dammann O. Persistent neuro-inflammation in cerebral palsy: a therapeutic window of opportunity? Acta Paediatr 2007;96(1):6.
17. Dammann O, Leviton A. Intermittent or sustained systemic inflammation and the preterm brain. Pediatr Res 2014;75(3):376.
18. Gentile LF, Cuenca AG, Efron PA, et al. Persistent inflammation and immunosuppression: a common syndrome and new horizon for surgical intensive care. J Trauma Acute Care Surg 2012;72(6):1491.
19. Vedder H, Schreiber W, Yassouridis A, et al. Dose-dependence of bacterial lipopolysaccharide (LPS) effects on peak response and time course of the immune-endocrine host response in humans. Inflamm Res 1999;48(2):67.
20. Dammann O, Phillips TM, Allred EN, et al. Mediators of fetal inflammation in extremely low gestational age newborns. Cytokine 2001;13(4):234.
21. Skogstrand K, Hougaard DM, Schendel DE, et al. Association of preterm birth with sustained postnatal inflammatory response. Obstet Gynecol 2008;111(5):1118.
22. O'Shea TM, Allred EN, Kuban KCK, et al. Elevated concentrations of inflammation-related proteins in postnatal blood predict severe developmental delay at 2 years of age in extremely preterm infants. J Pediatr 2012;160(3):395.
23. McElrath TF, Fichorova RN, Allred EN, et al. Blood protein profiles of infants differ by the pregnancy complication in infants born before the 28th week of gestation. Am J Obstet Gynecol 2011;204(5):418.e1–418.e12.
24. Onderdonk AB, Hecht JL, McElrath TF, et al. Colonization of second-trimester placenta parenchyma. Am J Obstet Gynecol 2008;199(1):52.e1–52.e10.
25. Faupel-Badger JM, Fichorova RN, Allred EN, et al. Cluster analysis of placental inflammatory proteins can distinguish preeclampsia from preterm labor and premature membrane rupture in singleton deliveries less than 28 weeks of gestation. Am J Reprod Immunol 2011;66(6):488.
26. Watterberg KL, Demers LM, Scott SM, et al. Chorioamnionitis and early lung inflammation in infants in whom bronchopulmonary dysplasia develops. Pediatrics 1996;97(2):210.
27. Krajewski P, Sieroszewski P, Karowicz-Bilinska A, et al. Assessment of interleukin-6, interleukin-8 and interleukin-18 count in the serum of IUGR newborns. J Matern Fetal Neonatal Med 2014;27(11):1142.
28. Tsuno K, Prato P, Kolobow T. Acute lung injury from mechanical ventilation at moderately high airway pressures. J Appl Physiol (1985) 1990;69(3):956.
29. Leviton A, O'Shea TM, Bednarek FJ, et al. Systemic responses of preterm newborns with presumed or documented bacteraemia. Acta Paediatr 2012;101(4):355.
30. Martin CR, Bellomy M, Allred EN, et al. Systemic inflammation associated with severe intestinal injury in extremely low gestational age newborns. Fetal Pediatr Pathol 2013;32(3):222.
31. Lyon D, Cheng CY, Howland L, et al. Integrated review of cytokines in maternal, cord, and newborn blood: part I—associations with preterm birth. Biol Res Nurs 2010;11(4):371.
32. Bose C, Laughon M, Allred EN, et al. Systemic inflammation associated with mechanical ventilation among extremely preterm infants. Cytokine 2013;61(1):315.
33. Bose C, Allred EN, Van Marter L, et al. Blood protein concentrations in the first two postnatal weeks that predict bronchopulmonary dysplasia among infant born before the 28th week of gestation. Pediatr Res 2011;69(4):347.
34. Viscardi RM. Ureaplasma species: role in neonatal morbidities and outcomes. Arch Dis Child Fetal Neonatal Ed 2014;99(1):F87.
35. Patterson AM, Taciak V, Lovchik J, et al. Ureaplasma urealyticum respiratory tract colonization is associated with an increase in interleukin 1-beta and tumor necrosis factor alpha relative to interleukin 6 in tracheal aspirates of preterm infants. Pediatr Infect Dis J 1998;17(4):321.
36. Ambalavanan N, Carlo WA. Bronchopulmonary dysplasia: new insights. Clin Perinatol 2004;31(3):613.
37. van der Burg JW, Allred EN, McElrath TF, et al. Is maternal obesity associated with sustained inflammation in extremely low gestational age newborns? Early Hum Dev 2013;89(12):949.
38. McElrath TF, Allred EN, Van ML, et al. Perinatal systemic inflammatory responses of growth-restricted preterm newborns. Acta Paediatr 2013;102(10):e439.
39. Hecht JL, Onderdonk A, Delaney M, et al. Characterization of chorioamnionitis in 2nd-trimester C-section placentas and correlation with microorganism recovery from subamniotic tissues. Pediatr Dev Pathol 2008;11(1):15.
40. McElrath TF, Hecht JL, Dammann O, et al. Pregnancy disorders that lead to delivery before the 28th week of gestation: an epidemiologic approach to classification. Am J Epidemiol 2008;168:980.
41. Hecht JL, Fichorova RN, Tang VF, et al. Relationship between neonatal blood protein profiles and placenta histologic characteristics in ELGANs. Pediatr Res 2010;69:68.
42. Romero R, Gomez R, Ghezzi F, et al. A fetal systemic inflammatory response is followed by the spontaneous onset of preterm parturition. Am J Obstet Gynecol 1998;179(1):186.
43. Leviton A, Allred EN, Dammann O, et al. Systemic inflammation, intraventricular hemorrhage, and white matter injury. J Child Neurol 2013;28(12):1637.
44. Favrais G, van de Looij Y, Fleiss B, et al. Systemic inflammation disrupts the developmental program of white matter. Ann Neurol 2011;70(4):550.

45. Aden U, Favrais G, Plaisant F, et al. Systemic inflammation sensitizes the neonatal brain to excitotoxicity through a pro-/anti-inflammatory imbalance: Key role of TNF alpha pathway and protection by etanercept. *Brain Behav Immun* 2010;24(5):747.
46. Kaindl AN, Favrais G, Gressens P. Molecular mechanisms involved in injury to the preterm brain. *J Child Neurol* 2009;24(9):1112.
47. Richardson DK, Corcoran JD, Escobar GJ, et al. SNAP-II and SNAPPE-II: simplified newborn illness severity and mortality risk scores. *J Pediatr* 2001;138(1):92.
48. Yanowitz TD, Baker RW, Roberts JM, et al. Low blood pressure among very-low-birth-weight infants with fetal vessel inflammation. *J Perinatol* 2004;24(5):299.
49. Laughon M, Bose C, Allred E, et al. Factors associated with treatment for hypotension in extremely low gestational age newborns during the first postnatal week. *Pediatrics* 2007;119(2):273.
50. Leviton A, Allred EN, Kuban KCK, et al. Blood protein concentrations in the first two postnatal weeks associated with early postnatal blood gas derangements among infants born before the 28th week of gestation. *Cytokine* 2011;56(2):392.
51. Yanowitz TD, Jordan JA, Gilmour CH, et al. Hemodynamic disturbances in premature infants born after chorioamnionitis: association with cord blood cytokine concentrations. *Pediatr Res* 2002;51(3):310.
52. Kim YM, Romero R, Chaiworapongsa T, et al. Dermatitis as a component of the fetal inflammatory response syndrome is associated with activation of Toll-like receptors in epidermal keratinocytes. *Histopathology* 2006;49(5):506.
53. De FC, Toti P, Santopietro R, et al. Small thymus in very low birth weight infants born to mothers with subclinical chorioamnionitis. *J Pediatr* 1999;135(3):384.
54. Wu YW, Colford JM. Chorioamnionitis as a risk factor for cerebral palsy—a meta-analysis. *JAMA* 2000;284(11):1417.
55. De FC, Bagnoli F, Toti P, et al. Transient hypothyroxinemia of prematurity and histological chorioamnionitis. *J Perinat Med* 2005;33(6):514.
56. De Dooy J, Colpaert C, Schuerwegh A, et al. Relationship between histologic chorioamnionitis and early inflammatory variables in blood, tracheal aspirates, and endotracheal colonization in preterm infants. *Pediatr Res* 2003;54(1):113.
57. Rocha G, Proenca E, Guedes A, et al. Cord blood levels of IL-6, IL-8 and IL-10 may be early predictors of bronchopulmonary dysplasia in preterm newborns small for gestational age. *Dis Markers* 2012;33(1):51.
58. Andrews WW, Goldenberg RL, Faye-Petersen O, et al. The Alabama Preterm Birth study: polymorphonuclear and mononuclear cell placental infiltrations, other markers of inflammation, and outcomes in 23- to 32-week preterm newborn infants. *Am J Obstet Gynecol* 2006;195(3):803.
59. Goepfert AR, Andrews WW, Carlo W, et al. Umbilical cord plasma interleukin-6 concentrations in preterm infants and risk of neonatal morbidity. *Am J Obstet Gynecol* 2004;191(4):1375.
60. Schelonka RL, Maheshwari A, Carlo WA, et al. T cell cytokines and the risk of blood stream infection in extremely low birth weight infants. *Cytokine* 2011;53(2):249.
61. De FC, Toti P, Parrini S, et al. Histologic chorioamnionitis and severity of illness in very low birth weight newborns. *Pediatr Crit Care Med* 2005;6(3):298.
62. Pichler G, Pocivalnik M, Riedl R, et al. C reactive protein: impact on peripheral tissue oxygenation and perfusion in neonates. *Arch Dis Child Fetal Neonatal Ed* 2012;97(6):F444.
63. Toti P, De FC, Stumpo M, et al. Acute thymic involution in fetuses and neonates with chorioamnionitis. *Hum Pathol* 2000;31(9):1121.
64. Kuban JD, Allred EN, Leviton A. Thymus involution and cerebral white matter damage in extremely low gestational age neonates. *Biol Neonate* 2006;90(4):252.
65. Watterberg KL, Scott SM, Naeye RL. Chorioamnionitis, cortisol, and acute lung disease in very low birth weight infants. *Pediatrics* 1997;99(2):E6.
66. Mestan K, Yu Y, Matoba N, et al. Placental inflammatory response is associated with poor neonatal growth: preterm birth cohort study. *Pediatrics* 2010;125(4):e891.
67. Ambalavanan N, Carlo WA, D'Angio CT, et al. Cytokines associated with bronchopulmonary dysplasia or death in extremely low birth weight infants. *Pediatrics* 2009;123(4):1132.
68. Lee JW, McElrath T, Chen M, et al. Pregnancy disorders appear to modify the risk for retinopathy of prematurity associated with neonatal hyperoxemia and bacteremia. *J Matern Fetal Neonatal Med* 2013;26(8):811.
69. Sood BG, Madan A, Saha S, et al. Perinatal systemic inflammatory response syndrome and retinopathy of prematurity. *Pediatr Res* 2010;67(4):394.
70. Tolsma KW, Allred EN, Chen ML, et al. Neonatal bacteremia and retinopathy of prematurity: the ELGAN study. *Arch Ophthalmol* 2011;129(12):1555.
71. Atladottir HO, Thorsen P, Ostergaard L, et al. Maternal infection requiring hospitalization during pregnancy and autism spectrum disorders. *J Autism Dev Disord* 2010;40(12):1423.
72. Goines PE, Croen LA, Braunschweig D, et al. Increased midgestational IFN-gamma, IL-4 and IL-5 in women bearing a child with autism: a case-control study. *Mol Autism* 2011;2:13.
73. Meyer U, Feldon J, Dammann O. Schizophrenia and autism: both shared and disorder-specific pathogenesis via perinatal inflammation? *Pediatr Res* 2011;69(5):26R.
74. Maleki Z, Bailis AJ, Argani CH, et al. Periventricular leukomalacia and placental histopathologic abnormalities. *Obstet Gynecol* 2009;114(5):1115.
75. O'Shea TM, Allred EN, Dammann O, et al. The ELGAN study of the brain and related disorders in extremely low gestational age newborns. *Early Hum Dev* 2009;85(11):719.
76. Sorokin Y, Romero R, Mele L, et al. Maternal serum interleukin-6, C-reactive protein, and matrix metalloproteinase-9 concentrations as risk factors for preterm birth <32 weeks and adverse neonatal outcomes. *Am J Perinatol* 2010;27(8):631.
77. Yoon BH, Romero R, Kim CJ, et al. High expression of tumor necrosis factor-alpha and interleukin-6 in periventricular leukomalacia. *Am J Obstet Gynecol* 1997;177(2):406.
78. McIntyre S, Blair E, Badawi N, et al. Antecedents of cerebral palsy and perinatal death in term and late preterm singletons. *Obstet Gynecol* 2013;122(4):869.
79. Berger A, Witt A, Haiden N, et al. Intrauterine infection with Ureaplasma species is associated with adverse neuromotor outcome at 1 and 2 years adjusted age in preterm infants. *J Perinat Med* 2009;37(1):72.
80. Hansen A, Leviton A, Paneth N, et al. The correlation between placental pathology and intraventricular hemorrhage in the preterm infant. *Pediatr Res* 1998;43(1):15.
81. Redline RW, Wilson-Costello D, Borawski E, et al. The relationship between placental and other perinatal risk factors for neurologic impairment in very low birth weight children. *Pediatr Res* 2000;47(6):721.
82. O'Shea TM, Kothadia JM, Roberts DD, et al. Perinatal events and the risk of intraparenchymal echodensity in very-low-birthweight neonates. *Paediatr Perinat Epidemiol* 1998;12(4):408.
83. Namba F, Hasegawa T, Nakayama M, et al. Placental features of chorioamnionitis colonized with Ureaplasma species in preterm delivery. *Pediatr Res* 2010;67(2):166.
84. Viscardi RM, Hashmi N, Gross GW, et al. Incidence of invasive ureaplasma in VLBW infants: relationship to severe intraventricular hemorrhage. *J Perinatol* 2008;28(11):759.
85. Olomu IN, Hecht JL, Onderdonk AO, et al.; for the Extremely Low Gestational Age Newborn (ELGAN) Study Investigators. Perinatal correlates of Ureaplasma urealyticum in placenta parenchyma of singleton pregnancies that end before 28 weeks of gestation. *Pediatrics* 2009;123(5):1329.
86. Leviton A, Hecht JL, Onderdonk AO, et al. Microbiological and histologic characteristics of the extremely preterm infant's placenta predict white matter damage and later cerebral palsy. *Pediatr Res* 2010;67(1):95.
87. Leviton A, Gilles F, Neff R, et al. Multivariate analysis of risk of perinatal telencephalic leukoencephalopathy. *Am J Epidemiol* 1976;104:621.
88. Martin CR, Dammann O, Allred EN, et al. Neurodevelopment of extremely preterm infants who had necrotizing enterocolitis with or without late bacteremia. *J Pediatr* 2010;157(5):751.
89. Shah DK, Doyle LW, Anderson PJ, et al. Adverse neurodevelopment in preterm infants with postnatal sepsis or necrotizing enterocolitis is mediated by white matter abnormalities on magnetic resonance imaging at term. *J Pediatr* 2008;153(2):170.
90. Leviton A, Kuban K, Allred EN, et al. Antenatal antecedents of a small head circumference at age 24-months post-term equivalent in a sample of infants born before the 28th post-menstrual week. *Early Hum Dev* 2010;86(8):515.
91. Kinjo T, Ohga S, Ochiai M, et al. Serum chemokine levels and developmental outcome in preterm infants. *Early Hum Dev* 2011;87(6):439.
92. Leviton A, Kuban K, Allred EN, et al. Early postnatal blood concentrations of inflammation-related proteins and microcephaly two years later in infants born before the 28th post-menstrual week. *Early Hum Dev* 2011;87(5):325.
93. Kuban K, O'Shea TM, Allred EN, et al. Systemic inflammation and cerebral palsy risk in extremely preterm infants. *J Child Neurol* 2014;29(12):1692.
94. Brown AS, Sourander A, Hinkka-Yli-Salomaki S, et al. Elevated maternal C-reactive protein and autism in a national birth cohort. *Mol Psychiatry* 2014;19(2):259.
95. Shatrov JG, Birch SCM, Lam LT, et al. Chorioamnionitis and cerebral palsy: a meta-analysis. *Obstet Gynecol* 2010;116(2):387.
96. McElrath TF, Allred EN, Boggess KA, et al. Maternal antenatal complications and the risk of neonatal cerebral white matter damage and later cerebral palsy in children born at an extremely low gestational age. *Am J Epidemiol* 2009;170(7):819.
97. Stoll BJ, Hansen NI, Adams-Chapman I, et al. Neurodevelopmental and growth impairment among extremely low-birth-weight infants with neonatal infection. *JAMA* 2004;17;292(19):2357.
98. Chau V, Brant R, Poskitt KJ, et al. Postnatal infection is associated with widespread abnormalities of brain development in premature newborns. *Pediatr Res* 2012;71(3):274.
99. Kaukola T, Herva R, Perhomaa M, et al. Population cohort associating chorioamnionitis, cord inflammatory cytokines and neurologic outcome in very preterm, extremely low birth weight infants. *Pediatr Res* 2006;59(3):478.

100. Silveira RC, Procianoy RS. High plasma cytokine levels, white matter injury and neurodevelopment of high risk preterm infants: assessment at two years. *Early Hum Dev* 2011;87(6):433.
101. Nelson KB, Grether JK, Dambrosia JM, et al. Neonatal cytokines and cerebral palsy in very preterm infants. *Pediatr Res* 2003;53(4):600.
102. Mittendorf R, Montag AG, MacMillan W, et al. Components of the systemic fetal inflammatory response syndrome as predictors of impaired neurologic outcomes in children. *Am J Obstet Gynecol* 2003;188(6):1438.
103. Yoon BH, Romero R, Park JS, et al. Fetal exposure to an intra-amniotic inflammation and the development of cerebral palsy at the age of three years. *Am J Obstet Gynecol* 2000;182(3):675.
104. Kassal R, Anwar M, Kashlan F, et al. Umbilical vein interleukin-6 levels in very low birth weight infants developing intraventricular hemorrhage. *Brain Dev* 2005;27(7):483.
105. Tsukimori K, Komatsu H, Yoshimura T, et al. Increased inflammatory markers are associated with early periventricular leukomalacia. *Dev Med Child Neurol* 2007;49(8):587.
106. Hansen-Pupp I, Hallin AL, Hellstrom-Westas L, et al. Inflammation at birth is associated with subnormal development in very preterm infants. *Pediatr Res* 2008;64(2):183.
107. Carlo WA, McDonald SA, Tyson JE, et al. Cytokines and neurodevelopmental outcomes in extremely low birth weight infants. *J Pediatr* 2011;159(6):919. e3–925.e3.
108. Leviton A, Kuban K, O'Shea TM, et al. The relationship between early concentrations of 25 blood proteins and cerebral white matter injury in preterm newborns. *J Pediatr* 2011;158(6):897.
109. O'Shea TM, Joseph RM, Kuban KCK, et al. Elevated blood levels of inflammation-related proteins are associated with an attention problem at age 24 months in extremely preterm infants. *Pediatr Res* 2014;75(6):781.
110. Kenyon S, Pike K, Jones DR, et al. Childhood outcomes after prescription of antibiotics to pregnant women with preterm rupture of the membranes: 7-year follow-up of the ORACLE I trial. *Lancet* 200811;372(9646):1310.
111. Kenyon S, Pike K, Jones DR, et al. Childhood outcomes after prescription of antibiotics to pregnant women with spontaneous preterm labour: 7-year follow-up of the ORACLE II trial. *Lancet* 2008;372(9646):1319.
112. Morris RK, Oliver EA, Malin G, et al. Effectiveness of interventions for the prevention of small-for-gestational age fetuses and perinatal mortality: a review of systematic reviews. *Acta Obstet Gynecol Scand* 2013;92(2):143.
113. Schmidt B, Roberts RS, Davis P, et al. Caffeine therapy for apnea of prematurity. *N Engl J Med* 2006;354(20):2112.
114. Schmidt B, Roberts RS, Davis P, et al. Long-term effects of caffeine therapy for apnea of prematurity. *N Engl J Med* 2007;357(19):1893.
115. Schmidt B, Anderson PJ, Doyle LW, et al. Survival without disability to age 5 years after neonatal caffeine therapy for apnea of prematurity. *JAMA* 2012;307(3):275.
116. Yeh TF, Lin YJ, Lin HC, et al. Outcomes at school age after postnatal dexamethasone therapy for lung disease of prematurity. *N Engl J Med* 2004;350(13):1304.
117. O'Shea TM, Shah B, Allred EN, et al. Inflammation-initiating illnesses, inflammation-related proteins, and cognitive impairment in extremely preterm infants. *Brain Behav Immun* 2013;29:104.

43 Hematologia

Yigal Dror, Anthony K. C. Chan, Jillian M. Baker e Maria Laura Avila

DISTÚRBIOS ERITROCITÁRIOS

Desenvolvimento dos eritrócitos

A hematopoese inicial ou primitiva surge na vesícula vitelina extraembrionária durante a gastrulação, aproximadamente no dia 16 a 18 nos seres humanos, e forma macrófagos, eritrócitos nucleados e alguns megacariócitos (1). Aproximadamente no dia 28, tem origem uma via diferente, denominada hematopoese definitiva, que gradualmente substitui a hematopoese primitiva. A hematopoese definitiva é caracterizada pela formação de células-tronco hematopoéticas, que dão origem a diversos tipos de leucócitos (granulócitos, basófilos e eosinófilos), linfócitos, megacariócitos e eritrócitos anucleados O surgimento da hematopoese definitiva é mais evidente na região da aorta, das gônadas e do mesonefro (2,3). Até a 8ª semana de gestação, a hematopoese fetal migra para o fígado. O fígado permanece como o local primário de produção das células sanguíneas durante todo o período fetal inicial. Aos 6 meses de gestação, a medula óssea se torna o local principal de desenvolvimento das células sanguíneas. Durante a gestação, ocorre uma alteração no tipo de hemoglobina que está sendo formada. A hemoglobina é um tetrâmero de quatro proteínas globina; duas são codificadas a partir dos genes no cromossomo 16 e duas a partir dos genes no cromossomo 11. No cromossomo 16, ocorre uma alteração de épsilon (ϵ) para gama (γ) e em seguida para delta (δ) e beta (β). No cromossomo 11, ocorre uma alteração de zeta (ζ) para alfa (α). Ao nascimento, aproximadamente 60 a 90% da hemoglobina são compostos por duas globinas alfa e duas globinas gama e ela é denominada hemoglobina fetal. Durante os primeiros 6 a 10 meses de vida, a maior parte da hemoglobina fetal é gradualmente substituída pela hemoglobina adulta (HbA), que é composta pelas globinas alfa e beta. O local de produção da eritropoetina (EPO) passa do local hepático menos sensível para o local renal mais sensível (4).

Os precursores eritroides são identificados pela expressão do seu antígeno de superfície celular e pelas características do crescimento em cultura. O precursor mais inicialmente caracterizado é a unidade formadora de blastos (BFU-E), que dá origem às unidades formadoras de colônias (CFU-E). Mais de 40 vezes a quantidade de BFU-E pode ser cultivada a partir do sangue fetal, assim como a partir de um volume equivalente de sangue de adultos; entretanto, o potencial eritropoético corporal total do feto pode ser comparável àquele de um adulto (4). As BFU-E respondem ao fator de crescimento de mastócitos (também conhecido como ligando c-Kit) e à interleucina-3 por meio da proliferação, e a sua quantidade declina ao longo da série do sangue fetal, sangue do cordão, medula óssea pós-parto e sangue pós-parto. As BFU-E e as CFU-E neonatais são tão sensíveis quanto as suas correspondentes adultas à estimulação pela EPO (5). Entretanto, existem diferentes entre a eritropoese fetal e adulta nos níveis de EPO e na montagem dos níveis de EPO em resposta a diversas indicações. A EPO controla a eritropoese por meio de um ciclo de *feedback*, de acordo com a massa eritrocitária e a tensão de oxigênio venoso central. O mesmo ciclo de *feedback* que envolve os níveis de EPO e que mede o fornecimento de oxigênio (tal como o nível de hemoglobina e a tensão de oxigênio) existe em RNs prematuros (6); entretanto, os níveis de EPO medidos no RN pré-termo são muito inferiores àqueles de crianças mais velhas e de adultos com graus correspondentes de anemia (7,8). A magnitude da resposta à EPO é inferior no RN menos maduro (27 a 31 semanas de gestação) (8). Foi observado que os valores da EPO em amostras de cordocentese de RNs entre 18 e 37 semanas de gestação são baixos (9), mas não houve correlação entre a idade gestacional e o nível de EPO. A resposta inadequada à EPO persiste durante todo o período neonatal, resultando em redução do estímulo eritropoético e níveis de hemoglobina inferiores em RNs prematuros (18). A resposta inadequada à EPO deriva de diversos fatores, incluindo um alto nível de oxigênio após o nascimento, transição incompleta da produção da EPO a partir de um órgão com baixa resposta à EPO (fígado) para um órgão com alta resposta à EPO (rim) até os primeiros 3 a 4 meses de vida, e uma alta taxa de depuração da EPO em RNs.

Níveis normais de hemoglobina

No período neonatal, a concentração de hemoglobina sofre alteração fisiológica constante. Portanto, uma clara definição da faixa da normalidade da hemoglobina é importante para a avaliação e o manejo adequados.

Os valores normais de hemoglobina ao nascimento foram determinados por meio da medição dos níveis no sangue do cordão. O nível médio normal de hemoglobina é de $16,9 \pm 1,6$ g/dℓ em RNs a termo e de $15,9 \pm 2,4$ g/dℓ em RNs prematuros (11). Os valores definitivos para os RNs prematuros foram elucidados por coleta de sangue por cordocentese (Quadro 43.1). Com base nestes dados, os níveis de hemoglobina do cordão umbilical inferiores a 13,0 g/dℓ devem ser considerados anormais em RNs a termo e prematuros (< 36 semanas de gestação). No RN muito prematuro (< 26 semanas de gestação), valores tão baixos quanto 12,0 g/dℓ podem ser aceitáveis. Se a anemia for confirmada, deve ser iniciada uma pesquisa imediata e cuidadosa em relação à causa.

O nível de hemoglobina em RNs é significativamente influenciado pela transfusão placentária. Ao nascimento, o sangue é rapidamente transferido da placenta para o RN, com 25% da transfusão placentária ocorrendo nos primeiros 15 segundos após o nascimento e 50% no primeiro minuto (12). Os vasos placentários contêm de 75 a 125 mℓ de sangue por ocasião do nascimento (13). Em um estudo randomizado do clampeamento tardio do cordão em RNs pré-termo (24 a 32 semanas de idade gestacional), o volume sanguíneo médio (74,4 mℓ/kg) foi significativamente maior no grupo com clampeamento tardio do cordão, em comparação ao grupo no qual o cordão foi clampeado imediatamente após o nascimento (62,7 mℓ/kg) (14). Diversos estudos relataram uma associação entre o clampeamento tardio do cordão e a diminuição da necessidade de transfusões sanguíneas, diminuição da hipotensão e da hemorragia intraventricular em RNs pré-termo (15). Uma metanálise de 15 estudos clínicos que compararam o clampeamento tardio (no mínimo 2 minutos) *versus* imediato (ao nascimento) do cordão em RNs a termo demonstrou uma associação entre o clampeamento tardio do cordão e a melhora do hematócrito, do armazenamento de ferro, e uma

QUADRO 43.1

Valores eritrocitários normais durante a gestação.[a]

Semanas de gestação	Eritrócitos ($\times 10^{12}/\ell$)	Hemoglobina (g/dℓ)	Hematócrito (%)	Volume corpuscular médio (fℓ)
18 a 21	$2,85 \pm 0,36$	$11,7 \pm 1,3$	$37,3 \pm 4,3$	$131,11 \pm 10,97$
22 a 25	$3,09 \pm 0,34$	$12,2 \pm 1,6$	$38,6 \pm 3,9$	$125,1 \pm 7,84$
26 a 29	$3,46 \pm 0,41$	$12,9 \pm 1,4$	$40,9 \pm 4,4$	$118,5 \pm 7,96$
> 36	$4,7 \pm 0,4$	$16,5 \pm 1,5$	$51,0 \pm 4,5$	108 ± 5

[a]Os valores são as médias ± 1 desvio padrão.

redução clinicamente importante no risco de anemia (risco relativo [RR] 0,53; intervalo de confiança [IC] de 95%, 0,40 a 0,70) em um período de 2 a 6 meses após o nascimento (16). Foi observado que a policitemia assintomática está associada ao clampeamento tardio do cordão umbilical em RNs a termo; entretanto, a icterícia e a angústia respiratória não estão (16).

Hemoglobina fetal, eritrócitos neonatais e 2,3-difosfoglicerato

O metabolismo dos tecidos humanos depende criticamente de um suprimento adequado de oxigênio. O sistema de transporte do oxigênio nos seres humanos é o eritrócito, que contém o conjugado de ferro e proteínas, a hemoglobina. A função primária do eritrócito é fornecer o oxigênio para os tecidos a uma pressão parcial suficiente para possibilitar a sua rápida difusão a partir do sangue para as células (ver o Capítulo 28, item "Administração de Oxigênio" para uma descrição detalhada.

Anemia do período neonatal

A anemia ao nascimento, ou que surge durante as primeiras semanas de vida, pode ser amplamente categorizada como resultante de perda sanguínea, de hemólise ou de subprodução de eritrócitos. Raramente ela se deve a sequestro de sangue em um baço grande.

Anemia fisiológica e anemia da prematuridade

A concentração de hemoglobina dos RNs a termo e prematuros saudáveis sofre alterações típicas durante as primeiras semanas de vida. Após o nascimento, ocorre um aumento transitório na concentração de hemoglobina enquanto o plasma se movimenta por via extravascular (17). Posteriormente, a concentração de hemoglobina diminui gradualmente, até alcançar um nadir de 11,4 ± 0,9 g/dℓ em RNs a termo aproximadamente com 8 a 12 semanas de idade, e de 7,0 a 10,0 g/dℓ em RNs prematuros aproximadamente com 6 semanas de idade (Figura 43.1) (18).

Existem diversos motivos para a diminuição na hemoglobina. O primeiro é o declínio na produção de eritrócitos nos primeiros dias após o nascimento, conforme evidenciado por diminuição na contagem de reticulócitos (Figura 43.2). Normalmente, as contagens de reticulócitos estão elevadas durante os primeiros 1 ou 2 dias de vida (200 a 300 × $10^9/\ell$), mas depois caem até níveis baixos (na ordem de 50 × $10^9/\ell$) durante o remanescente do período neonatal. Esta diminuição da eritropoese provavelmente está relacionada ao *feedback* negativo causado pelo aumento do aporte de oxigênio após o nascimento e, consequentemente, pela diminuição da produção de EPO (19). A redução da resposta à EPO persiste até aproximadamente as 6 semanas de idade, período em que a produção de eritrócitos aumenta, conforme evidenciado por aumento agudo da contagem de reticulócitos no sangue e na hemoglobina corporal total (Figura 43.2). Outros fatores que contribuem para a anemia fisiológica em RNs, sobretudo a anemia mais profunda em RNs prematuros, são a sobrevida encurtada dos eritrócitos neonatais (20) e o rápido crescimento corporal (Figura 43.2).

O efeito do rápido crescimento corporal sobre os níveis de hemoglobina é único dos RNs. Os RNs prematuros saudáveis crescem rapidamente, enquanto a eritropoese ativa, conforme evidenciada por reticulocitose leve, é retomada em 6 a 8 semanas de idade. Associado a este rápido ganho de peso, existe aumento obrigatório do volume sanguíneo circulante total. A hemodiluição resultante pode causar uma concentração de hemoglobina periférica que é estática, ou até mesmo diminui discretamente. O aparente paradoxo de uma concentração de hemoglobina estável ou em diminuição, apesar da eritropoese ativa (i. e., reticulocitose leve e aumento na massa de eritrócitos), é corrigido gradualmente e a concentração de hemoglobina periférica aumenta (ver a Figura 43.2). A falha em reconhecer o importante efeito do rápido

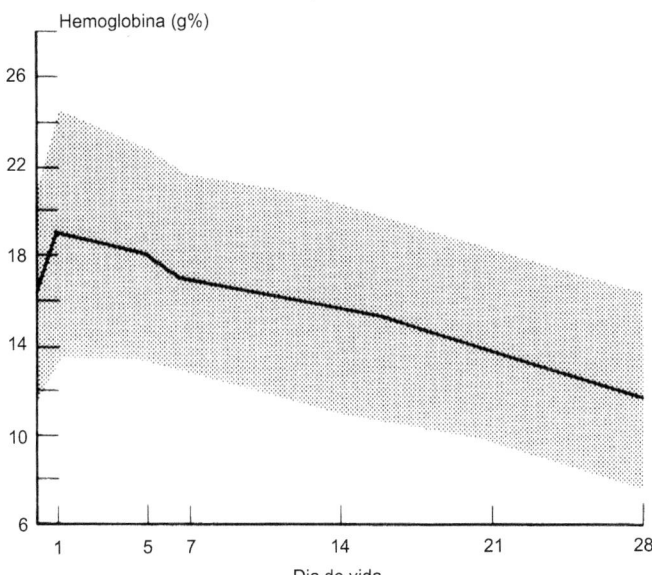

Figura 43.1 **Valores de hemoglobina de 178 recém-nascidos prematuros normais com ≤ 36 semanas de gestação.** Os dados no primeiro ponto, dia 0, são os valores do sangue do cordão. Os pontos subsequentes representam os dados de amostras de sangue capilar nos dias 1, 5, 7, 14 e 28 de vida. A linha *escura* representa o valor médio, e a área sombreada inclui 95% de todos os valores.

crescimento corporal sobre a concentração de hemoglobina periférica pode levar à investigação inadequada e ao tratamento da anemia aparente (21).

Em RNs pré-termo, existe um declínio mais rápido e mais pronunciado na hemoglobina após o nascimento do que nos RNs a termo. Esta anemia da prematuridade ocorre tipicamente na 4ª a 6ª semanas de idade, e a hemoglobina pode diminuir para 70 ou 80 g/ℓ em RNs com menos de 1,0 ou com 1,0 a 1,5 kg, respectivamente (19,22). A anemia da prematuridade resulta, em grande parte, da produção relativamente baixa de EPO, da redução da resposta à EPO, e da coleta de sangue (23). Os sinais e sintomas desta anemia precoce em RNs prematuros são inespecíficos e refletem as alterações na taxa metabólica, ou na função cardiorrespiratória e na perfusão.

Estudos clínicos de folato, ferro e vitamina E não demonstraram evidências de benefício na prevenção da anemia fisiológica nos primeiros meses de vida (24); entretanto, a sua suplementação melhora a eficácia da administração de EPO (25). A suplementação proteica ideal é importante para manter a hematopoese adequada (26,27) e pode, de modo semelhante, otimizar o efeito da EPO no RN pré-termo (26).

Pesquisas do uso de hemoderivados em unidades neonatais demonstram que a maior parte das práticas de transfusão tem por base o valor da hemoglobina ou os sintomas e sinais que o médico interpreta como indicadores de anemia (apneia, ganho de peso inadequado etc.) (28). Uma pesquisa internacional recente das

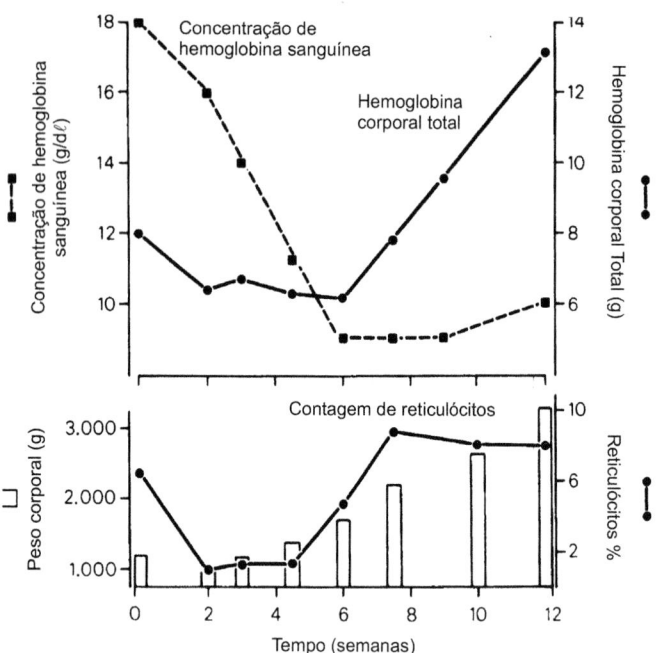

Figura 43.2 Alterações na hemoglobina corporal total, concentração de hemoglobina sanguínea, contagem de reticulócitos e peso corporal em um recém-nascido prematuro representativo. As barras verticais representam o peso corporal do recém-nascido. Durante as primeiras 6 semanas de vida, a concentração de hemoglobina sanguínea e a hemoglobina corporal total diminuem como um resultado da redução da produção de eritrócitos, conforme evidenciado pela baixa contagem de reticulócitos. O declínio mais rápido na concentração de hemoglobina sanguínea a partir da 3ª até a 6ª semana é o resultado do aumento do tamanho corporal e da diluição da massa de hemoglobina. Após 6 semanas de idade, a produção de hemoglobina aumenta, conforme evidenciado pelo aumento da contagem de reticulócitos e o rápido aumento na hemoglobina corporal total. A concentração de hemoglobina sanguínea durante aquele período pode aumentar discretamente, ou não aumentar em absoluto, tendo em vista que o tamanho corporal total aumenta aproximadamente na mesma taxa que a massa de hemoglobina total.

práticas de transfusão para RNs extremamente prematuros observou que 44% dos 1.018 neonatologistas consideraram o grau de exigência de oxigênio e a necessidade de suporte respiratório como sendo fatores muito importantes ao considerar uma transfusão (29). Critérios clínicos semelhantes têm sido incorporados nas diretrizes para a transfusão de RNs prematuros (30-32).

A terapia com transfusão expõe os RNs a agentes infecciosos (p. ex., citomegalovírus [CMV], hepatite, vírus da imunodeficiência humana [HIV]) (33,34) e a outros riscos dos hemoderivados (p. ex., doença enxerto versus hospedeiro). As transfusões em RNs pré-termo apresentam riscos únicos. Muitos estudos descreveram uma associação entre as transfusões e a enterocolite necrosante (ECN), particularmente em RNs com peso muito baixo (PMB) (35,36). Uma recente metanálise dos dados observacionais em 12 estudos de ECN associada à transfusão também relatou esta associação. Estes autores também observaram que os pacientes com ECN associada à transfusão apresentam um risco mais alto de morte, mas reconhecem a necessidade de estudos adicionais para o ajuste em relação a possíveis fatores de confusão (37). Outros relataram a associação entre as transfusões de hemácias e a hemorragia intraventricular grave (36,38,39). A prevenção da anemia pela limitação das análises sanguíneas e pelo clampeamento tardio do cordão, entre outras práticas, ainda é uma estratégia importante.

Dois estudos clínicos principais estudaram o "gatilho" de hemoglobina ideal para a transfusão de hemácias em RNs pré-termo ao comparar a transfusão para manter níveis de hemoglobina mais altos (153 ou 135 g/ℓ) versus mais baixos (73 ou 77 g/ℓ), respectivamente (40,41). Ambos os estudos clínicos demonstram que uma prática restritiva reduz o número de transfusões; entretanto, os autores dos estudos diferiram em suas conclusões a respeito de o uso liberal de transfusões poder ajudar a prevenir complicações tais como a apneia e a lesão cerebral (40-42). Está em andamento um estudo que avalia o impacto das transfusões sobre o desfecho neurológico a longo prazo (42-44).

O desejo de evitar o uso de hemoderivados, aliado à necessidade de tratar a anemia sintomática, levou a estudos clínicos da EPO recombinante em RNs prematuros. Níveis plasmáticos baixos de EPO, conforme descrito anteriormente, são um fator contribuinte importante na patogênese da anemia da prematuridade (10). Em estudos clínicos da administração de EPO para prevenir ou tratar a anemia da prematuridade, a EPO tem sido iniciada precocemente (na primeira semana de vida) ou tardiamente (na 3ª semana de idade). Em geral, os RNs que receberam doses maiores de EPO em ambos os momentos demonstraram melhora nas contagens de reticulócitos e nos níveis de hemoglobina e diminuição na quantidade de transfusões por RN. Entretanto, é importante observar que o início precoce da terapia com EPO não foi associado a redução significativa do número de RNs transfundidos e, nos grupos tratados posteriormente, a maior parte das exposições a hemácias ocorreu antes do início da terapia com EPO.

Foram realizadas Revisões Sistemáticas da Base de Dados Cochrane sobre a administração precoce ou tardia de EPO em RNs pré-termo e/ou com peso baixo ao nascimento (PBN), respectivamente (45-47). Estas revisões da Cochrane, bem como metanálises mais antigas (48,49), destacam o projeto heterogêneo dos estudos, por exemplo, a respeito dos critérios de inclusão (peso ao nascimento) e do tratamento (doses de EPO).

As revisões da Cochrane sobre a utilização precoce de EPO observaram que a administração de EPO reduziu o número e o volume de transfusões de hemácias de modo apenas mínimo e até um grau de importância clínica questionável. Os autores concluíram que esta prática não é recomendada (45). A revisão do uso tardio de EPO observou que a redução do número e do volume de transfusões também foi de significância clínica marginal e que a exposição aos doadores de sangue provavelmente não foi reduzida de modo substancial, tendo em vista que a maior parte dos estudos incluiu RNs que haviam recebido transfusões antes da admissão. Os autores recomendaram que os estudos futuros devem enfocar na limitação da exposição a doadores nos primeiros dias de vida (46).

Tem sido relatada uma associação preocupante entre o tratamento de RNs prematuros com EPO e a retinopatia da prematuridade (50). Uma revisão da Cochrane sobre o uso precoce de EPO observou um aumento significativo do risco de retinopatia da prematuridade em estágio III (45). Outra preocupação a respeito do tratamento com EPO é o desenvolvimento de anticorpos antieritropoetina neutralizantes. Já foi demonstrado em pacientes adultos com insuficiência renal crônica que desenvolveram aplasia eritrocitária pura após o tratamento com EPO por 3 a 67 meses. A complicação desapareceu alguns meses após a cessação do tratamento com EPO; entretanto, os pacientes necessitaram de múltiplas transfusões de hemácias até então. Ainda precisa ser determinado se os RNs tratados com EPO por menos de 3 meses conseguem desenvolver anticorpos neutralizantes (51); entretanto, esta complicação potencial da terapia com EPO deve ser levada em consideração ao se avaliarem o risco e o benefício da terapia com EPO em RNs (52).

O agente estimulante da eritropoese de longa ação darbepoetina também tem sido estudado. Um estudo randomizado, mascarado e controlado por placebo recentemente publicado de 102 RNs pré-termo que receberam darbepoetina, ou EPO ou placebo semanalmente, demonstrou menores taxas de transfusão e menos exposições a doadores naqueles tratados com darbepoetina ou EPO, em comparação àqueles que receberam placebo. A incidência de eventos adversos foi igual em todos os grupos de estudo, incluindo a incidência de retinopatia da prematuridade (53).

Em suma, o uso de EPO para a anemia da prematuridade em geral deixou de ser popular na América do Norte. O benefício incremental geral da EPO ou de terapia correlata em RNs, que são tratados com diretrizes de transfusão rigorosas, estratégias para minimizar as perdas sanguíneas iatrogênicas em virtude de flebotomia, e suplementação apropriada de ferro e proteínas, não está claro e requer estudos adicionais.

Anemia causada por perda sanguínea

A perda sanguínea que resulta em anemia pode ocorrer no período pré-natal, por ocasião do parto ou no período pós-natal. A perda sanguínea pode ser o resultado de hemorragia oculta antes do nascimento, intercorrências obstétricas, hemorragias internas ou coleta excessiva de sangue para estudos laboratoriais (Quadro 43.2). Faxelius et al. (54) associaram um baixo volume eritrocitário a um histórico materno de hemorragia no final do terceiro trimestre, placenta prévia, descolamento prematuro da placenta, cesariana não eletiva, partos associados à compressão do cordão umbilical, escalas de Apgar inferiores a 6, hematócrito venoso central imediato inferior a 45%, e pressão arterial média (PAM) inferior a 30 mmHg.

QUADRO 43.2

Tipos de hemorragias no recém-nascido.

Hemorragia oculta antes do nascimento

Fetomaterna
    Amniocentese traumática
    Espontânea
    Após versão cefálica externa

Fetofetal
Intercorrências obstétricas, malformações da placenta e do cordão umbilical
Cordão nucal com retenção do sangue placentário

Ruptura de um cordão umbilical normal
    Parto precoce
    Emaranhado

Hematoma do cordão ou da placenta

Ruptura de um cordão umbilical anormal
    Varizes
    Aneurisma

Ruptura de vasos anômalos
    Vaso aberrante
    Inserção velamentosa
    Vasos comunicantes em placenta multilobada

Incisão da placenta durante cesariana
Placenta prévia
Descolamento prematuro da placenta
Hemorragia interna
Hemorragia intracraniana
Céfalo-hematoma gigante
Hemorragia subgaleal
Hemorragia retroperitoneal
Laceração do fígado
Ruptura de baço
Hemorragia pulmonar

Hemorragia oculta anterior ao nascimento

A hemorragia oculta anterior ao nascimento pode ser causada por hemorragia fetomaterna ou pela hemorragia de um feto em outro nas gestações múltiplas. Em aproximadamente 50% de todas as gestações, podem ser demonstradas algumas células fetais na circulação materna (55). Em aproximadamente 8% das gestações, de 0,5 a 40,0 mℓ de sangue são transferidos do feto para a mãe ao nascimento e, em 1% das gestações, a perda sanguínea é superior a 40 mℓ. A hemorragia fetomaterna é mais comum após uma amniocentese diagnóstica traumática, ou uma versão cefálica externa traumática.

Hemorragia fetomaterna

As manifestações clínicas de uma hemorragia fetomaterna dependem do volume da hemorragia e da rapidez com a qual ela ocorreu. Uma diminuição súbita e inesperada nos movimentos fetais pode ser um sinal de alerta de uma hemorragia fetomaterna aguda e maciça. O prognóstico desses casos é desfavorável e pode ser melhorado por parto imediato e transfusão neonatal ou, se o feto for prematuro, pela coleta de sangue do cordão umbilical e transfusão intrauterina (56). Se a hemorragia foi prolongada ou repetida durante a evolução da gravidez, a anemia se desenvolve lentamente, proporcionando ao feto uma oportunidade de compensação hemodinâmica. Estes RNs podem manifestar apenas palidez ao nascimento. Após uma hemorragia aguda logo antes do parto, o RN pode estar pálido e letárgico, com respirações ofegantes e sinais de choque circulatório.

O grau de anemia varia. Geralmente a hemoglobina é inferior a 12,0 g/dℓ antes que o médico consiga reconhecer os sinais e os sintomas da anemia. Valores de hemoglobina tão baixos quanto 3,0 a 4,0 g/dℓ têm sido registrados em RNs que sobreviveram. Se a hemorragia foi aguda e, em particular no choque hipovolêmico, o valor da hemoglobina pode não refletir a magnitude da perda sanguínea. Diversas horas podem decorrer antes que ocorra a hemodiluição e a magnitude da hemorragia seja apreciada. Em geral, uma perda de 20% do volume sanguíneo de modo agudo é suficiente para provocar sinais de choque e é refletida em diminuição da concentração de hemoglobina nas 3 horas seguintes ao evento. Um estudo do desfecho a longo prazo de 48 RNs que apresentaram hemorragia fetomaterna maciça observou que a perda sanguínea superior a 20 mℓ/kg foi associada a complicações pré-natais e neonatais graves (57). Huissoud et al. (58) observaram que a detecção de mais de 2,5% das hemácias com hemoglobina fetal no sangue materno por meio do teste de Kleihauer-Betke é preditiva de desfechos adversos.

Após a hemorragia aguda, os eritrócitos normalmente apresentam um aspecto monocrômico e normocítico. Na hemorragia crônica, as células apresentam um aspecto hipocrômico e microcítico, indicando anemia ferropriva fetal (59).

Se a anemia for um resultado direto da hemorragia fetomaterna, o teste de Coombs é negativo, e o RN não está ictérico. RNs com anemia secundária à perda sanguínea em geral apresentam valores de bilirrubina inferiores à média durante todo o período neonatal, como uma consequência da redução da sua massa eritrocitária.

O diagnóstico de uma hemorragia fetomaterna grande o suficiente para resultar em anemia ao nascimento pode ser obtido com certeza apenas por meio da demonstração de células fetais na circulação materna. Tradicionalmente, a técnica de eluição em ácido de Kleihauer era o método mais simples e mais comumente empregado para a detecção de células fetais (60). O teste tem por base a propriedade da hemoglobina fetal (HbF) de resistir à eluição da célula em meio ácido; portanto, ele pode fornecer resultados falsos quando existem outras condições capazes de produzir elevações nos níveis maternos de HbF. Estas incluem talassemia materna menor, anemia falciforme, persistência hereditária de HbF, insuficiência de medula óssea, e elevação na produção de HbF induzida pela gravidez (61). Contudo, nestas condições, o surgimento do teste de Betke-Kleihauer, com muitas hemácias contendo quantidades variáveis de HbF, é diferente daquele de uma hemorragia transplacentária verdadeira, no qual as hemácias fetais que contêm altas concentrações de HbF são prontamente diferenciadas das hemácias maternas que não contêm HbF. O diagnóstico de uma hemorragia fetomaterna pode não ser obtido quando a mãe e o RN são incompatíveis no sistema do grupo sanguíneo ABO. Nos referidos casos, as hemácias A ou B do RN são rapidamente depuradas da circulação materna pelos anticorpos maternos anti-A ou anti-B e podem não ser observadas na preparação de Kleihauer.

Mais recentemente, a citometria de fluxo substituiu a técnica de Kleihauer em alguns centros. Foi observado que a citometria de fluxo que utiliza o anticorpo F anti-hemoglobina com marcação fluorescente é mais sensível e de realização mais breve do que o teste de Betke-Kleihauer tradicional (62).

Transfusão fetofetal (ver também o Capítulo 24)

A síndrome de transfusão fetofetal (STFF) apresenta uma prevalência relatada de 1 em 2.000 gestações, ou em 10 a 15% das gestações gemelares monocoriônicas (63). Nestes casos, a troca de sangue entre os gêmeos pode causar anemia no doador e policitemia no receptor. Em 5,5 a 17,5% dos casos com STFF, a anemia é grave (64). Se ocorreu uma hemorragia significativa, a diferença na hemoglobina entre os gêmeos pode exceder 5,0 g/dℓ. O gêmeo anêmico pode desenvolver insuficiência cardíaca congestiva e hidropisia, e o gêmeo plétórico pode manifestar sintomas e sinais da síndrome de hiperviscosidade, coagulação intravascular disseminada (CID) e hiperbilirrubinemia.

A hemorragia pode ser aguda ou crônica. Tan et al. (65), com base em uma revisão de 482 pares de gêmeos nos quais observou-se que 35 apresentavam STFF, apontaram como a diferença no peso dos gêmeos poderia ser utilizada para estabelecer o momento da hemorragia. Se a diferença de peso excedesse 20% do peso do gêmeo maior, a transfusão era crônica, e o RN menor invariavelmente era o doador. O gêmeo anêmico e menor demonstrava reticulocitose. Se a diferença no peso dos gêmeos não excedesse 20% do peso do gêmeo maior, o gêmeo maior era o doador em quase 50% dos casos. Nestas transfusões presumivelmente agudas próximas ao momento do parto, não foi observada reticulocitose significativa no doador anêmico. Os critérios diagnósticos que têm por base a discrepância nos níveis de hemoglobina e o peso entre os gêmeos apresentam baixa especificidade. A World Association of Perinatal Medicine publicou recentemente os critérios diagnósticos de STFF revisados. Os critérios que têm de ser atendidos incluem (a) confirmação de gestação monocoriônica, (b) poli-hidrâmnio em um gêmeo (receptor) e oligoidrâmnio no outro (doador), e (c) bexiga com aumento de volume acentuado em um gêmeo (receptor) e bexiga acentuadamente pequena no outro (doador) (63).

Se houver suspeita de STFF, devem ser realizadas tentativas para a confirmar por meio do exame placentário. As placentas de todas as gestações múltiplas devem ser examinadas de modo rotineiro para fins de aconselhamento genético. Se não forem obtidas evidências hematológicas, e os RNs morreram, outros achados podem sugerir o diagnóstico, incluindo poli-hidrâmnio da bolsa amniótica do receptor e oligoidrâmnio do doador e diferenças acentuadas no tamanho e no peso dos órgãos dos gêmeos.

Com o advento da avaliação acurada do feto pela US, o diagnóstico da transfusão fetofetal in utero se tornou possível, e é recomendada uma cuidadosa avaliação da corionicidade em gêmeos que são submetidos ao rastreamento por US do primeiro trimestre (66). A detecção precoce de gêmeos monocoriônicos identifica uma gestação de alto risco, que deve ser manejada em centros obstétricos com experiência para lidar com os referidos casos. Em casos de STFF grave, o gêmeo doador (anêmico) é menor, e existe oligoidrâmnio associado; o gêmeo receptor (policitêmico, hipervolêmico) é maior e existe poli-hidrâmnio associado. O diagnóstico intrauterino, portanto, depende da identificação do mesmo sexo, da diferença do tamanho, de oligoidrâmnio/poli-hidrâmnio e de uma placenta monocoriônica. Quando diagnosticada in utero, a STFF pode ser classificada em cinco estágios discretos, que estão correlacionados à probabilidade de sobrevida (67). O estágio I é definido pelo achado de discrepância isolada nos volumes do líquido amniótico entre os fetos; a ausência de bexiga preenchida por urina no feto doador define o estágio II; o fluxo diastólico final ausente ou revertido na artéria umbilical do doador ou o padrão venoso anormal ao Doppler no receptor, tal como fluxo reverso no canal arterial ou fluxo venoso umbilical pulsátil definem o estágio III; hidropisia fetal, o estágio IV; e morte de um dos ou ambos os fetos, o estágio V. A terapia inclui amniocentese repetida para reduzir o poli-hidrâmnio, fotocoagulação a *laser* de anastomoses vasculares placentárias, septostomia amniótica e feticídio seletivo por oclusão do cordão (66).

Intercorrências e complicações obstétricas

As intercorrências obstétricas e as malformações da placenta e do cordão umbilical são responsáveis por perda sanguínea importante no momento do parto. Essas intercorrências podem não ser conhecidas pelo pediatra ou podem não ter sido relatadas ao pediatra e podem resultar em confusão diagnóstica a respeito da causa do choque nas horas iniciais de vida, ou na presença de palidez e anemia inexplicada durante o 2º ou 3º dia de vida.

As condições obstétricas que podem provocar hemorragia neonatal estão listadas no Quadro 43.2. A hemorragia fetal grave e com frequência fatal pode acompanhar placenta prévia, *vasa previa*, descolamento prematuro da placenta, ruptura do cordão umbilical intraparto ou a incisão acidental da placenta ou do cordão umbilical durante a cesariana (69,70).

Um cordão nucal apertado pode causar obstrução venosa, que leva à retenção excessiva de sangue na placenta e que resulta em hipovolemia grave (71) e anemia (72). Um estudo prospectivo da massa eritrocitária sugeriu que RNs com cordão nucal apertado apresentam massa eritrocitária significativamente inferior à dos controles (73).

Em mulheres com sangramento no final do terceiro trimestre, Clayton et al. (74) foram capazes de antecipar o nascimento de um possível RN anêmico por meio do exame do sangue vaginal à procura de eritrócitos fetais, com o emprego da técnica de eluição ácida de Kleihauer (60,74).

A boa prática pediátrica consiste em medir rotineiramente a hemoglobina no momento do parto de todos os fetos cujas mães apresentaram sangramento no final do terceiro trimestre. Esta determinação deve ser repetida em 6 a 12 horas, para observar a diminuição esperada na hemoglobina que resulta da hemodiluição que se segue a perda sanguínea recente.

O sangramento grave como o resultado de uma intercorrência ou de uma complicação obstétrica do parto com frequência resulta no nascimento de um feto pálido e flácido, com respiração frequentemente irregular e ofegante. Essa respiração não se acompanha de retração, como nas condições acompanhadas por doença pulmonar primária. A cianose é mínima, e a cor pálida do RN não melhora com a administração de oxigênio. Os pulsos periféricos são fracos ou estão ausentes e a pressão arterial está reduzida. Observa-se que a pressão venosa medida após a inserção de um cateter umbilical é extremamente baixa.

Hemorragia interna

A anemia que surge nas primeiras 24 a 72 horas de vida e que não está associada à icterícia significativa é comumente causada por hemorragia no momento do nascimento, ou por uma hemorragia interna pós-natal. Partos traumáticos podem resultar em hemorragias subdurais ou subaracnoides ou hematomas cefálicos de magnitude suficiente para provocar anemia. As hemorragias subaponeuróticas e subgaleais são relativamente comuns após a extração a vácuo e podem levar à anemia neonatal significativa e ser de risco à vida.

Partos pélvicos podem estar associados à hemorragia das suprarrenais, dos rins, do baço, ou da área retroperitoneal e podem ser apresentados com massa abdominal e anemia. A ruptura do fígado ou a hemorragia subcapsular no fígado podem ocorrer mais comumente do que o clinicamente reconhecido (75). Um RN com ruptura de fígado pode aparentar estar bem durante as primeiras 24 a 48 horas de vida e em seguida entrar em choque subitamente. O abdome pode aparentar estar distendido, e massa contígua ao fígado com frequência é palpável. A alteração do som maciço à percussão abdominal pode ser demonstrada com frequência, e uma elevação do hemidiafragma direito pode ser visualizada à radiografia. Pode ocorrer ruptura esplênica após um parto difícil ou como resultado da distensão extrema do baço, que é observada com frequência em RNs com eritroblastose fetal grave. O médico sempre deve suspeitar de ruptura de baço quando se observa que um RN anêmico e, com frequência, hidrópico apresenta pressão venosa inicial baixa no momento da exsanguinotransfusão. O diagnóstico de hemorragia intra-abdominal é prontamente obtido com uma ultrassonografia.

Em RNs com peso inferior a 1.500 g, o sangramento nos ventrículos cerebrais, no espaço subaracnóideo e no parênquima também pode provocar diminuições significativas na concentração de hemoglobina.

Anemia iatrogênica em virtude de coleta de sangue

A anemia que surge durante a primeira semana de vida com frequência é causada pela retirada de sangue para os exames laboratoriais necessários para o monitoramento frequente de RNs cujas condições são críticas. A retirada de mais de 20% do volume sanguíneo de um indivíduo provoca anemia. Em um RN de 1.500 g, isto representa uma perda sanguínea de 25 mℓ. Se a coleta de sangue frequente for necessária, deve ser utilizado um fluxograma para registrar o volume coletado a cada oportunidade. Esta técnica simples com frequência converte um diagnóstico de anemia idiopática em um de anemia iatrogênica.

Apesar do uso de métodos para analisar pequenos volumes de sangue na maior parte dos laboratórios, as perdas sanguíneas cumulativas em decorrência da coleta de sangue para o monitoramento laboratorial com frequência são surpreendentemente grandes em pequenos RNs. Blanchette e Zipursky (76) observaram perda sanguínea média de 22,9 mℓ de 59 RNs prematuros durante as primeiras 6 semanas de vida. Quarenta e seis por cento (26 de 57) dos RNs estudados apresentaram perdas cumulativas que excederam a sua massa eritrocitária circulante ao nascimento (Figura 43.3); em alguns casos, as perdas foram equivalentes a duas ou três vezes as massas eritrocitárias circulantes iniciais dos RNs. Aproximadamente 10% de toda perda sanguínea durante a coleta de sangue para o monitoramento laboratorial foram ocultos e representaram sangue em *swabs* de algodão ou no espaço morto de seringas ou equipo de *butterfly* utilizados para coletar as amostras de sangue (77).

Existe uma forte correlação entre o volume de sangue amostrado e aquele transfundido (Figura 43.4), sugerindo que uma grande parte da necessidade de transfusão de eritrócitos de RNs prematuros e enfermos é uma consequência direta da perda sanguínea para o monitoramento laboratorial essencial (76). A coleta de sangue do cordão umbilical autólogo, fracionamento e reinfusão ganhou um interesse crescente (78). Entretanto, a importância clínica é incerta, em virtude dos volumes insuficientes para abranger transfusões múltiplas (79), bem como outros problemas, tais como coagulação, hemólise, contaminação bacteriana e altos custos. Widness *et al.* relataram redução clinicamente significativa (46%) nas transfusões de concentrados de hemácias em uma coorte de RNs com peso extremamente baixo graças ao uso de um monitor de gasometria e bioquímica à beira do leito (80) e com o uso de monitoramento sanguíneo *in-line* (81).

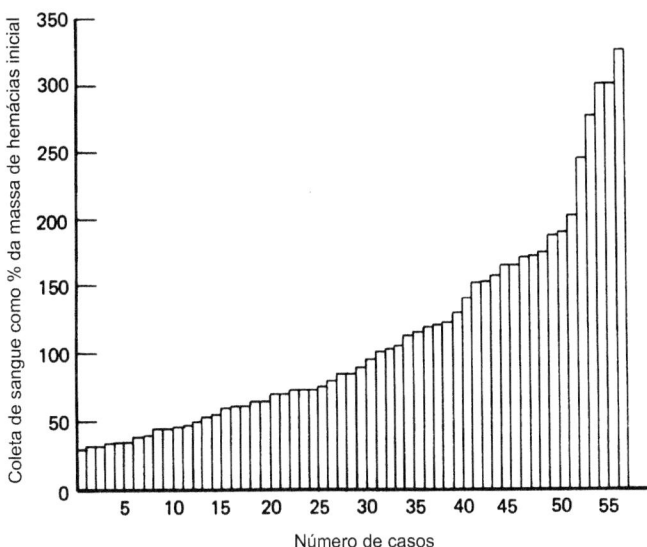

Figura 43.3 Perdas sanguíneas cumulativas em decorrência de coleta de sangue em recém-nascidos prematuros, expressa como uma porcentagem da sua massa eritrocitária ao nascimento. Os RNs foram estudados durante as primeiras 6 semanas de vida, e cada barra vertical representa um único recém-nascido.

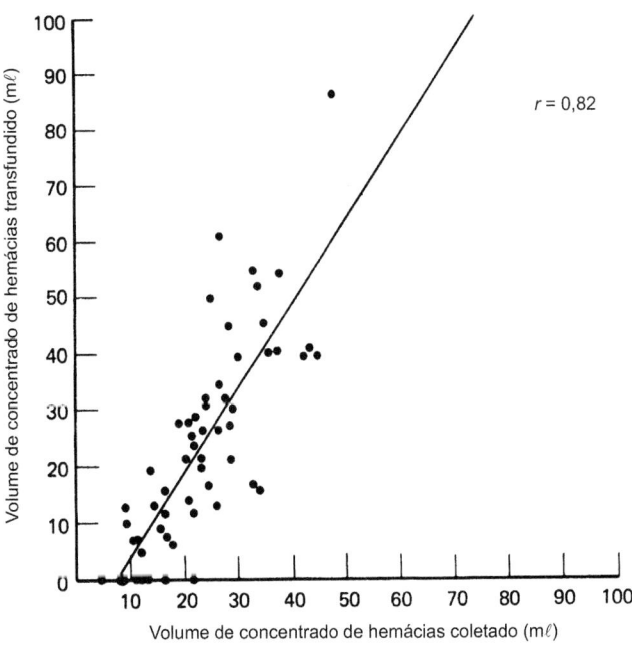

Figura 43.4 Relação durante as primeiras 6 semanas de vida entre os volumes cumulativos de sangue amostrados e transfundidos para 57 RNs prematuros que apresentavam peso inferior a 1.500 g. Os volumes representam mililitros de concentrados de eritrócitos (r, coeficiente de correlação).

Tratamento da anemia secundária à perda sanguínea

O tratamento da anemia secundária à perda sanguínea depende do grau de anemia e do caráter agudo da hemorragia. Para a hemorragia aguda, devem ser empregadas as medidas a seguir:

- Se o RN estiver pálido e flácido ao nascimento, limpe as vias respiratórias e auxilie com ventilação
- Obtenha imediatamente um acesso venoso, geralmente por inserção de um acesso baixo na veia umbilical. Devem ser coletadas amostras de sangue para um hemograma completo e prova cruzada. Se um acesso umbilical estiver inserido, pode ser possível medir a pressão venosa central, que será baixa

- Assim que for evidente que a palidez resulta de choque hipovolêmico ou anemia profunda, e não de asfixia, administre 15 a 20 mℓ/kg, dependendo da pronta disponibilidade, de concentrado de hemácias tipo 0 Rh-negativas, ou uma solução cristaloide isotônica, tal como soro fisiológico no intervalo. A albumina deixou de ser recomendada para a reposição do volume (82). RNs com perda sanguínea externa aguda geralmente demonstram melhora dramática após um referido procedimento. RNs com hemorragias internas maciças demonstram menos evidências de resposta
- Uma infusão adicional de 10 a 20 mℓ/kg de sangue total ou sangue total reconstituído (concentrado de hemácias com plasma fresco congelado [PFC]) pode ser administrada, se clinicamente indicado.

Após a reanimação e a estabilização, a causa da perda sanguínea deve ser investigada. Examine a placenta e o cordão à procura de evidências de anormalidades. Obtenha uma amostra sanguínea da mãe para a detecção de uma hemorragia fetomaterna. O RN levemente anêmico como consequência da perda sanguínea crônica, mas hemodinamicamente estável, em geral não exige transfusão.

Para os RNs anêmicos que necessitam de suporte intensivo, especialmente com ventilação mecânica, provavelmente é apropriado tratar a anemia com transfusão sanguínea. A decisão de transfundir deve ser baseada no nível de hemoglobina e na condição clínica do RN.

Anemia hemolítica

A anemia como consequência de um processo hemolítico é comum no período neonatal e apresenta diversas causas, que podem ser classificadas como imunes (aloimunes ou autoimunes) ou não imunes (membranopatias, enzimopatias e hemoglobinopatias). A hemólise quase sempre está associada à elevação do valor da bilirrubina indireta sérica para 170 μmol/ℓ (10 mg/dℓ) ou mais. Mais comumente, um processo hemolítico é detectado pela primeira vez durante a investigação da icterícia que ocorre durante a primeira semana de vida.

Doença hemolítica aloimune

A doença hemolítica no RN como consequência da aloimunização da mãe é causada pela passagem de eritrócitos fetais para a circulação materna, na qual eles estimulam a produção de anticorpos. Os anticorpos da classe IgG cruzam a placenta até a circulação fetal, aderem aos sítios antigênicos sobre a superfície dos eritrócitos, e causam a sua rápida remoção por meio do sistema reticuloendotelial fetal. A incidência e as manifestações clínicas da aloimunização dependem do tipo de incompatibilidade de grupo sanguíneo entre a mãe e o feto. A doença hemolítica em virtude da incompatibilidade de Rh se tornou menos frequente do que a incompatibilidade ABO desde a sua prevenção por meio de injeções de imunoglobulinas anti-D para as mulheres de risco; entretanto, ela ainda é considerada o protótipo da anemia hemolítica aloimune do RN.

Doença hemolítica Rh. O sistema de grupo sanguíneo *rhesus* (Rh) inclui os antígenos C/c, E/e, e D. Entre os diversos antígenos Rh, o Rh(D) é a causa mais comum de doença hemolítica do RN e é o foco desta discussão. A incidência da incompatibilidade de Rh em uma população depende, em grande parte, da prevalência dos antígenos Rh-negativos. A prevalência do genótipo Rh-negativo varia de apropriadamente zero nas populações japonesas, chinesas e ameríndias até 5,5% entre afro-americanos e 15% entre caucasianos americanos (83-85). Entre mulheres caucasianas, estimou-se que em aproximadamente 9% de todas as gestações, uma mulher Rh-negativa carrega um feto Rh-positivo. Em 6% das gestações de risco, a aloimunização da mãe ocorre se não houver imunoprofilaxia.

A gravidade da doença hemolítica Rh varia muito entre os RNs. Estima-se que, sem diagnóstico e tratamento pré-natal, a taxa de mortalidade perinatal nesta doença seja de aproximadamente 17,5%, com a natimortalidade sendo responsável por aproximadamente 14% das mortes (86). O grau de doença hemolítica tende a ser mais grave nas gestações subsequentes do que na inicial, na qual ocorreu a sensibilização.

Patogênese. A entrada de até mesmo 0,05 a 0,1 mℓ de sangue fetal na circulação materna provoca imunização. A hemorragia transplacentária e, subsequentemente, a imunização do Rh, tende a ocorrer com mais frequência nas gestações que foram complicadas por toxemia, cesariana ou remoção manual da placenta. Estima-se que 1% das mulheres Rh-negativas desenvolvam anticorpos como consequência destas hemorragias transplacentárias antes do parto do seu primeiro filho. Um adicional de 7,5% manifesta evidências de sensibilização nos 6 meses após o parto do primeiro filho, e outros 7,5% não demonstram evidências de imunização 6 meses após o parto, mas desenvolvem anticorpos durante a sua próxima gravidez, se o seu feto for Rh-positivo, presumivelmente como consequência de sensibilização durante a primeira gravidez.

Destruição de eritrócitos fetais por anticorpo anti-D. A transferência de anticorpos da mãe para a circulação fetal é responsável pelas manifestações clínicas do processo hemolítico. O eritrócito, revestido com um anticorpo da classe Ig, é removido primariamente no baço do feto. A taxa de destruição geralmente é proporcional à quantidade de anticorpos no eritrócito. Com níveis muitos altos de anticorpos, o eritrócito é destruído por lise intravascular e sequestro esplênico.

Antes do nascimento, o principal perigo do excesso de destruição de eritrócitos é a anemia profunda. Após o nascimento, o RN corre risco primariamente em virtude dos produtos da ruptura dos eritrócitos, tais como a bilirrubina. *In utero*, o RN responde ao aumento da ruptura dos eritrócitos aumentando a taxa de produção de eritrócitos. Isto é refletido por elevação da contagem de reticulócitos e eritrócitos nucleados na circulação periférica. Esta demanda acelerada por eritrócitos resulta em eritropoese ativa em locais fora da medula óssea, tais como fígado, baço e pulmões. Uma parte importante da hepatoesplenomegalia observada em RNs com doença hemolítica resulta dessa eritropoese extramedular. Em RNs com incompatibilidade de Rh grave, o fígado e o pâncreas exibem alterações histopatológicas. Pode ser observada hiperplasia de ilhotas pancreáticas no pâncreas, e necrose celular focal com colestase pode ser observada no fígado.

Os RNs mais gravemente afetados manifestam anasarca com derrames pleurais potencialmente fatais e ascite, com hidropisia fetal resultante. Além da anemia, a hipoxia intrauterina, a hipoproteinemia e a pressão oncótica baixa do plasma participam no desenvolvimento da hidropisia. A hidropisia fetal tem sido observada em várias outras condições (Quadro 43.3).

Manifestações clínicas. Os principais sinais de doença hemolítica no RN são icterícia, palidez e hepatoesplenomegalia. A icterícia geralmente se evidencia durante as primeiras 24 horas após o nascimento (com frequência nas primeiras 4 a 5 horas), e alcança seu máximo aproximadamente no 3º ou 4º dia. A icterícia e o metabolismo da bilirrubina são discutidos com detalhes no Capítulo 32.

O grau de anemia reflete a gravidade do processo hemolítico e a capacidade do RN de responder à anemia com aumento na produção de eritrócitos. Pode haver o desenvolvimento de anemia tardia em RNs com aloimunização do Rh. Isto é observado em duas condições clínicas. Em uma, o RN não se torna suficientemente ictérico no período neonatal inicial para exigir exsanguinotransfusão. Isto é mais comum desde o advento da fototerapia, que pode controlar a icterícia ainda que o processo hemolítico continue. Ocorre a destruição contínua dos eritrócitos,

QUADRO 43.3
Algumas causas de hidropisia fetal.
Anemia crônica grave *in utero*
Infecção por parvovírus
Eritroblastose fetal
Alfatalassemia homozigota
Transfusão fetomaterna crônica ou transfusão fetofetal
Síndromes hereditárias de insuficiência de medula óssea com anemia grave (p. ex., anemia de Diamond-Blackfan e ADC) (ver Quadro 43.6)
Deficiência de glicose-6-fosfato desidrogenase (raramente)
Insuficiência cardíaca
Cardiomiopatia congênita grave ou miocardite
Fechamento prematuro do forame oval
Malformação arteriovenosa grande (p. ex., hemangioma)
Arritmias intrauterinas
Hipoproteinemia
Nefropatia
Nefrose congênita
Trombose em veia renal
Hepatite congênita
Infecções intrauterinas
Sífilis
Toxoplasmose
Citomegalovírus
Diversas
Diabetes melito materno
Síndrome parabiótica de gestações múltiplas
Trombose em veia umbilical ou coriônica subletal
Neuroblastoma fetal
Malformação adenomatoide cística do pulmão
Linfangiectasia pulmonar
Corioangioma da placenta
Leucemia transitória da síndrome de Down

e o RN pode desenvolver anemia grave ou fatal entre 7 e 21 dias de vida. A outra situação mais comum ocorre em RNs que realizaram exsanguinotransfusões. Nesses RNs, pode ser observada uma diminuição gradual na hemoglobina, com valores de hemoglobina de 5 a 6 g/dℓ sendo alcançados aproximadamente em 4 a 6 semanas de vida. Isto resulta da presença contínua da IgG anti-D na circulação neonatal, com destruição de eritrócitos Rh-positivos residuais e recém-formados. A correção espontânea pode ser esperada em aproximadamente 6 a 8 semanas de idade.

Petéquias e púrpura podem ser observadas em RNs com anemia grave, como resultado de trombocitopenia e um distúrbio no sistema intrínseco da coagulação. Este distúrbio pode resultar da CID ou da disfunção hepática, com a consequente incapacidade de sintetizar os fatores dependentes da vitamina K (87).

Achados laboratoriais. A diminuição da concentração de hemoglobina, o aumento da contagem de reticulócitos e o aumento nas quantidades de eritrócitos nucleados no sangue periférico refletem a existência do processo hemolítico. Os valores de hemoglobina que sejam inferiores a 13 g/dℓ no sangue do cordão umbilical devem ser considerados anormais. A contagem de reticulócitos geralmente é superior a 6% e pode chegar a 30 a 40%. No sangue periférico, podem ser observados eritrócitos nucleados, além de algum grau de policromasia e anisocitose. Os esferócitos não são abundantes (em comparação aos RNs saudáveis) em pacientes com doença hemolítica Rh.

Os eritrócitos de RNs com doença hemolítica Rh apresentam teste positivo no teste direto de anticorpos (também denominado teste de Coombs), indicando a existência de IgG materna na superfície dos eritrócitos do RN. Um eluato obtido a partir de hemácias do cordão umbilical, se disponíveis, deve confirmar a existência de anticorpo anti-D. Deve-se observar que os RNs afetados podem ser tipados como Rh-negativos ao nascimento, como resultado do anti-D materno, que bloqueia o antígeno Rh no cordão umbilical, ou das hemácias neonatais que reagem com o reagente de tipagem do fator Rh.

Prevenção. A prevenção da doença hemolítica Rh enfoca primariamente na administração de imunoglobulina anti-D (tal como o concentrado de anti-D de imunoglobulina humana, WinRho®) para a gestante no período pré-natal, geralmente na 28ª semana de gestação (ou, em alguns países, na 34ª semana de gestação), e após o parto, um aborto e procedimentos invasivos. Para as mulheres imunizadas, o foco está na prevenção da hidropisia fetal e da morte por transfusão intrauterina até que a segurança do parto possa ser garantida, geralmente na 36ª semana de gestação (88,89).

A prevenção da sensibilização do Rh com a administração de anticorpo anti-D é efetiva e econômica (90,91) (ver o Capítulo 32).

Gestantes de risco para o parto de um RN com doença hemolítica Rh(D) (*i. e.*, mulheres Rh(D)-negativas com parceiros Rh(D)-positivos e anticorpos anti-D no soro) devem ser cuidadosamente acompanhadas durante a gravidez. A natimortalidade nesta condição pode ser prevenida por meio de transfusões intrauterinas ou por meio do encerramento precoce da gravidez.

Diagnóstico intrauterino e tratamento. A gravidade da hemólise no feto de risco pode ser estimada por meio da medição dos níveis de bilirrubina no líquido amniótico por meio de espectrofotometria, que é mais acurada do que o título de anticorpos maternos (92,93). As mulheres que devem ser consideradas para amniocentese são aquelas com histórico de doença hemolítica em RNs anteriores e aquelas cujos títulos de anticorpos anti-D sejam superiores a 0,125 no teste indireto de anticorpos (também denominado teste de Coombs indireto), lembrando-se que os títulos podem variar entre os laboratórios. A determinação da velocidade máxima do fluxo na artéria cerebral média por US com Doppler é um método menos invasivo para estimar a anemia fetal e atualmente se tornou uma prática padrão (94). A tipagem do Rh(D) fetal com a utilização do DNA extraído de células do líquido amniótico consegue identificar o feto de risco (95) e, portanto, evitar a necessidade de coleta de sangue fetal para determinar o estado de Rh do feto. A reação em cadeia da polimerase (PCR) em tempo real quantitativa e outras tecnologias de DNA avançadas podem ser utilizadas para determinar a zigosidade do Rh(D) paterno no DNA fetal livre de células no plasma materno (96), que são métodos mais precisos do que a sorologia. Mulheres gestantes de risco nas quais seja determinado que estejam carregando um feto Rh-negativo podem, então, ser encaminhadas de volta para os cuidados dos médicos/obstetras locais para o monitoramento pré-natal de rotina.

O tratamento da doença hemolítica grave *in utero* é a transfusão intrauterina direta por meio da veia umbilical, a uma frequência que pode ser ditada pela velocidade da artéria cerebral média (97). Com o diagnóstico intrauterino, a maior parte dos fetos com doença Rh grave pode ser salva. Aqueles que alcançam as 36 semanas de gestação podem ser induzidos prematuramente, e é esperado que a taxa de sobrevida seja a mesma de um RN a termo com doença Rh. Para aqueles com doença mais grave, que não sobreviveriam até as 36 semanas de gestação, a transfusão intrauterina com início em 20 a 22 semanas de gestação resulta no salvamento de até 87% dos pacientes (98).

O sangue para a transfusão intrauterina deve ser 0-negativo, fresco (< 7 dias), e seguramente sem CMV. Antes da transfusão, deve ser obtido o nível de hemoglobina fetal, um teste de antiglobulina direto deve ser realizado, e o estado de antígeno de hemácias fetal deve ser confirmado. O volume de sangue a ser transfundido é calculado em seguida e o nível de hemoglobina fetal é verificado novamente no ponto intermediário da transfusão placentária; o sangue adicional é então transfundido conforme o apropriado, tendo em vista o nível-alvo final de hemoglobina (99). Para o feto com hidropisia fetal e anemia grave, a transfusão pode ser dividida ao longo de alguns dias, com a primeira transfusão calculada para aumentar o nível de hemoglobina até 100 g/ℓ.

Manejo dos recém-nascidos afetados. RNs com doença hemolítica Rh apresentam risco de morte ou dano neurológico, primariamente em virtude de anemia ou hiperbilirrubinemia e *kernicterus*. Nos casos graves, o sangue alogênico deve estar disponível e às mãos no momento do parto, para a transfusão imediata, se necessário. Além disso, se houver hidropisia, plaquetas devem estar disponíveis para transfusão, tendo em vista que o sequestro plaquetário esplênico pode causar trombocitopenia significativa (contagem de plaquetas < 50.000/μℓ). Assim que o RN houver nascido e as respirações houverem sido estabelecidas, o RN deve ser cuidadosamente examinado e deve ser realizada uma avaliação da palidez, organomegalia, petéquias, edema, ascite, frequência respiratória, pulso e pressão arterial, em uma tentativa de avaliar a gravidade do processo hemolítico. Amostras de sangue do cordão devem ser avaliadas em relação a concentração de hemoglobina, contagem de reticulócitos, contagem de eritrócitos nucleados, tipo sanguíneo, teste de antiglobulina direta, e concentração de bilirrubina sérica conjugada e não conjugada (100).

No RN com um teste direto de anticorpos (TAD) (teste de Coombs), a principal decisão inicial é a respeito da realização de uma exsanguinotransfusão imediata, ou da observação da condição clínica do RN. Em muitos casos, o desfecho de gestações anteriores e o resultado da amniocentese durante a gravidez atual proporcionam informações valiosas a respeito do que deve ser esperado em termos da gravidade. Com a exceção da criança obviamente pálida ou edemaciada, a decisão de realizar uma exsanguinotransfusão imediata tem por base os achados laboratoriais. Foi sugerido que hemoglobina do cordão umbilical inferior a 11,0 g/dℓ ou uma bilirrubina do cordão superior a 4,5 mg/dℓ é um indicador para a exsanguinotransfusão imediata (98). O valor da transfusão imediata é que ela é mais eficiente para remover uma "possível carga de bilirrubina" (*i. e.*, eritrócitos revestidos por anticorpos) do que possibilitar que ocorra a hemólise, com a distribuição da bilirrubina por todos os tecidos, a partir dos quais ela é removida com mais dificuldade por meio da exsanguinotransfusão.

Para os RNs menos gravemente afetados, uma exsanguinotransfusão de volume duplo é indicada caso se torne aparente que a taxa de elevação da bilirrubina é tal que a bilirrubina indireta total excederá 20 mg/dℓ (330 μmol/ℓ) em RNs a termo sem outras alterações (101). O médico precisa utilizar os níveis de bilirrubina máximos inferiores em RNs doentes ou prematuros (ver o Capítulo 32).

A exsanguinotransfusão comumente está associada a morbidades (102). A imunoglobulina intravenosa (IGIV) tem sido utilizada na doença Rh(D) para reduzir a necessidade de exsanguinotransfusão e tem sido recomendada para RNs com hiperbilirrubinemia grave, teste de antiglobulina positivo e doença hemolítica do RN (103,104). Estas recomendações tiveram por base uma revisão anterior da Cochrane (105). A revisão incluiu um total de 189 pacientes com incompatibilidade de *rhesus* ou AB0 em três estudos randomizados ou quase randomizados (106-108). Os investigadores observaram que ambos o uso de exsanguinotransfusões e o número médio de exsanguinotransfusões utilizadas diminuíram significativamente nos grupos tratados com 500 mg/kg ou 1 g/kg de IGIV (105). Em uma revisão por Gottstein e Cooke, a duração da fototerapia e da hospitalização também foi reduzida significativamente (109). Infelizmente, estes estudos analisados foram pequenos e diferiram nos seus critérios de inclusão (105). É importante observar que um recente estudo clínico maior, randomizado, duplo-cego e controlado por placebo de 80 RNs com doença hemolítica *rhesus* não demonstrou diferença na taxa de exsanguinotransfusão entre os pacientes que foram tratados com IGIV (0,75 g/kg) e placebo (glicose a 5%) (110). Isto pode indicar a ausência de benefício da IGIV, ou a necessidade de diferentes doses e cronogramas.

Doença hemolítica AB0. A doença hemolítica AB0 resulta da ação de anticorpos anti-A ou anti-B maternos sobre os eritrócitos fetais do grupo sanguíneo correspondente. Embora aproximadamente 20% de todas as gestações estejam associadas à incompatibilidade AB0 entre a mãe e o feto, a incidência de doença hemolítica grave é baixa. Anticorpos anti-A e anti-B são observados nas frações IgA, IgM e IgG do plasma. Apenas os anticorpos IgG cruzam a placenta e são responsáveis pela produção da doença. Estes anticorpos de ocorrência natural resultam da estimulação imune contínua por parte de substâncias A e B que existem nos alimentos e em bactérias gram-negativas. Os títulos anti-A e anti-B são baixos ou inexistentes na maior parte das gestações. Algumas mulheres desenvolvem títulos de anticorpos anti-A ou anti-B altos, possivelmente em virtude de infecções bacterianas repetidas e assintomáticas. A doença hemolítica AB0 tende a ocorrer nos RNs de mães com níveis altos de títulos de IgG anti-A ou anti-B.

A menor quantidade de sítios antigênicos A ou B presentes sobre os eritrócitos do RN é responsável pelo TDA fracamente reativo em RNs com doença hemolítica AB0 e também explica o motivo pelo qual o tempo de vida dos eritrócitos na doença hemolítica AB0 é abreviado apenas discretamente. Os eritrócitos do grupo A adultos transfundidos para um RN com anticorpos anti-A adquiridos pela via materna são rapidamente destruídos e podem provocar hemólise intravascular grave. Por este motivo, são utilizadas hemácias do grupo 0 para a transfusão no suporte aos RNs com doença hemolítica AB0 grave do RN. Outro fator que explica a menor gravidade da doença hemolítica AB0 em RNs é o fato de que o sangue fetal e do RN contêm substâncias dos grupos A e B sanguíneos solúveis, que neutralizam os anticorpos adquiridos pela via transplacentária.

O diagnóstico da doença hemolítica AB0 com frequência é difícil e pode primeiramente requerer a exclusão de outras causas de hiperbilirrubinemia. Geralmente existe uma suspeita diagnóstica quando a hiperbilirrubinemia surge no RN do grupo A ou B de mãe com grupo sanguíneo 0. A doença é mais comum e mais grave em RNs de origem africana. A icterícia que surge nas primeiras 24 horas é particularmente característica da doença hemolítica AB0. A anemia pode ser leve, ou pode não estar presente. É difícil interpretar a evidência de aloimunização, tendo em vista que o TDA pode ser negativo ou apenas fracamente positivo em até 40% dos casos (111). O diagnóstico de doença hemolítica AB0 é apoiado pelo achado de aumento nas quantidades de esferócitos e na contagem de reticulócitos. Isto é contrário à doença hemolítica Rh(D) do RN, que tipicamente apresenta anemia, menos esferócitos e apenas um aumento mínimo, se houver, nas hemácias nucleadas (112). O diagnóstico de doença hemolítica AB0 é apoiado pelos testes e achados a seguir:

- Hiperbilirrubinemia indireta (não conjugada)
- Icterícia que surge durante as primeiras 24 horas de vida
- Um RN do grupo A ou B de mãe do grupo 0
- Aumento da contagem de esferócitos no sangue
- Aumento da produção de eritrócitos, evidenciada por reticulocitose
- Achado de IgG, anti-A ou anti-B no plasma ou soro do cordão.

O tratamento é direcionado primariamente à prevenção da hiperbilirrubinemia. A fototerapia previne a incidência de exsanguinotransfusão (113). O uso de IGIV tem demonstrado resultados mistos (ver anteriormente). Um estudo prospectivo de 242 RNs com isoimunização AB0 demonstrou que a fototerapia precoce reduz significativamente o nível sérico de bilirrubina nas primeiras 48 horas; entretanto, não foi observado nenhum outro benefício clínico para esta prática (114).

Doença hemolítica resultante de incompatibilidade de grupo sanguíneo menor. A doença hemolítica relacionada a outros anticorpos eritrocitários maternos além de anti-D, anti-A ou anti-B é relativamente incomum. Em um estudo, foram observados anticorpos de grupos menores em 121 (0,08%) de 142.800 mulheres gestantes (115). Os principais anticorpos observados foram anti-E, anti-C e anti-K (Kell). Em um relato de 30 casos de doença hemolítica do RN, os anticorpos a seguir foram os responsáveis: 14 antic, 9 anti-E, 2 anti-Ce, 2 anti-K, 1 anti-Fya, 1 anti-Jka e 1 anti-U (116). Os anticorpos anti-K (Kell) podem causar doença hemolítica grave em RNs, incluindo hidropisia fetal e morte neonatal. É interessante observar que a gravidade da doença hemolítica do RN não está correlacionada ao título de anti-K (117). Estes anticorpos sabidamente inibem a eritropoese fetal. É interessante que a doença hemolítica Kell do RN pode apresentar pancitopenia em três linhagens (118). Com base no que antecede, recomenda-se que todas as mulheres gestantes realizem o rastreamento do seu sangue em relação a anticorpos no mínimo uma vez durante a gravidez, antes de 34 semanas de gestação.

Hemólise em virtude de defeitos hereditários dos eritrócitos

Os defeitos hereditários do metabolismo dos eritrócitos, da função de membrana e da síntese de hemoglobina podem, todos, ser manifestados no período de RN. Os defeitos do metabolismo dos eritrócitos incluem deficiência de glicose-6-fosfato desidrogenase (G6PD) e distúrbios menos comuns, tais como deficiência de piruvatoquinase.

Deficiência de glicose-6-fosfato desidrogenase. A função principal dos eritrócitos é o fornecimento de oxigênio para os tecidos. O eritrócito é constantemente exposto ao oxigênio, e a membrana eritrocitária e o citoplasma são sujeitos à lesão oxidativa. A oxidação causa a formação de precipitados de hemoglobina desnaturada (corpúsculos de Heinz), os quais aparentam estar associados a um período de vida eritrocitária abreviado *in vivo* (Figura 43.5). O eritrócito apresenta um sistema metabólico que pode prevenir a lesão oxidativa (Figura 43.6). A G6PD é uma enzima neste sistema; se ela estiver ausente, existe um risco de lesão oxidativa para o eritrócito, em particular se a célula for estressada por substâncias químicas ou medicamentos que possam causar lesão oxidativa (Quadro 43.4).

A deficiência de G6PD é um distúrbio genético comum, que se estima afetar no mínimo 400 milhões de pessoas mundialmente, com uma distribuição original semelhante à da malária. Isto levou à noção de que a deficiência confere resistência à malária (119). O gene que codifica a G6PD está no cromossomo X, e a doença é

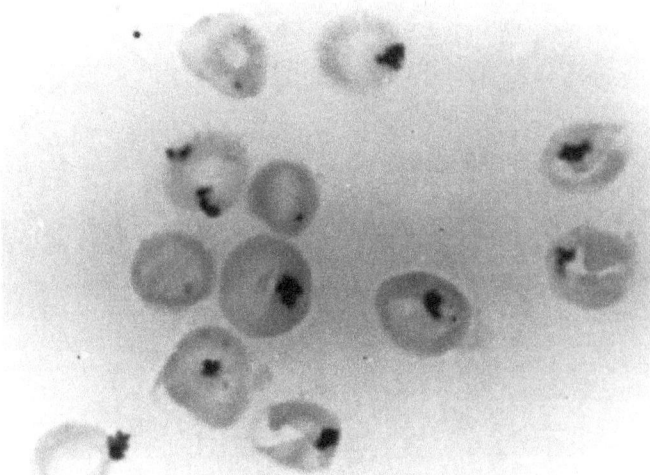

Figura 43.5 Corpúsculos de Heinz em um recém-nascido que desenvolveu anemia hemolítica após a exposição a naftaleno em produtos contra traças.

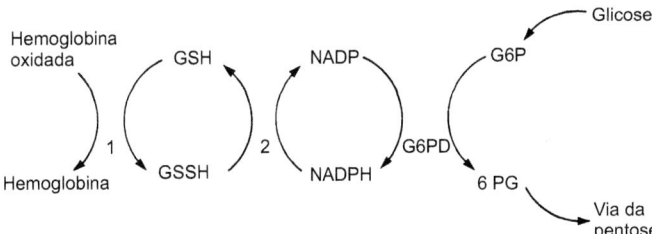

Figura 43.6 Proteção contra estresse oxidativo nos eritrócitos. O eritrócito é constantemente exposto ao oxigênio; como resultado, ocorre a formação de peróxido de hidrogênio (H_2O_2), peróxidos lipídicos na membrana e produtos oxidados da hemoglobina, tais como metemoglobina e corpúsculos de Heinz. Para prevenir a formação e reduzir os níveis destes produtos oxidados, o eritrócito apresenta um sistema por meio do qual uma série de etapas enzimáticas ligam o metabolismo da glicose por meio da via da pentose até a redução dos produtos oxidados (1, glutationa peroxidase; 2 glutationa redutase; G6PD, glicose-6-fosfato desidrogenase; 6PG, 6-fosfogliconato; G6P, glicose-6-fosfato; GSH, glutationa reduzida; GSSH, glutationa oxidada; NADP, nicotinamida adenina dinucleotídio fosfato; NADPH, nicotinamida adenina dinucleotídio fosfato, reduzida).

QUADRO 43.4
Medicamentos, substâncias químicas e outros fatores que causam doença hemolítica por deficiência de glicose-6-fosfato desidrogenase.

Antimaláricos
  Primaquina
  Pamaquina
  Pentaquina

Antipiréticos e analgésicos
  Ácido acetilsalicílico[a]
  Acetanilida
  Acetofenetidina (fenacetina)[a]
  Paracetamol[a]

Acidose diabética

Análogos da vitamina K

Infecções
  Vírus respiratórios
  Hepatite infecciosa
  Mononucleose infecciosa
  Pneumonia bacteriana

Nitrofuranos
  Nitrofurantoína
  Furazolidona
  Furaltadona
  Nitrofurazona

Sulfonamidas
  Sulfanilamida
  N^2-acetilsulfanilamida
  Sulfacetamida
  Sulfametoxazol
  Salicilazosulfapiridina

Sulfonas
  Tiazol-sulfona

Outros
  Azul de metileno
  Azul de toluidina
  Naftalina
  Fenil-hidrazina
  Acetilfenil-hidrazina
  Feijões-fava
  Ácido nalidíxico
  Niridazol
  Cloranfenicol

[a] De importância duvidosa.

herdada de modo recessivo ligado ao X. Foram descritas aproximadamente 140 mutações diferentes no gene da G6PD. Um grupo de trabalho da OMS dividiu as variantes da deficiência de G6PD em cinco classes, de acordo com as manifestações clínicas e a atividade da enzima. Nas classes IV e V, a atividade da enzima é normal e está aumentada, respectivamente (119). A deficiência mais grave (classe I) ocorre raramente e está associada à anemia hemolítica crônica. Com este tipo de deficiência, a pessoa apresenta anemia leve ou moderada durante toda a vida e pode apresentar doença hemolítica grave quando recém-nascida. A deficiência de G6PD classe II afeta os asiáticos (p. ex., 5,5% dos chineses) e muitas populações do Oriente Médio e da região do Mediterrâneo (p. ex., 0,7 a 3% dos gregos, com a mais alta incidência, de 53%, entre os curdos). Estas pessoas são saudáveis, mas são de risco para o desenvolvimento de anemia hemolítica quando expostas a medicamentos ou substâncias químicas oxidativos (p. ex., medicamentos à base de sulfa, feijões-fava). A anemia pode ser de início súbito e grave. Na ausência de um agente oxidativo, tais como feijões-fava ou exposição a medicamentos, os níveis de hemoglobina são normais, embora existam evidências de que o período de vida dos eritrócitos seja discretamente reduzido. A deficiência de G6PD classe III afeta indivíduos afrodescendentes (p. ex., 10 a 14% dos afro-americanos), nos quais a gravidade do defeito normalmente não é tão grande quanto naqueles dos outros dois tipos. A anemia surge apenas com a exposição a medicamentos, é menos grave do que aquela do tipo asiático e mediterrâneo e tende a ser autolimitada.

Deficiência de glicose 6-fosfato e icterícia neonatal. Os eritrócitos do RN apresentam diminuição da capacidade de lidar com o estresse oxidativo, como um resultado dos níveis mais baixos de glutationa peroxidase e catalase e de uma deficiência relativa de vitamina E. Portanto, os RNs com deficiência de G6PD apresentam maior risco para o desenvolvimento de anemia hemolítica do que os adultos. A deficiência de G6PD está associada a um aumento da incidência de hiperbilirrubinemia neonatal, especialmente se eles apresentam deficiência classe I e classe II. A hiperbilirrubinemia em RNs do sexo masculino com deficiência de G6PD tem sido relatada em países orientais e ocidentais (120-126). Tem sido relatado que os RNs do sexo masculino afrodescendentes com deficiência de G6PD apresentam uma incidência significativamente mais alta de hiperbilirrubinemia do que os controles (127). Embora a hiperbilirrubinemia esteja associada à deficiência de G6PD, existe uma tendência de ocorrência mais frequente de icterícia em famílias e comunidades em particular, indicando que fatores genéticos e ambientais devem influenciar a incidência da doença (128).

Neste grupo de pacientes, a icterícia pode ser grave e pode levar a *kernicterus* (122,129). Entretanto, na maior parte dos casos, as contagens de hemoglobina e reticulócitos estão normais, muito embora, em alguns RNs afetados, o sangue do cordão contenha aumento dos níveis de bilirrubina e diminuição dos níveis de hemoglobina, sugerindo a presença de um processo hemolítico leve *in utero*. Não existem evidências de hemólise intravascular na maior parte destes pacientes. Slusher *et al.* (130) demonstraram a elevação dos valores de carboxi-hemoglobina (um indicador sensível da hemólise) em crianças nigerianas com deficiência de G6PD e hiperbilirrubinemia. Estudos de RNs judeus sefarditas produziram resultados opostos, sem elevação dos valores de carboxihemoglobina em face dos controles com deficiência de G6PD não ictéricos (131,132). A última observação foi aliada a dados que sugerem a conjugação deficiente da bilirrubina hepática em RNs com deficiência de G6PD (133).

Manifestações clínicas. A icterícia que ocorre nestes RNs normalmente aparenta ser uma acentuação da icterícia fisiológica de RNs com um pico tardio (aproximadamente aos 5 e 6 dias), embora a icterícia possa surgir em alguns durante as primeiras 24 horas de vida. Raramente existem evidências de um processo hemolítico. Tem sido documentada morfologia eritrocitária anormal durante episódios hemolíticos em adultos, mas isto raramente é descrito em RNs. Entretanto, pode surgir uma anemia hemolítica mais grave, com evidências de morfologia eritrocitária anormal, corpúsculos de Heinz no sangue periférico, e hemólise intravascular. Esta pode ser o resultado de uma infecção ou da exposição a medicamentos ou substâncias químicas (p. ex., naftalina em produtos contra traças) (134). Entretanto, é incomum suscitar a última a partir do histórico perinatal.

Diagnóstico. Hiperbilirrubinemia inexplicada em um RN de uma população de alto risco (o casamento inter-racial tem de ser levado em consideração) sugere deficiência de G6PD, sobretudo se a icterícia for observada alguns dias após o nascimento. O defeito enzimático pode ser detectado por um dos muitos testes de rastreamento, com base nas alterações na fluorescência ou na cor que resultam da atividade do NADPH, ou por um ensaio direto da atividade enzimática da G6PD com base na medição espectrofotométrica da redução do NADP+ em NADPH (135). Um falso resultado normal do rastreamento pode ocorrer em RNs com hemólise significativa, a qual destrói as hemácias mais velhas e com mais deficiência de G6PD.

O achado de deficiência de G6PD em um RN ictérico, por si próprio, não comprova que a icterícia foi causada pelo defeito enzimático. Outras causas de icterícia devem ser excluídas. Em um estudo de RNs judeus sefarditas, os RNs com ambas a incompatibilidade de AB0 e a deficiência de G6PD não demonstraram aumento da evidência de hemólise, quando comparados aos RNs apenas com incompatibilidade AB0 (135). A deficiência de G6PD é mais grave e frequente em RNs do sexo masculino, tendo em vista que ela é um distúrbio recessivo ligado ao sexo. Entretanto, indivíduos do sexo feminino também podem ser afetados, em virtude da alta frequência de alelos mutantes e da herança de dois alelos mutantes, um do pai afetado e outro da mãe portadora.

Tratamento. O tratamento é o mesmo que aquele para a hiperbilirrubinemia, descrito no Capítulo 32. Medicamentos e substâncias químicas que provavelmente produzem anemia hemolítica (Quadro 43.4) devem ser evitados por estes pacientes.

Outros defeitos de enzimas glicolíticas dos eritrócitos. Outras anormalidades são muito menos comuns que a deficiência de G6PD e são causas incomuns de um processo hemolítico durante o período de RN. Virtualmente todos os defeitos reconhecidos foram associados à icterícia e à anemia em RNs. Deste grupo, a deficiência de piruvato quinase eritrocitária aparenta ser mais comumente responsável por um processo hemolítico grave durante a primeira semana de vida. Estes distúrbios normalmente são caracterizados pela presença de uma fragilidade osmótica normal do sangue não incubado, poucos ou nenhum esferócito no esfregaço de sangue periférico. Exceto se o RN for membro de um grupo de alto risco (p. ex., a população Amish nos EUA, que tipicamente é portadora da mutação Arg479His), é prático adiar o diagnóstico destes RNs até aproximadamente os 3 meses de vida, após ter sido estabelecido que o processo hemolítico observado no período neonatal é crônico e que os motivos mais comuns para o referido foram excluídos.

Anormalidades da membrana eritrocitária

Esferocitose hereditária. Em aproximadamente 50% dos pacientes com esferocitose hereditária, pode ser obtido um histórico de icterícia neonatal. A hiperbilirrubinemia pode requerer exsanguinotransfusões. A hiperbilirrubinemia não tratada resultou em *kernicterus* em RNs com esferocitose hereditária.

Embora a maior parte dos pacientes com esferocitose hereditária seja anêmica, o grau de anemia, reticulocitose e hiperbilirrubinemia é razoavelmente variável. A hemoglobina pode diminuir rapidamente durante as primeiras diversas semanas de vida, alcançando os valores de 5,0 a 7,0 g/dℓ com 1 mês de idade. Nem os valores hematológicos observados durante o período de RN imediato, nem os valores observados durante os primeiros diversos meses de vida são indicadores confiáveis da eventual gravidade da doença. Níveis de hemoglobina de 4,0 a 7,0 g/dℓ durante os primeiros diversos meses de vida podem subsequentemente estabilizar-se na variação de 7,0 a 10,0 g/dℓ; portanto, raramente são necessárias transfusões repetidas, exceto durante a evolução de infecções ou crises aplásicas. A esplenectomia, se indicada, deve ser adiada, se possível, até no mínimo 5 ou 6 anos de idade, de modo que o risco de infecções pós-esplenectomia seja minimizado.

A esferocitose hereditária pode ser diagnosticada durante o período de RN. O exame do sangue periférico revela microesferócitos característicos, e a fragilidade osmótica dos eritrócitos está aumentada (136). Entretanto, o diagnóstico pode ser difícil, tendo em vista que RNs saudáveis apresentam algum grau de esferócitos nos esfregaços, e a fragilidade osmótica dos eritrócitos dos RNs normais é inferior àquela dos eritrócitos dos adultos. Se houver suspeita de que um RN apresente esferocitose, a fragilidade osmótica deve ser comparada aos padrões do RN normal. O teste de fragilidade osmótica deve ser adiado, se possível, até que a criança possa poupar prontamente o volume de sangue necessário para o teste. Estudos familiares são extremamente úteis para confirmar o diagnóstico, embora um progenitor afetado seja identificado aproximadamente em apenas 70% dos casos. Um grupo observou que uma concentração de hemoglobina corpuscular média de ≥ 36,0 g/dℓ (360 g/ℓ) em um RN apresenta sensibilidade de 92% e especificidade de 98% para um diagnóstico de esferocitose hereditária no RN (137).

Outros testes de rastreamento em relação ao distúrbio incluem teste de tempo de lise de glicerol ácido, teste de crio-hemólise e teste de ligação à eosina-5'-maleimida (136,138) (Figura 43.7). Em casos de difícil diagnóstico, pode ser utilizado o *Western blot* das proteínas de membrana eritrocitária para identificar a proteína deficiente.

Eliptocitose hereditária. A eliptocitose hereditária pode se manifestar no período de RN como uma anemia hemolítica. Apenas 12 a 15% dos RNs com esta anormalidade morfológica apresentam uma sobrevida eritrocitária abreviada mais tarde na vida, mas muitos podem aparentar apresentar anemia hemolítica durante as primeiras diversas semanas ou meses de vida. No período de RN, a eliptocitose hereditária pode se manifestar como hiperbilirrubinemia e anemia associada à presença de eritrócitos fragmentados e deformados na circulação. Os eritrócitos destes RNs são incomumente suscetíveis à fragmentação após o aquecimento. Este defeito está relacionado à desestabilização das proteínas de membrana das hemácias em virtude do aumento da concentração de 2,3-DPG no RN. Este defeito desaparece dentro dos primeiros poucos meses de vida, e os eritrócitos assumem um aspecto elíptico, normalmente com nenhuma ou mínima evidência de doença hemolítica. Este fenômeno temporário se assemelha, clínica e morfologicamente, a uma variante recessiva autossômica mais grave da eliptocitose hereditária – a piropoiquilocitose hereditária. A anemia hemolítica na piropoiquilocitose hereditária, entretanto, não é resolvida e pode exigir uma esplenectomia no início da infância (139).

A maior parte dos pacientes com eliptocitose hereditária não necessita de tratamento, embora uma exsanguinotransfusão possa ser necessária para os RNs com hiperbilirrubinemia. Para os pacientes com anemia hemolítica persistente, a esplenectomia comprovou ser benéfica, mas assim como na esferocitose hereditária, ela deve ser adiada, se possível, até que o paciente tenha aproximadamente 5 ou 6 anos de idade.

Distúrbios da hemoglobina. A hemoglobina predominante no recém-nascido é a HbF (α2γ2); portanto, não é surpresa que as anormalidades na produção da cadeia β (p. ex., anemia falciforme, β-talassemia) não sejam manifestadas durante o primeiro mês de vida. Normalmente observa-se que os pacientes com anemia falciforme estão anêmicos por volta dos 3 meses de idade, mas foram relatados casos de icterícia e sinais sistêmicos durante o período neonatal (140).

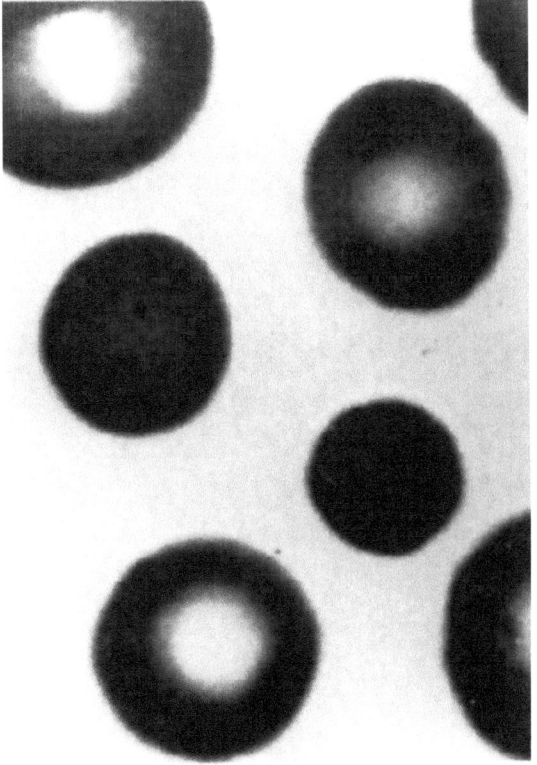
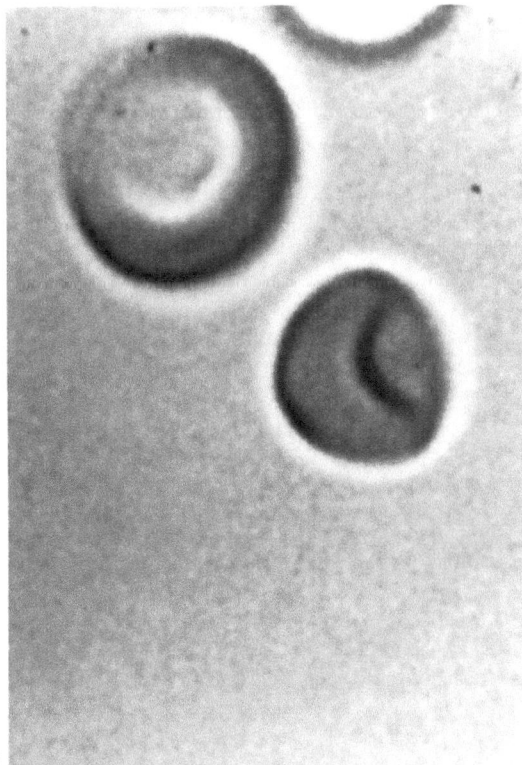

Figura 43.7 Eritrócitos de um paciente com esferocitose hereditária em um esfregaço sanguíneo corado **(A)** e visualização tridimensional **(B)** de eritrócitos fixados em glutaraldeído.

A identificação precoce dos RNs com síndromes falciformes graves, tais como anemia falciforme homozigota e β-talassemia falciforme por meio de programas de rastreamento universal dos RNs é fortemente recomendada. A morbidade e a mortalidade em virtude de sepse em RNs com anemia falciforme podem ser substancialmente reduzidas por meio da identificação precoce dos RNs afetados, da admissão para cuidados abrangentes, e do tratamento profilático com penicilina (141,142). A transfusão de hemácias antes da coleta de sangue como parte de um programa de rastreamento de RNs pode comprometer a detecção da anemia falciforme e, portanto, é recomendado que seja realizada a repetição do rastreamento nos referidos RNs 120 dias após a última transfusão (143).

Anormalidades na produção de cadeias γ foram descritas durante o primeiro mês de vida, embora a maior parte destas não seja clinicamente significativa. Foi relatada anemia hemolítica com corpúsculos de Heinz com uma anormalidade de cadeia γ instável (144,145). Mutações no gene da α-globina também podem causar hemoglobina instável e apresentação no período pré-natal ou neonatal (146). Entretanto, à semelhança da anemia falciforme, a hemoglobina instável em virtude de mutações no gene da β-globina não causa anemia durante o período neonatal em virtude da baixa expressão do gene. Casos de anemia microcítica em RNs com redução da síntese de cadeia γ têm sido descritos como parte da síndrome de talassemia γ-β (147).

O grupo de doenças da α-talassemia representa anormalidades na síntese das cadeias α de hemoglobina e com frequência é apresentado no período de RN. A maior parte é clinicamente insignificante, embora algumas formas de α-talassemia que se manifestam no período de RN possam ser sérias. A síntese destas cadeias é determinada por dois pares de *loci* do gene α (total de quatro cópias do gene). Uma deleção de um ou mais destes quatro genes α resulta em um dos distúrbios de α-talassemia. A gravidade da doença no RN e no adulto depende da quantidade de genes deletados. Se uma cópia do gene estiver ausente, o paciente é hematologicamente normal, com a exceção de uma discreta elevação da hemoglobina de Bart (γ4) durante o período neonatal. Se duas cópias estiverem ausentes (i. e., duas ausentes de um cromossomo, ou uma ausente de cada um dos dois cromossomos), o paciente apresenta o traço da α-talassemia, que é manifestada como microcitose no RN (volume corpuscular médio < 95 μm³/célula) e elevação da hemoglobina de Bart. Se três genes forem deletados, o paciente apresenta doença de hemoglobina H (HbH; β4), uma anemia hemolítica vitalícia que é manifestada no RN como icterícia e anemia. Se todos os quatro genes estiverem ausentes, o paciente não consegue formar cadeias α e, consequentemente, há ausência de HbA ou HbF. A hemoglobina destes RNs é predominantemente a hemoglobina de Bart. Como resultado, o RN normalmente é natimorto ou gravemente hidrópico, com a morte ocorrendo diversas horas após o nascimento. O tratamento com transfusões regulares com início no período pré-natal alterou a evolução natural da doença, e as crianças podem nascer vivas e sobreviver (148).

Em pacientes com doença HbH, um dos progenitores apresenta ausência de um gene α (i. e., um portador silencioso) e o outro apresenta ausência de dois genes α em um cromossomo (i. e., traço de α-talassemia). No paciente com α-talassemia homozigota, cada progenitor apresenta ausência de dois genes em um cromossomo. O traço da α-talassemia que é observado em 2 a 10% dos indivíduos afrodescendentes ocorre na forma trans, na qual um gene anormal está presente em cada um dos dois cromossomos (i. e., -α,-α) e a forma cis (- -,αα) não ocorre nos referidos indivíduos, mas ocorre com frequências variadas em populações do sul da Ásia e da região do Mediterrâneo. Este é o motivo pelo qual a α-talassemia homozigota e a doença HbH são muito raras em indivíduos afrodescendentes.

A incidência de α-talassemia pode ser determinada por meio da medição dos níveis da hemoglobina de Bart em RNs. Portadores silenciosos (i. e., -α,αα) apresentam até 2% de hemoglobina de Bart. Aqueles com traço de α-talassemia (- -,αα ou -α,-α) apresentam 2 a 9% de hemoglobina de Bart. Aqueles com doença HbH (-α, - -) apresentam até 20% de hemoglobina de Bart, bem como hemoglobina H.

Defeitos adquiridos dos eritrócitos

Infecções. Infecções podem induzir uma anemia hemolítica no RN que não apresenta um defeito hereditário de base do metabolismo dos eritrócitos. Os referidos casos são manifestados com hiperbilirrubinemia, a qual inicialmente pode ser indireta e, subsequentemente, inclui a hiperbilirrubinemia direta. A anemia hemolítica grave raramente complica a sepse. Uma exceção é a sepse por *Clostridium welchii*, na qual a anemia é causada pela hemólise e está associada à microesferocitose.

Sífilis congênita, toxoplasmose, doença com inclusão citomegálica, rubéola, infecções generalizadas por vírus Coxsackie B e *septicemia por Escherichia coli* são exemplos de infecções nas quais anemia e icterícia são comuns. Algumas das manifestações não hematológicas destas doenças (p. ex., erupção cutânea, coriorretinite, púrpura e hepatoesplenomegalia) são úteis na diferenciação destes distúrbios da aloimunização ou de outras anormalidades eritrocitárias primárias.

Substâncias químicas. Os eritrócitos do RN, particularmente dos bebês prematuros, são sensíveis aos efeitos tóxicos de substâncias oxidantes. Em muitos aspectos, as hemácias desses RNs mimetizam as anormalidades metabólicas observadas em hemácias dos pacientes com deficiência de G6PD. A anemia hemolítica grave com corpúsculos de Heinz (Figura 43.5), que ocorre em RNs com deficiência de G6PD grave, também é observada em RNs normais expostos a substâncias oxidantes. O melhor e mais frequente exemplo disto é a anemia hemolítica induzida por naftaleno, causada pela exposição a produtos contra traças. Esta doença está associada a anemia hemolítica grave, hemoglobinúria e eritrócitos fragmentados e esferócitos na circulação. Se estes forem detectados, deve ser realizada uma busca cuidadosa em relação à exposição à naftalina ou a outros medicamentos oxidantes (Quadro 43.4). Este aumento na suscetibilidade à lesão oxidativa pode estar relacionado aos níveis baixos de antioxidantes, incluindo glutationa peroxidase, catalase e vitamina E no RN. A anemia hemolítica idiopática com corpúsculos de Heinz provavelmente reflete um mecanismo semelhante, que resulta em hiperbilirrubinemia e anemia com corpúsculos de Heinz, mas o RN apresenta níveis de G6PD normais, eletroforese de hemoglobina normal e um teste de calor negativo para hemoglobinas instáveis (149). A avaliação da família não produz evidências de um distúrbio hereditário e, no RN afetado, o distúrbio aparenta ser autolimitado, desaparecendo nos primeiros meses de vida. A suplementação de vitamina C é um fator na etiologia da anemia hemolítica idiopática com corpúsculos de Heinz; entretanto, um estudo clínico controlado e randomizado da vitamina C em RNs prematuros pequenos não conseguiu demonstrar hemólise em RNs com suplementação (150).

Anemia causada por comprometimento da produção de eritrócitos

Síndrome de Diamond-Blackfan

O comprometimento hereditário da produção de eritrócitos é uma causa rara de anemia no RN. A causa mais comum é a anemia de Diamond-Blackfan (ADB), que é caracterizada morfologicamente por aplasia ou hipoplasia eritrocitária pura na medula óssea. A incidência é de aproximadamente 10 casos por um milhão de nascimentos vivos (151). Antes da descoberta da maior parte dos genes da ADB e da sua aplicação para o manejo clínico, foi observado que aproximadamente metade dos pacientes com ADB apresentava diagnóstico ao redor dos 3 meses de idade (10% com anemia grave ao nascimento) e 92% dentro do primeiro ano (152). Entretanto, com o conhecimento genético atual, um número cada vez maior de pacientes é diagnosticado posteriormente na infância ou na fase adulta (153). Já foram identificadas mutações em no mínimo 11 genes autossômicos (todos codificam proteínas ribossômicas), que são transmitidos de modo dominante autossômico e 1 gene do cromossomo X (*GATA1*). O gene mais comumente mutado é o *RPS19*, que está associado a 25% dos casos de ADB (154).

As contagens de neutrófilos estão discreta ou moderadamente reduzidas em cerca de 30% dos pacientes. A trombocitose é comum, mas a trombocitopenia é rara, particularmente no período neonatal. São observadas anomalias físicas em aproximadamente 40% dos pacientes. As anomalias aparentes ao nascimento incluem microcefalia, fenda palatina, defeitos oculares, pescoço alado e anormalidades do polegar, incluindo ausência dos polegares ou polegares com três falanges (155). PBN é observado em aproximadamente 10% destes pacientes.

O diagnóstico pode ser estabelecido com a demonstração de anemia, reticulocitopenia e diminuição acentuada na razão eritroide/mieloide da medula óssea em um RN de outro modo saudável. As razões eritroide/mieloide variam de 1:6 até mais de 1:200. Os ensaios clonogênicos das células da medula demonstram diminuição de precursores de CFU-E e BFU-E (156). Macrocitose de hemácias e níveis altos de hemoglobina F, que são características típicas da doença, não podem ser avaliados em RNs em virtude dos níveis altos normais do volume corpuscular médio e da hemoglobina F. O diagnóstico é facilitado pela demonstração do nível alto de atividade da adenosina desaminase (ADA) eritrocitária. Testes genéticos com frequência ajudam a estabelecer o diagnóstico e são críticos para o aconselhamento familiar.

A maior parte dos pacientes necessita de tratamento para a anemia grave. O manejo inicial inclui transfusão, conforme o necessário. Aos 6 a 12 meses de idade, recomenda-se um estudo com prednisona; a maior parte dos pacientes demonstrará graus variados de resposta. A resposta, refletida por reticulocitose e elevação no nível de hemoglobina, com frequência ocorre dentro de 2 semanas. Após a hemoglobina ter alcançado seu máximo, o medicamento é reduzido até a mais baixa dose necessária para manter o nível de hemoglobina na variação aceitável. Infelizmente, apenas cerca de 30 a 40% dos pacientes permanecem responsivos à prednisona e podem ser mantidos com doses aceitavelmente baixas. A maior parte dos pacientes necessita de um programa de transfusão vitalício. Remissões espontâneas ocorrem em 15% dos pacientes e são imprevisíveis. O transplante de células-tronco hematopoéticas tem obtido sucesso como um tratamento curativo para aqueles que dependem de transfusões, com uma sobrevida geral de 72,7% ± 10,7% com um irmão doador compatível (157). Existe um aumento discreto do risco de mielodisplasia, leucemia e tumores sólidos em indivíduos com ADB (158).

Anemia sideroblástica hereditária

As anemias sideroblásticas hereditárias são um grupo de distúrbios heterogêneos, com defeitos na utilização do ferro mitocondrial, que resultam no acúmulo de ferro nas mitocôndrias dos precursores das hemácias. Em algumas pessoas, as manifestações clínicas são restritas às hemácias, enquanto, em outras, diversos outros sistemas estão afetados. O depósito de ferro pode ser diagnosticado por meio da coloração do ferro com azul da Prússia de Perl, que demonstra mais de 10% das células com coloração circular ou anelada ao redor do núcleo. Entre as anemias sideroblásticas hereditárias estão a anemia sideroblástica ligada ao X (associada ao gene *ALAS2*) (159,160), a anemia sideroblástica ligada ao X com ataxia (associada ao gene *ABC7*) (161,162), a anemia megaloblástica responsiva à tiamina (associada ao gene *SLC19A2*) (163,164) e a síndrome medula-pancreática de Pearson (associada a deleções do DNA mitocondrial heteroplásmico). Os diversos distúrbios estão listados no Quadro 43.5. Os genes associados codificam proteínas que não apenas podem ser multifuncionais, mas que também promovem o transporte do ferro através da membrana mitocondrial e a sua utilização.

Embora algumas características possam sugerir anemia sideroblástica (p. ex., anemia microcítica inexplicada), o diagnóstico normalmente é estabelecido apenas após a avaliação da medula óssea. A definição da síndrome de anemia sideroblástica específica é facilitada pela presença ou ausência de manifestações não hematológicas e pode ser confirmada por testes moleculares. O tratamento depende da síndrome específica. Pacientes com anemia sideroblástica ligada ao X respondem à piridoxina, e pacientes com anemia megaloblástica responsiva à tiamina respondem às doses farmacológicas da tiamina. Nos outros tipos de anemia sideroblástica hereditária, as transfusões de hemácias são o fundamento do tratamento. O transplante de células-tronco hematopoéticas é curativo (165,166). Na síndrome de Pearson, a citopenia melhora com a idade. É amplamente aceito que o transplante de células-tronco hematopoéticas pode não ser necessário nesta doença; entretanto, a melhora nas manifestações hematológicas e não hematológicas tem sido associada ao transplante de células-tronco hematopoéticas em um paciente (167).

Anemia diseritropoética congênita

As anemias diseritropoéticas congênitas (ADC) são distúrbios hereditários com eritropoese ineficaz e diseritropoese morfológica marcante. Existem diversos tipos de ADC, que diferem na morfologia medular, nos achados sorológicos e nos padrões de herança. As ADC tipos I e II são recessivas autossômicas. As ADC tipos III e IV são dominantes autossômicas. Os diversos tipos e genes estão resumidos no Quadro 43.6 e foram revisados recentemente por Iolascon *et al.* (168).

QUADRO 43.5

Aloantígenos de neutrófilos humanos (ANH) e frequências.

Grupos de antígenos	Glicoproteínas transportadoras	Antígenos	Frequências			
			Ameríndios	Asiáticos	Africanos	Brancos
HNA-1	FcγRIIIb (CD16b)	HNA-1a	83 a 91	88 a 91	46 a 66	57 a 62
		HNA-1b	36 a 80	51 a 54	78 a 84	88 a 89
		HNA-1c	0 a 1	< 1	23 a 31	5
HNA-2	Glicoproteína NB1 (CD177)	HNA-2	Desconhecidas	89 a 99	98	87 a 97
HNA-3	GP 70-95 (gene CLT2)	HNA-3a	Desconhecidas	Desconhecidas	Desconhecidas	89 a 96
HNA-4	Cadeia α_{-M} da β_2-integrina (CD11b)	HNA-4a	> 99	Desconhecidas	Desconhecidas	99
HNA-5	Cadeia α_L da β_2-integrina (CD11a)	HNA-5a	79 a 97	81	88	86 a 92

Modificado de Bux J. Human neutrophil alloantigens. *Vox Sang* 2008;94:277, com permissão.

QUADRO 43.6
Resumo das síndromes hereditárias de insuficiência de medula óssea e dos genes.

Distúrbio	Gene	*Locus* do Gene	Herança	Referência
Anemia de Fanconi	FANCA	16q24.3	AR	(663)
	FANCB	Xp22.31	XLR	(664)
	FANCC	9q22.3	AR	(665)
	FANCD1/BRCA2	13q12.3	AR	(666)
	FANCD2	3p25.3	AR	(667)
	FANCE	6p21.3	AR	(668)
	FANCF	11p15	AR	(669)
	FANCG/XRCC9	9p13	AR	(670)
	FANCI	15q25-q26	AR	(671)
	FANCJ/BRIP1	17q22	AR	(671)
	FANCL/PHF9	2p16.1	AR	(672)
	FANCM	14q21.3	AR	(673)
	FANCN/PALB2	16p12	AR	(674)
	FANCP/SLX4	16p13.3	AR	(675)
	FANCO/RAD51C	17q22	AR	(676)
	XRCC2	7q36.1	AR	(677)
	ERCC1	19q13.32	AR	(678)
	ERCC4	16p13.12	AR	(679)
Síndrome de Shwachman-Diamond	SBDS	7q11	AR	(680)
Disqueratose congênita	DKC1	Xq28	XLR	(681)
	TINF2	14q12	AD	(682)
	TERC	3q21-q28	AD	(683)
	TERT	5p15.33	AD	(684)
	NOP10	15q14-q15	AR	(685)
	NHP2	5q35.3	AR	(686)
	TCAB1	17p13	AR	(687)
	RTEL1	20q13.3	AR	(688,689)
	CTC1	17p13.1	AR	(690)
Trombocitopenia amegacariocítica congênita	MPL	1p34	AR	(410)
Disgenesia reticular	AK2	1p34	AR	(274,691)
Síndrome de Pearson	DNAm	DNA mitocondrial	Maternos	(446)
Anemia aplásica associada ao Lig4	LIG4	1q22-q34		(692)
Aplasia e mielodisplasia familiar	SRP72	4q11	AD	(693)
Síndrome mielodisplásica familiar (síndrome MonoMac, síndrome de Emberger)	GATA2	3q21.3	AD	(694,695)
Síndrome de Rothmund-Thomson	RECQL4	8q24.3	AR	(696)
Anemia de Diamond-Blackfan	RPL5	1p22.1	AD	(697)
	RPL11	1p36.1-p35	AD	(697)
	RPL35A	3q29	AD	(698)
	RPS7	2p25	AD	(699)
	RPS17	15q	AD	(699)
	RPS19	19q13.2	AD	(700)
	RPS24	10q22	AD	(701)
	RPS26	12q13	AD	(699)
	RPS10	6p21.31	AD	(702)
	RPL15	3p24.2	AD	(703)
	RPL26	17p13	NNN	(704)
	GATA1	Xp11.23	XL	(705)

(*continua*)

QUADRO 43.6
Resumo das síndromes hereditárias de insuficiência de medula óssea e dos genes. (*Continuação*)

Distúrbio	Gene	*Locus* do gene	Herança	Referência
Anemia sideroblástica hereditária	ALAS2	Xp11.21	XL	(160)
	ABC7	Xq13.1-q13.3	XL	(162)
	SLC19A2	1q23.3	AR	(164)
	GLRX5	14q32.13	AR	(706)
	PUS1	2p16.1	AR	(707)
	SLC25A38	3p22.1	AR	(708)
	YARS2	12p11.21	AR	(709)
Anemia diseritropoética congênita tipo I	CDAN1	15q15	AR	(710)
	C15ORF41	15q14	AR	(711)
Anemia diseritropoética congênita tipo II	SEC23B	20p11.2	AR	(712,713)
Anemia diseritropoética congênita tipo III	KIF23	15q23	AD	(714)
Anemia diseritropoética congênita – não classificada	KLF1	19p13.12-p13.13	AR	(715)
Síndrome de Kostmann/anemia congênita grave	ELA2	19p13.3	AD	(716)
	HAX1	1q21.3	AR	(252)
	GFI1	1p22	AD	(717)
	WASP	Xp11.23-p11.22	XLR	(718)
	G6PC3	17q21	AR	(253,719)
	VPS45	1q21.2	AR	(720)
Neutropenia cíclica	ELA2	19p13.3	AD	(721)
Síndrome WHIM	CXCR4	2q21	AD	(271)
Doenças do armazenamento de glicogênio Ib	G6PT (SLC37A4)	11q23	AR	(722)
Síndrome de Barth	TAZ	Xq28	XL	(723)
Poiquilodermia com neutropenia	USB1	16q13	AR	(724)
Doença de Charcot-Marie-Tooth intermediária dominante	DNM2	19p12-13.2	AD	(725)
Síndrome de trombocitopenia com ausência dos rádios	RBM8A	1q21.1	AR	(726)
Trombocitopenia não sindrômica autossômica dominante familiar	MASTL	10p11-12	AD	(404)
	ACBD5	10p12.1	AD	(405)
	ANKRD26	10q22.1	AD	(727)
	CYCS	7p15.3	AD	(728)
Trombocitopenia com diseritropoese	GATA1	Xp11.23	XL	(411)
Trombocitopenia com malignidades mieloides associadas	CBFA2/RUNX1	21q22.1-22.2	AD	(409)
Trombocitopenia ligada ao X	WASP	Xp11.23	XL	(718)
Trombocitopenia com sinostose radioulnar	HOXA11	7p15-p14.2	AD	(412)
Distúrbio plaquetário mediterrâneo	GP1BA	17pter-p12	AD	(729)
Síndrome das plaquetas cinzentas (macrotrombocitopenia)	NBEAL2	3p21.31	AR	(402)
Síndrome de Epstein/Fechtner/Sebastian/May-Hegglin/Alport (macrotrombocitopenia)	MYH9	22q11-q13	AD	(730)
Macrotrombocitopenia familiar	FLNA	Xq28	XL	(731)
	TUBB1	20q13.32	AD	(702)
	ITGA2 (ITGA2B)	5q11.2	AD	(732)
	ITGB3	17q21.32	AD	(733)
	ABCG5	2p21	AR	(734)
	ABCG8	2p21	AR	(734)

Modificado de Dror InTech 2011.

Pode haver suspeita diagnóstica quando são observados anemia crônica, esplenomegalia, hiperbilirrubinemia, LDH alto e reticulócitos baixos. Entretanto, o diagnóstico normalmente é estabelecido apenas após a realização de um exame morfológico da medula óssea, o qual por vezes é adicionalmente auxiliado pela microscopia eletrônica. A maior parte dos pacientes com ADC é diagnosticada no final da infância ou na adolescência; entretanto, alguns pacientes apresentam, no período neonatal, esplenomegalia variável, icterícia e anemia normocítica ou macrocítica. Também foram descritos casos de hidropisia fetal (169,170).

A maior parte dos pacientes apresenta anemia leve e não necessita de terapia crônica. Em casos com anemia grave, deve ser considerado um programa de transfusão de hemácias crônica, esplenectomia ou transplante de células-tronco hematopoéticas. Posteriormente na vida, os pacientes podem desenvolver sobrecarga de ferro, necessitando de quelação do ferro como um resultado da eritropoese ineficaz e de diversas transfusões.

Infecção pelo parvovírus

O parvovírus B19 é um vírus de DNA com filamento único, que pode se ligar diretamente ao antígeno P nas hemácias. A expressão do antígeno P nos tecidos eritroides e placentários pode mediar a infecção eritroide fetal transplacentária; entretanto, existem cada vez mais evidências em relação à existência de um correceptor celular putativo para a entrada eficiente do parvovírus B19 nas células humanas (171). O vírus pode causar a apoptose das células eritroides, que possivelmente é induzida pela sua proteína não estrutural (NS1).

A infecção fetal pelo parvovírus B19 pode causar anemia, aborto ou natimortalidade, ou ser assintomática. A hidropisia fetal com ausência de malformações congênita é a apresentação clínica típica (172). Aproximadamente 18% dos casos de hidropisia fetal não imune são causados por infecção pelo parvovírus (173). A hidropisia fetal normalmente é manifestada durante o segundo trimestre da gravidez e reflete uma redução profunda da produção de eritrócitos no fígado e na medula fetais. Isto pode resultar em anemia grave, insuficiência cardíaca com débito alto e morte. Também pode ocorrer miocardite (174).

Aspirados de medula óssea demonstram uma escassez de precursores de hemácias, com pró-normoblastos gigantes ocasionais com grandes corpúsculos de inclusão nuclear eosinofílicos, vacuolização citoplasmática e, ocasionalmente, projeções em "orelha de cão" (175). O diagnóstico da infecção por parvovírus em crianças imunocompetentes mais velhas pode ser obtido por meio de sorologia de IgM positiva. Entretanto, este teste não é confiável em RNs e, nestes casos, o diagnóstico deve ter por base a detecção do DNA viral em amostras de sangue periférico ou medula óssea por meio de hibridização dot-blot ou PCR (176). Durante a gestação, a IgM no soro materno é falsamente negativa em aproximadamente 6% dos casos e a PCR é falsamente negativa em aproximadamente 4%. Portanto, o diagnóstico da infecção pelo parvovírus no período pré-natal é idealmente baseado na análise concomitante de IgM e na análise do DNA do parvovírus B19 (177). Estudos virais do líquido amniótico ou do sangue fetal também podem ser úteis para a obtenção do diagnóstico antes do nascimento (178).

A cordocentese possibilita a coleta de sangue fetal para a medição de hemoglobina e pesquisa de parvovírus por PCR. Durante o procedimento, a anemia pode ser corrigida por meio de transfusão de hemácias intravenosa, a qual pode reduzir a taxa de mortalidade de aproximadamente 50% para 18% (179). O monitoramento pós-natal do nível de hemoglobina e transfusões criteriosas resultam na resolução da condição na maioria dos casos, com um desfecho a longo prazo favorável. Embora rara, a insuficiência de produção de hemácias por vezes continuou após o nascimento (180).

Deficiências vitamínicas

Deficiências vitamínicas específicas podem causar anemia em RNs, em virtude da diminuição da produção de eritrócitos, do aumento da destruição de eritrócitos, ou de uma combinação destes dois mecanismos.

A anemia nutricional secundária à deficiência de ferro é incomum em RNs (181). Estudos por Seip e Halvorsen (182) indicam que o ferro corável desaparece dos aspirados de medula óssea aproximadamente com 12 semanas de idade em RNs prematuros e aproximadamente com 20 a 24 semanas em RNs a termo, e somente depois deste período a deficiência de ferro é manifestada em RNs que não recebem suplementação de ferro. Para prevenir o desenvolvimento de deficiência de ferro, os RNs prematuros devem receber suplementação de ferro a partir de não mais do que 2 meses de idade.

Embora a maior parte dos RNs prematuros apresente níveis séricos de folato baixos aproximadamente com 1 a 3 meses de idade, raramente eles manifestam evidências de anemia megaloblástica. Casos de anemia megaloblástica que resultam da deficiência de folato envolvem tipicamente RNs que recebem leite de cabra ou terapia com fenitoína e RNs com diarreia crônica ou infecção. A deficiência de ácido fólico é um distúrbio raro nos primeiros meses de vida. Deve-se observar que foi demonstrado que iniciar o ácido fólico aproximadamente no momento da concepção reduz o risco de defeitos do tubo neural (anencefalia, espinha bífida e encefalocele). Por exemplo, um grande estudo clínico controlado e randomizado da suplementação de ácido fólico aproximadamente no momento da concepção demonstrou uma redução significativa de 72% na incidência de defeitos do tubo neural, em comparação a uma mistura de sete outras vitaminas (A, D, B_1, B_2, B_6, C e nicotinamida) (183).

A anemia em virtude de deficiência de vitamina B_{12} é muito rara em RNs, mas pode surgir em RNs de mães com deficiência de vitamina B_{12} grave em virtude de dieta vegana sem suplementação (184) ou anemia perniciosa (185). A anemia megaloblástica também pode surgir em casos com defeitos congênitos na absorção ou no metabolismo da vitamina B_{12}. Os defeitos na absorção da vitamina B_{12} incluem deficiência hereditária de fator intrínseco em virtude de mutações no gene *HIF* ou doença de Imerslünd-Grasbeck em virtude de mutações em uma das duas subunidades do receptor do fator intrínseco: cubilina (gene *CUBN*) ou *amnionless* (gene *AMN*). Os defeitos no metabolismo da vitamina B_{12} incluem mutações na cobalamina (cblC, cblD, cblF e cblJ). À semelhança do ácido fólico, foi demonstrado que níveis baixos de vitamina B_{12} podem causar defeitos do tubo neural (186).

Uma síndrome que foi atribuída à anemia por deficiência de vitamina E em RNs foi descrita pela primeira vez por Hassan *et al.* (187) e ocorreu tipicamente em RNs prematuros (peso ao nascimento < 1.500 g) com 6 semanas de idade. Os elementos característicos incluíram anemia, reticulocitose, trombocitose e abreviação da sobrevida dos eritrócitos (188). A lesão da membrana eritrocitária por peróxidos lipídicos, formados naturalmente durante a peroxidação de ácidos graxos poli-insaturados (AGPi) na membrana eritrocitária, foi considerada como sendo o mecanismo da anemia. A vitamina E, um antioxidante biológico, inativa os peróxidos lipídicos e protege contra a lesão eritrocitária. RNs prétermo têm pouco tecido adiposo corporal e, consequentemente, depósitos de vitaminas solúveis em gorduras reduzidos (189). A anemia pode ser exagerada pelo aumento do conteúdo de AGPi da dieta, sobretudo se os RNs também recebem suplementação de ferro, um catalisador na auto-oxidação dos AGPi em radicais livres, e peróxidos lipídicos (190). Após o reconhecimento da associação com o conteúdo de AGPi da dieta, a suplementação de ferro e a exigência de vitamina de E dos RNs prematuros, o conteúdo de AGPi das fórmulas para os RNs foi reduzido. Outros grupos sugeriram a administração de vitamina E enquanto se fornece uma fórmula enriquecida em AGPi (191). A deficiência de vitamina E, conforme descrito anteriormente, se tornou rara em RNs prematuros e não existem evidências de que a suplementação de vitamina E de rotina seja benéfica para a prevenção da anemia da prematuridade (192,193).

Avaliação da anemia em recém-nascidos

A anemia é caracterizada por massa eritrocitária anormalmente baixa; na prática clínica, presume-se que a concentração de hemoglobina reflita a massa eritrocitária circulante, e uma concentração de hemoglobina anormalmente baixa define o estado anêmico. Após o diagnóstico, as causas da anemia são tradicionalmente consideradas sob as categorias fisiopatológicas de diminuição da produção de eritrócitos, aumento da destruição (i. e., hemólise), perda sanguínea e esplenomegalia. Em RNs, esta abordagem clássica da anemia é complicada por uma concentração de hemoglobina que é submetida a uma alteração fisiológica constante durante as primeiras poucas semanas de vida. O local da coleta de sangue, o volume de sangue coletado para o monitoramento laboratorial e o efeito do crescimento rápido podem influenciar significativamente os valores da hemoglobina observados nos RNs. Se estes fatores não forem levados em conta, isso pode levar a erros no diagnóstico e resultar em investigação e terapia desnecessárias.

Acurácia dos níveis de hemoglobina capilar

Blanchette e Zipursky (76) compararam os valores da hemoglobina capilar obtida por meio de punção dupla das solas direita e esquerda de 35 RNs a termo saudáveis. O desvio padrão da diferença na concentração de hemoglobina das amostras duplas foi de 0,8 g/dℓ; em um RN com uma concentração de hemoglobina de 17,0 g/dℓ, 95% dos valores de hemoglobina obtidos estavam situados entre 15,4 e 18,6 g/dℓ. É evidente que uma diferença tão grande quanto 1,5 g/dℓ de hemoglobina em laudos laboratoriais consecutivos pode refletir o erro inerente na coleta de sangue capilar no RN.

Efeito do local da coleta de sangue nos níveis de hemoglobina

Em RNs, os níveis de hemoglobina medidos nas amostras de sangue capilar podem ser significativamente superiores aos valores obtidos de amostras de sangue venoso coletadas simultaneamente. Oettinger e Mills (194) observaram uma diferença média de 3,6 g/dℓ entre determinações de hemoglobina capilares e venosas simultâneas em 24 RNs estudados no primeiro dia de vida. Outros investigadores relataram diferenças semelhantes (Figura 43.8) (76,195,196). Estas diferenças foram observadas em RNs a termo e prematuros, e persistem durante as primeiras 6 semanas a 3 meses de vida (76,197). A diferença nos níveis de hemoglobina capilar e venosa é mais acentuada nos RNs mais prematuros (197). Linderkamp et al. (196) sugeriram que o aquecimento dos calcanhares reverte a circulação inadequada e a estase nos vasos periféricos, que é amplamente responsável pelas diferenças capilares e venosas. Se o calcanhar for preaquecido antes da coleta de uma amostra capilar, a diferença nos valores de hemoglobina capilares e venosos diminui significativamente (195).

Correlação dos níveis de hematócrito capilar e massa eritrocitária total. A massa eritrocitária provavelmente é a melhor medida da anemia. Em adultos, ela está diretamente correlacionada aos valores de hemoglobina, os quais podem ser utilizados como um meio válido para a determinação da anemia. Em RNs, a correlação entre a massa eritrocitária e os valores de hemoglobina, embora estatisticamente significativa, é inadequada (Figuras 43.9 e 43.10) (54,76). Isto é particularmente verdadeiro em relação aos RNs enfermos, nos quais uma circulação periférica inadequada pode exagerar as diferenças do hematócrito capilar e venoso, e em relação aos RNs prematuros durante períodos de crescimento corporal rápido, quando os aumentos no volume de sangue circulante total podem influenciar os níveis de hemoglobina por meio da hemodiluição (196).

Dificuldades no diagnóstico da doença hemolítica em recém-nascidos. A detecção e o diagnóstico da doença hemolítica em RNs pode ser difícil, em virtude de muitos dos testes utilizados em crianças mais velhas e em adultos serem de pouco valor durante os primeiros dias de vida. A doença hemolítica em adultos e crianças mais velhas é diagnosticada se existem evidências de uma

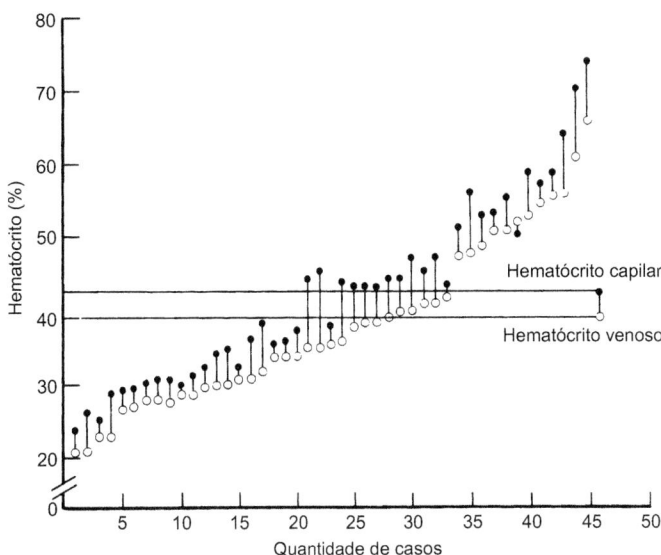

Figura 43.8 Níveis simultâneos de hematócrito capilar (*círculos escuros*) e venoso (*círculos abertos*) em 45 recém-nascidos prematuros estudados durante as primeiras 6 semanas de vida. Cada linha vertical representa os valores para um recém-nascido, e a linha sólida horizontal representa os níveis médios do hematócrito capilar e venoso para o grupo inteiro. Não são mostrados os dados de cinco recém-nascidos nos quais os níveis de hematócrito capilar e venosos foram idênticos.

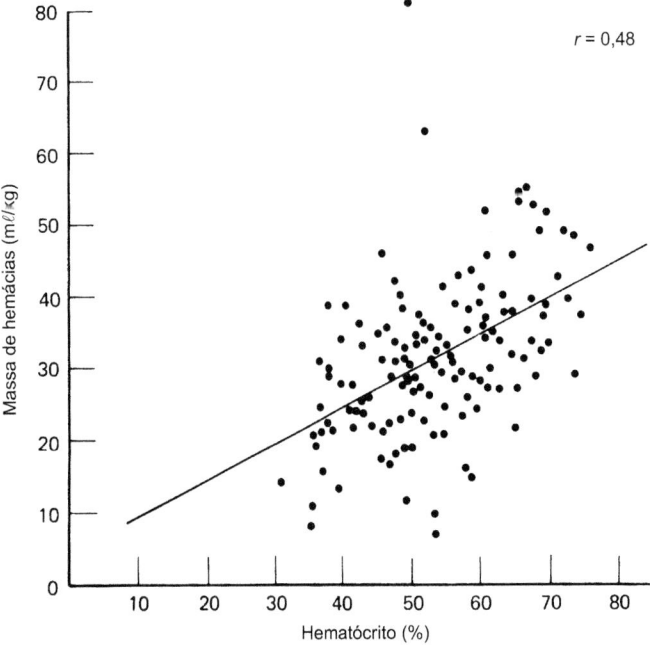

Figura 43.9 Níveis simultâneos do hematócrito capilar e da massa eritrocitária circulante em 135 recém-nascidos prematuros que apresentaram peso ao nascimento inferior a 1.500 g e que foram estudados durante a primeira semana de vida (*r*, coeficiente de correlação).

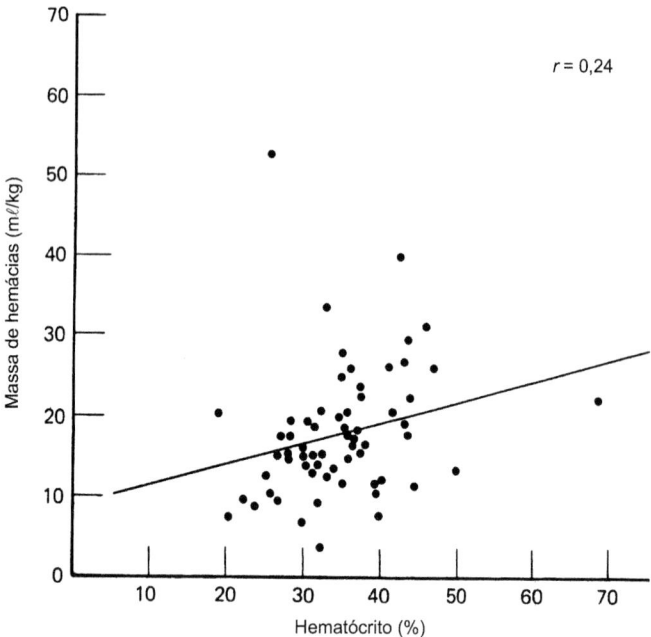

Figura 43.10 Níveis simultâneos do hematócrito capilar e da massa eritrocitária circulante em 63 recém-nascidos prematuros com peso inferior a 1.500 g e que foram estudados com 6 semanas de vida (*r*, coeficiente de correlação).

concentração de hemoglobina em rápida diminuição, aumento na produção de eritrócitos na ausência de hemorragia, morfologia anormal dos eritrócitos e aumento da destruição dos eritrócitos dentro da corrente sanguínea com a liberação de hemoglobina livre, ou dentro do sistema reticuloendotelial com a produção de bilirrubina. No RN, estes sinais de processo hemolítico são de valor limitado e exigem uma interpretação adicional.

Em adultos e em crianças mais velhas, um aumento na contagem de reticulócitos com uma concentração de hemoglobina estável ou em diminuição é evidência de aumento da produção de eritrócitos e, na ausência de hemorragia, é diagnóstico de um processo hemolítico. A contagem de reticulócitos em RNs normais apresenta uma ampla variação, e a capacidade do RN de montar uma resposta de reticulócitos não é consistente.

O formato dos eritrócitos nos RNs difere daquele nos adultos. São observadas morfologias eritroides variáveis em esfregaços sanguíneos de RNs saudáveis, particularmente em RNs prematuros, até determinadas frequências, conforme demonstrado na Figura 43.11 e no Quadro 43.7.

Quando os eritrócitos são destruídos no sistema reticuloendotelial, ocorre a produção de bilirrubina, com a elevação da bilirrubina indireta no sangue. O surgimento incomumente rápido de icterícia, em particular nas primeiras 24 horas, sugere doença hemolítica. Entretanto, existem muitas outras causas de hiperbilirrubinemia no RN (ver o Capítulo 32). Portanto, todos os RNs com níveis de bilirrubina indireta anormalmente altos devem ser estudados em relação a evidências de doença hemolítica.

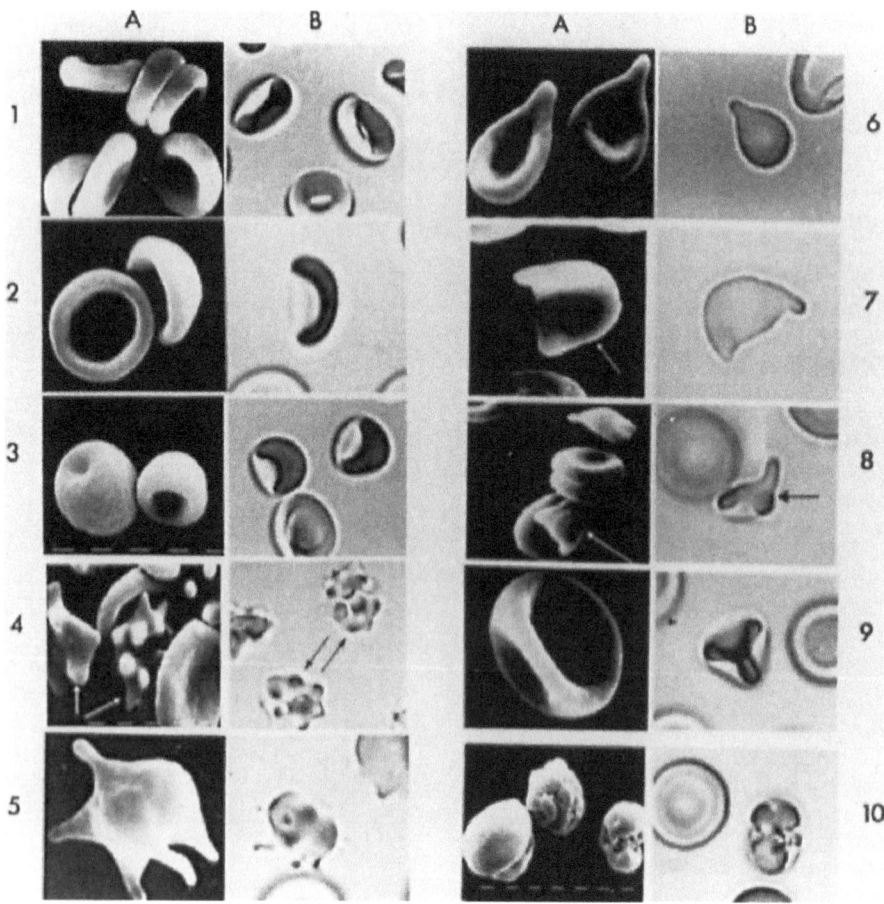

Figura 43.11 Aspecto tridimensional dos eritrócitos, conforme observado por meio de exame por microscopia eletrônica (A) e por microscopia óptica (B) de eritrócitos fixados em glutaraldeído (1, discócitos; 2, tigelas; 3 esferócitos; 4, equinócitos; 5, acantócitos; 6, dacrócitos; 7, queratócitos; 8, esquizócitos; 9, leptócitos; 10, eritrócitos imaturos).

QUADRO 43.7
Contagens diferenciais de eritrócitos em adultos e recém-nascidos.

Eritrócitos	Mediana (5 a 95%)[a]		
	Adultos	Recém-nascidos a termo[b]	Recém-nascidos prematuros[c]
Número estudado	53	31	52
Discos	78 (42 a 94)	43 (18 a 62)	39,5 (18 a 57)
Tigelas	18 (4 a 50)	40 (14 a 58)	29 (13 a 53)
Razão de discos e tigelas	2 (0 a 4)	2 (0 a 5)	3 (0 a 10)
Esferócitos	0 (0 a 0)	0 (0 a 1)	0 (0 a 3)
Equinócitos	0 (0 a 3)	1 (0 a 4)	5,5 (1 a 23)
Acantócitos	0 (0 a 1)	1 (0 a 2)	0 (0 a 2)
Dacrócitos	0 (0 a 1)	1 (0 a 3)	1 (0 a 5)
Queratócitos	0 (0 a 1)	2 (0 a 5)	3 (0 a 7)
Esquizócitos	0 (0 a 1)	0 (0 a 2)	2 (0 a 5)
Leptócitos	1 (0 a 4)	3 (0 a 8)	1 (0 a 6)
Outros	1 (0 a 4)	3 (0 a 7)	4 (1 a 11)

[a]Todos os valores são expressos como a mediana mais a variação de 5 a 95%, tendo em vista que a distribuição da maior parte dos valores foi não gaussiana.
[b]Do exemplo, 29 eram ABO-compatíveis, 1 era AB com mãe A e 1 era AB com mãe B.
[c]Inclui recém-nascidos ABO-compatíveis e ABO-incompatíveis.

O catabolismo dos eritrócitos resulta na produção equimolar de bilirrubina e carboxi-hemoglobina (198). A concentração de carboxi-hemoglobina sanguínea, ou a taxa de excreção de monóxido de carbono (199), também está correlacionada à hemólise (200).

Em adultos e crianças, a hemólise intravascular é evidenciada pelo aumento dos níveis de hemoglobina no plasma (i. e., hemoglobinemia), diminuição na haptoglobina sérica, e pelo surgimento de hemoglobinúria e metemalbuminemia. No RN normal, os níveis de haptoglobina podem ser zero, e os níveis de hemoglobina plasmática são superiores àqueles observados em adultos. Elevações graves na hemoglobina plasmática e na hemoglobinúria são evidências de hemólise intravascular, mas o valor destes testes na detecção da hemólise leve em RNs é limitado.

Investigação de um recém-nascido com anemia

Em nenhum outro momento uma referida diversidade de distúrbios resulta em anemia como ocorre na primeira semana de vida (201). A necessidade de tratamento rápido com frequência é adicionada à confusão diagnóstica. É em virtude das diversas causas e da necessidade de terapia imediata que os fundamentos do diagnóstico devem ser apreciados e praticados sem atrasos. As tentativas diagnósticas têm início com um histórico, se a causa não estiver imediatamente aparente. No histórico familiar, deve-se ter atenção com a anemia em outros familiares ou com os episódios inexplicados de anemia, icterícia, colelitíase ou esplenectomia. Um histórico familiar positivo com frequência é obtido em casos de RNs com esferocitose hereditária, e um histórico de irmãos afetados pode ser observado em pacientes com defeitos enzimáticos dos eritrócitos.

No histórico materno, devem ser obtidas informações a respeito da sua origem étnica e a do pai biológico, incluindo qualquer consanguinidade, e do seu histórico medicamentoso próximo ao termo. Devem ser buscadas informações a respeito de medicamentos que sabidamente iniciam a hemólise em casos de deficiência de G6PD, e especialmente de qualquer histórico de exposição recente a produtos contra traças que contenham naftalina.

O histórico obstétrico deve fornecer informações a respeito de sangramento vaginal durante a gravidez, placenta prévia, descolamento prematuro da placenta, *vasa previa* e cesariana (se a placenta era anterior e foi incisada, o intervalo entre a sua incisão e o momento do parto foi > 30 segundos, tendo em vista que isto pode ter resultado em perda sanguínea fetal significativa). Devem ser respondidas perguntas adicionais. O parto foi traumático? O cordão rompeu? Foi um nascimento múltiplo?

A idade na qual a anemia é observada pela primeira vez também apresenta valor diagnóstico. A anemia acentuada ao nascimento normalmente é o resultado de hemorragia ou aloimunização grave. A anemia que se manifesta durante os primeiros 2 dias de vida com frequência é causada por hemorragias externas ou internas, ou distúrbio hemolítico aloimune grave, enquanto a anemia que surge após as primeiras 48 horas de vida é mais comumente hemolítica e normalmente está associada à icterícia.

Uma abordagem para o diagnóstico diferencial da anemia no período de recém-nascido é apresentada na Figura 43.12. O médico deve primeiramente decidir se o nível baixo de hemoglobina pode ser explicado por perda sanguínea consequente à coleta de sangue. Perdas cumulativas, sobretudo em RNs prematuros, podem ser extremamente grandes, e a correta interpretação de alterações rápidas no nível de hemoglobina podem ser realizadas apenas se houver uma cuidadosa atenção com os volumes exatos de sangue coletados e transfundidos. Se a causa da anemia permanecer desconhecida, diversos testes laboratoriais podem auxiliar no diagnóstico: contagem de reticulócitos, TDA do sangue do RN, exame de esfregaço sanguíneo periférico, e exame do esfregaço sanguíneo materno em relação a eritrócitos fetais. A US da cabeça ou do abdome é útil para detectar a perda sanguínea oculta. A partir destes estudos e do histórico, com frequência pode ser obtido um diagnóstico, ou no mínimo a lista de possibilidades diagnósticas pode ser muito abreviada.

A aspiração da medula óssea raramente é necessária no período neonatal para a investigação de um RN com anemia. Entretanto, se a anemia persistir sem evidências de hemólise ou perda sanguínea, uma análise da medula óssea deve ser considerada para afastar condições tais como ADB.

Policitemia

A hemoglobina venosa que excede 22,0 g/dℓ, ou o hematócrito venoso superior a 65% durante a primeira semana de vida devem ser considerados como policitemia. Embora a policitemia neonatal possa ser o resultado de distúrbios fetais, tais como transfusão fetofetal, insuficiência placentária, e determinados distúrbios metabólicos (Quadro 43.8), a maior parte dos casos ocorre em RNs de outro modo normais. A maior parte destes RNs era a termo, apropriada para a idade gestacional e sem asfixia ao nascimento. A policitemia ocorre em 1,5 a 4% dos RNs (202).

Os sintomas observados no RN policitêmico aparentam ser primariamente uma consequência da hipervolemia e de um aumento na viscosidade sanguínea. Após o hematócrito venoso central alcançar 60 a 65%, o aumento na viscosidade sanguínea se torna muito maior, como um resultado da relação exponencial entre o hematócrito e a viscosidade (203). Os fatores plasmáticos e eritrocitários também afetam a viscosidade do sangue neonatal (204-206).

Angústia respiratória, trombocitopenia, cianose, insuficiência cardíaca congestiva, convulsões, priapismo, icterícia, trombose em veia renal, hipoglicemia e hipocalcemia aparentam ser mais comuns em RNs com policitemia (202). Muitos RNs com policitemia são assintomáticos.

Além do cuidado de suporte, a exsanguinotransfusão parcial (ETP) tem sido utilizada para o tratamento da policitemia. A ETP aumenta a oxigenação cerebral e a extração do oxigênio tecidual fracionário no RN com policitemia, sugerindo

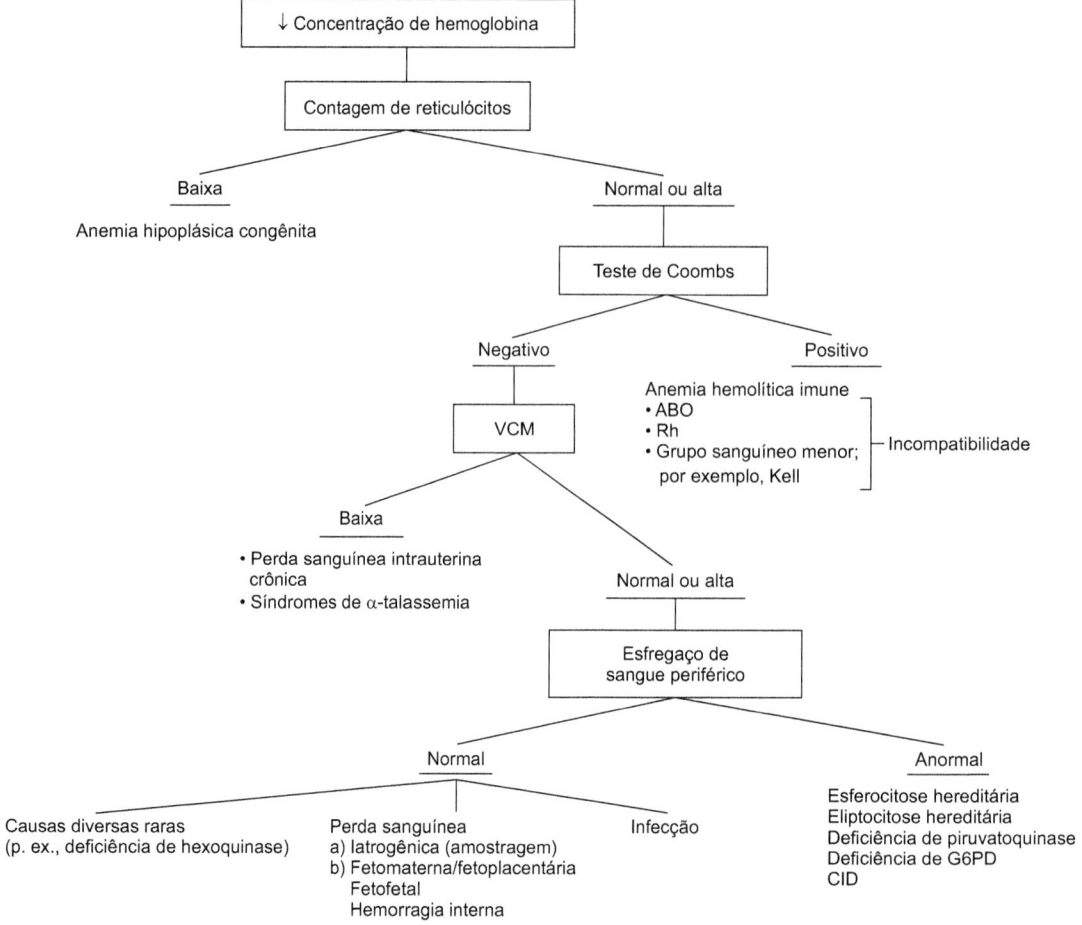

Figura 43.12 Abordagem diagnóstica para a anemia no recém-nascido.

o aumento do fluxo sanguíneo (207). Entretanto, os indicadores precisos ainda precisam ser determinados. Embora um hematócrito venoso central superior a 65% com sintomas seja uma indicação amplamente aceita para a ETP, o limiar em um RN que de outro modo aparenta ser saudável é controverso. Alguns grupos propõem uma exsanguinotransfusão em RNs para o hematócrito venoso central superior a 70% (207); outros demonstraram que uma abordagem mais restritiva, de realizar a ETP apenas para aqueles que apresentam hematócrito igual ou superior a 76% ou sintomas, pode ser segura (208). A redução do hematócrito venoso para menos de 60% pode melhorar os sintomas (209,210), mas os desfechos neurológicos a longo prazo ainda são incertos. Para realizar uma ETP, o volume de sangue a ser exsanguinotransfundido (mℓ) é calculado tipicamente a partir das informações a seguir: peso do RN, hematócrito real, hematócrito desejado (normalmente cerca de 55%), e volume sanguíneo (o volume sanguíneo de um RN a termo é de 80 a 90 mℓ/kg e de um RN pré-termo é de 90 a 100 mℓ/kg). A fórmula para o volume (mℓ) de sangue a ser submetido à exsanguinotransfusão é:

[(Hct Real – Hct desejado)/Hct Real] × Volume sanguíneo

Portanto, um RN a termo de 3 kg, com um Hct central de 80% e um Hct desejado de 55% necessitaria de uma ETP de aproximadamente 84 mℓ. O sangue é coletado do paciente tipicamente em alíquotas de 10 mℓ e é substituído por solução fisiológica normal.

QUADRO 43.8
Policitemia neonatal.

Possíveis causas por hipertransfusão placentária
   Transfusão fetofetal
   Transfusão maternofetal
   Clampeamento tardio do cordão
      Intencional
      Parto domiciliar não assistido

Possíveis associações
   Insuficiência placentária
      Recém-nascidos pequenos para a idade gestacional
      Nascimento pós-maturidade
      Toxemia da gravidez
   Placenta prévia
   Distúrbios endócrinos e metabólicos
      Hiperplasia suprarrenal congênita
      Tirotoxicose neonatal
      Diabetes materno
   Diversos
      Trissomias do 13, 19 e 21
      Visceromegalia hiperplásica (*i. e.*, síndrome de Beckwith)
      Eritrodermia ictiosiforme congênita

DISTÚRBIOS DOS LEUCÓCITOS

Distúrbios dos neutrófilos

Um grupo diverso de distúrbios leucocitários é observado em RNs. Diferentes células sanguíneas estão envolvidas (p. ex., neutrófilos, linfócitos, eosinófilos) e os distúrbios podem ser de natureza quantitativa ou qualitativa. Esta seção enfoca nas anormalidades que são frequentes (p. ex., alterações em neutrófilos associadas a infecções bacterianas), ou que são únicas desta faixa etária (p. ex., neutropenia aloimune neonatal, neutropenia hereditária e leucemia congênita).

Contagem de leucócitos normal no período neonatal

O neutrófilo maduro apresenta um núcleo, que é distintamente segmentado em dois ou mais lobos, conectados por um filamento fino. As células sem lobulação e aquelas nas quais a largura do segmento mais estreito do núcleo é superior a um terço da largura do segmento mais largo são denominadas neutrófilos não segmentados ou bastões. Durante as primeiras 2 semanas de vida dos RNs a termo ou prematuros, uma razão de neutrófilos bastões (jovens) e segmentados superior a 0,3 deve ser considerada anormal (211). O exame de um esfregaço de sangue periférico durante os primeiros poucos dias de vida revela caracteristicamente um excesso de neutrófilos. Particularmente, em RNs prematuros, podem ser observadas algumas formas imaturas (p. ex., pró-mielócitos, mielócitos). Em algum momento entre o 4º e o 7º dia de vida, o linfócito se torna a célula predominante e assim permanece até o 4º ano de vida.

As contagens de neutrófilos segmentados e bastões de RNs a termo e de muito baixo peso têm sido relatadas por uma diversidade de investigadores (211-218). O limite inferior normal para as contagens de neutrófilos em RNs de muito baixo peso é significativamente inferior àquele para os RNs a termo. Os valores de referência dos neutrófilos em RNs a termo e pré-termo encontram-se nas Figuras 43.13 a 43.15 (215,217).

Embora a definição da neutropenia seja essencialmente uma consideração estatística com base nos dados obtidos de estudos de RNs a termo e prematuros saudáveis, existe o consenso entre os especialistas de que uma contagem absoluta de neutrófilos (CAN, bastões mais neutrófilos maduros) inferior a $1 \times 10^9/\ell$ aumenta o risco de infecções em RNs a termo e prematuros (219) e que uma CAN inferior a $0,5 \times 10^9/\ell$ é considerada neutropenia grave (220). A neutropenia que é mais leve do que a anterior exige acompanhamento e possivelmente investigação em relação à causa. Embora com mais frequência nos RNs a neutropenia seja transitória e a principal preocupação seja um aumento do risco de infecção ou de uma infecção não diagnosticada, por vezes a neutropenia é um sinal de um distúrbio subjacente sério, que exige diagnóstico e tratamento urgentes.

Neutrofilia fisiológica é comum em RNs na primeira semana de vida. De acordo com Thilaganathan et al. (221), as contagens de leucócitos totais no sangue do cordão umbilical variaram entre 7,25 e $48 \times 10^9/\ell$, com média de $13,8 \times 10^9/\ell$. Após o nascimento, as contagens de neutrófilos aumentam para níveis de até $23 \times 10^9/\ell$ em 16 horas após o trabalho de parto e, em seguida, diminuem gradualmente para menos de $9,5 \times 10^9/\ell$ aos 5 dias de idade. O mecanismo da neutrofilia fisiológica aparenta ser um aumento na secreção de citocinas (222,223); os níveis do fator de estimulação de colônias de granulócitos (G-CSF) aumentam no dia 1 após o nascimento e, em seguida, diminuem gradualmente (223). É interessante notar que foi observado que a principal causa da neutrofilia fisiológica em RNs está relacionada a um aumento na produção de G-CSF pela placenta (trofoblastos e células do estroma da decídua).

Neutropenia

Ocorre neutropenia em 6 a 8% dos bebês admitidos na UTI neonatal. As causas da neutropenia incluem diminuição da produção, aumento da destruição, marginalização no endotélio microvascular, sequestro no baço, ou uma combinação dos mecanismos (Quadro 43.9). A maior parte dos episódios ocorre durante a

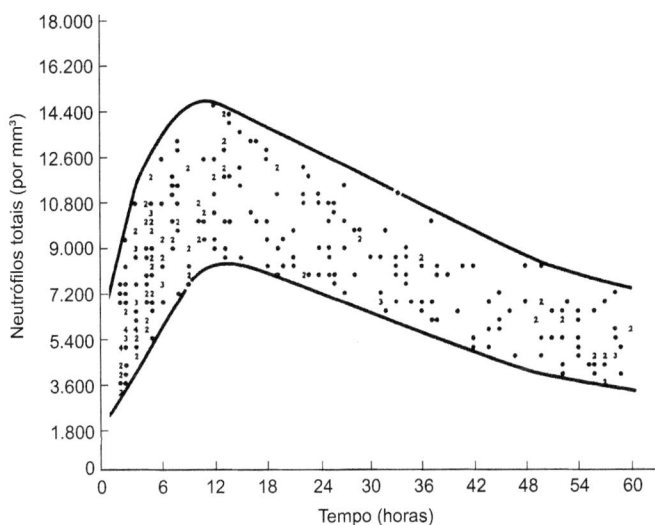

Figura 43.13 Variação de referência da contagem de neutrófilos totais nas primeiras 60 horas de vida. Os indivíduos foram 434 recém-nascidos (peso ao nascimento de 2.685 ± 683 g; variação de 29 a 44 semanas de idade gestacional). *Os círculos sólidos* representam os valores únicos; os números representam o número dos valores no mesmo ponto. *As linhas sólidas* representam o envelope que liga estes dados. Reproduzida, com autorização, de Manroe BL, Weinberg AG, Rosenfeld CR et al. The neonatal blood count in health and disease. I. Reference values for neutrophilic cells. *J Pediatr* 1979;95:89.

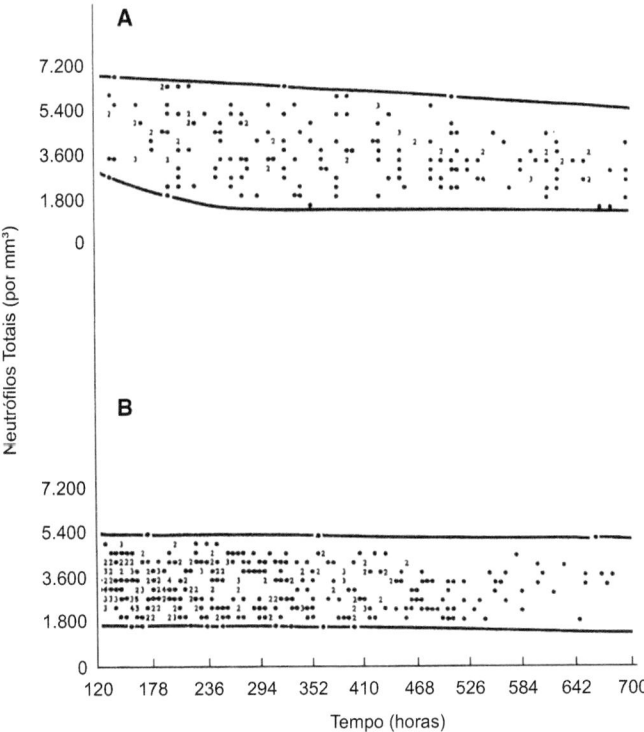

Figura 43.14 Variação de referência para a contagem de neutrófilos totais para (A) recém-nascidos com 60 a 120 horas de vida e (B) 120 horas a 28 dias de vida. Os indivíduos foram 434 recém-nascidos (peso ao nascimento de 2.685 ± 683 g; variação de 29 a 44 semanas de idade gestacional). *Os círculos sólidos* representam valores únicos; os números representam o número dos valores no mesmo ponto. *As linhas sólidas* representam o envelope que liga estes dados. Reproduzida, com autorização, de Manroe BL, Weinberg AG, Rosenfeld CR et al. The neonatal blood count in health and disease. I. Reference values for neutrophilic cells. *J Pediatr* 1979;95:89.

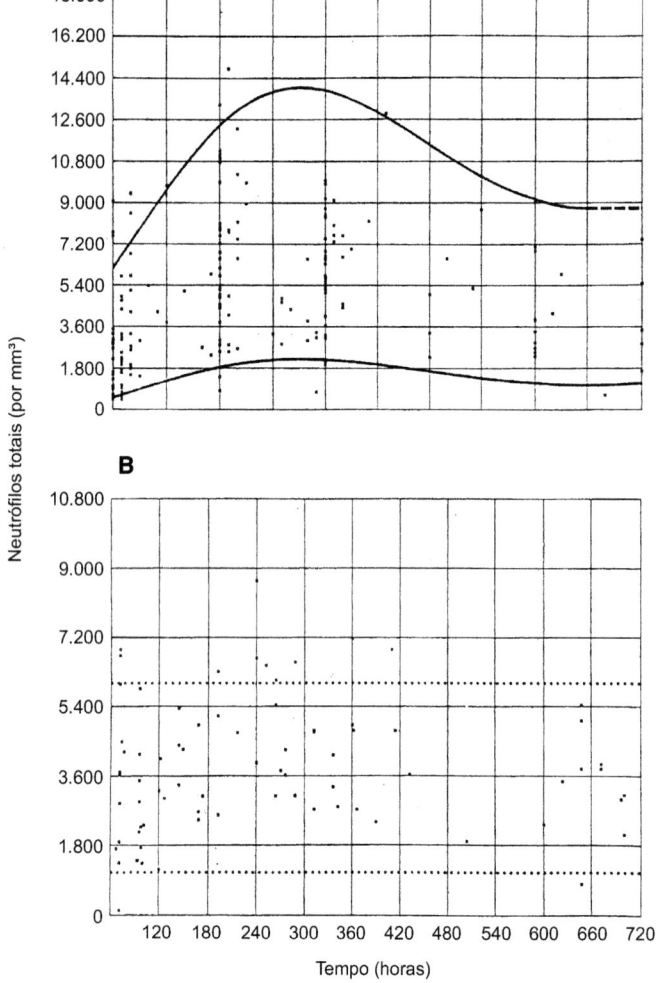

Figura 43.15 Variações de referência para os valores de neutrófilos totais em recém-nascidos de muito baixo peso (A) desde o nascimento até 60 horas de vida e (B) de 61 horas até 28 dias de vida. Os indivíduos foram 193 recém-nascidos: 50 com 1.000 g e 143 com 1.001 a 1.500 g. *As linhas em negrito* (**A**) e *as linhas pontilhadas* (**B**) representam os envelopes que ligam estes dados, respectivamente. Reproduzida, com autorização, de Mouzinho A, Rosenfeld CR, Sanchez PJ et al. Revised reference ranges for circulating neutrophils in very-low-birth-weight neonates. *Pediatrics* 1994;94:76.

QUADRO 43.9
Causas de neutropenia neonatal.

Diminuição da produção de neutrófilos (ver também o Quadro 43.13)
Recém-nascidos de mulheres hipertensas
Doadores de transfusão fetofetal
Doença hemolítica *rhesus*
Síndrome de Kostmann/neutropenia congênita grave
Neutropenia cíclica
Síndrome de Shwachman-Diamond
Síndrome de Barth
Doença do armazenamento de glicogênio tipo 1b
Acidúria orgânica (acidúria propiônica, acidúria metilmalônica, deficiência de fumarase)
Hipoplasia de cartilagem-cabelo
Disgenesia reticular
Síndrome de Chédiak-Higashi

Marginação excessiva dos neutrófilos
Endotoxemia (p. ex., ECN)
Neutropenia induzida por medicamento
Neutropenia idiopática da prematuridade

Aumento da destruição de neutrófilos
Neutropenia aloimune neonatal
Neutropenia autoimune neonatal
Neutropenia induzida por medicamento
Neutropenia associada a síndromes de imunodeficiência

Diminuição da produção e aumento da destruição de neutrófilos
Infecções
  Congênitas, normalmente virais
  Adquiridas, normalmente bacterianas
Neutropenia induzida por medicamento

Hiperesplenismo

primeira semana de vida e está relacionada a baixa idade gestacional, restrição do crescimento intrauterino, infecções, hipertensão induzida pela gravidez (HIG), asfixia neonatal grave, terapia medicamentosa, ou outros eventos perinatais (224). A neutropenia de início tardio ocorre a uma idade pós-natal superior a 3 semanas e tem sido relatada em bebês prematuros com anemia e reticulocitose acentuada (225). O mecanismo é desconhecido, mas pode estar relacionado à indução da expressão de fatores de transcrição que promovem a eritropoese ao mesmo tempo que suprimem a granulopoese. Esta resposta fisiológica é tipicamente transitória, não grave, e não está associada a um aumento do risco de infecção.

As diversas causas da neutropenia em RNs estão resumidas no Quadro 43.9. As causas mais comuns incluem neutropenia associada a infecção, neutropenia em RNs prematuros, neutropenia em RNs de mães hipertensivas, neutropenia aloautoimune e transfusão fetofetal (219). Outras causas de destruição ou subprodução de neutrófilos são menos comuns e incluem síndromes hereditárias de insuficiência da medula óssea.

Neutropenia em virtude de infecção bacteriana

A neutropenia ocorre com frequência na condição da sepse neonatal. Ela pode ser a causa da sepse, porém, mais comumente, é a consequência. Deve-se observar que a função dos neutrófilos, em particular a quimiotaxia e a fagocitose, é reduzida nos RNs e pode contribuir para a suscetibilidade às infecções (226). Em RNs com infecção bacteriana sistêmica, a contagem de neutrófilos totais normalmente está diminuída, mas pode estar aumentada ou normal. Em um pequeno estudo de 24 RNs com sepse e culturas positivas documentadas, foi observada neutropenia em 5, neutrofilia em 3, e contagens de neutrófilos normais nos 16 remanescentes (212). Nos estudos em que foram incluídos RNs com doença bacteriana confirmada e suspeita (215,224), foi observada neutropenia em aproximadamente três quartos dos indivíduos. Em outro estudo em 65% dos 63 RNs com neutropenia e sepse, a neutropenia esteve presente no dia do início clínico da sepse (224), em 13% dos casos a neutropenia foi desenvolvida dentro de 3 dias do início da sepse, e em 22% a neutropenia esteve presente antes do início clínico da sepse. Setenta e sete por cento dos episódios neutropênicos ocorreram durante a primeira semana de vida; em 75% dos RNs afetados, a duração da neutropenia variou de 0 a 8 dias, com 75% apresentando neutropenia por menos de 24 horas.

Além da neutropenia, são observados aumento das quantidades de neutrófilos imaturos e uma elevação da razão de neutrófilos bastões e segmentados em RNs com sepse (212,213). Em um estudo de RNs prematuros com infecção bacteriana comprovada, 73% dos RNs apresentaram elevação das contagens de bastões e uma razão de neutrófilos bastões e segmentados revertida (213). A razão de imaturos e totais normal máxima é 0,16 nas primeiras 24 horas após o nascimento, a qual diminui gradualmente até 0,12 depois do 5º dia de vida (215).

Durante a infecção, os neutrófilos de RNs apresentam aumento das quantidades de corpúsculos de Döhle (i. e., agregados de retículo endoplasmático grosseiros), vacúolos e grânulos tóxicos (213).

Em termos de prever a sepse, diversos fatores devem ser levados em consideração. Em primeiro lugar, dois hemogramas negativos realizados com intervalo de 8 a 12 horas e uma hemocultura negativa em 24 horas melhoram a capacidade de afastar a sepse no primeiro dia de vida em 100% (227). Em segundo lugar, a razão de neutrófilos imaturos e neutrófilos totais superior a 0,2 é sugestiva de sepse (228). Em terceiro lugar, as contagens de leucócitos ou neutrófilos altas ou baixas; a sensibilidade de uma contagem de leucócitos baixa é de apenas 29%, as a especificidade for tão alta quanto 91% (229). Em quarto lugar, as alterações morfológicas em neutrófilos, conforme discutido anteriormente, apresentam valor preditivo positivo (Quadro 43.10) (230,231).

Diminuição da produção de neutrófilos

Neutropenia idiopática da prematuridade. A neutropenia em UTI neonatais é observada mais comumente em RNs prematuros (tipicamente < 30 semanas de idade gestacional), particularmente naqueles de PMBN. Ela é apresentada em 4 a 10 semanas após o nascimento. O esfregaço sanguíneo não demonstra neutrófilos imaturos. Os mecanismos de base aparentam ser uma combinação de redução da massa de neutrófilos corporais totais, com redução das quantidades de precursores de neutrófilos comprometidos na medula óssea ao nascimento e incapacidade de montar uma resposta granulopoética (232). A administração intravenosa ou subcutânea de fatores de crescimento granulocítico normalmente produzem aumentos significativos no nível de neutrófilos circulantes (G-CSF nas doses diárias de 5 a 10 µg/kg) (222,233), ou de ambos neutrófilos e monócitos (fator de estimulação de colônias de granulócitos-macrófagos [GM-CSF] nas doses diárias de 5 a 10 µg/kg) (234). A toxicidade é mínima, particularmente quando o G-CSF é administrado. A maior parte dos investigadores observou melhora do desfecho quando houve a administração de G-CSF (235,236) ou GM-CSF (237), mas alguns não a observaram (238). Transfusões de granulócitos têm sido utilizadas em RNs com sepse, mas o papel desta modalidade ainda precisa ser estabelecido (239). Estes estudos incluíram, em grande parte, pacientes com graus variáveis de neutropenia, os quais, alguns autores postulam, podem ter diminuído o efeito terapêutico observado entre os bebês que mais podem ter se beneficiado desta terapia.

Houve investigadores que estudaram a capacidade da administração profilática de citocinas de prevenir infecções e reduzir a mortalidade. Entretanto, não foi demonstrada uma redução consistente nas taxas de infecção e na mortalidade quando o G-CSF foi administrado de modo profilático em RNs pré-termo sem neutropenia ou com neutropenia leve. A melhora foi demonstrada por alguns (233), mas não por outros (240). O estudo de Kuhn et al. (240) é um grande estudo clínico multicêntrico, randomizado, duplo-cego e controlado por placebo, que incluiu 200 indivíduos. De modo semelhante, não foi demonstrada uma redução consistente nas infecções e nas taxas e na mortalidade quando o GM-CSF foi administrado de modo profilático em RNs pré-termo sem neutropenia ou com neutropenia leve. A melhora foi demonstrada em alguns estudos (241), mas não em outros (234,242). A publicação por Carr et al. (234) incluiu os resultados de um grande estudo clínico simples-cego, multicêntrico e randomizado, que incluiu 280 indivíduos, bem como uma metanálise.

A partir dos estudos anteriores, é razoável tirar as seguintes conclusões: (a) o tratamento de RNs pré-termo com sepse e neutropenia grave deve incluir o uso de fatores de crescimento de granulócitos, tais como o G-CSF, (b) a administração profilática de fator de crescimento de granulócitos para prevenir a sepse em bebês pré-termo sem neutropenia ou com neutropenia leve não é recomendada, e (c) a administração profilática de fatores de crescimento de granulócitos para reduzir as infecções e a taxa de mortalidade em RNs pré-termo com neutropenia idiopática grave e sem infecção clínica ainda deve ser estudada.

Recém-nascidos de mulheres hipertensas. Ocorre neutropenia em 50% dos RNs de mães com HIG. O mecanismo é a redução da produção como resultado de um inibidor que interfere na granulopoese normal (243,244). Inicialmente, a neutropenia pode ser muito baixa (p. ex., $0,5 \times 10^9/\ell$), mas ela é resolvida espontaneamente em 3 a 5 dias, e o risco de infecções é incerto (245,246).

Síndrome de Kostmann/neutropenia congênita grave. A síndrome de Kostmann/neutropenia congênita grave (K/NCG) é uma síndrome hereditária de insuficiência da medula óssea, que afeta apenas os granulócitos. A neutropenia é grave, tipicamente inferior a $0,2 \times 10^9/\ell$ a partir do primeiro dia de vida (247). Os esfregaços da medula óssea revelam tipicamente uma parada da maturação no nível de pró-mielócitos-mielócitos, mas com celularidade geral normal. A herança depende do gene mutante (Quadro 43.6). Mutações monoalélicas no *ELANE* (248) levam à ativação anormal da elastase de neutrófilos, com exclusiva localização na membrana (249), a proteínas com dobramento errôneo (250) e ao aumento da apoptose de precursores mieloides (250,251). Mutações bialélicas no *HAX1* estão associadas à autofagia e à ativação da via da apoptose mitocondrial (252). Trinta por cento dos pacientes apresentam manifestações neurológicas, tais como retardo do desenvolvimento e convulsões. Mutações no gene G6PC3 levam à neutropenia, além de comunicações interatriais, imunodeficiência leve a moderada, e vascularização proeminente (253). Outras causas de neutropenia congênita grave estão listadas no Quadro 43.6. Pacientes com K/NCG sofrem com infecções bacterianas graves desde os primeiros meses de vida. Cerca de 50% dos pacientes com mutações nos genes *ELANE* e *HAX1* sofrem de infecções no primeiro mês de vida, e o distúrbio normalmente é fatal se não diagnosticado e tratado precocemente. O risco de leucemia aumenta com a idade (254); entretanto, foi relatado o surgimento de leucemia no início da infância. O diagnóstico precoce é crítico para o tratamento adequado, a prevenção de mortes precoces, o aconselhamento genético e o início imediato de um programa de vigilância de câncer. O diagnóstico é facilitado por características

---

QUADRO 43.10

Sistema de escore hematológico em recém-nascidos com suspeita de sepse.

	Anormalidade	Escore[a]
Razão de neutrófilos imaturos e totais[a]	↑	1
Contagem de neutrófilos totais[a,b]	↑ ou ↓	1
Razão I:M	≥ 0,3	1
Contagem de PMN imaturos	↑	1
Contagem de leucócitos totais[c]	↑ ou ↓	1
Alterações degenerativas em PMN[d]	≥ 3+[e]	1
Contagem de plaquetas	< 150.000/mm³	1

[a]Valores normais conforme definidos por Manroe et al. (312).
[b]Se não forem observados neutrófilos maduros no filme sanguíneo, escore 2 em vez de 1 para contagem de PMN totais.
[c]≤ 5.000/mm³ ou ≥ 25.000, 30.000 e 21.000/mm³ ao nascimento, 12 a 24 h e dia 2 em diante, respectivamente.
[d]Quantificado em uma escala de 0 a 4+ de acordo com a classificação por Zipursky et al. (310).
[e]Para vacuolização, granulação tóxica, ou corpúsculos de Döhle.

1, imaturo; M, maduro; PMN, leucócitos polimorfonucleares.

clínicas, hemogramas completos, testes de medula óssea e testes genéticos. O tratamento com G-CSF aumenta as contagens de neutrófilos e previne a infecção em 90% dos casos (255,256). Os pacientes que não respondem ao G-CSF podem se beneficiar da adição de prednisona em dose baixa ao regime de G-CSF, ou do transplante de células-tronco hematopoéticas (257-259). A transformação em síndrome mielodisplásica e leucemia mieloide aguda é uma complicação importante na K/NCG, independentemente do tratamento com G-CSF e é uma indicação para o transplante de células-tronco hematopoéticas.

Neutropenia cíclica. A neutropenia cíclica é um distúrbio hereditário caracterizado por diminuição regular e repetitiva nos neutrófilos do sangue periférico em intervalos de aproximadamente 21 dias (260-262). O padrão de ciclagem típico pode estar aparente nos primeiros meses de vida e pode ter início no período neonatal. O distúrbio é causado por mutações no gene *ELANE* no sítio ativo da elastase de neutrófilos, que causam a localização defeituosa da enzima na membrana (249) e um aumento cíclico na apoptose dos precursores mieloides (251). Os pacientes podem desenvolver infecções graves e feridas na boca durante o nadir neutrofílico, levando à gengivite crônica. O diagnóstico requer a demonstração de ciclos de neutrófilos regulares e é apoiado por testes genéticos. O tratamento diário com G-CSF melhora os sintomas na maior parte dos pacientes. Embora as mutações sejam no mesmo gene que causa a K/NCG, o distúrbio não está associado a um alto risco de transformação leucêmica.

Doença de armazenamento do glicogênio tipo Ib. Pacientes com este distúrbio recessivo autossômico apresentam manifestações metabólicas clássicas, conforme observado na doença de armazenamento do glicogênio tipo Ia. Estas incluem hepatomegalia, hipoglicemia e acidose láctica. Contrariamente à doença de armazenamento do glicogênio tipo Ia, os pacientes com o distúrbio apresentam neutropenia e comprometimento da quimiotaxia de neutrófilos e surtos respiratórios. Os granulócitos são reduzidos e disfuncionais, possivelmente em virtude da apoptose acelerada (263,264). O aumento da morte celular pode estar relacionado à incapacidade de atender as exigências de glicose intracelular (264) e à translocação e à ativação da proteína pró-apoptótica Bax (263). O defeito genético reside no gene que codifica a glicose-6-fosfato translocase. A neutropenia pode ser grave e causar infecção séria e doença intestinal inflamatória. A maior parte dos pacientes necessita de G-CSF, o qual aumenta com sucesso as contagens de neutrófilos, melhora a função e previne a infecção (265).

Síndrome de Barth. A síndrome de Barth é um distúrbio recessivo ligado ao X, com cardiomiopatia dilatada e não compactação ventricular esquerda, miopatia esquelética, acidúria 3-metilglutacônica e neutropenia (266,267). O distúrbio está associado à mutação do gene *TAZ* (268). O gene codifica 10 proteínas diferentes, denominadas "tafazinas", que estão envolvidas no remodelamento da cardiolipina, um componente essencial da membrana interna mitocondrial que é necessário para a função adequada da cadeia respiratória. A neutropenia varia de leve a muito grave. O mecanismo da neutropenia aparenta envolver o aumento da dissipação do potencial da membrana mitocondrial e a apoptose (269). As amostras medulares apresentam celularidade normal, mas podem demonstrar parada da maturação no estágio mieloide. A maior parte dos pacientes não necessita de terapia contínua para a sua neutropenia. Entretanto, em casos com infecções bacterianas graves, pode ser administrado G-CSF, com uma resposta muito boa (267).

Síndrome WHIM. Pacientes com esta síndrome dominante autossômica (verrugas, hipogamaglobulinemia, infecções e mielocatexia) podem apresentá-la nos primeiros meses de vida (270). A neutropenia resulta de uma liberação defeituosa das células da medula no sangue periférico em virtude de mutações no gene do receptor de quimiocinas *CXCR4* (271). A interferência do CXCR4 por um antagonista direto (272) ou pelo G-CSF apresenta valor terapêutico.

Disgenesia reticular. A disgenesia reticular é uma das formas mais raras e mais extremas de neutropenia associada à imunodeficiência combinada grave (IDCG). Ela é caracterizada por agranulocitose congênita, linfopenia e hipoplasia linfoide e tímica (273). A maior parte dos pacientes apresenta mutações no gene que codifica a adenilato quinase mitocondrial 2 (274). As contagens de neutrófilos normalmente não melhoram com a administração de G-CSF, e os pacientes com frequência morrem dentro das primeiras poucas semanas de vida, exceto se receberem transplante de células-tronco hematopoéticas (275). A síndrome mielodisplásica tem sido relatada em pacientes que apresentaram quimerismo misto pós-transplante (276).

Hipoplasia de cartilagem-cabelo. A neutropenia grave e a anemia macrocítica ou normocítica ocorrem em pacientes com hipoplasia de cartilagem-cabelo (HCC). A citopenia ocorre em virtude de um mecanismo autoimune ou de insuficiência da medula óssea. O distúrbio é caracterizado por cabelos finos, nanismo com membros curtos, displasia metafisária (com frequência não evidente no primeiro ano de vida) e anormalidades de células T. Esta condição recessiva autossômica é causada por mutações no gene *RMRP* (277), que desempenha uma função no processamento do RNAr e na biogênese dos ribossomos. Embora seja comum em finlandeses e Amish, o distúrbio tem sido relatado em outras populações (278). Naqueles pacientes com imunodeficiência grave, o transplante de células-tronco hematopoéticas pode corrigir a disfunção hematológica e imune.

Síndrome de Chédiak-Higashi. A síndrome de Chédiak-Higashi é um distúrbio recessivo autossômico causado por mutações no gene regulador do tráfego lisossômico, *LYST* (279). Ela é caracterizada por graus variáveis de albinismo oculocutâneo, formação de hematomas facilitada, e hemorragias em virtude de disfunção plaquetária (280). Os pacientes sofrem de infecções recorrentes como resultado da neutropenia, do comprometimento da quimiotaxia e da atividade bactericida, e da função anormal das células *natural killer* (NK). Grânulos citoplasmáticos grandes em granulócitos circulantes são uma indicação para o diagnóstico (281).

Síndrome de Griscelli. Pacientes com síndrome de Griscelli apresentam algumas características semelhantes àquelas da síndrome de Chédiak-Higashi, incluindo albinismo parcial, episódios frequentes de febre e infecções piogênicas, neutropenia e trombocitopenia, mas com ausência de grânulos citoplasmáticos anormais (282,283). A síndrome de proliferação de linfócitos T e ativação de macrófagos é uma complicação. O distúrbio é causado por mutações nos genes da miosina VA (síndrome de Griscelli tipo 1), RAB27A (síndrome de Griscelli tipo 2), ou melanofilina (síndrome de Griscelli tipo 3), que desempenham uma função nos processos de transporte de vesículas e tráfego de membranas. O transplante de células-tronco hematopoéticas é curativo (284).

Linfo-histiocitose hemofagocítica. A linfo-histiocitose hemofagocítica (LHH) é caracterizada por pancitopenia, febre, hepatoesplenomegalia, achados neurológicos, anormalidades do fígado e da coagulação, e elevação dos níveis de triglicerídios e ferritina (285,286). Uma apresentação importante durante o período neonatal é a insuficiência hepática progressiva, que mimetiza a hemocromatose neonatal (287). A maior parte ou todos os casos neonatais provavelmente são hereditários. Foram identificadas mutações germinativas nos genes que protegem as células imunes contra a apoptose em pacientes com LHH familiar e esporádica. Os genes mais comumente mutados são *PRF1*, *UNC13D*, *STX11* e *STXBP2*. O diagnóstico é crítico para instituir a terapia imunossupressora, com ou sem transplante de células-tronco hematopoéticas.

Aumento da destruição de neutrófilos

Neutropenia aloimune neonatal. A neutropenia aloimune ocorre quando a mãe se torna sensibilizada a um antígeno de origem paterna, que é expresso nos neutrófilos do seu RN e que forma anticorpos imunoglobulina G (IgG) específicos contra este antígeno fetal. A passagem transplacentária dos anticorpos IgG para a circulação fetal resulta na destruição acelerada dos neutrófilos no sistema reticuloendotelial, com consequente neutropenia. A condição é autolimitante e a neutropenia persiste por apenas algumas semanas ou meses. A gravidade da neutropenia é influenciada pelo título e pela subclasse de anticorpos IgG contra neutrófilos maternos, pela atividade fagocítica do sistema reticuloendotelial do RN e pela capacidade da medula do RN de compensar a abreviação da sobrevida dos neutrófilos sensibilizados pelos anticorpos. A frequência da neutropenia aloimune clínica foi estimada como 1 em 500 RNs (288) a menos de 0,1% (289). Com a utilização de testes para analisar prospectivamente 247 amostras de sangue do cordão de bebês a termo e a avaliação da neutropenia, foi observado que a incidência é de 0,81% (290).

O estudo da neutropenia aloimune neonatal contribuiu muito para o atual conhecimento sobre os antígenos específicos de neutrófilos (Quadro 43.5) (291). Os anticorpos mais comuns observados em pacientes são contra antígenos específicos de neutrófilos, particularmente os antígenos HNA-1a, HNA-1b e HNA-1c. Entretanto, também foram relatados casos raros de aloimunização em virtude de anticorpos anti-HLA e receptor IIIB de anti-Fc gama.

Infelizmente, não estão disponíveis estudos clínicos recentes e grandes, mas a evolução clínica relatada dos RNs com neutropenia aloimune é de interesse. A neutropenia normalmente é grave. Os RNs sintomáticos podem apresentar separação tardia do cordão umbilical, infecções cutâneas, pneumonia, ou otite média dentro das primeiras 2 semanas de vida (289,292). A duração da neutropenia varia de 2 a 28 semanas, com média de aproximadamente 7 semanas. Infecções leves são comuns. Infecções graves ou fulminantes foram relatadas em até 5% dos casos (293), e a maior parte foi causada por *Staphylococcus aureus*. Foram relatadas mortes em virtude de infecções bacterianas disseminadas. Embora a maior parte das infecções em RNs com neutropenia aloimune neonatal seja leve, os RNs afetados com neutropenia grave são de risco para infecções bacterianas sérias, e a intervenção terapêutica deve ser considerada. A terapia antibiótica intravenosa deve ser iniciada para os RNs com suspeita ou comprovação de infecção. A estratégia preferida para prevenir as infecções e tratar os RNs com neutropenia aloimune grave é a administração de rhG-CSF. A dose recomendada inicial é 5 µg/kg/dia, administrada por injeção intravenosa ou subcutânea durante 3 dias, com a titulação das doses adicionais para manter a contagem de neutrófilos sanguíneos superior a 1.000/µℓ (292). A resposta à rhG-CSF normalmente é rápida e está evidente dentro de 24 a 48 horas; em geral, é suficiente um tratamento por 2 a 3 semanas. É importante que os RNs sejam monitorados em relação à recorrência da neutropenia após a interrupção da terapia com rhG-CSF (294). Para os RNs que falham em responder à terapia inicial com rhG-CSF, um estudo da IGIV (1 g/kg/dia durante 2 a 5 dias) isoladamente ou em combinação com rhG-CSF deve ser considerado. O uso de exsanguinotransfusão ou transfusão com neutrófilos negativos para antígenos compatíveis deve ser reservado para aqueles raros RNs que falharam em um estudo adequado de IGIV e rhG-CSF (doses de 10 µg/kg/dia ou superiores), que estejam extremamente enfermos clinicamente, e que não estão respondendo à terapia com antibióticos intravenosos de amplo espectro. Existem poucas evidências de que corticosteroides sejam de valor nesta condição.

Tendo em vista que a condição pode recorrer nas gestações subsequentes, recomendamos o teste com contagens de neutrófilos da descendência subsequente imediatamente após o nascimento e com 1 semana de idade. Entretanto, os bebês assintomáticos podem não necessitar de tratamento.

Casos raros de neutropenia aloimune têm sido relatados em RNs após a transfusão de componentes sanguíneos ou IGIV (295).

Neutropenia autoimune neonatal. A neutropenia transitória no período neonatal pode refletir a transferência de autoanticorpos de neutrófilos IgG da mãe para o feto durante a gravidez (296,297). Nestes casos, o soro materno contém os anticorpos de neutrófilos patológicos, e a mãe pode estar neutropênica e pode apresentar um histórico de distúrbio autoimune, tal como o lúpus eritematoso sistêmico (297,298). A maior parte das crianças é assintomática, e a neutropenia é resolvida espontaneamente ao redor do 3º ao 4º mês de vida. Entretanto, neutropenia grave e infecções de risco à vida têm sido descritas, e o G-CSF profilático após o nascimento ou o terceiro trimestre deve ser considerado (299,300).

Neutropenia autoimune nos primeiros meses de vida. A neutropenia autoimune nos primeiros meses de vida é apresentada tipicamente em crianças entre os 3 e os 30 meses de idade (301,302). O mecanismo envolve a produção e anticorpos autorreativos, normalmente contra os antígenos dos antígenos NA1 ou NA2 no receptor IIb de Fcγ (303). Raramente, ele é observado no período neonatal (304). Nos referidos casos, deve ser afastada uma imunodeficiência de base. Exceto se associada à imunodeficiência ou a um distúrbio autoimune generalizado, a condição é autolimitante, e apenas 5 a 10% das crianças necessitam de tratamento com G-CSF ou IGIV (305).

Síndromes de imunodeficiência associadas à neutropenia autoimune. A imunodeficiência pode ser associada à neutropenia subprodutiva (p. ex., disgenesia reticular e HCC) ou à neutropenia autoimune destrutiva (p. ex., síndrome de hiper-IgM), ou a ambas (306). A neutropenia autoimune associada às síndromes de imunodeficiência pode ser apresentada nas primeiras poucas semanas de vida. Portanto, é imperativo avaliar as contagens de linfócitos totais e os níveis de imunoglobulina em RNs com neutropenia, particularmente tendo em vista que alguns destes distúrbios requerem o início urgente de uma busca por um doador compatível para o transplante de células-tronco hematopoéticas e profilaxia contra a pneumonia por *Pneumocystis carinii* (atualmente *Jiroveci*). Infecções incomuns (p. ex., pneumonia por *Pneumocystis carinii* ou candidíase sistêmica), anormalidades imunes, manifestações extra-hematológicas e histórico familiar podem ser indicações de estados de imunodeficiência primária.

Síndrome linfoproliferativa autoimune. Uma síndrome de imunodeficiência importante que está associada ao processo autoimune, causando neutropenia, anemia hemolítica e trombocitopenia concomitante ou sequencialmente é a síndrome linfoproliferativa autoimune (SLPA). A neutropenia é um achado frequente em pacientes com este distúrbio (307). Neste distúrbio, a neutropenia com frequência está associada a outros distúrbios autoimunes. Foram identificados defeitos nos genes associados à apoptose dos linfócitos no distúrbio. Linfadenopatia e esplenomegalia são comuns. O tratamento da citopenia grave tem por base a terapia imunossupressora com medicamentos tais como micofenolato, sirolimo e rituximabe.

Outras imunodeficiências primárias que podem ser associadas à neutropenia de início precoce incluem condições tais como agamaglobulinemia, síndrome de hiper-IgM e síndrome de Wiskott-Aldrich e estão descritas na seção Linfopenia a seguir.

Avaliação do recém-nascido com neutropenia

O achado inesperado de neutropenia grave ou prolongada em um RN deve ocasionar uma avaliação. Infecções, particularmente bacterianas, devem sempre ser consideradas. Um esfregaço de sangue periférico deve ser cuidadosamente examinado em relação a corpúsculos de Döhle, vacuolização e granulação tóxica, e a razão de neutrófilos bastões e segmentados deve ser determinada. Em RNs com neutropenia, um aumento da razão de neutrófilos bastões e segmentados e morfologia sugestiva de infecção bacteriana, a terapia empírica com antibióticos de amplo espectro deve ser iniciada e continuada até que os resultados das culturas sejam conhecidos, e uma infecção não seja a etiologia. Se não houver evidências clínicas ou laboratoriais de infecção, outras causas de neutropenia devem ser consideradas.

Conforme observado, pré-eclâmpsia e/ou hipertensão na mãe é uma causa comum de neutropenia e deve ser considerada no diagnostico diferencial. O histórico materno deve ser obtido, incluindo a exposição a medicamentos. O histórico materno de distúrbios autoimunes, tais como lúpus eritematoso sistêmico, particularmente se acompanhado por neutropenia, sugere a transferência vertical de anticorpos autoimunes. O médico deve obter um cuidadoso histórico familiar de neutropenia, infecções graves ou incomuns e mortes neonatais precoces. As mortes neonatais precoces podem ser causadas por infecção fulminante secundária à neutropenia hereditária antes que qualquer diagnóstico seja obtido. O exame físico de RNs afetados sugere ou exclui hiperesplenismo e infecções virais congênitas como a causa provável da neutropenia. Em RNs que aparentam estar bem, sem causa evidente para o estado neutropênico, a neutropenia aloimune neonatal deve ser considerada. Nos referidos casos, deve ser realizada uma pesquisa em relação a anticorpos de neutrófilos em uma amostra do soro materno e/ou do bebê por meio de métodos tais como teste de aglutinação de granulócitos, teste de imunofluorescência de granulócitos, imobilização de anticorpos monoclonais de antígenos de granulócitos, ou um ensaio múltiplo para a detecção de anticorpos com a utilização de microgrânulos acoplados a antígenos purificados (292,293,308). Estes ensaios para a detecção de anticorpos são mais bem realizados em laboratórios de referência em neutrófilos e devem ser complementados pela genotipagem do antígeno específico de neutrófilo da mãe biológica, do RN afetado e/ou do pai biológico, que atua como um substituto. É importante enfatizar que o tratamento do RN não deve ser adiado enquanto os estudos sorológicos confirmatórios estão em andamento. Finalmente, um aspirado de medula óssea deve ser considerado se a neutropenia for grave ($< 0,5 \times 10^9/\ell$) e persistir por mais de 1 semana. A biopsia de medula óssea é útil, mas pode não ser praticável em RNs jovens.

Neutrofilia e reações leucemoides neonatais

A incidência de reações leucemoides com contagens de leucócitos superiores a $50 \times 10^9/\ell$ entre RNs na UTI neonatal varia entre 1,3 e 15% (309-313). Ela é mais comumente observada na primeira semana de vida. As causas mais comuns incluem administração pré-natal de betametasona e infecções. Infecções congênitas, tais como doença por CMV, toxoplasmose e sífilis, podem se manifestar como hepatoesplenomegalia com resposta leucemoide pronunciada no sangue periférico. Infecções bacterianas graves também podem estar associadas a um quadro sanguíneo leucemoide. Deve-se observar que a patologia concomitante pode não ser encontrada em parte dos casos; por exemplo, 15% de 60 pacientes em uma série (310). O mecanismo envolve a produção acelerada de neutrófilos. A determinação das citocinas séricas não demonstrou aumento consistente de G-CSF ou GM-CSF; portanto, secreção parácrina medular ou outros mecanismos são possíveis. A reação leucemoide é resolvida dentro de diversos dias a semanas, sem evidências de sequelas em virtude da neutrofilia, até mesmo na leucocitose extrema (314). A principal importância clínica é a possibilidade de uma patologia subjacente. Rastogi et al. (310) observaram que RNs que exibiam uma resposta leucemoide tinham uma chance melhor de sobrevida do que aqueles que não o faziam. Tem sido relatada uma associação entre a reação leucemoide com contagens de leucócitos superiores a $50 \times 10^9/\ell$ e o desenvolvimento de displasia broncopulmonar e doença pulmonar crônica (312).

Linfopenia

Os linfócitos representam aproximadamente 30% dos leucócitos circulantes em RNs. A linfopenia sempre deve ser considerada quando a contagem de linfócitos totais estiver abaixo do 5º percentil inferior para a idade e particularmente se a contagem absoluta de linfócitos for inferior a $1,5 \times 10^9/\ell$ (315). Pode ocorrer linfopenia em uma diversidade de doenças por imunodeficiência, durante infecções ou como parte de um processo autoimune. Os distúrbios nos quais a linfopenia com frequência é diagnosticada com neutropenia estão detalhados na seção "Neutropenia" associada à imunodeficiência, e aqueles nos quais a linfopenia isolada é a característica da doença são revisados a seguir. De importância na investigação destes distúrbios é a avaliação das quantidades de subconjuntos de linfócitos ajustadas para a idade (316). No RN, normalmente 35 a 64% dos linfócitos expressam CD4 e são designados como linfócitos T auxiliares, e 12 a 18% dos linfócitos expressam CD8, que é um marcador em relação aos linfócitos T "supressores/citotóxicos". O CD19 (um marcador de linfócitos B) é observado em 6 a 32% dos linfócitos, e o CD16/56, que designa as células NK, é detectado em 4 a 18% das células. As características laboratoriais típicas que podem ajudar a esclarecer a etiologia da linfopenia em RNs e os defeitos moleculares estão resumidos no Quadro 43.11.

Imunodeficiência combinada grave

A IDCG é um grupo geneticamente heterogêneo raro de distúrbios sérios que implicam um prognóstico grave, exceto se reconhecidos inicialmente na vida e tratados imediatamente (317). Os critérios diagnósticos para a IDCG e distúrbios relacionados têm sido desenvolvidos e estudados (318). As causas mais frequentes de IDCG são mutações no gene que codifica a cadeia gama (também conhecida como comum) do receptor de interleucina (IL)-2 no cromossomo X. Os homens afetados apresentam, nos primeiros meses de vida, infecções potencialmente fatais e linfopenia. As contagens e as funções dos linfócitos T e NK estão significativamente diminuídas. As contagens de linfócitos B e os níveis de imunoglobulinas podem estar reduzidos, normais ou elevados. O timo com frequência não é detectado por meio de radiografia torácica ou US, e tecidos linfáticos, tais como linfonodos ou tonsilas, estão ausentes. O diagnóstico precoce no período neonatal melhora a sobrevida (319). O cuidado de suporte, incluindo isolamento, profilaxia para prevenir pneumonia por *Pneumocystis carinii*, nutrição e tratamento imediato das infecções, é crítico antes que o tratamento definitivo esteja disponível. Se RNs com IDCG necessitarem de transfusões sanguíneas, eles devem ser receber apenas hemoderivados irradiados para prevenir a doença enxerto *versus* hospedeiro. O principal tratamento curativo é o transplante de células-tronco hematopoéticas. A substituição de sucesso da proteína anormal por meio de terapia genética mediada por vírus também pode proporcionar a cura (320).

Mutações em outros genes que são importantes para o desenvolvimento e a função dos linfócitos podem causar um fenótipo de IDCG semelhante. Mutações no *Jak-3*, que é uma molécula de sinalização a jusante do receptor de IL-2, causa um fenótipo semelhante em indivíduos dos sexos masculino e feminino (321). Defeitos em outro receptor de linfócitos, a cadeia alfa do receptor de IL-7, também pode resultar em IDCG com quantidades baixas de células T, quantidades variáveis de células B, mas atividade NK normal (322). Mutações em diversos componentes do complexo *CD3* expresso em células T resultam em desenvolvimento de células T anormais, com funções de células NK bastões normais (323). De modo semelhante, mutações na tirosina fosfatase da proteína transmembrana (*CD45*) resultam em uma diminuição na quantidade e na função das células T e quantidade de células B normal; entretanto, os pacientes também apresentam diminuição dos níveis de imunoglobulinas séricas (324). Mutações em outra molécula de sinalização de células T, *ZAP-70*, afetam primariamente o desenvolvimento de CD8 (325).

QUADRO 43.11

Linfopenia e síndromes de imunodeficiência no período neonatal.

Distúrbio	Anormalidades imunes típicas	Características associadas	Herança	Defeito genético
IDCG, gama, tipo deficiência de cadeia comum	IDCG (T–, NK–, B+)	Nenhuma	Recessivo ligado ao X	IL-2R gama
IDCG, tipo deficiência de Jak-3	IDCG (T–, NK–, B+)	Nenhuma	Autossômica recessiva	JAK-3
IDCG, tipo deficiência de IL-7 R alfa	IDCG (T–, NK+, B+/–)	Nenhuma	Autossômica recessiva	IL-7R alfa
IDCG, tipo deficiência de CD3 TCR	IDCG (T–, NK+, B+)	Nenhuma	Autossômica recessiva	CD3 épsilon/gama/delta
IDCG, tipo deficiência de CD45	IDCG (T–, NK+, B+)	Nenhuma	Autossômica recessiva	CD45
IDCG, tipo deficiência de ZAP-70	IDCG (CD8–, NK+, B+)	Nenhuma	Autossômica recessiva	ZAP-70
IDCG, tipo Omenn	IDCG (T+/–, NK+, B–)	Eritrodermia, esplenomegalia, linfadenopatia	Autossômica recessiva	RAG1, RAG2, Artemis
IDCG, tipo deficiência de ADA	IDCG (T–, NK–, B–)	Displasia óssea, doença pulmonar	Autossômica recessiva	ADA
IDCG, tipo deficiência de PNP	IDCG (T–, NK–, B–)		Autossômica recessiva	PNP
Disgenesia reticular	IDCG	Nenhuma	Autossômica recessiva	AK2
Agamaglobulinemia	IgG baixa/ausente	Nenhuma	Ligada ao X; autossômica recessiva	BTK
	IgG baixa/ausente	Nenhuma	Autossômica recessiva	IgHM
Imunodeficiência variável comum	IgG baixa	Nenhuma	Autossômica dominante/recessiva ou esporádica	ICOS, TNFRSF13B, CD19, BAFFR, desconhecido
Deficiência de IgA	IgA baixa	Nenhuma	Autossômica recessiva/dominante	IGAD1, TNFRSF13B, desconhecido
Síndrome de hiper-IgM	IgM alta, IgG baixa/normal	Hepatopatia, displasia ectodérmica	Ligada ao X; autossômica recessiva	CD40L, AID, CD40, NEMO
Síndrome WHIM	IgG baixa	Verrugas, mielocatexia	Autossômica dominante	CXCR4
Síndrome de Wiskott-Aldrich	Células T/B variáveis	Eczema, trombocitopenia, pequenas plaquetas	Recessiva ligado ao X	WAS
Síndrome de DiGeorge	Variável (T+/–, NK+, B+)	Hipocalcemia, anormalidades cardíacas	Autossômica dominante, autossômica recessiva	Deleção cromossômica 22q11.2
Hipoplasia de cartilagem-cabelo	Contagens de células T/B variáveis	Nanismo, cabelos finos	Autossômica recessiva	RMRP
Síndrome linfoproliferativa autoimune	Contagem de células T/B variável	Hepatoesplenomegalia, linfadenopatia	Autossômica dominante	CD95, CD95L, CASP8, CASP10
Síndrome de Chédiak-Higashi	Células NK	Hemorragia, albinismo, grânulos citoplasmáticos	Autossômica recessiva	LYST
Doença de Griscelli	Células T	Albinismo; LHH	Autossômica recessiva	RAB27a
Ataxia-telangiectasia	Células T/B variáveis	Ataxia, aumento de AFP, telangiectasia	Autossômica recessiva	ATM
Síndrome de Nijmegen	Células T/B variáveis	Microcefalia	Autossômica recessiva	NBS1
Síndrome IPEX			XR	FoxP3, desconhecido

IDCG, síndrome de imunodeficiência combinada grave; AT, ataxia-telangiectasia; ADA, deficiência de adenosina desaminase; AFP, alfafetoproteína; NK, células *natural killer*; LHH, linfo-histiocitose hematofagocítica.

As mutações no gene que codifica a ADA, que levam a baixa atividade enzimática, são responsáveis por 15% dos pacientes com IDCG. RNs com deficiência de ADA apresentam uma linfopenia mais profunda do que as crianças com outros tipos de IDCG, tendo em vista que o acúmulo de substratos de ADA ou de seus metabólitos é tóxico para as células T, B e NK. Pacientes com deficiência de ADA podem apresentar manifestações extraimunológicas, tais como displasia condro-óssea e doença pulmonar (326). A terapia de reposição enzimática com ADA bovina modificada por polietilenoglicol ou transplante de células-tronco hematopoéticas ou terapia genética (327) proporciona a melhora clínica e imunológica.

Síndrome de Omenn

A síndrome de Omenn é uma síndrome de imunodeficiência que é apresentada com eritrodermia, hepatoesplenomegalia, linfadenopatia e eosinofilia. Com frequência ela é causada por mutações nos genes de ativação de recombinase (*RAG1* e *RAG2*). A maioria das mutações é de mutações *missense*, que possibilitam o desenvolvimento limitado de células T. Outras mutações incluem mutações *nonsense*, *frameshift* ou *splicing*, que resultam em quantidades de células T bastões gravemente reduzidas. A função anormal de outro gene envolvido na recombinação, *Artemis*, foi identificada como levando a uma parada precoce da maturação tanto de células B quanto de células T (328). Foi descrito um RN com o quadro fenotípico de síndrome de Omenn e uma mutação do gene IL7RA (329).

Agamaglobulinemia. Pacientes com agamaglobulinemia apresentam produção de IgG baixa ou ausente; entretanto, a passagem de IgG da mãe para o feto pode resultar em IgG detectável nos primeiros meses de vida. Contrariamente, a detecção de IgM, que não ultrapassa a placenta, é um indicador confiável da função das células B, até mesmo em uma idade precoce. Tendo em vista que as células B normalmente constituem apenas 5 a 20% dos linfócitos totais, normalmente a linfopenia não está evidente. A citopenia autoimune é comum. Aproximadamente um quarto dos pacientes com agamaglobulinemia desenvolvem neutropenia no primeiro ano de vida, durante períodos de infecção (330,331). Na maior parte dos casos, o distúrbio é causado por mutações inativadoras no gene da tirosinoquinase de Bruton (*BTK*) (332). O tratamento consiste na reposição de IGIV mensalmente.

Síndrome de Hiper-IgM

O defeito de base está na recombinação com alteração da classe de imunoglobulina, que impede a criação de um repertório de anticorpos apropriado. Os níveis de IgM são altos, e os níveis de IgG e IgA são baixos ou próximos do normal. Existem diversos subtipos. A síndrome de hiper-IgM tipo 1 é causada por mutações no gene que codifica o ligante de CD40 no cromossomo X (333). Os indivíduos do sexo masculino afetados sofrem de infecções bacterianas e oportunistas recorrentes (p. ex., pneumonia por *Pneumocystis carinii* e diarreia aquosa como resultado de infecção por *Cryptosporidium*) a partir de uma idade jovem. A hepatopatia grave também é uma característica do distúrbio. O tipo 2 é autossômico recessivo e é causado por mutações no gene da citosina desaminase induzida pela ativação (334). Os pacientes apresentam aumento de volume de tonsilas e linfonodos, infecções sinopulmonares, mas sem infecções oportunistas. Pacientes com o tipo 3 apresentam mutações no gene que codifica o receptor de células B CD40. A sua condição clínica é semelhante à do tipo 1 (335). A síndrome de hiper-IgM tipo 4 afeta os indivíduos do sexo masculino e é caracterizada por hipogamaglobulinemia e displasia ectodérmica hipoidrótica (336). Ela é causada por mutações do gene *NEMO*. Mutações heterozigotas no mesmo gene em indivíduos do sexo feminino causam incontinência pigmentar. A citopenia autoimune ocorre com frequência. A neutropenia é observada com frequência em pacientes com a síndrome de hiper-IgM.

Síndrome de Wiskott-Aldrich

Até um quarto dos indivíduos do sexo masculino com síndrome de Wiskott-Aldrich manifesta neutropenia (337). Os elementos característicos do distúrbio incluem eczema e trombocitopenia com plaquetas pequenas em um esfregaço de sangue periférico. A identificação do gene responsável pela proteína da síndrome de Wiskott-Aldrich (*WASP*) facilita o diagnóstico. A citopenia provavelmente é causada por um mecanismo misto de destruição periférica e hipoprodução. A trombocitopenia é a citopenia mais comum e de risco à vida no distúrbio, mas a anemia hemolítica autoimune e neutropenia também são comuns. A citopenia pode ser tratada temporariamente com IGIV ou rituximabe, mas, ao final, é necessário o transplante de células-tronco hematopoéticas. A esplenectomia não é recomendada em virtude do risco de sepse fulminante. É interessante observar que mutações ativadoras no *WASP* causam excesso de polimerização da actina e neutropenia congênita grave, que é um distúrbio completamente diferente da síndrome de Wiskott-Aldrich (338).

Síndrome de DiGeorge

A síndrome de DiGeorge, também denominada síndrome velocardiofacial, é causada por uma microdeleção na região 22q11.2 (339,340). Ela é acompanhada por redução nas quantidades de células T em mais de 50% dos pacientes afetados. Na minoria dos indivíduos, foi relatada ausência completa de células T, e houve tentativas de transplante de medula óssea ou timo (341,342). A hipocalcemia, as cardiopatias e o dismorfismo facial típico, comumente associados, auxiliam no diagnóstico. É comum a citopenia autoimune de linhagem única ou multilinhagens.

Ataxia-telangiectasia

A ataxia-telangiectasia (AT) com frequência é apresentada no 3º ao 4º ano de vida, com a ataxia cerebelar seguida pelo surgimento de telangiectasia cutânea e imunodeficiências variáveis, humorais e celulares (343). Uma minoria dos pacientes pode apresentar, no primeiro ano de vida, linfopenia e aumento da suscetibilidade a infecções (344). A elevação da α-fetoproteína sérica é característica e auxilia no diagnóstico, que deve ser obtido o quanto antes possível, para minimizar a exposição à radiação. A AT é causada por mutações no gene *ATM*. Pacientes com síndrome de quebra de Nijmegen, causada por defeitos no gene *NBS1*, também apresentam aumento da sensibilidade à radiação ionizante. À semelhança dos pacientes com AT, eles também podem apresentar linfopenia muito precocemente na vida. Entretanto, aqueles com síndrome de quebra de Nijmegen com frequência apresentam microcefalia e níveis séricos normais de α-fetoproteína, o que possibilita uma distinção entre as duas doenças (345).

Eosinofilia

O valor médio dos neutrófilos em RNs e pré-termo é superior ao das crianças mais velhas (Figura 43.16) (346). Entretanto, a maior parte dos investigadores definiu uma contagem absoluta de eosinófilos superior a $0,7 \times 10^9/\ell$ como anormalmente alta. Com a utilização desta definição, a eosinofilia é muito comum em RNs e foi observada em 22% de todos os RNs em um estudo (347). É importante observar que a frequência é particularmente alta nos RNs pré-termo e, em dois estudos, foi relatado que 45 a 69% dos RNs prematuros apresentam no mínimo um episódio detectado de eosinofilia (348,349). Foi observada uma associação entre o desenvolvimento de eosinofilia e uma diversidade de infecções, ECN, transfusão de concentrado de hemácias e história familiar de eczema ectópico. A natureza causal destas associações é incerta, tendo em vista que estas características são comuns em RNs prematuros enfermos. É necessário o processamento prolongado dos antígenos no nível celular para o desenvolvimento da eosinofilia, e investigadores sugeriram que a eosinofilia no RN prematuro pode ser um processo fisiológico necessário para lidar com os antígenos estranhos. O fato de que a eosinofilia é mais frequente em RNs prematuros do que em RNs a termo pode refletir a imaturidade dos mecanismos de barreira no sistema digestório, nas vias respiratórias, ou em ambos.

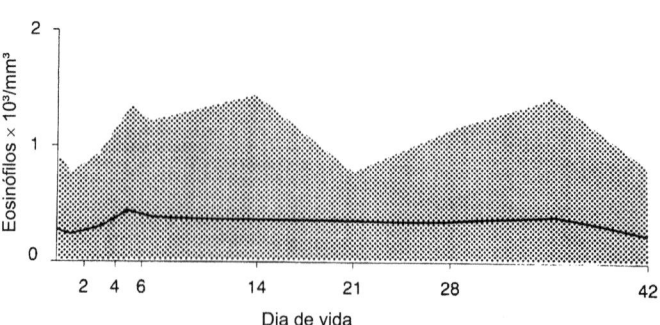

Figura 43.16 Contagens de eosinófilos em 142 recém-nascidos prematuros saudáveis. Os dados no primeiro ponto, dia 0, são os valores do sangue do cordão. Os pontos subsequentes representam os dados de amostras de sangue capilar nos dias 1, 5, 7, 14, 28, 35 e 42 de vida. A *linha sólida* representa a média de cada ponto. A *área sombreada* inclui 95% dos recém-nascidos estudados, excluindo os 2,5% superiores e inferiores do grupo.

DISTÚRBIOS DAS PLAQUETAS

Uma contagem de plaquetas inferior a $150 \times 10^9/\ell$ é anormal em RNs a termo e prematuros (350). Fundamentados em bases de dados muito grandes de populações de RNs pré-termo e a determinação das margens de 5 a 95% para as contagens de plaquetas normais, investigadores do Primary Children's Medical Center, de Salt Lake City, Utah, EUA, desafiaram esta definição tradicional da trombocitopenia e propuseram um limite de $100 \times 10^9/\ell$ (351). Entretanto, ainda é controverso se os dados da contagem de plaquetas de referência em RNs pré-termo devem ser derivados de hemogramas completos de indivíduos saudáveis, ou de hemogramas completos de todos os RNs pré-termo, nos quais uma grande proporção apresenta diminuição patológica das contagens de plaquetas.

A trombocitopenia pode resultar da diminuição da produção, do aumento da destruição, do sequestro, ou de alguma combinação destes mecanismos (350). O exame de um esfregaço de sangue periférico para avaliar a morfologia plaquetária pode fornecer informações importantes a respeito do mecanismo da trombocitopenia; entretanto, o exame de megacariócitos por meio de coleta da medula óssea é desafiador em RNs e com frequência não é obtida uma amostra adequada. Sola *et al.* (352) publicaram uma técnica para as biopsias de medula óssea em RNs que produz amostras pequenas, porém de alta qualidade, possibilitando, assim, a avaliação acurada da celularidade e da contagem de megacariócitos.

Existem muitas causas de trombocitopenia no RN. Os mais comuns destes distúrbios estão destacados no Quadro 43.12 e foram revisados em outros locais (350,353,354). Os distúrbios mais comuns com trombocitopenia neonatal, ou aqueles que são de diagnóstico criticamente importante nesta faixa etária, são revisados ou mencionados em detalhes a seguir.

Trombocitopenia imune neonatal

A trombocitopenia imune ocorre quando plaquetas sensibilizadas por anticorpos são destruídas prematuramente no sistema reticuloendotelial, em particular no baço. Os elementos laboratoriais característicos incluem trombocitopenia isolada e um aumento da quantidade de megacariócitos imaturos em um aspirado de medula óssea.

Uma diversidade de condições está associada à passagem transplacentária de anticorpos antiplaquetários maternos para o feto, resultando em destruição imunológica das plaquetas e trombocitopenia fetal. O anticorpo pode ser formado contra um antígeno nas plaquetas do RN (trombocitopenia isoimune ou aloimune, caso em que a contagem de plaquetas da mãe é normal), ou presença de um antígeno nas plaquetas da mãe (trombocitopenia autoimune, caso em que tanto a mãe quanto a criança podem apresentar trombocitopenia), como ocorre na púrpura trombocitopênica imune (PTI) materna, ou trombocitopenia associada a um distúrbio vascular do colágeno, tal como o lúpus eritematoso sistêmico.

Trombocitopenia aloimune neonatal

A trombocitopenia aloimune neonatal (TAIN) é um distúrbio hemorrágico raro, porém possivelmente sério, com um mecanismo análogo àquele que causa a doença hemolítica do RN. Na TAIN, o RN possui um antígeno plaquetário de origem paterna que está ausente na mãe. Tipicamente, as plaquetas do RN cruzam a placenta até a circulação materna durante a gravidez ou no momento do parto e causam a imunização da mãe, com a formação de anticorpos contra o antígeno plaquetário estranho. Com menos frequência, a causa da imunização é a exposição de mãe negativa para o antígeno às plaquetas positivas para o antígeno durante uma transfusão. Durante a gravidez, a passagem transplacentária dos anticorpos IgG maternos leva à sensibilização das plaquetas fetais. As plaquetas sensibilizadas são rapidamente destruídas no sistema reticuloendotelial fetal, particularmente no baço, e o resultado pode ser a trombocitopenia *in utero* e no RN no momento do parto. Estes anticorpos com frequência são desenvolvidos durante a primeira gravidez.

Os antígenos plaquetários humanos (HPA) são expressos sobre as glicoproteínas da membrana das plaquetas, tais como GPIIb/IIIa, que facilitam a hemostasia. Foram identificados trinta e três antígenos de superfície celular plaquetários humanos, 20 dos quais estão localizados no complexo GPIIb/IIIa (355). O sistema de nomenclatura dos HPA atribuiu números aos polimorfismos genéticos que codificam estas proteínas, com o alelo mais comum indicado como "a" e o alelo menos comum indicado como "b" (356-359). Por exemplo, o genótipo mais comum do HPA-1 é o HPA-1a1a, portanto, a TAIN pode ocorrer na condição de um pai que é HPA-1a1a, mãe que é HPA-1b1b e um bebê que é HPA-1a1b. O HPA-1a (anteriormente indicado como Pl^{A1}) é o antígeno específico plaquetário envolvido em aproximadamente três quartos dos casos de TAIN. O segundo antígeno associado à TAIN mais comum, em 15% dos casos, é o HPA-5a (Quadro 43.13) (357,359). Outros antígenos específicos plaquetários (HPA-5b, HPA-15a, HPA-15b, HPA-3a, HPA-2a, HPA-2b, HPA-4a) estão envolvidos com menos frequência (357,358,360). Os aloanticorpos do antígeno leucocitário humano (HLA) com frequência se desenvolvem como resultado da gravidez e foi proposto que sejam a causa de TAIN em alguns casos (357,358,361). Entretanto, isto requer investigações adicionais.

A incidência de TAIN, com base nos dados de estudos prospectivos, é estimada como 1 em 1.000 a 2.000 RNs que nasceram vivos (362,363). O RN típico com TAIN é a termo e em geral aparenta estar bem. As manifestações cutâneas da trombocitopenia grave, incluindo petéquias (observadas em 90% dos casos) e hematoma (66% dos casos), com frequência são as únicas anormalidades observadas ao exame físico (359,364). Um hemograma completo demonstra trombocitopenia isolada grave, com hemoglobina e contagem de leucócitos normais. A TAIN deve ser considerada como um diagnóstico em um RN de outro modo saudável com trombocitopenia isolada grave, com ou sem hemorragias, e com uma contagem de plaquetas materna normal (357). Os RNs afetados pela TAIN apresentam risco de hemorragia séria, particularmente no sistema nervoso central (SNC) (365). A TAIN é a causa mais comum de trombocitopenia grave ($< 50 \times 10^9/\ell$) com hemorragia intracraniana (HIC) em RNs a termo (366,367). A incidência de HIC na TAIN é de aproximadamente 20%, e mais da metade das hemorragias ocorre *in utero* (364,368).

QUADRO 43.12

Causas de trombocitopenia neonatal.

Diminuição da produção de plaquetas
Trombocitopenias hereditárias (ver os detalhes adicionais no Quadro 43.13)
  Síndrome de trombocitopenia com ausência dos rádios
    Trombocitopenia amegacariocítica
    Trombocitopenia familiar não sindrômica
    Macrotrombocitopenia relacionada ao MYH9
    Síndrome de Wiskott-Aldrich
  Trombocitopenia induzida por medicamento
  Leucemia congênita

Tanto diminuição da produção quanto aumento da destruição de plaquetas
Infecções
  Congênitas (CMV, rubéola, toxoplasmose, herpes, outras)
  Adquiridas após o nascimento (normalmente bacterianas, com mais frequência bastonetes gram-negativos ou estreptococos do grupo B)

Aumento da destruição de plaquetas
Aloimunes
  Autoimunes maternas
  Autoimunes neonatais
Síndrome de Kasabach-Merritt com coagulopatia intravascular disseminada

QUADRO 43.13
Aloantígenos específicos plaquetários.

HPA bialélico

Antígenos	Frequência de alelos[a] Caucasianos (%)	Africanos (%)	Asiáticos (%)	Glicoproteína/alteração de aminoácidos	Gene codificador/alteração de nucleotídio	Relatos de distúrbios plaquetários imunes
HPA-1a	72 a/a	90	100	GPIIIa/L33P	ITGB3/T196C	TAIN, PPT, RMP
HPA-1b	26 a/b 2 b/b	10	0			
HPA-2a	85 a/a	71	95	GPIbα/T145M	GPIBA/C524T	TAIN, PPT, RMP
HPA-2b	14 a/b 1 b/b	29	5			
HPA-3a	37 a/a	68	59,5	GPIIb/I843S	ITGA2B/T2621 G	TAIN, PPT, RMP
HPA-3b	48 a/b 15 b/b	32	40,5			
HPA-4a	> 99,9 a/a	100	99,5	GPIIIa/R143Q	ITGB3/G526A	TAIN, PPT, RMP
HPA-4b	< 0,1 a/b < 0,1 a/b	0	0,5			
HPA-5a	88 a/a	82	98,6	GPIa/E505K	ITGA2/G1648A	TAIN, PPT, RMP
HPA-5b	20 a/b 1 b/b	18	0,4			
HPA-15a	35 a/a	65	53	CD109/Y703S	CD109/A2108C	TAIN, PPT, RMP
HPA-15b	42 a/b 23 b/b	35	47			

[a]As frequências fenotípicas são de caucasianos (América do Norte), africanos (Benim) e asiáticos (China). As frequências de HPA em outras raças e grupos étnicos podem ser encontradas em: http://www.ebi.ac.uk/ipd/hpa/freqs_1.html.
TAIN, trombocitopenia aloimune neonatal; PPT, púrpura pós-transfusão; RMP, refratariedade a múltiplas transfusões de plaquetas.
Adaptado de Curtis BR, McFarland JG. Human platelet antigens – 2013. *Vox Sang* 2014;106:93. doi:10.1111/vox.12085, com permissão.

O diagnóstico e o tratamento imediato dos RNs com TAIN são críticos (369). Em um estudo da Noruega de rastreamento em relação à TAIN em 100.448 mulheres gestantes, a intervenção imediata resultou em apenas 5% de complicações graves relacionadas à TAIN, em comparação a aproximadamente 20% nos controles históricos agrupados (363). A intervenção em mulheres imunizadas incluiu parto por cesariana 2 a 4 semanas antes do termo, e o preparo de plaquetas de doadores negativos para HPA-1a, para serem transfundidas imediatamente após o nascimento, se estivessem presentes petéquias e/ou se a contagem de plaquetas fosse inferior a $35 \times 10^9/\ell$. Nesta população, observou-se que 2,1% das mulheres eram negativas para HPA-1a e foi detectado anti-HPA-1a em 10,6% destes casos. Cinquenta e sete das 161 crianças positivas para HPA-1a apresentaram trombocitopenia grave e ocorreram complicações hemorrágicas graves em 3. Uma revisão sistemática deste estudo e de nove outros estudos (com um total de 3.028 gestações) observou que o rastreamento em relação à aloimunização do HPA-1a detecta aproximadamente 2 casos de TAIN em 1.000 gestações e concluiu que o rastreamento, com o tratamento pré-natal, pode de fato reduzir a morbidade e a mortalidade associadas à TAIN (370). Dois importantes pontos adicionais surgem a partir destes estudos de rastreamento prospectivos. Primeiramente, nem todas as gestações que envolvem mãe aloimunizada contra o HPA-1a (PI^A1) resultam em um feto/RN trombocitopênico. Em segundo lugar, os aloanticorpos de HPA-1a (PI^A1) podem ser detectados pela primeira vez no período pós-parto, assim como foi o caso em 39 gestações no grande estudo norueguês, com o potencial de afetar as gestações futuras (362,363). Foi desenvolvido um anticorpo contra o HPA-1-a recombinante, que compete pela ligação ao epítopo do HPA-1a, mas que carreia uma região constante modificada, que não se liga aos receptores Fcγ (371). O anticorpo foi estudado em indivíduos voluntários com HPA-1a1b saudáveis e demonstrou melhora da sobrevida das plaquetas dos indivíduos após a incubação *ex vivo* com o anticorpo recombinante e a reinfusão, em comparação à incubação com um anticorpo IgG1 destrutivo. O mesmo benefício na sobrevida foi observado após a incubação das plaquetas com uma mistura do anticorpo recombinante e um anticorpo destrutivo. O estudo fornece a base para os estudos clínicos que estudam a capacidade do anticorpo de prevenir a aloimunização em mães negativas para HPA-1a.

Os RNs afetados por TAIN com hemorragia clínica ou contagem de plaquetas inferior a $50 \times 10^9/\ell$ devem receber plaquetas negativas para antígenos compatíveis, coletadas da mãe ou de um doador de sangue fenotipificado (tipicamente negativo para HPA-1a e negativo para HPA-5b), se disponíveis. Se forem utilizadas as plaquetas maternas, o plasma sobrenadante com anticorpos patológicos deve ser removido por meio de centrifugação ou lavagem e as plaquetas maternas compatíveis devem ser infundidas após a irradiação. Na prática clínica, RNs com hemorragia e/ou trombocitopenia grave com frequência inicialmente recebem uma transfusão com uma unidade de plaquetas de doadores aleatórios. Kiefel *et al.* analisaram retrospectivamente 27 casos de RNs com TAIN que receberam uma transfusão de plaquetas positivas para antígeno de um doador aleatório. Eles observaram um incremento na contagem de plaquetas de no mínimo $30 \times 10^9/\ell$ e recomendaram esta abordagem enquanto esperavam por plaquetas compatíveis (372). Em outro estudo, plaquetas de doadores aleatórios resultaram em um incremento das plaquetas de aproximadamente metade daquele alcançado com doadores correspondentes em relação ao antígeno (373). A sobrevida das plaquetas também é diferente quando plaquetas aleatórias são transfundidas. No estudo publicado por Allen *et al.*, o tempo até a diminuição nas contagens de plaquetas para menos de

$50 \times 10^9/\ell$ nos pacientes que receberam transfusão com plaquetas aleatórias foi de 3 dias, em comparação a 6 dias naqueles casos nos quais foram transfundidas plaquetas compatíveis (373). Os dados demonstram a superioridade do doador compatível, mas este estudo e outros (374) sugerem que plaquetas de doadores aleatórios podem ser utilizadas quando plaquetas compatíveis não estiverem disponíveis de modo tempestivo. A administração de IGIV, adicionalmente às transfusões de plaquetas, pode melhorar o incremento e a sobrevida das plaquetas com transfusões de plaquetas de doadores aleatórios na TAIN (374,375). A IGIV é administrada a uma dose de 1 g/kg ao longo de 6 a 8 horas em 2 dias consecutivos; metilprednisolona (1 mg a cada 8 horas) também pode ser utilizada concomitantemente às transfusões de plaquetas (376).

Noventa e oito por cento dos indivíduos de descendência europeia são portadores do antígeno HPA-1a (Pl^A1). Em outros grupos étnicos, outros aloantígenos específicos plaquetários devem ser considerados. A raridade do fenótipo HPA-O fenótipo 1a (Pl^A1 negativo) em indivíduos de descendência africana e asiática explica o motivo pelo qual a TAIN associada ao HPA-1a é extremamente rara nestas populações. Entre pacientes japoneses, a maioria dos casos de TAIN é causada pelos anticorpos contra o HPA-4b (377).

Em pacientes de descendência caucasiana, a transfusão com plaquetas negativas para HPA-1a ou HPA-5b é eficaz em mais de 95% dos casos de TAIN, que é considerado o tratamento de escolha inicial para esta condição (378). Os hemocentros regionais que prestam serviços para grandes UTI neonatais devem ser encorajados a manter uma lista contínua de possíveis doadores que estejam prontamente disponíveis para doações e que apresentem fenótipos plaquetários que sejam mais comumente necessários para RNs com TAIN nesta população.

O risco de recorrência da TAIN nas gestações subsequentes é alto e depende do genótipo plaquetário do parceiro da mulher gestante. Se o parceiro for homozigoto (HPA-1a/1a), a taxa de recorrência é essencialmente de 100%, enquanto o risco é de 50% no parceiro heterozigoto (HPA-1a/1b). Isto levou à recomendação de que, em gestações de alto risco, especialmente quando um irmão anterior foi afetado, a tipagem do antígeno plaquetário fetal deve ser realizada no DNA dos amniócitos fetais obtidos após a amniocentese na 15ª a 18ª semanas de gestação (362). Se for determinado que o feto é HPA-1a-negativo, não é necessária outra intervenção. Se o feto for positivo para HPA-1a, pode ser planejada uma cordocentese em 20 a 24 semanas de gestação para determinar a contagem de plaquetas fetal e orientar o manejo pré-natal; entretanto, esta prática invasiva está caindo em desuso, e o tratamento pré-natal com frequência é iniciado de modo empírico atualmente (379,380). Os esforços recentes para evitar testes invasivos incluíram o estudo dos parâmetros preditivos de trombocitopenia fetal grave em virtude de TAIN, tais como a concentração de anticorpos anti-HPA-1a maternos (381,382), bem como o desenvolvimento de genotipagem fetal não invasiva do HPA-1a (383).

Uma criança subsequente afetada pela TAIN tipicamente apresenta trombocitopenia que é no mínimo tão grave quanto no primeiro irmão afetado (384). Na América do Norte, o regime pré-natal mais comum é a administração semanal de IGIV para mãe, com ou sem a adição de corticosteroides, embora o manejo pré-natal ideal para a TAIN ainda não esteja claro (385). O tratamento em termos de cronologia, administração e inclusão de esteroides pode ser estratificado com base no histórico de irmão afetado e pode ser iniciado tão precocemente quanto com 12 semanas de gestação se houver um histórico de HIC em um irmão anteriormente afetado (386,387).

O modo de parto dos fetos que correm risco para o desenvolvimento de TAIN também pode ser manejado por meio de uma abordagem não invasiva, com base na estratificação do risco e na coleta de sangue fetal. Com frequência recomenda-se o parto por cesariana, particularmente se a gravidez for considerada de alto ou muito alto risco. Alternativamente, se uma tentativa de trabalho de parto vaginal for desejada, pode ser realizada a coleta de sangue fetal com a administração de plaquetas por meio de transfusão fetal intrauterina para plaquetas inferiores a $50 \times 10^9/\ell$, seguida pela indução do trabalho de parto vaginal e do parto, idealmente sem instrumentação (386,388). O momento ideal do parto ainda não está claro; entretanto, com frequência é utilizada uma abordagem com base no risco, por meio da qual ocorrerá o parto dos casos de mais alto risco antecipadamente, ponderando-se os riscos de HIC em face da prematuridade (388).

No momento do parto, deve ser obtida uma contagem de plaquetas do sangue do cordão, e a trombocitopenia deve ser verificada em uma amostra de sangue periférico obtida logo após o parto. Se o RN estiver gravemente trombocitopênico, plaquetas deverão ser infundidas imediatamente e uma US craniana deve ser realizada assim que possível (389). Estas gestações são de alto risco e devem ser manejadas por uma equipe de perinatologistas, neonatologistas e hematologistas.

Trombocitopenia autoimune neonatal

As características clínicas e laboratoriais da trombocitopenia autoimune neonatal são paralelas àquelas do estado aloimune. Em ambos os distúrbios, a observação de equimoses, erupção cutânea com petéquias, ou ambas em um RN que de outro modo aparenta estar bem pode ser a primeira indicação em relação ao distúrbio. A medição de uma contagem de plaquetas maternas e um esfregaço de sangue periférico da mãe podem ajudar a diferenciar a trombocitopenia neonatal autoimune da aloimune. Na TAIN, o esfregaço de sangue periférico e a contagem de plaquetas maternos são normais, enquanto na condição autoimune (p. ex., mães com PTI autoimune), a contagem de plaquetas está reduzida, e as plaquetas existentes com frequência são grandes (i. e., megatrombócitos). Ocasionalmente, o achado de trombocitopenia inesperada em um RN pode levar ao diagnóstico de PTI não reconhecida anteriormente na mãe. A trombocitopenia autoimune pode ocorrer em RNs de mães com PTI que apresentam contagens de plaquetas normais após a esplenectomia. Ocasionalmente, em mães com PTI, o aumento da atividade da medula óssea pode compensar a destruição acelerada das plaquetas sensibilizadas por anticorpos. Estas mulheres podem apresentar contagens de plaquetas normais, mas os seus RNs são de risco para o desenvolvimento de trombocitopenia.

O risco de trombocitopenia no RN de mãe com PTI foi relatado como sendo de 5%, 10% e 25% para as contagens de plaquetas inferiores a 20, 50 e $150 \times 10^9/\ell$, respectivamente (390,391). É importante observar que o risco de HIC é muito baixo nesta condição (0 a 1,5%) e não aparenta aumentar com o parto vaginal (392). O histórico materno de PTI, a contagem de plaquetas e o tratamento não são necessariamente preditivos das contagens de plaquetas e do risco de hemorragia do RN (393). Entretanto, uma análise recente de 127 gestações de mulheres com PTI demonstrou que a apresentação de uma descendência anteriormente afetada, ou de PTI que foi refratária à esplenectomia, são fatores de risco para a trombocitopenia autoimune neonatal significativa (394). Foi observado que a apresentação de uma descendência anteriormente afetada e de um baixo nadir de plaquetas materno são fatores de risco significativos em um estudo semelhante de 67 RNs (395).

O manejo dos RNs com trombocitopenia neonatal autoimune difere do daqueles com a forma aloimune da doença. Podem não ser encontradas plaquetas compatíveis, tendo em vista que os autoanticorpos plaquetários reagem com as plaquetas de todos os doadores. Em RNs com trombocitopenia significativa (i. e., contagens de plaquetas < $50 \times 10^9/\ell$) ou hemorragia clínica, a administração de IGIV (tipicamente a 1 g/kg/dia durante 1 ou 2 dias) resulta em um incremento acentuado na contagem de plaquetas dentro de 24 a 48 horas em 75% dos pacientes (395-397). Esteroides também têm sido utilizados nesta condição; entretanto, eles não são considerados um tratamento independente no RNo trombocitopênico nascido de mãe com PTI (398).

A prática atual determina que a cesariana deve ser reservada apenas para indicações obstétricas, e quando possível evita-se a instrumentação (392,399,400). A contagem de plaquetas dos RNs afetados deve ser monitorada diariamente nos primeiros poucos dias de vida, tendo em vista que o nadir plaquetário tende a ocorrer entre os dias 2 e 5. Contrariamente à TAIN, a HIC ocorre mais provavelmente entre 24 e 28 horas após o nascimento (392,401).

Diminuição da produção de plaquetas

A diminuição da produção de plaquetas na medula óssea no período neonatal pode ser um resultado de diversas causas, incluindo infecções perinatais (pré-natais, natais, ou pós-natais), uso materno de medicamentos (p. ex., azatioprina), síndromes hereditárias de insuficiência medular, e defeitos metabólicos (p. ex., defeitos do metabolismo de aminoácidos ramificados).

Insuficiência hereditária de medula óssea predominantemente com trombocitopenia. Diversas síndromes hereditárias de insuficiência de medula óssea estão associadas à trombocitopenia. Em algumas delas (p. ex., síndrome de trombocitopenia com ausência dos rádios), apenas os defeitos na trombopoese são manifestados. Em outras (p. ex., trombocitopenia amegacariocítica congênita ou anemia de Fanconi), a primeira manifestação normalmente é a trombocitopenia, mas posteriormente, o fenótipo de células-tronco completo é afetado com o surgimento da citopenia multilinhagens.

Os genes associados a algumas das síndromes relatadas são conhecidos (Quadro 43.6). Os pacientes com síndrome de trombocitopenia com ausência dos rádios apresentam diversas malformações físicas. A síndrome é causada por mutações bialélicas no RBM8A (402,403). Todos os pacientes descritos até o momento apresentam tanto trombocitopenia quanto ausência dos rádios. A trombocitopenia comumente é grave ao nascimento e melhora gradualmente no primeiro ano ou em 2 anos. Existe um pequeno aumento no risco de síndrome mielodisplásica e de leucemia mieloide aguda neste distúrbio. A trombocitopenia familiar autossômica dominante não sindrômica está associada a mutações no gene *MASTL* (404), *ACBD5* (405) ou *ANKRD26* (406). A trombocitopenia normalmente é leve a moderada e o tratamento raramente é necessário. Pacientes com macrotrombocitopenia relacionada ao *MYH9* (síndromes de May-Hegglin/Sebastian/Fechtner/Epstein/Alport) (407) normalmente apresentam trombocitopenia leve a moderada. Entretanto, pacientes ocasionais podem necessitar de transfusões. A disfunção plaquetária está associada a este distúrbio. Pacientes com uma síndrome de plaquetas cinzentas apresentam macrotrombocitopenia, plaquetas cinzentas e trombastenia. Entretanto, a hemorragia clínica é rara. Pacientes com mutações no gene *WAS* podem apresentar todo o espectro fenotípico da síndrome de Wiskott-Aldrich ou trombocitopenia ligada ao X isolada (TLX) (408). Nestes distúrbios com mutações do gene *WAS*, as plaquetas são tipicamente pequenas.

Mutações no *CBFA2* causam trombocitopenia familiar com uma predisposição à leucemia mieloide aguda (LMA) (409). Pacientes com mutações no *C-MPL* apresentam trombocitopenia amegacariocítica congênita (410), que pode ser apresentada com trombocitopenia isolada, mas que mais comumente progride para a anemia aplásica. Também pode ocorrer o desenvolvimento de síndrome mielodisplásica e LMA. Mutações no *GATA1* estão associadas à trombocitopenia com diseritropoese (411). Pacientes com mutações no *HOXA11* apresentam trombocitopenia associada à sinostose radioulnar (412). A síndrome de Noonan é causada por mutações em um dos genes na via do RAS. Os pacientes podem apresentar trombocitopenia prolongada e grave. A trombocitopenia pode ser isolada ou estar associada a um distúrbio hematológico mais amplo, que mimetiza a leucemia mielomonocítica juvenil (LMMJ) (ver a seguir). Em uma criança, um estudo clínico de 6 semanas de eltrombopag (um agonista do receptor de trombopoetina) falhou em aumentar a contagem de plaquetas (413).

As indicações para o diagnóstico específico da síndrome hereditária de insuficiência medular podem ser fornecidas por um histórico familiar sugestivo de um padrão hereditário (p. ex., autossômico recessivo na trombocitopenia amegacariocítica e autossômico dominante na trombocitopenia familiar com uma predisposição à leucemia mieloide aguda); idade ao diagnóstico (p. ex., nascimento na síndrome de trombocitopenia com ausência dos rádios e fase adulta na trombocitopenia com uma predisposição à leucemia mieloide aguda); manifestações não hematológicas associadas (p. ex., anormalidades em membros em síndromes de trombocitopenia com ausência dos rádios e sinostose radioulnar e anomalias renais na síndrome de Alport) (414).

Normalmente é necessária uma bateria de testes, incluindo aspiração e biopsia de medula óssea, para estabelecer um diagnóstico e é recomendável o encaminhamento imediato para um hematologista. O manejo varia desde o cuidado de suporte durante procedimentos cirúrgicos e evitar agentes plaquetários até transfusões plaquetárias regulares ou o transplante de células-tronco hematopoéticas. A eficácia dos fatores de crescimento trombopoéticos neste grupo de pacientes deve ser determinada.

Trombocitopenia em recém-nascidos prematuros

O exemplo mais comum de trombocitopenia em RNs é aquele observado em RNs com baixo peso prematuros admitidos em UTI neonatais. Nesta população de pacientes, a frequência de trombocitopenia, definida por uma contagem de plaquetas inferior a 150 × $10^9/\ell$, é da ordem de 25% (415,416). No estudo prospectivo de 807 RNs consecutivos relatados por Castle *et al.* (415), a incidência de trombocitopenia foi de 22%; em 38% dos RNs trombocitopênicos, a contagem de plaquetas foi de 50 a 100 × $10^9/\ell$ e, em 20%, a contagem de plaquetas foi inferior a 50 × $10^9/\ell$.

Uma classificação prática da trombocitopenia em RNs foi proposta por Roberts *et al.* (353). Nesta classificação, é realizada uma distinção entre a trombocitopenia de início precoce e de início tardio. A trombocitopenia de início precoce está presente ao nascimento, ou ocorre dentro de 72 horas de vida. Apenas uma minoria destes casos apresentará distúrbios imunológicos (p. ex., trombocitopenia autoimune/aloimune neonatal) ou coagulopatia (p. ex., CID) como causa da trombocitopenia. A vasta maioria dos casos é de RNs pré-termo que nasceram após gestações complicadas por insuficiência placentária ou hipoxia fetal, por exemplo, HIG materna, restrição do crescimento fetal intrauterino e diabetes materno (417,418). Tipicamente, estes RNs apresentam trombocitopenia modesta (contagens de plaquetas de 100 a 150 × $10^9/\ell$). Após o nascimento, a sua contagem de plaquetas diminui, alcançando um nadir em 4 a 5 dias de pós-natal, antes da recuperação superior a 150 × $10^9/\ell$ em 7 a 10 dias de idade (415). Embora estudos anteriores tenham sugerido que ambas a diminuição da produção de plaquetas (419) e o aumento da destruição de plaquetas (415) contribuam para a trombocitopenia em RNs admitidos em UTI neonatais, estudos posteriores sugeriram que a trombocitopenia de início precoce em RNs com baixo peso é primariamente o resultado de um comprometimento transitório da megacariocitopoese (420). Contrariamente, a trombocitopenia neonatal de início tardio, definida por uma contagem de plaquetas inferior a 150 × $10^9/\ell$, que ocorre após as primeiras 72 horas de vida, mais comumente resulta de sepse ou ECN. Esta trombocitopenia de início tardio apresenta um histórico natural significativo (421). A trombocitopenia em geral progride rapidamente, com um nadir plaquetário que é alcançado dentro de 24 a 48 horas e que frequentemente é grave, com o nadir plaquetário com frequência diminuindo para menos de 50 × $10^9/\ell$. Os RNs afetados com frequência necessitam de suporte com transfusão de plaquetas.

A recuperação plaquetária é lenta, ocorrendo ao longo de 5 a 7 dias, na medida em que a sepse ou a ECN é controlada. RNs com este tipo de trombocitopenia inicialmente necessitam de um monitoramento cuidadoso da sua contagem de plaquetas (no mínimo a cada 12 horas) para o rastreamento do seu nadir plaquetário e para programar a intervenção apropriada com transfusões de plaquetas. Em RNs com ECN, uma diminuição rápida na contagem de plaquetas, até um nível muito inferior a $100 \times 10^9/\ell$, pode ser um marcador útil de gangrena intestinal (422). Finalmente, em RNs com trombocitopenia e sem causa aparente, a trombose deve ser considerada.

Avaliação do recém-nascido com trombocitopenia

Uma abordagem para as diversas possibilidades diagnósticas está resumida na Figura 43.17. É importante estudar a mãe, assim como é importante estudar o RN e examinar a placenta (em relação a múltiplos hemangiomas). Os pontos que requerem uma investigação específica incluem um histórico materno de hemorragias anteriores na forma de púrpura, hematomas, ou hemorragias nasais, que possam sugerir um diagnóstico de PTI em algum momento no passado ou, mais raramente, trombocitopenia familiar; e da ingestão de medicamentos que possam causar trombocitopenia na mãe e no RN (p. ex., quinidina, quinino). A exposição materna a infecções ou o desenvolvimento de erupção cutânea durante a gravidez devem ocasionar uma investigação em relação a causas infecciosas, incluindo evidências sorológicas de infecções congênitas (p. ex., sífilis, CMV, herpes-vírus, toxoplasmose). Deve ser realizada uma contagem de plaquetas maternas precisa assim que possível após o parto, de modo que a trombocitopenia neonatal imune causada por PTI materna ou trombocitopenia familiar possa ser diferenciada daquela causada pela aloimunização plaquetária, caso em que a contagem de plaquetas da mãe está normal. Um histórico de irmãos anteriores afetados por hemorragia transitória e/ou trombocitopenia nos primeiros meses de vida levanta as possibilidades de trombocitopenia aloimune ou autoimune. A trombocitopenia crônica em parentes pode indicar uma trombocitopenia hereditária.

Os achados físicos de importância no diagnóstico diferencial do RN afetado incluem hepatoesplenomegalia e anomalias congênitas. A hepatoesplenomegalia com frequência é acompanhada por icterícia e sugere um processo infeccioso como a causa mais provável da trombocitopenia. Em alguns casos, a leucemia congênita pode precisar ser considerada. Entre as anomalias congênitas associadas à trombocitopenia neonatal, o grupo mais comum reconhecível ao nascimento é aquele que ocorre na síndrome de rubéola (cardiopatias congênitas, catarata e microcefalia). Malformação física sem uma clara associação com infecções indica uma investigação em relação às trombocitopenias hereditárias. A deformidade e o encurtamento dos antebraços em virtude da ausência bilateral dos rádios estão associados à trombocitopenia com ausência dos rádios. Um único grande hemangioma ou diversos hemangiomas menores apontam para um possível aprisionamento plaquetário e devem ocasionar uma pesquisa de ruídos produzidos por hemangiomas internos.

Um hemograma completo do RN deve incluir determinação da hemoglobina, contagem de leucócitos, contagem de plaquetas, tamanho das plaquetas e um esfregaço sanguíneo. A anemia associada pode resultar de perda sanguínea, hemólise concomitante (p. ex., infecção associada), insuficiência medular, ou infiltração da medula causada por leucemia congênita. A leucocitose pode acompanhar a infecção ou perda sanguínea; entretanto, a leucocitose proeminente que excede 40 a $50 \times 10^9/\ell$ ou a leucocitose persistente requerem a investigação em relação a discrasia sanguínea de base. O exame cuidadoso do esfregaço é criticamente importante. Plaquetas grandes devem levantar a possibilidade de macrotrombocitopenia hereditária. Plaquetas pequenas podem indicar TLX ou síndrome de Wiskott-Aldrich. O exame da medula óssea deve ser considerado se a trombocitopenia for persistente e uma causa específica não puder ser identificada. Testes sorológicos em relação a anticorpos plaquetários e à tipagem do antígeno plaquetário em geral estão disponíveis apenas em laboratórios de referência. Se houver suspeita de trombocitopenia aloimune em virtude do achado de um RN com trombocitopenia que não apresenta outras alterações e mãe saudável com contagem de plaquetas normal, deve ser coletado sangue dos pais logo após o parto para testes sorológicos. Caracteristicamente, o soro materno contém um anticorpo reativo contra as plaquetas paternas. A tipagem do antígeno plaquetário deve ser realizada em ambos os pais, se disponível; em casos de TAIN, a mãe apresentará o tipo negativo e o pai o positivo em relação ao antígeno específico plaquetário patológico. Nesta situação, presume-se que o tipo plaquetário do RN seja idêntico àquele do pai, tendo em vista que normalmente não é possível obter sangue suficiente de RNs gravemente trombocitopênicos para testes sorológicos extensivos. Os resultados dos estudos plaquetários podem não estar disponíveis durante algum tempo e a terapia não deve ser adiada na pendência dos seus resultados.

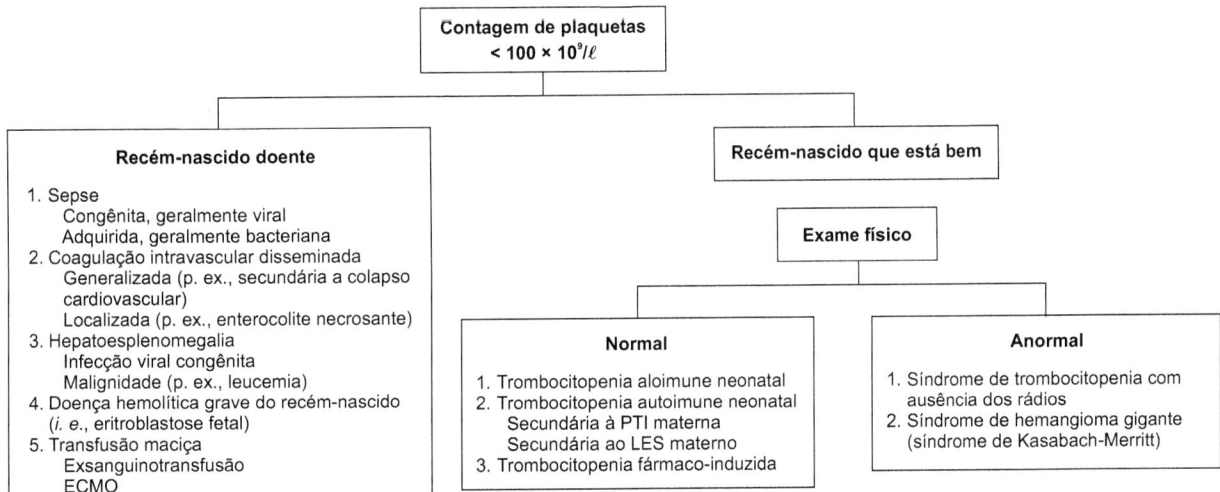

Figura 43.17 Abordagem para o diagnóstico do recém-nascido trombocitopênico. ECMO, oxigenação por membrana extracorpórea; PTI, púrpura trombocitopênica imune; LES, lúpus eritematoso sistêmico.

Distúrbios com pancitopenia

A redução dos níveis de diversas linhagens celulares sanguíneas pode ocorrer em virtude de uma subprodução de células na medula óssea, destruição periférica e sequestro em órgãos específicos, tais como o baço. Nesta seção do capítulo, o foco está nos distúrbios que não foram abrangidos por outras seções.

Destruição não imune de células do sangue periférico

A destruição periférica das células sanguíneas pode ser causada por diferentes etiologias. Uma causa importante são as infecções perinatais em virtude de microrganismos tais como estreptococos do grupo B, CMV, rubéola, herpes-vírus e toxoplasmose. Qualquer RN com pancitopenia deve ser investigado em relação à possibilidade de infecções, até mesmo se a causa for claramente um distúrbio hereditário que causa contagens sanguíneas baixas. A coagulopatia intravascular disseminada comumente é causada por infecções, mas também pode ser causada por uma diversidade de outros distúrbios que afetam o sistema da coagulação (ver a seção "Distúrbios dos fatores da coagulação"). Grandes anomalias vasculares, tais como aquelas que ocorrem em hemangiomas congênitos, podem levar à formação de coágulos intravasculares e ao consumo e à destruição local de hemácias e plaquetas (ver a seção "Distúrbios dos fatores da coagulação"). Fibrinogênio baixo e produtos da degradação da fibrina altos são achados típicos.

Pancitopenia imunomediada

A citopenia multilinhagens pode ocorrer em virtude da transferência plaquetária de anticorpos de mãe que sofre de uma doença autoimune, tal como o lúpus eritematoso sistêmico. A transferência transplacentária de aloanticorpos contra diversas linhagens sanguíneas é outra causa de citopenia multilinhagens imunomediada. A citopenia grave em virtude de transferência materna de autoanticorpos ou aloanticorpos pode ser tratada com transfusões de hemácias e produtos plaquetários compatíveis, IGIV e G-CSF, de acordo com a linhagem celular que estiver gravemente afetada. Pacientes com imunodeficiência, tal como a SLPA, podem desenvolver pancitopenia autoimune precocemente na vida. Estas condições são discutidas na seção sobre Linfopenia.

Hiperesplenismo

O sequestro de células sanguíneas em um baço muito grande e hiperativo pode levar à citopenia significativa. Tipicamente, as contagens de células sanguíneas estão leve a moderadamente reduzidas. A redução grave nas células sanguíneas indica uma investigação em relação a outras causas ou causas concomitantes. As possíveis causas no período neonatal são infecções e distúrbios metabólicos e hemolíticos. O tratamento deve ser direcionado principalmente à causa de base.

Síndrome de Shwachman-Diamond

A síndrome de Shwachman-Diamond (SSD) é uma doença autossômica recessiva multissistêmica caracterizada por graus variados de insuficiência de medula óssea e citopenia, mais comumente neutropenia (423). A disfunção pancreática exócrina e a displasia metafisária são outras características importantes do distúrbio. Diversas anormalidades de células B, T e NK são comuns (424). Os pacientes podem apresentar, no período neonatal, falha de desenvolvimento, um tórax pequeno com distrofia torácica, ou infecção como resultado da neutropenia. A medula óssea pode demonstrar hipocelularidade com parada da maturação de elementos mieloides, mas também pode aparentar ser normal ou até mesmo hipercelular nos primeiros diversos anos de vida (425). A insuficiência da medula óssea pode resultar em citopenia grave como resultado do aumento da apoptose (426) por meio da via de Fas (427,428) e função anormal do estroma medular. A síndrome está associada a mutações bialélicas no gene *SBDS* (429), que desempenha uma função na maturação da unidade ribossômica grande (430).

Pacientes com SSD são suscetíveis às infecções virais, bacterianas e fúngicas recorrentes. A sepse fulminante é uma complicação fatal bem reconhecida do distúrbio, em particular procomente na vida. A transformação em síndrome mielodisplásica e leucemia mieloide aguda são causas importantes de morbidade e mortalidade (425); portanto, o diagnóstico precoce é importante para dar início à vigilância em relação ao câncer e proporcionar o aconselhamento familiar. Transfusões, terapia com citocinas ou andrógenios podem ser necessárias para tratar a citopenia; entretanto, o único tratamento curativo para as complicações hematológicas é o transplante de células-tronco hematopoéticas alogênicas.

Disqueratose congênita

Tipicamente, os pacientes apresentam citopenia, macrocitose, hemoglobina fetal alta, leucoplasia de membranas mucosas, unhas distróficas, pigmentação cutânea reticulada e aumento da lacrimação como resultado da atresia dos ductos lacrimais, que surgem precoce ou tardiamente na infância (431). Casos graves comumente são apresentados no período neonatal com trombocitopenia, imunodeficiência e malformações variadas do SNC. No subtipo ligado ao X, pode ocorrer imunodeficiência grave (432,433). Foi observado que diversos genes estão associados às doenças: *DKC1* (recessiva ligada ao X); *TINF2*, *hTR* e *TERT* (autossômica dominante); e *NHP2*, *HOP10*, *CTC1* e *WRAP53* (autossômica recessiva). Os produtos genéticos estão envolvidos na manutenção dos telômeros. O tratamento das complicações hematológicas inclui transfusões, citocinas e andrógenios (434), mas apenas o transplante de células-tronco hematopoéticas alogênicas é curativo (435). Em virtude da instabilidade genômica característica no distúrbio, o manejo deve incluir o uso mínimo e criterioso de exames por imagem com radiação, para reduzir o risco de câncer.

Trombocitopenia amegacariocítica congênita

Crianças com este distúrbio apresentam tipicamente trombocitopenia ao nascimento, que progride gradualmente para a pancitopenia. Inicialmente, a medula óssea demonstra escassez de megacariócitos, mas, posteriormente, ocorre o desenvolvimento de graus variados de diminuição da celularidade (436). Podem ocorrer manifestações não hematológicas, mas não são frequentes. Este distúrbio está associado a mutações no gene (*C-mpl*) que codifica o receptor de trombopoetina (437). O único tratamento curativo é o transplante de células-tronco hematopoéticas alogênicas (438).

Anemia de Fanconi

A anemia de Fanconi é uma síndrome hereditária de insuficiência medular, com um defeito no reparo do DNA e apoptose acelerada. Até o momento, foram identificados 17 genes diferentes que apresentam mutações nos pacientes com a doença (revisto em [439]). Algumas crianças apresentam apenas anormalidades hematológicas, embora outras apresentem diversas anormalidades congênitas, que incluem defeitos em polegares, renais, cardíacos e cutâneos. Os pacientes podem apresentar fácies características. Leucemia e tumores sólidos são comuns e podem surgir ao nascimento (440) ou logo depois. Embora o diagnóstico precoce seja criticamente importante para o cuidado adequado, para o início da vigilância em relação ao câncer e para o aconselhamento familiar, com frequência ele é tardio, tendo em vista que apenas aproximadamente 4% das crianças apresentam citopenia no período neonatal (441). Deve haver suspeita diagnóstica em qualquer paciente com malformação congênita característica. Atualmente o diagnóstico normalmente é obtido aos 4 a 8 anos de idade, quando as crianças desenvolvem citopenia, macrocitose e hemoglobina fetal alta. O teste de fragilidade cromossômica das células do sangue periférico é positivo em quase todos os pacientes. O tratamento da citopenia inclui transfusão, citocinas e andrógenios, mas apenas o transplante de células-tronco hematopoéticas alogênicas é curativo (442,443). Os genes da anemia de Fanconi são críticos para o reparo do DNA, a progressão da forquilha da replicação, a citocinese e a sobrevida das células. Portanto, o manejo deve incluir o uso mínimo e criterioso de exames por imagem com radiação, para reduzir o risco de câncer.

Citopenia relacionada a distúrbios metabólicos

A citopenia pode ser observada em defeitos hereditários no metabolismo de aminoácidos ramificados, tais como acidúria propiônica e acidúria metilmalônica. A citopenia provavelmente está relacionada a um efeito tóxico de metabólitos específicos, cujos níveis séricos estão aumentados, causando subprodução (444,445). A deterioração na citopenia pode ocorrer com episódios de crises metabólicas. A doença de Pearson é causada por mutações de deleção no DNA mitocondrial (446) e está associada a graus variados de disfunção pancreática exócrina, pancitopenia e acidose metabólica (447). Os aspirados de medula demonstram tipicamente anéis de sideroblastos e vacúolos em precursores mieloides e eritroides. Entretanto, a ausência destes achados na medula óssea não exclui o diagnóstico, e devem ser realizados testes genéticos se a apresentação clínica for sugestiva do distúrbio. A citopenia tende a melhorar com a idade (448,449). Com a utilização de células pluripotentes induzidas de pacientes com síndrome de Pearson, foram demonstrados defeitos no crescimento celular e na função mitocondrial durante a diferenciação das células hematopoéticas (450).

Avaliação da criança com pancitopenia

Qualquer RN com pancitopenia deve ser investigado em relação à possibilidade de infecções, até mesmo se a causa claramente aparentar estar associada a um distúrbio não infeccioso. O histórico materno de uso de medicamentos, bem como o histórico de citopenia na mãe ou em outros familiares sempre devem ser obtidos. O exame físico que demonstra o tamanho grande do baço pode sugerir hiperesplenismo. Anemia, trombocitopenia, fibrinogênio baixo e D-dímeros altos, com ou sem hemangiomas cutâneos, indicam a investigação em relação à coagulopatia intravascular disseminada e grandes anomalias vasculares internas. Estatura baixa, circunferência craniana pequena e malformações físicas podem sugerir distúrbio hereditário de insuficiência da medula óssea. Fígado e baço grandes podem sugerir leucemia. Tamanho hepático grande, níveis de glicose baixos e acidose podem sugerir distúrbios metabólicos.

A evidência em relação à destruição de células sanguíneas periféricas tem origem na bilirrubina não conjugada e no LDH altos. A alta contagem de reticulócitos é de apoio, e níveis altos de haptoglobina são sugestivos de ausência de destruição periférica, mas reticulócitos normais e haptoglobina baixa não são indicações úteis. Os testes de hemoglobina livre no plasma e antiglobulina são úteis nesta condição. A evidência em relação à destruição do sangue periférico imunomediada pode advir da detecção de anticorpos contra hemácias, plaquetas e neutrófilos e do teste genético de antígenos não correspondentes entre a mãe e o bebê. A avaliação do sistema imune por meio do teste da imunoglobulina, bem como dos linfócitos T, B e células NK, pode ser útil para a citopenia autoimune, bem como para as síndromes hereditárias de insuficiência de medula óssea.

Exames por imagem, tais como o exame ultrassonográfico do abdome, pesquisas esqueléticas, ecocardiografia e ressonância magnética (RM) do cérebro podem ser indicados para afastar malformações que são típicas dos distúrbios hereditários de insuficiência da medula óssea. Entretanto, se uma síndrome hereditária de insuficiência da medula óssea com instabilidade genômica for considerada, deve-se evitar a radiação sempre que possível, para minimizar o risco adicional de câncer. O rastreamento em relação às síndromes hereditárias de insuficiência da medula óssea com pancitopenia inclui enzimas pancreáticas, vitamina A/D-1,25 ou D-25 e E para a SSD, e comprimento do telômero para a disqueratose congênita. Testes de fragilidade cromossômica devem ser realizados em caso de malformação física sugestiva de anemia de Fanconi, até mesmo se a citopenia não estiver evidente. A análise de genes candidatos específicos ou a utilização de painéis de sequenciamento de nova geração mais abrangentes devem ser considerados. Cariótipo do sangue periférico, hibridização genômica comparativa, ou arranjos de polimorfismos de nucleotídios únicos podem ser necessários para afastar grandes deleções de genes.

A deficiência de vitamina B_{12} e ácido fólico é rara no período neonatal, mas pode ser testada se houver suspeita, por meio da avaliação de esfregaços sanguíneos, níveis de bilirrubina e LDH, e níveis das vitaminas nas hemácias.

Se houver suspeita de leucemia, devem ser testados o ácido úrico e o LDH, além de eletrólitos, fósforo, função renal e função hepática. O aspirado de medula óssea é útil para direcionar as investigações em relação à leucemia, à insuficiência de medula óssea e outras patologias da medula óssea. O teste deve ser realizado quando um distúrbio de medula óssea específico for altamente suspeito ou precisar ser afastado. O momento do teste deve ser determinado com base na urgência do estabelecimento de um diagnóstico e do início do tratamento.

Pode ser necessária uma biopsia de pele, músculo ou fígado para identificar distúrbios metabólicos e, por vezes, síndromes hereditárias de insuficiência da medula óssea, que eventualmente estão associadas a um fenótipo tecidual específico ou a uma população de células mistas e ao crescimento avantajado de células normais.

Leucemia e síndromes mieloproliferativas

Leucemia congênita

A leucemia congênita é rara, ocorrendo em até cinco casos por milhão de nascimentos. Ela é definida como a leucemia que é diagnosticada antes de 4 semanas de idade (451,452). Os RNs demonstram uma proporção maior (50 a 80%) de leucemia mieloide aguda, comumente leucemia monoblástica ou mielomonocítica. O restante são leucemias pré-linfoblásticas B agudas (20 a 50%) e leucemias de linhagens mistas (aproximadamente 5%). A apresentação clínica é definida por uma alta contagem de leucócitos, hepatoesplenomegalia e, em muitos casos, envolvimento do SNC. O envolvimento da pele é comum na leucemia mieloide e linfoide.

Tanto na leucemia linfoide aguda (LLA) quanto na LMA, existe uma alta frequência de translocação cromossômica t(4;11), que está associada à duplicação interna ou à deleção que envolve o gene da leucemia de linhagens mistas (*MLL*) na banda cromossômica 11q23 (452-454). A quimioterapia intensiva, combinada com o transplante de células-tronco hematopoéticas, é o fundamento do tratamento. Entretanto, o prognóstico da leucemia congênita permanece desfavorável. Contrariamente às crianças mais velhas, a LLA confere um prognóstico mais desfavorável do que a LMA, e a sobrevida a longo prazo é alcançada em menos de um quarto dos pacientes com LLA e em menos da metade dos pacientes com LMA (452,453).

O estudo dos RNs avançou significativamente a nossa compreensão sobre a leucemia. A origem pré-natal da leucemia se tornou evidente a partir de estudos que demonstram que a LLA pode surgir em gêmeos monozigóticos a partir de uma população compartilhada no pré-natal de blastos leucêmicos, após um período de latência variável (455,456).

Distúrbio mieloproliferativo transitório em recém-nascidos com síndrome de Down

Crianças com síndrome de Down (trissomia do 21 constitucional) apresentam um aumento de 10 a 20 vezes do risco geral de desenvolver leucemia linfoblástica aguda e leucemia mieloide aguda (457,458). Única dos indivíduos com síndrome de Down, uma síndrome mieloproliferativa transitória (SMT) é observada em no mínimo 10% dos RNs (459). A SMT também pode se desenvolver em pacientes com mosaicismo em relação à trissomia do 21. RNs com síndrome de Down e SMT tipicamente aparentam estar bem e demonstram blastos circulantes em seu sangue periférico, que não são diferenciáveis daqueles da leucemia megacarioblástica aguda (leucemia mieloblástica aguda tipo 7). A quantidade de blastos pode exceder $100 \times 10^3/\ell$, ou pode ser quase indetectável. Alguns RNs apresentam hepatoesplenomegalia ou infiltrados cutâneos. Digno de nota, os blastos da SMT na síndrome de Down desaparecem espontaneamente, na maioria dos casos, nos primeiros 3 a 4 meses de vida. Entretanto, após esta resolução espontânea da SMT, aproximadamente 20% destas crianças progridem até o desenvolvimento de leucemia megacarioblástica aguda posteriormente na vida. A intervenção terapêutica é reservada para os aproximadamente 15 a 20% dos casos de SMT que desenvolvem complicações de risco à vida, tais como hiperleucocitose, infusões pericárdicas ou pleurais, e insuficiência hepática aguda (460). A insuficiência hepática progressiva como resultado da infiltração de blastos ou fibrose com frequência é fatal (461), apesar da redução dos blastos circulantes e infiltrantes.

Foi demonstrado que mutações de truncamento inativadoras dentro do gene que codifica o fator de transcrição hematopoético GATA1 são específicas das células blásticas com trissomia do 21 na fase de SMT (462-464) e, também posteriormente, se as crianças desenvolvem leucemia megacarioblástica aguda (465). Em uma parte dos pacientes com SMT e em todos os casos de leucemia mieloblástica aguda, foram observadas mutações/deleções adicionais em genes adicionais, que haviam sido comprovadas como acionadoras de transformação na população geral (p. ex., EZH2, APC, FLT3 e JAK1) (466).

O manejo dos RNs com síndrome de Down deve incluir um hemograma completo, com a cuidadosa revisão do esfregaço sanguíneo. É recomendada a imunofenotipagem e a avaliação citogenética de qualquer população de blastos. Embora a observação seja suficiente para a maioria dos RNs com síndrome de Down e SMT, os neonatologistas precisam estar cientes das possíveis complicações que foram mencionadas anteriormente e indicar a intervenção quimioterápica.

Leucemia mielomonocítica juvenil e síndromes semelhantes à leucemia mielomonocítica juvenil

A LMMJ, antes denominada leucemia mieloide crônica juvenil (LMCJ), é um distúrbio mieloproliferativo raro no período neonatal e nos primeiros meses de vida (467,468). As características clínicas sugestivas incluem hepatoesplenomegalia, linfadenopatia, palidez, febre e erupção cutânea. No sangue periférico é encontrada leucocitose com células mieloides imaturas e monocitose. A hemoglobina fetal pode estar elevada, mas não é um indicador útil para este diagnóstico no período neonatal. Anormalidades cromossômicas clonais, por exemplo, monossomia do 7, apoiam o diagnóstico. O cromossomo Filadélfia e a transcrição com fusão BCR-ABL, que são típicos da leucemia mieloide crônica adulta, estão ausentes na LMMJ. Culturas de medula óssea *in vitro* demonstram crescimento independente do fator de crescimento (467) e hipersensibilidade ao GM-CSF (469). A LMMJ está associada a diversos distúrbios hereditários, tais como neurofibromatose (468) e síndrome de Noonan (470). Também foram observadas mutações somáticas do *NF1* (471) e do *PTPN11* (470), de outros genes na via de RAS, e de *SETBP1* e *JAK3* (472). A avaliação clínica e a investigação genética urgentes e abrangentes são críticas para o manejo dos pacientes, tendo em vista que determinados tipos hereditários de LMMJ, tais como aqueles associados às mutações de linhagens germinativas em *PTPN11* (473,474) e *CBL* (475), podem ser resolvidos espontaneamente, embora outros pacientes que apresentam outras LMMJ hereditárias ou idiopáticas possam progredir rapidamente e não possam ser curados sem o transplante de células-tronco hematopoéticas. Casos de LMMJ que não estão associados à hepatoesplenomegalia maciça e à morbidade significativa e que tendem a regredir espontaneamente ao longo do tempo por vezes são denominados como síndromes semelhantes à LMMJ. Para aqueles que necessitam de transplante de células-tronco hematopoéticas agressivo, a quimioterapia pré-transplante ou esplenectomia não aparentam melhorar a sobrevida geral. Entretanto, se os pacientes forem assintomáticos, agentes quimioterápicos leves, tal como 6-mercaptopurina e ácido retinoico 13-*cis*, ou quimioterapia mais agressiva, tal como citarabina e fludarabina em dose alta em não responsivos, podem ser considerados até que o transplante possa ser implementado.

DISTÚRBIOS DOS FATORES DA COAGULAÇÃO

Hemostasia do desenvolvimento

A hemostasia é um processo fisiológico que tem por objetivo a interrupção do fluxo sanguíneo se ocorre uma lesão, ao mesmo tempo que mantém o sangue no estado líquido sob circunstâncias normais (476). O sistema hemostático apresenta três componentes diferentes: plaquetas, fatores da coagulação e sistema fibrinolítico. Estes são denominados hemostasia primária, secundária e terciária, respectivamente.

Há muitas décadas tem sido reconhecido que o sistema hemostático é diferente em RNs e crianças, em comparação aos adultos (477,478). O conceito de maturação progressiva no sistema hemostático a partir da vida intrauterina até a fase adulta tem sido denominado hemostasia do desenvolvimento (479).

As proteínas maternas envolvidas na hemostasia não cruzam a placenta (480), mas são sintetizadas durante a vida intrauterina pelo feto. Os níveis funcionais da maior parte destas proteínas hemostáticas são baixos no feto e aumentam progressivamente durante todo o período neonatal, se aproximando dos valores dos adultos por volta dos 6 meses de idade. Este incremento também é observado em RNs prematuros saudáveis, que demonstram maturação acelerada compensatória do sistema hemostático (481).

Resumidamente, os fatores dependentes da vitamina K (II, VII, IX e X) e os fatores na via de contato (XI, XII, pré-calicreína e cininogênio de alto peso molecular), estão diminuídos no recém-nascido a termo até aproximadamente os valores dos adultos. Contrariamente, os níveis dos fatores V, VIII e XIII da coagulação e do fator de von Willebrand (vWF) se aproximam dos ou excedem os valores dos adultos ao nascimento. Os níveis de fibrinogênio estão aumentados nos RNs, em virtude da presença de uma variante fetal com aumento do conteúdo de ácido siálico e fósforo, mas a atividade do fibrinogênio está diminuída (482).

Ambas a geração da trombina e a inibição da trombina são mais lentas em RNs, em comparação aos adultos (483). De fato, os níveis de dois dos inibidores naturais da trombina, antitrombina e cofator II da heparina, são baixos ao nascimento. Entretanto, o nível de um terceiro inibidor da trombina natural, a alfa-2-macroglobulina, é mais alto em RNs e crianças, em comparação aos adultos. Os níveis mais altos em pacientes jovens aparentam compensar os níveis baixos de antitrombina (484). Por último, os níveis dos anticoagulantes naturais, proteína C e S, são de aproximadamente 30% dos valores dos adultos. Contudo, a atividade da proteína S é relativamente alta em virtude dos níveis baixos do seu transportador: a proteína de ligação a C4b (485).

Os níveis das proteínas do sistema fibrinolítico também são inferiores em RNs, em comparação aos adultos; os níveis de alfa-2-antiplasmina estão discretamente diminuídos, enquanto os níveis de plasminogênio neonatais são metade dos valores dos adultos. Além disso, o plasminogênio também apresenta um padrão de glicosilação diferente, que pode resultar em uma conversão menos eficiente em plasmina (486).

A imaturidade do sistema hemostático, caracterizada por um baixo nível funcional de muitas das proteínas coagulantes e anticoagulantes, é refletida nos testes de coagulação, e o médico deve estar ciente das diferenças fisiológicas esperadas ao interpretar os resultados laboratoriais (487). É importante observar que, apesar da imaturidade, os RNs saudáveis não tendem a desenvolver hemorragia ou complicações trombóticas (488).

As atuais variações de referência dos ensaios laboratoriais de rastreamento e de proteínas coagulantes e anticoagulantes para os RNs estão demonstradas nos Quadros 43.14 a 43.16. Os valores de referência em bebês prematuros estão demonstrados no Quadro 43.17. Estes valores de referência atuam apenas como uma diretriz, tendo em vista que, idealmente, os laboratórios devem desenvolver as suas variações de referência locais, pois os resultados dos testes laboratoriais dependem não apenas da idade dos pacientes, mas também dos reagentes e do analisador utilizado para realizar os testes (489).

O nosso conhecimento a respeito da hemostasia primária é relativamente limitado. O tamanho e a ultraestrutura das plaquetas em RNs a termo e pré-termo são semelhantes àqueles dos adultos. Em contrapartida, as plaquetas são relativamente hiporresponsivas nos RNs, demonstrando o comprometimento da agregação e da secreção *in vitro*. Os níveis mais altos e a intensificação da função do vWF podem ajudar a compensar este comprometimento. A reatividade plaquetária aumenta com a idade gestacional e pode persistir além do período neonatal (490).

QUADRO 43.14
Valores de referência de TTPA para recém-nascidos e crianças com o uso de quatro reagentes diferentes em dois estudos pioneiros.

Resultados de TTPA (s)	Idade						
	Dia 1	Dia 3	1 mês – 1 ano	1 a 5 anos	6 a 10 anos	11 a 16 anos	Adultos
TTP-A	38,7[a] (34,3 a 44,8)	36,3[a] (29,5 a 42,2)	39,3[a] (35,1 a 46,3)	37,7[a] (33,6 a 43,8)	37,3[a] (31,8 a 43,7)	39,5[a] (33,9 a 46,1)	33,2 (28,6 a 38,2)
Monagle *et al.*	N = 21 (10 F/11 M)	N = 25 (13 F/12 M)	N = 35 (3 F/30 M)	N = 56 (26 F/30 M)	N = 71 (27 F/44 M)	N = 54 (12 F/42 M)	N = 42
CK Prest	Não disponível	Não disponível	34,4[a] (31,1 a 36,6)	32,3[a] (29,8 a 35,0)	32,9[a] (30,8 a 34,8)	34,1[a] (29,4 a 40,4)	29,1 (25,7 a 31,5)
Monagle *et al.*			N = 20 (3 F/17 M)	N = 22 (11 F/11 M)	N = 22 (12 F/10 M)	N = 39 (8 F/31 M)	N = 40
Actina FSL	Não disponível	Não disponível	37,4[a] (33,4 a 41,4)	36,7[a] (31,8 a 42,8)	35,4[a] (30,1 a 40,4)	38,1[a] (32,2 a 42,2)	30,8 (27,1 a 34,3)
Monagle *et al.*			N = 20 (3 F/17 M)	N = 20 (10 F/10 M)	N = 21 (12 F/9 M)	N = 39 (9 F/30 M)	N = 40
Platelina L	Não disponível	Não disponível	36,5[a] (33,6 a 40,4)	37,3[a] (32,5 a 43,8)	35[a] (31,0 a 39,3)	39,4[a] (32,6 a 49,2)	31,3 (27,2 a 35,4)
Monagle *et al.*			N = 20 (3 F/17 M)	N = 21 (11 F/10 M)	N = 22 (12 F/10 M)	N = 35 (7 F/28 M)	N = 38
Andrew *et al.*	42,9[b] (31,3 a 54,5)	42,6[b] (25,4 a 59,8)	35,5 (28,1 a 42,9)	30 (24 a 36)	31 (26 a 36)	32 (26 a 37)	33 (27 a 40)

Observação: Os resultados de Andrew *et al.* demonstrados para o dia 3 na verdade são os resultados do dia 5. M, indivíduos do sexo masculino; F, indivíduos do sexo feminino.
Para cada reagente, a primeira fileira demonstra a média e os limites, incluindo 95% da população. A segunda fileira demonstra a quantidade de amostras individuais e a razão de indivíduos dos sexos masculino e feminino para cada grupo.
[a]Indica os valores que são significativamente diferentes dos valores dos adultos (p < 0,05).
[b]Indica os valores que são significativamente diferentes dos valores dos adultos para os dados de Andrew *et al.*
O quadro é de Monagle P *et al.* Developmental haemostasis. Impact for clinical haemostasis laboratories. *Thromb Haemost* 2006;95:362, com permissão.

QUADRO 43.15
Valores de referência de TCT, TP, INR e fibrinogênio para recém-nascidos e crianças em dois estudos pioneiros.

Testes de coagulação	Idade						
	Dia 1	Dia 3	1 mês – 1 ano	1 a 5 anos	6 a 10 anos	11 a 16 anos	Adultos
TCT (s)	Não disponível	Não disponível	17,1[a] (16,3 a 17,6)	17,5[a] (16,5 a 18,2)	17,1 (16,1 a 18,5)	16,9 (16,2 a 17,6)	16,6 (16,2 a 17,2)
Monagle *et al.*			N = 20 (10 F/10 M)	N = 21 (11 F/10 M)	N = 21 (11 F/10 M)	N = 22 (11 F/11 M)	N = 20
TCT Andrew *et al.*	23,5 (19,0 a 28,3)	23,1 (18,0 a 29,2)	24,3 (19,4 a 29,2)	Não disponível	Não disponível	Não disponível	Não disponível
TP (s)	15,6[a] (14,4 a 16,4)	14,9[a] (13,5 a 16,4)	13,1 (11,5 a 15,3)	13,3[a] (12,1 a 14,5)	13,4[a] (11,7 a 15,1)	13,8[a] (12,7 a 16,1)	13,0 (11,5 a 14,5)
Monagle *et al.*	N = 21 (10 F/11 M)	N = 25 (13 F/12 M)	N = 35 (8 F/27 M)	N = 43 (23 F/20 M)	N = 53 (22 F/31 M)	N = 23 (7 F/16 M)	N = 51
TP Andrew *et al.*	13 (11,6 a 14,43)	12,4 (10,5 a 13,86)	12,3 (10,7 a 13,9)	11 (10,6 a 11,4)	11,1 (10,1 a 12,1)	11,2 (10,2 a 12,0)	12,0 (11,0 a 14,0)
INR	1,26[a] (1,15 a 1,35)	1,20[a] (1,05 a 1,35)	1,00 (0,86 a 1,22)	1,03[a] (0,92 a 1,14)	1,04[a] (0,87 a 1,20)	1,08[a] (0,97 a 1,30)	1,00 (0,80 a 1,20)
Monagle *et al.*	N = 21 (10 F/11 M)	N = 25 (13 F/12 M)	N = 35 (8 F/27 M)	N = 43 (23 F/20 M)	N = 53 (22 F/31 M)	N = 23 (7 F/16 M)	N = 51 (43 F/8 M)
INR Andrew *et al.*	1[b] (0,53 a 1,62)	0,91[b] (0,53 a 1,48)	0,88[b] (0,61 a 1,17)	1 (0,96 a 1,04)	1,01 (0,91 a 1,11)	1,02 (0,93 a 1,10)	1,10 (1,0 a 1,3)
Fibrinogênio (g/ℓ)	2,80 (1,92 a 3,74)	3,30 (2,83 a 4,01)	2,42[a] (0,82 a 3,83)	2,82[a] (1,62 a 4,01)	3,04 (1,99 a 4,09)	3,15 (2,12 a 4,33)	3,1 (1,9 a 4,3)
	N = 22 (10 F/12 M)	N = 21 (10 F/11 M)	N = 34 (7 F/27 M)	N = 43 (23 F/20 M)	N = 52 (22 F/30 M)	N = 21 (7 F/14 M)	N = 55 (47 F/8 M)
Fibrinogênio Andrew *et al.*	2,83 (2,25 a 3,41)	3,12 (2,37 a 3,87)	2,51 (1,5 a 3,87)	2,76 (1,70 a 4,05)	2,75 (1,57 a 4,0)	3 (1,54 a 4,48)	2,78 (1,56 a 4,0)

Observação: Os resultados de Andrew *et al.* demonstrados para o dia 3 na verdade são os resultados do dia 5. M, indivíduos do sexo masculino; F, indivíduos do sexo feminino.
Para cada ensaio, a primeira fileira demonstra a média e os limites, incluindo 95% da população. A segunda fileira demonstra a quantidade de amostras individuais e a razão de indivíduos dos sexos masculino e feminino para cada grupo.
[a]Indica os valores que são significativamente diferentes dos valores dos adultos (p < 0,05).
[b]Indica os valores que são significativamente diferentes dos valores dos adultos para os dados de Andrew *et al.*

QUADRO 43.16

Valores de referência de fatores da coagulação para recém-nascidos e crianças de dois estudos pioneiros.

Fatores da coagulação (%)	Dia 1	Dia 3	1 mês a 1 ano	1 a 5 anos	6 a 10 anos	11 a 16 anos	Adultos
II Monagle et al.	54^a (41 a 69)	62^a (50 a 73)	90^a (62 a 103)	89^a (70 a 109)	89^a (67 a 110)	90^a (61 a 107)	110 (78 a 138)
	N = 23 (13 F/10 M)	N = 22 (11 F/11 M)	N = 22 (7 F/15 M)	N = 67 (26 F/41 M)	N = 64 (23 F/41 M)	N = 23 (6 F/17 M)	N = 44
II Andrew et al.	48^b (37 a 59)	63^b (48 a 78)	88^b (60 a 116)	94^b (71 a 116)	88 (67 a 107)	83^b (61 a 104)	108 (70 a 146)
V Monagle et al.	81^a (64 a 103)	122 (92 a 154)	113 (94 a 141)	97^a (67 a 127)	99^a (56 a 141)	89^a (67 a 141)	118 (78 a 152)
	N = 22 (13 F/9 M)	N = 22 (11 F/11 M)	N = 20 (6 F/14 M)	N = 75 (26 F/41 M)	N = 64 (23 F/41 M)	N = 20 (5 F/15 M)	N = 44
V Andrew et al.	72^b (54 a 90)	95^b (70 a 120)	91^b (55 a 127)	103 (79 a 127)	90^b (63 a 116)	77^b (55 a 99)	106 (62 a 150)
VII Monagle et al.	70^a (52 a 88)	86^a (67 a 107)	128 (83 a 160)	111^a (72 a 150)	113^a (70 a 156)	118 (69 a 200)	129 (61 a 199)
	N = 22 (12 F/10 M)	N = 22 (11 F/11 M)	N = 20 (6 F/14 M)	N = 66 (25 F/41 M)	N = 64 (23 F/41 M)	N = 22 (6 F/16 M)	N = 44
VII Andrew et al.	66^b (47 a 85)	89^b (62 a 116)	87^b (47 a 127)	82^b (55 a 116)	85 (52 a 120)	83^b (58 a 115)	105 (67 a 143)
VIII Monagle et al.	182 (105 a 329)	159 (83 a 274)	94^a (54 a 145)	110^a (36 a 185)	117^a (52 a 182)	120^a (59 a 200)	105 (67 a 143)
	N = 20 (9 F/11 M)	N = 25 (12 F/13 M)	N = 21 (6 F/15 M)	N = 45 (26 F/19 M)	N = 52 (20 F/32 M)	N = 24 (6 F/18 M)	N = 44
VIII Andrew et al.	100 (61 a 139)	88 (55 a 121)	73^b (50 a 109)	90 (59 a 142)	95 (58 a 132)	92 (53 a 131)	99 (50 a 149)
IX Monagle et al.	48^a (35 a 56)	72^a (44 a 97)	71^a (43 a 121)	85^a (44 a 127)	96^a (48 a 145)	111^a (64 a 216)	130 (59 a 254)
	N = 24 (11 F/13 M)	N = 23 (11 F/12 M)	N = 21 (5 F/16 M)	N = 44 (25 F/19 M)	N = 51 (19 F/32 M)	N = 25 (6 F/19 M)	N = 44
IX Andrew et al.	53^b (34 a 72)	53^b (34 a 72)	86^b (36 a 136)	73^b (47 a 104)	75^b (63 a 89)	82^b (59 a 122)	109 (55 a 163)
X Monagle et al.	55^a (46 a 67)	60^a (46 a 75)	95^a (77 a 122)	98^a (72 a 125)	97^a (68 a 125)	91^a (53 a 122)	124 (96 a 171)
	N = 22 (12 F/10 M)	N = 22 (11 F/11 M)	N = 21 (6 F/15 M)	N = 66 (25 F/41 M)	N = 49 (20 F/29 M)	N = 24 (7 F/17 M)	N = 44
X Andrew et al.	40^b (26 a 54)	49^b (34 a 64)	78^b (38 a 118)	88^b (58 a 116)	75^b (55 a 101)	79^b (50 a 117)	106 (70 a 152)
XI Monagle et al.	30^a (7 a 41)	57^a (24 a 79)	89^a (62 a 125)	113 (65 a 162)	113 (65 a 162)	111 (65 a 139)	112 (67 a 196)
	N = 20 (10 F/10 M)	N = 22 (11 F/11 M)	N = 22 (6 F/16 M)	N = 41 (24 F/17 M)	N = 50 (18 F/32 M)	N = 24 (5 F/19 M)	N = 44
XI Andrew et al.	38^b (24 a 52)	55^b (39 a 71)	86^b (49 a 134)	97 (56 a 150)	86 (52 a 120)	74 (50 a 97)	97 (67 a 127)
XII Monagle et al.	58^a (43 a 80)	53^a (14 a 80)	79^a (20 a 135)	85^a (36 a 135)	81^a (26 a 137)	75^a (14 a 117)	115 (35 a 207)
	N = 20 (9 F/11 M)	N = 21 (11 F/10 M)	N = 21 (7 F/14 M)	N = 39 (20 F/19 M)	N = 45 (17 F/28 M)	N = 22 (7 F/15 M)	N = 44
XII Andrew et al.	53^a (14 a 80)	47^b (29 a 65)	77^b (39 a 115)	93 (64 a 129)	92 (60 a 140)	81^b (34 a 137)	108 (52 a 164)

Para cada ensaio, a primeira fileira demonstra a média e os limites, incluindo 95% da população. A segunda fileira demonstra a quantidade de amostras individuais e a razão de indivíduos dos sexos masculino e feminino para cada grupo.
^{a}Indica os valores que são significativamente diferentes dos valores dos adultos ($p < 0,05$).
^{b}Indica os valores que são significativamente diferentes dos valores dos adultos para os dados de Andrew et al.

QUADRO 43.17

Valores de referência para os testes de coagulação em recém-nascidos prematuros saudáveis (30 a 36 semanas de gestação) durante os primeiros 6 meses de vida.

	Dia 1	Dia 5	Dia 30	Dia 90	Dia 180	Adultos
	M L	M L	M L	M L	M L	M L
TP (s)	13,0 (10,6 a 16,2)^a	12,5 (10,0 a 15,3)^{a,b}	11,8 (10,0 a 13,6)^a	12,3 (10,0 a 14,6)^a	12,5 (10,0 a 15,0)^a	12,4 (10,8 a 13,9)
TTPA (s)	53,6 (27,5 a 79,4)^c	50,5 (26,9 a 74,1)^c	44,7 (26,9 a 62,5)	39,5 (28,3 a 50,7)	37,5 (27,2 a 53,3)^a	33,5 (26,6 a 40,3)
TCT (s)	24,8 (19,2 a 30,4)^a	24,1 (18,8 a 29,4)^a	24,4 (18,8 a 29,9)^a	25,1 (19,4 a 30,8)^a	25,2 (18,9 a 31,5)^a	25,0 (19,7 a 30,3)
Fibrinogênio (g/ℓ)	2,43 (1,50 a 3,73)^{a,b,c}	2,80 (1,60 a 4,18)^{a,b,c}	2,54 (1,50 a 4,14)^{a,b}	2,46 (1,50 a 3,52)^a	2,28 (1,50 a 3,60)^b	2,78 (1,56 a 4,00)
FII (U/mℓ)	0,45 (0,20 a 0,77)^b	0,57 (0,29 a 0,85)^c	0,57 (0,36 a 0,95)^{b,c}	0,68 (0,30 a 1,06)	0,87 (0,51 a 1,23)	1,08 (0,70 a 1,46)
FV (U/mℓ)	0,88 (0,41 a 1,44)^{a,b,c}	1,00 (0,46 a 1,54)^a	1,02 (0,48 a 1,56)	0,99 (0,59 a 1,39)	1,02 (0,58 a 1,46)	1,06 (0,62 a 1,50)
FVII (U/mℓ)	0,67 (0,21 a 1,13)	0,84 (0,30 a 1,38)	0,83 (0,21 a 1,45)	0,87 (0,31 a 1,43)	0,99 (0,47 a 1,51)^a	1,05 (0,67 a 1,43)
FVIII (U/mℓ)	1,11 (0,50 a 2,13)^{a,b}	1,15 (0,53 a 2,05)^{a,b,c}	1,11 (0,50 a 1,99)^{a,b,c}	1,06 (0,58 a 1,88)^{a,b,c}	0,99 (0,50 a 1,87)^{a,b,c}	0,99 (0,50 a 1,49)

(continua)

QUADRO 43.17

Valores de referência para os testes de coagulação em recém-nascidos prematuros saudáveis (30 a 36 semanas de gestação) durante os primeiros 6 meses de vida. (*Continuação*)

	Dia 1		Dia 5		Dia 30		Dia 90		Dia 180		Adultos	
	M	L	M	L	M	L	M	L	M	L	M	L
vWF (U/mℓ)	1,36 (0,78 a 2,10)[b]		1,33 (0,72 a 2,19)[b]		1,36 (0,66 a 2,16)[b]		1,12 (0,75 a 1,84)[a,b]		0,98 (0,54 a 1,58)[a,b]		0,92 (0,50 a 1,58)	
FIX (U/mℓ)	0,35 (0,19 a 0,65)[b,c]		0,42 (0,14 a 0,74)[b,c]		0,44 (0,13 a 0,80)[b]		0,59 (0,25 a 0,93)		0,81 (0,50 a 1,20)[b]		1,09 (0,55 a 1,63)	
FX (U/mℓ)	0,41 (0,11 a 0,71)		0,51 (0,19 a 0,83)		0,56 (0,20 a 0,92)		0,67 (0,35 a 0,99)		0,77 (0,35 a 1,19)		1,06 (0,70 a 1,52)	
FXI (U/mℓ)	0,30 (0,08 a 0,52)[b,c]		0,41 (0,13 a 0,69)[c]		0,43 (0,15 a 0,71)[c]		0,59 (0,25 a 0,93)[c]		0,78 (0,46 a 1,10)		0,97 (0,67 a 1,27)	
FXII (U/mℓ)	0,38 (0,10 a 0,66)[c]		0,39 (0,09 a 0,69)[c]		0,43 (0,11 a 0,75)		0,61 (0,15 a 1,07)		0,82 (0,22 a 1,42)		1,08 (0,52 a 1,64)	
PK (U/mℓ)	0,33 (0,09 a 0,57)		0,45 (0,26 a 0,75)[b]		0,59 (0,31 a 0,87)		0,79 (0,37 a 1,21)		0,78 (0,40 a 1,16)		1,12 (0,62 a 1,62)	
CAPM (U/mℓ)	0,49 (0,09 a 0,89)		0,62 (0,24 a 1,00)[c]		0,64 (0,16 a 1,12)[c]		0,78 (0,32 a 1,24)		0,83 (0,41 a 1,25)[a]		0,92 (0,50 a 1,36)	
XIII$_a$ (U/mℓ)	0,70 (0,32 a 1,08)		1,01 (0,57 a 1,45)[a]		0,99 (0,51 a 1,47)[a]		1,13 (0,71 a 1,55)[a]		1,13 (0,65 a 1,61)[a]		1,05 (0,55 a 1,55)	
XIII$_b$ (U/mℓ)	0,81 (0,35 a 1,27)		1,10 (0,68 a 1,58)[a]		1,07 (0,57 a 1,57)[a]		1,21 (0,75 a 1,67)		1,15 (0,67 a 1,63)		0,97 (0,57 a 1,37)	
Plasminogênio (CTA U/mℓ)	1,70 (1,12 a 2,48)[c]		1,91 (1,21 a 2,61)[c]		1,81 (1,09 a 2,53)		2,38 (1,58 a 3,18)		2,75 (1,91 a 3,59)[c]		3,36 (2,48 a 4,24)	

TP, tempo de protrombina; s, segundos; INR, proporção normalizada internacional; TTPA, tempo de tromboplastina parcial ativada; TCT, tempo de coagulação da trombina; g/ℓ gramas por litro; F, fator; vWF, fator de von Willebrand; PK, pré-calicreína; CAPM, cininogênio de alto peso molecular.
Todos os fatores, com exceção do fibrinogênio, são expressos como unidades por mililitro (U/mℓ), nos quais o plasma agrupado contém 1,0 U/mℓ. Todos os valores são fornecidos como as médias (M), seguidos pelos limites inferior e superior, abrangendo 95% da população (L). Entre 40 e 96 análises foram ensaiadas em relação a cada valor para o recém-nascido.
[a]Valores que não são diferenciáveis daqueles do adulto.
[b]Estas medidas são enviesadas, em virtude de uma quantidade desproporcional de valores altos. Foi fornecido o limite inferior, que exclui os 2,5% inferiores da população (L). O limite inferior em relação ao fator VIII foi de 0,50 U/mℓ em todos os pontos para o recém-nascido.
[c]Os valores são diferentes do recém-nascido a termo.
Reproduzido, com autorização, de Andrew M. The relevance of developmental hemostasis to hemorrhagic disorders of newborns. *Semin Perinatol* 1997;21:70.

Os distúrbios hemorrágicos no RN podem ser classificados em duas categorias: distúrbios hemorrágicos adquiridos e congênitos. Estes distúrbios serão abordados nas seções seguintes.

Distúrbios hemorrágicos adquiridos no período neonatal

Hemorragia por deficiência de vitamina K

Os fatores II, VII, IX e X da coagulação e as proteínas anticoagulantes naturais C, S e Z são sintetizados inicialmente como precursores inativos e necessitam de modificação química pós-tradução (carboxilação) que é essencial para a função hemostática destas proteínas. A vitamina K (VK) é um cofator essencial no processo da carboxilação. Em casos de deficiência de VK, são produzidas proteínas subcarboxiladas ou não carboxiladas não funcionais (também denominadas como "proteína induzida por ausência de vitamina K" ou PIAVK) (491).

Anteriormente conhecida como doença hemorrágica do RN, a hemorragia por deficiência de vitamina K (HDVK) é definida como a hemorragia que é acionada por diminuição nos fatores dependentes da VK até abaixo do nível hemostático. Tipicamente, a HDVK pode ser corrigida com a administração de VK (492). Dependendo da idade ao início dos sintomas, a HDVK pode ser classificada como HDVK precoce, clássica e tardia, dependendo se as manifestações clínicas ocorrem no primeiro dia, na primeira semana, ou após a primeira semana de vida, respectivamente.

O tipo de HDVK precoce é infrequente e está associado à administração pré-natal materna de medicamentos que interferem com a função da VK no RN. Medicamentos antituberculose, antibióticos tais como cefalosporinas, e antagonistas da vitamina K têm sido implicados. Embora os anticonvulsivantes também tenham sido tradicionalmente ligados à HDVK precoce, uma revisão sistemática recente concluiu que a evidência da associação entre os anticonvulsivantes e a HDVK era insuficiente (493).

Tendo em vista que a VK não cruza a barreira placentária, RNs saudáveis apresentam um nível plasmático de VK baixo ao nascimento e reservas hepáticas limitadas (494). Estes fatos, junto com a produção de VK inferior pela sua flora intestinal e o baixo conteúdo de VK do leite materno (2 a 15 *versus* > 50 µg/ℓ nas fórmulas comerciais), contribuem para a HDVK clássica e tardia (495,496). A HDVK clássica é uma consequência da alimentação inadequada ou tardia do RN. A HDVK tardia é observada exclusivamente em RNs amamentados e também em crianças com síndromes associadas à má absorção da VK.

A HDVK precoce tende a ser apresentada com episódios hemorrágicos graves, tais como hemorragia intra-abdominal e HIC (497). A HDVK clássica é relativamente mais leve e apresentada com hemorragia mucocutânea e gastrintestinal, ou hemorragia em virtude de circuncisão, embora possa ocorrer HIC. A HDVK tardia normalmente é apresentada entre a 2ª e a 8ª semana de vida e é tipicamente associada a um alto risco de HIC e à mortalidade relativamente alta (498).

O diagnóstico de HDVK tem por base a presença de achados clínicos (hemorragia) e anormalidades laboratoriais. A última é apoiada por INR prolongada (> 3,5) ou um tempo de protrombina prolongado (> 4 vezes o valor de controle) em pacientes com contagem de plaquetas e nível de fibrinogênio normais. A normalização dos achados laboratoriais anormais 30 a 120 minutos após a administração de VK é considerada diagnóstica (492).

É necessária a administração de 1 mg de VK por via intravenosa (IV), em infusões lentas para evitar a rara ocorrência de reações anafilatoides, ou SC para o tratamento da HDVK. A via de administração intramuscular (IM) não é recomendada, em virtude do risco de causar hematomas. Em eventos hemorrágicos graves, podem ser indicados concentrados plasmáticos.

A HDVK precoce pode ser evitada por meio da administração oral diária de 10 a 20 mg de VK para a mãe por 2 a 4 semanas antes do parto (499,500). A administração de vitamina K ao nascimento tem sido recomendada para a prevenção da HDVK clássica e tardia desde 1961 (501). A dose de VK sugerida para os RNs a termo é de 0,5 a 1 mg (502). Se a administração parenteral não for possível ou for contraindicada, ela pode ser administrada pela via oral. Nos referidos casos, a administração de VK deve ser continuada (25 a 50 µg diariamente ou 1 mg semanalmente) por 3 meses (503-506). A dose recomendada para os RNs prematuros é de 0,3 mg/kg IM (via preferida) ou 0,2 mg/dose IV (507).

Coagulação intravascular disseminada

A CID é uma síndrome adquirida, caracterizada pela ativação intravascular da coagulação, que sobrecarrega o sistema anticoagulante natural, resultando em coagulopatia consumidora, deposição disseminada de fibrina e trombose microvascular (508). Esta síndrome apresenta a ativação e a desregulação de ambos os sistemas hemostático e inflamatório e pode ser associada ao risco de trombose e hemorragia (488).

A CID sempre é acionada por uma condição precipitante, tal como hipotermia, sepse, angústia respiratória, asfixia ao nascimento, ECN, disfunção hepática e malformações vasculares (488,509). Os achados laboratoriais na CID incluem trombocitopenia em virtude de consumo de plaquetas, prolongamento dos parâmetros da coagulação (TP/INR e TTPa), elevação de D-dímeros e nível baixo de fibrinogênio, de acordo com os valores de referência apropriados para a idade.

O tratamento agressivo da condição predisponente de base é primordial no manejo da CID. A terapia de reposição com produtos hemostáticos, tais como concentrados plasmáticos, transfusão de plaquetas, ou crioprecipitado, é indicada em pacientes com complicações hemorrágicas. Entretanto, apesar da ausência de evidências para apoiar o uso de crioprecipitado ou concentrados plasmáticos de modo preventivo (i. e., em pacientes sem hemorragia), alguns especialistas consideram que a administração profilática pode ser razoável em RNs com fatores de risco adicionais para hemorragias (510). Os concentrados plasmáticos devem ser administrados a uma dose de 10 a 15 mℓ/kg e o crioprecipitado a uma dose de 1 U/7 a 10 kg (511,512), com a finalidade de manter o fibrinogênio superior a 1 g/ℓ. As transfusões de plaquetas são indicadas para manter a contagem de plaquetas superior a 50 × 10⁹/ℓ em pacientes instáveis sem hemorragia e entre 50 e 100 × 10⁹/ℓ em pacientes com hemorragia ativa (513).

Fenômeno de Kasabach-Merritt

O fenômeno de Kasabach-Merritt (FKM) é uma entidade clinicolaboratorial caracterizada pela presença de coagulopatia consumidora, com trombocitopenia grave (< 20 × 10⁹/ℓ), hipofibrinogenemia acentuada, D-dímeros altos, níveis altos de produtos de degradação do fibrinogênio e anemia hemolítica microangiopática, na presença de um tumor vascular com aumento de volume (514,515).

Os hemangioendoteliomas kaposiformes e os angiomas em tufos são os dois tumores vasculares exclusivamente associados ao FKM (516,517). Ambos os tumores são raros (< 1% dos tumores vasculares pediátricos) (515) e mais comumente são apresentados ao nascimento como lesões solitárias, grandes (> 5 cm), quentes e firmes, localizadas em membros, tronco, ou na área cervicofacial (518–520). As lesões que invadem o músculo adjacente, ossos, os compartimentos torácico ou retroperitoneal impõem um risco mais alto de desenvolvimento do FKM, em comparação às lesões superficiais (520). A fisiopatologia do FKM envolve principalmente o aprisionamento e a ativação de plaquetas, provavelmente em virtude do endotélio anormal e em virtude do aumento da taxa de ruptura dentro da lesão vascular, seguida por coagulopatia consumidora (521).

O manejo do FKM inclui o tratamento da lesão de base e o fornecimento de suporte hemostático. Um recente consenso de especialistas recomendou o uso de vincristina IV mais prednisolona oral ou metilprednisolona IV como terapia de primeira linha (519). Embora a monoterapia não seja recomendada, a administração de corticosteroide não deve ser adiada se a vincristina não estiver prontamente disponível. Para o suporte hemostático, os concentrados de plaquetas devem ser administrados apenas em caso de hemorragia ativa ou imediatamente antes de procedimentos invasivos (516,519). As plaquetas transfundidas apresentam uma sobrevida curta (1 a 24 horas) e as contagens de plaquetas devem ser cuidadosamente acompanhadas (515,521,522). Concentrados plasmáticos e crioprecipitado são recomendados para manter os níveis de fibrinogênio superiores a 1 g/ℓ, particularmente no caso de eventos hemorrágicos (519).

Insuficiência hepática neonatal

A hemocromatose neonatal é a causa mais comum de insuficiência hepática aguda entre os RNs (523); outras causas incluem infecções virais, exposição a medicamentos, distúrbios hematológicos, lesão hipóxico-isquêmica e distúrbios metabólicos (524). Tendo em vista que o fígado desempenha uma função importante na síntese e na modificação pós-tradução da maior parte das proteínas do sistema da coagulação e fibrinolítico, a insuficiência hepática aguda comumente é apresentada com coagulopatia (525). A coagulopatia com base hepática, definida como o prolongamento do tempo de protrombina (≥ 15 segundos) ou da INR > 1,5 que não é corrigida com a administração de VK em casos com encefalopatia hepática, ou tempo de protrombina ≥ 20 segundos ou INR > 2,0 com ou sem encefalopatia hepática, é um dos critérios para o diagnóstico da insuficiência hepática aguda em pacientes pediátricos (523,526). A hemorragia clinicamente significativa não é comum na ausência de eventos acionadores (527). As anormalidades laboratoriais hemostáticas somente devem ser corrigidas em caso de hemorragia ativa ou se procedimentos invasivos se fizerem necessários. Os concentrados plasmáticos e o crioprecipitado devem ser administrados nas doses mencionadas na seção Coagulação intravascular disseminada. Alguns especialistas recomendam manter a contagem de plaquetas superior a 75 × 10⁹/ℓ em pacientes pediátricos (523).

Distúrbios hemorrágicos congênitos no período neonatal

Hemofilia A e B

Ambos são distúrbios ligados ao X e são caracterizados por níveis baixos (< 40%) dos fatores VIII e IX da coagulação, respectivamente (528). Eles são os distúrbios hemorrágicos hereditários mais comuns que se manifestam em RNs (529).

A hemorragia em virtude de circuncisão e a hemorragia craniana são as manifestações neonatais mais comuns da hemofilia. Tem sido relatada a ocorrência de HIC ao parto em 3,2% dos RNs a termo e em 1,8% dos RNs pré-termo (530). Embora seja conhecido que o risco de HIC é um fator determinante na seleção do método de parto, o modo de parto ideal nos portadores de hemofilia ainda deve ser determinado (531,532). Está claro que o parto instrumental deve ser evitado, bem como o monitoramento invasivo e a coleta de sangue do couro cabeludo (533). Os dados disponíveis parecem favorecer a cesariana eletiva, em vez do parto vaginal espontâneo (PVE) (531). Contudo, a cesariana eletiva está associada a outros desfechos adversos gerais neonatais e maternos, os quais devem ser considerados no processo de tomada de decisão. As Diretrizes Britânicas recomendam a avaliação de cada caso, levando em consideração as indicações obstétricas e a condição da hemofilia fetal para considerar a cesariana eletiva (533). De acordo com isto, recomenda-se a medição do fator VIII ou IX do sangue de cordão em RNs de portadores conhecidos. O diagnóstico da hemofilia A é relativamente simples, tendo em vista que os níveis de fator VIII ao nascimento são próximos dos, ou superiores aos valores de referência dos adultos. Os níveis de fator IX, por outro lado, estão diminuídos ao nascimento (ver a seção Hemostasia do desenvolvimento). Portanto, a detecção dos casos de hemofilia B leve pode ser mais desafiadora. A vitamina K deve ser suspensa até que o diagnóstico esteja claro e pode ser administrada por via oral nos casos confirmados (ver as recomendações sobre a dose na seção "Hemorragia por deficiência de vitamina K"). Os eventos hemorrágicos que ocorrem durante o período neonatal devem ser manejados com a administração de fator VIII ou IX derivado do plasma ou recombinante, adequadamente. A desmopressina não deve ser administrada para RNs com hemofilia em virtude do risco de hiponatremia e convulsões (533).

Muitos casos de hemofilia em RNs são diagnosticados após a apresentação de manifestações hemorrágicas. O padrão das hemorragias é diferente daquele de crianças mais velhas e inclui a hemorragia pós-circuncisão (48%), HIC (51%) e por picada nas solas (10%) (530). Um prolongamento do TTPa além das variações normais apropriadas para a idade deve ocasionar suspeitas, e o diagnóstico deve ser confirmado com base nos níveis dos fatores.

Doença de von Willebrand

Os níveis de vWF ao nascimento são normais ou superiores aos valores normais dos adultos e, por consequência, a doença de von Willebrand (DVW) tipo I normalmente não é problemática durante o período neonatal (488). Na DVW tipo III, os níveis de vWF são virtualmente inexistentes; embora rara, a DVW tipo III pode ser apresentada durante o período neonatal (534). A DVW tipo IIB é um distúrbio hereditário autossômico dominante caracterizado por um ganho de função do vWF, que leva ao aumento da afinidade pelo complexo de glicoproteínas plaquetárias (GP) Ib. Os pacientes podem apresentar trombocitopenia basal ou trombocitopenia sob circunstâncias estressantes; plaquetas grandes são observadas em um terço dos casos (535). Acredita-se que a intensificação da ligação da GP Ib e do vWF observada na DVW tipo IIb possa interferir com a regulação da mecariocitopoese (536). A intensificação da aglutinação plaquetária induzida por ristocetina associada a razão discrepante de vWF e atividade do cofator ristocetina/antígeno do vWF (< 0,7) é indicativa desta condição (537). O manejo dos pacientes com DVW tipo IIB trombocitopênicos deve incluir concentrados de vWF, além de transfusões de plaquetas (538).

Distúrbios hemorrágicos raros

Deficiências congênitas de fibrinogênio, fatores II, V, V + VIII, VII, X, XI e XIII são distúrbios raros e geralmente são herdados de modo recessivo. As formas homozigotas ocorrem em 1 em 500.000 a 1 em 2 milhões (539), com a deficiência de fator VII sendo a mais comum (540). Os distúrbios hemorrágicos raros podem ser manifestados durante o período neonatal. Existe uma forte associação entre os níveis de fator e as manifestações hemorrágicas nos distúrbios do fibrinogênio (em particular, afibrinogenemia) e em deficiências de fator II, X e XIII (540). Eventos graves, tais como HIC e hemorragia do toco umbilical, são observados com frequência. O último é uma característica da deficiência de fator XIII, tendo em vista que 80 a 90% dos RNs afetados apresentam hemorragia tardia a partir do toco umbilical (541). Em ambas as deficiências de fator V e VII, os níveis de fator são preditores inadequados dos sintomas, e a hemorragia ocorre com mais frequência após traumatismos ou outros eventos acionadores. Não existe uma associação entre os níveis hemostáticos de fator XI e as hemorragias, que tendem a ocorrer em associação a intervenções. Por último, a deficiência de fator V + VIII demonstra um padrão hemorrágico leve a moderado, independentemente dos níveis de fator. A interpretação dos resultados laboratoriais deve levar em consideração os princípios da hemostasia do desenvolvimento discutidos anteriormente (540).

É importante observar que os testes de rastreamento comuns, tais como INR, TTPa e tempo de trombina, estão normais na deficiência de fator XIII, e o diagnóstico deve depender de testes de solubilidade dos coágulos e deve ser confirmado por meio da quantificação do nível de fator XIII.

O tratamento destas deficiências de fator de coagulação envolve o uso de plasma, crioprecipitados (fonte de fator XIII e fibrinogênio), ou concentrados de fator específicos.

TROMBOSE E EMBOLIA

A tromboembolia (TE) é comum no período neonatal. Entretanto, a TE pode causar morbidade e mortalidade significativas. A TE neonatal representa aproximadamente 50% das TE na população pediátrica (542). A incidência relatada de TE sintomática em RNs é de aproximadamente 1 caso por 400 admissões em uma UTI neonatal (543), ou 1 caso por 20.000 nascimentos (544).

Fatores de risco e patogênese

Três fatores importantes contribuem para a formação de trombos (tríade de Virchow): anormalidades na parede do vaso, distúrbios do fluxo sanguíneo e alterações na coagulação sanguínea.

Anormalidades da parede dos vasos

Cateteres intravasculares

Embora tenha sido demonstrado que as paredes do vaso da aorta e da veia cava inferior apresentam propriedades antitrombóticas em jovens, em comparação aos adultos (545), estes vasos com frequência podem ser lesionados por cateteres intravasculares em RNs doentes. De fato, os cateteres intravasculares se tornaram o mais importante fator de risco único para a doença trombótica neonatal (543). A inserção dos referidos cateteres implica um possível risco de trombose, independentemente de qual vaso é utilizado; possivelmente em virtude do seu uso disseminado, os cateteres umbilicais receberam a maior parte das atenções até o momento. Em uma revisão retrospectiva de 4.000 RNs que foram submetidos à cateterização na artéria umbilical na década de 1970, foi observada obstrução sintomática do vaso em aproximadamente 1% dos pacientes (546). Clinicamente, tromboses silenciosas têm sido detectadas com mais frequência à necropsia ou durante uma angiografia contrastada em RNs sintomáticos com a inserção de um cateter na artéria umbilical. Entre 3 e 59% dos casos apresentaram evidências *post mortem* de trombose relacionada ao cateter (547). Em estudos angiográficos prospectivos, foi demonstrada trombose em 24 a 95% dos pacientes (548-551). Muito recentemente, trombos associados a um cateter na veia umbilical corretamente inserido foram documentados por meio de venografia na ocasião da remoção eletiva do cateter em 30% (14/47) dos RNs assintomáticos (552). No mesmo estudo, observou-se que a ultrassonografia em tempo real e com fluxo com Doppler não foi suficientemente precisa para diagnosticar os referidos trombos. Antes deste relato, havia sido estimado que a trombose neonatal, que foi associada aos cateteres venosos centrais, ocorre em aproximadamente 14% dos RNs assintomáticos, com base na ecocardiografia seriada (553).

Vasos coriônicos anormais estão presentes em uma diversidade de distúrbios maternos, tais como HIG ou infecção placentária. Estes vasos sanguíneos anormais predispõem ao desenvolvimento de trombos coriônicos, que podem ocasionar embolias na circulação fetal, particularmente nas artérias pulmonares e nas veias portas (554). Êmbolos paradoxais também têm sido relatados como a causa de infarto cerebral neonatal (555).

Fluxo sanguíneo anormal

O fluxo sanguíneo é um determinante crítico da formação de trombos. O aumento da viscosidade sanguínea (com uma consequência da policitemia ou desidratação) tem sido implicado em casos de doença trombótica neonatal (543,544). Acredita-se também que a hiperviscosidade causada pela policitemia contribua para a alegada tendência trombótica em RNs com mães diabéticas (556). O choque é outro exemplo de um distúrbio grave do fluxo sanguíneo, que predispõe à trombose (557). A presença de um cateter no lúmen dos vasos sanguíneos atenua o fluxo sanguíneo e é a mais comum predisposição a um trombo em RNs (543).

Coagulação sanguínea anormal

Estudos epidemiológicos em adultos confirmaram diversos distúrbios hereditários e defeitos genéticos coexistentes como fatores de risco para a tromboembolia (558). Sabe-se muito menos a respeito da trombofilia hereditária em RNs. As ocorrências de deficiências de proteína C e S homozigotas têm sido fortemente ligadas às doenças trombóticas neonatais graves (559,560). Deficiências heterozigotas de antitrombina (AT), fator V de Leiden (resistência à proteína C ativada), mutações no G20210A da protrombina e elevação de lipoproteína (a), polimorfismos (677C→T) da metilenotetra-hidrofolato redutase (MTHFR) também têm sido associados à trombose neonatal e à púrpura fulminante em relatos de casos isolados e séries (561,562). Ainda permanece a controvérsia se um estado pró-trombótico congênito contribui para o desenvolvimento de trombose na presença de um estímulo forte, tal como cateteres venosos (563). Os níveis de inibidores da coagulação em RNs estão demonstrados no Quadro 43.18.

Manifestações clínicas

A TE neonatal pode ocorrer tanto no sistema venoso quanto no arterial. No Registro Canadense, a trombose foi venosa, arterial e mista em 62%, 34% e 4%, respectivamente (563). Diversos são os vasos afetados; eles incluem as veias renais, suprarrenais, portas, hepáticas e cerebrais; as artérias periféricas, cerebrais, pulmonares, coronarianas, renais e mesentéricas; e a aorta, a veia cava e o átrio direito (556). A apresentação clínica da trombose é variável. Os sinais e sintomas podem ser razoavelmente específicos, tais como membro frio, pálido e sem pulso no caso de uma obstrução arterial periférica. Entretanto, com frequência a apresentação clínica é muito inespecífica: exemplos incluem a insuficiência respiratória e a hipoxemia profunda causadas por êmbolos pulmonares (564) e as convulsões causadas por acidente vascular cerebral arterial ou trombose cerebral venosa (565,566). Ocasionalmente, a suspeita de trombose ocorre apenas retrospectivamente, quando as sequelas da oclusão dos vasos se torna aparente (p. ex., hipertensão portal como consequência da trombose em veia porta). O Quadro 43.19 resume os principais locais de obstrução de vasos trombóticos e seus sintomas e sinais clínicos no RN.

QUADRO 43.19

Apresentação clínica da doença tromboembólica em recém-nascidos.

Local de obstrução do vaso	Sinais clínicos e sintomas
Venosos	
Veia cava inferior	Pode estar associada a trombose venosa renal; edema e cianose das pernas
Veia cava superior	Edema de tecidos moles de cabeça, pescoço e tórax; quilotórax
Cerebral	Convulsões
Renal	Aumento de volume do(s) rim(ns); hematúria
Suprarrenal	Com frequência associada à necrose hemorrágica suprarrenal
Porta e hepático	Principalmente silenciosa clinicamente durante a fase aguda
Arteriais	
Aorta	Insuficiência cardíaca congestiva; gradiente sistólico entre os membros superiores e inferiores; diminuição dos pulsos femorais; insuficiência renal
Periféricos	Ausência de pulso; diminuição na temperatura da pele; descoloração
Cerebrais	Apneia prolongada; convulsões
Pulmonares	Angústia respiratória; hipertensão pulmonar
Coronarianos	Insuficiência cardíaca congestiva; choque cardíaco
Renais	Hipertensão sistêmica (normalmente autolimitante se existem microêmbolos em arteríolas terminais); insuficiência cardíaca congestiva
Mesentéricos	Sinais de "enterocolite necrosante"

O fator predisponente mais comum para a trombose é a presença de um cateter (543,544). Na trombose não relacionada a um cateter, a trombose em veia renal é a mais comum (544). A trombocitopenia com frequência acompanha a trombose em RNs.

QUADRO 43.18

Valores de referência de inibidor da coagulação para recém-nascidos e crianças em dois estudos pioneiros.

Inibidores da coagulação (%)	Dia 1	Dia 3	1 mês a 1 ano	1 a 5 anos	6 a 10 anos	11 a 16 anos	Adultos
AT Monagle et al.	76^a (58 a 90) N = 18 (9 F/12 M)	74^a (60 a 89) N = 22 (10 F/12 M)	109^a (72 a 134) N = 41 (8 F/33 M)	116^a (101 a 131) N = 49 (26 F/23 M)	114^a (95 a 134) N = 59 (25 F/34 M)	111^a (96 a 126) N = 26 (8 F/18 M)	96 (66 a 124) N = 43
AT Andrew et al.	63^b (51 a 75)	67^b (54 a 80)	104 (84 a 124)	111 (82 a 139)	111 (90 a 131)	105 (77 a 132)	100 (74 a 126)
Proteína C cromogênica Monagle et al.	36^a (24 a 44) N = 22 (9 F/13 M)	44^a (28 a 54) N = 21 (10 F/11 M)	71^a (31 a 112) N = 25 (5 F/20 M)	96^a (65 a 127) N = 42 (21 F/21 M)	100 (71 a 129) N = 53 (21 F/32 M)	94^a (66 a 118) N = 25 (8 F/17 M)	104 (74 a 164) N = 42
Proteína C cromogênica Andrew et al.	35^b (26 a 44)	42^b (31 a 53)	59^b (37 a 81)	66^b (40 a 92)	69^b (45 a 93)	83^b (55 a 111)	96 (64 a 128)
Coagulação da proteína C Monagle et al.	32^a (24 a 40) N = 20 (9 F/11 M)	33^a (24 a 51) N = 22 (11 F/11 M)	77^a (28 a 124) N = 24 (4 F/20 M)	94^a (50 a 134) N = 39 (16 F/23 M)	94^a (64 a 125) N = 50 (17 F/33 M)	88^a (59 a 112) N = 20 (6 F/14 M)	103 (54 a 166) N = 44
Coagulação da proteína C Andrew et al.	Não disponível	Não disponível	Não disponível	Não disponível	Não disponível	Não disponível	Não disponível
Coagulação da proteína S Monagle et al.	36^a (28 a 47) N = 22 (13 F/9 M)	49^a (33 a 67) N = 24 (11 F/13 M)	102^a (29 a 162) N = 41 (8 F/33 M)	101^a (67 a 136) N = 49 (26 F/23 M)	109^a (64 a 154) N = 59 (25 F/34 M)	103^a (65 a 140) N = 27 (9 F/18 M)	75 (54 a 103) N = 44
Coagulação da proteína S Andrew et al.	36^b (24 a 48)	50^b (36 a 64)	87 (55 a 119)	86 (54 a 118)	78 (41 a 114)	72 (52 a 92)	81 (60 a 113)

Observação: Os resultados de Andrew et al. demonstrados para o dia 3 na verdade são os resultados do dia 5. M, indivíduos do sexo masculino; F, indivíduos do sexo feminino. Para cada ensaio, a primeira fileira demonstra a média e os limites, incluindo 95% da população. A segunda fileira demonstra a quantidade de amostras individuais e a razão de indivíduos dos sexos masculino e feminino para cada grupo.
^{a}Indica os valores que são significativamente diferentes dos valores dos adultos ($p < 0{,}05$).
^{b}Indica os valores que são significativamente diferentes dos valores dos adultos para os dados de Andrew et al.

Os pacientes devem ser avaliados em relação a um distúrbio tromboembólico se a trombocitopenia não puder ser explicada por outras condições.

A púrpura fulminante é caracterizada por lesões equimóticas que aumentam de modo radial e se tornam negro-arroxeadas com bolhas e, em seguida, necróticas e gangrenosas. Na presença de púrpura fulminante, devem ser consideradas as deficiências de proteína C ou proteína S.

Manejo

A literatura sobre a doença trombótica neonatal é composta quase que inteiramente de relatos de caso e séries de casos. As referidas observações episódicas são orientações inadequadas para o manejo, tendo em vista que não são controladas e são repletas de vieses (567). A extrapolação dos achados em pacientes adultos para os RNs pode ser inadequada, tendo em vista que a etiologia, a localização dos trombos, o sistema da coagulação e a sua resposta aos agentes antitrombóticos e fibrinolíticos difere acentuadamente entre as duas faixas etárias. As atuais abordagens para o manejo da trombose neonatal ainda devem ser validadas em estudos clínicos futuros. Informações atualizadas sobre o uso de agentes antitrombóticos são publicadas regularmente pelo American College of Chest Physicians (568).

Diagnóstico

Sempre que houver uma suspeita de doença trombótica no recém-nascido, devem ser envidados todos os esforços para confirmar ou refutar o diagnóstico. A angiografia contrastada com o uso de meio de contrate não iônico é a técnica de exame por imagem "padrão-ouro" para a confirmação da trombose antes da instituição da terapia trombolítica ou cirúrgica. Outros testes menos invasivos, tais como ultrassonografia em tempo real ou estudos do fluxo com Doppler, podem ser medidas auxiliares úteis, mas a sua precisão e acurácia na doença trombótica neonatal ainda são incertas. As vantagens desta técnica são que ela é não invasiva, não requer a exposição à radiação ionizante e pode ser realizada ao lado do leito.

A acurácia da US pode ser reduzida pela presença de um cateter, tendo em vista que a redução da compressibilidade do lúmen do vaso pela sonda da US (um sinal de trombose) é difícil de avaliar. A pressão diferencial baixa em RNs pré-termo e doentes também pode limitar a interpretação do estudo do fluxo com Doppler. Em uma série de 47 RNs com cateteres venosos umbilicais, a acurácia da ecocardiografia com Doppler foi inadequada, em comparação à venografia contrastada, na detecção dos trombos assintomáticos (552). Os trombos foram detectados por venograma em 14 pacientes (30%). A sensibilidade e a especificidade do diagnóstico ecocardiográfico para os três cardiologistas que interpretaram ambos os estudos variaram de 21 a 43% e de 76 a 94%, respectivamente. Entretanto, a acurácia relativa destas técnicas para detectar a trombose sintomática não é conhecida.

Para o diagnóstico da trombose venosa cerebral, a angiografia ainda é o padrão-ouro. Entretanto, também pode ser utilizada uma venorressonância magnética ou US de fluxo com Doppler através da fontanela anterior. Para o diagnóstico do acidente vascular cerebral isquêmico arterial, a RM é mais sensível para infartos pequenos ou iniciais, que com frequência não são detectados na tomografia computadorizada (TC) (569).

Para os RNs que se diagnostica apresentarem um trombo, é controverso se uma investigação pró-trombótica deve ser realizada (570). Na maior parte das circunstâncias, o diagnóstico de um estado pró-trombótico não altera o manejo do paciente, com exceção das deficiências de proteína C, proteína S, ou AT. Para os pacientes com púrpura fulminante, eventos trombóticos espontâneos, ou trombose extensiva, deve ser realizada uma investigação pró-trombótica, incluindo o nível de proteína C, proteína S e AT. Os progenitores devem ser aconselhados antes que os testes sejam realizados. A utilidade clínica dos testes em relação a outros estados pró-trombóticos, tais como fator V de Leiden, mutações de G20210A de protrombina, elevação de lipoproteína (a), mutação pontual (677→T) de MTHFR e elevação de homocisteína, deve ser avaliada individualmente e, de modo ideal, no contexto de um estudo.

Tratamento

A disfunção de órgão ou membro como resultado da trombose é a indicação mais importante para uma intervenção ativa. A ausência de fortes evidências em relação aos benefícios e à segurança da terapia antibrombótica nesta população normalmente não justifica a terapia agressiva para a trombose assintomática. Na ausência de estudos bem desenhados para abordar a eficácia e a segurança das intervenções, os cuidados de suporte isoladamente podem ser apropriados para a trombose assintomática. Os cateteres devem ser removidos na trombose relacionada a cateter. Deve ser realizado o monitoramento objetivo do trombo se apenas os cuidados de suporte forem escolhidos.

A HIC ou um infarto hemorrágico devem ser afastados por meio das técnicas de exames por imagem adequadas antes que medicamentos anticoagulantes ou fibrinolíticos sejam prescritos, especialmente em RNs prematuros, que apresentam maior risco de HIC. Em todos os RNs que recebem terapia antitrombótica, a contagem de plaquetas deve ser mantida superior a $50 \times 10^9/\ell$ e a concentração de fibrinogênio deve ser mantida superior a 1 g/ℓ (571).

Os cateteres (acessos venosos centrais ou na veia umbilical) associados à trombose devem ser removidos, se possível, após 3 a 5 dias de anticoagulação (568). Sugere-se o tratamento com dose profilática de heparina de baixo peso molecular (HBPM) se o cateter ainda estiver inserido após a conclusão da terapia anticoagulação, até que o dispositivo seja removido. A duração ideal da terapia não foi determinada, mas geralmente o ciclo de terapia é de 6 semanas a 3 meses.

Antes do início da terapia antitrombótica, devem ser realizados testes de coagulação basal, incluindo tempo de tromboplastina parcial ativada (TTPa), tempo de protrombina (TP), proporção normalizada internacional (INR), concentração de fibrinogênio plasmático e contagem de plaquetas (572).

Terapia anticoagulação

A terapia anticoagulação no RN normalmente envolve o uso de heparina não fracionada (HNF) ou HBPM.

Heparina não fracionada

A HNF é um glicosaminoglicano (GAG) composto por uma mistura heterogênea de cadeias de polissacarídeos de comprimentos variáveis (3.000 a 30.000 dáltons). A HNF catalisa a inativação de diversos fatores da coagulação, tais como o fator (F) Xa e a trombina, pela AT. A ligação da AT à heparina é mediada por uma sequência de pentassacarídeos únicos, que é distribuída aleatoriamente ao longo das cadeias da heparina. A inativação da trombina, mas não do FXa, requer a formação de um complexo ternário, no qual a heparina se liga a ambas a AT e a trombina (573). Este complexo ternário (que contém heparina, AT e trombina) é formado apenas nas cadeias que contêm pentassacarídeos com no mínimo 18 unidades de sacarídeos. A inativação do FXa pela heparina requer apenas a presença de pentassacarídeos sem uma exigência mínima de comprimento da cadeia na molécula de heparina.

A HNF oferece as vantagens de rápida reversibilidade e custo baixo. A resposta farmacocinética imprevisível e a exigência resultante de monitoramento frequente são as desvantagens da HNF.

O uso de um cateter intravenoso dedicado para a infusão da HNF evita a interrupção da terapia anticoagulação e minimiza o risco de lavagem inadvertida do cateter, que pode levar à anticoagulação excessiva.

Dose. A dose da terapia com heparina em RNs tem por base um estudo de coortes prospectivo do tratamento com HNF em 65 crianças com trombose, das quais 29 tinham menos de 1 ano de idade, incluindo 13 RNs (574). A heparina é administrada pela via intravenosa, com uma dose de ataque de 75 U/kg e uma dose de manutenção inicial de 28 U/kg/h. A dose é ajustada para manter um TTPa de 60 a 85 segundos, que corresponde a uma atividade de anti-FXa de 0,35 a 0,7 U/mℓ (568). A dose pode ser ajustada de acordo com um nomograma publicado (575). A variação terapêutica é uma extrapolação dos dados de adultos. A variação terapêutica para a HNF em RNs pode ser diferente da dos adultos, tendo em vista que as concentrações plasmáticas de protrombina e AT em RNs estão diminuídas, em comparação aos adultos. Em casos nos quais existem riscos significativos de hemorragia, como em um RN com peso extremamente baixo ao nascimento, com septicemia e CID associada, a dose de ataque deve ser suspensa ou reduzida (572).

Os níveis de TTPa devem ser de 1,5 a 2 vezes o limite superior normal (568), e os resultados de TTPa podem ser utilizados para auxiliar no ajuste da dose após o estabelecimento da variação do TTPa que corresponde aos níveis-alvo anti-FXa no paciente individual. Esta etapa necessária para os RNs ocorre em virtude do aumento da sua taxa de depuração da heparina, em comparação às crianças mais velhas ou aos adultos (574). Além disso, a concentração plasmática fisiológica da AT é baixa em RNs, reduzindo a eficácia da heparina (576).

A duração da terapia é incerta. Uma abordagem é monitorar o trombo com US e continuar a terapia até que o trombo tenha desaparecido por um máximo de 3 meses de terapia. A HBPM pode ser utilizada para a terapia prolongada.

Efeitos adversos. Os principais efeitos colaterais da HNF são hemorragia, trombocitopenia induzida por heparina (TIH) e osteoporose. O risco de hemorragia em RNs é incerto. Em um estudo prospectivo pediátrico, no qual 13 eram RNs, nenhum apresentou hemorragia significativa (IC de 95%, 0 a 25%) (574). Assim como nos adultos, a hemorragia provavelmente está relacionada à concentração de heparina e à existência de distúrbios subjacentes que predisponham a hemorragias. Se ocorrer hemorragia, a HNF deve ser descontinuada. Para a reversão da heparina, 1 mg de sulfato de protamina pode inativar 100 U de heparina. A dose de protamina depende da dose de heparina administrada e é calculada presumindo-se que a meia-vida da heparina seja de 1 hora.

A TIH é uma complicação bem reconhecida da terapia com heparina em adultos (577). Dois mecanismos principais causam esta trombocitopenia. Um mecanismo aparenta ser o efeito direto da heparina sobre a ativação plaquetária. Na maior parte destes casos, ocorre a diminuição na contagem de plaquetas dentro dos primeiros 2 dias após o início da heparina, que com frequência retorna ao normal com a continuação da administração de heparina, e que não apresenta consequências clínicas, ao menos em adultos. A incidência deste tipo é estimada em 10 a 20% dos adultos que recebem HNF. O segundo tipo é mediado por anticorpos contra um complexo de heparina e fator 4 plaquetário, que resulta na ativação e na agregação das plaquetas e na intensificação da geração de trombina (578). Isto ocorre em 3% ou menos dos adultos que recebem HNF por mais de 4 dias (577,579).

A TIH tem sido descrita em RNs (580). Entretanto, é difícil avaliar a incidência, tendo em vista que RNs criticamente enfermos apresentam muitos motivos para a manifestação de trombocitopenia e/ou trombose. Um relato descreveu 34 RNs (idade gestacional média de 29 semanas) que desenvolveram trombocitopenia (contagem de plaquetas < 70.000/µℓ, n = 23), diminuição acentuada de 30 a 50% na contagem de plaquetas (n = 5), ou tromboses (n = 6) enquanto recebiam heparina (580). Foram observados anticorpos antiplaquetários associados à heparina em 14 pacientes; estes pacientes apresentaram características clínicas comparáveis aos 20 RNs sem anticorpos, incluindo a presença de um cateter na artéria umbilical, em todos os pacientes, com exceção de um em cada grupo. Entre aqueles que realizaram uma ultrassonografia abdominal, ocorreu trombose aórtica em 11 de 13 (84%) RNs com anticorpos e 5 de 20 (25%) sem anticorpos. Não foram observadas hemorragias. Entretanto, a sensibilidade da US para detectar um trombo assintomático em RNs é inadequada (552). Portanto, a relação entre a formação de anticorpos e a trombose nesta população permanece incerta. Em um estudo clínico controlado e randomizado mais recente, com 138 RNs que receberam doses profiláticas de HNF, nenhum dos pacientes desenvolveu TIH (IC de 97,5%, 0 a 2,6%) (581). A TIH deve ser considerada em um RN que recebe HNF com trombocitopenia sem causa aparente, embora a condição seja incomum e a trombocitopenia de outras causas ocorra com frequência em RNs com baixo peso enfermos.

Tem sido relatada osteoporose em pacientes adultos que recebem HNF por mais de 6 meses (582). Acredita-se que a perda óssea ocorra em virtude da diminuição da formação óssea, do aumento da reabsorção óssea, ou de ambos. Entretanto, não existem informações sobre esta complicação em RNs (569).

Heparina de baixo peso molecular

A HBPM é preparada a partir da HNF por meio de degradação química ou enzimática. Assim como a HNF, a HBPM potencializa a inativação do FXa pela AT. Entretanto, o efeito da HBPM sobre a inibição da trombina pela AT é diminuído, em comparação à HNF, uma vez que a maior parte das moléculas na HBPM não contém unidades de sacarídeos suficientes para formar o complexo ternário, no qual a trombina e a AT estão ligadas simultaneamente (583). Como resultado, a HBPM na dose terapêutica habitual não prolonga o TTPa. O TTPa pode ser prolongado por doses mais altas de HBPM, mas não na mesma medida que com a HNF.

Estão disponíveis informações limitadas sobre a eficácia e a segurança da HBPM em RNs. Um estudo de coortes prospectivo incluiu 173 crianças que foram tratadas com a preparação de HBPM enoxaparina, tendo em vista que eles apresentaram ou estavam apresentando um alto risco de eventos tromboembólicos (584). Os pacientes variaram em idade de 1 dia a 18 anos; 21 (14,5%) tinham menos de 36 semanas de idade gestacional e 489 (33,5%) tinham menos de 3 meses de idade pós-natal quando o tratamento foi iniciado. Os trombos foram resolvidos clinicamente em 94% dos pacientes que receberam doses terapêuticas. Naqueles que receberam profilaxia, 96% não apresentaram sintomas de TE recentes ou recorrentes. Ocorreram hemorragias importantes em 7 (4%) dos pacientes, dos quais 4 eram RNs. Em um relato mais recente, foi estimado que a incidência de hemorragia em RNs tratados com enoxaparina é de 6% (585).

Ao longo dos últimos poucos anos, a HBPM tem sido empregada com mais frequência do que a HNF em RNs. As vantagens do uso da HBPM são a farmacocinética mais previsível, a facilidade de administração, eficácia e segurança no mínimo iguais, em comparação à HNF, e provavelmente a diminuição do risco de TIH e osteoporose. A HBPM pode ser administrada pela via subcutânea e requer monitoramento laboratorial e ajuste da dose mínimos; estes são importantes para os RNs com acesso venoso inadequado (586).

Dose. Existem diversas preparações de HBPM, e elas não devem ser utilizadas de modo intercambiável. Nos EUA, quatro preparações (enoxaparina, dalteparina, ardeparina e tinzaparina) estão atualmente aprovadas pela FDA para diferentes indicações clínicas. A administração em pacientes pediátricos tem sido relatada em relação a enoxaparina (587), dalteparina (588), reviparina (589), e tinzaparina (590). Para RNs, a maior parte da experiência é com o uso da enoxaparina.

Para o tratamento da trombose, a enoxaparina pode ser iniciada a uma dose de 1,7 mg/kg por dose, pela via subcutânea, 2 vezes/dia em RNs a termo e 2,0 mg/kg por dose, 2 vezes/dia, em RNs pré-termo (584,484,491). As doses são ajustadas para manter uma concentração de anti-FXa (medida 4 a 6 horas após a dose) de 0,5 a 1 U/mℓ, a variação terapêutica estabelecida em adultos (592). O uso de dalteparina e tinzaparina não é recomendado para RNs em virtude da escassez de dados (572).

Para a profilaxia, a enoxaparina é indicada a 0,75 mg/kg por dose, 2 vezes/dia. A concentração-alvo de anti-FXa (0,1 a 0,3 U/mℓ) é inferior para a profilaxia do que para o tratamento (584).

A duração da terapia é incerta. A nossa abordagem é monitorar o trombo com US e continuar a terapia até que o trombo desapareça ou, se ainda existir, por até 3 meses.

Se ocorrer hemorragia, a HBPM deve ser descontinuada. A dose do sulfato de protamina para a reversão do efeito da heparina depende da dose de HBPM e do tempo desde que a HBPM foi administrada pela última vez. Se a HBPM foi administrada dentro de 4 horas, a dose máxima de protamina é de 1 mg por 100 U de HBPM, administrada lentamente IV. Se a HBPM foi administrada há mais de 4 horas, deve ser utilizada uma dose mais baixa de protamina. Entretanto, a protamina neutraliza apenas parcialmente os efeitos da HBPM (593).

Efeitos adversos. O principal efeito adverso da HBPM é a hemorragia. A maior coorte de RNs relatada que havia sido tratada com enoxaparina demonstrou um risco de hemorragia de 6% (IC de 95%, 1,8 a 15,7%). Os RNs prematuros provavelmente apresentam um aumento do risco, em comparação aos RNs a termo (585). A incidência de TIH relacionada ao uso da HBPM em RNs é desconhecida, mas provavelmente é inferior a 1%.

Varfarina

A varfarina não é recomendada no período neonatal em virtude do possível risco de hemorragia (569). O efeito da varfarina é mediado pela redução da concentração plasmática funcional dos fatores da coagulação dependentes da vitamina K (fatores II, VII, IX e X). Entretanto, a concentração destes fatores é fisiologicamente reduzida em RNs e com frequência é semelhante àquela dos adultos que recebem terapia com varfarina. Os RNs que recebem leite materno são especialmente sensíveis ao efeito da varfarina, tendo em vista que o leite materno contém baixas concentrações de vitamina K. Por outro lado, os RNs alimentados com fórmula são relativamente resistentes à varfarina em virtude do suplemento de vitamina K na fórmula infantil.

A varfarina está disponível apenas na forma de comprimidos. A divisão ou o esmagamento do comprimido em pó pode causar variabilidade na dose. Além disso, o tratamento com varfarina exige monitoramento frequente da INR.

Agentes trombolíticos

Existem experiências limitadas no uso de agentes fibrinolíticos em RNs. Ao longo dos anos, aparenta ter ocorrido uma alteração gradual da estreptoquinase para uroquinase e, mais recentemente, para o ativador de plasminogênio tecidual (APt). Uma ampla variação de doses, com ou sem bolos, tem sido utilizada com sucessos e falhas variáveis (543,544,594,595). Na ausência de quaisquer dados controlados nesta população sobre a superioridade de um agente trombolítico em comparação aos outros, a escolha do medicamento deve ser determinada pela familiaridade e pelo custo.

Qualquer pediatra que esteja contemplando a terapia trombolítica em RNs doentes deve ponderar o risco de prolongamento da oclusão do vaso e os benefícios incertos do medicamento em face do risco do RN de sofrer de complicações hemorrágicas sérias. As contraindicações devem ser seriamente consideradas antes do início da terapia trombolítica (596).

O uso de agentes trombolíticos não foi avaliado em RNs em estudos clínicos. As atuais diretrizes não recomendam o uso da terapia trombolítica para os RNs com trombose, exceto se o trombo ocluir um vaso importante e se tornar de risco para o membro ou órgão (568). Antes do tratamento, a trombocitopenia (contagem de plaquetas $< 100 \times 10^9/\ell$), a baixa concentração de fibrinogênio (< 1 g/dℓ), e a deficiência grave dos fatores da coagulação devem ser corrigidas. As contraindicações para o uso da terapia trombolítica incluem cirurgia de grande porte ou hemorragia nos 10 últimos dias, neurocirurgia dentro de 3 semanas, evento de asfixia grave 7 dias anteriores, procedimento invasivo nos 3 dias anteriores, convulsões nas últimas 48 horas, prematuridade inferior a 32 semanas de gestação, septicemia sistêmica, hemorragia ativa, ou incapacidade de manter as plaquetas superiores a $100 \times 10^9/\ell$ ou fibrinogênio superior a 1 g/dℓ (596).

Dose. A dose de tPA em RNs é extrapolada das doses em crianças mais velhas e adultos. Para a terapia sistêmica, o tPA pode ser administrado como uma infusão contínua a uma taxa de 0,1 a 0,6 mg/kg/h por 6 h, sem uma dose de ataque (568). O medicamento pode ser administrado por meio de um cateter venoso central ou periférico.

A transfusão de PFC antes do início da terapia trombolítica pode diminuir o risco de hemorragia. Além disso, o PFC fornece plasminogênio, que pode intensificar o efeito do APt. O PFC e/ou crioprecipitado podem ser administrados se a concentração de fibrinogênio for inferior a 1 g/ℓ, ou se houver hemorragia (568).

À parte da resolução do trombo, não existe modo fácil para medir a efetividade da infusão de APt. A presença de D-dímeros ou produtos da degradação de fibrina/fibrinogênio indica apenas um estado fibrinolítico.

O tratamento da hemorragia após o uso de APt inclui o uso de crioprecipitado para aumentar a concentração de fibrinogênio, se possível interromper a infusão de APt, e a administração de plaquetas, se necessário.

Efeitos adversos. A hemorragia é o efeito colateral mais preocupante da terapia fibrinolítica. Entretanto, como um resultado da diversidade de regimes de administração e de as contraindicações para o uso da terapia fibrinolítica serem seguidas, o risco de hemorragia associado ao uso da terapia fibrinolítica permanece incerto, mas certamente pode ser importante.

Cirurgia. Os principais objetivos da intervenção cirúrgica na trombose neonatal de grandes vasos têm sido, primeiramente, remover o coágulo oclusivo e, em segundo lugar, seccionar um produto não viável da obstrução do vaso (amputação para gangrena de membro; ressecção de intestino necrótico). A trombectomia pode ser utilizada em casos selecionados, particularmente se o trombo obstruir uma artéria importante.

Em virtude da perda funcional devastadora com todos os problemas seguintes, a amputação na oclusão arterial periférica deve ser adiada tanto quanto possível. O principal objetivo é evitar a infecção secundária superimposta. Idealmente, a intervenção cirúrgica deve ser adiada até que as partes necróticas estejam bem demarcadas. Em alguns casos, a cirurgia absolutamente não é necessária, pois ocorre a autoamputação, que resulta na menor perda de tecido possível.

Prognóstico. A vasta maioria dos RNs com doença trombótica sobrevive; as taxas de mortalidade são mais altas entre os RNs com trombose ou TE associada a um cateter venoso central que afeta o átrio direito ou a veia cava superior (543). No Registro Canadense, por exemplo, as taxas de mortalidade para a trombose aórtica e do átrio direito ou da veia cava superior foram de 33%. No Registro dos Países Baixos, a taxa de mortalidade foi de 15%, mas nenhuma das mortes foi diretamente relacionada às TE (544). Os dados sobre o acompanhamento a longo prazo das TE neonatais são muito limitados. O desfecho das condições a seguir é relativamente mais bem estudado.

Outros agentes

Anticoagulantes novos estão sendo investigados atualmente em crianças, incluindo inibidores diretos da trombina, tais como bivalirrudina e argatrobana (597). Neste momento, o uso de bivalirrudina ou argatrobana não pode ser recomendado para a utilização no manejo da trombose aguda em RNs em virtude da ausência de dados (572).

Trombose da veia renal

Um total de 58 RNs com trombose da veia renal foi acompanhado por 0,1 a 17 anos por quatro equipes de investigadores diferentes (598). Foi observada hipertensão persistente em 28% de todas as crianças, e 21% apresentaram defeitos tubulares renais residuais (598). Em outro estudo, 26 de 39 rins afetados eram atróficos (599).

Trombose aórtica

Os dados de acompanhamento disponíveis sobre os sobreviventes de trombose aórtica sugerem que a pressão arterial e a função renal provavelmente normalizam durante o início da infância, mas foram descritas hipertensão persistente, discrepâncias no crescimento das pernas e anormalidades no tamanho e na função dos rins (600,601).

Trombose atrial direita

Foi publicada uma revisão que fornece informações sobre o manejo da trombose atrial direita na população pediátrica (602). Os autores utilizaram uma abordagem de tratamento estratificada pelo risco e identificaram os pacientes de "alto risco" como aqueles com elementos ao ecocardiograma com as seguintes características: tamanho grande, mais de 2 cm em qualquer dimensão, pedunculados, móveis, ou com formato de cobra e móveis. Os pacientes no grupo de alto risco apresentaram uma taxa de mortalidade significativamente mais alta. Os autores definiram adicionalmente o tamanho do coágulo em RNs e crianças porque um tamanho de coágulo de 2 cm era o limite superior e não poderia ser aplicado a todas as crianças em virtude dos tamanhos variáveis do átrio direito. É proposto um tamanho do coágulo crítico equivalente, que leva em consideração o tamanho esperado da valva pulmonar das crianças de acordo com o seu peso (603).

A TE arterial neonatal espontânea é rara e está associada a alta morbidade e mortalidade. Esta taxa de mortalidade tem sido relatada como de 32,8% (604). A causa da TE arterial neonatal espontânea é desconhecida, mas os fatores de risco foram segregados em grupos, que incluem anormalidades pró-trombóticas congênitas, adquiridas, hereditárias e fatores maternos. A revisão das modalidades de tratamento inclui heparina, HBPM, APt, uroquinase e estreptoquinase.

Trombose venosa cerebral

Os melhores dados disponíveis sobre o desfecho demonstram que 77% dos RNs que sobrevivem à trombose sinovenosa são neurologicamente normais (605).

Acidente vascular cerebral isquêmico arterial

Um terço dos RNs com AVC isquêmico arterial são normais, com o restante apresentando déficits neurológicos. As lesões que envolvem o córtex motor, a cápsula interna e os núcleos da base em conjunto estão associadas ao aumento da incapacidade, em comparação às lesões limitadas ao córtex ou aos núcleos da base isoladamente (569). Estados pró-trombóticos, tais como fator V de Leiden, foram associados a um desfecho neurológico pior no infarto arterial perinatal (606).

Profilaxia

Para reduzir o risco de doença por TE no RN, os cateteres intravasculares devem ser utilizados de modo criterioso e o fluxo sanguíneo deve ser otimizado a todo momento.

Cateteres arteriais

Em uma revisão sistemática de cinco estudos clínicos, a heparinização diminuiu o risco de oclusão do cateter (risco relativo de 0,20, IC de 95%, 0,11 a 0,35) (607). Entretanto, o risco de trombose aórtica, hemorragia intraventricular, morte ou eventos isquêmicos clínicos não aparentou ser afetado. Portanto, o líquido infundido por meio de um cateter na artéria umbilical deve conter HNF a uma concentração de 0,5 a 1,0 U/mℓ.

Embora os dados sejam limitados em RNs, o uso de HNF prolonga a permeabilidade dos cateteres arteriais periféricos (608). O líquido infundido por meio de um cateter arterial periférico também deve ser heparinizado, com o uso de uma concentração semelhante. Os cateteres arteriais periféricos associados à trombose devem ser removidos imediatamente. Entretanto, a anticoagulação deve ser iniciada se a trombose for sintomática (568).

Uma revisão sobre a trombose aórtica neonatal revelou uma quantidade total de 148 pacientes. Nestes, 78% das tromboses foram relacionadas à cateterização na artéria umbilical (609). A revisão resume sugestões para um sistema de classificação, para padronizar o relato da trombose aórtica neonatal, bem como as diretrizes de manejo para o tratamento em crianças.

Cateteres venosos centrais

O líquido infundido por meio de um cateter venoso central deve conter heparina a uma concentração de 0,5 U/mℓ para prevenir a trombose e a oclusão do cateter. Entretanto, a heparinização dos cateteres venosos centrais (umbilicais ou percutâneos de inserção periférica) não foi estudada em estudos clínicos bem desenhados (610). Atualmente não existem dados para apoiar a profilaxia anticoagulante sistêmica para prevenir a trombose relacionada ao cateter e, portanto, esta abordagem não pode ser recomendada.

TRANSFUSÃO DE SANGUE E HEMODERIVADOS

As transfusões de hemoderivados para RNs são essenciais em muitas situações clínicas, e diretrizes para a prática de transfusões nesta população de pacientes foram publicadas e atualizadas (31,611,612). Entretanto, as diretrizes fornecem simplesmente uma lista de situações clínicas aceitáveis nas quais transfusões podem ser administradas, e não devem atuar como indicações absolutas para a terapia com transfusão. Em todos os casos, o médico responsável deve levar em consideração a condição geral do RN. A decisão de transfundir os hemoderivados deve refletir a cuidadosa consideração sobre a razão do risco e benefício para o paciente individual. Os médicos devem documentar claramente, por escrito, a indicação para cada transfusão administrada e realizar uma avaliação da eficácia da transfusão (p. ex., alívio dos sintomas de anemia, cessação de hemorragia). Deve ser obtido o consentimento livre e esclarecido de um progenitor ou guardião (se apropriado), um processo que inclui a discussão dos riscos, dos benefícios e das alternativas à transfusão, de acordo com todas as exigências regulatórias locais, estaduais e nacionais (611).

Transfusões de eritrócitos

A transfusão de eritrócitos em RNs, particularmente em RNs prematuros, é uma prática comum. As indicações são aquelas que dizem respeito a qualquer outro período da vida, hipovolemia e anemia. A transfusão para a anemia no RN deu origem a muitas controvérsias. A anemia é definida como uma concentração de hemoglobina inferior à normal para o paciente determinado. Este conceito de normalidade é de difícil aplicação para o RN prematuro, que, como parte da sua evolução normal, pode necessitar de assistência respiratória, pode apresentar períodos de apneia e pode realizar muitas coletas de amostras sanguíneas para testes laboratoriais. Muitos países apresentam recomendações ou diretrizes para a transfusão neonatal, tipicamente com parâmetros que incluem concentração de hemoglobina, idade gestacional e pós-natal, e necessidade de suporte respiratório (613).

Existe uma controvérsia significativa a respeito de uma concentração de hemoglobina baixa ser prejudicial para os RNs, ou de as transfusões para manter uma concentração de hemoglobina arbitrária melhorarem a sua condição clínica. Conforme discutido anteriormente neste capítulo, dois estudos clínicos recentes – o Estudo de Recém-Nascidos Prematuros que Necessitam de Transfusão (PINT) e o Estudo de Iowa – compararam os limites liberais (10 g/dℓ de hemoglobina) versus restritivos (7 g/dℓ de hemoglobina) para a transfusão para manter uma hemoglobina mais alta versus mais baixa, respectivamente (40,41). Estes estudos diferiram no seu desenho, nos seus desfechos e nas conclusões. Entretanto, o acompanhamento a longo prazo do estudo PINT sugeriu que níveis de hemoglobina mais altos podem ser neuroprotetores (44). São necessárias pesquisas adicionais para direcionar a prática de modo mais definitivo.

As diretrizes para a administração de uma transfusão de hemácias são apresentadas no Quadro 43.20 (30) e, embora não existam comprovações definitivas, são fornecidas como um auxílio e com o reconhecimento de que a prática é variável e que os critérios devem ser desenvolvidos e atualizados, conforme o necessário, por meio de um processo apropriado a cada instituição local. São necessários estudos clínicos adicionais nesta área, incluindo grandes estudos clínicos randomizados.

Em RNs, quase todas as transfusões de hemácias são de concentrado de hemácias, em comparação ao sangue total ou sangue total reconstituído, os quais devem ser considerados um pedido especial e indicados apenas em situações clínicas específicas (Quadro 43.21).

Com frequência são necessárias transfusões de um pequeno volume (10 a 20 mℓ/kg) de concentrados de hemácias em RNs com peso extremamente baixo ao nascimento (< 1.000 g) ou PMBN (< 1.500 g). Existem duas fases em que transfusões de hemácias são necessárias após o parto pré-termo: (a) precoce, em RNs que necessitam de cirurgia de grande porte ou cuidados intensivos e, (b) tardia, durante o período da anemia da prematuridade

QUADRO 43.20
Diretrizes para a transfusão de hemácias em pacientes < 4 meses de idade.

1. Hct < 20%, com *baixa contagem de reticulócitos* e sintomas de anemia[a]

2. Hct < 30%, com um recém-nascido:
   - Com máscara de O_2 a 35%
   - Com O_2 por cânula nasal
   - Com pressão positiva contínua em vias respiratórias
   - Ventilação obrigatória intermitente
   - Ventilação com pressão nas vias respiratórias média de 6 cm H_2O
   - Com apneia ou bradicardia *significativa*[b]
   - Com taquicardia ou taquipneia *significativa*[c]
   - Com baixo ganho de peso ▲

3. Hct < 35% com um recém-nascido:
   - Com > máscara de O_2 a 35%
   - Com pressão positiva contínua em vias respiratórias/ventilação obrigatória intermitente com
   - Pressão média nas vias respiratórias ≥ 6 a 8 cmH_2O

4. Hct < 45% com um recém-nascido:
   - Com ECMO
   - Com cardiopatia cianótica congênita

[a]Taquicardia, taquipneia, alimentação inadequada.
[b]Mais de seis episódios em 12 h ou dois episódios em 24 h que necessitaram de ventilação com bolsa e máscara enquanto recebia doses terapêuticas de metilxantinas.
[c]Frequência cardíaca > 180 bpm por 24 h; frequência respiratória > 80 respirações/min por 24 h.
▲ Ganho de peso de < 10 g/dia observado ao longo de 4 dias enquanto recebia ≥ 100 kcal/kg/dia.

QUADRO 43.21
Diretrizes para a transfusão de sangue total ou sangue total reconstituído.

1. Exsanguinotransfusão para:
   - Doença hemolítica do recém-nascido
   - Hiperbilirrubinemia com risco de *kernicterus*

2. Após *bypass* cardiopulmonar

3. Oxigenação por membrana extracorpórea (ECMO)

4. Transfusão maciça[a]

[a]Definida como a transfusão de > 1 volume sanguíneo em 24 h.

fisiológica. Os fatores que influenciam a necessidade de transfusão de hemácias em RNs prematuros incluem (a) a doação inicial de sangue para o RN, ao nascimento, refletida pela massa de hemácias inicial; (b) a magnitude das perdas sanguíneas iatrogênicas, relacionadas ao grau e à duração dos cuidados intensivos; e (c) falha de eritropoese (614). Como um resultado do impacto da transfusão placentária ao nascimento pelo clampeamento tardio do cordão (16,615,616), práticas mais restritivas para a transfusão de hemácias em RNs com baixo peso (40,41,617) e a eliminação de perda sanguínea iatrogênica fixa como um "acionador" para a transfusão de hemácias, transfusões de hemácias de volume significativamente menor são fornecidas para os RNs com baixo peso (617). Devem ser enfatizados os esforços para reduzir a perda sanguínea iatrogênica ao restringir flebotomias, por meio de análises miniaturizadas no laboratório e monitoramento de hemogasometria transcutânea em RNs pré-termo enfermos e pequenos (617). Conforme discutido anteriormente neste capítulo, a EPO tem sido muito estudada como uma possível medida para diminuir as transfusões em RNs. Entretanto, dados de eficácia inconsistentes e preocupações de segurança levaram a recomendações contra o uso rotineiro da EPO nesta condição (45-47).

O tipo de hemoderivado a ser utilizado em transfusões de pequeno volume (10 a 20 mℓ/kg) foi revisado em detalhes por Strauss et al. (618). Com base em uma revisão crítica da literatura disponível, aparentemente um sistema de doador único dedicado, no qual as hemácias são coletadas em anticoagulante AS-1 ou AS-3 de doadores não relacionados ou pais biológicos, e armazenadas por até 42 dias, é capaz de fornecer todas as transfusões de hemácias de pequeno volume por pacientes individuais sem efeitos adversos (618). Um protocolo proposto pelos investigadores anteriores (618) no University of Iowa Hospital and Clinics incluiu a reserva de até 50% de uma unidade de hemácias frescas para uso por cada RN durante os 42 dias de armazenamento das hemácias, dependendo das necessidades esperadas de hemácias por parte dos RNs pré-termo individuais. Com este sistema de dador único dedicado, 88% dos RNs pré-termo transfundidos receberam hemácias de apenas um doador, com os 12% remanescentes sendo expostos a apenas dois doadores. O objetivo ideal de apenas um doador por RN foi quase alcançado sem comprometer a segurança (618) e com custo-efetividade aceitável (619). Para minimizar a transmissão de CMV por transfusão, é recomendado o uso de hemácias soronegativas para CMV ou leucorreduzidas (618). Para prevenir a doença enxerto versus hospedeiro (DEVH) associada à transfusão, são recomendados hemoderivados irradiados γ (ver a seguir).

Uma área de controvérsia é a necessidade de rastreamento dos RNs com ECN em relação ao antígeno de Thomsen-Friedenreich (antígeno T) e a escolha de hemoderivados em RNs com ativação do antígeno T. A ativação do antígeno T foi relatada não apenas em associação à ECN, mas também em uma diversidade de infecções, incluindo aquelas em virtude de pneumococos e sepse por clostrídio. A condição pode estar associada à hemólise e acredita-se que reflita a exposição do antígeno T por meio da remoção da N-acetil neuraminidase ácida. A neuraminidase é produzida por uma grande quantidade de agentes microbianos, incluindo bactérias, vírus e protozoários. Williams et al. relataram uma incidência de 11% de ativação do antígeno T em 72 RNs com ECN, 4 dos quais apresentaram hemólise (1 grave) associada à transfusão de hemoderivados padrão (620). Contrariamente, Boralessa et al. observaram hemácias ativadas por T ou variante t em 48 de 375 (12,8%) RNs admitidos em um centro de referência terciário (621), mas a ativação T nem sempre foi temporalmente associada a ECN, sepse, ou hemólise associada à transfusão. De modo semelhante, investigadores em Taiwan observaram que 9% de 43 RNs com ECN apresentavam uma fraca ativação de antígeno T, e as transfusões de hemácias não resultaram em hemólise, independentemente de terem sido administradas células lavadas ou não lavadas (622). Com base nestas observações, o rastreamento de rotina em relação à ativação do antígeno T em RNs com sepse ou ECN pode não ser justificado, e o fornecimento de rotina de componentes sanguíneos anti-T com títulos baixos, hemácias lavadas, ou plaquetas suspensas em aditivo pode não ser justificado. A exceção podem ser as transfusões em uma porcentagem muito pequena de RNs com ativação T verdadeira (em comparação à ativação de variante de T) e hemólise associada à transfusão clinicamente significativa (621).

Preparo do sangue para a transfusão e reação cruzada

A omissão da reação cruzada para as transfusões inicial e subsequentes de RNs é recomendada se o rastreamento de anticorpos inicial não demonstrar anticorpos inesperados, e os eritrócitos transfundidos forem de um tipo AB0 e Rh que seja compatível com o bebê a mãe. Esta recomendação reflete o fato de que RNs aparentam ser incapazes de formar aloanticorpos contra os antígenos eritrocitários (623). A coleta de sangue repetida para testes pré-transfusão apenas contribui para as perdas por flebotomia dos RNs pequenos.

Exsanguinotransfusão

A exsanguinotransfusão em RNs é mais comumente prescrita para a hiperbilirrubinemia grave, para prevenir o *kernicterus*. O procedimento envolve a reposição de um ou dois volumes de sangue total, mais frequentemente com hemácias que foram reconstituídas com PFC e que sejam seguras em relação ao CMV e irradiadas antes da exsanguinotransfusão. Os volumes sanguíneos de RNs a termo e pré-termo são aproximadamente 85 mℓ/kg e 100 mℓ/kg, respectivamente. Os autores recomendam que o sangue para a exsanguinotransfusão seja tão fresco quanto possível e com menos de 5 dias. Tendo em vista que o potássio extracelular aumenta rapidamente durante o armazenamento de concentrados de eritrócitos a 4°C, recomenda-se que as unidades de eritrócitos para a exsanguinotransfusão de RNs prematuros enfermos sejam lavadas com solução fisiológica antes da reconstituição com PFC. Os processos de lavagem com solução fisiológica manuais e automatizados são efetivos (624). Esta manobra elimina efetivamente quaisquer chances de hiperpotassemia iatrogênica, uma complicação relatada em RNs prematuros enfermos após a exsanguinotransfusão (624). A exsanguinotransfusão neonatal não ocorre sem riscos. Um estudo recente de 347 RNs com ou sem exsanguineotransfusão para doença hemolítica aloimune eritrocitária demonstrou que a exsanguinotransfusão (ET) foi associada independente e significativamente a sepse, leucocitopenia, trombocitopenia, hipocalcemia e hipernatremia comprovadas (102).

Transfusões de plaquetas

Uma contagem de plaquetas inferior a $150 \times 10^9/\ell$ em um recém-nascido é anormal e requer investigação. Em crianças mais velhas e em adultos, o risco de hemorragia interna séria, particularmente intracraniana, aumenta significativamente quando a contagem de plaquetas diminui para menos de $20 \times 10^9/\ell$. Plaquetas de doadores normalmente são infundidas de modo profilático quando ocorre trombocitopenia inferior a $10 \times 10^9/\ell$ a $20 \times 10^9/\ell$. A situação em RNs é menos clara (625,626). Particularmente, em RNs prematuros, nos quis o risco de HIC é alto, outros fatores além da contagem de plaquetas absoluta podem desempenhar uma função. Muitos destes RNs estão sob medicamentos, tais como antibióticos, que podem comprometer a função plaquetária. A imaturidade dos vasos sanguíneos na área periventricular e as alterações no fluxo sanguíneo cerebral e a pressão associada à terapia com líquidos e ventilação podem desempenhar uma função. Alternativamente, a hemorragia intraventricular pode ser o resultado final de um infarto cerebral, talvez relacionado à asfixia, com hemorragia na área infartada. O impacto clínico da trombocitopenia neonatal significativa (i. e., contagens de plaquetas $< 100 \times 10^9/\ell$) em RNs que pesam menos de 1.500 g ao nascimento tem sido estudado prospectivamente por Andrew et al. (627). A incidência de hemorragia intraventricular em 97 RNs trombocitopênicos foi de 78%, em comparação a 48% em RNs de controle não trombocitopênicos. Os graus mais graves de hemorragia intraventricular (i. e., graus III e IV) foram mais frequentes nos RNs trombocitopênicos. Apesar disto, um estudo clínico da transfusão de plaquetas para contagens de plaquetas inferiores a $150 \times 10^9/\ell$ durante os primeiros 7 dias de vida falhou em diminuir a incidência de desenvolvimento ou a extensão da hemorragia intraventricular em RNs prematuros doentes (628).

As diretrizes para a transfusão de concentrados de plaquetas estão resumidas no Quadro 43.22. As práticas de transfusão de plaquetas variam e são necessários estudos clínicos prospectivos e randomizados para dar origem a diretrizes com base em evidências de mais alta qualidade (625,626). Os produtos plaquetários padrão disponíveis a partir de bancos de sangue são obtidos a partir de uma única doação de sangue total de aproximadamente 450 mℓ. Após a centrifugação desta unidade de sangue total, o plasma rico em plaquetas é separado da fração eritrocitária, e o plasma rico em plaquetas é centrifugado adicionalmente para produzir 1 unidade de plasma rico em plaquetas e 1 unidade de plaquetas de doador aleatório. Cada concentrado de plaquetas contém aproximadamente $0,7 \times 10^{11}$ plaquetas em um volume de 50 mℓ; este produto pode ser armazenado por até 5 dias a 22°C. O objetivo da maior parte das transfusões de plaquetas é aumentar a contagem de plaquetas do RN para mais de $100 \times 10^9/\ell$. Isto pode ser alcançado por meio da infusão de 10 mℓ de

---

QUADRO 43.22

Diretrizes para a transfusão de concentrados de plaquetas em recém-nascidos.[a]

Recém-nascidos prematuros (idade gestacional < 37 sem)
  Plaquetas sanguíneas $< 30 \times 10^9/\ell$ em um recém-nascido estável
  Plaquetas sanguíneas $< 50 \times 10^9/\ell$ em um recém-nascido doente

Todos os outros recém-nascidos
  Contagem de plaquetas sanguíneas $< 20 \times 10^9/\ell$
  Contagem de plaquetas sanguíneas $< 50 \times 10^9/\ell$ com hemorragia ativa ou necessidade de procedimento invasivo
  Contagem de plaquetas sanguíneas $< 100 \times 10^9/\ell$ com hemorragia ativa e CID ou *outras anormalidades da coagulação*[b]
  Hemorragia com *defeito plaquetário qualitativo* e *prolongamento acentuado* do tempo de sangramento, independentemente da contagem de plaquetas
  Cirurgia de *bypass* cardiovascular com *hemorragia excessiva inexplicada*, independentemente da contagem de plaquetas

[a]Adaptado de Blanchette VS, Hume HA, Levy GJ et al. Guidelines for auditing pediatric blood transfusion practices. *Am J Dis Child* 1991;145:787, com permissão.
[b]As declarações em *itálico* necessitam de definição adicional por parte de um comitê de transfusão local.

um concentrado de plaquetas ABO-compatíveis padrão por quilograma de peso corporal. Em geral, este volume não é excessivo, desde que a entrada de outros líquidos seja monitorada e ajustada conforme o necessário. Embora existam métodos para reduzir o volume dos concentrados de plaquetas, o processamento adicional deve ser realizado com cuidado, em virtude da possibilidade de perda, agrupamento e disfunção das plaquetas causados pelo manuseio adicional (629). As plaquetas devem ser administradas por meio de um filtro para sangue de 170 μm padrão, tão rapidamente quanto a condição geral do RN permitir; idealmente, não mais do que em 2 h. Não deve ser utilizado um filtro de microagregados, tendo em vista que ele aprisionará uma grande quantidade de plaquetas.

Transfusões de granulócitos

O uso de transfusões de granulócitos para RNs com sepse confirmada ou suspeitada e neutropenia foi o assunto de uma revisão da Cochrane recentemente atualizada (239). Os dados de quatro estudos clínicos foram incluídos nesta revisão. Os dados combinados não demonstraram uma diferença significativa na mortalidade quando a transfusão de granulócitos foi comparada a nenhuma transfusão, placebo, ou IGIV. Por outro lado, foram observadas complicações pulmonares. Os autores da metanálise concluíram que são necessários estudos clínicos controlados e randomizados adicionais para se obterem conclusões definitivas sobre o uso da transfusão de granulócitos para RNs com sepse e neutropenia.

Riscos associados à transfusão

As possíveis complicações da transfusão de sangue foram revisadas (33,34). Embora a transmissão viral tenha sido drasticamente reduzida nos últimos anos, este risco não é zero (33). Para os RNs, hepatite pós-transfusão, infecção pelo CMV, infecção pelo HIV e doença enxerto *versus* hospedeiro são particularmente preocupantes. Em virtude destas possíveis complicações (Quadro 43.23), é importante que os médicos determinem o suporte com sangue ou hemoderivados para os RNs apenas em situações nas quais o RN se beneficie claramente da referida terapia.

Hepatite

A hepatite associada à transfusão pode ser causada por vírus tais como os da hepatite A, B e C (630). Estudos de observação anterior de hepatite B associada à transfusão, tais como um recente estudo japonês (631), não são realizados na América do Norte, o que possivelmente contribui para as mais baixas frequências relatadas deste vírus (34). Se adquirida por um RN, a hepatite B com frequência é assintomática, mas provavelmente se torna crônica (632).

As informações disponíveis indicam que RNs que receberam sangue antes do rastreamento antivírus da hepatite C (HCV) (introduzido no início da década de 1990) apresentaram um risco substancial de hepatite C pós-transfusão e podem constituir uma proporção de tamanho determinável daqueles com infecção por HCV crônica que foram infectados durante a infância (633). A infecção em RNs aparenta ser clinicamente silenciosa, e as anormalidades bioquímicas podem ser mínimas ou estar ausentes. Aparentemente a hepatite C crônica é clinicamente mais leve e de progressão mais lenta quando adquirida no período neonatal (634). Deve-se observar que os pais/guardiões de crianças e particularmente de RNs transfundidos imediatamente ou logo após o nascimento e que não necessitam de suporte com transfusão contínua podem não estar cientes do histórico de transfusão anterior do seu filho e do estado de risco em relação à hepatite C (635). Portanto, alguns solicitaram que os neonatologistas se tornem parceiros nos programas de revisão histórica por meio da revisão dos seus arquivos para identificar pacientes de risco transfundidos, tais como RNs, de modo que eles (ou seus pais) possam ser contatados para receber a oferta de testes para a hepatite C (633,636). As crianças identificadas como apresentando infecção continua por HCV por meio dos referidos programas necessitarão de acompanhamento contínuo em relação à sua condição e devem ser encorajadas a manter um estilo de vida que minimize o risco de progressão da sua infecção. É muito importante que elas sejam vacinadas para prevenir a coinfecção pelos vírus das hepatites A e B (637), tendo em vista que tem sido descrita hepatite grave até mesmo fulminante e de risco à vida em indivíduos com hepatite C crônica que se tornaram superinfectados por hepatite A aguda (638).

Infecção pelo citomegalovírus

A infecção pelo CMV adquirida por transfusão pode ocorrer quando RNs CMV-negativos de risco recebem infusão com hemoderivados CMV-positivos ou por meio da transmissão perinatal ou pelo leite materno (639). No estudo por Yeager *et al.* (640), 13,5% (10 de 74) dos RNs soronegativos que receberam eritrócitos positivos para anticorpos contra o CMV desenvolveram infecção pelo CMV. A infecção não ocorreu em 90 RNs soronegativos que receberam apenas sangue negativo para anticorpos contra o CMV. Dois dos dez RNs infectados nesta série morreram, e três outros desenvolveram sintomas sérios, incluindo pneumonia, hepatite, anemia hemolítica e trombocitopenia. Todas as infecções fatais ou outras sérias ocorreram em RNs com um peso ao nascimento inferior a 1.200 g; a infecção foi mais comum em RNs que receberam 50 mℓ ou mais de sangue. Dados semelhantes foram relatados por Adler *et al.* (641), e outros relatos enfatizaram a morbidade e a mortalidade que podem estar associadas à infecção pelo CMV adquirida por transfusão em RNs (642,634). Contrariamente aos estudos anteriores, em um estudo prospectivo de 120 RNs soronegativos liderado por Preiksaitis *et al.* (644), foi observado apenas um caso de infecção pelo CMV adquirida. Nenhuma mortalidade e apenas pouca morbidade pôde ser atribuída ao CMV adquirido por transfusão. Contudo, em virtude de dados robustos que demonstram um risco de CMV quando o RN é soronegativo, o sangue soronegativo para CMV é amplamente utilizado para aqueles que são de alto risco para doença séria ou morte em virtude de infecção pelo CMV, incluindo RNs (particularmente RNs pré-termo com 1.250 g de peso ao nascimento), mulheres gestantes, e transfusões intrauterinas, com a finalidade de proteger o feto (645).

Uma questão mais controversa é se o sangue filtrado (leucorreduzido) é suficientemente protetor e se pode substituir a prática do uso de doadores negativos para CMV. Tem sido demonstrado

QUADRO 43.23

Risco estimado da transfusão.

Fator de risco	Risco estimado por unidade transfundida
Infecção viral	
Hepatite B	1/220.000
Hepatite C	1/800.000 a 1,6 milhão
HIV	< 1/1,4 a 2,4 milhões
Contaminação bacteriana	
Hemácias	1/500.000
Plaquetas	1/2.000
Imune	
Reação hemolítica aguda	1/250.000 a 1 milhão
Reação hemolítica tardia	1/1.000
Lesão pulmonar aguda relacionada à transfusão	1/8.000
Doença enxerto *versus* hospedeiro associada à transfusão	1/500.000 a 1 milhão

Adaptado de Goodnough LT. Risks of blood transfusion. *Crit Care Med* 2003;31:S678, com permissão.

que hemoderivados leucorreduzidos são altamente efetivos para prevenir a infecção pelo CMV, até mesmo em pacientes imunossuprimidos (646,647). Além disso, a transfusão de concentrado de hemácias com redução de leucócitos pré-armazenamento foi associada à melhora em diversos desfechos clínicos em RNs prematuros, incluindo ECN e hemorragia intraventricular (648). Além disso, em virtude da fase de intervalo entre a doação de sangue e o desenvolvimento de quantidades detectáveis de anticorpos, bem como das limitações técnicas relacionadas ao ensaio, até 20% dos doadores de sangue negativos para CMV podem ser positivos para CMV por meio de análises por PCR (647,649). Em virtude dos motivos anteriores, a leucorredução pré-armazenamento universal, conforme tem sido introduzida em muitos países ao longo dos últimos 20 anos, torna os hemoderivados altamente seguros em relação ao CMV, embora ainda não totalmente (645,650). Embora muitos centros atualmente ofereçam aos RNs produtos leucorreduzidos e seguros em relação ao CMV, os quais não necessariamente são de doadores soronegativos para o CMV, a controvérsia continua.

Síndrome de imunodeficiência adquirida

Desde o primeiro relato de AIDS em 1981, muito se aprendeu a respeito da prevenção deste distúrbio (651). O agente causador da síndrome é o vírus HIV-1. O vírus pode ser cultivado em cultura. Anticorpos contra o vírus podem ser detectados com técnicas imunológicas, tais como um ensaio imunoabsorvente ligado a enzimas e *Western blot*. A existência de RNA viral pode ser detectada por meio de PCR de transcrição reversa. As doações de sangue são rotineiramente rastreadas em relação a evidências de anticorpos contra o vírus HIV-1 ou o antígeno viral, e o risco de transmissão do HIV-1 por hemoderivados é extremamente pequeno. Entretanto, ocorreu transmissão do HIV-1 em RNs, e esta complicação possivelmente fatal demanda que a terapia com sangue, ou componente sanguíneo, seja restrita a situações nas quais a terapia é clinicamente indicada e provavelmente é benéfica para o RN. A possível complicação da infecção pelo HIV é um motivo importante para limitar a quantidade de doadores de sangue aos quais um determinado RN é exposto.

Doença enxerto versus hospedeiro

A doença enxerto *versus* hospedeiro tem sido relatada em RNs com imunodeficiência, após a transfusão de sangue em RNs prematuros, após ECMO e em RNs aparentemente normais com isoimunização Rh que receberam transfusões intrauterinas seguidas por exsanguinotransfusão (652-654). As características da doença enxerto *versus* hospedeiro associada à transfusão, normalmente um distúrbio fatal, incluem febre, erupção cutânea generalizada, diarreia, hepatite e pancitopenia. A irradiação dos hemoderivados para prevenir a doença enxerto *versus* hospedeiro é recomendada para os grupos a seguir:

- RNs com imunodeficiências celulares conhecidas ou suspeitas
- RNs que necessitam de transfusões intrauterinas
- RNs que recebem transfusões intrauterinas e que necessitam de transfusão pós-natal
- Receptores de hemoderivados celulares de parentes consanguíneos em primeiro grau
- RNs prematuros que pesam menos de 1.200 g ao nascimento.

RNs de muito baixo peso (< 1.200 g) podem apresentar uma imunodeficiência associada, e é razoável oferecer proteção a este grupo de RNs (611). Não foi demonstrado que a redução de leucócitos previna a doença enxerto *versus* hospedeiro associada à transfusão. O único método conhecido para prevenir esta complicação é a irradiação a 2.500 Gy (611). A vida útil das hemácias irradiadas é reduzida para 28 dias após a irradiação, como resultado da aceleração da lesão por armazenamento (611).

Derivados plasmáticos

Albumina

A albumina está disponível em soluções a 5% e 25%. Ela é utilizada para a reposição de albumina em casos de hipoalbuminemia grave, para a expansão do volume em RNs hipotensos, e para o aumento do débito urinário. A administração de infusão de albumina antes da exsanguinotransfusão em um estudo clínico controlado por placebo, randomizado e controlado de 42 RNs saudáveis com peso ao nascimento entre 1.000 e 2.499 g e idade gestacional ≥ 32 semanas, que apresentaram falha com fototerapia intensiva, demonstrou ser eficaz para reduzir os níveis de bilirrubina sérica não conjugada pós-exsanguinotransfusão, a necessidade de exsanguinotransfusão de repetição e a estadia hospitalar por parte de alguns grupos (655). Resultados semelhantes foram demonstrados por outros (656). Este efeito pode ser mediado pela retirada de mais bilirrubina para dentro do espaço intravascular antes da exsanguinotransfusão. São necessários estudos adicionais para apoiar a ampla adoção de uma referida prática.

Plasma fresco congelado

A centrifugação de uma unidade de sangue total de um doador único dentro de 6 horas da coleta produz um concentrado de eritrócitos e 1 unidade de PFC. Se armazenado a −30°C, o produto plasmático apresenta uma vida útil de 12 meses e contém todos os fatores da coagulação. Em RNs a termo e pré-termo, o PFC AB0-compatível pode ser utilizado a uma dose de 10 a 15 mℓ/kg.

Crioprecipitado

O crioprecipitado é preparado a partir do PFC derivado de diversos doadores por meio do descongelamento lento a 2°C a 4°C. Cada unidade de crioprecipitado contém aproximadamente 80 unidades de fator VIII e 250 mg de fibrinogênio em 5 a 10 mℓ de plasma. Se armazenado a −30°C, o produto apresenta uma vida útil de 12 meses. O crioprecipitado também contém quantidades variadas de fator XIII. O crioprecipitado (idealmente AB0-compatível) pode ser administrado a uma dose de 1 a 2 unidades/10 kg para RNs com deficiência/disfunção de fibrinogênio ou coagulopatia intravascular disseminada. Na última indicação, o crioprecipitado normalmente é administrado com PFC e plaquetas. Concentrados de fatores VIII, XIII e von Willebrand, ou recombinantes, substituíram a necessidade de crioprecipitado como uma reposição de fatores.

Concentrados de fator VIII e IX

A introdução de concentrados de fator de muito alta pureza, com inativação viral, derivados do plasma e particularmente recombinantes, aparenta ter eliminado o risco de infecção pelo HIV-1 e reduzido significativamente a incidência de hepatite em virtude destes produtos. A maior parte dos centros de hemofilia norteamericanos e europeus recomenda que RNs com hemofilia grave recentemente diagnosticada recebam imediatamente imunização contra a hepatite B e que recebam concentrados de fator recombinantes, conforme clinicamente indicados, para a prevenção ou o controle de hemorragias (657).

Globulina sérica hiperimune

Prevenção da infecção pelo vírus da hepatite B. RNs de mães que são positivas para o antígeno de superfície da hepatite B (HBsAg) com frequência são infectados pelo vírus da hepatite B. A infecção ocorre mais provavelmente se as mães também são positivas para o e-antígeno da hepatite B. Cerca de 90% dos RNs cujas mães são positivas para ambos os marcadores se tornarão infectados, e a maior parte destes RNs será portadora permanente do vírus da hepatite B. Estima-se que um em quatro RNs que são portadores crônicos após a infecção perinatal desenvolverão posteriormente cirrose ou carcinoma hepatocelular (658,659).

Os RNs recebem maior proteção a partir de uma combinação de imunização ativa com três doses de vacina contra a hepatite B, junto com imunização passiva com o uso de imunoglobulina da hepatite B (IGHB). Recomenda-se o cronograma a seguir: ao nascimento, 0,5 mℓ de IGHB e 10 µg de vacina contra a hepatite B (660). Ambas a vacina e a imunoglobulina são administradas pela via intramuscular e podem ser administradas ao mesmo tempo, se forem utilizados locais separados. Com 1 e 6 meses, são administrados 10 µg de vacina contra hepatite B. Os RNs devem ser testados em relação à presença de anti-HBsAg aos 9 meses. Se for observado que eles são negativos (< 10% de todos os casos, uma dose de repetição da vacina deve ser administrada. A terapia antiviral (p. ex., fumarato de tenofovir disoproxila) durante o segundo ou terceiro trimestre pode reduzir as taxas de transmissão perinatal do vírus da hepatite B sem eventos adversos significativos nas mães ou nos RNs (661) (ver o Capítulo 44).

Prevenção da infecção pelo citomegalovírus. A administração de globulina hiperimune contra o CMV para pacientes negativos para anticorpos contra o CMV que são submetidos ao transplante de medula óssea diminui a incidência de infecção pelo CMV adquirida por transfusão. Em um estudo retrospectivo relativamente pequeno de 39 RNs com estado de CMV desconhecido, que nasceram de mães que eram positivas para CMV e que receberam globulina hiperimune contra o CMV, apenas 23% apresentaram teste positivo após o nascimento, e todos os 8 bebês com infecção congênita pelo CMV foram assintomáticos ao nascimento e durante o acompanhamento (662). Esta abordagem deve ser testada adicionalmente.

AGRADECIMENTOS

Os autores agradecem ao Dr. Victor Blanchette e ao Dr. Alvin Zipursky, que contribuíram para o capítulo nas edições anteriores do livro.

REFERÊNCIAS BIBLIOGRÁFICAS

1. Baron MH. Concise Review: early embryonic erythropoiesis: not so primitive after all. *Stem Cells* 2013;31(5):849.
2. Tavian M, et al. Aorta-associated CD34+ hematopoietic cells in the early human embryo. *Blood* 1996;87(1):67.
3. Tavian M, Hallais MF, Peault B. Emergence of intraembryonic hematopoietic precursors in the pre-liver human embryo. *Development* 1999;126(4):793.
4. Brown MS. Fetal and neonatal erythropoiesis. *Developmental and neonatal hematology*. New York: Raven Press, 1988:39.
5. Rhondeau SM, et al. Responsiveness to recombinant human erythropoietin of marrow erythroid progenitors from infants with the "anemia of prematurity". *J Pediatr* 1988;112(6):935.
6. Freise KJ, Widness JA, Veng-Pedersen P. Erythropoietic response to endogenous erythropoietin in premature very low birth weight infants. *J Pharmacol Exp Ther* 2010;332(1):229.
7. Stockman JA III, et al. Anemia of prematurity: determinants of the erythropoietin response. *J Pediatr* 1984;105(5):786.
8. Brown MS, et al. Decreased response of plasma immunoreactive erythropoietin to "available oxygen" in anemia of prematurity. *J Pediatr* 1984;105(5):793.
9. Forestier F, et al. Developmental hematopoiesis in normal human fetal blood. *Blood* 1991;77(11):2360.
10. Gallagher PG, Ehrenkranz RA. Erythropoietin therapy for anemia of prematurity. *Clin Perinatol* 1993;20(1):169.
11. Blanchette VS, Zipursky A. Neonatology: pathophysiology and management. *Neonatal hematology*, 3rd ed. Philadelphia, PA: JB Lippincott, 1987.
12. Yao AC, Moinian M, Lind J. Distribution of blood between infant and placenta after birth. *Lancet* 1969;2(7626):871.
13. Colozzi AE. Clamping of the umbilical cord; its effect on the placental transfusion. *N Engl J Med* 1954;250(15):629.
14. Aladangady N, et al. Infants' blood volume in a controlled trial of placental transfusion at preterm delivery. *Pediatrics* 2006;117(1):93.
15. Rabe H, Reynolds G, Diaz-Rossello J. Early versus delayed umbilical cord clamping in preterm infants. *Cochrane Database Syst Rev* 2004(4):CD003248.
16. Hutton EK, Hassan ES. Late vs early clamping of the umbilical cord in full-term neonates: systematic review and meta-analysis of controlled trials. *JAMA* 2007;297(11):1241.
17. Gairdner D, Marks J, Roscoe JD. Blood formation in infancy. Part II. Normal erythropoiesis. *Arch Dis Child* 1952;27(133):214.
18. Stockman JA III, Anemia of prematurity. *Clin Perinatol* 1977;4(2):239.
19. Kling PJ, et al. Serum erythropoietin levels during infancy: associations with erythropoiesis. *J Pediatr* 1996;128(6):791.
20. Ruef P, et al. Shear stress and force required for tether formation of neonatal and adult erythrocytes. *Clin Hemorheol Microcirc* 2011;48(1):119.
21. O'Brien RT, Pearson HA. Physiologic anemia of the newborn infant. *J Pediatr* 1971;79(1):132.
22. Dallman PR. Anemia of prematurity. *Annu Rev Med* 1981;32:143.
23. Widness JA. Pathophysiology of anemia during the neonatal period, including anemia of prematurity. *Neoreviews* 2008;9(11):e520.
24. Doyle JJ, Zipursky A. Effective care of the newborn infant. *Neonatal blood disorders*. Oxford, England: Oxford University, 1992.
25. Haiden N, et al. A randomized, controlled trial of the effects of adding vitamin B12 and folate to erythropoietin for the treatment of anemia of prematurity. *Pediatrics* 2006;118(1):180.
26. Bechensteen AG, et al. Erythropoietin, protein, and iron supplementation and the prevention of anaemia of prematurity. *Arch Dis Child* 1993;69(1 Spec No):19.
27. Brown MS, Shapiro H. Effect of protein intake on erythropoiesis during erythropoietin treatment of anemia of prematurity. *J Pediatr* 1996;128(4):512.
28. Levy GJ, et al. National survey of neonatal transfusion practices: I. Red blood cell therapy. *Pediatrics* 1993;91(3):523.
29. Guillen U, et al. International survey of transfusion practices for extremely premature infants. *Semin Perinatol* 2012;36(4):244.
30. Josephson CD. *Neonatal and pediatric transfusion practice. Technical manual*, 17th ed. New York: AABB, 2012.
31. Wong ECC, Paul W. Transfusion therapy: Clinical principles and practice. *Intrauterine, neonatal and pediatric transfusion therapy*, 3rd ed. Bethesda, MD: AABB Press, 2011.
32. Whyte RK, Jefferies AL; Canadian Paediatric Society, Fetus and Newborn Committee. Red blood cell transfusion in newborn infants. *Paediatr Child Health* 2014;19:213.
33. Macdonald NE, O'Brien SF, Delage G. Transfusion and risk of infection in Canada: Update 2012. *Paediar Child Health* 2012;17(10):e102.
34. Dodd RY. Current risk for transfusion transmitted infections. *Curr Opin Hematol* 2007;14(6):671.
35. Neu J, Walker WA. Necrotizing enterocolitis. *N Engl J Med* 2011;364(3):255.
36. Christensen RD, et al. Unique risks of red blood cell transfusions in very-low-birth-weight neonates: associations between early transfusion and intraventricular hemorrhage and between late transfusion and necrotizing enterocolitis. *J Matern Fetal Neonatal Med* 2013;26(suppl 2):60.
37. Mohamed A, Shah PS. Transfusion associated necrotizing enterocolitis: a meta-analysis of observational data. *Pediatrics* 2012;129(3):529.
38. Christensen RD, et al. Association, among very-low-birthweight neonates, between red blood cell transfusions in the week after birth and severe intraventricular hemorrhage. *Transfusion* 2014;54(1):104.
39. Baer VL, et al. Red blood cell transfusion of preterm neonates with a Grade 1 intraventricular hemorrhage is associated with extension to a Grade 3 or 4 hemorrhage. *Transfusion* 2011;51(9):1933.
40. Kirpalani H, et al. The Premature Infants in Need of Transfusion (PINT) study: a randomized, controlled trial of a restrictive (low) versus liberal (high) transfusion threshold for extremely low birth weight infants. *J Pediatr* 2006;149(3):301.
41. Bell EF, et al. Randomized trial of liberal versus restrictive guidelines for red blood cell transfusion in preterm infants. *Pediatrics* 2005;115(6):1685.
42. Bell EF. When to transfuse preterm babies. *Arch Dis Child Fetal Neonatal Ed* 2008;93(6):F469.
43. Nopoulos PC, et al. Long-term outcome of brain structure in premature infants: effects of liberal vs restricted red blood cell transfusions. *Arch Pediatr Adolesc Med* 2011;165(5):443.
44. Whyte RK, et al. Neurodevelopmental outcome of extremely low birth weight infants randomly assigned to restrictive or liberal hemoglobin thresholds for blood transfusion. *Pediatrics* 2009;123(1):207.
45. Ohlsson A, Aher SM. Early erythropoietin for preventing red blood cell transfusion in preterm and/or low birth weight infants. *Cochrane Database Syst Rev* 2012;(9):CD004863.
46. Aher SM, Ohlsson A. Late erythropoietin for preventing red blood cell transfusion in preterm and/or low birth weight infants. *Cochrane Database Syst Rev* 2012;(9):CD004868.
47. Aher SM, Ohlsson A. Early versus late erythropoietin for preventing red blood cell transfusion in preterm and/or low birth weight infants. *Cochrane Database Syst Rev* 2012;(10):CD004865.

48. Vamvakas EC, Strauss RG. Meta-analysis of controlled clinical trials studying the efficacy of rHuEPO in reducing blood transfusions in the anemia of prematurity. *Transfusion* 2001;41(3):406.
49. Garcia MG, Hutson AD, Christensen RD. Effect of recombinant erythropoietin on "late" transfusions in the neonatal intensive care unit: a meta-analysis. *J Perinatol* 2002;22(2):108.
50. Suk KK, et al. Human recombinant erythropoietin and the incidence of retinopathy of prematurity: a multiple regression model. *J AAPOS* 2008;12(3):233.
51. Casadevall N, et al. Pure red-cell aplasia and antierythropoietin antibodies in patients treated with recombinant erythropoietin. *N Engl J Med* 2002;346(7):469.
52. Zipursky A. The risk of hematopoietic growth factor therapy in newborn infants. *Pediatr Res* 2002;51(5):549.
53. Ohls RK, et al. A randomized, masked, placebo-controlled study of darbepoetin alfa in preterm infants. *Pediatrics* 2013;132(1):e119.
54. Faxelius G. et al. Red cell volume measurements and acute blood loss in high-risk newborn infants. *J Pediatr* 1977;90(2):273.
55. Zipursky A, et al. Foetal erythrocytes in the maternal circulation. *Lancet* 1959;1(7070):451.
56. Thomas A, et al. Acute massive fetomaternal hemorrhage: case reports and review of the literature. *Acta Obstet Gynecol Scand* 2003;82(5):479.
57. Rubod C, et al. Long-term prognosis for infants after massive fetomaternal hemorrhage. *Obstet Gynecol* 2007;110(2 Pt 1):256.
58. Huissoud C, et al. Large fetomaternal hemorrhage: prenatal predictive factors for perinatal outcome. *Am J Perinatol* 2009;26(3):227.
59. Pai MK, Bedritis I, Zipursky A. Massive transplacental hemorrhage: clinical manifestations in the newborn. *Can Med Assoc J* 1975;112(5):585.
60. Kleihauer E, Braun H, Betke K. Demonstration of fetal hemoglobin in erythrocytes of a blood smear. *Klin Wochenschr* 1957;35(12):637.
61. Pembrey ME, Weatherall DJ, Clegg JB. Maternal synthesis of haemoglobin F in pregnancy. *Lancet* 1973;1(7816):1350.
62. Fernandes BJ, et al. Flow cytometric assessment of feto-maternal hemorrhage; a comparison with Betke-Kleihauer. *Prenat Diagn* 2007;27(7):641.
63. Baschat A, et al. Twin-to-twin transfusion syndrome (TTTS). *J Perinat Med* 2011;39(2):107.
64. Habli M, Lim FY, Crombleholme T. Twin-to-twin transfusion syndrome: a comprehensive update. *Clin Perinatol* 2009;36(2):391, x.
65. Tan KL, et al. The twin transfusion syndrome. Clinical observations on 35 affected pairs. *Clin Pediatr (Phila)* 1979;18(2):111.
66. Lewi L, et al. Monochorionic diamniotic twins: complications and management options. *Curr Opin Obstet Gynecol* 2003;15(2):177.
67. Quintero RA, et al. Staging of twin-twin transfusion syndrome. *J Perinatol* 1999;19(8 Pt 1):550.
68. Duncombe GJ, Dickinson JE, Evans SF. Perinatal characteristics and outcomes of pregnancies complicated by twin-twin transfusion syndrome. *Obstet Gynecol* 2003. 101(6):1190.
69. Oyelese Y, Smulian JC. Placenta previa, placenta accreta, and vasa previa. *Obstet Gynecol* 2006;107(4):927.
70. Walker C, Ward J. Intrapartum umbilical cord rupture. *Obstet Gynecol* 2009;113(2 Pt 2):552.
71. Vanhaesebrouck P, et al. Tight nuchal cord and neonatal hypovolaemic shock. *Arch Dis Child* 1987;62(12):1276.
72. Shepherd AJ, Richardson CJ, Brown JP. Nuchal cord as a cause of neonatal anemia. *Am J Dis Child* 1985;139(1):71.
73. Cashore WJ, Usher RH. Hypovolemia resulting from a tight nuchal cord at birth. *Pediatr Res* 1975;7:399.
74. Clayton EM, et al. Fetal and maternal components in third-trimester obstetric hemorrhage. *Obstet Gynecol* 1964;24:56.
75. Potter EL. Fetal and neonatal deaths: a statistical analysis of 2000 autopsies. *JAMA* 1940;115:996.
76. Blanchette VS, Zipursky A. Assessment of anemia in newborn infants. *Clin Perinatol* 1984;11(2):489.
77. Bell EF, Nahmias C, Sinclair JC. The assessment of anemia in small premature infants. *Pediatr Res* 1977;11:467a.
78. Khodabux CM, et al. Processing cord blood from premature infants into autologous red-blood-cell products for transfusion. *Vox Sang* 2011;100(4):367.
79. Khodabux CM, et al. A clinical study on the feasibility of autologous cord blood transfusion for anemia of prematurity. *Transfusion* 2008;48(8):1634.
80. Madan A, et al. Reduction in red blood cell transfusions using a bedside analyzer in extremely low birth weight infants. *J Perinatol* 2005;25(1):21.
81. Widness JA, et al. Reduction in red cell transfusions among preterm infants: results of a randomized trial with an in-line blood gas and chemistry monitor. *Pediatrics* 2005;115(5):1299.
82. The International Liaison Committee on Resuscitation (ILCOR) consensus on science with treatment recommendations for pediatric and neonatal patients: neonatal resuscitation. *Pediatrics* 2006;117(5):e978.
83. Shao CP, et al. Molecular background of Rh D-positive, D-negative, D(el) and weak D phenotypes in Chinese. *Vox Sang* 2002;83(2):156.
84. Ekman GC, Billingsly R, Hessner MJ. Rh genotyping: avoiding false-negative and false-positive results among individuals of African ancestry. *Am J Hematol* 2002;69(1):34.
85. Daniels G, Green C, Smart E. Differences between RhD-negative Africans and RhD-negative Europeans. *Lancet* 1997;350(9081):862.
86. Zipursky A. Hematology of infancy and childhood. In: Nathan DG, Oski FA, eds. *Hemolytic anemia of the newborn*. Philadelphia, PA: WB Saunders, 1974
87. Chessells JM, Wigglesworth JS. Haemostatic failure in babies with rhesus isoimmunization. *Arch Dis Child* 1971;46(245):38.
88. Bowman J. Thirty-five years of Rh prophylaxis. *Transfusion* 2003;43(12):1661.
89. Fung Kee Fung K, et al. Prevention of Rh alloimmunization. *J Obstet Gynaecol Can* 2003;25(9):765.
90. Crowther CA, Middleton P, McBain RD, Anti-D administration in pregnancy for preventing Rhesus alloimmunisation. *Cochrane Database Syst Rev* 2013;(2):CD000020.
91. Duplantie J, et al. Cost-effectiveness of the management of Rh-negative pregnant women. *J Obstet Gynaecol Can* 2013;35(8):730.
92. Bowman JM, Friesen RF. Current pediatric therapy (vol 4). *Hemolytic disease of the newborn*. Philadelphia, PA: WB Saunders, 1970.
93. Bowman JM, Pollock JM. Amniotic fluid spectrophotometry and early delivery in the management of erythroblastosis fetalis. *Pediatrics* 1965;35:815.
94. Mari G, et al. Noninvasive diagnosis by Doppler ultrasonography of fetal anemia due to maternal red-cell alloimmunization. Collaborative group for Doppler assessment of the blood velocity in anemic fetuses. *N Engl J Med* 2000;342(1):9.
95. Bennett PR, et al. Prenatal determination of fetal RhD type by DNA amplification. *N Engl J Med* 1993;329(9):607.
96. Moise KJ Jr, Argoti PS. Management and prevention of red cell alloimmunization in pregnancy: a systematic review. *Obstet Gynecol* 2012;120(5):1132.
97. Detti L, et al. Doppler ultrasound velocimetry for timing the second intrauterine transfusion in fetuses with anemia from red cell alloimmunization. *Am J Obstet Gynecol* 2001;185(5):1048.
98. Zipursky A, Bowman JM. Hematology of infancy and childhood. *Isoimmune hemolytic diseases*. Philadelphia, PA: WB Saunders, 1993.
99. Nicolaides KH, et al. Rh disease: intravascular fetal blood transfusion by cordocentesis. *Fetal Ther* 1986;1(4):185.
100. Smits-Wintjens VE, Walther FJ, Lopriore E. Rhesus haemolytic disease of the newborn: postnatal management, associated morbidity and long-term outcome. *Semin Fetal Neonatal Med* 2008;13(4):265.
101. Thayyil S, Milligan DW. Single versus double volume exchange transfusion in jaundiced newborn infants. *Cochrane Database Syst Rev* 2006;(4):CD004592.
102. Smits-Wintjens VE, et al. Neonatal morbidity after exchange transfusion for red cell alloimmune hemolytic disease. *Neonatology* 2013;103(2):141.
103. American Academy of Pediatric Subcommittee on Hyperbilirubinemia. Management of hyperbilirubinemia in the newborn infant 35 or more weeks of gestation. *Pediatrics* 2004;114(1):297.
104. Barrington KJ, Sankaran K. Guidelines for detection, management and prevention of hyperbilirubinemia of term and late pre-term newborn infants. *Pediatr Child Health* 2007;12(suppl B):1B.
105. Alcock GS, Liley H. Immunoglobulin infusion for isoimmune haemolytic jaundice in neonates. *Cochrane Database Syst Rev* 2002;(3):CD003313.
106. Alpay F, et al. High-dose intravenous immunoglobulin therapy in neonatal immune haemolytic jaundice. *Acta Paediatr* 1999;88(2):216.
107. Dagoğlu T, et al. High-dose intravenous immunoglobulin therapy for rhesus haemolytic disease. *J Int Med Res* 1995;23(4):264.
108. Rubo J, et al. High-dose intravenous immune globulin therapy for hyperbilirubinemia caused by Rh hemolytic disease. *J Pediatr* 1992;121(1):93.
109. Gottstein R, Cooke RW. Systematic review of intravenous immunoglobulin in haemolytic disease of the newborn. *Arch Dis Child Fetal Neonatal Ed* 2003;88(1):F6.
110. Smits-Wintjens VE, et al. Intravenous immunoglobulin in neonates with rhesus hemolytic disease: a randomized controlled trial. *Pediatrics* 2011;127(4):680.
111. Dinesh D, Review of positive direct antiglobulin tests found on cord blood sampling. *J Paediatr Child Health* 2005;41(9–10):504.
112. Roberts IA. The changing face of haemolytic disease of the newborn. *Early Hum Dev* 2008;84(8):515.
113. Kaplan E, et al. Phototherapy in ABO hemolytic disease of the newborn infant. *J Pediatr* 1971;79(6):911.
114. Yaseen H, et al. Does prophylactic phototherapy prevent hyperbilirubinemia in neonates with ABO incompatibility and positive Coombs' test? *J Perinatol* 2005;25(9):590.
115. Kornstad L. New cases of irregular blood group antibodies other than anti-D in pregnancy. Frequency and clinical significance. *Acta Obstet Gynecol Scand* 1983;62(5):431.
116. Giblett ER. Blood group antibodies causing hemolytic disease of the newborn. *Clin Obstet Gynecol* 1964;10:1044.
117. Caine ME, Mueller-Heubach E. Kell sensitization in pregnancy. *Am J Obstet Gynecol* 1986;154(1):85.
118. Daniels G, Hadley A, Green CA. Causes of fetal anemia in hemolytic disease due to anti-K. *Transfusion* 2003;43(1):115.

119. Cappellini MD, Fiorelli G. Glucose-6-phosphate dehydrogenase deficiency. *Lancet* 2008;371(9606):64.
120. Lu TC, Wei H, Blackwell RQ. Increased incidence of severe hyperbilirubinemia among newborn Chinese infants with G-6-P D deficiency. *Pediatrics* 1966;37(6):994.
121. Doxiadis SA, et al. Risk of severe jaundice in glucose-6-phosphate-dehydrogenase deficiency of the newborn. Differences in population groups. *Lancet* 1964;2(7371):1210.
122. Sgro M, Campbell D, Shah V. Incidence and causes of severe neonatal hyperbilirubinemia in Canada. *CMAJ* 2006;175(6):587.
123. Inati A, et al. Prevalence of glucose-6-phosphate dehydrogenase deficiency among neonates at a tertiary care centre in Lebanon. *J Med Screen* 2012;19(2):103.
124. Williams O, et al. Glucose-6-phosphate dehydrogenase deficiency in Nigerian children. *PLoS One* 2013;8(7):e68800.
125. Fok TF, Lau SP, Hui CW. Neonatal jaundice: its prevalence in Chinese babies and associating factors. *Aust Paediatr J* 1986;22(3):215.
126. Henny-Harry C, Trotman H. Epidemiology of neonatal jaundice at the University Hospital of the West Indies. *West Indian Med J* 2012;61(1):37.
127. Bienzle U, Effiong C, Luzzatto L. Erythrocyte glucose 6-phosphate dehydrogenase deficiency (G6PD type A-) and neonatal jaundice. *Acta Paediatr Scand* 1976;65(6):701.
128. Kaplan M, Hammerman C. Glucose-6-phosphate dehydrogenase deficiency and severe neonatal hyperbilirubinemia: a complexity of interactions between genes and environment. *Semin Fetal Neonatal Med* 2010;15(3):148.
129. Kaplan M, Renbaum P, Levy-Lahad E, et al. Severe neonatal icterus in some glucose-6-phosphate dehydrogenase (G-6-PD)-deficient infants is explained by the combined effect of G-6-PD deficiency and the UDP-glucoronyltransferase 1 (UDPGT1) promoter polymorphism of Gilbert's syndrome. A new paradigm for multigenic disease. *Blood* 1997;90:8a.
130. Slusher TM, et al. Glucose-6-phosphate dehydrogenase deficiency and carboxyhemoglobin concentrations associated with bilirubin-related morbidity and death in Nigerian infants. *J Pediatr* 1995;126(1):102.
131. Kaplan M, Abramov A. Neonatal hyperbilirubinemia associated with glucose-6-phosphate dehydrogenase deficiency in Sephardic-Jewish neonates: incidence, severity, and the effect of phototherapy. *Pediatrics* 1992;90(3):401.
132. Kaplan M, et al. Contribution of haemolysis to jaundice in Sephardic Jewish glucose-6-phosphate dehydrogenase deficient neonates. *Br J Haematol* 1996;93(4):822.
133. Kaplan M, et al. Conjugated bilirubin in neonates with glucose-6-phosphate dehydrogenase deficiency. *J Pediatr* 1996;128(5 Pt 1):695.
134. Valaes T, Doxiadis SA, and Fessas P. Acute hemolysis due to naphthalene inhalation. *J Pediatr* 1963;63:904.
135. Kaplan M, et al. Comparison of commercial screening tests for glucose-6-phosphate dehydrogenase deficiency in the neonatal period. *Clin Chem* 1997;43(7):1236.
136. Bolton-Maggs PH, et al. Guidelines for the diagnosis and management of hereditary spherocytosis—2011 update. *Br J Haematol* 2012;156(1):37.
137. Christensen RD, Henry E. Hereditary spherocytosis in neonates with hyperbilirubinemia. *Pediatrics* 2010;125(1):120.
138. Stoya G, et al. Flow cytometry as a diagnostic tool for hereditary spherocytosis. *Acta Haematol* 2006;116(3):186.
139. Da Costa L, et al. Hereditary spherocytosis, elliptocytosis, and other red cell membrane disorders. *Blood Rev* 2013;27(4):167.
140. Hegyi T, et al. Sickle cell anemia in the newborn. *Pediatrics* 1977;60(2):213.
141. Pass KA, et al. US newborn screening system guidelines II: follow-up of children, diagnosis, management, and evaluation. Statement of the Council of Regional Networks for Genetic Services (CORN). *J Pediatr* 2000;137(4 suppl):S1.
142. Lieberman L, et al. Initial presentation of unscreened children with sickle cell disease: the Toronto experience. *Pediatr Blood Cancer* 2009;53(3):397.
143. Reed W, et al. Sickle-cell disease not identified by newborn screening because of prior transfusion. *J Pediatr* 2000;136(2):248.
144. Lee-Potter JP, et al. A new cause of haemolytic anaemia in the newborn. A description of an unstable fetal haemoglobin: F Poole, alpha2-G-gamma2 130 trptophan yeilds glycine. *J Clin Pathol* 1975;28(4):317.
145. Pirastru M, et al. A new unstable variant of the fetal hemoglobin HBG2 gene: Hb F-Turritana [gamma64(E8)Gly-->Asp, HBG2:c.194G>A] found in cis to the Hb F-Sardinia gene [gamma(E19)Ile-->Thr, HBG1:c.227T>C]. *Eur J Haematol* 2014;92(6):510.
146. Arnon S, et al. Hydrops fetalis associated with homozygosity for hemoglobin Taybe (alpha 38/39 THR deletion) in newborn triplets. *Am J Hematol* 2004;76(3):263.
147. Fearon ER, et al. The entire beta-globin gene cluster is deleted in a form of gamma delta beta-thalassemia. *Blood* 1983;61(6):1269.
148. Olivieri NF. Fetal erythropoiesis and the diagnosis and treatment of hemoglobin disorders in the fetus and child. *Semin Perinatol* 1997;21(1):63.
149. Ballin A, Brown EJ, Zipursky A. Idiopathic Heinz body hemolytic anemia in newborn infants. *Am J Pediatr Hematol Oncol* 1989;11(1):3.
150. Doyle J, et al. Does vitamin C cause hemolysis in premature newborn infants? Results of a multicenter double-blind, randomized, controlled trial. *J Pediatr* 1997;130(1):103.
151. Tsangaris E, et al. Genetic analysis of inherited bone marrow failure syndromes from one prospective, comprehensive and population-based cohort and identification of novel mutations. *J Med Genet* 2011;48(9):618.
152. Vlachos A, Klein GW, Lipton JM. The Diamond Blackfan Anemia Registry: tool for investigating the epidemiology and biology of Diamond-Blackfan anemia. *J Pediatr Hematol Oncol* 2001;23(6):377.
153. Zlateska B, et al. Genotyping strategies for Diamond Blackfan anemia patients in Canada. In: Diamond Blackfan Anemia International Consensus Conference, 2014.
154. Vlachos A, Muir E. How I treat Diamond-Blackfan anemia. *Blood* 2010;116(19):3715.
155. Aase JM, Smith DW. Congenital anemia and triphalangeal thumbs: a new syndrome. *J Pediatr* 1969;74(3):471.
156. Freedman MH, Amato D, Saunders EF. Erythroid colony growth in congenital hypoplastic anemia. *J Clin Invest* 1976;57(3):673.
157. Lipton JM, et al. Improving clinical care and elucidating the pathophysiology of Diamond Blackfan anemia: an update from the Diamond Blackfan Anemia Registry. *Pediatr Blood Cancer* 2006. 46(5):558.
158. Vlachos A, et al. Incidence of neoplasia in Diamond Blackfan anemia: a report from the Diamond Blackfan Anemia Registry. *Blood* 2012;119(16):3815.
159. Rundles RW, Falls HF. Hereditary (sex-linked?) anemia. *Am J Med Sci* 1946;211:641.
160. Cotter PD, Baumann M, Bishop DF. Enzymatic defect in "X-linked" sideroblastic anemia: molecular evidence for erythroid delta-aminolevulinate synthase deficiency. *Proc Natl Acad Sci U S A* 1992;89(9):4028.
161. Pagon RA, et al. Hereditary sideroblastic anaemia and ataxia: an X linked recessive disorder. *J Med Genet* 1985;22(4):267.
162. Allikmets R, et al. Mutation of a putative mitochondrial iron transporter gene (ABC7) in X-linked sideroblastic anemia and ataxia (XLSA/A). *Hum Mol Genet* 1999;8(5):743.
163. Porter FS, Rogers LE, Sidbury JB Jr. Thiamine-responsive megaloblastic anemia. *J Pediatr* 1969;74(4):494.
164. Fleming JC, et al. The gene mutated in thiamine-responsive anaemia with diabetes and deafness (TRMA) encodes a functional thiamine transporter. *Nat Genet* 1999;22(3):305.
165. Urban C, et al. Congenital sideroblastic anemia successfully treated by allogeneic bone marrow transplantation. *Bone Marrow Transplant* 1992;10(4):373.
166. Wiseman DH, et al. A novel syndrome of congenital sideroblastic anemia, B-cell immunodeficiency, periodic fevers, and developmental delay (SIFD). *Blood* 2013;122(1):112.
167. Tumino M, et al. Clinical manifestations and management of four children with Pearson syndrome. *Am J Med Genet A* 2011;155A(12):3063.
168. Iolascon A, et al. Congenital dyserythropoietic anemias: molecular insights and diagnostic approach. *Blood* 2013;122(13):2162.
169. Carter C, Darbyshire PJ, Wickramasinghe SN. A congenital dyserythropoietic anaemia variant presenting as hydrops fetalis. *Br J Haematol* 1989;72(2):289.
170. Wickramasinghe SN, Illum N, Wimberley PD. Congenital dyserythropoietic anaemia with novel intra-erythroblastic and intra-erythrocytic inclusions. *Br J Haematol* 1991;79(2):322.
171. Weigel-Kelley KA, Yoder MC, Srivastava A. Alpha5beta1 integrin as a cellular coreceptor for human parvovirus B19: requirement of functional activation of beta1 integrin for viral entry. *Blood* 2003;102(12):3927.
172. Prospective study of human parvovirus (B19) infection in pregnancy. Public Health Laboratory Service Working Party on Fifth Disease. *BMJ* 1990;300(6733):1166.
173. Jordan JA. Identification of human parvovirus B19 infection in idiopathic nonimmune hydrops fetalis. *Am J Obstet Gynecol* 1996;174(1 Pt 1):37.
174. Wright C, Hinchliffe SA, Taylor C. Fetal pathology in intrauterine death due to parvovirus B19 infection. *Br J Obstet Gynaecol* 1996;103(2):133.
175. Koduri PR. Novel cytomorphology of the giant proerythroblasts of parvovirus B19 infection. *Am J Hematol* 1998;58(2):95.
176. Dieck D, et al. Prenatal diagnosis of congenital parvovirus B19 infection: value of serological and PCR techniques in maternal and fetal serum. *Prenat Diagn* 1999;19(12):1119.
177. Bonvicini F, et al. Gestational and fetal outcomes in B19 maternal infection: a problem of diagnosis. *J Clin Microbiol* 2011;49(10):3514.
178. Zerbini M, et al. Comparative evaluation of virological and serological methods in prenatal diagnosis of parvovirus B19 fetal hydrops. *J Clin Microbiol* 1996;34(3):603.
179. Schild RL, et al. Intrauterine management of fetal parvovirus B19 infection. *Ultrasound Obstet Gynecol* 1999;13(3):161.
180. Brown KE, et al. Congenital anaemia after transplacental B19 parvovirus infection. *Lancet* 1994;343(8902):895.
181. Dallman PR. Iron, vitamin E, and folate in the preterm infant. *J Pediatr* 1974;85(6):742.

182. Halvorsen S, Seip M. Erythrocyte production and iron stores in premature infants during the first months of life; the anemia of prematurity-etiology, pathogenesis, iron requirement. *Acta Paediatr* 1956;45(6):600.
183. MRC Vitamin Study Research Group. Prevention of neural tube defects: results of the Medical Research Council Vitamin Study. *Lancet* 1991;338(8760):131.
184. Campbell CD, Ganesh J, Ficicioglu C. Two newborns with nutritional vitamin B12 deficiency: challenges in newborn screening for vitamin B12 deficiency. *Haematologica* 2005;90(12 suppl):ECR45.
185. Marble M, et al. Neonatal vitamin B12 deficiency secondary to maternal subclinical pernicious anemia: identification by expanded newborn screening. *J Pediatr* 2008;152(5):731.
186. Wang ZP, Shang XX, Zhao ZT. Low maternal vitamin B(12) is a risk factor for neural tube defects: a meta-analysis. *J Matern Fetal Neonatal Med* 2012;25(4):389.
187. Hassan H, et al. Syndrome in premature infants associated with low plasma vitamin E levels and high polyunsaturated fatty acid diet. *Am J Clin Nutr* 1966;19(3):147.
188. Oski FA, Barness LA. Vitamin E deficiency: a previously unrecognized cause of hemolytic anemia in the premature infant. *J Pediatr* 1967;70(2):211.
189. Dju MY, Mason KE, Filer LJ Jr. Vitamin E (tocopherol) in human fetuses and placentae. *Etudes Neonatales* 1952;1(3):49.
190. Williams ML, et al. Role of dietary iron and fat on vitamin E deficiency anemia of infancy. *N Engl J Med* 1975;292(17):887.
191. Kaempf-Rotzoll DE, Hellstern G, Linderkamp O. Influence of long-chain polyunsaturated fatty acid formula feeds on vitamin E status in preterm infants. *Int J Vitam Nutr Res* 2003;73(5):377.
192. Zipursky A, et al. Oral vitamin E supplementation for the prevention of anemia in premature infants: a controlled trial. *Pediatrics* 1987;79(1):61.
193. Arnon S, et al. Vitamin E levels during early iron supplementation in preterm infants. *Am J Perinatol* 2009;26(5):387.
194. Oettinger L Jr, Mills WB. Simultaneous capillary and venous hemoglobin determinations in the newborn infant. *J Pediatr* 1949;35(3):362.
195. Oh W, Lind J. Venous and capillary hematocrit in newborn infants and placental transfusion. *Acta Paediatr Scand* 1966;55(1):38.
196. Linderkamp O, et al. Capillary-venous hematocrit differences in newborn infants. I. Relationship to blood volume, peripheral blood flow, and acid base parameters. *Eur J Pediatr* 1977;127(1):9.
197. Rivera LM, Rudolph N. Postnatal persistence of capillary-venous differences in hematocrit and hemoglobin values in low-birth-weight and term infants. *Pediatrics* 1982;70(6):956.
198. Rodgers PA, et al. Sources of carbon monoxide (CO) in biological systems and applications of CO detection technologies. *Semin Perinatol* 1994;18(1):2.
199. Ostrander CR, et al. Paired determinations of blood carboxyhemoglobin concentration and carbon monoxide excretion rate in term and preterm infants. *J Lab Clin Med* 1982;100(5):745.
200. Necheles TF, Rai US, Valaes T. The role of haemolysis in neonatal hyperbilirubinaemia as reflected in carboxyhaemoglobin levels. *Acta Paediatr Scand* 1976;65(3):361.
201. Aher S, Malwatkar K, Kadam S. Neonatal anemia. *Semin Fetal Neonatal Med* 2008;13(4):239.
202. Wiswell TE, Cornish JD, Northam RS. Neonatal polycythemia: frequency of clinical manifestations and other associated findings. *Pediatrics* 1986;78(1):26.
203. Shohat M, et al. Neonatal polycythemia: II. Definition related to time of sampling. *Pediatrics* 1984;73(1):11.
204. Linderkamp O, Wu PY, Meiselman HJ. Deformability of density separated red blood cells in normal newborn infants and adults. *Pediatr Res* 1982;16(11):964.
205. Riopel L, Fouron JC, Bard H. Blood viscosity during the neonatal period: the role of plasma and red blood cell type. *J Pediatr* 1982;100(3):449.
206. Linderkamp O, et al. Contributions of red cells and plasma to blood viscosity in preterm and full-term infants and adults. *Pediatrics* 1984;74(1):45.
207. Ergenekon E, et al. Partial exchange transfusion results in increased cerebral oxygenation and faster peripheral microcirculation in newborns with polycythemia. *Acta Paediatr* 2011;100(11):1432.
208. Morag I, et al. Restrictive management of neonatal polycythemia. *Am J Perinatol* 2011;28(9):677.
209. Black V, Camp BW, Roberts L, et al. Outcome at school age following a randomized trial of partial plasma exchange. *J Dev Behav Pediatr* 1986;7:202.
210. Black VD, Camp BW, Lubchenco LO. Neonatal hyperviscosity is associated with lower achievement and IQ scores at school age. *Pediatr Res* 1988;23:442a.
211. Xanthou M. Leucocyte blood picture in healthy full-term and premature babies during neonatal period. *Arch Dis Child* 1970;45(240):242.
212. Akenzua GI, et al. Neutrophil and band counts in the diagnosis of neonatal infections. *Pediatrics* 1974;54(1):38.
213. Zipursky A, et al. The hematology of bacterial infections in premature infants. *Pediatrics* 1976;57(6):839.
214. Coulombel L, et al. The number of polymorphonuclear leukocytes in relation to gestational age in the newborn. *Acta Paediatr Scand* 1979;68(5):709.
215. Manroe BL, et al. The neonatal blood count in health and disease. I. Reference values for neutrophilic cells. *J Pediatr* 1979;95(1):89.
216. Lloyd BW, Oto A. Normal values for mature and immature neutrophils in very preterm babies. *Arch Dis Child* 1982;57(3):233.
217. Mouzinho A, et al. Revised reference ranges for circulating neutrophils in very-low-birth-weight neonates. *Pediatrics* 1994;94(1):76.
218. Schmutz N, et al. Expected ranges for blood neutrophil concentrations of neonates: the Manroe and Mouzinho charts revisited. *J Perinatol* 2008;28(4):275.
219. Christensen RD, Calhoun DA, Rimsza LM. A practical approach to evaluating and treating neutropenia in the neonatal intensive care unit. *Clin Perinatol* 2000;27(3):577.
220. Welte K, Zeidler C. Severe congenital neutropenia. *Hematol Oncol Clin North Am* 2009;23(2):307.
221. Thilaganathan B, et al. Umbilical cord blood erythroblast count as an index of intrauterine hypoxia. *Arch Dis Child Fetal Neonatal Ed* 1994;70(3):F192.
222. Barak Y, et al. The in vivo effect of recombinant human granulocyte-colony stimulating factor in neutropenic neonates with sepsis. *Eur J Pediatr* 1997;156(8):643.
223. Ishii E, et al. Production and expression of granulocyte- and macrophage-colony-stimulating factors in newborns: their roles in leukocytosis at birth. *Acta Haematol* 1995;94(1):23.
224. Funke A, et al. Frequency, natural course, and outcome of neonatal neutropenia. *Pediatrics* 2000;106(1 Pt 1):45.
225. Chirico G, et al. Late-onset neutropenia in very low birthweight infants. *Acta Paediatr Suppl*, 2002;91(438):104.
226. Wolach B, et al. Neonatal neutrophil inflammatory responses: parallel studies of light scattering, cell polarization, chemotaxis, superoxide release, and bactericidal activity. *Am J Hematol* 1998;58(1):8.
227. Murphy K, Weiner J. Use of leukocyte counts in evaluation of early-onset neonatal sepsis. *Pediatr Infect Dis J* 2012;31(1):16.
228. Polin RA. Management of neonates with suspected or proven early-onset bacterial sepsis. *Pediatrics* 2012;129(5):1006.
229. Gerdes JS. Clinicopathologic approach to the diagnosis of neonatal sepsis. *Clin Perinatol* 1991;18(2):361.
230. Rodwell RL, Leslie AL, Tudehope DI. Early diagnosis of neonatal sepsis using a hematologic scoring system. *J Pediatr* 1988;112(5):761.
231. Rodwell RL, et al. Hematologic scoring system in early diagnosis of sepsis in neutropenic newborns. *Pediatr Infect Dis J* 1993;12(5):372.
232. Christensen RD, Harper TE, Rothstein G. Granulocyte-macrophage progenitor cells in term and preterm neonates. *J Pediatr* 1986;109(6):1047.
233. Chaudhuri J, et al. Granulocyte colony-stimulating factor for preterms with sepsis and neutropenia: a randomized controlled trial. *J Clin Neonatol* 2012;1(4):202.
234. Carr R, et al. Granulocyte-macrophage colony stimulating factor administered as prophylaxis for reduction of sepsis in extremely preterm, small for gestational age neonates (the PROGRAMS trial): a single-blind, multicentre, randomised controlled trial. *Lancet* 2009;373(9659):226.
235. Bedford Russell AR, et al. A trial of recombinant human granulocyte colony stimulating factor for the treatment of very low birthweight infants with presumed sepsis and neutropenia. *Arch Dis Child Fetal Neonatal Ed* 2001;84(3):F172.
236. Miura E, et al. A randomized, double-masked, placebo-controlled trial of recombinant granulocyte colony-stimulating factor administration to preterm infants with the clinical diagnosis of early-onset sepsis. *Pediatrics* 2001;107(1):30.
237. Bilgin K, et al. A randomized trial of granulocyte-macrophage colony-stimulating factor in neonates with sepsis and neutropenia. *Pediatrics* 2001;107(1):36.
238. Marlow N, et al. A randomised trial of granulocyte-macrophage colony-stimulating factor for neonatal sepsis: outcomes at 2 years. *Arch Dis Child Fetal Neonatal Ed* 2013;98(1):F46.
239. Pammi M, Brocklehurst P. Granulocyte transfusions for neonates with confirmed or suspected sepsis and neutropenia. *Cochrane Database Syst Rev* 2011;(10):CD003956.
240. Kuhn P, et al. A multicenter, randomized, placebo-controlled trial of prophylactic recombinant granulocyte-colony stimulating factor in preterm neonates with neutropenia. *J Pediatr* 2009;155(3):324.
241. Carr R, et al. A randomized, controlled trial of prophylactic granulocyte-macrophage colony-stimulating factor in human newborns less than 32 weeks gestation. *Pediatrics* 1999;103(4 Pt 1):796.
242. Cairo MS, et al. A randomized, double-blind, placebo-controlled trial of prophylactic recombinant human granulocyte-macrophage colony-stimulating factor to reduce nosocomial infections in very low birth weight neonates. *J Pediatr* 1999;134(1):64.
243. Koenig JM, Christensen RD. The mechanism responsible for diminished neutrophil production in neonates delivered of women with pregnancy-induced hypertension. *Am J Obstet Gynecol* 1991;165(2):467.

244. Fraser SH, Tudehope DI. Neonatal neutropenia and thrombocytopenia following maternal hypertension. *J Paediatr Child Health* 1996;32(1):31.
245. Procianoy RS, et al. Sepsis and neutropenia in very low birth weight infants delivered of mothers with preeclampsia. *J Pediatr* 2010;157(3):434, 438 e1.
246. Cetinkaya M, et al. Neonatal outcomes of premature infants born to preeclamptic mothers. *J Matern Fetal Neonatal Med* 2010;23(5):425.
247. Kostman R. Infantile genetic agranulocytosis. A review with presentation of ten new cases. *Acta Paediatr Scand* 1975;64(2):362.
248. Dale DC, et al. Mutations in the gene encoding neutrophil elastase in congenital and cyclic neutropenia. *Blood* 2000;96(7):2317.
249. Benson KF, et al. Mutations associated with neutropenia in dogs and humans disrupt intracellular transport of neutrophil elastase. *Nat Genet* 2003;35(1):90.
250. Grenda DS, et al. Mutations of the ELA2 gene found in patients with severe congenital neutropenia induce the unfolded protein response and cellular apoptosis. *Blood* 2007;110(13):4179.
251. Aprikyan AA, et al. Cellular and molecular abnormalities in severe congenital neutropenia predisposing to leukemia. *Exp Hematol* 2003;31(5):372.
252. Klein C, et al. HAX1 deficiency causes autosomal recessive severe congenital neutropenia (Kostmann disease). *Nat Genet* 2007;39(1):86.
253. Boztug K, et al. A syndrome with congenital neutropenia and mutations in G6PC3. *N Engl J Med* 2009;360(1):32.
254. Rosenberg PS, et al. Stable long-term risk of leukaemia in patients with severe congenital neutropenia maintained on G-CSF therapy. *Br J Haematol* 2010;150(2):196.
255. Boxer LA, Hutchinson R, Emerson S. Recombinant human granulocyte-colony-stimulating factor in the treatment of patients with neutropenia. *Clin Immunol Immunopathol* 1992;62(1 Pt 2):S39.
256. Rosenberg PS, et al. Neutrophil elastase mutations and risk of leukaemia in severe congenital neutropenia. *Br J Haematol* 2008;140(2):210.
257. Zeidler C, et al. Stem cell transplantation in patients with severe congenital neutropenia without evidence of leukemic transformation. *Blood* 2000;95(4):1195.
258. Oshima K, et al. Hematopoietic stem cell transplantation in patients with severe congenital neutropenia: an analysis of 18 Japanese cases. *Pediatr Transplant* 2010;14(5):657.
259. Connelly JA, Choi SW, Levine JE. Hematopoietic stem cell transplantation for severe congenital neutropenia. *Curr Opin Hematol* 2012;19(1):44.
260. Page AR, Good RA. Studies on cyclic neutropenia; a clinical and experimental investigation. *AMA J Dis Child* 1957;94(6):623.
261. Dale DC, Welte K. Cyclic and chronic neutropenia. *Cancer Treat Res* 2011;157:97.
262. Reimann HA, De BC. Periodic (cyclic) neutropenia, an entity; a collection of 16 cases. *Blood* 1949;4(10):1109.
263. Kuijpers TW, et al. Apoptotic neutrophils in the circulation of patients with glycogen storage disease type 1b (GSD1b). *Blood* 2003;101(12):5021.
264. Visser G, et al. Survival, but not maturation, is affected in neutrophil progenitors from GSD-1b patients. *J Inherit Metab Dis* 2012;35(2):287.
265. Calderwood S, et al. Recombinant human granulocyte colony-stimulating factor therapy for patients with neutropenia and/or neutrophil dysfunction secondary to glycogen storage disease type 1b. *Blood* 2001;97(2):376.
266. Barth PG, Van't Veer-Korthof ETH, Van Delden L, et al. An X-linked mitochondrial disease affecting cardiac muscle, and skeletal muscle and neutrophil leukocytes. *J Neurol Sci* 1983;62:327
267. Rigaud C, et al. Natural history of Barth syndrome: a national cohort study of 22 patients. *Orphanet J Rare Dis* 2013;8:70.
268. Bione S, et al. A novel X-linked gene, G4.5, is responsible for Barth syndrome. *Nat Genet* 1996;12(4):385.
269. Makaryan V, et al. The cellular and molecular mechanisms for neutropenia in Barth syndrome. *Eur J Haematol* 2012;88(3):195.
270. Beaussant Cohen S, et al. Description and outcome of a cohort of 8 patients with WHIM syndrome from the French Severe Chronic Neutropenia Registry. *Orphanet J Rare Dis* 2012;7:71.
271. Hernandez PA, et al. Mutations in the chemokine receptor gene CXCR4 are associated with WHIM syndrome, a combined immunodeficiency disease. *Nat Genet* 2003;34(1):70.
272. McDermott DH, et al. The CXCR4 antagonist plerixafor corrects panleukopenia in patients with WHIM syndrome. *Blood* 2011;118(18):4957.
273. de VO, Seynhaeve V. Reticular dysgenesis. *Lancet* 1959;2(7112):1123.
274. Pannicke U, et al. Reticular dysgenesis (aleukocytosis) is caused by mutations in the gene encoding mitochondrial adenylate kinase 2. *Nat Genet* 2009;41(1):101.
275. Bertrand Y, et al. Reticular dysgenesis: HLA non-identical bone marrow transplants in a series of 10 patients. *Bone Marrow Transplant* 2002;29(9):759.
276. Lagresle-Peyrou C, et al. Occurrence of myelodysplastic syndrome in 2 patients with reticular dysgenesis. *J Allergy Clin Immunol* 2011;128(1):230.
277. Makitie O, Pukkala E, Kaitila I. Increased mortality in cartilage-hair hypoplasia. *Arch Dis Child* 2001;84(1):65.
278. Nakashima E, et al. RMRP mutations in Japanese patients with cartilage-hair hypoplasia. *Am J Med Genet A* 2003;123A(3):253.
279. Barbosa MD, et al. Identification of the homologous beige and Chediak-Higashi syndrome genes. *Nature* 1996;382(6588):262.
280. Nagai K, et al. Clinical characteristics and outcomes of Chediak-Higashi syndrome: a nationwide survey of Japan. *Pediatr Blood Cancer* 2013;60(10):1582.
281. Ward DM, Shiflett SL, Kaplan J. Chediak-Higashi syndrome: a clinical and molecular view of a rare lysosomal storage disorder. *Curr Mol Med* 2002;2(5):469.
282. Menasche G, Fischer A, de Saint Basile G. Griscelli syndrome types 1 and 2. *Am J Hum Genet* 2002;71(5):1237; author reply 1238.
283. Durmaz A, et al. Molecular analysis and clinical findings of Griscelli syndrome patients. *J Pediatr Hematol Oncol* 2012;34(7):541.
284. Al-Ahmari A, et al. Hematopoietic SCT in children with Griscelli syndrome: a single-center experience. *Bone Marrow Transplant* 2010;45(8):1294.
285. Usmani GN, Woda BA, Newburger PE. Advances in understanding the pathogenesis of HLH. *Br J Haematol* 2013;161(5):609.
286. Weitzman S. Approach to hemophagocytic syndromes. *Hematology Am Soc Hematol Educ Program* 2011;2011:178.
287. Parizhskaya M, Reyes J, Jaffe R. Hemophagocytic syndrome presenting as acute hepatic failure in two infants: clinical overlap with neonatal hemochromatosis. *Pediatr Dev Pathol* 1999;2(4):360.
288. Levine DH, Madyastha PR. Isoimmune neonatal neutropenia. *Am J Perinatol* 1986;3(3):231.
289. Bux J, et al. Serological and clinical aspects of granulocyte antibodies leading to alloimmune neonatal neutropenia. *Transfus Med* 1992;2(2):143.
290. Williams BA, Fung YL. Alloimmune neonatal neutropenia: can we afford the consequences of a missed diagnosis? *J Paediatr Child Health* 2006;42(1–2):59.
291. Bux J. Human neutrophil alloantigens. *Vox Sang* 2008;94(4):277.
292. Maheshwari A, Christensen RD, Calhoun DA. Immune neutropenia in the neonate. *Adv Pediatr* 2002;49:317.
293. Lalezari P, Radel E. Neutrophil-specific antigens: immunology and clinical significance. *Semin Hematol* 1974;11(3):281.
294. Girlando P, et al. Transient effect of granulocyte colony-stimulating factor in allo-immune neonatal neutropenia. *Biol Neonate* 2000;78(4):277.
295. Wallis JP, et al. Transfusion-related alloimmune neutropenia: an undescribed complication of blood transfusion. *Lancet* 2002;360(9339):1073.
296. Kameoka J, et al. Autoimmune neutropenia in pregnant women causing neonatal neutropenia. *Br J Haematol* 2001;114(1):198.
297. Zuppa AA, et al. Infants born to mothers with anti-SSA/Ro autoantibodies: neonatal outcome and follow-up. *Clin Pediatr (Phila)* 2008;47(3):231.
298. Neiman AR, et al. Cutaneous manifestations of neonatal lupus without heart block: characteristics of mothers and children enrolled in a national registry. *J Pediatr* 2000;137(5):674.
299. Fung YL, et al. Managing passively acquired autoimmune neonatal neutropenia: a case study. *Transfus Med* 2005;15(2):151.
300. Davoren A, et al. Neonatal neutropenia and bacterial sepsis associated with placental transfer of maternal neutrophil-specific autoantibodies. *Transfusion* 2004;44(7):1041.
301. Neglia JP, et al. Autoimmune neutropenia of infancy and early childhood. *Pediatr Hematol Oncol* 1993;10(4):369.
302. Conway LT, et al. Natural history of primary autoimmune neutropenia in infancy. *Pediatrics* 1987;79(5):728.
303. Bruin MC, et al. Neutrophil antibody specificity in different types of childhood autoimmune neutropenia. *Blood* 1999;94(5):1797.
304. Calhoun DA, et al. Congenital autoimmune neutropenia in two premature neonates. *Pediatrics* 2001;108(1):181.
305. Bux J, et al. Diagnosis and clinical course of autoimmune neutropenia in infancy: analysis of 240 cases. *Blood* 1998;91(1):181.
306. Sokolic R. Neutropenia in primary immunodeficiency. *Curr Opin Hematol* 2013;20(1):55.
307. Teachey DT. New advances in the diagnosis and treatment of autoimmune lymphoproliferative syndrome. *Curr Opin Pediatr* 2012;24(1):1.
308. Fromont P, et al. Granulocyte antibody screening: evaluation of a bead-based assay in comparison with classical methods. *Transfusion* 2010;50(12):2643.
309. Calhoun DA, Kirk JF, Christensen RD. Incidence, significance, and kinetic mechanism responsible for leukemoid reactions in patients in the neonatal intensive care unit: a prospective evaluation. *J Pediatr* 1996;129(3):403.
310. Rastogi S, et al. Leukemoid reaction in extremely low-birth-weight infants. *Am J Perinatol* 1999;16(2):93.
311. Zanardo V, et al. Relationship between neonatal leukemoid reaction and bronchopulmonary dysplasia in low-birth-weight infants: a cross-sectional study. *Am J Perinatol* 2002;19(7):379.
312. Nakamura T, et al. Leukemoid reaction and chronic lung disease in infants with very low birth weight. *J Matern Fetal Neonatal Med* 2002;11(6):396.
313. Duran R, et al. The relationship between leukemoid reaction and perinatal morbidity, mortality, and chorioamnionitis in low birth weight infants. *Int J Infect Dis* 2010;14(11):e998.
314. Jansen E, et al. Extreme hyperleucocytosis of the premature. *BMJ Case Rep* 2013;2013.

315. Nicholson JF, Pesce MA. Reference ranges for laboratory tests and procedures. In: *Nelson textbook of pediatrics*, 17th ed. Philadelphia, PA: WB Saunders, 2004.
316. Shearer WT, et al. Lymphocyte subsets in healthy children from birth through 18 years of age: the Pediatric AIDS Clinical Trials Group P1009 study. *J Allergy Clin Immunol* 2003;112(5):973.
317. Dvorak CC, et al. The natural history of children with severe combined immunodeficiency: baseline features of the first fifty patients of the primary immune deficiency treatment consortium prospective study 6901. *J Clin Immunol* 2013;33(7):1156.
318. Shearer WT, et al. Establishing diagnostic criteria for severe combined immunodeficiency disease (SCID), leaky SCID, and Omenn syndrome: The Primary Immune Deficiency Treatment Consortium experience. *J Allergy Clin Immunol* 2014;133(4):1092.
319. Brown L, et al. Neonatal diagnosis of severe combined immunodeficiency leads to significantly improved survival outcome: the case for newborn screening. *Blood* 2011;117(11):3243.
320. Fischer A, Hacein-Bey-Abina S, Cavazzana-Calvo M. Gene therapy of primary T cell immunodeficiencies. *Gene* 2013;525(2):170.
321. Notarangelo LD, et al. Mutations in severe combined immune deficiency (SCID) due to JAK3 deficiency. *Hum Mutat* 2001;18(4):255.
322. Puel A, Leonard WJ. Mutations in the gene for the IL-7 receptor result in T(−)B(+)NK(+) severe combined immunodeficiency disease. *Curr Opin Immunol* 2000;12(4):468.
323. Dadi HK, Simon AJ, Roifman CM. Effect of CD3delta deficiency on maturation of alpha/beta and gamma/delta T-cell lineages in severe combined immunodeficiency. *N Engl J Med* 2003;349(19):1821.
324. Kung C, et al. Mutations in the tyrosine phosphatase CD45 gene in a child with severe combined immunodeficiency disease. *Nat Med* 2000;6(3):343.
325. Arpaia E, et al. Defective T cell receptor signaling and CD8+ thymic selection in humans lacking zap-70 kinase. *Cell* 1994;76(5):947.
326. Grunebaum E, Cutz E, Roifman CM. Pulmonary alveolar proteinosis in patients with adenosine deaminase deficiency. *J Allergy Clin Immunol* 2012;129(6):1588.
327. Aiuti A, et al. Correction of ADA-SCID by stem cell gene therapy combined with nonmyeloablative conditioning. *Science* 2002;296(5577):2410.
328. Moshous D, et al. Artemis, a novel DNA double-strand break repair/V(D)J recombination protein, is mutated in human severe combined immune deficiency. *Cell* 2001;105(2):177.
329. Giliani S, et al. Omenn syndrome in an infant with IL7RA gene mutation. *J Pediatr* 2006;148(2):272.
330. Kanegane H, et al. Severe neutropenia in Japanese patients with x-linked agammaglobulinemia. *J Clin Immunol* 2005;25(5):491.
331. Aghamohammadi A, et al. Neutropenia associated with X-linked Agammaglobulinemia in an Iranian referral center. *Iran J Allergy Asthma Immunol* 2009;8(1):43.
332. Vetrie D, et al. The gene involved in X-linked agammaglobulinaemia is a member of the src family of protein-tyrosine kinases. *Nature* 1993;361(6409):226.
333. DiSanto JP, et al. CD40 ligand mutations in x-linked immunodeficiency with hyper-IgM. *Nature* 1993;361(6412):541.
334. Imai K, et al. Human uracil-DNA glycosylase deficiency associated with profoundly impaired immunoglobulin class-switch recombination. *Nat Immunol* 2003;4(10):1023.
335. Ferrari S, et al. Mutations of CD40 gene cause an autosomal recessive form of immunodeficiency with hyper IgM. *Proc Natl Acad Sci U S A* 2001;98(22):12614.
336. Zonana J, et al. A novel X-linked disorder of immune deficiency and hypohidrotic ectodermal dysplasia is allelic to incontinentia pigmenti and due to mutations in IKK-gamma (NEMO). *Am J Hum Genet* 2000;67(6):1555.
337. Dupuis-Girod S, et al. Autoimmunity in Wiskott-Aldrich syndrome: risk factors, clinical features, and outcome in a single-center cohort of 55 patients. *Pediatrics* 2003;111(5 Pt 1):e622.
338. Imai K, Nonoyama S, Ochs HD. WASP (Wiskott-Aldrich syndrome protein) gene mutations and phenotype. *Curr Opin Allergy Clin Immunol* 2003;3(6):427.
339. de la Chapelle A, et al. A deletion in chromosome 22 can cause DiGeorge syndrome. *Hum Genet* 1981;57(3):253.
340. Michaelovsky E, et al. Genotype-phenotype correlation in 22q11.2 deletion syndrome. *BMC Med Genet* 2012;13:122.
341. Markert ML, et al. Thymus transplantation in complete DiGeorge syndrome: immunologic and safety evaluations in 12 patients. *Blood* 2003;102(3):1121.
342. Janda A, et al. Multicenter survey on the outcome of transplantation of hematopoietic cells in patients with the complete form of DiGeorge anomaly. *Blood* 2010;116(13):2229.
343. Micol R, et al. Morbidity and mortality from ataxia-telangiectasia are associated with ATM genotype. *J Allergy Clin Immunol* 2011;128(2):382.
344. Meyts I, et al. Unusual and severe disease course in a child with ataxia-telangiectasia. *Pediatr Allergy Immunol* 2003;14(4):330.
345. Maraschio P, et al. Genetic heterogeneity for a Nijmegen breakage-like syndrome. *Clin Genet* 2003;63(4):283.
346. Christensen RD, et al. Reference ranges for blood concentrations of eosinophils and monocytes during the neonatal period defined from over 63 000 records in a multihospital health-care system. *J Perinatol* 2010;30(8):540.
347. Lawrence R Jr, et al. Eosinophilia in the hospitalized neonate. *Ann Allergy* 1980;44(6):349.
348. Juul SE, Haynes JW, McPherson RJ. Evaluation of eosinophilia in hospitalized preterm infants. *J Perinatol* 2005;25(3):182.
349. Yen JM, et al. Eosinophilia in very low birth weight infants. *Pediatr Neonatol* 2010;51(2):116.
350. Chakravorty S, Roberts I. How I manage neonatal thrombocytopenia. *Br J Haematol* 2012;156(2):155.
351. Christensen RD. Platelet transfusion in the neonatal intensive care unit: benefits, risks, alternatives. *Neonatology* 2011;100(3):311.
352. Sola MC, Rimsza LM, Christensen RD. A bone marrow biopsy technique suitable for use in neonates. *Br J Haematol* 1999;107(2):458.
353. Roberts I, Murray NA. Neonatal thrombocytopenia. *Semin Fetal Neonatal Med* 2008;13(4):256.
354. Holzhauer S, Zieger B. Diagnosis and management of neonatal thrombocytopenia. *Semin Fetal Neonatal Med* 2011;16(6):305.
355. Curtis BR, McFarland JG. Human platelet antigens—2013. *Vox Sang* 2014;106(2):93.
356. von dem Borne AE, Decary F. Nomenclature of platelet-specific antigens. *Hum Immunol* 1990;29(1):1.
357. Arnold DM, Smith JW, Kelton JG. Diagnosis and management of neonatal alloimmune thrombocytopenia. *Transfus Med Rev* 2008;22(4):255.
358. Peterson JA, et al. Neonatal alloimmune thrombocytopenia: pathogenesis, diagnosis and management. *Br J Haematol* 2013;161(1):3.
359. Sachs UJ. Fetal/neonatal alloimmune thrombocytopenia. *Thromb Res* 2013;131(suppl 1):S42.
360. Bussel JB, Primiani A. Fetal and neonatal alloimmune thrombocytopenia: progress and ongoing debates. *Blood Rev* 2008;22(1):33.
361. Gramatges MM, et al. Neonatal alloimmune thrombocytopenia and neutropenia associated with maternal human leukocyte antigen antibodies. *Pediatr Blood Cancer* 2009;53(1):97.
362. Blanchette VS, Johnson J, Rand M. The management of alloimmune neonatal thrombocytopenia. *Baillieres Best Pract Res Clin Haematol* 2000;13(3):365.
363. Kjeldsen-Kragh J, et al. A screening and intervention program aimed to reduce mortality and serious morbidity associated with severe neonatal alloimmune thrombocytopenia. *Blood* 2007;110(3):833.
364. Mueller-Eckhardt C, et al. 348 cases of suspected neonatal alloimmune thrombocytopenia. *Lancet* 1989;1(8634):363.
365. Tiller H, et al. Fetal intracranial haemorrhages caused by fetal and neonatal alloimmune thrombocytopenia: an observational cohort study of 43 cases from an international multicentre registry. *BMJ Open* 2013;3(3).
366. Bussel JB, et al. Antenatal treatment of neonatal alloimmune thrombocytopenia. *N Engl J Med* 1988;319(21):1374.
367. Dreyfus M, et al. Frequency of immune thrombocytopenia in newborns: a prospective study. Immune Thrombocytopenia Working Group. *Blood* 1997;89(12):4402.
368. Bussel JB, et al. Clinical and diagnostic comparison of neonatal alloimmune thrombocytopenia to non-immune cases of thrombocytopenia. *Pediatr Blood Cancer* 2005;45(2):176.
369. Madani K, et al. Delayed diagnosis of fetal and neonatal alloimmune thrombocytopenia: a cause of perinatal mortality and morbidity. *BJOG* 2012;119(13):1612.
370. Kamphuis MM, et al. Screening in pregnancy for fetal or neonatal alloimmune thrombocytopenia: systematic review. *BJOG* 2010;117(11):1335.
371. Ghevaert C, et al. Recombinant HPA-1a antibody therapy for treatment of fetomaternal alloimmune thrombocytopenia: proof of principle in human volunteers. *Blood* 2013;122(3):313.
372. Kiefel V, et al. Antigen-positive platelet transfusion in neonatal alloimmune thrombocytopenia (NAIT). *Blood* 2006;107(9):3761.
373. Allen D, et al. Platelet transfusion in neonatal alloimmune thrombocytopenia. *Blood* 2007;109(1):388.
374. Bakchoul T, et al. Management of infants born with severe neonatal alloimmune thrombocytopenia: the role of platelet transfusions and intravenous immunoglobulin. *Transfusion* 2014;54(3):640.
375. Mueller-Eckhardt C, Kiefel V, Grubert A. High-dose IgG treatment for neonatal alloimmune thrombocytopenia. *Blut* 1989;59(1):145.
376. Bussel JB, Sola-Visner M. Current approaches to the evaluation and management of the fetus and neonate with immune thrombocytopenia. *Semin Perinatol* 2009;33(1):35.
377. Matsui K, et al. Perinatal intracranial hemorrhage due to severe neonatal alloimmune thrombocytopenic purpura (NAITP) associated with anti-Yukb (HPA-4a) antibodies. *Brain Dev* 1995;17(5):352.
378. Ranasinghe E, et al. Provision of platelet support for fetuses and neonates affected by severe fetomaternal alloimmune thrombocytopenia. *Br J Haematol* 2001;113(1):40.

379. Kamphuis MM, Oepkes D. Fetal and neonatal alloimmune thrombocytopenia: prenatal interventions. *Prenat Diagn* 2011;31(7):712.
380. Mechoulan A, et al. Fetal alloimmune thrombocytopenia: is less invasive antenatal management safe? *J Matern Fetal Neonatal Med* 2011;24(4):564.
381. Bertrand G, et al. Prediction of the fetal status in noninvasive management of alloimmune thrombocytopenia. *Blood* 2011;117(11):3209.
382. Kjeldsen-Kragh J, et al. The pathophysiology of FNAIT cannot be deduced from highly selected retrospective data. *Blood* 2011;118(9):2638.
383. Scheffer PG, et al. Noninvasive fetal genotyping of human platelet antigen-1a. *BJOG* 2011;118(11):1392.
384. Birchall JE, et al. European collaborative study of the antenatal management of feto-maternal alloimmune thrombocytopenia. *Br J Haematol* 2003;122(2):275.
385. Rayment R, et al. Antenatal interventions for fetomaternal alloimmune thrombocytopenia. *Cochrane Database Syst Rev* 2011;(5):CD004226.
386. Bussel JB, et al. Intracranial hemorrhage in alloimmune thrombocytopenia: stratified management to prevent recurrence in the subsequent affected fetus. *Am J Obstet Gynecol* 2010;203(2):135.e1.
387. Pacheco LD, et al. Fetal and neonatal alloimmune thrombocytopenia: a management algorithm based on risk stratification. *Obstet Gynecol* 2011;118(5):1157.
388. van den Akker ES, et al. Noninvasive antenatal management of fetal and neonatal alloimmune thrombocytopenia: safe and effective. *BJOG* 2007;114(4):469.
389. Knight M, et al. The incidence and outcomes of fetomaternal alloimmune thrombocytopenia: a UK national study using three data sources. *Br J Haematol* 2011;152(4):460.
390. Webert KE, et al. A retrospective 11-year analysis of obstetric patients with idiopathic thrombocytopenic purpura. *Blood* 2003;102(13):4306.
391. Burrows RF, Kelton JG. Fetal thrombocytopenia and its relation to maternal thrombocytopenia. *N Engl J Med* 1993;329(20):1463.
392. Myers B. Diagnosis and management of maternal thrombocytopenia in pregnancy. *Br J Haematol* 2012;158(1):3.
393. Jensen JD, et al. Linking maternal platelet counts with neonatal platelet counts and outcomes using the data repositories of a multihospital health care system. *Am J Perinatol* 2011;28(8):597.
394. Koyama S, et al. Reliable predictors of neonatal immune thrombocytopenia in pregnant women with idiopathic thrombocytopenic purpura. *Am J Hematol* 2012;87(1):15.
395. van der Lugt NM, et al. Outcome and management in neonatal thrombocytopenia due to maternal idiopathic thrombocytopenic purpura. *Vox Sang* 2013;105(3):236.
396. Ballin A, et al. High-dose intravenous gammaglobulin therapy for neonatal autoimmune thrombocytopenia. *J Pediatr* 1988;112(5):789.
397. Anderson D, et al. Guidelines on the use of intravenous immune globulin for hematologic conditions. *Transfus Med Rev* 2007;21(2 suppl 1):S9.
398. George JN, et al. Idiopathic thrombocytopenic purpura: a practice guideline developed by explicit methods for the American Society of Hematology. *Blood* 1996;88(1):3.
399. Gill KK, Kelton JG. Management of idiopathic thrombocytopenic purpura in pregnancy. *Semin Hematol* 2000;37(3):275.
400. Neunert C, et al. The American Society of Hematology 2011 evidence-based practice guideline for immune thrombocytopenia. *Blood* 2011;117(16):4190.
401. Burrows RF, Kelton JG. Low fetal risks in pregnancies associated with idiopathic thrombocytopenic purpura. *Am J Obstet Gynecol* 1990;163(4 Pt 1):1147.
402. Kahr WH, et al. Mutations in NBEAL2, encoding a BEACH protein, cause gray platelet syndrome. *Nat Genet* 2011;43(8):738.
403. Albers CA, et al. Exome sequencing identifies NBEAL2 as the causative gene for gray platelet syndrome. *Nat Genet* 2011;43(8):735.
404. Gandhi MJ, Cummings CL, Drachman JG. FLJ14813 missense mutation: a candidate for autosomal dominant thrombocytopenia on human chromosome 10. *Hum Hered* 2003;55(1):66.
405. Punzo F, et al. A mutation in the acyl-coenzyme A binding domain-containing protein 5 (ACBD5) identified in autosomal dominant thrombocytopenia. *J Thromb Haemost* 2010;8(9):2085.
406. Pippucci T, et al. Mutations in the 5′ UTR of ANKRD26, the ankirin repeat domain 26 gene, cause an autosomal-dominant form of inherited thrombocytopenia, THC2. *Am J Hum Genet* 2011;88(1):115.
407. Seri M, et al. MYH9-related disease: May-Hegglin anomaly, Sebastian syndrome, Fechtner syndrome, and Epstein syndrome are not distinct entities but represent a variable expression of a single illness. *Medicine (Baltimore)* 2003;82(3):203.
408. Zhu Q, et al. Wiskott-Aldrich syndrome/X-linked thrombocytopenia: WASP gene mutations, protein expression, and phenotype. *Blood* 1997;90(7):2680.
409. Song WJ, et al. Haploinsufficiency of CBFA2 causes familial thrombocytopenia with propensity to develop acute myelogenous leukaemia. *Nat Genet* 1999;23(2):166.
410. van den Oudenrijn S, et al. Mutations in the thrombopoietin receptor, Mpl, in children with congenital amegakaryocytic thrombocytopenia. *Br J Haematol* 2000;110(2):441.
411. Nichols KE, et al. Familial dyserythropoietic anaemia and thrombocytopenia due to an inherited mutation in GATA1. *Nat Genet* 2000;24(3):266.
412. Thompson AA, Nguyen LT. Amegakaryocytic thrombocytopenia and radio-ulnar synostosis are associated with HOXA11 mutation. *Nat Genet* 2000;26(4):397.
413. Christensen RD, et al. A de novo T73I mutation in PTPN11 in a neonate with severe and prolonged congenital thrombocytopenia and Noonan syndrome. *Neonatology* 2013;104(1):1.
414. Greenhalgh KL, et al. Thrombocytopenia-absent radius syndrome: a clinical genetic study. *J Med Genet* 2002;39(12):876.
415. Castle V, et al. Frequency and mechanism of neonatal thrombocytopenia. *J Pediatr* 1986;108(5 Pt 1):749.
416. Beiner ME, et al. Risk factors for neonatal thrombocytopenia in preterm infants. *Am J Perinatol* 2003;20(1):49.
417. Sainio S, et al. Thrombocytopenia in term infants: a population-based study. *Obstet Gynecol* 2000;95(3):441.
418. Christensen RD, et al. Thrombocytopenia among extremely low birth weight neonates: data from a multihospital healthcare system. *J Perinatol* 2006;26(6):348.
419. Mehta P, et al. Thrombocytopenia in the high-risk infant. *J Pediatr* 1980;97(5):791.
420. Watts TL, Murray NA, Roberts IA. Thrombopoietin has a primary role in the regulation of platelet production in preterm babies. *Pediatr Res* 1999;46(1):28.
421. Murray NA. Evaluation and treatment of thrombocytopenia in the neonatal intensive care unit. *Acta Paediatr Suppl* 2002;91(438):74.
422. Ververidis M, et al. The clinical significance of thrombocytopenia in neonates with necrotizing enterocolitis. *J Pediatr Surg* 2001;36(5):799.
423. Shwachman H, et al. The syndrome of pancreatic insufficiency and bone marrow dysfunction. *J Pediatr* 1964;65:645.
424. Dror Y, et al. Immune function in patients with Shwachman-Diamond syndrome. *Br J Haematol* 2001;114(3):712.
425. Hashmi SK, et al. Comparative analysis of Shwachman-Diamond syndrome to other inherited bone marrow failure syndromes and genotype-phenotype correlation. *Clin Genet* 2011;79(5):448.
426. Sen S, et al. The ribosome-related protein, SBDS, is critical for normal erythropoiesis. *Blood* 2011;118(24):6407.
427. Dror Y, Freedman MH. Shwachman-Diamond syndrome marrow cells show abnormally increased apoptosis mediated through the Fas pathway. *Blood* 2001;97(10):3011.
428. Watanabe K, et al. SBDS-deficiency results in specific hypersensitivity to Fas stimulation and accumulation of Fas at the plasma membrane. *Apoptosis* 2009;14(1):77.
429. Boocock GR, et al. Mutations in SBDS are associated with Shwachman-Diamond syndrome. *Nat Genet* 2003;33(1):97.
430. Finch AJ, et al. Uncoupling of GTP hydrolysis from eIF6 release on the ribosome causes Shwachman-Diamond syndrome. *Genes Dev* 2011;25(9):917.
431. Dokal I. Dyskeratosis congenita in all its forms. *Br J Haematol* 2000;110(4):768.
432. Lee BW, et al. T cell immunodeficiency in dyskeratosis congenita. *Arch Dis Child* 1992;67(4):524.
433. Marrone A, Mason PJ. Dyskeratosis congenita. *Cell Mol Life Sci* 2003;60(3):507.
434. Islam A, et al. Haematological recovery in dyskeratosis congenita patients treated with danazol. *Br J Haematol* 2013;162(6):854.
435. Gadalla SM, et al. Outcomes of allogeneic hematopoietic cell transplantation in patients with dyskeratosis congenita. *Biol Blood Marrow Transplant* 2013;19(8):1238.
436. King S, et al. Congenital amegakaryocytic thrombocytopenia: a retrospective clinical analysis of 20 patients. *Br J Haematol* 2005;131(5):636.
437. Ihara K, et al. Identification of mutations in the c-mpl gene in congenital amegakaryocytic thrombocytopenia. *Proc Natl Acad Sci U S A* 1999;96(6):3132.
438. Ballmaier M, Germeshausen M. Congenital amegakaryocytic thrombocytopenia: clinical presentation, diagnosis, and treatment. *Semin Thromb Hemost* 2011;37(6):673.
439. Dror Y. Advances in the Study of Genetic Disorders. In: Ikehara K, ed. *Genetic Basis of Inherited Bone Marrow Failure Syndromes*. InTech Open Access Publisher, 2011. doi: 10.5772/17388. Available from: http://www.intechopen.com/books/advances-in-the-study-of-genetic-disorders/genetic-basis-of-inherited-bone-marrow-failure-syndromes.
440. Halperin EC. Neonatal neoplasms. *Int J Radiat Oncol Biol Phys* 2000;47(1):171.
441. Alter BP, Young NS. The bone marrow failure syndromes. In: *Nathan and Oski's hematology of infancy and childhood*, 5th ed. Philadelphia, PA: WB Saunders, 1998.
442. Pasquini R, et al. HLA-matched sibling hematopoietic stem cell transplantation for fanconi anemia: comparison of irradiation and nonirradiation containing conditioning regimens. *Biol Blood Marrow Transplant* 2008;14(10):1141.

443. Wagner JE, et al. Unrelated donor bone marrow transplantation for the treatment of Fanconi anemia. *Blood* 2007;109(5):2256.
444. Corazza F, et al. Erythroblastopenia associated with methylmalonic aciduria. Case report and in vitro studies. *Biol Neonate* 1996;70(5):304.
445. Fenneteau O, Lainey E. Bone marrow examination of inherited diseases in children. *Ann Biol Clin (Paris)* 2007;65(5):483.
446. Rotig A, et al. Pearson's marrow-pancreas syndrome. A multisystem mitochondrial disorder in infancy. *J Clin Invest* 1990;86(5):1601.
447. Pearson HA, et al. A new syndrome of refractory sideroblastic anemia with vacuolization of marrow precursors and exocrine pancreatic dysfunction. *J Pediatr* 1979;95(6):976.
448. De Vivo DC. The expanding clinical spectrum of mitochondrial diseases. *Brain Dev* 1993;15(1):1.
449. Muraki K, et al. The association between haematological manifestation and mtDNA deletions in Pearson syndrome. *J Inherit Metab Dis* 1997;20(5):697.
450. Cherry AB, et al. Induced pluripotent stem cells with a mitochondrial DNA deletion. *Stem Cells* 2013;31(7):1287.
451. Felix CA, Lange BJ. Leukemia in infants. *Oncologist* 1999;4(3):225.
452. Bresters D, et al. Congenital leukaemia: the Dutch experience and review of the literature. *Br J Haematol* 2002;117(3):513.
453. Ishii E, et al. Features and outcome of neonatal leukemia in Japan: experience of the Japan infant leukemia study group. *Pediatr Blood Cancer* 2006;47(3):268.
454. van der Linden MH, et al. Outcome of congenital acute lymphoblastic leukemia treated on the Interfant-99 protocol. *Blood* 2009;114(18):3764.
455. Ford AM, et al. In utero rearrangements in the trithorax-related oncogene in infant leukaemias. *Nature* 1993;363(6427):358.
456. Greaves MF, Wiemels J. Origins of chromosome translocations in childhood leukaemia. *Nat Rev Cancer* 2003;3(9):639.
457. Hasle H, Clemmensen IH, Mikkelsen M. Risks of leukaemia and solid tumours in individuals with Down's syndrome. *Lancet* 2000;355(9199):165.
458. Zipursky A, et al. Transient myeloproliferative disorder (transient leukemia) and hematologic manifestations of Down syndrome. *Clin Lab Med* 1999;19(1):157, vii.
459. Gamis AS, Smith FO. Transient myeloproliferative disorder in children with Down syndrome: clarity to this enigmatic disorder. *Br J Haematol* 2012;159(3):277.
460. Al-Kasim F, et al. Incidence and treatment of potentially lethal diseases in transient leukemia of Down syndrome: Pediatric Oncology Group Study. *J Pediatr Hematol Oncol* 2002;24(1):9.
461. Schwab M, Niemeyer C, Schwarzer U. Down syndrome, transient myeloproliferative disorder, and infantile liver fibrosis. *Med Pediatr Oncol* 1998;31(3):159.
462. Hitzler JK, et al. GATA1 mutations in transient leukemia and acute megakaryoblastic leukemia of Down syndrome. *Blood* 2003;101(11):4301.
463. Rainis L, et al. Mutations in exon 2 of GATA1 are early events in megakaryocytic malignancies associated with trisomy 21. *Blood* 2003;102(3):981.
464. Shimada A, et al. Fetal origin of the GATA1 mutation in identical twins with transient myeloproliferative disorder and acute megakaryoblastic leukemia accompanying Down syndrome. *Blood* 2004;103(1):366.
465. Wechsler J, et al. Acquired mutations in GATA1 in the megakaryoblastic leukemia of Down syndrome. *Nat Genet* 2002;32(1):148.
466. Nikolaev SI, et al. Exome sequencing identifies putative drivers of progression of transient myeloproliferative disorder to AMKL in infants with Down syndrome. *Blood* 2013;122(4):554.
467. Freedman MH, Estrov Z, Chan HS. Juvenile chronic myelogenous leukemia. *Am J Pediatr Hematol Oncol* 1988;10(3):261.
468. Niemeyer CM, et al. Chronic myelomonocytic leukemia in childhood: a retrospective analysis of 110 cases. European Working Group on Myelodysplastic Syndromes in Childhood (EWOG-MDS). *Blood* 1997;89(10):3534.
469. Emanuel PD, et al. Selective hypersensitivity to granulocyte-macrophage colony-stimulating factor by juvenile chronic myeloid leukemia hematopoietic progenitors. *Blood* 1991;77(5):925.
470. Tartaglia M, et al. Somatic mutations in PTPN11 in juvenile myelomonocytic leukemia, myelodysplastic syndromes and acute myeloid leukemia. *Nat Genet* 2003;34(2):148.
471. Side LE, et al. Mutations of the NF1 gene in children with juvenile myelomonocytic leukemia without clinical evidence of neurofibromatosis, type 1. *Blood* 1998;92(1):267.
472. Sakaguchi H, et al. Exome sequencing identifies secondary mutations of SETBP1 and JAK3 in juvenile myelomonocytic leukemia. *Nat Genet* 2013;45(8):937.
473. Bastida P, et al. Myeloproliferative disorder in Noonan syndrome. *J Pediatr Hematol Oncol* 2011;33(1):e43.
474. Choong K, et al. Juvenile myelomonocytic leukemia and Noonan syndrome. *J Pediatr Hematol Oncol* 1999;21(6):523.
475. Niemeyer CM, et al. Germline CBL mutations cause developmental abnormalities and predispose to juvenile myelomonocytic leukemia. *Nat Genet* 2010;42(9):794.
476. Colman RW, et al. Overview of hemostasis. In: Colman RW, ed. *Haemostasis and thrombosis: basic principles and clinical practice*. Lippincott Williams & Wilkins, 2005.
477. Bleyer WA, Hakami N, Shepard TH. The development of hemostasis in the human fetus and newborn infant. *J Pediatr* 1971;79(5):838.
478. Brinkhous KM, Smith HP, Warner ED. Plasma prothrombin level in normal infancy and in hemorrhagic disease of the newborn. *Am J Med Sci* 1937;193(4):475.
479. Andrew M, Monagle P, Brooker LA. *Thromboembolic complications during infancy and childhood*, 1st ed. Hamilton/London: PMPH-USA, 2000:429.
480. Cade JF, Hirsh J, Martin M. Placental barrier to coagulation factors: its relevance to the coagulation defect at birth and to haemorrhage in the newborn. *Br Med J* 1969;2(5652):281.
481. Andrew M, et al. Development of the human coagulation system in the healthy premature infant. *Blood* 1988;72(5):1651.
482. Monagle P, et al. Developmental haemostasis. Impact for clinical haemostasis laboratories. *Thromb Haemost* 2006;95(2):362.
483. Andrew M, et al. Thrombin generation in newborn plasma is critically dependent on the concentration of prothrombin. *Thromb Haemost* 1990;63(1):27.
484. Schmidt B, et al. Alpha-2-macroglobulin is an important progressive inhibitor of thrombin in neonatal and infant plasma. *Thromb Haemost* 1989;62(4):1074.
485. Schwarz HP, et al. Low total protein S antigen but high protein S activity due to decreased C4b-binding protein in neonates. *Blood* 1988;71(3):562.
486. Albisetti M. The fibrinolytic system in children. *Semin Thromb Hemost* 2003;29(4):339.
487. Ignjatovic V, et al. Developmental hemostasis: recommendations for laboratories reporting pediatric samples. *J Thromb Haemost* 2012;10(2):298.
488. Chalmers EA. Neonatal coagulation problems. *Arch Dis Child Fetal Neonatal Ed* 2004;89(6):F475.
489. Monagle P, Newall F, Campbell J. Anticoagulation in neonates and children: Pitfalls and dilemmas. *Blood Rev* 2010;24(4–5):151.
490. Israels SJ, Rand ML, Michelson AD. Neonatal platelet function. *Semin Thromb Hemost* 2003;29(4):363.
491. Van Winckel M, et al. Vitamin K, an update for the paediatrician. *Eur J Pediatr* 2009;168(2):127.
492. Sutor AH, et al. Vitamin K deficiency bleeding (VKDB) in infancy. ISTH Pediatric/Perinatal Subcommittee International Society on Thrombosis and Haemostasis. *Thromb Haemost* 1999;81(3):456.
493. Harden CL, et al. Management issues for women with epilepsy—focus on pregnancy (an evidence-based review): III. Vitamin K, folic acid, blood levels, and breast-feeding: Report of the Quality Standards Subcommittee and Therapeutics and Technology Assessment Subcommittee of the American Academy of Neurology and the American Epilepsy Society. *Epilepsia* 2009;50(5):1247.
494. Shearer MJ, Fu X, Booth SL. Vitamin K nutrition, metabolism, and requirements: current concepts and future research. *Adv Nutr* 2012;3(2):182.
495. Greer FR. Vitamin K the basics—what's new? *Early Hum Dev* 2010;86(suppl 1):43.
496. Collins PW, Thachil J, Toh CH. Acquired coagulation disorders. In: Hoffbrand V, et al., eds. *Postgraduate haematology*. Hoboken, NJ: Wiley-Blackwell, 2011.
497. Lippi G, Franchini M. Vitamin K in neonates: facts and myths. *Blood Transfus* 2011;9(1):4.
498. Bor O, et al. Late hemorrhagic disease of the newborn. *Pediatr Int* 2000;42(1):64.
499. Van Winckel M, et al. Clinical practice: vegetarian infant and child nutrition. *Eur J Pediatr* 2011;170(12):1489.
500. Pichler E, Pichler L. The neonatal coagulation system and the vitamin K deficiency bleeding—a mini review. *Wien Med Wochenschr* 2008;158(13–14-):385.
501. AAP Report of the Committee on Nutrition. Vitamin K compounds and the water-soluble analogues. *Pediatrics* 1961;28(3):501.
502. American Academy of Pediatrics Committee on Fetus and Newborn. Controversies concerning vitamin K and the newborn. American Academy of Pediatrics Committee on Fetus and Newborn. *Pediatrics* 2003;112(1 Pt 1):191.
503. Sutor AH. New aspects of vitamin K prophylaxis. *Semin Thromb Hemost* 2003;29(4):373.
504. Joubert PH, Stoeckel K. Oral vitamin K in breast-fed infants to prevent late haemorrhagic disease of the newborn. *Lancet* 1994;344(8920):484.
505. von Kries R, Hachmeister A, Gobel U. Can 3 oral 2 mg doses of vitamin K effectively prevent late vitamin K deficiency bleeding? *Eur J Pediatr* 1999;158(suppl 3):S183.
506. Hansen KN, Minousis M, Ebbesen F. Weekly oral vitamin K prophylaxis in Denmark. *Acta Paediatr* 2003;92(7):802.
507. Clarke P, Vitamin K prophylaxis for preterm infants. *Early Hum Dev* 2010;86(suppl 1):17.
508. Levi M. Current understanding of disseminated intravascular coagulation. *Br J Haematol* 2004;124(5):567.

509. Veldman A, et al. Disseminated intravascular coagulation in term and preterm neonates. *Semin Thromb Hemost* 2010;36(4):419.
510. Motta M, Del Vecchio A, Radicioni M. Clinical use of fresh-frozen plasma and cryoprecipitate in neonatal intensive care unit. *J Matern Fetal Neonatal Med* 2011;24(suppl 1):129.
511. Poterjoy BS, Josephson CD. Platelets, frozen plasma, and cryoprecipitate: what is the clinical evidence for their use in the neonatal intensive care unit? *Semin Perinatol* 2009;33(1):66.
512. Simpson E, Liebman M. Common products used to manage bleeding and clotting. In: Blanchette V, Revel-vilk S, Breakey VR, eds. *SickKids handbook of pediatric thrombosis and hemostasis*. Cambridge, MA: Karger, 2013:235.
513. Del Vecchio A, Motta M. Evidence-based platelet transfusion recommendations in neonates. *J Matern Fetal Neonatal Med* 2011;24(suppl 1):38.
514. Haisley-Royster C, et al. Kasabach-merritt phenomenon: a retrospective study of treatment with vincristine. *J Pediatr Hematol Oncol* 2002;24(6):459.
515. Ryan C, et al. Kasabach-Merritt phenomenon: a single centre experience. *Eur J Haematol* 2010;84(2):97.
516. Sarkar M, et al. Thrombocytopenic coagulopathy (Kasabach-Merritt phenomenon) is associated with Kaposiform hemangioendothelioma and not with common infantile hemangioma. *Plast Reconstr Surg* 1997;100(6):1377.
517. Enjolras O, et al. Infants with Kasabach-Merritt syndrome do not have "true" hemangiomas. *J Pediatr* 1997;130(4):631.
518. Adams DM, Lucky AW. Cervicofacial vascular anomalies. I. Hemangiomas and other benign vascular tumors. *Semin Pediatr Surg* 2006;15(2):124.
519. Drolet BA, et al. Consensus-derived practice standards plan for complicated Kaposiform hemangioendothelioma. *J Pediatr* 2013;163(1):285.
520. Croteau SE, et al. Kaposiform hemangioendothelioma: atypical features and risks of Kasabach-Merritt phenomenon in 107 referrals. *J Pediatr* 2013;162(1):142.
521. Hall GW. Kasabach-Merritt syndrome: pathogenesis and management. *Br J Haematol* 2001;112(4):851.
522. Propp RP, Scharfman WB. Hemangioma-thrombocytopenia syndrome associated with microangiopathic hemolytic anemia. *Blood* 1966;28(5):623.
523. Shanmugam NP, et al. Neonatal liver failure: aetiologies and management—state of the art. *Eur J Pediatr* 2011;170(5):573.
524. Saenz MS, Van Hove J, Scharer G. Neonatal liver failure: a genetic and metabolic perspective. *Curr Opin Pediatr* 2010;22(2):241.
525. Wicklund BM. Bleeding and clotting disorders in pediatric liver disease. *Hematology Am Soc Hematol Educ Program* 2011;2011:170.
526. Squires RH Jr, et al. Acute liver failure in children: the first 348 patients in the pediatric acute liver failure study group. *J Pediatr* 2006;148(5):652.
527. Devictor D, et al. Acute liver failure in neonates, infants and children. *Expert Rev Gastroenterol Hepatol* 2011;5(6):717.
528. White GC II, et al. Definitions in hemophilia. Recommendation of the scientific subcommittee on factor VIII and factor IX of the scientific and standardization committee of the International Society on Thrombosis and Haemostasis. *Thromb Haemost* 2001;85(3):560.
529. Chalmers EA. Haemophilia and the newborn. *Blood Rev* 2004;18(2):85.
530. Kulkarni R, et al. Sites of initial bleeding episodes, mode of delivery and age of diagnosis in babies with haemophilia diagnosed before the age of 2 years: a report from The Centers for Disease Control and Prevention's (CDC) Universal Data Collection (UDC) project. *Haemophilia* 2009;15(6):1281.
531. James AH, Hoots K. The optimal mode of delivery for the haemophilia carrier expecting an affected infant is caesarean delivery. *Haemophilia* 2010;16(3):420.
532. Ljung R. The optimal mode of delivery for the haemophilia carrier expecting an affected infant is vaginal delivery. *Haemophilia* 2010;16(3):415.
533. Chalmers E, et al. Guideline on the management of haemophilia in the fetus and neonate. *Br J Haematol* 2011;154(2):208.
534. Wetzstein V, et al. Intracranial hemorrhage in a term newborn with severe von Willebrand disease type 3 associated with sinus venous thrombosis. *Haematologica* 2006;91(12 suppl):ECR60.
535. Federici AB, et al. Clinical and molecular predictors of thrombocytopenia and risk of bleeding in patients with von Willebrand disease type 2B: a cohort study of 67 patients. *Blood* 2009;113(3):526.
536. Nurden, P. et al. Abnormal VWF modifies megakaryocytopoiesis: studies of platelets and megakaryocyte cultures from patients with von Willebrand disease type 2B. *Blood* 2010;115(13):2649.
537. Federici AB, Mannucci PM. Management of inherited von Willebrand disease in 2007. *Ann Med* 2007;39(5):346.
538. Nurden AT, Federici AB, Nurden P. Altered megakaryocytopoiesis in von Willebrand type 2B disease. *J Thromb Haemost* 2009;7(suppl 1):277.
539. Mannucci PM, Duga S, Peyvandi F. Recessively inherited coagulation disorders. *Blood* 2004;104(5):1243.
540. Peyvandi F, et al. Classification of rare bleeding disorders (RBDs) based on the association between coagulant factor activity and clinical bleeding severity. *J Thromb Haemost* 2012;10(9):1938.
541. Hsieh L, Nugent D. Rare factor deficiencies. *Curr Opin Hematol* 2012;19(5):380.
542. van Ommen CH, et al. Venous thromboembolism in childhood: a prospective two-year registry in The Netherlands. *J Pediatr* 2001;139(5):676.
543. Schmidt B, Andrew M. Neonatal thrombosis: report of a prospective Canadian and international registry. *Pediatrics* 1995;96(5 Pt 1):939.
544. Nowak-Gottl U, von Kries R, Gobel U. Neonatal symptomatic thromboembolism in Germany: two year survey. *Arch Dis Child Fetal Neonatal Ed* 1997;76(3):F163.
545. Nitschmann E, et al. Morphological and biochemical features affecting the antithrombotic properties of the aorta in adult rabbits and rabbit pups. *Thromb Haemost* 1998;79(5):1034.
546. O'Neill JA Jr, Neblett WW III, Born ML. Management of major thromboembolic complications of umbilical artery catheters. *J Pediatr Surg* 1981;16(6):972.
547. Tyson JE, deSa DJ, Moore S. Thromboatheromatous complications of umbilical arterial catheterization in the newborn period. Clinicopathological study. *Arch Dis Child* 1976;51(10):744.
548. Neal WA, et al. Umbilical artery catheterization: demonstration of arterial thrombosis by aortography. *Pediatrics* 1972;50(1):6.
549. Goetzman BW, et al. Thrombotic complications of umbilical artery catheters: a clinical and radiographic study. *Pediatrics* 1975;56(3):374.
550. Saia OS, et al. Clinical and aortographic assessment of the complications of arterial catheterization. *Eur J Pediatr* 1978;128(3):169.
551. Mokrohisky ST, et al. Low positioning of umbilical-artery catheters increases associated complications in newborn infants. *N Engl J Med* 1978;299(11):561.
552. Roy M, et al. Accuracy of Doppler echocardiography for the diagnosis of thrombosis associated with umbilical venous catheters. *J Pediatr* 2002;140(1):131.
553. Mehta S, et al. Incidence of thrombosis during central venous catheterization of newborns: a prospective study. *J Pediatr Surg* 1992;27(1):18.
554. Rayne SC, Kraus FT. Placental thrombi and other vascular lesions. Classification, morphology, and clinical correlations. *Pathol Res Pract* 1993;189(1):2.
555. Kraus FT, Acheen VI. Fetal thrombotic vasculopathy in the placenta: cerebral thrombi and infarcts, coagulopathies, and cerebral palsy. *Hum Pathol* 1999;30(7):759.
556. Schmidt B, Zipursky A. Thrombotic disease in newborn infants. *Clin Perinatol* 1984;11(2):461.
557. Shama A, Patole SK, Whitehall JS. Low molecular weight heparin for neonatal thrombosis. *J Paediatr Child Health* 2002;38(6):615.
558. Crowther MA, Kelton JG. Congenital thrombophilic states associated with venous thrombosis: a qualitative overview and proposed classification system. *Ann Intern Med* 2003;138(2):128.
559. Marlar RA, Montgomery RR, Broekmans AW. Diagnosis and treatment of homozygous protein C deficiency. Report of the Working Party on Homozygous Protein C Deficiency of the Subcommittee on Protein C and Protein S, International Committee on Thrombosis and Haemostasis. *J Pediatr* 1989;114(4 Pt 1):528.
560. Mahasandana C, et al. Neonatal purpura fulminans associated with homozygous protein S deficiency. *Lancet* 1990;335(8680):61.
561. Pipe SW, et al. Neonatal purpura fulminans in association with factor V R506Q mutation. *J Pediatr* 1996;128(5 Pt 1):706.
562. Heller C, et al. Abdominal venous thrombosis in neonates and infants: role of prothrombotic risk factors—a multicentre case–control study. For the Childhood Thrombophilia Study Group. *Br J Haematol* 2000;111(2):534.
563. Revel-Vilk S, et al. Prothrombotic conditions in an unselected cohort of children with venous thromboembolic disease. *J Thromb Haemost* 2003;1(5):915.
564. Levin DL, Weinberg AG, Perkin RM. Pulmonary microthrombi syndrome in newborn infants with unresponsive persistent pulmonary hypertension. *J Pediatr* 1983;102(2):299.
565. de Vries LS, et al. Infarcts in the vascular distribution of the middle cerebral artery in preterm and fullterm infants. *Neuropediatrics* 1997;28(2):88.
566. deVeber G, et al. Cerebral sinovenous thrombosis in children. *N Engl J Med* 2001;345(6):417.
567. Roy M, Schmidt B. Neonatal thrombosis: are we doing the right studies? *Semin Thromb Hemost* 1995;21(3):313.
568. Monagle P, et al. Antithrombotic therapy in children: the Seventh ACCP Conference on Antithrombotic and Thrombolytic Therapy. *Chest* 2004;126(3 suppl):645S.
569. Andrew ME, et al. Thromboembolic disease and antithrombotic therapy in newborns. *Hematology Am Soc Hematol Educ Program* 2001;358.
570. Manco-Johnson MJ, et al. Laboratory testing for thrombophilia in pediatric patients. On behalf of the Subcommittee for Perinatal and Pediatric Thrombosis of the Scientific and Standardization Committee of the International Society of Thrombosis and Haemostasis (ISTH). *Thromb Haemost* 2002;88(1):155.
571. Schmidt B, Andrew M. Report of Scientific and Standardization Subcommittee on Neonatal Hemostasis Diagnosis and Treatment of Neonatal Thrombosis. *Thromb Haemost* 1992;67(3):381.

572. Chan A. Management of thrombosis in the newborn. In: Mahoney DH, Garcia-Prats J, Hoppin AG, eds, *Annual review*. Wellesley, MA: UpToDate, 2013.
573. Danielsson A, et al. Role of ternary complexes, in which heparin binds both antithrombin and proteinase, in the acceleration of the reactions between antithrombin and thrombin or factor Xa. *J Biol Chem* 1986;261(33):15467.
574. Andrew M, et al. Heparin therapy in pediatric patients: a prospective cohort study. *Pediatr Res* 1994;35(1):78.
575. Andrew M, deVeber G. *Pediatric thromboembolism and stroke protocols*. Hamilton, ON: BC Decker, 1999.
576. Andrew M. Developmental hemostasis: relevance to thromboembolic complications in pediatric patients. *Thromb Haemost* 1995;74(1):415.
577. Warkentin TE, et al. Heparin-induced thrombocytopenia in patients treated with low-molecular-weight heparin or unfractionated heparin. *N Engl J Med* 1995;332(20):1330.
578. Visentin GP, et al. Antibodies from patients with heparin-induced thrombocytopenia/thrombosis are specific for platelet factor 4 complexed with heparin or bound to endothelial cells. *J Clin Invest* 1994;93(1):81.
579. Schmitt BP, Adelman B. Heparin-associated thrombocytopenia: a critical review and pooled analysis. *Am J Med Sci* 1993;305(4):208.
580. Spadone D, et al. Heparin-induced thrombocytopenia in the newborn. *J Vasc Surg* 1992;15(2):306 [discussion 311–312].
581. Klenner AF, et al. Benefit and risk of heparin for maintaining peripheral venous catheters in neonates: a placebo-controlled trial. *J Pediatr* 2003;143(6):741.
582. Hirsh J, et al. Heparin and low-molecular-weight heparin: mechanisms of action, pharmacokinetics, dosing considerations, monitoring, efficacy, and safety. *Chest* 1998;114(5 suppl):489S.
583. Weitz JI. Low-molecular-weight heparins. *N Engl J Med* 1997;337(10):688.
584. Dix D, et al. The use of low molecular weight heparin in pediatric patients: a prospective cohort study. *J Pediatr* 2000;136(4):439.
585. Streif W, et al. Use of low molecular mass heparin (enoxaparin) in newborn infants: a prospective cohort study of 62 patients. *Arch Dis Child Fetal Neonatal Ed* 2003;88(5):F365.
586. Albisetti M, Andrew M. Low molecular weight heparin in children. *Eur J Pediatr* 2002;161(2):71.
587. Massicotte P, et al. Low-molecular-weight heparin in pediatric patients with thrombotic disease: a dose finding study. *J Pediatr* 1996;128(3):313.
588. Nohe N, et al. The low molecular weight heparin dalteparin for prophylaxis and therapy of thrombosis in childhood: a report on 48 cases. *Eur J Pediatr* 1999;158(suppl 3):S134.
589. Massicotte P, et al. An open-label randomized controlled trial of low molecular weight heparin compared to heparin and coumadin for the treatment of venous thromboembolic events in children: the REVIVE trial. *Thromb Res* 2003;109(2–3):85.
590. Kuhle S, et al. A dose-finding study of Tinzaparin in pediatric patients. *J Thromb Haemostat* 2003;1(suppl 1):1887.
591. Malowany JI, et al. Enoxaparin for neonatal thrombosis: a call for a higher dose for neonates. *Thromb Res* 2008;122(6):826.
592. Cruickshank MK, et al. A standard heparin nomogram for the management of heparin therapy. *Arch Intern Med* 1991;151(2):333.
593. Crowther MA, et al. Mechanisms responsible for the failure of protamine to inactivate low-molecular-weight heparin. *Br J Haematol* 2002;116(1):178.
594. Corrigan JJ Jr. Neonatal thrombosis and the thrombolytic system: pathophysiology and therapy. *Am J Pediatr Hematol Oncol* 1988;10(1):83.
595. Leaker M, et al. Thrombolytic therapy in pediatric patients: a comprehensive review of the literature. *Thromb Haemost* 1996;76(2):132.
596. Manco-Johnson MJ, et al. Recommendations for tPA thrombolysis in children. On behalf of the Scientific Subcommittee on Perinatal and Pediatric Thrombosis of the Scientific and Standardization Committee of the International Society of Thrombosis and Haemostasis. *Thromb Haemost* 2002;88(1):157.
597. Chan VH, et al. Novel paediatric anticoagulants: a review of the current literature. *Blood Coagul Fibrinolysis* 2010;21(2):144.
598. Mocan H, Beattie TJ, Murphy AV. Renal venous thrombosis in infancy: long-term follow-up. *Pediatr Nephrol* 1991;5(1):45.
599. Bokenkamp A, et al. Neonatal renal venous thrombosis in Germany between 1992 and 1994: epidemiology, treatment and outcome. *Eur J Pediatr* 2000;159(1–2):44.
600. Caplan MS, et al. Favorable outcome of neonatal aortic thrombosis and renovascular hypertension. *J Pediatr* 1989;115(2):291.
601. Payne RM, et al. Management and follow-up of arterial thrombosis in the neonatal period. *J Pediatr* 1989;114(5):853.
602. Yang JY, et al. Neonatal and childhood right atrial thrombosis: recognition and a risk-stratified treatment approach. *Blood Coagul Fibrinolysis* 2010;21(4):301.
603. Yang JY, et al. Neonatal and childhood right atrial thrombosis: critical clot size. *Blood Coagul Fibrinolysis* 2013;24(4):458.
604. Rashish G, et al. Spontaneous neonatal arterial thromboembolism: infants at risk, diagnosis, treatment, and outcomes. *Blood Coagul Fibrinolysis* 2013;24(8):787.
605. deVeber GA, et al. Neurologic outcome in survivors of childhood arterial ischemic stroke and sinovenous thrombosis. *J Child Neurol* 2000;15(5):316.
606. Mercuri E, et al. Prothrombotic disorders and abnormal neurodevelopmental outcome in infants with neonatal cerebral infarction. *Pediatrics* 2001;107(6):1400.
607. Barrington KJ. Umbilical artery catheters in the newborn: effects of heparin. *Cochrane Database Syst Rev* 2000(2):CD000507.
608. Randolph AG, et al. Benefit of heparin in peripheral venous and arterial catheters: systematic review and meta-analysis of randomised controlled trials. *BMJ* 1998;316(7136):969.
609. Nagel K, et al. Neonatal aortic thrombosis: a comprehensive review. *Klin Padiatr* 2010;222(3):134.
610. Shah P, Shah V. Continuous heparin infusion to prevent thrombosis and catheter occlusion in neonates with peripherally placed percutaneous central venous catheters. *Cochrane Database Syst Rev* 2001(3):CD002772.
611. Roseff SD, Luban NL, Manno CS. Guidelines for assessing appropriateness of pediatric transfusion. *Transfusion* 2002;42(11):1398.
612. Gibson BE, et al. Transfusion guidelines for neonates and older children. *Br J Haematol* 2004;124(4):433.
613. New HV, et al. Neonatal transfusions. *Vox Sang* 2009;96(1):62.
614. Maier RF, et al. Factors related to transfusion in very low birthweight infants treated with erythropoietin. *Arch Dis Child Fetal Neonatal Ed* 1996;74(3):F182.
615. Ibrahim HM, et al. Placental transfusion: umbilical cord clamping and preterm infants. *J Perinatol* 2000;20(6):351.
616. Rabe H, et al. A randomised controlled trial of delayed cord clamping in very low birth weight preterm infants. *Eur J Pediatr* 2000;159(10):775.
617. Maier RF, et al. Changing practices of red blood cell transfusions in infants with birth weights less than 1000 g. *J Pediatr* 2000;136(2):220.
618. Strauss RG. Data-driven blood banking practices for neonatal RBC transfusions. *Transfusion* 2000;40(12):1528.
619. Hilsenrath P, et al. Cost-effectiveness of a limited-donor blood program for neonatal red cell transfusions. *Transfusion* 1999;39(9):938.
620. Williams RA, et al. Transfusion of infants with activation of erythrocyte T antigen. *J Pediatr* 1989;115(6):949.
621. Boralessa H, et al. RBC T activation and hemolysis in a neonatal intensive care population: implications for transfusion practice. *Transfusion* 2002;42(11):1428.
622. Wang LY, et al. Thomsen-Friedenreich activation in infants with necrotizing enterocolitis in Taiwan. *Transfusion* 2011;51(9):1972.
623. Ludvigsen CW Jr, et al. The failure of neonates to form red blood cell alloantibodies in response to multiple transfusions. *Am J Clin Pathol* 1987;87(2):250.
624. Blanchette VS, et al. Hyperkalemia after neonatal exchange transfusion: risk eliminated by washing red cell concentrates. *J Pediatr* 1984;105(2):321.
625. Josephson CD, et al. Platelet transfusion practices among neonatologists in the United States and Canada: results of a survey. *Pediatrics* 2009;123(1):278.
626. Cremer M, et al. Platelet transfusions in neonates: practices in the United States vary significantly from those in Austria, Germany, and Switzerland. *Transfusion* 2011;51(12):2634.
627. Andrew M, et al. Clinical impact of neonatal thrombocytopenia. *J Pediatr* 1987;110(3):457.
628. Andrew M, et al. A randomized, controlled trial of platelet transfusions in thrombocytopenic premature infants. *J Pediatr* 1993;123(2):285.
629. Moroff G, et al. Reduction of the volume of stored platelet concentrates for use in neonatal patients. *Transfusion* 1984;24(2):144.
630. Giacoia GP, Kasprisin DO. Transfusion-acquired hepatitis A. *South Med J* 1989;82(11):1357.
631. Satake M, et al. Infectivity of blood components with low hepatitis B virus DNA levels identified in a lookback program. *Transfusion* 2007;47(7):1197.
632. Dodd RY, Transfusion-transmitted hepatitis virus infection. *Hematol Oncol Clin North Am* 1995;9(1):137.
633. Aach RD, Yomtovian RA, Hack M. Neonatal and pediatric posttransfusion hepatitis C: a look back and a look forward. *Pediatrics* 2000;105(4 Pt 1):836.
634. Casiraghi MA, et al. Long-term outcome (35 years) of hepatitis C after acquisition of infection through mini transfusions of blood given at birth. *Hepatology* 2004;39(1):90.
635. Goldman R, et al. Hepatitis C lookback. *Transfus Med Rev* 1998;12(2):84.
636. Kori M, et al. Look-back study of Hepatitis C in teenagers after blood transfusions as neonates. *Acta Paediatr* 2007;96(7):1050.
637. American Academy of Pediatrics, Committee on Infectious Diseases. Hepatitis C virus infection. *Pediatrics* 1998;101(3 Pt 1):481.
638. Vento S, et al. Fulminant hepatitis associated with hepatitis A virus superinfection in patients with chronic hepatitis C. *N Engl J Med* 1998;338(5):286.
639. Ohto H, Ujiie N, Hirai K. Lack of difference in cytomegalovirus transmission via the transfusion of filtered-irradiated and nonfiltered-irradiated blood to newborn infants in an endemic area. *Transfusion* 1999;39(2):201.
640. Yeager AS, et al. Prevention of transfusion-acquired cytomegalovirus infections in newborn infants. *J Pediatr* 1981;98(2):281.

641. Adler SP, et al. Cytomegalovirus infections in neonates acquired by blood transfusions. *Pediatr Infect Dis* 1983;2(2):114.
642. de Cates CR, Roberton NR, Walker JR. Fatal acquired cytomegalovirus infection in a neonate with maternal antibody. *J Infect* 1988;17(3):235.
643. Weston PJ, et al. Morbidity from acquired cytomegalovirus infection in a neonatal intensive care unit. *Aust Paediatr J* 1989;25(3):138.
644. Preiksaitis JK, Brown L, McKenzie M. Transfusion-acquired cytomegalovirus infection in neonates. A prospective study. *Transfusion* 1988;28(3):205.
645. Blajchman MA, et al. Proceedings of a consensus conference: prevention of post-transfusion CMV in the era of universal leukoreduction. *Transfus Med Rev* 2001;15(1):1.
646. Bowden RA, et al. A comparison of filtered leukocyte-reduced and cytomegalovirus (CMV) seronegative blood products for the prevention of transfusion-associated CMV infection after marrow transplant. *Blood* 1995;86(9):3598.
647. Ziemann M, et al. High prevalence of cytomegalovirus DNA in plasma samples of blood donors in connection with seroconversion. *Transfusion* 2007;47(11):1972.
648. Fergusson D, et al. Clinical outcomes following institution of universal leukoreduction of blood transfusions for premature infants. *JAMA* 2003;289(15):1950.
649. Rahbar AR, et al. Recognition of cytomegalovirus clinical isolate antigens by sera from cytomegalovirus-negative blood donors. *Transfusion* 2004;44(7):1059.
650. Wu Y, et al. Direct assessment of cytomegalovirus transfusion-transmitted risks after universal leukoreduction. *Transfusion* 2010;50(4):776.
651. Busch MP. Transfusion-transmitted viral infections: building bridges to transfusion medicine to reduce risks and understand epidemiology and pathogenesis. *Transfusion* 2006;46(9):1624.
652. Funkhouser AW, et al. Graft versus host disease after blood transfusions in a premature infant. *Pediatrics* 1991;87(2):247.
653. Hatley RM, et al. Graft-versus-host disease following ECMO. *J Pediatr Surg* 1991;26(3):317.
654. Bastian JF, et al. Maternal isoimmunisation resulting in combined immunodeficiency and fatal graft-versus-host disease in an infant. *Lancet* 1984;1(8392):1435.
655. Mitra S, et al. Pre-exchange 5% albumin infusion in low birth weight neonates with intensive phototherapy failure—a randomized controlled trial. *J Trop Pediatr* 2011;57(3):217.
656. Shahian M, Moslehi MA. Effect of albumin administration prior to exchange transfusion in term neonates with hyperbilirubinemia—a randomized controlled trial. *Indian Pediatr* 2010;47(3):241.
657. Guidelines on the selection and use of therapeutic products to treat haemophilia and other hereditary bleeding disorders. *Haemophilia* 2003;9(1):1.
658. Chang MH, et al. Decreased incidence of hepatocellular carcinoma in hepatitis B vaccinees: a 20-year follow-up study. *J Natl Cancer Inst* 2009;101(19):1348.
659. Smith EA, et al. The national Perinatal Hepatitis B Prevention Program, 1994–2008. *Pediatrics* 2012;129(4):609.
660. Brunell PA, et al. American Academy of Pediatrics Committee on Infectious Diseases: Prevention of hepatitis B virus infections. *Pediatrics* 1985;75(2):362.
661. Celen MK, et al. Efficacy and safety of tenofovir disoproxil fumarate in pregnancy for the prevention of vertical transmission of HBV infection. *World J Gastroenterol* 2013;19(48):9377.
662. Buxmann H, et al. Use of cytomegalovirus hyperimmunoglobulin for prevention of congenital cytomegalovirus disease: a retrospective analysis. *J Perinat Med* 2012;40(4):439.
663. Lo Ten Foe JR, et al. Expression cloning of a cDNA for the major Fanconi anaemia gene, FAA. *Nat Genet* 1996;14(3):320.
664. Meetei AR, et al. X-linked inheritance of Fanconi anemia complementation group B. *Nat Genet* 2004;36(11):1219.
665. Strathdee C, Gavish H, Shannon W, et al. Cloning of cDNAs for Fanconi's anaemia by functional complementation. *Nature* 1992;356:763.
666. Howlett NG, et al. Biallelic inactivation of BRCA2 in Fanconi anemia. *Science* 2002;297(5581):606.
667. Timmers C, et al. Positioning cloning of a novel Fanconi anemia gene, FANCD2. *Mol Cell* 2001;7(2):241.
668. de Winter JP, et al. Isolation of a cDNA representing the Fanconi anemia complementation group E gene. *Am J Hum Genet* 2000;67(5):1306.
669. de Winter JP, et al. The Fanconi anaemia gene FANCF encodes a novel protein with homology to ROM. *Nat Genet* 2000;24(1):15.
670. de Winter JP, et al. The Fanconi anaemia group G gene FANCG is identical with XRCC9. *Nat Genet* 1998;20(3):281.
671. Levitus M, et al. Heterogeneity in Fanconi anemia: evidence for 2 new genetic subtypes. *Blood* 2004;103(7):2498.
672. Meetei AR, et al. A novel ubiquitin ligase is deficient in Fanconi anemia. *Nat Genet* 2003;35(2):165.
673. Meetei AR, et al. A human ortholog of archaeal DNA repair protein Hef is defective in Fanconi anemia complementation group M. *Nat Genet* 2005;37(9):958.
674. Reid S, et al. Biallelic mutations in PALB2 cause Fanconi anemia subtype FA-N and predispose to childhood cancer. *Nat Genet* 2007;39(2):162.
675. Stoepker C, et al. SLX4, a coordinator of structure-specific endonucleases, is mutated in a new Fanconi anemia subtype. *Nat Genet* 2011;43(2):138.
676. Vaz F, et al. Mutation of the RAD51C gene in a Fanconi anemia-like disorder. *Nat Genet* 2010;42(5):406.
677. Shamseldin HE, et al. Identification of a novel DLX5 mutation in a family with autosomal recessive split hand and foot malformation. *J Med Genet* 2012;49(1):16.
678. Kashiyama K, et al. Malfunction of nuclease ERCC1-XPF results in diverse clinical manifestations and causes Cockayne syndrome, xeroderma pigmentosum, and Fanconi anemia. *Am J Hum Genet* 2013;92(5):807.
679. Bogliolo M, et al. Mutations in ERCC4, encoding the DNA-repair endonuclease XPF, cause Fanconi anemia. *Am J Hum Genet* 2013;92(5):800.
680. Boocock GR, et al. Mutations in SBDS are associated with Shwachman-Diamond syndrome. *Nat Genet* 2003;33(1):97.
681. Heiss NS, et al. X-linked dyskeratosis congenita is caused by mutations in a highly conserved gene with putative nucleolar functions. *Nat Genet* 1998;19(1):32.
682. Savage SA, et al. TINF2, a component of the shelterin telomere protection complex, is mutated in dyskeratosis congenita. *Am J Hum Genet* 2008;82(2):501.
683. Vulliamy T, et al. The RNA component of telomerase is mutated in autosomal dominant dyskeratosis congenita. *Nature* 2001;413(6854):432.
684. Vulliamy TJ, et al. Mutations in the reverse transcriptase component of telomerase (TERT) in patients with bone marrow failure. *Blood Cells Mol Dis* 2005;34(3):257.
685. Walne AJ, et al. Genetic heterogeneity in autosomal recessive dyskeratosis congenita with one subtype due to mutations in the telomerase-associated protein NOP10. *Hum Mol Genet* 2007;16(13):1619.
686. Vulliamy T, et al. Mutations in the telomerase component NHP2 cause the premature ageing syndrome dyskeratosis congenita. *Proc Natl Acad Sci U S A* 2008;105(23):8073.
687. Zhong F, et al. Disruption of telomerase trafficking by TCAB1 mutation causes dyskeratosis congenita. *Genes Dev* 2011;25(1):11.
688. Walne AJ, et al. Constitutional mutations in RTEL1 cause severe dyskeratosis congenita. *Am J Hum Genet* 2013;92(5):448.
689. Ballew BJ, et al. Germline mutations of regulator of telomere elongation helicase 1, RTEL1, in Dyskeratosis congenita. *Hum Genet* 2013;132(4):473.
690. Anderson BH, et al. Mutations in CTC1, encoding conserved telomere maintenance component 1, cause Coats plus. *Nat Genet* 2012;44(3):338.
691. Lagresle-Peyrou C, et al. Human adenylate kinase 2 deficiency causes a profound hematopoietic defect associated with sensorineural deafness. *Nat Genet* 2009;41(1):106.
692. O'Driscoll M, et al. DNA ligase IV mutations identified in patients exhibiting developmental delay and immunodeficiency. *Mol Cell* 2001;8(6):1175.
693. Kirwan M, et al. Exome sequencing identifies autosomal-dominant SRP72 mutations associated with familial aplasia and myelodysplasia. *Am J Hum Genet* 2012;90(5):888.
694. Ostergaard P, et al. Mutations in GATA2 cause primary lymphedema associated with a predisposition to acute myeloid leukemia (Emberger syndrome). *Nat Genet* 2011;43(10):929.
695. Hahn CN, et al. Heritable GATA2 mutations associated with familial myelodysplastic syndrome and acute myeloid leukemia. *Nat Genet* 2011;43(10):1012.
696. Kitao S, et al. Mutations in RECQL4 cause a subset of cases of Rothmund-Thomson syndrome. *Nat Genet* 1999;22(1):82.
697. Gazda HT, et al. Ribosomal protein L5 and L11 mutations are associated with cleft palate and abnormal thumbs in Diamond-Blackfan anemia patients. *Am J Hum Genet* 2008;83(6):769.
698. Farrar JE, et al. Abnormalities of the large ribosomal subunit protein, Rpl35a, in Diamond-Blackfan anemia. *Blood* 2008;112(5):1582.
699. Doherty, L. et al. Ribosomal protein genes RPS10 and RPS26 are commonly mutated in Diamond-Blackfan anemia. *Am J Hum Genet* 2010;86(2):222.
700. Draptchinskaia N, et al. The gene encoding ribosomal protein S19 is mutated in Diamond-Blackfan anaemia. *Nat Genet* 1999;21(2):169.
701. Gazda HT, et al. Ribosomal protein S24 gene is mutated in Diamond-Blackfan anemia. *Am J Hum Genet* 2006;79(5):1110.
702. Kunishima S, et al. Mutation of the beta1-tubulin gene associated with congenital macrothrombocytopenia affecting microtubule assembly. *Blood* 2009;113(2):458.
703. Landowski M, et al. Novel deletion of RPL15 identified by array-comparative genomic hybridization in Diamond-Blackfan anemia. *Hum Genet* 2013;132(11):1265.
704. Savoia A, et al. Clinical and genetic aspects of Bernard-Soulier syndrome: searching for genotype/phenotype correlations. *Haematologica* 2011;96(3):417.
705. Sankaran VG, et al. Exome sequencing identifies GATA1 mutations resulting in Diamond-Blackfan anemia. *J Clin Invest* 2012;122(7):2439.

706. Camaschella C, et al. The human counterpart of zebrafish shiraz shows sideroblastic-like microcytic anemia and iron overload. *Blood* 2007;110(4):1353.
707. Zeharia A, et al. Mitochondrial myopathy, sideroblastic anemia, and lactic acidosis: an autosomal recessive syndrome in Persian Jews caused by a mutation in the PUS1 gene. *J Child Neurol* 2005;20(5):449.
708. Guernsey DL, et al. Mutations in mitochondrial carrier family gene SLC25A38 cause nonsyndromic autosomal recessive congenital sideroblastic anemia. *Nat Genet* 2009;41(6):651.
709. Riley LG, et al. Mutation of the mitochondrial tyrosyl-tRNA synthetase gene, YARS2, causes myopathy, lactic acidosis, and sideroblastic anemia—MLASA syndrome. *Am J Hum Genet* 2010;87(1):52.
710. Dgany, O. et al. Congenital dyserythropoietic anemia type I is caused by mutations in codanin-1. *Am J Hum Genet* 2002;71(6):1467.
711. Babbs C, et al. Homozygous mutations in a predicted endonuclease are a novel cause of congenital dyserythropoietic anemia type I. *Haematologica* 2013;98(9):1383.
712. Bianchi P, et al. Congenital dyserythropoietic anemia type II (CDAII) is caused by mutations in the SEC23B gene. *Hum Mutat* 2009;30(9):1292.
713. Schwarz K, et al. Mutations affecting the secretory COPII coat component SEC23B cause congenital dyserythropoietic anemia type II. *Nat Genet* 2009;41(8):936.
714. Liljeholm M, et al. Congenital dyserythropoietic anemia type III (CDA III) is caused by a mutation in kinesin family member, KIF23. *Blood* 2013;121(23):4791.
715. Arnaud L, et al. A dominant mutation in the gene encoding the erythroid transcription factor KLF1 causes a congenital dyserythropoietic anemia. *Am J Hum Genet* 2010;87(5):721.
716. Dale DC, et al. Mutations in the gene encoding neutrophil elastase in congenital and cyclic neutropenia [see comment]. *Blood* 2000;96(7):2317.
717. Person RE, et al. Mutations in proto-oncogene GFI1 cause human neutropenia and target ELA2. *Nat Genet* 2003;34(3):308.
718. Devriendt K, et al. Constitutively activating mutation in WASP causes X-linked severe congenital neutropenia. *Nat Genet* 2001;27(3):313.
719. Banka S, et al. Mutations in the G6PC3 gene cause Dursun syndrome. *Am J Med Genet A* 2010;152A(10):2609.
720. Stepensky P, et al. The Thr224Asn mutation in the VPS45 gene is associated with the congenital neutropenia and primary myelofibrosis of infancy. *Blood* 2013;121(25):5078.
721. Horowitz M, et al. Mutations in ELA2, encoding neutrophil elastase, define a 21-day biological clock in cyclic haematopoiesis. *Nat Genet* 1999;23(4):433.
722. Annabi B, et al. The gene for glycogen-storage disease type 1b maps to chromosome 11q23. *Am J Hum Genet* 1998;62:400.
723. Bione S, et al. A novel X-linked gene, G4.5 is responsible for Barth syndrome. *Nat Genet* 1996;12(4):385.
724. Volpi L, et al. Targeted next-generation sequencing appoints c16orf57 as clericuzio-type poikiloderma with neutropenia gene. *Am J Hum Genet* 2010;86(1):72.
725. Zuchner S, et al. Mutations in the pleckstrin homology domain of dynamin 2 cause dominant intermediate Charcot-Marie-Tooth disease. *Nat Genet* 2005;37(3):289.
726. Albers CA, et al. Compound inheritance of a low-frequency regulatory SNP and a rare null mutation in exon-junction complex subunit RBM8A causes TAR syndrome. *Nat Genet* 2012;44(4):435.
727. Pippucci T, et al. Mutations in the 5' UTR of ANKRD26, the ankirin repeat domain 26 gene, cause an autosomal-dominant form of inherited thrombocytopenia, THC2. *Am J Hum Genet* 2011;88(1):115.
728. Morison IM, et al. A mutation of human cytochrome c enhances the intrinsic apoptotic pathway but causes only thrombocytopenia. *Nat Genet* 2008;40(4):387.
729. Savoia A, et al. Autosomal dominant macrothrombocytopenia in Italy is most frequently a type of heterozygous Bernard-Soulier syndrome. *Blood* 2001;97(5):1330.
730. Seri M, et al. MYH9-related disease: May-Hegglin anomaly, Sebastian syndrome, Fechtner syndrome, and Epstein syndrome are not distinct entities but represent a variable expression of a single illness. *Medicine* 2003;82(3):203.
731. Nurden P, et al. Thrombocytopenia resulting from mutations in filamin A can be expressed as an isolated syndrome. *Blood* 2011;118(22):5928.
732. Kunishima S, et al. Heterozygous ITGA2B R995W mutation inducing constitutive activation of the alphaIIbbeta3 receptor affects proplatelet formation and causes congenital macrothrombocytopenia. *Blood* 2011;117(20):5479.
733. Ghevaert C, et al. A nonsynonymous SNP in the ITGB3 gene disrupts the conserved membrane-proximal cytoplasmic salt bridge in the alphaIIbbeta3 integrin and cosegregates dominantly with abnormal proplatelet formation and macrothrombocytopenia. *Blood* 2008;111(7):3407.
734. Rees DC, et al. Stomatocytic haemolysis and macrothrombocytopenia (Mediterranean stomatocytosis/macrothrombocytopenia) is the haematological presentation of phytosterolaemia. *Br J Haematol* 2005;130(2):297.

44 Infecções no Recém-Nascido

Joanne E. Embree e Nora I. Alfattoh

INTRODUÇÃO

As infecções no período neonatal com frequência são fatais e causam morbidade significativa a longo prazo entre os sobreviventes, se não tratadas adequada e imediatamente. Elas são particularmente problemáticas em recém-nascidos prematuros e para o recém-nascido que apresenta outras morbidades. De todas as enfermidades que afetam os recém-nascidos, a infecção é uma em relação à qual o tratamento definitivo deve ser iniciado antes que o diagnóstico da etiologia possa ser confirmado com o uso da tecnologia disponível atualmente. Portanto, o neonatologista e outros prestadores de atenção à saúde que cuidam de recém-nascidos devem estar cientes das apresentações clínicas sutis que indicam a possibilidade de infecção, dos agentes causadores mais prováveis, dos testes diagnósticos apropriados, do tratamento empírico ideal, e das medidas que podem ser adotadas para prevenir ou modificar a evolução da doença.

O risco de enfermidade em virtude da transmissão de infecções das mulheres gestantes para seus recém-nascidos e das exposições a infecções nas primeiras poucas semanas de vida tem sido reconhecido há séculos. O fato que muitas doenças neonatais eram causadas por agentes infecciosos começou a ser compreendido na década de 1800. Entretanto, foi apenas após os avanços técnicos na microbiologia clínica dos últimos 50 anos que a extensão deste fenômeno foi verdadeiramente apreciada. Com os avanços no diagnóstico surgiu a capacidade de identificação das exposições a agentes infecciosos durante a gravidez, o desenvolvimento de programas de rastreamento e a instituição de programas de profilaxia, e o diagnóstico de infecções no recém-nascido. Isto tem sido particularmente evidente nas investigações da transmissão do HIV da mãe para o recém-nascido, em relação às quais o desenvolvimento do teste de PCR (reação em cadeia da polimerase) na década de 1990 era necessário para definir os riscos de transmissão e para o diagnóstico apropriado. Além disso, com o desenvolvimento da neonatologia como uma especialidade, o surgimento das unidades de terapia intensiva (UTI) neonatais e os avanços na capacidade de proporcionar suporte com ventilador e no monitoramento tanto invasivo quanto não invasivo, além dos avanços na cirurgia cardíaca e em outras cirurgias, houve uma alteração significativa na sobrevida de crianças vulneráveis. Com isto, a epidemiologia da sepse neonatal mudou significativamente ao longo do tempo (1-3). Na América do Norte, antes da década de 1950, o *Streptococcus* beta-hemolítico do grupo A (SGA) era o patógeno predominante responsável pela sepse neonatal, com apresentação dentro dos primeiros poucos dias de vida. Em associação às práticas de cuidados obstétricos melhores, as infecções por esta bactéria se tornaram menos frequentes e o *Staphylococcus aureus* e a *Escherichia coli* se tornaram os isolados mais frequentes. O reconhecimento dos fatores de risco para a aquisição destas bactérias levou a alterações nas práticas antissépticas na sala de parto e nos berçários e à implementação do rastreamento em relação à bacteriúria materna. Desde o início da década de 1970, *Streptococcus* beta-hemolítico do grupo B se tornou a bactéria mais prevalente na América do Norte. O desenvolvimento de programas de rastreamento na gravidez, o tratamento durante o trabalho de parto e o parto de mães colonizadas e/ou de alto risco e o tratamento empírico de recém-nascidos de alto risco nos quais a profilaxia materna esteve ausente reduziram significativamente o impacto deste organismo no período neonatal precoce. Durante as últimas duas décadas, a infecção mais comum que causa sepse neonatal tem sido por estafilococos coagulase-negativos associada a cateteres venosos centrais ou arteriais infectados. Entretanto, mais uma vez a situação está mudando, como resultado de estratégias preventivas para infecções relacionadas a cateteres. As preocupações atualmente estão se tornando centradas em infecções por bactérias que são ostensivamente resistentes a antibióticos comumente utilizados, tais como o *Staphylococcus aureus* resistente à meticilina (MRSA) ou os enterococos resistentes à vancomicina (VRE), ou aqueles nos quais a resistência aos antibióticos possa ser induzida com a exposição aos antibióticos, tais como muitas das bactérias gram-negativas produtoras de betalactamase de amplo espectro (BLAE) ou produtoras de carbapenamase (4-7). O surgimento e a disseminação destas bactérias tornaram o tratamento empírico da sepse no recém-nascido consideravelmente mais complexo do que era há apenas uma década.

Recém-nascidos são uma população especial a partir da perspectiva da doença infecciosa, em virtude de diversos fatores. Eles são uma população de pacientes na qual não há uma população de bactérias residentes sobre a sua pele ou nas suas superfícies mucosas (8). A colonização tem início rapidamente dentro das primeiras poucas horas de vida, mas o estabelecimento da flora bacteriana residente permanente do recém-nascido dura diversos meses (9). Estudos recentes, parcialmente em virtude dos projetos do Microbioma Humano (http://commonfund.nih.gov), ajudaram a detalhar como os recém-nascidos adquirem a sua flora bacteriana normal. Em geral, os recém-nascidos adquirem as suas bactérias resistentes de suas mães, com os organismos gram-positivos sendo os colonizadores iniciais, seguidos logo após por bacilos gram-negativos e em seguida pelos organismos anaeróbicos. A sequência de aquisição de organismos pode variar, dependendo do método de nascimento, com aqueles nascidos pela via vaginal adquirindo seus organismos "pioneiros" da flora genital e entérica materna, enquanto aqueles nascidos por meio de cesariana podem adquirir primeiramente os organismos cutâneos (10). A residência em uma UTI neonatal tende a alterar isto razoavelmente, com um adiamento na colonização provavelmente relacionado ao aumento do uso de antibióticos e da chance de colonização com cepas hospitalares de bactérias gram-negativas (11,12). A colonização altera ao longo do primeiro ano de vida de modo dependente da idade, o que provavelmente reflete o sistema imune em desenvolvimento. Aproximadamente com 1 ano de idade, cada criança estabeleceu seu padrão de bactérias resistentes, o qual aparenta estabilizar, desde que não haja a pressão de antibióticos excessivos. A colonização fúngica das superfícies mucosas é inversamente relacionada à idade gestacional (IG), com os recém-nascidos de idades gestacionais inferiores apresentando níveis mais altos de colonização (13). Em geral, a fonte de colonização fúngica precoce ou inicial é a mãe. A colonização de recém-nascidos em UTI neonatais após 2 semanas de vida tende a ter origem na UTI neonatal e pode envolver espécies diferentes daquelas que são adquiridas pela via materna. Os recém-nascidos adquirem organismos que são sexualmente transmissíveis em adultos, os quais podem persistir por meses ou anos se não diagnosticados e tratados. Entretanto, nem todas as infecções sexualmente transmissíveis necessariamente causam doença. *Mycoplasma hominis* e *Ureaplasma urealyticum* são dois dos referidos organismos que são transmitidos com frequência para recém-nascidos prematuros e que podem estabelecer a colonização das vias respiratórias, olhos e da via vaginal em meninas por diversos meses, sem uma função claramente estabelecida na doença do recém-nascido (14,15). Em geral, a recuperação de um patógeno no contexto clínico da doença normalmente significa que o recém-nascido está agudamente infectado.

Recém-nascidos apresentam uma deficiência imune relativa, em comparação às crianças mais velhas e aos adultos (16). Uma discussão completa do sistema imune e do seu desenvolvimento não é o assunto deste capítulo. Entretanto, resumidamente, o sistema imune é dividido no sistema imune inato, que está presente desde o nascimento e que não requer uma exposição anterior do indivíduo a um patógeno específico, e no sistema imune adaptativo, que requer. O sistema imune inato identifica os patógenos microbianos por meio de receptores de reconhecimento de padrões (RRP), que distinguem diversos componentes microbianos moleculares como "não sendo humanos" (17,18). Em geral, seus componentes não são alterados permanentemente com a exposição aos microrganismos, embora possa haver algumas alterações associadas ao envelhecimento. Os recém-nascidos são quase que exclusivamente dependentes do aspecto inato do sistema imune para a defesa inicial contra as infecções, tendo em vista que eles não possuem uma imunidade adaptativa preexistente (17,18). Em geral, eles apresentam um viés de Th2 nas suas respostas imunes adaptativas, o que significa que a resposta de Th1 é relativamente silenciosa (19-21). Portanto, existe uma redução relativa na produção de anticorpos opsonizantes, na indução da citotoxicidade celular e na ativação de macrófagos. Isto, aliado aos sistemas de ativação do complemento imaturos e níveis mais baixos de fibronectina, resulta em risco mais alto de doença (22-24). Portanto, existe uma diminuição relativa na capacidade do recém-nascido de se defender contra os patógenos intracelulares (p. ex., micobactérias, vírus, bactérias intracelulares) e de responder a muitas vacinas. Ao longo do tempo, com a exposição a múltiplos antígenos, ocorre uma resposta mais equilibrada. Durante o período neonatal, além de uma resposta imune enviesada de Th2, a exposição ao patógeno normalmente é a primeira exposição do recém-nascido, de modo que não há resposta de memória e todas as respostas imunes adaptativas são primárias. A detecção de uma resposta imune primária, tal como um anticorpo IgM ou IgA específico de um patógeno, pode ser utilizada para ajudar na obtenção do diagnóstico de infecção.

A incidência de doenças infecciosas entre recém-nascidos varia consideravelmente, dependendo da localização geográfica, da prevalência e da incidência de infecções em mulheres férteis, da presença e da utilização de programas de rastreamento e do uso de antibióticos profiláticos, do fato de ser um recém-nascido a termo *versus* prematuro ou extremamente prematuro, e das diversas políticas relacionadas ao diagnóstico e ao rastreamento em relação às infecções, bem como dos procedimentos de prevenção e controle de infecções (PCI).

As consequências da infecção dependem, em grande parte, do momento da transmissão para o recém-nascido (no pré-natal, perinatal, ou após o parto), de ser ela uma infecção materna primária, da capacidade de obter um diagnóstico rápido e preciso, da rápida instituição dos agentes antimicrobianos apropriados, de qualquer condição de base, e da idade gestacional do recém-nascido.

As infecções no período recém-nascido são adquiridas primariamente da mãe durante a gestação, durante o trabalho de parto e o parto, ou no período neonatal. Além disso, os possíveis patógenos podem ser adquiridos de outros familiares, dos prestadores de cuidados de saúde, de equipamentos ou de suprimentos contaminados no berçário ou no domicílio, de visitantes do berçário ou domicílio, ou de toda a comunidade, se os recém-nascidos forem levados a áreas tais como *shopping centers*. As apresentações clínicas dependem da natureza dos organismos envolvidos, bem como do momento e da via de infecção (25,26). Por exemplo, os efeitos da rubéola congênita dependem do estágio de desenvolvimento dos órgãos e sistemas do recém-nascido no momento da infecção, tendo em vista que a principal morbidade da rubéola ocorre em virtude da perda de células precursoras (27). Os recém-nascidos que adquirem infecções bacterianas antes do início do trabalho de parto tendem a apresentar sepse clínica ao nascimento ou dentro de algumas poucas horas após o parto, enquanto aqueles que adquirem os organismos no momento do parto apresentam sinais de sepse dias a semanas após o parto.

INFECÇÕES CONGÊNITAS

O recém-nascido pode nascer com um histórico materno conhecido de um patógeno que possivelmente cause infecção congênita, o que, portanto, leva à necessidade de confirmar o diagnóstico ou, alternativamente, os achados clínicos no recém-nascido acionam uma suspeita de que o recém-nascido apresente uma infecção congênita, o que leva à necessidade de determinar aquele diagnóstico. Ambas as situações exigem o desenvolvimento de um plano de tratamento e manejo. Nem todas as mães que adquirem um agente infeccioso durante a gestação transmitirão o agente aos seus recém-nascidos. Nem todos os recém-nascidos que adquirem um referido agente de suas mães manifestarão clinicamente quaisquer sinais de infecção. A natureza patogênica do agente infeccioso, a idade gestacional do recém-nascido no momento da infecção materna e a imunidade materna prévia contra o agente desempenham, todas, funções importantes. Determinar se um recém-nascido está infectado pode ser realizado no pré-natal, por meio de evidências de anormalidades do recém-nascido associadas à ultrassonografia fetal. Para alguns recém-nascidos, a detecção do patógeno por meio da amostragem do líquido amniótico pode ser útil. Entretanto, a determinação final da infecção congênita de um recém-nascido é no período imediato após o nascimento, independentemente de ter havido suspeita de infecção no pré-natal ou no momento do nascimento.

Classicamente, os agentes que são associados com mais frequência à infecção congênita têm sido denominados como os organismos TORCH (Toxoplasmose, Outros, Rubéola, Citomegalovírus e Herpes). Tendo em vista que os "outros" no mnemônico atualmente fazem referência a uma quantidade significativa de possíveis patógenos, atualmente é considerado que este seja razoavelmente limitado, e uma diversidade de mnemônicos tem sido proposta para ajudar a assegurar que todos os possíveis patógenos sejam considerados quando um recém-nascido apresenta uma suspeita de infecção congênita. Entretanto, o uso dos fatores de risco maternos identificáveis e o conhecimento da prevalência e da incidência local de possíveis infecções é um modo mais eficaz de desenvolver um plano diagnóstico (28,29).

É importante que os prestadores de atenção à saúde considerem se pode haver uma infecção congênita na ocasião do exame inicial do recém-nascido. As indicações clínicas para que uma investigação em relação a infecção(ões) congênita(s) seja recomendada e os organismos mais prováveis são encontrados no Quadro 44.1. As informações a respeito dos agentes específicos, incluindo as investigações e o manejo, encontram-se a seguir.

Citomegalovírus

O citomegalovírus (CMV) é um membro da família dos herpes-vírus, com DNA de filamento duplo e envelopado. Ele infecta apenas os seres humanos. Assim como todos os vírus da família herpes, ele persiste durante toda a vida após a infecção primária, com reativações periódicas. É um vírus de crescimento lento e podem ser necessários diversos dias para a sua detecção com o uso de culturas virais (30). Existe apenas um sorotipo, mas existem diversas cepas diferentes que podem ser detectadas com a análise molecular do DNA (31). Até o momento não existe uma vacina licenciada para a prevenção. Ele pode ser transmitido sexualmente, por meio do leite materno, por meio do contato próximo com secreções orofaríngeas infectadas, ou por transfusão de sangue. Crianças jovens excretam o vírus em títulos altos e são uma fonte significativa do vírus para outras crianças e adultos. Portanto, existe maior risco para as mulheres gestantes soronegativas que cuidam de crianças jovens infectadas ou que têm filhos que frequentam creches (32-35). O CMV é transmitido para o feto por meio da placenta. Esta é a infecção viral congênita mais comum nos EUA e no Canadá (36-40). Estudos de soroprevalência entre mulheres férteis demonstraram que a soroprevalência do CMV é

QUADRO 44.1

Sinais comuns associados às infecções congênitas.

Sinal	Agentes infecciosos a serem considerados no diagnóstico diferencial
Microcefalia	CMV, HSV, VZV, vírus da coriomeningite linfocítica (VCML), rubéola, *Toxoplasma*
Calcificações intracranianas	CMV (periventricular), *Toxoplasma* (intracranianas difusas), HIV (núcleos da base), VCML, rubéola, VZV, HSV
Hidrocefalia	*Toxoplasma*, sífilis, VCML, CMV
Anormalidades faciais	Rubéola
Catarata	Rubéola, VCML, VZV
Coriorretinite	CMV, *Toxoplasma*, VCML, rubéola, VZV, HSV
Outras anormalidades oculares	CMV, VZV, *Toxoplasma*, rubéola, HSV, VCML
Surdez	CMV, rubéola, HSV, VCML
Defeitos odontológicos	CMV, sífilis
Trombocitopenia	CMV, parvovírus, sífilis, rubéola, VCML
Neutropenia	CMV, parvovírus
Linfopenia	CMV, parvovírus
Anemia	Parvovírus, rubéola, *Toxoplasma*, sífilis, doença de Chagas
Hepatomegalia	CMV, sífilis, rubéola, *Toxoplasma*, malária, tuberculose, doença de Chagas, VCML
Icterícia neonatal	CMV, sífilis, rubéola, *Toxoplasma*, malária, doença de Chagas
Esplenomegalia	CMV, sífilis, rubéola, *Toxoplasma*, malária, doença de Chagas, VCML
Anormalidades cardíacas	Rubéola, parvovírus, doença de Chagas
RCIU	CMV, rubéola, sífilis, VZV, *Toxoplasma*, malária, *T. cruzi*
Erupção cutânea/lesões cutâneas	Rubéola ("*muffin* de mirtilo"), HSV (vesículas), VVZ (lesões cicatriciais), sífilis (lesões bolhosas, maculares ou eczematosas de palmas/solas), CMV (petéquias), tuberculose (lesões papulares)
Anormalidades em membros	VVZ, HSV
Anormalidades radiográficas nos ossos longos	Sífilis, VVZ, HSV

de 60 a 99%. A mais baixa prevalência de anticorpos está associada à condição socioeconômica mais alta e à vida em nações ou comunidades altamente desenvolvidas. A soropositividade também está correlacionada à fecundidade. O risco de CMV congênito sintomático é mais alto quando mulheres gestantes adquirem uma infecção por CMV primária durante a gravidez – em média 40%, mas varia de 24 a 75% (32-35,39,41-47). O risco de uma mulher soronegativa adquirir o CMV durante a sua gravidez é de 0,7 a 4,2%, que é semelhante àquele de mulheres não gestantes. O risco de uma mulher soronegativa apresentar soroconversão e de ter uma gravidez subsequente que seja afetada pelo CMV diminui de 25% para 4% quando o intervalo entre as gestações se estende de menos de 2 anos para mais de 4 anos. A taxa de soroconversão anual em trabalhadores de creches é de 8 a 12%, dependendo da condição socioeconômica dos frequentadores da creche e da idade dos prestadores de serviço da creche. As mulheres que reativam a sua infecção viral durante a gravidez, ou que são reinfectadas por outra cepa, também podem transmitir o vírus para o feto, mas os efeitos deletérios sobre o feto são consideravelmente menores, com a possível exceção da incidência e da gravidade de perda auditiva (48-51). Infelizmente, mais de 90% das mulheres gestantes com infecção primária pelo CMV e aproximadamente 100% daquelas que reativam serão assintomáticas. Aquelas que apresentam sintomas geralmente apresentam uma doença semelhante à mononucleose. Febre, linfadenopatia, fraqueza, mialgia, linfocitose e/ou elevação de algumas transaminases hepáticas são alguns dos sintomas e sinais que podem acionar uma investigação. O diagnóstico da infecção aguda pelo CMV na mãe pode ser obtido por meio da determinação da soroconversão durante a gravidez, da elevação dos títulos de IgG e/ou da presença de anticorpos IgM. Os anticorpos IgM podem persistir por até 8 meses, o que pode confundir o diagnóstico inicialmente na gravidez (52). A avidez da IgG específica do CMV é baixa nos meses imediatamente posteriores a uma infecção aguda e aumenta ao longo do tempo, de modo que estes testes podem ser utilizados, quando disponíveis (53). A determinação da infecção aguda materna ajuda a determinar se um feto apresenta risco de infecção congênita, mas não é diagnóstica de infecção fetal. A detecção do vírus em títulos altos no líquido amniótico está associada à infecção fetal que resulta em recém-nascidos sintomáticos ao nascimento (54). A presença de títulos virais mais baixos tem sido observada em recém-nascidos gravemente sintomáticos, recém-nascidos infectados assintomáticos, e recém-nascidos não infectados e, portanto, não é preditiva de doença no recém-nascido. Isto tem sido demonstrado de modo um tanto quanto dramático em relatos de caso de gêmeos com placentas dicoriônicas e outras gestações múltiplas, em que os fetos com cargas virais altas no líquido amniótico foram sintomáticos ao nascimento, enquanto os outros com cargas virais baixas foram assintomáticos ou não infectados. O tratamento materno com ganciclovir ou valganciclovir, com ou sem a adição de uma imunoglobulina intravenosa (IGIV) rica em anticorpos, tem sido proposto como um método para reduzir os efeitos da infecção pelo CMV *in utero* na situação em que o CMV é detectado no líquido amniótico. Embora promissora, até o momento existem evidências insuficientes para recomendar estas terapias de modo rotineiro, mas elas podem ser consideradas por alguns clínicos individualmente (55-58).

Fisiopatologia e apresentação clínica

Em geral, estima-se que o CMV congênito afete de 0,4 a 2,3% de todos os nascimentos vivos (59). Ele é uma das principais causas não genéticas de perda auditiva sensorial e de retardos no neurodesenvolvimento (60,61). Destes recém-nascidos, apenas aproximadamente 10% são sintomáticos ao nascimento ou no período neonatal (49,59). A taxa de mortalidade entre os recém-nascidos sintomáticos varia de 5 a 30% (60). Tem sido difícil determinar se existe uma diferença no risco de doença com base na idade gestacional do recém-nascido no momento da infecção. O CMV congênito é uma doença multissistêmica, e o que segue é observado em mais de 50% dos recém-nascidos afetados ao nascimento: hepatoesplenomegalia, icterícia, hiperbilirrubinemia conjugada, trombocitopenia, petéquias, microcefalia, convulsões, hipotonia, calcificações intracranianas, coriorretinite e perda auditiva unilateral ou bilateral (62-64). As calcificações intracranianas observadas nas infecções congênitas pelo CMV tendem a ser de localização periventricular, conforme observado na Figura 44.1. Outras anormalidades neurológicas podem incluir hemorragias intraventriculares, necrose periventricular, hipoplasia cerebral, leucomalacia periventricular, hidrocefalia e cistos porencefálicos. Ao longo do tempo, é diagnosticado o retardo neuromotor e psicomotor em aproximadamente 50% dos sobreviventes. Recém-nascidos com exames por tomografia computadorizada (TC) anormais ao nascimento apresentam um risco de 90% de desenvolver uma ou mais sequelas neurológicas significativas a longo prazo (retardo mental ou psicomotor significativo, convulsões, paralisia cerebral, ou perda auditiva) (65). Entretanto, 30% dos recém-nascidos sintomáticos com um exame por TC normal ao nascimento também as apresentarão. Os exames por ressonância magnética (RM) cerebrais podem ser mais sensíveis e mais específicos para predizer os desfechos finais (66-68). As ultrassonografias cranianas também detectarão uma grande quantidade de anormalidades relacionadas a um prognóstico desfavorável (67). As crianças que são assintomáticas e que assim permanecem até 1 ano de idade apresentam testes neurológicos semelhantes aos dos controles não infectados. A coriorretinite é a anormalidade óptica diagnosticada com mais frequência. Ocasionalmente, este é o único achado anormal. Embora ela normalmente esteja presente ao nascimento, alguns recém-nascidos a desenvolverão posteriormente, no início da infância. Tem sido relatada a resolução espontânea, mas ela normalmente progride para o comprometimento visual significativo. Outras anormalidades ópticas incluem atrofia óptica, microftalmia, turvação da córnea, opacidades corneanas, hipoplasia do nervo óptico, coloboma do nervo óptico, nistagmo, anoftalmia e citopia. A perda auditiva pode variar de leve a profunda e ocorre em aproximadamente 50% dos sobreviventes sintomáticos, mas também de 7 a 13% daqueles com infecções subclínicas. A perda auditiva bilateral está associada à infecção primária materna. Ela pode estar presente ao nascimento. A audição deteriora ao longo dos primeiros 18 meses em aproximadamente 50% dos recém-nascidos. Defeitos odontológicos têm sido observados em 40% dos recém-nascidos sintomáticos sobreviventes e em 5% dos assintomáticos. Além disso, recém-nascidos infectados pelo CMV podem desenvolver pneumonia e/ou colite. Uma ampla diversidade de outras malformações congênitas tem sido descrita em recém-nascidos com CMV congênito, mas não demonstrou estar relacionada à infecção.

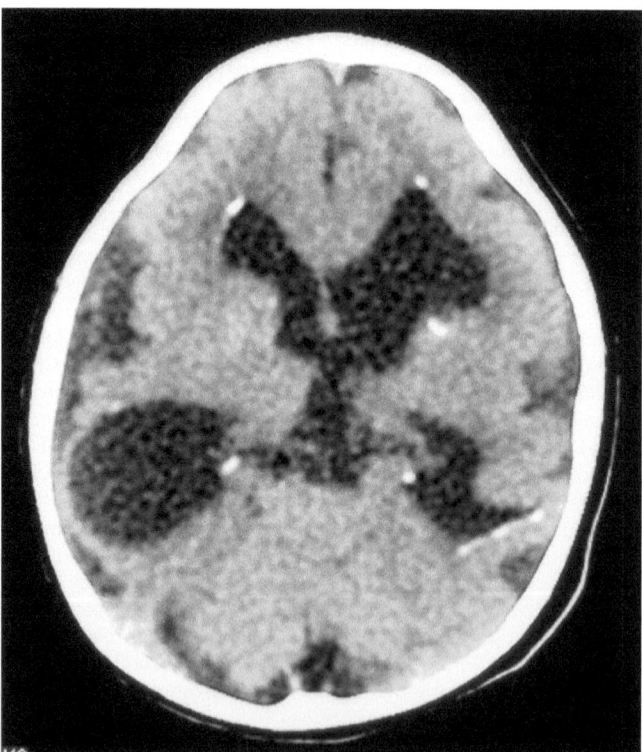

Figura 44.1 Tomografia computadorizada axial de um lactente de 3 meses de idade com microcefalia por infecção congênita sintomática por CMV após a infecção primária materna pelo CMV durante a gestação. Estão demonstradas calcificações periventriculares subependimárias, aumento de volume dos ventrículos e espaços do LCS, e perda de volume da substância branca periventricular e subcortical.

Diagnóstico

O diagnóstico de infecção congênita depende da demonstração da presença do vírus ao nascimento (45). Geralmente isto é realizado por meio do isolamento do vírus de amostras de saliva ou urina coletadas dentro de 2 semanas do nascimento. O isolamento do vírus das amostras coletadas após 3 semanas idade pode representar tanto infecção congênita quanto perinatal. Portanto, é importante considerar a possibilidade de infecção congênita logo após o nascimento para a obtenção de um diagnóstico definitivo da infecção. Culturas de CMV com a utilização da técnica *shell vial* possibilitam o diagnóstico mais precoce. Embora o CMV possa ser detectado na urina por meio de DNA, ELISA, ou microscopia eletrônica, a cultura viral permanece o método de diagnóstico mais sensível. Anticorpos IgM de CVM são positivos em aproximadamente 70% dos recém-nascidos infectados. Para determinar se o CMV está presente em amostras sanguíneas, é preferencial o uso da PCR de amostras de soro, com 100% de sensibilidade, contrariamente aos estudos com cultura (28%) e detecção de antígeno (43%) (69). O CMV pode ser detectado a partir das manchas de sangue nos cartões de rastreamento do recém-nascido por meio do teste de PCR e elas podem ser utilizadas para o diagnóstico se não foram coletadas outras amostras durante a janela diagnóstica de 2 semanas, com a apreciação de que, se não forem armazenadas adequadamente, pode haver resultados falso-negativos em virtude da degradação da amostra e resultados falso-positivos em virtude da contaminação cruzada de outros cartões (70,71).

Tratamento e manejo

O tratamento ideal da infecção congênita pelo CMV ainda deve ser determinado (42). Ganciclovir e valganciclovir são os agentes antivirais atualmente utilizados para o tratamento dos recém-nascidos infectados pelo CMV sintomáticos (72-76). Em geral eles são recomendados para o uso para recém-nascidos virêmicos com uma síndrome semelhante à sepse viral, incluindo pneumonite, trombocitopenia refratária, retinite de risco para a visão, e colite. Recém-nascidos com perda auditiva sensorial, microcefalia e outras manifestações do sistema nervoso central (SNC), e outras doenças relacionadas ao CMV congênito, podem se beneficiar da terapia. A determinação do estado do SNC de recém-nascidos com infecção pelo CMV, se possível por meio de RM, ou exame por TC ou ultrassonografia caso contrário, é importante para as decisões sobre o tratamento e para discussões sobre o prognóstico do recém-nascido com os pais. Os recém-nascidos devem ser avaliados por um oftalmologista familiarizado com as manifestações oculares do CMV congênito. Os recém-nascidos também devem ter a sua audição avaliada. Além disso, o hemograma completo (HC), as funções renal e hepática do recém-nascido devem ser determinados. Recém-nascidos com CMV congênito grave podem ser tratados com ganciclovir IV (6 mg/kg/dose, administrados por via intravenosa a cada 12 horas) por 6 semanas; valganciclovir (16 mg/kg/dose, administrados por via oral a cada 12 horas) por 6 semanas, ou uma combinação de um ciclo curto de terapia com ganciclovir IV, seguida pela terapia oral com valganciclovir até completar um ciclo de 6 semanas. Está sendo estudado se um ciclo de 6 meses de terapia antiviral proporcionará um benefício adicional, e os resultados preliminares indicam que pode haver um benefício adicional com um ciclo de tratamento mais longo (75). Em geral as cargas virais do CMV não são monitoradas durante o tratamento, e as cargas virais aumentarão após a descontinuação do tratamento. Recém-nascidos diagnosticados com CMV congênito devem realizar um acompanhamento cuidadoso, com avaliações do desenvolvimento, da audição e oftalmológicas. As precauções de PCI de rotina são suficientes, mas os prestadores de atenção à saúde devem aderir às recomendações para a higiene das mãos.

Toxoplasmose

A toxoplasmose é causada pelo protozoário *Toxoplasma gondii*, que é um parasita intracelular obrigatório (77,78). Ela é uma zoonose, na qual parte do ciclo de vida do patógeno envolve a infecção de animais. O ciclo de vida é razoavelmente complexo. Existe uma fase sexual enteroepitelial, que ocorre apenas em felinos, e uma fase extraintestinal, que ocorre tanto no hospedeiro definitivo (p. ex., gatos) quanto em hospedeiros intermediários (p. ex., seres humanos). Gatos suscetíveis adquirem o *T. gondii* por meio da ingestão de oocistos ou de tecidos de outros animais infestados pelo parasita. Uma parte dos organismos liberados no intestino do gato após a ingestão invade as células epiteliais intestinais e é submetida à diferenciação sexual em microgametas e macrogametas. Estes gametas se fundem em seguida, formando um zigoto. Após a formação de uma parede rígida ao redor do zigoto, ele é excretado nas fezes do gato na forma de um oocisto. Gatos agudamente infestados eliminarão milhões de oocistos diariamente por 1 a 3 semanas após a infecção. Os parasitas que não são submetidos à diferenciação sexual podem penetrar na parede intestinal e se disseminar até outros órgãos e sistemas. Isto ocorre com animais e seres humanos suscetíveis. O taquizoíto é a forma ativa de proliferação que é observada nos órgãos e sistemas durante a fase aguda da infecção sistêmica. Eles obtêm o acesso ao citoplasma das células, multiplicam-se rapidamente e causam a explosão das células, liberando, assim, parasitas para infecção das células adjacentes. Este processo leva a áreas de necrose, que normalmente são circundadas por células inflamatórias. Ao longo do tempo, este processo é interrompido pelas respostas imunes celulares e humorais em indivíduos imunocompetentes. A infecção mais extensiva ocorre entre aqueles que são imunossuprimidos. Entretanto, independentemente da competência imune do hospedeiro, os parasitas *T. gondii* podem permanecer viáveis por anos como bradizoítos de propagação lenta dentro dos cistos. A presença destes cistos normalmente é assintomática e eles são comumente observados no cérebro, nos olhos, no miocárdio e no músculo esquelético. Entretanto, eles podem reativar e produzir doença séria, tal como encefalite e pneumonia nos indivíduos se eles se tornarem imunossuprimidos. É interessante que, dos três tipos de cepas: os tipos I e II em geral estão envolvidos nas infecções congênitas e o tipo II também está associado ao HIV/AIDS, enquanto o tipo III é observado em animais (79).

Os seres humanos adquirem o *T. gondii* primariamente por meio da ingestão de água contaminada por oocistos, do solo, da poeira, ou da caixa sanitária de gatos contaminados, por meio do contato inadvertido da boca com as mãos não lavadas, ou do consumo de carne de vaca, porco, carneiro, cordeiro, ou galinha crua ou malpassada que contenham cistos, ou de ovos crus contaminados (80). Ocorreu a contaminação acidental de trabalhadores em laboratórios. Além disso, ocorreu transmissão por meio da transfusão de sangue, hemoderivados e transplante de órgãos infectados. Entretanto, a principal via da transmissão entre os seres humanos é a transplacentária.

A porcentagem de mulheres férteis com anticorpos contra o *T. gondii* varia consideravelmente em todo o mundo, de 0 a 90% (77,81). A incidência de infecções diminuiu em algumas áreas, presumivelmente em virtude de alterações na produção dos alimentos. Mulheres que vivem em circunstâncias socioeconômicas inferiores, ou que trabalham em profissões relacionadas ao solo, apresentam maior probabilidade de serem soropositivas. Vegetarianos vitalícios apresentam uma taxa mais baixa de soropositividade, em comparação àqueles que ingerem carnes. A probabilidade de soropositividade aumenta com a idade. É interessante observar que estudos não relacionaram o fato de *atualmente* ter um gato ao risco de ser soropositivo, mas este é considerado um fator de risco para que uma mulher gestante soronegativa adquira o organismo. Um risco significativo para uma mulher gestante soronegativa é a mudança de uma área de baixa prevalência para uma de alta prevalência. Os riscos específicos para a aquisição do *T. gondii* na gravidez incluem consumo de carne de porco curada, carne crua (incluindo o fato de provar os alimentos durante o preparo), ingestão de vegetais ou frutas crus não lavados, lavagem infrequente das mãos ou dos utensílios de cozinha após o preparo de carne crua antes de manusear outros itens alimentares, contato com o solo, e limpeza das caixas sanitárias de gatos (82).

A incidência real da toxoplasmose congênita não é conhecida. Pesquisas demonstraram uma incidência mínima de 0 a 10 por 1.000 nascimentos vivos, com uma incidência mais baixa relatada na América do Norte, em comparação às regiões da Europa (83,84).

Não existe vacina contra o *T. gondii*. A prevenção da toxoplasmose congênita inclui a instrução de mulheres suscetíveis sobre como evitar o contato com o parasita. Os gatos que são mantidos em ambientes internos e que são alimentados com alimentos secos, cozidos ou enlatados apresentam um baixo risco de se tornarem infectados. Tendo dito isto, o contato com as fezes dos gatos deve ser evitado. Devem ser utilizadas luvas descartáveis ao limpar a caixa sanitária, e isto deve preferencialmente ser feito por outro membro do domicílio. As fezes das caixas sanitárias de filhotes de gatos devem ser retiradas diariamente, e a caixa sanitária vazia deve ser periodicamente desinfetada com água fervente. A jardinagem é outra atividade de risco para o contato inadvertido com fezes de gatos, de modo que devem ser utilizadas luvas e é necessária a atenção especial com a higiene das mãos. As caixas de areia das crianças também devem ser cobertas para evitar o contato inadvertido com fezes de gatos. A carne deve ser adequadamente cozida. As mulheres devem evitar tocar em seus olhos ou boca enquanto manuseiam carne crua e devem lavar as suas mãos imediatamente depois disto. É necessária cautela para limpar as superfícies da cozinha após o preparo de pratos que contenham carne. As frutas e os vegetais podem estar contaminados com oocistos e, assim, devem ser descascadas e/ou lavadas antes do consumo. A prevenção secundária inclui a identificação e o tratamento das mulheres que se tornem infectadas imediatamente antes da ou durante a gravidez. Atualmente, apenas algumas poucas regiões com altas taxas de prevalência de toxoplasmose, tais como a França, apresentam um programa de rastreamento de rotina na gravidez.

Fisiopatologia e apresentação clínica

A infecção é assintomática em 80 a 90% das mulheres gestantes (85). A linfadenopatia é o sinal clínico mais comum entre aquelas que apresentam sintomas (86). Os linfonodos envolvidos encontram-se primariamente na cabeça e no pescoço e com frequência podem envolver um único linfonodo. Estima-se que 1 a 5% das mononucleoses infecciosas agudas na realidade sejam toxoplasmose. Mulheres gestantes podem desenvolver hepatite, pneumonia, miocardite, encefalite e surdez, mas estas manifestações são raras (87). Há envolvimento ocular, e quando ele ocorre, normalmente envolve coriorretinite e em seguida cicatrizes retinocoroidais. As infecções por *T. gondii* do tipo I são as que têm sido associadas à doença ocular grave em indivíduos imunocompetentes. Complicações psiquiátricas, incluindo psicose que se assemelha à esquizofrenia, ansiedade e depressão, têm sido descritas em associação às infecções agudas por *T. gondii*. A doença fulminante é comum em pacientes imunossuprimidos, tais como mulheres grávidas com infecção pelo HIV avançada (AIDS).

O *T. gondii* causa infecção transplacentária em aproximadamente 1% dos fetos se a infecção ocorreu nos meses imediatamente anteriores à gravidez, 10 a 25% das gestações não tratadas com a infecção aguda no primeiro trimestre, 20 a 54% no segundo trimestre, e 65 a 70% no terceiro trimestre (86,88-90). A doença ocorre apesar da resposta imune materna (91). A terapia materna tempestiva e apropriada reduz o risco de transmissão em no mínimo 50%, e a porcentagem de recém-nascidos que manifestam toxoplasmose congênita grave é menor se a mãe recebe terapia durante a gravidez.

No mínimo dois terços dos recém-nascidos com toxoplasmose congênita não apresentarão doença aparente ao exame geral ao nascimento (77,83,92-97). Entretanto, se cuidadosamente tratados, um terço destes recém-nascidos apresentará alguma anormalidade atribuível à infecção, tal como um exame do líquido cerebrospinal (LCS) anormal, com pleocitose e/ou elevação de proteínas (20%), coriorretinite (15%), ou calcificações intracranianas (10%). Ao longo do tempo, os recém-nascidos não tratados começarão a demonstrar manifestações da doença.

A toxoplasmose congênita sintomática pode ser leve, moderada ou grave ao nascimento (77,98,99). Ela pode envolver diversos órgãos e sistemas, ou se apresentar como uma anormalidade isolada, especificamente hidrocefalia, hepatoesplenomegalia, ou hiperbilirrubinemia prolongada. Entre 25 e 50% dos recém-nascidos sintomáticos nascem prematuramente. Apenas aproximadamente 10% dos recém-nascidos afetados apresentam doença grave ao nascimento, dos quais 10% morrem e o remanescente em geral apresenta anormalidades neurológicas importantes, incluindo retardo metal, convulsões, espasticidade e defeitos visuais. As manifestações sistêmicas da toxoplasmose congênita incluem febre, icterícia, anemia, hepatomegalia, esplenomegalia e/ou coriorretinite.

As anormalidades neurológicas incluem encefalite, convulsões, hidrocefalia e/ou calcificações intracranianas. O envolvimento do SNC é comum. As lesões do parênquima cerebral normalmente envolvem a vasculite dos vasos sanguíneos adjacentes, que resulta em trombose e infarto. Se substancial, isto pode levar à destruição o aqueduto de Sylvius, resultando em um aumento de volume do terceiro ventrículo e do ventrículo lateral e no desenvolvimento de hidrocefalia. Ocasionalmente a hidrocefalia é a única manifestação da toxoplasmose congênita. Ela pode estar presente ao nascimento ou posteriormente, e ser estática ou progredir até ser necessária a inserção de um *shunt*. Calcificações intracranianas difusas ocorrem em 10 a 20% dos recém-nascidos, mas são observadas em até 70% daqueles com doença sintomática ao nascimento, conforme observado na Figura 44.2. Embora elas possam aumentar em quantidade e em tamanho em alguns recém-nascidos não tratados, com o tratamento 75% diminuirão ou serão totalmente resolvidas dentro de 1 ano. Outros achados neurológicos incluem fontanela protuberante, encefalite, hidranencefalia, hipotonia, paralisia, espasticidade, opistótono, microfralia, dificuldades de deglutição e/ou proteinorraquia. Os achados radiológicos do SNC podem demonstrar hidrocefalia, porencefalia, encefalomalacia e/ou atrofia cortical, que são consistentes com um insulto antigo durante a gestação. Alternativamente, porém menos comumente, eles demonstram lesões hipodensas únicas ou múltiplas, com intensificação do anel do contraste, que pode implicar um processo agudo e ativo.

A toxoplasmose ocular pode apresentar uma diversidade de apresentações clínicas, as quais podem incluir coriorretinite, cicatrizes coriorretinianas, irite, leucocoria, microftalmia, nistagmo, atrofia óptica, coloboma óptico, dobras retinianas e descolamentos por tração, granulomas no polo posterior, estrabismo, córnea pequena e/ou catarata (100-102) (ver a Figura 44.3). As cicatrizes coriorretinianas são o achado mais comum e normalmente são detectadas na periferia. Cicatrizes maculares são observadas em até 75% e podem ser bilaterais em um quarto dos casos. Estes pacientes apresentam diminuição acentuada da acuidade visual.

Infelizmente, a maior parte dos recém-nascidos com toxoplasmose congênita sintomática que sobrevivem apresentarão sequelas significativas, apesar da terapia. Estas mais comumente envolvem retardo do desenvolvimento e cegueira. Todos aqueles que nascem com uma infecção subclínica e que não são tratados desenvolverão doença ocular aproximadamente dos 10 aos 20 anos de idade e aproximadamente 50% progredirão até o desenvolvimento de sequelas neurológicas (77). As crianças nascidas com infecção subclínica que recebem tratamento apresentam um prognóstico melhor a longo prazo, mas 75% ainda apresentarão alguma evidência de doença retiniana, embora a gravidade clínica aparente ser inferior. Tanto os recém-nascidos não tratados quanto os tratados podem apresentar recidivas da toxoplasmose ocular, mas esta é menos frequente entre os recém-nascidos tratados (40 a 60%, em comparação a 76 a 82%).

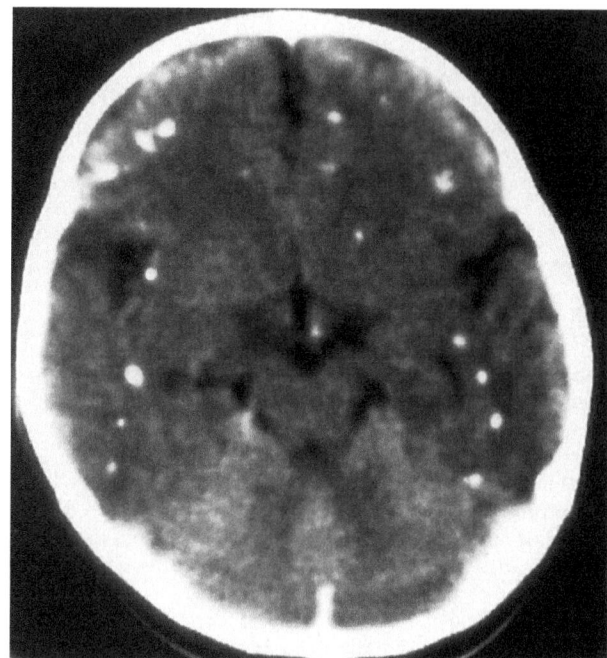

Figura 44.2 Tomografia computadorizada axial de crânio de uma lactente de 5 meses de idade com toxoplasmose congênita. Observe as calcificações difusas pelo parênquima e o espaço subaracnóideo proeminente bilateralmente.

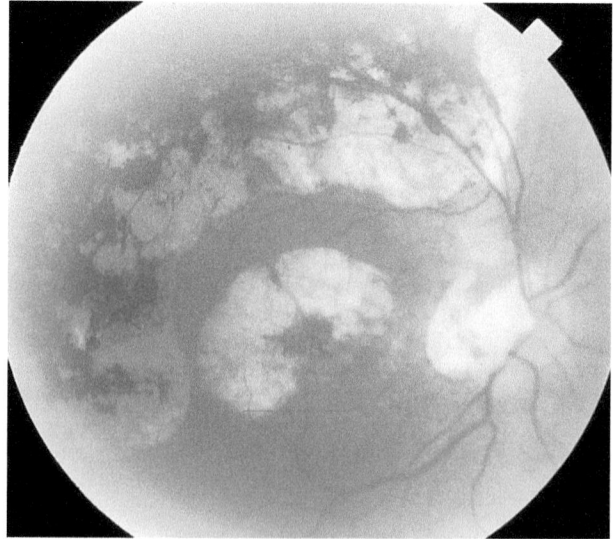

Figura 44.3 Diversas cicatrizes coriorretinianas em um paciente com histórico de toxoplasmose congênita. De Gold DH, Weingeist TA. *Color atlas of the eye in systemic disease*. Baltimore, MD: Lippincott Williams & Wilkins, 2001. (Esta figura encontra-se reproduzida em cores no Encarte.)

Diagnóstico

A toxoplasmose aguda em um adulto provavelmente não é diagnosticada clinicamente. Normalmente as infecções sintomáticas agudas somente são investigadas quando o teste sorológico em relação à infecção pelo vírus Epstein-Barr (EBV) ou o Monospot é negativo e existe uma preocupação clínica a respeito da toxoplasmose. Normalmente há suspeita de reativação em situações clínicas compatíveis, quando há supressão imune e residência anterior em uma área altamente endêmica. Em geral o diagnóstico tem por base testes sorológicos; entretanto, o organismo pode ser isolado a partir dos tecidos e ser identificado com estudos de detecção com antígenos e técnicas de PCR.

É importante obter o diagnóstico sorológico de uma infecção recente em uma mulher gestante e da infecção congênita em um recém-nascido "de risco", mas isto pode ser complicado, em virtude da natureza da resposta imune contra este patógeno e da sensibilidade/especificidade do teste de anticorpos (77,98,103-106). O teste com corante de Sabin-Feldman é o teste sorológico tradicional. Um título que seja superior a 1:256 é considerado positivo. Tendo em vista que a realização deste teste requer parasitas vivos, ele tem sido substituído por tecnologias mais novas e favoráveis para os laboratórios, que utilizam antígenos mortos na maior parte dos laboratórios.

Os anticorpos IgM específicos do *Toxoplasma* podem ser medidos por meio de IFA, ELISA, ou ensaio de aglutinação imunossorvente com IgM (IgM-ISAGA). Pode ocorrer IgM-IFA ou IgM-ELISA falso-positivo na presença de fator reumatoide ou de outros fatores lipídicos no sangue, que são extraídos junto com os lipídios parasitários durante o teste. As alterações no teste ELISA por meio da utilização de uma técnica de duplo-sanduíche (DS-IgM-ELISA) podem corrigir isto. Anticorpos IgM específicos do *Toxoplasma* podem ser detectados 1 a 2 semanas após a infecção aguda. Eles também podem ser detectados durante diversos anos após a infecção se os métodos IgM-ISAGA ou DS-IgM-ELISA forem utilizados. Portanto, a detecção de anticorpos IgM específicos do *Toxoplasma* em uma única amostra de um adulto não é necessariamente uma comprovação de uma infecção recente. Testes de especificidade podem ser úteis, tendo em vista que anticorpos IgM altamente específicos, ligados a títulos altos de anticorpos IgG (1:1.000 ou superiores), conforme medidos por meio do teste com corante de Sabin ou IFA, indicam uma infecção recente. Títulos de IgM específicos baixos, medidos por meio de DS-IgM-ELISA ou IgM-ISAGA, em geral são observados com mais frequência em indivíduos cuja infecção ocorreu diversos meses antes. Testes de IgM-IFA são menos sensíveis e são positivos em 60 a 70% dos adultos com infecção adulta e em apenas 25 a 50% dos recém-nascidos com toxoplasmose congênita. Anticorpos IgG de *Toxoplasma*, conforme medidos por meio do teste com corante, ou ELISA, normalmente aparecem de modo precoce em uma infecção aguda e alcançam o pico em aproximadamente aos 2 meses e em seguida diminuem gradualmente, mas permanecem detectáveis por anos depois disto. Contrariamente, títulos de IgG de *Toxoplasma* medidos por meio de ensaios de hemaglutinação indireta não são detectáveis por diversos meses após a infecção. Um título de IgG alto é sugestivo de uma infecção recente, porém, mais uma vez, não necessariamente é uma comprovação desta. O teste de avidez pode ser realizado para tentar determinar se a infecção é recente; a baixa avidez é observada em infecções agudas, e a alta avidez é observada nas crônicas. A baixa avidez pode persistir por até 1 ano após a infecção aguda. A avidez da IgG superior a 20% implica que a infecção ocorreu há mais de 20 semanas. Portanto, um título de IgG de *Toxoplasma* de alta avidez positivo único nos primeiros poucos meses de gravidez é indicativo de uma infecção remota em relação à gravidez. Anticorpos IgA antitoxoplasma contra uma das proteínas de superfície dos taquizoítos estão presentes em quase todas as infecções agudas e desaparecem após aproximadamente 6 meses a 1 ano. Eles raramente são observados em pacientes com infecções crônicas. De modo semelhante, anticorpos IgE específicos surgem com a infecção aguda e desaparecem ao longo dos próximos 4 a 8 meses.

Conforme declarado anteriormente, a determinação de que uma gravidez possa ser complicada pela toxoplasmose pode ser complexa (107).

- Uma infecção por *T. gondii* recente pode ser diagnosticada em uma mulher gestante imunocompetente se for detectada soroconversão. O momento da infecção pode ser reduzido para o período de tempo entre a amostra negativa e aquela na qual os anticorpos foram detectados
  - Se a amostra inicial foi coletada imediatamente antes da gravidez ou no início da gravidez, então será estabelecido o diagnóstico da toxoplasmose na gravidez
  - Se houver um período de tempo mais longo entre os testes, a natureza dos anticorpos precisará ser caracterizada adicionalmente para determinar se o feto apresenta risco de toxoplasmose (ver a seguir)
- Alternativamente, se a amostra inicial coletada de uma mulher gestante for positiva, a determinação de um aumento de quatro vezes ou mais nos títulos de anticorpos em uma amostra sérica repetida coletada 3 a 6 semanas depois também estabelecerá o diagnóstico de toxoplasmose na gravidez
- Para uma mulher gestante imunocompetente sem estudos sorológicos precedentes cujos títulos de anticorpos iniciais são positivos e estáveis em testes repetidos, também são necessários estudos adicionais da natureza da resposta de anticorpos para determinar se o feto é de risco
  - A ausência de anticorpos IgM e um teste de fator reumatoide negativo afastarão uma infecção recente e o feto não será considerado de risco
  - Títulos de IgM positivos, com títulos de IgG de baixa avidez altos indicarão uma infecção recente, e o feto será considerado de risco
  - A presença de títulos de IgA ou IgE indicará uma infecção recente e o feto será considerado de risco
- Uma mulher gestante imunodeficiente na qual há suspeita de toxoplasmose poderá não desenvolver uma resposta sorológica, e será necessária a detecção do parasita nos líquidos ou tecidos corporais.

O diagnóstico específico da infecção intrauterina pelo *T. gondii* pode ser realizado com amniocentese e cordocentese guiada por ultrassom (103,108). Se disponíveis, as amostras podem ser enviadas para o isolamento do parasita com a utilização de culturas de tecidos ou injeção em camundongos, que é o método mais sensível para determinar a infecção fetal ($\approx$ 80%). O sangue fetal documentado como sendo livre da contaminação sanguínea materna pode ser submetido a ensaios em relação a anticorpos IgM ou IgA específicos do *Toxoplasma*, mas a sensibilidade é baixa ($\approx$20 a 50%). Fetos com infecção congênita podem apresentar níveis altos de IgM total e gamaglutamiltransferase, e estes resultados têm sido utilizados em conjunto com os resultados das anormalidades à ultrassonografia fetal para proporcionar uma tentativa de diagnóstico de infecção congênita quando estudos de sorologia ou cultura não estão disponíveis. Estudos com a utilização da detecção do DNA do *T. gondii* por PCR no líquido amniótico demonstraram ser uma promessa, com graus altos de sensibilidade (até 98%) e especificidade (90%) em alguns laboratórios de pesquisa (88,109-111). Entretanto, o teste de PCR não é padronizado, nem todos os testes são igualmente sensíveis, e pode ocorrer variabilidade interlaboratorial. Os resultados do teste de PCR apresentam a vantagem de um resultado mais tempestivo (1 dia *versus* 4 semanas para a cultura). O uso de ensaios de PCR quantitativos em tempo real demonstrou que altas cargas parasitárias no líquido amniótico estão correlacionadas a desfechos mais graves.

O diagnóstico sorológico da toxoplasmose congênita no recém-nascido também não é necessariamente simples (77,112). Ao nascimento, anticorpos IgM específicos do *Toxoplasma* podem ser detectados em 25% dos recém-nascidos com infecção congênita se o método de IFA for utilizado. Outros métodos de teste são recomendados com esta finalidade. Testes de IgM são positivos em no mínimo 75% dos recém-nascidos com infecção congênita se os testes de DS-IgG-ELISA ou ISAGA forem realizados. Recém-nascidos com infecção congênita que são positivos para anticorpos IgM podem assim permanecer por até 1 ano após o nascimento. Existe a possibilidade de que anticorpos IgG maternos transmitidos passivamente possam suprimir a capacidade do recém-nascido de produzir anticorpos IgM. Isto pode explicar por que alguns recém-nascidos com infecção claramente congênita aparentemente apresentarão soroconversão ao nascimento, e em seguida são detectados anticorpos IgM específicos posteriormente na infância.

Os títulos de anticorpos IgG transmitidos pela via materna diminuem em aproximadamente 50% a cada mês e, dependendo do título materno, podem persistir por no mínimo 1 ano após o nascimento. A medição dos títulos de IgG do recém-nascido é outro método para determinar se um recém-nascido apresenta toxoplasmose congênita. Se os títulos não declinarem conforme o esperado, deve haver suspeita de toxoplasmose congênita. Finalmente, a maior parte dos recém-nascidos com infecção congênita produzem títulos de IgA específicos, e muitos produzem anticorpos IgE específicos. Estes testes podem ser úteis em casos incertos. Em relação aos recém-nascidos com doença do SNC, pode ser útil determinar se houve produção intratecal de anticorpos IgG e/ou IgA específicos.

Resumidamente, recém-nascidos de mães que apresentaram toxoplasmose demonstrada ou suspeita na gravidez ou dentro de 6 meses antes de engravidar devem ser investigados em relação à toxoplasmose congênita (77,103).

- Os recém-nascidos devem realizar testes de IgM em relação a anticorpos IgM específicos do *T. gondii* com o uso de DS-IgG-ELISA ou ISAGA
  ○ Imediatamente após o nascimento
  ○ Um mês após o nascimento, se os testes de IgM iniciais forem negativos
- Os títulos de anticorpos IgG específicos do *T. gondii* dos recém-nascidos devem ser obtidos
  ○ Imediatamente após o nascimento
  ○ Se o teste de IgM for negativo, o teste de IgG deve ser repetido às 6 semanas e aos 3 meses de idade para determinar se os títulos estão declinando conforme o esperado.

É recomendada a consulta com o microbiologista clínico no laboratório de referência que conduz o teste para a interpretação dos resultados dos testes sorológicos de *Toxoplasma* na gravidez e no período neonatal e para ajudar com a programação da PCR e de outros testes, conforme o necessário.

Tratamento e manejo

O tratamento da toxoplasmose aguda normalmente não é realizado, exceto no caso de mulheres gestantes. Mulheres que são diagnosticadas com toxoplasmose na primeira metade da gravidez podem optar por encerrar a sua gravidez. Embora o risco de infecção congênita seja menor, aqueles que são afetados tendem a ser afetados mais gravemente.

É recomendado que as mulheres que optam por continuar com a sua gravidez sejam tratadas com espiramicina assim que possível (89,90,107,113). A espiramicina é um antibiótico macrolídio que é ativo contra o *T. gondii* e que pode cruzar a placenta e entrar no sangue do cordão e na placenta. Os efeitos colaterais são primariamente a náuseas, o vômito e a diarreia maternos. Ela é classificada como um medicamento classe C na gravidez e é licenciado para o uso no Canadá e na Europa na gravidez, e está disponível para acesso especial nos EUA. A dose recomendada é 1 g 3 vezes/dia, o que infelizmente não aparenta proporcionar níveis confiáveis do antibiótico no soro fetal, no tecido placentário, ou no líquido amniótico para inibir o parasita. Os estudos da sua efetividade são inconclusivos. Acredita-se que ela reduza o risco de infecção intrauterina para o feto, mas não aparenta afetar a evolução da infecção após a sua ocorrência.

Se for demonstrado que o feto está infectado, são sugeridas terapias adicionais para o tratamento materno durante a gravidez. Atualmente, isto inclui o uso de pirimetamina e sulfadiazina. A pirimetamina é um medicamento antimalárico e um antagonista do ácido fólico. Apresenta meia-vida longa e alcança altas concentrações nos tecidos, em particular no cérebro. Ela causa supressão da medula óssea, que pode resultar em anemia, granulocitopenia, trombocitopenia e pancitopenia, que ocasionalmente é grave. Outros efeitos colaterais incluem sabor desagradável na boca, dor de cabeça e efeitos colaterais gastrintestinais. O medicamento sabidamente é teratogênico em animais e, assim, deve ser evitado nos primeiros 5 meses de gravidez. A sulfadiazina age sinergicamente à pirimetamina contra o *T. gondii* e também é um antagonista do ácido fólico. A supressão da medula óssea também é uma preocupação com o seu uso, e com frequência os pacientes apresentam erupções cutâneas, cristalúria, hematúria e insuficiência renal, que normalmente é reversível com a descontinuação do medicamento. Não se sabe se este regime reduz a transmissão do *T. gondii* e, em virtude da toxicidade, somente é recomendado em uma tentativa de tratar um feto sabidamente infectado no pré-natal. Acredita-se que ele reduza a ocorrência de infecção congênita grave e aumente a proporção de recém-nascidos com toxoplasmose assintomática. Se utilizada, a combinação é fornecida com suplementos de leucovorina, que é mensalmente alternada com a espiramicina.

Embora não existam estudos clínicos controlados para orientar a terapia, têm sido desenvolvidos protocolos de tratamento para recém-nascidos com infecção congênita, que demonstram efetividade em comparação aos desfechos históricos (97,101,102,114,115). O tratamento de recém-nascidos sintomáticos durante os primeiros 12 meses de vida normalmente envolve o uso de pirimetamina, sulfadiazina e leucovorina. As doses normalmente utilizadas são as seguintes: 2 mg/kg/dia de pirimetamina VO por duas doses com uma dose de ataque inicial, seguida por 1 mg/kg (seja diariamente ou dividido 2 vezes/dia) durante os primeiros 6 meses após o nascimento e em seguida em dias alternados pelos próximos 6 meses (meses 7 a 12); 100 mg/kg/dia de sulfadiazina VO, divididos em administração 2 vezes/dia durante 12 meses; e 10 mg de leucovorina IM por semana por 12 meses. Alguns centros modificam este regime de tratamento após os primeiros 6 meses de terapia, de modo que a terapia dos meses 7 a 12 após o nascimento envolve meses alternados de terapia com espiramicina a 100 mg/kg/dia em doses divididas, com meses de pirimetamina, sulfadiazina e leucovorina. Recém-nascidos com coriorretinite ou elevações de proteínas no LCS (≥ 1 g/dℓ) em geral também recebem prednisona ou metilprednisolona (1,0 a 1,5 mg/kg/dia VO divididos 2 vezes/dia) para reduzir a resposta inflamatória durante a terapia antitoxoplasmose. Os níveis séricos de pirimetamina não variam significativamente com a idade; portanto, não é necessário ajustar a dose, exceto de acordo com o peso da criança, o que deve ser feito semanalmente. Os recém-nascidos devem ter os seus HC monitorados semanalmente pelos primeiros 6 meses de terapia e, posteriormente, em semanas alternadas quando recebem a pirimetamina. A dose de leucovorina pode ser aumentada se a contagem absoluta de neutrófilos (CAN) diminuir para menos de 1.000 × $10^6/ℓ$. A pirimetamina deverá ser suspensa se a CAN diminuir para menos de 500 × $10^6/ℓ$. Para os recém-nascidos que desenvolvem alergia à sulfadiazina, pode haver a substituição pela clindamicina a uma dose de 20 a 30 mg/kg/dia. A apresentação habitual da alergia à sulfadiazina é a erupção cutânea, tal como a urticária ou a dermatite alérgica. Entretanto, alguns recém-nascidos podem apresentar leucopenia induzida pela sulfadiazina, que se apresenta com leucopenia persistente, apesar do aumento da administração de leucovorina e da descontinuação da pirimetamina. Crianças com deficiência de glicose-6-fosfato desidrogenase (G6PD) devem receber clindamicina em vez de sulfadiazina. O tratamento de crianças em medicação para convulsões pode ser complicado. As concentrações séricas e a meia-vida da pirimetamina são reduzidas nos recém-nascidos que também estão sendo tratados com fenobarbital. A superdosagem de pirimetamina pode causar convulsões. A sulfadiazina pode aumentar a meia-vida da fenitoína em virtude da interferência com as enzimas microssômicas hepáticas e, assim, é necessário o ajuste da dose. O uso da sulfadiazina com carbamazepina ou clonazepam pode exacerbar a supressão da medula óssea e a neutropenia. Finalmente, a sulfadiazina é excretada por meio do sistema renal, e é necessário o ajuste da dose para os recém-nascidos com comprometimento renal. A função renal e hepática deve ser testada no início da terapia e monitorada a cada poucos meses durante a terapia.

Os recém-nascidos que apresentam toxoplasmose congênita determinada e que são assintomáticos ao nascimento também devem ser tratados. O tratamento recomendado envolve um ciclo inicial de 6 semanas de pirimetamina, sulfadiazina e leucovorina, nas mesmas doses utilizadas para os recém-nascidos sintomáticos. Em seguida eles devem continuar com ciclos alternados de espiramicina por 6 semanas e pirimetamina, sulfadiazina e leucovorina por 4 semanas até completar um ciclo de 1 ano de terapia. O monitoramento em relação aos efeitos adversos do medicamento durante o tratamento com a pirimetamina é semelhante àquele descrito anteriormente.

Para os recém-nascidos assintomáticos de mães com toxoplasmose gestacional documentada, em relação aos quais a suspeita diagnóstica de toxoplasmose congênita ainda não foi confirmada, o tratamento inicial com pirimetamina, sulfadiazina e leucovorina pode ser iniciado enquanto se aguarda pelos resultados definitivos dos estudos. Se o diagnóstico for confirmado, então o tratamento para a toxoplasmose congênita assintomática pode ser continuado.

Para os recém-nascidos saudáveis de mães com toxoplasmose gestacional suspeita, porém não confirmada, pode ser iniciada a espiramicina enquanto se aguarda pelos resultados definitivos dos testes.

Todos os recém-nascidos com toxoplasmose congênita que sobrevivem necessitarão de um cuidadoso acompanhamento durante a infância em relação às questões do desenvolvimento e vitalício em relação à doença ocular, independentemente da sua apresentação inicial.

Rubéola

A rubéola (sarampo alemão, terceira doença) é causada pelo vírus da rubéola, que é um RNA vírus de filamento único positivo e envelopado. Existe apenas um tipo antigênico conhecido, mas existem diversas cepas de rubéola, as quais diferem nas suas propriedades virais (hemaglutinação, tropismo celular), na virulência e na teratogenicidade (27). As técnicas moleculares possibilitam a diferenciação entre as cepas do vírus da rubéola, o que é importante para traçar a epidemia e determinar se uma infecção é causada pelo vírus do tipo selvagem ou se está relacionada com a cepa da vacina RA 27/3 (116). Os seres humanos são o único hospedeiro natural, mas alguns animais podem ser infectados experimentalmente. No pós-natal, a transmissão da rubéola ocorre por meio da disseminação pelo ar de secreções respiratórias infectadas. O contato direto com urina ou fezes que contêm o vírus é menos comum. Acredita-se que a transmissão da rubéola da mãe para o filho seja quase que exclusivamente pela via transplacentária. Menciona-se que a infecção natural confere imunidade vitalícia, mas pode ocorrer a reinfecção assintomática em adultos na situação de títulos de anticorpos baixos. Adultos com imunidade induzida pela vacina apresentam maior probabilidade de sofrer a reinfecção clínica do que aqueles que apresentaram a infecção natural, até mesmo quando da estratificação em relação a títulos de anticorpos baixos equivalentes (117). Antes da instituição dos programas de imunização financiados universalmente, as principais epidemias de rubéola ocorriam aproximadamente a cada 5 a 10 anos (118). A última epidemia importante ocorreu nos EUA entre 1964 e 1965. Esta resultou em aproximadamente 20.000 casos de rubéola congênita. A vacina contra a rubéola foi licenciada em 1969 nos EUA. Em 1966, a rubéola se tornou uma doença notificável e, assim, o efeito do programa de imunização sobre o risco de rubéola congênita está bem documentado (119-121). A incidência de rubéola pós-natal diminuiu em 99% e aquela da síndrome da rubéola congênita (SRC) em 97%. O motivo pelo qual não houve a mesma redução na incidência da rubéola congênita é que existe um efeito desproporcional sobre a incidência da rubéola entre crianças com menos de 12 anos de idade. Nem todos os indivíduos mais velhos foram imunizados, e a imunização contra a rubéola na infância não ocorre mundialmente (122-124). Além disso, existem comunidades e grupos que são objetores conscientes da imunização em geral, ou da vacina contra SCR (sarampo, caxumba e rubéola) especificamente. Portanto, permanece um risco contínuo de exposição, e de 10 a 20% (uma proporção significativa) de mulheres férteis possivelmente são suscetíveis ao vírus. O relato de casos em relação à SRC é um programa passivo na maior parte das jurisdições, e acredita-se que a maioria dos casos não seja relatada. Portanto, a incidência de SRC é uma estimativa, a qual, em países com um programa de imunização, acredita-se que seja de aproximadamente 0,4 por 100.000 nascimentos vivos.

O risco de transmissão da rubéola para o feto, se a mulher gestante desenvolver rubéola ou demonstrar infecção subclínica durante a gravidez, está relacionado à gestação da gravidez (27,125-127). Se isto ocorrer dentro das primeiras 12 semanas de gestação, o risco é de aproximadamente 80%, e de aproximadamente 55% se a infecção ocorrer entre as 13 e 16 semanas de gestação. Ele diminui para aproximadamente 35% se ocorrer entre as 17 e 22 semanas e 30% se ocorrer entre as 23 e 30 semanas de gestação. Em seguida ele aumenta para 60% entre as 31 e 36 semanas e então para 100% se com mais de 37 semanas de gestação. O desenvolvimento de anormalidades congênitas também depende da idade gestacional do feto no momento da infecção, conforme detalhado na seção seguinte.

Fisiopatologia e apresentação clínica

Na transmissão pós-natal, o vírus inicialmente se multiplica nas células da nasofaringe, seguido por um período de viremia sistêmica e eliminação a partir da garganta, durante o qual a placenta e o feto são infectados. O risco de infecção para o feto e as suas consequências são determinados por meio do estado sérico da mãe e da gestação da gravidez no momento da transmissão para o feto. O modo como o feto sofre um tal dano extensivo não é completamente compreendido. As células endoteliais vasculares placentárias se tornam necróticas e podem resultar em êmbolos infectados pelo vírus (128,129). A trombose dos pequenos vasos sanguíneos resulta em lesão tecidual hipóxica. As células infectadas pela rubéola apresentam uma redução do potencial mitótico como resultado das rupturas cromossômicas. Elas produzem uma proteína inibidora do crescimento e apresentam alterações mitocondriais, que podem resultar em alterações no metabolismo celular. Finalmente, ao alterar os arranjos dos filamentos de actina, o sistema microtubular do citoesqueleto é alterado (130). O vírus estabelece uma infecção não lítica crônica do feto, que pode envolver qualquer órgão e sistema (131). Ela pode induzir a apoptose, mas a função desta na teratogenicidade do vírus não está estabelecida. É observada a lise focal das células sem inflamação associada e, portanto, este é um processo não inflamatório, que resulta em necrose do coração, dos olhos, do cérebro e dos ouvidos. A restrição do crescimento observada na rubéola está associada à redução real nas quantidades de células (132). A lesão contínua resulta em manifestações tardias, que se acredita serem a persistência viral associada a mecanismos imunes ineficazes, incluindo complexos imunes específicos da rubéola, função defeituosa das células efetoras citotóxicas, ou autoimunidade (133-137). Acredita-se que duas proteínas específicas da rubéola (proteínas E1 e E2) observadas no envelope viral sejam responsáveis pela produção de autoanticorpos.

A apresentação clínica na infecção pós-natal pode ser uma soroconversão subclínica, que ocorre em 20 a 50%, mas que ainda representa um risco de doença congênita para o feto (133). Para aqueles que desenvolvem a doença, os sintomas têm início entre os 12 e 24 dias (média de 18) a partir da exposição e começam com um pródromo de mal-estar. Uma febre de grau baixo pode estar presente de 1 a 5 dias antes do início da erupção cutânea e normalmente é resolvida no primeiro dia de apresentação da erupção cutânea. A erupção cutânea é semelhante àquela do sarampo, no sentido em que tipicamente é apresentada na face ou na região occipital como uma erupção cutânea macular e papular, que se movimenta para as partes inferiores do corpo ao longo de um período de 1 a 2 dias. Em seguida ela desaparece após 3 a 5 dias. Ela não é tão eritematosa quanto aquela do sarampo e não há a sensação de lixa na erupção cutânea na medida em que ocorre a resolução. Pode haver uma conjuntivite associada, bem como linfadenopatia pós-auricular, suboccipital e cervical posterior. Entre os adultos também são comuns artralgias. Alguns indivíduos podem apresentar uma doença complicada. A gravidez não aparenta afetar a apresentação da doença.

A infecção por rubéola congênita pode apresentar uma ampla diversidade de achados clínicos ao nascimento, ou o recém-nascido pode aparentar ser normal no parto e os sinais se desenvolvem ao longo do tempo (118,130,132,134-142). A caracterização inicial da SRC como a tríade de cardiopatias, catarata e defeitos auditivos associada à infecção materna pela rubéola no primeiro trimestre da gravidez expandiu consideravelmente ao longo do tempo. As anormalidades mais comuns, em ordem decrescente de frequência, são: perda auditiva neurossensorial, retardo mental, malformações cardíacas e defeitos oculares. O desenvolvimento das manifestações da SRC de início tardio pode estar relacionado à persistência ou à reativação da infecção viral, à resposta imune, ou às consequências da lesão vascular. A restrição do crescimento intrauterino está presente de 50 a 85% dos recém-nascidos. Este pode ser o único sinal inicial. A maior parte dos recém-nascidos também apresenta distúrbios no crescimento pós-natal, que são mais pronunciados entre aqueles com outros defeitos congênitos. Cardiopatias são observadas mais comumente em recém-nascidos infectados no primeiro trimestre. A persistência do canal arterial é observada em 30% dos recém-nascidos afetados e pode estar associada a outras cardiopatias, mais comumente estenose valvar pulmonar ou da artéria pulmonar. A estenose da artéria pulmonar é a próxima cardiopatia mais comum e resulta da proliferação da íntima. Outras cardiopatias na SRC incluem coarctação da aorta, comunicação interatrial e interventricular, tetralogia de Fallot, aneurisma ventricular, miocardite e aneurismas das artérias periféricas. A perda auditiva é o defeito congênito específico mais comum. Com frequência ela é observada como parte da SRC. Normalmente é bilateral. Ela pode estar presente ao nascimento, ou pode se desenvolver ao longo do tempo e ser progressiva. Ela raramente é observada se a infecção materna ocorreu após 17 semanas de gestação. A catarata é observada em 35% dos recém-nascidos. Ela pode ser unilateral ou bilateral e é observada ao nascimento ou logo depois, como parte do exame ocular de rotina em relação ao reflexo vermelho. Em alguns casos, pode haver resolução espontânea; entretanto, a maior parte necessitará de cirurgia de catarata. Dependendo das outras manifestações e da idade na qual a cirurgia é realizada, a melhora na acuidade visual pode ser desapontadora. Além disso, é observada retinopatia em 35 a 60% dos recém-nascidos. Ela também pode estar presente ao nascimento ou ser detectada posteriormente na vida. Com frequência é unilateral e apresenta um aspecto de "sal e pimenta" distintivo. Felizmente, por si própria ela não aparenta afetar a acuidade visual. Alguns recém-nascidos podem apresentar córnea turva, que normalmente se resolve de modo espontâneo. Ocorre glaucoma em menos de 10% dos recém-nascidos. Ele pode ser bilateral e, assim como as outras anormalidades oftalmológicas, pode estar presente ao nascimento ou ser diagnosticado posteriormente. É importante avaliar os recém-nascidos ao longo do tempo em relação a este problema, tendo em vista que ele leva à cegueira se não tratado adequadamente. Muitos recém-nascidos com catarata também apresentam microftalmia. Estes recém-nascidos apresentam um risco mais alto de glaucoma. Outras anormalidades oculares que têm sido observadas incluem hipoplasia da íris, estrabismo e iridociclite. Aproximadamente 5% dos recém-nascidos desenvolverão uma pneumonia intersticial, que se acredita ser imunomediada e que pode ser aguda, subaguda, ou crônica. Aproximadamente 20% dos recém-nascidos apresentarão meningoencefalite transitória, a qual pode se manifestar com fontanela anterior protuberante, hipotonia, irritabilidade e convulsões. Os achados do LCS demonstram pleocitose mononuclear, aumento do conteúdo proteico e isolamento do vírus da rubéola em 30%. Entretanto, em aproximadamente 35%, as anormalidades são detectáveis ao eletroencefalograma (EEG) durante o primeiro ano de vida. Raramente, pode ocorrer pan-encefalite progressiva da rubéola. Esta é uma infecção crônica, que se torna sintomática nos anos iniciais da adolescência. Alguns recém-nascidos apresentarão microcefalia e/ou calcificações intracranianas e/ou uma fontanela anterior grande. A maior parte dos recém-nascidos apresentará questões do neurodesenvolvimento. Estas variarão desde retardo do desenvolvimento, defeitos de fala associados à perda auditiva, e dificuldades comportamentais, que podem estar associadas à perda auditiva não diagnosticada. Em aproximadamente 5%, manchas semelhantes a *muffins* de mirtilo podem ser observadas transitoriamente e algumas crianças apresentarão erupções cutâneas crônicas, a partir das quais o vírus da rubéola pode ser isolado. Existe uma diversidade de anormalidades dermatoglíficas que atuam como um marcador em relação à teratogenicidade viral. Também existe uma diversidade de malformações geniturinárias que têm sido observadas na SRC. Estas incluem criptorquidismo, agenesia testicular, calcificações escrotais, hipospadia, hidroureter, hidronefrose, duplicação ureteral, rins policísticos, agenesia renal, e estenose em artéria renal com hipertensão. Radiolucências na parte distal do fêmur e/ou na parte proximal da tíbia são observadas nas radiografias em 10 a 20%. Estas normalmente são resolvidas aproximadamente aos 3 meses de idade e acredita-se que ocorram em virtude do efeito inibidor direto do vírus da rubéola sobre as células ósseas e cartilagíneas. Mais de 50% dos recém-nascidos sintomáticos apresentarão hepatoesplenomegalia ao nascimento, que é resolvida ao longo de diversas semanas. Também pode ocorrer hepatite em 5 a 10%, a qual pode ou não estar associada à icterícia. Ocorre icterícia obstrutiva em aproximadamente 5% dos recém-nascidos. Alguns recém-nascidos podem apresentar pancreatite ou calcificações intra-abdominais. Pode haver anormalidades estruturais do sistema digestório, que incluem atresia esofágica, jejunal ou retal, e algumas crianças apresentarão diarreia crônica. Em recém-nascidos com doença grave, ocorre púrpura trombocitopênica ao nascimento em 5 a 10%. Algumas crianças apresentarão anemia transitória, que pode ser de natureza hemolítica. O vírus da rubéola pode infectar as células das ilhotas pancreáticas fetais, resultando na redução da secreção de insulina. Aproximadamente 20% das crianças com SRC desenvolverão diabetes dependente de insulina aproximadamente aos 35 anos de idade (143,144). A maioria destes indivíduos apresenta anticorpos citotóxicos para as células das ilhotas pancreáticas ou de superfície circulantes, aparentemente acionados pelo vírus da rubéola. Outras doenças raras incluem hipogamaglobulinemia ou disgamaglobulinemia, hipoplasia tímica, hipotireoidismo, hipertireoidismo, tireoidite, deficiência de hormônio do crescimento e puberdade precoce.

Diagnóstico

Nunca se presumiu que o diagnóstico da rubéola adquirida no pós-natal em uma mulher gestante com base na apresentação clínica fosse preciso e assim ainda permanece atualmente, após 45 anos de programas de imunização (145). O diagnóstico tem por base os resultados de sorologia ou de testes virais laboratoriais. Anticorpos específicos da rubéola são produzidos por todas as classes de imunoglobulinas (IgG, IgM, IgA, IgE e IgD) após a infecção pós-natal (146). Todas as classes de anticorpos específicos são observadas inicialmente na doença. Em geral, apenas os anticorpos IgG específicos persistem por toda a vida. Anticorpos IgM são detectados logo após a infecção e normalmente persistem por 1 a 2 meses depois (147). Portanto, a presença de anticorpos IgM específicos da rubéola em uma amostra coletada dentro de 1 mês de uma doença com erupção cutânea em uma mulher gestante deve ser diagnóstica de infecção pela rubéola. Aproximadamente 50% terão anticorpos IgM específicos da rubéola no dia da apresentação da erupção cutânea, que aumentam para 90% aproximadamente no dia 5 da doença. Entretanto, foi relatado que estes anticorpos persistem durante anos em algumas pessoas. Além disso, a resposta de IgM à rubéola pode ser detectada com outras infecções agudas virais, especificamente por parvovírus B19, CMV e EBV e ocasionalmente com a reexposição de um indivíduo anteriormente imune. Finalmente, tem sido relatada a persistência de anticorpos IgM por diversos meses após a imunização, o que pode complicar o diagnóstico da infecção materna em uma segunda gravidez, na qual a mãe foi imunizada após a primeira, se houver um breve intervalo de tempo entre elas. Um segundo método de determinação da infecção pela rubéola em uma mulher gestante por meio de sorologia envolve o teste de respostas de anticorpos IgG específicos (148,149). Anticorpos IgG podem ser detectados com a utilização de uma diversidade de métodos, incluindo inibição da hemaglutinação, ELISA, imunofluorescência, radioimunoensaio, hemólise em gel, fixação do complemento, hemaglutinação passiva e teste de aglutinação com látex. As amostras séricas coletadas assim que possível após o aparecimento da erupção cutânea ou a ocorrência de uma suspeita de exposição e uma amostra coletada 2 a 4 semanas depois podem ser analisadas em paralelo para determinar o surgimento de anticorpos IgG específicos ou uma elevação significativa nos títulos específicos da rubéola (normalmente quatro vezes ou mais). Os métodos de testes sorológicos por vezes diferem na sua capacidade de detectar anticorpos após a infecção. Isto pode ser útil para determinar o momento da infecção em casos complexos. Se forem utilizados ELISA, inibição da hemaglutinação, ou radioimunoensaios, IgG específicos da rubéola podem ser detectados tão precocemente quanto 2 dias antes do início da erupção cutânea. Os anticorpos normalmente não são detectados por meio de hemaglutinação passiva até 15 a 50 dias após o início da erupção cutânea, e os títulos destes anticorpos alcançam o pico em 6 a 7 meses após a doença. Atualmente o teste de avidez de IgG é utilizado para ajudar a determinar se uma mulher grávida se tornou infectada recentemente. A avidez de IgG é baixa nos primeiros poucos meses após a infecção ou imunização, mas em seguida aumenta e depois disto permanece alta (150). Assim, em situações confusas, com um histórico anterior de imunização e um histórico recente de exposição, o teste de avidez de IgG da rubéola pode ser utilizado para determinar se os anticorpos IgG da mulher grávida representam uma resposta recente ou anterior. É interessante observar que as mulheres produzem anticorpos IgG direcionados contra a proteína E2 do envelope, que os homens não apresentam, e apresentam níveis mais altos de produção de anticorpos (151). Finalmente, a detecção viral com o uso de técnicas de PCR com RNA pode ser realizada a partir de esfregaços nasofaríngeos maternos, e o vírus é detectado de modo confiável a partir destas amostras em até 7 dias após o aparecimento da erupção cutânea (152).

O diagnóstico da rubéola congênita envolve ambos o teste sorológico e a detecção do vírus (153). O feto é capaz de desenvolver anticorpos IgM em 16 semanas de gestação. Pode haver uma tentativa de diagnóstico pré-natal da infecção congênita por meio da amostragem do sangue do cordão fetal em relação à presença de IgM específica da rubéola. Isto pode ser tecnicamente complexo, e a sensibilidade é baixa. O teste em relação aos anticorpos IgM específicos da rubéola após o nascimento é o método mais comum de diagnóstico sorológico. Entretanto, até 20% dos recém-nascidos com infecção congênita podem apresentar teste negativo para anticorpos IgM da rubéola ao nascimento e é necessária a repetição do teste em aproximadamente 28 dias para o diagnóstico (133,149). Os anticorpos específicos da rubéola persistirão por 6 a 12 meses após o nascimento e, assim, a rubéola congênita pode ser diagnosticada em recém-nascidos mais velhos por meio do teste em relação à sua presença. Também são produzidos anticorpos IgG específicos da rubéola. O diagnóstico da infecção congênita pela rubéola pode ser obtido em um recém-nascido com persistência de anticorpos IgG específicos da rubéola com títulos altos além dos 6 a 12 meses de idade na ausência de rubéola circulante na comunidade. É interessante observar que os anticorpos IgG específicos da rubéola podem não persistir além dos 5 anos de idade em até 20%. Os anticorpos IgG produzidos por recém-nascidos com infecção congênita apresentam afinidade inferior aos antígenos da rubéola, em comparação aos adultos imunizados. Além disso, recém-nascidos mais velhos com infecção congênita apresentam títulos mais altos de anticorpos IgG direcionados às proteínas E2 do que contra as E1. Recém-nascidos com infecção congênita apresentam diminuição das respostas imunes mediadas por células contra a rubéola, em comparação às crianças e aos adultos que adquiriram a infecção pós-natal, e os recém-nascidos infectados mais inicialmente na gestação apresentam respostas inferiores àqueles infectados posteriormente na gravidez. Estes tipos de testes podem ser realizados em algumas situações se uma investigação em relação à rubéola congênita estiver sendo realizada em um recém-nascido mais velho ou em uma criança. A rubéola pode ser cultivada a partir do líquido amniótico, e o líquido e as amostras das vilosidades coriônicas podem ser examinados por meio de microscopia eletrônica em relação à presença do vírus. Entretanto, a sensibilidade destes testes é baixa, e a PCR é o método preferido para a determinação da presença do vírus. A rubéola pode ser detectada por meio de PCR do RNA em tecidos fetais e placentários, líquido amniótico, amostras de vilosidades coriônicas e sangue fetal (152,154,155). Estes testes devem ser realizados entre 6 e 8 semanas após a infecção materna para minimizar a chance de um resultado falso-negativo ou falso-positivo.

O diagnóstico da SRC tem por base uma combinação de achados laboratoriais e clínicos (153). Os recém-nascidos necessitam de uma avaliação cardíaca e neurológica completa, a qual deve incluir um ecocardiograma, um exame por imagem neurológico, e uma avaliação oftálmica e audiológica. Os recém-nascidos devem realizar um HC, testes de função hepática e radiografias dos ossos longos. Alguns recomendam o exame do LCS. Recém-nascidos com achados clínicos anormais e consistentes com rubéola, a partir dos quais o vírus foi detectado por meio de PCR ou foi isolado e/ou que apresentam um título de IgM específico da rubéola positivo e/ou que apresentam persistência de títulos de anticorpos IgG específicos da rubéola são considerados como apresentando SRC confirmada. Os recém-nascidos que não apresentam quaisquer defeitos congênitos, mas que apresentam evidências laboratoriais de infecção congênita, são considerados como apresentando infecção congênita pela rubéola. Recém-nascidos com uma ou mais das manifestações clínicas oculares, cardíacas ou auditivas consistentes com SRC, com ou sem outras anormalidades comumente descritas, mas sem confirmação laboratorial completa, seriam classificados como apresentando uma condição compatível com SRC.

Tratamento e manejo

Não existe tratamento antiviral específico para a rubéola. O manejo de indivíduos infectados é de suporte, normalmente envolvendo diversas especialidades clínicas. Os pacientes com SRC com frequência necessitam de cirurgia corretiva. Crianças diagnosticadas com SRC ou infecção congênita pela rubéola ou doença compatível com SRC devem ser monitoradas em relação ao desenvolvimento de manifestações da doença de início tardio.

A prevenção da infecção por meio de programas de imunização para assegurar que a incidência da rubéola seja baixa e que as mulheres gestantes não sejam suscetíveis à rubéola é uma característica da estratégia para o combate à rubéola congênita (118,156,157). A cepa de vacina mais comumente utilizada é a vacina com o vírus da rubéola vivo atenuado RA 27/3, que é mais comumente administrada em combinação com vacinas para sarampo e caxumba (SCR), ou vacinas mais novas, que também contêm varicela

(SCR-V). Ela produz uma resposta de anticorpos em mais de 95% dos indivíduos com 12 meses de idade ou mais e tem eficácia de 90% para prevenir a doença por no mínimo 15 anos após a imunização. É seguro imunizar uma criança ou contatos familiares com a vacina contra a rubéola se a mãe gestante for suscetível. Uma vacina de reforço normalmente é administrada de 3 meses a 4 anos após a imunização inicial, como parte do cronograma de imunização de rotina na infância em jurisdições nas quais exista um programa de imunização contra a rubéola. Mulheres gestantes cuja condição imune em relação à rubéola não tenha sido estabelecida devem ser rastreadas na primeira visita pré-natal. As mulheres que se observou serem suscetíveis devem ser aconselhadas a respeito do risco de rubéola e devem buscar cuidados caso entrem em contato com outro indivíduo com suspeita ou diagnóstico de rubéola, ou se desenvolverem uma doença com erupção cutânea febril que seja consistente com rubéola.

As mulheres gestantes que eram soronegativas devem receber a imunização contra a rubéola imediatamente no período pós-parto. A imunização durante a gravidez deve ser evitada. Os programas que proporcionam esta imunização antes da alta hospitalar apresentam mais sucesso do que aqueles que exigem que a imunização seja fornecida em uma visita clínica pós-parto. Algumas mulheres podem desenvolver artrite ou artralgias pós-imunização no período pós-parto, particularmente aquelas com determinados fenótipos de antígenos leucocitários humanos de classe II (HLA-DR), em particular aquelas com DR4 e DR1 ou DR2 (158). O vírus da rubéola pode ser eliminado no leite materno e infectar o recém-nascido, mas isto não é uma contraindicação para a imunização materna pós-parto.

A imunização durante a gravidez não é recomendada. Mais de 700 mulheres foram acompanhadas após inadvertidamente terem sido imunizadas imediatamente antes da gravidez ou nas primeiras 12 semanas de gravidez (159). Foi demonstrado que o vírus da vacina cruza a barreira placentária em alguns poucos casos, mas a taxa de SRC observada foi zero. Entretanto, em um caso o recém-nascido excretou o vírus da vacina durante diversos meses. Mulheres gestantes suscetíveis devem evitar o contato com crianças com SRC ou infecção congênita pela rubéola durante o primeiro ano de vida do recém-nascido. Recém-nascidos com suspeita ou comprovação de rubéola congênita devem ser inseridos sob precauções de contato durante o primeiro ano de vida, exceto se houver sido demonstrado que apresentam culturas de rubéola negativas em duas ocasiões, com 3 meses de intervalo entre as coletas (157).

Sífilis

Foi declarado uma vez que "conhecer a sífilis é conhecer a medicina", em virtude da ampla variação de apresentações clínicas devido a esta bactéria. O *Treponema pallidum* (*TP*) é o agente causador da sífilis (160). Ele é um espiroqueta gram-negativo, que infeta naturalmente apenas os seres humanos, mas que pode causar doença em outros primatas, porcos e coelhos na condição laboratorial. Ele não cresce em meios convencionais. Não existe um modelo em animais para o estudo da patogênese da sífilis congênita. Ela é universalmente suscetível à penicilina, às cefalosporinas de terceira geração e aos antibióticos macrolídios. A sífilis é uma doença sexualmente transmissível entre adultos, e a sífilis congênita resulta primariamente da transmissão transplacentária da mãe infectada para o seu filho. A prevalência da sífilis entre as populações adultas férteis varia consideravelmente. Em todo o mundo, suspeita-se que a sífilis materna complique 1 milhão de gestações (161). O risco de sífilis congênita depende da prevalência da sífilis nas populações adultas locais, do estágio da doença materna, da coinfecção materna pelo HIV e, em grande parte, da eficácia do rastreamento materno pré-natal e dos programas de tratamento (162). A sífilis pode ser transmitida durante toda a gestação, mas o risco de transmissão aumenta na medida em que gestação progride (163). A transmissão ocorre entre 60 e 100% das gestações quando as mães apresentam sífilis primária ou secundária inicial. As mães no estágio latente e latente tardio a transmitem em 40 a 8% das gestações, respectivamente. Na última década, a taxa de sífilis congênita nos EUA variou de 8 a 10 casos por 100.000 nascimentos vivos.

Fisiopatologia e apresentação clínica

Após o espiroqueta cruzar a barreira placentária, ele se dissemina amplamente por todo o feto (164). As manifestações da sífilis congênita são o resultado das respostas do hospedeiro ao *T. pallidum* (165–167). Independentemente dos órgãos e sistemas envolvidos, o aspecto patológico dos tecidos infectados demonstra infiltração perivascular por linfócitos, células plasmáticas e endarterite obliterativa produtora de histiócitos e fibrose extensiva. As placentas nas quais a gravidez é complicada pela sífilis tendem a ser relativamente grandes, com vilosite focal e, naqueles recém-nascidos que são sintomáticos ao nascimento, funisite necrosante (168). Alguns poucos recém-nascidos infectados nascidos vivos podem apresentar manifestações claras da doença ao nascimento, normalmente exibindo lesões cutâneas vesiculares ou bolhosas e/ou hepatoesplenomegalia. Acredita-se que a maior parte dos recém-nascidos seja assintomática no período neonatal imediato. Aproximadamente 60% dos recém-nascidos afetados desenvolverão alguma manifestação clínica da sífilis congênita aos 3 meses de idade. O desenvolvimento de "catarro", uma secreção nasal purulenta espessa, que é altamente infecciosa e repleta de espiroquetas, junto com bolhas palmares e plantares (também altamente infecciosas) e esplenomegalia, é uma apresentação clínica altamente sugestiva de sífilis congênita e normalmente é observada com início aproximadamente em 3 semanas de vida. Osteocondrite e periostite podem ser observadas nos ossos longos ou nas costelas. Estas podem estar presentes ao nascimento em um recém-nascido de outro modo assintomático. Em alguns casos, isto pode resultar em fratura, e o recém-nascido declinará a movimentação do membro afetado (pseudoparalisia de Parrot). Outros sinais são menos específicos e incluem febre, linfadenopatia, pneumonite, irritabilidade, meningite, hepatoesplenomegalia, hepatite, icterícia, pancreatite, glomerulonefrite ou síndrome nefrótica, anemia hemolítica, coagulação intravascular disseminada (CID), trombocitopenia, ou falha de desenvolvimento. A pneumonia em virtude da sífilis demonstra classicamente opacificação completa de ambos os campos pulmonares, se não tratada (pneumonia alba). A anemia hemolítica pode estar associada à crioglobulinemia, à formação de complexos imunes e à macroglobulinemia e pode ser refratária ao tratamento e durar meses. A hepatoesplenomegalia é causada pela hematopoese extramedular e pela inflamação. A icterícia associada é causada por hemólise e/ou hepatite. A hepatite associada à sífilis normalmente apresenta concentrações altas de fosfatase alcalina, transaminases e gamaglutamil transferase, que pioram transitoriamente, mas significativamente com o tratamento com penicilina. Algumas crianças podem ter apresentações semelhantes à sepse fulminante, com hipoglicemia, acidose láctica, encefalopatia e CID associadas à insuficiência hepática. As anormalidades hepáticas podem persistir por até 1 ano após o tratamento. Recém-nascidos prematuros apresentam maior probabilidade de desenvolver doença precoce grave do que os recém-nascidos a termo. Entretanto, pode não haver o desenvolvimento de sinais até a puberdade em algumas crianças infectadas. Estes sinais tardios incluem alterações dos dentes permanentes (dentes de Hutchinson – incisivos centrais superiores com formato de pino e marcados; molares em amoreira – primeiros molares multicúspides), ceratite intersticial, glaucoma secundário, surdez do nervo VIII, deformidade nasal em sela em virtude da cicatrização da rinite sifilítica, paralisia de nervos cranianos, retardo do desenvolvimento, hidrocefalia, epilepsia, atrofia do nervo óptico, protuberância frontal, canelas em formato de sabre (arqueamento anterior da parte intermediária da tíbia) e articulações de Clutton (efusões sinoviais dos joelhos).

Diagnóstico

O *T. pallidum* pode ser detectado com colorações imuno-histoquímicas ou PRC realizada diretamente a partir do tecido placentário. Entretanto, o diagnóstico é obtido por meio de testes laboratoriais diagnósticos e as decisões sobre o manejo têm por base o histórico do tratamento materno e as avaliações iniciais do recém-nascido.

Um recém-nascido apresenta sífilis congênita se apresenta sinais físicos, laboratoriais ou radiográficos de sífilis (sífilis congênita confirmada/altamente provável), ou se a criança nasceu de mãe com sífilis não tratada, tratada inadequadamente, ou tratada de modo inferior ao ideal (sífilis congênita presumida) (169). O diagnóstico laboratorial requer a demonstração do *T. pallidum* por meio de PCR, microscopia de campo escuro, cepas de anticorpos fluorescentes, ou outras cepas específicas em tecidos do recém-nascido ou placentários (170). Alternativamente, se os testes de anticorpos do soro do recém-nascido (não do sangue do cordão) demonstrarem um título quatro vezes mais alto do que uma amostra materna testada simultaneamente por meio de reagina plasmática rápida (RPR) ou medições laboratoriais de pesquisa de doença venérea (VDRL), acredita-se então que o diagnóstico provavelmente esteja correto. A RPR pode não ser reativa se a mãe adquiriu a doença recentemente. O teste de anticorpos IgM com frequência não é confiável, tendo em vista os níveis altos de resultados de testes tanto falso-positivos quanto falso-negativos.

Além dos testes sorológicos, os recém-nascidos com suspeita de apresentarem sífilis congênita devem ser avaliados com radiografias dos ossos longos, exame do LCS, HC e determinações de enzimas hepáticas. Os critérios utilizados para diagnosticar a neurossífilis congênita incluem pleocitose mononuclear no LCS (≥ 25 células/mm^3), elevação da concentração de proteínas (> 150 mg/dℓ em recém-nascidos a termo e > 170 mg/dℓ em recém-nascidos prematuros) e uma VDRL no LCS reativa (171,172). Estes testes na realidade não são sensíveis nem específicos. A elevação dos leucócitos no LCS apresenta sensibilidade de 38% e especificidade de 88%. A elevação de proteínas no LCS apresenta sensibilidade de 56% e especificidade de 78%. A VDRL no LCS apresenta sensibilidade de 54% e especificidade de 90%. Se disponível, o teste mais sensível e específico é o exame do LCS por meio do teste de PCR.

O teste sorológico de rastreamento em relação à sífilis tradicionalmente utilizou a RPR e a VDRL como o teste inicial, e em seguida a sorologia positiva para o diagnóstico de sífilis era confirmada com a utilização do teste de antígeno treponêmico específico (o mais habitualmente utilizado sendo o ensaio de aglutinação de partícula passiva de TP – TPPA). Entretanto, esta sequência de testes laboratoriais foi alterada em muitos laboratórios nos últimos anos para o rastreamento da sífilis. O desenvolvimento de testes específicos treponêmicos mais automatizados levou primeiramente à sua utilização, seguida pelo uso de RPR e VDRL para a confirmação. A sensibilidade e a especificidade destes novos testes, que são o teste de TP-ELISA e o TP-CMIA (imunoensaio quimioluminescente específico de TP) são relatadas como sendo, em ambos, de 100% e 95%, respectivamente (173). Os testes de VDRL e RPR ainda são utilizados para avaliar a resposta à terapia e são os testes que devem ser utilizados para determinar se o recém-nascido necessita de investigação e tratamento para a sífilis congênita e para o acompanhamento que monitora o estado do recém-nascido.

Manejo e tratamento

Os algoritmos de manejo e tratamento têm por base uma combinação dos resultados das investigações da sífilis da mãe, do tratamento que ela recebeu, do teste de sífilis do recém-nascido, e dos resultados de estudos hematológicos, do LCS, da função hepática e da avaliação radiológica do recém-nascido (174). Todos os recém-nascidos de mães com testes de RPR/VDRL reativos e de anticorpos treponêmicos específicos positivos devem realizar um exame físico completo e um teste de VDRL e RPR para comparar os títulos àqueles da mãe. Todos os recém-nascidos devem realizar titulações de acompanhamento até que elas sejam negativas, ou que eles tenham alcançando um estado de "*serofast*". Nem todas as crianças precisam ser tratadas para a sífilis congênita, e os planos de manejo têm por base os resultados dos testes e os registros de tratamento da mãe e o exame físico do recém-nascido.

- Nenhum tratamento do recém-nascido é necessário apenas na situação em que a mãe tenha recebido o tratamento adequado com penicilina *antes* da gravidez, com um título estável baixo demonstrado ("*serofast*") de VDRL ≤ 1:2 ou RPR ≤ 1:4, e o exame físico do recém-nascido é normal
- O recém-nascido recebeu 50.000 U/kg de penicilina G benzatina IM como uma dose única
  ○ A mãe recebeu o tratamento adequado com penicilina antes da gravidez, com um título estável baixo demonstrado ("*serofast*") de VDRL ≤ 1:2 ou RPR ≤ 1:4, e o exame físico do recém-nascido é normal, mas existe a preocupação de que o recém-nascido não retornará para o acompanhamento
  ○ A mãe recebeu o tratamento adequado com penicilina *durante* a gravidez, mais de 4 semanas antes do parto, e demonstrou uma redução da VDRL ou RPR ≤ 1:4; a VDRL ou RPR do recém-nascido é *a mesma ou menos que* quatro vezes mais alta do que o título materno, e o exame físico do recém-nascido é normal
- O recém-nascido deve receber tratamento para a sífilis congênita, que é 50.000 U/kg de penicilina G aquosa IV a cada 12 horas × 7 dias se tiver 1 semana de idade ou menos e a cada 8 horas se tiver mais de 7 dias. Alternativamente, 50.000 U/kg de penicilina G procaína IM diariamente × 10 dias. Observe que se não for fornecido 1 dia de terapia, o ciclo inteiro deverá ser reiniciado
  ○ A mãe recebeu o tratamento adequado com penicilina durante a gravidez, mais de 4 semanas antes do parto, mas a VDRL ou RPR do recém-nascido é *quatro ou mais vezes mais alta* do que o título materno, ou se o exame físico do recém-nascido é *anormal*
  ○ A mãe recebeu o tratamento adequado, mas *dentro de 4 semanas* do parto
  ○ A mãe *não* recebeu o tratamento
  ○ O tratamento materno *não foi documentado*
  ○ O ciclo de tratamento materno envolveu a utilização de um *medicamento não penicilina*
  ○ Existem evidências de recidiva ou reinfecção materna, com *VDRL/RPR materna semelhante ou aumentada*.

As precauções para a PCI de rotina podem ser utilizadas para os recém-nascidos de outro modo saudáveis com comprovação ou suspeita de sífilis congênita. Entretanto, aqueles com lesões em pele ou membranas mucosas devem ser inseridos sob precauções de contato por até 24 horas após a administração da dose inicial de antibióticos (174). Em muitos países, a sífilis congênita é uma doença comunicável, e oficiais de saúde pública conduzirão o rastreamento do contato para identificar e tratar outros indivíduos infectados.

Borrelia burgdorferi (doença de Lyme)

A *Borrelia burgdorferi* é outro espiroqueta, mas um que é transmitido para os seres humanos na América do Norte por meio da picada de carrapatos (*Ixodes scapularis* [*dammini*] e *Ixodes pacificus*) (175). Existem duas outras espécies de *Borrelia* que podem causar a doença de Lyme na Europa e na Ásia (*Borrelia afzelii* e *Borrelia garinii*), mas a *B. burgdorferi* será a espécie de *Borrelia* primária discutida, tendo em vista que as doenças produzidas em geral são semelhantes. Tem havido uma controvérsia considerável a respeito da doença de Lyme ao longo da última década, incluindo do risco para o recém-nascido quando a infecção aguda ocorre durante a gravidez. Além disso, a observação mais difusa de carrapatos infectados aumentou ao longo das últimas décadas, e a área na América do Norte na qual a transmissão endêmica ocorre continua a expandir. Mais ainda, as infecções com outras doenças transmitidas por estes carrapatos (babesiose e anaplasmose granulocítica humana) também têm sido cada vez mais descritas em novas regiões. Ocasionalmente podem ocorrer infecções mistas. Todas estas doenças transmitidas por carrapatos podem afetar as mulheres gestantes.

Fisiopatologia e apresentação clínica

A apresentação clínica da doença de Lyme não tratada após o período neonatal envolve três estágios gerais (175). O primeiro estágio ocorre dentro de 7 a 28 dias após a picada do carrapato e envolve o desenvolvimento de uma erupção cutânea característica, o eritema migratório (EM), no local da picada do carrapato. Isto ocorre em aproximadamente 80% dos pacientes infectados. O segundo estágio envolve a disseminação inicial do espiroqueta e é manifestado por meio de diversas lesões de EM, junto com achados neurológicos e/ou cardíacos. Os achados neurológicos podem incluir meningite, paralisia unilateral ou bilateral de nervos faciais, e neuropatias motoras e/ou sensoriais periféricas. Os achados cardíacos normalmente envolvem o bloqueio atrioventricular de primeiro grau. Durante o primeiro e o segundo estágios, o espiroqueta pode ser recuperado a partir do sangue em até 50% dos casos. A doença de Lyme tardia pode se desenvolver meses a anos após a infecção inicial e é caracterizada por artrite intermitente ou persistente, que normalmente envolve uma ou mais articulações grandes, especificamente o joelho, junto com distúrbios cognitivos sutis, os quais podem indicar encefalopatia, ou polineuropatia que envolve dor radicular espinal ou parestesias distais. A *B. garinii* pode ser responsável por uma forma mais grave de encefalomielite crônica. Alguns pacientes demonstram uma síndrome pós-doença de Lyme prolongada, que pode ser debilitante e em relação à qual a causa e o tratamento ainda não foram claramente determinados. Podem ocorrer reinfecções com picadas subsequentes por carrapatos infectados entre os indivíduos que foram adequadamente tratados durante os estágios primário ou secundário anteriores da doença.

Tendo em vista que as *Borrelia* são espiroquetas e que claramente ocorre uma fase de transmissão sanguínea com disseminação, existe uma preocupação sobre a transmissão placentária para o feto naquelas ocasiões. Até o momento não houve a identificação de uma síndrome de doença de Lyme congênita. Especificamente, estudos realizados em áreas altamente endêmicas, que envolvem mais de 3.700 gestações, não demonstraram uma associação com a sorologia materna positiva para doença de Lyme e/ou um histórico de picada de carrapato na gravidez com desfechos adversos da gravidez, incluindo malformações fetais (176-179). Entretanto, o espiroqueta pode ser transmitido para o feto quando a mãe não é tratada, e existe um relato de caso no qual isto ocorreu apesar da terapia com penicilina no primeiro trimestre (180,181). No pós-natal, não existem evidências de transmissão de mãe para filho por meio do leite materno ou do contato próximo.

Diagnóstico

O diagnóstico do primeiro estágio da doença de Lyme em mulheres gestantes é obtido clinicamente, com base na presença de EM e de um histórico de picada de carrapato e/ou residência em/viagem para uma área endêmica conhecida nas semanas antecedentes (175). O diagnóstico dos estágios mais tardios da doença também tem por base uma suspeita clínica e um histórico de provável exposição. É recomendado o teste sorológico para as mulheres gestantes sintomáticas com um histórico de provável exposição. Em algumas localidades, o teste em relação à anaplasmose granulocítica humana e/ou babesiose também deve ser considerado. Não é recomendado o rastreamento em relação à doença de Lyme na gravidez para as mulheres assintomáticas sem um histórico recente de exposição. O teste sorológico normalmente é realizado por meio de um procedimento em duas etapas por laboratórios diagnósticos, no qual um ELISA ou ensaio imunofluorescente positivo é confirmado por meio de um teste *Western blot* de IgG e IgM. Um teste ELISA mais novo (ELISA de peptídio VisE C6) está sendo avaliado como um teste com etapa única. Pode haver uma variação na sensibilidade e na especificidade dos testes entre os laboratórios, mas esta normalmente é mínima. Os indivíduos com suspeita de infecção por outras cepas além de *B. burgdorferi* devem ser testados com ELISA VisE. Os indivíduos no estágio inicial da doença podem apresentar um teste sorológico negativo. Os indivíduos que foram tratados inicialmente na sua doença podem não desenvolver anticorpos. Os indivíduos que tiveram sintomas há mais de 2 meses podem apresentar anticorpos IgM negativos, mas serão soropositivos com o teste *Western blot* de IgG. Os anticorpos IgG positivos declinarão ao longo do tempo com e sem tratamento, mas permanecem detectáveis por diversos anos. A taxa de declínio dos anticorpos não é útil como uma indicação da eficácia do tratamento.

Apesar do provável baixo risco de infecção, recém-nascidos de mulheres gestantes que apresentaram o diagnóstico de um estágio primário ou secundário da infecção durante a gravidez provavelmente precisarão ser avaliados em relação à doença de Lyme até mesmo se a mãe recebeu tratamento. Em recém-nascidos assintomáticos, isto pode ser realizado por meio da obtenção de testes sorológicos seriados em relação à doença de Lyme para documentar o declínio e o desaparecimento de anticorpos transplacentários maternos. Estes podem persistir por diversos meses, e os pais precisarão ser adequadamente aconselhados. É possível o teste por meio de PCR e, na situação em que o recém-nascido não está bem e há uma suspeita clínica de doença de Lyme, é recomendada a consulta com o microbiologista no laboratório que coordena o teste diagnóstico, para facilitar o teste e para assegurar que ele seja realizado adequadamente em um laboratório certificado.

Tratamento e manejo

O tratamento de mulheres gestantes que se observe apresentarem doença de Lyme depende do estágio da doença e se está presente envolvimento neurológico (175). Para a doença primária que envolve EM, 500 mg de amoxicilina oral 3 vezes/dia durante 14 a 21 dias, ou 500 mg de axetilcefuroxima 2 vezes/dia durante o mesmo período de tempo, se alérgico à amoxicilina. Para aqueles com sintomas neurológicos, é recomendada ceftriaxona (2 g ao dia) ou cefotaxima (2 g 3 vezes/dia) intravenosa por 14 a 28 dias. As mulheres gestantes cuja única manifestação neurológica é a paralisia de nervos faciais podem ser tratadas com amoxicilina oral. A artrite é tratada com antibióticos orais ou intravenosos por 30 a 60 dias. As mulheres que se observe serem soropositivas para doença de Lyme na gravidez e que são assintomáticas não necessitam de tratamento. As mulheres que foram picadas por carrapato recentemente não necessitam de profilaxia com antibiótico.

Não existem diretrizes para o manejo ou o tratamento do recém-nascido que se observe estar infectado por *B. burgdorferi*. Uma consulta com um especialista em doenças infecciosas pediátricas seria recomendada.

As mulheres gestantes devem ser aconselhadas a respeito da prevenção contra picadas de carrapato ao evitar áreas infectadas por carrapatos ou, se isto não for possível, reduzir o risco de contato por meio da utilização de roupas protetoras, repelentes de insetos (repelentes que contêm DEET são considerados seguros na gravidez), e por meio do exame diário completo do corpo em relação a carrapatos e da rápida remoção de quaisquer que se observe estarem afixados.

Varicela-zóster

O vírus varicela-zóster (VVZ) causa a infecção primária, a varicela (catapora), e uma doença distintiva associada à reativação – o herpes-zóster (cobreiro) (182-184). Ele é um vírus com DNA de filamento duplo e envelopado da família dos herpes. Existe apenas um sorotipo, mas existem algumas poucas cepas distintas. Este é um vírus altamente infeccioso. Antes de 1995, estimava-se que 95% das mulheres gestantes fossem imunes à varicela. A epidemiologia mudou com a introdução da vacina contra varicela para crianças. A incidência da doença entre as crianças diminuiu dramaticamente nas jurisdições que possuem programas de imunização na infância universais que incluem a vacina contra a varicela (185,186). Portanto, o risco de exposição à varicela é baixo. Entretanto, a cobertura da imunização não tem sido universalmente alta e foi demonstrado que a imunidade induzida pela vacina após uma única imunização na infância declina razoavelmente ao longo do tempo. Embora agora exista um programa de dose de reforço em vigor na maior parte das jurisdições, atualmente pode haver uma porcentagem mais baixa de mulheres imunes nas idades férteis do que havia anteriormente. Além disso, mulheres de países tropicais provavelmente não foram imunizadas, e provavelmente não foram expostas ao vírus. Portanto, a varicela permanece uma preocupação (187). O período de incubação varia de 10 a 21 dias após a exposição, com a maioria dos indivíduos desenvolvendo a doença entre 14 e 16 dias após a exposição. Os indivíduos são mais infecciosos no dia imediatamente anterior ao e no dia do desenvolvimento da erupção cutânea. A transmissão ocorre a partir da exposição às secreções respiratórias infectadas, que podem ser transmitidas pelo ar. Os indivíduos com zóster podem transmitir o vírus para indivíduos suscetíveis que tenham um contato direto com as lesões do zóster. Os indivíduos imunossuprimidos podem desenvolver zóster disseminado e transmitir o vírus por meio de secreções das vias respiratórias infectadas do mesmo modo que os indivíduos com varicela primária. A incidência estimada de infecção por varicela gestacional antes da instituição da imunização contra a varicela de rotina em crianças nos EUA era de 1 a 7 por 10.000 gestações (188). A incidência real de zóster na gravidez é desconhecida, mas estima-se que seja de 0,5 por 10.000 gestações. A síndrome da varicela congênita é rara. Estima-se que o risco da varicela congênita seja inferior a 0,5% das infecções maternas que ocorrem antes de 12 semanas de gestação, 2% se a mãe adquiriu a varicela entre 13 e 20 semanas de gestação, e 1% se ela a adquiriu após aquele período (189,190). Entretanto, aproximadamente 25% dos recém-nascidos cujas mães contraíram varicela nas últimas 3 semanas de gestação apresentarão infecção clínica. O risco de síndrome da varicela congênita ou de infecção clínica se a mãe desenvolveu zóster durante a gravidez é desconhecido, mas suspeita-se que seja insignificante.

Fisiopatologia e apresentação clínica

Na transmissão pós-natal, o VVZ é transmitido a partir de secreções infecciosas, por meio da mucosa conjuntival e/ou nasal/oral (184,187,191). A infecção primária das vias respiratórias é seguida pela replicação viral nos linfonodos regionais e das tonsilas por 4 a 6 dias e em seguida se difunde sistemicamente para outros órgãos internos. Em seguida existe uma viremia secundária, que é associada ao envolvimento cutâneo e ao desenvolvimento da erupção cutânea característica. Na gravidez, a infecção do feto ocorre durante o primeiro ou o segundo estágio virêmico. Os locais de infecção no feto não estão claros. Acredita-se que ocorra catapora fetal, com base nos achados de cicatrizes cutâneas. Após a resolução, existe uma infecção subsequente dos gânglios da raiz dorsal, que pode resultar em destruição celular do tecido nervoso.

Muito poucas infecções pós-natais pela varicela são subclínicas; entretanto, as infecções em crianças jovens, com menos de 1 ano de idade, podem não ser detectadas, tendo em vista que eles tendem a apresentar muito poucas lesões. Tipicamente no período pós-natal, a doença consiste em febre, mal-estar e uma erupção cutânea prurítica distintiva (191). Pode haver um período prodrômico de febre, mal-estar e/ou mialgia 1 a 4 dias antes do desenvolvimento da erupção cutânea. A erupção cutânea normalmente tem início na face e no tronco e se move em direção aos membros. Ela é caracterizada por grupos de máculas sucessivas, que se desenvolvem em pápulas e em seguida em vesículas. As vesículas iniciais são descritas classicamente como "lágrimas em uma base vermelha". Ao longo das próximas 24 horas, elas gradualmente foram crostas. A erupção cutânea demonstra caracteristicamente uma combinação de vesículas, pápulas e lesões com crostas de diferentes tamanhos observadas ao mesmo tempo. Novas lesões surgem diariamente ao longo de 3 a 5 dias. Após as lesões terem formado crostas e nenhuma lesão ter surgido ao longo de um período de 24 a 48 horas, o indivíduo deixa de ser considerado infeccioso. A morbidade e a mortalidade aumentam com a idade. Embora os adultos sejam responsáveis apenas por aproximadamente 2% dos casos de varicela clínica, 25% da mortalidade em virtude da varicela ocorrem nesta faixa etária. As complicações incluem o desenvolvimento de pneumonia por varicela, que é descrita com mais frequência entre mulheres gestantes, encefalite, diátese hemorrágica e infecções cutâneas bacterianas secundárias, em particular fasciite necrosante em virtude de SGA.

O zóster tende a apresentar inicialmente dor na raiz nervosa ao longo de um dermátomo, seguida dentro de dias a semanas pelo surgimento de uma erupção cutânea papular/vesicular. Ela normalmente é unilateral e envolve um ou dois dermátomos adjacentes. A erupção cutânea que se estende além de dois dermátomos implica uma reativação do VVZ disseminada.

A transmissão do VVZ para o feto ocorre por meio da via transplacentária. Existem algumas evidências *in vitro* de que ela possa resultar em rupturas cromossômicas nas células fetais, particularmente em leucócitos fetais (192). Também existe uma suspeita de que haja um aumento na incidência de leucemia entre os recém-nascidos expostos à varicela na gestação; entretanto, as quantidades envolvidas são muito pequenas para confirmar a associação (193).

As anormalidades congênitas associadas à varicela gestacional são primariamente cutâneas, musculoesqueléticas, neurológicas e oculares (183,189,190). As anormalidades cutâneas mais comuns são as lesões cicatriciais. As anormalidades em membros incluem hipoplasia, atrofia e/ou paresia. A hipoplasia em membros normalmente é unilateral e envolve a perna. Entretanto, tem sido descrito o envolvimento do braço, da mandíbula ou do hemitórax. Podem ser observados dígitos rudimentares. Acredita-se que a fisiopatologia das anormalidades em membros seja uma consequência da neuropatia que resulta da lesão dos gânglios dorsais e das colunas anteriores do cordão espinal. São observadas cicatrizes cutâneas em membros hipoplásicos, no tronco, ou no membro oposto (ver a Figura 44.4). Os achados do SNC mais comumente incluem microcefalia, atrofia cortical e cerebral, retardo psicomotor, convulsões e calcificações cerebrais focais. Outros achados que têm sido observados incluem peso baixo ao nascimento, disfunção autônoma que se manifesta como a perda do controle dos esfíncteres intestinais e urinários, disfagia, obstrução intestinal e síndrome de Horner. Anormalidades oculares unilaterais ou bilaterais também são comuns. Estas incluem atrofia do nervo óptico, catarata, coriorretinite, microftalmia e/ou nistagmo. A taxa de mortalidade durante os primeiros poucos meses de vida entre os recém-nascidos com síndrome da varicela congênita é relatada como sendo de 30%. Entre os sobreviventes, 15% desenvolverão zóster em algum momento nos primeiros 4 anos de vida.

Diagnóstico

No paciente pós-natal, a varicela e o zóster em geral são diagnosticados por meio do aspecto clínico da erupção cutânea (187). Com frequência a confirmação laboratorial não é necessária. Os testes que devem ser realizados quando o diagnóstico é duvidoso incluem os testes sorológicos em relação aos anticorpos IgG e IgM específicos da varicela e/ou isolamento por meio de cultura viral ou detecção do antígeno específico do VVZ por meio de coloração para imunofluorescência de raspados celulares ou detecção do vírus nas lesões por meio de teste de PCR. Anticorpos IgM específicos da varicela podem ser detectados por diversos meses após

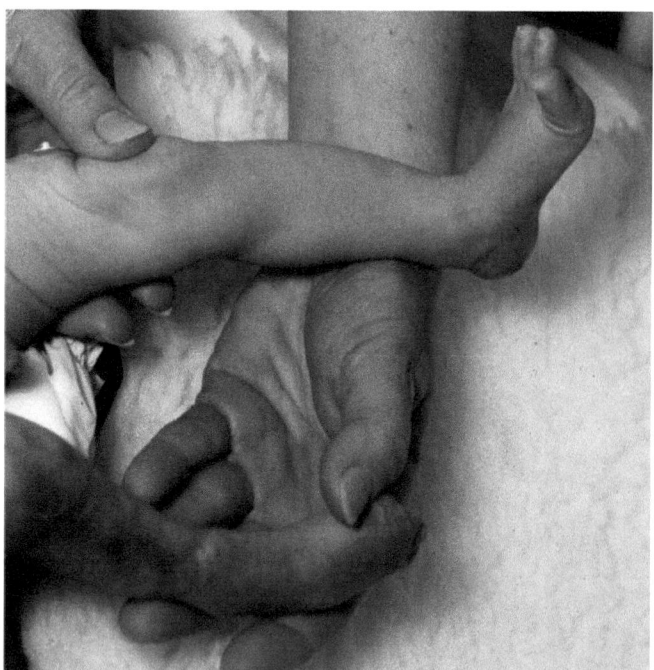

Figura 44.4 Atrofia de membro e fibrose cutânea cicatricial em um recém-nascido com síndrome da varicela congênita. De Knipe DM, Howley PM, eds. *Fields virology*, 6th ed. Philadelphia, PA: Lippincott Williams & Wilkins, 2013.

a infecção aguda e podem ser observados no momento do zóster clínico. Tem ocorrido o desenvolvimento de diversos testes de IgG específica da varicela, mas atualmente é o teste de ELISA que tem sido utilizado de modo rotineiro na maior parte dos laboratórios, o qual apresenta um alto nível de sensibilidade e especificidade. Duas amostras, coletadas com 1 semana de intervalo, podem ser utilizadas para demonstrar o aumento dos títulos de IgG. Se a primeira amostra for coletada tardiamente na evolução da doença, um único título de IgG antivaricela alto é considerado diagnóstico de infecção recente, em associação a um quadro clínico compatível.

O diagnóstico pré-natal da síndrome da varicela congênita é obtido por meio de uma combinação dos resultados de ultrassonografia que buscam anormalidades congênitas e da detecção do DNA do VVZ, por meio de PCR, a partir do sangue fetal ou do líquido amniótico (194). A PCR do VVZ pode ser realizada entre 17 e 21 semanas de gestação e é muito sensível para detectar a infecção. Uma investigação anatômica detalhada por ultrassonografia deve ser realizada no mínimo 5 semanas após a infecção materna para detectar quaisquer anormalidades. Uma PCR do VVZ negativa e um resultado normal do exame de ultrassonografia indicam que a infecção pelo VVZ congênita ou a síndrome da varicela congênita é improvável. Uma PCR de DNA positiva indica que existe um risco de doença, e a ultrassonografia fetal deve ser repetida entre as 22 e 24 semanas de gestação. Se a segunda ultrassonografia for normal, então o risco de síndrome da varicela congênita é remoto.

O diagnóstico pós-natal de síndrome da varicela congênita depende do histórico da doença materna no primeiro ou no segundo trimestre, da presença de anormalidades congênitas compatíveis, e das evidências de infecção no recém-nascido. A infecção do recém-nascido é confirmada por meio da detecção do DNA do VVZ a partir do sangue coletado ou da presença de anticorpos IgM específicos do VVZ no sangue do recém-nascido obtido logo após o nascimento, ou da persistência de IgG específica do VVZ após os 7 meses de idade. O desenvolvimento de zóster durante a infância somente é observado em recém-nascidos com infecção congênita e, assim, seria diagnóstico.

Tratamento e manejo

As considerações sobre o tratamento da varicela evoluíram ao longo dos últimos 10 anos (182,195). Crianças que recebem tratamento com aciclovir oral apresentarão uma evolução abreviada da doença e do período de infectividade. Mulheres gestantes com pneumonia por varicela ou outras complicações relacionadas à varicela necessitam de hospitalização e tratamento com aciclovir IV (10 mg/kg a cada 8 horas). Não há quaisquer estudos controlados que abordem o tratamento da varicela não complicada na gravidez. A American Academy of Pediatrics não recomenda o tratamento com aciclovir nesta situação, citando preocupações de segurança. Entretanto, o aciclovir tem sido utilizado com frequência para tratar as infecções pela varicela, o zóster e o herpes simples na gravidez, sem efeitos adversos significativos. Portanto, muitos especialistas recomendam o tratamento de quaisquer mulheres gestantes com varicela não complicada com aciclovir oral (20 mg/kg 4 vezes/dia durante 5 dias). Não se sabe se o tratamento reduz o risco ou a gravidade da síndrome da varicela congênita.

Atualmente não existem recomendações para o rastreamento sorológico de rotina de mulheres gestantes. Muitos obstetras obtêm um histórico verbal da exposição e realizam o teste sorológico apenas daquelas que não têm certeza a respeito da sua situação. A vacina contra a varicela não deve ser administrada na gravidez, mas ela pode ser utilizada com segurança no período pós-parto. As mães que não sabem se tiveram varicela ou se receberam a vacina contra a varicela devem ser testadas em relação a anticorpos IgG do VVZ se ocorreu uma exposição conhecida ou suspeita. Provavelmente será observado que a maioria é imune. Àquelas que se observa serem imunes e que apresentam uma exposição conhecida ao VVZ pode ser fornecida a imunoglobulina da varicela se a exposição ocorreu dentro de 10 dias. A formulação atual nos EUA e no Canadá é a VariZIG®, e a dose para adultos é de 625 unidades, administrada por via intramuscular. Se a VariZIG® ou um produto semelhante não estiver disponível, tem sido utilizada a IGIV a uma dose de 400 mg/kg. Não se sabe se o uso de quaisquer destes produtos prevenirá a síndrome da varicela congênita.

Não existem recomendações para o tratamento antiviral de crianças nascidas com a síndrome da varicela congênita.

Parvovírus B19

O parvovírus B19 humano é um vírus com DNA de filamento único pequeno e não envelopado, que não cresce em cepas celulares convencionais, mas que pode ser propagado em células precursoras eritroides (196). Existem muitos genótipos diferentes, mas apenas o B19 é o tipo de antígeno atualmente reconhecido que causa doença em seres humanos (197). Ele é disseminado primariamente a partir das secreções respiratórias. O período de incubação normalmente é de 4 a 14 dias, mas tem sido descrito que se estende por até 21 dias. As infecções são mais comuns nos meses do inverno, e existem epidemias a cada 4 a 5 anos. As pesquisas sorológicas da imunidade contra o parvovírus B19 entre mulheres gestantes variam de 30 a 80%, dependendo do país pesquisado, da condição socioeconômica das mães, do número de irmãos que a mãe teve, e da exposição da mãe a crianças (198-200). Estima-se que de 1 a 7% das mulheres soronegativas realizem a soroconversão durante a gravidez. As taxas mais altas ocorrem durante os meses do inverno em um ano de epidemia. As taxas são mais altas para as mulheres cujas profissões as colocam em contato com grandes quantidades de crianças, tais como prestadoras de cuidados em creches e professoras. Embora haja uma suspeita de que a transmissão da infecção para o recém-nascido seja entre 20 e 50%, felizmente o risco real de doença para o feto em virtude da infecção materna é relativamente baixo, com um risco inferior a 10% de desfecho adverso para a gravidez (201). No caso de gêmeos, pode ocorrer uma condição de doença discordante, com um recém-nascido sendo gravemente afetado e o outro sendo essencialmente normal. O desfecho primário é a perda fetal se a infecção ocorrer nas primeiras 20 a 22 semanas de gestação. O risco estimado de hidropisia fetal quando a mãe adquire o parvovírus B19 na gravidez é de aproximadamente 2% (IC de 95%: 1,2 a 5,9%).

Fisiopatologia e apresentação clínica

Ele é o agente causador da quinta doença ou eritema infeccioso, uma síndrome normalmente observada em crianças em associação a uma erupção cutânea em "bochecha estapeada" imunomediada característica (196,197). A erupção cutânea é rendilhada ou reticulada, se propaga para o tronco e as extremidades, e pode durar por até 2 semanas. Ela também pode reaparecer com a exposição à luz solar, alterações de temperatura, ou estresse emocional. Também pode haver uma diversidade de outras apresentações da erupção cutânea associadas, incluindo eritema multiforme. Alguns adultos apresentarão uma doença semelhante à influenza, e com frequência também há artrite simétrica imunomediada, que normalmente envolve as mãos, mas que também pode envolver os punhos, os tornozelos e os joelhos. Entretanto, metade dos adultos infectados demonstra uma apresentação subclínica. Ela está associado à crise aplásica na anemia falciforme e em outras doenças hemolíticas e, de importância para a neonatologia, à hidropisia fetal. Produz uma infecção lítica em células precursoras eritroides humanas em virtude do tropismo pelo antígeno P eritrocitário (globosídeo). Os indivíduos que apresentam o fenótipo "p" são naturalmente resistentes à infecção pelo parvovírus B19 (estima-se que sejam 1 a cada 200.000) (196,202). O globosídeo também é observado em megacariócitos, células endoteliais, placenta, fígado fetal e células cardíacas. O parvovírus B19 também se liga a outros glicofosfolipídios observados em granulócitos, bem como em células renais, hepáticas, cardíacas e intestinais. Portanto, a infecção por este vírus tende a envolver diversos órgãos e sistemas. Em relação aos recém-nascidos, a medula óssea fetal suprimida leva à anemia crônica, a qual não é bem tolerada pelo feto, e ocorre o desenvolvimento de insuficiência cardíaca congestiva, que leva à anemia grave. O parvovírus B19 também pode afetar diretamente a função do músculo cardíaco, o que pode contribuir para a doença (203). Tem sido relatada uma diversidade de outras anormalidades congênitas entre recém-nascidos com infecção pelo parvovírus B19, mas a causa não foi estabelecida.

Diagnóstico

O diagnóstico da infecção com frequência é obtido clinicamente em crianças quando elas apresentam uma erupção cutânea característica (197). A presença de anticorpos IgM específicos do parvovírus B19 é o método habitual de diagnóstico da infecção nova ou recente. Ele está presente dentro de 4 dias do aparecimento da erupção cutânea e dura por aproximadamente 4 meses. Os anticorpos IgG do parvovírus B19 podem ser detectados aproximadamente na 2ª semana da doença. A soroconversão na gravidez pode ser determinada por meio da comparação dos resultados de testes sorológicos de amostras coletadas no momento da doença materna, ou 2 a 3 semanas após a suspeita de exposição, aos das amostras coletadas no início da gravidez. Além disso, o parvovírus B19 pode ser detectado em amostras sanguíneas com a utilização de tecnologia de PCR, mas o vírus pode ser detectável por meio deste método durante diversos meses após a infecção aguda. As mulheres em que se observa a soroconversão durante a gravidez são acompanhadas cuidadosamente. Naquelas nas quais é verificada uma suspeita de desenvolvimento de hidropisia fetal, o diagnóstico da infecção fetal pode ser obtido por meio de uma combinação de testes do sangue fetal em relação ao anticorpo IgM do parvovírus B19 e a observação do DNA do parvovírus B19 por meio do teste do líquido amniótico por PCR. O diagnóstico da infecção no recém-nascido é obtido primariamente por meio da detecção do anticorpo específico do parvovírus B19 ou da presença de DNA do parvovírus B19 no sangue ou nos tecidos (204).

Tratamento e manejo

Não existe tratamento específico para o parvovírus B19. Embora tenha havido um caso publicado no qual a IGIV foi utilizada com sucesso, esta não é uma terapia recomendada atualmente (205). Essencialmente, o manejo do feto hidrópico pode incluir transfusões de sangue *in utero* (196). No pós-natal, o tratamento é de suporte e envolve transfusões com troca parcial ou transfusões simples de concentrados de hemácias até que a hemoglobina esteja estabilizada. Recém-nascidos diagnosticados com hidropisia fetal devem nascer em uma instalação com cuidados neonatais terciários. Estes recém-nascidos são de difícil manejo no período neonatal imediato. A maioria necessitará de assistência à respiração e ventilação mecânica, e isto pode ser complicado pela presença de edema pulmonar, bem como de grandes efusões pleurais e ascite peritoneal. Estas podem necessitar de drenagem de urgência para facilitar a reanimação. Os critérios clínicos para decidir por realizar a transfusão de sangue fetal intrauterina são complexos, tendo em vista que aproximadamente dois terços dos recém-nascidos diagnosticados com hidropisia fetal associada ao parvovírus B19 apresentarão resolução da hidropisia sem tratamento específico. A maior parte destes não é daqueles gravemente afetados. Aproximadamente um terço dos fetos afetados também apresenta trombocitopenia. Portanto, caso sejam realizadas transfusões intrauterinas, é importante verificar a contagem de plaquetas fetais e estar preparado para administrar plaquetas, tendo em vista que pode ocorrer exsanguinação durante o procedimento se o feto estiver trombocitopênico. Em geral, não existem sequelas a longo prazo para aqueles recém-nascidos que se recuperam, embora tenha havido relatos recentes de desfechos adversos do neurodesenvolvimento, apesar de não estar claro se isto está relacionado à gravidade da doença no período neonatal. Eles não apresentam risco de infecção crônica. Os indivíduos com infecções pelo parvovírus B19 ativas devem ser inseridos sob precauções em relação a gotículas. Os recém-nascidos com infecção congênita não precisam ser inseridos sob precauções adicionais se a hidropisia estava resolvida na ocasião do nascimento (206).

Malária

Existem cinco cepas reconhecidas de parasitas plasmódio que podem causar a malária humana: *P. falciparum, P. ovale, P. vivax, P. malariae* e *P. knowlesi* (207,208). Estes parasitas apresentam um ciclo de vida complexo, que envolve estágios de desenvolvimento em ambos, o vetor mosquito anófele e o hospedeiro humano. Resumidamente, esporozoítos são injetados dentro da pele humana junto com a saliva no momento da picada de um mosquito infectado. Eles são transportados até o fígado por meio da disseminação pela corrente sanguínea. Dentro do fígado, eles invadem os hepatócitos e se dividem rapidamente, até que sejam formados esquizontes maduros. Todos estes esquizontes contêm milhares de células-filhas (merozoítos). Esta fase da infecção é denominada estágio exoeritrocítico. Em seguida os esquizontes se rompem, cujo momento é específico de cada espécie; o período de tempo mais breve envolve o *P. falciparum*, que demora de 6 a 16 dias. Isto libera os merozoítos para dentro da corrente sanguínea, onde eles invadem os eritrócitos (estágio eritrocítico). Os merozoítos amadurecem dentro dos eritrócitos a partir das formas aneladas, até os trofozoítos e os esquizontes maduros nos eritrócitos, e em seguida são liberados. A maioria dos merozoítos dos esquizontes em seguida reinfecta os eritrócitos adjacentes, e o ciclo eritrocítico inicia novamente. O momento deste processo difere para as diferentes espécies de parasitas e é de 24 horas para o *P. knowlesi*, 48 horas para o *P. falciparum, P. vivax* e *P. ovale*, e de 72 horas para o *P. malariae*. Alguns dos merozoítos se diferenciam em gametas masculinos ou femininos, os quais são então ingeridos por um mosquito anófele durante outra alimentação com sangue. As formas sexuais completam o seu ciclo dentro da parte intermediária do intestino do mosquito e em seguida migram até as glândulas salivares, para serem injetados no hospedeiro humano na próxima alimentação. Na infecção pelo *P. vivax* e pelo *P. ovale*, alguns dos parasitas não são liberados dos hepatócitos com a infecção inicial e formam hipnozóitos, que podem permanecer dormentes por diversos meses ou anos antes de serem liberados. Nem o *P. falciparum* nem o *P. malariae* formam hipnozóitos, mas, apesar disto, a infecção pelo *P. malariae* pode ser complicada por uma recidiva tardia, diversos anos após a infecção inicial. A distribuição dos diversos parasitas maláricos não é estática, e existem áreas que atualmente estão enfrentando a renovação da doença endêmica. Além disso, a resistência aos medicamentos antimaláricos também está aumentando e mudando de modo razoavelmente rápido. A malária na gravidez é um problema importante em diversas regiões do mundo, e estima-se que 10.000 mulheres e 200.000 recém-nascidos morrem como resultado das infecções maláricas durante a gravidez (209). O risco de doença grave, morte materna e desfecho desfavorável da gravidez é mais alto entre as primigrávidas que vivem em regiões de alta prevalência endêmica, entre mulheres gestantes em regiões hipoendêmicas e entre mulheres gestantes que viajam de uma região livre da malária (tal como a maior parte da América do Norte) ou com baixa endemia para uma região altamente endêmica durante a sua gravidez (210-213). O *P. falciparum* é a espécie associada ao maior risco, seguido pelo *P. vivax*.

Fisiopatologia e apresentação clínica

O grau de doença associado à malária tem por base o grau de parasitemia durante a fase nos eritrócitos, a qual, por sua vez, está relacionada à espécie do parasita, com o *P. falciparum* produzindo a mais alta carga parasitária, ao grau de imunidade específica anterior contra o parasita e ao estado do sistema imune em geral. Mulheres gestantes apresentam maior risco do que as mulheres não gestantes. As mulheres gestantes que também são soropositivas para o HIV apresentam um risco ainda maior de doença grave (214-216). As mulheres que vivem em regiões altamente endêmicas apresentam mais probabilidade de ter vivenciado um ou mais episódios de malária e, portanto, é mais provável que sejam parcialmente imunes. Elas ainda são de risco para a aquisição da malária, mas há menor probabilidade de apresentarem doença grave. As mulheres que deixam as áreas de alta atividade endêmica perdem esta imunidade parcial ao longo do tempo e, portanto, são mais suscetíveis se retornam. O motivo pelo qual as mulheres primigrávidas apresentam um grande risco de doença grave nas regiões altamente endêmicas é que, no mínimo em relação ao *P. falciparum*, existe uma imunidade específica da gravidez contra a malária. Os eritrócitos infectados com determinados clones do *P. falciparum* apresentam a capacidade de sequestro nos espaços intervilosidades da placenta (217). A malária placentária ocorre em aproximadamente 40% das gestações das primigrávidas afetadas (variação de 16 a 63%), em comparação a aproximadamente 20% nas multigrávidas (variação de 12 a 33%) (218,219). A infecção placentária pode ser detectada até mesmo na situação em que esfregaços periféricos não produzem o parasita. A gravidez tende a selecionar aqueles clones que apresentam a capacidade de infectar a placenta (malária associada à gravidez), e com gestações sucessivas nas áreas endêmicas, as mulheres se tornam parcialmente imunes a estes clones. É interessante observar que as mulheres produzem anticorpos específicos contra estes clones, enquanto os homens não produzem. Estes clones específicos do *P. falciparum* expressam uma classe de antígenos de superfície variáveis (ASV), que resultam na capacidade dos eritrócitos infectados pelo parasita de aderir ao sulfato de condroitina A que se encontra no revestimento de sinciciotrofoblastos, levando à degradação sincicial e, ocasionalmente, à destruição localizada das vilosidades. A infecção placentária também pode ocorrer com o *P. vivax*, mas o mecanismo aparenta ser diferente (220). Existe uma suspeita de que a infecção placentária pelo *P. falciparum* influencie as respostas imunes neonatais contra o desafio malárico no primeiro ano de vida, junto com a alteração da suscetibilidade a outros patógenos e algumas vacinas (21). Os recém-nascidos nascidos de mães primigrávidas com malária placentária apresentam uma resposta imune de Th1/Th2 geral mais equilibrada contra os desafios com antígenos em geral, em comparação a outros recém-nascidos. A malária placentária aparenta afetar a transferência transplacentária de anticorpos e, assim, os recém-nascidos apresentam títulos de anticorpos mais baixos ao nascimento contra uma diversidade de patógenos virais e bacterianos, aumentando, assim, a sua suscetibilidade a eles mais precocemente no período neonatal. É interessante observar que são os recém-nascidos de mães multíparas que desenvolveram infecção placentária em uma gravidez ou mais que aparentam apresentar a resposta mais alterada contra a malária durante a infância, resultando em aumento da suscetibilidade e do risco de doença mais grave. É possível que também haja a atuação de um fator genético.

Os sintomas da malária na mulher gestante são semelhantes àqueles na adulta não gestante (207,221). Quase todos os indivíduos não imunes apresentarão febre. Uma vez estabelecidas, as febres podem ser claramente periódicas e refletir a liberação cíclica dos parasitas dos eritrócitos infectados no sangue, que tende a se tornar sincronizada após os primeiros poucos ciclos. Os períodos de tempo em seguida refletem a espécie envolvida, com os períodos de febre ocorrendo a cada 24 horas para a infecção pelo *P. knowlesi*, 48 horas para o *P. falciparum*, *P. vivax* e *P. ovale*, e 72 horas para o *P. malariae*. Com frequência o paciente apresenta calafrios, sudorese, dores de cabeça, mialgia, fadiga, náuseas, dor abdominal, vômito, diarreia e/ou tosse associados aos picos de febre. As mulheres gestantes têm mais probabilidade de apresentar hipoglicemia grave (58%), em comparação às mulheres não gestantes (8%). Na situação da malária grave, existe anemia significativa, icterícia, sequestro de eritrócitos no cérebro (malária cerebral) e nos rins (febre da água negra), que levam à morte (222,223). As mães permanecem de alto risco para doença grave por 2 a 3 meses após o parto. Entretanto, nas situações em que a mãe é parcialmente imune, a infecção pode ser assintomática, apenas com a anemia como um sinal clínico de que ocorreu a infecção. Em relação ao feto, a infecção materna pode resultar em peso baixo ao nascimento (10 a 20%) ou perda fetal (6 a 8%).

A infecção congênita pode ocorrer com todas as espécies, mas o *P. falciparum* e o *P. vivax* são as duas espécies com as quais isto tem sido descrito com mais frequência. Para as mães que são parcialmente imunes, o risco real de transmissão para o feto é baixo (0,1 a 1,5%); entretanto, ele pode ser tão alto quanto de 10% para as mães não anteriormente imunes. Nas áreas endêmicas, a diferenciação da infecção congênita e da doença transmitida pelo mosquito nem sempre é possível. Em áreas não endêmicas, nem sempre é apreciado que uma mãe teve malária. Recém-nascidos com malária congênita em geral apresentam, nos primeiros 2 meses de idade, irritabilidade, febre, anemia, trombocitopenia, hiperbilirrubinemia, esplenomegalia, hepatomegalia, dificuldades na alimentação, com vômito e/ou diarreia. Recém-nascidos com malária congênita pelo *P. vivax* podem apresentar isto por diversos meses de idade.

Diagnóstico

O diagnóstico clínico da malária e da malária congênita tem por base a presença de sintomas maternos ou do recém-nascido, residência ou visita materna atual ou anterior em uma área endêmica e a suspeita clínica da doença, com base na anemia e/ou trombocitopenia materna inexplicada. O método padrão para determinar a presença de parasitas da malária, a sua espécie e o grau de parasitemia é o exame de esfregaços sanguíneos espessos e delgados corados com Giemsa (224,225). Se examinados por um especialista, a especificidade e a sensibilidade são excelentes, embora níveis baixos de parasitemia possam não ser detectados, o que pode ocorrer na situação da malária placentária, na qual a carga no sangue é baixa, tendo em vista que os parasitas são sequestrados na placenta. A identificação da espécie tem por base as características dos parasitas no esfregaço sanguíneo delgado. O grau de parasitemia pode ser registrado como a quantidade de parasitas por microlitro de sangue, ou a porcentagem de eritrócitos infectados. Testes de detecção rápida e testes diagnósticos moleculares também podem ser realizados em algumas situações.

Recém-nascidos de mães que foram tratadas com sucesso para a malária não precisam ser rastreados de modo rotineiro ao nascimento, mas caso desenvolvam quaisquer sinais compatíveis com a doença, devem ser testados. Entretanto, até mesmo recém-nascidos assintomáticos de mães com suspeita ou diagnóstico de malária não tratadas com sucesso devem realizar o teste assim que possível após o nascimento. Em todos os casos nos quais exista uma suspeita de malária, a placenta deve ser submetida a exame em relação aos parasitas maláricos.

Tratamento e manejo

As opções de tratamento da malária na gravidez dependem das espécies suspeitas ou identificadas, do grau de parasitemia se houver suspeita de *P. falciparum*, e da doença clínica (226). Os efeitos adversos da maior parte dos medicamentos antimaláricos na gravidez não foram extensivamente estudados. Entretanto, a possível gravidade da doença e o risco de mortalidade materna e fetal determinam que o tratamento com estes compostos não deve ser suspenso. Em geral, o manejo de uma mulher gestante com malária e que reside em regiões não endêmicas deve ser realizado em consulta com um especialista em doenças infecciosas ou um especialista em medicina de viagens. Os protocolos de tratamento variam ao longo do tempo, na medida em que os padrões de resistência mudam. O *website* do CDC é a fonte de referência mais comumente utilizada para auxiliar na orientação da terapia com base na prevalência de diversas espécies maláricas e nos padrões de resistência a antimaláricos nas regiões (http://www.cdc.gov/malaria). Entretanto, mulheres gestantes com doença grave em virtude de *P. falciparum* normalmente são tratadas com uma terapia que pode incluir clindamicina com artesunato ou com quinino (227). O quinino está associado à hipoglicemia, que pode afetar adversamente o feto. A cloroquina pode ser utilizada para cepas maláricas sensíveis à cloroquina. O uso de doxiciclina e primaquina em geral é contraindicado na gravidez e durante a amamentação.

Existem estudos clínicos limitados para orientar a terapia (226). Conforme declarado anteriormente, a escolha dos medicamentos depende da espécie malárica. Uma diretriz de tratamento sugerida é a que segue, mas o tratamento de um recém-nascido com malária congênita é mais bem realizado em consulta com um especialista em doenças infecciosas:

A. Infecções leves ou parasitemia com *P. vivax*, *P. ovale*, *P. malariae*, ou *P. falciparum* sensível à cloroquina:
- 10 mg/kg de cloroquina VO para a primeira dose, seguida por uma segunda dose de 5 mg/kg após 6 h, em seguida 5 mg/kg 1 vez/dia pelos próximos 2 dias
- Não é necessário primaquina para o tratamento adicional, tendo em vista que não há uma fase tecidual na malária congênita.

B. Infecção grave ou infecções por *P. falciparum resistente à cloroquina*
- Quinino IV em dextrose a 5%, com a primeira dose sendo 20 mg/kg administrados ao longo de 4 horas em uma condição de UTI, seguidos por 10 mg/kg a cada 8 horas IV, até que o medicamento possa ser administrado por via oral para a conclusão de um ciclo de 7 dias, mais
- 10 mg/kg de clindamicina como uma primeira dose, em seguida 5 mg/kg/dose administrados 3 vezes/dia para 7 dias de tratamento, também administrados por via intravenosa até que o medicamento possa ser administrado por via oral.

A terapia de suporte inclui hidratação e monitoramento em relação à hipoglicemia.

As estratégias preventivas incluem o adiamento de viagens, por parte das mulheres gestantes, para áreas nas quais a malária é endêmica. Se a viagem for necessária, então devem ser adotadas medidas para reduzir a exposição aos mosquitos, além do uso de repelentes de insetos e quimioprofilaxia contra a malária. As mulheres gestantes devem ser aconselhadas a buscar uma avaliação clínica se ocorrerem sinais ou sintomas compatíveis com malária. As mulheres também devem ser aconselhadas a relatar os detalhes de qualquer viagem para uma área com malária (tanto viagens anteriores à quanto durante a gravidez) quando se apresentarem para o parto.

Tuberculose

O *Mycobacterium tuberculosis*, o agente causador da tuberculose, é uma bactéria aeróbia de coloração ácida rápida (AFB) (228). Ele é encontrado mundialmente e é a causa líder de doença e morte. Estima-se que mais de 2 bilhões de pessoas estejam infetadas pelo *M. tuberculosis* (aproximadamente um terço da população mundial), 9 milhões desenvolvam a doença tuberculose, e 2 milhões morram em virtude dela a cada ano (229). Na América do Norte, a mais alta prevalência de infecção e incidência da doença estão entre novos imigrantes de países altamente endêmicos e entre algumas comunidades de nações indígenas no norte e no oeste do Canadá (230). Existe uma associação próxima entre a infecção pelo HIV e a tuberculose (231). A prevalência e a incidência de tuberculose na gravidez não são conhecidas, nem é conhecida a incidência da tuberculose congênita.

Fisiopatologia e apresentação clínica

A fisiopatologia da tuberculose na gravidez é semelhante àquela da mulher não gestante (232). As mulheres gestantes não apresentam uma probabilidade maior de contrair a tuberculose ou de reativação da doença latente com mais frequência do que aquelas que não estão grávidas. A via de infecção habitual é a inalação da bactéria, com a deposição nos pulmões. A dose infecciosa real não é conhecida, mas pode ser tão baixa quanto 10 organismos. A replicação no pulmão ocorre ao longo de diversas semanas. Algumas bactérias se disseminam até os linfonodos regionais por meio de macrófagos infectados e, a partir dali, podem ser disseminadas para outras áreas do corpo, incluindo a área genital e a placenta, se a mulher estiver gestante. Após 1 a 3 meses, o corpo pode produzir uma resposta imune mediada por células e controlar a infecção. Naquele ponto, o teste cutâneo de tuberculina se torna positivo. As regiões afetadas no pulmão são essencialmente isoladas por meio da deposição de fibrina e cálcio, mas com a permanência de bactérias *M. tuberculosis* viáveis. Neste estágio, considera-se que o indivíduo apresenta tuberculose latente (TL). Estas bactérias são responsáveis pela reativação da tuberculose se o indivíduo se torna imunossuprimido. A tuberculose congênita ocorre por meio de dois mecanismos (233). O primeiro é a disseminação para a placenta se uma mulher for infectada durante a sua gravidez, ou se ela desenvolver reativação da doença durante a sua gravidez. A infecção primária da mãe durante a gravidez tende a resultar em doença mais grave para o feto. O segundo mecanismo é por meio da infecção direta a partir da tuberculose geniturinária materna anteriormente estabelecida. A infecção pode ter início no momento da menarca e pode ser assintomática durante um longo período. Os ovários, as tubas uterinas, o útero e a cérvice podem, todos, ser infectados. O sintoma mais comum é a infertilidade e, assim, esta via de infecção para o recém-nascido ocorre com menos frequência.

A infecção primária materna pelo *M. tuberculosis* comumente é assintomática, ou a doença produzida é tão leve que não é reconhecida (234,235). Apenas aproximadamente 30% apresentarão quaisquer sintomas pulmonares, que normalmente é apenas uma tosse inespecífica. Alguns desenvolverão dor torácica retroesternal ou pleural. A febre pode estar presente e normalmente ocorre como aumentos de grau baixo na temperatura, que ocorrem durante diversos dias ou semanas. Podem ocorrer mal-estar, fadiga e perda de peso, mas estes sintomas podem não ser facilmente diferenciados no início da gravidez. Na tuberculose pulmonar primária, a radiografia torácica pode ser normal, demonstrar apenas adenopatia hilar, demonstrar adenopatia hilar com lobo médio direito colapsado, ou demonstrar pneumonia com ou sem adenopatia hilar e com ou sem efusão pleural. As alterações à radiografia torácica demoram meses até a resolução. A reativação da doença materna pode apenas estar presente com perda de peso, tosse e fadiga. Ao longo do tempo, febre e sudorese noturna ocorrem em aproximadamente 50%, dor torácica em 30%, dispneia em 30% e hemoptise em 25%. As radiografias torácicas são úteis no diagnóstico, tendo em vista que a maior parte dos pacientes apresentará anormalidades e, assim, são de realização apropriada em mulheres gestantes como parte da investigação de uma possível tuberculose (236). Na reativação da tuberculose, infiltrados são classicamente observados nos segmentos apicoposteriores dos pulmões em 80 a 90% dos casos. Alternativamente, infiltrados são observados no segmento superior dos lobos inferiores ou no segmento anterior dos lobos superiores. Ocorre cavitação em 20 a 40%. Podem ocorrer granulomas em virtude do *M. tuberculosis* em outros órgãos além do sistema geniturinário, particularmente em osso e cérebro.

A tuberculose congênita pode ser apresentada ao nascimento ou nas primeiras poucas semanas de vida (233). Os sinais clínicos estão relacionados à localização e ao tamanho das lesões granulomatosas. Aproximadamente 75% apresentarão hepatomegalia associada a anormalidades da função hepática. Um complexo primário no fígado ou um granuloma hepático caseoso é diagnóstico de tuberculose congênita. Aproximadamente 70% apresentarão sintomas respiratórios, a maior parte com uma radiografia torácica anormal com infiltrados e 50% com um padrão miliar da doença. Ocasionalmente, um recém-nascido apresentará uma doença pulmonar de progressão rápida, com o desenvolvimento de lesões cavitárias. Outros achados inespecíficos incluem febre em aproximadamente 50%, linfadenopatia em aproximadamente 40%, distensão abdominal em 25% e letargia em 20%. Uma característica que tem sido descrita em 15 a 20% dos recém-nascidos com infecção congênita é a tuberculose do ouvido, que é apresentada com secreção crônica. Em aproximadamente 10%, serão observadas lesões cutâneas papulares. Outras anormalidades que ocorrem com menos frequência são apneia, vômito, icterícia, convulsões, cianose e petéquias.

Diagnóstico

O diagnóstico da tuberculose na gravidez tem por base a suspeita clínica baseada nos sintomas e um histórico de exposição direta ou residência em uma área ou região de mais alta prevalência de tuberculose. A tuberculose miliar pode ser de difícil diagnóstico, tendo em vista que os sinais e sintomas podem ser inespecíficos e, assim, é essencial um alto índice de suspeita clínica com base na probabilidade de exposição à doença. A maior parte dos casos de tuberculose é adquirida no domicílio ou em espaços lotados. Mulheres gestantes que são soropositivas para HIV devem ser testadas em relação à tuberculose. De modo semelhante, o teste de HIV deve ser oferecido às mulheres gestantes diagnosticadas com tuberculose.

Não é indicado o rastreamento geral em relação à tuberculose em áreas de baixa prevalência (237). O teste deve ser realizado para mulheres que são sintomáticas, e a tuberculose está no diagnóstico diferencial. Ele também deve ser realizado em situações nas quais existe uma indicação para o imediato tratamento da TL. Estas seriam mulheres que apresentam um alto risco de progressão até a doença ativa em virtude de imunossupressão (HIV, em terapia imunossupressora para outras condições etc.) e aquelas com suspeita de terem sido infectadas recentemente.

O diagnóstico de TL na gravidez inclui uma radiografia torácica com a proteção apropriada do feto, junto com teste cutâneo de tuberculina (TCT) ou ensaios de liberação de interferona gama (ELIG) (237). Os ELIG foram introduzidos recentemente, e não existe indicação de que eles sejam menos sensíveis ou menos específicos em mulheres gestantes. O TCT requer um indivíduo treinado para interpretar o teste. A interpretação do TCT depende do tamanho da tumefação no local do teste, medida 48 horas após a semeadura dos antígenos, da competência imune da mãe, e do risco de infecção:

Um teste é positivo se a tumefação for ≥ 5 mm para as mulheres:

- Com infecção pelo HIV
- Com um contato próximo conhecido com um indivíduo ativamente contagioso
- Com uma radiografia torácica anormal típica de tuberculose anterior
- Imunossuprimidas.

Um teste é positivo se a tumefação for ≥ 10 mm para as mulheres:

- Com condições clínicas que aumentam o risco de reativação
  - Silicose
  - Insuficiência renal crônica que necessita de diálise
  - Diabetes melito
  - Malignidades
  - Abaixo do peso
  - Usuárias de drogas injetáveis
  - Com *bypass* jejunoileal
  - Que sejam estrangeiras e nascidas em países estrangeiros nos quais a incidência de tuberculose seja superior a 25/população de 100.000
- Que sejam residentes ou empregadas em ambientes de alto risco
  - Prisões, penitenciárias e outras instalações de detenção
  - Instalações de atenção à saúde
  - Laboratórios de microbiologia
  - Abrigos para sem-teto
- Que apresentem um baixo risco de contrair a tuberculose e de exposição a micobactérias não tuberculosas (canadenses).

Um teste é positivo se a tumefação for ≥ 15 mm para as mulheres nos EUA que apresentem um baixo risco de contrair a tuberculose, mas um alto risco de exposição a micobactérias não tuberculosas (residentes no sul dos EUA).

Nem o TCT, nem os ELIG têm sido sistematicamente estudados para o diagnóstico de tuberculose congênita. Tem sido relatado que o uso de ELIG é útil no diagnóstico precoce de tuberculose congênita quando o TCT foi negativo. Em relação às crianças expostas à tuberculose no período perinatal, o TCT não adquire confiabilidade durante alguns poucos meses.

Para a suspeita de tuberculose congênita e para o diagnóstico da tuberculose clinicamente sintomática em mulheres gestantes, são preferidas as culturas bacterianas (237). As culturas de tecidos, incluindo a placenta após o parto, dos líquidos, ou da drenagem de locais com suspeita de infecção, devem ser enviadas para o laboratório de microbiologia especificamente para colorações de bacilos de coloração ácida rápida (AFB) e cultura de AFB. Para a tuberculose pulmonar em mulheres gestantes, devem ser enviadas amostras seriadas de expectorações. Para os recém-nascidos, seriam necessários aspirados traqueais e lavados gástricos, tendo em vista que eles não produzem expectoração suficiente para a cultura. As hemoculturas coletadas em tubos de hemocultura projetados para o isolamento micobacteriano podem ser úteis em alguns casos. Atualmente os esfregaços normalmente são corados com um corante de fluorocromo ácido rápido, auramina O, que apresentam uma sensibilidade superior à das colorações Ziehl-Nielsen clássicas. Atualmente podem ser utilizadas sondas rápidas para confirmar o diagnóstico nas amostras que são positivas à coloração e em culturas quando é detectado o crescimento.

Em comparação a outras bactérias, ele é de crescimento relativamente lento, sendo necessários de 7 a 21 dias para o crescimento em meio líquido e de 2 a 6 semanas em meios sólidos. A determinação da sensibilidade a medicamentos requer 2 a 4 semanas adicionais de teste.

Tratamento e manejo

Pode ou não ser oferecida às mulheres gestantes assintomáticas que são diagnosticadas com TL a terapia durante a gravidez, dependendo da avaliação do risco que é realizada em relação à sua probabilidade de progressão até a doença ativa (237). Para aquelas não tratadas durante a gravidez, o tratamento normalmente é adiado por 3 meses após o parto, para reduzir o risco de hepatite materna. No momento do início do tratamento no período pós-parto, a mãe deve ser reavaliada em relação ao desenvolvimento de doença ativa e contagiosa. Para as mulheres tratadas para TL na gravidez, os medicamentos habituais que são administrados incluem isoniazida com suplementação de piridoxina ou rifampicina. A complicação mais comum destes medicamentos é a hepatite, e as mulheres devem ser monitoradas regularmente em relação a isto. Outras complicações mais raras incluem problemas neuropsiquiátricos, que podem envolver mania, depressão e problemas de memória, neurite periférica, convulsões, trombocitopenia, anemia hemolítica, febre e erupção cutânea.

As mulheres com tuberculose ativa não complicada na gravidez são tratadas do mesmo modo que as mulheres não gestantes, com o uso de isoniazida, rifampicina e etambutol como os medicamentos de primeira linha (238,239). Na situação em que possa haver tuberculose resistente a medicamentos, ou quando a mãe está coinfectada pelo HIV, podem ser utilizados esquemas alternativos, e o seu tratamento normalmente é realizado em conjunto com um especialista no cuidado de tuberculose e/ou HIV. Isoniazida, rifampicina e etambutol são considerados aceitáveis para o uso em mulheres gestantes, tendo em vista que não houve efeitos teratogênicos associados. Tem sido relatada doença hemorrágica no recém-nascido com o uso de rifampicina na gravidez (240). As mulheres podem amamentar enquanto administram estes medicamentos, mas o recém-nascido deve receber suplementação de piridoxina se a mãe estiver sendo tratada com isoniazida. A pirazinamida é um medicamento de segunda linha, que é utilizado com frequência para a tuberculose multiplamente multirresistente (238). Até o momento, não existem relatos de complicações importantes para o feto. O uso de estreptomicina na gravidez tem sido associado à surdez nervosa em 17% dos recém-nascidos e é considerada um medicamento categoria D – a ser evitado (241). A canamicina e a amicacina apresentam a mesma restrição.

Não existem diretrizes de tratamento com base em evidências para o tratamento da tuberculose congênita; este é mais bem realizado em consulta com um especialista em tuberculose e com um farmacêutico que possa ajudar a preparar formulações medicamentosas para o tratamento. Os mesmos princípios gerais para o tratamento devem ser aplicados para os recém-nascidos com infecção congênita, os quais são como segue:

- O prognóstico com o tratamento efetivo imediato é melhor do que quando o tratamento é adiado
- O tratamento deve ter início enquanto se aguarda pela confirmação se o diagnóstico for altamente suspeito e o recém-nascido estiver clinicamente enfermo
- O tratamento deve envolver uma combinação de medicamentos antimicobacterianos caso haja resistência a medicamentos e para reduzir o risco de desenvolvimento de resistência a medicamentos
- Os medicamentos habituais utilizados são:
    - Xarope de isoniazida (10 mg/mℓ) a uma dose única de 10 a 15 mg/kg se utilizado como administração diária, ou 20 a 30 mg/kg/dose se utilizado 2 vezes/semana, e
    - Rifampicina (xarope derivado de cápsulas de 150 mg) a uma dose única de 10 a 20 mg/kg/dia, administrado diariamente ou 2 vezes/semana, e
    - Pirazinamida (fornecida em comprimidos de 500 mg) a uma dose única de 30 a 40 mg/kg/dia se administrada diariamente e 50 mg/kg/dose se administrado semanalmente, e
    - 20 mg/kg de estreptomicina IM administrados diariamente, ou 50 mg/kg IM administrados 2 vezes/semana, OU etambutol (fornecido em comprimidos de 100 mg) a uma dose única de 20 mg/kg/dose se administrado 2 vezes/semana
- O tratamento é de longa duração – normalmente 9 meses a 1 ano.

Existem questões de PCI significativas no hospital e no domicílio se uma mãe ou mulher gestante ou familiar apresentar suspeita ou diagnóstico de tuberculose infecciosa, conforme discutido a seguir (242):

- Se a mãe (ou um contato familiar) apresentar resultado de TCT ou ELIG positivo e for assintomática e apresentar uma radiografia torácica normal, não existem precauções adicionais que sejam necessárias, e a mãe pode amamentar seu recém-nascido
- Se a mãe (ou um contato familiar) apresentar resultado de TCT ou ELIG positivo e for assintomática e apresentar uma radiografia torácica anormal, não ela não for consistente com tuberculose e a amostra de expectoração for negativa, não existem precauções adicionais que sejam necessárias, e a mãe pode amamentar seu recém-nascido, mas a mãe (ou o contato familiar) deve ser tratada para a TL
- Se a mãe (ou um contato familiar) apresentar sinais clínicos de tuberculose ou anormalidades à radiografia torácica que sejam consistentes com tuberculose, o recém-nascido deve ser separado da mãe (ou do contato familiar) até que as investigações sejam concluídas e a mãe (ou o contato familiar) e o recém-nascido tenham iniciado a terapia. A mãe e o pai podem ter contato com o recém-nascido, mas devem usar uma máscara e demonstrar que compreendem e aderem aos procedimentos de PCI
- Em regiões nas quais a tuberculose não está controlada na comunidade, é administrado BCG imediatamente antes da alta hospitalar.

Trypanosoma cruzi (doença de Chagas)

O *T. cruzi* é um parasita protozoário hemoflagelado, que é transmitido para os seres humanos por meio da picada de insetos hemípteros (primariamente *Triatoma infestans* e *Panstrongylus megistus* na América do Sul e *Rhodnius prolixus* e *Triatoma dimidiata* na América Central e no México) em regiões endêmicas, causando a enfermidade denominada doença de Chagas (243-245). Existem mais de 130 espécies de insetos hemípteros que podem transmitir o *T. cruzi* e mais de 100 espécies animais que podem ser infectadas, incluindo os seres humanos, que atuam como reservatórios para a infecção. O parasita também pode ser transmitido por meio de transfusões de sangue e, mais importante, por meio da transmissão congênita. Os esforços concentrados para o controle dos vetores insetos e da transmissão por meio da transfusão de sangue resultaram em reduções significativas na infecção. Entretanto, ainda se estima que existam entre 8 e 10 milhões de pessoas infectadas nas Américas e que aproximadamente 12.000 pessoas morrem a cada ano em virtude da infecção nesta região. Atualmente a transmissão congênita é a principal preocupação em relação à infecção contínua em países endêmicos, nos quais acredita-se que ela seja responsável por aproximadamente 25% das novas infecções. Com a imigração, a doença de Chagas atualmente é diagnosticada mundialmente. Aproximadamente 15.000 casos de doença de Chagas congênita são diagnosticados por ano na América Latina, 100 a 700 casos por ano nos EUA, e 20 a 200 casos por ano na Europa (244,246).

Fisiopatologia e apresentação clínica

O *T. cruzi* é encontrado em alta concentração nas fezes de insetos infectados (245). O inseto defeca sobre a pele durante ou após uma alimentação com sangue, e o parasita em seguida entra por meio do ferimento. O parasita também pode transitar por meio da conjuntiva e das membranas mucosas intactas. O inseto se alimenta à noite e pica sem acordar o hospedeiro. Em áreas endêmicas, as novas infecções ocorrem com mais frequência em crianças, que ficam infectadas durante toda a vida.

A fase aguda da doença de Chagas ocorre 1 a 2 semanas após a exposição ao inseto e até 4 meses após a infecção associada ao sangue ou ao transplante. A fase aguda dura entre 8 e 12 semanas, durante as quais o parasita pode ser detectado por meio de microscopia em esfregaços sanguíneos. A maior parte dos indivíduos é assintomática, ou apresenta sintomas inespecíficos associados à febre. Em alguns poucos indivíduos, pode haver edema no local da inoculação, que é denominado chagoma. Estes são mais comumente observados em face e membros. Se a inoculação ocorreu por meio da conjuntiva, pode haver edema unilateral de pálpebras superiores e inferiores, denominado sinal de Romaña. A doença aguda grave ocorre em menos de 1% dos indivíduos e pode envolver miocardite aguda, efusões pericárdicas e/ou meningoencefalite. A doença grave apresenta uma alta taxa de mortalidade e a transmissão pelas mucosas tende a apresentar morbidade e mortalidade mais altas do que a transmissão pelo vetor. A fase crônica tem início após a parasitemia diminuir até abaixo do nível detectável por meio de microscopia óptica. Entretanto, os indivíduos na fase crônica ainda atuam como reservatórios para os vetores insetos, e mulheres gestantes podem transmitir o parasita pela via transplacentária (244). Os indivíduos que apresentam testes positivos para anticorpos anti-*T. cruzi*, mas que são assintomáticos, são classificados como apresentando uma forma indeterminada da doença e 20 a 30% progredirão até desenvolver a doença cardíaca ou gastrintestinal. A reativação da doença de Chagas crônica pode ocorrer com a imunossupressão, particularmente associada à coinfecção pelo HIV (247).

Aproximadamente 1 a 10% dos recém-nascidos de mães infectadas apresentam infecção aguda pelo *T. cruzi* (244). A transmissão pode ocorrer a qualquer momento durante a gravidez, mas acredita-se que a maioria das transmissões seja transplacentária no segundo e no terceiro trimestres, bem como durante o trabalho de parto. Ocasionalmente, pode ocorrer infecção oral por meio do contato das mucosas com o líquido amniótico ou o leite materno infectado. Os fatores que aumentam o risco de transmissão parasitária e o motivo pelo qual algumas mães transmitem a infecção em algumas gestações, mas não em outras, são amplamente desconhecidos. A coinfecção materna pelo HIV aumenta o risco de transmissão, presumivelmente em virtude do aspecto da imunossupressão da infecção pelo HIV. A maior parte dos recém-nascidos é assintomática ou apresenta sinais inespecíficos. A doença clínica pode ser observada ao nascimento, ou ocorre durante as primeiras poucas semanas de vida. Acredita-se que a presença de doença clínica esteja relacionada ao grau de parasitemia do recém-nascido ao nascimento. Alguns recém-nascidos apresentarão doença grave com alta mortalidade, que inclui prematuridade, Apgar baixo ao nascimento, peso baixo ao nascimento, hepatoesplenomegalia, anemia, icterícia, meningoencefalite, miocardite, cardiomegalia, arritmias, hidropisia fetal, megaesôfago, megacólon e/ou insuficiência respiratória. Os recém-nascidos que sobrevivem à infecção aguda apresentam o mesmo risco vitalício de 20 a 30% de cardiopatia e doença gastrintestinal que os indivíduos que adquiriram o parasita em uma idade mais velha.

Diagnóstico

O diagnóstico de doença de Chagas na mulher gestante é obtido por meio da demonstração do parasita em esfregaços sanguíneos se a infecção for aguda, ou por meio de teste de PCR, se disponível (244). Os testes de PCR serão positivos diversos dias antes que o parasita possa ser demonstrado em esfregaços sanguíneos. O teste de PCR não é confiável nas fases não agudas da doença. O diagnóstico da fase crônica requer testes sorológicos, que podem não estar amplamente disponíveis em países não endêmicos (248). Existe uma diversidade de diferentes testes de ELISA e IFA, e um único teste não é suficiente para confirmar o diagnóstico, e nem todos os ensaios sorológicos proporcionam detecção uniforme, o que pode refletir a diferenciação da cepa. Portanto, o teste de mulheres gestantes em relação à suspeita de doença de Chagas crônica é mais bem realizado em consulta com o microbiologista no hospital ou laboratório de referência.

O diagnóstico de doença de Chagas congênita envolve a detecção do parasita no sangue de cordão centrifugado ou em amostras de sangue neonatal (244,249). A sensibilidade da detecção de uma única amostra é de aproximadamente 50%; portanto, são recomendadas diversas amostras repetidas até que seja obtido um resultado positivo. O teste de PCR é mais sensível e seria o teste recomendado, se disponível (250). Recém-nascidos com suspeita de terem sido infectados, mas que não foram diagnosticados ao nascimento, devem realizar um teste de sorologia após os 9 meses de idade.

Tratamento e manejo

Todos os casos de doença de Chagas congênita devem receber tratamento assim que o diagnóstico for confirmado, com benznidazol a uma dose de 10 mg/kg/dia dividida 2 vezes/dia durante 60 dias, ou 15 a 20 mg/kg/dia de nifurtimox divididos 3 a 4 vezes/dia durante 90 dias (244). Os medicamentos são apresentados na forma de comprimidos e devem ser esmagados e utilizados como uma suspensão; portanto, é útil a assistência do farmacêutico associado à unidade neonatal. Acredita-se que o tratamento no período de recém-nascido e no início da infância reduza o risco de infecção crônica e, portanto, o risco de manifestações tardias da doença. Entretanto, ainda estão sendo coletados dados longitudinais para confirmar aquela presunção. O uso destes medicamentos na gravidez é contraindicado e, assim, a decisão sobre a necessidade de uma mulher receber tratamento deve ser adiada até após a gravidez. Mulheres com doença de Chagas podem amamentar seus recém-nascidos, desde que não haja fissuras e/ou sangramentos nos mamilos.

Outros vírus

O *herpes-vírus simples* (HSV) é um vírus com DNA de filamento duplo e envelopado, que é um membro da família Herpesviridae (251). Existem dois tipos conhecidos, HSV tipo 1 e HSV tipo 2. A infecção congênita pelo HSV é rara e normalmente causada pelo HSV tipo 2 (252). Ela é mais provavelmente causada pela viremia materna associada à infecção primária pelo HSV durante a gravidez (253). O HSV intrauterino está associado a infartos placentários, funisite (inflamação do cordão umbilical) necrosante e calcificante; deciduíte com células plasmáticas; vilosite linfoplasmocitária; hidropisia fetal; e morte fetal *in utero*. É necessária a demonstração do vírus no tecido placentário por meio de imuno-histoquímica ou por meio de técnicas moleculares para o diagnóstico de envolvimento do HSV da placenta, tendo em vista que os outros achados placentários são inespecíficos. Recém-nascidos vivos com infecção *in utero* pelo HSV podem exibir uma tríade característica de doença em pele, olhos e SNC e também podem apresentar restrição do crescimento intrauterino (253-255). A tríade característica ocorre em menos de um terço dos casos, e é necessário um alto índice de suspeita para a obtenção do diagnóstico. As lesões cutâneas incluem erupção cutânea vesicular generalizada, bolhas, ulcerações, cicatrização, aplasia cutânea, ou anormalidades pigmentares. O dano ocular pode incluir coriorretinite (40 a 50%), microftalmia (25%), atrofia óptica, displasia retiniana, persistência da vascularização fetal intraocular, córneas turvas e catarata. As manifestações graves do SNC incluem calcificações intracranianas (15%), microcefalia (60%), hidranencefalia, necrose cerebral, atrofia cerebral e convulsões. Alguns recém-nascidos também podem apresentar lucências ósseas às radiografias e hipoplasia de membros. A taxa de mortalidade é de aproximadamente 40%, e metade dos sobreviventes normalmente apresenta problemas significativos, incluindo retardo psicomotor, distúrbios convulsivos, espasticidade, cegueira, ou surdez. O diagnóstico e o tratamento da infecção do recém-nascido pelo HSV são discutidos posteriormente, na seção sobre as infecções perinatais pelo HSV.

O *vírus da hepatite A* (HAV), um RNA vírus pequeno e não envelopado da família dos picornavírus, pode ser transmitido para os recém-nascidos e produzir uma infecção congênita sintomática (256). Estas infecções são raras e envolvem a infecção de mãe soronegativa durante a gravidez. Os recém-nascidos afetados apresentam primariamente doenças gastrintestinais, com uma diversidade de apresentações, incluindo peritonite por mecônio, ascite fetal, e tamanho pequeno para a idade gestacional. As mães soronegativas expostas à hepatite A podem receber profilaxia com imunoglobulina. O uso da vacina contra a hepatite A não foi estudado na gravidez, embora provavelmente seja segura, tendo em vista que é uma vacina inativada.

O *vírus da hepatite B* (HBV) pode ser transmitido durante a gestação, mas a principal via de transmissão ocorre no período perinatal e, assim, será discutido na seção "Infecções perinatais".

Também se sabe que o *vírus da hepatite C (HCV)* é transmitido da mãe infectada para o seu recém-nascido. O momento da infecção é em grande parte desconhecido, mas acredita-se que ocorra aproximadamente no momento do nascimento; portanto, este vírus também será discutido na seção "Infecções perinatais".

O *vírus da hepatite E* (HEV) é uma causa comum de hepatite viral em alguns países em desenvolvimento na Ásia central. Sabe-se que ele causa uma doença mais grave entre as mulheres gestantes e que é transmitido para o recém-nascido pela via transplacentária em 80% dos casos nos quais a mãe apresenta uma infecção aguda durante a gravidez (256,257). Ele pode causar hepatite neonatal e está associado a mortalidade do recém-nascido. É uma doença autolimitante naqueles que sobrevivem.

O *vírus Epstein-Barr* (EBV) é um herpes-vírus bem conhecido, com DNA de filamento duplo e envelopado (26). As infecções podem ocorrer durante a gravidez, mas são raras, tendo em vista que ≥ 95% das mulheres gestantes são soropositivas. Estima-se que o risco de adquirir o EBV seja de no máximo 0,2%. Entretanto, podem ocorrer reativações na gravidez. A maioria das infecções primárias entre as mães é assintomática, mas algumas apresentarão a doença mononucleose. Até o momento não existem evidências de que a infecção materna primária pelo EBV cause defeitos ao nascimento ou doença no recém-nascido.

O *herpes-vírus humano 6* (HHV-6) e o *herpes-vírus humano 7* (HHV-7) são herpes-vírus com DNA de filamento duplo e envelopados, que são comumente associados à roséola infantil em recém-nascidos, entre outras síndromes virais (258,259). A maior parte das mulheres em idade fértil demonstra evidências sorológicas de infecção prévia pelo HHV-6 e pelo HHV-7, e a infecção primária por qualquer vírus na gravidez é rara. Entretanto, pode ocorrer a reativação materna com qualquer vírus (260). Estima-se que a transmissão maternofetal do HHV-6 ocorra em 1% das gestações, mas a sua significância clínica é desconhecida. Não há estimativa sobre o risco de transmissão do HHV-7. O *herpes-vírus humano 8* (HHV-8) está associado ao sarcoma de Kaposi, à doença de Castleman multicêntrica, e a um tipo de linfoma não Hodgkin (261). A soroprevalência entre as mulheres gestantes na América do Norte varia de 0 a 20%, mas pode ser tão alta quanto 50% em mulheres em áreas da África. Neste momento, sabe-se que ocorre a transmissão para o feto, mas a relevância clínica é incerta (262).

O *vírus da coriomeningite linfocítica* (VCML) é um RNA vírus que pertence à família dos vírus Arenaviridae, que é observado em roedores, tais como camundongos e hamsters (263). Os roedores excretam o vírus em secreções nasais, saliva, leite, urina, sêmen e fezes. As roedoras prenhes podem transmitir o vírus pela via transplacentária. Os seres humanos adquirem a infecção ao inalar o vírus na forma de aerossol, ou por meio do contato com fômites contaminados. As infecções pelo VCML são assintomáticas em aproximadamente um terço dos casos humanos. Metade daqueles infectados desenvolverá meningite ou meningoencefalite. A doença em geral é bifásica, com os sintomas iniciais sendo inespecíficos e incluindo febre, mal-estar, dor de cabeça, fotofobia, dor de garganta, êmese e tosse. Estes sintomas são resolvidos e, logo após, surgem os sinais de meningite. A indicação clínica para o diagnóstico é o histórico de exposição a roedores. O diagnóstico é obtido por meio do isolamento do vírus, por meio da demonstração do vírus com a utilização de PCR no soro e/ou LCS e/ou por meio de sorologia com a detecção de anticorpos IgG e IgM de VCML. Infecções congênitas têm sido relatadas mundialmente. Os recém-nascidos sintomáticos mais comumente apresentam coriorretinite, com ou sem cicatrizes coriorretinianas periféricas. Outros achados oculares incluem atrofia óptica, nistagmo, conjuntivite, esotropia, microftalmia e catarata. Os recém-nascidos podem ser microcefálicos ou macrocefálicos. A maior parte apresenta hidrocefalia ou calcificações intracranianas. Perda auditiva, hepatoesplenomegalia e trombocitopenia têm sido descritas. A maioria apresentará incapacidades a longo prazo. Muitos destes sinais são semelhantes à infecção congênita pelo CMV. Nas situações em que existe uma suspeita de CMV, mas os testes são negativos, deve-se procurar pelo VCML. Não existe terapia. A prevenção envolve o aconselhamento das mulheres gestantes para que evitem áreas nas quais possam ser expostas às excreções de roedores. Hamsters e camundongos domésticos são uma fonte de infecção para as mulheres gestantes. As suas gaiolas não devem ser mantidas em áreas comuns no domicílio, e mulheres gestantes devem se abster de manusear os animais ou de limpar as suas gaiolas.

Os *arbovírus* são RNA vírus que são transmitidos por meio da picada de insetos infectados, normalmente mosquitos ou carrapatos. Eles são observados mundialmente, e uma discussão completa sobre a sua epidemiologia está além do escopo deste livro. Entretanto, logo após a introdução do *vírus do Nilo Ocidental* (WNV) na América do Norte em 1999, foi levantada a questão do risco da doença do recém-nascido em virtude da transmissão materna deste vírus para o recém-nascido nos EUA e no Canadá (264,265). Os arbovírus são uma causa bem reconhecida de defeitos congênitos no gado e em outros animais domésticos. Muitos que sabidamente causam infecção cruzam a placenta e infectam o feto humano. Com a exceção do vírus da rubéola, que se acredita originalmente ter sido um arbovírus que perdeu o seu vetor artrópode, estes vírus não são associados a infecções congênitas sintomáticas. As infecções pelo WNV na gravidez têm sido monitoradas nos EUA, e embora tenha sido demonstrado que elas são transmitidas pela via transplacentária, o risco real de doença para o feto atualmente é desconhecido (266). As mulheres gestantes devem evitar o contato com mosquitos ao entardecer e ao amanhecer e devem usar repelentes inseticidas. Não existe tratamento específico para a infecção pelo WNV. Tendo em vista que o risco para o feto é desconhecido, recomenda-se que as mulheres gestantes que desenvolvem infecção sintomática pelo WNV realizem uma ultrassonografia fetal, realizada entre 2 e 4 semanas após o início da doença, e o recém-nascido deve ser testado após o nascimento para determinar se ocorreu a infecção congênita. Os recém-nascidos devem realizar testes de anticorpos IgM do WNV e PCR viral sérica.

O *vírus da deficiência humana tipo 1* (HIV-1) tem sido observado em tecidos fetais, de modo que ele é capaz de produzir uma infecção congênita. Entretanto, os modos primários de transmissão deste vírus da mãe para o filho são no período perinatal ou por meio da exposição ao leite materno e, portanto, serão discutidos de modo mais completo na seção "Infecções perinatais".

INFECÇÕES PERINATAIS

Para os fins desta seção, os agentes que serão discutidos são os transmitidos no período perinatal, o que pode ocorrer nas poucas semanas anteriores ao parto, no início do trabalho de parto, ou no momento da ruptura das membranas, durante o processo do trabalho de parto e do parto, ou durante o período pós-parto por meio da exposição ao leite materno. A aquisição de infecções em virtude do contato próximo com a mãe em um momento posterior não será discutida.

O fato de os recém-nascidos não possuírem bactérias residentes sobre as superfícies mucosas ou da pele os torna suscetíveis à colonização e, em seguida, à infecção por uma bactéria ou um agente fúngico patogênico. Em muitos aspectos, o momento da doença e a gravidade da doença estão relacionados ao momento da exposição e são afetados pela quantidade de bactérias ou fungos às quais o recém-nascido é exposto, em relação às bactérias não patogênicas. Em um frasco de meio de crescimento, as bactérias se multiplicam rapidamente, com tempos de duplicação de aproximadamente 20 minutos. O líquido amniótico e a superfície do recém-nascido possibilitam um padrão de crescimento muito semelhante àquele do frasco de cultura bacteriana em laboratório de microbiologia. Portanto, o recém-nascido que é exposto a uma alta quantidade de bactérias patogênicas *in utero* muitas horas antes do parto apresentará maior probabilidade de adoecer e desenvolverá sinais de infecção muito antes do que um recém-nascido que é exposto a uma pequena quantidade de bactérias patogênicas com uma grande quantidade de bactérias não patogênicas durante o parto. Isto também é verdadeiro para os recém-nascidos expostos a agentes fúngicos. O risco de transmissão de agentes virais para o recém-nascido durante o período perinatal e o fato de o recém-nascido desenvolver sinais de infecção dependem do momento da infecção materna e da sua resposta imune à infecção viral. Portanto, as mães cuja infecção primária por um agente viral ocorre durante as poucas semanas imediatamente anteriores ao parto de seu recém-nascido apresentam maior probabilidade de transmitir o agente viral, e os seus recém-nascido apresentam maior probabilidade de adoecer. As exceções disto são o HIV e a hepatite B, nos quais a quantidade de vírus presente no sangue e nas secreções mucosas define o risco de transmissão perinatal, e não o momento da infecção materna.

Agentes de importância específicos | Vírus

Herpes simples

O herpes-vírus simples (HSV), conforme declarado anteriormente, é um vírus com DNA de filamento duplo e envelopado, que é um membro da família Herpesviridae (251). Existem dois tipos conhecidos, o HSV tipo 1 e o HSV tipo 2. Os dois tipos estão relacionados de modo próximo, mas podem ser diferenciados por meio de PCR e de testes sorológicos com base em monoanticorpos (267). O HSV tipo 1 em geral está associado à doença da mucosa oral, enquanto o HSV tipo 2 é mais associado às infecções genitais. Entretanto, existe uma sobreposição considerável entre ambos. Existem no mínimo 11 glicoproteínas de superfície do HSV que estão envolvidas na adesão celular e na penetração, que dão origem às respostas imunes do hospedeiro. Existe uma reação cruzada considerável entre os anticorpos derivados contra os dois subtipos, mas os anticorpos contra duas das glicoproteínas (gG e gC) podem ser utilizados para diferenciar as respostas de anticorpos do HSV tipo 1 e do HSV tipo 2 (268). Ambos os tipos produzem infecções agudas, bem como estabelecem a latência e causam infecções recorrentes quando reativados. Como resultado, milhões de pessoas estão vivendo com infecções pelo HSV mundialmente, todas as quais apresentam o potencial de reativação. Pesquisas séricas nos EUA indicam diferenças na prevalência com base em fatores socioeconômicos, com níveis mais altos de anticorpos contra ambos o HSV tipo 1 e tipo 2 entre os grupos socioeconômicos inferiores (269-271). Não é surpreendente que a soroprevalência também aumente com a idade. Nos EUA, estimou-se que 2% das mulheres gestantes adquirirão o HSV tipo 2 a cada ano, mas apenas um terço apresentará sintomas da infecção (272). Estima-se que as taxas de infecção neonatais sejam entre 1 por 3.200 e 10.000 nascimentos vivos, e que ocorram 1.500 e 2.500 infecções neonatais em virtude do HSV a cada ano naquele país (273-276). No Canadá, a infecção pelo HSV ocorre em aproximadamente 6 por 100.000 nascimentos vivos (277). O HSV neonatal apresenta três períodos distintos de aquisição: congênito, discutido anteriormente (raro), perinatal (a maioria, 85 a 90%) e pós-natal (aproximadamente 10%) (134,278,279).

O HSV entra no hospedeiro humano por meio da inoculação da mucosa oral, genital ou conjuntival, ou de rupturas na pele (280). A infecção inicial envolve as células na derme ou na epiderme. Em seguida ela infecta as terminações nervosas sensoriais e/ou autônomas e é transportada por meio do fluxo axonal retrógrado até os gânglios da raiz dorsal, nos quais permanece durante toda a vida do hospedeiro. São originadas ambas as respostas de anticorpos e mediadas por células, que são importantes para o controle do vírus. Entretanto, o reservatório nos gânglios é um local que geralmente é protegido do sistema imune; portanto, há a natureza persistente da infecção. Ela pode reativar de modo intermitente e multiplicar nos gânglios e, por meio do trajeto anterógrado ao longo dos nervos sensoriais, infectar outras áreas da pele e das mucosas, produzindo doença clínica ou subclínica. Os gatilhos para a reativação incluem exposição à luz ultravioleta, traumatismo cutâneo e imunossupressão. O recém-nascido pode ser infectado pela via transplacentária ou por meio da disseminação retrógrada pelas membranas com rupturas ou aparentemente intactas.

Infecções primárias pelo HSV em mulheres gestantes podem ser subclínicas e, portanto, não ser detectadas até que haja um histórico de contato com um indivíduo sintomático.

Os sintomas mais comuns de infecções primárias pelo HSV tipo 1 no período pós-natal são de gengivoestomatite e faringite (281). Estes com frequência não ocorrem durante a gravidez, tendo em vista que muitas mulheres adquirem a sua infecção primária durante a infância. A reativação do HSV tipo 1 oral causa herpes labial, que recorre com frequência em alguns indivíduos. O HSV tipo 1 pode ser recuperado a partir da faringe entre 1 e 5% das pessoas saudáveis assintomáticas com um histórico anterior de infecção pelo herpes oral. O risco de reativação pode ser discretamente mais alto entre as mulheres gestantes do que entre aquelas que não estão grávidas e pode ser mais frequente posteriormente na gravidez. O HSV tipo 1 também causa entre 10 e 50% das infecções pelo herpes genital, dependendo da população estudada e pode de fato ser responsável pela maioria das infecções genitais primárias entre mulheres jovens nos EUA (282).

O herpes genital é a apresentação clínica mais comum do HSV tipo 2 em mulheres gestantes. Entre 65 e 90% das infecções primárias são subclínicas ou muito leves e não são reconhecidas como tais pela mulher (272). Aquelas com doença sintomática podem apresentar lesões genitais vesiculares ou ulcerativas extensivas e dolorosas. Aproximadamente 75% apresentarão lesões restritas à pele e às membranas mucosas do trato genital. Outras podem apresentar cistite, uretrite, ou cervicite. Uma pequena porcentagem das mulheres apresentará manifestações sistêmicas mais graves, que incluem meningite, encefalite, hepatite, CID, choque, pneumonia e necrose retiniana aguda.

Mulheres gestantes com doença recorrente em geral apresentam manifestações leves ou subclínicas (134). A reativação ocorre com mais frequência nas infecções genitais e nas infecções genitais pelo HSV tipo 2 do que naquelas em virtude do HSV tipo 1 (283). Entre as mulheres com uma infecção primária pelo HSV tipo 2 conhecida, aproximadamente 90%, 40% e 20% apresentarão no mínimo uma, seis, ou dez recorrências, respectivamente, no ano seguinte à infecção inicial. Aproximadamente 20% das mulheres com infecções genitais pelo HSV apresentarão uma recorrência em um local não genital. Esta tende a ser mais provável em mãos e face para o HSV tipo 1 e em pernas e nádegas para o HSV tipo 2. Estas recorrências podem ser bastante duradouras em alguns indivíduos, até mesmo com a terapia. Além disso, ocorre eliminação assintomática em 0,2 a 7,4% das mulheres gestantes, com o aumento da eliminação ocorrendo posteriormente na gravidez (284). A eliminação subclínica é mais comum entre as mulheres gestantes com doença recorrente sintomática mais frequente.

A classificação da infecção genital entre as mulheres gestantes tem por base o tipo de vírus, as evidências sorológicas de infecção anterior pelo HSV tipo 1 ou HSV tipo 2, e a presença ou ausência de sintomas clínicos. O tipo de infecção da mãe está correlacionado ao tipo de processo de doença e à gravidade da doença no recém-nascido (273,285). O tipo de infecção é considerado *primário pelo HSV tipo 1 ou tipo 2* se o vírus é isolado ou detectado a partir do trato genital de uma mulher que é sintomática ou assintomática e que não apresenta evidências sorológicas de infecção por qualquer cepa de HSV nas amostras séricas coletadas no momento do isolamento viral, mas que apresenta evidências de soroconversão em testes subsequentes. Se amostra de soro que foi coletada no momento da detecção viral demonstrar anticorpos preexistentes contra a outra cepa de HSV, então a infecção é considerada uma infecção *não primária, mas no primeiro episódio*, pela cepa de HSV que foi isolada. A infecção *recorrente* é diagnosticada por meio da presença de anticorpos contra a mesma cepa de vírus detectada no momento do isolamento viral ou da detecção por PCR.

A transmissão perinatal ocorre mais provavelmente se a mãe apresentar uma infecção genital pelo HSV *primária ou não primária, mas no primeiro episódio*, no último trimestre da gravidez. O risco é de 33 a 50% para as gestações com infecção materna *primária*, em comparação a 1 a 3% para aquelas com infecção materna recorrente (272,273,285). Aproximadamente 70 a 85% dos recém-nascidos com infecção pelo HSV nascem de mães que não apresentaram doença pelo HSV sintomática no final da gravidez ou no parto e que não tinham histórico de infecção genital pelo herpes. Os fatores de risco adicionais para a transmissão incluem infecção cervical materna pelo HSV, diversas lesões genitais maternas, prematuridade, ruptura prolongada de membranas maternas, instrumentação intrauterina (p. ex., eletrodos em couro cabeludo), e anticorpos neutralizantes maternos adquiridos pela via transplacentária ausentes ou baixos (286).

Atualmente, é oferecida às mulheres que sabidamente apresentam lesões genitais pelo HSV recorrentes a terapia supressora com aciclovir (400 mg 3 vezes/dia) ou com valaciclovir (500 mg 2 vezes/dia), com início em 36 semanas de gestação, para reduzir o risco de eliminação viral assintomática e a necessidade de parto por cesariana para reduzir a incidência de lesões no parto (287,288). É oferecido às mulheres cronicamente infectadas que apresentam lesões genitais ativas ou sintomas prodrômicos, tais como dor ou queimação, o parto por cesariana assim que possível após o início do trabalho de parto.

As infecções clínicas pelo HSV no recém-nascido são quase sempre sintomáticas; entretanto, o momento da apresentação dos sintomas é variável. As infecções neonatais são classificadas em três categorias principais para considerações terapêuticas e prognósticas: doença localizada da pele, dos olhos e da boca (POB); doença localizada do SNC, com ou sem POB; e doença disseminada, que pode envolver o SNC e a POB, além de outros órgãos (267,280,286). A infecção intrauterina perinatal ocorre em aproximadamente 5% das infecções neonatais pelo HSV. Nesta situação, o recém-nascido se torna sintomático ao nascimento ou dentro dos primeiros poucos dias após o mesmo, com quaisquer das três apresentações clínicas. Entretanto, o momento da apresentação destas três categorias quando o vírus é transmitido durante o trabalho de parto e o parto é classicamente aos 10 a 12 dias para a POB, 15 a 19 dias de idade para a doença do SNC, e 9 a 11 dias para a doença disseminada, mas existe alguma variabilidade. Ambos o HSV-1 e o HSV-2 podem causar doença POB, do SNC, ou disseminada; entretanto, o HSV-2 tem sido associado a um desfecho mais desfavorável.

Doença da pele, dos olhos e da boca (POB): responsável por aproximadamente 45% dos HSV neonatais. A doença POB neonatal pelo HSV pode aparentar ser benigna no início da doença, mas está associada a um alto risco de progressão até a doença do SNC ou disseminada, se não tratada. A doença POB normalmente é apresentada nas primeiras 2 semanas de vida, mas pode ocorrer a qualquer momento durante as primeiras 6 semanas de vida (normalmente no primeiro mês). A doença localizada da pele está associada a lesões coalescentes ou agrupadas, com uma base eritematosa (Figura 44.5). As lesões cutâneas podem ser vesículas discretas únicas, grupos de vesículas, bolhas grandes e/ou áreas de pele desnudada. As vesículas podem ter início ou se agrupar na parte do corpo da apresentação, ou em locais de traumatismo localizado, tais como locais de monitoramento no couro cabeludo. As vesículas cutâneas também podem surgir tardiamente na evolução da doença disseminada. A infecção dos olhos pelo HSV inicialmente pode aparentar ser assintomática. Os sinais iniciais incluem lacrimação excessiva dos olhos, choro em virtude de aparente dor ocular e eritema conjuntival. Vesículas de pele periorbital podem ou não estar presentes no momento da apresentação. A ceratoconjuntivite pelo HSV pode progredir para catarata, coriorretinite, ou atrofia óptica e resultar em comprometimento permanente da visão em 40%. Isto menos para aqueles recém-nascidos que apresentaram apenas doença POB. A infecção da orofaringe pelo HSV inicialmente pode ser assintomática, mas também pode ser caracterizada por lesões ulcerativas localizadas da boca, do palato e da língua. Alguns recém-nascidos desenvolverão doença mucocutânea recorrente, e em aproximadamente 25% ocorrerão anormalidades neurológicas e do desenvolvimento, embora não tenha havido doença evidente do SNC no período neonatal.

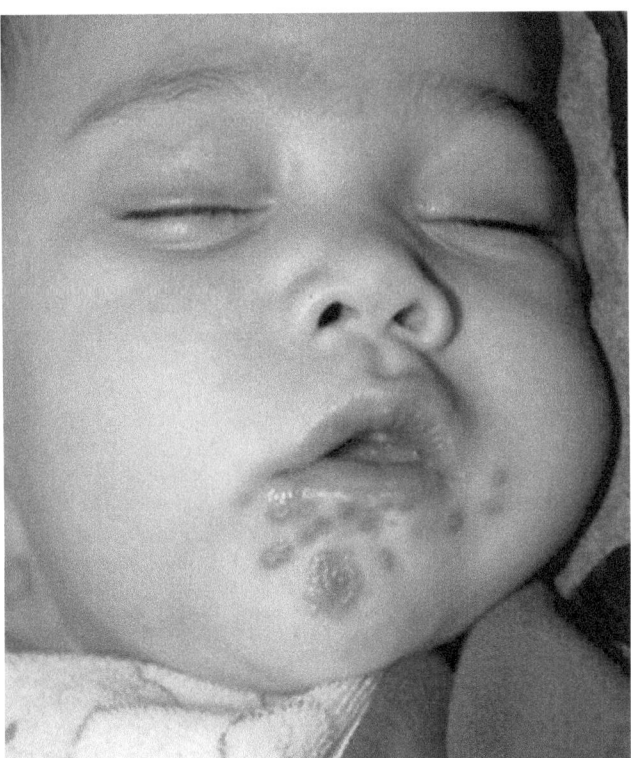

Figura 44.5 Estomatite viral por herpes-vírus simples. Recém-nascido com lesões extraorais pelo HSV. Cortesia do Dr. George A. Datto, III. (Esta figura encontra-se reproduzida em cores no Encarte.)

Doença do SNC: aproximadamente um terço das doenças neonatais pelo HSV envolve o SNC. Ela pode ocorrer como um resultado da disseminação retrógrada localizada da nasofaringe e dos nervos olfatórios até o cérebro, ou por meio da disseminação hematógena em recém-nascidos com doença disseminada. A doença neonatal do SNC pelo HSV (também denominada meningoencefalite neonatal pelo HSV) normalmente é apresentada na 2ª semana de vida, mas conforme declarado anteriormente, pode ocorrer antes, se o recém-nascido foi infectado *in utero*. Alguns recém-nascidos adicionais podem apresentá-la durante a 3ª semana de vida, e casos raros foram apresentados até 6 semanas de idade. A doença do SNC pode ser a meningite isoladamente, mas a maior parte também envolve encefalite, a qual, no recém-nascido, não é restrita primariamente às regiões específicas do cérebro, conforme observado em adultos com a doença (289,290). A doença do SNC pode ser apresentada com ou sem o envolvimento da POB e com ou sem doença disseminada. Entre 60 e 70% dos recém-nascidos com doença do SNC pelo HSV apresentam vesículas cutâneas em algum momento durante a evolução da doença. As manifestações clínicas da doença neonatal do SNC pelo HSV podem ser sutis. Ocorre febre em apenas 45%, mas ela pode ser o único sinal apresentado. Alguns recém-nascidos apresentam hipotermia ou temperatura instável. Outros sinais incluem convulsões (focais ou generalizadas), irritabilidade, tremores, apneia, letargia, hipotonia, alimentação inadequada e fontanela anterior total. A taxa de mortalidade com o tratamento ainda é de aproximadamente 15% para os recém-nascidos com HSV tipo 2, mas é próxima de zero para os recém-nascidos com doença do SNC em virtude do HSV tipo 1. A prematuridade e a apresentação de convulsões estão associadas a um aumento da mortalidade. A morbidade é considerável, com apenas aproximadamente 30% dos sobreviventes sendo neurologicamente normais com 1 ano de idade. Aproximadamente 8% dos recém-nascidos apresentará uma recidiva no SNC dentro de 1 mês e 40% apresentarão recidiva no SNC ou local na pele dentro de 2 meses após a conclusão da terapia.

Doença disseminada: aproximadamente um quarto das doenças neonatais pelo HSV ocorre na forma disseminada, envolvendo diversos órgãos, incluindo doença dos sistemas hepático, pulmonar e renal, bem como do pâncreas e das suprarrenais (291). Alguns recém-nascidos também apresentarão doença POB. Ocorre doença do SNC em 60 a 75% dos casos neonatais de HSV disseminado, normalmente por meio da disseminação hematógena. Recém-nascidos com HSV disseminado com frequência apresentam, na primeira semana de vida, sinais e sintomas inespecíficos de sepse neonatal, incluindo desregulação da temperatura (febre ou hipotermia), apneia, irritabilidade, letargia, angústia respiratória, distensão abdominal e ascite. Ocasionalmente, recém-nascidos com infecção pelo HSV podem apresentar febre isoladamente. Se não houver suspeita clínica, o diagnóstico da doença neonatal disseminada pelo HSV com frequência é adiado até a 2ª semana de vida, após os resultados da avaliação em relação à sepse bacteriana terem produzido resultados negativos. Na medida em que o HSV neonatal disseminado progride, pode ocorrer hepatite com elevação de transaminases hepáticas, hiperbilirrubinemia direta e hiperamonemia que levam à insuficiência hepática, ascite, neutropenia, trombocitopenia, CID, pneumonite hemorrágica progressiva grave com ou sem efusão, enterocolite necrosante e meningoencefalite com convulsões. Na doença neonatal disseminada pelo HSV, com frequência a febre está ausente, e a hipotermia, com frequência acompanhada por insuficiência respiratória e choque, é mais proeminente. Vesículas cutâneas podem aparecer tardiamente na evolução da doença disseminada pelo HSV, porém mais de 20% dos recém-nascidos com doença disseminada pelo HSV nunca apresentarão vesículas. A mortalidade é de 80% sem a terapia antiviral. Com a terapia imediata, a taxa de mortalidade é de 55%, e 25% dos sobreviventes apresentarão comprometimento neurológico grave. Até mesmo com o tratamento, a taxa de mortalidade para aqueles que desenvolvem CID é de 100%, enquanto, para aqueles que desenvolvem pneumonia, é de 80%.

O diagnóstico da infecção pelo HSV na mãe gestante é obtido por meio do isolamento do vírus, ou da detecção por meio de coloração direta, ou por meio de PCR das amostras de tecidos afetados ou lesões (292,293). Em seguida é necessário o diagnóstico sorológico para determinar se a infecção é recorrente (294). A melhor amostra para a recuperação viral ou o teste por PCR é uma vesícula viral, mas esfregaços da mucosa genital ou da mucosa oral também podem produzir o vírus, se ele estiver presente. O isolamento viral é realizado em culturas teciduais, e culturas positivas podem ser detectadas entre 16 horas e 7 dias da inoculação, dependendo da carga viral da amostra clínica. O uso de culturas *"shell vial"* pode reduzir o intervalo de tempo superior até a detecção para 48 horas. A coloração das células com anticorpos fluorescentes diretos ou indiretos pode ser realizada com um resultado em menos de 2 horas. Esta técnica apresenta uma sensibilidade superior se utilizada em lesões vesiculares ativas do que com aquelas que são mais antigas e começaram a cicatrizar. O esfregaço de Tzanck é um método não dispendioso mais antigo, que apresenta sensibilidade de aproximadamente 60% e que não consegue diferenciar a infecção pelo HSV e pelo VVZ e, portanto, não é utilizado com frequência. Ao longo dos últimos poucos anos, muitos laboratórios desenvolveram técnicas de PCR sensíveis e rápidas para o diagnóstico da infecção pelo HSV, primariamente em relação à encefalite e à meningite pelo HSV, nas quais as culturas não são confiáveis (295-299). Estas técnicas atualmente estão sendo utilizadas também para diagnosticar as lesões cutâneas. A PCR do HSV é altamente sensível e os resultados podem ser disponibilizados em algumas poucas horas. É necessário cautela na obtenção das amostras, para assegurar que não haja contaminação de fontes externas. O HSV pode ser detectado por meio de PCR por diversos dias após as culturas se tornarem negativas com o tratamento materno, e a relevância do resultado para a infecção do recém-nascido naquela circunstância é desconhecida. Testes falso-negativos podem resultar de problemas com o procedimento do teste laboratorial, ou do momento do teste em relação à infecção, que é um possível problema no diagnóstico das infecções do SNC.

O diagnóstico da infecção pelo HSV em recém-nascidos inclui o que segue: obtenção de amostras para culturas e/ou teste por PCR de lesões vesiculares, LCS, sangue, esfregaço conjuntival e/ou amostras de esfregaço de mucosas, aspirados traqueais, líquido ascítico, dependendo da apresentação clínica. O teste sorológico não é tão útil para o diagnóstico da infecção, em virtude da interferência de anticorpos transmitidos pela via materna. Além disso, a resposta de IgM do recém-nascido geralmente é observada 2 a 3 semanas após o início da infecção aguda e, portanto, pode não ser útil nos estágios iniciais da doença. A determinação da presença do HSV por meio de PCR do LCS se tornou o padrão-ouro para o diagnóstico da doença do SNC. Recém-nascidos com evidências de doença POB devem ser submetidos a uma avaliação completa em relação à doença do SNC e disseminada. Tendo em vista que a apresentação inicial da doença do SNC pelo HSV pode não ser distinguível de outras causas de sepse ou meningite neonatal, especialistas recomendam a avaliação em relação à doença do SNC pelo HSV com PCR do DNA do HSV e outros estudos, e o tratamento empírico com aciclovir em todos os recém-nascidos com meningite asséptica e outros sinais e sintomas de meningoencefalite sem uma causa bacteriana óbvia (300). Os parâmetros do LCS podem ser normais no início da evolução da doença, mas demonstram classicamente uma pleocitose mononuclear, concentração de glicose normal ou moderadamente baixa, e leve elevação de proteínas. Eritrócitos podem ser detectados ainda que a coleta tenha sido "limpa"; a sua significância é desconhecida. Os testes por PCR podem ser negativos nas fases iniciais da doença, nos casos em que os níveis de proteínas estão altos, ou quando existe uma contaminação considerável da amostra por eritrócitos.

Na situação em que exista uma suspeita de HSV, o tratamento deve ser iniciado apesar de um resultado de PCR do LCS inicial negativo, e a PCR do LCS deve ser repetida com a utilização de uma segunda coleta alguns dias depois. A detecção do DNA do HSV no LCS pode persistir por diversos dias, apesar da terapia com aciclovir intravenoso, e pode ser um indicador de um desfecho desfavorável para o neurodesenvolvimento (301). A eletroencefalografia (EEG) deve ser realizada em todos os recém-nascidos com suspeita de apresentação de envolvimento do SNC. O EEG é altamente sensível para o diagnóstico da encefalite neonatal pelo HSV e pode ser anormal antes que alterações sejam observadas com exames por imagem por TC ou RM. Um EEG anormal, com descargas epileptiformes periódicas ou quase periódicas focais ou multifocais é considerado característico de meningoencefalite neonatal pelo HSV (302). São recomendados exames por imagem neurológicos com TC ou RM (preferida) para determinar a extensão da doença do SNC. A ultrassonografia é muito insensível para esta finalidade. Os exames por imagem neurológicos podem ser normais inicialmente na evolução da doença do SNC e, assim, não são um modo confiável para afastar a doença do SNC em um recém-nascido em relação ao qual o LCS não possa ser testado. Para um recém-nascido com uma PCR do HSV do LCS positiva e um exame por imagem inicial normal, o exame por imagem deve ser repetido 1 a 2 semanas depois. Os achados anormais do exame por imagem neurológico de recém-nascidos com doença do SNC normalmente incluem edema do parênquima cerebral ou atenuação, hemorragia, ou lesões destrutivas. Os recém-nascidos podem não apresentar as lesões destrutivas em lobo temporal clássicas observadas nos pacientes adultos. As anormalidades podem ser multifocais ou observadas apenas no tronco encefálico ou em áreas do cerebelo. Tendo em vista que os exames por imagem neurológicos podem ser normais inicialmente na evolução, o exame por imagem negativo com TC ou RM convencional não exclui o envolvimento do SNC pelo HSV. O exame por imagem ponderado com difusão que demonstra difusão restrita pode ser útil. Para os recém-nascidos com doença respiratória em virtude de HSV, as radiografias torácicas podem demonstrar pneumonite difusa bilateral. Devem ser realizados estudos da função hepática e os recém-nascidos com envolvimento hepático apresentarão elevação de transaminases e podem apresentar anormalidades ao estudo da coagulação. A ultrassonografia abdominal em recém-nascidos com hepatite pelo HSV e insuficiência hepática aguda pode demonstrar ascite e aumento de volume do fígado. É importante realizar estudos da função renal inicialmente e durante a terapia para auxiliar na administração do aciclovir.

Recém-nascidos assintomáticos de mães que foram identificadas como apresentando infecções genitais pelo HSV devem ser avaliados em relação ao HSV por meio da coleta de esfregaços das superfícies mucosas para o teste do HSV (300,303). Os esfregaços realizados ao nascimento possivelmente podem detectar a contaminação materna transitória, enquanto aqueles tardios e realizados entre 24 e 48 horas de vida em geral são aceitos como representativos da colonização verdadeira do recém-nascido e de um possível risco de doença neonatal. A decisão de realizar o teste ao nascimento ou de adiar o teste tem por base a avaliação do risco de doença e os planos de tratamento detalhados a seguir.

O aciclovir intravenoso é o tratamento recomendado para a doença neonatal pelo HSV (304-306). Pode ocorrer resistência ao aciclovir, mas é rara. O aciclovir deve ser iniciado no momento da suspeita diagnóstica e pode ser descontinuado se a infecção for subsequentemente afastada (307). O aciclovir deve ser administrado a uma dose de 60 mg/kg/dia em três doses divididas, desde que as funções renal e hepática sejam normais. Os níveis de creatinina nas primeiras 24 a 48 horas refletirão os níveis maternos. O monitoramento em relação às funções renal e hepática do recém-nascido deve continuar durante a terapia, tendo em vista que a dose deverá ser ajustada se houver comprometimento. Isto é mais bem realizado consultando-se o farmacêutico membro da equipe da UTI neonatal. Para níveis de creatinina sérica de 0,8 a 1,1 mg/dℓ, recomenda-se reduzir a dose para 20 mg/kg, administrados 2 vezes/dia; para níveis de creatinina entre 1,2 e 1,5 mg/dℓ, utilizar 20 mg/kg 1 vez/dia; e para níveis de creatinina superiores a 1,5 mg/dℓ, utilizar 10 mg/kg 1 vez/dia (304). O tratamento da doença POB limitada é de 2 semanas de terapia com aciclovir IV. Recém-nascidos com doença disseminada e/ou do SNC são tratados por no mínimo 3 semanas. A persistência do HSV no LCS, conforme detectada por meio de PCR, é associada a um desfecho mais desfavorável. Em virtude disto, recomenda-se que o LCS dos recém-nascidos com doença do SNC seja monitorado sequencialmente, com início logo antes de concluir 3 semanas de terapia, e que o aciclovir seja continuado até que os parâmetros do LCS tenham normalizado e o vírus deixe de ser detectável por meio de PCR (279). Algumas pessoas também recomendarão assegurar que o teste por PCR do sangue também seja negativo, mas isto não é realizado universalmente. Para recém-nascidos com envolvimento ocular, agentes antivirais tópicos, tais como trifluridina a 1%, iododesoxiuridina a 0,1%, ou vidarabina a 3% também devem ser utilizados adicionalmente ao aciclovir parenteral (303). Deve ser consultado um oftalmologista. Conforme declarado anteriormente, o tratamento imediato com aciclovir melhora o desfecho, mas é importante que os recém-nascidos com doença neonatal pelo HSV sejam cuidadosamente acompanhados. Infelizmente, a recorrência das lesões cutâneas pelo HSV é um problema frequente, até mesmo com o tratamento efetivo no período neonatal. Há recorrência no SNC, mas felizmente ela é rara. Recém-nascidos com mais de três recorrências de lesões cutâneas nos primeiros 6 meses de vida apresentam um risco maior de retardo do neurodesenvolvimento (267). Como resultado, atualmente a maior parte dos especialistas recomenda considerar a terapia supressiva para os recém-nascidos com doença neonatal pelo HSV. A dose de aciclovir e a duração da terapia supressiva recomendadas variam de 10 a 20 mg/kg/dose 2 vezes/dia, com uma duração de 6 a 12 meses sem recorrências.

Diversas diretrizes a respeito das recomendações para o manejo de recém-nascidos assintomáticos de mães com suspeita ou comprovação de infecção pelo HSV têm sido desenvolvidas (300,303,308). O manejo dos recém-nascidos sintomáticos de mães com lesões pelo HSV conhecidas depende de a mãe apresentar uma infecção primária, do tratamento materno, da duração da ruptura das membranas, e da utilização de eletrodos no couro cabeludo. Embora o método de parto afete o risco de infecção, ele não apresenta impacto sobre as investigações necessárias.

Todos os recém-nascidos devem ser monitorados em relação a sinais de infecção; os pais devem ser aconselhados a respeito dos sinais clínicos que devem acionar uma investigação.

- Recém-nascidos *a termo* assintomáticos de mães com HSV recorrente, mas sem lesões ao parto, são monitorados clinicamente. Se ocorrerem sinais de doença pelo HSV, o recém-nascido deve ser investigado em relação ao HSV e tratado com aciclovir IV enquanto os resultados estiverem pendentes
- Recém-nascidos *pré-termo* assintomáticos de mães com HSV recorrente, mas sem lesões, devem ser monitorados clinicamente e deve-se considerar o rastreamento em relação à colonização pelo HSV por meio de cultura viral ou teste por PCR das superfícies mucosas em 24 h de idade. Se houver detecção do HSV, o recém-nascido deve ser avaliado em relação à doença pelo HSV e tratado com aciclovir IV (60 mg/kg/dia) por 10 dias, desde que os estudos do LCS sejam normais
- Recém-nascidos assintomáticos de mães com lesões pelo HSV e doença pelo HSV recorrente conhecida devem ser rastreados em relação à colonização pelo HSV por meio de cultura viral ou teste por PCR das superfícies mucosas em 24 horas de idade. Se houver detecção do HSV, o recém-nascido deve ser avaliado em relação à doença pelo HSV e tratado com aciclovir IV (60 mg/kg/dia) por 10 dias, desde que os estudos do LCS sejam normais

- Recém-nascidos assintomáticos de mães com lesões presentes ao parto, e sem histórico anterior de infecção pelo HSV, devem ser rastreados em relação à colonização pelo HSV por meio de teste por PCR das superfícies mucosas com 24 horas de idade. As lesões maternas devem ser testadas em relação ao HSV por meio de cultura e/ou PCR e, se possível, devem ser obtidos estudos sorológicos maternos para tentar determinar se eles apresentam anticorpos IgG direcionados contra o tipo de cepa de HSV que é recuperado. Enquanto as investigações estão sendo realizadas, o recém-nascido deve ser tratado com aciclovir IV (60 mg/kg/dia). A duração do aciclovir depende dos resultados das investigações. Se os esfregaços das mucosas do recém-nascido forem positivos para HSV, a maior parte dos especialistas recomenda que seja realizada uma investigação completa e a duração do tratamento depende dos estudos do LCS. Para aqueles nos quais os estudos do LCS são normais:
  ○ Se for observado que a mãe apresenta uma infecção primária e que o recém-nascido continua bem, o tratamento deve ser continuado por 10 dias
  ○ Se as investigações sorológicas específicas do tipo da mãe não estiverem disponíveis e o recém-nascido continuar bem, o tratamento deve ser por 10 dias
  ○ Se for confirmado que a mãe apresenta doença recorrente com base no teste sorológico e os esfregaços de superfície do recém-nascido forem negativos, o aciclovir pode ser descontinuado quando estes resultados forem disponibilizados.

Recém-nascidos de mulheres com lesões pelo HSV ativo devem ser manejadas com precauções de contato durante a hospitalização, com um quarto privativo, ou durante a hospedagem com a mãe (303). Precauções de contato também devem ser utilizadas para recém-nascidos que são hospitalizados com infecção pelo HSV se eles apresentarem lesões mucocutâneas.

Hepatite A (HAV)

O HAV é um picornavírus com RNA de filamento único, que causa hepatite aguda, porém não crônica, em crianças e em adultos (256). A maioria das crianças jovens é assintomática, e a porcentagem de indivíduos com sintomas aumenta com a idade. Ele pode ser transmitido para o recém-nascido no perinatal, mas é um evento raro, em virtude do baixo risco de infecção materna aguda no momento do parto (256,309-311). Alguns recém-nascidos podem ser assintomáticos e somente são identificados por meio do acompanhamento na medida em que sabidamente a mãe estava infectada, ou como parte de uma investigação de um surto de HAV em um berçário neonatal. Os sintomas associados à transmissão perinatal incluem febre, alimentação inadequada, vômito, icterícia, hepatomegalia e/ou elevação de transaminases (312). Os recém-nascidos que se observe estarem infectados devem ser destinados a precauções de contato por no mínimo 1 semana a partir da data do início dos sintomas (313). Não foi descrita a hepatite fulminante em uma infecção neonatal, e os recém-nascidos recuperam-se totalmente. O tratamento do recém-nascido sintomático com HAV é de suporte.

É importante a estrita atenção aos procedimentos de PCI de rotina, tendo em vista que recém-nascidos infectados assintomáticos podem excretar o vírus por diversos meses (314). Existe a opção de administrar imunoglobulina sérica (0,02 mℓ/kg IM) para os recém-nascidos de mães que desenvolveram doença pelo HAV sintomática a partir de 2 semanas antes até 1 semana depois do parto, mas a eficácia desta intervenção não foi totalmente avaliada (313).

Hepatite B

O vírus da hepatite B (HBV) é um vírus com DNA de filamento duplo parcialmente complexo (315). Por vezes o vírus completo é denominado partícula de Dane e é composto por um envelope lipídico exterior e um centro interno, ou nucleocapsídio. Sobre a superfície do revestimento exterior encontra-se o antígeno de superfície da hepatite B (HBsAg). Esta glicoproteína complexa apresenta muitos epítopos antigênicos, que são utilizados para a identificação dos subtipos do HBV. Os subtipos do HBV são úteis para fins epidemiológicos, mas não estão correlacionados à gravidade da doença e não são prognósticos da resposta à terapia antiviral. O envelope de superfície contém três proteínas (proteínas S principal, intermediária e grande). As variações na proteína principal são responsáveis pelos determinantes do subtipo, enquanto as outras duas estão envolvidas na captação do vírus mediada por receptores pelos hepatócitos. O centro interno do vírus é composto pelo antígeno central da hepatite B (HBcAg), antígeno e da hepatite B (HBeAg), antígeno Bx da hepatite (HBxAg), uma molécula de DNA de filamento parcialmente duplo, uma enzima DNA polimerase dependente do DNA com atividade de transcrição reversa, e uma proteinoquinase. Existem diversos genótipos do HBV (A a H), e cada um apresenta uma distribuição geográfica característica e algumas diferenças nos perfis da doença. O HBcAg é observado primariamente nos núcleos dos hepatócitos infectados e é observado apenas como um componente da partícula de Dane, quando identificado no soro. O HBeAg é um produto polipeptídico prematuramente encerrado, do mesmo gene que codifica o HBcAg, e a sua presença é um indicador da infectividade. A sua função é desconhecida. Existem variantes do HBV de ocorrência natural que não produzem HBeAg, e os indivíduos que estão infectados com estas variantes tendem a apresentar cargas virais extremamente altas e uma evolução da doença aguda fulminante. O HBxAg afeta tanto direta quanto indiretamente o hospedeiro e a expressão do gene viral. A proteína X é essencial para a replicação *in vitro* e a disseminação do HBV.

Estima-se que o HBV tenha infectado aproximadamente 2 bilhões de pessoas, aproximadamente um terço da população mundial (316,317). Estima-se que a quantidade de pessoas que são portadores crônicos do vírus seja superior a 400 milhões. Até 1 milhão de pessoas morrem a cada ano em virtude da doença aguda ou crônica relacionada ao HBV. Mais de 25% de todos os portadores desenvolverão hepatite ativa crônica relacionada ao HBV, cirrose e/ou carcinoma hepatocelular. Sem intervenções, as mulheres que são portadoras crônicas com frequência transmitem o HBV para a sua descendência. A presença do HBeAg é um fator de risco significativo para a transmissão, com uma taxa de transmissão de 90% se a mãe for positiva para HBeAg, em comparação a 30% se não for positiva (318). Entretanto, com o uso da Ig de HBV (IGHB) e a imunização neonatal, o risco de transmissão de mãe para filho é de aproximadamente 3 a 5%. Entre os indivíduos persistentemente positivos, aproximadamente 5 a 10% realizarão, a cada ano, a conversão do estado de positivo para HBeAg para o de apresentação de anticorpos anti-HBe e, assim, ao longo de um período de 10 anos, aproximadamente 70% depurarão o HBeAg do seu soro. A maior parte dos portadores crônicos apresenta uma infecção vitalícia, mas de 1,5 a 2% podem depurar espontaneamente o HBsAg sérico a cada ano. Em geral, a idade jovem à infecção é o determinante mais significativo de quem se tornará um portador crônico. Entre 70 e 90% dos recém-nascidos infectados se tornam portadores crônicos, contrariamente a 25 a 50% das crianças infectadas antes do seu quinto aniversário e em comparação a 5% (variação de < 1 a 12%) dos adultos. Outros fatores de risco incluem imunossupressão no momento da infecção, tal como ocorre quando indivíduos soropositivos para HIV contraem o HBV, e o tratamento com hemodiálise. Homens apresentam mais probabilidade de se tornarem portadores crônicos do que as mulheres. Indivíduos com síndrome de Down também não depuram o vírus.

O HBsAg foi observado em uma diversidade de locais corporais: sangue, hemoderivados, urina, fezes, bile, saliva, lágrimas, suor, sêmen, secreções vaginais, conteúdo gástrico dos recém-nascidos, leite materno, sangue do cordão, LCS, líquido sinovial e exsudatos de ferimentos (315,319). Embora muitas vias para transmissão sejam possíveis, as mais comuns são a exposição percutânea ou permucosa ao sangue ou aos líquidos corporais infectados durante o nascimento, relações sexuais, ou por meio de agulhas contaminadas.

A maior parte dos recém-nascidos não apresenta sintomas ou apresenta uma doença inespecífica leve, embora tenha sido relatada hepatite fatal em virtude do HBV no recém-nascido (309,320-322). A maior parte das infecções clínicas entre crianças e adultos com HBV é subclínica. Aqueles que são sintomáticos podem apresentar doença febril não ictérica leve, ou apresentar uma doença grave, que inclui encefalopatia, coagulopatia e morte. A hepatite fulminante é mais comum entre os adultos do que as crianças. A hepatite fulminante ocorre com mais frequência entre aqueles que estão infectados por cepas mutantes do HBV que não produzem HBeAg, ou que estão coinfectados pelos vírus da hepatite C ou D. A doença extra-hepática pode ser apresentada como uma doença semelhante à doença sérica, com uma infecção aguda, poliarterite nodosa, glomerulonefrite membranosa, acrodermatite papular infantil (síndrome de Gianotti-Crosti), ou crioglobulinemia.

Aproximadamente dois terços dos portadores de HBsAg crônicos progredirão até o desenvolvimento de hepatite persistente crônica, a qual normalmente se manifesta apenas como elevações persistentes ou recorrentes de transaminases séricas (315). Os remanescentes desenvolverão hepatite ativa crônica, que finalmente evolui para a cirrose hepática. O carcinoma hepatocelular primário é entre 100 e 400 vezes mais comum entre os indivíduos que são positivos para HBsAg e se desenvolve em média depois de 35 anos de infecção (323,324). Os pacientes que permanecem positivos para HBeAg são os de mais alto risco para o desenvolvimento de carcinoma hepatocelular. Atualmente, os recém-nascidos que adquirem o HBV de suas mães apresentam um risco de 25% ou mais de morte em virtude de carcinoma hepatocelular primário ou cirrose hepática.

O diagnóstico da infecção pós-natal é obtido por meio do teste do soro em relação à presença de antígenos e anticorpos do HBV (315,325-327). Com ensaios sensíveis, o HBsAg pode ser detectado no sangue dentro de 7 a 14 dias da exposição, apesar do fato de que a doença clínica, se surgir, manifesta-se normalmente 1 a 3 meses após a exposição. O HBeAg pode ser detectado posteriormente no período de incubação, normalmente no momento do surgimento do HBsAg. O DNA do HBV e a DNA polimerase do HBV são mensuráveis neste momento e, em geral, atingem o pico durante a última parte do período de incubação. Os títulos virais podem chegar até a 10^9 a 10^{10} vírions/mℓ.

Para aqueles que não desenvolvem infecção crônica, o HBsAg normalmente não é detectável na resolução dos sintomas do paciente. Anticorpos contra o HBcAg surgem tipicamente 2 a 4 semanas após o HBsAg ser detectado pela primeira vez. Os títulos anti-HBc aumentam durante a fase aguda da infecção e persistem por diversos anos. Os anticorpos contra o HBeAg (anti-HBe) surgem imediatamente após a depuração ou dentro de semanas da depuração do HBeAg; o HBsAg ainda pode ser detectável neste momento. Existe um intervalo tempo de até 20 semanas após a depuração do HBsAg no qual nem o HBsAg nem o anti-HBs são detectáveis. Entretanto, durante este período de tempo, o paciente ainda é infeccioso, apesar do fato de estarem presentes anticorpos anti-HBc IgM e IgG específicos. Após os anticorpos anti-HBs serem detectáveis, seus títulos continuam a aumentar pelos próximos 6 a 12 meses. Níveis baixos de DNA de HBV ainda são detectáveis por diversos anos, apesar da presença de anti-HBs. O DNA do HBV pode ser observado nas biopsias de fígado de pacientes que apresentam hepatite B autolimitante, incluindo aqueles com ensaios séricos de HBV negativos. Os anticorpos anti-HBs persistem por toda a vida e protegem contra infecções subsequentes. Os anticorpos contra o HBxAg são detectáveis em alguns indivíduos, mas a sua significância não está clara.

Os pacientes com HBsAg sérico detectável por 20 semanas ou mais, ou HBeAg por 10 semanas ou mais, provavelmente se tornam portadores crônicos do vírus. Os seus títulos séricos de anti-HBc tendem a ser altos e o anti-HBs IgM tende a persistir por um período prolongado. Os indivíduos que são positivos para HBeAg, DNA polimerase do HBV e/ou DNA do HBV são altamente infecciosos para outras pessoas.

As mulheres gestantes devem ser testadas em relação ao HBsAg inicialmente na sua gravidez (328). As mulheres que apresentam aumento do risco para a aquisição do HBV devem ser novamente testadas posteriormente na gravidez, bem como para assegurar que a aquisição do vírus durante a gravidez não permaneça despercebida. O registro dos resultados dos testes deve estar disponível para a equipe obstétrica no momento do parto. Se o registro não estiver disponível, ou se a mãe não foi testada em relação ao HBV durante a gravidez, a mãe deve ser testada em relação ao HBsAg quando se apresentar para o parto.

Os recém-nascidos de mães infectadas pelo HBV devem realizar testes de HBsAg e HBsAb na conclusão da sua série de imunizações para assegurar que a sua profilaxia pós-parto tenha sido efetiva e para documentar que eles responderam à vacinação (328,329). Em geral, os recém-nascidos infectados não apresentarão HBsAg até 1 a 4 meses de idade e, portanto, o teste antes daquele momento não é útil.

As medidas profiláticas para prevenir a aquisição do HBV envolvem a imunização ativa e, na situação de uma exposição conhecida, a imunização passiva com IGHB (315,328,329). Existe uma diversidade de produtos vacinais contra o HBV disponíveis, alguns dos quais envolvem um produto de combinação, no qual a vacina contra o HBV é administrada com vacinas contra outros patógenos. O cronograma de imunização recomendado varia discretamente, dependendo da vacina utilizada e da indicação para o seu uso. Independentemente do produto vacinal utilizado, em geral existe uma resposta de anticorpos detectável após a conclusão do cronograma de imunização em 95% das crianças saudáveis, incluindo os recém-nascidos, e em 90% dos adultos saudáveis. Em geral, presume-se que a proteção contra infecção seja de 80% a 95%. A duração da proteção é desconhecida, mas persiste até mesmo após os níveis de anticorpos declinarem até abaixo dos níveis detectáveis. A IGHB apresenta títulos do HBV de 1:100.000 a 1:250.000. Ela é preparada a partir de doadores de sangue que são negativos para HIV e HCV, mas que apresentam altos títulos anti-HBsAg em virtude de imunização. Desde que seja administrada em um local anatômico diferente, ela não interfere na resposta da mãe ou do recém-nascido à imunização.

Mulheres gestantes não infectadas que não foram imunizadas anteriormente contra o HBV podem receber a vacina na gravidez, embora a maior parte dos fabricantes advirta contra o seu uso rotineiro durante a gravidez (328). Entretanto, mulheres gestantes suscetíveis que tiveram uma exposição acidental ao sangue ou líquido corporal que contenha sangue com HBV, seja por meio de uma lesão por picada de agulha percutânea ou exposição de mucosas, ou que mantiveram contato sexual com um portador crônico do HBV ou um homem agudamente infectado, devem receber a profilaxia. Esta deve envolver o uso de uma vacina contra o HBV. A primeira dose deve ser administrada assim que possível e pode ser administrada no mesmo momento que a IGHB, mas em um local diferente. A segunda dose normalmente é fornecida 1 mês depois, com uma dose final administrada 6 meses após a imunização inicial. Após a exposição ao sangue contaminado, a IGHB deve ser fornecida (0,06 mℓ/kg, até um máximo de 5 mℓ, administrados pela via intramuscular) assim que possível e preferencialmente dentro de 24 horas da exposição. Se adiada por mais de 7 dias, a sua eficácia é desconhecida. A finalidade do seu uso é proporcionar altos títulos de anticorpos protetores durante o período de tempo necessário para que a vacina induza níveis adequados de proteção. Se por algum motivo a vacina contra o HBV não for fornecida, uma segunda dose de IGHB é fornecida 1 mês depois. Acredita-se que o uso de um cronograma de duas doses de IGHB apresente eficácia de 75% contra a infecção, a qual é inferior àquela quando a vacina contra o HBV é incluída para a profilaxia (aproximadamente 95%).

Existem diversas terapias antivirais disponíveis para crianças e adultos infectados pelo HBV. O seu uso na gravidez não tem sido bem estudado e nenhum dos agentes está atualmente aprovado nos EUA para o uso no tratamento do HBV na gravidez. A maior parte das mulheres é aconselhada a adiar o tratamento para o HBV até depois da gravidez. As mães que estavam em terapia para o HBV quando engravidaram podem optar por continuar com o seu tratamento, em virtude do risco de reativação da sua hepatite se elas a descontinuarem. Existem registros que foram estabelecidos para o monitoramento em relação aos efeitos adversos destes medicamentos na gravidez (330). Até o momento, não foram observados defeitos ao nascimento excessivos em relação aos recém-nascidos expostos *in utero* a lamivudina, tenofovir, entecavir, adefovir, ou telbivudina. Embora sejam tranquilizadores, existem determinados relatos de vieses nos dados coletados nestes registros e não houve acompanhamento a longo prazo relacionado a eles. Tendo sido dito isto, tanto a lamivudina quanto o tenofovir são utilizados com frequência nas gestações complicadas pelo HIV e o acompanhamento daqueles recém-nascidos expostos não indicou um problema significativo em crianças humanas além de uma pequena quantidade de casos de acidose láctica na gravidez com inibidores da transcriptase reversa de nucleosídios (ITRN), e ambos a lamivudina e o tenofovir são ITRN. Tem sido relatado que o tenofovir causa defeitos ósseos nas progênies expostas de macacos *rhesus* e, portanto, ele não é recomendado para crianças com infecção pelo HBV. As mães que estão recebendo terapia antiviral para o HBV em geral são aconselhadas a não amamentar seus recém-nascidos. Existem dados limitados para amparar esta recomendação, mas a preocupação é o risco de exposição do recém-nascido ao antiviral por meio do leite materno e o efeito desconhecido que isto possa apresentar.

Atualmente existem resultados de diversos pequenos estudos clínicos que examinaram a possível função do uso de antivirais tardiamente na gravidez, junto com a imunoprofilaxia e a imunização do recém-nascido para reduzir ainda mais o risco de transmissão do HBV da mãe para o filho (330-332). Alguns centros atualmente estão oferecendo às mulheres gestantes com HBV com altas cargas virais (superiores a 6 a 8 log^{10} unidades internacionais/mℓ) a opção do uso de tenofovir ou lamivudina com início em 32 semanas de gestação.

Existe um pequeno risco de transmissão do HBV para o feto por meio da amniocentese, mas o procedimento não é contraindicado na gravidez. Recém-nascidos de mães infectadas pelo HBV podem nascer por via vaginal. Não existe indicação de que a cesariana eletiva reduza significativamente o risco de transmissão se o recém-nascido receber IGHB e imunização neonatal contra o HBV. O uso de eletrodos no couro cabeludo para o monitoramento deve ser utilizado apenas quando clinicamente necessário. A sucção, se necessária, deve ser realizada suavemente para evitar causar lesão de mucosas. O recém-nascido deve ser banhado assim que viável para remover secreções e sangue com HBV possivelmente infecciosos. Embora o HBV possa ser detectado no leite materno, o recém-nascido pode ser amamentado, desde que o recém-nascido receba IGHB e a vacina contra o HBV inicial imediatamente após o nascimento e em seguida conclua o cronograma de imunização neonatal (328). Naquela situação, não existe um aumento detectável no risco de transmissão do HBV para o recém-nascido.

A IGHB deve ser administrada assim que possível após o nascimento para os recém-nascidos de mães infectadas pelo HBV. A dose é 0,5 mℓ pela via intramuscular. O período máximo após o nascimento no qual a administração da IGHB pode ser adiada com segurança não é conhecido. A maior parte das diretrizes nacionais recomenda que a IGHB seja administrada com 12 horas de idade (328,329,333). Se ela for adiada por algum motivo, a administração dentro de 12 a 48 horas de vida ainda seria recomendada. O seu uso se destina a proporcionar títulos de anticorpos protetores durante o período de tempo no qual o recém-nascido está desenvolvendo imunidade com a vacina. Estudos realizados em áreas de alta prevalência demonstraram que significativamente mais recém-nascidos que receberam ambas a IGHB e a vacina contra o HBV apresentaram títulos anti-HBs protetores aos 2 meses de idade, em comparação àqueles que receberam a vacina isoladamente (98%, em comparação a 57%), e isto está correlacionado a um grau superior de proteção contra a infecção.

Para os recém-nascidos de mães infectadas pelo HBV, a vacina contra o HBV deve ser administrada preferencialmente dentro das primeiras 12 horas de vida, em um local diferente da IGHB (328,329,333). A imunização inicial deve ser administrada com um produto mono-HBV. As imunizações subsequentes podem ser realizadas com um produto de combinação, se desejado. Os recém-nascidos a termo em seguida recebem a segunda e a terceira imunização na sua série com 1 mês e 6 meses de idade. Os recém-nascidos pré-termo (< 37 semanas de gestação) e/ou aqueles com um peso ao nascimento inferior a 2.000 g devem receber três doses subsequentes com 1, 2 e 6 a 7 meses de idade. Os recém-nascidos prematuros e aqueles com pesos mais baixos ao nascimento demonstraram apresentar uma resposta de anticorpos inferior à primeira dose da vacina, em comparação aos recém-nascidos com peso normal e a termo; portanto, há a recomendação de uma dose adicional aos 2 meses de idade (334-339). Tendo sido dito isto, eles em geral responderão bem à imunização administrada aos 30 dias de idade, independentemente do seu peso ou da idade gestacional.

Recém-nascidos de mães cujo estado de HBV não foi determinado antes do parto e na situação em que os resultados dos testes não estarão disponíveis às 12 horas de idade deverão receber a imunização inicial contra o HBV naquele momento, e o uso da IGHB deve ser considerado enquanto se aguarda pelos resultados do teste materno. Se for observado que a mãe está infectada pelo HBV, o cronograma de imunização contra o HBV do recém-nascido deverá ser concluído conforme anteriormente mencionado. Se em seguida for determinado que a mãe não está infectada, o cronograma de imunização contra o HBV de rotina na jurisdição para os recém-nascidos deverá ser seguido em relação às imunizações subsequentes. Os cronogramas de imunização contra o HBV para recém-nascidos e/ou na infância de rotina variam consideravelmente nas diferentes jurisdições clínicas.

Os recém-nascidos que se observe estarem infectados pelo HBV devem ser encaminhados para um especialista no cuidado da hepatite viral para o acompanhamento contínuo e considerações sobre o tratamento.

Hepatite C

O vírus da hepatite C (HCV) é um vírus com RNA de filamento único e envelopado (340). As pesquisas têm sido dificultadas pela escassez de uma cultura celular confiável. Existem 9 genótipos, que foram adicionalmente divididos em 90 subtipos. Diferentes genótipos predominam em diferentes regiões do mundo. O tipo 1 (subtipo 1a) é o subtipo mais comumente observado nos EUA e no Canadá. Os genótipos 1 a 3 são comuns na Europa Ocidental e na Ásia, o genótipo 4 é comum no Oriente Médio e na África, o genótipo 5 na África do Sul, e os genótipos 6 a 9 no Sudeste Asiático. Os vírus que circulam em um indivíduo infectado demonstram uma variabilidade considerável de nucleosídios (quase espécies), os quais surgem em virtude da pressão imunológica do hospedeiro. A capacidade do vírus neste sentido resulta no estabelecimento de cronicidade em 80% daqueles infectados (341). Não existe proteção cruzada a partir de uma infecção subsequente por um genótipo separado, o que torna difícil o desenvolvimento de uma vacina universal contra o HCV. O HCV é transmitido primariamente por meio da exposição sanguínea percutânea e, portanto, o risco de infecção é maior entre os indivíduos adultos que receberam hemoderivados no passado e usuários de drogas injetáveis. A transmissão sexual provavelmente ocorre, mas na realidade é rara. Suspeita-se de que aproximadamente 1 a 2% das mulheres gestantes nos EUA apresentem infecção crônica pelo HCV. De 0 a 5% podem transmitir o vírus para o seu recém-nascido (342-349). A infecção materna não está associada ao aborto espontâneo ou ao peso baixo ao nascimento.

No período pós-natal, o período de incubação do HCV é de aproximadamente 7 semanas após a exposição, com uma variação de 2 a 30 semanas (340). As infecções agudas normalmente são assintomáticas, mas 25% dos indivíduos podem desenvolver icterícia, e também pode ocorrer hepatite fulminante, porém raramente. Em relação àqueles que são sintomáticos, os sintomas de infecção crônica pelo HCV normalmente incluem problemas vagos, tais como fadiga e artralgia. Pode haver manifestações extra-hepáticas, tais como crioglobulinemia, glomerulonefrite, líquen plano, ou porfiria cutânea tardia. Os testes de função hepática podem ser normais, ou pode haver um aumento persistente nas transaminases. Mulheres gestantes podem observar que as suas transaminases séricas possam ser mais altas no último trimestre da gravidez, mas normalmente retornam aos níveis pré-gravidez dentro de 6 meses após o parto (350). Os níveis de transaminases não estão estritamente correlacionados ao grau de lesão hepática, porém é mais provável que os níveis anormais estejam associados à lesão hepática do que os níveis de ALT persistentemente normais. Pode ocorrer o desenvolvimento de cirrose em 20% após 10 a 20 anos de infecção. Ao longo da sua vida, acredita-se que um em cada quatro apresente risco de carcinoma hepatocelular.

O diagnóstico de infecção nos adultos envolve testes sorológicos em relação a anticorpos anti-HCV por meio de ELISA ou ensaios de quimiluminescência (340). Estes ensaios apresentam sensibilidade de 97% e especificidade de 99%. Mulheres com teste de anticorpos positivo devem realizar uma PCR de transcriptase reversa de RNA (RT-PCR) qualitativa. Estes testes apresentam um limite de detecção inferior de 50 UI/mℓ. Tendo em vista que as cargas virais flutuam, é recomendada a repetição do teste quando o teste inicial for negativo. O teste de HCV quantitativo é utilizado para monitorar a necessidade e a resposta à terapia. O teste de RNA quantitativo é realizado para avaliar a necessidade de terapia e a sua resposta. Estes testes são razoavelmente menos sensíveis do que os sistemas de teste qualitativos e, portanto, normalmente não são utilizados para o diagnóstico. Além disso, antes de considerar as opções de tratamento, o genótipo do vírus precisa ser determinado.

Para os recém-nascidos de mães positivas para o HCV, não existe profilaxia antiviral disponível, e não existem diretrizes claras sobre os cronogramas de testes durante o acompanhamento. O principal preditor da infecção do recém-nascido é o estado de HIV materno e ambos os níveis de carga viral do HCV e do HIV no parto (347,349,351-354). Os recém-nascidos de mães infectadas pelo HCV, porém não infectadas pelo HIV, podem ser amamentados (355-357). Crianças nascidas de mães sabidamente infectadas pela hepatite C devem realizar testes de anticorpos entre 1 e 2 anos de idade para determinar se os anticorpos maternos desapareceram. Algumas crianças podem se tornar infectadas, mas são capazes de eliminar a infecção na infância (348,352). Aqueles que ainda são soropositivos aos 2 anos de idade devem ser investigados em relação à infecção ativa pela hepatite C e devem ser encaminhados a um especialista em hepatite ou doenças infecciosas para o acompanhamento e cuidados adicionais.

Os tratamentos para as infecções crônicas pelo HCV em adultos melhoraram consideravelmente nos últimos poucos anos. Os indivíduos que são infectados pelo HCV devem ser encaminhados para um especialista no manejo da hepatite viral para o monitoramento e o tratamento. Uma descrição detalhada das opções de tratamento disponíveis está além do escopo deste capítulo.

Hepatite E

O vírus da hepatite E (HEV) é um RNA vírus pequeno, que é transmitido primariamente por meio da ingestão de água e alimentos contaminados (358). Ele é responsável por surtos maiores de hepatite aguda não por HAV em muitas partes do mundo em desenvolvimento. Acredita-se que diversos animais, incluindo gado, ovelhas, veados e roedores atuem como os reservatórios nestas regiões. Acredita-se que suínos domésticos sejam um reservatório na América do Norte. Não existe a condição de portador nos seres humanos. Com a exceção das mulheres gestantes, os indivíduos infectados apresentam uma doença autolimitante. A infecção pelo HEV está associada a uma doença hepática rapidamente progressiva e fulminante em mulheres gestantes, que com frequência resulta em morte materna e/ou morte fetal e/ou parto prematuro (358). Existem diversos relatos de casos e séries de casos que indicam que a transmissão para o recém-nascido ocorre em 50 a 100% (257). Os recém-nascidos vivos afetados em geral apresentam hepatite com elevação dos níveis de ALT, dos quais aproximadamente 50% não são ictéricos. Foi relatado que alguns dos recém-nascidos que morreram dentro de 24 a 48 horas do nascimento apresentavam hipoglicemia e hipotermia. Todos os recém-nascidos sobreviventes relatados apresentaram doença autolimitante e não desenvolveram infecção crônica.

Embora rara, esta infecção deve ser considerada na situação em que uma mulher gestante apresenta hepatite fulminante aguda, particularmente se ela viajou recentemente para uma área endêmica e/ou teve contato com animais de fazenda. O tratamento da mãe e do recém-nascido é de suporte. Não foi demonstrado que o uso de IGHB seja útil para a modificação da evolução da doença. Não existem diretrizes específicas estabelecidas para o cuidado destes recém-nascidos, mas no mínimo a função hepática e os níveis de glicose dos recém-nascidos devem ser monitorados até que estes resultados estejam normalizados e a criança seja inserida sob precauções de contato para a PCI adicionais durante aquele período de tempo.

Vírus da imunodeficiência humana tipo 1 (HIV-1)

O HIV-1 é um retrovírus humano (359). No soro, ele é um vírus com RNA de filamento único e envelopado, composto por proteínas centrais internas (p18, p24, p27), duas proteínas de superfície principais (gp120, pg41), RNA e enzimas (transcriptase reversa, protease). O vírus apresenta três genes estruturais principais (gag, pol e env) e uma diversidade de genes reguladores. Os receptores de CD4 sobre algumas células humanas (células T-*helper* CD4+, macrófagos, placenta e células do SNC) são utilizados para a entrada viral nas células. Os correceptores facilitam a entrada viral nas células. A quantidade de receptores e correceptores sobre as superfícies celulares determina a probabilidade de infecção (360-363). Uma vez dentro da célula, o vírus é convertido para a forma de DNA com o uso da transcriptase reversa para a replicação e o estabelecimento de células infectadas de modo latente. Isto resulta na lenta depleção das células T-*helper* CD4+ ao longo do tempo e no desenvolvimento de uma deficiência imune progressiva. O estabelecimento de células infectadas de modo latente resulta em persistência e é o motivo pelo qual os tratamentos atuais não conseguem depurar a infecção. Embora exista a produção de anticorpos, na melhor hipótese estes são inadequadamente neutralizantes e não protegem contra a infecção. A replicação viral é propensa a erros e, portanto, novas variantes surgem constantemente no indivíduo afetado, as quais continuam a se evadir do sistema imune mediado por células do hospedeiro (364,365).

No final de 2013, a Organização Mundial da Saúde estimou que havia 35 milhões de pessoas vivendo com o HIV-1 no mundo, incluindo aproximadamente 1,5 milhão de mulheres que estavam grávidas (366). As maiores quantidades de mulheres gestantes infectadas pelo HIV-1 vivem na África Subsaariana. A quantidade de mulheres gestantes no mundo que tem acesso à terapia antirretroviral varia conforme a região, mas tem melhorado. No Canadá, um sistema de vigilância ativa registra todos os recém-nascidos de mães infectadas pelo HIV-1. Em 2008, havia aproximadamente 250 gestações identificadas (366). A maior parte das mulheres gestantes no Canadá foi identificada e recebeu a terapia antirretroviral, e a transmissão perinatal foi inferior a 2%. Nos EUA, a terapia antirretroviral também está acessível para a gestante infectada e, em 2011, apenas 127 crianças foram diagnosticadas com HIV-1 cujo método de aquisição foi classificado como perinatal pelo Centers for Disease Control (367). As mulheres podem adquirir o HIV-1 por meio do contato sexual sem proteção com homens infectados, do uso de drogas injetáveis, no período perinatal a partir de suas mães, e por meio de sangue e hemoderivados contaminados. As mulheres que têm outras doenças sexualmente transmissíveis apresentam incidência e prevalência mais altas da infecção pelo HIV-1. A transmissão ocorre de mãe para filho durante a gestação, o trabalho de parto e o parto, e por meio do leite materno. As duas vias de transmissão principais são durante o trabalho de parto e o parto e por meio do leite materno. Antes do uso da terapia antirretroviral, a transmissão ocorria entre 16 e 25% entre as populações que não amamentavam, mas foi de até 45% entre as mulheres que amamentaram por mais de 1 ano (368,369). As taxas de transmissão foram reduzidas em aproximadamente 50% se o recém-nascido nasceu por meio de cesariana eletiva. Com a identificação da infecção pelo HIV-1 antes ou inicialmente na gravidez, o uso da terapia antirretroviral altamente efetiva, que resulta na redução do vírus circulante materno no plasma até níveis não detectáveis, o tratamento do recém-nascido com terapia antirretroviral durante as primeiras 4 a 6 semanas, e ao evitar a amamentação, a transmissão do HIV-1 para o recém-nascido pode ser interrompida quase que totalmente (370-375).

A infecção materna com mais frequência é assintomática. Na medida em que a infecção progride para a imunossupressão e a AIDS, as mulheres são mais suscetíveis a infecções e classicamente apresentam doença em virtude de patógenos oportunistas. Existe um aumento discreto no risco de desfechos adversos da gravidez, tais como parto pré-termo ou peso baixo ao nascimento, mas os efeitos da infecção pelo HIV-1 sobre a saúde materna durante a gravidez são marginais (361,376,377). Existe uma forte correlação com a coinfecção por outras doenças sexualmente transmissíveis e a tuberculose. Recém-nascidos de mães infectadas em geral estão bem ao nascimento, tendo em vista que aquele é o período de tempo de mais alta transmissão. A doença normalmente é apresentada posteriormente no período de recém-nascido ou na infância, exceto se o recém-nascido for identificado por meio de testes e o tratamento for iniciado.

O diagnóstico da infecção materna é obtido por meio de testes sorológicos. As mulheres que se observa serem positivas para anticorpos do HIV-1 em seguida são avaliadas para determinar o seu estágio da doença, por meio da determinação da quantidade e da porcentagem de células $CD4^+$ e do nível de vírus circulantes por meio do teste por PCR do RNA da carga plasmática. Em seguida é oferecida a terapia antirretroviral para as mães, junto com aconselhamento. Isto idealmente deve ser realizado em consulta com um especialista no cuidado do HIV-1 (372). Os agentes antivirais que são oferecidos às mulheres gestantes são aqueles que seriam oferecidos a uma mulher não gestante. É importante que as mulheres sejam capazes de aderir ao tratamento antirretroviral que lhes é prescrito, para assegurar que a carga viral seja completamente suprimida e para reduzir o risco de desenvolvimento de cepas resistentes aos antivirais. Um problema que pode restringir o uso destes medicamentos no primeiro trimestre da gravidez é o vômito materno, e aguardar até o final do primeiro trimestre reduz o risco de isto afetar o sucesso da terapia. Isto também reduz o possível risco de efeitos teratogênicos dos medicamentos. A maior parte destes medicamentos não foi estudada sistematicamente na gravidez, mas registros não identificaram um problema significativo. Para as mulheres que não apresentam uma redução suficiente na concentração viral plasmática, pode ser oferecida uma cesariana eletiva. Atualmente, após as mulheres se apresentarem para o parto, elas são tratadas com zidovudina IV (2 mg/kg de peso corporal ao longo de uma hora e em seguida 1 mg/kg/h) até o nascimento do recém-nascido. Recentemente, o Department of Health and Human Services nos EUA recomendou que as mulheres que se aproximam do momento do parto com concentrações virais documentadas inferiores a 400 cópias virais/mℓ não necessitam de administração de zidovudina IV (371). Entretanto, especialistas canadenses recomendaram que a zidovudina IV continue a ser administrada durante o parto, tendo em vista que nem todas as mulheres permanecerão totalmente suprimidas (378).

Ao nascimento, os recém-nascidos então recebem profilaxia com antirretroviral. O fundamento da profilaxia é a zidovudina. Para os recém-nascidos a termo que conseguem tolerar a administração oral, ela atualmente é administrada pela via oral a uma dose de 4 mg/kg a cada 12 horas por 4 a 6 semanas para o recém-nascido a termo. No Canadá, a recomendação atual é o tratamento por 6 semanas (378). Anteriormente, a dose era de 2 mg/kg/dose, administrada a cada 6 horas, mas isto não era conveniente, e observou-se que a administração 2 vezes/dia é equivalente. Os recém-nascidos a termo que não conseguem tolerar os medicamentos orais devem ser tratados com zidovudina IV a uma dose de 3 mg/kg a cada 12 horas, até que os medicamentos orais sejam tolerados. A dose é reduzida para os recém-nascidos prematuros, com os recém-nascidos de 31 a menos de 35 semanas de IG recebendo 2 mg/kg pela via oral a cada 12 horas por 2 semanas e, em seguida, 3 mg/kg a cada 12 horas durante as próximas 4 semanas. Para aqueles que não conseguem tolerar os medicamentos orais, a dose IV equivalente é de 1,5 mg/kg/dose a cada 12 semanas durante as primeiras 2 semanas e, em seguida, 2,3 mg/kg/dose se eles ainda não conseguirem tolerar os medicamentos orais, até concluir as últimas 4 semanas. Para os recém-nascidos com ≤ 30 semanas de IG, a dose é 2 mg/kg/dose pela via oral durante 4 semanas e, em seguida, dose de 3 mg/kg durante as 2 semanas finais. Novamente, a administração por via intravenosa equivalente é 1,5 mg/kg/dose a cada 12 horas por 4 semanas, seguida por 2,3 mg/kg/dose a cada 12 horas durante as 2 semanas finais, se ainda não for capaz de tolerar os medicamentos orais. Recém-nascidos de mães com supressão viral completa não necessitam de qualquer terapia antirretroviral adicional. Para os recém-nascidos de mães que não são totalmente suprimidas, ou que não realizaram seus estudos virais, é recomendada a terapia adicional. Esta deve ser realizada em consulta com um especialista em terapia pediátrica para o HIV. A maior parte dos especialistas canadenses recomenda o uso de ambas, nevirapina e lamivudina, mas esta não é uma recomendação universal (378). Lopinavir/ritonavir são contraindicados em recém-nascidos com menos de 2 semanas de idade. Para os recém-nascidos com peso superior a 2 kg, a dose de nevirapina é 12 mg/kg/dose, com as primeiras doses administradas logo após o nascimento, conforme possível, se a mãe *não* recebeu nevirapina durante o trabalho de parto, e entre o nascimento e 48 horas de idade se ela a recebeu. A segunda dose é administrada 48 horas após a primeira e a terceira 96 horas após a segunda dose. Para os recém-nascidos entre 1,5 e 2 kg, a dose é de 8 mg/kg/dose, administrada nos mesmos intervalos. A dose de lamivudina é de 2 mg/kg/dose, administrada a cada 12 horas, e a maior parte dos especialistas recomenda que esta seja continuada por 2 semanas após o parto. Nos países desenvolvidos, recém-nascidos de mães infectadas pelo HIV-1 devem ser alimentados exclusivamente com fórmula. Embora a terapia antirretroviral materna efetiva reduza o risco de transmissão do HIV-1 por meio do leite materno humano, ainda ocorre alguma transmissão. As mães precisarão de ajuda para se ajustar a isto e podem necessitar de apoio financeiro para adquirir a fórmula.

Recém-nascidos de mães que não receberam cuidados pré-natais e aquelas cujo estado de HIV-1 é desconhecido são de preocupação em especial. É importante estabelecer o estado de

HIV-1 materno assim que possível, tendo em vista que a profilaxia pós-parto é mais efetiva se fornecida dentro de horas após o nascimento. Se isto não puder ser realizado, a profilaxia antirretroviral pode ser fornecida ao recém-nascido enquanto se aguarda pelos resultados dos testes, se a prevalência do HIV-1 na comunidade for alta e o histórico materno incluir um comportamento que a teria colocado em risco para a aquisição do vírus.

O diagnóstico da infecção do recém-nascido de mãe infectada requer testes por PCR de DNA e/ou RNA (371). Isto normalmente é realizado em conjunto com uma Clínica de Doenças Infecciosas Pediátricas ou uma Clínica Pediátrica de HIV/AIDS. Se o teste de PCR de RNA for realizado, devem ser tomadas providências para assegurar que a amostra seja imediatamente transportada até o laboratório durante o horário de expediente do laboratório, tendo em vista que a amostra deve ser processada dentro de algumas poucas horas da coleta para proporcionar resultados precisos. O teste por PCR do DNA não apresenta esta mesma limitação. Tendo em vista que a maior parte dos recém-nascidos adquire a infecção no momento do parto e que a maior parte dos recém-nascidos recebe profilaxia com terapia antirretroviral durante as primeiras 4 a 6 semanas, é necessário conduzir testes repetidos ao longo dos primeiros diversos meses da vida do recém-nascido para detectar a infecção inicialmente e determinar com confiança que não tenha ocorrido infecção. Os estudos devem ser realizados dentro de alguns poucos dias do nascimento e/ou em 2 semanas para detectar a infecção inicial. A maior parte dos centros em seguida programa os testes entre 4 e 6 semanas de idade, novamente em 8 a 10 semanas de idade e outro teste depois dos 2 meses de idade. Na situação em que um recém-nascido foi tratado com uma terapia que incluiu mais de uma dose de nevirapina, no mínimo um teste por PCR deve ser realizado após os 3 meses de idade, em virtude da meia-vida longa daquele medicamento e das chances de que ele possa resultar em um teste por PCR falso-negativo no teste inicial. Os recém-nascidos também são testados em relação aos anticorpos de HIV com 1 ano de idade e, se ainda positivos, novamente aos 18 meses de idade. Os recém-nascidos que se observa estarem infectados são tratados com terapia antirretroviral altamente ativa e são mais bem manejados com o auxílio de um especialista pediátrico em HIV/AIDS.

Enterovírus e vírus ECHO

Os enterovírus e os vírus ECHO são pequenos RNA vírus não envelopados, agrupados em conjunto na família viral dos picornavírus (*pico* significa pequeno). Eles são vírus clinicamente relevantes, em virtude da doença disseminada que eles produzem. A sua classificação e as relações foram alteradas ao longo do tempo; atualmente, eles estão classificados nos seguintes grupos, com base na relação genética (379).

- Poliovírus
  - Pólio tipos 1, 2 e 3
- Enterovírus humano A (HEV-A)
  - Vírus de Coxsackie A2-8, A10, A12, A14, A16
  - Enterovírus 71, 76, 89-92
- Enterovírus humano B (HEV-B)
  - Vírus Coxsackie A9, B1-6,
  - Vírus ECHO 1-9, 11-21, 24-27, 29-33
  - Enterovírus 69, 73-75, 77-78, 93, 97, 98, 100, 101
- Enterovírus humano C (HEV-C)
  - Vírus Coxsackie A1, A11, A13, A17, A19-22, A24
  - Enterovírus 95, 96, 99, 102
- Enterovírus humano D (HEV-D)
  - Enterovírus 68, 70, 94.

O poliovírus diminuiu significativamente em prevalência em virtude do esforço mundial de direcionamento para a eliminação deste vírus. Entretanto, tendo em vista que a cobertura da vacina não é universal e que ainda existem áreas nas quais ele não foi eliminado, ainda existe um risco de infecção materna se a mãe não estiver imunizada e for residente naquela área, houver visitado a área recentemente, ou se houve visitantes da região na sua família. Os outros enterovírus estão entre os agentes etiológicos mais comuns de doenças humanas, com uma estimativa de 10 a 15 milhões de infecções sintomáticas nos EUA a cada ano (380). Estima-se que 10% destas infecções ocorrem em recém-nascidos nos primeiros 29 dias de vida. Em um estudo entre recém-nascidos nesta faixa etária avaliados em relação à sepse durante a temporada de enterovírus, foi observado que 3% apresentavam doença enteroviral. Esta foi a mesma porcentagem daqueles que se observou apresentarem uma causa bacteriana (381). Embora sejam recuperáveis durante todo o ano, em climas temperados, a maioria das infecções ocorre no verão e no outono, de modo que estes vírus tendem a ser mais problemáticos para as mulheres gestantes com o seu parto durante aqueles períodos de tempo. A distribuição dos enterovírus individuais varia nas diferentes localidades e ao longo do tempo em cada região. É interessante observar que os recém-nascidos tendem a se tornar infectados por enterovírus diferentes dos que são comumente observados nas populações mais velhas.

A infecção da mãe para o filho pode ocorrer tardiamente na gravidez, seja por meio da infecção transplacentária se a mãe estava virêmica, ou por meio de uma infecção ascendente (380). Em mais de 60% dos recém-nascidos infectados, a mãe apresentou uma doença febril durante a última semana de gravidez. Os enterovírus têm sido recuperados a partir do líquido amniótico e do sangue do cordão umbilical. Além disso, vírus idênticos têm sido isolados a partir de mães e recém-nascidos sintomáticos no primeiro dia de vida. Os recém-nascidos também adquirem o vírus durante o trabalho de parto e o parto e a partir do contato próximo com a mãe, o pai e outros familiares afetados, nos primeiros poucos dias de vida. Finalmente, tem sido relatada a ocorrência de surtos que normalmente envolvem enterovírus 11 ou Coxsackie B em berçários hospitalares e/ou UTI neonatais, nos quais a fonte tem sido identificada como sendo um recém-nascido que adquiriu o vírus pela via materna, ou a introdução no berçário por meio de equipe hospitalar infectada.

A doença materna pode ser assintomática, uma doença febril não diferenciada, ou uma doença com febre e quaisquer dos que seguem: diarreia, vômito, erupção cutânea, petéquias, púrpura, herpangina, meningite asséptica, encefalite, paralisia, conjuntivite hemorrágica aguda, pleurodinia e miopericardite (382). A única erupção cutânea que é considerada "típica" da infecção enteroviral é a síndrome de mãos, pés e boca, que é caracterizada por pequenas lesões maculopapulares ou vesiculares sensíveis das mãos e dos pés, associadas a vesículas orais da mucosa bucal e da língua. A doença clínica no recém-nascido depende, em parte, do tipo viral e da idade gestacional do recém-nascido, com os recém-nascidos prematuros apresentando um desfecho pior (380). Alguns sorotipos podem causar doenças febris associadas a erupções cutâneas inespecíficas ou meningite autolimitante. Os sorotipos 2 a 5 dos vírus Coxsackie do grupo B e o vírus ECHO 11 são os tipos associados com mais frequência ao desenvolvimento de doença sistêmica fulminante no período neonatal. A maior parte dos recém-nascidos se torna sintomática entre 3 e 7 dias de idade. Os sinais precoces da doença normalmente são leves e podem incluir apatia, alimentação inadequada, ou alguma angústia respiratória. Aproximadamente um terço dos recém-nascidos infetados tem uma apresentação bifásica, com a recuperação seguida, em 1 a 7 dias, pela doença mais grave. Todas as diversas apresentações da doença enteroviral em adultos podem ser observadas no período neonatal. Entretanto, a doença grave em recém-nascidos se manifesta como miocardite ou hepatite fulminante. O prognóstico é desfavorável, com uma taxa de mortalidade superior a 70%. Os recém-nascidos com miocardite apresentam insuficiência cardíaca aguda. A hepatite fulminante também está associada a um prognóstico desfavorável, e alguns recém-nascidos apresentam tanto miocardite quanto hepatite.

O diagnóstico é por meio da recuperação do vírus a partir de culturas de um ou mais locais, que podem incluir amostras de fezes, esfregaços retais, aspirados nasofaríngeos e/ou LCS. Quando culturas virais são utilizadas, o diagnóstico será adiado, tendo em vista que são necessários entre 2 e 6 dias antes que o efeito citopático seja observado nas culturas celulares e o vírus seja identificado. O teste por PCR do LCS e/ou de aspirados nasofaríngeos demora um período mais breve e também é um teste adequado. Digno de nota, algumas cepas enterovirais podem ser erroneamente identificadas como rinovírus em alguns dos painéis de testes rápidos por PCR. Em geral, o teste sorológico não é utilizado para o diagnóstico da doença enteroviral, tendo em vista que os testes sorológicos são específicos da cepa.

O tratamento consiste em medidas de apoio. Não existe uma vacina atualmente disponível para a prevenção, nem existe uma terapia antiviral específica. A IGIV tem sido utilizada de modo episódico, mas não houve quaisquer estudos clínicos controlados que demonstrassem o seu benefício (383). Recém-nascidos com infecções por enterovírus suspeitas ou conhecidas devem ser inseridos sob precauções de contato para PCI adicionais. Nas situações em que mais de um recém-nascido é afetado em um berçário, é apropriada a formação de coortes de recém-nascidos afetados.

Varicela

O vírus varicela-zóster foi revisado na seção sobre infecções congênitas. A infecção perinatal é uma preocupação importante se a mãe desenvolver varicela clínica entre 5 dias antes ou 2 dias após o nascimento do recém-nascido (183,384,385). O período de incubação para o desenvolvimento neonatal da varicela é entre 5 e 10 após o parto. A doença pode variar deste muito leve, com apenas algumas poucas lesões cutâneas, até grave, com febre, erupção cutânea hemorrágica e envolvimento sistêmico amplamente disseminado. Os recém-nascidos podem desenvolver pneumonia, hepatite e meningoencefalite. A taxa de mortalidade é alta, de 30%, com a morte normalmente resultando do envolvimento pulmonar. Comparativamente, se o início da doença materna ocorreu entre 5 e 21 dias antes do parto, a doença no recém-nascido surge antes (dentro de 4 dias), e os recém-nascidos apresentam um bom prognóstico, sem mortalidade diretamente associada. A doença mais leve provavelmente está associada ao desenvolvimento e à transferência transplacentária de anticorpos maternos.

Os recém-nascidos de mães que desenvolvem varicela entre 5 dias antes e 2 dias após o nascimento devem receber 125 unidades de VariZIG® logo após o parto ou o diagnóstico da mãe, conforme possível (185). Se VariZIG® não estiver disponível, pode ser administrada IGIV a dose de 400 mg/kg. Nenhuma destas medidas reduzirá a taxa de ataque da doença varicela, mas modificará a evolução e reduzirá o risco de mortalidade. Alguns especialistas recomendam que estes recém-nascidos iniciem também a profilaxia com aciclovir.

Os recém-nascidos a termo cujas mães desenvolvem varicela ou que são expostos à varicela após 2 dias de idade *não* precisam receber profilaxia com VariZIG® ou IGIV. Entretanto, os recém-nascidos pré-termo podem ser candidatos para VariZIG®, em particular se têm menos de 28 semanas de gestação ou se apresentam peso ao nascimento ≤ 1.000 g.

O diagnóstico de varicela no recém-nascido é obtido por meio do isolamento das lesões do VVZ por meio de cultura ou da detecção do VVZ por meio de anticorpos fluorescentes diretos ou teste por PCR. O VVZ cresce lentamente em cultura e, assim, a cultura não é útil para um rápido diagnóstico. O teste por PCR do LCS em relação ao VVZ atualmente é o método mais comum para detectar a infecção do SNC.

As mães e os recém-nascidos com varicela ou de risco para varicela devem estar sob precauções de contato e transmissão pelo ar. Idealmente, as mães com varicela no momento do parto devem ser isoladas de seus recém-nascidos e não devem visitar a UTI neonatal até que todas as lesões contenham crostas. Por motivos compassivos, estas mães podem precisar visitar seus recém-nascidos, e estas visitas devem ser providenciadas com a assistência da unidade de PCI. Recém-nascidos com lesões da varicela não precisam ser isolados de suas mães, mas precisam ser isolados de outros recém-nascidos (185).

Outros vírus

O *CMV* pode ser transmitido para o recém-nascido no período perinatal em virtude da exposição às excreções genitais maternas e/ou por meio do leite materno (386,387). O vírus é observado em 20 a 90% do leite materno de mães soropositivas. Entre 60 e 80% dos recém-nascidos que ingerem leite materno positivo para CMV adquirem o vírus. Os títulos diminuem com o congelamento. Os recém-nascidos que adquirem a infecção deste modo em geral são assintomáticos, mas existe mais alta porcentagem de crianças com déficits auditivos unilaterais entre aqueles que adquirem o CMV por meio deste mecanismo, em comparação às crianças não infectadas. Alguns recém-nascidos podem desenvolver uma doença virêmica, com pneumonite, hepatite, enterite, anemia, trombocitopenia e neutropenia. Os recém-nascidos prematuros apresentam um risco maior de doença sintomática do que os recém-nascidos a termo. Não existem diretrizes clínicas para o tratamento destas crianças. Entretanto, estas crianças, se enfermas, podem se beneficiar do tratamento com ganciclovir IV (6 mg/kg/dose q12 h) ou valganciclovir oral (16 mg/kg/dose q12 h) por um ciclo terapêutico breve, com a duração de no máximo 2 a 3 semanas.

Embora isto ocorra em muitas espécies de animais, nunca houve quaisquer relatos de transmissão perinatal do *vírus da raiva* em seres humanos. Tendo sido dito isto, seria prudente administrar imunoprofilaxia contra a raiva e vacina contra a raiva para um recém-nascido de mãe com raiva. A imunoglobulina da raiva é administrada a uma dose de 20 UI/kg IM no momento da vacina contra a raiva humana inicial (1 mℓ IM), administrada na face anterolateral da coxa. A imunoglobulina é administrada em um membro diferente daquele da vacina. A vacina é administrada no dia 0 (dose inicial) e em seguida nos dias 3, 7 e 14, para um total de quatro doses. Não existe contraindicação para o fornecimento de imunoglobulina da raiva ou vacina contra a raiva humana para mulheres gestantes que se observe estarem expostas à raiva (388).

O *vírus do Nilo Ocidental* tem sido demonstrado no leite materno, mas o risco de transmissão para o recém-nascido não é conhecido. Atualmente não existe recomendação para a restrição da amamentação para as mães que se observe estarem infectadas.

O *vírus da rubéola* será transmitido para 100% dos recém-nascidos se a mãe adquiriu a infecção nas últimas poucas semanas de gravidez. Não haverá o desenvolvimento de SRC, mas os recém-nascidos podem excretar o vírus de modo assintomático por diversas semanas ou meses.

O *vírus linfotrópico de células T humanas tipo 1 (HTLV-1)* é um retrovírus, que atualmente estima-se infectar entre 10 e 20 milhões de pessoas (389). Ele é o agente causador de duas doenças fatais que afetam os adultos: leucemia-linfoma de células T em adultos e paraparesia espástica tropical ou mielopatia associada ao HTLV-1 (390,391). O vírus é endêmico no sul do Japão, no Caribe, na América do Sul, nas Ilhas da Melanésia, na Papua-Nova Guiné, no Oriente Médio e nas regiões central e sul da África. Nestas regiões, a prevalência entre as mulheres gestantes varia de 3 a 30% (392,393). Ela é consideravelmente mais baixa na América do Norte e na Europa. O vírus é transmitido primariamente por meio da amamentação, com um risco de transmissão entre 15 e 30% (394,395). A duração da amamentação por mais de 7 meses é associada a taxas mais altas de transmissão (396,397). A transmissão também está diretamente relacionada à carga viral (398,399). O rastreamento em relação à soropositividade para o HTLV-1 na gravidez é recomendado em áreas altamente endêmicas ou entre as mulheres que emigraram daquelas áreas. É recomendado às mulheres que se observe serem soropositivas que evitem amamentar seus recém-nascidos.

O vírus da *hepatite G (HGV)* é um RNA vírus que tem sido isolado em indivíduos e que é transmitido por meio da exposição ao sangue e a hemoderivados. Ele tem sido identificado em indivíduos com hepatite tanto aguda quanto crônica, mas a sua função etiológica na doença humana ainda deve ser determinada. Entretanto, foi demonstrada a transmissão de mãe para filho, com frequência associada ao HCV e/ou HIV (400). Não existe tratamento específico. Um recém-nascido identificado com infecção pelo HGV será tratado de modo sintomático, e seria prudente acompanhar a função hepática na infância.

Os *vírus da febre hemorrágica por filovírus* são um grupo de vírus correlatos que causam epidemias de febre hemorrágica e doenças diarreicas, primariamente na África equatorial. Estes incluem os vírus *Ebola* e *de Marburg*, que causaram epidemias humanas significativas, com frequência envolvendo mulheres gestantes. Até o momento, as doenças causadas por estes vírus têm sido praticamente 100% fatais para ambos a mãe e o recém-nascido, mas não se sabe se desfechos melhores poderiam ser alcançados por meio dos cuidados proporcionados no mundo desenvolvido (401). O tratamento consiste em medidas de apoio. Atualmente, terapias antivirais e vacinas específicas estão em investigação. A estrita aderência à intensificação dos procedimentos de PCI de contato e gotículas é primordial.

Agentes de importância específicos | Bactérias
Streptococcus beta-hemolíticos do grupo B

O estreptococo beta-hemolítico do grupo B é um diplococo encapsulado gram-positivo, que tem sido uma causa significativa de sepse e meningite neonatal desde a década de 1970, particularmente na América do Norte (402-404). Existem 10 sorotipos com base nos polissacarídeos capsulares e nas proteínas de superfície, com os sorotipos 1a, 1b, II, e V responsáveis pela maioria das doenças neonatais de início precoce, enquanto o sorotipo III é o mais comumente envolvido na doença com início tardio com meningite associada (405). Graças à introdução dos programas de rastreamento e tratamento perinatal, a incidência de infecção por estreptococos beta-hemolíticos do grupo B de início precoce declinou nos EUA nas duas últimas décadas, desde uma alta de 1,8 caso até uma baixa de 0,24 caso por 1.000 nascimentos vivos (405-409). Apesar dos programas bem estabelecidos de rastreamento materno e antibióticos profiláticos, ele ainda é uma causa importante de infecção e ainda pode ser responsável por entre 10 e 40% dos recém-nascidos que apresentam sepse na primeira semana de vida (407,410-415). Os estreptococos beta-hemolíticos do grupo B vivem nos sistemas digestório, genital e urinário da mãe e são isolados em aproximadamente 35% das gestantes que estão bem a partir de esfregaços vaginais/anorretais (416). É mais provável que estreptococos beta-hemolíticos do grupo B sejam detectados em mulheres com paridade inferior, diversos parceiros sexuais, frequência mais alta de relações sexuais e colonização por espécies de *Candida*. A detecção da colonização na ocasião do parto tem sido associada a várias complicações maternas, incluindo febre materna, corioamnionite, endometrite, infecções urinárias, parto pré-termo, ruptura prematura de membranas, bacteriemia materna e infecção sistêmica materna (417). Mulheres com níveis altos de colonização vaginal (> 10^5 UFC/mℓ) apresentam um risco maior de transmitir a bactéria para o recém-nascido, e os seus recém-nascidos infectados apresentam um risco maior de doença com início precoce (403).

As cepas do tipo III dos estreptococos beta-hemolíticos do grupo B aderem melhor às células epiteliais vaginais e bucais neonatais do que outras cepas de estreptococos beta-hemolíticos do grupo B, o que pode explicar por que essa cepa é uma das mais frequentemente associadas à sepse e à meningite neonatais (417). A imunidade materna está envolvida na proteção dos recém-nascidos contra esta cepa. Os recém-nascidos a termo que adoecem por causa dessa cepa tendem a ter mães com imunidade humoral mais baixa ou inexistente contra ela (418). Isto também pode explicar, em parte, o motivo de os recém-nascidos prematuros serem mais suscetíveis aos estreptococos beta-hemolíticos do grupo B, tendo em vista que os títulos de anticorpos maternos são mais baixos nos recém-nascidos pré-termo. Estudos em animais demonstraram que o pré-tratamento com imunoglobulinas humanas, anticorpos monoclonais humanos contra estreptococos beta-hemolíticos do grupo B, ou anticorpos policlonais hiperimunes contra estreptococos beta-hemolíticos do grupo B os protegerá contra a infecção pelos microrganismos do tipo III (419). Isto suscita a possibilidade de uso de profilaxia com imunoglobulinas. Entretanto, recém-nascidos apresentam vias de ativação do complemento clássicas e alternativas imaturas, o que resulta na opsonização ineficiente de microrganismos tais como os estreptococos beta-hemolíticos do grupo B (22,404,420,421). Na maioria das gestações nas quais a mãe está colonizada por estreptococos beta-hemolíticos do grupo B os recém-nascidos não se tornam infectados. De 50 a 70% dos recém-nascidos cujas mães estão colonizadas também se tornarão colonizados pelos estreptococos beta-hemolíticos do grupo B no período neonatal, resultando em uma incidência geral de colonização neonatal de 8 a 25% (422). O risco de colonização está relacionado ao grau de colonização materna. Diretrizes foram elaboradas para reduzir o risco de sepse por estreptococos beta-hemolíticos do grupo B de início precoce (409). É oferecido às mulheres o rastreamento de estreptococos beta-hemolíticos do grupo B por meio de esfregaços vaginais/retais para cultura com 35 semanas de gestação. Quando for constatado que as gestantes estão colonizadas por estreptococos beta-hemolíticos do grupo B ou elas entrarem em trabalho de parto antes de 35 semanas, receberão profilaxia intraparto contra estreptococos beta-hemolíticos do grupo B com penicilina, ampicilina, ou uma alternativa, se forem alérgicas. Se houver a opção por um medicamento alternativo, tal como a clindamicina, é importante verificar as sensibilidades ao antibiótico para assegurar que o antibiótico será efetivo. Além disso, as mulheres com infecção urinária por estreptococos beta-hemolíticos do grupo B durante a gravidez ou que já deram à luz a uma criança com estreptococos beta-hemolíticos do grupo B também recebem profilaxia. As mulheres que não estão colonizadas ou que não foram rastreadas são colocadas em esquema profilático contra estreptococos beta-hemolíticos do grupo B se desenvolverem febre durante o trabalho de parto ou se apresentarem trabalho de parto com duração superior a 18 horas.

A doença pelos estreptococos beta-hemolíticos do grupo B de início precoce manifesta-se nas primeiras 72 horas de idade (média de 20 horas). A maior parte dos recém-nascidos é prematura, mas 35% são a termo (423). A apresentação pode variar desde sinais inespecíficos até a doença fulminante rápida. No caso de doença fulminante, o início é súbito, geralmente com angústia respiratória, hipotensão, hipoperfusão que leva a um aspecto mosqueado acinzentado da pele e evidências de CID. Muitos não apresentam febre. Aproximadamente 7% dos recém-nascidos também apresentam meningite. A deterioração é rápida; quando os recém-nascidos morrem, isso ocorre nas 24 horas seguintes ao início do quadro. Os recém-nascidos prematuros correm um risco mais alto de morte do que os recém-nascidos a termo (405,424). Os pacientes podem apresentar neutropenia, com uma contagem relativamente grande de células imaturas, elevação da contagem de neutrófilos, ou a leucometria pode ser normal (425). Pode haver trombocitopenia associada.

A profilaxia materna contra estreptococos beta-hemolíticos do grupo B não afetou a incidência de síndrome de sepse de início tardio por esses microrganismos (423,425). Isto ocorre mais frequentemente entre a 2ª e a 4ª semana de idade, mas pode afetar até lactentes com 4 meses de idade. A apresentação geralmente não é tão notável quanto a da sepse de início precoce. Geralmente há um pródromo, quando o recém-nascido apresenta febre e distúrbios alimentares. Em muitos casos, existe bacteriemia sem a observação de um local secundário. É observada meningite em 40 a 60% (405). Com a terapia, o LCS geralmente é esterilizado em

24 a 36 horas. A taxa de mortalidade é de 10 a 15%, com aqueles que apresentam convulsões tendo o prognóstico mais desfavorável (426). De 25 a 50% dos sobreviventes da meningite neonatal por estreptococos beta-hemolíticos do grupo B apresentam sequelas neurológicas a longo prazo, as quais podem incluir déficits intelectuais, retardo do desenvolvimento, cegueira cortical, surdez e convulsões (423,426,427). Alguns recém-nascidos apresentam hidrocefalia e, ocasionalmente, o exame do LCS é normal à punção lombar (PL), mas o microrganismo pode ser isolado e as anormalidades são observadas ao exame do líquido ventricular. Os estreptococos beta-hemolíticos do grupo B também causam várias outras doenças de início tardio no período neonatal e nos primeiros meses de vida, incluindo celulite e abscessos no couro cabeludo, fasciite, supraglotite, conjuntivite e celulite orbital, otite média, pneumonia, miocardite, endocardite, hepatite, artrite séptica e osteomielite, infecção urinária e peritonite (423). A osteomielite por estreptococos beta-hemolíticos do grupo B geralmente envolve a infecção unilateral da parte proximal do úmero ou da coluna vertebral. Podem ocorrer recidivas e reinfecções. Os motivos podem ser um ciclo muito curto de terapia com antibióticos, um foco de infecção não reconhecido ou a reinfecção da mãe do recém-nascido.

Diretrizes foram elaboradas para o manejo dos recém-nascidos cujas mães receberam profilaxia com antibióticos contra estreptococos beta-hemolíticos do grupo B (409,428,429). A decisão de investigar e/ou fornecer o tratamento depende da condição clínica do recém-nascido, da idade gestacional e da adequação da profilaxia materna. Recém-nascidos a termo saudáveis cujas mães receberam profilaxia adequada (penicilina G, ampicilina, ou cefazolina durante o trabalho de parto e mais de 4 horas antes do parto) podem ser monitorados clinicamente; qualquer recém-nascido que esteja enfermo requer uma investigação e o início do tratamento empírico. Os recém-nascidos cujas mães não receberam profilaxia adequada e que estão bem devem ser investigados por hemograma completo e outros exames, com o tratamento empírico com base naqueles resultados. Alguns especialistas também recomendam que seja coletado sangue para cultura ao mesmo tempo.

O diagnóstico da infecção por estreptococos beta-hemolíticos do grupo B é obtido pela detecção dos mesmos a partir de cultura do sangue, do LCS ou de outros locais infectados. A profilaxia materna com antibióticos contra estreptococos beta-hemolíticos do grupo B pode dificultar a detecção dos mesmos por meio de cultura de sangue e do LCS (430).

O tratamento da doença por estreptococos beta-hemolíticos do grupo B depende dos locais envolvidos e da resposta à terapia. Em geral, a terapia inicial é a ampicilina ou penicilina em combinação com um aminoglicosídeo, normalmente gentamicina. Isto é realizado em virtude da comprovada sinergia dessas combinações (431,432).

- No tratamento da sepse, a dose de ampicilina geralmente é de 50 mg/kg/dose, administrada a cada 8 horas para os recém-nascidos com ≥ 2.000 g durante a primeira semana e em seguida é aumentada para cada 6 horas. Para os recém-nascidos com menos de 2.000 g, a mesma dose é administrada a cada 12 horas durante a primeira semana e em seguida a cada 8 horas depois disto. A dose de penicilina é de 250.000 a 450.000 U/kg/dia, administrada por via intravenosa, dividida a cada 8 h para os recém-nascidos com ≤ 7 dias de idade, e para os recém-nascidos mais velhos, a dose é aumentada para 450.000 a 500.000 U/kg, dividida a cada 6 horas. A dose de gentamicina é de 4 a 5 mg/kg/dose, administrada a cada 24 a 48 horas, dependendo da idade gestacional e pós-natal e da função renal. A terapia normalmente é por 10 dias, se não houver outro foco de infecção
- Para os recém-nascidos com meningite, a dose de ampicilina é aumentada para 200 a 300 mg/kg/dia, dividida em três a quatro doses diárias. A dose de gentamicina é a mesma que aquela utilizada para a sepse. A vancomicina tem ação apenas inibitória contra os estreptococos beta-hemolíticos do grupo B e não alcança níveis suficientes no LCS para que seja efetiva contra eles (423). A terapia para a meningite por estreptococos beta-hemolíticos do grupo B é por no mínimo 2 semanas após a esterilização esperada ou documentada do LCS, desde que não haja ventriculite associada. Se houver suspeita ou diagnóstico disto, o tratamento pode ser estendido por até 4 semanas. Embora em geral seja recomendado que recém-nascidos com meningite realizem uma repetição do exame do LCS após 24 a 48 horas da terapia efetiva, na prática a necessidade de repetição do exame do LCS nos casos de meningite por estreptococos beta-hemolíticos do grupo B depende da resposta clínica à terapia e de a dose de ampicilina para meningite ter sido utilizada inicialmente. Muitos médicos utilizam a esterilização documentada do LCS na repetição do exame como indicação para interrupção da gentamicina e concluem a terapia com penicilina ou ampicilina em monoterapia
- Para os recém-nascidos com artrite séptica, o ciclo de tratamento geralmente é de 14 a 21 dias
- Para os recém-nascidos com osteomielite, o ciclo de tratamento é entre 21 e 28 dias
- O tratamento para a doença recorrente é o mesmo recomendado para a apresentação inicial. Em algumas circunstâncias, a rifampicina (20 mg/kg/dia em doses únicas por 4 a 7 dias) tem sido utilizada para erradicar o estado de portador e é administrada após a conclusão da terapia sistêmica (433).

Escherichia coli

E. coli são bastonetes gram-negativos, que são habitantes normais do sistema digestório (434). Quando essas bactérias adquirem determinados elementos genéticos, se tornam patogênicas. Isto ocorre particularmente nos casos de diarreia grave associada às cepas toxigênicas de *E. coli*, dentre as quais existem as cepas a seguir: *E. coli* enterotoxigênica (ETEC), *E. coli* enteropatogênica (EPEC), *E. coli* êntero-hemorrágica (EHEC, também denominada *E. coli* produtora da toxina de Shiga ou STEC), *E. coli* enteroinvasiva (EIEC) e *E. coli* enteroagregativa (EAEC ou EAggEc).

Na América do Norte, a *E. coli* surgiu como uma das causas mais importantes de septicemia no período neonatal (415). Não existe o mesmo padrão de doença de início precoce *versus* início tardio como existe em relação à *Listeria* e aos estreptococos beta-hemolíticos do grupo B. Aproximadamente 40% das cepas de *E. coli* que causam sepse no período neonatal possuem o antígeno capsular K1. Isto aumenta para 60% na meningite (435). As *E. coli* mais patogênicas também apresentam adesina de fímbrias S, que promove a aderência do organismo às células endoteliais vasculares e às células epiteliais nos ventrículos cerebrais e no plexo coroide (436). As *E. coli* fimbriadas também podem aderir com facilidade aos receptores nas células urogenitais. Cepas semelhantes observadas às hemoculturas também são recuperadas a partir de culturas da nasofaringe e do reto. As características clínicas da sepse em virtude da *E. coli* são semelhantes às de outras causas de sepse nesta faixa etária. Comumente é observada angústia respiratória em recém-nascidos que se tornam enfermos durante a primeira semana de vida. A meningite em virtude de *E. coli* geralmente é temida, em virtude do seu prognóstico desfavorável. A *E. coli* também causa doenças localizadas, incluindo IU, abscessos, pneumonia com ou sem abscesso pulmonar ou empiema, osteomielite e artrite séptica, colangite ascendente e otite média no período de recém-nascido. Com o advento do rastreamento dos estreptococos beta-hemolíticos do grupo B e a terapia da mãe com antibióticos, tem sido observado aumento das *E. coli* resistentes à ampicilina (411,437). Independentemente do uso da profilaxia pré-natal, tem havido o surgimento e a disseminação de *E. coli* e de outras bactérias com BLAE. As BLAE são enzimas que conferem resistência à maior parte dos antibióticos betalactâmicos, que incluem penicilinas, cefalosporinas e aztreonam (um monobactâmico). Existem vários elementos genéticos que são observados em bactérias com BLAE e, portanto, o espectro de resistência aos antibióticos também é variável. Algumas cepas podem ser inibidas com inibidores de betalactamase (p. ex., amoxicilina-clavulanato, tazobactam), enquanto outras, não. Além disso, algumas cepas também se tornaram resistentes a alguns aminoglicosídeos, o que torna as decisões terapêuticas desafiadoras. O isolamento de bactérias gram-negativas produtoras de BLAE, até mesmo se não associada à infecção ostensiva, é significativo e é recomendada uma consulta com o laboratório de microbiologia e com um especialista em doenças infecciosas.

Embora anticorpos contra o antígeno K1 da *E. coli* sejam protetores em animais, recém-nascidos com anticorpos ainda não conseguem matar efetivamente *E. coli*, em virtude da imaturidade nos componentes não imunoglobulinas do sistema imune, em particular o fator 9 do complemento (420,421).

A ampicilina é o antibiótico de escolha para todas as infecções causadas pela *E. coli* sensível à ampicilina. As infecções no período neonatal causadas pela *E. coli* resistente à ampicilina normalmente são tratadas com cefotaxima combinada a um aminoglicosídeo. Se a *E. coli* for resistente a diversos antibióticos e/ou for produtora de BLAE, o medicamento que é comumente utilizado é o meropeném, e ele frequentemente é combinado à amicacina, tendo em vista que estes organismos com frequência desenvolveram resistência aos aminoglicosídeos mais comumente utilizados. Para os recém-nascidos com meningite em virtude de *E. coli*, a duração do tratamento é por no mínimo 3 semanas. A maior parte dos especialistas recomenda que o recém-nascido deve realizar exames seriados do LCS a cada 48 h, até que seja demonstrado que o LCS está esterilizado e, em seguida, que continuem com a terapia com antibióticos por 3 semanas a partir daquela data. A meningite em virtude de *E. coli* e de outras bactérias gram-negativas apresenta um prognóstico relativamente desfavorável. A taxa de mortalidade é de aproximadamente 20% e mais de 50% dos sobreviventes apresentam sequelas neurológicas significativas, incluindo retardo do desenvolvimento, distúrbios convulsivos, doença semelhante à paralisia cerebral e perda auditiva (438).

Listeria monocytogenes

A *L. monocytogenes* é um bastonete gram-positivo curto, que é tanto aeróbio quanto anaeróbio facultativo e móvel. Ela apresenta um movimento de rolamento quando observada à microscopia óptica (439,440). À coloração de Gram, o seu aspecto se assemelha a uma diversidade de outras bactérias, incluindo pneumococos, enterococos, ou difteroides, e ela pode ser gram-variável e ser confundida com o *Haemophilus* (441). É uma bactéria intracelular facultativa, e a maior parte das infecções em mulheres gestantes é resultado da ingestão de alimentos contaminados. A incidência de infecções por *Listeria* em recém-nascidos varia com base na geografia, e é uma doença mais comum na Europa do que na América do Norte. A incidência tem diminuído mundialmente em virtude de uma combinação de padrões industriais, investigações imediatas dos surtos e esforços educacionais para o público em geral e para as mulheres gestantes em particular (442,443).

Mulheres gestantes apresentam um risco maior de listeriose do que as mulheres não gestantes (444). Ela também tende a ocorrer com mais frequência no terceiro trimestre (440). A apresentação na gravidez pode ser uma doença semelhante a uma gripe leve, ou pode estar associada a febre, calafrios e dor nas costas (445). Por vezes não há suspeita até que os resultados de hemoculturas sejam disponibilizados. Ela cruza prontamente a placenta para infectar o feto. A doença neonatal causada por *L. monocytogenes* pode não ser diferenciada da doença causada por estreptococos beta-hemolíticos do grupo B. À semelhança dos estreptococos beta-hemolíticos do grupo B, existe tanto uma doença de início precoce quanto de início tardio. A doença de início precoce ocorre em virtude dos sorotipos Ia, Ib e IVb, enquanto a doença de início tardio ocorre primariamente em virtude do IVb (440,446).

A listeriose neonatal de início precoce pode ser apresentada como uma doença fulminante e disseminada (granulomatose infantisséptica) e pode ocorrer ao nascimento ou dentro dos primeiros poucos dias de vida. Os recém-nascidos podem adquirir o organismo por meio da aspiração de líquido amniótico infectado. O patógeno também pode ser adquirido pela via transplacentária se a mãe estiver bacteriêmica, resultando em doença de início precoce, que pode ocorrer ao parto com o envolvimento de diversos órgãos e sistemas, incluindo fígado, baço, rins, pulmões, cérebro e pele. A mortalidade nesta situação está entre 35 e 55%. Os recém-nascidos podem apresentar hipotermia, letargia e alimentação inadequada. Em alguns recém-nascidos, ocorre uma erupção cutânea característica, de pequenas pápulas de coloração salmão no tronco. Infiltrados parenquimatosos, indicativos de pneumonia aspirativa, ou infiltrados do tipo miliar podem ser observados às radiografias torácicas.

A doença de início tardio geralmente é a meningite, que se manifesta entre a 2ª e a 5ª semana de vida. Em geral, o recém-nascido a termo sem outros fatores de risco predisponentes além da mãe, ou outro familiar, foi colonizado por *L. monocytogenes*. Os microrganismos podem ser adquiridos no momento do parto, ou por meio da disseminação horizontal pós-natal. Ocasionalmente um recém-nascido apresenta doença de início tardio após ter se recuperado previamente da doença de início precoce.

O diagnóstico é obtido por meio do isolamento do microrganismo a partir do sangue, do LCS ou de outro local envolvido. A contagem de leucócitos periféricos geralmente está aumentada com predominância de polimorfonucleares, mas também com elevação significativa dos monócitos (7 a 21% dos leucócitos circulantes) (447). A monocitose não é observada no exame do LCS dos recém-nascidos infectados, o que é diferente daquilo que é observado em adultos, nos quais os monócitos representam 80 a 90% dos leucócitos. Assim como com outras causas bacterianas de meningite, normalmente há elevação das proteínas do LCS e concentrações de glicose baixas. A coloração de Gram do LCS não revela o microrganismo em até 50%. O laboratório de microbiologia deve ser informado sobre a suspeita de meningite por *Listeria*, tendo em vista que existem técnicas que podem ser utilizadas para intensificar o crescimento do microrganismo, tais como refrigeração do LCS durante a noite, e o tecnólogo saberá que não deve afastar organismos semelhantes a difteroides como prováveis contaminantes.

O tratamento é uma combinação de ampicilina e gentamicina, tendo em vista que foi demonstrada sinergia dessa combinação para doenças causadas por *L. monocytogenes* (439,440). Embora *L. monocytogenes* seja suscetível à vancomicina, existem relatos de falhas com o seu uso. A *L. monocytogenes* é intrinsecamente resistente às cefalosporinas, mas é suscetível ao meropeném (448). A duração da terapia em geral é de 2 semanas, mas isto depende da demonstração da depuração do LCS para os recém-nascidos com meningite em uma repetição do exame após 24 a 48 horas de terapia.

Staphylococcus aureus

Na década de 1950, o fago do *S. aureus* do grupo 1 era a principal causa de doença séria em berçários neonatais. Foi substituído pelos estreptococos beta-hemolíticos do grupo B e pelos microrganismos gram-negativos, primariamente a *E. coli*, mas ele ainda é uma causa significativa de doença grave no período neonatal (449). A apresentação clínica depende, em parte, das características da cepa envolvida, mas todas as cepas de *S. aureus* são capazes de causar bacteriemia e sepse. O *S. aureus* é um organismo altamente patogênico e apresenta a capacidade de invadir e causar doença em todos os órgãos corporais. A bacteriemia normalmente está associada a um ou mais focos localizados, os quais podem ser a fonte primária de infecção, ou representar a invasão secundária de órgãos. A recuperação do *S. aureus* a partir de hemoculturas *sempre* é clinicamente significativa. As taxas de mortalidade da sepse por *S. aureus* são de aproximadamente 20%, com mais alta mortalidade nos recém-nascidos prematuros.

Alguns microrganismos isolados apresentam genes que resultam na produção da toxina 1 da síndrome do choque tóxico, que causa síndromes de choque tóxico clássicas em recém-nascidos mais velhos (450,451). Infecção ou colonização por estas cepas do *S. aureus* geralmente envolve início súbito de febre, choque, diarreia, hiperemia de mucosas e erupção cutânea eritematosa difusa. Uma semana depois ocorre a descamação das mãos e dos pés. O fago do *S. aureus* do grupo II produz as toxinas A e B epidermolíticas, que atuam sobre a zona granulosa da epiderme e causam descamação. Isto produz uma doença denominada síndrome da pele escaldada, que inclui o desenvolvimento de impetigo bolhoso, necrólise epidérmica tóxica e uma erupção cutânea escarlatiniforme, conforme observado na Figura 44.6 (452). A apresentação inicial é o eritema e edema generalizado com sensibilidade, e geralmente ocorre em recém-nascidos entre os 3 e 16 dias de idade. Na medida em que a doença progride, ocorre descamação de grandes lâminas da derme. As grandes bolhas flácidas que se desenvolvem se rompem, deixando áreas eritematosas dolorosas e com secreção. Estas acabam sarando e, felizmente, não deixam cicatrizes permanentes.

MRSA apresenta uma concentração inibitória mínima (CIM) de oxacilina ≥ 4 mcg/mℓ e é clinicamente resistente a cloxacilina, nafcilina, meticilina e outros antibióticos betalactâmicos, incluindo a maior parte das cefalosporinas comumente utilizadas (449). A resistência é conferida por um gene MecA, que está localizado em um elemento genético móvel, denominado cassete cromossômico estafilocócico (SCCmec), que pode ser prontamente transferido. Embora originalmente esteja associado primariamente à exposição a ambientes de cuidados à saúde, o MRSA atualmente circula amplamente em muitas comunidades. Existem agora diversas cepas de MRSA e algumas daquelas associadas à comunidade disseminam genes portadores de PVL, uma citocina que aparenta aumentar a virulência em ambos o *Staphylococcus aureus* sensível à meticilina (MSSA) e o MRSA (453). Além disso, muitas cepas de MRSA e MSSA são resistentes a outros antibióticos, incluindo macrolídios, clindamicina e sulfametoxazol-trimetoprima.

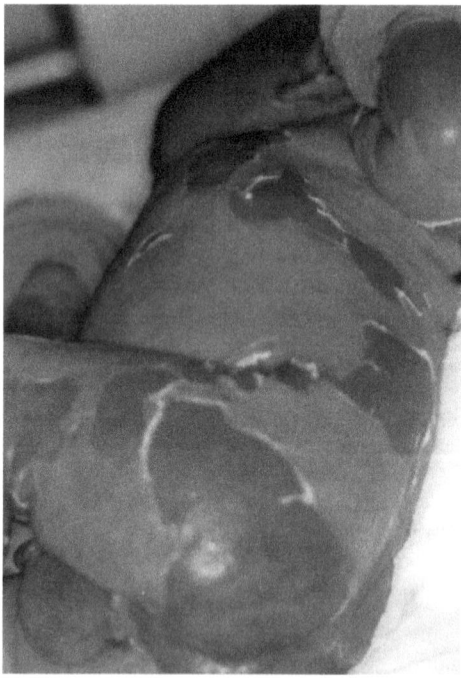

Figura 44.6 Um recém-nascido caucasiano de 10 dias de idade com síndrome da pele escaldada estafilocócica. Ele foi tratado com líquido, dicloxacilina oral e cuidado dos ferimentos. A sua pele sarou completamente e sem cicatrizes nas 2 semanas seguintes a essa fotografia.

O *S. aureus* é uma causa comum de osteomielite no período de recém-nascido e frequentemente envolve diversos locais, o que o diferencia de outras causas de osteomielite (449). A broncopneumonia causada pelo *S. aureus* é caracterizada, à patologia, como áreas extensivas de necrose hemorrágica e cavidades. Os recém-nascidos podem apresentar broncopneumonia consolidada de rápida progressão, com pneumatoceles com ou sem empiema. O choque pode ocorrer rapidamente.

Para os recém-nascidos com infecções causadas por *S. aureus*, o antibiótico de escolha é cloxacilina ou nafcilina parenteral, que deve ser incluído na terapia empírica enquanto se aguarda pelos resultados das culturas (449). Com o aumento da incidência de MRSA, muitos especialistas atualmente recomendam o uso de vancomicina como uma terapia empírica, bem como para um recém-nascido enfermo, enquanto os resultados das culturas e das sensibilidades são determinados. Não houve quaisquer estudos clinicamente controlados para auxiliar na determinação da duração do tratamento das infecções pelo *S. aureus*. No período neonatal, a maior parte dos especialistas concorda que, em caso de bacteriemia, a terapia deve ser concluída com antibióticos IV. Para os recém-nascidos com doença sistêmica, incluindo endocardite, meningite, osteomielite, pneumonia e abscesso disseminado, a terapia normalmente tem duração entre 3 e 6 semanas e pode ser prolongada por até 3 meses se houver a formação de um abscesso importante.

Outros estreptococos

Os *Streptococci* beta-hemolíticos do grupo A (SGA) anteriormente eram uma causa frequente de sepse neonatal e ocasionalmente ainda são identificados. Eles ressurgiram como um patógeno significativo para as mulheres no terceiro trimestre de gestação e no período pós-parto (454). As mulheres gestantes apresentam uma probabilidade quase 20 vezes maior de apresentar uma infecção invasiva por SGA do que as mulheres não gestantes. Em geral, a infecção neonatal de início precoce causada por SGA é semelhante à causada por estreptococos beta-hemolíticos do grupo B e é tratada de modo similar.

O *Enterococcus faecalis* e o *Enterococcus faecium* podem causar tanto doença de início precoce quanto de início tardio no recém-nascido. Estes microrganismos geralmente são contraídos pelo recém-nascido no momento do parto. A doença de início precoce normalmente é leve e pode apresentar angústia respiratória ou diarreia (455). Não existem fatores de risco predisponentes. A doença de início tardio normalmente está relacionada a um procedimento cirúrgico abdominal invasivo, ou associada a acessos centrais e é discutida em mais detalhes no capítulo sobre Infecções Associadas aos Cuidados de Saúde (ver o Capítulo 45). A terapia com antibióticos para ambos o *E. faecalis* e o *E. faecium* pode ser problemática. Estes microrganismos são moderadamente resistentes aos medicamentos penicilínicos isoladamente e, assim, é recomendada a terapia de combinação de ampicilina com um aminoglicosídeo (456,457). Entretanto, algumas cepas desenvolveram resistência a antibióticos em virtude de uma combinação de produção de betalactamase e alto nível de resistência a aminoglicosídeos, o que torna esta combinação inútil (458-460). A vancomicina então se torna a terapia de escolha. Entretanto, cepas resistentes à vancomicina (ERV) agora evoluíram e se disseminaram, levando a desafios terapêuticos significativos adicionais (461-464). O manejo dos recém-nascidos com bacteriemia em virtude de VRE é mais bem realizado em consulta com um especialista em doenças infecciosas, junto com o laboratório de microbiologia e o farmacêutico associado à UTI neonatal.

Neisseria gonorrhoeae (GC)

A GC é um diplococo gram-negativo, que é uma infecção sexualmente transmissível entre adultos. O risco de uma mulher gestante de adquirir a GC durante a gravidez depende da prevalência do microrganismo na comunidade e no seu círculo social (465).

Muitas mulheres que a adquirem não têm ciência da infecção e ela é observada por meio do rastreamento pré-natal. As mulheres que se envolvem em atividades sexuais de alto risco durante a gravidez devem realizar o rastreamento em relação à GC quando se apresentam para o parto. No recém-nascido, a GC quase sempre é uma doença das mucosas e é uma causa significativa de oftalmia neonatal. A oftalmia neonatal em virtude de GC é apresentada classicamente entre os dias 2 e 5 de vida, mas pode ocorrer antes se o recém-nascido foi infectado in utero e posteriormente se a dose infectante foi baixa, ou se houve uma proteção apenas parcial proporcionada pela profilaxia oftálmica. A doença pode ser rapidamente progressiva e, portanto, é importante manter um alto índice de suspeita. A suspeita diagnóstica ocorre por meio do exame da coloração Gram do exsudato, que tipicamente demonstra diplococos gram-negativos. A cultura ou o teste por PCR, então, é uma confirmação. A oftalmia neonatal em virtude de *N. gonorrhae* é tratada com irrigações locais com solução fisiológica, em combinação com ceftriaxona (25 a 50 mg/kg, máximo de 125 mg) IV ou IM (466).

Chlamydia trachomatis (CT)

A CT é uma bactéria intracelular obrigatória, que foi uma das causas mais comuns de oftalmia neonatal, responsável por até 30% dos casos em uma série antes do rastreamento materno em relação à infecção (467). Existem 15 sorovariantes da CT, e a infecção neonatal normalmente é causada pelas mesmos sorovariantes que são sexualmente transmissíveis (sorovariantes D a K). A infecção ocular pela clamídia tem início nos primeiros poucos dias de vida, mas normalmente não está clinicamente evidente até a 2ª ou a 3ª semana (468). A apresentação varia desde a conjuntivite leve até a inflamação grave, com secreção purulenta e edema palpebral (466). A formação de pseudomembranas e a injeção da conjuntiva tarsal são comumente observadas. Normalmente a córnea não está envolvida. Em geral a doença é bilateral, mas ambos os olhos podem não ser afetados inicialmente. O diagnóstico da infecção ocular em virtude de CT é obtido por meio da detecção dos microrganismos de raspados conjuntivais, a qual pode ser realizada por meio de PCR ou de antígenos da clamídia por meio de ensaios enzimáticos. A terapia da doença ocular normalmente é com soluções oftálmicas de eritromicina ou tetraciclina junto com a terapia oral com eritromicina (50 mg/kg/dia divididos em quatro doses por 10 a 14 dias) ou azitromicina (20 mg/kg/dia por 3 dias) (468). A eritromicina nas primeiras 6 semanas de vida tem sido associada a um baixo aumento do risco de estenose pilórica hipertrófica infantil.

A pneumonia causada pela CT normalmente é a pneumonia apresentada entre 4 e 12 semanas de idade. Ela é tipicamente associada a uma tosse paroxística entrecortada, que pode terminar em vômito ou cianose. Os recém-nascidos em geral são afebris. Alguns recém-nascidos apresentarão histórico de conjuntivite. Aproximadamente 50% apresentarão eosinofilia. O tratamento é com eritromicina ou azitromicina, na mesma dose conforme utilizada para a oftalmia neonatal.

Os recém-nascidos de mães que não foram rastreadas em relação à CT devem receber profilaxia para oftalmia neonatal, mas em geral não são tratados sistematicamente. As recomendações diferem entre as jurisdições a respeito do uso da terapia sistêmica para o tratamento de um recém-nascido de mãe com infecção ativa conhecida. O tratamento sistêmico não é recomendado nos EUA. No Canadá as recomendações são o rastreamento dos recém-nascidos e o tratamento, com eritromicina, daqueles que estão infectados ou nos quais o acompanhamento não possa ser garantido (468).

Outras bactérias

Os *estafilococos coagulase-negativos* são menos virulentos do que o *S. aureus*, mas podem produzir doença significativa, em particular entre recém-nascidos prematuros e recém-nascidos com cateteres permanentes. A maior parte dos recém-nascidos adquire os microrganismos de suas mães ao nascimento, como parte da colonização normal, e a infecção normalmente é oportunista. Em geral estas infecções são tratadas com vancomicina. A duração da terapia depende da condição clínica do recém-nascido e de a bacteriemia ser resolvida com a terapia com antibióticos. Estas infecções são discutidas em detalhes no capítulo sobre Infecções Associadas aos Cuidados de Saúde (ver o Capítulo 45).

Outras bactérias gram-negativas (*Klebsiella, Enterobacter, Citrobacter, Pseudomonas*)

Os recém-nascidos podem adquirir estes microrganismos durante o trabalho de parto e o parto e subsequentemente desenvolvem sepse, meningite, pneumonia ou doença de pele ou de tecidos moles localizada (411,449). Eles não são considerados contaminantes quando recuperados a partir do sangue ou de outros locais estéreis. Estes microrganismos são de importância, pois a terapia antimicrobiana empírica de rotina pode não os tratar adequadamente e, portanto, devem ser realizados ajustes na terapia no momento da sua identificação. Alguns destes microrganismos contêm uma betalactamase induzível e, assim, ajustes adicionais podem ser novamente necessários após as sensibilidades finais aos antibióticos serem disponibilizadas. Em recém-nascidos mais velhos, o meropeném é o tratamento de escolha para as infecções sérias por gram-negativos que produzem BLAE. Quando não existem outras opções de tratamento, este antibiótico pode ser utilizado a uma dose de 20 a 40 mg/kg a cada 8 a 12 horas, dependendo da função renal. A sepse em virtude de *Pseudomonas aeruginosa* pode produzir lesões cutâneas características, que são lesões papulares violáceas, ou que desenvolvem necrose central. Elas tendem a ocorrer com mais frequência em recém-nascidos mais velhos, mas podem ocasionalmente ser apresentadas como a sepse de início precoce. A conjuntivite por *P. aeruginosa* pode progredir rapidamente, a partir de uma conjuntivite de aspecto benigno, para a endoftalmite necrosante dentro de 12 a 24 horas da primeira apresentação. Se houver suspeita de infecções por *Pseudomonas*, a terapia empírica com piperacilina ou ceftazidima, com ou sem um aminoglicosídeo, é apropriada. As infecções oculares por *Pseudomonas* em geral também são tratadas com colírio de gentamicina, além da terapia parenteral. A meningite por *Citrobacter koseri* (diversos) é distintiva, tendo em vista que existe um risco de abscesso cerebral de 70%, conforme observado na Figura 44.7 (469,470).

As *bactérias anaeróbias* podem ser responsáveis por até 25% das bactérias isoladas quando são realizadas investigações em relação à sepse neonatal, mas de fato observa-se que elas são o agente causador da sepse em apenas 1% (471,472). Os cocos anaeróbios gram-positivos tendem a ser o agente causador da sepse nos primeiros 2 dias de vida. As bactérias anaeróbias gram-negativas tendem a ser recuperadas posteriormente e com mais frequência em associação a condições tais como a enterocolite necrosante. Os clostrídios são significativos e podem apresentar doença fulminante, onfalite, celulite e fasciite necrosante. Os fatores de risco para esta infecção incluem ruptura prolongada de membranas, corioamnionite, prematuridade e doença gastrintestinal.

A *sífilis* pode ser transmitida para o recém-nascido ao parto em mãe soronegativa recentemente infectada por meio do contato com o cancro primário materno. Quando esta exposição é reconhecida, 50.000 U/kg de penicilina G benzatina pela via intramuscular podem ser administrados como a profilaxia primária. O recém-nascido deve ser acompanhado para determinar se ocorre a conversão sorológica. Se isto ocorrer, o recém-nascido necessitará de uma avaliação completa e de 1 semana de terapia com penicilina IV. Alguns recém-nascidos de mães infectadas e não tratadas soropositivas também podem escapar da transmissão *in utero*, apenas para adquirir a infecção no momento do parto.

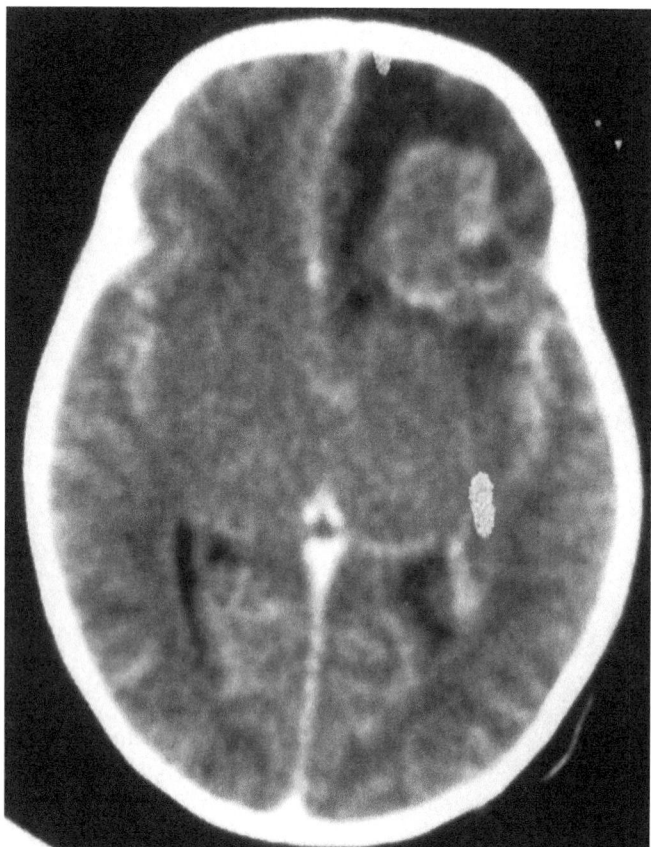

Figura 44.7 Tomografia computadorizada contrastada do crânio de uma recém-nascida afro-americana de 25 dias de idade com infecção do sistema nervoso central por *Citrobacter koseri*. Observe a lesão cavitária realçada contígua ao ventrículo lateral à esquerda, com edema vasogênico circundante.

A *tuberculose* pode ser transmitida para o recém-nascido no período neonatal a partir da mãe infectada com tuberculose pulmonar, um familiar ou membro do domicílio e, raramente, no berçário, a partir da exposição a um trabalhador na atenção à saúde, visitante, ou paciente com infecção não reconhecida. Na situação em que há suspeita de transmissão, a decisão pelo uso de quimioprofilaxia com isoniazida e/ou rifampicina normalmente é tomada com o envolvimento de um especialista em tuberculose, tendo em vista que há necessidade de acompanhamento contínuo após a alta hospitalar. As mães com TL assintomática não precisam ser separadas de seus recém-nascidos, mas os familiares devem ser rastreados em relação à doença (242). O uso de rotina da vacina BCG para recém-nascidos que possam ser expostos à tuberculose após a alta hospitalar é controverso, mas ainda é recomendado em regiões nas quais a incidência de tuberculose na comunidade é alta, tais como em algumas comunidades no norte do Canadá. Entretanto, antes do uso da BCG, é importante determinar que a mãe do recém-nascido não foi infectada pelo HIV e que o risco de que o recém-nascido possa apresentar uma imunodeficiência congênita é baixo.

Mycoplasma hominis/Ureaplasma urealyticum são micoplasmas genitais humanos. A função dos micoplasmas genitais na doença neonatal permanece controversa. Estas bactérias têm sido isoladas com mais frequência a partir de mulheres que dão à luz recém-nascidos prematuros e com frequência são isoladas a partir de recém-nascidos com doença respiratória (473-477). Atualmente não se sabe qual a sua contribuição para a doença do recém-nascido, tendo em vista que o tratamento direcionado contra elas não as depura das vias respiratórias do recém-nascido, nem altera a sua condição clínica (478,479).

Agentes de importância específicos | Patógenos fúngicos

Candida

Ocorre doença fúngica em até 12% dos recém-nascidos com peso baixo ao nascimento, normalmente em virtude de *C. albicans*, mas outras espécies, tais como *C. tropicalis*, *C. parapsilosis*, *C. lusitaniae* e *C. glabrata* podem estar envolvidas (411,480–482). A infecção apresentada ao parto é rara e resulta da infecção ascendente por meio de membranas intactas. A apresentação inicial normalmente envolve lesões cutâneas, que podem ser uma erupção cutânea maculopapular, pustular e/ou vesicular, descamação da pele e/ou abscessos cutâneos. Alguns recém-nascidos podem apresentar infecções disseminadas de risco à vida (483). O diagnóstico é obtido por meio da detecção das espécies de *Candida* a partir de culturas de lesões cutâneas, sangue, urina e/ou LCS. Qualquer recém-nascido que se observe apresentar uma hemocultura positiva para espécies de *Candida* deve realizar o exame do LCS e, além disso, uma consulta com oftalmologista para o exame em relação à doença ocular e exames por imagem renais e abdominais para determinar se estes órgãos e sistemas também estão envolvidos.

O tratamento para as infecções sistêmicas pela *Candida* em recém-nascidos é controverso. Classicamente, o tratamento recomendado era a anfotericina B, com ou sem flucitosina (484). Não existe uma concordância a respeito da dose ou da duração da terapia quando a anfotericina B é utilizada. A dose comumente utilizada é 0,5 mg/kg do medicamento no primeiro dia e, se tolerada, deve-se aumentar a dose para 1 mg/kg/dia no segundo ou terceiro dia da terapia. Estima-se que a dose cumulativa para o tratamento de sucesso seja entre 20 e 30 mg/kg. A resistência à anfotericina B não tem sido um problema significativo, e em geral os recém-nascidos toleram o medicamento. A adição de flucitosina é utilizada para a infecção do SNC, tendo em vista que ela apresenta excelente penetração no SNC e demonstrou sinergia com a anfotericina B *in vitro*. Entretanto, existem efeitos colaterais significativos com o seu uso, incluindo intolerância GI, mielossupressão e hepatotoxicidade. Embora existam cada vez mais experiências gerais com o uso da anfotericina B com complexo lipídico, não se observou que ela seja mais eficaz do que a anfotericina B convencional, e o seu uso não é recomendado de modo rotineiro (484,485). O uso de fluconazol é cada vez mais popular no tratamento da sepse neonatal suspeita ou comprovada. Ela tem demonstrado ser eficaz e apresenta menos complicações do que a anfotericina B (486-488). A dose normalmente utilizada é de 12 mg/kg/dia. Agentes antifúngicos alternativos incluem caspofungina, anidulafungina, voriconazol e micafungina. Estes não são utilizados de modo rotineiro e podem ser considerados na situação da fungemia de difícil tratamento.

Infecções de início tardio normalmente são associadas aos cuidados intensivos a longo prazo na UTI neonatal, primariamente o uso de diversos ciclos de antibióticos de amplo espectro, além do uso de acessos centrais e são discutidas em mais detalhes no capítulo sobre Infecções Associadas aos Cuidados de Saúde (ver o Capítulo 45).

Muitos recém-nascidos desenvolverão dermatite por *Candida*, especialmente se tratados com antibióticos. Esta normalmente é leve e autolimitada e normalmente pode ser tratada com sucesso com nistatina tópica. Para a doença extensiva, pode ser utilizado fluconazol.

DOENÇAS ESPECÍFICAS NO NEONATO

Sepse

A incidência de sepse no período neonatal varia de 1 a 8 casos por 1.000 nascimentos vivos nos EUA (489). A incidência de infecções associadas à atenção à saúde aumenta para os recém-nascidos tratados em UTI neonatais. O risco de aumento na aquisição destas infecções inclui a ruptura prolongada de membranas, ruptura prematura de membranas, corioamnionite materna, doença febril materna, colonização materna por patógenos, prematuridade, peso baixo ao nascimento, hospitalização materna ou do recém-nascido prolongada, necessidade de procedimentos invasivos, tais como intubação endotraqueal, inserção de acessos centrais, cirurgias etc., berçários lotados, prevalência de microrganismos resistentes, e a implementação e a aderência aos protocolos de PCI (490). Os anticorpos neutralizantes maternos podem modificar o risco de doença para os recém-nascidos a termo, mas são menos protetores para os recém-nascidos prematuros.

A sepse se refere a um recém-nascido que está enfermo e a partir do qual é recuperado um patógeno (ou há uma forte suspeita, se isto não for possível). A presença de doença clínica diferencia esta condição da bacteriemia isolada. Os microrganismos que causam sepse no período neonatal variam com base na área geográfica, na idade gestacional e nos fatores associados às populações locais e às UTI neonatais. O conhecimento sobre os microrganismos que mais provavelmente possam causar infecções na área local é essencial para assegurar que os agentes antimicrobianos apropriados sejam fornecidos enquanto se aguarda pelos resultados de culturas e de outros testes diagnósticos.

Os sinais de sepse podem ser sutis e incluem temperatura instável, letargia, desenvolvimento de apneia ou aumento dos episódios de apneia, aumento das necessidades de suporte respiratório, hipotonia e alimentação inadequada (491). A hipotermia é mais comum que a hipertermia. Sinais adicionais, incluindo taquipneia, cianose, vômito e diarreia; fezes positivas para heme; e distensão abdominal também podem ser observados na sepse e podem não indicar realmente a fonte da infecção. Em alguns recém-nascidos, são observadas hepatoesplenomegalia, icterícia e petéquias, mas normalmente não no momento da apresentação inicial. Índices leucocitários anormais, acidose metabólica e hiperglicemia por vezes são observados, mas não sempre (490). Recém-nascidos com uma contagem de neutrófilos baixa no momento da apresentação da sepse podem apresentar um desfecho mais desfavorável. Algumas UTI neonatais utilizam marcadores adicionais, tais como medições da CRP e procalcitonina para ajudar no direcionamento da terapia, mas estes são marcadores inespecíficos e podem nem sempre ser úteis no diagnóstico (490,491). Entretanto, eles podem ser úteis na avaliação da resposta à terapia.

As investigações e a instituição da terapia antimicrobiana dependem da apresentação do recém-nascido, além da avaliação clínica pela equipe que cuida do recém-nascido. Se houver suspeita de sepse, hemoculturas e culturas de outro líquido corporal normalmente estéril do recém-nascido são essenciais para determinar o agente etiológico. Em algumas circunstâncias, a cuidadosa amostragem do sangue do cordão umbilical e da placenta pode ser útil (490). As hemoculturas devem ser obtidas adequadamente, com o uso de técnicas assépticas restritas. Idealmente, as hemoculturas devem ser obtidas a partir de uma veia periférica. Os resultados do sangue podem ser obtidos a partir de um cateter recentemente inserido na artéria umbilical. Estes geralmente são confiáveis, mas aqueles de um cateter na veia umbilical apresentam maior probabilidade de contaminação do que aqueles nas veias femorais (490,492). As amostras do teste do pezinho não são ideais para esta finalidade e devem ser evitadas, se possível. O local deve ser limpo com uma solução antisséptica, e deve-se possibilitar que esta seque antes que a amostra seja coletada. A quantidade de sangue coletada é importante e deve ser entre 1 e 2 mℓ de sangue, para assegurar uma produção adequada (493). Acredita-se que a sensibilidade de uma única hemocultura seja de aproximadamente 80%; portanto, a obtenção de culturas de mais de um local é preferida e melhorará o resultado. Isto também ajudará a classificar se um microrganismo normalmente não patogênico é um contaminante ou verdadeiramente um agente causador, que está causando a doença no recém-nascido afetado (494). Os métodos de cultura de rotina atuais serão suficientes para detectar espécies de *Candida*, mas em geral são necessários recipientes de coleta especiais para a recuperação de bactérias ácidas rápidas. Na investigação da sepse, culturas de locais adicionais podem ser úteis para a determinação do foco da infecção ou dos locais de disseminação. A aspiração percutânea da bexiga para urina para cultura e urinálise é útil para determinar se a fonte da infecção é o trato urinário, mas pode não ser útil no caso da sepse que é apresentada dentro das primeiras 48 semanas de vida (490). A urina das "bolsas" não é confiável. Anteriormente, o exame do LCS em recém-nascidos estáveis era a recomendação padrão. Isto se tornou uma prática controversa para os recém-nascidos com menos de 1 semana de idade, tendo em vista que a meningite nesta idade é um evento relativamente raro, enquanto as investigações em relação à suspeita de sepse são comuns. Tendo sido dito isto, a incidência de meningite pode ser tão alta quanto de 23% entre os recém-nascidos bacteriêmicos (495). A dose de antibióticos é diferente para os recém-nascidos com sepse, em comparação àquela para a meningite, e o clínico deve equilibrar o risco de a terapia ser adiada ou não realizada na ausência de uma PL, em face do dano clínico para o recém-nascido em virtude da obtenção do LCS (490). Uma prática que tem sido adotada é procurar por evidências de meningite se as hemoculturas forem positivas. Infelizmente, a meningite pode estar presente apesar de hemoculturas negativas (496,497). Além disso, se doses mais altas de antibióticos forem utilizadas inicialmente, o exame do LCS pode ser estéril, e o diagnóstico dependerá da enumeração dos leucócitos no LCS e de estudos bioquímicos, que podem ser obscurecidos se a coleta estiver contaminada com sangue. Se doses mais baixas de antibióticos foram utilizadas, então possivelmente o recém-nascido foi tratado de modo inadequado no período inicial da terapia, o que pode comprometer o desfecho. Em média, provavelmente é preferível realizar a punção lombar no momento do exame inicial, mas a decisão pode ser individualizada pelo clínico.

Na maior parte das situações, agentes antimicrobianos empíricos são iniciados enquanto se aguarda pelos resultados das culturas. Os antimicrobianos escolhidos devem ser apropriados para os patógenos que mais provavelmente estejam causando a doença no recém-nascido. O Quadro 44.2 demonstra uma lista dos agentes etiológicos mais comuns, estratificados pelo momento do início da doença, o que é útil para direcionar a terapia. Em geral, ampicilina (ou penicilina) mais um aminoglicosídeo (normalmente gentamicina) é a terapia com antibióticos empírica escolhida para os recém-nascidos que apresentam sepse de início precoce e para os recém-nascidos que não receberam antibióticos e que apresentam sepse de início tardio. A ampicilina é administrada a 50 mg/kg/dose a cada 8 h para os recém-nascidos ≥ 2.000 g na primeira semana e em seguida é aumentada para a cada 6 horas. Para os recém-nascidos com menos de 2.000 g, a mesma dose é administrada a cada 12 horas durante a primeira semana e em seguida a cada 8 horas depois disto. A dose de gentamicina é de 4 a 5 mg/kg/dose, administrada a cada 24 a 48 horas, dependendo da idade gestacional e pós-natal e da função renal. Na situação em que a mãe recebeu um ciclo prolongado de ampicilina ou diversos ciclos de antibióticos na gravidez, a terapia empírica inicial para os recém-nascidos enfermos pode ser expandida e incluir a cefotaxima. A revisão do histórico materno e dos resultados laboratoriais em relação às evidências de infecção na gravidez ou no período periparto é importante. Na situação em que há suspeita de um microrganismo gram-negativo com BLAE com base no histórico materno, a terapia empírica pode precisar ser administrada com meropeném. Na situação da sepse de início tardio, as causas comuns de sepse e os perfis de resistência a antibióticos na UTI neonatal na qual o recém-nascido está recebendo os cuidados podem ser utilizados para orientar a terapia empírica. Além disso, a presença de acessos centrais, os resultados de culturas anteriores, a terapia com antibióticos anterior e a condição clínica desempenham uma função. Em recém-nascidos de alto risco, a terapia empírica

QUADRO 44.2
Microrganismos comuns que causam sepse neonatal, com base no momento da apresentação após o nascimento.

Momento da apresentação	Microrganismo comum	Comentários
Início precoce (< 6 dias)	Streptococcus do grupo B Escherichia coli Listeria monocytogenes Herpes-vírus simples (HSV) Sífilis congênita Toxoplasmose congênita Citomegalovírus congênito Malária congênita (relato de viagem)	A sepse de início precoce geralmente resulta da aquisição do patógeno a partir da mãe durante o trabalho de parto e o parto

Início tardio (≥ 7 dias de idade)	Streptococcus do Grupo B
	Streptococcus do Grupo A
	Escherichia coli
	Staphylococcus aureus (MSSA, MRSA)
	Staphylococcus coagulase-negativo
	Enterococcus
	Bactérias gram-negativas:
	  Klebsiella
	  Enterobacter
	  Citrobacter
	  Pseudomonas
	Agentes virais:
	  Herpes-vírus simples
	  Enterovírus
	  Vírus influenza, vírus sincicial respiratório
	Agentes fúngicos:
	  Espécies de Candida
		A sepse de início tardio pode resultar da aquisição de baixas quantidades de patógenos a partir da mãe no momento do parto; da seleção de patógenos resistentes a antibióticos pela terapia com antibióticos fornecida para o recém-nascido; de patógenos contraídos na comunidade transmitidos para o recém-nascido por familiares e visitantes; da contaminação de cateteres permanentes e acessos centrais, e da transmissão hospitalar de patógenos na UTI neonatal

com frequência envolve o uso de vancomicina com gentamicina e/ou cefotaxima. Após os resultados das culturas serem conhecidos, as escolhas dos antibióticos são modificadas com base naqueles resultados. Se as culturas não forem reveladoras, a terapia com antibióticos então é direcionada pela resposta clínica, e a duração da terapia tem por base o que seria recomendado para o microrganismo mais provavelmente envolvido.

Uma situação que é difícil de resolver é a investigação e o tratamento empírico de recém-nascidos cujas mães receberam antibióticos no trabalho de parto (429,491). Os recém-nascidos que apresentam sinais de sepse ou doença devem ser investigados conforme anteriormente. Os recém-nascidos que têm mais de 35 semanas de idade gestacional e cujas mães receberam a profilaxia com antibióticos apropriada não requerem quaisquer investigações e podem ser monitorados clinicamente. Os recém-nascidos que estão bem, mas com menos de 35 semanas de gestação, ou que têm mais de 35 semanas de gestação, mas a profilaxia com antibióticos materna possivelmente foi inadequada, tendo em vista que foi fornecida dentro de 4 horas do parto, devem realizar um HC e uma hemocultura e devem ser clinicamente monitorados em relação à sepse. Antibióticos empíricos não são necessários, exceto se a condição do recém-nascido deteriorar. Os pais devem receber o aconselhamento apropriado se o recém-nascido receber alta antes de 48 horas de vida.

Meningite bacteriana

A incidência de meningite bacteriana no período neonatal varia de 0,4 a 1 por mil nascimentos vivos, com as taxas mais altas entre os recém-nascidos prematuros e aqueles nos quais a gravidez ou o parto tiveram complicações (498). As bactérias que são responsáveis pela meningite espelham aquelas que causam sepse e estão listadas no Quadro 44.3. Estreptococos beta-hemolíticos do grupo B e *E. coli* são responsáveis por aproximadamente 75% dos casos. A próxima causa mais comum é a *L. monocytogenes*. A maior parte dos casos de meningite bacteriana é o resultado de bacteriemia, e não a disseminação direta de uma infecção contígua. Independentemente das bactérias envolvidas, à necropsia, existe um revestimento purulento das meninges e das superfícies ependimárias dos ventrículos (499). Ventriculite é observada em todos os recém-nascidos que morrem e está presente em 75% no momento do diagnóstico. Além disso, observa-se que 50% dos recém-nascidos que morrem em virtude de meningite bacteriana apresentam hidrocefalia e uma encefalopatia não infecciosa associada. Efusões

QUADRO 44.3
Agentes que causam meningite no período neonatal.

Idade à infecção do SNC Apresentação	Microrganismo comum	Comentários
Início precoce (< 3 dias)	Estreptococos beta-hemolíticos do grupo B E. coli L. monocytogenes HSV Enterovírus	Meningite bacteriana que se manifesta nos primeiros dias de vida é relativamente incomum e geralmente está associada à infecção do recém-nascido no trabalho de parto; a infecção por HSV pode se manifestar como meningoencefalite nos primeiros dias se o recém-nascido contraiu a infecção *in utero*; infecções enterovirais também podem existir neste momento

Início tardio (≥ 4 dias a 3 meses de idade)	Estreptococos beta-hemolíticos do grupo B
	E. coli
	L. monocytogenes
	Menos comum:
	  N. meningitidis
	  S. pneumoniae
	  H. influenzae
	  P. multocida
	Recém-nascido com peso muito baixo em tratamento intensivo:
	  S. aureus (MSSA, MRSA)
	  CONS
	  Enterococcus
	Bactérias gram-negativas:
	  Klebsiella
	  Enterobacter
	  Citrobacter
	  Pseudomonas
	Agentes virais:
	  HSV
	  Enterovírus
	  Vírus influenza
	Agentes fúngicos:
	  Espécies de Candida
		A meningite de início tardio pode ser resultado da colonização do recém-nascido a partir da mãe ao nascimento ou no período pós-natal imediato. Além disso, existem possíveis fontes de infecção no berçário ou a partir da família e de visitantes

^aSe animais de companhia, tais como cães e gatos, forem documentados.

subdurais raramente são observadas. A inflamação perivascular é observada à necropsia na maior parte dos recém-nascidos e existe flebite e arterite de muitos vasos intracranianos associada. A cápsula de polissacarídeos extracelular das bactérias que causam meningite possibilita que elas evitem os mecanismos de depuração do hospedeiro. As bactérias que morrem liberam lipopolissacarídios de membrana celular, que são um potente estimulante da resposta inflamatória. As alterações inflamatórias resultam na lesão vascular e no edema observado à necropsia. O edema cerebral que resulta no aumento da pressão intracraniana, além da hipotensão sistêmica, provoca diminuição do sangue cerebral e, em seguida, isquemia cerebral (500).

Os sinais de meningite incluem todos aqueles associados à sepse e, com frequência, somente há uma suspeita diagnóstica de meningite quando é realizada a investigação dos resultados do LCS. Os sinais que indicam meningite incluem o desenvolvimento de convulsões ou uma fontanela anterior protuberante. A rigidez do pescoço ou opistótono são indicações claras de que a meningite deve ser considerada, mas estes sinais são raros no período neonatal.

Conforme observado no Quadro 44.4, os valores normais do LCS no recém-nascido prematuro e a termo são diferentes daqueles de recém-nascidos mais velhos (501-507). O aumento na concentração de leucócitos, além da proteína alta e da glicose baixa, é indicativo de meningite bacteriana (490,508). Estes achados também podem ser observados na meningoencefalite viral em virtude de HSV, embora os níveis de glicose possam não estar tão significativamente reduzidos. O achado de microrganismos gram-positivos ou gram-negativos à coloração Gram é útil para confirmar a suspeita clínica de meningite e para possibilitar o ajuste imediato dos antibióticos empíricos. Digno de nota e conforme declarado anteriormente, a *L. monocytogenes* pode não ser inicialmente detectada à coloração de Gram.

Os cuidados de um recém-nascido com meningite devem ser realizados em uma UTI neonatal. Os recém-nascidos necessitam de monitoramento intenso e é importante assegurar que os líquidos e eletrólitos sejam cuidadosamente monitorados, e que a hipertensão e a hipotensão sejam manejadas de modo que as flutuações no fluxo sanguíneo para o SNC sejam minimizadas. A hipoglicemia e as convulsões precisam ser controladas. O tratamento empírico para a suspeita de meningite deve ocorrer com antibióticos que apresentam boa penetração no SNC e no LCS e que são efetivos contra os patógenos suspeitos. Isto normalmente envolve o uso de ampicilina IV na dose para a meningite (200 a 300 mg/kg/dia divididos em três a quatro doses diárias), ou penicilina IV (250.000 a 500.000 U/kg/dia divididos em três a quatro doses diárias), em combinação com gentamicina IV. Se bactérias gram-negativas forem observadas à coloração Gram, a cefotaxima IV pode ser adicionada ou utilizada para substituir a gentamicina enquanto se aguarda pela identidade e as sensibilidades antibacterianas finais do microrganismo. O uso de gentamicina intratecal para o tratamento da meningite não é recomendado, em virtude do aumento da mortalidade (509). A maior parte dos especialistas atualmente recomenda que o aciclovir também seja iniciado e continuado até que a infecção pelo HSV tenha sido excluída por meio de testes por PCR do LCS.

Para os recém-nascidos com suspeita de meningite, mas em relação aos quais as culturas do LCS são negativas, a decisão de descontinuar os antibióticos tem por base a condição clínica do recém-nascido. Se as hemoculturas forem positivas e houver pleocitose do LCS, a maior parte continuaria com os antibióticos efetivos contra o microrganismo isolado a partir da hemocultura pela duração recomendada para a meningite em virtude daquele microrganismo. Os recém-nascidos que apresentam hemoculturas e culturas do LCS negativas obtidas antes do início dos antibióticos e que estão bem podem descontinuar os antibióticos depois de 48 horas. Os recém-nascidos nos quais a hemocultura é positiva, mas nos quais nenhum LCS foi obtido no momento do início dos antibióticos, devem realizar a coleta do LCS quando estáveis. As decisões a respeito da terapia antimicrobiana em andamento dependerão dos achados daquele estudo. Os recém-nascidos em relação aos quais o LCS não foi obtido devem concluir o ciclo da terapia antimicrobiana empírica para completar um mínimo de 14 dias.

Recém-nascidos com meningite devem realizar repetição do exame do LCS entre 24 e 48 horas do início da terapia para documentar a esterilização do LCS (510,511). Isto é necessário para assegurar que a terapia com antibióticos seja efetiva contra os microrganismos infectantes e para determinar a duração da terapia, que depende do período necessário para que o LCS seja esterilizado.

Recém-nascidos com meningite devem realizar estudos de neuroimagem para avaliar as possíveis complicações; a sonografia craniana é útil no início da evolução da doença para determinar o tamanho dos ventrículos, ventriculite, defeitos do parênquima, e coleções de líquido extracerebral, em seguida, pode ser utilizada para acompanhar a resposta do recém-nascido à terapia se quaisquer destas anormalidades forem detectadas (512,513). O uso de exames por TC ou RM (preferido) fornecerá informações adicionais relacionadas a formação de abscessos, edema e extensão do envolvimento cortical cerebral.

Existe mortalidade e morbidade consideráveis secundárias à meningite bacteriana neonatal. A mortalidade varia de 10 a 30%, e a sobrevida varia com a idade gestacional, o microrganismo envolvido, o tempo até a terapia com antibióticos apropriada e a disponibilidade das medidas de suporte. As complicações que podem ser observadas nos estágios agudos são hidrocefalia comunicante ou não comunicante, efusões subdurais e ventriculite (438). Também pode ser observado que os recém-nascidos são cegos ou apresentam dificuldades auditivas nas avaliações iniciais. Muitos recém-nascidos aparentarão ser normais no momento da alta, mas os problemas do desenvolvimento neurológico ocorrem em 20 a 50% dos sobreviventes, de modo que é importante um acompanhamento cuidadoso (426,427,514,515).

QUADRO 44.4
Valores do líquido cerebrospinal de recém-nascidos a termo não infectados.

Parâmetro do LCS	Idade (d)	Média	DP	Mediana	Variação
Contagem de leucócitos/mm³	0 a 7	15,3	30,0	6	1 a 130
	8 a 14	5,4	4,4	6	0 a 18
	15 a 21	7,7	12,1	4	0 a 62
	22 a 30	4,8	3,4	4	0 a 18
CAN/mm³	0 a 7	4,4	15,2	0	0 a 65
	8 a 14	0,1	0,3	0	0 a 1
	15 a 21	0,2	0,5	0	0 a 2
	22 a 30	0,1	0,2	0	0 a 1
Proteína (mg/dℓ)	0 a 7	80,8	30,8	ND	ND
	8 a 14	69	22,6	ND	ND
	15 a 21	59,8	23,4	ND	ND
	22 a 30	54,1	16,2	ND	ND
Glicose (mg/dℓ)	0 a 7	45,9	7,5	ND	ND
	8 a 14	54,3	17	ND	ND
	15 a 21	46,8	8,8	ND	ND
	22 a 30	54,1	16,2	ND	ND

CAN, contagem absoluta de neutrófilos; LCS, líquido cerebrospinal; ND, não disponível; DP, desvio padrão.
Adaptado de Ahmed A, Hickey SM, Ehrett S et al. Cerebrospinal fluid values in the term neonate. *Pediatr Infect Dis J* 1996;15:298, com permissão.

Osteomielite e artrite séptica

A incidência de osteomielite e artrite séptica no período neonatal é baixa (516-520). A infecção normalmente é o resultado da infecção secundária dos ossos e das articulações durante a bacteriemia. O tratamento apropriado dos recém-nascidos bacteriêmicos pode prevenir esta complicação. No recém-nascido e no recém-nascido jovem, os capilares sanguíneos perfuram a placa epifisária e, assim, existe uma comunicação entre a metáfise e o espaço articular. Como resultado, a osteomielite e a artrite séptica com frequência ocorrem em conjunto. Portanto, qualquer recém-nascido que apresente artrite séptica deverá ser investigado também em relação à osteomielite. Os agentes infectantes são um subconjunto daqueles que causam bacteriemia e sepse. Os mais comuns são estreptococos beta-hemolíticos do grupo B, *S. aureus, E. coli*, bem como espécies de *Klebsiella* e espécies de *Proteus*. Atualmente infecções articulares por gonococos raramente são observadas graças aos procedimentos de rastreamento e do tratamento dos recém-nascidos quando a mãe está infectada no momento do parto. Outros agentes que podem causar infecções ósseas e articulares incluem espécies de *Salmonella*, espécies de *Pseudomonas*, *H. influenzae*, *S. pneumoniae*, CONS e *C. albicans*. MRSA está se tornando uma causa mais frequente destas infecções.

A indicação mais comum da artrite séptica ou da osteomielite é a redução do movimento do membro afetado quando não existe outra causa identificável. Eritema, edema e calor também podem ser evidentes. Os sinais sutis incluem letargia, irritabilidade e alimentação inadequada. Os ossos longos são os afetados com mais frequência. O diagnóstico do agente causal pode ser obtido a partir de hemoculturas, tendo em vista que com frequência os recém-nascidos estão bacteriêmicos. A aspiração das articulações envolvidas e/ou do osso afetado para cultura também é útil. Exames de imagem dos membros afetados não são tão úteis no período neonatal para o diagnóstico como o são para os recém-nascidos mais velhos e as crianças. As radiografias podem demonstrar anormalidades tardiamente na doença. O monitoramento da VHS e da proteína C reativa também não é tão útil nesta faixa etária. A escolha da terapia inicial depende dos microrganismos mais provavelmente envolvidos. Em virtude da elevada probabilidade de envolvimento do *S. aureus*, geralmente é utilizada cloxacilina ou nafcilina IV. Nas situações em que o MRSA seja possível, o tratamento inicial deve incluir vancomicina (521). Se houver suspeita de estreptococos do grupo B ou microrganismos gram-negativos, deve ser adicionada cefotaxima. Após a identificação do microrganismo e as sensibilidades a antibióticos serem conhecidas, a terapia com antibióticos pode ser ajustada. As infecções do espaço articular geralmente também são tratadas com aspiração da articulação ou por cirurgia, em particular aquelas de ombro ou quadril. A consulta com um cirurgião ortopédico é importante para a assistência no manejo da doença aguda e para o acompanhamento. A duração da terapia depende da extensão da doença e do agente envolvido. Em geral, o tratamento é administrado por via intravenosa no período neonatal, tendo em vista que a terapia oral não foi estudada. A morbidade pode ser significativa, com encurtamento dos ossos, contraturas e destruição articular, que podem levar à incapacidade permanente (516).

Infecções das vias respiratórias inferiores

A pneumonia no recém-nascido pode ser o resultado de infecção transplacentária, de pneumonia por aspiração por ocasião do nascimento ou de pneumonia causada por agentes contraídos durante o parto e no período pós-natal (522). A pneumonia que resulta de infecção transplacentária geralmente manifesta-se nas primeiras horas de vida e pode estar relacionada a quaisquer das infecções que são transmitidas desta maneira. A pneumonia relacionada à aspiração durante o parto também se manifesta nas primeiras horas de vida. Normalmente ela ocorre em virtude da aspiração de líquido amniótico ou mecônio e em geral não está relacionada à infecção. Entretanto, estreptococos do grupo B e *E. coli* podem ser associados a esta síndrome. A pneumonia com frequência é observada nos recém-nascidos que apresentam sepse ou meningite. Ela também pode ocorrer nos recém-nascidos com intubação endotraqueal que recebem ventilação mecânica.

As indicações clínicas de infecções das vias respiratórias inferiores incluem os mesmos sinais inespecíficos associados à sepse. Os sinais mais específicos são desenvolvimento de taquipneia, cianose, tosse, grunhidos e alterações na secreção do tubo endotraqueal. Ao exame, os recém-nascidos apresentam sinais de angústia respiratória e aumento do esforço respiratório, que podem incluir abertura das narinas, respirações rápidas, repuxo traqueal e retrações esternais e subcostais. Em alguns casos, tais como infecções com CT, as características da tosse são úteis no diagnóstico. A contagem de leucócitos por vezes é útil para diferenciar entre as causas virais e as bacterianas, com a predominância linfocítica ou linfopenia sendo associadas às infecções virais e a predominância de neutrófilos associada às infecções bacterianas. As radiografias torácicas podem ser úteis para estabelecer o diagnóstico da pneumonia, embora possa ser difícil a diferenciação das alterações pulmonares associadas à prematuridade. Elas geralmente não são úteis para determinar a etiologia, embora o achado de pneumatoceles indique infecção pelo *S. aureus*.

Hemoculturas, culturas traqueais e aspirados nasofaríngeos para diagnóstico viral ou de coqueluche, se clinicamente suspeitos, devem ser realizados antes do início da terapia. O tratamento tem por base a impressão clínica e a etiologia suspeita. Com frequência, nenhum agente etiológico é identificado, e os recém-nascidos são acompanhados para assegurar que ocorra resposta clínica ao tratamento. Em geral, na ausência de outra sepse ou de outra infecção associada, é recomendado um ciclo de tratamento de 5 a 7 dias.

Oftalmia neonatal

A conjuntivite neonatal pode ser causada por várias bactérias, incluindo *N. gonorrhoeae*, *C. trachomatis*, *S. aureus* e *P. aeruginosa*, bem como em virtude de uma reação aos antibióticos e às substâncias químicas utilizados para a sua prevenção (466). Vírus, incluindo HSV e adenovírus, também podem causar doença ocular no período neonatal. O uso de profilaxia ocular com pomadas de eritromicina ou tetraciclina, nitrato de prata e iodopovidona a 2,5% resultou na redução da incidência de conjuntivite bacteriana. O tratamento de recém-nascidos cujas mães apresentaram *N. gonorrhoeae* com uma dose única de ceftriaxona é uma terapia auxiliar importante. Os recém-nascidos que apresentam secreção conjuntival devem ter essa secreção cultivada e enviada para coloração de Gram. Se houver suspeita de doença viral, os esfregaços devem ser enviados para cultura viral e PCR. O tratamento tem por base o agente ou agentes suspeitos mais prováveis e em seguida é ajustado após os resultados dos testes serem conhecidos. Se forem observadas bactérias gram-negativas, o tratamento deve incluir antibióticos efetivos contra *P. aeruginosa*, tendo em vista que ela pode progredir rapidamente para a endoftalmite necrosante.

Infecções urinárias

As infecções urinárias no período neonatal com mais frequência são causadas por *E. coli*. *Klebsiella* e *Enterococcus* são os outros patógenos mais comuns. Outras bactérias gram-positivas e espécies de *Pseudomonas* são observadas menos comumente. A doença fúngica das vias urinárias é observada em conjunto com a candidíase sistêmica. A maior parte dos recém-nascidos com bacteriúria significativa não apresenta sinais específicos, e a infecção urinária é diagnosticada no momento da investigação da sepse (523). O fator predisponente mais importante para infecção urinária é o refluxo vesicoureteral (524). As infecções urinárias são diagnosticadas pela detecção da bacteriúria, além da piúria observada na urinálise. Os métodos de coleta de urina apropriados incluem cateterização, aspiração suprapúbica da bexiga ou amostras de urina com coleta limpa. O uso de amostras de urina de "bolsas" não é aconselhado. A importância da bacteriúria na ausência de anormalidades à urinálise em recém-nascidos com menos de 2 meses de idade é incerta. Culturas quantitativas demonstram que recém-nascidos com doença documentada em geral apresentam alta concentração de bactérias na sua urina (> 50.000 UFC/mℓ). Bactérias em qualquer quantidade detectadas por aspiração suprapúbica são consideradas significativas.

A administração por via intravenosa de antibióticos é a via inicial habitualmente recomendada para o tratamento da infecção urinária bacteriana no período neonatal, tendo em vista que a incidência de bacteriemia associada chega a 30%, e a absorção de antibióticos orais em recém-nascidos enfermos não é confiável. Em geral, a ampicilina é administrada a 50 mg/kg/dose, a cada 8 horas para recém-nascidos ≥ 2.000 g com menos de 7 dias de idade e a cada 6 horas para aqueles que são mais velhos. No caso de recém-nascidos com menos de 2.000 g, a mesma dose é administrada a cada 12 horas para os recém-nascidos com menos de 7 dias de idade; caso contrário, é administrada a cada 8 horas. A gentamicina apresenta níveis altos na urina e, na ausência de sepse, a dose pode ser reduzida para 2 a 3 mg/kg/dose e é administrada a cada 24 a 48 horas, dependendo das idades gestacional e pós-natal e da função renal. Os níveis séricos de ureia e creatinina devem ser determinados no momento do início da terapia. Após o microrganismo isolado ter sido identificado e suas sensibilidades aos antibióticos terem sido determinadas, a terapia com antibióticos pode ser ajustada. O tratamento geralmente é continuado por 14 dias. Alguns especialistas passam para terapia oral após um mínimo de 4 dias de terapia intravenosa em uma infecção urinária não complicada que afete um recém-nascido de outro modo bem, na ausência de bacteriemia documentada, se o microrganismo for suscetível a um agente oral. Culturas repetidas obtidas a 36 a 48 h são úteis para documentar a esterilização. Se a esterilização não ocorreu e o microrganismo isolado for sensível aos antibióticos escolhidos, é recomendada a investigação adicional em relação à doença das vias superiores e à formação de abscessos. Recém-nascidos diagnosticados com infecção urinária devem ser investigados para determinar se existe uma anormalidade nas vias urinárias. Atualmente a investigação mais comum é US renal/vesical, que é realizada nas 2 semanas seguintes à primeira infecção urinária documentada e consegue detectar, de modo confiável, o refluxo de grau IV e de grau V. O prognóstico depende da detecção de uma anormalidade. Recém-nascidos com refluxo de grau IV ou grau V são candidatos à profilaxia com antibióticos e devem ser encaminhados para um urologista e/ou nefrologista pediátrico para o acompanhamento e o manejo (525).

Doença diarreica

A doença diarreica em um recém-nascido geralmente resulta de questões alimentares e intolerância alimentar, em vez de agentes infecciosos. Quando é causada por agentes infecciosos, geralmente é autolimitada. As causas infecciosas mais significativas incluem infecção por rotavírus ou *E. coli* enterotoxigênica, êntero-hemorrágica, ou enteropatogênica. Outras causas podem incluir espécies de *Shigella*, *Salmonella*, *Campylobacter*, *Yersinia* e *Aeromonas*. É interessante observar que a maioria dos recém-nascidos a partir dos quais o rotavírus é isolado é assintomática. A importância do achado de *Clostridium difficile* e/ou sua toxina em recém-nascidos não é conhecida, tendo em vista que a maior parte destes recém-nascidos também é assintomática (526). A diarreia no recém-nascido é manejada assegurando-se que o recém-nascido esteja apropriadamente hidratado. Habitualmente não é indicada a terapia com antibióticos, mas se ela for indicada, tem de ser baseado no microrganismo isolado e confirmado como agente etiológico responsável pela doença, na sua sensibilidade aos antibióticos e no fato de o recém-nascido ainda estar sintomático quando chegarem os resultados dos exames. Agentes administrados por via oral e que não são absorvidos, tais como gentamicina, neomicina ou colistina orais, podem ser utilizados para tratar microrganismos toxigênicos. Em geral, as infecções sintomáticas por *Shigella* e *Salmonella* são tratadas com terapia parenteral, com base nas sensibilidades dos microrganismos isolados aos antibióticos.

Peritonite

A peritonite espontânea é incomum no período neonatal. A maior parte dos recém-nascidos que desenvolvem peritonite a desenvolve após uma cirurgia, perfurações traumáticas, onfalite, ou perfuração após enterocolite necrosante (527). Os sinais clínicos incluem vômitos, distensão abdominal, edema ou alteração da cor da parede abdominal, constipação intestinal ou diarreia, grunhidos, temperatura instável, choque, e edema escrotal ou vulvar. Pode ser observado ar livre na cavidade peritoneal nas radiografias de abdome. A paracentese é útil para estabelecer o diagnóstico e a etiologia. O manejo é de suporte. Existem várias combinações potenciais de antibióticos que podem ser utilizadas, incluindo ampicilina, gentamicina e clindamicina ou metronidazol, ou piperacilina/tazobactam e um aminoglicosídeo, ou vancomicina, ceftazidima e metronidazol. Após a disponibilização dos resultados de culturas, a terapia com antibióticos pode ser ajustada. De modo geral, o tratamento é por no mínimo 10 dias. As taxas de mortalidade variam de 10 a 50%, dependendo da condição subjacente do recém-nascido.

INFECÇÕES EM POPULAÇÕES ESPECIAIS

Recém-nascidos cujas mães não receberam assistência pré-natal

Os recém-nascidos cujas mães não receberam atenção pré-natal correm maior risco de infecções congênitas e perinatais, bem como outras complicações, tendo em vista que suas mães não se beneficiaram dos programas de rastreamento. Em muitos casos, o aumento do risco ocorre em virtude do estilo de vida e de questões sociais que resultam no fato de a mãe não buscar a atenção, tais como uso de drogas ilícitas, situações sociais instáveis, negação da gravidez etc. (528,529). Se possível, alguns testes de rastreamento devem ser realizados durante o trabalho de parto. Em particular, testes rápidos para determinar o estado da mãe em relação a HIV, HTLV, HBV e sífilis são importantes. O recém-nascido deve realizar testes de anticorpos contra HIV e sífilis e receber IGHB e vacina HepB se os testes maternos não puderem ser realizados. Além disso, as mães devem ser rastreadas em relação a *Neisseria gonorrhoeae*, *Chlamydia* e HSV, se possível. Os recém-nascidos devem receber profilaxia para oftalmia neonatal. A idade gestacional e as medições do recém-nascido determinarão se outras investigações são apropriadas. De modo geral, o serviço social é envolvido para assegurar que o recém-nascido possa receber os cuidados apropriados após a alta.

Recém-nascidos imunossuprimidos

A detecção e o diagnóstico precoces da imunodeficiência primária no período neonatal melhoram os desfechos clínicos para estes pacientes (530,531). Uma história familiar detalhada, com indagações a respeito de imunodeficiências nos parentes em primeiro e segundo grau, bem como questões a respeito de mortes neonatais precoces anteriores na família, portanto, é de importante obtenção para todos os recém-nascidos. A imunodeficiência deve ser considerada quando os recém-nascidos apresentam episódios repetidos de infecções bacterianas e quando apresentam déficit de desenvolvimento inexplicado. Infecções repetidas de um recém-nascido jovem por microrganismos encapsulados, tais como pneumococos ou *Haemophilus*, podem estar associadas a deficiências de linfócitos B. Em recém-nascidos mais velhos, a infecção pelo *Pneumocystis jiroveci (antes Pneumocystis carinii)* é indicativa de imunodeficiência congênita ou adquirida (p. ex., infecção pelo HIV-1), mas não é um indicador tão sensível no período neonatal. Além disso, embora as infecções por *Pseudomonas aeruginosa* possam ser associadas a um distúrbio fagocítico, imunodeficiência de linfócitos T, ou fibrose cística, a infecção por este microrganismo na UTI neonatal pode ser mais um indicador de contaminação de equipamentos respiratórios. Candidíase oral ou perineal prolongada ou recorrente pode ser o resultado do uso excessivo de antibióticos, ou pode ser indicativa de anormalidades dos linfócitos T, que podem ser congênitas ou adquiridas. A infecção invasiva por espécies de *Neisseria* pode estar associada a deficiências nos últimos componentes do sistema do complemento. Algumas imunodeficiências primárias estão associadas a defeitos cardíacos, primariamente anomalias conotruncais. A ausência de uma sombra tímica à radiografia torácica pode indicar deficiência primária. A separação tardia do coto do cordão umbilical, após os 30 dias de idade, também é indicativa de defeitos de neutrófilos.

Já existem testes genéticos em relação a uma quantidade cada vez maior de imunodeficiências primárias, e o rastreamento neonatal em relação a diversas formas de imunodeficiências combinadas graves (IDCG) está disponível em alguns países. A identificação dos recém-nascidos com IDCG é particularmente crítica, e recém-nascidos que sabidamente apresentam, ou que são de alto risco para IDCG, devem ser cuidadosamente manejados desde o nascimento. As precauções de PCI de rotina em geral são suficientes, e o uso de isolamento geralmente não é necessário. Tendo sido dito isto, medidas para assegurar que seja evitado o contato com doenças transmissíveis são importantes. Recomenda-se evitar vacinas com microrganismos vivos até o diagnóstico. Isto inclui o uso de BCG, vacina oral contra rotavírus e vacina oral contra poliomielite para o recém-nascido. Os familiares devem assegurar que as suas imunizações estejam atualizadas, o que inclui a imunização contra sarampo, caxumba, rubéola e varicela. Os contactantes domésticos não devem receber vacina oral contra a poliomielite. Nas regiões nas quais existe risco de tuberculose, os familiares devem ser rastreados em relação à doença ativa. Antimicrobianos profiláticos devem ser considerados em colaboração com infectologistas e hematologistas. Os hemoderivados devem ser rastreados em relação ao CMV e apenas os CMV-negativos devem ser administrados, caso sejam necessários. Para os recém-nascidos com suspeita de deficiências de linfócitos T, todos os hemoderivados devem ser irradiados.

Infecções de recém-nascidos de imigrantes recentes, refugiados ou viajantes em retorno

As viagens internacionais aumentaram exponencialmente nas últimas décadas e, como resultado, as gestantes podem apresentar infecções que não são comuns na região em que dão à luz (532). É importante obter um relato completo de viagens para ou residência em qualquer outro local, para assegurar que as investigações em relação a infecções mais exóticas sejam realizadas adequadamente. Se o familiar não falar bem o idioma local, é então importante o uso de um intérprete clínico. O uso de familiares ou responsáveis legais como intérpretes é problemático, tendo em vista que compromete a confidencialidade, e a mãe pode não se sentir confortável para revelar todos os problemas clínicos que ela possa ter apresentado. Este histórico deve incluir o país de origem dos pais, se imigrantes ou refugiados, o ano de imigração e as datas e as circunstâncias, se houve quaisquer visitas em retorno. Os refugiados podem ter passado algum tempo em campos de refugiados ou áreas de estadiamento antes de viajar até o seu destino final, e é importante obter um relato tão detalhado quanto possível a respeito das condições de vida nessas áreas. Também é importante determinar as datas, a localização específica e quaisquer medidas de prevenção de infecções adotadas pelos viajantes em retorno.

A apresentação de doenças exóticas pode ser muito inespecífica e pode mimetizar doenças mais comuns observadas na América do Norte ou na Europa. Algumas são potencialmente fatais se não forem tratadas adequadamente, enquanto a transmissão de outras para o recém-nascido pode ter consequências a longo prazo. Está além do escopo deste capítulo detalhar todas as infecções que podem ser consideradas. Fontes de informações úteis a respeito dos detalhes específicos de doenças infecciosas em diversas áreas do mundo e alertas sobre novas doenças emergentes incluem aquelas do Centers for Disease Control and Prevention, da Organização Mundial da Saúde e da Public Health Agency do Canadá: http://wwwnc.cdc.gov/travel, http://www.who.int/ith/en/ e http://www.phacaspc.gc.ca/tmp-pmv/index-eng.php. Recomenda-se a consulta com um especialista em doenças infecciosas, medicina de viagens e/ou saúde de imigrantes.

Recém-nascidos que necessitam de imunização

Recém-nascidos pré-termo e recém-nascidos cujo peso ao nascimento é inferior a 2.500 g em geral são imunizados com base na sua idade cronológica (533). Reconhece-se que recém-nascidos muito prematuros e com peso muito baixo ao nascimento podem não apresentar a mesma resposta imunológica às imunizações, em comparação aos recém-nascidos a termo. Entretanto, no momento em que a maior parte das imunizações é fornecida, o seu sistema imune é suficientemente maduro para responder às vacinas, e eles ainda obtêm o benefício delas. Tendo sido dito isto, recém-nascidos prematuros e aqueles que pesam menos de 2.000 g ao nascimento, cujas mães estão ativamente infectadas pelo HBV, devem receber uma dose adicional da vacina contra o HBV para assegurar que estejam adequadamente protegidos, e recém-nascidos com menos de 6 semanas de idade somente devem receber vacinas contra o HBV monovalentes. A dose das vacinas não é reduzida. Os recém-nascidos que ainda estão na UTI neonatal na época das imunizações programadas de modo rotineiro podem receber quaisquer vacinas de microrganismos mortos, de acordo com as recomendações de rotina. A discussão é sobre o que deve ser feito em relação às vacinas vivas atenuadas. Em geral, a política é que os recém-nascidos devem receber estas vacinas por ocasião da alta ou após a mesma. Recém-nascidos prematuros devem receber a primeira dose da vacina contra o rotavírus com 6 semanas de idade, mas apenas se receberam alta da UTI neonatal antes desse momento. Os recém-nascidos que devem receber a vacina BCG também devem ser rastreados em relação a história familiar de imunodeficiência congênita, e o teste materno negativo de anticorpos contra o HIV deve ser conhecido antes que a vacina seja administrada.

USO RACIONAL DE ANTIBIÓTICOS

Conforme declarado anteriormente, durante as últimas duas décadas, ocorreu um aumento significativo na prevalência de infecções bacterianas multidrogarresistentes (MDR) em gestantes, recém-nascidos e crianças mais velhas. Este problema é observado atualmente em relação tanto às infecções adquiridas na comunidade, quanto àquelas associadas a cuidados de saúde. Atualmente, os patógenos importantes incluem S. aureus resistente à meticilina, enterococos resistentes à vancomicina e bactérias gram-negativas produtoras de betalactamases de espectro estendido e carbapenemases. Estes são patógenos que podem causar problemas significativos para o recém-nascido infectado, e a sua presença resulta na necessidade de instituição e monitoramento de procedimentos de PCI adicionais extensivos e dispendiosos, além da vigilância microbiológica ativa.

Concomitantemente, os retardos no desenvolvimento, na disponibilidade e na coleta de dados a respeito das administrações e dos desfechos do uso de novos antibióticos estão resultando em dificuldades significativas no tratamento destas infecções em algumas circunstâncias. Como resultado, a implementação de estratégias para preservar a atividade dos agentes antimicrobianos existentes por meio da prevenção do desenvolvimento e da disseminação da resistência bacteriana se tornou uma prioridade de saúde pública urgente.

O uso racional de antimicrobianos (URA) é uma dessas abordagens, que pode prevenir o surgimento de resistência a antibióticos, ao mesmo tempo que melhora os desfechos e a segurança para o paciente (534-537).

Em 2007, a Infectious Diseases Society of America (IDSA) e a Society for Healthcare Epidemiology of America (SHEA) publicaram diretrizes para o desenvolvimento de programas de URA institucionais (538). Estas diretrizes definiram o objetivo primário do uso racional como sendo "otimizar os desfechos clínicos, ao mesmo tempo que se minimizam as consequências não intencionais do uso de antimicrobianos, incluindo a toxicidade, a seleção de microrganismos patogênicos e o surgimento de resistência". Esta definição ampla e inclusiva serviu de base para o estabelecimento de programas de URA formais em muitas instituições de cuidados agudos. A estrutura e o desenho de um programa de URA podem ser customizados para se adequar às necessidades institucionais, mas em geral aborda tópicos como restrições de prescrição, pré-autorizações e programas de auditoria prospectiva e *feedback*. A definição também proporcionou uma orientação no desenvolvimento de protocolos de URA que asseguram a seleção, a dose e a administração apropriada de antibióticos e programas educacionais. Um objetivo adicional é reduzir os custos da atenção à saúde sem impactar de modo adverso a qualidade dos cuidados.

Idealmente, uma equipe de uso racional de antibióticos para as unidades neonatais deve incluir representantes da equipe clínica neonatal, um infectologista, um farmacêutico clínico com *expertise* em doenças infecciosas, um microbiologista clínico, um profissional do setor de controle de infecções, um epidemiologista hospitalar e um especialista em sistemas de informação. O comprometimento e o suporte da administração hospitalar e da UTI neonatal são cruciais para o sucesso a longo prazo.

Princípios e estratégias do URA para a UTI neonatal

As estratégias e os protocolos de URA incorporam um ou mais dos princípios centrais exemplificados nos Programa Get Smart do Centers for Disease Control and Prevention para os profissionais de saúde.

Os princípios centrais incluem os que seguem:

- Manejo oportuno da terapia antimicrobiana para assegurar o início imediato da terapia com antibióticos, quando indicada, para doenças críticas, tais como a sepse, e para pacientes de alto risco com infecções bacterianas sérias. As decisões a respeito dos antimicrobianos iniciais devem ser tomadas a partir de dados locais, incluindo antibiogramas institucionais, bem como de considerações sobre surtos recentes ou em andamento. Em geral, não devem ser utilizados dois ou mais antibióticos com espectros de atividade sobrepostos para a "dupla cobertura", em virtude da ausência de benefício e do risco de possíveis danos (toxicidades etc.). Para assegurar a cobertura inicial suficiente, mais de um agente pode ser utilizado inicialmente (p. ex., ampicilina e gentamicina no caso de suspeita de sepse de início precoce; um betalactâmico com um aminoglicosídeo para sepse com bacteriemia por microrganismo gram-negativo, enquanto se aguarda o resultado da identificação e das sensibilidades a antimicrobianos) para assegurar que o patógeno infectante seja tratado rapidamente enquanto se aguarda pelos resultados das culturas. Entretanto, é importante evitar o uso de antibióticos quando não indicado (p. ex., infecções virais em vias respiratórias superiores ou inferiores, colonização simples ou quando for provável um diagnóstico não infeccioso)
- Seleção apropriada de antimicrobianos para assegurar que esquemas antibióticos apropriados sejam selecionados para síndromes clínicas e infecções específicas. Isto pode incluir evitar esquemas com antibióticos redundantes ou sobrepostos para infecções por bactérias gram-negativas ou anaeróbicas (p. ex., meropeném e metronidazol). Devem ser utilizados agentes ideais para as infecções confirmadas (p. ex., uso de cloxacilina ou nafcilina para infecções por *S. aureus* suscetível à meticilina, e não vancomicina)
- Administração apropriada e redução da terapia antimicrobiana. A administração inicial de antibióticos adequada é revisada, e com a revisão por colegas sobre o uso dos antibióticos, em 48 a 72 horas após o início, para determinar se a terapia deve ser continuada, alterada ou descontinuada. Esta revisão deve incorporar os resultados de culturas e outros exames complementares, a consideração sobre outros possíveis diagnósticos, e a condição geral do paciente. Quando indicado, é realizado o monitoramento em relação aos níveis séricos terapêuticos dos antibióticos. Além disso, é monitorada a administração adequada dos antibióticos para a profilaxia cirúrgica. Em geral, os antibióticos profiláticos devem ser de espectro restrito e fornecidos pelo mais breve período de tempo possível
- Uso de *expertise* e recursos disponíveis no ponto de cuidados. Isto inclui a formação de comitês de URA multidisciplinares com o apoio da equipe da administração hospitalar e da unidade neonatal. São utilizadas diretrizes clínicas, evidências da literatura e algoritmos que facilitam ao prestador o reconhecimento de síndromes clínicas que necessitam e que não necessitam de antibióticos. A discussão sobre o uso e a necessidade dos antimicrobianos em andamento para um paciente deve ser uma faceta regular dos turnos diários e na transição dos cuidados. Antibiogramas hospitalares e específicos da região e diretrizes clínicas com base em evidências são utilizados para otimizar as seleções dos antibióticos
- Monitoramento transparente e regular das avaliações. As avaliações do processo (p. ex., uso de antimicrobiano) e do desfecho (duração da estadia) devem ser rastreadas para avaliar o impacto das intervenções do URA. Estes dados coletados também devem ser regularmente fornecidos, de modo aberto e transparente, para os prescritores e para a equipe da assistência. Este *feedback* também serve para orientar modificações futuras no URA, bem como nos dados sobre o uso de antimicrobianos e na auditoria do uso de antibióticos para identificar oportunidades para estratégias de uso racional e educacionais. Isto também inclui o monitoramento prospectivo para avaliar a eficácia do programa de URA.

A compreensão sobre estes princípios centrais pode ajudar a identificar oportunidades para o URA e para desenvolver estratégias para facilitar o uso apropriado de antibióticos.

PREVENÇÃO E CONTROLE DE INFECÇÕES

O desenvolvimento de protocolos de prevenção de infecções e o monitoramento da sua aderência, além da vigilância em relação às infecções associadas à atenção à saúde, é coordenado, para as instalações de atenção à saúde, pela unidade de PCI, sob a tutela de comitê(s) multidisciplinar(es), que podem incluir as equipes neonatal e obstétrica, dependendo do local das unidades, além da equipe de manutenção e administrativa hospitalar, e tanto infectologistas quanto farmacêuticos (539). Na maior parte das jurisdições, esta é uma atividade que é necessária para o credenciamento e, para ser efetiva, deve ter o apoio administrativo em uma instituição que está comprometida com a segurança dos pacientes, os recursos apropriados, e o comprometimento da equipe de atenção à saúde na UTI neonatal e nos berçários dos recém-nascidos. Foram desenvolvidas diretrizes nacionais na maior parte dos países. As diretrizes para os EUA podem ser acessadas por meio do *website* do CDC (http://www.cdc.gov/hai/prevent/prevent_pubs.html) e, para o Canadá, por meio do *website* da PHAC (http://publications.gc.ca/collections/collection_2013/aspc-phac/HP40-83-2013-eng.pdf). Ambos o CDC e a PHAC publicam os resultados da vigilância nacional das infecções hospitalares.

A prevenção primária das infecções associadas à atenção à saúde envolve o uso de precauções de PCI de rotina, tais como filtração apropriada do ar e trocas de ar frequentes, espaçamento adequado entre as áreas de cuidados dos recém-nascidos, equipamentos e suprimentos dedicados específicos para os recém-nascidos, procedimentos de limpeza das unidades, e higiene das mãos por parte dos prestadores dos cuidados e diretrizes para visitantes. São utilizadas precauções adicionais para agentes infecciosos ou condições específicas. A higienização das mãos se refere à lavagem das mãos com água e sabão, ou ao uso de géis ou espumas à base de álcool. O uso apropriado da higiene das mãos antes e depois de cada contato com os recém-nascidos ou as superfícies dos equipamentos no seu ambiente imediato é a mais importante intervenção única para prevenir a transmissão de agentes infecciosos entre os recém-nascidos ou para o prestador de atenção à saúde. Para a maior parte dos recém-nascidos nos berçários, nas unidades neonatais, ou nas enfermarias hospitalares, a estrita aplicação das precauções de rotina é suficiente para prevenir a transmissão da infecção para e a partir dos profissionais de saúde ou para outros recém-nascidos na unidade. São utilizadas precauções adicionais quando é esperado que ocorra um aumento do risco de aquisição de microrganismos infecciosos e elas são utilizadas para agentes infecciosos ou condições específicas. Estas precauções adicionais têm por base a dinâmica de transmissão do agente, que inclui a transmissão por gotículas, a transmissão a partir de superfícies contaminadas e a transmissão pelo ar. O Quadro 44.5 resume as precauções adicionais necessárias e os equipamentos de proteção individual (EPI) para os agentes infecciosos comuns na UTI neonatal. As precauções específicas estão descritas a seguir:

- Precauções de gotículas: gotículas são secreções respiratórias com tamanho superior a 5 micra que permanecem suspensas no ar por um breve período de tempo e que percorrem menos de 1,80 m a partir da fonte. Os profissionais de saúde que atuam em um círculo de 1,80 m de um recém-nascido que está sob precauções para gotículas devem usar máscara facial e proteção ocular

QUADRO 44.5

Precauções adicionais de prevenção e controle de infecções para recém-nascidos.

Doença	Tipo de precauções	Duração	Comentário
Enterovírus	Contato	Até a resolução dos sintomas	Pode ser realizada a formação de coortes de recém-nascidos infectados
Bactérias produtoras de BLAE	Contato	Até que tenha sido demonstrado o desaparecimento da colonização	A necessidade de precauções de contato é avaliada individualmente pelo programa de prevenção e controle de infecção
Hepatite A	Contato	No mínimo 1 semana após o início dos sintomas	Pode ser realizada a formação de coortes de recém-nascidos infectados
HSV	Contato	Até o desaparecimento das lesões	
MRSA	Contato	Até que seja documentado o desaparecimento da colonização	Recém-nascidos saudáveis de mães colonizadas por MRSA podem ficar com suas mães (alojamento conjunto)
Parvovírus B19	Gotículas	Até assintomáticos	Recém-nascidos com infecção congênita pelo parvovírus B19 não precisam de precauções adicionais se a hidropisia desaparecer até o momento do nascimento
Coqueluche	Contato	Até assintomáticos	
Rubéola – exposição	Contato	Dia 7 ao dia 21 após a exposição	
Rubéola – doença pós-natal	Contato	Até o dia 7 após o início da erupção cutânea	Gestantes suscetíveis devem evitar o contato
Rubéola – congênita	Contato	Até 1 ano de idade	Gestantes suscetíveis devem evitar o contato
RSV	Gotículas/contato	Até assintomáticos	
Sífilis	Contato	Até 24 h após o início do tratamento efetivo	Necessário apenas quando estão presentes lesões em mucosas (catarro) e/ou lesões cutâneas Os profissionais de saúde que apresentem contato sem proteção com lesões em mucosas ou pele infecciosas devem ser monitorados quanto ao desenvolvimento de lesões cutâneas por até 3 semanas após o contato A sorologia para pesquisa de sífilis deve ser obtida no tempo 0 e 1, 3 e 6 meses após o contato
Tuberculose	Transmissão pelo ar	Até a confirmação do tratamento efetivo	Suspeita ou confirmação de tuberculose pulmonar não tratada na mãe e recém-nascido não tratado – o recém-nascido é separado da mãe para os cuidados; a mãe deve usar máscara de procedimentos quando tiver contato com o recém-nascido. Mãe e recém-nascido em tratamento – o recém-nascido pode ficar com a mãe (alojamento conjunto), desde que a adesão ao tratamento seja mantida
Varicela – recém-nascido de mãe com varicela	Contato e transmissão pelo ar	Nascimento até a formação de crostas nas lesões	
Varicela – pós-natal	Contato e transmissão pelo ar	Dia 10 ao dia 21 após a exposição; até a formação de crostas nas lesões	
VRE	Contato	Até que seja documentada a eliminação da colonização	Recém-nascidos saudáveis de mães colonizadas por VRE podem ficar com suas mães (alojamento conjunto)

- Precauções de contato: microrganismos que conseguem sobreviver sobre as superfícies que circundam o recém-nascido e que podem ser transferidos para as mãos e as roupas dos prestadores de atenção à saúde. Os profissionais de saúde que cuidam de um recém-nascido sob precauções de contato devem usar luvas e vestir um avental
- Precauções de transmissão pelo ar: os patógenos transmitidos pelo ar têm tamanho inferior a 5 micra e podem permanecer suspensos no ar por períodos prolongados, percorrer um espaço aéreo comum e ser inalados. Os recém-nascidos que são colocados sob precauções de transmissão pelo ar devem ser cuidados em um quarto de isolamento para infecções transmitidas pelo ar que possua pressão negativa do ar e no mínimo 6 a 12 trocas de ar por hora. As portas do quarto têm de permanecer fechadas, e os trabalhadores na atenção à saúde suscetíveis devem utilizar uma máscara com capacidade de filtração de 95% (máscara N95) bem ajustada de modo a assegurar vedação apropriada sobre o nariz e a boca.

Em muitos casos, os recém-nascidos recebem uma combinação de precauções adicionais. Em todos os casos, é importante que os equipamentos de proteção individual (EPI) sejam vestidos e retirados adequadamente.

Quando microrganismos incomuns são isolados de recém-nascidos na UTI neonatal, ou se for constatado que vários recém-nascidos estão infectados pelo mesmo microrganismos ou por um microrganismo semelhante, a equipe de PCI trabalhará com a equipe da UTI neonatal para determinar o reservatório dos agentes infecciosos e desenvolver intervenções para controlar a sua disseminação. A presença de microrganismos resistentes a antibióticos no recém-nascido pode, ou não, estar relacionada à transmissão hospitalar na unidade. O uso de novas técnicas moleculares possibilitou um rastreamento muito melhor da origem das infecções na UTI neonatal. Estas infecções podem ser contraídas diretamente de fontes maternas ou familiares, mas a identificação de agrupamento da infecção e de colonização dos recém-nascidos na UTI neonatal com muita proximidade e/ou em períodos de tempo próximos indica uma fonte hospitalar (540).

REFERÊNCIAS BIBLIOGRÁFICAS

1. Freedman RM, Ingram DL, Gross I, et al. A half century of neonatal sepsis at Yale: 1928 to 1978. *Am J Dis Child* 1981;135:140.
2. Stoll BJ. The global impact of neonatal infection. *Clin Perinatol* 1997;24:1.
3. Gaynes RP, Edwards JR, Jarvis WR, et al. Nosocomial infections among neonates in high-risk nurseries in the United States National Nosocomial Infections Surveillance System. *Pediatrics* 1996;98:357.
4. Back NA, Linnemann CC Jr, Staneck JL, et al. Control of methicillin-resistant Staphylococcus aureus in a neonatal intensive-care unit: use of intensive microbiologic surveillance and mupirocin. *Infect Control Hosp Epidemiol* 1996;17:227.
5. Von Dolinger BD, Matos C, Abdalla VV, et al. An outbreak of nosocomial infection caused by ESBLs producing Serratia marcescens in a Brazilian neonatal unit. *Braz J Infect Dis* 1999;3:149.
6. Toltzis P, Dul MJ, Hoyen C, et al. Molecular epidemiology of antibiotic-resistant gram-negative bacilli in a neonatal intensive care unit during a nonoutbreak period. *Pediatrics* 2001;108:1143.
7. Usukura Y, Igarashi T. Examination of severe, hospital acquired infections affecting extremely low birthweight (ELBW) infants. *Pediatr Int* 2003;45:230.
8. Robbins JR, Bakardjiev AI. Pathogens and the placental fortress. *Curr Opin Microbiol* 2012;15:36.
9. Eriksson M, Melen B, Myrback KE, et al. Bacterial colonization of newborn infants in a neonatal intensive care unit. *Acta Paediatr Scand* 1982;71:779.
10. Zeissig S, Blumberg RS. Life at the beginning: perturbation of the microbiota by antibiotics in early life and its role in health and disease. *Nat Immunol* 2014;15(4):307.
11. Goldmann DA. Bacterial colonization and infection in the neonate. *Am J Med* 1981;70:417.
12. Fryklund B, Tullus K, Burman LG. Epidemiology of enteric bacteria in neonatal unit-influence of procedures and patient variables. *J Hosp Infect* 1991;18:15.
13. Kaufman D, Boyle R, Hazen KC, et al. Fluconazole prophylaxis against fungal colonization and infection in preterm infants. *N Engl J Med* 2001;345:1660.
14. Cassell GH, Waites KB, Crouse DT. Perinatal mycoplasmal infections. *Clin Perinatol* 1991;18:241.
15. Syrogiannopoulos GA, Kapatais-Zoumbos K, Decavalas GO, et al. Ureaplasma urealyticum colonization of full term infants: prenatal acquisition and persistence during early infancy. *Pediatr Infect Dis J* 1990;9:236.
16. Ygberg B, Nilsson A. The developing immune system—from foetus to toddler. *Acta Paediatr* 2012;101:120.
17. Máródi L. Neonatal innate immunity to infectious agents. *Infect Immun* 2006;74:1999.
18. Levy O. Innate immunity of the newborn: basic mechanisms and clinical correlates. *Nat Rev Immunol* 2007;7:379.
19. Lee HH, Hoeman CM, Hardaway JC, et al. Delayed maturation of an IL-12-producing dendritic cell subset explains the early Th2 bias in neonatal immunity. *J Exp Med* 2008;205:2269.
20. Máródi L. Down-regulation of Th1 responses in human neonates. *Clin Exp Immunol* 2002;128:1.
21. Dauby N, Goetghebuer T, Kollmana TR, et al. Uninfected but not unaffected: chronic maternal infections during pregnancy, fetal immunity, and susceptibility to postnatal infections. *Lancet Infect Dis* 2012;12:330.
22. Edwards MS, Buffone GJ, Fuselier PA, et al. Deficient classical complement pathway activity in newborn sera. *Pediatr Res* 1983;17:685.
23. Máródi L, Leijh PCJ, Braat A, et al. Opsonic activity of cord blood sera against various species of microorganism. *Pediatr Res* 1985;19:433.
24. Yoder MC. Therapeutic administration of fibronectins: current uses and potential applications. *Clin Perinatol* 1991;18:325.
25. Zeichner SL, Plotkin SA. Mechanisms and pathways of congenital infections. *Clin Perinatol* 1988;15:163.
26. Freij BJ, Sever JL. Congenital viral infections. *Curr Opin Infect Dis* 1992;5:558.
27. Freij BJ, South MA, Sever JL. Maternal rubella and the congenital rubella syndrome. *Clin Perinatol* 1988;15:247.
28. Kinney JS, Kumar ML. Should we expand the TORCH complex? A description of clinical and diagnostic aspects of selected old and new agents. *Clin Perinatol* 1988;15:727.
29. Cullen A, Brown S, Cafferkey M, et al. Current use of the TORCH screen in the diagnosis of congenital infection. *J Infect* 1998;36:185.
30. Mocarski ES. Cytomegaloviruses and their replication. In: Fields B, Knipe D, Howley P, eds. *Fields virology*, 3rd ed. Philadelphia, PA: Lippincott-Raven, 1996:2447; Vol. 2.
31. Walker A, Petheram SJ, Ballard L, et al. Characterization of human cytomegalovirus strains by analysis of short tandem repeat polymorphisms. *J Clin Microbiol* 2001;39:2219.
32. Adler SP. Cytomegalovirus transmission among children in day care, their mothers and caretakers. *Pediatr Infect Dis J* 1988;7:279.
33. Adler SP. Cytomegalovirus and child day care. Evidence for an increased infection rate among day care workers. *N Engl J Med* 1989;321:1290.
34. Hamilton ST, van Zuylen W, Shand A, et al. Prevention of congenital cytomegalovirus complications by maternal and neonatal treatments: a systematic review. *Rev Med Virol* 2014;24:420.
35. Lazzarotto T, Guerra B, Gabrielli L, et al. Update on the prevention, diagnosis and management of cytomegalovirus infection during pregnancy. *Clin Microbiol Infect* 2011;17:1285.
36. Britt WJ. Cytomegalovirus. In: Remington JS, et al., eds. *Infectious diseases of the fetus and the newborn*, 7th ed. Philadelphia, PA: Elsevier Saunders, 2011:706.
37. Demmler GJ. Infectious Diseases Society of America and Centers for Disease Control Summary of a workshop on surveillance for congenital cytomegalovirus disease. *Rev Infect Dis* 1991;13:315.
38. Istas AS, Demmler GJ, Dobbins JG, et al. Surveillance for congenital cytomegalovirus disease: a report from the National Congenital Cytomegalovirus Disease Registry. *Clin Infect Dis* 1995;20:665.
39. Gaytant MA, Steegers EAP, Semmekrot BA, et al. Congenital cytomegalovirus infection: review of the epidemiology and outcome. *Obstet Gynecol Surv* 2002;57:245.
40. Spano LC, Gatti J, Nascimento JP, et al. Prevalence of human cytomegalovirus infection in pregnant and non-pregnant women. *J Infect* 2004;48:213.
41. Walmus BF, Yow MD, Lester JW, et al. Factors predictive of cytomegalovirus immune status in pregnant women. *J Infect Dis* 1988;157:172.
42. Tookey PA, Ades AE, Peckham CS. Cytomegalovirus prevalence in pregnant women: the influence of parity. *Arch Dis Child* 1992;67:779.
43. Numazaki K, Fujikawa T, Chiba S. Relationship between seropositivity of husbands and primary cytomegalovirus infection during pregnancy. *J Infect Chemother* 2000;6:104.
44. Sohn YM, Oh MK, Balcarek KB, et al. Cytomegalovirus infection in sexually active adolescents. *J Infect Dis* 1991;163:460.
45. Wang C, Zhang X, Bialeck S. Attribution of congenital cytomegalovirus infection in primary versus non primary maternal infection. *Clin Infect Dis* 2011;52:11.

46. Leruez-Ville M, Sellier Y, Salomon LJ, et al. Prediction of fetal infection in cases with cytomegalovirus immunoglobulin M in the first trimester of pregnancy: a retrospective cohort. *Clin Infect Dis* 2013;56:1428.
47. Picone O, Vauloup-Fellous C, Cordier AG, et al. A series of 238 cytomegalovirus primary infections during pregnancy: description and outcome. *Prenat Diagn* 2013;33:751.
48. De Vries JJC, van Zwet EW, Dekker FW, et al. The apparent paradox of maternal seropositivity as a risk factor for congenital cytomegalovirus infection: a population-based prediction model. *Rev Med Virol* 2013;23:241.
49. Boppana SB, Ross S, Fowler KB. Congenital cytomegalovirus infection: clinical outcome. *Clin Infect Dis* 2013;57(S4):S178.
50. Mussi-Pinhata MM, Yamamoto AY, Britt RM, et al. Birth prevalence and natural history of congenital cytomegalovirus infection in a highly seroimmune population. *Clin Infect Dis* 2009;15:522.
51. Yamamoto AY, Mussi-Pinhata MM, Isaac I, et al. Congenital cytomegalovirus infection as a cause of sensorineural hearing loss in a highly seropositive population. *Pediatr Infect Dis J* 2011;30:1043.
52. Griffiths PD, Stagno S, Pass RF, et al. Infection with cytomegalovirus during pregnancy: specific IgM antibodies as a marker of recent primary infection. *J Infect Dis* 1982;145:647.
53. Lazzarotto T, Varani S, Spezzacatena P, et al. Maternal IgG avidity and IgM detected by blot as diagnostic tools to identify pregnant women at risk of transmitting cytomegalovirus. *Viral Immunol* 2000;13:137.
54. Revello MG, Zavattoni M, Furione M, et al. Quantification of human cytomegalovirus DNA in amniotic fluid of mothers of congenitally infected fetuses. *J Clin Microbiol* 1999;37:3350.
55. Jacquemard F, Yamamoto M, Costa JM, et al. Maternal administration of valacyclovir in symptomatic intrauterine cytomegalovirus infection. *BJOG* 2007;114:1113.
56. McCarthy FP, Giles ML, Rowlands S, et al. Antenatal interventions for preventing the transmission of cytomegalovirus (CMV) from the mother to fetus during pregnancy and adverse outcomes in the congenitally infected infant. *Cochrane Database Syst Rev* 2011;(3):CD008371.
57. Nigro G, Adler SP, Parruti G, et al. Immunoglobulin therapy of fetal cytomegalovirus infection occurring in the first half of pregnancy—a case–control study of the outcome in children. *J Infect Dis* 2012;205:215.
58. Revello MG, Lazzarotto T, Guerra B, et al. A randomized trial of hyperimmune globulin to prevent congenital cytomegalovirus. *N Engl J Med* 2014;370:1316.
59. Townsend CL, Forsgren M, Ahifors K, et al. Long-term outcomes of congenital cytomegalovirus infection in Sweden and the United Kingdom. *Clin Infect Dis* 2013;56:1232.
60. Dollard SC, Grosse SD, Ross DS. New estimates of the prevalence of neurological and sensory sequelae and mortality associated with congenital cytomegalovirus infection. *Rev Med Virol* 2007;17:355.
61. Foulon I, Naessens A, Foulon W, et al. A 10-year prospective study of sensorineural hearing loss in children with congenital cytomegalovirus infection. *J Pediatr* 2008;153:84.
62. Stagno S, Pass RF, Dworsky ME, et al. Congenital and perinatal cytomegalovirus infections. *Semin Perinatol* 1983;7:31.
63. Turner KM, Lee HC, Boppana SB, et al. Incidence and impact of CMV infection in very low birth weight infants. *Pediatrics* 2014;133:609.
64. Kylat RI, Kelly EN, Ford-Jones EL. Clinical findings and adverse outcome in neonates with symptomatic congenital cytomegalovirus (SCCMV) infection. *Eur J Pediatr* 2006;165:773.
65. Lanari M, Capretti MG, Lazzarotto T. Neuroimaging examination of newborn infants in vertically acquired infection. *J Matern Fetal Neonatal Med* 2011;24:117.
66. Capretti MG, Lanari M, Tani G, et al. Role of cerebral ultrasound and magnetic resonance imaging in newborns with congenital cytomegalovirus infections. *Brain Dev* 2014;36:203.
67. Ancora G, Lanari M, Lazzarotto T, et al. Cranial ultrasound scanning and prediction of outcome in newborns with congenital cytomegalovirus infection. *J Pediatr* 2007;150:157.
68. De Vries LS, Verboon-Maciolek MA, Cowan FM. The role of cranial ultrasound and magnetic resonance imaging in the diagnosis of infections of the central nervous system. *Early Hum Dev* 2006;82:819.
69. Revello MG, Zavattoni M, Baldanti F, et al. Diagnostic and prognostic value of human cytomegalovirus load and IgM antibody in blood of congenitally infected newborns. *J Clin Virol* 1999;14:57.
70. Atkinson C, Emery VC, Griffiths PD. Development of a novel single tube nested PCR for enhanced detection of cytomegalovirus DNA from dried blood spots. *J Virol Methods* 2014;196:40.
71. Leruez-Ville M, Vauloup-Fellous C, Couderc S, et al. Prospective identification of congenital cytomegalovirus infection in newborns using real-time polymerase chain reaction assays in dried blood spots. *Clin Infect Dis* 2011;52:575.
72. Whitley RJ, Cloud G, Gruber W, et al. Ganciclovir treatment of symptomatic congenital cytomegalovirus infection: results of a phase II study. National Institute of Allergy and Infectious Diseases Collaborative Antiviral Study Group. *J Infect Dis* 1997;175:1080.
73. Kimberlin DW, Lin CY, Sanchez PJ, et al. Effect of ganciclovir therapy on hearing in symptomatic congenital cytomegalovirus disease involving the central nervous system: a randomized, controlled trial. *J Pediatr* 2003;143:16.
74. Kimberlin DW, Acosta EP, Sanchez PJ, et al. Pharmacokinetic and pharmacodynamic assessment of oral valganciclovir in the treatment of symptomatic congenital cytomegalovirus disease. *J Infect Dis* 2008;197:836.
75. Kimberlin DW, Jester P, Sanchez PJ, et al. *Six months versus six weeks of oral valganciclovir for infants with symptomatic congenital cytomegalovirus (CMV) disease with and without central nervous system (CNS) involvement. Results of a phase III, randomized, double-blind, placebo-controlled, multinational study (abstract)*. San Francisco, CA: ID Week, 2013.
76. Oliver SE, Cloud GA, Sanchez PJ, et al. Neurodevelopmental outcomes following ganciclovir therapy in symptomatic congenital cytomegalovirus infections involving the central nervous system. *J Clin Virol* 2009;46(suppl 4):S22.
77. Remington JS, McLeod R, Wilson CB, et al. Toxoplasmosis. In: Remington JS, et al., eds. *Infectious diseases of the fetus and newborn infant*, 7th ed. Philadelphia, PA: Elsevier Saunders, 2011:918.
78. Dubey JP, Jones JL. Toxoplasma gondii infection in humans and animals in the United States. *Int J Parasitol* 2008;38:1257.
79. Minot S, Melo MB, Li F, et al. Admixture and recombination among Toxoplasma gondii lineages explain global genome diversity. *Proc Natl Acad Sci U S A* 2012;109:13458.
80. Hill DE, Dubey JP. Toxoplasma gondii prevalence in farm animals in the United States. *Int J Parasitol* 2013;43:107.
81. Berger F, Goulet V, le Strat Y, et al. Toxoplasmosis among pregnant women in France: risk factors and change of prevalence between 1995 and 2003. *Rev Epidemiol Sante Publique* 2009;57:241.
82. Cook AJ, Gilbert RE, Buffolano W, et al. Sources of toxoplasma infection in pregnant women: European multicenter case–control study. European Research Network on Congenital Toxoplasmosis. *BMJ* 2000;32:142.
83. Guerina NG, Hsu HW, Meissner HC, et al. Neonatal serologic screening and early treatment for congenital Toxoplasma gondii infection. The New England Regional Toxoplasma Working Group. *N Engl J Med* 1994;330:1858.
84. Varella IS, Canti IC, Santos BR, et al. Prevalence of acute toxoplasmosis infection among 41,112 pregnant women and the mother-to-child transmission rate in a public hospital in South Brazil. *Mem Inst Oswaldo Cruz* 2009;104:383.
85. Montoya JG, Liesenfeld O. Toxoplasmosis. *Lancet* 2004;363:1965.
86. Gilbert R, Gras L; European Multicenter Study on Congenital Toxoplasmosis. Effect of timing and type of treatment on the risk of mother to child transmission of Toxoplasma gondii. *BJOG* 2003;110:112.
87. Freij BJ, Sever JL. Toxoplasmosis. *Pediatr Rev* 1991;12:227.
88. Wallon M, Peyron F, Cornu C, et al. Congenital toxoplasmosis infection: monthly prenatal screening decreases transmission rate and improves clinical outcome at age 3 years. *Clin Infect Dis* 2013;56:1223.
89. Montoya JG, Remington JS. Management of *Toxoplasma gondii* infection during pregnancy. *Clin Infect Dis* 2008;47:554.
90. SYROCOT (Systematic Review of Congenital Toxoplasmosis) Study Group. Effectiveness of prenatal treatment for congenital toxoplasmosis: a meta-analysis of individual patients' data. *Lancet* 2007;369:115.
91. Ferguson DJ, Bowker C, Jeffery KJ, et al. Congenital toxoplasmosis: continued parasite proliferation in the fetal brain despite maternal immunological control in other tissues. *Clin Infect Dis* 2013;56:204.
92. Tamma P. Toxoplasmosis. *Pediatr Rev* 2007;28:470.
93. Desmonts G, Couvreur J. Congenital toxoplasmosis. A prospective study of 378 pregnancies. *N Engl J Med* 1974;290:1110.
94. Lebech M, Andersen O, Christensen NC, et al. Feasibility of neonatal screening for toxoplasma infection in the absence of prenatal treatment. Danish Congenital Toxoplasmosis Study Group. *Lancet* 1999;353:1834.
95. Couvreur J, Desmonts G, Tournier G, et al. A homogeneous series of 210 cases of congenital toxoplasmosis in 0 to 11-month-old infants detected prospectively. *Ann Pediatr (Paris)* 1984;31:815.
96. Alford CA Jr, Stagno S, Reynolds DW. Congenital toxoplasmosis: clinical. Laboratory, and therapeutic considerations, with special reference to subclinical disease. *Bull N Y Acad Med* 1974;50:160.
97. Sever J, Ellenberg JH, Ley AC, et al. Toxoplasmosis: maternal and pediatric findings in 23,000 pregnancies. *Pediatrics* 1988;82:181.
98. McAuley J, Boyer KM, Patel D, et al. Early and longitudinal evaluations of treated infants and children and untreated historical patients with congenital toxoplasmosis: the Chicago Collaborative treatment trial. *Clin Infect Dis* 1994;18:38.

99. Mcleod R, Boyer K, Karrison T, et al. Outcome of treatment for congenital toxoplasmosis, 1981–2004: the national collaborative Chicago-based congenital toxoplasmosis study. *Clin Infect Dis* 2006;42:1383.
100. Mets MB, Holfels E, Boyer KM, et al. Eye manifestations of congenital toxoplasmosis. *Am J Ophthalmol* 1996;122:309.
101. Phan L, Kasza K, Jalbrzikowski J, et al. Longitudinal study of new eye lesions in children with toxoplasmosis who were not treated during the first year of life. *Am J Ophthalmol* 2008;146:375.
102. Phan L, Kasza K, Jalbrzikowski J, et al. Longitudinal study of new eye lesions in treated congenital toxoplasmosis. *Ophthalmology* 2008;115:553.
103. Centers for Disease Control and Prevention. Laboratory identification of parasites of public health concern. Toxoplasmosis. http://www.cdc.gov/dpdx/toxoplasmosis/index.html (Accessed December 8, 2014).
104. Wong SY, Hajdu MP, Ramirez R, et al. Role of specific immunoglobulin E in diagnosis of acute toxoplasma infection and toxoplasmosis. *J Clin Microbiol* 1993;31:2952.
105. Naot Y, Desmonts G, Remington JS. IgM enzyme-linked immunosorbent assay test for the diagnosis of congenital Toxoplasma infection. *J Pediatr* 1981;98:32.
106. Stepick-Biek P, Thulliez P, Araujo FG, et al. IgA antibodies for diagnosis of acute congenital and acquired toxoplasmosis. *J Infect Dis* 1990;162:270.
107. Foulon W, Pinon JM, Stray-pedersen B, et al. Prenatal diagnosis of congenital toxoplasmosis: a multicenter evaluation of different diagnostic parameters. *Am J Obstet Gynecol* 1999;181:843.
108. Boyer KM. Diagnostic testing for congenital toxoplasmosis. *Pediatr Infect Dis J* 2001;20:59.
109. Thalib L, Gras L, Romand S, et al. Prediction of congenital toxoplasmosis by polymerase chain reaction analysis of amniotic fluid. *BJOG* 2005;112:567.
110. Romand S, Chosson M, Franck J, et al. Usefulness of quantitative polymerase chain reaction in amniotic fluid as early prognostic marker for fetal infection with Toxoplasma gondii. *Am J Obstet Gynecol* 2004;190:797.
111. Brenier-Pinchard MP, Morand-Bui V, Fricker-hidalgo H, et al. Adapting a conventional PCR assay for Toxoplasma gondii detection to real-time quantitative PCR including a competitive internal control. *Parasite* 2007;14:149.
112. Rabilloud M, Wallon M, Peyron F. In utero and at birth diagnosis of congenital toxoplasmosis: use of likelihood rations for clinical management. *Pediatr Infect Dis J* 2010;29:421.
113. Gilbert RE, Gras L, Wallon M, et al. Effect of prenatal treatment on mother to child transmission of Toxoplasma gondii: retrospective cohort study of 554 mother-child pairs in Lyon, France. *Int J Epidemiol* 2001;30:1303.
114. Wilson CB, Remington JS, Stagno S, et al. Development of adverse sequelae in children born with subclinical congenital Toxoplasma infection. *Pediatrics* 1980;66:767.
115. Koppe JG, Loewer-Sieger DH, de Roever-Bonnet H. Results of 20-year follow-up of congenital toxoplasmosis. *Lancet* 1986;1:254.
116. Frey TK, Abernathy ES, Bosma TJ, et al. Molecular analysis of rubella virus epidemiology across three continents, North America, Europe, and Asia, 1961–1997. *J Infect Dis* 1998;178:642.
117. Holmes SJ, Orenstein WA. Rubella. In: Evans AS, Kaslow RA, eds. *Viral infections of humans: epidemiology and control*, 4th ed. New York, NY: Plenum Publishing, 1997:839.
118. Reef SE, Plotkin S, Cordero JF, et al. Preparing for elimination of congenital Rubella syndrome (CRS): summary of a workshop on CRS elimination in the United States. *Clin Infect Dis* 2000;31:85.
119. Reef SE, Cochi SL. The evidence for the elimination of rubella and congenital rubella syndrome in the United States; a public health achievement. *Clin Infect Dis* 2006;43(suppl 3):S123.
120. Centers for Disease Control and Prevention. Elimination of rubella and congenital rubella syndrome—United States, 1969–2004. *MMWR Morb Mortal Wkly Rep* 2005;54:279.
121. Centers for Disease Control and Prevention. Progress toward elimination of rubella and congenital rubella syndrome—the Americas, 2003–2008. *MMWR Morb Mortal Wkly Rep* 2008;57:1176.
122. Centers for Disease Control and Prevention. Progress toward elimination of measles and prevention of congenital rubella syndrome—European Region 1990–2004. *MMWR Morb Mortal Wkly Rep* 2005;54:175.
123. Bloom S, Rguig A, Berraho A, et al. Congenital rubella syndrome burden in Morocco: a rapid retrospective assessment. *Lancet* 2005;365:135.
124. Katow S. Molecular epidemiology of rubella virus in Asia: utility for reduction in the burden of diseases due to congenital rubella syndrome. *Pediatr Int* 2004;46:207.
125. Miller E, Cradock-Watson JE, Pollock TM. Consequences of confirmed maternal rubella at successive stages of pregnancy. *Lancet* 1982;2:781.
126. Munro ND, Sheppard S, Smithells RW, et al. Temporal relations between maternal rubella and congenital defects. *Lancet* 1987;2:201.
127. Cooper LZ. The history and medical consequences of rubella. *Rev Infect Dis* 1985;7(suppl 1):S2.
128. Garcia AGP, Marques RLS, Lobato YY, et al. Placental pathology in congenital rubella. *Placenta* 1985;6:281.
129. Töndury G, Smith DW. Fetal rubella pathology. *J Pediatr* 1966;68:867.
130. Webster WS. Teratogen update: congenital rubella. *Teratology* 1998;58:13.
131. Lee J-Y, Bowden DS. Rubella virus replication and links to teratogenicity. *Clin Microbiol Rev* 2000;13:571.
132. Naeye RL, Blanc W. Pathogenesis of congenital rubella. *JAMA* 1965;194:1277.
133. Centers for Disease Control and Prevention. Control and prevention of rubella: evaluation and management of suspected outbreaks, rubella in pregnant women, and surveillance for congenital rubella syndrome. *MMWR Morb Mortal Wkly Rep* 2001;50(RR-12):1.
134. Clarke WL, Shaver KA, Bright GM, et al. Autoimmunity in congenital rubella syndrome. *J Pediatr* 1984;104:370.
135. Waxham MN, Wolinsky JS. Rubella virus and its effects on the central nervous system. *Neurol Clin* 1984;2:367.
136. Schluter WW, Reef SE, Redd SC, et al. Changing epidemiology of congenital rubella syndrome in the United States. *J Infect Dis* 1998;178:636.
137. Tokugawa K, Ueda K, Fukushige J, et al. Congenital rubella syndrome and physical growth: a 17-year, prospective, longitudinal follow-up in the Ryukyu Islands. *Rev Infect Dis* 1986;8:874.
138. Peckham CS. Clinical and laboratory study of children exposed in utero to maternal rubella. *Arch Dis Child* 1972;47:571.
139. Givens KT, Lee DA, Jones T, et al. Congenital rubella syndrome: ophthalmic manifestations and associated systemic disorders. *Br J Ophthalmol* 1993;77:358.
140. Franklin SL, Kelley R. Congenital rubella and interstitial pneumonitis. *Clin Pediatr (Phila)* 2001;40:101.
141. Yamashita Y, Matsuishi T, Murakami Y, et al. Neuroimaging findings (ultrasonography, CT, MRI) in 3 infants with congenital rubella syndrome. *Pediatr Radiol* 1991;21:547.
142. Forrest JM, Turnbull FM, Sholler GF, et al. Gregg's congenital rubella patients 60 years later. *Med J Aust* 2002;177:664.
143. Sever JL, South MA, Shaver KA. Delayed manifestations of congenital rubella. *Rev Infect Dis* 1985;7:S164.
144. Ginsberg-Fellner F, Witt ME, Fedun B, et al. Diabetes mellitus and autoimmunity in patients with the congenital rubella syndrome. *Rev Infect Dis* 1985;7:S170.
145. Shirley JA, Revill S, Cohen BJ, et al. Serological study of rubella-like illnesses. *J Med Virol* 1987;21:369.
146. Salonen E-M, Hovi T, Meurman O, et al. Kinetics of specific IgA, IgD, IgE, IgG, and IgM antibody responses in rubella. *J Med Virol* 1985;16:1.
147. Al-Nakib W, Best JM, Banatvala JE. Rubella-specific serum and nasopharyngeal immunoglobulin responses following naturally acquired and vaccine-induced infection: prolonged persistence of virus-specific IgM. *Lancet* 1975;1:182.
148. Cradock-Watson JE. Laboratory diagnosis of rubella: past, present and future. *Epidemiol Infect* 1991;107:1.
149. Bellini WJ, Icenogle JP. Measles and rubella viruses. In: Murray PR, Baron EJ, Jorgensen JH, et al., eds. *Manual of clinical microbiology*, 8th ed. Washington, DC: ASM Press, 2003:1389.
150. Böttiger B, Jensen IP. Maturation of rubella IgG avidity over time after acute rubella infection. *Clin Diagn Virol* 1997;8:105.
151. Mitchell LA, Zhang T, Tingle AJ. Differential antibody responses to rubella virus infection in males and females. *J Infect Dis* 1992;166:1258.
152. Bosma TJ, Corbett KM, O'Shea S, et al. PCR for detection of rubella virus RNA in clinical samples. *J Clin Microbiol* 1995;33:1075.
153. Centers for Disease Control and Prevention. Rubella and congenital rubella syndrome—New York City. *MMWR Morb Mortal Wkly Rep* 1986;35:770.
154. Bosma TJ, Corbett KM, Eckstein MB, et al. Use of PCR for prenatal and postnatal diagnosis of congenital rubella. *J Clin Microbiol* 1995;33:2881.
155. Tanemura M, Suzumori K, Yagami Y, et al. Diagnosis of fetal rubella infection with reverse transcription and nested polymerase chain reaction: a study of 34 cases diagnosed in fetuses. *Am J Obstet Gynecol* 1996;174:578.
156. Centers for Disease Control and Prevention. Rubella prevention: recommendations of the Immunization Practices Advisory Committee (ACIP). *MMWR Morb Mortal Wkly Rep* 1990;39(RR-15):1.
157. American Academy of Pediatrics. Rubella. In: Pickering LK, ed. *Red book: 2012 report of the committee on infectious diseases*, 29th ed. Elk Grove Village, IL: American Academy of Pediatrics, 2012:629.
158. Mitchell LA, Tingle AJ, MacWilliam L, et al. HLA-DR class II associations with rubella vaccine-induced joint manifestations. *J Infect Dis* 1998;177:5.
159. Centers for Disease Control and Prevention. Rubella vaccination during pregnancy—United States, 1971–1988. *MMWR Morb Mortal Wkly Rep* 1989;38:289.
160. Radolf JD, Tramont EC, Salazar JC. Syphilis (*Treponema pallidum*). In: Bennett JE, Dolin R, Biaser MJ, eds. *Mandell, Douglas and Bennett's prin-*

160. *ciples and practice of infectious diseases*, 8th ed. Philadelphia, PA: Elsevier Saunders, 2015:2684.
161. Walker DG, Walker GJ. Prevention of congenital syphilis—time for action. *Bull World Health Organ* 2004;82:401.
162. Centers for Disease Control and Prevention (CDC). Congenital syphilis—United States, 2003–2008. *MMWR Morb Mortal Wkly Rep* 2010;59:413.
163. Kollmann TR, Dobson S. Syphilis. In: Remington JS, et al., eds. *Infectious diseases of the fetus and the newborn*, 7th ed. Philadelphia, PA: Elsevier Saunders, 2011:524.
164. Obladen M. Curse on two generations: a history of congenital syphilis. *Neonatology* 2013;103:274.
165. Lago EG, Vaccari A, Fiori RM. Clinical features and follow-up of congenital syphilis. *Sex Transm Dis* 2013;40:85.
166. Woods CR. Syphilis in children: congenital and acquired. *Semin Pediatr Infect Dis* 2005;16:245.
167. Rasool MN, Govender S. The skeletal manifestations of congenital syphilis. A review of 197 cases. *J Bone Joint Surg Br* 1989;71:752.
168. Sheffield JS, Sánchez PJ, Wendel GD Jr, et al. Placental histopathology of congenital syphilis. *Obstet Gynecol* 2002;100:126.
169. Centers for Disease Control and Prevention. STD surveillance case definitions. http://www.cdc.gov/std/stats/csteposition-statement-11-26-2014.pdf (Accessed on December 5, 2014).
170. Workowski KA, Berman S; Centers for Disease Control and Prevention (CDC). Sexually transmitted diseases treatment guidelines, 2010. *MMWR Recomm Rep* 2010;59:1.
171. Beeram MR, Chopde N, Dawood Y, et al. Lumbar puncture in the evaluation of possible asymptomatic congenital syphilis in neonates. *J Pediatr* 1996;128:125.
172. Michelow IC, Wendel GD Jr, Norgard MV, et al. Central nervous system infection in congenital syphilis. *N Engl J Med* 2002;346:1792.
173. Liu C, Ou Q, Chen H, et al. The diagnostic value and performance evaluation of five serological tests for the detection of *Treponema pallidum*. *J Clin Lab Anal* 2014;28:204.
174. American Academy of Pediatrics. Syphilis. In: Pickering LK, ed. *Red book: 2012 report of the committee on infectious diseases*, 29th ed. Elk Grove Village, IL: American Academy of Pediatrics, 2012:690.
175. Wormser GP, Dattwyler RJ, Shapiro ED, et al. The clinical assessment, treatment and prevention of Lyme disease, human granulocytic anaplasmosis, and babesiosis: clinical practice guidelines by the Infectious Diseases Society of America. *Clin Infect Dis* 2006;43:1089.
176. Strobino BA, Williams CL, Abid S, et al. Lyme disease and pregnancy outcome: a prospective study of two thousand prenatal patients. *Am J Obstet Gynecol* 1993;169:367.
177. Strobino BA, Abid S, Gewitz M. Maternal Lyme disease and congenital heart disease: a case control-study in an endemic area. *Am J Obstet Gynecol* 1999;180:711.
178. Maraspin V, Cimperman J, Lotric-Furlan S, et al. Treatment of erythema migrans in pregnancy. *Clin Infect Dis* 1996;22:788.
179. Gerber MA, Zalneraitis EL. Childhood neurologic disorders and Lyme disease during pregnancy. *Pediatr Neurol* 1994;11:41.
180. Walsh CA, Mayer EW, Baxi LV. Lyme disease in pregnancy: case report and review of the literature. *Obstet Gynecol Surv* 2006;62:41.
181. Weber K, Bratzke HJ, Neubert U, et al. *Borrelia burgdorferi* in a newborn despite penicillin for Lyme borreliosis during pregnancy. *Pediatr Infect Dis J* 1988;7:286.
182. American Academy of Pediatrics. Varicella. In: Pickering LK, ed. *Red book: 2012 report of the committee on infectious diseases*, 29th ed. Elk Grove Village, IL: American Academy of Pediatrics, 2012:774.
183. Gershon AA. Chickenpox, measles, and mumps. In: Remington JS, et al., eds. *Infectious diseases of the fetus and newborn infant*, 7th ed. Philadelphia, PA: Elsevier Saunders, 2011:661.
184. Straus SE, Ostrove JM, Inchauspe G, et al. NIH conference. Varicella-zoster virus infections. Biology, natural history, treatment and prevention. *Ann Intern Med* 1988;108:221.
185. American Academy of Pediatrics Committee on Infectious Diseases. Prevention of varicella: recommendations for the use of varicella vaccines in children, including a recommendation for a routine 2-dose varicella immunization schedule. *Pediatrics* 2007;120:221.
186. Marin M, Watson TL, Chaves SS, et al. Varicella among adults: data from an active surveillance project, 1995–2005. *J Infect Dis* 2008;197(suppl 2):S94.
187. Whitley RJ. Herpes simplex viruses. In: Knipe DM, Howley PM, Griffin DE, et al., eds. *Fields virology*, 4th ed. Philadelphia, PA: Lippincott Williams & Wilkins, 2001:2461.
188. Stagno S, Whitley RJ. Herpes infections in pregnancy. Part II: herpes simplex virus and varicella-zoster virus infections. *N Engl J Med* 1985;313:1327.
189. Enders G, Miller E, Cradock-Watson J, et al. Consequences of varicella and herpes zoster in pregnancy: prospective study of 1739 cases. *Lancet* 1994;343:1548.
190. Pastuszak AL, Levy M, Schick B, et al. Outcome after maternal varicella infection in the first 20 weeks of pregnancy. *N Engl J Med* 1994;330:901.
191. Heininger U, Seward JF. Varicella. *Lancet* 2006;368:1365.
192. Massimo L, Vianello MG, Dagna-Bricarelli F, et al. Chickenpox and chromosome aberrations. *BMJ* 1965;2:172.
193. Muñoz N. Perinatal viral infections and the risk of certain cancers. *Prog Biochem Pharmacol* 1978;14:104.
194. Mouly F, Mirlesse V, Meritet JF, et al. Prenatal diagnosis of fetal varicella-zoster virus infection with polymerase chain reaction of amniotic fluid in 107 cases. *Am J Obstet Gynecol* 1997;177:894.
195. Kesson AM, Grimwood K, Burgess MA, et al. Acyclovir for the prevention and treatment of varicella zoster in children, adolescents and pregnancy. *J Paediatr Child Health* 1996;32:211.
196. Brown KE. Human parvoviruses, including parvovirus B19V and human bocaparvoviruses. In: Bennett JE, Dolin R, Biaser MJ, eds. *Mandell, Douglas and Bennett's principles and practice of infectious diseases*, 8th ed. Philadelphia, PA: Elsevier Saunders, 2015:1840.
197. Young NS, Brown KE. Parvovirus B19. *N Engl J Med* 2004;350:586.
198. Valeur-Jensen AK, Pedersen CB, Westergaard T, et al. Risk factors for parvovirus B19 infection in pregnancy. *JAMA* 1999;281:1099.
199. Harger JH, Adler SP, Koch WC, et al. Prospective evaluation of 618 pregnant women exposed to parvovirus B19: risks and symptoms. *Obstet Gynecol* 1998;91:413.
200. Skjöldebrand-Sparre L, Fridell E, Nyman M, et al. A prospective study of antibodies against parvovirus B19 in pregnancy. *Acta Obstet Gynecol Scand* 1996;75:336.
201. Miller E, Fairley CK, Cohen BJ, et al. Immediate and long term outcome of human parvovirus B19 infection in pregnancy. *Br J Obstet Gynaecol* 1998;105:174.
202. Cooling LLW, Koerner TAW, Naides SJ. Multiple glycosphingolipids determine the tissue tropism of parvovirus B19. *J Infect Dis* 1995;172:1198.
203. Porter HJ, Quantrill AM, Fleming KA. B19 parvovirus infection of myocardial cells. *Lancet* 1988;1:535.
204. Yamakawa Y, Oka H, Hori S, et al. Detection of human parvovirus B19 DNA by nested polymerase chain reaction. *Obstet Gynecol* 1995;86:126.
205. Selbing A, Josefsson A, Dahle LO, et al. Parvovirus B19 infection during pregnancy treated with high-dose intravenous gammaglobulin. *Lancet* 1995;345:660.
206. American Academy of Pediatrics. Parvovirus B19. In: Pickering LK, ed. *Red book: 2012 report of the committee on infectious diseases*, 29th ed. Elk Grove Village, IL: American Academy of Pediatrics, 2012:539.
207. Desai M, ter Kuile FO, Nosten F, et al. Epidemiology and burden of malaria in pregnancy. *Lancet Infect Dis* 2007;7:93.
208. Fairhurst RM, Wellens TE. Malaria (Plasmodium species). In: Bennett JE, Dolin R, Biaser MJ, eds. *Mandell, Douglas and Bennett's principles and practice of infectious diseases*, 8th ed. Philadelphia, PA: Elsevier Saunders, 2015:3070.
209. World Health Organization. World malaria report 2014. http://www.who.int/malaria/publications/world_malaria_report_2014/en/ (Accessed December 11, 2014).
210. Digne N, Rogier C, Cisse B, et al. Incidence of clinical malaria in pregnant women exposed to intense perennial transmission. *Trans R Soc Trop Med Hyg* 1997;91:166.
211. McGregor IA. Epidemiology, malaria and pregnancy. *Am J Trop Med Hyg* 1984;33:517.
212. Nosten F, ter Kuile F, Maelankirri L, et al. Malaria during pregnancy in an area of unstable endemicity. *Trans R Soc Trop Med Hyg* 1991;85:424.
213. Mutabingwa TK. Malaria and pregnancy: epidemiology, pathophysiology and control options. *Acta Tropica* 1994;57:239.
214. Ticconi C, Mapfumo M, Dorrucci M, et al. Effect of maternal HIV and malaria infection on pregnancy and perinatal outcome in Zimbabwe. *J Acquir Immune Defic Syndr* 2003;34:289.
215. Ter Kuile FO, Parise ME, Verhoeff FH, et al. The burden of co-infection with human immunodeficiency virus type 1 and malaria in pregnant women in sub-Saharan Africa. *Am J Trop Med Hyg* 2004;71:41.
216. Ayisi JG, van Eijk AM, ter Kuile FO, et al. The effect of dual infection with HIV and malaria on pregnancy outcome in western Kenya. *AIDS* 2003;17:585.
217. McGready R, Davidson BB, Stepniewska K, et al. The effects of Plasmodium falciparum and P. vivax infections on placental histopathology in an area of low malaria transmission. *Am J Trop Med Hyg* 2004;70:398.
218. Rogerson SJ, Mkundika P, Kanjala MK. Diagnosis of Plasmodium falciparum malaria at delivery: comparison of blood film preparation methods and of blood films with histology. *J Clin Microbiol* 2003;41:1370.
219. Ismail MR, Ordi J, Menendez C, et al. Placental pathology in malaria: a histological immunohistochemical, and quantitative study. *Hum Pathol* 2000;31:85.
220. Mayor A, Bardaji A, Feiger I, et al. Placental infection with Plasmodium vivax: a histopathological and molecular study. *J Infect Dis* 2012;206:1904.

221. Whitty CJ, Edmonds S, Mutabingwa TK. Malaria in pregnancy. *BJOG* 2005; 112:1189.
222. World Health Organization, Division of Control of Tropical Diseases. Severe and complicated malaria. *Trans R Soc Trop Med Hyg* 1990;84(suppl 2):1.
223. Steketee RW, Nahlen BL, Parise ME, et al. The burden of malaria in pregnancy in malaria-endemic areas.*Am J Trop Med Hyg* 2001;64:28.
224. Bell D, Peeling RW; WHO-Regional Office for the Western Pacific/TDR. Evaluation of rapid diagnostic tests: malaria. *Nat Rev Microbiol* 2006;4:S34.
225. Abanyie FA, Arguin PM, Gutman J. State of malaria diagnostic testing at clinical laboratories in the United States, 2010: a nationwide survey. *Malar J* 2011;10:340.
226. Coll O, Menendez C, Botet F, et al. Treatment and prevention of malaria in pregnancy and newborn. *J Perinat Med* 2008;36:15.
227. Orton LC, Omari AA. Drugs for treating uncomplicated malaria in pregnant women. *Cochrane Database Syst Rev* 2008;(4):CD004912.
228. Fitzgerald DW, Sterling TR, Haas D. Mycobacterium tuberculosis. In: Bennett JE, Dolin R, Biaser MJ, eds. *Mandell, Douglas and Bennett's principles and practice of infectious diseases*, 8th ed. Philadelphia, PA: Elsevier Saunders, 2015:2787.
229. World Health Organization. Tuberculosis. http://www.who.int/topics/tuberculosis/en (Accessed December 7, 2014).
230. Public Health Agency of Canada. Tuberculosis in Canada 2012—pre-release. http://www.phac-aspc.gc.ca/tbpc-latb/pubs/tbcan12pre/index-eng.php (Accessed December 7, 2014).
231. Centers for Disease Control and Prevention. Tuberculosis among pregnant women—New York City, 1985–1992. *MMWR Morb Mortal Wkly Rep* 1993;42:605.
232. Hamadeh MA, Glassroth J. Tuberculosis and pregnancy. *Chest* 1992;101:1114.
233. Cantwell MF, Shehab ZM, Costello AM, et al. Brief report: congenital tuberculosis. *N Engl J Med* 1994;330:1051.
234. Knight M, Kurinczuk JJ, Nelso-Piercy C, et al. Tuberculosis in pregnancy in the UK. *BJOG* 2009;116:584.
235. Kothari A, Mahadevan N, Girling J. Tuberculosis in pregnancy—results of a study in a high prevalence area in London. *Eur J Obstet Gynecol Reprod Biol* 2006;126:48.
236. Good JT Jr, Iseman MD, Davidson PT, et al. Tuberculosis in association with pregnancy. *Am J Obstet Gynecol* 1981;140:492.
237. American Thoracic Society. Targeted tuberculin testing and treatment of latent tuberculosis infection. *MMWR Recomm Rep* 2000;49:1.
238. American Thoracic Society, Centers for Disease Control and Prevention, Infectious Diseases Society of America. Treatment of tuberculosis. *MMWR Recomm Rep* 2003;52:1.
239. Snider DE Jr, Layde PM, Johnson MW, et al. Treatment of tuberculosis during pregnancy. *Am Rev Respir Dis* 1980;122:65.
240. Bothamley G. Drug treatment for tuberculosis during pregnancy: safety considerations. *Drug Saf* 2001;24:553.
241. Varpela E, Hietalahti J, Aro MJ. Streptomycin and dihydrostreptomycin medication during pregnancy and their effect on the child's inner ear. *Scand J Respir Dis* 1969;50:101.
242. American Academy of Pediatrics. Tuberculosis. In: Pickering LK, ed. *Red Book: 2012 Report of the Committee on Infectious Diseases*, 29th ed. Elk Grove Village, IL: American Academy of Pediatrics, 2012:736.
243. Bern C, Kjos S, Yabsley MJ, et al. Trypanosoma cruzi and Chagas' disease in the United States. *Clin Microbiol Rev* 2011;24:655.
244. Cevallos AM, Hernandez R. Chagas disease: pregnancy and congenital transmission. *Bio Med Res Intern* 2014;2014:ID 401864.
245. Rassi A Jr, Rassi A, Marin-Neto JA. Chagas disease. *Lancet* 2010;375:1388.
246. Bern C, Verastegui M, Gilman RH, et al. Congenital trypanosome cruzi transmission in Santa Cruz, Bolivia. *Clin Infect Dis* 2009;49:1667.
247. Bern C. Chagas' disease in the immunosuppressed host. *Curr Opin Infect Dis* 2012;25:450.
248. WHO Expert Committee. *Control of Chagas disease*. Brasilia, Brazil: World Health Organization, 2002:1.
249. Feilij H, Muller L, Gonzalez Cappa SM. Direct micromethod for diagnosis of acute and congenital Chagas' disease. *J Clin Microbiol* 1983;18:327.
250. Duffy T, Bisio M, Altcheh J, et al. Accurate real-time PCR strategy for monitoring bloodstream parasitic loads in Chagas disease patients. *PLoS Negl Trop Dis* 2009;3:e419.
251. Schiffer JT, Corey L. Herpes simplex virus. In: Bennett JE, Dolin R, Biaser MJ, eds. *Mandell, Douglas and Bennett's principles and practice of infectious diseases*, 8th ed. Philadelphia, PA: Elsevier Saunders, 2015:1713.
252. Marques AR, Straus SE. Herpes simplex type 2 infections—an update. *Adv Intern Med* 2000;45:175.
253. Baldwin S, Whitley RJ. Teratogen update: intrauterine herpes simplex virus infection. *Teratology* 1989;39:1.
254. Vasileiadis GT, Roukema HW, Romano W, et al. Intrauterine herpes simplex infection. *Am J Perinatol* 2003;20:55.
255. Lee A, Bar-Zeev N, Walker SP, et al. In utero herpes simplex encephalitis. *Obstet Gynecol* 2003;102:1197.
256. Rac MWF, Sheffield JS. Prevention and management of viral hepatitis in pregnancy. *Obstet Gynecol Clin North Am* 2014;41:573.
257. Khuroo MS, Kamili S, Khuroo MS. Clinical course and duration of viremia in vertically transmitted hepatitis E virus (HEV) infection in babies born to HEV-infected mothers. *J Viral Hepat* 2009;16:519.
258. Baillargeon J, Piper J, Leach CT. Epidemiology of human herpesvirus 6 (HHV-6) infection in pregnant and nonpregnant women. *J Clin Virol* 2000;16:149.
259. Okuno T, Oishi H, Hayashi K, et al. Human herpesviruses 6 and 7 in cervixes of pregnant women. *J Clin Microbiol* 1995;33:1968.
260. Adams O, Krempe C, Kögler G, et al. Congenital infections with human herpesvirus 6. *J Infect Dis* 1998;178:544.
261. Jenson HB. Human herpesvirus 8 infection. *Curr Opin Pediatr* 2003;15:85.
262. Brayfield BP, Phiri S, Kankasa C, et al. Postnatal human herpesvirus 8 and human immunodeficiency virus type 1 infection in mothers and infants from Zambia. *J Infect Dis* 2003;187:559.
263. Barton LL, Mets MB. Congenital lymphocytic choriomeningitis virus infection: decade of rediscovery. *Clin Infect Dis* 2001;33:370.
264. Campbell GL, Marfin AA, Lanciotti RS, et al. West Nile virus. *Lancet Infect Dis* 2002;2:519.
265. Petersen LR, Marfin AA, Gubler DJ. West Nile virus. *JAMA* 2003;290:524.
266. Centers for Disease Control and Prevention. Interim guidelines for the evaluation of infants born to mothers infected with West Nile virus during pregnancy. *MMWR* 2004;53:154.
267. Whitley R, Arvin A, Prober C, et al. Predictors of morbidity and mortality in neonates with herpes simplex infections. The National Institute of Allergy and Infectious Diseases Collaborative Antiviral Study Group. *N Engl J Med* 1991;324:450.
268. Cowan FM. Testing for type-specific antibody to herpes simplex virus—implications for clinical practice. *J Antimicrob Chemother* 2000;45:9.
269. Fleming DT, McQuillan GM, Johnson RE, et al. Herpes simplex virus type 2 in the United States, 1976 to 1994. *N Engl J Med* 1997;337:1105.
270. Jerome KR, Ashley RL. Herpes simplex viruses and herpes B virus. In: Murray PR, Baron EJ, Jorgensen JH, et al., eds. *Manual of clinical microbiology*, 8th ed. Washington, DC: ASM Press, 2003:1291.
271. Delaney S, Gardella C, Saracino M, et al. Seroprevalence of herpes simplex type 1 and 2 among pregnant women, 1989–2010. *JAMA* 2014;312:746.
272. Brown ZA, Selke S, Zeh J, et al. The acquisition of herpes simplex virus during pregnancy. *N Engl J Med* 1997;337:509.
273. Brown ZA, Wald A, Morrow RA, et al. Effect of serologic status and cesarean delivery on transmission rates of herpes simplex virus from mother to infant. *JAMA* 2003;289:203.
274. Flagg EW, Weinstock H. Incidence of neonatal herpes simplex virus infections in the United States, 2006. *Pediatrics* 2011;127:1.
275. Roberts S. Herpes simplex virus: incidence of neonatal herpes simplex virus, maternal screening, management during pregnancy, and HIV. *Curr Opin Obstet Gynecol* 2009;21:124.
276. Mahnert N, Roberts SW, Laibl VR, et al. The incidence of neonatal herpes infection. *Am J Obstet Gynecol* 2007;196:55.
277. Kropp RY, Wong T, Cormier L, et al. Neonatal herpes simplex virus infections in Canada: results of a 3-year national prospective study. *Pediatrics* 2006;117:1955.
278. Kohl S. The diagnosis and treatment of neonatal herpes simplex virus infection. *Pediatr Ann* 2002;31:726.
279. Kimberlin DW. Herpes virus infections of the newborn. *Semin Perinatol* 2007;31:19.
280. Kimberlin DW. Neonatal herpes simplex infection. *Clin Microbiol Rev* 2004;17:1.
281. Pardo J, Yogev Y, Ben-Haroush A, et al. Primary herpes simplex virus type 1 gingivostomatitis during the second and third trimester of pregnancy: foetal and pregnancy outcome. *Scand J Infect Dis* 2004;36:179.
282. Berstein DI, Bellamy AR, Hook EW III, et al. Epidemiology, clinical presentation, and antibody response to primary infection with herpes simplex virus type 1 and type 2 in young women. *Clin Infect Dis* 2013;56:344.
283. Wald A, Zeh J, Selke S, et al. Reactivation of genital herpes simplex virus type 2 infection in asymptomatic seropositive persons. *N Engl J Med* 2000;342:844.
284. Johnston C, Magaret A, Selke S, et al. Herpes simplex virus viremia during primary genital infection. *Sex Transm Dis* 1989;16:152.
285. Brown ZA, Benedetti J, Ashley R, et al. Neonatal herpes simplex virus infection in relation to asymptomatic maternal infection at the time of labor. *N Engl J Med* 1991;324:1247.
286. Corey L, Wald A. Maternal and neonatal herpes simplex infections. *N Engl J Med* 2009;361:1376.

287. ACOG Committee on Practice Bulletins. ACOG Practice Bulletin. Clinical management guidelines for obstetrician-gynecologists. No. 82. June 2007. Management of herpes in pregnancy. *Obstet Gynecol* 2007;109:1489.
288. Watts DH, Brown ZA, Money D, et al. A double-blind, randomized, placebo-controlled trial of acyclovir in late pregnancy for the reduction of herpes simplex virus shedding and cesarean delivery. *Am J Obstet Gynecol* 2003;188:836.
289. Toth C, Harder S, Yager J. Neonatal herpes encephalitis: a case series and review of clinical presentation. *Can J Neurol Sci* 2003;30:36.
290. Corey L, Whitley RJ, Stone EF, et al. Difference between herpes simplex virus type 1 and type 2 neonatal encephalitis in neurological outcome. *Lancet* 1988;1:1.
291. Knezevic A, Martic J, Stanojevic M, et al. Disseminated neonatal herpes caused by herpes simplex virus types 1 and 2. *Emerg Infect Dis* 2007;13:302.
292. Boggess KA, Watts DH, Hobson AC, et al. Herpes simplex virus type 2 detection by culture and polymerase chain reaction and relationship to genital symptoms and cervical antibody status during the third trimester of pregnancy. *Am J Obstet Gynecol* 1997;176:443.
293. Corey L, Wald A, Patel R, et al. Once-daily valacyclovir to reduce the risk of transmission of genital herpes. *N Engl J Med* 2004;350:11.
294. Hensleigh PA, Andrews WW, Brown Z, et al. Genital herpes during pregnancy; inability to distinguish primary and recurrent infections clinically. *Obstet Gynecol* 1997;89:891.
295. Cantey JB, Mejias A, Wallihan R, et al. Use of blood polymerase chain reaction testing for diagnosis of herpes simplex virus infection. *J Pediatr* 2012;161:357.
296. Malm G, Forsgren M. Neonatal herpes simplex virus infections: HSV DNA in cerebrospinal fluid and serum. *Arch Dis Child Fetal Neonatal Ed* 1999;81:F24.
297. Kimura H, Futamura M, Kito H, et al. Detection of viral DNA in neonatal herpes simplex virus infections: frequent and prolonged presence in serum and cerebrospinal fluid. *J Infect Dis* 1991;164:289.
298. Troendle-Atkins J, Demmler GL, Buffone GJ. Rapid diagnosis of herpes simplex virus encephalitis by using the polymerase chain reaction. *J Pediatr* 1993;123:376.
299. Frenkel LM. Challenges in the diagnosis and management of neonatal herpes simplex virus encephalitis. *Pediatrics* 2005;115:795.
300. Allen UD, Robinson JL; Canadian Paediatric Society, Infectious Diseases and Immunization Committee. Prevention and management of neonatal herpes simplex virus infections. *Paediatr Child Health* 2014;19:201.
301. Mejias A, Bustos R, Ardura MI, et al. Persistence of herpes simplex virus DNA in cerebrospinal fluid of neonates with herpes simplex virus encephalitis. *J Perinatol* 2009;29:290.
302. Mizrahi EM, Tharp BR. A characteristic EEG pattern in neonatal herpes simplex encephalitis. *Neurology* 1982;32:1215.
303. American Academy of Pediatrics. Herpes simplex. In: Pickering LK, ed. *Red Book: 2012 Report of the Committee on Infectious Diseases*, 29th ed. Elk Grove Village, IL: American Academy of Pediatrics, 2012:361.
304. Kimberlin DW, Lin C-Y, Jacobs RF, et al. Safety and efficacy of high-dose intravenous acyclovir in the management of neonatal herpes simplex virus infections. *Pediatrics* 2001;108:230.
305. Jones CA, Walker KS, Badawi N. Antiviral agents for treatment of herpes simplex virus infection in neonates. *Cochrane Database Syst Rev* 2009;(3):CD004206.
306. Whitley R, Arvin A, Prober C, et al. A controlled trial comparing vidarabine with acyclovir in neonatal herpes simplex virus infection. Infectious Diseases Collaborative Antiviral Study Group. *N Engl J Med* 1991;324:444.
307. Caviness AC, Demmler GJ, Almendarez Y, et al. The prevalence of neonatal herpes simplex virus infection compared with serious bacterial illness in hospitalized neonates. *J Pediatr* 2008;153:164.
308. Kimberlin DW, Baley J; Committee on Infectious Diseases Committee on Fetus and Newborn. Guidance on management of asymptomatic neonates born to women with active genital lesions. *Pediatrics* 2013;131:e635.
309. Tong MJ, Thursby M, Rakela J; et al. Studies on the maternal-infant transmission of the viruses which cause acute hepatitis. *Gastroenterology* 1981;80:999.
310. Zhang RL, Zeng JS, Zhang HZ. Survey of 34 pregnant women with hepatitis A and their neonates. *Chin Med J (Engl)* 1990;103:552.
311. Watson JC, Fleming DW, Borella AJ, et al. Vertical transmission of hepatitis A resulting in an outbreak in a neonatal intensive care unit. *J Infect Dis* 1993;167:567.
312. Linder N, Karetnyi YV, Kuint J, et al. Symptomatic hepatitis A virus infection during the first year of life. *Pediatr Infect Dis J* 1995;14:628.
313. American Academy of Pediatrics. Hepatitis A. In: Pickering LK, ed. *Red Book: 2012 Report of the Committee on Infectious Diseases*, 29th ed. Elk Grove Village, IL: American Academy of Pediatrics, 2012:398.
314. Rosenblum LS, Villarino ME, Nainan OV, et al. Hepatitis A outbreak in a neonatal intensive care unit: risk factors for transmission and evidence of prolonged viral excretion among preterm infants. *J Infect Dis* 1991;164:476.
315. Theo CL, Hawkins C. Hepatitis B virus and hepatitis Delta virus. In: Bennett JE, Dolin R, Biaser MJ, eds. *Mandell, Douglas and Bennett's principles and practice of infectious diseases*, 8th ed. Philadelphia, PA: Elsevier Saunders, 2015:1815.
316. Dienstag JL. Hepatitis B virus infection. *N Engl J Med* 2008;359:1486.
317. World Health Organization. Hepatitis B. http://www.who.int/mediacentre/factsheets/fs204/en/ (Accessed December 10, 2014).
318. Giles ML, Visvanathan K, Lewin SR, et al. Chronic hepatitis B infection in pregnancy. *Obstet Gynecol Surv* 2012;67:37.
319. Shapiro CN, Margolis HS. Impact of hepatitis B virus infection on women and children. *Infect Dis Clin North Am* 1992;6:75.
320. Mulligan MJ, Stiehm ER. Neonatal hepatitis B infection: clinical and immunologic considerations. *J Perinatol* 1994;14:2.
321. Moroni GA, Chiccoli C, Zanetti AR, et al. Acute hepatitis B in infants born to HBSaAG asymptomatic carrier mothers. *Acta Paediatr Scand* 1982;71:115.
322. Delaplane D, Yogev R, Crussi F, et al. Fatal hepatitis B in early infancy; the importance of identifying HBsAg-positive pregnant women and providing immunoprophylaxis to their newborns. *Pediatrics* 1983;72:176.
323. Birrer RB, Birrer D, Klavins JV. Hepatocellular carcinoma and hepatitis virus. *Ann Clin Lab Sci* 2003;33:39.
324. Yang H-I, Lu S-N, Liaw Y-F, et al. Hepatitis B e antigen and the risk of hepatocellular carcinoma. *N Engl J Med* 2002;347:168.
325. Lee WM. Hepatitis B virus infection. *N Engl J Med* 1997;337:1733.
326. Lai CL, Ratziu V, Yuen M-F, et al. Viral hepatitis B. *Lancet* 2003;362:2089.
327. Hoofnagle JH, Di Bisceglie AM. Serologic diagnosis of acute and chronic viral hepatitis. *Semin Liver Dis* 1991;11:73.
328. American Academy of Pediatrics. Hepatitis B. In: Pickering LK, ed. *Red Book: 2012 Report of the Committee on Infectious Diseases*, 29th ed. Elk Grove Village, IL: American Academy of Pediatrics, 2012:369.
329. National Advisory Committee on Immunization. Hepatitis B vaccine, Canadian immunization guide, 7th ed. http://www.phac-aspc.gc.ca/publicat/cig-gci/index-eng.php (Accessed December 10, 2014).
330. Brown RS Jr, Verna EC, Pereira MR, et al. Hepatitis B virus and human immunodeficiency virus drugs in pregnancy; findings from the Antiretroviral Pregnancy Registry. *J Hepatol* 2012;57:953.
331. Han GR, Cao MK, Zhao W, et al. A prospective and open-label study for the efficacy and safety of telbivudine in pregnancy for the prevention of perinatal transmission of hepatitis B virus infection. *J Hepatol* 2011;55:1215.
332. Pan CQ, Han GR, Jiang HX, et al. Telbivudine prevents vertical transmission from HbeAg-positive women with chronic hepatitis B. *Clin Gastroenterol Hepatol* 2012;10:520.
333. Advisory Committee on Immunization Practices (ACIP). A comprehensive immunization strategy to eliminate transmission of hepatitis B virus infection in the United States. *MMWR Recomm Rep* 2005;54(RR-16):1.
334. Chawareewong S, Jirapongsa A, Lokaphadhana K. Immune response to hepatitis B vaccine in premature neonates. *Southeast Asian J Trop Med Public Health* 1991;22:39.
335. Lau YL, Tam AY, Ng KW, et al. Response of preterm infants to hepatitis B vaccine. *J Pediatr* 1992;121:962.
336. Losonsky GA, Wasserman SS, Stephens I, et al. Hepatitis B vaccination of premature infants: a reassessment of current recommendations for delayed immunization. *Pediatrics* 1999;103:14.
337. Patel DM, Butler J, Feldman S, et al. Immunogenicity of hepatitis B vaccine in healthy very low birth weight infants. *J Pediatr* 1997;131:641.
338. Blondheim O, Bader D, Abend M, et al. Immunogenicity of hepatitis B vaccine in preterm infants. *Arch Dis Child Fetal Neonatal Ed* 1998;79:F206.
339. Belloni C, Chirico G, Pistorio A, et al. Immunogenicity of hepatitis B vaccine in term and preterm infants. *Acta Paediatr* 1998;87:336.
340. Ray SC, Thomas DL. Hepatitis C. In: Bennett JE, Dolin R, Biaser MJ, eds. *Mandell, Douglas and Bennett's principles and practice of infectious diseases*, 8th ed. Philadelphia, PA: Elsevier Saunders, 2015:1904.
341. Alter MJ, Margolis HS, Krawczynski K, et al. The natural history of community-acquired hepatitis C in the United States. The Sentinel Counties Chronic non-A, non-B Hepatitis Study Team. *N Engl J Med* 1992;327:1899.
342. Thaler MM, Park CK, Landers DV, et al. Vertical transmission of hepatitis C virus. *Lancet* 1991;338:17.
343. Ohto H, Terazawa S, Sasaki N, et al. Transmission of hepatitis C virus from mothers to infants. The Vertical Transmission of Hepatitis C Virus Collaborative Study Group. *N Engl J Med* 1994;330:744.
344. Zanetti AR, Tanzi E, Paccagnini S, et al. Mother-to-infant transmission of hepatitis C virus. Lombardy Study Group on Vertical HCV Transmission. *Lancet* 1995;345:289.
345. Sabatino G, Ramenghi LA, di Marzio M, et al. Vertical transmission of hepatitis C virus: an epidemiological study on 2,980 pregnant women in Italy. *Eur J Epidemiol* 1996;12:443.
346. European Paediatric Hepatitis C Network. Effects of mode of delivery and infant feeding on the risk of mother-to-child transmission of hepatitis C virus. *BJOG* 2001;108:371.

347. Giacchino R, Tasso L, Timitilli A, et al. Vertical transmission of hepatitis C virus infection: usefulness of viremia detection in HIV-seronegative hepatitis C virus-seropositive mothers. *J Pediatr* 1998;132:167.
348. Resti M, Jara P, Hierro L, et al. Clinical features and progression of perinatally acquired hepatitis C virus infection. *J Med Virol* 2003;70:373.
349. Thomas SL, Newell ML, Peckham CS, et al. A review of hepatitis C virus (HCV) vertical transmission: risks of transmission to infants born to mothers with and without HCV viraemia or human immunodeficiency virus infection. *Int J Epidemiol* 1998;27:108.
350. Roberts EA, Yeung L. Maternal-infant transmission of hepatitis C virus infection. *Hepatology* 2002;36:S106.
351. Resti M, Azzari C, Manelli F, et al. Mother to child transmission of hepatitis C virus: prospective study of risk factors and timing of infection in children born to women seronegative for HIV-1. Tuscany Study Group on Hepatitis C Virus Infection. *BMJ* 1998;317:437.
352. European Paediatric Hepatitis C Virus Network. Effects of mode of delivery and infant feeding on the risk of mother-to-child transmission of hepatitis C virus. *BJOG* 2001;108:371.
353. McMenamin MB, Jackson AD, Lambert J, et al. Obstetric management of hepatitis C-positive mothers: analysis of vertical transmission in 559 mother-infant pairs. *Am J Obstet Gynecol* 2008;199:315.
354. Yeung LT, King SM, Roberts EA. Mother-to-infant transmission of hepatitis C virus. *Hepatology* 2001;34:2243.
355. ACOG Committee on Obstetric Practice. Breastfeeding and the risk of hepatitis C virus transmission. *Int J Gynecol Obstet* 1999;66:307.
356. American Academy of Pediatrics. Hepatitis C. In: Pickering LK, ed. *Red Book: 2012 Report of the Committee on Infectious Diseases*, 29th ed. Elk Grove Village, IL: American Academy of Pediatrics, 2012:391.
357. Ruiz-Extremera A, Salmeron J, Torres C, et al. Follow-up of transmission of hepatitis C to babies of human immunodeficiency virus-negative women: the role of breast-feeding in transmission. *Pediatr Infect Dis J* 2000;19:511.
358. Patra S, Kumar A, Trivedi SS, et al. Maternal and fetal outcomes in pregnant women with acute hepatitis E virus infection. *Ann Intern Med* 2007;147:28.
359. Reitz MS, Gallo RC. Human immunodeficiency viruses. In: Bennett JE, Dolin R, Biaser MJ, eds. *Mandell, Douglas and Bennett's principles and practice of infectious diseases*, 8th ed. Philadelphia, PA: Elsevier Saunders, 2015:2054.
360. Landers DV, Martínez de Tejada B, Coyne BA. Immunology of HIV and pregnancy: the effects of each on the other. *Obstet Gynecol Clin North Am* 1997;24:821.
361. Minkoff HL. Human immunodeficiency virus infection in pregnancy. *Semin Perinatol* 1998;22:293.
362. Garzino-Demo A, Devico AL, Gallo RC. Chemokine receptors and chemokines in HIV infection. *J Clin Immunol* 1998;18:243.
363. Garzino-Demo A, Gallo RC. HIV receptors on lymphocytes. *Curr Opin Hematol* 2003;10:279.
364. Letvin NL, Walker BD. Immunopathogenesis and immunotherapy in AIDS virus infections. *Nat Med* 2003;9:861.
365. Barouch DH, Letvin NL. HIV escape from cytotoxic T lymphocytes: a potential hurdle for vaccines? *N Engl J Med* 2004;364:10.
366. Public Health Agency of Canada. Perinatal HIV transmission. HIV/AIDS epi update. http://www.phac-aspc.gc.ca/aids-sida/publication/epi/2010/pdf/EN_Chapter7_Web.pdf (Accessed November 8, 2014).
367. Centers for Disease Control and Prevention. HIV surveillance report: diagnoses of HIV infection and AIDS in the United States and dependent areas, 2012; Vol. 24. http://www.cdc.gov/hiv/statistics/basics (Accessed November 8, 2014).
368. Datta P, Embree JE, Kreiss JK, et al. Mother-to-child transmission of human immunodeficiency virus type 1: report from the Nairobi Study. *J Infect Dis* 1994;170:1134.
369. Nduati R, John G, Mbori-Ngacha D, et al. Effect of breastfeeding and formula feeding on transmission of HIV-1: a randomized clinical trial. *JAMA* 2000;283:1167.
370. Townsend CL, Cortina-Borja M, Peckham CS, et al. Low rates of mother-to-child transmission of HIV following effective pregnancy interventions in the United Kingdom and Ireland, 2000–2006. *AIDS* 2008;22:973.
371. Panel on Treatment of HIV-infected Pregnant Women and Prevention of Perinatal Transmission. Recommendations for use of antiretroviral drugs in pregnant HIV-1 infected women for maternal health and interventions to reduce perinatal HIV transmission in the United States. http://aidsinfo.nih.gov/contentfiles/lvguidelines/PerinatalGL.pdf (Accessed November 8, 2014).
372. Chappell CA, Cohn SE. Prevention of perinatal transmission of Human Immunodeficiency Virus. *Infect Dis Clin North Am* 2014;28:529.
373. Chou R, Cantor AG, Zakher B, et al. Screening for HIV in pregnant women: systematic review to update the 2005 U.S. Preventive Services Task Force recommendation. *Ann Intern Med* 2012;157:719.
374. Townsend CL, Byrne L, Cortina-Borja M, et al. Earlier initiation of ART and further decline in mother-to-child HIV transmission rates, 2000–2011. *AIDS* 2014;28:1049.
375. Forbes JC, Alimenti AM, Singer J, et al. A national review of vertical HIV transmission. *AIDS* 2012;26:757.
376. Minkoff H, Hershow R, Watts DH, et al. The relationship of pregnancy to human immunodeficiency virus disease progression. *Am J Obstet Gynecol* 2003;189:552.
377. Stratton P, Tuomala RE, Abboud R, et al. Obstetric and newborn outcomes in a cohort of HIV-infected pregnant women: a report of the Women and Infants Transmission Study. *J Acquir Immune Defic Syndr Hum Retrovirol* 1999;20:179.
378. Bitnum A, Brophy J, Samson L, et al. Prevention of vertical HIV transmission and management of the HIV-exposed infant in Canada in 2014. *Can J Infect Dis Med Microbiol* 2014;25:75.
379. Khetsuriani N, Lamonte-Fowlkes A, Oberst S, et al. Enterovirus surveillance—United States, 1970–2005. *MMWR Surveill Summ* 2006;55:1.
380. Tebruegge M, Curtis N. Enterovirus infection in neonates. *Semin Fetal Neonatal Med* 2009;14:222.
381. Rosenlew M, Stenvik M, Roivainen M, et al. A population based prospective survey of newborn infants with suspected systemic infection: occurrence of sporadic enterovirus and adenovirus infections. *J Clin Virol* 1999;12:211.
382. Stalkup JR, Chilukuri S. Enteroviral infections: a review of clinical presentation, diagnosis and treatment. *Dermatol Clin* 2002;20:217.
383. Johnston JM, Overall JC. Intravenous immunoglobulin in disseminated neonatal echovirus 11 infection. *Pediatr Infect Dis J* 1989;8:254.
384. Meyers JD. Congenital varicella in term infants: risk reconsidered. *J Infect Dis* 1974;129:215.
385. Prober CG, Gershon AA, Grose C, et al. Consensus: varicella-zoster infections in pregnancy and the perinatal period. *Pediatr Infect Dis J* 1990;9:865.
386. Lanzieri TM, Dollard SC, Josephson CD, et al. Breast milk-acquired cytomegalovirus infection and disease in VLBW and premature infants. *Pediatrics* 2013;131:1937.
387. Hamprecht K, Maschmann J, Vochem M, et al. Epidemiology of transmission of cytomegalovirus from mother to preterm infant by breastfeeding. *Lancet* 2001;357:513.
388. American Academy of Pediatrics. Rabies. In: Pickering LK, ed. *Red Book: 2012 Report of the Committee on Infectious Diseases*, 29th ed. Elk Grove Village, IL: American Academy of Pediatrics, 2012:600.
389. De The G, Bomford R. An HTLV-1 vaccine: why, how, for whom? *AIDS Res Hum Retroviruses* 1993;9:381.
390. Yoshida M, Miyoshi I, Hinuma Y. Isolation and characterization of retrovirus from cell lines of human adult T-cell leukemia and its implication in the disease. *Proc Natl Acad Sci U S A* 1982;79:2013.
391. Gessain A, Barin F, Vernant JC, et al. Antibodies to human T-lymphocyte virus type-1 in patients with tropical spastic paraparesis. *Lancet* 1985;2:407.
392. Blattner WA, Saxinger C, Riedel D, et al. A study of HTLV-1 and its associated risk factors in Trinidad and Tobago. *J Acquir Immune Defic Syndr* 1990;3:1102.
393. Wiklor SZ, Pate EJ, Rosenberg PS, et al. Mother-to-child transmission of human T-cell lymphotrophic virus type 1 associated with prolonged breast feeding. *J Hum Virol* 1997;1:37.
394. Hirata M, Hayashi J, Noguchi A, et al. The effects of breastfeeding and presence of antibody to p40tax protein of human T cell lymphotrophic virus type-1 on mother to child transmission. *Int J Epidemiol* 1992;21:989.
395. Tsuji Y, Doi H, Yamabe T, et al. Prevention of mother-to-child transmission of human T-lymphotrophic virus type-1. *Pediatrics* 1990;86:11.
396. Takezaki T, Tajima K, Ito M, et al. Short-term breast-feeding may reduce the risk of vertical transmission of HTLV-1. The Tsushima ALT Study Group. *Leukemia* 1997;11(suppl 3):60.
397. American Academy of Pediatrics. Human milk. In: Pickering LK, ed. *Red Book: 2012 Report of the Committee on Infectious Diseases*, 29th ed. Elk Grove Village, IL: American Academy of Pediatrics, 2012:126.
398. Mahieux R, Gessain A. The human HTLV-3 and HTLV-4 retroviruses: new members of the HTLV family. *Pathol Biol (Paris)* 2009;57:161.
399. Li HC, Biggar RJ, Miley WJ, et al. Provirus load in breast milk and risk of mother-to-child transmission of human T lymphotrophic virus type 1. *J Infect Dis* 2004;190:1275.
400. Zanetti AR, Tanzi E, Romano L, et al. Multicenter trial on mother-to-infant transmission of GBV-C virus. *J Med Virol* 1998;54:197.
401. Jamieson DJ, Uyeki TM, Callaghan WM, et al. What obstetrician-gynecologists should know about Ebola. A perspective from the Centers for Disease Control and Prevention. *Obstet Gynecol* 2014;124:1005.
402. McCracken GH Jr. Group B streptococci: the new challenge in neonatal infections. *J Pediatr* 1973;82:703.
403. Baker CJ, Barrett FF. Transmission of group B streptococci among parturient women and their neonates. *J Pediatr* 1973;83:919.

404. Edwards MS, Kasper DL, Jennings HJ, et al. Capsular sialic acid prevents activation of the alternative complement pathway by type III, group B streptococci. *J Immunol* 1982;128:1278.
405. Phares CR, Lynfield R, Farley MM, et al. Epidemiology of invasive group B streptococcal disease in the United States, 1999–2005. *JAMA* 2008;299:2056.
406. Centers for Disease Control and Prevention. Active bacterial Core Surveillance (ABCs) Report Emerging Infections program network group B Streptococcus, 2013—provisional. http://www.cdc.gov/abcs/reports-findings/survreports/gbs13.pdf (Accessed December 8, 2014).
407. Schrag S, Gorwitz R, Fultz-Butts K, et al. Prevention of perinatal group B streptococcal disease. Revised guidelines from CDC. *MMWR Recomm Rep* 2002;51:1.
408. Zangwill KM, Schuchat A, Wenger JD. Group B streptococcal disease in the United States, 1990: report from a multistate active surveillance system. *MMWR CDC Surveill Summ* 1992;41:25.
409. Verani JR, McGee L, Schrag SJ; Division of Bacterial Diseases, National Center for Immunization and Respiratory Diseases, Centers for Disease Control and Prevention (CDC). Prevention of perinatal group B streptococcal disease-revised guidelines from CDC, 2010. *MMWR Recomm Rep* 2010;59:1.
410. Baltimore RS, Huie SM, Meek JI, et al. Early-onset neonatal sepsis in the era of group B streptococcal prevention. *Pediatrics* 2001;108:1094.
411. Stoll BJ, Hansen N, Fanaroff AA, et al. Late-onset sepsis in very low birth weight neonates: the experience of the NICHD Neonatal Research Network. *Pediatrics* 2002;110:285.
412. Eberly MD, Rajinik M. The effect of universal maternal screening on the incidence of neonatal early onset group B streptococcal disease. *Clin Pediatr* 2009;48:369.
413. Pulver LS, Hopfenbeck MM, Young PC, et al. Continued early onset group B streptococcal infections in the era of intrapartum prophylaxis. *J Perinatol* 2009;29:20.
414. VanDyke MK, Phares CR, Lynfield R, et al. Evaluation of universal antenatal screening for group B *Streptococcus*. *N Engl J Med* 2009;360:2626.
415. Stoll BJ, Hansen NI, Sanchez PJ, et al. Early neonatal sepsis: the burden of group B streptococcal and *E. coli* disease continues. *Pediatrics* 2011;127:817.
416. Regan JA, Klebanoff MA; Vaginal Infections and Prematurity Study Group, et al. The epidemiology of group B Streptococcal colonization in pregnancy. *Obstet Gynecol* 1991;77:604.
417. Grossman J, Tompkins RL. Group B beta-hemolytic streptococcal meningitis in mother and infant. *N Engl J Med* 1974;290:387.
418. Baker CJ, Edwards MS, Kasper DL. Role of antibody to native type III polysaccharide of group B Streptococcus in infant protection. *Pediatrics* 1981;68:544.
419. Baker CJ, Webb BJ, Kasper DL, et al. The natural history of group B streptococcal colonization in the pregnant woman and her offspring: II. Determination of serum antibody to capsular polysaccharide from type III, group B Streptococcus. *Am J Obstet Gynecol* 1980;137:39.
420. Lassiter HA, Tanner JE, Miller RD. Inefficient bacteriolysis of Escherichia coli by serum from human neonates. *J Infect Dis* 1992;165:290.
421. Lassiter HA, Watson SW, Seifring ML, et al. Complement factor 9 deficiency in serum of human neonates. *J Infect Dis* 1992;166:53.
422. Jones DE, Kanarek KS, Lim DV. Group B streptococcal colonization patterns in mothers and their infants. *J Clin Microbiol* 1984;20:438.
423. Edwards MS, Nizet V. Group B streptococcal infections. In: Remington JS, Klein JO, Wilson CB, et al., eds. *Infectious diseases of the fetus and newborn infant*, 7th ed. Philadelphia, PA: Elsevier Saunders, 2011:419.
424. Dyson AE, Read SE. Group G streptococcal colonization and sepsis in neonates. *J Pediatr* 1981;99:944.
425. Beradi A, Rossi C, Lugli L, et al. Group B Streptococcus late-onset disease: 2003–2010. *Pediatrics* 2013;131:361.
426. Libster R, Edwards KM, Levent F, et al. Long-term outcomes of group B streptococcal meningitis. *Pediatrics* 2012;130:8.
427. Levent R, Baker CJ, Rench MA, et al. Early outcomes of group B streptococcal meningitis in the 21st century. *Pediatr Infect Dis J* 2010;29:1009.
428. Baker CL; Committee on Infectious Diseases, Committee on Fetus and Newborn, American Academy of Pediatrics. Policy Statement—recommendations for the prevention of perinatal group B streptococcal (GBS) disease. *Pediatrics* 2001;128:611.
429. Barrington KJ; Canadian Paediatric Society Fetus and Newborn Committee. Management of the infant at increased risk of sepsis. *Paediatr Child Health* 2007;12:893.
430. Carbonell-Estrany X, Figueras-Aloy J, Salcedo-Abizanda S, et al. Probable early-onset group B streptococcal neonatal sepsis: a serious clinical condition related to intrauterine infection. *Arch Dis Child Fetal Neonatal Ed* 2008;93:F85.
431. Cooper MD, Keeney RE, Lyons SF, et al. Synergistic effects of ampicillin-aminoglycoside combinations of group B streptococci. *Antimicrob Agents Chemother* 1979;15:484.
432. Swingle HM, Bucciarelli RL, Ayoub EM. Synergy between penicillin's and low concentrations of gentamicin in the killing of group B streptococci. *J Infect Dis* 1985;152:515.
433. Atkins JT, Heresi GP, Coque TM, et al. Recurrent group B streptococcal disease in infants: who should receive rifampin? *J Pediatr* 1998;132:537.
434. Donnenburg MS. Enterobacteriaceae. In: Bennett JE, Dolin R, Biaser MJ, eds. *Mandell, Douglas and Bennett's principles and practice of infectious diseases*, 8th ed. Philadelphia, PA: Elsevier Saunders, 2015:2503.
435. Robbins JB, McCracken GH Jr, Gotschlich EC, et al. Escherichia coli K1 capsular polysaccharide associated with neonatal meningitis. *N Engl J Med* 1974;290:1216.
436. Bingen E, Bonacorsi S, Brahimi N, et al. Virulence patterns of Escherichia coli K1 strains associated with neonatal meningitis. *J Clin Microbiol* 1997;35:2981.
437. Towers CV, Carr MH, Padilla G, et al. Potential consequences of widespread antepartal use of ampicillin. *Am J Obstet Gynecol* 1998;179:879.
438. Unhanand M, Mustafa MM, McCracken GH Jr, et al. Gram-negative enteric bacillary meningitis: a twenty-one-year experience. *J Pediatr* 1993;122:15.
439. Lorber B. Listeriosis. *Clin Infect Dis* 1997;24:1.
440. Lorber B. Listeria monocytogenes. In: Bennett JE, Dolin R, Biaser MJ, eds. *Mandell, Douglas and Bennett's principles and practice of infectious diseases*, 8th ed. Philadelphia, PA: Elsevier Saunders, 2015:2382.
441. Lavetter A, Leedom JM, Mathies AW Jr, et al. Meningitis due to *L. monocytogenes*. A review of 25 cases. *N Engl J Med* 1971;285:598.
442. Tappero JW, Schuchat A, Deaver KA, et al. Reduction in the incidence of human listeriosis in the United States: effectiveness of prevention efforts? *JAMA* 1995;273:1118.
443. Gellin BG, Broome CV, Bibb WF, et al. The epidemiology of listeriosis in the United States—1986. Listeriosis Study Group. *Am J Epidemiol* 1991;133:392.
444. Pouillot R, Hoelzer K, Jackson KA, et al. Relative risk of listeriosis in Foodborne Diseases Active Surveillance Network (FoodNet) sites according to age, pregnancy, and ethnicity. *Clin Infect Dis* 2012;54(suppl 5):S405.
445. Mylonakis E, Paliou M, Hohmann EL, et al. Listeriosis during pregnancy: a case series and review of 222 cases. *Medicine (Baltimore)* 2002;81:260.
446. Mulder CJJ, Zanen HC. Listeria monocytogenes neonatal meningitis in the Netherlands. *Eur J Pediatr* 1986;145:60.
447. Visintine AM, Oleske JM, Nahmias AJ. Listeria monocytogenes infection in infants and children. *Am J Dis Child* 1977;131:393.
448. Cherubin CE, Appleman MD, Heseltine PN, et al. Epidemiologic spectrum and current treatment of listeriosis. *Rev Infect Dis* 1991;13:1108.
449. Nizet V, Bradley JS. Staphylococcal infections. In: Remington JS, et al., eds. *Infectious diseases of the fetus and the newborn*, 7th ed. Philadelphia, PA: Elsevier Saunders, 2011:489.
450. Whitley CB, Thompson LR, Osterholm MT, et al. Toxic shock syndrome in a newborn infant. *Pediatr Res* 1982;16:254A.
451. Chesney PJ, Jaucian RC, McDonald RA, et al. Exfoliative dermatitis in an infant: association with enterotoxin F-producing staphylococci. *Am J Dis Child* 1983;137:899.
452. Melish ME, Glasgow LA, Turner MD. The staphylococcal scalded skin syndrome: isolation and partial characterization of the exfoliative toxin. *J Infect Dis* 1972;125:129.
453. McCaskill ML, Mason EO Jr, Kaplan SL, et al. Increase of the USA300 clone among community-acquired methicillin-susceptible Staphylococcus aureus causing invasive infections. *Pediatr Infect Dis J* 2007;26:1122.
454. Deutscher M, Lewis M, Zell ER, et al. Incidence and severity of invasive Streptococcus pneumoniae, group A Streptococcus, and group B Streptococcus infections among pregnant and postpartum women. *Clin Infect Dis* 2011;53:114.
455. Dobson SRM, Baker CJ. Enterococcal sepsis in neonates: features by age at onset and occurrence of focal infection. *Pediatrics* 1990;85:165.
456. Boulanger JM, Ford-Jones EL, Matlow AG. Enterococcal bacteremia in a pediatric institution: a four-year review. *Rev Infect Dis* 1991;13:847.
457. Klare I, Rodloff AC, Wagner J, et al. Overproduction of a penicillin-binding protein is not the only mechanism of penicillin resistance in Enterococcus faecium. *Antimicrob Agents Chemother* 1992;36:783.
458. Rhinehart E, Smith NE, Wennersten C, et al. Rapid dissemination of β-lactamase producing, aminoglycoside-resistant Enterococcus faecalis among patients and staff on an infant-toddler surgical ward. *N Engl J Med* 1990;323:1814.
459. Patterson JE, Singh KV, Murray BE. Epidemiology of an endemic strain of β-lactamase-producing Enterococcus faecalis. *J Clin Microbiol* 1991;29:2513.
460. Sahm DF, Boonlayangoor S, Schulz JE. Detection of high-level aminoglycoside resistance in enterococci other than Enterococcus faecalis. *J Clin Microbiol* 1991;29:2595.

461. Woodford N. Glycopeptide-resistant enterococci: a decade of experience. *J Med Microbiol* 1998;47:849.
462. Malik RK, Montecalvo MA, Reale MR, et al. Epidemiology and control of vancomycin-resistant enterococci in a regional neonatal intensive care unit. *Pediatr Infect Dis J* 1999;18:352.
463. Toledano H, Schlesinger Y, Raveh D, et al. Prospective surveillance of vancomycin-resistant enterococci in a neonatal intensive care unit. *Eur J Clin Microbiol Infect Dis* 2000;19:282.
464. Chavers LS, Moser SA, Benjamin WH, et al. Vancomycin-resistant enterococci: 15 years and counting. *J Hosp Infect* 2003;53:15.
465. Embree JE. Gonococcal infections. In: Remington JS, et al., eds. *Infectious diseases of the fetus and the newborn*, 7th ed. Philadelphia, PA: Elsevier Saunders, 2011:516.
466. American Academy of Pediatrics. Ophthalmia neonatorum. In: Pickering LK, ed. *Red Book: 2012 Report of the Committee on Infectious Diseases*, 29th ed. Elk Grove Village, IL: American Academy of Pediatrics, 2012:880.
467. Armstrong JH, Zacarias F, Rein MF. Ophthalmia neonatorum: a chart review. *Pediatrics* 1976;57:884.
468. Public Health Agency of Canada. Canadian guidelines on sexually transmitted disease. http://www.phac-aspc.gc.ca/std-mts/sti-its/index-eng.php (Accessed December 12, 2014).
469. Graham DR, Anderson RL, Ariel FE, et al. Epidemic nosocomial meningitis due to Citrobacter diversus in neonates. *J Infect Dis* 1981;144:203.
470. Foreman SD, Smith EE, Ryan NJ, et al. Neonatal Citrobacter meningitis: pathogenesis of cerebral abscess formation. *Ann Neurol* 1984;16:655.
471. Rønnestad A, Abrahamsen TG, Gaustad P, et al. Blood culture isolates during 6 years in a tertiary neonatal intensive care unit. *Scand J Infect Dis* 1998;30:245.
472. Gray J, Gossain S, Morris K. Three-year survey of bacteremia and fungemia in a pediatric intensive care unit. *Pediatr Infect Dis J* 2001;20:416.
473. Wang EEL, Ohlsson A, Kellner JD. Association of Ureaplasma urealyticum colonization with chronic lung disease of prematurity: results of a meta-analysis. *J Pediatr* 1995;127:640.
474. Alfa MJ, Embree JE, Degagne P, et al. Transmission of Ureaplasma urealyticum from mothers to full and preterm infants. *Pediatr Infect Dis J* 1995;14:341.
475. Pacifico L, Panero A, Roggini M, et al. Ureaplasma urealyticum and pulmonary outcome in a neonatal intensive care population. *Pediatr Infect Dis J* 1997;16:579.
476. Castro-Alcaraz S, Greenberg EM, Bateman DA, et al. Patterns of colonization with Ureaplasma urealyticum during neonatal intensive care unit hospitalizations of very low birth weight infants and the development of chronic lung disease. *Pediatrics* 2002;110:e45.
477. Kotecha S, Hodge R, Schaber JA, et al. Pulmonary Ureaplasma urealyticum is associated with the development of acute lung inflammation and chronic lung disease in preterm infants. *Pediatr Res* 2004;55:61.
478. Lyon AJ, McColm J, Middlemist L, et al. Randomized trial of erythromycin on the development of chronic lung disease in preterm infants. *Arch Dis Child Fetal Neonatal Ed* 1998;78:F10.
479. Mabanta CG, Pryhuber GS, Weinberg GA, et al. Erythromycin for the prevention of chronic lung disease in intubated preterm infants at risk for, or colonized or infected with Ureaplasma urealyticum. *Cochrane Database Syst Rev* 2003;CD003744.
480. Baley JE. Neonatal candidiasis: the current challenge. *Clin Perinatol* 1991;18:263.
481. Ng PC. Systemic fungal infections in neonates. *Arch Dis Child* 1994;71:F130.
482. Sharp AM, Odds FC, Evans EGV. Candida strains from neonates in a special care baby unit. *Arch Dis Child* 1992;67:48.
483. Santos LA, Beceiro J, Hernandez R, et al. Congenital cutaneous candidiasis: report of four cases and review of the literature. *Eur J Pediatr* 1991;150:336.
484. Ascher SB, Smith PB, Watt K, et al. Antifungal therapy and outcomes in infants with invasive Candida infections. *Pediatr Infect Dis J* 2012;31:439.
485. Rowen JL, Tate JM. Management of neonatal candidiasis. Neonatal Candidiasis Study Group. *Pediatr Infect Dis J* 1998;17:1007.
486. Wainer S, Cooper PA, Gouws H, et al. Prospective study of fluconazole therapy in systemic neonatal fungal infection. *Pediatr Infect Dis J* 1997;16:763.
487. Driessen M, Ellis JB, Cooper PA, et al. Fluconazole vs amphotericin B for the treatment of neonatal fungal septicemia: a prospective randomized trial. *Pediatr Infect Dis J* 1996;15:1107.
488. Wenzl TG, Schefels J, Hörnchen H, et al. Pharmacokinetics of oral fluconazole in premature infants. *Eur J Pediatr* 1998;157:661.
489. Lukacs SL, Schoendorf KC, Schuchat A. Trends in sepsis-related neonatal mortality in the United States 1985–1998. *Pediatr Infect Dis J* 2004;23:599.
490. Polin RA; Committee on Fetus and NewBorn. American Academy of Pediatrics Management of neonates with suspected or proven early-onset bacterial sepsis. *Pediatrics* 2012;129:1006.
491. Nizet V, Klein JO. Bacterial sepsis and meningitis. In: Remington JS, et al., eds. *Infectious diseases of the fetus and the newborn*, 7th ed. Philadelphia, PA: Elsevier Saunders, 2011:222.
492. Pourcyrous M, Korones SB, Bada HS, et al. Indwelling umbilical arterial catheter: a preferred sampling site for blood culture. *Pediatrics* 1988;81:821.
493. Schelonka RL, Chai MK, Yoder BA, et al. Volume of blood required to detect common neonatal pathogens. *J Pediatr* 1996;129:275.
494. Wiswell TE, Hachey WE. Multiple site blood cultures in the initial evaluation for neonatal sepsis during the first week of life. *Pediatr Infect Dis J* 1991;10:365.
495. May M, Daley AJ, Donath S, et al. Early onset neonatal meningitis in Australia and New Zealand, 1992–2002. *Arch Dis Child Fetal Neonatal Ed* 2005;90:F324.
496. Stoll BJ, Hansen N, Fararoff AA, et al. To tap or not to tap: high likelihood of meningitis without sepsis among very low birth-weight infants. *Pediatrics* 2004;113:1181.
497. Garges HP, Moody MA, Cotton CM, et al. Neonatal meningitis: what is the correlation among cerebrospinal fluid cultures, blood cultures, and cerebrospinal fluid parameters? *Pediatrics* 2006;117:1094.
498. Wiswell TE, Baumgart S, Gannon CM, et al. No lumbar puncture in the evaluation for early neonatal sepsis: will meningitis be missed? *Pediatrics* 1995;95:803.
499. Bell WE, McGuinness GA. Suppurative central nervous system infections in the neonate. *Semin Perinatol* 1982;6:1.
500. Ashwal S, Tomasi L, Schneider S, et al. Bacterial meningitis in children: pathophysiology and treatment. *Neurology* 1992;42:739.
501. Shah SS, Ebberson J, Kestenbaum LA, et al. Age-specific reference values for cerebrospinal fluid protein concentration in neonates and young infants. *J Hosp Med* 2011;6:22.
502. Byington CL, Kendrick J, Sheng X. Normative cerebrospinal fluid profiles in febrile infants. *J Pediatr* 2011;158:130.
503. Ahmed A, Hickey SM, Ehrett S, et al. Cerebrospinal fluid values in the term neonate. *Pediatr Infect Dis J* 1996;15:298.
504. Bonadio WA, Stamco L, Bruce R, et al. Reference values of normal cerebrospinal fluid composition in infants ages 0 to 8 weeks. *Pediatr Infect Dis J* 1992;11:589.
505. Nascimento-Carvalho CM, Moreno-Carvalho DA. Normal cerebrospinal fluid values in full-term gestation and premature neonates. *Arq Neuropsiquiatr* 1998;56:375.
506. Martin-Ancel A, Gargia-Alix A, Salas S, et al. Cerebrospinal fluid leucocyte counts in healthy neonates. *Arch Dis Child Fetal Neonatal Ed* 2006;91:F357.
507. Kestenbaum LA, Ebberson J, Zorc JJ, et al. Defining cerebrospinal fluid white blood cell count reference values in neonates and young infants. *Pediatrics* 2010;125:257.
508. Smith PB, Garges HP, Cotton CM, et al. Meningitis in preterm neonates: importance of cerebrospinal fluid parameters. *Am J Perinatol* 2008;25:421.
509. McCracken GH Jr, Mize SG, Threlkeld N. Intraventricular gentamicin therapy in gram-negative bacillary meningitis of infancy: report of the Second Neonatal Meningitis Cooperative Study Group. *Lancet* 1980;1:787.
510. Heath PT, Nik Yusoff NK, Baker CJ. Neonatal meningitis. *Arch Dis Child Fetal Neonatal Ed* 2003;88:F173.
511. Trunkel AR, Hartman BJ, Kaplan SL, et al. Practical guideline for the management of bacterial meningitis. *Clin Infect Dis* 2004;39:1267.
512. Raju VS, Rao MN, Rao VS. Cranial sonography in pyogenic meningitis in neonates and infants. *J Trop Pediatr* 1995;41:68.
513. Yikilmaz A, Taylor GA. Sonographic findings in bacterial meningitis in neonates and young infants. *Pediatr Radiol* 2008;38:129.
514. Chin KC, Fitzhardinge PM. Sequelae of early-onset group B hemolytic streptococcal neonatal meningitis. *J Pediatr* 1985;106:819.
515. Stevens JP, Eames M, Kent A, et al. Long term outcome of neonatal meningitis. *Arch Dis Child Fetal Neonatal Ed* 2003;88:F179.
516. Asmar BI. Osteomyelitis in the neonate. *Infect Dis Clin North Am* 1992;6:117.
517. Knudsen CJ, Hoffman EB. Neonatal osteomyelitis. *J Bone Joint Surg Br* 1990;72:846.
518. de Jesus LE, Fernandes A, Sias SM, et al. Neonatal osteomyelitis and complex nephro-ureteral duplication. *Surg Infect (Larchmt)* 2011;12:73.
519. Wong M, Isaacs D, Howman-Giles R, et al. Clinical and diagnostic features of osteomyelitis occurring in the first three months of life. *Pediatr Infect Dis J* 1995;14:1047.
520. Overturf GD. Bacterial infections of the bones and joints. In: Remington JS, et al., eds. *Infectious diseases of the fetus and newborn infant*, 7th ed. Philadelphia, PA: Elsevier Saunders, 2011:322.

521. Ish-Horowicz MR, Mcintyre P, Nade S. Bone and joint infections caused by multiply resistant Staphylococcus aureus in a neonatal intensive care unit. *Pediatr Infect Dis J* 1992;11:82.
522. Barnett ED, Klein JO. Bacterial infections of the respiratory tract. In: Remington JS, et al., eds. *Infectious diseases of the fetus and the newborn*, 7th ed. Philadelphia, PA: Elsevier Saunders, 2011:276.
523. Leung AKC, Robson WLM. Urinary tract infection in infancy and childhood. *Adv Pediatr* 1991;38:257.
524. Verma RP, Pizzica A. Early neonatal urinary tract infection: a case report and review. *J Perinatol* 1998;18:480.
525. Robinson JL, Finlay JC, Lang ME, et al. Urinary tract infection in infants and children: diagnosis and management. *Paediatr Child Health* 2014;19:315.
526. Barbut F, Petit JC. Epidemiology of Clostridium difficile-associated infections. *Clin Microbiol Infect* 2001;7:405.
527. Bell MJ. Peritonitis in the newborn—current concepts. *Pediatr Clin North Am* 1985;32:1181.
528. American College of Obstetricians and Gynecologists, Committee on Health Care for Underserved Women. Committee opinion no. 454: healthcare for homeless women. *Obstet Gynecol* 2010;115:396.
529. Debiec KE, Paul KJ, Mitchell CM, et al. Inadequate prenatal care and risk of preterm delivery among adolescents: a retrospective study over 10 years. *Am J Obstet Gynecol* 2010;203:122.e1.
530. Bustamante J, Zhang S-Y, von Bernuth H, et al. From infectious diseases to primary immune deficiencies. *Immun Allergy Clin North Am* 2008;28:235.
531. Notarangelo LD. Primary immunodeficiencies. *J Allergy Clin Immunol* 2010;125:S182.
532. McGovern LM, Boyce TG, Fischer PR. Congenital infections associated with international travel during pregnancy. *J Travel Med* 2007;14:117.
533. American Academy of Pediatrics. Immunization in special clinical circumstances. In: Pickering LK, ed. *Red Book: 2012 Report of the Committee on Infectious Diseases*, 29th ed. Elk Grove Village, IL: American Academy of Pediatrics, 2012:69.
534. LeSaux N; Canadian Paediatric Society Infectious Diseases and Immunizations Committee. Antimicrobial stewardship in daily practice: managing an important resource. *Paediatr Child Health* 2014;19:261.
535. Patel SJ, Oshodi A, Prasad P, et al. Antibiotic use in neonatal intensive care units and adherence with Centers for Disease Control and Prevention 12 Step Campaign to prevent antimicrobial resistance. *Pediatr Infect Dis J* 2009;28:1047.
536. Patel SJ, Saiman L. Principles and strategies of antimicrobial stewardship in the neonatal intensive care unit. *Semin Perinatol* 2012;36:431.
537. MacDougall C. Antimicrobial stewardship. In: Bennett JE, Dolin R, Biaser MJ, eds. *Mandell, Douglas and Bennett's principles and practice of infectious diseases*, 8th ed. Philadelphia, PA: Elsevier Saunders, 2015:605.
538. Dellit TH, Owens RC, McGovern JE, et al. Infectious Diseases Society of America and the Society for Healthcare Epidemiology of America guidelines for developing an institutional program to enhance antimicrobial stewardship. *Clin Infect Dis* 2007;44:159.
539. Edmond MB, Wenzel RP. Infection prevention in the health care setting. In: Bennett JE, Dolin R, Biaser MJ, eds. *Mandell, Douglas and Bennett's principles and practice of infectious diseases*, 8th ed. Philadelphia, PA: Elsevier Saunders, 2015:3286.
540. Carl MA, Ndao IM, Springman AC, et al. Sepsis from the gut: the enteric habitat of bacteria that cause late-onset neonatal bloodstream infections. *Clin Infect Dis* 2014;58(9):1211.

45 Infecções Associadas aos Cuidados de Saúde
Nalini Singh e Bina Valsangkar

INTRODUÇÃO

As melhoras na sobrevida de recém-nascidos (RNs) com peso muito baixo se tornaram possíveis, em parte, como resultado dos avanços nos cuidados intensivos neonatais. Entretanto, esta população de RNs de alto risco também apresenta risco de infecções hospitalares ou infecções associadas aos cuidados de saúde (IACS). O risco de aquisição de IACS é alto, em virtude dos fatores de risco intrínsecos do recém-nascido (RN) extremamente prematuro, da fragilidade da pele, que resulta na sua propensão a soluções de continuidade, do uso de monitoramento invasivo, e da necessidade de suporte com ventilação mecânica, associados a um sistema imune inadequadamente desenvolvido.

Os RNs e as crianças pequenas estão classificados entre os pacientes hospitalizados de mais alto risco para a aquisição de IACS. Para fins de rastreamento de IACS, culturas positivas obtidas mais de 3 dias após o nascimento são consideradas uma doença de início tardio. As manifestações clínicas da infecção em RNs com frequência são tardias, e é difícil determinar se uma infecção foi adquirida a partir da mãe ou da transmissão dentro do berçário. A National Healthcare Safety Network (NHSN) relata todas as infecções, com exceção daquelas que são transmitidas pela via transplacentária, como IACS. A IACS é apresentada como sepse de início tardio, e ocorre em proporção inversa ao peso ao nascimento. As taxas de infecção da corrente sanguínea específicas para o peso ao nascimento são calculadas por 1.000 dias de uso de dispositivos, e são estratificadas de acordo com o peso ao nascimento (cinco categorias: ≤ 750 g, 751 a 1.000 g, 1.001 a 1.500 g, 1.501 a 2.500 g, e > 2.500 g) (Quadro 45.1) (1). De acordo com os dados da NHSN em 2012, RNs com peso extremamente baixo (< 750 g, 751 a 1.000 g) apresentam as mais altas taxas de infecções da corrente sanguínea relacionadas com cateteres centrais (ICSRCC), em comparação a todas as outras categorias de peso ao nascimento entre RNs em unidades de terapia intensiva (UTI) neonatais de nível III (1). A utilização de dispositivos (UD) é usada no cálculo das taxas de infecção ajustadas ao risco na UTI neonatal. A UD é uma medida do uso de dispositivos invasivos e constitui um fator de risco extrínseco para IACS. Ela pode ser um marcador da gravidade da doença, tendo em vista que pacientes em estado mais grave necessitam de mais dispositivos. A UD é calculada como a razão dos dias de dispositivo/pacientes-dia. As manifestações clínicas da sepse são, mais frequentemente, inespecíficas e consistem em temperatura instável, apneia e bradicardia, intolerância alimentar e letargia. RNs com menos de 1.500 g representam uma parcela desproporcional das IACS (aproximadamente 75%), em comparação a outros RNs na UTI neonatal (2).

QUADRO 45.1

Taxas de infecções da corrente sanguínea relacionadas com cateteres centrais (ICSRCC)ᵃ em UTI neonatais nível III.

Categoria de peso ao nascimento	Nº de locais	Nº de ICSRCC	Dias com cateter central	Média agrupada
≤ 750 g	385	500	196.659	2,5
751 a 1.000 g	405	339	168.938	2,0
1.001 a 1.500 g	412	244	186.099	1,3
1.501 a 2.500 g	408	150	163.339	0,9
> 2.500 g	413	154	181.091	0,9

ᵃNúmero de ICSRCC (número de dias com cateter central) × 1.000.

A pele do RN prematuro pode ser facilmente lesionada e atua como porta de entrada de patógenos para dentro da corrente sanguínea.

ESTAFILOCOCOS COAGULASE-NEGATIVOS

Os estafilococos coagulase-negativos (CONS) são os patógenos mais comumente responsáveis por sepse de início tardio na UTI neonatal. Os CONS fazem parte da flora endógena do paciente, colonizando a mucosa oral e/ou a pele. A National Institute of Child Health and Development (NICHD) Neonatal Research Network relata que os microrganismos gram-positivos, especificamente os CONS, foram os patógenos mais comuns que causaram infecções da corrente sanguínea de início tardio (> 3 dias) em RNs. CONS foram isolados de 43,3% dos casos com sepse de início tardio em RNs com peso muito baixo na NICHD Neonatal Research Network e em 31,6% na Pediatric Prevention Network (3). RNs com sepse de início tardio apresentam aumento significativo da duração da estadia hospitalar e taxa de mortalidade mais alta.

As infecções persistentes por CONS ocorrem em RNs significativamente menores e menos maduros do que as infecções não por CONS, mas em geral a taxa de mortalidade não é mais alta. RNs com infecção persistente devem ser submetidos a uma avaliação agressiva em relação a um foco de infecção. A maioria dos CONS causadores de sepse isolados é resistente à meticilina (oxacilina).

É difícil determinar a função dos CONS como patógenos causadores ou contaminantes nas hemoculturas. Os procedimentos para ajudar a diferenciar as hemoculturas CONS-positivas dos contaminantes CONS incluem a coleta de no mínimo duas amostras de sangue para cultura de locais separados, cada uma com volume de 0,5 a 2 mℓ, seguidas por estudos laboratoriais seriados compatíveis com sepse (elevação de neutrófilos totais absolutos, razão de neutrófilos imaturos totais absolutos/neutrófilos totais [I:T] > 0,2, proteína C reativa [PC-R] etc.), e monitoramento da resposta à terapia com antibióticos (4,5).

Um estudo pela NICHD Neonatal Research Network revelou que um terço dos pacientes com meningite de início tardio apresentou meningite na ausência de sepse. Foram realizadas culturas do líquido cerebrospinal com apenas metade da frequência das hemoculturas, sugerindo que a meningite pode ser subdiagnosticada nos RNs com peso muito baixo. CONS foram isolados de 29% dos casos em que ocorreu meningite (6).

STAPHYLOCOCCUS AUREUS

Em estudos da Neonatal Research Network, *S. aureus* foi o segundo patógeno mais comumente isolado. No estudo de prevalência pontual da rede de prevenção pediátrica, entretanto, *S. aureus* foi isolado apenas em 3,4% das infecções da corrente sanguínea (2,3). O principal modo de transmissão do *S. aureus* é pelas mãos do profissional de saúde. Recentemente, os surtos de *Staphylococcus aureus* resistentes à meticilina (MRSA) superaram os surtos de *S. aureus* sensíveis.

ENTEROCOCOS

Os enterococos também têm sido reconhecidos como patógenos clinicamente importantes em crianças de alto risco hospitalizadas e estão sendo diagnosticados a uma frequência cada vez maior. O estudo de prevalência pontual da Pediatric Prevention Network de

UTI neonatais relata que os enterococos são o segundo patógeno hospitalar mais frequente (15%) nos RNs internados em UTI neonatais em 1999 e o terceiro mais comum (7,8%) nos estudos da NICHD Neonatal Research Network (2,3). Os enterococos são nativos da flora normal em seres humanos e sabidamente colonizam intestinos, sistema digestório e sistema genital feminino. Surtos de enterococos resistentes à vancomicina (VRE) têm sido associados à contaminação ambiental e à transmissão horizontal entre profissionais de saúde. Duas espécies principais de enterococos infectam os seres humanos, *Enterococcus faecalis* (*E. faecalis*) e *Enterococcus faecium* (*E. faecium*).

BACILOS GRAM-NEGATIVOS

Embora organismos gram-positivos causem a maioria das sepses de início tardio (> 3 dias) em RNs com peso muito baixo ao nascimento (< 1.500 g), a mortalidade é mais alta com a sepse por gram-negativos. Fontes ambientais, tal como berços, incubadoras e diversos equipamentos, produzem o crescimento de diversos patógenos, bactérias e fungos. A presença de patógenos gram-negativos, tais como *Pseudomonas aeruginosa* e *Serratia marcescens*, varia nos diferentes ambientes e impõe um possível risco de infecções.

O *Cronobacter sakazakii* também tem sido relatado como uma causa rara de infecções invasivas, com altas taxas de mortalidade em RNs. Estes RNs podem apresentar colonização intestinal ou doença mais invasiva, tais como sepse e meningite com infarto cerebral. O *C. sakazakii* apresenta qualidades neurotrópicas e deve ser considerado parte do diagnóstico diferencial do abscesso e/ou infarto do sistema nervoso central, além do *Citrobacter diversus*. Surtos de enterocolite necrosante (ECN) por *C. sakazakii* têm sido observados em RNs prematuros. Esta infecção tem sido relatada com a ingestão de fórmulas em pó contaminadas nos ambientes de atenção à saúde. A infecção por *C. sakazakii* também tem sido relatada com o uso de colheres ou liquidificadores contaminados e com fórmulas instantâneas que são mantidas aquecidas em aquecedores de mamadeiras. O leite em pó não é estéril e pode conter baixas quantidades de *C. sakazakii*. A fórmula preparada a partir do pó deve ser preparada diariamente e pode ser mantida no refrigerador por até 24 horas.

Em uma época de aumento da incidência de resistência antimicrobiana, o tratamento empírico da sepse clínica em RNs de alto risco deve incluir a cobertura antimicrobiana adequada contra bacilos gram-negativos resistentes.

FUNGOS

Espécies de *Candida* são uma causa comum de sepse de início tardio em pacientes de UTI neonatais, em particular naqueles que recebem terapia com antibióticos de amplo espectro. Recentemente houve uma redução de 24% na quantidade de infecções por *Candida* por 1.000 pacientes-dia entre RNs com menos de 1.000 g, com uma taxa estável em RNs maiores (7). A mortalidade dos casos em virtude de candidemia tem sido relatada como de 54% (8). Embora organismos gram-positivos tenham causado a maioria das sepses de início tardio (> 3 dias) em RNs com peso muito baixo ao nascimento (< 1.500 g), a mortalidade foi mais alta com a sepse por gram-negativos ou fúngica.

A colonização anterior dos locais corporais (sistema digestório, pele, vias respiratórias) é um fator de risco importante para a doença invasiva. O sistema digestório aparenta ser o local de colonização mais inicial e mais comum. Aproximadamente metade dos RNs com peso muito baixo ao nascimento com menos de 8×10^6 unidades formadoras de colônias de espécies de *Candida* no seu sistema digestório desenvolveram intolerância alimentar e/ou fezes sanguinolentas; 29% destes RNs desenvolveram *candidemia* (9). A colonização do sistema digestório nos pacientes de UTI neonatais tem sido associada ao uso de antibióticos, particularmente cefalosporinas de terceira geração, cateteres centrais, lipídios intravenosos, e bloqueadores de H_2. A ECN e a colonização do sistema digestório, das vias respiratórias ou da pele de RNs com espécies de *Candida* também têm sido associadas à doença invasiva. A perda da flora do sistema digestório normal secundária ao tratamento com antimicrobiano e o adiamento das alimentações enterais podem facilitar a colonização por espécies de *Candida*, embora a colonização cutânea possa ocorrer por meio da transmissão horizontal a partir das mãos dos trabalhadores na atenção à saúde (*Candida parapsilosis*).

A *Malassezia furfur* é uma levedura dependente de lipídios que pode colonizar e também causar infecções sistêmicas em RNs. Ela normalmente é observada em RNs que recebem emulsões lipídicas intravenosas. RNs com peso extremamente baixo ao nascimento, em comparação aos RNs com peso baixo ao nascimento, apresentam um aumento significativo do risco de colonização da pele por *M. furfur*. Entretanto, a colonização não prediz a infecção, e o valor preditivo das culturas de vigilância é inadequado. Deve-se considerar a detecção desta levedura lipofílica quando os RNs que recebem intralipídios desenvolvem sinais de sepse relacionada a cateter.

Microrganismos multirresistentes, tais como MRSA, VRE e Enterobacteriaceae resistentes a antimicrobianos surgiram como causas importantes de IACS. De acordo com o CDC-NNIS, uma análise recente demonstra um aumento contínuo na incidência de organismos multirresistentes em unidades de terapia intensiva em hospitais nos EUA. As manifestações clínicas de IACS com organismos multirresistentes ou microrganismos suscetíveis não são diferenciáveis, o que torna necessário diagnosticar estas infecções e tratá-las imediatamente.

MICRORGANISMOS MULTIDROGARRESISTENTES

Staphylococcus aureus resistente à meticilina

O MRSA é um patógeno hospitalar importante. Embora os dados de uma pesquisa de prevalência pontual conduzida pela Pediatric Prevention Network tenham demonstrado uma baixa prevalência de MRSA em UTI neonatais (< 3%), tem havido um aumento recente nos surtos no ambiente de UTI neonatais (2). O MRSA pode causar taxas de morbidade e morbidade altas em RNs de alto risco.

Os surtos de MRSA na UTI neonatal podem ser graves, prolongados e difíceis de controlar. O espectro da doença pode variar desde a colonização e a infecção superficial (conjuntivite, impetigo) até a doença invasiva grave (bacteriemia, meningite).

O principal modo de transmissão do MRSA em UTI neonatais é entre as pessoas, pelas mãos dos trabalhadores na atenção à saúde. Pacientes colonizados assintomáticos são uma fonte adicional de transmissão, tendo em vista que os trabalhadores na atenção à saúde podem contaminar as suas mãos enquanto cuidam destes pacientes. Também foi documentada a transmissão vertical da mãe para o RN (10). Embora o MRSA possa colonizar diversos locais, a colonização das narinas e do umbigo é a mais comum.

Enterococos resistentes à vancomicina

Contrariamente ao MRSA, a contaminação ambiental desempenha uma função importante na transmissão dos VRE. A incidência de VRE relatada a partir de UTI neonatais é baixa, em virtude da ausência de infecções invasivas com este organismo e também em virtude da quantidade limitada de instalações pediátricas que implementam programas de vigilância ativa para a detecção de organismos multirresistentes, tais como o VRE.

As manifestações clínicas das infecções por enterococos resistentes à vancomicina e suscetíveis à vancomicina são semelhantes. Embora a prevalência de VRE em UTI neonatais seja baixa, a disseminação é uma preocupação significativa, especialmente em UTI neonatais com uma grande população de RNs com peso muito baixo ao nascimento que necessitam de uma estadia com duração mais longa. Estes RNs são os alvos primários da disseminação de VRE por causa da falta de controle intestinal e da grande proximidade dos pacientes; qualquer falha nas práticas de controle de infecções pode levar à disseminação horizontal. As cepas de *E. faecium* resistente à vancomicina e de *E. faecalis* resistente à vancomicina são de tratamento desafiador, com opções terapêuticas limitadas. *Enterococcus faecium* também é mais predominante do que *E. faecalis* na sua resistência a ambas a vancomicina e a ampicilina. O tratamento de sucesso da endocardite por VRE com linezolida e daptomicina tem sido documentado em pacientes em UTI neonatais (11,12). Em geral, os pacientes que permanecem por mais tempo na UTI neonatal apresentam maior risco de adquirir VRE, o que pode ocorrer em virtude do aumento do risco de exposição a um possível portador e/ou do uso prolongado de terapia com antimicrobianos.

Sabe-se que os VRE sobrevivem no ambiente por até 5 semanas. Além disso, pacientes imunocomprometidos são suscetíveis a outras doenças, tais como disfunção gastrintestinal, resultando em risco mais alto de colonização por VRE. Os VRE podem ser transferidos pelas mãos dos profissionais de saúde, por termômetros, por luvas contaminadas dos profissionais de saúde e pelo ambiente (13).

Enterobacteriaceae resistentes a antimicrobianos

Bacilos gram-negativos entéricos resistentes às cefalosporinas de terceira geração são uma causa importante de IACS nas UTI. Enterobacteriaceae produtoras de betalactamase de espectro estendido (BLAE) são transmitidas horizontalmente (mediadas por plasmídeos). Em virtude do aumento da pressão seletiva associada à terapia com antimicrobianos, mutações *de novo* podem resultar em cepas produtoras de betalactamases induzíveis. Os RNs colonizados por BLAE correm risco aumentado de IACS. Pacientes de UTI neonatais com frequência adquirem a colonização intestinal por Enterobacteriaceae resistentes a antimicrobianos, que atua como uma importante fonte de transmissão para o ambiente. As manifestações clínicas dos RNs com Enterobacteriaceae resistentes são semelhantes às das IACS com patógenos suscetíveis.

EVENTO ASSOCIADO A VENTILAÇÃO MECÂNICA

Em virtude da subjetividade e da complexidade da definição de vigilância da pneumonia associada à ventilação mecânica na UTI neonatal, o Centers for Disease Control adotou o termo "condição associada a ventilação mecânica", para possibilitar maior flexibilidade no diagnóstico da doença aguda associada à ventilação mecânica. RNs prematuros e criticamente enfermos nas UTI neonatais necessitam de ventilação mecânica. O cuidado destes RNs hospitalizados contribui para o aumento das taxas de eventos associados a ventilação mecânica.

A colonização das vias respiratórias dos pacientes hospitalizados tem início 3 dias a 2 semanas do início da ventilação mecânica e pode ser consequente a microrganismos endógenos ou exógenos. Em crianças pequenas, a colonização bacteriana e a infecção ocorrem com mais frequência em pacientes ventilados por traqueostomia. Durante a ventilação endotraqueal, a colonização das vias respiratórias inferiores ocorre após 2 semanas de ventilação mecânica. RNs com peso muito baixo correm risco de colonização das vias respiratórias por bacilos gram-negativos e também infecções da corrente sanguínea secundárias. O tratamento antimicrobiano sistêmico não erradica a colonização das vias respiratórias por bacilos gram-negativos. Isto pode ocorrer, em parte, por causa de corpos estranhos (tubo traqueal ou endotraqueal), concentrações baixas de agentes antimicrobianos nas secreções respiratórias, ou translocação das bactérias do sistema digestório. Altas taxas de fatalidade dos casos (30 a 50%) de infecções invasivas por *P. aeruginosa* têm sido observadas em pacientes imunocomprometidos e em RNs com peso muito baixo (14). Digno de nota, a cultura traqueal pode ser negativa antes das infecções invasivas. Portanto, se houver suspeita de pneumonia associada à ventilação mecânica (PAVM) por *P. aeruginosa*, a presença de uma cultura traqueal negativa não deve evitar o tratamento para infecção por *Pseudomonas*.

Pseudomonas aeruginosa é onipresente no ambiente hospitalar e é observada sobre superfícies úmidas, tais como pias, vasos sanitários, esfregões e equipamentos respiratórios. Os reservatórios ambientais têm sido implicados como fontes de transmissão da *P. aeruginosa* para os pacientes nas UTI neonatais.

INFECÇÕES URINÁRIAS

As infecções urinárias associadas à atenção à saúde nos RNs continuam a ser uma fonte de morbidade e hospitalização prolongada. A prevalência das infecções urinárias no RN hospitalizado varia de 4 a 25%, mas estão disponíveis poucos dados sobre a prevalência de infecções urinárias em UTI neonatais. (15). Prematuridade, peso baixo ao nascimento e sexo masculino contribuem para o aumento do risco de infecções urinárias no RN hospitalizado. O mecanismo exato das infecções urinárias nos RNs com peso muito baixo não é conhecido, visto que eles geralmente não apresentam cateteres permanentes.

INTERVENÇÕES PARA MICRORGANISMOS MULTIDROGARRESISTENTES

Staphylococcus aureus resistente à meticilina

Na UTI neonatal, a prevalência basal de MRSA deve ser avaliada e os esforços devem ser intensificados quando ocorre um caso de IACS (ver a Figura 45.1). Tendo em vista a seriedade das infecções pelo MRSA na UTI neonatal, devem ser envidados esforços consideráveis para identificar o reservatório. A vigilância ativa é custo-efetiva e deve ser iniciada para avaliar o reservatório dos pacientes colonizados por MRSA após uma única infecção por MRSA ter sido identificada em uma UTI neonatal. A vigilância ativa e o aumento do uso de solução antisséptica à base de álcool para as mãos para a higienização das mãos estão associados a redução significativa na taxa de transmissão do MRSA (17).

A vigilância ativa e a intensificação do uso de precauções de barreira são efetivas para o controle do MRSA. Quando adequadamente implementadas, as precauções de contato, as culturas de vigilância semanais e as tentativas de erradicar o estado de portador dos pacientes podem diminuir o risco de transmissão hospitalar na UTI neonatal. Com frequência é necessária uma abordagem multifacetada para a prevenção e o controle do MRSA, e várias intervenções precisam ser implementadas concomitantemente.

Enterococos resistentes à vancomicina

Os esforços envidados pelo Hospital Infection Control Practices Advisory Committee (HICPAC) do Centers for Disease Control and Prevention para prevenir a colonização por VRE e para restringir o uso da vancomicina não obtiveram sucesso, e a incidência de infecções por VRE continua a aumentar nas UTI nos EUA. A Society of Healthcare Epidemiology recomendou a vigilância ativa em relação aos VRE. Na UTI neonatal, a prevalência basal de VRE deve ser avaliada, e os esforços devem ser intensificados quando houver um caso de IACS. A higienização das mãos deve ser enfatizada a

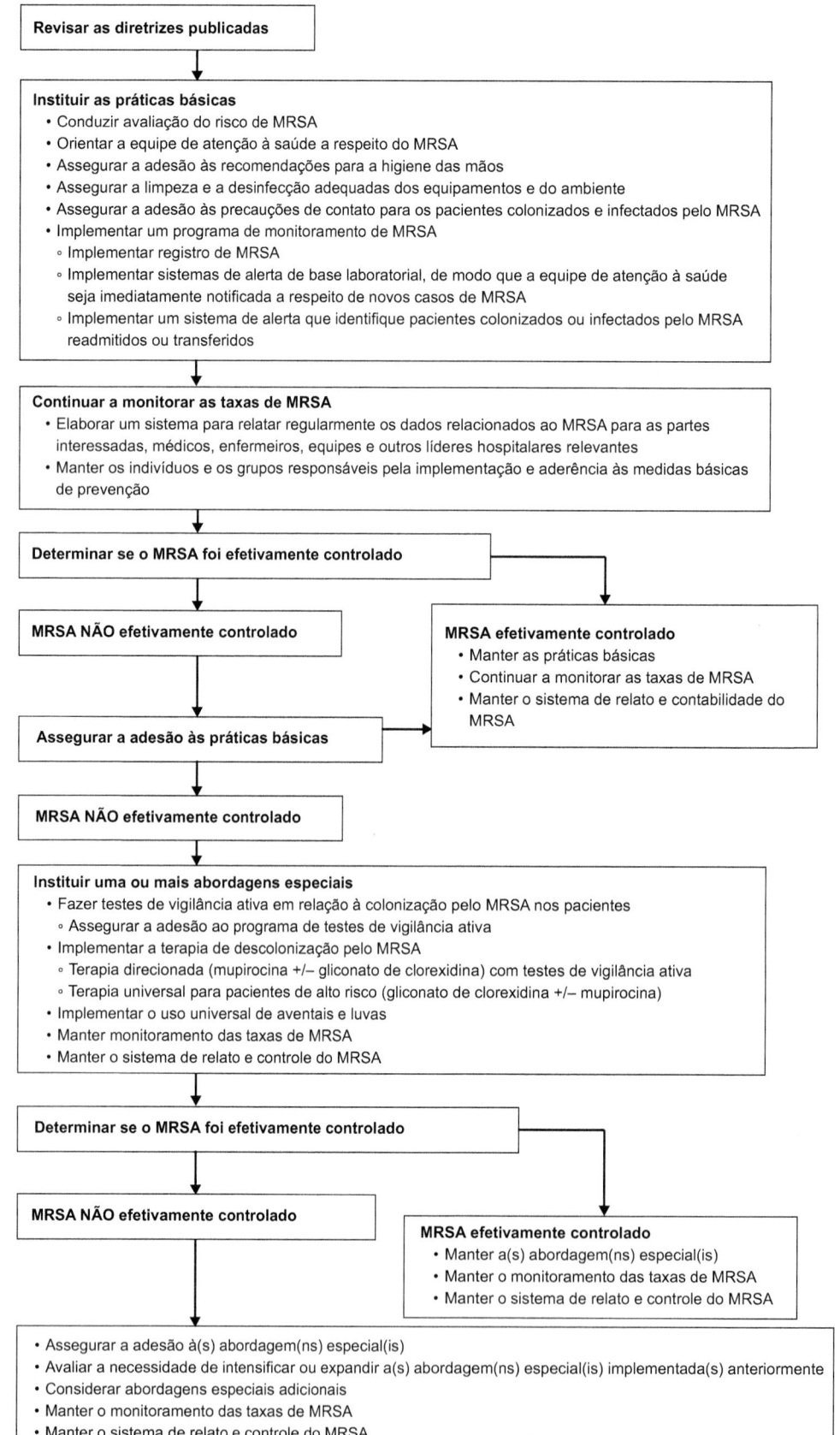

Figura 45.1 Algoritmo para o controle de MRSA. De Calfee D, Salgado C, Milstone A. Strategies to prevent methicillin-resistant *Staphylococcus aureus* transmission and infection in acute care hospitals: 2014 update. *Infect Control Hosp Epidemiol* 2014;35(7):772. Ref. (16).

todo momento. Os profissionais de saúde contaminam as mãos após o contato com um paciente colonizado ou infectado por VRE, independentemente de serem utilizadas luvas ou não.

Tendo em vista que o ambiente é importante na transmissão dos VRE, os cronogramas para a limpeza de rotina dos quartos são importantes. Além disso, resíduos possivelmente infecciosos precisam ser descartados de modo a prevenir a contaminação do ambiente e minimizar o risco de exposição da equipe hospitalar e dos pacientes. Em relação aos pacientes colonizados ou infectados por VRE, o uso individual dedicado de equipamentos não críticos, tais como termômetros e braçadeiras para aferição da PA, deve ser obrigatório.

Bacilos gram-negativos resistentes a antimicrobianos

Quando existe um problema endêmico por Enterobacteriaceae resistentes a antimicrobianos, são necessárias diversas intervenções. O uso enfocado de precauções de barreira e a restrição do uso de cefalosporinas, além do fornecimento de programas educacionais, podem ser úteis. Podem ser utilizadas ferramentas epidemiológicas moleculares para avaliar a transmissão entre os RNs. Diversas intervenções são implementadas durante condições epidêmicas e endêmicas. As diretrizes da população adulta foram adotadas no Quadro 45.2.

INFECÇÕES VIRAIS

As infecções virais são comuns em RNs e em lactentes jovens, e estão associadas ao prolongamento da duração da estadia hospitalar e apresentam morbidade e mortalidade consideráveis. Os surtos com frequência estão associados a sintomas e acometimento leves em familiares ou profissionais de saúde, e os patógenos são disseminados para os pacientes neonatais vulneráveis. O ambiente de cuidados intensivos possibilita a disseminação eficiente dos patógenos virais. O espectro de vírus hospitalares é amplo, incluindo vírus respiratórios, entéricos e transmitidos pelo sangue, entre outros, embora os vírus respiratórios e entéricos predominem.

Vírus respiratórios

Os vírus respiratórios hospitalares importantes na UTI neonatal incluem vírus sincicial respiratório (RSV), vírus influenza, adenovírus, vírus parainfluenza e metapneumovírus humano. Por causa da sua natureza sazonal, recomenda-se o aumento da suspeita clínica em relação a estes vírus respiratórios durante os surtos sazonais comunitários.

O RSV causa morbidade grave e alta taxa de mortalidade em RNs prematuros. Os RNs prematuros e aqueles com doença pulmonar crônica e cardiopatia congênita correm o maior risco de infecção por RSV. O contato direto ou próximo com secreções contaminadas é o modo de transmissão do RSV. Os RNs podem apresentar um quadro clínico consistente com sepse, incluindo alimentação inadequada e letargia, o que torna difícil o diagnóstico em um estágio inicial. Na medida em que a evolução da doença progride, podem surgir sintomas respiratórios, incluindo apneia, e as evidências de infiltrados pulmonares à radiografia torácica podem surgir posteriormente na evolução clínica. O diagnóstico é confirmado por um painel de PCR múltiplo abrangente. As infecções são disseminadas por secreções e gotículas grandes, e o RSV permanece infeccioso em fômites por até 12 h (18).

Outros vírus respiratórios, incluindo vírus influenza e parainfluenza, causam menos comumente IACS na UTI neonatal. Embora a infecção pelo vírus influenza A tenha sido descrita raramente no período neonatal, tem de ser considerada uma das possíveis causas de infecção hospitalar na UTI neonatal durante a temporada de inverno. O diagnóstico é confirmado pela detecção do antígeno com o uso de um painel de PCR múltiplo abrangente. O vírus influenza A é prontamente transmissível no ambiente da UTI neonatal.

QUADRO 45.2

Medidas para reduzir a transmissão de bactérias gram-negativas multirresistentes.

Endêmicas

Existem desafios constantes em virtude das hospitalizações de pacientes colonizados ou infectados por bactérias gram-negativas (BGN) MDR

1. Higienização das mãos: implementar programas de educação sobre a higienização das mãos (HM) para reduzir a transmissão de Enterobacteriaceae produtoras de BLAE, *K. pneumoniae* MDR, *P. aeruginosa* MDR, *A. baumannii* MDR
2. Precauções de contato: implementar precauções de contato (PC) para todos os pacientes colonizados e/ou infectados por Enterobacteriaceae produtoras de BLAE, *K. pneumoniae* MDR, *A. baumannii* MDR
3. Utilização de códigos de alerta para identificar imediatamente os pacientes sabidamente já colonizados por Enterobacteriaceae produtoras de BLAE e *K. pneumoniae* MDR
4. Isolamento dos pacientes colonizados e infectados em um quarto, para reduzir o risco de aquisição de Enterobacteriaceae produtoras *de BLAE, K. pneumoniae* MDR
5. Limpeza ambiental: implementação de procedimentos de limpeza ambiental (LA) regulares e, quando disponíveis, dedicação de itens clínicos não críticos para o uso em pacientes individuais colonizados ou infectados por *A. baumannii* MDR
6. Programa de uso racional de antimicrobianos: implementação de um programa de uso racional de antimicrobianos (PURA) para reduzir a disseminação de Enterobacteriaceae produtoras de BLAE
7. Condução de programas educacionais para assegurar que os trabalhadores na atenção à saúde (TAS) compreendam por que os *A. baumannii* MDR são epidemiologicamente importantes, por que a prevenção da disseminação é crítica para o controle, e quais medidas de prevenção da disseminação comprovaram ser efetivas

Epidêmicas

Existe um aumento de incomum de casos de infecções em virtude de BGN MDR, ou surgimento de casos de infecção em virtude de novas BGN MDR

1. Higienização das mãos: implementação de programas de educação sobre a HM para reduzir a transmissão de Enterobacteriaceae produtoras de BLAE, *A. baumannii* MDR e *S. maltophilia*
2. Implementação de PC para todos os pacientes colonizados por Enterobacteriaceae produtoras de BLAE (com a exceção de *E. coli*, *K. pneumoniae* MDR, *A. baumannii* MDR e *P. aeruginosa* MDR
3. Utilização de códigos de alerta para identificar imediatamente pacientes sabidamente colonizados por *A. baumannii* MDR à hospitalização/ admissão em ala e realização de rastreamento e PC preemptivos
4. Implementação de um programa de culturas de vigilância ativa (CVA) no hospital, seguido por PC, para reduzir a disseminação de Enterobacteriaceae produtoras de BLAE, *K. pneumoniae* MDR, *A. baumannii* MDR
5. Limpeza ambiental: monitoramento do desempenho da limpeza para assegurar a LA consistente. Manutenção das unidades vagas para uma limpeza intensiva. Implementação de procedimentos de LA regulares e, quando disponíveis, dedicação de itens clínicos não críticos para o uso em pacientes individuais colonizados ou infectados por Enterobacteriaceae produtoras de BLAE e *A. baumannii* MDR
6. Programa de uso racional de antimicrobianos: implementação de um plano de intervenção urgente para a restrição do uso de antibióticos para reduzir a disseminação de Enterobacteriaceae produtoras de BLAE
7. Condução de programas educacionais para assegurar que os TAS compreendam por que Enterobacteriaceae produtoras de BLAE são epidemiologicamente importantes, por que a prevenção da disseminação é crítica para o controle, e quais medidas para a prevenção da disseminação comprovaram ser eficazes

ESCMID Guidelines for the management of the infection control measures to reduce transmission of multidrug-resistant gram-negative bacteria in hospitalized patients: http://onlinelibrary.wiley.com/doi/10.1111/1469-0691.12427/pdf

---

Os vírus parainfluenza são a segunda causa mais comum de bronquiolite e pneumonia em RNs. A doença viral respiratória em virtude de infecções por vírus parainfluenza 3 em RNs pode ser observada durante os meses do verão. O diagnóstico é obtido por meio de um painel de PCR múltiplo abrangente.

A pneumonia por adenovírus ocorre em aproximadamente 10% dos casos virais respiratórios e pode ser mais grave do que por RSV (19). As manifestações clínicas são semelhantes àquelas da sepse clínica, incluindo diminuição da alimentação, letargia, apneia, retrações e pneumonia progressiva. O diagnóstico é obtido por meio de um painel de PCR múltiplo abrangente. A transmissão do adenovírus por meio de procedimentos oftalmológicos pode ser uma fonte de surto de adenovírus em RNs prematuros (20).

Foi demonstrado que a infecção por metapneumovírus humano é uma causa de infecções do sistema respiratório em RNs prematuros e naqueles com doença pulmonar crônica e cardiopatia congênita. A infecção pelo metapneumovírus humano provoca sintomas clinicamente semelhantes aos da infecção por RSV, com sobreposição sazonal com surtos comunitários de RSV.

Enterovírus

As infecções enterovirais associadas aos cuidados da saúde geralmente estão associadas a surtos comunitários durante o verão e o outono; elas se disseminam pelas vias orofecal e respiratória e da mãe para o RN no período periparto. Os enterovírus sobrevivem sobre uma superfície do ambiente por um período de tempo prolongado, com o potencial de transferência da infecção por fômites. Vírus ECHO tipo 22 tem sido identificado em surtos de ECN hospitalares (21). Diversos outros subtipos de vírus ECHO têm sido vinculados a surtos associados à atenção à saúde.

Os enterovírus podem ser diagnosticados com o uso de um painel de PCR múltiplo abrangente.

Em RNs com miocardite, hepatite ou meningite, a infecção pelo vírus *Coxsackie B* deve ser considerada.

O parechovírus humano (HPeV), anteriormente denominado vírus ECHO 22 e 23, é um enterovírus recentemente classificado no ambiente da UTI neonatal. Os sintomas incluem doença febril, exantemas ou síndrome semelhante à sepse e infecção dos sistemas respiratório, nervoso central ou digestório. O diagnóstico de HPeV pode ser obtido com o uso de painéis virais de PCR comercialmente disponíveis e requer a análise em laboratórios especializados, tais como o do Centers for Disease Control and Prevention.

Vírus transmitidos verticalmente

O herpes-vírus simples (HSV), o vírus da imunodeficiência humana (HIV), o vírus varicela-zóster (VZV) e o citomegalovírus (CMV) são, todos, tipicamente transmitidos verticalmente, da mãe para o RN, no período perinatal. A transmissão do HSV para o RN ocorre durante o parto vaginal de mães sintomáticas ou assintomáticas. A transmissão hospitalar do HSV é muito rara. O espectro clínico do HSV varia desde a doença da pele, dos olhos e da boca (POB) até meningite e a doença disseminada fulminante pelo HSV. A infecção por HSV deve ser considerada como uma possibilidade diagnóstica quando RNs hospitalizados em virtude de suspeita de sepse não melhoram clinicamente após 48 horas de terapia com antibióticos e as culturas são negativas.

O VZV pode causar morbidade e mortalidade sérias em RNs se a mãe desenvolver a varicela a partir de 5 dias antes até 2 dias após o parto. A transmissão que ocorre antes de 5 dias previamente ao parto em um RN com idade gestacional superior a 28 semanas resulta tipicamente em uma doença mais leve, em virtude da transferência de anticorpos maternos protetores. A infecção congênita por citomegalovírus é a mais comum nos RNs nos EUA (22). A infecção por CMV pode ocorrer verticalmente a partir da mãe, ou horizontalmente a partir de membros do domicílio.

PREVENÇÃO DAS DOENÇAS VIRAIS

A boa higienização das mãos e as precauções padrão são cruciais para o controle da disseminação dos vírus na UTI neonatal. São necessárias precauções de barreira adicionais para a infecção por RSV, vírus parainfluenza, enterovírus e rotavírus. São necessárias máscaras para as infecções transmitidas por gotículas, que incluem adenovírus e vírus influenza. Em situações específicas, também é utilizada imunoglobulina antiviral profilática ou específica. Esta seção descreve a prevenção e o manejo das infecções virais na UTI neonatal.

As medidas profiláticas contra RSV, tais como anticorpo monoclonal humanizado (palivizumabe) ou imunoglobulina anti-RSV, são recomendadas para os pacientes de alto risco. Ambos estes produtos estão licenciados para a prevenção da doença pelo RSV em RNs com displasia broncopulmonar ou em RNs pré-termo com menos de 35 semanas de gestação. Ambos estes agentes podem ser administrados uma vez ao mês, com início logo antes do início da temporada do RSV, e subsequentemente quatro doses adicionais, administradas mensalmente. As medidas de controle durante o aumento no RSV com início comunitário incluem a identificação imediata dos pacientes com sintomas respiratórios que estão infectados pelo RSV e a imediata instituição do isolamento do contato. Durante grandes surtos, pode ser necessária a formação de coortes de pacientes e equipes. Também pode ser necessária a exclusão da equipe e dos familiares com doença das vias respiratórias (18).

A prevenção da influenza por meio de imunização é uma prioridade para aqueles que cuidam de pacientes de alto risco nas UTI neonatais. O oseltamivir é uma opção terapêutica para influenza em RNs, mas a dose terapêutica para lactentes com menos de 1 ano não está estabelecida.

No caso dos enterovírus, as precauções padrão e de isolamento, com práticas restritas de higienização das mãos após a troca de fraldas, devem minimizar a exposição aos enterovírus. A imunoglobulina profilática tem sido utilizada para prevenir surtos de enterovírus em berçários (23).

RNs cujas mães têm doença por HSV ativa ou lesões mucocutâneas devem ser inseridos sob isolamento de contato, além das precauções padrão. Em RNs com exposição perinatal documentada ao HSV, a hospedagem com a mãe em um quarto privativo é uma opção para a prevenção da transmissão no berçário. As mães e os familiares com herpes labial devem usar máscaras cirúrgicas até que as lesões tenham formado crostas e secado. RNs com infecção do SNC pelo HSV não precisam de precauções de contato.

As precauções padrão para prevenir a exposição parenteral, de membranas mucosas e da pele não intacta ao HIV devem ser utilizadas para todos os pacientes.

O VZV é transmitido tanto pela via de transmissão pelo ar quanto pela via de contato. Os RNs hospitalizados com exposição ao VZV (a mãe desenvolveu varicela dentro de 5 dias antes do parto ou 48 horas após o parto) devem receber imunoglobulina do VZV, como segue: os RNs pré-termo com mais de 28 semanas, cuja mãe não apresente evidências de imunização contra a varicela e os RNs pré-termo hospitalizados com menos de 28 semanas ou com peso ao nascimento inferior a 1.000 g, independentemente da imunidade materna, devem receber imunoglobulina do VZV. A imunoglobulina do VZV deve ser administrada dentro de 96 horas da exposição. Nos casos em que decorreram mais de 96 horas desde a exposição, ou para os quais a imunoglobulina não está disponível, pode ser administrada quimioprofilaxia com aciclovir oral (20 mg/kg/dose 4 vezes/dia durante 7 dias, com início 7 dias após a exposição). Os profissionais de saúde devem ser rastreados em relação à imunidade contra o VZV e receber a vacina conforme o necessário, exceto se contraindicado.

A transmissão do CMV pode ser interrompida por precauções padrão e higienização das mãos, particularmente após a troca de fraldas. A transmissão do CMV também pode ocorrer por meio do leite materno. O uso de leite pasteurizado ou o congelamento do leite materno podem diminuir o risco de transmissão. Se o leite materno for utilizado para a alimentação, os RNs de mães negativas para anticorpos contra o CMV devem receber o leite apenas de mulheres negativas para anticorpos contra o CMV. A transmissão do CMV por transfusão sanguínea foi quase eliminada em virtude do uso de doadores negativos para CMV e da leucorredução.

MEDIDAS DE CONTROLE DE INFECÇÕES

O controle efetivo das infecções na UTI neonatal requer o total comprometimento de todas as equipes nas áreas de (a) vigilância; (b) prevenção e controle, incluindo (i) precauções padrão e de isolamento, (ii) higienização das mãos, (iii) cuidado da pele, dos olhos e do cordão e (v) cuidado adequado de dispositivos e equipamentos invasivos; (c) uso racional de antimicrobianos; e (d) consideração sobre o cuidado centrado na família.

Vigilância

A vigilância ativa das infecções adquiridas na atenção à saúde é essencial para identificar fatores de risco alteráveis e detectar problemas sistêmicos. Embora o paciente possa ser a fonte de contaminação, os profissionais de saúde, os dispositivos invasivos e os equipamentos hospitalares continuam a ser vetores importantes, que promovem a disseminação dos organismos dentro do berçário.

Deve ser realizada a vigilância prospectiva das infecções por parte de um clínico treinado no controle de infecções. Para fins de vigilância, deve ser utilizada a definição padronizada da infecção, conforme definida pelo Centers for Disease Control e pela National Health Safety Network. As taxas de infecção são classificadas pelas categorias de peso ao nascimento. A vigilância inclui o monitoramento do uso de todos os dispositivos, incluindo a inserção e a duração do uso. Deve ser conduzida a vigilância deliberada de patógenos com significado epidemiológico local, incluindo todas as cepas multirresistentes, com a finalidade de prevenir possíveis surtos. Pode ser útil realizar culturas de vigilância ativa em relação a MRSA, VRE e Enterobacteriaceae resistentes a antimicrobianos em intervalos regulares, até mesmo quando não existem episódios reconhecidos de infecção clínica. Estas culturas de vigilância podem auxiliar no estabelecimento de uma taxa de colonização basal. Uma alta taxa de colonização basal na UTI neonatal pode indicar transmissão interpessoal. Qualquer taxa de infecção que se desvie do valor basal deve ser adicionalmente investigada. Quando for observada uma elevação a partir da taxa de infecção basal, iniciativas para a melhora da qualidade obtêm sucesso na redução das infecções hospitalares.

Prevenção

Ao considerar a prevenção, deve-se abordar os fatores predisponentes intrínsecos e extrínsecos. Os fatores de risco intrínsecos para o paciente neonatal incluem prematuridade, peso baixo ao nascimento, ruptura prematura das membranas e doença materna. Os fatores de risco extrínsecos incluem ventilação mecânica, acessos centrais e outros dispositivos e procedimentos invasivos conduzidos na UTI neonatal. A colonização intestinal com organismos de alto risco, tais como estreptococos do Grupo B, *Serratia* e BLAE também é um fator de risco extrínseco para os pacientes da UTI neonatal (24).

Precauções padrão

As precauções padrão são projetadas para proteger os profissionais de saúde e prevenir a disseminação de infecções entre os pacientes. As precauções padrão incluem a higienização das mãos, o uso de equipamentos de proteção pessoal (avental, luvas, máscara), práticas de injeção seguras, manuseio seguro de equipamentos ou superfícies possivelmente contaminados e higienização respiratória e etiqueta para a tosse (25).

Higienização das mãos

A ausência de higienização das mãos é a fonte mais frequente (e mais importante) de transmissão de patógenos nas instalações de atenção à saúde, e a instituição da estrita higienização das mãos é a medida corretiva mais efetiva. A higienização das mãos é um termo geral, que se aplica à lavagem com água e sabão simples ou água e sabão antisséptico, ou ao uso de um produto antisséptico sem água. O ambiente de um paciente, incluindo áreas sujeitas a muitos toques, tais como monitores, roupas de cama e móveis ao lado do leito, podem se tornar contaminados pela flora do paciente, levando à contaminação das mãos dos profissionais de saúde durante atividades "limpas".

Os antissépticos para as mãos podem reduzir significativamente a incidência de IACS. Géis antissépticos sem água para as mãos são o método para a antissepsia das mãos preferível à lavagem com água e sabão antimicrobiano. A higienização das mãos deve ser reforçada entre os contatos com os pacientes, antes e após os procedimentos, e após a remoção das luvas. Os 5 Momentos para a Higienização das Mãos da Organização Mundial da Saúde (antes de tocar em um paciente, antes do procedimento antisséptico, após o risco de exposição aos líquidos corporais, após tocar em um paciente, e após tocar nas adjacências de um paciente) são a estrutura mais reconhecida para medir as oportunidades para a higienização das mãos e estão ilustrados na Figura 45.2 (25).

Os géis para as mãos sem água e à base de álcool são fortemente recomendados pelo Centers for Disease Control e pela Organização Mundial da Saúde. Estes produtos antissépticos previnem a transmissão de patógenos de modo mais eficaz do que a lavagem padrão ou a antissepsia das mãos com sabões antimicrobianos (26). Os produtos alcoólicos sem água apresentam uma excelente atividade contra bactérias gram-positivas e gram-negativas, incluindo patógenos multirresistentes, a maior parte dos vírus e diversos fungos. Os produtos alcoólicos para as mãos são seguros, efetivos e de ação rápida, mas são efetivos apenas se for aplicada uma quantidade de produto suficiente para molhar as partes de cima e de baixo de cada mão, entre os dedos e sob as unhas (ver a Figura 45.3). É importante esfregar as mãos em conjunto após a aplicação, até que todo o álcool tenha evaporado. Além disso, estes produtos não são efetivos quando as mãos estão visivelmente sujas; portanto, deve ser realizada a lavagem das mãos com água e sabão (ver a Figura 45.4). Distribuidores de gel à base de álcool para as mãos devem ser posicionados perto do leito do paciente para um fácil acesso imediatamente antes e após o cuidado do paciente.

É importante fornecer uma loção compatível com clorexidina para os profissionais de saúde. A loção para as mãos pode aumentar a hidratação da pele e repor os lipídios cutâneos eliminados, que contribuem para a função de barreira da pele normal. A irritação da pele leva ao ressecamento e à formação de fissuras da pele. A ruptura da pele pode levar a menos lavagens e à colonização mais frequente por estafilococos e bacilos gram-negativos.

Unhas artificiais são um risco em particular. A limpeza de rotina não remove as bactérias de modo eficaz, e o seu uso deve ser banido para os cuidadores diretos na UTI neonatal. Diretrizes específicas a serem seguidas pelos profissionais de saúde são igualmente importantes para ajudar a facilitar as melhoras do sistema e incluem exigências em relação ao monitoramento detalhado para (a) registrar periodicamente a quantidade de episódios de higienização das mãos por parte da equipe, em comparação à quantidade de oportunidades para a higienização das mãos e para fornecer *feedback* para a equipe a respeito do seu desempenho, (b) registrar o volume de produto para as mãos à base de álcool utilizado por 1.000 pacientes-dia, (c) registrar a aderência às políticas a respeito de unhas artificiais, e (d) quando ocorrerem surtos de infecção, avaliar a adequação da higienização das mãos dos profissionais de saúde.

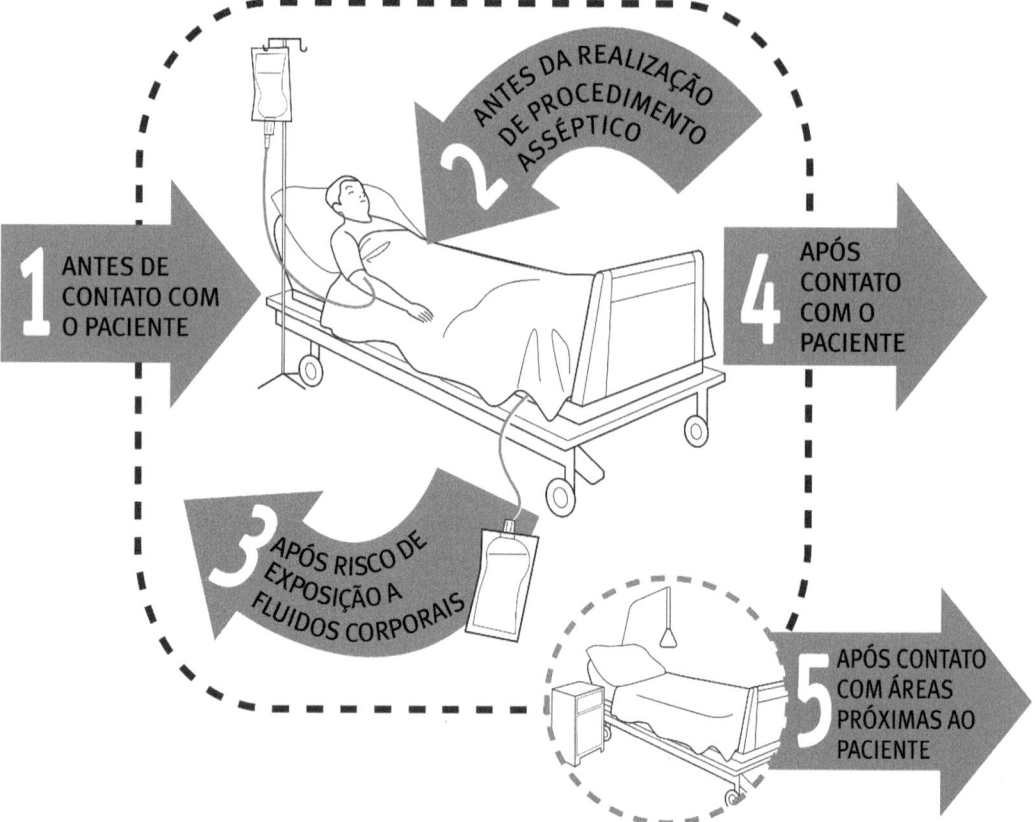

Figura 45.2 Os 5 momentos para a higienização das mãos da Organização Mundial da Saúde. De World Health Organization's 5 Moments for Hand Hygiene in acute care settings. Reproduzida, com permissão do editor, de "Five Moments for Hand Hygiene," World Health Organization, 2009, http://www.who.int/gpsc/tools/Five_moments/en/. Acesso em setembro de 2014.

Como Fazer a Fricção Antisséptica das Mãos com Preparações Alcoólicas?

Friccione as mãos com preparações alcoólicas
Higienize as mãos com água e sabonete quando estiverem visivelmente sujas

 Duração de todo o procedimento: 20 a 30 seg

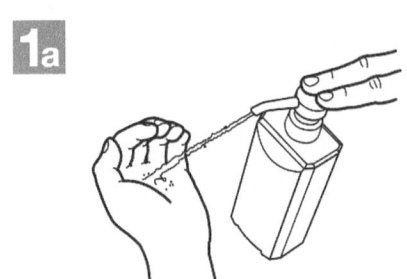

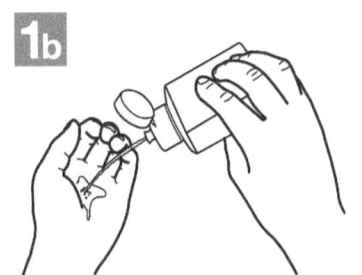

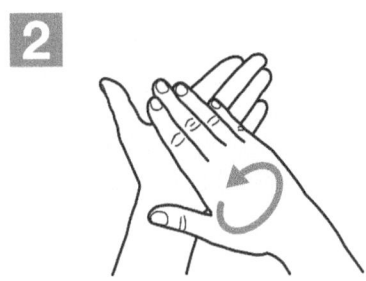

Aplique uma quantidade suficiente de preparação alcoólica em uma mão em forma de concha para cobrir todas as superfícies das mãos.

Friccione as palmas das mãos entre si.

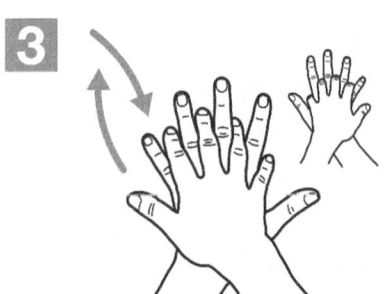

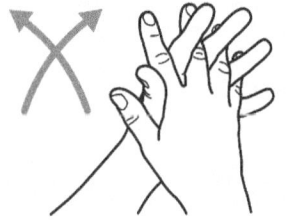

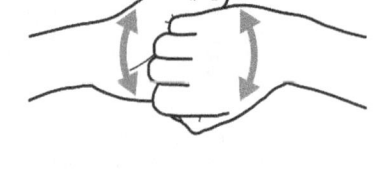

Friccione a palma direita contra o dorso da mão esquerda, entrelaçando os dedos e vice-versa.

Friccione a palma das mãos entre si com os dedos entrelaçados.

Friccione o dorso dos dedos de uma mão com a palma da mão oposta, segurando os dedos e vice-versa.

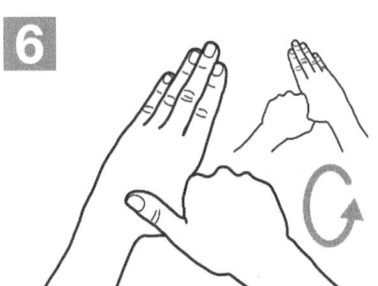

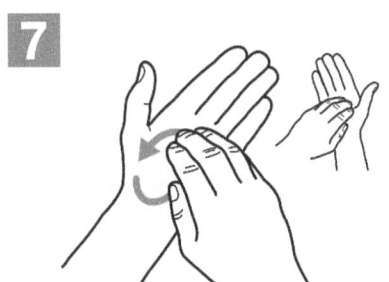

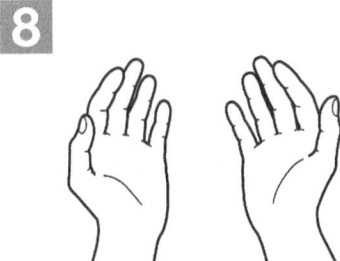

Friccione o polegar esquerdo, com o auxílio da mão direita, utilizando-se de movimento circular e vice-versa.

Friccione as polpas digitais e unhas da mão direita contra a palma da mão esquerda, fazendo um movimento circular e vice-versa.

Quando estiverem secas, suas mãos estarão seguras.

Figura 45.3 Organização Mundial da Saúde: Como fazer a fricção anti-séptica das mãos com preparações alcoólicas? De World Health Organization's 5 Moments for Hand Hygiene in acute care settings. Reproduzida, com permissão do editor, de "Five Moments for Hand Hygiene," World Health Organization, 2009, http://www.who.int/gpsc/tools/Five_moments/en/, Acesso em setembro de 2014.

Como Higienizar as Mãos com Água e Sabonete?

**Higienize as mãos com água e sabonete apenas quando estiverem visivelmente sujas!
Senão, friccione as mãos com preparações alcoólicas!**

 Duração de todo o procedimento: 40 a 60 seg

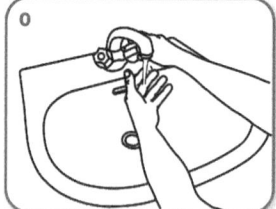

0. Molhe as mãos com água.

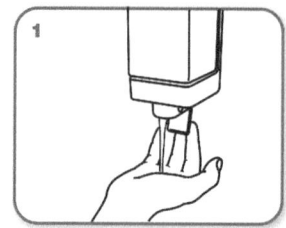

1. Aplique na palma da mão quantidade suficiente de sabonete líquido para cobrir todas as superfícies das mãos.

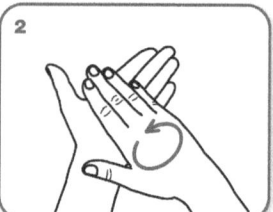

2. Ensaboe as mãos friccionando-as entre si.

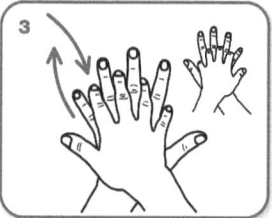

3. Esfregue a palma da mão direita contra o dorso da mão esquerda, entrelaçando os dedos e vice-versa.

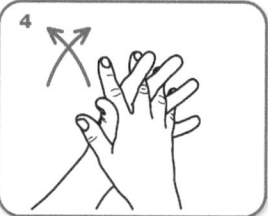

4. Entrelace os dedos e friccione os espaço interdigitais.

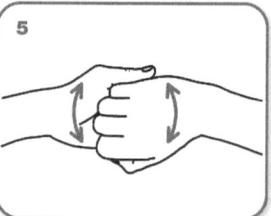

5. Esfregue o dorso dos dedos de uma mão com a palma da mão oposta, segurando os dedos, com movimento de vai-e-vem e vise-versa.

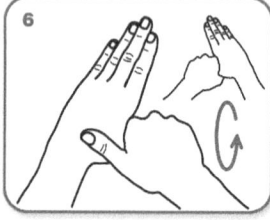

6. Esfregue o polegar esquerdo contra a palma da mão direita, utilizando-se de movimento circular e vice-versa.

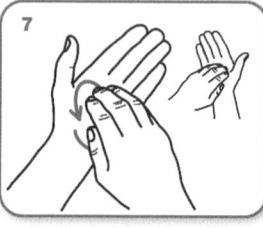

7. Friccione as polpas digitais e unhas da mão direita contra a palma da mão esquerda, fazendo movimento circular e vice-versa.

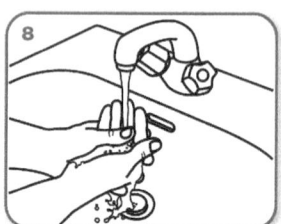

8. Enxague bem as mãos com água.

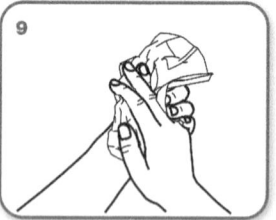

9. Seque as mãos com papel toalha descartável.

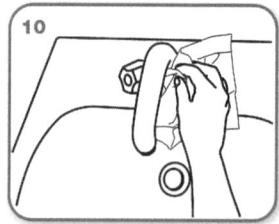

10. No caso de torneiras com contato manual para fechamento, sempre utilize papel toalha.

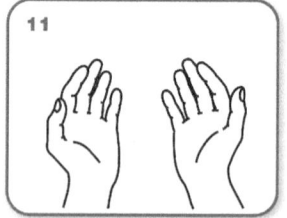

11. Agora suas mãos estão seguras.

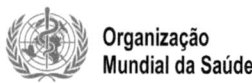

Figura 45.4 Organização Mundial da Saúde: Técnica de lavagem das mãos. De World Health Organization's 5 Moments for Hand Hygiene in acute care settings. Reproduzido, com permissão do editor, de "Five Moments for Hand Hygiene," World Health Organization, 2009, http://www.who.int/gpsc/tools/Five_moments/en/, Acesso em setembro de 2014.

Cuidado da pele, dos olhos e do cordão

RNs de peso muito baixo apresentam barreiras epidérmicas inadequadas e, portanto, um elevado risco de infecção. É necessário cautela para evitar danos à pele do RN. Os RNs a termo podem ser banhados com imersão em água morna pura no máximo 3 vezes/semana nas primeiras 2 a 4 semanas. Técnicas de banho sem imersão devem ser utilizadas para os RNs pré-termo. Sabão não é recomendado, tendo em vista que ele interrompe o desenvolvimento do manto ácido, que é uma exigência para o desenvolvimento da flora bacteriana benéfica da pele. Entretanto, se estiver presente muita sujidade, pode ser utilizado um sabão suave com pH neutro (27). A aplicação rotineira de emolientes tópicos sobre a pele para melhorar a função de barreira não é uma prática recomendada na UTI neonatal. O banho de todo o corpo com antisséptico não é necessário para o cuidado rotineiro, mas pode ser indicado durante surtos. Quando são necessários agentes antissépticos, a clorexidina é uma opção segura; ela é menos tóxica do que o hexaclorofeno, e a absorção cutânea é insignificante. Iodóforos podem não ser seguros para o banho em virtude da absorção do iodo.

O cordão umbilical é um possível ponto de entrada para os patógenos que causam doença invasiva em RNs. Embora o cuidado do cordão com clorexidina tenha sido efetivo para reduzir a colonização e a infecção em alguns centros, as atuais diretrizes da Organização Mundial da Saúde recomendam o cuidado do cordão a seco, sem a aplicação de substâncias (incluindo clorexidina) sobre o cordão em países com baixas taxas de mortalidade neonatal, tais como nos EUA. O cuidado do cordão a seco tem sido o padrão de tratamento na maior parte dos berçários e das unidades de terapia intensiva neonatais dos EUA.

Uma única aplicação, em ambos os olhos, de tetraciclina tópica a 1% ou eritromicina tópica a 0,5% dentro de 1 hora do parto previne a oftalmia gonocócica. Deve ser utilizado um único frasco para prevenir a infecção cruzada.

Infecções associadas a dispositivos

As ICSRCC mais sérias são associadas a cateteres venosos centrais, especialmente aqueles inseridos em pacientes de UTI colonizados por organismos hospitalares. Estes cateteres são utilizados por períodos de tempo prolongados e são manipulados diversas vezes a cada dia para administrar líquidos, medicamentos e hemoderivados. Os cateteres também são acessados para a obtenção de sangue, aumentando o potencial de contaminação e infecção subsequente.

A migração dos organismos da pele que se encontram no local de inserção para dentro do trato do cateter cutâneo, com a colonização da ponta do cateter, é a via de infecção mais comum para os cateteres de inserção periférica a curto prazo. A contaminação do conector do cateter contribui substancialmente para a colonização intraluminal dos cateteres a longo prazo. Os cateteres também podem se tornar semeados pela via hematógena, a partir de outro foco de infecção. A contaminação de infusões é menos comum, mas leva à infecção da corrente sanguínea relacionada aos cateteres.

Pesquisas extensivas e convincentes demonstram que o risco de infecção declina após a padronização do cuidado asséptico do cateter. Equipes especializadas na via IV são altamente efetivas para reduzir a incidência de infecções relacionadas aos cateteres. As melhoras são observadas quando uma equipe limitada de pessoas qualificadas realiza, de modo consistente, as inserções dos acessos centrais.

Os cateteres umbilicais devem ser removidos assim que possível quando deixarem de ser necessários. Não foi observada nenhuma relação entre a duração da cateterização e a probabilidade diária de infecção, sugerindo que a substituição rotineira da maior parte dos cateteres venosos centrais não reduz a incidência de infecções relacionadas a cateter (28).

Prevenção de infecções da corrente sanguínea relacionadas a cateteres

Para prevenir infecções, todos os cateteres centrais devem ser inseridos com a utilização de técnica estéril, incluindo aventais, luvas, máscaras e gorros estéreis; lençóis estéreis grandes; e desinfecção apropriada da pele. Panos de campo estéreis pequenos, que não proporcionam um campo estéril adequado para a inserção de cateteres em RNs, devem ser evitados. As precauções estéreis máximas (lençóis grandes) ajudam a reduz a bacteriemia com cateteres venosos centrais em RNs (ver o Quadro 45.3). A clorexidina a 2% é o antisséptico cutâneo preferido, mas existem dados incompletos sobre a segurança para RNs com menos de 2 meses de idade. Álcool a 70% ou iodopovidona a 10% podem ser utilizados para estes RNs jovens. A pele deve ser "esfregada" por no mínimo 30 a 60 segundos e deve ser possibilitado que ela seque completamente. A iodopovidona a 10% demora no mínimo 2 a 3 minutos para secar ao ar e não é efetiva até que esteja completamente seca. É necessário cautela ao utilizar estas soluções; a pele frágil do RN muito imaturo é muito suscetível a queimaduras químicas e a área deve ser limpa com água estéril após o uso do antisséptico cutâneo. Em situações de fragilidade extrema da pele, deve-se considerar o uso de água estéril apenas para enxaguar a área, embora uma recomendação geral para tanto não possa ser realizada neste momento.

O curativo do local do cateter requer trocas quando se torna úmido, solto, ou visivelmente sujo. Curativos com gaze devem ser substituídos a cada 2 dias e curativos transparentes a cada 7 dias, exceto para os pacientes nos quais o risco de deslocamento do cateter supere o benefício da troca do curativo (29). Devem ser utilizadas luvas limpas ou estéreis no momento da troca dos curativos.

QUADRO 45.3

Medidas de prevenção de infecções da corrente sanguínea relacionadas com cateteres centrais (ICSRCC).

Antes da inserção
1. Lista de indicações, com base em evidências, para o uso de cateter venoso central

À inserção
1. Higienização das mãos antes de inserir e manipular os acessos. Utilizar gel sem água à base de álcool ou água e sabão antisséptico
2. Utilizar as barreiras estéreis máximas durante a inserção de acessos centrais
3. Gliconato de clorexidina > 0,5% com álcool para a antissepsia da pele antes da inserção (recém-nascidos a termo ou idade pós-gestacional > 2 semanas; caso contrário, utilizar álcool)

Após a inserção
1. Esfregar e conectar – antes de acessar os conectores dos cateteres, aplique fricção com uma preparação de gliconato de clorexidina alcoólica, álcool a 70%, ou iodopovidona. O gliconato de clorexidina alcoólico apresenta atividade residual
2. Monitorar a adesão à desinfecção do conector
3. Remover os cateteres não essenciais, revisar diariamente a necessidade de acessos centrais e remover assim que deixem de ser necessários
4. Para os cateteres não tunelizados, trocar os curativos e realizar o cuidado do local com gliconato de clorexidina a cada 5 a 7 dias, ou imediatamente, se o curativo estiver sujo; trocar curativos com gaze a cada 2 dias, ou antes disso, se sujos
5. Substituir os conjuntos de administração não utilizados para sangue, hemoderivados, ou lipídios em não mais que 96 h
6. Realizar a vigilância em relação a ICSRCC por 1.000 cateter-dia e relatar os dados para o comitê de controle de infecções e liderança hospitalar
7. Orientar os cuidadores sobre a prevenção de ICSRCC

Fonte: Marschall J, Mermel L, Fakih M et al. Strategies to prevent central line-associated bloodstream infections in acute care hospitals: 2014 update. *Infect Control Hosp Epidemiol* 2014;35(7):753.

Não são recomendados antibióticos tópicos ou cremes no local de inserção do cateter, tendo em vista que eles promovem infecções fúngicas e resistência a antimicrobianos.

O cuidado do conector do cateter deve consistir na desinfecção antes de se acessar o cateter, por meio da aplicação vigorosa de fricção mecânica com uma preparação de clorexidina alcoólica, álcool a 70%, ou iodopovidona durante não menos do que 5 segundos (29). A contaminação do conector pode ser prevenida mantendo-se a esterilidade do cateter durante as trocas no acesso e por meio da efetiva higienização das mãos e do uso de um campo estéril sob o conector. Componentes e torneiras desnecessários devem ser excluídos sempre que possível. Todos os tubos utilizados para administrar sangue, hemoderivados ou emulsões lipídicas devem ser substituídos dentro de 24 horas da administração da infusão. Infusões de soluções que contenham lipídios devem ser concluídas dentro de 24 horas e que contenham sangue ou hemoderivados dentro de 4 horas. Uma porta deve ser designada exclusivamente para a nutrição parenteral, se for utilizado um cateter com lúmen múltiplo.

Prevenção da pneumonia adquirida durante a ventilação mecânica

As medidas preventivas básicas recomendadas para a PAVM em RNs pré-termo incluem o uso de ventilação não invasiva com pressão positiva em populações selecionadas, a minimização da duração da ventilação mecânica, a realização de avaliações diárias sobre a possibilidade de extubação, a minimização do uso de sedação quando possível, evitar extubações não planejadas, o uso de água estéril para proporcionar o cuidado oral, a minimização de quebras no circuito do ventilador, e a quebra do circuito apenas em virtude de sujidade visível ou mau funcionamento. As abordagens preventivas adicionais para prevenir a PAVM, em relação às quais a eficácia é desconhecida, mas com risco de dano mínimo, incluem posicionamento em decúbito lateral, posicionamento de Trendelenburg reverso, e sistemas de aspiração fechados (ver o Quadro 45.4) (30).

Uso racional de antimicrobianos

O uso criterioso de antibióticos é essencial para prevenir o surgimento de resistência a antibióticos nas UTI neonatais.

Em resposta ao surgimento de organismos multidrogarresistentes (MDR) e das resultantes infecções oportunistas, tais como candidíase e ECN, as UTI neonatais estão formando equipes para o uso racional de antimicrobianos, compostas por neonatologista, infectologista e farmacêutico, com o apoio administrativo e técnico do hospital. Uma importante função da equipe de uso racional é a rápida redução da terapia com antimicrobianos em RNs, tendo em vista o uso disseminado de antibióticos empíricos na UTI neonatal. Outra situação clínica comum que aumenta o uso de antibióticos é a sepse com cultura negativa. Quando ocorre o retorno de culturas negativas em 48 horas, mas o RN não está melhorando, não existe uma orientação específica em relação à duração ideal do tratamento com antibióticos. Finalmente, a corioamnionite materna apresenta um desafio para o uso criterioso de antibióticos, tendo em vista que os RNs com mães pré-tratadas apresentarão cultura negativa, mas ainda necessitarão de terapia com antibióticos (31).

A medição precisa da duração do uso dos antibióticos pode ser uma métrica útil para um programa de uso racional de antimicrobianos. Esta métrica impõe desafios quando os RNs foram transferidos de instalações externas, nas quais foram administrados antibióticos. A avaliação do uso de antibióticos com o uso de dados microbiológicos locais para orientar a terapia também pode ser útil. Por exemplo, se o antibiograma específico da UTI neonatal da instituição demonstrar 23% de colonização com BLAE, e houver suspeita clínica de sepse em um paciente, a escolha do regime de antibióticos empíricos, neste caso, deve incluir meropeném ou cefepima, que apresentam atividade contra BLAE (32).

Para aumentar a confiabilidade das hemoculturas (e, portanto, da seleção precisa de antibióticos), a American Academy of Pediatrics recomenda a coleta de no mínimo 1 mℓ de sangue para cultura em pacientes com suspeita de sepse. O uso de biomarcadores, tais como PC-R, procalcitonina e citocinas, pode aumentar o valor preditivo negativo de uma cultura estéril, proporcionando uma orientação adicional para a instituição da terapia antimicrobiana. Entretanto, o uso destes biomarcadores ainda não é um consenso comum nos ambientes das UTI neonatais. Finalmente, a auditoria prospectiva e o *feedback* por parte da equipe de uso racional de antimicrobianos proporcionam uma oportunidade para direcionar a terapia antimicrobiana, incluindo a seleção e a duração dos medicamentos.

Consideração sobre o cuidado centrado na família

O aumento de rodadas centradas na família apresenta desafios na UTI neonatal, na qual a introdução de patógenos comunitários pode resultar em doença de risco à vida para os RNs com peso baixo ao nascimento e vulneráveis. Todos os visitantes com quaisquer sinais de doença respiratória ou gastrintestinal devem ser submetidos à restrição de visitas à UTI neonatal, e durante a temporada de influenza, todos os visitantes devem ter recebido a vacina contra a influenza.

A prevenção e o controle das infecções são componentes cruciais da segurança do paciente e da sobrevida ideal dos RNs hospitalizados na UTI neonatal. As equipes da UTI neonatal que proporcionam os cuidados aos RNs vulneráveis devem compreender a sua função na prevenção de IACS.

QUADRO 45.4

Medidas para a prevenção da pneumonia associada à ventilação mecânica (PAVM).

Prática básica:
1. Utilize ventilação com pressão positiva não invasiva
2. Minimize a duração da ventilação mecânica
3. Avalie diariamente a possibilidade de extubação
4. Maneje os pacientes sem sedação, sempre que possível
5. Evite a extubação não planejada
6. Proporcione o cuidado oral regular com água estéril
7. Minimize a quebra do circuito do ventilador
8. Troque o circuito do ventilador apenas quando visivelmente sujo ou com mau funcionamento

Abordagens especiais se as taxas de PAVM permanecerem altas
Posicionamento em decúbito lateral
Sistemas de aspiração fechados/em linha

Fonte: Klompas M, Branson R, Eichenwald E et al. Strategies to prevent ventilator-associated pneumonia in acute care hospitals: 2014 update. *Infect Control Hosp Epidemiol* 2014;35(8):133.

REFERÊNCIAS BIBLIOGRÁFICAS

1. National Healthcare Safety Network. http://www.cdc.gov/nhsn/pdfs/datastat/nhsn-report-2011-data-summary.pdf. Accessed on September 2, 2014.
2. Sohn AH, Garrett DO, Sinkowitz-Cochran RL, et al. Prevalence of nosocomial infections in neonatal intensive care unit patients: results from the first national point-prevalence survey. *J Pediatr* 2001;139:821.
3. Stoll BJ, Hansen N. Fanaroff A, et al. Late onset sepsis in very low birth weight neonates: the experience of the NICHD Neonatal Research Network. *Pediatrics* 2002;110:285.
4. St Geme JW III, Bell LM, Baumgart S, et al. Distinguishing sepsis from blood culture contamination in young infants with blood cultures growing coagulase-negative staphylococci. *Pediatrics* 1990;86(2):157.
5. Polin RA, Denson S, Brady MT. Epidemiology and diagnosis of health care-associated infections in the NICU. *Pediatrics* 2012;129(4):e1104.
6. Stoll BJ, Hansen N, Fanaroff AA, et al. To tap or not to tap: high likelihood of meningitis without sepsis among very low birth weight infants. *Pediatrics* 2004;113:1181.

7. Fridkin SK, Kaufman D, Edwards JR, et al. Changing incidence of *Candida* bloodstream infections among NICU patients in the United States: 1995–2004. *Pediatrics* 2006;117(5):1680.
8. Hammoud MS, Al-Taiar A, Fouad M. Persistent candidemia in neonatal care units: risk factors and clinical significance. *Int J Infect Dis* 2013;17(8):624.
9. Saiman L, Ludington E, Pfaller M, et al. Risk factors for candidemia in neonatal intensive care unit patients. The National Epidemiology of Mycosis Survey study group. *Pediatr Infect Dis J* 2000;19:319.
10. Ward LP, Tisdale EA, Brady RC. Challenge in caring for the neonate who acquires methicillin-resistant *Staphylococcus aureus* via vertical transmission. *Clin Pediatr* 2013;52(5):468.
11. Ang JY, Lua JL, Turner DR, et al. Vancomycin-resistant Enterococcus faecium endocarditis in a premature infant successfully treated with linezolid. *Pediatr Infect Dis J* 2003;22(12):1101.
12. Beneri CA, Nicolau DP, Seiden HS, et al. Successful treatment of a neonate with persistent vancomycin-resistant enterococcal bacteremia with a daptomycin-containing regimen. *Infect Drug Resist* 2008;1:9.
13. Singh N, Leger MM, Campbell J, et al. Control of vancomycin-resistant enterococci in the neonatal intensive care unit. *Infect Control Hosp Epidemiol*. 2005;26(7):646.
14. Leigh L, Stoll BJ, Rahman M, et al. Pseudomonas aeruginosa infection in very low birth weight infants: a case-control study. *Pediatr Infect Dis J* 1995;14:367.
15. Maherzi M, Guignard JP, Torrado A. Urinary tract infection in high-risk newborn infants. *Pediatrics* 1978;62:521.
16. Calfee D, Salgado C, Milstone A. Strategies to prevent methicillin-resistant *Staphylococcus aureus* transmission and infection in acute care hospitals: 2014 update. *Infect Control Hosp Epidemiol* 2014;35(7):772.
17. Pittet D, Hugonnet S, Harbarth S, et al. Effectiveness of a hospital-wide programme to improve compliance with hand hygiene. Infection Control Programme. *Lancet* 2000;356:1307.
18. Black CP. Systematic review of the biology and medical management of respiratory syncytial virus infection. *Respir Care* 2003;48:209; discussion 231.
19. Abzug MJ, Beam AC, Gyorkos EA, et al. Viral pneumonia in the first month of life. *Pediatr Infect Dis J* 1990;9:881.
20. Calkavur S, Olukman O, Ozturk AT, et al. Epidemic adenoviral keratoconjunctivitis possibly related to opthalmalogic procedures in a neonatal intensive care unit:lessons from an outbreak. *Ophthalmic Epidemiol* 2012;19(6);371.
21. Boccia D, Stolfi I, Lana S, et al. Nosocomial necrotising enterocolitis outbreaks: epidemiology and control measures. *Eur J Pediatr* 2001;160:385.
22. Cytomegalovirus (CMV) and Congenital CMV Infection. Centers for Disease Control and Prevention. http://www.cdc.gov/cmv/trends-stats.html. Accessed on September 6, 14.
23. Fuchs I, Golan A, Borer A, et al. Proactive approach to containment of enterovirus infection in the nursery. *Clin Pediatr* 2013;52(7)639.
24. Carl M, Ndao I, Springman A. Sepsis from the gut: the enteric habitat of bacteria that cause late-onset neonatal bloodstream infections. *Clin Infect Dis* 2014;58(9):1211.
25. World Health Organization's 5 Moments for Hand Hygiene in acute care settings. Reproduced, with permission of the publisher, from "Five Moments for Hand Hygiene," World Health Organization, 2009, http://www.who.int/gpsc/tools/Five_moments/en/. Accessed on September 2014.
26. 2007 Guideline for Isolation Precautions: Preventing Transmission of Infectious Agents in Healthcare Settings. Centers for Disease Control. http://www.cdc.gov/hicpac/pdf/isolation/isolation2007.pdf. Accessed on September 6, 2014.
27. Darmstadt G, Dinulos J. Neonatal skin care. *Pediatr Clin North Am* 2000;47(4):757.
28. Stenzel JP, Green TP, Fuhrman BP, et al. Percutaneous central venous catheterization in a pediatric intensive care unit: a survival analysis of complications. *Crit Care Med* 1989;17:984.
29. Marschall J, Mermel L, Fakih M, et al. Strategies to prevent central line-associated bloodstream infections in acute care hospitals: 2014 update. *Infect Control Hosp Epidemiol* 2014;35(7):753.
30. Klompas M, Branson R, Eichenwald E, et al. Strategies to prevent ventilator-associated pneumonia in acute care hospitals: 2014 update. *Infect Control Hosp Epidemiol* 2014;35(8):133.
31. Cantey J, Patel S. Antimicrobial Stewardship in the NICU. *Infect Dis Clin North Am* 2014;28:247.
32. Anderson B, Nicholas S, Sprague B, et al. Molecular and descriptive epidemiology of multi-drug resistant Enterobacteriaceae in hospitalized infants. *Infect Control Hosp Epidemiol* 2008;29(3):250.

46 Distúrbios Neurológicos e Neuromusculares
Andrew Whitelaw, Damjan Osredkar e Marianne Thoresen

INTRODUÇÃO

Um objetivo central na medicina perinatal é a sobrevida do recém-nascido sem comprometimento do neurodesenvolvimento. As melhoras na obstetrícia e na neonatologia reduziram muito a taxa de mortalidade neonatal nas últimas décadas, e as lesões cerebrais traumáticas diminuíram, bem como a espinha bífida. Entretanto, o aumento da sobrevida de recém-nascidos com idade gestacional extremamente baixa e daqueles com condições antes letais significou que, em geral, a incidência de distúrbios neurológicos em recém-nascidos não foi reduzida substancialmente. A lesão cerebral durante a gravidez, o parto e o período neonatal é uma importante causa de incapacidade permanente e pesquisas laboratoriais e clínicas estão começando a administrar tratamentos que podem prevenir a lesão cerebral ou auxiliar na recuperação do cérebro após a lesão. Além dos distúrbios cerebrais, existe uma crescente necessidade de diagnóstico e prognóstico acurados dos distúrbios neuromusculares, de modo que as famílias e os serviços de reabilitação possam se planejar antecipadamente e para que o aconselhamento genético possa ser fornecido antes da próxima gravidez. Tendo em vista que os intervalos de oportunidade terapêutica requerem um diagnóstico precoce e apresentam sérias consequências se estiverem ausentes, a avaliação e o diagnóstico neurológicos adquiriram uma nova urgência para os neonatologistas.

Neste capítulo, discutimos o exame neurológico clínico de um recém-nascido e resumimos como abordar os problemas neurológicos comuns na medida em que eles se apresentam a um neonatologista, incluindo o que segue:

- O recém-nascido a termo com encefalopatia após a asfixia ao nascimento
- O recém-nascido a termo em condição adequada ao nascimento e que posteriormente desenvolve convulsões
- O recém-nascido pré-termo com angústia respiratória de alto risco para hemorragia intraventricular (HIVe)
- O recém-nascido pré-termo aparentemente em condição adequada, mas de alto risco para leucomalacia periventricular (LPV)
- O recém-nascido com hipotonia acentuada, com ou sem fraqueza muscular.

As malformações congênitas do sistema nervoso, as infecções bacterianas e virais e os distúrbios metabólicos são discutidos nos Capítulos 35, 38 e 44.

EXAME NEUROLÓGICO DO RECÉM-NASCIDO

O neonatologista precisa conhecer a *idade gestacional* do recém-nascido e a idade pós-natal, se o lactente não for recém-nascido. O sistema nervoso está em contínuo desenvolvimento; o cérebro de um recém-nascido com 26 semanas de gestação é anatômica e funcionalmente muito diferente do cérebro de um recém-nascido com 40 semanas. A patogênese da lesão cerebral, o local anatômico, a apresentação clínica, o diagnóstico, o prognóstico e as possibilidades de tratamento são muito diferentes entre as 26 e 40 semanas, de modos que não são entre os 5 e 10 anos de idade. O tônus muscular e os reflexos se desenvolvem com a idade gestacional.

Além da detalhada revisão habitual, por parte do neonatologista, da gestação, do trabalho de parto e do parto, o histórico deve incluir uma revisão do histórico médico familiar e das complicações observadas durante gestações anteriores, incluindo um histórico de anomalias congênitas, natimortos e condições genéticas ou sindrômicas. O exame neurológico a seguir é modificado a partir daquele desenvolvido pela Dra. Lilly Dubowitz (1).

Em situações clínicas urgentes, o neonatologista deverá realizar o exame imediatamente e precisará adaptar a ordem e o conteúdo do exame para a condição clínica do recém-nascido. Entretanto, em situações estáveis, o estado de alerta silencioso é o melhor, nem com muita fome e nem muito sonolento, idealmente em cerca de 2 horas após a alimentação. Deve haver luz suficiente, porém não excessiva. As mãos do examinador devem estar quentes.

Muitas informações podem ser obtidas por meio de uma cuidadosa observação sem toque:

- O recém-nascido está acordado e alerta? (Figura 46.1A)
- O recém-nascido está excessivamente irritável? Se estiver chorando, a característica do choro é incomum?
- Existem sinais externos de anomalia congênita?
- Existem sinais de lesão, por exemplo, hematoma ou edema?
- Qual é a postura espontânea do recém-nascido? Um recém-nascido a termo normalmente apresentará os membros flexionados (Figura 46.1B).
- Existem movimentos espontâneos dos membros? Existem tremores ou movimentos rítmicos?
- Os movimentos dos olhos ocorrem em todas as direções e são coordenados? Existe nistagmo?

Nível de consciência

Se o neonatologista tiver sorte, o recém-nascido já estará acordado, alerta e respondendo ao som, à luz e ao toque.

Reação ao som

Entretanto, se o recém-nascido aparentemente estiver dormindo, é útil começar agitando um chocalho ou sino a aproximadamente 15 cm de cada orelha. Normalmente, isto estimulará o movimento dos membros ou da face. Este estímulo tem aproximadamente 80 dB e, portanto, fornecerá evidências de que o recém-nascido não é completamente surdo. Se o som for repetido diversas vezes, finalmente o recém-nascido deixará de responder. Esta "habituação" é uma resposta normal. Um recém-nascido a termo saudável se orientará em direção à fonte do som, movimentando a cabeça em direção a ela (Figura 46.1C).

Reação ao estímulo visual

Acender uma luz em frente de um recém-nascido normalmente induzirá movimentos de piscar. Se os olhos permanecerem abertos, poderá ser observada a constrição pupilar. Se os olhos permanecerem fechados, segurar o recém-nascido verticalmente e longe de luzes brilhantes pode fazer com que abra os olhos. Um recém-nascido a termo saudável e alerta movimentará os olhos para acompanhar um objeto vermelho (Figura 46.2A) ou uma face (Figura 46.2B) movimentando-os horizontalmente pelo campo visual. Esta manobra pode precisar ser repetida se inicialmente o recém-nascido não estiver na condição ideal; ela também revela movimentos anormais dos olhos, tais como nistagmo, fenômeno do sol poente etc.

Exame da cabeça

A tensão na fontanela anterior aumenta durante o choro, mas uma fontanela continuamente tensa, até mesmo quando o recém-nascido é segurado na posição ereta, sugere a elevação da pressão intracraniana. A circunferência craniana deve ser revisada e, se superior a 37 cm ou inferior a 32 cm a termo, deverá ser medida cuidadosamente mais uma vez (de modo fronto-occipital).

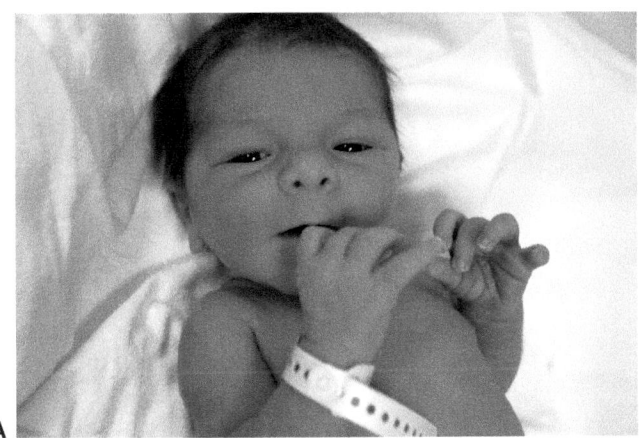
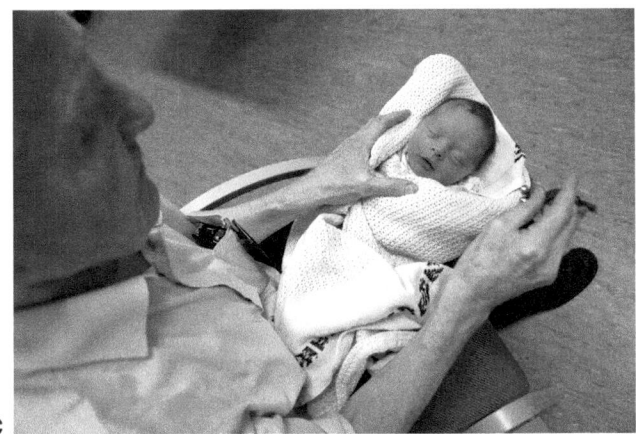
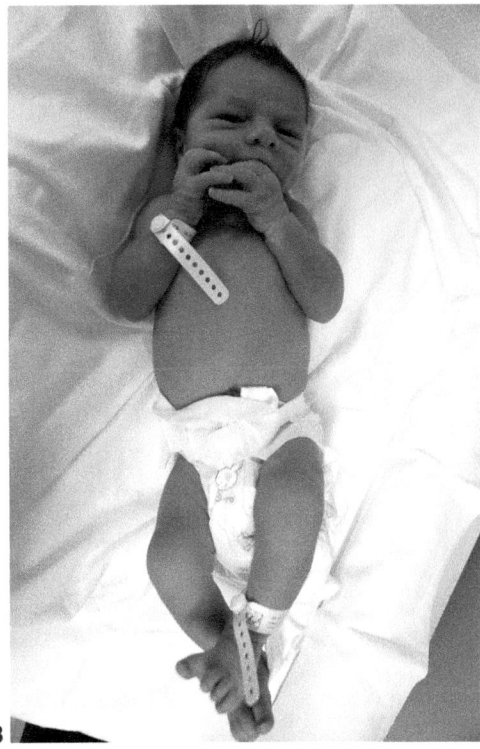

Figura 46.1 A. Este recém-nascido a termo está acordado, alerta e olhando à sua volta. **B.** Este recém-nascido a termo exibe postura normal, com os braços flexionados, as mãos abertas e os membros inferiores semiflexionados. **C.** Toque de um sino ao lado da cabeça para despertar o recém-nascido do sono e verificar a resposta ao som.

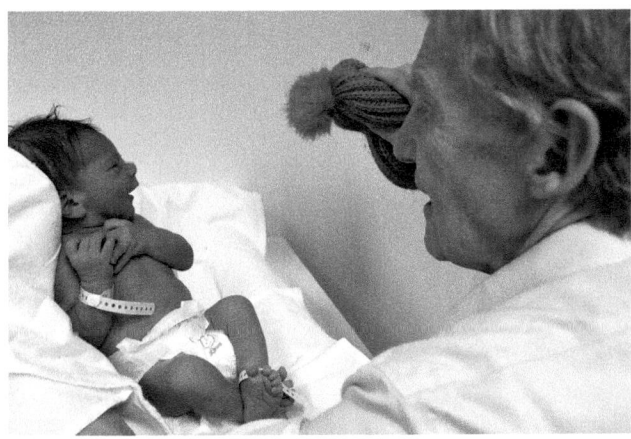
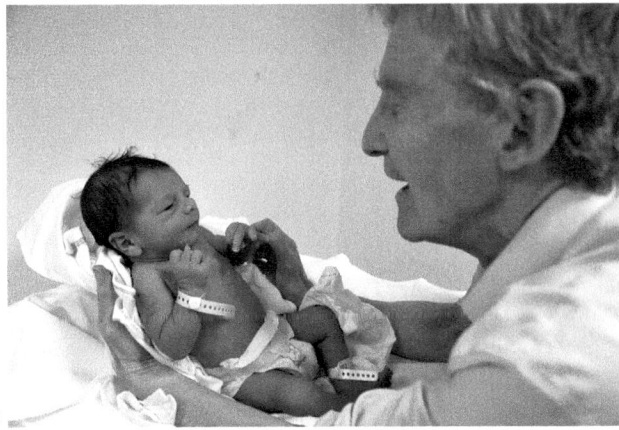

Figura 46.2 A. O recém-nascido está seguindo visualmente um objeto que se movimenta horizontalmente. **B.** O recém-nascido está seguindo visualmente uma face que se movimenta horizontalmente.

Tônus passivo nos membros

Com o recém-nascido na posição supina, puxe verticalmente os pulsos, suavemente, em sequência; observe o ângulo no cotovelo. Um recém-nascido a termo manterá o cotovelo a 100° ou menos, e um recém-nascido com menos de 32 semanas de gestação apresentará um ângulo do cotovelo superior a 140°.

O ângulo poplíteo pode ser medido por meio da flexão de cada coxa sobre o abdome e, em seguida, com um dedo atrás do calcanhar, com uma tentativa de endireitar o joelho. O ângulo poplíteo a termo é de aproximadamente 110°, mas antes de 32 semanas é superior a 140°. A tração da perna é medida segurando o pé e elevando a perna verticalmente. Um recém-nascido a termo manterá o joelho a 140°, mas em um recém-nascido com menos de 32 semanas, o ângulo será maior. Observe a assimetria.

Tônus no pescoço e tronco

Segure o recém-nascido na posição sentada e, em seguida, movimente o tronco discretamente à frente e possibilite que a cabeça seja flexionada sobre o peito (Figura 46.3A). Aguarde 30 segundos. Um recém-nascido a termo saudável tentará levantar a cabeça na vertical, mas pode não conseguir ou mantê-la assim (Figura 46.3B). Um recém-nascido pré-termo não conseguirá realizar isto.

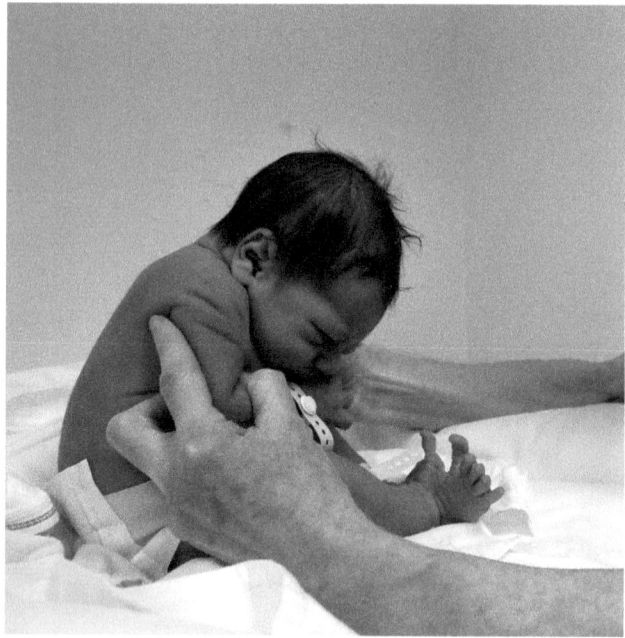 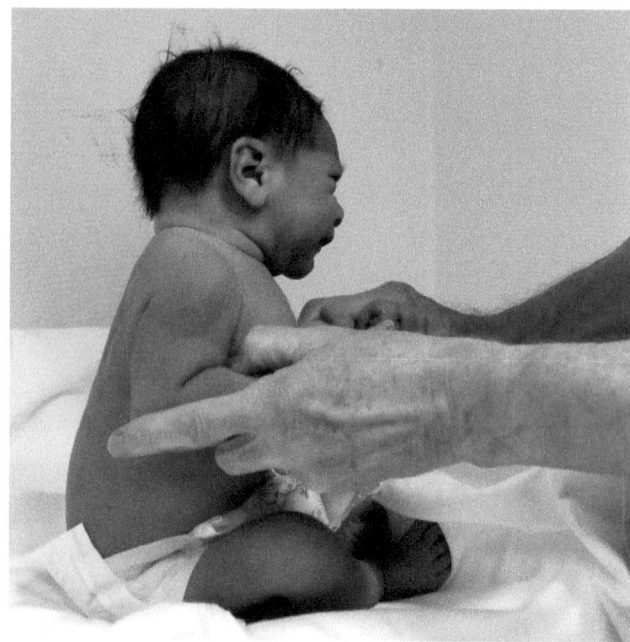

Figura 46.3 A. A partir da posição sentada, o recém-nascido é suavemente flexionado à frente. Inicialmente a cabeça é flexionada em direção ao tórax. **B.** O recém-nascido tenta estender a cabeça alinhada com o tronco.

Incline suavemente o recém-nascido para trás em 30 a 40°. Um recém-nascido a termo saudável manterá a cabeça alinhada ao tronco (Figura 46.4A-C), mas um recém-nascido pré-termo não manterá. A flexão do pescoço normalmente é tão boa quanto, ou melhor que a extensão do pescoço.

Com o recém-nascido na posição supina, utilize uma tração suave, segurando os pulsos para puxar o tronco até 45° na horizontal. Um recém-nascido a termo saudável flexionará a cabeça alinhada ao tronco. Os recém-nascidos pré-termo e aqueles com hipotonia não conseguem realizar isto. É importante diferenciar a "defasagem da cabeça" em virtude de hipotonia geral da hipertonia extensora do pescoço, na qual a flexão do pescoço está presente, mas é superada pela tensa extensão do pescoço.

Quando em suspensão prona (Figura 46.5A), um recém-nascido saudável normalmente manterá a cabeça alinhada ao tronco. Um recém-nascido hipotônico deixa a cabeça retornar para baixo (Figura 46.5B), enquanto a hipertonia extensora do pescoço manterá a cabeça acima da linha do tronco.

Reflexos primitivos

O histórico de alimentação fornecerá informações importantes sobre a presença de diversas funções integradas do sistema nervoso. Se o recém-nascido ainda não houver sido alimentado, a reação de sucção de um dedo enluvado é um sinal importante. O reflexo básico é provocado com um toque suave na lateral da boca.

O reflexo de Moro é provocado ao manter o recém-nascido na posição supina com os braços cruzados, em um ângulo discreto para a horizontal e, em seguida, possibilitando que a parte superior do tronco e a cabeça retornem em direção à horizontal. Em um recém-nascido a termo normal, os braços realizam a abdução e se estendem e em seguida realizam a adução e flexionam (Figura 46.6A a C). Em um recém-nascido prematuro normal, ocorrerão a abdução e a extensão, mas a subsequente adução e flexão contra a gravidade podem ser limitadas. Reservamos o teste em relação ao reflexo de Moro para os recém-nascidos com suspeita de lesão do plexo braquial, por exemplo, após a distocia do ombro. Se houver flexão total do bíceps e o ombro inteiro puder ser levantado (deltoide), como no reflexo de Moro, isto afasta a mais comum lesão do plexo braquial, a paralisia de Erb. A paralisia de Erb envolve as vértebras C5 e C6 e enfraquece os músculos bíceps, deltoide e supinador (Figura 46.6D). O movimento assimétrico também pode ocorrer em virtude de dor devido a uma fratura ou infecção óssea/articular. O movimento assimétrico normalmente não é uma característica do infarto cerebral unilateral (contrariamente ao acidente vascular cerebral no adulto).

Reflexos tendíneos

Os reflexos patelares podem ser provocados com o uso de dois dedos. O clônus no tornozelo é uma indicação de anormalidade, se mantido por mais de três batimentos. Não consideramos que o reflexo de aperto, o reflexo de passada, ou o reflexo de colocação sejam úteis para o diagnóstico neurológico. O exame neurológico no recém-nascido pré-termo difere daquele em um recém-nascido a termo (Quadro 46.1). Determinados sinais físicos, se definitivamente presentes, devem alertar o neonatologista (Quadro 46.2).

DIAGNÓSTICO DE MORTE CEREBRAL EM RECÉM-NASCIDOS

Até recentemente, o diagnóstico de morte cerebral em recém-nascidos (< 7 dias) não era considerado suficientemente confiável para ser utilizado para fins legais. Em 2011, a American Academy of Pediatrics e a Society of Critical Care Medicine publicaram diretrizes para a determinação da morte cerebral, que incluíram recém-nascidos com mais de 37 semanas de gestação e menos de 30 dias de idade (2). O Quadro 46.3 resume os critérios clínicos. Exames tais como eletroencefalograma (EEG) ou estudos do fluxo sanguíneo não foram considerados obrigatórios. O diagnóstico de morte cerebral não deve ser considerado confiável em recém-nascidos com menos de 37 semanas de gestação.

RECÉM-NASCIDO A TERMO COM ENCEFALOPATIA APÓS ASFIXIA AO NASCIMENTO

A asfixia ao nascimento significa redução de oxigênio crítica durante o trabalho de parto e o parto, suficiente para provocar acidose láctica e retardo no início da respiração. Portanto, os critérios

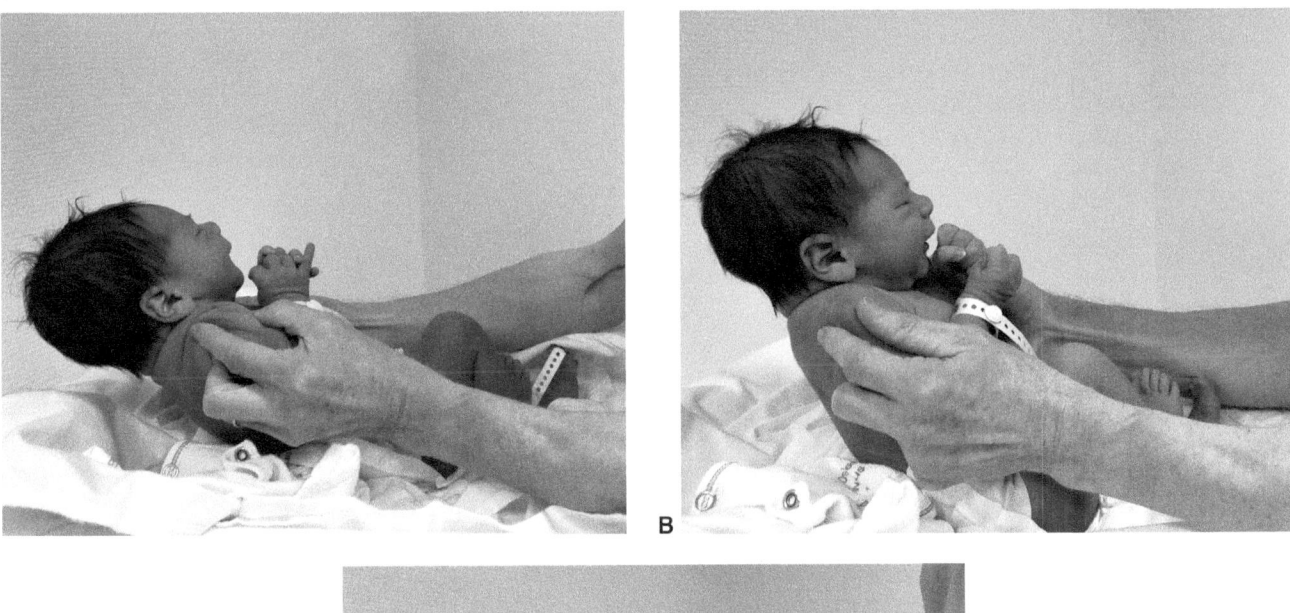
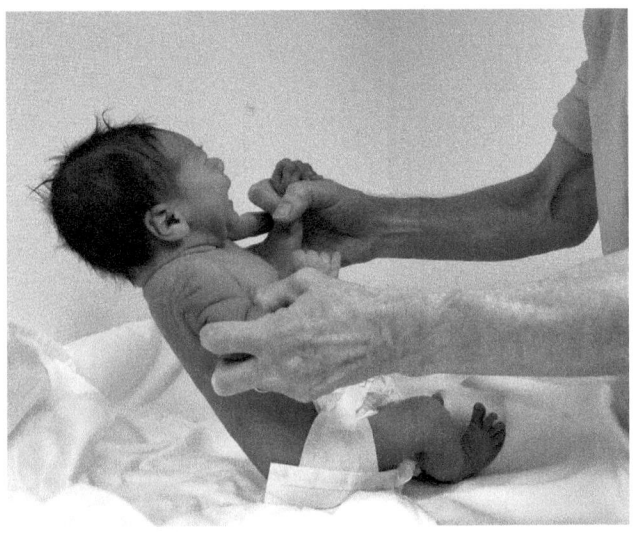

Figura 46.4 A. O recém-nascido é inclinado delicadamente para trás e tenta manter a cabeça alinhada com o tronco. **B e C.** O recém-nascido é inclinado para trás e continua a manter a cabeça alinhada com o tronco, sem defasagem da cabeça.

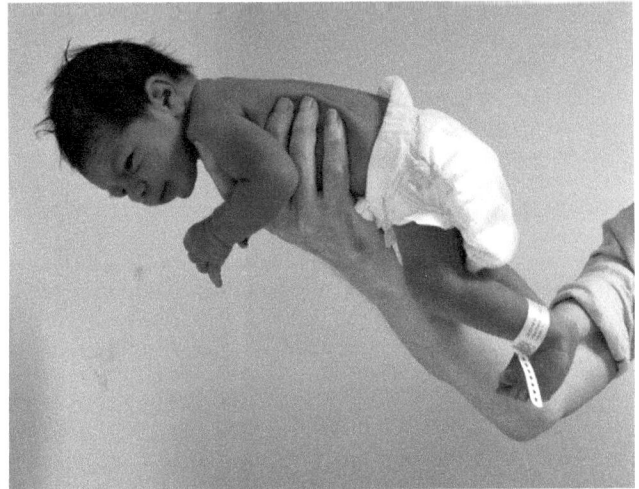
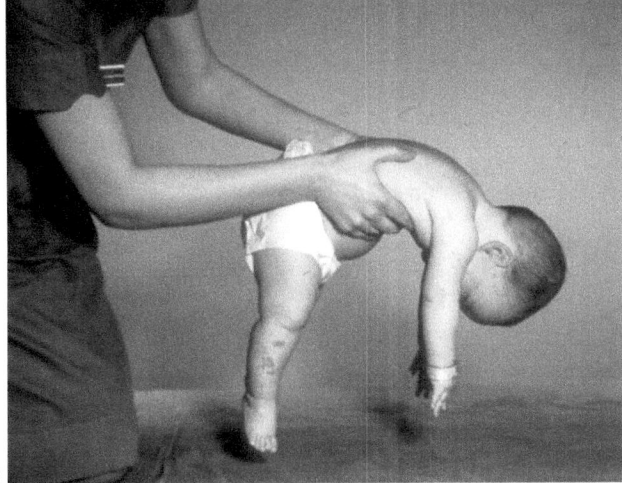

Figura 46.5 A. Em suspensão ventral, um recém-nascido saudável mantém a cabeça alinhada com o tronco, sem defasagem da cabeça. **B.** Em suspensão ventral, este "recém-nascido flácido" apresenta cabeça e membros pendentes.

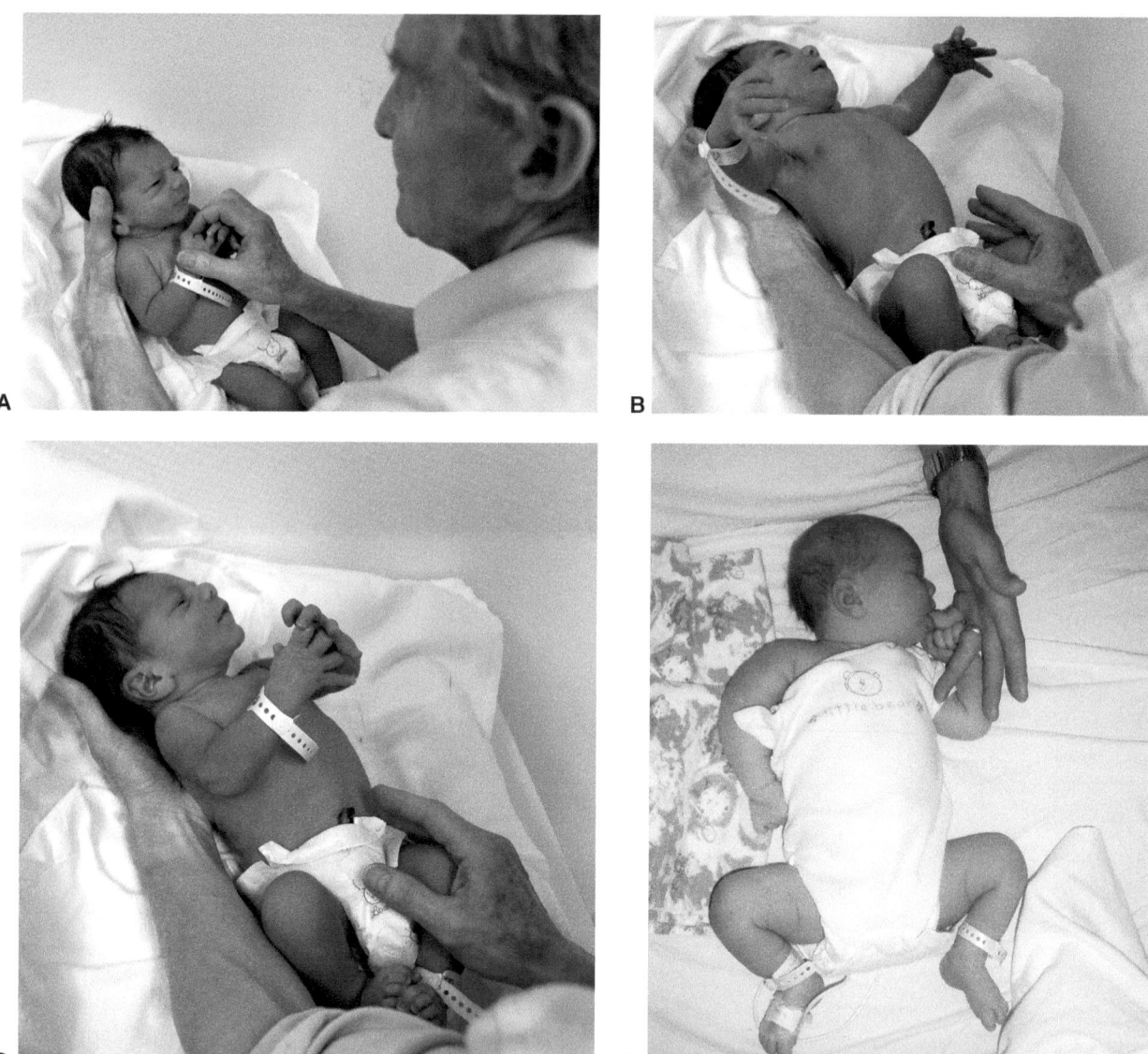

Figura 46.6 A. No preparo para o reflexo de Moro, a cabeça e as mãos estão na linha média. **B.** O reflexo de Moro. Possibilita-se que a cabeça caia para trás. Os braços abduzem e se estendem. **C.** O reflexo de Moro. Após a abdução, os braços em seguida flexionam e aduzem e as mãos retornam para a linha média. **D.** Lesão do plexo braquial do lado direito (paralisia de Erb). Os músculos bíceps, deltoide e supinador estão flácidos.

QUADRO 46.1
O exame neurológico no recém-nascido pré-termo difere daquele no recém-nascido a termo.

- A postura é mais estendida
- O tônus muscular está reduzido no pescoço/tronco e nos membros
- A força muscular é reduzida
- Os reflexos de sucção e deglutição com frequência são inadequados para a nutrição até 34 semanas, e a coordenação da sucção, da deglutição e da respiração pode não estar presente antes de 32 semanas
- A respiração é mais periódica com a idade gestacional inferior
- O reflexo de Moro é composto apenas pela abdução e extensão antes de 32 semanas, e com menos de 28 semanas, pode estar limitado à abertura das mãos
- A reação ao som existe já na 24ª a 26ª semanas de gestação, e alguma orientação pode ser observada com 28 semanas
- O piscar com a luz está presente com 25 a 26 semanas, mas a constrição da pupila pode não estar presente com menos de 29 semanas de gestação. A fixação e o acompanhamento visual geralmente existem desde a 32ª a 36ª semanas

em relação à asfixia ao nascimento envolvem escore de Apgar baixo, pH baixo e aumento do déficit básico. Em um artigo muito citado sobre a ligação entre a asfixia ao nascimento e a paralisia cerebral subsequente, escore de Apgar de 6 ou menos por mais de 5 minutos e déficit de base superior a 12 mmol/ℓ ou pH inferior a 7,0 foram escolhidos como os critérios em relação à asfixia significativa (3). A necessidade contínua de ventilação aos 10 minutos também é uma evidência de que o escore de Apgar não pode ter sido superior a 6 aos 10 minutos. Por definição, a asfixia ao nascimento não significa que o cérebro foi lesionado. Um escore de Apgar baixo com pH normal e déficit de base no sangue do cordão umbilical sugere que o escore de Apgar baixo não ocorre em virtude de hipoxia durante a hora anterior ao parto e que pode ocorrer em virtude de outra causa, tal como infecção, lesão pré-natal, ou anomalia congênita. É particularmente útil a coleta de amostras de sangue do cordão tanto arterial quanto venoso, tendo em vista que a compressão do cordão umbilical (ou um nó) pode resultar em pH normal no sangue venoso da placenta, mas pH baixo no sangue arterial de um feto hipóxico.

QUADRO 46.2
Sinais de alerta na neurologia neonatal.

- Hipotonia persistente em recém-nascido a termo (ver a seção sobre hipotonia)
- Aumento persistente do tônus muscular. Isto pode ser observado em recém-nascidos com encefalopatia moderada após asfixia ao nascimento (ver seção sobre encefalopatia), hemorragia subaracnóidea traumática e meningite
- Reflexos ou movimentos assimétricos
- Ausência persistente de acompanhamento visual em exames repetidos em condições ideais. Os olhos devem ser examinados em relação a microftalmia, catarata, retinoblastoma, nistagmo etc.
- Incapacidade persistente de acordar, se tornar alerta e responsivo (ver a seção sobre encefalopatia)
- Incapacidade persistente de sugar e deglutir (ver a seção sobre hipotonia)

QUADRO 46.3
Critérios para o diagnóstico de morte cerebral em recém-nascidos.

1. Idade gestacional 37+ sem
2. Causa de encefalopatia identificada, com causas reversíveis excluídas, por exemplo, fármacos sedativos, intoxicação metabólica, bloqueio neuromuscular
3. Temperatura, oxigenação, pCO_2 e pressão arterial normalizadas
4. Tônus flácido, sem resposta a estímulos dolorosos
5. Pupilas em posição intermediária, ou totalmente dilatadas e não responsivas
6. Reflexos corneanos, de tosse, vômitos ausentes, reflexos de sucção e básicos ausentes
7. Reflexo oculovestibular (irrigação da orelha com água gelada) ausente
8. Apneia. Nenhuma respiração espontânea, apesar da elevação da pCO_2 para 60 mmHg (8 kPa) e do aumento da pCO_2 em 2,6 kPa

Este exame deve ser confirmado por um segundo exame no mínimo 24 h mais tarde.

Encefalopatia neonatal

Encefalopatia significa um distúrbio clinicamente aparente na função cerebral. No contexto de um recém-nascido, o tônus, a atividade e a responsividade do recém-nascido são anormais (4). Convulsões clínicas não são um critério essencial, mas, se estiverem presentes, elas indicam encefalopatia. O termo encefalopatia neonatal é utilizado pois, inicialmente, o médico pode reconhecer o distúrbio na função cerebral, mas a determinação da causa exige mais tempo.

O termo *encefalopatia hipóxico-isquêmica* (EHI) é utilizado quando a encefalopatia se segue ao parto com escores de Apgar persistentemente baixos, acidose metabólica significativa e nenhuma evidência de outras causas de encefalopatia. Em alguns centros, sinais clínicos de encefalopatia são suficientes, mas em outros centros, a EEG é utilizada como confirmação. Equipamentos de EEG de amplitude integrada (aEEG) modernos são suficientemente amigáveis para os usuários para que um neonatologista ocupado ou uma enfermeira habilitada possa aplicar os eletrodos e possa produzir registros de aEEG úteis com impedância aceitável, particularmente se eletrodos com agulhas forem utilizados em condições de emergência. É importante que todos os recém-nascidos a termo ou quase a termo com asfixia significativa ao nascimento sejam avaliados neurologicamente com urgência, tendo em vista que, atualmente, um diagnóstico provisório de EHI significa que o recém-nascido deve receber hipotermia terapêutica assim que possível.

Fisiopatologia da encefalopatia hipóxico-isquêmica

Modelos de EHI em animais têm sido importantes para a compreensão dos processos fisiopatológicos. Myers (5) foi um pioneiro dos referidos estudos em macacas prenhes no final da década de 1960 e diferenciou a asfixia total aguda e a asfixia parcial prolongada.

O modelo de *asfixia total aguda* envolveu a abertura do útero logo antes do termo, o clampeamento do cordão umbilical e prevenir que o macaco fetal respirasse. A pressão arterial aumentou brevemente e em seguida diminuiu rapidamente, assim como diminuiu o pH, que foi inferior a 7,0 depois de 10 minutos. O déficit básico tipicamente alcançou os 16 mmol/ℓ em aproximadamente 12 minutos. Se o clampeamento do cordão perdurasse menos de 10 minutos, o feto poderia ser ressuscitado sem lesão neuropatológica. Se o clampeamento do cordão perdurasse entre 10 e 25 minutos, o feto poderia ser ressuscitado, mas com neuropatologia na medula espinal, no tronco encefálico e no tálamo. Se o clampeamento do cordão continuasse por mais de 25 minutos, o macaco fetal não poderia ser ressuscitado.

A *asfixia parcial prolongada* foi produzida ao induzir a hipotensão na macaca prenhe com anestesia com halotano, ou ao utilizar infusão intravenosa de ocitocina para produzir contrações uterinas prolongadas e frequentes. Se a asfixia parcial prolongada fosse mantida por 2 a 4 horas, o macaco fetal poderia ser ressuscitado, mas normalmente desenvolveria postura extensora e convulsões. A neuropatologia demonstrou um padrão completamente diferente daquele resultante da asfixia total aguda, ocorrendo lesão difusa dos hemisférios cerebrais, particularmente de modo frontal e occipital, das áreas divisórias entre as duas artérias cerebrais principais, e nenhuma lesão do tronco encefálico e a medula espinal. A lesão dos núcleos da base foi observada apenas em fetos de macacos que sofreram asfixia parcial prolongada, seguida por asfixia total aguda.

Em um modelo em porcos recém-nascidos, a redução da saturação de oxigênio até aproximadamente 30% por 45 minutos resultou em encefalopatia com convulsões e neuropatologia difusa nos núcleos da base, no tálamo, no córtex e no hipocampo (6).

Contrações uterinas e hipoxia fetal

Durante o trabalho de parto, cada contração uterina comprime as artérias que trazem sangue oxigenado a partir da circulação da mãe para o leito placentário. Normalmente o feto humano tolera esta compressão arterial porque as contrações uterinas são suficientemente breves e os períodos de relaxamento são suficientemente longos para evitar hipoxia fetal crítica. Na obstetrícia humana, exemplos de eventos sentinela que correspondem à asfixia total aguda são o prolapso do cordão umbilical, a ruptura uterina, a distocia de ombro e o descolamento abrupto da placenta. A asfixia parcial prolongada pode ser observada no feto pós-maduro (> 42 semanas) em trabalho de parto com uma placenta em envelhecimento, um feto com restrição do crescimento intrauterino no trabalho de parto com insuficiência placentária, e em casos de hipertonia uterina em virtude de doses excessivas de ocitocina intravenosa. Na prática, é provável que muitos fetos sofram mais de 25 minutos de hipoxia parcial, mas com períodos mais breves de hipoxia mais grave.

Metabolismo anaeróbico

Inicialmente, a hipoxia e a isquemia resultam na alteração, por parte das células, da produção de energia do metabolismo aeróbico nas mitocôndrias para glicólise anaeróbica no citoplasma. A glicólise produz menos de 10% do ATP por grama de glicose do que o metabolismo aeróbico. Portanto, as funções essenciais podem ser mantidas por algum período durante a hipoxia grave, mas à custa do rápido consumo de glicose e do acúmulo de ácido láctico.

Morte celular pós-hipóxica e insuficiência energética secundária

Uma importante percepção na década de 1980 foi que os processos continuavam a lesionar e provocar a morte das células cerebrais por horas e dias após oxigenação e a circulação terem sido restauradas. Estes processos incluem lesão por radicais livres, entrada de cálcio, excitotoxicidade do glutamato extracelular, inflamação e apoptose. A espectroscopia por ressonância magnética mostrou que a condição energética do cérebro foi restaurada após a reanimação, mas em seguida declinou depois de aproximadamente 24 horas (7). Estas percepções proporcionaram um intervalo de oportunidades e os modelos de lesão cerebral hipóxico-isquêmica neonatal em seguida possibilitaram o teste de terapias.

Sinais clínicos de EHI

Após a reanimação, o neonatologista deve procurar por sinais neurológicos anormais para verificar se ocorre o desenvolvimento de encefalopatia. O padrão dos sinais clínicos possibilita que o neonatologista gradue a gravidade da encefalopatia. Isto foi sistematizado pela primeira vez por Sarnat e Sarnat (5) e está resumido no Quadro 46.4. A graduação de Sarnat diz respeito aos padrões e não necessariamente apresenta todas as características listadas para a atribuição de um grau. Por exemplo, alguns recém-nascidos com encefalopatia grau 3 não apresentam convulsões clínicas, mas são completamente não responsivos e hipotônicos e necessitam de ventilação. Nem todos os recém-nascidos com encefalopatia grau 2 apesentam convulsões clínicas. Alguns demonstrarão hipotonia, mas outros demonstrarão aumento patológico do tônus do tronco com hipertonia extensora do pescoço, mãos mantidas fechadas, pernas aduzidas e reflexos tendíneos nos joelhos e nos tornozelos exagerados (Figura 46.7).

Tendo em vista que os graus moderado e grave apresentam um diagnóstico desfavorável e que a encefalopatia leve não apresenta, duas combinações de sinais têm sido utilizadas como critérios em relação à EHI moderada/grave (Quadro 46.5) (8,9,10).

Após a reanimação, a encefalopatia se desenvolve com sinais que são alterados ao longo do tempo. Inicialmente, alguns recém-nascidos gravemente lesionados hiperventilam, provavelmente em virtude de acidose láctica. A maioria não demonstrou convulsões clínicas durante as primeiras 6 horas, mas as demonstrou aproximadamente no final do 1º dia de vida. Alguns recém-nascidos demonstram sinais de encefalopatia grau 2 e em seguida melhoram, alcançando a normalidade dentro de 3 a 5 dias. Outros primeiramente estarão no grau 2 e em seguida piorarão até o grau 3, sem nunca normalizar.

Eletroencefalografia de apoio ao diagnóstico de EHI

A rápida confirmação da encefalopatia tem sido facilitada pelo uso de um aEEG. Além de ser de aplicação relativamente direta, o visor da tela demonstra, de modo comprimido, a amplitude e

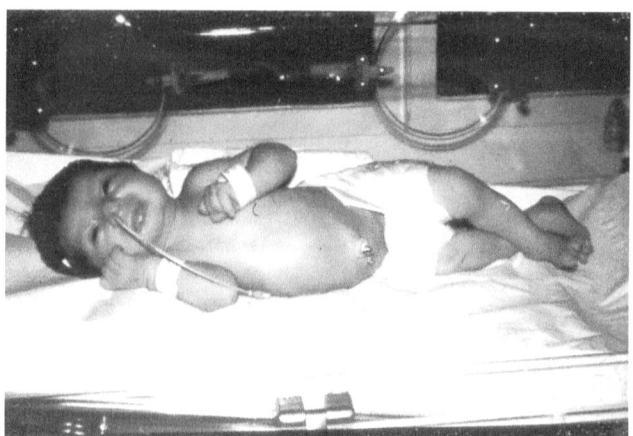

Figura 46.7 Um recém-nascido com 3 dias de idade com encefalopatia hipóxico-isquêmica. A cabeça está parcialmente estendida, os braços estão flexionados com os punhos cerrados e os membros inferiores estendidos e aduzidos.

QUADRO 46.5
Combinações de sinais utilizadas como critérios para a EHI moderada ou grave.

1. Redução da responsividade com hipotonia ou reflexos incompletos (incluindo sucção fraca)
   OU convulsões clínicas (9)
2. No mínimo 3 sinais das categorias a seguir:
   Redução da responsividade
   Redução da atividade
   Postura anormal
   Tônus anormal
   Reflexos incompletos
   Resposta pupilar, frequência cardíaca, ou respiração anormais (10)

o padrão do EEG ao longo de diversas horas. O recém-nascido a termo acordado apresenta atividade contínua ao EEG, com a amplitude sendo muito superior a 10 µV (Figura 46.8A) (11). A resposta mais leve a um insulto hipóxico é em relação à alteração, ao EEG, de contínua para descontínua, ou seja, a apresentação de períodos nos quais o EEG é menos ativo e a amplitude é reduzida por alguns segundos e que em seguida reverte para a amplitude normal anterior (Figura 46.8B). Isto é denominado "voltagem normal descontínua". Se a lesão for mais grave, o EEG é reduzido até uma base de baixa voltagem, com surtos breves e periódicos de amplitude normal por 1 a 2 segundos, com períodos mais longos (superiores a 20 segundos de base de voltagem muito baixa no intervalo) (Figura 46.8C). Isso é uma "supressão do surto". Se o distúrbio for ainda mais grave, não existem surtos, apenas atividade de baixa voltagem contínua. Se o distúrbio ainda for grave, não existe atividade elétrica em absoluto (traçado achatado) (Figura 46.8D).

O aEEG é valioso, tendo em visto que ele fornece um registro objetivo, que pode ser revisado por um especialista se houver dúvidas. A modelagem de hipoxia e isquemia em animais demonstra que, durante a hipoxia e isquemia graves, o EEG se torna um traçado achatado ou de voltagem muito baixa. Após a reoxigenação, a amplitude do EEG aumenta gradualmente ao longo do tempo, a velocidade da normalização sendo inversamente proporcional à gravidade da lesão cerebral na graduação neuropatológica subsequente (6). Se houver espera por tempo suficiente em alguns casos, o EEG demonstrará atividade de amplitude normal contínua, até mesmo na presença de lesão cerebral e paralisia cerebral subsequente. O aEEG contínuo durante as primeiras 72 horas é valioso para confirmar a encefalopatia e demonstrar as tendências.

QUADRO 46.4
Grau de encefalopatia neonatal.

Grau 1 (leve < 24 h)	Grau 2 (moderado)	Grau 3 (grave)
Nenhuma convulsão	Convulsões clínicas	Convulsões persistentes
Alterações leves do tônus	Anormalidades do tônus acentuadas	Hipotonia grave
Sucção intacta	Sucção fraca	Sucção ausente
Moro exagerado	Moro incompleto	Moro ausente
Pupilas reagem normalmente	Pupilas contraídas	Desviadas, dilatadas ou não reativas
Hiperalerta	Responsividade reduzida ao som, à luz e ao toque	Não responsivo
Tremulação, tremor ao manuseio	Atividade reduzida Flexão distal, extensão proximal	Nenhuma atividade Estendida Respiração comprometida

Modificado de Sarnat HB, Sarnat MS. Neonatal encephalopathy following fetal distress. A clinical and electroencephalographic study. *Arch Neurol* 1976;33:696-705; Levene MI, Sands C, Grindulis H *et al.* Comparison of two methods of predicting outcome in perinatal asphyxia. *Lancet* 1986;8472:67-69; Gluckman PD, Wyatt JS, Azzopardi D *et al.* Selective head cooling with mild systemic hypothermia after neonatal encephalopathy: multicentre randomized trial. *Lancet* 2005;365:663-670; Shankaran S, Laptook AR, Ehrenkranz RA *et al.* Whole-body hypothermia for neonates with hypoxic-ischemic encephalopathy. *N Engl J Med* 2005;353:1574-1584.

Bioquímica clínica de apoio ao diagnóstico de EHI

Elevação de creatinina, enzimas hepáticas e troponina cardíaca I; prolongamento dos tempos de coagulação; e trombocitopenia indicam disfunção de múltiplos órgãos, uma evidência útil de hipoxia corporal total.

Exames de imagem neurológicos no diagnóstico de EHI

A *US craniana* deve ser realizada na admissão, tendo em vista que ela pode demonstrar evidências de lesão ou anomalia pré-natal, por exemplo, dilatação de ventrículos e agenesia do corpo caloso. A anatomia aparentemente normal na US craniana nos dias 1 a 2 não exclui uma encefalopatia.

A *ressonância magnética* (RM) cerebral realizada 4 a 14 dias após o nascimento é valiosa para confirmar a EHI e excluir anomalias congênitas e distúrbios do desenvolvimento pré-natal. Na EHI após a asfixia total aguda, a RM demonstra tipicamente um sinal anormal nos núcleos da base e no tálamo (NBT) e ausência de sinal de mielina no ramo posterior da cápsula interna (RPCI) (Figura 46.9A). O tronco encefálico e o córtex rolândico também podem demonstrar um sinal anormal (12-14) (Figura 46.9B). Após um período de hipoxia mais prolongado, existe um sinal tipicamente anormal nas áreas divisórias (córtex frontal e occipital e substância branca subcortical). Nos casos graves, pode ser observada lesão cerebral em ambas as distribuições na mesma criança.

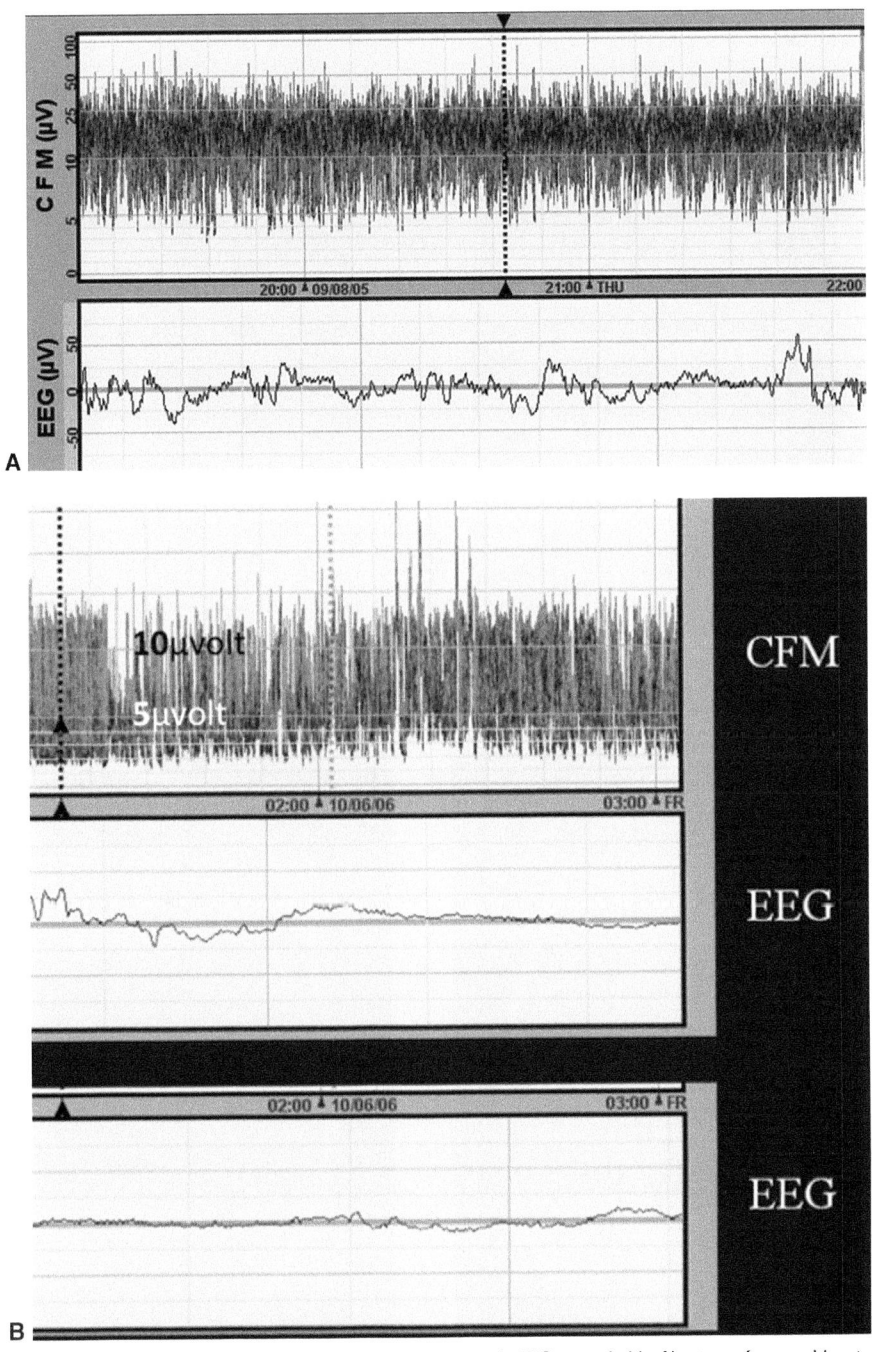

Figura 46.8 A. O traçado superior demonstra um aEEG com aproximadamente 3 horas de EEG comprimido. Neste recém-nascido a termo saudável, existe atividade contínua, com a margem superior sendo superior a 10 μV e a margem inferior superior a 5 μV. O traçado inferior demonstra alguns segundos do EEG "cru", com atividade contínua na voltagem normal. **B.** O traçado superior mostra um EEG com a margem superior acima de 10 μV, mas a margem inferior está abaixo de 5 μV. Os dois traçados inferiores do EEG "cru" mostram períodos com redução da atividade e períodos com atividade normal. Esta é a voltagem normal descontínua.

(continua)

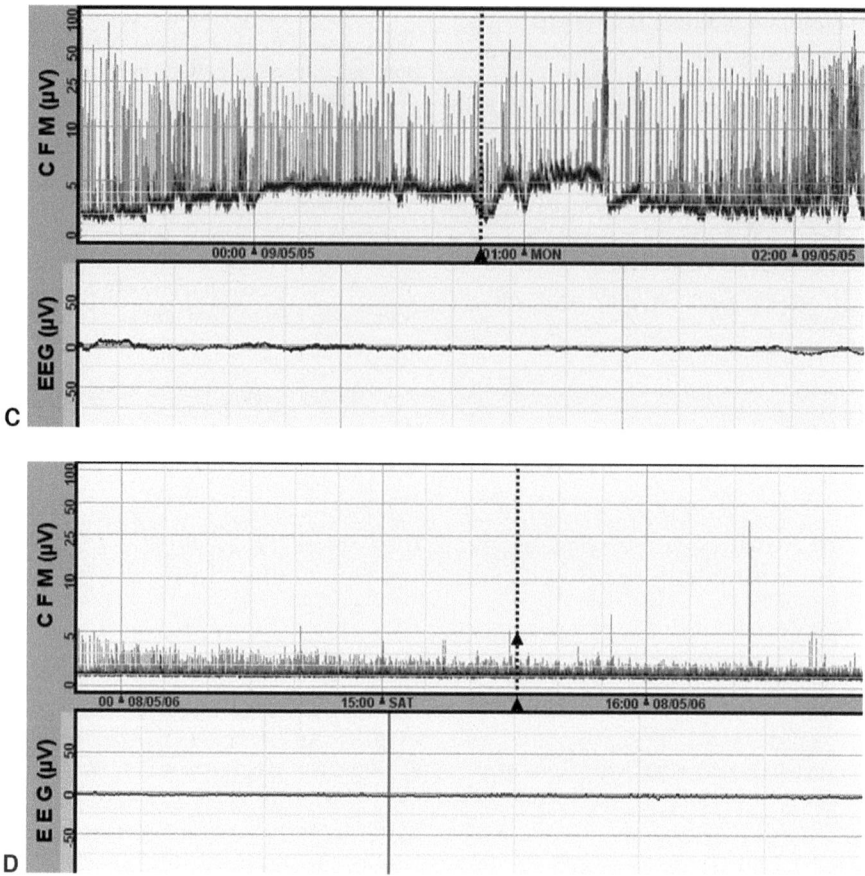

Figura 46.8 (*Continuação*) **C.** Supressão do surto. O traçado superior (aEEG) mostra que a linha basal (*linha escura*) apresenta margem superior baixa, de aproximadamente 5 μV. As *linhas verticais* são "salvas" breves de voltagem superior. **D.** Traçado achatado. O traçado superior demonstra que a linha basal é de aproximadamente 0 e o traçado inferior (EEG cru) não demonstra atividade.

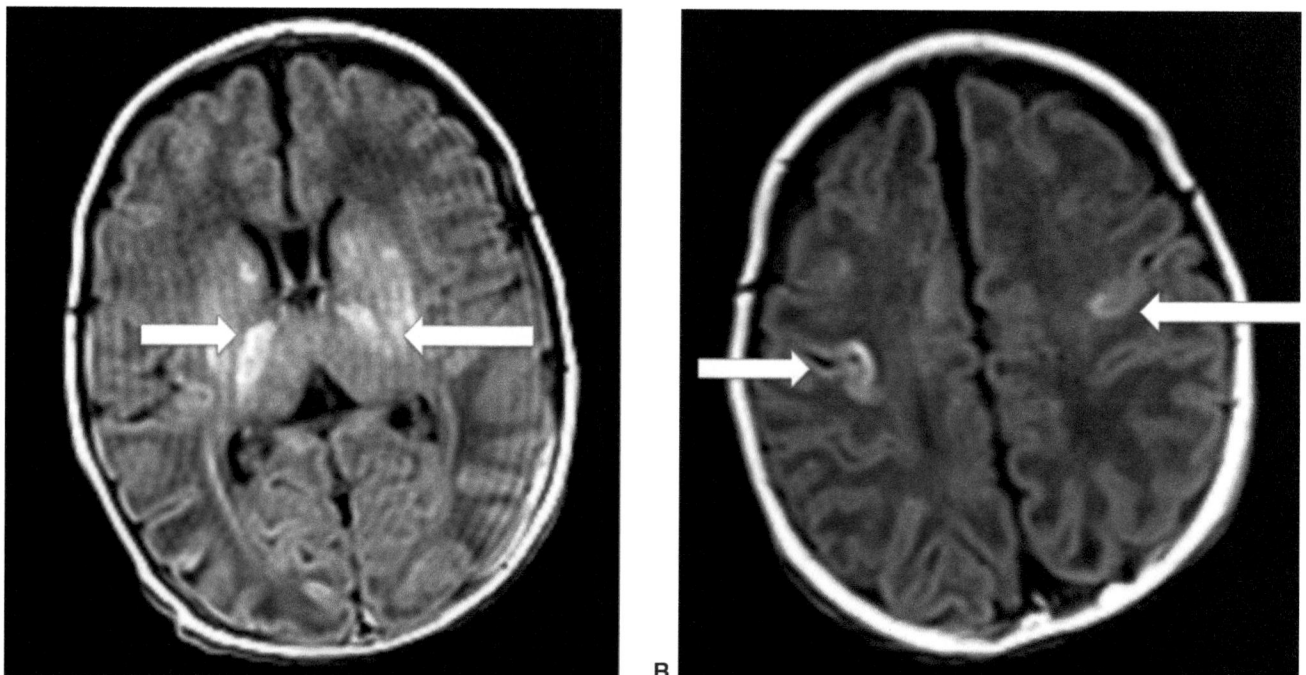

Figura 46.9 A. RM axial, imagem ponderada em T1, aos 8 dias. Existe um sinal anormal (*branco*) nos NBT. Não há sinal de mielina no RPCI. **B.** O mesmo recém-nascido com corte da RM em um nível superior. Existe um sinal anormal no córtex rolândico.

Previsão do desfecho após asfixia ao nascimento e EHI

Um *escore de Apgar* de 0 em 10 minutos foi seguido por morte ou incapacidade em 94% (15).

No estudo original por Sarnat e Sarnat (4), recém-nascidos com encefalopatia de grau 2 que normalizaram dentro de 5 dias apresentaram desfecho neurodesenvolvimental normal, enquanto aqueles que não haviam normalizado em 7 dias morreram ou apresentaram neurodesenvolvimento anormal, tipicamente com paralisia cerebral. Em geral, a EHI grau 2 tem sido associada à incapacidade posterior em 20 a 40% e a EHI grau 3 a uma taxa muito alta de morte ou incapacidade. Os números variam amplamente, provavelmente refletindo diferentes definições de grau 3 e diferentes limiares para a retirada do suporte à vida.

Desidrogenase láctica

A desidrogenase láctica (LDH) amostrada dentro de 6 horas do nascimento fornece informações prognósticas. Em um estudo, todos os recém-nascidos com EHI e valores de LDH inferiores a 2.085 U/ℓ sobreviveram sem incapacidade, enquanto aqueles que morreram ou tinham incapacidade apresentaram um valor mediano de LDH de 3.555 U/ℓ (variação IQ de 3.003 a 8.705) (16).

Velocidade do fluxo sanguíneo cerebral com Doppler

Enquanto as imagens estão sendo obtidas na US, o Doppler pulsado pode ser utilizado para medir o índice de resistência de Pourcelot (velocidade sistólica menos velocidade diastólica)/velocidade de sistólica na artéria cerebral anterior. Após aproximadamente 24 horas de EHI, ocorre vasodilatação cerebral patológica, paradoxalmente com o maior fluxo sanguíneo cerebral sendo encontrado nos recém-nascidos mais gravemente lesionados. Esta vasodilatação cerebral pode estar refletida em um baixo índice de resistência cerebral (inferior a 0,55). Observou-se que resistência cerebral baixa apresenta valor preditivo positivo em relação à morte ou à incapacidade de 84% (17).

Eletroencefalografia

Van Rooij (11) demonstrou que o aEEG em 6 horas era preditivo do desfecho. Se o traçado demonstrasse uma voltagem muito baixa ou um traçado achatado em 6 horas, apenas 56 de 65 apresentariam um desfecho normal. Se o aEEG houvesse normalizado em 24 horas, então 5 de 6 apresentariam um desfecho normal. Se houvesse supressão do surto em 6 horas, 6 de 28 apresentariam um desfecho normal ou incapacidade leve posteriormente, e todos estes haviam alcançado um aEEG normal em 24 horas. Todos aqueles que ainda apresentavam supressão do surto em 24 horas apresentaram um desfecho desfavorável. A utilidade do aEEG em 6 e 24 horas tem sido adicionalmente confirmada em uma metanálise de testes prognósticos (18).

Exames de imagem neurológicos

A US e a tomografia computadorizada (TC) cerebrais não fornecem detalhes suficientes das áreas lesionadas para serem úteis para o prognóstico em uma condição clínica. À RM convencional, o sinal anormal nos NBT é altamente preditivo de paralisia cerebral subsequente, assim como o é a ausência de sinal de mielina no RPCI. A gravidade das lesões nos núcleos da base é útil para predizer a gravidade do comprometimento motor subsequente. Em um grande estudo de 175 recém-nascidos com EHI e lesões nos núcleos da base, a acurácia preditiva das lesões graves dos NBT em relação ao comprometimento motor grave foi de 0,89 (13). A intensidade do sinal do RPCI anormal previu a incapacidade de caminhar independentemente aos 2 anos (sensibilidade de 0,92, especificidade de 0,77, valor preditivo positivo de 0,88, valor preditivo negativo de 0,85). A lesão do tronco encefálico foi o único fator com uma associação independente com a morte.

O sinal anormal no córtex e na substância branca, na ausência de anormalidade nos núcleos da base e no tálamo, não é tão preditivo de paralisia cerebral (apenas 5 de 84), mas alterações graves foram associadas ao comprometimento cognitivo, à epilepsia e ao comprometimento visual, e houve uma diversidade de problemas comportamentais e de comunicação (14).

Outras condições que podem mimetizar a EHI

Nem todo recém-nascido que nasce com escores de Apgar baixos sofre hipoxia crítica; vários distúrbios do sistema nervoso de longa duração podem se manifestar como um recém-nascido hipotônico que não respira. Isto é especialmente verdadeiro na distrofia miotônica congênita e nas distrofias musculares e miopatias congênitas. A deficiência de cofator molibdênio e a deficiência isolada de sulfito oxidase podem causar convulsões de início pré-natal, de modo que se observa que o recém-nascido apresenta convulsões muito precocemente (19). A terapia com dose alta de magnésio, benzodiazepínico ou opioide para a mãe pode resultar em escores de Apgar baixos e um recém-nascido hipotônico e inadequadamente responsivo, porém sem acidose metabólica grave, supressão do surto, ou convulsões. Raramente, o traumatismo ao nascimento grave lesiona tanto o cérebro que existe retardo do início da respiração. Se houver uma sequência consistente de eventos sentinela obstétricos, angústia fetal, escore de Apgar baixo por mais de 5 minutos, acidose láctica acentuada, encefalopatia clínica, EEG com baixa voltagem ou supressão de salvas e a US craniana inicial mostrar anatomia normal, não há dúvidas sobre o diagnóstico de EHI. Quando não existem partes importantes do "quebra-cabeças" da EHI, outros exames devem ser considerados, incluindo RM, níveis séricos de amônia, ácido úrico e aminoácidos, reação de sulfito urinário e *S*-sulfo-L-cisteína, e ácidos orgânicos (ver também Capítulo 38).

Base de evidências para a hipotermia terapêutica na EHI

Durante muitas décadas, o único aspecto dos cuidados neonatais com o qual todos os enfermeiros e neonatologistas concordavam era que seria prejudicial deixar um bebê doente com frio. Há décadas sabia-se que o resfriamento durante a hipoxia protegia o cérebro. Isto tornou possível algumas cirurgias de coração a céu aberto iniciais. A demonstração de uma cascata pós-hipóxica duradora de processos moleculares e celulares que terminam na morte celular levantou a questão se a hipotermia após a hipoxia poderia reduzir a lesão cerebral.

Primeiras evidências laboratoriais do benefício da hipotermia

A primeira demonstração convincente em um modelo em animais recém-nascidos ocorreu em porcos recém-nascidos em 1995. A oclusão da artéria carótida bilateral temporária produziu, à espectroscopia com RM, depleção grave dos nucleotídios energéticos, que retornaram ao normal durante algumas horas e em seguida declinaram na insuficiência energética secundária irreversível. O resfriamento pós-hipóxico até 35°C preveniu a insuficiência energética secundária (20). Mais pesquisas em ratos, ovelhas e porcos demonstraram que o resfriamento em 2 a 6° por 6 a 72 horas reduziu a lesão neuropatológica, os déficits do neurocomportamento, o edema cerebral, os aminoácidos excitotóxicos, os indicadores de radicais livres, a inflamação e a apoptose. Além disso, não foram identificados efeitos adversos do resfriamento.

Estudos clínicos piloto

As evidências dessas três espécies de animais recém-nascidos tornaram ético o início de estudos clínicos em recém-nascidos humanos em 1998. Tendo em vista que ainda existiam preocupações de que o resfriamento pudesse apresentar efeitos prejudiciais, o cérebro foi resfriado mais do que o restante do corpo com o uso de um gorro de resfriamento, reduzindo, assim, a temperatura retal para 34,5°C. A pressão arterial aumentou durante o resfriamento ativo e pôde diminuir significativamente durante o aquecimento rápido (21). A frequência cardíaca diminuiu a uma média de 14 batimentos/°C, e frequências de 70 a 80 foram toleradas sem evidências de perfusão inadequada.

Grandes estudos clínicos randomizados

O primeiro grande estudo clínico randomizado (CoolCap) do resfriamento seletivo da cabeça por 72 horas admitiu recém-nascidos com asfixia, sinais de encefalopatia e aEEG anormal (9). Esse estudo clínico demonstrou redução na morte ou incapacidade aos 18 meses nos recém-nascidos que apresentavam alterações ao EEG menos graves na admissão. O próximo estudo clínico foi conduzido pelo National Institute of Child Health dos EUA e pela Development Network e utilizou o resfriamento de todo o corpo até 33,5°C (10), demonstrando redução significativa na morte ou incapacidade. O estudo clínico TOBY (Hipotermia de Corpo Total) resfriou o corpo inteiro do recém-nascido até 33,5°C por 72 horas, demonstrando um aumento significativo na sobrevida sem comprometimento neurológico (22). Todos estes três estudos clínicos iniciais acompanharam os recém-nascidos e apresentam evidências de que a proteção aos 18 meses dura até os anos escolares. Uma metanálise de estudos clínicos da hipotermia em condições de cuidados intensivos confirmou que a hipotermia reduziu tanto a incapacidade quanto a mortalidade (23).

Aspectos práticos da hipotermia terapêutica

Tempo é cérebro

O resfriamento é mais eficaz quanto mais cedo seja aplicado. Em animais, a maior parte do benefício foi perdida após um retardo de 5,5 horas; não houve benefício em aproximadamente 8,5 horas. Não deve haver retardos na identificação dos candidatos. Se um recém-nascido a termo ainda precisar de reanimação em 10 minutos, desligue o aquecedor suspenso para evitar a hipertermia e verifique o sangue do cordão ou a análise acidobásica neonatal enquanto continua com a reanimação. O recém-nascido começará a resfriar passivamente, e é essencial que a temperatura central seja monitorada pela VR (6 cm) ou por meio do esôfago, enquanto o recém-nascido está sendo transferido para unidade de terapia intensiva neonatal (24).

Possibilite que a hipotermia passiva ocorra ao não reaquecer ativamente o recém-nascido. A temperatura-alvo sugerida para a hipotermia passiva inicial é de 34°C a 35°C (para evitar o resfriamento excessivo acidental durante o transporte para a UTI neonatal). Quando mais doente o recém-nascido, mais rapidamente a temperatura diminuirá passivamente. Em muitos centros, se o recém-nascido atende os critérios de asfixia e demonstra os critérios neurológicos, isto será uma indicação suficiente para o resfriamento a 33,5°C por 72 horas; entretanto, recomendamos o uso de aEEG para confirmar a encefalopatia e avaliar a gravidade.

Resfriamento durante o transporte

Se o recém-nascido precisar ser transportado para um centro terciário para o resfriamento terapêutico, a temperatura central deverá ser monitorada continuamente durante o transporte e o resfriamento/aquecimento deverá ser ajustado. Por breves períodos, as técnicas de resfriamento de baixa tecnologia podem ser utilizadas dentro de uma incubadora para o transporte. Inicialmente utilizamos luvas cirúrgicas preenchidas com água fria aplicadas ao redor das axilas, da virilha e do tronco. Não utilize gelo ou nada mais frio do que a 10°C, tendo em vista que isto é doloroso.

Equipamentos de resfriamento

A Figura 46.10A demonstra um recém-nascido com EHI sendo resfriado com um envoltório preenchido com água ao redor do tronco e das coxas. Este está conectado a um servossistema, que ajusta automaticamente a temperatura da água para manter a temperatura retal em 33,5°C. Um sistema de resfriamento de cabeça seletivo e especialmente desenhado também está disponível, mas este não é servocontrolado.

Sonda de temperatura

É essencial que a sonda retal (ou esofágica) não saia, tendo em vista que ela então registrará uma temperatura inferior à temperatura central verdadeira, resultando em superaquecimento.

Estresse

Em modelos em animais, o estresse durante a hipotermia bloqueia o efeito protetor. Os recém-nascidos que estão sendo resfriados devem ser avaliados em relação a sinais de estresse/dor. Exceto se o recém-nascido já estiver comatoso, utilizamos uma infusão contínua de morfina, com início a 20 µg/kg/h e em seguida reduzimos para 5 µg/kg/h, titulado para a necessidade do recém-nascido.

Cuidado da pele

Proteja a pele nos pontos de pressão por meio do ajuste periódico da postura. Observamos um recém-nascido com necrose cutânea extensiva que resultou da posição deitada em supino com uma infusão de epinefrina sobre um colchão frio por 72 horas.

Metabolismo do fármaco

O metabolismo dos fármacos é reduzido durante a hipotermia. Se forem utilizadas infusões contínuas de fármacos ou doses repetidas, o acúmulo do fármaco ocorrerá mais prontamente do que à temperatura normal. Isto significa que infusões contínuas de fármacos tais como benzodiazepínicos e opioides devem ser cuidadosamente avaliadas para evitar a interpretação errônea de um coma induzido por fármacos como morte cerebral!

Gasometria

A gasometria e as medidas do pH são alteradas com a temperatura. Analisada a 33,5°C, uma amostra de sangue demonstra pH mais alto, pCO_2 mais baixa e pO_2 mais baixa do que a mesma amostra analisada a 37°C. A hipocapnia deve ser evitada.

Reaquecimento

Embora o resfriamento inicial possa ser rápido, o reaquecimento deve ser realizado não mais rapidamente do que a 0,5°C/h. O reaquecimento rápido pode precipitar hipotensão e convulsões.

A hipotermia alterou os indicadores do prognóstico inicial (25) (Quadro 46.6). Outros aspectos dos cuidados intensivos são importantes para a EHI e estão listados no Quadro 46.7.

Apesar do resfriamento terapêutico, 30 a 40% dos recém-nascidos com EHI ainda morrem ou são incapacitados, e o Quadro 46.8 demonstra as intervenções que, além da hipotermia, estão sendo investigadas atualmente em estudos clínicos da EHI.

RECÉM-NASCIDO A TERMO QUE POSTERIORMENTE APRESENTA CONVULSÃO

O que é uma convulsão?

Uma convulsão clínica é um episódio de atividade cerebral anormal paroxística, que é visível para o observador e/ou vivenciada pelo indivíduo. Uma convulsão elétrica ou subclínica é uma descarga eletrográfica paroxística no cérebro com ondas/picos agudos rítmicos, que duram mais de 10 s (Figura 46.10B).

Causas de convulsões neonatais

As convulsões neonatais geralmente têm uma causa identificável (Quadro 46.9). O diagnóstico imediato da condição subjacente é importante, tendo em vista que algumas das etiologias apresentam tratamentos específicos que, quando aplicados inicialmente, podem melhorar o desfecho. Além da EHI, infarto cerebral focal e hemorragia intracraniana são as causas mais comuns de convulsões (26). O infarto se apresenta tipicamente com convulsões tardias no dia 1 ou no dia 2.

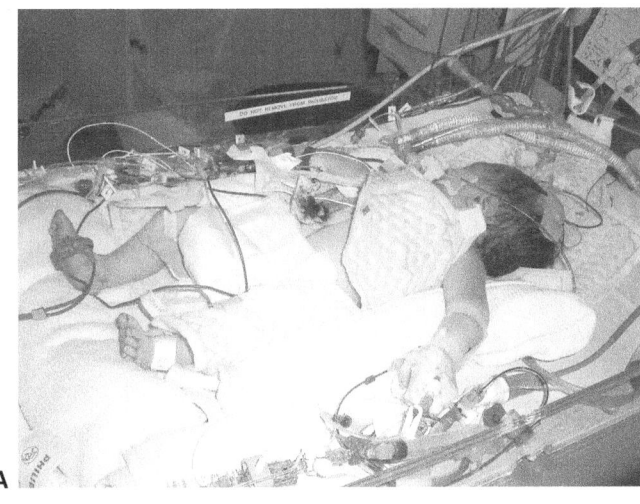
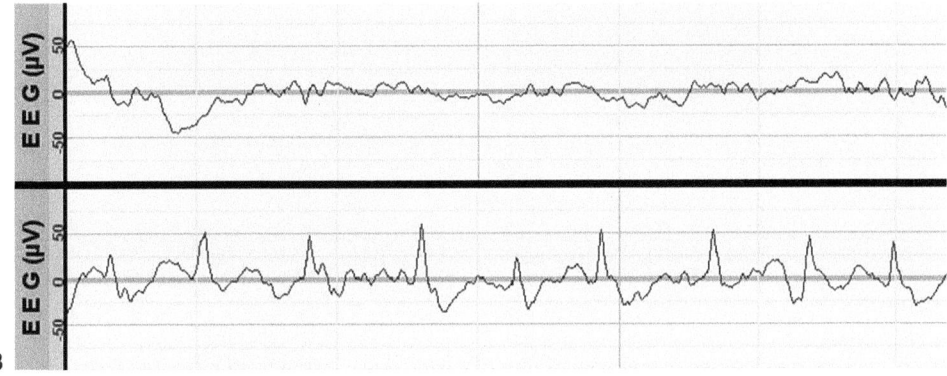

Figura 46.10 A. Um recém-nascido a termo com EHI recebendo hipotermia terapêutica por meio de um envoltório de resfriamento ao redor do tronco e das coxas. **B.** O traçado do EEG superior demonstra atividade normal. O traçado do EEG inferior demonstra uma convulsão com ondas agudas rítmicas.

QUADRO 46.6

Prognóstico das alterações com a hipotermia.

- Apgar 0 em 10 min apresenta um prognóstico mais favorável com resfriamento; 94% reduzidos para 76% de mortos ou incapacitados
- A supressão de salva no aEEG em 24 h tem um prognóstico mais favorável com resfriamento; 100% de desfecho desfavorável reduzidos para 70% se resfriada
- O índice de resistência com Doppler < 0,55 em 24 h tem um prognóstico mais favorável com resfriamento; redução do desfecho desfavorável de 84% para 60%
- A avaliação clínica da EHI de grau 2 no dia 4 apresenta um prognóstico mais favorável com resfriamento; 64% de desfechos desfavoráveis reduzidos para 31%
- RM na mediana de 8 dias não é alterada pelo resfriamento e é altamente preditiva

De Thoresen M. Hypothermia after perinatal asphyxia: selection for treatment and cooling protocol. *J Pediatr* 2011;158(2 suppl):e45-e49.

QUADRO 46.7

Suporte geral para recém-nascidos com EHI.

- Monitorar a pressão arterial e avaliar a hipotensão com ecocardiograma para orientar a reposição do volume ou a escolha do inotrópico
- Manter a saturação de oxigênio a 93 a 98% ou a p_{O_2} a 60 a 100 mmHg (8 a 13 kPa)
- Manter a P_{CO_2} 45 a 58 mmHg (6 a 8 kPa) com o sangue analisado a 37°C
- Monitorar Na, K, Ca e Mg. Corrigir hipocalcemia e hipomagnesemia, tendo em vista que elas podem contribuir para as convulsões
- Monitorar e manter glicemia segura (60 a 140 mg/dℓ, 3,5 a 8 mmol/ℓ).

QUADRO 46.8

Tratamentos em investigação a serem adicionados à hipotermia para EHI.

- Alopurinol
- Eritropoetina
- Melatonina
- Xenônio

Hipoglicemia e meningite são as causas de identificação mais urgente. A hemorragia subaracnóidea primária pode resultar de compressão/descompressão durante o parto e pode se apresentar com convulsões aproximadamente em 24 horas. O diagnóstico é obtido por meio do achado de líquido cerebrospinal (LCS) uniformemente corado com sangue com xantocromia na ausência de qualquer infarto, ou hemorragia intraventricular, subdural ou cerebelar. O prognóstico quase sempre é favorável. As convulsões neonatais, que têm início com diversos dias de idade, são manifestação comum dos erros congênitos do metabolismo.

Existem diversas síndromes de epilepsia que podem ser apresentadas durante o período de recém-nascido. As convulsões neonatais familiares benignas constituem uma síndrome epiléptica autossômica dominante caracterizada por convulsões breves e frequentes durante os primeiros dias de vida. A encefalopatia mioclônica precoce é uma de duas síndromes epilépticas graves que são apresentadas dentro de horas do nascimento, com mioclonia grave, fragmentar e refratária, que com frequência piora com o manuseio ou a estimulação (27). O exame de imagem neurológico inicial é normal, mas ocorre o desenvolvimento de atrofia cerebral difusa, e os recém-nascidos afetados podem morrer antes dos

QUADRO 46.9
Causas de convulsões neonatais.

Lesão cerebral hipóxico-isquêmica	Global: encefalopatia hipóxico-isquêmica Focal: infarto cerebral
Hemorragia intracraniana	Intraventricular Intracerebral Subaracnóidea
Infecção do sistema nervoso central	Meningite Encefalite
Metabólicas	Hipoglicemia Hipocalcemia Hipomagnesemia Erros inatos do metabolismo
Suspensão do fármaco ou intoxicação	Metadona
Anormalidades do desenvolvimento do cérebro	Distúrbios migratórios
Síndromes epilépticas	Convulsões neonatais familiares benignas Encefalopatia mioclônica precoce Encefalopatia epiléptica infantil precoce (síndrome de Ohtahara)

QUADRO 46.10
Classificação das convulsões neonatais clínicas.

Clônicas	Movimento rítmico que envolve face, braços, pernas ou tronco em um único ou em múltiplos locais do corpo, frequentemente com alteração de um lado para outro. Os movimentos clônicos geralmente apresentam um componente rápido e um lento, não são estimulados e não são interrompidos quando restringidos. Algumas convulsões em recém-nascidos aparentam ser movimentos "de ciclismo" das pernas ou movimentos "de boxe" dos braços. Os referidos movimentos com frequência são acompanhados por distúrbios dos movimentos oculares, da respiração, da frequência cardíaca e da pressão arterial. Algumas convulsões neonatais adotam a forma de um episódio tônico prolongado do tronco e dos membros. As convulsões clônicas representam aproximadamente 25% das convulsões em recém-nascidos
Mioclônicas	Assemelham-se aos movimentos clônicos, mas a frequência dos movimentos bruscos é superior. Os músculos flexores com frequência estão afetados. As convulsões mioclônicas representam aproximadamente 20% das convulsões em recém-nascidos
Tônicas	Assemelham-se à rigidez de descerebração (que se apresenta como os membros superiores e inferiores em extensão) ou à postura decorticada (flexão tônica dos braços com extensão das pernas). Por vezes apenas o desvio da cabeça ou dos olhos está presente. As convulsões tônicas representam aproximadamente 5% das convulsões em recém-nascidos
Sutis	Desvio ocular horizontal ou movimento nistagmoide dos olhos, abertura dos olhos ou piscar prolongados, movimentos de mastigação da boca ou de sucção repetitiva, postura dos membros, ou movimentos de pedalar. As manifestações autônomas comumente ocorrem com as manifestações motoras, tais como alterações paroxísticas da frequência cardíaca, respiração e pressão arterial sistêmica. As convulsões sutis são razoavelmente comuns e representam aproximadamente 50% de todas as convulsões neonatais

2 anos de idade. Outra entidade, a encefalopatia epiléptica infantil precoce (síndrome de Ohtahara) pode se apresentar com um padrão de supressão do surto grave ao EEG e disgenesia cerebral.

Manifestações clínicas

As convulsões neonatais diferem consideravelmente das convulsões observadas em crianças mais velhas, principalmente em virtude de o cérebro imaturo ser menos capaz de propagar as descargas elétricas. Os sinais clínicos podem estar ausentes, ser sutis ou enganosos, tendo em vista que os padrões de movimentação que se assemelham às convulsões podem ser de origem não epiléptica (ou seja, movimentos fisiológicos, tremulação, mioclonia do sono benigna e hiperecplexia). A classificação das manifestações clínicas das convulsões neonatais é apresentada no Quadro 46.10 (28,29). O infarto focal e a encefalite tendem a ser apresentados inicialmente com convulsões focais. De outro modo, o tipo de convulsões não indica a etiologia.

Diagnóstico

Um diagnóstico de convulsões exige que o recém-nascido seja avaliado, além da possibilidade de tratamento e acompanhamento. Em virtude da incerteza na identificação das convulsões a partir dos sinais clínicos isoladamente, é muito útil confirmar as convulsões por meio do acesso rápido ao EEG ou aEEG. Alguns recém-nascidos com movimentos suspeitos não mostram correlato elétrico, mas os sinais neurológicos paroxísticos persistentes podem exigir a inserção prolongada de eletrodos de EEG durante longos períodos antes que se possa concluir que não existe um correlato elétrico. Apenas aproximadamente um terço das convulsões neonatais detectadas com EEG demonstram sinais clínicos em registros de vídeo simultâneos (30).

Um histórico materno de abuso de substâncias, infecção intrauterina e condições genéticas e metabólicas é importante. O trabalho de parto, o parto e a condição ao nascimento têm de ser revisados. A instabilidade da temperatura, as características dismórficas, as lesões cutâneas ou os sinais focais claros devem ser observados. As investigações laboratoriais iniciais devem abordar as causas tratáveis (p. ex., hipoglicemia, hipocalcemia, hipomagnesemia, hiperamonemia). A punção lombar pode identificar infecção intracraniana, hemorragia e erros congênitos do metabolismo tratáveis, por exemplo, convulsões responsivas ao ácido folínico e distúrbios do transporte da glicose (31,32). Uma US craniana deve ser realizada com urgência e pode revelar hemorragia, cistos, ou ventrículos anormais. Se os exames de rastreamento iniciais não identificarem uma etiologia específica, estudos adicionais devem ser considerados, incluindo RM, perfil metabólico, por exemplo, aminoácidos plasmáticos (e glicina no LCS), lactato, ácidos orgânicos urinários, e rastreamento de fármacos.

Tratamento

Além de tratar qualquer causa tratável identificada das convulsões, a terapia anticonvulsivante deve ser considerada para convulsões repetidas ou prolongadas. Não existem firmes evidências de que algumas poucas convulsões neonatais breves causem ou piorem a lesão cerebral, mas o estado epiléptico (> 30 minutos de atividade convulsiva) está associado à piora do desfecho neurológico, e existem evidências laboratoriais limitadas de que as convulsões neonatais prolongadas aumentam a lesão.

Para convulsões persistentes (p. ex., três ou mais em uma hora) uma dose de ataque única de fenobarbital (20 mg/kg) deve ser administrada pela via intravenosa ao longo de 20 minutos, a qual pode ser seguida por doses adicionais de 10 mg/kg, até uma dose de ataque total de 40 mg/kg, conforme o necessário. Se as convulsões ainda não estiverem controladas, uma dose de ataque única de fenitoína (20 mg/kg) ou possivelmente fosfenitoína (1,5 mg de fosfenitoína produz 1,0 mg de fenitoína) pode ser administrada ao longo de 20 minutos com monitoramento cardíaco. Se as convulsões permanecerem refratárias à terapia, o uso de benzodiazepínicos poderá ser considerado, por exemplo, lorazepam (0,05 a 0,1 mg/kg), clonazepam (0,1 a 0,2 mg/kg), e midazolam a uma dose de ataque de 0,05 a 0,2 mg/kg, seguida por 0,1 a 0,5 mg/kg/h (32). Levetiracetam é eficaz e bem tolerado para o controle de convulsões em recém-nascidos (33,34). O controle das convulsões foi alcançado dentro de 1 hora em 86% dos recém-nascidos tratados com 20 a 50 mg/kg de levetiracetam pela via intravenosa (35).

A lidocaína é efetiva para as convulsões refratárias. Para os recém-nascidos a termo que são submetidos à hipotermia, a dose de ataque de 2,0 mg/kg é seguida por infusões contínuas de 7 mg/kg/h (por 3,5 horas), 3,5 mg/kg/h (por 12 horas), e 1,75 mg/kg/h (por 12 horas) antes da interrupção (36,37).

Tendo em vista que as convulsões neonatais mais comuns ocorrem em virtude de um "insulto" cerebral agudo, a terapia anticonvulsivante de manutenção normalmente não é necessária. A(s) dose(s) de ataque de anticonvulsivante necessária(s) para interromper as convulsões com frequência proporcionará(ão) concentrações séricas terapêuticas por diversos dias. Reservamos a terapia anticonvulsivante de manutenção para os recém-nascidos que desenvolvem convulsões adicionais após doses de ataque efetivas, em virtude das preocupações a respeito dos possíveis efeitos deletérios dos anticonvulsivantes desnecessários sobre o sistema nervoso imaturo (38).

Quando as convulsões persistem apesar do tratamento com diferentes fármacos antiepilépticos, deve-se sempre considerar a epilepsia dependente de piridoxina ou a deficiência de piridoxina fosfato oxidase como possíveis causas. A dependência de piridoxina pode ser diagnosticada por meio de um estudo terapêutico da piridoxina intravenosa (100 mg) com monitoramento por EEG ou tratamento oral (100 a 200 mg/dia), que devem ser continuados por aproximadamente 2 semanas. Um estudo do piridoxal 5'-fosfato ajudaria a diagnosticar a deficiência de piridoxina fosfato oxidase.

NEUROLOGIA DO RECÉM-NASCIDO PRÉ-TERMO COM ANGÚSTIA RESPIRATÓRIA

Além de adotar muita cautela a respeito do diagnóstico diferencial, da função pulmonar, da gasometria e das técnicas de pressão positiva contínua nas vias respiratórias (CPAP) e/ou ventilação, um neonatologista precisa pensar neurologicamente ao cuidar de um recém-nascido pré-termo com angústia respiratória. A HIVe é o padrão típico de lesão cerebral em um recém-nascido pré-termo com angústia respiratória, embora a hipoxia/isquemia durante o trabalho de parto e o parto e infecções também possam contribuir para uma lesão cerebral subsequente. O exame neurológico clínico é dificultado pelo tubo endotraqueal ou pelos tubos de CPAP e pelos fármacos utilizados para facilitar a intubação e para manter a sedação durante a ventilação. Portanto, o diagnóstico é fortemente dependente dos exames de imagem.

Hemorragia intraventricular

Fisiopatologia

A HIVe foi descrita pela primeira vez como um diagnóstico *post mortem* e presumiu-se ser fatal em recém-nascidos pré-termo. A hemorragia tem origem na matriz germinativa subependimária ventrolateral aos ventrículos laterais (Figura 46.11). A matriz germinativa produz precursores neuronais durante as semanas 10 a 20 de gestação e em seguida produz células precursoras da glia. Quando o feto alcança o termo, a matriz germinativa involuiu quase que completamente. Enquanto a matriz germinativa está produzindo novas células cerebrais, ela necessita de um rico suprimento sanguíneo, mas os vasos sanguíneos não são construídos para serem duradouros. A hemorragia ocorre a partir dos capilares ou de pequenas vênulas, nos quais as células endoteliais são inadequadamente apoiadas por pericitos, músculo e proteína ácida fibrilar da glia (39).

Após o nascimento muito pré-termo, é provável a síndrome de angústia respiratória. A luta para respirar e intervenções tais como a intubação e a ventilação mecânica estão associadas à pressão arterial e venosa flutuante. A instabilidade da p_{CO_2} e da p_{O_2} produzem, adicionalmente, alterações no fluxo sanguíneo cerebral. A combinação de pressão arterial flutuante e vasos sanguíneos frágeis no meio do cérebro explicam a alta frequência de HIVe. Após o início da hemorragia, ela pode continuar sem ser verificada, tendo em vista que o crânio prematuro pode expandir sem aumentar a pressão o suficiente para tamponar a hemorragia. O Quadro 46.11 lista os fatores de risco mais importantes associados à HIVe.

A hemorragia pode estar restrita à matriz germinativa subependimária, pode entrar nos ventrículos laterais, ou pode dar origem a um infarto hemorrágico periventricular por meio do mecanismo de obstrução da veia terminal. Uma complicação frequente de uma HIVe grande é o aumento de volume ventricular progressivo (dilatação) que leva à hidrocefalia.

Quão comum é a HIVe em recém-nascidos pré-termo?

No início da década de 1980, quase 50% dos recém-nascidos com peso inferior a 1.500 g apresentavam HIVe. Esta incidência diminuiu acentuadamente desde então em recém-nascidos com peso de 1.000 a 1.500 g (40). Entretanto, durante o mesmo período, a sobrevida de recém-nascidos com peso extremamente baixo ao nascimento aumentou. Quarenta e cinco por cento dos recém-nascidos com peso ao nascimento de 500 a 749 g apresentavam HIVe na década de 1990. Aparentemente não houve uma diminuição

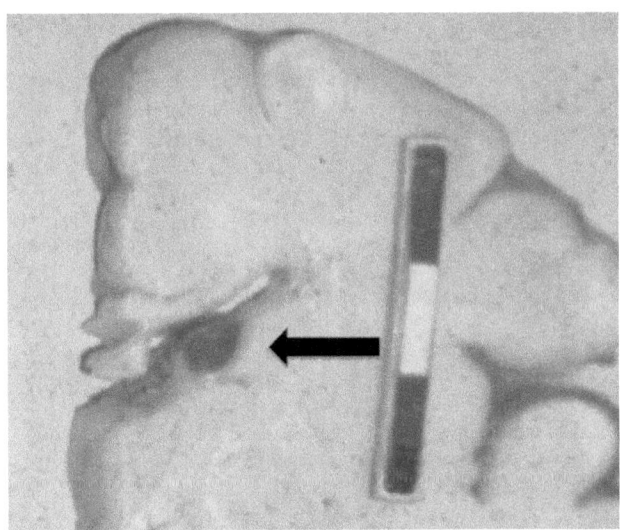

Figura 46.11 Hemisfério cerebral de um recém-nascido pré-termo à necropsia. Existe uma pequena hemorragia (*seta*) logo abaixo do revestimento ependimário do ventrículo lateral.

QUADRO 46.11

Fatores de risco para hemorragia intraventricular.

- Gestação muito curta
- Sexo masculino
- Parto vaginal
- Asfixia perinatal
- Síndrome de angústia respiratória
- Pneumotórax
- Coagulopatia e trombocitopenia
- Hipotermia precoce (pode ser um marcador de reanimação prolongada)
- Pressão arterial flutuante e fluxo sanguíneo cerebral com circulação passiva da pressão
- Hipotensão precoce e correção rápida

na HIVe durante a década de 2000, com 6,2% dos recém-nascidos com peso de 500 a 1.500 g apresentando HIVe grave (41). Considerando que recém-nascidos com mais de 1.500 g também apresentam HIVe, a aplicação destes números aos EUA significaria aproximadamente 5.000 novos casos de HIVe grave anualmente.

Características clínicas da HIVe

Em muitos casos, ocorre HIVe de volume moderado sem quaisquer sinais clínicos óbvios, e isto justifica a US de rotina de todos os recém-nascidos com peso inferior a 1.500 g. Uma HIVe maior pode se manifestar por meio da desestabilização da respiração, pressão arterial, frequência cardíaca e diminuição na hemoglobina. Os sinais neurológicos podem ser mascarados pelo uso rotineiro de sedação, mas, se especificamente pesquisados, diminuição da responsividade, hipotonia do tronco, ângulo poplíteo fechado e movimentos oculares anormais geralmente podem ser detectados (42). Coma e tetraparesia flácida são relativamente raros. As convulsões comumente não se manifestam como movimentos clônicos; elas podem ser compostas por movimentos de ciclismo ou boxe, fala ou movimentos oculares repetitivos.

Diagnóstico de HIVe

A US craniana proporciona visualizações adequadas das áreas periventriculares em recém-nascidos pré-termo sem perturbar o suporte à vida. O exame deve ser realizado em todos os recém-nascidos com angústia respiratória e gestação inferior a 34 semanas. A graduação da HIVe de Papile (1-4) tem sido amplamente utilizada desde 1978 (43) (Quadro 46.12 e Figura 46.12A a D). Recomendamos o exame na admissão na UTI neonatal para afastar uma anormalidade ou lesão pré-natal, por exemplo, holoprosencefalia ou ventrículos dilatados. Poucos recém-nascidos já apresentarão HIVe nesta ocasião. O infarto do parênquima, se substancial, geralmente será liquefeito ao longo de 7 dias, deixando um espaço preenchido por líquido, um cisto porencefálico, que se comunica com o ventrículo lateral, conforme demonstrado na Figura 46.12E.

Prognóstico da HIVe

Acreditava-se que os graus mais leves (1, 2) de HIV não aumentassem o risco de comprometimento do neurodesenvolvimento, mas trabalhos mais recentes com coortes de estudos maiores demonstraram que o risco de comprometimento é aproximadamente duplicado (44). Observou-se que a HIVe de grau 3 está associada a mais comprometimentos do neurodesenvolvimento do que os graus 1 e 2, mas com uma ampla distribuição na frequência de incapacidade. Esta distribuição pode resultar da variabilidade na definição de HIVe de grau 3. Em relação à HIVe de grau 4, a literatura é consistente ao relatar uma alta taxa de paralisia cerebral (principalmente hemiparesia). Entretanto, com pequenos infartos no parênquima, alguns recém-nascidos sobrevivem sem incapacidade. Bassan documentou que recém-nascidos com um infarto maior do parênquima (que envolve duas ou mais regiões cerebrais) apresentaram uma taxa mais alta de paralisia cerebral do que os recém-nascidos com lesões que envolviam apenas uma região do cérebro (45). Alguns recém-nascidos com HIVe de grau 4 com hemiplegia se tornaram deambulantes e têm função cognitiva dentro da variação normal.

Prevenção da HIVe

As intervenções que, em estudos clínicos randomizados, demonstraram prevenir a HIVe estão listadas no Quadro 46.13. A intervenção mais importante para prevenir a HIVe é a administração de corticosteroide materno 24 horas ou mais antes do parto prematuro. Uma grande quantidade de estudos clínicos randomizados e controlados apoiou este achado, e a incidência de HIVe é reduzida em quase a metade (46). O esquema mais comum estudado foi a betametasona em uma dose total de 24 mg dividida ao longo de 24 horas. É provável que o efeito ocorra principalmente em virtude da produção de surfactante em maturação nos pulmões fetais. A estabilização e a pressão arterial discretamente mais alta também podem contribuir para a prevenção da HIVe. No período pós-natal, indometacina (47), relaxamento muscular (48), etansilato (49) e vitamina E (50) demonstram, todos, evidências de redução da HIVe em no mínimo um estudo clínico randomizado, mas em virtude da ausência de evidências de que a incapacidade seja reduzida, eles não têm sido amplamente utilizados. Demonstrou-se que a ventilação com volume-alvo reduz a HIVe, em comparação à ventilação com pressão limitada; este efeito provavelmente é secundário à estabilização superior da pressão arterial e do fluxo sanguíneo cerebral com o uso de ventilação com volume-alvo (51). O clampeamento tardio do cordão, em comparação ao clampeamento imediato, demonstrou reduzir a HIVe, provavelmente em virtude da prevenção da hipovolemia e da hipotensão (52). Embora não comprovado por um estudo clínico randomizado, a correção da coagulopatia ou trombocitopenia grave provavelmente reduz o risco de HIVe subsequente. Por sua vez, a HIVe grave pode consumir fatores da coagulação e plaquetas, com risco de hemorragia adicional.

O tratamento agudo após a HIVe segue os princípios aceitos de correção da hipovolemia, trombocitopenia, coagulopatia, anemia e hipoglicemia.

Dilatação ventricular pós-hemorrágica

Fisiopatologia

O termo dilatação ventricular pós-hemorrágica (DVPH) com frequência é utilizado por neonatologistas e radiologistas para identificar os estágios iniciais de hidrocefalia, antes que ocorra um aumento de volume excessivo da cabeça. Embora os ventrículos aumentem de volume quando existe uma perda atrófica da substância branca, pretende-se que o termo, DVPH, seja aplicado ao aumento de volume ventricular direcionado pelo LCS, com elevação da pressão intraventricular. Uma minoria (30 a 49%, dependendo das definições) dos casos de DVPH é transitória e não progride. Acredita-se que o mecanismo inicial da DVPH seja o de múltiplos coágulos sanguíneos que obstruem os canais para a reabsorção do LCS. Quando recém-nascidos mais velhos com hidrocefalia pós-hemorrágica foram apresentados para a necropsia, foi descrita fibrose das cisternas basais e das meninges, com gliose subependimária (53) (Figura 46.13).

O desenvolvimento de DVPH provavelmente causa formação de cicatrizes ou inadequação do reparo. A injeção intraventricular de sangue em filhotes de ratos produziu DVPH na maioria e demonstrou a deposição parenquimatosa e perivascular de proteínas da matriz extracelular, em parte provavelmente em virtude da regulação ascendente do fator de crescimento transformador beta (TGF-β) (54). As proteínas da matriz extracelular, tais como laminina, fibronectina e vitronectina, atuam como um cimento entre as células e, junto com o TGF-β, estão envolvidas em muitas doenças fibróticas. Acredita-se que a liberação do "cimento" nos

QUADRO 46.12

Graduação da HIVe de Papile.

HIVe Grau 1	Pequena hemorragia confinada à matriz germinativa subependimária (Figura 46.12A)
HIVe Grau 2	Pequena hemorragia que se estende para o lúmen dos ventrículos, mas não os distende (Figura 46.12B)
HIVe Grau 3	Hemorragia de volume grande o suficiente para distender o ventrículo e com o coágulo se estendendo por mais da metade do comprimento do ventrículo (Figura 46.12C)
HIVe Grau 4	HIVe com, além disso, um infarto hemorrágico no parênquima (Figura 46.12D)

De Horbar JD, Carpenter JH, Badger GJ et al. Mortality and neonatal morbidity among infants 501-1500 grams from 2000 to 2009. Pediatrics 2012;129:1019-1026.

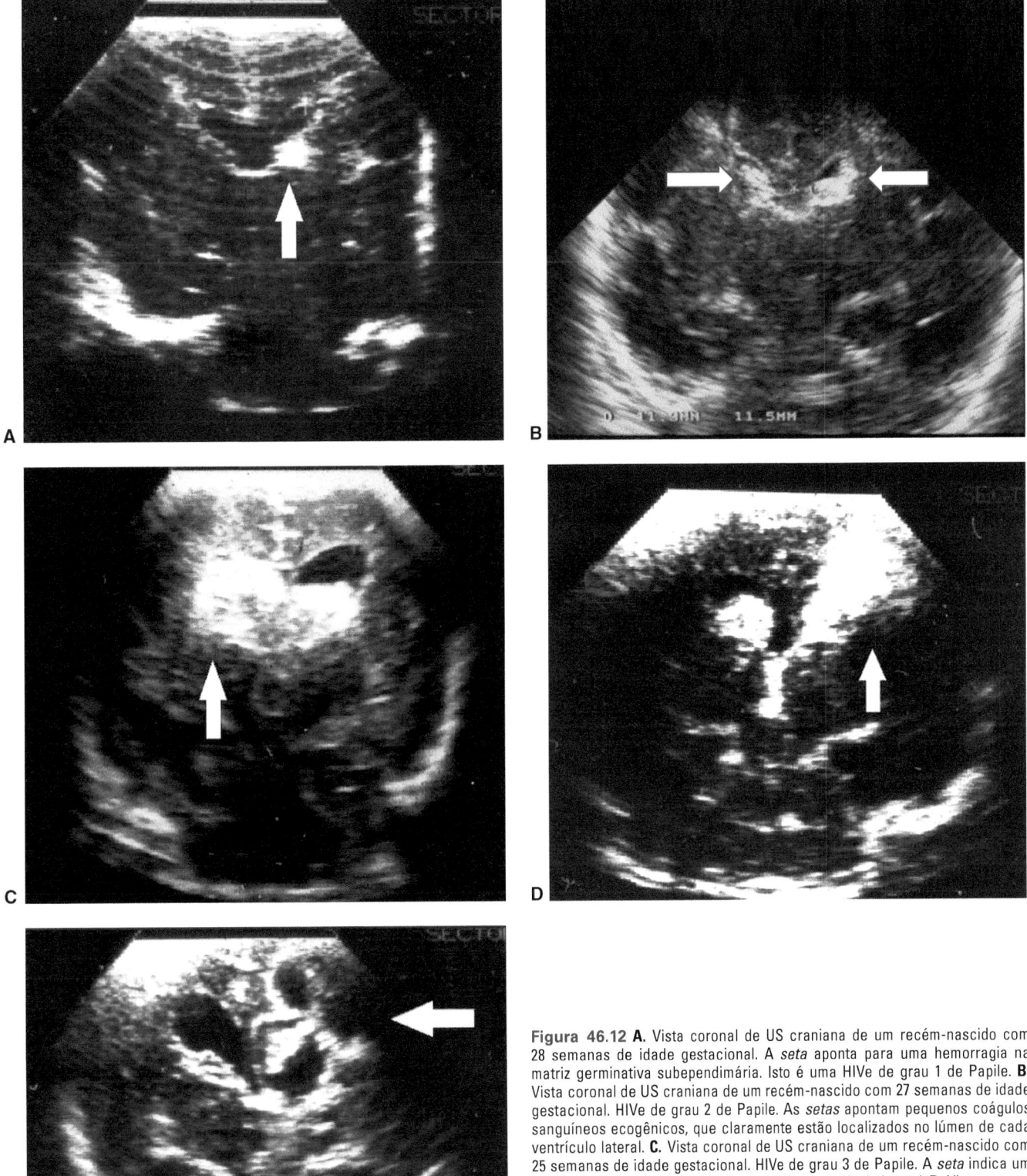

Figura 46.12 A. Vista coronal de US craniana de um recém-nascido com 28 semanas de idade gestacional. A *seta* aponta para uma hemorragia na matriz germinativa subependimária. Isto é uma HIVe de grau 1 de Papile. **B.** Vista coronal de US craniana de um recém-nascido com 27 semanas de idade gestacional. HIVe de grau 2 de Papile. As *setas* apontam pequenos coágulos sanguíneos ecogênicos, que claramente estão localizados no lúmen de cada ventrículo lateral. **C.** Vista coronal de US craniana de um recém-nascido com 25 semanas de idade gestacional. HIVe de grau 3 de Papile. A *seta* indica um coágulo sanguíneo volumoso distendendo o ventrículo lateral. **D.** Vista coronal de US craniana de um recém-nascido com 28 semanas de idade gestacional HIVe de grau 4 de Papile. Existe um coágulo sanguíneo ecogênico nos ventrículos laterais e no terceiro ventrículo e, adicionalmente, a *seta* indica uma área ecogênica adjacente ao ventrículo lateral. Isto é um infarto hemorrágico do parênquima. **E.** O mesmo recém-nascido da Figura D, mas 9 dias depois. A área com infarto periventricular, anteriormente ecogênica, agora está eco-transparente (*seta*), tendo em vista que foi liquefeita, e o cisto porencefálico está se comunicando com o ventrículo lateral.

QUADRO 46.13
Intervenções que previnem a hemorragia intraventricular.
• Corticosteroide materno
• Clampeamento tardio do cordão umbilical
• Indometacina e etansilato pós-natais
• Vitamina E pós-natal
• Relaxamento muscular dos recém-nascidos ventilados com fluxo sanguíneo cerebral flutuante
• Ventilação com volume-alvo

As medidas do tamanho ventricular para definir a DVPH têm sido amplamente utilizadas. A medida mais comumente utilizada é o índice ventricular de Levene (59). Medido na vista coronal intermediária, este índice é a dimensão, desde a linha média do cérebro, até a borda lateral do ventrículo lateral (Figura 46.14).

Prognóstico da DVPH

Os estudos clínicos de fármacos para ventriculomegalia (60) e DVPH (61) utilizaram um índice ventricular 4 mm superior ao 97º centil como um critério de admissão (Figura 46.15) e utilizaram uma avaliação padronizada do desenvolvimento. Se não foram observadas lesões do parênquima na US, a incidência de paralisia foi de aproximadamente 40% e, destas, aproximadamente 25% apresentaram comprometimentos múltiplos. Se foi observada ecodensidade ou ecotransparência do parênquima, além de DVPH, foi observada paralisia cerebral em 80 a 90%. Um grande estudo recente de 998 recém-nascidos com peso inferior a 1.000 g demonstrou que, em recém-nascidos com hemorragia periventricular (HPV) grau 3, a subsequente necessidade de cirurgia de *shunt* aumentou muito a taxa de paralisia cerebral e de incapacidade cognitiva. Na HIVe de grau 4, a necessidade

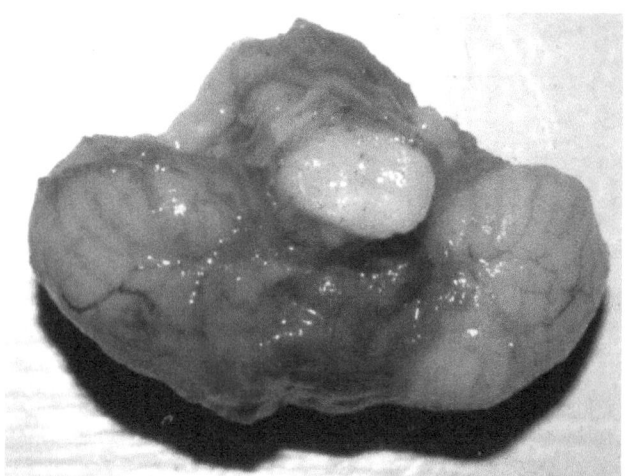

Figura 46.13 Tronco encefálico e cerebelo *post mortem*, aos 3 meses de idade, de um recém-nascido prematuro com HIVe e DVPH demonstrando deposição de tecido conjuntivo ao redor do tronco encefálico. (Esta figura encontra-se reproduzida em cores no Encarte.)

espaços do LCS e ao redor dos mesmos ao longo de um período de semanas seja o mecanismo por meio do qual a reabsorção do LCS seja inibida. O TGF-β1 é armazenado nas plaquetas e, por meio delas, apresenta-se em grandes quantidades na HIVe graus 3 e 4.

Embora alguns recém-nascidos prematuros possam expandir os seus ventrículos com muito pouca elevação na pressão intracraniana, alguns apresentam pressão elevada até níveis que podem interferir com a perfusão cerebral, ou seja, 150 a 200 mmH$_2$O (55), com resultante lesão na substância branca periventricular. Com a ruptura de grandes quantidades de heme, quantidades consideráveis de ferro não ligado a proteínas são liberadas no LCS; isto pode lesionar a substância branca por meio da geração de radicais livres (56), assim como de hipoxantina, que também é liberada no LCS pós-hemorrágico. As altas concentrações de citocinas pró-inflamatórias no LCS na DVPH fornecem um apoio adicional à função da inflamação na fisiopatologia da lesão periventricular (57).

O coágulo sanguíneo dentro do LCS é depurado muito lentamente e com frequência algum sangue é visível em exames 2 a 3 meses após a hemorragia. A fibrinólise é relativamente ineficaz no LCS, provavelmente em virtude de as concentrações de plasminogênio serem muito baixas e existirem altas concentrações de inibidor do ativador do plasminogênio (57).

Diagnóstico

Após o diagnóstico ultrassonográfico de HIVe, é importante realizar US cranianas de acompanhamento, de modo que a DVPH possa ser detectada. Também é importante medir regularmente a circunferência craniana, mas o aumento de volume ventricular pode preceder o aumento de volume excessivo da cabeça em 7 a 14 dias. Entre 24 e 32 semanas de gestação, o aumento de volume médio da cabeça é de 1 mm ao dia, mas de 32 a 40 semanas, a velocidade de crescimento é inferior, sendo de aproximadamente 0,7 mm/dia (58).

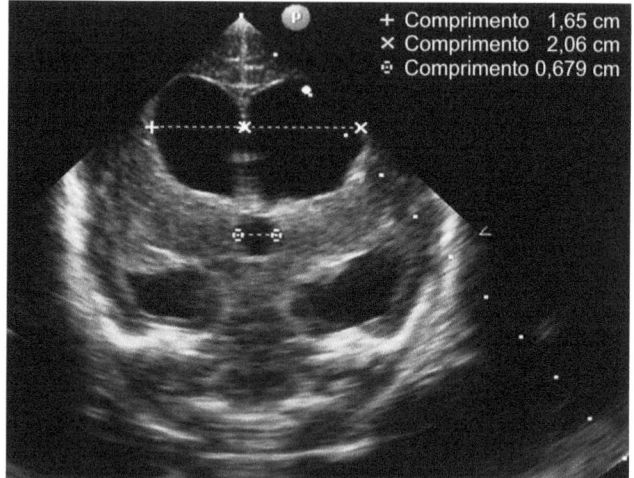

Figura 46.14 Vista coronal intermediária de US craniana mostrando a largura ventricular desde a linha média até a borda do ventrículo lateral (índice ventricular de Levene) e a largura do terceiro ventrículo.

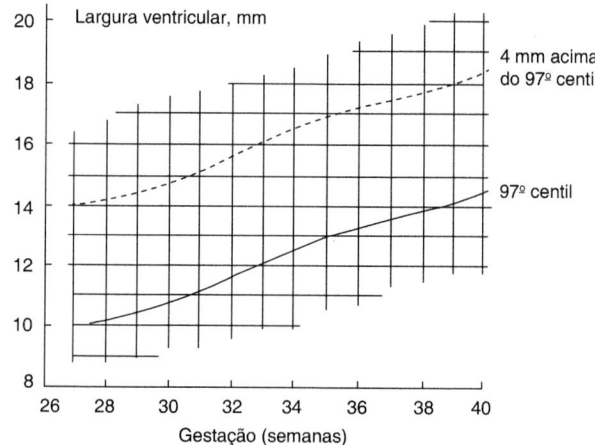

Figura 46.15 97º centil para o índice ventricular (44) e a linha de ação 4 mm acima, que foi utilizada em estudos clínicos de tratamento. Modificada de Levene MI. Measurement of the growth of the lateral ventricles in preterm infants with real-time ultrasound. *Arch Dis Child* 1981;56:900-904.

de *shunt* também foi associada a aumento da taxa de incapacidade, com 48% apresentando índice de desenvolvimento mental de Bayley inferior a 50% e 80% apresentando paralisia cerebral (62).

Tratamento da DVPH

O tratamento tradicional para a hidrocefalia, a inserção de um *shunt* ventriculoperitoneal, não é viável em um recém-nascido instável com menos de 1.000 g que tem apenas alguns dias de idade, em virtude da fragilidade da pele e do risco muito alto de infecção e bloqueio do *shunt* por um coágulo sanguíneo. Portanto, tratamentos alternativos devem ser considerados antes que um recém-nascido alcance um tamanho e um grau de estabilidade clínica que possibilitem a inserção de um *shunt*.

Válvulas lombares ou ventriculares repetidas têm sido testadas em quatro estudos clínicos randomizados sem quaisquer evidências de que isto reduza a necessidade de cirurgia com *shunt* ou a incidência de incapacidade a longo prazo (63). Acetazolamida e furosemida reduzem a produção de LCS, mas quando testados em estudos clínicos randomizados, os recém-nascidos no grupo com fármaco apresentaram um desfecho mais desfavorável do que o grupo-controle (64).

Tem sido estudada a injeção intraventricular de um agente fibrinolítico em uma dose local insuficiente para produzir um efeito sistêmico. A experiência em recém-nascidos com DVPH tem sido inconsistente, e dois pequenos estudos clínicos randomizados da estreptoquinase intraventricular não demonstraram evidências de benefício (65).

O dreno ventricular externo e a drenagem repetida de um reservatório ventricular têm os seus defensores, mas não foram publicados os resultados de estudos clínicos randomizados. Entretanto, um estudo retrospectivo holandês não randomizado de 144 recém-nascidos com DVPH observou que aqueles nos quais o tratamento havia sido iniciado de modo coincidente com um índice ventricular que excedia minimamente o 97º centil apresentaram um desenvolvimento melhor aos 2 anos do que aqueles nos quais o tratamento foi iniciado após o índice ventricular ter aumentado em mais de 4 mm além do 97º centil (66). A terceiro ventriculostomia e a coagulação do plexo corioide apresentaram um uso muito limitado na DVPH.

Foi desenvolvida uma nova abordagem, que teve por objetivo remover tanto quanto possível o ferro livre, as citocinas inflamatórias e o sangue antigo, e reduzir suavemente a pressão e a distorção no ventrículo mais precocemente do que ocorreria com a punção lombar (67). O método utilizado é conhecido como drenagem, irrigação e terapia fibrinolítica (DRIFT). O DRIFT foi testado em um estudo clínico randomizado que envolveu 77 recém-nascidos com DVPH em quatro centros, 39 tendo recebido DRIFT e 38 tendo recebido tratamento convencional com punção lombar seguida pela drenagem de um reservatório. O estudo clínico foi interrompido precocemente em virtude de um excesso de hemorragia intraventricular secundária no grupo DRIFT, e não houve diferença na necessidade de cirurgia de *shunt* entre os dois grupos. Entretanto, a avaliação do desenvolvimento aos 2 anos demonstrou que a incapacidade cognitiva grave foi significativamente reduzida com o DRIFT (67). O Índice de Desenvolvimento Mental Mediano melhorou em mais de 18 pontos no grupo DRIFT. É importante observar que os recém-nascidos no grupo DRIFT que apresentaram hemorragia intraventricular secundária não apresentaram mais incapacidade do que aqueles que não apresentaram hemorragia. Este é o único estudo clínico randomizado a demonstrar o benefício de qualquer intervenção na DVPH.

Recém-nascidos pré-termo doentes são de risco para outras lesões do sistema nervoso, tais como meningite e hiperbilirrubinemia, que são abrangidas nos Capítulos 44 e 32, respectivamente.

RECÉM-NASCIDO PRÉ-TERMO APARENTEMENTE EM BOA CONDIÇÃO, MAS COM ALTO RISCO DE LEUCOMALACIA PERIVENTRICULAR

Fisiopatologia

A LPV originalmente se referia ao aspecto, à necropsia, de amolecimento ou cistos na substância branca adjacente aos ventrículos laterais de recém-nascidos pré-termo. Na década de 1980, tornou-se possível visualizar a imagem de LPV durante a vida com US e RM. A substância branca periventricular do cérebro prematuro é uma área limítrofe arterial, o que a torna particularmente vulnerável às lesões em virtude de perfusão insuficiente. Além disso, as células precursoras da oligodendróglia (que posteriormente produzirão mielina) são particularmente sensíveis à lesão em virtude de radicais livres, excitotoxicidade (glutamato) e inflamação neste estágio de imaturidade (Quadro 46.14) (ver também o Capítulo 42).

Não apenas foi demonstrado que as citocinas pró-inflamatórias, o fator de necrose tumoral alfa e a interferona gama são tóxicos para a oligodendróglia, como também modelos em animais demonstraram que a endotoxina aumenta muito a vulnerabilidade do cérebro imaturo a hipoxia e isquemia. Isto significa que a hipoxia, que por si própria não lesionaria o cérebro, pode resultar em lesão séria se houver inflamação preexistente. Em muitos casos, a LPV aparenta ser acionada por uma combinação de isquemia e inflamação, com contribuições variadas destes dois mecanismos, conforme demonstrado no Quadro 46.15.

Características clínicas na LPV

Perlman *et al.* (68) observaram que houve o desenvolvimento de LPV cística em 3,2% dos recém-nascidos com peso ao nascimento inferior a 1.500 g, apesar do fato de que 70% destes recém-nascidos apresentaram evoluções clínicas relativamente benignas no período neonatal. A LPV não cística talvez seja cinco vezes mais comum do que a LPV cística. Alguns recém-nascidos com angústia respiratória e HIVe progredirão até demonstrar evidências de LPV, mas existem diferenças importantes nos padrões de risco. Embora a HIVe seja mais comum com a diminuição da idade gestacional, aquele não é caso da LPV.

Embora o principal mecanismo de base da LPV seja isquêmico em muitos casos, não existe EHI clínica óbvia como existe no recém-nascido a termo. Notavelmente não existem sinais

---

QUADRO 46.14

Vulnerabilidade da substância branca periventricular pré-termo.

- Localização nas zonas limítrofes entre os territórios arteriais
- Vulnerabilidade relacionada à imaturidade dos pré-oligodendrócitos a:
  ○ Lesão por radicais livres
  ○ Excitotoxicidade do glutamato
  ○ Citocinas pró-inflamatórias

QUADRO 46.15

Fatores de risco de leucomalacia periventricular (LPV).

- Hemorragia pré-parto, sobretudo descolamento prematuro da placenta (principalmente isquêmica)
- Ruptura prolongada de membranas/corioamnionite (principalmente inflamação)
- Síndrome de transfusão fetofetal (principalmente isquemia)
- Enterocolite necrosante (inflamação e isquemia)
- Septicemia (inflamação e isquemia)
- Hipocapnia (principalmente isquemia)
- Persistência do canal arterial sintomática (principalmente isquemia)
- Hemorragia intraventricular (isquemia e inflamação)
- Parto pré-termo (24 a 34 semanas)

neurológicos específicos no momento da lesão. Na medida em que o recém-nascido se aproxima do termo, observadores experientes podem observar um excesso de tremores e alarmes e tônus anormal, mas, na prática, os clínicos e os pais podem considerar um recém-nascido que está se alimentando e crescendo como normal. Entretanto, em 1 mês e 3 meses após o termo, a análise de gravações em vídeo de movimentos gerais demonstra um repertório inadequado de movimentos nos recém-nascidos com LPV (69). Com frequência existe o retardo da maturação visual e, aproximadamente aos 9 a 12 meses de idade corrigida, ocorre o desenvolvimento de sinais típicos de diplegia espástica.

Particularmente com probabilidade de apresentar anormalidades pós-natais, que não são observadas pelo neonatologista, são os recém-nascidos com 27 a 31 semanas de gestação com histórico de ruptura prolongada de membranas e terapia materna com antibióticos, mas sem asfixia ou angústia respiratória pós-natal. Embora um histórico de febre materna ou líquido amniótico com odor fétido indique corioamnionite, existem muitos casos nos quais não existem os referidos sinais, mas a histologia da placenta ou do cordão umbilical ou a análise de citocinas pró-inflamatórias no líquido amniótico demonstra subsequentemente que estava presente uma inflamação. Portanto, para o neonatologista, a ruptura prolongada das membranas no recém-nascido prematuro com menos de 31 semanas de gestação deve ser considerada um fator de risco importante para LPV.

Diagnóstico de LPV por exames de imagem

Os neonatologistas por vezes são surpreendidos pelo diagnóstico posterior de paralisia cerebral ou incapacidade cognitiva em um recém-nascido pré-termo que não sofreu asfixia, ventilação, meningite e hiperbilirrubinemia e no qual a US na 1ª semana não demonstrou HIVe (sem exame de acompanhamento). Os pais podem indagar por que a lesão cerebral não foi diagnosticada no período neonatal. Tornou-se evidente que os recém-nascidos pré-termo aparentemente em uma condição adequada podem, contudo, estar desenvolvendo uma lesão cerebral significativa. Apesar das oportunidades terapêuticas limitadas para evitar isto, acreditamos que o diagnóstico no período neonatal é importante, tendo em vista que ele assegura que os recém-nascidos sejam identificados precocemente para uma cuidadosa avaliação de acompanhamento e a fisioterapia apropriada. Além disso, a montanha-russa emocional, causada quando, à alta, os pais são informados de que aparentemente tudo está bem e depois de alguns meses são informados de que o seu filho apresenta uma incapacidade vitalícia, é evitada.

A sequência subjacente de eventos mais óbvia da evolução clínica descrita anteriormente foi o surgimento inicial de ecodensidades periventriculares bilateralmente na US (Figura 46.16A e B), seguidas, diversas semanas depois, por cistos que se desenvolveram em áreas antes ecodensas (Figura 46.17A e B), que agora se apresentam como áreas ecotransparentes (pretas) na US (LPV cística). Algum aumento no eco periventricular pode ser normal e depende, em parte, das configurações do equipamento, mas ecodensidades clinicamente significativas são no mínimo tão densas quanto o plexo corioide. Muitas ecodensidades periventriculares iniciais desaparecem sem a subsequente formação de cistos, e por vezes são observados cistos de 4 a 6 semanas de idade sem ecodensidade precedente. Os cistos podem coalescer sem comunicação com o lúmen ventricular, conforme observado à necropsia na Figura 46.18. Tipicamente, quando o recém-nascido alcançou o termo, é observado o adelgaçamento mais geral da substância branca periventricular e do corpo caloso na US, com aumento de volume irregular dos ventrículos, sobretudo na área occipital (Figuras 46.19A e B e 46.20A e B).

Em outros casos, pode não haver ecodensidade inicial impressiva e nenhuma formação de cistos, mas ocorrerá adelgaçamento gradual da substância branca periventricular, com dilatação ventricular não progressiva leve (LPV não cística). A sequência de ecodensidade periventricular bilateral até cistos periventriculares é muito específica da LPV. Se um cisto ou cistos são observados ao exame inicial, o diagnóstico diferencial inclui cistos em plexo corioide e cistos germinolíticos. Acredita-se que a porencefalia pré-natal geralmente seja de origem isquêmica, possivelmente trombótica.

Prognóstico da LPV cística

As ecodensidades transitórias (exacerbações) que desaparecem em 7 dias sem formação subsequente de cistos ou dilatação ventricular tardia não são consideradas como um aumento do risco de incapacidade posterior. As exacerbações bilaterais que persistem por mais de 7 dias são consideradas como sendo a forma mais leve de LPV e, até mesmo na ausência de cistos ou dilatação

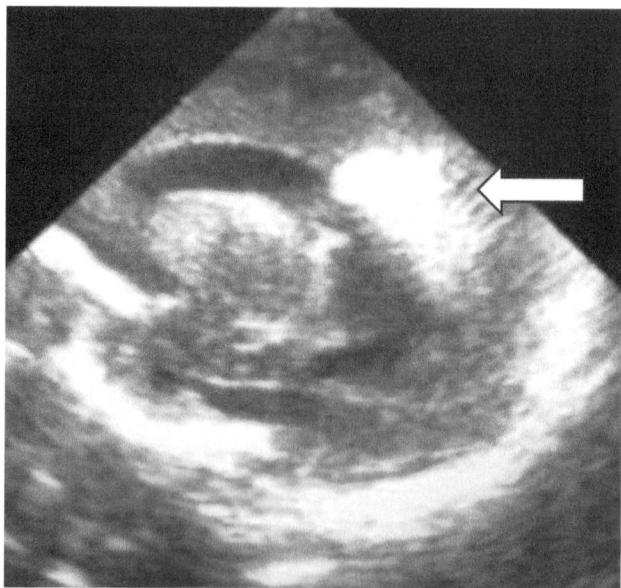
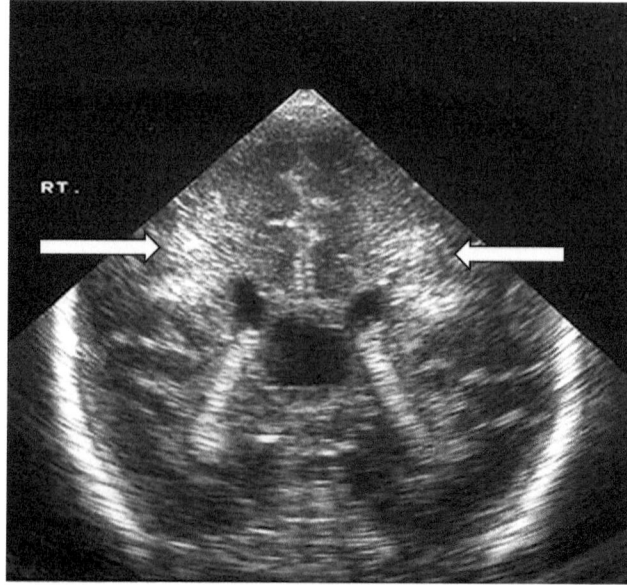

Figura 46.16 A. Vista parassagital de US craniana aos 3 dias de idade mostrando uma ecodensidade (*seta*) ao lado do ventrículo lateral (*preto*). **B.** Vista coronal de US craniana aos 3 dias de idade demonstrando ecodensidades periventriculares bilaterais (*setas*). Cortesia do Dr. David Evans, Southmead Hospital, Bristol.

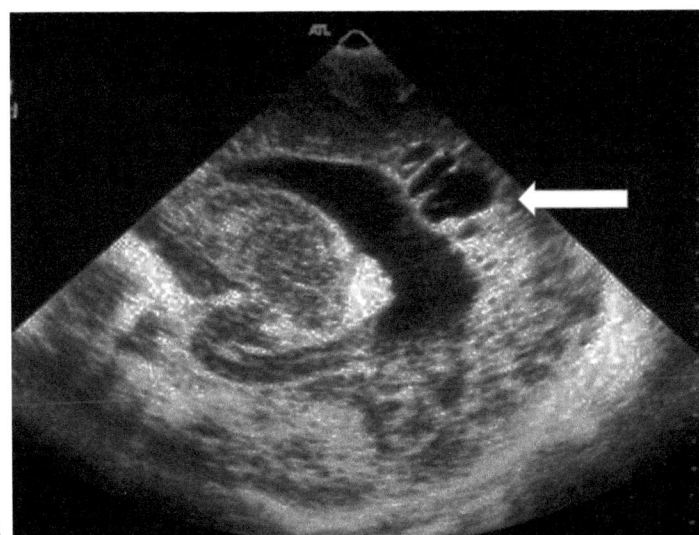
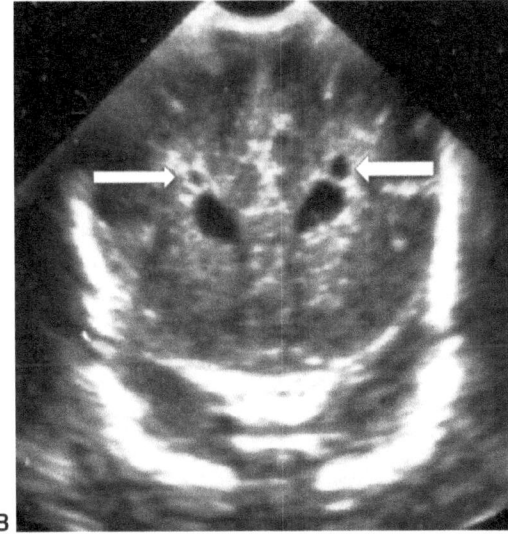

Figura 46.17 A. Vista sagital de US craniana com 6 semanas de idade mostrando múltiplos cistos (*espaços pretos*) próximo do ventrículo lateral (*seta*). **B.** Vista coronal mostrando cistos periventriculares bilaterais com 6 semanas de idade.

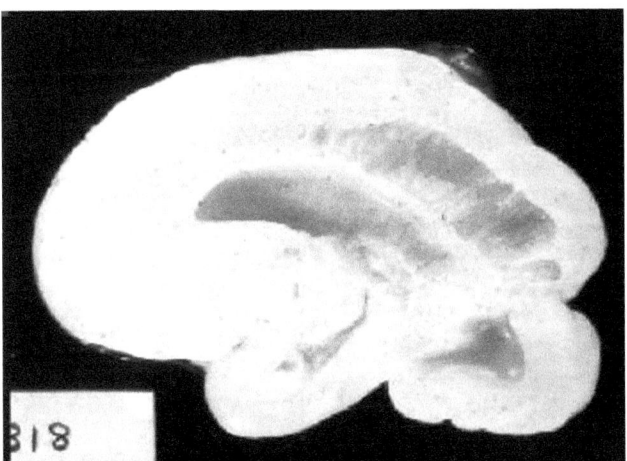

Figura 46.18 Vista sagital *post mortem* do hemisfério direito em um recém-nascido pré-termo que morreu com 8 semanas de idade. Uma linha de cistos periventriculares coalesceu.

ventricular, aumentam o comprometimento motor (70). Quando a formação de cistos periventriculares é confirmada, quanto mais extensivas forem as lesões císticas, mais desfavorável será o prognóstico. Pequenos cistos frontais estão associados a um aumento modesto no comprometimento motor, mas cistos parieto-occipitais bilaterais extensivos são altamente preditivos de diplegia espástica com maturação visual tardia e comprometimento cognitivo. Muitos dos referidos recém-nascidos também desenvolvem epilepsia.

Manejo da LPV

O diagnóstico de LPV e seu prognóstico geram ansiedade nos pais; portanto, é importante transmitir o diagnóstico com informações de apoio sobre como os problemas podem ser abordados e quais recursos estão disponíveis. O recém-nascido tem de ser priorizado em relação à avaliação regular do desenvolvimento motor, cognitivo e sensorial. Os pais podem relatar que o recém-nascido está chorando excessivamente e apresentando espasmos posturais; eles necessitam de aconselhamento solidário e especializado. Posteriormente no 1º ano, a fisioterapia é importante para evitar contraturas e posturas anormais.

RECÉM-NASCIDO COM HIPOTONIA

A hipotonia no recém-nascido é um sinal clínico comum, que pode ser manifestação de uma doença sistêmica ou de uma disfunção neurológica do sistema nervoso central ou periférico. O tônus muscular passivo normalmente é definido como a resistência dos músculos ao movimento passivo, por exemplo, com a medição do ângulo poplíteo. O tônus muscular ativo é definido como a capacidade de manter a postura, especialmente o pescoço e o tronco no caso do recém-nascido. O "recém-nascido flácido" apresenta um desafio diagnóstico, em virtude do amplo espectro de causas etiológicas. Existem duas questões cruciais a serem abordadas:

- O recém-nascido apresentava tônus muscular normal e posteriormente se tornou hipotônico, ou o recém-nascido tem apresentado hipotonia desde o (ou antes do) nascimento?
- Existe fraqueza muscular, bem como redução do tônus muscular?

As condições que afetam as regiões supraespinais (o cérebro, o tronco encefálico e a junção da coluna cervical) causam hipotonia sem fraqueza, enquanto as condições segmentares (incluindo células do corno anterior, nervos periféricos, junções neuromusculares e músculos) causam hipotonia da unidade motora sem fraqueza muscular (71). A hipotonia central é responsável pela maioria dos casos de hipotonia neonatal (72-74).

Diagnóstico diferencial

As causas mais frequentes de hipotonia central no recém-nascido são doenças sistêmicas, tais como sepse, lesão cerebral hipóxico-isquêmica, ou insuficiência cardíaca. Um recém-nascido a termo saudável, mas que desenvolve hipotonia central com alteração da consciência nos primeiros dias de vida, pode apresentar um erro congênito do metabolismo (ver também o Capítulo 39). A hipoglicemia é uma causa importante de hipotonia do recém-nascido e sempre deve ser excluída.

Uma causa significativa de hipotonia em recém-nascidos é uma das síndromes genéticas sabidamente associadas à hipotonia, tais como a síndrome de Down e outras anormalidades cromossômicas, síndromes de Prader-Willi, do X frágil, de Angelman e de Smith-Lemli-Opitz. O Quadro 46.16 apresenta uma visão geral detalhada.

A hipotonia pode ser causada por anormalidades do desenvolvimento do SNC (detectáveis com RM), tais como esquizencefalia, lissencefalia, holoprosencefalia e síndrome de Joubert.

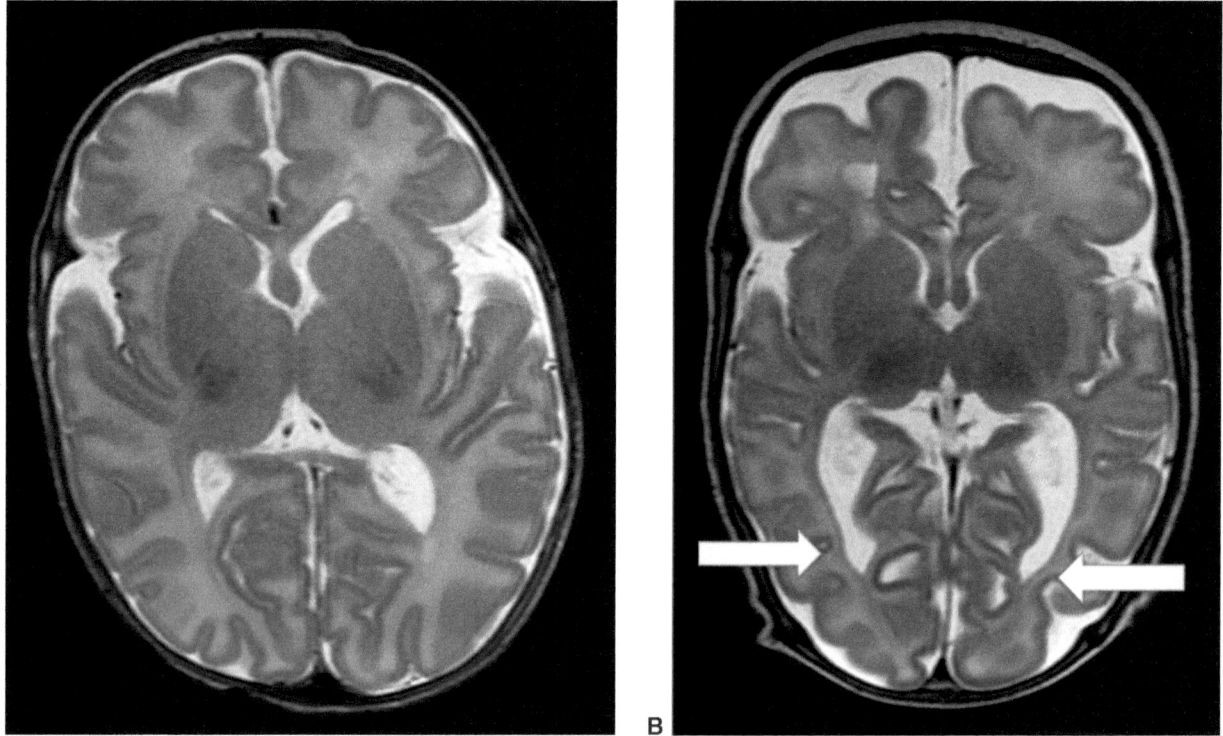

Figura 46.19 A. RM axial, imagem ponderada em T2, de um recém-nascido pré-termo normal no termo. **B.** RM, imagem ponderada em T2, de um recém-nascido pré-termo, com LPV. Existe aumento de volume irregular dos ventrículos occipitalmente (*setas*), com adelgaçamento da substância branca periventricular. Cortesia do Dr. David Evans, Southmead Hospital, Bristol.

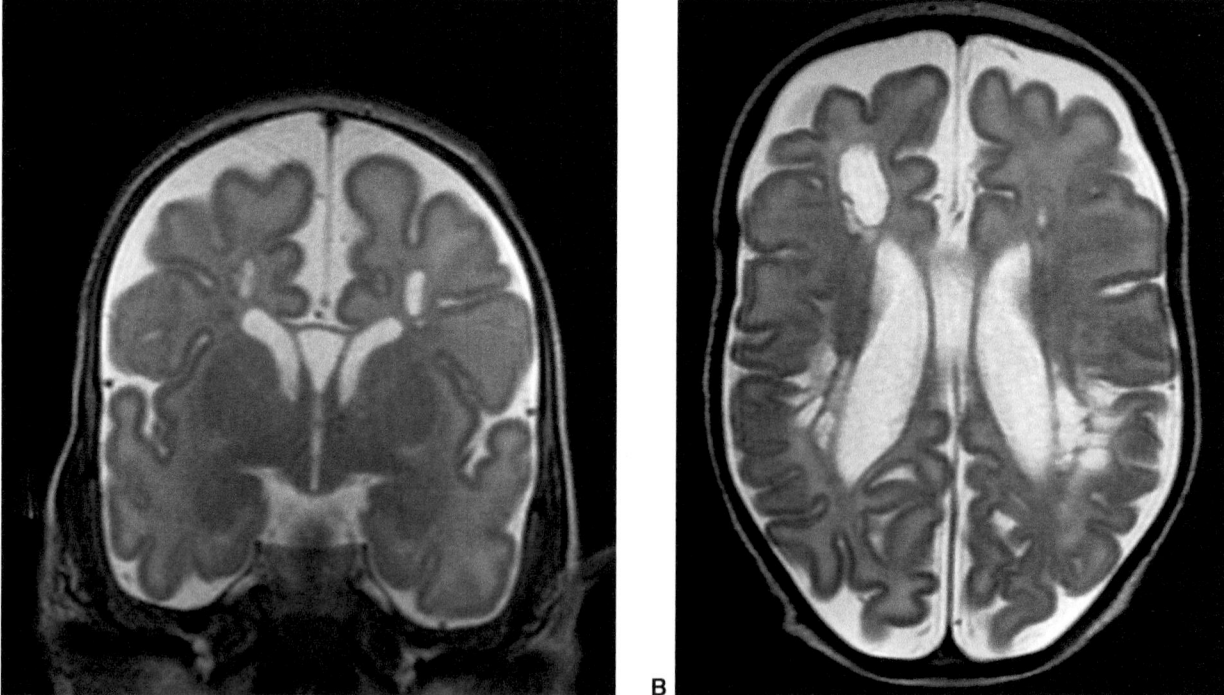

Figura 46.20 A. RM, imagem ponderada em T2, de um recém-nascido pré-termo no termo. Vista coronal. Os ventrículos laterais apresentam leve aumento de volume e existem cistos periventriculares. **B.** RM, imagem ponderada em T2, de um recém-nascido pré-termo no termo. Vista axial. Os ventrículos laterais apresentam aumento de volume mais óbvio e existem cistos periventriculares de modo frontal e parieto-occipital. Cortesia do Dr. David Evans, Southmead Hospital, Bristol.

QUADRO 46.16
Causas de hipotonia em diferentes níveis do sistema nervoso.

Hipotonias centrais	Hipotonia desde o nascimento	EHI Hemorragia intracraniana Genética/do desenvolvimento: síndrome de Down, síndrome de Prader-Willi, distúrbios peroxissômicos (síndrome de Zellweger), disgenesia cerebral, e outras anormalidades cerebrais estruturais Lesão ou traumatismo cerebral e da medula espinal
	A hipotonia se desenvolve logo após o nascimento	Sepse, incluindo meningite e encefalite Alterações ou distúrbios metabólicos Endócrinos: hipotireoidismo Intoxicação medicamentosa
Hipotonias periféricas	Nível das células do corno anterior (neurônio motor inferior)	Atrofia muscular espinal do tipo I (doença de Werdnig-Hoffmann) Mielopatia hipóxico-isquêmica Mielopatia traumática Doença de armazenamento de glicogênio do tipo II (doença de Pompe) Poliomielite neonatal
	Nível do nervo periférico (motor ou sensorial)	Neuropatias sensoriais e motoras hereditárias: neuropatia hipomielinizante congênita, doença de Dejerine-Sottas Polineuropatias inflamatórias agudas e crônicas: síndrome de Guillain-Barré Distúrbios mitocondriais Distúrbios lisossômicos: doença de Krabbe
	Nível da junção neuromuscular	Miastenia neonatal transitória Miastenia congênita e síndromes miastênicas Toxicidade por magnésio Toxicidade por aminoglicosídeo Botulismo infantil
	Nível do músculo	Distrofia muscular: distrofia miotônica congênita e muscular congênita Miopatias metabólicas: mitocondriais, distúrbios do glicogênio e do metabolismo lipídico Miopatias congênitas: nemalina, miotubular (centronuclear) e outras

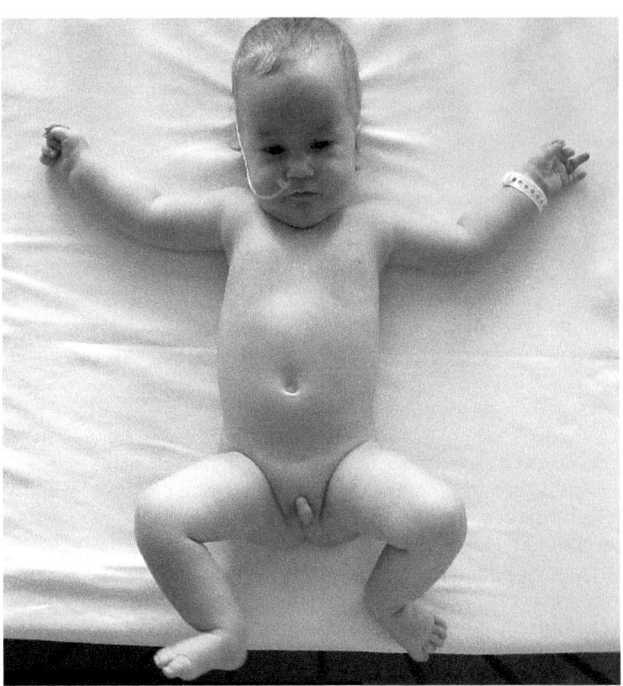

Figura 46.21 Um lactente hipotônico com síndrome de Prader-Willi deitado na posição de "sapo".

"Obtenha o histórico e examine"

Um histórico familiar de abortos espontâneos, natimortos, ou morte na primeiros meses de vida é importante, assim como a consanguinidade. Um histórico de exposição a fármacos ou teratógenos (i. e., álcool, fármacos, solventes, benzodiazepínicos), redução dos movimentos fetais, presença de poli-hidrâmnio, apresentação fetal pélvica, trabalho de parto prolongado e escalas de Apgar baixas deve ser observado. A idade gestacional deve ser estimada, tendo em vista que o tônus aumenta com a idade gestacional. A idade de início da hipotonia também deve ser determinada.

Em seguida, a avaliação do tônus é introduzida na seção sobre o exame neurológico. Ao avaliar o tônus muscular, a cabeça do recém-nascido deve ser posicionada na linha média, tendo em vista que o reflexo do pescoço tônico assimétrico pode influenciar o tônus se a cabeça estiver virada para o lado. O achado típico em um recém-nascido hipotônico colocado em decúbito dorsal é o sinal de "pernas de rã", com os quadris abduzidos e os joelhos flexionados (Figura 46.21). Tendo em vista que a causa da hipotonia sem fraqueza muscular na grande maioria dos casos é uma doença aguda subjacente, a avaliação da saúde geral do recém-nascido é imperativa como a primeira etapa na avaliação do recém-nascido flácido. A avaliação da força muscular não é fácil e pode não ser possível em virtude da ausência de movimento voluntário em um recém-nascido agudamente enfermo. Entretanto, recém-nascidos doentes com frequência apresentam outros sinais que sugerem a condição subjacente. A hipotonia com frequência está associada à diminuição dos movimentos espontâneos.

A existência de características dismórficas craniofaciais típicas pode sugerir o diagnóstico em algumas das causas sindrômicas mais comuns de hipotonia, incluindo a trissomia do 21 (73). A síndrome de Prader-Willi é caracterizada por problemas alimentares, olhos amendoados, diâmetro craniano bifrontal estreito, genitália pequena e mãos e pés pequenos (Figura 46.21). O exame ocular pode revelar catarata (distúrbios peroxissomais), retinopatia pigmentar (distúrbios peroxissomais) e luxação do cristalino (deficiência de sulfito oxidase/cofator molibdênio). Coxins adiposos anormais e mamilos invertidos sugerem distúrbios congênitos da glicosilação. O aumento de volume cardíaco e sinais de insuficiência cardíaca são observados em recém-nascidos com doença de Pompe. A sindactilia bilateral dos segundo e terceiro dedos do pé deve ocasionar a avaliação adicional da síndrome de Smith-Lemli-Opitz. O aumento de volume visceral (hepatomegalia com ou sem esplenomegalia) sugere doença lisossômica ou do armazenamento de glicogênio.

Existe fraqueza muscular além de hipotonia?

Os distúrbios dos neurônios motores inferiores devem ser considerados em um recém-nascido alerta com hipotonia e fraqueza. Se a observação ao longo do tempo demonstrar a ausência persistente de movimentos antigravidade, repertório inadequado de atividade espontânea, comprometimento da sucção e da deglutição, hipoventilação e choro fraco, existem boas evidências de fraqueza muscular. Choro fraco pode refletir a fraqueza diafragmática, e um choro fatigável sugere uma síndrome miastênica congênita. A coleta de uma amostra de sangue do pezinho é um teste útil da força muscular, tendo em vista que o recém-nascido geralmente tenta vigorosamente puxar o pé.

Se não houver reflexos miotáticos, tais como o patelar e o aquileu, isso sugere que o problema está na unidade motora inferior.

A escassez de expressão facial pode estar relacionada à fraqueza muscular facial, assim como ptose. As fasciculações musculares na língua sugerem desnervação. Um palato arqueado alto com frequência é observado em recém-nascidos com distúrbios neuromusculares, e macroglossia sugere distúrbios de armazenamento (maltase ácida/doença de Pompe). A doença das células do corno anterior geralmente poupa os músculos extraoculares, enquanto as doenças das junções neuromusculares são caracterizadas por ptose e fraqueza dos músculos extraoculares. Os distúrbios da unidade motora em geral não estão associados a malformações de outros órgãos, com a exceção da subluxação de quadril e artrogripose, que são sinais de hipotonia *in utero*.

Se o exame do recém-nascido sugerir um distúrbio neuromuscular, indague os pais a respeito de fraqueza persistente ou periódica. O exame físico dos pais, que podem não estar cientes da sua condição neurológica (leve), também pode fornecer importantes informações diagnósticas. Por exemplo, pode haver suspeita de miastenia neonatal transitória se a mãe exibe fadiga nas pálpebras com o olhar para cima ou fadiga dos braços com a extensão à frente prolongada. Embora raros, é importante considerar a miastenia neonatal e o botulismo, tendo em vista que existe tratamento. Recém-nascidos com distrofia miotônica congênita apresentam hipotonia grave, mas as suas mães tipicamente são afetadas apenas levemente. Os sinais mais patognomônicos em mães com distrofia miotônica são miotomia ao aperto de mão e incapacidade de "enterrar" os cílios quando se solicita que fechem seus olhos com força. Embora geralmente ausente, ou mais difícil de detectar no recém-nascido, a eletromiografia (EMG) da mãe mostra descargas miotônicas disponíveis em recém-nascidos hipotônicos.

Exames

O histórico e o exame físico devem orientar os exames. Um recém-nascido que se torna hipotônico deve ser tratado como infectado enquanto se prossegue com os outros exames. Se não houver confirmação de infecção, o recém-nascido deve ser examinado à procura de doenças metabólicas hereditárias (ver o Capítulo 38).

Para avaliar as causas de hipotonia periférica, a creatinoquinase (CK) deve ser medida, embora tenha valor limitado no recém-nascido: os níveis de CK e isoenzimas podem estar aumentados em 10 vezes por até 1 semana após o parto vaginal normal. A elevação de CK geralmente implica necrose esquelética ou muscular cardíaca, por exemplo, após asfixia grave, mas a maior parte das miopatias congênitas está associada a níveis de CK normais. O sangue para a medição da CK deve ser obtido antes da realização de eletromiografia (EMG) ou biopsia muscular, tendo em vista que estes procedimentos podem elevar a CK. A EMG pode ajudar a excluir ou confirmar as causas periféricas de hipotonia. Se houver envolvimento grave dos músculos respiratórios, pode ser necessária biopsia muscular precoce para fornecer o diagnóstico definitivo, o prognóstico e a base para as decisões sobre o tratamento.

Para as causas sindrômicas de hipotonia e para a suspeita de atrofia muscular espinal e distrofia miotônica, o teste genético é essencial. Os achados clínicos e a presença de características dismórficas devem orientar os testes genéticos específicos. O uso de bases de dados tais como as da Oxford Medical ou Online Mendelian Inheritance in Man com base na Internet (OMIM; http://www.ncbi.nlm.nih.gov/omim) é útil. Para uma visão geral mais detalhada sobre os testes genéticos, veja a revisão por Prasad e Prasad (74).

REFERÊNCIAS BIBLIOGRÁFICAS

1. Dubowitz LM, Dubowitz V, Palmer P, et al. A new approach to the neurological assessment of the preterm and full-term newborn infant. *Brain Dev* 1980;2:3.
2. Nakagawa TA, Aswal S, Mathur M, et al. Clinical report-guidelines for the determination of brain death in infants and children. *Pediatrics* 2011;128:e720.
3. MacLennan A. A template for defining a causal relation between acute intrapartum events and cerebral palsy: international consensus statement. *BMJ* 1999;319:1054.
4. Sarnat HB, Sarnat MS. Neonatal encephalopathy following fetal distress. A clinical and electroencephalographic study. *Arch Neurol* 1976;33:696.
5. Myers RE. Two patterns of perinatal brain damage and their conditions of occurrence. *Am J Obstet Gynecol* 1972;112:246.
6. Thoresen M, Haaland K, Løberg EM, et al. A piglet survival model of posthypoxic encephalopathy. *Pediatr Res* 1996;40:738.
7. Hope PL, Costello AM, Cady EB, et al. Cerebral energy metabolism studied with phosphorus NMR spectroscopy in normal and birth-asphyxiated infants. *Lancet* 1984;8399:366.
8. Levene MI, Sands C, Grindulis H, et al. Comparison of two methods of predicting outcome in perinatal asphyxia. *Lancet* 1986;8472:67.
9. Gluckman PD, Wyatt JS, Azzopardi D, et al. Selective head cooling with mild systemic hypothermia after neonatal encephalopathy: multicentre randomized trial. *Lancet* 2005;365:663.
10. Shankaran S, Laptook AR, Ehrenkranz RA, et al. Whole-body hypothermia for neonates with hypoxic-ischemic encephalopathy. *N Engl J Med* 2005;353:1574.
11. Van Rooij LG, Toet MC, Osredkar D, et al. Recovery of amplitude integrated electroencephalographic background patterns within 24 hours of perinatal asphyxia. *Arch Dis Child Fetal Neonatal Ed* 2005;90:F245.
12. Okereafor A. Allsop J, Counsell SJ, et al. Patterns of brain injury in neonates exposed to perinatal sentinel events. *Pediatrics* 2008;121:906.
13. Martinez-Biarge M, Diez-Sebastian J, Kapellou O, et al. Predicting motor outcome and death in term hypoxic-ischemic encephalopathy. *Neurology* 2011;76:2055.
14. Martinez-Biarge M, Bregant T, Wusthoff CJ, et al. White matter and cortical injury in hypoxic-ischemic encephalopathy: antecedent factors and 2-year outcome. *J Pediatr* 2012;161:799.
15. Harrington DJ, Redman CW, Moulden M. et al. The long-term outcome in surviving infants with Apgar zero at 10 minutes. *Am J Obstet Gynecol* 2007;196:463.
16. Thoresen M, Liu X, Jary S, et al. Lactate dehydrogenase in hypothermia-treated newborn infants with hypoxic-ischaemic encephalopathy. *Acta Paediatr* 2012;101:1038.
17. Elstad M, Whitelaw A, Thoresen M. Cerebral resistance index is less predictive in hypothermic encephalopathic newborns. *Acta Paediatr* 2011;100:1344.
18. van Laerhoven H, de Haan TR, Offringa M, et al. Prognostic tests in term neonates with hypoxic-ischemic encephalopathy: a systematic review. *Pediatrics* 2013;131:88.
19. Hobson EE, Thomas S, Crofton PM, et al. Isolated sulphite oxidase deficiency mimics the features of hypoxic ischaemic encephalopathy. *Eur J Pediatr* 2005;164:655.
20. Thoresen M, Penrice J, Lorek A, et al. Mild hypothermia after severe transient hypoxia-ischemia ameliorates delayed cerebral energy failure in the newborn piglet. *Pediatr Res* 1995;37:667.
21. Thoresen M, Whitelaw A. Cardiovascular changes during mild therapeutic hypothermia and rewarming in infants with hypoxic-ischemic encephalopathy. *Pediatrics* 2000;106:92.
22. Azzopardi DV, Strohm B, Edwards AD, et al. Moderate hypothermia to treat perinatal asphyxial encephalopathy. *N Engl J Med* 2009;361:1349.
23. Jacobs SE, Berg M, Hunt R, et al. Cooling for newborns with hypoxic ischaemic encephalopathy. *Cochrane Database Syst Rev* 2013;(1):CD003311.
24. Thoresen M. Hypothermia after perinatal asphyxia: selection for treatment and cooling protocol. *J Pediatr* 2011;158(2 suppl):e45.
25. Thoresen M. Patient selection and prognostication with hypothermia treatment. *Semin Fetal Neonatal Med* 2010;15:247.
26. Tekgul H, Gauvreau K, Soul J, et al. The current etiologic profile and neurodevelopmental outcome of seizures in term newborn infants. *Pediatrics* 2006;117:1270.
27. Wang PJ, Lee WT, Hwu WL, et al. The controversy regarding diagnostic criteria for early myoclonic encephalopathy. *Brain Dev* 1998;20:530.
28. Sivaswamy L. Approach to neonatal seizures. *Clin Pediatr* 2012;51:415.
29. Plecko B. Neonatal seizures, including metabolic epileptic encephalopathies. In: Kennedy C, ed. *Principles and practice of child neurology in infancy*. London, UK: Mac Keith Press, 2012:166.
30. Murray DM, Boylan GB, Ali I, et al. Defining the gap between electrographic seizure burden, clinical expression and staff recognition of neonatal seizures. *Arch Dis Child Fetal Neonatal Ed* 2008;93:F187.
31. Hyland K, Arnold LA. Value of lumbar puncture in the diagnosis of infantile epilepsy and folinic acid-responsive seizures. *J Child Neurol* 2002;17(suppl 3):3S48.
32. Klepper J, Wang D, Fishberg J, et al. Defective glucose transport across brain tissue barriers: a newly recognized neurological syndrome. *Neurochem Rev* 1995;24:587.
33. Slaughter LA, Patel AD, Slaughter JL. Pharmacological treatment of neonatal seizures: a systematic review. *J Child Neurol* 2013;28:351.

34. Krief P, Li K, Maytal J. Efficacy of levetiracetam in children with epilepsy younger than 2 years of age. *J Child Neurol* 2008;23:582.
35. Khan O, Chang E, Cipriani C, et al. Use of intravenous levetiracetam for management of acute seizures in neonates. *Pediatr Neurol* 2011;44:265.
36. Van den Broek MPH, Rademaker CMA, Van Straaten HLM, et al. Anticonvulsant treatment of asphyxiated newborns under hypothermia with lidocaine: efficacy, safety and dosing. *Arch Dis Child Fetal Neonatal Ed* 2013;98:F341.
37. Van Rooij LGM, van den Broek MPH, Rademaker CMA, et al. Clinical management of seizures in newborns. *Pediatr Drugs* 2013;15:9.
38. Holmes GL. Epilepsy in the developing brain: lessons from the laboratory and clinic. *Epilepsia* 1997;38:12.
39. Ballabh P. Intraventricular hemorrhage in premature infants: mechanisms of disease. *Pediatr Res* 2010;67:1.
40. Sheth RD. Trends in incidence and severity of intraventricular hemorrhage. *J Child Neurol* 1998;13:261.
41. Horbar JD, Carpenter JH, Badger GJ, et al. Mortality and neonatal morbidity among infants 501–1500 grams from 2000 to 2009. *Pediatrics* 2012;129:1019.
42. Dubowitz LM, Levene MI, Morante A, et al. Neurologic signs in neonatal intraventricular hemorrhage: correlation with real-time ultrasound. *J Pediatr* 1981;99:127.
43. Papile L, Burstein J, Burstein R. Incidence and evolution of subependymal and intraventricular hemorrhage: a study of infants with birth weights less than 1500 g. *J Pediatr* 1978;92:529.
44. Patra K, Wilson-Costello D, Taylor HG. Grades I–II intraventricular hemorrhage in extremely low birth weight infants: effects on neurodevelopment. *J Pediatr* 2006;149:169.
45. Bassan H, Limperopoulos C, Visconti K, et al. Neurodevelopmental outcome in survivors of periventricular hemorrhagic infarction. *Pediatrics* 2007;120:785.
46. Roberts D, Dalziel S. Antenatal corticosteroids for accelerating fetal lung maturation for women at risk of preterm birth. *Cochrane Database Syst Rev* 2006;(3).
47. Fowlie PW, Davis PG, McGuire W. Prophylactic intravenous indomethacin for preventing mortality and morbidity in preterm infants. *Cochrane Database Syst Rev* 2010;7(7).
48. Cools F, Offringa M. Neuromuscular paralysis for newborn infants receiving mechanical ventilation. *Cochrane Database Syst Rev* 2005;(2).
49. Hunt R, Hey E. Ethamsylate for the prevention of morbidity and mortality in pre-term or very low birth weight infants. *Cochrane Database Syst Rev* 2010;(1).
50. Brion LP, Bell EF, Raghuveer TS. Vitamin E supplementation for prevention of morbidity and mortality in preterm infants. *Cochrane Database Syst Rev* 2003;(4).
51. Wheeler KI, Klingenberg C, Morley C, et al. Volume-targeted versus pressure-limited ventilation for preterm infants: a systematic review and meta-analysis. *Neonatology* 2011;100:219.
52. Rabe H, Diaz-Rossello JL, Duley L, et al. Effect of timing of umbilical cord clamping and other strategies to influence placental transfusion at preterm birth on maternal and infant outcomes. *Cochrane Database Syst Rev* 2012.
53. Larroche JC. Posthemorrhagic hydrocephalus in infancy. *Biol Neonate* 1972;20:287.
54. Cherian S, Whitelaw A, Thoresen M. The pathogenesis of neonatal post-hemorrhagic hydrocephalus. *Brain Pathol* 2004;14:305.
55. Kaiser AM, Whitelaw A. Cerebrospinal fluid pressure during post haemorrhagic ventricular dilatation in newborn infants. *Arch Dis Child* 1985;60:920.
56. Savman K, Nilsson UA, Blennow M, et al. Non-protein-bound iron is elevated in cerebrospinal fluid from preterm infants with posthemorrhagic ventricular dilatation. *Pediatr Res* 2001;49:208.
57. Whitelaw A. Periventricular hemorrhage: a problem still today. *Early Hum Dev* 2012;88:965.
58. Fenton TR. A new growth chart for preterm babies: Babson and Benda's chart updated with recent data and a new format. *BMC Pediatr* 2003;16:3.
59. Levene MI. Measurement of the growth of the lateral ventricles in preterm infants with real-time ultrasound. *Arch Dis Child* 1981;56:900.
60. Ventriculomegaly Trial Group. Randomised trial of early tapping in neonatal posthaemorrhagic ventricular dilatation: results at 30 months. *Arch Dis Child Fetal Neonatal Ed* 1994;70:F129.
61. Kennedy CR, Ayers S, Campbell MJ, et al. Randomized, controlled trial of acetazolamide and furosemide in posthemorrhagic ventricular dilation in infancy: follow-up at 1 year. *Pediatrics* 2001;108:597.
62. Adams-Chapman I, Hansen NI, Stoll BJ, et al. Neurodevelopmental outcome of extremely low birth weight infants with posthemorrhagic hydrocephalus requiring shunt insertion. *Pediatrics* 2008;121:e1167.
63. Whitelaw A. Repeated lumbar or ventricular punctures in newborns with intra-ventricular hemorrhage. *Cochrane Database Syst Rev* 2001;(1).
64. Whitelaw A, Kennedy CR, Brion LP. Diuretic therapy for newborn infants with posthemorrhagic ventricular dilatation. *Cochrane Database Syst Rev* 2001;(2).
65. Whitelaw A, Odd DE. Intraventricular streptokinase after intraventricular hemorrhage in newborn infants. *Cochrane Database Syst Rev* 2007;17(4).
66. de Vries LS, Liem KD, van Dijk K, et al. Early versus late treatment of posthaemorrhagic ventricular dilatation: results of a retrospective study from five neonatal intensive care units in The Netherlands. *Acta Paediatr* 2002;91:212.
67. Whitelaw A, Jary S, Kmita G, et al. Randomized trial of drainage, irrigation and fibrinolytic therapy for premature infants with posthemorrhagic ventricular dilatation: developmental outcome at 2 years. *Pediatrics* 2010;125:e852.
68. Perlman JM, Risser R, Broyles RS. Bilateral cystic periventricular leukomalacia in the premature infant: associated risk factors. *Pediatrics* 1996;97:822.
69. Spittle AJ, Brown NC, Doyle LW, et al. Quality of general movements is related to white matter pathology in very preterm infant. *Pediatrics* 2008;121:e1184.
70. De Vries LS, Van Hastert IL, Rademaker KJ, et al. Ultrasound abnormalities preceding cerebral palsy in high-risk preterm infants. *J Pediatr* 2004;144:815.
71. Bodensteiner JB. The evaluation of the hypotonic infant. *Semin Pediatr Neurol* 2008;15(1):10.
72. Peredo DE, Hannibal MC. The floppy infant: evaluation of hypotonia. *Pediatr Rev* 2009;30:e66.
73. Dubowitz V. *The floppy infant*, 2nd ed. London: Spastics International Medical Publications/Heinemann, 1980.
74. Prasad AN, Prasad C. Genetic evaluation of the floppy infant. *Semin Fetal Neonatal Med* 2011;16:99.

47 Neurocirurgia do Recém-Nascido
Kristian Aquilina

INTRODUÇÃO

O tratamento das anormalidades estruturais e funcionais do sistema nervoso central (SNC) neonatal apresenta desafios singulares ao neurocirurgião e ao neonatologista. As considerações de diversos processos fisiopatológicos inter-relacionados oferecem uma compreensão da natureza da anormalidade e do objetivo do tratamento. Esta compreensão constitui a base de uma abordagem em equipe interdisciplinar bem-sucedida para a assistência dos recém-nascidos (RNs).

FISIOPATOLOGIA DA NEUROCIRURGIA NEONATAL

Quase todas as intervenções neurocirúrgicas no RN podem ser descritas em termos de quatro categorias de intervenção técnica: (a) drenagem ou desvio de líquido, (b) fechamento de aberturas (incluindo os defeitos do tubo neural), (c) remoção de tecido (incluindo neoplasias e massas anômalas) e (d) abertura de fusões (como as craniossinostoses). Durante o tratamento de muitos RNs, duas ou mais dessas intervenções podem ser necessárias. Para alguns problemas do sistema nervoso neonatal, como os distúrbios vasculares, ainda não há uma intervenção neurocirúrgica exequível.

O emprego dessas intervenções na assistência neonatal tem de ser orientado pelos mecanismos fisiopatológicos próprios do RN, como: (a) a biomecânica do tecido cerebral neonatal e de um crânio distensível, (b) anomalias congênitas reconhecidas e não reconhecidas (microscópicas e macroscópicas) e (c) a plasticidade dos tecidos do SNC neonatal e seus efeitos sobre a resposta à lesão. Avanços recentes no diagnóstico pré-natal oferecem uma oportunidade inédita para tratar esses processos até mesmo antes do nascimento. Com frequência, as soluções de um problema neurocirúrgico neonatal precisam abordar combinações, ou interações complexas, desses mecanismos fisiopatológicos.

A natureza biomecânica do tecido cerebral e do crânio distensível neonatais explica um dos sinais cardinais mais bem conhecidos de dificuldade neurocirúrgica no recém-nascido, a saber, crescimento anormal da cabeça. A capacidade prodigiosa do crânio de crescer e das suturas de se alargarem permite que alguns dos casos mais graves de hidrocefalia produzam efeitos de pressão relativamente leves, mesmo quando for clara a necessidade de derivação (*shunt*) do líquido cerebrospinal. Essas mesmas considerações sobre o tipo e a natureza da resposta dos tecidos ao acúmulo anormal de líquido podem resultar em desproporção cranioencefálica marcante, depois que a pressão é aliviada. A alteração na biomecânica do cérebro e do crânio ao longo do tempo amplifica o desafio particular do tratamento desses problemas.

As anomalias congênitas óbvias, especialmente as que envolvem defeitos abertos do tubo neural e exposição do tecido do SNC, podem exigir intervenção neurocirúrgica urgente. Um aspecto complicador é a ocorrência em potencial de anormalidades microscópicas concomitantes, como erros difusos nos circuitos sinápticos. Em muitos casos, déficits neurológicos estão presentes em pacientes com anormalidades estruturais macroscópicas, porém uma deficiência neurológica importante pode advir de problemas menos óbvios do desenvolvimento tecidual, atualmente intratáveis por meios neurocirúrgicos. A fistulografia de difusão identificou múltiplas anormalidades da substância branca em associação com mielomeningocele aberta e Chiari II (1).

Os detalhes da plasticidade e vulnerabilidade do SNC neonatal são discutidos no Capítulo 46. É bem sabido que a capacidade de recuperar a função após uma lesão do SNC depende da idade e parece ser melhor em indivíduos mais jovens. A interação das variáveis dependentes da idade de plasticidade, recuperabilidade e vulnerabilidade do SNC dificulta sobremodo a tarefa de estimar o prognóstico após uma lesão ou intervenção neurocirúrgica.

O diagnóstico pré-natal mudou muitos aspectos dos distúrbios neurocirúrgicos. A assistência obstétrica pode ser modificada, por exemplo, o hospital e a via do parto no contexto de um defeito do tubo neural conhecido. A cirurgia pré-natal para mielomeningocele aberta foi investigada em um ensaio clínico controlado e randomizado (2). Ademais, as questões psicológicas que circundam o momento da neurocirurgia do RN são alteradas, porque agora a família da criança tem a oportunidade de conhecer o neurocirurgião e discutir plenamente e decidir sobre qualquer plano terapêutico apresentado antes do nascimento.

COLEÇÕES LÍQUIDAS E SEU TRATAMENTO

Distúrbios do acúmulo de líquido cerebrospinal

O parecer neurocirúrgico mais comum em pacientes neonatais é a avaliação e o tratamento do sistema ventricular. Os sinais clínicos de aumento progressivo do sistema ventricular incluem aumento excessivo da circunferência craniana, fontanela anterior ampla (especialmente quando o paciente está ereto, as pressões venosas e da fontanela deveriam ser baixas), apneia e bradicardia episódicas, letargia geral e anormalidades dos movimentos oculares, em particular restrição do olhar para cima. Muitos desses achados são inespecíficos e podem ser encontrados na hidrocefalia de qualquer etiologia. Do ponto de vista prático, a distinção mais importante é entre anormalidades progressivas e estáticas do volume ventricular. Isto é relativamente fácil de definir por meio de exames seriados da ultrassonografia craniana (Figura 47.1). As medições do índice resistivo (IR) proporcionam uma dimensão fisiológica às imagens anatômicas obtidas pela ultrassonografia (3). Em nossa experiência, a presença de alterações acentuadas dos sinais de fluxo medido por Doppler na artéria cerebral anterior com compressão breve e delicada da fontanela anterior correlaciona-se extremamente bem com a pressão intracraniana medida e a probabilidade de necessidade subsequente de derivação ventrículo peritoneal (DVP) (3).

A maioria dos casos de hidrocefalia vistos em RNs está associada a, e tradicionalmente acredita-se decorrer da, reabsorção anormal de líquido cerebrospinal. Após hemorragia intraventricular (Figura 47.1), o raciocínio tradicional é que a oclusão parcial das vias reabsortivas normais através das vilosidades aracnóideas, bem como das cicatrizes nas cisternas basais, leva à hidrocefalia comunicante (4). O seio sagital do RN não contém granulações aracnóideas, e vias secundárias de absorção de líquido cerebrospinal são particularmente importantes (5). Estudos primorosos com animais grandes e pequenos, incluindo primatas não humanos, demonstraram fluxo de líquido cerebrospinal intraventricular até o espaço subaracnóideo subfrontal e sobre a lâmina cribriforme, vasos linfáticos na mucosa nasal e, subsequentemente, grandes canais linfáticos no pescoço (6). Outras causas de hidrocefalia, incluindo aquelas associadas a defeitos do tubo neural ou tumores que secretam líquido cerebrospinal, são raras (Figura 47.2). A colocação de uma derivação nos casos limítrofes pode resultar em atrofia dos sistemas de reabsorção fisiológica e causar dependência permanente do *shunt* para absorção de LCR. O espaço subaracnóideo não se desenvolve da mesma forma que nos RNs sem derivação, e há tendência à microcefalia. A drenagem excessiva crônica pelo *shunt* em um RN pode causar síndrome do ventrículo em fenda, na qual os ventrículos são pequenos

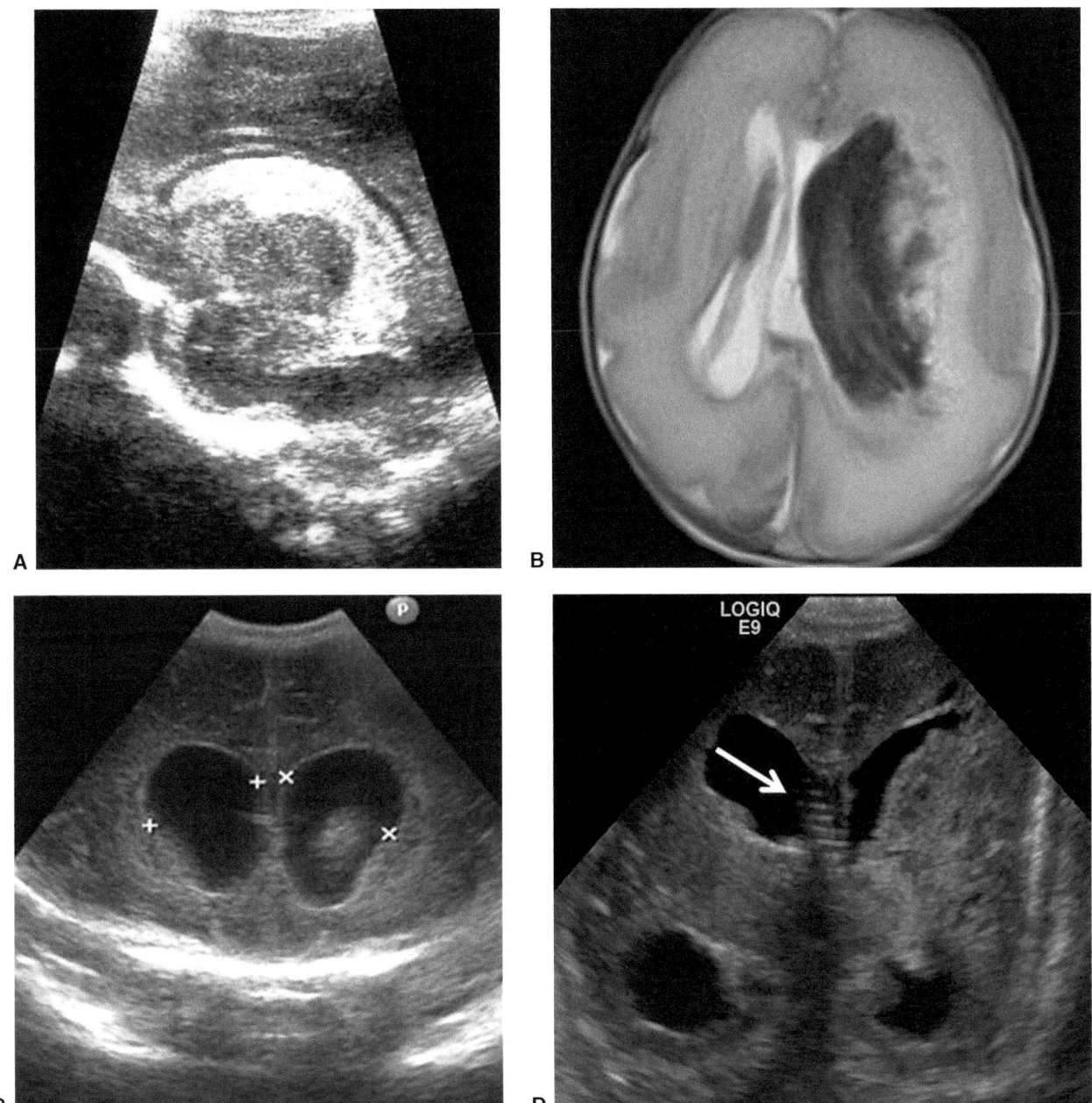

Figura 47.1 A. Ultrassonografia sagital transfontanela em um RN pré-termo com 28 semanas de idade gestacional. **B.** A hemorragia intraventricular extensa é evidente em todo o ventrículo lateral esquerdo, também vista como uma área hipointensa na imagem axial da RM ponderada em T2. **C.** A dilatação ventricular pós-hemorrágica é evidente na ultrassonografia. A *seta* **(D)** aponta para o cateter de uma derivação ventriculossubgaleal que tem sido eficaz na redução do grau de dilatação ventricular.

e a complacência cerebral é reduzida. A obstrução recorrente do cateter ventricular, devido à coaptação das superfícies ependimais no cateter, é, quando a complacência é baixa, agudamente sintomática (7). Essas crianças apresentam frequentes revisões de derivações, enfatizando a importância de selecionar uma válvula que reduza a drenagem em excesso (8). Um controle de fluxo pode estar envolvido, em vez de um controle de pressão, válvula ou consideração para incluir um dispositivo antissifão em um sistema controlado por pressão.

É difícil determinar se a derivação continua a ser necessária em uma criança crescendo. É difícil estabelecer a ausência do fluxo de derivação em uma criança assintomática, embora a avaliação recente de um dispositivo capaz de detectar a diferença de temperatura da pele ao longo do tubo de derivação distal seja promissora (9). Um cubo de gelo é colocado na pele ao longo do equipo palpável e uma queda de temperatura distalmente ao longo do tubo é um bom indicador de fluxo de líquido cerebrospinal (9). Uma alternativa envolve a exteriorização do cateter distal, com elevação gradual da câmara de drenagem e oclusão em 2 a 3 dias. Se houver tolerância, é possível que a criança não dependa de derivação, embora não possa ser descartada a possibilidade de fluxo por um trajeto subcutâneo estabelecido. Um dos problemas na avaliação do crescimento do tamanho dos ventrículos no RN é a possibilidade de que o aumento ventricular possa refletir pelo menos em parte perda de tecido cerebral, em vez de elevação da pressão. Isto pode se tornar um problema difícil, pois a hidrocefalia prolongada decerto pode causar perda da massa tecidual (10), e o valor da colocação da derivação pode ser mais difícil de determinar quando a perda tecidual não resulta obviamente da pressão elevada. A perda específica de mielina ou substância

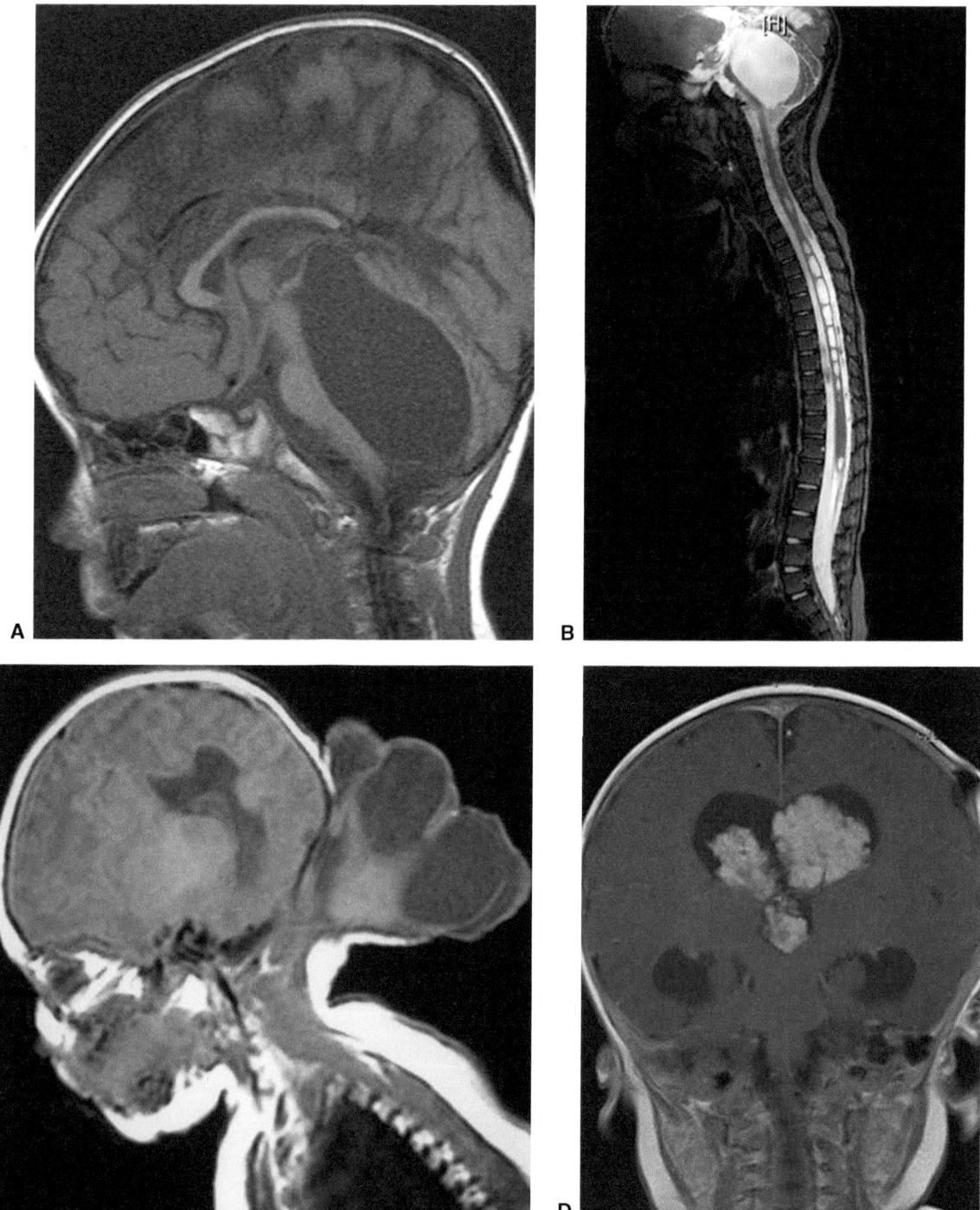

Figura 47.2 A. RM, plano sagital mediano, imagem ponderada em T1, mostrando um quarto ventrículo aprisionado em uma criança de 1 ano de idade com uma derivação VP para hidrocefalia pós-hemorrágica. **B.** RM, sagital, imagem ponderada em T2, da mesma criança mostrando siringe associada. **C.** RM, plano sagital mediano, imagem ponderada em T1, mostrando uma grande encefalocele occipital que também continha tronco encefálico; a redução do volume da encefalocele levou à hidrocefalia. **D.** RM, coronal pós-contraste, mostrando os papilomas do plexo coroide que envolvem os ventrículos laterais e o terceiro ventrículo com hidrocefalia resultante do aumento da produção de líquido cerebrospinal.

branca, denominada leucomalacia periventricular, é descrita no Capítulo 46. A relação entre leucomalacia periventricular e hidrocefalia tem relevância especialmente na tomada de decisões neurocirúrgicas. Quando um RN pré-termo, sobretudo aquele que sofreu hemorragia intracraniana, mostra aumento dos ventrículos laterais, é difícil determinar até que ponto isto resulta de comprometimento do fluxo ou absorção de líquido cerebrospinal *versus* lesão difusa da substância branca ou densidade inadequada de axônios. Em geral, a ausência de macrocefalia indica atrofia. Uma RM mostrando fluxo de líquido cerebrospinal transependimário em imagens ponderadas em T2, apagamento dos sulcos corticais e deslocamento inferior do terceiro assoalho do ventrículo são indicadores de hidrocefalia. A determinação regular da circunferência occipitofrontal com referência a gráficos de percentis estabelecidos é crucial (11). Em geral, um crescimento da circunferência occipitofrontal inferior a 1 cm/semana é aceitável, e mais de 1,5 cm/semana é considerado excessivo. O crescimento da cabeça deve ser interpretado no contexto do crescimento somático geral, medido pelo peso e comprimento. Os RNs podem ter crescimento de recuperação preferencial do cérebro, mas isto é duvidoso se a taxa da circunferência occipitofrontal aumentar no extremo superior do normal enquanto o peso e o comprimento permanecem relativamente inalterados. Como grandes decisões acerca da intervenção baseiam-se na medição intrinsecamente imprecisa da circunferência occipitofrontal, qualquer esforço para aumentar sua precisão é bem-vindo. A redução do número de profissionais que realizam a medição e a padronização do local e técnica de medição aumentam a precisão. O efeito da variabilidade do examinador pode ser minorado comparando-se a circunferência occipitofrontal com o dia anterior e também 1 semana antes a fim de calcular o crescimento diário médio dividindo-se por sete. O uso de uma curva de crescimento correta e acurada também é importante (12). Em algumas condições, como acondroplasia, o crescimento da circunferência occipitofrontal é diferente, e um gráfico de percentil especificamente para essa condição foi obtido.

A maior disponibilidade de exame pré-natal detalhado com RM fetal e US permitiu o diagnóstico mais precoce de hidrocefalia congênita, criando uma oportunidade de manejo de tais gestações prospectivamente. A ventriculomegalia fetal é definida como a medida da largura atrial de mais de 10 mm; esse mesmo valor se aplica durante toda a gestação (13). A ventriculomegalia está presente em 2 a cada 1.000 nascidos vivos (13). Para ventriculomegalia fetal leve isolada (10 a 15 mm) diagnosticada após 24 semanas de gestação, o risco de atraso do neurodesenvolvimento moderado a grave é de apenas 4%; 83% apresentam desenvolvimento normal e 8% atraso leve (14). A ventriculomegalia grave (> 15 mm) está frequentemente associada a outras anormalidades neurológicas, as quais são as principais influências do prognóstico. Em uma recente grande série de hidrocefalia fetal devido à hemorragia intracraniana ou associada à agenesia do corpo caloso, a atresia do forame de Monro ou cisto aracnoide apresentavam um bom prognóstico; aquelas associadas a holoprosencefalia, encefalocele ou infecção por vírus demonstraram desfechos piores (15).

A hidrocefalia externa benigna é caracterizada por um rápido aumento da circunferência craniana, o qual é mais proeminente em torno dos 6 meses de idade. A imagem mostra aumento dos espaços subaracnoides com ventrículos de tamanho normal ou levemente maiores. Existe pelo menos um parente próximo com macrocefalia em até 90% dos casos. O crescimento da circunferência craniana estabiliza até os 18 meses de vida e, em seguida, continua a seguir um percentil maior paralelo ao 98º. Essa condição provavelmente representa atraso na maturação da capacidade de absorção do líquido cerebrospinal, e não é necessário o desvio do líquido cerebrospinal (16). Em crianças macrocefálicas, é importante excluir a acidemia glutárica do tipo I, a qual, se precocemente identificada, pode ser tratada com medidas nutricionais e metabólicas, reduzindo o risco de morbidade neurológica significativa (17).

Tratamento da hidrocefalia neonatal

Devido às desvantagens e complicações da derivação VP, a decisão de instalar uma derivação deve ser tomada somente depois que todas as opções não cirúrgicas falharam. O fato de que a reabsorção de líquido cerebrospinal pode mudar com o tempo, e de fato pode melhorar, fornece uma justificativa para a conduta conservadora. À medida que o paciente cresce e a relação dinâmica entre a produção e reabsorção de líquido cerebrospinal muda, a necessidade e indicações de desvio de líquido cerebrospinal podem mudar ao longo da vida da criança.

Os RNs com hidrocefalia de etiologia não hemorrágica, como estenose do aqueduto, cistos da fossa posterior, holoprosencefalia ou hidranencefalia, podem receber a derivação 1 a 2 dias após o nascimento, de acordo com a avaliação do estado clínico geral. Embora os RNs afetados em geral nasçam a termo ou quase a termo, um peso pré-cirúrgico de 1.500 a 2.000 g é adequado para suportar a drenagem peritoneal do líquido cerebrospinal ventricular (18). Há questões éticas que devem ser abordadas antes da colocação de uma derivação VP em criança que sofre de hidrocefalia com redução significativa da função cerebral em decorrência de um evento *in utero* ou anomalia do desenvolvimento. Uma discussão franca sobre o prognóstico com os pais da criança é crucial. A derivação das crianças afetadas sem outras anomalias potencialmente fatais é, com certeza, uma conduta razoável porque é feita com o propósito de controlar o tamanho da cabeça do RN em crescimento. Com assistência interventiva máxima, espera-se que a maioria desses RNs viva mais do que algumas semanas, assim, é preciso considerar questões quotidianas como a adaptação da cabeça da criança a um assento infantil de automóveis. A colocação de uma derivação ao nascimento é um método de relativamente baixo risco para prevenir o aumento maciço da cabeça e permitir que outros fatores além da hemorragia congênita determinem o desfecho da criança (19). Apesar dos avanços em técnicas endoscópicas e do estabelecimento da terceiro-ventriculostomia endoscópica (TVE) para o desvio de líquido cerebrospinal na hidrocefalia obstrutiva, sua eficácia em RNs permanece controversa. Uma grande revisão realizada no Canadá com 368 crianças, que foram submetidas a TVE em nove centros, mostrou que a taxa de sucesso de 5 anos para TVE em crianças com menos de 1 mês de idade foi de apenas 28% (20). Esta, no entanto, tem sido confrontada por estudos menores, os quais enfatizaram que a etiologia subjacente de hidrocefalia é mais relevante para o prognóstico do que a idade (21,22). Em junho de 2016 foram publicados os resultados iniciais do International Infant Hydrocephalus Study, um estudo controlado randomizado contínuo que avalia a efetividade da TVE em lactentes em comparação com a derivação. Quase todos os casos de hidrocefalia adquirida no RN prematuro são pós-hemorrágicos (Figura 47.1). Em geral, esses RNs não alcançaram peso adequado para a colocação de derivações permanentes, e o diagnóstico final de hidrocefalia vitalícia não foi definido. Punções lombares seriadas são, inicialmente, a melhor maneira de reduzir tamanho do ventrículo e a pressão intracraniana. Como as suturas do crânio estão abertas, o risco de conização após punção lombar é extremamente raro nessa situação. Até 10 mℓ/kg de líquido cerebrospinal pode ser removido de uma vez. Como esses RNs com frequência apresentam uma combinação de hidrocefalia comunicativa e obstrutiva, as punções lombares geralmente deixam de ser efetivas. A obstrução das vias de líquido cerebrospinal no nível espinal também pode ocorrer (23). A punção ventricular direta através da fontanela anterior não é ideal, e os trajetos das agulhas no parênquima aparecem na US após múltiplas aspirações. No estudo, o risco de ventriculite e punções lombares repetidas foi de 7% (24). Na prática, quando duas punções lombares ou uma punção ventricular forem necessárias para controlar a ventriculomegalia, recomenda-se a inserção de uma derivação ventriculossubgaleal ou dispositivo de acesso ventricular (DAV) (25). A acetazolamida e a furosemida foram investigadas no estudo do International Post-hemorrhagic Ventricular Dilatation (PHVD) Drug Trial Group em um ensaio clínico randomizado em 1998 (26). O estudo foi interrompido prematuramente pelo comitê de monitoramento de dados visto que ficou claro que o grupo de tratamento obteve resultados piores, o que provavelmente está relacionado à elevação da $PaCO_2$ em RNs dependentes de ventilação mecânica com função renal imatura.

Uma abordagem adicional que foi testada na hidrocefalia pós-hemorrágica (HPH) é a introdução de agentes fibrinolíticos diretamente no sistema ventricular. Enzimas como estreptoquinase, uroquinase e ativador de plasminogênio tecidual foram propostas e testadas com sucesso variável. Alguns centros sugeriram que o risco das derivações VP é reduzido por essa técnica (27). Outros não constataram redução da necessidade de derivação VP com esta intervenção (28,29). É possível que os estudos que não encontraram um efeito benéfico da terapia fibrinolítica tenham obtido resultados menos favoráveis em virtude da seleção de pacientes, com uma tendência a recrutar os casos mais graves e potencialmente intratáveis.

Drenagem, irrigação e terapia fibrinolítica (DRIFT) foram desenvolvidos a partir da tentativa de reduzir a pressão intracraniana e de eliminar citocinas tóxicas do sistema ventricular o mais cedo possível (30). Isso envolve a inserção de cateteres ventriculares occipital esquerdo e frontal direito externos. O ativador do plasminogênio tecidual é injetado e, 8 horas depois, a irrigação com líquido cerebrospinal artificial é iniciada sob monitoramento da pressão intracraniana. O líquido drenado transforma-se de escuro e espesso em líquido cerebrospinal de cor palha em cerca de 72 horas. Um estudo fase I inscreveu 24 RNs com ventriculomegalia (percentil 97 + 4 mm) (30). A taxa de mortalidade, a incapacidade e a dependência de derivação (74%) foram mais baixas do que as de controles históricos. Setenta RNs, entre a 24ª e a 34ª semana de idade gestacional, foram randomizados posteriormente em um ensaio multicêntrico para DRIFT ou tratamento padrão (31). Embora as taxas de inserção de derivação não tenham sido diferentes, um estudo de acompanhamento de 2 anos demonstrou que a deficiência cognitiva grave foi significativamente reduzida no grupo DRIFT (32). Setenta e um por cento dos RNs que receberam tratamento padrão apresentaram incapacidade grave ou óbito, em comparação com 54% no grupo DRIFT. Trinta e um por cento dos RNs que sobreviveram a DRIFT apresentaram deficiência cognitiva, em comparação com 59% do grupo de tratamento padrão. Entretanto, são necessários estudos maiores para delinear melhor os riscos e benefícios desse tratamento de alto risco e trabalhoso. Atualmente, a dificuldade subjacente com a terapia fibrinolítica é a ausência de superposição das janelas de segurança e eficácia. Assim, não pode ser considerada um padrão de assistência.

O manejo do aumento persistente do tamanho do ventrículo no RN pré-termo após hemorragia intraventricular, ainda muito pequeno para permitir uma derivação VP, é realizado pela inserção de um DAV ou uma derivação (shunt) ventriculossubgaleal, permitindo a drenagem intermitente ou contínua de líquido cerebrospinal. Um DAV é seguro para a aspiração repetida de líquido cerebrospinal ventricular, com baixas taxas de infecção relatadas (Figura 47.3) (33,34). A inserção, pelo canto frontal da fontanela anterior, pode ser realizada com segurança em RNs com menos de 800 g. Em uma série grande de 325 RNs pré-termo com hemorragia intraventricular de graus III a IV estudados ao longo de um período de 10 anos, 65 RNs foram submetidos à inserção de um DAV. Houve quatro infecções durante o curso do tratamento, e três DAVs precisaram ser revisados devido a mau funcionamento (34). As taxas de revisão e infecção foram semelhantes em um estudo holandês com 76 RNs prematuros ao longo de um período de 12 anos (33). A frequência de punção é determinada por aferições regulares do índice ventricular. As derivações ventriculossubgaleais também são usadas como dispositivos contemporizadores antes da instalação da derivação VP. O dispositivo, bem como a técnica de implantação cirúrgica, é muito semelhante ao DAV. O cateter ventricular é conectado a um reservatório com um braço lateral. Este pode tanto ser deixado aberto no espaço subgaleal como pode ser conectado a 10 cm de um tubo de derivação, e enrolado na bolsa subgaleal, adaptado por dissecção romba entre o pericrânio e a aponeurose da gálea. A principal vantagem é que a bolsa subgaleal induz alguma reabsorção de líquido cerebrospinal e consegue absorver as pulsações do líquido. Os RNs/lactentes com derivações ventriculossubgaleais tipicamente precisam de punções bem menos frequentes, e às vezes não precisam de punções (24). Se necessário, o reservatório ou a coleção líquida subcutânea podem ser puncionados, assim como o DAV. A questão estética de um espaço subcutâneo visível cheio de líquido pode ser preocupante para os pais e os profissionais de saúde que não estão familiarizados com essa técnica, mas pode-se

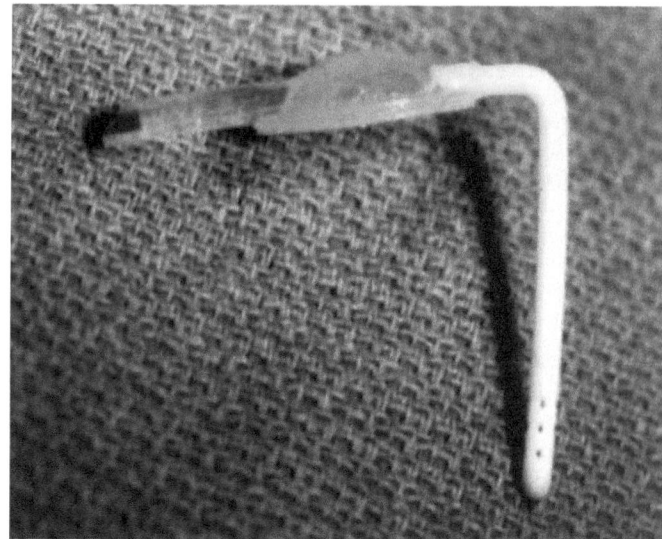

Figura 47.3 Dispositivo de acesso ventricular com cateter de 30 mm. A implantação permite fácil acesso percutâneo ao líquido ventricular.

tranquilizá-los de que o problema será resolvido após a instalação da derivação VP, o que ocorre na grande maioria dos casos. As indicações para punção dos dispositivos de derivação (shunt) ventriculossubgaleal são iguais às dos DAVs, e os testes de avaliação durante o acompanhamento são idênticos, incluindo a circunferência craniana, a medição ultrassonográfica do tamanho ventricular e o IR. Na grande série de St. Louis, não houve diferença entre os DAVs e as derivações ventriculossubgaleais em termos de infecção, necessidade de revisão, taxa de inserção de derivação, taxa de infecção e taxa de revisão ou taxa de mortalidade (34).

Outra intervenção sugerida foi a remoção ventriculoscópica do coágulo, que, com base na escassa experiência publicada, não mostrou ser capaz de eliminar a necessidade de derivação VP. Um relatório recente descreve a aspiração endoscópica de hemorragia intraventricular em quatro RNs, entre 30 e 40 semanas de idade gestacional (35). Os hematomas foram aspirados parcialmente através do endoscópio. O ventrículo contralateral foi acessado através de uma septostomia, embora em dois de quatro RNs tenha sido necessária a endoscopia contralateral para aspirar o hematoma satisfatoriamente. Apenas um de quatro RNs não precisaram de uma derivação ventriculoperitoneal (VP) (35). O risco de HPH correlaciona-se com a intensidade da hemorragia intraventricular. Embora se tenham descrito outros sistemas de gradação, utilizamos a classificação da hemorragia intracraniana em quatro níveis de Papile (36): grau I, apenas hemorragia subependimária (nenhum aumento do risco de HPH); grau II, hemorragia intraventricular sem ventriculomegalia (baixo risco de HPH progressiva); grau III, hemorragia intraventricular com ventriculomegalia (risco moderado de HPH progressiva); e grau IV, hemorragia intraventricular com extensão intraparenquimatosa (em geral, alto risco da necessidade de derivação VP, de acordo com a intensidade do componente intraventricular).

Tradicionalmente, as decisões de drenar o líquido cerebrospinal foram tomadas com base em sinais e sintomas de aumento da pressão intracraniana. Estas incluíram fontanela anterior tensa, circunferência occipitofrontal de crescimento rápido, alargamento das suturas cranianas, bem como episódios de bradicardia e apneia. A tendência atual é intervir mais precocemente com base nas medições ventriculares seriadas na ultrassonografia. O ponto de ação amplamente aceito é um índice ventricular de 4 mm acima do percentil 97. Fisiologicamente, a drenagem mais precoce mantém a pressão intracraniana mais baixa durante um longo período de tempo e reduz o estiramento da substância branca.

Em uma pesquisa com 37 UTIs neonatais na Europa, 72% iniciaram terapia quando o índice ventricular ultrapassou 4 mm acima do percentil 97; 25%, no entanto, receberam intervenção precocemente, ao ultrapassar o percentil 97 (37). Em um estudo holandês, a intervenção precoce resultou em menor taxa de necessidade de derivação do que a intervenção no 4 mm + percentil 97, e a incidência de incapacidade moderada ou grave foi maior no grupo tardio (38). Este não foi um estudo randomizado, no entanto, e mais pesquisas são necessárias. Uma dificuldade importante nesses estudos é que os RNs tratados de maneira "precoce" poderiam ter se estabilizado e não precisariam de qualquer intervenção se o ponto de ação tardio tivesse sido aguardado. Um ensaio clínico prospectivo e randomizado, ELVIS (estudo de intervenção precoce *versus* tardia) está atualmente recrutando pacientes. Em três estudos grandes recentes com um único centro, a taxa de implantação de derivação para RNs com dilatação ventricular após hemorragia intraventricular graus III a IV variou entre 16 e 32% (34,39,40). A decisão de inserir uma derivação VP não deve ser tomada muito cedo. As derivações nessa população apresentam uma taxa mais alta de falha e infecção (8,41). O ideal é esperar pelo menos até o termo, quando o peso corporal é de, pelo menos, 2 kg. Isso reduz o risco de infecção e de ulceração da pele no local da derivação. A proteína liquórica deve ser inferior a 1,5 g/ℓ, e culturas repetidas devem ser confirmadas negativas. Nesse estágio, a punção é interrompida. Se a circunferência occipitofrontal aumentar pelo menos 2 mm por dia, durante vários dias, e a US confirmar que esse aumento está relacionado a um aumento no índice ventricular, então, é indicada a inserção de uma derivação. As contraindicações à implantação de uma derivação VP permanente são semelhantes às observadas em crianças maiores: evidências de infecção do líquido cerebrospinal, elevação significativa da proteína do líquido cerebrospinal, contagem elevada de eritrócitos no líquido cerebrospinal, o que pode acarretar obstrução mecânica da derivação, inflamação peritoneal ou infecção como enterocolite necrosante. Esses problemas exigem adiamento da implantação até que a criança esteja sadia. Os níveis de glicose no líquido cerebrospinal às vezes estão bastante reduzidos (> 20 mg/dℓ) em RNs com HPH na ausência de infecção. A importância deste achado é incerta e não há aumento de infecção da derivação nesses pacientes. De modo semelhante, os pacientes com hemorragia intraventricular (HIVe), tanto adultos como RNs, podem manifestar febre, talvez devido à presença de sangue no líquido cerebrospinal. A causa exata dessa elevação da temperatura no RN é obscura; sem dados bacteriológicos positivos, é improvável que seja infecção. Por conseguinte, na ausência de uma cultura positiva, a implantação da derivação não deve ser adiada.

O desfecho neurodesenvolvimental da HIVe e da PHVD está estreitamente relacionado à gravidade da hemorragia e à extensão do infarto parenquimal (42). As taxas de mortalidade precoce de até 50% foram descritas nos RNs muito prematuros com grandes hemorragias e peso inferior a 750 g (42). Em uma coorte de 75 crianças com grandes ecodensidades intraparenquimatosas, 87% demonstraram déficits motores importantes e 68% apresentaram função cognitiva abaixo de 80% do normal (43). De acordo com estudos volumétricos corticais com base na RM, mesmo a HIVe não complicada está associada à redução da substância cortical cinzenta no feto quase a termo (44).

Um grande estudo envolvendo o acompanhamento de mais 6.000 RNs de muito baixo peso em vários centros demonstrou que crianças com HIVe grave que também tinham derivação apresentaram uma taxa de paralisia cerebral de até 90% (45). Se não houver ecotransparências persistentes na US, até 40% dos RNs com hemorragia intraventricular irão desenvolver paralisia cerebral e até 25% apresentarão múltiplas deficiências (24,26). Uma análise de regressão logística de fatores que afetam o desempenho escolar aos 14 anos de idade em uma coorte de 278 RNs pré-termo mostrou que a hemorragia intraventricular prévia foi o principal fator de risco de necessidades especiais de educação (46).

Complicações da derivação ventriculoperitoneal

Muitas das condições a derivação de líquido cerebrospinal são tratáveis com técnicas cirúrgicas simples. Por exemplo, como as derivações tendem a obstruir com concentrações de proteína muito altas, primeiro instala-se um sistema de drenagem externa ou um cateter ventricular com reservatório para punções (Figura 47.3). Depois, implanta-se uma derivação VP caso o RN necessite de desvio permanente (19,47). Outro problema em potencial é o crescimento dos pacientes em relação ao tamanho da derivação. A colocação inicial de um tubo mais longo elimina a necessidade de alongar o cateter peritoneal periodicamente em virtude do crescimento. Cateteres de até 90 cm em comprimento são bem tolerados, até mesmo por RNs. Estudos prospectivos não mostraram aumento das complicações, mesmo com cateteres de até 120 cm em extensão (48). Portanto, muitos centros atualmente utilizam um cateter peritoneal muito longo, até mesmo em RNs pequenos.

A infecção e disfunção da derivação são as complicações mais sérias da derivação VP em qualquer idade. Os RNs estão sob risco particularmente alto dessas complicações em consequência de fatores como sua pele relativamente fina, dificuldades nutricionais que retardam a resolução de feridas e a tendência do líquido cerebrospinal a ser proteináceo. Os itens do equipamento feitos de plástico, como as derivações, são especialmente suscetíveis à infecção, porque uma pequena inoculação de patógenos, mesmo de bactérias relativamente não patogênicas, consegue escapar da vigilância imune normal. Em várias séries, a taxa de infecção correlacionou-se significativamente com a idade do paciente, e em alguns estudos apenas com esta variável (49). O uso profilático de antibióticos intravenosos geralmente é usado para cobrir um período de 24 horas em torno do implante da derivação. A impregnação do equipo da derivação com antibióticos, tipicamente clindamicina e rifampicina, reduz a incidência de infecções de derivação nos seis primeiros meses após o implante. Em um estudo que avaliou as taxas de infecção de derivação 18 meses antes e depois da introdução de cateteres impregnados de antibióticos, as infecções das derivações caíram de 12% com cateteres padrão para 1,4% com os cateteres novos (50). Em um estudo maior posterior da mesma instituição, a introdução de cateteres impregnados de antibiótico reduziu a infecção da derivação em situações de alto risco, como em RNs prematuros com hidrocefalia, implantação de derivação após infecção do líquido cerebrospinal e na conversão de drenos externos em derivações (51). Uma metanálise de 5.613 casos adultos e pediátricos relatados confirmou a redução da infecção da derivação com esses cateteres sem aumento da incidência de microrganismos resistentes a antibióticos (52). Outra complicação da derivação VP às vezes observada em RNs, porém raramente vista em indivíduos maiores, é a lesão do intestino ou outras vísceras abdominais (53). Isto resulta da fragilidade dos tecidos. Ademais, pode ocorrer migração do cateter no RN/lactente, resultando em penetração da cavidade pleural. A migração de derivações ventriculoatriais para o coração também foi documentada (54). Uma dificuldade relativamente frequente nessa população é o desenvolvimento de adesões peritoneais após cirurgia para enterocolite necrosante. Nesses RNs, a cavidade pleural ainda é muito pequena para permitir a drenagem satisfatória do líquido cerebrospinal e uma derivação ventriculoatrial é, muitas vezes, preferível quando a absorção peritoneal falha.

A descompressão rápida do sistema ventricular, especialmente com ventrículos muito grandes, pode causar sangramento no espaço subdural, nos ventrículos ou no parênquima cerebral.

Por esta razão, apenas volumes moderados de líquido cerebrospinal são removidos no momento da cirurgia, e os pacientes são mantidos em decúbito a 180° no período pós-operatório imediato, com a elevação da cabeça ajustada gradualmente de acordo com a avaliação da fontanela anterior. A cabeça pode ser elevada desde que não haja concavidade extrema ou "deformidade em cinzeiro" da fontanela. Outros autores sugeriram o emprego de válvulas de pressão superior quando os ventrículos são muito grandes (55).

Válvulas programáveis permitem um grau adicional de liberdade no tratamento de hidrocefalia. Assim, o médico pode "experimentar" características específicas da válvula sem precisar de revisão cirúrgica. As desvantagens incluem o custo mais alto das válvulas e a possibilidade de alteração dos parâmetros pela exposição ao campo magnético forte do equipamento de RM. Cada desenho de válvula tem um protocolo distinto para garantir que o ajuste seja o desejado; os protocolos estão bem documentados nos prospectos das embalagens dos fabricantes (56). O desenvolvimento de serviços antissifão confiáveis e discretos, bem como válvulas controladas por fluxo, permite a derivação mais segura dos ventrículos grandes, reduzindo o risco de coleções subdurais e de síndrome do ventrículo em fenda. Assimetria ventricular ocorre com relativa frequência. Às vezes observa-se resolução espontânea da assimetria ventricular; portanto, na ausência de assimetrias associadas no exame físico, a assimetria ventricular geralmente é tolerada, com observação estreita. A septostomia endoscópica é uma técnica útil para permitir a comunicação interventricular. Como alternativa, a inserção guiada por imagem de um cateter ventricular em todo o septo pelúcido é uma forma eficaz de drenar ambos os lados de maneira eficaz (57). A dilatação foraminal endoscópica pode ser valiosa para hidrocefalia unilateral devido à estenose do forame de Monro. A endoscopia também é útil quando múltiplas loculações ventriculares ocorrerem após um episódio de ventriculite e pode facilitar o controle simples de hidrocefalia pelo número mínimo de cateteres ventriculares. Um quarto ventrículo retido ou encistado, raramente associado à siringomielia devido a comprometimento do fluxo de líquido cerebrospinal no óbex (Figura 47.3), pode exigir um cateter separado. Este deve ser conectado acima da válvula de derivação drenando os ventrículos supratentoriais.

Espaços císticos intracranianos no recém-nascido

Os cistos inter-hemisféricos da fossa temporal, da fossa posterior e outros cistos aracnóideos podem ser encontrados incidentalmente ou podem ocorrer com macrocefalia ou hidrocefalia (Figura 47.4). Em geral, os cistos aracnóideos identificados por acaso não requerem cirurgia. Aqueles que causam efeito de massa sintomática ou crescimento acelerado da cabeça podem ser fenestrados endoscopicamente ou por técnica microcirúrgica aberta, em cisternas basais ou ventrículo. A derivação direta do cisto é preferencialmente evitada se for possível.

A dilatação isolada do quarto ventrículo é um problema cirúrgico particularmente difícil, porque a fossa posterior é uma área tecnicamente mais inacessível para a introdução de um cateter que continue a funcionar durante um longo período de tempo, e porque os riscos neurológicos são bem altos se o cateter de drenagem do cisto sofrer disfunção até mesmo transitória. Isto pode acarretar sintomas novos do tronco encefálico, como apneia e bradicardia. Os riscos de cistos do quarto ventrículo e da instalação de derivações dentro dos cistos para drená-los foram documentados em vários relatos (58,59). Em princípio, cateteres de quarto ventrículo são mais bem colocados usando orientação da imagem e devem ser conectados acima da válvula de uma derivação supratentorial coexistente. O aprisionamento grave do quarto ventrículo também pode causar siringomielia, o que deve melhorar depois que for assegurada a drenagem do líquido cerebrospinal do ventrículo.

TRATAMENTO DO RECÉM-NASCIDO COM DEFEITO ABERTO DO NEUROEIXO

O dobramento anormal durante o desenvolvimento do tubo neural e neuroporo rostral resulta em um amplo espectro de anormalidades. A apresentação mais benigna é a espinha bífida oculta, um arco vertebral bífido encontrado em até 30% da população geral e sem sequelas neurológicas. A apresentação mais grave é a anencefalia ou raquisquise cranioespinal, a ausência total de fechamento do tubo neural.

A diretriz geral é adiar o reparo urgente desses defeitos se eles forem pequenos e cobertos com pele, ou seja, lipomielomeningocele. Os defeitos abertos, como a mielomeningocele, ou aqueles que extravasam líquido cerebrospinal ou interferem na perviedade das vias respiratórias, como as encefaloceles nasofrontais grandes, exigem reparo nos primeiros dias de vida. Os RNs com lesões expansivas, como as encefaloceles occipitais, são assistidos mais seguramente com observação cuidadosa até que alcancem peso adequado a fim de minorar os riscos cirúrgicos.

Os neurocirurgiões são frequentemente solicitados a avaliar vários "caroços, nódulos e depressões" ao longo do neuroeixo, desde o nariz até o cóccix. Essas lesões representam, com frequência, mielodisplasia que exige reparo. No RN estável, contudo, a avaliação e o tratamento são adiados até depois de 3 meses de idade, quando a intervenção cirúrgica é clinicamente mais segura. Até a RM pode ser adiada, de modo a obter imagens tecnicamente superiores. A US do crânio e da coluna vertebral são úteis no período neonatal para triagem dessas lesões, mas observou-se uma alta taxa de resultados falso-negativos. A RM continua a ser o padrão-ouro para o planejamento pré-operatório das lesões ocultas.

Mielomeningocele

O diagnóstico pré-natal mudou sobremodo a assistência de pacientes com mielomeningoceles. A grande maioria dos pacientes com essa deformidade é diagnosticada no período pré-natal com base na elevação da alfafetoproteína sérica materna até as 20 semanas, que em geral é seguida por ultrassonografia e, às vezes, RM pré-natal (60,61). A US mostra um contorno irregular das costas do feto, bem como o "sinal do limão", em relação à forma côncava da calvária frontal, e o "sinal da banana", relacionado à aparência da convexidade posterior do cerebelo quando existe malformação de Chiari II. O parto de pacientes com mielomeningocele por cesariana antes do trabalho de parto melhora o desfecho funcional em relação ao nível anatômico da mielomeningocele (62). No entanto, o modo obstétrico ideal para o parto de um feto com mielomeningocele ainda não foi determinado na literatura (63). A menos que exista ventriculomegalia rapidamente progressiva, não há indicação de parto prematuro.

A cirurgia de reparo da mielomeningocele foi bem descrita (64,65). O objetivo da cirurgia é reconstruir a extremidade terminal do neuroeixo e reproduzir as relações topológicas que teriam ocorrido se o fechamento do tubo neural tivesse sido completo. O placoide neural geralmente é visível embaixo do, ou associado ao, tecido anormal transparente que se estende da borda do defeito cutâneo para dentro até a pequena ilha de tecido róseo, que representa a extremidade da medula espinal. É plano com um sulco no meio (Figura 47.5A). À dissecção cirúrgica, observa-se que tem raízes nervosas projetando-se ventralmente através de remanescentes do sacro e elementos ósseos lombares, e algumas raízes nervosas de projeção mais aberrante para os tecidos moles e pele. Devido à tendência desse tecido placoide de ressecar durante horas antes do fechamento, um curativo com gaze estéril mantido continuamente úmido com solução salina estéril é crucial. Administram-se antibióticos como profilaxia de amplo espectro até que o defeito cutâneo seja fechado. O fechamento em até 72 horas após o nascimento diminui ainda mais o risco

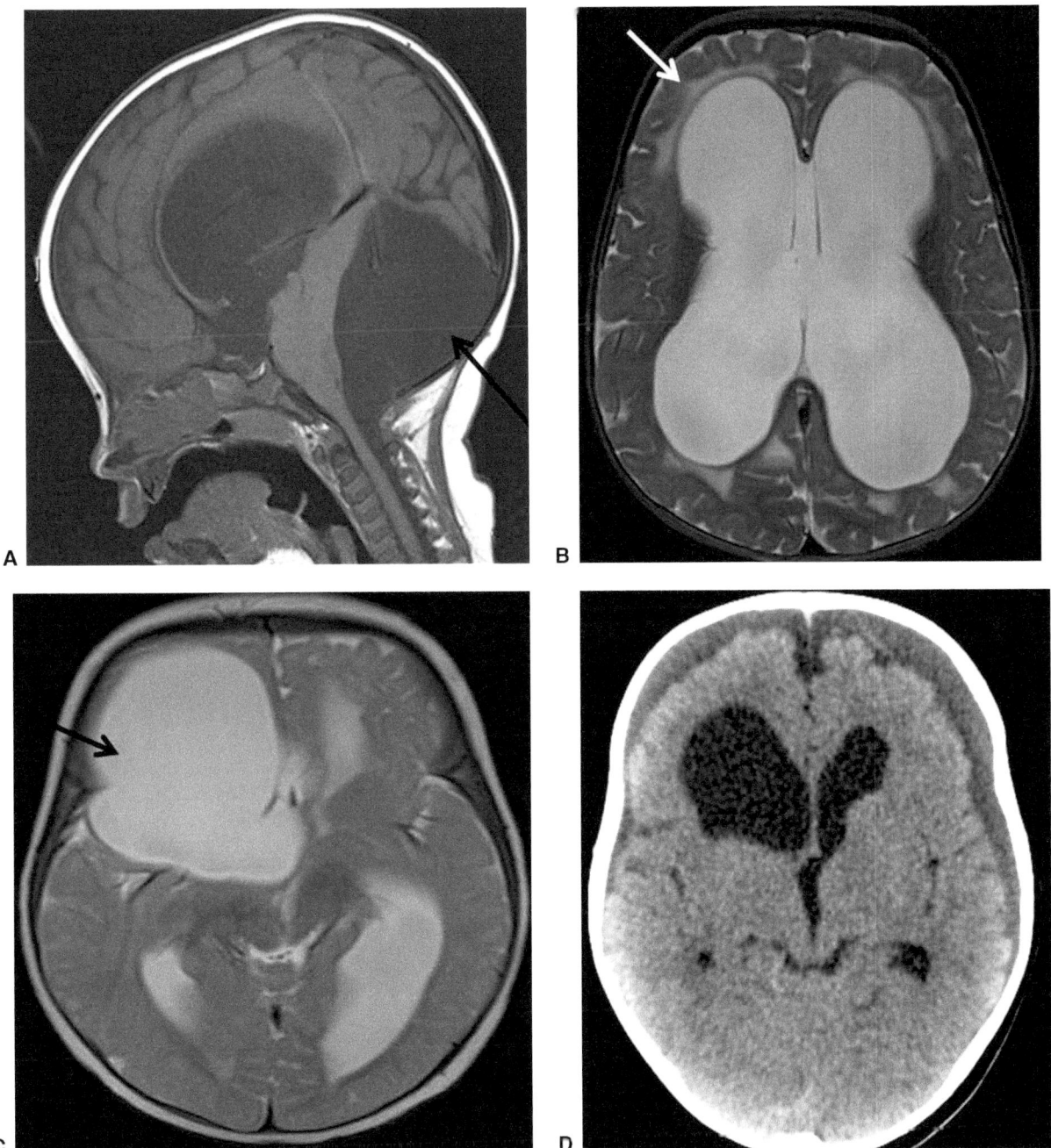

Figura 47.4 Cistos intracranianos no recém-nascido. A. RM, plano sagital mediano, imagem ponderada em T1, mostrando um grande cisto aracnoide da fossa posterior em um recém-nascido (*seta*). **B.** A distorção do tronco encefálico e a obstrução do aqueduto causou hidrocefalia obstrutiva, mais bem vista na imagem axial ponderada em T2; a *seta* aponta para fluxo substancial do líquido cerebrospinal subependimário frontal. **C.** Grande cisto aracnoide extraventricular frontal direito (*seta*), causando deslocamento do sistema ventricular e hidrocefalia. **D.** TC demonstrando a restauração de tamanho ventricular normal após a fenestração endoscópica do cisto nas cisternas basais.

de infecção e pode melhorar o desfecho neurológico. Em uma revisão retrospectiva recente, os RNs submetidos ao fechamento em até 72 horas mostraram melhor estabilidade vesical na avaliação urodinâmica do que aqueles com fechamento posterior (66).

No centro cirúrgico, o paciente é manipulado e assistido de modo a evitar qualquer traumatismo adicional ao placoide. Em geral, o paciente é intubado em decúbito lateral ou dorsal, com uma posição muito cuidadosa para evitar qualquer pressão sobre o saco da meningocele ou o placoide.

A dissecção começa com uma divisão circunferencial do tecido transparente anormal, delicadamente epitelializado, o qual junta o placoide à pele circundante. O cirurgião deve remover cuidadosamente quaisquer elementos dérmicos remanescentes que pudessem terminar dentro da dura-máter. Tais elementos depois podem causar tumores dermoides, que exigem ressecção, e distúrbios inflamatórios crônicos, que dificultam a liberação subsequente da medula espinal.

O tecido do placoide é desbastado. A amplificação com lupas cirúrgicas ou microscópio cirúrgico é extremamente proveitosa para preservar todo o tecido neural, mas ao mesmo tempo remover qualquer elemento dérmico possível. Então, pode-se configurar o placoide em uma estrutura tubular se seu formato permitir, fixando a pia-máter com suturas muito finas. É importante neste estágio do procedimento examinar acima e abaixo do placoide à procura de outra patologia intraespinal, como um filamento

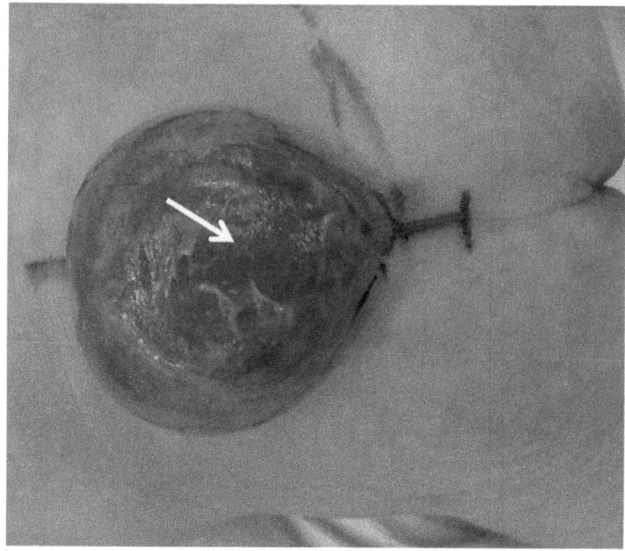
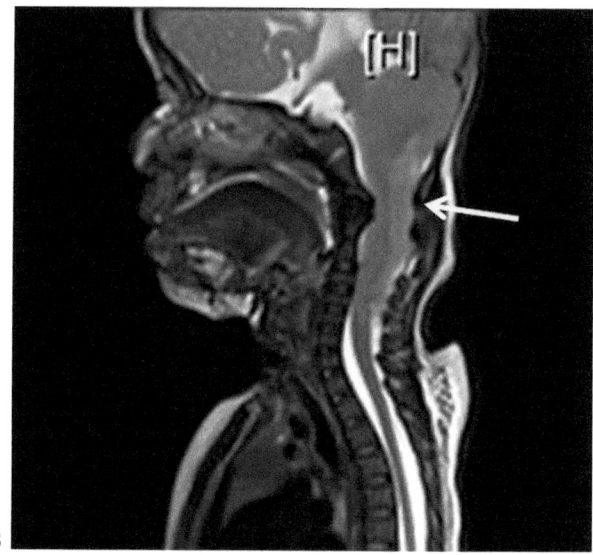

Figura 47.5 A. Fotografia pré-operatória de mielomeningocele lombossacral; a *seta* aponta para a linha média do placoide. (Esta figura encontra-se reproduzida em cores no Encarte.) **B.** RM, plano sagital mediano, imagem ponderada em T2 demonstrando a pequena fossa posterior e a malformação de Chiari II (*seta*).

adiposo ou diastematomielia. Em alguns casos, é necessário remover uma lâmina lombar acima da área de exposição para permitir exploração plena.

A US craniana seriada é importante depois do fechamento da mielomeningocele, visto que muitos desses RNs desenvolvem hidrocefalia. A ventriculomegalia progressiva ou sintomas e sinais de aumento da pressão intracraniana exigem a inserção de uma derivação de VP. Da mesma forma, os RNs que desenvolvem uma alteração neurológica aguda, como estridor, apneia ou dificuldades para engolir, também precisam de desvio imediato do líquido cerebrospinal (67). As derivações nessa população também apresentam uma alta taxa de revisão e de infecção (68). Os RNs neurologicamente estáveis, com ventriculomegalia estável, podem ser observados com cuidado para que uma derivação VP possa ser evitada. Em muitos desses RNs, o crescimento da cabeça será mais lento e será de acordo com seu percentil (67). Cerca de 10% dos RNs com espinha bífida apresentam hidrocefalia evidente ao nascimento; a inserção de uma derivação VP ao mesmo tempo do fechamento da mielomeningocele é, com frequência, realizada nesse grupo. Isso pode estar associado a maior risco de infecção do líquido cerebrospinal, e uma avaliação mais detalhada desse problema é necessária (63). As taxas gerais de implantação da derivação na população com espinha bífida variaram de 90% em controles históricos a 52% com observação conservadora e aguarda-se uma política de ação (63,67).

O manejo de sintomas relacionados a malformação de Chiari II, apneia central, estridor e paralisia das cordas vocais em RNs envolve em primeiro lugar a confirmação do desvio efetivo do líquido cerebrospinal (Figura 47.5B). Não está claro o papel da descompressão da coluna cervical e da fossa posterior; apesar da descompressão efetiva, o estado neurológico pode não melhorar. Tais sintomas podem estar relacionados à organização anormal dos núcleos do tronco encefálico, em vez de a simples compressão mecânica do tronco encefálico (69). É plausível considerar a descompressão se o RN for normal ao nascer, mas desenvolver sintomas agudos, apesar do desvio efetivo do líquido cerebrospinal (70).

Tendo em vista as complicações associadas relacionadas à mielomeningocele aberta, o atendimento ideal de tais RNs é realizado por uma equipe multiprofissional que inclua neurocirurgiões, ortopedistas, urologistas, neurologistas e, em um estágio posterior, fisiatras e fisioterapeutas.

Os resultados de um ensaio clínico prospectivo, randomizado e controlado comparando a correção pré-natal *in utero* com a correção pós-natal da mielomeningocele foram publicados recentemente (2). Desfechos de doze meses para 158 pacientes randomizados são descritos. A cirurgia *in utero* foi realizada antes da 26ª semana de gestação. As complicações da gestação foram mais comuns no grupo de cirurgia pré-natal; a média da idade gestacional no nascimento para o grupo pré-natal foi 34,1 semanas e do grupo pós-natal foi 37,3 semanas; o parto de 13% dos RNs no grupo pré-natal foi antes das 30 semanas e um quinto apresentou evidências de síndrome do desconforto respiratório ao nascer. No entanto, a taxa de colocação de derivação foi de 40% no grupo de cirurgia pré-natal e 82% no grupo de cirurgia pós-natal. Com 1 ano de idade, as proporções de RNs que não apresentaram evidências de herniação do metencéfalo foram de 36% e 4%, respectivamente. Os RNs no grupo de cirurgia pré-natal apresentaram maior probabilidade de ter um nível de função duas ou mais vezes melhor do que o esperado no nível anatômico e apresentaram maior probabilidade de caminhar sem órteses ou dispositivos (2). Estudos de acompanhamento mais longos dessa coorte são aguardados com grande expectativa.

Outras formas de disrafismo espinal além da mielomeningocele

Embora a mielomeningocele seja o defeito da medula espinal mais fácil de identificar, pode-se definir o diagnóstico de síndrome da medula ancorada, lipomas espinais ou outras malformações fechadas relacionadas no período neonatal. Em geral, os pacientes que têm hemangiomas, manchas pilosas, nódulos adiposos ou tratos sinusais profundos na área da coluna lombossacral merecem investigação nos primeiros meses de vida. A ultrassonografia da coluna vertebral pode ser um exame de triagem excelente para determinar o nível do cone medular, bem como as excursões respiratórias das raízes nervosas. Também é útil nos casos de depressões cutâneas sem outros achados associados. Conforme mencionado previamente, na ausência de um defeito realmente aberto ou fístula com drenagem que aumente o risco de meningite ou outra infecção, não há necessidade urgente de corrigir essas deformidades cirurgicamente (Figura 47.6). Para diminuir o risco de complicações cirúrgicas, o reparo eletivo da medula espinal ancorada é tipicamente adiado até que o paciente tenha no mínimo 3 meses de idade. A avaliação urodinâmica com exame eletromiográfico da função do esfíncter é útil para comparar as funções pré e pós-operatória da bexiga em pacientes pequenos demais para utilizar o banheiro regularmente. A RM é extremamente

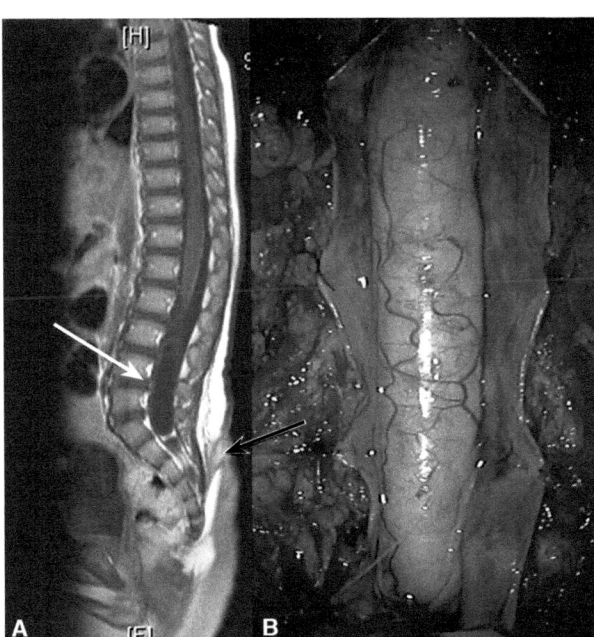
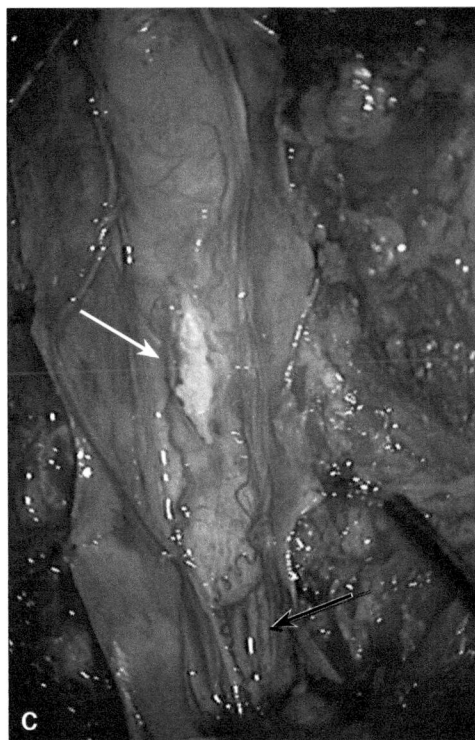

Figura 47.6 A. RM, plano sagital mediano, imagem ponderada em T1 pós-contraste, mostrando um cisto dermoide (*seta branca*) abaixo do cone. Um trajeto fistuloso dérmico (*seta preta*) também é visível. **B.** Fotografia pré-operatória mostrando a dura-máter aberta na linha média; o cisto dermoide está visível no saco dural e extrui queratina branca (*seta branca*) ao ser aberto (**C**); os nervos da cauda equina são evidentes inferiormente (*seta preta*). (Esta figura encontra-se reproduzida em cores no Encarte.)

proveitosa, obtida idealmente na idade de vários meses, logo antes da cirurgia, quando as características do tecido permitem melhor definição anatômica das estruturas. Se a cirurgia profilática para lipomas lombossacrais melhora a história natural continua sendo um assunto muito controverso (71,72).

Encefaloceles

O análogo craniano da mielomeningocele aberta é a encefalocele (Figura 47.7). Ele faz parte de um espectro de anormalidades que se acredita serem resultantes do distúrbio de fechamento do tubo neural anterior. Este espectro abrange desde seios dérmicos cranianos, por meio de meningoceles cranianas, a encefaloceles, em que as meninges e uma quantidade variável de parênquima cerebral herniam-se através de um defeito craniano (67). De novo, o advento da ultrassonografia e RM na avaliação pré-natal possibilitaram avanços no planejamento e aconselhamento dos futuros pais de bebês com esses problemas. A exemplo das mielomeningoceles abertas, os defeitos cranianos abertos exigem fechamento agudo, em geral dentro de 24 horas após o nascimento, a fim de reduzir o risco de meningite. As lesões fechadas podem ser tratadas de diversas maneiras. Se a lesão for grande ou crescente, ou encerrar o risco de obstrução das vias respiratórias, o reparo precoce é essencial. Assim como no disrafismo espinal oculto, o reparo de lesões pequenas pode ser adiado até que a qualidade da avaliação radiológica seja maximizada e os riscos cirúrgicos minimizados. As encefaloceles do vértice costumam ser associadas a anomalias venosas, como um seio reto vertical ou seio sagital superior fenestrado ou bifurcado no vértice; investigações radiológicas são importantes para permitir uma cirurgia segura (73).

O reparo cirúrgico de uma encefalocele é bastante semelhante ao da mielomeningocele. O saco da encefalocele é aberto e explorado à procura de tecido nervoso. Em geral, o tecido extracraniano está truncado e é descartado porque não é funcionante. O restante da correção dedica-se à reconstrução de uma barreira entre o cérebro e o tecido subcutâneo por meio da correção do revestimento dural e da formação de uma barreira contra extravasamento de líquido cerebrospinal através da pele.

A pele normal ao redor da margem da encefalocele é inspecionada e desbastada para formar uma borda cutânea que acabe se fechando. Há tipicamente um defeito no crânio, bem como na dura-máter normal. A exemplo das mielomeningoceles, geralmente ocorre alteração gradual do tecido normal para tecido cicatricial anormal em volta das bordas da lesão. Se for muito grande, a encefalocele muitas vezes é material glial pedunculado, e torna-se necessário amputar o tecido neural em excesso para possibilitar o fechamento. As bordas da dura-máter relativamente normal são identificadas e depois fechadas primariamente ou com um enxerto, o qual é removido do pericrânio em alguns casos, ou materiais substitutos da dura-máter comercializados são utilizados. Após a criação de vedação impermeável, aproxima-se o couro cabeludo sobre o fechamento dural. Em alguns casos, é preciso realizar incisões de relaxamento ou retalhos rotacionais para permitir um fechamento satisfatório. No pós-operatório, deve-se observar o paciente cuidadosamente para o desenvolvimento de hidrocefalia sintomática, a qual pode ter sido ocultada por extravasamento gradual de líquido através da encefalocele. Alguns pacientes com encefalocele necessitam de derivações, porém a maioria não necessita. As encefaloceles frontais, mais comuns na Ásia, devem penetrar na placa cribriforme fraturada e nas cavidades nasoetmoidais e podem exigir procedimentos cirúrgicos mais complexos em conjunto com cirurgiões plásticos e maxilofaciais.

O desfecho nas encefaloceles está relacionado ao local anatômico, volume do conteúdo neural e à presença de malformações coexistentes (67). Mais encefaloceles rostrais encerram um prognóstico melhor. A hidrocefalia e as convulsões são mais comuns naqueles localizados mais occipitalmente. A herniação das estruturas da fossa posterior e do tronco encefálico é um marcador prognóstico deficiente. A presença de uma anomalia congênita associada afeta negativamente o prognóstico (67).

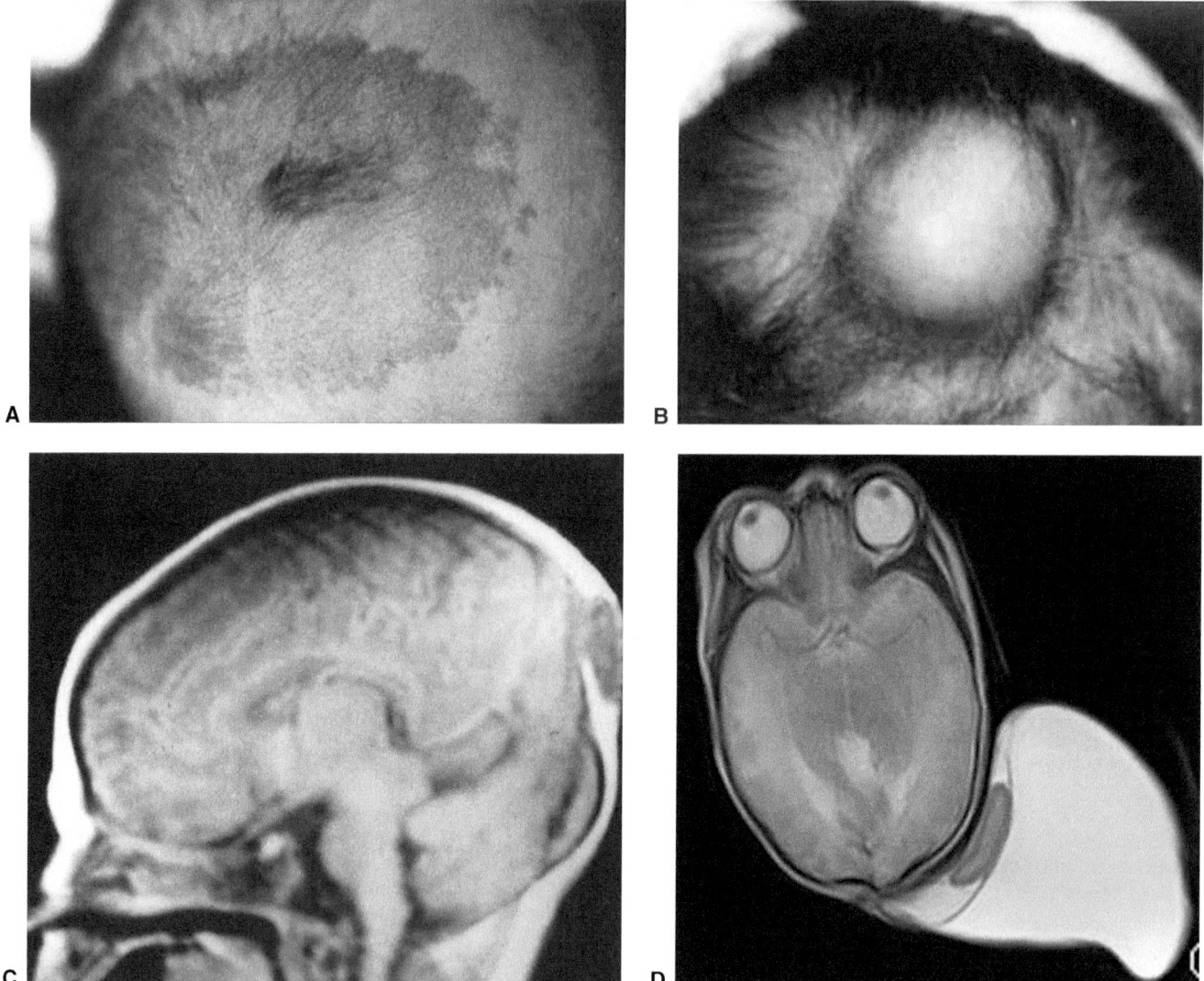

Figura 47.7 A. Pequena placa de pelos com alteração da cor da pele circundante observada ao nascimento na linha média da região occipital. À exploração, mostrou-se que a lesão era uma encefalocele pequena. **B.** Encefalocele occipital maior sem cobertura pilosa foi detectada ao nascimento facilmente. **C.** Ressonância magnética da lesão vista em **(B)** revela tecido cerebral fora dos limites do crânio e a anatomia anômala do metencéfalo. **D.** Quase todo o saco é cístico com apenas uma pequena quantidade de cerebelo displásico identificado dentro do cisto.

REMOÇÃO DA MASSA INTRACRANIANA EXCESSIVA

O aumento do conteúdo da abóbada craniana pode advir de outras fontes que não o acúmulo de líquido cerebrospinal. O traumatismo craniano e tumores congênitos do SNC são categorias fisiopatológicas que aumentam o conteúdo intracraniano e são passíveis de intervenção neurocirúrgica. Seja qual for a etiologia, a massa intracraniana em excesso pode não se manifestar com sintomas neurológicos em virtude da distensibilidade do crânio neonatal. A fontanela proporciona a capacidade de monitoramento constante da pressão intracraniana.

Traumatismo craniano no recém-nascido

A lesão mecânica do SNC ou do sistema nervoso periférico no RN geralmente resulta de distúrbios que ocorrem próximo ao nascimento. Tais lesões são bem menos frequentes do que há apenas uma ou duas décadas, graças principalmente a avanços no monitoramento e nos exames de imagens que elevaram o nível geral da assistência obstétrica. A incidência real de traumatismo craniano é desconhecida (74,75) porque as lesões clinicamente inexpressivas raramente são diagnosticadas. Dentre os casos detectados de traumatismo craniano neonatal, um em 20 é fatal. A lesão isolada da medula espinal ou do tronco encefálico foi observada em 3 a 10% das necropsias neonatais (76).

As lesões extracranianas que resultam em coleções de sangue no RN podem ser importantes em virtude do baixo volume sanguíneo circulante e da capacidade relativamente alta de sequestro de sangue em RN desse tamanho. Um exemplo importante é a hemorragia subgaleal, cuja perda sanguínea intensa pode ocorrer porque o sangue acumula-se abaixo da gálea e, por conseguinte, não é confinado pelas linhas de sutura. Às vezes, exige aspiração de sangue não coagulado. Devem-se excluir as coagulopatias.

O céfalo-hematoma é a coleção de sangue abaixo do pericrânio da superfície externa do crânio. Não transpõe as linhas de sutura, é unilateral e quase sempre situa-se sobre as áreas parietais. Esses coágulos resolvem-se espontaneamente ao longo do tempo. Como tais hemorragias geralmente são autolimitadas, os coágulos não costumam ser aspirados a fim de evitar o risco de provocar infecção. A intervenção neurocirúrgica limita-se ao céfalo-hematoma eventual que calcifica e produz uma deformidade estética óbvia.

Na maioria dos céfalo-hematomas, há provavelmente uma fratura craniana subjacente que jamais é diagnosticada e se reduz espontaneamente. Essas fraturas "em pingue-pongue" minimamente deprimidas em geral envolvem os ossos parietais. Caso não sofram redução espontânea, podem ser elevadas por manipulação digital limitada e cuidadosa ou reduzidas cirurgicamente com um procedimento muito simples, no qual introduz-se um instrumento através de pequeno orifício abaixo da fratura para trazê-la de volta ao lugar.

Os cistos leptomeníngeos, também chamados fraturas cranianas crescentes, geralmente resultam de uma lesão cerebral subjacente e incapacidade de reabsorção normal de líquido cerebrospinal, com comunicação das leptomeninges através do espaço subaracnóideo. Mais frequentemente, comunicam-se com o sistema ventricular através de um cisto porencefálico e podem estar associados a hidrocefalia. Nos casos de lesão cerebral mais significativa, é importante identificar essas lesões a fim de realizar o fechamento primário da dura-máter, ou pelo menos acompanhar essas crianças muito de perto para garantir que elas não apresentarão hidrocefalia.

Embora apenas raramente exijam exploração cirúrgica ou tratamento, todo o espectro de lesões intracranianas pode ocorrer no RN: hemorragias extradurais, subdurais, subaracnóideas e parenquimatosas. Um sinal importante frequentemente visto nos exames de imagens é o acúmulo de sangue entre as folhas do tentório, o que pode simular um hematoma subdural tentorial. É importante identificar este distúrbio porque pode parecer bastante impressionante na tomografia computadorizada, mas sua exploração cirúrgica pode gerar sangramento desastroso e incontrolável, devido à comunicação desse espaço intradural com os seios. A distensibilidade do crânio e as suturas e fontanela abertas oferecem ao neurocirurgião acesso direto singular ao espaço intracraniano. A cabeça do RN permite a aspiração percutânea de hematoma subdural ou coágulo intraparenquimatoso, de uma maneira impossível em crianças maiores. Em muitos casos, a aspiração percutânea do coágulo subdural é o procedimento de escolha para o RN com traumatismo (77).

Traumatismo raquimedular

Os ligamentos costumam ser frouxos no paciente pediátrico e, em particular, no RN. Contudo, é possível esticar a medula espinal além de sua capacidade elástica até o ponto da lesão. Embora alguns pacientes se recuperem sem anormalidades demonstráveis, outros sofre lesão permanente de nervos que pode causar síndromes neurológicas com correlação fisiopatológica com os nervos acometidos. Uma lesão cervical alta pode resultar em tetraplegia. Espera-se que uma lesão extensa da medula cervical distal cause disfunção parcial dos membros superiores, comprometimento dos movimentos diafragmáticos e paraplegia. A presença ou ausência da síndrome de Horner (déficit ipsolateral da inervação simpática da pupila e face) pode ser um indício importante da integridade estrutural das raízes que emergem da medula espinal cervical.

Tumores congênitos do sistema nervoso central

Existem vários tipos de tumores congênitos do SNC (Figura 47.8), todos os quais são raros. Devido ao seu tamanho grande, efeito de massa significativo e vascularidade, no contexto de uma criança pequena com baixo volume sanguíneo total, esses tumores são um enorme desafio cirúrgico. Seu comportamento biológico depende de sua localização e histologia (78). Os tipos importantes de tumores incluem os papilomas do plexo coroide, teratomas e lesões anaplásicas como os astrocitomas, glioblastomas e neuroblastomas primários (79). Até mesmo tumores antenatais assintomáticos foram detectados, com um teratoma intracraniano muito grande que causou dor materna (80).

Em uma recente revisão retrospectiva de uma única instituição de RNs com tumores intracranianos nos primeiros 3 meses de vida, os subtipos histopatológicos mais comuns foram os gliomas e os tumores embrionários (79). Treze dos 27 foram supratentoriais, e 14, infratentoriais. O tratamento envolveu uma combinação de cirurgia, quimioterapia e radioterapia adiada. Em um acompanhamento da média de 2,1 anos, 44% dos pacientes morreram; os RNs com gliomas apresentaram maior probabilidade de sobreviver do que aqueles com tumores embrionários. Em um estudo separado, os autores desenvolveram um relatório sobre 13 RNs que foram submetidos à quimioterapia neoadjuvante antes da ressecção cirúrgica definitiva (81). Isso foi eficaz para a redução da vascularidade do tumor e para o aumento da chance de obter uma ressecção total bruta do tumor em um estágio posterior.

Em uma série não publicada de 20 anos de tumores em RNs com menos 1 ano no Great Ormond Street Hospital, em Londres, de um total de 75 crianças, a sobrevida foi de 91% com 1 mês (68/75), 70% com 6 meses (48/69), 64% com 1 ano (44/69), 43% com 5 anos (24/56), e 27% com 10 anos (12/45). Gliomas de baixo grau e tumores de plexo coroide tiveram o melhor prognóstico, e o glioblastoma/tumor neuroectodermal primitivo, o pior. Aos 5 anos, 48% das crianças sobreviventes possuíam formação escolar regular, com 28% necessitando de assistência e 24% na educação especial. A embolização endovascular (Figura 47.9) e a quimioterapia pré-operatória eram importantes componentes pré-operatórios da estratégia de manejo.

ABERTURA DE FUSÕES PREMATURAS NO RECÉM-NASCIDO

Anomalias craniofaciais

Com a exceção da sinostose grave de todas as suturas (Figura 47.10), o tratamento da craniossinostose visa permitir o desenvolvimento de um crânio de formato esférico esteticamente mais aceitável. Exerce efeito mínimo ou nulo sobre o prognóstico neurológico final. Em geral, quanto mais cedo a sinostose for tratada, menos extensa será a cirurgia. A sinostose isolada mais comum é a sagital, que produz um crânio longo e estreito, muitas vezes com uma crista e ausência típica de movimento na sutura sagital ao exame físico. Propuseram-se diversos procedimentos para este distúrbio, porém uma craniectomia sagital ampla é preferível, nos primeiros meses de vida. O efeito de arredondamento do crescimento cerebral costuma ser suficiente para restaurar contornos excelentes. Para deformidades mais complexas, em particular aquelas das síndromes de Crouzon, Apert e Pfeiffer, todas as quais têm anormalidades associadas dos membros e outros defeitos congênitos, o tratamento da braquicefalia geralmente é adiado até vários meses após o período neonatal, a fim de realizar abordagem craniofacial planejada e mais definitiva, se necessário com avanço frontal e remodelagem orbital.

A *kleeblattschädel*, ou deformidade em folha de trevo, quando todas as suturas sofreram fusão congênita, é a única síndrome de craniossinostose que exige tratamento no período neonatal. Essa sinostose de múltiplas suturas requer craniectomia precoce, com expansão e remodelamento total da calvária. Em geral exige um ou mais avanços frontais, iniciando vários meses mais tarde, para alcançar um crânio de formato aceitável.

ANOMALIAS VASCULARES CEREBRAIS DO RECÉM-NASCIDO

Uma ampla gama de patologia neurovascular foi descrita no RN. A anomalia mais frequente é a malformação aneurismática da veia de Galeno (MAVG) (Figura 47.11). As malformações arteriovenosas (MAV), as fístulas arteriovenosas (dural e pial), bem como malformações cavernosas também foram descritas (82,83).

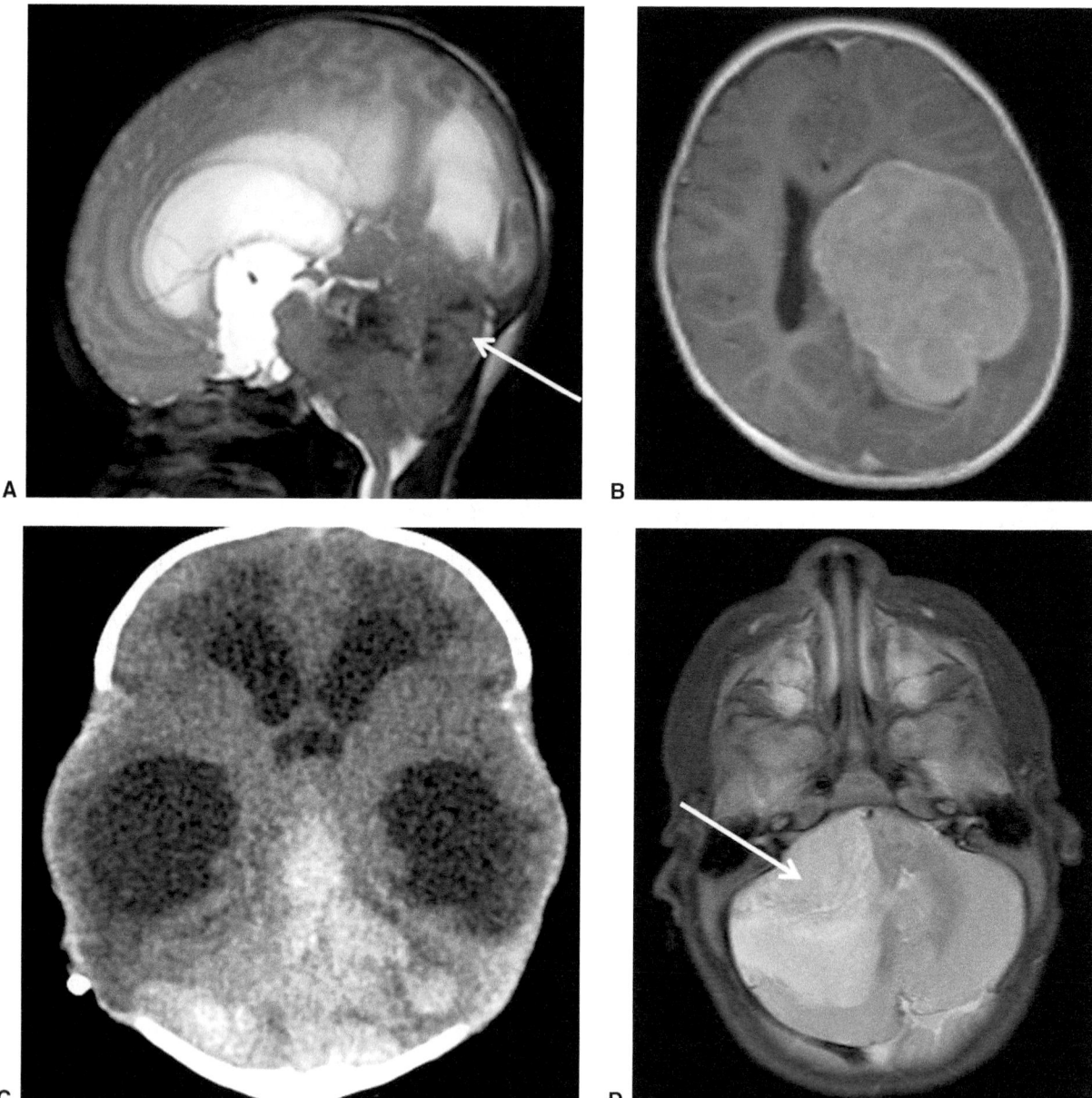

Figura 47.8 Os tumores congênitos são bastante raros, e o diagnóstico durante o período neonatal é especialmente incomum. A. RM, plano sagital mediano, imagem ponderada em T2, mostrando um grande tumor rabdoide/teratoide atípico da fossa posterior em um RN a termo (seta). B. RM, axial pós-contraste, mostrando um grande carcinoma do plexo coroide no hemisfério esquerdo. C. Um recém-nascido apresentou aos 2 dias de vida deterioração neurológica e respiratória aguda relacionada com hemorragia aguda em um grande tumor da fossa posterior não diagnosticado anteriormente; hidrocefalia obstrutiva aguda também é evidente. D. Descobriu-se que um RN com 1 semana de vida com irritabilidade e vômito apresentava uma grande lesão na fossa posterior direita (seta); a histopatologia mostrou um tumor embrionário com neurópilo abundante e rosetas verdadeiras (ETANTR).

Essas lesões podem ser classificadas de acordo com a morfologia dos canais compostos (p. ex., venosa *versus* arteriovenosa), características do fluxo (baixo vs. alto) e localização (galênica, parenquimatosa, pial ou dural). Para as lesões de alto fluxo, o próprio fluxo torna-se o principal sintoma, com sinais sistêmicos de estado cardíaco de alto débito e, nos casos graves, insuficiência cardíaca com disfunção de múltiplos órgãos. As lesões menores com fluxo mais lento podem apresentar-se com macrocefalia e hidrocefalia relacionada com hipertensão venosa e subsequente redução na absorção de líquido cerebrospinal (83). Além disso, como resultado podem ocorrer doença veno-oclusiva progressiva, atrofia cerebral progressiva e calcificação intracraniana.

A MAVG representa a derivação do sangue arterial em uma veia prosencefálica mediana ectática de Markowski. Acredita-se que a MAVG ocorra entre a 6ª e a 11ª semana de gestação como resultado das comunicações arteriais, predominantemente nas artérias coroides e nas artérias cerebrais anteriores em desenvolvimento, com a veia prosencefálica mediana. A parte proximal da veia prosencefálica mediana normalmente involui conforme a rede arterial de amadurecimento do córtex é drenada para sua parte distal que se torna a veia de Galeno. A derivação persistente do influxo arterial ao longo de toda a sua extensão leva à ectasia e ao desenvolvimento de MAVG (84). Há dois tipos de MAVG: o tipo mural tem uma ou mais conexões arteriais diretas na parede da veia mediana prosencefálica; e no tipo coroidal, vários alimentadores coroides formam uma rede nidal que drena para a veia prosencefálica mediana. Dilatações ou varicosidades da veia de Galeno relacionadas aos MAVs parenquimais adjacentes são entidades diferentes (85). Em RNs, a MAVG frequentemente ocorre com insuficiência cardíaca devido às conexões arteriovenosas de alto

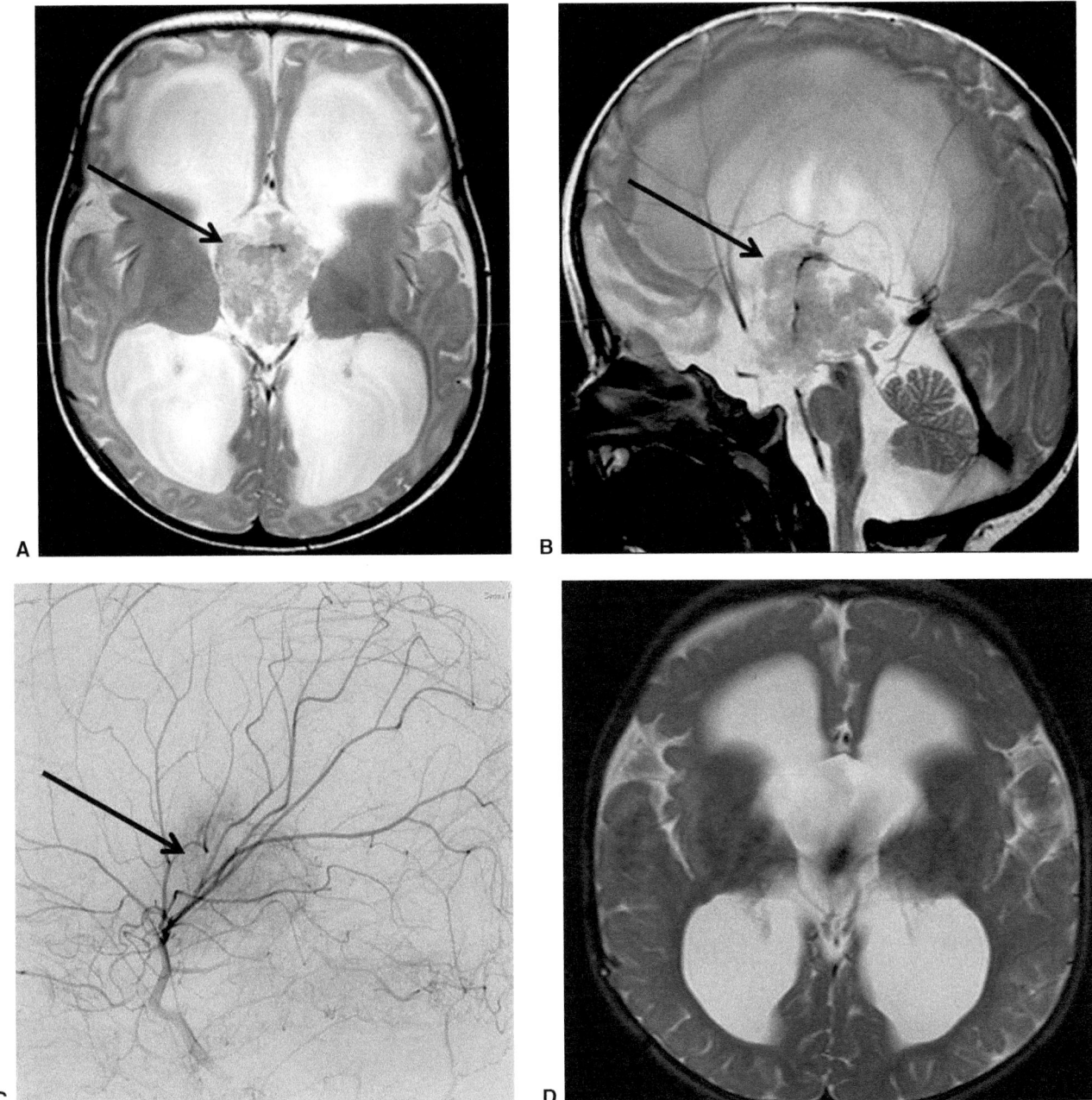

Figura 47.9 A e B. RM, imagens ponderadas em T2, planos axial e sagital mediano, de um tumor do plexo coroide de terceiro ventrículo (*setas*) que se manifestou como hidrocefalia aguda. **C.** Angiografia demonstrando rubor (*blush*) vascular (*seta*); a lesão foi embolizada endovascularmente. **D.** RM, axial, imagem ponderada em T2 após a ressecção do tumor, identificada histologicamente como papiloma do plexo coroide.

fluxo e baixa resistência na malformação, podendo ser associada a hipertensão pulmonar e isquemia do miocárdio, principalmente se também ocorrer persistência do canal arterial (84).

Em RNs, o objetivo do tratamento é embolização parcial e gradativa para restaurar o equilíbrio hemodinâmico. A embolização endovascular pode ser realizada por via transarterial ou transvenosa. Embora a modalidade transarterial seja preferida por muitos centros endovasculares, a via transvenosa envolvendo acesso à drenagem venosa por cateterismo transtorcular, transfemoral ou transjugular pode lograr a oclusão subtotal da drenagem venosa, desse modo reduzindo o volume do *shunt* e a insuficiência cardíaca. A cura definitiva por trombose é possível com ambos os tipos de terapia. Nos casos de insuficiência cardíaca grave, contudo, os resultados cardíacos são precários, de modo que o prognóstico é reservado. Na maior série relatada de 233 pacientes, a mortalidade geral foi de 10,6%, mas de 52% em RNs (85). Setenta e quatro por cento dos pacientes sobreviventes estavam neurologicamente normais durante um acompanhamento médio de 4,4 anos. A obliteração completa do MAVG não foi necessária para atingir um bom resultado clínico. Nunca é demais enfatizar o valor de manejo dessas lesões raras e complexas por uma equipe multiprofissional experiente. O diagnóstico pré-natal torna essa avaliação pós-natal bem mais acessível.

O tratamento das outras MAVs e fístulas independentes da veia de Galeno também pode ser realizado por via endovascular ou em cirurgia aberta.

PROGNÓSTICO E RESULTADOS A LONGO PRAZO DO RECÉM-NASCIDO NEUROCIRÚRGICO

A compreensão do prognóstico a longo prazo para qualquer tipo de anormalidade é crucial ao planejamento e à avaliação das estratégias terapêuticas e ao aconselhamento dos pais. Infelizmente, essas decisões difíceis devem ser baseadas em diretrizes gerais que frequentemente não são preditivas para um bebê individual. du Plessis e Volpe (86) delinearam uma sequência racional de considerações a serem utilizadas durante a avaliação do prognóstico nesses casos. Eles enfatizam a importância da definição da etiologia como o fator preditivo mais relevante. Assim, um determinado grau de ventriculomegalia pode estar associado a prognóstico cognitivo significativamente pior na malformação de Dandy-Walker ou estenose do aqueduto do que na mielomeningocele ou HPH comunicante. Essas diferenças podem ser compreendidas com base nas contribuições expressivas da disgenesia cerebral associada, antes chamada de malformações microanatômicas ou anormalidades dos "circuitos". Além disso, a hidrocefalia resultante de infecção depende, em grande parte, da natureza da infecção

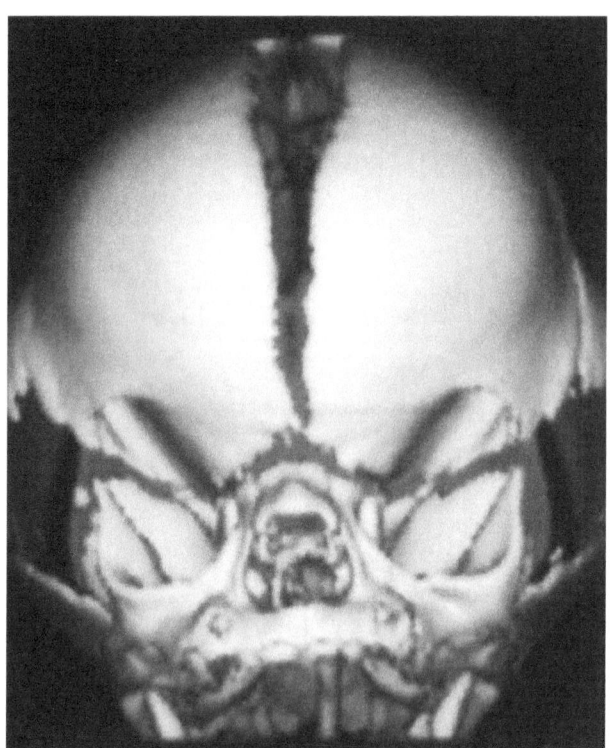
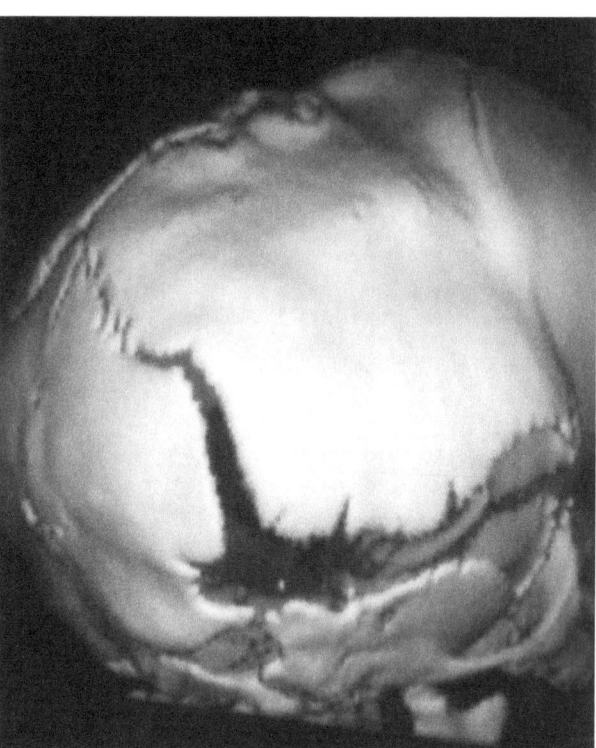

Figura 47.10 **Suturas fechadas.** A craniossinostose é uma condição cujo manejo é realizado vários meses após o nascimento, mas determinadas condições, como crânio em trevo (*kleeblattschädel*) (**A** e **B**), exigem descompressão mais precoce para diminuir o risco de aumento da pressão intracraniana.

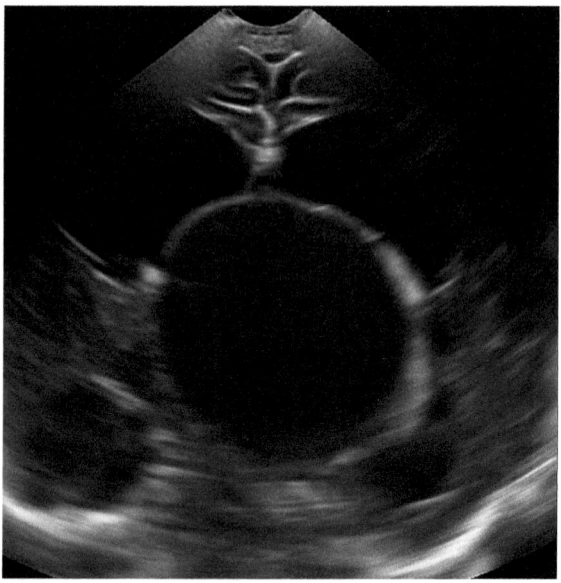
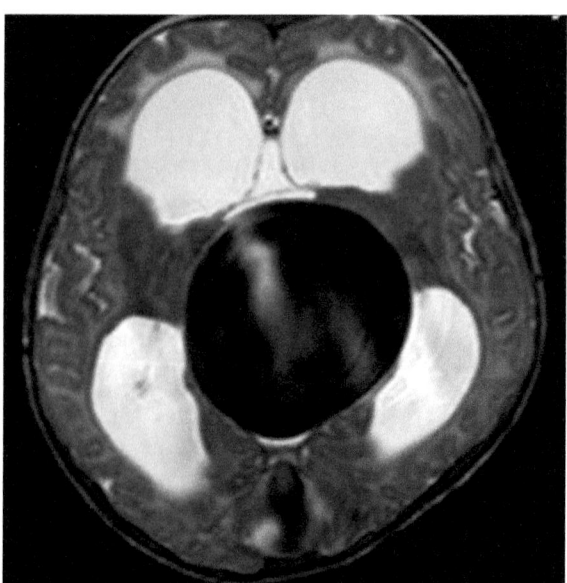

Figura 47.11 Malformação da veia de Galeno, identificada em um recém-nascido com macrocefalia e insuficiência cardíaca, na US de crânio transfontanela (**A**), RM, imagem ponderada em T2 (**B**).

(continua)

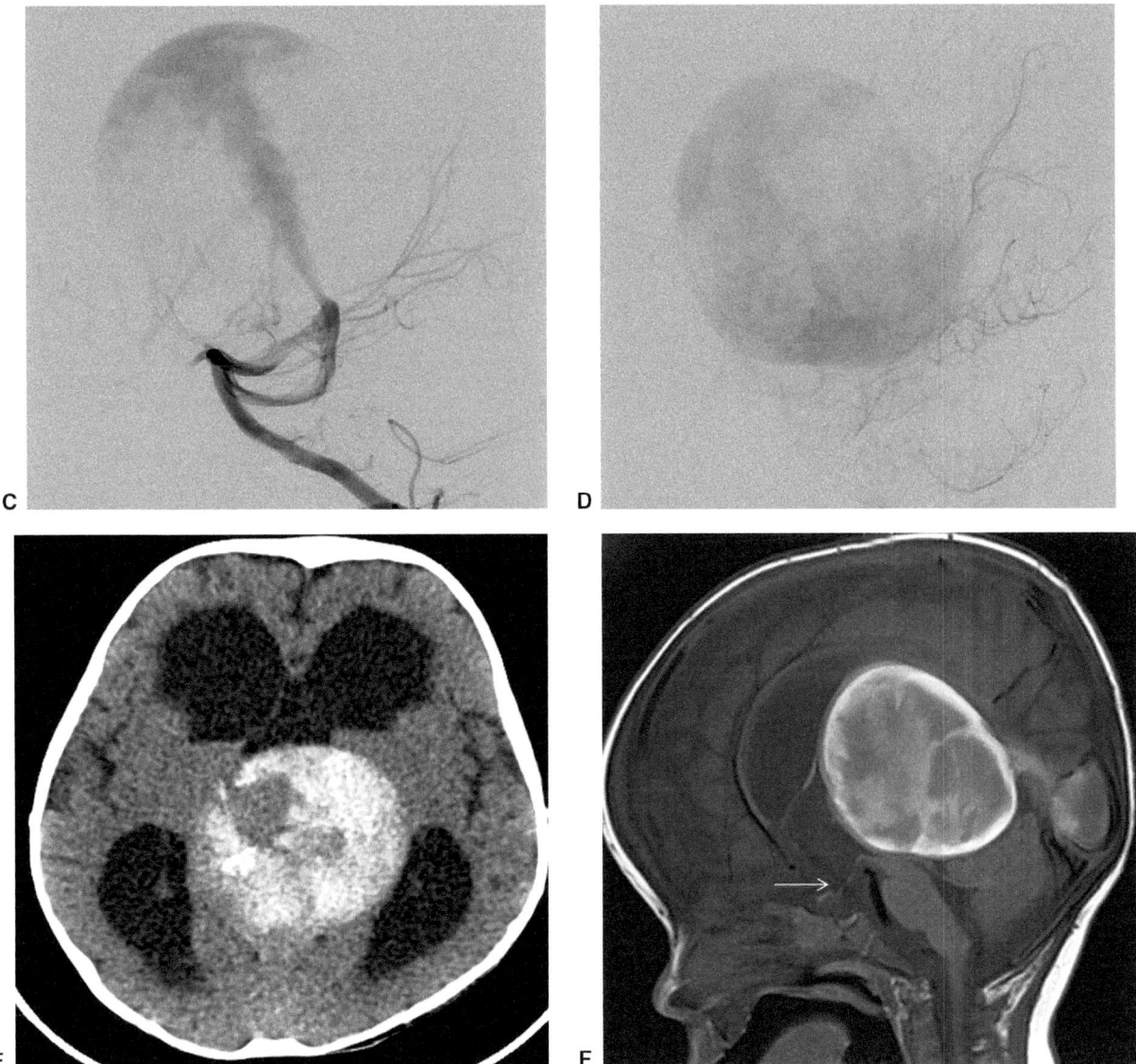

Figura 47.11 (*Continuação*) e angiografia (**C, D**). A embolização transarterial endovascular levou à trombose progressiva do saco, demonstrado na TC (**E**). O tamanho do saco causou obstrução do aqueduto com hidrocefalia; ventriculostomia endoscópica do terceiro ventrículo (*seta*) na RM pós-contraste, corte mediano sagital, em (**F**) reduziu o aumento progressivo da circunferência craniana.

em nível celular. Isto é mais preditivo do prognóstico para o desenvolvimento do que o grau de ventriculomegalia secundária. Do ponto de vista neurocirúrgico, é importante separar a parcela da deficiência prevista que se baseia nos problemas hidrodinâmicos ou outros problemas resolvíveis neurocirurgicamente daquela que é intrínseca aos neurônios e não remediáveis pelo neurocirurgião. Durante o aconselhamento dos pais, deve-se explicitar esta distinção bem claramente, e afirmar que a doença envolve pelo menos dois tipos de processos: aquele que é tratável pela intervenção neurocirúrgica, como uma derivação, e aquele que não será modificado pela intervenção. Isto possibilita ao neurocirurgião declarar, por exemplo, que a derivação pode ser absolutamente necessária para tratar o problema de um dado RN, mas que talvez não seja suficiente para corrigir todo o problema neurológico. De fato, este esclarecimento transfere parte da questão do prognóstico de volta para a equipe clínica e neurológica, embora enfatize a importância da intervenção neurocirúrgica proposta. No entanto, as implicações gerais da literatura recente sobre o prognóstico dos pacientes com distúrbios neurocirúrgicos comuns devem ser bem compreendidas por neurocirurgiões e outros clínicos envolvidos nesta fase do aconselhamento familiar.

AGRADECIMENTOS

O autor agradece as contribuições de Joseph R. Madsen, David M. Frim e Anne R. Hansen da edição anterior.

REFERÊNCIAS BIBLIOGRÁFICAS

1. Juranek J, Salman MS. Anomalous development of brain structure and function in spina bifida myelomeningocele. *Dev Disabil Res Rev* 2010;16(1):23.
2. Adzick NS, et al. A randomized trial of prenatal versus postnatal repair of myelomeningocele. *N Engl J Med* 2011;364(11):993.
3. Taylor GA, Madsen JR. Neonatal hydrocephalus: hemodynamic response to fontanelle compression—correlation with intracranial pressure and need for shunt placement. *Radiology* 1996;201(3):685.
4. Larroche JC. Post-haemorrhagic hydrocephalus in infancy. Anatomical study. *Biol Neonate* 1972;20(3):287.
5. Oi S, Di Rocco C. Proposal of "evolution theory in cerebrospinal fluid dynamics" and minor pathway hydrocephalus in developing immature brain. *Childs Nerv Syst* 2006;22(7):662.
6. Johnston M, et al. Subarachnoid injection of Microfil reveals connections between cerebrospinal fluid and nasal lymphatics in the non-human primate. *Neuropathol Appl Neurobiol* 2005;31(6):632.

7. Bruce DA, Weprin B. The slit ventricle syndrome. *Neurosurg Clin N Am* 2001;12(4):709, viii.
8. Drake JM, et al. Randomized trial of cerebrospinal fluid shunt valve design in pediatric hydrocephalus. *Neurosurgery* 1998;43(2):294; discussion 303.
9. Madsen JR, et al. Evaluation of the ShuntCheck noninvasive thermal technique for shunt flow detection in hydrocephalic patients. *Neurosurgery* 2011;68(1):198; discussion 205.
10. McAllister JP II, Chovan P. Neonatal hydrocephalus. Mechanisms and consequences. *Neurosurg Clin N Am* 1998;9(1):73.
11. Gross SJ, Eckerman CO. Normative early head growth in very-low-birth-weight infants. *J Pediatr* 1983;103(6):946.
12. Sherry B, et al. Evaluation of and recommendations for growth references for very low birth weight (< or =1500 grams) infants in the United States. *Pediatrics* 2003;111(4 Pt 1):750.
13. McKechnie L, Vasudevan C, Levene M. Neonatal outcome of congenital ventriculomegaly. *Semin Fetal Neonatal Med* 2012;17(5):301.
14. Laskin MD, et al. Perinatal and neurodevelopmental outcome with isolated fetal ventriculomegaly: a systematic review. *J Matern Fetal Neonatal Med* 2005;18(5):289.
15. Yamasaki M, et al. Diagnosis, treatment, and long-term outcomes of fetal hydrocephalus. *Semin Fetal Neonatal Med* 2012;17(6):330.
16. Zahl SM, et al. Benign external hydrocephalus: a review, with emphasis on management. *Neurosurg Rev* 2011;34(4):417.
17. Kolker S, et al. Diagnosis and management of glutaric aciduria type I—revised recommendations. *J Inherit Metab Dis* 2011;34(3):677.
18. Gurtner P, et al. Surgical management of posthemorrhagic hydrocephalus in 22 low-birth-weight infants. *Childs Nerv Syst* 1992;8(4):198.
19. Frim DM, Scott RM, Madsen JR. Surgical management of neonatal hydrocephalus. *Neurosurg Clin N Am* 1998;9(1):105.
20. Drake JM. Endoscopic third ventriculostomy in pediatric patients: the Canadian experience. *Neurosurgery* 2007;60(5):881; discussion 881.
21. Ogiwara H, et al. Endoscopic third ventriculostomy for obstructive hydrocephalus in children younger than 6 months of age. *Childs Nerv Syst* 2010;26(3):343.
22. Koch-Wiewrodt D, Wagner W. Success and failure of endoscopic third ventriculostomy in young infants: are there different age distributions? *Childs Nerv Syst* 2006;22(12):1537.
23. Rudas G, et al. Alterations in spinal fluid drainage in infants with hydrocephalus. *Pediatr Radiol* 1997;27(7):580.
24. Ventriculomegaly Trial Group. Randomised trial of early tapping in neonatal posthaemorrhagic ventricular dilatation: results at 30 months. *Arch Dis Child Fetal Neonatal Ed* 1994;70(2):F129.
25. Whitelaw A, Aquilina K. Management of posthaemorrhagic ventricular dilatation. *Arch Dis Child Fetal Neonatal Ed* 2012;97(3):F229.
26. Kennedy CR, et al. Randomized, controlled trial of acetazolamide and furosemide in posthemorrhagic ventricular dilation in infancy: follow-up at 1 year. *Pediatrics* 2001;108(3):597.
27. Hudgins RJ, et al. Treatment of intraventricular hemorrhage in the premature infant with urokinase. A preliminary report. *Pediatr Neurosurg* 1994;20(3):190.
28. Hansen AR, et al. Intraventricular urokinase for the treatment of posthemorrhagic hydrocephalus. *Pediatr Neurol* 1997;17(3):213.
29. Luciano R, et al. Failure of fibrinolytic endoventricular treatment to prevent neonatal post-haemorrhagic hydrocephalus. A case–control trial. *Childs Nerv Syst* 1997;13(2):73.
30. Whitelaw A, et al. Phase 1 trial of prevention of hydrocephalus after intraventricular hemorrhage in newborn infants by drainage, irrigation, and fibrinolytic therapy. *Pediatrics* 2003;111(4 Pt 1):759.
31. Whitelaw A, et al. Randomized clinical trial of prevention of hydrocephalus after intraventricular hemorrhage in preterm infants: brain-washing versus tapping fluid. *Pediatrics* 2007;119(5):e1071.
32. Whitelaw A, et al. Randomized trial of drainage, irrigation and fibrinolytic therapy for premature infants with posthemorrhagic ventricular dilatation: developmental outcome at 2 years. *Pediatrics* 2010;125(4):e852.
33. Brouwer AJ, et al. Incidence of infections of ventricular reservoirs in the treatment of post-haemorrhagic ventricular dilatation: a retrospective study (1992–2003). *Arch Dis Child Fetal Neonatal Ed* 2007;92(1):F41.
34. Limbrick DD Jr, et al. Neurosurgical treatment of progressive posthemorrhagic ventricular dilation in preterm infants: a 10-year single-institution study. *J Neurosurg Pediatr* 2010;6(3):224.
35. Schulz M, et al. Endoscopic neurosurgery in preterm and term newborn infants—a feasibility report. *Childs Nerv Syst* 2013;29(5):771.
36. Papile LA, et al. Incidence and evolution of subependymal and intraventricular hemorrhage: a study of infants with birth weights less than 1,500 gm. *J Pediatr* 1978;92(4):529.
37. Brouwer AJ, et al. European perspective on the diagnosis and treatment of posthaemorrhagic ventricular dilatation. *Arch Dis Child Fetal Neonatal Ed* 2012;97(1):F50.
38. de Vries LS, et al. Early versus late treatment of posthaemorrhagic ventricular dilatation: results of a retrospective study from five neonatal intensive care units in The Netherlands. *Acta Paediatr* 2002;91(2):212.
39. Brouwer AJ, et al. Treatment of neonatal progressive ventricular dilatation: a single-centre experience. *J Matern Fetal Neonatal Med* 2013.
40. Alan N, et al. Reduced ventricular shunt rate in very preterm infants with severe intraventricular hemorrhage: an institutional experience. *J Neurosurg Pediatr* 2012;10(5):357.
41. Pople IK, Bayston R, Hayward RD. Infection of cerebrospinal fluid shunts in infants: a study of etiological factors. *J Neurosurg* 1992;77(1):29.
42. Volpe J. Intracranial haemorrhage: germinal matrix—intraventricular haemorrhage of the premature infant. In: *Neurology of the newborn*. Philadelphia, PA: Saunders, 2008:517.
43. Guzzetta F, Mercuri E, Spano M. Mechanisms and evolution of the brain damage in neonatal post-hemorrhagic hydrocephalus. *Childs Nerv Syst* 1995;11(5):293.
44. Vasileiadis GT, et al. Uncomplicated intraventricular hemorrhage is followed by reduced cortical volume at near-term age. *Pediatrics* 2004;114(3):e367.
45. Adams-Chapman I, et al. Neurodevelopmental outcome of extremely low birth weight infants with posthemorrhagic hydrocephalus requiring shunt insertion. *Pediatrics* 2008;121(5):e1167.
46. van de Bor M, den Ouden L. School performance in adolescents with and without periventricular-intraventricular hemorrhage in the neonatal period. *Semin Perinatol* 2004;28(4):295.
47. Morimoto K, et al. Two-step procedure for early neonatal surgery of fetal hydrocephalus. *Neurol Med Chir (Tokyo)* 1993;33(3):158.
48. Couldwell WT, LeMay D, McComb JG. Experience with use of extended length peritoneal shunt catheters. *J Neurosurg* 1996;85(3):425.
49. Dallacasa P, et al. Cerebrospinal fluid shunt infections in infants. *Childs Nerv Syst* 1995;11(11):643; discussion 649.
50. Sciubba DM, et al. Effect of antibiotic-impregnated shunt catheters in decreasing the incidence of shunt infection in the treatment of hydrocephalus. *J Neurosurg* 2005;103(2 suppl):131.
51. Parker SL, et al. Comparison of shunt infection incidence in high-risk subgroups receiving antibiotic-impregnated versus standard shunts. *Childs Nerv Syst* 2009;25(1):77; discussion 85.
52. Parker SL, et al. Cerebrospinal shunt infection in patients receiving antibiotic-impregnated versus standard shunts. *J Neurosurg Pediatr* 2011;8(3):259.
53. Alonso-Vanegas M, et al. Gastric perforation due to ventriculo-peritoneal shunt. *Pediatr Neurosurg* 1994;21(3):192.
54. Kang JK, et al. Unusual proximal migration of ventriculoperitoneal shunt into the heart. *Childs Nerv Syst* 1996;12(3):176.
55. Bass T, et al. Rapid decompression of congenital hydrocephalus associated with parenchymal hemorrhage. *J Neuroimaging* 1995;5(4):249.
56. Scott RM, Madsen JR. Shunt technology: contemporary concepts and prospects. *Clin Neurosurg* 2003;50:256.
57. Steinbok P, et al. Prevention of postshunting ventricular asymmetry by transseptal placement of ventricular catheters. A randomized study. *Pediatr Neurosurg* 1994;21(1):59; discussion 65.
58. Eder HG, Leber KA, Gruber W. Complications after shunting isolated IV ventricles. *Childs Nerv Syst* 1997;13(1):13.
59. Rademaker KJ, et al. Rapidly progressive enlargement of the fourth ventricle in the preterm infant with post-haemorrhagic ventricular dilatation. *Acta Paediatr* 1995;84(10):1193.
60. Levine D, et al. Fetal central nervous system anomalies: MR imaging augments sonographic diagnosis. *Radiology* 1997;204(3):635.
61. Madsen JR, Estroff J, Levine D. Prenatal neurosurgical diagnosis and counseling. *Neurosurg Clin N Am* 1998;9(1):49.
62. Luthy DA, et al. Cesarean section before the onset of labor and subsequent motor function in infants with meningomyelocele diagnosed antenatally. *N Engl J Med* 1991;324(10):662.
63. Bowman RM, McLone DG. Neurosurgical management of spina bifida: research issues. *Dev Disabil Res Rev* 2010;16(1):82.
64. McLone DG. Care of the neonate with a myelomeningocele. *Neurosurg Clin N Am* 1998;9(1):111.
65. McCullough DC, Johnson DL. Myelomeningocele repair: technical considerations and complications, 1988. *Pediatr Neurosurg* 1994;21(1):83; discussion 90.
66. Tarcan T, et al. The timing of primary neurosurgical repair significantly affects neurogenic bladder prognosis in children with myelomeningocele. *J Urol* 2006;176(3):1161.
67. Thompson DN. Postnatal management and outcome for neural tube defects including spina bifida and encephaloceles. *Prenat Diagn* 2009;29(4):412.

68. Bowman RM, et al. Spina bifida outcome: a 25-year prospective. *Pediatr Neurosurg* 2001;34(3):114.
69. Fujii M, et al. Natural course of brainstem auditory evoked potentials in infants less than 6 months old with asymptomatic meningomyelocele. *Pediatr Neurosurg* 1996;25(5):227.
70. McLone DG, Dias MS. The Chiari II malformation: cause and impact. *Childs Nerv Syst* 2003;19(7–8):540.
71. Pang D, et al. Surgical treatment of complex spinal cord lipomas. *Childs Nerv Syst* 2013;29(9):1485.
72. Wykes V, Desai D, Thompson DN. Asymptomatic lumbosacral lipomas—a natural history study. *Childs Nerv Syst* 2012;28(10):1731.
73. Gao Z, et al. Vertex cephaloceles: a review. *Childs Nerv Syst* 2014;30(1):65.
74. Di Rocco C. Epidemiology and etiology of craniocerebral trauma in the first two years of life. In: Raimondi AJ, Di Rocco C, eds. *Head injuries in the newborn and infant.* New York: Springer Verlag, 1986:125.
75. Hovind KH. Traumatic birth injuries. In: Raimondi AJ, Di Rocco C, eds. *Head injuries in the newborn and infant,* New York: Springer Verlag, 1986:87.
76. Morota N, Sakamoto K, Kobayashi N. Traumatic cervical syringomyelia related to birth injury. *Childs Nerv Syst* 1992;8(4):234.
77. Macdonald RL, et al. Needle aspiration of acute subdural hematomas in infancy. *Pediatr Neurosurg* 1994;20(1):73; discussion 77.
78. Fort DW, Rushing EJ. Congenital central nervous system tumors. *J Child Neurol* 1997;12(3):157.
79. Qaddoumi I, et al. Characterization, treatment, and outcome of intracranial neoplasms in the first 120 days of life. *J Child Neurol* 2011;26(8):988.
80. Soares FA, et al. Massive intracranial immature teratoma. Report of a case with polyhidramnios and intense pelvic pain. *Arq Neuropsiquiatr* 1996;54(2):309.
81. Van Poppel M, et al. Resection of infantile brain tumors after neoadjuvant chemotherapy: the St Jude experience. *J Neurosurg Pediatr* 2011;8(3):251.
82. Zuccaro G, et al. Neurosurgical vascular malformations in children under 1 year of age. *Childs Nerv Syst* 2010;26(10):1381.
83. Burrows PE, Robertson RL. Neonatal central nervous system vascular disorders. *Neurosurg Clin N Am* 1998;9(1):155.
84. Recinos PF, et al. Vein of Galen malformations: epidemiology, clinical presentations, management. *Neurosurg Clin N Am* 2012;23(1):165.
85. Lasjaunias PL, et al. The management of vein of Galen aneurysmal malformations. *Neurosurgery* 2006;59(5 suppl 3):S184; discussion S3.
86. du Plessis A, Volpe JJ. Prognosis for development in the newborn requiring neurosurgical intervention. *Neurosurg Clin N Am* 1998;9(1):187.

48 Ortopedia
Jaime R. Denning

INTRODUÇÃO

O exame ortopédico ou musculoesquelético é uma parte significativa da avaliação neonatal. As variações normais no contorno, nas dimensões, nas relações e na amplitude dos movimentos das articulações são influenciadas por fatores genéticos e pela posição *in utero*. Essas variações normais precisam ser diferenciadas das anomalias congênitas e lesões traumáticas. O princípio básico, de que quanto mais cedo o tratamento apropriado for instituído, melhor será a correção, atribui aos profissionais que assistem recém-nascidos (RNs) a responsabilidade de fazer um diagnóstico precoce e obter um parecer adequado prontamente.

Na prática atual, as anormalidades musculoesqueléticas podem ser detectadas na fase pré-natal. Graças à US, podem-se detectar com alguma acurácia distúrbios como displasia esquelética, malformações vertebrais, discrepância no comprimento dos membros e pé torto (1-4). O exame físico neonatal é vital para a confirmação dessas anomalias e a conclusão de qualquer aconselhamento pré-natal acerca de tais problemas.

EXAME FÍSICO

O pediatra examina o sistema musculoesquelético primeiro pela inspeção, observando anormalidades do contorno, das dimensões e da posição e os movimentos espontâneos e reflexos do RN, e segundo, pela palpação e manipulação a fim de determinar se há anormalidades dos movimentos passivos. Isso é seguido por estimulação, quando indicado, para avaliar os movimentos ativos. Todas as observações incluem comparações entre membros opostos. Deve-se estabelecer uma rotina de exame neonatal de modo que todos os exames sejam completos. Esta rotina varia entre os médicos, mas cada parte do sistema musculoesquelético deve ser examinada de maneira sistemática.

Cabeça e pescoço

O pescoço é examinado quanto a rotação, flexão lateral, flexão anterior e extensão passivas. O RN a termo deve apresentar rotação de 80° e flexão lateral de 40°. Esses dois movimentos normalmente são simétricos para a direita e a esquerda. É difícil medir a extensão e a flexão, mas na flexão o queixo deve tocar ou quase tocar a parede torácica. A extensão deve ser de, pelo menos, 45° a partir da posição neutra. Quando a rotação ou flexão lateral é assimétrica ou o movimento é limitado, devem-se solicitar radiografias do pescoço.

Membros superiores

A clavícula e a cintura escapular, incluindo a escápula e a parte proximal do úmero, o cotovelo, o antebraço e a mão são inspecionados e palpados, e quaisquer anomalias do contorno, das dimensões e das atitudes posturais são registradas. Avalia-se a amplitude dos movimentos da cintura escapular. A flexão e a abdução normais do ombro são de 175 a 180°. A extensão, a rotação medial e a rotação lateral do ombro devem ser de, respectivamente, pelo menos 25, 80 e 45°.

O cotovelo é inspecionado em seguida e seus movimentos avaliados. Normalmente, o cotovelo do RN fica 10 a 15° aquém da extensão total e exibe flexão a 145°. O antebraço deve pronar e supinar no mínimo 80°. É fácil não detectar a limitação desses dois movimentos. Testam-se a supinação e pronação com o úmero ao lado do tronco e segurando o cotovelo em 90° de flexão com uma das mãos e verificando-as com a outra. O punho é flexionado a 75 a 80° e estende-se por 65 a 75°. O punho normalmente fechado do RN deve ter extensão passiva total do polegar e de todos os dedos. Pode-se suscitar extensão ativa dos dedos, se necessário, por estímulos dolorosos na palma. A extensão deve ir até 0 grau na articulação metacarpofalângica (MCF), porém a extensão ativa da articulação interfalângica (IF) geralmente fica 5 a 15° aquém da extensão total.

Coluna vertebral

No RN, as anomalias congênitas da coluna vertebral não são prontamente detectáveis no exame físico; contudo, anomalias flagrantes muitas vezes são reconhecidas à inspeção. A flexão e a extensão passivas e o encurvamento lateral da coluna vertebral devem mostrar contornos regulares. A flexão lateral pode ser um pouco assimétrica, em virtude da posição *in utero*. Um tufo de pelos, um padrão vascular cutâneo ou massa lipomatosa podem assinalar anomalias axiais subjacentes.

Membros inferiores

Os membros inferiores são observados em termos de simetria e variações no contorno, na posição e nas dimensões. Os quadris de um RN devem ser flexionados 145° e geralmente apresentam contraturas em flexão, demonstradas pelo teste de Thomas. Realiza-se este teste fletindo totalmente os quadris do RN e, então, estendendo o quadril em avaliação enquanto se mantém o quadril oposto fletido para bloquear a pelve. O número de graus que o quadril estendido deixa de percorrer até a extensão a 0 grau é o grau de contratura em flexão existente naquele quadril. É normal que o RN a termo exiba contratura em flexão de 25 a 30°. A contratura em flexão do quadril diminui gradualmente durante as primeiras 12 semanas após o nascimento, mas às vezes permanece por mais de 3 meses. Quando a extensão dos quadris é assimétrica, o quadril mais estendido pode ser instável. A estabilidade do quadril sempre deve ser avaliada pelo teste de Ortolani (Figura 48.1A) ou pelo teste provocativo de Barlow em direção oposta (Figura 48.1B). Quando há diferença na extensão dos quadris ou um teste de Ortolani ou Barlow positivo, indica-se avaliação adicional do quadril por ultrassonografia. A época apropriada para realizar a US é descrita adiante neste capítulo.

A rotação medial (interna) e a lateral (externa) do quadril neonatal devem variar entre 40 e 80°, a abdução de 45 a 75° e a adução normal de 10 a 20°. Qualquer assimetria dos movimentos deve ser investigada para determinar a causa.

Os RNs que não estavam em apresentação pélvica *in utero* costumam ter contratura em flexão dos joelhos de 10 a 25°, com a capacidade adicional de fletir até 120 a 145°. Naqueles que estavam em apresentação pélvica franca, os joelhos geralmente estão hiperestendidos em 10 a 15° e têm limitação da flexão.

O exame dos tornozelos e pés inclui a observação das posições em repouso e a amplitude dos movimentos ativos, estimulados por golpes delicados na planta e nas faces dorsal, medial e lateral do pé. A amplitude dos movimentos passivos do tornozelo em dorsiflexão e flexão plantar varia de acordo com a posição fetal. Sempre deve ser possível dorsiflexão acima da posição neutra. Flexão plantar inferior a 10° abaixo da posição neutra geralmente é anormal. A abdução e a adução da parte anterior do pé são de no mínimo 10 a 15°, e a parte posterior do pé exibe movimentos 5 a 10° maiores em direção vara e valga.

ANOMALIAS MUSCULOESQUELÉTICAS

Foge ao escopo deste livro discutir todas as anormalidades congênitas e adquiridas do sistema musculoesquelético vistas no RN; porém este capítulo descreverá a maioria das anormalidades mais comuns.

Pescoço

A síndrome de Klippel-Feil é um defeito da segmentação das vértebras cervicais (5). Há redução do número de vértebras e fusão de duas ou mais vértebras. O pescoço parece mais curto que o normal, e os movimentos estão limitados em todas as direções. A limitação dos movimentos depende do número de segmentos fundidos e frequentemente é assimétrica na rotação e na flexão lateral. Os movimentos assimétricos podem simular torcicolo muscular, mas o exame radiográfico do pescoço confirma o diagnóstico da deformidade de Klippel-Feil. O tratamento instituído precocemente, realizado várias vezes ao dia e incluindo alongamento passivo do pescoço para melhorar a rotação, inclinação lateral e flexão-extensão, pode aumentar a amplitude dos movimentos cervicais. Uma pesquisa detalhada das anomalias associadas deve ser realizada, visto que anomalias renais, déficit auditivo e defeitos cardíacos são encontrados em um número significativo de pacientes com a síndrome de Klippel-Feil (6).

O torcicolo neonatal pode ser de vários tipos. O torcicolo muscular típico (Figura 48.2A) apresenta massa de hematoma intramuscular que aparece no músculo esternocleidomastóideo às 2 semanas de idade e desaparece gradualmente durante as oito a dez semanas seguintes. A massa pode passar despercebida, e o torcicolo pode não ser reconhecido até que haja assimetria facial e limitação dos movimentos do pescoço. Os achados físicos do torcicolo muscular são limitação da rotação do pescoço para o lado da lesão (Figura 48.2B e C) e da flexão lateral para longe da lesão. No torcicolo persistente bem estabelecido, há achatamento dos ossos maxilar e frontal no lado da lesão e do occipício no lado oposto.

O RN não apresenta assimetria, mas esta pode se tornar evidente a partir de 2 a 3 semanas e é progressiva até que o retesamento muscular seja corrigido. O torcicolo associado à deformação intrauterina pode ser evidente ao nascimento.

O tratamento inicial do torcicolo muscular consiste em exercícios passivos e posicionamento adequado do RN no leito (7). O pescoço deve ser alongado de maneira delicada porém firme 4 ou 5 vezes/dia em direção ao lado com limitação da rotação e da flexão lateral. Podem-se usar sacos de areia ou objetos semelhantes para posicionar a cabeça do RN a fim de impedir que ela adote a posição que promova o retesamento muscular.

Há um tipo de torcicolo congênito que não está associado a massa no músculo esternocleidomastóideo (ECM) nem a anormalidades da coluna cervical. Nesses RNs, há contratura miostática do músculo ECM, provavelmente secundária a posição ou compressão *in utero*. Este tipo de torcicolo muitas vezes está associado a escoliose e contratura dos músculos abdutores de um quadril e retesamento dos músculos adutores do quadril oposto. O quadril aduzido pode mostrar displasia acetabular (Figura 48.3). A contratura dos músculos abdutores pode ser indetectável até que o retesamento normalmente presente dos músculos flexores do quadril tenha diminuído espontaneamente o bastante para que o quadril possa ser estendido. Embora este tipo de torcicolo se corrija com pouco ou nenhum tratamento, as contrações associadas do quadril precisam de alongamento. Raramente, a displasia acetabular associada evolui para luxação. Essa associação entre torcicolo e displasia do quadril deve lembrar o profissional de saúde de pesquisar uma condição quando a outra for detectada (8).

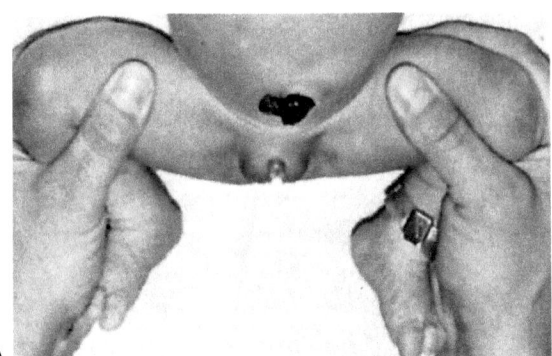 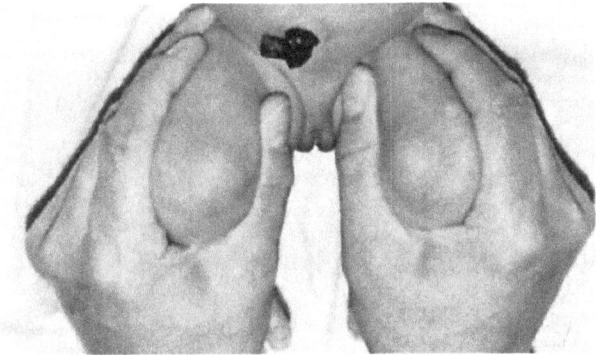

Figura 48.1 A. Sinal de Ortolani. O examinador posiciona os dedos médios sobre os trocanteres e envolve os fêmures com os polegares, conforme mostrado. Os fêmures são levantados enquanto as coxas são abduzidas. Se houver luxação da cabeça do fêmur, sua redução é sentida pelo examinador. **B.** Manobra de Barlow. As coxas são aduzidas. A luxação da cabeça do fêmur, se ocorrer, será palpada e vista, porque a cabeça salta bruscamente sobre o acetábulo.

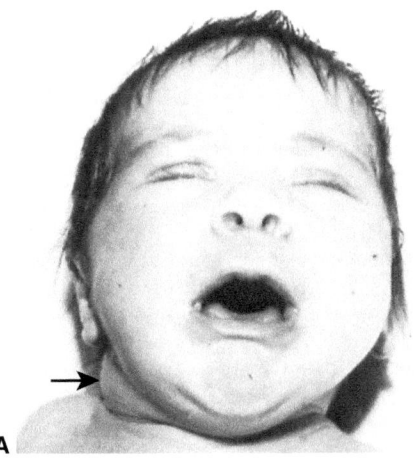 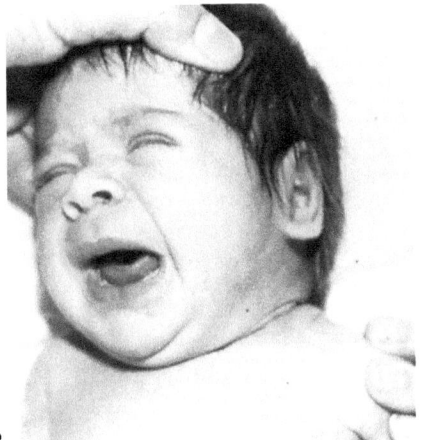 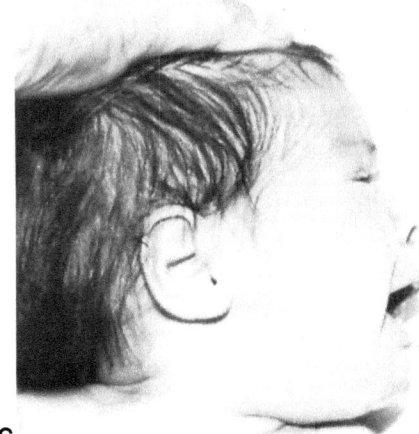

Figura 48.2 A. Torcicolo muscular congênito. Há massa fibrosa (*seta*) no músculo esternocleidomastóideo (ECM) direito. **B.** A rotação para a direita é limitada pelo retesamento do músculo ECM direito. **C.** A rotação para a esquerda é normal.

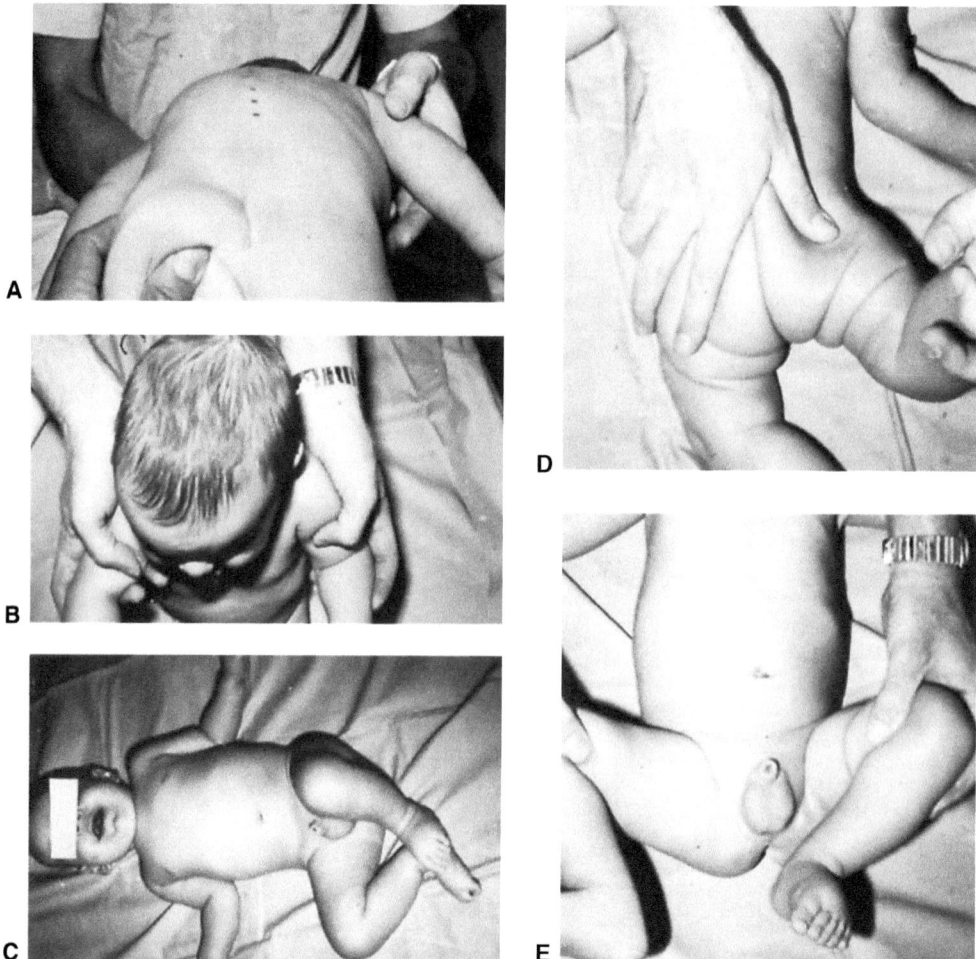

Figura 48.3 Lactente de 6 meses com escoliose esquerda (**A**), torcicolo à esquerda (**B**), contratura do músculo abdutor direito e retesamento do músculo adutor esquerdo (**C**). Os músculos abdutor direito e adutor esquerdo estão retesados (**D** e **E**).

Coluna vertebral
Escoliose

É difícil reconhecer a escoliose congênita ao nascimento, a menos que existam movimentos assimétricos, uma lesão cutânea (como aplasia, depressão, fístula dérmica, hemangioma plano, ou tufo de pelos) ou massa lipomatosa. No RN, a escoliose é causada por um defeito isolado na formação dos corpos vertebrais ou por falha da segmentação. Não há evidências de que isto seja uma anomalia hereditária, exceto quando ocorre como parte de uma síndrome transmitida geneticamente. Em virtude da natureza cartilaginosa de boa parte da coluna vertebral ao nascimento, apenas anomalias significativas, como hemivértebras, podem ser diagnosticadas por radiografias simples. A US é uma boa alternativa para avaliação dos casos suspeitos quando a ressonância magnética (RM) não está indicada no RN (9,10). No lactente maior com anormalidades significativas, a avaliação com RM está certamente indicada para determinação de patologia intraespinal oculta, incluindo siringomielia, diastematomielia e medula espinal ancorada (11). Órteses vertebrais e aparelhos gessados para imobilização da coluna vertebral raramente são benéficos a longo prazo, mas essas modalidades de tratamento podem ser usadas para adiar a cirurgia (12). O encaminhamento precoce a um especialista em coluna vertebral é recomendado nos casos de escoliose congênita. Se a curvatura for progressiva, será necessária fusão vertebral e esta deve ser realizada antes que a escoliose se torne estética ou funcionalmente significativa (13). A fusão de um segmento curto, com ou sem excisão dos segmentos ósseos extremamente anormais, pode ser realizada tão precocemente quanto necessário. A escoliose congênita está associada a alta incidência de anomalias cardíacas e geniturinárias relacionadas; portanto, a função e a anatomia dos sistemas circulatório, genital e urinário devem ser avaliadas por RM e US (14).

A cifose congênita é um distúrbio mais raro que encerra risco mais alto de progressão e desenvolvimento de déficit neurológico (15). Alguns tipos de deformidade exigem tratamento cirúrgico antes de 5 anos de idade (16).

Mielomeningocele

O diagnóstico de mielomeningocele geralmente é simples quando existe um defeito cutâneo. Como a pele sobre as mielomeningoceles nem sempre é defeituosa, toda massa de consistência mole na linha média ou mesmo fora dela tem de ser examinada cuidadosamente para determinar sua composição. Os lipomas sempre têm boa cobertura cutânea e tendem a estar fora da linha média.

A assistência do RN com mielomeningocele é complexa e requer a participação de vários especialistas (ver Capítulo 47, "Neurocirurgia do Recém-nascido"). Imediatamente após o nascimento é importante determinar o nível de envolvimento por inspeção do dorso, realizar exame cuidadoso da função muscular dos membros inferiores e solicitar exame radiográfico antes do fechamento cirúrgico.

As anormalidades mais comuns dos membros inferiores associadas à mielomeningocele são deformações dos pés, indicando a ausência de atividade muscular fetal normal. O tratamento inicial do pé deformado consiste em correção por aparelho gessado, seguida, se necessário, por liberações cirúrgicas e transferência de inserções musculares para manter a correção. Essas cirurgias podem ser realizadas em quase qualquer idade.

Exercícios passivos delicados e imobilização progressiva com talas corrigem as deformidades em flexão ou extensão do joelho. É preciso confeccionar talas novas frequentemente, à medida que a deformidade melhora.

O tratamento da luxação do quadril no paciente com mielomeningocele é motivo de controvérsia. Há consenso de que nas crianças com musculatura do quadril intacta, a luxação do quadril, assim como no RN normal nos demais aspectos, é reduzida facilmente em flexão e abdução. Nas lesões abaixo da segunda vértebra lombar, a terapia de abdução dos quadris ajuda a desenvolver um quadril mais estável. A posição em flexão, abdução e rotação lateral alcançada com um aparelho de Pavlik não deve ser usada quando a lesão situa-se acima da segunda vértebra lombar, porque essa posição pode resultar no aparecimento de contraturas que impedem a extensão e adução do quadril.

Os RNs com mielomeningocele lombar superior ou torácica inferior sofrem morbidade e mortalidade muito altas. O grau de incapacidade correlaciona-se bem com o nível do defeito, a presença e o grau de hidrocefalia e a ocorrência de cifose óssea.

Membros superiores
Duplicação e redução

Partes supranumerárias, ausência ou redução dos membros e defeitos da segmentação não oferecem problema ao diagnóstico. Essas anomalias ortopédicas raramente exigem atenção imediata, mas devem ser atendidas logo pelo ortopedista a fim de planejar o tratamento apropriado e discutir o prognóstico com a família. Isto é válido para as anomalias dos membros superiores e inferiores.

A sindactilia, ou fusão de qualquer parte de dois ou mais dedos, é uma anomalia comum que é transmitida por um gene autossômico dominante com expressividade variável. O tratamento cirúrgico deve ocorrer no primeiro ano de vida, e a época escolhida depende do grau da sindactilia e dos dedos afetados. É importante determinar por radiografia se existe sinostose entre os dedos das mãos porque esta deve ser dividida até 1 ano de idade. Um retardo na separação cirúrgica da sinostose resultará em arqueamento do dedo médio em virtude do crescimento diferencial.

A polidactilia é corrigível por cirurgia, cuja época depende do grau de deformidade. Quando a duplicação não contém osso nem cartilagem, ela pode ser removida no primeiro ano de vida. Quando houver dúvida acerca da função, a correção cirúrgica deve ser adiada até que seja determinado o grau de função em cada um dos dedos duplicados.

A ausência do rádio, anteriormente denominada mão torta radial, e, hoje, deficiência longitudinal radial congênita é facilmente reconhecida (Figura 48.4). O punho e a mão estão desviados em 90° ou mais. A ausência do rádio pode ser bilateral ou unilateral, e o polegar pode estar presente, ausente ou hipoplásico. A condição é causada por lesão do ectoderma apical ou do tecido mesenquimal mais profundo do broto do membro. Não é transmitida geneticamente na criança sem outras anomalias, mas está associada a diversas síndromes genéticas e frequentemente é acompanhada por anemia aplásica. O tratamento precoce por talas corretivas pode ser iniciado, e há muitas abordagens cirúrgicas que devem ser adaptadas a cada paciente por seu cirurgião de mão a fim de melhorar a função (17).

A ausência congênita do polegar ocorre como anomalia isolada ou associada à deficiência radial. Quando unilateral, pouco ou nenhum tratamento é necessário, mas quando a ausência é bilateral, a polegarização do dedo indicador da mão dominante melhorará a função. Quando o polegar é rudimentar e não funcional, há controvérsias quanto ao tratamento.

Nos membros, a síndrome de bridas constritoras congênitas (síndrome de Streeter) é diagnosticada ao nascimento por causa dos defeitos nos tecidos moles subjacentes à pele (que geralmente

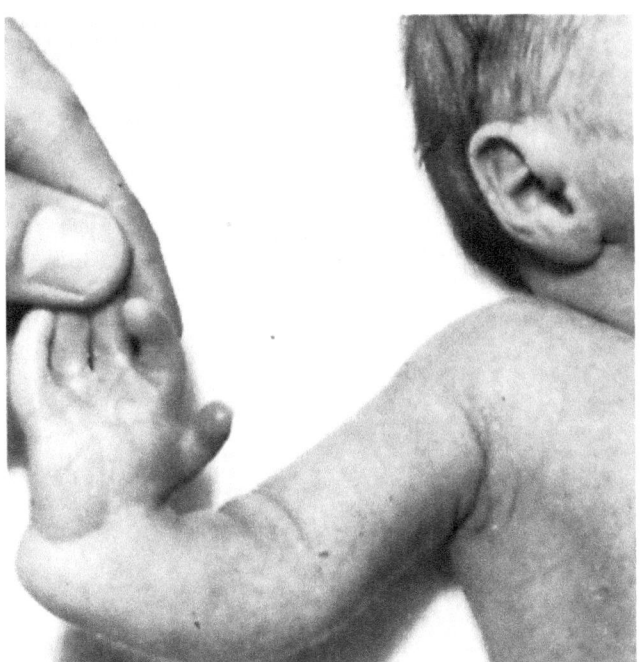

Figura 48.4 Ausência congênita do rádio.

é intacta). Esta entidade, possivelmente denominada mais propriamente de sequência de ruptura precoce do âmnio, foi proposta como fator etiológico nas anormalidades dos membros, tronco e face, incluindo a fenda labial/palatina (18). No membro superior ou inferior, uma brida circunferencial pode levar ao comprometimento neurovascular da parte distal do membro (Figura 48.5). A apresentação é uma constrição visível ou, nos casos mais extremos, cianose ou edema extremo na parte do membro distal à brida. O tratamento cirúrgico para liberar a brida ou amputação nos membros gravemente comprometidos pode ser indicado em idade relativamente precoce (19).

Cintura escapular

A deformidade de Sprengel com elevação congênita da escápula é a anomalia congênita mais comum da cintura escapular. A deformidade pode ser bilateral ou unilateral, e em geral está associada a outras anormalidades, como síndrome de Klippel-Feil, anomalias congênitas das vértebras torácicas superiores ou das costelas. A assimetria dos ombros no envolvimento unilateral facilita o reconhecimento. À palpação, a escápula afetada é alta e rodada para fora, de modo que sua margem vertebral situa-se superiormente e mais horizontalmente que o normal. Em geral, mas nem sempre, a abdução e a flexão do ombro são limitadas. O tratamento conservador precoce consiste em exercícios passivos de amplitude dos movimentos. A correção cirúrgica, se necessário, geralmente melhora a estética e a função, com melhora geral maior quando a cirurgia é realizada na criança pequena (20).

Duas malformações congênitas da clavícula são pseudoartrose e ausência (parcial ou total) da clavícula. Os sinais físicos da pseudoartrose congênita à palpação são angulação da clavícula e massa bulbosa indolor na área clavicular média (Figura 48.6). A cintura escapular é hipermóvel, com movimentos da clavícula na pseudoartrose. O tratamento precoce é desnecessário antes do enxerto cirúrgico do defeito aos 3 a 4 anos de idade. Como a necessidade de alguma intervenção é controversa, o tratamento deve ser individualizado. A pseudoartrose congênita da clavícula pode ser diferenciada da fratura perinatal da clavícula pela formação de calo abundante na fratura em consolidação dentro de 2 a 3 semanas após o nascimento.

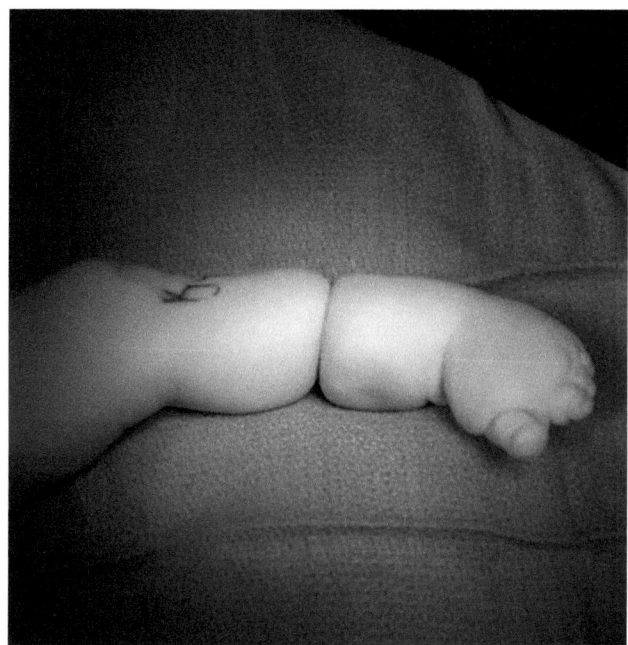

Figura 48.5 Faixa constritora secundária à sequência de ruptura por bridas amnióticas.

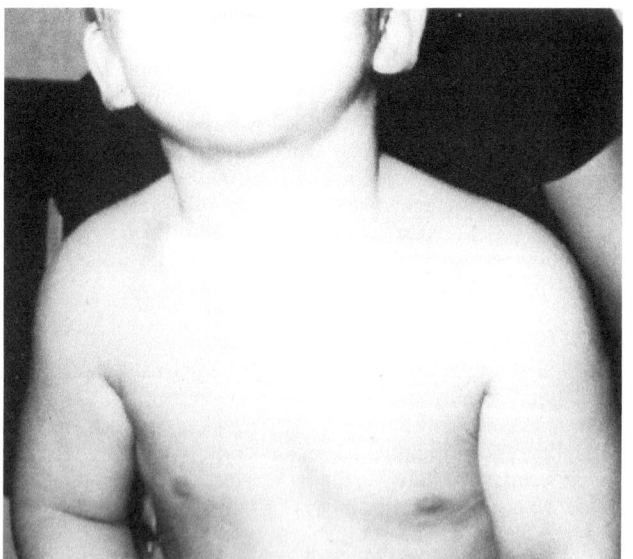

Figura 48.6 Uma criança de 2 anos com pseudoartrose da clavícula direita.

A ausência parcial ou total da clavícula pode ser reconhecida por palpação e pela presença de movimentos escapulotorácicos excessivos. A ausência total da clavícula geralmente está associada a disostose craniana ou a uma sínfise púbica alargada. Não há sintomas, e nenhum tratamento é necessário na ausência total da clavícula. Quando a ausência é parcial, a extremidade da clavícula pode irritar o plexo braquial, exigindo excisão do fragmento. Enquanto a pseudoartrose congênita tende a ser uma anomalia isolada, a ausência parcial da clavícula quase sempre acompanha uma anomalia do esqueleto axial ou apendicular.

Defeitos da segmentação dos membros

A sinostose do cotovelo e a sinostose do rádio e ulna são duas das anomalias esqueléticas mais comuns da segmentação dos membros. A sinostose do cotovelo é reconhecida facilmente pela ausência de movimentos e pelo tamanho significativamente menor do membro afetado. A sinostose do rádio e da ulna raramente é diagnosticada no berçário e muitas vezes não é detectada durante vários anos. Isto é particularmente verdade se o defeito for bilateral porque a própria criança não percebe a diferença nos braços. A supinação e a pronação do antebraço no exame físico inicial do RN devem demonstrar essa anomalia pela ausência de amplitude dos movimentos.

Membros inferiores

As variações nos contornos e atitudes posturais dos membros inferiores, em geral, e dos pés, em particular, são causas frequentes de preocupação. *In utero*, os pés raramente estão em posição neutra e permanecem em dorsiflexão ou flexão plantar, inversão ou eversão, ou em uma combinação dessas posições. Às vezes, é difícil determinar se existe uma anormalidade estrutural ou uma deformação posicional apenas temporária.

Pés

O metatarso aduzido (Figura 48.7) pode ser uma deformidade posicional sem anormalidade óssea ou um defeito estrutural, e nem sempre é fácil distinguir entre os dois. A distinção torna-se mais fácil com o passar do tempo porque o metatarso aduzido posicional é corrigido ao longo do tempo por exercícios passivos ou mesmo sem tratamento. A deformidade estrutural não se corrige espontaneamente de maneira completa, e torna-se mais rígida com o tempo.

A diferenciação entre metatarso aduzido postural e estrutural é realizada pelo exame físico. No metatarso aduzido estrutural (Figura 48.7A), as bases do quinto metatarsal e do cuboide são proeminentes, criando uma prega cutânea bem definida e marcante no lado medial do pé na primeira articulação metatarsocuneiforme. No metatarso aduzido posicional, as margens lateral e medial do pé exibem curvas mais delicadas do que na deformidade estrutural. Contudo, o achado físico mais significativo é a ocorrência ou não de rigidez da parte anterior do pé, determinada por sua resistência à abdução. Na deformidade estrutural, a parte anterior do pé geralmente não pode ser abduzida além da linha média (Figura 48.7B), enquanto na deformidade posicional, a parte anterior do pé é mais flexível e pode ser abduzida (Figura 48.7C). O calcanhar do pé com metatarso aduzido estrutural geralmente está em valgo, enquanto na deformidade postural, provavelmente está em posição vara ou neutra.

O tratamento da deformidade posicional flexível baseia-se na observação até resolução espontânea, ou alongamento passivo da parte anterior do pé em abdução, com o pé seguro conforme mostrado na Figura 48.7B. O metatarso aduzido estrutural geralmente requer tratamento com trocas repetidas de aparelho gessado. O tratamento cirúrgico pode ser necessário no caso de anormalidades estruturais mais graves, como um pé torto fixo.

O talipe calcaneovalgo não é uma deformidade estrutural, mas antes um reflexo da posição do pé *in utero* (Figura 48.8). A planta do pé se apoia na parede uterina e o pé fica dorsifletido, de modo que a pele do dorso do pé encosta na anterior da tíbia. A fíbula é proeminente e parece estar luxada posteriormente, empurrada para trás pela dorsiflexão excessiva. Existe uma depressão no seio do tarso (no calcâneo). O pé calcaneovalgo é flexível e sofre flexão plantar passiva pelo menos até a posição neutra e, na maioria dos casos, por mais cinco a dez graus.

O tratamento do pé calcaneovalgo consiste em exercícios passivos ou correção por aparelhos gessados, de acordo com a intensidade da deformidade. Os casos leves são tratados com exercícios que alongam o pé para as posições equina e vara 15 a 20 vezes em quatro a cinco sessões diárias.

As deformidades mais intensamente resistentes, aquelas que fletem apenas até a flexão plantar neutra, são tratadas por aplicações repetida de aparelhos gessados durante várias semanas. Os aparelhos gessados são trocados quando necessário de acordo com

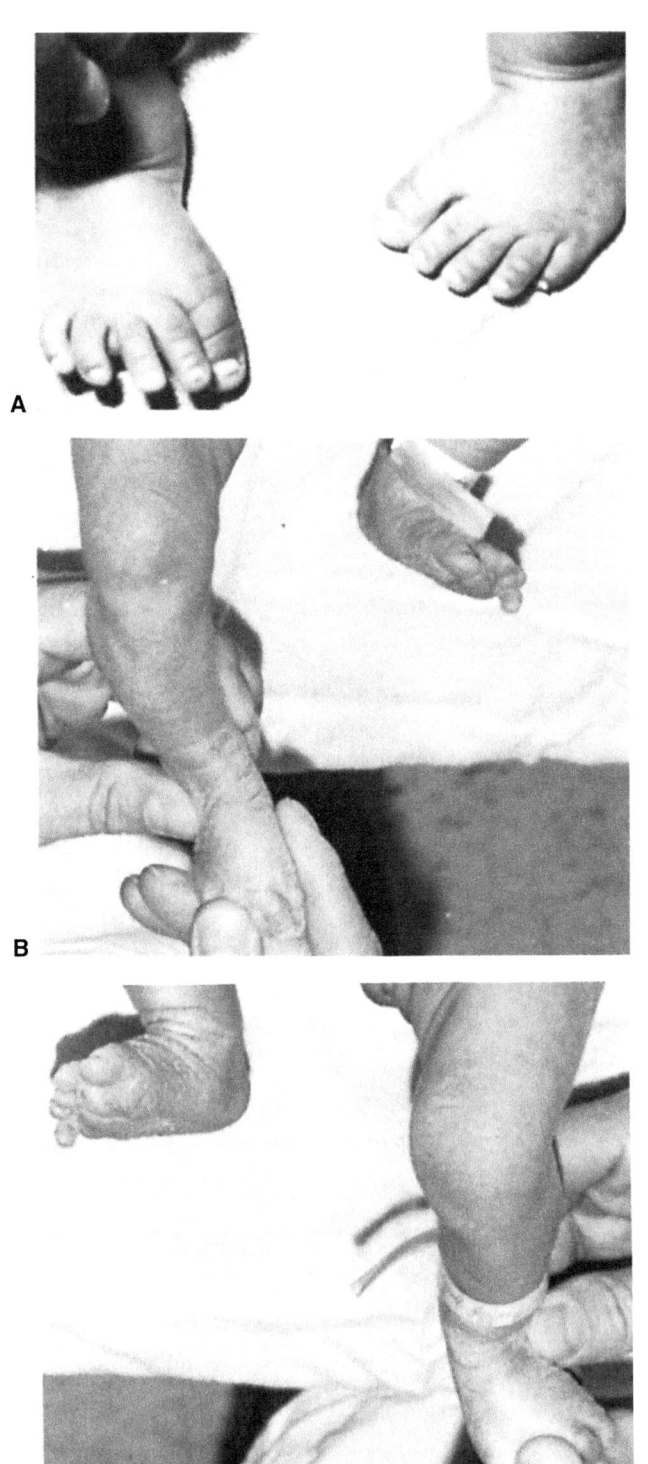

Figura 48.7 A. Metatarso aduzido estrutural. **B.** Metatarso aduzido estrutural. A parte anterior do pé não abduz além da posição neutra. **C.** Metatarso posicional. A parte anterior do pé abduz além da linha média.

o crescimento, e, a cada troca, o pé é colocado em posição equina e vara com um molde no arco para relaxar os ligamentos plantares e o músculo tibial posterior.

É importante não confundir o pé calcaneovalgo posicional com o tálus vertical congênito, uma anomalia rara, mas séria. No tálus vertical congênito, a parte anterior do pé está em flexão dorsal e a parte posterior do pé está em equino, fornecendo aos pés uma aparência de "mata-borrão" (Figura 48.9A). O tálus está rigidamente fixo em flexão plantar; se o examinador colocar um polegar

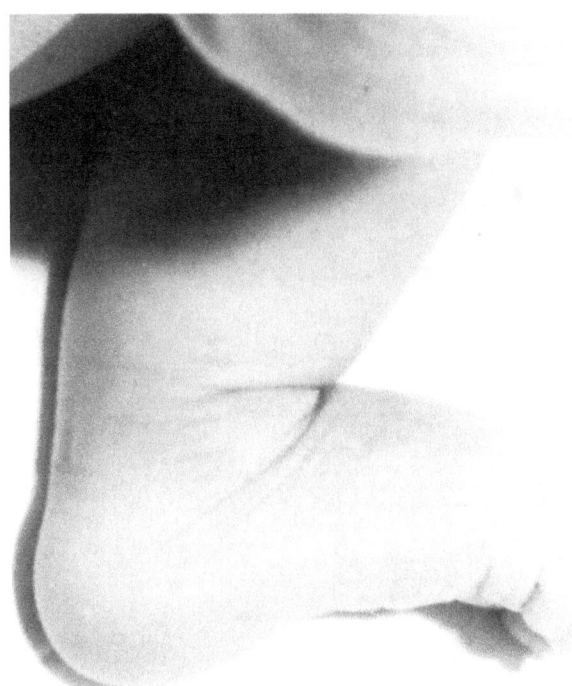

Figura 48.8 Talipe calcaneovalgo.

sobre o tálus e realizar a flexão dorsal e a flexão plantar do pé com a outra mão, o tálus permanece quase estacionário enquanto a parte anterior do pé move-se ao seu redor. A parte anterior do pé não pode ser fletida em direção plantar tanto quanto o pé calcaneovalgo, e raramente a flexão plantar ultrapassa 5° além do neutro. Uma radiografia lateral do pé (Figura 48.9B) mostra a posição equina da parte posterior do pé e a dorsiflexão da parte anterior do pé. Com a dorsiflexão adicional da parte anterior do pé, a radiografia lateral (Figura 48.9C) mostra uma posição equina continuada do calcâneo e do tálus. O tratamento por colocação seriada de aparelhos gessados acompanhado por cirurgia limitada tornou-se popular nos anos recentes (21). Embora o tratamento não crie um pé normal, os resultados são bem melhores quando iniciados no primeiro ano de vida.

O pé torto clássico é uma anomalia do desenvolvimento de todo o pé (Figura 48.10). A posição vara da parte posterior do pé, a angulação vara e a adução da parte anterior do pé e a posição equina não são evidentes até que a angulação vara e a adução sejam corrigidas em posição neutra. Há uma deformidade estrutural que resiste à correção; é facilmente reconhecida por sua rigidez. Existe um tipo de pé equinovaro posicional que se assemelha ao pé torto verdadeiro, mas é flexível e corrigível além da posição neutra sem dificuldade. O tratamento do pé torto estrutural consiste em manipulação repetida e imobilização por atadura ou por manipulação e aplicação de aparelho gessado (22). Embora o tratamento precoce geralmente seja instituído, nenhum estudo demonstrou claramente a vantagem da colocação de aparelhos gessados em RNs em comparação com a colocação em lactentes. Quando as medidas conservadoras não corrigem o pé, é necessária correção cirúrgica (23).

Tíbia e fíbula

As deformidades significativas da tíbia e fíbula são infrequentes e não são difíceis de detectar. A ausência congênita ou encurtamento da tíbia ou fíbula, a amputação congênita e o arqueamento congênito são reconhecidos facilmente. Quando não existe tíbia, o pé é varo; quando não existe fíbula, o pé exibe deformidade equinovalga. Tais deformidades devem ser avaliadas precocemente pelo ortopedista, porque o tratamento conservador e supervisionado das deformidades do pé é indicado para algumas dessas crianças,

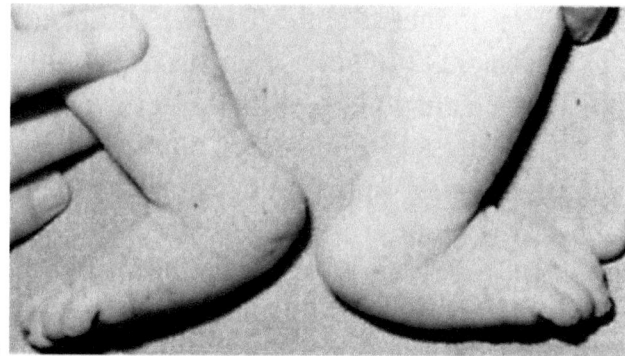

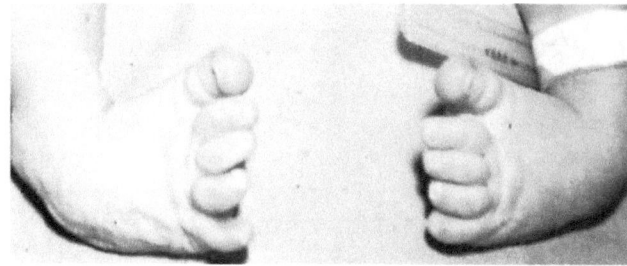

Figura 48.10 Tálipe equinovaro do pé (*i. e.*, pé torto).

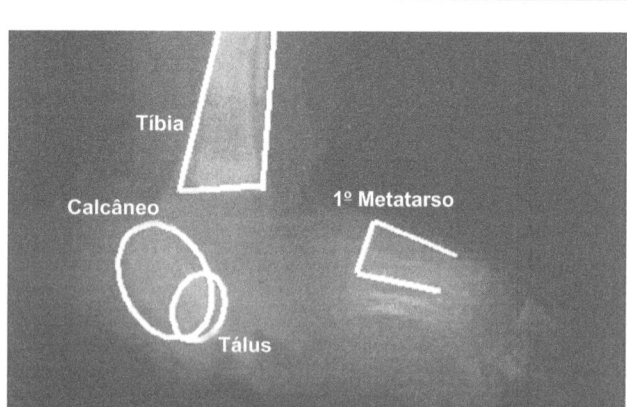

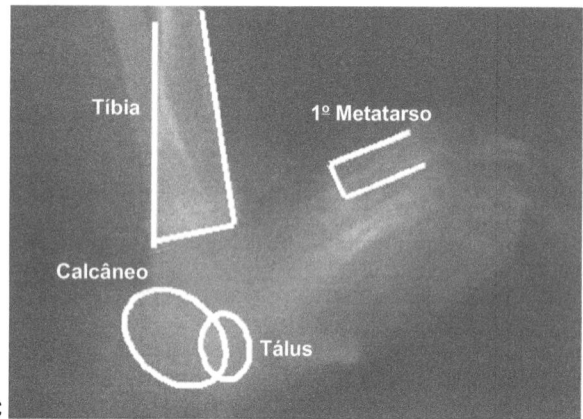

Figura 48.9 A. Pé plano secundário a tálus vertical congênito. **B.** Radiografia lateral demonstra a posição equina do calcâneo e tálus com subluxação dorsal da parte anterior do pé. **C.** Radiografia lateral com dorsiflexão da parte anterior do pé demonstra posição equina persistente do calcâneo e tálus.

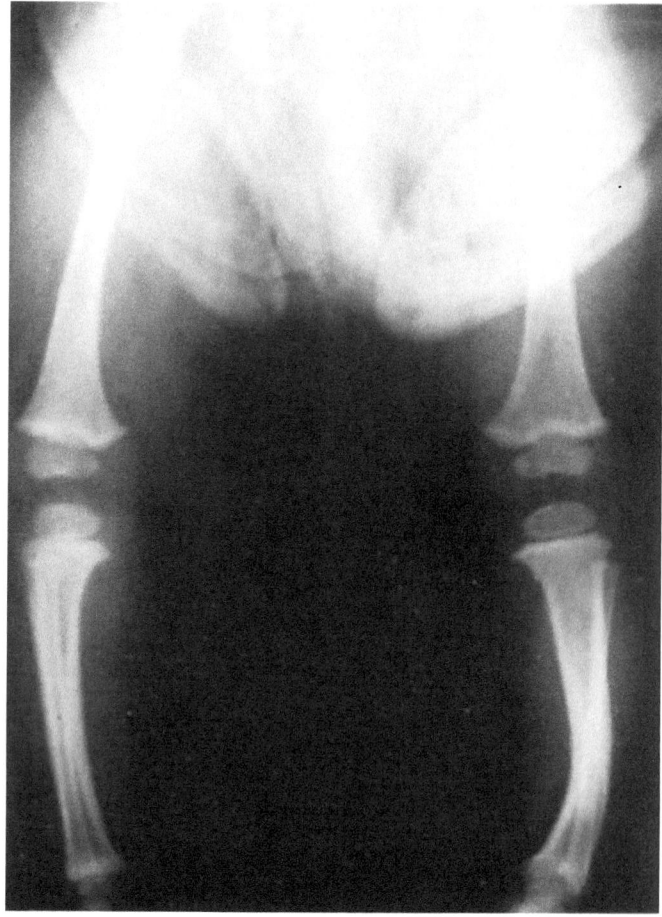

Figura 48.11 Tíbia arqueada anterior.

enquanto a amputação precoce é o tratamento de escolha em outras. Com as técnicas mais recentes e o conhecimento da biologia do alongamento ósseo, maior proporção desses membros está sendo salva.

O arqueamento anterior da tíbia é uma deformidade grave que é frequentemente associado a neurofibromatose do tipo I (Figura 48.11). O osso da tíbia é de má qualidade, e na maioria dos casos, é esclerótico com obliteração parcial ou total do espaço intermedular. Pseudoartrose pode existir ao nascimento; sempre ocorre após uma fratura, que é provável nos primeiros 2 anos de vida. A proteção da tíbia por aparelhos gessados e órteses é importante e pode ser suficiente para prevenir uma fratura. Embora o caso mostrado na Figura 48.11 seja leve, há um canal intramedular estreito, e o osso precisa de proteção porque consolidação é improvável em caso de fratura. Esses casos não mostram tendência à melhora espontânea do arqueamento anterior.

Por outro lado, a tíbia arqueada posterior e medialmente apresenta correção espontânea. A tíbia com arqueamento posteriormedial precisa apenas de observação, e qualquer deformidade do pé deve ser tratada com manipulação e talas. Pode haver discrepância subsequente no comprimento das pernas como uma sequela dessa deformidade (Figura 48.12).

A maioria dos RNs exibe torção interna ou medial do membro inferior distal ao joelho e rotação lateral acima do joelho. A torção medial abaixo do joelho pode ocorrer no joelho, na tíbia, no tornozelo, ou uma combinação destes, e, exceto nos casos extremos, nenhum tratamento é necessário porque o alinhamento melhora progressivamente.

Joelho

As deformidades significativas do joelho são muito raras. O *genu recurvatum* (joelho hiperestendido), uma deformidade posicional bilateral relativamente frequente associada à apresentação

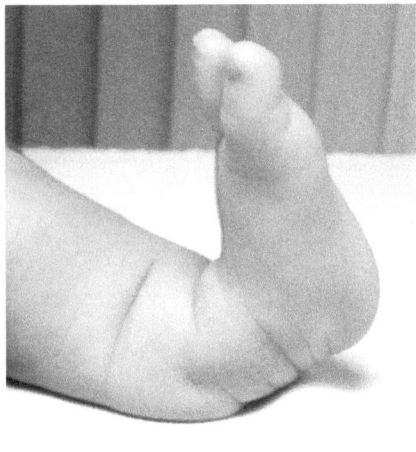 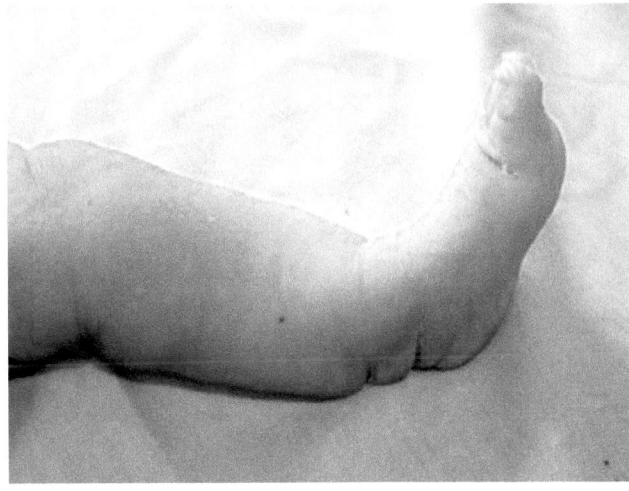

Figura 48.12 A. Tíbia arqueada posteromedialmente aos 20 dias de idade. **B.** Remodelagem espontânea acentuada da tíbia arqueada aos 4 meses de idade.

pélvica franca, não é sério e responde a exercícios delicados. O espectro do *genu recurvatum* até a subluxação ou luxação pode refletir a hipotonia congênita ou a síndrome da Ehlers-Danlos no RN. É preciso diferenciá-lo da subluxação ou luxação mais séria do joelho. Quando há dúvida se o joelho hiperestendido decorre de subluxação ou luxação, deve-se obter uma radiografia. Na subluxação, a tíbia está à frente do fêmur, mas não luxada totalmente, enquanto na luxação, a tíbia está completamente anterior ao fêmur. Na luxação congênita, a hiperextensão do joelho é possível, mas não a flexão além da posição neutra, e a palpação mostra que a tíbia está deslocada anteriormente.

A subluxação e a luxação do joelho podem ser tratadas com aplicação precoce de aparelhos gessados seriados. Deve-se ter a cautela de acompanhar a redução das faces articulares com exames de imagens. A subluxação do joelho é reduzida pelo aparelho gessado, mas o joelho luxado pode exigir redução a céu aberto.

A fibrose congênita unilateral, ou mais raramente bilateral, de parte do quadríceps é uma anomalia que impede a flexão do joelho, causando uma postura mais estendida que o normal em RNs. As flexões, ativa e passiva, são limitadas e raramente ultrapassam 40°. O tratamento é por excisão cirúrgica da massa fibrosa.

Quadril

Displasia do desenvolvimento do quadril

A anormalidade mais comum do quadril neonatal é a displasia do desenvolvimento. Em virtude das forças mecânicas *in utero* e dos hormônios maternos que relaxam os tecidos em preparação para o parto, o quadril está ou pode ser luxado no período perinatal. A displasia é mais frequentemente unilateral e o quadril esquerdo é mais afetado, mas pode ser bilateral. O tipo menos comum é um quadril teratogênico que provavelmente sofre luxação no período embrionário da gestação e está associado a malformação da pelve e do fêmur.

No RN, o quadril luxado típico pode não exibir os sinais classicamente descritos de luxação, como pregas cutâneas assimétricas, abdução limitada e fêmur de aparência mais curta (*i. e.*, sinal de Galeazzi). Esses sinais são secundários e podem não surgir nas primeiras 6 semanas de vida, à medida que o quadril migra lateral e superiormente. O pediatra diagnostica esse distúrbio no RN ao demonstrar que a cabeça do fêmur pode ser levada para o acetábulo enquanto a coxa é abduzida em flexão (*i. e.*, manobra de Ortolani; Figura 48.1A) e sofre luxação quando o quadril é fletido, aduzido e empurrado posteriormente (*i. e.*, manobra de Barlow; Figura 48.1B). O teste de Ortolani é positivo no quadril luxado até 6 a 8 semanas de idade, e às vezes por mais tempo. Além de sentir

a luxação quando o quadril é aduzido, o examinador deve reduzir o quadril por abdução em flexão e, enquanto mantém o mesmo grau de abdução, estender a coxa para luxar o quadril. Em ambos os casos, se a luxação for obtida por adução ou extensão da coxa, o examinador não apenas sente o quadril ser luxado e reduzido como também palpa o "salto" brusco que ocorre quando a cabeça do fêmur entra e sai do acetábulo.

A luxação do quadril em geral pode ser reconhecida clinicamente nos primeiros dias de vida. Contudo, um grande número de quadris que são instáveis ao nascimento tornam-se estáveis depois que o ambiente intrauterino, posicional e hormonal, é eliminado (24). Os quadris instáveis que correm maior risco de displasia são aqueles com evidências de problemas posicionais intrauterinos (p. ex., primogênitos, apresentação pélvica, torcicolo, ou metatarso aduzido), sexo feminino, e história familiar positiva para displasia do quadril. O uso difundido da US para avaliar e confirmar a displasia do quadril facilita a quantificação do problema. Surge a questão de quando tratar um quadril anormal. Alguns autores preconizam o início do tratamento tão logo alguma anormalidade seja descoberta (25,26). Outros autores acreditam que esta abordagem resulte em tratamento excessivo de até um terço dos quadris que se estabilizariam em 2 a 4 semanas após o nascimento sem tratamento (27-31). O tratamento precoce é mais fácil para a família e a criança, com resultados muito superiores àquele instituído vários meses ou anos depois.

A luxação do quadril quase sempre é reduzida em flexão e abdução. O quadril geralmente, mas nem sempre, é estável se mantido em flexão de 90° ou mais e depois abduzido. No RN, as radiografias do quadril não são necessariamente diagnósticas, porém em alguns pacientes o quadril parece deslocado lateralmente na incidência anteroposterior (Figura 48.13). A US, se bem realizada, é o método de escolha no RN, a fim de confirmar a displasia do quadril e acompanhar o progresso do desenvolvimento acetabular durante o tratamento (32). O aparelho de Pavlik é a órtese de escolha do nascimento aos 6 meses de idade, mas deve ser aplicado de maneira adequada. A abdução excessiva por tiras posteriores tensas pode causar necrose avascular (33).

Todos os lactentes devem ter avaliações de acompanhamento dos quadris nas consultas de puericultura nos primeiros 3 meses. O teste de Ortolani pode ser positivo por 6 a 12 semanas, porém, mais comumente, os sinais físicos tardios da luxação são os seguintes:

- Pregas assimétricas na luxação unilateral
- Discrepância evidente no comprimento das pernas causada por obliquidade pélvica e ascensão da cabeça femoral

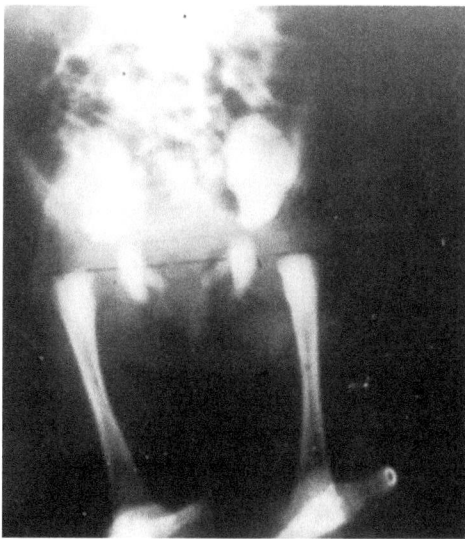 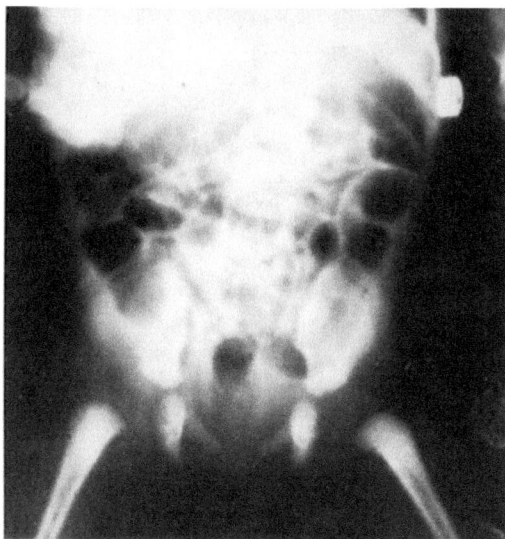

Figura 48.13 Luxação congênita bilateral do quadril. A distância metáfise-acetábulo está aumentada.

- Trocanter alto
- Abdução limitada
- Defeito palpável na região inguinal anterior, onde a cabeça femoral situa-se normalmente
- Movimento de pistom ou telescópio.

Esses sinais são suficientes para definir o diagnóstico, mas a US ou radiografia o confirmam. Após o desenvolvimento do núcleo de ossificação da cabeça femoral (aos 3 a 6 meses), a US deixa de ser útil, de modo que radiografias simples são indicadas para demonstrar a luxação do quadril.

A displasia do desenvolvimento é provavelmente o distúrbio mais importante do sistema musculoesquelético no qual o retardo do diagnóstico e tratamento tem efeito profundo no prognóstico. Os resultados do tratamento no RN são muito superiores aos de qualquer outra época, portanto deve-se ter atenção especial ao seu diagnóstico.

Luxação teratogênica do quadril

A luxação teratogênica do quadril apresenta-se com achados distintos. O quadril, que foi deslocado no início da vida fetal, não costuma ser reduzido por flexão e abdução porque a cabeça femoral está deslocada proximalmente. Portanto, o sinal de Ortolani não existe na luxação teratogênica. Se a luxação for unilateral, há assimetria da abdução dos quadris. O quadril luxado mostra maior extensão do que o quadril oposto e pode ter rotação limitada. Quando a luxação é bilateral, o diagnóstico é mais difícil porque não há assimetria. A abdução de ambos os quadris é limitada, as coxas parecem curtas em relação às pernas distais, e o períneo parece mais largo que o normal. Embora se possa confirmar o diagnóstico por ultrassonografia, o exame radiográfico simples sempre é anormal na luxação teratogênica do quadril.

Deficiência focal da parte proximal do fêmur

A deficiência focal da parte proximal do fêmur é uma anomalia grave que pode ser unilateral ou bilateral. O grau de deficiência é variável e abrange desde a ausência da diáfise, metáfise superior e cabeça femoral até um fêmur muito curto, com coxa vara do colo e da cabeça. Não é incomum que a fíbula esteja ausente e o pé deformado no lactente mais intensamente afetado com deficiência focal do fêmur proximal. O comprimento curto do fêmur é óbvio à inspeção. Os movimentos do quadril podem ser limitados. O encaminhamento precoce ao ortopedista, que instituirá o tratamento definitivo, é importante. O tratamento inicial pode incluir exercícios de alongamento, tração, ou ambos para correção das contraturas em torno do quadril, porém essas medidas demonstraram valor limitado. O tratamento cirúrgico definitivo depende do potencial de função do membro, e varia desde medidas para corrigir a discrepância no comprimento das pernas até fusão do joelho e amputação do pé criando um coto para uma prótese acima do joelho.

ANOMALIAS MUSCULOESQUELÉTICAS GENERALIZADAS

Os distúrbios/malformações musculoesqueléticos generalizados são um grupo diverso de doenças metabólicas e síndromes genéticas, incluindo mais de 100 formas conhecidas de displasia esquelética (34). Nos últimos dez anos, a classificação desses distúrbios mudou das descrições dos achados físicos e radiográficos para as etiologias genéticas (35). Existem poucas intervenções ortopédicas para a maioria dessas síndromes, mas quando há uma deformidade corrigível, o tratamento deve ser instituído precocemente.

Algumas dessas entidades, como acondroplasia, displasia condroectodérmica (doença de Ellis van Creveld) e disostose epifisária (nanismo diastrófico), são reconhecíveis ao nascimento e estão associadas a nanismo. No entanto, os RNs com muitas displasias esqueléticas ou anormalidades esqueléticas metabólicas parecem normais ao nascimento, com as anomalias esqueléticas aparecendo mais tarde no primeiro ano de vida e na infância.

Um distúrbio generalizado que pode exigir avaliação e intervenção ortopédicas no período neonatal é a osteogênese imperfeita. Este espectro de síndromes genéticas manifesta-se por ossos moles e frágeis. Se for grave, é óbvio ao nascimento, mas pode ser leve o suficiente para passar despercebido até que a criança tenha alguns anos de idade. A osteogênese imperfeita envolve principalmente o esqueleto, mas também acomete a pele, os ligamentos, os tendões, as escleras, o nariz, as orelhas, a função plaquetária e provavelmente outros sistemas (36).

O diagnóstico de osteogênese imperfeita (OI) não é difícil quando há múltiplas fraturas, crânio bem mole, respiração paradoxal indicando fraturas de costelas e escleras cinza-azuladas. Para aqueles que sobrevivem ao parto, a manipulação delicada para prevenir lesões adicionais e a tração da pele para alinhar os membros são considerações importantes. Sejam tratadas por tração, talas ou observação, as fraturas consolidam rapidamente. Um aspecto importante do tratamento das fraturas na osteogênese imperfeita é evitar aumento da fragilidade óssea por imobilização prolongada.

A artrogripose múltipla congênita (Figura 48.14) é uma síndrome incomum porém facilmente reconhecível do sistema musculoesquelético. Os quatro membros e o tronco podem ser afetados, ou as anormalidades podem limitar-se aos braços ou às pernas. A característica dessa entidade é a ausência de movimentos ativos e passivos nos membros afetados.

O quadro microscópico do músculo na artrogripose mostra alterações da denervação e substituição fibroadiposa. Em virtude da fraqueza e disfunção musculares, há distorção das articulações, bem como limitação dos movimentos. Frequentemente, esses RNs têm luxação dos quadris, joelhos, ou cabeça do rádio, ou combinações das três. Ademais, podem ter pés tortos ou tálus vertical, ambos os quais são mais resistentes ao tratamento do que os casos não associados à artrogripose. O tratamento deve começar no berçário e visa aumentar os movimentos de todas as articulações afetadas por exercícios passivos realizados 6 a 8 vezes/dia. A luxação das articulações e as deformidades das mãos e dos pés devem ser tratadas precocemente com talas ou aparelhos gessados apropriados.

FRATURAS CONGÊNITAS

Um parto longo e difícil – sobretudo na apresentação pélvica, um RN macrossômico, ou sofrimento fetal exigindo extração rápida – torna os tocotraumatismos mais prováveis em RNs sem outras anormalidades. As fraturas congênitas quase sempre envolvem a clavícula, o úmero, ou o fêmur. É raro que as fraturas do parto em um RN normal ocorram abaixo do cotovelo ou do joelho. A fratura envolve mais provavelmente a diáfise ou placa epifisária, de modo que epífise e placa epifisária são separadas da metáfise. Às vezes, as fraturas não são percebidas porque a dor é mínima e não há deformidade evidente. O diagnóstico desses casos é casual, graças a uma radiografia realizada por outro motivo. Em outros RNs, a fratura é dolorosa e causa pseudoparalisia, com o membro flácido e imóvel à estimulação.

Fraturas diafisárias

O obstetra, que ouve e palpa o estalido quando o úmero fratura no momento em que o RN está sendo extraído, geralmente diagnostica as fraturas da diáfise do úmero. Pode-se dizer o mesmo acerca das fraturas da diáfise femoral e da clavícula. Uma radiografia confirma a fratura.

A fratura da diáfise do úmero é tratada por imobilização do braço lateralmente. Coloca-se proteção acolchoada entre o braço e o tórax, e mantém-se o cotovelo em 90° de flexão, o que pode ser feito prendendo com segurança a manga do RN sobre o tórax até o corpo de seu vestuário. A consolidação é rápida, e a remodelagem é tão marcante que mesmo uma angulação acentuada melhora progressivamente, até o ponto em que o contorno ósseo parece normal (Figura 48.15).

As fraturas da diáfise femoral podem ser fixadas com uma tala posterior ou aparelho de Pavlik durante 10 a 14 dias.

As fraturas da clavícula podem ser assintomáticas se não forem deslocadas e não precisam de tratamento, exceto cuidado ao manusear o RN. Se houver luxação, a fratura costuma ser dolorosa. A fratura pode ser tratada com imobilização semelhante à da fratura de úmero. Em 8 a 10 dias, o calo é suficiente para a suspensão da imobilização.

Lesões epifisárias

Uma separação ou fratura epifisária ocorre através da camada hipertrofiada de células cartilaginosas na epífise. A fratura através da placa epifisária proximal do úmero é uma das lesões esqueléticas mais comuns associadas a um parto difícil. O diagnóstico baseia-se principalmente nos achados clínicos de tumefação ao redor do ombro e crepitação e dor quando o ombro é movido. Os movimentos são dolorosos, e o braço jaz flácido. A epífise proximal do úmero não está ossificada ao nascimento e, portanto, não é visível em radiografias. Isto dificulta sobremodo o diagnóstico pelo exame radiográfico. Se houver separação total ou quase total da epífise, a metáfise parece deslocada em relação à cavidade glenoidal da escápula, mas em geral a separação é mínima e não se observam alterações radiográficas, exceto tumefação dos tecidos moles. Após 8 a 10 dias, o calo aparece e é visível em radiografias. A avaliação ultrassonográfica na suspeita de lesões epifisárias está ganhando popularidade porque as epífises não ossificadas e os hematomas, além das estruturas ósseas, são visíveis (37).

O tratamento de uma fratura da epífise proximal do úmero é imobilização do braço pelo lado, com proteção acolchoada na axila durante oito a dez dias. Se houver separação total, provavelmente deve-se tentar redução por tração delicada antes da imobilização.

A separação com fratura da epífise distal do úmero é muito rara. É difícil diagnosticá-la radiograficamente porque essa epífise, assim como a proximal, é totalmente cartilaginosa. Quando existe lesão, observa-se tumefação em volta do cotovelo com dor e crepitação aos movimentos passivos. Se a epífise estiver deslocada, a radiografia anteroposterior mostra que o olécrano está deslocado medial ou lateralmente em relação ao eixo longitudinal do úmero. É mais provável que uma fratura da epífise distal provoque deformidade residual significativa do que uma fratura da epífise proximal do úmero. A tração da pele no antebraço por 8 a 10 dias é uma opção no tratamento dessa lesão.

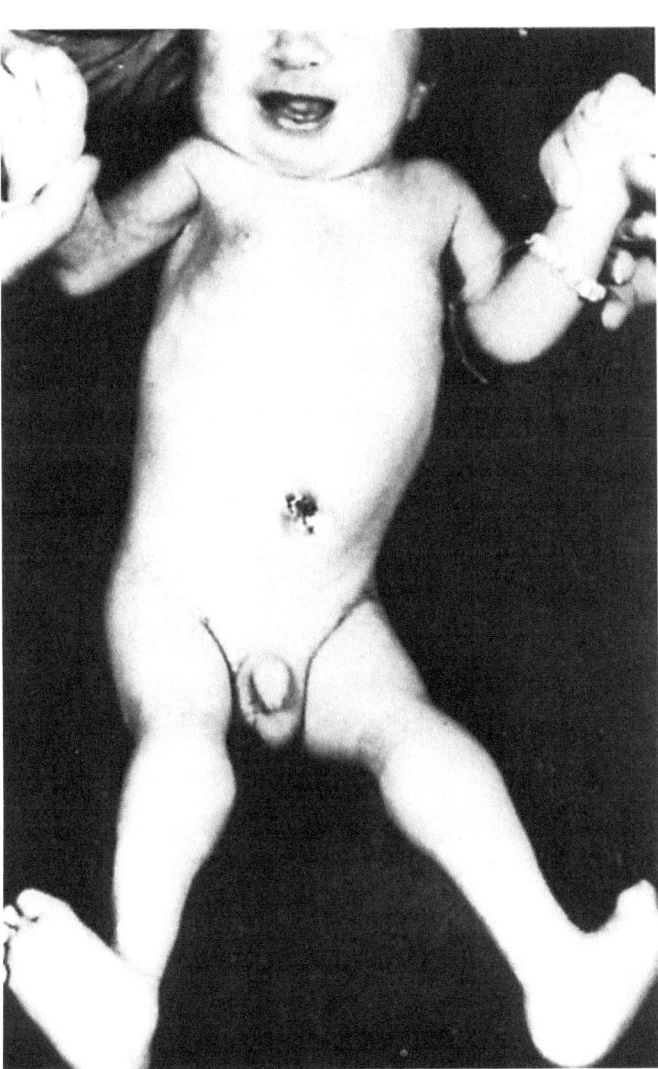

Figura 48.14 Artrogripose múltipla congênita.

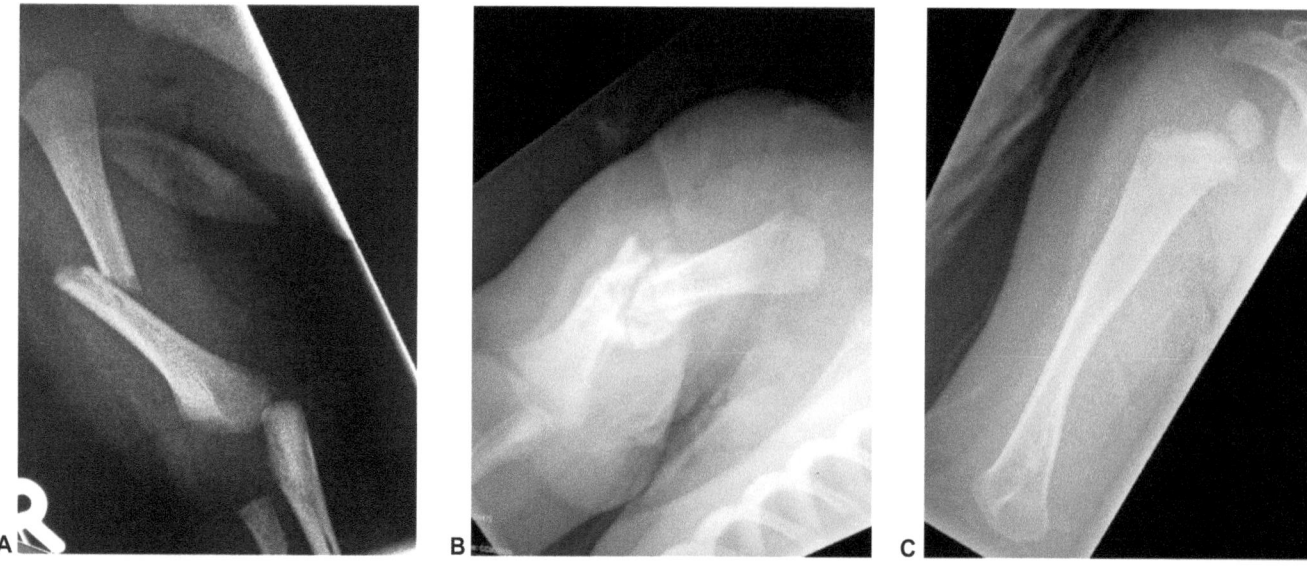

Figura 48.15 A. Fratura congênita da diáfise do úmero. **B.** A mesma fratura com 4 semanas do calo em consolidação. **C.** O mesmo úmero totalmente reconstruído 1 ano depois.

A fratura da epífise femoral proximal é um problema incomum, mas pode ser confundida com luxação congênita ou pioartrose aguda. A placa epifisária da parte proximal do fêmur é uma linha em forma de crescente que se estende entre os trocanteres maior e menor e inclui a epífise cartilaginosa do trocanter, colo e cabeça femoral. É difícil reconhecer a tumefação em torno do quadril, e deve-se suspeitar dessa lesão quando o RN não move o membro à estimulação. A anormalidade é confirmada por dor e crepitação à movimentação passiva do quadril. A radiografia do quadril mostra que a extremidade superior da metáfise femoral está deslocada lateralmente, e se a separação for completa, a metáfise provavelmente está deslocada acima do centro do acetábulo, além de deslocada lateralmente. A avaliação ultrassonográfica confirma a posição da cabeça femoral cartilaginosa em relação ao acetábulo e à metáfise femoral. Após vários dias de separação incompleta, o quadril deixa de ser doloroso; a maioria dessas fraturas é reconhecida apenas depois que a formação de calo é detectada em uma radiografia incidental ou depois que um grande calo apresenta-se como massa firme na região inguinal ou parte superior da coxa (Figura 48.16). Se o diagnóstico for reconhecido antes do início da consolidação, deve-se manipular o quadril delicadamente e imobilizá-lo em flexão e abdução por dez a 14 dias.

Se não for possível fazer uma US, a aspiração da articulação ajuda a diferenciar a fratura da luxação congênita e da pioartrose aguda. Se houver fratura, deve-se aspirar sangue da articulação.

O diagnóstico de separação com fratura da epífise femoral distal pode ser definido por exames radiográficos. A ossificação da epífise distal do fêmur está presente ao nascimento, e pode-se reconhecer um deslocamento e angulação até mesmo leves. Se houver tumefação em volta do joelho e dor à movimentação passiva, a radiografia confirma o diagnóstico. O tratamento é por imobilização com gesso por dez a 14 dias, se o deslocamento não for intenso. Quando o deslocamento ou a angulação são excessivos, deve-se realizar redução por manipulação e imobilizar o membro em aparelho gessado por 14 dias.

PARALISIA DO PLEXO BRAQUIAL NO RECÉM-NASCIDO

A neuropatia traumática do plexo braquial é um dos tocotraumatismos mais comuns. É causada mais frequentemente por tração e flexão lateral do pescoço. Nas apresentações cefálicas, o

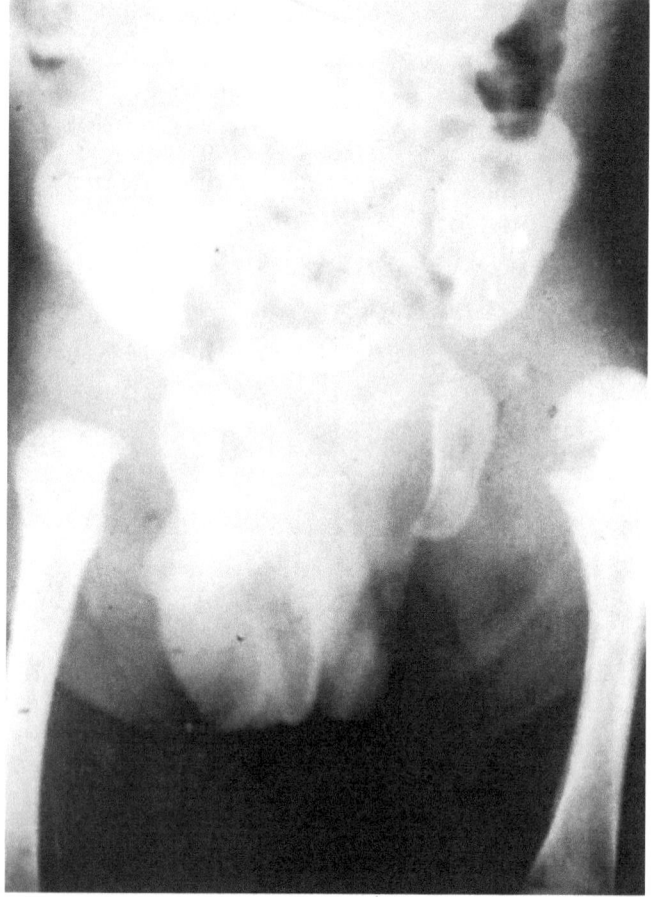

Figura 48.16 Recém-nascido com 3 semanas de vida com fratura congênita da epífise proximal do fêmur.

estiramento resulta em tração, e aplica-se flexão lateral para desprender o ombro nos RNs grandes, e, nas apresentações pélvicas por tração e flexão lateral, para desprender a cabeça.

O quadro clínico é reconhecido facilmente pela ausência de movimentos ativos do membro envolvido no reflexo de Moro. Pode haver tumefação supraclavicular e fratura associada da clavícula.

Existem três tipos de paralisia do plexo braquial (PPB) ao nascimento, e os achados clínicos são diferentes em cada um. O tipo do plexo superior denomina-se paralisia de Erb-Duchenne, na qual as raízes nervosas C-5 e C-6 são afetadas, e as raízes C-7 são menos envolvidas. Raramente, a C-4 pode estar envolvida. No tipo do plexo inferior, conhecida como paralisia de Klumpke, as raízes C-8 e T-1 são afetadas. O terceiro tipo é o envolvimento de todas as raízes que constituem o plexo. Se as raízes C-5 e C-6 forem afetadas, o RN mantém o ombro em rotação medial com o antebraço supinado, o cotovelo estendido e o pulso e dedos flectidos. Pode haver preensão palmar. Quando as raízes inferiores C-8 e T-1 são envolvidas, a mão está flácida, com pouco ou nenhum controle. Quando todo o plexo é acometido, todo o membro é flácido. Se a C-4 estiver envolvida, o RN pode apresentar taquipneia e a radiografia do tórax pode mostrar elevação do hemidiafragma ipsolateral indicando paralisia do diafragma.

O tratamento inicial da PPB no RN é conservador. A mielografia e a exploração cirúrgica têm pouco a oferecer no tratamento inicial desse problema. A recuperação da função depende do grau de lesão. Quando a lesão for uma neurapraxia, a recuperação completa normalmente ocorre ao longo de várias semanas. Quando há neurotmese ou avulsão total, não ocorre recuperação. A perda da função sensitiva sugere comprometimento mais grave. Como é impossível ter certeza sobre o grau da lesão, deve-se prevenir qualquer lesão adicional do plexo nos RNs por meio de manipulação delicada. O braço precisa de proteção durante os primeiros 4 a 5 dias, até que a tumefação tenha cedido. Após este período, as articulações do braço podem ser conduzidas passivamente pela amplitude dos movimentos várias vezes ao dia a fim de manter a flexibilidade. Os músculos paralisados devem ser apoiados em posição de relaxamento durante uma parte de cada dia, com a cautela de evitar contração dos músculos protegidos. Os músculos desnervados sofrem fibrose; o tecido fibroso pode tornar-se contraído, produzindo deformidade fixa. A maioria dos pacientes com paralisia obstétrica recupera-se em 3 meses (38). O retorno da função dos músculos deltoide e bíceps são os melhores parâmetros clínicos de recuperação; caso esses músculos não mostrem alguma recuperação após 3 meses, o retorno da função é improvável. Quando a lesão é limitada às raízes nervosas C-5 e C-6 sem recuperação após 3 meses, deve-se considerar uma intervenção cirúrgica (39). As lesões do plexo braquial também são descritas no Capítulo 46.

INFECÇÕES ÓSSEAS E ARTICULARES

A osteomielite e artrite séptica aguda ocorrem no RN, porém em menor frequência do que em lactentes maiores. Os RNs com função imune alterada ou com cateteres vasculares permanentes correm risco especialmente alto dessas infecções incomuns. As prioridades do tratamento são distintas na osteomielite e na artrite séptica, e tais diferenças são fundamentais.

A osteomielite quase sempre ocorre por disseminação hematogênica, a partir de uma lesão cutânea ou nasofaríngea, ou outras fontes como a onfalite ou um cateter arterial permanente. As espécies de *Staphylococcus* (incluindo *Staphylococcus epidermidis* em RNs muito prematuros) e de *Streptococcus* são os microrganismos causais mais frequentes, e ocorrendo com menos frequência, o *Streptococcus* beta-hemolítico do grupo B e os microrganismos gram-negativos.

A osteomielite começa nas metáfises dos ossos longos. As bactérias atingem a metáfise via artéria nutrícia, a qual termina nos sinusoides adjacentes à placa epifisária. A velocidade do fluxo sanguíneo no sinusoide é reduzida, criando uma situação ideal para a estase e multiplicação bacterianas. Edema, ingurgitamento vascular e celulite são seguidos por trombose e formação de abscesso, com destruição e absorção das trabéculas. O exsudato purulento na metáfise propaga-se pelos canais de Volkmann para o espaço periosteal e eleva o periósteo frouxamente aderido, que responde depositando osso novo sobre o córtex original. O osso novo é o invólucro. Em lactentes, ao contrário de crianças maiores, o exsudato perfura o córtex da metáfise e não se expande para a diáfise, poupando os vasos endosteais e canais de Havers e, portanto, não causa sequestro maciço em lactentes com a mesma rapidez que nas crianças maiores.

Após o primeiro ano de vida, a placa epifisária atua como barreira contra a disseminação para a epífise. Os vasos sanguíneos cruzam a placa epifisária do lactente, de modo que a infecção da metáfise pode expandir-se para a epífise e causar lesão irreparável do centro secundário de ossificação e da placa epifisária. Por isso, o diagnóstico e o tratamento precoces são muito importantes para prevenir a destruição da metáfise e epífise (40).

O RN com osteomielite hematogênica apresenta com queixas e achados variáveis. O movimento da parte afetada pode provocar choro. Pode haver perda dos movimentos ativos do membro afetado (i. e., pseudoparalisia), ou o RN pode ter febre ou hipotermia inexplicada. Uma tumefação palpável do membro aparece logo após o início da infecção óssea e é visível em uma radiografia dos tecidos moles. No RN, a tumefação pode ser maciça, incluindo todo o membro, antes que as alterações ósseas sejam visíveis na avaliação radiográfica. Em um RN com tumefação substancial de um membro, a osteomielite tem de ser considerada fortemente como diagnóstico, até prova em contrário. O RN pode estar tão devastado pela infecção que responde muito pouco à estimulação. Em todo RN que esteja seriamente enfermo ou não ganhe peso, deve-se realizar exame físico minucioso dos membros, com observação de quaisquer evidências de hipersensibilidade, dor e tumefação que possam indicar osteomielite.

A cintigrafia óssea em três fases tornou-se o exame de imagem de escolha para a osteomielite neonatal, com sensibilidade de 90% na detecção de lesões únicas ou múltiplas (41).

O tratamento precoce com antibióticos apropriados e a imobilização geralmente controlam a osteomielite. Se o tratamento for instituído tarde demais, abscessos podem se formar e exigir drenagem cirúrgica.

A artrite séptica aguda tem urgência de tratamento ainda maior que a osteomielite no RN, porém o tratamento tardio de ambas pode causar lesão irreparável dos centros secundários de ossificação. A infecção articular se dá primariamente por disseminação hematogênica, porém o quadril pode ser infectado por inoculação com agulha durante tentativa de punção da veia femoral.

O RN com artrite séptica em geral está bastante enfermo, mas pode estar tão comprometido que exibe poucos sinais específicos. Assim como na osteomielite, atraso do crescimento pode ser o motivo da internação. Pseudoparalisia, dor aos movimentos passivos, tumefação e aumento do calor local são os achados físicos habituais. O diagnóstico é difícil quando o quadril é afetado, porque a tumefação visível e o calor palpável são mínimos, exceto quando há osteomielite associada à artrite. O exame radiográfico mostra derrame e distensão articulares, com alargamento do espaço articular. A US oferece ajuda significativa na definição do diagnóstico.

A articulação do quadril infectada frequentemente está subluxada, e se o diagnóstico for retardado em vários dias, a pressão intra-articular causará luxação do quadril. Quando a luxação decorre de pioartrose, a articulação costuma sofrer lesão grave e permanente.

O tratamento de uma articulação infectada no lactente deve incluir limpeza articular para remover os restos tão logo o diagnóstico seja confirmado. Se o quadril for infectado, não há alternativa aceitável à artrotomia para descompressão e desbridamento. Um retardo na descompressão cirúrgica pode permitir que o quadril sofra luxação pelo acúmulo crescente de líquido articular. O suprimento sanguíneo para a cabeça do fêmur é vulnerável ao aumento da pressão e aos produtos da infecção, e a demora no desbridamento adequado pode causar oclusão dos vasos, o que induz deterioração adicional da cabeça femoral. Essas complicações são preveníveis por diagnóstico precoce, tratamento com antibióticos apropriados e descompressão cirúrgica. Em outras articulações, a aspiração e a irrigação com agulha repetidas podem realizar desbridamento suficiente, mas o médico jamais saberá se há *pannus* cobrindo a face articular que tem de ser removido para prevenir destruição adicional da cartilagem articular. Em virtude desse risco, a descompressão cirúrgica aberta com desbridamento é um tratamento mais fidedigno do que a aspiração com agulha.

REFERÊNCIAS BIBLIOGRÁFICAS

1. Burgan HE, Furness ME, Foster BK. Prenatal ultrasound diagnosis of clubfoot. *J Pediatr Orthop* 1999;19:11.
2. Dugoff L, Thieme G, Hobbins JC. Skeletal anomalies. *Clin Perinatol* 2000;27:979.
3. Grandjean H, Larroque D, Levi S. The performance of routine ultrasonographic screening of pregnancies in the Eurofetus Study. *Am J Obstet Gynecol* 1999;181:446.
4. Treadwell MC, Stanitski CL, King M. Prenatal sonographic diagnosis of clubfoot: implications for patient counseling. *J Pediatr Orthop* 1999;19:8.
5. Herman MJ, Pizutillo PD. Cervical spine disorders in children. *Orthop Clin North Am* 1999;30:457.
6. Hensinger RN, Lang JE, MacEwan GD. Klippel Feil Syndrome: a constellation of associated anomalies. *J Bone Joint Surg Am* 1974;56:1246.
7. Cheng JC, Tang SP, Chen TM. Sternocleidomastoid pseudotumor and congenital muscular torticollis in infants: a prospective study of 510 cases. *J Pediatr* 1999;134:712.
8. von Heideken J, Green DW, Burke DW, et al. The relationship between developmental dysplasia of the hip and congenital muscular torticollis. *J Pediatr Orthop* 2006;26:805.
9. Dick EA, Patel K, Owens CM, et al. Spinal ultrasound in infants. *Br J Radiol* 2002;75:384.
10. Medina LS, Crone K, Kuntz KM. Newborns with suspected occult spinal dysraphism: a cost-effectiveness analysis of diagnostic strategies. *Pediatrics* 2001;108:E101.
11. Prahinski JR, Polly DW Jr, McHale KA, et al. Occult intraspinal anomalies in congenital scoliosis. *J Pediatr Orthop* 2000;20:59.
12. Baulesh DM, Huh J, Judkins T, et al. The role of serial casting in early onset scoliosis. *J Pediatr Orthop* 2012;32:658.
13. Birnbaum K, Weber M, Lorani A, et al. Prognostic significance of the Nasca classification for the long-term course of congenital scoliosis. *Arch Orthop Trauma Surg* 2002;122:383.
14. Basu PS, Elsebaie H, Noordeen MH. Congenital spinal deformity: a comprehensive assessment at presentation. *Spine* 2002;27:2255.
15. McMaster MJ, Singh H. Natural history of congenital kyphosis and kyphoscoliosis. A study of one hundred and twelve patients. *J Bone Joint Surg Am* 1999;81:1367.
16. McMaster MJ, Singh H. The surgical management of congenital kyphosis and kyphoscoliosis. *Spine* 2001;26:2146.
17. Wall LB, Ezaki M, Oishi SN. Management of congenital radial longitudinal deficiency: controversies and current concepts. *Plast Reconstr Surg* 2013;132:122.
18. Bodamer OA, Popek EJ, Bacino C. Atypical presentation of amniotic band sequence. *Am J Med Genet* 2001;100:100.
19. Foulkes GD, Reinker K. Congenital constriction band syndrome: a seventy-year experience. *J Pediatr Orthop* 1994;14:242.
20. Kadavkolan AS, Bhatia DN, DasGupta B, et al. Sprengel's deformity of the shoulder: current perspectives in management. *Int J Shoulder Surg* 2011;5:1.
21. Chalayon O, Adams A, Dobbs MB. Minimally invasive approach for the treatment of non-isolated congenital vertical talus. *J Bone Joint Surg Am* 2012;94:e73.
22. Richards BS, Faulks S, Rathjen KE, et al. A comparison of two non-operative methods of idiopathic clubfoot correction: the Ponseti method and the French functional physiotherapy method. *J Bone Joint Surg Am* 2008;90:2313.
23. Cummings RJ, Davidson RS, Armstrong PF, et al. Congenital clubfoot. *Instr Course Lect* 2002;51:385.
24. Barlow TG. Early diagnosis and treatment of congenital dislocation of the hip. *J Bone Joint Surg Br* 1962;44:292.
25. Hernandez RJ, Cornell RG, Hensinger RH. Ultrasound diagnosis of neonatal congenital dislocation of the hip. A decision analysis assessment. *J Bone Joint Surg Br* 1994;76:539.
26. Herring JA. Conservative treatment of congenital dislocation of the hip in the newborn and infant. *Clin Orthop* 1992;281:41.
27. Lorente Molto FJ, Gregori AM, Casas LM, et al. Three-year prospective study of developmental dysplasia of the hip at birth: should all dislocated or dislocatable hips be treated? *J Pediatr Orthop* 2002;22:613.
28. Boeree NR, Clarke NMP. Ultrasound imaging and secondary screening for congenital dislocation of the hip. *J Bone Joint Surg Br* 1994;76:525.
29. Castelein RM, Sauter AJM, de Vlieger M, et al. Natural history of ultrasound hip abnormalities in clinically normal newborns. *J Pediatr Orthop* 1992;12:423.
30. Robertson WW. Treatment of developmental dysplasia of the hip in infancy. Presented at the 1st Balkan Congress of Orthopaedics. Thessaloniki, Greece, 1997.
31. Rosendahl K, Dezateux C, Fosse KR, et al. Immediate treatment versus sonographic surveillance for mild hip dysplasia in newborns. *Pediatrics* 2010;125:e9.
32. Hangen DH, Kassen JR, Emans JB, et al. The Pavlik harness and developmental dysplasia of the hip: has ultrasound changed treatment patterns? *J Pediatr Orthop* 1995;15:729.
33. Mubarak S, Garfin S, Vance R, et al. Pitfalls in the use of the Pavlik harness for treatment of congenital dysplasia, subluxation and dislocation of the hip. *J Bone Joint Surg Am* 1981;63:1239.
34. Unger S. A genetic approach to the diagnosis of skeletal dysplasia. *Clin Orthop* 2002;401:32.
35. Boyadijiev SA, Jabs EW. Online Mendelian Inheritance in Man (OMIM) as a knowledge base for human developmental disorders. *Clin Genet* 2000;57:253.
36. Cole WG. Advances in osteogenesis imperfecta. *Clin Orthop* 2002;401:6.
37. Davidson RS, Markowitz RI, Dormans J, et al. Ultrasonographic evaluation of the elbow in infants and young children after suspected trauma. *J Bone Joint Surg Am* 1994;76:1804.
38. Jackson ST, Hoffer MM, Parrish N. Brachial-plexus palsy in the newborn. *J Bone Joint Surg Am* 1988;70:1217.
39. Waters PM. Obstetrical brachial plexus injuries: evaluation and management. *J Am Acad Orthop Surg* 1997;5:205.
40. Peters W, Irving J, Letts M. Long-term effects of neonatal bone and joint infection on adjacent growth plates. *J Pediatr Orthop* 1992;12:806.
41. Aigner RM, Fueger GF, Ritter G. Results of three-phase bone scintigraphy and radiography in 20 cases of neonatal osteomyelitis. *Nucl Med Commun* 1996;17:20.

49 Neoplasias
Robert J. Arceci e Howard J. Weinstein

INTRODUÇÃO

Embora sejam bem raras no primeiro ano de vida, as neoplasias apresentam problemas biológicos, diagnósticos e terapêuticos importantes e singulares. Muitos tumores nos primeiros anos de vida compõem-se de tecidos embrionários e fetais persistentes, sugerindo falha da maturação adequada ou citodiferenciação durante a vida intrauterina ou pós-natal inicial. Às vezes é difícil distinguir entre falha da maturação adequada dos tecidos fetais e neoplasia. Além disso, um número inesperadamente alto de neoplasias no início da vida está associado a distúrbios do crescimento e anomalias congênitas. A regressão espontânea e citodiferenciação também ocorrem com maior frequência nos tumores no início da vida. A fisiologia singular do recém-nascido (RN) em desenvolvimento apresenta ao clínico problemas especiais em termos das intervenções terapêuticas e suas sequelas a longo prazo, incluindo cânceres secundários.

EPIDEMIOLOGIA

A partir dos dados de The Third National Cancer Survey (1969 a 1971), Bader e Miller (1) relataram que, nos EUA, a incidência anual de neoplasias malignas em lactentes menores de 1 ano foi de 183,4 por 1 milhão de nascidos vivos e, nos primeiros 28 dias de vida, de 36,5 por 1 milhão de nascidos vivos. Eles também estimaram que 653 lactentes por ano nos EUA são diagnosticados com câncer e que cerca de 130 (20%) desses pacientes são RNs. Em estudo subsequente na Dinamarca, calculou-se uma incidência de câncer neonatal em uma faixa semelhante, como valores de 1,88 a 2,98 casos por 100.000 nascimentos (2). Metade dos cânceres neonatais é detectada no primeiro dia de vida. Em contraste, a incidência anual de câncer nos EUA para pessoas com idade inferior a 20 anos é de aproximadamente 15 a cada 100.000 habitantes. Parece não haver qualquer influência de sexo.

Quando a incidência de todas as neoplasias malignas é comparada com a mortalidade conforme determinado pelos atestados de óbito, a incidência em pacientes menores de 1 ano é 3,5 vezes mais alta que a mortalidade, enquanto a incidência em pacientes menores de 29 dias é 4,8 vezes mais alta que a mortalidade. Em contrapartida, em crianças de até 15 anos de idade, a incidência de câncer é 1,3 a 1,8 vez maior que a mortalidade. Também há diferenças acentuadas na incidência versus mortalidade quando tipos específicos de câncer são considerados. Por exemplo, em RNs, a incidência de neuroblastoma é 10 vezes maior que a mortalidade, ao passo que a incidência de leucemia é apenas 1,8 vez a mortalidade.

Além disso, a distribuição dos tipos de cânceres encontrados em lactentes menores de 1 ano difere da encontrada em crianças maiores. Por exemplo, o neuroblastoma é o câncer mais comum em RNs com menos de 1 ano de idade e responde por cerca de 50% dos cânceres no período neonatal; é seguido por leucemia, tumores renais, sarcomas, tumores do sistema nervoso central (SNC) e câncer hepático (3). Contudo, quando se considera o espectro total de distúrbios neoplásicos nos lactentes, o teratoma geralmente é descrito como a neoplasia mais frequente, seguido por hemangiomas, linfangiomas e lesões de nevos pequenos. Em crianças de até 15 anos de idade, a leucemia é o câncer mais comum (cerca de 30%), seguida pelos tumores do SNC, linfoma, neuroblastoma, sarcoma e tumores renais. Assim, a incidência e os tipos de distúrbios neoplásicos do lactente são bem diferentes dos dados observados nos primeiros meses de vida e define que o período neonatal tem epidemiologia distinta no que diz respeito a estes distúrbios.

ORIGENS E CAUSAS DO CÂNCER NEONATAL

Distúrbios do crescimento/desenvolvimento, aberrações genéticas e patogenia do câncer

Naturalmente ocorrem sequências de DNA homólogas para transformar oncogenes virais que existem em células normais, sem transformação de todos os metazoários. Tais sequências de DNA denominadas oncogenes celulares são usadas nas células normais para controlar o crescimento, o desenvolvimento e a diferenciação em padrões temporais precisos e específicos de cada tecido. Em virtude de sua expressão e papel crucial durante o desenvolvimento normal, mutações hereditárias ou adquiridas que afetam a expressão e/ou função de oncogenes celulares podem gerar uma variedade de anormalidades do desenvolvimento e defeitos congênitos, como as síndromes de hemi-hipertrofia e hamartomas. Ademais, a expressão persistente após o nascimento de certos oncogenes relacionados com o crescimento pode exercer um papel em estados proliferativos como o distúrbio mieloproliferativo transitório associado à síndrome de Down e o neuroblastoma do estágio IV-S encontrado em lactentes, ambos os quais se caracterizam por regressão espontânea subsequente.

As síndromes hereditárias geralmente ocorrem como resultado de aneuploidia cromossômica, deleções, translocações, aumento da fragilidade ou *imprinting* epigenético alterado. Um exemplo de aneuploidia é a síndrome de Down (trissomia do 21), na qual a frequência de leucemia aguda é 15 vezes o normal. Ademais, relatou-se aumento da incidência de tumores sólidos em indivíduos com as trissomias do 8, 9, 13 e 18 (4). A deleção de parte do braço longo do cromossomo 13 está associada a retardo psicomotor, microcefalia e defeitos do esqueleto, e ao desenvolvimento precoce de retinoblastoma. A deleção do braço curto do cromossomo 11 resulta em retardo mental, microcefalia, aniridia, anomalias das orelhas e genitália e aumento da incidência do tumor de Wilms (síndrome WAGR). Essas síndromes fundamentam a atribuição de um *locus* do retinoblastoma no cromossomo 13q14 e um *locus* do tumor de Wilms em 11p13 e depois identificação de retinoblastoma (RB) e gene do tumor de Wilms (WT1). Esses genes mutantes geralmente são heterozigotos no DNA de linhagem germinativa e homozigotos em tumores, resultando, assim, em perda da característica de heterozigosidade dos genes supressores tumorais. A síndrome WAGR resulta de perda de diversos genes da região 11p13. A deleção de uma cópia de PAX 6 é responsável pela aniridia, e a perda de um alelo de WT1 resulta em anomalias geniturinárias. A homozigosidade no "*locus* do tumor de Wilms" no cromossomo 11 também foi observada em rabdomiossarcomas (RMS) e hepatoblastomas embrionários, sugerindo uma patogenia comum para esses tumores embrionários. A perda específica da heterozigosidade constitucional e sua relação com a oncogênese foram confirmadas em estudos de camundongos transgênicos que não têm um gene supressor tumoral funcional, p53. O equivalente humano hereditário, denominado síndrome de Li-Fraumeni em seres humanos, caracteriza-se por incidência mais alta de embriopatia e de processos malignos no início da vida.

Diversas síndromes hereditárias, incluindo a síndrome de Bloom, anemia de Fanconi, ataxia-telangiectasia, xeroderma pigmentoso e síndrome de Werner, caracterizam-se por anormalidades relacionadas com o desenvolvimento e aumento da incidência de vários tipos de câncer (5). Muitas dessas síndromes são sabidamente causadas por defeitos nos genes que codificam as proteínas envolvidas na recombinação e reparo do DNA, como na anemia de Fanconi ou síndrome de Bloom ou enzimas de reparo da excisão associadas a xeroderma pigmentoso. Vale observar que, quando esses genes defeituosos são herdados pela linhagem germinativa, os pacientes mostram anormalidades de desenvolvimento e aumento da incidência de câncer, ligando assim os genes, o que leva desde a defeitos de desenvolvimento a predisposição para câncer.

As malformações e síndromes de malformações sem anormalidades citogenéticas óbvias incluem a hemi-hipertrofia e a síndrome de Beckwith-Wiedemann (SBW), que consiste em retardo mental, gigantismo, macroglossia, onfalocele e visceromegalia; bem como estão associados ao tumor de Wilms, hepatoblastoma e carcinoma adrenocortical. A SBW, que ocorre em aproximadamente 1 em 13.000 nascimentos, costuma ser esporádica, porém também propôs-se um padrão de herança autossômico dominante com penetrância incompleta. Os pacientes com SBW correm um risco de 7,5 a 10% de apresentar um tumor.

Os hamartomas são proliferações patologicamente benignas de células em sua localização anatômica normal. Os hamartomas que podem dar origem a neoplasias malignas incluem os nevos melanocíticos congênitos, que podem evoluir para melanoma, e polipose familiar, que pode evoluir para carcinoma de cólon. Os exemplos de neoplasias malignas que surgem a partir de restos fetais persistentes compreendem o craniofaringeoma, resultante do tecido derivado embriologicamente da bolsa de Rathke, e o neuroblastoma, que surge a partir dos neuroblastos persistentes das suprarrenais.

Esses distúrbios predisponentes compartilham pelo menos um elemento comum: um distúrbio hereditário ou relacionado com o desenvolvimento do crescimento e/ou sobrevida celulares, que pode estar ligado às vias moleculares que regulam essas respostas celulares determinadas geneticamente. A identificação dessas classes diferentes de genes ajuda a definir os elos moleculares entre distúrbios com desenvolvimento anormal (i. e., teratogênese) e transformação neoplásica.

Exposição pré-natal a genotoxinas maternas

Há relativamente poucos relatos e/ou estudos do desfecho em RNs cujas mães foram submetidas a quimioterapia e/ou radioterapia do câncer. O risco de problemas do desenvolvimento aumenta inversamente com a idade gestacional e diretamente com o tempo de exposição materna. Por exemplo, a recomendação de interromper a gravidez comumente é dada quando se empregam números e doses significativos de quimioterapêuticos durante o primeiro trimestre em virtude do risco aumentado de grandes defeitos congênitos e abortos espontâneos. Os desfechos dos RNs cujas mães são tratadas durante o segundo e o terceiro trimestre da gravidez é significativamente melhor, porém há relatos de risco de baixo peso ao nascer, restrição do crescimento intrauterino e natimortalidade (6,7).

Algumas exposições pré-natais a outros fármacos podem elevar o risco de câncer na prole. Por exemplo, a exposição pré-natal ao dietilestilbestrol (DES) foi estreitamente ligada à ocorrência de adenocarcinoma de células claras da vagina, a exposição à fenitoína ao neuroblastoma, os compostos da nitrosilureia a tumores do SNC e os inibidores da topoisomerase II (epipodofilotoxinas, flavonoides, catequinas, cafeína) à leucemia associada a rearranjos dos genes da leucemia de linhagem mista (LLM). Relatou-se que o consumo significativo de álcool e tabaco/maconha e a exposição a pesticidas estão associados à elevação do risco de leucemia congênita, embora essa associação permaneça controversa (8). A radioterapia ou exposição significativa à radiação em decorrência de exames complementares como a tomografia computadorizada (TC) geralmente é evitada, sempre que possível, em gestantes devido à preocupação com a morbidade em potencial e o risco de câncer para o feto em desenvolvimento.

Exposição a câncer materno

Além da suscetibilidade do feto aos efeitos adversos da quimioterapia durante a gravidez, também há a possibilidade de que o câncer materno envie metástases para a placenta e o feto. Embora muitos relatos não comprovados cientificamente o tenham documentado, este tipo de envolvimento ocorre muito raramente. Os tipos de tumores transmissíveis da mãe à placenta ou ao feto são bastante variáveis, e o mais comumente citado é o melanoma. O linfoma e a leucemia podem envolver a placenta, mas em geral não se observa a transmissão ao feto. A avaliação de RNs cujas mães têm câncer não está claramente estabelecida, em parte devido à raridade de tais eventos. Contudo, recomenda-se acompanhamento cuidadoso durante o primeiro ano de vida, incluindo exames físicos, exames de sangue como hemograma completo e provas de função hepática, e a realização de exames radiológicos apenas quando clinicamente indicado. A frequência de transferência de um câncer materno em um RN parece ser maior quando este sofre de imunodeficiência. O exame cuidadoso da placenta é um componente importante desta avaliação.

TUMORES ESPECÍFICOS QUE AFETAM RECÉM-NASCIDOS

Tumores de origem neuroepitelial

As células neuroectodérmicas do tubo neural diferenciam-se em neuroblastos, que podem então se desenvolver em várias linhagens e subtipos celulares principais, incluindo o tecido do sistema nervoso e os melanócitos; espongioblastos livres, que se tornam astrócitos ou células oligodendrogliais; e espongioblastos ependimais, que se tornam células ependimais. As neoplasias podem surgir em qualquer um desses compartimentos celulares neuroectodérmicos primitivos, dando origem a um grupo de tumores morfologicamente semelhantes envolvendo áreas centrais e periféricas do sistema nervoso. Os tumores neonatais oriundos de células neuroectodérmicas incluem neuroblastoma, retinoblastoma, tumores de nervos periféricos (i. e., neuroepitelioma), meduloblastoma, papiloma do plexo corioide, ependimoblastoma e tumores neuroectodérmicos melanóticos. Esses tumores mostram graus variáveis de diferenciação celular, têm características histológicas semelhantes (p. ex., células primitivas pequenas com rosetas ou pseudorrosetas) e tendem a expandir-se ao longo das vias do líquido cerebrospinal. Os mais comuns e clinicamente importantes são discutidos com mais detalhes.

Neuroblastoma

O neuroblastoma é o tumor maligno mais comum em RNs. Origina-se de células da crista neural, que normalmente dão origem à medula suprarrenal e aos gânglios simpáticos. A ocorrência em irmãos e outros membros da família sugere que alguns casos são hereditários e levam à identificação de mutações na linhagem germinativa, especialmente no *ALK* e *PHOX2B*, no neuroblastoma familiar (9-11). Em tais casos, os tumores costumam ser diagnosticados em pessoas mais jovens e com frequência são caracterizados como tumores primários multifocais (12). Uma síndrome interessante foi descrita em várias mulheres que deram à luz RNs que foram diagnosticados com neuroblastoma durante os primeiros meses de vida. As mães apresentaram sudorese, palidez, cefaleia, palpitações, hipertensão e formigamento nas mãos e nos pés durante o último trimestre da gestação. Esses sintomas desapareceram após o parto de RNs afetados, o que sugere que os sinais/sintomas foram causados por catecolaminas do tumor fetal transferidas para a circulação materna.

Embora pelo menos 50% dos lactentes com neuroblastoma se apresentem com massa abdominal que consiste em tumores oriundos da medula suprarrenal ou de gânglios simpáticos retroperitoneais, o neuroblastoma pode surgir em qualquer ponto ao longo do sistema nervoso simpático e/ou manifestar-se como doença disseminada. No neuroblastoma das glândulas suprarrenais, uma ultrassonografia ou TC do abdome demonstra o deslocamento do rim, sem distorção do sistema calicial. A neoplasia também pode originar-se no mediastino posterior, pescoço, ou pelve. O envolvimento do gânglio simpático cervical pode produzir a síndrome de

Horner; os tumores mediastinais podem causar angústia respiratória; os tumores paravertebrais tendem a crescer através dos forames intervertebrais e causar sintomas de compressão da medula espinal e os neuroblastomas pré-sacrais podem simular teratomas pré-sacrais. O neuroblastoma também foi detectado no período pré-natal por US, que revelou massa suprarrenal sólida e às vezes cística. Duas apresentações incomuns de neuroblastoma são diarreia intratável resultante da liberação de peptídio intestinal vasoativo (VIP) e síndrome paraneoplásica de opsoclônus, mioclonia e ataxia troncular. A diarreia secundária ao peptídio intestinal vasoativo cessa após a remoção do neuroblastoma. Em contrapartida, a melhora do opsoclônus-mioclonia é imprevisível após a remoção ou tratamento do neuroblastoma.

As lesões metastáticas são achados iniciais comuns do neuroblastoma, no período neonatal. O tumor primário, com frequência, não é encontrado em lactentes menores de 6 meses. Esses lactentes apresentam-se com nódulos subcutâneos azulados e hepatomegalia significativa. O fígado pode estar salpicado com nódulos tumorais e ser tão grande que causa angústia respiratória secundária à distensão abdominal. Com frequência, encontram-se grupos de células tumorais em aspirados da medula óssea. As metástases para os ossos, para o crânio e para a órbita, que se manifestam como equimoses periorbitais, são, no entanto, raras no RN. O padrão metastático singular para o fígado, a medula óssea e a pele em lactentes é classificado como neuroblastoma do estágio IV-S (13).

O diagnóstico diferencial do neuroblastoma é limitado. Os nódulos subcutâneos assemelham-se àqueles da leucemia cutânea congênita e de várias infecções congênitas. A leucoeritroblastose secundária a metástases do neuroblastoma na medula óssea também é observada nas infecções congênitas, doença hemolítica grave e leucemia. Mais de 90% das crianças com neuroblastoma exibem excreção urinária elevada dos metabólitos das catecolaminas, ácido vanililmandélico e/ou homovanílico. O diagnóstico de neuroblastoma é definido por biopsia do tumor primário ou das lesões metastáticas. A lesão histologicamente mais primitiva é o neuroblastoma indiferenciado e compõe-se de células redondas e pequenas com citoplasma escasso. O ganglioneuroma, seu equivalente benigno, é constituído por células ganglionares grandes e maduras. O ganglioneuroblastoma possui componentes de ambos. Na ausência de amostra tecidual, os achados de catecolaminas urinárias elevadas e pseudorrosetas tumorais em uma amostra da medula óssea podem ser suficientes para selar o diagnóstico definitivo.

O prognóstico das crianças com neuroblastoma, em geral, correlaciona-se inversamente com a idade ao diagnóstico e a extensão da doença. Os RNs com estágio IV-S frequentemente apresentam regressão espontânea da doença e podem sofrer maturação para ganglioneuroma maduro. A incidência de regressão espontânea do neuroblastoma pode ser maior do que é clinicamente evidente. Os neuroblastos simpáticos primitivos, que se originam do ectoderma da crista neural, migram no início da vida embrionária para o primórdio da glândula suprarrenal, onde se dispõem em nódulos antes da diferenciação em tecido da medula suprarrenal. Tais nódulos são encontrados em todas as glândulas suprarrenais fetais entre a 14ª e a 18ª semana de gestação. Beckwith e Perrin (14) detectaram grupos microscópicos de células de neuroblastoma (i. e., neuroblastoma in situ) nas glândulas suprarrenais em uma série de necropsias de lactentes com menos de 3 meses que não apresentavam qualquer evidência clínica de tumor. Eles estimaram que o neuroblastoma in situ ocorre em 1 de cada 250 natimortos e lactentes com menos de 3 meses. No entanto, o neuroblastoma clinicamente detectável é observado em apenas 1 de 10.000 nascidos vivos. Pertinentes a essas observações, também são os resultados dos programas de rastreamento de catecolamina neonatal, que demonstraram que o tipo de rastreamento resultou em aumento da incidência de neuroblastoma em estágio incipiente, o qual mais provavelmente não teria se apresentado como doença clinicamente detectável (15,16).

A magnitude do tratamento do neuroblastoma depende do estágio da doença e de fatores biológicos como histologia, amplificação de *MYCN* e ploidia do DNA. De modo geral, um RN com doença no estágio IV-S deve ser observado durante um período de semanas a meses antes de instituir o tratamento em decorrência da probabilidade razoável de regressão espontânea. No entanto, dificuldades respiratórias, obstrução do vaso sanguíneo (geralmente, veia cava) e compressão gastrintestinal devido à rápida expansão do tumor frequentemente exigem tratamento. A quimioterapia simples ou a PQT (frequentemente, carboplatina) é, em geral, a primeira linha de tratamento (12). Cerca de 8 a 10% dos pacientes com doença em estágio IV-S podem apresentar amplificação do *MYCN* e, em seguida, recomenda-se a estes um tratamento de acordo com esquemas de alto risco.

A remoção cirúrgica completa do neuroblastoma em geral é realizada em lactentes com doença no estágio I ou II. O tratamento pós-operatório não costuma ser indicado para esses pacientes, e sua sobrevida a longo prazo é excelente (12). Da mesma forma, muitos RNs com doença em estágio III, nos quais permanece o tumor residual macroscópico, podem não precisar mais de tratamento (17). A quimioterapia é usada para RNs com doença em estágio IV ou localizada em conjunto com imunoterapia/citocinas e transplante autólogo (18). Os agentes quimioterápicos ativos contra o neuroblastoma incluem os compostos alquilantes (p. ex., cisplatina, temozolomida, ciclofosfamida, dacarbazina), vincristina e doxorrubicina. Os RNs com neuroblastoma de estágio intermediário apresentam uma sobrevida geral superior a 90%, enquanto aqueles com amplificação do *MYCN* apresentam uma sobrevida geral de aproximadamente 50%, sugerindo que a biologia tenha uma participação mais significativa no prognóstico do que a idade isolada (19).

Retinoblastoma

O retinoblastoma é um tumor maligno congênito oriundo da camada nuclear da retina, e é o tumor ocular mais comum da infância. A idade mediana à apresentação é de 18 meses, e 14 meses para os casos bilaterais, mas uma pequena porcentagem de lactentes é diagnosticada durante os primeiros meses de vida. Observou-se o diagnóstico pré-natal do retinoblastoma por ultrassonografia. Cerca de 10% das crianças com retinoblastoma têm história familiar da doença, enquanto cerca de 30% com tumores bilaterais ou unilaterais multifocais não têm história familiar (20). Esses dois grupos transmitem a doença à prole de modo autossômico dominante. Esse padrão de herança deve-se a mutações no gene do retinoblastoma (*RB*) localizado no cromossomo 13q14. O retinoblastoma também está associado a mosaicismo com deleção do cromossomo 13. Se houver história familiar de retinoblastoma, um oftalmologista experiente deve examinar os olhos do irmão não afetado regularmente. Moll e colaboradores propuseram esta triagem até a idade de 4 anos (21).

Os sinais iniciais mais comuns do retinoblastoma são pupila branca anormal (i. e., leucocoria), conhecida como reflexo do olho de gato e estrabismo. Outros diagnósticos que podem se assemelhar ao retinoblastoma incluem uveíte granulomatosa, defeitos congênitos e fibroplasia retrolenticular grave. Uma vez suspeitado o diagnóstico de retinoblastoma, ambos os olhos devem ser examinados com o lactente sob anestesia geral (22). Aspiração da medula óssea e punção lombar para pesquisa de células malignas são realizadas frequentemente para fins de estadiamento, embora se tenha descoberto recentemente que o exame da medula óssea é menos crítico (23). O sistema de estadiamento do retinoblastoma baseia-se em tamanho, localização, número de tumores em cada olho e metástases hematogênicas distantes. Semeadura do humor vítreo, extensão anterior do tumor até a *ora serrata*, invasão tumoral de mais de metade da retina, doença orbital residual e metástases distantes ou no nervo óptico são todos fatores prognósticos adversos.

O retinoblastoma é curável na maioria dos pacientes quando o diagnóstico é precoce; muitas vezes é preciso sacrificar a visão, mesmo quando a doença é bilateral (24,25). As crianças com doença muito avançada e metastática precisam de esquemas agressivos de quimioterapia.

Tumores cerebrais e outros tumores neuroectodérmicos

Os tumores intracranianos são incomuns no primeiro ano de vida. Os tumores cerebrais em crianças dessa faixa etária tendem a ser supratentoriais, em contraste com aqueles em crianças maiores, que geralmente são infratentoriais. Em lactentes, os sintomas mais comuns à apresentação são macrocrania, com abaulamento da fontanela secundário à hidrocefalia ou ao volume do tumor. Convulsões, vômitos, atraso do crescimento, movimentos oculares anormais e irritabilidade também são frequentes. Os diagnósticos histológicos dos tumores neuroectodérmicos são semelhantes aos dos tumores na segunda infância, e os mais frequentes são os gliomas. Relatou-se que os teratomas representam os tumores intracranianos isolados mais frequentes em RNs (26).

Os gangliogliomas infantis desmoplásicos são tumores císticos raros, porém maciços, que em geral ocorrem na cavidade supratentorial no período neonatal (27). Apresentam-se mais comumente com sinais de hipertensão intracraniana, incluindo convulsões. O tratamento inclui cirurgia e fármacos, mas sem radioterapia. Os pacientes que obtêm ressecção cirúrgica total podem prescindir de tratamento adicional. O prognóstico é melhor do que o observado com outros tumores, como o astrocitoma de alto grau. Em contrapartida, os pineoblastomas são tumores malignos de desfecho extremamente sombrio, mesmo quando submetidos a cirurgia, quimioterapia e radioterapia. Parte do motivo do desfecho reservado nesses lactentes seria a propensão do pineoblastoma do envolvimento das leptomeninges e à disseminação extraneural.

O tratamento dos lactentes com tumores cerebrais incluía historicamente a remoção cirúrgica ou biopsia seguida por irradiação. A taxa de mortalidade operatória era alta, e poucos lactentes sobreviviam mais de 1 ano. Nesses poucos sobreviventes, a radioterapia cerebral resultou em retardo intelectual e psicomotor grave (28). Na tentativa de evitar os efeitos adversos da radioterapia no cérebro em desenvolvimento, modalidades terapêuticas subsequentes utilizaram a cirurgia seguida por quimioterapia pré-radiação ou quimioterapia intensiva sem radiação (29).

Os tumores rabdoides/teratoides atípicos do SNC, embora raros, costumam ser grandes e agressivos e historicamente têm desfechos muito reservados quando se utilizam as terapias convencionais adotadas em crianças com tumores cerebrais. Abordagens multidisciplinares mais agressivas começaram a mostrar alguma melhora em pacientes com este tipo de tumor cerebral, porém estima-se que a sobrevida mediana ainda seja inferior a 2 anos (30, 31). Esses tumores compartilham a inativação do gene *SNF5/INI1*, que codifica um importante fator de desenvolvimento de remodelagem da cromatina (32).

Os tumores neuroectodérmicos primitivos de nervos periféricos representam um grupo de tumores de tecidos moles denominados neuroepiteliomas, meduloepiteliomas e neuroblastomas periféricos (33). Estão associados a ramos importantes dos nervos periféricos (p. ex., tumor da parede torácica oriundo de um nervo intercostal). São tumores raríssimos, de comportamento biológico bem agressivo, com ocorrência frequente de metástases distantes, incluindo o SNC. As técnicas de tratamento incluem excisão, se possível, e quimioterapia instituída de acordo com os protocolos do neuroblastoma ou tumores cerebrais.

O tumor neuroectodérmico melanótico da fase de lactente origina-se da população da crista neural. A maioria desses tumores é diagnosticada entre 1 e 8 meses de idade; geralmente ocorre no maxilar, porém casos raríssimos foram relatados em outros locais, como o epidídimo. São considerados uma neoplasia benigna, com taxa de recorrência local de cerca de 15%. Esses tumores originam-se de células pluripotenciais da crista neural, que dão origem a melanoblastos e neuroblastos. Relatou-se que a taxa de transformação maligna desse tumor é de aproximadamente 5%. O tratamento recomendado é a excisão local ampla.

LEUCEMIA CONGÊNITA

A leucemia é extremamente rara nos RNs, com uma taxa aproximada de cinco casos por milhão de nascidos vivos (34). Tornou-se habitual classificar a leucemia como congênita quando ela é diagnosticada nos primeiros dias após o nascimento, e como neonatal quando sua apresentação ocorre durante as primeiras 4 a 6 semanas de vida. A cinética de crescimento das células leucêmicas e o ônus celular leucêmico estimado por ocasião do diagnóstico nos permitem deduzir que a leucemia clinicamente detectável durante as primeiras 4 semanas de vida originou-se *in utero* (35,36). Estudos moleculares indicam o início pré-natal da leucemia linfoblástica aguda (LLA) e algumas leucemias mieloides agudas, em crianças diagnosticadas no primeiro ano de vida ou mesmo em idade maior.

A evidência de predisposição genética à leucemia aguda é sua ocorrência em gêmeos idênticos, nos quais a taxa de concordância é muito alta. Caso a leucemia acometa um gêmeo idêntico antes de 6 anos de idade, o risco de doença no outro gêmeo é de aproximadamente 100%. A leucemia geralmente surge no outro gêmeo semanas ou meses após o primeiro caso. Em alguns desses casos, a troca intrauterina de células leucêmicas de um gêmeo para o outro foi fortemente sugerida pela identidade de alterações moleculares e genéticas observadas após o nascimento nas leucemias de cada gêmeo (35,36). No caso de gêmeos fraternos e irmãos, o risco de leucemia é duas a quatro vezes mais alto que na população geral. A leucemia congênita está associada a trissomia do 9, trissomia do 13, síndrome de Turner e síndrome de Down e a rearranjos do gene *MLL* (*KMT2*).

Mais de 95% das leucemias na infância, incluindo a congênita, são classificadas como agudas, porque se caracterizam pelo predomínio de precursores linfoides ou mieloides imaturos. A proporção de casos de LLA/leucemia mieloide aguda (LMA) é de aproximadamente 4 para 1 nas crianças, mas esta razão é invertida nas leucemias congênitas. Enquanto os linfoblastos da maioria das crianças com LLA expressam o antígeno comum da leucemia linfoblástica aguda (CALLA ou CD10) na superfície celular e marcadores da diferenciação de células pré-B (p. ex., imunoglobulina citoplasmática ou rearranjo dos genes Ig), os linfoblastos da LLA congênita e do lactente aparecem mais cedo no desenvolvimento da linhagem da célula de linfócitos B, sendo CD10-negativas. Esses lactentes apresentam incidência mais alta de leucemia do SNC ao diagnóstico, contagem de leucócitos mais alta, maior frequência de hepatoesplenomegalia e prognóstico mais reservado do que as crianças maiores com LLA (37). Uma translocação dos braços longos dos cromossomos 4 e 11, t(4;11), envolvendo o gene MLL no cromossomo 11q23, é comumente encontrada na leucemia em lactentes. Essa translocação está associada a mais de 80% de LLA no primeiro ano de vida e tem um prognóstico ruim (37). O subtipo mais comum de LMA no RN é a leucemia monocítica aguda, que representa apenas 20% dos casos de LMA em crianças maiores, e comumente está associada a rearranjos dos genes da leucemia de linhagem mista (*LLM*) (37).

As manifestações cutâneas são os achados clínicos mais frequentemente observados ao nascimento. Além de petéquias e púrpura, detectaram-se nódulos cutâneos leucêmicos (*i. e.*, leucemia cutânea) em cerca de 50% dos casos. Os nódulos cutâneos variam em tamanho de alguns milímetros a alguns centímetros, exibem cor azulada a cinza-azulada, podem surgir em todos os locais e são palpados como tumores firmes profundos na pele (Figura 49.1).

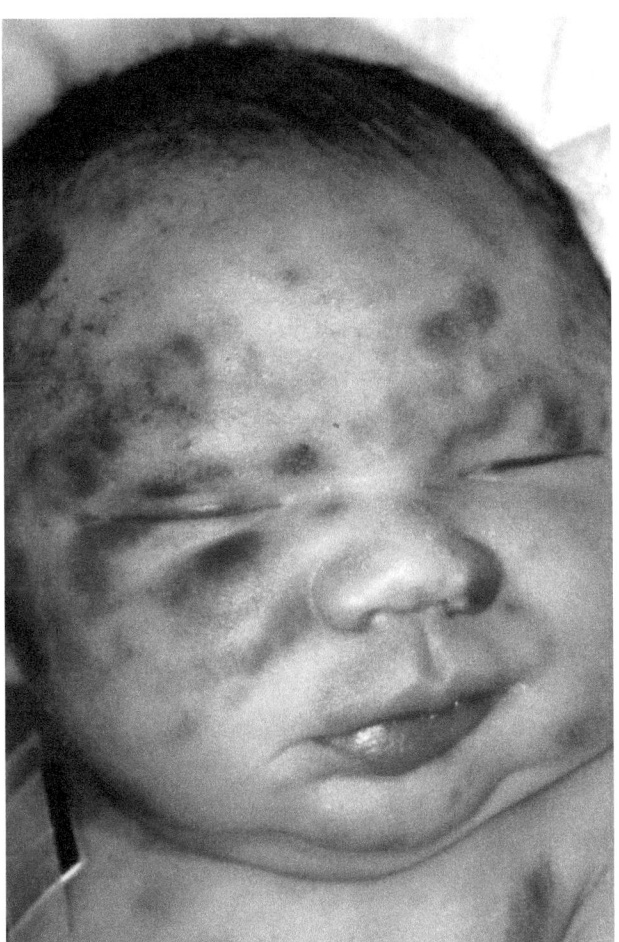

Figura 49.1 Leucemia monocítica aguda congênita com nódulos cutâneos.

A leucemia cutânea neonatal pode sofrer regressão espontânea temporária, mas tende a recorrer de forma mais generalizada após algumas semanas a meses. Hepatoesplenomegalia é comum, mas não a linfadenopatia. Angústia respiratória, secundária a leucostase na vasculatura pulmonar, pode complicar a evolução clínica. Outras manifestações inespecíficas de leucemia neonatal compreendem letargia, palidez, recusa alimentar e sangramento umbilical, gastrintestinal ou geniturinário. O diagnóstico de leucemia é confirmado pelo exame de aspirado da medula óssea obtido da crista ilíaca posterior, embora a imunotipagem do sangue periférico e as análises moleculares e citogenéticas sejam cada vez mais usadas.

Vários distúrbios simulam a leucemia no RN. A resposta da medula óssea neonatal a infecções, hipoxemia ou hemólise grave é uma reação leucemoide, com aumento dos eritrócitos nucleados circulantes. Essas situações clínicas são facilmente confundidas com leucemia congênita.

A síndrome mieloproliferativa transitória ocorre principalmente em RNs com síndrome de Down. Observada durante os primeiros dias de vida, esta síndrome simula a LMA. As contagens de leucócitos no sangue periférico variam de 25.000 a várias centenas de milhares; os aspirados da medula óssea revelam 30 a 70% de blastos. Hepatoesplenomegalia e trombocitopenia também são achados comuns. O quadro hematológico desses RNs costuma normalizar-se em 1 a 4 meses, com apenas cuidados de apoio. Várias dessas crianças que subsequentemente morreram de doença cardíaca ou pulmonar anos após a resolução da síndrome mieloproliferativa transitória não mostraram evidências de leucemia à necropsia. A síndrome foi encontrada em RNs com estigmas da síndrome de Down e em RNs fenotipicamente normais que têm mosaicismo da trissomia do 21 nas células hematopoéticas ou nos fibroblastos cutâneos. Estudos moleculares identificaram mutações de GATA1 truncadas em praticamente todos os casos de síndrome mieloproliferativa transitória e de leucemia megacarioblástica aguda associadas à síndrome de Down (38,39). Assim, GATA1, fator de transcrição principal que regula a megacariopoese e eritropoese, está implicado etiologicamente nesses dois distúrbios hematológicos e na sensibilidade aumentada a drogas dos megacariócitos leucêmicos de crianças com síndrome de Down. Também houve relatos de remissões espontâneas da leucemia congênita, até mesmo em crianças sem síndrome de Down, sugerindo que alguns casos podem ser assistidos com conduta conservadora, incluindo observação e/ou cuidados de apoio.

A LLA congênita deve ser assistida com quimioterapia sistêmica. A idade é uma variável prognóstica importante na LLA infantil, com os prognósticos mais favoráveis nos pacientes entre 2 e 9 anos de idade. O prognóstico para lactentes pequenos com LLA permanece sombrio (37). A PQT intensiva para RNs com esquemas de tratamento da LMA melhorou significativamente a sobrevida livre de doença a longo prazo (40,41).

NEOPLASIAS DO RIM

Nefroma mesoblástico

A maioria das massas abdominais que surge no primeiro ano de vida é de origem renal, e advém de doença cística do rim e malformações congênitas do sistema urinário resultando em hidronefrose. Embora sejam raras no primeiro ano de vida, as neoplasias renais realmente ocorrem e têm implicações prognósticas importantes, o que torna obrigatória sua inclusão na investigação de massas abdominais.

O tumor renal mais comum em lactentes é o nefroma mesoblástico, que representa quase 80% dos tumores renais no período neonatal. Também é chamado de hamartoma renal fetal, hamartoma mesenquimal do lactente e hamartoma liomiomatoso. Costuma apresentar-se como massa abdominal expansiva e assintomática durante os primeiros meses de vida. Não está associado a anomalias congênitas e não exibe predileção racial. Observa-se maior frequência de poli-hidrâmnio e parto prematuro nas gestantes cujos RNs têm nefroma mesoblástico. O diagnóstico diferencial inclui doença cística renal, malformações congênitas do trato urinário resultando em hidronefrose e tumor de Wilms. A translocação cromossômica que produz uma proteína de fusão, ETV6-NTRK3, tem sido relatada no nefroma mesoblástico e no fibrossarcoma do lactente (42).

A maioria dos pacientes com nefroma mesoblástico é curada por excisão cirúrgica sem quimioterapia ou radioterapia adjuvante. O acréscimo de quimioterapia resultou em aumento da morbidade e, em alguns casos, complicações fatais. Em casos raros, como lactentes maiores que se apresentam com doença metastática ou quando há ruptura e extravasamento do tumor, a intervenção quimioterápica com esquemas contendo actinomicina D, vincristina, ciclofosfamida e, algumas vezes, doxorrubicina foi utilizada com efetividade. Esquemas semelhantes foram usados para recidivas.

Blastema renal persistente, nefroblastomatose e tumor de Wilms

O rim adulto ou metanéfrico origina-se de uma interação indutiva complexa entre a evaginação do broto ureteral e suas bifurcações com o blastema metanéfrico, derivado do mesoderma. Na 36ª semana de gestação, a nefrogênese normal geralmente está completa, sem blastema metanéfrico residual. Quando esses elementos do blastema metanéfrico persistem, eles geralmente se caracterizam por grupos microscópicos de blastema primitivo e, às vezes, alguma diferenciação tubular (i. e., blastema metanéfrico persistente).

Se proliferarem, esses restos fetais podem desenvolver-se ao longo de diferentes vias histológicas, cada uma das quais tem relevância específica para a evolução do tumor de Wilms. A nefroblastomatose representa a persistência e o crescimento do blastema metanéfrico após a cessação da nefrogênese. A nefroblastomatose pode ser histologicamente multifocal ou difusa.

A nefroblastomatose multifocal refere-se à proliferação ampla de células do blastema, a qual é mais proeminente no córtex subcapsular e ao longo das colunas de Bertin penetrantes. Nefromegalia nem sempre é evidente. Ao contrário do nefroma mesoblástico, a nefroblastomatose multifocal está associada a síndromes de malformações congênitas e anormalidades cromossômicas. Dentro da categoria de nefroblastomatose multifocal, existem diversas lesões típicas. Quando o blastema persistente prolifera em pequenos focos de 100 a 300 mm separados por parênquima renal normal, é chamado de blastema renal nodular. Essas lesões podem regredir ou evoluir para o que se denomina hamartoma metanéfrico esclerosante e/ou tumores de Wilms diminutos, que são tumores neoplásicos, não infiltrantes, com frequência múltiplos e medindo 0,3 a 3,5 cm de diâmetro, separados por parênquima renal normal. Em geral, consiste em blastema com um padrão epitelial monomorfo de diferenciação. Embora se assemelhem ao tumor de Wilms verdadeiro, são distinguíveis por seu tamanho menor e comportamento não infiltrativo.

Embora a nefroblastomatose difusa seja bastante rara, é mais comumente observada em RNs e em crianças pequenas. A proliferação do blastema pode ser pan-néfrica ou superficial, e a última lesão envolvendo córtex e medula normais. A nefroblastomatose difusa apresenta-se com nefromegalia bilateral palpável em associação a malformações congênitas. O exame radiográfico revela distorção e alongamento do sistema calicial sem obstrução. À inspeção macroscópica, há um padrão exagerado de lobulação fetal dos rins aumentados.

A associação desses vários padrões histológicos entre si e à evolução do tumor de Wilms franco é fortemente sugerida por estudos de casos e por correlações epidemiológicas e patológicas. Em um terço dos casos de tumor de Wilms, há evidências histopatológicas sugestivas da associação do blastema renal nodular, nefroblastomatose, tumores de Wilms diminutos; no tumor de Wilms bilateral, esta associação quase sempre está presente. Várias síndromes de supercrescimento têm sido associadas a essas anormalidades e ao desenvolvimento do tumor de Wilms (43,44).

O tratamento da nefroblastomatose envolve cirurgia e às vezes fármacos, de acordo com a extensão da doença. A radioterapia não é muito efetiva. Se apenas um rim for acometido, a ressecção cirúrgica é suficiente, mas a exploração e a biopsia do rim contralateral são importantes. Quando os dois rins são substancialmente atingidos, a nefroblastomatose geralmente responde à PQT utilizada no tumor de Wilms (i. e., vincristina e actinomicina). O objetivo do tratamento é induzir regressão da nefroblastomatose ou induzir seu desenvolvimento em um hamartoma terminal. A duração do tratamento baseia-se na resposta clínica. O acompanhamento cuidadoso com exames radiográficos e cirurgia para segunda inspeção é importante, uma vez que os pacientes podem evoluir para tumor de Wilms verdadeiro a despeito do tratamento.

O tumor de Wilms verdadeiro raramente é encontrado no período neonatal. Em geral, apresenta-se como massa abdominal assintomática que não cruza a linha média mas, às vezes, é grande o suficiente para provocar distocia do parto. Raramente está associado a hematúria franca, hipertensão, ou policitemia secundária à elevação dos níveis de eritropoetina. As anormalidades congênitas mais comuns associadas ao tumor de Wilms são anomalias geniturinárias e musculoesqueléticas, hemi-hipertrofia, aniridia e hamartomas (p. ex., hemangiomas, nevos, manchas café com leite). Ademais, a síndrome de tumor de Wilms-aniridia está associada a deleção de parte do braço curto do cromossomo 11. Além da ultrassonografia renal, a TC e a ressonância magnética (RM) ajudam a definir a extensão do tumor.

O tumor de Wilms consiste em elementos neoplásicos do blastema com componentes de epitélio e estroma. No RN, o tumor de Wilms é predominantemente epitelial e localizado, exibindo baixa invasividade ou potencial metastático. As principais variáveis prognósticas no período neonatal incluem: histologia, extensão da doença e idade. O tratamento de um paciente com tumor de Wilms depende basicamente do estadiamento. No RN, a maioria dos pacientes é classificada no estágio I, pois os tumores em geral são relativamente pequenos (i. e., < 550 g), localizados, não invasivos e totalmente ressecáveis. No momento da cirurgia, o diagnóstico por biopsia de congelação pode ser útil para verificar se existe ou não nefroblastomatose. Se houver nefroblastomatose, a biopsia em cunha do rim contralateral também pode ser útil. O tratamento do tumor de Wilms bilateral tem de ser individualizado, com o objetivo de tentar preservar o máximo possível do parênquima renal normal (45,46). Nestes casos, o acompanhamento cauteloso é crucial.

Para os pacientes com doença no estágio I, o grupo National Wilms Tumor Study recomenda quimioterapia de combinação com vincristina e actinomicina por 6 meses; não se administra radioterapia. A taxa de sobrevida sem doença a longo prazo é superior a 90%. Outros estudos mostraram que os lactentes com tumores localizados, não invasivos, não metastáticos, histologicamente favoráveis e pesando menos de 550 g provavelmente evoluem bem com ciclos reduzidos de quimioterapia, ou até mesmo sem tratamento adicional além da nefrectomia radical (47). Para os estágios avançados e tumores com histologia desfavorável, institui-se tratamento mais agressivo, incluindo radioterapia e quimioterapia intensiva (48).

Neoplasias renais não associadas ao tumor de Wilms

O tumor rabdoide maligno do rim, que representa cerca de 2% dos cânceres renais primários durante a infância e cuja idade média ao diagnóstico é de 13 meses, foi descrito pela primeira vez como uma variante rabdomiossarcomatoide do tumor de Wilms. O tumor rabdoide maligno também pode surgir primariamente no fígado, parede torácica ou área paravertebral. Há uma associação com tumores cerebrais da fossa posterior e predileção por metástases para o cérebro (49). O prognóstico depende do estágio e varia de cerca de 15% para doenças em estágio avançado a 40 a 50% para doenças em estágio inicial.

O sarcoma de células claras do rim, também descrito originalmente como uma variante do tumor de Wilms, é considerado uma entidade separada. Representa 2 a 5% dos tumores renais malignos na infância e raramente é visto no período neonatal ou em RNs. A idade à apresentação é semelhante à do tumor de Wilms. O sarcoma renal de células claras mostra predileção para enviar metástases para os ossos e encerrar prognóstico sombrio quando metastático, mas estudos recentes demonstraram melhor sobrevida da doença nos estágios avançados III e IV (50).

TUMORES DE ORIGEM NAS CÉLULAS GERMINATIVAS

Os tumores de células germinativas são derivados das células-tronco do embrião que posteriormente se diferenciam em espermatócitos ou ovócitos. Tais células são multipotentes do ponto de vista do desenvolvimento e, portanto, capazes de originar tumores contendo qualquer tecido fetal, embrionário ou adulto. Ademais, seu padrão de distribuição e migração espacial durante a embriogênese ajuda a explicar os diversos locais anatômicos onde os tumores podem surgir. Por exemplo, células germinativas primordiais humanas são reconhecidas pela primeira vez no embrião de 4 semanas como células grandes incrustadas em uma área restrita do saco vitelino. Durante a quinta semana de gestação, as células germinativas migram do saco vitelino para a parede do intestino posterior e ao longo do mesentério até a crista gonadal, onde encontram o primórdio gonadal. Dali, descem para a pelve ou a bolsa escrotal. Durante sua migração do saco vitelino para a gônada definitiva, as células germinativas podem ficar para trás ou podem ir longe demais ao longo da parede dorsal do embrião, próximo à linha média. Assim, além das gônadas, os tumores derivados das células germinativas originam-se muito comumente em locais na ou próximo à linha média, do sacro à cabeça. Dependendo da sua viabilidade, estágio embrionário e localização anatômica, eles podem se diferenciar em uma variedade de linhagens celulares.

Por exemplo, os germinomas originam-se de células germinativas primitivas, porém restritas quanto ao desenvolvimento. Quando ocorrem no testículo, geralmente são denominados seminomas; quando encontrados no ovário, são chamados de disgerminomas. Tais neoplasias também são observadas fora das gônadas, particularmente no mediastino e na região pineal, e nestes casos denominam-se germinomas extragonadais. Os germinomas ocorrem apenas raramente durante o primeiro ano de vida e acometem quase exclusivamente crianças maiores e adultos.

O carcinoma embrionário, mais comum em indivíduos de 4 a 28 anos de idade (idade mediana, 15 anos), representa um tumor altamente maligno das células germinativas multipotenciais, que têm a capacidade de diferenciar-se em linhagens teciduais extraembrionárias ou embrionárias. Em virtude dessa capacidade, considera-se que o carcinoma embrionário provenha de células-tronco que podem dar origem a um tumor do seio endodérmico (*i. e.*, saco vitelino) ou coriocarcinoma, os quais são de origem extraembrionária, e a teratomas, que têm origem embrionária.

TUMORES DO SEIO ENDODÉRMICO OU SACO VITELINO

O tumor do seio endodérmico, ou saco vitelino, é o câncer testicular mais comum que ocorre em crianças menores de 4 anos. Também foi chamado de adenocarcinoma embrionário, mesoblastoma, orquidoblastoma e teratoma corioide. Às vezes, é confundido com o carcinoma embrionário. Esses tumores formam tipicamente um quadro histológico que lembra o saco vitelino. Podem enviar metástases para os linfonodos retroperitoneais, que formam a via de drenagem do testículo, o fígado, o pulmão e os ossos, porém a doença metastática é incomum em lactentes. Bioquimicamente, os tumores do saco vitelino estão geralmente associados a níveis elevados de alfafetoproteína (AFP), que pode servir como marcador útil para o diagnóstico e a avaliação da resposta ao tratamento e de recidiva.

A avaliação de um paciente suspeito de tumor de células germinativas do testículo deve incluir a determinação dos níveis de AFP e gonadotropina coriônica humana; a última, se positiva, sugere um tumor misto com elementos coriocarcinomatosos. A investigação radiológica deve incluir radiografia de tórax, TC de tórax e TC ou RM abdominal. Uma cintigrafia ajuda a detectar propagação para os ossos.

A cirurgia de escolha é orquidectomia radical com ligadura alta do funículo espermático no nível do anel inguinal interno. A abordagem transescrotal é contraindicada devido ao risco de semear a bolsa escrotal com células tumorais. A necessidade de realizar dissecção retroperitoneal como parte do estadiamento em todas as crianças com tumores do saco vitelino testiculares permanece controversa. Alguns estudos sugerem que em lactentes (menores de 12 meses), apenas a orquidectomia é necessária, com acompanhamento estreito incluindo radiografias, monitoramento dos níveis de AFP e exame físico. Se o exame não mostrar evidências de doença linfonodal, a dissecção dos linfonodos retroperitoneais ou a radioterapia geralmente não são necessárias.

A via da linhagem de células extraembrionárias também pode dar origem a um tumor derivado do trofoblasto denominado coriocarcinoma. Embora essa neoplasia seja extremamente rara, quando ocorre em lactentes (menores de 12 meses de idade) geralmente é um resultado da transmissão de um coriocarcinoma da placenta.

Os pacientes costumam se apresentar com palidez, hepatomegalia e história de hemorragia digestiva com hemoptise ou hematúria. Pode haver manifestações endócrinas, com aumento das mamas e pelos púbicos. As radiografias de tórax podem revelar metástases pulmonares; os níveis de gonadotropina coriônica humana frequentemente estão elevados. Os coriocarcinomas relacionados com a gestação são particularmente responsivos ao tratamento com metotrexato.

Teratomas

Quando surgem do compartimento embrionário, os tumores de células germinativas podem formar teratomas. Estas são neoplasias que contêm derivados celulares ou teciduais de uma das três camadas germinativas embrionárias primárias, e são estranhos à região anatômica de onde surgem. O nome teratoma provém do grego teratos, que significa literalmente monstro, mais o sufixo "-oma", usado para denotar neoplasia. Esta denominação surgiu a partir de casos em que os tumores continham elementos teciduais tão bem organizados que se assemelhavam a um feto deformado.

Nos primeiros anos de vida, os teratomas ocorrem principalmente como massas extragonadais localizadas ao longo da linha média; 40 a 50% ocorrem na região sacrococcígea, e a cabeça e o pescoço, cérebro, mediastino, retroperitônio, abdome, medula espinal e outras regiões de tecidos moles representam, cada um, 1 a 5% (51). Os teratomas gonadais são mais frequentes após a puberdade, em particular no ovário. Oitenta a 90% dos teratomas nos primeiros anos de vida são benignos; os teratomas malignos em geral se caracterizam histologicamente por áreas contendo carcinoma embrionário ou tumor do seio endodérmico. Essas lesões malignas surgem com maior frequência na região sacrococcígea. O teratoma sacrococcígeo é o teratoma mais comum em RNs e lactentes, com 67% dos casos diagnosticados até 1 ano de idade. Esses tumores ocorrem na taxa de 1 em 25.000 a 1 em 40.000 nascidos vivos e exibem predileção sexual nítida, com as meninas acometidas em mais de 75% dos casos (51).

Do ponto de vista clínico, os tumores geralmente apresentam-se como massa proeminente entre o cóccix e o reto (Figura 49.2). Quase sempre, originam-se da ponta do cóccix e variam intensamente quanto ao grau de extensão tecidual interna *versus* externa. Algumas lesões são diagnosticadas apenas ao exame retal; contudo, deve-se ter cautela extrema na realização do toque retal em RNs para evitar lesão traumática. O diagnóstico diferencial de um teratoma sacrococcígeo inclui meningomielocele, abscesso retal, cisto pilonidal, obstrução do colo da bexiga, prolapso retal, duplicações do reto, ânus imperfurado, cisto dermoide, angioma, linfangioma, lipoma, tumores neurogênicos da pelve e períneo, tumor de células gigantes do sacro e sarcoma de tecidos moles.

Os teratomas benignos não costumam provocar outros problemas funcionais além de obstrução, enquanto a presença de disfunção intestinal ou vesical sugere uma lesão maligna. Encontram-se evidências de obstrução venosa ou linfática ou paralisia da parte distal dos membros inferiores mais comumente nos tumores malignos. Cerca de 15% dos pacientes com teratomas sacrococcígeos exibem anomalias congênitas associadas, como ânus imperfurado, defeitos ósseos sacrais, anormalidades geniturinárias como duplicação do útero ou vagina e às vezes espinha bífida e meningomielocele. A avaliação radiográfica da coluna vertebral pode ser informativa, porque as meningomieloceles estão associadas a anormalidades vertebrais típicas. A US abdominal e pélvica, juntamente com TC ou RM, ajudam a avaliar a extensão interna da massa. O clister opaco (enema baritado) pode ajudar a distinguir entre duplicação intestinal e deslocamento causado por massa tumoral. As radiografias ou TC do tórax são usadas para acessar comprometimento mediastinal ou pulmonar. Os níveis séricos de AFP e gonadotropina coriônica humana podem estar elevados nos teratomas com elementos celulares mistos.

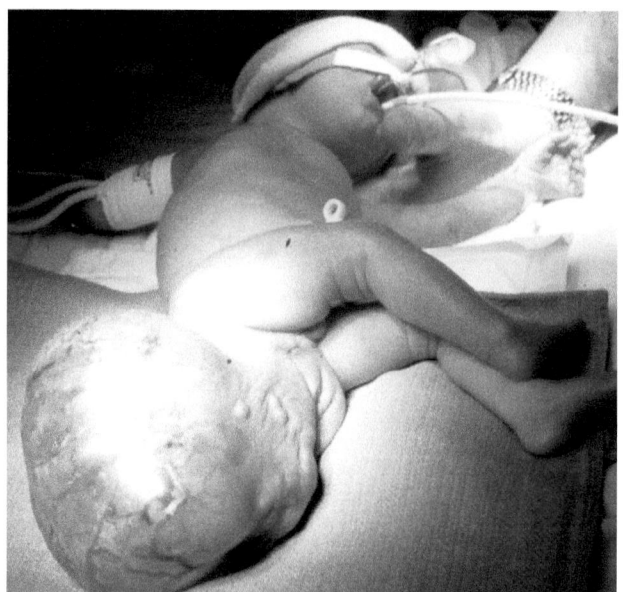

Figura 49.2 Teratoma sacrococcígeo grande em recém-nascido. Copyright Division of Pediatric Surgery, Brown Medical School.

O prognóstico do paciente com teratoma sacrococcígeo depende basicamente de a lesão ser benigna ou maligna (52). O tratamento do paciente com teratoma sacrococcígeo benigno é principalmente cirúrgico e inclui remoção do cóccix, o local de origem do tumor. A preservação do cóccix está associada à incidência de 10 a 40% de recorrências em 3 anos, sendo cerca de 40 a 50% malignas (53). Para pacientes com teratomas malignos, os esquemas de quimioterapia resultaram em sobrevidas gerais de pouco mais de 92% (54). Após ressecção cirúrgica, os RNs com teratomas maduro ou imaturo podem ser acompanhados com AFP sérica intermitente.

NEOPLASIAS HEPÁTICAS PRIMÁRIAS

O diagnóstico diferencial de massa no quadrante superior direito no abdome com hepatomegalia em lactentes é extenso e inclui lesões não neoplásicas e vários tumores benignos e malignos. Relatou-se hemangioendotelioma como o tumor mais comum encontrado em RNs. No entanto, a hepatomegalia associada a doença maligna nos RNs é bem mais comumente resultante da leucemia ou neuroblastoma disseminado do que de câncer hepático primário.

O hepatoblastoma ocorre sobretudo, mas não exclusivamente, em crianças menores de 3 anos, com idade média de 18 meses; também pode ocorrer em RNs. Houve relatos não comprovados cientificamente de pacientes com hepatoblastoma associado ao uso materno de contraceptivos orais ou à síndrome alcoólica fetal (55,56). Baixo peso ao nascer também está associado à ocorrência de hepatoblastoma (57). Documentaram-se casos familiares de hepatoblastoma, sugerindo uma contribuição ambiental ou genética em alguns casos (58). O hepatoblastoma está associado a várias anomalias congênitas, principalmente hemi-hipertrofia, anormalidades renais, macroglossia, divertículo de Meckel, tetralogia de Fallot, hérnia diafragmática, talipe equinovaro e baqueteamento digital. O tumor de Wilms e as neoplasias do córtex suprarrenal foram observados em pacientes com hepatoblastoma (58,59).

Na maioria dos casos, o hepatoblastoma apresenta-se com aumento do abdome e hepatomegalia. Cerca de 25% dos pacientes apresentam também problemas alimentares, perda ponderal, palidez e dor. Vômitos e icterícia são menos comuns. Diarreia, febre e puberdade precoce são raras. Os exames laboratoriais revelam anemia leve, trombocitose com megacariocitose na medula óssea e, às vezes, trombocitopenia secundária a "aprisionamento" das plaquetas. A elevação dos níveis das enzimas hepáticas transaminases e da fosfatase alcalina é variável, enquanto aumento discreto da bilirrubina ocorre em até 15% dos casos. A AFP está muito elevada em quase 70% dos pacientes (60). Embora não seja específico do hepatoblastoma, este marcador proteico, com meia-vida de 4 a 6 dias, é útil na investigação diagnóstica, na avaliação da resposta ao tratamento e na detecção de recorrência tumoral. No entanto, deve-se ressaltar que nem todas as lesões metastáticas recorrentes são positivas para a AFP, embora o tumor primário fosse positivo. Todos os valores da AFP devem ser comparados com as faixas de referência para a idade, porque os níveis são normalmente elevados no período neonatal e depois caem aos níveis adultos até a idade de 9 meses (61).

As radiografias do abdome mostram hepatomegalia, sendo o aumento do lobo direito mais comum. Ocorrem áreas de calcificação em até 20% dos casos. As radiografias ou TC de tórax podem revelar metástases pulmonares, encontradas em cerca de 10% dos casos ao diagnóstico. A TC ou a RM de abdome pode ajudar a avaliar o tamanho do tumor e a ressecabilidade cirúrgica.

O prognóstico dos pacientes com hepatoblastoma parece depender principalmente da ressecabilidade e das características histológicas da lesão (62). A excisão cirúrgica total é possível em 40 a 75% dos pacientes, porém a taxa de mortalidade peroperatória pode chegar 10 a 25%. As recorrências locais e metastáticas após a ressecção cirúrgica geralmente aparecem em 36 meses; as recorrências podem surgir até 8 anos após a cirurgia.

A histopatologia do hepatoblastoma pode ser definida em dois padrões principais. O primeiro é o tipo epitelial fetal puro, que está associado a melhor desfecho. O segundo tipo, composto por elementos epiteliais e mesenquimais, geralmente é chamado de hepatoblastoma misto e encerra prognóstico mais reservado. Ademais, alguns hepatoblastomas têm elementos anaplásicos ou sarcomatosos que implicam prognóstico sombrio.

Embora alguns relatos tenham demonstrado que aproximadamente 30 a 60% dos pacientes são curados por ressecção cirúrgica total para doença localizada, outros mostraram que a quimioterapia adjuvante após a ressecção do tumor reduz bastante o risco de ocorrência de metástases distantes. Para aquelas crianças com tumores primários irressecáveis, a embolização pré-operatória ou poliquimioterapia (PQT) reduz o tamanho do tumor para possibilitar a ressecção (63,64). A maioria dos esquemas de quimioterapia é baseada em cisplatina com taxas de sobrevida de mais de 90% para pacientes com estágios I e II e cerca de 75% para estágios mais avançados. Quando o tumor for irressecável, mesmo após terapia citorredutora, pode-se utilizar o transplante de fígado (65,66).

SARCOMAS DE TECIDOS MOLES

Os tumores de tecidos moles constituem um grupo diverso de neoplasias, todas compartilhando uma origem celular comum de elementos mesenquimais. No lactente, o espectro de tumores de tecidos moles inclui os fibrossarcomas, RMS, sarcomas de tecidos moles não RMS e o tumor rabdoide (ver seção sobre "Neoplasias do rim") (67). O sarcoma de Ewing também é raro em RNs e lactentes.

O rabdomiossarcoma (RMS) representa metade dos sarcomas de tecidos moles, mas é raríssimo no RN (68). Pode ocorrer em vários locais anatômicos, incluindo órbita, nasofaringe, seios nasais, tronco ou extremidades. Como uma apresentação de tumor do sistema geniturinário, geralmente surge da bexiga, da próstata, da vagina ou como a massa paratesticular. No momento do diagnóstico, 20 a 40% dos pacientes têm doença metastática evidente, em geral no pulmão, nos linfonodos, no fígado, na medula óssea, nos ossos e no cérebro.

Após avaliação apropriada do tumor primário e de possíveis locais metastáticos, deve-se tentar uma ressecção cirúrgica total, se isto for exequível com morbidade aceitável (69). A quimioterapia adjuvante, com esquemas geralmente contendo vincristina, actinomicina D, antraciclinas, ciclofosfamida, ifosfamida e irinotecano, prolonga significativamente a sobrevida livre de doença. Se houver doença microscópica residual evidenciada pelas margens cirúrgicas envolvidas, costuma-se usar a irradiação em crianças maiores, mas deve-se modificá-la no RN ou lactente em virtude da toxicidade a longo prazo. O prognóstico para pacientes com RMS depende do estágio à apresentação e da histologia. Em crianças com o subtipo embrionário e tumores em estágio incipiente, a sobrevida livre de doença é superior a 80%, enquanto naquelas com doença mais extensa ou histologia alveolar, o prognóstico permanece reservado.

O fibrossarcoma representa 10% dos sarcomas de tecidos moles em pacientes menores de 15 anos, mais de metade acomete crianças com menos de 5 anos de idade, e um terço apresenta-se em, ou logo após, o nascimento (68). O fibrossarcoma congênito do lactente é uma neoplasia celular mitoticamente ativa com potencial biológico paradoxalmente limitado na maioria das crianças, em contraste com os fibrossarcomas em crianças maiores. Fibrossarcomas e nefromas mesoblásticos são caracterizados por uma translocação resultando em uma proteína de fusão ETV6-NTRK3 (42). O fibrossarcoma origina-se mais comumente nos membros, com os demais casos envolvendo o dorso, o retroperitônio, o sacrocóccix, a cabeça e o pescoço, e ocasionalmente como uma lesão intracardíaca.

Para lesões nos membros, a ressecção cirúrgica completa é curativa em mais de 90% dos casos; as recidivas locais ocorrem em aproximadamente 20 a 40% dos casos. Às vezes, a amputação é imprescindível. A doença metastática ocorre apenas raramente. Para os tumores inacessíveis à ressecção cirúrgica em virtude do tamanho e/ou da localização a PQT pode ser efetiva. Estimou-se a sobrevida global dos lactentes com fibrossarcoma, RMS, ou neoplasias não RMS em cerca de 60 a 70% (68).

Outros distúrbios fibroblásticos proliferativos também podem ser observados em RNs. Os fibromas digitais ocorrem mais comumente como massa de tecidos moles no lado medial dos dedos e normalmente excluem os polegares e hálux. A exemplo do fibrossarcoma, a ressecção cirúrgica pode ser curativa, porém as taxas de recorrência chegam a 75 a 90%.

A fibromatose congênita (i. e., infantil) pode ocorrer como lesões de tecidos moles solitárias ou múltiplas. As lesões solitárias ocorrem em praticamente qualquer área do corpo. Uma apresentação autossômica dominante tem sido associada a mutações no PDGFRB e NOTCH3 (70). Quando se manifesta como lesões múltiplas, podem envolver o tecido subcutâneo, os músculos e os ossos; em alguns casos, pode haver morbidade e mortalidade significativas por envolvimento de órgãos viscerais. Esses distúrbios exibem aspecto patologicamente benigno. O tratamento curativo de lesões isoladas é a ressecção completa. Regressão espontânea pode ocorrer. O comprometimento visceral está associado a um prognóstico menos favorável. Relatou-se que a quimioterapia, incluindo vincristina, actinomicina D e ciclofosfamida juntamente com outros agentes, induz respostas excelentes em RNs com fibromatose irressecável e melhora o prognóstico (71).

NEOPLASIAS E MALFORMAÇÕES VASCULARES

Os hemangiomas são os tumores mais comumente encontrados nos primeiros meses de vida e na infância (72). Mais comumente, aparecem durante a vida fetal ou período neonatal inicial e afetam com maior frequência meninas. A pele é o local mais frequentemente acometido, embora possam surgir em qualquer órgão e geralmente ocorrem em múltiplos locais. São lesões de coloração vermelho-clara a azul, de consistência mole e compressíveis. Seu tamanho varia de alguns milímetros a lesões bastante grandes, podendo envolver grandes áreas da pele ou de órgãos internos. Várias síndromes hereditárias relacionadas com tumores vasculares têm sido associadas a defeitos específicos do gene; além disso, mutações somáticas nos principais genes reguladores foram relatadas em diferentes anormalidades vasculares (73,74).

Sua evolução natural caracteriza-se por rápido crescimento nos primeiros 4 a 6 meses de vida, seguida por estabilização, e então involução gradual ao longo de vários anos. Devem ser distinguidas de malformações vasculares como as fístulas arteriovenosas, que representam desenvolvimento vascular anômalo e não demonstram proliferação de células endoteliais. As malformações vasculares comumente se manifestam ao nascimento e aumentam de tamanho juntamente com o paciente, sem a fase habitual de involução. Linfangiomas também representam malformações e podem ser observados em conjunto com malformações do vaso sanguíneo (75).

As complicações clínicas que advêm dos hemangiomas são geralmente secundárias ao seu tamanho, local de origem e fisiologia. Podem comprometer a visão por obliteração do olho; causar angústia respiratória por compressão da traqueia; levam a insuficiência cardíaca congestiva grave e até mesmo fatal quando são muito grandes, provocam hemorragia no sistema digestório ou no SNC; ou coagulopatia de consumo por aprisionamento de plaquetas e fibrinogênio, como na síndrome de Kasabach-Merritt. A RM é uma modalidade de exame de imagem bastante útil para tumores vasculares.

O primeiro princípio do tratamento deve ser não provocar dano, uma vez que a maioria desses hemangiomas regredirá espontaneamente (76). Não obstante, quando eles geram morbidade significativa, a intervenção pode ser necessária. Diversas abordagens de tratamento podem ser eficazes, dependendo das circunstâncias de cada paciente. Geralmente evita-se radioterapia devido à fraca resposta resultante, mas também efeitos colaterais adversos resultantes, como cicatrizes cutâneas, dermatite, perturbações do crescimento e processos malignos secundários. A cirurgia pode ser difícil para lesões grandes e acarretar cicatrizes disformes. Para as lesões grandes no fígado, a ligadura e a embolização da artéria hepática às vezes são bem-sucedidas no controle da insuficiência cardíaca de alto débito, mas podem sobrevir necrose hepática, insuficiência renal e outras complicações embólicas. Terapia a *laser* também foi usada. Hemangiomas costumam responder a corticosteroides (77). Interferona alfa demonstrou resultados promissores nos casos resistentes a corticosteroides, mas pode ser associada a diplegia espástica, principalmente em pacientes muito pequenos. Embora verapamil tenha demonstrado atividade significativa nos hemangiomas, deve-se evitar seu uso no RN devido ao risco potencial de indução de apneia. Entretanto, o propranolol tem sido usado com sucesso e tem sido, com frequência, o tratamento escolhido, especialmente para hemangiomas cutâneos (78,79). Também se relatou que o uso de inibidor da via mTOR era efetivo nos casos de resistência ao tratamento (80).

Os tumores cerebrais oriundos do endotélio vascular, como o hemangioendotelioma, hemangiopericitoma e angiossarcoma, são raríssimos mas foram descritos em lactentes (68).

HISTIOCITOSES

As histiocitoses representam um grupo heterogêneo de distúrbios que envolvem principalmente células apresentadoras de antígenos provenientes da medula óssea. Esses distúrbios geralmente são classificados como (i) distúrbios de células dendríticas, incluindo histiocitose de células de Langerhans (HCL), doença xantogranulomatosa juvenil (XGJ) e doença de Erdheim-Chester (DEC); (ii) distúrbios relacionados a macrófagos, incluindo linfo-histiocitose hemofagocítica (LHH) e doença de Rosai-Dorfman (DRD); e (iii) distúrbios histiocíticos malignos, incluindo sarcomas histiocíticos. Embora HCL, DEC ou DRD possam ocorrer juntas no mesmo paciente, DEC e DRD geralmente não são observadas em RN.

A HCL inclui os distúrbios historicamente denominados granuloma eosinofílico, doença de Hand-Schuller-Christian e doença de Abt-Letterer-Siwe. O diagnóstico é definido por biopsia, que evidencia alterações patológicas típicas, incluindo tipicamente um infiltrado reativo histologicamente misto de células como eosinófilos, neutrófilos, linfócitos, células gigantes multinucleadas e histiócitos. Os histiócitos de lesão geralmente expressam antígenos CD1a, CD205 (langerina) e S100. Diversos estudos demonstraram que a HCL é um distúrbio neoplásico clonal com 50 a 60% dos casos associados a mutações ativadoras de *BRAF* ou de membros da via RAS/RAF/ERK (81-85). Os casos congênitos observados com essas mutações e um alto nível de concordância em gêmeos idênticos sugerem herança da linha germinativa, bem como compartilhamento de circulação placentária das células neoplásicas que adquiriram uma mutação somática (82,86).

O comprometimento disseminado de HCL normalmente é clinicamente fulminante e ocorre mais comumente no primeiro ano de vida e, ocasionalmente, em RNs. Os RNs apresentam com frequência erupções escamosas, seborreicas, eczematoides ou maculopapulares, envolvendo couro cabeludo, face, canais auditivos, abdome, axilas, ânus e virilha (Figura 49.3). Hepatoesplenomegalia é comum, e pode haver sinais de disfunção hepática com hipoproteinemia e coagulopatia. Secreção auricular, linfadenopatia, tosse e taquipneia são comuns. Tais lactentes costumam ter irritabilidade e atraso do crescimento, em virtude da doença crônica e disfunção hepática, ou da má absorção por infiltração do sistema digestório. Com frequência, há lesões ósseas líticas.

O prognóstico para doença sistêmica que envolve fígado, baço e medula óssea junto com disfunção é ruim apesar da quimioterapia combinada, especialmente para os pacientes que mostram uma resposta desfavorável à terapia inicial. O tratamento geralmente baseia-se nos esquemas de estudo da International Histiocyte Society que usam vimblastina e corticosteroides (87). Um ensaio randomizado incluindo metotrexato em combinação com vimblastina e corticosteroides *versus* vimblastina com corticosteroide não apresentou qualquer vantagem para a inclusão do metotrexato, bem como mais morbidade associada (87). Para doença refratária, tem-se usado cladribina, cladribina com dose alta de citarabina, clofarabina, bem como agentes imunossupressores, como anticorpo monoclonal anti-CD52 e ciclosporina (88-92). Os fármacos que seletivamente têm como alvo a via RAS/RAF/ERK para pacientes cujo HCL apresenta mutações relevantes estão sendo estudados (93). O que é mais importante, cerca de 50% dos RNs apenas com comprometimento cutâneo podem mostrar remissões espontâneas ao longo de várias semanas a meses; tais RNs devem ser acompanhados sem tratamento (94,95). A histiocitose autolimitada congênita também é conhecida como uma retículo-histiocitose autolimitada ou doença de Hashimoto-Pritzker. A doença é realmente uma forma de autorresolução da HCL que geralmente é evidente ao nascer ou durante o período neonatal como pápulas cutâneas castanho-avermelhadas que, às vezes, ulceram (96). De modo geral, a regressão espontânea ocorre durante os 3 primeiros meses de vida, e intervenções terapêuticas não são necessárias. Como, em alguns pacientes, a doença evolui para comprometimento disseminado, um acompanhamento cuidadoso é importante.

O granuloma eosinofílico é encontrado predominantemente em crianças maiores, adolescentes e adultos jovens, e em geral apresenta-se como lesões ósseas líticas solitárias ou múltiplas. A curetagem cirúrgica geralmente é curativa. O prognóstico é excelente. Recidivas locais raramente precisam de outra cirurgia e, com frequência, podem ser tratadas com injeção local de esteroides se em local de fácil acesso; relatou-se que os agentes anti-inflamatórios não esteroides (AINEs) como a indometacina bem como bisfosfonatos são efetivos (97-99). Doença óssea multifocal ou multissistêmica ocorre mais comumente em crianças com idades entre os 2 e 5 anos. A apresentação é caracterizada por lesões ósseas líticas multifocais dolorosas e, particularmente no crânio; exoftalmia; comprometimento dos tecidos moles orais; exantema eczematoide; comprometimento gastrintestinal; e diarreia com sangue, bem como diabetes insípido secundário à infiltração do hipotálamo. De modo geral, a evolução clínica é crônica, com múltiplas recorrências ao longo de vários anos. Quando há lesões ósseas multifocais ou doença multissistêmica, indica-se quimioterapia. Sequelas a longo prazo são comuns, com colangite esclerosante, fibrose pulmonar e doença neurodegenerativa do SNC sendo as mais graves; assim, RNs tratados para HCL devem obter acompanhamento de perto e a longo prazo (100-102).

XGJ ocorre mais comumente com um ou vários nódulos cutâneos que são amarelo-acastanhados a vermelhos, firmes e elevados. Em RNs, a XGJ também pode ocorrer em uma forma disseminada conhecida como xantoma disseminado. A idade média de início é aproximadamente 2 anos. A doença é histologicamente caracterizada, semelhante a DEC, por histiócitos preenchidos por lipídios que mostram expressão variável de S100 e algumas células gigantes multinucleadas. As descrições de mutações ativadoras em *BRAF* não foram relatadas para XGJ (103).

XGJ geralmente permanece limitada em extensão e frequentemente exibe remissão espontânea, principalmente em RNs. Mesmo a forma disseminada da XGJ, que pode comprometer diversos órgãos, pode apresentar remissão espontânea. A excisão de lesões localizadas pode ser curativa, e a quimioterapia, como vimblastina associada à prednisona, pode ser efetiva, embora não

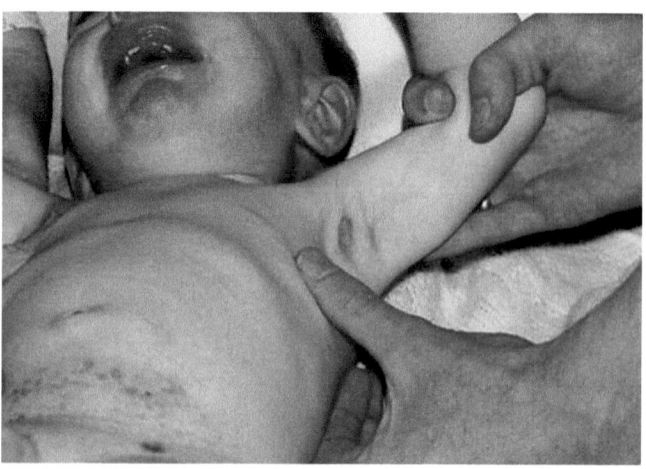
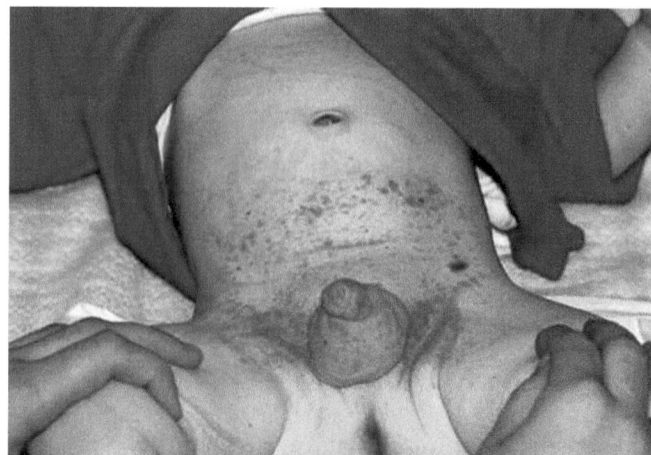

Figura 49.3 Apresentações cutâneas de HCL do recém-nascido. (Esta figura encontra-se reproduzidas em cores no Encarte.)

necessariamente capaz de erradicar a doença, na doença disseminada não regressiva. DEC ocorre principalmente em adultos mais velhos e, embora apresente algumas semelhanças histológicas à XGJ, também é associada a outro padrão clínico de comprometimento de órgãos e a uma alta frequência de mutações *BRAF* (93,103-105).

Os distúrbios da LHH relacionados aos macrófagos são caracterizados pela produção sistêmica e excessiva de citocinas inflamatórias que levam a ativação do macrófago, hemofagocitose, hepatoesplenomegalia, febre, hipotensão, insuficiência renal, insuficiência pulmonar com extravasamento capilar, linfadenopatia pancitopenia, coagulopatia e comprometimento do SNC com convulsões e, às vezes, obnubilação. LHH pode ser hereditária como uma doença autossômica recessiva devido à mutação de uma variedade de genes importantes para formação de grânulos citolíticos e função dos linfócitos T citolíticos e células NK (*natural killer*). Algumas formas de LHH também estão ligadas ao X e envolvem ativação de linfócitos e vias de sobrevida. As formas herdadas estão associadas a consanguinidade parental e ocorrem mais comumente no primeiro ano de vida e na primeira infância, geralmente iniciadas por uma infecção viral (80). A LHH também pode ocorrer como uma doença adquirida geralmente relacionada a determinadas infecções virais, como CMV e EBV, mas também a várias outras causas que levam à função imune alterada, como agentes imunossupressores, bem como processo maligno concomitante. Distúrbios metabólicos e hereditários raros, como intolerância a proteína lisinúrica, podem se apresentar com sinais e sintomas de LHH (106).

Critérios diagnósticos específicos foram desenvolvidos para LHH. É necessário o achado de 5 de 8 dos critérios a seguir: febre, esplenomegalia, citopenias (> 2 linhagens afetadas), hipertrigliceridemia e/ou hipofibrinogenemia, hemofagocitose da medula óssea, atividade baixa ou ausente de células *natural killer* [NK], ferritina alta (> 500 mg/mℓ) e CD25 solúvel elevado (receptor de IL-2, > 2.400 U/mℓ). Evidências de mutações de perda de função de qualquer um dos genes ligados à LHH também são diagnósticas (107).

Reconhecimento e início rápido de tratamento para crianças com LHH são críticos. Ensaios clínicos internacionais estabeleceram o uso de abordagens de imunoquimioterapia que incluem dexametasona em alta dose e etoposídeo juntamente com ciclosporina (80). Globulina antitimócito (GAT) ou anti-CD52 (alentuzumabe) também foi usado e, em alguns casos, anti-IL6 (tocilizumabe) (80,108). A única terapia curativa para formas hereditárias de LHH é o transplante de células-tronco hematopoéticas, com sobrevida de aproximadamente 70%, embora sejam comuns sequelas adversas a longo prazo (80,108). Ensaios clínicos abordando terapias gênicas estão em suas fases iniciais.

DRD, também conhecida como histiocitose sinusal com linfadenopatia maciça (HSLM), é um distúrbio raro relacionado a macrófagos, caracterizado pelo acúmulo de macrófagos que expressam CD14, CD68, CD163, expressão variável de S100 e fascina (109). Emperipolese, o engolfamento de células intactas para o citoplasma de outra célula, é uma característica distinta de DRD. A doença, que geralmente ocorre nas duas primeiras décadas de vida, pode afetar pessoas de qualquer idade. Os sinais e os sintomas incluem febre, fadiga e perda ponderal, juntamente com nódulos cutâneos e infiltração nos linfonodos, nas glândulas parótidas e salivares, bem como qualquer outro órgão, incluindo o SNC. Embora a doença seja geralmente autolimitada, a quimioterapia sistêmica é, às vezes, justificada pelos distúrbios clínicos significativos. Em tais casos, o tratamento com vimblastina associada a prednisona, cladribina, clofarabina ou 6-mercaptopurina oral e metotrexato mostrou-se eficaz em um pequeno número de pacientes.

Sarcomas histiocíticos malignos podem ser oriundos de macrófagos ou linhagens celulares dendríticas. Os achados histopatológicos se caracterizam por células grandes não coesas com núcleos pleomórficos e nucléolos proeminentes; pode ser encontrada hemofagocitose juntamente com células gigantes multinucleadas. Raramente ocorrem em crianças muito pequenas. A apresentação pode ser massa solitária em qualquer local anatômico ou pode ser como uma doença disseminada. A excisão cirúrgica completa de doença localizada pode ser curativa, mas a quimioterapia baseada em esquemas direcionados para linfoma e, às vezes, radioterapia podem ser necessárias (110,111).

QUESTÕES TERAPÊUTICAS E EFEITOS TARDIOS DO TRATAMENTO

As questões que envolvem o tratamento do câncer em lactentes e crianças pequenas são singulares. Em virtude da sua idade muito baixa, o equilíbrio entre o tratamento e os efeitos colaterais a longo prazo torna-se especialmente importante. A colaboração próxima e coordenada de especialistas e médicos da assistência primária é crucial.

O tratamento cirúrgico deve considerar os aspectos peculiares da biologia neonatal. Alguns tumores, como os hemangiomas e o neuroblastoma no estágio IV-S, frequentemente involuem ou regridem por si sós, portanto, não é necessária intervenção cirúrgica. No caso de outros tumores, como os neuroblastomas localizados, a ressecção total pode ser desnecessária, enquanto nos casos de hepatoblastoma, a ressecção total é mais crítica.

Os efeitos deletérios da irradiação de lactentes são profundamente demonstrados no tratamento de pacientes com tumores cerebrais, resultando em incidência e grau elevados de déficits físicos e neurocognitivos. O crescimento do esqueleto também pode ser muito comprometido, com deformidades dos membros e escoliose. O fígado, os pulmões e os rins são órgãos grandes cuja função a curto e longo prazos pode ser prejudicada. Além disso, o aparecimento tardio de segundos tumores pode aumentar sobremodo em consequência dos efeitos mutagênicos da irradiação.

O uso de quimioterapia no RN é complicado por diferenças singulares na absorção, na distribuição, no metabolismo e na excreção dos fármacos (26,112). Ademais, tais características se modificam constantemente, à medida que o lactente sofre mudanças rápidas relacionadas com o desenvolvimento. Há considerações especiais referentes à absorção, à distribuição, ao metabolismo e à eliminação dos fármacos. A absorção pelo sistema digestório é mais lenta nos RNs, variando de 6 a 8 horas. Também há níveis reduzidos de enzimas gastrintestinais importantes, principalmente nos RNs e lactentes com menos de 4 meses de idade. A distribuição dos fármacos em RNs e lactentes também é alterada em parte devido ao alto conteúdo de água corporal (aproximadamente 75% do peso corporal total e 40% é extracelular), afetando, assim, a distribuição dos fármacos hidrossolúveis; tal fisiologia exclusiva sugere que fármacos hidrossolúveis sejam dosados com base na área de superfície corporal em vez de no peso. O metabolismo do fármaco neonatal também é reduzido, em parte devido a níveis menores de várias enzimas que metabolizam o fármaco, como aquelas da via p450 do fígado e excreção biliar reduzida. Fármacos, como ciclofosfamida, antraciclinas e vincristina, resultam em exposições prolongadas e aumento da toxicidade. A eliminação dos fármacos, particularmente a excreção renal, em RNs também é reduzida devido à sua taxa de filtração glomerular (TFG) reduzida, que não atinge os níveis adultos até depois dos 3 a 5 meses de idade. Além disso, o pH urinário é menor nos RNs e nos lactentes, exigindo considerações especiais para fármacos, como metotrexato, que são preferencialmente excretados em um pH maior.

Vale observar que alguns dos sinais e sintomas de toxicidade do fármaco podem ser sutis em RNs e refletem o repertório comportamental frequentemente mais limitado. Por exemplo, a neurotoxicidade da vincristina pode ser refletida em irritabilidade e rouquidão do choro. Os sobreviventes do tratamento bem-sucedido de processos malignos no primeiro ano de vida devem ser acompanhados estreitamente com atenção às sequelas a longo prazo.

REFERÊNCIAS BIBLIOGRÁFICAS

1. Bader JL, Miller RW. US cancer incidence and mortality in the first year of life. *Am J Dis Child* 1979;133(2):157.
2. Borch K, et al. Neonatal cancer in Denmark 1943–1985. *Ugeskr Laeger* 1994;156(2):176.
3. Vasilatou-Kosmidis H. Cancer in neonates and infants. *Med Pediatr Oncol* 2003;41(1):7.
4. Satge D, et al. A fetus with Down syndrome and intratubular germ cell neoplasia. *Pediatr Pathol Lab Med* 1996;16(1):107.
5. Reardon JT, et al. In vitro repair of oxidative DNA damage by human nucleotide excision repair system: possible explanation for neurodegeneration in xeroderma pigmentosum patients. *Proc Natl Acad Sci U S A* 1997;94(17):9463.
6. Abdel-Hady el-S, et al. Cancer during pregnancy: perinatal outcome after in utero exposure to chemotherapy. *Arch Gynecol Obstet* 2012;286(2):283.
7. Milojkovic D, Apperley JF. How I treat leukemia during pregnancy. *Blood* 2014;123(7):974.
8. Infante-Rivard C, et al. Childhood acute lymphoblastic leukemia associated with parental alcohol consumption and polymorphisms of carcinogen-metabolizing genes. *Epidemiology* 2002;13(3):277.
9. Mosse YP, et al. Identification of ALK as a major familial neuroblastoma predisposition gene. *Nature* 2008;455(7215):930.
10. Bourdeaut F, et al. ALK germline mutations in patients with neuroblastoma: a rare and weakly penetrant syndrome. *Eur J Hum Genet* 2012;20(3):291.
11. Cazes A, et al. Characterization of rearrangements involving the ALK gene reveals a novel truncated form associated with tumor aggressiveness in neuroblastoma. *Cancer Res* 2013;73(1):195.
12. Fisher JP, Tweddle DA. Neonatal neuroblastoma. *Semin Fetal Neonatal Med* 2012;17(4):207.
13. Cohn SL, et al. The International Neuroblastoma Risk Group (INRG) classification system: an INRG Task Force report. *J Clin Oncol* 2009;27(2):289.
14. Beckwith JB, Perrin EV. In situ neuroblastomas: a contribution to the natural history of neural crest tumors. *Am J Pathol* 1963;43:1089.
15. Woods WG. Screening for neuroblastoma: the final chapters. *J Pediatr Hematol Oncol* 2003;25(1):3.
16. Tsubono Y, Hisamichi S. A halt to neuroblastoma screening in Japan. *N Engl J Med* 2004;350(19):2010.
17. Strother DR, et al. Outcome after surgery alone or with restricted use of chemotherapy for patients with low-risk neuroblastoma: results of Children's Oncology Group study P9641. *J Clin Oncol* 2012;30(15):1842.
18. Rubie H, et al. Excellent outcome with reduced treatment in infants with nonmetastatic and unresectable neuroblastoma without MYCN amplification: results of the prospective INES 99.1. *J Clin Oncol* 2011;29(4):449.
19. Davidoff AM. Neuroblastoma. *Semin Pediatr Surg* 2012;21(1):2.
20. Field M, Shanley S, Kirk J. Inherited cancer susceptibility syndromes in paediatric practice. *J Paediatr Child Health* 2007;43(4):219.
21. Moll AC, et al. At what age could screening for familial retinoblastoma be stopped? A register based study 1945–98. *Br J Ophthalmol* 2000;84(10):1170.
22. Carr N, Foster P. Examination of the newborn: the key skills. Part 1. The eye. *Pract Midwife* 2014;17(1):26.
23. Azar D, Donaldson C, Dalla-Pozza L. Questioning the need for routine bone marrow aspiration and lumbar puncture in patients with retinoblastoma. *Clin Experiment Ophthalmol* 2003;31(1):57.
24. Chantada GL, et al. Impact of chemoreduction for conservative therapy for retinoblastoma in Argentina. *Pediatr Blood Cancer* 2014;61(5):821.
25. Manjandavida FP, et al. Management and outcome of retinoblastoma with vitreous seeds. *Ophthalmology* 2014;121(2):517.
26. Orbach D, et al. Neonatal cancer. *Lancet Oncol* 2013;14(13):e609.
27. Friedrich C, et al. Treatment of young children with CNS-primitive neuroectodermal tumors/pineoblastomas in the prospective multicenter trial HIT 2000 using different chemotherapy regimens and radiotherapy. *Neuro Oncol* 2013;15(2):224.
28. Dunham C, Pillai S, Steinbok P. Infant brain tumors: a neuropathologic population-based institutional reappraisal. *Hum Pathol* 2012;43(10):1668.
29. Venkatramani R, et al. Outcome of infants and young children with newly diagnosed ependymoma treated on the "Head Start" III prospective clinical trial. *J Neurooncol* 2013;113(2):285.
30. Kordes U, et al. Favorable outcome of patients affected by rhabdoid tumors due to rhabdoid tumor predisposition syndrome (RTPS). *Pediatr Blood Cancer* 2014;61(5):919.
31. Chi SN, et al. Intensive multimodality treatment for children with newly diagnosed CNS atypical teratoid rhabdoid tumor. *J Clin Oncol* 2009;27(3):385.
32. Kreiger PA, et al. Loss of INI1 expression defines a unique subset of pediatric undifferentiated soft tissue sarcomas. *Mod Pathol* 2009;22(1):142.
33. Varan A, et al. Primitive neuroectodermal tumors of the central nervous system associated with genetic and metabolic defects. *J Neurosurg Sci* 2012;56(1):49.
34. Vormoor J, Chintagumpala M. Leukaemia & cancer in neonates. *Semin Fetal Neonatal Med* 2012;17(4):183.
35. Wiemels J, Kang M, Greaves M. Backtracking of leukemic clones to birth. *Methods Mol Biol* 2009;538:7.
36. Greaves M. In utero origins of childhood leukaemia. *Early Hum Dev* 2005;81(1):123.
37. van der Linden MH, Creemers S, Pieters R. Diagnosis and management of neonatal leukaemia. *Semin Fetal Neonatal Med* 2012;17(4):192.
38. Nikolaev SI, et al. Exome sequencing identifies putative drivers of progression of transient myeloproliferative disorder to AMKL in infants with Down syndrome. *Blood* 2013;122(4):554.
39. Yoshida K, et al. The landscape of somatic mutations in Down syndrome-related myeloid disorders. *Nat Genet* 2013;45(11):1293.
40. Creutzig U, et al. Diagnosis and management of acute myeloid leukemia in children and adolescents: recommendations from an international expert panel. *Blood* 2012;120(16):3187.
41. Burnett AK, et al. Optimization of chemotherapy for younger patients with acute myeloid leukemia: results of the medical research council AML15 trial. *J Clin Oncol* 2013;31(27):3360.
42. Adem C, et al. ETV6 rearrangements in patients with infantile fibrosarcomas and congenital mesoblastic nephromas by fluorescence in situ hybridization. *Mod Pathol* 2001;14(12):1246.
43. Neylon OM, Werther GA, Sabin MA. Overgrowth syndromes. *Curr Opin Pediatr* 2012;24(4):505.
44. Morris MR, Astuti D, Maher ER. Perlman syndrome: overgrowth, Wilms tumor predisposition and DIS3L2. *Am J Med Genet C Semin Med Genet* 2013;163C(2):106.
45. Hamilton TE, et al. The management of synchronous bilateral Wilms tumor: a report from the National Wilms Tumor Study Group. *Ann Surg* 2011;253(5):1004.
46. Sudour H, et al. Bilateral Wilms tumors (WT) treated with the SIOP 93 protocol in France: epidemiological survey and patient outcome. *Pediatr Blood Cancer* 2012;59(1):57.
47. Shamberger RC, et al. Long-term outcomes for infants with very low risk Wilms tumor treated with surgery alone in National Wilms Tumor Study-5. *Ann Surg* 2010;251(3):555.
48. Green DM, et al. Outcome of patients with Stage II/favorable histology Wilms tumor with and without local tumor spill: a report from the National Wilms Tumor Study Group. *Pediatr Blood Cancer* 2014;61(1):134.
49. Bonnin JM, et al. The association of embryonal tumors originating in the kidney and in the brain. A report of seven cases. *Cancer* 1984;54(10):2137.
50. Seibel NL, et al. Effect of duration of treatment on treatment outcome for patients with clear-cell sarcoma of the kidney: a report from the National Wilms' Tumor Study Group. *J Clin Oncol* 2004;22(3):468.
51. Barksdale EM Jr, Obokhare I. Teratomas in infants and children. *Curr Opin Pediatr* 2009;21(3):344.
52. Mann JR, et al. Mature and immature extracranial teratomas in children: the UK Children's Cancer Study Group experience. *J Clin Oncol* 2008;26(21):3590.
53. Gabra HO, et al. Sacrococcygeal teratoma—a 25-year experience in a UK regional center. *J Pediatr Surg* 2006;41(9):1513.
54. Amirav I, Newhouse MT. Deposition of small particles in the developing lung. *Paediatr Respir Rev* 2012;13(2):73.
55. Khan A, et al. Hepatoblastoma in child with fetal alcohol syndrome. *Lancet* 1979;1(8131):1403.
56. Otten J, et al. Hepatoblastoma in an infant after contraceptive intake during pregnancy. *N Engl J Med* 1977;297(4):222.
57. McLaughlin CC, et al. Maternal and infant birth characteristics and hepatoblastoma. *Am J Epidemiol* 2006;163(9):818.
58. Spector LG, Birch J. The epidemiology of hepatoblastoma. *Pediatr Blood Cancer* 2012;59(5):776.
59. Trobaugh-Lotrario AD, Venkatramani R, Feusner JH. Hepatoblastoma in children with Beckwith-Wiedemann syndrome: does it warrant different treatment? *J Pediatr Hematol Oncol* 2014;36(5):369.
60. Murray MJ, Nicholson JC. alpha-Fetoprotein. *Arch Dis Child Educ Pract Ed* 2011;96(4):141.
61. Blohm ME, et al. Alpha 1-fetoprotein (AFP) reference values in infants up to 2 years of age. *Pediatr Hematol Oncol* 1998;15(2):135.
62. Trobaugh-Lotrario AD, et al. Outcomes for patients with congenital hepatoblastoma. *Pediatr Blood Cancer* 2013;60(11):1817.
63. Czauderna P, et al. Guidelines for surgical treatment of hepatoblastoma in the modern era—recommendations from the Childhood Liver Tumour Strategy Group of the International Society of Paediatric Oncology (SIOPEL). *Eur J Cancer* 2005;41(7):1031.
64. Roebuck DJ, et al. 2005 PRETEXT: a revised staging system for primary malignant liver tumours of childhood developed by the SIOPEL group. *Pediatr Radiol* 2007;37(2):123 [quiz 249].
65. Meyers RL, et al. Hepatoblastoma state of the art: pre-treatment extent of disease, surgical resection guidelines and the role of liver transplantation. *Curr Opin Pediatr* 2014;26(1):29.
66. Ravaioli M, et al. Liver transplantation for hepatic tumors: a systematic review. *World J Gastroenterol* 2014;20(18):5345.
67. Cattelani S, et al. The p53 codon 72 Pro/Pro genotype identifies poor-prognosis neuroblastoma patients: correlation with reduced apoptosis and enhanced senescence by the p53-72P isoform. *Neoplasia* 2012;14(7):634.

68. Ferrari A, et al. Neonatal soft tissue sarcomas. *Semin Fetal Neonatal Med* 2012;17(4):231.
69. Spicer RD. Neonatal sarcoma. *Early Hum Dev* 2010;86(10):633.
70. Lee JW. Mutations in PDGFRB and NOTCH3 are the first genetic causes identified for autosomal dominant infantile myofibromatosis. *Clin Genet* 2013;84(4):340.
71. Wu SY, et al. Chemotherapy for generalized infantile myofibromatosis with visceral involvement. *J Pediatr Hematol Oncol* 2014. Epub ahead of print.
72. Hook KP. Cutaneous vascular anomalies in the neonatal period. *Semin Perinatol* 2013;37(1):40.
73. Polvi A, et al. Mutations in CTC1, encoding the CTS telomere maintenance complex component 1, cause cerebroretinal microangiopathy with calcifications and cysts. *Am J Hum Genet* 2012;90(3):540.
74. Ostergaard P, et al. Mutations in GATA2 cause primary lymphedema associated with a predisposition to acute myeloid leukemia (Emberger syndrome). *Nat Genet* 2011;43(10):929.
75. Blei F. Congenital lymphatic malformations. *Ann N Y Acad Sci* 2008; 1131:185.
76. Kwon DY, et al. The E3 ubiquitin ligase mind bomb 1 ubiquitinates and promotes the degradation of survival of motor neuron protein. *Mol Biol Cell* 2013;24(12):1863.
77. Greene AK. Corticosteroid treatment for problematic infantile hemangioma: evidence does not support an increased risk for cerebral palsy. *Pediatrics* 2008;121(6):1251.
78. Xu SQ, et al. Beta-blockers versus corticosteroids in the treatment of infantile hemangioma: an evidence-based systematic review. *World J Pediatr* 2013;9(3):221.
79. Sharma VK, et al. Beta-blockers for the treatment of problematic hemangiomas. *Can J Plast Surg* 2013;21(1):23.
80. Janka GE, Lehmberg K. Hemophagocytic syndromes —an update. *Blood Rev* 2014;28(4):135.
81. Berres ML, et al. BRAF-V600E expression in precursor versus differentiated dendritic cells defines clinically distinct LCH risk groups. *J Exp Med* 2014;211(4):669.
82. Bates SV, et al. BRAF V600E-positive multisite Langerhans cell histiocytosis in a preterm neonate. *AJP Rep* 2013;3(2):63.
83. Badalian-Very G, et al. Pathogenesis of Langerhans cell histiocytosis. *Annu Rev Pathol* 2013;8:1.
84. Haroche J, et al. High prevalence of BRAF V600E mutations in Erdheim-Chester disease but not in other non-Langerhans cell histiocytoses. *Blood* 2012;120(13):2700.
85. Badalian-Very G, et al. Recurrent BRAF mutations in Langerhans cell histiocytosis. *Blood* 2010;116(11):1919.
86. Kansal R, et al. Identification of the V600D mutation in Exon 15 of the BRAF oncogene in congenital, benign langerhans cell histiocytosis. *Genes Chromosomes Cancer* 2013;52(1):99.
87. Gadner H, et al. Therapy prolongation improves outcome in multisystem Langerhans cell histiocytosis. *Blood* 2013;121(25):5006.
88. Jordan MB, et al. Anti-CD52 antibody, alemtuzumab, binds to Langerhans cells in Langerhans cell histiocytosis. *Pediatr Blood Cancer* 2005;44(3):251.
89. Imamura T, et al. Outcome of pediatric patients with Langerhans cell histiocytosis treated with 2 chlorodeoxyadenosine: a nationwide survey in Japan. *Int J Hematol* 2010;91(4):646.
90. Weitzman S, et al. 2'-Chlorodeoxyadenosine (2-CdA) as salvage therapy for Langerhans cell histiocytosis (LCH). Results of the LCH-S-98 protocol of the Histiocyte Society. *Pediatr Blood Cancer* 2009;53(7):1271.
91. Abraham A, et al. Clofarabine salvage therapy for refractory high-risk langerhans cell histiocytosis. *Pediatr Blood Cancer* 2013;60(6):E19.
92. Simko SJ, et al. Clofarabine salvage therapy in refractory multifocal histiocytic disorders, including Langerhans cell histiocytosis, juvenile xanthogranuloma and Rosai-Dorfman disease. *Pediatr Blood Cancer* 2014;61(3):479.
93. Haroche J, et al. Dramatic efficacy of vemurafenib in both multisystemic and refractory Erdheim-Chester disease and Langerhans cell histiocytosis harboring the BRAF V600E mutation. *Blood* 2013;121(9):1495.
94. Lau L, et al. Cutaneous Langerhans cell histiocytosis in children under one year. *Pediatr Blood Cancer* 2006;46(1):66.
95. Battistella M, et al. Neonatal and early infantile cutaneous langerhans cell histiocytosis: comparison of self-regressive and non-self-regressive forms. *Arch Dermatol* 2010;146(2):149.
96. Jensen ML, et al. Congenital self-healing reticulohistiocytosis—an important diagnostic challenge. *Acta Paediatr* 2011;100(5):784.
97. Morimoto A, et al. Nationwide survey of bisphosphonate therapy for children with reactivated Langerhans cell histiocytosis in Japan. *Pediatr Blood Cancer* 2011;56(1):110.
98. Sivendran S, et al. Treatment of Langerhans cell histiocytosis bone lesions with zoledronic acid: a case series. *Int J Hematol* 2011;93(6):782.
99. Tsuda H, Yamasaki H, Tsuji T. Resolution of bone lysis in Langerhans cell histiocytosis by bisphosphonate therapy. *Br J Haematol* 2011;154(3):287.
100. Haupt R, et al. Permanent consequences in Langerhans cell histiocytosis patients: a pilot study from the Histiocyte Society-Late Effects Study Group. *Pediatr Blood Cancer* 2004;42(5):438.
101. Nanduri VR, et al. Long term morbidity and health related quality of life after multi-system Langerhans cell histiocytosis. *Eur J Cancer* 2006;42(15):2563.
102. Mittheisz E, et al. Central nervous system-related permanent consequences in patients with Langerhans cell histiocytosis. *Pediatr Blood Cancer* 2007;48(1):50.
103. Emile JF, et al. BRAF mutations in Erdheim-Chester disease. *J Clin Oncol* 2013;31(3):398.
104. Blombery P, et al. Erdheim-Chester disease harboring the BRAF V600E mutation. *J Clin Oncol* 2012;30(32):e331.
105. Haroche J, et al. Erdheim-Chester disease. *Curr Rheumatol Rep* 2014;16(4):412.
106. Gokce M, et al. Secondary hemophagocytosis in 3 patients with organic acidemia involving propionate metabolism. *Pediatr Hematol Oncol* 2012;29(1):92.
107. Henter JI, et al. HLH-2004: Diagnostic and therapeutic guidelines for hemophagocytic lymphohistiocytosis. *Pediatr Blood Cancer* 2007;48(2):124.
108. Vaiselbuh SR, et al. Updates on histiocytic disorders. *Pediatr Blood Cancer* 2014;61(7):1329.
109. Weitzman S, Jaffe R. Uncommon histiocytic disorders: the non-Langerhans cell histiocytoses. *Pediatr Blood Cancer* 2005;45(3):256.
110. Kairouz S, et al. Dendritic cell neoplasms: an overview. *Am J Hematol* 2007;82(10):924.
111. Saygin C, et al. Dendritic cell sarcoma: a pooled analysis including 462 cases with presentation of our case series. *Crit Rev Oncol Hematol* 2013;88(2):253.
112. Veal GJ, Boddy AV. Chemotherapy in newborns and preterm babies. *Semin Fetal Neonatal Med* 2012;17(4):243.

50 Distúrbios Oculares

Stacy L. Pineles e Sherwin J. Isenberg

INTRODUÇÃO

O olho é possivelmente o órgão de desenvolvimento mais rápido do corpo. Tão cedo quanto 4 a 6 meses após o nascimento, algumas funções oculares estão permanentemente estabelecidas e, se comprometidas, não poderão ser restauradas. O recém-nascido (RN) com um problema oftalmológico grave pode ser comparado com uma bomba-relógio. Não é adequado apenas reverter ou curar o problema imediato, visto que a ambliopia pode permanecer. O tratamento deve ser conduzido de modo rápido e efetivo e a reconstrução (tratamento de ambliopia) tem de ser instituída. Assim, o neonatologista tem a responsabilidade de reconhecer as anormalidades oculares e viabilizar o tratamento precoce.

CONSIDERAÇÕES GERAIS

Ambliopia

A ambliopia pode ser definida como redução da visão na ausência de uma causa orgânica evidente ou esta não é suficiente para explicar a perda visual. A ambliopia pode ser classificada da seguinte forma: por privação (ex-anopsia), por estrabismo ou por ametropia. A forma de ambliopia que é mais temida em lactentes é aquela por privação. Costuma surgir antes de 3 meses de idade. A causa é um bloqueio que impede imagens claras de chegarem à retina. Pode ser unilateral ou bilateral e ser causada por qualquer obstrução ao eixo visual, como catarata, opacidade da córnea ou ptose palpebral intensa. Há urgência considerável na reversão dessa forma de ambliopia porque uma visão boa é possível somente se o eixo visual estiver livre nos primeiros 3 a 6 meses de vida. Essa época coincide com o "período crítico" do desenvolvimento ocular em seres humanos (1). Assim, por exemplo, se uma catarata congênita unilateral significativa for descoberta após 6 meses de idade, uma recuperação visual excelente não é esperada, mesmo após cirurgia e terapia óptica (em geral implante de lente de contato ou lente intraocular).

A ambliopia por estrabismo ocorre porque a criança prefere um olho quando os eixos visuais estão mal-alinhados. A reversão do problema, em geral com oclusão do olho preferido, é possível só até 7 a 9 anos de idade; quanto mais cedo o tratamento começar, melhor. A ambliopia por ametropia geralmente resulta de desigualdade significativa dos erros de refração em cada olho. Esta forma de ambliopia também deve ser revertida até 7 a 9 anos, e em geral o tratamento consiste em óculos (ou lentes de contato) e oclusão do olho sadio. Estas duas formas de ambliopia podem começar nos primeiros meses após o nascimento.

Crescimento e desenvolvimento do olho

Ao nascimento, o diâmetro sagital (axial) do olho é 16 mm em RNs a termo (2). É menor em RNs prematuros ao nascimento. No primeiro ano, esta dimensão cresce 3,8 mm, com metade do aumento esperado ao longo da vida ocorrendo até 12 meses de idade. Com esta informação, pode-se reconhecer a maturidade anatômica precoce do olho.

O diâmetro da córnea é usado como indicador do tamanho de todo o olho. A termo, o diâmetro médio da córnea é 10,0 mm. Microcórnea (< 9 mm) ou megalocórnea (> 11 mm) (Figura 50.1) sugere anormalidade semelhante no tamanho de todo o globo, o que suscita investigação apropriada (ver a seguir). Pode-se utilizar a US para determinar precisamente o tamanho de todo o olho. O reflexo corneopalpebral tátil não existe em 90% dos RNs, mas desenvolve-se em todos até 3 meses de idade (3).

Existem três marcadores do desenvolvimento no olho do prematuro que ajudam o neonatologista a definir a idade pós-concepção do RN. A túnica vascular do cristalino é um plexo temporário de vasos que está visível antes de 32 a 34 semanas pós-concepção, cruzando a pupila anterior ao cristalino. A superfície do cristalino é coberta por esses vasos na idade pós-concepção de 27 a 28 semanas, quando então começam a desintegrar-se (4). Exceto por alguns vasos na periferia do cristalino, eles devem estar plenamente regredidos após 34 semanas (Figura 50.2).

O estado da pupila segue um padrão de desenvolvimento relativamente previsível (Figura 50.3) (5). Na idade pós-concepção de 26 a 31 semanas, o diâmetro pupilar na escuridão relativa é bem grande (até 5,0 mm) e a pupila não responde à luz. Na 31ª semana, o diâmetro da pupila diminuiu para um tamanho estável de 3,5 mm, e a pupila começa a reagir à luz. A reação à luz aumenta de magnitude até atingir a estabilidade ao termo.

O aspecto da mácula na retina é facilmente reconhecido à oftalmoscopia, após dilatação da pupila. O examinador pode avaliar a idade pós-concepção do RN pela observação do desenvolvimento de três pontos de referência na mácula: pigmentação, reflexo anular e fovéola (Quadro 50.1) (6). Com esses três achados anatômicos, pode-se estimar a idade pós-concepção do RN entre 27 semanas e o termo.

TÉCNICAS DE EXAME

Acuidade visual

No período neonatal, raramente existe um motivo para até mesmo tentar definir a acuidade visual do RN. Nos primeiros 2 meses após o nascimento, a acuidade visual não é melhor do que 20/400

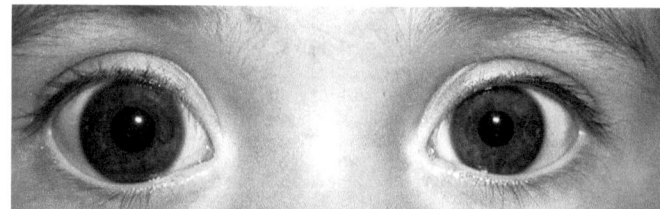

Figura 50.1 Quando o diâmetro da córnea exceder 11 mm em recém-nascidos, é preciso considerar o diagnóstico diferencial.

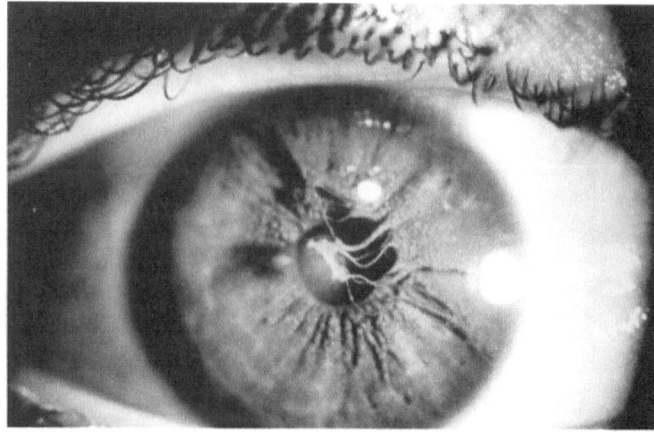

Figura 50.2 Membranas pupilares persistentes, de restos de vasos da túnica vascular do cristalino, são os remanescentes embrionários mais encontrados em adultos.

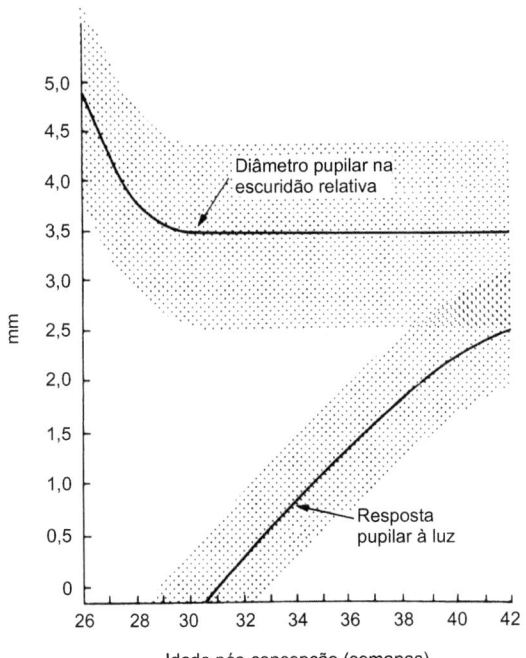

Figura 50.3 Diâmetro da pupila (média ± desvio padrão) em recém-nascidos a termo e prematuros em escuridão relativa (< 10 pés-candelas) e após fotoestimulação (600 pés-candelas). De Isenberg SJ. Examination methods. In: Isenberg SJ, ed. *The eye in infancy*, 2nd ed. St. Louis, MO: Mosby-Year Book, 1994:47, com permissão.

QUADRO 50.1

Desenvolvimento da mácula.

Observações da mácula	Idade pós-concepção (semanas)
Não há pigmentação	31,5 ± 1,5
Aparece pigmentação vermelho-escura	34,8 ± 1,0
Parte do reflexo anular é evidente	34,7 ± 2,4
Reflexo anular completo	36,3 ± 2,2
É difícil reconhecer a depressão foveolar	37,6 ± 3,3
O reflexo foveolar à luz é observado facilmente	41,7 ± 4,0

em virtude da imaturidade da retina. Contudo, a periferia da retina pode ser estimulada com alvos optocinéticos horizontais para provocar nistagmo. Isto comprova que a visão do RN está evoluindo. As respostas de nistagmo vertical desenvolvem-se mais tarde. Técnicas laboratoriais podem ser utilizadas, se necessário, para determinar mais precisamente a acuidade visual. Estas técnicas incluem olhar forçado preferencial, eletrorretinografia de padrões e potenciais evocados visuais. Uma resposta de piscar à luz confirma a existência de percepção da luz.

Segmento anterior

O segmento anterior pode ser examinado por meio de uma lanterna forte, com ampliação fornecida por lupas. De outro modo, pode-se utilizar um oftalmoscópio direto com parâmetro aproximado de +5. O examinador deve inspecionar as pálpebras, as conjuntivas, as córneas, as íris e os cristalinos (lente segundo a Terminologia Anatômica). Pode-se medir o diâmetro das córneas. Conforme descrito previamente, o diâmetro da pupila deve ser observado primeiro sob luz fraca, seguido por avaliação da reatividade à luz forte.

Segmento posterior

Antes de examinar o humor vítreo e a retina, em geral é necessário dilatar a pupila. A escolha do agente midriático é importante porque exames da retina muitas vezes são indicados em RNs pré-termo de baixo peso para excluir a retinopatia da prematuridade. Colírios simpaticomiméticos podem elevar a pressão arterial de RNs de baixo peso (7), enquanto os colírios anticolinérgicos que são considerados de baixa concentração podem aumentar o ácido gástrico significativamente (8). Um colírio midriático seguro e efetivo que é comercializado nos EUA é a associação de fenilefrina a 1,0% e ciclopentolato a 0,2%. Deve-se aplicar uma gota em cada olho e, então, repetir 5 a 10 minutos depois. Uma terceira gota às vezes é necessária se a íris for de pigmentação escura.

Embora as pálpebras possam ser mantidas abertas por um assistente se o exame for breve, em geral utiliza-se um espéculo palpebral concebido especificamente para uso neonatal após aplicação de um colírio anestésico. Enquanto o examinador está manipulando os olhos dos RNs, observou-se que os RNs podem apresentar o reflexo oculocardíaco, definido como qualquer arritmia ou bradicardia igual ou maior que 10%, em até 31% dos casos (9). Portanto, o assistente deve monitorar o RN, além do olho, ao longo de todo o exame retiniano. Durante o exame, a córnea tende a tornar-se seca e opacificar-se um pouco em decorrência do calor da luz, da exposição, da evaporação e da produção reduzida de lágrimas, sobretudo em RNs pré-termo (10). Assim, enquanto garante a estabilidade do espéculo, o assistente também precisa lubrificar a córnea.

ANOMALIAS CONGÊNITAS

Tamanho e forma ocular

Olhos aumentados

Suspeita-se que o olho esteja aumentado quando o diâmetro da córnea ultrapassa 11,0 mm no RN a termo. Para confirmação, obtém-se facilmente uma US em modo A para medir o comprimento axial ocular, que normalmente é de 16 mm ao nascimento (2). Se o olho estiver aumentado, deve-se suspeitar imediatamente de glaucoma infantil causado por hipertensão intraocular. Com frequência, o glaucoma infantil também se apresenta com lacrimejamento, estrabismo, fotossensibilidade e córnea turva (Figura 50.4). Em muitos casos, observa-se que a córnea exibe linhas horizontais denominadas estrias de Haab, que resulta de ruptura da membrana de Descemet (lâmina limitante posterior da córnea segundo a Terminologia Anatômica). Ao exame fundoscópico, observa-se que o nervo óptico apresenta um disco mais escavado. Para diferenciar entre o lacrimejamento do glaucoma e o da obstrução do ducto nasolacrimal bem mais comum, o examinador deve inspecionar o interior das narinas. Se houver lágrimas saindo das narinas, o aparelho nasolacrimal está pérvio e o glaucoma é possível. Se não houver lágrimas na narina, a obstrução do ducto nasolacrimal é mais provável.

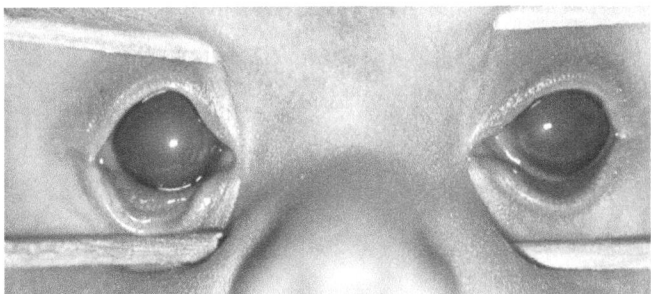

Figura 50.4 Esta córnea está difusamente opacificada e aumentada por causa de glaucoma infantil. (Esta figura encontra-se reproduzida em cores no Encarte.)

O tratamento do glaucoma é razoavelmente urgente porque o glaucoma infantil não controlado causa opacificação da córnea, aumento do olho, miopia significativa e lesão do nervo óptico. Se unilateral, a resultante miopia pode causar ambliopia, ainda que a córnea esteja razoavelmente límpida. A opacificação da córnea pode gerar ambliopia por privação.

O RN tem de ser examinado sob anestesia para confirmar o diagnóstico. Após confirmação, o tratamento é cirúrgico. O oftalmologista precisa abrir o sistema de filtração da rede trabecular, seja interna (goniotomia) ou externamente (trabeculotomia). Caso esses métodos fracassem, o oftalmologista pode criar uma área de filtração externa (trabeculectomia) ou implantar um dispositivo de drenagem artificial.

O glaucoma infantil está associado a outros problemas oculares, como aniridia; goniodisgênese (ou disgênese mesodérmica), que inclui as síndromes de Axenfeld e Rieger; e vasculatura fetal persistente (ver adiante) e após cirurgia para catarata. Foi associado a vários distúrbios sistêmicos e síndromes, como a síndrome de Sturge-Weber, a neurofibromatose, a síndrome de Marfan, a síndrome de Pierre Robin, a homocistinúria, a síndrome de Lowe, a rubéola, a síndrome de Rubinstein-Taybi e anormalidades cromossômicas.

A córnea também pode estar estruturalmente aumentada sem glaucoma. Neste caso, contudo, o resto do olho tem formato normal, o que é demonstrado à US e uma pressão intraocular normal. A megalocórnea é incomum e geralmente tem um padrão de herança ligada ao X.

Microftalmia

Um olho pequeno apresenta-se com diâmetro da córnea inferior a 9 mm no RN a termo. A confirmação à US de um comprimento axial menor que os 16 mm normais é desejável. A microftalmia abrange desde um olho que é discretamente menor que o normal, mas de resto íntegro, até um olho tão pequeno que não é encontrado no exame rotineiro (anoftalmia). Nos casos de anoftalmia, um olho pequeno e frequentemente cístico pode ser demonstrado pela RM, TC ou US. Pode estar associada à síndrome de Klinefelter ou à trissomia do 13.

Há dois distúrbios oftálmicos frequentes associados à microftalmia. Um coloboma é uma lacuna desenvolvimental que em geral localiza-se inferiormente no olho. É reconhecido externamente como uma incisura inferior na pupila causada por ausência de tecido da íris ("pupila em buraco de fechadura ou vazada"), o que *per se* não afeta a visão. O defeito também pode atingir o nervo óptico, a mácula e outras partes da retina, o que pode resultar em cegueira legal (Figura 50.5). Os oftalmologistas têm reconhecido a combinação frequente de achados sistêmicos associados à síndrome CHARGE, consistindo em coloboma (C), defeitos cardíacos (H), atresia dos coános (A), retardo do crescimento e desenvolvimento (R), hipoplasia genital (G) e anomalias nas orelhas e surdez (E). Paralisia facial também é comum. No mínimo quatro desses achados são imprescindíveis para definir o diagnóstico.

Um segundo distúrbio oftálmico comumente associado à microftalmia é a vasculatura fetal persistente, anteriormente conhecida como humor vítreo primário hiperplásico (11). Este distúrbio muitas vezes está associado a microftalmia e hipoplasia da fóvea, porque representa uma parada do desenvolvimento ocular. Muitas das sequelas resultam de vasos normais no vítreo, cristalino anterior e equador, causando membranas pupilares persistentes, estruturas estreladas pigmentadas na cápsula anterior do cristalino, remanescentes fibrovasculares no nervo óptico (papila de Bergmeister) e ausência de fixação da retina. Podem sobrevir eventos secundários graves, como catarata, glaucoma, subluxação do cristalino, opacidades da córnea, hemorragias intraoculares, descolamentos da retina e inflamação crônica. Como algumas dessas manifestações são tratáveis, o neonatologista deve solicitar um parecer oftalmológico para todo RN com microftalmia.

Anormalidades palpebrais

A ptose palpebral congênita é prontamente evidente para os pais e todos aqueles que observam o RN. Deve ser feito encaminhamento precoce para um oftalmologista. Reconhecer a cronologia apropriada da correção cirúrgica é importante. Se a ptose ameaçar a visão do RN, deve-se corrigi-la precocemente – até mesmo nos primeiros meses de vida. A visão pode ser ameaçada de duas maneiras. Se a ptose for total ou quase total, o eixo visual será obstruído e a criança pode apresentar ambliopia por privação. Isto é incomum porque a ptose raramente é total e a criança, após conseguir o controle da cabeça, levanta o queixo para ver por baixo da pálpebra ptótica. Um mecanismo mais provável de perda visual em potencial é por astigmatismo induzido por aplicação de pressão delicada à córnea pela pálpebra ptótica. Esse astigmatismo unilateral pode causar ambliopia refrativa, até mesmo no lactente pequeno. Se a visão não estiver ameaçada, pode-se adiar a cirurgia até 4 ou 5 anos de idade.

Diversos tumores palpebrais podem estar presentes ao nascimento. O mais frequente é o hemangioma capilar (Figura 50.6), que geralmente continua a crescer após o nascimento. A pele

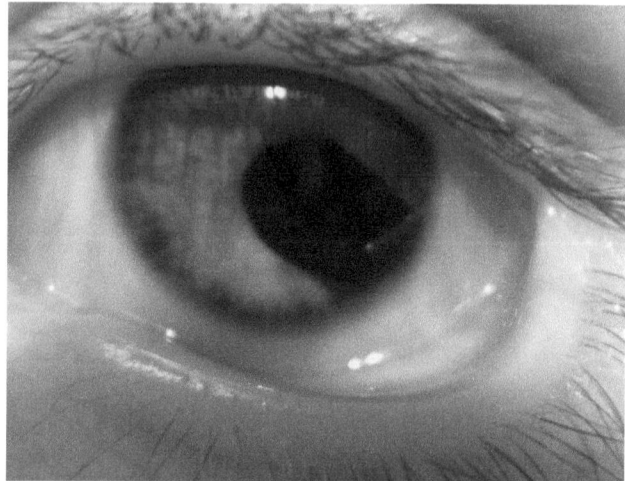

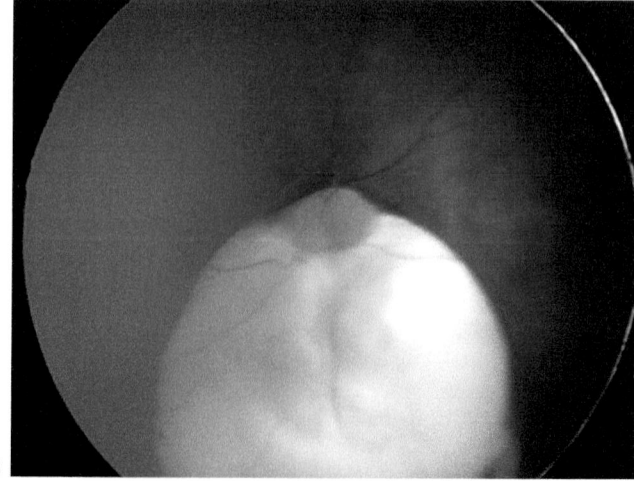

Figura 50.5 A. O defeito inferior da íris, que se assemelha a um buraco de fechadura, não prejudica a visão. **B.** Neste coloboma do polo posterior do fundo de olho, o nervo óptico aparece no topo. Um defeito tão grande quanto este comprometerá a visão, especialmente se as fibras para a mácula forem deficientes. (Esta figura encontra-se reproduzida em cores no Encarte.)

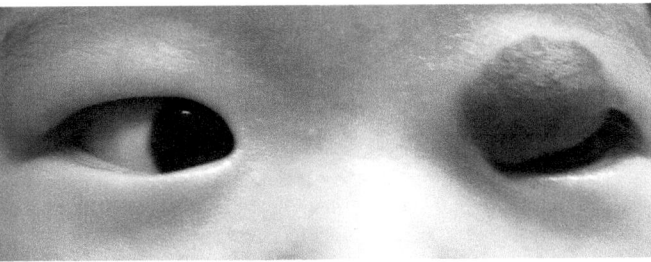

Figura 50.6 Um hemangioma da pálpebra não compromete a visão, ainda que seja grande. (Esta figura encontra-se reproduzida em cores no Encarte.)

sobre a massa pode ser ondulada e vermelha, assemelhando-se a um morango, ou assumir uma cor violácea difusa se a lesão for mais profunda. A lesão não se deixa transiluminar e tem consistência esponjosa. Se não tratados, a maioria desses tumores involui espontaneamente após 1 a 2 anos de idade. O tratamento é indicado se a visão for ameaçada por obstrução do eixo visual ou indução de astigmatismo, conforme já mencionado. Uma opção de tratamento é a injeção de uma combinação de esteroides diretamente no tumor ou por corticosteroides sistêmicos. A via direta talvez seja mais segura. Resultados favoráveis foram recentemente relatados com propranolol VO (12,13). Respostas dramáticas foram observadas em crianças, mesmo depois de alguns dias de tratamento com propranolol VO. No entanto, o uso do propranolol exige monitoramento dos efeitos colaterais sistêmicos, como bradicardia, hipoglicemia e angústia respiratória. Portanto, os riscos e os benefícios de todas as opções de tratamento precisam ser ponderados e ajustados para cada paciente. Outra opção de tratamento que pode ser efetiva para os tumores mais superficiais é a aplicação tópica de colírio de timolol ou gel de timolol na pele sobrejacente à massa. Linfangiomas e cistos dermoides da pálpebra também podem ser encontrados ao nascimento.

Opacidades da córnea

Diversas anomalias congênitas podem causar opacidades da córnea ao nascimento. O glaucoma congênito e a vasculatura fetal persistente foram descritos e sempre devem ser excluídos. Contudo, é preciso considerar outros diagnósticos.

O tocotraumatismo, em geral induzido por fórcipe posicionado sobre ou próximo ao olho durante o parto, pode causar opacidades da córnea. Essas opacidades costumam desaparecer dentro de alguns dias, mas podem deixar cicatrizes na córnea. A lesão pode deixar cicatrizes no eixo visual ou induzir erro refrativo significativo, o que pode acarretar deficiência visual.

A esclerocórnea é uma anomalia não progressiva, geralmente bilateral na qual a córnea é substituída por tecido opaco semelhante à esclera. A esclerocórnea central ou total em geral é devastadora para a visão de uma criança.

Os tumores dermoides da córnea podem afetar a visão se tiverem localização central. Um tumor na periferia da córnea pode prejudicar a visão por indução de erro refrativo. O tumor pode ser isolado ou fazer parte da síndrome de Goldenhar.

A anomalia de Peters, caracterizada por opacidade da córnea central e aderências variáveis da íris-córnea ou cristalino-córnea, é incomum, mas uma razão frequente de transplante de córnea em lactentes (Figura 50.7). Em geral, a periferia da córnea é normal. Está associada à síndrome alcoólica fetal. A cirurgia da córnea durante os primeiros meses de vida frequentemente é reservada para os casos bilaterais porque o prognóstico para boa visão seguindo mesmo um inicialmente bem-sucedido transplante de córnea inspira cuidados. Nos casos unilaterais, a visão deficiente é quase inevitável em decorrência de ambliopia do olho acometido. A ambliopia pode originar-se de uma série de causas, incluindo uma possível rejeição do enxerto, erros refrativos significativos, opacidades recorrentes e glaucoma secundário.

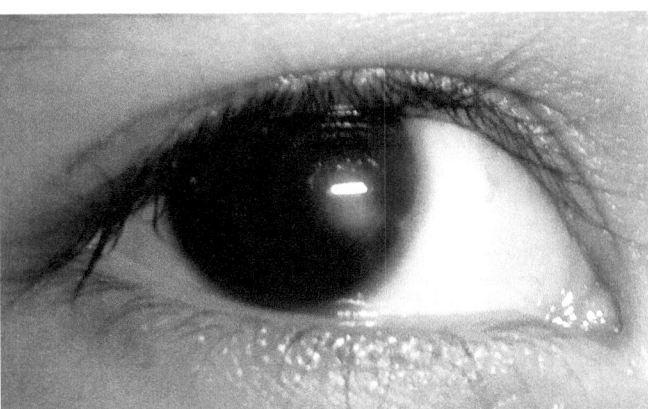

Figura 50.7 Neste caso unilateral de anomalia de Peters, a córnea é opaca no centro e transparente na periferia. Cortesia de Dr. Federico Velez. (Esta figura encontra-se reproduzida em cores no Encarte.)

Aniridia

A aniridia, na qual boa parte ou toda a íris visível para o examinador está ausente, pode ser compatível com boa visão (Figura 50.8). Contudo, a visão pode ser bastante comprometida por outras associações oculares, como cataratas, opacidades periféricas da córnea, hipoplasia da fóvea, glaucoma e nistagmo. Se a visão estiver muito reduzida na fase de lactente, em geral encontra-se nistagmo, especialmente em casos bilaterais.

Essas crianças devem ser acompanhadas estreitamente porque alguns dos problemas, como glaucoma e *pannus* da córnea central, podem aparecer mais tarde na infância. O glaucoma é particularmente difícil de tratar porque muitas vezes é refratário ao tratamento clínico. O tratamento cirúrgico do glaucoma pode induzir uma catarata porque pode não haver íris para proteger o cristalino durante e após a cirurgia.

Relatou-se a ocorrência do tumor de Wilms em até um terço de todos os casos esporádicos de aniridia. Portanto, ultrassonografia abdominal periódica das crianças com aniridia é justificada. Uma deleção de 11p está associada ao complexo de aniridia, genitália ambígua e retardo mental. O tumor de Wilms também pode acompanhar essa deleção.

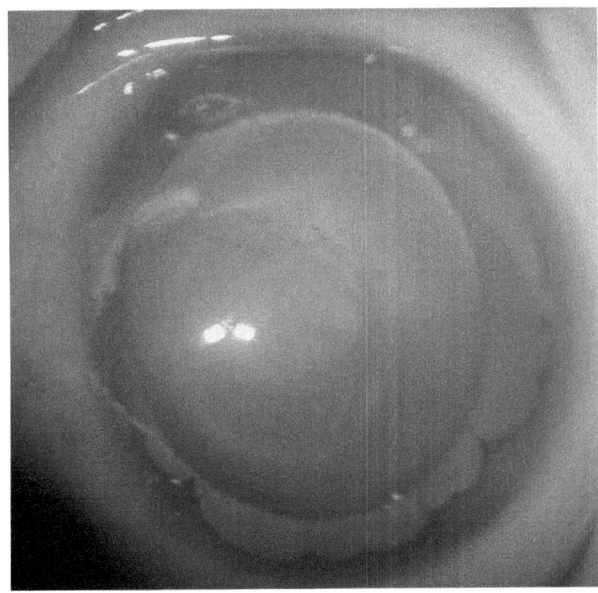

Figura 50.8 A aniridia é evidente pela íris praticamente inexistente. Cortesia de Dr. Federico Velez. (Esta figura encontra-se reproduzida em cores no Encarte.)

Cataratas

As opacidades do cristalino em lactentes podem ser isoladas ou associadas a um distúrbio sistêmico. A morfologia das cataratas no lactente frequentemente é distintiva, o que as diferencia de outras formas de catarata (Figura 50.9). A localização da opacidade no cristalino do RN permite a classificação entre cataratas polares, zonulares (ou lamelares), nucleares, suturais ou totais.

Cerca de 25% das cataratas infantis são hereditárias, especialmente se bilaterais. Assim, na investigação das cataratas em RNs, é importante examinar os pais e irmãos. Caso uma catarata assintomática que se assemelha a uma catarata infantil seja encontrada em algum familiar, atribui-se a etiologia à hereditariedade e evita-se uma investigação extensa. O modo de herança mais frequente é autossômico dominante, com expressividade variável, mas penetrância quase total.

Problemas metabólicos podem causar cataratas em lactentes. Incluem hipoglicemia, manosidose, hipoparatireoidismo, diabetes materno e galactosemia. A galactosemia, herdada de modo autossômico recessivo, deve ser diagnosticada na triagem neonatal de substâncias redutoras na urina. Porém, uma criança com catarata por galactosemia ainda pode apresentar-se ao pediatra caso tenha nascido no exterior ou tenha o tipo de deficiência de galactoquinase, que geralmente apresenta-se após 5 meses de idade. A catarata assemelha-se a uma gota de óleo típica. A intervenção precoce com uma dieta sem lactose pode reduzir o nível de dulcitol no cristalino e reverter parte ou toda a opacidade do cristalino. Medicamentos, como corticosteroides, podem causar cataratas, mas raramente isso ocorre em RNs.

Diversos distúrbios sistêmicos estão associados a cataratas. Na rubéola, as cataratas são tipicamente opacidades totais ou quase totais em um cristalino menor que o normal. Ademais, o olho com frequência é pequeno na rubéola, exibe anormalidades do epitélio pigmentar da retina (descritas como alterações "em sal e pimenta") e pode ser glaucomatoso. O vírus da rubéola pode sobreviver no cristalino durante anos. Portanto, à cirurgia, deve-se ter cautela com os aspirados do cristalino, especialmente se houver profissional grávida na sala de cirurgia. As cataratas foram descritas em outras infecções congênitas, incluindo o herpes-vírus simples (HSV) e a varicela.

A existência de catarata deve suscitar investigação apropriada tendo-se as muitas causas e associações em mente. A lista de outros distúrbios associados à catarata infantil é muito longa e foi abordada em outra publicação (14). Para excluir a catarata familiar, devem-se obter a história familiar, incluindo qualquer consanguinidade, e um exame do cristalino dos pais e irmãos. A história deve incluir perguntas sobre baixo peso ao nascer, retinopatia da prematuridade, hipoglicemia, anormalidades do cálcio sérico, síndromes ou quaisquer distúrbios sistêmicos. Deve-se pesquisar a história materna de infecções durante a gravidez, diabetes melito, ingestão de drogas/fármacos e exposição a toxinas. A avaliação laboratorial deve incluir glicemia, níveis séricos de ureia, cálcio, fósforo e galactose, bem como títulos sorológicos de "TORCH" (toxoplasmose, rubéola, citomegalovírus, varicela e herpes-vírus simples). O vírus da coriomeningite linfocitária também pode ser responsável por algumas cataratas em famílias expostas a roedores (15). Deve-se enviar amostra de urina para medir os níveis de aminoácidos e pesquisar hematúria. Outros testes devem ser solicitados conforme os achados não oculares.

Um oftalmologista deve avaliar se as cataratas ameaçam a visão. Se este for o caso e se o lactente tiver menos de 4 meses de idade nos casos unilaterais ou 4 a 6 meses nos casos bilaterais, a cirurgia é urgente para evitar a cegueira legal secundária à ambliopia por privação. O cirurgião remove a catarata usando um dispositivo intraocular de aspiração-corte (lensectomia) e o vítreo anterior (vitrectomia) para evitar o desenvolvimento pós-operatório de membranas opacificadas posteriores. Deve-se enfatizar que muitas das técnicas utilizadas na cirurgia da catarata em adultos não são aplicáveis a crianças. Em comparação com adultos, a esclera do RN/lactente é mais elástica, o que pode permitir que o olho entre em colapso durante a cirurgia; o próprio cristalino é mais mole; a cápsula do cristalino é mais rígida; e o vítreo é mais sólido. Por isso, treinamento especial e experiência são desejáveis antes de o cirurgião operar cataratas em RNs.

Após a cirurgia é crucial a reabilitação visual do RN/lactente. É crucial o uso de um dispositivo óptico para realizar o foco após a perda do cristalino. Óculos poderiam funcionar, mas poucos lactentes mantêm os óculos no lugar enquanto estão no berço ou aprendendo a deambular mais tarde. Lentes intraoculares, como frequentemente são utilizadas em adultos, estão atualmente sob investigação para uso em RNs/lactentes. As lentes intraoculares atuais têm uma potência fixa (comprimento focal), a qual o cirurgião precisa escolher no momento da cirurgia. A potência refrativa do olho do RN/lactente diminui até 8 dioptrias quando eles fazem 1 ano de idade e diminui ainda mais depois (16). Assim, uma lente de potência adequada para um lactente de 1 mês de idade o tornará altamente míope até ele completar 1 ano de vida. Por outro lado, uma lente colocada no olho de um lactente com potência adequada para uma idade maior o deixaria bastante hiperópico no primeiro ano de vida, quando um bom foco é crucial para desenvolver a visão e prevenir a ambliopia. Por esses motivos e devido à preocupação de deixar uma lente de "plástico" dentro do olho por talvez mais de 80 anos, oftalmologistas não costumam utilizar lentes intraoculares em lactentes com menos de 6 meses,

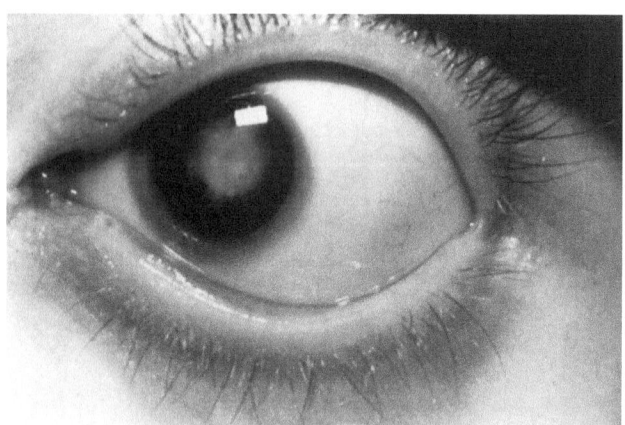
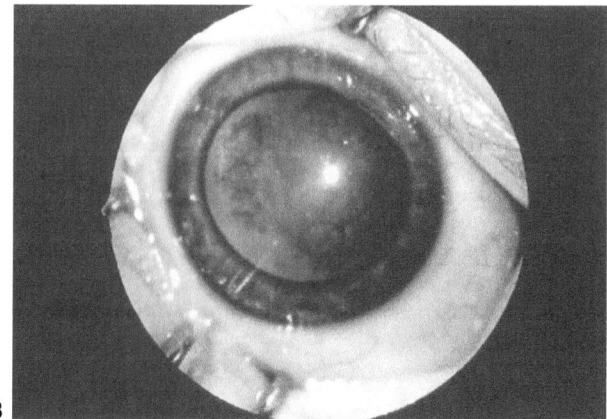

Figura 50.9 A. Esta opacidade zonular (ou lamelar) do cristalino ocupa uma área central do cristalino com pequenas opacidades satélites. **B.** O reflexo retiniano vermelho à luz é prejudicado por uma catarata.

exceto em um protocolo especial. Novos estudos para investigar o uso de lentes intraoculares em RNs foram iniciados e os desfechos em 1 ano relatados. O Infant Aphakia Treatment Study randomizou RNs entre 1 e 6 meses de idade para extração de catarata com ou sem a colocação de lente intraocular (17). Os desfechos em 1 ano revelaram um número maior de complicações imediatas nos pacientes com colocação de lente intraocular; no entanto, os desfechos visuais finais e as diferenças entre os grupos ainda não são conhecidos. Nos países em desenvolvimento, onde não existem alternativas, implantam-se lentes intraoculares em lactentes.

O método de escolha atual para reabilitar os olhos de lactentes após cirurgia de catarata são as lentes de contato. Os pais são treinados para inserir a lente pela manhã e removê-la no início da noite. Certos tipos de lentes de contato podem permanecer em uso ao longo da noite, mas alguns oftalmologistas as evitam em virtude do risco mais alto de infecção ocular. Com as lentes de contato, o oftalmologista pode mudar a potência facilmente à medida que o olho cresce e a prescrição hiperópica diminui.

Em todos os casos unilaterais e em alguns bilaterais, a reabilitação óptica deve ser acompanhada de oclusão do olho de melhor visão a fim de reverter a ambliopia. A questão de ocluir durante muitas horas do dia para aumentar ao máximo a acuidade visual ou menos horas para maximizar a binocularidade é um tema controverso (18).

Hipoplasia do nervo óptico

A hipoplasia do nervo óptico é uma causa frequente de perda visual insuspeita. Resulta de um número reduzido de axônios no nervo óptico. O número pode ser baixo o suficiente para causar cegueira legal ou total, ou o bastante para causar perda do campo periférico com acuidade visual normal. O aspecto do nervo varia desde redução sutil do tamanho em um segmento a um nervo francamente pequeno circundado por um anel de pigmento e halo amarelo conhecidos como "sinal do duplo anel" (Figura 50.10). Se for bilateral e comprometer a visão, esta entidade com frequência provoca nistagmo na fase de lactente. Se for unilateral e comprometer a visão, pode apresentar-se como nistagmo unilateral nos primeiros 5 anos de vida. Pode-se definir o diagnóstico com o oftalmoscópio direto através da comparação das características dos dois nervos ópticos, ou de outros instrumentos.

Embora este distúrbio esteja associado a várias outras entidades, duas merecem a atenção especial dos neonatologistas. A síndrome alcoólica fetal (SAF) parece ser uma causa importante de hipoplasia do nervo óptico. Na Escandinávia, observou-se que a hipoplasia do nervo óptico ocorre em quase 50% dos casos da síndrome (19). É possível que o álcool etílico seja o teratógeno ocular mais frequentemente encontrado.

Outra associação à hipoplasia do nervo óptico é comumente conhecida como displasia septo-óptica ou síndrome de Morsier, na qual a criança apresenta várias alterações na linha média do sistema nervoso central, como ausência do septo pelúcido, agenesia do corpo caloso e displasia do terceiro ventrículo. Hipopituitarismo, que se manifesta mais comumente por nanismo, é frequente. Também relataram-se hipotireoidismo, hipoglicemia neonatal, infantilismo ou precocidade sexual, hipoadrenalismo, hiperprolactinemia e diabetes insípido. Esse diagnóstico, sugerido pelo achado de hipoplasia do nervo óptico, pode levar ao tratamento precoce para modificar essas endocrinopatias. Portanto, todos os lactentes com hipoplasia do nervo óptico devem submeter-se a exames de neuroimagens para pesquisar anormalidades do septo pelúcido, corpo caloso e terceiro ventrículo, bem como uma avaliação endocrinológica. As anormalidades endócrinas são especialmente prováveis se a neuro-hipófise for ectópica ou hiperintensa na RM ou se não houver infundíbulo (20).

Estrabismo

Nos primeiros meses após o nascimento, os lactentes podem exibir exotropia intermitente variável. Essa divergência diminui com o tempo, à medida que a acuidade visual e a binocularidade se desenvolvem, até que os olhos em geral estejam retos aos 3 a 6 meses de idade. Até mesmo os lactentes que desenvolvem esotropia infantil no início exibem exotropia após o nascimento (21). A menos que a posição do olho seja constantemente anormal nos primeiros 3 meses pós-natais, a observação é apropriada até que o lactente tenha 4 meses de idade. Os lactentes com graus leves ou variáveis de esotropia podem melhorar espontaneamente (22). O estrabismo unilateral constante pode sugerir um exame para o estrabismo e a presença de ambliopia, possivelmente causada por uma lesão orgânica como o retinoblastoma. Os neonatologistas e pediatras devem examinar o fundo posterior de qualquer criança com estrabismo unilateral constante a fim de descartar a possibilidade de retinoblastoma, porque o diagnóstico precoce pode salvar a vida do paciente.

DISTÚRBIOS ADQUIRIDOS

Infecções

Oftalmia neonatal

Essa infecção surge no primeiro mês de vida e é causada por microrganismos que penetram no olho durante o processo do parto. A infecção mais temida é aquela por *Neisseria gonorrhoeae*. No século 19, a conjuntivite gonocócica neonatal era a principal causa de cegueira em crianças europeias. Inflamação extremamente intensa caracterizada por tumefação palpebral, edema conjuntival e quantidades copiosas de secreção purulenta geralmente surgem no quarto ao sexto dia de vida (Figura 50.11). Se não tratada, a córnea pode ser perfurada dentro de dias, o que pode levar à perda do olho ou a cicatrizes na córnea e possível cegueira nos casos mais leves. A maioria dos casos é bilateral. Como a incidência de infecções gonocócicas em adultos aumentou nas últimas décadas, o mesmo ocorreu com a incidência de conjuntivite gonocócica neonatal. O tratamento consiste em ceftriaxona, 50 mg/kg IV ou intramuscular, com higiene apropriada do olho para prevenir a formação de membranas conjuntivais.

A infecção por *Chlamydia trachomatis* é a forma mais comum de oftalmia neonatal atualmente, ocorrendo em até 1% dos nascimentos nos países desenvolvidos. A infecção provoca conjuntivite leve e crônica, com a formação de pseudomembranas e cicatrizes na córnea. Os sinais surgem entre quatro e 12 dias de vida. Após alguns meses, os folículos aparecem na conjuntiva. Como esses RNs também podem ter pneumonite, o tratamento sistêmico é

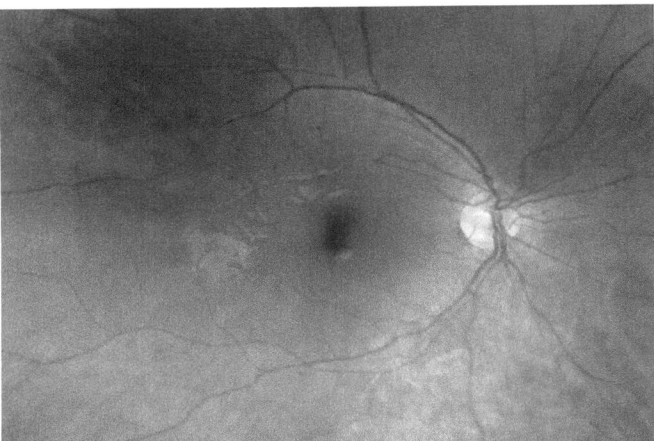

Figura 50.10 O diagnóstico de hipoplasia do nervo óptico, embora não seja extremamente pequeno, é revelado pelos anéis brancos representando a esclera e anéis de pigmentação representando o epitélio pigmentar da retina. (Esta figura encontra-se reproduzida em cores no Encarte.)

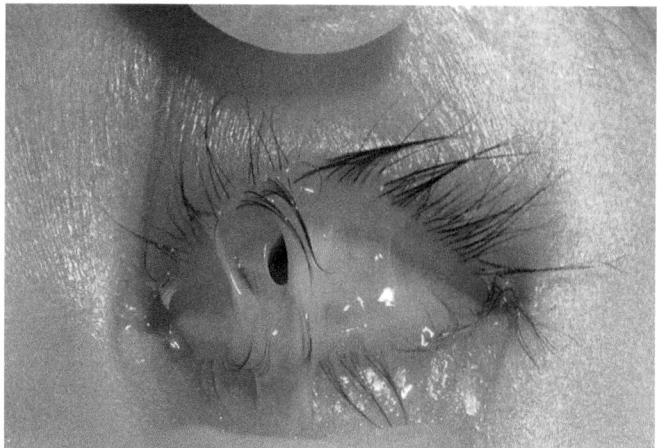

Figura 50.11 **Oftalmia neonatal gonocócica.** (Esta figura encontra-se reproduzida em cores no Encarte.)

necessário com eritromicina (em geral como xarope oral), além de tratamento ocular com pomada de eritromicina ou sulfacetamida.

Outros microrganismos, como *Staphylococcus* e *Streptococcus*, também podem causar oftalmia neonatal. O início da infecção costuma ser mais tarde – com frequência após 1 semana de idade. Alguns desses microrganismos são contraídos após o nascimento. O tratamento é com antibiótico de amplo espectro na forma de pomada oftálmica, como a sulfacetamida ou combinação de polimixina B e bacitracina.

A conjuntivite química sempre deve ser excluída. É uma inflamação não infecciosa causada pelos efeitos tóxicos de alguns medicamentos oftálmicos profiláticos sobre a conjuntiva sensível de RNs. A inflamação quase sempre desaparece após 24 a 48 horas de vida. É especialmente frequente após a aplicação de nitrato de prata aos olhos.

A profilaxia contra a oftalmia neonatal começou em 1881 por Credé em Leipzig, na Alemanha. Graças a uma solução de nitrato de prata a 2% instilada nos olhos ao nascimento, ele reduziu a incidência de oftalmia neonatal no seu hospital de 10% para 0,3%. Atualmente, a profilaxia é obrigatória nos EUA e na maioria dos países desenvolvidos. O nitrato de prata deixou de ser produzido nos EUA e em muitos outros países. A pomada de tetraciclina pode ser útil, mas perdeu popularidade em consequência da frequência de gonococos resistentes à tetraciclina. Pode-se usar a pomada de eritromicina (23), porém este agente atua melhor na redução do que na eliminação dos microrganismos (24). Um novo agente profilático, solução oftálmica de povidona-iodo a 2,5%, mostrou-se muito efetiva e barata em um grande estudo clínico no Quênia, em comparação com o nitrato de prata e a eritromicina (25). Atualmente, é utilizada nos países em desenvolvimento e pode tornar-se a medicação de escolha para profilaxia da oftalmia neonatal.

A investigação do RN com inflamação ocular inclui a obtenção de história de cada um dos genitores sobre corrimento genital, vesículas genitais e quaisquer doenças sexualmente transmissíveis. A análise laboratorial compreende raspados conjuntivais para as colorações de Gram e Giemsa. A infecção por *Chlamydia* é avaliada pelo teste de amplificação do ácido nucleico (NAAT), cultura ou imunofluorescência direta. Devem-se coletar as culturas nos meios de Thayer-Martin e ágar-sangue. Podem-se solicitar exames mais específicos caso se suspeite de herpes ou outros microrganismos.

Obstruções nasolacrimais

A extremidade distal do ducto nasolacrimal frequentemente está imperfurada ao nascimento. A infecção subsequente do saco nasolacrimal é evidenciada por corrimento purulento através do ponto lacrimal e lacrimejamento na presença de um olho relativamente branco. Na maioria dos casos, a infecção é aliviada espontaneamente por abertura do ducto ocluído até 7 meses de idade (26). A abertura pode ocorrer espontaneamente ou ser induzida por tratamento conservador, que consiste na massagem distal sobre o ducto seguida da aplicação de colírio oftálmico com antibiótico, caso se observe secreção. As pomadas servem apenas para ocluir ainda mais o ducto.

Quando os sintomas persistem além de 6 a 7 meses de idade, em geral indica-se a introdução de sonda no ducto. A taxa de sucesso de um procedimento de sondagem é superior a 90%. Para a obstrução persistente, pode-se repetir a sondagem, fraturar o osso da concha nasal, ou intubar todo o sistema nasolacrimal com tubo de silicone. Os tubos são removidos dentro de 3 a 6 meses. Um método novo e muito bem-sucedido de tratamento dos casos que não respondem à sondagem simples inicial é a dilatação do ducto nasolacrimal com cateter-balão (27). A obstrução do ducto nasolacrimal também foi associada a um aumento do risco de ambliopia por anisometropia (28) e, portanto, crianças com obstrução do ducto nasolacrimal devem ser submetidas a um exame oftalmológico completo nos próximos anos após o tratamento.

Infecções sistêmicas

Rubéola

As manifestações oculares da síndrome de rubéola congênita incluem retinopatia pigmentar, catarata, glaucoma, câmara anterior mais rasa, uveíte anterior, microftalmia e turvação da córnea com ou sem glaucoma. Metade de todas as crianças com rubéola congênita exibe sintomas oculares, os quais são bilaterais em 70% dos casos.

A retinopatia da rubéola, caracterizada por alterações pigmentares secundárias à lesão do epitélio pigmentar retiniano, pode ser a manifestação ocular mais comum. O aspecto gerou o termo retinopatia "em sal e pimenta". Em geral, concentra-se no polo posterior e pode ser visualizado com o oftalmoscópio direto se os meios forem claros. A acuidade visual raramente é atingida apenas pelo comprometimento da retina.

As cataratas ocorrem em 30 a 75% dos casos (Figura 50.12). A morfologia da catarata é razoavelmente típica, sendo uma opacificação total ou opacidades nucleares densas. Metade das cataratas se desenvolve e agrava após o nascimento. O cirurgião deve remover obsessivamente toda a proteína do cristalino e a maior parte da cápsula. Partículas residuais do cristalino na rubéola podem causar inflamação grave, a qual *per se* pode acarretar cegueira.

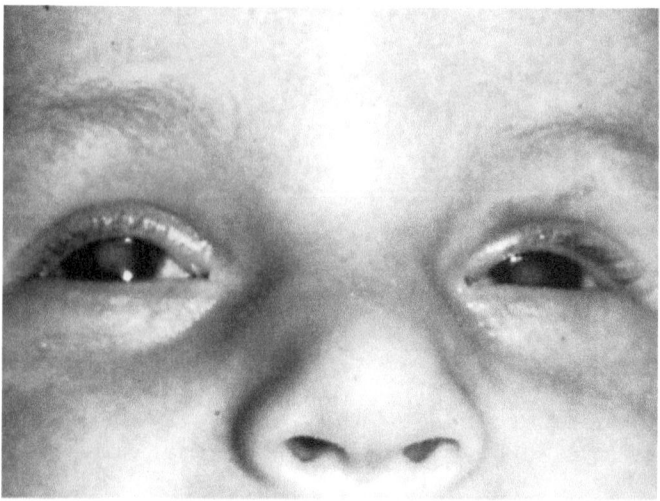

Figura 50.12 **Cataratas da rubéola em lactente de 7 semanas de vida.**

Citomegalovírus

O citomegalovírus atinge o olho por via hematogênica. Afeta apenas a retina e a coroide. A retinopatia apresenta-se como manchas embranquecidas da retina, em geral na periferia. As bordas das lesões são indistintas, e podem-se encontrar hemorragias retinianas com bainhas vasculares. A retinopatia ocorre em cerca de 5% dos RNs ou mais tarde.

Toxoplasmose

Setenta e cinco por cento de todos os pacientes com toxoplasmose congênita têm envolvimento ocular. Em 10%, as lesões oculares se apresentam sem evidências de infecção em outros órgãos. O *Toxoplasma gondii* causa lesão retiniana destrutiva focal, com inflamação grave que também afeta a coroide. O humor vítreo sobrejacente torna-se turvo por causa de células inflamatórias e exsudato. A infecção muitas vezes não é detectada na fase aguda, mas é reconhecida depois como uma cicatriz atrófica branco-amarelada distinta com bordas hiperpigmentadas e cicatrizes satélites menores (Figura 50.13). O envolvimento da mácula (em cerca de 46% dos casos) provoca redução da visão e estrabismo secundário (29). Esta é a causa mais importante de cegueira pediátrica em algumas regiões da América do Sul e em outras regiões do mundo. As lesões retinianas periféricas costumam ser assintomáticas. Embora as lesões possam parecer quiescentes, microrganismos vivos podem sobreviver no seu interior por anos. Esta provavelmente é a causa de inflamação recorrente em crianças e adultos.

O tratamento local com injeções subconjuntivais de corticosteroides em geral é reservado para olhos com inflamação grave, juntamente com a terapia sistêmica, com pirimetamina e sulfonamidas (30). O tratamento pode não evitar recorrência tardia.

TRAUMATISMO

Tocotraumatismo

Qualquer parte do olho ou seus anexos podem ser lesionados no processo do nascimento em até 50% dos partos difíceis. As pálpebras podem estar tumefactas e equimóticas. Raramente, as pálpebras estão totalmente evertidas, com a conjuntiva exposta ao ambiente. Se evertidas, as superfícies expostas devem ser mantidas úmidas com lubrificantes até que a reversão ocorra espontaneamente ou através de medidas manuais ou cirúrgicas.

O globo pode ser subluxado, em geral durante o parto a fórcipe. Descreveram-se fraturas e hemorragias da órbita. A conjuntiva pode ter hemorragias em pelo menos 13% dos nascimentos.

Uma córnea turva pode originar-se de lesão por fórcipe. Quase sempre é unilateral. O glaucoma, que também se apresenta com córnea turva, deve ser excluído (ver seção "Olhos aumentados"). Após o nascimento, o traumatismo da córnea muitas vezes é acompanhado de edema e equimose palpebrais, bem como hemorragia conjuntival. O exame da córnea pode revelar opacidades lineares, em geral orientadas verticalmente, causadas por ruptura da membrana de Descemet. Embora a opacidade geral da córnea normalmente desapareça dentro de 2 semanas, a resolução da ruptura da membrana de Descemet pode criar astigmatismo ou miopia grave, o que pode acarretar ambliopia e estrabismo.

Um hifema (hemorragia dentro da câmara anterior) pode resultar de parto a fórcipe, especialmente se houver vasos fetais residuais. Os hifemas desaparecem dentro de algumas semanas sem qualquer tratamento específico. As hemorragias vítreas, contudo, podem causar ambliopia e miopia grave, especialmente se persistirem por mais de 3 semanas (31). Têm sido associadas a deficiência de proteína C. Vitrectomia pode ser necessária, em última instância, se a hemorragia não sofrer resolução espontânea. A compressão da cabeça durante um parto vaginal com frequência resulta em hemorragias retinianas (Figura 50.14). Relatou-se uma incidência de 40% dentro de uma hora após o nascimento, diminuindo para 11% após 72 h (32). Até mesmo uma hemorragia extensa pode ser reabsorvida dentro de 6 semanas após o nascimento. Raramente, as hemorragias na fóvea são reabsorvidas mais lentamente, resultando em ambliopia e um olho de aspecto normal.

Traumatismo não acidental

Relatou-se que a amniocentese produziu lesão ocular, em geral no segundo trimestre de gestação. Embora a maioria dos casos tenha resultado em cegueira com perda frequente do olho, o reparo precoce pode salvar a visão (33). A presença de edema segmentar da conjuntiva ou edema da córnea em um RN deve levantar a suspeita de lesão por amniocentese.

Maus-tratos infantis com frequência atingem o olho. Existem muitos efeitos oculares possíveis dos maus-tratos, porém a hemorragia intraocular é o sinal mais específico. Buys e colaboradores (34) relataram a ausência de hemorragias retinianas em uma série de 75 crianças com traumatismo craniano acidental documentados; entretanto, todos os seus casos de traumatismo não acidental apresentavam hemorragias da retina. Assim, todo caso suspeito de maus-tratos infantis deve ter um parecer da oftalmologia (35).

Além disso, o abuso materno de substâncias durante a gestação pode afetar o desenvolvimento ocular. O efeito teratogênico mais frequente provavelmente é a hipoplasia do nervo óptico na

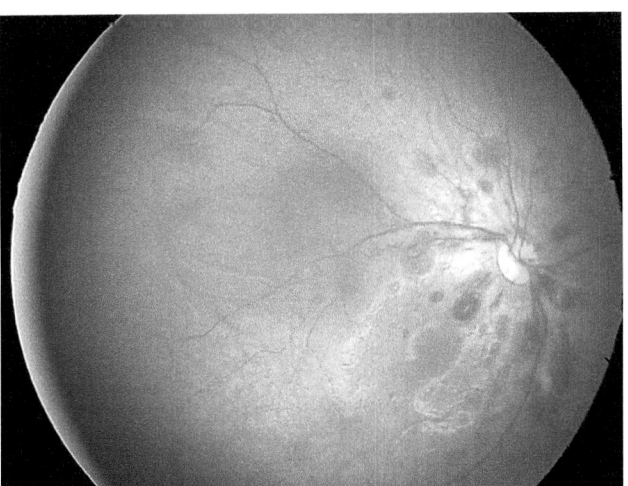

Figura 50.13 Cicatriz coriorretiniana grande destruiu a fóvea nesta criança com toxoplasmose. Cortesia de Dra. Irena Tsui. (Esta figura encontra-se reproduzida em cores no Encarte.)

Figura 50.14 Hemorragias da retina em recém-nascido com 1 dia de vida. Cortesia de Dra. Irena Tsui. (Esta figura encontra-se reproduzida em cores no Encarte.)

síndrome alcóolica fetal, conforme descrito previamente. Observou-se que a cocaína afeta o olho ao induzir hipervascularização da íris (36). Os vasos dilatados e tortuosos, que seguem da pupila para a periferia, geralmente desaparecem 1 semana após o nascimento. Se esses vasos forem observados logo após o nascimento, indica-se triagem toxicológica, a qual inclui a cocaína.

FOTOTERAPIA PARA HIPERBILIRRUBINEMIA

A luz tem a capacidade de foto-oxidar a bilirrubina que está na pele e no tecido subcutâneo. Embora útil para reduzir a hiperbilirrubinemia, estudos com animais mostraram que a luz muito intensa danifica as camadas externas da retina de maneira irreversível. Em RNs humanos, porém, houve poucas evidências de lesão a longo prazo pela fototerapia (37). Não obstante, é prudente ocluir os dois olhos com uma máscara opaca ou tampões oculares durante a fototerapia. Para prevenir a possibilidade de ambliopia, os dois olhos devem ser ocluídos de maneira igual e segura.

RETINOPATIA DA PREMATURIDADE

Nos países desenvolvidos, a retinopatia da prematuridade é uma das principais causas de cegueira em lactentes. Este distúrbio de vascularização anormal da retina, antigamente chamado de fibroplasia retrolenticular, tende a ocorrer em RNs de baixo peso expostos a grandes quantidades de oxigênio. Quanto mais prematuro for o RN, mais provável é a retinopatia da prematuridade. Nos RNs com peso inferior a 1 kg, 82% apresentam retinopatia da prematuridade, com 9,3% evoluindo para sequelas ameaçadoras à visão (38). Nos RNs com peso de 1 a 1,5 kg, 47% têm retinopatia da prematuridade, e 2% correm risco de perda visual.

Fatores de risco

Os RNs que apresentam retinopatia da prematuridade com frequência exibem outra morbidade típica da prematuridade, bem como evolução hospitalar complicada. Isto dificulta a interpretação das correlações clínicas entre a retinopatia da prematuridade e outras entidades clínicas. Não obstante, medidas foram tomadas para prevenir a retinopatia da prematuridade. O uso de oxigênio é contido porque muitos estudos, mas não todos, mostraram que a hiperoxemia está associada ou é a causa da retinopatia da prematuridade (39). Diversos estudos demonstraram que saturações inferiores do oxigênio previsto (70 a 90% em comparação com 88 a 98%) nas primeiras 8 semanas de vida estão associadas a menores taxas de retinopatia da prematuridade, mas grandes ensaios clínicos controlados randomizados multicêntricos duplos-cegos demonstraram que as baixas taxas de oxigênio podem estar associadas a um pequeno aumento da taxa de mortalidade (40). Outros estudos avaliaram as taxas de oxigênio após 32 semanas de idade gestacional e mostraram que os níveis de oxigênio mais altos podem ser mais bem tolerados durante este período de tempo (40).

A baixa idade gestacional e o baixo peso ao nascer para a idade gestacional são importantes fatores de risco independentes de retinopatia da prematuridade. Além disso, o ganho de peso pós-natal insuficiente e as baixas concentrações de IGF-1 sérico também estão associados ao aumento das taxas de RP (40). IGF-1 pode contribuir para a supressão do crescimento vascular em pacientes com RP, e os baixos valores também apresentam associação substancial a ganho ponderal pós-natal insuficiente em RNs pré-termo.

Vários estudos investigaram o uso da vitamina E para prevenir a retinopatia da prematuridade. A despeito do entusiasmo inicial, especialmente em RNs com idade pós-concepção acima de 27 semanas (41), os estudos mais recentes foram menos promissores. Qualquer benefício das doses altas de vitamina E foi ofuscado pela morbidade que elas produziram nos estudos clínicos, como sepse, enterocolite necrosante, hemorragia intraventricular e aumento da taxa de mortalidade (42-44).

Patogenia

Acredita-se que a patogenia da retinopatia da prematuridade comece com uma combinação de prematuridade, oxigênio suplementar e outros fatores possíveis que causam vasoconstrição dos vasos retinianos imaturos. Os partos prematuros combinados com oxigenoterapia suplementar levam a hiperoxia retiniana relativa no ambiente extrauterino. Esta hiperoxia relativa resulta em supressão do fator induzível por hipoxia e fator de crescimento endotelial vascular (VEGF), levando à cessação do desenvolvimento vascular retiniano e vasoconstrição. A vasoconstrição interrompe a migração normal durante o desenvolvimento dos vasos sanguíneos do nervo óptico perifericamente para a *ora serrata*. O fechamento vascular pode causar isquemia localizada. Além disso, crescimento da retina adicional e altas demandas metabólicas causam suprarregulação de VEGF e de outros fatores de crescimento da retina imatura avascular, levando a um desenvolvimento anormal do vaso. A proliferação endotelial adjacente aos vasos estende-se para dentro da retina e do vítreo. Os tecidos fibroso e glial crescem, produzindo hemorragia, tração e descolamento da retina.

Exame físico

A decisão sobre quais RNs devem ser submetidos à triagem é algo controversa. A maioria dos berçários solicita avaliação de todo RN com peso ao nascer inferior a 1.250 g, enquanto outros adotam um peso de até 1.600 g. Um estudo na University of Pittsburgh observou que nos com peso ao nascer acima de 1.500 g, a retinopatia da prematuridade acometeu apenas os RNs expostos a oxigênio continuamente por no mínimo 6 semanas (45). A American Academy of Pediatrics (AAP) publicou recomendações em 2013; essas recomendações declaram que os RNs com peso inferior a 1.500 g ou idade gestacional de 30 semanas ou menos, e RNs selecionados com peso entre 1.500 e 2.000 g ou idade gestacional superior a 30 semanas com uma evolução clínica instável deverão ser submetidos ao rastreamento da retina (46).

O exame deve ser realizado tão logo os meios oculares estejam claros o bastante para permitir a oftalmoscopia e o RN possa tolerar o "trauma" de um exame da retina. O uso de midriáticos adequados foi abordado previamente. Vários centros preconizam que o primeiro exame seja realizado 6 semanas após o nascimento. Como já se mostrou que retinopatia da prematuridade ameaçadora à visão origina-se na idade pós-concepção de 33 a 41 semanas, seria sensato marcar o primeiro exame aproximadamente na idade de 31 a 32 semanas, se possível. Os RNs pré-termo maiores podem precisar de um primeiro exame mais cedo do que os RNs menores. As recomendações da AAP sugerem um exame de rastreamento na 31ª semana para RNs com 27 semanas de idade gestacional ou antes e um exame na 4ª semana de idade cronológica para RNs com 28 semanas ou anterior (46).

Os exames subsequentes devem ser realizados quando indicados pelos achados do primeiro exame. Caso não detecte RP, mas a retina ainda esteja com vascularização incompleta, o exame deve ser repetido a cada 1 a 2 semanas. Se retinopatia da prematuridade for detectada, os exames devem ser repetidos semanalmente. Se a "doença *plus*" (tortuosidade e dilatação dos vasos sanguíneos no polo posterior do fundo do olho) for observada, a doença pode estar evoluindo mais rapidamente, o que justifica repetir o exame em 3 a 4 dias. Os exames são continuados até que a vascularização da retina tenha alcançado a zona III (ver adiante), o limiar para tratamento (ver adiante) seja atingido, ou a doença tenha regredido definitivamente. Há alguns casos raros em que a regressão foi seguida por reativação.

Recentemente, a telemedicina tem sido utilizada como uma importante ferramenta de rastreamento para a abordagem da retinopatia da prematuridade. A fotografia digital com ângulo aberto da retina foi usada para detectar "doença *plus*", bem como retinopatia da prematuridade posterior. A telemedicina permite a expansão do rastreamento da retinopatia da prematuridade e orientação para regiões menos privilegiadas em todo o mundo (47).

Classificação

A classificação internacional da retinopatia da prematuridade aguda visa caracterizar precisamente a extensão do distúrbio em cada olho. Usam-se três dimensões ou critérios – estágio, localização (anterior a posterior) e extensão.

O Quadro 50.2 apresenta o esquema de estadiamento. No estágio 1, a progressão normal de vascularização da retina em direção à periferia é interrompida e observa-se uma fina linha de demarcação por uma mudança abrupta na cor da retina. A linha divide a retina vascularizada da não vascularizada. Vale observar que os vasos se ramificam múltiplas vezes ou formam arcadas na linha de demarcação. O último aspecto diferencia a retinopatia da prematuridade incipiente da vascularização normal porque, no estado normal, os vasos em expansão geralmente bifurcam-se e não formam uma arcada. No estágio 2, a linha de demarcação estende-se para fora do plano da retina em direção ao humor vítreo. Essa crista pode mudar de cor, do branco ou castanho ao vermelho. No estágio 3, tecido fibrovascular extrarretiniano cresce no topo da crista, conferindo um aspecto irregular, ou logo posterior. À medida que cresce, atinge o vítreo (Figura 50.15). O estágio 4 é alcançado quando a retina começa a descolar-se pela tração exercida por condensação do tecido fibrovascular extrarretiniano (análogo a um cordão de bolsa) ou, menos comumente, por líquido seroso elevando a retina. A mácula ainda é poupada do descolamento no estágio 4A, e o prognóstico da visão ainda é otimista. O prognóstico visual cai sobremodo no estágio 4B, quando a mácula se descola. No estágio 5, o descolamento da retina é total e exibe a forma de um funil ou tulipa.

Na descrição deste estágio, também se deve indicar se existe "doença *plus*". "Doença *plus*" consiste em tortuosidade e dilatação dos vasos sanguíneos no polo posterior do fundo. Essas alterações vasculares posteriores geralmente indicam que está ocorrendo um *shunt* arteriovenoso no tecido fibrovascular extrarretiniano no topo da crista. A "doença *plus*" é um sinal de prognóstico pior e indica que a doença está avançando mais rapidamente.

A localização é descrita em zonas (Figura 50.16). A zona I, a mais posterior, é um círculo centrado no nervo óptico, cujo raio tem o dobro da distância do nervo óptico à fóvea. A zona II estende-se da borda da zona I até a *ora serrata* no lado nasal e até o equador anatômico no lado temporal. Isto deixa a zona III, que é um crescente periférico, no lado temporal. A retinopatia da prematuridade na zona I é potencialmente a mais perigosa, enquanto a doença na zona III raramente suscita preocupação. A extensão circunferencial da doença é registrada segundo as horas do relógio, com todo o olho composto pelas 12 horas do relógio. Uma hora do relógio é igual a 30°.

Esta classificação diz respeito às alterações agudas da retinopatia da prematuridade. Também existem alterações cicatriciais que devem ser consideradas. A classificação das alterações cicatriciais ainda não é aceita universalmente. Em geral, tais alterações surgem nos olhos que alcançaram o estágio 3 agudo, mas não evoluíram para descolamento significativo da retina. Nesses olhos, os vasos são puxados para o lado lateral por cicatrização distorcendo o nervo óptico e arrastando a fóvea lateralmente (Figura 50.17). Uma prega retiniana pode formar-se. Essas alterações muitas vezes reduzem a visão significativamente.

Tratamento

Muitos olhos que apresentam RP melhoram sem tratamento até o ponto em que poucos ou nenhum remanescente da doença sejam evidentes subsequentemente. O ponto no qual o prognóstico de regressão é inferior a 50% é considerado o limiar para o tratamento. O estudo multicêntrico de crioterapia definiu o limiar como o estágio 3 em cinco horas do relógio adjacentes ou oito horas cumulativas em combinação com a "doença *plus*" (48). Esta definição mostrou-se apropriada para a doença na zona II. Estudos recentes têm sugerido que o tratamento deve ser indicado para qualquer estágio de RP com "doença *plus*" na zona I, doença em estágio 3 na zona I sem "doença *plus*" ou estágio 2 ou 3 da zona II com "doença *plus*" (46).

Atualmente, a crioterapia foi substituída na maioria das aplicações pelo uso de *laser*, que geralmente é montado sobre um oftalmoscópio indireto preso à cabeça do cirurgião (49). A cirurgia a *laser* pode ser realizada no berçário com sedação leve e apenas anestesia tópica porque provavelmente causa menos dor que a crioterapia.

O princípio que norteia o tratamento é realizar a ablação da retina avascular periférica por 360° no(s) olho(s) afetado(s). Numerosos estudos mostraram que essa abordagem melhora a retinopatia diabética, supostamente por redução ou eliminação do sinal do tecido isquêmico ou avascular para que a retina produza neovascularização.

Os efeitos benéficos a longo prazo demonstrados tanto pela crioterapia como pela terapia a *laser* foram avaliados em grandes estudos multicêntricos. A frequência de sequelas da RP potencialmente causadoras de cegueira, como descolamento e pregueamento da retina, foi reduzida pela metade após a crioterapia (50), presumindo-se que os efeitos do tratamento com *laser* sejam semelhantes. Aos 6 anos de idade, encontrou-se acuidade visual

QUADRO 50.2

Estágios da retinopatia da prematuridade.	
Estágio	Descrição
1	Linha de demarcação
2	Crista
3	Proliferação fibrovascular extrarretiniana
4A	Descolamento parcial da retina, mácula ainda fixada
4B	Descolamento parcial da retina, mácula descolada
5	Descolamento total da retina
Plus	Dilatação e tortuosidade dos vasos retinianos posteriores

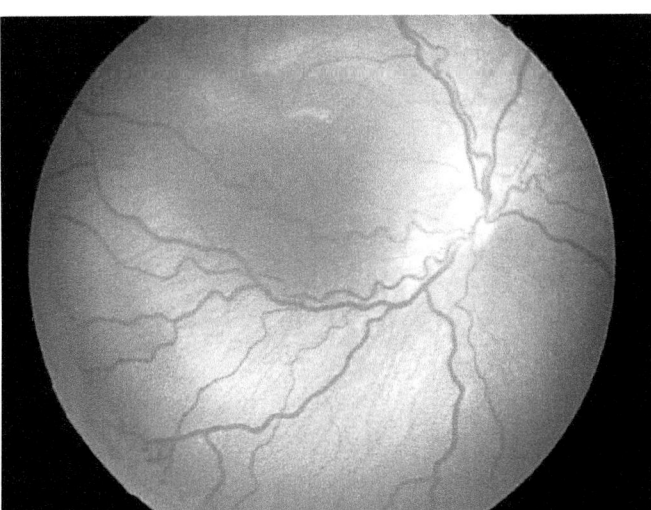

Figura 50.15 Na retinopatia da prematuridade no estágio 3, aplica-se laser ou crioterapia quando todos os critérios são satisfeitos. Repare a dilatação e tortuosidade dos vasos retinianos na "doença *plus*". (Esta figura encontra-se reproduzida em cores no Encarte.)

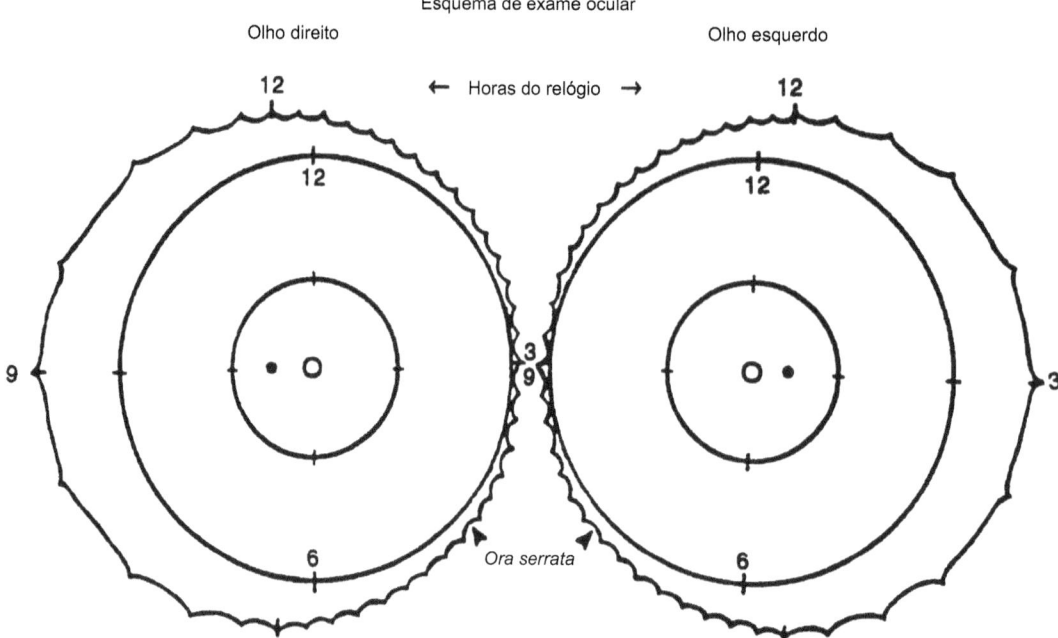

Figura 50.16 O esquema de zonas e horas do relógio na classificação da retinopatia da prematuridade aguda.

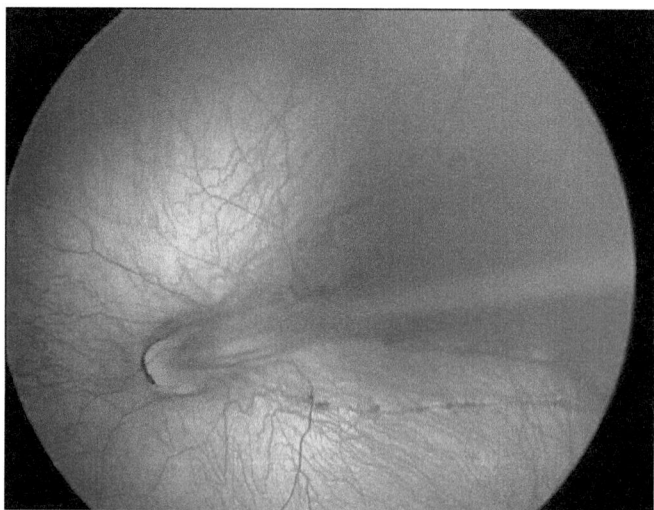

Figura 50.17 A mácula é arrastada lateralmente entre as pregas retinianas na retinopatia da prematuridade cicatricial. (Esta figura encontra-se reproduzida em cores no Encarte.)

precária (20/200 ou pior) em 62% dos olhos não tratados em comparação com 47% dos olhos criotratados (51). Ao usar o tratamento a *laser* e as recomendações atuais para tratamento precoce, a taxa de baixa acuidade visual foi reduzida para 25% dos olhos aos 6 anos (52). A despeito da destruição de partes da retina periférica pela crioterapia e terapia a *laser*, o acompanhamento a longo prazo encontrou perda de apenas seis graus do campo visual periférico (53). Seja o RN tratado com *laser* ou crioterapia, os pais devem ser informados de que, embora o tratamento reduza a possibilidade de cegueira, a cegueira poderá continuar presente. Com demasiada frequência, os pais supõem que, com o tratamento, a cegueira será evitada definitivamente.

Estudos publicados recentemente indicaram que tratamentos anti-VEGF também podem ser úteis para o tratamento de retinopatia da prematuridade (54). O medicamento é injetado através da esclera perto da córnea no humor vítreo. Estudos têm mostrado que a regressão é normalmente induzida por uma injeção no olho afetado. Há dúvidas sobre a possibilidade de efeitos colaterais sistêmicos e em relação à capacidade de ocorrer recidiva até 1 ano após o nascimento, o que requer muitos exames repetidos. Atualmente, as recomendações da AAP declaram que essa terapia pode ser considerada para pacientes com retinopatia da prematuridade grave (zona I, estágio 3+). No entanto, o uso desses agentes não está atualmente aprovado pela U.S. Food and Drug Administration para o tratamento da retinopatia da prematuridade; portanto, um processo de consentimento detalhado é necessário, e tem de ser feita uma divulgação completa da ausência de dados a longo prazo em relação a dosagem, momento, desfechos visuais e outros efeitos a longo prazo (46).

Se ocorrer descolamento da retina, nem tudo está perdido. A cirurgia vitreorretiniana moderna pode refixar uma retina descolada com retinopatia da prematuridade em mais de 30% dos casos. Depois que a mácula se descola, porém, o prognóstico da visão cai bastante, ainda que a retina seja refixada com sucesso. Para o estágio 4A, relataram-se resultados da acuidade visual tão bons quanto 20/20 com a mácula ainda fixada. Os resultados de estágio 4B são na faixa de 20/80 a 20/200. Se houver descolamento total (estágio 5), os resultados diminuem consideravelmente para a faixa de 20/600 ou 20/1.600 ou ainda pior (55). Este baixo nível de visão pode permitir que a criança deambule independentemente e decerto é melhor que a cegueira, a qual ocorreria sem cirurgia.

Problemas a longo prazo

Afora os problemas da visão deficiente pela retina descolada ou pregas retinianas, há outras sequelas que podem sobrevir nos olhos de lactentes com retinopatia da prematuridade que regrediram. Mesmo com uma retina fixada e mácula intacta, mostrou-se que as crianças com retinopatia da prematuridade regredida são mais suscetíveis a vários distúrbios visuais, como miopia, ambliopia, estrabismo e nistagmo. As crianças que apresentam alterações retinianas cicatriciais, mesmo com boa visão, correm risco de futuros problemas retinianos, incluindo descolamento. Portanto, essas crianças devem ser examinadas pelo menos uma vez por ano ao longo da vida, ou no mínimo até que estejam maduras e instruídas o suficiente para excluir a ambliopia e o estrabismo.

PROBLEMAS COMUNS DO DIAGNÓSTICO DIFERENCIAL

Leucocoria

Ao assistir um RN com pupila branca ou reflexo retiniano à luz incomum, o neonatologista ou pediatra deve considerar o diagnóstico diferencial e iniciar a investigação (Figura 50.18). A primeira obrigação é excluir o retinoblastoma potencialmente fatal, até mesmo no RN (Figura 50.19). As lesões mais comuns que podem, até certo ponto, simular um retinoblastoma manifestando-se como leucocoria no primeiro ano de vida incluem catarata, vasculatura fetal persistente, doença de Coats, coloboma grande da retina e descolamento da retina secundário à retinopatia da prematuridade. A toxocaríase não é uma doença de lactentes. A doença de Coats é causada por vasos retinianos telangiectásicos anômalos que causam exsudação maciça e descolamento da retina. É importante reconhecer que atrás de uma catarata opaca pode haver outros problemas, como descolamento da retina ou massa.

A história deve revelar prematuridade, uso de oxigênio, doenças durante a gestação (como rubéola, toxoplasmose e citomegalovírus), maus-tratos infantis ou tocotraumatismo. A história não ocular pode ser oportuna. Surdez sugere a possibilidade de rubéola ou doença de Norrie (catarata com descolamento retiniano). A toxoplasmose ou esclerose tuberosa pode apresentar-se com convulsões. A incontinência pigmentar ou esclerose tuberosa pode ter lesões cutâneas. A leucocoria bilateral favorece os diagnósticos de retinopatia da prematuridade, doença de Norrie, maus-tratos infantis e displasias retinianas. A leucocoria unilateral é mais compatível com doença de Coats, vasculatura fetal persistente e corpo estranho intraocular. Embora as doenças de Norrie e Coats sejam mais comuns em meninos, a incontinência pigmentar é mais frequente em meninas.

O exame pode começar pelos olhos dos pais. Em alguns casos, os pais apresentavam catarata congênita assintomática, retinoblastoma regredido, coloboma oculto e achados de retinopatia exsudativa familiar, a qual assemelha-se muito à retinopatia da prematuridade. Qualquer um desses achados em um genitor, que costuma cooperar melhor com o exame, geralmente estabelece o diagnóstico no RN. O exame do RN pode revelar microftalmia, que é compatível com coloboma ou vasculatura fetal persistente. O nível da opacidade pode ser evidente com uma lanterna ou lâmpada de fenda portátil. Se houver um defeito na íris inferior, deve-se pensar em coloboma. Obviamente, a opacidade do cristalino é uma catarata, mas exames adicionais, talvez US ou exames radiológicos, podem revelar patologia no vítreo ou na retina. Um exame retiniano detalhado é crucial, caso os meios oculares sejam claros o suficiente, para diagnosticar muitas entidades que se apresentam com leucocoria.

Córnea turva

Ambliopia profunda resultará de opacificação da córnea, especialmente se for unilateral. Embora algumas opacidades desapareçam com o tempo, outras permanecem. A história, os achados associados e o exame esclarecem o prognóstico.

A história deve incluir enfermidades durante a gravidez para descartar a possibilidade de rubéola, sífilis e herpes-vírus, as quais podem causar ceratite. O parto a fórcipe de um RN grande sugere tocotraumatismo (Figura 50.20). Hemorragias conjuntivais sugerem uma etiologia traumática. O achado de inflamação conjuntival indica uma infecção ou glaucoma com bloqueio pupilar como etiologia.

As anormalidades físicas sistêmicas podem sugerir uma etiologia, por exemplo, hérnia umbilical sugere glaucoma associado à síndrome de Rieger. O glaucoma também é sugerido por relato de fotossensibilidade e lacrimejamento. A história familiar é importante. Ao exame, as pálpebras podem revelar evidências de facomatoses como a angiomatose da síndrome de Sturge-Weber ou um neurofibroma.

O mais importante é o exame da córnea. Deve-se medir o diâmetro da córnea da maneira mais acurada possível. Uma córnea aumentada é muito sugestiva de glaucoma, enquanto uma córnea pequena e opacificada pode resultar de esclerocórnea, microftalmia, trissomia do 13 ou rubéola. O achado de estriações na córnea é, com frequência, útil. Estrias orientadas horizontalmente são compatíveis com glaucoma, enquanto estrias verticais ou oblíquas muitas vezes decorrem de tocotraumatismo. Massa cobrindo a córnea pode ser um tumor dermoide.

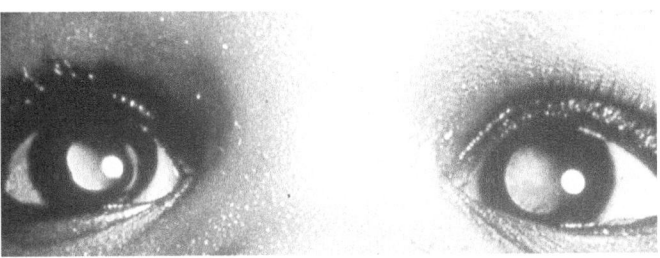

Figura 50.18 **Este recém-nascido apresenta leucocoria bilateral.** A história familiar de doença de Norrie simplificou o diagnóstico. (Esta figura encontra-se reproduzida em cores no Encarte.)

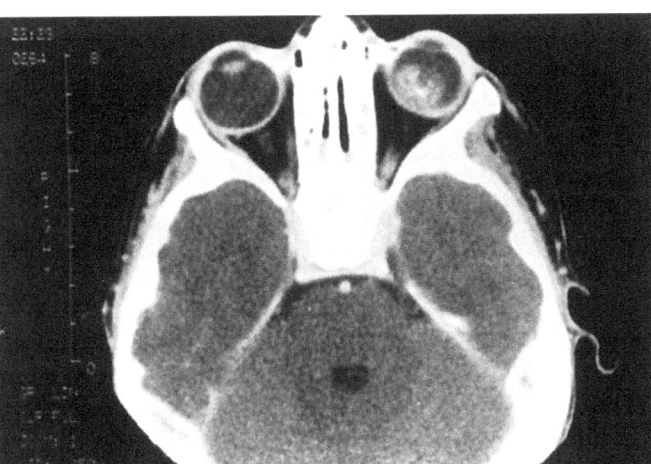

Figura 50.19 **Massa intraocular calcificada em um recém-nascido com retinoblastoma.**

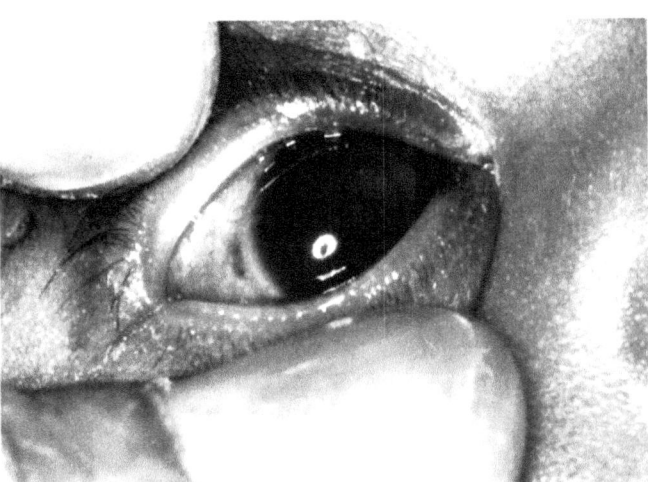

Figura 50.20 **Uma semana após o nascimento, a opacidade da córnea causada por uma lesão do fórcipe está desaparecendo.**

A medição da pressão intraocular (PIO) é imperativa nesses casos para descartar glaucoma. O exame da íris pode revelar aderências à córnea. Estas podem originar-se de traumatismo ou indicar uma síndrome de disgenesia mesodérmica. Esta síndrome abrange uma série de distúrbios do desenvolvimento, como a anomalia de Peters – o motivo mais frequente para a realização de transplantes de córnea em lactentes. Uma catarata posterior à córnea opacificada pode ser causada por rubéola, tocotraumatismo, síndrome de Lowe ou disgenesia mesodérmica. Se o olho e a PIO forem de resto normais, a córnea opacificada pode resultar de distrofia hereditária da córnea.

REFERÊNCIAS BIBLIOGRÁFICAS

1. Rakic P. Development of visual centers in the primate brain depends on binocular competition before birth. *Science* 1981;214:928.
2. Isenberg SJ, Neumann D, Cheong PY, et al. Growth of the internal and external eye in term and preterm infants. *Ophthalmology* 1995;102:827.
3. Snir M, Axer-Siegel R, Bourla D, et al. Tactile corneal reflex development in full-term babies. *Ophthalmology* 2002;109:526.
4. Hittner HM, Hirsch NJ, Rudolph AJ. Assessment of gestational age by examination of the anterior vascular capsule of the lens. *J Pediatr* 1977;91:455.
5. Isenberg SJ. Clinical application of the pupil examination in neonates. *J Pediatr* 1991;118:650.
6. Isenberg SJ. Macular development in the premature infant. *Am J Ophthalmol* 1986;101:74.
7. Isenberg SJ, Everett S. Cardiovascular effect of mydriatics in low-birth-weight infants. *J Pediatr* 1984;105:111.
8. Isenberg SJ, Abrams C, Hyman PE. Effect of cyclopentolate eyedrops on gastric secretory function in pre-term infants. *Ophthalmology* 1985;92:698.
9. Clarke WN, Hodges E, Noel LP, et al. The oculocardiac reflex during ophthalmoscopy in premature infants. *Am J Ophthalmol* 1985;99:649.
10. Isenberg SJ, Apt L, McCarty JA, et al. Development of tearing in preterm and term neonates. *Arch Ophthalmol* 1998;116:773.
11. Goldberg MF. Persistent fetal vasculature (PFV): an integrated interpretation of signs and symptoms associated with persistent hyperplastic primary vitreous (PHPV). LIV Edward Jackson Memorial Lecture. *Am J Ophthalmol* 1997;124:587.
12. Haider KM, Plager DA, Neely DE, et al. Outpatient treatment of periocular infantile hemangiomas with oral propranolol. *J AAPOS* 2010;14:251.
13. Leaute-Labreze C, Dumas de la Roque E, Hubiche T, et al. Propranolol for severe hemangiomas of infancy. *N Engl J Med* 2008;358:2649.
14. Hiles DA, Kilty LA. Disorders of the lens. In: Isenberg SJ, ed. *The eye in infancy*, 2nd ed. St. Louis, MO: Mosby-Year Book, 1994:336.
15. Barton LL, Mets MB, Beauchamp CL. Lymphocytic choriomeningitis virus: emerging fetal teratogen. *Am J Obstet Gynecol* 2002;187:1715.
16. Neumann D, Weissman BA, Isenberg SJ, et al. The effectiveness of daily wear contact lenses for the correction of infantile aphakia. *Arch Ophthalmol* 1993;111:927.
17. Plager DA, Lynn MJ, Buckley EG, et al.; Infant Aphakia Treatment Study. Complications, adverse events, and additional intraocular surgery 1 year after cataract surgery in the Infant Aphakia Treatment Study. *Ophthalmology* 2011;118:2330.
18. Wright KW. Pediatric cataracts. *Curr Opin Ophthalmol* 1997;8:50.
19. Stromland K. Ocular abnormalities in the fetal alcohol syndrome. *Acta Ophthalmol Suppl* 1985;171:1.
20. Phillips PH, Spear C, Brodsky MC. Magnetic resonance diagnosis of congenital hypopituitarism in children with optic nerve hypoplasia. *J AAPOS* 2001;5:275.
21. Archer SM, Sondhi N, Helveston EM. Strabismus in infancy. *Ophthalmology* 1989;96:133.
22. Birch E, Stager D, Wright K, et al.; for the Pediatric Eye Disease Investigator Group. The natural history of infantile esotropia during the first six months of life. *J AAPOS* 1998;2:325.
23. Hammerschlag MR, Cummings C, Roblin PM, et al. Efficacy of neonatal ocular prophylaxis for the prevention of chlamydial and gonococcal conjunctivitis. *N Engl J Med* 1989;320:769.
24. Isenberg SJ, Apt L, Yoshimori R, et al. Povidone-iodine for ophthalmia neonatorum prophylaxis. *Am J Ophthalmol* 1994;118:701.
25. Isenberg SJ, Apt L, Wood M. A clinical trial of povidone-iodine as prophylaxis against ophthalmia neonatorum. *N Engl J Med* 1995;332:562.
26. Petersen RA, Robb RM. The natural course of congenital obstruction of the nasolacrimal duct. *J Pediatr Ophthalmol Strabismus* 1978;15:246.
27. Lueder GT. Balloon catheter dilation for treatment of persistent nasolacrimal duct obstruction. *Am J Ophthalmol* 2002;133:337.
28. Matta NS, Silbert DI. High prevalence of amblyopia risk factors in preverbal children with nasolacrimal duct obstruction. *J AAPOS* 2011;15:350.
29. Hogan MJ, Kimura SJ, O'Connor GR. Ocular toxoplasmosis. *Arch Ophthalmol* 1964;72:592.
30. Engstrom RE Jr, Holland GN, Nussenblatt RB, et al. Current practices in the management of ocular toxoplasmosis. *Am J Ophthalmol* 1991;111:601.
31. Mohney BG. Axial myopia associated with dense vitreous hemorrhage of the neonate. *J AAPOS* 2002;6:348.
32. Jain IS, Singh YP, Grupta SL, et al. Ocular hazards during birth. *J Pediatr Ophthalmol Strabismus* 1980;17:14.
33. Naylor G, Roper JP, Willshaw HE. Ophthalmic complications of amniocentesis. *Eye* 1990;4:845.
34. Buys YM, Levin AV, Enzenauer RW, et al. Retinal findings after head trauma in infants and young children. *Ophthalmology* 1992;99:1718.
35. Morad Y, Kim YM, Armstrong DC, et al. Correlation between retinal abnormalities and intracranial abnormalities in the shaken baby syndrome. *Am J Ophthalmol* 2002;134:354.
36. Isenberg SJ, Spierer A, Inkelis SH. Ocular signs of cocaine intoxication in neonates. *Am J Ophthalmol* 1987;103:211.
37. Kalina RE, Forrest GL. Ocular hazards of phototherapy for hyperbilirubinemia. *J Pediatr Ophthalmol* 1971;8:116.
38. Palmer EA, Flynn JT, Hardy RJ, for the Cryotherapy for Retinopathy of Prematurity Cooperative Group. Incidence and early course of retinopathy of prematurity. *Ophthalmology* 1991;98:1628.
39. Flynn JT, Bancalari E, Snyder ES, et al. A cohort study of transcutaneous oxygen tension and the incidence and severity of retinopathy of prematurity. *N Engl J Med* 1992;326:1050.
40. Hellstrom A, Smith LEH, Dammann O. Retinopathy of prematurity. *Lancet* 2013;382:1445.
41. Phelps DL. Vitamin E and retinopathy of prematurity. In: Silverman WA, Flynn JT, eds. *Contemporary issues in fetal and neonatal medicine 2: Retinopathy of prematurity*. Boston, MA: Blackwell, 1985:181.
42. Johnson L, Bowen FW Jr, Abassi S, et al. Relationship of prolonged pharmacologic serum levels of vitamin E to incidence of sepsis and necrotizing enterocolitis in infants with birth weights 1,500 grams or less. *Pediatrics* 1985;75:619.
43. Martone WJ, Williams WW, Mortensen ML, et al. Illness with fatalities in premature infants: association with an intravenous vitamin E preparation, E-Ferol. *Pediatrics* 1986;78:591.
44. Phelps DL, Rosenbaum AL, Isenberg SJ, et al. Tocopherol efficacy and safety for preventing retinopathy of prematurity: a randomized, controlled, double-masked trial. *Pediatrics* 1987;79:489.
45. Brown DR, Biglan AW, Stretavsky MAM. Screening criteria for the detection of retinopathy of prematurity in patients in a neonatal intensive care unit. *J Pediatr Ophthalmol Strabismus* 1987;24:212.
46. Fierson WM; American Academy of Pediatrics Section on Ophthalmology; American Academy of Ophthalmology; American Association for Pediatric Ophthalmology and Strabismus; American Association of Certified Orthoptists. Screening examination of premature infants for retinopathy of prematurity. *Pediatrics* 2013;131:189.
47. Weaver DT. Telemedicine for retinopathy of prematurity. *Curr Opin Ophthalmol* 2013;24:425.
48. Cryotherapy for Retinopathy of Prematurity Cooperative Group. Multicenter trial of cryotherapy for retinopathy of prematurity: Preliminary results. *Arch Ophthalmol* 1988;106:471.
49. Hunter DG, Repka MX. Diode laser photocoagulation for threshold retinopathy of prematurity. A randomized study. *Ophthalmology* 1993;100:238.
50. Cryotherapy for Retinopathy of Prematurity Cooperative Group. Multicenter trial of cryotherapy for retinopathy of prematurity. One-year outcome—structure and function. *Arch Ophthalmol* 1990;108:1408.
51. Cryotherapy for Retinopathy of Prematurity Cooperative Group. Multicenter trial of cryotherapy for retinopathy of prematurity: Snellen acuity and structural outcome at 5½ years after randomization. *Arch Ophthalmol* 1996;114:417.
52. Early Treatment for Retinopathy of Prematurity Cooperative Group; Good WV, Hardy RJ, Dobson V, et al. Final visual acuity results in the early treatment for retinopathy of prematurity study. *Arch Ophthalmol* 2010;128:663.
53. Quinn GR, Dobson V, Hardy RJ, et al.; for the CRYO-Retinopathy of Prematurity Cooperative Group. Visual fields measured with double-arc perimetry in eyes with threshold retinopathy of prematurity from the cryotherapy for retinopathy of prematurity trial. *Ophthalmology* 1996;103:1432.
54. Mintz-Hittner HA, Kennedy KA, Chuang AZ; BEAT-ROP Cooperative Group. Efficacy of intravitreal bevacizumab for stage 3+ retinopathy of prematurity. *N Engl J Med* 2011;17:603.
55. Maguire AM, Trese MT. Visual results of lens-sparing vitreoretinal surgery in infants. *J Pediatr Ophthalmol Strabismus* 1993;30:28.

51 Doenças Dermatológicas
James G. Dinulos

INTRODUÇÃO

A pele, como órgão, desempenha funções essenciais à sobrevida do indivíduo e pode ser um indicador da saúde geral do recém-nascido (RN) (1). Em nenhum outro momento da vida, essas funções são tão evidentes quanto no RN, que está começando a adaptar-se à vida fora do útero. As anormalidades da pele podem causar extrema angústia e sofrimento aos pais, e é importante que os profissionais de saúde consigam distinguir entre doenças cutâneas preocupantes e banais no RN. Para ajudar nesse processo, este capítulo oferece uma revisão dos conhecimentos básicos da estrutura e do desenvolvimento da pele, das técnicas de exame de pele e do reconhecimento e tratamento das doenças cutâneas importantes no RN.

DESENVOLVIMENTO, ESTRUTURA E FUNÇÃO DA PELE

A pele é composta por três camadas anatômicas: a epiderme, a derme e a gordura; e por três anexos: pelos, unhas e glândulas. A formação dessas camadas e suas estruturas a partir dos tecidos embrionários primitivos ocorre de modo previsível e sequencial. A maior parte do desenvolvimento estrutural já está completa na 24ª semana de gestação; entretanto, a atividade funcional completa da pele, como o desenvolvimento de barreira epidérmica, só se manifesta após o nascimento (1,2) (Figura 51.1).

A epiderme desempenha funções críticas na homeostase dos líquidos e na proteção contra infecções, toxinas e efeitos adversos da radiação ultravioleta (3). A camada mais externa, o estrato córneo, é responsável pela maior parte dessa proteção. Camadas bilaminares, compostas por lipídios hidrofóbicos, principalmente ácidos graxos, colesterol e ceramidas, são "cimentadas" entre múltiplas camadas de células cornificadas firmemente unidas e ricas em proteínas e queratina (3,4). Esses lipídios e proteínas conferem proteção criando uma barreira impermeável e fornecendo um ambiente ácido e xerófilo, que impede a invasão de micróbios. Entretanto, a epiderme não é simplesmente uma barreira estática, visto que os queratinócitos geram produtos antibacterianos ativamente, incluindo citocinas, produtos de degradação de lipídios e peptídios antimicrobianos catiônicos, que estabelecem um elo importante entre os sistemas imunes inato e adaptativo (5,6). Evidências recentes destacam a importância da relação dinâmica entre as comunidades microbianas cutâneas e as respostas imunológicas do hospedeiro (6).

A prematuridade e diversos distúrbios cutâneos comprometem a função da epiderme como barreira à permeabilidade, possibilitando perda hídrica transepidérmica (PHTE) maciça (7). Os RNs prematuros perdem até 30% de seu peso corporal total em 24 horas, visto que a sua taxa de PHTE pode ser 10 a 15 vezes maior do que no RN a termo (8). Essas perdas hídricas significativas podem provocar hipotensão, desequilíbrio eletrolítico e aumento das demandas calóricas, e podem contribuir para o desenvolvimento de hemorragia intraventricular (HIVe) e enterocolite necrosante. O desenvolvimento da barreira epidérmica é acelerado pela exposição ao ambiente extrauterino seco (8). A maturação dessa barreira costuma levar 2 a 4 semanas, mas pode haver atraso de 8 semanas nos RNs extremamente prematuros. Assim, os prematuros são especialmente vulneráveis a infecções e toxinas, sobretudo durante a primeira semana de vida, quando ocorrem dois terços de todas as mortes neonatais no mundo inteiro.

Durante o desenvolvimento, acredita-se que a pele e suas estruturas migrem ao longo das "linhas de Blaschko" (9). A maioria das autoridades acredita que as linhas de Blaschko sejam uma expressão da migração epidérmica, e não dérmica. Pressupõe-se que os distúrbios que acompanham essas linhas resultem de uma mutação pós-zigótica isolada de um único clone de células ou de uma mutação no cromossomo X produzida por inativação do X (10). A incontinência pigmentar (IP) e os nevos epidérmicos lineares são dois exemplos de afecções que ocorrem ao longo das linhas de Blaschko.

A pele do RN pode ter uma aparência e textura diferentes, de acordo com a sua idade gestacional. A pele de prematuros com menos de 32 semanas de idade gestacional estimada (IG) tem aparência fina e transparente. A pele dos RNs com mais de 40 semanas de IG é mais espessa, com rugas e descamação. A maioria dos RNs a termo exibe uma substância pastosa sobre a pele, denominada verniz caseoso. O verniz caseoso é uma substância composta de corneócitos descamados, pelos de lanugem e lipídios (11). O papel dessa substância ainda não está totalmente elucidado, embora se acredite que auxilie na passagem do feto pelo canal do nascimento e desempenhe um papel importante na hidratação da pele e defesa imune inata (12). A maioria dos RNs prematuros e pós-maturos tem pouco verniz.

As estruturas anexiais da pele (pelos, unhas e glândulas) podem fornecer indícios valiosos sobre o bem-estar geral do RN. A maioria dos RNs nasce com cabelos no couro cabeludo, e alguns têm pelos no corpo. Tipicamente, os pelos no RN sofrem queda "fisiológica" com aproximadamente 3 meses de idade.

EXAME DA PELE DO RECÉM-NASCIDO

Os RNs devem ser examinados com uma fonte luminosa adequada, de preferência a luz solar natural. A iluminação lateral e o uso de uma lupa são úteis para acentuar a topografia superficial. Os aparelhos manuais aplicados diretamente à pele, como um dermatoscópio, podem ser úteis, particularmente para o exame de lesões pigmentadas. O ambiente deve ser mantido aquecido para minimizar alterações vasculares reativas em consequência da temperatura. O Quadro 51.1 resume as etapas de um exame de pele do RN e de uma abordagem para o diagnóstico dermatológico. O Quadro 51.2 cita as lesões primárias, lesões secundárias, configurações e distribuições especiais de lesões cutâneas.

EXANTEMAS DESCAMATIVOS

Os exantemas são comuns no primeiro mês de vida, afetando 80% dos RNs (13). Durante a primeira semana de vida, a grande maioria dos RNs a termo e pós-termo sofre descamação superficial da pele, que raramente ocorre naqueles abaixo de 35 semanas de gestação. A descamação mais profunda da pele, que resulta em desnudamento, e a descamação contínua por mais de 1 semana constituem sinais de alerta em potencial de um processo sistêmico subjacente. As escamas devem ser examinadas quanto à sua característica (firme, aderente), cor (branca, amarela) e inflamação associada (eritema), visto que esses achados ajudam na identificação de uma variedade de doenças da pele.

Exantemas inflamatórios
Dermatite das fraldas

A dermatite das fraldas é comum em RNs. Caracteriza-se por um exantema descamativo de rosa a vermelho, localizado na área das fraldas e causado por exposição prolongada a urina e fezes, associada à fricção da fralda. Essa dermatite de contato por irritantes

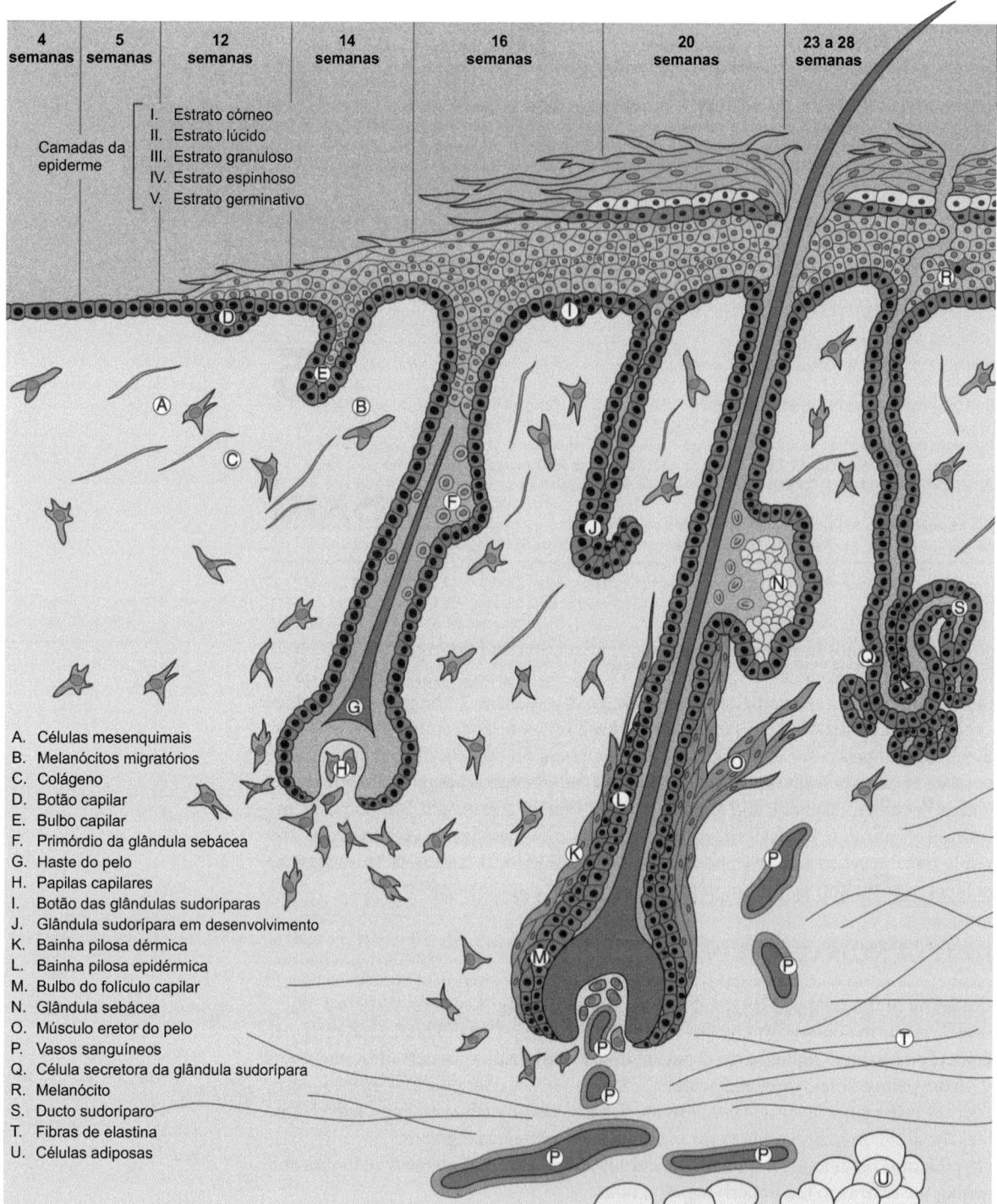

Figura 51.1 Anatomia da pele. Em Fletcher MA. *Physical diagnosis in neonatology.* Philadelphia, PA: Lippincott-Raven Publishers, 1998:108.

deve ser diferenciada de numerosas outras afecções dermatológicas que acometem a região das fraldas. A dermatite de contato por irritantes afeta a pele que entra em contato com a fralda, como púbis, pênis, grandes lábios, bolsa escrotal, parte superior da coxa e nádegas. Em geral, as pregas são poupadas. A exposição contínua a irritantes pode produzir fissuras e ulcerações dolorosas (dermatite erosiva de Jacquet), particularmente nos RNs prematuros. A pele acometida é suscetível a infecções secundárias, primariamente por *Candida albicans, Staphylococcus aureus* e *Streptococcus pyogenes.* A *Candida albicans* provoca pústulas sobre uma base avermelhada ("vermelho vivo") que, após ruptura, formam erosões circundadas por uma fina escama branca superficial. Com frequência, as pregas inguinais e glúteas são acometidas. O *Staphylococcus aureus* e o *S. pyogenes* provocam infecção superficial da pele, denominada impetigo, que se caracteriza por pústulas sobre uma base vermelha, que formam crostas amarelas quando se rompem. Certos tipos de *S. aureus* produzem uma toxina epidermolítica, causando bolhas superficiais. Entretanto, a infecção bacteriana secundária por *S. aureus* e *S. pyogenes* caracteriza-se primariamente por erosões superficiais e crostas. A infecção estreptocócica apresenta odor fétido, que pode ser usado para distingui-la da infecção por cândida.

QUADRO 51.1
Etapas no exame da pele de um recém-nascido.

1. Avaliar a integridade da pele
   a. Solução de continuidade da pele
   b. Textura
   c. Hidratação
   d. Tumefação
2. Determinar as lesões cutâneas primárias e secundárias (ver Quadro 51.2)
3. Determinar localização, configuração e distribuição das lesões cutâneas
4. Avaliar as mucosas, palmas, plantas, cabelos e unhas
5. Se houver exantema, estabelecer se é fixo ou expansivo
6. Estabelecer o diagnóstico diferencial
7. Efetuar testes diagnósticos apropriados
8. Considerar o encaminhamento do paciente a um especialista

QUADRO 51.2
Lesões cutâneas primárias e secundárias, configurações e localizações.

1. Lesões primárias
   a. Mácula (< 0,5 cm) e mancha (> 0,5 cm) – lesão plana bem circunscrita
   b. Pápula (< 0,5 cm) e placa (> 0,5 cm) – lesão elevada bem circunscrita
   c. Vesícula (< 0,5 cm) e bolha (> 0,5 cm) – lesão elevada contendo líquido
   d. Pústula – lesão elevada que contém líquido, circunscrita, contendo leucócitos
   e. Nódulo (> 0,5 cm) – lesão elevada de localização profunda
   f. Tumor – um grande nódulo
   g. Placa urticariforme – lesão elevada transitória (< 24 horas)
   h. Cisto – nódulo contendo líquido
   i. Telangiectasia – vaso sanguíneo dérmico dilatado
   j. Petéquias – áreas de eritrócitos extravasados em consequência da ruptura de capilares
2. Lesões secundárias
   a. Atrofia – lesão deprimida
   b. Erosão – ruptura superficial da pele
   c. Ulceração – estende-se em toda a espessura (*i. e.*, ruptura da pele que se estende até a derme)
   d. Escama – lâminas de pele
   e. Crosta – escama com soro
   f. Fissura – erosão linear
   g. Cicatriz – fibrose da derme
3. Configuração
   a. Blaschko – linhas embrionárias de migração de células cutâneas (*i. e.*, espiraladas)
   b. Linear – retilínea
   c. Anular – redonda com pele normal no centro, "em anel"
   d. Iridiforme – redonda com centro escuro
   e. Numular – redonda, "em forma de moeda"
4. Localização
   a. Simétrica – em ambos os lados do corpo
   b. Localizada – em uma área
   c. Disseminada – generalizada

Os fatores envolvidos na gênese da dermatite das fraldas incluem aumento da umidade (p. ex., suor, urina e fezes) do estrato córneo (14), que torna a pele mais suscetível à fricção pelo material que compõe as fraldas, e irritação devido ao elevado pH produzido pela amônia urinária e ativação de proteases e lipases fecais presentes no meio alcalino (15,16). Quando a urina alcalina combina-se com as fezes, aumenta o potencial de irritação.

Observou-se que os lactentes alimentados ao seio materno eliminam fezes com pH mais baixo, o que pode explicar a incidência diminuída de dermatite das fraldas neles.

O diagnóstico diferencial da dermatite das fraldas por irritantes inclui psoríase, dermatite seborreica, sífilis secundária, histiocitose, acrodermatite enteropática (AE) e fibrose cística. Todavia, nessas afecções, ao contrário da dermatite das fraldas, a pele fora da área das fraldas costuma ser afetada.

O tratamento da dermatite das fraldas deve ter por objetivo reduzir a umidade cutânea, minorar o contato da pele com a urina e as fezes e erradicar os microrganismos infecciosos. A umidade e a irritação da pele podem ser minimizadas de várias maneiras. Mostrou-se que as fraldas ultra-absorventes são superiores às fraldas de tecido para diminuir a umidade da pele e manter um pH ácido (17,18). A troca frequente das fraldas também ajuda a reduzir a umidade. As pomadas protetoras que atuam como barreira (p. ex., que contêm petrolato) ajudam a evitar o contato da urina e das fezes com a pele. Outros produtos comerciais que contêm zinco e vitaminas A e D também podem ser eficazes. Deve-se limpar delicadamente a pele com água ou, se necessário, sabão não alcalino suave antes da reaplicação da pomada de barreira. A remoção completa da pomada protetora com a troca das fraldas é desnecessária, e, quando se procura fazê-lo, essa prática pode exacerbar ainda mais a lesão cutânea. Nos casos em que a dermatite das fraldas é muito intensa e recalcitrante, ou quando existe a probabilidade de fatores de risco (p. ex., síndromes de má absorção), uma camada espessa de pasta à base de pectina sem álcool, seguida da aplicação de uma pomada de barreira ou de óxido de zinco, pode ser eficaz. A colestiramina combinada com Aquaphor® ajuda a neutralizar os ácidos biliares e é eficaz na dermatite erosiva (19). Os lenços umedecidos comercialmente disponíveis podem exacerbar a irritação, e seu uso deve ser reservado para a pele de aspecto saudável ou para circunstâncias em que não se dispõe de água e sabão.

Se a inflamação for significativa, podem-se aplicar corticosteroides tópicos leves e de baixa potência, como a pomada de hidrocortisona a 1%. Entretanto, deve-se evitar o uso de esteroides tópicos de maior potência, devido ao risco de atrofia cutânea, estrias, supressão das suprarrenais e síndrome de Cushing. Os produtos de combinação de antifúngicos e esteroides, como Lotrisone® e Mycolog® II, não têm lugar no tratamento de afecções neonatais da pele envolvendo a região das fraldas. Esses produtos contêm um potente corticosteroide tópico (dipropionato de betametasona e triancinolona a 0,1%, respectivamente) que, quando colocados sob a oclusão produzida pela fralda, podem causar efeitos colaterais cutâneos e sistêmicos. Deve-se evitar também o uso de pós. A infecção fúngica ou bacteriana secundária pode ser tratada com agentes antimicrobianos tópicos apropriados (20). Para infecções fúngicas e bacterianas mais graves, os agentes orais podem ser considerados. Os agentes antifúngicos tópicos, como nistatina, clotrimazol, miconazol ou cetoconazol, podem ser aplicados com segurança à pele do RN. Em geral, a infecção bacteriana responde a mupirocina ou bacitracina. A neomicina está associada a um maior risco de sensibilização de contato alérgica, e seu uso deve ser evitado.

Intertrigo

O intertrigo é uma erupção macerada, úmida, vermelha e simétrica, que ocorre nas pregas cutâneas. Acredita-se que resulte de sudorese excessiva e aproximação das superfícies da pele. É comum a ocorrência de infecção fúngica e bacteriana secundária (ver "Dermatite das fraldas"). O tratamento mais eficaz consiste na exposição da pele ao ar. Os cremes de barreira e as pomadas oclusivas podem exacerbar o intertrigo. A aplicação leve de creme de hidrocortisona a 0,5 a 1%, 2 ou 3 vezes/dia, de pimecrolimo ou tacrolimo pode ser útil. As infecções bacterianas e/ou por leveduras concomitantes devem ser tratadas de modo semelhante à dermatite das fraldas por contato com substâncias irritantes.

Dermatite seborreica

A dermatite seborreica caracteriza-se por pele vermelha, com escama oleosa branco-amarelada, que ocorre no couro cabeludo, sobrancelhas e áreas intertriginosas, particularmente na área retroauricular, no pescoço e nas pregas axilares e inguinais. A escama típica está ausente nas áreas intertriginosas. A erupção começa com 2 a 3 semanas de idade e, em alguns RNs, dissemina-se nos meses subsequentes. A grande maioria dos pacientes com dermatite seborreica melhora significativamente durante o primeiro ano de vida. A dermatite seborreica intensa persistente pode estar associada à infecção pelo vírus da imunodeficiência humana (HIV) e a outras doenças sistêmicas subjacentes.

Acredita-se que alterações no metabolismo dos ácidos graxos, na nutrição e/ou imunidade e a infecção por *Pityrosporum ovale* possam contribuir para a dermatite seborreica, embora não se tenha estabelecido nenhuma causa bem definida.

A dermatite atópica, a psoríase, a histiocitose de células de Langerhans (HCL), a escabiose e as infecções por dermatófitos são as principais afecções a excluir. Em geral, a dermatite atópica provoca prurido, e a psoríase é mais difícil de controlar do que a dermatite seborreica. Às vezes, são necessárias várias visitas, com observação cuidadosa e avaliação da resposta terapêutica para estabelecer o diagnóstico correto; em certas ocasiões, a biopsia cutânea torna-se necessária para o diagnóstico.

Quando o RN apresenta comprometimento limitado, não há necessidade de terapia específica, a não ser o uso de xampu suave e/ou óleo mineral para remover suavemente as escamas. Para a escama espessa e mais aderente no couro cabeludo, azeite de oliva aquecido coberto com uma toalha quente e úmida auxilia na remoção da escama. Deve-se tomar cuidado para não remover cabelo, ao remover a escama, já que alopecia permanente pode ocorrer com a remoção repetida de cabelo. Xampu de sulfeto de selênio ou o xampu de cetoconazol a 2% podem ser úteis, mas não devem entrar em contato com os olhos. O creme de cetoconazol a 2%, a hidrocortisona a 0,5 a 1% (loção, creme, pomada), o creme de pimecrolimo e a pomada de tacrolimo, aplicados 1 a 2 vezes/dia, são alternativas.

Psoríase

A psoríase pode produzir vários padrões cutâneos, como em gotas (lágrimas), pápulas, pústulas e placas. Na maioria dos RNs com psoríase, surgem placas espessas e rosadas com escamas brancas e espessas (micáceas) firmemente aderentes, obedecendo a uma distribuição semelhante à dermatite seborreica. A psoríase no período neonatal é incomum e a psoríase congênita é rara. Quando são acometidos, os RNs tendem a apresentar placas localizadas, seja no couro cabeludo, na região das fraldas ou nas mãos. Além disso, pode haver comprometimento isolado das unhas ou pregas ungueais. Raramente, o RN desenvolve eritrodermia pustulosa generalizada com febre.

A causa da psoríase é desconhecida; entretanto, as influências genéticas podem exercer um papel importante, visto que as crianças com os dois pais acometidos de psoríase apresentam um risco de aproximadamente 50% durante a sua vida (21). Mostrou-se que a infecção (*S. pyogenes*), clima frio, estresse emocional, certas medicações (bloqueadores beta, agentes antimaláricos) e suspensão de corticosteroides sistêmicos provocam exacerbações da psoríase. A psoríase melhora com terapias dirigidas para os linfócitos T e citocinas produzidos com a ativação das células T (22).

A obtenção de uma história familiar positiva e "sinais sutis" de psoríase (p. ex., pele rosa na fenda glútea, depressão da lâmina ungueal, língua geográfica e erupção no umbigo) são achados úteis ao diagnóstico.

Os corticosteroides tópicos de concentração média, o tacrolimo e o pimecrolimo são a base do tratamento da psoríase infantil. A terapia de contato de curta duração (aplicação durante < 30 minutos, seguida de lavagem) com antralina é segura, mas pode ser limitada em virtude da irritação da pele. Pode-se aplicar calcipotriol, mas em regiões limitadas devido ao risco de toxicidade da vitamina D. As pomadas de alcatrão são eficazes, porém têm odor desagradável e colorem a pele, podendo não ser bem aceitas pelos cuidadores. Os tratamentos biológicos dirigidos para os linfócitos T e citocinas associadas melhoram a psoríase em adultos, porém ainda não foram estudados em lactentes.

Dermatite atópica

Os RNs com dermatite atópica desenvolvem pápulas e placas vermelhas e pruriginosas, acometendo a fronte, as bochechas e as faces flexoras, preservando relativamente a região das fraldas; pode haver eritema generalizado disseminado e escamas. Existem critérios bem definidos para o estabelecimento do diagnóstico de dermatite atópica (23). No RN, a dermatite atópica é reconhecida quando ele apresenta exantema típico e história familiar de atopia, asma e dermatite atópica. No lactente pequeno, o prurido pode ser inaparente porque ele não consegue se coçar. Muitos RNs são colonizados por *S. aureus*, e todos são suscetíveis a infecções virais (p. ex., herpes-vírus simples [HSV], vírus da varíola, vírus do molusco contagioso e papilomavírus humano [HPV]).

Embora até 30% dos RNs com dermatite atópica tenham hipersensibilidade alimentar concomitante, não se acredita que a dermatite atópica seja causada simplesmente por alergia alimentar. Na verdade, a dermatite atópica é um complexo distúrbio sujeito a influências genéticas, imunológicas e ambientais (23). A dermatite atópica tem de ser diferenciada da seborreia, da psoríase, da infecção fúngica e da escabiose, e o tratamento assemelha-se ao de outras afecções inflamatórias não infecciosas. Os elementos básicos da terapia são hidratantes, esteroides tópicos de baixa potência, tacrolimo, pimecrolimo, prevenção da irritação cutânea e tratamento das infecções secundárias.

Eritrodermia

A eritrodermia é uma erupção eritematosa generalizada em consequência de diversos distúrbios hereditários e adquiridos. Os distúrbios inflamatórios (dermatite atópica, dermatite seborreica, mastocitose), as doenças infecciosas (sífilis, herpes, *S. aureus*), os distúrbios metabólicos (acidúria metilmalônica, doença da urina em xarope de bordo, deficiência de cobalamina), as doenças cutâneas genéticas (ictiose, síndrome de Netherton, eritrodermia ictiosiforme congênita), a imunodeficiência (imunodeficiência combinada grave, hipogamaglobulinemia variável comum) são exemplos de afecções que podem provocar eritrodermia. Esses RNs apresentam comprometimento da barreira de permeabilidade da epiderme e correm risco de hipotermia, desidratação e sepse. A avaliação diagnóstica deve ser orientada pela anamnese e pelo exame físico. Tipicamente, a biopsia de pele não é útil durante a eritrodermia aguda. O tratamento deve enfocar a homeostase dos líquidos e da temperatura, com uso de soluções intravenosas e emolientes e colocação do RN em incubadora com ar aquecido e umidificado. As necessidades calóricas do RN estão notavelmente aumentadas, e, às vezes, é necessário administrar nutrição parenteral. Os emolientes aplicados 2 a 3 vezes/dia ajudam na regeneração da barreira cutânea. As fissuras devem ser tratadas com antibióticos tópicos, como mupirocina ou bacitracina. Nos RNs com sinais de infecção cutânea (p. ex., formação de crostas, exsudação, áreas de odor fétido) e sepse, devem-se obter culturas e tratá-los com antibióticos sistêmicos apropriados.

Doenças neoplásicas

Histiocitose de células de Langerhans

A HCL é uma doença maligna em consequência de clones anormais de células de Langerhans. As células de Langerhans são células apresentadoras de antígeno (APC) da pele, derivadas da medula óssea. Os RNs com HCL podem apresentar uma gama de manifestações cutâneas, incluindo pápulas com crosta, pústulas, vesículas, bolhas, petéquias, púrpura e nódulos. Podem ocorrer lesões nas "áreas de seborreia" (couro cabeludo, rosto e áreas flexoras) e nos membros, incluindo palmas e solas dos pés. Muitos RNs com HCL apresentam lesões limitadas à pele. As manifestações cutâneas da HCL precedem, com frequência, os sinais sistêmicos (p. ex., febre, hepatoesplenomegalia, linfadenopatia, anemia); entretanto, o estabelecimento do diagnóstico precoce é mais difícil nas formas mais agressivas de HCL.

As vesículas e bolhas acrais têm de ser diferenciadas do impetigo bolhoso, da escabiose e da sífilis. A HCL nas áreas seborreicas pode simular distúrbios inflamatórios benignos, como intertrigo, seborreia, psoríase e dermatite atópica.

Em todos os RNs com HCL, deve-se pesquisar comprometimento sistêmico (hematológico, pulmonar, hepático, renal e esquelético), e esses pacientes devem ser acompanhados atentamente, devido à possível ocorrência de recidivas extracutâneas dentro de meses a anos após o diagnóstico. Podem-se utilizar corticosteroides tópicos e hidratantes para as lesões cutâneas, mas a erupção responde, tipicamente, pouco. Os RNs com comprometimento sistêmico devem ser acompanhados por hematologistas e oncologistas pediátricos.

Doenças genéticas da pele
Bebê colódio
Os RNs com uma espessa cobertura de pele (membrana de colódio) são chamados de bebês colódios (Figura 51.2). No período neonatal inicial, essa cobertura pode produzir angústia respiratória, rachaduras e fissuras dolorosas e instabilidade hídrica e térmica. Com frequência, os RNs necessitam de oxigênio, incubadora com ar umidificado e aplicação liberal de emolientes. É necessário cuidar meticulosamente dos olhos, visto que o ressecamento pode causar fibrose da córnea. A membrana de colódio desprende-se no decorrer de um período de 2 a 4 semanas. A grande maioria dos RNs com membrana de colódio apresenta ictiose lamelar. Outras causas da membrana de colódio incluem tricotiodistrofia, síndrome de Sjögren-Larsson, síndrome de Conradi-Hunermann, doença de Gaucher (tipo IIB) e doença de Refsum. Dez a 15% dos RNs não têm outro distúrbio subjacente e apresentam pele normal após o desprendimento da membrana.

Ictiose arlequim
Os RNs com ictiose arlequim nascem com uma cobertura semelhante a uma armadura, extremamente espessa e fissurada, com eclábio e ectrópio pronunciados (Figura 51.3). Os RNs arlequins são raríssimos e, em geral, morrem durante o primeiro ano de vida; entretanto, existem alguns sobreviventes a longo prazo (24). Essa condição é herdada de modo autossômico recessivo e sabe-se que é causada pelo gene *ABCA12*, que é importante para o desenvolvimento da epiderme normal. O tratamento com retinoide sistêmico aumenta a sobrevida desses bebês (24).

Ictiose
Ictiose é um termo utilizado para descrever distúrbios hereditários e adquiridos que produzem escamas "semelhantes às dos peixes". Existem diferentes formas clínicas, incluindo ictiose vulgar, ictiose ligada ao X e ictiose lamelar. A ictiose vulgar, a forma mais comum, é herdada de modo autossômico dominante e manifesta-

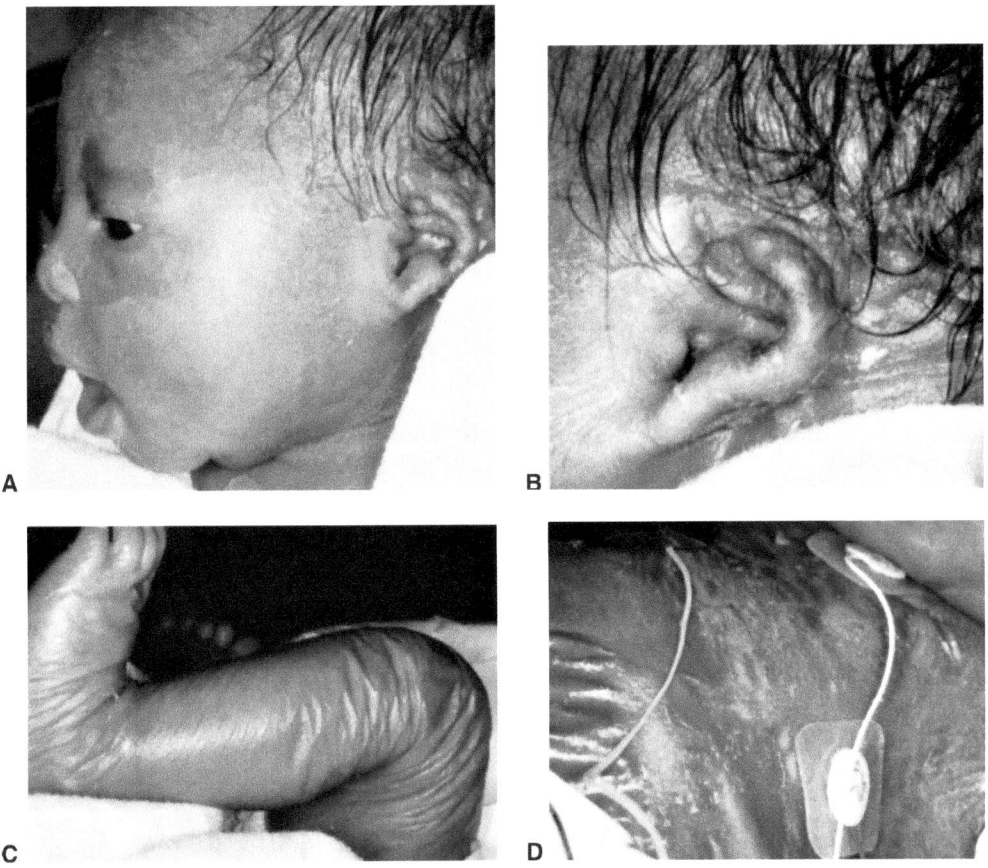

Figura 51.2 Bebê colódio. Descamação lamelar do recém-nascido. A e **C.** O recém-nascido aparece envolvido em uma cobertura que lembra um colódio seco. O rosto está relativamente imóvel, e o crescimento da parte cartilaginosa do nariz está restrito. Existe ectrópio discreto. **B.** As orelhas estão distorcidas com fixação à cabeça. **D.** Alguns dias após o nascimento, surgem fissuras na pele e descamação em lâminas ou escamas grossas, deixando fissuras hemorrágicas e uma base eritematosa. Em Fletcher MA. *Physical diagnosis in neonatology*. Philadelphia, PA: Lippincott-Raven Publishers, 1998:130, Fig. 33a–d. (Esta figura encontra-se reproduzida em cores no Encarte.)

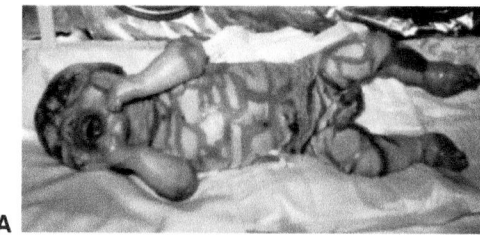
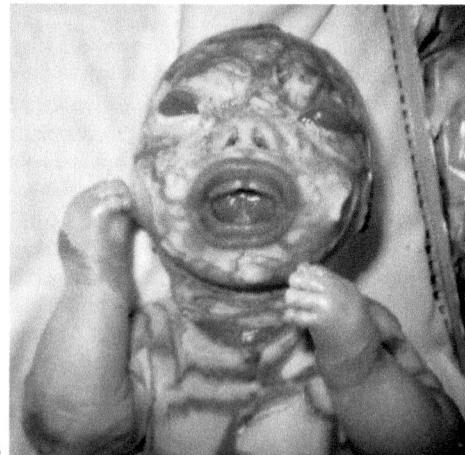

Figura 51.3 **Feto arlequim. A.** Há comprometimento total com restrição importante do movimento, inclusive das excursões respiratórias. **B.** As mucosas internas estão normais. Observe o ectrópio dos olhos e eclábio da boca, o crescimento restrito nasal e dos olhos e hipoplasia dos dedos e das unhas. Em Fletcher MA. *Physical diagnosis in neonatology*. Philadelphia, PA: Lippincott-Raven Publishers, 1998:130, Fig. 34A and B. (Esta figura encontra-se reproduzida em cores no Encarte.)

se habitualmente depois de 3 meses de idade. Pode estar associada à dermatite atópica. Com frequência, os lactentes com ictiose vulgar apresentam escamas finas e claras, que se tornam mais espessas nos membros inferiores. A ictiose ligada ao X ocorre em uma incidência de 1:6.000 homens. A maioria dos lactentes exibe sinais dessa forma de ictiose até 3 meses de idade. A pele exibe escamas marrons espessas e firmemente aderentes, com preservação relativa das áreas de flexão. A ictiose ligada ao X é causada por uma mutação no gene da esteroide sulfatase, resultando em descamação diminuída dos ceratinócitos. Com frequência, os lactentes com ictiose ligada ao X nascem após trabalho de parto prolongado, visto que a ausência da esteroide-sulfatase pode levar a um aumento da produção fetal de DHEAS e redução do estrogênio placentário. A ictiose ligada ao X está associada a criptorquidia, câncer testicular e cataratas. A ictiose congênita autossômica recessiva é uma forma rara de ictiose que pode ocorrer junto com escama fina branca ou escama espessa e semelhante a uma placa (consulte a seção Ictiose arlequim). Cerca de metade dos casos ocorre devido a mutações em transglutaminase-1. Seis outros genes foram descritos. Esses genes são importantes na proliferação e diferenciação dos ceratinócitos (25). Às vezes, os lactentes com ictiose autossômica recessiva nascem encobertos por uma membrana, denominada membrana colódio (ver seção Bebê colódio"). Os RNs com ictiose são primariamente tratados com emolientes à base de petróleo, como vaselina e Aquaphor®. Uma loção mais diluída pode ser preferível se for difícil a aplicação de um emoliente mais espesso. Deve-se evitar o uso de emolientes ceratolíticos contendo ácido láctico e ácido salicílico, visto que podem sofrer absorção sistêmica. Os lactentes com formas graves de ictiose podem beneficiar-se dos retinoides tópicos e/ou sistêmicos, porém essas medicações devem ser utilizadas após o parecer de um dermatologista. O aconselhamento genético é essencial para as famílias de lactentes com ictiose.

Displasia ectodérmica

A displasia ectodérmica refere-se a afecções que resultam em anormalidades da pele e anexos (dentes, pelos e unhas). Existem muitas formas diferentes de displasia ectodérmica. A displasia ectodérmica hipoidrótica, a displasia ectodérmica hidrótica e a queratose, ictiose e surdez (CIS) são exemplos. É difícil diagnosticar a displasia ectodérmica no período neonatal, visto que os dentes raramente estão presentes ao nascimento, e a maioria dos RNs apresenta cabelos escassos e unhas finas. Febre inexplicada pode ser o primeiro indício da displasia ectodérmica hipoidrótica. Não existe tratamento específico para displasia ectodérmica. A saúde da pele deve ser mantida com sabões suaves e aplicação meticulosa de emolientes não irritantes para impedir infecção cutânea. As famílias devem ser encaminhadas a um dermatologista e geneticista para auxiliar no diagnóstico e fornecer aconselhamento genético.

Síndrome de Netherton

A síndrome de Netherton é um distúrbio com achados cutâneos progressivos e difusos. Com frequência, os RNs nascem prematuramente e apresentam atraso do crescimento. Tipicamente, ocorre eritrodermia no período neonatal. Os RNs com extenso comprometimento da barreira cutânea correm risco de desidratação e sepse. O exantema pode ter aspecto muito semelhante à dermatite atópica, com comprometimento significativo da face e do couro cabeludo. Os RNs apresentam cabelos escassos no couro cabeludo, devido à fragilidade capilar. A síndrome de Netherton é diagnosticada após o achado de anormalidade característica da haste do pelo, conhecida como tricorrexe invaginada ("cabelo em bambu" ou "cabelo em bola no cesto"). Apenas 30% dos cabelos podem estar acometidos e, tipicamente, a tricorrexe invaginada ocorre depois de 3 meses de idade, dificultando o diagnóstico precoce da síndrome de Netherton. Não há nenhuma anormalidade laboratorial específica, exceto níveis elevados de imunoglobulina E (IgE) na maioria dos lactentes. Mostrou-se que uma mutação de SPINK5, que codifica um inibidor da serinoprotease (LEKTI), causa a síndrome de Netherton em alguns pacientes (26). Os pacientes são tratados com corticosteroides tópicos, emolientes e anti-histamínicos. O tacrolimo e o pimecrolimo devem ser utilizados com cautela nos RNs com síndrome de Netherton, visto que foram detectados níveis séricos elevados de tacrolimo em alguns RNs. Os níveis séricos de tacrolimo devem ser determinados em RNs tratados com esse medicamento. É preciso dar atenção especial à nutrição, visto que esses pacientes tendem a apresentar problemas de crescimento.

Distúrbios metabólicos e nutricionais

Existem muitas doenças metabólicas e deficiências nutricionais que podem resultar em pele descamativa, seca e eritematosa difusa no período neonatal (27). Os exemplos incluem doença da urina em xarope de bordo, deficiência de carbamoilfosfato-sintetase, acidúria argininossuccínica, acidemia propiônica, acidúria metilmalônica, fibrose cística, deficiência de biotinidase (deficiência de múltiplas carboxilases) e deficiência de ácidos graxos essenciais. A acrodermia enteropática (AE; deficiência de zinco) provoca exantema peculiar e será discutida em mais detalhes.

Acrodermatite enteropática

AE é causada por deficiência de zinco (27). Resulta da redução do aporte de zinco, de absorção gastrintestinal deficiente e/ou do aumento das necessidades metabólicas. Os RNs desenvolvem uma tétrade de diarreia, dermatite vesiculobolhosa periorificial e acral, alopecia e apatia. AE de herança autossômica recessiva resulta de uma alteração no mecanismo de transporte gastrintestinal de zinco e manifesta-se nos primeiros meses de vida (28). Em geral, a dermatite é o primeiro sinal. As formas adquiridas de AE são mais comuns e resultam de níveis baixos ou ausentes de zinco no leite materno, diminuição da absorção gastrintestinal (em consequência da diarreia) ou aumento das necessidades metabólicas. Ocorrem baixos níveis ou ausência de zinco no leite materno, devido a uma alteração da transferência de zinco do soro materno. Em geral, as mães apresentam níveis séricos de zinco normais. Nos RNs prematuros amamentados com leite materno, podem surgir sintomas quando suas necessidades nutricionais aumentam. Os RNs prematuros e aqueles com infecção pelo HIV desenvolvem doença mais grave. O achado de baixo nível plasmático de zinco (< 65 mg/dℓ) é diagnóstico, embora AE possa ocorrer mesmo quando os níveis de zinco estão normais. A administração de gliconato ou sulfato de zinco, na dose de 5 mg/kg/dia, em duas doses fracionadas, resulta em rápida melhora dos sintomas em 2 a 4 dias, podendo evitar a morte. Distúrbios metabólicos como a fibrose cística também podem provocar uma erupção cutânea semelhante (29).

Distúrbios do tecido conjuntivo

Lúpus eritematoso neonatal

O lúpus eritematoso neonatal (LEN) é um distúrbio do tecido conjuntivo que resulta em erupção cutânea descamativa, eritematosa e anular e/ou bloqueio atrioventricular (BAV) congênito nos RNs. Exceto pela erupção cutânea, a maioria dos RNs cresce e se desenvolve bem. Os RNs acometidos exibem placas bem demarcadas, com atrofia central e escama branca periférica. A erupção cutânea pode ser pruriginosa e ter aspecto reticulado. Tipicamente, a cabeça, o pescoço e as áreas periorbitais (olhos de guaxinim) são acometidos. A biopsia de pele revela dermatite de interface vacuolar com linfócitos perivasculares e perifoliculares. Observa-se aumento de mucina na derme superficial e profunda. Ocorre comprometimento de outros sistemas orgânicos em menos de 5% dos RNs. As mães com lúpus eritematoso sistêmico (LES) têm uma chance de 30% de dar à luz um RN com lúpus eritematoso neonatal (LEN). Os RNs cujas mães têm LES devem ser cuidadosamente acompanhados devido à possibilidade de BAV congênito, visto que nem todos apresentam achados cutâneos. Encontram-se anticorpos anti-Ro em 98% dos RNs com LEN. Os RNs com LEN devem receber proteção especial contra a radiação ultravioleta. Os corticosteroides tópicos são efetivos nas lesões cutâneas. Os RNs com LEN têm excelente prognóstico, com regressão da maioria dos sintomas até 1 ano de idade.

Infecções

Síndrome da pele escaldada estafilocócica

Os RNs podem apresentar agudamente vermelhidão cutânea disseminada, conhecida como eritrodermia (ver seção "Eritrodermia"). As exotoxinas bacterianas são uma causa importante de eritrodermia difusa no período neonatal (30). Essas toxinas extracelulares podem ser produzidas em um foco de infecção ou de colonização, e, com frequência, o local de replicação das bactérias não é evidente. As toxinas podem atuar localmente, como no impetigo bolhoso, ou causar sinais clínicos disseminados em consequência de disseminação hematogênica, como na síndrome da pele escaldada.

A síndrome da pele escaldada estafilocócica (SPEE) é uma doença epidermolítica estafilocócica mediada por toxina, caracterizada por eritema difuso e doloroso da pele, que é mais acentuado nas áreas de flexão e periorificiais. Em 2 a 5 dias, a pele apresenta descamação fina, particularmente nas superfícies flexoras. Os RNs gravemente afetados podem ter bolhas flácidas estéreis disseminadas, que se rompem facilmente quando submetidas a cisalhamento suave (sinal de Nikolsky), deixando grandes áreas de pele desnuda exsudativa. Em muitos RNs, ocorrem crostas e fissuras radiais características ao redor dos olhos, da boca e do nariz. A lesão cutânea disseminada compromete a barreira epidérmica, de modo que o RN acometido corre risco de sepse, desequilíbrio hidreletrolítico e instabilidade térmica.

A SPEE é causada predominantemente por estafilococos do grupo de fagos II, sobretudo as cepas 71 e 55; às vezes, uma cepa do grupo I ou III está envolvida. Os focos de infecção incluem nasofaringe, umbigo, sistema urinário, feridas cutâneas e conjuntivas. As bactérias produzem toxinas A ou B epidermolíticas (i. e., esfoliativa ou esfoliatina), que penetram na corrente sanguínea. Raramente, a doença também é transmitida pelo leite materno. A gravidade da doença está relacionada com a carga de toxina no sangue e não com o local de infecção ou colonização. Acredita-se que a redução da depuração renal da toxina deixe os RNs sob risco de SPEE. As toxinas epidermolíticas produzem vesículas superficiais, por meio de sua ligação a uma caderina epidérmica, denominada desmogleína I. A SPEE pode ser confundida com vários outros distúrbios, como escarlatina, impetigo bolhoso, epidermólise bolhosa (EB), mastocitose cutânea difusa, síndrome de descamação cutânea familiar com eosinofilia, hiperqueratose epidermolítica, erupção medicamentosa, eritema polimorfo e necrólise epidérmica tóxica (NET; doença de Lyell) fármaco-induzida. Com frequência, a NET pode ser diferenciada por uma história de ingestão de fármacos, sinal de Nikolsky positivo apenas nos locais de eritema e ausência de crosta perioral. Em alguns casos, a diferenciação da NET da SPEE exige biopsia de pele: a NET resulta em necrose de toda a espessura da epiderme, com plano de clivagem bolhoso na parte mais profunda da epiderme. A diferenciação dessas duas afecções é muito importante, visto que a taxa de mortalidade é relativamente mais elevada na NET, sendo crucial evitar o fármaco agressor para impedir recorrência. Em geral, a recuperação da SPEE é rápida uma vez instituída a antibioticoterapia apropriada. A terapia parenteral com nafcilina, oxacilina, vancomicina ou clindamicina deve ser iniciada imediatamente. Os princípios gerais incluem minimizar a manipulação do RN e uso de emolientes (p. ex., gaze vaselinada e vaselina) e curativos semioclusivos para proporcionar lubrificação e minimizar a dor. Ocorre regeneração sem fibrose em 10 a 14 dias.

VESÍCULAS E PÚSTULAS

Comumente, os RNs apresentam vesículas e pústulas não infecciosas e transitórias. As causas infecciosas precisam ser investigadas por meio de anamnese, exame físico e exames laboratoriais.

Idiopática

Eritema tóxico neonatal

O eritema tóxico neonatal (ETN) é uma erupção transitória benigna e comum, caracterizada por máculas evanescentes, que se transformam em pápulas e pústulas rosadas sobre base eritematosa. Às vezes, surgem apenas pequenas máculas rosadas. O eritema tóxico é mais proeminente na face, no tórax e nos membros, poupando as palmas e as solas. Tipicamente, não há lesões por ocasião do nascimento, porém surgem em 2 dias de vida e continuam aparecendo nas primeiras 3 a 4 semanas. O aspecto pode ser notável, sobretudo quando as pústulas coalescem, formando grandes placas pustulosas (Figura 51.4). Quando existe dúvida sobre o diagnóstico, o esfregaço de material de uma pústula revela numerosos eosinófilos, alguns neutrófilos e ausência de bactérias e leveduras. Devem-se efetuar culturas à procura de bactérias e leveduras para descartar infecção. A causa do eritema tóxico não é conhecida, e não há necessidade de tratamento.

Acropustulose do lactente

A acropustulose do lactente é uma erupção pustulosa recidivante benigna, que ocorre desde o nascimento até 1 ou, às vezes, 2 anos de idade. Os lactentes exibem pápulas pruriginosas e rosadas, que rapidamente evoluem para vesículas e pústulas. A maioria dos

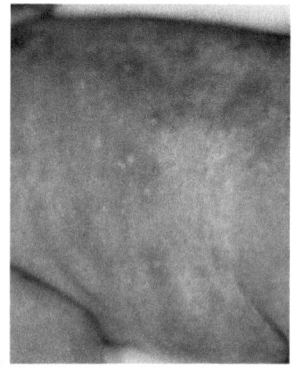 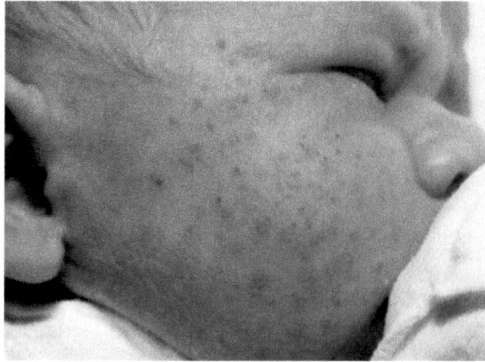 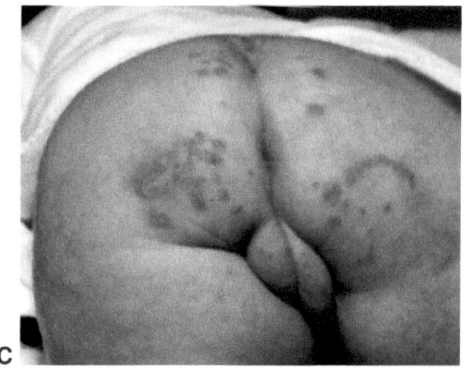

Figura 51.4 Eritema tóxico neonatal (ETN). A. Padrão habitual com a maioria das lesões no tronco e na face, e menos lesões nos membros. **B.** Pápulas crostosas. A formação extrema de crostas ocorre em recém-nascidos de pele mais clara. **C.** Formação extrema de pústulas que parecem infecção por herpes-vírus em um RN sem outras alterações. Em Fletcher MA. *Physical diagnosis in neonatology*. Philadelphia, PA: Lippincott-Raven Publishers, 1998:136, Fig. 39. (Esta figura encontra-se reproduzida em cores no Encarte.)

lactentes é irritável e tem prurido. As pústulas desaparecem em 7 a 14 dias, deixando escamas brancas, que tendem a recidivar em grupos, em ciclos de 2 a 4 semanas. As lesões são observadas nos membros, como as palmas e as solas; todavia, essa afecção pode acometer outras áreas do corpo. A causa da acropustulose não é conhecida. Muitos lactentes suspeitos de acrodermatite apresentam escabiose. A avaliação diagnóstica deve incluir uma preparação para escabiose, culturas bacterianas e fúngicas. Os corticosteroides tópicos e os anti-histamínicos orais são efetivos para controlar os sintomas.

Foliculite pustulosa eosinofílica

Os lactentes com foliculite pustulosa eosinofílica apresentam grupos recorrentes de pápulas e pústulas muito pruriginosas na cabeça e no pescoço, particularmente no couro cabeludo (31). O couro cabeludo pode apresentar escamas amarelas, semelhantes à dermatite seborreica. Em geral, não há erupção cutânea ao nascimento, que aparece durante o primeiro ano de vida. O diagnóstico é estabelecido por coloração de Giemsa ou Wright do conteúdo de uma pústula e biopsia de pele. O esfregaço do material da pústula revela eosinófilos abundantes e ausência de bactérias e fungos. A biopsia de pele mostra um infiltrado denso de eosinófilos (principalmente), linfócitos e histiócitos, acometendo a derme e a bainha externa do folículo piloso. A exemplo da acropustulose do lactente, a causa da foliculite pustulosa eosinofílica é desconhecida; entretanto, ambas as afecções seguem evolução clínica semelhante, sugerindo que ambas possuem o mesmo espectro mórbido. Os lactentes devem ser tratados com corticosteroides tópicos de baixa potência e xampu de sulfeto de selênio ou de piritona de zinco. Ao contrário dos adultos, a foliculite pustulosa eosinofílica do lactente não está associada a infecção pelo HIV. Tipicamente, a erupção cutânea desaparece no primeiro ano de vida.

Miliária

Miliária é uma erupção cutânea que decorre de oclusão dos ductos écrinos e retenção do suor. Existem quatro tipos: (a) a miliária cristalina consiste em pequenas vesículas claras superficiais, em consequência de oclusão no estrato córneo (i. e., sudamina), (b) a miliária rubra caracteriza-se por pequenas pápulas e vesículas eritematosas, em consequência de oclusão da junção dermoepidérmica (i. e., brotoeja), (c) a miliária pustulosa inclui pústulas sobre base eritematosa, em consequência de oclusão no meio da derme, e (d) a miliária profunda caracteriza-se por nódulos eritematosos em consequência de oclusão no nível dérmico profundo. A miliária é mais comum nas áreas intertriginosas, mas pode ocorrer em qualquer superfície corporal. O distúrbio tende a aparecer no contexto de elevação da temperatura e umidade (p. ex., lâmpadas de aquecimento, uso de agasalho) e desaparece em ambiente seco e frio.

A miliária cristalina e a miliária rubra regridem rapidamente com o esfriamento do ambiente. As lesões da miliária pustulosa e profunda não desaparecem rapidamente, visto que envolvem oclusão dos ductos écrinos em níveis mais profundos, criando uma resposta inflamatória mais intensa na pele. Os lactentes acometidos podem beneficiar-se do uso de corticosteroides tópicos de baixa potência.

Melanose pustular neonatal transitória

A melanose pustular neonatal transitória é uma erupção benigna que ocorre ao nascimento em RNs sadios. Cerca de 5% dos RNs afrodescendentes e 0,6% dos brancos são afetados. O exantema caracteriza-se por pústulas superficiais que facilmente sofrem ruptura, formando finos colarinhos de escamas e máculas hiperpigmentadas. As pústulas podem sofrer ruptura antes do nascimento e podem não ser observadas. Os locais mais comumente acometidos são a cabeça e as pregas do pescoço, entretanto, as pústulas e as escamas regridem no decorrer de 1 a 3 semanas, enquanto as máculas hiperpigmentadas podem persistir por vários anos. O líquido de uma pústula contém neutrófilos e é estéril. Não há necessidade de tratamento.

Acne neonatal

A acne neonatal surge dentro dos primeiros 2 meses de vida e é mais comum em meninos e bebês alimentados ao seio. Semelhante à acne vulgar observada em adolescentes, a erupção cutânea caracteriza-se por comedões (abertos e fechados) e pápulas e pústulas eritematosas nas bochechas, no queixo e na fronte. Raramente, observam-se cistos e cicatrizes (Figura 51.5). Na maioria dos casos, ocorre resolução em 2 anos. A acne neonatal é causada por oclusão dos ductos sebáceos, produção de sebo, inflamação e infecção por *Propionibacterium acnes*. A maioria dos RNs responde ao ácido salicílico em baixa concentração, a sulfacetamida sódica e/ou lavagem com peróxido de benzoíla de baixa concentração. Para a acne neonatal moderada, os antibióticos tópicos, como eritromicina ou clindamicina, em associação a retinoides tópicos, podem ser efetivos. A acne nodulocística e cicatricial grave devem ser tratadas de modo agressivo com eritromicina ou amoxicilina VO e, raramente, isotretinoína. A prescrição de tetraciclina deve ser evitada, devido ao risco de pigmentação permanente dos dentes. Vaselina, óleos infantis e loções podem causar obstrução dos poros sebáceos, agravando a acne neonatal, de modo que seu uso deve ser evitado. Os RNs com acne grave devem ser encaminhados a um dermatologista para tratamento.

A pustulose cefálica neonatal é uma variante da acne neonatal que se acredita seja causada por *Mallassezia* spp. Manifesta-se na forma de pústulas de aspecto monomórfico sem comedões. Deve-se efetuar cultura do material das pústulas para bactérias e fungos,

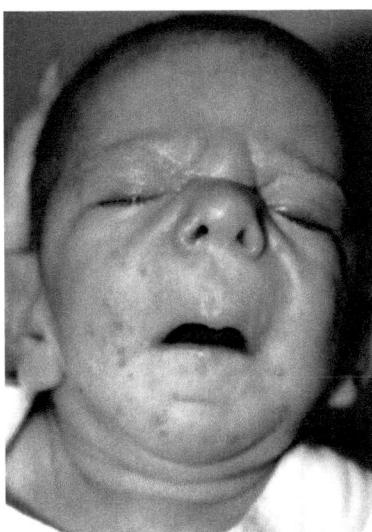

Figura 51.5 Acne neonatal. RN apresenta fácies da síndrome de Lange com evidências de acne pustular na face. Observe a base eritematosa em cada pústula. Em Fletcher MA. *Physical diagnosis in neonatology*. Philadelphia, PA: Lippincott-Raven Publishers, 1998:138, Fig. 42. (Esta figura encontra-se reproduzida em cores no Encarte.)

à procura de microrganismos resistentes. Os cremes antifúngicos tópicos podem ser úteis para os RNs mais gravemente afetados. Em geral, a pustulose cefálica neonatal sofre remissão espontânea.

Doenças cutâneas genéticas

As afecções genéticas da pele são raras, porém constituem causas importantes de vesículas e bolhas no período neonatal. A *eritrodermia ictiosiforme bolhosa congênita* (EIBC), a *epidermólise bolhosa* e a *incontinência pigmentar* são exemplos.

Eritrodermia ictiosiforme bolhosa congênita (hiperqueratose epidermolítica)

A EIBC é uma afecção autossômica dominante, que resulta de mutações nos genes da queratina 1 e 10. A queratina 1 e a queratina 10 são proteínas filamentares intermediárias nas camadas superficiais da epiderme (estratos granuloso e espinhoso superior). As alterações nessas proteínas enfraquecem a epiderme, e os RNs acometidos apresentam áreas disseminadas de desnudamento da pele, com vesículas superficiais. Esses bebês correm risco de infecção cutânea secundária por *S. aureus* e de sepse. Posteriormente, na fase de lactância e no início da segunda infância, a formação de vesículas torna-se menos evidente e a pele passa a apresentar escamas de aspecto verrucoso, proeminentes nas áreas flexoras. Tipicamente, as áreas acometidas estão intensamente colonizadas por bactérias, produzindo odor. É necessário aplicar emolientes tópicos, como vaselina e Aquaphor®, para ajudar a função de barreira da pele, devendo-se efetuar monitoramento rigoroso de sepse no RN.

Epidermólise bolhosa

A EB, como o próprio nome sugere, representa um grande grupo de dermatoses hereditárias, caracterizadas por vesículas e solução de continuidade na epiderme. É causada por mutações nos genes responsáveis por proteínas estruturais de grande importância na manutenção da integridade da pele, especialmente da epiderme. Qualquer atrito mínimo da pele pode provocar erosões extensas. Embora os esquemas de classificação possam mudar com a identificação de novos genes, a EB é classificada tradicionalmente como EB simples, EB juncional e EB distrófica. A EB simples deve-se a alterações nas proteínas encontradas na epiderme (Weber-Cockayne: queratina 5/queratina 14), a EB juncional é resultado de proteínas alteradas na junção dermoepidérmica (Herlitz: laminina 5), e a EB distrófica resulta de alteração das proteínas existentes abaixo da junção dermoepidérmica (EB distrófica dominante: colágeno tipo VII). Acredita-se que a gravidade da EB seja determinada pela localização da mutação no gene; as mutações que ocorrem em regiões altamente conservadas provocam doença mais grave. Essas correlações fenotípico-genotípicas certamente se tornarão mais evidentes no futuro. Algumas das proteínas envolvidas na EB são importantes para a função adequada de outros sistemas orgânicos. Por exemplo, a EB juncional autossômica recessiva associada a atresia do piloro decorre de uma plectina anormal. Esses pacientes também apresentam doença muscular, indicando que essa proteína também é importante para o funcionamento normal do músculo. No período neonatal, a diferenciação entre os subtipos de EB com base apenas no aspecto clínico pode ser dificílima, visto que todas as formas de EB podem manifestar-se na forma de bolhas disseminadas. As biopsias de pele realizadas para histologia de rotina, microscopia eletrônica de transmissão, mapeamento de imunofluorescência e análise mutacional do ácido desoxirribonucleico (DNA) ajudam a classificar corretamente os RNs com EB.

Deve-se suspeitar de EB no RN que apresenta bolhas e erosões em consequência de atrito (Figura 51.6). As bolhas da EB simples são mais superficiais do que as da EB juncional e EB distrófica. Podem-se observar grupos de bolhas na variante de Dowling Meara da EB simples. Essa forma de EB pode ser grave no período neonatal. Erosões significativas nas mucosas sugerem EB juncional ou distrófica, embora os RNs com EB simples possam desenvolver bolhas leves nas mucosas. Nos RNs mais gravemente afetados, pode-se observar comprometimento laríngeo, urológico e gastrintestinal. Esse comprometimento extracutâneo ocorre mais comumente nas variantes juncional e distrófica.

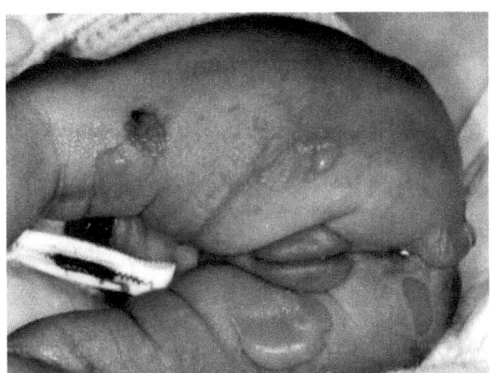

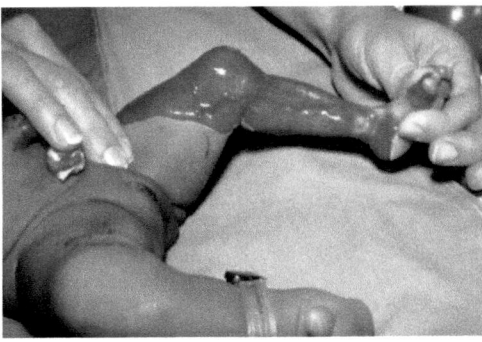

Figura 51.6 Epidermólise bolhosa. A. As áreas de desnudamento estão adjacentes a áreas de bolhas flácidas. O desnudamento inclui a base do umbigo. **B.** Em vez de bolhas flácidas, há desnudamento total do membro inferior subdesenvolvido mostrando anatomia subcutânea. Em Fletcher MA. *Physical diagnosis in neonatology*. Philadelphia, PA: Lippincott-Raven Publishers, 1998:140, Fig. 46A and B. (Esta figura encontra-se reproduzida em cores no Encarte.)

O tratamento de RNs com EB grave é difícil. O atrito deve ser minimizado o máximo possível, e as feridas devem ser cuidadosamente protegidas com curativo não aderente (gaze vaselinada, Mepitel®, Exu-dry®). A seguir, coloca-se um envoltório de gaze, seguido por atadura tubular. Não se deve aplicar esparadrapo diretamente à pele. A adição de mais vaselina à gaze vaselinada evita a aderência da gaze à pele. Os antibióticos tópicos, como a bacitracina, podem ser úteis para evitar a infecção das feridas. Ocorreu resistência bacteriana (*S. aureus*) à mupirocina, e esse antibiótico tópico deve ser utilizado apenas para a infecção cutânea em pacientes com EB. A pele é a porta de entrada de bactérias que levam à sepse, de modo que é necessário examiná-la diariamente. Deve-se evitar o uso profilático de antibióticos orais ou intravenosos. A exemplo dos pacientes queimados, os curativos devem ser removidos delicadamente; a remoção pode ser facilitada encharcando-se o curativo com água morna. As bolhas devem ser abertas de modo estéril, mantendo-se o teto no lugar. As bolhas densas separam-se facilmente em pacientes com EB, devido à fragilidade inerente da pele. Os RNs com EB apresentam necessidades nutricionais e hídricas aumentadas. Se houver necessidade de cateteres intravenosos, podem ser suturados no local. Pode-se utilizar a alimentação por tubo nasogástrico de modo parcimonioso no início do período neonatal. Os tubos percutâneos de gastrostomia devem ser colocados precocemente se a alimentação e a nutrição forem problemáticas. O alimentador de Haberman consiste em um bico com válvula que permite o suprimento de leite materno ou fórmula láctea sem pressão negativa excessiva.

O diagnóstico de EB é psicologicamente penoso para os pais e a família. Essas questões são uma parte essencial do manejo da EB. Grupos de defesa, como o Dystrophic Epidermolysis Bullosa Research Association of America (www.debra.org), constituem recursos valiosos para essas famílias.

Incontinência pigmentar (síndrome de Bloch-Sulzberger)

A IP é uma doença cutânea autossômica dominante, caracterizada por estrias lineares ou espirais de vesículas e bolhas. As vesículas passam por diversos estágios e tornam-se verrucosas; a seguir, achatam-se, formando placas hiperpigmentadas e, por fim, placas hipopigmentadas. Tipicamente, esses quatro estágios ocorrem de modo sequencial, embora o paciente possa "saltar" estágios, podendo-se observar também diferentes estágios ao mesmo tempo. As vesículas observadas no primeiro estágio podem ser confundidas no período neonatal com infecção, como herpes simples, varicela ou impetigo. Os indivíduos do sexo feminino com IP apresentam lesões cutâneas típicas nas primeiras 2 a 3 semanas de vida. Essa afecção, que é letal nos indivíduos do sexo masculino, resulta de mutações no gene NEMO em Xq28.

No início da afecção, pode-se observar eosinofilia periférica. Outros achados extracutâneos observados em associação à IP incluem: anormalidades do sistema nervoso central (SNC) (convulsões), defeitos oculares (alterações retinianas), anormalidades imunológicas (elevação da IgE) e anomalias esqueléticas (espinha bífida). Nos RNs suspeitos de IP, deve-se efetuar biopsia de pele, com culturas bacterianas e virais apropriadas. Os pais devem ser encaminhados a um geneticista para aconselhamento genético.

Imunológicos

Mastocitose

A mastocitose é rara no período neonatal. A exemplo dos lactentes maiores e crianças afetados, os RNs podem desenvolver mastocitomas solitários, urticária pigmentosa, mastocitose sistêmica e leucemia de mastócitos. Os sinais cutâneos de mastocitose incluem máculas, pápulas e nódulos hiperpigmentados, que formam urticas com a fricção (sinal de Darier). Em alguns casos, formam-se bolhas evidentes, particularmente nas palmas e nas solas. Com mais frequência, os RNs desenvolvem máculas solitárias ou múltiplas hiperpigmentadas no dorso, membros e couro cabeludo, que apresentam sinal de Darier. Embora esse sinal seja característico da mastocitose, outras afecções, como a leucemia cutânea, podem formar placas urticadas com a fricção. Por conseguinte, deve-se efetuar uma biopsia de pele se houver dúvida quanto ao diagnóstico. Na grande maioria dos casos, o comprometimento cutâneo regride em alguns anos. Ocorre mastocitose sistêmica em menos de 2% dos pacientes com mastocitose cutânea, e a maioria dos lactentes apresenta comprometimento cutâneo difuso, com vesículas. Entretanto, a mastocitose sistêmica também pode ser observada com comprometimento cutâneo mínimo. Quando lactentes afetados apresentam sinais de doença sistêmica, como rubor, diarreia, dificuldade respiratória, taquicardia, hipotensão e/ou hepatoesplenomegalia, é necessário investigar mastocitose sistêmica. Devem-se considerar a determinação dos níveis séricos de triptase (para avaliar a carga global de mastócitos), a US do abdome e a biopsia de medula óssea.

Os pais de lactentes com mastocitose devem carregar norepinefrina injetável e conhecer os medicamentos que provocam degranulação espontânea dos mastócitos, como opiáceos, corantes de contraste radiológico e picadas de abelha. Anti-histamínicos, como hidroxizina e difenidramina, podem ajudar a controlar os sintomas em consequência da liberação de histamina.

Traumática

Bolhas de sucção

Podem surgir bolhas e erosões em locais de sucção *in utero*, particularmente o polegar, o dedo indicador, o pulso ou o lábio. As bolhas causadas por sucção devem ser diferenciadas das erupções mecanobolhosas, como EB, e infecções bacterianas e virais.

Infecciosas

Infecção por herpes simples

As infecções por HSV1 e HSV2 podem ser observadas no período neonatal e apresentam diferentes padrões de doença. O HSV contraído congenitamente manifesta-se de modo diferente, dependendo do momento em que a infecção foi adquirida. A infecção contraída nos primeiros dois trimestres pode resultar em restrição do crescimento intrauterino e microcefalia. O HSV adquirido imediatamente antes ou por ocasião do parto manifesta-se no primeiro mês de vida, mais comumente na primeira semana. Até 30% dos RNs podem exibir sintomas no primeiro dia de vida. Os sintomas podem ser variados, incluindo sinais cutâneos que acometem a pele e mucosas, e sinais sistêmicos que acometem múltiplos sistemas orgânicos, porém em particular o SNC.

A lesão cutânea primária do HSV é uma vesícula com pequena depressão central. As vesículas são agrupadas. Dentro de 1 a 2 dias, as vesículas transformam-se em pústulas e formam crostas (Figura 51.7). A borda de um grupo de vesículas herpéticas aparece recortada. Tipicamente, as mucosas estão acometidas, podendo ocorrer blefarite, conjuntivite, estomatite e uretrite. Os RNs com eczema correm risco de infecção herpética disseminada, conhecida como eczema herpético. As crianças com HSV adquirido no período neonatal podem sofrer reativação do herpes-vírus posteriormente durante a vida, muitas vezes na forma de erupções localizadas recorrentes de grupos de vesículas.

A infecção pelo HSV pode ser diagnosticada por imunofluorescência direta e cultura viral das lesões. Para a imunofluorescência direta, a vesícula é exposta, e efetua-se um raspado da base da vesícula. A biopsia de pele pode revelar sinais de efeito citopático viral na epiderme. O HSV neonatal deve ser tratado com aciclovir (ver Capítulo 44).

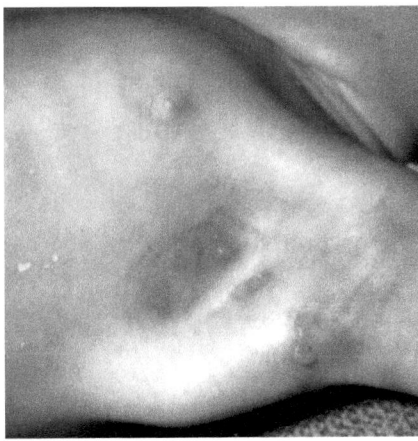

Figura 51.7 Herpes-vírus simples. Aspecto no 12º dia de vida. As primeiras lesões são circulares; a extensão é aparentemente fora da marcação. Em Fletcher MA. *Physical diagnosis in neonatology*. Philadelphia, PA: Lippincott-Raven Publishers,1998:138, Fig. 43. (Esta figura encontra-se reproduzida em cores no Encarte.)

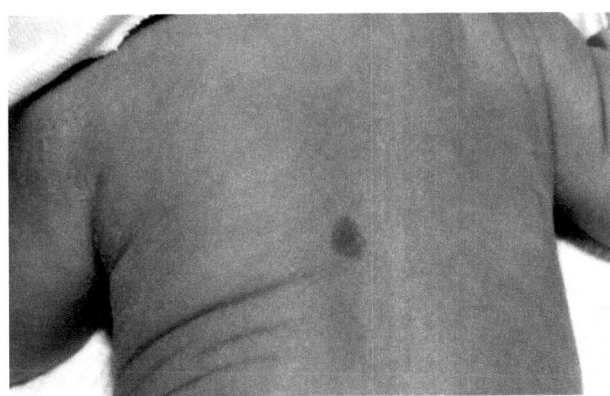

Figura 51.8 Mancha café com leite. Em Fletcher MA. *Physical diagnosis in neonatology*. Philadelphia, PA: Lippincott-Raven Publishers, 1998:156, Fig. 69. (Esta figura encontra-se reproduzida em cores no Encarte.)

DISTÚRBIOS DA PIGMENTAÇÃO (MANCHAS MARRONS/MANCHAS BRANCAS)

A maioria das irregularidades da pigmentação é normal; entretanto, as alterações pigmentares podem ser a primeira indicação de um distúrbio cutâneo genético hereditário subjacente. Acredita-se que a hiper ou a hipopigmentação que ocorre em espirais ou linhas retilíneas sejam o resultado de mosaicismo genético. Os RNs com alterações da pigmentação cutânea que acompanham as linhas de Blaschko devem ser rigorosamente avaliados à procura de defeitos extracutâneos associados. Os exemplos de distúrbios genéticos com hiperpigmentação que acompanha as linhas de Blaschko incluem: IP, doença de Conradi-Hunermann e neurofibromatose segmentar. Os exemplos de distúrbios genéticos com hipopigmentação que acompanha as linhas de Blaschko incluem: piebaldismo e hipomelanose de Ito.

MÁCULAS MARRONS

Manchas café com leite

As manchas café com leite (MCCL) são pequenas máculas ovais, bronzeadas a marrons (Figura 51.8). Podem ser muito grandes, envolvendo uma grande área de superfície do corpo (MCCL gigante). São mais comuns em crianças muito pigmentadas e resultam de aumento no conteúdo de melanina dos melanócitos basais e queratinócitos. O número e o tamanho das MCCL aumentam durante o primeiro ano de vida e a primeira infância. Embora 19% das crianças normais tenham MCCL, elas são observadas em números aumentados em vários distúrbios hereditários, como neurofibromatose, síndrome de Proteus, síndrome de Legius e síndrome de McCune-Albright. O achado de seis ou mais MCCL com mais de 0,5 cm (podem ser menores no lactente) é um dos critérios diagnósticos da neurofibromatose do tipo I. O sinal de Crowe (efélides axilares e inguinais) é outra manifestação clínica da neurofibromatose do tipo I.

Nevos melanocíticos congênitos

Os nevos melanocíticos congênitos (NMC) surgem no nascimento ou na primeira semana de vida e acredita-se que ocorram em 0,5 a 31,7% dos RNs (32). O aspecto dos NMC pode variar desde mácula acastanhada semelhante a MCCL a uma grande placa preta com crescimento capilar terminal. Estão localizados mais comumente no tronco (38%), nos membros (38%), na cabeça e no pescoço (14%), e nos pés e nas mãos (10%) (33) (Figura 51.9). Os NMC representam proliferações clonais benignas das células névicas. Muitos NMC contêm mutações NRAS, que os diferenciam dos nevos adquiridos e do melanoma, que contêm mutações BRAF (proto-oncogene B-Raf) (34). Os NMC podem ser classificados de acordo com o tamanho (ajustados segundo o tamanho final na idade adulta): pequeno, menos de 1,5 cm; médio, 1,5 a 20 cm; e grande, maior ou igual a 20 cm.

A opinião atual em relação ao risco de melanoma em pacientes com NMC inclui: (a) o risco de melanoma aumenta com as dimensões do nevo; (b) o melanoma surge no início da vida em grandes NMC; (c) são necessários mais dados para confirmar que o melanoma surge profundamente de dentro de grandes NMC e superficialmente em NMC pequenos e médios; (d) nevos satélite provavelmente são um fator de risco para o melanoma, embora seja raro que isoladamente se tornem malignos (33); e (e) o risco de melanoma é maior para RNs com NMC grandes localizados no tronco, NMC grandes maiores do que 40 cm e vários nevos satélite (35).

Os NMC podem se desenvolver associados a tumores não melanocíticos, incluindo rabdomiossarcoma e lipossarcoma, e tumores melanocíticos, como nódulos proliferativos. Os nódulos proliferativos são coleções benignas de células fusiformes não diferenciadas que podem mimetizar o melanoma (36, 37). Esses nódulos podem mostrar características preocupantes, incluindo crescimento rápido, hemorragia e ulceração. Nódulos proliferativos devem ser avaliados com atenção e submetidos à biopsia para excluir melanoma. Os critérios histológicos foram desenvolvidos para diferenciar esses nódulos do melanoma maligno (37). Um patologista experiente deve avaliar essas amostras para evitar preocupação e tratamento desnecessários.

A melanose neurocutânea descreve as proliferações melanocíticas nas leptomeninges e no parênquima cerebral. A melanose neurocutânea ocorre devido a um distúrbio da morfogênese do ectoderma, resultando em uma coleção de melanócitos benignos ou malignos. Sinais e sintomas de aumento da pressão intracraniana, hidrocefalia, convulsões, paralisia dos nervos cranianos, defeitos sensorimotores, disfunção vesical e intestinal e atraso do desenvolvimento geralmente ocorrem aos 2 anos de idade, mas podem ser retardados até a idade adulta. O prognóstico para melanose neurocutânea sintomática é ruim com mais de 50% de taxa de mortalidade nos primeiros 3 anos após o diagnóstico (33). Outras anormalidades do SNC que foram descritas em pacientes com melanose neurocutânea incluem malformação de Dandy-Walker, cistos da fossa posterior, defeitos do crânio ou das vértebras, medula espinal ancorada e agenesia do corpo caloso (38).

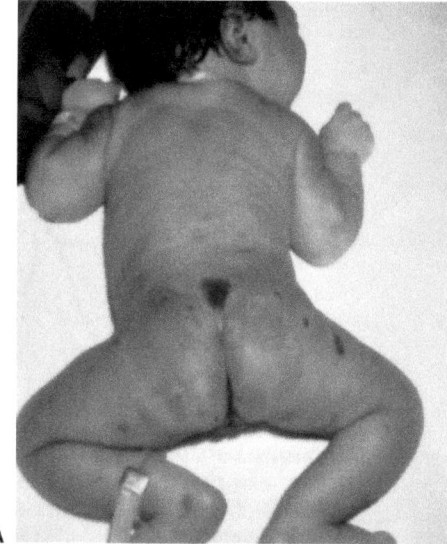

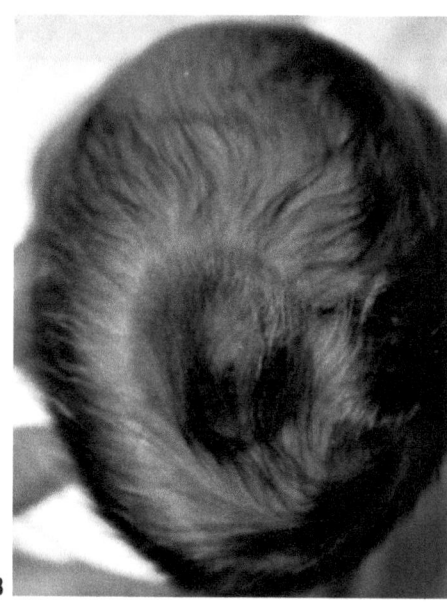

Figura 51.9 A. Nevos melanocíticos congênitos. A localização e o tamanho desse nevo exigem que seja investigada a existência de espinha bífida oculta associada à medula espinal ancorada. Outras lesões que se correlacionam a defeitos subjacentes da coluna vertebral são hemangiomas, lipomas, apêndices cutâneos ou um nevo em cauda de fauno que possui longos tufos de cabelo. Não há manchas mongólicas em torno desses nevos pigmentados. As lesões mais escuras provavelmente irão escurecer ainda mais e desenvolver pelos mais proeminentes durante os 2 primeiros anos de vida. Não é possível determinar ao nascimento se as lesões claras ficarão mais escuras. Quando múltiplas áreas estão comprometidas, o diagnóstico diferencial inclui hematopoese extramedular dérmica, melanoma primário congênito e melanoma metastático; a biopsia pode ser necessária para distinguir a causa. **B.** Nevo sebáceo no couro cabeludo. Em Fletcher MA. *Physical diagnosis in neonatology*. Philadelphia, PA: Lippincott-Raven Publishers, 1998:149, Figs. 58 and 59. (Esta figura encontra-se reproduzida em cores no Encarte.)

Outros tipos de nevos melanocíticos

O nevo azul é uma mácula ou pápula de cor azul ou preta, que consiste em melanócitos dérmicos fusiformes. O nevo de Spitz é uma pápula rosa a marrom, que consiste em melanócitos fusiformes na junção dermoepidérmica e na derme. O nevo achatado é uma mácula hiperpigmentada salpicada com máculas castanhas mais escuras. Todos esses três nevos são considerados benignos, embora se tenha descrito a ocorrência de variantes malignas.

Melanocitose dérmica

A melanocitose dérmica (mancha mongólica) surge em consequência de um número aumentado de melanócitos na derme (Figura 51.10). São muito comuns nos RNs de pele pigmentada e não devem ser confundidas com maus-tratos infantis. As manchas mongólicas tendem a desaparecer no decorrer de vários anos. A melanocitose dérmica extensa tem sido descrita como sinal precoce da gangliosidose GM1.

Nevos epidérmicos

Os nevos epidérmicos são pápulas e placas que decorrem de hiperplasia dos ceratinócitos. Tipicamente, as lesões são solitárias, mas podem ser lineares (nevo epidérmico linear), inflamadas (nevo epidérmico inflamatório), difusas (nevo epidérmico sistematizado) e associadas a déficits neurológicos subjacentes, cegueira e anormalidades esqueléticas (síndrome dos nevos epidérmicos) (Figura 51.11). Acredita-se que os nevos epidérmicos advenham de mutações somáticas nos ceratinócitos. Alguns nevos epidérmicos exibem um aspecto microscópico típico, denominado hiperqueratose epidermolítica. Esses nevos originam-se de mutações das queratinas 1 e/ou 10, e as mulheres com comprometimento do tecido gonadal podem dar à luz RNs com EIBC, uma forma congênita rara de ictiose.

Distúrbios da pigmentação – manchas brancas

Ocorrem manchas brancas quando existe uma redução no número ou na função dos melanócitos. A exceção é o nevo anêmico, causado por constrição dos vasos sanguíneos. A hipopigmentação ou redução de pigmento deve ser diferenciada da despigmentação ou ausência de pigmento. Na iluminação natural, essa diferenciação pode ser difícil. A luz fluorescente (lâmpada de Wood) revela um branco puro na despigmentação e *off-white* (branco perolado) na hipopigmentação. O nevo anêmico perde sua borda à diascopia (compressão) e não exibe alteração da cor no exame com lâmpada de Wood.

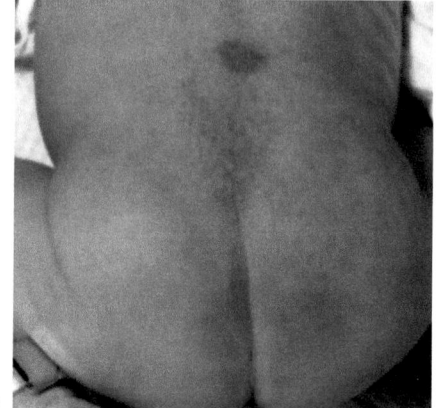

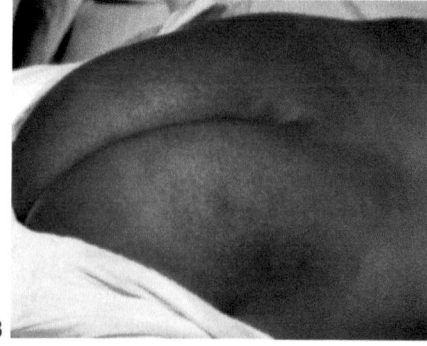

Figura 51.10 Manchas mongólicas. Em Fletcher MA. *Physical diagnosis in neonatology*. Philadelphia, PA: Lippincott-Raven Publishers, 1998:124, Fig. 19. (Esta figura encontra-se reproduzida em cores no Encarte.)

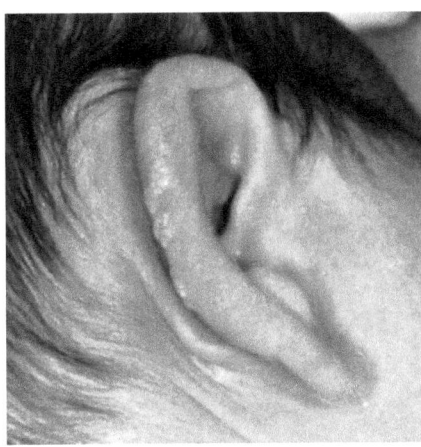

Figura 51.11 Nevo epidérmico na orelha. Normalmente, há pouca coloração associada a nevo epidérmico, a menos que um RN esteja suficientemente ictérico para ficar *amarelo*. Em Fletcher MA. *Physical diagnosis in neonatology*. Philadelphia, PA: Lippincott-Raven Publishers, 1998:147, Fig. 56. (Esta figura encontra-se reproduzida em cores no Encarte.)

Máculas em forma de folha de freixo

As máculas em folha de freixo são pequenas áreas ovais de pigmentação diminuída. São observadas em 3 a 5% da população normal, mas podem ser um indicador de esclerose tuberosa. Outros sinais cutâneos de esclerose tuberosa incluem nevo do tecido conjuntivo (manchas chagrém), fibromas periungueais, hipopigmentação em confete, fibromas gengivais e angiofibromas faciais (adenoma sebáceo).

Hipomelanose de Ito

A hipomelanose de Ito consiste em espirais de hipopigmentação que acompanham as linhas de Blaschko, que podem ocorrer em associação a convulsões, retardo do desenvolvimento e anomalias oculares e/ou esqueléticas.

Nevo acrômico

O nevo acrômico ou despigmentado é uma mancha hipopigmentada que ocorre na forma de estrias lineares longas ou manchas isoladas bem circunscritas. Em geral, as áreas afetadas são unilaterais e podem ser pequenas ou muito largas, afetando uma grande parte do corpo. O nevo acrômico não está associado a comprometimento orgânico extracutâneo.

Hipopigmentação/despigmentação difusa

A hipopigmentação generalizada ou diluição pigmentar é observada em RNs com síndrome de Chédiak-Higashi e fenilcetonúria.

A despigmentação generalizada ocorre nas diferentes formas de albinismo oculocutâneo.

LESÕES ATRÓFICAS

A pele atrófica ou adelgaçada resulta do desenvolvimento deficiente de um dos componentes da pele. As lesões atróficas podem ocorrer de maneira isolada ou ser observadas como parte de síndromes com múltiplas malformações.

Aplasia cutânea congênita

A aplasia cutânea congênita (ACC) refere-se à ausência de pele (Figura 51.12). Existem nove grupos diferentes dessa afecção: (a) ACC do couro cabeludo sem anomalias sistêmicas múltiplas, (b) ACC com anormalidades associadas dos membros, (c) ACC com nevos organoides e epidérmicos, (d) ACC com anormalidades embriológicas associadas, (e) ACC com feto papiráceo associado ou infartos placentários, (f) ACC associada a EB, (g) ACC localizada nos membros, sem formação de vesículas, (h) ACC causada por teratógenos e (i) ACC associada a síndromes de malformações (39). A maioria dos RNs apresenta ACC isolada do couro cabeludo (Grupo 1). Oitenta por cento das lesões são observadas próximo ao vórtice do couro cabeludo parietal, enquanto 76% consistem em lesões solitárias. Até um terço dos casos de ACC apresenta defeitos ósseos subjacentes. Às vezes, a ACC está parcialmente cicatrizada ao nascimento, produzindo morfologias variáveis, desde uma pequena placa de alopecia até ulceração em toda a espessura, com defeito ósseo subjacente.

Adiponecrose subcutânea

A adiponecrose subcutânea manifesta-se na forma de nódulos ou placas subcutâneos endurecidos e roxo-avermelhados nos membros, no tronco ou nas nádegas durante as primeiras semanas de vida (32). Foi atribuída a traumatismo, choque, frio e asfixia. Os RNs têm aspecto saudável, embora a adiponecrose subcutânea esteja associada a hipercalcemia. As lesões regridem espontaneamente em algumas semanas a meses. Raramente, formam-se abscessos estéreis, acompanhados de atrofia e fibrose. Os abscessos estéreis não devem ser drenados.

Esclerema neonatal

A adiponecrose subcutânea extensa que ocorre em RNs prematuros ou a termo gravemente enfermos é conhecida como esclerema neonatal. Os membros podem ser acometidos primeiro, mas observa-se a rápida ocorrência de comprometimento generalizado em 3 a 4 dias. Caso o RN sobreviva, as alterações cutâneas regridem em cerca de 3 semanas. A causa não é conhecida; entretanto, como o aspecto microscópico é idêntico ao da adiponecrose subcutânea, é provável que fatores etiológicos semelhantes estejam implicados. Além do tratamento da doença associada, não se indica nenhuma terapia específica.

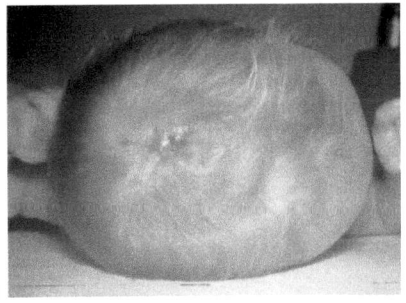

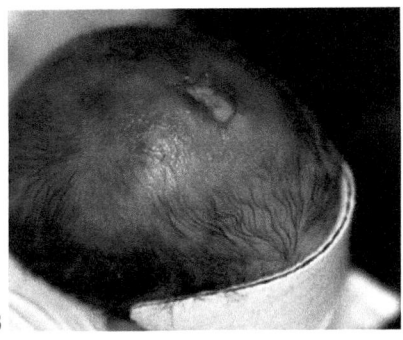

Figura 51.12 Aplasia cutânea do couro cabeludo. A. Resolução da lesão. **B.** Lesão aguda. Em Fletcher MA. *Physical diagnosis in neonatology*. Philadelphia, PA: Lippincott-Raven Publishers,1998:183, Fig. 9. (Esta figura encontra-se reproduzida em cores no Encarte.)

Hipoplasia dérmica focal de Goltz

A hipoplasia dérmica focal (síndrome de Goltz) é uma afecção dominante ligada ao X, caracterizada por adelgaçamento ou ausência da derme com herniação da gordura, acompanhando as linhas de Blaschko. Outros sinais cutâneos incluem alopecia, distrofia ungueal, cicatrizes atróficas, ACC, telangiectasias, dermatografismo e papilomas vermelhos (periorais, intraorais, perianais, vulvares). Os RNs com síndrome de Goltz podem apresentar defeitos esqueléticos, oculares, dentários e neurológicos. Os pacientes suspeitos de hipoplasia dérmica focal devem ser encaminhados a um dermatologista e a um geneticista.

LESÕES VASCULARES TRANSITÓRIAS

Cútis marmórea

A cútis marmórea é um eritema transitório semelhante a malha, que ocorre em RNs expostos a temperaturas mais frias. Esse padrão de reação é causado por constrição dos capilares e das vênulas e, em geral, desaparece rapidamente com o aquecimento. Pode-se observar a cútis marmórea persistente e extensa em associação às trissomias do 18 e do 21 e à síndrome de Cornelia de Lange. A cútis marmórea não deve ser confundida com malformação vascular denominada cútis marmórea telangiectásica congênita (CMTC). Os RNs com CMTC apresentam placas vermelho-azuis atróficas e semelhantes a malha, em um padrão que segue os dermátomos. As lesões tendem a ser menos perceptíveis na idade adulta (40). Raramente, a CMTC está associada a malformações oculares, esqueléticas e cardíacas subjacentes.

Alteração de cor do tipo arlequim

A alteração de cor do tipo arlequim descreve um eritema bem demarcado, que surge na metade inferior do RN em decúbito lateral. Esse fenômeno interessante ocorre em RNs sadios e enfermos (sobretudo aqueles de baixo peso), dura 1 a 30 minutos e desaparece se o RN for colocado do lado oposto. O mecanismo subjacente da alteração de cor do arlequim é desconhecido. Essa reação pode durar até 3 semanas e não está associada a sequelas a longo prazo.

CRESCIMENTO VASCULAR

Hemangioma do lactente

Hemangiomas do lactente são os tumores vasculares mais comuns no primeiro ano de vida e são observados em 4 a 5% da população (41). Consistem em células proliferativas semelhantes às células endoteliais (42-45). Podem ser classificados como superficiais, profundos, mistos (superficiais e profundos), localizados (focais) e segmentares. Hemangiomas infantis surgem como uma lesão precursora observada como mancha de vasoconstrição, mácula semelhante a uma equimose ou mancha telangiectásica rosada (Figuras 51.13 e 51.14). Passam, então, por fases proliferativas e involutivas de desenvolvimento. O crescimento mais rápido de um hemangioma infantil ocorre entre 5,5 e 7,5 semanas de idade (46). Esse crescimento proliferativo ocorre principalmente no volume, e não no crescimento radial, e 80% dos hemangiomas infantis independentemente da profundidade ou subtipo atingem seu tamanho máximo até os 3 meses (47). A maioria dos hemangiomas infantis chega ao fim da fase de crescimento até os 9 meses, embora hemangiomas infantis profundos, mistos e segmentares possam demonstrar uma fase proliferativa prolongada (48). Os hemangiomas infantis profundos tendem a mostrar início retardado de crescimento com 1 mês aproximadamente e podem proliferar por 1 mês a mais do que os hemangiomas infantis superficiais (47). A involução ocorre ao longo de um período de anos, mas estudos recentes demonstraram que a involução chega ao fim na idade média de 3 anos (49). Raramente, os RNs estão sob risco de comprometimento estético e funcional dos hemangiomas infantis.

Grandes hemangiomas infantis segmentares que ocorrem em locais específicos no corpo, principalmente na região da cabeça e do pescoço e regiões lombossacral, perineal e dos membros inferiores, têm sido associados a anomalias congênitas regionais. Desde que Frieden *et al.* descreveram a síndrome PHACE em 1996, os investigadores têm analisado a associação de hemangiomas infantis com anomalias congênitas regionais (50). A síndrome PHACE é uma síndrome neurocutânea caracterizada por: anomalias da fossa posterior, hemangiomas, malformações arteriais,

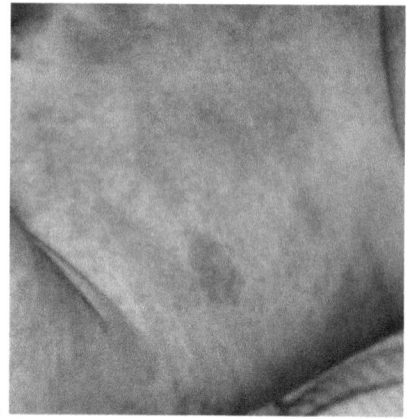
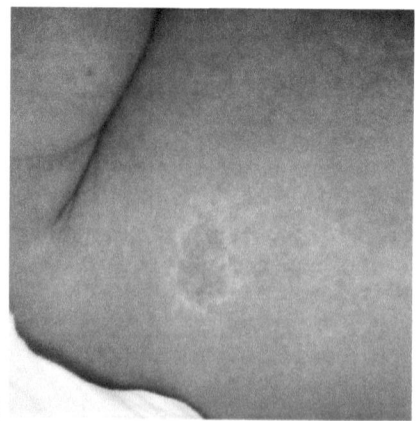
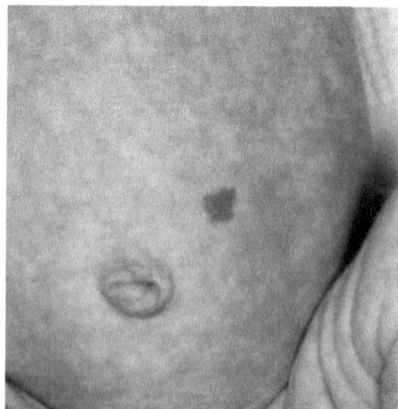
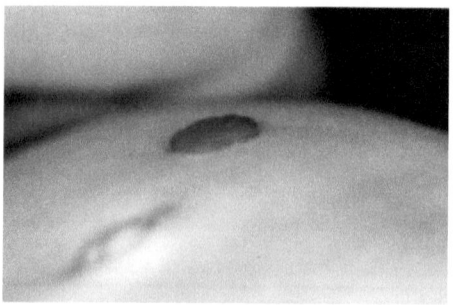

Figura 51.13 A. Hemangioma precoce no abdome à primeira vista parece ser uma equimose, mas embranquece à compressão. **B.** Friccionar a área causa branqueamento na periferia, mas dilatação dos vasos no centro. O RN apresenta eritema tóxico acentuado que é evidente até que ele comece a chorar e a pele fique corada. **C.** Em um RN prematuro com 3 semanas de idade, o hemangioma é vermelho brilhante. Observe o mosqueamento fisiológico. **D.** Na idade gestacional corrigida de 4 meses, o hemangioma atingiu seu tamanho total, mas não começou a involuir. Em Fletcher MA. *Physical diagnosis in neonatology*. Philadelphia, PA: Lippincott-Raven Publishers, 1998:144. (Esta figura encontra-se reproduzida em cores no Encarte.)

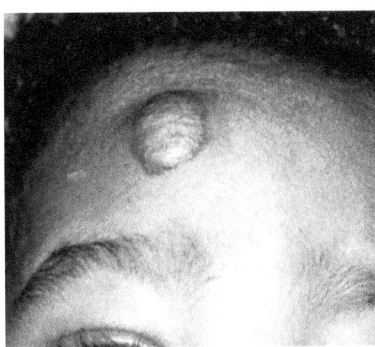

Figura 51.14 Hemangioma começando a involuir com amolecimento; alguma perda de volume no centro e mudança de cor de *vermelho* para *cinza*. Com mais involução, a massa irá retrair. A maioria mal é visível na idade escolar. Em Fletcher MA. *Physical diagnosis in neonatology*. Philadelphia, PA: Lippincott-Raven Publishers, 1998:145, Figura 51. (Esta figura encontra-se reproduzida em cores no Encarte.)

defeitos cardíacos e anomalias oculares. Hemangiomas infantis na síndrome PHACE são grandes hemangiomas infantis segmentares da placa facial. A síndrome PHACE é mais comum em RNs a termo do sexo feminino. As anomalias cerebrovascular e cerebral estrutural são os achados extracutâneos mais comuns associados à síndrome PHACE, seguidas por coarctação da aorta (51). Devido a essas anomalias cerebrovasculares, RNs com síndrome PHACE correm risco aumentado de AVC. Os RNs com grandes hemangiomas infantis segmentares faciais devem ser avaliados com RM e angiorressonância magnética (ARM) da cabeça e do pescoço, ecocardiograma e exame oftalmológico (52).

Três acrônimos foram propostos para descrever as anomalias congênitas associadas a hemangiomas infantis lombossacral, perineal, segmentar e dos membros inferiores. Entre elas, estão: síndrome PELVIS (hemangiomas perineais, malformações dos genitais externos, lipomielomeningocele, anomalias vesicorrenais, ânus imperfurado e apêndices cutâneos) (53), síndrome SACRAL (disrafismo espinal, anomalias anogenitais, anomalias cutâneas, anomalias renais e urológicas e angioma de localização lombossacral) (54), e LUMBAR (hemangiomas infantis na parte inferior do corpo e outros defeitos cutâneos, anomalias urogenitais e ulceração, mielopatia, deformidades ósseas, malformações anorretais e anomalias arteriais e anomalias renais) (55). RNs com grandes hemangiomas infantis sacrais devem ser submetidos à triagem com RM (56).

A complicação mais comum dos hemangiomas infantis é a ulceração, ocorrendo em 15 a 25% dos RNs (57,58). O maior risco de ulceração cutânea ocorre durante a fase de proliferação entre 4 e 6 meses de idade. Grandes dimensões, distribuição segmentar e localização no pescoço, na região anogenital e no lábio inferior são fatores de risco para ulceração (57,59). Muitos hemangiomas infantis desenvolvem uma coloração branco-acinzentada na superfície em cerca de 2 a 3 meses de idade, e esse sinal é considerado como preditor de ulceração (60). A ulceração provoca dor, hemorragia, cicatrizes e, raramente, infecção. Os RNs com a forma ulcerada devem ser encaminhados para um especialista para tratamento.

Sangramento gastrintestinal raramente ocorre nos hemangiomas infantis isolados e é mais comumente observado em dois cenários clínicos: múltiplos hemangiomas infantis cutâneos (61,62) e grande hemangioma infantil segmentar (63). Somente 30% dos RNs apresentam mais de um hemangioma infantil, e apenas 3% têm mais de cinco hemangiomas infantis. RNs com mais de cinco hemangiomas infantis devem ser investigados à procura de comprometimento visceral assintomático. A localização mais comum de hemangiomas viscerais é o fígado, embora o sistema digestório, o cérebro, o mediastino e os pulmões também possam ser comprometidos (64).

A grande maioria dos hemangiomas infantis pode ser tratada de modo conservador com observação cautelosa, por meio da orientação dos pais e fotografias. Os hemangiomas infantis complicados sob risco de comprometimento estético e funcional devem ser tratados. Até o momento, as evidências para tratamento residem em estudos de caso e ensaios clínicos menores (65,66). Os fatores a serem considerados incluem subtipo de hemangioma infantil, idade do paciente, localização anatômica e dimensões da lesão. Os tratamentos incluem agentes tópicos e medicamentos sistêmicos, *laser* e cirurgia.

Entre os tratamentos para hemangioma infantil, a descoberta do propranolol para esse fim ainda é um dos mais importantes avanços terapêuticos da última década. O propranolol é administrado por via oral na dose de 2 mg/kg/dia fracionada em 2 a 3 vezes/dia. Outros métodos de administração do propranolol, como a injeção intralesional, têm sido usados com sucesso limitado para hemangiomas infantis (67). Outros agentes betabloqueadores, como atenolol, nadolol e acebutolol foram e, provavelmente, continuarão a ser investigados como formas alternativas para tratar hemangiomas infantis (68-70). O mecanismo do propranolol de ação no tratamento de hemangiomas infantis é desconhecido, mas possíveis mecanismos incluem vasoconstrição, inibição da angiogênese e indução de apoptose (71,72).

Os RNs com alto risco de hemangiomas infantis devem ser encaminhados para atendimento especializado até 4 semanas de idade. Hemangiomas infantis que não desaparecerem até os 3 anos de idade devem ser encaminhados para consulta cirúrgica a fim de impedir possíveis implicações psicológicas adversas (49).

Granuloma piogênico

Os granulomas piogênicos ou hemangiomas capilares lobulares são pequenas pápulas rosa a vermelhas, que ocorrem na cabeça, no pescoço, no tronco e nas mucosas. Consistem em coleções de células endoteliais que parecem ser consequentes a traumatismo. São raras no período neonatal.

Malformações vasculares

As malformações vasculares são anomalias dos vasos sanguíneos e linfáticos, em consequência de alteração da morfogênese. Por conseguinte, todas são congênitas; contudo, podem não ser percebidas imediatamente após o nascimento. Ao contrário dos hemangiomas infantis, exibem crescimento endotelial normal e crescem com o crescimento somático do paciente. As malformações vasculares podem exibir aumento evidente e rápido de tamanho à medida que são preenchidas com sangue ou linfa. São classificadas pelo tipo de vaso (capilares, venosas, arteriais, linfáticas, mistas e arteriovenosas) e a característica do fluxo (de fluxo alto e baixo). Quase todas as malformações vasculares são esporádicas, embora novos genes estejam sendo descobertos em alguns casos familiares. A síndrome dos nevos azuis e as malformações glomovenosas múltiplas possuem herança autossômica dominante.

Malformações capilares

As malformações capilares podem aparecer como nevo flâmeo da nuca, pálpebras (nevo flâmeo das pálpebras) e glabela. São encontradas em pelo menos 50% dos RNs e desaparecem com o tempo. Muitas manchas na nuca e algumas manchas na glabela persistem na idade adulta e são mais perceptíveis com o choro ou a raiva. As malformações capilares podem ser mais extensas e acometer segmentos difusos da pele, particularmente segmentos inervados pelo nervo trigêmeo (Figura 51.15). Cerca de 10% dos RNs com comprometimento de V1 também irão apresentar comprometimento ocular e do SNC. Essa tríade é conhecida como síndrome de Sturge-Weber (SSW). Os pacientes com SSW podem ter glaucoma, convulsões e assimetria facial em consequência do crescimento excessivo dos ossos faciais. O exame de imagem do SNC deve ser adiado até depois do primeiro ano de vida quando o lactente está assintomático, visto que as alterações radiográficas

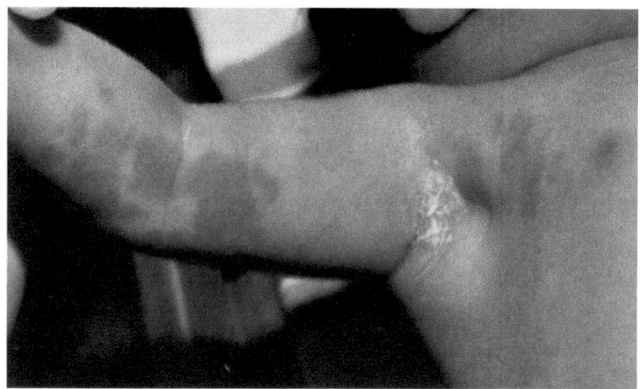 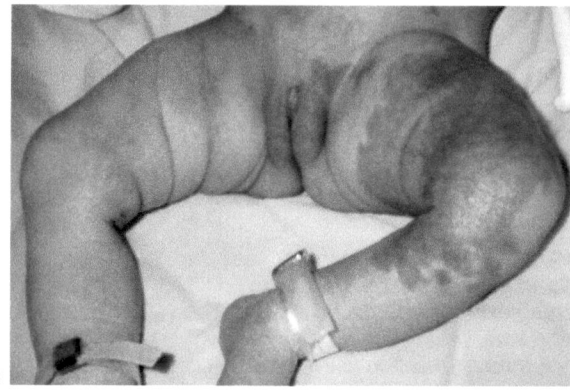

Figura 51.15 Pigmentação vascular nos braços e nas pernas. A. A pigmentação vascular sutil provavelmente desaparecerá. **B.** A pigmentação cor de vinho do Porto, mais acentuada, não desaparecerá. No momento do parto, é difícil afirmar com certeza quais lesões são manchas vasculares cujas dimensões não aumentarão e quais são hemangiomas que irão proliferar. Ao final do período neonatal, a distinção será mais fácil. Em Fletcher MA. *Physical diagnosis in neonatology.* Philadelphia, PA: Lippincott-Raven Publishers, 1998:153, Fig. 63. (Esta figura encontra-se reproduzida em cores no Encarte.)

às vezes surgem mais tarde. Quase todas as malformações capilares ocorrem como defeitos isolados. Entretanto, já foram descritas em associação a trissomia do 13 e síndromes de Rubenstein-Taybi, de Beckwith-Weidemann e de Klippel-Trenaunay-Weber. Algumas lesões tornam-se mais claras com a idade, enquanto outras escurecem. A terapia com *laser* vascular é uma modalidade excelente que pode ser mais efetiva quando efetuada no primeiro ano de vida. Os cosméticos de coloração verde (p. ex., Covermark®, Retouch®) escondem efetivamente a maioria das malformações capilares.

Malformações venosas

As malformações das veias são malformações vasculares de fluxo lento, que se manifestam clinicamente de várias formas: varicosidades, nódulos esponjosos locais isolados ou grandes canais infiltrantes complexos (Figura 51.16). A grande maioria das malformações venosas é esporádica, embora possam ser herdadas de modo autossômico dominante e autossômico recessivo. É mais provável que lesões múltiplas sejam hereditárias. Com frequência, os pacientes com malformações venosas queixam-se de dor e edema, particularmente pela manhã com a deambulação. Acredita-se que a estase venosa, a trombose intravascular e as calcificações (flebólitos) sejam responsáveis pela dor. A trombose venosa extensa pode resultar em coagulopatia disseminada.

Malformações linfáticas

As malformações linfáticas (linfangiomas) são lesões incomuns, que resultam de canais linfáticos dilatados e fluxo anormal da linfa. Podem ser amplamente classificadas em microcísticas (pequenos canais), macrocísticas (grandes canais) ou mistas.

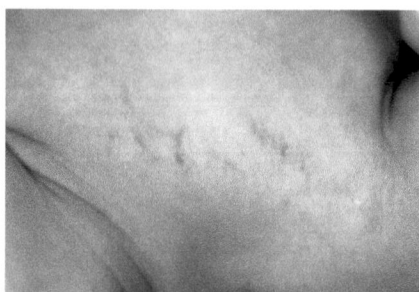

Figura 51.16 Malformação venosa no hemitórax superior direito. Essa lesão demonstra proeminência de vasos superficiais, mas, frequentemente, as malformações vasculares são tão profundas que seu componente vascular não é visível. Essa lesão não apresentou alteração de tamanho ou aspecto no primeiro ano. Em Fletcher MA. *Physical diagnosis in neonatology.* Philadelphia, PA: Lippincott-Raven Publishers, 1998:145, Fig. 54. (Esta figura encontra-se reproduzida em cores no Encarte.)

As malformações linfáticas microcísticas são denominadas linfangioma circunscrito. O linfangioma circunscrito aparece como pequenas pseudovesículas translúcidas que se assemelham a "ovas de rã". Em geral, algumas vesículas são hemorrágicas, e pode haver um componente profundo subjacente, conferindo uma tonalidade azulada. As malformações linfáticas microcísticas podem ocorrer em qualquer local; entretanto, as pregas axilares, o pescoço, os ombros, a parte proximal dos membros, o períneo, a língua e a mucosa bucal são mais comumente acometidos. Essas malformações têm sido confundidas com verrugas e podem ser atribuídas a abuso sexual (73). Podem ser pequenas (< 1 cm) ou muito grandes, cobrindo uma extensa área da superfície. Os pacientes podem desenvolver celulite nas áreas acometidas, e as malformações linfáticas costumam recidivar ao redor de locais previamente excisados.

As malformações linfáticas macrocísticas (higroma cístico) são grandes massas solitárias ou múltiplas, que ocorrem no pescoço, nas axilas, na virilha e/ou no tórax. Com mais frequência, essas malformações são detectadas nos primeiros 2 anos de vida e podem causar morbidade significativa e até morte em consequência de comprometimento e infecção das vias respiratórias. Podem ser detectadas *in utero* por US e pela presença de níveis elevados de α-fetoproteína e podem estar associadas às síndromes de Down ou de Turner. As lesões são persistentes e podem expandir-se, embora se tenha descrito a ocorrência de remissão espontânea, habitualmente após infecção. O tratamento inclui escleroterapia e incisão cirúrgica.

Malformações arteriovenosas

As malformações arteriovenosas (MAV) são mais comuns na região da cabeça e do pescoço, mas também ocorrem nos membros. Essas malformações de fluxo rápido são perigosas e podem provocar instabilidade cardiovascular. Os sinais de MAV incluem aumento do calor, tumefação, sopros e frêmitos. Calor e tumefação em um membro com malformação capilar associada pode ser um sinal de MAV subjacente. A US com Doppler e a angiorressonância magnética são úteis para avaliar a extensão da MAV. É difícil tratar essas malformações, que podem exigir cirurgia e/ou embolização endovascular.

CISTOS E NÓDULOS

Cistos dermoides

Os cistos dermoides são cistos comuns, compostos dos três tecidos embrionários ao longo das linhas de fusão. Podem surgir em qualquer área cutânea, embora sejam mais frequentes no couro cabeludo, sobretudo na parte lateral das sobrancelhas. Os cistos dermoides podem ser superficiais ou apresentar um componente mais profundo, acometendo o músculo e o osso (Figura 51.17). Os cistos na linha média são preocupantes, em virtude de uma possível conexão subjacente com o SNC. Deve-se efetuar um exame de imagem, como a RM, antes da realização de cirurgia em uma lesão situada na linha média. Pode-se recorrer a técnicas mais recentes que utilizam a endoscopia, minimizando a formação de cicatriz.

Anomalias do desenvolvimento

Podem ocorrer anormalidades da pele, na forma de cistos e nódulos, em consequência de anormalidades do desenvolvimento embrionário. As anormalidades das fendas branquiais podem produzir depressões, nódulos e cistos ao longo das linhas de fechamento no arco branquial correspondente da face e do pescoço. As anormalidades comuns incluem um trágus acessório (primeiro arco branquial) na região pré-auricular, fendas na linha média (primeiro arco branquial), cistos pré-auriculares (primeiro arco branquial), cistos cervicais laterais, seios e fístulas (segundo arco branquial). Ocorrem cistos do ducto tireoglosso na linha média do pescoço, devido à ausência de fusão do ducto tireoglosso. Os cistos broncogênicos, que ocorrem no tórax, formam-se em consequência do desenvolvimento anormal do intestino anterior primitivo. Podem drenar líquido mucoso. Os cistos da rafe mediana ocorrem ao longo da superfície ventral do pênis e bolsa escrotal. Acredita-se que decorrem de células epidérmicas ou uretrais aprisionadas. Se os cistos da rafe mediana aumentarem de tamanho ou se tornarem infectados, podem ser removidos cirurgicamente.

Nódulos azul-avermelhados múltiplos

Diversos distúrbios produzem infiltrados cutâneos na pele. Quando os RNs desenvolvem múltiplos nódulos, são descritos como portadores do fenótipo "em *muffin* de mirtilo". A leucemia cutânea, a hematopoese extramedular, a HCL, o neuroblastoma, a sífilis congênita, a toxoplasmose congênita e a eritroblastose fetal são alguns dos distúrbios que podem provocar o aparecimento de múltiplos nódulos azul-avermelhados no período neonatal.

EDEMA

O linfedema congênito pode ser primário ou secundário. A doença de Milroy descreve o linfedema congênito primário, que se localiza principalmente na parte distal dos membros inferiores e nos pés. A princípio, o edema é depressível; mas depois se torna firme e sem cacifo. As síndromes de Turner e de Noonan são duas afecções importantes associadas ao linfedema congênito.

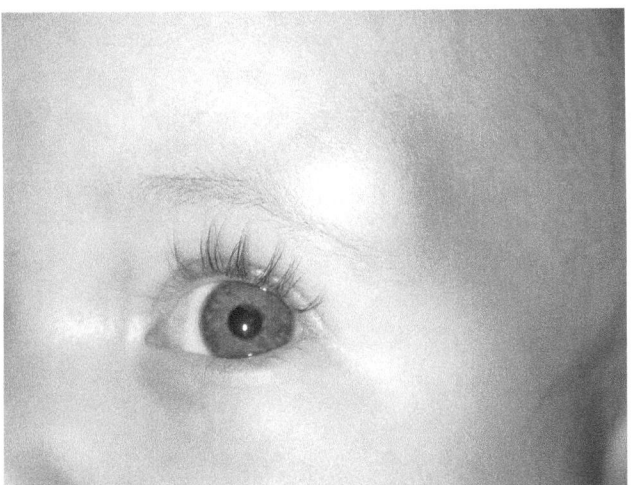

Figura 51.17 Cisto dermoide acima olho esquerdo.

Bossa

A bossa (*caput succedaneum*) desenvolve-se durante o parto na forma de edema acentuado da parte de apresentação do couro cabeludo, podendo ser particularmente pronunciado em caso de segundo estágio prolongado do trabalho de parto (74). Mostrou-se que as pressões exercidas pelo útero e extração a vácuo causam bossa. O edema transpõe as suturas ósseas e pode ser observado ao nascimento ou nas primeiras horas de vida. A modelagem do couro cabeludo é habitualmente observada após a regressão do edema. Raramente, a bossa está associada a necrose da pele e alopecia. Não há necessidade de tratamento.

Céfalo-hematoma

O céfalo-hematoma resulta de sangramento que ocorre no nível subperiosteal. Tipicamente, a tumefação é unilateral e não se estende além das respectivas linhas de sutura. Acredita-se que os céfalo-hematomas resultem da ruptura de veias diploicas. O sangramento é lento e pode levar vários dias para se tornar evidente. A exemplo da bossa, o trabalho de parto prolongado e a extração a vácuo são fatores de risco. Os céfalo-hematomas podem ser complicados por fratura de crânio e infecção bacteriana. Desaparecem no decorrer de um período de vários meses e podem estar associados a calcificações cutâneas.

PÚRPURA

Fotoerupção purpúrica

A fotoerupção purpúrica é uma erupção purpúrica generalizada e transitória, que ocorre em RNs que receberam transfusões sanguíneas e fototerapia para hiperbilirrubinemia. A púrpura aparece dentro de 4 dias de fototerapia e desaparece em 1 semana após a sua interrupção. A causa subjacente dessa erupção não é conhecida; todavia, em alguns RNs está relacionada a aumento transitório das porfirinas.

Púrpura fulminante

No período neonatal, a púrpura fulminante aparece na forma de púrpura disseminada em consequência de deficiências congênitas das proteínas C e S (75). Pode ocorrer na vigência da sepse maciça.

LESÕES LARANJA-AMARELADAS

Nevo sebáceo

O nevo sebáceo é um hamartoma congênito comum que consiste em glândulas sebáceas. A maioria das lesões ocorre na cabeça e no pescoço e é isolada, embora lesões faciais maiores, particularmente na linha média, possam estar associadas a anormalidades ósseas, cerebrais, oculares e palatinas subjacentes. Em alguns casos, surgem tumores benignos (tricoblastoma, siringocistadenoma papilífero) e malignos (carcinoma basocelular, carcinoma espinocelular) nos nevos sebáceos, exigindo excisão cirúrgica profilática dessas lesões antes da puberdade (Figura 51.18). A incidência de tumores que surgem nos nevos sebáceos é objeto de alguma controvérsia, e nem todos os nevos sebáceos precisam ser removidos profilaticamente. O tamanho e a localização das lesões devem ser considerados ao estabelecer o momento da excisão cirúrgica. As grandes lesões do couro cabeludo devem ser removidas no primeiro ano de vida, visto que a pele do couro cabeludo é mais elástica e o fechamento do couro cabeludo mais fácil em uma idade mais jovem. Outras formas de tratamento incluem *laser* com dióxido de carbono e nitrogênio líquido.

Xantogranuloma juvenil

O xantogranuloma juvenil (XGJ) é um tumor comum observado em lactentes e crianças. Consiste em histiócitos dérmicos preenchidos por lipídios com células gigantes de Touton espalhadas (semelhantes a uma grinalda) e eosinófilos. Tipicamente, aparece como pápulas castanho-amareladas solitárias ou múltiplas na cabeça e no tronco (particularmente nas áreas flexoras) (Figura 51.19). Foram descritas variantes liquenoides, em placas e subcutâneas. As lesões do XGJ regridem espontaneamente no decorrer de meses a vários anos, deixando poucas sequelas cutâneas. Alguns pacientes permanecem com hiperpigmentação e cicatrizes atróficas. O XGJ periocular deve levantar a suspeita de lesões intraoculares, portanto esses RNs devem ser encaminhados para um oftalmologista. Raramente, o XGJ está associado a neurofibromatose do tipo I e leucemia mieloide crônica juvenil.

Hiperplasia das glândulas sebáceas

A hiperplasia das glândulas sebáceas aparece na forma de numerosas pápulas amarelas ou brancas, que acometem o nariz, o lábio superior e a região malar. Os andrógenios maternos aumentam as glândulas pilossebáceas. A grande maioria dos RNs a termo é afetada e, às vezes, os prematuros. Essa afecção desaparece até os 2 a 6 meses de idade.

Mílio

O mílio consiste em pápulas distintas comuns, amarelas a brancas, que são discretamente maiores do que aquelas observadas na hiperplasia das glândulas sebáceas; representam minúsculos cistos de inclusão epidérmica. Ocorrem na fronte, no nariz, nas bochechas e no queixo. Desaparecem no decorrer dos primeiros meses de vida. Lesões maiores podem ser persistentes. A maioria das lesões surge espontaneamente (mílio primário) e pode acometer 40% dos RNs. O mílio pode resultar de traumatismo (mílio secundário) e pode estar associado a distúrbios genéticos (EB, paquioníquia congênita).

Distúrbios dos pelos e das unhas

Pelos

Os RNs são cobertos por pelos muito finos, denominados lanugem. Esses pelos caem normalmente, sendo substituídos por pelos velos durante os primeiros meses de vida. O cabelo do couro cabeludo passa por repetidos padrões de queda, com novo crescimento da frente para trás no primeiro ano de vida. Os pelos podem ser abundantes (hipertricose) ou ausentes (alopecia). Exemplos de distúrbios genéticos associados a hipertricose incluem hipertricose lanuginosa congênita, síndrome de Cornelia de Lange e síndrome de Rubinstein-Taybi. A alopecia congênita pode ser um distúrbio hereditário isolado ou estar associada a várias displasias ectodérmicas.

Unha encravada congênita

As unhas dos dedos dos pés que crescem e penetram na pele circundante são denominadas unhas encravadas (onicocriptose). A pele torna-se dolorosa, vermelha e intumescida à medida que a borda distal livre da unha penetra na pele. Não se sabe ao certo se a borda livre distal penetra na pele devido ao alinhamento incorreto da placa ungueal ou devido ao espessamento subjacente do tecido que circunda a unha (Figura 51.20). As unhas dos dedos dos pés e das mãos podem desenvolver espículas que se encravam nas pregas ungueais laterais. Acredita-se que esse tipo de onicocriptose resulte da prática de cortar as unhas muito curtas. Raramente, a placa ungueal pode desviar-se no eixo longitudinal da unha (mal-alinhamento congênito da unha do hálux), e pode ser de herança autossômica dominante. Na maioria dos casos, as unhas encravadas involuem espontaneamente durante o primeiro ano de vida, não havendo necessidade de tratamento. Na presença de paroníquia significativa, podem ser necessários antibióticos e avulsão cirúrgica da unha. Os lactentes com pregas ungueais bolhosas sem sinais de infecção podem responder à aplicação diária de esteroides tópicos de alta potência.

Anoníquia e microníquia

A anoníquia (ausência completa da unha) e a microníquia (unha pequena) são raras e podem ser esporádicas ou estar associadas a diversos distúrbios genéticos subjacentes, como displasia ectodérmica, exposição a teratógenos (fenitoína, álcool), síndrome de Coffin-Siris, bridas amnióticas, trissomia do 13 ou do 18 e disqueratose congênita. Em muitos casos, não há deformidade da falange subjacente.

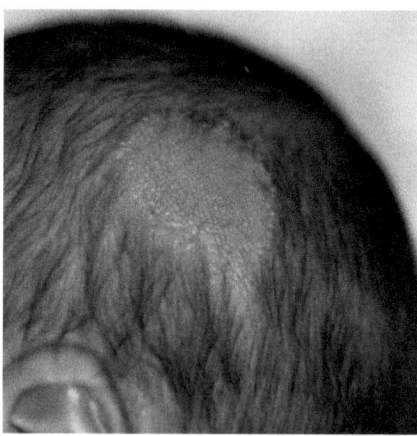

Figura 51.18 **Nevo sebáceo no couro cabeludo.** Inicialmente rosa-claro ou amarelo, a superfície parece cérea e tem pouco ou nenhum cabelo. Em Fletcher MA. *Physical diagnosis in neonatology.* Philadelphia, PA: Lippincott-Raven Publishers, 1998:148, Fig. 57. (Esta figura encontra-se reproduzida em cores no Encarte.)

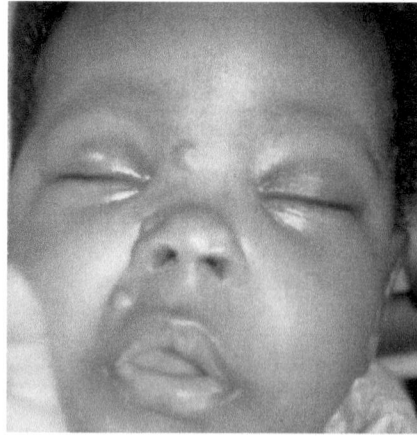

Figura 51.19 **Xantogranuloma juvenil.** Três lesões aparecem perto da linha média. Uma quarta está na pálpebra direita. Em Fletcher MA. *Physical diagnosis in neonatology.* Philadelphia, PA: Lippincott-Raven Publishers, 1998:147, Fig. 55. (Esta figura encontra-se reproduzida em cores no Encarte.)

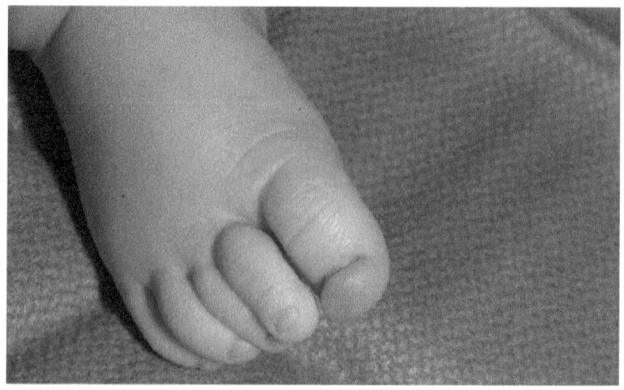

Figura 51.20 **Unha encravada congênita.**

REFERÊNCIAS BIBLIOGRÁFICAS

1. Fluhr JW, Darlenski R, Taieb A, et al. Functional skin adaptation in infancy—almost complete but not fully competent. *Exp Dermatol* 2010;19(6):483.
2. Behne MJ, Barry NP, Hanson KM, et al. Neonatal development of the stratum corneum pH gradient: localization and mechanisms leading to emergence of optimal barrier function. *J Invest Dermatol* 2003;120(6):998.
3. Madison KC. Barrier function of the skin: "la raison d'etre" of the epidermis. *J Invest Dermatol* 2003;121(2):231.
4. Rassner U, Feingold KR, Crumrine DA, et al. Coordinate assembly of lipids and enzyme proteins into epidermal lamellar bodies. *Tissue Cell* 1999;31(5):489.
5. Gallo RL. The birth of innate immunity. *Exp Dermatol* 2013;22(8):517.
6. Sanford JA, Gallo RL. Functions of the skin microbiota in health and disease. *Semin Immunol* 2013;25(5):370.
7. Grubauer G, Elias PM, Feingold KR. Transepidermal water loss: the signal for recovery of barrier structure and function. *J Lipid Res* 1989;30(3):323.
8. Rutter N. The immature skin. *Br Med Bull* 1988;44(4):957.
9. Blaschko A. *Die Nervenverteilung in der Haut ihrer Beziehung zu den Erkrankungen der Haut.* Wiem: Wilhelm Braumuller, 1901.
10. Bologina JL, Orlow SJ, Glick SA. Lines of Blsaschko. *J Am Acad Dermatol* 1994;31(2 Pt 1):157; quiz 190.
11. Hoeger PH, Schreiner V, Klaassen IA, et al. Epidermal barrier lipids in human vernix caseosa: corresponding ceramide pattern in vernix and fetal skin. *Br J Dermatol* 2002;146(2):194.
12. Yoshio H, Tollin M, Gudmundsson GH, et al. Antimicrobial polypeptides of human vernix caseosa and amniotic fluid: implications for newborn innate defense. *Pediatr Res* 2003;53(2):211.
13. Cetta F, Lambert GH, Ros SP. Newborn chemical exposure from over-the-counter skin care products. *Clin Pediatr* 1991;30(5):286.
14. Warner RR, Boissy YL, Lilly NA, et al. Water disrupts stratum corneum lipid lamellae: damage is similar to surfactants. *J Invest Dermatol* 1999;113(6):960.
15. Berg RW, Buckingham KW, Stewart RL. Etiologic factors in diaper dermatitis: the role of urine. *Pediatr Dermatol* 1986;3(2):102.
16. Buckingham KW, Berg RW. Etiologic factors in diaper dermatitis: the role of feces. *Pediatr Dermatol* 1986;3(2):107.
17. Campbell RL. Clinical tests with improved disposable diapers. *Pediatrician* 1987;14(Suppl 1):34.
18. Campbell RL, Seymour JL, Stone LC, et al. Clinical studies with disposable diapers containing absorbent gelling materials: evaluation of effects on infant skin condition. *J Am Acad Dermatol* 1987;17(6):978.
19. White CM, Gailey RA, Lippe S. Cholestyramine ointment to treat buttocks rash and anal excoriation in an infant. *Ann Pharmacother* 1996;30(9):954.
20. Darmstadt GL, Dinulos JG. Neonatal skin care. *Pediatr Clin North Am* 2000;47(4):757.
21. Traupe H, van Gurp PJ, Happle R, et al. Psoriasis vulgaris, fetal growth, and genomic imprinting. *Am J Med Genet* 1992;42(5):649.
22. Shah KN. Diagnosis and treatment of pediatric psoriasis: current and future. *Am J Clin Dermatol* 2013;14(3):195.
23. Eichenfield LF, Tom WL, Chamlin SL, et al. Guidelines of care for the management of atopic dermatitis: Section 1. Diagnosis and assessment of atopic dermatitis. *J Am Acad Dermatol* 2014;70(2):338.
24. Shibata A, Ogawa Y, Sugiura K, et al. High survival rate of harlequin ichthyosis in Japan. *J Am Acad Dermatol* 2014;70(2):387.
25. Richard G, Bale, SJ. Autosomal recessive congenital ichthyosis. In: Pagon R, Adam MP, Bird TD, et al., ed. *GeneReviews*. Seattle, WA: University of Washington, 2014.
26. Chavanas S, Bodemer C, Rochat A, et al. Mutations in SPINK5, encoding a serine protease inhibitor, cause Netherton syndrome. *Nat Genet* 2000;25(2):141.
27. Gehrig KA, Dinulos JG. Acrodermatitis due to nutritional deficiency. *Curr Opin Pediatr* 2010;22(1):107.
28. Dinulos JG, Zembowicz A. Case records of the Massachusetts General Hospital. Case 32-2008. A 10-year-old girl with recurrent oral lesions and cutaneous bullae. *N Engl J Med* 2008;359(16):1718.
29. Darmstadt GL, McGuire J, Ziboh VA. Malnutrition-associated rash of cystic fibrosis. *Pediatr Dermatol* 2000;17(5):337.
30. Takahashi N, Nishida H, Kato H, et al. Exanthematous disease induced by toxic shock syndrome toxin 1 in the early neonatal period. *Lancet* 1998;351(9116):1614.
31. Darmstadt GL, Tunnessen WW Jr, Swerer RJ. Eosinophilic pustular folliculitis. *Pediatrics* 1992;89(6 Pt 1):1095.
32. Pride HB, Tollefson M, Silverman R. What's new in pediatric dermatology?: part I. Diagnosis and pathogenesis. *J Am Acad Dermatol* 2013;68(6):885.e1; quiz 897.
33. Alikhan A, Ibrahimi OA, Eisen DB. Congenital melanocytic nevi: where are we now? Part I. Clinical presentation, epidemiology, pathogenesis, histology, malignant transformation, and neurocutaneous melanosis. *J Am Acad Dermatol* 2012;67(4):515.e1; quiz 528.
34. Bauer J, Curtin JA, Pinkel D, et al. Congenital melanocytic nevi frequently harbor NRAS mutations but no BRAF mutations. *J Invest Dermatol* 2007;127(1):179.
35. Vourc'h-Jourdain M, Martin L, Barbarot S. Large congenital melanocytic nevi: therapeutic management and melanoma risk: a systematic review. *J Am Acad Dermatol* 2013;68(3):493.e1.
36. Christou EM, Chen AC, Sugo E, et al. Proliferative nodules of undifferentiated spindle cells arising in a large congenital melanocytic naevus. *Australas J Dermatol* 2014;55(2):e24.
37. Nguyen TL, Theos A, Kelly DR, et al. Mitotically active proliferative nodule arising in a giant congenital melanocytic nevus: a diagnostic pitfall. *Am J Dermatopathol* 2013;35(1):e16.
38. Price HN, Schaffer JV. Congenital melanocytic nevi—when to worry and how to treat: facts and controversies. *Clin Dermatol* 2010;28(3):293.
39. Frieden IJ. Aplasia cutis congenita: a clinical review and proposal for classification. *J Am Acad Dermatol* 1986;14(4):646.
40. Fujita M, Darmstadt GL, Dinulos JG. Cutis marmorata telangiectatica congenita with hemangiomatous histopathologic features. *J Am Acad Dermatol* 2003;48(6):950.
41. Kilcline C, Frieden IJ. Infantile hemangiomas: how common are they? A systematic review of the medical literature. *Pediatr Dermatol* 2008;25(2):168.
42. Drolet BA, Frommelt PC, Chamlin SL, et al. Initiation and use of propranolol for infantile hemangioma: report of a consensus conference. *Pediatrics* 2013;131(1):128.
43. Lee KC, Bercovitch L. Update on infantile hemangiomas. *Semin Perinatol* 2013;37(1):49.
44. Kwon EK, Seefeldt M, Drolet BA. Infantile hemangiomas: an update. *Am J Clin Dermatol* 2013;14(2):111.
45. Luu M, Frieden IJ. Haemangioma: clinical course, complications and management. *Br J Dermatol* 2013;169(1):20.
46. Tollefson MM, Frieden IJ. Early growth of infantile hemangiomas: what parents' photographs tell us. *Pediatrics* 2012;130(2):e314.
47. Chang LC, Haggstrom AN, Drolet BA, et al. Growth characteristics of infantile hemangiomas: implications for management. *Pediatrics* 2008;122(2):360.
48. Brandling-Bennett HA, Metry DW, Baselga E, et al. Infantile hemangiomas with unusually prolonged growth phase: a case series. *Arch Dermatol* 2008;144(12):1632.
49. Couto RA, Maclellan RA, Zurakowski D, et al. Infantile hemangioma: clinical assessment of the involuting phase and implications for management. *Plast Reconstr Surg* 2012;130(3):619.
50. Frieden IJ, Reese V, Cohen D. PHACE syndrome. The association of posterior fossa brain malformations, hemangiomas, arterial anomalies, coarctation of the aorta and cardiac defects, and eye abnormalities. *Arch Dermatol* 1996;132(3):307.
51. Metry DW, Haggstrom AN, Drolet BA, et al. A prospective study of PHACE syndrome in infantile hemangiomas: demographic features, clinical findings, and complications. *Am J Med Genet A* 2006;140(9):975.
52. Metry D, Heyer G, Hess C, et al. Consensus Statement on Diagnostic Criteria for PHACE Syndrome. *Pediatrics* 2009;124(5):1447.
53. Girard C, Bigorre M, Guillot B, et al. PELVIS syndrome. *Arch Dermatol* 2006;142(7):884.
54. Stockman A, Boralevi F, Taieb A, et al. SACRAL syndrome: spinal dysraphism, anogenital, cutaneous, renal and urologic anomalies, associated with an angioma of lumbosacral localization. *Dermatology* 2007;214(1):40.
55. Iacobas I, Burrows PE, Frieden IJ, et al. LUMBAR: association between cutaneous infantile hemangiomas of the lower body and regional congenital anomalies. *J Pediatr* 2010;157(5):795.
56. Drolet BA, Chamlin SL, Garzon MC, et al. Prospective study of spinal anomalies in children with infantile hemangiomas of the lumbosacral skin. *J Pediatr* 2010;157(5):789.
57. Chamlin SL, Haggstrom AN, Drolet BA, et al. Multicenter prospective study of ulcerated hemangiomas. *J Pediatr* 2007;151(6):684, 689.e681.
58. Hermans DJ, Boezeman JB, Van de Kerkhof PC, et al. Differences between ulcerated and non-ulcerated hemangiomas, a retrospective study of 465 cases. *Eur J Dermatol* 2009;19(2):152.
59. Shin HT, Orlow SJ, Chang MW. Ulcerated haemangioma of infancy: a retrospective review of 47 patients. *Br J Dermatol* 2007;156(5):1050.
60. Maguiness SM, Hoffman WY, McCalmont TH, et al. Early white discoloration of infantile hemangioma: a sign of impending ulceration. *Arch Dermatol* 2010;146(11):1235.

61. Horii KA, Drolet BA, Frieden IJ, et al. Prospective study of the frequency of hepatic hemangiomas in infants with multiple cutaneous infantile hemangiomas. *Pediatr Dermatol* 2011;28(3):245.
62. Vredenborg AD, Janmohamed SR, de Laat PC, et al. Multiple cutaneous infantile haemangiomas and the risk of internal haemangioma. *Br J Dermatol* 2013;169(1):188.
63. Drolet BA, Pope E, Juern AM, et al. Gastrointestinal bleeding in infantile hemangioma: a complication of segmental, rather than multifocal, infantile hemangiomas. *J Pediatr* 2012;160(6):1021.
64. Metry DW, Hawrot A, Altman C, Frieden IJ. Association of solitary, segmental hemangiomas of the skin with visceral hemangiomatosis. *Arch Dermatol* 2004;140(5):591.
65. Holland KE, Drolet BA. Approach to the patient with an infantile hemangioma. *Dermatol Clin* 2013;31(2):289.
66. Leonardi-Bee J, Batta K, O'Brien C, et al. Interventions for infantile haemangiomas (strawberry birthmarks) of the skin. *Cochrane Database Syst Rev* 2011;(5):CD006545.
67. Torres-Pradilla M, Baselga E. Failure of intralesional propranolol in infantile hemangiomas. *Pediatr Dermatol* 2014;31(2):156.
68. Pope E, Chakkittakandiyil A, Lara-Corrales I, et al. Expanding the therapeutic repertoire of infantile haemangiomas: cohort-blinded study of oral nadolol compared with propranolol. *Br J Dermatol* 2013;168(1):222.
69. Raphael MF, de Graaf M, Breugem CC, et al. Atenolol: a promising alternative to propranolol for the treatment of hemangiomas. *J Am Acad Dermatol* 2011;65(2):420.
70. Bigorre M, Van Kien AK, Valette H. Beta-blocking agent for treatment of infantile hemangioma. *Plast Reconstr Surg* 2009;123(6):195e.
71. Storch CH, Hoeger PH. Propranolol for infantile haemangiomas: insights into the molecular mechanisms of action. *Br J Dermatol* 2010;163(2):269.
72. Tu JB, Ma RZ, Dong Q, et al. Induction of apoptosis in infantile hemangioma endothelial cells by propranolol. *Exp Ther Med* 2013;6(2):574.
73. Darmstadt GL. Perianal lymphangioma circumscriptum mistaken for genital warts. *Pediatrics* 1996;98(3 Pt 1):461.
74. Pachman DJ. Massive hemorrhage in the scalp of the newborn infant: hemorrhagic caput succedaneum. *Pediatrics* 1962;29:907.
75. Darmstadt GL. Acute infectious purpura fulminans: pathogenesis and medical management. *Pediatr Dermatol* 1998;15(3):169.

PARTE 5

Farmacologia

52 Farmacoterapia no Recém-Nascido
Robert M. Ward, Ralph A. Lugo e Jacob V. Aranda

INTRODUÇÃO

Os fármacos são vitais na prática neonatal e amplamente usados no recém-nascido (RN) enfermo (1). Mais de 400 fármacos são usados em RNs (1), e a maioria deles não foi aprovada por agências reguladoras (Food and Drug Administration e European Medicines Agency). A singularidade desenvolvimental do RN tem enorme impacto na terapia farmacológica. Essa singularidade e o potencial de mudanças drásticas e rápidas ao longo do desenvolvimento, que começam a ocorrer logo após o nascimento, desafiam generalizações acuradas e também ilustram a necessidade de estudos específicos, de acordo com a idade, devido ao número crescente de prematuros que hoje em dia sobrevivem. Essas mudanças no desenvolvimento afetam todos os aspectos da ação dos fármacos, desde a absorção, a distribuição e a ligação às proteínas até a interação com receptores, o metabolismo e a eliminação. Coletivamente, essas alterações podem ter um impacto significativo nas dosagens e nos esquemas dos fármacos no RN. A população de RNs é um grupo extremamente heterogêneo com perfis farmacocinéticos exclusivos e dosagens medicamentosas decorrentes de interações de maturidade fetal (idade gestacional) e idade pós-natal. Assim, um RN a termo difere significativamente de um RN de extremo baixo peso com 1 mês de idade. Este capítulo aborda os princípios da farmacologia aplicados ao RN.

PRINCÍPIOS DA FARMACOLOGIA APLICADA AOS RECÉM-NASCIDOS

Teoria da substância livre e ligação às proteínas

A maioria dos ensaios clínicos farmacológicos mede tanto o fármaco ligado quanto o livre (não ligado), entretanto, apenas as moléculas do fármaco não ligadas às proteínas ou livres são ativas, isto é, atravessam as membranas, ligam-se aos receptores para exercer sua ação farmacológica e sofrem metabolismo e excreção (1). Em geral, a ligação às proteínas séricas é um processo rapidamente reversível, de modo que quantidades adicionais são liberadas para repor o fármaco livre que é removido em consequência de sua distribuição nos tecidos ou de sua eliminação. A liberação do fármaco ligado às proteínas séricas costuma ser bem mais rápida do que a transferência através das membranas. A liberação das proteínas séricas raramente é tão lenta que limite a disponibilidade de moléculas do fármaco para transferência através das membranas, a fim de exercer seus efeitos farmacológicos (2).

Para a maioria dos fármacos utilizados em prematuros, a porcentagem do fármaco não ligado na circulação é maior do que nos adultos, uma vez que a quantidade e a afinidade de ligação das proteínas circulantes são menores. Por exemplo, a albumina de RNs a termo, em comparação com a dos adultos, liga-se menos à teofilina, à varfarina e às sulfonamidas, porém liga-se a quantidades semelhantes de diazepam (3,4). Como os efeitos de um fármaco estão relacionados à quantidade do fármaco não ligado que alcança o local de ação, alguns efeitos medicamentosos nos RNs podem ser explicados apenas pela determinação das concentrações circulantes do agente livre. Além disso, as concentrações totais circulantes do fármaco, que estão dentro da faixa terapêutica para adultos ou crianças maiores, podem representar concentrações do fármaco livre na faixa tóxica para o RN prematuro (3).

Absorção

No tratamento farmacológico, a absorção refere-se à transferência do fármaco de seu local de administração para a circulação. As taxas de absorção estão relacionadas com diversos fatores, começando pela via de administração e incluindo as mesmas características que influenciam a transferência de qualquer substância através das duplas camadas lipídicas: grau de ionização, peso molecular, lipossolubilidade, gradiente de concentração e transporte ativo.

Enteral

O tratamento farmacológico de RNs por via enteral pode não produzir concentrações circulantes confiáveis e reprodutíveis do fármaco por vários motivos. Embora a maioria dos estudos de farmacoterapia por via enteral tenha sido conduzida em adultos, muitos dos problemas relativos à administração enteral identificados nesses estudos tendem a ocorrer também nos RNs.

As vilosidades e as microvilosidades intestinais aumentam a área de superfície do sistema digestório, de modo que as taxas de absorção de um fármaco são habitualmente muito maiores no intestino do que no estômago. O esvaziamento gástrico tardio retarda a passagem do agente para o intestino, com consequente prolongamento da fase de absorção de muitos agentes. A eliminação começa durante essa fase de absorção, de modo que o esvaziamento gástrico tardio reduz a área sob a curva de concentração do fármaco circulante *versus* tempo. Isso diminui o efeito terapêutico desejado de muitos agentes cujos efeitos são diretamente proporcionais à área sob a curva. O refluxo gastresofágico é comum em RNs e pode estar associado ao esvaziamento gástrico tardio, reduzindo os efeitos terapêuticos dos fármacos administrados por via oral. Poucos estudos abordaram esse aspecto do tratamento medicamentoso de RNs (5).

Outros problemas, peculiares do paciente imaturo, podem afetar o tratamento enteral dos RNs. Os RNs, sobretudo os prematuros, apresentam má absorção de lipídios, o que pode alterar a absorção enteral dos fármacos. A elevação da pressão atrial direita, que resulta em congestão passiva das circulações hepática e mesentérica, frequentemente diminui a absorção enteral de fármacos nos adultos. A administração prolongada de medicamentos enterais é necessária para o tratamento de RNs com distúrbios crônicos. Estes incluem displasia broncopulmonar (DBP) e insuficiência cardíaca congestiva, que pode aumentar a pressão atrial direita e causar congestão venosa intestinal que diminui a absorção enteral e a biodisponibilidade. Por conseguinte, podem ser necessárias doses mais altas para obter a resposta terapêutica desejada. Esse fenômeno foi relatado com a furosemida em um lactente com DBP, que exigiu uma dose enteral seis vezes maior para atingir concentrações plasmáticas comparáveis à administração de uma dose intravenosa (IV) de 1 mg/kg (5).

Intramuscular

A absorção intramuscular de um fármaco é diretamente proporcional ao fluxo sanguíneo e à área de superfície do fármaco depositado no músculo (6). Embora a administração intramuscular de um medicamento seja frequentemente considerada mais confiável do que a via enteral, o RN enfermo ou hipotérmico com massa muscular limitada e perfusão deficiente do músculo pode não apresentar absorção rápida ou completa de uma dose IM. Em consequência da massa muscular limitada, as injeções aplicadas no músculo podem, na verdade, penetrar o tecido subcutâneo, onde a absorção é lenta e imprevisível. Os fármacos cáusticos (p. ex., fenitoína, pH = 12) lesionam os tecidos circundantes e isolam a dose do fármaco do fluxo sanguíneo, ou precipitam em uma forma química que é absorvida muito lentamente, um processo que tem sido descrito como efeito depósito (6). Os locais de injeção intramuscular em RNs podem formar abscessos estéreis, que depois exigem reparo cirúrgico. Em geral, deve-se evitar a administração intramuscular prolongada de fármacos em RNs.

Intravenosa

A administração intravenosa de um medicamento tem maior probabilidade de oferecer terapia eficaz a RNs. Apesar de essa via de tratamento farmacológico ser a mais confiável, é preciso reconhecer certos problemas, que são peculiares dos RNs. A taxa de infusão para líquidos IV nos RNs extremamente pequenos é tão lenta que as doses injetadas distantes do local de penetração do vaso ou do cateter IV podem não alcançar a circulação por várias horas (7).

O método mais confiável de administração de medicamentos IV a RNs consiste em utilizar uma bomba de seringa de pequeno volume e um tubo de calibre quase microscópico ligado o mais próximo possível do paciente. Se a seringa for preparada para conter a dose exata, o tubo deve ser irrigado após a administração do fármaco para garantir o seu fornecimento completo. De outro modo, pode ser preferível incluir uma quantidade adicional do fármaco na seringa, para que o tubo esteja preparado antes da administração do medicamento. Assim, após a infusão, o tubo irá conter uma quantidade adicional do agente, que pode ser descartada sem a necessidade de irrigação.

Distribuição

A distribuição refere-se à divisão de um fármaco na circulação para os vários líquidos corporais, órgãos e tecidos (8). Em equilíbrio, essa distribuição está relacionada com o fluxo sanguíneo do órgão; o pH e a composição dos líquidos corporais e tecidos; as propriedades físicas e químicas do agente, incluindo lipossolubilidade, polaridade e tamanho; e o grau de ligação às proteínas plasmáticas e teciduais.

Mudanças radicais que ocorrem na composição corporal do RN durante o desenvolvimento influenciam a distribuição das substâncias polares e apolares no organismo. Com 24 semanas de gestação, a água constitui cerca de 89% do peso corporal, enquanto 0,1 a 0,5% é constituído de gordura (9,10). Assim, as substâncias hidrossolúveis que se distribuem primariamente no líquido extracelular terão maior volume de distribuição nos prematuros. Com 40 semanas de gestação, o corpo contém aproximadamente 75% de água e 15% de gordura, em comparação com o adulto, cujo corpo consiste em cerca de 65% de água, com conteúdo variável de gordura. O baixo conteúdo de gordura do cérebro do RN extremamente prematuro pode afetar a distribuição e os efeitos dos fármacos de ação central, como os barbitúricos e os anestésicos gasosos (11).

Metabolismo

Muitos fármacos necessitam sofrer biotransformação em formas mais polares para que sejam eliminados do corpo. As reações de biotransformação são designadas como reações da fase I, que tornam o agente mais polar através de oxidação, redução ou hidrólise; ou reações da fase II, ou de conjugação, como glicuronidação, sulfatação e acetilação (8). O fígado é o principal local de biotransformação, mas outros órgãos também estão envolvidos. Já com 9 a 22 semanas de gestação, as atividades das enzimas metabólicas no fígado fetal correspondem a 2 a 36% da atividade observada em adultos (12). Essa variação impede qualquer generalização ampla a respeito do metabolismo hepático dos medicamentos em prematuros. Durante a última década, pesquisas intensas na bioquímica do metabolismo dos fármacos revelaram múltiplas formas de citocromo P450 com diferentes especificidades de substratos e diferentes atividades durante o desenvolvimento do feto até o adulto (1,13–17). Os médicos devem conhecer a nomenclatura do P450 e também devem saber quais as isoformas são responsáveis pelo metabolismo dos fármacos comumente utilizados. Tanto a indução quanto a inibição de isoformas específicas podem exigir monitoramento mais frequente e ajuste das doses.

Citocromos P450

Em termos quantitativos, as enzimas da fase I de maior importância são os citocromos P450, uma superfamília de proteínas contendo heme, que catalisam o metabolismo de muitas substâncias lipofílicas. As isozimas do citocromo P450 denominam-se CYP e são agrupadas pelo grau de identidade na sua sequência de aminoácidos. A CYP é seguida de (a) um algarismo arábico, indicando a família gênica para enzimas com mais de 40% de identidade; (b) uma letra que indica a subfamília para enzimas com mais de 55% de identidade; e (c) um número sequencial das enzimas P450 para as diferentes isoformas dentro de cada subfamília (8,16). As isozimas mais importantes no metabolismo humano de fármacos encontram-se principalmente nas famílias gênicas CYP1, CYP2 e CYP3. O Quadro 52.1 cita algumas das importantes isozimas P450 com seus substratos no RN.

As pesquisas efetuadas no início da década de 1970 revelaram que os RNs apresentam quantidades totais significativamente reduzidas de citocromo P450 nos microssomos hepáticos (18). Essa hemoproteína aumenta com a idade gestacional, porém atinge apenas 50% dos valores do adulto a termo (18). A redução do citocromo P450 nos RNs explica a baixa depuração e a meia-vida significativamente prolongada da teofilina, cafeína, fenitoína, fenobarbital e outras substâncias que são metabolizadas através do citocromo P450 (3,19-21). Embora os RNs sejam metabolizadores precários de muitos xenobióticos, citocromos P450 específicos exibem padrões singulares de desenvolvimento durante a gestação e a vida pós-natal que invalidam qualquer generalização ampla sobre o metabolismo de fármacos. O Quadro 52.1 fornece uma descrição sucinta dos importantes padrões de desenvolvimento para muitas dessas enzimas.

Ontogenia dos citocromos P450 importantes

O citocromo P4501A2 está extensamente envolvido no metabolismo da cafeína (1,3,7-trimetilxantina) (22,23) e da teofilina (1,3-dimetilxantina) (24,25), dois agentes que costumam ser utilizados no tratamento da apneia e bradicardia neonatais. A CYP1A2 não é significativamente expressa no fígado fetal humano, e a sua expressão é muito baixa nos RNs, atingindo apenas 50% da atividade do adulto em torno de 1 ano de idade (24,26). Em termos metabólicos, isso limita a N-3 e a N-7 desmetilação da cafeína no período neonatal (22). A eliminação da cafeína em RNs prematuros e a termo está significativamente prolongada (27). A maturação dessa via para os níveis adultos é observada entre 4 e 6 meses de vida pós-natal (28,29). Verifica-se uma tendência farmacocinética semelhante com a teofilina, cujas 3-desmetilação e 8-hidroxilação são catalisadas pela CYP1A2 (24,25).

QUADRO 52.1

Padrões de desenvolvimento para enzimas citocromo P450 importantes no recém-nascido.

Enzimas	Substratos selecionados	Padrão de desenvolvimento
CYP1A2	Paracetamol, cafeína, teofilina, varfarina	Não ocorre em grau apreciável no fígado fetal humano. Os níveis adultos são alcançados até o 4º mês de idade e podem ser ultrapassados em crianças com 1 a 2 anos de idade. Inibido pela cimetidina e eritromicina. Induzido por fumaça de cigarro, fenobarbital e fenitoína
CYP2C9 CYP2C19	Fenitoína, torsemida, S-varfarina Fenitoína, diazepam, omeprazol, propranolol	Não aparentes no fígado fetal. Dados inferenciais, utilizando o processamento da fenitoína como sonda farmacológica inespecífica, sugerem atividade baixa durante a primeira semana de vida, sendo a atividade de adulto alcançada até os 6 meses de idade, com atividade máxima até os 3 a 4 anos de idade Metabolismo induzido por rifampicina e fenobarbital e inibido por cimetidina
CYP2D6	Captopril, codeína, propranolol, ondansetrona	Baixa a inexistente no fígado fetal, porém uniformemente presente com 1 semana de idade. Pouca atividade (cerca de 20% do adulto) com 1 mês de idade. A competência do adulto é alcançada até aproximadamente 3 a 5 anos de idade. Metabolismo inibido por cimetidina
CYP3A4	Paracetamol, alfentanila, amiodarona, budesonida, carbamazepina, diazepam, eritromicina, lidocaína, midazolam, nifedipino, omeprazol, cisaprida, teofilina, verapamil, R-varfarina	A CYP3A4 tem baixa atividade no primeiro mês de vida, aproximando-se dos níveis do adulto até 6 a 12 meses de idade. A CYP3A7 é funcionalmente ativa no feto; cerca de 30 a 75% dos níveis de CYP3A4 do adulto. Induzido por carbamazepina, dexametasona, fenobarbital, fenitoína e rifampicina. Os inibidores enzimáticos incluem antifúngicos azóis, eritromicina e cimetidina
CYP3A7	Desidroepiandrosterona, etinilestradiol, várias di-hidropiridinas	

De Leeder JS, Kearns GL. Pharmacogenetics in pediatrics. Implications for practice. *Pediatr Clin North Am* 1997;44:55, com permissão.

Clinicamente, a depuração da teofilina e os padrões dos metabólitos urinários alcançam os valores adultos em torno de 55 semanas de idade pós-concepção, ou 4 a 5 meses de vida pós-natal (30).

A CYP2D6 e a CYP2C9 são outras enzimas P450 que parecem estar reduzidas ou ausentes no feto (14,15,31). A primeira é responsável pelo metabolismo de numerosos compostos terapêuticos importantes, incluindo betabloqueadores, agentes antiarrítmicos, antidepressivos, antipsicóticos e codeína. Embora a CYP2D6 não exista no fígado fetal e pareça ser expressa na vida pós-natal (14), a sua atividade permanece baixa por um longo período de tempo (ver Quadro 52.1) (32). Ao contrário do desenvolvimento lento da CYP1A2 e da CYP2D6, outras enzimas, como a CYP2C9 (responsável pelo metabolismo dos anti-inflamatórios não esteroides, da varfarina e da fenitoína), desenvolvem-se mais rapidamente após o nascimento. Por exemplo, embora a CYP2C9 não esteja presente em quantidades significativas durante a vida fetal (31), ela amadurece rapidamente após o nascimento, reduzindo a meia-vida do ibuprofeno de 42 horas aos 2 dias de idade para cerca de 10 horas aos 8 dias de idade (33). Isso é relevante para o tratamento do PCA, pois o canal arterial fechado pela inibição da ciclo-oxigenase é reaberto quando os níveis de AINE diminuem a um nível no qual a síntese de prostaglandinas é reiniciada (34).

Para o metabolismo dos fármacos, o mais importante dos citocromos P450 é a CYP3A, devido ao grande número de substratos terapêuticos para essa subfamília de enzimas (ver Quadro 52.1). Além disso, a CYP3A responde pela maioria dos citocromos P450 presentes no fígado humano adulto (8). Ao contrário da maioria dos outros citocromos importantes, a CYP3A está funcionalmente presente durante a embriogênese, particularmente na forma de CYP3A7 (35,36). A atividade de CYP3A já é detectável em grandes quantidades com apenas 17 semanas de gestação, atingindo 10% da atividade do adulto com 30 semanas de gestação (14,36). *In vivo*, a atividade da CYP3A matura em cerca de 50% das atividades dos adultos por volta de 6 a 12 meses após o nascimento (36). No pós-natal, a CYP3A muda em um padrão não linear da forma fetal, CYP3A7, para a isoforma adulta predominante, CYP3A4, com 1 ano de idade (36).

Reações da fase II

As reações da fase II são conhecidas como reações de síntese ou conjugação, cujo objetivo é aumentar a hidrofilicidade das moléculas dos fármacos, facilitando a eliminação renal e biliar (8). As enzimas da fase II incluem a glicuronosil transferase, a sulfotransferase, a N-acetiltransferase, a glutationa S-transferase e a metiltransferase. A ontogenia das reações da fase II como grupo não está bem estudada, mas as mudanças relacionadas com o desenvolvimento durante a lactância influenciam a depuração dos fármacos (ver Quadro 52.2).

A maioria das reações de conjugação exibe baixa atividade durante o desenvolvimento fetal, embora a sulfatação seja relativamente ativa no feto (16,37,38). Uma das reações de síntese mais comuns envolve a conjugação com uridina-difosfoglicuronosil

QUADRO 52.2

Padrões de desenvolvimento de reações de conjugação importantes no recém-nascido.

Enzimas	Substratos selecionados	Padrão de desenvolvimento
Uridina-difosfoglicuronosil transferase (UDP-GT)	Cloranfenicol, morfina, paracetamol ácido valproico lorazepam	A ontogenia é isoforma-específica. Em geral, a atividade do adulto é alcançada até 6 a 18 meses de idade. Pode ser induzido por fumaça de cigarro e fenobarbital
Sulfotransferase	Ácidos biliares, paracetamol colesterol, polietilenoglicóis, dopamina, cloranfenicol	A ontogenia parece ser mais rápida da que a dq UDP-GT; entretanto, é substrato-específica. A atividade de algumas isoformas pode ultrapassar os valores do adulto durante a lactância e a infância (p. ex., aquela responsável pelo metabolismo do paracetamol)
N-acetil transferase 2	Hidralazina procainamida, clonazepam, cafeína, sulfametoxazol	Alguma atividade fetal até 16 semanas de vida. Praticamente 100% dos lactentes entre o nascimento e 2 meses de idade exibem o fenótipo de metabolizador lento. Atividade de adulto presente por volta de 1 a 3 anos de idade

De Leeder JS, Kearns GL. Pharmacogenetics in pediatrics. Implications for practice. *Pediatr Clin North Am* 1997;44:55, com permissão.

transferases (UDP-GT). Esse sistema enzimático, que é constituído de numerosas isoformas, também é responsável pela glicuronidação de compostos endógenos, como a bilirrubina (39). Embora a atividade de UDP-GT para a bilirrubina se desenvolva de maneira relativamente rápida depois do nascimento (37), a capacidade do RN de efetuar a glicuronidação de xenobióticos é significativamente limitada durante o período neonatal.

Por conseguinte, sem um ajuste das doses, os fármacos podem acumular-se e atingir concentrações tóxicas durante o período neonatal. Um trágico exemplo ocorreu no início da década de 1960, quando RNs receberam doses pediátricas convencionais de cloranfenicol e apresentaram colapso circulatório fatal, uma afecção conhecida como síndrome do bebê cinzento (40-42). A depuração do cloranfenicol é baixa durante o período neonatal, e é necessário ajustar a dose em RNs prematuros e a termo para prevenir sua toxicidade (43).

Outros fármacos utilizados no período neonatal, que sofrem glicuronidação, incluem a morfina, o paracetamol e o lorazepam. A principal via metabólica da morfina em crianças e adultos é a glicuronidação nas posições 3 e 6 (44,45). Todavia, os RNs apresentam capacidade limitada de glicuronidação da morfina e, portanto, exigem ajuste posológico (46-48). A depuração da morfina (46,49), em particular a formação de 3 e 6-glicuronídio, está reduzida ao nascimento e aumenta com o peso corporal (48), a idade gestacional (50) e a idade pós-natal (44,47,51). A depuração e a meia-vida da morfina começam a aproximar-se dos valores adultos depois de 1 mês de idade (47,52), embora outros relatos indiquem que os valores do adulto sejam alcançados somente depois de pelo menos 5 a 6 meses (46,53). Em geral, a maturação das enzimas glicuronosil transferases é específica para cada isoforma; todavia, a atividade do adulto costuma ser alcançada com 6 a 18 meses de idade (16).

Em contraste com a glicuronosil transferase, o sistema enzimático de sulfotransferase está bem desenvolvido no RN e pode compensar a glicuronidação limitada, como é o caso do metabolismo do paracetamol. Embora o paracetamol sofra primariamente glicuronidação no adulto, sua meia-vida está apenas moderadamente prolongada em RNs a termo, em comparação com lactentes maiores e adultos (54-56). No RN, isso é explicado por uma constante de taxa de formação relativamente alta do sulfato de paracetamol, resultando em maior porcentagem da dose excretada na forma do conjugado sulfato de paracetamol (55,56). O metabolismo do paracetamol principalmente devido à sulfação continua na infância (56,57).

Alterações na biotransformação

As reações de biotransformação, sobretudo as que envolvem certas formas de citocromo P450, são frequentemente induzíveis antes do nascimento através de exposição materna a substâncias, fumaça de cigarro ou outros agentes indutores xenobióticos. As reações de biotransformação também podem ser induzidas por exposição pós-natal a fármacos (ver Quadros 52.1 e 56.2) e podem ser retardadas no período pós-natal por hipoxia/asfixia, lesão orgânica e/ou doença crítica. Outras alterações pós-natais no fluxo sanguíneo hepático, na ligação às proteínas e/ou na função biliar também podem alterar significativamente a eliminação dos fármacos. São necessários estudos adicionais em prematuros para obter os dados farmacocinéticos de população necessários para o planejamento de esquemas farmacoterapêuticos seguros e eficazes.

Excreção

A excreção refere-se à eliminação de um fármaco do organismo por diversas vias em potencial, incluindo o trato biliar, os pulmões e os rins. O fármaco em suas formas inalterada e metabolizada pode ser excretado, porém apenas o fármaco não ligado sofre filtração e transporte tubular. As funções glomerular e tubular estão diminuídas ao nascimento, tanto em termos absolutos quanto após normalização para a massa corporal (58,59). Nos RNs, a filtração glomerular corresponde, em média, a 30% da taxa adulta após normalização para a área de superfície corporal. O nascimento acelera a maturação da filtração glomerular através de aumento do débito cardíaco, diminuição da resistência vascular renal, redistribuição do fluxo sanguíneo intrarrenal e alterações na função intrínseca da membrana basal glomerular (58). A maturação tubular renal parece ocorrer mais lentamente do que a maturação glomerular após o nascimento (58). Isso produz um desequilíbrio entre as funções glomerular e tubular, que persiste por vários meses. Como a maior parte das moléculas não ligadas de baixo peso molecular é filtrada, a reabsorção tubular exerce uma profunda influência sobre a taxa de eliminação de muitas substâncias. Além disso, a hipoxemia, os agentes nefrotóxicos e a hipoperfusão podem alterar a função renal dos RNs, impedindo que se faça uma previsão acurada das taxas de eliminação das substâncias após o nascimento.

FARMACOCINÉTICA

A farmacocinética descreve as mudanças que ocorrem nas concentrações dos fármacos dentro do corpo ao longo do tempo. Esses conceitos serão considerados de modo sucinto para ajudar o médico a efetuar ajustes nas doses e a interpretar na prática o monitoramento terapêutico dos medicamentos (60-62). As complexidades matemáticas mais rigorosas da farmacocinética são abordadas em outras referências (63-66). Embora um fármaco possa penetrar em vários líquidos orgânicos e tecidos em taxas diferentes, as alterações na sua concentração circulante são utilizadas para caracterizar a sua cinética e orientar as doses. Em geral, a taxa de remoção do fármaco da circulação obedece a equações matemáticas exponenciais de primeira ordem ou de ordem zero. Esses dois tipos de equações descrevem dois processos diferentes, que possuem implicações importantes nos esquemas posológicos.

Taxas e distribuição

Cinética de primeira ordem

A maioria das substâncias é depurada do corpo com taxas exponenciais de primeira ordem. A depuração exponencial indica que uma fração constante ou uma proporção constante do fármaco é removida por unidade de tempo. Isso significa que, quanto mais alta a concentração, maior a quantidade da substância removida do corpo. Essas alterações na concentração obedecem a equações exponenciais da seguinte maneira:

$$C_t = C_0 - e^{kt} \qquad (1)$$

em que C_t é a concentração em determinado tempo t, C_0 é a concentração inicial, que é uma constante, e k é a constante da taxa de eliminação com unidades de 1/tempo. A primeira ordem indica que o expoente está elevado à primeira potência ($-k$, na equação 1). As equações exponenciais de primeira ordem, como a equação 1, podem ser resolvidas ao obter o logaritmo natural de ambos os lados.

$$\ln C_t = \ln C_0 + -kt \qquad (2)$$

Isso transforma a equação em uma forma que corresponde a uma linha reta ($y = mx + b$). Se ln (i. e., o logaritmo natural) C for representado graficamente versus o tempo, a inclinação é $-k$, e a interseção é C_0. Se o log, isto é, o logaritmo comum C for representado graficamente versus tempo, a inclinação é $-k/2{,}303$, visto que ln x é igual a $2{,}303 \log x$. Quando representadas graficamente nos eixos linear-linear, as taxas exponenciais são curvilineares e, nos eixos semilogarítmicos, produzem uma linha reta.

Meia-vida

Uma das taxas exponenciais mais familiares utilizadas clinicamente é a meia-vida, isto é, o tempo para que a concentração de um fármaco diminua pela metade. A meia-vida é um processo cinético de primeira ordem, visto que a mesma proporção ou fração do fármaco é removida durante períodos iguais de tempo. Em concentrações mais altas, maior quantidade é removida durante uma única meia-vida do que quando a concentração é mais baixa. Por exemplo, a concentração de um fármaco pode diminuir 200, de 400 para 200 em uma meia-vida, e diminuir 100, de 200 para 100, na próxima meia-vida (Figura 52.1).

Pode-se determinar a meia-vida por vários métodos. Se a concentração for convertida no logaritmo natural da concentração e representada graficamente *versus* tempo, conforme descrito na equação 2, a inclinação desse gráfico representa a constante de taxa de eliminação, k. Em geral, são necessários pelo menos três pontos de concentração-tempo para determinar de modo acurado a inclinação; todavia, na prática clínica, k é frequentemente determinada a partir de apenas duas concentrações obtidas durante a fase de eliminação terminal. Para aumentar a acurácia desta última, pelo menos uma meia-vida deve transcorrer entre os pontos de concentração-tempo. Com múltiplos pontos de dados, pode-se calcular facilmente a inclinação de ln C *versus* tempo por análise de regressão linear dos quadrados mínimos. A meia-vida ($t_{1/2}$) pode ser calculada a partir da constante da taxa de eliminação, k (1/tempo), a saber:

$$t_{1/2} = \frac{\text{logaritmo natural (2)}}{k} = \frac{0{,}693}{k} \quad (3)$$

A meia-vida pode ser determinada graficamente a partir de uma série de concentrações do fármaco representadas em um gráfico de eixos semilogarítmicos. Com múltiplos pontos de dados, a melhor linha de encaixe é determinada visualmente ou por análise de regressão linear. Os tempos correspondentes às concentrações cuidadosamente escolhidas são então utilizados para estimar o intervalo necessário para que a concentração caia pela metade. Na Figura 52.1, isso é ilustrado pelos tempos correspondentes às concentrações de 400, 200 e 100, estimadas pelas interseções das linhas tracejadas horizontais com a linha de concentração e pelas interseções com o eixo do tempo, indicado pelas linhas tracejadas verticais. Observe que as concentrações diminuem em 50% a cada 60 minutos, portanto a $t_{1/2}$ é igual a 60 minutos.

Cinética de primeira ordem com compartimento único

O número de compartimentos refere-se ao número de equações exponenciais necessário para descrever as mudanças observadas na concentração. Teoricamente, esses compartimentos representam um grupo de tecidos, líquidos e/ou órgãos semelhantes, que podem correlacionar-se com diferentes líquidos e tecidos anatômicos. Embora possam ocorrer múltiplas transferências de fármacos entre tecidos e líquidos corporais, a depuração de um fármaco pode obedecer à cinética de primeira ordem de compartimento único se exibir distribuição rápida e homogênea na circulação, de onde é removida através do metabolismo ou excreção. Isso pode ser avaliado visualmente se um gráfico semilogarítmico de uma série de concentrações corresponder a uma única linha reta. A cinética pode assemelhar-se falsamente a um compartimento único se as concentrações do fármaco não forem medidas com rapidez suficiente após administração por via intravenosa para detectar a fase de distribuição inicial.

Cinética de primeira ordem com múltiplos compartimentos

Se a depuração do fármaco na circulação for estudada cuidadosamente, com determinações das concentrações várias vezes no decorrer dos primeiros 15 a 30 minutos após administração por via intravenosa, bem como durante as próximas horas, com frequência detectam-se duas ou mais taxas de depuração através de alteração na inclinação de um gráfico semilogarítmico de concentração *versus* tempo (Figura 52.2). O número e a natureza dos compartimentos para a depuração de um fármaco não correspondem necessariamente a líquidos corporais ou a tecidos específicos. Quando duas equações exponenciais de primeira ordem são necessárias para descrever a depuração de um fármaco da circulação, a cinética é designada como de primeira ordem e de dois compartimentos, isto é, os compartimentos central e periférico, sendo representadas pela seguinte equação (61):

$$C = Ae^{-\alpha t} + Be^{-\beta t} \quad (4)$$

Na equação 4, C é a concentração, t é o tempo após a dose, A é a concentração no tempo 0 para a taxa de distribuição representada pelo gráfico da linha tracejada com a inclinação mais acentuada, α é a constante da taxa de distribuição, B é a concentração no tempo 0 para a taxa de eliminação terminal, e β é a constante da taxa de eliminação terminal. As constantes da taxa indicam a taxa de alteração na concentração e correspondem à inclinação da linha dividida por 2,303 para a concentração do logaritmo *versus* tempo.

Essas cinéticas bifásicas costumam ser observadas com agentes que sofrem rápida distribuição para fora do compartimento central (volume sanguíneo + líquido extracelular de órgãos altamente perfundidos) após administração por via intravenosa (61).

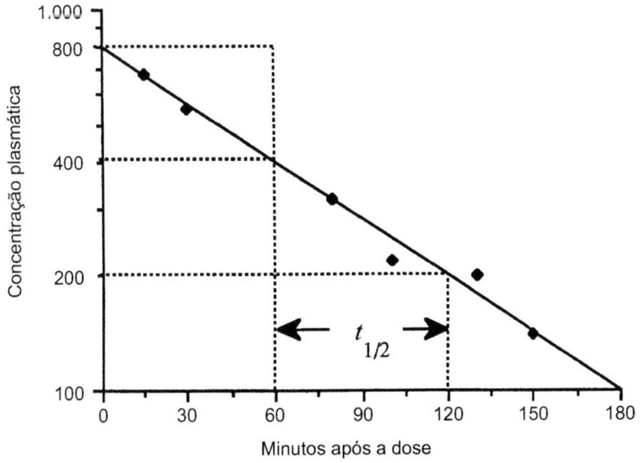

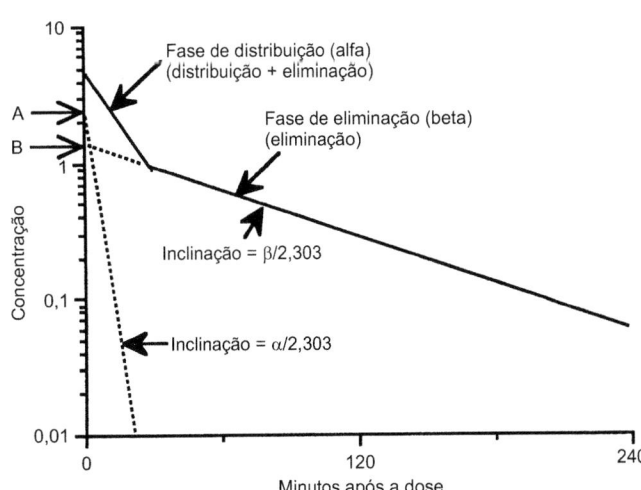

Figura 52.1 Método gráfico para a estimativa da meia-vida. De Ward RM. Pharmacologic principles and practicalities. In: Taeusch HW, Ballard RA, Avery ME, eds. *Shaffer and Avery's diseases of the newborn*, 6th ed. Philadelphia, PA: WB Saunders, 1991:289, com permissão.

Figura 52.2 Cinética exponencial de primeira ordem de múltiplos compartimentos. De Ward EM. Pharmacologic principles and practicalities. In: Taeusch HW, Ballard RA, Avery ME, eds. *Schaffer and Avery's diseases of the newborn*, 6th ed. Philadelphia, PA: WB Saunders, 1991:289, com permissão.

Para esses fármacos, a rápida diminuição inicial da concentração é designada como fase de distribuição alfa e representa primariamente a distribuição para os compartimentos periféricos (teciduais) além da eliminação do fármaco. Após o ponto de inflexão na inclinação e durante a fase terminal (β) da curva, a eliminação é responsável pela maior parte da mudança na concentração do fármaco. A constante da taxa de distribuição alfa (α) (ver Figura 52.2) pode ser determinada a partir da inclinação da linha gerada pela subtração das concentrações da fase de eliminação beta daquelas durante a fase de distribuição alfa. Uma discussão matemática mais detalhada pode ser encontrada em outras referências (61,63).

Embora muitas substâncias exibam cinética de múltiplos compartimentos, a obtenção intensiva de amostras de sangue necessárias para reunir dados de mais de um compartimento não é clinicamente possível, sobretudo em RNs. Além disso, em virtude da complexidade matemática dos modelos de dois compartimentos, essa abordagem cinética não é clinicamente prática. Para minimizar os custos e simplificar os cálculos de farmacocinética, são habitualmente obtidas apenas duas concentrações plasmáticas (máxima e mínima) para o monitoramento terapêutico dos fármacos de uso comum, por exemplo, a gentamicina e a vancomicina. Por conseguinte, presume-se a existência de um modelo de compartimento, e a constante da taxa de eliminação (k) é determinada a partir da inclinação desses pontos representados em uma escala semilogarítmica. Como a constante da taxa de eliminação deve ser determinada a partir da fase de eliminação terminal, é importante que as concentrações máximas das substâncias de múltiplos compartimentos não sejam obtidas prematuramente, isto é, durante a fase de distribuição inicial. Quando obtidas em uma fase muito precoce, as concentrações são mais altas do que aquelas observadas durante a fase de eliminação terminal (ver Figura 52.2), o que superestimará a inclinação e a constante da taxa de eliminação terminal. Do ponto de vista clínico, isso geralmente não é problemático com a gentamicina, pois a fase de distribuição inicial costuma ocorrer durante a infusão de 30 a 60 minutos (67). Assim, uma concentração máxima obtida 30 a 60 minutos após o término da infusão reflete habitualmente a fase terminal de eliminação. Entretanto, no caso da vancomicina, a meia-vida da fase de distribuição inicial é de aproximadamente 30 minutos (68). Logo, uma concentração máxima de vancomicina obtida prematuramente pode levar a um erro na estimativa dos parâmetros farmacocinéticos.

Cinética de ordem zero

Algumas substâncias são eliminadas em uma quantidade constante por unidade de tempo, em vez de uma fração constante. Essas taxas são de ordem zero, e pode-se utilizar a seguinte equação para calcular a alteração na quantidade de fármaco presente no corpo (63):

$$-dA/dt = k_0 \quad (5)$$

na qual dA é a alteração na quantidade de fármaco presente no corpo (mg), dt é a alteração no tempo e k_0 é a constante da taxa de eliminação com unidades de quantidade/tempo. Após a resolução, essa equação adquire a seguinte forma:

$$A = A_0 - k_0 t \quad (6)$$

em que A_0 é a quantidade inicial no corpo e A é a quantidade do fármaco presente no corpo (mg) no tempo t.

A cinética de ordem zero também é conhecida como cinética de saturação, visto que ocorre quando quantidades excessivas do fármaco saturam a capacidade das enzimas metabólicas ou dos sistemas de transporte, de modo que apenas uma quantidade constante do fármaco é metabolizada ou transportada por unidade de tempo. Isso pode ser detectado graficamente a partir de um gráfico de concentração sérica *versus* tempo, em que a eliminação de ordem zero é linear nos eixos linear-linear e aparece como curva quando representada graficamente em eixos logarítmico-lineares

(*i. e.*, semilogarítmicos). Clinicamente, a eliminação de ordem zero pode ser observada após a administração de doses excessivas, ou durante a disfunção do órgão de eliminação, sem redução da dose.

Certos fármacos administrados a RNs exibem cinética de ordem zero em doses terapêuticas, podendo haver acúmulo de concentrações excessivas (Quadro 52.3). Alguns agentes, por exemplo, a fenitoína, podem exibir cinética de Michaelis-Menten, isto é, de primeira ordem em baixas concentrações e de ordem zero após saturação das enzimas em concentrações mais altas. Para esses fármacos, um pequeno aumento da dose pode causar elevações desproporcionalmente grandes nas concentrações séricas (Figura 52.3).

Volume aparente de distribuição

O volume de distribuição não necessariamente corresponde a um volume de líquido corporal ou tecido fisiológico, daí a designação de "aparente". O volume aparente de distribuição (Vd) é um termo matemático que correlaciona a dose com a concentração circulante observada imediatamente após administração intravenosa do fármaco. Poderia ser considerado o volume de diluição. Para determinados medicamentos, como a digoxina, o Vd em RNs atingiria 10 ℓ/kg, o que é uma impossibilidade física. Esse grande Vd ocorre quando o fármaco se concentra fora do compartimento plasmático, por exemplo, ligado aos eritrócitos ou aos tecidos. Isso enfatiza a natureza matemática do Vd. As unidades utilizadas para expressar a concentração são quantidade/volume e ajudam a lembrar a seguinte equação, que expressa a relação entre dose em quantidade/kg e o Vd em volume/kg, que dilui a dose para produzir a concentração:

$$\text{Mudança na concentração (mg/}\ell\text{)} = \frac{\text{Dose (mg/kg)}}{\text{Vd (}\ell\text{/kg)}} \quad (7)$$

Para facilitar a simplificação de unidades, a concentração é expressa pelas unidades não convencionais de miligramas por litro, em lugar de microgramas por mililitro, visto que são equivalentes.

QUADRO 52.3

Fármacos que exibem cinética de ordem zero (saturação) com doses terapêuticas em recém-nascidos.

Cafeína
Cloranfenicol
Diazepam
Furosemida
Indometacina
Fenitoína

De Ward EM. Pharmacologic principles and practicalities. In: Taeusch HW, Ballard RA, Avery ME, eds. *Schaffer and Avery's diseases of the newborn*, 6th ed. Philadelphia, PA: WB Saunders, 1991:285, com permissão.

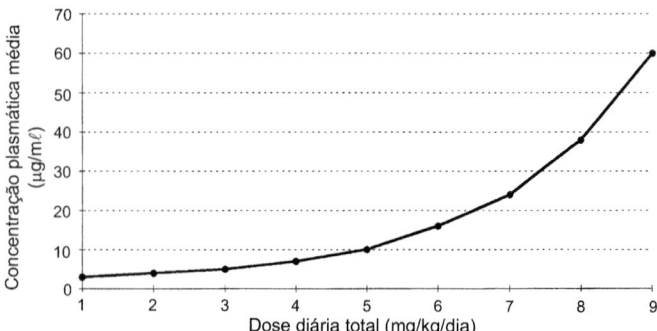

Figura 52.3 Cinética não linear (de Michaelis-Menten) ilustrada para um fármaco hipotético. Quando a dose aumenta acima de 3 mg/kg/dia, observa-se aumento desproporcional da concentração plasmática média e a eliminação passa de um processo de primeira ordem para um processo de ordem zero.

Essa equação serve de base para a maioria dos cálculos de farmacocinética, visto que é facilmente reorganizada para obter Vd e dose. É também importante assinalar que essa equação representa a mudança de concentração após uma dose intravenosa administrada rapidamente. Após uma infusão intravenosa, por exemplo, de vancomicina ou gentamicina, pode ser necessária uma equação exponencial mais complexa para incluir a eliminação do fármaco durante o tempo de infusão (63). Todavia, essas equações são necessárias apenas quando o fármaco é eliminado rapidamente, isto é, quando a duração da infusão se aproxima da meia-vida do fármaco. Nos RNs que apresentam eliminação relativamente lenta dos fármacos, apenas uma pequena fração do fármaco é eliminada durante o tempo de infusão, podendo-se omitir esses ajustes. Portanto, podemos utilizar a equação mais simples e mais prática para estimar parâmetros farmacocinéticos.

O conhecimento do volume de distribuição aparente é essencial ao ajuste das doses. Pode-se calcular o Vd a partir da reorganização da equação 7.

$$Vd\ (\ell/kg) = \frac{Dose\ mg/kg}{C(pós\text{-}dose) - C(pré\text{-}dose)(mg/\ell)} \quad (8)$$

A concentração após a infusão do fármaco C (pós-dose) deve ser medida após a fase de distribuição, a fim de evitar uma superestimativa da concentração máxima, resultando em um valor incorretamente baixo do Vd. Para a primeira dose, a concentração pré-dose é zero.

Exemplo farmacocinético

Para ilustrar a aplicação prática dos princípios anteriormente delineados, recomendamos uma abordagem simples em quatro etapas: (a) calcular o Vd; (b) calcular a meia-vida; (c) calcular uma nova dose e o intervalo entre as doses, com base nos níveis máximo e mínimo desejados; e (d) verificar os níveis máximo e mínimo do novo esquema posológico.

Por exemplo, administrou-se gentamicina, 2,5 mg/kg em intervalos de 12 horas por via intravenosa durante 30 minutos. Mediram-se as seguintes concentrações plasmáticas no terceiro dia de tratamento (equilíbrio dinâmico presumido). A concentração pré-dose ou mínima foi de 1,8 mg/ℓ; a concentração máxima determinada 30 minutos após o término da infusão foi de 4,8 mg/ℓ.

Etapa 1: Introduzindo os dados da equação 8, podemos calcular o Vd.

$$Vd\ (\ell/kg) = \frac{2,5\ mg/kg}{4,8\ mg/\ell - 1,8\ mg/\ell} = \frac{2,5\ mg/kg}{3,0\ mg/\ell} = 0,83\ \ell/kg.$$

Etapa 2: No equilíbrio dinâmico, as concentrações mínimas permanecem inalteradas entre uma dose e a seguinte. Assim, para fins desses cálculos, pode-se supor que a concentração mínima em equilíbrio dinâmico segue a concentração máxima. O tempo entre as concentrações máxima e mínima é de 11 horas, isto é, 12 horas menos 30 minutos de infusão, menos 30 minutos para concentração máxima. A concentração plasmática diminuiu de 4,8 para 2,4 mg/ℓ em uma meia-vida e, a seguir, de 2,4 para 1,2 mg/ℓ na segunda meia-vida. O mínimo de 1,8 foi atingido aproximadamente entre a primeira e a segunda meias-vidas. Como decorreu 1,5 meia-vida durante o período de 11 horas entre o máximo e o mínimo, a meia-vida é 11 horas/1,5 meia-vida, ou seja, 7,3 horas.

Etapa 3: Deve-se calcular um novo esquema posológico se as concentrações não forem satisfatórias. Assim, é preciso decidir quais são as concentrações máxima e mínima desejadas. Por exemplo, se as concentrações máxima e mínima desejadas de gentamicina forem 6,5 mg/ℓ (5 a 10 mg/ℓ) e 1,5 mg/ℓ (1 a 2 mg/ℓ), respectivamente, pode-se reorganizar a equação 8 para obter a nova dose.

$$Dose\ (mg/kg) = Vd\ (\ell/kg) \times [C(máximo\ desejado) - C\ (pós\text{-}desejado)\ (mg/\ell)]$$
$$Dose\ (mg/kg) = 0,83\ \ell/kg \times [6,5\ mg/\ell - 1,5\ mg/\ell] \quad (9)$$
$$Dose\ (mg/kg) = 4,15\ mg/kg$$

Um aumento da dose para 4,15 mg/kg (aumento de 66%) irá resultar em uma concentração mínima mais alta se o intervalo entre as doses for mantido em 12 horas. Como concentrações mínimas acima de 2 mg/ℓ estão associadas a ototoxicidade e nefrotoxicidade, deve-se aumentar o intervalo entre as doses. Em geral, os aminoglicosídeos são administrados a cada 2 a 2,5 meias-vidas em RNs. Entretanto, para reduzir o risco de erros de administração, deve-se escolher um intervalo convencional entre as doses, que se aproxime de 2 a 2,5 meias-vidas, isto é, a cada 8, 12, 18, 24 ou 36 horas. No exemplo anterior, a administração de uma dose a cada 2 meias-vidas exige um intervalo de 15 horas entre as doses, podendo levar a erros de administração. Por conseguinte, o intervalo entre as doses deve ser aumentado para 18 horas, um intervalo que corresponde a aproximadamente 2,5 meias-vidas.

Etapa 4: A estimativa matemática das concentrações máxima e mínima com o novo esquema fornece uma boa maneira de verificar duas vezes para evitar erros matemáticos. Como foi escolhido o intervalo de 18 horas como novo intervalo, é razoável aguardar 18 horas depois da última dose para começar o novo esquema. Nesse momento, aproximadamente 2,5 meias-vidas após o pico medido de 4,8 mg/dℓ, pode-se esperar que a concentração mínima seja de 0,9 mg/ℓ (meia-vida nº 1, 4,8 mg/ℓ → 2,4 mg/ℓ; meia-vida nº 2, 2,4 mg/ℓ → 1,2 mg/ℓ; meia-vida nº 3 1,2 mg/ℓ → 0,6 mg/ℓ, ocorrendo metade dessa terceira meia-vida em 0,9 mg/ℓ). Utilizando a equação 7, calcula-se que a concentração plasmática aumentará em 5 mg/ℓ após cada dose de 4,15 mg/kg. Logo, a concentração máxima medida será de 5,9 mg/ℓ após a primeira dose e deverá diminuir para 1,1 mg/ℓ nas próximas 2,5 meias-vidas (5,9 mg/ℓ → 2,95 mg/ℓ → 1,48 mg/ℓ → 0,74 mg/ℓ em 3 meias-vidas, ou → 1,1 mg/ℓ em 2,5 meias-vidas). Após a segunda dose de 4,15 mg/kg, a concentração máxima medida será 6,1 mg/ℓ e cairá para 1,15 mg/ℓ em 2,5 meias-vidas. Como a concentração mínima não mudou em relação à anterior, conclui-se que esse esquema posológico irá atender aos níveis terapêuticos desejados. A estimativa das concentrações após uma fração de uma meia-vida mostra declínio linear, em vez de logarítmico, das concentrações e não é matematicamente correta para taxas exponenciais de primeira ordem, em que a quantidade do fármaco eliminado diminui à medida que a concentração cai. Entretanto, essa abordagem é apropriada para aplicação clínica, para a qual é necessária apenas uma estimativa razoável da concentração plasmática para o ajuste da dose.

Monitoramento terapêutico dos fármacos

As concentrações circulantes dos fármacos devem ser medidas primariamente para garantir que o esquema de tratamento alcance concentrações efetivas em situações clínicas nas quais o tratamento medicamentoso é decisivo, quando a resposta não é imediatamente aparente (p. ex., sepse comprovada por cultura) e quando existe boa correlação entre a concentração circulante do medicamento e o efeito desejado. É necessário determinar as concentrações dos fármacos para evitar toxicidade, quando o seu uso está claramente correlacionado com toxicidade nos RNs (p. ex., cloranfenicol), para verificar a ocorrência de toxicidade quando os sintomas correspondem a toxicidade farmacológica conhecida ou para investigar sintomas que não são explicados pelo processo mórbido. A extrapolação das faixas terapêuticas e tóxicas dos adultos para RNs levou a algumas recomendações sobre o monitoramento terapêutico de fármacos em RNs (p. ex., para a gentamicina) que não foram corroboradas pela experiência subsequente (69).

Vários requisitos básicos precisam ser satisfeitos para justificar o monitoramento terapêutico em RNs e modificar o tratamento medicamentoso de modo acurado, baseando-se na determinação das concentrações circulantes do agente (70):

- A análise do fármaco utilizando pequenos volumes de sangue precisa ser acurada
- As concentrações circulantes do fármaco precisam correlacionar-se com efeitos farmacológicos efetivos e tóxicos. Isso

implica que a concentração circulante total do fármaco (*i. e.*, livre e ligado às proteínas) correlaciona-se com a concentração do fármaco livre no seu local de ação, como o receptor do fármaco ou um local tecidual
- O índice terapêutico, isto é, a faixa de concentração entre eficácia e toxicidade, deve ser estreito
- Estudos clínicos realizados devem ter estabelecido uma faixa de concentração para eficácia e toxicidade na população monitorada
- A farmacocinética é variável e imprevisível em RNs.

No RN extremamente prematuro, a ligação diminuída às proteínas pode afetar significativamente o monitoramento terapêutico do fármaco. Em decorrência de diminuições imprevisíveis na ligação às proteínas, associadas a disfunção ou imaturidade dos órgãos, as concentrações de fármacos livres podem ser muito mais altas do que aquelas previstas a partir da concentração total, que costuma ser medida clinicamente. Porcentagens mais altas do fármaco livre no RN seriam responsáveis por sinais de toxicidade ou por uma resposta terapêutica adequada em concentrações paradoxalmente baixas do fármaco total. Quando disponível, e uma vez estabelecidas as faixas de concentrações terapêuticas, como no caso da fenitoína, a determinação da concentração do fármaco livre pode ser útil em RNs que apresentem sinais de toxicidade medicamentosa com concentrações circulantes totais terapêuticas ou subterapêuticas do fármaco.

A terapia farmacológica eficaz é medida pela resposta, e não pela obtenção de determinada concentração circulante do fármaco. As faixas de concentração descritas como terapêuticas são faixas estatísticas para níveis de fármacos que são habitualmente eficazes e não tóxicos. Um dado paciente pode necessitar de concentrações de fármacos fora dessas faixas para obter o tratamento farmacológico ideal.

Doses repetidas e acúmulo do fármaco

Durante a maioria dos ciclos de terapia farmacológica repetida, as doses são administradas antes da eliminação completa da anterior. Isso leva ao acúmulo do fármaco, com aumento das concentrações máxima e mínima, até atingir uma concentração em equilíbrio dinâmico (Ced) (Figura 52.4). A concentração média em equilíbrio dinâmico (Ced Med) pode ser calculada da seguinte maneira (60):

$$\text{Ced Med} = \frac{1}{\text{Depuração}} \times \frac{f \times D}{\tau} \quad (10)$$

$$= \frac{1}{k \times Vd_{(\text{área})}} \times \frac{f \times D}{\tau}$$

$$= \frac{1{,}44 \times t_{1/2}}{Vd_{(\text{área})}} \times \frac{f \times D}{\tau} \quad (11)$$

Nas equações 10 e 11, f é a fração da dose que é absorvida, D é a dose, τ é o intervalo entre as doses nas mesmas unidades de tempo que a meia-vida de eliminação, k é a constante da taxa de eliminação e 1,44 é igual a 1/0,693 (ver equação 3). A magnitude da Ced média é diretamente proporcional à relação τ/meia-vida e D (60).

Equilíbrio dinâmico

O equilíbrio dinâmico ocorre quando a quantidade do fármaco removida do corpo entre as doses é igual à quantidade de cada dose (66,71). Em geral, são necessárias cinco meias-vidas para que a eliminação e a distribuição do fármaco entre os compartimentos teciduais e líquidos atinjam um equilíbrio. Quando todos os tecidos estão em equilíbrio, isto é, em equilíbrio dinâmico, as concentrações máxima e mínima são iguais após cada dose. Entretanto, antes de atingir esse tempo, concentrações máxima e mínima constantes após administração de doses intermitentes ou concentrações constantes durante a infusão do fármaco não

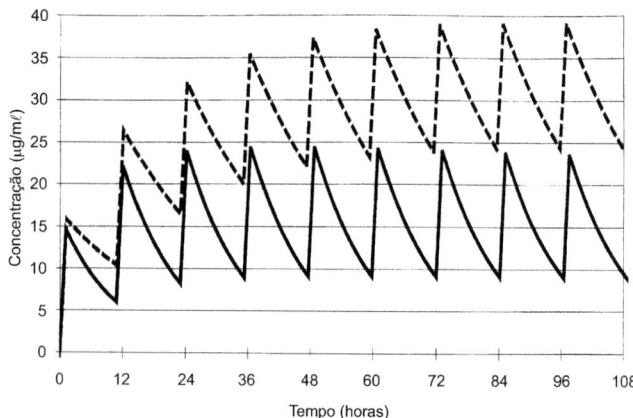

Figura 52.4 O efeito de 2 meias-vidas diferentes sobre as concentrações da vancomicina em equilíbrio dinâmico durante administração repetida da mesma dose (15 mg/kg) e Vd de 0,9 ℓ/kg. A *linha contínua* representa meia-vida de 8 horas, enquanto a *linha tracejada* representa meia-vida de 16 horas. As concentrações máxima e mínima aumentam até atingir o equilíbrio dinâmico, contudo, o equilíbrio dinâmico é alcançado até a quarta dose (36 horas) com a meia-vida de 8 horas, mas não até a sétima dose (72 horas) com a meia-vida de 16 horas.

provam que tenha sido alcançado equilíbrio dinâmico, visto que ainda há entrada e saída do fármaco nos compartimentos teciduais profundos. Durante uma infusão contínua, a fração da concentração em equilíbrio dinâmico que foi alcançada pode ser calculada em termos de múltiplos da meia-vida do fármaco (60). Depois de três meias-vidas, a concentração é de 88% daquela em equilíbrio dinâmico. O efeito de mudanças na dose sobre as concentrações do fármaco durante o tratamento crônico geralmente só deve ser reavaliado após transcorridas várias meias-vidas, a menos que a eliminação esteja comprometida ou que surjam sintomas tóxicos. Pode ser desnecessário verificar as concentrações do fármaco se houver melhora dos sintomas.

Dose de ataque

Se o tempo necessário para atingir uma concentração em equilíbrio dinâmico por administração contínua ou intermitente for muito longo, pode-se utilizar uma dose de ataque para alcançar mais rapidamente uma concentração constante mais elevada. Essa dose de ataque é frequentemente utilizada no tratamento inicial com digoxina, cuja meia-vida é de 35 a 69 horas em RNs a termo e ainda mais longa em RNs pré-termo (72). O uso de uma dose de ataque produz maior concentração circulante do fármaco mais cedo no curso terapêutico; entretanto, o equilíbrio para atingir um estado de equilíbrio dinâmico verdadeiro ainda exige tratamento durante 5 ou mais meias-vidas. As doses de ataque precisam ser utilizadas com cautela, visto que aumentam a probabilidade de toxicidade farmacológica, conforme observado com doses digitalizantes de digoxina (72).

Considerações especiais em recém-nascidos

Administração intravenosa

A administração intravenosa de fármacos é considerada a via mais segura. Nos RNs, sobretudo naqueles que pesam 500 a 1.000 g e recebem pequenos volumes de líquidos IV, a administração por via intravenosa de fármacos pode não liberar a dose de modo confiável na circulação (7,71). Como alguns tipos de equipos IV contêm 12 a 15 mℓ de líquido, e a velocidade de infusão IV para RNs de 500 a 1.000 g pode ser de 1,5 a 2,5 mℓ/hora, a infusão de um fármaco no equipo IV a uma distância de alguns cm do paciente irá retardar acentuadamente a administração do fármaco. Isso pode complicar o monitoramento terapêutico do fármaco ao produzir uma concentração máxima menor do que a mínima, porque a dose não alcançou o paciente. Por esse motivo, deve-se utilizar, sempre que possível, um equipo de microcalibre, com volume de 0,5 mℓ, que deve ser conectado a um acesso o mais próximo possível do paciente. A liberação lenta do fármaco na circulação pode impedir a obtenção de uma concentração máxima adequada para aumentar a difusão do fármaco nos tecidos, ao longo de um gradiente de concentração. Por fim, os filtros representam um obstáculo em potencial ao tratamento efetivo com fármacos IV. Os fármacos podem ser adsorvidos ao filtro ou depositar-se no fundo de um reservatório no filtro, fora do fluxo principal da solução de infusão (73).

Exsanguinotransfusão

Como poucos estudos avaliaram a quantidade de fármaco realmente removida de RNs durante a exsanguinotransfusão, foram formuladas estimativas teóricas (71,74). As quantidades de fármacos removidas variam segundo o volume de distribuição específico do fármaco, a velocidade de distribuição, a concentração circulante no momento da troca, o volume de sangue trocado e a velocidade da troca.

TOXICOLOGIA CLÍNICA

Os RNs, sejam a termo ou prematuros, exibem um espectro amplo e alarmante de suscetibilidades a efeitos adversos imprevisíveis após exposição a substâncias químicas exógenas. Novos fármacos, juntamente com substâncias químicas não identificadas, que incluem desde um removedor de esparadrapo a plásticos, são introduzidos a cada ano na assistência de RNs. A exposição do RN extremamente prematuro a fármacos prescritos é significativa. No final da década de 1970, os RNs internados em unidades de terapia intensiva neonatal (UTIN) recebiam 1 a 26 fármacos, com média de 6,2 fármacos por RN (75). Essa exposição a fármacos não era inócua, visto que 30% dos RNs em UTI neonatal manifestavam reações medicamentosas adversas, das quais 15% foram consideradas fatais ou potencialmente fatais (76). Documentou-se uma exposição semelhante a fármacos de RNs em Boston, entre 1974 e 1977, onde RNs no berçário de terapia intensiva receberam mais fármacos (10,4/paciente) do que qualquer outra criança hospitalizada (77).

Vários fatores aumentam a suscetibilidade dos RNs e prematuros à toxicidade química. A imaturidade da função hepática e renal frequentemente retarda a eliminação de fármacos, prolongando a exposição do RN a um fármaco e predispondo ao acúmulo de fármacos durante a administração repetida. Com frequência, são introduzidos novos agentes terapêuticos no tratamento de RNs criticamente enfermos quando todas as outras formas de terapia falharam, a despeito da ausência de dados farmacocinéticos para orientar a dose e os intervalos entre as doses. Sem a orientação de estudos de farmacocinética ou de concentração-resposta, o fracasso terapêutico pode ser considerado uma indicação para aumentar a dose, mais do que o resultado da administração de quantidades excessivas do fármaco (78).

Os RNs também correm risco devido à imaturidade de enzimas específicas. A função inadequada do sistema da UDP-GT predispõe o RN a eliminação inadequada das substâncias químicas que exigem conjugação com glicuronídio, como a bilirrubina. A albumina circulante se liga à bilirrubina nos níveis observados na icterícia fisiológica e protege o RN da encefalopatia por bilirrubina enquanto a barreira hematencefálica permanecer intacta (79,80). O não reconhecimento de fármacos que competem com a bilirrubina pelos sítios de ligação da albumina levou ao deslocamento da bilirrubina ligada e *kernicterus* (81-83).

O cloranfenicol em altas doses foi associado à ocorrência de colapso cardiovascular inexplicado em RNs em 1959 (42). Nesse mesmo ano, um estudo controlado e randomizado de antibióticos para sepse neonatal revelou que os grupos tratados com cloranfenicol isoladamente ou em combinação tiveram uma taxa de mortalidade de 60%, isto é, três vezes maior que a dos RNs que não receberam antibióticos (40). Entretanto, o grupo-controle sem tratamento mostrou a mesma sobrevida do que o grupo tratado com outros antibióticos. A conjugação inadequada do cloranfenicol com glicuronídio e a diminuição da secreção tubular de cloranfenicol conjugado, juntamente com a redução da eliminação do cloranfenicol, resultaram em acúmulo de concentrações tóxicas (41). A intoxicação aguda com altas concentrações séricas de cloranfenicol manifestou-se como icterícia, vômitos, anorexia, angústia respiratória, distensão abdominal, cianose, fezes verdes, letargia e cor cinzenta (40).

O conservante álcool benzílico foi implicado em uma síndrome fatal em RNs prematuros com colapso cardiovascular e morte associados a acidose metabólica, respiração arquejante, trombocitopenia, insuficiência hepática e renal e depressão progressiva do sistema nervoso central (SNC) (84). A dose mínima para provocar toxicidade foi estimada em 130 mg/kg/dia (84). A remoção do álcool benzílico como conservante no líquido frequentemente utilizado para irrigar os cateteres IV em RNs praticamente eliminou esse problema. Embora muitos berçários e farmácias tenham excluído todas as soluções e os medicamentos contendo álcool benzílico, o maior problema parecia residir nas soluções IV e soluções de lavagem de equipos. Considerando a dose estimada para provocar toxicidade, a exposição às pequenas quantidades presentes em medicações (que podem ser estimadas a partir da concentração de álcool benzílico e do volume da dose) poderia ser um risco aceitável quando comparado com o benefício do tratamento farmacológico. O propilenoglicol (PG), solvente frequentemente utilizado com fármacos insolúveis em água, também está associado à toxicidade em RNs (85,86). Em altas doses, o PG é parcialmente metabolizado em ácido láctico e pode causar hiperosmolalidade sérica com acentuado hiato osmolar, acidose láctica, convulsões e arritmias cardíacas (85-88). Como até 45% do PG são eliminados pelos rins, os pacientes com função renal deficiente (incluindo os prematuros) são predispostos à toxicidade do PG. O lorazepam, que é comumente administrado a RNs, contém PG, e é preciso ter cautela na prescrição de altas doses de solução de lorazepam para sedação de RNs enfermos.

A exposição da derme a vários agentes químicos, incluindo álcool isopropílico, é perigosa para o RN (89,90). Relatou-se necrólise epidérmica tóxica em um RN após exposição prolongada a um removedor de esparadrapo contendo destilado comumente utilizado (90). A absorção percutânea não intencional de substâncias tóxicas através da pele permeável dos RNs tem ocorrido com várias substâncias. Essa absorção resultou em toxicidade por metanol (88), isopropanol (91,92), hexaclorofeno (93), desinfetantes tópicos contendo iodo (94,95), corante de anilina nas fraldas (96) e antibióticos tópicos, como a neomicina (97). As vantagens e desvantagens da absorção transcutânea de fármacos por RNs foram revisadas (98). A intoxicação química do feto e do RN também foi revista detalhadamente (72).

Pode ocorrer exposição inadvertida do RN a várias substâncias químicas, que pode passar despercebida. Os plastificantes de ftalato acumulam-se no miocárdio e nos tecidos do sistema digestório dos RNs com cateteres umbilicais e naqueles que recebem hemoderivados (99). Embora provavelmente produzam toxicidade aguda mínima, os ftalatos acumulam-se nos tecidos e podem exercer efeitos que não são reconhecidos. Desde o relato de Hillman *et al.* (99), a magnitude da exposição dos pacientes na UTIN a produtos plásticos parece ter aumentado, causando maior exposição a substâncias químicas solúveis no plástico, como os ftalatos. Relatos recentes associaram maior exposição materna ao nascimento pré-termo (100).

EXCREÇÃO DE FÁRMACOS NO LEITE MATERNO

Mais de 50% dos RNs nos EUA recebem leite materno por ocasião da alta (101,102). Embora quase todos os fármacos e substâncias químicas presentes na circulação materna possam penetrar o leite materno, a magnitude de sua transferência é bastante variável. A ingestão materna de medicamentos prescritos, medicações de venda livre, drogas ilícitas e a exposição a inúmeras substâncias ambientais expõem o RN amamentado pela mãe a uma mistura complexa de substâncias químicas potencialmente nocivas.

A natureza do leite humano influencia seu conteúdo de fármacos. O leite humano é uma suspensão de gordura em uma solução de proteínas-minerais-carboidratos (103,104). A lactose secretada no leite é sintetizada a partir da glicose pelas células alveolares da mama, em um processo que demanda alfalactalbumina. O leite contém várias proteínas, incluindo alfalactalbumina, lactoferrina, albumina, lisozima e imunoglobulina A, e todas elas ligam-se aos fármacos durante o transporte para o leite. O lipídio no leite é mantido na fase aquosa em glóbulos de gordura de leite circundados por membranas de lipoproteína. O leite é isosmótico e ácido em relação ao plasma, com pH médio de 7,2.

Vários fatores afetam a transferência de fármacos para o leite, incluindo peso molecular, lipossolubilidade, ligação às proteínas plasmáticas maternas e grau de ionização. Esses fatores são semelhantes aos que influenciam a transferência de moléculas através de qualquer membrana com dupla camada lipídica. Como o leite é habitualmente ácido em relação ao plasma materno, e as moléculas não ionizadas e não ligadas a proteínas estão livres para atravessar as membranas, pode-se utilizar a equação de Henderson-Hasselbach para estimar a distribuição dos fármacos entre o plasma e o leite maternos (105). Isso indica que as bases orgânicas (pKa > 7,4) atingirão uma concentração mais elevada no leite do que no soro materno. Muitos estudos quantitativos da excreção de fármacos no leite materno estimaram que cerca de 1 a 2% da dose de um fármaco usado pela mãe aparecem no leite (104,106).

O AAP Committee on Drugs redigiu vários relatórios sobre a transferência de fármacos e substâncias químicas em seres humanos, desde 1983 a 2001. A revisão de 2001 atualizou as informações sobre a transferência de substâncias químicas no leite e incluiu sessões específicas acerca do tabagismo, da presença de implantes de mama e do uso de drogas psicoativas durante o aleitamento (101). As informações são apresentadas em tabelas que indicam o risco relativo para o lactente amamentado. O texto completo desse relatório está disponível no http://aapolicy.aapublications.org. Haja vista o desafio de manter os dados atuais sobre fármacos no leite humano, a AAP agora recomenda o uso do *site* do NIH, LactMed, http://toxnet.nlm.nih.gov/cgi-bin/sis/htmlgen? Lactat, que oferece revisões oficiais atualizadas desses dados (102).

FARMACOGENÔMICA NO RECÉM-NASCIDO

O projeto genoma humano revelou muitas explicações genéticas para diferenças na farmacocinética (pK) e na farmacodinâmica (pD). Uma parte das variações interindividuais nas concentrações e diferenças medicamentosas em resposta a mesma concentração de fármaco pode ser explicada pelas diferenças genéticas em uma população. Uma alteração em um único nucleotídio no código de DNA, denominada polimorfismo de nucleotídio único (SNP), consegue trocar os aminoácidos inseridos em uma proteína, o que pode modificar o formato de um receptor ou de uma enzima ou impedir sua formação completamente. Em RNs, alterações herdadas, como SNPs em enzimas e receptores, e variações desenvolvimentais conseguem modificar a pK e a pD.

Um relatório recente ilustra como as alterações farmacogenômicas conseguem afetar os RNs com a síndrome de abstinência neonatal (SAN) (107). Um SNP no receptor mu opioide (OPRM1) trocou a alanina na posição 118 para glicina, abreviada OPRM1 118A>G. Esta alteração aumenta a ligação à endorfina. Em RNs com síndrome de abstinência neonatal, aqueles com genótipos AG/GG do OPRM1 apresentaram menor tempo de internação e menor probabilidade de necessitar de tratamento farmacológico. Isso pode estar relacionado aos estudos tradicionais em camundongos que mostram que esse genótipo foi associado a menor expressão de receptores mu, bem como à ligação reduzida a agonistas mu. Estudos adicionais nos RNs com síndrome de abstinência neonatal mostraram que alterações herdadas no metabolismo da dopamina do SNC por catecolamina O-metil transferase (COMT) também alteraram a gravidade da síndrome de abstinência neonatal e a necessidade de tratamento. É menos provável que RNs com COMT 158A>G, ou seja, aqueles com genótipos AG/GG, precisem de dois ou mais medicamentos para controlar a SAN. Esse genótipo está associado a redução de três a quatro vezes na COMT, o que provavelmente aumenta a dopamina do SNC e a tolerância ao estresse.

RESUMO E DIRETRIZES

A terapia farmacológica no RN é complicada por alterações no desenvolvimento e farmacogenômicas nos órgãos envolvidos no metabolismo, na eliminação e na capacidade de resposta a medicamentos. Embora a imaturidade seja frequentemente associada à redução da função dos órgãos em RNs, as alterações não lineares nas vias específicas das enzimas confundem as generalizações acuradas sobre a cinética de fármacos específicos. Os relatórios sobre dosagens ideais e toxicidades de fármacos específicos em RNs devem direcionar o tratamento. A maioria dos medicamentos usados pela mãe durante a amamentação penetra o leite materno, mas as concentrações estão relacionadas às concentrações circulantes e, geralmente, expõem o RN a uma dose relativamente baixa (1 a 2% da dose materna). Uma exceção é a codeína, quando ingerida por mães que são metabolizadoras ultrarrápidas e cujo leite pode apresentar dose alta e tóxica de morfina para o RN. O *site* da NLM, LactMed, http://toxnet.nlm.nih.gov/cgi-bin/sis/htmlgen?LACT, é recomendado para obter as informações mais atualizadas sobre o uso de fármacos no leite humano.

REFERÊNCIAS BIBLIOGRÁFICAS

1. Kearns GL, Abdel-Rahman SM, Alander SW, et al. Developmental pharmacology—drug disposition, action, and therapy in infants and children. *N Engl J Med* 2003;349:1157.
2. Oellerich M. Influence of protein binding commentary. In: Evans W, Schentagg J, Jusko W, eds. *Applied therapeutics. Principles of therapeutic drug monitoring*. Vancouver, WA: Applied Therapeutics, 1986:220.
3. Aranda JV, Sitar DS, Parsons WD, et al. Pharmacokinetic aspects of theophylline in premature newborns. *N Engl J Med* 1976;295:413.
4. Brodersen R, Honore B. Drug binding properties of neonatal albumin. *Acta Paediatr Scand* 1989;78:342.
5. Peterson RG, Simmons MA, Rumack BH, et al. Pharmacology of furosemide in the premature newborn infant. *J Pediatr* 1980;97:139.
6. Evans EF, Proctor JD, Fratkin MJ, et al. Blood flow in muscle groups and drug absorption. *Clin Pharmacol Ther* 1975;17:44.
7. Leff RD, Roberts RJ. Methods of intravenous drug administration in the pediatric patient. *J Pediatr* 1981;98:631.
8. Wilkinson G. Pharmacokinetics. The dynamics of drug absorption, distribution, and elimination. In: Hardman J, Limbird L, Gilman A, eds. *Goodman & Gilman's the pharmacological basis of therapeutics*. New York: McGraw-Hill, 2001:3.
9. Friis-Hansen B. Body composition during growth. In vivo measurements and biochemical data correlated to differential anatomical growth. *Pediatrics* 1971;47(suppl 2):264+.
10. Ziegler EE, O'Donnell AM, Nelson SE, et al. Body composition of the reference fetus. *Growth* 1976;40:329.
11. Painter MJ, Pippenger C, Wasterlain C, et al. Phenobarbital and phenytoin in neonatal seizures: metabolism and tissue distribution. *Neurology* 1981;31:1107.
12. Pelkonen O, Kaltiala EH, Larmi TK, et al. Comparison of activities of drug-metabolizing enzymes in human fetal and adult livers. *Clin Pharmacol Ther* 1973;14:840.

13. de Wildt SN, Kearns GL, Leeder JS, et al. Cytochrome P450 3A: ontogeny and drug disposition. *Clin Pharmacokinet* 1999;37:485.
14. Jacqz-Aigrain E, Cresteil T. Cytochrome P450-dependent metabolism of dextromethorphan: fetal and adult studies. *Dev Pharmacol Ther* 1992;18:161.
15. Ladona MG, Lindstrom B, Thyr C, et al. Differential foetal development of the O- and N-demethylation of codeine and dextromethorphan in man. *Br J Clin Pharmacol* 1991;32:295.
16. Leeder JS, Kearns GL. Pharmacogenetics in pediatrics. Implications for practice. *Pediatr Clin North Am* 1997;44:55.
17. Hines RN. The ontogeny of drug metabolism enzymes and implications for adverse drug events. *Pharmacol Ther* 2008;118:250.
18. Aranda JV, MacLeod SM, Renton KW, et al. Hepatic microsomal drug oxidation and electron transport in newborn infants. *J Pediatr* 1974;85:534.
19. Loughnan PM, Greenwald A, Purton WW, et al. Pharmacokinetic observations of phenytoin disposition in the newborn and young infant. *Arch Dis Child* 1977;52:302.
20. Aldridge A, Aranda JV, Neims AH. Caffeine metabolism in the newborn. *Clin Pharmacol Ther* 1979;25:447.
21. Pitlick W, Painter M, Pippenger C. Phenobarbital pharmacokinetics in neonates. *Clin Pharmacol Ther* 1978;23:346.
22. Cazeneuve C, Pons G, Rey E, et al. Biotransformation of caffeine in human liver microsomes from foetuses, neonates, infants and adults. *Br J Clin Pharmacol* 1994;37:405.
23. Kalow W, Tang BK. The use of caffeine for enzyme assays: a critical appraisal. *Clin Pharmacol Ther* 1993;53:503.
24. Ha HR, Chen J, Freiburghaus AU, et al. Metabolism of theophylline by cDNA-expressed human cytochromes P-450. *Br J Clin Pharmacol* 1995;39:321.
25. Zhang ZY, Kaminsky LS. Characterization of human cytochromes P450 involved in theophylline 8-hydroxylation. *Biochem Pharmacol* 1995;50:205.
26. Sonnier M, Cresteil T. Delayed ontogenesis of CYP1A2 in the human liver. *Eur J Biochem* 1998;251:893.
27. Aranda JV, Louridas AT, Vitullo B, et al. Metabolism of theophylline to caffeine in human fetal liver. *Science* 1979;206:1319.
28. Carrier O, Pons G, Rey E, et al. Maturation of caffeine metabolic pathways in infancy. *Clin Pharmacol Ther* 1988;44:145.
29. Pons G, Carrier O, Richard MO, et al. Developmental changes of caffeine elimination in infancy. *Dev Pharmacol Ther* 1988;11:258.
30. Kraus DM, Fischer JH, Reitz SJ, et al. Alterations in theophylline metabolism during the first year of life. *Clin Pharmacol Ther* 1993;54:351.
31. Shimada T, Yamazaki H, Mimura M, et al. Characterization of microsomal cytochrome P450 enzymes involved in the oxidation of xenobiotic chemicals in human fetal liver and adult lungs. *Drug Metab Dispos* 1996;24:515.
32. Treluyer JM, Jacqz-Aigrain E, Alvarez F, et al. Expression of CYP2D6 in developing human liver. *Eur J Biochem* 1991;202:583.
33. Hirt D, Van Overmeire B, Treluyer JM, et al. An optimized ibuprofen dosing scheme for preterm neonates with patent ductus arteriosus, based on a population pharmacokinetic and pharmacodynamic study. *Br J Clin Pharmacol* 2008;65:629.
34. Brash AR, Hickey DE, Graham TP, et al. Pharmacokinetics of indomethacin in the neonate. Relation of plasma indomethacin levels to response of the ductus arteriosus. *N Engl J Med* 1981;305:67.
35. Yang HY, Lee QP, Rettie AE, et al. Functional cytochrome P4503A isoforms in human embryonic tissues: expression during organogenesis. *Mol Pharmacol* 1994;46:922.
36. Lacroix D, Sonnier M, Moncion A, et al. Expression of CYP3A in the human liver—evidence that the shift between CYP3A7 and CYP3A4 occurs immediately after birth. *Eur J Biochem* 1997;247:625.
37. Coughtrie MW, Burchell B, Leakey JE, et al. The inadequacy of perinatal glucuronidation: immunoblot analysis of the developmental expression of individual UDP-glucuronosyltransferase isoenzymes in rat and human liver microsomes. *Mol Pharmacol* 1988;34:729.
38. Richard K, Hume R, Kaptein E, et al. Sulfation of thyroid hormone and dopamine during human development: ontogeny of phenol sulfotransferases and arylsulfatase in liver, lung, and brain. *J Clin Endocrinol Metab* 2001;86:2734.
39. de Wildt SN, Kearns GL, Leeder JS, et al. Glucuronidation in humans. Pharmacogenetic and developmental aspects. *Clin Pharmacokinet* 1999;36:439.
40. Burns LE, Hodgeman JE, Cass AB. Fatal and circulatory collapse in premature infants receiving chloramphenicol. *N Engl J Med* 1959;261:1318.
41. Weiss CF, Glazko AJ, Weston JK. Chloramphenicol in the newborn infant: a physiologic explanation of its toxicity when given in excessive doses. *N Engl J Med* 1960;262:787.
42. Sutherland JM. Fatal cardiovascular collapse of infants receiving large amounts of chloramphenicol. *Am J Dis Child* 1959;97:761.
43. Mulhall A, Berry DJ, de Louvois J. Chloramphenicol in paediatrics: current prescribing practice and the need to monitor. *Eur J Pediatr* 1988;147:574.
44. Choonara IA, McKay P, Hain R, et al. Morphine metabolism in children. *Br J Clin Pharmacol* 1989;28:599.
45. Säwe J, Kager L, Eng JO, et al. Oral morphine in cancer patients: in vivo kinetics and in vitro hepatic glucuronidation. *Br J Clin Pharmacol* 1985;19:495.
46. McRorie TI, Lynn AM, Nespeca MK, et al. The maturation of morphine clearance and metabolism. *Am J Dis Child* 1992;146:972.
47. Pokela ML, Olkkola KT, Seppala T, et al. Age-related morphine kinetics in infants. *Dev Pharmacol Ther* 1993;20:26.
48. Hartley R, Green M, Quinn M, et al. Development of morphine glucuronidation in premature neonates. *Biol Neonate* 1994;66:1.
49. Mikkelsen S, Feilberg VL, Christensen CB, et al. Morphine pharmacokinetics in premature and mature newborn infants. *Acta Paediatr* 1994;83:1025.
50. Bhat R, Chari G, Gulati A, et al. Pharmacokinetics of a single dose of morphine in preterm infants during the first week of life. *J Pediatr* 1990;117:477.
51. Choonara I, Lawrence A, Michalkiewicz A, et al. Morphine metabolism in neonates and infants. *Br J Clin Pharmacol* 1992;34:434.
52. Lynn AM, Slattery JT. Morphine pharmacokinetics in early infancy. *Anesthesiology* 1987;66:136.
53. Olkkola KT, Maunuksela EL, Korpela R, et al. Kinetics and dynamics of postoperative intravenous morphine in children. *Clin Pharmacol Ther* 1988;44:128.
54. Autret E, Dutertre JP, Breteau M, et al. Pharmacokinetics of paracetamol in the neonate and infant after administration of propacetamol chlorhydrate. *Dev Pharmacol Ther* 1993;20:129.
55. Levy G, Khanna NN, Soda DM, et al. Pharmacokinetics of acetaminophen in the human neonate: formation of acetaminophen glucuronide and sulfate in relation to plasma bilirubin concentration and D-glucaric acid excretion. *Pediatrics* 1975;55:818.
56. Miller RP, Roberts RJ, Fischer LJ. Acetaminophen elimination kinetics in neonates, children, and adults. *Clin Pharmacol Ther* 1976;19:284.
57. Alam SN, Roberts RJ, Fischer LJ. Age-related differences in salicylamide and acetaminophen conjugation in man. *J Pediatr* 1977;90:130.
58. Aperia A, Broberger O, Elinder G, et al. Postnatal development of renal function in pre-term and full-term infants. *Acta Paediatr Scand* 1981;70:183.
59. Engle WD. Evaluation of renal function and acute renal failure in the neonate. *Pediatr Clin North Am* 1986;33:129.
60. Greenblatt DJ, Koch-Weser J. Clinical pharmacokinetics (second of two parts). *N Engl J Med* 1975;293:964.
61. Greenblatt DJ, Koch-Weser J. Clinical Pharmacokinetics (first of two parts). *N Engl J Med* 1975;293:702.
62. Roberts RJ. Pharmacokinetics: basic principles and clinical applications. In: *Drug therapy in infants. Pharmacologic principles and clinical experience.* Philadelphia, PA: WB Saunders, 1984:13.
63. Galinsky RE, Svvensson CK. Basic pharmacokinetics. In: Gennaro AR, Chase GD, Mardersonian AD, eds, et al. *Remington: the science and practice of pharmacy.* Easton, PA: Mack Publishing Co., 1995:724.
64. Gibaldi M, Perrier D. *Pharmacokinetics.* New York: Marcel Dekker, 1982.
65. Jusko WJ. Guidelines for collection and analysis of pharmacokinetic data. In: Evans WE, Schentag JJ, Jusko WJ, eds. *Applied therapeutics. Principles of therapeutic drug monitoring.* Spokane, WA: Applied Therapeutics, 1986:9.
66. Notari RE. Rate processes in biological systems. In: *Biopharmaceutics and clinical pharmacokinetics an introduction*, 3rd ed. New York: Marcel Dekker, 1980:5.
67. Zaske DE. Aminoglycosides. In: Evans WE, Schentag JJ, Jusko WJ, eds. *Applied pharmacokinetics: Principles of therapeutic drug monitoring.* Vancouver, BC: Applied Therapeutics, 1992:1.
68. Matzke G. Vancomycin. In: Evans W, Schentag J, Jusko W, eds. *Applied pharmacokinetics: principles of therapeutic drug monitoring*, Vancouver, BC: Applied Therapeutics, 1992:15.
69. McCracken GH Jr. Aminoglycoside toxicity in infants and children. *Am J Med* 1986;80:172.
70. Spector R, Park GD, Johnson GF, et al. Therapeutic drug monitoring. *Clin Pharmacol Ther* 1988;43:345.
71. Roberts RJ. Special considerations in drug therapy in infants. In: *Drug therapy in infants. Pharmacologic principles and clinical experience.* Philadelphia, PA: WB Saunders, 1984:25.
72. Roberts RJ. Pharmacologic principles in therapeutics in infants. In: *Drug therapy in infants. Pharmacologic principles and clinical experience.* Philadelphia, PA: WB Saunders, 1984:3.
73. Wagman GH, Bailey JV, Weinstein MJ. Binding of aminoglycoside antibiotics to filtration materials. *Antimicrob Agents Chemother* 1975;7:316.
74. Lackner TE. Drug replacement following exchange transfusion. *J Pediatr* 1982;100:811.
75. Aranda JV, Collinge JM, Clarkson S. Epidemiologic aspects of drug utilization in a newborn intensive care unit. *Semin Perinatol* 1982;6:148.
76. Aranda JV, Portuguez-Malavasi A, Collinge JM, et al. Epidemiology of adverse drug reactions in the newborn. *Dev Pharmacol Ther* 1982;5:173.
77. Mitchell AA, Goldman P, Shapiro S, et al. Drug utilization and reported adverse reactions in hospitalized children. *Am J Epidemiol* 1979;110:196.
78. Ward RM. Pharmacology of tolazoline. *Clin Perinatol* 1984;11:703.
79. Hansen TW, Bratlid D. Bilirubin and brain toxicity. *Acta Paediatr Scand* 1986;75:513.
80. Maisels MJ. Jaundice in the newborn. *Pediatr Rev* 1982;3:305.

81. Odell GB. The distribution and toxicity of bilirubin E. Mead Johnson address. *Pediatrics* 1970;46:16.
82. Rose AL, Wisniewski H. Acute bilirubin encephalopathy induced with sulfadimethoxine in Gunn rats. *J Neuropathol Exp Neurol* 1979;38:152.
83. Silverman WA, Andersen DH, Blanc WA, et al. A difference in mortality rate and incidence of kernicterus among premature infants allotted to two prophylactic antibacterial regiments. *Pediatrics* 1956;18:614.
84. Brown WJ, Buist NR, Gipson HT, et al. Fatal benzyl alcohol poisoning in a neonatal intensive care unit. *Lancet* 1982;1:1250.
85. Glasgow AM, Boeckx RL, Miller MK, et al. Hyperosmolality in small infants due to propylene glycol. *Pediatrics* 1983;72:353.
86. MacDonald MG, Getson PR, Glasgow AM, et al. Propylene glycol: increased incidence of seizures in low birth weight infants. *Pediatrics* 1987;79:622.
87. Arulanantham K, Genel M. Central nervous system toxicity associated with ingestion of propylene glycol. *J Pediatr* 1978;93:515.
88. Martin G, Finberg L. Propylene glycol: a potentially toxic vehicle in liquid dosage form. *J Pediatr* 1970;77:877.
89. Schick JB, Milstein JM. Burn hazard of isopropyl alcohol in the neonate. *Pediatrics* 1981;68:587.
90. Weintraub Z, Iancu TC. Isopropyl alcohol burns. *Pediatrics* 1982;69:506.
91. Moss MH. Alcohol-induced hypoglycemia and coma caused by alcohol sponging. *Pediatrics* 1970;46:445.
92. Vicas IM, Beck R. Fatal inhalational isopropyl alcohol poisoning in a neonate. *J Toxicol Clin Toxicol* 1993;31:473.
93. Shuman RM, Leech RW, Alvord EC Jr. Neurotoxicity of hexachlorophene in humans: II. A clinical pathological study of 46 premature infants. *Arch Neurol* 1975;32:320.
94. l'Allemand D, Gruters A, Heidemann P, et al. Iodine-induced alterations of thyroid function in newborn infants after prenatal and perinatal exposure to povidone iodine. *J Pediatr* 1983;102:935.
95. Linder N, Davidovitch N, Reichman B, et al. Topical iodine-containing antiseptics and subclinical hypothyroidism in preterm infants. *J Pediatr* 1997;131:434.
96. Fisch RO, Beglund EB, Bridge AG, et al. Methemoglobinemia in a hospital nursery. *JAMA* 1963;185:760.
97. Morrell P, Hey E, Mackee IW, et al. Deafness in preterm baby associated with topical antibiotic spray containing neomycin. *Lancet* 1985;1:1167.
98. Rutter N. Percutaneous drug absorption in the newborn: hazards and uses. *Clin Perinatol* 1987;14:911.
99. Hillman LS, Goodwin SL, Sherman WR. Identification and measurement of plasticizer in neonatal tissues after umbilical catheters and blood products. *N Engl J Med* 1975;292:381.
100. Ferguson KK, McElrath TF, Meeker JD. Environmental phthalate exposure and preterm birth. *JAMA Pediatr* 2014;168:61.
101. American Academy of Pediatrics Committee on Drugs. Transfer of drugs and other chemicals into human milk. *Pediatrics* 2001;108:776.
102. Sachs HC; Committee On Drugs. The transfer of drugs and therapeutics into human breast milk: an update on selected topics. *Pediatrics* 2013;132:e796.
103. Ballard O, Morrow AL. Human milk composition: nutrients and bioactive factors. *Pediatr Clin North Am* 2013;60:49.
104. Berlin CM Jr. Sensitivity of the young infant to drug exposure through human milk. *Adv Drug Deliv Rev* 2003;55:687.
105. Berlin CM Jr. The excretion of drugs in human milk. *Prog Clin Biol Res* 1980;36:115.
106. Berlin CM, Briggs GG. Drugs and chemicals in human milk. *Semin Fetal Neonatal Med* 2005;10:149.
107. Wachman EM, Hayes MJ, Lester BM, et al. Epigenetic variation in the mu-opioid receptor gene in infants with neonatal abstinence syndrome. *J Pediatr* 2014;165:472.

53 Anestesia e Analgesia no Recém-Nascido

Sally H. Vitali

INTRODUÇÃO

A despeito do uso difuso de agentes analgésicos potentes em pacientes adultos e crianças maiores, é notável que, até 1990, a analgesia sistêmica e a sedação não eram administradas como rotina a recém-nascidos (RNs). Uma análise da prática anestésica neonatal publicada em 1985 revelou que apenas 23% dos RNs pré-termo submetidos a ligadura do canal arterial persistente receberam anestesia intraoperatória adequada (1). Em um questionário de 1995, contudo, todos os RNs receberam opioides sistêmicos ou anestesia regional para uma cirurgia de grande porte (2). Embora o reconhecimento e tratamento da dor operatória e pós-operatória em RNs agora sejam rotina, o uso de analgesia para procedimentos dolorosos não cirúrgicos em RNs varia. A despeito das evidências de que a pré-medicação reduza a dor e a instabilidade fisiológica associadas à laringoscopia direta e à intubação endotraqueal em RNs e das declarações de consenso nacional e internacional recomendando a pré-medicação a todas as intubações eletivas, uma pesquisa de 2006 dos diretores do programa de *fellowship* neonatal dos EUA descobriu que somente 43,6% forneciam como rotina pré-medicações com sedativos para intubação (3). De modo semelhante, o estudo francês EPIPAIN relatou que apenas 41,6% das intubações eletivas foram pré-medicadas (4). Em contrapartida, o uso de pré-medicação para circuncisão aumentou significativamente desde 1990 até 2000. Em pesquisas dos programas de residência obstétrica, pediátrica e prática familiar, o percentual daqueles que instruem o uso rotineiro de pré-medicação analgésica subiu de 74% em 1998 para 97% em 2006 (5). Uma declaração recente de consenso da American Academy of Pediatrics (AAP) e da Canadian Pediatric Society observou que, embora agora seja fornecido aos RNs alívio efetivo da dor durante e após um grande procedimento cirúrgico, as terapias para redução da dor são frequentemente subutilizadas para diversos procedimentos menores que fazem parte do atendimento clínico de rotina de RNs (6).

A percepção da dor e as respostas fisiológicas à dor e ao estresse ocorrem em fetos e RNs de todas as idades gestacionais. Além de seu papel crucial na redução do sofrimento, a anestesia e a analgesia na população neonatal têm importantes consequências neurodesenvolvimentais, fisiológicas, psicológicas e clínicas a longo e curto prazos. A curto prazo, a anestesia e a analgesia controlam a resposta ao estresse no período peroperatório e podem melhorar o desfecho dos RNs após a cirurgia (7-9). Analgesia e sedação apropriadas são meios comprovados de reduzir o catabolismo associado à cirurgia e à recuperação de uma cirurgia, enfermidade e traumatismo. Estudos com seres humanos e animais descobriram evidências convincentes de que a dor e o estresse precoces influenciam a nocicepção e as respostas comportamentais à dor em épocas subsequentes da vida (10). Considerando os relatos de que RNs pré-termo em estado crítico são submetidos a uma média de 11,4 procedimentos dolorosos por dia durante sua estada em unidades de terapia intensiva neonatal (UTI neonatal), a dor e o seu tratamento podem ter implicações profundas para a saúde dessas crianças (11).

Como o manejo da dor de RNs tornou-se mais um objetivo definido na UTI neonatal, mais de 40 sistemas de classificação foram validados na tentativa de quantificar a magnitude das respostas da dor em RNs e orientar o uso de métodos de controle da dor farmacológicos e não farmacológicos (12). Uma estratégia que teve o sucesso mais direto e quantificável na redução da dor em RNs foi diminuir o número de procedimentos dolorosos realizados (11). Mais recentemente, a escolha dos anestésicos e analgésicos em RNs foi complicada por um conjunto crescente de dados sobre animais revelando a neurotoxicidade de quase todos os medicamentos usados dos para essas finalidades. A interpretação desses dados e sua tradução para a realidade humana é difícil, e não há alternativas efetivas não neurotóxicas para o controle da dor e sedação.

Neste capítulo, o campo em rápido desenvolvimento da anestesia e analgesia neonatal é revisado, dados farmacocinéticos e farmacodinâmicos relevantes são resumidos, e considerações práticas para os agentes mais comumente usados são destacadas.

PERCEPÇÃO DA DOR

Na base do nosso entendimento da experiência da dor neonatal e dos esforços para controlá-la está a evidência de que as vias nociceptivas estão presentes e funcionam mesmo em RNs pré-termo.

Em geral, as vias nociceptivas desenvolvem a estrutura e a função durante a gestação; sua atividade e função maturam após o parto conforme sua organização e programa transcricional continuam a se desenvolver. A densidade de terminações nervosas nociceptivas na pele neonatal, a marcação de proteínas específicas (p. ex., GAP43) produzidas por cones de crescimento axonal, a atividade reflexa e os campos receptivos dos neurônios aferentes primários e o desenvolvimento de sinapses entre neurônios aferentes primários e interneurônios no corno dorsal da medula espinal indicam a maturidade anatômica e funcional do sistema de dor periférico durante a vida fetal (13,14). A organização celular e subcelular no corno dorsal, com maturação das terminações aferentes primárias, ocorre durante a parte final da gestação e após o nascimento (15,16). No corno dorsal, diversas substâncias neurotransmissoras e neuromoduladoras associadas à dor (p. ex., substância P, somatostatina, peptídeo relacionado com o gene da calcitonina, peptídeo intestinal vasoativo, met-encefalina, glutamato) aparecem durante o início da gestação (17).

A mielinização dos tratos nervosos nociceptivos na medula espinal e no sistema nervoso central é concluída durante o segundo e terceiro trimestres de gestação. A ausência de mielinização em alguns nervos neonatais ou dos tratos nervosos centrais é totalmente compensada pelas menores distâncias interneuronais e neuromusculares percorridas pelos impulsos. O desenvolvimento do neocórtex fetal começa com 8 semanas de gestação; após 20 semanas, um complemento inteiro de neurônios está presente. Os processos dendríticos nos neurônios corticais sofrem arborização e sinapse com o aparecimento das fibras talamocorticais com 24 a 26 semanas de gestação (18). A maturidade funcional do córtex cerebral é sugerida pelos padrões eletroencefalográficos fetais e neonatais, potenciais evocados somatossensoriais corticais, estudos do metabolismo cerebral regional, desenvolvimento comportamental inicial e respostas comportamentais específicas de RNs a estímulos dolorosos (19).

As células endorfinérgicas na adeno-hipófise são responsivas à estimulação pelo fator de liberação de corticotropina *in vitro* e mostram aumento da produção de β-endorfina durante a vida fetal e neonatal. Os opioides endógenos e outros hormônios (p. ex., catecolaminas, hormônios esteroides, glucagon, hormônio do crescimento) são secretados pelo feto humano em resposta ao estresse, levando ao catabolismo e outras complicações (12,20). Observaram-se alterações significativas nos parâmetros cardiovasculares, na pressão parcial de oxigênio transcutânea e na sudorese palmar em RNs submetidos a procedimentos clínicos dolorosos. Essas alterações fisiológicas estão estreitamente associadas a respostas comportamentais de RNs à dor. As respostas comportamentais neonatais caracterizam-se por respostas motoras simples, alterações precisas na expressão facial associadas à dor, padrões altamente específicos de atividade de choro e uma variedade de alterações comportamentais complexas. Esses padrões constituem a base para os sistemas de classificação da dor que foram desenvolvidos, validados e empregados no atendimento do RN a termo e pré-termo.

Efeitos a longo prazo da dor neonatal e seu tratamento

O sistema nervoso em desenvolvimento do RN está vulnerável a insultos que modulam o neurodesenvolvimento. Esses insultos incluem não apenas os fatores de estresse e dor repetidos necessários a reanimação e suporte à vida na UTI neonatal, mas os medicamentos utilizados para atenuar as respostas do RN a esses fatores de estresse e intervenções dolorosas. Muitos estudos com RNs pré-termo e em modelos animais forneceram evidências de que as intervenções dolorosas repetidas no período neonatal contribuem para a hiperalgesia que é mais profunda e de longa duração do que observado em não RNs (21). Desfechos desenvolvimentais piores têm sido associados ao aumento da exposição a dor resultante de procedimentos em RNs pré-termo humanos e animais (22).

Mais recentemente, pelo menos 50 estudos em vários diferentes modelos animais imaturos documentaram o efeito neurotóxico de quase todos os agentes anestésicos ou analgésicos usados em RNs (23). Muitos estudos de desfecho com RNs pré-termo e a termo submetidos a grandes cirurgias (e, portanto, anestesia) no período neonatal fornecem algumas evidências de que os desfechos neurodesenvolvimentais são adversamente afetados por anestesia precoce, mas esses dados são confundidos por diversos outros fatores de complicação nesses RNs, incluindo a própria cirurgia e múltiplos fatores de estresse dolorosos na UTI neonatal. Uma grande análise de RNs de muito baixo peso submetidos a grandes cirurgias, em comparação com RNs de idade gestacional semelhante que não foram submetidos a uma grande cirurgia, observou um aumento de 50% de risco de morte ou comprometimento neurodesenvolvimental na idade gestacional corrigida de 18 a 22 meses, mas ainda não se sabe o quanto dessa diferença é atribuível à anestesia geral (24). Embora a capacidade de traduzir esses dados de animais para RNs humanos seja questionável, foi possível reestruturar uma série de metas de pesquisa e acender o desejo de encontrar fármacos menos neurotóxicos e melhores estratégias de tratamento para RNs.

ANESTESIA

A anestesia é definida classicamente como um estudo induzido por fármaco que inclui analgesia, amnésia e relaxamento muscular. A administração de anestesia a RNs submetidos a procedimentos cirúrgicos passou por uma transição notável que coincidiu com o desenvolvimento de novos agentes intravenosos e técnicas de monitoramento mais sofisticadas. Tão recentemente quanto em 1985, havia debate considerável sobre o fato de RNs sentirem dor ou não, e pesquisadores sofisticados preconizavam o uso de anestesia mínima em RNs submetidos a procedimentos cirúrgicos, citando os perigos da administração de anestésicos a essa população (25). A partir do notável artigo de Robinson e Gregory (26), os profissionais da anestesia neonatal e pediátrica proclamaram a importância da anestesia adequada, particularmente em RNs pré-termo enfermos. Na prática anestésica moderna, uma profundidade anestésica adequada e o controle da resposta de estresse neonatal podem ser alcançados sem risco excessivo para o RN.

A técnica anestésica apropriada é definida pelo estado pré-operatório do paciente, procedimento cirúrgico planejado e habilidades do anestesista. O encontro entre o anestesiologista e o RN com frequência ocorre no contexto de uma emergência cirúrgica, e um anestésico geral com controle da via respiratória é mais frequentemente a técnica de escolha. A anestesia geral é instituída por meio de uma combinação de agentes inalantes e intravenosos e miorrelaxantes.

As respostas ao estresse cirúrgico dos RNs podem ser inibidas por anestesia potente, conforme demonstrado em estudos randomizados de anestesia com halotano em RNs a termo, anestesia com fentanila em RNs pré-termo e anestesia com sufentanila em RNs submetidos a cirurgia cardíaca (8,27,28). Tais resultados subentendem que os estímulos nociceptivos durante uma cirurgia são pelo menos em parte responsáveis pelas acentuadas respostas de estresse de RNs e são prevenidos pela administração de anestesia adequada. Nesses estudos, a redução das respostas ao estresse cirúrgico esteve associada a melhoras significativas do desfecho clínico, fortalecendo o uso de agentes anestésicos potentes para RNs submetidos a cirurgia. Em contraste, um estudo randomizado duplo-cego de *bolus* de fentanila, infusão de fentanila e infusão de fentanila-midazolam em lactentes menores de 6 meses submetidos a cirurgia cardíaca concluiu que esses esquemas anestésicos não reduziram as respostas metabólicas e hormonais ao estresse cirúrgico, porém não se observaram resultados pós-operatórios adversos. Esses achados indicam que as melhoras no prognóstico clínico detectadas em estudos prévios podem estar relacionadas com outros fatores que não a redução do estresse cirúrgico (29).

Anestésicos inalantes

Os agentes inalantes incluem um gás inorgânico (p. ex., óxido nitroso) e líquidos voláteis (p. ex., halotano, enflurano, isoflurano, sevoflurano e desflurano). A administração de agentes inalantes potentes por meio do sistema respiratório oferece uma via confiável de administração e excreção, com a capacidade de modificar rapidamente as concentrações de anestésicos no sistema nervoso central. Cada um dos anestésicos inalantes exerce efeitos singulares sobre os sistemas cardiovascular, respiratório e nervoso central, os quais não serão revistos exaustivamente aqui (Quadro 53.1). Os anestésicos voláteis produzem reduções dose-dependentes na pressão arterial média, sobretudo em RNs prematuros, devido à depressão miocárdica direta, e reduções da resistência vascular sistêmica devidas à depressão exacerbada do reflexo dos barorreceptores (30,31). O óxido nitroso produz alterações mínimas no desempenho miocárdico ou na resistência vascular sistêmica, devido em parte à estimulação direta do sistema nervoso simpático. Contudo, se combinado com um agente volátil potente ou opioides, o óxido nitroso deprime a contratilidade miocárdica significativamente (32).

Todos os agentes inalantes elevam a frequência respiratória, reduzem o volume corrente e a capacidade residual funcional, diminuem as respostas ventilatórias a hipoxemia e hipercapnia e

QUADRO 53.1

Efeitos sistêmicos dos anestésicos inalantes.

	Função miocárdica	Frequência cardíaca	Resistência vascular sistêmica	Fluxo sanguíneo cerebral
Halotano	− −	− −	+/−	++
Enflurano	−	+	−	+
Isoflurano	−	++	− −	+/−[a]
N_2O	+/−	+/−	+/−	+/−
Desflurano	−	++	− −	+/−[a]
Sevoflurano	−	+/−	+/−	+/−[a]

[a]Em doses < 1,0, concentração alveolar mínima.
++, muito aumentada; +, moderadamente aumentada; +/−, não há efeito constante; −, moderadamente reduzida; − −, intensamente reduzida.

diminuem a reatividade do músculo liso brônquico. Elevam o fluxo sanguíneo cerebral de maneira dose-dependente a despeito da depressão na necessidade metabólica cerebral de oxigênio simultânea. Em altas concentrações, o isoflurano e desflurano induzem um padrão eletroencefalográfico isoelétrico; esta propriedade não é compartilhada pelos demais agentes anestésicos inalantes.

Embora o halotano seja o agente mais frequentemente associado à disfunção hepática peroperatória, outros agentes inalantes e anestésicos intravenosos podem acarretar necrose hepática (33). Os agentes inalantes produzem reduções relacionadas com a dose no fluxo sanguíneo renal e débito urinário em virtude de efeitos sobre o débito cardíaco e resistência vascular sistêmica. A nefrotoxicidade induzida por fluoreto é uma complicação em potencial da exposição prolongada aos hidrocarbonetos fluorados, embora suscite preocupação clínica apenas durante a administração prolongada de enflurano e sevoflurano (34).

Dois anestésicos inalantes mais recentes, sevoflurano e desflurano, estão ganhando popularidade devido à sua baixa lipossolubilidade. Esta propriedade permite a rápida indução de anestesia, bem como tempo de recuperação curto (35). O sevoflurano tem a vantagem de promover uma indução suave e menos irritante da anestesia que se equipara à do halotano, com menor risco de hepatite e menos efeitos hemodinâmicos (36). As desvantagens são a biotransformação do sevoflurano em composto A potencialmente tóxico (2-fluorometoxi-1,1,3,3,3-pentafluoro-1-propeno) e o acúmulo de íons fluoreto (37). Assim como em adultos, foi demonstrado que o sevoflurano inalante prolonga o intervalo QTc em RNs, um efeito que se prolonga por pelo menos 60 minutos no período pós-operatório (38).

Anestesia com opioides

A morfina e os opioides sintéticos têm sido adjuvantes constantes aos agentes voláteis ao longo da história da anestesia. Os opioides em altas doses tornaram-se a técnica anestésica preferida para os procedimentos cirúrgicos cardíacos em adultos e crianças. As virtudes dos opioides incluem efeitos mínimos sobre o desempenho miocárdico, ablação das respostas vasculares pulmonares a estímulos nociceptivos e preservação da vasoconstrição pulmonar hipóxica (39,40).

Em decorrência de sua ampla margem de segurança em RNs enfermos com cardiopatia congênita, a anestesia com opioides muitas vezes é a escolha do anestesista em RNs pré-termo enfermos com instabilidade cardiopulmonar sob estresse cirúrgico. Fentanila, sufentanila e remifentanila são os agentes mais populares devido ao seu efeito desprezível sobre a função cardiovascular, mas, se combinados com outros agentes anestésicos, esses opioides podem acarretar instabilidade hemodinâmica significativa. A anestesia com morfina pode elevar as concentrações plasmáticas e reduzir a resistência vascular, e não é recomendada como anestesia primária em RNs enfermos.

As meias-vidas de eliminação da maioria dos opioides são variáveis, porém significativamente prolongadas no RN (Quadro 53.2) e podem ser ainda mais prolongadas por qualquer comprometimento do fluxo sanguíneo hepático. A exceção a esta regra é o opioide sintético remifentanila; um estudo recente em crianças mostrou que a depuração foi duas vezes mais rápida desde o nascimento até 2 anos de idade do que em crianças maiores, e a meia-vida foi semelhante em todas as faixas etárias estudadas (41). Os RNs prematuros têm uma depuração da morfina ainda mais prolongada do que os RNs a termo, a qual diminui com a idade pós-concepção (42). Pode ocorrer depressão respiratória pós-operatória prolongada se essas variáveis farmacocinéticas importantes forem ignoradas no período peroperatório.

A prescrição de opiáceos devido a suas propriedades sedativas foi ampliada da sala de operação para RNs intubados na UTI neonatal. Tem-se investigado se os RNs devem ser rotineiramente sedados com narcóticos enquanto intubados e ventilados mecanicamente em uma metanálise com 1.505 RNs. Embora os escores de dor tenham melhorado significativamente com o uso de opiáceos para essa finalidade, a duração da ventilação mecânica, mortalidade e os desfechos neurodesenvolvimentais a curto e longo prazos não melhoraram. Eles concluíram que os opiáceos não devem ser usados rotineiramente para ventilação mecânica em RNs, mas seletivamente quando embasados em julgamento clínico (43). Esse julgamento clínico está embasado em escores de dor regulares e frequentes de RN, que é o padrão de prática nas modernas UTI neonatais. Mais informações sobre o uso de opiáceos para manejo da dor podem ser encontradas na seção "Analgesia" a seguir.

Anestesia regional, neuraxial e local

As técnicas de anestesia regional estão se tornando cada vez mais populares nas populações pediátricas e neonatais por uma série de motivos. A anestesia geral pode estar associada a maior incidência de apneia pós-operatória nos RNs pré-termo (44). Esta pode ser uma questão particularmente difícil no contexto da cirurgia-dia, na qual RNs pré-termo se apresentam para pequenos procedimentos cirúrgicos (p. ex., circuncisão, herniorrafia), e nessa população as técnicas de anestesia regional ou local podem ser particularmente vantajosas. O uso de anestesia raquidiana para a herniorrafia reduziu a necessidade de ventilação mecânica pós-operatória em lactentes que foram pré-termo pareados por idade gestacional e incidência de displasia broncopulmonar (45). Mostrou-se que a anestesia peridural reduz a necessidade de ventilação após cirurgia de reparação de atresia esofágica e fundoplicatura de Nissen (46,47). Além dos efeitos de poupar o uso de opioides e da ventilação mecânica da anestesia regional, esta pode ajudar a reduzir o uso de anestésicos gerais que têm sido associados a lesões neurodesenvolvimentais em modelos animais (48).

A anestesia raquidiana consiste na injeção de um agente anestésico no espaço subaracnóideo. A técnica é de fácil execução e segura, especialmente sob orientação de ultrassonografia. Os agentes anestésicos locais mais frequentes são a bupivacaína racêmica, a ropivacaína e a levobupivacaína. Os efeitos colaterais da anestesia raquidiana, como cefaleia da punção lombar e comprometimento hemodinâmico, são comuns em adultos, mas surpreendentemente incomuns em lactentes ou crianças (49,50).

A anestesia peridural consiste em injeção única ou injeções repetidas via cateter peridural de um agente anestésico no espaço virtual entre a dura-máter e o ligamento amarelo. A vantagem que a peridural tem sobre a raquidiana é o potencial de administração a longo prazo, contínua ou intermitente, de anestésicos. Os agentes anestésicos mais comumente usados a longo prazo são a bupivacaína e a cloroprocaína, tendo este último meia-vida mais curta (51). Embora o espaço peridural possa ser abordado em qualquer nível, utiliza-se um bloqueio peridural lombar ou caudal na maioria dos lactentes. O posicionamento do cateter epidural pode ser um desafio em RNs, mas, com melhor orientação da US, a colocação tornou-se mais fácil e segura (52). Relatórios detalhados de casos raros e de hematomas da

QUADRO 53.2

Meias-vidas de eliminação dos opioides.				
	Dose relativa do opioide	Pré-termo	RN a termo	Criança
Morfina	0,1 mg	9 a 10 h	6,8 h	2,2 h
Fentanila	1 a 5 μg	6 a 32 h	4,2 h	3,5 h
Sufentanila	0,2 a 1 μg	N/A	12,3 h	2,3 h
Alfentanila	5 a 25 μg	N/A	8,8 h	1,4 h
Remifentanila	0,25 a 1 μg	N/A	3 a 10 min	3 a 10 min

N/A, desconhecida.

coluna vertebral servem como lembrete de que as complicações da analgesia epidural podem ser graves (53). Os cateteres peridurais introduzidos caudalmente também podem ser orientados até a região torácica para permitir a aplicação de soluções anestésicas locais infundidas no nível torácico em lactentes. Porém, mostrou-se que a confirmação radiográfica da posição da ponta do cateter antes da infusão é importante para a segurança (54). Um cateter epidural torácico ou paravertebral cirurgicamente colocado com infusão anestésica local mostrou reduzir o requisito de ventilação pós-operatória e o tempo até as primeiras fezes e alimentação enteral plena, quando em comparação com a analgesia com opiáceos em uma população de RNs submetidos à toracotomia para ressecção de malformações congênitas pulmonares (55). O bloqueio peridural caudal com bupivacaína é usado mais frequentemente no alívio da dor pós-operatória, após procedimentos no abdome inferior e nos membros inferiores. Em comparação com crianças maiores e adultos, os lactentes e crianças pequenas precisam de doses mais altas de anestésico local e demonstram menor duração do efeito. A combinação de anestésicos locais com um opioide peridural (fentanila, hidromorfona), clonidina ou cetamina prolonga a duração da analgesia (56). No entanto, vários relatos de casos sugeriram que a clonidina peridural pode contribuir para apneia pós-operatória em lactentes que nasceram prematuramente (57,58). A anestesia caudal é suficiente como única técnica anestésica para procedimentos no abdome inferior, mas com frequência é usada em combinação com a anestesia geral em RNs submetidos a procedimentos abdominais. Raramente, as complicações resultam de uma posição incorreta da agulha e injeção de agente anestésico em uma veia, dura-máter, espaço subaracnóideo ou medula óssea.

Os anestésicos locais podem ser usados para bloquear nervos periféricos em lactentes submetidos a procedimentos limitados (p. ex., orquidopexia, herniorrafia, circuncisão). Tais técnicas são simples de realizar, têm complicações limitadas e reduzem significativamente a necessidade de analgesia pós-operatória. Os cateteres podem ser mantidos para fornecer infusão contínua de anestésicos locais, na esperança do prolongamento da duração do bloqueio nervoso, e para proporcionar analgesia pós-operatória, embora se deva tomar cuidado para não ultrapassar a dosagem máxima recomendada (59).

A toxicidade dos anestésicos locais manifesta-se por efeitos no sistema cardiovascular (p. ex., depressão miocárdica, arritmias) e sistema nervoso central (p. ex., *delirium*, convulsões). Em RNs prematuros, pode ser difícil reconhecer as alterações comportamentais sutis que precedem o colapso cardiovascular e convulsões generalizadas. A redução da ligação a proteínas e a eliminação prolongada dos anestésicos locais nessa população tornam o RN suscetível a efeitos tóxicos em doses menores, reduzindo o índice terapêutico. Atenção cuidadosa à dose total administrada (particularmente nos bloqueios em campo) e o monitoramento dos parâmetros cardiovasculares durante a administração de qualquer anestésico local são essenciais.

O anestésico tópico EMLA®, mistura eutética de lidocaína a 2,5% e prilocaína a 2,5%, mostrou eficácia em circuncisões neonatais, porém dois estudos controlados randomizados mostraram que o bloqueio nervoso peniano dorsal é mais efetivo que o EMLA® (60, 61). O EMLA® é ineficaz na redução da dor de picadas no calcanhar, talvez devido à vasoconstrição associada ao EMLA® que pode resultar na necessidade de compressão mais vigorosa para obter uma amostra de sangue (62). Mostrou-se que a sacarose oral é mais efetiva que o EMLA® como analgesia para a punção venosa neonatal em dois estudos controlados randomizados (63,64), e um estudo recente mostrou que o acréscimo de EMLA® a um esquema de sacarose oral aumentou a efetividade do controle da dor com punção venosa em RNs pré-termo (65). Embora a metemoglobinemia seja um efeito colateral em potencial, o EMLA® parece ser seguro até mesmo em RNs pré-termo.

Propofol

O propofol, em uma dose de ataque de 2 a 4 mg/kg, atua como anestésico completo com período de recuperação curto, semelhante ou mesmo mais breve do que o período de recuperação para o pentotal lipossolúvel. Uma infusão contínua de 50 a 100 mg/kg/minuto mantém a anestesia e, quando suspensa, pode ter um tempo de recuperação menor que os agentes inalantes. Contudo, infusões prolongadas levam ao depósito de lipídios e efeitos anestésicos persistentes do propofol, mesmo após a suspensão. Estudos do propofol em *bolus* e infusões determinaram que a maioria dos RNs e crianças apresenta farmacocinética semelhante para o propofol à dos adultos, mas que a eliminação é prolongada em RNs (66,67). Embora se tenha descoberto que uma a duas doses de pré-medicação de propofol (2,5 mg/kg) reduzam o tempo para intubação em RNs quando em comparação com a combinação de morfina, atropina e suxametônio (68), mais recentemente, dois grupos publicaram dados indicando que a pré-medicação efetiva para intubação com propofol em RNs pré-termo e a termo está associada à hipotensão significativa (69,70). Os vômitos pós-operatórios e as necessidades de analgésicos podem ser reduzidos com o propofol *versus* pentotal-halotano. A dor no local de infusão limitou o entusiasmo pelo propofol. Pode-se aliviar a dor pelo acréscimo de 0,2 mg/kg de lidocaína para cada 3 mg/kg de propofol.

A infusão prolongada de propofol foi vinculada a acidose metabólica, insuficiência cardíaca e morte em crianças gravemente doentes, um fenômeno chamado de síndrome da infusão do propofol. Outros efeitos associados foram soro lipêmico e esteatose hepática (71). O propofol pode ser empregado durante o uso de alguns anestésicos, porém um estudo clínico não publicado mostrou aumento significativo da mortalidade em crianças sedadas com propofol, por isso seu uso como uma infusão contínua para sedação de crianças menores de 16 anos é contraindicado (72).

ANALGESIA

Opioides

A garantia de analgesia adequada durante doenças e procedimentos dolorosos é prioridade máxima para o neonatologista. Apesar das suspeitas difusas em torno de seus efeitos colaterais em potencial, a terapia sistêmica com analgésicos opioides permanece a base do tratamento da dor intensa em seres humanos, incluindo RNs. A administração de opioides provoca analgesia profunda e sedação através de atividade específica nos receptores opioides μ_1, δ e outros no cérebro e na medula espinal.

A dose e o modo de administração de opioides devem ser titulados cuidadosamente para evitar subtratamento da dor ou sedação excessiva. A infusão intravenosa contínua de opioides constitui uma alternativa eficaz às doses intravenosas intermitentes, com níveis sanguíneos constantes e flutuações mínimas da analgesia. Quase todos os opioides têm meias-vidas prolongadas em RNs (Quadro 53.2), e infusões contínuas podem resultar no acúmulo lento do fármaco ao longo do tempo, com níveis sanguíneos altos que podem não ser considerados ou detectados imediatamente. Ademais, a morfina possui um metabólito ativo que pode acumular-se na disfunção renal, ampliando o efeito narcótico. A despeito desta desvantagem, a infusão intravenosa contínua é ideal para garantir um nível constante de analgesia, se precauções apropriadas forem observadas.

Um agente mais recente, remifentanila, é degradado rapidamente por esterases eritrocitárias e teciduais, conferindo-lhe meia-vida de eliminação de cerca de três minutos. Ao contrário dos outros opioides, sua curta duração de ação é mantida, mesmo após infusões prolongadas contínuas, e ele tem meia-vida semelhante em RNs, assim como em crianças mais velhas.

Os modos alternativos de administração raramente são indicados em RNs. A morfina subcutânea e a fentanila não são usadas rotineiramente em RNs porque não existe documentação precisa de sua eficácia e segurança. A via transdérmica pode ser uma alternativa futura atraente para infusões intravenosas em RNs prematuros, principalmente devido à maior permeabilidade conhecida da pele do RN pré-termo. Podem-se usar opioides orais ou retais no RN, mas somente com o mesmo monitoramento estreito adotado para a analgesia com opioides intravenosos. O Quadro 53.3 cita a biodisponibilidade oral dos opioides comumente usados; esses dados provêm principalmente de crianças maiores e adultos. A farmacocinética dos opioides orais não foi estudada em RNs, mas o início e a duração de ação provavelmente são retardados, e o monitoramento atento deve continuar durante no mínimo 24 horas após a última dose.

Os efeitos colaterais dos opioides incluem depressão respiratória, tolerância e dependência, alterações na complacência da parede torácica, redução da motilidade gastrintestinal e náuseas. Todos os opioides produzem depressão respiratória relacionada com a dose, caracterizada por redução das respostas ventilatórias e comportamentais a hipoxemia e hipercapnia. A curva de resposta de dióxido de carbono é deslocada para a direita e a pressão parcial de dióxido de carbono em repouso aumenta. Clinicamente, a frequência respiratória diminui com aumento compensatório incompleto do volume corrente. Não é amplamente reconhecido que doses padrão de morfina (0,1 mg/kg) quase abolem a resposta ventilatória à hipoxemia. Em pacientes com obstrução das vias respiratórias ou atelectasia após uma cirurgia, a abolição do impulso hipóxico pode acarretar hipoventilação perigosa. A depressão respiratória induzida por opioides pode ser revertida com naloxona, mas o efeito desse fármaco diminui dentro de 30 minutos, e doses repetidas podem ser necessárias, particularmente após o uso de morfina ou metadona. Por muito tempo acreditou-se que os RNs fossem mais propensos do que as crianças mais velhas ou adultos à depressão respiratória induzida pelo uso de opioides, talvez devido a uma barreira hematencefálica imatura; no entanto, a apneia induzida pelo uso de opioides é menos comum em RNs com até 1 mês de idade do que em lactentes mais velhos e crianças com concentrações plasmáticas semelhantes. Os RNs conjugam a morfina em glicuronídio-6-morfina e glicuronídio-3-morfina. Entretanto, em comparação com lactentes e crianças maiores, o RN produz menos do metabólito glicuronídio-6. O glicuronídio-6-morfina é um analgésico mais potente que a morfina isolada, e induz menos apneia.

A tolerância ocorre se houver redução dos efeitos clínicos de um fármaco com administração repetida. A taxa de desenvolvimento de tolerância aos efeitos analgésicos dos opioides é extremamente variável. Há evidências de que a tolerância pode ocorrer mais rapidamente na ausência de estimulação nociceptiva. Dependência é a necessidade de administração continuada do fármaco para prevenir sintomas de abstinência (síndrome da abstinência neonatal, SAN), incluindo agitação, disforia, taquicardia, taquipneia, piloereção, congestão nasal, instabilidade da temperatura e intolerância alimentar. Tolerância e dependência foram descritas em pacientes neonatais e pediátricos durante o uso terapêutico de opioides (73). Embora a tolerância aos opioides pareça desenvolver-se mais rapidamente em RNs do que em outras idades, é provável que a tolerância aos efeitos sedativos e cardiovasculares dos opioides preceda a tolerância aos seus efeitos analgésicos (74). O predomínio do metabólito antagonista glicuronídio-3-morfina em lactentes ajuda a explicar seu desenvolvimento mais rápido de tolerância à morfina. A tolerância aos opioides pode surgir mais rapidamente com infusões contínuas em comparação com doses intermitentes (74). O aparecimento de dependência física é bastante variável, e observaram-se sintomas de abstinência em lactentes nos quais a administração de opioide foi suspensa abruptamente após períodos de uso de apenas 5 dias (75). O temor de precipitar a síndrome de abstinência não deve inibir a administração apropriada de opioides porque os sintomas de abstinência podem ser tratados eficazmente por redução gradual da dose de opioides ao longo de 5 a 7 dias.

A dependência é um conjunto de respostas fisiológicas que deve ser diferenciado da drogadição, uma síndrome comportamental de busca compulsiva da droga. A drogadição é raríssima em pacientes de todas as idades que recebem opioides para dor ou sedação, e o temor da drogadição não deve interferir no tratamento apropriado da dor ou agitação aguda na terapia intensiva neonatal.

A rigidez da parede torácica é uma complicação bem descrita da administração de opioides e tem sido documentada mais comumente em pacientes que recebem grandes doses de opioides sintéticos. Não há dados controlados disponíveis nos RNs a termo ou pré-termo, mas a experiência clínica e as séries de casos indicam que as doses associadas à rigidez são menores nos RNs. Uma recente revisão da literatura documenta 21 casos de rigidez da

QUADRO 53.3

Doses recomendadas e razões orais/parenterais para os opioides.

Fármaco	Vias de administração	Dose parenteral (mg/kg)	Frequência (parenteral)	Razão oral/parenteral	Frequência (oral/retal)
Morfina	IM, IV,[a] SC, VO, VR, neuraxial[b]	0,05 a 0,15	A cada 1 a 2 h IV; a cada 2 a 4 h IM ou SC	1:3 a 6	A cada 4 a 6 h;[c] a cada 8 a 12 h[d]
Meperidina	IM, IV, SC, VO	0,5 a 1,5	A cada 1 a 2 h IV; a cada 2 a 4 h IM ou SC	1:4	A cada 4 a 6 h
Codeína	IM, IV,[a] SC, VO	0,5 a 1,0	A cada 2 a 4 h	2:3	A cada 4 a 6 h
Hidromorfona	IM, IV, SC, VO, VR	0,02 a 0,04	A cada 2 a 4 h	1:2 a 5	A cada 4 a 6 h VO; a cada 6 a 8 h VR
Metadona	IM, IV, SC, VO	0,05 a 0,2	A cada 8 a 24 h	1:2	A cada 12 a 24 h
Oxicodona	IV, VO	0,05 a 0,1	A cada 4 h	1:2	A cada 4 a 6 h
Fentanila	IM, IV, TM/TD,[e] neuraxial[b]	0,0005 a 0,003	A cada 1 a 2 h		

[a]A administração por via intravenosa pode estar associada a liberação significativa de histamina e possivelmente hipertensão arterial.
[b]A administração neuraxial (i. e., peridural, subaracnóidea) deve ser realizada apenas por anestesiologistas qualificados e experientes.
[c]Diz respeito a preparações orais regulares.
[d]Diz respeito a preparações orais ou retais de liberação.
[e]As preparações TM/TD não estão padronizadas para uso em recém-nascidos a termo ou pré-termo.
IM, intramuscular; IV, intravenosa; VO, oral; VR, retal; SC, subcutânea; TM/TD, transmucosa/transdérmica.

parede torácica induzida por fentanila em RNs, alguns acompanhados de laringospasmo, que ocorreram em doses de 1,5 a 8 μg/kg (76). O mecanismo que media este fenômeno pode envolver a modulação pelo receptor opioide μ$_1$ das vias do ácido gama-aminobutírico (GABA) na medula espinal. A rigidez à indução de anestesia é evitada por pré-tratamento com uma dose sub-relaxante de pancurônio e por infusão intravenosa lenta do opioide; a naloxona também reverte o efeito (76,77).

Todos os opioides retardam o esvaziamento gástrico, reduzem a motilidade intestinal, provocam náuseas por estimulação direta da zona gatilho quimiorreceptora e elevam a pressão no ducto biliar. A redução da absorção de nutrientes enterais é indesejável em RNs, e o íleo paralítico induzido por opiáceos aumenta o risco de regurgitação e aspiração do conteúdo gástrico. Embora tais efeitos colaterais sejam mediados pelos receptores opioides μ$_2$, podem ocorrer com altas doses de opioides desprovidos de atividade μ$_2$ (p. ex., fentanila) em consequência de efeitos inespecíficos em todos os receptores opioides.

Os efeitos a longo prazo do tratamento com opioide do RN foram investigados em modelos animais e em estudos de acompanhamento na UTI neonatal. Em estudos neonatais com mamíferos, as exposições a opioides demonstraram levar à apoptose neuronal e a desfechos neurodesenvolvimentais comprometidos (78). Vários estudos de acompanhamento na UTI neonatal correlacionaram maior exposição a opioides com piores desfechos desenvolvimentais, mas esses achados não foram confirmados em todos os estudos (78-80).

Agentes não opioides

Existem muitos agentes não opioides disponíveis para o tratamento da dor ou uso como adjuvantes a fim de reduzir as doses e os efeitos colaterais em potencial das drogas opioides. Podem-se empregar vários outros agentes analgésicos por via sistêmica para obter sedação ou em combinação com analgésicos regionais e tópicos para promover analgesia efetiva e ao mesmo tempo minorar os efeitos colaterais de um dado agente.

Paracetamol

O paracetamol (N-acetil-p-aminofenol) é usado comumente em todas as faixas etárias como antipirético e analgésico. Seu uso em RNs tem sido limitado por conceitos errôneos sobre seu metabolismo, excreção e potencial de hepatotoxicidade. Dados experimentais e a experiência clínica mostram a segurança relativa e a eficácia analgésica do paracetamol em RNs, sem os efeitos colaterais significativos sobre agregação plaquetária, o canal arterial, ou a mucosa gástrica, comumente observados com o ácido acetilsalicílico ou outros anti-inflamatórios não esteroides (AINE).

O metabolismo hepático do paracetamol ocorre principalmente por sulfatização ou glicuronidação, mas uma pequena fração é oxidada pelo sistema de oxidases de função mista do citocromo P450 em um composto areno (i. e., metabólito reativo), que é conjugado com glutationa antes da excreção. Na toxicidade aguda, as reservas hepáticas são exauridas rapidamente, e esse metabólito reativo liga-se a proteínas da membrana de maneira irreversível, levando à necrose celular hepática. No fígado neonatal ou fetal, essa via metabólica é 7 a 10 vezes mais lenta que no fígado adulto e ocorre bem depois do desenvolvimento da síntese de glutationa, mediando um efeito protetor nos hepatócitos fetais (81). Tais dados experimentais foram corroborados pela ausência de disfunção hepática em relatos clínicos de intoxicação neonatal por paracetamol. O uso clínico das doses apropriadas de paracetamol em RNs a termo ou pré-termo não deve ser excessivamente restringido por preocupações com sua hepatotoxicidade em potencial.

O paracetamol possui muitas vantagens em potencial como analgésico em RNs. Exibe aproximadamente a mesma eficácia analgésica que 0,5 a 1,0 mg/kg de codeína, e em geral acredita-se que a analgesia seja cumulativa àquela oferecida por opioides. É efetivo na redução da dor após circuncisão, mas não reduz a dor de uma picada no calcanhar (82, 83). Uma revisão sistemática recente dos efeitos poupadores do opioide do paracetamol em crianças descobriu resultados mistos, mas reconheceu que muitos estudos negativos podem ser confundidos por uso de subdoses de paracetamol (84). Ao comparar os estudos na revisão sistemática, os autores também descobriram que o aumento da dosagem de paracetamol retal foi associado a aumentos dependentes da dose nos efeitos poupadores do opioide (84). O paracetamol não provoca depressão respiratória, e não se relatou tolerância à analgesia induzida por ele. Pode ser fornecido VR em dose de 20 a 25 mg/kg, evitando a necessidade de acesso intravenoso em RNs que não podem receber medicamentos orais, mas apresenta um período superior para alcançar a concentração plasmática máxima que pode exceder 2 horas (84).

Recentemente, a administração intravenosa de paracetamol passou a ser amplamente usada na pediatria. Diversos estudos demonstraram eficácia do paracetamol IV em RNs após cirurgia ou para episódios únicos de dor moderada (85,86). A segurança e a eficácia do paracetamol IV requer estudos adicionais, principalmente em RNs pré-termo, mas os dados iniciais parecem promissores.

Anti-inflamatórios não esteroides

Os AINEs são um grupo de fármacos com muitas ações, incluindo propriedades analgésicas e anti-inflamatórias potentes. Os efeitos anti-inflamatórios são mediados pela inibição da síntese de prostaglandinas pela via da ciclo-oxigenase. Vários AINEs são utilizados em pacientes pediátricos, porém os dados relativos a RNs são escassos e provêm de relatos clínicos não controlados. A indometacina e o ibuprofeno são os AINEs mais comumente prescritos, porém fármacos como o cetorolaco trometamina, tolmetina e naproxeno têm sido usados com frequência crescente.

A toxicidade dos AINEs limita sua potência e utilidade clínica como analgésico. A maior toxicidade está relacionada com hemorragia digestiva, hepatotoxicidade, discrasias sanguíneas, redução da perfusão renal e esplâncnica e reações cutâneas graves. Em virtude da diversidade química dos AINEs, as reações adversas a um determinado AINE não predizem reações semelhantes a outras substâncias da classe. As vantagens significativas compreendem a baixa incidência de efeitos colaterais em doses analgésicas criteriosas (Quadro 53.4), ausência de depressão respiratória ou efeitos sedativos, duração relativamente longa da analgesia e ausência de tolerância ou potencial de abuso. Os inibidores seletivos da ciclo-oxigenase-2 (COX-2) foram concebidos para evitar os efeitos colaterais gastrintestinais e antiplaquetários dos AINEs tradicionais, porém não foram estudados em lactentes e crianças.

O cetorolaco é um AINE administrado por via intravenosa, comumente usado no pós-operatório em adultos e crianças. Vários autores estudaram o uso do cetorolaco após reparo de cardiopatia congênita em RNs e lactentes, relatando segurança e eficácia (87,88), mas uma revisão recente com RNs e lactentes com até 3 meses após cirurgias cardíacas e não cardíacas encontrou um aumento no risco de sangramento em RNs tratados com cetorolaco (89). Dados os riscos de hemorragia intraventricular (HIVe) em RNs pré-termo, estudos adicionais são necessários antes que esse medicamento possa ser utilizado para analgesia nessa população.

TÉCNICAS NÃO FARMACOLÓGICAS

A dor neonatal pode ser reduzida por vários métodos não farmacológicos. Mais de 100 ensaios clínicos controlados e randomizados foram realizados usando sacarose VO, glicose ou outras soluções de sabor adocicado em comparação com placebo ou sem tratamento, e 93% desses demonstraram eficácia na redução da

QUADRO 53.4
Doses recomendadas de AINEs para recém-nascidos.

Fármaco	Idade	Dose (mg/kg)	Intervalo entre as doses (h)	Dose diária total Não ultrapassar (mg)
Paracetamol VO	28 a 32 semanas de IPM	10 a 12	A cada 6 a 8 h	40
	32 a 37 semanas de IPM e recém-nascidos a termo < 10 d	10 a 15	A cada 6 h	60
	Recém-nascidos a termo > 10 d	10 a 15	A cada 4 a 6 h	90
Paracetamol VR	28 a 32 semanas de IPM	20	A cada 12 h	40
	32 a 37 semanas de IPM e recém-nascidos a termo < 10 d	Ataque de 30, doses subsequentes 15	A cada 8 h	60
	Recém-nascidos a termo > 10 d	Ataque de 30, doses subsequentes 20	A cada 6 a 8 h	90
Paracetamol IV	28 a 32 semanas de IPM	Ataque de 20, doses subsequentes 10	A cada 12 h	22,5
	33 a 36 semanas de IPM	Ataque de 20, doses subsequentes 10	A cada 8 h	40
	≥ 37 semanas de IPM	Ataque de 20, doses subsequentes 10	A cada 6 h	40
Ibuprofeno VO	> 1 mês idade pós-natal[a]	4 a 10	A cada 6 a 8 h	40
Cetorolaco-trometamina IV, IM	A termo[b]	0,5		a cada 6 h[c]

[a] Embora usados em recém-nascidos prematuros para prevenir e tratar PCA, preocupações com risco de sangramento e nefrotoxicidade têm limitado seu uso para tratamento da dor em RNs a termo e pré-termo.
[b] Muitos estudos avaliaram o cetorolaco em RNs a termo e usaram essa dose; o risco de sangramento limita o uso em RNs pré-termo.
[c] Em geral, limitado a uso a curto prazo (8 a 12 doses) e não mais do que 5 dias de terapia, dado o potencial de toxicidade renal, toxicidade GI e sangramento.
VO, via oral; VR, via retal; IM, intramuscular; IV, intravenoso; mg, miligrama; kg, quilograma; IPM, idade pós-menstrual

resposta comportamental aos procedimentos dolorosos como picada no calcanhar, circuncisão, punção venosa e injeção subcutânea nos RNs a termo e pré-termo (90). Os efeitos analgésicos de sacarose parecem ser mediados por receptores opioides, pois suas propriedades antinociceptivas em ratos podem ser revertidas com a naltrexona (91).

Estímulos dolorosos suscitam um padrão específico da atividade de eletroencefalografia, e um ensaio clínico controlado e randomizado recente de RNs a termo determinou que a sacarose oral não altera esse padrão de EEG, mesmo quando escores de dor mostram efeito analgésico significativo (92). Os autores desse estudo observaram a interessante dissociação entre a resposta comportamental à dor e a atividade cortical de EEG e propuseram que o RN poderia estar sentindo dor mesmo quando a resposta comportamental indicasse o oposto. Esse conceito tem sido particularmente estimulante e preocupante para neonatologistas que dependem dos sistemas de escore de dor neonatal para interpretar a dor e que consideram a sacarose um método comprovado de controle da dor não farmacológico (93,94). A fórmula infantil e seus componentes (proteína, lipídios e sacarose, mas não a lactose) também demonstraram propriedades antinociceptivas. Em um estudo controlado randomizado, mostrou-se que o aleitamento materno reduz a dor associada a picadas no calcanhar de RNs tanto quanto a sucção de glicose em uma chupeta (95).

O envolvimento do RN por um lençol de modo que os membros sejam fletidos e mantidos próximo ao tronco demonstrou comprovadamente reduzir a frequência cardíaca e os escores de dor após o calcanhar ser lancetado ou após injeção (96). O contato pele a pele foi demonstrado em uma metanálise de Cochrane que proporciona analgesia após uma única picada no calcanhar ou injeção (97). A sucção não nutritiva, promovida por meio de chupeta, diminui a resposta fisiológica à dor da circuncisão e é sinérgica com os efeitos da glicose ou sacarose oral. Claramente, as técnicas não farmacológicas para reduzir a dor devem ser instituídas sempre que possível, por causa de sua efetividade combinada com a raridade de efeitos colaterais a curto prazo e toxicidade possível a longo prazo. O que é mais importante, a maioria desses estudos avaliou respostas da dor a um único episódio doloroso. Mais estudos são necessários para que todas essas técnicas determinem seus efeitos a curto e longo prazos quando usadas repetidamente em RNs durante um período maior de internação na UTI neonatal.

SEDAÇÃO

Os objetivos da sedação na UTI incluem analgesia para doenças e procedimentos dolorosos e adesão à ventilação controlada e aos cuidados rotineiros. O agente ideal não deveria ter efeitos colaterais hemodinâmicos ou pulmonares e não estaria associado a produção ou acúmulo de metabólitos tóxicos. Teria uma duração de ação curta e alto índice terapêutico. A ampla variedade de medicamentos e combinações de agentes que têm sido usados sugere que nenhum agente satisfaz este padrão ideal. Os opioides tornaram-se muito populares devido à sua razão de efeitos tóxicos/terapêuticos relativamente alta, ausência relatada de efeitos colaterais e propriedades analgésicas potentes. Embora os opioides sejam considerados a base da sedação na unidade de terapia intensiva, a tolerância aos seus efeitos sedativos pode ocorrer rapidamente, e a sedação adequada por longos períodos pode ser garantida apenas pela administração de agentes sedativos adjuvantes.

Benzodiazepínicos

Os benzodiazepínicos têm uma variedade de efeitos clínicos desejáveis que incluem hipnose, ansiólise, atividade anticonvulsivante, amnésia anterógrada e relaxamento muscular. Suas propriedades amnésticas podem ser afetadas pelo estado clínico do paciente antes da administração. Se ocorrer um estímulo doloroso, os benzodiazepínicos provocam hiperalgesia e agitação psicomotora. Esses problemas não costumam ocorrer se os benzodiazepínicos forem combinados com opioides.

Os benzodiazepínicos atuam em receptores específicos, localizados principalmente no córtex cerebral, no hipotálamo, no cerebelo, no corpo estriado e no bulbo, que estão acoplados aos receptores GABA por meio de um canal de cloreto comum nas membranas sinápticas. Os dados farmacocinéticos iniciais mostraram que as meias-vidas do diazepam e seus metabólitos ativos eram intensamente prolongadas em RNs. O diazepam é comumente usado para sedação em RNs, com doses de 0,1 a 0,3 mg/kg em intervalos de quatro a seis horas. O diazepam não exerce efeitos analgésicos, e causa depressão respiratória e hipotensão leve, ambas as quais são potencializadas por opioides e outros sedativos. O uso prolongado provoca tolerância e abstinência. Em RNs pré-termo, doses de até 0,5 mg/kg estiveram associadas a estabilidade cardiovascular e nenhuma alteração do fluxo sanguíneo cerebral (98).

O lorazepam é cinco a dez vezes mais potente que o diazepam. Em doses de 0,05 a 0,1 mg/kg, os níveis terapêuticos podem persistir por 24 a 48 horas. A administração oral resulta em absorção confiável, com concentrações plasmáticas máximas em duas a quatro horas. Embora o lorazepam seja insolúvel se não for combinado com um solvente orgânico, é adequado para injeção intramuscular ou intravenosa e causa bem menos irritação tecidual que o diazepam. O lorazepam é glicuronidizado formando metabólitos inativos. Sua meia-vida de eliminação é 10 a 20 horas, mas os efeitos clínicos podem ser prolongados em virtude de diferenças farmacodinâmicas dos outros benzodiazepínicos. Os efeitos cardiovasculares e respiratórios do lorazepam são semelhantes aos do diazepam. O lorazepam deve ser usado criteriosamente para sedação na unidade de terapia intensiva em virtude de efeitos prolongados no estado mental e no impulso respiratório. Ao contrário de outros benzodiazepínicos, contém polietilenoglicol 400 em propilenoglicol, o que acarreta hiato osmolar elevado e acidose metabólica e pode ser nefrotóxico quando grandes quantidades de lorazepam são fornecidas como infusão contínua, particularmente em pacientes suscetíveis a lesão renal. As infusões de lorazepam podem causar acidose metabólica significativa e disfunção renal aguda em RNs a termo e pré-termo, e diretrizes preconizam que se evitem tais infusões em lactentes menores de 6 meses.

O midazolam, um benzodiazepínico hidrossolúvel de curta ação, tem sido usado em RNs que necessitam de sedação, sozinho ou combinado com analgésicos opioides como a fentanila. No receptor dos benzodiazepínicos, o midazolam tem o dobro da afinidade de ligação do diazepam e inibe a captação do GABA. A farmacocinética do midazolam em RNs caracteriza-se por redistribuição rápida, depuração plasmática de 6,9 mℓ/kg/minuto e meia-vida de eliminação de 6,5 horas, a qual é significativamente mais longa que a meia-vida de eliminação relatada para lactentes maiores e crianças. Estudos cinéticos em RNs pré-termo mostraram meia-vida de eliminação significativamente maior com doses repetitivas ou administração contínua que pode exceder 22 horas. Um ensaio clínico de midazolam para sedação a longo prazo de RNs encontrou um desfecho neurológico pior (óbito, HIVe ou leucomalacia periventricular) em comparação a um grupo sedado com infusão de morfina (99). Sabe-se que os bolus de midazolam causam hipotensão em RNs pré-termo, e essa hipotensão provavelmente é a causa do aumento de lesão cerebral (100). Uma metanálise recente de três ensaios clínicos controlados e randomizados de infusão de midazolam para sedação de RNs a termo e pré-termo constatou uma internação significativamente mais longa no grupo de midazolam (101). Devido à tendência a dessaturações, hipotensão e diminuição da velocidade do fluxo sanguíneo cerebral em RNs pré-termo, a AAP recomendou que midazolam não fosse usado como pré-medicação para intubação em RNs pré-termo (102). Além da hipotensão e da depressão respiratória, os efeitos colaterais relatados incluem abalos mioclônicos (especialmente em RNs pré-termo), náuseas e vômitos.

Após terapia intravenosa prolongada com midazolam, descreveu-se uma síndrome de abstinência em lactentes, que é caracterizada por agitação psicomotora, acompanhamento visual deficiente, movimentos coreoatetoides e discinéticos constantes da face, língua e membros e depressão da consciência (103,104). O midazolam pode ser usado de maneira intermitente como pré-medicação para procedimentos invasivos específicos em doses de 0,05 a 0,2 mg/kg, para sedação a curto prazo por infusão contínua (< 12 horas) em taxas de 0,025 a 0,05 mg/kg/hora, ou para sedação a prazo mais longo do paciente intubado em taxas iniciais de 0,05 mg/kg/hora. Após 12 horas, os metabólitos 1 e α-hidroximidazolam que possuem meias-vidas mais longas começam a acumular-se, e a duração de ação do midazolam é prolongada. Depressão respiratória e hipotensão causadas pelos benzodiazepínicos são sinérgicas com os efeitos semelhantes de opioides potentes. Esta combinação deve ser usada com cautela extrema em RNs e apenas com monitoramento estreito em unidade de terapia intensiva.

O flumazenil, antagonista de curta ação dos benzodiazepínicos, pode ser usado como bolus de 10 mg/kg seguido por infusão (5 mg/kg/minuto) para reverter os efeitos dos benzodiazepínicos. A reversão rápida dos benzodiazepínicos pode desencadear convulsões em pacientes suscetíveis.

Como outros agonistas do GABA, os benzodiazepínicos foram associados a apoptose neuronal em modelos animais fetal e neonatal, mediados predominantemente pelo receptor GABA (105,106). A aplicabilidade desses dados aos seres humanos não está clara, mas modera o entusiasmo no seu uso em RN pré-termo, particularmente em altas doses ou durante administração prolongada.

Barbitúricos

O fenobarbital é usado há muito tempo como anticonvulsivante em RNs e crianças, porém seu uso rotineiro para sedação foi desencorajado em virtude de várias desvantagens. O fenobarbital possui efeitos hiperalgésicos e pode aumentar a necessidade de analgesia, e sempre ocorre rápida tolerância a sua ação sedativa. Possui meia-vida de eliminação prolongada em RNs (5 a 6 dias), e pode aumentar o risco de HIVe em RNs prematuros (107).

O fenobarbital não possui antagonista específico, e o uso prolongado está associado a indução microssômica de enzimas hepáticas e a uma síndrome de abstinência. Suas vantagens em RNs incluem o aumento do metabolismo de bilirrubina, depressão cardiovascular e respiratória relativamente leve e a familiaridade com seu emprego em RNs pré-termo e a termo. Em RNs pré-termo ventilados, as alterações na pressão arterial média e pressão intracraniana associadas à intubação endotraqueal foram minoradas com o fenobarbital (108). Um estudo de dose-resposta neonatal encontrou graus crescentes de sedação e dificuldades alimentares com o aumento das concentrações séricas de fenobarbital. Essas respostas foram maiores em RNs pré-termo do que nos RNs a termo (109). Em geral, utilizam-se para sedação doses de ataque de 5 a 20 mg/kg e doses de manutenção de 2,5 mg/kg a cada 12 horas por via oral ou intravenosa.

O pentobarbital é um barbitúrico de ação mais curta que o fenobarbital com meia-vida de 19 a 34 horas em adultos. É útil como adjuvante para sedação do lactente e da criança intubados, particularmente quando a tolerância levou ao rápido aumento das infusões de narcóticos e benzodiazepínicos para manter nível apropriado e seguro de sedação. Uma diretriz clínica para sedação do lactente e da criança intubados sugere o acréscimo de doses intermitentes de 2 a 6 mg/kg de pentobarbital a cada quatro horas quando as infusões de morfina e midazolam começam a exceder, cada uma, 0,5 mg/kg/h. O pentobarbital está associado a tolerância e abstinência e geralmente é suspenso da maneira "último a ser prescrito, primeiro a ser retirado" quando a sedação está sendo reduzida. O pentobarbital causa mais hipotensão do que a maioria dos outros sedativos utilizados no lactente e na criança; infusões mais lentas durante 15 a 30 minutos reduzem este efeito colateral. A exemplo do lorazepam, o pentobarbital é misturado em propilenoglicol, e infusões contínuas podem precipitar acidose metabólica e efeitos nefrotóxicos, particularmente em pacientes suscetíveis a lesão renal.

Hidrato de cloral

O hidrato de cloral é frequentemente utilizado como sedativo em doses de 25 a 50 mg/kg ou como hipnótico em doses de 50 a 100 mg/kg para procedimentos curtos em RNs e lactentes. Embora não seja prático para uso em RNs prematuros ou doentes devido à ausência de formulação intravenosa, o hidrato de cloral tem sido usado há muitas décadas em RNs a termo devido à ausência de efeitos colaterais cardiovasculares e respiratórios quando usado em doses terapêuticas normais. Doses maiores podem ser necessárias depois do uso repetido em RNs devido ao desenvolvimento lento da tolerância, e doses repetidas podem ser irritantes para a mucosa enteral. Os RNs pré-termo apresentaram bradicardia significativamente maior quando sedados com hidrato de cloral na idade corrigida de 40 semanas. Os RNs pré-termo também apresentaram uma duração prolongada da sedação em comparação com RN a termo (110). Um RN que recebeu várias doses de hidrato de cloral (165 mg/kg de hidrato de cloral ao longo de 16 horas) apresentou as reações tóxicas de depressão respiratória e letargia, sugerindo a necessidade de moderação na dosagem (111). Outros relatos documentaram complicações como hiperbilirrubinemia direta, redução do volume corrente, hipertrigliceridemia, edema laríngeo agudo e arritmias cardíacas (p. ex., taquicardia supraventricular) em RNs e lactentes. Um dos metabólitos do hidrato de cloral, tricloroetileno, foi descrito como carcinogênico sob exposição crônica (112).

A ação sedativa do hidrato de cloral pode ser mediada por depressão neuronal generalizada, à semelhança de outros hidrocarbonetos halogenados. O mecanismo de ação preciso é desconhecido, e não há um antagonista específico. A farmacocinética do hidrato de cloral não está definida claramente em RNs. O início dos efeitos clínicos após doses orais ocorre dentro de 30 minutos, e sua duração de ação geralmente é de duas a quatro horas, de acordo com as doses utilizadas.

Cetamina

A cetamina é um anestésico dissociativo que tem sido usado como agente indutor de anestesia, analgésico para sedação consciente, pré-medicação antes da indução da anestesia e sedativo para pacientes em estado crítico. Há uma ampla faixa de experiência com esse agente em pacientes maiores, porém a experiência é limitada em lactentes e RNs. A cetamina foi usada para obter anestesia no RN não intubado em respiração espontânea, e causa menos depressão neurocomportamental neonatal do que o tiopental após administração materna durante o parto vaginal (113). Produz níveis séricos confiáveis dentro de um minuto quando administrada por via intravenosa ou dentro de cinco minutos quando IM, e é rapidamente redistribuída, com o despertar ocorrendo em 10 a 15 minutos. Em RNs, a meia-vida de eliminação é significativamente mais longa do que 130 minutos, a qual foi relatada em crianças maiores e adultos (114). A biotransformação hepática extensa exige doses mais altas quando administrada por via oral ou retal.

A tolerância e a indução das enzimas hepáticas foram demonstradas durante a administração crônica de cetamina. Além dos efeitos colaterais nos outros receptores, a cetamina bloqueia a entrada de cálcio nos neurônios, ligando-se ao local da fenciclidina no receptor NMDA. Os efeitos analgésicos da cetamina foram atribuídos à dissociação eletrofisiológica entre os sistemas talamoneocortical e límbico. Outros efeitos clínicos em concentrações plasmáticas anestésicas incluem catalepsia, nistagmo, hipertonia e movimentos involuntários. A cetamina é um estimulador potente do sistema cardiovascular, supostamente por meio de efeitos simpáticos centrais e inibição da recaptação de catecolaminas (115). Em comparação com isoflurano, halotano e fentanila, a cetamina teve os menores efeitos na pressão arterial média em RNs pré-termo enfermos submetidos a cirurgia (116). A resistência vascular pulmonar não parece ser alterada em RNs com ou sem hipertensão pulmonar preexistente (117). Para pacientes em estado crítico com hipovolemia moderada, doses baixas de cetamina (i. e., 0,5 a 1 mg/kg) são mais seguras do que os barbitúricos como agentes indutores rápidos antes de intubação traqueal.

Durante o desenvolvimento cerebral, o bloqueio dos receptores NMDA pode desencadear apoptose. Foi demonstrado que a cetamina causa apoptose neuronal em um grande número de estudos com primatas não humanos e roedores RNs, e essa apoptose depende da dose e da duração (118). A tradução desses dados para RNs humanos a termo e pré-termo é difícil, mas deve-se evitar a extrapolação desses dados usando cetamina em altas doses ou por períodos longos de tempo em RNs a termo e pré-termo.

Clonidina

A clonidina é um agonista dos adrenorreceptores α2, e via ativação de receptores no *locus coeruleus* do encéfalo reduz os impulsos eferentes simpáticos e gera um efeito anti-hipertensivo. Além de suas ações anti-hipertensivas, a clonidina exerce efeitos sedativos antinociceptivos. Os mecanismos desses efeitos são menos bem compreendidos, mas ambos parecem ser mediados através de uma ação nos receptores α2 porque são bloqueados por substâncias antagonistas de α2 (119). Dados de animais mostraram que os mesmos canais de potássio ativados por agonistas dos receptores μ opioides também são ativados por α-agonistas, e tais efeitos parecem ser mediados por proteínas G diferentes (120). A clonidina tem sido usada como um componente da anestesia peridural em virtude de seus efeitos sinérgicos com anestésicos locais. Ademais, a administração oral ou transdérmica em doses iniciais de 5 μg/kg/dia é útil como adjuvante para sedação do lactente e da criança em estado crítico. A administração transdérmica é limitada no RN porque os menores adesivos (TTS®-1 fornece 100 μg/dia) podem ser divididos ao meio para crianças de 10 kg, mas não são facilmente divididos por quatro. Uma suspensão oral de clonidina não é comercializada, mas pode ser manipulada segundo as diretrizes na literatura; a dose de 5 μg/kg/dia (fracionada em duas ou três tomadas ao dia) é efetiva. É fácil alcançar doses que exerçam efeitos sedativos e analgésicos sem hipotensão associada. O efeito anti-hipertensivo leve contribui para a utilidade da clonidina no tratamento das síndromes de abstinência de narcóticos, benzodiazepínicos e barbitúricos. Diversos grupos relataram o uso de clonidina no manejo de abstinência neonatal, e um ensaio clínico controlado e randomizado recente concluiu que o acréscimo da clonidina à tintura oral de ópio reduziu significativamente a duração da terapia para SAN (121).

Dexmedetomidina

Como a clonidina, a dexmedetomidina é um agonista dos adrenorreceptores α2 que induz sedação via redução dos impulsos eferentes simpáticos do *locus coeruleus*. A dexmedetomidina também tem efeitos analgésicos que são mediados pela maior liberação de substância P na medula espinal. Ao contrário da clonidina, a dexmedetomidina é fornecida como uma infusão intravenosa contínua. Como a clonidina, a dexmedetomidina também foi usada como adjuvante para anestesia epidural e caudal. Os efeitos colaterais da dexmedetomidina são predominantemente hemodinâmicos e estão relacionados a suas ações adrenorreceptoras (hipotensão e bradicardia relacionadas à simpatólise e hipertensão arterial relacionada à vasoconstrição), são atenuados evitando a administração de *bolus* do fármaco e regridem com a redução da velocidade de infusão ou descontinuação da mesma. A infusão contínua de dexmedetomidina para sedação durante a ventilação mecânica em RNs a termo e pré-termo foi estudada por dois grupos e acredita-se que seja segura e efetiva (122,123). O acréscimo de dexmedetomidina à infusão de baixas doses de fentanila melhorou a resposta do estresse hormonal à cirurgia cardíaca em RNs (9). Um ensaio clínico controlado e randomizado definitivo ainda não foi realizado.

Descobriu-se que a dexmedetomidina é neuroprotetora em modelos animais de lesão hipóxico-isquêmica (124,125) e lesão cerebral perinatal de excitotoxicidade (126,127). Os efeitos a longo prazo do estímulo crônico do adrenorreceptor α2 em RNs a termo e pré-termo não foram avaliados e serão necessários para determinar qual função a dexmedetomidina deve desempenhar na sedação de bebês na UTI neonatal.

RESUMO

A abordagem adequada da sedação e analgesia inclui um esquema individualizado, que garante eficácia com consideração cuidadosa das diferenças farmacocinéticas e farmacodinâmicas importantes na população neonatal. Analgesia e sedação são necessárias para RNs submetidos a procedimentos dolorosos e/ou estressantes exigidos para terapia na sala de cirurgia ou UTI neonatal, e técnicas de sedação e analgesia eficazes estão disponíveis e podem ser usadas em uma variedade de circunstâncias clínicas. Dada a proliferação dos dados de animais em relação à neurotoxicidade potencial de quase todos os anestésicos, deve-se realizar um escore de dor confiável periodicamente para garantir que a dor e o estresse dos RNs sejam controlados de modo adequado e que as doses e a duração dos analgésicos e sedativos não sejam mais altas do que o necessário. O número de procedimentos dolorosos a que os RNs estão expostos também deve ser controlado a um valor mínimo necessário para tratamento seguro e efetivo. Em uma declaração de consenso recente, a AAP e a Canadian Pediatric Society observaram que, "como as vias mais eficazes e seguras para impedir a dor no RN são desconhecidas, um desafio importante para os profissionais da assistência é equilibrar o alívio efetivo da dor e a prevenção de efeitos adversos graves dos medicamentos para dor" (6). Ao mesmo tempo que buscamos os dados necessários para superar esse desafio, devemos ser prudentes para concentrar nossos esforços no acompanhamento dessas diretrizes de consenso que incentivam cada neonatologista a "implementar um programa efetivo de prevenção da dor, que inclua estratégias para avaliar a dor rotineiramente, minimizando o número de procedimentos dolorosos realizados, usando efetivamente terapias farmacológicas e não farmacológicas para a prevenção de dor associada a procedimentos secundários de rotina e eliminando a dor associada à cirurgia e a outros procedimentos de grande porte" (6).

REFERÊNCIAS BIBLIOGRÁFICAS

1. Anand KJ, Aynsley-Green A. Metabolic and endocrine effects of surgical ligation of patent ductus arteriosus in the human preterm neonate: are there implications for improvement of postoperative outcome? *Mod Probl Pediatr* 1985;23:143.
2. de Lima J, Lloyd-Thomas AR, Howard RF, et al. Infant and neonatal pain: anaesthetists' perceptions and prescribing patterns. *BMJ* 1996;313:787.
3. Sarkar S, Schumacher RE, Baumgart S, et al. Are newborns receiving premedication before elective intubation? *J Perinatol* 2006;26:286.
4. Carbajal R, Rousset A, Danan C, et al. Epidemiology and treatment of painful procedures in neonates in intensive care units. *JAMA* 2008;300:60.
5. Yawman D, Howard CR, Auinger P, et al. Pain relief for neonatal circumcision: a follow-up of residency training practices. *Ambul Pediatr* 2006;6:210.
6. American Academy of Pediatrics Committee on Fetus and Newborn, American Academy of Pediatrics Section on Surgery. Prevention and management of pain in the neonate: an update. *Pediatrics* 2006;118:2231.
7. Anand KJ, Hansen DD, Hickey PR. Hormonal-metabolic stress responses in neonates undergoing cardiac surgery. *Anesthesiology* 1990;73:661.
8. Anand KJS, Hickey PR. Halothane-morphine compared with high-dose sufentanil for anesthesia and postoperative analgesia in neonatal cardiac surgery. *N Engl J Med* 1992;326:1.
9. Naguib AN, Tobias JD, Hall MW, et al. The role of different anesthetic techniques in altering the stress response during cardiac surgery in children: a prospective, double-blinded, and randomized study. *Pediatr Crit Care Med* 2013;14:481.
10. Taddio A, Katz J. The effects of early pain experience in neonates on pain responses in infancy and childhood. *Paediatr Drugs* 2005;7:245.
11. Roofthooft DW, Simons SH, Anand KJ, et al. Eight years later, are we still hurting newborn infants? *Neonatology* 2014;105:218.
12. Cong X, McGrath JM, Cusson RM, et al. Pain assessment and measurement in neonates: an updated review. *Adv Neonatal Care* 2013;13:379.
13. Reynolds ML, Fitzgerald M, Benowitz LI. GAP-43 expression in developing cutaneous and muscle nerves in the rat hindlimb. *Neuroscience* 1991;41:201.
14. Fitzgerald M. A physiological study of the prenatal development of cutaneous sensory inputs to dorsal horn cells in the rat. *J Physiol* 1991;432:473.
15. Rizvi TA, Wadhwa S, Mehra RD, et al. Ultrastructure of marginal zone during prenatal development of human spinal cord. *Exp Brain Res* 1986;64:483.
16. Pignatelli D, Ribeiro-da Silva A, Coimbra A. Postnatal maturation of primary afferent terminations in the substantia gelatinosa of the rat spinal cord. An electron microscopic study. *Brain Res* 1989;491:33.
17. Anand KJ, Carr DB. The neuroanatomy, neurophysiology, and neurochemistry of pain, stress, and analgesia in newborns and children. *Pediatr Clin North Am* 1989;36:795.
18. Anand KJ, Hickey PR. Pain and its effects in the human neonate and fetus. *N Engl J Med* 1987;317:1321.
19. Klimach VJ, Cooke RW. Maturation of the neonatal somatosensory evoked response in preterm infants. *Dev Med Child Neurol* 1988;30:208.
20. Anand KJ. Hormonal and metabolic functions of neonates and infants undergoing surgery. *Curr Opin Cardiol* 1986;1:681.
21. Walker SM. Biological and neurodevelopmental implications of neonatal pain. *Clin Perinatol* 2013;40:471.
22. Vinall J, Grunau RE. Impact of repeated procedural pain-related stress in infants born very preterm. *Pediatr Res* 2014;75:584.
23. Kuratani N. The cutting edge of neonatal anesthesia: the tide of history is changing. *J Anesth* 2015;29:1.
24. Morriss FH Jr, Saha S, Bell EF, et al. Surgery and neurodevelopmental outcome of very low-birth-weight infants. *JAMA Pediatr* 2014;168:746.
25. Richards T. Can a fetus feel pain? *Br Med J (Clin Res Ed)* 1985;291:1220.
26. Robinson S, Gregory GA. Fentanyl-air-oxygen anesthesia for ligation of patent ductus arteriosus in preterm infants. *Anesth Analg* 1981;60:331.
27. Anand KJ, Sippell WG, Schofield NM, et al. Does halothane anaesthesia decrease the metabolic and endocrine stress responses of newborn infants undergoing operation? *Br Med J (Clin Res Ed)* 1988;296:668.
28. Anand KJ, Sippell WG, Aynsley Green A. Randomised trial of fentanyl anaesthesia in preterm babies undergoing surgery: effects on the stress response. *Lancet* 1987;1:62.
29. Gruber EM, Laussen PC, Casta A, et al. Stress response in infants undergoing cardiac surgery: a randomized study of fentanyl bolus, fentanyl infusion, and fentanyl-midazolam infusion. *Anesth Analg* 2001;92:882.
30. Friesen RH, Lichtor JL. Cardiovascular effects of inhalation induction with isoflurane in infants. *Anesth Analg* 1983;62:411.
31. Gregory GA. The baroresponses of preterm infants during halothane anaesthesia. *Can Anaesth Soc J* 1982;29:105.
32. Lunn JK, Stanley TH, Eisele J, et al. High dose fentanyl anesthesia for coronary artery surgery: plasma fentanyl concentrations and influence of nitrous oxide on cardiovascular responses. *Anesth Analg* 1979;58:390.
33. Shingu K, Eger EI II, Johnson BH, et al. Effect of oxygen concentration, hyperthermia, and choice of vendor on anesthetic-induced hepatic injury in rats. *Anesth Analg* 1983;62:146.
34. Conzen PF, Nuscheler M, Melotte A, et al. Renal function and serum fluoride concentrations in patients with stable renal insufficiency after anesthesia with sevoflurane or enflurane. *Anesth Analg* 1995;81:569.
35. Young CJ, Apfelbaum JL. Inhalational anesthetics: desflurane and sevoflurane. *J Clin Anesth* 1995;7:564.
36. Russell IA, Miller Hance WC, Gregory G, et al. The safety and efficacy of sevoflurane anesthesia in infants and children with congenital heart disease. *Anesth Analg* 2001;92:1152.
37. Kharasch ED, Karol MD, Lanni C, et al. Clinical sevoflurane metabolism and disposition. I. Sevoflurane and metabolite pharmacokinetics. *Anesthesiology* 1995;82:1369.
38. Loeckinger A, Kleinsasser A, Maier S, et al. Sustained prolongation of the QTc interval after anesthesia with sevoflurane in infants during the first 6 months of life. *Anesthesiology* 2003;98:639.
39. Hickey PR, Hansen DD, Wessel DL, et al. Pulmonary and systemic hemodynamic responses to fentanyl in infants. *Anesth Analg* 1985;64:483.
40. Hickey PR, Hansen DD, Wessel DL, et al. Blunting of stress responses in the pulmonary circulation of infants by fentanyl. *Anesth Analg* 1985;64:1137.
41. Ross AK, Davis PJ, Dear GD, et al. Pharmacokinetics of remifentanil in anesthetized pediatric patients undergoing elective surgery or diagnostic procedures. *Anesth Analg* 2001;93:1393.
42. Scott CS, Riggs KW, Ling EW, et al. Morphine pharmacokinetics and pain assessment in premature newborns. *J Pediatr* 1999;135:423.
43. Bellu R, de Waal K, Zanini R. Opioids for neonates receiving mechanical ventilation: a systematic review and meta-analysis. *Arch Dis Child Fetal Neonatal Ed* 2010;95:F241.
44. Liu LM, Cote CJ, Goudsouzian NG, et al. Life-threatening apnea in infants recovering from anesthesia. *Anesthesiology* 1983;59:506.
45. Huang JJ, Hirschberg G. Regional anaesthesia decreases the need for postoperative mechanical ventilation in very low birth weight infants undergoing herniorrhaphy. *Paediatr Anaesth* 2001;11:705.

46. Bosenberg AT, Hadley GP, Wiersma R. Esophageal atresia; caudo-thoracic epidural anesthesia reduces the need for postoperative ventilatory support. *Paediatr Surg Int* 1992;7:289.
47. McNeely JK, Farber NE, Rusy LM, et al. Epidural analgesia improves outcome following pediatric fundoplication. A retrospective analysis. *Reg Anesth* 1997;22:16.
48. Bosenberg A, Flick RP. Regional anesthesia in neonates and infants. *Clin Perinatol* 2013;40:525.
49. Shenkman Z, Hoppenstein D, Litmanowitz I, et al. Spinal anesthesia in 62 premature, former-premature or young infants—technical aspects and pitfalls. *Can J Anaesth* 2002;49:262.
50. Mahe V, Ecoffey C. Spinal anesthesia with isobaric bupivacaine in infants. *Anesthesiology* 1988;68:601.
51. Goeller JK, Bhalla T, Tobias JD. Combined use of neuraxial and general anesthesia during major abdominal procedures in neonates and infants. *Paediatr Anaesth* 2014;24:553.
52. Willschke H, Bosenberg A, Marhofer P, et al. Epidural catheter placement in neonates: sonoanatomy and feasibility of ultrasonographic guidance in term and preterm neonates. *Reg Anesth Pain Med* 2007;32:34.
53. Breschan C, Krumpholz R, Jost R, et al. Intraspinal haematoma following lumbar epidural anaesthesia in a neonate. *Paediatr Anaesth* 2001;11:105.
54. Valairucha S, Seefelder C, Houck CS. Thoracic epidural catheters placed by the caudal route in infants: the importance of radiographic confirmation. *Paediatr Anaesth* 2002;12:424.
55. Di Pede A, Morini F, Lombardi MH, et al. Comparison of regional vs. systemic analgesia for post-thoracotomy care in infants. *Paediatr Anaesth* 2014;24:569.
56. Cook B, Doyle E. The use of additives to local anesthetic solutions for caudal epidural blockade. *Paediatr Anaesth* 1996;6:353.
57. Fellmann C, Gerber AC, Weiss M. Apnoea in a former preterm infant after caudal bupivacaine with clonidine for inguinal herniorrhaphy. *Paediatr Anaesth* 2002;12:637.
58. Bouchut JC, Dubois R, Godard J. Clonidine in preterm-infant caudal anesthesia may be responsible for postoperative apnea. *Reg Anesth Pain Med* 2001;26:83.
59. Lonnqvist PA. Regional anaesthesia and analgesia in the neonate. *Best Pract Res Clin Anaesthesiol* 2010;24:309.
60. Butler-O'Hara M, LeMoine C, Guillet R. Analgesia for neonatal circumcision: a randomized, controlled trial of EMLA cream versus dorsal penile nerve block. *Pediatrics* 1998;101:E5.
61. Howard CR, Howard FM, Fortune K, et al. A randomized, controlled trial of a eutectic mixture of local anesthetic cream (lidocaine and prilocaine) versus penile nerve block for pain relief during circumcision. *Am J Obstet Gynecol* 1999;181:1506.
62. McIntosh N, van Veen L, Bramayer H. Alleviation of the pain of heelstick in preterm infants. *Arch Dis Child* 1994;70:F177.
63. Abad F, Diaz-Gomez NM, Domenech E, et al. Oral sucrose compares favourably with lidocaine-prilocaine cream for pain relief during venepuncture in infants. *Acta Paediatr* 2001;90:160.
64. Gradin M, Eriksson M, Holmqvist G, et al. Pain reduction at venipuncture in newborns: oral glucose compared with local anesthetic cream. *Pediatrics* 2002;110:1053.
65. Biran V, Gourrier E, Cimerman P, et al. Analgesic effects of EMLA cream and oral sucrose during venipuncture in preterm infants. *Pediatrics* 2011;128:e63.
66. Allegaert K, de Hoon J, Verbesselt R, et al. Maturational pharmacokinetics of single intravenous bolus of propofol. *Paediatr Anaesth* 2007;17:1028.
67. Rigby-Jones AE, Nolan JA, Priston MJ, et al. Pharmacokinetics of propofol infusions in critically ill neonates, infants, and children in an intensive care unit. *Anesthesiology* 2002;97:1393.
68. Ghanta S, Abdel-Latif ME, Lui K, et al. Propofol compared with the morphine, atropine, and suxamethonium regimen as induction agents for neonatal endotracheal intubation: a randomized, controlled trial. *Pediatrics* 2007;119:e1248.
69. Welzing L, Kribs A, Eifinger F, et al. Propofol as an induction agent for endotracheal intubation can cause significant arterial hypotension in preterm neonates. *Paediatr Anaesth* 2010;20:605.
70. Simons SH, van der Lee R, Reiss IK, et al. Clinical evaluation of propofol as sedative for endotracheal intubation in neonates. *Acta Paediatr* 2013;102:e487.
71. Parke TJ, Stevens JE, Rice AS, et al. Metabolic acidosis and fatal myocardial failure after propofol infusion in children: five case reports. *BMJ* 1992;305:613.
72. Committee on Safety of Medicines/Medicines Control Agency. Propofol (Diprivan) infusion: sedation in children aged 16 years or younger contraindicated. *Curr Probl Pharmacovigilance* 2001;27:10.
73. Anand KJ, Willson DF, Berger J, et al. Tolerance and withdrawal from prolonged opioid use in critically ill children. *Pediatrics* 2010;125:e1208.
74. Arnold JH, Truog RD, Scavone JM, et al. Changes in the pharmacodynamic response to fentanyl in neonates during continuous infusion. *J Pediatr* 1991;119:639.
75. Arnold JH, Truog RD, Orav EJ, et al. Tolerance and dependence in neonates sedated with fentanyl during extracorporeal membrane oxygenation. *Anesthesiology* 1990;73:1136.
76. Dewhirst E, Naguib A, Tobias J. Chest wall rigidity in two infants after low-dose fentanyl administration. *Pediatr Emerg Care* 2012;28:465.
77. Hill AB, Nahrwold ML, de Rosayro AM, et al. Prevention of rigidity during fentanyl–oxygen induction of anesthesia. *Anesthesiology* 1981;55:452.
78. Walker SM. Neonatal pain. *Paediatr Anaesth* 2014;24:39.
79. Grunau RE, Whitfield MF, Petrie-Thomas J, et al. Neonatal pain, parenting stress and interaction, in relation to cognitive and motor development at 8 and 18 months in preterm infants. *Pain* 2009;143:138.
80. Anand KJ, Hall RW, Desai N, et al. Effects of morphine analgesia in ventilated preterm neonates: primary outcomes from the NEOPAIN randomised trial. *Lancet* 2004;363:1673.
81. Collins E. Maternal and fetal effects of acetaminophen and salicylates in pregnancy. *Obstet Gynecol* 1981;58(suppl):57S.
82. Howard CR, Howard FM, Weitzman ML. Acetaminophen analgesia in neonatal circumcision: the effect on pain. *Pediatrics* 1994;93:641.
83. Shah V, Taddio A, Ohlsson A. Randomised controlled trial of paracetamol for heel prick pain in neonates. *Arch Dis Child Fetal Neonatal Ed* 1998;79:F209.
84. Wong I, St John-Green C, Walker SM. Opioid-sparing effects of perioperative paracetamol and nonsteroidal anti-inflammatory drugs (NSAIDs) in children. *Paediatr Anaesth* 2013;23:475.
85. Allegaert K, Naulaers G, Vanhaesebrouck S, et al. The paracetamol concentration-effect relation in neonates. *Paediatr Anaesth* 2013;23:45.
86. Ceelie I, de Wildt SN, van Dijk M, et al. Effect of intravenous paracetamol on postoperative morphine requirements in neonates and infants undergoing major noncardiac surgery: a randomized controlled trial. *JAMA* 2013;309:149.
87. Moffett BS, Wann TI, Carberry KE, et al. Safety of ketorolac in neonates and infants after cardiac surgery. *Paediatr Anaesth* 2006;16:424.
88. Dawkins TN, Barclay CA, Gardiner RL, et al. Safety of intravenous use of ketorolac in infants following cardiothoracic surgery. *Cardiol Young* 2009;19:105.
89. Aldrink JH, Ma M, Wang W, et al. Safety of ketorolac in surgical neonates and infants 0 to 3 months old. *J Pediatr Surg* 2011;46:1081.
90. Harrison D, Bueno M, Yamada J, et al. Analgesic effects of sweet-tasting solutions for infants: current state of equipoise. *Pediatrics* 2010;126:894.
91. de Freitas RL, Kubler JM, Elias-Filho DH, et al. Antinociception induced by acute oral administration of sweet substance in young and adult rodents: the role of endogenous opioid peptides chemical mediators and mu(1)-opioid receptors. *Pharmacol Biochem Behav* 2012;101:265.
92. Slater R, Cornelissen L, Fabrizi L, et al. Oral sucrose as an analgesic drug for procedural pain in newborn infants: a randomised controlled trial. *Lancet* 2010;376:1225.
93. Wilkinson DJ, Savulescu J, Slater R. Sugaring the pill: ethics and uncertainties in the use of sucrose for newborn infants. *Arch Pediatr Adolesc Med* 2012;166:629.
94. Schechter NL. Using sucrose-with eyes wide open. *Arch Pediatr Adolesc Med* 2012;166:667.
95. Carbajal R, Veerapen S, Couderc S, et al. Analgesic effect of breast feeding in term neonates: randomised controlled trial. *BMJ* 2003;326:13.
96. Pillai Riddell RR, Racine NM, Turcotte K, et al. Non-pharmacological management of infant and young child procedural pain. *Cochrane Database Syst Rev* 2011;(10):CD006275.
97. Johnston C, Campbell-Yeo M, Fernandes A, et al. Skin-to-skin care for procedural pain in neonates. *Cochrane Database Syst Rev* 2014;(1):CD008435.
98. Jorch G, Rabe H, Rickers E, et al. Cerebral blood flow velocity assessed by Doppler technique after intravenous application of diazepam in very low birth weight infants. *Dev Pharmacol Ther* 1989;14:102.
99. Anand KJ, Barton BA, McIntosh N, et al. Analgesia and sedation in preterm neonates who require ventilatory support: results from the NOPAIN trial. Neonatal outcome and prolonged analgesia in neonates. *Arch Pediatr Adolesc Med* 1999;153:331.
100. McPherson C, Grunau RE. Neonatal pain control and neurologic effects of anesthetics and sedatives in preterm infants. *Clin Perinatol* 2014;41:209.
101. Ng E, Taddio A, Ohlsson A. Intravenous midazolam infusion for sedation of infants in the neonatal intensive care unit. *Cochrane Database Syst Rev* 2012;(6):CD002052.
102. Kumar P, Denson SE, Mancuso TJ. Premedication for nonemergency endotracheal intubation in the neonate. *Pediatrics* 2010;125:608.
103. McLellan I, Douglas E. Midazolam withdrawal syndrome. *Anaesthesia* 1991;46:420.
104. Bergman I, Steeves M, Burckart G, et al. Reversible neurologic abnormalities associated with prolonged intravenous midazolam and fentanyl administration. *J Pediatr* 1991;119:644.
105. Jevtovic-Todorovic V, Hartman RE, Izumi Y, et al. Early exposure to common anesthetic agents causes widespread neurodegeneration in the developing rat brain and persistent learning deficits. *J Neurosci* 2003;23:876.

106. Young C, Jevtovic-Todorovic V, Qin YQ, et al. Potential of ketamine and midazolam, individually or in combination, to induce apoptotic neurodegeneration in the infant mouse brain. *Br J Pharmacol* 2005;146:189.
107. Kuban KCK, Leviton A, Krishnamoorthy KS. Neonatal intracranial hemorrhage and phenobarbital. *Pediatrics* 1986;77:443.
108. Ninan A, O'Donnell M, Hamilton K, et al. Physiologic changes induced by endotracheal instillation and suctioning in critically ill preterm infants with and without sedation. *Am J Perinatol* 1986;3:94.
109. Gilman JT, Gal P, Duchowny MS, et al. Rapid sequential phenobarbital treatment of neonatal seizures. *Pediatrics* 1989;83:674.
110. Allegaert K, Daniels H, Naulaers G, et al. Pharmacodynamics of chloral hydrate in former preterm infants. *Eur J Pediatr* 2005;164:403.
111. Laptook AR, Rosenfeld CR. Chloral hydrate toxicity in a preterm infant. *Pediatr Pharmacol (New York)* 1984;4:161.
112. Salmon AG, Kizer KW, Zeise L, et al. Potential carcinogenicity of chloral hydrate—a review. *J Toxicol Clin Toxicol* 1995;33:115.
113. Hodgkinson R, Marx GF, Kim SS, et al. Neonatal neurobehavioral tests following vaginal delivery under ketamine, thiopental, and extradural anesthesia. *Anesth Analg* 1977;56:548A.
114. Cook DR. Newborn anaesthesia: pharmacological considerations. *Can Anaesth Soc J* 1986;33:S38.
115. Lundy PM, Lockwood PA, Thompson G, et al. Differential effects of ketamine isomers on neuronal and extraneuronal catecholamine uptake mechanisms. *Anesthesiology* 1986;64:359.
116. Friesen RH, Henry DB. Cardiovascular changes in preterm neonates receiving isoflurane, halothane, fentanyl, and ketamine. *Anesthesiology* 1986;64:238.
117. Hickey PR, Hansen DD, Cramolini GM, et al. Pulmonary and systemic hemodynamic responses to ketamine in infants with normal and elevated pulmonary vascular resistance. *Anesthesiology* 1985;62:287.
118. Dong C, Anand KJ. Developmental neurotoxicity of ketamine in pediatric clinical use. *Toxicol Lett* 2013;220:53.
119. Drew GM, Gower AJ, Marriott AS. Alpha 2-adrenoceptors mediate clonidine-induced sedation in the rat. *Br J Pharmacol* 1979;67:133.
120. Suresh S, Anand KJS. Opioid tolerance in neonates: a state-of-the-art review. *Paediatr Anaesth* 2001;11:511.
121. Agthe AG, Kim GR, Mathias KB, et al. Clonidine as an adjunct therapy to opioids for neonatal abstinence syndrome: a randomized, controlled trial. *Pediatrics* 2009;123:e849.
122. O'Mara K, Gal P, Wimmer J, et al. Dexmedetomidine versus standard therapy with fentanyl for sedation in mechanically ventilated premature neonates. *J Pediatr Pharmacol Ther* 2012;17:252.
123. Chrysostomou C, Schulman SR, Herrera Castellanos M, et al. A phase II/III, multicenter, safety, efficacy, and pharmacokinetic study of dexmedetomidine in preterm and term neonates. *J Pediatr* 2014;164:276. e1.
124. Ma D, Hossain M, Rajakumaraswamy N, et al. Dexmedetomidine produces its neuroprotective effect via the alpha 2A-adrenoceptor subtype. *Eur J Pharmacol* 2004;502:87.
125. Zhu YM, Wang CC, Chen L, et al. Both PI3K/Akt and ERK1/2 pathways participate in the protection by dexmedetomidine against transient focal cerebral ischemia/reperfusion injury in rats. *Brain Res* 2013;1494:1.
126. Paris A, Mantz J, Tonner PH, et al. The effects of dexmedetomidine on perinatal excitotoxic brain injury are mediated by the alpha2A-adrenoceptor subtype. *Anesth Analg* 2006;102:456.
127. Degos V, Charpentier TL, Chhor V, et al. Neuroprotective effects of dexmedetomidine against glutamate agonist-induced neuronal cell death are related to increased astrocyte brain-derived neurotrophic factor expression. *Anesthesiology* 2013;118:1123.

54 Recém-Nascido de Mãe Drogadicta

Enrique M. Ostrea Jr, J. Edgar Winston Cruz Posecion, Ma. Esterlita Villanueva Uy e Josef M. Cortez

INTRODUÇÃO

O problema do abuso de drogas atingiu proporções epidêmicas nas últimas duas décadas, com aumentos não apenas do número de usuários de drogas como também nos tipos de drogas utilizadas. Igualmente alarmante é o aumento na proporção de usuárias de drogas em idade fértil ou grávidas, porque os efeitos das drogas sobre a gravidez e o feto podem ser duradouros (Quadro 54.1).

EPIDEMIOLOGIA

Em 2012, estimou-se que 23,9 milhões de norte-americanos com 12 anos ou mais eram usuários correntes (utilizaram drogas no mês anterior à entrevista da pesquisa) de drogas ilícitas (1). Esta estimativa representa 9,2% da população com 12 anos ou mais. As drogas ilícitas incluem maconha/haxixe, cocaína (incluindo *crack*), heroína, alucinógenos, inalantes ou psicoterapêuticos com receita médica (analgésicos, ansiolíticos, estimulantes e sedativos) usados sem indicação clínica. A maconha foi a substância psicoativa mais usada. Entre gestantes com idade entre 15 e 44 anos, 5,9% eram usuárias de drogas ilícitas com base nos dados apurados de 2011 a 2012. Deve-se observar que essas estatísticas foram obtidas exclusivamente a partir de entrevistas com as gestantes e, portanto, são extremamente subestimadas em decorrência da subnotificação significativa do uso de droga por essas mulheres. Em um estudo, uma estimativa do uso de drogas por gestantes variou de 0,4 a 27% quando o uso de drogas foi detectado na anamnese e/ou no exame toxicológico da mãe (2). Quando foi empregado um método mais sensível para testes de drogas (pesquisa de drogas no mecônio), descobriu-se uma taxa de prevalência de 44% do uso de drogas ilícitas em uma população do estudo, em contraste com 11% no autorrelato materno (2).

NARCÓTICOS

O termo "opiáceo" ou "narcótico" refere-se a qualquer substância natural ou sintética que tenha ações farmacológicas semelhantes às da morfina. Os opiáceos naturais incluem morfina e codeína; os sintéticos compreendem heroína, metadona, propoxifeno, pentazocina, meperidina, oxicodona, hidromorfona, buprenorfina e fentanila. O uso crônico de narcóticos pela mãe, até mesmo em doses terapêuticas, resulta em drogadição, que se caracteriza pela dependência física e psicológica da substância.

A maioria dos narcóticos, quando usados por uma gestante, atravessa a placenta e ganha a circulação fetal. Assim, o feto é cronicamente exposto a essas substâncias e pode apresentar problemas *in utero* e após o nascimento. Embora o desenvolvimento de drogadição passiva seja a complicação fetal mais comumente conhecida do uso de narcóticos por gestantes, muitos outros problemas importantes são encontrados (Quadro 54.1).

Problemas pré-natais

A asfixia intrauterina talvez seja o maior risco isolado para o feto de uma mulher dependente de narcóticos, com base em relatos da alta incidência de natimortalidade, líquido amniótico tinto de mecônio, sofrimento fetal, cardiotocografia não reativa, baixo escore de Apgar e pneumonia por aspiração neonatal (3). A predisposição do feto à asfixia enfatiza a necessidade de avaliação repetida do bem-estar fetal durante a gravidez de uma mulher dependente de substância psicoativa. A asfixia fetal pode ser secundária a vários fatores. Estudos que empregaram a metadona em um modelo com ovelhas fetais sugerem que os opiáceos afetam o sono tranquilo e o sono de movimentos oculares rápidos (REM), o que leva a um estado hiperativo e aumento do consumo fetal de oxigênio de 20% (4). Os transtornos do sono, consistindo em mais sono REM e menos sono tranquilo, foram observados em recém-nascidos (RNs) cronicamente expostos *in utero* a baixas doses de metadona, com ou sem uso concomitante de heroína (5,6). Outra causa possível de asfixia fetal é a abstinência fetal, que geralmente coincide com a abstinência materna. A abstinência fetal acarreta hiperatividade fetal, aumento da liberação de catecolaminas, maior consumo de oxigênio e, se não for compensada adequadamente, asfixia fetal (6,7). Uma alta incidência de pré-eclâmpsia, descolamento prematuro da placenta e placenta prévia na gestante drogadicta também predispõe à insuficiência placentária e ao sofrimento fetal (3,8).

O líquido amniótico tinto de mecônio é encontrado frequentemente em gestantes adictas e é manifestação de sofrimento fetal (3,8). A aspiração do mecônio é responsável pelo aumento da frequência da síndrome de aspiração do mecônio e (pelo menos em parte) pela hipertensão pulmonar persistente (SHPP) do RN.

As infecções intrauterinas são outro risco no feto da gestante adicta em narcóticos. Em virtude do estilo de vida da gestante adicta que troca sexo por drogas, ela está predisposta a infecções, particularmente as doenças sexualmente transmissíveis como sífilis, clamídia, gonorreia, hepatite e infecção por vírus da imunodeficiência humana (HIV), todas as quais são transmissíveis ao feto (9). Durante ou antes do parto, a incidência mais alta de ruptura prematura das membranas em gestantes drogadictas expõe o feto ao risco de infecções inespecíficas (8). Os opiáceos também comprometem as funções imunes do feto por causa de seu efeito adverso nas respostas imunes celulares e humorais (10).

Problemas neonatais

Prematuridade e baixo peso ao nascer

RNs cujas mães são usuárias de heroína apresentam incidência mais alta de prematuridade e baixo peso ao nascer (BPN) para a idade gestacional do que os RNs do grupo-controle de mães não usuárias de drogas (3). Um mecanismo para a restrição do crescimento fetal na adição de narcóticos pode ser o efeito dos opiáceos estimulando seus receptores capa, que inibem a liberação de acetilcolina na placenta. A acetilcolina é responsável pelo aumento do fluxo sanguíneo placentário por meio de vasodilatação e facilitação do transporte de aminoácidos através da placenta (11).

Por outro lado, os RNs cujas mães recebiam metadona variaram desde níveis mais altos ou mais baixos no peso ao nascer do que o dos RNs de gestantes drogadictas não tratadas, ou não foi significativamente diferente da população neonatal geral (3,12). Os pesos ao nascer mais altos provavelmente refletem a boa assistência pré-natal oferecida às mulheres no programa de metadona. Porém, estudos com ratas grávidas expostas à metadona mostraram que sua prole tinha peso corporal, comprimento, diâmetro cefálico e peso de órgãos significativamente menores e comprometimento do desenvolvimento cerebral e da termorregulação (13) em comparação com os grupos não expostos à metadona. Metanálise do uso de opiáceos e o peso ao nascer mostrou redução média de 489 g associada ao uso de heroína, de 279 g ao uso de metadona e 557 g ao uso combinado de heroína e metadona. Tais achados sugerem que o uso concomitante de heroína durante o tratamento com metadona anula a vantagem do peso ao nascer proveniente do uso isolado de metadona (14).

Escore de Apgar baixo

A incidência de escores de Apgar baixos é elevada em RNs de mães dependentes de narcóticos. Isto pode estar relacionado com asfixia intrauterina (ver "Problemas pré-natais") ou efeitos dos narcóticos que a mãe recebeu antes do parto. Portanto,

QUADRO 54.1 Complicações associadas ao uso abusivo de drogas durante a gestação.

Drogas	Pré-natal	Intraparto	Neonatal	A longo prazo
Narcóticos	Natimortalidade Aborto espontâneo Asfixia fetal Infecção materna Ruptura prematura das membranas (RPM)	Sofrimento fetal Escore de Apgar baixo Depressão neonatal Líquido amniótico tinto do mecônio	Prematuridade Baixo peso ao nascer Aumento da mortalidade Recém-nascidos pequenos para a idade gestacional Pneumonia de aspiração Aspiração de mecônio Hipertensão pulmonar persistente (HPPRN) Taquipneia transitória Doença da membrana hialina Alteração do padrão de sono Trombocitose Icterícia Síndrome da abstinência Escala de Avaliação Neonatal Brazelton (BNAS) anormal	Persistência de abstinência Negligência e maus-tratos infantis Síndrome de morte súbita do lactente (SMSL) Retardo psicomotor Estrabismo/nistagmo Transtornos comportamentais, por exemplo, hiperatividade, agressão, desatenção, impulsividade, baixa capacidade de atenção Problemas de linguagem Pré-escolar – problemas na percepção, memória a curto prazo e organização
Hipnossedativos não narcóticos	Aborto espontâneo Malformação Restrição do crescimento intrauterino (RCIU)		Síndrome de abstinência Síndrome do recém-nascido hipotônico Depressão neonatal (alta dose) Onfalocele-extrofia (diazepam) Espinha bífida complexa (superdosagem) Sucção débil, recusa alimentar Respiração deprimida Hiperfagia	
Cocaína	Natimortalidade Aborto espontâneo Aumento da resistência vascular uterina Infecção materna Infartos placentários RCIU Respiração fetal anormal	Descolamento prematuro de placenta Parto prematuro RPM Menor duração do trabalho de parto Líquido amniótico tinto do mecônio	Prematuridade Baixo peso ao nascer Pequeno para a gestação Circunferência cefálica pequena Disfunção de múltiplos órgãos EEG anormal Resposta auditiva do tronco encefálico (BERA) anormal Hipertonia transitória Cistos subependimários Infarto cerebral Síndrome de Möbius Anormalidades da frequência/ritmos cardíacos Aumento da densidade da apneia Aumento da creatinoquinase e da mioglobina séricas Padrão respiratório anormal Enterocolite necrosante Perfuração intestinal BNAS anormal Hemorragia retiniana e vasos da íris tortuosos	Estrabismo/nistagmo Problema na linguagem expressiva e receptiva Baixa compreensão verbal Reconhecimento, memória e processamento de informações deficiente Escore de Fagan baixo Escore de Bayley baixo Funções cognitivas precárias Redução da atenção visual Problemas comportamentais, por exemplo, distração, déficit de atenção SMSL Intoxicação passiva por cocaína
Álcool	Aborto espontâneo Aneuploidia Natimortalidade Apresentação pélvica RCIU Padrão anormal da frequência cardíaca fetal Redução dos movimentos respiratórios, oculares e corporais fetais	Descolamento prematuro da placenta Parto prematuro	Prematuridade Baixo peso ao nascer PIG, simétrico Síndrome de abstinência Dismorfismo facial Síndrome alcoólica fetal Efeito alcoólico fetal BNAS anormal EEG anormal no estado de sono	Déficits do crescimento em termos de peso, comprimento, circunferência cefálica Escores de Bayley baixos Escores de Fagan baixos Hiperatividade e déficit de atenção Problema de linguagem Problema comportamental Rendimento acadêmico baixo (escore de aptidão baixo) Adolescente: dificuldade em tarefas que envolvem a manipulação de informações, manejo de objetivos, atenção, memória, cálculo, teste de estimativa

(continua)

QUADRO 54.1

Complicações associadas ao uso abusivo de drogas durante a gestação. (*Continuação*)

Drogas	Pré-natal	Intraparto	Neonatal	A longo prazo
Maconha		Trabalho de parto acelerado ou disfuncionante Líquido amniótico tinto de mecônio	Prematuridade Aumento do nascimento de meninos BNAS anormal	Tremores finos Interferência nos padrões de sono interrompida Raciocínio abstrato/visual, memória e habilidades verbais deficientes aos 3 ou 4 anos Habilidades motoras precárias, curta duração das brincadeiras aos 3 anos Comportamento de atenção anormal Risco baixo de SMSL
Nicotina	Aborto espontâneo Natimortalidade Necrose e calcificação da decídua placentária	Descolamento prematuro da placenta Parto prematuro	Redução do peso ao nascer, comprimento, circunferência cefálica Defeito cardíaco congênito, defeito do septo aorticopulmonar, queilognatopalatosquise, deformidades dos membros, rim policístico, gastrosquise, deformidades do crânio HPPRN BNAS anormal	Baixos escores nos testes cognitivos, psicomotores, de linguagem e realização acadêmica geral, incluindo leitura e matemática Risco de distúrbio da conduta antes da puberdade e dependência de droga na adolescência SMSL
Fenciclidina	RCIU	Trabalho de parto acelerado Líquido amniótico tinto de mecônio	Intoxicação pela droga (irritabilidade; tremores; hipertonia; atenção baixa; movimentos oculares bizarros; episódios de olhar fixo; hiper-reflexia do aquileu; depressão dos reflexos de preensão e dos pontos cardeais; alteração rápida e súbita no nível de consciência, com letargia alternada com irritabilidade)	Problemas de temperamento e sono
Anfetamina, metanfetamina	Morte fetal Hemorragia retroplacentária		Prematuridade Óbitos neonatais Intoxicação por droga (padrões de sono anormais, tremores, recusa alimentar, hipertonia, espirros, choro agudo, sucção frenética da mão, fezes amolecidas, febre, bocejos, taquipneia, hiper-reflexia e escoriação)	Redução do QI aos 4 anos (método de Terman-Merril) Comportamento agressivo e problemas com os pares Realização acadêmica fraca e vários problemas do comportamento em adolescentes
Drogas de clube	Aumento do risco em potencial de anomalias cardiovasculares musculoesqueléticas		Nível inferior de estado motor e reatividade fisiológica	Qualidade motora deficiente com base na escala de qualidade motora BRF
Cafeína	Baixo risco de aborto espontâneo Redução do crescimento fetal		Baixo peso ao nascer se consumo elevado de cafeína Arritmias cardíacas Síndrome de abstinência em potencial (tremores, irritabilidade, vômitos)	
ISRS			Síndrome de abstinência Síndrome da angústia respiratória Hipoglicemia Icterícia Adaptação neonatal ruim Hipertensão pulmonar persistente	

deve-se ter cautela no uso de antagonistas de narcóticos para reverter a depressão respiratória em RNs dependentes de drogas, porque os antagonistas de narcóticos podem precipitar abstinência aguda no RN.

Outros

Além de abstinência, outros problemas são observados com maior frequência no RN da mãe dependente de narcóticos: icterícia, pneumonia de aspiração, aspiração de mecônio, SHPP do RN, taquipneia transitória, doença da membrana hialina e infecções (3). Esses problemas são as principais causas de morte desses RNs.

A pneumonia de aspiração, doença da membrana hialina e taquipneia transitória são os principais problemas pulmonares no RN da mãe dependente de drogas. Cerca de 30% dos casos de pneumonia de aspiração resultam de aspiração de mecônio. A taquipneia transitória pode ser secundária aos efeitos inibitórios dos narcóticos na remoção reflexa de líquido pelos pulmões. A alta incidência de doença da membrana hialina entre RNs de mães dependentes de drogas provavelmente advém da prematuridade. O fator protetor contra doença da membrana hialina relatado entre RNs prematuros dependentes de drogas pode decorrer principalmente da incidência mais alta de RNs pequenos para a idade gestacional (PIG) neste grupo (8,15).

A aspiração de mecônio, a SHPP do RN e a doença da membrana hialina respondem por mais de 50% das mortes de RNs de mães dependentes de drogas (8).

Em geral, os opiáceos não são teratogênicos para o feto. A maioria dos relatos não mostrou aumento na frequência de anomalias congênitas (3) e, em um estudo, embora tenha-se encontrado maior frequência de malformações (3), estas eram menores (p. ex., apêndice cutâneo) e nenhum padrão constante de malformação foi observado. Contudo, estudos com animais demonstraram um efeito teratogênico relacionado com a dose dos narcóticos no sistema nervoso central (SNC) do hamster em desenvolvimento, o qual era bloqueado por antagonistas de narcóticos (16). Estudos in vitro também mostraram que os opiáceos prejudicam o reparo do ácido desoxirribonucleico (DNA) e causam aberração cromossômica com hiperdiploidia (17).

Observa-se um padrão de sono alterado em RNs de mães dependentes de drogas, caracterizado por mais sono REM do que sono quieto (18). Em RNs a termo expostos a opiáceos, a resposta evocada auditiva do tronco encefálico anormal mostra redução do tempo de condutância para as ondas I-III (19). Também se observaram frequência cardíaca e padrões respiratórios anormais (20). As frequências respiratórias são mais altas com P_{CO_2} corrente final baixa e desvio para a esquerda da resposta respiratória ao CO_2. Sugeriu-se que essas anormalidades aumentam sua predisposição à SMSL (ver "Desfecho a longo prazo").

Há uma incidência aumentada de icterícia nos RNs de mães dependentes de drogas, a qual está provavelmente relacionada com a alta incidência de prematuridade neste grupo (3). Embora tenha-se demonstrado a indução de enzimas hepáticas pela morfina em animais de laboratório (21), a dose de morfina empregada foi excessivamente alta (250 mg/kg); uma situação que não deve reproduzir-se no contexto clínico. Relatou-se trombocitose significativa, às vezes acima de 1.000.000 plaquetas/mm³, em RNs de mães em uso de doses de manutenção de metadona de 40 a 90 mg/dia. O início ocorreu até a segunda semana de vida, e as contagens permaneceram elevadas por mais de 16 semanas. A trombocitose, e o aumento associado de agregados plaquetários circulantes, pode desempenhar um papel no desenvolvimento de infartos cerebrais focais e hemorragias subaracnóideas e da matriz germinativa que foram encontrados em alguns exames de necropsia desses RNs (22). A incidência de hemorragia intraventricular no RN exposto a opiáceos não está aumentada (23). A ultrassonografia craniana mostrou ventrículos semelhantes a fendas e diâmetro intracraniano pequeno.

Juntamente com a alta incidência de infecção em gestantes drogaditcas há aumento correspondente da incidência de infecção nos seus RNs. Embora algumas das infecções neonatais não sejam específicas, muitas estão relacionadas com o estilo de vida da mãe e incluem hepatite e doenças sexualmente transmissíveis (DST), por exemplo, sífilis, infecção por *Chlamydia*, gonorreia, infecção por herpes-vírus simples (HSV), infecções por estreptococos do grupo B e infecção pelo HIV (3).

Síndrome de abstinência neonatal de narcóticos

Assim como a tolerância e a drogadição desenvolvem-se na gestante, a dependência passiva à droga também desenvolve-se no feto. Duas principais teorias sobre a etiologia da abstinência de narcóticos foram propostas. A teoria da hipersensibilidade do desuso postula que a droga pode deprimir determinados sistemas neurais e tornar seus alvos hipersensíveis ao seu estímulo habitual com um aumento nos sítios de ligação para as drogas. Quando a droga depressora é removida, a síndrome da abstinência ocorre, devido à hipersensibilidade de rebote dos alvos afetados. A exposição crônica à morfina resulta em um aumento no número de sítios de ligação adrenérgicos do tronco encefálico. Quando a morfina é retirada, a síndrome da abstinência ocorre como uma consequência da hipersensibilidade adrenérgica (24). A teoria das vias alternativas declara que um fármaco pode deprimir uma via neural primária e, como resultado, as vias alternativas, normalmente de atividade secundária, tornam-se proeminentes na tentativa de compensar. Quando a droga é removida, tanto as vias primárias como alternativas estão atuantes de uma maneira aditiva e causam a síndrome da abstinência (25). O início da abstinência de narcóticos geralmente ocorre nas primeiras 72 horas após o nascimento. Em alguns casos, o início se dá logo após o nascimento, particularmente se mãe tiver começado a apresentar abstinência antes do parto. Os relatos de abstinência após a primeira ou segunda semana podem ser secundários à abstinência de metadona ou outras drogas, por exemplo, fenobarbital (25,26). Muitos fatores, como a quantidade de narcóticos usada pela mãe, o momento da última dose antes do parto, as características do parto, o tipo e a quantidade de anestesia ou analgesia ministrada à mãe e a maturidade do RN, influenciam o início da abstinência (3,8).

O uso de metadona em gestantes para o tratamento de adição em opiáceos está associado a uma síndrome de abstinência em seus RNs ao nascer, e sua gravidade está relacionada a dose materna (27), nível de metadona no sangue do cordão, e uso concomitante de heroína ou benzodiazepínicos. A buprenorfina tem sido usada como um tratamento substituto para a adição materna em heroína e também pode induzir a uma síndrome da abstinência neonatal, embora isso seja menos grave e menos prolongado em comparação com a metadona (28).

Houve um aumento do uso de opiáceos e hipnossedativos em RNs na unidade de terapia intensiva, devido a maior consciência dos efeitos adversos da dor nos RNs. Os fármacos que são comumente usados incluem fentanila, sulfato de morfina e midazolam. Devido ao uso crônico e contínuo desses medicamentos, foi observada abstinência nesses RNs quando esses fármacos foram abruptamente descontinuados, resultando em tempo mais curto de sono e maior tônus muscular (29). Em um relatório, a abstinência grave de midazolam e de opioides resultou em isquemia miocárdica transitória no RN, que foi resolvida quando fentanila e midazolam foram recomeçados (30).

A abstinência de narcóticos no RN geralmente atinge o auge no terceiro dia de vida pós-natal e diminui de intensidade até o quinto ao sétimo dias. A duração da abstinência está relacionada com sua intensidade. Quando se utilizam drogas para tratá-la, pode haver recidiva se o tratamento for suspenso abruptamente. As manifestações de abstinência, embora possam melhorar dentro de 1 semana, não desaparecem totalmente até 8 a 16 semanas de idade (ver "Desfecho a longo prazo").

A intensidade da abstinência é influenciada por diversos fatores. É menos intensa no RN pré-termo em decorrência de sua imaturidade neurológica ou redução da exposição total a narcóticos (31). A abstinência está significativamente relacionada com a quantidade de narcóticos que a mãe usou durante a gestação. Com a metadona, uma alta dose materna de manutenção durante a gravidez ou uma última dose elevada antes do parto está associada a abstinência mais intensa (8,32). A buprenorfina, droga opioide de manutenção potencialmente mais segura que a metadona, tem sido associada a uma redução da incidência da síndrome de abstinência na mãe e no RN e provoca menor redução média do peso ao nascer (33). A manipulação do ambiente, como redução da quantidade de luz ou ruído no berçário, não melhora a intensidade da abstinência nos RNs (8).

A abstinência neonatal de narcóticos está associada à hiperatividade adrenérgica e as manifestações envolvem o SNC, o sistema respiratório, o sistema digestório, o sistema vasomotor e o tegumento (Quadro 54.2).

QUADRO 54.2

Manifestações da abstinência neonatal de narcóticos.

Sistema nervoso central
 Hiperatividade
 Hiperirritabilidade – choro excessivo, gritos agudos
 Hipertonia muscular
 Reflexos exacerbados
 Tremores
 Espirros, soluços, bocejos
 Sono curto e inquieto
 Febre

Sistema respiratório
 Taquipneia
 Secreções em excesso

Sistema digestório
 Sucção desorganizada com pressão reduzida
 Vômitos
 Salivação
 Reflexo do vômito sensível
 Hiperfagia
 Diarreia
 Cãibras abdominais

Sistema vasomotor
 Congestão nasal
 Rubor
 Sudorese
 Palidez circum-oral súbita

Sistema cutâneo
 Nádegas escoriadas
 Arranhões faciais
 Abrasões nos pontos de pressão

De Ostrea EM, Chavez CJ, Stryker JS. *The care of the drug dependent woman and her infant.* Lansing, MI: Michigan Department of Public Health, 1978:30, com permissão.

Sinais do sistema nervoso central

Os sinais neurológicos predominam e aparecem logo. Os achados são aqueles de excitabilidade do SNC, como hiperatividade, irritabilidade, tremores, espirros e hipertonia. Às vezes, o aumento da atividade neuromuscular acompanha-se de febre.

A hiperatividade se manifesta como movimentos quase incessantes dos membros. Quando o RN está em decúbito dorsal e não contido, os movimentos assumem uma natureza abrupta, despropositada, em massa, aparentemente perpetuados por estímulos proprioceptivos desimpedidos. Quando o bebê é colocado em decúbito ventral, o comportamento motor torna-se mais organizado. Há movimentos de rastejar, o que pode levá-lo a deslocar-se no berço, e outros movimentos como elevação do queixo, movimentos laterais da cabeça, elevação do tórax e mão na boca. O último geralmente acalma o RN, indicando a utilidade das chupetas durante o desmame. A hiperirritabilidade manifesta-se como choro quase incessante e gritos agudos estridentes. O tônus muscular do RN está exacerbado e, às vezes, ele assume uma posição em opistótono. Tremores e abalos mioclônicos são frequentes e em alguns casos incessantes. Para distinguir entre tremores e convulsões, os primeiros podem ser abolidos por contenção suave dos membros trêmulos. Todos os reflexos do RN (p. ex., de Moro, resposta de tração, sustentação de peso, apoio plantar, marcha, rastejar e Landau) estão exacerbados. As respostas do bebê a estímulos, como o ruído e a luz, também estão aumentadas de maneira desproporcional. Nos RNs prematuros, a hiperexcitabilidade neural é mais episódica; eles parecem inquietos e hiperativos por curtos períodos e, então, entram em períodos de letargia e inatividade. Em geral, não se observam tremores incessantes em RNs prematuros até que eles amadureçam até um ponto em que haja tônus suficiente nos membros superiores e inferiores. Os traçados eletroencefalográficos (EEG) no RN adicto podem ser anormais, mostrando atividade assincrônica de alta frequência sugestiva de irritabilidade do SNC.

Sinais respiratórios

Os RNs em abstinência podem estar taquipneicos, com respiração irregular. A alcalose pode ser resultado da hiperventilação. A perda hídrica também pode estar aumentada.

Sinais gastrintestinais

A sucção do RN com abstinência está desorganizada, reduzida em ritmo e pressão (34) e mal coordenada com a deglutição. Em consequência, o leite frequentemente escorre pelos ângulos da boca do RN. O bebê parece incessantemente ter fome, a qual, quando insatisfeita, acarreta agitação crescente, choro persistente, hiperatividade e exaustão. Uma posição adequada do RN a fim de aumentar os movimentos mão na boca pode ser tranquilizadora. Com frequência observam-se vômitos e diarreia. Isso pode levar a desidratação, desequilíbrio eletrolítico e escoriações ao redor das nádegas.

Sinais vasomotores

A instabilidade vasomotora significativa manifesta-se como congestão nasal, rubor, pele mosqueada, sudorese e episódios de palidez circum-oral súbita.

Sinais cutâneos

Em virtude da hiperatividade, a pele do RN pode mostrar arranhões faciais e escoriações nos pontos de pressão.

Mortalidade

A taxa de mortalidade entre RNs de mães dependentes de narcóticos costumava ser de até 50%. Com o reconhecimento precoce e tratamento da síndrome de abstinência do RN e prevenção de suas complicações, a mortalidade da abstinência neonatal é quase desprezível. Entretanto, a mortalidade geral entre RNs de mães dependentes de drogas permanece alta. Em um relato, a taxa de mortalidade foi 27 por 1.000 nascidos vivos em comparação com 12 por 1.000 nascidos vivos na população geral (12). As causas de morte foram relacionadas com imaturidade, prematuridade, doença da membrana hialina, aspiração de mecônio e SHPP do RN.

Anormalidades neurocomportamentais neonatais

Por meio da Escala de Avaliação Neonatal de Brazelton, podem-se demonstrar hipertonia, hiperirritabilidade, hiperatividade e aumento dos movimentos mão na boca. Algumas outras anormalidades comportamentais também são encontradas que podem afetar a interação inicial do RN–cuidador (35). Por exemplo, a adição congênita em narcóticos parece afetar os sistemas comportamentais que estão associados à vigília e ao desenvolvimento inicial do vínculo mãe-bebê. O RN adicto não é tão fácil de ser abraçado devido à hipertonia, é menos propenso a manter-se em estado de alerta através da manipulação e é menos responsivo a estímulos visuais, porém as respostas evocadas auditivas estão mais bem integradas. Como o aconchego, a vigília e o contato visual são os principais meios pelos quais o bebê inicia e mantém a interação com sua mãe, o comprometimento desses padrões de comportamento pode ter efeito profundo no vínculo mãe-bebê inicial.

Desfecho a longo prazo

Persistência da abstinência

A abstinência de narcóticos nos RNs pode persistir por 8 a 16 semanas e é mais prolongada naqueles que apresentaram abstinência grave e foram tratados com fármacos para abstinência (36).

Assim, embora possa melhorar as manifestações de abstinência, o tratamento farmacológico não encurta sua duração total. A mãe deve ser informada de que a abstinência do RN, embora seja tratável, pode persistir em casa após sua alta. Ela deve ser instruída sobre como reduzir o desconforto do RN envolvendo-o em um lençol e aconchegando-o. Ademais, ela deve ser tranquilizada de que a abstinência do bebê cessará sem o uso de medicamentos. Na maioria dos casos, a mãe bem informada lidará com a situação de maneira bem-sucedida.

Maus-tratos infantis e negligência e síndrome de morte súbita do lactente

A alta incidência de abuso infantil e negligência constitui um dos problemas mais graves em RNs de drogadictas depois que recebem alta do berçário (37). Queimaduras térmicas, em geral produzidas por cigarros, equimoses traumáticas e hematoma foram observados em 8% dos lactentes durante os primeiros 8 meses de vida. Cerca de 8,3% dos lactentes precisam ser transferidos para ambientes assistenciais alternativos em virtude de negligência materna, abandono ou morte materna. Muitos fatores contribuem para o risco de maus-tratos infantis. A persistência de abstinência por algumas semanas, problemas alimentares, padrões de sono anormais e períodos de inquietude no lactente podem gerar tensão na mãe, cuja tolerância à frustração já é baixa. Assim, a mãe, incapaz de lidar com a situação, pode apenas afastar-se do bebê e evitar qualquer contato ou abandoná-lo ou agredi-lo.

Há um aumento de quatro a cinco vezes na incidência de síndrome de morte súbita nos lactentes de mães dependentes de opiáceos (38). A causa é obscura, porém essa ocorrência é significativamente mais alta nos lactentes que apresentaram abstinência moderada a grave do que naqueles que apresentaram abstinência leve após o nascimento. Padrões respiratórios anormais, controle anormal da respiração e exposição do lactente ao fumo materno foram implicados como fatores predisponentes para a SMSL (39).

Crescimento e desenvolvimento psicomotor

Em geral, o crescimento físico do RN com adição em narcóticos congênita mostra recuperação quando ajustado para o sexo, a raça e educação e tabagismo maternos. Aos 12 meses de idade, observou-se que o peso, a circunferência cefálica e o comprimento situaram-se entre os percentis 10 e 90 no gráfico de crescimento. De modo semelhante, a porcentagem de lactentes adictos cujos parâmetros de crescimento estiveram abaixo do percentil 10 não diferiu significativamente do grupo não adicto (40). Contudo, alguns estudos relataram retardo do peso, comprimento e perímetro cefálico aos 3 a 6 anos de idade (41-43). Uma alta incidência de déficits motores transitórios ou menores, incoordenação motora e achados oculares anormais, como nistagmo e estrabismo, também foi registrada nesses lactentes durante o primeiro ano de vida (43).

O desempenho mental e cognitivo dos lactentes expostos a opiáceos mostrou-se comparável ao do grupo-controle não exposto a drogas (44,45). No primeiro ano, mostrou-se que os RNs de mães adictas de narcóticos exibem alguma dificuldade na regulação do comportamento, mas de resto tiveram escores do desenvolvimento normais, exceto no desenvolvimento inicial da linguagem (40-43). Na idade pré-escolar, contudo, em comparação com controles, isto é, crianças sob risco ambiental e formação sociodemográfica semelhante, as crianças adictas mostraram desempenho pior em termos de percepção, memória a curto prazo e organização, mas se saíram igualmente bem nos testes objetivos de atividade e atenção (42).

Problemas do comportamento foram detectados em lactentes expostos a opiáceos e persistiram até o final da infância. Entre eles, estão: hiperatividade, agressividade, desatenção, impulsividade, déficit de atenção, e falta de concentração e inibição (46-48), o que leva a problemas de aprendizagem na escola, evasão escolar e suspensão. No entanto, esses problemas provavelmente decorrem mais da privação ambiental e emocional da criança do que dos efeitos da exposição *in utero* a drogas. Essas privações incluem psicopatologia significativa na mãe (ou nos pais) com ou sem abuso comórbido de álcool, e comportamento negativo contribuindo para criação deficiente do lactente. Os problemas ainda são agravados por detenção ou aprisionamento da mãe e do seu tratamento para transtornos emocionais (49). A mãe também é mais isolada socialmente e menos propensa a perseguir realização vocacional ou educacional. Assim, a mãe adicta precisa de ajuda na criação do filho. Alguém deve estar disponível para ajudá-la nos cuidados à criança (com frequência, a avó materna), e um enfermeiro domiciliar ou de saúde pública e um assistente social ou agente de proteção à infância devem participar ativamente no acompanhamento da mãe e seu bebê (50). Medidas alternativas de transferência da criança para um ambiente domiciliar mais favorável às vezes proporcionaram funções comportamentais melhores da criança (48,51).

HIPNOSSEDATIVOS NÃO NARCÓTICOS

Síndrome de abstinência de não narcóticos

Os RNs de mães que usaram hipnossedativos não narcóticos durante a gravidez (Quadro 54.3) podem tornar-se adictos das drogas e manifestar abstinência, que é semelhante à abstinência de narcóticos (52). No entanto, existem algumas diferenças entre a drogadição em narcóticos e em hipnossedativos não narcóticos (52). Em adultos, a taxa de dependência física de hipnossedativos não narcóticos não aumenta com a dose da droga, ao contrário dos narcóticos. Em vez disso, a administração prolongada, durante meses ou anos, e contínua de doses altas e parcialmente incapacitantes de não narcóticos é necessária para produzir adição de não narcóticos, especialmente se as drogas forem usadas VO. A situação é diferente no RN. Observou-se adição passiva no feto e RN mesmo com o uso de doses terapêuticas de hipnossedativos não narcóticos usados pelas mães durante a gestação. Por exemplo, uma gestante que é tratada com fenobarbital devido a epilepsia pode induzir drogadição grave no seu feto, embora ela não seja drogadicta (52).

As manifestações da síndrome de abstinência de não narcóticos são mais frequentemente intensas e ameaçadoras à vida em comparação com a abstinência de narcóticos. A ocorrência de convulsões também é mais frequente. A maioria dos eventos de abstinência de narcóticos é vista nos primeiros 3 dias de vida pós-natal, em virtude da meia-vida curta dos narcóticos. Em contrapartida, a abstinência de não narcóticos, por exemplo, fenobarbital, diazepam ou clordiazepóxido pode ocorrer 7 a 21 dias após o nascimento em decorrência da lenta depuração da substância no RN (53,54). Ao contrário dos narcóticos, não é incomum que a drogadição neonatal de muitos hipnossedativos não narcóticos seja induzida com frequência por médicos que prescreveram a substância para a mãe, totalmente alheios ao seu potencial indutor de drogadição no feto (55).

QUADRO 54.3
Hipnossedativos não narcóticos.
Barbitúricos
Sedativos e tranquilizantes não barbitúricos
Brometo
Hidrato de cloral
Clordiazepóxido (Librium®)
Diazepam (Valium®)
Eticlorvinol (Placidyl®)
Glutetimida (Doriden®)
Etanol

Barbitúricos

Os barbitúricos são classificados, segundo a duração de sua ação, como agentes de ações ultracurta, intermediária e longa. Os barbitúricos de ação intermediária são agentes de abuso com maior frequência (p. ex., secobarbital, pentobarbital, amobarbital, butabarbital). O uso abusivo de barbitúricos de ação prolongada (p. ex., fenobarbital) é incomum, embora o fenobarbital esteja mais frequentemente envolvido na síndrome da abstinência no RN, pois é administrado pela mãe para insônia, alívio da ansiedade ou como um anticonvulsivante ou sedação durante toxemia da gravidez.

Os barbitúricos atravessam a placenta facilmente e são encontrados altos níveis dos mesmos no sangue materno e no cordão umbilical. Encontraram-se níveis relativamente altos de barbitúricos no cérebro, no fígado e nas glândulas suprarrenais fetais (56). Os barbitúricos são metabolizados principalmente pelo fígado, porém uma parcela significativa pode ser excretada inalterada pelos rins (57). A meia-vida do fenobarbital em RNs é quase o dobro da no adulto. Os níveis de fenobarbital no sangue arterial do cordão umbilical variaram de 77 a 100% dos níveis maternos, de acordo com a duração do tratamento materno, a idade gestacional e o pH do cordão umbilical no RN (58).

Os RNs em abstinência de barbitúricos são hiperativos e inquietos, com choro excessivo, espasmos, reflexos hiper-reativos e hipertonia. Também manifestam diarreia, vômitos e sucção débil. Quando ocorrem convulsões tônico-clônicas, os padrões do EEG mostram salvas paroxísticas difusas de onda lentas de alta voltagem, semelhantes aos de adultos (59). Descreveu-se uma fase subaguda de hiperfagia, episódios de choro prolongado, irritabilidade episódica, hiperacusia e sudorese (59), o que pode durar de 2 a 6 meses. Também observou-se que o tratamento da mãe com a combinação fenobarbital-fenitoína predispõe a uma circunferência occipitofrontal menor nos RNs, em comparação com a administração isolada de fenobarbital (60). As funções cognitivas em lactentes expostos *in utero* ao fenobarbital não diferiram dos controles, exceto pela incidência mais alta de problemas do aprendizado (61).

O reconhecimento da síndrome de abstinência de fenobarbital é essencial ao tratamento adequado do RN. O conhecimento da abstinência de início tardio em RNs expostos *in utero* a barbitúricos de longa ação deve alertar o médico para acompanhar cuidadosamente esses RNs durante as primeiras 2 semanas de vida.

Clordiazepóxido e diazepam

Os benzodiazepínicos são frequentemente prescritos para mulheres em idade fértil e para gestantes na redução da ansiedade e no manejo da toxemia da gravidez (62). Os benzodiazepínicos mais comumente usados nos EUA são diazepam, clordiazepóxido, clonazepam, lorazepam e alprazolam. Os benzodiazepínicos atravessam a placenta com relativa facilidade, produzindo níveis significativos das drogas no soro e tecidos fetais. A transferência placentária de diazepam pode ocorrer a partir da sexta semana de gestação, com acumulação nos tecidos fetais durante a organogênese (63). Encontraram-se níveis médios de diazepam bem mais altos no soro do cordão umbilical do que no soro materno após uma única injeção intravenosa de 10 mg de diazepam (64). Há muitos possíveis efeitos para o feto sempre que medicamentos ansiolíticos são prescritos para gestantes, incluindo aborto, malformação e restrição do crescimento intrauterino. Se benzodiazepínicos forem administrados a RNs termo ou quase a termo, eles causam dependência fetal e, por fim, síndrome de abstinência neonatal (65).

As principais síndromes de abstinência neonatal são observadas em RNs expostos a diazepam por via parenteral materna durante longos períodos de tempo ou dosagens que excedam 30 a 40 mg/d, especialmente se administrado por via intravenosa ou intramuscular durante a gestação e trabalho de parto. Em relatos de caso de abstinência neonatal do diazepam, os sinais de abstinência consistiram em tremores, irritabilidade, hipertonia, sucção vigorosa, vômitos e diarreia (65). O fenobarbital foi efetivo no controle da abstinência, porém foi necessário administrá-lo por um período prolongado. A abstinência de diazepam pode durar até vários meses e a síndrome é mais bem minimizada pela redução gradual de diazepam antes do parto. O uso tardio no terceiro trimestre e a exposição ao diazepam durante o trabalho de parto estiveram associados à síndrome do lactente hipotônico. As manifestações dessa síndrome são hipotermia, letargia, apneia, cianose e relutância em sugar. Todos esses RNs pareceram recuperar-se sem sequelas a longo prazo (66).

O clordiazepóxido é um benzodiazepínico de longa ação frequentemente usado no manejo dos transtornos de ansiedade, sintomas de abstinência do etilismo e ansiedade pré-operatória. Apresenta toxicidade muito baixa e é seguro para uso pré-anestésico durante o trabalho de parto. Há relatos de casos bem documentados da síndrome de abstinência neonatal entre RNs que eram expostos cronicamente a clordiazepóxido *in utero* ou expostos a pequenas quantidades intraparto (67).

A abstinência ocorreu no 21º dia de vida, e consistiu em irritabilidade intensa e tremores grosseiros. Contudo, em três relatos de abstinência neonatal de diazepam, o início da abstinência ocorreu dentro de 2,5 a 6 horas após o nascimento e compreendeu tremores, irritabilidade, hipertonia, sucção vigorosa, vômitos e diarreia. Nos três casos, o fenobarbital foi efetivo no controle da abstinência neonatal, porém foi necessário administrá-lo por um período prolongado (13 a 25 dias). O uso tardio no terceiro trimestre e a exposição ao diazepam durante o trabalho de parto estiveram associados à síndrome do lactente hipotônico. As manifestações variaram desde sedação leve, hipotonia e relutância em sugar a episódios de apneia, cianose e respostas metabólicas reduzidas ao estresse do frio. Tais sinais podem persistir por algumas horas a meses após o nascimento (66). Uma dose alta, administração intravenosa ou duração prolongada da terapia com diazepam nas mães também causam depressão significativa no RN hipotônico (68,69). As malformações congênitas são incomuns na exposição pré-natal ao diazepam, porém relatou-se um caso do complexo onfalocele-extrofia-ânus imperfurado-espinha bífida em RN cuja mãe tomou 30 mg de diazepam por dia devido a um transtorno do afeto durante toda a gravidez (70). Em geral, a maioria dos estudos envolvendo o uso de benzodiazepínicos no primeiro trimestre mostrou que a maioria dos RNs era normal ao nascimento e teve desenvolvimento pós-natal normal (71).

O lorazepam, que é um tratamento para hipertensão arterial induzida à gestação, também foi usado frequentemente durante o trabalho de parto devido à ação amnéstica prolongada. O lorazepam e seu metabólito não ultrapassam a placenta de maneira tão fácil como outros benzodiazepínicos. No entanto, sua eliminação do RN é lenta e pode demorar até 8 dias em RNs a termo e leva ainda mais tempo em RNs prematuros. Observou-se que os RN a termo cujas mães receberam lorazepam oral não apresentam complicações além de leve atraso no estabelecimento da amamentação. Em contrapartida, o uso intravenoso de lorazepam para hipertensão arterial grave foi associado a abstinência neonatal e escores de Apgar significativamente baixos, hipotermia, sucção débil e respiração deprimida que exigiu ventilação mecânica. RNs pré-termo cujas mães receberam lorazepam VO ou IV apresentaram uma alta incidência de baixo escore de Apgar, necessidade de ventilação mecânica, hipotermia e sucção deficiente (72).

Outros hipnossedativos

Os hipnossedativos, que costumavam ser populares no passado, estão associados a efeitos adversos no RN. Entre eles, estão hidrato de cloral, brometo (73), eticlorvinol (74,75) e glutetimida, que estão estruturalmente relacionados ao uso de fenobarbital (76).

Houve menor ocorrência de abstinência neonatal a esses fármacos devido ao seu uso esporádico em comparação com hipnossedativos mais recentes.

Diagnóstico diferencial

A abstinência de hipnossedativos narcóticos e não narcóticos deve ser distinguida de hipoglicemia, hipocalcemia, hipomagnesemia, sepse, meningite, hemorragia subaracnóidea, diarreia infecciosa e obstrução intestinal. Devem-se realizar exames de bioquímica sanguínea, hemograma completo, análise do líquido cerebrospinal, exame radiográfico e cultura conforme indicado.

A ingestão materna de fenotiazínicos (p. ex., clorpromazina) pode induzir disfunções extrapiramidais no RN, como tremores, caretas faciais, hipertonia muscular, rigidez em roda dentada, hiper-reflexia e torcicolo, que podem simular a síndrome de abstinência (77,78). A história pré-natal e a identificação da substância correspondente no soro ou na urina maternos são essenciais para definir o diagnóstico.

ANTIDEPRESSIVOS | INIBIDORES SELETIVOS DA RECAPTAÇÃO DE SEROTONINA (ISRS)

Desde a introdução dos ISRSs em 1988, eles se tornaram o fármaco preferido para o tratamento da depressão e outros transtornos de humor e comportamentais. O uso de ISRS durante a gestação também se tornou mais comum. A ocorrência da síndrome da abstinência com antidepressivos, tanto os antidepressivos tricíclicos clássicos (ADT) como os mais recentes ISRS, é bastante documentada em adultos. Os RNs cujas mães estão tomando ADT ou lítio podem apresentar manifestações, como irritabilidade, taquicardia, angústia respiratória, sudorese e convulsões (79,80). A síndrome da abstinência ou "descontinuação" foi descrita em RNs após o terceiro trimestre de exposição a fluoxetina, paroxetina, sertralina e venlafaxina (81-83). Os sinais de abstinência incluem acrocianose, taquipneia, instabilidade da temperatura, irritabilidade e elevados níveis de fármacos em RNs com exposição pré-natal à fluoxetina e dificuldade respiratória, hipoglicemia, icterícia com exposição à paroxetina.

Um total de 93 casos de uso de ISRS foi associado às síndromes de abstinência neonatal descritas anteriormente. Outros sinais incluíram convulsões, choro anormal e tremores (79). A síndrome de abstinência associada ao uso de ISRS poderia ser atribuída a hiperatividade colinérgica ou redefinida em termos de dependência no sistema serotônico. Quase dois terços dos casos relatados de suspeita de abstinência neonatal induzida por ISRS foram associados à paroxetina. A paroxetina é um inibidor da recaptação de norepinefrina mais potente do que sertralina ou citalopram. A paroxetina também possui um efeito distinto nos receptores muscarínicos em comparação com a fluoxetina e outros ISRS. Esses aspectos do mecanismo da paroxetina são mais sugestivos de síndrome de abstinência colinérgica, que também é descrita em adultos (82). Portanto, a paroxetina não deve ser usada durante a gestação ou, se for usada, deve ser administrada na menor dose efetiva. Em outro relatório, entre uma coorte de 64 RNs com exposição à fluoxetina no final da gestação, houve maior frequência de má adaptação neonatal, por exemplo, agitação psicomotora, taquipneia, hipoglicemia, hipotermia, hipotonia e choro fraco ou ausente. Esses sinais foram observados com 1 hora de vida e geralmente desaparecem até 48 horas de vida (83).

COCAÍNA

Nos EUA a taxa de uso de drogas ilícitas por gestantes com idade entre 15 e 44 anos em 2012 foi de 5,9% (1). A frequência de uso de cocaína durante a gestação é mais difícil de estimar devido à variabilidade nos métodos usados para a detecção e em parte devido às consequências legais e sociais de seu uso. Em um estudo multicêntrico que envolve 8.527 RNs, a análise de mecônio foi positiva para exposição à cocaína em 38% dos casos em que a mãe negou o uso (78). Em outro estudo, o uso de cocaína durante a gestação foi detectado em entrevista à gestante em 50,8%, análise do cabelo da gestante em 78%, e análise do mecônio em 67,8% (84). Em contraste, uma pesquisa nacional relatou 1,1% de uso de cocaína entre gestantes (85). Amostras biológicas, além de urina e mecônio, têm sido usadas para detectar exposição pré-natal à cocaína, incluindo líquido amniótico, gástrico, no tecido do cordão umbilical e cabelo neonatal (86-88).

A cocaína é um alcaloide extraído das folhas do arbusto *Erythroxylon coca*. Seu nome químico é metilbenzoilecgonina e é o único anestésico local de ocorrência natural. O cloridrato (HCl) de cocaína é a forma de cocaína disponível mais comum. Em seu estado ácido, o HCl de cocaína é um pó branco hidrossolúvel que pode ser inalado ou injetado. O HCl de cocaína geralmente é adulterado com amido, glicose, fenciclidina, heroína ou anfetaminas, e sua pureza varia de 20 a 80%. Pode-se obter uma base alcaloide de cocaína a partir do cloridrato de cocaína por alcalinização da solução aquosa de cloridrato de cocaína e da extração da base alcaloide de cocaína por meio de solventes orgânicos voláteis, como éter. O resíduo de cocaína viscoso, chamado de "pedra", tem um ponto de evaporação mais baixo que o HCl de cocaína e pode ser fumado. A cocaína-*crack* é a forma mais popular da droga e é produzida quando o HCl da cocaína é misturado com amônia, água e bicarbonato de sódio e, em seguida, aquecido. A pasta resultante forma, depois de ressecada, uma substância semelhante a pedras que pode ser fumada. O termo "*crack*" provém do ruído crepitante que é produzido quando a cocaína-*crack* é preparada ou fumada.

Quando usada VO, o HCl de cocaína tem efeito máximo dentro de 45 a 90 minutos após a ingestão oral. A administração intranasal de cocaína (i. e., inalação) exerce efeito máximo dentro de 15 a 30 minutos, e sua ação dura 60 a 90 minutos. O ato de fumar a cocaína (cocaína-*crack*) constitui a administração mais rápida da droga ao corpo. O efeito máximo se dá dentro de 60 a 90 segundos, mas o pico dura apenas cinco a dez minutos. A cocaína é metabolizada por esterases plasmáticas e hepáticas em três metabólitos hidrossolúveis principais, éster metil de ecgonina, benzoilecgonina e ecgonina, porém outros metabólitos menores também estão presentes. Em RNs, os metabólitos são encontrados por até 2 semanas após a administração. O efeito neurofarmacológico da cocaína ocorre devido ao seu efeito em três neurotransmissores: norepinefrina, dopamina e serotonina. A cocaína inibe a recaptação da norepinefrina e dopamina, que se acumulam na fenda sináptica, levando à estimulação prolongada dos seus receptores correspondentes. Portanto, o usuário sente os efeitos da estimulação noradrenérgica (p. ex., taquicardia, hipertensão, arritmia, sudorese, tremores) e dopaminérgica (p. ex., hipervigília, euforia ou sensação exacerbada de bem-estar, excitação sexual, energia ampliada) (88). A cocaína também reduz a captação de triptofano, que interfere na biossíntese de serotonina (89). A redução do nível de serotonina está associada à diminuição da necessidade de sono, porque a serotonina regula o ciclo de sono-vigília. O mecanismo da adição em cocaína provavelmente é mediado por seus efeitos no sistema dopaminérgico (90). A resposta imediata à cocaína é maior concentração extracelular de dopamina e, no cérebro, o núcleo *accumbens* parece estar envolvido nos efeitos iniciais de recompensa da cocaína.

Efeitos adversos da cocaína nas gestantes, efeitos obstétricos e transferência placentária

Observou-se um perfil típico nas gestantes que abusam de cocaína: múltiplas gestações, multíparas e mulheres com pouca ou nenhuma assistência pré-natal (91). A gestante adicta em cocaína geralmente apresenta saúde deficiente como resultado de desnutrição e deficiência vitamínica (91). A troca de drogas por favores sexuais, dando pouca atenção à proteção pessoal, resulta em risco de contrair doenças sexualmente transmissíveis.

O uso materno de cocaína está associado a várias complicações obstétricas, que incluem trabalho de parto pré-termo, ruptura prematura e pré-termo das membranas, trabalho de parto acelerado, descolamento prematuro da placenta, líquido amniótico tinto de mecônio, traçados de monitoramento fetais anormais e morte fetal (92). A toxicidade aguda de cocaína na gestação tem sido associada, na mãe, a trombocitopenia aguda, hipertensão arterial, borramento visual, cefaleia, dor abdominal e convulsões, simulando sintomas de pré-eclâmpsia e/ou eclâmpsia, infarto do miocárdio e AVC (93-96).

A vasoconstrição induzida por cocaína é importante no desenvolvimento de complicações obstétricas. Coletivamente, o efeito cardiovascular da cocaína na circulação maternofetal é hipertensão materna, aumento da resistência vascular uterina, redução do fluxo sanguíneo uterino e do transporte de oxigênio para o feto e hipoxemia fetal (97). A gravidez potencializa os efeitos tóxicos da cocaína, porque a progesterona pode aumentar a sensibilidade dos receptores adrenérgicos ou retardar o metabolismo da cocaína (98). Além disso, a cocaína aumenta a constrição da artéria umbilical pelas catecolaminas e serotonina, presumivelmente aumentando a sensibilidade dos receptores alfa-adrenérgicos da musculatura lisa arterial.

A amamentação após o uso materno ativo de cocaína, assim como outras substâncias psicoativas, como maconha, opiáceos e metanfetamina, não é recomendada, porque os riscos são maiores do que os benefícios do leite humano (99). A cocaína e seus metabólitos foram detectados no leite humano, o que pode expor o RN a quantidades significativas durante o processo de amamentação. A intoxicação por cocaína e as convulsões induzidas por cocaína foram relatadas em RNs amamentados (99,100). A American Academy of Pediatrics (AAP) não recomenda a amamentação quando há uso materno ativo de maconha, cocaína, opiáceos e metanfetaminas.

Efeitos adversos da exposição à cocaína no feto e no recém-nascido

A cocaína é extremamente lipossolúvel e tem baixo peso molecular; assim, atravessa facilmente a placenta (101). No entanto, a concentração de cocaína fetal representa apenas 1/4 a 1/9 da concentração da mãe, visto que a placenta retém grandes quantidades de cocaína, servindo como depósito e oferecendo proteção fetal contra toxicidade por cocaína. Não obstante, modelos animais demonstraram ampla exposição fetal à cocaína após a administração durante a gestação (102).

O feto exposto à cocaína está sob risco de uma série de complicações: sofrimento fetal, líquido amniótico tinto de mecônio, baixos escores de Apgar, nascimento prematuro, restrição do crescimento fetal, BPN e pequena circunferência cefálica (92,93,103). As taxas de restrição do crescimento são de três a quatro vezes maiores do que nos fetos não expostos. No entanto, deve-se ter cuidado ao interpretar essas complicações visto que a exposição materna concomitante a outras substâncias como nicotina, álcool, opiáceos e chumbo também contribui para o comprometimento do crescimento *in utero* (99,101,103-105).

Ao contrário dos estudos em animais, o uso de cocaína durante a gestação humana não tem sido associado a incidência aumentada de malformações congênitas (106-109). Em estudos cegos, também não houve um padrão definido de características dismórficas ou antropométricas da face, membro ou dorso entre RNs expostos à cocaína, sugerindo uma "síndrome da cocaína fetal" (110).

O uso materno de cocaína durante a gravidez esteve associado a várias disfunções de múltiplos órgãos no RN (Quadro 54.4) (11). Anormalidades neurológicas incluem convulsões com ou sem AVC arterial perinatal, distonia transitória, hipertonia/hiper-reflexia e tremores e EEG anormal, sugerindo irritabilidade do SNC. Essas consequências neurológicas seguem uma relação

QUADRO 54.4
Complicações relatadas envolvendo sistemas orgânicos específicos *in utero* em recém-nascidos expostos à cocaína.

Sistema nervoso central
Infarto cerebral
Síndrome de Möbius
Convulsões, tremores
Hipertonia/hiper-reflexia e distonia transitória
Ultrassonografia craniana anormal, por exemplo, áreas anecoicas nos núcleos da base, ventrículos, região periventricular e cistos da matriz germinativa
EEG anormal
Padrão de sono anormal
Choro anormal

Órgãos sensitivos
Resposta evocada auditiva do tronco encefálico anormal
Aumento da resposta de sobressalto auditiva
Hemorragia retiniana e tortuosidade e dilatação dos vasos da íris

Sistema cardiovascular
Taquicardia transitória
Hipertensão e diminuição do volume sistólico e débito cardíaco
Arritmia atrial e ventricular

Sistema respiratório
Apneia
Padrão respiratório anormal, por exemplo, respiração periódica

Sistema geniturinário
Ectopia renal

dose-resposta: RNs com maior exposição pré-natal à cocaína mostram taxas mais altas de comprometimento no crescimento fetal da cabeça e anormalidades do tônus muscular, movimentos e postura. Também se observaram problemas na vigília, má qualidade dos movimentos, excitabilidade alta, atenção deficiente, agitação e abalos e reflexos deficientes. Padrões anormais de sono foram relatados em RNs com exposição pré-natal à cocaína, que incluem maior tempo de vigília, despertares mais frequentes e proporção maior de sono ativo em comparação com sono quieto.

Testes da audição anormais foram observados em RNs expostos *in utero* à cocaína. A resposta evocada auditiva do tronco encefálico mostra prolongamento das latências absoluta e entre picos, sugerindo transmissão neural anormal (112). Também há alteração do processamento das informações auditivas, com prejuízo da habituação a estímulos novos.

Em um pequeno estudo envolvendo RNs de muito baixo peso com exposição à cocaína, foi relatada uma incidência mais alta de hemorragia intraventricular leve do que naqueles não expostos e maior incidência de atrasos cognitivos e motores no acompanhamento (113). No entanto, em um estudo mais amplo com RNs de muito baixo peso, a exposição pré-natal à cocaína não aumentou a incidência (36% expostos à cocaína *versus* 35% não expostos) ou gravidade de hemorragia intraventricular (ou seja, hemorragia intraventricular grau III ou IV, 14% *versus* 14%) ou leucomalacia periventricular (4% *versus* 2% de expostos à cocaína e não expostos, respectivamente) (114). Entre os RNs pré-termo com menos de 37 semanas de gestação, a exposição pré-natal à cocaína também não foi associada a um aumento na incidência de hemorragia intraventricular (22% *versus* 20% nos expostos à cocaína *versus* não expostos, respectivamente).

A velocidade do fluxo sanguíneo cerebral é maior em RNs com exposição pré-natal à cocaína, consistente com os efeitos vasoconstritores da cocaína (115). No entanto, imagens do cérebro de alta resolução (tomografia computadorizada de emissão de fóton único) para detectar perfusão cerebral neonatal em RNs com exposição pré-natal à cocaína confirmada não conseguiram mostrar hipoperfusão cerebral em 21 RNs expostos à cocaína (116). Entretanto, relatou-se que a vasoconstrição induzida pela cocaína em um período crítico do desenvolvimento cerebrovascular produz uma sequência de ruptura vascular levando à síndrome de Möbius (117). O efeito vasoconstritor da cocaína na circulação cerebral e sistêmica é mais proeminente *in utero* do que após o nascimento, porque o feto é exposto mais constantemente à droga.

A exposição pré-natal à cocaína pode afetar o desenvolvimento dos sistemas simpático e parassimpático, o que poderia levar a função cardiovascular alterada, bem como a malformações estruturais cardiovasculares e anormalidades eletrocardiográficas (118,119). Os RNs assintomáticos expostos à cocaína podem apresentar diminuição ou aumento na variabilidade da frequência cardíaca após o nascimento, o que pode estar relacionado ao efeito da cocaína no sistema nervoso autônomo através do estímulo simpático ou da supressão vagal. Relataram-se redução do débito cardíaco e volume sistólico e aumento da pressão arterial em RNs expostos à cocaína, bem como arritmias atriais e ventriculares e elevação transitória do segmento ST sugerindo isquemia miocárdica (120). Uma série de casos de crianças com exposição pré-natal à cocaína relatou arritmias incessantes, provavelmente de número aumentado de potenciais desencadeando extrassístoles, o que, em algumas crianças, persistiu além do período de exposição e foi associado a insuficiência cardíaca congestiva, parada cardiopulmonar e morte (121). Em um estudo para avaliar o sistema nervoso autônomo e as respostas neurocomportamentais em RNs com exposição pré-natal a cocaína e opiáceos, aqueles que foram expostos apresentaram as mais altas frequências cardíacas e os níveis mais baixos de arritmia sinusal respiratória, sugerindo que a exposição pré-natal à cocaína está associada a desregulação autonômica (122).

No sistema respiratório, descreveram-se padrões respiratórios anormais em RNs expostos à cocaína, por exemplo, frequência respiratória alta, redução da P_{CO_2} corrente final e deslocamento para a esquerda da curva de resposta respiratória ao CO_2, maior densidade da apneia e respiração periódica (39).

Outros achados no RN que são atribuídos à exposição *in utero* à cocaína incluem: elevação da mioglobina e creatinoquinase sérica devido a tremores excessivos (123) e redução da icterícia porque a cocaína é um forte indutor da família glutationa-*S*-transferase de enzimas, que está estreitamente associada ao transporte de bilirrubina (ligandina) no fígado (124). Observou-se incidência mais alta de enterocolite necrosante de início precoce e de perfuração intestinal espontânea não relacionada com a enterocolite necrosante, a qual pode advir do efeito vasoconstritor e isquêmico da cocaína no sistema digestório (125). Hemorragias retinais, bem como vasos da íris dilatados e tortuosos, também foram relatadas. Descreveram-se lesões vasculares disruptivas na retina, que consistiram em hemorragias de espessura total com contornos cupuliformes arredondados, sugestivas de oclusão venosa e isquemia retiniana (126). A resolução dessas lesões demorou mais em comparação com as hemorragias secundárias a tocotraumatismo.

Avaliação neurocomportamental neonatal

Segundo a Escala de Avaliação Neonatal de Brazelton (NBAS), os RNs expostos à cocaína exibiram um desempenho significativamente deprimido nos itens de habituação, incluindo menor regulação do estado e maior depressão. Durante observações do comportamento de sono-vigília, os bebês mostraram dificuldade em manter o estado de alerta e autorregular seu comportamento, despenderam mais tempo no sono indeterminado e tiveram períodos menores de sono quieto e níveis aumentados de comportamento agitado, incluindo tremores, movimentos mão-boca, movimentos múltiplos dos membros e punhos cerrados (127).

Havia uma relação de dose-resposta entre a exposição fetal à cocaína e o desempenho na NBAS. Dois estados neurocomportamentais foram descritos nos RNs: um estado excitável, que pode advir dos efeitos neurotóxicos diretos da droga, e um estado deprimido que pode estar relacionado à restrição do crescimento intrauterino (128,129). No entanto, uma síndrome de abstinência não foi comprovada. É provável que as manifestações neurocomportamentais ocorram devido à toxicidade da cocaína em vez de devido à abstinência.

Efeitos adversos da exposição da cocaína na infância e na adolescência | Desfecho a longo prazo

Efeitos a longo prazo associados à exposição pré-natal à cocaína incluem comprometimento do crescimento, comportamento, linguagem, cognição/função executiva e realização, e aumento da predisposição ao uso de drogas (130,131). O efeito da exposição pré-natal à cocaína no crescimento ao longo de toda a infância foi ambíguo. Em uma análise longitudinal dos efeitos da exposição pré-natal à cocaína no crescimento, de 1 a 10 anos de idade, o estudo mostrou que aqueles expostos pré-natalmente à cocaína cresceram a um ritmo mais lento do que aqueles não expostos, sugerindo que a exposição pré-natal à cocaína tivesse um efeito duradouro no crescimento e no desenvolvimento (132). Uma análise transversal revelou que, aos 10 anos de idade, as crianças com exposição pré-natal à cocaína apresentaram menor peso, comprimento e circunferência cefálica do que aquelas que não foram expostas. Em contrapartida, outros relatam que, aos 6 anos de idade, as crianças com exposição pré-natal à cocaína eram semelhantes em peso às crianças não expostas, mas ser PIG no nascimento teve um efeito prejudicial no crescimento na infância (133). Estudos anteriores mostraram um crescimento de recuperação no peso e no comprimento entre aqueles expostos à cocaína, mas a circunferência cefálica continuou a ser menor do que naqueles não expostos. Entre as crianças com idade de 10 a 14 anos, aquelas com exposição pré-natal à cocaína apresentaram menor substância cinzenta cortical e volume total de parênquimas na RM, bem como menor circunferência cefálica do que aquelas sem exposição à cocaína.

Os efeitos da exposição pré-natal à cocaína no crescimento e no desenvolvimento podem apresentar predisposição a doenças cardiometabólicas mais tarde na vida. No Maternal Lifestyle Study, as crianças com exposição pré-natal à cocaína apresentaram quatro vezes mais probabilidade de serem obesas (OR 4,11, IC: 2,04 a 9,76) do que crianças não expostas em 9 anos de acompanhamento (134). A exposição pré-natal à cocaína também foi associada ao aumento do índice de massa corporal (IMC) e hipertensão; possivelmente, a exposição à cocaína teve um efeito indireto nas pressões arteriais sistólica e diastólica, que é mediado pelo seu efeito no IMC.

Atrasos na linguagem na infância a atrasos no início da adolescência têm sido associados a exposição pré-natal à cocaína (135). Em um estudo com crianças em idade pré-escolar expostas e não expostas à cocaína, os RNs mais expostos à cocaína apresentaram menores escores totais de compreensão auditiva e atraso na linguagem, o que sugere que a linguagem receptiva foi comprometida com exposição pré-natal à cocaína com uma relação dependente da dose. Além disso, a análise longitudinal das crianças desde a infância ao início da adolescência revelou que a exposição pré-natal à cocaína foi associada a menor função nos escores totais da linguagem e expressivos após ajustar as covariáveis em comparação com crianças não expostas. Esses resultados sugerem que a exposição à cocaína apresenta um efeito negativo permanente nas habilidades linguísticas das crianças (136).

A exposição pré-natal à cocaína foi associada a leve comprometimento cognitivo, mas com graves implicações à saúde pública em termos de produtividade e sucesso acadêmico dessas crianças. As crianças com exposição pré-natal à cocaína invariavelmente apresentam déficits na função executiva, como habilidade motora-visual, atenção, organização e memória operacional (131,132). Assim como na linguagem, os efeitos da exposição pré-natal à cocaína na cognição e na aprendizagem são evidentes precocemente, conforme mostrado pelo Maternal Lifestyle Study, que relatou que RNs com exposição pré-natal a cocaína e opiáceos apresentaram a maior resposta autonômica à tarefa de atenção visual com 1 mês de idade, possivelmente aumentando o risco de problemas associados a regulagem comportamental e fisiológica, o que, por sua vez, poderia afetar adversamente o início da aprendizagem (122). Além disso, a exposição pré-natal a cocaína isoladamente e em combinação com outras drogas foi associada a alterações microestruturais sutis do SNC detectadas por imagens do tensor de difusão, uma técnica de RM avançada para tratos de substância branca, o que sugere menos desenvolvimento maduro das vias frontais de substância branca (137). No entanto, muitos estudos relatam que a exposição pré-natal à cocaína não foi um fator preditivo tão forte de QI ou preparação para a escola entre crianças (138-140) como relatado anteriormente (141). Um ambiente domiciliar adequado para a criação pode ser um fator determinante mais forte para o desfecho da criança do que a exposição pré-natal à cocaína *per se* (140). Singer *et al.* (139) relataram que a qualidade do ambiente de assistência foi o fator preditivo independente mais forte dos desfechos cognitivos, e o ambiente domiciliar adequado resultou em escores de QI semelhantes entre as crianças expostas e não expostas. A exposição pré-natal à cocaína também aumenta a probabilidade de receber um plano educacional individualizado e serviços de suporte, o que também favorece um melhor desfecho cognitivo (142). No entanto, Marrow *et al.* relataram um risco 2,8 vezes maior de incapacidade de aprendizagem entre crianças com exposição pré-natal à cocaína em comparação com aquelas sem exposição (143). Outros estudos não relataram efeitos adversos da exposição pré-natal à cocaína no desempenho escolar ou na atenuação dos efeitos adversos de antes da cocaína por variáveis ambientais, o básico do que seria uma condição de vida aceitável (141). Da mesma forma, a exposição pré-natal à cocaína aumentou significativamente o risco de função menos favorável na adolescência, incluindo comportamento, cognição/desempenho escolar, estrutura/função cerebral e respostas fisiológicas, conforme mostrado em uma análise sistemática (143). No entanto, o aumento do risco de desfechos adversos em adolescentes foi modificado pelo ambiente de assistência e pela exposição à violência.

O comportamento anormal, que inclui comprometimento nas áreas de autorregulação, excitabilidade/hiperatividade, atenção, afeto, comportamento de externalização/internalização e adaptabilidade, tem sido associado à cocaína pré-natal, logo no primeiro ano de vida, que persistem até a adolescência (144-146). No entanto, outros estudos relataram que problemas comportamentais entre crianças de idade pré-escolar e escolar não foram relacionados à exposição à cocaína isoladamente, mas em combinação com outros fatores de risco (147). A exposição pré-natal à cocaína tem sido associada a transtornos psicológicos, como depressão, ansiedade, hiperatividade de déficit de atenção e transtorno desafiador opositivo, incluindo um aumento da frequência de ideação suicida. A vulnerabilidade do cérebro em desenvolvimento no momento da exposição à cocaína pode ser um fator de risco para o desenvolvimento dessas condições. Os dados das imagens do cérebro na ressonância magnética e a análise volumétrica entre adolescentes com 13 a 15 anos de idade mostraram que a espessura cortical foi menor naqueles com exposição pré-natal à cocaína do que naqueles do grupo-controle e estava associada ao aumento da impulsividade, o que predispõe a um aumento dos comportamentos de risco (148). No Maternal Lifestyle Study, o comportamento delinquente, o uso de substâncias psicoativas e atividade sexual entre adolescentes foram mais frequentes naqueles com exposição pré-natal à cocaína do que aqueles sem exposição (149). Além disso, a exposição pré-natal à cocaína predispõe a uso de cocaína pós-natal na adolescência (150). O início do uso de substâncias psicoativas entre adolescentes pode ser mediado por desinibição neurocomportamental, que é maior em adolescentes com exposição pré-natal à cocaína do que naqueles sem exposição. Em oposição, Warner *et al.* (151) não relataram qualquer relação direta entre a exposição pré-natal à cocaína e o uso de cocaína na adolescência, mas aqueles com exposição pré-natal exibiram mais problemas sociais e de externalização, incluindo experimentação de outras substâncias psicoativas.

Muitos dos desfechos adversos a longo prazo nos lactentes não são exclusivamente consequência da exposição pré-natal à cocaína, pois também sofrem a influência de outros fatores importantes, como comportamento e interação aberrantes dos pais com a criança, ambiente domiciliar precário, habilidades de criação precárias, funções psicológicas maternas anormais e baixo nível socioeconômico. O uso de cocaína pela mãe afeta adversamente o desenvolvimento do RN devido à alteração do comportamento dos pais, incluindo sensibilidade materna alterada a choro do RN, dissociação, reação inadequada aos indícios apresentados pelo RN e maior agressividade (152).

A exposição pré-natal à cocaína tem sido associada variavelmente a SMSL (153). No entanto, em uma grande coorte de RNs, a exposição pré-natal à droga não foi associada a um aumento geral na taxa de mortalidade ou SMSL nos primeiros 2 anos de vida, exceto para um subconjunto de RNs com baixo peso, no qual a taxa de mortalidade foi maior naqueles positivos para cocaína e opiáceos do que naqueles que não foram expostos (154). Após o controle para uso simultâneo de outras drogas, uma metanálise não atribuiu a SMSL à exposição isolada pré-natal à cocaína (155). Além disso, um grau mais alto de negligência infantil é relatado naqueles com exposição pré-natal à cocaína, mas vale observar que foi maior em pessoas que faziam uso abusivo de substâncias psicoativas.

A exposição do lactente à cocaína pode prosseguir após o nascimento através do aleitamento materno, da administração intencional da droga pelos cuidadores, da ingestão acidental de cocaína ou poeira doméstica contaminada com cocaína por meio da atividade mão na boca normal ou da inalação passiva de fumaça de cocaína durante a preparação da droga por adultos (156). Detectaram-se cocaína e benzoilecgonina nos pelos, saliva, pele e urina dessas crianças. As morbidades da exposição pós-natal à cocaína incluem convulsões, sonolência e marcha instável, diarreia, choque e morte (157). Manifestações neurológicas foram observadas na intoxicação por cocaína entre as crianças que passaram por salas de emergência, incluindo convulsões (focal ou generalizada), embotamento, *delirium*, tontura, sialorreia e ataxia (158). Ingestão ou inalação passiva é a via mais comum de exposição quando as crianças possuem cuidadores que são usuários ativos de cocaína.

ÁLCOOL

O uso ou abuso de álcool durante a gravidez tem efeitos sérios sobre o feto e RN. Os efeitos adversos do álcool na prole são conhecidos há séculos, porém a síndrome do álcool fetal (SAF) só foi definida como entidade médica em 1973. Os RNs de mães alcoolistas podem ter características dismórficas e depois apresentar incidência mais alta que a esperada de retardo do crescimento e desenvolvimento e de distúrbios neurológicos (159). Excelentes revisões sobre este tópico foram publicadas (160,161).

Epidemiologia

Mais da metade dos norte-americanos a partir de 12 anos de idade (52,1%) relatou ingerir bebidas alcoólicas em um relatório recente da National Household Survey on Drug Abuse (162). Entre gestantes com idade entre 15 e 44 anos em 2011 e 2012, uma média anual de 8,5% relatou uso atual de álcool, 2,7% relataram compulsão por bebidas, e 0,3% eram alcoolistas (162). Diversos programas foram criados para prevenir a ingestão de álcool durante a gravidez, como anúncios de utilidade pública e advertências nos rótulos das bebidas, que visam aumentar o conhecimento público sobre como o álcool afeta o feto. Os métodos de prevenção seletiva para mulheres em idade reprodutiva consistem na triagem de todas as gestantes no tocante ao consumo de álcool e aconselhamento das etilistas (163). Mostrou-se que as adolescentes grávidas com conhecimento sobre o álcool etílico, especialmente a SAF, beberam menos durante a gestação. Dentre as que bebiam, o conhecimento geral correlacionou-se significativamente com redução do consumo de álcool entre o período pré-gravidez e o primeiro trimestre, e entre o primeiro e o terceiro trimestres (163).

Tentativas de padronizar termos como consumo de álcool "leve", "moderado" e "maciço" resultaram nas seguintes definições operacionais: "leve", beber 1,2 dose de bebida alcoólica por dia, "moderada", beber 2,2 doses de bebida alcoólica por dia, e "maciço", beber 3,5 doses de bebida alcoólica por dia (164). O etilismo também pode ser definido de três maneiras: uso atual (mês anterior) – pelo menos uma dose de bebida alcoólica nos últimos 30 dias; uso compulsivo – quatro ou mais doses de bebida alcoólica para mulheres e cinco ou mais doses para homens em uma ocasião em, pelo menos, 1 dia nos últimos 30 dias; e uso maciço, cinco ou mais doses de bebida alcoólica na mesma ocasião em 5 ou mais dias nos últimos 30 dias. Embora a maioria das mulheres que relatam ingestão de álcool seja de consumidoras leves, as que bebem maciçamente são mais provavelmente jovens, brancas, solteiras de nível educacional e renda mais altas e empregadas fora do lar. No entanto, as mulheres que bebem durante a gestação e, em particular, aquelas que são alcoolistas compulsivas, que continuam a beber no terceiro trimestre ou possuem filhos com SAF são mais velhas (14,3% com idade entre 35 e 44), desempregadas, solteiras e muito provavelmente negras e possuem taxas mais altas de uso de drogas, instrução inferior e pertencem a um baixo estrato social (165). Essas mulheres também tendem a não ter qualquer assistência pré-natal e possuem mais filhos. Cerca de 9 a 29% já possuem outro filho com suspeita de efeitos do álcool. Em comparação com outras mães, apresentam maior probabilidade de usar o sistema público de saúde no momento do parto, terem passado por tratamento para etilismo ou terem sido confirmadas como alcoolistas. É mais provável que tenham usado maconha ou cocaína durante a gestação, é mais provável que tenham sofrido aborto induzido, e é mais provável que bebam muito ou sejam alcoolistas compulsivas durante a gestação (166). Elas também apresentam taxas mais altas de psicopatologia como depressão, desvio psicopático, esquizofrenia e introversão social. Em um inquérito, quase metade (45%) de todas as gestantes ingeriu bebidas alcoólicas durante o primeiro trimestre antes de descobrir que estava grávida (167).

O consumo de álcool etílico e a gravidez no grupo de adolescentes também aumentaram nos últimos anos. Embora as mulheres adultas tenham ingestão diária média de consumo de álcool significativamente mais alta do que as adolescentes antes da gravidez, essa diferença deixa de ser significativa durante a gestação. A taxa de embriaguez (+ 5 drinques/ocasião) durante o primeiro trimestre foi mais alta em adolescentes grávidas (168). Os episódios de consumo excessivo de bebida alcoólica envolvem, mais provavelmente, jovens, brancas e usuárias mais frequentes de tabaco, maconha e cocaína em comparação com consumidoras não contumazes. Os episódios de consumo excessivo de bebida alcoólica também se acompanham de uso de tabaco e essas mulheres têm relações sexuais mais cedo do que as que não se embriagam. A prole dessas mulheres corre risco mais alto de exposição alta intermitente ao álcool durante um período mais longo na gravidez do que as etilistas adultas. O uso precoce de bebidas alcoólicas e seu uso concomitante à primeira atividade sexual também são preditivos de etilismo contínuo antes e durante a gestação em gestantes adolescentes.

Etilismo moderado pode ser definido como consumo de mais de duas doses de bebida alcoólica por semana até duas doses de bebida alcoólica por dia. Uma metanálise não mostrou associação entre ingestão moderada de álcool durante o primeiro trimestre de gravidez e risco aumentado de malformação fetal (169). Também não se observou associação da ingestão moderada a restrição do crescimento intrauterino e desenvolvimento infantil anormal aos 18 e 42 meses de idade. Por outro lado, um estudo mostrou redução de sete pontos no índice cognitivo geral nas escalas de McCarthy na idade pré-escolar na prole de mulheres com consumo moderado de álcool durante a gestação (170).

Metabolismo e transferência placentária

O etanol exerce efeito depressor do SNC. É absorvido rapidamente por difusão através da mucosa gástrica (20%) e dos intestinos (80%). A taxa de absorção não é afetada pela gravidez, contudo, os níveis sanguíneos de álcool podem ser mais altos na gravidez. O etanol geralmente é depurado da corrente sanguínea dentro de 1 hora em adultos e 2 horas em RNs. Cerca de 95% são metabolizados pelo fígado e 5% são eliminados pelos rins e pulmões. O etanol é metabolizado em acetaldeído e depois em acetato. O acetaldeído é mais tóxico que o próprio etanol. Os níveis de acetaldeído frequentemente estão elevados em alcoolistas crônicos e em crianças com defeitos congênitos relacionados com o álcool (DCRA) (170). Pode haver predisposição genética ao álcool e sinais e sintomas de seus efeitos. Observou-se que o genótipo da álcool desidrogenase 2 (ADH1B*1) é mais prevalente nas mulheres negras que relataram uso intenso de álcool durante a gravidez. Há também porcentagem subsequente mais alta de RNs afetados portadores deste genótipo (171). Por outro lado, acredita-se que o genótipo ADH1B*2 e ADH1B*3 proteja contra efeitos adversos da exposição ao álcool etílico. Há transferência placentária bidirecional desimpedida de etanol durante a gestação. O álcool distribui-se de maneira rápida e quase igual entre os tecidos maternos e fetais. O etanol fetal é eliminado por biotransformação hepática materna. O etanol foi detectado no líquido amniótico, o que constitui um reservatório adicional para exposição fetal.

É difícil avaliar o abuso materno de álcool por exames laboratoriais. Os marcadores biológicos que foram estudados incluem gamaglutamiltransferase, transferrina deficiente em carboidrato, complexos de hemoglobina-acetaldeído e níveis hepáticos reduzidos de glutationa (172). Outros biomarcadores propostos incluem etil glicuronídeo, sulfato de etila e fosfatidiletanol elevados. No RN, ésteres etil de ácidos graxos elevados no mecônio são biomarcadores promissores da exposição fetal ao álcool (173).

O etanol foi implicado na redução da função placentária normal. Afeta ou interfere no transporte de aminoácidos através da placenta para o feto (174). A expressão placentária de fator de crescimento epidérmico e o fator de crescimento placentário também são alterados nas mulheres que abusam de álcool. Mostrou-se também que o etanol inibe a síntese de DNA e a síntese de proteína, inibe a fosfolipase A2 e a produção de PGI2 e aumenta a produção de HCG na placenta.

Efeitos na gravidez

Exposição pré-natal ao álcool etílico foi relatada como sendo significativamente associada à disfunção da placenta, menor tamanho da placenta, fluxo sanguíneo comprometido e redução do aporte de nutrientes, bem como alterações endócrinas durante a gestação (19). Observou-se aumento da incidência de aborto espontâneo, descolamento prematuro da placenta e apresentação pélvica nas mulheres que abusam de álcool etílico durante a gravidez (175).

A incidência de aborto espontâneo em gestantes etilistas varia entre 18,8 e 52%. Em um grande estudo prospectivo de 12.127 gestantes, observou-se que as mulheres etilistas têm incidência 2,3 vezes mais alta de três ou mais abortos espontâneos do que as não alcoolistas (175). A única variável com correlação elevada com aborto espontâneo foi um episódio de consumo extremamente alto de álcool durante o início do primeiro trimestre. Em outra coorte de 24.768 gestações únicas, a razão de risco de natimortalidade entre as mulheres que consumiram mais de cinco drinques/semana durante a gestação foi 2,96. O risco aumentado de natimortalidade foi independente de outros efeitos do álcool, como prematuridade, baixo peso ao nascer ou malformações (176).

Um aumento da frequência de aneuploidia foi observado em abortos de mulheres que consumiram dois ou mais drinques por semana (177). Embora em camundongos a exposição pré-ovulatória ao álcool etílico não tenha aumentado a incidência de aborto ou aneuploidia, a administração de etanol logo após a ovulação resultou em incidência de aneuploidia de 7,5%. A ingestão logo após o acasalamento também gerou uma incidência de aneuploidia de 15% (177,178). Tais estudos levantam a possibilidade de que a alta taxa de abortos espontâneos em mulheres etilistas possa advir de um único episódio de consumo maciço próximo à época de concepção.

Um estudo que envolveu 655.979 nascimentos únicos relatou uma taxa de natimortalidade geral de 5,3 a cada 1.000 na população. Nas gestantes que consumiram álcool, a taxa de natimortalidade foi de 8,3 a cada 1.000 na população. As mulheres que consumiram bebida alcoólica durante a gestação apresentaram probabilidade de 40% de natimortalidade em comparação com as gestantes que não consumiram bebida alcoólica. Essa relação entre etilismo durante a gestação e a probabilidade de natimortalidade também teve uma relação dose-resposta (179).

SAF está fortemente associada à apresentação pélvica. Setenta por cento dos RNs com SAF nasceram em apresentação pélvica (180). Em outros estudos, nove de 23 (39%) RNs de mães alcoolistas nasceram em apresentação pélvica; contudo, apenas três de 59 RNs de consumidoras moderadas tiveram apresentação pélvica. Assim, parece que o consumo maciço de álcool aumenta a incidência de partos pélvicos.

Efeitos sobre o feto

Estudos em animais mostraram que a exposição ao álcool *in utero* pode causar desnutrição fetal e hipoxia fetal crônica por indução de hipoglicemia na presença de níveis sanguíneos de álcool elevados (180). O álcool reduz os receptores adrenérgicos na membrana plasmática hepática, resultando em menor estimulação induzida pela epinefrina da atividade de glicogênio fosforilase e interferência no metabolismo de carboidratos e no crescimento pré e pós-natal. Observaram-se baixas concentrações de somatomedina C e altos níveis de hormônio do crescimento em RNs de mães alcoolistas. Uma contração dose-dependente do cordão umbilical humano *in vitro* e redução do fluxo placentário fetal *in vivo* foram demonstradas à exposição ao álcool e podem contribuir para a hipoxia fetal (181). Padrões anormais da frequência cardíaca fetal, redução da respiração fetal, redução dos movimentos oculares fetais, desorganização do estado comportamental e movimentos fetais reduzidos foram descritos com o uso de álcool durante a gravidez (182). Há também redução da quantidade de neurotransmissores no cérebro humano, diminuição do processo de mielinização e reduções da atividade de óxido nítrico-sintase no hipocampo fetal (183).

Efeitos sobre o recém-nascido

Prematuridade

A incidência de prematuridade varia de 46 a 52% nos RNs com SAF. Desconhece-se a relação entre exposição ao álcool e parto pré-termo no qual a SAF não esteja implicada. Vários relatos indicam aumento de partos pré-termo em usuárias de álcool. Isto pode advir de um aumento associado de anomalias congênitas, em vez de um efeito direto do álcool. Não obstante, o consumo maciço de álcool durante a gestação (*i. e.*, seis ou mais drinques por dia) esteve associado à triplicação do risco de parto pré-termo (184).

Crescimento e morfologia

O consumo materno de álcool está associado a risco mais alto de RNs de baixo peso ao nascer e a um comprimento e circunferência cefálica abaixo do percentil 10, caso o consumo materno tenha ocorrido durante o início do primeiro trimestre da gestação (185). De modo semelhante, relatou-se que o peso ao nascer, comprimento e circunferência cefálica estão significativamente reduzidos na prole de mulheres que beberam continuamente ao longo da gravidez (185). Também descreveram-se anormalidades do desenvolvimento cerebral fetal. Em ratos bebês, observou-se maior vulnerabilidade do desenvolvimento cerebral (redução da razão entre os pesos cerebral e corporal) quando os bebês foram expostos ao álcool, especialmente no terceiro trimestre em comparação com outras épocas da gestação (186). O baixo peso ao nascer foi influenciado pela dose e duração da exposição ao álcool. O consumo moderado ou leve de álcool esteve associado a redução do peso ao nascer dos RNs. No entanto, os pesos de nascimento estavam no intervalo normal e, com frequência, não alcançaram uma significância estatística quando outros fatores de risco, como tabagismo, foram levados em conta. Há também alguns relatos que mostram ausência de associação entre uso de álcool e o peso ao nascer do bebê. Em um grupo de RNs a termo sadios, não se observou qualquer diferença de crescimento entre expostos e não expostos ao álcool (187). Algumas malformações morfológicas menores foram observadas no RN após uso de álcool durante a gravidez (187). Por outro lado, outros relatos não demonstraram este fenômeno (188). Em um grande estudo prospectivo sobre defeitos congênitos abrangendo 32.870 mulheres, as consumidoras leves e moderadas de álcool não tiveram aumento da taxa de malformações na sua prole em comparação com mulheres abstêmias.

Abstinência neonatal

A abstinência de álcool ocorre em RNs, mas raramente é observada, porque pode-se confundi-la com a abstinência de narcóticos ou outras drogas que são usadas junto com álcool. A abstinência de etanol foi descrita dentro de 12 horas após o nascimento e pode manifestar-se como distensão abdominal, opistótono, convulsões, tremores, hipertonia, apneia e cianose. Os RNs são irritáveis, têm sono inquieto e exibem comportamento oral exacerbado (189).

Efeitos neurocomportamentais

Constatou-se que os RNs expostos ao álcool se habituam menos a estímulos aversivos, de acordo com a Escala de Avaliação Comportamental Neonatal, exibem alterações no seu comportamento reflexo, controle do estado e comportamento motor e têm irritabilidade aumentada e depressão da variação do estado (190,191).

A ciclagem do sono e a vigília foram estudadas como uma medida do desenvolvimento, integridade e maturação neurofisiológicos. Os RNs de mães que beberam intensamente durante toda a gravidez mostraram maior proporção de sono inquieto e mais movimentos corporais (192). Análises dos espectros de potência eletroencefalográfica dos RNs mostraram hipersincronia do EEG e aumento da potência integrada em todos os estados do sono, particularmente no sono ativo. A maturação eletroencefalográfica também foi afetada pelo consumo materno maciço de álcool.

Estudos em animais mostraram que o efeito deletério do etanol sobre o desenvolvimento cerebral resulta do seu potencial de interferir na migração neural, desencadear apoptose neural difusa por bloqueio dos receptores NMDA de glutamato e ativação excessiva de GABA e induzir perda de axônios mielinizados no SNC (193,194). Outros processos celulares e biomoleculares adversamente afetados pela exposição pré-natal ao álcool incluem apoptose excessiva ou precoce, alteração do sistema de aderência celular L1 e modificações utilizando mecanismos epigenéticos.

Amamentação e álcool

O álcool distribui-se no leite materno. Contudo, a quantidade ingerida pelo RN é apenas uma pequena fração da quantidade total consumida pela mãe. O etilismo a curto prazo por mulheres lactantes teve um efeito imediato no odor do leite e no comportamento alimentar do RN. Os lactentes sugaram mais frequentemente durante o primeiro minuto depois que suas mães consumiram álcool, porém ingeriram significativamente menos leite. O crescimento pós-natal não foi afetado nos lactentes alimentados ao seio cujas mães consumiram álcool durante a lactação. Em estudos com animais, mostrou-se que o etanol bloqueia a secreção de ocitocina, desse modo impedindo a ejeção de leite (195). Efeito semelhante foi observado em seres humanos.

Efeitos a longo prazo do uso pré-natal de álcool
Crescimento

Encontraram-se déficits de crescimento em lactentes de 6,5 a 18 meses de idade que estavam relacionados com o uso de álcool durante o segundo e terceiro trimestres de gravidez (196). Essas crianças continuaram a ser menores em peso, comprimento e circunferência cefálica aos 3 anos de idade, mesmo após controle para a nutrição, ambiente corrente, exposição ao álcool durante a lactação e outras covariáveis significativas. Observaram-se variações na restrição do crescimento. Relataram-se restrição do crescimento aos 8 meses de idade, mas não em avaliações subsequentes e efeitos significativos sobre a estatura e a circunferência cefálica em crianças de 6 anos de idade. Observou-se algum crescimento de recuperação após 8 meses de idade, independentemente de as crianças terem sido expostas ao álcool no primeiro e segundo trimestres ou durante toda a gestação. Contudo, a circunferência cefálica permaneceu menor entre as crianças que foram expostas ao longo de toda a gestação (197). Por outro lado, há relatos que mostram ausência de efeitos da exposição pré-natal ao álcool no crescimento de lactentes de 1 e 2 anos de idade.

Efeitos comportamentais e cognitivos

Os RNs de mães que beberam álcool durante toda a gestação tiveram melhora mais lenta dos reflexos e da regulação autonômica durante o primeiro mês de vida do que os RNs de mães que pararam de beber ou que jamais beberam. Aos 6 a 8 meses de idade, esses lactentes tiveram escores mentais e motores de Bayley significativamente menores, tempo de reação mais lento, tempo de fixação mais longo, escores mais baixos na brincadeira suscitada e períodos mais longos de exploração de brinquedos, o que pode indicar processamento cognitivo mais lento (198). Aos 13 meses de idade, os lactentes se saíram pior no índice mental e nos escores de compreensão verbal e linguagem falada derivados das Escalas de Bayley. Os relatos pré-natais de uso de álcool foram um fator preditivo fidedigno de pior desempenho cognitivo nas Escalas de Bayley e na brincadeira simbólica, menor velocidade de processamento no Teste de Inteligência Infantil de Fagan e tempo de reação mais lento nos lactentes testados de 6 a 13 meses de idade (199). Fried and Watkinson (200) descobriram que RNs expostos na fase pré-natal ao álcool obtiveram um desempenho mais deficiente do que aqueles não expostos ao álcool dos grupos de controle nas Bayley Mental Scale e Reynell Language Scale aos 24 meses de idade. Aos 36 meses, o desenvolvimento da linguagem das crianças expostas continuava afetado, mas aos 48 meses não se detectaram relações significativas (200,201).

O uso de álcool durante a gravidez esteve associado negativamente ao QI aos 4 anos de idade nas crianças (201). Crianças que foram expostas na fase pré-natal a etilismo moderado eram menos atentas e apresentaram tempos de reação mais demorados em uma tarefa de vigilância em um ambiente de laboratório. A exposição ao álcool antes da gravidez também correlacionou-se com aumento de erros motores finos, maior tempo para corrigir os erros e pior equilíbrio motor grosseiro. As crianças pré-escolares que foram expostas ao álcool durante toda a gestação (com faixa de dois a nove drinques por dia) tinham maior probabilidade de mostrar hiperatividade, problemas de linguagem e déficits motores em comparação com as crianças cujas mães pararam de beber no segundo trimestre. Dificuldade na criação, acessos de fúria e problemas alimentares foram mencionados em crianças de 3 anos de idade expostas ao álcool *in utero*. Em crianças avaliadas entre 2 e 12 anos de idade, a exposição ao álcool durante qualquer momento da gestação pareceu estar associada a pior desempenho acadêmico. A atenção, distração e tempo de reação em uma tarefa de execução contínua aos 7 anos de idade continuaram a exibir correlação negativa com a exposição ao álcool durante a gestação (202). As crianças com qualquer exposição pré-natal ao álcool tinham mais provavelmente escores mais altos no comportamento de exteriorização (agressivo e delinquente) e interiorização (ansioso/deprimido e retraído) em comparação com controles não expostos. Os efeitos sobre o quociente de inteligência persistiram aos 7,5 anos, com decremento de sete pontos do QI com exposição a mais de 30 g de álcool por dia durante a gestação. A avaliação na adolescência mostrou dificuldades em tarefas que envolvem manipulação de informações, manejo de objetivos, atenção, memória, cálculo e testes de estimativa com capacidade de leitura e escrita intacta (203). Um estudo longitudinal sobre a exposição pré-natal ao álcool e sobre o comportamento aos 22 anos de idade relatou que os efeitos a longo prazo da exposição pré natal ao álcool dependiam da dose e foram significativos a cada trimestre da gestação. A exposição a cada trimestre previu mais problemas de comportamento no escore total, internalização, externalização, atenção e escalas de itens críticos. O uso de álcool durante toda a gestação foi associado a uma taxa mais elevada de problemas comportamentais em comparação com o não uso ou ao uso apenas durante o primeiro trimestre. No entanto, o etilismo compulsivo não foi um preditor melhor de desfecho do que o consumo médio diário e não previu mais problemas do que o etilismo não compulsivo (204). Portanto, não há nível seguro ou período seguro durante a gestação para o consumo de bebidas alcóolicas pelas gestantes, e os efeitos da exposição pré-natal ao álcool estendem-se até a idade adulta e, provavelmente, são permanentes. De novo, as inconsistências acerca dos efeitos a longo prazo da exposição pré-natal ao álcool no desenvolvimento da criança podem advir da dificuldade na distinção entre os efeitos teratogênicos do álcool e os efeitos de ambientes desorganizados, que frequentemente acompanham o uso de álcool e drogas.

Síndrome do álcool fetal

O Fetal Alcohol Study Group da Research Society on Alcoholism definiu três critérios específicos para o diagnóstico de SAF (205, 206). Um RN deve exibir uma anormalidade em cada categoria para qualificar-se ao diagnóstico de SAF:

1. Restrição do crescimento pré ou pós-natal, isto é, peso, comprimento ou circunferência cefálica abaixo do percentil 10, quando corrigido para a idade gestacional.
2. Envolvimento do SNC, incluindo sinais de anormalidades neurológicas, por exemplo, irritabilidade no primeiro ano de vida, hiperatividade durante a infância, atraso do desenvolvimento, hipotonia ou déficit intelectual.
3. Dismorfologia facial típica (pelo menos dois dos três têm de ser encontrados). A microcefalia, ou seja, circunferência cefálica abaixo do percentil 3, microftalmia ou fissuras palpebrais curtas, desenvolveu de maneira deficiente o filtro, lábio superior

fino e achatamento da maxila. Os achados físicos de filtro liso, lábio superior fino e fissuras palpebrais curtas têm sensibilidade de 100% no diagnóstico de SAF. A presença de algumas, mas não todas, manifestações é definida como DCRA ou efeitos fetais do álcool. Os critérios atuais do diagnóstico de SAF dependem do reconhecimento de anomalias físicas sutis, restrição do crescimento e aberrações inespecíficas do desenvolvimento que podem mudar com o tempo e ser de graus variáveis de intensidade afetada pela idade e constituição racial do paciente. A omissão do diagnóstico de SAF às vezes ocorre quando não é possível demonstrar padrões completos de anormalidades ou quando houver medo de estigmatizar a mãe e a criança.

Transtornos do espectro do álcool fetal, defeitos congênitos relacionados com o álcool e distúrbio neurodesenvolvimental relacionado com o álcool

Transtornos do espectro do álcool fetal (TEAF) é um termo que descreve a gama de efeitos que podem ocorrer em um RN com exposição pré-natal ao álcool. TEAF inclui condições como SAF, distúrbio neurodesenvolvimental relacionado com o álcool (DNRA) e DCRA (Quadro 54.5). O termo TEAF não se destina para uso como um diagnóstico clínico. Nos EUA, a prevalência combinada de SAF, DNRA e DCRA é de pelo menos 10 a cada 1.000, ou 1% de todos os nascimentos, e afeta pelo menos 40.000 RNs todo ano (1). TEAF é uma das causas principais de retardo mental nos EUA (206).

DCRA referem-se a anomalias físicas associadas à exposição pré-natal ao álcool. Os DCRA podem responder por até 5% de todas as anomalias congênitas (180). Os DCRA resultam da exposição a doses variáveis em períodos gestacionais variáveis, e são contrabalançados pela constituição genética. Tais determinantes deixam o feto sob risco mais alto de um possível desfecho adverso. A frequência de DCRA é de três a cinco por 1.000 nascidos vivos. O Quadro 54.5 mostra as várias características dismórficas que podem ser observadas no RN após exposição pré-natal ao álcool etílico.

O DNRA é um termo usado para descrever indivíduos com exposição pré-natal confirmada ao álcool etílico que manifestam anormalidades neurodesenvolvimentais, cognitivas ou comporta-

QUADRO 54.5

Álcool e dismorfogênese fetal.

Sistema nervoso central	
Neurocomportamental	Deficiência intelectual (i. e., retardo mental leve a moderado),[a] QI baixo (65 a 70), hipotonia,[b] atraso do desenvolvimento, incoordenação, déficits cognitivos e sensoriais, déficits de atenção, hiperatividade e irritabilidade no primeiro ano de vida, hiperatividade na infância,[c] deficiências da linguagem e perturbações do ciclo de sono-vigília, hipersincronia do eletroencefalograma, mielinização tardia ou deficiente, hipoplasia do corpo caloso, ecolalia, paralisia cerebral
Craniofacial	
Cabeça	Microcefalia,[a] malformação de Dandy-Walker, anencefalia, porencefalia, meningomielocele, *spasmus nutans*
Olhos	Tortuosidade dos vasos retinianos, ptose, estrabismo, pregas epicânticas, miopia, coloboma da retina, astigmatismo, curvatura acentuada da córnea, anomalias da câmara anterior, perda auditiva sensorineural
Orelhas	Orelha externa malformada, rotação posterior da orelha e da tuba auditiva
Nariz	Curto e arrebitado,[b] filtro hipoplásico[a]
Boca	Mal-alinhamento dentário, dentes pequenos com deficiência de esmalte, retrognatia no primeiro ano de vida[a] ou prognatia relativa na adolescência, fenda labial ou palatina, má oclusão, cristas palatinas proeminentes, borda vermelha superior adelgaçada,[a] reflexo de sucção débil
Maxila	Hipoplásica[b]
Cardiovasculares	
Coração	Todos os defeitos cardíacos (57%), particularmente comunicação interventricular, comunicação interatrial, sopros, tetralogia de Fallot, ventrículo direito de dupla saída, dextrocardia, persistência do canal arterial e anomalias dos grandes vasos
Pulmonar	
Tórax	*Pectus excavatum*, xifoide bífido
Pulmões	Atresia pulmonar, atelectasia, infecções respiratórias altas
Gastrintestinal	
Abdome	Hérnias inguinais e abdominais, diástase dos músculos retos, gastrosquise, fibrose hepática, cirrose infantil, atresia biliar extra-hepática, hiperbilirrubinemia na segunda infância
Urogenital	
Renal	Hidronefrose; rins pequenos e rotacionados; aplasia, displasia ou hipoplasia renal; rins em ferradura; duplicações ureterais; megaloureter, divertículos da bexiga; fístula vesicovaginal, pielonefrite
Dermatológica	
Dermatóglifos	Impressões digitais e pregas palmares aberrantes, hemangiomas em 50% dos casos, tecido adiposo consideravelmente reduzido,[b] curvas anormais no couro cabeludo, hirsutismo no primeiro ano de vida, hipoplasia da unha, propriocepção insatisfatória
Ortopédica	
Esqueleto	Polidactilia, sinostose radioulnar, talipe equinovaro, luxação do quadril, escoliose, síndrome de Klippel-Feil, movimentos articulares limitados, lipoma lombossacral, quinto dedo encurtado, sindactilia, camptodactilia, clinodactilia, contraturas em flexão
Endocrinológica	
Congênita	Síndrome de DiGeorge

[a]Manifestação vista em 80% dos pacientes.
[b]Manifestação vista em mais de 50% dos pacientes.
[c]De Pietrantoni M, Knuppel RA. Alcohol in pregnancy. *Clin Perinatol* 1991;18:93.

mentais. Essas anormalidades podem ser difíceis de reconhecer e diferenciar dos indivíduos com outras anormalidades de desenvolvimento, visto que as crianças com essa condição não manifestam sinais físicos de exposição pré-natal ao álcool.

Incidência da síndrome do álcool fetal

A incidência de SAF foi estimada em 0,5 a 2 por 1.000 nascidos vivos (205,206). As estimativas da prevalência para SAF variam, de acordo com a localização geográfica e a população estudada (205). A incidência relatada mais alta de SAF ocorre na população negra e nativa norte-americana e na classe socioeconômica inferior.

Em uma revisão do cadastro de SAF de North Dakota, 80,6% dos casos de SAF eram de nativos norte-americanos, 18,2% eram brancos, e havia mais recém-nascidas do que recém-nascidos (61,4% *versus* 38,6%). As características maternas incluem idade maior, nível educacional inferior, menos meses de assistência pré-natal, menos consultas de pré-natal e menos ganho ponderal pré-natal. Sokol e colaboradores, em estudo prospectivo de 8.331 gestações, identificaram 25 casos de SAF (207). Quatro fatores de risco pré-natais significativos foram identificados: raça negra, paridade alta, percentual de dias com consumo de álcool e Teste de Triagem do Alcoolismo de Michigan positivo. Na ausência de qualquer um desses fatores, a probabilidade de uma criança ser acometida pela SAF foi de 2%; na presença dos quatro, a probabilidade foi 85,2%. Uma revisão de 80 mulheres no estado de Washington que deram à luz a crianças com SAF mostrou que 96% das mulheres apresentavam pelo menos um doença mental, 95% tinham uma história de abuso sexual ou físico, 61% não haviam concluído o ensino médio, 77% tiveram uma gestação não planejada, 81% não usavam contraceptivos e 59% tinham uma renda bruta anual de 10.000 dólares ou menos (208). Todos os dias, de 6 a 24 RNs nos EUA apresentam SAF. Cerca de 87 a 103 nascem com comprometimentos causados pela exposição pré-natal ao álcool. É reconhecida como um grande e oneroso problema de saúde pública com um grande potencial para prevenção. Estima-se que a prevalência de SAF esteja entre 0,5 e 2 a cada 1.000 nascimentos e a prevalência de SAF, DNRA e DCRA combinados é de cerca de 10 a cada 1.000 ou 1% de todos os nascidos vivos. Isso se traduz em aproximadamente 40.000 bebês afetados por SAF, DCRA e DNRA todo ano (205).

Fatores de risco associados a SAF, DCRA e DNRA

Estudos epidemiológicos de SAF, DCRA e DNRA, bem como estudos sobre o uso abusivo de álcool e mulheres dependentes de álcool, consistentemente apontam para os mesmos fatores de risco que representam várias condições frequentemente associadas ao nascimento de uma criança com SAF ou algumas outras condições relacionadas ao etilismo (DCRA ou DNRA). Alguns desses fatores de risco podem aumentar o risco ao predispor gestantes ao etilismo maciço pré-natal (p. ex., traços familiares e etilismo precoce), e alguns fatores de risco são o desfecho do uso abusivo crônico e dependência de bebidas alcoólicas (p. ex., estar desabrigada ou desempregada e morte precoce). Outras variáveis são fatores biológicos que aumentam o risco de SAF quando associados a etilismo maciço (p. ex., idade materna avançada, número de gestações anteriores). Além disso, outros fatores de risco são meramente associados aos estilos de vida da gestante (p. ex., tabagismo e condições sociais adversas) ou perfis psicológicos (p. ex., depressão, hostilidade etc.).

As mulheres que deram à luz a crianças com SAF e DCRA e DNRA são usuárias compulsivas frequentes ou há algum tempo de bebidas alcoólicas, o que leva a altas concentrações sanguíneas de etanol. Embora a maioria das mulheres em muitos estudos tenha reduzido seu consumo de álcool durante a gestação, as mães de crianças com SAF geralmente não o fizeram. A maioria das mulheres que dão à luz crianças com SAF vivem em um ambiente social e cultural que tolera, aceita ou não sabe lidar com o problema do etilismo. Por exemplo, essas mulheres normalmente têm pais, irmãos e amigos com problemas de etilismo. As mães de crianças com SAF com frequência normalmente se casam ou vivem com homens que são alcoolistas maciços. É muito comum que crianças com SAF e seus irmãos sejam colocados em lares adotivos, visto que as mães de alto risco e suas famílias normalmente não são capazes de cuidar de seus filhos adequadamente e apresentam maior risco de morte precoce devido ao etilismo e estilo de vida (205,206).

Vários estudos relataram características psicológicas associadas ao etilismo de risco entre mães de crianças com SAF. Essas mulheres frequentemente sofrem de baixa autoestima e depressão e apresentam problemas de disfunção sexual (1). Um fator que esteve associado a aumento do risco de SAF é a história de irmãos prévios com SAF na família. Estima-se que o risco de um irmão menor ter SAF, após um irmão maior ter recebido o diagnóstico de SAF, é 406 vezes mais alto, de modo que a incidência de SAF neste grupo é 771 por 1.000 nascidos vivos (161). Os irmãos maiores têm menor probabilidade de ser afetados do que os irmãos menores (161). O álcool apresenta seu maior efeito teratogênico durante a organogênese e o desenvolvimento do sistema nervoso. A teratogênese está aproximadamente relacionada com a dose, porém a dose liminar ainda é desconhecida. As estimativas são de que 630 g de álcool absoluto por semana na época da concepção seriam uma dose crítica.

Acompanhamento de recém-nascidos com síndrome do álcool fetal

A restrição do crescimento pós-natal e do desempenho motor são características da exposição pré-natal ao álcool, especialmente da SAF (208-210). Um acompanhamento durante dez anos de pacientes diagnosticados com SAF mostrou que as crianças continuaram o retardo do crescimento no que diz respeito ao peso, comprimento e circunferência cefálica. O peso para a estatura foi especialmente comprometido. Estudos a longo prazo das crianças com SAF mostraram que as malformações craniofaciais típicas de SAF diminuíram com o tempo, mas a microcefalia e, em menor grau, baixa estatura e baixo peso persistiram nos meninos. Nas moças adolescentes, o peso corporal normalizou-se. Diferenças significativas nas características faciais entre lactentes expostos e não expostos foram mais evidentes até 3 meses de idade. Contudo, o retardo mental persistiu, variando de quase normal a grave. Os efeitos neurocomportamentais a longo prazo da SAF, que consistiram em déficits de atenção e memória, adaptabilidade e organização precárias, não melhoraram com a idade (211). Defeitos significativos do comportamento adaptativo em adolescentes e adultos com SAF nas áreas de socialização e habilidades comunicativas também persistiram. Os problemas comportamentais incluíram déficit da memória espacial e distorção do arranjo espacial, déficits verbais e de aprendizado profundos, comportamentos estereotipados, irritabilidade, hiperatividade, déficits de atenção, tremores e hiperdistração. O excesso de psicopatologia (transtornos hipercinéticos, transtornos emocionais, transtornos do sono, hábitos e estereótipos anormais) persistiu fortemente ao longo do tempo. A fala pode ser tardia ou comprometida e pode estar relacionada à deficiência auditiva.

O crescimento lento da circunferência cefálica indica baixo crescimento cerebral em crianças com SAF moderada a grave. Os achados neurológicos na RM mostraram redução significativa do volume do verme cerebelar, da abóbada cerebral, dos núcleos da base e do diencéfalo (212). As alterações nos núcleos da base podem estar relacionadas com os achados comportamentais vistos nessas crianças. Outro estudo mostrou anomalias da linha média, como agenesia total do corpo caloso, hipoplasia do corpo caloso, cavo do septo pelúcido e cavo de Verga, que estão associadas a um grande número de anomalias faciais (213).

As anormalidades oftalmológicas também são encontradas em crianças com SAF. Consistem principalmente em anomalias do fundo e hipoplasia do nervo óptico (214). Tais defeitos foram atribuídos à competição do etanol com o retinol pelos mesmos locais de ligação ao ADH. Outros achados oculares são estrabismo, blefaroptose, epicanto, catarata, glaucoma, vítreo primário hiperplásico persistente e aumento da tortuosidade dos vasos retinianos com ramificação vascular reduzida.

Quatro tipos de distúrbios auditivos estão associados à SAF: (a) atraso no desenvolvimento da maturação auditiva, (b) perda auditiva neurossensorial, (c) perda auditiva condutiva intermitente em virtude de otite média serosa recorrente e (d) perda auditiva central (215). Setenta e sete por cento das crianças com SAF têm perda auditiva condutiva secundária a otite média serosa recorrente. Vinte e sete por cento têm perda auditiva neurossensorial, e 100% têm lesões da função auditiva central. A maioria dos pacientes tem déficits da fala associados, isto é, defeitos da linguagem expressiva e receptiva. As anormalidades craniofaciais também podem aumentar a suscetibilidade aos distúrbios auditivos periféricos.

MACONHA

Uma pesquisa recente sobre o uso de drogas ilícitas nos EUA relatou 23,9 milhões de usuários atuais (ou seja, usou drogas 1 mês antes da pesquisa) representando 9,2% da população com 12 anos de idade ou mais, e a maconha foi a droga ilícita mais comumente usada com uma estimativa de 18,9 milhões de usuários (1). Entre as mulheres em idade fértil, a maconha é a droga ilícita mais amplamente usada. Em um estudo de base populacional, as características demográficas e sociais associadas ao uso de maconha antes e durante a gestação foram descritas: (a) o determinante mais forte para o uso de maconha durante a gestação foi o uso da maconha pelo parceiro, (b) ser solteira, (c) trauma de infância e (d) comportamento delinquente anterior. O uso de maconha não foi associado a idade materna, etnia, psicopatologia ou estresse percebido. Mulheres que usam maconha durante a gestação frequentemente usam outras drogas ilícitas e recebem menos cuidado pré-natal (216). Algumas terminologias comuns são usadas para maconha: (a) cânhamo refere-se ao material bruto da planta, *Cannabis sativa*, (b) maconha é uma mistura de folhas trituradas, galhinhos, sementes e às vezes flores da planta, (c) *sinsemilla* é uma variedade de maconha de alta potência, originalmente cultivada no norte da Califórnia e (d) haxixe é uma resina obtida por pressão, raspagem e agitação da planta em solvente, produzindo um extrato potente. O principal componente psicoativo é o δ-9-tetraidrocanabinol (THC). Contudo, outros canabinoides, como o canabidiol e canabinol, também têm atividade biológica e podem atingir o feto (217).

Transferência placentária

O THC liga-se intensamente à fração lipoproteica do sangue. Atravessa facilmente a placenta e passa para o feto. Em seres humanos, as concentrações de THC nos soros materno e fetal são semelhantes (218-220).

Efeitos na gravidez

Com base em vários relatórios, não se observaram diferenças significativas entre as usuárias de maconha e sujeitos controles equivalentes em termos do consumo de álcool, uso de cigarros e renda familiar para as seguintes medidas de desfecho: taxa de abortos, apresentação no parto, escores de Apgar e frequência de complicações ao nascimento (221). A presença de hiperêmese e náuseas, considerados juntos como síndrome hiperêmese por canabinoide, foi relatada em associação com o uso de maconha durante a gestação (222). São encontrados altos níveis sanguíneos maternos de carboxi-hemoglobina e alcatrão devido ao uso de maconha durante a gestação, bem como baixas concentrações séricas de folato e ferritina naquelas pessoas com altas concentrações séricas de canabinoides.

Efeitos sobre o feto e o recém-nascido

Uma revisão de três grandes estudos longitudinais e prospectivos nos desfechos de RNs após exposição pré-natal à maconha concluiu que o desenvolvimento fetal é afetado adversamente, mas os efeitos no comportamento e na cognição do RN são ambíguos. Os achados do Ottawa Prenatal Prospective Study (OPPS) mostram que os bebês nascidos de usuários maciços de maconha apresentaram manifestações associadas a anormalidades do sistema nervoso (i. e., mais sobressaltos e tremores), bem como habituação reduzida à luz que eram dependentes da dose. Não houve qualquer relação entre o uso de maconha e o ganho de peso materno, peso ao nascer, duração do trabalho de parto e duração da gestação (223). Em contraste, o Maternal Health Practices and Child Development Study (MHPCD) relatou que a duração da gestação foi reduzida quando a exposição à maconha ocorreu no primeiro trimestre de gestação e o peso ao nascer foi maior após a exposição no terceiro trimestre (224). Este estudo também não mostrou diferenças no comportamento neonatal entre os expostos e não expostos, mas houve diferenças sutis nos registros de sono EEG em um subgrupo de RNs. O terceiro estudo é o Generation R study, que foi desenvolvido para examinar o crescimento, o desenvolvimento e a saúde entre crianças da cidade desde a vida fetal à vida adulta (225). Nessa coorte baseada na população, a exposição pré-natal à maconha foi associada a restrição do crescimento e a menor peso de nascimento em comparação com RNs não expostos. O impacto no crescimento foi mais pronunciado do que a restrição ao crescimento atribuída ao uso materno de tabaco. O Avon Longitudinal Study of Pregnancy and Childhood (ALSPAC), um estudo de base populacional no Reino Unido, relatou menor peso ao nascer, idade gestacional e circunferência cefálica em RNs com exposição à maconha do que naqueles sem (226). Recentemente, outro estudo baseado na população relatou que o uso de maconha na gestação está associado a BPN e PIG após ajuste de fatores de confundimento, incluindo idade materna, paridade, etnia e uso de outras drogas ilícitas (227). Biologicamente, alterações hemodinâmicas associadas à exposição pré-natal à maconha podem explicar a restrição ao crescimento fetal. El Marroun *et al.* (228) relataram (a) índices de pulsatilidade e resistência maiores da artéria uterina com o uso continuado de maconha, mas índices inferiores após interromper o uso de maconha, em comparação com os grupos de controles, e (b) índices de pulsatilidade e resistência maiores naqueles com exposição à maconha do que naqueles com exposição ao tabaco. No entanto, uma metanálise conduzida em 1997 concluiu que o uso de maconha durante a gestação não foi associado a BPN, mas houve uma heterogeneidade significativa entre os cinco estudos e dados de estudos longitudinais recentes não foram incluídos (229).

A maioria dos estudos não mostrou aumento na incidência de malformações principais ou secundárias na prole com exposição pré-natal à maconha. Mudanças comportamentais sutis neonatais associadas ao uso de maconha durante a gestação incluem mais sobressaltos e tremores (230), possuindo algumas semelhanças com os sintomas da abstinência associada à exposição a narcóticos, embora a síndrome abstinência neonatal não tenha sido associada à exposição pré-natal à maconha. Alterações sutis no padrão de sono também foram relatadas, incluindo distúrbios no ciclo do sono, motilidade e despertar, que persistiram até os 3 anos de idade (231).

Desfecho a longo prazo

As informações de acompanhamento a longo prazo (do primeiro ano de vida à adolescência) sobre os desfechos cognitivos e neurocomportamentais daqueles com exposição pré-natal à maconha têm sido relatadas (232-234). Durante o primeiro ano de vida, o uso de maconha no terceiro trimestre da gravidez foi associado a menores escores mentais na Bayley Scales of Infant Development (BSID). Aos 3 anos de idade, a exposição pré-natal à maconha foi associada a escores inferiores no funcionamento da memória a curto prazo e no raciocínio verbal na Stanford-Binet Intelligence Scale (SBIS) nos afro-americanos, mas essa correlação foi atenuada nos caucasianos. Nas crianças na idade pré-escolar, a exposição pré-natal à maconha não afetou negativamente o desenvolvimento motor grosseiro. Aos 6 anos de idade, a exposição pré-natal à maconha foi associada a déficits de raciocínio verbal, memória a curto prazo, escores quantitativos e compostos da SBIS, que tiveram implicações no baixo rendimento escolar no acompanhamento aos 10 e 14 anos de idade. Comprometimentos neuropsicológicos, incluindo sintomas depressivos, também foram evidentes aos 10 anos entre aqueles com exposição pré-natal à maconha.

Em oposição, Fried *et al.* não encontraram uma associação significativa entre escores BSID anormais e a exposição pré-natal à maconha no acompanhamento aos 12 e 24 meses. No acompanhamento aos 36 e 48 meses, aqueles com exposição pré-natal à maconha apresentaram escores mais baixos nas funções motoras, memória e verbal, do que aqueles sem exposição anterior (235,236). No entanto, o efeito negativo da exposição pré-natal à maconha não foi observado em avaliações de acompanhamento posteriores. A exposição pré-natal à maconha não foi associada a desfechos de comprometimento cognitivo e verbal no acompanhamento aos 60 e 72 meses, nem foi associada a desfechos de comprometimento da leitura e linguagem no acompanhamento aos 12 meses de idade. Da mesma forma, a exposição pré-natal à maconha não foi associada a comprometimento das habilidades visuoperceptivas e inteligência entre os 13 e 16 anos de idade (238). Um estudo mais recente baseado na população com amostra maior também não encontrou evidências de desfecho de comprometimento neurodesenvolvimental associada ao uso pré-natal da maconha, embora, no acompanhamento aos 18 meses de idade, tenham sido observados um comportamento mais agressivo e de desatenção nos filhos das mulheres com exposição anterior (239).

Coletivamente, o efeito da exposição pré-natal à maconha no desfecho de neurodesenvolvimento a longo prazo ainda é incerto. Em termos de desfechos comportamentais, há evidências de que o comportamento de externalização esteja associado à exposição pré-natal à maconha, incluindo impulsividade, hiperatividade e delinquência. A exposição pré-natal à maconha tem sido associada ao início do uso de maconha na adolescência (240).

NICOTINA E TABAGISMO

A fumaça de cigarro contém cerca de 4.000 compostos químicos. A maioria é encontrada na fase gasosa da fumaça de cigarro e inclui monóxido de carbono, dióxido de carbono, óxido de nitrogênio, amônia, cianeto de hidrogênio e outras substâncias. Um menor número de compostos indesejáveis está na fase particulada da fumaça de cigarro (p. ex., nicotina e alcatrão). Alcatrão é o que resta depois que a umidade e a nicotina são subtraídas. Consiste primariamente em hidrocarbonetos aromáticos policíclicos (p. ex., nitrosaminas, aminas aromáticas, hidrocarbonetos policíclicos) e numerosas outras substâncias, incluindo íons metálicos e compostos radioativos (241).

Absorção e metabolismo

A nicotina é o composto mais estudado na fumaça de cigarro e o principal responsável pelos efeitos farmacológicos do tabagismo. É absorvida prontamente pelos pulmões, com eficiência quase igual à administração intravenosa. A quantidade de nicotina fornecida depende da duração e intensidade da inalação, do número de inalações por cigarro, da presença ou ausência de filtros, da marca do cigarro (que afeta a composição do tabaco), da densidade do tabaco acondicionado e do comprimento da coluna de tabaco (241).

A nicotina distribui-se rapidamente por todo o corpo. Atinge o cérebro dentro de oito segundos após a inalação. As concentrações plasmáticas máximas de nicotina após o fumo de um cigarro são tipicamente de 25 a 50 ng/mℓ. O curso de eliminação da nicotina é multiexponencial. Após um único cigarro, as concentrações declinam rapidamente, isto é, ao longo de 5 a 10 minutos, refletindo principalmente a distribuição. Após tabagismo a longo prazo, a meia-vida de eliminação da nicotina é de aproximadamente duas horas.

A nicotina é metabolizada principalmente no fígado, mas também nos rins e pulmões. Os dois principais metabólitos são a cotinina e nicotina-1'-N-óxido. A cotinina, o principal metabólito da nicotina, tem pouco ou nenhum efeito cardiovascular ou subjetivo. Foi detectada no líquido amniótico, na placenta e no leite materno, principalmente no colostro das mulheres que fumavam ativamente durante a gestação (241,242). As concentrações de cotinina no plasma e no leite materno e na urina de seus bebês refletem os hábitos de fumo das mães durante a gravidez (242). Desaparecerá mais lentamente do que a nicotina, com meia-vida de cerca de 19 horas, o que a torna melhor medida do consumo do que a própria nicotina.

Durante a gestação, as depurações de nicotina e cotinina aumentam em 60% e 140%, respectivamente, em comparação com a depuração pós-parto, devido à indução da enzima CYP2A6. As concentrações mais elevadas de estrógeno e progesterona entre as mulheres, especialmente gestantes, levam a maior depuração de nicotina em comparação com os homens (243).

Incidência

No período de 2000 a 2010, os resultados de 40 Pregnancy Risk Assessment Monitoring Systems (PRAMS) nos EUA mostraram que, com o tempo, não houve mudança significativa na prevalência de tabagismo antes, durante ou após a gestação. A prevalência do tabagismo antes da gestação aumentou (23,6% em 2000 para 24,7% em 2010), enquanto houve uma ligeira queda na prevalência de tabagismo durante a gestação (13,3% em 2000 para 12,3% em 2010) e após a gestação (18,6% em 2000 para 17,2% em 2010) (1). Uma intensa campanha contra o tabagismo destinada principalmente a gestantes no Brasil resultou em uma redução de 50% na incidência de tabagismo durante a gestação.

Aborto espontâneo e descolamento prematuro da placenta

A relação entre fumo de cigarros e aborto espontâneo foi documentada em estudos com animais e seres humanos. Quando outros fatores de risco são controlados, as mulheres que fumam cigarros durante a gestação têm probabilidade 1,2 a 2 vezes mais alta de ter aborto espontâneo do que as não fumantes (244). As mulheres que fumavam metade de um maço de cigarro por dia apresentam um risco maior de aborto em relação às não fumantes. Fumantes passivas apresentam um risco 1,67 vez maior de aborto em comparação às não expostas. Não houve diferença no grau de exposição a tabaco, se passivo ou ativo, entre abortos com cariótipos normais ou anormais (245). O mecanismo para o aumento do risco de aborto não foi totalmente elucidado, porém estudos apoiam a teoria de que poderia resultar dos efeitos vasoativos da nicotina nas artérias umbilicais (246). A nicotina reduz a produção de prostaciclina na artéria umbilical e reduz sua capacidade de vasodilatação, desse modo afetando a nutrição fetal e o transporte de oxigênio (247). Outros estudos atribuem a taxa mais alta de aborto a anormalidades no desenvolvimento placentário e à disfunção dos hormônios que mantêm a gravidez (248). O tabagismo materno demonstrou alterar o equilíbrio entre a proliferação e a diferenciação do citotrofoblasto (249). Há um espessamento da membrana basal trofoblástica, aumento no conteúdo de colágeno no mesênquima viloso e diminuição da vascularização na placenta de mães fumantes (250). Envelhecimento extensivo e alterações degenerativas na placenta, que são consequências nocivas em potencial para as funções excretora e nutritiva da placenta, também foram observados (251). Observou-se aumento da incidência de descolamento prematuro da placenta e mortes fetais subsequentes foram observadas entre mulheres que fumam mais de dez cigarros por dia. Também foram relatados danos relacionados à fumaça do tabaco para a placenta, levando a placenta prévia e gestação ectópica (252). Há evidências de necrose decidual na placenta de fumantes. Calcificação placentária extensa ocorreu com frequência significativamente mais alta entre fumantes do que não fumantes (46% *versus* 14%). Relatou-se que o fluxo sanguíneo interviloso reduz-se agudamente durante o fumo, e em seguida por 15 minutos (253).

Escores de Apgar

Vários estudos indicaram que o tabagismo materno durante a gestação está associado a escore de Apgar baixo; no entanto, quando fatores de confusão em potencial foram controlados, nenhuma associação independente significativa foi observada entre tabagismo e escore de Apgar (254). Em um estudo recente, embora relativamente pequeno, também não houve qualquer diferença nos valores gasosos do sangue no cordão umbilical ou escores de Apgar de 1, 3 e 5 minutos entre RNs de fumantes ativas, passivas e não fumantes. No entanto, mais RNs de fumantes ativas foram PIG (255).

Nascimento pré-termo

O fumo materno foi descrito como um fator de risco para parto e nascimento pré-termo. Um mecanismo possível é a metilação do DNA de uma série de *loci* do gene RUNX, que inclui os *loci* para idade gestacional reduzida (256). A incidência de prematuridade aumenta com o número de cigarros consumidos por dia e com os níveis de nicotina nos cabelos maternos (257). A fumaça passiva também aumenta o risco de partos pré-termo entre mulheres com genótipos CYP1A1 e glutationa-S-transferase (GST) combinados, mas não naquelas sem a combinação (258). Embora outros estudos não tenham mostrado qualquer efeito do tabagismo na duração da gestação, ao parar de fumar durante a gestação, ficou demonstrada uma redução nas taxas gerais de prematuridade, natimortalidade, BPN e PIG (259).

Morte fetal e mortalidade neonatal

Estudos epidemiológicos mostraram um efeito significativo do tabagismo sobre a morte fetal tardia e a mortalidade neonatal. Dentre os primogênitos, houve um risco 25% mais alto de morte fetal e mortalidade neonatal dentre as fumantes de menos de um maço por dia, e 56% mais alto dentre aquelas que fumam mais de um maço por dia, em comparação com não fumantes (260). Para os segundos filhos ou subsequentes, observou-se risco 30% maior de morte fetal tardia e mortalidade neonatal em fumantes maternas em comparação com não fumantes. O fumo materno mostrou risco relativo de morte fetal tardia de 1,4 e de mortalidade neonatal precoce de 1,2 (261). Mães fumantes apresentaram 50% maior probabilidade de sofrer morte fetal intraparto em comparação com as mães não fumantes. Risco mais elevado foi encontrado entre aqueles que fumam 10 a 19 cigarros por dia (262). O risco de natimortalidade é duas vezes mais elevado entre jovens adolescentes fumantes (< 15 anos de idade) em relação às mulheres mais velhas. Há um diferencial relacionado à idade no efeito da exposição *in utero* à fumaça do cigarro na morte fetal. No entanto, na coorte Norwegian Mother Child Cohort, a exposição *in utero* à fumaça do cigarro não aumentou significativamente os óbitos fetais (263).

Seções seriadas do tronco encefálico de fetos com desde 17 semanas de idade gestacional a RNs com 8 meses pós-parto mostraram alterações histológicas e imuno-histoquímicas (aumento das células escuras epiteliais, presença de células estromais císticas e diminuição das capilares, aumento da expressão da substância P e apoptose) entre aqueles cujas mães fumaram durante a gestação. Além disso, há acúmulo de ferro no tronco encefálico e no cerebelo das vítimas de morte infantil ou súbita fetal, o que pode sugerir metemoglobinemia materna, um biomarcador de estresse oxidativo devido à absorção de nicotina (264,265). Há uma elevada expressão da substância P na área do núcleo do trigêmeo caudal entre mortes súbitas fetais, indicando uma estreita relação entre a absorção da fumaça do cigarro *in utero* e a redução na atividade do núcleo do trigêmeo, levando à morte súbita do feto (264). Danos ependimais, como mostrado pela citoarquitetura pseudoestratificada com inúmeros astrócitos apoptóticos e reativos, foram observados entre vítimas de morte súbita, implicando novamente a entrada de nicotina no líquido cerebrospinal do feto (265).

Efeitos sobre o feto e o recém-nascido

Criaram-se modelos de animais para provar que a nicotina é neuroteratogênica. A nicotina dirige-se para receptores de neurotransmissores específicos no cérebro fetal, levando à redução do número de células e, subsequentemente, à alteração da atividade sináptica. Os efeitos adversos da nicotina envolvem múltiplas vias de neurotransmissores que alteram não apenas os eventos imediatos do desenvolvimento, como também a programação subsequente da competência sináptica. Tais defeitos podem mais tarde acarretar deficiências do aprendizado e da cognição, que surgem na segunda infância ou adolescência. As alterações no desenvolvimento do sistema nervoso autônomo podem aumentar a susceptibilidade à lesão cerebral hipóxico-isquêmica, natimortalidade e SMSL (266).

Há fortes evidências de que o tabagismo durante a gestação possua efeitos adversos no peso de nascimento, doenças associadas à placenta, natimortalidade, SMSL, sobrepeso na infância, fendas, função pulmonar, asma, doenças cardiovasculares e distúrbios de desenvolvimento mental, que podem ser nomeados como síndrome do tabaco fetal (267).

Numerosos estudos examinaram a associação entre o fumo antes ou durante a gravidez e o peso ao nascer e demonstraram constantemente uma redução do peso ao nascer (268) de cerca de 200 g e maior porcentagem de RNs com baixo peso ao nascer (BPN). Houve uma significativa relação inversa entre tabagismo materno no segundo/terceiro trimestre de gestação e peso ao nascer, com uma redução média ajustada no peso ao nascer de 169,6 g (268). A probabilidade de parto de um RN com baixo peso é 91% maior entre fumantes em comparação com não fumantes. Ademais, demonstrou-se uma relação de dose-resposta entre o número de cigarros consumidos e a redução do peso ao nascer e a porcentagem de RNs de BPN (269). Tais achados permanecem relevantes após controle para variáveis de confundimento. A raça é um fator importante. Em mães brancas, a incidência de bebês de BPN variou de 4,8% para as mulheres não fumantes a 8% entre aquelas que fumaram um a dez cigarros por dia e 13,4% das mulheres que fumaram mais de 20 cigarros por dia. Dentre as mulheres negras, a incidência de RNs de BPN variou de 8,3% nas não fumantes a 13,5% das que fumaram um a dez cigarros por dia a 22,7% das fumantes de mais de 20 cigarros ao dia (269).

Estudos que compararam os pesos ao nascer mostraram que as mães que abandonaram o fumo durante a gravidez tiveram RNs com peso ao nascer mais alto que as mães que continuaram a fumar na gestação, embora o peso ao nascer global ainda fosse 179 g menor em comparação com mães não fumantes (269). O peso ao nascer foi significativamente maior entre mulheres que pararam de fumar até 16 semanas de gestação, em comparação com o fumo persistente. Como resultado da proibição de fumar na Irlanda, a incidência de RN PIG diminuiu significativamente (270). As gestantes que trocaram para cigarros com baixos níveis de alcatrão ou nicotina continuaram sob risco aumentado de ter um RN PIG.

Recentemente, voltou-se a atenção para o papel da exposição à fumaça de tabaco ambiental (FTA) como um fator de risco em potencial para RNs de baixo peso ao nascer. Em uma revisão, os RNs com FTA in utero foram 1,5 a 4 vezes mais propensos a nascer com baixo peso ao nascimento. FTA foi associada a redução de 25 a 90 g no peso ao nascer e duas a quatro vezes mais probabilidade de RN PIG (271).

A natureza do déficit de crescimento em termos da composição corporal do RN foi avaliada através de exame dos índices antropométricos do depósito de gordura subcutânea e da massa corporal magra em RNs de fumantes e não fumantes. Não houve diferença entre os dois grupos de RNs nas medições da dobra cutânea ou na área adiposa transversal calculada da parte superior do braço. Esses resultados sugerem que a redução do peso ao nascer de RNs de mães fumantes decorra principalmente de redução da massa corporal magra, enquanto o depósito de gordura subcutânea é relativamente preservado (272).

Além do peso ao nascer, observou-se que o comprimento e a circunferência cefálica também são menores em RNs de mães fumantes, sobretudo daquelas que continuam a fumar no terceiro trimestre (273). Em estudos com animais, a exposição pré-natal ao tabaco demonstrou aumentar a corticosterona no sangue fetal, o que resultou em restrição do crescimento esquelético fetal. A nicotina regula para baixo o fator de crescimento semelhante à insulina 1 (IGF-1) e atrasa a condrogênese, levando a filhos com comprimento reduzido (274).

Diversos estudos que avaliam a associação entre tabagismo durante a gravidez e malformações congênitas mostraram resultados conflitantes. A British Perinatal Mortality Survey, em estudo de 17.418 sujeitos, demonstrou que o fumo materno esteve associado a defeitos cardíacos congênitos, mesmo após controle dos dados para a idade, paridade e classe social maternas (275). Outras deformidades descritas incluíram queilognatopalatosquise, deformidades dos membros, rim policístico, defeito do septo aorticopulmonar, gastrosquise e deformidades cranianas. Uma revisão sistemática extensa e abrangente das malformações congênitas e tabagismo materno mostrou que defeitos congênitos são positivamente associados ao tabagismo materno e devem ser incluídos nos materiais educacionais de saúde pública para encorajar as mulheres a pararem de fumar antes ou durante a gestação (276,277). Sabe-se que a nicotina possui efeitos endócrinos prejudiciais. Em estudos com animais, a exposição à fumaça do cigarro levou a atraso na maturação genital, como visto na redução da distância anogenital (278). A convergência da distância anogenital no final segundo trimestre sugere que, ao nascer, o menino com essa condição ainda é menor entre indivíduos expostos à fumaça (279). Em um estudo de comparação controlado, o desenvolvimento de enterocolite necrosante foi significativamente associada ao tabagismo materno (280).

Efeitos neurocomportamentais

A nicotina tem sido implicada como neuroteratogênica devido aos desfechos neurocomportamentais adversos em crianças com exposição pré-natal ao tabaco. Vários estudos investigaram o impacto do fumo durante a gestação no comportamento neonatal e no desenvolvimento subsequente da criança. Observou-se que a prole de mães que fumaram durante a gravidez tem desempenho pior na Escala de Avaliação do Comportamento Neonatal de Brazelton em itens como habituação ao ruído ou orientação para uma voz, em comparação com a prole de mães não fumantes. Outros estudos indicaram desempenho mais fraco na rotação da cabeça e sucção, alerta visual menor, mais choro, tremores e sobressaltos e maior labilidade da cor e problemas com o despertar e regulação do comportamento (281). Após o controle dos fatores de confundimento, a exposição pré-natal à fumaça de tabaco demonstrou aumentar o despertar e a excitabilidade e diminuir a autorregulação entre RNs caucasianos. Entretanto, entre RNs afro-americanos, níveis mais elevados de cotinina estão associados a menos despertares e menor excitabilidade e ao aumento da autorregulação e hipotonicidade (282). Contudo, a maioria dos estudos não demonstra um efeito clinicamente significativo sobre o comportamento neonatal que possa ser atribuído de maneira independente apenas ao tabagismo materno.

Descobriu-se que a exposição pré-natal ao tabaco estava associada a reatividade mais elevada ao estresse na idade de 2 a 6 anos. Isso é ainda mais manifestado como isolamento, hiperatividade, conduta e problemas emocionais entre as idades 7 e 11 anos. O suporte pode ajudar a lidar com os sintomas psiquiátricos entre essas crianças (282).

Em alguns estudos, a exposição pré-natal à fumaça do cigarro aumenta o risco de TDAH (284,285). Está associada ao tabagismo materno e paterno, e o efeito seria o mesmo se apenas o tabagismo paterno fosse considerado. O tabagismo materno de 10 ou mais cigarros por dia também está associado a TDAH (286). Em 436 crianças com TDAH estratificadas por exposição ao tabagismo materno durante a gestação, a exposição está associada a uma forma mais grave de TDAH com mais sintomas de externalização, mais transtornos de conduta e desafiador opositivo, QI verbal inferior e perfil cognitivo lento (287).

Relatou-se que crianças com exposição pré-natal à fumaça do cigarro apresentavam mais problemas comportamentais, incluindo hiperatividade e impulsividade, problemas sociais e problemas de externalização, como agressão e desobediência às regras. Essas crianças também apresentam escores mais baixos nos testes padronizados de leitura e matemática (287). No entanto, as mães que pararam de fumar durante a gestação têm filhos com problemas de atenção e externalização significativamente menores (287).

Desfecho a longo prazo

O acompanhamento a longo prazo das funções cognitivas e do desenvolvimento das crianças indica que quando os fatores sociodemográficos foram controlados, as crianças expostas ao tabagismo in utero tiveram desempenho pior nos testes da cognição, função psicomotora, linguagem e realização acadêmica geral, incluindo leitura e matemática. Embora as diferenças fossem estatisticamente significativas entre os dois grupos, elas foram pequenas em comparação com outros fatores que afetaram o desempenho das crianças (288). Mostrou-se que os filhos de mulheres fumantes na gestação correm risco mais alto de transtorno de conduta de início pré-puberal e dependência de drogas de início na adolescência.

Em uma revisão de 101 estudos (tanto com seres humanos como com animais), há evidências epidemiológicas de que há uma associação entre o tabagismo materno e a obesidade infantil (289). Uma metanálise também mostrou uma chance conjunta 1,52 vez maior de obesidade infantil quando as mães fumaram durante a gestação (290). Em uma coorte de Taiwan, houve um risco de obesidade infantil aos 6 anos de idade nas crianças expostas a tabagismo in utero, além de outros fatores, como sexo masculino e peso ao nascimento (290). Achados semelhantes foram observados em uma coorte alemã na qual não só tabagismo materno antes e durante a gestação estava associado à obesidade infantil, mas também exposição passiva à fumaça após o nascimento (292). Em um estudo de coorte, o tabagismo materno e paterno foi associado à hipertensão no início da vida adulta (293). Em uma coorte longitudinal de nascimento na Austrália, o tabagismo materno durante a gestação aumentou a probabilidade de pressão arterial e peso elevados com 1 a 3 anos de idade em 1,82 vez em comparação com não fumantes (294).

Síndrome de morte súbita do lactente

Diversos estudos relataram que o fumo materno eleva significativamente a probabilidade de SMSL (295). Propôs-se que a nicotina afeta o metabolismo das catecolaminas no cérebro, atenuando a resposta à hipoxia, o que depois compromete os mecanismos de controle respiratórios e cardiovasculares. Na necropsia de vítimas de SMSL, o plexo coroide do quarto ventrículo, que contém estruturas importantes para funções vitais autonômicas, mostrou mais alterações histológicas e imuno-histológicas, depósito aumentado de ferro e danos ependimais em comparação com aqueles não vítimas de SMSL (264,265,295). Além disso, existem diferenças na expressão de receptores de acetilcolina nicotínica no tronco encefálico, responsável pela respiração e despertar entre as vítimas de SMSL expostas e não expostas à fumaça do cigarro em casa. Estudos em animais demonstraram perda ou supressão da sensibilidade hipóxica aguda no comprometimento de células cromafins da medula suprarrenal e quimiorreceptores centrais, levando a ciclos respiratórios mais longos e irregulares (296). O fumo materno também esteve associado a maior incidência de apneia central entre os RNs. As mães de lactentes que morreram devido à SMSL tiveram maior probabilidade de ser fumantes durante a gravidez ou após o nascimento do filho.

FENCICLIDINA

A fenciclidina foi introduzida pela primeira vez em 1957 como anestésico dissociativo. A despeito da ampla margem de segurança em seres humanos, seu uso clínico foi suspenso após relatos de efeitos adversos como agitação psicomotora, confusão, *delirium* e alucinações persistentes. Outros efeitos indesejáveis observados foram sentimentos de paranoia, morte iminente, acessos de comportamento bizarro, agitado ou violento e psicose simulando esquizofrenia. Permanece popular por causa de seus efeitos sedativos e alucinógenos, sua síntese a partir de precursores facilmente acessíveis, baixo custo e variedade de vias de administração. A maioria dos usuários fuma a fenciclidina; outros inalam ou aspiram o pó, bebem a forma líquida misturada com limonada ou álcool, ou injetam-na IV (297).

Transferência placentária e metabolismo

A transferência da placenta de fenciclidina foi estudada em animais. Em porquinhos, os níveis séricos de fenciclidina foram dez vezes mais altos que os níveis maternos; em fetos de coelhos, encontraram-se níveis séricos altos semelhantes que atingiram seu máximo duas horas após a administração parenteral da droga à coelha mãe. No camundongo, a concentração de fenciclidina nos tecidos fetais foi quase dez vezes mais alta que no sangue materno, e a fenciclidina apareceu no cérebro fetal 15 minutos após uma injeção subcutânea na mãe. A fenciclidina também foi detectada no líquido amniótico e sangue do cordão umbilical em altas concentrações.

A fenciclidina aparece no leite materno rapidamente, dentro de 15 minutos após a administração materna. Após três horas, a razão entre os níveis no leite e no plasma é de aproximadamente dez para um (297).

A fenciclidina é lipofílica. É armazenada na gordura corporal e no SNC por um longo período e liberada lentamente na corrente sanguínea. As principais vias de eliminação envolvem o metabolismo de fenciclidina no fígado e excreção na urina e fezes. A meia-vida da droga no corpo geralmente é de 3 dias, porém foi detectada na urina por até 8 dias após a última dose. A meia-vida da fenciclidina no feto é o dobro daquela na mãe (297).

Modo de ação

A fenciclidina exerce efeitos fortes mediados centralmente em animais e seres humanos, e influencia muitos sistemas neuronais distintos. Inibe a captação e aumenta a liberação de monoaminas no cérebro, interage com sistemas colinérgicos e serotoninérgicos e antagoniza a estimulação neuronal causada pelo aminoácido excitatório, *N*-metilaspartato. A fenciclidina pode produzir um aumento geral da liberação de neurotransmissores por bloqueio dos canais de potássio sensíveis à voltagem, e desse modo atua em diferentes locais (297).

Incidência

A prevalência de abuso de fenciclidina durante a gravidez nos EUA não foi definida claramente, porque a maioria dos relatos provém de zonas urbanas e não poderia ser generalizada em nível nacional.

Em 2000 e 2001, havia 16.000 mulheres em idade fértil (15 a 44 anos) que eram usuárias correntes de fenciclidina nos EUA (1). Embora o número de usuários novos de alucinógenos continue a aumentar, isto decorre principalmente do uso de metilenodioximetanfetamina (MDMA) ou *ecstasy*, um membro do grupo denominado drogas de clube.

Crescimento e morfologia

Na maioria dos estudos em seres humanos, não se observou diferença significativa no peso, no comprimento e na circunferência cefálica entre RNs expostos à fenciclidina e controles equivalentes (298-300). Em outro estudo, dois de cinco RNs pré-termo e nenhum de sete RNs a termo expostos à fenciclidina foram PIG. Todos os 12 RNs eram normocefálicos (301). Em outros estudos, contudo, observaram-se restrição do crescimento intrauterino, parto acelerado, abstinência/intoxicação neonatal por substância psicoativa e estada hospitalar mais longa entre RNs expostos à fenciclidina que foram comparáveis, embora menos proeminentes, do que os efeitos observados em RNs expostos à cocaína (301).

Houve também incidência mais alta de líquido amniótico tinto de mecônio, mas menor incidência de partos prematuros nas usuárias de fenciclidina. Em nenhum estudo com animal ou seres humanos, a fenciclidina mostrou ser teratogênica, e não houve relatos de malformações congênitas atribuíveis à fenciclidina. Alguns estudos em animais mostraram alterações neurodegenerativas ou antiapoptóticas em várias regiões cerebrais que resultaram em menor coordenação motora e hiperatividade em filhotes neonatais (302). Também mostrou-se que substâncias psicoativas como a fenciclidina provocam neurodegeneração apoptótica difusa em todo o cérebro em desenvolvimento quando administradas a roedores imaturos durante o período de sinaptogênese (período de maior crescimento do cérebro em desenvolvimento). A degeneração acaba resultando em diminuição da massa cerebral e talvez possa explicar os transtornos neurocomportamentais observados no período pós-natal (303).

As injeções de anticorpo monoclonal antifenciclidina e murino crônica em ratas Sprague-Dawley grávidas nas quais foi injetada fenciclidina diminuíram o número de óbitos fetais, bem como disfunções locomotoras maternas (304).

Efeitos neurocomportamentais

Relatos mais antigos de RNs expostos à fenciclidina mostraram achados neurocomportamentais anormais, como irritabilidade, tremores, hipertonia, atenção fraca, movimentos oculares bizarros, episódios de olhar fixo, reflexo aquileu exacerbado e depressão dos reflexos de preensão e de busca (300). Uma das manifestações mais típicas em RNs é a alteração rápida e brusca no nível de consciência, com letargia alternada com irritabilidade. O desfecho comportamental desses RNs foi atribuído à intoxicação por fenciclidina, e não à abstinência. O limiar de estimulação muito baixo, os tremores adejantes grosseiros e as rápidas alterações de estado são semelhantes ao comportamento relatado em crianças e adultos intoxicados com fenciclidina (300).

Desfecho a longo prazo

Os índices de desenvolvimento psicomotor e mental de Bayley aos 3 meses e com 1 ano de idade de lactentes expostos à fenciclidina não foram estatisticamente diferentes daqueles de controles (300). Em um estudo, contudo, observaram-se problemas de temperamento e sono aos 12 meses de idade. Aos nove e 18 meses, o desenvolvimento motor refinado, comportamento adaptativo ou lúdico, habilidades de linguagem e desenvolvimento pessoal-social determinados pela Avaliação do Desenvolvimento de Gesell estavam dentro da faixa normal. Segundo os relatos, a exposição à fenciclidina não afeta os escores de Bayley durante os primeiros 2 anos de vida. Tais achados são coerentes com a interpretação de que os efeitos observados da fenciclidina em RNs resultam de intoxicação aguda em vez de lesão morfológica do SNC.

Em modelos animais, o receptor N-metil-D-aspartato é antagonizado pela PCP através do comprometimento dos progenitores neuronais (305,306). Após o nascimento, camundongos tratados com fenciclidina exibem déficits na memória cognitiva e monitoramento sensorimotor até a idade adulta. A inibição pré-natal da função receptora NMDA, conforme manifestada por anormalidades na transmissão pré-sináptica de glutamato, pode contribuir para a patologia de esquizofrenia (307). Além disso, os ratos tratados com fenciclidina após o nascimento mostraram expressão alterada da expressão de neurregulina 1(Nrg1)/erbB4, também observada na esquizofrenia (308).

ANFETAMINAS/METANFETAMINA

As anfetaminas são um grupo de aminas simpaticomiméticas quimicamente relacionadas que exercem ações α e β periféricas e estimulantes do SNC. Desde sua síntese na década de 1880, os usos terapêuticos incluíram o tratamento da obesidade exógena, narcolepsia, hipercinesia, TDAH e depressão. Há um potencial de abuso muito forte em decorrência dos seus efeitos psíquicos, os quais abrangem sensação de fadiga reduzida, vigília, vivacidade, elevação do humor, autoconfiança e com frequência euforia e entusiasmo.

Epidemiologia

Após a epidemia inicial de abuso de metanfetamina nas décadas de 1950 e 1960, houve um declínio no abuso das anfetaminas com o aparecimento de outras drogas (p. ex., heroína, cocaína-*crack*). Recentemente, observou-se recrudescimento do uso das anfetaminas em proporções epidêmicas, sobretudo no Japão e partes da Ásia, Havaí e áreas da costa oeste dos EUA. Nos EUA, do total estimado de 356.000 mulheres em idade fértil que usavam estimulantes em 1999-2000, cerca de 4.000 (1,12%) estavam grávidas (1).

Metanfetamina

A metanfetamina é o derivado metilado da anfetamina, e é preparada através da redução da efedrina ou pseudoefedrina. A facilidade de síntese, sua disponibilidade e baixo custo e um estado de "barato" prolongado a tornaram uma droga de abuso cada vez mais popular. Afirma-se que a forma de metanfetamina que pode ser fumada, o "cristal" ou "ice", provoca euforia intensa. Doses altas podem causar comportamento agressivo, arritmias, ansiedade grave, convulsões, choque, acidentes vasculares encefálicos, cólicas abdominais, insônia e morte. O uso crônico pode provocar psicose paranoide. Um estudo relatou que, em média, o uso de metanfetamina diminui com o passar dos 3 trimestres de gestação. No entanto, 29,3% das gestantes usuárias de metanfetamina mantiveram consistentemente uma frequência alta de uso no terceiro trimestre, 9,4% realmente aumentaram a frequência de utilização, 25,7% mantiveram um padrão baixo a moderado de uso, enquanto 35,6% reduziram a frequência de utilização durante a gestação. Aqueles que reduziram sua frequência de utilização tiveram mais consultas pré-natais e apresentaram maior probabilidade de consumo de bebidas alcoólicas durante a gestação (309). Outro estudo relatou que, em 1994, o percentual de gestantes que foram internadas para tratamento com metanfetamina nos EUA foi 8%, aumentando para 24% em 2006. A maioria das internações por metanfetamina ocorreu no oeste (73%), entre mulheres brancas (64%) e desempregadas (88%) (310).

Efeitos na gravidez

Estudaram-se os desfechos das gestações em 52 usuárias de metanfetamina intravenosa autorrelatadas, embora também usassem outras drogas (311). Os RNs apresentaram peso, comprimento e circunferência cefálica significativamente menores do que os RNs de mães que não usavam a droga. Contudo, não houve diferença significativa na frequência de complicações gestacionais, como doença hipertensiva específica da gravidez, hemorragia perinatal, corioamnionite, sífilis e hepatite.

Nenhum aumento expressivo da frequência de anomalias congênitas maiores esteve associado ao uso de metanfetamina durante a gestação (311,312), porém relataram-se fendas e anomalias cardíacas.

Uma incidência mais alta de prematuridade, restrição do crescimento intrauterino e redução da circunferência cefálica foi relatada em RNs de mães que abusaram de cocaína e metanfetamina. Também observou-se incidência mais alta de hemorragia retroplacentária. Descreveram-se mortes fetais e neonatais por abuso materno de metanfetamina (313).

Em um grande estudo multicêntrico, foi relatado que RNs expostos a metanfetaminas apresentaram 3,5 vezes maior probabilidade de serem PIG do que RNs não expostos (311).

Efeitos nos recém-nascidos

O RN de mãe adicta de metanfetamina apresentou-se ao nascimento com sudorese, episódios de agitação alternada com lassidão, meiose e vômitos. Descreveram-se RNs expostos a cocaína e metanfetamina com padrões de sono anormais, tremores, recusa alimentar, hipertonia, espirros, choro agudo, sucção frenética do punho, taquipneia, fezes amolecidas, febre, bocejos, hiper-reflexia e escoriações das nádegas devido a diarreia (314). A ultrassonografia craniana realizada em RNs a termo expostos a cocaína e metanfetamina (ou cocaína e um narcótico) mostrou incidência aumentada de anormalidades cranianas semelhante à incidência de RNs sob risco de lesão hipóxico-isquêmica. As anormalidades incluem hemorragia intraventricular, lesões cavitárias e ecodensidades associadas a necrose, encontradas principalmente no núcleos da base, lobos frontais e fossa posterior. As lesões provavelmente estão relacionadas com a propriedade vasoconstritora dessas drogas. A espectroscopia de prótons por ressonância magnética do cérebro de crianças com exposição in utero à metanfetamina mostrou metabolismo energético anormal, mas nenhuma anormalidade estrutural visível (315). A ressonância magnética funcional das crianças com exposição pré-natal a metanfetamina e álcool mostrou ativação significativamente menor em várias áreas do cérebro, incluindo os lobos estriado e frontal do hemisfério esquerdo, durante um teste de memória de trabalho visuoespacial (316). Usando a Neonatal Intensive Care Unit Network Neurobehavioral Scale, a exposição à anfetamina pré-natal foi associada a menos despertares, aumento do estresse e má qualidade dos movimentos fisiológicos, bem como sintomas de abstinência (317,318).

Efeitos a longo prazo

O acompanhamento prospectivo a longo prazo de 65 crianças de mães que abusaram de metanfetamina e também consumiram álcool e cigarros durante a gravidez revelou que, com 1 ano de idade, o crescimento somático era normal, porém as taxas de doenças e acidentes estavam aumentadas. Aos 4 e 8 anos de idade, o crescimento somático e a saúde geral permaneceram normais. A exposição pré-natal a metanfetamina ou cocaína foi descrita como um fator de risco para anormalidades neurológicas sutis subsequentes. A triagem do desenvolvimento aos 4 anos de idade, por meio do método de Terman Merrill, revelou redução significativa do QI, porém o QI e o desenvolvimento psicomotor estavam dentro dos limites normais aos 8 anos de idade. Também relataram-se comportamento agressivo e problemas no relacionamento com os pares. Baixo desempenho acadêmico e vários problemas comportamentais foram descritos entre adolescentes que haviam sido expostos às anfetaminas *in utero* (318-320).

Uma avaliação de 166 crianças com exposição à metanfetamina pré-natal na idade 3 e 5 anos de idade revelou que a exposição à metanfetamina foi associada a maior reatividade emocional e ansiedade/depressão em ambas as idades. Houve problemas de externalização significativos e transtorno de déficit de atenção e hiperatividade aos 5 anos de idade. Exposição maciça estava relacionada aos problemas de atenção e comportamento de abstinência em ambas as idades (318-320).

DROGAS DE CLUBE (*ECSTASY*, GHB, CETAMINA)

O uso ilícito e o abuso das drogas de clube como MDMA (*ecstasy*), o gama-hidroxibutirato (GHB) e o HCl aumentaram durante a última década. Essas drogas são substâncias químicas usadas com fins recreativos por pessoas jovens em longas festas noturnas ou "*raves*". Mais recentemente, o uso de MDMA por estudantes universitários e do último ano do ensino médio nos EUA pode ser de até 9,5%, tanto durante *raves* como durante eventos sociais privados. Há preocupação crescente com sua toxicidade em potencial e seus efeitos sobre a gravidez humana porque tem sido usada por um número expressivo de mulheres em idade reprodutiva. Existem poucos dados acerca dos efeitos dessas drogas de clube sobre o feto.

Um estudo em animais sobre o efeito da exposição *in utero* ao *ecstasy* durante a fase de maturação sugeriu que a droga não lesiona as terminações nervosas de 5-HT no cérebro de ratos fetais, em contraste com a lesão vista no cérebro da mãe (321). Essa diferença pode advir do fato de que o *ecstasy* é metabolizado em substâncias produtoras de radicais livres no cérebro adulto mas não no cérebro imaturo ou, de outro modo, da presença de mecanismos de remoção de radicais livres mais eficazes e ativos no cérebro imaturo. Em outro estudo com animais usando ratos jovens (equivalente ao terceiro trimestre), os filhotes expostos na fase pré-natal mostraram redução persistente no ácido homovanílico do metabólito dopamina junto com redução no metabólito 5-HT, 5-HIAA. Também apresentaram renovação reduzida de 5-HT e dopamina em determinadas áreas do cérebro. Maior atividade locomotora também foi observada em filhotes expostos na fase pré-natal em uma nova gaiola (322). Por meio de acompanhamento prospectivo de 136 bebês expostos *in utero* ao *ecstasy*, um estudo indicou que a droga pode estar associada a aumento significativo do risco de defeitos congênitos, predominantemente anomalias cardiovasculares e musculoesqueléticas (323). Em um estudo prospectivo realizado nos EUA e no Reino Unido, as mulheres que usaram MDMA durante a gestação tiveram menos filhos e relataram mais problemas relacionados a dependência de drogas. Os RNs expostos na fase pré-natal eram em sua maioria homens, os quais apresentaram baixos níveis de reatividade motora, de estado e fisiológica no período neonatal. Aos 4 meses de idade, os RNs expostos a MDMA apresentaram qualidade motora significativamente mais baixa com base na escala de qualidade motora BRS. O uso médio de MDMA mais frequente durante a gestação também previu pior qualidade motora (324). Resta muito a ser descoberto sobre os efeitos das drogas de clube sobre o feto e o RN, e sabe-se ainda menos sobre seus efeitos a longo prazo em crianças. Os dados de pesquisas clínicas e de ciências básicas são limitados.

CAFEÍNA

A cafeína (1,3,7-trimetilxantina) é um estimulante leve do SNC e a droga psicoativa mais amplamente usada no mundo. É encontrada no café (a fonte mais importante de cafeína na dieta norte-americana), chá, chocolate, cacau e em inúmeros medicamentos adquiridos com ou sem prescrição médica.

A cafeína é prontamente absorvida no trato digestivo e distribuída rapidamente a todos os tecidos. Atravessa a placenta facilmente e alcança o leite materno. A cafeína possui vários mecanismos de ação propostos. Um mecanismo é a inibição da fosfodiesterase, desse modo causando acúmulo intracelular de monofosfato de adenosina cíclico (cAMP). Também pode bloquear receptores de adenosina e aumentar a liberação de íons cálcio das cisternas terminais do retículo sarcoplasmático. Os principais efeitos da cafeína, a exemplo de outros derivados da xantina, são: estimulação do SNC, vômitos, efeitos cardiovasculares, diurese e efeitos no músculo liso levando a vasodilatação ou broncodilatação.

Teratogênese, aborto espontâneo e prematuridade

A cafeína é teratogênica quando fornecida em altas concentrações a animais de laboratório, causando anomalias dos membros e da face. Contudo, não existe correlação entre o consumo de cafeína em seres humanos e defeitos congênitos (325). Em roedores, a cafeína causa malformações em doses altas não observadas em seres humanos. O consumo materno de cafeína durante a gestação exerce um efeito no peso ao nascer até restrição do crescimento em RNs de até 1 mês ou com até 1 ano a termo (326,327). Evidências indicam que a cafeína não é um teratógeno humano, e que ela não parece ter nenhum efeito sobre o parto e nascimento pré-termo (328). Não obstante, há um aumento pequeno porém estatisticamente significativo de aborto espontâneo e RNs de baixo peso nas gestantes que consomem mais de 150 mg de cafeína por dia. Não se pôde excluir a possível contribuição da idade materna e do consumo de fumo e etanol (329).

Efeitos fetais e neonatais

A maioria dos efeitos relatados do consumo materno de cafeína foram efeitos adversos no crescimento fetal. A cafeína ingerida em grandes quantidades (> 7 xícaras de café por dia ou > 300 mg de cafeína por dia) durante a gravidez causa uma redução dose-dependente do peso ao nascer de aproximadamente 6,5% (330,331). O risco de baixo peso ao nascer é aumentado pelo uso concomitante de álcool, nicotina ou drogas ilícitas. Contudo, outros estudos não relataram efeitos adversos, se o consumo materno for moderado (332) ou quando outras variáveis de confundimento como o tabagismo materno, maconha, álcool e fatores socioeconômicos são controladas. Portanto, as gestantes são aconselhadas a consumir café ou bebidas cafeinadas com moderação.

Efeitos neurocomportamentais

Em estudos com animais, relatou-se que o consumo materno de cafeína induz efeitos a longo prazo no sono, na locomoção e nas capacidades de aprendizagem da prole. Mais estudos são necessários para confirmar essas observações em RNs humanos (327). Outros efeitos descritos em RNs incluem arritmias cardíacas (333) e uma possível síndrome de abstinência, caracterizada por abalos, irritabilidade e vômitos (334). Propôs-se que esses sinais de abstinência sejam causados pela triplicação da meia-vida da cafeína durante os últimos dois trimestres da gestação, resultando em níveis sanguíneos bem mais altos na mãe e no feto. O aumento nos níveis de cafeína é potencializado pela incapacidade do RN de metabolizar a cafeína com eficiência (327).

DIAGNÓSTICO DA EXPOSIÇÃO A DROGAS

Métodos para detectar exposição a drogas na mãe e no recém-nascido

A identificação da exposição a drogas na mãe ou no seu RN não é fácil. Raras mães admitem francamente ter usado drogas, devido ao temor das consequências. Mesmo com a cooperação materna, as informações sobre o tipo e grau de uso de drogas muitas vezes são imprecisas (3). De modo semelhante, muitas drogas às quais o feto é exposto *in utero* não produzem efeitos imediatos ou reconhecíveis em RNs. Os métodos para detectar abuso de substâncias em gestantes ou exposição intrauterina a drogas em RNs devem idealmente não apenas definir os tipos de drogas usados, como também a quantidade, frequência e duração da exposição. Usam-se dois métodos gerais para alcançar este objetivo: entrevista materna e exames laboratoriais.

Entrevista materna

A entrevista materna tem o maior potencial de obter informações completas sobre o tipo, a quantidade, a frequência e a duração do uso de drogas. Em geral, utilizam-se dois tipos de entrevista materna.

Entrevista rotineira

A entrevista rotineira forma uma parte essencial da história obstétrica, que é obtida no período pré-natal ou quando a gestante é internada em trabalho de parto. A acurácia dos dados obtidos por este método depende da atenção dedicada à entrevista. Uma entrevista superficial muitas vezes resulta em subnotificação do uso de drogas, ao passo que a incidência aumenta três a cinco vezes quando se emprega um protocolo mais organizado (335-337). Existem muitos elementos inerentes à obtenção de uma história rotineira que afetam sua acurácia. O medo materno das consequências da confissão, a subestimativa do uso de droga mesmo por aquelas que admitem tê-la usado e o desconforto físico sentido pela paciente, sobretudo se estiver em trabalho de parto, prejudicam a exatidão do autorrelato. Nestas circunstâncias, o relato de abuso de drogas pela mãe pode ser de apenas um quarto da incidência real.

Entrevista estruturada

A entrevista estruturada é uma entrevista altamente organizada, que frequentemente adota um questionário padronizado. Os exemplos são o Teste do Álcool de Khavari (335) ou sua modificação (336) e a Cahalan Volume Variability Scale (337). A entrevista estruturada é mais acurada porque despende-se mais tempo com a paciente e em muitos casos conduz-se a entrevista em ambiente mais favorável do que na entrevista rotineira, isto é, ela não é realizada enquanto a mãe está em trabalho de parto. As entrevistas estruturadas são frequentemente empregadas como instrumentos de pesquisa. Por outro lado, são dispendiosas e demoradas, e não são práticas para uso clínico rotineiro na assistência de pacientes que se apresentam em trabalho de parto e receberam pouca ou nenhuma assistência pré-natal. A entrevista voltada para o uso de drogas na época da concepção (ou quando a mulher descobre que está grávida) oferece grau mais alto de acurácia e correlaciona-se melhor com o desfecho da gestação e do RN do que a entrevista sobre uso de drogas durante a gravidez. O estigma associado ao uso de drogas na gestação é provavelmente responsável pela diferença na acurácia dos relatórios.

Exames laboratoriais

A maioria dos testes laboratoriais de detecção de drogas é usada para fins de rastreamento e a confirmação dos resultados é feita geralmente para validação. Empregam-se vários procedimentos analíticos para detecção de drogas, normalmente, imunoensaios, cromatografia líquida de alto desempenho (HPLC) e cromatografia gasosa para triagem e cromatografia gasosa-espectrometria de massa (GCMS) para confirmação. Está disponível uma boa revisão da aplicação e limitações desses procedimentos (338).

Amostras para testes de drogas

Urina

A pesquisa de drogas na urina é inegavelmente o método mais comumente usado para detectar abuso de drogas em gestantes, ou exposição intrauterina a drogas em RNs. Porém, existem várias limitações neste método. A identificação de drogas na urina somente detecta usuários e não pode oferecer informações sobre quantidade, duração ou data da última vez que usou a droga. A urina tem sido a amostra usada com mais frequência por diversas vantagens, a saber, a coleta de urina é fácil e não invasiva; os metabólitos de drogas geralmente são encontrados na urina em concentrações mais altas do que no soro, em virtude da capacidade de concentração dos rins; podem-se coletar grandes volumes de urina; a urina é mais fácil de analisar do que o sangue porque geralmente está livre de proteína e outros constituintes celulares; os metabólitos na urina costumam ser estáveis, especialmente se congelados; a urina é acessível a todos os métodos de pesquisa de drogas mencionados antes.

Porém, existem várias desvantagens no exame do urina. A maior delas é a alta taxa de resultados falso-negativos. As amostras de urina podem ser facilmente adulteradas por diluição ou pela adição de sal, o que pode interferir nos métodos de teste, principalmente com imunoensaios. Os metabólitos da droga na urina também refletem apenas o uso muito recente da droga, de modo que resultados negativos podem ocorrer se a mãe abster-se de usar a droga por alguns dias antes do teste. No RN, a incidência de testes urinários falso-negativos também é alta, variando de 32 a 63% (339,340). Devem-se obter as amostras urinárias no RN tão logo possível após o nascimento para refletir a exposição intrauterina às drogas (340). Quanto mais tarde após o nascimento a urina for coletada e testada, maior a probabilidade de um teste falso-negativo. A coleta do volume necessário de urina para os testes de triagem e confirmação de um RN extremamente pequeno ou muito enfermo pode ser difícil. Abstenção recente do uso de drogas pela mãe pode gerar um teste urinário negativo no RN. A taxa de detecção de drogas na urina aumenta quando se utiliza uma bateria em vez de um único teste (340).

Mecônio

O conceito por trás do teste de drogas no mecônio foi baseado em estudos com macacas *rhesus* gestantes que receberam morfina durante toda a gestação. Uma alta concentração de morfina e seus metabólitos foi encontrada no sistema digestório ou no "mecônio" de seus fetos (341-343). Propôs-se que a droga acumulou-se no mecônio em consequência da deglutição fetal de líquido amniótico que continha drogas provenientes da urina fetal ou da excreção de metabólitos da droga através da bile. Estudos subsequentes de ratas grávidas demonstraram que a concentração de morfina e cocaína no mecônio estava relacionada com a dose, a cronologia e a duração da administração da droga às gestantes (344,345).

A pesquisa de drogas no mecônio pode ser usada para detectar uma variedade de drogas lícitas e ilícitas (346). Entre as drogas de uso abusivo estão opiáceos, cocaína, anfetaminas, canabinoides, hipnossedativos não narcóticos, nicotina e álcool etílico (ésteres etil de ácidos graxos). A análise do mecônio foi adaptada para vários métodos analíticos, que incluem radioimunoensaio, técnica de imunoensaio multiplicado por enzima (EMIT), imunoensaio com polarização de fluorescência (FPIA), HPLC e GCMS (338). Um *kit* de teste para drogas no mecônio com base em radioimunoensaio, denominado Mectest (Meco Industries, Walnut, CA), foi aprovado pela FDA para a pesquisa de cocaína, opiáceos e canabinoides no mecônio e exibe sensibilidade, especificidade e precisão elevadas. Mectest também foi adaptado para uso por EMIT e FPIA.

A concentração de drogas no mecônio pode mudar se o mecônio for deixado na temperatura ambiente por 24 horas. Por outro lado, as drogas são estáveis no mecônio congelado, por até 9 meses.

Diversos estudos clínicos que usaram a detecção de drogas no mecônio demonstraram grandes vantagens deste método sobre os testes urinários em RNs (343,347–349). As vantagens incluem a facilidade e a ausência de invasividade da coleta de mecônio, que é particularmente útil em estudos anônimos da prevalência de drogas; sensibilidade e especificidade altas do teste; janela ampla para a detecção de exposição intrauterina à droga desde a 12ª à 16ª semana de gestação; fidedignidade das amostras de mecônio, mesmo aquelas obtidas mais de 24 h após o nascimento; e correlação positiva entre a concentração das drogas no mecônio e o grau de uso das drogas pela mãe durante a gestação. A principal desvantagem do teste de drogas no mecônio é a heterogeneidade do mecônio, o que exige procedimentos preparatórios para produzir a amostra a ser analisada.

Pelos

A análise dos cabelos foi um dos métodos recentemente adicionados aos testes de drogas (350). O teste baseia-se no princípio de que as substâncias ilícitas e seus produtos metabólicos são incorporados do soro no folículo piloso e depositam-se na cutícula e na haste do pelo em crescimento. Uma vez depositada na haste do pelo, a droga permanece por período indefinido. À medida que os cabelos crescem à taxa de 1 a 2 cm ao mês, as drogas depositadas seguem o crescimento da haste do pelo. O segmento do cabelo mais próximo do couro cabeludo foi exposto mais recentemente. A análise secional pode ser realizada por mês para obter informações sobre a duração e a época de uso da droga. As informações sobre a cronicidade do uso da droga tornam a análise dos cabelos vantajosa em comparação com os testes na urina e em outros líquidos corporais. Ademais, a detecção quantitativa das drogas nos cabelos correlacionou-se com a quantidade de droga usada no passado.

O cabelo foi analisado para detectar opiáceos, cocaína, fenciclidina, metanfetamina, antidepressivos e nicotina. Embora a análise capilar tenha potenciais muito interessantes, há algumas desvantagens significativas. As pacientes que não são usuárias crônicas de drogas podem não ser detectadas por esta técnica, pois o depósito de droga nos cabelos depende dos níveis séricos durante o crescimento dos cabelos. O custo do teste aumenta com o número de drogas pesquisadas e limita sua utilidade em ambulatórios de pré-natal. A quantidade de cabelos necessária para realizar a triagem de drogas, isto é, uma área de cabelos com diâmetro de um lápis do couro cabeludo posterior, pode ser difícil de coletar em alguns RNs. O uso de tintas, descolorantes e outros agentes cosméticos nos cabelos pode modificar a quantidade de droga nos cabelos, mas não deve eliminar totalmente sua presença porque a droga é incorporada à haste do pelo. Alguns grupos étnicos entrelaçam cabelos de outros indivíduos nos seus cabelos, e isso cria o potencial de resultados falso-negativos. Em virtude de conceitos errôneos sobre os efeitos estéticos, algumas pacientes podem recusar o teste nos cabelos. Os cabelos também podem ser expostos passivamente a drogas que são fumadas (p. ex., cocaína, maconha).

Outros

Outros tipos de amostras podem ser usados nos testes para drogas; no entanto, seu uso é incomum. Incluem o suor, lascas de unhas, sangue menstrual, suco gástrico, sêmen e saliva (87,351,352).

TRATAMENTO

O tratamento inicial do RN da mãe dependente de droga visa às complicações pré-natais e neonatais graves que estão associadas ao abuso materno de drogas, como asfixia, sofrimento fetal, prematuridade e aspiração de mecônio (Quadro 54.1).

O RN deverá ser testado periodicamente para doenças sexualmente transmissíveis, por exemplo, sífilis, hepatite B e doença da imunodeficiência humana; ser submetido a testes de drogas; ser avaliado e tratado, se necessário, para abstinência da droga; e ser encaminhado ao serviço social ou serviço de proteção à criança.

Avaliação da intensidade clínica da abstinência neonatal de narcóticos

As manifestações de abstinência podem variar na gravidade de nenhuma ou de leve a grave. Foi mostrado que nem sexo, raça ou escore de Apgar do RN nem a idade, paridade ou duração do uso de heroína correlacionaram-se com a intensidade da abstinência do RN (8). De modo semelhante, o controle do ambiente para reduzir a quantidade de luz ou ruído no berçário não aumentou a intensidade da abstinência (8).

Após o nascimento, o RN de mãe dependente de drogas deve ser observado com atenção para abstinência e necessidade de terapia medicamentosa. No entanto, somente 25% dos RNs que apresentam abstinência irão precisar de terapia com medicamentos (52). Setenta e cinco por cento são tratados de modo conservador com sucesso. Isso inclui envolver o RN em um lençol, colocando-o na posição pronada, aconchegando-o o máximo possível e alimentando-o com frequência. A posição envolta em lençol, particularmente com os membros do RN fletidos e as mãos mantidas em frente da boca, aumenta a atividade mão na boca do RN e o acalma. Uma chupeta também pode ter ação tranquilizadora.

Deve-se registrar a frequência de diarreia e vômitos, e medir o peso do RN pelo menos a cada 8 horas. Temperatura, frequência cardíaca e frequência respiratória devem ser aferidas a cada 4 horas. Quando indicado, solicitam-se exames laboratoriais para detectar desequilíbrios dos eletrólitos séricos ou do pH.

A intensidade da abstinência pode ser avaliada clinicamente usando vários sistemas de escore (353-355). O sistema de escore elaborado por Finnegan é um sistema de avaliação abrangente que é particularmente útil para fins de pesquisa para a avaliação da gravidade da abstinência e da resposta ao tratamento (353). No entanto, o sistema de escore de Finnegan contém 21 itens para avaliar, incluindo sinais de abstinência secundários, tais como bocejos, espirros, sudorese etc. Devido ao grande número de itens a serem avaliados, os escores podem não ser preenchidos completamente ou uniformemente. Além disso, o sistema de escore de Finnegan não inclui perda de peso, que é uma importante manifestação de abstinência dos RNs, como parte dos critérios de avaliação. O tratamento do RN com medicamentos também é recomendado se o escore total for superior a 8 por três períodos consecutivos. Isso pode ser problemático, uma vez que o escore total de mais de 8 pode ser obtido com a soma dos sinais secundários de abstinência, como bocejos, leves tremores, espirros, congestão nasal e pele mosqueada, que *per se* não justificam tratamento medicamentoso. Critérios mais rigorosos devem ser adotados para tratamento farmacológico porque, depois que forem administrados os fármacos, o RN deverá permanecer no hospital a fim de ter mais tempo para o desmame gradual dos fármacos, evitando abstinência de rebote (356). Assim, o tratamento do RN com agentes farmacológicos resulta na internação prolongada no hospital e na separação da mãe de seu filho por 7 a 10 dias, o que pode afetar adversamente o vínculo mãe-RN, que já está comprometido pela drogadição materna. O abuso infantil tem sido uma das consequências do comprometimento do vínculo mãe-RN. Além disso, longos períodos de internação também aumentam o custo hospitalar. Outro sistema que avalia a gravidade da abstinência (354) tem como foco as manifestações de abstinência potencialmente fatais, como, por exemplo, irritabilidade acentuada, tremores (convulsão), perda de peso, vômitos, diarreia e taquipneia (Quadro 54.6). A medição objetiva do movimento do RN através de um detector de movimentos foi usada em ambientes de pesquisa a fim de mensurar objetivamente a gravidade da abstinência (357).

Tratamento da abstinência neonatal

Tratamento de apoio para abstinência de drogas

A assistência para abstinência de drogas no RN é primeiramente de apoio. Medidas adequadas incluem posição envolta em um lençol para diminuir a estimulação sensorial, alimentação frequente em pequenos volumes de fórmula hipercalórica (24 cal/30 mℓ) para atender aos requisitos calóricos adicionais, bem como observar os hábitos de sono, estabilidade da temperatura, perda de peso, diarreia e mudança no estado clínico que possam sugerir outro

QUADRO 54.6
Avaliação da intensidade clínica da abstinência neonatal de narcóticos.

Sinal	Leve	Moderada	Grave
Vômito	Golfadas	Vômitos substanciais durante três refeições consecutivas	Vômitos associados a desequilíbrio dos eletrólitos séricos
Diarreia	Fezes aquosas menos de 4 vezes/dia	Fezes aquosas 5 a 6 vezes/dia durante 3 dias; não há equilíbrio eletrolítico	Diarreia associada a desequilíbrio dos eletrólitos séricos
Perda ponderal	< 10% do peso ao nascer	10 a 15% do peso ao nascer	< 15% do peso ao nascer
Irritabilidade	Mínima	Acentuada, mas aliviada por aconchego ou alimentação	Não aliviada por aconchego ou alimentação
Tremores	Tremores leves quando estimulado	Tremores intensos quando estimulado	Convulsões, espasmos quando estimulado
Taquipneia	60 a 80 incursões/min	80 a 100 incursões/min	> 100 incursões/min; associada a alcalose respiratória

processo de doença. A ingestão diária de calorias deve fornecer 150 a 250 cal/kg necessárias para crescimento adequado nos RNs com abstinência (356).

Tratamento farmacológico para abstinência de drogas

A decisão de usar agentes farmacológicos para o tratamento da abstinência é baseada na avaliação da gravidade da abstinência. No sistema de avaliação clínica mostrado no Quadro 54.6, os fármacos são usados para tratar a abstinência se houver grau moderado de vômitos, diarreia ou perda de peso ou qualquer sinal grave de abstinência (convulsão, vômito grave, diarreia, perda de peso ou irritabilidade). Se o sistema de escore de Finnegan for usado, o tratamento farmacológico será usado se o escore total for maior do que 8 em três ocasiões consecutivas. O uso de agentes farmacológicos, em comparação apenas com a assistência, parece reduzir o tempo até a recuperação do peso ao nascer e reduzir a duração da assistência, mas aumenta o tempo de internação (354). A duração do tratamento também está relacionada à gravidade da abstinência e não varia significativamente de acordo com o agente terapêutico (355).

Os medicamentos que são usados para tratar a abstinência do fármaco no RN são listados no Quadro 54.7. Como regra, o fármaco para tratar a abstinência deve ser da mesma classe que o fármaco do qual o RN está sofrendo abstinência. Portanto, para abstinência de narcóticos, opta-se por fármacos que sejam narcóticos, e, para a abstinência de não narcóticos, preferem-se hipnossedativos não narcóticos (p. ex., fenobarbital) (356). Combinações de opiáceos e de fármacos não opiáceos também foram usadas. Melhores escores de neurodesenvolvimento foram observados em RNs tratados para abstinência com opiáceos e fenobarbital. Embora as manifestações neurológicas da abstinência de narcóticos possam ser controladas com êxito por um agente não narcótico, o alívio das outras manifestações de abstinência não oriundas do SNC (p. ex., diarreia) é realizado com mais eficácia por meio de narcóticos (354,358,359).

O sulfato de morfina e a metadona são os narcóticos mais comumente usados para tratar a abstinência neonatal dos opiáceos (360). O Quadro 54.7 apresenta as doses de fármacos. A buprenorfina tem sido usada para tratar a abstinência neonatal (361), embora a experiência com esse fármaco seja limitada.

No tratamento da abstinência de não narcóticos, existe uma reação cruzada entre os diversos fármacos pertencentes ao grupo hipnossedativo do álcool (consulte o Quadro 54.3). O fármaco comumente usado é o fenobarbital de 3 a 6 mg/kg/d em doses divididas a cada 6 a 12 horas.

Durante o tratamento da abstinência, também deve-se dar atenção à nutrição e ao equilíbrio hidreletrolítico dos RNs, particularmente se houver vômitos, diarreia, hiperpirexia e hiperidrose. Líquidos intravenosos apropriados podem ser necessários para corrigir os déficits ou prevenir a ocorrência de distúrbios (354,356).

O objetivo do tratamento farmacológico é deixar o RN confortável, mas não embotado. Assim, deve-se ajustar a dose da droga, começando com a menor dose recomendada e aumentando-se até que se alcance o efeito desejado. Se a criança ficar assintomática por 3 a 5 dias, o fármaco pode ter sua dose ser lentamente diminuída até sua completa descontinuação. O período total de desintoxicação pode durar de 2 a 3 semanas. Após interromper o fármaco, o RN deve ser observado de 24 a 48 horas para possível recorrência da abstinência (fenômeno de rebote). Depois que o RN receber alta do berçário, a mãe deve ser informada de que alguns tremores e irritabilidade ainda podem persistir por até 8 a 16 semanas (consulte "Persistência de abstinência").

A síndrome da abstinência neonatal também pode ocorrer em RNs que recebem narcóticos para analgesia ou sedação (síndrome da abstinência neonatal iatrogênica). As diretrizes para o desmame eficaz de RNs de opioides não estão bem estabelecidas. Recomenda-se que todos os pacientes da UTI neonatal que receberam opioides por mais de 3 a 5 dias sejam submetidos a desmame sistemático dos opioides, enquanto são regularmente avaliados para sinais de abstinência.

QUADRO 54.7
Tratamento da síndrome de abstinência neonatal.

Droga	Dose
Láudano (0,4%)	0,1 a 0,4 mℓ/kg (2 a 6 gotas) a cada 4 a 6 h VO
Sulfato de morfina	0,04 mg/kg VO a cada 3 a 4 h. Aumentar a dose para 0,02 a 0,04 mg/kg/dose, se necessário, até que a resposta seja obtida. Dose máxima é 0,2 mg/kg por dose
Fenobarbital	3 a 6 mg/kg/dia. Pode-se administrar 1 vez/dia, ou fracionar 2 vezes/dia
Metadona	0,05 a 0,2 mg/kg/dose a cada 2 a 8 h IV; aumento de 0,05 mg/kg/dose até que os sinais de abstinência estejam controlados. Diminuir a dose em 10% a 20% por semana (a redução de doses é difícil devido à longa meia-vida)

COMPLICAÇÕES DA ABSTINÊNCIA NEONATAL

Aberrações bioquímicas nos eletrólitos e pH séricos e desidratação podem ser resultantes de vômitos e diarreia. A perda de peso pode ser significativa não só devido ao excesso de perda de fluidos, mas devido à ingestão oral deficiente. Pode ocorrer pneumonia de aspiração resultante de vômitos e sucção e deglutição descoordenadas. Pode ocorrer alcalose respiratória devido à taquipneia. Convulsões podem estar presentes e são observadas mais frequentemente na abstinência de fármacos não narcóticos. O uso de naloxona na sala de parto é contraindicado nos RNs cujas mães sabe-se que são dependentes de opioides. A administração de naloxona pode resultar em convulsões neonatais, devido à abstinência abrupta do fármaco.

OUTRAS MEDIDAS DE APOIO

A mulher drogadicta tem alguns obstáculos sérios para desempenhar o papel de mãe com sucesso. Ela tem pouca experiência prévia como mãe como referência, e há pouca ou nenhuma ajuda porque em geral ela é solteira. Assim, as anormalidades neurocomportamentais e a abstinência de seu RN podem obscurecer o *feedback* gratificante que ela deseja obter do RN. Assim, a mãe e a criança devem ter contatos precoces e repetidos. A equipe também deve discutir com a mãe a condição do RN e garantir a ela que, com o controle das manifestações de abstinência, o RN começará a se alimentar melhor e responderá mais positivamente a ela.

Se houver planos para colocar o RN em um lar adotivo, ele precisará nesse ínterim de contato humano e de estímulo por meio de manipulação e aconchego frequentes pelos profissionais.

AMAMENTAÇÃO

A maioria das drogas usadas pela mãe alcança seu leite (ver também Capítulos 21 e 52). A concentração de drogas ilícitas no leite materno depende da quantidade e do momento da ingestão da droga pela mãe (362-364). Existe também o risco de transmissão de HIV pelo leite materno; assim, nos EUA, a amamentação não é recomendada para as mulheres HIV-positivas (362).

Para o RN cuja mãe continuou a usar substâncias ilícitas durante toda a gestação, é provável que a amamentação não seja segura. Para a mulher que está no tratamento para uso abusivo de substâncias psicoativas e que está sofrendo abstinência no momento do parto, o apoio pós-parto à amamentação, o monitoramento cuidadoso da mãe para recidiva e do RN quanto a ganho de peso adequado, bem como discussões francas sobre os riscos decorrentes da exposição a substâncias ilícitas através do leite materno são essenciais.

O tratamento com metadona na mãe é compatível com a amamentação; nenhum efeito adverso foi relatado em RNs do berçário quando a mãe recebe uma dose diária de metadona igual ou superior a 20 mg (365). Sugeriu-se que a mãe receba a dose de metadona após a mamada do final do dia e que haja suplementação com mamadeira na próxima mamada.

DECISÕES RELATIVAS AO CUIDADOR DO RECÉM-NASCIDO

A capacidade da mulher adicta em fármacos em fornecer cuidado adequado para seu RN tem sido frequentemente questionada. As evidências atuais sugerem que essa prática pode ser contraproducente. Um estudo que determinou o desfecho de lactentes com base no tipo de cuidador (366,367) mostrou que o desfecho (crescimento, desenvolvimento, frequência de enfermidades clínicas e maus-tratos infantis) dos lactentes cuidados pela própria mãe com o auxílio de um cuidador (p. ex., o marido ou um parente) foi melhor que o de lactentes em lares temporários (74). Assim, com orientação e supervisão apropriada e com a presença de um acompanhante, a drogadicta é capaz de fornecer cuidado adequado a seu filho, sobretudo se ela estiver altamente motivada. O atendimento ambulatorial coordenado do RN também foi utilizado para reduzir o tempo de internação do RN no berçário

(368). Também é importante entender, identificar e tratar os fatores de risco que poderiam desestabilizar a casa, principalmente, violência doméstica. Esta não só está vinculada a taxas mais altas de abuso infantil e negligência, mas pode ter um efeito cumulativo em relação a "experiências adversas na infância" que podem causar problemas a longo prazo para a saúde física e mental das crianças.

ENCAMINHAMENTO PARA O SERVIÇO DE PROTEÇÃO/SOCIAL E ACOMPANHAMENTO

Todos os RNs cujas mães são dependentes de drogas devem ser encaminhados ao serviço social para monitoramento da adequação de seu papel de mãe e dos cuidados no lar do RN. A alta do RN para ser cuidado pela mãe, com a ajuda de um acompanhante, é o principal objetivo, a menos que condições sérias determinem o contrário. A alta do RN sob cuidados de outra pessoa que não a mãe (pais temporários ou uma instituição) deve ser tentada apenas quando for evidente que o RN será negligenciado, mal assistido ou maltratado. A maioria das mães hesita em admitir o uso de drogas durante a gravidez por temor de que seus bebês sejam afastados delas (368). Deve-se garantir-lhes que isso não ocorrerá; na verdade, deve-se incentivá-las a assumir a responsabilidade pelos cuidados primários a seus filhos. O assistente social e o médico também devem aconselhar a mãe sobre os serviços médicos e sociais disponíveis na comunidade, como aconselhamento em abuso de substâncias e planejamento familiar.

Como parte das leis de proteção infantil que vigoram em muitos estados, os RNs de mães dependentes de drogas são considerados de alto risco para maus-tratos, e a lei obriga que eles sejam notificados às agências de proteção infantil. O órgão normalmente exige uma triagem toxicológica positiva no RN antes de entrar com qualquer ação judicial contra a mãe. O encaminhamento para um serviço de proteção à criança é feito para garantir um atendimento adequado do RN em casa.

Para otimizar os desfechos a longo prazo dos RNs cujas mães são dependentes de drogas, serviços de intervenção precoce devem ser identificados e acionados, visto que isso pode ter um impacto positivo nos desfechos para RNs expostos a fármacos com risco de atraso no desenvolvimento. Os profissionais de saúde perinatal devem trabalhar em colaboração para orientar os membros do Legislativo sobre o fato de que a mera identificação do uso de drogas não é adequada para curar o problema da drogadição ou para identificar especificamente pais que irão abusar ou negligenciar seus filhos. É essencial desenvolver e utilizar ferramentas de triagem para identificar os pais em risco, financiar tratamento para drogadição com base em evidências e incluir pais de alto risco em uma programação educacional efetiva para preservar famílias e fazer melhor uso dos recursos do estado.

Acompanhamento

O RN cuja mãe é dependente de substância psicoativa corre risco de muitos problemas a longo prazo (52) e exposição continuada a drogas no domicílio em decorrência da ingestão acidental ou exposição passiva, particularmente ao *crack* (ver anteriormente). Deve-se planejar o acompanhamento desses lactentes não apenas para avaliar seu bem-estar clínico, como também para garantir que a exposição adicional à substância psicoativa seja evitada.

AGRADECIMENTOS

Gostaríamos de agradecer a Angelo Carlo M. Ostrea do St. Luke College of Medicine, Quezon City, Filipinas, por sua ajuda na elaboração deste capítulo.

REFERÊNCIAS BIBLIOGRÁFICAS

1. Center for Behavioral Health Statistics and Quality. Results from the 2012 National Survey on Drug Use and Health: Summary of National Findings. http://www.samhsa.gov/data/NSDUH/2012SummNatFindDetTables/NationalFindings/NSDUHresults2012.pdf. Published 2013. Accessed November, 2013.
2. Ostrea EM, Brady M, Gause S, et al. Drug screening of newborn infants by meconium analysis: a large scale prospective, epidemiologic study. *Pediatrics* 1992;89:107.
3. Ostrea EM, Chavez CJ. Perinatal problems (excluding neonatal withdrawal) in maternal drug addiction: a study of 830 cases. *J Pediatr* 1979;94:292.
4. Szeto HH. Effects of narcotic drugs on fetal behavioral activity: acute methadone exposure. *Am J Obstet Gynecol* 1983;146:211.
5. Dinges DF, Davis MM, Glass P. Fetal exposure to narcotics: neonatal sleep as a measure of nervous system disturbance. *Science* 1980;209:619.
6. Umans JG, Szeto HH. Precipitated opiate abstinence in utero. *Am J Obstet Gynecol* 1985;151:441.
7. Zuspan FB, Gumpel JA, Mejia-Zelaya A, et al. Fetal stress from methadone withdrawal. *Am J Obstet Gynecol* 1975;122:43.
8. Ostrea EM, Chavez CJ, Strauss ME. A study of the factors that influence the severity of neonatal narcotic withdrawal. *J Pediatr* 1976;88:642.
9. Bauer CR, Shankaran S, Bada HS, et al. The maternal lifestyle study: drug exposure during pregnancy and short-term maternal outcomes. *Am J Obstet Gynecol* 2002;186:487.
10. Donahoe R. Opiates as immunocompromising drugs: the evidence and possible mechanisms. *NIDA Res Monogr* 1988;90:105.
11. Sastry BV. Placental toxicology: tobacco smoke, abused drugs, multiple chemical interactions, and placental function. *Reprod Fertil Dev* 1991;3:355.
12. Chasnoff I, Hatcher R, Burns WJ. Early growth patterns in methadone-addicted infants. *Am J Dis Child* 1980;134:1049.
13. McLaughlin PJ, Zagon IS, White WJ. Perinatal methadone exposure in rats: effects on body and organ development. *Biol Neonate* 1978;34:48.
14. Dashe JS, Sheffield JS, Olscher DA, et al. Relationship between maternal methadone dosage and neonatal withdrawal. *Obstet Gynecol* 2002;100:1244.
15. Glass L, Rajegowda BK, Evans HE. Absence of respiratory distress syndrome in premature infants of heroin-addicted mothers. *Lancet* 1971;2:685.
16. Geber WF, Schramm LC. Congenital malformations of the central nervous system produced by narcotic analgesics in the hamster. *Am J Obstet Gynecol* 1975;123:705.
17. Amarose AP. Chromosome aberrations in the mother and the newborn from drug-addiction pregnancies. *J Reprod Med* 1978;20:323.
18. Pinto F, Torrioli MG, Casella G, et al. Sleep in babies born to chronically heroin addicted mothers. A follow up study. *Drug Alcohol Depend* 1988;21:43.
19. McPherson DL, Madden JD, Payne TF. Auditory brainstem-evoked potentials in term infants born to mothers addicted to opiates. *J Perinatol* 1989;9:262.
20. Ostrea EM Jr, Kresbach P, Knapp DK, et al. Abnormal heart rate tracings and serum creatine phosphokinase in addicted neonates. *Neurotoxicol Teratol* 1987;9:305.
21. Nathenson G, Cohen M, Litt I, et al. The effect of maternal heroin addiction on neonatal jaundice. *J Pediatr* 1972;81:899.
22. Burstein Y, Giardina PJV, Rausen AR, et al. Thrombocytosis and increased circulating platelet aggregates in newborn infants of polydrug users. *J Pediatr* 1979;94:895.
23. Cepeda EE, Lee MI, Mehdizadeh B. Decreased incidence of intraventricular hemorrhage in infants of opiate dependent mothers. *Acta Paediatr* 1987;76:16.
24. Aghajanian GK. Tolerance to locus coeruleus neurons to morphine and suppression of withdrawal response by clonidine. *Nature* 1978;276:186.
25. Stiskal JA, Kulin N, Koren G, et al. Neonatal paroxetine withdrawal syndrome. *Arch Dis Child Fetal Neonatal Ed* 2001;84:134.
26. Kandall SR, Gartner LM. Late presentation of drug withdrawal symptoms in newborns. *Am J Dis Child* 1974;127:58.
27. Liu AJ, Jones MP, Murray H, et al. Perinatal risk factors for the neonatal abstinence syndrome in infants born to women on methadone maintenance therapy. *Aust N Z J Obstet Gynaecol* 2010;50:253.
28. Kayemba-Kays S. Buprenorphine withdrawal syndrome in newborns: a report of 13 cases. *Addiction* 2003;98:1599.
29. Dominguez KD, Lomako DM, Katz RW, et al. Opioid withdrawal in critically ill neonates. *Ann Pharmacother* 2003;37:473.
30. Biswas AK, Feldman BL, Davis DH, et al. Myocardial ischemia as a result of severe benzodiazepine and opioid withdrawal. *Clin Toxicol* 2005;43:207.
31. Doberczak TM, Kandal SR, Wilets I. Neonatal opiate abstinence syndrome in term and preterm infants. *J Pediatr* 1991;118:933.
32. Strauss ME, Andresko M, Stryker JC, et al. Relationship of neonatal withdrawal to maternal methadone dose. *Am J Drug Alcohol Abuse* 1976;3:339.
33. Fischer G, Etzersdorfer P, Eder H, et al. Buprenorphine maintenance in pregnant opiate addicts. *Eur Addict Res* 1998;4(suppl 1):32.
34. Kron RE, Finnegan LP, Kaplan SL, et al. The assessment of behavioral change in infants undergoing narcotic withdrawal: comparative data from clinical and objective methods. *Addict Dis* 1975;2:257.
35. Strauss ME, Lessen-Firestone JK, Starr RH, et al. Behavior of narcotic addicted newborns. *Child Dev* 1975;46:887.
36. Chavez CJ, Ostrea EM, Strauss ME, et al. Prognosis of infants born to drug dependent mothers: its relation to the severity of the withdrawal during the neonatal period. *Pediatr Res* 1976;10:328A.
37. Kolar AF, Brown BS, Haertzen CA, et al. Children of substance abusers: the life experiences of children of opiate addicts in methadone maintenance. *Am J Drug Alcohol Abuse* 1994;20:159.
38. Chavez CJ, Ostrea EM, Stryker JS, et al. Sudden infant death syndrome among infants of drug dependent mothers. *J Pediatr* 1979;95:407.
39. McCann EM, Lewis K. Control of breathing in babies of narcotic- and cocaine-abusing mothers. *Early Hum Dev* 1991;27:175.
40. Strauss ME, Starr RH, Ostrea EM, et al. Behavior concomitants of prenatal addiction to narcotics. *J Pediatr* 1976;89:842.
41. Wilson GS, Desmond MM, Verniaud WW. Early development of infants of heroin addicted mothers. *Am J Dis Child* 1973;126:457.
42. Wilson GS, McCreary R, Kean J, et al. The development of preschool children of heroin-addicted mothers: a controlled trial study. *Pediatrics* 1979;63:135.
43. Wilson GS, Desmond MM, Wait RB. Follow-up of methadone-treated and untreated narcotic-dependent women and their infants: health, developmental and social implications. *J Pediatr* 1981;98:716.
44. Kaltenbach K, Finnegan LP. Perinatal and developmental outcome of infants exposed to methadone in-utero. *Neurotoxicol Teratol* 1987;9:311.
45. Strauss ME, Lessen-Firestone JK, Chavez CJ, et al. Children of methadone-treated women at five years of age. *Pharmacol Biochem Behav* 1979;11(suppl):3.
46. van Baar A. Development of infants of drug dependent mothers. *J Child Psychol Psychiatry* 1990;31:911.
47. Herjanic BM, Barredo VH, Herjanic M, et al. Children of heroin addicts. *Int J Addict* 1979;14:919.
48. Ornoy A, Michailevskaya V, Lukashov I, et al. The developmental outcome of children born to heroin-dependent mothers, raised at home or adopted. *Child Abuse Negl* 1996;20:385.
49. Miles DR, Svikis DS, Kulstad JL, et al. Psychopathology in pregnant drug-dependent women with and without comorbid alcohol dependence. *Alcohol Clin Exp Res* 2001;25:1012.
50. Butz AM, Pulsifer M, Marano N, et al. Effectiveness of a home intervention for perceived child behavioral problems and parenting stress in children with in utero drug exposure. *Arch Pediatr Adolesc Med* 2001;155:1029.
51. Schuler ME, Nair P, Black MM. Ongoing maternal drug use, parenting attitudes, and a home intervention: effects on mother-child interaction at 18 months. *J Dev Behav Pediatr* 2002;23:87.
52. Ostrea EM, Chavez CJ, Stryker JS. *The care of the drug dependent women and her infant.* Lansing, MI: Michigan Department of Public Health, 1978:28.
53. Jalling B, Boreus LO, Kallberg N, et al. Disappearance from the newborn of circulating prenatally administered phenobarbital. *Eur J Clin Pharmacol* 1973;6:234.
54. Erkkola R, Kangas L, Pekkarinen A. The transfer of diazepam across the placenta during labour. *Acta Obstet Gynecol Scand* 1973;52:167.
55. Ostrea EM Jr. Neonatal withdrawal from intrauterine exposure to butalbital. *Am J Obstet Gynecol* 1982;143:597.
56. Ploman L, Persson BH. On the transfer of barbiturates to the human fetus and their accumulation in some of its vital organs. *Br J Obstet Gynaecol* 1957;64:706.
57. Harvey SC. Hypnotics and sedatives: barbiturates. In: Gilman A, Rall TW, Goodman LS, et al., eds. *Goodman and Gilman's the pharmacological basis of therapeutics*, 8th ed. New York: Pergamon Press, 1990:358.
58. De Carolis MP, Romagnoli C, Frezza S, et al. Placental transfer of phenobarbital: what is new? *Dev Pharmacol Ther* 1992;19:19.
59. Bleyer W, Marshall RE. Barbiturate withdrawal syndrome in a passively addicted infant. *JAMA* 1972;221:185.
60. Dessens AB, Cohen-Kettenis PT, Mellenbergh GJ, et al. Association of prenatal phenobarbital and phenytoin exposure with small head size at birth and with learning problems. *Acta Paediatr* 2000;89:533.
61. Shankaran S, Papile LA, Wright LL, et al. Neurodevelopmental outcome of premature infants after antenatal phenobarbital. *Am J Obstet Gynecol* 2002;187:171.
62. Iqbal MM, Sobhan T, Ryals T. Effects of commonly used benzodiazepines on the fetus, the neonate, and the nursing infant. *Psychiatr Serv* 2002;53:39.
63. Jauniaux E, Jurkovic D, Lees C, et al. In-vivo study of diazepam transfer across the first trimester human placenta. *Hum Reprod* 1996;11:889.
64. Pan B, Lu Y, Wang D. Determination of diazepam concentration in maternal and fetal serum after intravenous administration during active phase of labor and its effects in neonates [Chinese]. *Chinese J Obstet Gynecol* 1995;30:707.
65. Rementeria JL, Bhatt K. Withdrawal symptoms in neonates from intrauterine exposure to diazepam. *J Pediatr* 1977;90:123.
66. Gillberg C. "Floppy infant syndrome" and maternal diazepam. *Lancet* 1977;2:244.

67. Athinarayanan P, Pierog SH, Nigam SK, et al. Chlordiazepoxide withdrawal in the neonate. *Am J Obstet Gynecol* 1976;124:212.
68. Olive G, Rey E. Benzodiazepines and pregnancy. Transplacental passage, labor and lactation. *Encéphale* 1983;9:87B.
69. Kanjilal S, Pan NR, Chakraborty DP, et al. Cord blood diazepam: clinical effects in neonates of eclamptic mothers. *Indian J Pediatr* 1993;60:257.
70. Liscano-Gil LA, Garcia-Cruz D, Sanchez-Corona J. Omphalocele-exstrophy-imperforate-anus-spina bifida (OEIS) complex in a male prenatally exposed to diazepam [Letter]. *Arch Med Res* 1995;26:95.
71. McElhatton PR. The effects of benzodiazepine use during pregnancy and lactation. *Reprod Toxicol* 1994;8:461.
72. Whitelaw AG, Cummings AJ, McFadyen IR. Effect of maternal lorazepam on the neonate. *Br Med J* 1981;282:1106.
73. Rossiter EJR, Rendle-Short TJ. Congenital effects of bromism. *Lancet* 1972;2:705.
74. Hume AS, Williams JM, Douglas BG. Disposition of ethchlorvynol in maternal blood, amniotic fluid and chorionic fluid. *J Reprod Med* 1971;6:229.
75. Rumack BH, Walravens PA. Neonatal withdrawal following maternal ingestion of ethchlorvynol (Placidyl). *Pediatrics* 1973;52:714.
76. Pildes RS. Neonatal withdrawal symptoms associated with glutethimide (Doriden) addiction in the mother during pregnancy. *Clin Pediatr* 1977;16:424.
77. Oberlander TF, Misri S, Fitzgerald CE, et al. Pharmacologic factors associated with transient neonatal symptoms following prenatal psychotropic medication exposure. *J Clin Psychiatry* 2004;65:230.
78. Hill RM, Desmond MM, Kay JL. Extrapyramidal dysfunction in an infant of a schizophrenic mother. *J Pediatr* 1966;69:589.
79. Sanz EJ, De-las-Cuevas C, Kiuru A, et al. Selective serotonin reuptake inhibitors in pregnant women and neonatal withdrawal syndrome: a database analysis. *Lancet* 2005;365:482.
80. Stothers J. Lithium toxicity in the newborn. *Br Med J* 1973;3:233.
81. Webster PAC. Withdrawal symptoms in neonates associated with maternal antidepressant therapy. *Lancet* 1973;2:318.
82. Costei AM, Kozer E, Ho T, et al. Perinatal outcome following third trimester exposure to paroxetine. *Arch Pediatr Adolesc Med* 2003;157:601.
83. de Moor RA, Mourad L, ter Haar J, et al. Withdrawal symptoms in a neonate following exposure to venlafaxine during pregnancy. *Ned Tijdschr Geneeskd* 2003;147:1370.
84. Lester BM, ElSohly M, Wright LL, et al. The Maternal Lifestyle Study: drug use by meconium toxicology and maternal self-report. *Pediatrics* 2001;107:309.
85. Ostrea EM Jr, Knapp DK, Tannenbaum L, et al. Estimates of illicit drug use during pregnancy by maternal interview, hair analysis, and meconium analysis. *J Pediatr* 2001;138:344.
86. Casanova OQ, Lombardero N, Behnke M, et al. Detection of cocaine exposure in the neonate. Analyses of urine, meconium, and amniotic fluid from mothers and infants exposed to cocaine. *Arch Pathol Lab Med* 1994;118:988.
87. Garcia-Bourniseen F, Rokach B, Karaskov T, et al. Cocaine detection in maternal and neonatal hair: implications to fetal toxicology. *Ther Drug Monit* 2007;29:71.
88. Garcia DC, Romero A, Garcia GC, et al. Gastric fluid analysis for determining gestational cocaine exposure. *Pediatrics* 1996;98:291.
89. Farrar HC, Kearns GL. Cocaine: clinical pharmacology and toxicology. *J Pediatr* 1989;115:665.
90. Walsh SL, Cunningham KA. Serotonergic mechanisms involved in the discriminative stimulus, reinforcing and subjective effects of cocaine. *Psychopharmacology (Berl)* 1997;130:41.
91. Kreek MJ, Levran O, Reed B, et al. Opiate addiction and cocaine addiction: underlying molecular neurobiology and genetics. *J Clin Invest* 2012;122:3387.
92. Chasnoff IJ, Burns KA, Burns WJ. Cocaine use in pregnancy: perinatal morbidity and mortality. *Neurotoxicol Teratol* 1987;9:291.
93. Cain MA, Bornick P, Whiteman V. The maternal, fetal, and neonatal effects of cocaine exposure in pregnancy. *Clin Obstet Gynecol* 2013;56:124.
94. Towers CV, Pircon RA, Nageotte MP, et al. Cocaine intoxication presenting as preeclampsia and eclampsia. *Obstet Gynecol* 1993;81:545.
95. Abramowicz JS, Sherer DM, Woods JR Jr. Acute transient thrombocytopenia associated with cocaine abuse in pregnancy. *Obstet Gynecol* 1991;78:499.
96. Castleman J, Veal L, Ganapathy R. Peripartum cocaine use and postpartum myocardial infarction. *Heart* 2012;98:1609.
97. Moore TR, Sorg J, Miller L, et al. Hemodynamic effects of intravenous cocaine on the pregnant ewe and fetus. *Am J Obstet Gynecol* 1986;155:883.
98. Cejtin HE, Parsons MT, Wilson L Jr. Cocaine use and its effect on umbilical artery prostacyclin production. *Prostaglandins* 1990;40:249.
99. Chasnoff IJ, Lewis DE, Squires L. Cocaine intoxication in a breast-fed infant. *Pediatrics* 1987;80:836.
100. Gartner LM, Morton J, Lawrence RA, et al. Breastfeeding and the use of human milk. *Pediatrics* 2005;115:496.
101. De Giovanni N, Marchetti D. Cocaine and its metabolites in the placenta: a systematic review of the literature. *Reprod Toxicol* 2012;33:1.
102. Sandberg JA, Olsen GD. Cocaine and metabolite concentrations in the fetal guinea pig after chronic maternal cocaine administration. *J Pharmacol Exp Ther* 1992;260:587.
103. Church MWKR, Keenan JA, et al. *Effect of prenatal cocaine exposure*. Boca Raton, FL: CRC Press, 1990.
104. Addis A, Moretti ME, Ahmed Syed F, et al. Fetal effects of cocaine: an updated meta-analysis. *Reprod Toxicol* 2001;15:341.
105. Bateman DA, Chiriboga CA. Dose–response effect of cocaine on newborn head circumference. *Pediatrics* 2000;106:E33.
106. Hoyme HE, Jones KL, Dixon SD, et al. Prenatal cocaine exposure and fetal vascular disruption. *Pediatrics* 1990;85:743.
107. Behnke M, Eyler FD, Garvan CW, et al. The search for congenital malformations in newborns with fetal cocaine exposure. *Pediatrics* 2001;107:E74.
108. Rosenstein BJ, Wheeler JS, Heid PL. Congenital renal abnormalities in infants with in utero cocaine exposure. *J Urol* 1990;144:110.
109. Carlan SJ, Stromquist C, Angel JL, et al. Cocaine and indomethacin: fetal anuria, neonatal edema, and gastrointestinal bleeding. *Obstet Gynecol* 1991;78:501.
110. Little BB, Wilson GN, Jackson G. Is there a cocaine syndrome? Dysmorphic and anthropometric assessment of infants exposed to cocaine. *Teratology* 1996;54:145.
111. Bandstra ES, Burkett G. Maternal-fetal and neonatal effects of in utero cocaine exposure. *Semin Perinatol* 1991;15:288.
112. Tan-Laxa MA, Sison-Switala C, Rintelman W, et al. Abnormal auditory brainstem response among infants with prenatal cocaine exposure. *Pediatrics* 2004;113:357.
113. Singer LT, Yamashita TS, Hawkins S, et al. Increased incidence of intraventricular hemorrhage and developmental delay in cocaine-exposed, very low birth weight infants. *J Pediatr* 1994;124:765.
114. Dusick AM, Covert RF, Schreiber MD, et al. Risk of intracranial hemorrhage and other adverse outcomes after cocaine exposure in a cohort of 323 very low birth weight infants. *J Pediatr* 1993;122:438.
115. van de Bor M, Walther FJ, Sims ME. Increased cerebral blood flow velocity in infants of mothers who abuse cocaine. *Pediatrics* 1990;85:733.
116. Konkol RJ, Tikofsky RS, Wells R, et al. Normal high-resolution cerebral 99mTc-HMPAO SPECT scans in symptomatic neonates exposed to cocaine. *J Child Neurol* 1994;9:278.
117. Kankirawatana P, Tennison MB, D'Cruz O, et al. Mobius syndrome in infant exposed to cocaine in utero. *Pediatr Neurol* 1993;9:71.
118. John V, Dai H, Talati A, et al. Autonomic alterations in cocaine-exposed neonates following orthostatic stress. *Pediatr Res* 2007;61:251.
119. Lipshultz SE, Frassica JJ, Orav EJ. Cardiovascular abnormalities in infants prenatally exposed to cocaine. *J Pediatr* 1991;118:44.
120. Mehta SK, Finkelhor RS, Anderson RL, et al. Transient myocardial ischemia in infants prenatally exposed to cocaine. *J Pediatr* 1993;122:945.
121. Frassica JJ, Orav EJ, Walsh EP, et al. Arrhythmias in children prenatally exposed to cocaine. *Arch Pediatr Adolesc Med* 1994;148:1163.
122. Conradt E, Sheinkopf SJ, Lester BM, et al. Prenatal substance exposure: neurobiologic organization at 1 month. *J Pediatr* 2013;163:989, e981.
123. Roby PV, Glenn CM, Watkins SL, et al. Association of elevated umbilical cord blood creatine kinase and myoglobin levels with the presence of cocaine metabolites in maternal urine. *Am J Perinatol* 1996;13:453.
124. Wennberg RP, Yin J, Miller M, et al. Fetal cocaine exposure and neonatal bilirubinemia. *J Pediatr* 1994;125:613.
125. Downing GJ, Horner SR, Kilbride HW. Characteristics of perinatal cocaine-exposed infants with necrotizing enterocolitis. *Am J Dis Child* 1991;145:26.
126. Silva-Araujo A, Tavares MA, Patacao MH, et al. Retinal hemorrhages associated with in utero exposure to cocaine: experimental and clinical findings. *Retina* 1996;16:411.
127. Delaney-Black V, Covington C, Ostrea E Jr, et al. Prenatal cocaine and neonatal outcome: evaluation of dose–response relationship. *Pediatrics* 1996;98:735.
128. Mirochnick M, Meyer J, Cole J, et al. Circulating catecholamine concentrations in cocaine-exposed neonates: a pilot study. *Pediatrics* 1991;88:481.
129. Lester BM, Corwin MJ, Sepkoski C, et al. Neurobehavioral syndromes in cocaine-exposed newborn infants. *Child Dev* 1991;62:694.
130. Lester BM, LaGasse LL, Seifer R. Cocaine exposure and children: the meaning of subtle effects. *Science* 1998;282:633.
131. Behnke M, Smith VC. Prenatal substance abuse: short- and long-term effects on the exposed fetus. *Pediatrics* 2013;131:e1009.
132. Richardson GA, Conroy ML, Day NL. Prenatal cocaine exposure: effects on the development of school-age children. *Neurotoxicol Teratol* 1996;18:627.
133. Shankaran S, Das A, Bauer CR, et al. Prenatal cocaine exposure and small-for-gestational-age status: effects on growth at 6 years of age. *Neurotoxicol Teratol* 2011;33:575.
134. LaGasse LL, Gaskins RB, Bada HS, et al. Prenatal cocaine exposure and childhood obesity at nine years. *Neurotoxicol Teratol* 2011;33:188.
135. Angelilli ML, Fischer H, Delaney-Black V, et al. History of in utero cocaine exposure in language-delayed children. *Clin Pediatr* 1994;33:514.

136. Bandstra ES, Morrow CE, Accornero VH, et al. Estimated effects of in utero cocaine exposure on language development through early adolescence. *Neurotoxicol Teratol* 2011;33:25.
137. Warner TD, Behnke M, Eyler FD, et al. Diffusion tensor imaging of frontal white matter and executive functioning in cocaine-exposed children. *Pediatrics* 2006;118:2014.
138. Bandstra ES, Morrow CE, Anthony JC, et al. Longitudinal investigation of task persistence and sustained attention in children with prenatal cocaine exposure. *Neurotoxicol Teratol* 2001;23:545.
139. Singer LT, Minnes S, Short E, et al. Cognitive outcomes of preschool children with prenatal cocaine exposure. *JAMA* 2004;291:2448.
140. Arendt RE, Short EJ, Singer LT, et al. Children prenatally exposed to cocaine: developmental outcomes and environmental risks at seven years of age. *J Dev Behav Pediatr* 2004;25:83.
141. Morrow CE, Culbertson JL, Accornero VH, et al. Learning disabilities and intellectual functioning in school-aged children with prenatal cocaine exposure. *Dev Neuropsychol* 2006;30:905.
142. Levine TP, Lester B, Lagasse L, et al. Psychopathology and special education enrollment in children with prenatal cocaine exposure. *J Dev Behav Pediatr* 2012;33:377.
143. Buckingham-Howes S, Berger SS, Scaletti LA, et al. Systematic review of prenatal cocaine exposure and adolescent development. *Pediatrics* 2013;131:e1917.
144. Tronick EZ, Messinger DS, Weinberg MK, et al. Cocaine exposure is associated with subtle compromises of infants' and mothers' social-emotional behavior and dyadic features of their interaction in the face-to-face still-face paradigm. *Dev Psychol* 2005;41:711.
145. Fisher PA, Lester BM, DeGarmo DS, et al. The combined effects of prenatal drug exposure and early adversity on neurobehavioral disinhibition in childhood and adolescence. *Dev Psychopathol* 2011;23:777.
146. Bada HS, Das A, Bauer CR, et al. Impact of prenatal cocaine exposure on child behavior problems through school age. *Pediatrics* 2007;119:e348.
147. Behnke M, Eyler FD, Warner TD, et al. Outcome from a prospective, longitudinal study of prenatal cocaine use: preschool development at 3 years of age. *J Pediatr Psychol* 2006;31:41.
148. Liu J, Lester BM, Neyzi N, et al. Regional brain morphometry and impulsivity in adolescents following prenatal exposure to cocaine and tobacco. *JAMA* 2013;167:348.
149. Lambert BL, Bann CM, Bauer CR, et al. Risk-taking behavior among adolescents with prenatal drug exposure and extrauterine environmental adversity. *J Dev Behav Pediatr* 2013;34:669.
150. Delaney-Black V, Chiodo LM, Hannigan JH, et al. Prenatal and postnatal cocaine exposure predict teen cocaine use. *Neurotoxicol Teratol* 2011;33:110.
151. Warner TD, Behnke M, Eyler FD, et al. Early adolescent cocaine use as determined by hair analysis in a prenatal cocaine exposure cohort. *Neurotoxicol Teratol* 2011;33:88.
152. Strathearn L, Mayes LC. Cocaine addiction in mothers: potential effects on maternal care and infant development. *Ann N Y Acad Sci* 2010;1187:172.
153. Silvestri JM, Long JM, Weese-Mayer DE, et al. Effect of prenatal cocaine on respiration, heart rate, and sudden infant death syndrome. *Pediatr Pulmonol* 1991;11:328.
154. Ostrea EM Jr, Ostrea AR, Simpson PM. Mortality within the first 2 years in infants exposed to cocaine, opiate, or cannabinoid during gestation. *Pediatrics* 1997;100:79.
155. Fares I, McCulloch KM, Raju TN. Intrauterine cocaine exposure and the risk for sudden infant death syndrome: a meta-analysis. *J Perinatol* 1997;17:179.
156. Rosenberg NM, Meert KL, Marino D, et al. Occult cocaine and opiate exposure in children and associated physical findings. *Pediatr Emerg Care* 1995;11:167.
157. Ernst AA, Sanders WM. Unexpected cocaine intoxication presenting as seizures in children. *Ann Emerg Med* 1989;18:774.
158. Riggs D, Weibley RE. Acute hemorrhagic diarrhea and cardiovascular collapse in a young child owing to environmentally acquired cocaine. *Pediatr Emerg Care* 1991;7:154.
159. Jones KL, Smith DW. Recognition of the fetal alcohol syndrome in early infancy. *Lancet* 1973;2:999.
160. Heuyer H, Mises R, Dereux JF. La descendance les alcooliques (the offspring of alcoholics). *Nouvelle Press Medicale (Paris)* 1957;29:657.
161. Pietrantoni M, Knuppel RA. Alcohol in pregnancy. *Clin Perinatol* 1991;18:93.
162. Office of Applied Studies. *Results from 2012 national survey on drug use and health: alcohol use/pregnant women.* Rockville, MD: Substance Abuse and Mental Health Services Administration, 2013.
163. Cornelius MD, Lebow HA, Day NL. Attitudes and knowledge about drinking: relationships with drinking behavior among pregnant teenagers. *J Drug Educ* 1997;27:231.
164. Abel EL, Kruger ML, Friedl J. How do physicians define "light", "moderate" and "heavy" drinking? *Alcohol Clin Exp Res* 1998;22:979.
165. Floyd RL, Decoufle P, Hungerford DW. Alcohol use prior to pregnancy recognition. *Am J Prev Med* 1999;17:101.
166. Cannon MJ, Dominique Y, O'Leary LA, et al.; FASSNet Team. Characteristics and behaviors of mothers who have a child with fetal alcohol syndrome. *Neurotoxicol Teratol* 2012;34:90.
167. Mile DR, Svikis DS, Kulstad JL, et al. Psychopathology in pregnant drug-dependent women with or without comorbid alcohol dependence. *Alcohol Clin Exp Res* 2001;25:1012.
168. Cornelius MD, Richardson GA, Day NL, et al. A comparison of prenatal drinking in two recent samples of adolescents and adults. *J Stud Alcohol* 1994;55:412.
169. Polygenis D, Wharton S, Malmberg C, et al. Moderate alcohol consumption during pregnancy and the incidence of fetal malformations: a meta-analysis. *Neurotoxicol Teratol* 1998;20:61.
170. Hard ML, Einarson TR, Koren G. The role of acetaldehyde in pregnancy outcome after prenatal exposure. *Ther Drug Monit* 2001;23:427.
171. Brien JF, Loomis CW, Trammer J, et al. Disposition of ethanol in human maternal venous blood and amniotic fluid. *Am J Obstet Gynecol* 1983;146:181.
172. Stoler JM, Huntington KS, Peterson CM, et al. The prenatal detection of significant alcohol exposure with maternal blood markers. *J Pediatr* 1998;133:346.
173. Ostrea EM Jr, Hernandez JD, Bielawski DM, et al. Fatty acid ethyl esters in meconium: are they biomarkers of fetal alcohol exposure and effect? *Alcohol Clin Exp Res* 2006;30:1152.
174. Vuorela P, Sarkola T, Alfthan H, et al. Hepatocyte growth factor, epidermal growth factor, and placental growth factor concentrations in peripheral blood of pregnant women with alcohol abuse. *Alcohol Clin Exp Res* 2002;26:682.
175. Kesmodel U, Wisborg K, Olsen SF, et al. Moderate alcohol intake during pregnancy and the risk of stillbirth and death during the first year of life. *Am J Epidemiol* 2002;15:155.
176. Scott WJ, Fradkin R. The effects of prenatal ethanol in cynomolgus monkeys *Macaca fascicularis*. *Teratology* 1984;29:49.
177. Kaufman MH. The teratogenic effects of alcohol following exposure during pregnancy, and its influence on the chromosome constitution of the preovulatory egg. *Alcohol* 1997;32:113.
178. Randall CL, Taylor WJ, Walker DW. Ethanol-induced malformations in mice. *Alcohol Clin Exp Res* 1977;1:219.
179. Aliyu MH, Wilson RE, Zoorob R, et al. Alcohol consumption during pregnancy and the risk of early stillbirth among singletons. *Alcohol* 2008;42:369.
180. Day NL, Richardson GA. Prenatal alcohol exposure: a continuum of effects. *Semin Perinatol* 1991;15:271.
181. Savoy-Moore RT, Dombrowski MP, Cheng A, et al. Low dose alcohol contracts the human umbilical artery in vitro. *Alcohol Clin Exp Res* 1989;13:40.
182. McLeod WJ, Brien C, Loomis L, et al. Effect of maternal ingestion on fetal breathing movements, gross body movements and heart rate at 37 to 40 weeks gestational age. *Am J Obstet Gynecol* 1983;145:251.
183. Hoff S. Synaptogenesis in the hippocampal dentate gyrus: effects of in utero ethanol exposure. *Brain Res Bull* 1988;21:47.
184. Backstrand JR, Allen LH, Martinez E, et al. Maternal consumption of pulque, a traditional Mexican alcoholic beverage: relationship to infant growth and development. *Public Health Nutr* 2001;4:882.
185. Day NL, Jasperse D, Richardson G, et al. Prenatal exposure to alcohol: effect on infant growth and morphologic characteristics. *Pediatrics* 1989;84:536.
186. Coles CD, Smith I, Fernhoff PM, et al. Neonatal neurobehavioral characteristics as correlates of maternal alcohol use during gestation. *Alcohol Clin Exp Res* 1985;9:454.
187. Anderson RC, Anderson KE. The effects of alcohol consumption during pregnancy. *AAOHN J* 1986;34:88.
188. Tennes K, Blackard C. Maternal alcohol consumption, birth weight and minor physical anomalies. *Am J Obstet Gynecol* 1980;138:774.
189. Coles CD, Smith I, Fernhoff PM, et al. Neonatal ethanol withdrawal: characteristics in clinically normal, nondysmorphic neonates. *J Pediatr* 1984;105:445.
190. Fried PA, Makin JE. Neonatal behavioral correlates of prenatal exposure to marijuana cigarettes and alcohol in a low-risk population. *Neurotoxicol Teratol* 1987;9:1.
191. Richardson GA, Day NL, Taylor P. The effect of prenatal alcohol, marijuana and tobacco exposure on neonatal behavior. *Infant Behav Dev* 1989;12:199.
192. Rosett H, Snyder P, Sander LW, et al. Effects of maternal drinking on neonate state regulation. *Dev Med Child Neurol* 1979;21:464.
193. Parson SH, Sojitra NM. Loss of myelinated axons is specific to the central nervous system in a mouse model of the fetal alcohol syndrome. *J Anat* 1995;187:739.
194. Warren KR, Hewitt BG, Thomas JD. Fetal alcohol spectrum disorders: research challenges and opportunities. *Alcohol Res Health* 2011;34:4.
195. Cobo E. Effect of different doses of ethanol on the milk-ejecting reflex in lactating women. *Am J Obstet Gynecol* 1973;115:817.

196. Day NL, Robles N, Richardson G, et al. The effects of prenatal alcohol use on the growth of children at three years of age. *Alcohol Clin Exp Res* 1991;15:67.
197. Sampson PD, Bookstein FL, Barr HM, et al. Prenatal alcohol exposure, birthweight, and measures of child size from birth to age 14 years. *Am J Public Health* 1994;84:1421.
198. Yelin R, Kot H, Yelin D, et al. Early molecular effects of ethanol during vertebrate embryogenesis. *Differentiation* 2007;75:393.
199. Jacobson SW. Specificity of neurobehavioral outcomes associated with prenatal alcohol exposure. *Alcohol Clin Exp Res* 1998;22:313.
200. Fried PA, Watkinson B. 36- and 48-month neurobehavioral follow-up of children prenatally exposed to marijuana, cigarettes and alcohol. *J Dev Behav Pediatr* 1990;11:49.
201. Landesman-Dwyer S, Ragozin A, Little R. Behavioral correlates of prenatal alcohol exposure: a four-year follow-up study. *Neurotoxicol Teratol* 1981;3:187.
202. Streissguth AP, Barr HM, Sampson PD. Moderate prenatal alcohol exposure: effects on child IQ and learning problems at age 7½ years. *Alcohol Clin Exp Res* 1990;14:662.
203. Richardson GA, Day NL. Prenatal exposure to alcohol, marijuana and tobacco: effect on infant mental and motor development. Presented at the meeting of the Society for Research in Child Development, Seattle, Washington, April 1991.
204. Day NL, Helsel A, Sonon K, et al. The association between prenatal alcohol exposure and behavior at 22 years of age. *Alcohol Clin Exp Res* 2013;37:1171.
205. May PA, Gossage JP. Estimating the prevalence of fetal alcohol syndrome: a summary. *Alcohol Res Health* 2001;25:159.
206. SAMHSA. *Fetal alcohol spectrum disorders by the numbers*. Rockville, MD: US Department of Health and Human Services Substance Abuse and Mental Health Service Administration, Center for Substance Abuse and Prevention, 2007.
207. Sokol RJ, Ager J, Martier S, et al. Significant determinants of susceptibility to alcohol teratogenicity. *Ann N Y Acad Sci* 1986;77:87.
208. Astley SJ, Bailey D, Talbot C, et al. Fetal alcohol syndrome (FAS) primary prevention through FAS diagnosis: II. A comprehensive profile of 80 birth mothers of children with FAS. *Alcohol Alcohol* 2000;35:509.
209. Spohr HL, Willms J, Steinhausen HC. Prenatal alcohol exposure and long-term developmental consequences. *Lancet* 1993;341:907.
210. Streissguth AP. Fetal alcohol syndrome in older patients. *Alcohol Alcohol* 1993;2:209.
211. Ueker A, Nadel L. Spatial locations gone awry: object and spatial memory deficits in children with fetal alcohol syndrome. *Neuropsychologia* 1996;34:209.
212. Swayze VW II, Johnson VP, Hanson JW, et al. Magnetic resonance imaging of brain anomalies in fetal alcohol syndrome. *Pediatrics* 1997;99:232.
213. Johnson VP, Swayze VW II, Sato Y, et al. Fetal alcohol syndrome: craniofacial and central nervous system manifestations. *Am J Med Genet* 1996;61:329.
214. Stromland K, Hellstrom A. Fetal alcohol syndrome—an ophthalmologic and socioeducational prospective study. *Pediatrics* 1996;97:845.
215. Church MW, Kaltenbach JA. Hearing, speech, language and vestibular disorders in the fetal alcohol syndrome: a literature review. *Alcohol Clin Exp Res* 1997;21:495.
216. Cavazos-Rehg PA, Krauss MJ, Spitznagel EL, et al. Brief report: pregnant by age 15 years and substance use initiation among US adolescent girls. *J Adolesc* 2012;35:1393.
217. Martin BR. Cellular effects of cannabinoids. *Pharmacol Rev* 1986;38:45.
218. Abel EL, Rockwood GA, Riley EP. *The effects of early marijuana exposure*. New York: Plenum Press, 1986.
219. Ostrea EM, Subramanian MG, Abel EL. *Placental transfer of cannabinoids in humans: comparison between meconium, maternal, and cord blood sera*. Canberra, Australia: Australian Government Publishing Service, 1987.
220. Fried PA, Buckingham M, Von Kulmiz P. Marijuana use during pregnancy and perinatal risk factors. *Am J Obstet Gynecol* 1983;146:992.
221. Fried PA, Watkinson B, Willan A. Marijuana use during pregnancy and decreased length of gestation. *Am J Obstet Gynecol* 1984;150:23.
222. Schmid SM, Lapaire O, Huang DJ, et al. Cannabinoid hyperemesis syndrome: an underreported entity causing nausea and vomiting of pregnancy. *Arch Gynecol Obstet* 2011;284:1095.
223. Fried PA. Marihuana use by pregnant women: neurobehavioral effects in neonates. *Drug Alcohol Depend* 1980;6:415.
224. Day N, Sambamoorthi U, Taylor P, et al. Prenatal marijuana use and neonatal outcome. *Neurotoxicol Teratol* 1991;13:329.
225. Hofman A, Jaddoe VW, Mackenbach JP, et al. Growth, development and health from early fetal life until young adulthood: the Generation R Study. *Paediatr Perinat Epidemiol* 2004;18:61.
226. Fergusson DM, Horwood LJ, Northstone K. Maternal use of cannabis and pregnancy outcome. *BJOG* 2002;109:21.
227. Hayatbakhsh MR, Flenady VJ, Gibbons KS, et al. Birth outcomes associated with cannabis use before and during pregnancy. *Pediatr Res* 2012;71:215.
228. El Marroun H, Tiemeier H, Steegers EA, et al. A prospective study on intrauterine cannabis exposure and fetal blood flow. *Early Hum Dev* 2010;86:231.
229. English DR, Hulse GK, Milne E, et al. Maternal cannabis use and birth weight: a meta-analysis. *Addiction* 1997;92:1553.
230. Fried PA, Smith AM. A literature review of the consequences of prenatal marijuana exposure. An emerging theme of a deficiency in aspects of executive function. *Neurotoxicol Teratol* 2001;23:1.
231. Dahl RE, Scher MS, Williamson DE, et al. A longitudinal study of prenatal marijuana use. Effects on sleep and arousal at age 3 years. *Arch Pediatr Adolesc Med* 1995;149:145.
232. Chandler LS, Richardson GA, Gallagher JD, et al. Prenatal exposure to alcohol and marijuana: effects on motor development of preschool children. *Alcohol Clin Exp Res* 1996;20:455.
233. Goldschmidt L, Day NL, Richardson GA. Effects of prenatal marijuana exposure on child behavior problems at age 10. *Neurotoxicol Teratol* 2000;22:325.
234. Gray KA, Day NL, Leech S, et al. Prenatal marijuana exposure: effect on child depressive symptoms at ten years of age. *Neurotoxicol Teratol* 2005;27:439.
235. Fried PA, Watkinson B. 12- and 24-month neurobehavioural follow-up of children prenatally exposed to marihuana, cigarettes and alcohol. *Neurotoxicol Teratol* 1988;10:305.
236. Fried PA. Marijuana use during pregnancy: consequences for the offspring. *Semin Perinatol* 1991;15:280.
237. Fried PA, O'Connell CM, Watkinson B. 60- and 72-month follow-up of children prenatally exposed to marijuana, cigarettes, and alcohol: cognitive and language assessment. *J Dev Behav Pediatr* 1992;13:383.
238. Fried PA. Adolescents prenatally exposed to marijuana: examination of facets of complex behaviors and comparisons with the influence of in utero cigarettes. *J Clin Pharmacol* 2002;42:97S.
239. El Marroun H, Hudziak JJ, Tiemeier H, et al. Intrauterine cannabis exposure leads to more aggressive behavior and attention problems in 18-month-old girls. *Drug Alcohol Depend* 2011;118:470.
240. Porath AJ, Fried PA. Effects of prenatal cigarette and marijuana exposure on drug use among offspring. *Neurotoxicol Teratol* 2005;27:267.
241. Dahlstrom A, Lundell B, Curvall M, et al. Nicotine and cotinine concentrations in the nursing mother and her infant. *Acta Paediatr* 1990;79:142.
242. Dobek D, Karmowski A, Sobiech KA, et al. Average quantitative concentration of cotinine within the system pregnant woman-baby. *Arch Immunol Ther Exp (Warsz)* 1998;46:59.
243. Benowitz NL, Hukkanen J, and Jacob P, III. Nicotine chemistry, metabolism, kinetics and biomarkers. *Handb Exp Pharmacol* 2009;192:29.
244. Tong VT, Dietz PM, Morrow B, et al. Centers for Disease Control and Prevention (CDC). Trends in smoking before, during, and after pregnancy—Preg Risk Assess Monitor Sys 2000–2010. *MMWR* 2013;8(62):1.
245. George L, Granath F, Johansson AL, et al. Environmental tobacco smoke and risk of spontaneous abortion. *Epidemiology* 2006;17:500.
246. Milart P, Kauffels W, Schneider J. Vasoactive effects of nicotine in human umbilical arteries. *Zentralbl Gynakol* 1994;116:217.
247. Ahlsten G, Ewald U, Tuvemo T. Maternal smoking reduces prostacyclin formation in human umbilical arteries. A study on strictly selected pregnancies. *Acta Obstet Gynecol Scand* 1986;65:645.
248. Lehtovirta P, Forss M. The acute effect of smoking on intervillous blood flow of the placenta. *Br J Obstet Gynaecol* 1978;85:729.
249. Genbacev O, McMaster MT, Zdravkovic T, et al. Disruption of oxygen-regulated responses underlies pathological changes in the placentas of women who smoke or who are passively exposed to smoke during pregnancy. *Reprod Toxicol* 2003;17:509.
250. Jauniaux E, Burton GJ. Morphological and biological effects of maternal exposure to tobacco smoke on the feto-placental unit. *Early Hum Dev* 2007;83:699.
251. Ashfaq M, Janjua MZ, Nawaz M. Effects of maternal smoking on placental morphology. *J Ayub Med Coll Abbottabad* 2003;15:12.
252. Delpisheh A, Brabin L, Brabin BJ. Pregnancy, smoking and birth outcomes. *Womens Health (Lond Engl)* 2006;2:389.
253. Naeye RL, Harkness WL, Utts J. Abruptio placentae and perinatal death: a prospective study. *Am J Obstet Gynecol* 1977;128:740.
254. Jaakkola JJ, Jaakkola N, Zahlsen K. Fetal growth and length of gestation in relation to prenatal exposure to environmental tobacco smoke assessed by hair nicotine concentration. *Environ Health Perspect* 2001;109:557.
255. Klejewski A, Urbaniak T, Pisarska-Krawczyk M, et al. Influence of smoking on pregnancy. *Przegl Lek* 2012;69:929.
256. Maccani JZ, Koestler DC, Houseman EA, et al. Placental DNA methylation alterations associated with maternal tobacco smoking at the RUNX3 gene are also associated with gestational age. *Epigenomics* 2013;5:619.
257. Meyer MB, Tonascia JA. Maternal smoking, pregnancy complications, and perinatal mortality. *Am J Obstet Gynecol* 1977;128:494.
258. Luo YJ, Wen XZ, Ding P, et al. Interaction between maternal passive smoking during pregnancy and CYP1A1 and GSTs polymorphisms on spontaneous preterm delivery. *PLoS One* 2012;7:e49155.

259. Räisänen S, Sankilampi U, Gissler M, et al. Smoking cessation in the first trimester reduces most obstetric risks, but not the risks of major congenital anomalies and admission to neonatal care: a population-based cohort study of 1 164 953 singleton pregnancies in Finland. *J Epidemiol Community Health* 2013;24:159.
260. Cnattingius S, Haglund B, Meirik O. Cigarette smoking as risk factor for late fetal and early neonatal death. *Br Med J* 1988;297:258.
261. Slotkin TA. Fetal nicotine or cocaine exposure: which one is worse? *J Pharmacol Exp Ther* 1998;285:931.
262. Aliyu MH, Salihu HM, Alio AP, et al. Prenatal smoking among adolescents and risk of fetal demise before and during labor. *J Pediatr Adolesc Gynecol* 2010;23:129.
263. Cupul-Uicab LA, Baird DD, Skjaerven R, et al. In utero exposure to maternal smoking and women's risk of fetal loss in the Norwegian Mother and Child Cohort (MoBa). *Hum Reprod* 2011;26:458.
264. Lavezzi AM, Mehboob R, Matturri L. Developmental alterations of the spinal trigeminal nucleus disclosed by substance P immunohistochemistry in fetal and infant sudden unexplained deaths. *Neuropathology* 2011;31:405.
265. Lavezzi AM, Mohorovic L, Alfonsi G, et al. Brain iron accumulation in unexplained fetal and infant death victims with smoker mothers—the possible involvement of maternal methemoglobinemia. *BMC Pediatr* 2011;11:62.
266. Ernst M, Moolchan ET, Robinson ML. Behavioral and neural consequences of prenatal exposure to nicotine. *J Am Acad Child Adolesc Psychiatry* 2001;40:630.
267. Horak F Jr, Fazekas T, Zacharasiewicz A, et al. The Fetal Tobacco Syndrome—A statement of the Austrian Societies for General- and Family Medicine (ÖGAM), Gynecology and Obstetrics (ÖGGG), Hygiene, Microbiology and Preventive Medicine (ÖGHMP), Pediatrics and Adolescence Medicine (ÖGKJ) as well as Pneumology (ÖGP). *Wien Klin Wochenschr* 2012;124:129.
268. Miyake Y, Tanaka K, Arakawa M. Active and passive maternal smoking during pregnancy and birth outcomes: the Kyushu Okinawa Maternal and Child Health Study. *BMC Pregnancy Childbirth* 2013;13:157.
269. Mitchell EA, Thompson JM, Robinson E, et al. Smoking, nicotine and tar and risk of small for gestational age babies. *Acta Paediatr* 2002;91:323.
270. Kabir Z, Daly S, Clarke V, et al. Smoking ban and small-for-gestational age births in Ireland. *PLoS One* 2013;8:e57441.
271. Harrison GG, Ranson RS, Vaugher YE. Association of maternal smoking with body composition of the newborn. *Am J Clin Nutr* 1983;38:757.
272. Fried PA, Watkinson B, Gray R. Growth from birth to early adolescence in offspring of prenatally exposed to cigarettes and marijuana. *Neurotoxicol Teratol* 1999;21:513.
273. Hausrein KO. Cigarette smoking, nicotine and pregnancy. *Int J Clin Pharmacol* 1999;37:417.
274. Deng Y, Cao H, Cu F, et al. Nicotine-induced retardation of chondrogenesis through down-regulation of IGF-1 signaling pathway to inhibit matrix synthesis of growth plate chondrocytes in fetal rats. *Toxicol Appl Pharmacol* 2013;269:25.
275. Heinonen OP. Risk factors for congenital heart disease: a prospective study. In: Kelly S, Hook EB, Janerich DT, eds. *Birth defects: risks and consequences*. New York: Academic Press, 1976:221.
276. Chiriboga CA. Fetal effects [Review]. *Neurol Clin* 1993;11:707.
277. Bearer C, Emerson RK, O'Riordan M, et al. Maternal tobacco smoke exposure and persistent pulmonary hypertension of the newborn. *Environ Health Perspect* 1997;105:202.
278. Gyekis J, Anthony K, Foreman JE, et al. Perinatal nicotine exposure delays genital development in mice. *Reprod Toxicol* 2010;29:378.
279. Fowler PA, Bhattacharya S, Flannigan S, et al. Maternal cigarette smoking and effects on androgen action in male offspring: unexpected effects on second-trimester anogenital distance. *J Clin Endocrinol Metab* 2011;96:e1502.
280. Downard CD, Grant SN, Maki AC, et al. Maternal cigarette smoking and the development of necrotizing enterocolitis. *Pediatrics* 2012;130:78.
281. Butler NR, Goldstein H. Smoking in pregnancy and subsequent child development. *Br Med J* 1973;4:573.
282. Yolton K, Khoury J, Xu Y, et al. Low-level prenatal exposure to nicotine and infant neurobehavior. *Neurotoxicol Teratol* 2009;31:356.
283. Park A, O'Malley SS, King SL, et al. Mediating role of stress reactivity in the effects of prenatal tobacco exposure on childhood mental health outcomes. *Nicotine Tobacco Res* 2014;16(2):174.
284. Langley K, Heron J, Smith GD, et al. Maternal and paternal smoking during pregnancy and risk of ADHD symptoms in offspring: testing for intrauterine effects. *Am J Epidemiol* 2012;176:261.
285. Silva D, Colvin L, Hagemann E, et al. Environmental risk factors by gender associated with Attention-Deficit/Hyperactivity disorder. *Pediatrics* 2014;133:e14. doi: 10.1542/peds.2013-1434. Epub 2013 Dec 2.
286. Keyes KM, Davey Smith G, Susser E. Associations of prenatal maternal smoking with offspring hyperactivity: causal or confounded? *Psychol Med* 2013;15:1.
287. Thakur GA, Sengupta SM, et al. Maternal smoking during pregnancy and ADHD: a comprehensive clinical and neurocognitive characterization. *Nicotine Tobacco Res* 2013;15:149.
288. Dunn HG, McBurney AK, Ingram S, et al. Maternal cigarette smoking during pregnancy and the child's subsequent development: II. Neurological and intellectual maturation to the age of 6.5 years. *Can J Public Health* 1977;68:43.
289. Behl M, Rao D, Aagaard K, et al. Evaluation of the association between maternal smoking, childhood obesity, and metabolic disorders: a national toxicology program workshop review. *Environ Health Perspect* 2013;121:170.
290. Ino T. Maternal smoking during pregnancy and offspring obesity: meta-analysis. *Pediatr Int* 2010;52:94.
291. Chen YC, Chen PC, Hsieh WS, et al. Environmental factors associated with overweight and obesity in Taiwanese children. *Paediatr Perinat Epidemiol* 2012;26:561.
292. Raum E, Küpper-Nybelen J, Lamerz A, et al. Tobacco smoke exposure before, during, and after pregnancy and risk of overweight at age 6. *Obesity (Silver Spring)* 2011;19:2411.
293. de Jonge LL, Harris HR, Rich-Edwards JW, et al. Parental smoking in pregnancy and the risks of adult-onset hypertension. *Hypertension* 2013;61:494.
294. Huang RC, Burke V, Newnham JP, et al. Perinatal and childhood origins of cardiovascular disease. *Int J Obes (Lond)* 2007;31:236.
295. Milerad J, Vege A, Opdal SH, et al. Objective measurements of nicotine exposure in victims of sudden infant death syndrome and in other unexpected child deaths. *J Pediatr* 1998;133:232.
296. Eugenín J, Otárola M, Bravo E, et al. Prenatal to early postnatal nicotine exposure impairs central chemoreception and modifies breathing pattern in mouse neonates: a probable link to sudden infant death syndrome. *J Neurosci* 2008;28:13907.
297. McCarron M. Phencyclidine intoxication. *NIDA Res Monogr* 1986;64:209.
298. Fico TA, Vanderwende C. Phencyclidine during pregnancy: behavioral and neurochemical effects in the offspring. *Ann N Y Acad Sci* 1989;562:319.
299. Chasnoff IJ, Burns WJ, Hatcher RP, et al. Phencyclidine: effects on the fetus and neonate. *Dev Pharmacol Ther* 1983;6:404.
300. Howard J, Kropenske V, Tyler R. The long-term effects on neurodevelopment in infants exposed prenatally to PCP. *Natl Inst Drug Abuse Res Monogr Ser* 1986;64:237.
301. Tabor BL, Smith-Wallace T, Yonekura ML. Perinatal outcome associated with PCP versus cocaine use. *Am J Drug Alcohol Abuse* 1990;16:337.
302. Strauss AA, Modanlou D, Bosu SK. Neonatal manifestations of maternal phencyclidine (PCP) abuse. *Pediatrics* 1981;68:550.
303. Wachsman L, Schuetz S, Chan LS, et al. What happens to babies exposed to phencyclidine (PCP) in utero? *Am J Drug Alcohol Abuse* 1989;15:31.
304. Hubbard JJ, Laurenzana EM, Williams DK, et al. Chronic anti-phencyclidine monoclonal antibody therapy decreases phencyclidine-induced in utero fetal mortality in pregnant rats. *Int Immunopharmacol* 2011;11:2181.
305. Jebelli AK, Doan N, Ellison G. Prenatal phencyclidine induces heightened neurodegeneration in rats in some brain regions, especially during 2nd trimester, but possible antiapoptotic effects in others. *Pharmacol Toxicol* 2002;90:20.
306. Toriumi K, Mouri A, Narusawa S, et al. Prenatal NMDA receptor antagonism impaired proliferation of neuronal progenitor, leading to fewer glutamatergic neurons in the prefrontal cortex. *Neuropsychopharmacology* 2012;37:1387.
307. Lu L, Mamiya T, Lu P, et al. Prenatal exposure to phencyclidine produces abnormal behaviour and NMDA receptor expression in postpubertal mice. *Int J Neuropsychopharmacol* 2010;13:877.
308. du Bois TM, Newell KA, Huang XF. Perinatal phencyclidine treatment alters neuregulin 1/erbB4 expression and activation in later life. *Eur Neuropsychopharmacol* 2012;22:356.
309. Della Grotta S, La Grasse LL, Arria AM, et al. Patterns of methamphetamine use during pregnancy: results from the Infant Development, Environment and Lifestyle (IDEAL) Study. *Matern Child Health J* 2010;14:519.
310. Terplan M, Smith EJ, Kozloski MJ, et al. Methamphetamine use among pregnant women. *Obstet Gynecol* 2009;113:1285.
311. Smith LM, LaGasse LL, Derauf C, et al. The infant development, environment and lifestyle study: effects of prenatal methamphetamine exposure, polydrug exposure and poverty on intrauterine growth. *Pediatrics* 2006;118:1149.
312. Oro AS, Dixon SD. Perinatal cocaine and methamphetamine exposure: maternal and neonatal correlates. *J Pediatr* 1987;111:571.
313. Stewart JL, Meeker JE. Fetal and infant deaths associated with maternal methamphetamine abuse. *J Anal Toxicol* 1997;21:515.
314. Eriksson M, Larsson G, Winbladh B, et al. The influence of amphetamine addiction on pregnancy and the newborn infant. *Acta Paediatr Scand* 1978;67:95.
315. Smith LM, Chang L, Yonekura ML, et al. Brain proton magnetic resonance spectroscopy in children exposed to methamphetamine in utero. *Neurology* 2010;57:255.
316. Roussotte FF, Bramen JE, Nunez SC, et al. Abnormal brain activation during working memory in children with prenatal exposure to drugs of abuse: the effects of methamphetamine, alcohol and poly drug exposure. *J Neuroimaging* 2011;54:3067.

317. Smith LM, LaGasse LL, Derauf C, et al. Prenatal methamphetamine use and neonatal neurobehavioral outcome. *Neurotoxicol Teratol* 2008;30:20.
318. LaGasse LL, Derauf C, Smith LM. Prenatal methamphetamine exposure and childhood behavior problems at 3 and 5 years of age. *Pediatrics* 2012;129:681.
319. Eriksson M, Billing L, Steneroth G, et al. Health and development of 8 year-old children whose mother abused amphetamines during pregnancy. *Acta Paediatr Scand* 1989;78:944.
320. Eriksson M, Jonsson B. Amphetamine abuse during pregnancy: environmental factors and outcome after 14–15 years. *Scand J Public Health* 2000;28:154.
321. Colado MI, O'Shea E. A study of the neurotoxic effect of MDMA (ecstasy) on 5-HT neurons in the brains of mothers and neonates following administration of the drug during pregnancy. *Br J Pharmacol* 1997;121:827.
322. Koprich JB, Chen EY, Kanaan NM. Prenatal 3,4-methylenedioxymethamphetamine (ecstasy) alters behavior, reduces monoamine metabolism and increases forebrain tyrosine hydroxylase fiber density of juvenile rats. *Neurotoxicol Teratol* 2003;25:509.
323. Melhatton PR, Bateman DN, et al. Congenital anomalies after prenatal Ecstasy exposure. *Lancet* 1999;354:1141.
324. Singer LT, Moore DG, Fulton S, et al. Neurobehavioral outcomes of infants exposed to MDMA (Ecstasy) and other recreational drugs during pregnancy. *Neurotoxicol Teratol* 2012;34:303.
325. Nehlig A, Debry G. Potential teratogenic and neurodevelopmental consequences of coffee and caffeine exposure: a review on human and animal data. *Neurotoxicol Teratol* 1994;16:531.
326. Martin TR, Bracken MB. The association between low birth weight and caffeine consumption during pregnancy. *Am J Epidemiol* 1987;126:813.
327. Fenster L, Eskenazi B, Windham GC, et al. Caffeine consumption during pregnancy and fetal growth. *Am J Public Health* 1991;81:458.
328. Christian MS, Brent RL. Teratogen update: evaluation of the reproductive and developmental risks of caffeine. *Teratology* 2001;64:51.
329. Fernandes O, Sabharwal M, Smiley T, et al. Moderate to heavy caffeine consumption during pregnancy and relationship to spontaneous abortion and abnormal fetal growth: a meta-analysis. *Reprod Toxicol* 1998;12:435.
330. Fortier I, Marcoux S, Beaulac-Baillargeon L. Relation of caffeine intake during pregnancy to intrauterine growth retardation and preterm birth. *Am J Epidemiol* 1993;137:931.
331. Larroque B, Kaminski M, Lelong N, et al. Effects of birth weight of alcohol and caffeine consumption during pregnancy. *Am J Epidemiol* 1993;137:941.
332. Shu XO, Hatch MC, Mills J, et al. Maternal smoking, alcohol drinking, caffeine consumption, and fetal growth: results from a prospective study. *Epidemiology* 1995;6:115.
333. Oei SG, Vosters RP, van der Hagen NL. Fetal arrhythmia caused by excessive intake of caffeine by pregnant women. *Br Med J* 1989;298:568.
334. McGowan JD, Altman RE, Kanto WP Jr. Neonatal withdrawal symptoms after chronic maternal ingestion of caffeine. *South Med J* 1988;81:1092.
335. Khavari K, Farber P. A profile instrument for the quantification and assessment of alcohol consumption. *J Stud Alcohol* 1978;39:1525.
336. Khavari KA, Douglass FM. The drug use profile (DUP): an instrument for clinical and research evaluations for drug use patterns. *Drug Alcohol Depend* 1981;8:119.
337. Cahalan D, Cisin I, Crossley H. *American drinking practices. Monograph No. 6*. New Brunswick, NJ: Rutgers Center of Alcohol Studies, 1969.
338. Ostrea EM. Detection of prenatal drug exposure in the pregnant woman and her newborn infant. In: Kilbey MM, Asghar KK, eds. *Methodological issues in epidemiological, prevention and treatment of research on drug exposed women and their children*. Rockville, MD: US Department of Health and Human Services. Natl Inst Drug Abuse Res Monogr Ser 1992;96.
339. Halstead AC, Godolphin W, Lockitch G, et al. Timing of specimens is crucial in urine screening of drug dependent mothers and infants. *Clin Biochem* 1988;21:59.
340. Osterloh JD, Lee BL. Urine drug screening in mothers and infants. *Am J Dis Child* 1989;143:791.
341. Ostrea EM, Brady MJ, Parks PM, et al. Drug screening of meconium in infants of drug dependent mothers: an alternative to urine testing. *J Pediatr* 1989;115:474.
342. Ostrea EM, Lynn SN, Wayne RH, et al. Tissue distribution of morphine in the newborns of addicted monkeys and humans. *Dev Pharmacol Ther* 1980;1:163.
343. Ostrea EM, Parks P, Brady M. Rapid isolation and detection of drugs in meconium of infants of drug dependent mothers. *Clin Chem* 1988;34:2372.
344. Silvestre MA, Lucena J, Ostrea EM. The effect of timing, dosage and duration or morphine intake during pregnancy on the amount of morphine in meconium in a rat model. *Biol Neonate* 1997;72:112.
345. Ostrea EM Jr, Romero A, Knapp DK, et al. Postmortem analysis of meconium in early gestation human fetuses exposed to cocaine: clinical implications. *J Pediatr* 1994;124:477.
346. Ostrea EM Jr, Matias O, Keane C, et al. Spectrum of gestational exposure to illicit drugs and other xenobiotic agents in newborn infants by meconium analysis. *J Pediatr* 1998;133:513.
347. Maynard E, Amoroso LP. Meconium for drug testing. *Am J Dis Child* 1991;45:650.
348. Lewis DE, Moore CM, Leikin JB, et al. Meconium analysis for cocaine: a validation study and comparison with paired urine analysis. *J Anal Toxicol* 1995;19:148.
349. Ryan RM, Wagner CL, Schultz JM, et al. Meconium analysis for improved identification of infants exposed to cocaine in utero. *J Pediatr* 1994;125:435.
350. Baumgartner A, Jones P, Black C. Detection of phencyclidine in hair. *J Forensic Sci* 1981;26:576.
351. Smith FP, Liu RH. Detection of cocaine metabolites in perspiration stain, menstrual bloodstain and hair. *J Forensic Sci* 1986;31:1269.
352. Smith FP. Detection of phenobarbital in bloodstains, semen, seminal stains, saliva stains, saliva, perspiration stains and hair. *J Forensic Sci* 1981;26:582.
353. Finnegan LP. Neonatal abstinence. In: Nelson NM, ed. *Current therapy in neonatal-perinatal medicine*. Philadelphia, PA: BC Decker, 1990.
354. Ostrea EM. Infants of drug dependent mothers. In: Berg FD, Ingelfinger JR, Wald ER, eds. *Current pediatric therapy*. Philadelphia, PA: WB Saunders, 1992.
355. Lipsitz PJ. A proposed narcotic withdrawal score for use with newborn infants. *Clin Pediatr* 1975;14:592.
356. Hudak M, Tan R. The Committee on Drugs and the Committee on Fetus and Newborn American Academy of Pediatrics. Neonatal drug withdrawal. *Pediatrics* 2012;129:e540.
357. O'Brien C, Hunt R, Jeffery HE. Measurement of movement is an objective method to assist in assessment of opiate withdrawal in newborns. *Arch Dis Child Fetal Neonatal Ed* 2004;89:F305.
358. Osborn DA, Jeffery HE, Cole M. Opiate treatment for opiate withdrawal in newborn infants. *Cochrane Database Syst Rev* 2010;(6):CD002059.
359. Lainwala S, Brown ER, Weinschenk NP, et al. A retrospective study of length of hospital stay in infants treated for neonatal abstinence syndrome with methadone versus oral morphine preparations. *Adv Neonatal Care* 2005;5:265.
360. Jones HC. Shorter dosing interval of opiate solution shortens hospital stay for methadone babies. *Fam Med* 1999;31:327.
361. Bio LL, Siu A, Poon CY. Update on the pharmacologic management of neonatal abstinence syndrome. *J Perinatol* 2011;31:692.
362. Ostrea EM Jr, Mantaring JB III, Silvestre MA. Drugs that affect the fetus and newborn infant via the placenta or breast milk. *Pediatr Clin North Am* 2004;51:539.
363. Oleske J, Minnefor A, Cooper R Jr, et al. Immune deficiency syndrome in children. *JAMA* 1983;249:2345.
364. Howard C, Lawrence R. Breastfeeding and drug exposure. *Obstet Gynecol Clin North Am* 1998;25:195.
365. Committee on Drugs and the American Academy of Pediatrics. The transfer of drugs and other chemicals into human milk. *Pediatrics* 1994;93:137.
366. Chavez CJ, Ostrea EM. Outcome of infants of drug-dependent mothers based on the type of caregiver. *Pediatr Res* 1977;11:375A.
367. Baby X. Michigan court of appeals. *Wests North West Rep* 1980;293:736.
368. Oei J, Feller JM, Lui K. Coordinated outpatient care of the narcotic-dependent infant. *J Paediatr Child Health* 2001;37:266.

PARTE 6

Depois da Alta

55 Atendimento Médico após a Alta
Judy C. Bernbaum

INTRODUÇÃO

Após o recém-nascido (RN) de alto risco receber alta hospitalar, suas muitas demandas de cuidados especiais não desaparecem. Embora também exijam cuidados de puericultura, muitos desses RNs apresentam necessidades muito além da rotina. É preciso dispensar atenção especial ao seu crescimento e nutrição, vacinações, visão e audição e sequelas de doenças apresentadas durante o período neonatal. Embora seja mais provável que os RNs prematuros apresentem sequelas a longo prazo e problemas clínicos contínuos do que os RNs a termo, muitas das questões discutidas neste capítulo aplicam-se tanto aos RNs pré-termo como aos RNs a termo.

POTENCIAL DE CRESCIMENTO ESPERADO

Os padrões de crescimento são um indicador valioso do bem-estar de um lactente. O crescimento aberrante pode refletir a presença de doença crônica, dificuldades na alimentação, nutrição inadequada e/ou dificuldades socioemocionais. Os RNs pré-termo correm risco aumentado de distúrbios do crescimento. Muitos RNs com doenças crônicas, embora em uma idade em que se espera um crescimento rápido, têm altas necessidades calóricas, porém são incapazes de supri-las, devido a um comprometimento na sua capacidade de alimentação. É de suma importância acompanhar atentamente o aporte nutricional e interpretar as taxas de crescimento com a compreensão completa da história pregressa do lactente, dos problemas atuais e das expectativas de crescimento.

Fatores que devem ser considerados ao se prever o padrão de crescimento futuro de um RN pré-termo incluem idade gestacional, peso ao nascer, gravidade da doença neonatal, aporte calórico, doenças atuais, fatores ambientais domésticos e hereditariedade. As necessidades calóricas de um RN pré-termo sadio geralmente excedem as de um RN a termo com peso apropriado para a idade gestacional (AIG), sobretudo durante o período de rápido crescimento de recuperação. As doenças crônicas que aumentam o gasto calórico, como displasia broncopulmonar (DBP) elevam as necessidades diárias do RN. A má absorção após a enterocolite necrosante (ECN) ou os vômitos crônicos da doença por refluxo gastresofágico (DRGE) comprometem o crescimento em decorrência do aumento das perdas. A ingestão diminuída pode ser causada por fadiga, hipoxemia, disfunção motora oral ou esofagite de refluxo. Os RNs com restrição de crescimento intrauterino causado por infecções congênitas, anormalidades cromossômicas ou outras síndromes podem jamais atingir um crescimento normal, apesar da ingestão nutricional adequada (1-4).

Padrões de crescimento

Quando o crescimento de um RN com baixo peso é avaliado, os dados devem ser registrados com base na sua idade gestacional (corrigida), em vez de em sua idade pós-natal. Os parâmetros de crescimento devem ser representados graficamente nas curvas de crescimento padrão usando a idade ajustada corrigida do lactente até cerca de 2 anos de idade, quando a diferença de idade se torna insignificante. Desde o nascimento até os 2 anos de idade, use os gráficos de crescimento da OMS (5). Após 2 anos de idade, use os gráficos de crescimento padrão do CDC (6). Os padrões de crescimento emergem de grupos de pacientes que geram padrões reconhecíveis específicos para seu grupo (5,6).

RNs saudáveis, BPN e AIG geralmente passam por crescimento de recuperação durante os primeiros 2 anos de vida. Ocorre pouco crescimento de recuperação depois dos 3 anos de idade. Em geral, a circunferência cefálica é o primeiro parâmetro a demonstrar o crescimento de recuperação e, com frequência, localiza-se no gráfico em um percentil mais alto do que o peso e o comprimento. Os aumentos de peso são acompanhados, em algumas semanas, de aumento do comprimento. O rápido crescimento de recuperação da cabeça precisa ser diferenciado do crescimento patológico associado à hidrocefalia. Pode-se indicar um exame neurorradiológico se a história ou os sintomas do lactente sugerirem hidrocefalia. Mais comumente, se neurologicamente intacta, a "hidrocefalia benigna" de líquido extra-axial é a causa e, geralmente, não gera preocupação significativa (7). O crescimento insuficiente do cérebro, uma circunferência cefálica de mais de dois desvios padrão abaixo da média, frequentemente indica que o lactente corre risco de incapacidade significativa de desenvolvimento.

As velocidades de crescimento para o peso e o comprimento variam de modo considerável. Alguns lactentes pré-termo apresentam um crescimento nas curvas entre os percentis 75 e 97 com a idade corrigida de 3 meses, enquanto outros permanecem em curvas baixas bem depois do primeiro ano. É útil avaliar o ganho ponderal de um lactente em comparação com os ganhos no comprimento. Baixo ganho de peso em comparação com o comprimento ou um declínio em todos os parâmetros de crescimento sugere nutrição inadequada. Percentis de peso significativamente acima dos percentis de comprimento indicam obesidade. A obesidade pode ocorrer em um lactente pré-termo quando os pais o alimentam em excesso porque antes ele estava abaixo do peso. É comum encontrar um lactente que anteriormente não se desenvolvia tornar-se abruptamente obeso quando os problemas clínicos desaparecem, mas a dieta continua hipercalórica.

O crescimento do RN pequeno para a idade gestacional (PIG) é fortemente influenciado pela causa da restrição ao crescimento intrauterino. De modo global, os lactentes de BPN-PIG demonstram menor crescimento de recuperação do que os lactentes de BPN-AIG; todavia, quando manifestam recuperação, a aceleração começa aos 8 a 12 meses de idade corrigida (1). Cerca de 50% dos lactentes de BPN-PIG estão abaixo da média em relação ao peso aos 3 anos de idade, enquanto apenas 15% dos lactentes de BPN-AIG continuam abaixo da média em relação ao peso na mesma idade (4). Os lactentes PIG simétricos com circunferência cefálica ao nascimento em um percentil semelhante ao peso ao nascer têm menor tendência a exibir crescimento de recuperação do que os lactentes PIG assimétricos cuja circunferência cefálica ao nascimento estava em um percentil significativamente mais alto do que o seu peso (preservação da cabeça). A exemplo dos lactentes AIG, a circunferência cefálica é normalmente o primeiro parâmetro a apresentar recuperação, seguido do peso e, então, do comprimento.

Por causa da ampla faixa de crescimento considerada normal durante os primeiros anos de vida, é melhor analisar as tendências do crescimento do que fazer suposições baseadas em medidas isoladas. Quando se observam anormalidades nas tendências do crescimento, é necessário proceder a uma história do estado nutricional do lactente durante a hospitalização, verificar os resultados da ultrassonografia craniana e o estado de doenças contínuas, a fim de identificar uma possível causa.

Necessidades nutricionais

Tradicionalmente, a despeito de ser algo controverso, o objetivo para RNs pré-termo é atingir um índice de crescimento aproximadamente igual ao esperado *in utero* se não tivessem nascido prematuramente (4) (ver também Capítulo 20). Como o ganho de peso é subótimo durante uma enfermidade aguda, devem-se envidar todos os esforços para promover o crescimento de recuperação uma vez estabilizada a condição clínica. As necessidades nutricionais do lactente pré-termo durante os primeiros meses de vida ultrapassam as de um RN a termo e podem prosseguir durante todo o primeiro ano de vida, mesmo se não houver nenhum problema clínico ou alimentar excepcional. As opções adequadas para muitos lactentes pré-termo incluem leite materno e fórmulas lácteas habituais para lactentes; entretanto, como muitos lactentes pré-termo continuam apresentando necessidades calóricas aumentadas, muitas vezes é necessário suplementar o leite materno e as fórmulas lácteas comuns com carboidratos ou lipídios. Como alternativa, as fórmulas podem ser discretamente concentradas para aumentar a sua densidade calórica, permitindo ao lactente consumir mais calorias por unidade de volume. A fórmula láctea em pó pode ser adicionada ao leite materno para ajudar a aumentar o conteúdo calórico quando oferecida na mamadeira. Existem também no comércio fórmulas lácteas para crescimento de prematuros que fornecem as necessidades específicas de proteínas, lipídios e calorias do lactente pré-termo em crescimento durante o primeiro ano de vida (8-11). Estas são formulações de 22 kcal/30 mℓ. A maioria dos lactentes não tolera alimentação com densidade calórica superior a 27 kcal/30 mℓ. Os lactentes que recebem fórmulas concentradas acima de 24 kcal/30 mℓ devem ser monitorados devido à possibilidade de sintomas de intolerância, como vômito e diarreia, e desidratação hiperosmolar secundária à ingestão insuficiente de água livre. O leite de vaca integral é mal tolerado e deve ser evitado. Quando são utilizados aditivos calóricos ou fórmulas concentradas, deve-se tomar cuidado para manter uma distribuição calórica apropriada de nutrientes, com uma razão entre carboidratos, lipídios e proteínas de aproximadamente 40:50:10: (8,9).

As demandas calóricas para o crescimento adequado do lactente variam. Em geral, os RNs pré-termo sadios necessitam de 110 a 130 kcal/kg/dia, porém alguns RNs com doença crônica podem necessitar de até 150 kcal/kg/dia (12). O aporte calórico deve ser aumentado de acordo com a tolerância do RN até que o ganho de peso seja satisfatório.

Com frequência, os RNs/lactentes com doença ou aqueles que acabam de se recuperar de sua longa hospitalização são incapazes de consumir o volume de fórmula láctea ou de leite materno necessário para suprir as calorias necessárias para a recuperação do crescimento ou até mesmo para a manutenção da velocidade ideal de crescimento. Não é incomum fornecer até metade das necessidades nutricionais diárias calculadas por alimentação enteral contínua durante a noite, oferecendo ao RN a necessidade restante VO durante o dia. Essa abordagem frequentemente diminui a necessidade de consumir grandes volumes por alimentação oral e permite ao lactente aumentar o volume durante o dia, equilibrada pela diminuição gradual do volume total de alimentação enteral durante a noite (13).

PROBLEMAS ALIMENTARES

Alimentar um lactente é normalmente um ato relaxante e gratificante, que é importante na formação do vínculo entre a mãe e o lactente. Quando existe um distúrbio alimentar, as refeições podem tornar-se uma grande fonte de estresse, frustração e ansiedade para o lactente, os pais e os médicos.

A maioria dos problemas alimentares é observada no período neonatal, porém muitos lactentes exibem problemas recorrentes ou crônicos com sucção e deglutição (14). Esses problemas, quando não reconhecidos, resultam em comprometimento significativo da ingestão nutricional e afetam negativamente a relação entre a mãe e o lactente. Os RNs que correm risco de problemas de alimentação incluem aqueles com demora no início da alimentação oral durante o período neonatal e aqueles com habilidades motoras orais imaturas secundárias à prematuridade. Além disso, os RNs com imaturidade neurológica transitória ou com déficits neurológicos mais permanentes correm maior risco. Outros fatores de risco para o desenvolvimento de disfunção alimentar incluem doença pulmonar crônica (DPC; incluindo RNs após correção de hérnia diafragmática congênita), traqueostomia, refluxo gastroesofágico (RGE) e exposição repetida a equipamento prejudicial, embora de suporte à vida, ao redor do nariz e da boca. Esses aparelhos incluem cateteres de aspiração, tubos endotraqueais, tubos nasogástricos ou orogástricos e cânulas de oxigênio. Com frequência, é possível evitar as dificuldades alimentares, e pode-se facilitar a transição para alimentação oral completa oferecendo oportunidades de sucção não nutritiva durante a alimentação por gavagem (14) (ver também Capítulo 20).

Os reflexos orais que permitem a alimentação normal e protegem as vias respiratórias da aspiração podem estar hipoativos ou hiperativos nos RNs pré-termo. Os reflexos anormais, como protrusão da língua ou reflexo faríngeo hiperativo, podem complicar ainda mais a alimentação bem-sucedida e prazerosa. O reflexo faríngeo hiperativo é particularmente problemático, visto que o RN pode manifestar hipersensibilidade oral com incapacidade de tolerar o bico da mamadeira ou a colher sobre a língua e resistência a qualquer estímulo oral. Outras causas de hipersensibilidade ou de defesa tátil incluem os estímulos prejudiciais causados por equipamento de suporte à vida, anteriormente mencionados.

A avaliação de um possível distúrbio alimentar deve incluir uma história detalhada dos comportamentos de alimentação e ingestão nutricional, exame físico com avaliação dos reflexos motores orais e observação de uma refeição. Se um RN com DPC sofrer dessaturação durante uma refeição, o aumento do oxigênio suplementar durante a alimentação pode melhorar o comportamento alimentar (15,16). A avaliação do bico da mamadeira e do tamanho de seu furo pode revelar um furo muito pequeno, provocando fadiga, ou muito grande, dificultando para o RN o controle do fluxo do leite. Atualmente, dispõe-se de uma grande variedade de bicos de mamadeira, que podem ser especificamente selecionados para atender às necessidades de cada RN. As indicações para avaliação radiológica incluem aspiração suspeita seja de cima ao engolir ou de baixo causada por RGE, ou devido a uma anormalidade anatômica, como fístula traqueoesofágica.

Todos os distúrbios citados respondem ao tratamento se forem identificados precocemente. O tratamento dos problemas clínicos subjacentes, dos quais o mais comum é o RGE, frequentemente melhora os problemas alimentares. Um fonoaudiólogo pediátrico ou um terapeuta ocupacional treinado em técnicas de alimentação podem avaliar o lactente e desenvolver um programa alimentar apropriado, uma vez definido o problema e iniciado o tratamento apropriado.

IMUNIZAÇÕES

A maioria dos lactentes pré-termo deve receber as mesmas vacinas que o lactente a termo e em épocas semelhantes com base em sua *idade cronológica*. Entretanto, deve-se dedicar atenção especial ao lactente pré-termo no que concerne às seguintes vacinas ou a certas doenças infecciosas (17,18).

Difteria, tétano e coqueluche

A American Academy of Pediatrics (AAP) recomenda a administração de doses plenas da vacina DTPa a lactentes prematuros na idade pós-natal apropriada, isto é, *idade cronológica*. Uma grande porcentagem de lactentes pré-termo demonstra proteção inadequada quando recebe uma dose reduzida da vacina DTPa nos intervalos de rotina. Ocorrem menos efeitos colaterais nos lactentes pré-termo que recebem a dose plena de vacina do que nos lactentes a termo, e o uso da vacina contra coqueluche acelular deve afastar qualquer preocupação nesse aspecto. As mesmas contraindicações para a vacinação de lactentes a termo contra a coqueluche aplicam-se aos lactentes pré-termo. É de suma importância salientar que os lactentes com DBP correm maior risco de sequelas graves se contraírem coqueluche. Portanto, o componente da coqueluche dessa vacina não deve ser eliminado. De modo semelhante, o componente da coqueluche não deve ser eliminado a toda criança com paralisia cerebral ou outras anormalidades do tônus muscular. Se o lactente tiver algum distúrbio convulsivo subjacente, a decisão quanto à suspensão da vacina anticoqueluche deve ser analisada com o neurologista pediátrico.

Vacinas contra poliomielite, Haemophilus influenzae tipo B, pneumococo, varicela e sarampo-caxumba-rubéola

O Committee on Immunization Practices da AAP recomenda a administração da dose total da vacina antipólio inativada de potência aumentada (IPV), e das vacinas contra *Haemophilus influenzae* tipo b (Hib), pneumocócica, antivaricela, rotavírus e contra o sarampo-caxumba-rubéola (SCR) na *idade cronológica* apropriada.

Influenza

Os lactentes com doença pulmonar crônica (p. ex., DBP) ou com cardiopatia e congestão vascular pulmonar estão sob alto risco de doença grave se forem infectados pelo vírus da influenza (18). Os lactentes com influenza apresentam sintomas de sepse, apneia e doença das vias respiratórias inferiores. Para proteger os lactentes vulneráveis, indica-se a vacinação contra a influenza para as pessoas do domicílio que tenham contato com a criança, incluindo irmãos, os principais responsáveis pelos cuidados do lactente, enfermeiros de cuidados domiciliares e equipe hospitalar. Para os lactentes com mais de 6 meses de idade cronológica, devem-se administrar duas doses da vacina de vírus fracionado a intervalo de 1 mês, nos 2 meses que precedem o inverno, seguidas de uma dose anual. Na atualidade, recomenda-se que a vacina anti-influenza seja administrada a todos os lactentes menores de 2 anos (17,18). Os irmãos maiores com menos de 9 anos de idade que não receberam a vacina anti-influenza também necessitam de duas doses inicialmente. Entretanto, os adultos e irmãos mais velhos com imunidade natural ou que receberam vacinações prévias necessitam de apenas uma dose anual.

Os lactentes pré-termo, sobretudo aqueles que apresentam DPC subjacente, correm um risco específico de sequelas graves após infecção pelo vírus sincicial respiratório (RSV) no final do outono ou nos meses de inverno. Muitos necessitam de re-hospitalização e nova intubação para insuficiência respiratória e, com frequência, sofrem agravamento da DPC, exigindo maior suporte com oxigênio suplementar, broncodilatadores e/ou diuréticos. Muitos desenvolvem asma durante a infância com mais frequência do que poderia ser atribuído à DBP (19). Os esforços envidados no desenvolvimento de uma vacina anti-RSV não foram bem-sucedidos; entretanto, um anticorpo monoclonal anti-RSV (palivizumabe) foi aprovado pela FDA para uso em lactentes de alto risco. São necessárias injeções intramusculares mensais para conferir proteção passiva durante a estação do RSV. O palivizumabe é de alto custo, de modo que o seu uso deve limitar-se aos lactentes de mais alto risco. Segundo as diretrizes de 2014 fornecidas pela AAP (20), deve-se considerar a administração de injeções mensais nos seguintes grupos:

- Os lactentes prematuros sem DPC podem beneficiar-se das injeções mensais se a sua idade gestacional for:
  - Menos de 29 semanas, 0 dia até que tenham 12 meses de idade cronológica no início da estação de RSV (doses máximas = 5 doses mensais). Para aqueles nascidos durante a estação de RSV, menos de 5 doses mensais serão necessárias.
  - A profilaxia com palivizumabe não é recomendada no segundo ano de vida com base na história de prematuridade isolada
- RNs prematuros com DPC
  - A profilaxia pode ser considerada durante a estação de RSV durante o primeiro ano de vida se a idade gestacional for inferior a 32 semanas, 0 dia e houver demanda por mais do que 21% de oxigênio durante, pelo menos, os primeiros 28 dias de vida
  - Durante o 2º ano de vida, deve-se levar em consideração as crianças com DPC que continuam a necessitar de suporte clínico durante os 6 meses antes do início da segunda estação de RSV. Isso inclui
    - Terapia crônica com broncodilatador e/ou corticosteroide
    - Terapia diurética
    - Oxigênio suplementar
- RNs com menos de 12 meses de idade com cardiopatias congênitas (CC) cianóticas e acianóticas hemodinamicamente significativas. Isso poderia incluir
  - RNs com cardiopatia acianótica que estejam recebendo medicamentos para insuficiência cardíaca congestiva e que necessitarão de procedimentos cirúrgicos cardíacos
  - RNs com hipertensão pulmonar moderada a grave
- RNs com anomalias congênitas das vias respiratórias ou doença neuromuscular que comprometam o manejo das secreções respiratórias.

Hepatite B

Para RNs com peso abaixo de 2.000 g cujas mães são HBsAg-negativas, aconselha-se adiar a administração inicial da vacina anti-hepatite B até o momento da alta hospitalar inicial, contanto que o RN tenha um peso acima de 2.000 g ou tenha atingido 1 mês de idade (18).

ASSISTÊNCIA ESPECIALIZADA

Além dos cuidados rotineiros de puericultura, o RN da unidade de terapia intensiva pós-neonatal (UTI neonatal) pode necessitar de acompanhamento especializado para o monitoramento, a detecção e o manejo de sequelas de problemas neonatais. O restante deste capítulo dedica-se a uma discussão dessas necessidades especiais.

Retinopatia da prematuridade

A retinopatia da prematuridade (consulte também o Capítulo 50) é um distúrbio que interrompe a vascularização normal da retina em desenvolvimento em RNs pré-termo, que pode resultar em cegueira em uma porcentagem pequena, mas significativa, desses RNs. A retinopatia da prematuridade é uma doença associada principalmente à prematuridade e, em particular, naqueles com menos de 30 semanas de idade gestacional. A incidência e a gravidade da retinopatia da prematuridade aumentam com a diminuição da idade gestacional. A maioria dos casos de retinopatia da prematuridade regride de modo espontâneo, porém mesmo com a resolução completa, pode ocorrer fibrose da retina. Em geral, quanto mais grave a doença, mais tempo leva para a sua resolução. Entretanto, um RN com retinopatia da prematuridade afetando a Zona 1 corre risco muito maior de sequelas visuais permanentes do que aquele cuja doença afeta a Zona 2 ou 3 (21). De acordo com as recomendações das Guidelines for Perinatal Care da AAP (22), os RNs com peso de 1.500 g ou menos ou com idade gestacional de 30 semanas ou menos e os RNs selecionados entre 1.500 e 2.000 g ou mais do que 30 semanas de idade gestacional com evolução clínica instável, que se acredita corram alto risco segundo o parecer de seu pediatra ou neonatologista, devem ser submetidos a exame oftalmológico para retinopatia da prematuridade. A cronologia do exame inicial é baseada na idade pós-menstruação e na idade pós-natal (cronológica), para detectar retinopatia da prematuridade antes de se tornar grave o suficiente para resultar em descolamento da retina. Um esquema de consultas de acompanhamento baseia-se nos achados da retina e deve ser estabelecido pelo oftalmologista. Todos os lactentes com fundo de olho imaturo ou com qualquer estágio de retinopatia da prematuridade necessitam de monitoramento cuidadoso até que os olhos tenham amadurecido ou até que a retinopatia da prematuridade esteja totalmente resolvida. Independentemente de se um RN teve retinopatia da prematuridade ou não, essa população continua correndo risco de outros distúrbios visuais, como estrabismo, ambliopia, altos erros refrativos e catarata. O acompanhamento desses problemas potenciais após a alta da UTI neonatal é indicado nos 4 a 6 meses após a alta, com 1 ano de idade, e novamente antes de entrar na escola.

Nos EUA, dispõe-se de serviços para crianças com comprometimento visual em níveis municipal e estadual. A identificação e o encaminhamento precoces de uma criança com comprometimento visual nesses programas é essencial para oferecer à criança e sua família os recursos de que necessitam.

Comprometimento da audição

A incidência de perda auditiva neurossensorial em lactentes prétermo ou de alto risco há muito tempo na UTI neonatal situa-se, em geral, entre 1 e 6%. Diversos fatores fazem com que esses lactentes corram risco aumentado de perda auditiva, incluindo hipoxia, hiperbilirrubinemia, infecções, pressão arterial instável, ruído ambiental e fármacos ototóxicos. De acordo com o Joint Committee on Infant Hearing, Year 2007 Position Statement, no qual o Universal Newborn Hearing Screening (TUNA) é descrito, todos os lactentes devem ter acesso à triagem auditiva utilizando uma medida fisiológica antes da alta hospitalar (23). O teste de respostas auditivas do tronco encefálico (RATE) é a única técnica apropriada de triagem para uso na UTI neonatal, visto que o teste de otoemissões acústicas (OEA) isolado não detectará os distúrbios de condução neural ou transtorno do espectro da neuropatia auditiva (TENA). Os RNs que não passaram no teste RATE automatizado na UTI neonatal devem ser encaminhados diretamente para um audiologista para nova triagem e, quando indicado, avaliação abrangente, incluindo testes de diagnóstico RATE, em vez de nova triagem ambulatorial geral. Todos os lactentes com perda auditiva permanente e confirmada devem receber serviços antes dos 6 meses de idade em programas de intervenção interdisciplinares, que reconheçam e promovam os recursos, as opções informadas, as tradições e as crenças culturais da família. Todos os lactentes submetidos à triagem auditiva neonatal, mas que apresentam indicadores de risco de outros distúrbios auditivos e/ou demora da fala e linguagem, devem ser submetidos a vigilância fonoaudiológica e clínica e monitoramento do desenvolvimento da comunicação. Os RNs com indicadores associados à perda auditiva de início tardio, progressiva ou flutuante e/ou disfunção da via auditiva do tronco encefálico devem receber monitoramento de acompanhamento.

Todos os lactentes, independentemente do desfecho da triagem auditiva neonatal, devem ser submetidos a monitoramento contínuo para o desenvolvimento dos comportamentos auditivos e capacidade de comunicação apropriados para a idade. Qualquer RN que demonstrar atraso no desenvolvimento das capacidades auditivas e/ou de comunicação, mesmo se tiver passado por triagem auditiva neonatal, deve passar por uma avaliação fonoaudiológica a fim de descartar perda auditiva.

Assim que a criança conseguir sentar sem apoio, podem ser realizados testes de audição comportamentais confiáveis. Consulte os níveis de decibéis (dB) que determinam o nível de comprometimento auditivo no Quadro 55.1. A falta de resposta a maiores níveis de ruído do que 15 dB é indicativa de algum grau de perda auditiva. A avaliação de um otorrinolaringologista pediátrico está indicada para descartar uma causa subjacente, como aumento de líquido na orelha média, em vez de causa neurossensorial.

As crianças com perda auditiva moderada a profunda correm alto risco de início tardio da linguagem, de problemas de articulação, comprometimento da linguagem e alterações na qualidade da voz. Podem ocorrer atrasos cognitivos em consequência da perda de estímulo auditivo ou de atraso da linguagem. Com frequência, surgem problemas comportamentais, que incluem desatenção, comportamentos hiperativos ou agressivos e relações imaturas com outras crianças.

Os aparelhos auditivos podem ser colocados precocemente na lactância para evitar a privação acústica. Com o estímulo auditivo propiciado, a aquisição da linguagem pode ocorrer de modo mais normal. Juntamente com a amplificação da audição, deve-se efetuar uma terapia de estímulo da linguagem (linguagem de sinais). Mais recentemente, aqueles com disfunção coclear estão sendo considerados para implantes cocleares em uma idade precoce.

Para as crianças cuja perda auditiva não puder ser melhorada por aparelhos auditivos, diferentes modos de comunicação são necessários. Esses incluem linguagem de sinais, métodos alternativos de gesticulação ou soletração de palavra, quadros de linguagem ou aparelhos de comunicação assistidos por computador. Esses últimos dois métodos são particularmente úteis para a criança com limitação motora em decorrência de paralisia cerebral.

Enterocolite necrosante

As crianças que sobrevivem à ECN (ver também Capítulos 37, 41), particularmente as que necessitaram de intervenção cirúrgica, podem apresentar problemas persistentes depois da alta. As complicações mais comuns são estenoses ou aderências e síndrome do intestino curto (SIC).

As estenoses ou aderências do intestino delgado ou grosso podem surgir dentro de 2 semanas a 2 meses após o episódio agudo de ECN. Os sintomas de obstrução intestinal total ou, mais comumente, parcial incluem vômitos, distensão abdominal, constipação

QUADRO 55.1

Classificação da perda auditiva.	
Perda de audição (dB)	Descrição
0 a 15	Normal
16 a 25	Limítrofe-leve
26 a 40	Leve
41 a 55	Leve-moderada
56 a 70	Moderada-grave
71 a 90	Grave
91 e acima	Profunda

intestinal ou obstipação ou hematoquezia. A hemorragia do sistema digestório inferior pode ser o único sintoma de formação de estenoses, sem evidência de qualquer outro sintoma obstrutivo. Os problemas intermitentes ou persistentes com constipação intestinal ou obstipação são os sintomas mais comuns apresentados pelo lactente no primeiro ano de vida. Em geral, o tratamento das estenoses ou aderências significativas envolve ressecção cirúrgica; entretanto, as crianças com sintomas mínimos podem receber tratamento conservador. Os emolientes do bolo fecal são úteis na prevenção da obstipação ou constipação intestinal.

Com frequência, a SIC resulta de redução no comprimento ou na função do intestino. A ECN que exige ressecção significativa do intestino é uma das causas mais comuns de SIC. Os sintomas associados são causados por diminuição da digestão e da absorção dos nutrientes resultantes de uma área de superfície intestinal reduzida e no tempo de trânsito anormalmente rápido. Com mais frequência, observam-se evidências de má absorção de carboidratos, proteínas, lipídios, vitaminas e minerais, e ocorre aumento na secreção de água pelo cólon. Em certas ocasiões, a SIC está associada à diminuição da circulação êntero-hepática e à formação de cálculos biliares. Os problemas resultantes da SIC constituem uma síndrome de diarreia crônica, má absorção, restrição ao crescimento e deficiências de vitaminas e minerais. O prognóstico da SIC é razoavelmente satisfatório quando mais de 25 cm de intestino delgado sem valva ileocecal ou mais de 15 cm de intestino delgado com valva ileocecal permanecem após a cirurgia (24). Se houver necessidade de nutrição parenteral total (NPT) a longo prazo, as complicações associadas a seu uso afetam o prognóstico da criança.

Refluxo gastresofágico

O RGE (consulte também o Capítulo 37) é definido como a passagem fisiológica de conteúdo gástrico para o esôfago e DRGE como o refluxo associado a sintomas inoportunos ou complicações. Apesar de presentes nos RNs a termo, ambas as entidades são mais frequentes nos lactentes pré-termo. A capacidade de diferenciação entre RGE e DRGE é cada vez mais importante para implementar as práticas recomendadas de tratamento do refluxo ácido, visto que crianças com DRGE podem se beneficiar de uma avaliação mais detalhada e de um tratamento conservador, enquanto recomendações conservadoras (consulte sobre tratamento do RGE, a seguir) são o único tratamento indicado para aqueles com refluxo fisiológico não complicado. Os sintomas surgem devido à incompetência do esfíncter esofágico inferior, frequentemente complicada por esvaziamento gástrico insuficiente. Os vômitos recorrentes sem produção de jato são o sintoma inicial mais comum do RGE. Em geral, o lactente vomita 1 a 2 horas após uma refeição. O lactente pode apresentar vários episódios de vômitos de pequeno volume depois de uma refeição ou um ou dois episódios de vômito volumoso. Entretanto, algumas crianças não apresentam vômito significativo, porém refluxo para o esôfago ou a boca, com nova deglutição. Muitos lactentes apresentam arqueamento do tronco durante ou após uma refeição. Os lactentes também podem apresentar a síndrome de Sandifer, uma afecção em que o lactente estende o pescoço em várias direções, procurando estirar o esôfago e reduzir o desconforto associado ao refluxo. O lactente com esse quadro pode ser incorretamente diagnosticado como portador de distonia ou de anormalidade neurológica. É importante que todos os profissionais de saúde que tratam crianças com distúrbios relacionados ao refluxo sejam capazes de identificar e distinguir as crianças com DRGE, que podem se beneficiar de uma avaliação mais detalhada e tratamento, daquelas com refluxo gastresofágico simples.

Os vômitos crônicos podem resultar em atraso do crescimento ou desidratação. Além disso, muitos desses lactentes evitam ou rejeitam as refeições, visto que aprendem rapidamente a associar alimentação com o desconforto do DRGE e esofagite associada.

Apneia e bradicardia podem ser causadas por RGE. Às vezes, ocorre agravamento do DRGE quando se procura tratar a apneia e a bradicardia com cafeína, visto que essa medicação tende a diminuir o tônus esofágico inferior, exacerbando os sintomas de DRGE. O médico deve considerar uma avaliação para DRGE no lactente se a apneia ou a bradicardia pioram, ele ou ela não responde ao tratamento clínico adicional ou agravam-se com essa forma de terapia, quando outras causas forem afastadas ou os sintomas persistirem por mais de 44 semanas de idade corrigida (25).

A pneumonia por aspiração é uma grave sequela do DRGE. Se for de início agudo, os sintomas são francos, levando, mais provavelmente, à suspeita e ao diagnóstico de aspiração relacionada com o RGE. Se for crônica, a aspiração não reconhecida pode causar ou exacerbar uma doença reativa das vias respiratórias subjacente. Deve-se considerar a possibilidade de DRGE em lactentes com DBP cuja doença se agrave ou não melhore, mesmo na ausência de outros sinais e sintomas de RGE (25).

A avaliação do RGE deve ser individualizada. A avaliação clínica é suficiente se a anamnese e a observação de uma refeição mostrarem um quadro clássico de refluxo. A cintigrafia efetuada com leite marcado com tecnécio é útil para documentar a suspeita de aspiração e avaliar o esvaziamento gástrico. É útil efetuar pH-metria/estudo de impedância para documentar a quantidade e o grau de refluxo ácido, bem como qualquer apneia ou bradicardia associada. Devido à alta taxa de resultados falso-positivos e falso-negativos, o deglutograma com bário e a seriografia gastrintestinal superior têm valor limitado, exceto para documentar anormalidades anatômicas subjacentes.

A esofagoscopia e a biopsia do esôfago são indicadas em pacientes com DRGE que não respondem à terapia farmacológica ou como parte do tratamento inicial se ocorrerem os sintomas de baixo ganho de peso, anemia não explicada ou fezes com sangue oculto, pneumonia recorrente, ou hematêmese.

O tratamento do RGE depende da gravidade do refluxo e de seus sintomas associados. O tratamento médico simples, bem-sucedido em 80% dos pacientes, incluindo a modificação da dieta materna se os RNs forem amamentados (evitando leite e ovos), a alteração para uma fórmula à base de aminoácidos ou hidrolisada (visto que a alergia à proteína do leite pode simular o DRGE), a redução do volume da nutrição, mas aumento da frequência e o posicionamento correto após uma refeição podem ser estratégias iniciais eficazes ANTES de implementar o tratamento com medicamentos. Pode-se considerar o uso de agentes farmacológicos para os lactentes que não respondem à conduta conservadora ou que apresentam sintomas mais graves. As duas classes principais de agentes usados são terapia de supressão ácida (antiácidos, antagonistas do receptor de histamina) e agentes pró-cinéticos. Utilizam-se medicamentos para aumentar o tônus do esfíncter esofágico inferior e melhorar o esvaziamento gástrico. Incluem metoclopramida (Reglan®) e betanecol (Urecholine®). Reglan® pode ter efeitos colaterais. Ele deve ser usado com cautela ou prescrito por um gastroenterologista. O betanecol deve ser utilizado com cautela em lactentes com DPC, visto que pode induzir broncospasmo ou agravá-lo. Outro agente, a cisaprida (Propulsid®), é um agente pró-cinético, que aumenta o tempo de trânsito em todo o trato GI. Em consequência de relatos de arritmias cardíacas fatais ou de morte súbita, a cisaprida é restrita a acesso limitado por gastroenterologistas para uso nesses pacientes com RGE (24). Os antiácidos podem ser utilizados como terapia adjuvante no tratamento ou na prevenção da esofagite secundária.

O tratamento cirúrgico, que consiste mais frequentemente na fundoplicatura, é necessário em cerca de 10% dos pacientes com RGE. A cirurgia deve ser reservada para os lactentes que não respondem ao tratamento clínico ou que manifestam infecções pulmonares recorrentes em consequência de pneumonia por aspiração crônica suspeita, esofagite crônica, apneia refratária ou atraso do desenvolvimento, a despeito do tratamento clínico agressivo.

Hemorragia intraventricular

A hemorragia intraventricular (HIVe) (ver também Capítulo 46) é um dos eventos neurológicos mais graves observados em RNs. Relatou-se que ocorre em até 50% dos lactentes com peso ao nascer abaixo de 1.500 g (26). Há uma relação inversa entre a idade gestacional e a incidência de hemorragia. Com o aumento da sobrevida de lactentes com idades gestacionais menores, pode-se esperar também um aumento no número de lactentes com HIVe. Devem-se efetuar exames de imagem de acompanhamento para demonstrar a resolução da hemorragia e diagnosticar qualquer sequela anatômica. As complicações mais comuns da HIVe são infarto hemorrágico, hidrocefalia pós-hemorrágica, cisto porencefálico e ventriculomegalia sem hidrocefalia (ou seja, hidrocefalia *ex vacuo*).

Na prática clínica, um problema comum encontrado quando a circunferência cefálica do lactente cruza os percentis consiste em distinguir entre o início da hidrocefalia e crescimento de recuperação da cabeça. Clinicamente, todos os lactentes prematuros com e sem HIVe devem ser monitorados, com medição pelo menos mensal do perímetro cefálico e documentação do progresso neurocomportamental. Se uma criança tiver um aumento semanal de mais de 2 cm na circunferência cefálica ou demonstrar quaisquer sintomas de hipertensão intracraniana ou mudança de seu estado neurológico, deve-se considerar a possibilidade de hidrocefalia, que deve ser avaliada por meio de exames neurorradiológicos. Em geral, a maioria dos casos de ventriculomegalia após HIVe ocorre dentro de 2 semanas após a lesão inicial, e o aspecto radiográfico raramente modifica-se depois de 3 meses pós-hemorragia, a menos que haja necessidade de derivação.

Com mais frequência, quando se efetua uma derivação ventriculoperitoneal para hidrocefalia progressiva, ela continua atuando sem qualquer complicação, de acordo com o princípio de dependência de volume. Caso surjam complicações, elas habitualmente são causadas por disfunção mecânica ou infecção. Os problemas mecânicos podem resultar de desconexões em qualquer ponto ao longo da derivação, ou de uma obstrução, seja ela proximal, ao longo do comprimento do tubo ou distalmente dentro do peritônio. Os sinais de disfunção são aqueles relacionados com hipertensão intracraniana.

Quando os sintomas sugerem disfunção, recomenda-se a realização de ultrassonografia ou de tomografia computadorizada (TC) para avaliar o tamanho dos ventrículos, em comparação com um exame prévio, assim como uma radiografia simples de todo o comprimento do tubo de derivação para determinar a sua integridade. O bombeamento do reservatório, caso esteja presente, só deve ser efetuado por um médico familiarizado com o procedimento. Enquanto as informações obtidas pelo bombeamento do reservatório podem ajudar a determinar a localização de um bloqueio, ele pode ser facilmente interpretado de modo incorreto por aqueles não familiarizados com a técnica. A obstrução ou a disfunção da derivação exigem avaliação neurocirúrgica imediata.

Os sintomas de infecção da derivação incluem sinais de hipertensão intraventricular associados a obstrução, com febre e irritabilidade. As infecções de derivações resultam mais frequentemente em ventriculite do que em meningite. A infecção pode representar apenas colonização do dispositivo. O diagnóstico é estabelecido com base na realização de uma aspiração com agulha do líquido cerebrospinal (LCS) a partir do reservatório, utilizando uma técnica asséptica e obtendo coloração de Gram e cultura. Em geral, o tratamento consiste em antibióticos intravenosos adequados. A remoção ou a exteriorização do tubo da derivação também podem ser necessárias. Se a derivação ainda for considerada necessária, o tubo pode ser recolocado, visto que o LCS permanece estéril durante pelo menos 72 horas (27).

Se a derivação estiver funcionando de modo apropriado, o acompanhamento baseia-se nas recomendações do neurocirurgião. Obtém-se um exame de imagem de rotina para avaliação inicial quando o lactente está clinicamente estável, antes da alta hospitalar. O médico que acompanha o lactente no ambulatório deve utilizar a mesma técnica de imagem, de modo que possa ser feita uma comparação com o exame prévio à procura de qualquer alteração clínica sugestiva de obstrução. Se o cérebro permanecer normal, e não sobrevier qualquer sintoma de obstrução ou infecção, pode-se evitar um exame subsequente.

Leucomalacia periventricular

A leucomalacia periventricular (LPV) (ver também Capítulo 46) é causada por infarto isquêmico da substância branca adjacente aos ventrículos laterais. Ocorre nessa área um enfraquecimento na integridade da substância branca, seguido de reparo ou do aparecimento de cistos. A incidência relatada de LPV em lactentes com peso ao nascer abaixo de 1.500 g varia de 2 a 22% (27-30). Os lactentes sob risco de LPV são aqueles cuja evolução perinatal foi complicada por hipoxia grave, isquemia ou ambas. Além disso, os lactentes de idade gestacional precoce são particularmente suscetíveis à LPV, devido ao pouco desenvolvimento do sistema vascular cerebral, particularmente após sepse, convulsões, meningite, HIVe, parada cardiorrespiratória (CR) ou apneia potencialmente fatal.

Nas semanas seguintes a um insulto intenso que acarreta LPV, ocorre fagocitose do material necrótico com desenvolvimento de cistos periventriculares repletos de líquido. A LPV e, posteriormente, a presença e o tamanho dos cistos podem ser determinados por meio de ultrassonografia craniana, TC ou ressonância magnética. A resolução dos cistos é altamente variável, e alguns jamais regridem por completo (29).

Após o período neonatal, deve-se considerar a triagem para a presença de LPV em toda criança com paralisia cerebral sem causa aparente (31). Como não existem sintomas específicos de LPV, ela pode ser facilmente omitida durante o período neonatal se não for efetuada triagem de rotina.

Se a LPV estiver associada à perda significativa de áreas vitais de tecido neural, conforme indicado pela formação de cistos de mais de 3 mm de diâmetro, o lactente assim afetado corre risco aumentado de paralisia cerebral, atraso do desenvolvimento e problemas visuais ou auditivos. Se a LPV não estiver associada a cistos residuais, o risco de desenvolvimento de sequelas é menor. Quando os cistos persistem, o desenvolvimento motor do lactente é mais afetado. Relatou-se o desenvolvimento de paralisia cerebral, manifestada na forma de tetraplegia ou diplegia moderada a grave, em uma grande proporção de crianças com resíduos císticos após LPV. A capacidade intelectual de crianças com LPV e formação de cistos é mais variável. O retardo mental é mais comum em lactentes com cistos residuais, porém varia de leve a grave. Se houver desenvolvimento de cistos na região occipital, podem ocorrer problemas visuais (30).

Todos os lactentes com LPV, particularmente aqueles com cistos, devem ser estreitamente monitorados à procura de sequelas do neurodesenvolvimento. A obtenção periódica de imagens cranianas, de preferência com RM, irá determinar a estabilidade, a resolução dos cistos ou o grau de lesão residual. Os pais de lactentes com LPV devem ser aconselhados sobre a importância de avaliações periódicas do neurodesenvolvimento para a detecção precoce de quaisquer sequelas e intervenção, quando apropriado.

Convulsões

As convulsões durante o período neonatal podem ser sutis ou francas e podem ocorrer de maneira isolada ou repetitiva. Em geral, o diagnóstico é estabelecido enquanto o RN ainda está hospitalizado. Com frequência, a equipe médica irá documentar alterações da atividade motora ou do comportamento compatíveis com atividade convulsiva, que então é confirmada pela eletroencefalografia (EEG). Embora o córtex imaturo normal tenha um limiar convulsivo relativamente alto, a lesão cortical aumenta a susceptibilidade do cérebro às convulsões. A maioria das convulsões neonatais é provocada por lesão neurológica significativa, como hemorragia intracraniana, lesão hipóxico-isquêmica (p. ex., asfixia), infarto cerebral, distúrbios metabólicos ou infecções do sistema nervoso central (SNC) (32).

O determinante primário do desfecho das convulsões neonatais está intimamente correlacionado com a causa subjacente. Os RNs com afecções relativamente inócuas, como hipocalcemia, respondem de modo satisfatório ao tratamento apropriado do distúrbio subjacente. Aqueles com hemorragia intracraniana ou com lesão anóxica apresentam maior morbidade. Os RNs com convulsões associadas a asfixia, que foram observadas com menos de 24 horas de vida, apresentam desfecho mais reservado do que aqueles com convulsões de início mais tardio. De modo semelhante, aqueles com convulsões mais graves (p. ex., estado de mal epiléptico, convulsões frequentes) têm evolução mais grave (33). A decisão quanto ao tratamento das convulsões com anticonvulsivantes é habitualmente tomada no início da evolução da avaliação do RN. Se for identificada uma anormalidade metabólica transitória, e esta for corrigida, a atividade convulsiva deve cessar, habitualmente sem terapia anticonvulsivante. As recomendações quanto à duração da terapia anticonvulsivante a longo prazo para as convulsões neonatais variam. Em alguns casos, os medicamentos podem ser interrompidos antes da alta hospitalar inicial. Com maior frequência, porém, uma vez controladas as convulsões, espera-se um intervalo sem convulsões de pelo menos 3 meses para suspender os anticonvulsivantes. Antes de tomar uma decisão quanto à suspensão dos medicamentos, o médico deve estar certo de que o lactente não apresente mais atividade convulsiva clínica, nem descargas epileptiformes no EEG. Um neurologista deve avaliar o lactente com convulsões persistentes para ajudar no manejo a longo prazo.

Apneia e bradicardia

Os RNs podem continuar a apresentar episódios de apneia ou de bradicardia (ver também Capítulo 25) após a alta hospitalar inicial. A apneia da lactância é definida como "um episódio inexplicado de cessação da respiração por 20 segundos ou mais, ou uma pausa mais curta da respiração associada a bradicardia, cianose, palidez e/ou hipotonia acentuada" (34). Nos RNs pré-termo, a incidência de apneia e bradicardia e a sua cronicidade são inversamente proporcionais à idade gestacional do RN, e a gravidade do problema contínuo reflete a gravidade da apneia e da bradicardia durante o período neonatal. Embora a imaturidade do SNC seja a causa mais comum de apneia nos RNs pré-termo, é importante excluir problemas clínicos passíveis de causar apneia, após a alta hospitalar. Quando clinicamente indicado, o RN sintomático com apneia deve ser avaliado quanto à possibilidade de anemia subjacente, sepse, meningite ou outras infecções, convulsões, obstrução das vias respiratórias superiores, RGE, hipoxia ou broncospasmo como possíveis fatores desencadeantes (34).

Uma vez estabelecida a ausência de fatores remediáveis, deve-se tomar uma decisão quanto ao monitoramento domiciliar da criança. A necessidade de monitoramento cardiorrespiratório domiciliar, com ou sem medicamentos, é determinada antes da alta hospitalar, com base nos critérios clínicos e/ou nos resultados de avaliações especializadas. Entretanto, o uso de monitoramento cardiorrespiratório permanece algo controverso. O painel da AAP sobre apneia, síndrome da morte súbita do lactente (SMSL) e o monitoramento domiciliar estabeleceu indicações clínicas para o uso de monitoramento cardiorrespiratório. Incluem as seguintes recomendações:

- RNs prematuros em alto risco de episódios recorrentes de apneia, bradicardia e hipoxemia após a alta hospitalar. O uso de monitoramento cardiorrespiratório domiciliar nessa população deve limitar-se à idade pós-menstrual de aproximadamente 43 semanas ou após a cessação de episódios extremos, o que ocorrer por último.

- Neonatos que dependem de tecnologia (traqueostomia, pressão positiva contínua nas vias respiratórias), que apresentam vias respiratórias instáveis, afecções clínicas raras afetando a regulação da respiração ou DPC sintomática.

Se o monitoramento cardiorrespiratório domiciliar for prescrito, o monitor deve ser equipado com um registro de eventos. Entretanto, a AAP também recomenda que os pais sejam avisados de que o monitoramento cardiorrespiratório domiciliar não evita morte súbita inesperada em lactentes. Os pediatras devem continuar a promover práticas comprovadas que diminuam o risco da SMSL – posicionamento em decúbito dorsal para dormir, ambientes seguros para dormir e eliminação da exposição pré-natal e pós-natal à fumaça de tabaco.

Em geral, são colocados dispositivos de alarme em uma frequência cardíaca baixa de 80 bpm, com ou sem retardo de 5 segundos, e frequência cardíaca alta de 240 a 250 bpm, com pausa respiratória máxima de 15 segundos. Esses valores podem ser ajustados, de acordo com a idade do RN ou as circunstâncias clínicas específicas. Na maioria dos RNs, a frequência cardíaca média em repouso diminui com o aumento de idade, caindo para 70 bpm aos 3 meses e para 60 bpm aos 6 meses de idade.

Quando o lactente estiver sem sintomas há 4 a 6 semanas, a medicação, se usada, com mais frequência pode ser interrompida com segurança. Se não forem identificados episódios subsequentes pelo monitor, pode-se efetuar um registro de pneumocardiograma domiciliar ou verificação dos registros do monitor para determinar a necessidade de monitoramento contínuo. Se nenhum outro episódio for documentado, o monitor pode ser interrompido com segurança. Se o RN apresentar um estudo anormal, o monitoramento pode ser continuado por mais 4 a 6 semanas, seguido por testes repetidos para anormalidades persistentes.

Doença pulmonar crônica

A DPC, que inclui DBP (consulte também o Capítulo 27), é uma condição clínica significativa que acomete muitas crianças que recebem alta das UTIs neonatais e pediátricas. Em geral, desenvolve-se como sequela de lesão pulmonar aguda ocorrida durante as primeiras semanas de vida, mais comumente, síndrome da angústia respiratória (SAR). A definição de DBP mudou ao longo dos anos. O diagnóstico tradicional incluía doença pulmonar resultante de angústia respiratória logo após o nascimento, que exigia mais de 28 dias de exposição ao oxigênio, com achados representativos na radiografia de tórax (35). Como muitos RNs com idade gestacional abaixo de 30 semanas necessitam de oxigênio durante mais de 28 dias, sem desenvolvimento de qualquer DPC, é mais apropriado formular uma definição mais restritiva da DBP: hoje em dia, a DBP em um RN pré-termo com menos de 30 semanas de gestação é definida como uma doença pulmonar que ainda exige oxigênio suplementar depois de 36 semanas de idade gestacional corrigida (36). Embora o diagnóstico de DBP seja estabelecido antes da alta hospitalar inicial, alguns RNs com doença pulmonar residual leve ou mínima podem ser atendidos pelo médico primário com sua primeira infecção viral do trato respiratório. Os RNs com doença mais grave frequentemente receberão alta com medicamentos, tratamento com broncodilatadores nebulizados ou inalados e, possivelmente, oxigênio suplementar. As manifestações clínicas incluem taquipneia, taquicardia, retrações, tosse, roncos, broncospasmo e movimento fraco de ar para os pulmões bilateralmente. Os sinais mais sutis de angústia respiratória crônica incluem ganho ponderal insuficiente, intolerância à alimentação, atividade diminuída e tolerância reduzida ao exercício. O manejo clínico de lactentes com DBP inclui, com frequência, qualquer combinação dos seguintes elementos: terapia com diuréticos, broncodilatadores, esteroides, oxigênio suplementar e melhora da nutrição do RN. Essas terapias são modificadas, dependendo do estado clínico do lactente e, por fim, são modificadas quando o RN amadurece (com crescimento do tecido pulmonar mais normal) e melhora clinicamente. O momento em que se podem iniciar as modificações do tratamento depende tanto da gravidade da doença pulmonar por ocasião da alta quanto de sua taxa de resolução. Além disso, a DBP pode piorar após alta, de modo que os lactentes que foram mantidos sem medicamentos ou que receberam doses mais baixas podem necessitar de terapia mais agressiva após a alta. O aumento de intervenções médicas é mais frequentemente necessário quando o RN contrai uma infecção grave do sistema respiratório, como pneumonia por RSV, ou doença relacionada ao sistema respiratório intercorrente menos grave, porém mais frequente, ou é exposto a estímulos nocivos, como tabagismo passivo.

Diuréticos

A terapia com diuréticos é usada para suplementar a restrição hídrica, na tentativa de diminuir a retenção de líquido que costuma ocorrer na DBP. Embora raramente sejam iniciados após a alta, os diuréticos exigem monitoramento do aporte oral, do débito urinário, do ganho ponderal e, com menos frequência, dos eletrólitos. A determinação dos eletrólitos séricos algumas semanas após a alta geralmente é suficiente e, se o resultado for normal, os eletrólitos não precisam ser avaliados de novo, desde que o lactente permaneça clinicamente estável, sem alterações significativas da dieta ou aumentos da dose de diurético. Os RNs podem prescindir de suas doses de diuréticos se permanecerem clinicamente bem, não houver evidências de angústia respiratória ou edema pulmonar periférico, os campos pulmonares estiverem limpos na ausculta e não houver sinais ou sintomas clínicos de esforço ou insuficiência ventricular direita.

Medicamentos broncodilatadores/anti-inflamatórios inalatórios

Muitos RNs com DBP recebem alta com medicamentos broncodilatadores. Os broncodilatadores são utilizados no tratamento ambulatorial da DBP, primariamente para ajudar a manter dilatação máxima das vias respiratórias do RN e para evitar broncospasmo. Eles são usados menos como uma terapia de manutenção do que como "medicamento de resgate" durante as doenças intercorrentes. Embora os mecanismos de ação dos diferentes medicamentos variem, todos produzem broncodilatação por meio do relaxamento do músculo liso das pequenas vias respiratórias, permitindo melhor oxigenação e impedindo broncospasmo. Os medicamentos anti-inflamatórios inalados têm sido mais recentemente recomendados para terapia de manutenção, para manter as vias respiratórias dos pacientes mais estáveis e mais resistentes a estímulos que precipitam os broncospasmos. Os médicos têm prescrito broncodilatadores e anti-inflamatórios na forma de aerossóis com maior frequência devido a sua facilidade de administração e efeito direto nas vias respiratórias pequenas, com efeito sistêmico mínimo. Os medicamentos administrados por via inalatória podem ser interrompidos se houver ganho de peso adequado, estabilidade clínica, bom nível de atividade, progresso contínuo do desenvolvimento e sem exacerbação do broncospasmo subjacente. De modo geral, não se tenta interromper o uso desses medicamentos até que o RN seja desmamado do oxigênio suplementar, mas, posteriormente, seu uso intermitente pode ser necessário para doenças intercorrentes agudas que desencadeiam broncospasmo (37).

Oxigênio suplementar

A decisão de se manter o lactente com oxigênio suplementar depende da gravidade da doença pulmonar subjacente. A necessidade de oxigênio suplementar que pode ser administrado por uma cânula nasal não necessariamente deve interferir na alta hospitalar. Algumas das indicações mais comuns para o uso de oxigênio suplementar incluem: evidências de dessaturação durante a respiração em ar ambiente; alimentação oral insatisfatória, devido a dispneia, apneia ou bradicardia associadas a hipoxia; crescimento deficiente associado a hipoxia limítrofe; baixa tolerância ao exercício; letargia; e taquicardia ou taquipneia que melhoram com o uso de oxigênio suplementar. Se possível, é melhor determinar a adequação da oxigenação durante o sono, as refeições e os períodos de atividade. A oximetria de pulso deve indicar saturações mínimas de 94% antes de ser iniciado o desmame do oxigênio suplementar. Mostrou-se que esse nível de saturação resulta em aumento significativo da vasodilatação pulmonar, o que pode impedir o desenvolvimento de hipertensão pulmonar e tensão resultante do coração direito (36). Embora muitos centros comecem a desmamar os lactentes com saturações mais baixas de oxigênio, os estudos conduzidos mostraram que os lactentes com DPC, que recebem oxigenação ótima, demonstram melhor ganho de peso, atingem mais rapidamente marcos adequados para a idade corrigida e apresentam menos doenças respiratórias intercorrentes do que os lactentes com saturações inferiores (38).

Antes que o lactente seja desmamado do oxigênio suplementar, é necessário garantir a sua estabilidade médica, assim como a adequação de seu ganho de peso, tolerância ao exercício e aporte calórico. É preferível desmamar lentamente um RN do oxigênio, por etapas. A Figura 55.1 mostra um exemplo de algoritmo para desmame do aporte de oxigênio domiciliar. De maneira ideal, se houver desmame do aporte de oxigênio à criança, o oxímetro de pulso estará disponível para determinação das saturações de oxigênio no ambiente domiciliar. Se não, muitos serviços de assistência domiciliar podem efetuar oximetria intermitente no lar para ajudar nas decisões de conduta. É mais fácil desmamar um lactente do oxigênio se a broncodilatação for mantida em nível máximo com medicamentos suplementares. Durante uma doença, é comum haver a necessidade de aumentar a quantidade de oxigênio suplementar ou de reiniciá-lo temporariamente se a criança foi desmamada recentemente.

Para compensar o gasto energético aumentado, o RN com DBP frequentemente necessita de aporte calórico elevado, entre 120 e 150 kcal/kg/dia (12,37,38). As necessidades calóricas aumentadas complicadas por aporte nutricional insatisfatório frequentemente resultam em crescimento inadequado. Nessa população, o aporte nutricional insatisfatório pode ser causado por hipoxemia, anorexia, taquipneia, intolerância ao exercício, disfunção motora oral ou RGE. Além disso, é frequentemente difícil maximizar o aporte calórico em casos de restrição hídrica e intolerância ao exercício relacionadas com a alimentação. O aporte calórico pode ser aumentado pelo acréscimo de suplementos, concentração das fórmulas lácteas ou uso de fórmulas isocalóricas. O Quadro 55.2 fornece uma lista de suplementos comuns.

Mesmo quando são fornecidas calorias suplementares, há momentos em que o crescimento é inadequado, visto que o lactente se cansa facilmente ou recusa ingestão oral aumentada. Nesse caso, deve-se considerar a alimentação nasogástrica suplementar, que é administrada após cada mamadeira ou de modo contínuo durante a noite. Cada método tem suas próprias vantagens e desvantagens, que devem ser consideradas no contexto de cada família e das necessidades do paciente. É de suma importância oferecer oportunidades de sucção rotineiramente a qualquer criança que receba nutrição enteral, a fim de estimular o desenvolvimento do reflexo de sucção (39). Pode ser necessário que um terapeuta de alimentação comece a trabalhar precocemente com o RN com DBP que demonstra dificuldades alimentares, a fim de evitar a baixa qualidade da coordenação sucção-deglutição frequentemente observada nessas crianças.

Doenças intercorrentes

O broncospasmo associado a doenças respiratórias virais ou bacterianas acomete muitos RNs com DBP. Como suplemento para manutenção da terapia com anti-inflamatórios inalados, os broncodilatadores podem ser iniciados durante a doença aguda. Se o lactente estiver recebendo terapia broncodilatadora de manutenção, podem-se acrescentar medicamentos sinérgicos durante as exacerbações agudas, que são interrompidos após a resolução dos sintomas agudos, retornando-se à terapia de manutenção.

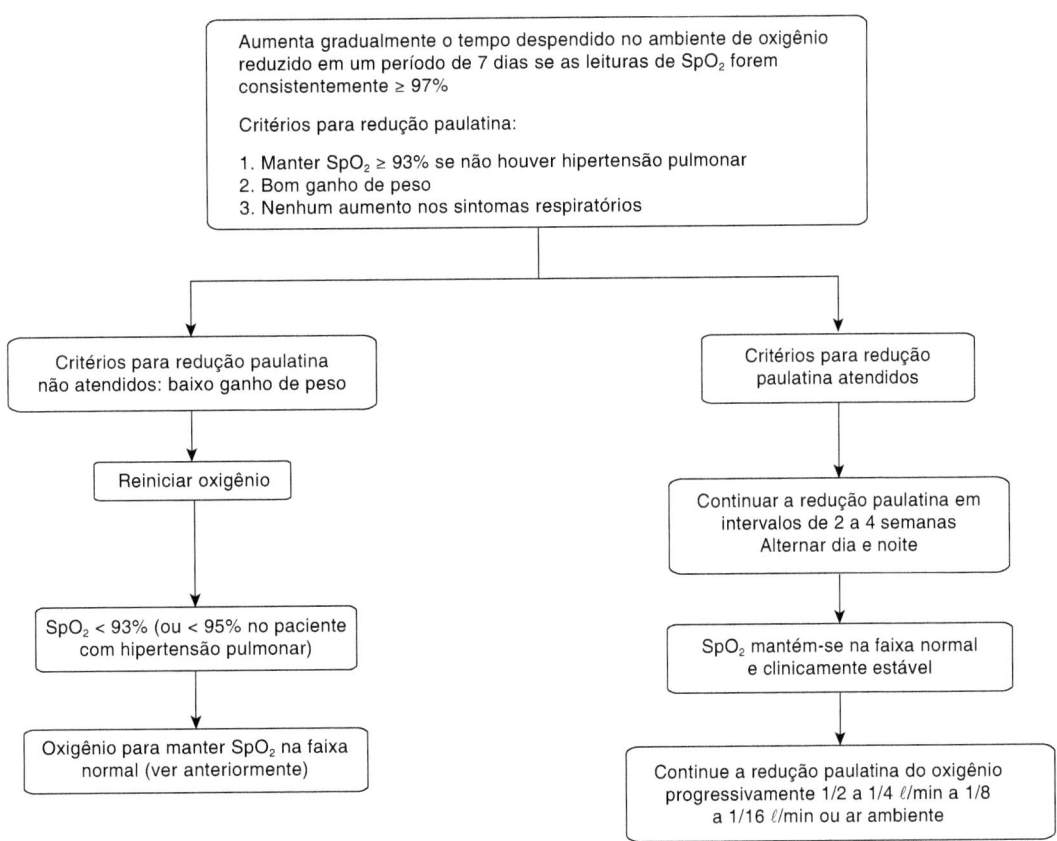

Figura 55.1 Desmame da oxigenoterapia domiciliar. Adaptada de Bernbaum J. Follow-up care of the graduate from neonatal intensive care. In: Campbell DE, ed. *Neonatology for Primary Care*. Elk Grove Village, IL: American Academy of Pediatrics, 2015.

QUADRO 55.2

Suplementos calóricos.[a]

Suplemento	Densidade calórica	Vantagens	Desvantagens
Polycose®[b]	2 kcal/mℓ	Bem tolerada	Baixa densidade calórica
Xarope Karo®[b]	4 kcal/mℓ	Bem tolerado; facilmente disponível; barato	Pode amolecer as fezes
Microlipid®[c]	4,5 kcal/mℓ	Bem tolerado	Disponibilidade limitada; alto custo
Óleo de triglicerídios de cadeia média[c]	7,6 kcal/mℓ	Alta densidade calórica; habitualmente bem tolerado	Pode causar diarreia; não se mistura bem com a fórmula láctea
Óleo vegetal[c]	9 kcal/mℓ	Facilmente disponível e de baixo custo	Não mistura bem com a fórmula láctea
Abacate (1/2 abacate/780 mℓ de fórmula láctea) (variedade marrom da Califórnia) (variedade verde da Flórida)	7,4 kcal/28 g 5,7 kcal/28 g	Alta densidade calórica	Disponibilidade sazonal; alto custo
Cereal seco para lactente	10 kcal/colher de sopa	Facilmente disponível; barato; pode ajudar no refluxo gastresofágico (RGE)	Pode causar constipação intestinal
Leite em pó desnatado	27 kcal/colher de sopa	Facilmente disponível; mistura-se bem com a fórmula láctea	
Duocal®	42 kcal/colher de sopa	Mistura de carboidratos e gordura/bem tolerado	Adicionar 1 colher de sopa/240 mℓ da fórmula láctea acrescenta 1,75 kcal/30 mℓ

[a]Em Groothius J. Chronic lung disease. In: Bernbaum J, ed. *Preterm infants in primary care: a guide to office management*. Columbus, OH: Ross Products Division, Abbott Laboratories, 2000. Chapter 3, com permissão.
[b]Frequentemente não utilizado como suplemento para lactentes com DBP, visto que foi constatado que esses lactentes apresentam aumento do trabalho da respiração quando recebem sobrecarga de carboidratos, em comparação com aqueles suplementados com lipídios.
[c]O uso de suplementos de óleo está contraindicado nos casos suspeitos de aspiração.

A minimização da exposição dos RNs com DBP a substâncias irritantes ambientais e a doenças contagiosas ajuda a diminuir a frequência de episódios intercorrentes de broncospasmo e concede mais tempo para a resolução dos pulmões. Algumas substâncias irritantes ambientais incluem fumaça do cigarro ou da lareira, pelos de animais, aquecedores a querosene, perfumes, tinta e agentes infecciosos. Quanto menor a exposição dos pulmões aos agentes irritantes, mais rápido será o processo de recuperação. Todos os lactentes com DPC devem receber profilaxia para RSV se forem classificados em uma das categorias de risco anteriormente apresentadas na seção de imunizações.

A reinternação é uma ocorrência comum em lactentes com DBP, particularmente durante o primeiro ano de vida. Os pais desses lactentes devem ser avisados sobre essa possibilidade antes da alta hospitalar inicial. Devem-se envidar todos os esforços para tratar as doenças intercorrentes e o broncospasmo associado em esquema ambulatorial; todavia, se o lactente não responder prontamente, a hospitalização é apropriada para um tratamento mais agressivo. Entretanto, se a criança necessitar de um procedimento cirúrgico eletivo, como reparo de hérnia, deve-se evitar a sua internação durante epidemias de doenças relacionadas com o sistema respiratório.

A assistência de lactentes com DBP representa um dos maiores desafios clínicos para o médico. As numerosas facetas de seu tratamento exigem conhecimento pleno de como a sua doença pulmonar impacta o bem-estar físico. Felizmente, a maioria desses problemas clínicos ocorre durante o primeiro ou o segundo ano de vida, e pode-se esperar melhora em cada ano subsequente.

PLANEJAMENTO DA ALTA

A alta da unidade de terapia intensiva neonatal para o lar ou de volta ao hospital de referência é, com frequência, considerada uma das tarefas de maior desafio para a equipe hospitalar e pode ser igualmente estressante e exigir tempo para a família e o médico de assistência primária da criança. Essa transição pode ser feita mais suavemente e com menos estresse, se for realizado um processo de planejamento organizado da alta (40). O planejamento da alta é um processo proativo que começa no início da internação na UTI neonatal, pelo qual são identificadas as necessidades do paciente e de sua família e pelo qual se formula um plano de tratamento, que é comunicado ao profissional que dará assistência ao lactente e à sua família na comunidade. O processo destina-se a reduzir o impacto sobre a família que cuida de um lactente sem o suporte da equipe da UTI neonatal, da qual dependia 24 horas por dia. Em geral, a equipe do planejamento é formada pelo médico que assiste o lactente, pelo enfermeiro de assistência primária, assistente social, terapeuta(s) e pela pessoa que planeja a alta (responsável por obter os cuidados de enfermagem domiciliar, os equipamentos e a terapia necessários e coordenar todas essas medidas com o plano de saúde). Uma vez estabelecido o plano de alta, deve ser comunicado e coordenado aos departamentos da comunidade envolvidos na assistência. É de suma importância que um médico de atenção primária seja identificado bem antes da alta, não apenas para que possa acompanhar o progresso da criança enquanto estiver internada, mas também para que o plano da alta receba revisão contínua para assegurar uma transição sem percalços de atendimento.

O preparo da criança para a alta começa com uma avaliação completa de todos os aspectos da abordagem da criança, com o objetivo de minimizar a queda no nível de assistência fornecida em sua transição do atendimento na UTI neonatal. É preciso determinar inicialmente a exequibilidade da alta. Os seguintes critérios devem ser preenchidos:

- Deve haver estabilidade clínica, com flutuação mínima no nível diário de cuidados
- A criança deve estar tolerando um esquema nutricional que possa ser oferecido no lar, resultando em ganho de peso consistente
- O nível de cuidados necessários deve ser prático para o domicílio
- Quando necessário, são identificados parentes emocional e tecnicamente competentes em fornecer eles próprios cuidados clínicos e sistemas de suporte apropriados
- Deve-se dispor de um fundo para equipamentos, medicações, fórmulas lácteas e serviços de apoio
- Devem-se considerar locais alternativos de alta (clínica de cuidados crônicos, cuidados para órfãos ou parentes) para lactentes cujas famílias são incapazes de efetuar os cuidados necessários.

Uma revisão completa do prontuário próximo ao momento da alta ajuda a determinar as questões importantes. Em particular, pode-se efetuar uma lista de resultados de testes clínicos ainda em espera, avaliações necessárias antes ou depois da alta, tipos de equipamento, medicamentos e suprimentos nutricionais que serão necessários para os cuidados domiciliares e necessidades não cumpridas de aprendizagem dos pais. Além disso, deve-se estabelecer uma lista de testes pré-alta de rotina em cada instituição, que deve ser revista antes da alta de cada criança. As diretrizes variam de uma instituição para outra, e os testes realizados devem ser individualizados, com base na anamnese e evolução clínica do paciente. Os testes citados no Quadro 55.3 podem servir como diretriz para o exame pré-alta.

Quando se toma a decisão de que a alta do paciente é clinicamente possível, todos os aspectos dos cuidados da criança devem ser avaliados para minimizar as necessidades de cuidados domésticos. Deve-se procurar interromper os medicamentos que estão na faixa subterapêutica, com base no peso ou nos níveis sanguíneos. Os medicamentos que não são mais necessários devem ser suspensos. Uma vez estabelecida a necessidade de medicamentos, as doses devem ser ajustadas para uma quantidade apropriada ao peso do lactente, com um acréscimo incluído para o ganho de peso. Deve-se repetir o nível sanguíneo com a nova dose, quando apropriado, para confirmar a adequação terapêutica (p. ex., fenobarbital ou cafeína). Além disso, devem-se estabelecer esquemas das medicações para evitar doses no meio da noite e, quando possível, diminuir a frequência de administração.

É difícil obter muitas medicações pediátricas em algumas comunidades. Para reduzir tais dificuldades, as prescrições devem ser feitas por escrito e entregues aos pais vários dias antes da alta da criança para que tenham tempo de obter as medicações na farmácia local. A fim de prevenir qualquer confusão, a concentração e a dose de cada medicação também devem ser especificadas por escrito para os pais e farmacêuticos. Os pais devem ser incentivados a trazer as prescrições ao hospital antes da alta para uma sessão final de orientação dos medicamentos.

A determinação das necessidades nutricionais após a alta deve basear-se nos seguintes dados:

- Taxa de crescimento esperada em comparação com a real:
  ○ Tolerância do lactente ao esquema alimentar atual logo antes de sua alta
  ○ Capacidade do lactente de alimentar-se VO ou necessidade de alimentação suplementar por tubo nasogástrico
  ○ Existência de doença subjacente passível de aumentar as demandas metabólicas, exigir restrição hídrica, predispor à má absorção ou exigir formulações nutricionais especiais.

Quando possível, o aporte de líquido deve ser liberado vários dias antes da alta para avaliar a capacidade oral de alimentação e a tolerância a maiores volumes de fórmula láctea. Também, se possível, vários dias antes da alta, o RN deve passar a receber uma fórmula láctea disponível no comércio, que possa ser concentrada ou ter suplementos adicionados quando houver necessidade de

QUADRO 55.3

Teste	< 1.000	< 1.500	> 1,500 g	Outras considerações
Exame oftalmológico	Sim	Sim (ou < 30 semanas de idade gestacional)	Ver Outras considerações	1. Para 1.500 a 2.000 g com evolução clínica instável ou administração de oxigênio suplementar 2. Os recém-nascidos que foram submetidos a ECMO
Avaliação fonoaudiológica	Sim	Sim	Sim	Rastreamento universal de todos os recém-nascidos, independentemente do peso ao nascer
Pneumograma	Ver Outras considerações	Ver Outras considerações	Ver Outras considerações	Realizar se clinicamente indicado; considere se 1. A e B clínicos recentes 2. ECMO
Avaliação de assento para automóvel	Sim	Sim	< 37 semanas	1. Primeira alta hospitalar 2. Sob risco de apneia ou dessaturação de oxigênio no assento para carro
Hemograma com contagem de reticulócitos	Ver Outras considerações	Ver Outras considerações	Ver Outras considerações	Todos os lactentes próximo ao momento da alta
Níveis de fármacos	Ver Outras considerações	Ver Outras considerações	Ver Outras considerações	Todos os lactentes em uso de medicamentos exigindo monitoramento ou determinação dos níveis sanguíneos
Rastreamento de raquitismo	Sim	Ver Outras considerações	Ver Outras considerações	1. Uso prolongado de nutrição parenteral total 2. Má absorção GI 3. Doença hepática colestática
Rastreamento de nefrocalcinose	Sim	Ver Outras considerações	Ver Outras considerações	Qualquer lactente pré-termo recebendo terapia crônica com furosemida
Radiografia de tórax	Ver Outras considerações	Ver Outras considerações	Ver Outras considerações	Uma radiografia de tórax recente deve ser obtida para aqueles com doença pulmonar crônica e uma cópia fornecida à família para incluir no prontuário do RN

[a]Em Bernbaum JC. *Transition care of the preterm infant: essential elements of neonatal discharge.* Columbus, OH: Abbott Laboratories, 1999.

calorias adicionais. Assim, será possível realizar uma pré-avaliação da tolerância da formulação e da taxa de crescimento. Se houver necessidade de uma fórmula láctea especial ou de suplementos nutricionais, é preciso tomar as devidas providências antes da alta para a obtenção desses itens. No lactente com alimentação oral limítrofe, pode-se evitar a necessidade de suplementação nasogástrica após a alta por meio do uso de fórmulas lácteas concentradas ou suplementos nutricionais.

Uma avaliação cuidadosa das consultas que serão necessárias após a alta pode evitar a fragmentação da assistência da criança. Uma revisão completa do prontuário irá identificar quaisquer serviços que tenham sido utilizados durante a hospitalização; alguns deles podem ter sugerido um envolvimento contínuo imediatamente antes ou depois da alta. Essas providências devem ser tomadas antes da alta, e deve-se procurar marcar o maior número possível de consultas no mesmo dia, sem estressar excessivamente a criança. É preciso lembrar aos pais que alguns planos de saúde não cobrem muitas das consultas ambulatoriais, e que podem necessitar de um encaminhamento para a consulta do pediatra de assistência primária. Se a criança necessitar de oxigênio, CPAP ou ventilação mecânica, é necessário comunicar essas necessidades a todos os serviços envolvidos no atendimento de acompanhamento, de modo que o suporte apropriado seja fornecido durante as consultas ambulatoriais.

Um resumo abrangente do processo de alta ajuda a proporcionar continuidade da assistência da criança entre o hospital e o médico de atenção primária. O resumo deve incluir os seguintes itens:

- Peso ao nascer, idade gestacional, escores de Apgar e data do nascimento
- História pré-natal e do parto significativa
- Resumo da evolução hospitalar, incluindo
  - Gravidade da doença respiratória
  - Tipo e duração de suporte ventilatório
  - Agravos neurológicos significativos
  - Qualquer procedimento cirúrgico
  - Lista completa dos diagnósticos
- Resultados dos testes de triagem
- Vacinações e datas
- Lista de problemas que persistem no momento da alta
- Medicamentos e doses no momento da alta e níveis sanguíneos recentes, quando possível
- História social relevante
- Necessidade de intervenções terapêuticas (fisioterapia, terapia ocupacional, da fala/alimentação ou educacional)
- Necessidade de equipamentos no domicílio
- Necessidade de intervenções de enfermagem especializadas.

O cuidadoso planejamento e a coordenação de todos os aspectos dos cuidados de um lactente representam o maior desafio de uma alta bem-sucedida. Quando os profissionais de saúde antecipam as necessidades após a alta e trabalham em conjunto com a família da criança para suprir essas necessidades, a qualidade dos cuidados permanece inalterada durante a transição do hospital para o lar.

REFERÊNCIAS BIBLIOGRÁFICAS

1. Hack M, Weissman B, Borawski-Clark E. Catch-up growth during childhood among very low-birth-weight children. *Arch Pediatr Adolesc Med* 1996;150:1122.
2. Lainwala S, Perritt R, Poole K, Vohr R; National Institute of Child Health and Human Development Neonatal Research Network. Neurodevelopmental and growth outcomes of extremely low birth weight infants who are transferred from neonatal intensive care units to level I or II nurseries.. *Pediatrics* 2007;119:e1079.
3. Saigal S, Stoskopf BL, Streiner DL, et al. Physical growth and current health status of infants who were of extremely low birth weight and controls at adolescence. *Pediatrics* 2001;108:407.
4. Friedman SA, Bernbaum JC. Growth outcome of critically-ill neonates. In: Polin RA, Fox WW, eds. *Fetal and neonatal physiology.* Philadelphia, PA: WB Saunders, 1998:394.

5. WHO Multicentre Growth Reference Study Group. WHO Child Growth Standards based on length/height, weight and age. *Acta Paediatr Suppl* 2006;450:76.
6. Kuczmarski RJ, Ogden CL, Guo SS, et al. 2000 CDC growth charts for the United States: methods and development. National Center for Health Statistics. *Vital Health Stat* 2002;11:246.
7. Lorch SA, D'Agostino JA, Zimmerman R, et al. "Benign" extra-axial fluid in survivors of neonatal intensive care. *Arch Pediatr Adolesc Med* 2004;158:178.
8. Committee on Nutrition, American Academy of Pediatrics. *Pediatric nutrition handbook*. Elk Grove Village, IL: American Academy of Pediatrics, 1998.
9. Young L, Morgan YL, McCormick FM, et al. Nutrient -enriched formula versus standard term formula for preterm infants following hospital discharge. *Cochrane Database Syst Rev* 2012;(3):CD004696.
10. Innis SM, Adamkin KH, Hall RT, et al. Docosahexaenoic acid and arachidonic acid enhance growth with no adverse effects in preterm infants fed formula. *J Pediatr* 2002;140:547.
11. Fewtrell MS, Morley R, Abbott RA, et al. Double-blind, randomized trial of long-chain polyunsaturated fatty acid supplementation in formula fed to preterm infants. *Pediatrics* 2002;110:73.
12. Reimers KJ, Carlson SJ, Lombard KA. Nutritional management of infants with bronchopulmonary dysplasia. *Nutr Clin Pract* 1992;7:127.
13. Adamkin DH. *Nutritional strategies for the very low birth weight infant*. New York: Cambridge University Press, 2009.
14. Bernbaum J, Hoffman-Williamson M. Preterm infants in primary care; a guide to office management. In: Bernbaum J, ed. *Ross pediatrics*. Columbus, OH: Abbott Laboratories, 2000.
15. Poets CF, Langner MU, Bohnhorst B. Effects of bottle feeding and two different methods of gavage feeding on oxygenation and breathing patterns in preterm infants. *Acta Paediatr* 1997;86:419.
16. Shiao SY, Brooker J, DiFiore T. Desaturation events during oral feedings with and without a nasogastric tube in very low birth weight infants. *Heart Lung* 1996;25(3):236.
17. Recommendations for Prevention and Control of Influenza in Children 2012–1013. www.pediatrics.org/cgi/doi/10.1542/peds.2012-2308
18. American Academy of Pediatrics Committee on Infectious Diseases. Recommended childhood and adolescent immunization schedules—United States, 2009. *Pediatrics* 2009;123(1):189.
19. Szabo SM, Levy AR, Gooch KL, et al. Elevated risk of asthma after hospitalization for respiratory syncytial virus infection in infancy. *Paediatr Respir Rev* 2013;13(suppl 2):S9.
20. Policy Statement. Updated guidance for palivizumab prophylaxis among infants and young children at increased risk of hospitalization for respiratory syncytial virus infection. Committee on Infectious Diseases and Bronchiolitis. *Pediatrics* 2014;134(2):415.
21. Harrell SN, Brandon DH. Retinopy of prematurity: the disease process, classifications, screening, treatment and outcomes. *Neonatal Netw* 2007;26:371.
22. American Academy of Pediatrics Section on Ophthalmology, American Academy of Ophthalmology, American Association for Pediatric Ophthalmology and Strabismus, American Association of Certified Orthoptists. Screening examination of premature infants for retinopathy of prematurity. *Pediatrics* 2013;131:189.
23. American Academy of Pediatrics Joint Committee on Infant Hearing. Year 2007 Position Statement: principles and guidelines for early hearing detection and intervention. *Pediatrics* 2007;120:898.
24. Bentley D, Lifschitz C, Lawson M, eds. Necrotizing enterocolitis and short bowel syndrome. In: *Pediatric gastroenterology and clinical nutrition*. London, UK: ReMedica Publishing, 2001.
25. Lightdale JR, Gremse DA. Gastroesophageal reflux: management guidance for the pediatrician. *Pediatrics* 2013;131:e1684.
26. Vohr B, Ment LR. Intraventricular hemorrhage in the preterm infant. *Early Hum Dev* 1996;44:1.
27. Hanekom WA, Yageu R. Cerebrospinal fluid shunt infections. *Adv Pediatr Infect Dis* 1994;11:29.
28. Allen MC, Donohue PK, Dusman AE. The limits of viability–neonatal outcome of infants born at 22–25 weeks gestation. *N Engl J Med* 1993;329:1597.
29. Wilkinson I, Bear J, Smith J, et al. Neurological outcome of severe cystic periventricular leukomalacia. *J Pediatr Child Health* 1996;32:445.
30. Olsen P, Paakko E, Vainlopa L, et al. MR imaging of periventricular leukomalacia and its clinical correlation in children. *Ann Neurol* 1997;41:754.
31. Graziani LJ, Pasto M, Stanley C, et al. Neonatal neurosonographic correlates of cerebral palsy in preterm infants. *Pediatrics* 1986;78:88.
32. World Health Organization. *Guidelines on neonatal seizures*. Department of Maternal, Newborn, Child and Adolescent Health, 2011.
33. Mizrah EM. Neonatal seizures and neonatal epileptic syndromes. *Neurol Clin* 2001;9:427.
34. AAP Committee on Fetus and Newborn Pediatrics, American Academy of Pediatrics Policy Statement. *Apnea, sudden infant death syndrome, and home monitoring*. *Pediatrics* 2003;111:914.
35. Avery ME, Tooley WH, Keller JB, et al. Is chronic lung disease in LBW infants preventable? A survey of 8 centers. *Pediatrics* 1987;79:26.
36. Panitch H. Bronchopulmonary dysplasia. In: Libby RC, Imaizumi SO, eds. *Guidelines for pediatric home health care*, 2nd ed. Elk Grove, IL: American Academy of Pediatrics, 2009:317.
37. Groothius J. Chronic lung disease. In: Bernbaum J, ed. *Preterm infants in primary care: a guide to office management*. Columbus, OH: Ross Pediatrics Division of Abbott Laboratories, 2000:4, Chapter 3.
38. Yeh TF, McClenan DA, Ajayi OA, et al. Metabolic rate and energy balance in infants with BPD. *J Pediatr* 1989;114:448.
39. Bernbaum JC, Pererra GR, Watkins JB, et al. Nonnutritive sucking during gavage feeding enhances growth and maturation in premature infants. *Pediatrics* 1983;71:41.
40. AAP Policy Statement, Committee on Fetus and Newborn. Hospital discharge of the high risk neonate. *Pediatrics* 2008;122(5):1119.

56 Desfecho Desenvolvimental
Anne R. Synnes

INTRODUÇÃO

O objetivo do cuidado perinatal é aumentar a sobrevida, minimizar a ocorrência e a gravidade dos desfechos neurodesenvolvimentais adversos a longo prazo e melhorar a qualidade de vida relacionada à saúde. Os avanços nos cuidados intensivos neonatais levaram, com sucesso, a diminuições significativas das taxas de mortalidade infantil. Na medida em que a sobrevida melhora, precisamos saber qual será o futuro destes novos sobreviventes. Sem acompanhamento a longo prazo, os efeitos negativos das intervenções clínicas não podem ser identificados e os desfechos do paciente provavelmente não melhorarão. Existem variações significativas nas práticas neonatais e nas morbidades em curto e longo prazos (1), o que sugere que podem ser identificadas práticas associadas a melhores desfechos. Contrariamente à sobrevida, a avaliação dos desfechos a longo prazo é desafiadora. Neste capítulo, é discutido o atual conhecimento sobre os desfechos a longo prazo de crianças nascidas prematuras e daquelas em outros grupos de risco perinatal selecionados, além de ser fornecida uma visão geral da organização dos programas de acompanhamento de recém-nascidos (RNs) de alto risco.

As terminologias de 1980 da Organização Mundial da Saúde em relação ao comprometimento, à incapacidade e à deficiência foram alteradas. Em 2001, a Organização Mundial da Saúde endossou o uso da Classificação Internacional de Funcionalidade, Incapacidade e Saúde (ICF). A ICF aborda a saúde e a doença a partir da perspectiva das estruturas e das funções corporais e das atividades e da participação individual (Quadro 56.1). Ela reconhece a influência dos fatores ambientais e funcionais e altera o enfoque da doença para a saúde (2). A ICF de Crianças e Jovens considera as atividades e a participação, a função corporal e o ambiente de acordo com as faixas etárias a seguir: menos de 3, 3 a 5, 6 a 12, e 12 a 17 anos.

Existe um risco basal de desfecho neurodesenvolvimental adverso no RN a termo saudável, que requer a necessidade de grupos para a comparação. Nos controles a termo com peso normal ao nascimento, 4% apresentaram incapacidade substancial aos 2 anos de idade (3). As definições de incapacidade variam e são discutidas a seguir. Além do efeito dos desfechos adversos a longo prazo sobre a criança, existem impactos psicossociais e emocionais negativos significativos sobre os pais, as famílias e a sociedade.

Os fatores sociodemográficos, tais como a condição socioeconômica, o apoio social, a etnia e a saúde física e mental materna são importantes determinantes do desfecho. Diversos fatores neonatais, a gravidade da doença e as complicações da doença são preditivos dos desfechos a longo prazo. Foram realizados tremendos progressos no uso de exames por imagem avançados no prognóstico dos desfechos neurológicos (4). A doença pós-alta e subsequente, bem como as intervenções precoces e os ambientes domiciliar e comunitário, podem alterar as trajetórias do desenvolvimento.

QUADRO 56.1
Classificação internacional das definições de funcionalidade, incapacidade e saúde.

No contexto da saúde

Funcionalidade: é um termo abrangente em relação a funções corporais, estruturas corporais, atividades e participação. Ela indica os aspectos positivos da interação de um indivíduo (com uma condição de saúde) com os fatores contextuais daquele indivíduo (fatores ambientais e pessoais)

Incapacidade: é um termo abrangente em relação aos comprometimentos, às limitações da atividade e às restrições na participação. Ela indica os aspectos negativos da interação de um indivíduo (com uma condição de saúde) com os fatores contextuais desse indivíduo (fatores ambientais e pessoais)

Funções corporais: as funções fisiológicas dos sistemas corporais (incluindo as funções psicológicas)

Estruturas corporais: partes anatômicas do corpo, tais como órgãos, membros e seus componentes

Comprometimentos: problemas na função e na estrutura corporais, tais como desvio ou perda significativos

Atividade: a execução de uma tarefa ou de uma ação por parte de um indivíduo

Participação: envolvimento em uma situação da vida

Limitações da atividade: dificuldades que um indivíduo pode apresentar na execução de atividades

Restrições na participação: problemas que um indivíduo pode vivenciar no envolvimento nas situações da vida

Fatores ambientais: o ambiente físico, social e atitudinal no qual as pessoas vivem e conduzem as suas vidas. Estes são barreiras ou facilitadores da funcionalidade da pessoa

De *WHO 2001, 212-213* – World Health Organization. *How to use the ICF: a practical manual for using the International Classification of Functioning, Disability and Health (ICF). Exposure draft for comment.* Geneva, Switzerland: WHO, 2013. Disponível *on-line* publicamente.

RISCO DE INCAPACIDADE NEURODESENVOLVIMENTAL

Recém-nascidos pré-termo

O advento dos cuidados intensivos neonatais levou a uma aumento significativo das taxas de sobrevida das crianças nascidas prematuramente (consultar http://www.nejm.org/doi/full/10.1056/NEJMoa0706475), com subsequentes preocupações a respeito dos desfechos a longo prazo destes novos sobreviventes. Nos últimos 30 anos, houve diversas publicações que documentaram os seus desfechos neurodesenvolvimentais e da saúde a longo prazo. O espectro de complicações e de morbidades está inversamente relacionado à idade gestacional (IG) (5). O enfoque inicial estava nos RNs com peso baixo (PB) (peso ao nascimento < 2.500 g), RNs com peso muito baixo ao nascimento (PMB) (< 1.500 g) e RNs com peso extremamente baixo (PEB) (< 1.000 g) e, na medida em que as avaliações da IG melhoraram, nos RNs muito prematuros (< 32 semanas de IG) e extremamente prematuros (< 29 semanas de IG). Os RNs pré-termo tardios (34 a 36 semanas de IG) abrangem 9% de todos os nascimentos vivos e 70% de todos os nascimentos com menos de 37 semanas de gestação. Embora a incidência de incapacidade neurodesenvolvimental em RNs pré-termo tardios seja inferior à de seus correspondentes mais prematuros, eles apresentam 3 vezes mais probabilidade do que os RNs a termo de serem diagnosticados com paralisia cerebral (PC) e 1,25 vez mais probabilidade de serem diagnosticados com retardo do desenvolvimento ou comprometimento cognitivo (6).

O RN pré-termo é diferente do RN a termo, em virtude da vulnerabilidade do cérebro ativamente em maturação, do aumento do risco de lesão cerebral, e do efeito da lesão sobre a maturação cerebral. O nascimento pré-termo ocorre em um momento de pico do crescimento cerebral, da sinaptogênese, da regulação do desenvolvimento de populações de receptores específicos, e da organização e da diferenciação do sistema nervoso central (7). Os neurônios da subplaca fetal transitória que orientam a ligação e a maturação dos neurônios corticais são particularmente vulneráveis à hipoxia. A substância branca periventricular é a zona mais vulnerável à lesão marcante em virtude da hipoxia no RN pré-termo. A hemorragia intraventricular e a hemorragia periventricular são lesões específicas da prematuridade, em virtude da evolução da matriz germinativa. O risco de incapacidade do neurodesenvolvimento com a hemorragia intraventricular é de 5 a 10% para o grau 1, 15 a 20% para o grau 2, 35 a 55% para o grau 3, e superior a 90% para o grau 4 (8). A lesão isquêmica do parênquima concomitante provavelmente é um fator de contribuição significativo para as incapacidades observadas com a hemorragia intraventricular (8). Outra área suscetível inclui o hipocampo, que está associado à memória atuante e aos problemas numéricos. As alterações da via corticoestriado-talâmica podem afetar a atenção e o neurocomportamento (9), e a redução do volume cerebelar está associada a uma função cognitiva mais desfavorável (10). Estudos mais recentes, que utilizaram técnicas de ressonância magnética (RM) com tensor de difusão, estão demonstrando a maturação anormal difusa nas substâncias branca (11) e cinzenta (12), independentemente das lesões cerebrais destrutivas (13). A RM realizada a uma idade equivalente ao termo pode fornecer informações importantes a respeito da lesão e do desenvolvimento cerebral, é viável, e é uma ferramenta útil para predizer o desfecho do neurodesenvolvimento (4). A RM de rotina para bebês pré-termo em unidades de terapia intensiva (UTI) neonatais tem sido recomendada por algumas pessoas (4). Os fatores de risco durante o período de cuidados intensivos neonatais podem afetar o cérebro de diversos modos.

Os fatores que afetam o desfecho podem ser categorizados como fatores biológicos, intervenções terapêuticas e fatores ambientais. Os fatores biológicos incluem os insultos do sistema nervoso central (hemorragia periventricular e intraventricular, leucomalacia periventricular, hidrocefalia), o grau de prematuridade, sexo masculino, parto múltiplo, corioamnionite, enterocolite necrosante ou sepse (7), doença pulmonar crônica, restrição grave do crescimento (14) e algumas anormalidades congênitas. A terapia pós-natal prolongada com esteroides está associada a desfechos neurológicos adversos em seres humanos (15). Em modelos em animais, reduções no fluxo sanguíneo cerebral e no volume do hipocampo, alteração do metabolismo proteico da substância branca, mielinização tardia do axônio óptico, alteração do eixo hipotalâmico-hipofisário-suprarrenal e alterações nas respostas de receptores de dopamina (6) foram associadas aos esteroides. Os dolorosos procedimentos repetidos aos quais os bebês muito prematuros são submetidos durante a sua hospitalização para cuidados intensivos neonatais têm sido associados a anormalidades da microestrutura da substância branca e da inteligência aos 7 anos de idade (17). Os opioides não mitigam este efeito. Modelos em animais demonstraram que os anestésicos gerais podem causar apoptose neuronal nos cérebros em desenvolvimento. Embora não seja conclusiva, existe uma preocupação de que, em crianças jovens, exposições repetidas aos anestésicos gerais possam estar associadas a incapacidades de aprendizado e transtorno do déficit de atenção (18). As intervenções terapêuticas protetoras incluem um ciclo único pré-natal de corticosteroides, cafeína para a apneia da prematuridade, e sulfato de magnésio pré-natal.

As características familiares da criança são importantes determinantes do desfecho do neurodesenvolvimento e são cada vez mais importantes na medida em que a criança cresce. As medidas da condição socioeconômica incluem a renda familiar, o nível de instrução dos pais e a condição socioeconômica, que também podem interagir com fatores biológicos. A interação da mãe com a criança é um preditor melhor antes dos 2 anos de idade (19). Depressão materna, uso de substâncias e aglomeração no domicílio apresentam um efeito negativo sobre o desfecho, e serviços de intervenção precoces são protetores (14).

Importantes incapacidades detectáveis no início da infância

As incapacidades moderadas a graves podem ser detectadas no início da infância, ainda que as taxas relatadas sejam mais altas do que nas idades mais avançadas. As categorias de incapacidade típicas são as do desenvolvimento motor (incluindo PC), do desenvolvimento cognitivo, da audição e da visão. A presença de uma ou mais incapacidades importantes ocorre em 6 a 8% dos RNs com pesos ao nascimento de 1.501 a 2.500 g, 14 a 17% com peso a nascimento de 1.001 a 1.500 g, e 20 a 25% naqueles que pesam menos de 1.000 g ao nascimento, em comparação a 5% nos RNs a termo (7). Metanálise do comprometimento do neurodesenvolvimento e da incapacidade grave do neurodesenvolvimento de acordo com a IG em relação a 22 a 25 semanas de gestação demonstrou uma redução de 6,5% no comprometimento para cada semana de gestação (20).

Acredita-se que uma idade corrigida de 18 a 24 meses seja a idade mais precoce na qual as incapacidades importantes e permanentes podem ser detectadas. A idade corrigida, calculada a partir da data esperada para o parto, é utilizada para as avaliações do desenvolvimento em crianças pré-termo. Com frequência surge a questão sobre por quanto tempo a idade corrigida deve ser utilizada. A terceira edição das Escalas de Bayley do Desenvolvimento de Recém-Nascidos e Crianças até 2 Anos (Bayley-III), a ferramenta padronizada utilizada com mais frequência, recomenda o uso da idade corrigida até os 2 anos (21) para fins clínicos. Em estudos de pesquisa, a idade corrigida pode ser utilizada na idade escolar para evitar subestimar as capacidades.

Desenvolvimento motor e paralisia cerebral

Na primeiros meses de vida, bebês extremamente pré-termo tipicamente apresentam um aumento do tônus extensor, que afeta os ombros e os membros inferiores (22), denominado distonia transitória da prematuridade. Este processo alcança um pico aos 7 meses de idade corrigida. A distonia transitória inclui alterações no tônus muscular, diminuição da movimentação voluntária, retenção dos reflexos primitivos, surgimento tardio das reações automáticas normais e desenvolvimento neuromotor assimétrico. Um aumento da incidência de problemas cognitivos e motores posteriores tem sido associado à distonia transitória (22).

William Little, um cirurgião ortopedista, observou a associação original entre a rigidez e as contraturas nos membros e a lesão dos cérebros em desenvolvimento em 1843 (23). A PC, derivada da publicação de "The Cerebral Palsies of Children" (As Paralisias Cerebrais das Crianças) de William Osler (23), permanece um termo diagnóstico descritivo para "um grupo de distúrbios do desenvolvimento da movimentação e da postura, que causa limitação da atividade, que são atribuídos a distúrbios não progressivos que ocorreram no cérebro fetal ou do RN em desenvolvimento" (24). A PC permanece um termo abrangente para descrever uma diversidade de insultos do sistema nervoso central e no cérebro em desenvolvimento, com um espectro de manifestações de gravidade variável. Não é surpreendente que a PC possa ser acompanhada por outros distúrbios. Assim, a definição atual declara que "os distúrbios motores da PC com frequência são acompanhados por distúrbios da sensação, percepção, cognição, comunicação e do comportamento; pela epilepsia e por problemas esqueléticos secundários" (24). As classificações da PC abordam o tipo de anormalidade da movimentação e da postura, os membros afetados e a gravidade funcional. A espasticidade, o resultado da inibição no nível da medula espinal, que ocorre como resultado da lesão do trato corticoespinal, é uma resistência dependente da velocidade à extensão nos músculos esqueléticos, associada à hipertonia. A hipotonia pode resultar da redução da atividade motora e da distonia em virtude de lesão dos núcleos da base. A distonia, posturas anormais com frequência associadas a movimentos involuntários, é um resultado das contrações musculares prolongadas anormais (23). Em termos abrangentes, a tetraplegia/tetraparesia se refere ao envolvimento dos quatro membros, a hemiplegia/hemiparesia ao envolvimento de um lado do corpo, e a diplegia aos membros inferiores. A PC não está evidente ao exame físico ao nascimento, mas evolui ao longo do 1º ano de vida. Os sinais clínicos de distonia transitória são resolvidos aos 12 meses de idade corrigida e o tônus, a postura e as anormalidades do desenvolvimento motor da PC normalmente estão presentes aos 18 a 24 meses de idade corrigida. As formas distônica e discinética da PC são manifestadas de modo mais claro posteriormente na vida (25). O tipo de PC pode evoluir e ser alterado na medida em que a criança cresce (26). A classificação do Estudo da Paralisia Cerebral na Europa (EPCE) está demonstrada na Figura 56.1 (27). Para o desenvolvimento de uma classificação mais confiável e padronizada da PC, Kuban criou um algoritmo no qual ele definiu a tetraparesia como o envolvimento de dois ou mais membros, incluindo um membro superior e um inferior e de ambos os lados do corpo, a diparesia como o envolvimento de um dos ou de ambos os membros inferiores, e a hemiparesia como o envolvimento de um lado do corpo. Em uma coorte de crianças de 2 anos de idade nascidas com menos de 28 semanas de gestação, 11,4% atenderam os critérios para a PC (52% de tetraparesia, 31% de diparesia e 17% de hemiparesia). As crianças com tetraparesia apresentaram maior probabilidade de estarem altamente comprometidas (26). A diplegia espástica está mais comumente associada à prematuridade (22). A gravidade da PC pode ser avaliada por meio do Sistema de Classificação Funcional Motora Grave (SCFMG) (28) de cinco níveis e de fácil utilização para as idades inferiores a 2, de 2 a 4, 4 a 6, 6 a 12 e, na versão de 2007 expandida e revisada, 12 a 17 anos (Quadro 56.2). O SCFMG está conceitualmente alinhado à ICF, com ênfase na posição sentada, na mobilidade e nas transferências. O SCFMG não inclui a função dos membros superiores e das mãos. O sistema de Classificação das Capacidades Manuais, desenhado para 4 anos de idade ou mais, captura a gravidade e o impacto funcional da PC sobre as capacidades manuais. A alimentação, a deglutição e a função oromotora podem apresentar dificuldades funcionais significativas e não estão incorporadas em um sistema de classificação funcional (23).

QUADRO 56.2
Sistema de classificação da função motora grosseira: expandido e revisado.

Nível I: as crianças se movimentam para se sentar e sentam no chão com ambas as mãos livres para manipular os objetos. As crianças engatinham sobre as mãos e os joelhos, puxam móveis para se levantar e dão passos segurando-se nos móveis. As crianças andam entre os 18 meses e os 2 anos de idade sem a necessidade de qualquer dispositivo de mobilidade auxiliar

Nível II: as crianças mantêm-se sentadas no chão, mas podem precisar usar as suas mãos para se apoiar para manter o equilíbrio. As crianças se arrastam sobre o seu estômago ou engatinham sobre as mãos e os joelhos. As crianças conseguem levantar segurando nos móveis e dão passos segurando-se neles

Nível III: as crianças se mantêm sentadas no chão quando a região lombar está apoiada. As crianças rolam e se arrastam para frente sobre o seu estômago

Nível IV: as crianças têm o controle da cabeça, mas é necessário sustentação do tronco para sentarem no chão. As crianças podem rolar para o decúbito dorsal e para o decúbito ventral

Nível V: os comprometimentos físicos limitam o controle voluntário da movimentação. As crianças não conseguem manter a posição da cabeça e do tronco contra a gravidade no decúbito ventral e na posição sentada. As crianças necessitam de assistência de um adulto para rolar

De Palisano R, Rosenbaum P, Bartlett D et al. *Gross motor function classification system – expanded and revised*. Hamilton, ON: CanChild Centre for Childhood Disability Research, McMaster University, 2007. Disponível *on-line* publicamente.

A PC é a neuroincapacidade mais comum em crianças (23), e aproximadamente 40% de todas as crianças com PC nasceram pré-termo (29). A PC ocorre em 0,2% dos nascimentos vivos. Ela é 50 vezes mais comum nos nascimentos com menos de 28 semanas de IG (26), com uma prevalência de 6 a 26% (26), que é inversamente proporcional à IG. A maior parte dos estudos demonstra que a prevalência da PC permaneceu inalterada ao longo do tempo, ainda que reduções e aumentos tenham sido relatados.

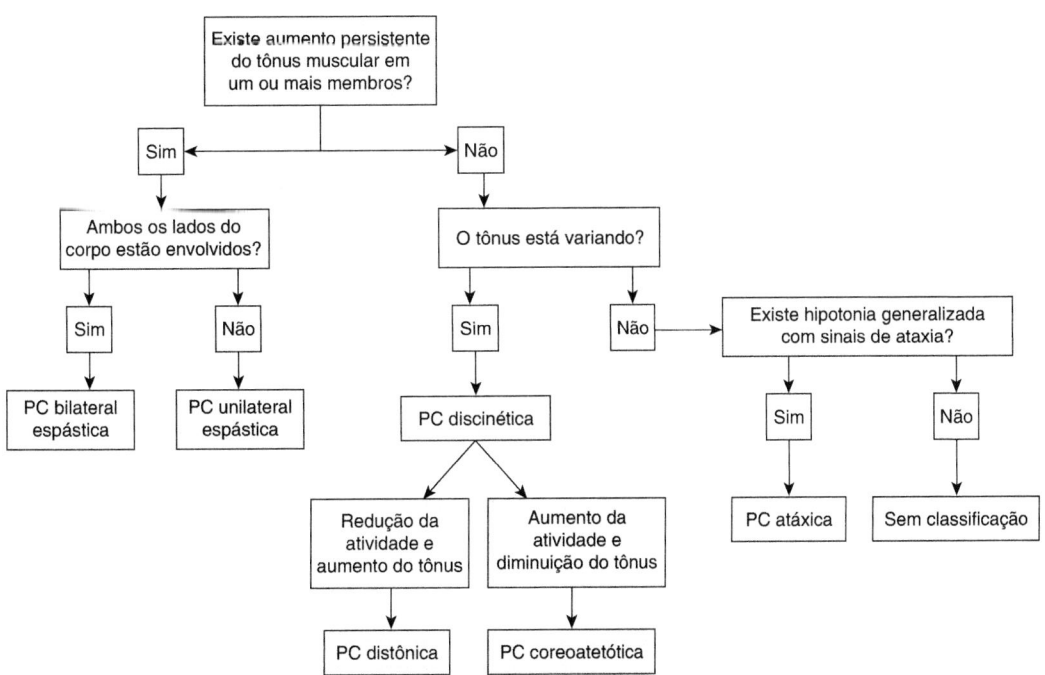

Figura 56.1 Árvore da classificação hierárquica dos três subtipos de PC. De Surveillance of Cerebral Palsy in Europe (SCPE). Surveillance of cerebral palsy in Europe: a collaboration of cerebral palsy surveys and registers. *Dev Med Child Neurol* 2000;42:816-824. Obtida *on-line* em http://www.bapm.org/publications/documents/guidelines/Outcome_BAPM_WG_report_v6_Jan08.pdf.

Desenvolvimento cognitivo

A inteligência não pode ser medida antes dos 3 anos de idade. Em crianças mais jovens, o desenvolvimento, em vez das capacidades cognitivas, é avaliado por meio de testes tais como os de Bayley-III (21). Os quocientes do desenvolvimento, contrariamente aos quocientes da inteligência, são influenciados pelas oportunidades de aprendizado e pelo ambiente, e a sua capacidade preditiva apresenta limitações. A avaliação cognitiva de crianças com comprometimentos sensoriais é desafiadora, tendo em vista que a maior parte dos itens do teste é sensorimotora. As Bayley-III não devem ser utilizadas para crianças que sejam legalmente cegas, e as capacidades verbais não podem ser avaliadas naqueles com comprometimento auditivo. Podem ser utilizados os componentes de Organização Receptiva da Linguagem e de Organização Expressiva da Linguagem das Escalas do Aprendizado Precoce de Mullen (30). A memória auditiva e a atenção podem ser avaliadas com o uso do Teste de Desempenho Contínuo auditivo (31). Com o aumento da idade, os subtestes verbais podem ser utilizados para as crianças com comprometimento visual e os testes não verbais para as crianças com comprometimento auditivo. As Escalas de Desempenho Internacional de Leiter-R (32) não requerem uma audição intacta e podem ser utilizadas para aquelas com comprometimento auditivo. De modo semelhante, a avaliação das capacidades cognitivas em crianças com comprometimentos motores antes da idade pré-escolar é difícil (14).

Coortes de crianças PEBN em idade pré-escolar apresentam pontuações cognitivas 15 a 18 pontos mais baixas do que as crianças da comparação, com desempenho mais fraco em todas as medidas (tarefas de linguagem, motoras, de memória, visuais e motoras, e perceptivas) (33,34). Existem algumas evidências de que, em crianças com lesão grave do sistema nervoso central, a função cognitiva deteriora com a idade, em comparação às crianças neurologicamente intactas, porém imaturas, nas quais a função cognitiva melhora com a idade (35).

Audição

O comprometimento da audição pode afetar significativamente as vidas das crianças, ao prejudicar a sua capacidade de comunicação, as suas interações sociais, o comportamento e o potencial acadêmico. Aproximadamente 1 a 2 por 1.000 RNs apresentará um comprometimento auditivo permanente, que poderá ser detectado no período de RN. Ambos o comprometimento auditivo neurossensorial e condutivo são mais comuns em crianças pré-termo: comprometimento auditivo neurossensorial que necessita de auxílios em 2 a 3% e comprometimento auditivo leve e moderado (25 a 59 dB) em 6 a 8%. As taxas de comprometimento auditivo em geral têm permanecido estáveis em 3 a 5%, com as variações relacionadas principalmente às diferenças nas definições e na idade, embora tenham sido relatados aumentos preocupantes em crianças PEBN (36). Embora a etiologia exata com frequência não possa ser determinada, hipoxia e isquemia, exposição a medicamentos ototóxicos, infecções e hiperbilirrubinemia são prováveis fatores de contribuição. O comprometimento auditivo condutivo superior a 25 dB associado à otite média crônica tem sido relatado em 20 a 30% dos RNs pré-termo PBN. Os mecanismos propostos de disfunção da tuba auditiva incluem formato de cabeça dolicocefálico, hipotonia muscular, e intubação nasotraqueal prolongada. Mais crianças PMBN apresentam dificuldades de processamento auditivo central, com problemas na discriminação dos sons de fala simples e no reconhecimento auditivo (37).

Visão

A função visual normal exige uma via visual intacta a partir do cristalino, da retina, do nervo óptico, das radiações ópticas e do córtex visual. Centralmente, existem duas vias visuais: a corrente dorsal para a detecção da movimentação e da localização, e a via ventral para a memória visual, o reconhecimento de formas e de faces (38). A função visual segue marcos típicos na medida em que as correntes dorsal e ventral se integram e se tornam cada vez mais conectadas ao córtex e ao subcórtex (38). O RN apesenta dificuldades para fixar e discriminar as cores, bem como acuidade visual inadequada (20/200 a 20/400). Normalmente, a acuidade visual amadureceu até 20/20 a 20/30 aproximadamente aos 2 anos de idade, com capacidades funcionais visuais adequadas. A incidência de cegueira é de 4 a 8% com ≤ 25 semanas de IG e de 1 a 2% com 26 a 27 semanas de IG (5). Com a melhora dos tratamentos, a prevalência de cegueira relacionada à retinopatia da prematuridade diminuiu de 8 a 10% antes da década de 1990 para menos de 3%. Formas mais leves de retinopatia podem estar associadas à alteração da acuidade visual. Miopia e hipermetropia ocorrem em mais de um quarto das crianças nascidas com menos de 28 semanas de gestação (39), e foram necessárias prescrições de óculos em 24% de uma coorte de crianças de 6 anos de idade nascidas com 25 semanas de gestação ou menos (40). Tem sido demonstrado que a sensibilidade aos contrastes, a capacidade de identificar um objeto contra um fundo, é afetada pela prematuridade, mas raramente ela é de importância funcional (41). Pode ocorrer perda do campo visual como um resultado de terapia com *laser* ou crioterapia e com frequência ela não é detectada até a idade escolar, quando técnicas mais sensíveis podem ser utilizadas. Também existe um aumento da visão colorida anormal na população pré-termo, em especial dos déficits de azul e amarelo, que ocorrem em 2,5% dos RNs PBN (42). Os pré-termo também apresentam risco de comprometimento visual cortical em virtude de lesão do córtex visual ou das radiações ópticas, que percorrem a substância branca periventricular (41). Entretanto, crianças com comprometimento visual cortical, a causa mais comum de comprometimento visual nos países desenvolvidos, apresentam maior probabilidade de terem nascido a termo (43). O estrabismo, relatado em 12 a 20% das crianças PBN (42), pode ser um problema isolado ou pode estar associado à retinopatia da prematuridade ou à PC. O alinhamento dos olhos amadurece durante a primeiros meses de vida. Daqueles com mau alinhamento aos 6 meses de idade, ocorreu resolução dentro de 3 meses em 30% (41). Anomalias congênitas dos olhos coincidentes, tais como colobomas, catarata e retinite, também podem afetar a visão.

Saúde e neurodesenvolvimento

A saúde de uma criança afetará o desenvolvimento. As complicações da prematuridade podem levar a problemas de saúde em mais longo prazo. Crianças nascidas pré-termo apresentam um aumento do uso de recursos de saúde, especialmente nos primeiros 2 anos de vida, incluindo a necessidade de apoio tecnológico, tal como oxigênio domiciliar, ventiladores, traqueostomias e gastrostomias (14). O suporte tecnológico pode interferir com o estabelecimento da alimentação normal, pode causar aversão oral e também pode estar associado à disfunção do sistema nervoso central (14).

Aproximadamente um terço dos RNs PMBN apresentará ventriculomegalia em um ultrassom craniano neonatal (44). A hidrocefalia progressiva que necessita de *shunt* ocorre em 2 a 4% (45) e normalmente ocorre nas primeiras 8 semanas de vida, mas ocasionalmente pode ocorrer após a alta. Convulsões e epilepsia são observados ocasionalmente em associação a uma lesão neurológica central grave.

Desfechos na idade escolar

Aproximadamente na idade escolar, o cérebro humano é capaz de realizar uma grande variedade de tarefas complexas, que podem ser avaliadas de modo confiável. Nesta idade, podem ser escolhidas as medidas dos desfechos para a avaliação de um quadro global de saúde e bem-estar, categorias diagnósticas, ou capacidades específicas.

Aproximadamente na idade escolar, altas incidências de sequelas cognitivas, comportamentais e menores do neurodesenvolvimento, com frequência denominadas "comprometimentos menores", se tornam aparentes e persistem até a fase adulta. As estimativas de prevalência em crianças PMBN variam entre 15 e 25% (46) e, em crianças PEBN, são superiores a 50% (47).

Motores

Os comprometimentos motores são comuns em crianças nascidas pré-termo (48) e incluem problemas de coordenação, equilíbrio, controle motor grosso e fino, à semelhança do distúrbio de coordenação do desenvolvimento (DCD). O DCD descreve os distúrbios motores que interferem significativamente com a capacidade de uma criança de realizar as tarefas motoras diárias (p. ex., amarrar os sapatos, andar de bicicleta, fazer gravuras), que não são explicadas por outra causa e que não ocorrem em virtude de uma condição clínica geral (49), e as capacidades motoras são significativamente inferiores às esperadas para a capacidade intelectual. A segunda edição da Bateria de Avaliações da Movimentação para Crianças (50) e o Teste de Proficiência Motora de Bruininks-Oseretsky (51) são os testes mais comumente utilizados para diagnosticar o DCD; ele é apresentado em crianças de outro modo livres de incapacidade sensorial e intelectual importante e PC, embora outros comprometimentos menores possam coexistir. O DCD pode apresentar um impacto considerável sobre a qualidade de vida das crianças, incluindo a participação limitada em atividades físicas e sociais, problemas com os colegas e preocupações sobre a saúde emocional (52), e o DCD não melhora com a idade. A incidência de DCD é inversamente proporcional ao peso ao nascimento.

De modo semelhante, os problemas visuais motores, não detectáveis até depois dos 3 anos de idade, são comuns em sobreviventes PMBN (14), incluindo naqueles com inteligência e desfechos de outro modo normais, e envolve múltiplos componentes, tais como controle visual motor, percepção visual e integração visual motora. Problemas de percepção visual e integração visual motora ocorrem em 11 a 20% dos sobreviventes PMBN e estão mais relacionados aos riscos biológicos do que aos riscos ambientais (14).

Cognitivos

As capacidades cognitivas, incluindo a inteligência e o desempenho acadêmico, são afetados adversamente pela prematuridade. Além da maior proporção de comprometimento cognitivo grave em crianças pré-termo, naquelas crianças livres de incapacidades, com o ajuste em relação às variáveis sociodemográficas, o QI médio é 5 a 7 pontos mais baixo (desvio padrão de 0,3 a 0,6) do que nos controles (14). O QI verbal é tipicamente superior ao QI não verbal. Irmãos de crianças PEBN apresentam um QI superior ao de seu irmão em 84% dos casos (7).

Déficits cognitivos específicos, tais como incapacidades de aprendizado, disfunção executora, problemas de memória atuante e integração visual motora (7) têm sido documentados em diversos países (53). Em adolescentes, têm sido relatados déficits escolares em 72% das crianças com peso ao nascimento inferior a 750 g, 53% com peso ao nascimento de 750 a 1.000 g, e em 13% dos controles com peso normal ao nascimento (54). Crianças PEBN têm três a cinco vezes mais probabilidade de apresentar um problema de aprendizado com a leitura, ao soletrar ou escrever, e especialmente com a matemática, e isto aumenta para 8 a 10 vezes nos adolescentes (7). A disfunção escolar com frequência é exacerbada por fatores socioeconômicos e ambientais. A conquista acadêmica com frequência é inferior à esperada de acordo com o QI em crianças pré-termo. A conquista acadêmica provavelmente é afetada por diversos fatores: risco biológico, genética e sexo (aumento de três a seis vezes em indivíduos do sexo masculino) (5). Função executora é um termo amplo em relação aos comportamentos propositais e direcionados a um objetivo necessários para executar as funções cognitivas, comportamentais, emocionais e sociais.

A disfunção executora é uma diversidade de incapacidades. As crianças prematuras afetadas podem apresentar mais dificuldade para iniciar atividades, com a organização, de flexibilidade para gerar ideias e solucionar problemas (7), com a memória atuante e a inibição, e também apresentam problemas de atenção (14). Os problemas com a função executora impactam o sucesso cognitivo, social e acadêmico e afetam o QI generalizado e a aquisição de conhecimentos. A incidência aumenta em um gradiente da IG. Estes problemas não são capturados pelas medidas da pontuação do QI médias (14). O processamento das informações visuais é um aspecto fundamental da cognição, e RNs pré-termo necessitam de mais tempo para se familiarizar com as tarefas de memória com reconhecimento visual (55). Isto sugere que existam diferenças inerentes na cognição em RNs pré-termo (55).

Linguagem

A linguagem expressiva e receptiva é importante para a comunicação, o sucesso social e acadêmico e a alfabetização. As habilidades de linguagem (vocabulário, receptiva, fluência verbal, memória para a prosa) com frequência são um esforço relativo para as crianças nascidas prematuras, mas podem ser observados déficits em habilidades verbais mais complexas, tais como compreensão da sintaxe, seguir instruções complexas e discriminação auditiva (7). Os déficits de linguagem em crianças pré-termo também demonstram um gradiente do peso ao nascimento e da IG e a associação com complicações perinatais e neonatais.

Comportamento

Embora a interação dos pais com a criança, o temperamento e a autorregulação possam ser avaliados mais precocemente, os problemas de comportamento, as relações com os colegas, a psicopatologia, o comportamento antissocial e o insucesso escolar são mais bem avaliados na idade escolar. Até mesmo RNs prematuros de baixo risco avaliados com o uso da Escala de Avaliação Comportamental Neonatal de Brazelton apresentam um padrão diferente de comportamentos, que é mais variável, e em geral menos competente do que o dos controles nascidos a termo (56). Estas alterações podem ser detectadas na idade equivalente ao termo. Isto é consistente com as técnicas eletrofisiológicas, que demonstram retardos de maturação nos potenciais auditivos evocados corticais e do tronco encefálico, na videossonografia e na função autônoma (57). Diversos destes foram correlacionados aos desfechos em mais longo prazo (58). RNs PBN com frequência apresentam alterações nas interações maternas e infantis, com os RNs PBN sendo, em média, menos responsivos e menos comunicativos. As suas mães tipicamente compensam isto por meio do aumento da estimulação e do envolvimento em atividades. Na medida em que crescem, os meninos PMBN demonstram mais problemas comportamentais do que os controles com peso normal ao nascimento, independentemente da classe social e do QI (59). O transtorno de déficit de atenção com hiperatividade é 2,6 a 6 vezes mais comum em pré-termos (7). Os traços de personalidade observados com frequência em RNs pré-termo são timidez, desconfiança, adaptação social inadequada, ansiedade e isolamento (7). A dificuldade em fazer amigos, o comportamento imaturo, a impulsividade e as dificuldades de concentração com frequência levam a um diagnóstico de transtorno de déficit de atenção com hiperatividade. A função executora, a memória sequencial e a inteligência global também podem impactar o comportamento.

Desfechos funcionais e qualidade de vida

O estado de saúde, as capacidades funcionais e a qualidade de vida são três conceitos diferentes, que com frequência são utilizados de modo intercambiável (14). Para as crianças de 5 a 18 anos de idade, o Questionário de Saúde Infantil é uma medida robusta da saúde global (60). Para os adolescentes, o Perfil de Saúde e Doença

Infantil (CHIP-CE) (61) é uma alternativa. O Questionário para a Identificação de Crianças com Condições Crônicas (QuICC) (62) é outro exemplo de uma medida da condição de saúde global. O estado funcional (incluindo os cuidados pessoais, a mobilidade, a comunicação e o aprendizado) pode ser avaliado com o uso de questionários tais como a Medida de Independência Funcional para Crianças (63), a escala de Comportamento Adaptativo de Vineland (65), o de Battelle (65) e o PEDI (Inventário de Avaliação da Incapacidade Pediátrica) (66) ou por meio de uma entrevista com os pais desenvolvida por Stein e Jessop (67). Existe uma prevalência mais alta de retardos mentais e emocionais, restrição das atividades da vida diária e dos cuidados pessoais, e distúrbios de saúde crônicos (5) em pré-termos do que nos controles, que persistem na fase adulta (5). A qualidade de vida relacionada à saúde é medida multidimensional do valor pessoal que um indivíduo atribui a uma situação de saúde e varia entre os indivíduos, os pais e os prestadores de atenção à saúde. As crianças devem ter no mínimo 7 a 8 anos de idade, com habilidades nível grau 2, para serem capazes de completar as medidas da qualidade de vida relacionada à saúde com a utilização de termômetros de sensações e apresentar no mínimo habilidades grau 6 para serem capazes de se envolver na técnica de Standard Gamble (68). As medidas da qualidade de vida para as crianças incluem o Peds-QL (69), que pode ser utilizado para crianças tão jovens quanto de 2 anos com um progenitor substituto; o TACQOL completado pelos pais (70); e a Qualidade de Vida de Crianças Pré-Escolares (TAPQOL) (71). O Índice de Utilidade da Saúde proporciona um número entre 0 e 1 para diferentes estados de saúde. Para as crianças mais jovens, o Sistema de Classificação da Condição de Saúde – versão Pré-Escolar (72) proporciona os perfis de saúde sem o perfil de valor. Apesar de mais limitações funcionais, os adolescentes PEBN e seus pais classificam a sua qualidade de vida de modo superior (5).

Desfechos dos adultos

Os dados sobre os desfechos como adultos de crianças pré-termo refletem as práticas de cuidados intensivos de uma geração mais anterior. Os dados podem ser derivados de estudos longitudinais, que apresentam o benefício de medidas de desfecho definidas prospectivamente, mas o risco de viés do desgaste. As bases de dados ligadas a populações apresentam a vantagem de um tamanho de população grande, mas os desfechos são predeterminados e podem não ser definidos de modo preciso (73).

A taxa de PC em adultos extremamente pré-termo é 80 vezes mais alta do que nos adultos nascidos a termo nos registros de PC (73). Conforme relatado nas idades mais precoces, o comprometimento intelectual é mais prevalente nos sobreviventes prematuros. A taxa varia de acordo com a definição (73). Na Suécia, 71% de sobreviventes com 24 a 28 semanas de IG concluíram 12 anos de escolarização, em comparação a 78,6% dos controles a termo (74), consistente com outros estudos que demonstram menos anos de instrução concluídos (73). As crianças pré-termo apresentam maior probabilidade de terem repetido 1 ano escolar e menor probabilidade de cursar a instrução pós-secundária (75). Eles apresentam taxas discretamente mais baixas de conquista educacional, emprego e vida independente (5). Aquelas PBN e pré-termo com menos de 33 semanas de gestação foram associadas a um aumento da probabilidade de esquizofrenia em um estudo de bases de dados conectadas (73). Distúrbio do espectro autista foi relatado em 0,6% dos adultos com menos de 28 semanas de gestação, em comparação a 0,05% dos controles a termo (76) e 1,3% de uma coorte de adultos jovens PEBN (77). Adultos PBN apresentam maior probabilidade de serem diagnosticados com depressão (73) e 14% dos adultos pré-termo em uma coorte canadense (78) estavam recebendo antidepressivos, em comparação a 6% dos controles. Os adolescentes e adultos jovens pré-termo tardios tendem a ser avessos a riscos, apresentam menor probabilidade de terem deixado a casa dos seus pais, menor probabilidade de ter mantido relações sexuais, ou de terem tido filhos (73). Nas coortes PEBN, a prevalência de surdez variou de 0 a 8,7% e a de cegueira bilateral foi de 7,4% (73). Prescrições de óculos foram necessárias por parte de quase dois terços dos sobreviventes prematuros adultos, em comparação a 37% dos controles. Tem sido relatado que ocorre descolamento tardio de retina tão posteriormente quanto aos 15 anos de idade (80). Saigal também relatou taxas mais altas de limitações funcionais nos domínios da visão, audição, destreza, imperícia, incapacidades de aprendizado, e cuidados pessoais do que nos controles (78).

Em geral o crescimento está na variação normal, consistente com as pontuações z da altura parental intermediária, mas é inferior ao dos controles a termo (4 cm menos para os homens e 8 cm menos para as mulheres), e os homens apresentam peso inferior ao dos controles (73). O índice de massa corporal aumenta dos 3 anos de idade até a fase adulta, o que lhes impõe um mais alto risco de doença cardiovascular e diabetes tipo 2 (73). A densidade óssea em uma idade média de 22,6 anos em um estudo finlandês foi inferior na coluna lombar e no colo do fêmur dos indivíduos com peso muito peso ao nascimento do que nos controles (81). Na mesma coorte, os adultos jovens pré-termo apresentaram comprometimento da tolerância à glicose após um teste de tolerância à glicose (82). A pressão arterial é mais alta em crianças nascidas prematuramente (73): diferenças médias na pressão arterial sistólica de 2,3 a 13 mmHg e na pressão arterial diastólica de 0 a 5 mmHg. Nas provas de função pulmonar, a função média geral está dentro da variação normal; entretanto, prematuros sobreviventes apresentam mais obstrução das vias respiratórias e retenção de ar, em comparação aos controles, o que é mais acentuado nas crianças que apresentaram displasia broncopulmonar (73), e a carga de trabalho máxima nos testes de tolerância a exercícios foi 15% mais baixa (73). Asma e alteração da respiração durante o sono foram relatadas como sendo superiores em alguns estudos de indivíduos prematuros adultos (73). Como adultos, eles deixam de apresentar um aumento do uso de recursos de saúde (78). As taxas reprodutivas em cidadãos com menos de 28 semanas de IG na Noruega foram de 25% para as mulheres e 14% para os homens, em comparação a 68% das mulheres nascidas a termo e 50% dos homens nascidos a termo (83). Isto provavelmente é explicado, ao menos em parte, pela persistência de muitos traços de personalidade na fase adulta: timidez, imaturidade social, aversão a riscos e menos relações sexuais (5).

Recém-nascidos a termo

Aproximadamente metade das admissões em UTI neonatais no Canadá é de bebês nascidos a termo (84). Os RNs a termo também correm alto risco de desfecho neurodesenvolvimental adverso por causa de anormalidades neurológicas congênitas, agravos neurológicos ou complicações dos cuidados intensivos do RN. De modo muito semelhante aos RNs prematuros do passado, existem "novos sobreviventes" nascidos a termo, como resultado de novas tecnologias invasivas, com futuros incertos.

Encefalopatia hipóxico-isquêmica

A encefalopatia hipóxico-isquêmica é o problema neurológico único mais importante que ocorre no período perinatal e é uma causa importante de PC, comprometimento cognitivo e epilepsia. A maior parte das crianças com PC não sofreu asfixia ao nascimento. PC não ocorreu em 95% dos RNs a termo com uma escala de Apgar em 5 minutos ≤ 3. Na medida em que a duração da asfixia aumenta, aumenta a probabilidade de morte ou desfecho adverso. O RN pré-termo é mais vulnerável do que o RN a termo. Para atribuir causalmente o desfecho neurodesenvolvimental adverso à asfixia intraparto, têm de ser encontradas: evidências intraparto de angústia fetal, depressão ao nascimento, encefalopatia neonatal e evolução clínica subsequente consistente com asfixia (85).

Acidente vascular cerebral perinatal isquêmico

O acidente vascular cerebral perinatal isquêmico, com uma incidência estimada de 1 em 2.300 a 1 em 5.000 nascimentos (86), é a etiologia provável da hemiplegia em um terço das crianças nascidas a termo ou pré-termo tardias (87). O acidente vascular cerebral isquêmico perinatal é definido como "um grupo de condições heterogêneas nas quais existe uma perturbação focal do fluxo sanguíneo cerebral secundária a trombose ou embolização arterial ou venosa cerebral, entre 20 semanas de vida fetal até o 28º dia pós-natal, confirmada por meio de exames por imagem neurológicos ou estudos neuropatológicos" (86). Estas crianças podem apresentar convulsões, tipicamente focais ainda no primeiro ano de vida (sem alterações associadas) ou apresentar déficits neurológicos ou epilepsia nos primeiros anos de vida. Um desfecho normal é observado em 25 a 50% dos casos (86). A RM é o exame complementar recomendado. O envolvimento cerebral de áreas supridas pela artéria cerebral média, incluindo o membro posterior da cápsula interna e os núcleos da base, ou anormalidades precoces em exames por imagem ponderados com difusão dos pedúnculos cerebrais, estão correlacionados com o desenvolvimento de hemiplegia (86). A hemiplegia do lado direito, com o envolvimento da artéria cerebral média esquerda, é o desfecho mais comum. Déficits de linguagem, visuais, cognitivos ou comportamentais são observados em 20 a 60% destas crianças (86). Portanto, é recomendado o acompanhamento do neurodesenvolvimento a longo prazo das crianças com acidente vascular cerebral isquêmico perinatal.

Cardiopatia congênita

Dos 3 por 1.000 RNs com cardiopatia congênita que necessitam de cirurgia ou intervenção com cateter no início da vida, 85% sobrevivem até a fase adulta (88). Atualmente reconhece-se que crianças com cardiopatia congênita apresentam risco de desfecho adverso do neurodesenvolvimento. A Declaração Científica de 2012 da American Heart Association recomenda a vigilância do desenvolvimento, o rastreamento e um programa de avaliação para as crianças com cardiopatia congênita (88). O rastreamento padronizado do desenvolvimento em 9, 18, 30 e 48 meses é recomendado para as crianças com cardiopatia congênita que atendem os critérios de alto risco descritos a seguir. Nos primeiros 3 anos, sugere-se a avaliação do crescimento e da alimentação, o exame motor, a avaliação fonoaudiológica formal e a avaliação padronizada do desenvolvimento, bem como o questionário de comportamento preenchido pelos pais e pelo rastreador de autismo, com a avaliação de fonoaudiologia, se clinicamente indicada (88). Os critérios de alto risco são a necessidade de cirurgia cardíaca a céu aberto durante o primeiro ano de vida ou lesões cardíacas congênitas cianóticas e uma ou mais das comorbidades a seguir: prematuridade, anormalidade genética, necessidade de suporte à vida extracorpóreo (SVEC), transplante de coração, reanimação cardiopulmonar, hospitalização pós-operatória superior a 2 semanas, convulsões peroperatórias, microcefalia, ou anormalidades em exames por imagem (88). Os fatores de risco biológicos para incapacidades neurossensoriais incluem síndromes ou distúrbios genéticos (p. ex., síndrome de Alagille, síndrome CHARGE, trissomia do 21, deleção de 22q11, síndrome de Noonan, síndrome de Turner e síndrome de Williams), anormalidades circulatórias como resultado da lesão cardíaca, ou riscos associados à terapia (isquemia cerebral global, hipoxia, embolização e infartos cerebrais, hemorragia intracraniana associada à anticoagulação). A RM neurológica em RNs com cardiopatia congênita com frequência revela maturação tardia e padrões de lesão da substância branca característicos da prematuridade (89). Assim como em outras populações, o ambiente domiciliar modifica o risco. As interações dos genes com o ambiente, tais como polimorfismos no gene da apolipoproteína E, afetam o transporte lipídico no cérebro e acredita-se que sejam importantes para o reparo neuronal (88).

Crianças com cardiopatias congênitas complexas tipicamente apresentam um padrão de desenvolvimento de comprometimento cognitivo leve, com dificuldades de comunicação e com as habilidades sociais (88). A atenção, a funcionalidade executora, as habilidades motoras grossa e fina, a construção visual e a percepção, a conquista educacional, o emprego e a qualidade de vida podem ser afetados (88). A criança com cardiopatia congênita necessita de um domicílio clínico com uma abordagem individualizada, que reconheça os fatores de alto risco e o espectro de preocupações com o desenvolvimento.

Hérnia diafragmática congênita

Com o recente aumento na sobrevida de 50% para mais de 80% em crianças com hérnia diafragmática congênita (90), surgiu o reconhecimento das morbidades a longo prazo associadas a esta anomalia congênita. Aos 2 anos de idade, crescimento inadequado (34% abaixo do terceiro percentil), anormalidades neurodesenvolvimentais (27%), problemas gastrintestinais (21%), recidiva da hérnia diafragmática que exige cirurgia (16%), condições musculoesqueléticas (11%) e pulmonares (11%) e hipertensão pulmonar tratada (5%) foram identificados em Vancouver e Toronto, no Canadá (90), consistente com outros relatos.

Suporte à vida extracorpóreo

O SVEC é um procedimento invasivo de salvamento da vida utilizado para pacientes com insuficiência cardiorrespiratória aguda e possivelmente reversível, com um risco de mortalidade superior a 50% com o suporte convencional ideal. RNs compõem 62% dos casos de SVEC (91), com os diagnósticos respiratórios mais comuns sendo hérnia diafragmática congênita, hipertensão pulmonar persistente do RN e síndrome de aspiração de mecônio. Dos casos de SVEC cardíacos, 37% são RNs (91). Os sobreviventes de SVEC são de alto risco para desfechos adversos em virtude da hipoxia, da gravidade da doença, da necessidade de anticoagulação total e, em alguns casos de SVEC venoarterial, da canulação da artéria carótida. O registro da Extracorporeal Life Support Organization (ELSO) coleta dados abrangentes até a alta hospitalar de 170 centros. Em casos de SVEC pediátricos, 16% apresentaram sequelas neurológicas significativas e 41% apresentaram sequelas respiratórias a longo prazo (92). Os dados sobre os desfechos em mais longo prazo são esparsos.

ORGANIZAÇÃO DE UM PROGRAMA DE ACOMPANHAMENTO DE RECÉM-NASCIDOS DE ALTO RISCO

Os programas de acompanhamento de RNs de alto risco são afiliados à maior parte das UTI neonatais terciárias nos EUA, no Canadá, na Grã-Bretanha e em outros países desenvolvidos. Existe uma variação considerável na sua organização (93). São necessários padrões nacionais para os cuidados de acompanhamento (14,94). O crescimento das redes de acompanhamento resultou em avaliações neurodesenvolvimentais padronizadas de determinadas populações de crianças.

Objetivos

Os objetivos de um programa de acompanhamento orientam sua organização e sua infraestrutura. Tendo em vista que as medidas informais do desenvolvimento identificam apenas 30% das crianças com problemas de desenvolvimento (94), são necessárias avaliações padronizadas para finalidades clínicas e de auditoria. As clínicas de acompanhamento podem proporcionar os cuidados clínicos multidisciplinares especializados para as crianças de risco e suas famílias. Elas podem assegurar a identificação precoce e a intervenção em relação às incapacidades do desenvolvimento persistentes, reconhecer as anormalidades transitórias e proporcionar a tranquilização dos pais, quando apropriada. Portanto, recomenda-se que os programas de acompanhamento realizem o rastreamento clínico e a vigilância (14,94). A vigilância abrange a auditoria das intervenções em UTI neonatais, a análise comparativa e o resumo das informações a respeito dos desfechos específicos do centro para fornecer informações para o aconselhamento pré-natal e os desfechos para influenciar as políticas (14). Existe experiência com o acompanhamento em 97 programas neonatais americanos aprovados com bolsas (14). Os programas de acompanhamento proporcionam oportunidades educacionais no desenvolvimento infantil e a exposição ao espectro de desfechos a longo prazo e como eles são vivenciados pela criança e pela família e às equipes de cooperação multidisciplinares. Os programas de acompanhamento podem apresentar diferentes níveis de intensidade. Foram propostos quatro níveis: nível 1 com uma entrevista telefônica, nível 2 com uma única visita pessoal com ferramentas de avaliação do tipo rastreamento, nível 3 com um único exame abrangente, e nível 4 com os centros proporcionando avaliações abrangentes e seriadas para finalidades clínicas e de pesquisa. O último pode incluir avaliações adicionais, tais como exames por imagem neurológicos, parâmetros bioquímicos e marcadores genéticos (Quadro 56.3) (14). A colaboração e a boa comunicação entre o programa de acompanhamento e o médico do atendimento primário podem beneficiar a família, os médicos, e a auditoria e os programas de pesquisa.

A vigilância demanda abordagem padronizada para os critérios de recrutamento e avaliações padronizadas dentro de faixas etárias restritas. Os critérios de recrutamento dos pacientes devem considerar os recursos de saúde comunitários e institucionais, o tamanho da região geográfica, os interesses institucionais, a integração com redes ou protocolos de pesquisas, e as recomendações nacionais. Considerando os múltiplos objetivos dos programas de acompanhamento, os desfechos ideais avaliados devem predizer a incapacidade séria tão precocemente na vida quanto possível, facilitar o diagnóstico e a intervenção precoces, coletar informações sobre os desfechos de importância para os pais para a tomada de decisões no período de RN, e criar novos conhecimentos. Na realidade, as medidas dos desfechos disponíveis são inferiores às ideais, e as preferências pessoais afetam as escolhas do programa.

O desenho dos estudos de acompanhamento é desafiador em termos metodológicos. As considerações sobre o *design* devem incluir o equilíbrio do intervalo de tempo necessário para avaliar os desfechos de interesse em face das alterações temporais nas práticas neonatais, a escolha de um grupo de controle, a minimização dos vieses dos desgastes, e a abordagem dos fatores de confusão e das limitações orçamentárias. Populações de controle bem selecionadas são importantes para a interpretação dos dados dos desfechos em coortes descritivas de RNs pré-termo e devem ser correspondentes em relação aos dados sociodemográficos, ao sexo, à etnia e à idade da criança (14). O efeito de Flynn (95), o aumento sustentado das pontuações do QI da população ao longo do tempo, resulta em superestimativa do QI na medida em que as normas dos testes se tornam obsoletas. Os controles selecionados ao nascimento são ideais, mas colegas de classe são uma alternativa aceitável. As taxas de acompanhamento de no mínimo 90% no início da infância, de no mínimo 80% no início da idade escolar e de no mínimo 70% na idade escolar intermediária devem ser os alvos, com as taxas de acompanhamento dos grupos de controle com frequência 10 a 20% inferiores (14). As estratégias para otimizar as taxas de acompanhamento incluem a admissão de indivíduos antes da alta hospitalar, a identificação da(s) pessoa(s) de contato, os endereços de apoio da família e do local de emprego, visitas intercaladas para manter o contato, a manutenção de contatos com outros prestadores de atenção à saúde, um coordenador do estudo dedicado, o reembolso dos custos com o estacionamento e o deslocamento da família, e o financiamento adequado para os anteriores (14). Embora as coortes institucionais sejam mais fáceis de estudar, as populações regionais são preferíveis, tendo em vista que elas são livres dos vieses dos encaminhamentos. Em populações pré-termo, as coortes selecionadas com o uso dos critérios da IG são preferíveis para a avaliação da função da prematuridade, especialmente quando os resultados devem ser utilizados para o aconselhamento pré-natal. Anteriormente, a IG não podia ser determinada de modo confiável, e os critérios de inclusão definidos pelo peso ao nascimento eram comuns. Estudos de coortes definidas pelo peso ao nascimento capturam quantidades desproporcionais de crianças que nasceram pequenas para a IG, com seus riscos específicos associados. A inclusão ou a exclusão de crianças com incapacidades importantes precisa ser considerada.

Critérios de recrutamento de pacientes

Os critérios de recrutamento normalmente são derivados dos fatores de risco para desfechos neurodesenvolvimentais adversos, ou de populações de novos sobreviventes de tecnologias invasivas com um desfecho desconhecido, conforme descrito anteriormente. Um ponto de corte pelo peso ao nascimento ou pela IG com frequência é selecionado para a população prematura. Hemorragia intraventricular grave, leucomalacia periventricular cística, displasia broncopulmonar e, em RNs a termo, encefalopatia, anomalias congênitas complexas, problemas clínicos complexos, meningite, necessidade de reanimação, tratamento pós-natal com esteroides e risco social/ambiental (p. ex., família de baixa renda, mãe adolescente, mãe solteira, alcoolismo materno, ou uso de substâncias) são outros critérios que são utilizados. Em um seminário americano em 2002, as recomendações em relação aos critérios mínimos para os programas de acompanhamento foram peso ao nascimento ≤ 1.000 g e/ou ≤ 28 semanas de gestação, encefalopatia hipóxico-isquêmica, ou hiperbilirrubinemia grave tratada

QUADRO 56.3

Níveis de intensidade do programa de acompanhamento.

Nível 1	Nível 2	Nível 3	Nível 4
Entrevista telefônica para o rastreamento: rastreadores do desenvolvimento	Visita única na clínica: crescimento, exame neurológico, rastreamento, rastreadores do desenvolvimento	Visita única: avaliação abrangente, crescimento, exame neurológico, avaliação do desenvolvimento	Avaliações abrangentes seriadas: crescimento, exame neurológico, avaliação do desenvolvimento, comportamento. Podem incluir fitas de vídeo, RM, QI dos pais, telemedicina, parâmetros bioquímicos, genética
Encaminhar para serviços diagnósticos ou de intervenção, conforme o necessário	Encaminhar para serviços diagnósticos ou de intervenção, conforme o necessário	Encaminhar para serviços diagnósticos ou de intervenção, conforme o necessário	Encaminhar para serviços diagnósticos ou de intervenção, conforme o necessário
Coleta de dados	Coleta de dados	Coleta de dados	Coleta de dados
Clínicos	Clínicos	Clínicos/de pesquisa	Clínicos/de pesquisa

De Vohr B, Wright LL, Hack M et al. Follow-up care of high-risk infants. *Pediatrics* 2004;114:1377-1397.

com exsanguinotransfusão (14). Na Grã-Bretanha, a IG inferior a 31 semanas ou o peso ao nascimento inferior a 1.000 g é um critério mínimo, embora menos de 32 semanas de gestação ou peso ao nascimento inferior a 1.500 g sejam o desejável (94). Embora o acompanhamento seriado do desenvolvimento de RNs com hérnia diafragmática congênita ocorra apenas em alguns centros (90), o acompanhamento pós-alta de crianças com hérnia diafragmática congênita tem sido recomendado e pode ser realizado por um programa de acompanhamento (96). De modo semelhante, o acompanhamento de RNs diagnosticados com cardiopatia congênita também tem sido recomendado (88).

Cronograma de avaliações

A escolha das idades nas quais as crianças devem ser avaliadas é direcionada pelos recursos de saúde e pela infraestrutura de serviços, pelas capacidades neurodesenvolvimentais que podem ser avaliadas em diferentes idades, pelos testes padronizados disponíveis e pelo custo e pela viabilidade do rastreamento a longo prazo (14). No 1º ano de vida, devem ser abordados o crescimento, a alimentação, as necessidades clínicas (p. ex., condições respiratórias em crianças com displasia broncopulmonar), a audição, a visão e o apoio psicossocial. Os desfechos motor e cognitivo não podem ser previstos de modo confiável no primeiro ano. A PC significativa, o comprometimento do desenvolvimento e os déficits sensoriais podem ser identificados razoavelmente bem aproximadamente aos 18 a 24 meses de idade corrigida. A rede do NICHD (National Institute of Child Health and Human Development) avaliou anteriormente crianças aos 18 a 22 meses de idade corrigida (14), mas atualmente utiliza de 22 a 26 meses. A British Association of Perinatal Medicine (BAPM) recomenda uma avaliação padrão do desfecho aos 2 anos de idade corrigida (94), e a Australian and New Zealand Network coleta dados aos 2 a 3 anos. O momento mais precoce ao qual a inteligência, as habilidades pré-acadêmicas, a função executora e as habilidades visuais motoras podem ser avaliadas é aos 3 anos (97-99). A conquista escolar, a detecção de problemas de atenção e uma diversidade de medidas cognitivas são possíveis aos 6 anos. Aos 8 anos de idade, o QI, a função neuropsicológica, a incapacidade de aprendizado, o desempenho escolar e o ajuste comportamental podem ser bem avaliados (14). Nos EUA, são recomendadas visitas de avaliação preventiva periódicas, incluindo do crescimento, da função sensorial, do neurodesenvolvimento e do comportamento (100), e as visitas de acompanhamento devem ser coordenadas com estas visitas comunitárias.

A cada visita, os desfechos a serem avaliados podem ser categorizados em diferentes domínios: crescimento, nutrição, estado neurológico, exames por imagem neurológicos, desenvolvimento motor grosso e cognitivo, desempenho na idade escolar, linguagem, função, comportamento e qualidade de vida (14).

Definições de incapacidade

A BAPM (94) definiu a incapacidade neurodesenvolvimental grave como aquela que provavelmente compromete a vida independente por toda a vida e, portanto, é importante para a tomada de decisões neonatais. Incluídas sob este título estão as crianças com resultados de testes padronizados do desenvolvimento inferiores a 3 desvios padrão, PC com nível no SCFMG 3 ou superior, ausência de palavras ou sinais significativos ou incapacidade de compreender comandos com indicações, ausência de audição útil até mesmo com auxílios, ou cegueira ou capacidade de perceber apenas a luz ou objetos que reflitam a luz. Os comprometimentos neurodesenvolvimentais são definidos como incapacidades clinicamente significativas, que podem ser utilizadas para a auditoria e as análises comparativas. Crianças com pontuações em testes padronizados inferiores a 2 desvios padrão, capacidades de linguagem aos 2 anos de idade com menos de cinco palavras ou sinais e incapazes de compreender comandos sem indicações, perda auditiva de 40 dB ou mais corrigida com auxílios, ou visão moderadamente reduzida ou cegueira em um olho atendem os critérios de incapacidade neurodesenvolvimental.

A incapacidade intelectual foi categorizada anteriormente como leve (QI 55 a 70), moderada (40 a 55), grave (25 a 40) e profunda (< 25). A definição de incapacidade intelectual da quinta edição do American Psychiatric Association's Diagnostic and Statistical Manual of Mental Disorders (DSM-V), alinhado à ICF (2), exige a demonstração de função intelectual com testes de inteligência clínicos e padronizados, déficit na funcionalidade adaptativa, e início durante o período de desenvolvimento. Para crianças com menos de 5 anos de idade, pode ser utilizada a definição do DSM-V de retardo do desenvolvimento global. As definições padrão do comprometimento auditivo são categorizadas como profundas (> 90 dB), graves (70 a 90 dB) e moderadas (40 a 70 dB) (94). No olho maduro, a cegueira legal é definida como a acuidade visual inferior a 20/200 no melhor olho, com a correção ideal.

Equipes e avaliações

Clínicas | Neurológicas

Um neonatologista, um pediatra do desenvolvimento ou um neurologista pediátrico geralmente desempenha esta função, embora alguns programas tenham pediatras comunitários ou profissionais enfermeiros pediátricos. As medidas do crescimento (peso, comprimento e circunferência craniana) devem ser coletadas em todas as visitas. O exame neurológico é uma parte integrante da avaliação neurodesenvolvimental, tendo em vista que ele pode distinguir entre os distúrbios transitórios e os permanentes, tais como a PC, e identificar os desfechos neurológicos mais graves. O exame deve incluir a função motora grossa, o tônus muscular, o equilíbrio, os reflexos, a função cerebelar, os nervos cranianos, o alinhamento ocular e a linguagem. Tendo em vista que a PC é um diagnóstico descritivo, outras etiologias precisam ser consideradas, especialmente se os sintomas não estiverem evoluindo conforme o esperado. São recomendados exames de imagem cerebrais em relação a todas as causas de suspeita de PC de etiologia incerta (101). O manejo da criança com PC é mais bem encaminhado a uma equipe multiprofissional integrada (23). O rastreamento precoce do quadril e a intervenção para reduzir subluxação e luxação são importantes para prevenir a dor e facilitar os cuidados e a qualidade de vida. A pesquisa de escoliose é importante para as crianças com PC posteriormente na vida (23). A visita de acompanhamento pode avaliar a necessidade de recursos.

Desenvolvimento cognitivo e comportamento

Esta avaliação com frequência é realizada por um fisioterapeuta durante o primeiro ano de vida e um psicólogo clínico para as crianças mais velhas. A equipe que administra as avaliações cognitivas deve ter as qualificações necessárias. A maior parte dos testes de QI exige psicólogos treinados em nível de mestrado ou PhD com qualificação nível C. Os testes de nível B podem ser administrados por uma gama mais ampla de profissionais de saúde com treinamento específico. Foram publicadas sugestões de avaliações cognitivas limitadas e abrangentes para os cuidados de acompanhamento de RNs de alto risco (14) e elas estão resumidas no Quadro 56.4. Recomenda-se uma medida padronizada do desenvolvimento nos primeiros 3 anos de vida. Bayley-III é comumente utilizada (21). Esta edição é significativamente diferente das edições anteriores, que apresentavam dois subtestes – o Índice de Desenvolvimento Psicomotor (PDI) e o Índice de Desenvolvimento Mental (MDI) – enquanto a terceira edição, lançada em 2006, apresenta os domínios cognitivo, motor e da linguagem. A média e o desvio padrão na segunda e na terceira edições são 100 e 15, respectivamente. O Victorian Infant Collaborative Group na Austrália administrou a terceira edição das Bayley para uma coorte de RNs pré-termo (peso ao nascimento < 1.000 g ou IG < 28 semanas) e crianças de controle a termo aos 2 anos de idade.

Os valores médios nos domínios cognitivo, de linguagem e motor foram 97, 94 e 100, respectivamente, para as crianças pré-termo e 109, 108 e 118 para os controles (123). Portanto, no lugar da utilização de um limite de 70 (–2 desvios padrão), 80 (124) ou 85 (125) estão sendo utilizados para definir o comprometimento do neurodesenvolvimento, quando um grupo de controle não está disponível. A inteligência pode ser medida com o uso da Escala de Inteligência Pré-Escolar e Primária de Wechsler (Wechsler Preschool and Primary Scale of Intelligence), quarta edição (117), para os 3 a 6 anos de idade e a Escala de Inteligência para Crianças de Wechsler para os 6 a 8 anos (Wechsler Intelligence Scale for Children for 6 to 8 years) (118). A média dos resultados dos 10 subtestes é calculada e os resultados são relatados como as pontuações verbais, do desempenho e composta de escala integral. A American Association for Intellectual and Developmental Disabilities define o comprometimento cognitivo como uma pontuação inferior a 70 (2 desvios padrão) (126). Uma medida do comportamento adaptativo, tal como o Sistema de Avaliação do Comportamento Adaptativo (ABAS), é útil para rastrear a função em relação aos colegas. A conquista escolar na leitura, ao soletrar, com a matemática e a conquista total podem ser avaliadas com o uso do Teste de Conquista Individual de Wechsler, Segunda Edição (127). O NEPSY-II (Neuropsicologia), para crianças de 3 a 17 anos, é uma bateria de testes que inclui a funcionalidade executora e a atenção, a memória e o aprendizado, a funcionalidade sensoriomotora, a percepção social, a linguagem e o processamento visual e espacial (115).

O relato dos pais é o meio mais simples para avaliar o comportamento. Existem vários questionários para serem preenchidos pelos pais, tais como a Breve Avaliação Social e Emocional de Recém-Nascidos e Crianças com 1 a 3 anos de idade (Brief Infant–Toddler Social and Emotional Assessment for 1 to 3-year-olds, 128) e a Lista de Verificações do Comportamento Infantil de Achenbach (Achenbach Child Behavior Checklist for 2 to 3-year-olds and 4 to 18-year-olds) para crianças com 2 a 3 anos de idade e com 4 a 18 anos de idade (129) e os de Conners (108). Para as crianças em idade escolar, a avaliação dos questionários preenchidos pelos professores e pelos pais reduzem os vieses dos pais. O Inventário de Depressão de Crianças (Children's Depression Inventory, 130) e os Sistemas de Avaliação do Comportamento para Crianças (Behavior Assessment Systems for Children, 131) são válidos para as crianças em idade escolar. As ferramentas de avaliação computadorizadas podem avaliar as crianças diretamente para diagnosticar problemas de atenção (132,133), e o Cronograma de Entrevistas Diagnósticas para Crianças (Diagnostic Interview Schedule for Children, 134) dará origem a diagnósticos psiquiátricos.

Motoras

Estas são tipicamente avaliadas por um fisioterapeuta no início da vida. O desenvolvimento motor pode ser avaliado com o uso de uma ferramenta padronizada, tal como as Bayley-III (21). As habilidades motoras grosseiras, tais como sentar e caminhar, devem ser documentadas. Os terapeutas ocupacionais com frequência observam crianças em idades pré-escolar e escolar mais velhas.

QUADRO 56.4

Ferramentas de avaliação cognitiva e comportamental.

Tipo de protocolo	12 meses IC	24 meses IC	3 a 4 anos	6 anos	8 anos
Abrangentes	Bayley-III	Bayley-III	DAS	WISC-IV	WISC-IV
			BSID-III (36 m)	WASI	WASI
			MSCA	Stanford-Binet-V	Stanford-Binet-V
			Stanford-Binet-V	NEPSY-II	NEPSY-II
			WPPSI-IV	VMI	BRIEF
			Conceitos Básicos de Bracken	Teste de destreza manual com caixa e blocos	Versões para pais e professores
			K-ABC (subescalas de processamento simultâneo sequencial)	Teste de *performance* continuada (CPT) de Conners	Teste de *performance* continuada (CPT) de Conners
			BRIEF-P		WRAML/CMS
					CVLT-C
Limitadas	BINS	BINS	K-BIT	WASI	WASI
	Idades e Estágios	Idades e Estágios	WRIT	Subtestes de WISC-IV	Subtestes de WISC-IV
	CAT/CLAMS	CAT/CLAMS	Rastreador de MSCA	Teste de *performance* continuada (CPT) de Conners	Subtestes de NEPSY
			VMI do formulário breve de K-ABC		Teste de *performance* continuada (CPT) de Conners
				VMI	VMI

Os testes na primeira fileira são os mais desejáveis, e aqueles listados a seguir são alternativas.
IC, idade corrigida.
Idades e Estágios indica o Questionário de Idades e Estágios (Ages and Stages Questionnaire, 102); Bayley-III, 3ª edição das Escalas de Bayley do Desenvolvimento de Recém-Nascidos e Crianças até 3 anos (Bayley Scales of Infant and Toddler Development, 21); BINS, Rastreador do Neurodesenvolvimento Infantil de Bayley (Bayley Infant Neurodevelopmental Screener, 103); Conceitos Básicos de Bracken-R, Escala de Conceitos Básicos de Bracken-Revisada (Bracken Basic Concepts-R, Bracken Basic Concepts Scale-Revised, 104); BRIEF, Índice de Classificação do Comportamento da Função Executora (questionário) (Behavior Rating Index of Executive Function (questionário),105); CAT/CLAMS, Teste Adaptativo Cognitivo/Escala de Marco Linguístico e Auditivo Clínico (Cognitive Adaptive Test/Clinical Linguistic and Auditory Milestone Scale, 106); CMS, Escala de Memória das Crianças (107); Conners, 3ª edição de Conners (108); Teste de *performance* continuada (CPT) de Conners, Lista de Verificação de Desempenho Contínuo de Conners (Conners Continuous Performance Checklist, 31); CVLT-C, versão das Crianças do Teste de Aprendizado Verbal da Califórnia (California Verbal Learning Test – Children's version, 109); DAS, Escala de Capacidade Diferencial (Differential Ability Scale, 110); Teste de destreza manual com caixa e blocos (Grooved Pegboard, 111); K-ABC, Bateria de Avaliações para Crianças de Kaufman (Kaufman Assessment Battery for Children, 112); K-BIT, Breve Teste de Inteligência de Kaufman (Kaufman Brief Intelligence Test, 113); MSCA, Escalas de Capacidades das Crianças de McCarthy (McCarthy Scales of Children's Abilities, 114); NEPSY-II, 2ª edição da avaliação Neuropsicológica do Desenvolvimento (Developmental NEuroPSYchological assessment, 2nd edition 115); SB-V, 5ª edição de Stanford-Binet (Stanford–Binet 5th edition, 116); WPPSI-IV, 4ª edição da Escala de Inteligência Pré-Escolar e Primária de Wechsler (Wechsler Preschool and Primary Scale of Intelligence 4th edition, 117); WISC-IV, 4ª edição da Escala de Inteligência para Crianças de Wechsler (Wechsler Intelligence Scale for Children 4th edition, 118); WASI, Escala de Inteligência Abreviada de Wechsler (Wechsler Abbreviated Scale of Intelligence, 119); VMI, Teste do Desenvolvimento da Integração Visual Motora (Developmental Test of Visual Motor Integration, 120); WRAML, Avaliação da Memória e do Aprendizado de Variação Ampla (Wide Range Assessment of Memory and Learning, 121); WRIT, Teste de Inteligência de Variação Ampla (Wide Range Intelligence Test, 122).
De Vohr B, Wright LL, Hack M *et al*. Follow-up care of high-risk infants. *Pediatrics* 2004;114:1377-1397.

A segunda edição da Bateria de Avaliações da Movimentação para Crianças (Movement Assessment Battery for Children, 50) é útil para a avaliação de DCD em crianças com 3 anos de idade ou mais, e em crianças em idade escolar pode ser utilizada a avaliação de Bruininks-Oseretsky (51). A avaliação da função sensorimotora (p. ex., precisão visual motora, velocidade motora fina) é útil (7) em crianças em idade pré-escolar e escolar.

Linguagem | Fala

Fonoaudiólogos são bem qualificados para avaliar a fala, mas esta função pode ser assumida por psicólogos. Testes abrangentes incluem a linguagem expressiva e receptiva, a gramática, a sintaxe e a articulação (14). O teste de Macarthur apresenta uma lista de verificação parental para ≥ 1 ano (135); o Teste de Vocabulário de Ilustração de Peabody-III (Peabody Picture Vocabulary Test-III) consegue mensurar a linguagem receptiva a partir dos 2 anos (136). O Teste de Vocabulário de Ilustração de Uma Palavra Expressivo e o Teste de Vocabulário de Ilustração de Uma Palavra Receptivo avaliam tanto a linguagem receptiva quanto a expressiva (137). A organização da linguagem é avaliada como parte das Escalas do Aprendizado Inicial de Mullen (Mullen Scales of Early Learning, 30), e a gramática está incluída no Teste do Comprometimento Gramatical de Rice/Wexler (138). Para crianças com 6 anos de idade ou mais, a CELF (Clinical Evaluation of Language Fundamentals) avalia as capacidades de linguagem de nível mais elevado (Rice/Wexler Test for Grammatical Impairment, 139).

Avaliação familiar

O suporte às famílias e a avaliação do ambiente domiciliar são muito importantes em crianças vulneráveis e podem ser realizados por um assistente social ou uma enfermeira. Para o ajuste em relação aos fatores socioeconômicos, com frequência é utilizado o nível de instrução materna. A avaliação de Hollingshead combina a escolaridade e a ocupação, mas está um pouco desatualizada (140). A Escala HOME de Caldwell combina diversas medidas da condição socioeconômica (141), mas é muito dispendiosa como parte dos cuidados padrão (142).

Audição

A avaliação da audição em crianças que participam de um programa de acompanhamento neonatal é um componente essencial, tendo em vista que estas crianças apresentam uma incidência 10 vezes mais elevada de comprometimento auditivo. Os fonoaudiólogos precisam ter experiência com a avaliação de crianças pequenas com o uso de métodos eletrofisiológicos e comportamentais. A ligação com programas de rastreamento auditivo de RNs universais é útil.

Visão

A avaliação por parte de um oftalmologista é indicada para RNs extremamente prematuros que correm risco de complicações tardias da retinopatia da prematuridade. Não existe um consenso a respeito de quais avaliações de rastreamento visual devem ser oferecidas e em quais idades, mas a acuidade visual e o rastreamento de ambliopia aos 4 a 5 anos de idade é o mínimo.

Redes

Redes multicêntricas podem conquistar um tamanho de amostra superior ao dos centros individuais e são particularmente adequadas para avaliar doenças neonatais de baixa incidência ou os desfechos. As redes enfrentam desafios consideráveis, que incluem a conquista de protocolos de estudo padronizados, a definição da população-alvo, a conquista de taxas de acompanhamento adequadas e a admissão de uma população de controle (14). A Vermont Oxford Network é uma rede voluntária que coleta dados neonatais e dados de acompanhamento até os 2 anos de idade, incluindo uma avaliação padronizada do desenvolvimento, com a finalidade de melhorar os desfechos por meio de estudos clínicos, pesquisas, educação e projetos de melhoria da qualidade. O NICHD Research Follow-Up study, que abrangeu 16 centros acadêmicos, avaliou o crescimento, o comportamento, as habilidades motoras, cognitivas e de linguagem de RNs com extremo baixo peso e indivíduos admitidos em estudos clínicos afiliados desde 1993. A Canadian Neonatal Follow-Up Network, com ligação aos dados neonatais (Canadian Neonatal Network), tem os dados dos desfechos nacionais aos 18 meses de idade corrigida, incluindo Bayley-III para RNs com menos de 29 semanas de gestação. Nos EUA o Centers for Disease Control e a Prevention Network for Developmental Disabilities, um sistema de vigilância nacional obrigatório estabelecido para compreender, prevenir e promover o bem-estar para pessoas com defeitos congênitos e incapacidades do desenvolvimento, mantém um registro de casos, um laboratório de vigilância e um programa de educação (14).

INTERVENÇÕES PARA MELHORAR OS DESFECHOS

Os programas de acompanhamento de RNs de alto risco que proporcionam avaliações sequenciais estão idealmente posicionados para assegurar que toda criança receba os serviços de intervenção apropriados. As crianças de alto risco devem ser encaminhadas para um programa de intervenção precoce, para promover o desenvolvimento da criança e as competências parentais positivas, ensinar as expectativas apropriadas e desenvolver a resiliência familiar.

Quando retardos ou comprometimentos são identificados, é indicado o encaminhamento para os recursos comunitários ou especialistas apropriados. A atenção ao bem-estar parental é crucial. A competência parental pode ser alterada pela doença crítica de um RN, resultando em uma síndrome de vulnerabilidade, que pode afetar os desfechos sociais, emocionais ou comportamentais da criança (143).

Algumas estratégias são promissoras para melhorar os desfechos. A redução do estresse neonatal, por meio do treinamento das mães durante a internação de seus filhos na UTI neonatal para interpretar os indícios demonstrados por eles, melhorou a maturação cerebral e a conectividade na RM equivalente ao termo (144), melhorou os comportamentos da mãe e do RN aos 6 a 12 meses de idade (145) e, em um estudo semelhante, pontuações equivalentes ao QI de 10,6 pontos ou superior aos 9 anos de idade (146).

As melhoras nas taxas de sobrevida de populações de alto risco não têm sido paralelas à melhora dos desfechos a longo prazo. A melhora desses desfechos exigirá abordagem múltipla: prevenção da prematuridade, identificação e redução dos fatores de risco, promoção da maturação cerebral saudável, otimização da razão risco/benefício das intervenções neonatais, o fornecer o melhor ambiente neonatal e domiciliar possível (ver também o Capítulo 4). Isto somente será possível com o reconhecimento da importância da avaliação dos desfechos a longo prazo em estudos clínicos controlados e randomizados e com a vigilância contínua dos desfechos neurodesenvolvimentais.

AGRADECIMENTOS

Gostaria de agradecer a Alberta Girardi e Kitty Ching por seu auxílio no preparo deste capítulo.

REFERÊNCIAS BIBLIOGRÁFICAS

1. Vohr BR, Wright LL, Dusick AM, et al. Center differences and outcomes of extremely low birth weight infants. *Pediatrics* 2004;113:781.
2. World Health Organization. *How to use the ICF: a practical manual for using the International Classification of Functioning, Disability and Health (ICF). Exposure draft for comment.* Geneva, Switzerland: WHO, 2013.
3. Doyle LW. Neonatal intensive care at borderline viability—is it worth it? *Early Hum Dev* 2004;80:103.

4. Smyser CD, Kidokoro H, Inder TE. Magnetic resonance imaging of the brain at term equivalent age in extremely premature neonates: to scan or not to scan? *J Paediatr Child Health* 2012;48:794.
5. Saigal S, Doyle LW. An overview of mortality and sequelae of preterm birth from infancy to adulthood. *Lancet* 2008;371:261.
6. Petrini JR, Dias T, McCormick MC, et al. Increased risk of adverse neurological development for late preterm infants. *J Pediatr* 2009;154:169.
7. Aylward GP. Neurodevelopmental outcomes of infants born prematurely. *J Dev Behav Pediatr* 2005;26:427.
8. Hüppi PS, Warfield S, Kikinis R, et al. Quantitative magnetic resonance imaging of brain development in premature and mature newborns. *Ann Neurol* 1998;43:224.
9. Weiss J, Takizawa B, McGee A, et al. Neonatal hypoxia suppresses oligodendrocyte Nogo-A and increases axonal sprouting in a rodent model for human prematurity. *Exp Neurol* 2004;189:141.
10. Limperopoulos C, Bassan H, Gauvreau K, et al. Does cerebellar injury in premature infants contribute to the high prevalence of long-term cognitive, learning, and behavioral disability in survivors? *Pediatrics* 2007;120:584.
11. Shah DK, Doyle LW, Anderson PJ, et al. Adverse neurodevelopment in preterm infants with postnatal sepsis or necrotizing enterocolitis is mediated by white matter abnormalities on magnetic resonance imaging at term. *J Pediatr* 2008;153:170.
12. Vinall J, Grunau RE, Brant R, et al. Slower postnatal growth is associated with delayed cerebral cortical maturation in preterm newborns. *Sci Transl Med* 2013;5:168ra8.
13. Chau V, Synnes A, Grunau RE, et al. Abnormal brain maturation in preterm neonates associated with adverse developmental outcomes. *Neurology* 2013;81:2082.
14. Vohr B, Wright LL, Hack M, et al. Follow-up care of high-risk infants. *Pediatrics* 2004;114:1377.
15. American Academy of Pediatrics Committee on Fetus and Newborn. Postnatal corticosteroids to treat or prevent chronic lung disease in preterm infants. *Pediatrics* 2002;109:330.
16. Sapolsky RM, Uno H, Rebert CS, et al. Hippocampal damage associated with prolonged glucocorticoid exposure in primates. *J Neurosci* 1990;10:2897.
17. Ranger M, Chau CMY, Garg A, et al. Neonatal pain-related stress predicts cortical thickness at age 7 years in children born very preterm. *PLoS One* 2013;8:e76702.
18. Glass NL, Malviya S. Anesthesia in children—limitations of the data on neurotoxicity. *N Engl J Med* 2011;364:1466.
19. Aylward GP. The relationship between environmental risk and developmental outcome. *J Dev Behav Pediatr* 1992;13:222.
20. Moore GP, Lemyre B, Barrowman N, et al. Neurodevelopmental outcomes at 4 to 8 years of children born at 22 to 25 weeks' gestational age: a meta-analysis. *JAMA Pediatr* 2013;167:967.
21. Bayley N. *Manual for the Bayley scales of infant and toddler development*, 3rd ed. San Antonio, TX: The Psychological Corporation, 2006.
22. Bracewell M, Marlow N. Patterns of motor disability in very preterm children. *Ment Retard Dev Disabil Res Rev* 2002;8:241.
23. Fairhurst C. Cerebral palsy: the whys and hows. *Arch Dis Child Educ Pract Ed* 2012;97:122.
24. Rosenbaum P, Paneth N, Leviton A, et al. A report: the definition and classification of cerebral palsy April 2006. *Dev Med Child Neurol Suppl* 2007;109:8.
25. Kuban KC, Leviton A. Cerebral palsy. *N Engl J Med* 1994;330:188.
26. Kuban KCK, Allred EN, O'Shea M, et al. An algorithm for identifying and classifying cerebral palsy in young children. *J Pediatr* 2008;153:466.
27. Surveillance of Cerebral Palsy in Europe (SCPE). Surveillance of cerebral palsy in Europe: a collaboration of cerebral palsy surveys and registers. *Dev Med Child Neurol* 2000;42:816.
28. Palisano R, Rosenbaum P, Bartlett D, et al. *Gross motor function classification system—expanded and revised*. Hamilton, ON: CanChild Centre for Childhood Disability Research, McMaster University, 2007.
29. Pharoah PO, Cooke T, Cooke RW, et al. Birthweight specific trends in cerebral palsy. *Arch Dis Child* 1990;65:602.
30. Mullen EM. *Mullen scales of early learning*. San Antonio, TX: Pearson, 1995.
31. Conners CK. *Conners continuous performance test for windows*. North Tonawanda, NY: International Psychological Services, 2000.
32. Roid G. *The Leiter International Performance Scales*. Woodale, IL: Stoelting Publishing Company, 2003.
33. Halsey CL, Collin MF, Anderson CL. Extremely low birth weight children and their peers: a comparison of preschool performance. *Pediatrics* 1993;91:807.
34. Breslau N, DelDotto JE, Brown GG, et al. A gradient relationship between low birth weight and IQ at age 6 years. *Arch Pediatr Adolesc Med* 1994;148:377.
35. Ment LR, Vohr B, Allan W, et al. Change in cognitive function over time in very low-birth-weight infants. *JAMA* 2003;289:705.
36. Synnes AR, Anson S, Baum J, et al. Incidence and pattern of hearing impairment in children with < or = 800 g birth weight in British Columbia, Canada. *Acta Paediatr* 2012;101:e48.
37. Therien JM, Worwa CT, Mattia FR, et al. Altered pathways for auditory discrimination and recognition memory in preterm infants. *Dev Med Child Neurol* 2004;46:816.
38. Atkinson J, Braddick O. Visual and visuocognitive development in children born very prematurely. *Prog Brain Res* 2007;164:123.
39. O'Connor AR, Stephenson T, Johnson A, et al. Long-term ophthalmic outcome of low birth weight children with and without retinopathy of prematurity. *Pediatrics* 2002;109:12.
40. Marlow N, Wolke D, Bracewell MA, et al. Neurologic and developmental disability at six years of age after extremely preterm birth. *N Engl J Med* 2005;352:9.
41. O'Connor AR, Fielder AR. Visual outcomes and perinatal adversity. *Semin Fetal Neonatal Med* 2007;12:408.
42. O'Connor AR, Stephenson TJ, Johnson A, et al. Strabismus in children of birth weight less than 1701 g. *Arch Ophthalmol* 2002;120:767.
43. Matsuba CA, Jan JE. Long-term outcome of children with cortical visual impairment. *Dev Med Child Neurol* 2006;48:508.
44. Hack M, Horbar JD, Malloy MH, et al. Very low birth weight outcomes of the National Institute of Child Health and Human Development Neonatal Network. *Pediatrics* 1991;87:587.
45. Shinnar S, Molteni RA, Gammon K, et al. Intraventricular hemorrhage in the premature infant. *N Engl J Med* 1982;306:1464.
46. Saigal S, Rosenbaum P, Stoskopf B, et al. Follow-up of infants 501 to 1,500 gm birth weight delivered to residents of a geographically defined region with perinatal intensive care facilities. *J Pediatr* 1982;100:606.
47. Hack M, Taylor HG, Klein N, et al. School-age outcomes in children with birth weights under 750 g. *N Engl J Med* 1994;331:753.
48. Williams J, Lee KJ, Anderson PJ. Prevalence of motor-skill impairment in preterm children who do not develop cerebral palsy: a systematic review. *Dev Med Child Neurol* 2010;52:232.
49. American Psychiatric Association. *Diagnostic and statistical manual of mental disorders*, 4th ed. Washington, DC: American Psychiatric Association, 1994.
50. Henderson SE, Sugden DA, Barnett AL. *Movement assessment battery for children*, 2nd ed. London, UK: Harcourt Assessment, 2007.
51. Bruininks RH, Bruininks BD. *Bruininks-Oseretsky test of motor proficiency*, 2nd ed. San Antonio, TX: Pearson, 2005.
52. Zwicker JG, Harris SR, Klassen AF. Quality of life domains affected in children with developmental coordination disorder: a systematic review. *Child Care Health Dev* 2013;39:562.
53. Saigal S, den Ouden L, Wolke D, et al. School-age outcomes in children who were extremely low birth weight from four international population-based cohorts. *Pediatrics* 2003;112:943.
54. Saigal S, Hoult LA, Streiner DL, et al. School difficulties at adolescence in a regional cohort of children who were extremely low birth weight. *Pediatrics* 2000;105:325.
55. Anderson PJ, Doyle LW. Executive functioning in school-aged children who were born very preterm or with extremely low birth weight in the 1990s. *Pediatrics* 2004;114:50.
56. Ferrari F, Grosoli MV, Fontana G, et al. Neurobehavioural comparison of low-risk preterm and fullterm infants at term conceptional age. *Dev Med Child Neurol* 1983;25:450.
57. Kaga K, Hashira S, Marsh RR. Auditory brainstem responses and behavioural responses in pre-term infants. *Br J Audiol* 1986;20:121.
58. Cohen SE, Parmelee AH, Beckwith L, et al. Cognitive development in preterm infants: birth to 8 years. *J Dev Behav Pediatr* 1986;7:102.
59. Breslau N, Klein N, Allen L. Very low birthweight: behavioral sequelae at nine years of age. *J Am Acad Child Adolesc Psychiatry* 1988;27:605.
60. Langgraff J, Ware JE. *Child health questionnaire*. Boston, MA: Health Act, 2003.
61. Starfield B, Riley AW, Green BF, et al. The adolescent child health and illness profile. A population-based measure of health. *Med Care* 1995;33:553.
62. Stein RE, Westbrook LE, Bauman LJ. The Questionnaire for Identifying Children with Chronic Conditions: a measure based on a noncategorical approach. *Pediatrics* 1997;99:513.
63. Msall ME, DiGaudio K, Rogers BT, et al. The Functional Independence Measure for Children (WeeFIM). Conceptual basis and pilot use in children with developmental disabilities. *Clin Pediatr (Phila)* 1994;33:421.
64. Sparrow SS, Cicchetti DV, Balla DA. *Vineland adaptive behavior scales*, 2nd ed. Bloomington, MN: Pearson, 2005.
65. Newborg J. *Battelle developmental inventory*, 2nd ed. Scarbrough, ON: Nelson, 2004.
66. Haley SM, Coster WJ, Ludlow LH, et al. *Pediatric evaluation of disability inventory*. San Antonio, TX: Pearson, 1992.

67. Stein RE, Jessop DJ. Functional status II(R). A measure of child health status. *Med Care* 1990;28:1041.
68. Eiser C, Morse R. Can parents rate their child's health-related quality of life? Results of a systematic review. *Qual Life Res* 2001;10:347.
69. Varni JW, Seid M, Kurtin PS. PedsQL 4.0: reliability and validity of the Pediatric Quality of Life Inventory version 4.0 generic core scales in healthy and patient populations. *Med Care* 2001;39:800.
70. Vogels T, Verrips GH, Verloove-Vanhorick S, et al. Measuring health-related quality of life in children: the development of the TACQOL parent form. *Qual Life Res* 1998;7:457.
71. Fekkes M, Theunissen NC, Brugman E, et al. Development and psychometric evaluation of the TAPQOL: a health-related quality of life instrument for 1-5-year-old children. *Qual Life Res* 2000;9:961.
72. Saigal S, Stoskopf BL, Rosenbaum PL, et al. Development of a multiattribute pre-school health status classification system. *Pediatr Res* 1998;43:228.
73. Doyle LW, Anderson PJ. Adult outcome of extremely preterm infants. *Pediatrics* 2010;126:342.
74. Lindström K, Winbladh B, Haglund B, et al. Preterm infants as young adults: a Swedish national cohort study. *Pediatrics* 2007;120:70.
75. Hack M, Flannery DJ, Schluchter M, et al. Outcomes in young adulthood for very-low-birth-weight infants. *N Engl J Med* 2002;346:149.
76. Moster D, Lie RT, Markestad T. Long-term medical and social consequences of preterm birth. *N Engl J Med* 2008;359:262.
77. Saigal S, Stoskopf B, Streiner D, et al. Transition of extremely low-birth-weight infants from adolescence to young adulthood: comparison with normal birth-weight controls. *JAMA* 2006;295:667.
78. Saigal S, Stoskopf B, Boyle M, et al. Comparison of current health, functional limitations, and health care use of young adults who were born with extremely low birth weight and normal birth weight. *Pediatrics* 2007;119:e562.
79. Saigal S, Stoskopf B, Pinelli J, et al. Self-perceived health-related quality of life of former extremely low birth weight infants at young adulthood. *Pediatrics* 2006;118:1140.
80. Palmer EA, Hardy RJ, Dobson V, et al. 15-Year outcomes following threshold retinopathy of prematurity: final results from the multicenter trial of cryotherapy for retinopathy of prematurity. *Arch Ophthalmol* 2005;123:311.
81. Hovi P, Andersson S, Järvenpää A, et al. Decreased bone mineral density in adults born with very low birth weight: a cohort study. *PLoS Med* 2009;6:e1000135.
82. Hovi P, Andersson S, Eriksson JG, et al. Glucose regulation in young adults with very low birth weight. *N Engl J Med* 2007;356:2053.
83. Swamy GK, Ostbye T, Skjaerven R. Association of preterm birth with long-term survival, reproduction, and next-generation preterm birth. *JAMA* 2008;299:1429.
84. Lee SK, McMillan DD, Ohlsson A, et al. Variations in practice and outcomes in the Canadian NICU network: 1996–1997. *Pediatrics* 2000;106:1070.
85. Freeman JM, Nelson KB. Intrapartum asphyxia and cerebral palsy. *Pediatrics* 1988;82:240.
86. Raju TNK, Nelson KB, Ferriero D, et al. Ischemic perinatal stroke: summary of a workshop sponsored by the National Institute of Child Health and Human Development and the National Institute of Neurological Disorders and Stroke. *Pediatrics* 2007;120:609.
87. Wu YW, Lindan CE, Henning LH, et al. Neuroimaging abnormalities in infants with congenital hemiparesis. *Pediatr Neurol* 2006;35:191.
88. Marino BS, Lipkin PH, Newburger JW, et al. Neurodevelopmental outcomes in children with congenital heart disease: evaluation and management: a scientific statement from the American Heart Association. *Circulation* 2012;126:1143.
89. Miller SP, McQuillen PS, Hamrick S, et al. Abnormal brain development in newborns with congenital heart disease. *N Engl J Med* 2007;357:1928.
90. Safavi A, Synnes AR, O'Brien K, et al. Multi-institutional follow-up of patients with congenital diaphragmatic hernia reveals severe disability and variations in practice. *J Pediatr Surg* 2012;47:836.
91. Paden ML, Conrad SA, Rycus PT, et al. Extracorporeal Life Support Organization Registry Report 2012. *ASAIO J* 2013;59:202.
92. Jen HC, Shew SB. Hospital readmissions and survival after nonneonatal pediatric ECMO. *Pediatrics* 2010;125:1217.
93. Synnes AR, Lefebvre F, Cake HA. Current status of neonatal follow-up in Canada. *Paediatr Child Health* 2006;11:271.
94. BAPM/RCPCH Working Group. *Report of a BAPM/RCPCH working group: classification of health status at 2 years as a perinatal outcome. Version 1.0.* London, UK: British Association of Perinatal Medicine, 2008.
95. Flynn JR. Searching for justice: the discovery of IQ gains over time. *Am Psychol* 1999;54:5.
96. Lally KP, Engle W. Postdischarge follow-up of infants with congenital diaphragmatic hernia. *Pediatrics* 2008;121:627.
97. Weisglas-Kuperus N, Baerts W, Smrkovsky M, et al. Effects of biological and social factors on the cognitive development of very low birth weight children. *Pediatrics* 1993;92:658.
98. Dezoete JA, MacArthur BA, Tuck B. Prediction of Bayley and Stanford-Binet scores with a group of very low birthweight children. *Child Care Health Dev* 2003;29:367.
99. Lee H, Barratt MS. Cognitive development of preterm low birth weight children at 5 to 8 years old. *J Dev Behav Pediatr* 1993;14:242.
100. American Academy of Pediatrics Committee on Practice and Ambulatory Medicine. Recommendations for Preventive Pediatric Health Care. *Pediatrics* 2000;105:645.
101. Gough M, Fairhurst C, Shortland AP. Botulinum toxin and cerebral palsy: time for reflection? *Dev Med Child Neurol* 2005;47:709.
102. Squires J, Twombly E, Bricker D, et al. *Ages and stages questionnaire*, 3rd ed. Baltimore, MD: Brookes Publishing, 2009.
103. Aylward G. *The Bayley infant neurodevelopmental screener*. San Antonio, TX: The Psychological Corporation, 1995.
104. Bracken BA. *Bracken basic concepts scale*, 3rd ed. San Antonio, TX: Pearson, 2006.
105. Gioia G, Isquith PK, Guy SC, et al. *Behavior rating inventory of executive function, professional manual*. Odessa, FL: Psychological Assessment Resources Inc., 2000.
106. Capute A. *The Capute scales. CAT-CLAMS. Instruction Manual*. Baltimore, MD: Kennedy Fellows Association, 1996.
107. Cohen M. *Children's memory scale*. San Antonio, TX: The Psychological Corporation, 1997.
108. Conners CK. *Conners*, 3rd ed. Toronto, ON: Multi Health Systems, 2008.
109. Delis D, Kramer JH, Kaplan E, et al. *California verbal learning test—children*. San Antonio, TX: The Psychological Corporation, 1994.
110. Elliott C. *Differential ability scales. Introductory and technical handbook*. New York, NY: The Psychological Corporation, 1990.
111. Klove H. Clinical neuropsychology. In: Forster FM, ed. *The medical clinics of North America*. New York, NY: WB Saunders, 1963.
112. Kaufman A, Kaufman NL. *Interpretive manual for the Kaufman assessment battery for children*. Circle Pines, MN: American Guidance Service, 1983.
113. Kaufman AS, Kaufman NL. *Kaufman brief intelligence test*, 2nd ed. San Antonio, TX: Pearson, 2004.
114. McCarthy D. *Manual for the McCarthy scales of children's abilities*. New York, NY: The Psychological Corporation, 1972.
115. Korkman M, Kirk U, Kemp S. *Clinical and interpretive manual for the NEPSY-II*. San Antonio, TX: The Psychological Corporation, 2007.
116. Roid G. *The Stanford-Binet intelligence scales*, 4th ed. Itasca, IL: Riverside Publishing Co., 2003.
117. Wechsler D. *Wechsler preschool and primary scale of intelligence*, 4th ed. San Antonio, TX: Pearson, 2012.
118. Wechsler D. *The Wechsler intelligence scale for children*. San Antonio, TX: The Psychological Corporation, 2003.
119. Wechsler D. *The Wechsler abbreviated scale of intelligence*. San Antonio, TX: The Psychological Corporation, 1999.
120. Beery KE, Buktenica NA, Beery NA. *Beery-Buktenica developmental test of visual-motor integration*, 6th ed. San Antonio, TX: Pearson, 2010.
121. Sheslow D, Adams W. *Wide range assessment of memory and learning administration manual*. Wilmington, DE: Jastek Associates, 1990.
122. Glutting J, Adams W, Sheslow D. *Wide range intelligence test*. Wilmington, DE: Jastek Associates, 2000.
123. Anderson PJ, De Luca CR, Hutchinson E, et al. Underestimation of developmental delay by the new Bayley-III Scale. *Arch Pediatr Adolesc Med* 2010;164:352.
124. Schmidt B, Whyte RK, Asztalos EV, et al. Effects of targeting higher vs lower arterial oxygen saturations on death or disability in extremely preterm infants: a randomized clinical trial. *JAMA* 2013;309:2111.
125. Moore T, Johnson S, Haider S, et al. Relationship between test scores using the second and third editions of the Bayley Scales in extremely preterm children. *J Pediatr* 2012;160:553.
126. American Association for Intellectual and Developmental Disabilities. *Definition, classification and systems of support*. 11th ed. Washington, DC: AAIDD, 2010.
127. Wechsler D. *Manual for the Wechsler individual achievement test*, 2nd ed. San Antonio, TX: The Psychological Corporation, 2004.
128. Briggs-Gowan M, Carter AS, Irwin JR, et al. The Brief Infant-Toddler Social and Emotional Assessment: screening for social-emotional problems and delays in competence. *J Pediatr Psychol* 2004;29:143.
129. Achenbach TM. *Child behavior checklist*. Burlington, VT: Research Center for Children, Youth, & Families, 2001.

130. Kovacs M. *Children's depression inventory 2*. San Antonio, TX: Pearson, 2010.
131. Reynolds CR, Kamphaus RW. *Behavior assessment system for children*, 2nd ed. San Antonio, TX: Pearson, 2004.
132. Greenberg L, Kindschi CL, Corman CM. *TOVA: test of variables of attention*. Lost Alamitos, CA: Universal Attention Disorders, Inc., 2000.
133. Gordon M. *The gordon diagnostic system*. Boulder, CO: Gordon Systems, 1983.
134. Costello EJ, Edelbrock CS, Costello AJ. Validity of the NIMH Diagnostic Interview Schedule for Children: a comparison between psychiatric and pediatric referrals. *J Abnorm Child Psychol* 1985;13:579.
135. Fenson L, Dale PS, Reznick JS, et al. *MacArthur-Bates communicative development inventories*. Baltimore, MD: Brookes Publishing, 1993.
136. Dunn LM, Dunn DM. *Peabody picture vocabulary test*, 4th ed. San Antonio, TX: Pearson, 2007.
137. Brownell R. *Receptive and expressive one-word picture vocabulary rests*, 4th ed. San Antonio, TX: Pearson, 2010.
138. Rice M, Wexler K. *Rice/Wexler test of early grammatical impairment*. San Antonio, TX: The Psychological Corporation, 2001.
139. Semel E, Wiig EH, Secord WA. *Clinical evaluation of language fundamentals*, 4th ed. San Antonio, TX: Pearson, 2003.
140. Hollingshead AA. Four-factor index of social status. Unpublished manuscript, Yale University. New Haven, CT, 1975.
141. Bradley RH, Caldwell BM, Brisby J, et al. The HOME Inventory: a new scale for families of pre- and early adolescent children with disabilities. *Res Dev Disabil* 1992;13:313.
142. Bradley RH, Caldwell BM. The relation of infants' home environments to achievement test performance in first grade: a follow-up study. *Child Dev* 1984;55:803.
143. Thomasgard M, Metz WP. Parent–child relationship disorders: what do the Child Vulnerability Scale and the Parent Protection Scale measure? *Clin Pediatr (Phila)* 1999;38:347.
144. Milgrom J, Newnham C, Anderson PJ, et al. Early sensitivity training for parents of preterm infants: impact on the developing brain. *Pediatr Res* 2010;67:330.
145. Newnham CA, Milgrom J, Skouteris H. Effectiveness of a modified Mother-Infant Transaction Program on outcomes for preterm infants from 3 to 24 months of age. *Infant Behav Dev* 2009;32:17.
146. Rauh VA, Nurcombe B, Achenbach T, Howell C. The Mother-Infant Transaction Program. The content and implications of an intervention for the mothers of low-birthweight infants. *Clin Perinatol* 1990;17:31.

Índice Alfabético

A
Abdome, 270
Abertura
- assimétrica, 269
- de fusões prematuras, 1085
Aborto, 178, 184, 256
- espontâneo, 178
- - antidepressivos e, 192
- - tabagismo e, 1192
Absorção, 1151
- de carboidratos, 758
- de lipídios, 758
- de micronutrientes, 760
- de proteínas, 759
Abstinência neonatal
- complicações da, 1200
- de álcool, 1187
- de drogas
- - tratamento farmacológico para, 1200
- de narcóticos, 1178, 1199
- tratamento da, 1199
Abuso de drogas, 257, 1175
- durante a gestação, 98
Acabamento das superfícies, 23
Acesso vascular, 904
Achados
- oculares anormais, 788
- orais neonatais, 259
- radiológicos neonatais, 66
Aciclovir, 808, 1005
Acidemia(s)
- glutárica do tipo 1, 122
- isovalérica, 123
- orgânicas, 784
Acidente vascular cerebral
- isquêmico arterial, 962
- perinatal isquêmico, 1227
Acidificação urinária, 803
Ácido(s)
- acetilsalicílico, 186
- clavulânico, 191
- desoxirribonucleico, 132
- fólico, 173, 189
- graxos, 624
- - de cadeia longa, 295
- - de cadeia média, 123
- orgânicos, 797
- retinoico, 728
- ribonucleico mensageiro, 132
- valproico, 186, 197
Acidose
- metabólica, 74, 288, 782
- - compensada, 288
- respiratória, 288
- - compensada, 288
- tubular renal, 831
- - distal, 831
- - mista, 832
- - proximal, 831
Acne neonatal, 1138
Acondroplasia, 80, 731
Aconselhamento
- de mulheres sobre riscos teratogênicos, 197
- genético, 119, 120, 734
- pré-concepcional, 169
Acrodermatite enteropática, 1136
Acropustulose do lactente, 1137
Acuidade visual, 1118
ACUTE, mnemônico, 98
Adaptação(ões)
- cardiorrespiratórias, 223

- circulatória, 238
- respiratória, 238
Adeno-hipófise, distúrbios da, 744
Adiponecrose subcutânea, 1143
Administração
- da nutrição parenteral, 303
- de nutrientes, 302
- de oxigênio, 458
- - à mãe, 218
- intramuscular, 1152
- intravenosa, 1152, 1158
Administrador do hospital, 48
Agamaglobulinemia, 944
Agenesia, 74
- da bexiga, 856
- da glândula tireoide, 752
- peniana, 868
- renal, 163, 849
- vaginal, 875
Agente(s)
- anti-hipertensivos
- - intravenosos, 820
- - orais, 821
- antiepiléticos, 172
- antitireóideos, 189, 197
- de contraste radiológicos, 808
- não opioides, 1168
- trombolíticos, 961
Agressão, 104
Albumina, 624, 966
Alcalose
- metabólica, 288, 433
- respiratória, 288, 433
Alças vasculares, 561
Álcool, 1176, 1185
- amamentação e, 1188
- benzílico, 1159
- distúrbio neurodesenvolvimental relacionado com o, 1189
- efeitos a longo prazo do uso pré-natal de, 1188
- etílico, 185, 186
Aldosterona, 283
Aleitamento materno, 324, 349
- abuso de drogas, 1201
- continuado, sessões de, 341
- contraindicações, 349
- e álcool, 1188
- icterícia e, 348, 638
- incentivo na UTI neonatal e após a alta, 346
- incidência de, 316
- leite humano
- - desafios à oferta de, 324
- - descongelamento do, 331
- - etiquetagem de, 331
- - identificação do, 331
- - oferta de, 326
- - ordenha
- - - manual, 327
- - - no hospital, 331
- planejamento da alta e transição para o, 345
- progressão do desenvolvimento ao longo do, 336
Alfamanosidose, 121
Alimentação
- com fórmula, 318
- oral, 307
- periódica por tubo gástrico, 343
- por copo, 343
- por dedo, 343
- por gavagem, 307
- trófica, 308

Alteração de cor do tipo arlequim, 1144
Altitude variável, 51
Amamentação
- abuso de drogas, 1201
- contraindicações à, 349
- e álcool, 1188
- icterícia e, 348, 638
- incentivo na UTI neonatal e após a alta, 346
- incidência de, 316
- leite humano
- - desafios à oferta de, 324
- - descongelamento do, 331
- - etiquetagem de, 331
- - identificação do, 331
- - oferta de, 326
- - ordenha
- - - manual, 327
- - - no hospital, 331
- planejamento da alta e transição para o, 345
- progressão do desenvolvimento ao longo do, 336
Ambiente
- da UTI neonatal, 43
- - acústico, 22, 37, 41
- de transporte, 50
- *in utero*, 43, 152
Ambliopia, 1118
American Academy of Pediatrics Committee on Fetus and Newborn, 9
Aminoácidos, 797
Aminoacidúria dicarboxílica, 834
Aminofilina, 414
Aminoglicosídeos, 808
Aminopterina, 186, 190
Âmnio fetal, 148
Amniocentese, 127
- "precoce", 128
- segurança e complicações da, 128
Analgesia(s), 1163, 1166
- neuraxial, 211
 obstétricas, 205
- pós-parto, 218
Análise
- comparativa da melhoria contínua de qualidade, 29
- cromossômica, 724
- - por *microarray*, 134, 724
- monogênica e multigênica, 725
Anatomia
- cardíaca, 521
- fetal normal e anormal, 157
Androgênios, 186, 190
Anéis vasculares, 561
Anemia, 367, 933
- causada por comprometimento da produção de eritrócitos, 928
- causada por perda sanguínea, 919
- da prematuridade, 917
- de Fanconi, 950
- do tipo C, 122
- diseritropoética congênita, 929
- do período neonatal, 917
- fisiológica, 917
- hemolítica, 922
- iatrogênica em virtude de coleta de sangue, 921
- secundária à perda sanguínea, 921
- sideroblástica hereditária, 929
- tardia, 642

Anestesia, 1163, 1164
- com opioides, 1165
- geral, 216
- local, 1165
- neuraxial, 1165
- obstétricas, 205
- peridural
- - e manejo obstétrico, 213
- - e resultado do parto, 212
- regional, 206, 217, 1165
Anestésicos
- inalantes, 1164
- locais neuraxiais, 212
Aneuploidias, 156
Anfetamina, 1177, 1196
Anfotericina B, 808
Angiografia, 533
Angústia respiratória, 1063
Aniridia, 1121
Anlodipino, 821
Anomalia(s)
- acianóticas
- - com função anormal, 563
- - com obstrução do trato de saída sistêmico, 552
- - com *shunt* esquerda-direita, 555
- cervicais congênitas, 880
- com duplicação ou fusão, 876
- congênitas, 721
- coronarianas, 76
- craniofaciais, 1085
- cromossômicas graves, 97
- da bexiga, 856
- das fendas branquiais, 882
- de Ebstein, 601
- - da valva tricúspide, 545
- de Peters, 1121
- do desenvolvimento, 1147
- dos sistemas genital e urinário, 848
- dos ureteres e da bexiga, 854
- esofágicas, 764
- laríngeas, 885
- maior, 721
- menor, 721
- musculoesqueléticas, 1092
- - generalizadas, 1100
- não cardíacas, 527
- renais, 848
- torácicas fetais, 159
- uterinas, 900
- vaginais, 900
- vasculares
- - cerebrais, 1085
- - cervicais, 882
Aoníquia, 1148
Anormalidades
- cromossômicas, 728
- da membrana eritrocitária, 926
- do desenvolvimento, 74, 78, 80
- do seio urogenital e da cloaca, 876
- do sistema nervoso central fetal, 158
- do umbigo e da parede abdominal, 901
- dos cromossomos sexuais, 731
- genéticas, 179
- genitais femininas, 874
- neurocomportamentais neonatais, 1179
- palpebrais, 1120
- rotacionais, 894
Ansiolíticos, 197
Anti-hipertensivos, 186
Anti-inflamatórios
- inalatórios, 1216
- não esteroides, 808, 1168
Antibióticos, 186, 191
Anticorpos monoclonais IgG, 192
Antidepressivos, 191, 1182
Antimicrobianos, 1048
Antioxidantes, 442
Ânus imperfurado, 874, 899
Aorta, 77
Aplasia cutânea congênita, 1143

Apneia, 412, 1215
- da prematuridade, 365, 413
- recorrente, 460
Aprimoramento robusto de processos, 34
Arbovírus, 1001
Arco aórtico
- direito com artéria subclávia esquerda anômala, 562
- duplo, 562
Área(s)
- de lavanderia, 21
- de recepção e espaço de apoio aos familiares, 20
- gerais de armazenamento, 21
Arginina-vasopressina, 793
Arritmia(s), 522, 569, 587
- benignas, 569
- sinusal, 569
Arruda-caprária, 330
Artrite
- reumatoide, 172
- séptica, 1022
- - aguda, 1103
Artrogripose múltipla congênita, 1101
Ascite urinária, 865
Asfixia, 392, 405
- fetal, 164
- intrauterina, 1175
- parcial prolongada, 1055
- perinatal, 289
- total aguda, 1055
Aspiração do líquido amniótico, 75
Assimetria oral, 269
Assistência
- antenatal do feto com crescimento intrauterino restrito, 388
- ao desenvolvimento, 364
- ao paciente após a oxigenação por membrana extracorpórea, 476
- devida, 102
- domiciliar de alta tecnologia, 97
- gerenciada, 109, 110
- na sala de parto, 238
- neonatal no mundo desenvolvido e em desenvolvimento, 12
- paliativa/de conforto e analgesia, 97
- perinatal, 356
Assoalhos, 23
Ataxia-telangiectasia, 121, 944
Atividade
- de renina plasmática, 803
- espontânea, 263
Atresia
- biliar, 65, 773
- dos cóanos, 884
- duodenal, 896
- esofágica, 891
- - com fístula traqueoesofágica, 891
- - sem fístula, 892
- jejunoileal, 896
- laríngea, 886
- pulmonar, 599
- - com septo interventricular intacto, 541
- - com septo interventricular íntegro, 600
- tricúspide, 543, 610
Atrofia da musculatura vertebral (AMV), 121, 124
Audição, 1224
- comprometimento da, 1212
Aumento
- da carga de bilirrubina, 641
- da circulação êntero-hepática, 645
- da destruição de neutrófilos, 940
- da oferta de leite materno, 330
Ausculta do murmúrio respiratório, 270
Ausência
- congênita
- - do pericárdio, 75
- - do polegar, 1095
- do rádio, 1095

Autonomia parental limitada, 95
Autorregulação do fluxo sanguíneo renal, 794
Autossomos, 132
Avaliação
- com Doppler das velocidades sanguíneas nos vasos umbilicais e fetais, 165
- da anatomia fetal normal e anormal, 157
- da anemia em recém-nascidos, 933
- da capacidade, 87
- da cor, 263
- da criança com pancitopenia, 951
- da fácies, 265
- da função renal, 798, 801
- da idade gestacional, 255
- - do recém-nascido pequeno para a idade gestacional, 390
- da troca gasosa, 459
- das necessidades, 87
- do bem-estar, 205
- do crescimento fetal, 156
- do neurocomportamento neonatal, 206
- do peso fetal, 156
- do recém-nascido
- - com neutropenia, 941
- - com trombocitopenia, 949
- - pequeno para a idade gestacional, 389
- do sistema cardiovascular, 482
- e plano de garantia de qualidade, 88
- inicial e estabilização do neonato com suspeita de cardiopatia congênita, 579
- no centro de cardiopatia congênita, 581
- ultrassonográfica antenatal, 155
Azatioprina, 197
Azotemia pré-renal, 806
Azul de metileno, 186

B

B-glicuronidase, 639
Bacilos gram-negativos, 1038
- resistentes a antimicrobianos, 1041
Bactérias anaeróbias, 1017
Bacteriúria, 822, 824
Baixo peso ao nascer, 1
Bancos de dados comparativos, 29
Bandagem da artéria pulmonar, 594
Bandeamento
- C, 132
- da região organizadora do nucléolo, 132
Barbitúricos, 1170, 1181
Barotrauma, 441
Barreira hematencefálica, 627, 628
Bebê colódio, 1135
Bem-estar, 205
Benzodiazepínicos, 187, 1169
Betametasona, 194
Bilirrubina, 619, 628
- após a alta, 640
- conjugação e excreção da, 620
- de reação direta e conjugada, 651, 659
- dinâmica durante e após a exsanguinotransfusão, 670
- e cérebro, 625
- e desfecho desenvolvimental, 631
- fisiopatologia da toxicidade da, 622
- livre
- - conceito de, 624
- - medição da, 624
- metabolismo neonatal da, 620
- no cordão umbilical, 640
- normal, nível de, 649
- papel fisiológico da, 671
- produção de, 620
- química e neurotoxicidade da, 622
- redução da depuração da, 645
- sérica
- - taxa de declínio na, 669
- - total, 651
- toxicidade da, 621
- transcutânea, 650
Biopsia(s)
- de fígado fetal, 131

- de pele fetal, 131
- de tecido, 131
- de vilosidades coriônicas, 129
Biotina, 189
Biotransformação, 1154
Blastema renal persistente, 1109
Bloqueio
- atrioventricular, 574
- - completo congênito, 614
- - de primeiro grau, 574
- - de segundo grau, 574
- - de terceiro grau (total), 574
- paracervical, 210
Boca, 269
Bócio
- fetal, 138
- neonatal induzido por droga, 753
Bolhas de sucção, 1140
Borrelia burgdorferi, 991
Bossa, 1147
- serossanguínea, 267
Bradicardia, 1215
- sinusal, 569
Brometo de ipratrópio, 449
Broncodilatadores, 449, 1216
Broncospasmo associado a doenças respiratórias, 1216
Bulhas cardíacas, 525

C

Cabeça, 265, 1092
Cabelos, 265
Cadeia curta, 123
Cafeína, 187, 414, 1177, 1197
Cálcio, 795
Calcitonina, 687
Cálculo(s)
- das necessidades de líquido e eletrólitos, 285
- do gradiente de oxigênio, 458
California Perinatal Quality Care Collaborative, 34
Câncer, 174
- neonatal, 1105
Candida, 1018, 1038
Cânulas endotraqueais, 66, 67
Capacidade(s), 87
- digestivas e absortivas, 295
- nutricionais do recém-nascido, 294
Captopril, 821
Caput succedaneum, 1147
Características dismórficas, 787
Carbamazepina, 187, 192
Carboidrato(s), 295, 297
- distúrbios da homeostase de, 708
- predominante no leite humano, 319
Carbonato de lítio, 187, 195
Cardiologia fetal, 519
Cardiomiopatias, 76
Cardiopatia(s) congênita, 160, 514, 577, 579, 581, 1227
- acianóticas, 551
- cianótica *versus* HPPRN, 496
- crítica, 578
Cardo-mariano, 330
Cataratas, 1122
Cateteres, 66
- arteriais, 962
- de acesso
- - entérico, 66
- - venoso, 66
- entéricos, 69
- intercostais, 66, 69
- intravasculares, 957
- vasculares, 67
- venosos centrais, 962
Cateterismo, 534
- cardíaco, 533
- dos vasos umbilicais, 245
Céfalo-hematoma, 267, 645, 1147
Cefalosporinas, 191

Centrômero, 132
Cetamina, 1171, 1197
Checklists, 33
Chlamydia trachomatis, 1017
Choro anormal, 633
Cianose, 526, 549, 589
- por hipofluxo sanguíneo pulmonar, 538
- por mistura completa das circulações sistêmica e pulmonar, 545
- por transposição separada das circulações sistêmica e pulmonar, 536
Ciclofosfamida, 187, 193
Cigarro, 1192
Cinética
- de ordem zero, 1156
- de primeira ordem, 1154
- - com compartimento único, 1155
- - com múltiplos compartimentos, 1155
Cintigrafia, 65
- renal com radionuclídeos, 804
Cintura escapular, 1095
Ciprofloxacino, 191
Circulação
- êntero-hepática, 639
- extracorpórea, 583
- extrauterina, 232
- fetal, 230, 519
- transicional, 578
Circuncisão, 872
Circunferência
- abdominal, 156
- cefálica, 265
- do cordão umbilical, 149
- occipitofrontal, 261
Cirurgia
- bariátrica, 169
- durante a gravidez, 213
- fetal, 138, 215
- - a céu aberto, 138
Cistationina betassintase, 123
Cistinose nefropática, 828
Cistinúria, 826
Cisto(s)
- aracnoide, 73
- congênitos da língua, 885
- de ovário, 876
- de plexo corioide, 73, 74
- dermoides, 1146
- do ducto nasolacrimal, 883
- no ovário, 901
- orais, 269
- pericárdicos, 75
- subcorticais, 123
Cistouretrografia miccional, 804
Citocromos p450, 1152
Citogenética, 132
Citomegalovírus, 80, 173, 980, 1012
- aleitamento materno, 349
- infecção ocular, 1125
Citopenia relacionada a distúrbios metabólicos, 951
Citrulinemia tipo 1, 121
Clavículas, 270
Clonidina, 821, 1171
Cloranfenicol, 1159
Clordiazepóxido, 1181
Clorotiazida, 821
Coagulação
- intravascular disseminada, 956
- sanguínea anormal, 958
Coarctação da aorta
- complexa e a interrupção aórtica, 553
- crítica, 603
- e interrupção, 552
- simples, 552, 553
Cocaína, 187, 192, 1176, 1182-1184
Colaboradores estaduais, 14
Colecistite, 174
Coleções líquidas, 1074

Colestase, 773, 830
- intra-hepática da gravidez, 174
Coloboma, 1120
Cólon, distúrbios do, 771
Colostomia, 894
Colostro, 336
Coluna vertebral, 1092, 1094
Comitê consultivo, 48
Complicações
- a curto prazo, 6
- a longo prazo, 6
- anteparto nas gestações múltiplas, 401
Comportamento, 1225
Composição
- corporal do feto e recém-nascido, 278
Compressão(ões)
- torácicas, 243
- vascular da traqueia, 889
Comprimento
- do fêmur, 155
- vértice-calcanhar, 261
Comunicação(ões), 49, 115
- atrioventricular, 612
- com consultores, 117
- de risco, 116
- em telessaúde, 83
- interatrial, 612
- interventricular, 555, 612
- - dos tipos óstio secundário e seio venoso, 557
Conceitos legais e regulatórios básicos, 101
Concentração
- circulante cálcio, 681
- e diluição da urina, 797
Concentrados de fator VIII e IX, 966
Condrodisplasia punctata rizomélica do tipo 1, 123
Conexão cavopulmonar superior, 594
Configuração das unidades, 20
Congestão venosa pulmonar, 76
Conjuntivite neonatal, 1022
Consciência, nível de, 1050
Consentimento informado, 94, 105, 106
Contagem de leucócitos normal no período neonatal, 937
Contrações uterinas, 1055
Controle neuroendócrino do equilíbrio hidreletrolítico, 283
Convulsões, 170, 369, 1214
- neonatais, 1060, 1062
Coordenador da equipe não médica, 48
Coqueluche, 1211
Cor da pele, 263, 483
Coração, 515
Corantes biológicos, 132
Cordão umbilical, 149
- gasometria do sangue do, 207
Cordocentese, 131
Cório fetal, 148
Corioamnionite, 910
Córnea, 1120
- opacidades da, 1121
- turva, 1125, 1129
Coronariopatia, peso ao nascer e, 152
Córtex suprarrenal, 283
Corticosteroides, 450
Cortisol, 388
Couro cabeludo, 265
- fetal, gasometria do sangue do, 206
Craniossinostose autossômica dominante, 733
Credenciamento das atividades de assistência médica, 106
Crescimento
- da supervisão institucional da assistência médica, 111
- dos componentes corporais no feto, 382
- e desenvolvimento do olho, 1118
- fetal, 156
- - regulação do, 383

- físico pós-natal de recém-nascidos pequenos para a idade gestacional, 395
- restrição simétrica e assimétrica do, 379
- segundo o peso ao nascer, classificação do, 378
- técnicas de medição, 261

Crioprecipitado, 966
Criptorquidia, 741, 868
Cromatina, 132
Cromossomos sexuais, 132
- distúrbios dos, 738
Cronobacter sakazakii, 1038
Cuidados de suporte
- continuados após reanimação, 246
- pré-operatórios, 582
Cultura da unidade, 35
Curvas de crescimento
- baseadas em medições neonatais, 380
- baseadas nas medições fetais, 381
Custo operacional, 50
Cútis marmórea, 1144

D

D-penicilamina, 188
Danos e contratos médicos, 103
Débito
- cardíaco, 499
- - baixo, 586
- urinário, 483, 801
Declaração do objetivo, 32
Defeito(s)
- aberto do neuroeixo, 1080
- adquiridos dos eritrócitos, 928
- congênitos, 721
- - relacionados com o álcool, 1189
- da conjugação, 752
- da dealogenase, 752
- da membrana eritrocitária, 643
- da parede abdominal, 162, 289, 762
- da segmentação dos membros, 1096
- de campo do desenvolvimento, 721
- do ciclo da ureia, 784
- do tubo neural, 158
- dos coxins endocárdicos, 557
- na "armadilha" de iodo, 752
- na organificação de peroxidase, 752
Deficiência(s)
- combinada de hormônios hipofisários relacionada ao PROP1, 745
- congênita do músculo abdominal, 903
- das enzimas eritrocitárias, 643
- de acil-CoA desidrogenase, 123
- - de cadeia muito longa, 124
- de adenina-fosforribosiltransferase, 826
- de aromatase, 740
- de biotinidase, 121
- de carnitina palmitoiltransferase
- - Ia, 121
- - II, 121
- de desidrogenase de 3-hidroxiacil-CoA dos ácidos graxos de cadeia longa, 123
- de fenilalanina hidroxilase, 123
- de galactose-1-fosfato uridiltransferase, 829
- de glicose 6-fosfato, 926
- de glicose-6-fosfato-desidrogenase, 643, 925
- de gonadotropinas, 745
- de hexosaminidase A, 122
- de hormônio
- - adrenocorticotrófico, 745
- - do crescimento, 745
- - tireoestimulante, 745
- de lipoamida desidrogenase, 123
- de piruvatoquinase, 645
- de proteína d-bifuncional, 122
- de α_1-antitripsina, 786
- do cofator de molibdênio, 784
- focal da parte proximal do fêmur, 1100
- primária de carnitina, 123
- vitamínicas, 932
Déficit(s)
- auditivos, 41, 370
- de eletrólitos, 285

- hídrico, 285
- visuais, 43
Deformação, 721
Deformidade(s)
- de Sprengel, 1095
- do desenvolvimento, 80
Deleções, 731
Deliberação moral, 90
Demandas energéticas, 296
Dentes natais, 269
Depressão perinatal, 392
Derivação ventriculoperitoneal, 1079
Derivados
- cumarínicos, 187, 193
- plasmáticos, 966
Dermatite
- atópica, 1134
- das fraldas, 1131
- seborreica, 1134
Derrames
- pericárdicos, 75
- - agudos, 511
- pleurais, 75
Descolamento prematuro da placenta, 170, 257
- tabagismo e, 1192
Desconfiança, 95
Desenvolvimento
- cognitivo, 1224
- do eixo hipotálamo-hipófise, 744
- motor, 1222
- pulmonar humano, 421
- sexual, distúrbios de, 737
Desfecho(s)
- desenvolvimental, 1221
- neurodesenvolvimental pós-natal em recém-nascidos
- - a termo pequenos para a idade gestacional, 396
- - pré-termo pequenos para a idade gestacional, 396
- - pequenos para a idade gestacional, 394
Desidratação hipernatrêmica, 286
Desidrogenase láctica, 1059
Despesas
- com assistência ao recém-nascido e prematuridade, 15
- com saúde nos EUA, 15
Despolarizações prematuras
- atriais, 569
- ventriculares, 569
Destruição não imune de células do sangue periférico, 950
Desvio
- de septo nasal, 884
- temporário dos intestinos, 894
Detergentes fenólicos, 640
Determinação
- gonadal, distúrbios da, 739
- laboratorial da bilirrubina, 651
Dever
- de agir, 102
- de atuar, 102
Dexametasona, 194
Dexmedetomidina, 1171
Dextrocardia, 551
Dextrotransposição das grandes artérias, 536
Diabetes
- insípido, 746
- - nefrogênico, 830
- materno, 256
- melito, 149, 171, 637
- - gestacional, 171
- - - sequelas adicionais após o, 716
- - neonatal, 716
- - peso ao nascer e, 153
- - pré-gestacional, 171
Diagnóstico(s)
- genético pré-implantação, 134
- pré-natal, 125, 127

Diálise
- crônica em recém-nascidos, 815
- peritoneal, 812
Diâmetro biparietal (DBP), 155
Diarreia, 289
- alterações hormonais na, 770
- infecciosa, 769
- refratária, 771
- - do primeiro ano de vida/insuficiência intestinal, 770
Diátese hemorrágica, 367
Diazepam, 1181
Diazóxido, 820
Dieta do recém-nascido, 308
Dietilestilbestrol (DES), 187, 188, 193
Difenil-hidantoína, 188, 194
Diferenciação sexual normal, 737
2,3-difosfoglicerato, 917
Difteria, 1211
Difusão
- facilitada, 145
- simples, 142
Digoxina, 188
Dilatação ventricular pós-hemorrágica, 1064
Diminuição da produção de neutrófilos, 939
Diretor médico, 48
Disautonomia familiar, 122
Disfunção tubular, 825, 830
Disgenesia
- da glândula tireoide, 752
- gonadal
- - parcial, 739
- - total, 739
- reticular, 940
Disostose mandibulofacial, 732
Displasia(s), 80
- broncopulmonar, 75, 288, 440, 818
- do desenvolvimento do quadril, 1099
- ectodérmica, 1136
- esquelética, 80, 163
Dispositivos
- de suporte, 66
- ventilatórios, 467
Disqueratose congênita, 950
Disrafismo espinal, 1082
Disruptura, 721
Dissomia uniparental (DUP), 733
Distribuição, 1152
- de solutos nos líquidos corporais, 279
Distrofia muscular das cinturas do tipo
- 2D, 123
- 2E, 123
Distúrbio(s)
- autoimunes, 172
- com lesão da mucosa, 769
- com pancitopenia, 950
- congênito da glicosilação, 786
- - do tipo Ia, 121
- - do tipo Ib, 121
- cromossômicos, 124, 258
- da adeno-hipófise, 744
- da determinação gonadal, 739
- da genitália, 900
- da glândula suprarrenal, 747
- da hemoglobina, 927
- da hipófise, 744
- da homeostase de carboidratos, 708
- da motilidade, 771
- da neuro-hipófise, 746
- da pigmentação, 1141, 1142
- da tireoide, 751
- da via de Embden-Meyerhof, 645
- das plaquetas, 945
- de desenvolvimento sexual, 737
- de hipotálamo, 744
- do adulto resultantes de restrição do crescimento intrauterino, 396
- do cólon, 771
- do cromossomo sexual, 738

- do desenvolvimento sexual
- - 46,XX, 740
- - - idiopático, 740
- - 46,XY, 740
- do esôfago, 762
- do estômago, 764
- do intestino delgado, 765
- do sexo fenotípico, 740
- do sistema digestório, 893
- dos fatores da coagulação, 952
- dos leucócitos, 936
- dos neutrófilos, 936
- dos pelos e das unhas, 1148
- endócrinos, 737
- eritrocitários, 916
- genéticos de perda de fosfato renal, 833
- hematológicos, 367
- hemorrágicos
- - adquiridos, 955, 956
- - raros, 957
- hepáticos, 173, 772
- hipertensivos, 170
- mendelianos, 121
- metabólicos/do metabolismo, 74, 258
- - da purina e da pirimidina associados à nefrolitíase, 826
- - do armazenamento lisossômico, 80
- - hereditários, 780
- - - triagem neonatal de, 788
- - maternos, 789
- - mineral, 699
- mieloproliferativo transitório, 951
- monogênicos, 731
- multifatoriais, 727
- neonatais, 406
- neurocutâneos, 73
- neurodesenvolvimental relacionado com o álcool, 1189
- neurológicos, 368
- orogustatórios, 40
- ovotesticulares do desenvolvimento sexual, 739
- pancreáticos, 772
- respiratórios agudos, 421
- teratogênicos, 727
Diuréticos, 449, 1216
Diversidade cultural e religiosa, 92
Doação de leite humano para a UTI neonatal, 333
Dobutamina, 503
Documentos de garantia de qualidade, 113
Doença(s)
- acidopéptica, 764
- aneurismática, 77
- autoimunes, 172
- císticas, 851
- crônica materna, 384
- da boca, 1003
- da membrana hialina, 1177
- da pele, 1003
- da tireoide, 171
- da urina em xarope de bordo, 784
- - do tipo 1b, 123
- da vesícula biliar, 174
- de Abt-Letterer-Siwe, 1114
- de armazenamento do glicogênio
- - do tipo IA, 122
- - do tipo IB, 122, 940
- - do tipo III, 122
- de Canavan, 121
- de Chagas, 999
- de depósito de glicogênio tipo IV, 786
- de depósito, 787
- de Gaucher, 122
- de Graves, 172
- de Hand-Schuller-Christian, 1114
- de Hirschsprung, 898
- de Krabbe, 123
- de Lyme, 991
- de Milroy, 1147

- de Niemann-Pick
- - associada a SMPD1, 123
- - do tipo C, 123, 786
- de Pompe, 123
- de Tay-Sachs, 122
- de von Willebrand, 957
- de Wilson, 124
- dermatológicas, 1131
- diarreica, 1023
- do rim displásico multicístico, 852
- dos olhos, 1003
- enxerto *versus* hospedeiro, 966
- gastrintestinais, 758
- hemolítica, 659
- - AB0, 642, 924
- - aloimune, 922
- - do recém-nascido, 150
- - mediada imunologicamente, 641
- - resultante de incompatibilidade de grupo sanguíneo menor, 925
- - Rh, 922
- hepática, 173
- hipertensiva da gravidez, 149
- materna, efeitos fetais adversos da, 183
- metabólica óssea, 80
- músculo-olho-cérebro, 123
- neonatais, efeito sobre as necessidades nutricionais, 301
- obstrutiva da aorta, 77
- por deficiência de surfactante, 74
- pulmonar
- - adquirida, 75
- - crônica, 75, 367, 1215
- renal(is), 790, 798
- - associadas à uromodulina, 827
- - cística, 78, 163
- - crônica, 813
- - - manejo da, 814
- - displásica cística, 78
- - em estágio terminal, 813
- - policística, 78
- - - autossômica dominante, 852
- - - autossômica recessiva, 121, 163, 829, 851
- - terminal, manejo da, 814
- - tubulointersticial, 827
- vascular, 509
- virais, prevenção das, 1042
Domperidona, 330
Dopamina, 503, 793
Doppler fetal, 206
Dor
- controle da, 364
- neonatal, efeitos a longo prazo da, 1164
- no trabalho de parto, 207
Dose(s)
- de ataque, 1158
- limiar, 182
- repetidas e acúmulo do fármaco, 1158
Doxiciclina, 191
Drenagem anômala total das veias pulmonares, 578, 610
Drogas de clube, 1177, 1197
Ducto
- onfalomesentérico persistente, 901
- tireoglosso, resquícios do, 881
Dupla-hélice, 132
Duplicação(ões), 731
- peniana, 869
- uretral, 854, 870
- do intestino, 898

E

Eclâmpsia, 170
Ecocardiografia
- digital, 85
- fetal, 520
Ecocardiograma, 531
- neonatal direcionado, 484, 497
Ecstasy, 1197

Ectopia
- e fusão renal, 850
- ureteral, 856
Edema, 1147
Educação
- continuada, 87
- dos funcionários, 114
Eletrocardiograma, 530
Eletroencefalografia, 1056, 1059
Eletrólitos, 361
- e osmolalidade da urina, 803
- reposição dos déficits de líquido e, 285
Eliptocitose hereditária, 927
Embolismo pulmonar, 76
Embriotoxicidade, 180, 185
Employee Retirement Income Security Act (ERISA) de 1974, 110
Enalapril, 821
Enalaprilato, 820
Encefaloceles, 1083
Encefalopatia
- após asfixia ao nascimento, 1052
- bilirrubínica, 649
- - aguda, 630
- - crônica, 628, 630
- grave, 96
- hipóxico-isquêmica, 507, 1055, 1226
- metabólica, 74
- - aguda, 780, 784
- neonatal, 1055
Endocitose mediada por receptor, 145
Endotelina-1, 231
Enfisema
- intersticial pulmonar, 436
- lobar congênito, 159, 889
Ensaios clínicos controlados randomizados, 31
Enterobacteriaceae resistentes a antimicrobianos, 1039
Enterococcus
- *faecalis*, 1016
- *faecium*, 1016
Enterococos, 1037
- resistentes à vancomicina, 1038, 1039
Enterocolite
- alérgica, 770
- necrosante, 79, 289, 365, 394, 766, 898, 1212
Enterovírus, 1011, 1042
Eosinofilia, 944
Epidemiologia, 354
Epidermólise bolhosa, 1139
- juncional de Herlitz, 122
Epinefrina, 244, 503
Epispadia, 870
Equilíbrio
- acidobásico, 288, 362, 797
- dinâmico, 1158
Equimoses, 645
Equipe
- de assistência, 19
- de planejamento
- - estratégico, 19
- - financeiro, 19
- de transporte, 48
- do projeto, 19
Eritema tóxico neonatal, 1137
Eritroblastose, 150
- fetal, 258, 641
Eritrócitos, 916
- neonatais, 917
Eritrodermia, 1134
- ictiosiforme bolhosa congênita, 1139
Erro(s)
- congênitos do metabolismo, 714
- em assistência médica, 112
- espontâneos do desenvolvimento, 179
- inatos
- - da atividade da bilirrubina uridina difosfoglicuronatoglicuronosil transferase, 645
- - da síntese de tiroxina, 752

- - do metabolismo, 647
- médico(s), 27, 104
Escala ecocardiográfica da PCA, 489
Escherichia coli, 1014
Esclerema neonatal, 1143
Esclerocórnea, 1121
Esclerodermia, 172
Esclerose
- mesangial difusa, 835
- tuberosa, 852
Escoliose, 1094
Escore
- de Apgar, 206
- - baixo, 1175
- - tabagismo e, 1193
- do perfil biofísico, 206
Esferocitose hereditária, 926
Esforço respiratório, 263
Esmolol, 820
Esôfago, 161
- distúrbios do, 762
Espaço(s)
- císticos intracranianos, 1080
- confinado, 51
- de apoio
- - à equipe, 21
- - geral, 21
- - para serviços auxiliares, 21
Espectro
- da síndrome de Zellweger relacionada a PEX1, 123
- de luz, 661
Espectroscopia perto do infravermelho, 459
Espironolactona, 821
Estafilococos coagulase-negativos, 1017, 1037
Estanho-mesoporfirina, 671
Esteatose hepática aguda da gravidez, 174
Estenose
- aórtica, 554
- crítica da valva
- - aórtica, 603
- - pulmonar, 595
- da abertura piriforme, 883
- da artéria pulmonar, 541
- duodenais, 896
- hipertrófica do piloro, 895
- pilórica, 289
- pulmonar, 541
- - valvar e subvalvar, 541
- subglótica
- - adquirida, 887
- - congênita, 887
- - e traumatismo devido à intubação, 887
- traqueal, 888
Estimativa
- da idade fetal, 155
- dos déficits hidreletrolíticos, 285
Estômago, distúrbios do, 764
Estrabismo, 1123
Estreptococo beta-hemolítico do grupo B, 1013
Estrogênio, 147
Estudos preditivos *ex vivo* com a placenta humana, 183
Etanol, 185
Ética, 90
Etretinato, 188, 196
Eutanásia, 93
- ativa, 94
- passiva, 94
Eventos adversos, 115
Eventração diafragmática, 891
Exame(s)
- cardíaco neonatal, 272
- da cabeça, 1050
- da pele, 1131
- da placenta e o cordão umbilical, 254
- de imagem, 59
- de urina, 801, 823
- dos nervos cranianos, 276
- dos olhos, 267

- físico, 262
- neonatal, 262
- neurológico
- - do recém-nascido, 1050
- - - pequeno para a idade gestacional, 390
- - neonatal, 274
- ortopédico, 1092
Exantemas
- descamativos, 1131
- inflamatórios, 1131
Excreção, 1154
Experiência
- fetal inicial, 37
- intrauterina, 40, 41
- orogustatória na UTI neonatal, 40
- vestibular
- - intrauterina, 38
- - na UTI neonatal, 39
Exposição(ões)
- à luz solar, 656, 669
- ao câncer materno, 1106
- às drogas, diagnóstico da, 1197
- inflamatórias
- - antes do parto, 908
- - pós-natais, 910
Exsanguinotransfusão(ões), 669, 964, 1159
- repetidas, 670
- riscos da, 670
Extravasamento
- de ar, 436
- - pulmonar, 469
Extremamente pré-termo, nascimento, 1
Extrofia
- da bexiga, 860
- da cloaca, 862

F

Fácies, 265
Facomatoses, 73
False Claims Act, 113
Falta de cuidado pré-natal, 8
Família íntima, 95
Faringe, 269
Farmacocinética, 1154
- da unidade materno-placentária-fetal, 182
Farmacodinâmica fetal, 183
Farmacogenômica, 1160
Farmacologia, 1151
Fármacos
- durante a gravidez, uso de, 184
- efeitos deletérios dos, 180
Fator(es)
- de crescimento
- - do fibroblasto 23, 686
- - semelhante à insulina, 388
- de risco maternos para desfechos insatisfatórios da gestação, 6
- natriurético atrial, 793
- que aumentam a perda hídrica insensível, 279
- que reduzem a perda hídrica insensível, 282
Febre
- familiar do Mediterrâneo, 122
- materna, 257
Fechamento do canal arterial, 491
Feedback tubuloglomerular, 794
Fenciclidina, 1177, 1195
Fenda
- labial, 880
- laríngea, 887
- palatina, 880
Fenilcetonúria, 1143
- materna, 728
Fenitoína, 728
Feno-grego, 330
Fenobarbital, 188, 195, 671, 1170
Fenômeno
- de Kasabach-Merritt, 956
- do limiar, 182
- tudo ou nada, 181
Fentanila, 210

Ferro, 299
Fertilização *in vitro*, 400
Feto papiráceo/feto comprimido (FP/FC), 258
Fetotoxicidade, 180, 185
Fibrilação atrial, 571
Fibromatose congênita, 1113
Fibrose cística, 122, 772
Fíbula, 1097
Filtração glomerular, 793
FISH, 133
Fisiologia
- cardíaca, 521
- placentária em estados patológicos, 149
Fístula traqueoesofágica isolada, 892
Flumazenil, 1170
Fluoroquinolonas, 191
Fluoroscopia, 62
Flutter atrial, 571
Fluxo sanguíneo
- anormal, 957
- dependente do canal arterial
- - pulmonar, 578
- - sistêmico, 578
Foliculite pustulosa eosinofílica, 1138
Fontanelas, 267
Fontes de luz, 663
Forame oval, 520
Força de trabalho neonatal, 8
Fórmula(s)
- infantil, 309
- para alta de prematuros, 311
- para RNs pré-termo, 310
Fosfato, 796
Fosfolipídios, 425
Fotoerupção purpúrica, 1147
Fototerapia, 660
- diretrizes para o uso da, 665
- domiciliar, 669
- eficaz, 665
- em crianças maiores e adolescentes, 669
- intermitente *versus* contínua, 665
- interrupção, 669
- medição da dose de, 665
- para hiperbilirrubinemia, 1126
- rebote após a, 669
- uso clínico e eficácia da, 663
Fraqueza muscular, 1071
Fratura(s)
- clavicular assintomática, 270
- congênitas, 1101
- cranianas, 81
- diafisárias, 1101
- epifisária, 1101
- - femoral proximal, 1102
Frequência
- cardíaca, 263, 483
- fetal, 164
- respiratória, 263
Função
- cardíaca, 521
- miocárdica, 520
- renal, 801
- - e terapia hidreletrolítica, 282
Fungos, 1038
Furosemida, 449
Futilidade, 95

G

Gabinetes, 23
Galactosemia, 122, 647, 786, 829
Gasometria do sangue
- do cordão umbilical, 207
- do couro cabeludo fetal, 206
Gastrosquise, 162, 902
Gastrostomia, 894
Gemelaridade acárdica, 404
Gêmeo(s)
- acárdico, 258
- contido, 405
- dizigóticos, 400

- evanescentes, 258
- monozigóticos naturais, 400
Gene da uridina difosfoglicuronato glicuronosil transferase 1A1, 620
Genética do controle da respiração, 411
Genitália
- ambígua, 870, 901
- distúrbios da, 900
- neonatal, 273
Genu recurvatum, 1098
Gerentes de riscos, 113
Gestações
- de alto risco, 239
- múltiplas, 128, 129, 400, 405
- - tratamento pré-natal de, 402
Gestão
- de riscos, 112
- - e melhoria da qualidade, 111
GHB, 1197
Glândula(s)
- hipófise, 283
- paratireoides, 283
- suprarrenal, 747
- - distúrbios da, 747
Glaucoma, 1120
Glicocorticoides, 188, 194, 503
- maturação pulmonar por, 425
Glicose, 796
Glicosilação, distúrbios congênitos da, 786
Glicosúria, 834
Globulina sérica hiperimune, 966
Glossoptose, 885
Gonadotropina(s), 745
- coriônica humana, 146
Granuloma
- eosinofílico, 1114
- piogênico, 1145
- umbilical, 901
Gravidez após transplante, 175
Gripe, 173

H
Haemophilus influenzae tipo B, 1211
Hamartomas, 1106
Health Insurance Portability and Accountability Act (HIPAA) de 1996, 108
Hemangioma(s), 1113
- do lactente, 1144
- subglótico, 888
Hematoma subgaleal, 267
Hematúria, 837, 867
Hemi-hipertrofia, 1106
Hemocromatose neonatal, 786, 787
Hemodiálise intermitente, 812
Hemodinâmica, 481
Hemofilia A e B, 956
Hemoglobina
- distúrbios da, 927
- fetal, 917
- níveis normais de, 916
Hemoglobinopatia(s), 645
- relacionada à cadeia beta de HB, 122
Hemólise, 632
- causas hereditárias de, 643
- defeitos hereditários dos eritrócitos e, 925
Hemorragia, 589
- fetomaterna, 919
- interna, 920
- intracraniana, 71, 645
- intraventricular, 368, 1063, 1214
- oculta anterior ao nascimento, 919
- por deficiência de vitamina K, 955
- pulmonar, 75, 438, 645
- suprarrenal, 78, 866
Hemostasia, 367
- de líquidos e eletrólitos, 810
- do desenvolvimento, 952
Heparina
- de baixo peso molecular, 960
- não fracionada, 959

Hepatite, 174
- A, 1006
- aleitamento materno e, 349
- autoimune, 174
- B, 1006, 1211
- C, 1008
- E, 1009
Hérnia
- diafragmática congênita, 138, 160, 890, 1227
- inguinal, 365, 903
- umbilical, 365, 901
Herpes-vírus
- humano 6, 1001
- simples, 1000, 1002
Hibridização
- fluorescente *in situ* (FISH), 724
- genômica comparativa (HGC), 134
- *in situ* com fluorescência, 133
Hidralazina, 820, 821
Hidratação artificial, 97
Hidrato de cloral, 1170
Hidrocefalia neonatal, 1077
Hidrocele, 903
Hidroclorotiazida, 821
Hidrocolpo, 875
Hidrocortisona, 194
Hidrometrocolpo, 875
Hidronefrose fetal, 162
Hidropisia, 250
- fetal, 642, 660, 923
- - não imune (HFNI), 258
Hifema, 1125
Higienização das mãos, 1043
Higroma cístico, 1146
Hiperamonemia, 74, 780
Hiperbilirrubinemia, 634, 643
- de reação indireta, 640
- - prolongada, 648
- duração da exposição à, 633
- e hemorragia pulmonar, 635
- epidemiologia da, 635
- extrema, 649
- grave, 653
- identificação, 648
- materna, 620
- não conjugada hereditária, 645
- prevenção, 649
- sequelas clínicas da, 631
- tratamento da, 648
Hipercalcemia, 694
- hipocalciúrica familiar, 833
Hipercalciúria, 825
Hipercapnia, 460
- permissiva, 360
Hipercirculação pulmonar, 487
Hiperesplenismo, 950
Hiperglicemia, 362, 392
- autolimitante, 714
- neonatal, 714
Hiperglicinemia não cetótica, 784
Hiperinsulinismo, 714
- autolimitado, 712
- congênito, 712
- iatrogênico, 712
- factício, 712
- relacionado ao gene ABCC8, 121
Hipermagnesemia, 699
Hipermetioninemia, 648
Hipernatremia, 286
Hiperoxaluria primária, 826
Hiperplasia
- das glândulas sebáceas, 1148
- suprarrenal
- - congênita, 748
- - - lipoide, 750
Hiperpotassemia, 287, 288, 362, 810
Hiperqueratose epidermolítica, 1139
Hipertensão, 749, 816
- causas genéticas de, 818
- causas renais de, 818

- crônica, 170
- - com pré-eclâmpsia superimposta, 170
- gestacional, 170
- materna, 256
- no recém-nascido anteriormente pré-termo, 510
- peso ao nascer e, 152
- pulmonar, 76, 451, 493, 588
- - crônica, 497, 568
- - persistente no recém-nascido, 192, 431, 493
- renovascular, 817
- sistêmica, 509
Hipertireoidismo, 172
Hipnossedativos, 1181
- não narcóticos, 1176 1180
Hipocalcemia, 689
Hipocapnia, 460
Hipófise, distúrbios de, 744
Hipofosfatasia, autossômica recessiva, 123
Hipofosfatemia ligada ao cromossomo X, 833
Hipoglicemia, 74, 392, 785
- e recém-nascido amamentado pela mãe, 348
- neonatal, 709
- - prevenção e manejo da, 712
- precoce, 362
- sensível à leucina, 712
Hipomagnesemia, 690, 697
Hipomelanose de Ito, 1143
Hipopigmentação/despigmentação difusa, 1143
Hipopituitarismo, 648
Hipoplasia
- de cartilagem-cabelo, 121, 940
- dérmica focal de Goltz, 1144
- do nervo óptico, 1123
- nasal após exposição a vários fármacos, 193
- pulmonar, 74, 159
Hipospadia, 741, 869
Hipotálamo, distúrbios de, 744
Hipotensão
- diastólica, 500, 504
- sistólica, 500, 504
Hipotensão, 499
Hipotermia terapêutica, 1060
Hipotireoidismo, 171, 648
- bociogênico endêmico, 753
- congênito, 751
- - permanente, 752
- consumptivo secundário a hemangioma gigante, 755
- secundário e terciário, 753
- sintomas de, 753
- transitório, 753
Hipotonia, 1069, 1071
Hipouricemia renal hereditária, 827
Hipoxia fetal, 1055
Histiocitose(s), 1113
- de células de Langerhans, 1114
Histonas, 132
História neonatal, 254
Homeostase de glicose, cálcio e fósforo, 362
Homocistinúria causada por deficiência de, 123
Hormônio(s)
- adrenocorticotrófico, 745
- antidiurético, 746, 798
- de crescimento humano, 330, 745
- gastrintestinais, 760
- liberador de tireotropina, 330
- tireoestimulante, 745
- tireóideos, 388
Humor vítreo primário hiperplásico, 1120

I
Icterícia, 269, 619
- abordagem clínica, 652
- causa de, 652
- e aleitamento materno, 348
- e disfunção hepática, 785
- fisiológica, 5649
- formas mistas de, 648

- identificação do recém-nascido com, 650
- neonatal, 926
- - mecanismos fisiológicos da, 620
- no recém-nascido sadio, 635
- obstrutiva, 900
- patológica, 649
- progressão cefalocaudal da, 650
- prolongada, 639
- tratamento de, 364
Ictiose, 1135
- arlequim, 1135
Idade gestacional, 255
- do recém-nascido pequeno para a idade gestacional, 390
Íleo meconial, 765, 897
Ileostomia, 894
Iluminação, 22
- deficiente, 51
Imunidade inata e adaptativa, 907
Imunizações, 1211
Imunodeficiência combinada grave, 942
Imunoglobulina
- anti-Rh, 188
- intravenosa, 671
Incapacidade
- definições de, 1229
- neurodesenvolvimental risco de, 1221
Incompatibilidade por AB0, 643
Incontinência pigmentar, 1140
Indometacina, 188, 194
Infecção(ões), 78, 80, 406
- congênitas, 980
- controle de, 21, 1043
- da corrente sanguínea relacionadas a cateteres, 1047
- das vias respiratórias inferiores, 1022
- fetal, 131
- materna por influenza, 911
- neonatais, 366
- no recém-nascido, 979
- ósseas e articulares, 1103
- pelo citomegalovírus, 173, 965, 967
- pelo parvovírus, 932
- pelo vírus da hepatite B, 966
- perinatais, 173, 1002
- por *Chlamydia trachomatis*, 1123
- por herpes simples, 1140
- primária do umbigo, 901
- TORCH, 75
- urinárias, 822, 874, 1022, 1039
- virais, 1041
Inflamação, 907
- acentuada nos pulmões, 442
- e trabalho de parto prematuro, 908
- perinatal
- - e desfechos neonatais agudos, 910
- - e desfechos neurodesenvolvimentais, 911
- - sistêmica intermitente ou sustentada, 907
Influenza, 173, 1211
Infusão de soluções intravenosas, 290
Inibição da circulação êntero-hepática de bilirrubina, 671
Inibidores
- da enzima conversora da angiotensina (ECA), 190, 808
- de prostaglandina sintase, 491
- seletivos da recaptação de serotonina (ISRS), 1182
Início da respiração ao nascimento, 409
Institute for Healthcare Improvement, 33
Insuficiência
- adrenocortical, 714
- da valva tricúspide neonatal, 568
- de hormônio adrenocorticotrófico, 747
- hepática neonatal, 956
- hereditária de medula óssea, 948
- renal, 593
- - neonatal aguda, 806
- - respiratória aguda no recém-nascido, 424

- suprarrenal, 747
- - diagnóstico de, 750
- - iatrogênica, 751
- - tratamento da, 750
Insulina, 387
Integração da equipe, 26
Internação na unidade de terapia intensiva neonatal, 358
Interrupção
- do arco aórtico, 607
- seletiva, 136
Intertrigo, 1133
Intervenção
- auditiva na unidade de terapia intensiva neonatal, 42
- cardíaca fetal, 522
Intestino delgado, distúrbios do, 765
Intolerância
- alimentar, 363
- hereditária à frutose, 122, 828
- lisinúrica à proteína, 834
Intubação endotraqueal, 244, 462
Iodetos, 189, 197
Irradiância, 662
Isoimunização
- Rh, 131
- triagem de, 649
Isotretinoína, 188, 196
Isradipino, 821
ISRS, 1177

J
Janela
- aorticopulmonar, 561
- aortopulmonar, 613
Joelho hiperestendido, 1098
Justiça criminal, 103

K
Kernicterus, 621, 628, 630
- e desfecho desenvolvimental, 634

L
Labetalol, 820, 821
Lactação com bomba, 325
Lactogênio placentário humano, 147
LAN (rede de área local), 83
Lanugem, 261
Laringomalacia, 885
Lavagem das mãos, 21
Leflunomida, 194
Leite humano, 308, 309, 323
- de doadora, 331
- desafios à oferta de, 324
- descongelamento do, 331
- em terapia intensiva neonatal, 330
- enriquecimento do, 335
- - para recém-nascidos de muito baixo peso ao nascer, 334
- etiquetagem de, 331
- excreção de fármacos no, 1160
- extração do, 324
- identificação do, 331
- lipídios do, 319
- manipulação do, 331
- oferta de, 326
- ordenha
- - manual, 327
- - no hospital, 331
- para recém-nascidos enfermos hospitalizados, 331
- proteína do, 319
- vantagens do, 317
- - fisiológicas, 324
- - gastrintestinais, 320
- - nutricionais, 318
- - para a defesa do hospedeiro, 320
- - para o neurodesenvolvimento, 323
Lesão(ões)
- acianóticas, 551

- atróficas, 1143
- cervicais congênitas, 881
- cianóticas, 535
- com *shunt* esquerda-direita, 76
- da glândula suprarrenal, 747
- do esôfago, 891
- do sistema nervoso central, 289
- epifisárias, 1101
- hipóxico-isquêmica, 71
- laranja-amareladas, 1147
- morfológicas com mistura, 76
- obstrutivas intracardíacas
- - do lado direito, 76
- - do lado esquerdo, 76
- renal aguda, 805, 806
- - biomarcadores de, 803
- - em pacientes gravemente doentes, 809
- - em recém-nascidos
- - - de muito baixo peso, 809
- - - gravemente doentes, 809
- - intrínseca, 806
- - isquêmica, 806
- - nefrotóxica, 807
- - renal obstrutiva, 807
- vasculares transitórias, 1144
Leucemia
- congênita, 951, 1108
- mielomonocítica juvenil, 952
Leucocoria, 1129
Leucodistrofia metacromática, 123
Leucoencefalopatia megalencefálica, 123
Leucomalacia periventricular, 369, 1067, 1214
Levotransposição das grandes artérias, 550
Ligação fármaco-proteína, 182
Ligadura do cordão umbilical, 637
Linfangioma circunscrito, 1146
Linfedema congênito, 1147
Linfo-histiocitose hemofagocítica, 940
Linfonodos, 269
Linfopenia, 942
Linguagem, 1225
Linhas de sutura, 266
Lipídios, 295, 297
Lipofuscinose ceroide neuronal
- 8, 123
- ligada ao gene CLN3, 121
- relacionada a PPT1, 123
- relacionada ao gene CLN5, 121
- relacionada ao TPP1, 124
Líquido(s), 361
- amniótico, 148
- - meconial, 248
- - tinto de mecônio (LATM), 428
- nos pulmões fetais, 223
- pulmonar fetal, 224
- remoção do
- - ao nascimento, 224
- - após o nascimento, 225
- - antes do nascimento, 224
Listeria monocytogenes, 1015
Listeriose, 1015
Litígio cível, 103
Localização dentro do hospital, 20
Lorazepam, 1170, 1181
LUMBAR, acrônimo, 1145
Lúpus eritematoso
- neonatal, 1137
- sistêmico, 172, 257
Luxação
- do quadril, 1099
- teratogênica do quadril, 1100

M
Má adaptação neonatal, 192
Má rotação, 894
- com vólvulo do intestino médio, 895
Maconha, 1177, 1191
Macroglossia, 885
Macrolídios, 191
Macrossomia, 156, 716
Máculas em forma de folha de freixo, 1143

Magnésio, 682, 796
Malária, 995
Malassezia furfur, 1038
Malformação(ões), 721
- adenomatosas císticas, 159
- - congênitas, 138
- arteriovenosa(s), 561, 1146
- - pulmonar, 76
- capilares, 1145
- congênitas, 73, 157, 179
- - das vias respiratórias pulmonares, 889
- - graves, 97
- de Chiari tipo II, 159
- do rim e trato urinário, 798
- linfáticas, 1146
- - macrocísticas, 1146
- - microcísticas, 1146
- vasculares, 77, 1145
- venosas, 1146
Malposição cardíaca, 551
Mamilos, 270
Mancha(s)
- brancas, 1141, 1142
- café com leite, 1141
- marrons, 1141
- mongólica, 1142
Manejo
- hidreletrolítico, 278
- intraoperatório, 583
- na sala de parto, 357
- neonatal, 358
- nutricional, 303
- pré-natal de anormalidade, 136
Manobra
- de Barlow, 275
- de Ortolani, 275
Masculinização incompleta, 749
Massas
- abdominais, 867
- congênitas, 73
- nasais na linha média, 884
- no introito, 876
- ovarianas, 901
- renais, 78
Mastocitose, 1140
Maturação pulmonar por glicocorticoides, 425
Maturidade
- física, 261
- neurológica, 294
- neuromuscular, 259
Maus-tratos infantis, 1180
Mecônio, 248
- eliminação de, 640
Medicamentos no feto, eventos adversos dos, 178
Medicina
- baseada em evidências, 30
- defensiva, 102
- neonatal-perinatal, 90
Melanocitose dérmica, 1142
Melanose
- neurocutânea, 1141
- pustular neonatal transitória, 1138
Melhores interesses, 94
Melhoria contínua de qualidade, 28, 112
- de ciclo rápido, 33
- ferramentas para, 32
- história da, 27
- medição na, 29
- medidas internacionais para, 15
Membrana(s)
- do feto, 148
- laríngea, 886
- ruptura prematura, pré-termo e prolongada das, 257
Membros
- inferiores, 1092, 1096
- superiores, 1092, 1095
Meningite bacteriana, 1020
Meningomielocele, 138

Meperidina, 209
6-mercaptopurina, 197
Metabolismo
- anaeróbico, 1055
- de aminoácidos e proteína, 393
- de nutrientes fetais, 386
- do fármaco, 183
- do óxido nítrico, 470
- energético, 393
- fetal de aminoácidos, 386
- lipídico, 393
- neonatal da bilirrubina, 620
- placentário, 146
Metanálises, 31
Metanfetamina, 1177, 1196
Metatarso aduzido, 1096
Metilprednisolona, 194
Metilxantinas, 414, 450
Metoclopramida, 330
Método "canguru", 39
Metotrexato, 186, 190
Metronidazol, 191
Micofenolato de mofetila, 195
Microarray cromossômico, 134
Microfalo, 869
Microftalmia, 1120
Microníquia, 1148
Micropênis, 741
Midazolam, 1170
Mielodisplasia, 874
Mielomeningocele, 1080, 1082, 1094
Miliária, 1138
Mílio, 1148
Minoxidil, 821
Miocárdio, 76, 482
- imaturo, 482
Miocardiopatia(s), 563, 614
- dilatadas, 563
- - específicas, 566
- hipertróficas, 507, 566, 717
- - específicas, 567
Miócito, 482
Mioglobinúria-hemoglobinúria, 838
Misoprostol, 188, 195
Monitoramento
- da efetividade da terapia hidreletrolítica, 286
- das condições respiratórias, 246
- do CO_2 corrente final, 459
- do estado circulatório, 247
- fetal eletrônico, 205
- não invasivo do débito cardíaco, 485
- nutricional, 311
- terapêutico dos fármacos, 1157
Morbidades neonatais, 6
Morfina, 211
Mortalidade
- gestações múltiplas e, 403
- infantil, perspectiva global da, 4
Morte(s)
- celular pós-hipóxica, 1055
- cerebral em recém-nascidos, 1052
- de recém-nascidos com múltiplas anomalias congênitas, 735
- encefálica em pacientes gestantes, 216
- fetal intrauterina, 258
- infantil, causas de, 4
- pós-neonatais, 4
Mosaicismo confinado à placenta, 130
Motilidade intestinal, 760
- distúrbios da, 771
Mucolipidose, 123
Mudança organizacional, 35
Muito baixo peso ao nascer, 1
Múltiplos nascimentos, 250
Murmúrios respiratórios, 270
Mycobacterium tuberculosis, 997
Mycoplasma hominis, 1018

N
Nalbufina, 210
Naloxona, 210
Não maleficência, 95
Narcóticos, 1175, 1176
Nariz, 268
Nascimento(s)
- muito pré-termo, 1
- múltiplos, 400
- pré-termo, 1, 2, 4
Natimorto pré-parto, 258
National Practitioner Data Bank, 111
Necessidades, 87
- de espaço, 20
- nutricionais, 1210
Nefroblastomatose, 1109
- multifocal, 1110
Nefrocalcinose, 825
- medular, 78
Nefrolitíase, 78, 825, 826
Nefrologia clínica neonatal, 790
Nefroma mesoblástico, 1109
Nefronoftise, 829
Nefrose finlandesa congênita, 121
Nefrotoxicidade, 807
Negligência, 104, 1180
Neisseria gonorrhoeae, 1016
Neonatologia, 27
Neonatologistas, 48
Neoplasias
- do rim, 1109
- e malformações vasculares, 1113
- hepáticas primárias, 1112
- renais não associadas ao tumor de Wilms, 1110
Nervos renais e sistema adrenérgico, 793
Neuro-hipófise, distúrbios da, 746
Neuroblastoma, 1106
- intraspinal (extradural) primário, 74
Neurocirurgia neonatal, 1074
Neurocomportamento neonatal, 206
Neurodesenvolvimento e comportamento, 372
Neurofibromatose do tipo I, 1098
Neuropatia traumática do plexo braquial, 1102
Neutrofilia e reações leucemoides neonatais, 942
Neutropenia, 937, 941
- aloimune neonatal, 940, 941
- autoimune nos primeiros meses de vida, 941
- cíclica, 940
- congênita grave, 939
- idiopática da prematuridade, 939
- infecção bacteriana e, 938
Nevo(s)
- achatado, 1142
- acrômico, 1143
- azul, 1142
- de Spitz, 1142
- epidérmico, 1142
- - inflamatório, 1142
- - linear, 1142
- - sistematizado, 1142
- melanocíticos congênitos, 1141
- sebáceo, 1147
Nicardipino, 820
Nicotina, 189, 196, 1177, 1192
Nitrofurantoína, 191
Nitroprussiato de sódio, 820
Nódulos azul-avermelhados múltiplos, 1147
Norepinefrina, 503
Norfloxacino, 191
Nucleotídio, 132
Nutrição
- artificial, 97
- dos recém-nascidos, 294
- enteral, 307
- materna, 384
- parenteral, 302, 303
- - total, 315

O

Obesidade, 169
Obstrução(ões)
- da junção
- - ureteropélvica, 78
- - ureteropiélica, 858
- da(s) via(s)
- - de saída do ventrículo
- - - direito, 595
- - - esquerdo, 603
- - respiratórias superiores como causa de angústia respiratória, 882
- - urinárias inferiores, 137
- nasal, 883
- - sem atresia dos cóanos, 884
- nasolacrimais, 1124
- orofaríngea, 885
- traqueal, 888
- ureteral, 855
- ureterovesical, 858
Ocitocina, 325, 746
- indução e acelaração do trabalho de parto, 637
Odor anormal, 787
Oftalmia neonatal, 1022, 1123
Olhos, 267
- aumentados, 1119
- tamanho e forma ocular, 1119
Oligoelementos, 300
Omissão, 93
- da reanimação, 246
Onfalocele, 162, 902
Opioides, 1166
- agonistas-antagonistas, 210
- neuraxiais, 211
- sistêmicos, 209
Orelhas, 268
Origem anômala
- da artéria pulmonar esquerda (alça pulmonar), 562
- do tronco braquiocefálico, 562
Ortopedia, 1092
Osteocondrodisplasia relacionada ao transportador de sulfato, 124
Osteogênese imperfeita, 1100
Osteomielite, 1022, 1103
- adquirida, 80, 81
- congênita, 80
Osteopenia da prematuridade, 80
Osteopetrose infantil maligna, 691
Oxazolidina-2,4-dionas, 188
Oxidação da bilirrubina no cérebro, 628
Óxido
- nítrico, 434, 470
- - na hipertensão pulmonar, 471
- nitroso, 210
Oxigenação por membrana extracorpórea, 434, 474
Oxigênio, 442, 448
- suplementar, 1216
Oxigenoterapia, 457
Oximetria de pulso, 459
- fetal, 206
- transcutânea, 527

P

Pacote de medidas, 33
Padrões
- de crescimento, 1209
- híbridos de ventilação, 468
- para a tomada de decisões, 94
Pagamento por cuidados com o recém-nascido, 16
Pais, papel dos, 94
Palpação
- da cabeça, 266
- do abdome, 271
Pancitopenia, 951
- distúrbios com, 950
- imunomediada, 950

Pâncreas, 80
- anular, 896
Paracetamol, 1168
Parada cardíaca, 590
- materna, 215
Paralisia
- bilateral das cordas vocais, 886
- cerebral, 406, 1222
- das cordas vocais, 885
- do plexo braquial, 1102
- unilateral das cordas vocais, 886
Parametadiona, 188
Paratormônio, 683
Paredes, 23
Pares de bases de DNA, 132
Parto, 256
- e nascimento, 402
- gemelar com placenta
- - dicoriônica, diamniótica, 257
- - monocoriônica, diamniótica, 257
- - monocoriônica, monoamniótica, 258
- iminente, 357
- pré-termo, 168
- prematuro, 214
Parvovírus B19, 932, 994
Patient Protection and Affordable Care Act, 17
Patologia vascular pulmonar, 76
Pausas respiratórias, 412
Pé
- calcaneovalgo, 1096
- torto clássico, 1097
Pediatrix Medical Group, 34
Pele, 269
- adelgaçada, 1143
- atrófica, 1143
- desenvolvimento, 1131
- do recém-nascido de EBP, 363
- estrutura, 1131
- função da, 1131
Penicilinas, 191
Pentobarbital, 1170
Pequeno para a idade gestacional, 378
Percepção da dor, 1163
Perda(s)
- anormais ativas de líquido e eletrólitos, 286
- auditiva
- - e respostas evocadas audiométricas, 633
- - e surdez, 122
- da circulação placentária e fechamento dos *shunts* fetais, 233
- de calor, 51
- de sal, 749
- hídrica insensível, 279
Perfuração
- gástrica, 893
- intestinal, 79, 767
Pericárdio, 75
- ausência congênita do, 75
Perímetro cefálico fetal, 155
Peritonite, 1023
Persistência
- da abstinência, 1179
- do canal arterial, 360, 486, 487, 559, 613
- do úraco, 863, 902
Pescoço, 265, 1092, 1093
Peso
- ao nascer
- - e coronariopatia, 152
- - e diabetes melito, 153
- - e hipertensão, 152
- extremamente baixo ao nascer, 1
- fetal, 156
- - estimado, 156
Pielonefrite, 78, 824
Pigmentação, distúrbios da, 1141, 1142
Pirimidinas, 132
Placenta, 385, 401
- características em distúrbios fetais, 257
- como órgão endócrino, 146

- dicoriônica, diamniótica, 257
- monocoriônica, diamniótica, 257
- monocoriônica, monoamniótica, 258
Placentação, 401
- humana, 142
Planejamento
- antecipado da assistência, 106
- da alta hospitalar, 371, 1218
- - transição para o aleitamento materno, 345
- de reformas, 24
Plano comercial de telessaúde, 87
Plaquetas, distúrbios das, 945
Plasma fresco congelado, 966
Pneumococo, 1211
Pneumomediastino, 436
Pneumonia(s), 75, 434, 1022
- adquirida
- - durante a ventilação mecânica, 1048
- - no período perinatal, 435
- - no período pós-natal, 435
- associada à ventilação mecânica, 435
- de aspiração, 1177
- supurativa, 435
- transplacentárias, 434
Pneumonite intersticial, 435
Pneumopericárdio, 75, 436
Pneumoperitônio, 893
Pneumotórax, 436
Polegar, ausência congênita do, 1095
Poli-hidrâmnio agudo, 404
Policitemia, 640, 645, 935
Polidactilia, 1095
Polidrâmnio, 257
Poliomielite, 1211
Políticas hospitalares, 102
Pós-maturidade, 257
Posicionamento, 39
Postura, 263
Potássio, 287, 795
Potência espectral, 663
Potencial de crescimento esperado, 1209
Prática interestadual-internacional, 103
Pré-eclâmpsia, 149, 150, 170
Pré-parto e telessaúde, 85
Pré-termo moderado a tardio, 1
Precauções padrão, 1043
Prematuridade, 406
- e baixo peso ao nascer, abuso de drogas, 1175
- extrema, 288
Prepúcio, 872
Pressão
- arterial, 263, 483, 499, 800
- expiratória final positiva, 241
- positiva contínua em vias respiratórias, 241, 460
Primeira
- inspiração de recém-nascidos, 229
- micção pós-natal, 801
Principialismo, 92
Princípios de ALARA, 59
Problemas
- alimentares, 1210
- éticos, 92
Processo de revisão e aprovação, 25
Proctocolite alérgica, 770
Profissionais de enfermagem neonatal, 8
Progesterona, 148
Progestinas, 188, 195
Prognóstico
- estatístico, 93
- individualizado, 93
Prolactina, 325
Prontuários médicos, 106, 107
Propofol, 1166
Propranolol, 821
Prostaglandina(s), 792
- E, 579
Proteína(s), 295, 298
- do leite humano, 319
- relacionada ao PTH, 688

Proteinúria, 836
Provas de função tireoidiana, 754
Pseudo-hipoaldosteronismo, 833
Pseudomonas aeruginosa, 1017, 1038
Psoríase, 1134
Pulmão, 421
- imaturo, 461
Purinas, 132
Púrpura fulminante, 1147
Pústulas, 1137
Pustulose cefálica neonatal, 1138

Q
Quadril, 1099
Qualidade de vida, 94
- fisiológica, 95
- mínima, 95
- qualitativa, 95
- quantitativa, 95
Quarto(s) de transição familiar, 21
Questões
- cognitivas, 95
- emocionais, 95
- legais da assistência gerenciada, 109
- médico-legais, 83
- profissionais, 90
- psicológicas, 95
- regulamentares, 83
- sociais, 90
Quinolonas, 191

R
Rabdomiólise, 838
Rabdomioma, 76
Radicais livres, produção de, 640
Rádio, ausência do, 1095
Radiografia, 61
- de tórax, 530
Raquitismo, 80
- dependente de vitamina D, 833, 834
- hipofosfatêmico
- - autossômico dominante, 833
- - com hipercalciúria, 833
Rastreamento pré-natal, 121
- não invasivo, 126
Reabsorção intestinal de bilirrubina, 639
Reação
- ao estímulo visual, 1050
- ao som, 1050
- da fase II, 1153
Reanimação
- diretrizes para, 96
- do recém-nascido asfixiado, 239
- intrauterina do feto comprometido, 215
- medicamentos durante a, 244
Recém-nascido
- a termo, 296
- - demandas energéticas, 296
- - necessidades de nutrientes para, 296
- com condições cirúrgicas, 250
- com encefalopatia grave, 96
- com extremo baixo peso, 354
- com malformações congênitas/anomalias cromossômicas graves, 97
- com vias respiratórias comprometidas, 249
- de extremo baixo peso, 95
- - acompanhamento do, 371
- - saúde de, 372
- - sem comprometimento, 372
- - suporte nutricional do, 363
- muito pré-termo, 6
- pequeno para a idade gestacional, 389
- - morbidade e mortalidade, 390
- pré-termo, 248, 296
- - demandas energéticas, 296
- - necessidades de nutrientes para, 296
- - tardio e a termo precoce, 347
- sem hemólise, 632
- *status* moral do, 92

Receptor(es)
- dopaminérgicos, 793
- sensor do cálcio extracelular, 688
Redes de melhoria de qualidade nacionais e regionais, 14
Redução
- do risco, 111
- embrionária, 136
Reflexos
- primitivos, 1052
- tendíneos, 1052
Refluxo
- gastresofágico, 363, 415, 762, 893, 1213
- vesicoureteral, 858
Regionalização perinatal, 10
Registro, 103
Relação de dose-resposta, 181
Remifentanila, 210
Remodelamento placentário, 146
Renina plasmática, 803
Resistência vascular pulmonar fetal, 230, 506
Respiração
- contínua ao nascimento, 227
- fetal, 225, 409
- imatura, 412
- neonatal, 410
- periódica, 412
Responsabilidade, 101
- do profissional de saúde, 102
- legal, 111
- médica decorrente de provedores não médicos, 111
- *versus* culpa, 115
Resposta imune inata, 907
Ressonância magnética, 65, 533
- fetal, 157
Restrição do crescimento intrauterino, 156, 258, 378, 717
- diagnóstico da, 388, 389
- distúrbios do adulto resultantes de, 396
- e nascimento pré-termo, 381
- tratamento futuro da, 389
Retinoblastoma, 1107
Retinoides
- administração sistêmica, 188, 196
- administração tópica, 189, 196
Retinopatia da prematuridade, 86, 370, 1126, 1211
Retrações subcostais e intercostais, 270
Revisões de gestão, 113
Rim(ns), 162
- displásico multicístico, 163
- supranumerário, 851
Risco(s), 101, 112
- teratogênicos, 197
Ritmo ventricular acelerado, 570
RNA ribossômico, 132
Roubo sistêmico, 489
Rubéola, 80, 728, 987
- infecção ocular, 1124
Ruído, 50
Ruptura vascular, 180

S
Salbutamol, 449
Sangue extravascular, 640, 645
Sarampo alemão, 987
Sarampo-caxumba-rubéola, vacina, 1211
Sarcomas de tecidos moles, 1112
Sedação, 1169
Segmento
- anterior, 1119
- posterior, 1119
Segurança, 20
Seios e apêndices cutâneos pré-auriculares e resquícios cartilaginosos, 882
Seleção do equipamento, 25
Sentidos químicos, 39
Sepse, 289, 1018

Sequência(s), 721
- de malformações, 733
- de Pierre-Robin, 881
- de Potter, 152
Serotonina, 412
Serratia marcescens, 1038
Shunt(s)
- esquerda-direita, 612
- extracardíacos, 76
- intracardíacos, 76
- intratorácicos, 76
- sistêmico-artéria pulmonar, 593
Sífilis, 80, 990, 1017
Sigilo médico, 107
Sinal(is)
- da dupla bolha, 161
- de Galeazzi, 275
- de Wimberger, 81
- do talo de aipo, 80
- vitais, 263
Sinalização, 20
Sindactilia, 1095
Síndrome(s), 721, 1145
- alcoólica fetal, 728
- antifosfolipídica, 172
- autoimune poliglandular do tipo 1, 123
- da angústia respiratória, 426
- da doença não tireoidiana, 755
- da hepatite neonatal, 773
- da pele escaldada estafilocócica, 1137
- da tríade, 874
- de abstinência
- - de não narcóticos, 1180
- - de narcóticos, 1178
- de Angelman, 733
- de angústia respiratória, 288
- de Apert, 733
- de artrogripose, 830
- de aspiração de mecônio, 428
- de atrofia óptica de Costeff, 121
- de Bardet-Biedl, 121
- de Barth, 940
- de Bartter, 831
- de Beckwith-Wiedemann, 712, 733, 1106
- de Bloch-Sulzberger, 1140
- de Bloom, 121
- de bridas constritoras congênitas, 1095
- de Chédiak-Higashi, 940, 1143
- de Cohen, 121
- de Cornelia de Lange, 267
- de Crigler-Najjar, 645
- de desconforto respiratório, 76
- de Diamond-Blackfan, 928
- de DiGeorge, 691, 944
- de Down, 728, 729
- - protocolos de rastreamento da, 125
- de Ehlers-Danlos, 77
- de extravasamento de ar, 75
- de Fanconi, 827
- - primária, 827
- de Fanconi-Bickel, 829
- de Gilbert, 646
- de Griscelli, 940
- de hiper-IgM, 944
- de Horner, 267, 1085
- de Hurler, 123
- de imunodeficiência(s)
- - adquirida, 966
- - associadas à neutropenia autoimune, 941
- de Joubert de tipo 2, 123
- de Klippel-Feil, 1093
- de Kostmann, 939
- de Lesch-Nyhan, 826
- de Loeys-Dietz, 77
- de Lowe, 829
- de Marfan, 77
- de megabexiga, microcólon e hipoperistalse intestinal, 863
- de morte súbita do lactente, 406, 417, 418, 1194

- de Netherton, 1136
- de Omenn, 943
- de Pendred, 123
- de policitemia-hiperviscosidade, 394
- de Potter, 74
- de Prader-Willi, 733
- de *prune belly* (abdome em ameixa), 163, 874
- de quebras de Nijmegen, 123
- de resistência aos androgênios, 740
- de Russell-Silver, 733
- de secreção inapropriada de hormônio antidiurético, 744, 746
- de Segawa, 123
- de Shwachman-Diamond, 950
- de Sjogren, 172
- de Sjögren-Larsson, 123
- de Smith-Lemli-Opitz, 123, 732
- de Streeter, 1095
- de transfusão fetofetal, 138, 150, 151, 403
- de Treacher Collins, 732
- de Turner, 731, 738
- de Usher
  - - do tipo 1F, 124
  - - do tipo 3, 124
- de Walker-Warburg, 124
- de Wiskott-Aldrich, 944
- de Wolff-Parkinson-White, 570
- de Zellweger, 786, 787
- do abdome em ameixa seca, 903
- do álcool fetal, 1188, 1190
- do bebê bronzeado, 667
- do coração esquerdo hipoplásico, 545, 604
- do intestino curto, 690, 767
- do tampão de mecônio, 897
- do X frágil, 122
- dos nevos epidérmicos, 1142
- fetofetal, 251
- GRACILE, 122
- linfoproliferativa autoimune, 941
- mieloproliferativas, 951
- nefrótica
  - - congênita, 834, 836
  - - resistente a esteroides, 124
- PELVIS, 1145
- perdedoras de sal, 831
- PHACE, 73
- SACRAL, 1145
- semelhantes à leucemia mielomonocítica juvenil, 952
- VACTERL, 80
- WHIM, 940
Sínofre, 267
Sinostose
- do cotovelo, 1096
- do rádio e ulna, 1096
Sistema(s)
- auditivo, 41
- cardiovascular, 75, 271, 482
- de aquecimento e resfriamento, 23
- de classificação de evidências, 31
- de comunicação, 24
- de escore de Benacerraf modificado, 125
- digestório, 78
- geniturinário, 77, 273
- hepático e biliar, 79
- musculoesquelético, 80, 275
- nervoso, 275
- nervoso central, 71
- POTS, 83
- pulmonar, 74
- renina-angiotensina-aldosterona, 792
- sensitivos neonatais, 37
- tátil, 37
- vestibular, 38
- visual, 42
Sobrecarga sensorial, 364
Sódio, 794
Sopro, 525
Staphylococcus aureus, 1015, 1037
- resistente à meticilina, 1038, 1039

Streptococcus beta-hemolíticos
- do grupo A, 1016
- do grupo B, 1013
Substâncias
- indutoras da ovulação, 400
- tóxicas para o desenvolvimento, 180
Sucção não nutritiva, 38
Sufentanila, 210
Sulfonamidas, 191
Superatividade da fosforribosil pirofosfato-sintetase, 827
Suporte
- à vida extracorpóreo, 1227
- cardíaco mecânico, 590
- cardiovascular, 360
- respiratório, 241, 358, 415, 460
Surfactante, 230, 424
- composição do, 424
- controle da síntese e secreção de, 424
- nas doenças pulmonares, 426
- reciclagem e catabolismo do, 426
- reposição de, 426
- secreção de, 426
Suspensão
- da assistência, 93
- da reanimação, 245
Sutura, 267

T

Tabagismo, 189, 196, 1192
Talidomida, 189, 197
Talipe calcaneovalgo, 1096
Taquiarritmias, 565, 570
Taquicardia(s)
- atrial ectópica, 571
- ectópica juncional, 571
- recíproca
  - - atrioventricular, 570
  - - juncional persistente, 571
- sinusal, 569
- supraventricular(es), 570
  - - tratamento da, 572
- ventriculares, 573
  - - tratamento das, 574
Taquipneia, 76
- transitória, 75, 1177
Taxa
- de filtração glomerular, 794, 801
- de mortalidade
  - - infantil, 1
  - - - nos EUA, 2
  - - - nos países em desenvolvimento, 13
  - - materna, 13
  - - neonatal, 1
  - - perinatal, 1, 4
  - - pós-neonatal, 1
- de nascimento pré-termo, 4
Técnicas
- anestésicas no parto cesáreo, 216
- citogenéticas
  - - moleculares, 133
  - - padrão, 132
Tecnologia reprodutiva assistida, 400
Teleassistência domiciliar, 87
Telecardiologia, 85
Telefototriagem da retina, 86
Telemedicina, 103
Telerradiologia, 83
Telessaúde, 82, 83, 88
- aplicações em neonatologia, 85
- aspectos econômicos da, 82
- avaliação da, 84
- comunicações em, 83
- economia, 84
- etapas práticas no estabelecimento da, 87
- história da, 82
- implementação da, 82
Televisitação, 86
Telômero, 132

Temperatura, 263
- regulação da, 393
Tempo de enchimento capilar, 483
Teofilina, 414, 450
Teoria da substância livre e ligação às proteínas, 1151
Terapia
- de reposição renal contínua, 812
- diurética, 821
- fetal, 137
  - - clínica, 138
  - - genética/células-tronco, 138
  - - percutânea, 137
- hidreletrolítica, 283
- não evolutiva, 94
Teratogênese, 180
Teratogenicidade, 192
Teratógeno, 727, 728
Teratomas, 74, 1111
- sacrococcígeos, 74, 275, 903
Terceira doença, 987
Teste(s)
- de Baer, 633
- de drogas, 1198
- de estresse das contrações, 164
- de hiperoxia, 496, 528
- genéticos, 98, 724
Tétano, 1211
Teto, 23
Tetraciclinas, 191
Tetralogia de Fallot, 538, 596, 599
Tiazídicos, 449
Tíbia, 1097
Tioamidas, 197
Tiopurinas, 197
Tireoglobulina anormal, 752
Tireoide, 197, 751
- distúrbios da, 751
Tireotoxicose congênita, 755
Tirosinemia, 648, 829
- do tipo I, 124
- hereditária, 786
Tocolíticos, 189
Tocotraumatismo, 251, 1121, 1125
Tolueno, 189, 197
Tomada de decisões, 93, 98
Tomografia computadorizada, 64, 533
Tônus
- no pescoço e tronco, 1051
- passivo nos membros, 1051
- vascular, 482
Tórax, 270
Torção testicular, 873
Torcicolo neonatal, 1093
Toxemia da gravidez, 256
Toxicidade fetal previsível, 183
Toxicologia clínica, 1159
Toxoplasma gondii, 982, 1125
Toxoplasmose, 173, 982
- ocular, 984, 1125
Trabalho
- de parto prematuro, 256
- ventricular, 520
Transferência
- da bilirrubina para a bile e transporte intestinal, 620
- de informações, 102
- placentária, 142
- transplacentária materna de anticorpos contra a tireoide, 753
Transfusão(ões)
- de eritrócitos, 962
- de granulócitos, 965
- de plaquetas, 964
- de sangue e hemoderivados, 962
- fetofetal, 920
- placentária, 637
- sanguínea interfetal, 403
Translocação, 731

Transplante
- de coração, 614
- renal, 815
Transportadores placentários de fármacos, 182
Transporte
- ativo, 145
- da bilirrubina, 620
- de leite humano, 331
- de oxigênio, 458
- de regresso, 57
- inter-hospitalar, 580
- neonatal, 47, 54
- - impacto psicológico na família, 53
- - organização e administração, 47
Transposição das grandes artérias, 608
Transtorno(s)
- convulsivos, 172
- de déficit de atenção, 634
- de Hartnup, 834
- do espectro autista, 634
- do espectro do álcool fetal, 1189
- respiratórios do sono, 418
Traqueomalacia, 889
Tratamento pré-natal, 389
Trato
- gastrintestinal, 78, 160
- geniturinário fetal, 162
Traumatismo
- craniano, 1084
- devido à intubação, 887
- esquelético acidental, 81
- não acidental, 81
- raquimedular, 1085
Treponema pallidum, 990
Tretinoína, 189, 196
Trimetadiona, 188
Trimetoprima, 191
Trissomia
- do 13, 730
- do 18, 730
- do 21, 728
Troca gasosa, 459
Trombocitopenia, 949
- aloimune, 131, 945
- amegacariocítica congênita, 950
- autoimune neonatal, 947
- em recém-nascidos prematuros, 948
- imune neonatal, 945
Tromboembolia, 957
Trombose
- aórtica, 962
- atrial direita, 962
- da artéria renal, 813
- da veia renal, 813, 866, 962
- e embolia, 957
- venosa cerebral, 962
Tronco arterioso, 548
Truncus arteriosus, 611
Trypanosoma cruzi, 999
Tuberculose, 997, 1018
Tuberculostáticos, 189
Tumor(es)
- cardíacos, 76, 569
- cerebrais, 1108
- congênitos do sistema nervoso central, 1085
- de origem
- - nas células germinativas, 1110
- - neuroepitelial, 1106
- de Wilms, 1109, 1110, 1121

- dermoide(s), 73
- - da córnea, 1121
- do saco vitelino, 1111
- do seio endodérmico, 1111
- epidermoide, 73, 74
- neuroectodérmicos, 1108
- produtor de insulina intrapancreático, 65
- rabdoide maligno do rim, 1110
- renais, 866
- testiculares, 873
- vasculares, 77

U
Ultrassonografia, 62
- bidimensional (2D-US), 155
- e análise do fluxo com Doppler, 804
- pré-natal, 799, 866
Umbigo, 271
Umidade variável, 51
Unha encravada congênita, 1148
Ureaplasma, 911
- *urealyticum*, 1018
Ureia sanguínea, 802
Ureterocele, 857
Urina, 801
Urobilinogênio, 639
Urocultura, 823
Urolitíase, 826
Uropatia obstrutiva, 78, 163, 865
UTI neonatal, 19, 20
- alta da, 1218
- ambiente da, 43
- - auditivo da, 41
- amigável para o recém-nascido, 347
- intervenção
- - na, luz e padrão, 43
- - orogustatória na, 40
- - tátil na, 38
- - vestibular na, 39
- organização da, 358
- toque e manuseio na, 38
- variabilidade nos desfechos da, 30
- visita a outras, 20

V
Vacinas, 1211
Válvulas uretrais posteriores, 78, 863
Vancomicina, 808
Varfarina, 193, 728, 961
Variante(s)
- menor, 721
- de significado clínico incerto, 134
Varicela, 728, 1012, 1211
Varicela-zóster, 992
Vascularização do membro, 77
Vasculatura
- fetal persistente, 1120
- pulmonar, 520
Vasodilatação pulmonar, 232
Vasodilatadores pulmonares, 450
Vasopressina, 503, 746
Vasos colaterais aortopulmonares principais, 599
Veias pulmonares anômalas totais, 547
Veículos de transporte, 52
Velocidade do fluxo sanguíneo cerebral com Doppler, 1059
Ventilação
- a jato de alta frequência, 467

- assistida, 461, 463
- - complicações da, 469
- convencional, 464
- de alta frequência, 467
- desencadeada pelo paciente, 465
- mecânica, 447, 464
- - assistida, 461
- - e hemodinâmica, 505
- - evento associado a, 1039
- oscilatória de alta frequência, 434, 468
Ventrículo
- direito com dupla saída, 550
- único, 549
- - funcional, 593
Ventriculomegalia, 158
Vermont Oxford Network, 34
Vesículas, 1137
Via
- enteral, 1151
- respiratória artificial, 461
Vibração, 51
Videoconferência em IP, 83
Vigilância, 1043
Virilização, 749
Vírus
- da coriomeningite linfocítica, 1001
- da deficiência humana tipo 1, 1001
- da febre hemorrágica por filovírus, 1013
- da hepatite
- - A, 1001
- - B, 174, 1001, 1006
- - C, 174, 1008
- - E, 1001, 1009
- - G, 1013
- da imunodeficiência humana, 173
- - aleitamento materno, 349
- - tipo 1, 1009
- da rubéola, 1012
- de Marburg, 1013
- do Nilo Ocidental, 1012
- Ebola, 1013
- ECHO, 1011
- Epstein-Barr, 1001
- linfotrópico de células T humanas, 349, 1012
- respiratórios, 1041
- transmitidos verticalmente, 1042
- varicela-zóster, 1012
Visão, 1224
Vitamina(s), 189, 300
- A, 189
- D, 189, 684
- hidrossolúveis, 300
- K, 367
- lipossolúveis, 300
Volume(s)
- aparente de distribuição, 1156
- pulmonares, 506
Volutrauma, 441

X
Xantinúria clássica, 826
Xantogranuloma juvenil, 1147

Z
Zigosidade, 401

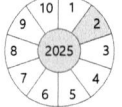